The Essential Synthesis

Edited by Dr. Frederik Schroyens
in collaboration with
leading homeopaths throughout the world

With a foreword by Ahmed Currim

*The reliable information of the
Synthesis Treasure Edition*

Homeopathic Book Publishers
London

British Library Cataloguing in Publication Data
THE ESSENTIAL SYNTHESIS
Homeopathic Repertory
Frederik Schroyens, Dr.

London, Homeopathic Book Publishers 2007

ISBN 978-0-9557151-0-5

Reprint history for the English edition (due to numerous reprints, only the first print run is mentioned for each edition.
Full information at: http://www.archibel.com/synthesisbook.html

Synthesis 5.x	1994 February (hard cover)
Synthesis 7.x	1997 November (Indian edition)
Synthesis 8.x	2001 September (desktop and pocketsize edition)
Synthesis 9.x	2004 August: Full Synthesis 9.1
	2007 October: Essential Synthesis 9.2E

© Copyright 2007 Homeopathic Book Publishers and Archibel S.A.

All rights reserved. No part of this publication may be reproduced, stored in a retrieval system, or transmitted in any form or by any means, electronic, mechanical, photocopying, recording or otherwise, without the prior written permission of the copyright holders.

Published by Homeopathic Book Publishers

Layout and Typesetting: E. Warnier, MK Partners, Braives (Belgium)
Cover design: Marie di Francesco
Printed in India by B. Jain Publishers

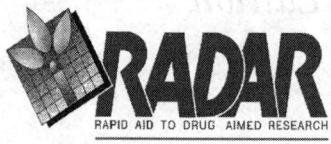

Homeopathic Software by Archibel SA
Rue Fontaine St Pierre 1E – 5330 Assesse – Belgium
Website : http://www.archibel.com/synthesis.html

*To all the children,
husbands, wives
and lifetime partners
of all those who made homeopathy
grow one step further,
and especially of those who contributed to
this lighthouse of knowledge.*

*"Things will grow brighter as minds are brought together
and men think harmoniously.
The more we keep together the better,
and the more we think as one the better."
Dr. James T. Kent , Lectures on Homeopathic Philosophy, Ch. 37*

*Welcome to anyone who wants to join this project
to complete it, improve or criticise it.*

FOREWORD BY Dr. AHMED CURRIM

It must bring the soul of James Tyler Kent great joy to see his repertory finally complete as the additions, corrections and changes in his own copy of the 2nd edition are finally incorporated by Frederik Schroyens in Synthesis Treasure Edition. Putting all the original corrections and additions of Kent into the Essential Synthesis makes this repertory more accurate and more inline with Kent's thinking.

Kent's is one of the major repertories which allows us to treat miasmatic problems, inherited chronic miasmatic tendencies and taints which are constantly progressing and which today are threatening the degeneration of mankind. The treatment of chronic miasmatic taints is the field of greatest importance of the Law of Similars as well as the use of this valuable repertory. It would have made him happy to know that his work was completed and that it was done in the way that Hahnemann would have done, more inline with Hahnemann's teachings.

Having this version of Kent's corrections allows us to more accurately expand the repertory according to the construction of Kent, allowing his life work to be put in place and opening up the future for further expansions and future additions.

Kent had written in his personal copy of the 2nd edition, a preface for his 3rd edition of the repertory: "This third edition completes my life's work. I have brought it up to date. I have re-arranged and made numerous corrections in addition to adding many new remedies. I have verified every symptom in the book. You will find all remedies of any value contained herein. The book is complete."[1]

Kent had three personal copies of his 2nd edition which, presumably he corrected simultaneously. Of these, one copy was given to his faithful

---

[1] See Preface to the 3rd edition of Kent's Repertory; Ehrhart and Karl; reproduced in the 3rd, 4th, 5th, and 6th editions

student Dr. Frederica E. Gladwin, of Philadelphia[2], who passed it on to Dr. Eugene Alonzo Austin of New York, who in turn passed this copy on to Dr. Pierre Schmidt of Geneva, Switzerland.

Unfortunately Kent died on June 5, 1916 and saw neither this preface nor the 3rd edition of his repertory (which was published in 1924 by Ehrhart and Karl in Chicago). Because the arrangement of symptoms in the repertory involved shifts in the printing and various rules of the placing of the sub-rubrics[3] there appeared several thousand errors in the printing of the 3rd edition from the 2nd. These were propagated into the 4th, 5th and 6th American editions printed by E. and K. and various Indian editions.

It was Dr. Pierre Schmidt's copy of Kent's personal, hand corrected copy of the 2nd edition that was taken by Dr. K. C. Mittal and which led to my journey of finding the repertory and bringing Kent's dream into reality. Mrs. Dora Schmidt Nagel, Homeopathic Pharmacist, played a key role.[4]

Finding Archibel and understanding the integrity of Frederik Schroyens, left me free to collaborate with them in getting this Treasure work out to the public. I saw their dedication, sincerity and desire to express truth with unprejudiced precision. I knew they could bring forward the repertory that Kent had always wanted.

Today the Homeopathic profession will have this Treasure left by one of our greatest teachers: Dr. James Tyler Kent. I am thankful to the universe for choosing me as a steward and keeper and for sending along people of dedication, accuracy and respect who I could entrust with this work. Kent's soul must be feeling joy to see his work so marvelously, completely and clearly incorporated into the Essential Synthesis.

---

[2] Gladwin, F.E, M.D. *A Study and Revision of Kent's Repertory*. The Homeopathic Recorder vol. XLIII, No.2, Derby CT, February, 15, 1928

[3] Currim, Ahmed N., *Guide to Kent's Repertory*, Hahnemann International Institute for Homeopathic Documentation, Greifenberg, Germany & Norwalk, CT 06850, USA, 1996

[4] Full story has been published in the accompanying Textbook of Repertory Language

Kent, in Lecture XXXVII of his Philosophy, says:

"Things will grow brighter as minds are brought together and men think harmoniously. The more we keep together and the more we think as one the better. It is a pity that differences should arise among us when we have so perfect a truth to bind us together".

Dear fellow homeopaths, let us rejoice at the loving kindness of our heavenly Father for giving us truth and ways to heal ourselves and the nations with Homeopathy and its tools, in particular with Frederik Schroyens and with Synthesis, made by the team at Archibel which deserve our heartfelt thanks.

Ahmed N. Currim, MD PhD
August 2007

Mind

Abandoned — Absorbed

ABANDONED (See Forsaken)
ABASHED (See Ailments - embarrassment)
ABILITY; mental (See Mental exertion - desire; Mental power - increased)
ABROAD; desire to go (See Travelling - desire)
ABRUPT (= rough) (*Taciturn; Hurry; Rudeness*): (non: absin) *Anac* ars *Aur-m* bac **Calc** *Carb-v* **Caust** cham hep *Kali-i Lach* lil-t lyc med nat-m nit-ac **Nux-v** pitu-a plat *Puls* rauw *Sep Staph* sulph *Tarent* tub
- **affectionate**; rough yet (*Affectionate*): *Aur-m* lyc nat-m **Puls**
- **harsh**: *Anac* bac *Carb-v Kali-i Lach* med *Nat-m* **Nux-v** pitu-a *Sep Staph Tarent*
• **children**; in: bac

ABSENCES (See Unconsciousness - frequent)
ABSENT FATHER syndrome (See Ailments - neglected - father)
ABSENT MOTHER syndrome (See Ailments - neglected - mother)
ABSENTMINDED (*Concentration - difficult; Memory - weakness; Forgetful*): *Acon* act-sp adlu aesc agar **Agn** *All-c* **Alum** alum-p alum-sil *Am-c* am-m *Anac* *Ant-c* **Apis** aq-mar arag aran-ix arg-met arg-n *Arn* ars ars-s-f arum-i arum-t asaf asar atro *Aur* aur-ar aur-s bapt *Bar-c Bar-m* **Bell** berb bol-la *Bov* bros-gau bry bufo *Calad* calc calc-p calc-s calc-sil **Cann-i** cann-s cann-xyz *Canth* caps carb-ac carb-v carbn-s carc *Carl* cassia-s *Cench* cent **Cham** chel chin chin-b chlorpr *Cic* clem coca *Cocc* coff *Colch* coloc con cor-r cortico cot croc crot-h *Cupr* cycl daph dirc dub dubo-m dulc elaps ferr-ar fl-ac gels *Graph* grat guaj ham **Hell** hep hura hydr *Hyos* ictod *Ign* jug-c kali-bi *Kali-br Kali-c* kali-n *Kali-p* kali-s kali-sil *Kreos* kres *Lac-c* **Lach** *Laur* led lon-c *Lyc* lyss m-ambo m-aust *Mag-c* manc mang med menis *Merc* merc-c **Mez** *Morph* mosch mur-ac naja nat-ar nat-c **Nat-m** nat-p nit-ac **Nux-m** *Nux-v Ol-an Olnd Onos Op* **Petr** *Ph-ac Phos* **Plat** *Plb* psil psor **Puls** quas ran-b ran-s rheum rhod *Rhus-t* rhus-v ruta sabad sacch-a sal-ac santin saroth sars *Sel* **Sep** *Sil* spig spong squil stann staph stict stram sul-ac sul-i *Sulph Syph* tab tarent tell thiop thuj *Tub* valer **Verat** verb viol-o viol-t zinc
- **morning**: bros-gau guaj nat-c ph-ac phos
- **forenoon** | **11-16 h**: kali-n
- **noon**: mosch
- **afternoon**: all-c ang
  • **coffee** or wine; after: *All-c*
- **air**; in open: plat
- **alternating** with:
  • **animated** (See Animation - alternating - absentmindedness; Vivacious - alternating - abstraction)
  • **cheerfulness** (See Cheerful - alternating -
- **anxiety**; with (See Anxiety - absentmindedness)
- **children**: agar bar-c caust hyos kali-c kali-sil mag-c phos plb

Absentminded – children: ...
  • **schoolchildren**: bar-c
- **conversing**, when: am-c chin-b psil
- **dreamy** (= daydreaming) (*Dream*): *Acon* agar ambr anac ang *Ant-c* arg-n arn bry calc-p cann-xyz cench cham chin clem cocc *Coff* cycl hyos *Ign* *Lach* lon-c m-ambo merc *Morph* **Nat-m** nux-v nux-v olnd *Op* ozone **Phos** puls rheum sabad sep sil squil staph stram sulph thuj *Tub* verat verb
- **driving**; while: sacch-a
- **epileptic** convulsions | **before**: lach
- **menses**; during (*Menses - during*): calc mur-ac
- **old** age; in: am-c *Ambr* **Bar-c** *Con* **Lyc**
- **periodical** | **short** lasting attacks of absentmindedness: bros-gau (non: chlorpr) fl-ac *Nux-m*
- **reading**; while (*Concentration - difficult - studying; Reading - agg.*): agn (non: ang) bar-c lach *Nux-m* ph-ac sul-i
  • **sleep**; going to: (non: ang)
- **stands** in one place and never accomplishes what he undertakes: Med *Nux-m*
- **starting** when spoken to; but (See Starting - spoken)
- **vertigo**; during: hep
- **work**; when at: hura
- **writing**; while: mag-c

ABSORBED (*Forgetful; Absentminded; Abstraction*): acon agar aloe alum am-m anh ant-c apis *Arn* bell bov bros-gau bruc bufo calc calc-s cann-i cann-s canth **Caps** carb-an *Carl* caust cham chin cic clem *Cocc* con cupr cycl elaps euphr *Ferr* fl-ac grat guaj ham **HELL** hep hyos ign indg ip kiss kreos lach lil-t mag-m mang merc **Mez** mosch mur-ac nat-c *Nat-m* nat-p nat-s nit-ac **Nux-m** *Nux-v* ol-an *Onos Op* phel phos plb psor *Puls* ran-g rheum *Rhus-t* sabad sars sel sep spig stann staph stram stront-s **Sulph** thuj verat viol-o vip
- **daytime**: elaps
- **morning**; bros-gau *Nat-c* nux-v
- **afternoon**: mang
- **evening**: am-m *Sulph*
- **alternating** with | **frivolity** (See Frivolous - alternating - absorption)
- **become** of him; as to what would (*Anxiety - future*): nat-m
- **business** matters; in (*Talking - business*): apis *Ferr* nat-s *Nux-v*
- **concentrate** on inner world, wants to (See Introspection)
- **eating** | **after**: aloe
- **family** matters; in: apis dulc
- **future**, about: spig
- **horrible** thoughts; in: psor
- **menses**, during (*Menses - during*): mur-ac
- **misfortune**, imagines (*Delusions - misfortune*): calc-s
- **sexual** desire; in the fulfillment of his: fl-ac

Absorbed — Mind — Activity

- **spoken** to he seems absorbed as if walking in a dream; when (See Absentminded - dreamy)
- **thoughts**; in (See Absorbed)

ABSTRACT THINKING (See Thinking - abstract)

ABSTRACTION OF MIND (▲*Concentration - difficult; Forgetful; Absentminded):* acon acon-l agn *Alum* am-c aml-ns anac ang *Apis* arg-met *Arn* aur *Bar-c* bell berb bov bufo *Calad* calc camph *Cann-i* cann-s canth caps carb-ac caust *Cham* chin cic *Cocc* colch con cortico *Croc* cycl dulc elaps *Graph* guaj *Hell* hep *Hyos* ictod *Ign* kali-c **Kali-p** *Kreos* lach laur led lyc *Lyss* m-ambo m-aust mag-c mang *Merc Mez* mosch nat-c *Nat-m* nit-ac **Nux-m** nux-v *Oena Ol-an* olnd *Onos* op petr ph-ac *Phos* plat plb psil **Puls** ran-b rhod rhus-t sabad sars sec sel **Sep** sil spig spong stann stram sul-ac *Sulph* thuj *Tub Verat* verb vesp viol-o viol-t *Visc*
- **morning**: guaj
- **alternating** with | **vivacity** (See Vivacious - alternating - abstraction)
- **eyes**; with fixed: psil

ABSURD (See Foolish)

ABUSED; being (See Ailments - abused)

ABUSIVE (= abusive language) (▲*Quarrelsome; Censorious; Cursing):* abies-n *Acon* alco am-c am-m *Anac* apis arn atro *Aur* bar-c *Bell* borx bufo *Bung-fa* camph canth caps caust cere-s **Cham** chin *Con* cor-r croc cub *Cupr* der dulc elae *Ferr* gal-ac hep hist *Hyos* ign ip *Kali-i Lac-c* lach lil-t **Lyc** *Lyss* m-aust mag-c med merc mosch nat-m *Nat-m Nit-ac* **Nux-v** oena pall pert-vc *Petr* phos plat plb raja-s ran-b sarr *Seneg Sep* sil spong staph **Stram** sulph syph *Tarent* thuj *Tub Verat* vinc-ma viol-t
- **forenoon**: ran-b
- **evening**: am-c vinc-ma
- **angry**; without being (▲*Anger):* dulc
- **children**: am-m *Cham* ferr hyos ip lach *Lil-t* **Lyc** mag-c med merc *Nat-m* **Nux-v** phos plat plb sep staph stram tarent verat
  - **parents**; children insulting (▲*family; husband; mother):* am-m cham hyos lach *Lil-t* **Lyc** mag-c med merc *Nat-m* **Nux-v** **Plat** tarent
  - **towards** one's children: kali-i
  - **weeping**; with: stram
- **family**; towards one's (▲*children - parents; husband; mother):* kali-i
- **friends**; even to his best (▲*Mocking - friends):* gal-ac
- **husband** (▲*children - parents; family; mother):* thuj
  - **insulting**; husband is:
    - wife and children: lyss
    - wife before children or vice versa: *Anac* ars *Lach* nux-v **Verat**
  - **towards** her husband: thuj
- **insulting** (▲*Malicious - insulting):* caps cham ferr **Lach** mag-c med merc nux-v pert-vc tarent tub verat
- **menses** | **before**: cham

Abusive: ...
- **mother**; towards (▲*children - parents; family; husband):* thuj
- **pains**; with the: cor-r
- **person** in the street; towards a: con
- **scolds** until the lips are blue and eyes stare and she falls down fainting (▲*FACE - Discoloration - bluish - angry):* Mosch
- **typhoid** fever; during: lyc

ACAROPHOBIA (See Fear - insects)

ACCIDENT-PRONE (▲*Awkward - strikes; Heedless):* **Arn** *Caps Lyss* **Med** nat-m *Puls* sep **Staph** sulph

ACROPHOBIA (See Fear - high)

ACTION:
- **changing** attitude to action; suddenly (See Inconstancy)
- **delayed** (See Postponing)
- **incomplete** (See Undertaking - many)

ACTIONS with hidden, irrational motives (See Irrational - hidden)

ACTIVITY:
- **amel** (See Occupation - amel.)
- **desires** activity (▲*Industrious; Busy; Occupation - amel.):* acon-f agar alco *Aloe* amn-l ang *Apis* Ars aur aur-ar *Aur-i Aur-m* bad benz-ac bry bung-fa calc calc-sil cann-i *Cann-s* canth carb-ac carbn-o carbn-s chin chinin-s cic clem cob-n coca **Coff** cofft cycl form fuc galv gels gran hura *Hyos* iber **Iod** irid-met iris kali-c **Lach** lil-t lyc lycps-v mag-c mag-m manc med mez morph mosch mur-ac naja nat-ar nat-s nep nitro-o nux-v **Op** *Phos* phys pip-m plb *Psil* raph ruta sarr *Sep* sil spig staph stry *Sulph* sumb syph tarent thea *Ther* tub **Verat** viol-o viol-t vinc wies zinc zinc-fcy zing
  - **morning**: bung-fa
  - **evening**: chinin-s lycps-v
  - 21 h | **walking** in the open air; after: chinin-s
  - **alternating** with:
    - **dullness**: cycl
    - **indifference**: aloe aur sarr
    - **lassitude**: *Aloe Aur* calc-sil
    - **prostration**; mental: *Aloe*
    - **weakness**: ruta
  - **business**; in (▲*Business - desire):* brom manc
  - **creative** activity (▲*Ideas - abundant; Memory - active; Concentration - active):* alco ang aur calc *Cann-i Cann-s* carc *Chin Coca Coff* coff-t gran irid-met kali-c *Lach* lyc *Med Phos Psil* sil staph *Sulph* tarent *Ther* zinc
  - **emotional** activity: (non: germ-met) viol-o
  - **mental** activity (See Mental exertion - desire)
  - **perspiration**; during: **Op**
  - **physical** exercise; desires (See Exertion - physical - desire)
  - **sleeplessness**; with: bung-fa
  - **work**; at: benz-ac

▽ extensions | ○ localizations | ● Künzli dot

Mind

Activity
- **fruitless** (See Busy - fruitlessly)
- **restless** (↗*Restlessness*): *Coff* dig ign lycps-v *Nux-v* verat viol-o
- **sleeplessness**; with: dig rhus-t thea zinc
  • **evening** (See SLEE - Sleeplessness - evening - thoughts)
  • **thoughts** of activity; from (See SLEE - Sleeplessness - thoughts - activity)

ACUTENESS (See Memory - active)

ADAPTABILITY; loss of (↗*Schizophrenia - paranoid*): *Anh* psor

ADMONITION (↗*Ailments - reprimands; Sensitive; Sulky*):
- **agg** (↗*Offended; Sensitive - criticism; Delusions - criticized*): Bell calc carc chin coloc germ-met *Ign* kali-c med *Nat-m* nit-ac op pall *Phos Plat* sep sil stann staph tarent Zinc
  • **children**; in: carc med
  • **kindly**; even: bell carc chin ign *Nat-m* nux-v *Phos Plat* sep *Sil* stann *Zinc*

ADULTEROUS (↗*Deceitful; Love - perversity; Perfidious*): calc canth caust lach *Lyc* med phos plat puls staph verat

ADVENTUROUS (↗*Courageous; Rash; Travelling - desire*): carc *Med Tub*

AFFABILITY: alco apis hypoth phos tub
- **enemy**; to an: alco

AFFECTATION (↗*Eccentricity; Haughty; Vanity*): alum carb-v carc caust con graph *Hyos Ign Lyc* mez nat-m *Nux-m* pall plat puls sep sil *Staph Stram* sulph thuj *Verat*
- **children**; in: alum **Carb-v** *Carc* caust con *Graph* hyos *Ign Lyc* mez nat-m *Nux-m* petr **Plat** puls sep *Staph Stram* sulph thuj *Verat*
- **gestures** and acts; in (↗*Strange - crank*): mez stram verat
- **words**; in: plat verat

AFFECTED (See Affectation)

AFFECTION (↗*Consolation; Consolation - amel.*):
- **full** of affection (See Affectionate)
- **loves** affection (See Sympathy - desire)
- **rejecting** affection (See Consolation - agg.)
- **returning** affection (See Affectionate - returns)
- **show** affection; unable to (See Reserved)
- **yearning** for affection (↗*Caressed - desire*): carc phos

AFFECTIONATE (↗*Mildness; Sympathetic; Anxiety - others*): acon agar aloe anac *Ant-c* ars aur **Bell** borx bry *Calc* calc-p carb-an carb-v carc *Caust* cham chin coff *Croc Flav* graph hura hydr *Hyos Ign* lach lil-t lyc *Murx* nat-m *Nat-m* nat-s *Nux-v* op ox-ac par ph-ac *Phos* plat **Puls** rhus-t seneg sep *Sil Staph* stram *Sulph* thea valer verat

Ailments from

Affectionate: ...
- **alternating** with:
  • **anger** (See Anger - alternating - affectionate)
  • **irritability** (See Irritability - alternating - affectionate)
  • **laughing** (See Laughing - alternating - affection)
  • **moroseness** (See Morose - alternating - affectionate)
  • **rage** (See Rage - alternating - affectionate)
  • **sadness**: plat
- **children**: carb-v
- **kisses** and caresses children: phos *Puls*
- **returns** affection: *Phos*
- **women**: *Murx*

AFRAID (See Anguish; Anxiety; Fear)

AGGRESSION (See Anger; Fight; Irritability; Quarrelsome; Rage; Violent)

AGILITY, mental (↗*Ideas - abundant; Mental exertion - desire; Mental power - increased*): cocain **Coff** form nux-v **Op** stry

AGITATION (See Excitement)

AGONY before death (See Death - agony)

AGORAPHOBIA (See Fear - crowd; Fear - open; Going)

AICHMOPHOBIA (See Fear - pins)

AILMENTS FROM:
- **abstinence**; sexual (See celibacy)
- **abused**; after being: am-m ambr anac androc **Arg-n** ars aur aur-m berb calc-p cann-i carc caust chin coff croc cur cycl foll hura *Hyos* kreos *Lac-c* lac-f *Lach* lyc *Lyss Med Naja* nat-c **Nat-m** *Orig Plat* puls *Staph* stram thuj toxi ust
  • **marriage**; in: *Anac* **Arg-n** aur carc chin hura hyos *Lach* lyc *Lyss Naja Nat-m* puls *Sep* stram
  • **physically**: lyss
  • **sexually**: ambr androc ars aur-m berb calc-p cann-i caust croc cur cycl foll hyos kreos lac-c lac-f lyc lyss nat-c *Orig Plat* **Staph** stram thuj toxi (non: ust)
- **accusations** (See reproaches)
- **admonition**; from (See Admonition - agg.)
- **affection**; lack of (See neglected)
- **alcoholism** (↗*Alcoholism; Beer; GENE - Family - alcoholism*): agar **Arn** ars asar *Bell* calc *Calc-ar* **Cann-s** caps carbn-s chin *Cocc* con hep *Hyos Lyss* nux-v op *Phos Stram* zinc
  • **abstinence** of alcohol: asar *Calc-ar* caps carbn-s
- **ambition** (↗*Ambition - increased*):
  • **deceived**: aur nat-m verat zinc
  • **excessive**: *Asar*
- **anger** (↗*Mania - vexation; Vexed - intolerance*): **Acon** agar *Aloe* alum alum-sil am-c am-m ambr anac ang ant-c *Ant-t Apis* arg-met arg-n arn *Ars* ars-sf **Aur** aur-ar *Aur-m* aur-m-n bar-c *Bell* bros-gau *Bry* cadm-s calc calc-ar *Calc-p* calc-s calc-sil camph carb-an caust **CHAM** chin cimic cina cist *Cocc Coff* colch **Coloc**

Mind

Ailments from – anger

- **anger**: ...
  Cortico croc cupr ferr ferr-p *Gels* gink-b glon graph grat haliae-lc hep hyos **Ign** ilx-a iod **Ip** kali-bi kali-br *Kali-p Lach* lachn lil-t *Lyc* m-ambo m-arct m-aust mag-c mag-m manc merc mez mur-ac nat-ar nat-c *Nat-m* nat-p nat-s nux-m **NUX-V** ol-an olnd **Op** petr *Ph-ac Phos* pin-s **Plat** *Puls* ran-b rhus-t sacch samb scroph-n sec sel *Sep* sil spig stann **STAPH** stram stront-c sulph *Tarent* verat verat-v vesp vinc zinc zinc-p
  - **anxiety**; with (↗*fright; Anxiety*): **Acon** alum **Ars** aur *Bell* bry calc *Cham* cocc coff *Cupr Gels* hyos **Ign** lyc nat-c nat-m **Nux-v** *Op* petr phos *Plat Puls* rhus-t samb sep stann stram sulph verat
  - **fright**; with (↗*anxiety; mental shock*): **Acon** *Aur Bell* calc cocc cupr *Gels* glon **Ign** nat-c *Nux-v Op Petr Phos Plat Puls* samb sep **Stram** sulph zinc
  - **indignation**; with (↗*Hatred; Indignation; reproaches*): ambr ars *Aur* bros-gau bry cham **Coloc** ip lyc m-ambo merc mur-ac *Nat-m Nux-v* plat **STAPH**
  - **silent grief**; with (↗*Grief*): *Acon* alum am-m ars aur aur-ar bell *Bry* carc cham *Chin* **Cocc** *Coloc* gels hyos **Ign Lyc** nat-c **Nat-m** nux-v *Ph-ac* phos plat puls **Staph** verat zinc
  - **suppressed**; with (↗*scorned; Emotions - suppressed; domination - long*): acon agar anac ars aur carc cham cocc **Coloc** *Cortico* gink-b (non: haliae-lc) hell hep **Ign Ip** kali-c lachn **Lyc** mag-m *Nat-m* phos puls sep **Staph**
- **anticipation** (↗*Timidity; Anxiety - future; Fear - happen)*: acon aesc aeth agn *Aloe* alum am-c ambr *Anac* ang apis **ARG-N** *Ars Bar-c* bry **Calc** camph canth *Carb-v* **Carc** *Caust* cench chin chinin-s chlorpr *Cic Cocc* coff crot-h cupr dig *Elaps* epiph fl-ac **GELS Graph** hyos **Ign** kali-br kali-c *Lac-c* lach levo **Lyc** lyss Med merc **Mez** mosch mur-ac naja *Nat-c* nat-m nux-v ox-ac petr *Ph-ac Phos* Plb **Psor Puls** rhus-t sep *Sil* spig staph still stram stront-c sul-ac sulph thuj tub verat
- **anxiety**: our calc calc-p cimic cocc hyos ign kali-p lyc nit-ac op ph-ac pic-ac samb staph
  - **prolonged**; from: aur carc pic-ac
- **bad news** (↗*Fear - bad; Excitement - bad; Sadness - bad)*: acon aln alumn ambr *Apis Arn* ars art-v aur aur-m bapt *Bry* **Calc** calc-p calc-s caust *Cham* chin cic cinnb cocc colch *Coloc* cupr dig dros form **GELS** grat hist hyos *Ign* kali-c kali-p lac-v lach lyc lyss mag-c **Med** mez *Nat-m* nat-p nit-ac *Nux-v* paeon *Pall* ph-ac phos podo puls sabin sep *Sil Staph* stram *Sulph* tarent teucr
- **business failure** (↗*Business - aversion; Insanity - business*): Ambr *Aur* calc *Cimic* coloc *Hyos* ign kali-br kali-p nat-m nux-v ph-ac
- **cares**, worries (↗*Cares full; Cares full - relatives; SLEE - Sleeplessness - cares; from):* Ambr arg-n ars *Calc* carc *Caust* **Cocc** con ign kali-p lyc mag-c nat-m nit-ac **Nux-v** *Ph-ac Phos* pic-ac sanic *Staph*
  - **loved** one; over a (↗*Cares full - relatives*): **Cocc**
- **celibacy** (↗*GENE - Sexual desire - suppression - agg.)*: agn alum apis calc *Cann-i* caust con fl-ac lyc **Phos** pic-ac plat sep

Ailments from – embarrassment

- **continence** (See celibacy)
- **contradiction** (↗*Contradiction - intolerant):* anac *Aur* aur-ar cael cham helon ign **Lyc** med nux-v olnd sil
- **death** of loved ones (↗*Death - agony):* **Acon** *Ambr* anthraci **Ars** calc calc-sil caps carc caust gels **Ign** *Kali-br* kali-p lac-c **Lach** lyc mur-ac nat-m nat-s nit-ac nux-m nux-v **Op Ph-ac** plat rhod spig **Staph** sulph verat
  - **child**; of a: calc **Ign** lyc **Nat-m** plat
  - **children**; in: **Acon** ambr **Ars** calc calc-sil caps carc caust gels **Ign** kali-br kali-p **Lach** nat-m nit-ac nux-m nux-v **Op Ph-ac** *Plat* **Staph** sulph verat
  - **parents** or friends; of: ambr anthraci ars calc **Caust IGN** kali-br lac-c lyc mur-ac nat-m nit-ac plat rhod
- **debauchery** (↗*GENE - Debauch; GENE - Debauch - after):* agar *Anan* ant-c arg-n calad carb-v *Cimic* dig *Fl-ac* lach *Nux-v* pic-ac sel sep stram sul-ac
- **deceived**; from being (↗*friendship; Grief - deception):* **Aur IGN** lach **Lyc** merc **Nat-m** *Nux-v* op ph-ac puls sep staph verat
- **disappointment** (↗*honor; scorned; Indifference - disappointment):* acon all-c alum ant-c apis ars **Aur** bell *Bry* calc-p caps carb-v caust cham cimic cocc colch *Coloc* dig **Gels** grat hyos **IGN** kali-c **Lach Lyc Merc Nat-m** nat-s *Nux-v Op Ph-ac* phos puls sep spig **STAPH** verat
  - **deception**: cimic
- **new**: **IGN**
- **old**: **NAT-M**
- **discords** (↗*Quarrelling - aversion):*
  - **chief** and subordinates; between: **Ars** hep lach *Lyc* mag-m merc nat-m nit-ac *Nux-v*
  - **friends**; between one's: **Graph** ign lach mag-m merc nat-m nit-ac nux-v sulph
  - **parents**; between one's: **Graph** ign lach *Mag-m* med merc nat-m nit-ac nux-v sulph
- **domination** (↗*Independent):* calc coff *Ign* kali-i *Lyc Mag-c Mag-m* manc merc naja nit-ac **Podo** sep *Staph* stram tub vanad
  - **children**; in: kali-i *Lyc* manc naja nit-ac sep vanad
  - **parental** control; long history of excessive: carc kali-i manc naja nit-ac vanad
  - **harsh** upbringing: kali-i nit-ac
  - **religious** upbringing: manc
- **long** time; for a (↗*anger - suppressed; Emotions - suppressed):* calc carc foll *Ign* lyc *Mag-c Mag-m* sep *Staph* stram
- **egotism** (↗*Dictatorial):* **Calc** lac-leo *Lach Lyc* med merc *Pall Plat* sil *Sulph*
- **embarrassment** (↗*Timidity; Confidence - want; mortification):* Ambr *Bar-c* bar-s bung-fa carb-v chin coloc dig dys ferr gels germ-met hydrog hyos *Ign* kali-br lac-c **Merc** *Nat-m Op* ph-ac phos plat puls sep staph **Sulph** tarent

▽ extensions | O localizations | ● Künzli dot

Ailments from – emotionally   **Mind**   **Ailments from – love**

- **emotionally** suppressed; from being (See Emotions - suppressed)
- **excitement** (*Excitement; Irritability - excited):* Acon ambr arg-n caust **Cham** Cocc coff *Gels* **Ign Phos** sep *Staph*
  - **depressing**: gels nat-m
  - **emotional** (*Excitement; Irritability - excited):*
  acet-ac *Acon* agar anac apis *Arg-n Arn* ars asaf aster *Aur* bad *Bell* bry *Calc* calc-ar calc-p **Caps** carb-v castm *Caust* cham cimic cina *Cist* **Cob** *Cocc* coch cod **Coff** coff-t colch **Coll** coloc **Con** convo-s cot crat croc cupr cypr epiph ferr **Gels** *Glon* goss hyos ign *Kali-br* kali-c *Kali-p* kreos lach laur lil-t lyc *Lyss* mag-c mang med merc mosch nat-c *Nat-m* nit-ac nux-m *Nux-v* op *Pall* petr **Ph-ac** phys plat *Psor* **Puls** pyrog sacch samb scut *Sep* spig stann **Staph** stram sumb *Tarent* thuj **Tub** *Verat* vesp **Zinc** zinc-val
  - **children** are ill at certain moments: acon bell calc caps carb-v caust ign *Lach* lyc merc op psor **Puls** *Sep Staph* thuj tub verat
  - **slight**: psor
  - **sudden**: caust
  - **long** lasting: petr
  - **moral** (See moral)
  - **religious**: stram sulph verat
  - **sexual** (See sexual excitement)
  - **sudden**: coff
  - **suppressed**: con cot cupr kali-c kali-p lach
- **failure**;
  - **social** failures (*position; Fear - social):* pers
- **fear** (*Fear):* Acon *Act-sp* arg-met *Arg-n* ars *Bell* calc calc-sil carc *Caust* cocc coff cupr **Gels** glon graph *Ign* kali-p lyc med nat-m *Op* ph-ac phos puls sil stram verat
- **financial** loss (See money)
- **fortune**; from reverse of (*Mania - fortune; Sadness - fortune):* ambr con dig lach stann staph
- **freedom**; loss of (See domination)
- **friendship**; deceived (*Forsaken; Delusions - friendless; deceived):* aur
- **fright** (*Sensitive - noise; Starting - fright; Horrible):* Acon act-sp agar anac *Apis* arg-met *Arg-n* arn ars *Art-v* aster *Aur* aur-m *Bell* bry *Bufo* calc calc-sil carb-v carbn-s carc *Caust* cham cic cimic cina cocc *Coff* coloc crot-h *Cupr* **Gels** *Glon* **Graph** hep *Hyos* **Hyper** *Ign* iod *Kali-br* kali-c kali-p *Lach* laur **Lyc** lyss mag-c *Manc* merc *Morph* nat-c *Nat-m* nit-ac nux-m nux-m **Op** *Petr* **Ph-ac Phos** *Plat* **Puls** ran-b *Rhus-t* sabad samb sec *Sep* **Sil** spong stann staph *Stram* sulph verat verb vib visc zinc zinc-p
- **accident**; from sight of an: **ACON** *Calc* **OP**
- **anger**; with (See anger - fright)
- **children**; in: op
- **coition**; during: *Lyc*

- **fright**: ...
  - **fear** of the fright remaining (See Fear - fright)
  - **menses**; during (*fright; Menses - during):* acon bell **Ign** lach nux-v op ph-ac phos staph *Verat*
  - **movies**; after seeing scary (*Horrible):* Manc
  - **old** fright: nat-m op
  - **remembrance** of previous (See old)
- **grief** (*Weeping; Grief; Cares full):* Acet-ac acon alum alum-p am-m **Ambr** aml-ns anac ant-c anthraci *Apis Arn* ars art-v *Aur* aur-ar aur-s bar-s *Bell Bry* cadm-s cael calc *Calc-p* caps **Caust** cham chin clem *Cocc* coff colch *Coloc* con *Crat* croth-h cycl dig *Dros* elaps *Gels Graph* **Hura** *Hyos* **IGN** ip *Kali-br* kali-c kali-p **Lach** laur lob-c lob-s lyc mag-c naja nat-c **NAT-M** nat-p nat-s nit-ac nux-m *Nux-v Op* paull **Ph-ac Phos** phys pic-ac *Plat* psor *Puls* pyrus rhus-t *Samb Sep Sol-o* spig **Staph** stram sulph tarent tub *Uran-n* verat *Zinc*
  - **drowsiness**; with (See SLEE - Sleepiness - grief)
  - **prolonged**: aur-s carc caust cocc kali-p ph-ac
  - **recent**: ign
  - **silent** grief (*Grief - silent):* anthraci **Nat-m** tub
  - **indignation**; with (See Grief - silent - indignation)
  - **undermining** constitution (See Grief - undermining)
- **homesickness**: *Aur* **Caps** *Clem* eup-pur hell *Ign* mag-m op **Ph-ac** senec
- **honor**; wounded (*Timidity; Haughty; Hatred):* aur ign *Nat-m* nat-s nux-v pall plat *Staph* sulph verat
- **humiliation** (See mortification)
- **hurry**: *Alum Arn* benz-ac *Bry* coff
- **indignation** (*rejected; Haughty):* acon ambr *Ant-c* bell bry carb-v chinin-s *Coloc* ferr ferr-p gels *Ign* ip led *Nat-m Nux-v* pall plat **STAPH**
- **injuries**, accidents; mental symptoms from (*Memory - loss - injuries; Dullness - injuries; Delirium - injuries):* acon arn cic *Glon* hyper mag-c *Nat-s* rhus-t ruta stram sul-ac
- **injustice** (See Injustice)
- **insults** (See offended)
- **intolerance**: nux-v
- **irritability**: cist
- **jealousy** (*Jealousy; GENE - Catalepsy - jealousy):* Apis *Hyos Ign Lach* **Nux-v** ph-ac *Phos* **Puls** staph
- **job**; having lost his (*position):* ign plat staph sul-ac
- **joy** (= pleasurable surprise) (*RECT - Diarrhea - exciting):* Acon bad caust coff croc cycl helon hir *Manc* nat-c op *Ped* puls tarent trom
  - **excessive** (*Ecstasy; RECT - Diarrhea - excitement; HEAD - Pain - laughing):* Acon Bad caust **Coff** croc cycl helon hir *Manc* nat-c op *Ped Puls* tarent trom
  - **sudden**: **Coff** op
- **laughing**; excessive: ars-met
- **love**; disappointed (*grief; Dwells - past; Inconsolable):* acon ant-c asaf *Aur Bell Bufo* cact calc *Calc-p Caust Cimic Coff Con* dig *Hell* **Hyos IGN** iod kali-p kali-c *Lach* **NAT-M** nux-m nux-v orig **Ph-ac**

Mind

Ailments from – love

- **love**; disappointed: ...
  phos pitu-a **Plat** psor sep **Staph** stram sulph tarent til tub verat
  - **excitement**; with general: *Bell*
  - **lesbian**: calc **Plat**
  - **unhappy** (See love)
- **magnetized**; being: borx hyper sulph
- **masturbation** (↗*GENE - Masturbation*): aur-ar
- **meditation**: arg-met
- **mental exertion** (↗*Mental exertion - agg.; Mental exertion - aversion)*: agar *Alum-p* alum-sil ambr *Anac* arg-n arn ars *Ars-i* ars-met aven bar-act calc *Calc-p* calc-sil caps *Carc* chin coca cocc con **Cupr** cupr-act cypr *Epig* epiph fl-ac *Gels* graph hyos ign iod iris kali-br *Kali-c* **KALI-I** *Kali-p* **Lach** lyc mag-p med mur-ac **Nat-c** nat-m nat-p nux-m **NUX-V** *Ph-ac* phos *Pic-ac* pip-m psor rhus-t rib-ac sabad sabal scut sel sep *Sil* **TUB** vinc
  - **prolonged**: agar *Arg-n*
- **mental shock**; from (↗*fright; anger - fright; Anxiety - fright - after)*: acet-ac acon *Am-c* ambr apis *Arn* both-a both-ax camph carc cham cic coca coff gels hecla hep hyper *Ign* iod kali-p mag-c merc nat-m nit-ac nux-m nux-v *Op* orni pert ph-ac *Pic-ac* plat puls sec sil stront-c sulph verat
- **money**; from losing (↗*Grief - money; Sadness - money - losing)*: Arn ars *Aur Calc Ign* mez nux-v puls *Rhus-t Sars Verat*
- **moral excitement** (↗*Injustice)*: Acon **Bell Ign Ph-ac** *Phos Staph*
- **mortification.** (↗*Haughty; Hatred; Indignation)*: A c o n all-c alum am-m ambr anac *Arg-n* ars *Aur Aur-m* bell *Bry* calc camph carb-an carb-v caust *Cham Chin* cocc **COLOC** form gels graph **Ign** ip kali-br *Lach* **Lyc** *Lyss* m-ambo merc *Mur-ac* **Nat-m** nit-ac *Nux-v Op* **Pall** *Petr* **Ph-ac** phel phos plat *Puls* ran-b rhus-t *Seneg* sep sil **STAPH** stram *Sulph* verat zinc
  - **anger**; with: **COLOC**
  - **chagrin** (See mortification)
  - **indignation**; with: **STAPH**
- **music** (↗*Music - agg.; GENE - Music - agg.)*: **Ign** phos
- **neglected**; being (↗*rejected)*: am-c aur carc graph ign lac-h lach lyc mag-c mag-m mag-s med *Nat-m Nux-v* pall plat puls sacch-a sep staph sulph thuj verat
  - **father**; by one's: am-c aur lach lyc mag-c mag-s nat-m *Nux-v* staph sulph verat
  - **mother**; by one's: carc graph ign lac-h mag-m med *Nat-m* nux-m pall plat puls sacch-a sep thuj
- **nervous shock** (See mental shock)
- **news**; bad (See bad)
- **noise**: cocc
- **nursing** the others (See cares)
- **obliged** to do things against his will; being (See domination)
- **offended**; being: acon **Anac** ang calc *Cham* cocc *Coloc* dros glon gran *Ign* lyc *Merc Nat-m* nit-ac *Op Pall Seneg* **Staph** stram sulph

Ailments from – striving

- **overwork** (See mental exertion)
- **pecuniary loss** (See money)
- **place**; loss of (See position)
- **position**; loss of (↗*job)*: bry glon nux-m *Nux-v* op (non: pers) petr
- **pregnancy** (See Pregnancy)
- **pride** of others: grat
- **prostration** of mind: am-c arn carb-v colch
- **protection** | **parental protection**; excessive: bar-c calc sil
- **punishment**: agar anac chin cupr dam ign nat-m tarent
  - **children**: nat-m
- **quarrelling** (↗*Quarrelling - aversion; Quarrelsome)*: berb chion cic glon ign kali-chl mag-c kali-m ran-b spig thuj verat
  - **father**; with one's (↗*DREA - Killing - father; DREA - Murdering - father; DREA - Quarrels - father)*: nat-m ran-b thuj verat
- **rage, fury**: *Apis Coloc* phos plat
- **rejected**; from being (↗*love; scorned; neglected)*: Aur *Aur-s* carc *Caust* **Lyc** *Nat-m Pall* sep *Sil* sul-ac *Sulph* thuj
- **remorse**: arn *Aur Con*
- **reprimands** (↗*honor; Admonition; Sensitive - reprimands)*: asar *Carc* coloc *Ign* op staph
- **reproaches** (↗*Haughty; Offended; DREA - Vexatious)*: agar **Ambr** *Aur* bell cadm-s calc-sil carc *Cham* cina coloc croc gels germ-met *Ign* lach med mosch nat-m nit-ac **OP** ph-ac *Plat* sep *Staph* sulph tarent
- **reputation**; loss of (↗*position)*: kali-br *Sulph*
- **responsibility** (↗*Responsibility)*: aur carc mag-m
  - **early**; too: carc
- **rudeness** of others (↗*mortification; scorned)*: acon anac bar-m *Calc* carc cocc *Colch* hyos lac-c *Lyc* mag-m med mur-ac **Nat-m** nux-v ph-ac puls **Staph**
- **scolded**; from being (See reproaches)
- **scorned**; being (↗*Haughty; Hatred; mortification)*: acon alum ang *Aur* bell *Bry* **Cham** coff *Coloc* ferr hyos ip lyc lyss **Nat-m Nux-v** olnd *Par Phos Plat* sep *Staph* stront-c sulph verat
- **sexual abstinence** (See celibacy)
- **sexual abused** (See abused - sexually)
- **sexual excesses** (↗*MALE - Sexual desire - increased; GENE - Sexual excesses; GENE - Masturbation)*: agar agn alum *Alum-p* **Apis** arg-n arn ars asaf aur aur-ar *Bov* **Calad Calc** calc-p calc-sil carb-an *Carb-v* **Chin** chinin-ar coca cocc con dig *Iod* kali-br *Kali-c* kali-s kali-sil lil-t **Lyc** mag-m *Merc Nat-c* nat-m nat-p nit-ac **Nux-v** ol-an onos petr **Ph-ac Phos** plat plb psor *Puls* samb sec sel *Sep Sil* spig **STAPH** sulph symph thuj upa zinc zinc-p
- **sexual excitement**: con cot kali-p *Nat-m Plat* psor staph
- **shame** (↗*Shameful)*: aur *Ign* nat-m **Op** *Staph* sulph
- **shock**; mental (See mental shock)
- **striving** for perfection (See mental exertion)

▽ extensions | ○ localizations | ● Künzli dot

Ailments from – suppression   **Mind**   **Ambition**

- **suppression** (See anger - suppressed; domination; writing; Desires - suppressing; Destructiveness - emotions; Emotions - suppressed; Somnambulism - emotions)
- **surprises** (↗HEAD - Congestion - excitement - during): alum chin coff ferr gels merc
  • **pleasant** (↗RECT - Diarrhea - excitement; joy - excessive; Weeping - joy from): chin **Coff** ferr
  • **unpleasant**: gels
- **unhappiness**: Acon ambr **Ars** carc caust **Cham** coff dig Ign lyc nat-c nat-m nit-ac Nux-v phos **Plat** sep sil spong stram sulph verat
  • **influence** of other people; due to: carc
- **unusual**; anything: ambr
- **vexation** (See anger)
- **violence** (↗Violent): anac **Bry** caust Stram
- **weather**; cloudy (See Weather - cloudy)
- **weeping** (See Weeping - agg.)
- **work**, manual fine (See Manual)
- **writing**: asaf med sil stann
- **writing** left-handed; suppression of: staph

AILUROPHOBIA (See Fear - cats)

AIR castles (See Theorizing)

AIR; in open:
- **amel**: acon agar am-m ant-c bar-c bar-s bell bry calc cann-i clem coc-c coff croc dulc hydr-ac laur Lyc mag-c mag-m meny merc nat-c nit-ac par plat puls rhod rhus-t Sulph

ALCOHOL:
- **agg**: acon Agar Alum Am-m anac ang arg-met ars bell Bov chin cocc con laur Nux-v Op Puls rheum rhod samb squil Stram valer zinc

ALCOHOLISM (↗GENE - Food and - alcoholic - desire; GENE - Intoxication; Delirium tremens): acon   adon Agar agav-t agn Alco alum am-m anac ang anis Ant-c Ant-t Apoc apom arg-met arg-n arn ars ars-s-f Asaf Asar Aur Aven Bell bism borx bov bry bufo cadm-s Calc calc-ar camph cann-i Caps carb-ac carb-an Carb-v Carbn-s card-m caust cham Chel chim Chin Chin-su chinin-m cic Cimic coc-c coca Cocc Coff con croc Crot-h Cupr-ar dig Eup-per Ferr fl-ac Gels glon Graph Hell hep hydr Hyos ichth Ign ip Kali-bi kali-br kali-c kali-i kola lac-ac Lach Laur Led lob lup Lyc mag-c Med meph merc mez mosch Nat-c Nat-m nat-n Nux-m Nux-v op passi petr ph-ac Phos pisc plb psor puls Quas Querc querc-r querc-r-g-s Ran-b raph Rhod Rhus-t rumx Ruta sabad samb sang sars sec Sel Sep Sil Spig spong staph Stram stront-c Stroph-h stry Stry-n Sul-ac Sulph Syph tarax thuj tub valer Verat Zinc
- **acute**: acon Apoc bell Op
- **constipation**; with: Apom
- **diabetes**; with: med nux-v
- **drinking** on the sly: Med Sulph
- **excitement**, from alcoholism (↗Excitement):   stram zinc
- **get** up at night to drink; must: ars caps nux-v

Alcoholism: ...
- **grief**; after: caust
- **hereditary** (See GENE - Family - alcoholism)
- **irritability**, with: Nux-v
- **menses**; before (↗Menses - before): Sel
- **nausea**; with (See STOM - Nausea - drunkards)
- **remove** the habit of drinking; to: ange bufo Chin-su kola Querc Querc-r-g-s stroph-h stry-n sul-ac sulph
- **sleeplessness**; with (See SLEE - Sleeplessness - drunkards)
- **timidity**; from: med merc
- **withdrawal** from; to support the: ange   asar   bufo calc-ar passi phos stroph-h

ALERT: allox anh ars bell calc-p carc Coff eup-a Ferr-p hydr ign Lup lyc op phos stram sulph thuj tub
- **movement**; of every: calc-p ferr-p phos
  • **doctor**; of (↗Fear - doctors): calc-p ferr-p phos

ALGOPHOBIA (See Fear - pain)

ALIENATED (See Estranged - family)

ALONE; being:
- **agg** (See Company - desire - alone)
- **amel** (See Company - aversion - alone)
- **aversion** of being alone (See Company - desire)
- **desire** to be alone (See Company - aversion)
- **fear** of being alone (See Fear - alone)
- **sensation** of being alone (See Delusions - alone; Forsaken)

ALOOF (↗Reserved): hott-p

ALTERNATING:
- **mental** symptoms (See Mood - alternating)
- **mental** symptoms with physical symptoms (See Mental Symptoms - alternating - physical)

AMATHOPHOBIA (See Fear - dirt)

AMATIVENESS (= amorous/erotic) (↗Amorous; Lascivious): agn Canth Con Hyos ign kali-br Lach Lyc Merc nat-s Phos Plat Ust verat

AMAXOPHOBIA (See Fear - riding)

AMBITION (↗Haughty; Insanity): med nat-m spig
- **increased** (↗Ailments - ambition; Contradiction - intolerant): acon anac arg-met arg-n ars asar aur bar-s berb bov calc camph carb-an Caust cina Cocain cocc coloc cupr cur cycl dros ferr graph kali-c kola lac-e lac-h Lach lil-t lyc med mosch nat-ar nat-m Nux-v Pall phos Plat puls ran-b rhus-t sars sil spig Sulph tanac vanad Verat verat-v
  • **competitive** (↗Fastidious - prove): apis   arg-met arg-n aur carc cupr ferr lach lyc nat-m nux-v sil sulph verat verat-v
  • **means** employed; every possible: Verat
- **loss** of: Ambr apoc arag arg-n bar-c bro-r calc-sil caps caust clem dios eug nat-p nux-v pall petr rob ros-ca sang Sep skat Sulph tub ulx-eu viol-o
  • **cloudy** wet weather; in: sang

Ambition — Mind — Anger

- loss of: ...
  • **disappointment**; from (↗*Laziness*): nux-v
  • **discouragement**; from: nux-v
- **not** enough ambition (See Indifference)

AMNESIA (See Memory - loss)

AMOROUS (↗*DREA - Amorous; FEMA - Sexual desire - increased; Lascivious*): acon *Agn Anan Ant-c Apis* asaf **Bell** bufo calad **Calc** camph cann-i *Cann-s* canth *Carb-v* **Caust Chin** coff coloc con croc diosm dulc fl-ac **Graph** *Hyos Ign Iod* kali-c *Lach* lil-t *Lyc* m-aust meny *Merc* mosch murx nat-c *Nat-m Nit-ac* nux-m **Nux-v** op ph-ac phos pic-ac **Plat** *Plb* puls rhus-t ruta *Sabin* sanic sars sel senec *Sep Sil* squil stann *Staph Stram* sulph thuj **Verat** verb zinc
- **fits** of amorousness: acon ant-c hyos op stram verat
- **impotence**; with: lach
- **menses | before**: ant-c stram
- **paroxysmal**: diosm

AMUSEMENT:
- **aversion** to (↗*Serious; Indifference - pleasure; Playing - aversion*): Bar-c hep *Ign* lil-t meny olnd *Sulph*
- **desire** for (↗*Cheerful; Laughing; Mirth*): Aur **Bell** calc calc-p calc-sil cann-i carc cere-b coca con *Croc Crot-c* ferr *Kali-i* lac-h lac-lup *Lach* lil-t lyc *Med* nat-p nit-ac nux-m *Olib-sac* pall *Phos* pip-m puls *Sep* stram *Sulph* sumb tarent thuj *Tub* tung-met verat
  • **night**: med

ANAL FIXATION (↗*Fastidious; Greed; Obstinate*): Kali-c kali-s kali-sil sil sulph thuj

ANALYTICAL THINKING (See Thinking - analytical)

ANARCHIST (↗*Contradiction - disposition; Unobserving [=nonconformism]; Fanaticism*): Arg-n *Caust* kali-c *Merc* sep staph thuj
- **revolutionary** (↗*Revolutionist*): **Merc**

ANDROPHOBIA (See Fear - men; of [= male])

ANEMOPHOBIA (See Fear - air; Fear - wind)

ANGER (↗*Irritability; Excitement; Quarrelsome*): abrot acet-ac **Acon** act-sp aesc *Aeth* agar agn all-c allox aloe *Alum* am-c *Am-m* ambr **Anac** anan ang anh *Ant-c Ant-t* anthraci *Apis* arg-met arg-n arn **Ars** *Ars-i* arum-t *Asaf* asar aster atro **Aur** aur-ar aur-s bac bar-act bar-c bar-i bar-m bart **Bell** berb *Bond Borx Bov* bros-gau *Bry* bufo *Bung-fa* buth-a cact cael *Cain* calad *Calc* calc-ar calc-hp calc-i *Calc-p* calc-s calc-sil camph cann-i cann-s canth **Caps** *Carb-an Carb-v Carbn-s* carl castm caul *Caust* cench cer-s cere-s **CHAM** chel *Chin* chinin-ar chinin-s chlor cic cimic cimx *Cina* cinnb clem *Cocc Coff* colch *Coloc Con* cop cor-r cortiso *Croc* crot-h crot-t **Cupr** cupr-act cur cycl cyn-d cyna cypr cyt-l daph des-ac dig digin dirc dros *Dulc* elae elaps eupi ferr ferr-ar ferr-i ferr-m ferr-ma ferr-p ferul fl-ac form galv gamb gels gink-b gnaph gran *Graph* grat haem ham hell helon **HEP** hipp hir hura hydr hydr-ac *Hyos* ictod Ign iod ip iris kali-ar kali-br **Kali-c** kali-chl kali-cy kali-fcy *Kali-i* kali-m kali-n *Kali-p* **Kali-s** kali-sil *Kreos* kres lac-c *Lach Lact*

Anger:...
lact-v laur *Led* lil-t **Lyc** lycpr lyss m-ambo m-arct *M-aust* macro *Mag-c Mag-m* mag-s mang med meph **Merc** merc-cy merl *Mez Mosch Mur-ac* myric nat-ar *Nat-c* **Nat-m** nat-p *Nat-s* nicc nid **Nit-ac** nit-s-d nux-m **NUX-V** ol-an olnd op opun-s osm *Pall* par ped *Petr Ph-ac* phel *Phos* pitu-a plat plb prot *Psor* ptel puls puls-n pycnop-sa ran-b rat rheum *Rhus-t* ruta *Sabal* sabin samb sang sanic sarcol-ac saroth sars scroph-n *Sec* sel senec seneg senn **Sep** sieg sil sol-mm sol-ni *Spig* spong squil *Stann* **Staph** stram *Stront-c* stront-met sul-ac **Sulph** sumph syph tab tarax **Tarent** tell teucr thea *Thuj* thyr til tril-c tril-p *Tub* tub-k upa v-a-b valer verat verb vinc wye *Zinc* zinc-act zinc-cy zinc-p
- **morning**: am-m ars *Bell* bov bros-gau *Calc* canth carb-an castm *Cham* chin *Kali-c* kali-p lach *Lyc* mag-c mang nat-s *Nit-ac Nux-v Petr* phos pitu-a rhus-t sars *Sep* staph stram sul-ac *Sulph*
  • **waking**; on: ars *Bell* canth carb-an castm *Cham* chin *Kali-c* kali-p lach *Lyc* nat-s *Nit-ac* **Nux-v** petr phos pitu-a rhus-t stram sul-ac sulph
- **forenoon**: carb-v nat-p phos sulph
  • **11 h**: sulph
- **noon**: am-m zinc
- **afternoon**: aster bov canth cench kali-c mur-ac opun-s
  • **12-14 h**: aster
  • **air**; in open: mur-ac
- **evening**: *Am-c* ant-t bov *Bry Cain Calc* canth cench *Croc Kali-c* kali-chl kali-m **Lyc** nat-c nat-m *Nicc Op Petr* sil zinc
  • **18 h**: cench
  • **20.30 h**: cench
  • **amel**: nat-s verb
- **night**: graph lyc mag-s rhus-t
- **absent** persons while thinking of them; at (↗*Excitement - absent; Irritability - absent; Quarrelsome - absent*): Aur kali-c kali-cy lyc
- **agg** (See Ailments - anger)
- **alternating** with:
  • **affectionate**: croc
  • **antics**; playing: op
  • **cares**: ran-b
  • **cheerfulness** (↗*sudden - alternating - cheerfulness*): ant-t aur cann-s caps caust cocc *Coff* croc ign nat-m op seneg spong stram zinc
  • **contentment**: caps
  • **discontentment**: ant-t ran-b
  • **discouragement**: ran-b zinc
  • **exhilaration**: ant-t bov caps *Op* seneg
  • **exuberance** (See exhilaration)
  • **hysteria**: croc ign mez olnd vinc
  • **indifference**: carbn-s cham chin nid
  • **jesting**: caps cocc ign
  • **kindness** (See mildness)
  • **lasciviousness** (See Lascivious - alternating - anger)
  • **laughing**: croc stram
  • **mildness**: cench lil-t

▽ extensions | O localizations | ● Künzli dot

Anger – alternating with | Mind | Anger – himself

- **repentance**; quick *(↗Irritability - remorse; Remorse - quickly):* anan bung-fa cortiso croc lyss mez olnd *Sulph* vinc
- **sadness**: ambr coff sumb zinc
- **singing**: croc
- **tenderness** (See affection)
- **timidity**: ran-b zinc
- **tranquillity**: *Croc* kali-c
- **vivacity**: cocc nat-m
- **weeping** *(↗laughing - alternating - weeping):* bell cann-s lac-c
- **answer**; when obliged to *(↗Answering - aversion; Answering - refusing; Irritability):* Arn ars bry coloc nat-m Nux-v *Ph-ac* puls
- **approached** by a person; when being: cham
- **aroused**; when: sil zinc
- **asthmatic** respiration; with *(↗respiration; Anger):* Ars **Cham** ip manc med nux-v pitu-a
- **attention**; at every little: ant-c
- **bad** news; about: calc-p
- **beating** friends (See Striking - anger - his)
- **beside** oneself; being *(↗Irritability - trifles):* Acon anh carl cupr-act dros hyos kali-ar kali-c lyc merc nit-ac ph-ac phos *Puls* sol-ni tarax *Verat*
  • **trifles**; with *(↗Irritability - trifles):* carl dros
- **bite**; with desire to (See Biting)
- **breaking** things from (See Breaking)
- **business**; about: ip
- **caressing**; from *(↗Caressed - aversion):* chin cina nit-ac
- **causeless**: *Carc* chel cyn-d *Mez* ped
- **children**; in *(↗Irritability - children in):* abrot anac ant-t arn bac bell carb-v carc **Cham** *Cina* dros hep ip kali-c *Lyc* med merc nux-v sanic sep sil staph stram syph tarent thuj tub tub-k
  • **lifted**; when: stram
- **chill**:
  • during: bry caps
  • from anger; chill (See CHIL - Anger)
- **coffee**: | agg: calc-p chlor
- **coition** | after: *Calc* (non: calc-ar)
- **cold**; after taking: calc
- **colors**:
  • brown:
    ⁞ agg | **dark** brown: ign plat
  • **gray** | agg: plat
  • **red** | agg: sep
- **consoled**; when *(↗Consolation - agg.; Inconsolable):* ars cham ferr *Nat-m* nux-v sabal
- **contradiction**; from *(↗Haughty; Contradiction - intolerant; Irritability - contradiction):* aesc agar aloe am-c *Anac* ars **Aur** aur-ar bros-gau *Bry* cact calc-p cassia-s **Cham** cocc **Ferr** ferr-ar grat helon hura **Ign** lac-leo **Lyc** med merc nat-ar nat-c nat-sil *Nicc Nux-v* olnd op petr pitu-a prot **Sep** *Sil* staph stram sulph tab tarent *Thuj* til tub *Verat*
- **conversation**; from: puls tarent

- **convulsions** | before (See GENE - Convulsions - anger)
- **cough**:
  • anger; from (See COUG - Anger)
  • before: asar bell cina
- **cramps**, after: cham
- **cursing**, with (See Cursing - desire)
- **delirium**, in (See Delirium - angry)
- **despair**; with: tarent
- **destroy** things; with tendency to *(↗Destructiveness):* carc
- **diarrhea**, during *(↗RECT - Diarrhea - anger):* gnaph
- **difficult** respiration; with (See respiration)
- **dinner**; during: kali-c
- **dreams** | after: mur-ac
- **drinking** coffee and wine; while: chlor
- **easily** *(↗trifles):* acon arg-n ars aur aur-ar bar-m bell bry bufo calad calc calc-hp calc-s calc-sil *Caps* carb-an carbn-s **Cham** chel chinin-ar *Cocc Coloc* con dros *Dulc* ferr-i *Gels Graph Hell* hep hydr ign kali-m **Lyc** mang mez nat-c nat-m nat-p nicc nit-ac **Nux-v** *Phos* Plat *Psor* pycnop-sa ran-b sep staph teucr *Thuj* **Zinc**
- **eating**:
  • after | amel *(↗Eating - after - amel.):* am-m
  • **obliged** to eat; when: ars
- **epileptic** convulsions:
  • anger; from (See GENE - Convulsions - epileptic - anger)
- **exaggerated** (See beside)
- **face**:
  • **blue**; scolds until face is (See Abusive - scolds; FACE - Discoloration - bluish - angry)
  • **pale**, livid face; with: ars *Carb-v* **Con** **NAT-M** petr plat **STAPH** verat
  • **red**:
    ⁞ face; with red *(↗FACE - Discoloration - red - anger):* **BELL** *Bry* calc **Cham** hyos **Nux-v** puls spig staph stram
- **fever**:
  • anger; from (See FEVE - Anger)
  • **during**: anan hipp
- **fits**; in (See sudden)
- **followed** by:
  • **weakness** (See GENE - Weakness - anger)
- **forgetfulness**; during: hydr
- **fright**; after: acon
- **happen**; anger at what he thinks may: sol-mm
- **heat**:
  • **flushes** of heat after anger (See GENE - Heat - flushes - anger)
  • **from** anger; heat (See FEVE - Anger)
  • **with** *(↗FEVE - Anger):* cham
- **himself**; with *(↗Hiding - himself - children):* agar aloe anac bell elaps ign lyc sep
  • **alternating** with | **Lumbar** region; pain in: aloe
  • **constipated**; when: aloe
  • **others**; and: sep
  • **spoken** to; does not wish to be: elaps

Mind

Anger – interruption

- **interruption**; from (*Spoken - aversion; Disturbed; Interruption - agg.*): cench **Cham** cocc graph *Nux-v*
- **involuntary**: carb-v
- **jaundice** from anger (See SKIN - Discoloration - yellow - anger)
- **jealousy**; with (*Quarrelsome - jealousy*): hyos
- **kicked** or punched; on being (*touched*): stram
- **kill**; with impulse to (*Kill; desire*): prot
- **laughing**; anger with: lach lyc
- **laughter**; with burst of (See laughing)
- **light**:
  • **bright** | **agg**: colch
- **listening** to other people (See talk)
- **love**; from disappointed: hyos *Lach* nat-m
- **menses**:
  • **before** (*Menses - before*): anthraci kali-fcy *Sep*
  • **during** (*Menses - during*): acon am-c castm caul cimic hyos kreos
  • **suppression** of menses from anger (See FEMA - Menses - suppressed - anger)
- **mental** exertion | **after**: calc-sil
- **milk** of mother:
  • **vomits** from anger of mother; child: valer
- **mistakes**, about his (*Anxiety - conscience; Remorse; Reproaching oneself*): bros-gau carc *Nit-ac* Staph Sulph
- **misunderstood**, when *Bufo* laur
- **never** angry: staph
- **noise**; at: calad ip
  • **sleep**; during: calad
- **objects** are not in their proper place; if: nux-v
- **odors** | **agg**: colch
- **pains** (*Irritability - pain; Sensitive - pain*):
  • **about** (*Irritability - pain; Sensitive - pain; Violent - pain*): ars canth *Cham Coloc* dulc nux-v op
  | **Head**; in | **stitching** pain: dulc
  • **agg**: ant-t cham
- **past** events; about (*Remorse - indiscretion*): calc carb-an sep
- **pushes** the table away: staph
- **questioned**; when (*Irritability - questioned*): coloc
- **recovery**; if one spoke of her: *Ars*
- **refused**; when things he wants are (*contradiction*): bry cham cina kreos
- **reproaches**; from (*Ailments - reproaches*):
  • **others**; from hearing reproaches to (*Ailments - reproaches; Sympathetic*): cadm-met calc-p croc *Ign*
- **resentment**; from (See indignation)
- **respiration** difficult; with (*asthmatic*): am ars *Cham Ign* med ran-b *Rhus-t* staph thuj
  • **children**; in: arn
- **seizes** the hands of those around him: op
- **sensation** as if he were beside himself (See beside)
- **sexual** excitement; after: lil-t
- **sleep**:
  • **after**: chinin-s
  • **during**: cinnb
  : **first** sleep: cinnb

Anger – violent

- **stabbed** anyone; so angry that he could have (*Kill; desire; Violent*): anac chin **Hep** merc mosch nux-v stront-c zinc zinc-act
- **stiffening** out of body, bend backwards; with (*Kicking - children - carried*): cham
- **stitches** in head; from: dulc
- **stool** | **before**: **Calc**
- **striking**; with (See Striking - anger)
- **sudden** (*Rage*): acon aur bar-act bell cann-s caps cere-s croc hep hyos ign lyc merc phos puls seneg *Staph* stram stront-c stront-met tub
  • **alternating** with | **cheerfulness** (*alternating - cheerfulness*): acon *Aur* cann-s caps croc hyos ign seneg stram
  • **causeless**: hep
  • **ceasing** suddenly; and: phos puls
- **suppressed** (See Ailments - anger - suppressed)
- **sympathy** | **agg** (See consoled)
- **taciturnity**; with (*Taciturn*): am-m bros-gau *Ign* nat-m petr puls stann stront-c sul-ac verat
- **talk**; when hearing other people (*Answering - offensive; Sensitive - noise - voices*): con mang rhus-t teucr zinc
- **temper** tantrums (See Temper)
- **thinking** of his ailments (*Thinking - complaints - agg.*): *Aur-m*
- **throwing** things around (*Throwing things around*): camph cham *Cina* coff *Coloc Kreos* **Staph** *Tarent* thea *Tub*
- **tickled** or pinched; on being: stram
- **touched**; when (*kicked; Touched - aversion*): Ant-c **Cham** cina iod lach **Tarent**
- **trembling**; with (See GENE - Trembling - externally - anger)
- **trifles**; at (*Irritability - trifles; easily; Trifles - important*): anac *Ars* atro aur *Bar-c* bart bell bry bung-fa cael calc-i cann-s *Caps* caust cere-s *Cham Cocc Con* croc digin dros ferr hell *Hep* ip kali-c kali-sil kreos lyc mang meph *Mez* nat-ar nat-c *Nat-m* nat-p *Nux-v* petr ph-ac phos pitu-a *Plat* pycnop-s *Rhus-t* sabad sang sanic sarcol-ac sel seneg sep sil squil sul-ac thuj tril-c verat wye zinc zinc-p
  • **ovulation**; during: pitu-a
  • **weakness**; from extreme: sil
- **understood**; when not (See misunderstood)
- **vex** others; inclined to (*Abusive; Quarrelsome*): kali-m mez
- **vexations**; about former: *Calc* carb-an lyc sep
- **violent** (*Rage; Temper; Violent*): **Acon** ambr **Anac** anthraci *Apis* ars **AUR** aur-s bar-c *Bell* borx bros-gau *Bry* bufo *Bung-fa* cain *Calc* cann-s *Carb-v* carbn-s *Caust* cer-s cere-s **Cham** *Chel* chin cimx cocc coff *Croc* cypr dros ferr ferr-p *Graph* grat **Hep** *Hyos* ictod ign iod *Kali-c* kali-chl kali-i lach led *Lyc* lyss *M-aust* mag-c

10   ▽ extensions | O localizations | ● Künzli dot

Anger – violent | Mind | Anguish

- **violent**: ...
  mag-s *Meli* mez mosch *Nat-m* nat-s **Nit-ac NUX-V** olnd pall *Petr* ph-ac phos *Plat* seneg *Sep* sil *Stann* **Staph** stram stront-c sulph **TARENT** tell thuj tub verat zinc zinc-p
  - **breaking** everything: cimx
  - **things** don't go as he wishes; when: thuj
- **voices** of people (See talk)
- **waking**; on (✧*Anger*): *Ars* bell carb-an castm caust cham chinin-s **Lyc** mag-s petr rhus-t *Sabal* senn staph sul-ac tab
- **weeping**; with (See Weeping - anger - during)
- **will**; if things do not go after his: thuj
- **wine** agg: chlor
- **work**:
  - **about**: nat-m
  - **aversion** to: bov m-aust
  - **cannot**: calc-p

ANGIOPHOBIA (See Fear - heart - pain)

ANGUISH (✧*Anxiety; Remorse; Mania - anguish*):
acet-ac **ACON** *Adren* aeth ail aloe alum am-c am-caust am-m ambr amyg *Anac* anh ant-ar ant-t *Apis* aran aran-ix arg-met *Arg-n* *Arn* **ARS Ars-i** ars-s-f asaf asar asc-t *Aur* aur-ar **Bell** *Bism* Bism-sn bov bry bufo buni-o buth-a calad **Calc Calc-ar** calc-f calen camph **Cann-i** cann-xyz carb-ac *Carb-v* carbn-o **Caust** cedr cham chin chlol chlorpr cic cimic cob-n *Coff* colch coloc **Croc** *Crot-c* crot-h *Cupr* cupr-ar cyt-l der des-ac **Dig** *Dios* dor *Elec* eupi foll galv *Gels* gins **Graph** halo hed hell **Hep** hoit *Hydr* *Hyos* ictod ign iris *Kali-ar* kali-bi kali-br kali-c kali-i **KALI-S** kres lach lact lact-v *Lat-m* levo *Lob* **Lyc** *Mag-c* mag-m mag-s *Med* meph *Merc* merc-c merc-pr-r *Mez* mosch mur-ac murx naja nat-ar nat-c nep nicc *Nux-v* oena onop op orni ox-ac perh ph-ac phel *Phos* phyt plan **Plat** *Plb* pneu podo psil *Psor* *Puls* ran-b rauw rhus-t *Rob* samb saroth *Sars* sec sep sil spig **Spong** stann **Staph** *Stram* sul-ac sulfonam sulph tanac tarent thala thea thiop thuj thuj-l thyr thyreotr tril-c tril-p v-a-b verat verat-v vip vip-a xan *Zinc-val*
- **daytime**: graph mag-c merc murx nat-c psor puls stann
  - **5-17 h**: psor
- **morning**: *Alum* calc carbn-o meph nux-v puls verat
  - **waking**; on: carbn-o
- **forenoon**: chlorpr nicc ran-b rhus-t
  - **9 h**: chlorpr
- **noon**: bell
- **afternoon**: am-c cupr eupi nux-v ph-ac rhus-t staph
  - **siesta**, after: **Staph**
- **evening**: ambr ars bell buth-a carb-v chlorpr dig foll hep kres *Mur-ac* *Phos* podo thiop
  - **19 h**: buth-a chlorpr
  - **pressing** in head; during: ars
  - **sunset**; at: foll
- **night**: alum ambr arn ars cob-n hep nat-m nux-v plan
  - **midnight**:
    after: alum ars

Anguish – night – midnight – after: ...
  - **4 h**: alum
  - **4-5 h**: alum
  - **1 h**; before: plan
  - **paralyzing** anguish, it is impossible to call or move, with heat in head: cob-n
  - **perspiration**; during: *Arn*
  - **suicidal** thoughts; with: hep
- **air**; in open | **amel**: **Cann-i**
- **alone**, when: *Phos*
- **alternating** with:
  - **death**; presentiment of (See Death - presentiment - alternating - anguish)
- **anger**, from: *Plat*
- **anxiety**; with (See Anxiety - anguish)
- **bed** | **after** going to bed amel: cham
- **cardiac**: *Acon* **Arn** *Ars* *Aur* bell *Carb-v* *Cham* **Dig** Spong
- **children**; in: acon aeth arg-n ars bufo hyos nux-v samb
  - **sick**; when: aeth
- **chill**, during: *Arn*
- **clothes** too tight when walking in open air; as if: arg-met
- **coldness** of body; with: carb-ac nux-v
- **constricted**; as if everything became: *Ars*
- **constriction** of chest; with: *Adren*
- **cough**; during (✧*Anxiety - cough - during*): dros
- **crowded** room: levo
- **delivery**:
  - **during**: chlol nat-c
- **drinking**; when: *Puls*
- **driving** from place to place (✧*Touching; Touching - impelled - everything*): **Acon** **Ars** **Ars-i** **Bism** *Rhus-t*
  - **restlessness**, with (✧*Restlessness - driving*): **Acon Ars Ars-i Bism**
- **eating**:
  - **after**: *Asaf* hyos *Sep*
  - **during**: hyos sep
- **fever**; during: acon
- **friend**; from losing his: calc ign **Nit-ac**
- **headache**; during (See pain - head)
- **heat**:
  - **during** heat; anguish: *Arn*
  - **from** anguish; heat: **KALI-S**
- **lamenting**, moaning: tarent
- **light** | **room** full of light: levo
- **lying** | **must** lie down (✧*Anxiety - lying - amel.*): mez ph-ac phel
- **mania**; during (See Mania - anguish)
- **meningitis**; during: ars
  - **red** or purplish streaks on the neck and back; with: bufo
- **menses**:
  - **before** (✧*Menses - before*): *Graph Murx* stann
  - **during** (✧*Menses - during*): **Bell** calc cocc coff ign merc nit-ac phos *Plat* stann xan
- **motion** amel: des-ac
- **nausea**, with: ail *Ars* **Dig**

Anguish

- **oppression**, with: *Am-caust* **Ars** *Calc Cann-i Op* verat
  · **desire** to sit up or jump out of bed: *Verat*
- **pain**; from:
  ○ **Abdomen**; in: *Calc* cham colch *Coloc* cupr-ar *Dios* lach merc-c merc-pr-r naja nit-ac plb sul-ac tab *Verat*
  · **Head**; in: *Acon*
  · **Sciatic** nerve; in: acon ars
  · **Stomach**: cann-i *Crot-h* gins iris kali-bi kali-br *Lyc* med merc-c merc-pr-r orni ox-ac phyt *Rob* sul-ac verat-v
  : **Pit** of stomach: *Med* ox-ac
- **palpitation**, with: **Ars** aur *Calc Mosch* **Phos** plat *Puls* spig *Verat*
- **perspiration**:
  · **during**: *Ambr Arn*
  : **night**: arn
- **respiration**, preventing: *Acet-ac* ars verat
- **restlessness**; with (↗*sitting - still*): **Acon Ars** aur **Bism**
- **room** with light and people agg (See crowded; light - room)
- **self**-destruction; leading to: aur
- **shock** from injury, in: *Op*
- **sitting | still**; cannot sit (↗*restlessness*): graph sil
- **skin** eruptions; with: psor
- **sleep**:
  · **after** short sleep: **Staph**
  · **during**: dor
- **sleeplessness**; with: bell
- **stool**:
  · **before**: acon ictod merc verat
  · **during**: merc verat
- **suicide**; attempts to commit (See Suicidal - anguish)
- **tossing** about, with (↗*Restlessness - bed - tossing*): **Acon** *Ars* **Cham** coff des-ac
- **vomiting**, with: *Aeth Ant-t* ars asar ox-ac
- **waking**, on: arn des-ac *Dig*
- **walking** in open air: arg-met arg-n bell canth cina plat tab
  · **after**: asc-t dig
- **weeping**, with: bell

ANIMALS:

- **disgust** of: nux-v
- **love** for animals (↗*Nature - loves; Sympathetic - animals*): aeth ambr bar-c bufo calc calc-p carc caust *Crot-c* ign lac-c *Lach* med nat-m nuph phos plat psor puls sep sulph tarent *Tub*
  · **cats**: aeth calc lach *Sulph Tub*
  · **children**; in: carc
  · **dogs**: aeth carc lac-c phos
  · **horses**: carc ign lach plat
  · **pet**; her: med nat-m
  : **children**; in: med

Mind

Animals – **love** for animals: ...
  · **talking** to animals: aeth

ANIMATED (See Vivacious)

ANIMATION:
- **agg**: *Coff* **Hyos Lach** par *Sabad* **Valer**
- **alternating** with | **absentmindedness**: alum

ANIMUS POSSESSION (↗*Mannish - women; Quarrelsome*): hyos ign lil-t plat

ANNOYED (See Irritability)

ANOREXIA MENTALIS (See Anorexia nervosa)

ANOREXIA NERVOSA (↗*Eating - refuses; Indifference - eating - to*): arg-n **Ars** asar aur bacls-10 cann-i carc **Chin** chinin-s coca coli *Cycl* diphtox enteroc ferr gent-l gent-q ign influ kali-p lac-f lach levist levo lob-c med *Nat-m* nat-p perh pert phos plat prun-v puls rhus-t sep sil sulph thuj tub tub-a tub-d tub-m *V-a-b* verat
- **anorexia**-bulimia (See Bulimia - nervosa)
- **aversion** to all food; with: ferr
- **bulimarexia** (See Bulimia - nervosa)
- **nausea**; with: chinin-s *V-a-b*
- **palpitations**; with: coca

ANSWERING:

- **abruptly** (↗*Impatience; Rudeness; Disobedience*): ars ars-h cham *Cic* coff gels *Hyos* jatr-c mur-ac *Nux-v* *Ph-ac* phos plb rhus-t sec sin-n *Stann* **Sulph Tarent**
- **aversion** to answer (↗*Taciturn; refusing; Irritability - questioned*): acon *Agar* alum alum-p am-c am-m ambr anac *Ant-c* ant-t apom arg-met *Arn* ars ars-i ars-s-f atro *Aur* bell bry bufo cact calc-s calc-sil carb-an carbn-h carc caust cham chin chinin-s chlol cimic cocc coff *Coloc* con cupr euphr *Gels* **Glon** hell **Hyos** ign iod juni-s kali-ar *Kali-p* lil-t lyss mag-m **Manc** merc mosch mur-ac naja *Nat-m* nat-s **Nux-v** op oxyt petr **Ph-ac** *Phos* **Puls** rhus-t sabad sars *Sec* sil spong *Stann* stram *Stry* *Sul-ac* **Sulph** tab tarent verat vib
  · **morning**: mag-m
  · **alternating** with | **loquacity** (See Loquacity - alternating - answer)
  · **sings**, talks, but will not answer questions (↗*Awkward; Foolish*): agar
- **civil**, cannot be (↗*Impolite; Rudeness*): **Cham**
- **confusedly** as though thinking of something else: bar-m *Hell* mosch
- **dictatorial** (↗*Dictatorial*): *Lach* **Lyc** plat *Sulph*
- **difficult**: alum carbn-h chlol cocc hell iod ph-ac *Phos Sul-ac* sulph verat
- **disconnected** (↗*Confusion; Thoughts - disconnected - talking*): coff coff-t *Crot-h* kali-br phos stram stry
- **distracted**: plect

12   ▽ extensions | ○ localizations | ● Künzli dot

Mind

Answering
- **drowsy**: tong
- **evasively**: cimic
- **foolish** *(➚Foolish; Childish; Frivolous)*: ars bell
- **gestures**; with *(➚Gestures - indicates)*: carbn-s
- **hastily** *(➚Impatience; Hurry; Speech - hasty)*: ars bell bry bufo cimic cocc hep lach *Lyc* rhus-t stry
- **hesitating** *(➚Speech - hesitating)*: graph sec
- **imaginary** questions: atro *Hyos* phos plb stram tarent
- **imperfect** (See unsatisfactory)
- **inappropriate** (See irrelevantly)
- **incoherently** *(➚Schizophrenia - paranoid; Speech - incoherent; Thoughts - disconnected - talking)*: ail bell cann-i chlol coff-t crot-t cupr cycl hyos phos raja-s valer vip
- **incorrectly** *(➚unsatisfactory; Speech - incoherent)*: ail *Bell* carb-v *Cham Hyos* kali-br merc nux-m *Nux-v* ph-ac *Phos*
- **indifferent**: atro
- **irrelevantly**: atro bell carb-v cimic *Hyos* (non: led) (non: lyss) *Nux-m* (non: nux-v) (non: petr) ph-ac (non: phos) (non: sabad) (non: sec) *Sil* (non: stram) sul-ac (non: sulph) tarent valer
- **loudly**: iod
- **monosyllables**; in *(➚Rudeness; Taciturn)*: achy acon agar-pa alum arg-met ars-i carbn-h carbn-s carc crot-c gels hyos kali-br merc mur-ac **Ph-ac** plb *Puls* sep sil thuj tub **Verat** zinc
  • **no** to all questions *(➚Imbecility - negativism)*: crot-c hyos kali-br sil tub zinc
  • **yes** or no: arg-met puls sil tub zinc
- **nodding**; by: puls
- **offensive** *(➚Anger - talk)*: lyss
- **one** word; with (See monosyllables)
- **questioned**; does not answer, when *(➚refusing; Confusion; Loquacity - answers)*: alum apom camph chlol cocc *Colch* hyos mosch op tarent thuj zinc
- **questions**; in *(➚Confusion; Questions)*: *Aur* colch
- **rapidly**: stry
- **reflecting** long *(➚Reflecting)*: alum *Anac Bar-c* **Cocc** *Cupr* grat **Hell** merc *Nux-m* **Ph-ac Phos** zinc
- **refusing** to answer *(➚Taciturn; aversion; Secretive)*: *Agar* ambr *Arn* ars *Atro* bac bell bry bufo calc-sil *Camph* caust *Chin* chinin-ar *Cimic Hell Hyos* kali-act kali-ar led lyss med **Nit-s-d** nux-m *Nux-v* petr ph-ac *Phos* sabad sec staph *Stram Sul-ac* **Sulph** tab tarent *Verat*
- **reluctantly** (See aversion)
- **repeats** the question first *(➚Dullness - understand - questions - repetition)*: ambr *Caust* kali-br *Med* sulph *Zinc*
- **signs** with the hands; by making (See gestures)
- **sleep**; during: arn *Bapt Hyos* med ph-ac
- **sleeps** at once; answers, then (See stupor)
- **slowly** *(➚Slowness; Speech - slow)*: acon agar-ph **Alum** *Anac* arn ars ars-s-f bapt *Carb-v* carbn-h carbn-s chr-met *Cocc Con* cupr cupr-act **Gels** Hell hyos *Kali-br* lyc med

Answering – slowly: ...
Merc *Nux-m* op ox-ac **Ph-ac Phos** plb rhod *Rhus-t* sep sul-ac *Sulph Thuj* zinc
- **snappishly** *(➚Rudeness; Abrupt; Snappish)*: Ant-c aran-ix bac calc-p **Cham** *Crot-h* lyss *Sep* sin-n *Staph*
  • **headache**; during: lyss
- **spoken** to, yet knows no one; answers when: *Cic*
- **stupor** returns quickly after answering: *Ant-t* **Arn** Bapt brom chin cic **Hyos** olnd *Op Ph-ac* phos plb visc
- **unable** to answer: agar alum ars atro aur-m-n bar-p calc card-m chinin-ar crot-c dendr-pol gels *Ign Kali-c* lon-x lyc *Mag-c Mag-m Naja* nat-c *Nat-m* nat-p nux-m op ph-ac *Phos* plat plb *Puls* sep sil **Staph** stram symph tarent
  • **hurt** emotionally; when *(➚Yielding; Quarrelling - aversion; Sensitive - rudeness)*: agar alum atro aur-m-n bar-p calc card-m chinin-ar crot-c dendr-pol gels *Ign Kali-c* lyc *Mag-c Mag-m Naja* nat-p *Nat-m* nat-p nux-m op ph-ac *Phos* plat plb *Puls* sep sil **Staph** stram symph tarent
- **unconscious**; as if: arn plat
- **unintelligibly** *(➚Speech - unintelligible)*: Chin coff-t hell *Hyos Phos*
- **unsatisfactory** *(➚incorrectly)*: atro phos
- **unwillingly** (See aversion)
- **vaguely**: alum dig
- **wandering** (See evasively)
- **whispering** (See Speech - whispering)

ANTAGONISM with herself *(➚Irresolution; Confusion - identity; Confusion - identity - duality)*: *Anac* anh aur bar-c cann-i cann-s cann-xyz irid-met *Kali-c* lac-c lil-t op paro-i *Sep*

ANTHROPOPHOBIA (See Fear - people)

ANTICIPATION *(➚Ailments - anticipation; Anxiety - anticipation; Clairvoyance)*: acon aeth alum ambr anac androc **Arg-n** ars *Bar-c* borx bry calad **Calc** calc-p calc-sil camph canth *Carb-v* **Care** caust chlorpr *Cic* cina *Coca Cocc* coff crot-c crot-h cypr *Cypr* dig fl-ac **Gels Graph** hell hep hydrog hyos ign *Kali-br Lac-c* lach levo **Lyc** lyss mag-c med merc mez mosch nabal *Nat-c* nat-m nat-p nat-s nux-v ox-ac petr *Ph-ac* phos *Pic-ac* **Plb Psor Puls** rhus-t sec sep *Sil* spig staph still stront-c stroph-h sulph *Syph* thuj *Tub* verat *Zinc*
- **morning**: nabal
- **ailments** from (See Ailments - anticipation)
- **dentist**, physician; before going to *(➚Fear - dentist)*: calc *Gels* hep mag-c *Phos Tub*
- **examination**; before *(➚Fear - failure - examinations)*: Aeth anac arg-n carb-v carc cupr *Gels* nux-v pic-ac sil thuj
- **excitement**; with (See Excitement - anticipating)
- **gay** (See Excitement - joy)
- **impending** evil; sensation of: merc
- **stage** fright *(➚Timidity - public)*: acon ambr anac arg-n ars borx calad calc-p carb-v cina *Coca* coff crot-c crot-h *Cypr* **Gels** hyos ign *Kali-br* kali-p lach lyc lyss *Med Merc Nat-m* nat-p nat-s ox-ac petr *Ph-ac Pic-ac* plb psor puls sep *Sil* stroph-h sulph *Syph* thuj *Tub Zinc*

Mind

Antics

ANTICS; playing (*Gestures; Foolish; Childish):* apis astra-m *Bell* carb-an *Carb-v* cic croc cupr dat-m **Hyos** ign kali-bi lach lact lact-v lyc merc *Nux-v* op phos plb sec stram tub verat
- **alternating** with:
  - **anger** (See Anger - alternating - antics)
  - **weeping**: carb-an cupr
- **children;** in: apis *Bell Carb-v* cic croc cupr **Hyos** ign kali-bi lact lyc **Merc** nux-v op *Phos* plb stram tub verat
- **delirium;** during: bell cupr **Hyos** lact lact-v op phos plb stram

ANTISOCIAL (*Estranged - society):* acon alum ambr anac *Aur Bar-c* carb-an chin cic con cupr *Hyos* lyc *Nat-c* **Puls** sel stann sulph *Syph*

ANXIETY (*Fear; DREA - Anxious; Anguish):* abel *Abrot Acet-ac* achy **Acon** acon-c *Acon-f* act-sp *Adon Adren Aeth* aether agar *Agar-em* agar-ph agn agri ail alco alet *All-c* all-s allox aloe *Alum* alum-p *Alum-sil* alumn *Am-c* am-m *Ambr Aml-ns* amor-r amyg *Anac* anag anan ang anh ant-ar *Ant-c Ant-t* anthraci antip apis apoc aran aran-sc *Arg-met* **Arg-n** arge-och arist-cl *Arn* **ARS** *Ars-h* **Ars-i Ars-f** arum-m arund asaf *Asar* asc-t aspar astac aster asthm-r atis atro *Atro-s Aur* aur-ar aur-br aur-i aur-m-n **Aur-s** avic bac bapt bar-act *Bar-c* bar-i *Bar-m* **Bar-s** bart *Bell* benz-ac berb **Bism** bond *Borx* both-a both-ax **Bov** brom bros-gau **Bry** bufo bung-fa buni-o but-ac buth-a **Cact** cadm-s cain calad **Calc** calc-act **CALC-AR** calc-br *Calc-f* calc-i **Calc-p Calc-s** calc-sil calen calth **Camph Cann-i** cann-s *Cann-xyz Canth* caps carb-ac *Carb-n* **Carb-v** *Carbn-o* **Carbn-s** carc card-b *Carl Casc* cassia-s caste *Castm* caul **Caust** cedr *Cench* cent *Cham* chap **Chel Chin** *Chinin-ar Chinin-s* chlf (non: chlol) *Chlor Cic* cic-m cimic *Cimx* cina cinnb cinnm cist clem cob-n coc-c *Cocc* cocc-h cod *Coff* coff-t colch coli *Coloc* **Con** conch *Convo-s* cop corn corn-s cortico cot croc *Crot-c* **Crot-h** crot-t cub culx *Cupr Cupr-act* cupr-ar cupr-s cur cycl cypr cyt-l daph der **Dig** digin *Dios* diph diphtox dirc dor *Dros* dulc elaps elat *Elec* ergot eric-vg euon eup-per *Euph* euph-c euph-re euphr *Ferr Ferr-ar* ferr-c *Ferr-i Ferr-m* ferr-ma ferr-p fil *Fl-ac Form* formal franz gal-ac gala galv gamb *Gels* gins glon goss gran *Graph* grat grin *Guaj* guare haem halo ham hed heli-n *Hell* hell-f *Hep* hip-ac hipp hist hura *Hydr-ac* hydroph *Hyos Hyper* hypoth *Ign* indg inul *Iod* ip iris jab *Jal Jatr-c* juni-v kali-act **KALI-AR** kali-bi kali-br **Kali-c** kali-chl *Kali-i* kali-m *Kali-n* **Kali-s** kali-sil *Kalm* kiss kreos kres lac-c *Lach* lact lact-v lam lat-m *Laur* **Led** lepi lept levo lil-s *Lil-t* lip lipp lob lol **Lyc** *Lyss M-ambo M-arct* m-aust *Mag-c* mag-f *Mag-m* mag-p *Mag-s* malar manc mand mang mang-act med medus mela meny **Merc** *Merc-c* merc-i-r merc-n merc-ns merc-s-cy merc-sul merl **Mez** mill miml-g morg-p morph mosch *Mur-ac* murx mygal myric naja nat-act **Nat-ar Nat-c** *Nat-m Nat-p* **Nat-s** nat-sil nicc **Nit-ac** nit-s-d nitro-o *Nux-m Nux-v* nyct oci-sa oena ol-an ol-j old onos *Op Orig Orig-v* oscilloc osm *Ox-ac* paeon pall par passi perh *Petr Ph-ac* phel **Phos** phys

Anxiety

Anxiety: ... phyt pic-ac pilo pin-s pip-n pitu pitu-p plan *Plat Plb* plumbg pneu podo pop psil **PSOR** ptel **Puls** puls-n *Pyrog* quas rad-br ran-a ran-b ran-s raph rat *Rauw* reser rheum rhod **Rhus-t** rob rosm *Ruta Sabad Sabin* sacch sal-ac *Samb* sang sanic *Sarcol-ac* sarr sars scroph-n scut **Sec** sel *Seneg Sep* ser-a-c *Sil* sin-n sol sol-ni sol-t-ae *Spig* spira spirae *Spong* squil *Stann* staph still *Stram* stront-c stroph-s stroph-xyz stry sul-ac sul-i sulo-ac **Sulph** sumb syph *Tab* tanac tarax *Tarent* tarent-c tax tep ter teucr thal thala thea *Ther* thiop *Thuj* thyreotr *Til* tong trach *Tril-p* tub tub-m v-a-b *Vac* valer vanad vario **Verat** *Verat-v* verb verin vesp vichy-g vichy-h viol-o viol-t vip visc wies wildb xan *Zinc* zinc-act zinc-m zinc-o zinc-p zinc-s

- **daytime**: ambr ant-c ant-t aur-ar aur-i *Bell* bov caust cham chinin-ar laur mag-c mang merc nat-c nit-ac phyt plat psor puls ruta sul-ac verb zinc
- **morning**: *Ail Alum* alum-p am-c anac arg-n **Ars** *Ars-s-f* **Asaf Asar** aster bar-c berb bry calc-s calc-sil canth carb-an *Carb-v* carbn-o *Carbn-s* castm *Caust* chel *Chin* cocc con fl-ac **Graph** ign ip kali-ar **Lach** led *Lyc* mag-c mag-m mag-s mez nat-m nat-s nit-ac *Nux-v* **Phos** plat psor puls rhus-t sep spong squil **Staph** sul-ac *Sulph* verat zinc zinc-p
  - **perspiration**; during: *Sep* sulph
  - **rising**:
    - **after**: arg-n carb-an mag-c rhus-t
    - **amel**: carb-an castm fl-ac nux-v rhus-t sep
  - **on**: arg-n berb carb-an mag-c rhus-t
  - **waking**; on: *Alum* alum-p anac arg-n **Asaf Asar** calc-s calc-sil carb-an *Carb-v* carbn-o *Caust* chel *Chin* cocc **Graph** ign ip kali-ar **Lach** *Lyc* mag-c mag-m mag-s nat-m *Nit-ac Nux-v Phos* plat psor puls rhus-t sep spong squil
  - **bed**; driving out of: anac
- **forenoon**: acon alum alumn am-c *Arg-n* bar-c berb cact calc canth caust clem *Lyc Nat-m* paeon plat ran-b sars sulph
  - **11 h**: *Arg-n*
- **noon**: aster bar-c chinin-ar cic mag-c mez
  - **12-15 h**: aster
- **afternoon**: aeth am-c aq-mar arg-n *Ars* bell berb both-ax bov cact calc canth carb-an carb-v cench *Chel Coc-c* con crot-t cupr franz gamb kali-n *Lyc* mag-c mag-m nat-c nit-ac nux-v ph-ac phel phos puls rhus-t ruta **Staph** stront-c tab thuj zinc zinc-p
  - **14-16 h**: aq-mar *Coc-c*
  - **amel**: aq-mar
  - **15-18 h**: chel
  - **16 h**: *Lyc* tab
  - **16-17 h**: thuj
  - **16-18 h**: carb-v
  - **17-18 h**: am-c
- **evening**; until: con kali-n mag-m nat-c
  - **siesta**; after: **Staph**
- **evening**: acon agar *Alum* alum-p alum-sil am-c *Ambr* anac ant-c ant-t **Ars Ars-s-f** bar-c *Bar-m* bar-s bell berb *Borx* bov bry buth-a cact calad **Calc** calc-act **Calc-ar**

| Anxiety – evening | Mind | Anxiety – alternating with |

- **evening**: ...
  Calc-s calc-sil camph carb-an **Carb-v** *Carbn-s Caust Cench* cham chel chin *Chinin-ar Cina* cinnb cocc coff colch **Dig** digin *Dros Fl-ac* graph *Hep* hipp hura kali-ar kali-c kali-chl kali-i kali-m kali-n kali-p kali-s kali-sil lac-c lact *Laur* lil-t *Lyc* m-arct mag-c mag-m *Merc* mez mur-ac nat-ar nat-c *Nat-m* nat-p nat-s nat-sil *Nit-ac* nux-m *Nux-v* ox-ac paeon petr *Phos* plat plb podo psor *Puls* ran-b *Rhus-t* ruta sabin **Sep** sil spig *Stann* stront-c **Sulph** tab ter tub verat
  - **18 h**: chel *Dig*
  - **19 h**: am-c buth-a dros petr
  - **19-20 h**: am-c dros
  - **20 h**: chin dros mur-ac
  - **23 h**; until: *Borx*
  - **midnight**; until: tub
  - **amel**: aloe alum am-c chel mag-c med sul-ac *Syph* verb zinc
  - **bed**; in: am-c **Ambr** anac ant-c **Ars Ars-s-f** *Bar-c* bar-s *Bry* calad *Calc* calc-act *Calc-ar Calc-s* calc-sil carb-an **Carb-v** *Carbn-s Caust* Cench cham *Cocc Graph* hep kali-ar kali-c kali-m kali-n kali-p kali-s kali-sil laur lil-t *Lyc* **Mag-c** *Mag-m* mez mur-ac nat-ar nat-c nat-m nat-s nit-ac *Nux-v* phos psor *Puls* sabin sep sil stront-c **Sulph** ter verat
    - **amel**: am-c *Mag-c*
    - **closing** the eyes; on: *Mag-m*
    - **uneasiness** and anguish; must uncover from: *Bar-c* mag-c nat-m *Puls*
  - **exercise**; from violent: ox-ac
  - **twilight**, in the (↗*Darkness - agg.; Light - desire*): ambr *Ars* Calc *Carb-v Caust* dig laur nux-v *Phos* podo *Rhus-t* sep
- **night** (↗*Fear - children in - night; Fear - night*): abel Acon act-sp agar *Alum* alum-p *Alum-sil Alumn* am-c am-m ambr ang ant-c arg-met arg-n arge-och arn **Ars** *Ars-s-f Aster* aur-ar aur-br aur-i bac *Bar-c* bar-s *Bell* borx bov bry cact *Calc Calc-ar Calc-s* calc-sil camph cann-s canth *Carb-an Carb-v* carbn-o *Carbn-s* carc caste castm *Caust* cench *Cham* chap chel *Chin* chinin-ar chinin-s *Chlol* cina clem cob-n cocc-c coff colch con convo-s cupr-act cupr-ar cycl dig *Dros* dulc *Ferr* ferr-ar ferr-p gels *Graph Haem* (non: ham) *Hep Hyos Ign* jatr-c kali-ar kali-bi **KALI-BR** kali-c kali-chl kali-m kali-n kali-p kali-s kali-sil kreos lac-ac lac-c *Lach* lact laur lil-t lith-c lyc m-arct *Mag-c* mag-m mang *Merc* merc-c *Mur-ac* nat-ar nat-c *Nat-m* nat-p nat-s nat-sil *Nit-ac* nux-v petr ph-ac phel *Phos* pitu plan plat plb psor **Puls** quas ran-b ran-s rat *Rhus-t* ruta sabad sabin *Samb* sep ser-a-c sil spong squil stram stront-c *Sulph* tab thuj *Tub* valer *Verat* zinc zinc-p
  - **midnight**:
    - **before**: am-c ambr ars bar-c bar-s borx *Bry Carb-v Carbn-s* caust cina *Cocc* gels *Graph Hep* kali-c laur *Lyc Mag-c* mag-m merc *Mur-ac* nat-c *Nat-m* nat-p nat-s nat-sil nux-v phos *Puls* ruta sabin sil stront-c *Sulph* tub verat
    - **23 h**; until: borx ruta
    - **waking**, on: caust cina

- **night – midnight – before – waking**, on: ...
  . **children**; in: cina
  : **at**: sil
  . **rising** amel; on: sil
  : **after**: acon alum ant-c **Ars** calc carb-an castm *Cench* chin chinin-s coc-c colch con dulc graph hep ign kali-c lyc m-arct mang nat-m **Nux-v** ph-ac psor quas rat *Rhus-t* sil squil verat
  : **0-2 h**: carb-an
  : **1 h**: ars hep mang
  . **1-2 h**: ars
  . **1-3 h**: hep
  : **2 h**: chin coc-c graph kali-c nat-m
  . **2-4 h**: coc-c
  : **3 h**: ant-c **Ars** nux-v rhus-t sil verat
  . **after**: *Ars* rhus-t verat
  . **3-5 h**: ant-c
  : **4 h**: alum nux-v
  . **4-5 h**: alum
  : **5 h**: nat-m psor
  . **5-17 h**: psor
  : **half** waking; on: con
  : **waking**; on: calc ign lyc ph-ac
  - **amel**: quas
  - **bed**; in: *Mag-m*
  - **children**; in (↗*Fear - children in - night; Fear - night; Fear - night - children*): abel arg-met arge-och aur-br bac bell **Borx** *Calc* carb-v caste chap chel *Chlol Cina* convo-s hyos **KALI-BR** kali-c *Kali-p* **TUB** valer zinc
  - **dentition**; during: **Kali-br**
  - **orgasm** of blood; with: carb-an
  - **waking**; on: *Alum* arg-n *Ars* carb-v carbn-o chel *Cina* con *Dros* graph kali-ar lac-ac lyc nat-c *Nat-m* nit-ac *Phos* plat psor *Puls* rat sep sil **Sulph** zinc
- **abdomen**; with complaints of: ars cic *Coloc* cupr mosch
- **abdomen**; with distension of: mag-m mur-ac
  - **burst**; sensation as if abdomen would: mur-ac
- **abortion**:
  - **threatening**: arn bell croc kali-c *Sec*
- **absentmindedness**; with: anac
- **acids**; after: sulph
- **ailments** from (See Ailments - anxiety)
- **air**; in open: acon anac ant-c arg-met bar-c bell cina hep ign lach nux-v plat spig tab
  - **amel**: alum aq-mar arund *Bry* calc calc-s **Cann-i** carl graph grat **Kali-s** laur *Lyc Mag-m* nux-v *Puls Rhus-t* spong *Til* valer verat
- **alone**; when (↗*Company - desire; Fear - alone; Company - desire - alone*): alco **Arg-n Ars** cadm-s caust cortico *Dros* gal-ac hep *Kali-br* kali-c *Mez* nit-ac **Phos** rat sep tab zinc
  - **evening** (↗*Fear - alone - evening*): dros
- **alternating** with:
  - **cheerfulness**: agar ant-t castm spig spong staph

15

Mind

Anxiety − alternating with
- **contentment**: zinc
- **exhilaration**: spig spong
- **fainting**: vip
- **heat**; flushes of: Calc Dros Plat
- **indifference**: nat-m
- **irritability**: chin ran-b
- **joy**: spig spong
- **mania**: bell
- **rage** (See Rage - alternating - anxiety)
○ **Joints**; pain in | **gouty**: asaf
- **anger** (↗Anger):
  - **after**: lyc verat
  - **during** (↗Anger): caps sep verat
- **anguish**; with: Psor
- **anticipation**; from (↗Ailments - anticipation; Anticipation): arg-n Ars bros-gau calc-sil canth **Carb-v Gels** levo Lyc Lyss Med mosch **Nat-m** ph-ac pop sel Sil Thuj
  - **cope** when time comes; but able to: lyc
  - **engagement**; an (↗Ailments - anticipation; Anticipation): **Arg-n Ars Carb-v** carc **Gels** Lyc Lyss Med **Nat-m** ph-ac Sil Thuj
- **apparition** while awake; anguish from horrible (↗Fear - waking - dream): zinc
- **ascending** stairs; on: **Ars** iod Nit-ac onos ox-ac
- **asthma**; with: ars hydr-ac Ip kreos m-ambo med plat
- **attacks** of anxiety (See paroxysms)
- **attempting** things; kali-p
- **bad** days are approaching; that: tarent-c
- **bathing** the feet; after: nat-c sep
- **bed**:
  - **driving** out of bed: anac **Ars** ars-s-f bar-s bry carb-v carbn-s caust **Cham** chin chinin-s **Graph Hep** lyss nat-m nit-ac Rhus-t sul-ac
  - **in** bed: alco am-c Ambr anac ant-c **Ars Ars-i Bar-c** berb Bry calad Calc calc-ar **Camph** carb-an Carb-v Caust Cench Cham chinin-s **Cocc Ferr Graph Hep Ign** kali-c kali-n laur Lyc Mag-c mag-m nat-ar nat-c nat-m nat-p nat-sil nit-ac nux-v phos **Puls Rhus-t** sabin sep sil spong stront-c **Sulph Tarent** ter verat
  ⋮ **heat**; from: ars-i mag-c
  ⋮ **passing** off on sitting up in bed (See sit)
  ⋮ **sit** up; must: carb-v spong
  ⋮ **tossing** about; with: Ars-i Tarent
  ⋮ **turning** in bed; when: lyc
- **beer**; after: ferr
- **beside** oneself from anxiety; being: Acon ars calc cham chel chin convo-s graph heli-n kali-br **Lyc** m-arct mag-s mag-s merc **Nux-v** pop Psor **Puls** sol-ni spong Staph Sulph tub
- **breakfast**:
  - **after**: con kali-c
  - **amel**: nat-s
- **breathing**:
  - **amel**: agar Hell rhus-t
  - **deeply**: acon Spig
  - **must**: caps

Anxiety − colors
- **burning** of stomach and coldness of body; with: Jatr-c
- **business**; about (↗Avarice; Delusions - poor; Fear - poverty): acet-ac anac arn bar-c bry calc caust chel dros gels kali-m kali-n mang nat-c nat-m **Nux-v** op ph-ac Psor puls rhus-t sep spig stann sulph thuj
- **career**; about (See Fear - social)
- **carried** by someone who is dancing; when (See Dancing - agg. - child)
- **causeless**: Bry fil kali-ar oscilloc phos sabad tab tarent thal thala
- **chagrin**; after (See mortification)
- **chest**:
  - **felt** in chest; anxiety (See CHES - Anxiety)
  - **pain** in chest; with: mand
  - **stitching** in chest; from: ruta
- **children** (↗family):
  - **about** his (↗family; others; Maternal): acet-ac acon Ars calc phos rhus-t sep Sulph
  - **in**: aeth arg-n ars Borx calc calc-p calc-sil carc **Gels** graph **Kali-c** passi rhus-t sil stram
  ⋮ **lifted** from the cradle; when: borx calc Calc-p
  ⋮ **rocking**; during (↗rocking): **Borx**
- **chill**:
  - **after**: Ars Chel kali-c Puls
  - **before**: ars ars-h **Chin**
  - **during**: Acon am-c anh apis arg-n arn **Ars** ars-h bov calad **Calc Calc-ar** calen **Camph** caps carb-v **Cham** chin chinin-ar chinin-s cimx **Cocc** coff con cycl gels hep hura ign lam laur merc **Mez** nat-m nux-v phos plat **Puls** rheum **Rhus-t** sec sep sulph thuj Verat
- **church** bells; from hearing (↗Music - agg.; Weeping - music - bells): Lyss
- **closing** eyes; on: aeth calc carb-an **Carb-v Caust Mag-m**
- **clothes**:
  - **loosen** clothes and open windows; must: nux-v Puls sulph
- **coffee**:
  - **after**: bart cham ign nux-v stram
  - **amel**: morph
- **coition**:
  - **after**: carb-an kali-c Ph-ac sep
  ⋮ **amel**: agar
  - **during**: kreos
  - **thought** of; from | **women**; anxiety in: Kreos
- **cold**:
  - **becoming**, from: carb-ac manc nux-v psor
  - **drinks**:
  ⋮ **amel**: acon Agar-em aq-mar sulph
- **coldness**:
  - **during**: cupr-act nit-ac thuj
  ⋮ **Feet** at night; of: thuj
  ⋮ **Limbs**: cupr-act
- **colors**:
  - **black** | **agg** (↗dark - agg.): nit-ac
  - **dark** colors | **agg** (↗black - agg.): nit-ac

16   ▽ extensions | ○ localizations | ● Künzli dot

Anxiety – company

- **company**; when in: *Acon Ambr* aq-mar bell cadm-s lyc *Petr* plat stram
  - **amel**: aq-mar
- **compelled** to do something; when (See do something)
- **conflicts**; about (See Quarrelling - aversion)
- **congestion**:
  - **chest**; anxiety from congestion to: kali-n sep
  - **heart**; to: nit-ac
- **conscience**; anxiety of (*↗Remorse; Reproaching oneself; Delusions - wrong - done)*: achy **Alum** alum-p alum-sil *Am-c* am-m *Ambr* **Anac** arn **Ars** *Ars-s-f* aster atro **AUR** aur-ar aur-br aur-s *Bell* bros-gau bung-fa cact calc canth *Carb-v* carbn-s *Carc Caust* cham **Chel** cina cob *Cocc Coff* **Con** croc cupr cycl **Dig** *Ferr* ferr-ar ferr-p *Graph Hell* hip-ac *Hyos Ign* kali-br kalm *Lach* led M-arct m-aust mag-c mag-s *Med Merc* myric *Nat-m* nit-ac *Nux-v Orig Orig-v Ph-ac* phos **Plat Psor Puls** rheum *Rhus-t* ruta sabad sarr *Sil* (non: spira) spirae staph *Stram* stront-c **Sulph** *Thuj* vanad *Verat Zinc* zinc-o
  - **afternoon**: *Am-c* carb-v
  - **anger**; after: bung-fa
  - **dreams**; in: bros-gau lach led
  - **forgetfulness**; with: thuj
  - **masturbation**; after *(↗Sadness - masturbation)*: *Ambr Ph-ac*
- **constipation**; with: tarent
- **constriction**; from: ars gins guaj nit-ac stann
  - **chest**, in: ars gins stann
  - **heart** region, in: nit-ac
  - **stomach**; in: guaj
- **continence** prolonged; from: *Con*
- **conversation**; from *(↗Conversation - agg.)*: alum *Ambr* plat stram
- **convulsions**:
  - **as** if threatened with an epileptic fit: alum
  - **before**: cic
  - **between | epileptic**: *Lyc*
- **cough**:
  - **before**: ars *Cupr* iod (non: lach) lact
  - **during** *(↗Anguish - cough)*: *Acon* **Ars** cina *Coff* cupr hep iod *Ip Mez* nux-v *Rhus-t* stram
  - **from**: apis arund cina merc-c nit-ac stram
    : **burst**; something will: apis
    : **paroxysm**: cina
  - **whooping** cough:
    : **before**: *Cupr*
    : **during**: *Mosch Stram*
- **cramp**:
  - **as** from: lyc
  - **during**:
    : **Rectum**, in: calc
    : **Stomach**, in: kali-c
- **crowd**; in a *(↗Fear - crowd)*: *Acon* **Ambr** *Arg-n* **Aur** bell carc caust hydr-ac *Kali-ar* lyc mag-c *Petr* plat *Puls* stram tab
- **cruelties**; after hearing of *(↗Excitement - hearing; Horrible)*: *Calc*

Anxiety – excitement

- **dancing**; when carried by someone who is (See Dancing - agg. - child)
- **dark**; in *(↗Fear - dark; of; Light - desire; Darkness - agg.)*: aeth aur-i calc *Cann-xyz* carb-an carb-v hypoth nat-m phos *Puls* rhus-t **STRAM** zinc
- **delirium**, before: sang
- **delivery**, during: *Cham*
- **dentition**; during: kali-br
- **despair**; with: ars
- **diabetes**; in: cod *Nat-s*
- **diarrhea**:
  - **suppressed**; from: abrot
- **dinner**:
  - **after**: ambr bell canth gins hyos mag-c mag-m nat-c nat-m *Phos* psor sil verat
    : **amel**: sulph
  - **during**: mag-m
- **discouragement**; with (See Discouraged - anxiety)
- **disguises**; which he vainly: alco
- **do** something; compelled to *(↗Thoughts - compelling)*: Bry
- **domestic** (See household)
- **dreams**; on waking from frightful. (See Fear - waking - dream)
- **drinking**:
  - **after**: *Cimx Puls*
  - **cold** water amel: acon aq-mar sulph
- **driving** from place to place *(↗Restlessness - anxious - driving)*: acon aeth alum am-c ambr anac ars asaf aur bell bov bry calc camph caps carb-an carb-v caust chin chinin-s coff con crot-h dros graph *Iod* lact m-arct meny merc nat-c nat-m nit-ac nux-v op ph-ac phos plat puls rhus-t ruta sabad sep spig spong staph sul-i valer verat
- **duty**; as if he had not done his *(↗conscience; Delusions - neglected - duty)*: alum ars
- **eating**:
  - **after**: aloe *Ambr Arg-n* asaf bell canth carb-an *Carb-v Caust* cham chin *Coc-c* con ferr ferr-m ferr-ma ferr-p hyos kali-c kali-p kali-sil lach mag-m merc *Nat-c Nat-m* nat-p nat-sil *Nit-ac* **Nux-v** ph-ac phel *Phos* psor ran-b rhus-t sep sil sulph thuj verat viol-t
  - **amel** *(↗Eating - after - amel.)*: aur *Iod* mez sulph
  - **before**: mez ran-b
  - **while**: *Carb-v* kali-sil mag-c mez ran-b sabad *Sep*
    : **warm** food: mag-c
- **eczema**; with chronic: asthm-r
- **emissions** (See pollutions)
- **epilepsy** (See convulsions)
- **epistaxis** amel: kali-chl
- **eructations**:
  - **amel**: kali-c mag-m mez
  - **ending** with: verat
- **eruptions**; after suppressed: mez
- **everything**; about: sarr
- **exaggerated** (See beside)
- **excitement**; from *(↗Excitement)*: asaf kali-i mang *Phos*

Anxiety – exercise / Mind / Anxiety – health

- **exercise**:
  - **amel**: chel iod tarent
  - **from** (↗*Manual*): **Iod** *Sarcol-ac*
- **exertion** of eyes; from (↗*Prostration*): *Sep*
- **expected** of him; when anything is (↗*Responsibility - aversion*): *Ars*
- **face**:
  - **anxious** expression of (See FACE - Expression - anxious)
  - **heat** of face; with: *Acon* arg-n bell **Carb-v** graph merc puls
  - **pale** face; with: aeth *Crot-h* puls
  - **perspiration** of face; with: ars cic crot-h mur-ac nat-c
  - **cold**: ars crot-h mur-ac
  - **red** face; with: *Acon* sep
- **faintness**:
  - **after** faintness; anxiety: ars-s-f
  - **from** anxiety; faintness (See GENE - Faintness - anxiety)
  - **with** faintness: ars cic *Crot-h* ign nux-v *Plb*
- **family**; about his (↗*others; Love - family; children - about*): *Aeth* ambr ars calc-sil carc *Cocc Dulc* hep petr phos plat rhus-t sulph
- **fasting**; when: iod
- **fear**; with (↗*Fear*): **Acon** aeth *Alum* alum-p am-c *Am-m* amor-r **Anac** ant-c ant-t **Ars** ars-s-f *Aur* aur-ar aur-s *Bar-c* bar-s bell berb bov bry calad *Calc* calc-ar calc-s *Canth* caps carb-an *Carb-v* carbn-s **Caust** chel *Chin* chinin-ar *Chinin-s* cic cina clem *Cocc Coff* con crot-h *Cupr Dig* dros dulc elec ferr ferr-ar ferr-p gels *Graph* heli-n hell *Hep* hyos **Ign** iod *Kali-ar Kali-c* kali-i kali-n *Kali-p* kali-s kali-sil *Kreos* lach *Lyc* m-arct *Mag-c* mag-m manc mang meny *Merc* mez mosch murx nat-ar nat-c *Nat-m* nat-p nicc *Nit-ac* nux-m nux-v onos op ph-ac phel *Phos Plat* plb *Psor* **Puls** rat *Rhus-t* ruta sabin samb *Sec Sep* sil *Spig* spong staph *Stront-c* sul-ac sulph tab thuj til valer *Verat* zinc
- **fever**:
  - **as** from: carb-v **Puls**
  - **during** (↗*Fear - fever - during*): **Acon** ail *Alum* am-c **Ambr** anac ant-t anthraci apis arg-met arn **Ars** ars-s-f *Asaf* **Bar-c Bar-s** bell berb bov *Bry* Calc *Calc-ar* calc-s canth caps carb-an carb-v casc caust cham chel chin chinin-ar *Chinin-s* chlor cina cocc coff colch con crot-h cycl dros euph *Ferr* ferr-ar ferr-p fl-ac graph grat guare hep hyos hyper ign **Ip** kali-c lach laur lyc *M-arct Mag-c* mag-m merc merc-c *Mur-ac* nat-ar nat-c nat-m nat-p nat-s nicc nit-ac nux-v ol-an op par *Petr* ph-ac *Phos* plan plat plb *Puls* rheum rhod *Rhus-t Ruta* sabad sabin *Sec* **Sep** sil spig *Spong Squil* stann staph stram sulph thuj *Tub* valer verat *Viol-t Zinc* zinc-p
  - **prodrome** of; during: ars chin nux-v puls rhus-t
- **fits**:
  - **before**: cic kali-m
  - **with** fits: alum bell caust cocc cupr ferr *Hyos* ign
- **flatus**:
  - **emission** of, amel: calc calc-act
  - **from**: cic coff *Lyc Nux-v*

- **flatus**: ...
  - **obstructed** flatus; with: raph sulph
- **flushes** of heat (↗*GENE - Orgasm*):
  - **during** (↗*GENE - Heat - flushes; GENE - Orgasm - anxiety*): ambr arn ars calc camph cham coff cop croc dros graph ign merc nat-c op phos plat puls *Sep* spong sul-i
  - **followed** by:
    - **apathy** (See indifference)
    - **indifference**: phos
- **food**:
  - **warm** food | **agg**: mag-c
- **foot**-bath; after a: nat-c
- **friends** at home; about his (↗*others; Fear - accidents - friends*): bar-c *Phos* phys *Sulph*
- **fright**:
  - **after** (↗*Ailments - fright; Ailments - mental shock*): acon both-ax gels *Kali-br* lyc *Manc* merc nat-m op rob *Sil*
  - **remains**; anxiety if the fear of the fright: **Op**
- **future**, about (↗*Fear - happen; Ailments - anticipation; Forebodings*): acon aeth agar agri allox *Aloe* alum alum-p *Anac* anan ant-c ant-t arg-n arist-cl arn ars aster aur *Bar-c Bar-m* bars-bros-gau **BRY** bufo buth-a calad **Calc** calc-act *Calc-ar* calc-f calc-s carb-an carb-v carbn-s *Caust* cham chel *Chin* **Chinin-s Cic** cimic clem cocc coff *Con* cupr cycl *Dig* dirc *Dros Dulc* euph euphr ferr-c ferr-i *Ferr-p* fl-ac *Gels* gins *Graph* grat hipp hura *Iod* kali-br kali-c kali-m *Kali-n* kali-p kalm *Lach* lil-t m-arct mag-c mang meny merc miml-g *Mur-ac* nat-act nat-ar *Nat-c* nat-m nat-p nat-s *Nit-ac Nux-v Op* petr *Ph-ac* **Phos** plat *Psor Puls* ran-b *Rhus-t Sabin* scroph-n *Sep Sil* sol-t-ae *Spig* **Spong** *Stann Staph* stram sul-ac *Sulph* tab tarent thuj tub verat vichy-g vichy-h viol-t wies xan
  - **evening**: buth-a *Caust*
  - 19 h: buth-a
  - **day**; about the coming: arg-n
  - **twilight**: caust
- **grief**; as from (↗*Fear - grief*): am-m
- **head**:
  - **congestion** to; with: acon carb-v puls
  - **heat** of; with: carb-v laur *Mag-c Phos* sil sulph
  - **perspiration** on forehead; with: ars carb-v *Nux-v Phos* sep
  - **cold**: *Sep*
- **headache**; with: *Acon* aeth ambr ant-c ant-t *Ars* bell bov *Calc* carb-an carb-v caust cic cimic *Cycl* fl-ac gels glon kali-n lach *Lyss* nat-c nit-ac plat ran-b rheum ruta sep spig stront-c tub
- **health**; about (↗*Fear - disease; Hypochondriasis; Delusions - sick - being*): acet-ac acon **AGAR** agn alum alum-p alum-sil am-c ant-t *Arg-met* **Arg-n** arn ars *Ars-h Aur-m Bar-c* bell borx bov brom bry bufo calad *Calc* calc-ar calc-f calc-p calc-s calc-sil cann-i canth carb-an *Cocc* cop cupr eric-vg glon grat hep hyos ign **KALI-AR** *Kali-br Kali-c* kali-m kali-n kali-p *Kali-sil* kreos *Lac-c*

▽ extensions | O localizations | ● Künzli dot

Mind

Anxiety – health

- **health**; about: ...
 Lach *Lil-t* lob **Lyc** m-arct mag-m malar *Med* merc morg mosch nat-ar nat-c nat-m nat-p nit-ac nux-m **Nux-v** ph-ac **Phel** *Phos* plat podo psor *Puls* ruta sabad sel sep sil stann staph sulph *Syph* tab tarent thuj
  - **others**; of: agar *Cocc*
  - **own** health; one's *(⚔ Fear - disease; Hypochondriasis; Thinking - complaints - agg.)*:
 acet-ac *Acon* **AGAR** agn alum alum-p alum-sil am-c ant-t *Arg-met* **Arg-n** arn **Ars** *Ars-h Aur-m* bar-c bell borx bov brom bry bufo *Calad Calc* calc-ar calc-f *Calc-p* calc-s calc-sil cann-i canth carc *Cocc* cop cupr glon grat hyos ign **KALI-AR** *Kali-br Kali-c* kali-n kali-p *Kali-sil* lac-c lach *Lil-t* lob *Lyc* m-arct mag-m malar *Med* merc mosch nat-ar nat-c nat-m nat-p **NIT-AC** nux-m nux-v *Ph-ac* **Phel Phos** plat podo *Psor Puls* sel *Sep* sil staph sulph *Syph*
  : **menopause**; during her: sil
  - **relatives**; of *(⚔ Fear - health - loved)*: **Ars** bar-c cocc **Hep** merc *Phos* plat
- **heart**; about his *(⚔ Fear - heart)*: ol-an phos samb stroph-xyz
- **heart** failure; in congestive: **Carb-v**
- **heart** region; contraction of: nit-ac
- **himself**; about *(⚔ Hiding - himself - children)*: nat-c
- **home**; about: nat-p
- **hot air**; as if in: **Puls**
- **house**, in: alum ars aster *Bry* carl chel kali-c **Lyc** *Mag-m* plat **Puls** rhod **Rhus-t** spong *Til* valer
  - **amel**: ign
  - **entering**; on: alum rhod
- **household** matters; about: bar-c carl hyos nux-v ph-ac puls rhus-t sep sulph
- **morning**: puls
- **hungry**, when: *Iod Kali-c*
- **hurry**, with *(⚔ Hurry)*: *Alum* **Nat-m**
- **hypochondriacal** *(⚔ Hypochondriasis; Delusions - sick - being; Doubtful - recovery)*: *Acon* **Agar** agn *All-s* alum am-c anac anag *Arg-n* **Arn Ars** asaf asar *Aur Bell* bry calad *Calc* canth caust cham *Con* cupr dros ferr-p graph *Grat* hyos ign *Iod* **Kali-ar** *Kali-c* kali-chl kali-p lach *Lec* lyc merc mosch nat-c **Nat-m Nit-ac** *Nux-v* ox-ac ph-ac **Phos** plat podo *Puls Raph Rhus-t Sep* squil staph sulph tarent valer
- **hysterical** *(⚔ Hysteria)*: *Asaf* con
- **ice**-cold drinks (See cold - drinks)
- **inactivity**, with: bov *Cench* coff laur merc
- **ineffectual** desire (See stool - ineffectual)
- **intense** (See beside)
- **late**; to be too (See time)
- **looking** steadily *(⚔ Staring)*: *Sep*
- **lying**: ars bar-c calc-s carb-v *Cench* kali-c *Mag-m* nux-v *Phos* puls *Sil* spong stann
  - **amel** *(⚔ Anguish - lying - must)*: mang mang-act
  - **side**, on: bar-c kali-c phos puls
  : **left**: bar-c **Phos** puls
  : **right** | **flatulence**; from: kali-c

Anxiety – nursed

- **manual** labor:
  - **during**: aloe anac *Graph* **Iod**
  - **from** *(⚔ Manual)*: iod
- **masturbation**, from: cann-i staph
- **menopause**; during: acon *Aml-ns* ars cimic glon *Kali-br* puls sep *Tril-p*
- **menses**:
  - **after** *(⚔ Menses - after)*: *Agar Pall* phos sec
  : **sleep**; which prevents: agar
  - **before** *(⚔ Menses - before)*: acon am-c calc carb-an carb-v carbn-s *Cocc* con *Graph Ign* kali-bi m-arct mag-m manc mang merc *Nat-m Nit-ac Nux-v* ph-ac puls *Stann Sulph* zinc
  - **during** *(⚔ Menses - during)*: acon *Bell* calc calc-sil canth caul cimic cina cocc coff con hyos ign inul *Kali-c* kali-i kali-sil kreos mag-m merc merl nat-c *Nat-m* nit-ac nux-v phos *Plat* sec **Sil** stann sulph verat zinc zinc-p
  : **amel**: stann zinc
- **mental** exertion, from *(⚔ Mental exertion - agg.)*: acon ars calc calc-sil camph cham cupr iod kali-p mang nat-c nat-m *Nit-ac* nux-v phos pic-ac plan puls rhus-t sec verat
- **moaning**; with: acon alum ant-t ars cham par phos rheum sep
- **money** matters, about *(⚔ Fear - poverty)*: aur bac *Bry* calc calc-f calc-sil chinin-s ign kali-p
- **mortification**; after: lyc
- **motion**:
  - **agg**: acon aloe berb borx calc-p **Dig** *Gels* kali-i mag-c mang nat-c nat-m psor rheum sanic stann
  - **airplane**, of *(⚔ Fear - flying - airplane)*: **Borx**
  : **cable** railway, of: **Borx**
  - **downward** motion *(⚔ Fear - falling)*: **Borx** *Gels* psor sanic
  : **elevator**; of: **Borx**
  : **upward** motion: borx
  - **amel** *(⚔ Occupation - amel.)*: acon act-sp *Ars* hist iod kali-i mag-m naja ph-ac *Puls* seneg sil tarax
- **mountain** climbing; from: coca
- **mucus**; from accumulation of | **bronchi**; in *(⚔ Fear - suffocation; LARY - Mucus - air)*: arund
- **music**, from *(⚔ Music - agg.)*: bufo dig *Nat-c*
- **nausea**; increases with the *(⚔ STOM - Nausea - anxiety - with)*: ant-t
- **nausea**; with (See STOM - Nausea - anxiety)
- **nervous**: antip
- **new** things; when seeing: cupr *Lyc*
- **news**; as though he would hear unpleasant (See Fear - bad)
- **night** watching; from: *Aur* caust *Cocc* cupr **Nit-ac** *Nux-v*
- **noise**, from *(⚔ Sensitive - noise)*: agar alum ars **Asar** *Aur* bar-c caps *Caust* chel **Lyss** nat-c petr puls **Sil Stram** *Ther*
  - **water**; of rushing: **Lyss Stram**
  ○ **Ear**, in: puls sil
- **nursed**; when the child is:
  - **after** being nursed | **newborns**; in: cham

Mind

Anxiety – nursing

- **nursing**:
  - **after**: *Cham* cocc
  - **during**: cocc
- **oppression**, with: ars chel lob sulph
- **others**, for (↗*Mildness; Sympathetic; Affectionate*): Acon aeth ambr arg-n *Ars Bar-c* calc-f calc-p calc-s carb-v carc caust chel chinin-s **Cocc** *Dulc Ferr* fl-ac graph hep *Manc* merc naja nat-c *Nux-v* perh **Phos** sep *Staph Sulph*
  - **loved** persons: aeth
- **overheated**; when: *Ruta*
- **pains**, from the: *Acon* alet apoc *Ars* bar-m bell bry calc carb-v **Caust** *Cham* coff *Coloc* cupr daph graph haem mag-p manc mela mez *Nat-c* nit-ac **Phos** phys pip-n plumbg psil rhod sars *Sil* spig sulph *Verat*
  - ○ **Abdomen**: calc *Cham* cupr mag-p mez spig
  - **Anus**: alet mela *Nit-ac* phos pip-n *Sil*
  - **Eyes**: manc phys plumbg spig
  - **Heart**; in the: daph haem
  - ⦂ **Region** of: haem spong
  - **Stomach**: bar-m graph nit-ac sulph
- **paralyzed**, as if: am-m cob-n
- **paroxysms**, in: **Acon** *Aloe* alum ars bar-c bell calc calc-i cann-i *Carb-v Cham Cocc* cupr ferr *Hyos* ign nat-c nat-s nit-ac phos plat sep spong *Sulph Tab* thuj
- **periodical**: arn *Ars Calc-i* camph *Cham* cocc nat-c nat-m *Phos* plat *Sep* spong *Sulph*
  - **day**; every: nat-c
- **perspiration**:
  - **agg**: (non: aq-mar.)
  - **amel**: agar aq-mar calc
  - **cold**, with: am-c ars euph-c ferr-m *Plb* sep
  - **during**: acon *Alum* ant-c arn **Ars** *Bar-c Bell* benz-ac bov bry **Calc** canth carb-v caust **Cham Chin** cic *Coff* croc **Ferr** fl-ac graph hep ign kali-n kreos lyc m-arct **Mang** merc *Merc-c* mez mur-ac **Nat-c** nat-m nit-ac *Nux-v* **Ph-ac** phos *Plb Puls* rheum *Rhus-t* sabad *Sel Sep* sil *Spong Stann* staph stram **Sulph Thuj** *Verat*
  - ⦂ **hands**; with perspiration and trembling of: cic
- **playing** piano, while (↗*Fear - piano; Music - agg.*): *Nat-c*
- **pneumonia**, in: verat-v
- **pollutions**; after: carb-an petr
- **pregnancy**, in (↗*Fear - baby*): Acon Ant-t bar-c *Caul Cimic* con ign kali-br lyc lyss *Nux-m* op psor stann
  - **abortion** in latter part; fear of: op
- **present**, about: calc-act chel *Iod*
- **pressure**; from:
  - ○ **Chest**; on: aur bell *Ign Lach* **Sulph**
  - **Epigastrium**; in: cham con crot-t guaj lyc nux-v sang
- **pulsation** in the abdomen, with: alum calc cann-s lyc
- **pursued**, if (↗ *Delusions - persecuted; Delusions - pursued; Insanity - persecution*): anac dros hyos kali-br
  - **walking**, when (↗*GENE - Walking - rapidly - amel.*): *Anac*
- **railroad**, but amel while in train; when about to journey by: (↗*Ailments - anticipation*): arg-n ars

Anxiety – sleep

- **reading** (↗*Reading - agg.*):
  - **preventing**: quas
  - **while**: *Mag-m Sep*
- **reassured**; is easily (See Reassured - easily - anxious)
- **respiration**; anxious (See RESP - Anxious)
- **respiration**; with impeded: acon *Anac* ant-t arn ars cann-s *Cina Colch* croc ign kali-n lach **Lob** lyc med *Nit-ac Nux-v* op phos *Plat* puls rhus-t ruta sabad samb *Sars* spig stann staph *Thuj* valer verat viol-o viol-t
  - **hysterical** women; in: acon
  - **rest**, during: act-sp hist iod seneg
  - **retching**; with: ars bar-m bism cupr podo
  - **ineffectual** retching: ars bism cupr podo
- **riding**, while (↗*Riding - carriage - aversion*): *Arg-n* ars *Aur Borx* carc *Lach* phos psor sep
  - **down** hill: **Borx** *Psor*
  - **fast** in a car (↗*Fear - driving a*): ars carc
- **rising**:
  - **after**: arg-n carb-an chel m-ambo mag-c nat-m rhus-t
  - **lying**, from: alum verat
  - **seat**; from a: berb verat
  - ⦂ **amel**: carb-an mill
- **rocking**, during (↗*children - in - rocking*): **Borx**
- **room**, on entering a: alum
- **salvation**, about (↗*conscience; Religious - too; Despair - religious*): ant-c aq-mar **Ars** ars-s-f *Aur* aur-ar aur-m *Calc Calc-p* calc-s *Camph* cann-i carbn-s chel *Graph* hura ign kali-p **Lach Lil-t** *Lyc Med Mez* nat-m plat plb podo *Psor Puls* **Staph** *Stram* **Sulph** *Thuj* **Verat**
  - **morning**: psor
  - **night**: calc-ar
  - **scrupulous** (= religious scruples):
- **screaming** (See Shrieking - anxiety)
- **sedentary** life; from: *Ars* graph
- **sewing**: *Sep*
- **sexual** desire; from suppressed: con **Staph**
- **shaving**, while: calad
- **shuddering**, with (↗*GENE - Shuddering*): *Ars* bell calc carb-an carb-v *Hell* kreos nat-c plat puls sulph tab verat
- **sitting**: ant-t benz-ac carb-an *Caust* dig digin *Graph Iod* kreos nit-ac ph-ac phos puls rhus-t sil staph tarax
  - ⦂ **amel** (↗*Sitting - inclination*): iod
  - **bent**: rhus-t
  - ⦂ **forward** amel: chinin-ar
- **sleep**:
  - **before**: alum ambr berb calad *Mag-c* nat-c *Rhus-t* sil *Sulph*
  - ⦂ **evening**: berb
  - **during**: acon agar ang arn **Ars Bell** bry camph castm cham *Cocc* con cycl dig dor dulc ferr gala *Graph* hep ip *Kali-c* kali-n *Lyc* mag-c merc *Merc-c* merc-i-r *Nat-c Nat-m Nit-ac* nux-v op petr *Phos* phys puls ran-b rhod rhus-t samb sil *Spong* stann stram verat
  - **going** to, on: acon *Calc* carb-v *Caust* cench hep *Lach* lil-s *Lyc* merc nat-m *Puls* quas rhus-t
  - **loss** of: *Calc Cocc Nit-ac*

20 ▽ extensions | ○ localizations | ● Künzli dot

Anxiety – sleep   **Mind**   **Anxiety – warmth**

- **menses** | **after** (*Menses - after):* agar aster **Cocc** Kali-i Merc-c zinc
- **partial** sleep in the morning; during: juni-v
- **preventing** (See SLEE - Sleeplessness - anxiety)
- **starting** from, on: apis clem samb
- **soup** | **after**: *Mag-c* ol-an
- **speaking**, when: alum *Ambr* (non: aq-mar) *Hell* nat-c plat stram
  - **company**, in (*Timidity - public; Timidity - public - talk):* plat
- **standing**, while: aloe anac berb cina ph-ac sil *Verat*
  - **amel**: calc phos tarax
- **still**; when keeping: iod
- **stitching** in spine, from: ruta
  - **sitting**; while: ruta
- **stomach**; felt in (See STOM - Anxiety)
- **stool**:
  - **after**: acon ant-c ars *Borx Calc* carb-v *Caust* coloc crot-t jatr-c *Kali-c* kali-i lach laur merc nat-c **Nat-s** *Nit-ac* nux-v rhus-t
  - **bloody**: kali-c
  - **as** for stool: cham sep
  - **before**: acon ambr ant-c *Ars* bar-c berb *Borx Bov* cadm-s calc calen canth caps caust cham crot-h crot-t kali-ar kali-c mag-m *Merc* mez rhus-t sabin sul-i *Verat*
  - **during**: acon ant-c ars ars-s-f calen camph canth caust cham jal kali-c mag-c merc merc-c mez plat raph *Rheum* sec sep stram sulph tab *Verat*
  - **ineffectual** desire for stool; from: **Ambr** nux-v
  - **straining** at, while: *Caust*
- **stooping**: bell rheum
  - **amel**: bar-m
- **stormy** weather (See weather - stormy)
- **strangers**, in the presence of (*Stranger - presence - agg.):* Ambr bar-c *Carb-v* stram
- **studying**, while: sel
- **success**; anxiety from doubt about (*Confidence - want; Fear - failure; Delusions - succeed):* aloe ruta
- **sudden**: ang bar-c chel *Cocc* hep nat-m plat *Puls Tab* thuj
- **suicidal** disposition, with (*Fear - suicide; Suicidal - anxiety):* Aur bell caust chin *Dros* hep *Merc* nux-v plat *Puls Rhus-t* staph
- **supper** | **after**: caust mag-c mag-m nux-v
- **swoon**, after: ars-s-f
- **talking** in public; of (See Timidity - public - talk)
- **terrible** (See beside)
- **thinking** about it, from (*Thinking - complaints - agg.):* alum ambr bry *Calc* caust con *Nit-ac* staph tab
- **thoughts**, from: alum clem cocc phos rhus-t sep
  - **disagreeable**: phos sep
  - **sad**: alum clem cocc rhus-t
- **thunderstorm** (See Fear - thunderstorm)
- **time** is set, if a (*Ailments - anticipation; Anticipation; Conscientious):* Alum Arg-n aur-ar bros-gau carc gels kali-n lyc med nat-m vanad
- **tobacco**, from smoking: petr sep
- **torturing**: ars-s-f chin graph phos

- **touched**; anxiety from being: ant-c arn cina hep
- **travelling**; before: arg-n aur aur-m borx caust ign lach mag-c sep sil sulph tab
- **trembling**; with (See GENE - Trembling - externally - anxiety - from)
- **trifles**, about (*Trifles; Trifles - important):* acon **Aloe** anac ang *Ars* aur bar-act bar-c borx bung-fa calc calc-i caust *Chin* cocc *Con Ferr* graph *Ign* kali-chl kali-m kali-sil laur mang mur-ac nat-m nux-v phos sep *Sil* staph sulph thuj verat
- **tunnel**: *Arg-n Lyc* **Stram**
  - **train** is in a tunnel; when the: *Arg-n Lyc* **Stram**
- **unexpressed**: *Adren*
- **urination**:
  - **after**: dig
  - **before**: *Acon* alum bell borx *Canth* dig hep ph-ac sep
  - **during**: acon carb-v *Cham* dig graph ph-ac sep
  - **resisted**; when the desire is: sep
  - **urging** to; with: *Cham*
- **vexation**: | **after**: acon bov cham lyc phos sep staph verat zinc
- **voice**, on raising the: cann-s
- **vomiting**, on: ant-c ant-t ars ars-h asar bar-m bry cupr cupr-act dig dulc gran *Ign* kali-bi *Kali-c* merc nit-ac nux-v plat samb sang seneg tab tarax tong vip
  - **before**: sang
- **waking**, on (*SLEE - Waking - anxiety):* acon agar *Agn Alum* alum-sil am-c am-m anac aq-mar arg-met arg-n *Arn* **Ars** ars-h ars-s-f aster bapt bell bism borx bov bry bufo *Cact* calc calc-ar calc-s *Caps* carb-an *Carb-v Carbn-s* castm caust chel *Chin* chinin-ar cina cocc con cub dig *Dios Dros* glon *Graph* hep ign ip iris kali-ar kali-bi *Kali-c* kali-p kali-s **Lach** lepi lept lyc mag-c nat-ar nat-c nat-m nat-p *Nat-s* nat-sil nicc nit-ac *Nux-v* ph-ac *Phel Phos* plat psor puls ran-s rat rhus-t *Samb* sep sil sol-ni sol-t-ae *Spong* squil *Stram Stront-c Sulph* tab ter thuj tub verat xan zinc zinc-p
  - **agg**: agar (non: aq-mar)
- **walking**:
  - **after**: asc-t dig
  - **agg**: acon aloe alum *Anac* ant-c aq-mar arg-met *Arg-n* bar-c bell cina clem hep ign *Lyc* manc mang nux-v plat spong staph tab
  - **air**, in open: *Anac* arg-met *Arg-n* bell cina hep ign *Lyc* nux-v plat spong tab
    - **amel**: cann-i *Iod Kali-i Kali-s* **Puls** *Rhus-t Sep*
  - **amel**: aq-mar calc-act hist *Puls Sep* sil staph
  - **cold** air; in: nux-m
  - **rapidly** (*Walking - rapidly - agg.):*
    - **agg**: nit-ac *Staph* tarent
    - **makes** him walk faster; which (*Hurry walking; Restlessness - anxious - walking - rapidly; Walking - rapidly - agg.):* arg-met **Arg-n** fl-ac sep
- **warm** bed; yet limbs cold if uncovered: **Mag-c**
- **warmth**:
  - **amel**: *Graph Phos*
  - **from**: gamb **Kali-s** *Puls*

Anxiety – weariness　　　　　　　　　　Mind　　　　　　　　　　　　Attached

- **weariness**; with: ant-c *Aur* bell caust chin dros hep merc *Nux-v* plat *Puls* rhus-t sil spong staph
- **weather**:
  · **rain**; about: calc *Elaps*
  · **stormy** weather; during (↗*Fear - thunderstorm; Fear - thunderstorm - before; Fear - wind)*: gels lac-c *Lyc* nat-c nat-m nit-ac *Oscilloc* phos *Rhod*
- **weeping** amel (↗*Weeping - amel.; Weeping - anxiety)*: dig graph phos *Tab*
- **wine**; after: coff
- **work**:
  · **inclination** to work; anxiety with: calc
  · **manual** (See manual)
  · **preventing** work; anxiety: mosch
  · **unfit** for work; fear of becoming (See Fear - unfit)
- **working**, while: *Graph* iod
- **wringing** of hands; with: *Asar*
- **wrong** things; he has said (See Fear - talking - say)

APATHY (See Inactivity; Indifference)

APHASIA (↗*Mistakes - speaking; Forgetful - words; Speech - wandering)*: agar alum am-m *Anac* ant-m ant-t apis arag *Arg-n* arn *Ars* arum-m bar-act *Bar-c* bell bold *Both Calc* calc-p cann-i canth *Caust* cham *Chen-a* chin cimic *Colch* con crot-c crot-h cupr dios dulc elaps *Glon Hep* hydr hyos *Kali-br* kali-cy kali-fcy *Kali-m Kali-p* lac-c *Lach* laur lil-t *Lyc Mag-c Merc* mez mur-ac naja nat-f **Nit-ac** *Nux-m Nux-v* oci oena olnd onos op ph-ac *Phos* plb podo *Psor* puls rat rhus-t stram sulfon sumb *Syph* tab xero zinc
- **amnesia**, with: agar alum *Anac* arag arg-n arn calc calc-p cann-i cham chin dios dulc **Kali-br** lac-c lil-t *Lyc Nux-m* ph-ac plb sumb xero
- **apoplexy** | after (↗*MOUT - Speech - wanting - apoplexy)*: *Ars* both crot-c **Nux-v**
- **comprehension** of speech lost, but can speak oneself: elaps
- **exerts** long before uttering a word: **Stram**
- **fear**, after: cupr hyos
- **fever**; with typhoid-like: apis ars op *Stram*
- **paralysis**; with:
  · **one** side: both
  · **right** side; of: canth chen-a
- **pronounce** any word told, but cannot speak otherwise; can: kali-br
- **stomach** pain; from: laur
○**Tongue**:
  · **paralysis** of tongue; with: caust stram syph
  · **protrusion** of tongue; with: syph
- **Upper** limbs:
  · **numbness** of; with | **right**: mur-ac
- **Uterus**; with displacement of: nit-ac

APLOMB (See Confident)
APPEARANCE; PERSONAL (See Personal)
APPRECIATION; longing for (See Delusions - appreciated; Lamenting - appreciated)
APPREHENSIONS (See Anxiety; Fear)
APPROACHED by persons; being (↗*Estranged - family)*:
- **agg** (↗*aversion; Fear - approaching - others; Touched - aversion)*: Arn *Bry* con ign lyc **Phos** stry
- **aversion** to (↗*Escape; Estranged; Fear - approaching - others)*: **Ant-c** *Arn* aur *Bry* caj canth **Cham** cina con cupr hell helon hipp ign *Iod* kali-c lil-t *Lyc* sanic sil sulph tarent thuj
  · **children**; in: cina cupr sil

APPROVAL; desire for (See Delusions - appreciated; Delusions - neglected - he; Longing - good)
AQUAPHOBIA (See Fear - water)
ARACHNOPHOBIA (See Fear - spiders)
ARDENT (↗*Anger; Exhilaration; Impulsive)*: apis *Carc* caust chin *Lach Med Merc* nitro-o *Nux-v* phos *Plat Stram* sulph sumb
ARGUING (↗*Quarrelsome)*:
- **facility** for (↗*Quarrelling - aversion)*: nux-m
- **not** arguing (↗*Quarrelling - aversion)*: **Sil** staph
  · **convictions** and keeping them; despite of having firm: **Sil**
ARGUMENTATIVE (See Quarrelsome)
ARROGANCE (See Haughty)
ART:
- **ability** for (↗*Activity - desires - creative; Painting - ability)*: carc chin med nat-c nat-s phos sil staph sulph *Tub*
  · **poetry** (See Verses)
- **inability** for (↗*Painting - inability)*: lach mag-c stram verat zinc
ARTISTIC (See Art - ability)
ASCETIC (See Self-control - increased)
ASKING:
- **nothing**; for (↗*Indifference; Taciturn; Company - aversion)*: ant-c ars *Aur-m Bry* cocc hell hep lim (non: linu-c) mez mill nicc *Op* puls rheum sep
ASSERTIVE (See Confident)
ASSURANCE:
- **excess** of assurance (See Confident)
- **want** of assurance (See Confidence - want)
ASTONISHED: cann-i cori-r stram
ASTRAPHOBIA (See Fear - lightning; Fear - thunderstorm)
ATTACHED (↗*Clinging; Held - desire)*:
- **father**; children are attached to the: cycl
- **strongly** to others (↗*Affectionate)*: carc nat-s

22　　　　　　　　　　▽ extensions | ○ localizations | ● Künzli dot

Mind

Attack

ATTACK others, desire to (*Irritability; Biting; Striking*): con **Hyos** lyss **Stram Tarent**

ATTENDED to; to be: | **desire** (See Watched - desires)

ATTENTION (See Consolation)

ATTENTION DEFICIT HYPERACTIVE DISORDER (See Concentration - difficult; Restlessness)

ATTENTION SEEKING behavior (See Forsaken)

ATTITUDES (See Gestures - strange)

AUDACITY (*Contradiction - disposition; Rudeness; Courageous*): acon agar amphet-s androc ant-t *Arn Aur* bell calad *Caps* carc caust fl-ac gal-ac gels *Lyss* m-arct **Med** merc mur-ac nat-m nitro-o op *Puls* sep sil spong staph stram sulph tarent *Tub* verat
- **children**; in: Agar androc **Arn** *Aur* bell *Caps* caust fl-ac gal-ac gels *Lyss* **Med** mur-ac nat-m *Puls* sep spong **Staph** stram sulph tarent tub

AUTISM (*Taciturn; Reserved; Monomania*): agar bar-c bufo cact kali-br lyc secret *Tub*
- **children**; in: agar bufo lyc tub

AUTOMATIC gestures (See Gestures - automatic)

AUTOMATISM (See Gestures - automatic; Unconsciousness - conduct)

AUTOPHOBIA (See Fear - alone)

AVARICE (*Jealousy; Fear - poverty; Selfishness*): ARS bar-c bry calc calc-f cina coloc *Dulc Lyc* med meli **Merc** nat-c phos psor **Puls** rheum *Sep* **Sil** sulph
- **alternating** with | **squandering** (See Squandering - alternating - avarice)
- **anxiety** about future; avarice from (*Anxiety - future*): Bry Psor
- **expensive**; everything seems to: lach sep sil
- **generosity** towards strangers, avarice as regards his family: (*Estranged - family*): Nux-v

AVERSION (*Disgust*):
- **affection** for anybody | **pregnancy**; has no affection during: *Sep*
- **approached**; to be (See Approached - aversion)
- **around** him; to those: ars
- **bed**; to (See Bed - aversion)
- **children**, to (*Escape - family; Indifference - children; towards - mother; Hatred - children*): agn glon lyc *Nux-v* phos plat raph sep verat
  - **get** children; to:
    : **interfere**; feels children will: *Plat*
    : **world** is so bad; as the: ign nat-m plat staph
  - **little** girls; to: raph
  - **women**; in: raph
  - **own**; her: aster glon *Lyc Nux-v* phos plat sep verat
    : **guilty** feeling; with: aster

Aversion

Aversion: ...
- **colors** (See Colors - aversion)
- **education**; to: sulph
- **everything**, to (*Disgust - everything; Indifference - answer*): alumn am-m ammc ant-c **Apis** ars *Asar Aur-m* bism *Bov* calc camph canth caps cent *Cocc* coloc cupr ferr grat hep hyos ip lach lyc mag-c mag-m merc mez phos plat plb plumbg *Puls* rheum rhod rhus-t ruta sars **Sep** spong sulph thea thuj
  - **daytime**: *Sep*
  - **morning**: lyc plb
  - **forenoon**: sars
  - **afternoon** | **13 h**: grat
  - **dinner**; after: bov
- **faces**; to laughing: m-aust
- **family**; to members of (*Estranged - family*): am-c am-m aur borx *Calc* calc-s cit-ac con *Crot-h Fl-ac* hep iod kali-c kali-m kali-p lyc **Merc** *Nat-c* phos plat plb senec **Sep**
  - **others**; but talks pleasantly to (*Behavior - children - home; Estranged - family - strangers*): fl-ac
- **flowers**; smell of: graph
- **friends**, to (*Company - aversion - friends; Censorious - friends; Unsympathetic - friends*): anac *Aur-m* cedr coloc Con ferr fl-ac kali-m **Led** pitu-a
  - **pregnancy**, during: Con
- **fuss**; to: nat-m
- **himself** (See Disgust - oneself)
- **husband**, to (*Fear - men; of [= male; men; to [= male persons] - women*): agn **Glon** kali-c kali-p *Nat-c* nat-m pitu-a **Sep** thuj verat
- **interference**, to (See Disturbed; Hindered; Interruption - aversion)
- **marriage** (*Marriage; Marriage - unendurable*): puls
- **men**; to [= in general] (See persons - all)
- **men**; to [= male persons] (*Fear - men; of [= male; Hatred - men; of [= male; Sensitive - noise - voices - male*): am-c calc graph med nat-m **Puls** raph sep staph sulph
  - **women**; in (*Homosexuality; Fear - men; of [= male; husband*): am-c med nat-m puls raph sep staph sulph
  - **religious** aversion (*Marriage - unendurable*): lyc *Puls* sulph
- **men**; to [old rubric]: graph stann
- **mother**, to: thuj
- **night**; of: bufo
- **objects**; to certain: puls
- **persons** (*Sensitive - certain*):
  - **agree** with him; to persons who do not (See Hatred - persons - agree)
  - **all**, to (*Contemptuous; Hatred; Misanthropy*): absin cadm-met cic nat-m phos sep stann
    : **contempt** for: cic
    : **loss** of confidence in: cic
    : **pregnancy**; during: sep
    : **shuns** the foolishness of (*Humankind - shuns*): cic

Aversion   **Mind**   **Bed**

- **persons**: ...
  - **certain**, to (↗*Prejudiced*): am-c   *Am-m*   *Aur* cadm-met **Calc** calc-p carc cic con crot-h fl-ac hep kali-p lyc merc **Nat-c** nat-m phos plat sanic sel sep stann *Tub*
    - **agree** with him; who don't (See Hatred - persons - agree)
    - **bed**; lying next to him in: sanic
    - **causeless**: *Tub*
    - **sight** of certain persons: cic
  - **happy** people; seeing (See Sadness - happy)
  - **literary**; to: sulph
- **places**; to certain: hep
- **raised**; to being: bry
- **sex** (↗*Disgust - sex*):
  - **jokes**; to sexual (See Jesting - aversion - sexual)
  - **opposite** sex; to the (See men; to [= male persons] - women; women - men)
  - **own** sex; to one's own (See women - women)
  - **sexual** intercourse (See FEMA - Sexual desire - wanting; MALE - Sexual desire - wanting)
- **strangers** (See Company - aversion - strangers)
- **visits**; to: aloe bell ferr
- **water**, to: *Am-c Lyss*
- **wife**, to his: ars *Fl-ac* nat-s plat puls staph
- **women**; to (↗*men*; *Hatred - women*; *Homosexuality*): am-c bapt con *Dios* fl-ac ign *Lach* mag-c nat-m phos *Puls* raph sep staph sulph
  - **mannish**: fl-ac
  - **men**; in (↗*Homosexuality*; *women*; *Marriage - unendurable*): am-c nat-m phos puls sep staph sulph
    - **homosexuality**; with (↗*Homosexuality*): phos puls staph
    - **religious** aversion (↗*Hatred - women*; *Marriage - unendurable*): lyc *Puls* sulph
  - **women**; in: *Raph*
- **work** (See Laziness)

AWAKENING (See Waking)

AWARENESS heightened (↗*SLEE - Conscious*): *Anh* bung-fa lyss
- **body**; of (↗*Schizophrenia - paranoid*): *Anh*

AWE (See Veneration)

AWKWARD (↗*Gestures*; EXTR - Awkwardness; Foolish): abrot aeth *Agar* ambr *Anac* ant-c **Apis** arg-n asaf asar bar-c bov bry calc calc-f cann-i *Caps Carb-v* carbn-s caust cocc colch *Con Gels* hell hep hyos *Ign* ip kali-c kali-chl lach levo lil-t *Lol* lyc med mosch *Nat-c Nat-m* nat-s **Nux-v** op ph-ac phos plat plb puls pycnop-sa rheum sabad sabin sars sil spong stann staph stram sul-ac sulph tarent thuj verat
- **forenoon**: anac
- **evening**: agar
- **accidents** prone (See Accident)
- **anxiety**; with: aeth
- **bashfulness**; from (↗*Timidity - bashful*): *Bar-c Carb-v* sil sulph
- **breaking** things (See Breaking)
- **children**, in: lyc med plb rheum thuj

Awkward: ...
- **drops** things (↗*EXTR - Awkwardness - hands - drops*): aeth *Agar Ambr anac* **Apis** bar-c *Bov* bry calc calc-f camph **Caps** caust colch hell ign ip *Lach* levo lil-t lol mosch *Nat-m* nux-v plat pycnop-sa stann tarent
  - **menses**, before (↗*Menses - before*): calc-f
  - **pregnancy**; during: calc
- **gestures**, in (See Gestures - awkward)
- **haste**, from (↗*Hurry - awkward*): apis *Mosch* nat-m sul-ac sulph
- **strikes** against things (↗*Accident*): caps hyos ip nux-v op pycnop-sa

BACKWARDNESS (See Retardation)

BAD MOOD (See Irritability; Morose)

BAD NEWS (See Ailments - bad)

BAD PARTS; taking everything in (See Offended)

BAD TEMPER (See Anger)

BALANCE in life:
- **absent**; is (See Inconstancy)
- **need** for (See Inconstancy)

BARGAINING (↗*Avarice; Greed*): bry *Puls Sil* sulph

BARKING (↗*Growling; Howling*): Bell   *Calc*   Canth cham **Cupr** *Hyos* lyss stram
- **bellowing** (↗*Anger; Delirium - bellows*): bell   Canth Cupr Nux-m Stram
  - **convulsions** | before: Cupr
- **delirium**, during: *Bell*
- **drinking** water agg: canth
- **growling** like a dog (See Growling)
- **paroxysmal**: canth
- **touched**; when | Larynx; at: canth

BASHFUL (See Timidity - bashful)

BASIC persons (See Simple; Unrefined)

BASPHOBIA (See Fear - walking - of)

BATHING (↗*Swimming*):
- **aversion** to bathe (↗*Washing - aversion*): am-c   ant-c clem rhus-t sulph
- **desire** to bathe (↗*Washing - desire*): tarent zea-i

BATTLES; talking about (See Talking - battles)

BEATING (See Striking)

BEAUTIFUL things:
- **awareness** of; heightened: chin
- **yearning** for: aeth cur lil-t olnd sulph

BED:
- **aversion** to, shuns bed (↗*Escape - jumps; Fear - bed - of*): Acon ars bapt calc camph cann-s canth caust *Cedr* cench cupr graph kali-ar *Lach* lyc med merc nat-c squil
- **fall** out; as if he would (See Delusions - bed - falling - out)
- **get** out of bed; wants to: cham graph lac-c led merc verat

24   ▽ extensions | O localizations | ● Künzli dot

Bed

- get out of bed; wants to: ...
  · morning; in the (See SLEE - Waking - early)
- jumps out of, wants to destroy himself but lacks courage (↗Suicidal; Jumping - bed; Fear - suicide): c h i n sabad
  · runs recklessly about; and: sabad
- refuses to go to bed: Med
- remain in bed; desire to (↗GENE - Lie - desire; Slowness; Disturbed): alum alumn am-c ant-c Arg-n cact coca con cupr dros ferr-m Hyos ip kali-s lyc merc phos psor puls rob Sep Sil verat-v
  · morning (= late riser) (↗SLEE - Waking - late): ferr-m psor Sep
  · menses; during: am-c cact ip phos

BEER agg (↗Ailments - alcoholism): alum bell chin ferr ign stram

BEGGING (= entreating/supplicating) (↗Begging - sleep; Delirium - crying - help): ars aur bell kali-c lyss plat plb puls stann stram
- help; for (See Shrieking - help)
- sleep, in (↗Begging): stann

BEHAVIOR PROBLEMS (↗Insolence; Rudeness): agar anac bufo cham cina cupr ferr hep hyos lach lyc med merc nux-v p-benzq plat psor rhus-t staph **Stram** sulph syph tarent thuj Tub verat zinc
- children; in (↗Moral; Restlessness - children; Unfeeling): agar anac bufo cham cina cupr ferr hep hyos lach lyc med merc nux-v p-benzq plat psor rhus-t staph stram sulph syph tarent thuj Tub verat zinc
  · fears; with: Stram
  · home, but good at school, with strangers, etc.; at: (↗Aversion - family - others; Contrary - parents; Estranged - family - strangers): lyc thuj tub
  · nightmares; with: Stram

BELLOWING (See Barking - bellowing)

BELONEPHOBIA (See Fear - pins)

BEMOANING (See Lamenting)

BENEVOLENCE (↗Mildness; Sympathetic; Affectionate): agar am-m anac arg-n aur calc **Carc** cic Cocc coff coff-t grat Lac-h lach led mang naja Nat-c nat-m nit-ac op phos puls sil stann sulph

BENUMBED (See Stupefaction)

BEREAVEMENT (See Ailments - death)

BESIDE ONESELF; being (↗Self-control - loss):
- anger; from (See Anger - beside)
- anxiety; from (See Anxiety - beside)
- general; in (↗Self-control - loss): **Acon** anac anh ant-t apis arn Ars bar-c bell calc carb-an carb-v caust **Cham** chin **Coff** colch coloc con cupr dros graph **Ign** kali-n lyc mag-s merc nat-c nit-ac **Nux-v** ph-ac phos plb Puls sec sep sil spig stann stram sulph tarax ther thuj Valer Verat verb

Mind

Beside oneself; being: ...
- pain; from (See Sensitive - pain - beside)
- trifles, from (See Trifles)
- weather; from bad (See Weather - cloudy)

BEWILDERED (See Confusion)

BILIOUS disposition (See Irritability)

BITING (↗Violent; Biting - nails; Delusions - animals): acon Agar Am-br am-m ambr ant-t anthraci arg-n arn Ars art-v **Arum-t** aster Aur aur-i **Bar-c Bell** Brom bufo Calc calc-f calc-p Camph cann-i Canth carb-v Carbn-s carc castm caust cham chel cic cina cisplat croc cub Cupr cupr-act cupr-c cupr-o cur elaps gaert gal-ac hell hura hydr-ac Hyos ign iod lac-c Lach Lyc lys **Lyss Mag-c Med** morg morg-g nat-c Nat-m nit-ac nux-v oena op phos Phyt plb podo puls sanic sec senec sep Sil squil staph **Stram** Sulph syc syph Tarent tub upa Verat
- evening: croc
- night: bell cic phos
  · sleep; during: cic phos
- about him; bites: phos
- arms; bites his own: op
- around him; bites those (See people)
- cheeks (See MOUT - Biting - cheek)
- children, in: ant-c **BELL** carb-v carbn-s cupr hyos lach stram sulph tarent tub
- clothes: plb tarent
- convulsions; during: art-v bufo caust croc Cupr lyss oena op Tarent
- delirium, during (↗Delirium - bite): Canth cupr hydr-ac phos
- dentition; during: cham phyt
- desire to bite (See Biting)
- disturbs him; bites everyone who (See people - disturbs)
- father (See people - father)
- fingers (↗hands): acon Arum-t carc elaps med op plb stram tarent
  · gently | children's fingers; the tips of: carc
  · sleep | during: elaps
  · tips of: carc
- fist: acon
- hands (↗fingers): acon arum-t elaps hura med op plb
  · sleep; during: elaps
- himself (↗Hiding - himself - children; Striking - himself): acon Agar arum-t cupr cur hura lyss op plb stram tarent
- mania; in puerperal: camph
- nails (↗Biting): Acon Am-br am-m ambr ant-c ant-t arg-n arn Ars **Arum-t** aur-i **Bar-c** Brom bufo calc calc-f calc-p Carb-v carc castm caust cina cisplat croc cupr cupr-o gaert gal-ac hura Hyos ign iod lac-c Lyc lys Mag-c **Med** morg nat-c Nat-m nit-ac phos plb puls sanic senec sep Sil staph Stram Sulph syc syph Tarent tub upa Verat
  · children; in: ant-c bar-c brom bufo calc-p Carb-v carc cina cupr hyos lyc mag-c med nat-m phos plb puls sanic sil stram sulph tarent verat
- objects: bell bufo hyos sil **Stram**

Mind

Biting — Brusque

- **paroxysmal** (See suddenly)
- **people**: bell carbn-s hyos nux-v phos stram
  - **disturbs** him; bites everyone who (↗*Disturbed*): hyos
  - **father**; his: carbn-s
- **pillow**: lyc lyss phos
- **shoe** and swallows the pieces; his: verat
- **spits**, barks and bites (See Barking; Biting; Spitting)
- **spoon**: ars *Bell* cham cina cupr hell lys lyss puls verat
- **suddenly**: phos
- **teeth** (See TEET - Biting - teeth)
- **tumbler**; his: Ars cupr
  - **drinking**; when: Ars cupr
- **worm** affections; in: croc
○ **Lips** (See MOUT - Biting - lips)

BLACK (See Colors - black; Fear - black)

BLACKOUT (See Thoughts - vanishing)

BLAMES himself (See Mood - repulsive; Reproaching oneself)

BLANK (See Absentminded; Staring)

BLASPHEMY (↗*Cursing*): *Anac* canth chin-b nat-m nit-ac *Nux-v* phos
- **cursing**, and (↗*Cursing*): *Anac* canth chin-b *Nat-m Nit-ac Nux-v* phos

BLINDNESS; pretending (↗*Delusions - blind; Feigning - sick*): verat

BLISSFUL feeling (↗*Content*): coff Op

BLOOD; cannot look at (↗*Frightened - blood; Suicidal - blood; GENE - Faintness - blood*): *Aloe* **Alum** nux-m Nux-v phos plat staph
- **knife**; cannot look at (See Knife)
- **wounds**; cannot look at: Nux-v staph

BLOWING nose:
- **amel**: kali-chl

BLUNT (See Truth - telling)

BLUNTED (See Dullness; Senses - dull)

BLUSHING (↗*Timidity - bashful; GENE - Orgasm - emotions; FACE - Discoloration - red - excitement*): Ambr aml-ns carb-an carl coca ferr kali-p meli nux-v puls samb stram sulph
- **asthmatic** breathlessness; with: aml-ns
- **women**; in: ferr

BOASTER (= braggart) (↗*Haughty*): acon alco lil-t Lyc Med merc stram **Sulph** *Verat*
- **rich**, wishes to be considered as: lach

BOISTEROUS (See Exhilaration)

BOLDNESS (See Courageous)

BORED; being (See Ennui)

BORED with life (See Ennui)

BOREDOM (See Ennui)

BORROWING from everyone: acet-ac apis bar-c calc sang

BOSSY (See Dictatorial)

BOUNDARIES; Lack of (See Doubtful)

BRAGGART (See Boaster)

BRAIN FAG (See Prostration)

BREAKING things (↗*Anger; Rage; Violent*): Apis bell calc carbn-s hura lyss med *Nux-v* sang sep sol-t-ae Staph Stram tarent *Tub*
- **bright** objects: lyss
- **desire** to break things: hyos *Nux-v* sep sol-t-ae staph Stram sulph **Tarent** *Tub*
- **sticks**: calc
- **valuables**; other's (↗*Malicious - hurting*): tub

BRIGHT (See Intelligent; Mirth)

BRONTOPHOBIA (See Fear - thunderstorm)

BROODING (↗*Sadness; Anxiety; Taciturn*): acon agri alum anh arn aur aur-s bar-c bar-i bell calc calc-s camph canth caps carb-an carc caust cham chel clem cocc con cupr cycl euphr *Gels* goss hell hyos **Ign** ip kali-p kiss lach lil-t lyc mez mur-ac *Naja* nat-m nit-ac nux-v olnd op *Ph-ac* plat plb ran-s *Rheum* sabad sabal sep spig stram sulph thuj **Verat**
- **evening**: Verat
- **alternating** with | **screaming**: verat
- **condition**, over one's: *Ph-ac* sabal
- **corner**; brooding or moping in a: aur aur-s bar-c bell camph con cupr hyos ph-ac **Verat**
- **disappointment**, over (↗*Ailments - love; Dwells - disappointments*): Bell
- **disease**, over his: cycl lil-t naja ph-ac
  - **imaginary** disease; over: cycl lil-t naja
- **forbidden** things, over: Plb
- **grief**; over: cycl ign nat-m
  - **imaginary** grief: cycl ign
- **hidden** cares; tormented by: agri
- **suicidal** disposition; with: naja
- **symptoms**; over his own: sabal
- **trifles**; about (See Trifles)
- **troubles**; | imaginary troubles; over (↗*Brooding*): lil-t *Naja*
- **unpleasant** things: kiss

BROTHERHOOD; sensation of (↗*Fraternized; Unification; Unification - sensation*): phos

BRUSQUE (See Abrupt)

▽ extensions | ○ localizations | ● Künzli dot

Brutality — **Mind** — Carefulness

BRUTALITY (*Malicious; Moral; Rudeness):* absin alco *Anac Aur* nit-ac nux-v staph stram tarent

BUFFOONERY (See Foolish)

BULIMIA (*Insanity - bulimia; STOM - Appetite - ravenous):* abies-c abies-n agar alf all-s ang ant-c ant-t apoc ars aur aur-ar aur-i *Bell* brass-n-o bry **Calc** calen cann-i *Carb-v* cham **Chin Cina** cocc coff coloc euph ferr ferr-s fl-ac glon graph hell hep *Hyos* ign iod kali-c kali-m kali-n levo **Lyc** mag-c **Merc** mosch mur-ac *Nat-c* nat-m nat-s nux-m nux-v op petr phos pitu-a plat psor puls sabad *Sec Sep* spig spong squil stann staph *Sulph* sumb tarent thuj *V-a-b* **Verat** zinc
- **night**: psor
- **nervosa**: *V-a-b*

BUOYANCY (*Activity - desires; Cheerful):* Fl-ac sarr testis

BUSINESS:
- **aversion** to (*Laziness; Indifference - business; Ailments - business):* acon-l agar am-c anac arn ars ars-h aur-m *Brom* calc chinin-s cimic *Con* cop fl-ac gels graph hipp kali-ar kali-bi kali-br kali-c kali-i *Kali-p* kali-s lac-ac *Lach* laur lil-t lyc mag-s nat-ar nat-c nux-v *Ph-ac Phyt Puls* rhod *Sep* stann stram sulph syph ther
- **desire** for (*Activity - desires - business; Industrious):* ars cere-b con fel *Ferr* lach nat-s sulph tarent
- **failure**: ailments from business (See Ailments - business)
- **incapacity** for (*Work - impossible):* acon agn *Alum* am-c anac *Asar* aur bell bry **Calc** canth carb-v caust chinin-s coff con cycl dros dulc gels graph iod kali-bi laur *Lyc* mag-c mag-m meny meph merc mez mit mur-ac nat-m nit-ac nux-v olnd *Petr Phos* plb puls *Rhus-t* ruta sang sars sel sep *Sil* spong squil stann staph sul-i sulph tab tarax *Ter* viol-t zinc
- **fever**, during: sang
- **neglects** his (*Laziness):* op *Sulph*
- **talks** of (See Delirium - business; Talking - business)

BUSINESSMEN: | **worn**-out businessmen; suited to (*GENE - Weakness - businessmen):* aur **Calc** kali-p Nux-v toxo-g

BUSY (*Hurry; Activity - desires; Industrious):* absin acon allox anac ant-c *Apis* arg-n arn ars aur *Bar-c* bell borx *Bry* calad calc canth caps cere-b cimic cina cocc con dg dig fel ferr-p *Hyos* ign indg *Iod* ip *Kali-br* kali-i kalm *Lach* lil-t m-arct mag-m mag-p *Med* merc morg-p mosch nat-c *Nux-m* nux-m *Op* opun-s (non: opun-v) *Oscilloc* phos rhus-r (non: rhus-t) sep stann staph stram stront-c sul-ac *Sulph Tarent* ther *Valer Verat* zinc zinc-val
- **children**: cina
- **forgets** to urinate, defecate or eat: ant-t

Busy: ...
- **fruitlessly** (*Hurry - aimless; Time - fritters):* absin *Apis* arg-n ars *Bar-c* borx calc canth cocc ign kali-br *Lach Lil-t* mag-p mosch *Sep* stann sulph tarent ther **Verat**
- **himself**, with: mag-m staph
- **must** keep: **Dulc** iod lil-t tarent ther verat
  - **restlessness**, from: ther
  - **sexual** desire; to repress: lil-t
- **weak**; busy and: mosch

CALCULATING, inability for (See Mathematics - inability - calculating)

CALMNESS (See Tranquillity)

CALUMNIATE; desire to (See Slander)

CAPRICIOUSNESS (*Mood - changeable; Irresolution; Inconstancy):* acon act-sp agar *Aloe* **Alum** alum-sil am-c ambr anac ang **Ant-c** ant-t apis arn *Ars* ars-s-f arum-t asaf aur aur-m *Bar-c* bar-s *Bell* bism bov bran brom *Bry* calc *Calc-p* calc-s calc-sil cann-i cann-s canth caps carb-an carbn-s carc caste castm *Caust* cench **CHAM** *Chin* chinin-ar cimic **CINA** coc-c coca *Cocc Coff* con croc cycl *Cypr* dig dros *Dulc* ferr ferr-act fl-ac form goss graph grat ham hell *Hep* hera hyos *Ign Iod* **Ip** kali-ar **Kali-c** kali-sil kreos kali lach led lil-t lyc m-arct m-aust mag-c mag-m *Mag-p* med *Merc Merc-i-f* mez mosch nat-c nat-m nat-s nit-ac nux-m *Nux-v* onos op par **Petr** *Phos* phys **Plat** plb *Puls* ran-b raph *Rheum* rhod ruta sacch sarr sars sec **Sep** sil sphing spig spong stann **Staph** stram *Sul-ac Sulph* syph tarax tarent thuj thymol thyr tub valer verat **Verat-v** viol-o viol-t zinc zinc-p
- **daytime**: castm ran-b
- **morning**: bov *Nit-ac* staph
- **forenoon**: cann-s
- **noon**: zinc
- **afternoon**: cann-s sars
- **evening**: aur bov calc-s castm croc fl-ac ign ran-b zinc
- **irritability**; with (See rejecting)
- **mania**; in: raph
- **pain**; with | **Teeth**; in: mag-c
- **rejecting** the things for which he has been longing; when offered, he is (*Refusing - everything):* ant-t arn arum-t bry **Cham** cina *Dulc* Hep ign *Ip* kreos phos phys *Puls* **Rheum** sec **Staph**
  - **children**; in: ant-t bry cham cina ip kreos rheum staph

CAPTIVATING others' attention (See Charming)

CARDIOPHOBIA (See Fear - heart - disease)

CAREFREE (*Heedless):* calad *Cann-i* graph ham laur med nat-m op phos sep sulph tarax verat zinc

CAREFULNESS (*Censorious; Suspicious; Conscientious):* ang **Ars** aur *Bar-c* bry cham **Chin** cocc cycl dig **Graph** hyos ign *Iod* ip *Lach Lyc M-arct M-aust* mez mur-ac nat-c **Nux-v Puls** ran-b rhus-t *Sep Sil* spig **Stram Sulph** thuj *Verat*

27

Mind

CARELESS (See Heedless)

CARES, full of (*Anxiety; Grief; Conscientious*): acet-ac acon alum ambr anac apis arn *Ars* aur *Bar-c* but-ac *Calc* calc-p calc-sil cann-i *Caust* chel *Chin* cimic **Cocc** coff colch con cortico dig dros dulc gins graph hed hep **Ign** *Iod Kali-br* kali-c kali-n kali-p kali-s lil-t mag-c mag-m mag-s mang mur-ac *Nat-c Nat-m* nux-v op petr *Ph-ac* phos pic-ac plat podo *Psor* **Puls●** rad-br rhus-t sabad sang sep *Spig* stann **Staph** *Sulph* thuj v-a-b vac verat
- **day and night**: caust
- **morning**: alum *Puls*
  · **bed, in**: alum
- **evening**: ars dig graph kali-c
  · **bed, in**: ars graph
- **night**: caust dulc
  · **midnight**: dulc
- **alone, when**: hep
- **alternating with**:
  · **anger** (See Anger - alternating - cares)
  · **exhilaration** (See Exhilaration - alternating - cares)
  · **irritability** (See Irritability - alternating - cares)
  · **quarreling** (See Quarrelsome - alternating - cares)
- **business**, about his (*Fear - business failure*): acet-ac ambr aur caust kali-p lil-t nux-v podo psor *Puls* rhus-t
  · **successful**; although: psor
- **causeless**: petr
- **company**; with aversion to (*Company - aversion*): con nat-m
- **daily** cares, affected by: ambr calc nat-m nux-v
- **domestic** affairs, about: bar-c *Puls* **Sep●**
- **money**; about: aur
- **others**, about (*Anxiety - others*): ars **Cocc** mag-c mag-m mag-s puls sabad staph sulph
- **relatives**, about (*Ailments - cares worries; Ailments - cares worries - loved; Maternal*): acon ars *Cocc* colch dulc hep phos plat rhus-t *Sulph*
- **trifles**, about (*Trifles; Trifles - important*): Ars bar-c but-ac
- **waking**, on: alum
- **walking** in open air: hep

CARESSED; being:
- **aversion** to (*Anger - caressing; Touched - aversion*): Ant-c cham chin *Cina* cupr nit-ac
  · **children**; in: *Ant-c* cham
- **desire** to be caressed (*Affection - yearning; Affectionate; Magnetized - desire*): cann-i carc puls
  · **children**; in: puls

CARESSING:
- **husband** and child, then pushes them away; caresses: *Anac*
- **inclination** to caress: carc

CAROUSAL; as if after a (See Delusions - carousal)

CARPHOLOGIA (See Gestures - hands - picking - bedclothes)

CARRIED:
- **aversion** to be carried (*Fear - carried; Kicking - children - carried*): bell *Bry* cham cina *Coff*
  · **dancing**; when the one who carries is (See Dancing - agg. - child)
- **desire** to be carried (*Rocking - amel.; GENE - Carried - amel.; Desires - full - more*): acet-ac acon alumin-sil ant-c ant-t arn *Ars* aspar bell benz-ac borx brom (non: bry) calc-p carb-v carc caust **CHAM** *Chel Cina* coff coloc dros ign ip *Kali-c* kali-p *Kreos Lyc* mag-m med merc phos podo puls rheum *Rhus-t* sanic stann staph stram sulph vac *Verat*
  · **amel** (*desire*): ant-t *Cham*
    : **not** amel; but carrying does: cina
  · **caressed**; and: acon cham kreos *Puls*
  · **croup**, in: brom
  · **fast**: acon *Ars* bell brom rhus-t verat
    : **dentition**; during: ars
  · **fondled**; and (See caressed)
  · **laid** down; will not be: benz-ac
  · **shoulder**; over the: cina podo stann stram
  · **sitting** up: ant-t
  · **slowly**: *Puls*
  · **soothed**; and: ant-c

CARRYING: | things from one place to another and back again (See Busy - fruitlessly)

CARS: | love for: *Med* merc phos stram *Tub*

CASTING OFF people against her will (*Mood - repulsive*): **Plat**

CATALEPSY (See GENE - Catalepsy)

CATATONIA (*Schizophrenia - catatonic; Schizophrenia - paranoid*): cic coli cortico diph-t-tpt kali-br puls rauw

CATOPTROPHOBIA (See Fear - mirrors)

CATS:
- **fear** of cats (See Fear - cats)
- **loves** cats (See Animals - love - cats)

CAUTIOUS (*Anxiety; Timidity; Confidence - want*): acon am-c anac arn ars aur bar-c brom cact calc carc caust chel chin cic coff *Cupr* dros graph hyos *Ign* ip kali-n lach lact **Lyc** m-arct mang nat-c nat-m nit-ac nux-v op ph-ac **Puls●** sil spig stram thuj verat
- **anxious**: caust *Lyc●* **Puls●** sil

CENSORIOUS (*Quarrelsome; Haughty; Conscientious*): acon agar alum alum-sil am-c apis aq-pet *Arn* **Ars** ars-s-f aur aur-ar aur-s *Bar-c* bar-s bell ben borx bros-gau calc calc-ar calc-p calc-sil caps carb-v carl *Caust* cench cham chin chinin-ar cic cich cocc con cupr cycl der dulc fagu gran **Graph** guaj helo *Helon* hep hyos ign impa-g iod *Ip* iris kali-ar kali-c kali-cy kali-s lac-ac *Lach* lil-t lyc lyss m-arct mag-c *Merc* mez morph mosch myric naja nat-m

| Censorious | **Mind** | Cheerful |

Censorious: ...
Nux-v par petr pin-s *Plat* plb puls ran-b rhus-r rhus-t samb sapin sel *Sep* sil sol-t-ae staph **Sulph** tarent til tub tus-fr *Verat* verbe-o vitis-v zinc
- **afternoon**: dulc
- **evening**: rhus-r rhus-t
- **everything**; desire to criticize: guaj
- **friends**; with dearest (↗*Aversion - friends; Mocking - friends; Unsympathetic - friends*): ars-s-f aur-s chinin-ar der sep
- **occupation** amel: sapin
- **oneself**; of (↗*Reproaching oneself*): aq-pet aur pin-s
- **silent**; disposition to be faultfinding or (↗*Censorious; Taciturn*): Verat

CENTERED:
- **not** centered (See Confidence - want)
- **too** much centered (See Confident)

CEREBRAL type (See Emotions - predominated)

CHAGRIN (See Ailments - mortification)

CHANGE:
- **aversion** to (↗*Obstinate; Homesickness; Positiveness*): acon agar *Aloe Bar-c* (non: bol-la) *Bry* **Calc** calc-f caps Carb-an **Carb-v** cupr dulc form germ-met *Graph* kali-bi *Kali-c* med medus nicc polyg-h puls sep sol-t-ae **Vip**
  • **children**; in: acon agar *Bar-c* **Bry Calc** calc-f *Caps* Carb-an **Carb-v** cupr dulc form germ-met *Graph* kali-bi kali-c medus nicc puls sol-t-ae **Vip**
- **desire** for (↗*Travelling - desire*): bac *Bry* cham hep med merc puls sep tub
  • **life**; in: *Carc* **Tub**

CHANGEABLE (See Mood - changeable)

CHANGING MOOD (See Mood - changeable)

CHAOTIC (↗*Confusion; Heedless; Dirty*): agar am-c anac *Ars Bell Bov* bry euphr ip kali-c lach mag-m *Merc* mez nat-c nux-v *Ph-ac Phos* puls *Rhod* rhus-t *Seneg* stram sul-ac sulph syph thuj zinc
- **orderly** manner; cannot perform anything in: lach
- **restlessness**; with: mag-m

CHARACTER, lack of (↗*Cowardice; Will - weakness*): *Caust* **Lyc** med *Sil*

CHARMING others (↗*Mirth; Vivacious; Witty*): sulph

CHASING:
- **objects**; imaginary: stram
- **persons**; imaginary: cur

CHECKING:
- **family** matters: apis

Checking: ...
- **twice** or more; must check (↗*Forgotten - something; Self-control - loss; Thoughts - compelling*): arg-n ars brom caust iod nat-m syph tub
- **verifying** if the doors are locked: syph

CHEERFUL (↗*Laughing; Exhilaration; Mirth*): abrot *Acon* aesc aeth aether agar agri alco alf allox aloe alum alum-p am-c anac anag anan ang ant-c ant-t anth apis apoc aran *Arg-met* arg-n arn ars ars-s-f asaf asar asc-t aspar aster *Aur* aur-i aur-m aur-s bad bart *Bell* bell-p bism borx bov brom bry bufo bufo-s bung-fa cact *Calc* calc-act calc-i calc-p **Cann-i** cann-s **Cann-xyz** canth caps carb-ac *Carb-an* carb-v carbn-h carbn-o carbn-s carc carl castm caust cench cent ceph chel chin chin-b chinin-s chlol chlor *Cic* Cimic cinch *Cinnb* cist cit-v clem cob coc-c coca cocc **Coff** colch coloc com con cot *Croc* cupr cycl cypr dios dros elae erig ery-a ery-m eucal eug eupi fago ferr ferr-ma ferr-p *Fl-ac* Form gamb gast gels germ-met glon graph *Grat* hell *Hep* hura hydr *Hyos Ign* indg inul iod iodof jab kali-bi kali-br kali-chl kali-cy kali-m keroso kiss kreos kres *Lach* lachn lact lact-v lapa laur lepi *Lyc* lyss m-arct m-aust mag-c mag-m mag-s manc mate med meny meph merc merc-c merc-i-r mez mit morph mosch mur-ac nabal *Nat-c* nat-m nat-p nat-s nicc nid *Nit-ac* nitro-o *Nux-m Nux-v* ol-an *Op* orig ox-ac par paull ped peti petr ph-ac phel *Phos* phys pip-m *Plat* plb prun psil psor ptel *Puls* ran-b ran-s rhod rhodi rhodi-o-n *Rhus-t* rhus-v ruta sabad sarr *Sars* scut sec sel senec seneg sep sil spig spong squil stann staph stram *Sul-ac* sul-i sulfa *Sulfon Sulph* sumb tab *Tarax Tarent* teucr thea ther thuj thyr tong trios *Tub* upa valer *Verat* verb viol-o viol-t visc wies *Zinc* zing ziz
- **daytime**: anac ant-t arg-met aur caust mag-m mur-ac nat-s sars
  • **alternating** with:
    ⋮ **irritability | night** (See Irritability - night - alternating - cheerfulness - daytime)
- **morning**: aloe borx bov bung-fa calc-s carbn-s caust chin cinnb cit-v clem con ery-m *Fl-ac* graph hep hura hydr lach (non: mag-m) nat-s nux-m *Plat* psor spig sulph tarent zinc
  • **8 h**: hura
  • **air**, in open: plat
  • **flatus**; after: carbn-s
  • **rising**, on: hydr
  • **waking**, on: aloe bov chin clem ery-m hydr nux-m tarent
- **forenoon**: aeth borx caust clem com graph nat-m nat-s phos pip-m plb zinc
  - **noon**:
    • **alternating** with:
      sadness | evening: zinc
- **afternoon**: anac ang *Ant-t* arg-met aster aur-m calc calc-s cann-s lyc mag-c merc-i-f merc-i-r nat-s ol-an ox-ac ped phos plb sars *Staph* thuj verb
  • **15 h**: ped

Mind

Cheerful – afternoon / Cheerful – eating

- 16-18 h: merc-i-f merc-i-r
- 17 h: ol-an
- **evening**: agar *Aloe* alum am-c anac *Ang* ant-c arn asc-t aster aur bell bism borx (non: bufo) bufo-s calc calc-act calc-s carb-ac carb-an carb-v castm chel chin chin-b chinin-s cist clem coc-c cupr cycl ferr graph **Lach** lachn laur lyc lyss m-aust mag-c med *Merc* merc-i-f merc-i-r mez nat-c *Nat-m Nit-ac* nux-m ol-an phel phos pip-m plat *Prun Puls* ran-b ran-s rhus-t sars *Sep* sil *Spig* staph sul-ac *Sulph* sumb teucr *Valer* verb viol-t *Zinc* zinc-p
- 18 h: calc-s
- 21 h: asc-t
- **alternating** with:
  - **hypochondriasis | daytime**; during: *Sulph* viol-t
  - **ill humor** (See irritability)
  - **irritability | daytime** (See Irritability - daytime - alternating - cheerfulness - evening)
  - **sadness**:
    - noon: *Zinc*
- **bed, in**: alum *Ang* ant-c arn aur borx carb-an carb-v *Lach* laur lyc m-aust *Merc* mez *Nat-m Nit-ac Nux-v* phos *Prun Puls* ran-b ran-s rhus-t *Sep* sil *Spig* staph sul-ac *Sulph Zinc*
- **night**: alum bell *Caust* chin croc cupr cypr hyos kreos lyc nitro-o op ph-ac sep sil stram sulph verat
- **midnight**:
  - after | 2 h; until: *Chin*
- **air**, in open: ang merc-i-f nux-m *Plat* plb *Tarent* teucr
- **alternating** with:
  - **absentmindedness**: alum spong
  - **anger** (See Anger - alternating - cheerfulness)
  - **anger; sudden** (See Anger - sudden - alternating - cheerfulness)
  - **anxiety** (See Anxiety - alternating - cheerfulness)
  - **dancing** (See Dancing - alternating - cheerfulness)
  - **dullness**: jab
  - **grief**: calc-s graph
  - **ill humor** (See Irritability - alternating - cheerfulness)
  - **impatience** (See Impatience - alternating - cheerfulness)
  - **indifference** (See Indifference - alternating - cheerfulness)
  - **irritability** (See Irritability - alternating - cheerfulness)
  - **lachrymose** mood (See weeping)
  - **laziness**: spong
  - **mania** (See Mania - alternating - cheerfulness)
  - **melancholy** (See sadness)
  - **moaning**: bell coff stram
  - **moroseness** (See Morose - alternating - cheerfulness)
  - **pain**: plat
  - **palpitation**: spig

- **alternating** with: ...
  - **passion**; bursts of (See Anger - sudden - alternating - cheerfulness)
  - **physical** symptoms: plat
  - **quarreling** (See Quarrelsome - alternating - cheerfulness)
  - **quiet** disposition: aur
  - **rage** (See Rage - alternating - cheerfulness)
  - **sadness**: abrot acon agar aran arg-met asar *Aur* bell calc calc-s cann-i cann-s cann-xyz canth carb-an castm *Caust* cench *Chin Cimic* clem coc-c coff croc cupr ferr fl-ac gels graph hell hyos ign iod *Kali-chl* (non: kali-m) lach lapa lyc m-arct med nat-c *Nat-m* nid nit-ac *Nux-m Nux-v* op *Petr Phos Plat* psor senec sep spig staph *Stram* sulfa *Sulfon* tarent thyr tub zinc ziz
    - **periodical | day**; alternate: ferr
  - **seriousness**: cann-s *Chin* cycl *Nux-m* plat spong
  - **sympathy**; want of (*Consolation - agg.*): merc
  - **taciturnity**: asar
  - **talk**; aversion to (See taciturnity)
  - **timidity**: m-arct
  - **vexation** (See Irritability - alternating - cheerfulness)
  - **violence** (See Violent - alternating - cheerfulness)
  - **weakness**: *Sulfon*
  - **weariness** of life: borx
  - **weeping**: acon alum arg-met bell borx cann-s carb-ac carb-an chin croc graph ign iod nux-m phos plat plb psor sep spong *Stram* sumb
  - **work**; aversion to (See laziness)
- **bed**:
  - **in**: *Alum Hep*
  - **jumps** out of: **Cic**
- **causeless**: aur-i
- **chill**, during: *Cann-s* cann-xyz *Coff* croc *Nat-c* nux-m *Op* phos **Plat** *Puls* rhus-t *Sars* verat
- **clapping** ones hands: cic verat
- **coition**: after: nat-m
- **company**, in (*Company - desire; Excitement - company*): bov pall
  - **exhausted** afterwards; but: pall
- **constipated**, when: *Calc Psor*
- **convulsions**; after: sulph
- **dancing**, laughing, singing; with: (*Dancing*): **Bell** *Hyos Nat-m* nitro-o plat *Stram* tab
- **death**, while thinking of (*Death - desires; Suicidal*): aur
- **desires** to be cheerful (See Desires - full - cheerful)
- **destructiveness**; with: spong
- **dreams**; after: kali-cy mur-ac
- **drunkenness**, during: alum ang cinnb coff fl-ac op plb spig staph tarent teucr
- **eating**:
  - **after**: carb-v mez ptel
    - followed by | **depression** an hour later: ptel
  - **when**: anac bell carb-ac cist

30   ▽ extensions | O localizations | ● Künzli dot

Mind

Cheerful – fearful

- **fearful**; but: nat-c
- **flatus**, after: carbn-s
- **followed** by:
  - **irritability**: clem hyos nat-s ol-an op seneg tarax
  - **melancholy**: gels graph meph petr plat ziz
  - **prostration**: clem spong
  - **sleepiness**: bell calc
- **foolish**, and (↗Foolish): acon agar anac anan bell *Calc* carb-an carb-v cic *Hyos* merc par seneg
- **headache**, with: *Ther*
- **heart** disease; with: cact
- **heat**, during: acon mosch *Op* petr sabad sars thuj
- **hysterical** (↗Hysteria): ther
- **loquacious**: aeth
- **manual** labor, during: ang
- **menses**:
  - **before** (↗Menses - before): acon coca fl-ac hyos
  - **during** (↗Menses - during): Fl-ac germ-met ozone stram
- **morbidly**: aur-s
- **music**, from: *Croc* tarent
- **never** (↗Laughing - never; Smiling - never): hep nit-ac
- **pain**:
  - **after**: form
  - **during**: spig
- **paroxysms**, in: aur-i
- **perspiration**, during: apis ars bell clem
- **quarrelsome**, and: *Bell Staph*
- **room**; in the | **amel**: tarent
- **sadness**:
  - **after**: cench orig spig
  - **with**: ptel zinc
- **stool** | **after**: *Borx Calc* nat-c **Nat-s** ox-ac
- **supper**; after: bell cist
- **thinking** of death (See death)
- **thoughtless**: alum arn
- **thunders** and lightens; when it (↗Weather - thunderstorm - during - amel.; GENE - Weather - thunderstorm - amel.): bell-p calc *Carc* caust **Lyc**● **Sep**●
- **urination** | **after**: erig eug hyos
- **waking**, on: bufo *Sulph* tarent
- **walking** in the open air and afterwards: alum ang chinin-s cinnb coca fl-ac plb tarent teucr

CHILDBED (See Delivery - after)

CHILDISH behavior (↗Awkward; Dementia; Foolish): acon aeth *Agar* alco *Aloe* alum ambr anac ant-c *Apis Arg-n* ars **Bar-c** *Bar-m* bell bufo calad carb-an carb-v *Carbn-s* carc cham chlol **CIC** con *Croc* crot-c *Hell* hyos *Ign* kali-br kres lach lyc **Nat-m Nux-m** nux-v op par **Ph-ac** phos pic-ac plb puls rhus-t seneg sep sil *Stram* sulfa sulph thyr tub vanad verat viol-o
- **body** grows; and only the: bufo
- **delivery**; after: apis

Clinging

- Childish behavior: ...
- **old** people; in: **Bar-c**

CHILDREN:
- **aversion** to her own (See Aversion - children - own)
- **beget** and to have children; desire to (↗Love - children): lac-h nat-m ox-ac puls thuj
- **covering** their face (See Gestures - hands - covering - face - children)
- **dislikes** her own (See Aversion - children - own)
- **flies** from her or his own children (↗Estranged - family; Escape - family; Forsaking - children): lyc
- **striking** one's own children (See Striking - children; striking)
- **watchful** (= who are on the lookout for every gesture): phos sulph
  - **everyone** eating; of: sulph

CHOLERIC (See Passionate [=choleric])

CHOOSY (See Fastidious)

CIRCUMSPECTION, lack of (See Indiscretion)

CLAIRAUDIENT: anac cann-i lyss

CLAIRVOYANCE (↗Fear - happen; Ailments - anticipation; Anticipation): Acon anac *Anh* arn ben bry calc cann-i carc com *Crot-c* dat-a hydroph hyos lach *Lyss* m-arct *Med* nabal nat-p **Nux-m** op *Phos* ptel pyrus sil stann stram tarent valer *Verat-v*
- **midnight**: cann-i
- **dreams**; clairvoyant (See DREA - Clairvoyant)
- **sleep**, during: com

CLARITY of mind (↗Ideas - abundant; Mental power - increased): Acon bell camph cimic *Coff* hydr ign lacer lach *Nux-v Op* ph-ac phos spig thuj valer viol-o
- **alternating** with | **head**; heaviness of (See HEAD - Heaviness - alternating - clearness)

CLAUSTROPHOBIA (See Fear - narrow)

CLEANNESS:
- **aversion** to cleaning itself (See Washing - aversion)
- **mania** for (↗Fear - dirt; Washing - desire; GENE - Uncleanliness): ars syph

CLEARNESS of mind (See Agility; Clarity; Ideas - abundant)

CLEVER (See Intelligent)

CLIMACTERIC PERIOD (See Menopause)

CLIMBING:
- **desire** to: apom *Bell* hyos sep stram

CLINGING (↗Attached; Fear - falling - child; Held - desire):
- **attendant**; to: ant-t
- **children**; in (↗Frightened - wakens - terrified): ant-t bar-c *Bism* **Borx** cina cupr cupr-act *Gels* kali-c lyc nat-m phos puls sanic sep sil **STRAM**

Clinging · **Mind** · Colors

- **children**; in: ...
  - **awakens** terrified, knows no one, screams, clings to those near; child (↗*Shrieking - waking - on)*: **Borx** cina **STRAM**
  - **cough**; during: *Ant-t* borx sanic
    : **downward** motion; at: borx sanic
  - **grasps** the nurse when carried; child: bism borx cupr cupr-act *Gels*
    : **afraid** of falling; and screams as if: borx gels
  - **mother**; child clings to the (↗*Mother complex; Mother fixation; Oedipus)*: *Ant-t* bar-c *Bism* borx gels kali-c lyc nat-m phos puls sep sil
    : **frightened**; as if: borx
    : **hand** of the mother; child will always take the: →↗*Holding - mother's)*: Ant-t *Bism* gels kali-c lyc phos puls
  - **sick**; when: sep
- **convulsions** | **before**: *Cic*
- **grasps** at others (↗*Gestures - hands - grasping - bystanders)*: agar ant-t ars phos puls
- **held**; wants to be (See Held - desire)
- **persons** or furniture; to (↗*Forsaken)*: ant-t *Bar-c* bism borx cina coff gels phos puls stram
- **restlessness**, with: *Carb-v*
- **take** the hand of mother, will always (See children - mother - hand)

CLOSED Character (See Reserved)

CLOSING EYES:
- **agg**: aeth apis arg-n ars bell bry calc carb-an *Carb-v* caust chin euphr graph lach *Led* mag-m op puls samb sep sil spong stram sulph tarent thuj
- **amel**: kali-c zinc

CLOTHES (↗*Dress)*:
- **best** clothes; wearing his (See Haughty - clothes)
- **luxurious** clothing, finery; wants: aeth lil-t sulph

CLOUDINESS, confusion (See Confusion; Stupefaction)

CLOUDY weather (See Weather - cloudy)

CLOWN; playing the (See Antics; Foolish)

CLUMSY (See Awkward)

COLLECTS many things: *Ars* stram sulph

COLORS (↗*Sadness - colors; Sensitive - colors)*:
- **aversion** to: tarent
  - **strong** colors; aversion to: **Tarent**
- **black**:
  - **amel**: ign
  - **aversion** to (↗*Fear - black; Fear - black - everything; Somber - aversion)*: ars-i cocc *Ign* med nat-m *Nux-v Phos* rob *Sep* stram *Tarent*
  - **desire** for: ign
- **blue**:
  - **amel**:
    : **light** blue: ign mangi
    : **navy** blue: ign
    : **sky** blue: merc

Colors – blue: ...
- **aversion** to: sep tarent
  : **dark** blue: sep
- **desire** for: cocc *Ign Kali-bi* lach *Nux-v* phos *Sep Sil* staph tarent *Tub*
  : **dark** blue: ign lach nux-v staph
  : **light** blue: cocc *Ign Kali-bi Nux-v* phos *Sep Sil* staph *Tub*
    : **men**; in: ign nux-v sep
  : **turquoise**: nux-v sep
- **bright**:
  - **agg**: sil
  - **amel**: *Stram Tarent*
- **brown**:
  - **aversion** for | **dark** brown: ign plat
  - **desire** for:
    : **dark** brown: sil
    : **light** brown: nux-v sep
- **changeable** | **desire** for: puls
- **cream** | **amel**: phos
- **dark** colors:
  - **aversion** to: ars ars-i ign lach *Nux-v Sep*
  - **desire** for: tarent
- **dreams** in colors (See DREA - Colored)
- **gray** | **aversion** for: plat
- **green**:
  - **amel**: ign kali-i merc
    : **light** green: kali-i merc
      : shirt and black pants; light green: kali-i
    : **olive** green: ign
  - **aversion** to: lach mag-c *Nux-v Sep Tarent*
    : **dark** green: nux-v
  - **desire** for: ign *Nux-v Sep* sil tarent *Tub*
    : **light** green: ign nux-v *Sep* sil *Tub*
      : **men**; in: nux-v
- **light** colors:
  - **amel**: nit-ac nux-v phel sep stram tarent
  - **aversion** to: sil
  - **desire** for: ign lach mangi *Nux-v Sep* tub
- **orange**:
  - **aversion** to: *Ign* lach nux-v puls
- **pink**:
  - **amel**: calc-p ign phos staph
  - **aversion** to: sep
  - **desire** for: *Ign* nat-m nit-ac *Nux-v Phos* puls *Sep Sil* tub zinc
    : **women**; in: ign nux-v sep
- **purple**:
  - **aversion** to: nux-v sep
  - **desire** for: nat-m nux-v sep
- **red**:
  - **amel**: ign
    : **deep** red: ign
  - **aversion** to: *Alum* ars-i ign *Nux-v Sep Tarent*
  - **desire** for: aur ign phos tarent
- **violet**:
  - **aversion** to: nux-v sep
  - **desire** for: nux-v sep

▽ extensions | O localizations | ● Künzli dot

Colors

- **white**:
  - **amel**: ign nux-v sep tub
  - **aversion** to: ign nux-v
  - **desire** for: *Ars-i* ign kali-bi *Lach* mangi med *Nux-v Phos Sep Sil Staph* sulph thuj *Tub* zinc
  - men; in: nux-v sep
- **yellow**:
  - **aversion** to: *Nux-v Sep Tarent*
  - **desire** for: ars-i (non: brass-n-o) *Ign* sep
  - **lemon** yellow: ars-i *Ign* sep
  - women; in: ign
  - **everything** looks yellow (See VISI - Colors - yellow - objects)

COMA (*Unconsciousness; Delirium; Stupor*): absin *Acon* aesc-g aeth aether agar-cit agar-pa agar-ph agn agro ail alco alum am-c am-caust ambr amyg anac ant-t *Apis* arg-n **Arn** ars asar atro *Bapt Bar-c* **Bell** ben-n benz-ac benzol both bov brom bry bufo cact calc *Camph* cann-i cann-s canth *Caps* carb-ac carb-v *Carbn-h* carbn-o carbn-s caust cench cham chel chen-a chin chlf chlol chlor cic *Cocc* Colch con cori-r *Crot-h* **Cupr** cupr-act cupr-ar cur dat-m dig dulc euph-l gels glon guaj *Hell* hep *Hydr-ac* **Hyos** hyosin *Ign* iodof ip juni-v kali-br *Kali-c Lach* laur *Led* lil-t lob-p lon-x lyc mag-c merc merc-c merl mez *Morph Mosch* mur-ac naja nat-c *Nat-m* nit-ac **Nux-m Nux-v** oena olnd op oxyg *Ph-ac* phos phyt plat plb *Puls* pyrog ran-b rheum rhod *Rhus-t* ruta santin *Sec* sel sep sil sol-ni spig stann staph **Stram** sul-ac sulph *Tab* tanac tarax tax ter thuj trinit tub valer verat verat-v viol-o vip zinc zinc-s

- **acidosis**; with respiratory: op
- **alcoholic**: hyos
- **anoxemic** (See apoplectic)
- **apoplectic**: alco arn bell carbn-h glon hyos nux-v op oxyg verat-v
- **asphyxia**; with: ant-t chlor op
- **chills**; with: bell hep
- **convulsions**; with: ars bell hydr-ac laur mez op phos plb stram
  - **preceded** by convulsions: ben-n canth juni-v oena plb sec
- **deep**: carbn-h op
- **delirium**; with (*Delirium - coma vigil*): bapt bell cur hyos lach mur-ac op stram verat zinc
- **diabetes**; in: alum ars carb-v carbn-o cur op
- **ear**; with ecchymosis behind (= Battle's sign): arn *Led*
- **eyelids**; with falling of: alco cann-i
- **eyes**:
  - **closed** eyes; with: ben-n laur nux-m plb verat
  - **one** eye closed: verat
  - **opening** eyes when swallowing; only: ter
  - **glassy** eyes; with: op

Mind

Coma – eyes: ...
- **insensibility** of eyes; with: chlf hell hydr-ac hyos op plb stram zinc zinc-s
- **open** eyes; with | **half** open: acon op
- **sunken** eyes; with: agar-ph chlf
- **swelling** of eyes; with | **one** eye: ter
- **face**:
  - **bluish**: agar-ph
  - **dark** face; with: ant-t
  - **pale** face; with: ant-t carb-ac plb
  - **purple** face; with: ben-n
  - **red** face; with: bell chin *Mur-ac* op
- **fever** | **during**: hyos sol-ni tub
- **jaw**; with clenched: hydr-ac
- **larynx**; with insensibility of: carb-ac gels hyos lach plb sec stram
- **lips**; with bluish: ant-t
- **liver**; with complaints of: crot-h
- **meningitis**; with:
  - **suppurative**: lyc
  - **tubercular**: tub
- **mouth**; with frothing, foaming from: con
- **opisthotonos**; with: camph laur lyc op
- **persistent** vegetative state (See SLEE - Coma vigil)
- **perspiration**; with: benz-ac
- **pulse**:
  - **frequent** pulse; with: ben-n stram
  - **imperceptible**: agar-ph hydr-ac op
  - **irregular** pulse; with: bell ben-n
  - **slow** pulse; with: ben-n benz-ac plb
  - **small** pulse; with: bell ben-n stram
  - **thready** pulse; with: ant-t chlol colch lach sec stram
  - **weak** pulse; with: benz-ac
- **pupils**:
  - **contracted** pupils; with: agar-ph alco chlf op
  - **dilated** pupils; with: bell ben-n carb-ac laur mez
  - **insensible**: acon mez
  - **unequal** pupils; with: lon-x
- **renal** failure; with: am-c apis canth merc-c
- **respiration**:
  - **accelerated** respiration; with (*RESP - Accelerated - coma*): ant-t ars carb-v laur stram
  - **arrested** respiration; with: camph cupr cur hyos lach laur op
  - **difficult** respiration; with: chlor op stram
  - **rattling** respiration; with: agar-ph bell
  - **slow** respiration; with: ben-n op
  - **stertorous** respiration; with: agar-ph amyg bell op plb
- **septicemia**; with: crot-h pyrog
- **skin**:
  - **coldness** of skin; with: ben-n benz-ac op
  - **heat** of skin; with: bell
- **stool**; with involuntary: amyg laur
- **stupor**; preceded by: op
- **sudden**: ben-n
- **throat**; with rattling in: bell

Coma — **Mind** — **Company**

- **uremia**; in: *Am-c* bell bry *Carb-ac* cupr-ar *Hell* merc-c *Morph Op* verat-v
- **vertigo**; preceded by: aesc-g
- **vomiting**; with: dig hyosin

COMMOTION (See Excitement)

COMMUNICATIVE (↗*Expansive; Loquacity; Sociability*): arg-n bov cimic hydrc *Lach* **Phos** staph *Sulph*

COMPANY (↗*Sadness - company*):
- **agg** (↗*RECT - Constipation - presence*): *Acon* ambr anac ant-c arg-n aur *Bar-c* bell bry calc carb-an *Cham* chin cic coca con cupr cycl dig **Gels** graph hell *Ign* led lyc mag-c mag-m meny nat-c nat-m nux-v petr phos plb *Sep* stann stram sulph thuj
  · **menses**; during: con
- **aversion** to (↗*Taciturn; Reserved; Fear - people*): absin achy acon aesc agar allox *Aloe* **Alum** alum-p alum-sil alumin alumn *Ambr* **Anac** anan ange-s anh ant-c ant-t *Anth* arag aran arg-met *Arg-n* arist-cl arn ars *Ars-met* atro *Atro-s Aur* aur-i *Aur-s* **Bar-c** bar-i bar-m bar-s *Bell* bov brom bros-gau *Bry* bufo bufo-s *Cact* cadm-met caj calc calc-i *Calc-p* calc-s camph cann-i caps *Carb-an Carb-v* carbn-s carc cassia-s caust cedr cench **Cham** *Chin* **CIC** cimic cina cinnb clem coca *Coloc Con* convo-s cop cortico *Cupr* cur curc cycl *Dig* dios elaps eug euph *Ferr* ferr-i ferr-p ferul fl-ac **Gels** graph grat halo ham *Hell* helo helon *Hep Hipp* hydr *Hyos* **Ign** indg *Iod* iris jug-c kali-ar kali-bi kali-br kali-c kali-m kali-p kali-s *Lac-cp Lac-d* lac-leo *Lach* **Led** lil-t *Lyc* m-aust mag-c mag-m mag-s mang medus meny meph merc moly-met mur-ac murx **NAT-M** nat-p nat-s nicc nux-m **Nux-v** op *Oxyt Pall* pana pert-vc petr ph-ac phos pic-ac *Plat* **Plb** prot psor ptel *Puls* pycnop-sa rauw *Rhus-t* sanic sapin sec *Sel Sep* seq-s sieg *Stann* **Staph** stram sul-ac sul-i sulfonam *Sulph Syph Tarent* tep thala thiop *Thuj* til trinit trios ust verat visc x-ray
  · **morning**: alum cortico lach
  · **forenoon**: alum
  · **night** | **spends** night alone to hide his gloominess: indg
  · **age**; people of own: cortico
  · **alone** amel; when: allox ambr *Bar-c* bell bov carb-an con convo-s cortico cycl ferr ferr-p halo hell iris *Lyc* mag-s meny *Nat-c Nat-m* petr ph-ac phos plat *Plb* rauw **SEP** stann staph stram sulph trios visc
  · **alternating** with:
    : **pleasantry** and sarcasm; bursts of (See Jesting - alternating - company; Mocking - sarcasm - alternating - company)
    : **sarcasm** (See Mocking - sarcasm - alternating - company)
  · **bear** anybody, cannot (↗*Libertinism*): alumin arg-n ferr *Lac-cp* lac-lup merc nux-v staph *Sulph*
  · **children**, in: | **nursed**; when the child is: ant-c
  · **country** away from people; wants to get into the (↗*Countryside - desire; Nature - loves*): calc calc-p elaps merc sep

Company – aversion to: ...
  · **desire** for solitude: achy *Acon* adam aesc *Allox Ambr* ange-s arg-met arn *Aur* bamb-a *Bar-c* bell bros-gau *Bufo* cadm-met calc-p camph carb-an carc cassia-s chin cic clem con cortico cupr cur curc cycl dig eug ferr-p hep **Ign** kali-bi kali-br kali-c kola lac-leo *Lach* led lyc m-aust medus meny nat-c **Nat-m** nux-v op ozone petr *Plat* **Puls** pycnop-sa *Rhus-t* sel sep seq-s stann staph *Stram* sulph thuj tub ust
    : **indulge** her fancy; to: *Lach* staph
    : **sexual** fancies: staph
  · **masturbation**; to practice: *Bufo* ust
  · **family**; flying from (See Escape - family)
  · **fear** of being alone; yet (↗*Fear - alone; Fear - people - being*): alum alum-sil ars bufo *Clem* **Con** elaps gels kali-ar kali-br kali-c lyc **Nat-c** *Sep* stram tarent
  · **friends**, of intimate (↗*Aversion - friends*): bell cham cortico *Ferr* hep *Iod Nat-c Sel*
  · **heat**, during: caps con hyos op *Puls*
  · **lies** with closed eyes (See sight - lies)
  · **looked** at; aversion to being (See sight)
  · **meeting** friends, whom he imagines he has offended; to (↗*Fear - friends - meeting*): ars
  · **menses**, during (↗*Menses - during*): cic *Con* nux-v plat sapin sep
    : **desires** to be let alone: cic nux-v
  · **pains**; with the: arn
  · **perspiration**, during: ars *Bell* lach lyc puls sep
  · **pregnancy**, during: lach *Nat-m* nux-m
  · **sight** of people; avoids the (↗*Looked - evading*): acon calc **Cic** *Cupr* cur ferr *Gels Iod Lac-d Led Nat-c* nat-m psor rhus-t *Sep Thuj*
    : **lies** with closed eyes, and: sep
    : **shuts** herself up: cur
  · **sits** in her room, does nothing: brom
  · **smiling** faces; aversion to: *Ambr*
  · **strangers**, aversion to the presence of (↗*Stranger - presence - agg.*): **Ambr** anac *Bar-c Bry* bufo *Carb-v* caust **Cic** cina *Con* hep *Iod Lach* lyc mur-ac *Nat-c* **NAT-M** petr phos *Sep* staph *Stram* tarent *Thuj*
    : **stool**; during: *Ambr* nat-m
    : **urination**; during (↗*Stranger - presence - agg.*; BLAD - Retention - company; BLAD - Urination - retarded - long - others*): ambr hep lyc mur-ac **NAT-M** tarent
  · **walk** alone, wants to: caj
  · **weep**:
    : **has** to; when he: *Anth* ign nat-m
    : **weeping** does not amel: *Cycl*
- **desire** for (↗*Forsaken; Fear - alone; Forsaken - isolation*): achy act-sp aeth agar agri alco all-s allox alum-sil ambr ant-c ant-t *Apis* **Arg-n Ars** ars-h asaf aur aur-m bell **Bism** bism-o *Bism-sn* bov brom bry bufo bung-fa cadm-met *Calc* calc-ar calc-p calc-sil *Camph Cann-s* carb-v caust cedr cench cich cimic *Clem* coloc *Con* cortico cot crot-c crot-h cupr cyna der dros *Elaps* eric-vg ferr *Ferr-ar* fl-ac **Gal-ac** *Gels* hep *Hyos* **Ign**

▽ extensions | ○ localizations | ● Künzli dot

34

Mind

Company

- **desire** for: ...
Kali-ar kali-br **Kali-c** kali-m kali-n Kali-p **Lac-c** lach lepr Lil-t **Lyc** m-aust mag-m manc meny merc Mez naja Nat-c nat-m nit-ac Nux-v Pall ph-ac **PHOS** plb Puls rad-br (non: rad-met) ran-b rat Rhus-t Sep sil skat stann Stram Stry syph tab tarent thiop thymol valer vanad verat verb zinc zinc-p
  - **evening**: brom dros kali-c plb puls ran-b tab thiop
  - **night**: Camph phos puls **Stram** tab
  - **alone** agg; when (↗Fear - alone; Sadness - alone - when; Anxiety - alone): aeth agar alco all-s allox ambr ant-t Apis aq-mar Arg-n **Ars** asaf aur bell bism bov brom bufo cadm-s calc calc-sil Camph caust cedr clem con cortico cupr Dros elaps ferr Ferr-ar Fl-ac **Gal-ac** gels **Hep** Hyos kali-ar Kali-br Kali-c kali-n lac-c lach lil-t Lyc m-aust mag-m Merc Mez morg nat-c nat-m nit-ac Pall ph-ac **Phos** plb ran-b rat Rhus-t sep sil stann **Stram** tab tarent valer verat zinc zinc-p
    : **fear** of people; yet (↗Delusions - enemy - everyone): ars bufo clem con tarent
  - **amel** in company (↗Fear - happen - alone): aeth alum-sil Arg-n Bism bov calc dros kali-c lil-t Lyc phos Stram
    : **alone** agg; when: alum-sil
  - **children**; in: carc dros phos puls stram
  - **coryza**; during: merc
  - **friend**, of a: plb
  - **headache**, during: meny
  - **menses**, during (↗Menses - during): stram
  - **spoken** to, but averse to being: achy
  - **treats** those who approach him outrageously; yet: Kali-c
  - **watched** constantly; wants to be: gal-ac

COMPASSIONATE (See Sympathetic)

COMPELLED to do something; he is (See Thoughts - compelling)

COMPETITIVE (See Ambition - increased - competitive)

COMPLAINING (↗Irritability; Weeping; Morose): abrom-a acet-ac acon alco aloe Alum ambr anac Ant-c Ant-t arn Ars ars-h asaf Aur bell Bism bism-sn borx Bry Bufo Calc **Calc-p** Canth caps caust **Cham** chin chinin-ar Cina cocc Coff colch Coloc con Cor-r crot-h dig dulc goss hell hep hyos ign indol kali-c kali-i kiss **Lach** Lyc mag-p Merc merc-c Mosch mur-ac nabal nit-ac Nux-v onos op petr ph-ac phos plat prun psor puls Rheum rhus-t ruta Sanic sep sil spira staph **Sulph** tab tarent thea tub tus-fr Verat verat-v Zinc
- **day** and night: Coloc
- **morning** | bed; in: prun
- **night** | sleep; in: nux-v

Complaining: ...
- **alternating** with | **shrieking** (See Shrieking - alternating - complaining)
- **always**: aloe nit-ac
- **disease**, of: Ant-t cham **Lach** Nux-v ph-ac
- **injury**; of imaginary (↗Feigning - sick): Hyos
- **never** (↗Indifference - complain; Well - says - sick): agn op querc-r
- **offenses**; of long past (↗Dwells - past): calc
- **others**, of: hep ruta sep
- **pain**, of (↗pitiful - children - ear): ars-h Cham Hep Mosch prun verat
  - **waking**; on: prun verat
- **pitiful**: ars puls
  - **children**; in: puls
    : **Ear**; with pain in (↗pain): puls
- **pregnancy**, during: Mosch
- **relations** and surroundings, of: Merc
- **sleep**, in: anac bell con ign nux-v op rheum stann sulph
  - **comatose**: anac op
- **threatening**, and: tarent
- **trifles**, of: acon Lach
- **waking**, on: cina

COMPLAINTS; mental (See Mental symptoms)

COMPLY to the wishes of others; feeling obliged to: (↗Anxiety - conscience; Yielding; Servile): mag-m

COMPREHENSION:
- **difficult** (See Dullness)
- **easy**: aesc ambr anac ang anh aur bar-c bell borx brom buth-a calc-f camph cann-i cann-s caust **Coff** hyos ign **Lach** lyc lyss meph **Op Phos Pip-m Plat** puls rhus-t sabad sel sep sulph tab thiop valer Verat Viol-o
- **not** understand; does:
  - **but** can speak: elaps
  - **questions** addressed to her (See Dullness - understand - questions)
- **slow**: guaj nat-c

COMPULSIONS (See Thoughts - compelling)

COMPULSIVE DISORDERS (See Thoughts - compelling)

COMPULSIVE NEUROSIS (See Checking - twice; Forgotten - something; Gestures; Thoughts - compelling; Washing - desire)

COMPUTERS: | love for: (↗Playing - desire - nintendo) bufo cann-i merc Sil Sul-ac sulph zinc

CONCEIT (See Haughty)

CONCENTRATION:
- **active** (↗Ideas - abundant; Memory - active; Thoughts - thoughtful): alum am-c ambr anac Anh arg-n asaf aur bell bros-gau calc calc-f carb-v caust coca cod coff cof-t con cycl hell hyos ign lach lyc lyss merc nat-c nat-m nit-ac nux-m nux-v olnd op ox-ac petr ph-ac pycnop-sa rhus-t sep sil staph stram syph thea thuj verat Zinc
  - **menses** | before (↗Menses - before): calc

Mind

Concentration

- **difficult** (*Dullness; Memory - weakness; Prostration*): abrot *Acon* acon-c acon-l aconin *Aesc Aeth* agar *Agn* ail alco alet all-c allyc all aloe *Alum* alum-p alum-sil *Am-c* am-m *Ambr* **Anac** ang ange-s *Anh* ant-c *Apis* apoc aq-mar arag *Aran-ix* aran-sc arg-met arg-n arn ars ars-i asaf asar atro aur aven bapt **Bar-c** bar-i *Bar-m* bar-s bell berb beto boerh-d *Bov* brom bros-gau bry bufo bung-fa buth-a cact cadm-met calad *Calc* calc-ar *Calc-f* calc-p calc-sil camph cann-i cann-s *Canth* caps carb-ac *Carb-an* **Carb-v** carbn-o **Carbn-s** carc cassia-f cassia-s **Caust** cench cent cham chel chin chinin-s chlol chlorpr choc **Cic** *Cimic* cina cinnb clem cloth cob-n coca *Cocc* cod coff colch coloc *Con* conin *Corn* cortico cortiso croc crot-h *Cupr* cur cycl des-ac *Dros Dulc* elaps erig ery-a esp-g euph-hy euphr eys fago ferr ferr-ar ferr-i ferr-p fl-ac *Gels* **Glon** glyc goss **Graph** grat halo ham **Hell** helo helo-h hipp hir hist hura hydr *Hydr-ac* hydroph *Hyos* iber ichth ictod ign indol iod irid-met iris jal jug-c jug-r kali-ar kali-bi kali-br *Kali-c* kali-i kali-p kali-s kali-sil kalm *Lac-c* **Lach** lact lam laur *Lec* led levo lil-s *Lil-t* lol **Lyc** lycps-v lyss m-ambo macro mag-c mag-m mand mang *Med* meli meph *Merc* merc-c merl *Mez* morph mosch myric myris nalox narcot **Nat-ar** *Nat-c Nat-m* nat-p nat-sil nicot *Nit-ac* **Nux-m NUX-V** oci-sa ol-an olnd onop ons op orig ox-ac pert-vc petr **Ph-ac Phos** phys pic-ac pip-n pitu pitu-gl *Plat* plb plect psor pnt *Puls* pycnop-sa ran-b ran-s raph rauw rham-cal rhod rhus-r rhus-t *Rhus-v* rib-ac sabad sacch sacch-a sang sanic santin saroth sarr sars scut sec *Sel* senec seneg **Sep Sil** sin-a skat spig *Spong* squil stann staph stict *Stram* sul-ac sul-i *Sulph* sumb syph *Tab* tanac tarax *Tarent* **Ter** thal ther *Thuj* til toxo-g trios tub upa ven-m verat verb viol-o xero *Zinc* zinc-p
  - **morning**: *Anac* canth cortico mag-m nat-c phos ptel sumb
  - **forenoon**: ptel sil til
  - **afternoon**: ang cham *Cimic* ery-a myris sang
  - **evening**: am-m cassia-f nat-c
  - **abstract** subjects; on: med
  - **air**; in open | **amel**: cinnb nat-ar
  - **alternating** with | **uterus**; pain in: gels
  - **attempting** to concentrate; on: arg-n *Asar Gels* kali-c mez nat-m *Nit-ac* olnd ran-b staph
    - **dark** before the eyes; it becomes (*Darkness - agg.*): arg-n
    - **vacant** feeling; has a: *Asar Gels* mez nat-m *Nit-ac* olnd ran-b staph
  - **attention**, cannot fix (*Consolation - agg.*): *Aesc* aeth agar *Agn* ail aloe alum *Anac* apis arag arg-n bapt bar-c bov cann-i caust con fago *Gels* glon glyc hell hipp hyos ichth ign indol irid-met lac-c lil-t lyc nat-c *Nux-m Nux-v* op *Ph-ac Phos Pic-ac* pitu sep *Sil Sin-a* staph sulph syph xero *Zinc*
  - **aversion** to: calc lyc nux-v ph-ac plb staph
  - **calculating**, while (*Mathematics - inability - calculating*): aeth ail **Nux-v** *Psor* syph
  - **children**, in: *Aeth Bar-c* brom calc carb-v carc graph iod lyc med nat-m nit-ac nux-v phos sil tarent zinc

Concentration – difficult: ...

- **conversation**, during (*Conversation - agg.*): *Calc-sil* lyc med sanic tarent
- **crazy** feeling on top of head, wild feeling in head with confusion of ideas (*Delirium*): lil-t
- **drawing**, when: iod
- **eating**:
  - **amel**: *Calc-f*
- **exhilaration**; from: hist
- **headache**, with: cob-n dulc kali-c
- **interrupted**, if: berb mez
- **masturbation**, from: aven
- **menses**, after (*Menses - after*): Calc
- **one** subject; on: cann-i helo-s m-ambo
- **reading** (See studying)
- **rubbing** the forehead when trying to concentrate; is: hell
- **studying** (= reading) (*Studying - difficult; Dullness - thinking - long; Absentminded - reading*): acon aesc *Aeth* agar *Agn* alco alum ang anh apis arag asar *Bar-c* bar-m bell bros-gau calc calc-f calc-sil carb-ac carbn-s carc caust cham chlol *Cimic* coff conin con *Dros* fago ferr-i ferr-p *Gels* **Hell** hyos iod kali-bi kali-c *Kali-p* kali-sil lach lyc mur-ac narcot nat-ar *Nat-c* nat-m nat-p nicot **NUX-V** olnd ox-ac *Pert-vc* phos pic-ac puls pycnop-sa rham-cal sacch-a scut sin-a skat spig *Staph* sul-i sulph sumb syph tab tanac *Ter* xero zinc-p
  - **foreign** language: bros-gau
- **talking**, while (*Speech - incoherent*): merc-c *Nat-m* ph-ac
- **thinking** agg: aeth calad
- **working**, while: plect sacch-a
  - **work**; must concentrate continuously on his work or 'his hands forget what they are doing'. (See Confusion - muscles)
- **writing**, while (*Mistakes - writing*): acon mag-c
- **impossible**: allox cadm-met pip-n scut
- **lack** of | **agg**: *Bell Camph* cic gels **Hell**

CONCEPTUAL THINKING (See Thinking - conceptual)

CONCERNED:
- **details**; over (See Conscientious)
- **general**; in (See Anxiety)
- **personal** appearance; about (See Tidy - appearance)

CONCLUSIONS; difficult to make (See Irresolution)

CONDESCENDING attitude (See Contemptuous)

CONFIDENCE:
- **too** much confidence in himself (See Confident)
- **want** of self-confidence (*Timidity; Forsaken*): agn aloe alum *Am-br* **Anac** anan ang anh arg-n ars *Aur* aur-i aur-s bar-act **BAR-C** bar-s bell *Bry* buth-a calc *Calc-p* calc-s calc-sil canth carb-an carb-v *Carc* caust cerstig-w *Chin* chlor cob cocain cocc con dros dys ferr-i gels graph hyos ign iod kali-br *Kali-c* kali-n kali-p

Mind

- **want** of self-confidence: ...
  Kali-s Kali-sil Lac-c lach lar-d *Lyc* mag-m manc *Med* merc mur-ac naja nat-c *Nat-m* nat-sil nit-ac nitro-o *Nux-v* olnd op *Pall* pers pert-vc *Petr Ph-ac* phos pic-ac plb psor *Puls Pycnop-sa* ran-b *Rhus-t* ruta santin scler sep **Sil** staph stram sul-ac sul-i sulph sumb syph tab thea ther thuj tub tung-met ulm-pra vanad verb viol-t visc zinc
  - **beer**; amel: thea
  - **children**; in: calc-sil naja
  - **failure**, feels himself a (*Delusions - right - doing; Delusions - succeed)*: naja sulph ulm-pra
  - **inadequacy**; feeling of: ulm-pra
  - **others** have none, which makes her unhappy; and thinks: *Aur*
  - **school**; in: Calc-p Carc ferr-p *Phos Puls Sil*
  - **seaside** amel; at the: carc
  - **self**-depreciation (*Fear - failure; Will - loss; Delusions - succeed)*: anac anh *Ars* bar-act *Bar-c* calc calc-s cob cocain falco-pe gels germ-met haliae-lc kali-p lac-c lach *Lyc* merc mur-ac naja *Nat-c Nux-v Pall* phos psor santin *Sil* sulph thuj tub tung-met
    - **children**; in: naja
  - **support**; desires (*Helplessness)*: mag-m stront-c
    - **family** and friends; from: mag-m

CONFIDENT (*Positiveness; Firmness; Determination)*: Alum ang ferr lyc nux-v pert-vc plat senec sulfonam sulph verat
- **alternating** with:
  - **discouragement**: alum
  - **timidity**: *Alum*
- **aplomb** (See Confident)

CONFIDING (*Affectionate; Revealing)*: hydrc kres mur-ac op spig
- **people** confide in him; many: nat-m

CONFLICT (*Antagonism)*:
- **aversion** to (See Quarrelling - aversion)
- **religious** ideals; conflict between sexuality and (See Religious - too - sexuality)
- **resolve** a conflict; unable to (See Ailments - anger - suppressed; Emotions - suppressed; Mildness; Will - weakness; Yielding)
- **will**; of the (See Will - contradiction; Will - two)
- **within** oneself (See Antagonism)

CONFORMISM (*Obstinate; Proper - too; Change - aversion)*: Kali-bi **Kali-c**

CONFOUNDING:
- **objects** and ideas (*Confusion; Disconcerted; Mistakes)*: calc cann-s colch hyos nux-v phos plat *Sulph*
- **present** with past: anac cic croc staph

CONFUSION of mind (*Dullness; Memory - weakness; Prostration)*: abies-c *Abies-n* absin acet-ac *Acon* acon-f acon-s act-sp *Aesc* aesc-g *Aeth* aether *Agar* agn ail alco alet alf all-c allox aloe *Alum* alum-sil *Alumn*

Confusion of mind: ...
Am-br am-c am-m ambr aml-ns ammc amyg amyg-o *Anac* anac-oc anan ang anh ant-c *Ant-t* apis *Apoc* ara-z aran aran-ix aran-sc arg-met *Arg-n Arn Ars* ars-i ars-s-f arum-t asaf *Asar* aspar astra-e atha *Atro Aur* aur-ar aur-i aur-m bac *Bapt Bar-i Bar-m* bar-s bart **Bell** bell-p benz-ac berb *Bism* bism-o bism-sn *Borx* both both-a *Bov* brom bros-gau **Bry** *Bufo* bung-fa cadm-met caj calad **Calc** calc-ar calc-i *Calc-p* calc-s *Calc-sil* camph **Cann-i** *Cann-s* cann-xyz *Canth* **Caps** carb-ac **Carb-an Carb-v** carbn-h carbn-o *Carbn-s* carc carl cassia-f cassia-s caust cedr cere-b cham *Chel Chin* chinin-ar chinin-s chlf *Chlol* chlor chloram chlorpr chol chr-ac cic cimic cimx cina cinnb clem *Coc-c* coca **Cocc** cod *Coff* coff-t coffin *Colch* coli *Coloc* com *Con* conin convo-s cop cor-r cori-r corn cortico cortiso cot *Croc Crot-h* crot-t cund *Cupr* cupr-ar cupr-s cur cycl cyn-d daph dat-a dat-m des-ac dig dios diph-t-tpt dirc *Dros Dulc* eberth echi erio ery-a eucal eug euon euon-a eup-pur euph euphr eupi *Fago* fagu *Ferr* ferr-ar ferr-i ferr-p fl-ac form formal galin *Gels* gent-c gent-l ginscr **Glon** glyc gran *Graph* grat grin guaj guare halo ham *Hell* hep hipp hura hydr hydr-ac *Hyos* **Hyper** iber ign indg indol iod ip irid-met iris-foe jab jatr-c jug-c jug-r kali-ar kali-bi *Kali-c* kali-chl kali-cy kali-i kali-p kali-p kali-s *Kali-sil* kalm *Kreos* lac-ac *Lac-c* **Lach** lact lact-v lam *Laur Lec* led lil-t limen-b-c lina lob lob-p lol *Lyc* m-ambo **Mag-c** mag-m mag-s manc mand mang *Med* meli menth *Meny* meph **Merc** merc-c merc-i-r merl *Mez* mill moly-met morph *Mosch* mur-ac murx myric nabal naja narcot nat-ar *Nat-c* **Nat-m** nat-p nat-s nicc nit-ac nit-s-d nitro-o **Nux-m Nux-v** oci-sa oena *Olnd* **Onos Op** opun-s (non: opun-v) oreo osm ox-ac oxeod oxyt par parathyr paro-i ped pert peti **Petr** ph-ac phel *Phos* phys phyt *Pic-ac* pip-m pisc pitu-gl plan plat *Plb* plb-chr psil *Psor* ptel **Puls Pyrog** pyrus raja-s ran-b ran-s raph rat rauw rham-cal rheum rhod rhus-r **Rhus-t** ruta *Sabad* sabal sabin sal-ac samb sang sars scut *Sec* sel senec *Seneg* **Sep** ser-a-c **Sil** *Spig* spira spirae spong squil stann **Staph** stict **Stram** stront-c **Stry** sul-ac sul-i sulfa sulfon *Sulph* sumb syph *Tab* tanac tarax tarent tax ter teucr thea ther thiop *Thuj* thymol til tong trif-p tril-c tril-p trom tub tub-d tus-fr uran-n ust vac valer *Verat* verat-v verb vinc viol-o viol-t vip visc xan xero *Zinc* **Zinc-p** zinc-val

- **morning**: acon *Aesc* agar aloe alum alum-p alum-sil am-m ambr *Anac* ant-t arg-n arn ars ars-i ars-s-f arum-t asaf asar astra-e aur aur-ar aur-i aur-s *Bar-c* bar-s **bell** bism bov bros-gau *Bry* bufo **Calc** calc-ar calc-p *Calc-s* calc-sil cann-s canth **caps** *Carb-an Carb-v* carbn-s caust cham chel *Chin* chinin-s cic cimic cina cimk cob coc-c cocc colch coloc con crot-h euphr ferr ferr-ar ferr-p *Graph* hyos hyper ign iod jug-r kali-ar kali-c kali-n kali-p kali-s kali-sil **Lach** lact lyc mag-c mag-m mag-s merc merc-i-f merl mill mosch murx *Naja* **Nat-c** nat-m nat-p nat-s nat-sil nicc nux-v op ox-ac ped petr ph-ac phos plb podo psor puls ran-b ran-s raph rheum *Rhod* **Rhus-t** ruta sabad samb sars seneg sep sil squil

Confusion – morning · Mind · Confusion – eating

- **morning**: ...
  stann staph stram stry sul-ac sul-i **Sulph** sumb *Thuj* til trif-p ust verat zinc zinc-p
  - **rising**:
    - **after**: anac arg-n asar aur bell bry calc *Carb-v* cham chel cic cina clem coc-c corn graph ign kali-c lact mag-c mag-m mag-s merc merl nat-m ph-ac phos plb raph rhod rhus-t sabad samb sep sil sulph
    - **amel**: alum ant-t mag-s phos rhus-t
    - **when**: anac arg-n asar aur bell bry calc *Carb-v* cham chel cic cina clem coc-c corn graph ign kali-c kali-sil lact mag-c mag-m mag-s merc merl ped ph-ac plb raph rhod rhus-t sabad samb sep sil sulph
  - **waking**, on: acon *Aesc* agar alum alum-p alum-sil ambr *Anac* ant-t arg-n ars ars-s-f *Bar-c Bry Calc* calc-p calc-s calc-sil cann-s carb-an *Carb-v* carbn-s chinin-ar cimic clem coc-c euphr ferr ferr-ar graph hyper ign **Lach** *Lyc* mag-m mag-s merc merc-i-f *Naja* nat-m petr *Phos* psor puls rheum rhod ruta *Sil* sulph *Thuj* til trif-p zinc zinc-p
- **forenoon**: phys sep sil sulph
- **afternoon**: agar alumn asaf bry calc cann-s carb-v cham chel chin clem coloc crot-t ery-a ferr graph hell hyos kali-bi kali-c kali-cy lac-ac laur nat-m nux-v op petr phel sabin sep sulph verat-v zinc
- **evening**: aloe am-c aran ars ars-i bar-c bar-s bell borx bov calc calc-ar calc-s calc-sil cann-s carb-an *Carb-v* cedr cham chinin-s cinnb coc-c coloc corn cycl dig dios dros dulc euphr ferr ferr-ar ferr-i ferr-p graph hipp iod ip kali-ar kali-c kali-n kali-p kali-s kali-sil kalm *Lyc* mag-s mez mill murx nat-ar nat-c nat-m nat-p nat-sil *Nux-m* nux-v ph-ac phos psor ptel puls rhus-t ruta sars sep sil spig stann sul-ac sul-i sulph thuj valer zinc zinc-p
  - **amel**: sars
- **night**: acon am-m anac ant-t arg-n ars aur-m bar-c bell brom bry calc calc-s cedr chin clem coc-c corn croc crot-t dulc fl-ac *Glon* grat hydr-ac kali-bi kali-s lil-t lyc mag-m mag-s mang meny merc merc-i-f mez mur-ac nat-c nat-m par phos phyt plat psor ptel puls raph rat rhus-r ruta sec sep sil *Sulph* til
  - **lying** down, on: acon am-m ant-t ars aur-m bar-c bell brom bry calc-s clem coc-c croc dulc glon grat hydr-ac kali-s lil-t mag-m mag-s mang meny merc nat-c par phos phyt *Psor* rat rhus-r sulph
  - **waking**, on: *Chel* chin *Glon* kali-bi merc-i-f mez nat-m phos plat psor puls sil sulph
- **abortion**; after: ruta
- **air**, in open: agar caust colch con crot-t hyos mag-c nit-ac nux-v rhod spig sulph
  - **amel**: acon am-m ant-t ars aur-m bar-c bar-s bell bry caj calc-s clem coc-c croc cyn-d dulc glon grat hydr-ac kali-s mag-m mag-s mang meny merc nat-c par phos phyt *Psor* rat sulph
- **alcoholic** drinks; after: cocc
- **alternating** with:
  - **singing** (See Singing - alternating - confusion)
- **arouse** himself, compelled to (⌕*Hiding - himself - children)*: **Carb-v** gran **Nux-v** *Sulph*
- **ascending** | agg: ptel *Sulph*
- **bed**, while in: ambr ars calc cic merc phos rhod stram

- **bed**, while in: ...
  - **amel**: nat-c
  - **jump** out of, makes him: ars cic merc stram
  - **beer**, from: bell calc chin *Coloc* con cor-r crot-t ign
- **bread**; agg (⌕*GENE - Food - bread - agg. - butter)*: crot-t
- **breakfast**:
  - **after**: calad coc-c cycl
    - **amel**: bov mag-c
  - **before**: calc fl-ac
- **calculating**, when (⌕*Mathematics - inability; Mistakes - calculating)*: nat-m *Nux-v Psor Syph*
- **carousal**; as after a: gran mez **Nux-v** ph-ac
- **carrying** heavy loads, when: agar
- **children**; in: aesc
- **chill**:
  - **during**: acon aloe *Calc Caps Cham* cic coff con dros hell hyos kali-c nat-c nux-m *Phos* plb rhus-t ruta stram verat viol-t
- **closing** eyes, on: atro
- **coffee**:
  - **after**: all-c arg-n calc-p mill
  - **amel**: coca hipp
- **coition**:
  - **after**: bov calc caust mez *Ph-ac* phos rhod sel sep staph
- **cold** applications:
  - **head**, to | **amel**: cycl
- **cold bath** | **amel**: *Arg-n* calc-p euphr *Phos*
- **concentrate** the mind, on attempting to (⌕*Concentration - difficult; Prostration)*: ambr asar bell bry calad **Cocc** con croc gels mez nat-c nat-m nit-ac olnd ran-b staph
- **conversation**; | agg (⌕*Conversation - agg.)*: Sil
- **cough** | **before** paroxysm of coughing: cina
- **daily** affairs; about: lyc
- **describing** complaints properly; not: puls
- **dinner**:
  - **after**: arg-n carb-v euphr mag-m nux-v petr phos plan tab thuj zinc
  - **during**: mag-m
- **dream**, as if in a (⌕*Dream; as; Unconsciousness - dream)*: ail ambr arn bell calc *Cann-i* cann-s carb-an *Carb-v* cham chin cupr grat guaj ign *Lec* mez *Nux-m Phos* rhus-t sep spig squil sulph thuj zinc
- **drinking** | **after**: bell bry **Cocc** con croc
- **drowsiness**; while resisting: coca
- **eating**:
  - **after**: agar ambr apis aran arg-n bell bufo *Calc* calc-sil *Carb-v* caust coc-c **Cocc** coloc croc cycl euphr ferr ferr-p grat hyos lach led lob *Lyc* mag-m meny *Merc Mez* mill nat-c *Nat-m* nat-p nat-sil nit-ac *Nux-v* olnd op petr *Ph-ac Phos* plan **Puls** sabad sabin *Sep Sil Sulph* tab thuj zinc zinc-p

38 ▽ extensions | ○ localizations | ● Künzli dot

Mind

Confusion – eating

- **amel**: agar apis caust fago jug-r lach mez phos
- **ecstatic**: cann-i
- **epileptic** convulsions:
  - **after**: plb sil
  - **before**: lach plb sil
- **epistaxis**; amel: carb-an cham
- **eructations**; amel: bry gent-c sang
- **excitement**; amel (*Excitement - amel.*): chin cycl
- **fever**; during (*heat*): ars **Bell** bry chin ip nat-c *Nux-v* puls rhus-t
- **fumes**; from inhaling (*smoking - after*): glon
- **haste**; from: sul-ac
- **hat** agg; putting on a: calc-p ferr-i
- **headache**, with: agar ammc bry chinin-s *Cimic Cina* con cycl lil-t morph nat-m petr phos sil tarax xan zinc
- **heat**, during (*fever*): acon alum **Ang** arg-met **Bapt Bell** bry calc camph *Caps* carb-v carbn-s cham chin coc-c coloc con dros dulc formal *Hyos* ign ip laur merc nat-c nat-m *Nux-v* op phos puls raja-s rhus-t sep sil tab thuj valer verat
- **identity**, as to his (*Irresolution; Delusions - identity - errors; Antagonism*): agar **Alum** Alumn **Anac** Anh ant-c arg-n bapt calc-p cann-i cann-s cann-xyz chr-met cic cocc cycl daph des-ac dulc gels hyper kali-br lach lil-t lyc med mosch naja nat-m nux-m op paro-i petr phos plb psor puls *Pyrog* pyrus sabin sec sep sil stram sulph syph ther thuj tril-p valer verat xan
  - **depersonalization** (See Depersonalization)
  - **duality**, sense of (*Irresolution; Antagonism; Delusions - double - being*): agar alum **Anac** anh arg-n **Bapt** calc-p cann-i cann-s cann-xyz cocc cycl daph des-ac dulc **Gels** hyper *Lach* lil-t lyc naja nat-m nux-m op paro-i **Petr** phos plb psor puls *Pyrog* sabin sec sep sil *Stram* ther thuj tril-p verat xan
  - **head** separated from body; as if (See Delusions - body - divided; Delusions - head - separated)
  - **own**, as if not his: alum lach nat-m syph thuj
- **influenza**; after: scut
- **injury** to head | **after** (*Ailments - injuries; Dullness - injuries; Insanity - injuries*): hell **Nat-s** op
- **interruption**, from (*Disturbed; Interruption - agg.*): berb colch *Mez*
  - **logical** thinking impossible: colch
- **intoxicated**:
  - **as** after being (*HEAD - Intoxication; HEAD - Intoxication - as*): acon agar am-m anac ang arg-met bell *Bry* camph *Carb-v* **Chin** clem cocc coloc cor-r croc **Dig** dulc *Glon* grin kali-c kali-n lam laur mosch nat-m *Nux-v* op *Ph-ac* psor puls rheum sabin squil valer
  - **as** if: abies-c *Acon* agar amyg anan ant-c arg-met asar **Bapt** bell bism bry borx **Carb-v** *Carbn-o* **Carbn-s** chinin-s cupr *Dig* erio *Glon* graph grat grin hyos ign kali-c kali-n lach laur led lyc mag-c mag-m

Confusion – perspiration

- **intoxicated** – **as** if: ...
  merl mez *Nux-m* nux-v oxyt ph-ac phel ran-b rhus-t sabad *Sil* spong thuj tong visc
    waking; on: **Mag-m**
  - **knows** not where he is (*Mistakes - localities; loses; Unconsciousness - dream - does*): **Aesc** alum atro bov *Cann-s* cann-xyz **Chin** cic coff coff-t **Glon** merc *Mez* **Nux-m** *Petr* plat puls ran-b sel staph stram viol-t
    - **night**: bov
    - **objects** around her; and cannot distinguish the: *Aesc* coff-t *Mez*
    - **waking**, on: aesc alum bov *Cann-s* cann-xyz **Chin** coff merc plat puls sel staph stram viol-t
      dream, from a: *Cann-s*
  - **laughing**: | **agg**: ther
  - **listening**; while: sacch-a
  - **location** (See knows; loses)
  - **loses** his way in well-known streets (*Mistakes - localities; Orientation - decreased; knows*): arg-n bros-gau cann-i cic cot **Glon** *Merc* **Nux-m** **Petr** plb psil ran-b stram thuj
  - **lost** feeling (*Helplessness*): cot
  - **lying**; when: brom bry *Carb-v* cham *Grat* lil-t mag-m merc rhus-r sep
    - **amel**: nat-m
  - **menses**:
    - **after** (*Menses - after*): graph nat-m
    - **before** (*Menses - before*): cimic *Sep*
    - **during** (*Menses - during*): am-c cimic cocc graph lyc phos
  - **mental exertion**:
    - **amel**: carb-v
    - **from**: ang ant-t apis aran *Aur* aur-s borx *Calc* Calc-p Calc-s Calc-sil canth **Carb-v** carbn-s *Caust* cham *Cocc* euon *Gels* hep iod *Kali-sil* laur *Lyc* mag-c mag-m mez *Nat-c* *Nat-m* *Nat-p* **Nat-sil** *Nit-ac* *Nux-m* *Nux-v* olnd ox-ac petr *Ph-ac* *Phos* Pic-ac *Puls* ran-b scut *Sep Sil Staph* sul-i *Sulph* thuj
  - **mistakes** (See Mistakes)
  - **mixes** subjective and objective: calc cann-s cann-xyz hyos nux-v plat sulph
  - **motion**, from: acon ambr bell borx bry calc-p carb-an cob ign indg kalm lob mosch nat-c nux-c nux-v phos *Puls* sulph tab
    - **amel**: arg-n ferr ferr-p
    - **downward** | **agg**: borx
    - **head**, of the: carb-an sulph
  - **muscles** refuse to obey the will when attention is turned away: anac aster gels *Hell* lil-t phys tarent
  - **noise** | **agg**: *Asar* mag-c *Ther*
  - **old** age, in: arg-met **Arg-n** arn Bar-c Con
  - **pain**; during paroxysms of: *Acon* apoc *Cham* Coff dulc verat
  - **past** and present: cic
  - **periodical**: staph
  - **perspiration**, during: acon ang ars **Bell** calc *Caps Chin* dros graph ip kali-c merc nat-c *Nat-m Nux-v* op ph-ac *Phos Rhus-t* sabad samb **Sep** sil *Stram* **Sulph** thuj *Valer* verat

Confusion – pollutions — Mind — Conscientious

- **pollutions**, from: *Sel* sumb
- **pregnancy**, during: *Nux-m*
- **provocations**; from small: *Arg-met*
- **reading**, while: agar agn *Alum* ambr ang *Apis Calc* canth cocc echi ferr-i lil-t *Lyc* nat-m nux-m *Olnd Ph-ac* pip-m
  - **understand**, if he attempts to: *Olnd*
- **riding**, while *(➚Riding - carriage - aversion):* bry sil
- **rising** | **after**: *Alum* aur bell bism-sn bov bry kali-c laur merc nat-m nat-s phos rhod
- **rocking**, agg: borx
- **room**, in: ars mag-c
- **scratching**:
  - **ear**; behind the ear: calc
  - **head**; the right side of: sul-ac
- **sexual** excesses; as if from: ph-ac
- **sexual** identity; about one's (See identity - sexual)
- **sitting**, while *(➚Sitting - inclination):* am-c asaf asar bar-c bell calc calc-sil carb-an caust cic colch kali-c kali-sil kalm mang merc nat-c nat-m nit-ac op phos phyt puls *Rhus-t* sabad sars sep sil spig sul-ac thuj valer verat
- **situations**, of: anh
- **sleep**:
  - **after**: ambr anac ars bry calc carb-v chel *Con* graph hep kali-c lach mill op phos squil uran-n
  - **long**: kali-c
  - **siesta**: calc carb-v chel *Con* mill phos
  - **loss** of sleep; from | as from loss of sleep: zinc
- **sleepiness**; with: all-c ant-t echi nux-m pip-m
- **smoking** | after *(➚fumes):* alum bell ferr-i gels petr thuj
- **spirituous** liquors, from *(➚Libertinism): Alum* bell bov *Con* cor-r **Nux-v** petr stront-c
- **spoken** to, when: **Alum** *Alumn* lith-c *Sep*
- **standing**, while: bov bry cic grat lith-c mang plb staph sulph thuj valer verat
  - **amel**: iris-foe
- **stitching** in chest, from: sep
- **stool** amel: *Borx* mag-s *Nat-s*
- **stooping**, when: bov calc caust coloc corn hell nat-m nit-ac phos spig valer vinc
  - **amel**: verat
- **sun**; in the: *Nat-c* nux-v
- **surroundings**, of: bell-p
- **talking**, while *(➚Dullness - spoken; Speech - incoherent):* glon *Nat-m Sil* staph *Thuj*
- **teeth**; with pain in: acon cham
- **thinking** of it | agg *(➚Thinking - complaints - agg.):* Hell olnd ox-ac
- **time**; as to *(➚Mistakes - time):* anh bapt borx bros-gau cann-i cann-xyz caust cic *Glon* halo **Lach** nux-m tub-d
  - **space**; and *(➚Mistakes - space - time):* anh bapt borx *Cann-i* caust cic *Glon* lach nux-m
- **trifles**; about: carc
- **urination** amel: ter

Confusion of mind: ...
- **vertigo**, with: acon aesc agar am-m aml-ns *Anac* ant-t arg-n ars asaf bell borx bov brom bry camph canth carb-an *Carb-v* caust cham *Chin* clem **Cocc** coff coloc croc euph hell kali-s laur lyc mag-c mag-m merc nat-c nux-m **Nux-v** *Op* ph-ac phos *Puls* ran-b rhod sabad sec seneg *Sep* sil spig squil stann staph sulph verb zinc
- **vexation** | after *(➚Admonition - agg.; Ailments - reproaches):* nux-v
- **vomiting** amel: tab
- **waking**, on: acon *Aesc* agar alum alum-sil ambr anac ant-t arg-n ars bar-c bell berb borx bov bry calad calc calc-ar calc-p caps *Carb-v* cham chel chin clem coc-c cocc con euphr gels glon graph grat hell hep hyper ign *Kali-br* kali-c kali-n *Lach* led *Lyc* mag-s merc merc-i-f mez naja nat-c nat-p nat-sil nux-m nux-v op *Petr Ph-ac* **Phos** *Plat* psor *Puls* rheum rhod rhus-t ruta samb *Sep Sil* spong squil stann staph *Stram Sulph* til trif-p *Zinc* zinc-p
- **walking**: acon agar ang arg-n ars asar bell borx *Bry* calc camph carb-an *Carl* caust cic coc-c coff coloc con dros ferr *Glon* graph grat kali-c kali-chl *Lach* **Lyc** merc-i-f merc-i-r mez nat-c nat-m nit-ac *Nux-m* par *Petr* **Puls** rhod rhus-t *Sabad* sep spig spong sulph tarax thea thuj tub viol-t
  - **after**: nat-m
  - **amel**: caust
  - **air**, in open: acon agar ars carb-v caust coff **Glon** kali-chl lyc **Nux-m** *Petr* sep spig sulph tub
  - **amel**: bry *Carl* graph **Lyc** merc-i-f merc-i-r nat-c par **Puls** rhod sulph
  - **amel**: agar ferr-p sulph
- **warm** room, in: acon bell *Iod* kali-s **Lyc** merc-i-f nat-m ph-ac phos **Puls** *Sulph*
- **washing** the face | **amel**: *Ars* calc-p coca cycl euphr ferr ferr-p *Phos*
- **weather**:
  - **windy** and stormy weather | **before**: *Rhod*
- **weeping** *(➚Weeping):*
  - **amel** *(➚Weeping - amel.): Sep*
- **will** amel; strong effort of: glon
- **wine**; after: all-c *Alum* amyg amyg-p bov coloc con kali-chl mill ox-ac petr *Zinc*
- **working**, while: merc sacch-a
- **wrapping** up head | **amel**: mag-m
- **writing**, while *(➚Mistakes - writing):* arg-n brom croc ferr-i gent-l laur lil-t nat-c vinc
- **yawning** | **amel**: bry

CONNECTION; sense of (See Unification - sensation)

CONSCIENTIOUS about trifles *(➚Sensitive; Censorious; Cares full):* agar anh apis **ARS** ars-s-f aur aur-ar aur-i *Bar-c* bry but-ac calc-sil carbn-s carc cham chin chinin-ar cocc cupr cycl *Dig* ferr ferr-ar ferr-i ferr-p graph ham hep hura hyos **Ign** iod ip lac-d lac-f lach **Lyc●** *M-arct* malus-c med merc mez *Mur-ac* nat-ar **Nat-c** nat-m nat-sil nit-s-d *Nux-v* phos plb **Puls●** rhus-t sarr sec **Sep●** ser-a-c *Sil* spig spirae **Staph** *Stram* sul-i **Sulph●** *Thuj* tub valer verat
- **afternoon** | **16-20** h: *Lyc*
- **children**; in: cupr

40 ▽ extensions | ○ localizations | ● Künzli dot

Mind

- **eating** | **after**: ign
- **occupied** with trifles (See Trifles)

CONSCIOUSNESS:
- **alternating** with:
  - **delirium** (See Delirium - alternating - consciousness)
  - **rage** (See Rage - alternating - consciousness)
- **convulsions**; with (See GENE - Convulsions - consciousness - with)
- **epileptic** convulsions; with: ign
- **expanded** (See Awareness)
- **increased** (See Awareness)
- **loss** of consciousness (See Unconsciousness)
- **paralysis**; with: cur naja

CONSERVATIVE (See Conformism; Dogmatic; Obstinate; Proper - too)

CONSOLATION (↗*Affection; Sympathy - aversion*):
- **agg**● (↗*Reproaching oneself; Concentration - difficult - attention; Inconsolable*): acon Aloe arg-n arn Ars aur *Bell* borx cact calc *Calc-p* calc-sil *Carc* cham chin coff con graph *Hell* **Ign** kali-c *Kali-p* kali-s kali-sil kalm *Lil-t* lyc merc **NAT-M** *Nit-ac* nux-v *Phos* **Plat** sabad sabal sabin **SEP** Sil staph streptoc sulph **Syph** tarent thuj visc *Zinc*
  - **sympathy** agg: ars *Bell* calc calc-p coff con hell **Ign** kali-c kali-s merc *Nat-m* *Phat* sabal *Sep Sil*
- **amel** (↗*Affectionate; Sympathy - desire*): agar arg-n asaf calc-p camph carc con gels *Hell* kali-s *Phos* **PULS** sil staph syph

CONTACT with people; easy to get in (See Company - desire; Forsaken; Sociability; Talking - desire)

CONTEMPTUOUS (↗*Haughty; Abusive; Dictatorial*): ag n aloe alum arn *Ars* aur bry canth cham *Chin* **Cic** cina com cop croc cycl gran guaj hell hyos ign *Ip* lac-ac lac-c *Lach Lyc* m-arct merc mosch nat-m nit-ac *Nux-v Pall* par **Plat** puls sec sil spong stram sulph thuj *Verat*
- **air** or when sun shines into room; in open: plat
- **everything**; of: *Chin* cina ip **Plat**
- **hard** for subordinates and agreeable to superiors (See Hard)
- **humankind**; of: cic
- **opponents**; of: com
- **paroxysms** against her will, in: *Plat*
- **ravenous** hunger and greedy, hasty eating; contemptuous with sudden: *Plat*
- **relations**, for: *Plat* sec
- **self**, of (↗*Hiding - himself - children; Loathing - oneself; Reproaching oneself*): agn aur cop lac-ac thuj
  - **alternating** with | **eccentricity** (See Eccentricity - alternating - contemptuousness - self)

CONTENT (↗*Cheerful; Laughing; Mirth*): aloe alum anh aur *Borx* **Cann-i Caps** carbn-h carl caust *Cic* coca cocc com cycl fl-ac gins laur led mag-s mate meny mez nat-c nat-m *Op* phos spig staph tarax tus-fr *Zinc*
- **Content**: ...
- **forenoon** | **10-23 h**: tus-fr
- **afternoon** | **stool**, after: *Borx*
- **night**: op
- **alternating** with:
  - **anger** (See Anger - alternating - contentment)
  - **anxiety** (See Anxiety - alternating - contentment)
  - **sadness**: zinc
- **himself**, with: caust cic led mag-s meny
- **quiet**; and (↗*Quiet disposition*): op

CONTENTIOUS (See Quarrelsome)

CONTRADICTION:
- **agg**: *Asar* aur bry cop ferr helo ign lyc nux-v olnd petr *Sep*
- **disposition** to contradict (↗*Irritability; Quarrelsome; Obstinate*): abrot acon alum **Anac** ant-c ant-t arag *Arg-n* arn *Ars* arum-t *Aur* aur-m bell bry bufo cael calc-s camph *Canth* caps *Caust Cham* cina crat *Cupr Dulc* ferr ferr-ar grat **Hep** hyos ictod ign iod kola kreos lac-c **Lach** led **Lyc**● mag-c *Merc* nat-c nicc nit-ac **Nux-v**● *Olnd* ozone *Pulx* rad-br ruta *Sacch* sanic sep *Sol* staph staphytox sulfonam sulph syph **Thuj** trom tub verat vip-a
  - **afternoon**: *Canth*
  - **evening**: nicc
  - **amel**: nicc
  - **children**; in: *Cina*
  - **heart** disease; with: crat
- **intolerant** of contradiction (↗*Haughty; Anger - contradiction; Ambition - increased*): acon alco aloe alum alum-sil am-c *Anac* anan **Ant-c** arn ars asaf asar aster **Aur** aur-ar bell bros-gau *Bry* cact calc-p caps cann-i cann-s canth **Caps** carbn-s carc cassia-f *Caust Cham* chin *Cina Cocc Colch* coloc con echi **Ferr** fl-ac *Flav* glon grat hell helo *Helon* hep hura hyos ictod **Ign** lach lact **LYC**● med merc mez morph mur-ac *Nat-c Nat-m* nicc nit-ac nuph *Nux-m* **Nux-v**● olnd op pall petr phos plan *Plat* puls sars **SEP**● *Sil* **Staph** stram syph tarent thuj thyr til tub
  - **forenoon**: nat-c
  - **evening** | **amel**: nicc
  - **children**; in: carc cham *Chin* ferr fl-ac ign nux-v *Tub*
  - **restrain** himself to keep from violence; has to (↗*Violent*): aloe sil
- **unable** to contradict (See Yielding)

CONTRADICTORY:
- **actions** are contradictory to intentions (↗*Antagonism; Will - contradiction*): phos puls ruta sep thuj
- **impulses** (See Antagonism)
- **speech**; intentions are contradictory to (↗*Antagonism; Will - contradiction; Will - two*): acon

CONTRARY (↗*Irritability; Quarrelsome; Obstinate*): abrot acon **Alum** alum-p alum-sil ambr **Anac** anan ant-c *Ant-t* **Arg-n** *Arn Ars* arum-t aur aur-ar *Bar-c* bell brom bry calad calc calc-caust calc-s calc-sil camph

Mind

Contrary

Contrary: ...
canth caps carb-an carc *Caust* **Cham** chin cina *Cocc* con croc ferr-act guaj **HEP** hydr-ac ictod ign ip jug-r *Kali-c* kali-p kali-sil kreos **Lach** lact laur led lyc mag-c mag-m **Merc** *Merc-c* nicc *Nit-ac* *Nux-v* olnd petr phos plat plb *Puls* ruta samb sars sep sil spong *Sulph* **Tarent** *Thuj* trom tub
- **afternoon**: *Canth*
- **evening**: nicc
- **parents**; with (↗*Behavior - children - home*): carc tub

CONTROLLING:
- **everything** (See Checking - twice)
- **himself** (See Self-control)

CONVERSATION:
- **agg** (↗*Taciturn; Sensitive - noise; Reserved*): acon alum am-c **Ambr** arn aur borx calc cann-s canth carc chin cocc coff dios ferr *Fl-ac* graph helon **Ign** iod kali-c lach lap-la mag-m mang mez **Nat-m** nat-p *Nux-m* *Nux-v* ph-ac plat psil puls *Rhus-t* sars *Sep* **Sil** spig stann staph sulph thuj
- **amel** (↗*Talking - amel.*): aeth eup-per lac-d **Pall**
- **aversion** to: allox am-c *Am-m* **Ambr Ars** ars-s-f asim atro bell caj calc *Carb-an* carc **Cham** chel chen-a cortiso elaps ferr gels ham hell kalm murx myric nat-s ox-ac plb *Ptel* tarent thea tril-c ziz
- **desire** for: ars chen-a ham narcot
  - **sublime**, to hear: ham
- **difficult** to carry on: med
- **easy** to start a conversation with others (See Communicative)
- **remember**; cannot (See Memory - weakness - heard; Memory - weakness - said)

COQUETTISH:
- **not enough**: bell lyc puls staph **Sulph**
- **too much**: **Ambr** bell calc-f lach lyc nux-v **Phos Plat** puls sulph **Verat**
  - **children**; in: *Ambr* bell calc-f **Lach Phos Plat** *Puls* *Sulph* **Verat**

COSMOPOLITAN (See Travelling)

COUNTING continually: bell *Hyos* phys sil sulph verat

COUNTRYSIDE:
- **desire** for (↗*Company - aversion - country; Nature - loves*): calc elaps merc sep

COURAGEOUS (↗*Hopeful; Audacity; Positiveness*):
acon agar alco alum ant-t *Bell* berb *Bov Calad* calc-s carc dros ferr-p gins guaj *Ign* lach m-arct merc mez nat-c *Op* pert-vc phos *Puls* squil sulph tab tarax ter *Tub* valer verat
- **alternating** with:
  - **fear**: *Alum*

Cruelty

COVETOUS (See Avarice)

COWARDICE (↗*Timidity; Confidence - want; Fear - people*): *Acon* agar agn alco alum alum-sil **Am-c** ambr anac ang ant-t arg-n ars aur aur-s **Bar-c** bar-i bar-m bar-s bell *Bry* calc calc-s calc-sil camph canth carb-an carb-v caust cham *Chin* chin-b cocc coloc con cupr dig dros dys fl-ac **Gels** graph hydr-ac ign iod ip kali-c kali-n kali-p kali-sil kreos lach laur led **Lyc** merc mur-ac (non: nat-ac) nat-m nit-ac *Nux-m* nux-v ol-an olnd **Op** ph-ac phos plat plb *Puls* ran-b rhus-t ruta sabin sec sep *Sil* spig stann staph *Stram* sul-ac sul-i sulph tab ther thuj *Verat* verb viol-t visc zinc
- **alternating** with | **irritability** (See Irritability - alternating - cowardice)
- **opinion**; without courage to express own (↗*Confidence - want*): **Bar-c** graph **Staph**
- **sadness**, with: *Sulph*

CRAFTY (See Deceitful)

CRAWLING:
- **bed**, around in: *Stram*
- **children**; in: camph med sil
  - **howls** and cries; crawls into corners (↗*Hiding - himself - corner; Playing - aversion - children - sit; Sadness - sits*): camph
  - **nervously**: sil
- **floor**; on: absin *Acet-ac* bell cann-i lach
- **rolling** on the floor (See Rolling - floor)

CRAZY (See Delusions - insane; Insanity)

CREATIVE (See Activity - desires - creative; Ideas - abundant; Plans - making; Thoughts - thoughtful)

CREDULOUS (↗*Impressionable; Naive*): arg-n bar-c *Bell*

CRETINISM (↗*Idiocy; GENE - Myxedema*): absin aeth anac arn bac *Bar-c* bar-m bufo calc-p carc hell ign iod *Lap-a* lol nat-c oxyt ph-ac phos plb sil sulph thuj *Thyr* tub zinc
- **agile**: calc-p

CRITICAL (See Censorious)

CROAKING: bell cina cupr cupr-act
- **frogs**, as of: cupr cupr-act
- **sleep**, in: bell

CROSS (See Contradiction; Contradiction - disposition; Irritability)

CROSSED; being (See Contradiction - intolerant)

CRUELTY (↗*Malicious; Moral; Misanthropy*): abrot absin alco **ANAC** *Ars Aur* bell bry canth chin croc cur cycl *Hell Hyos Kali-i* kali-p *Lach Laur* med *Nit-ac Nux-v*● op ph-ac *Plat* sabad sec squil staph *Stram* sulph tarent verat
- **animals**; to: abrot ars **Med** nit-ac
- **family**; to her: kali-p
- **like** to do something cruel; would (↗*Cut*): abrot
- **loves** to make people and animals suffer: *Anac* **Ars Bell** med

Cruelty   **Mind**   Death

- **seeing** or hearing cruelty; cannot bear (*Horrible*): mag-m

CRYING (See Shrieking; Weeping)

CULPABILITY; feelings of (See Anxiety - conscience; Mood - repulsive; Reproaching oneself)

CUNNING: agar anac atra-r bell bufo cann-i cupr hyos lach mosch nux-v op tarent thuj verat

CURIOUS (*Loquacity; Indiscretion; Sensitive - want*): acon agar ambr *Aran-ix* arg-s aur berb bung-fa calc calc-br cann-i caps carb-v carc choc conv hyos lach laur lyc med phos puls sulph verat
- **children**: hyos
- **jumping** from one subject to another: *Ambr*
- **supernatural** or spiritual matters, about: calc

CURSING (*Rage; Malicious; Abusive*): alco aloe am-c **Anac** *Ars Bell* borx bov bufo calc *Camph* cann-i canth caust cere-s cic cor-r cub cupr-s fum gal-ac hydr *Hyos* ign ip *Lac-t Lil-t* lyss med merc *Nat-m* **Nit-ac** *Nux-v* oena op *Opun-s* opun-v pall petr phos plb puls sanic skat stram tarent *Tub* valer *Verat*
- **afternoon**: aloe op opun-s (non: opun-v)
- **evening**: lil-t nit-ac opun-s valer
  · **home**; when: nit-ac opun-s
- **night**: *Verat*
  · **stupid** feeling; and complaints of: verat
- **amel**: cor-r
- **children**; in: nit-ac
- **contradiction**; from: hydr opun-s
- **convulsions**, during: ars bell
- **desire** to curse: anac cic ign nat-m
- **discouragement**; with: nit-ac
- **headache**, during: nat-m tarent verat
- **involuntary**: opun-s
- **mother** and throws food or medicine across room; curses his: *Hydr*
- **pains**, at: cor-r
- **rage**:
  · **after**: *Arn*
  · **in**: anac *Nit-ac* verat
- **restrain** himself in order not to curse; has to: a n a c med sanic tub

CUT, mutilate or slit; desire to (*Violent; Impulse - stab - others; Delusions - body - cut*):
- **oneself** (See Mutilating)
- **others** (*Violent; Impulse - stab - others; Delusions - body - cut*): lyss verat
- **things**: tarent *Verat*

CYNICAL (*Morose; Censorious; Suspicious*):   lyc nit-ac sulph tarent

CYNOPHOBIA (See Fear - dogs)

DANCING (*DREA - Dancing; Cheerful - dancing; Insanity - dancing*): acon aether agar apis *Bell* bros-gau camph cann-i cann-s **Carc** caust chlol *Cic Cocc* con *Croc* crot-t fl-ac grat *Hyos* ign lach merc nat-m nitro-o nux-m *Orig Ph-ac* pip-m plat rob santin sec *Sep* sil stann stict *Stram* sulph tab **Tarent** tela verat
- **evening**: nat-m
- **ability** for: sulph
- **agg** (*GENE - Dancing - agg.*):
  · **child** which is carried by someone who is dancing; in a (*Dancing*): Borx
- **alternating** with:
  · **cheerfulness**: bell
  · **moaning**: bell
  · **sighing**: bell
  · **weeping**: bell
- **amel** (*GENE - Dancing - amel.*): cann-s   caust   *Ign* nat-m Sep sil stann *Tarent*
- **children**: carc fl-ac hyos merc nat-m sep
- **desire** to dance; excessive (See Dancing)
- **grotesque** (*Delirium*): agar *Cic*
- **impulse** to dance (See Dancing)
- **inability** for: nat-m nux-v
- **jumping**; and: bell cic croc grat rob sec stict **Stram** tarent tela
- **rhythm**; with marked sense of: carc sep
- **unconscious**: ph-ac
- **wild** (*Delirium; Wildness*): Bell camph cann-i tarent verat

DANGER:
- **as** if in (See Delusions - danger)
- **impression** of danger (See Delusions - danger)
- **lack** of reaction to danger: ambr ars camph lyc
- **no** sense of danger; has (*Audacity; Protected; Tranquillity*): Agar med stram tub
  · **health**; about the state of his (See Well - says - sick)

DARING (See Courageous)

DARKNESS:
- **agg** (*Fear - dark; of; Fear - night; GENE - Darkness - agg.*): acon *Aeth* am-m ars bapt berb Calc camph cann-s *Carb-an Carb-v Caust* cupr graph hell *Lyc* nat-m *Phos* plat *Puls* rhus-t sanic sec sil **Stram** stront-c *Valer* zinc
- **aversion** to (*Somber - aversion*): carb-v sanic
- **desire** for: achy aeth anan coca
- **lie** down in the dark and not be talked to, desire to: Aur Aur-m bry tarent

DAYDREAMING (See Absentminded - dreamy)

DAZED (See Confusion; Stupefaction)

DEAFNESS; pretended (*Feigning - sick*): verat

DEATH:
- **agony** before death (*Ailments - death*): **Acon**   ant-t *Ars* aur carb-v con gels lach **Lat-m** oscilloc plat psor spig syph tarent-c
- **apparent** (See GENE - Death)
- **contempt** of: *Op*

Death   **Mind**   **Déjà vu**

- **conviction** of (↗*Delusions - die - time*): alum-p ars bapt hydr kali-ar nit-ac
- **desires** (↗*Suicidal; Weary; Loathing - life*): absin acon agn agri alum alum-sil ambr anh ant-c apis aran ars ars-met ars-s-f **Aur** aur-ar **Aur-m** aur-s *Bell* berb calc caps carb-v *Caust* chel *Chin* clem cortico der euph-c *Gad* hep hura hydr kali-bi kali-br kali-chl *Kreos* **Lac-c** lac-d *Lach* led lil-t lyc *Merc* merc-aur mez nat-c *Nat-m* nat-s *Nit-ac* nux-v op orig phos phyt plat plb psor ran-b rat *Rhus-t* ruta sec *Sep Sil* spig spong *Staph* stram sul-ac **Sulph** thuj verat-v vip
  - **morning** | **waking** on: nat-c phyt
  - **forenoon**: apis
  - **afternoon**: ruta
  - **evening**: *Aur* ruta
  - **alternating** with:
    - laughing (See Laughing - alternating - death)
    - rage (See Rage - alternating - death - desire)
  - **anxiety**, from: bell caust
  - **chill**, during: kali-chl spig
  - **convalescence**, during (↗*Despair - recovery - convalescence*): absin *Aur* lac-c sep
  - **despair**, from: *Kreos*
  - **meditates** on easiest way of self-destruction (See Suicidal - thoughts - meditates)
  - **menses**, during (↗*Menses - during*): berb
  - **pains**, during (See Suicidal - pains)
  - **walking** in open air, while: bell
- **dying**, sensation as if (↗*Delusions - dying - he*): ant-t
- **presentiment** of (↗*Fear - death; Fear - happen; Ailments - anticipation*): Acon *Agn* aloe anh alum alum-p anac *Apis Arg-n* arn *Ars* ars-h bapt bar-m **Bell** *Bry Calc Camph* cann-i canth carb-v *Caust Cench Chel* cimic *Coff Cupr* dig *ferr* ferr-br gels *Graph* hell *Hep* hydr kali-ar kali-br kali-c kali-n lac-d *Lach* lob *Lyc* Med **Merc** mosch nat-m *Nit-ac* nux-m *Nux-v* ox-ac petr *Phos Phyt Plat* podo *Psor* puls *Raph* rhus-t sep staph stram sul-ac sulph tab thea *Thuj* verat vip zinc zinc-p
  - **alternating** with:
    - anguish: raph
    - rage (See Rage - alternating - death - presentiment)
  - **calmly** thinks of death: zinc
  - **predicts** the time (↗*Delusions - dying; Fear - death - predicts; Prophesying - predicts*): **ACON** alum *Arg-n* cench hell *Lac-d* thea
  - **respiration**; with asthmatic: *Ars* psor
  - **settling** his affairs; must be: petr
  - **soon** and that she cannot be helped; believes that she will die: *Agn*
  - **sudden** death, of a: *Cench*
  - **vomiting**, with: med
- **sensation** of (↗*Delusions - dying - he; Shrieking - dying*): acon aesc aether *Agn* anh apis *Ars* asaf camph cann-i cench chinin-s cic cimic ferr gels *Graph* kali-bi kali-br kali-n **Lat-m** lyss morph nux-v op *Phos Plat Sep* sil *Ther* v-a-b verat vesp

Death – sensation of: ...
- **evening**: aether
- **chill**, during: cann-i
- **lying**, while: cench
- **spasm**, during: nux-v
- **talks** of: mosch
- **thoughts** of (↗*Suicidal - thoughts*): **Acon** *Agar* agn aloe alum am-c *Apis Arg-n* arn *Ars* ars-h *Aur* aur-br *Aur-m* camph cann-i carb-an caust *Cham* chel clem *Coff Con* cortico cortiso *Crot-c Crot-h* cupr *Dig Ferr* ferr-ar **Graph** hist hura kali-ar kali-c lac-d *Lach* lat-m *Lob* merc mez *Nat-m* nux-v op *Phos* plat *Psor Puls* rauw rhus-t rob *Sep* spong stram tarent thuj verat verat-v vinc *Zinc*
  - **morning**: con
  - **afternoon**: tarent zinc
  - **evening**: *Zinc*
  - **alone**, when (↗*Company - desire*): *Crot-c*
  - **amel**: zinc
  - **calmly** thinks of death (See presentiment - calmly)
  - **everything** is dead: mez
  - **fear**, without: apis *Coff* merc verat-v
  - **joy**; give him (See Cheerful - death)
  - **waking**, on: alum lyc

DEBAUCHERY (See Libertinism)

DEBILITY (See Wearisome)

DECEITFUL (= sly) (↗*Liar; Slander; Adulterous*): agar anac arg-met arg-n *Ars* aur-s *Bell* bufo calc chin chlol chlor coca cupr dig dros fl-ac hep hyos *Lach* lyc *Med* merc morph mosch nat-c nit-ac **Nux-v** *Op* plat plb puls sil sulph *Tarent* thuj verat
- **fraudulent**: lach lyc puls sil

DECISIVE (↗*Positiveness; Practical; Will - strong*):
- **practical** (See Practical)

DECOMPOSITION of shape (↗*Schizophrenia - paranoid*): anh crot-h mur-ac phos pyrog sec
- **rapidly**: crot-h
- **space**, of: anh

DEEDS:
- **good** deeds; desire to perform: coff-t
- **great** deeds; sensation as if he could do (↗*Fancies - exaltation; Haughty; Courageous*): Cocain Hell
- **useful**; desire to be (See Useful)

DEFENSE mechanisms; weak (See Helplessness)

DEFENSELESS (See Helplessness)

DEFENSIVE (See Offended)

DEFIANT (↗*Quarrelsome; Obstinate; Haughty*): acon alum am-c anac *Arn* Bar-c bell borx bufo canth **Caust** *Cina* guaj hep *Ign* kreos *Lyc* merc nux-v ph-ac puls ruta sec sep sil spong sulph tub

DEFORMATION of all objects (See VISI - Distorted)

DEJA VU (↗*Clairvoyance; Delusions - experienced - before*): anh crot-c staph sulph

44   ▽ extensions | ○ localizations | ● Künzli dot

Dejection / Mind / Delirium

DEJECTION (See Sadness)

DELICATE (See Elegance; Sensitive; GENE - Delicate)

DELIRIUM (↗Confusion; Insanity; Gestures): absin acet-ac *Acon* Act-sp aesc *Aeth* aether **Agar** agar-cps agar-pa agar-ph agar-pr *Agarin* agn ail alco alumn am-c ambr amyg anac anag anan anh ant-c ant-s-aur ant-t anthraci apis arg-met arg-mur arg-n arn **Ars** ars-i ars-s-f art-v **Arum-t** astac atro atro-s *Aur* aur-ar aur-m *Bapt* bar-c **Bell** ben-n bism bol-lu bomb-pr borx bov brom **Bry** bufo cact calad *Calc* Calc-ar calc-caust calc-p calc-sil calen *Camph* **Cann-i** cann-s cann-xyz *Canth* caps carb-ac carb-an carb-v *Carbn-s Carl* caul *Caust Cham* **Chel** chin chinin-ar chinin-s chlf chlol *Chlor* chloram chr-ac *Cic* cic-m cimic *Cina* clem *Cocc* cod coff *Colch* coli coll coloc *Con* convo-s cop cor-r cori-r croc **Crot-c** *Crot-h* crot-t *Cupr Cupr-act* cupr-ar cur cyt-l dat-f dat-m *Dig* (non: diph) dor dub dubo-m *Dulc* euph euph-l fagu ferr-p gal-ac *Gels* gins glon graph guaj guar ham hell hep hipp hippoz hydr hydr-ac **Hyos** hyosin *Hyosin-hbr* hyper ign indg iod iodof *Ip* iris-fl iris-foe jab jatr-c juni-v kali-ar kali-bi kali-br kali-c *Kali-chl* kali-cy *Kali-i* kali-n kali-p kalm kou kreos lac-c lacer **Lach** lachn lact lact-v lat-k *Laur* led lept lil-t lob lob-p lol lup **Lyc** lyss mag-c malar manc mand *Meli* meny *Merc* merc-c merc-cy merc-i-r merc-meth merc-n merc-ns merc-sul merl methyl mez *Mill* morph mosch mur-ac mygal naja nat-c nat-m nat-s nat-sal nicot **Nit-ac** nit-s-d nitro-o *Nux-m Nux-v Oena* **Op** oper ox-ac paeon par passi past paull *Petr* ph-ac *Phos* phys phyt pilo plat *Plb* podo psor *Puls* pyre-p pyrog raja-s ran-b ran-s rheum rhod **Rhus-t** ruta sabad sabin sal-ac samb sang santin sapin sarr **Sec** sel *Sep* sil sin-n sol-mm sol-ni spig spig-m spong squil stigm **Stram** stry sul-ac sul-h sul-i sulfa *Sulph* syph tab tang tarax tarent tarent-c tax *Ter* thea thuj thyr til trach trach-v trinit tub valer vario **Verat** *Verat-v* verin vesp vip vip-a xan zea-i zinc zinc-act zinc-p zinc-s

- **day** and night: *Op Stram*
- **morning**: ambr bry con dulc hell hep merc nat-c nat-m
  - **sunrise**, at: **Bry** con
  - **waking**, on: ambr dulc hell hep nat-m
- **noon**: bell bry
- **evening**: ars *Bell* bry *Calc-ar* canth colch croc cupr lach lyc mygal nux-v phos plb *Psor* sulph
  - **18 h**: phos
  - **20 h**: mygal
  - **dark**, in the: *Calc-ar* cupr
  - **nap**, during: nux-v
- **night**: Acon *Aeth* aether *Apis* arn **Ars** ars-i ars-s-f atro aur aur-ar **Bapt** bar-c *Bell Bry* **Cact** calc camph cann-i *Canth* carb-v *Carbn-s* carl *Cham* **Chel** chinin-ar chinin-s cod coff colch coloc con cor-r *Crot-h* dig dulc gal-ac graph hep hippoz hydr jab *Kali-ar* Kali-c kali-chl kali-p **Lach** *Lachn* lyc *Lyss* malar meli *Merc* merc-c merc-cy merc-sul *Mur-ac* nit-ac nux-v op *Plb* Puls rheum rhus-t sec sep sil *Stram* sul-ac sul-i sulph syph tub verat

Delirium – night: ...
- **midnight**:
  - **before**: *Mur-ac*
  - **after**: Lachn
  - **1-2 h**: Lachn
- **waking**, on: *Cact*
- **abandons** her relatives: sec
- **abortion**: | **after**: ruta
- **absurd** things, does (↗Antics; Foolish): bell sec
- **air** amel; in open: bry
- **alcoholic** (See Delirium tremens)
- **alternating** with:
  - **colic** (See abdomen)
  - **coma** (See unconsciousness)
  - **consciousness**: acon bell *Phos*
  - **convulsions**; tetanic: stram
  - **excitement**: agar
  - **lamenting**: bell
  - **sadness** (↗gay - alternating - sadness): plb tub
  - **sleep**: acet-ac atro bell bry cocc *Coloc Lach* phos plb vip
    - **comatose** sleep: bry plb
    - **deep**: acet-ac atro bell cocc *Coloc Lach* phos plb vip
  - **sleeplessness**: *Tub*
  - **sopor** (See sleep)
  - **stupefaction**: acet-ac
  - **stupor**: atro-s
  - **unconsciousness**: *Atro* cann-i *Coloc Phos* plb stram
  o **Abdomen**; colic in: plb
  - **Limbs**; pain in: plb
- **angry** (↗Anger): *Cocc* zinc
- **answering**:
  - **abruptly**: cimic *Lach* stram verat
  - **correctly** when spoken to, but delirium and unconsciousness return at once (See Answering - stupor)
  - **slowly**: arn bapt diph *Hell Hyos Ph-ac* phos sulph
- **antics**; playing (See Antics - delirium)
- **anxious** (↗Anxiety): Acon anac apis *Ars Bell Brom* bry calc camph *Canth Croc* cupr hep *Hyos* ign lac-c mez nux-v *Op* phos plb puls sil *Stram* sulph *Verat*
  - **business**: bry
  - **future**; about the (↗Anxiety - future): bry verat
- **apathetic** (↗Indifference): ph-ac verat
- **apoplectic**: hyos lach
- **arms**:
  - **throws** about (↗Violent): bell
- **aroused**, on being: dat-f hep phos sec
- **attacks** people with knife (↗Violent): hyos
- **barking**; with (See Barking - delirium)
- **bed**:
  - **attempts** to leave (See Escape - jumps)
  - **creeps** about in: *Bell* stram
  - **escapes**, jumps up suddenly from bed (↗Escape - jumps; Jumping - bed): Acon alco *Ars* atro **Bell** *Bry* chin cic *Coloc Cupr* dig gal-ac glon *Hyos* iod

Delirium – bed / Mind / Delirium – foreign

- **escapes**, jumps up suddenly from bed: ... merc-c merc-meth morph nux-v op past phos plb puls rhus-t sec sol-mm *Stram* sul-ac *Verat*
- **bellows** like a calf (↗*Barking - bellowing*): cupr
- **bite**, desire to (↗*Biting - delirium*): anthraci **Bell** Canth cupr hydr-ac lyss **Stram**
- **blames** himself for his folly (↗*Reproaching oneself*): op
- **books**; endeavors to grasp: atro
- **business**, talks of (↗*Industrious; Talking - business*): ars atro bell *Bry* canth cimic dor **Hyos** mygal op phos plb *Rhus-t* stram sulph
- **busy** (↗*Busy; Industrious*): arum-t bapt bell *Bry* camph chlol *Hyos* kali-cy rhus-t *Stram* sulph
- **carotids** pulsating, with: *Bell*
- **catches** at flocks in air (See Gestures - hands - grasping)
- **changeable**: lach stram
- **changing** subject rapidly (↗*Loquacity - changing*): **Lach** stram
- **cheerful** (See gay)
- **chill**, during: acon *Aeth Arn* ars astac *Bell* bry calc caps carb-v cham chin cina dulc *Hyos* ign iod kali-c **Nat-m** nux-v **Op** ph-ac phos plat podo puls samb *Sep* stram *Sulph Verat*
- **closing** the eyes, on: bapt *Bell Bry* calc graph *Lach* led pyrog stram sulph
- **coldness**, with: lact *Verat*
- **collapse**, with: colch cupr
- **coma** vigil; with (↗*Coma - delirium*): cur *Hyos* mur-ac op phos
- **coma**; with (See Coma - delirium)
- **comical**: ant-c *Hyos Stram* verat
- **confused**: coli
- **congestion**, with: aur-m **Bell** brom hyos iod
- **constant**: bapt bell *Canth* con *Lach*
- **convulsions**:
  - **after**: absin arg-mur bell kali-c kali-chl oena sec
  - **before**: op sul-h
  - **during**: acon *Aeth* amyg ars *Bell Camph* crot-h cupr *Dig* dulc hyos *Kali-chl Mosch* op plb
- **crying**, with (↗*Weeping*): agar agar-pr apis atro bell *Caust Cina* dat-m ferr-p merc phos stram
  - **help**, for (↗*Helplessness; Begging; Shrieking - help*): *Canth*
- **dancing**, with (↗*Dancing*): cic
- **dark**, in (↗*Darkness - agg.; Light - desire*): Calc *Calc-ar Carb-v* Cupr *Stram*
- **death**, talks about: *Acon*
- **decency**; with loss of (See naked)
- **delusions**, with: absin aeth agar anac *Ars Bell* camph *Cann-i Cann-xyz* cham cocc croc dig graph *Hyos Kali-bi* op petr plb sep sil spong *Stram Sulph*
  - **sees** rolling live things: cocc
- **depletion**; after (↗*loss; Prostration*): Chin
- **devils**, sees: op
- **distension** of abdomen and constipation; with: *Acet-c*
- **dogs**, talks about: bell

- **drunkards** (See Delirium tremens)
- **eating** | **amel**: anac bell
- **embraces** the stove and wishes to climb upon it as on a tree (↗*Delusions - stove - mistakes; Embraces - inanimate*): hyos
- **encephalitis**; with: hell
- **envy**, with: lyc
- **epilepsy**:
  - **after**: *Arg-met* plb
  - **during** (↗*GENE - Convulsions - epileptic - during*): hyos op
- **erotic** (↗*Lascivious; Nymphomania; Lewdness*): camph cann-i *Canth Hyos* kali-br *Lach Phos Plat Sec Stram Tarent* verat
- **exaltation** of strength, with: *Agar Aur* bell hyos sec stram *Tarent*
- **exhaustion**, with: agar ail am-c *Bapt* dor hyos lyc
- **extravagant** language, with: bell
- **eyes**; with brilliant: ail
- **face**:
  - **pale**: *Hyos*
  - **red**: *Ail Bapt Bell* dor *Gels* **Hyos** op
- **fantastic**: alum ambr *Bell* calc carbn-s cham con dulc graph hyos lyc nat-m nux-m op plat rhod sep sil spong *Stram Sulph*
- **fatigue**, overexertion, study; from (↗*Prostration*): lach
- **fear**; with (↗*Fear; Fear - people; Fear - men; of [= male*): *Acon* bell *Plat*
  - **men**; of (↗*Aversion - men; to [= male persons] - women; Fear - men; of [= male; Fear - people*): bell *Plat*
- **fever**:
  - **after**: arg-met
  - **during** (↗*Loquacity - fever*): Acet-ac *Acon* act-sp aeth agar ail anag anan *Ant-c* ant-t *Apis Ars Arum-t* Bapt bar-c **Bell** *Bry* bufo **Calc** *Camph Canth Caps Carb-v Cham* chel *Chin* chlol cimic *Cina* cocc coff colch croc *Crot-h* cupr cur dor *Dulc Hell Hep Hyos* ign iod juni-v kali-c *Lach* meny *Merc* merc-i-r morph mur-ac *Nat-m Nit-ac* nux-v op *Ox-ac* petr *Ph-ac* phos plat podo psor **Puls Rhus-t** *Sabad* sal-ac *Samb* sang *Sec Sin-n Spong Stram* sul-ac sulph *Ter* til vario verat verat-v
  - **intermittent** fever: sabad
  - **intense** (See FEVE - Intense - delirium)
- **fierce** (↗*Violent*): agar *Bapt* bell hyos *Stram*
- **fire**, talks of: *Calc* cupr
- **foolish**, silly (↗*nonsense; Foolish*): acon aeth agar bell calc-sil *Cic Hyos* merc **Op** *Stram* sulph
- **foreign**:
  - **countries**; talks of: cann-i
  - **language**; talks in a: lach nit-ac *Stram*

46   ▽ extensions | O localizations | ● Künzli dot

Delirium – frightful   **Mind**   **Delirium – pains**

- **frightful** (*terror*): Acon anac *Atro* bar-c **Bell** calc canth carb-v caust chin cic colch coloc dig hep *Hyos* lyc merc mez nat-m nit-ac nux-v *Op* phos *Plb* Puls rhod samb sec sil **Stram** sulph *Verat* zinc zinc-p
- **fruit**; after sour: podo
- **furious**: bell *Bry* canth verat verat-v
- **gangrene**; during: ran-b
- **gather** objects off the wall, tries to: bell hyos
- **gay**, cheerful (*Cheerful; Content*): acon agar aur **Bell** cact cann-s con croc cupr hyos lact lact-v op plat spig-m spong *Stram* sulph verat
  - midnight; after | **morning**; until: lact-v
  - **alternating** with:
    - crying (See weeping)
    - laughing: stram
    - melancholy (See sadness)
    - sadness (*alternating - sadness*): agar
    - singing: stram
    - weeping: plat spig-m stram
    - whistling: stram
- **gestures**; with funny (*Gestures*): cic
- **giggling**: hyosin
- **grimaces**, with (*Grimaces*): Bell
- **groping** as if in dark: plb
- **headache**:
  - **during**: acon agar ail arg-n arn ars *Aur* bell calc cham cimic *Colch* coloc crot-h crot-t glon kalm mag-c *Meli* mosch nat-m *Nux-v* sec sep stram syph tarent verat
  - **from** headache, delirium: syph
- **heat | agg**: bry dulc stram
- **hemorrhage | after**: arn ars bell chin chinin-ar ign lach lyc ph-ac phos sep squil sulph verat
- **home**, wants to go (*Delusions - home - away - must*): bell **Bry**
- **horses**, talks about: *Stram*
- **hysterical**, almost (*Hysteria*): bell *Hyos* ign tarent verat
- **imperious**: lyc
- **injuries** to head; after (*Ailments - injuries*): bell hyos op stram verat
- **intermittent**: con **Stram**
- **intoxicated**, as if: *Agar* am-c carb-an cori-r vip
- **irrational** actions and thoughts: stram
- **jealousy**, from (*Jealousy*): **Hyos Lach**
- **jerking**, with: acon hyos
  - angular: hyos
- **jumping**, with: acon bell lact merc
- **laughing** (*Laughing - delirious*): acon *Bell* colch con *Hyos* hyosin *Ign* lach lact op plb sal-ac sec sep *Stram* sulph thea verat zinc
- **lips** move as if talking (*FACE - Motion of facial - constant - lips - delirium*): bell
- **lochia**, during: verat
- **look** fixed on one point (= staring) (*Staring*): art-v bell bov camph cann-s canth cham *Cic* cupr dor guaj hell *Ign* kreos mez nat-m ran-b stram
  - wrinkled face; with: stram

- **loquacious** (*Loquacity*): agar apis aur bapt bar-c *Bell* bry camph cann-i **Cimic** *Crot-h Cupr* dat-m dor gels **Hyos Lach Lachn** lyss meli merc-cy naja oena *Op* oper par petr *Phos* Plat plb podo *Rhus-t* **Stram** *Sulph* thea *Verat*
  - **indistinct**: apis bell *Hyos Op*
  - **rhyme**; talking in: thea
- **loss** of fluids, from (*depletion*): Chin Chr-ac Hell Lach Nat-s Sulph Verat verat-v
- **maniacal** (*Mania*): acon Aeth agar ail ant-c ars **Bell** bry *Camph* cann-i *Canth* carbn-s chinin-s *Cic Coff* colch con cori-r crot-h *Cupr* dig glon *Hell* **Hyos** indg *Kali-bi Lach* led lob lyc merc merc-c nat-m nit-ac nux-m *Oena Op Phos* plb rhod Sec **Stram** tarent ter thuj *Verat* zinc zinc-act
  - **love**, from disappointed: *Phos*
  - **trifles**; about: thuj
- **meningitis** cerebrospinalis (*FEVE - Cerebrospinal*): Apis Chr-ac Hell Nat-s Sulph Verat verat-v zinc
- **menses**:
  - **before** (*Menses - before*): ars bell cocc hyos lyc verat
  - **during** (*Menses - during*): acon apis bell cocc hyos lyc nux-m puls stram verat
    - **menstrual** difficulties, with (*Menses - during*): apis
- **mental** exertion, from: *Lach*
- **merry** (See gay)
- **mild**: pyrog rhus-t sec verat
- **miscarriage** (See abortion)
- **moaning**, with (*Moaning*): bell *Crot-h*
- **mouth**, puts stones in: merc
- **moving**:
  - **queer**; moving: **Stram**
  - **rhythmical**: stram
- **murmuring** (*Muttering*): arn calad *Hyos Lyc* merc ph-ac *Phos* rhus-t *Stram* tab *Zinc*
  - **himself**, to: hyos merc tab
  - **slowly**: ph-ac
- **music**; from hearing: plb
- **muttering** (*Muttering*): Agar Ail Amyg Ant-t Apis Arn ars arum-t *Bapt Bell* **Bry** calad calc-sil chel *Cic Colch* convo-s *Crot-h* dor gels hell *Hep* **Hyos** kali-br kali-cy *Lach Lyc* Merc Mur-ac nat-m nux-v *Op* ph-ac **Phos** raja-s *Rhus-t Sec* **Stram** *Sulph Tab Tarax Ter Verat* verat-v
  - **himself**, to: bell hyos rhus-t tab tarax
  - **sleep**, in: ant-t ars bry *Gels* sulph
  - **slowly**: ph-ac
- **naked** in delirium, wants to be (*Lascivious*): **Bell** *Hyos* merc *Phos phyt Sec* stram
- **noisy**: agar *Bell Camph Hyos* **Stram** verat
- **nonsense**, with eyes open (*foolish*): anac ars bapt *Canth* cham coll coloc crot-h *Hyos* op *Stram* tarent **Verat**
- **not** know anybody; does (See recognizes)
- **pains**:
  - **from**: Hyos Verat

Delirium – pains / Mind / Delirium – vertigo

- with the (↗Shrieking - pain): acon arg-met arg-n bov dulc tarent-c *Verat*
- **paroxysmal**: *Bell* con *Gels* hyos phos plb sabad
- **periodical**: samb stram
  - **fever**; during: bell stram
- **perspiration**:
  - **amel**: aeth
  - **with**: acon ars aur **Bell** bry calc *Cham* chin cina dulc gal-ac *Hyos* ign iod kali-c nat-m nux-v **Op** *Ph-ac* plat samb **Stram** sulph *Verat*
- **picking** at nose or lips, with (↗FACE - Picking - lips): *Arum-t* **Bry** *Carb-v Chel* chin croc cupr **Hyos** hyosin op past *Ph-ac* phos plb rhus-t sec tab valer verat
- **pupils**, with dilated: acon *Bell Cimic*
- **quarrelsome**: bell *Chr-ac* nit-ac verat-v
- **quiet**: **Bry** calc-sil *Carb-v Chel* chin chlor croc cupr cupr-act **Hyos** hyosin op past *Ph-ac* phos plb rhus-t sec tab valer verat
  - **alternating** with | **restlessness** (See Restlessness - alternating - delirium - quiet)
- **rabid**: bell canth lyss *Stram*
- **raging** (= raving) (↗Rage): *Acon Act-sp Aeth* aether **Agar** agar-pa ail alco anac ant-c ant-s-aur *Ant-t* apis arg-met arg-n ars ars-s-f **Bell** bry calc *Camph* cann-i cann-s cann-xyz **Canth** *Carbn-s* cham chel chin chinin-s cic *Cimic* cina colch coloc cori-r *Cupr* cupr-act dat-f dig dulc glon graph *Hell* hep **Hyos** hyper jatr-c juni-v lach lob lol **Lyc Merc** merc-cy morph mosch mur-ac nat-m *Nit-ac* nux-m nux-v *Oena* **Op** par phos *Plb* **Puls** rheum *Sec Sol-ni* **Stram** sul-ac sulph *Tab* tarent trach trach-v **Verat** vip zinc zinc-p
  - **fever**; during: acon bell *Bry Hyos* lyc op *Stram*
  - **pains**, from: arg-met cham
- **rambling**: atro *Bell* chlol *Chlor* hyos *Nat-m* plb sec *Sulph*
- **raving** (See raging)
- **recognizes** no one (↗Recognizing - not - anyone): agar **Ail** bapt bell calad hyos merc nux-v op stram tab verat
- **refuses** to take the medicine (See Refusing - medicine - delirium)
- **religious** (↗Religious - too): agar alco aur hyos lach **Verat**
- **repeats** the same sentence (↗Speech - repeats): camph plb
- **reproachful** (↗Contemptuous): hyos lyc
- **restless** (↗Restlessness): *Absin* acon ail ars atro *Bapt* bell bry gal-ac **Hyos** iod merc-sul *Mur-ac* oper phos plb *Stram* sulph *Verat*
- **rocking** to and fro: bell hyos
- **rolling** on floor (↗Rolling - floor): calc **Op**
- **romping** with children: agar
- **running**, with: bell con
- **sad** (↗Sadness): acon bell puls
- **same** subject all the time; talking about the: petr
- **scolding**: chr-ac hyos merc stram verat-v
- **sepsis**, from: anthraci **Bapt** crot-h dor *Lach* mur-ac *Pyrog Rhus-t* sec tarent-c ter *Verat Verat-v Vip*
- **shrieking**; with: *Agar* crot-h cupr merc
- **shy**, hides himself (↗Hiding - himself): **Stram**

- **silent**: agar ant-c bell *Hyos* mur-ac sec verat
- **singing** (↗Singing): *Agar* cic lact stram
  - **talking**, but won't answer; and: agar
- **sleep**:
  - **after**: *Lach* petr
  - **amel**: bell *Cact* calad
  - **aroused** (See aroused)
  - **during**: acon ant-c **Apis** arn ars aur *Bar-c* **Bell Bry Cact** *Calc Camph* cham cina coloc cupr cupr-act dig dulc *Gels* hyper lach *Lyc* merc morph mur-ac *Nit-s-d* nux-v *Op* phos puls rheum santin sec sep spong stram sulph verat
  - **comatose**: acon ant-c arn bry camph coloc puls sec
  - **going** to sleep; on: *Bell Bry* cact calc camph caust *Chin Gels* gins guaj ign merc ph-ac *Phos* rhus-t *Spong Sulph*
- **sleepiness**, with: acon ant-c arn *Bry* calc-p camph coloc *Crot-h* hyos lach *Op* **Puls** sec
- **sleeplessness**:
  - **from**: *Lach*
  - **with**: acon ail alum aur **Bapt Bell** bry cact calc *Cann-i* chin *Cimic Coloc* cupr-act cyt-l dig dulc *Gels* hyos ign iod kali-br lact led lyc merc *Mur-ac* nat-c nux-m nux-v op passi petr ph-ac phos plat *Plb* puls rhus-t sabad samb sel *Sil* spong *Stram* sulph *Tub* verat vip-a
- **smallpox**; after: *Bell* stram verat-v
- **sopor**, with: aeth agar *Ail* am-c *Ant-t* **Apis** arn *Bapt* bell ben-n *Camph Carb-ac* diph gels *Hell Hyos* kali-c lach laur lob-p mur-ac nit-s-d nux-m *Op Ph-ac* phos pilo *Rhus-t* stram ter thyr *Verat Zinc*
- **sorrowful**: acon agar bell dulc lyc puls
- **specters**; sees: op
- **staring** at one fixed point (See look)
- **stove** and wishes to climb upon it as on a tree; embraces (See embraces)
- **stupid**: *Stram*
- **terror**, expressive of (↗frightful): bell
- **thirst**, with: camph *Verat*
- **throwing** from windows: calc sil
- **tongue** | brown discoloration: *Phos*
- **trembling**, with: acon apis ars bell bry calc chin hyos ign lact nat-m op phys plat **Puls** rhus-t sabad samb stram sulph valer verat verat-v
- **tremens** (See Delirium tremens)
- **twitching** of muscles; with: hyos
- **typhoid** fever; during: agar *Agarin* ars bapt *Bell* cann-i *Hyos Hyosin-hbr* lach methyl op ph-ac phos rhus-t *Stram* ter valer
- **urinating**:
  - **floor**; tries to urinate on the (↗Dirty - urinating and - everywhere - children; Insanity - urinating): plb
  - **pot**; outside the (↗Dirty - urinating and - everywhere - children): bell
- **vertigo**:
  - **after**: jatr-c
  - **with**: nux-m sec

▽ extensions | ○ localizations | ● Künzli dot

Delirium – vertigo / Mind / Delusions

- **with**: ...
  - **violent**: nux-m
- **vexation**, from: bell **Hyos** plat
- **violent** (✱*Violent; Violent - deeds*): Acon aeth agar alumn *Apis* **Ars** atro aur **Bell** camph canth chlf con *Cupr* dig **Hyos** *Lach Op* phos plb puls *Sec* **Stram** verat verat-v zinc zinc-p
  - **night**: ars
  - **restrained** and calmed with great difficulty, is: zinc
- **vivid**: bell *Stram*
- **waking**, on: aur bell bry cact carb-v chel cina coff colch cur dulc *Hyos Lach* lob merc nat-c par sep stram zinc
- **wandering** (See Wandering - desire)
- **warm** room agg: bry
- **water**, jumping into: bell sec
- **wedding**, prepares for: *Hyos*
- **well**, declares she is (✱*Well - says - sick; Delusions - well; Irritability - sends - doctor*): apis **Arn Ars** op
- **wild** (✱*Violent; Wild feeling*): Acon anac ars atro **Bell Bry Calc** calen camph cann-xyz canth chlol cic *Cina* colch coloc cupr gal-ac gels hydr-ac *Hyos Kali-br* lach lol merc nat-sal nux-m *Op* **Plb** rheum sec **Stram** *Valer Vario Verat*
  - **night**: bell gal-ac plb
- **wraps** up in fur during summer: hyos
- **wrongs**, of imagined: hyos

DELIRIUM TREMENS (✱*Alcoholism; Libertinism; Insanity - drunkards*): acon aether **Agar** agar-pr alco anac ant-c *Ant-t* **Arn Ars** ars-s-f asar *Atro* aur aven *Bell Bism* bry bufo *Calc* calc-s **Cann-i** cann-xyz **Caps** carb-v chin chinin-s chlf chlol cimic *Coff* cori-r *Crot-h* cypr dig dor ferr-p gels *Glon Graph* grat hell *Hyos Hyosin-hbr* ign *Kali-bi Kali-br* kali-p **Lach** lact-v led lol lup lyc lyss *Merc* nat-c **Nat-m Nux-m Nux-v** oena olden-h **Op** *Passi Past Phos* plb puls **Ran-b** rhod rhus-t ruta scut sel sep sil spig **Stram Stry** stry-n sul-ac sulph sumb teucr thea thuj tus-p verat zinc zinc-act

- **coldness**, with: lact-v
- **confusion**; with: lach
- **delusions**, with: **Bell** calc cann-i *Cimic Kali-bi* Lach Op *Stram*
  - **night**: stram
  - **elephants**; of: cann-i
- **escape**, attempts to: *Bell* stram
- **excitement**, with: chlf *Zinc*
- **face**; with red, bloated: *Bell Kali-br* stram
- **loquacity**, with (✱*Loquacity*): *Lach Ran-b*
- **mild** attacks: *Cypr*
- **old** emaciated persons, in: **Op**
- **oversensitiveness**, with: **Nux-v**
- **praying**, with (✱*Praying*): *Aur* **Stram**
- **sleeplessness**, with: *Cimic Gels* hyos kali-p lact-v *Nux-v*
- **small** quantity of alcoholic stimulants, from: **Op**
- **sopor** with snoring: **Op**

Delirium tremens: ...
- **tongue**:
  - **trembling** of tongue; with: stram
  - **white** discoloration of the tongue; with: **Stram** zinc
- **trembling**, with: lach lact-v

DELIVERY:
- **after** (✱*Sadness - delivery - after*): acon *Apis* bell lil-t sec *Sep* stram

DELUSIONS (= imaginations) (✱*Mania; Schizophrenia - paranoid; Thoughts - persistent*): abel abies-c abrot absin *Acon* act-sp aesc *Aeth* aether agar *Agn* ail alco allox aloe alum alum-sil alumn am-c *Am-m* **Ambr** ambro aml-ns anac anag anan ang anh ant-c ant-t *Antip* apis apoc *Aran* aran-ix aran-sc arg-met **Arg-n** arn *Ars* ars-h ars-i ars-s-f arum-t asaf asar asc-t *Aster* astra-m atra-r atro *Atro-s Aur* aur-ar *Aur-m* bac bad *Bapt* bar-act bar-c bar-i *Bar-m* **Bell** ben *Benz-ac* benzo benzol berb beryl bism bold *Borx Bov Brom* bros-gau bry bufo bufo-s cain caj *Calad* **Calc** calc-act calc-ar calc-br calc-caust calc-f calc-i calc-p calc-s **Calc-sil** calen *Camph* camph-br camph-mbr **CANN-I Cann-s** Cann-xyz canth caps carb-ac carb-an carb-v carbn-h carbn-o *Carbn-s* carl casc cassia-s *Caul* caust cench cere-b cham chen-a chim chin chin-b chinin-ar chinin-s chlf chlol chloram chlorpr cic cimic cimx cina cinnm cist cit-v clem cob cob-n coc-c coca cocain **Cocc** cod *Coff* cofft-t colch coll coloc con conin convo-s cop cor-r cori-r cortico cortiso cot croc *Crot-c* crot-h crot-t cub culx cund *Cupr* cupr-act *Cycl* cyt-l *Daph* dat-a der dig digin dios dirc dor *Dros* dub dubo-m dulc eberth elaps eos equis-h eucal eug *Euon* euon-e eup-pur euph-a euph-l euphr eupi *Ferr* ferr-p fl-ac form fum gala gamb gast gent-c *Glon* gran graph grat guaj guan hell *Hell Hep Hip* hoit hom-xyz hura hydr **Hydrog Hyos** hyper iber **Ign** ilx-a indg indol iod iodof ip iris-foe iris-t itu jab jug-r junc-e *Kali-ar Kali-br* kali-c kali-chl kali-cy kali-i kali-m kali-n kali-p kali-sil keroso kreos kres lac-c **Lac-d Lac-lup Lach** lact lact-v lam lappa lat-k lath *Laur* led lepi levo *Lil-t* lina lob *Lol Lyc* lycps-v *Lyss* m-ambo m-arct m-aust macro **Mag-c** mag-m magn-gr magn-gr malar *Manc* mand mang med meli meny meph *Merc* merc-act merc-c merc-i-r merl methys mez mill mim-p morph mosch mur-ac murx myric *Naja* nat-act *Nat-ar* nat-c nat-hchls nat-m nat-n nat-p nat-sal nep nicot *Nit-ac* nitro-o nux-m **Nux-v** ol-j *Olnd* onos *Op* (non: orig-v) ovi-p ox-ac oxyt paeon **Pall** par paraf paro-i passi past paull pen pert-vc peti **Petr Ph-ac** phel *Phos* phyt pic-ac pip-m plan *Plat* plat-m plb pneu *Podo* pop prim-v prots-m psil *Psor* ptel **Puls** pycnop-sa pyrog pyrus querc raja-s ran-b ran-s raph rat rauw rheum rhod rhodi rhodi-o-n rhus-r *Rhus-t* rob rosm russ **Sabad** sabal sabin sacch sacch-l sal-ac sal-p samb sanic santin sarr sars scop scroph-n *Sec* sel senec seneg sep *Sil* sin-n sol-ni sol-t-ae **Spig** spira spong squil *Stach* stann **Staph** *Stict* **STRAM** streptoc stront-c stroph-h stry stry-p sul-ac sul-i sulfon sulfonam **Sulph** sumb *Syph* tab tanac tarax tarent tell

| Delusions | Mind | Delusions – animals |

Delusions: ...
tep ter tere-ch tet thea ther thiop thuj thyr til trif-r trion *Trom* tub upa v-a-b *Valer* vario ven-m verat verat-v verb verin vib vichy-g vinc viol-o vip visc wies x-ray *Zinc* zinc-m zinc-o *Zing*
- **day** and night: aeth ars kali-c
- **morning**: ambr bry con dulc hell hep nat-c
  - **bed**, in: ambr dulc hell hep nat-c
- **evening**: alum ambr bell bry *Calc* camph carb-an *Carb-v* chin graph guaj ign lach lyc merc nat-c nit-ac nux-v ph-ac phos rhus-t spong sulph
  - **bed**, in: alum ambr *Calc* camph carb-an *Carb-v* chin graph ign merc nat-c nit-ac nux-v ph-ac rhus-t sulph
  - **going** to sleep; on: bell bry calc camph chin guaj ign merc nat-c ph-ac phos spong sulph
- **night**: *Acon* aeth arn ars aur bac *Bell Bry* calc-ar camph cann-i canth carb-v carl cham chinin-ar coloc con dig *Dulc* kali-c lyc meny *Merc* nit-ac nux-v op *Plb Puls Rheum* sec sep sol-ni sulph tub valer vip zinc
  - **towards** morning:
    - **alternating** with | **sleep**; confused: ars
  - **children**; in: bac
- **abroad**, being: verat
- **absurd**, ludicrous (*Antics; Foolish):* ambr arg-met camph cann-i caust cic op tarent
  - **figures** are present (*figures - seeing):* ambr arg-met camph cann-i caust cic op tarent
- **abundance** of everything, she has an: sulph
- **abused**, being (*insulted):* Bar-c cocain hyos ign pall puls *Staph*
- **abyss**: alco calc carbn-s *Kali-c* sulph
  - **behind** him: *Kali-c*
  - **falling** down an abyss; fear of: alco carbn-s
  - **others** would fall down an abyss, as they stand close to it: calc sulph
- **accidents**:
  - **sees** accidents: anac ars bell canth hep nat-c op phos
  - **relatives**; of: phos
  - **threatened** with an accident; he was: alum kali-i
  - **fatal** accident (*Fatalistic):* alum
- **accused**, she is (*Suspicious; criticized; Ailments - reproaches):* laur zinc
- **act** and yet cannot; must (*do - unable):* pop
- **activity**, with (*Activity - desires): Bell Hyos Stram*
- **adrift**; being (= feels cut)
- **affection** of friends, has lost (See friend - affection; Forsaken; Forsaken - isolation; Insecurity; Sadness - friends)
- **afternoon**, it is always: lach stann
- **air**:
  - **cold** air; he were entering: tarent
  - **go** into the air and busy himself; he must: anac

- **air**: ...
  - **hovering** in the air (See floating - air)
  - **in** the air like a spirit; he were hovering (See floating - air - spirit)
  - **lighter** than air; he was (See body - lighter)
  - **stepped** on air (See step - air)
  - **suspended** in the air: sep
  - **tremulous** motion; the air were in: sabad
- **alarm**, of | **waking**, on: agn
- **alive**; something (See living things)
- **alone**, being (*Forsaken; Company - desire; Forsaken - isolation):* camph cycl hura lepi *Puls* rhus-t sep stram
  - **always** alone; she is (*friendless; Forsaken):* **Puls●** stram
  - **belong** to anyone; she did not: puls
  - **dead** and still; and all about her were: rhus-t
  - **graveyard**; alone in a (*Forsaken):* lepi sep
  - **wilderness**; alone in a (*Forsaken):* stram
  - **world**; alone in the (*Forsaken):* camph carb-an cycl hura *Plat* pseuts-m *Puls* tax-br
- **angels**, seeing: aether cann-i stram
- **animals** (*Biting):* absin aeth ail alum am-c am-m arn *Ars* aur aur-ar aur-s *Bell Calc* cham *Cimic* cina colch con *Croc Crot-h* cycl *Hyos Kali-br* lac-c lach lyc lyss mag-m med merc mosch nux-v *Op* phos *Plb* puls santin sec sil *Stram* sul-ac sulph tarent thuj valer verat zinc
  - **abdomen**, are in: *Croc Thuj*
  - **bed**:
    - **dancing** on the: con
    - **on**: ars bell cimic colch *Plb* stram valer
    - **under** it: cham
  - **being** an animal right through: lach
  - **black** animals; seeing: bell stram
    - **walls** and furniture; seeing black animals on: bell stram
  - **corners**; coming out of: stram
  - **creeping**: ail cycl lac-c stram
    - **in** her: cycl stram
    - **on** him: ail
  - **cup**, moving in a: hyos
  - **dark** colored: bell
  - **devoured** by:
    - **being**: *Stram*
    - **had** been: *Hyos*
  - **fire**, in the: bell
  - **frightful**: *Bell* cham *Crot-h Op Stram* tarent
  - **grotesque**: absin
  - **hideous** (See ugly)
  - **jumping**:
    - **bed**; on the (See bed - dancing)
    - **her**; jump at: *Merc*
    - **out** of the ground: stram
  - **large** animal is running over her whole body: cycl
  - **objects**; are: hyos
  - **passing** | **before** her: thuj

▽ extensions | ○ localizations | ● Künzli dot

Delusions – animals

- **persons** are animals: *Aeth* bell *Calc Cimic* hyos *Med* stram
  : **rats**, mice, insects etc.: *Aeth* bell *Calc Cimic Med* stram
  : **unclean** animals: bell
- **surrounded** by ugly animals: crot-h cycl plb
- **ugly** (= hideous): *Crot-h*
- **annihilation**; about to sink into: calc cann-i carbn-h
- **answers** to any delusion: anh aster
- **ants**: hyos plb psil
  - **bed** is full of ants: plb
  - **letters** are ants: hyos
- **anxious**: *Acon Anac* calc carb-v ign kali-br mag-c med *Phos Puls* sep verat
  - **pregnancy**; during: kali-br
- **apoplexy**:
  - **he** has an: arg-met carb-v
  - **he** will have an (See Fear - apoplexy)
- **apparition**; he would see an (↗*images; visions*): brom
- **appreciated**, she is not (↗*Confidence - want; Forsaken; Timidity*): arg-n aur caps *Pall* plat puls pycnop-sa sulph *Thuj*
- **approaches** and recedes; everything: cic
- **argument**, making an eloquent: cann-i
- **arms**:
  - **belong** to her; arms do not: agar bapt carc ign op
  - **bound** to her body; arms are: caj cimic
  - **cut** off; arms are: bapt
  - **four** arms; she has: sulfon
  - **many** arms; she has too: pyrog
  : **legs**; and (↗*crowded; legs - many - arms*): pyrog
  - **reach** the clouds | **sleep**; when going to: pic-ac
  - **separated** from body; are (See separated - body - arms)
  - **three** arms; she has: petr
- **army** passed him in the street; a silent | **walking**; while: cann-i
- **arousing** (See awakening)
- **arrested**, is about to be (↗*pursued - police; Fear - arrested; DREA - Arrested*): arn ars *Bell* cupr kali-br meli plb ruta tab *Zinc*
- **asleep** (See sleeping)
- **assaulted**, is going to be (↗*Suspicious; Fear - injury - being; injury - about*): abel tarent
- **assembled** things, swarms, crowds etc.: acon ambr anac ars bell bry cann-s cann-xyz con graph hell lyc merc nat-act op phos plb **Stram** sulph tab
- **asylum**:
  - **mental** asylum; sent to: lach
  - **she** will be sent to: cench lach
- **atmosphere**:
  - **beautiful** (See beautiful - atmosphere)
  - **heavy** and thick; atmosphere in room were: agn

Mind

- **atmosphere**: ...
  - **warm** atmosphere:
    : **entering** a warm atmosphere when eating; he was: puls
    : **in** a; he was: puls
- **auditory** (See hearing)
- **awake** | **night**; he has been awake all: puls
- **awakened**; he is:
  - **fright** or alarm; awakened in: agn bell
  - **just** been awakened; he has: cic cycl mang
    : **fever**; from: cic
  - **someone** were trying to awake him: carb-v cur
    : **dream**; from a: carb-v
- **awakening**; he is (↗*waking*):
  - **himself**:
    : **dream**; from a: carb-v
    : **sleep**; from a heavy: rheum
  - **never** get awake; she would: ang
- **babies**:
  - **two** babies are in bed: petr
- **bad**:
  - **temper**; he is in a bad: zinc
- **balancing**:
  - **bridge**; as if balancing over water when crossing a: ferr
  - **head** (See head - balance)
  - **himself** to and fro; as if balancing: ferr
- **ball**, he is sitting on a (See RECT - Lump)
- **barriers**:
  - **things** around; between oneself and (See separated - world - he)
- **bats**, of: bell
- **beaten**, he is being: bry elaps
- **beautiful** (↗*visions - beautiful*): anh bell *Cann-i* coca coff cofft dat-a eug *Lach* olnd psil stram *Sulph* tab
  - **atmosphere**, in: dat-a
  - **landscape**; of: (non: coff) cofft *Lach*
  - **old** ragged woman seemed beautiful: psil
  - **rags** seem, even: *Sulph*
  - **she** is beautiful and wants to be: stram
  - **things** look: bell eug olnd sulph tab
  - **urination**; all things seem beautiful after: eug
  - **visions** (See visions - beautiful)
- **bed**:
  - **bouncing** her bed up and down; someone is: bell canth
  - **bound** to the bed by suction: sars
  - **covered** the whole bed; she: pyrog
  - **drawn** from under her: ars stram
    : **alighted** on the floor; and she had: ars
  - **falling**:
    : **on** her: stram
    : **out** of bed: arg-met arg-n ars ars-s-f crot-c
    : **head** were falling out of bed (↗*head - fall - bed*): arg-met
    : **through** the bed: bell benzol chinin-s dulc lach rhus-t sacch sec

Delusions – bed

Mind

Delusions – bed

- **falling – through** the bed: ...
  : **floor**; and: benzol
- **floating**; is (See floating - bed - is)
- **forced** him out of the bed; as if something: rhus-t
- **hard**, too (See GENE - Hard)
- **large** enough; bed were not (See small)
- **lumps** in bed: arn mag-c
- **lying** on his bed; he is not: asar hyper stict valer
  : **waking**; on | 4 h; at: hyper
- **motion**, in: clem lac-c
- **naked** man is wrapped in the bedclothes with her: *Puls*
- **noise**; something under her bed were making a (▸*someone - under - knocking; Fear - waking - under*): bell calc canth colch
  : **knocking**; as if someone were (See someone - under - knocking)
- **occupied** (See someone - in)
- **old** ragged woman; is: psil
- **out** of bed; as if forced (See forced)
- **raised**; is: canth
- **sinking**:
  : **bed** is sinking: bapt *Bell* Benz-ac bry calc-p chinin-s dulc kali-c *Lach* lyc plb rhus-t sacch sec
    : **closing** the eyes; on: sec
  : **everything** is sinking down in bed: lyc
  : **patient** were sinking down; bed and: lach
  : **she** is sinking:
    : **down** deep in bed: bry xan
    : **through** the bed: bell chinin-s dulc lach rhus-t
    : **with** the bed: lach
- **small**; too: sulph
- **sold** his bed; someone has: nux-v
- **someone**:
  : **comes** near his bed; as if someone: carb-v
  : **gets** into his bed and there is no more room: nux-v
  : **in** the bed; as if someone is: anac apis *Bapt* carb-v cycl graph nux-v op petr *Puls* rhus-t samb sec stram valer
    : **two** persons lay in the bed; as if | **overlapped** hers by half; and the body of the other: cycl
    : **with** him: anac apis *Bapt* carb-v graph nux-v op petr *Puls* rhus-t sec stram valer
    . **strange** boy; a: apis
  : **menacing**, is standing at the foot of the bed; someone who is: chlol
  : **over** the bed; someone is: calc
  : **take** away the bedclothes; someone tries to: bell
  : **under** the bed; someone is (▸*enemy - bed; thieves - house - bed; Fear - waking - under*): am-m ars **Bell**● calc canth colch
    : **knocking** (▸*noise*): Bell calc canth colch
- **surrounded** by devils; is: op
- **swaying**; bed is:
  : **back** and forth: zinc
  : **side** to side; from | **hammock**; like a: tub
- **swimming** (See floating - bed - swimming)
- **tipping** over; is: ars

Delusions – body

- **bed**: ...
  - **touch** the bed when lying; as if she did not (▸*floating - bed - swimming; VERT - Lying - agg. - touch*): asar chin coff lac-c nat-m nux-v op ph-ac rhus-t spig stict stram thuj
    : **floating**; and body and limbs were: stict
  - **turned**:
    : **about**: nux-v plb puls sin-n
    : **circle**; bed turned in a: con sol-ni
  - **two** persons in bed with her: cycl petr
  - **warm** | **hot**; sensation as if bed is: op
  - **whirling** around with her: nux-v
- **bees**; sees: puls
- **beetles**, worms etc.: ars bell hyos kres nep *Stram*
- **behind** him; that someone is (See people - behind)
- **bells**; hears ringing of (▸*hearing - illusions*): aether ars cann-i kres med ph-ac thea valer verat
  - **door** bell (▸*hearing - illusions*): thea
  - **funeral**, his (▸*dead - he - funeral*): aether
  - **sweet** toned bells; numberless: cann-i
- **belong** here; does not (See Estranged - family; Forsaken)
- **belong** to her own family; she does not (▸*Estranged - family; Forsaken*): Plat
- **beside** oneself; being | **trifles**; with: carl
- **betrayed**; that she is (▸*deceived; Ailments - friendship*): dros
- **betrothal** must be broken: fl-ac
- **better** than others; he is (▸*great; Deeds - great; Haughty*): cic myric
- **bewildered**; he is: xan
- **bewitched**, he is (▸*charmed*): cann-i rhus-t
- **bier**, is lying on a: anac cann-i
- **bird**:
  - **picking** feathers from a bird; he is: hyos
  - **seeing** birds: bell kali-c lac-c
- **bitten**, will be: *Hyos* stram
- **black**:
  - **objects** and people, sees: *Bell* op puls stram tarent
  - **she** is: sulph
- **blind**; he is (▸*Blindness*): bell hyos mosch stram verat
- **blood**:
  - **ceased** to flow | **vertigo**; during: seneg
  - **circulate** well; blood does not: *Atro*
  - **rushed** through like roar of many waters: alumn cann-i
- **board**; as if lying on a (See BACK - Board)
- **body** (▸*Schizophrenia - paranoid*):
  - **absent**; is: cocain
  - **adherent** to a woolen bag; is:
    : **night** | **half** awake; while: coc-c
  - **alive** on one side of the body and buried on the other (See side - alive)
  - **black**, it is: sulph
  - **brittle**, is (▸*Touched - aversion; emaciation; thin*): ign nux-v sars stram *Thuj*
  - **brown**; spotted (See spotted)
  - **continuity** of body would be dissolved: thuj

▽ extensions | O localizations | ● Künzli dot

Mind

Delusions – body

- **covers**:
  - **bed**; covers the whole (See bed - covered)
  - **earth**; covers the whole: cann-i
- **cut** through; he is (↗*Cut; Cut - others*): Bell Stram
  - **two**; in (↗*Confusion - identity - duality; divided; Cut - others*): Bell plat stram
- **dashed** to pieces, being: calc
- **deformed**, some part is: acon **Sabad**
- **delicate**, is (↗*brittle*): Thuj
- **diffused** (See enlarged - body)
- **diminished**; is: agar cinnm
  - **left** side of body is smaller (↗*half - right; half - right - bigger*): cinnm
- **disintegrating**: *Lach*
- **divided**, is (↗*Confusion - identity; Confusion - identity - duality; divided - two*): cann-i lil-t Petr sil Stram
- **enlarged**; body is (See enlarged - body)
- **expanded** (See enlarged - body)
- **fibre** in her right side, feels every: nux-v sep
- **greatness** of, as to (↗*Haughty; great; tall - he*): Cann-i Coca Hell Plat staph
- **half** (↗*divided; Confusion - identity - duality*):
  - **left** half | **belong** to he; does not: sil
- **headless**; is (See head - no)
- **heavy** and thick; body has become (↗*Heaviness*): nat-c
- **hollow**; body is (See hollow - body)
- **immaterial**, is: anh thuj
- **immovable**, parts of body are: asar
- **imperfect** (See ugly)
- **jelly**; made of (See jelly)
- **lighter** than air; body is (↗*floating - air; light [= low - is; flying]*): agn asar gels lach Op psil thuj visc xan
  - **embrace**, after: agn
  - **hysteria**; in: gels
  - **masturbation**; from: gels
  - **no** body; he had: psor
- **out** of the body (↗*Depersonalization; Merging*): agar alum Anh Cann-i lac-c nux-m Op phos pyrus
  - **crazy** if she could not get out of her body; she would become: lac-c
  - **enjoy** to provoke out of body experiences: agar
  - **observe** herself, can: pyrus
  - **second** self outside of patient (See double - being - outside)
  - **someone** else saw or spoke outside: alum
- **parts**:
  - **absent**; parts of body are: cot stram
  - **separated**; are: bapt daph
  - **shrunken** (See diminished - shrunken)
  - **taken** away; parts of body have been: *Bapt* daph
  - **thick**; are: acon

Delusions – brain

- **body**: ...
  - **pieces**:
    - **coming** in pieces; body is in danger of: thuj
    - **falling** to pieces; body is: *Lac-c* xan
    - **relief** to fall to pieces; it would be a great | **kept** herself together; only by great effort she: sacch-l
    - **were** in several pieces; he:
      - **adjusted**; and could not get them: phos
  - **putrefy**, will (↗*Fear - putrefy*): Ars bell
  - **rags**; body torn into: phyt plat
  - **scattered** about; body was: *Bapt* caj daph *Petr* phos pyrog stram
    - **bed**; in the: bapt
    - **tossed** about to get the pieces together; he: *Bapt* caj daph petr *Phos* pyrog
  - **separated** (See separated - body - mind)
  - **shrunken**, like the dead; body is: *Sabad*
  - **sink** down between the thighs; body will: bell
  - **spotted** brown, is: bell
  - **state** of his body, to the erroneous: pyrog **Sabad** stram
  - **sweets**, is made of: merc
  - **thick**, is: nat-c
  - **thin**; is (↗*brittle*): thuj
  - **threads**; body inside is made of: nux-v
  - **threefold**, has a (↗*divided; Confusion - identity - duality*): ars petr
  - **ugly**; body looks (↗*Reproaching oneself; Confidence - want - self-depreciation; appreciated*): bar-c bry bufo *Cham* cina *Nux-v* pycnop-sa *Thuj* tub
  - **withering**, is (See withering)
  - **wrapped**: cact
- **born** into the world; he was newly: cor-r cori-r
  - **wonder** at the novelty of his surroundings; and was overwhelmed with: (non: cor-r) cori-r
- **bottle**:
  - **soda** water; he is a bottle of: *Arg-n* cann-i
    - **running** to and fro: cann-i
- **boundaries** | **soft** and diffuse (See Confusion - identity - boundaries)
- **brain**:
  - **balanced** on a slight point and was likely to be turned over; brain were: camph
  - **confused**; brain were: coca
  - **cracking**; brain is: nux-m
  - **dissolving** and she were going crazy; brain were: calc
  - **far** from skull; as if too (See space - between)
  - **fog** in brain; there is: rhod sulph
  - **glass**; made of: *Dig*
  - **hard**; brain is: mez
  - **intoxicated**; brain is | **blood**; by degraded: crot-h
  - **loose**; brain is (See HEAD - Looseness)
  - **moving**; brain is: ars cycl sulph
  - **muddled**; brain is (See confused)
  - **round** and round; brain seemed to go: sabad
  - **skull**; brain is smaller than (See HEAD - Smaller - brain)
  - **smoke** on brain: op

All author references are available on the CD

53

Mind

Delusions – brain

- **softening** (↗*Fear - brain*): abrot Arg-n cann-i crot-h
- **stomach**; has brain in: acon
- **swashing**; brain is | **walking**; when: spig
- **swimming**; brain is: sol-ni
- **tightening**: asaf sulph visc
- **turning** around; were: bry sabad
- **wavering**; brain were: nux-v phos phys sul-ac
  : **revolving**; and: nux-v
  : **walking**; when: phys
- **whirled** round and round; brain: cimic sabad
- **wobble**; brain seems to: ars cycl spira
  : **to** and fro: cycl spira
- **brandy**; he had taken: puls
- **break**:
  - **she** would break:
  : **down**: arg-met
  : **lay** too long in one position; if she: pyrog
- **breaking** in; someone is (See thieves - house)
- **brittle**; he is (See body - brittle)
- **bugs** and cockroaches; of (↗*cockroaches; insects*): kres
- **bugs**; sees: ars *Cocain*
  - **bed**; crawling over: ars
- **building** stones, appearance of: thuj
- **bulls**, of: bell
- **business**:
  - **accomplished**; business could never be: med
  - **doing** business; is (↗*Avarice; Industrious*): bell Bry canth cupr *Phos Rhus-t*
  - **occupied** about business: Bry op
  - **ordinary**, they are pursuing (↗*Industrious*): ars atro bell plb stram
  - **success**; is a: phos
  - **unfit** for, he is (↗*Timidity; Confidence - want; Fear - failure*): Croc
- **butterflies**, of: bell cann-i cupr glon
- **calls**:
  - **absent** persons, for: hyos
  - **him**; someone calls (See someone)
  - **someone** calls: anac ant-c ars bell cann-i dros dulc hyos kali-c med plat *Plb* rhus-t rosm ruta stram thuj verat
  : **absent** mother or sister call his name: anac
  : **sleep**; someone calls him during: Sep●
  : **waking**; on: ant-c ars bell dulc rhod rhus-t
- **cancer**, has a (↗*disease - incurable*): sabad verat
- **caressed** on head by someone (↗*touched - head*): *Med*
- **carousal**; as if after a (↗*debauch*): mez phys
- **carriages** | **splendid** carriages; seeing: carbn-s
- **carried** somewhere and conversed with another person; she was: raph
- **castles** and palaces; sees: plb
- **casualties**; sees (See accidents - sees)
- **catches**:
  - **imaginary** appearance; at: Hyos **Stram**
  - **people**, at: stram
- **cathedral**; he is in a: cann-i

Delusions – clothes

- **cathedral**; he is in a: ...
  - **choirs**; on hearing: cann-i
- **cats**:
  - **sees**: absin *Aeth* arn *Bell Calc* daph hyos mosch op puls *Stram*
  : **black**: bell puls
- **caught**; he will be (↗*Suspicious*): bell
- **cellar**; | **shut** in a dark cellar; he is: nat-p
- **chair**:
  - **repairing** old chairs; he is: cupr cupr-act
  - **rising** up; chair is: phos
  - **something** hanging over a chair were a person (See person - something)
  - **standing** in middle of bed; chair were: thuj
- **changed**; everything is (↗*strange - everything; Strange - everything*): Arg-n bar-m carb-an *Nux-m Plat*
  - **home**; at (See home - changed)
- **changing** suddenly: cann-i hyos psil
- **charmed** and cannot break the spell (↗*bewitched*): Lach
- **cherries**, sees: santin
- **child**:
  - **drive** children out of the house; he must: fl-ac
  - **he** is a child (↗*Childish*): Cic
  : **acts** like a child; and: Cic
  - **not** hers; child is: anac nit-ac
  - **nursing** her child (See nursing)
- **childish** fantasies, has: lyc
- **chin**:
  - **long**; is too: glon
- **choir**; he is in a cathedral on hearing music of a (↗*hearing - illusions*): cann-i
- **choked**:
  - **he** is about to be: cann-i phos
  - **night** | **waking**; on: cann-i phos
  - **ice**-cold hands, by: canth
- **Christ**, himself to be (↗*divine; great*): cann-i **Verat**
- **churchyard**:
  - **dancing** in, he is: cic stram
  - **visits** a: anac arn *Bell* stram
- **ciphers**, sees (See VISI - Ciphers)
- **clairvoyant**; she is: pyrus
- **clear**, everything is too: ambr
- **clock** strike; he hears the (↗*hearing - illusions*): ph-ac
- **closing** eyes; on: anh *Calc* led spong
- **clothes**:
  - **beautiful**; clothes are: aeth **Sulph**●
  - **fit**; did not: verat-v
  - **fly** away and become wandering stars; clothes will; | **undressing**; on: cann-i
  - **heavy**; too (See GENE - Clothes - heavy)
  - **near** them; cannot get clothes though: caj
  - **rags**; is clad in: *Cann-i*
  - **tight**; too (See GENE - Clothes - tight)
  - **uncomfortable**: spong

▽ extensions | O localizations | ● Künzli dot

Delusions – clothes — **Mind** — **Delusions – criticized**

- **wearing** clothes; not (See naked)
- **wet**; are (See GENE - Clothes - wet)
- **clouds**:
  - **black** cloud enveloped her; a heavy (✱*Sadness - cloud*): arg-n Cimic Lac-c puls
  - **head** were confused by a cloud: crot-t pert-vc
  - **sun**; after exposure to: pert-vc
  - **ideas** were floating in clouds: dat-a
  - **reach** the clouds; he seems to: pic-ac
  - **arms**, face, tongue and forepart of brain seem to reach to the clouds: pic-ac
  - **rocks**; looking over clouds and: mag-m
  - **sees**: hep mag-m rhus-t
  - **strange** clouds settle upon patients or dance about the sun: cann-i
- **cockroaches** swarmed about the room (✱*bugs; insects*): bell kres
- **collect** senses; unable to: cham hyos
- **comfortable** while sitting on something hard; that he is: psil
- **commander**; being a (✱*general; officer*): cann-i cupr
- **companions**:
  - **are** half men, half plants: cann-i
  - **youth**; is with companions of his: aether
- **company**; people are averse to her (See appreciated; outcast)
- **compelled** to do certain things; he is (See Thoughts - compelling)
- **complaints** amel by a single, very deep breath (✱*GENE - Breathing - deep - amel.*): caps
- **confidence** in him; his friends have lost all (✱*Timidity; Confidence - want; Forsaken*): aur hura
- **confused**; as if (✱*criticized; Ailments - reproaches*): sul-ac sulph tub verat-v
  - **sleep**; from insufficient: sulph
  - **smoke** in head caused confusion: sul-ac
- **confusion**; others will observe her (✱*Timidity; Confidence - want; Suspicious*): Calc
- **connected**; being (See Unification - sensation)
- **conscience**; as if he had a bad (See wrong - done; Anxiety - conscience)
- **consciousness**:
  - **belongs** to another (✱*identity; Confusion - identity*): Alum
  - **lose** consciousness; he would: agar brom calc camph dig dios lyss mag-m nat-n oxyt plat syph thea
  - **confusion**; after: syph
  - **lying** down; on: agar
  - **momentarily**; he had lost consciousness: lyss
  - **vertigo**; during: nat-n
  - **outside** of his body; his consciousness were: alum
- **conspiracies**:
  - **against** her father; the landlord's bills are conspiracies: kali-br
  - **against** him; there are conspiracies: ars kali-br lach plb puls

- **contaminated** (✱*dirty*):
  - **everything** one is touching is contaminated (✱*dirty - he; sick - being - imaginary; Washing - desire - hands*): ars
- **control**; out of:
  - **he** is running out of control (See Fear - control)
- **controlled** (✱*double - being - controls*):
  - **higher** power; under the control of (See influence)
- **convent**, she will have to go to a: lac-d
- **conversing**; as if: Bell nat-m raph stram
  - **carried** somewhere; and: raph
- **convulsions**; as if he would go into: pyrus raph
  - **after**: absin
- **corners** (✱*creeping - corner*):
  - **faces** were looking out of every corner; horrible (See faces - corner)
  - **head** fitted into each corner of the room; part of (See head - corner)
  - **project**; corners of the houses (✱*Fear - narrow*):
  - **walking** in the street; so that he fears he will run against them while (✱*Fear - corners*): Arg-n
  - **something** coming out of the corner; sees (✱*creeping - corner*): Phos stram
- **corpses** (See dead - persons)
- **couch** moved; as if: plb
- **counteracted**; he is (See hindered - everyone)
- **country**, then in another; he were now in one: chlol
- **coward**:
  - **people** leaving him are cowards: cann-i
- **crabs**, of: hyos
- **crazy** (See insane)
- **creative** power; has (✱*Activity - desires - creative; great; knowledge*): cann-i psil
- **creep** into his own body; he would crouch together as much as he could and cimx
- **creeping** things; full of: phos
  - **corner**; out of every (✱*corners; corners - something*): phos
- **crime**:
  - **about** to commit a: kali-br Lach thea
  - **committed** a crime; he had (✱*Anxiety - conscience; Remorse*): alum alum-sil am-c anac ars carb-v caust chel chinin-s cina cocc cycl dig hell Ign kali-br lach med merc nux-v plb puls rheum rhus-t ruta sabad staph Verat zinc zinc-o
  - **impelled** to commit a: thea
- **criminal**, he is a (✱*Anxiety - conscience; pursued; wrong - done*): alum am-c ars calc-br carb-v caust cina cob coff cycl dig ferr graph hyos Ign m-arct Merc nat-c nux-v op phos puls ruta sabad sarr sil stront-c sulph thuj verat
  - **others** know it; and: calc-br cob
- **criminals**, about: alum am-c Ars bell carb-v caust Chel cina Cocc coff dig Ferr graph Hyos merc nat-c nit-ac nux-v puls ruta sil stront-c sulph verat
- **criticized**, she is (✱*Sensitive; Timidity; Confidence - want*): bar-act Bar-c calc carc cocain hyos ign Lac-lup lach laur lyss nat-m pall plb rhus-r staph

Mind

Delusions – crowded

- **crowded** with arms and legs (↗arms - many - legs; legs - many - arms): Pyrog pyrus
- **crushed**:
  - **bedclothes**; crushed by the: pic-ac
  - **everybody** rushing; crushed by: tub
  - **houses**; crushed by the: arg-n
- **cry**; he could: apoc caj
  - **nothing** but cry; he could do: apoc
- **cucumbers** on the bed; sees: *Bell*
- **cursing**, with: *Anac Nit-ac* verat
- **cut** through; he is (See body - cut)
- **cylinder**, being a: cann-i
- **dancing**:
  - **he** were dancing: agar ars-s-f puls
  - **walking**; he were dancing up and down when: ars-s-f
  - **night**; he had been dancing all: clem sabin
  - **satyrs** and nodding mandarins: cann-i
- **danger**, impression of (↗Fear - danger; Fear - happen; Fear - misfortune): camph fl-ac kali-br macro mez plb *Stram* valer
  - **family**, from his: kali-br
  - **fear**; but without: fl-ac
  - **life**, to his: plb
- **dark**: carb-v cimic
  - **cloud**; he is enveloped in a dark (See clouds - black)
  - **in** the dark; delusions: carb-v
  - **objects** and figures; sees dark: cimic
- **dead**:
  - **child** was, her: (non: kali-bi) *Kali-br*
  - **corpse**:
    : **acquaintance** on sofa and has dread; corpse of absent: ars
    : **bier**; on a: anac cann-i
    : **brother** and child, corpse of: calc-sil con plb
    : **husband**, corpse of: calc-sil plb
    : **mutilated** corpse: ant-c arn con mag-m merc nux-v sep
    : **near** him: anac
    : **sister**, corpse of: agar
    : **tall** yellow corpse is trying to share the bed with him | **ejected**; and he is promptly: bell
  - **everything** is (↗Indifference - dead): mez rhus-t
  - **alone**; everything is dead and still and she is (↗forsaken): rhus-t
  - **friends** are dead and she must go to a convent; all her: Lac-d
  - **he** himself was: agn anac anh apis ars camph cann-i graph *Lach* mosch oena *Op* phos plat raph sil stram tanac
  - **funeral**; and preparations were being made for her (↗bells - funeral): lach
  - **half** dead, half alive: tanac

Delusions – devil

- **dead**: ...
  - **mother** is, his: *Anac* lach nat-m
  - **persons**, sees: agar alum am-c *Anac* arg-n arn *Ars* ars-i aur bar-c bar-i *Bell* brom bry calc calc-ar calc-i calc-sil cann-i canth caust cocc con fl-ac graph *Hep* hura *Hyos* ign iod kali-ar *Kali-br Kali-c* kali-p kali-sil *Lach* laur *Mag-c* mag-m nat-c nat-m nat-p nit-ac nux-v op paull *Ph-ac Phos Plat* plb ran-s sars sil stram stry sul-ac sul-i sulph thuj verb zinc zinc-p
    : **midnight** | **waking**; on: cann-i
    : **morning**:
    : **waking**; on | **frightened** by images of dead persons: hep
- **deaf** and dumb (↗hearing - illusions): verat
- **death** approaching (See die - time)
- **debate**, of being in: hyos
- **debauch**; as after a (↗carousal; Reveling; GENE - Debauch - sensation): caj clem conin kreos lact lyc nux-v op ox-ac
  - **afternoon**: caj
- **deceived**; being (↗betrayed; trapped): dros *Ign* lyss naja *Nat-ar* nicc ruta *Staph* stront-c
- **delightful** | **she** is or wants to be delightful (↗pleasing): stram
- **delirious**:
  - **become** delirious; he would: bry gels
    : **night**: bry
  - **was** delirious; he: cann-i nit-ac
- **delirium** tremens; after: *Kali-br*
- **demoniacal**, is (See devil)
- **demons**; of (See devil; monster - chair)
- **depending** on him; everything is: lil-t
- **depressive**: ambr *Aur* **Kali-br** murx nux-v plat
- **deranged**; becoming (See insane - become)
- **deserted** (See forsaken)
- **despised**; is (↗Confidence - want; Forsaken; Suspicious): **Arg-n** cob hura lac-c lach *Orig* (non: orig-v) phos prots-m
  - **sexual** desire; with violent: orig
- **devil**: absin alum ambr anac ars *Bell* borx camph cann-i cupr dulc *Hell* hyos *Kali-br* kali-c lach *Manc* mand meli nat-c *Op* orig phos *Plat* psil *Puls* stram sulph
  - **after** her; is: *Hyos Manc* orig
    : **sexual** desire; with violent: orig
  - **all** persons are devils: meli **Plat**
  - **he** is a devil: **Anac** camph cann-i *Hyos* kali-br stram
  - **persecuted** by the devil; he is (↗pursued - fiends):
    : **crimes** he had never done; for: zinc
  - **possessed** of a devil: alum borx cann-i *Hyos* lyss mand meli plat psil stram
    : **everyone** is: meli
    : **he** is (↗possessed): borx cann-i *Hyos* plat psil stram
    : **God** and by the devil; alternately by: psil
  - **present**, is: anac cann-i op phos **Plat**

56   ▽ extensions | O localizations | ● Künzli dot

Mind

Delusions – devil

- sees (✱*faces - diabolical*): absin ambr *Anac* ars *Bell* cann-i cupr dulc *Hell Hyos Kali-br* kali-c lach *Manc* nat-c *Op* orig *Plat Puls* stram sulph *Zinc*
  : bed; sees devils about his: op
- sits in his neck; devil: | **prompting** to offensive things: anac
- speaking in one ear, prompting to murder (✱*voices - hearing - follow; whispering*):
  : **angel** in the other ear, prompting to acts of benevolence; and an (✱*voices - hearing - follow*): *Anac*
- taken by the devil; he will be: (✱*Fear - devil of*): manc
- devoured by animals (See animals - devoured)
- die:
  - about to die; one was (✱*disease - incurable; dying - he; Death - presentiment*): **Acon** agn alum am-c ant-t *Arg-n* arn ars asaf asar bar-c bar-m bell cann-i caps caust cench *Chel Croc* cupr gels glon graph hell iris-t kali-c lac-d *Lach* lil-t lyc lyss magn-gr med meli merc mur-ac nat-hchls *Nit-ac* nux-v petr phos *Plat Podo* pop psor puls pyrus raph rhus-t ruta sil stram sulph tab thea *Thuj* v-a-b verat vinc zinc
  : **delivery**; during: **Acon**
  : **dissected**; and soon will be: *Cann-i*
  : **exhaustion**; she would die from: lach
  : **fit**, which makes him walk faster; thinks he will have a: *Arg-n*
  : **heart** trouble; in (✱*heart - disease - going; Fear - death - heart*): pop
  : **help** her off; and wishes someone would: lach
  : **lie** down and die; she must: kali-c
  : **sink** down and die; one would (See sinking - dying)
  : **sleep**; she would die on going to (See Fear - death - sleep - falling - on)
  : **stool**; before: nat-hchls
  : **suddenly**: thea
  : **weakness**; one would die from: asar lyc vinc
  : **wrong** from which they die; she gives people something (See wrong - gives)
  - must; she: nux-v
  - rather die than live; one would: xan
  - time has come to (✱*Death - conviction*): ars bell lach med sabad thuj
- diminished (✱*tall; tall - he; GENE - Smaller*):
  - abdomen has fallen in (See abdomen - fallen)
  - all is (✱*small - things - appear; Size - incorrect*): cann-i cinnm grat lac-d sabad sulph
  - body is diminished (See body - diminished)
  - everything in room is diminished; while she is tall and elevated (✱*great; Haughty*): plat
  - objects are (See small - things - appear)
  - short, he is: lac-c
  - shrunken, parts are: nux-m *Sabad*
  - small, he is (See small - he)
  - thin, he is too: thuj
- dirt, eating: verat

Delusions – dogs

- dirty (✱*contaminated; Dirty*):
  - everything is: cur
  - he is (✱*contaminated - everything; Fastidious; Washing - desire - hands*): aster *Lac-c* lycps-v rhus-t *Syph* thuj
  : **inside** and smells badly: aster
- disabled, she is: cit-v
- disagreeable; everything seems: valer
- discoveries; makes: nitro-o
- disease:
  - deaf, dumb and has cancer; he is (✱*hearing - illusions; Anxiety - hypochondriacal*): verat
  - every disease; he has (✱*Hypochondriasis; Anxiety - health - own; Anxiety - hypochondriacal*): *Aur-m* stram
  - imaginary (See sick - being)
  - incurable disease; he has an (✱*Despair - recovery; die - about; Doubtful - recovery*): acon alum *Arg-n* arn cact calc calc-sil chel *Ign* lac-c *Lach Lil-t* macro mag-c nit-ac phos plb podo *Sabad Stann Syph*
  - loathsome, horrible mass of disease; he were a: lac-c
  - unrecognized disease; he has an (✱*Anxiety - hypochondriacal*): raph
- disgraced (✱*Timidity; Confidence - want; Forsaken*):
  - family or friends; he has disgraced his: plat sarr
  - she is: caust nux-v plat rob (non: sarr) (non: sec) sulph
- disorder; objects appear in: glon op
- dissected, he will be: cann-i
- distances; of (✱*enlarged - distances; Distances - inaccurate*): anac bros-gau cann-i cann-s magn-gr nux-m
  - objects were too distant: anac bros-gau
- distinguished; he is (✱*Insanity; Haughty; great*): phos stram verat
- disturbed; being | sleep; during (See sleep - disturbed)
- divided (✱*side - alive*):
  - two parts; into (✱*body - divided; Confusion - identity; Confusion - identity - duality*): *Anac Bapt* cann-i lil-t petr plat puls sil stram thuj
  : **cut** in two parts; or (✱*Confusion - identity; Cut; Cut - others*): plat
  : **left** side did not belong to her; and: sil
  : **which** part he has possession on waking; and could not tell of: thuj
- divine, being (✱*great; christ; superhuman*): cann-i glon stram
- division between himself and others (✱*separated - world - he*): nat-c
- dizzy (See vertigo)
- do:
  - dreadful while trembling; he were going to do something: visc
  - nothing; he could do (✱*worthless*): lyss
  - unable to do anything, yet something must be done (✱*act and*): pop
- doctors come; three: sep
- dogs:
  - attack him: nit-ac pall **Stram**

Delusions – dogs

- attack him: ...
  - gnawing flesh and bones: nit-ac pall stram
- biting his chest: stram
- black: arn *Bell* puls
- he is a dog: bell lyss
  - growls and barks (⁊*Biting*): bell lyss
- sees: *Aeth* arn aur **Bell** *Calc* calc-ar calc-sil cina lyc merc mosch puls sil *Stram* sulph verat zinc
- swarm about him: bell *Calc* stram
- doing enough | not done enough; he has (See neglected - duty)
- dolls, people appeared like: plb
- doomed, being (⁊*lost - salvation; Anxiety - salvation*): acon ars aur cycl hell hyos *Ign Kali-br Kali-p* lach *Lil-t* lyc med meli op *Plat* psor puls stram sulph *Verat*
- door; someone was coming in at the | night: con
- double:
  - being (⁊*person - two - personalities; standing - beside; Confusion - identity - duality*): alum *Anac* anh *Bapt* calc-p cann-i glon lach lil-t mosch *Nux-m* op *Petr* phos psil pyrog rhus-t sec sil *Stram* tab thuj valer
    - conquer the other; there were another self and he is not sure which will: op
    - controls the other; one self (⁊*controlled*): Cann-i
    - fever would not run alike in both; and: pyrog
    - lying on one side:
      - one person; she were | another person when lying on the other side; she were: pyrog
      - one person when lying on the left side; he were | another person when lying on the right side; and (See lying - one - another)
    - outside of patient; there were a second self: *Bapt* tab
    - smaller, the outer person loosely put on; the inner person being a little | get up; the inner person is urging the outer to: anac
    - watching his other self playing; his real conscious self seemed to be: nux-m
  - existence; having a double: cann-i
  - limb is; one (See limbs - double)
  - nose is (See nose - double)
  - objects are: *Anh* zinc
  - sensations present themselves in a double form: cann-i
- dragged from the lowest abyss of darkness: thea
- dragons, of: cann-i op
- drawing:
  - circle; something were drawing her round in a | head straight; and she could not hold her: lyss
  - legs; he were drawn forth and wafted quickly in the direction of his: tell
  - right when walking; something were drawing her to the: sil
- drawn:
  - floor; he were drawn from the | difficult to place foot to the floor: euon-s

Delusions – elevated

- drawn: ...
  - organs seem to be drawn together: *Naja*
- dream; as if in a (See Dream)
- dreaming when awake; he was (See Dream; as)
- drinking:
  - had been drinking; he: aran-sc
  - is drinking; he: bell
- driving a car:
  - closing the eyes: ferr
- driving animals:
  - peacocks: hyos
  - sheep: acon
- drugged; as if: op
- drunk:
  - been drunk; he had:
    - night; before: bry
    - week; for a: onos
  - is drunk; he: acet-ac acon agar alum ant-c arg-met arg-n asc-t aur bell bufo calc chlf chlol cot croc ferr graph kali-br lat-k meph mez nux-m oena op phys pip-m querc sil stram sul-ac sulph
    - all the time: arg-met
    - cloudiness; with: alum
    - head:
      - heavy; with a: acet-ac
      - in: calc
    - nausea; with: acon
    - partially: chlol
    - rising; on: graph
    - side were drunk; affected: lat-k
    - smoke in brain; from: op
    - vertigo; with: ant-c ferr
- drunkard | coming toward her and lying down beside her; a huge drunkard were: cic
- dull:
  - intoxication; as after an: squil
  - liquor; from taking: sabad
  - sleep; head were dull from loss of: nicc
  - study; head were dull from too much: nat-n
- dumb, he is: verat
- duty: | neglected one's duty (See neglected - duty)
- dying (⁊*Death - presentiment - predicts*):
  - he is (⁊*die - about; Death - dying; Death - sensation*): acon ant-t apis cact cann-i chlf morph nux-v op podo rhus-t stram ther thyr vesp xan
- earthquake; one were in an: fl-ac
- eating:
  - cannot eat: myric
  - is eating; he: atro bell
  - must not eat; she: kali-m
- elevated:
  - air; elevated in the (⁊*floating - air*): calc mosch (non: nit-ac) nitro-o phos rhus-t sil
  - fall; and would: mosch

Mind

Delusions – elevated

- **air**; elevated in the: ...
  : **pressed** forward; and: calc
  - **bed** is raised: canth
  - **carried** to an elevation: oena
- **emaciation**; of (*body - brittle; thin - he; DREA - Emaciated): Anh nat-m sabad sulph thuj
- **emperor**:
  - **is** an (*great; prince; queen): cann-i
  - **talked** of: carbn-s
- **emptiness**; of (*GENE - Emptiness): am-c aur Calad cann-i Cocc Ign irid-met kali-br Kali-c Mur-ac oena Olnd Puls sars Sep stann stry Sulph Zing
  - **around** and under one on standing; emptiness: kali-br
  - **behind** one on turning around; emptiness: kali-c
  - **internal**: aur
- **encaged** in wires (*wires): Cimic
- **enchantment**, of: coff-t
- **enemy** (*Suspicious - enemy):
  - **bed**; enemy is under the (*bed - someone - under; pursued - enemies): am-m
  - **everyone** is an (*Forsaken; Forsaken - isolation; pursued - enemies): Merc plat puls
  - **injury**; an enemy is constantly lying in wait to inflict an: (*pursued - enemies): alco
  - **pursued** by (See pursued - enemies)
  - **rest**; enemy allowed him no: dros
  - **surrounded** by enemies (*pursued - enemies; Suspicious - enemy): ambr Anac carbn-s Crot-h dros Merc verat
- **engaged**:
  - **lawsuit**; in a (See lawsuit)
  - **occupation**; he is engaged in some (*Industrious): acon ars atro bell cann-i cupr cupr-act hyos lyss plb rhus-t stram verat
  : **ordinary** occupation (*Industrious): ars atro bell plb stram
- **enlarged** (*large - he; swollen; tall): acon agar alum Anh apis Aran arg-met Arg-n atro aur bad Bapt bell berb Bov caj camph Cann-i cann-s carb-ac carb-v caust cench cham cic cob-n coc-c con euph ferr Gels glon Hyos kali-ar kali-bi kali-br lach laur levo mang meph mim-p nat-c nux-m nux-v Op ox-ac pall Par phos pic-ac pip-m Plat puls pyrog rhus-t sabad sil spig stann staph stram sulph Trom tub xan zinc
  - **body** is: acon alum anh aran arg-n bad bapt bell Bov caj cann-i carb-v cench cic hyos kali-br mang mim-p nux-m op par pic-ac stram sulph xan
    : **right** side: cann-i
    : **alternating** with | **small**; delusions that body is very: sulph
    : **enormously**: cic
    : **parts** of body (*neck - too; Size - incorrect): acon alum anh aran bad bapt bell bov cann-i carb-v hyos kali-br mang nux-m op pic-ac stram
      : **growing** too long; as if: kali-br
  - **chin** is: glon sabad

Delusions – existence

- **enlarged**: ...
  - **distances** are (*distances; Distances - inaccurate; Size - incorrect): camph **Cann-i** cann-s cob-n glon nux-m stann
  - **everything** is (*large - everything): euph
  - **eyelashes** are: cann-i
  - **eyes** are (*eyes - big): bell levo op
  - **forearm** is: aran
  - **head** is (*head - large; head - large - too; HEAD - Enlarged): acon Bapt berb Bov caj cann-i carb-ac Gels glon kali-ar mang meph nux-m Par pip-m Plat sil zinc
  - **leg** is longer, one: cann-i
  - **letters**: Anh
  - **objects** are (*longer; Size - incorrect): agar Anh atro **Cann-i**
    : **diminished** and: Anh
  - **persons** are (*large - people): berb cann-i caust cham Trom tub
    : **twilight**, in: berb
    : **vertigo**; during: caust cham Trom tub
  - **scrotum** is swollen: sabad
  - **tall**; he is very (*tall - he; Haughty): aur op pall plat pyrog staph stram
- **enrage** him; least provocation would: sumb
  - **mirth**; with: sumb
- **entering**; someone is (See person - entering)
- **epilepsy**:
  - **has** epilepsy; he: atro
  - **would** have an epileptic fit; he: alum cina lyss
- **eternity**:
  - **he** was in: cann-i
  - **lived** an eternity; he has: aether
  - **merged** with present: anh
- **ether** in his head; he had taken: cain
- **evil**: absin cycl lach meny zinc
  - **done** some evil; had (*wrong - done): cycl zinc
  - **happened** to him; feeling as though some evil had: lach meny
  - **haunted** by evil images: absin
  - **sex** is (See Fear - moral)
- **exaggerated**; everything: cann-i
- **exalted**; as if: cann-i lac-c plat
- **excited**; as if: coff kali-i
  - **intoxicated**; and: kali-i
- **execute** him; people want to: nux-m
- **executioner**; visions of an: stram
- **exhausted**; he was: coca
- **existence**:
  - **begun** his existence; he had just that moment: camph
  - **doubt** if anything had existence (*Nihilistic): agn
  - **longer**; she cannot exist any: thuj
  - **own** existence; he doubted his: cann-i
  - **surroundings** did not exist: agn nux-m puls
  - **two** existences; to have: cann-i
  - **without** form in vast space: cann-i

Mind

Delusions – expanding

- **expanding**:
  - **passersby** are expanding (*Size - incorrect*): cann-i
- **expectant**; he is: coca
- **expecting** unpleasant news; he is (See news - expecting - unpleasant)
- **experienced** | **before**; thought everything had been (*Deja*): kali-br
- **eyelashes** prolonged: cann-i
- **faces**, sees (*images*): acon aeth *Ambr* anac anh apis arg-n ars aur **Bell** *Bry Calc* calc-sil cann-i carb-an carb-v caust cham chin cimic cocc *Cupr* euphr kali-c *Lac-c* lac-h laur lyc med merc *Nat-m Nux-v* **Op** phos pic-ac samb stram stry *Sulph Tarent*
  - **closing** eyes, on: aeth anh *Arg-n* ars **Bell** *Bry* **Calc** carb-v caust chin euphr *Op* samb sulph *Tarent*
  - **corner**; looking out of every: phos
  - **dark**, in the: chin **Lac-c**
  - **diabolical** faces crowd upon him: (*devil - sees*): *Ambr* carb-an caust tarent
    - **get** away of them; cannot: ambr
  - **distinguished** people, of: cann-i
  - **distorted** (*images - distorted*): ambr arg-n caust cupr lac-c laur
    - **lying** down in the daytime; on: ambr arg-n cupr cupr-act laur
  - **elongated**: stram
  - **every** ones face in a glass except his own: anac
  - **hideous** (See ugly)
  - **larger**; grow: acon aur
  - **looking** from behind bed and furniture: med
  - **mask**-like: anh op
  - **noises**; because of slight: kali-c
  - **reaching** the clouds | **sleep**; on going to: pic-ac
  - **ridiculous**: cann-i
  - **scheming**: anh
  - **stooping**, when: *Nat-m*
  - **ugly** (= hideous) (*grimaces*): *Ambr* **Bell** **Calc** calc-sil cann-i carb-an caust cocc *Kali-c* lac-c lyc merc nux-v **Op** phos stram stry sulph *Tarent*
    - **pleasing**; seem: cann-i
  - **waking**, on: ambr
  - **wherever** he turns his eyes, or looking out from corners: aur med *Phos*
- **fail**, everything will (*Timidity; Confidence - want; Fear - failure*): act-sp *Arg-n Aur* cob-n lac-c merc nux-v psor sil
  - **his** understanding: arg-n
- **failure**; he is (See Confidence - want - failure)
- **faint**; he would: amp beryl bry bufo calc calen carb-v cocc dig kali-c lappa levo mag-c med mosch nat-m sabad sep sil spong stann thea upa zing
  - **emptiness** of stomach; with: bufo
  - **lying** down; on: sulph
  - **qualmishness**; with: upa
  - **standing**; while: dig
  - **waking** any longer; if he had postponed: carb-v
- **fall**; something would | **him**; on: tarent

Delusions – falling

- **falling**:
  - **asleep**; delusions on falling (See sleep - going)
  - **backward**: bry calc chin dub kali-n led nux-v prim-v rhus-t spong staph tub
    - **bed**; on getting out of: rhus-t
    - **rocking** in a chair; going over backward when: tub
    - **side**; he would fall backward or to one: calc nux-v
  - **bed** (See bed - falling)
  - **brother** fell overboard in her sight; her: kali-c
  - **dancing**; he would fall on: puls
  - **elevated** and would fall; he were: mosch
  - **fire** on walking past it; one would fall into a: onos
  - **forward**:
    - **backward**; and: rhus-t
    - **is** falling forward; she: alum alum-sil chel chlf cupr dig elaps gels mang (non: mosch) nat-m *Nux-v* petr phos pic-ac rhus-t ruta senec sil spig stram tarax ter xan
    - **turning** around in head; as if: cupr
    - **walking**; when: ter
  - **must** fall forward; she: nat-hchls
  - **rising** from a seat; on: vib
  - **stooping**; when: berb puls
  - **he** is: alum-sil ambro apis aran bell bism calc caust chen-a chim clem coloc cupr equis-h gels guaj lappa lyss mag-m mag-p med mosch puls rhus-t sabin sec sep spig stram tub upa vib visc wies zinc
    - **asleep**; when: vib
    - **awakening**; when: guaj sec
    - **children**; in: gels
    - **deep**: bell
    - **head**; on: chim
    - **suddenly**: clem
    - **unpleasantly**; she would fall not: lappa
  - **height**; from a: bell calen caps caust gels mosch *Thuj*
  - **hold** onto something; she would fall if she did not: sabad
  - **hole** close by; danger of falling into a: carbn-s
  - **is** falling; she or he (See he is)
  - **looks**:
    - **down**; falls if he looks:
      - **downstairs**; when going: onos
      - **standing** or when walking; when: spig
    - **up**; falls if he looks: puls
  - **open** space; he would fall in: ars
  - **over**; he would fall: ars zinc
  - **pieces** to (See body - pieces - falling)
  - **seat**; he would fall from a: alumn stram
  - **side**; to one: am-m aur calc camph cocc dirc eup-pur itu merl nat-m nux-v rheum ruta sacch-l squil zinc
    - **left**; to: aur calc dirc eup-pur merl nat-m

▽ extensions | ○ localizations | ● Künzli dot

Delusions – falling | **Mind** | **Delusions – fire**

- **side**; to one: ...
  - **right**; to: camph itu ruta sacch-l zinc
  - **height**; when at a: zinc
  - **walking**; when: ruta
  - **rising**; he would fall to one side on: squil
- **stands**; he will fall if he: alum-sil oxyt
- **things** will be: hyos stram
- **turns**; if he:
  - **head**; he would fall if he turns his: spig
  - **right** or left; to: der
- **walking**; when:
  - **if** she walks: calc iod
  - **step**; he would fall at every: dor
- **walls** (*Fear - narrow; walls - surrounded; house - crush*): arg-n cann-i carb-v lyss
  - **epileptic** fit; walls seem to fall inward before an: carb-v *Lyss*
- **family**, does not belong to her own (*Forsaken; Company - desire; Forsaken - isolation*): lil-t plat
  - **get** along with her; cannot: lil-t
- **fancy**, illusions of (*visions; images; Fancies - absorbed*): Acon Aeth agar alum alum-sil am-c *Ambr* anac ang anh ant-c ant-t apis arn *Ars* ars-i *Aur* aur-ar aur-s bar-c bar-i *Bell* berb bism bry (non: bufo) bufo-s calc calc-ar calc-p calc-sil camph **Cann-i** *Cann-xyz* canth carb-an carb-v carbn-s caust cham chin chinin-ar chinin-s cic *Cina* *Cocc* coff colch coloc con croc *Crot-c* cupr cycl dig dros dulc euphr *Fl-ac* graph hell hep **Hyos Ign** indg iod kali-ar *Kali-br* kali-c *Kali-p* kali-sil lac-c **Lach** lact *Laur* led lyc *Lyss* m-arct mag-c *Mag-m* mag-s meny Merc nat-c nat-m *Nit-ac* Nux-m nux-v olnd *Op* par petr *Ph-ac* phos *Plat* plb psil puls rheum rhod *Rhus-t* Sabad samb sec sel sep sil spong stann Staph **Stram** sul-ac sul-i **Sulph** *Tarent* thuj valer verat verb viol-o visc zinc zinc-p
  - **evening** | **bed**; in: calc hell
  - **air**; in open | **amel**: *Plat*
  - **chill**, during: kali-c nit-ac phos sulph
  - **closing** the eyes; on: calc led sep
  - **heat**, during: bell bry carb-v hyos mag-m merc *Op* ph-ac phos rhus-t samb stram
  - **sleep**:
    - **falling** asleep; when: calc puls
- **fantasies** are forced upon him; a multitude of: bell
- **far** away; as if everything is (See separated - world - he)
- **far** off; as if: med sec
  ○ **Head**; in: sec
- **farewell**; she had bid | **friend**; to a near: rhus-t
- **fasting**; as after (See GENE - Weakness - fasting)
- **fatigue**:
  - **banished**; fatigue were forever: cann-s
  - **work** without fatigue; he could: pip-m
- **feet**:
  - **separated** from body, are (See separated - body - feet)
  - **slip** from under her; feet would: nicc
  - **touch** scarcely the ground: calc-ar camph dat-a peti tep thuj

- **feet – touch** scarcely the ground: ...
  - **walking**; when: calc-ar camph peti tep thuj
- **fermenting** | **everything** were fermenting: nux-v
- **fever**:
  - **coming** on; fever were: vichy-g
  - **during**: bell calc
- **fiery**: bell
- **fighting**; people are: op stram
- **figures** (*images*):
  - **seeing** figures (*absurd - figures; people - seeing*): acon agar ambr anh arg-n ars atro **Bell** bry *Calc* camph carb-v caust chin cic cimic cina coca cocc con cupr graph hell hep *Hyos* kali-br kali-c kali-p merc mosch nat-ac nux-m nux-v *Op* ph-ac *Phos* plat plb rhus-t samb santin sec sil spong *Stram* sulph tarent *Verat* visc zinc
    - **black** (See large)
    - **closing** eyes; on: chin
    - **corners**; coming out of: stram
    - **delirium**; seeing frightful figures during (See Fancies - exaltation)
    - **dozing**; when: visc
    - **gigantic**: atro
    - **hurled** bottle at them, and (See throws)
    - **large** black figures were about to spring on him (*images - black*): mosch
    - **marching** in the air:
      - **evening** | **asleep**; while half: nat-c
    - **sleep**; during: kali-c
      - **half** asleep (See dozing)
    - **strange** (= grimaces): agar ambr *Anac* arg-n ars *Bell* bry calc camph caust chin cic *Cocc* con cupr graph hep *Hyos* kali-br merc nux-v *Op* ph-ac *Phos* plat rhus-t samb sec sil *Stram* sulph *Verat* zinc
    - **accompany** him, one to his right, the other to his left: *Anac*
  - **throws** bottle at: chlol
- **filthy** (See dirty)
- **fingernails** seem as large as plates | **drowsiness**; during: cann-i
- **fingers**:
  - **cut** off: mosch
  - **enlarged**; are (See EXTR - Enlargement - sensation - fingers)
  - **thumbs**; fingers are (See thumbs)
- **fire**: alum am-m anac ars bar-c *Bell Calc* calc-ar calc-p clem croc daph *Hep* kali-n kreos lach laur lyss mag-m mez nat-m op **Phos** *Puls* rhod rhus-t spig spong stann stram sulph tet verat zinc zinc-p
  - **night**: lach
  - **balls** of fire were rolling over bedclothes: stram
  - **flame** of fire seems passing through him, a (*Fire - set*): **Phos**
  - **head** is surrounded by: am-m
  - **home**; on a distant: bell
  - **house**, on: bell hep stram
  - **neighbor's** house on fire: hep
  - **noise** is a cry of fire and she trembles; every (*hearing - illusions*): bar-c

Delusions – fire | **Mind** | **Delusions – gave way**

- **room** is on: stram
  - **visions** of: alum am-m anac ant-t ars *Bell Calc* calc-ar calc-p clem croc daph *Hep* kali-n kreos laur lyss mag-m mez nat-m op phos plat *Puls* rhod rhus-t spig spong stann stram sulph tet zinc zinc-p
- **world** is on: *Hep* puls verat
  : **night**; during: puls
- **fishes**, flies, etc.; sees: bell *Stram*
- **fit** and walks faster, she will have a: *Arg-n*
- **flatus**; that everybody notices his: zinc-p
- **fleas** creeping over body; sees: gent-c
- **flesh** was off bone and edges sticking out: lac-d
- **flies**; sees: bell lyc streptoc
- **flight** from objects: *Stram*
- **floating** (↗*lifted*): *Acon* agar *Ambr* anag anh *Arg-met* arn asar bell bry calc calc-ar cann-i canth chlf cocain con dat-a dub *Euon* euon-a hura hyos hyper jug-r kali-br keroso *Lac-c Lach* lact lact-v lat-h m-aust manc mosch nat-ar nat-m *Nux-m Op* passi pen *Ph-ac* phos phys pip-m rhus-g sep **Spig** *Stach* stict stram stroph-h *Tarent* tell tep ter thuj valer visc xan
  - **above** it all (See Detached; Estranged)
  - **air**, in (↗*flying*; body - lighter; elevated - air): *Acon* agar *Ambr* anh *Arg-met* arn asar bell bry calc calc-ar cann-i canth chlf cocain dat-a dub *Euon* euon-a hura hyos hyper jug-r kali-br *Lac-c Lach* lact lact-v lat-h m-aust manc mosch nat-ar nat-m *Nux-m Op* passi pen *Ph-ac* phos phys pip-m rhus-g sep **Spig** *Stach* stict stroph-h *Tarent* tell tep ter thuj valer visc xan
    : **evening**: bell
    : **legs** were floating: stict
    : **sitting**; when: xan
    : **spirit**; like a (↗*body - lighter; light [= low - is):* asar lac-c lach tell
    : **sleep**; on going to: tell
    : **upper** part of body: visc
    : **walking**; while: asar dub lac-c spig
  - **bed**:
    : **is** floating: con
    : **resting** on the bed:
    : **he** is not: *Lach* stict
    : **suspended** in bed: bell stram
    : **swimming** in bed (↗*bed - touch*): bell stram
  - **boat**; floating in a: bell
  - **closing** eyes, on: pen
  - **maze**, in a wavy: keroso
  - **things** are floating | **writing**; things are floating to and fro on: anag
- **floor** (See ground)
- **flowers**; of:
  - **gigantic** flowers; of: cann-i
- **fluid** resisting passage; surrounded by ethereal: cann-i
- **fly** to pieces; he could (See Fear - control)
- **flying** (↗*body - lighter; floating - air*): anh ars-s-f asar bell calc-ar camph *Cann-i* euon jug-r lach lact lil-t manc nitro-o oena op thuj tub valer verat
  - **abyss**; flying from a rock into a dark | **bed**; on going to: cann-i

- **flying**: ...
  - **could** fly; as if he: camph cann-i lil-t tub
  : **raised** from the ground; and he were: cann-i
  - **must** fly; as if he: ars-s-f bell verat
- **followed**; he is (See walking - behind)
- **foolish**: *Bell* hyos merc merc-act nux-v
- **footsteps**; hearing (↗*hearing - illusions):* canth carb-v crot-c *Med* nat-p
  - **behind** him: crot-c *Med*
  - **next** room, in: nat-p
- **forehead**, she must look out under: ph-ac
- **forgetful**; he is: bar-c
- **forms** | **strange** forms accompanying him (See figures - seeing - strange)
- **forsaken**; is (↗*Timidity; Confidence - want; Forsaken):* **Arg-n** *Aur* bar-c camph cann-i carb-an carb-v chin *Cycl* hura hyos *Kali-br* lach lil-t lyss **Mag-c** nat-p pall *Plat* **Puls●** rhus-t sanic *Stram* thuj
  - **morning** | **waking**; on: lach
  - **care** for her; no one would: hura lil-t
  - **friend**; she has been forsaken by a near: rhus-t
  - **God**; by: kali-br
- **fortune**, he was going to lose his (↗*poor; Avarice; Fear - poverty):* psor staph
- **foul**, everything appears: cur
- **fowls**, sees: stram
- **fragile** (See body - brittle)
- **friend**:
  - **accident**; his friend had met with an: ars
  - **affection** of; has lost the (↗*Timidity; Confidence - want; Forsaken):* ars *Aur* hura hyos rhus-t *Thuj*
  - **lose** a friend; she is about to (↗*Forsaken):* hura
  - **offended**; has: ars
  - **surrounded** by friends; being: bell cann-i
- **friendless**, he is (↗*Forsaken; Company - desire; Forsaken - isolation):* (non: alum) lach mag-m sars *Thuj*
  - **morning** | **waking**; on: lach
- **fright**:
  - **after**: bapt bell calc-p merc plat
  - **as** if in a fright: apis bell borx calc-p iber lac-c lach lyc m-aust mag-p magn-gl nat-ar paeon phys psor sacch-l samb sars stram ter zinc
    : **dream**; by a: borx
    : **trembling**; and indefinable dread with: iber
    : **vision** behind him; by a: lach
    : **waking**; on: apis bell lyc m-aust mag-p magn-gl phys samb sars
  - **frightful** (See images - frightful; visions; Fancies - exaltation)
- **furniture** to be persons; imagines (↗*inanimate):* nat-p
  - **night**: nat-p
    : **waking**; on: nat-p
- **gallows** with fear; vision of: *Bell*
- **gathering** objects from pictures and walls; making efforts at: bell
- **gave** way:
  - **everything** under him gave way: sanic

▽ extensions | ○ localizations | ● Künzli dot

Mind

Delusions – gave way

- ground under him gave way (See ground - gave)
- **geese**:
  - **is** a goose; he: con
  - **sees**: hyos
  - **threw** themselves into water, thinking themselves to be geese: con
- **general**, he is a *(➚commander; great; officer)*: cupr
- **ghosts** (See specters)
- **giants**, sees: bell
- **giraffe**, he is a: cann-i
- **glass**:
  - **she** is made of *(➚body - brittle)*: thuj
  - **wood**, glass, etc.; being made of: eupi rhus-t *Thuj*
- **gliding** in the air; he is (See floating - air)
- **glittering | objects** were glittering and too bright: bell camph
- **glowworms**, of *(➚insects - shining)*: cann-i
- **gnome**; being a: cann-i
- **God**:
  - **communication** with God; he is in: psil stram verat
  - **messenger** from God; he is a: verat
  - **sees** God: aether
  - **vengeance**; he is the object of God's: **Kali-br**
- **goitre**:
  - **has** a: indg zinc
  - **cannot** see over when sitting down; has one which he: zinc
- **goose** (See geese)
- **grave**, he is in his: anac lepi stram
- **great** person, is a *(➚Insanity; Haughty; superiority)*: aeth *Agar* alum bell *Cann-i* cic *Coca* cupr cur glon ham iod *Lach* lyc lyss phos *Plat* stram sulph *Syph Verat*
  - **reverenced** by all around her; she ought to be: ham
- **grief**:
  - **anger**; delusion from grief and: bell
  - **weighed** upon him; a grief: am-m con
- **grimaces**, sees *(➚faces - ugly)*: ambr caust cocc *Op* stram sulph
  - **falling** asleep, on: sulph
- **groans**:
  - **hears** *(➚hearing - illusions)*: Crot-c
  - **with**: bell *Cham*
- **grotesque**: cann-i hyos plb sulph
  - **people** appear: hyos
- **ground**:
  - **coming** up to meet him; ground were *(➚stairs were)*: bell calc cann-xyz pic-ac sil
  - **gave** way beneath his feet: arg-n con dign *Kali-br* sulph tep visc
  - **moving**; ground were: clem
  - **sinking**; floor is *(➚sinking - floor)*: lepi
  - **slipped** back and forth beneath her; the ground: tep
  - **soft** like wool while walking; floor is *(➚walking - wool)*: xan

Delusions – head

- **ground**: ...
  - **touch** the ground; she would hardly: ars-met calc-ar camph dat-a
  - **lighter**; he were: camph
  - **walking**; when (See feet - touch - walking)
  - **unsteady**; the ground were: tep
  - **wavering**; the ground were: chlf sulph
  - **closing** the eyes; on: chlf
  - **stood** was wavering; the ground on which he: sulph
- **grow**:
  - **larger** and longer; he grew *(➚tall - he)*: aur plat stram
- **growling** as of a bear, hears *(➚hearing - illusions)*: mag-m
- **guilt**; of (See wrong - done)
- **gun**, uses a stick for a *(➚shoot)*: bell
- **half** does not belong to her (See body - half - left)
- **hall**, illusions of a gigantic: cann-i
- **hammock**; swinging in a | **treetops**; above the: coff-t
- **hand**:
  - **passes** over body: carb-v
  - **separated** from body, is (See separated - body - hand)
  - **smoothing** her; felt a hand: med
  - **head**; smoothing her: med
  - **taking** her hand; something | **midnight**: canth
  - **visions** of white, outspread hand coming toward face in the darkness: ben
- **hang** himself, wants to: Ars
- **hanging**; is:
  - **he** or she were hanging:
  - **downward**; with his head: glon
  - **standing** high; hanging or: phos
  - **three** feet from the ground | **asleep**; on falling: hura
  - **persons** who were hanging; sees: ars
- **happen**; something terrible is going to (See Fear - happen - terrible)
- **happened**; something has: med
  - **dreadful** has happened; something: med
- **happy** in his own house, he will never be: ars
- **hard**; everything is | **sitting** or lying; while (See GENE - Hard bed - everything)
- **harlequin**, he is a: hyos
- **hat** is a pair of trousers which he tries to put on: stram
- **hated**; by others: lach sanic
- **head**:
  - **balance** his head; he has to | **vertigo**; during: aesc
  - **belongs** to another: *Alum* cann-i cann-xyz nat-m ther thuj
  - **circle**; head were going around in a: bry iber tub

All author references are available on the CD

63

Mind

Delusions – head

- **circle**; head were going around in a: ...
  : **occiput** were turning around: iber
- **cold** breeze blows on: petr
- **corner** of the room; part of head fitted into each: cann-i
- **deceased** acquaintances without bodies; heads of: nux-v
- **diminished**: grat
- **disease** will break out of head: stram
- **divided**; is: psor ther xan
- **empty**; head were (See HEAD - Empty)
- **enlarged** (See enlarged - head)
- **fall**; head would:
  : **backward**: chinin-s
  : **bed**; out of (↗*bed - falling - out - head*): arg-met
  : **directions**; in all: cann-s
  : **forward**: agn calad cupr *Hipp*
  : **walking**; on: calad hipp
  : **off**: nux-m
  : **side**; to one: spong
- **floating**: jug-r nat-hchls rauw zinc
  : **off** (↗*separated*): nat-hchls rauw
  : **top** of head were floating off: nat-hchls
  : **up** and down | **images** of fancy; head were floating up and down with a similar floating of thezinc
- **flying** | **round** and round: eup-pur
- **friend's** head stick out of a bottle; sees his: bell
- **headless**; is (See No)
- **heavy**; his own head seemed too: bry cham puls
- **hold** his head straight; he could not | **right** side; head would constantly incline to the: ferr
- **inflated**; head were: merl
- **large** (↗*enlarged - head*):
  : **grimaces**; large heads make:
  : **evening** | **closing** the eyes; on: euphr
  : **too** large; seems (↗*enlarged - head*): acon allox meph sil
- **lift** it off; can: ther
- **light**; head is: jab sarr
- **monstrous** head on a distant wall of the room: aur cann-i
- **motion**:
  : **up** and down | **similar** floating of images of fancy; with a: zinc
  : **within** head were in motion; all: verat
- **no head**; there were (↗*separated*): asar aur-ar calc-i cocc nit-ac nux-v
- **pendulum**; head seems an inverted oscillating: cann-i
- **pillow**, but did not know where the rest of the body was; the head was on thepyrog
- **pushed**; head were | **forward**: ferr-p
- **reeled** to and fro; head (See swaying - head - back)
- **rolling** about in head; something were: sep

Delusions – hearing

- **head**: ...
  - **separated** from body; head is (↗*floating - off; no; body - divided*): allox alum anac ant-t arg-n bell bufo cann-i cocc *Daph* kali-bi lyc m-ambo mez nat-c **Psor** ther
  - **shaking** the: bell cham
  - **strange** head; his head were another: ther
  - **stupefied**; head were: psor rheum
  : **left** half of head: psor
  - **swaying**:
  : **head** were swaying | **back** and forth: carb-v zinc
  : **in** head; swaying | **walking**; when: daph
  - **swimming**: ars-h
  - **swinging**; head were | **forward**; from behind: pall
  - **teeming**; head were | **whirling** around it; with live things: sil
  - **topsy**-turvy; head were | **walking**: cham
  - **transparent** and speckled brown: bell
  - **two** heads, having: *Bell* mosch nux-m
  - **undulating** in head: indg stroph-h
  : **body**; and whole: stroph-h
  - **waves** going through (See HEAD - Waving)
  - **whirling** in head: chel chinin-s chlf coff ovi-p sec viol-o
  : **mill** wheel; like a: chinin-s
  : **thinking**; when: coff
- **headless** (See head - no)
- **health**, he has ruined his (↗*disease - incurable; Despair - recovery*): chel
- **hear**, he cannot (↗*hearing - illusions*): hyos mosch verat
- **hearing** (↗*voices - hearing; HEAR - Illusions; hearing - illusions*):
  - **ear**; not with his own (See HEAR - Illusions - own)
  - **illusions** of (↗*voices - hearing; HEAR - Illusions; noise - hearing*): absin agar am-c *Anac* anh *Antip* ars atro atro-s bell bold calc *Cann-i* canth carb-v carbn-o carbn-s **Cham** cocain cocul colch con conin elaps eup-pur hyos iodof kali-ar lyss mag-m med merc naja nat-p nux-m ph-ac puls rhodi-o-n stram streptoc thea
  - **noise** of colors: cann-i
  - **objects** moving: ph-ac
  - **sounds** (↗*illusions; HEAR - Illusions - sounds*):
  : **distant**; are (See HEAR - Distant - sounds)
  : **left** side; from (See HEAR - Illusions - sounds - left)
  : **remaining** longer (See HEAR - Illusions - sounds - remained)
  - **talk** seems distant: aran bros-gau
  - **tone**:
  : **split**; is: anh
  - **voice** seems changed; his own (See strange - voice)
  - **wrist**-watch; winding up of: ambr

64   ▽ extensions | O localizations | ● Künzli dot

Mind

Delusions – heart

- **heart** (↗CHES - Ceases - will):
  - **disease** (↗disease - every):
    - going to have a heart disease and die; is (↗die - about - heart; Fear - death - heart): arn Kali-ar lac-c lach podo
    - having an (↗Fear - heart - disease): arn calc graph Kali-ar Lac-c lach podo
  - **hung** by a thread (See CHES - Thread)
  - **large**, too (See CHES - Enlarged - heart)
  - **stops** beating when sitting (↗CHES - Ceases): Arg-n gels
  - **thread**; heart hung by a (See CHES - Thread)
  - **turning** around, is: aur
- **heat** from epigastrium; has a furious, radiating: cann-i
- **heaven**, is in: calc-ar cann-i op *Verat*
  - **talking** with God: *Verat*
- **heavy**; is (↗Heaviness): alum eup-per eup-pur hyper nat-c ovi-p thuj
  - **bed**; he was too heavy in: hyper ovi-p
    - **break**; and bed would: ovi-p
  - **fall**; and he will: eup-per (non: eup-pur)
- **held** | **sitting**; he is held up high when: rhus-t
- **hell**:
  - **chains** of; in: Orig (non: orig-v)
    - **sexual** desire; with violent: orig
  - **confess** his sins at gate of; obliged to: agar
  - **going** to hell because he had committed a unpardonable crime (↗sinned - unpardonable): med
  - **in**; is: camph cann-i lyss merc Orig (non: orig-v)
  - **shadows**; of demoniac:
    - **midnight**; at | **waking**; on: cann-i
  - **torments** of hell without being able to explain; suffers the: Merc
- **help** (↗Forsaken; Company - desire; Forsaken - isolation):
  - **calling** for (↗Forsaken; Company - desire; Forsaken - isolation): plat
- **hemorrhage**; after: chinin-ar
- **hens** bound with chains: *Hyos*
- **herbs**, gathering: bell cupr
- **herself**; she were not (See person - other)
- **high**:
  - **building**; stepped from a high: dub
  - **he** were high: camph
    - **houses**; higher than the: camph
  - **steps** were too high: agar onos tab
- **himself**; he is not (See person - other)
- **hindered**; he is (↗work - hindered; Hindered): anh mosch
  - **everyone**; by (↗enemy - everyone): mosch
- **hippopotamus**; being a: cann-i
- **hole**:
  - **chasm**; a small hole appears like a frightful: agar
- **hollow**:
  - **body** is hollow; whole: aur Kali-c pall
  - **organs**; being hollow in: Cocc oxyt

Delusions – identity

- **home**:
  - **at** home, when he is not; thinks he is (↗Delirium): cann-i hyos
  - **away** from home; he is (↗house - own; Delirium): acon Aster bell BRY● calc calc-p cic cimic *Coff Hyos* lach meli merc Nux-v Op par plb puls *Rhus-t* valer verat vip
    - **abortion**, in threatening: Op
    - **must** get there (↗Delirium - home; Home - desires): Bry calc calc-p cimic hyos lach Op
  - **changed**; everything at home has: arg-n
  - **way** home were too long: glon
- **honest**:
  - **not** honest; is: stram
- **horrible** (↗Horrible; Strange - everything): lac-c
  - **everything** seems (↗Horrible; Strange - everything): cic Plat
  - **visions** (See visions - horrible)
- **horses** (↗Horrible): bell cann-i m-aust mag-m stram zinc
  - **riding** a horse: cann-i stram
  - **seeing**: bell m-aust mag-m zinc
- **house**:
  - **coming** down on her; house is: sabad
  - **crush** him; houses on each side would approach and (↗falling - walls; Fear - narrow): arg-n
  - **falling** on her; as if houses were: sabad
  - **movable**; house seems: cann-i
  - **move** as she walks; houses: tep
  - **own** house; not being in one's (↗home - away; Recognizing - not - house): Op verat
  - **people**; house is full of: ars cann-i con lach lyc merc nat-m nux-v sil stram
  - **place**; house is not in the right | **walking** in the street; while: glon
  - **surrounded**; house is: stram
  - **turned** upside down; house were: bufo eug
- **hovering** in the air; one were (See floating - air)
- **humility** and lowness of others; while he is great (↗Haughty; great; tall - he): plat staph
- **hunter**, he is a: cann-i verat
- **husband**; he is not her (↗Forsaken): Anac
- **hydrothorax**; he has a: alco phos
- **ichthyosaur**; seeing an: cann-i
- **ideas**:
  - **floating**:
    - **clouds**; in the: dat-a
    - **outside** of brain (↗thoughts - outside): dat-a
  - **gather** ideas from a far; he has to: dat-a
  - **rush** of ideas prevented him from completing work: stann
- **identity** (↗consciousness - belongs; Stranger - sensation):
  - **boundaries** and is everywhere; his identity has no (See Confusion - identity - boundaries)
  - **errors** of personal identity (↗person - other; robot; Confusion - identity): Alum anh ant-c bapt cann-i cann-s cic kali-br lac-c lach lil-t mosch myric naja

Delusions – identity | Mind | Delusions – insects

- **errors** of personal identity: ...
  ol-j orig petr phos plb pyrog (non: pyrus) raja-s stram thuj valer **Verat**
  : **turning** his body from one side to another; when: *Pyrog*
- **someone** else, she is: *Alum* cann-i cann-s gels *Lach* mosch phos plb pyrog *Valer*
- **ill** (See sick)
- **ill**-treated by everyone; he is: sumb
- **images**, phantoms; sees (↗*fancy; visions; specters*):
  acon alum *Ambr* anac anh *Apis* Arg-n arn *Ars* atro bar-c **Bell** berb brom bry calc calc-ar calc-s calc-sil camph cann-i canth carb-an *Carb-v* carbn-o caust cham chin chinin-ar cic cina coca cocain con croc *Crot-h* cupr cur cycl dros dulc fl-ac gels graph hell *Hep Hyos* ign kali-ar kali-br kali-c kali-p kali-sil lac-c **Lach** lachn lact laur led *Lyc* mang *Merc* mur-ac nat-c *Nat-m* nat-p nit-ac nux-m nux-v olnd *Op* petr ph-ac *Phos* plat puls rhod rhus-t *Samb* sars sec sep sil spong *Stram* sulph tab *Tarent Thuj* valer verat verb *Zinc* zinc-p
  - **afternoon**: lyc
  - **evening**: calc carb-an lyc nit-ac
    : **bed**; in: nit-ac
  - **night**: acon ambr arg-n arn bell berb calc calc-ar calc-sil *Camph* canth carb-an carb-v cham chin crot-h cupr cur graph ign *Kali-br* kali-c kali-sil led lyc *Merc* nat-m nit-ac nux-v op phos puls *Sep* sil spong tab *Thuj* valer zinc zinc-p
  - **all** over: bry merc *Sil*
  - **alone**, when: fl-ac lach
  - **black** (↗*figures - seeing - large*): arn ars **Bell** caust op plat puls **Stram**
  - **closing** eyes, on: anh **Arg-n Bell Calc** calc-ar *Caust* cupr graph nat-m puls samb sep *Sil* sulph *Tarent Thuj*
    : **bed**; in: *Bell Calc* cupr cupr-act samb sulph
  - **dark**, in the (↗*Darkness - agg.; Light - desire*): *Bell Carb-v* hell petr puls *Stram*
  - **disappearing** and reappearing: nit-ac
  - **distorted** (↗*faces - distorted*): caust lac-c
  - **dwells** upon (↗*Brooding*): arn nux-m sil
  - **ever** changing: carbn-o mur-ac
    : **past** to present: mur-ac
  - **frightful** (↗*visions - horrible; Fancies - exaltation - frightful*): *Ambr* anac anh arg-n arn ars atro bar-c **Bell** bry **Calc** calc-s camph *Carb-an Carb-v Caust* chin chinin-ar cina coca cocain con croc gels graph *Hep* hyos ign kali-ar *Kali-br* kali-c kali-p kali-sil *Lac-c Lach* laur lyc mang *Merc* mur-ac nat-c nat-p nit-ac nux-v *Op* petr ph-ac *Phos* puls rhod rhus-t samb sars sec sil spong *Stram* sulph tab tarent
    : **evening**: caust
    : **night**: calc-s sil
    : **sleep**; while trying to: calc-s sil
  - **increasing** and decreasing; sees images: nit-ac
  - **moving** up and down; sees images: zinc
  - **pleasant**: cann-i cycl *Lach*
  - **rising** out of the earth: **Stram**●
  - **running**; sees images: nit-ac
  - **side**; at his: **Stram**●

- **images**, phantoms; sees: ...
  - **sleep**:
    : **before**: carb-an merc nit-ac sep
    : **during**: lyc
      : **hateful** | **afternoon**: lyc
    : **going** to; on: arg-n calc-s calc-sil carb-an chin nat-m
    : **preventing**: alum ambr arg-n lyc op tab
  - **twilight**: berb
  - **wall**, on the: lyc samb
- **immortality**, of: anh
- **impotent**; being: stry-p
- **inanimate** objects are persons (↗*furniture; person - something*): bell calc nat-p stram
- **inconsolable**; being: stram
- **incubus**; being weighed down by an (See Sadness - burden)
- **incurable** (See disease - incurable)
- **inferior**; people seem mentally and physically (↗*Haughty; great; tall - he*): plat *Psor*
  - **entering** the house after a walk; when: plat
- **influence**; one is under a powerful (↗*Confusion - identity; possessed; superhuman - control*): ambr cere-b *Hyos* kali-br *Lach* psil thuj verat
- **injury**:
  - **about** to receive injury; is (↗*assaulted; Fear - injury - being*): ars bell cann-i carbn-s con hyos lach lyc merc nux-v sil stram sulph
    : **friends**; from his: lach
  - **being** injured; is: bry cact canth elaps **Hyos** kali-br lach lyss naja phos plat rhus-t **Stram** sulph
    : **sleep**, during: plat
    : **surroundings**; by his: **Hyos** *Lach Naja*
  - **fingers** and toes are being cut off; his: mosch
- **inkstand**:
  - **saw** one on the bed; he: lact
  - **was** an inkstand; he: cann-i
- **insane** (↗*Insanity*):
  - **become** insane; one will (↗*mind - out; Fear - insanity*): Acon act-sp agar ail alum ambr antip arg-n ars asar brom **Calc Cann-i** cann-s cann-xyz cham *Chel* chlor **Cimic** colch cupr cycl gels glon ham hyos iod iris-t kali-bi kali-br kali-p lac-c lam lil-t **Manc** med merc nat-m nat-s nitro-o nux-v pall phys plat psor sil spig streptoc sulph *Syph* tanac tarent vario
    : **delivery**; during: cimic
    : **head**; from snapping in: antip
    : **headache**, from: spig
    : **hold** himself; if he did not: lil-t
    : **pain**; from: kali-bi
    : **sitting** still and thinking; when: lac-c
    : **thinking** long about anything; when: ars
  - **crazy** | **he** is (See he)
  - **he** is insane: *Cimic* orig pall phys sanic sulph *Thuj*
  - **people** think her or him being insane: **Calc**
- **insects**, sees (↗*bugs; cockroaches*): *Abel* agar **Am-m Ars Bell** caust *Cimic* cocc coff colch dig hyos *Lac-c* merc op phos plb puls *Stram* tarent

66 ▽ extensions | O localizations | ● Künzli dot

Delusions – insects | **Mind** | **Delusions – legs**

- **shining** (↗*glowworms*): bell
- **insecure**; everything is (See Insecurity)
- **insignificant**; he is (See Confidence - want)
- **insulted**, he is (↗*Confidence - want; Haughty; Offended*): alco aur-ar bell cham cocc ign ilx-a kali-br lac-c lyss nat-m nux-v *Pall* puls staph sulph tarent
  · **boarders** in hotel, by: kali-br
- **insulting**; with: lyc
- **intelligence** | **joyful** intelligence; he had received: lyss
- **interest** in anything; felt no: nux-v
- **intoxicated**:
  · **been**; he had: iodof kali-c rheum squil
  · **is**; he: agar ang bufo carb-ac cench chinin-s chlor cic cocc cor-r cot croc cur ferr gels glon hydr hyos jug-r kali-br kali-c kali-i lact lil-t lyc m-aust mag-p med merl mez mill nicc nux-m nux-v olnd op oxyt petr ph-ac phos pip-m psor ptel puls ran-b raph rat rhod rhus-t sabad sec sep sol-ni spig staph sul-ac sulph tab tarax thuj valer verat zinc
    : **morning**; in: thuj
    : **afternoon** | **16 h** and in the evening: cench
    : **coal** gas; from: zinc
    : **debauch**; after a: psor
    : **excited**; and: kali-i
    : **head** is held erect; if: nux-v
    : **move**; when trying to: gels
    : **night** reveling; from: nux-v
    : **pleasantly**; he were: oxyt
    : **room** but not in the open air; in a: croc
    : **tobacco** smoking; as after: spig
    : **undressing**; while: sec
    : **water** when walking; on seeing flowing: ferr
- **iodine**; illusions of fumes of: iod
- **island**; he is happy on a distant (↗*Content*): phos
- **jarring** her; she were in some vehicle which was moving and (See vehicle - jarring)
- **jealousy**:
  · **with**: *Lach*
- **jelly**; the body is made of: eupi
- **jostling** against everyone she meets: acon
- **journey**; he is on a (↗*travelling*): bell brom cann-i cann-xyz chinin-ar crot-h hyos lach mag-m nat-c op sang sil
- **joy** | **nothing** could give her any joy: stram
- **juggler**, he is a: bell
- **jumping**:
  · **high** place; off a: arg-n
  · **impelled** to jump out of the window: thea
  · **things** jumped upon the ground before her; all sorts of: brom ther
- **keep** herself together only by a great effort; she can: sacch-l

- **kill** (See murder)
- **knees**; he walks on his (See walking - knees)
- **knocking**:
  · **bed**; under the (See bed - someone - under - knocking)
  · **door**; someone is knocking at the (See noise - knocking - door)
- **knowing** | **not** knowing where one were (See Recognizing - not - surroundings)
- **knowledge**; he possesses infinite (↗*creative; great; Haughty*): cann-i psil verat-v
- **labor** or thinks she has pain; she pretends to be in (↗*pregnant*): verat
- **landscape**; beautiful (See beautiful - landscape)
- **large** (↗*longer*):
  · **everything** looks larger (↗*enlarged - everything*): acon agar *Arg-n* atro bov *Cann-i* eug euph *Gels* glon *Hyos* op par
  · **he** himself seems too (↗*enlarged; tall - he*): alum plat pyrog staph stram
    : **entering** the house after walking: plat
  · **parts** of body seem too large (↗*Size - incorrect*): acon alum anh aran bad bapt bell bov cann-i carb-v clem *Dulc Hyos* kali-br mang mim-p nux-m op pic-ac stram
    : **growing** too long; as if: kali-br
    : **hands**: clem
  · **people** seem too large (↗*enlarged - persons*):
    : **vertigo**; during (See enlarged - persons - vertigo)
  · **surroundings** seem too large (↗*Size - incorrect*): ferr
- **lascivious**: ambr bell calc sil *Stram* verb
- **laughed** at and mocked at; being (↗*Confidence - want; Suspicious; Offended*): BAR-C ign lach lyss nux-v ph-ac psor sep
  · **street**; whenever she goes into the: bar-c
- **laughter**, with: op sep *Stram Verat*
- **lawsuit**; being engaged in a (↗*Litigious*): Nit-ac
- **lazy** | **move**; too lazy to: eucal
- **learn** | **anew** everything she wished to do; she would have to learn: sep
- **legs**:
  · **belong** to her; her legs don't: *Agar Bapt* coll ign op sumb
  · **conversing**, legs are (↗*talking - limbs; talking - part*): bapt
  · **cut** off; legs are: bapt bar-c halo med stram tarent
  · **four** legs; has: sulfon
  · **go** from under him; legs would: staph
  · **long**; legs too: cann-i
  · **many** legs; too: pyrog
    : **arms**; and too many (↗*arms - many - legs; crowded*): pyrog
  · **pull** out her leg; little gray man wanted to (See pull out)
  · **sidewalk**; legs were all over the: kali-br
  · **stiff**; as if: nux-v
  · **three** legs; has: petr stram

Delusions – legs

- **tin** case filled with stair rods; leg is: cann-i
- **lie**; all she said is a (↗*Deceitful; Hypocrisy; Liar*): lac-c
- **life**:
  - **burdened** by my life: aloe
  - **careering** from life to: cann-i
  - **no** life in him: dub
  - **symbols** of life; all past events revolve rapidly on wheels as: cann-i
  - **threatened**; life is: kali-br
- **lifted**; she was being (↗*floating; floating - air*): hyper mosch stroph-h
  - **air**; high in the (↗*floating - air*): hyper
  - **couch**; from a: stroph-h
  - **falling**; with fear of: hyper mosch
  - **sleep**; during: stroph-h
- **light** [= brightness]:
  - **too** much light in room on falling asleep: ambr
- **light** [= low weight]:
  - **float**; he was so light he could: camph manc tep
  - **is** light; he (= incorporeal) (↗*body - lighter; floating - air - spirit; EXTR - Lightness*): agar Asar camph cann-i chin *Coff Croc* dig eup-pur gels lac-c lach lact lact-v manc mez op phos puls spig *Stict* stram tep thuj valer zinc
    : **walking**; when: spig tep thuj
- **limbs**:
  - **crooked**; limbs are: sabad
  - **double**:
    : **one** limb is double: petr
    : **pairs** of limbs are double: sulfon
  - **no** limbs; she had: stram
  - **separated**; limbs are: bapt stram
- **lip** is swollen, lower: glon
- **liquor** | **taken** liquor; she had: bapt pip-m sabad
- **live** | **she** could not live: vib
- **liver** disease; that he will have: podo
- **living**:
  - **not** living under ordinary relations: cic
  - **three** hours distant from his house: Op
- **living** things:
  - **mouth** (See mouth - living)
  - **vagina** (See vagina - living)
  - **walls**, floor and chair; on the: cocc
- **locality** is transformed: bar-m
- **locomotive**:
  - **he** is a locomotive: cann-i
  - **run** over by a locomotive; to be: phos
- **longer**; things seems (↗*enlarged - objects; large*): berb camph dros kreos nit-ac sulph zinc
- **looked** down upon; she is (↗*Confidence - want; criticized; Ailments - reproaches*): Lac-c
- **looking** (↗*spied*):
  - **down**; he were looking: phos **Plat**
    : **high** place; from a: **Plat**
  - **everyone** is looking at her (↗*spied; watched; Looked - cannot*): meli rhus-t

Delusions – Mary

- **looking**: ...
  - **persons** are looking at her (See watched)
  - **someone** is looking | **shoulder**; over her (See people - behind - looking)
- **loquacity**, with: *Bell* hyos lach op rhus-t *Stram Verat*
- **lost**; she is: ars *Aur* cot hell hura ign orig plb
  - **everything** is lost: ign
  - **salvation**; for (↗*doomed; Anxiety - salvation*): ars *Aur* hell hura orig plb
    : **despised** in erotomania; and: orig
    : **sexual** desire; with violent: orig
- **low** down; everything beneath him seems too: staph
- **ludicrous** (↗*strange - familiar - ludicrous*): bell calc cann-i cic hyos *Nux-m* plat sulph
  - **antics**; plays: *Bell* cic
- **luminous** (See light [= brightness])
- **lying**:
  - **crosswise**: stram
  - **down**; as if she could lie: kali-c nux-m sabad
  - **someone** is lying:
    : **near** him: cic petr
    : **drunken** man is coming toward her and lying down beside her; a huge: cic
  - **turned** around in bed; he is lying: calc calc-act
- **machine**; he is working a: plb
- **maelstrom**; carried down a psychical: cann-i
- **magician**, is a: bell
- **mammae** are too big or too small: bar-c
- **man**:
  - **bed** at night; men are on the: merc
  - **does** all the things he does; a man (↗*Imitation*): ars
  - **huge** drunk man coming to her (See drunkard - coming)
  - **hung** himself; saw a man who: ars
  - **little** gray man wanted to pull out her leg (See pull out)
  - **muffled** man starts from the wall | **walking** in the streets; when: cann-i
  - **naked** man in bed: *Puls*
  - **old** men:
    : **seeing**: laur
    : **beards** and distorted faces; seeing old men with long: laur
  - **perforate** his throat with a gimlet; man in the room intending to: merc-i-f
  - **same** man is walking before and after him; the: euph
- **mandarin**; mistook friend for a Chinese: cann-i
- **marble** statue; felt he is a: cann-i
- **marriage** (↗*wedding*):
  - **dissolve** marriage; must: fl-ac
  - **going** to be married; is: hyos
  - **is** married; he: ign
- **married** (See marriage)
- **Mary**; Virgin (↗*divine*):
  - **she** is: cann-i stram verat

Mind

Delusions – mask

- **mask**:
  - **seeing**: bell kali-c *Op*
- **medicine**:
  - **taken**; he had: lina
- **melancholy**: alum *Aur* **Kali-br** murx nux-v plat
  - **night**; while half awake at: nux-v
- **melodies**, mostly from the past, come into her mind: (➚*music - hearing*): sulph
- **melting** away, agg from change of position, amel when lying: sumb
- **memory** failed; as if: puls
- **mesmerized** by her absent pastor; she is: meli
- **mice**:
  - **bed**; mice in his: colch
  - **sees**: *Aeth* bell *Calc Cimic* colch cortico hyos lac-c lach mag-s op stram
  - **chair**; running from under a: *Aeth Calc Cimic* lac-c
- **mind**:
  - **out** of his mind; he would go (➚*insane - become*): ambr calc cot eup-per ham *Kali-br Lac-c* nit-ac ol-j paraf petr visc
  - **waking**; on: cot
  - **separated**; mind and body are (See separated - body - mind)
  - **weak**; mind is (See Prostration)
- **mingled**; objects were: camph
- **mirror**:
  - **face**; seeing everybody's face in the mirror except his own: anac
  - **wretched**; she looks (See wretched)
- **miscarries**; as if everything (See wrong - everything)
- **misfortune** (➚*misfor; poor; Absorbed - misfortune*): calc-s cupr *Verat*
  - **approaching**; as if some misfortune were: cupr *Verat*
  - **inconsolable** over imagined misfortune (➚*Pities; Unfortunate; poor*): calc-s *Verat*
- **mission**; one has a: *Plat*
- **money**:
  - **counting** money; he is (➚*poor; Avarice*): alum bell cycl mag-c zinc
  - **sewed** up in clothing; is (➚*poor; Avarice*): kali-br
  - **talks** of (➚*poor; Avarice*): calc canth carb-v carbn-s kali-br ph-ac phos
- **monster**; of a (➚*visions - monsters*):
  - **chair**; some horrid monster would come from under his: lac-c
- **mortification** | **after**: *Aur* bell nux-v *Puls*
- **motion**:
  - **all** parts being in motion: kreos
  - **rest**; during: kreos
  - **bed** and ground; motion of | **waking**; on: clem
  - **chair** and table in different directions; motion of | **sitting**; while: chlf
  - **everything** were in motion (➚*move - everything - all*): cycl sabad
  - **seesaw** motion; making a: cycl

Delusions – mushroom

- **motion**: ...
  - **up** and down; delusion of a motion: lach plb *Spong*
  - **mountain**; he is on the ridge of a: cann-i cycl
  - **descending**: cycl
- **mouth**:
  - **living** things are creeping into his mouth | **night**: merc
- **move**:
  - **everything** is moving:
    - **all** directions; in (➚*motion - everything*): anac tab
    - **circle**; in a | **stooping**; on: sol-ni
    - **rapidly** and confusedly around her: sang
    - **side** to side; from: cic
    - **slowly**; everything about him is moving: hydr-ac
    - **to** and fro: cic form
  - **he** moves:
    - **not** move; he could: hom-xyz m-arct (non: m-aust) (non: mag-p)
    - **yet** amel by motion: hom-xyz
    - **to** and fro; he moves | **sitting** and lying; when: thuj
  - **hears** things that are moving high up near him out of sight: ph-ac phos
  - **things** moving; sees: phos
- **multiple**: pyrog
- **murdered** (➚*Kill; desire - somebody; Suspicious - plotting; Suspicious - plotting - house*):
  - **being** murdered; he is: absin bell kali-br plb stram sulph
  - **roasted** and eaten; he was murdered: stram
  - **had** murdered someone; he (➚*stabbed - person*): ars phos
  - **mother** had been murdered; her: nux-v
  - **someone** being murdered; sees (➚*stabbed - person*): calc
  - **will** be murdered; he (➚*Fear - murdered*): absin am-m ars *Bell Calc* camph cann-i cimic hep *Hyos* ign kali-c lac-c lact lyc mag-c merc *Op* phos plb *Rhus-t* sacch-l staph *Stram* tab verat zinc
    - **bribed** to murder him; persons are: cann-i
    - **coming** to murder him; someone is: tab
    - **conspire** to murder him; others: ars plb tab
    - **mother** wants to murder her: sacch-l
- **murderer**; everyone around him is a: *Plb*
- **murdering**; he is:
  - **family** with a hatchet; she will murder her: jab kali-br
  - **had** murdered someone; he (See murdered - had)
  - **has** to murder someone; he: ars camph hep hyos lach
  - **street**; when on the: camph
  - **husband** and child; she is about to murder her: kali-br
- **mushroom**; he is commanded by a:
  - **confess** his sins; to fall on his knees and to: agar
  - **rip** up his bowels; to: agar

Delusions – music | Mind | Delusions – objects

- **music**:
  - **hearing** music (↗*hearing - illusions; melodies; Music - agg.*): aether calc cann-i cann-s *Lach* lyc nat-c psil puls
    : **evening** he hears the music he heard in the day; in the: lyc
    : **delightful**: lach plb puls
    : **sweetest** and most sublime melody: cann-i *Lach* psil
      : **primitive** music; when listening to: psil
      : **unearthly**: aether cann-s
  - **influence** of music; he is under the | **pleasant** and quick music; of: zinc-p
  - **thinks** he hears: anh **Cann-i** croc ign *Lach* lyc merc nat-c plb puls sal-ac sarr *Stram* thuj
- **mutilated** bodies; sees: ant-c arn con mag-m merc *Nux-v* sep
- **mystery**; everything around seems a terrifying (↗*Mysticism*): aether cann-i
- **mystic** hallucinations (↗*Mysticism*): aether
- **nails** of toes are flying off: pyrog
- **naked**, he is (↗*Naked*): stram sulph
- **names**:
  - **calls** things by wrong names (See Mistakes - speaking - words - wrong - names)
- **narrow**; everything seems too: guaj plat
- **near** | **things** were near him even when not looking at them; felt: valer
- **neck**:
  - **too** large; is (↗*enlarged - body - parts*): kali-c
- **needles**; sees (↗*pins*): merc *Sil*
- **neglected**:
  - **duty**; he has neglected his (↗*Anxiety - conscience; Conscientious; Remorse*): Ars **Aur** cur cycl hell hyos ign kali-br *Lyc* naja nat-ar ptel puls staph
    : **headache**, during: naja
    : **performed** in perfunctory manner: ptel
    : **reproaches**, deserves (See reproach)
  - **friends**, his: *Aur*
  - **he** or she is neglected (↗*Confidence - want; Forsaken; Insecurity*): Arg-n mag-m naja nat-m **Pall** plat puls staph *Stram*
    : **husband**; by her: *Stram*
- **nerve** were strung to the highest pitch; every: pip-m
- **net**; as if in a: nat-m
- **new**; everything is: asar *Hell* stram
- **news**:
  - **agitated** by unpleasant news: alumn
  - **expecting** news:
    : **bad** news: aster
    : **joyful** news: lyss valer
    : **unpleasant** news: dros lyss mez
  - **heard** news; he had:
    : **unpleasant** news: lyss
- **newspapers**; he sees: atro
- **night** watching; as after long: op vib
- **noble**; being (↗*Insanity; Haughty; great*): phos plat
- **nobody**; being: agn

- **noise**:
  - **bed**; under (See bed - noise)
  - **clattering** above the bed | **asleep**; when falling: calc
  - **gnashing** their teeth around his bed; hears wild beasts: ars
  - **hearing** noise (↗*hearing - illusions; Sensitive - noise; HEAR - Illusions*): anh bell calc canth carb-v cham coff colch con hyos mag-m naja ph-ac sulph verat
  - **knocking** | **door**; at the: ant-c
  - **making** noise; delusions with: verat
  - **vehicles**; hears shout of: *Cann-i*
- **not** being connected (See Forsaken - isolation)
- **nothing**:
  - **do** nothing; he could: lyss
  - **exists** (See existence - surroundings)
- **nothingness**, nowhere; going into (See dissolving)
- **numb**; being: alum
- **numeral**:
  - **nine** inches long; he appeared:
    : **night**:
      : **waking**; on | **lying** on the other side amel: sulph
- **nursing**; she is:
  - **child**; her: atro
- **nuts**; cracking: hyos
- **objects**; about (↗*fancy*):
  - **altered**; are (See different)
  - **animals**; objects are: hyos
  - **approach**: cic
  - **blood**; covered with: stront-c
  - **bright** objects; delusions from (↗*Shining - agg.*): anh canth **Stram**
  - **closing** the eyes; appear on: scroph-n
  - **colored**; brilliantly: anh bell camph psil
  - **crooked**: glon
  - **deformed**: cic
  - **different**; appear (↗*Strange - everything*): cic nat-m
  - **far** off; too: anac stann
  - **flight** away from objects: **Stram**
  - **follow** her; objects leave their place and: coff-t
  - **glittering** (See glittering - objects)
  - **imaginary** objects: med
  - **immaterial** objects in the room; about (See imaginary)
  - **large**: hyos nux-m
  - **lean** forward and about to fall; high objects: arn
  - **motion**, in: *Anh* carb-ac cic kali-cy mosch nat-sal nux-v phos sep thuj
    : **backward** and forward (↗*recede*): carb-ac cic
    : **right**; to the: nat-sal

▽ extensions | ○ localizations | ● Künzli dot

Delusions – objects

- **motion**, in: ...
  : **small** objects appear in motion (See small - motion)
  : **up** and down: phos
- **near**, when not looking at them: valer
- **numerous** objects in room; too: phys
- **open** air, in: atro
- **persons**; are: bell calc nat-p stram
- **recede** (↗motion - backward; recedes): cic
- **reel**: bell bry glon merc-i-r
- **run | into** each other: iris-foe
- **seize** objects; tries to: ars atro bell hyos oena
- **strange**; objects were (See strange - objects)
- **taken** from him; objects around him had been: valer
- **thick**, sometimes thin; objects were sometimes | **closing** the eyes in slumber; on: camph
- **tossed** up from below in every direction; objects were: lac-d
- **turned**:
  : **round** and round: cod coff-t cycl laur psor sabad
  : **circle**; in a: coff-t
  : **closing** eyes; objects turned around with him on: cod
  : **upside** down; objects are turned: guan
- **unworthy** (See Unworthy)
- **waver** (See waver - objects)
- **obscene** (↗Obscene): Phos stram
  - **action** of which she had not been guilty; accuses herself of an obscene: Phos
- **observing** oneself (See seeing - herself)
- **obstacles**:
  - **in** his way: aur
  - **wants** them to be removed: cham
- **obstructed**, being (See hindered - everyone)
- **occupied** about business (See business - occupied)
- **occurred | things** done today occurred a week ago: med
- **odor** (See NOSE - Odors)
- **offended** people; he has: **Ars** cere-b
- **officer**, he is an (↗commander; general; great): agar bell cann-i **Cupr** cupr-act
- **old**:
  - **feels** old: mag-m
  - **looks** old; he: mag-m
  - **men** (See man - old)
  - **woman** seemed beautiful; old ragged (See beautiful - old)
- **olfactory** (See smell)
- **opiate** (↗Morphinism; GENE - Narcotics - opium):
  - **influence** of an opiate; he were under the (↗GENE - Narcotics): cann-i carb-ac
  : **morning**: carb-ac
- **opposed** by everyone; he is (See hindered - everyone)
- **oppressed**; he were: carb-v
- **optic** (See seeing - herself; visions)
- **outcast**; she were an (↗forsaken): anac androc atra-r crot-c crot-h hura thuj

Delusions – people

- **outside** of his body (See body - out)
- **ox**; riding an (See riding - ox)
- **pains | sleep**; he has pain during: alum
- **paradise**:
  - **seeing**: (non: coff) coff-t
- **paralyzed**; he is: agar cist con cycl sacch-l sang syph
  - **about** to be paralyzed: syph
  - **walk**; after a short: con
- **pass | not** pass a certain point on walking without falling; he could: arg-n kali-br
- **past**:
  - **anxious** thoughts and things are present; past: staph
  - **long** past events: atro hyos op
  - **patient | outside** of patient; as if a second self were (See double - being - outside)
- **peacocks**:
  - **chasing**: hyos
  - **frightening** away: hyos
- **pendulum | vertigo** were like the vibration of a pendulum: bell
- **people** (↗person):
  - **averse** to her company; people are (See appreciated; outcast)
  - **behind** him; someone is (↗walking - behind; Fear - behind; person - present): anac bell brom calc casc cench crot-c crot-h ferr lach led mag-m Med naja psil ruta sacch-l sanic sil staph tub
    : **coming** up behind: staph
    : **looking** over her shoulder (↗strangers - looking): brom
    : **sneaking** up behind her: sanic
    : **walking**, when: calc ferr sanic
    : **dark**, in the (↗Darkness - agg.; Light - desire): ferr sanic
    : **whispering**: med
  - **beside** him; people are: anac apis *Ars* atro bell calc camph carb-v cench hyos *Med* nux-v petr pyrog thuj valer
    : **doing** as he does (↗Imitation): Ars
    : **lies** down; another person: petr
    : **strange** person; a: thuj
    : **stranger**; a: anac
    : **walking** beside her: calc
  - **conversing** with absent people: agar aur bell calc cham crot-c dig hyos lach op *Stram* thuj
  - **entering** the house at night: con
  - **front** of him; people in: alum con
  - **hear** him; don't: cortico
  - **noise**; people are making (↗hearing - illusions): puls
  - **say** "come": med
  - **seeing** people (↗figures - seeing): Ars atro **Bell** Bry Calc calc-ar calc-sil chin con Hyos kali-c lyc lyss mag-c mag-s med merc nat-m op petr plb **Puls** rheum rhus-t sep *Stram* sulph thuj valer verat

Delusions – people / **Mind** / **Delusions – present**

- **seeing** people: ...
  : **day** and **evening** | **entering** the room; on: lyc
  : **morning** | **waking**; on: sulph
  : **closing** eyes; on: ars **Bell** bry **Chin** nat-m
  : **disagreeable**; people: calc-ar calc-sil
  : **looking** at him (↗*watched; Looked - cannot*): med rhus-t
  : **night**: med
- **performing** | **pressured** by those about him to perform (↗*Anxiety - conscience; Comply*): mag-m
- **persecuted** (↗*Anxiety - pursued; Insanity - persecution*):
  - **he** is persecuted (↗*Forsaken; Suspicious; pursued*): abrot allox ambr anac ars aur bell brom *Cench* **Chin** Cocain con *Cycl* **Dros** *Hyos Ign* iodof **Kali-br** *Lach* manc med nux-v rhus-t staph stram *Sulph* tarent thiop thyr verat-v
  : **delirium**; during (See Delirium - persecution)
  : **dementia**; during: thiop
- **person** (↗*people*):
  - **come** in, look at her, whisper and say "come" (See people - say)
  - **entering** his room; he hears a person: con
  - **following** him; is (See walking - behind)
  - **other** person; she is some (↗*Confusion - identity; identity - errors; robot*): cann-s gels lac-c *Lach* mosch phos plb puls pyrog valer
  : **existed** in another person; she: pyrog
  - **present**; someone is (↗*people - behind*): hyos lyc thuj
  - **room**; another person is in the: anac brom cann-i con hyos lyc mag-p
  : **waking**; on: mag-p
  - **shroud**; person with coat seemed covered by: psil
  - **something** hanging over the chair is a person sitting there (↗*inanimate*): calc
  - **three** persons; thinks he is (See three)
  - **two**:
    : **personalities** opposing each other in himself; there are two (↗*double - being; Confusion - identity - duality*):
    : **discussing** their disease; two personalities who are: paro-i
    : **persons**; thinks he is two (See double - being)
- **pieces**; he were falling to (See body - pieces - falling)
- **pigeons** flying in room which he tries to catch: *Kali-c*
- **pins**; about (↗*needles*): **Nux-m** *Sil* spig
- **pitch** (See falling)
- **pitied** on account of his misfortune and he wept; he is: *Nat-m*
- **place**:
  - **cannot** pass a certain place; he: *Arg-n* kali-br
  - **different** places at a time; of being in (↗*Confusion - identity*): cann-i *Lyc* plb raph

- **place**: ...
  - **strange** place; he was in a (↗*Recognizing - not - surroundings*): cic hyos par plat tub
  : **solitary** place; in a strange and:
    : **night** | **waking**; on: par
  - **two** places at the same time; of being in (↗*body - divided; Confusion - identity - duality*): *Cench Lyc Sil*
  - **wrong** place; he was in the (↗*Recognizing - not - surroundings*): hyos
- **pleasing** delusions (↗*delightful - she; Content*): aeth atro bell cann-i nitro-o op phos psil stram
  - **morning** | **sleep**; after: bell
- **poisoned**:
  - **he**:
    : **about** to be poisoned; he is (↗*Fear - poisoned - being*): *Hyos Kali-br* lach meli plb **Rhus-t** verat-v
    : **has** been (↗*Fear - poisoned - has*): agar ang aur bufo caj carb-ac chinin-s chlor cic cimic cocc cor-r croc culx cur euph ferr gels glon hydr *Hyos* iodof jug-r kali-br kali-c kali-i lac-c *Lach* lact lil-t lina lyc m-aust mag-p med merl mez mill naja nicc nux-m nux-v olnd op petr ph-ac phos pip-m plat-m psor ptel puls ran-b raph rat rheum rhod **Rhus-t●** sabad sec sep spig squil staph stram sul-ac sulph tab tarax thuj valer vip zinc
  - **medicine**; being poisoned by: cimic hyos lach lina rhus-t
- **poisoning** people, she is: sulph
- **policeman**:
  - **calls** on him; officers: *Cupr*
  - **coming** into house; he sees a policeman: ars hyos kali-br
  - **physician** is a policeman: bell
  - **pursued** by the police (See pursued - police)
- **poor**; he is (↗*Fear - poverty; Avarice; Anxiety - business*): bell bry calc-f hep mez nux-v psor *Sep* stram valer
- **possessed**; being (↗*devil - possessed - he; influence; superhuman - control*): alum *Anac* bell canth carb-v *Hyos* lach lyss **Manc** mand op plat psil sil *Sulph* verat
  - **evil** forces; by: manc
- **power**:
  - **all**-powerful; she is (↗*strong; superhuman*): cann-i thuj verat
  - **evil** power had control of the whole of him (↗*superhuman - control*): cann-s
  : **will** power; except of his: cann-s
  - **hands** of a strong power; he were in the (See influence)
- **powerful** influence (See influence)
- **pregnancy**; during: lyss puls
- **pregnant**, she is (↗*labor; Feigning - pregnancy; CHES - Milk - pregnancy*): apis berb carc *Caul* cimic *Croc* cycl ign nux-v *Op Puls Sabad* sulph thuj *Verat*
  - **distension** of abdomen from flatus; with: ign **Sabad**
- **present**; someone is (See person - present)

Delusions – presumptuous   **Mind**   **Delusions – rocked**

- **presumptuous**: lyc
- **prince**; he is a *(emperor - is; great; Haughty):* verat
- **project**; as if corners (See corners - project)
- **prostitute**, is a: lac-c
- **prostration**; cannot endure such utter: eup-per
- **proud** *(great; Haughty):* lach plat stram verat
- **pull** out her leg; a little gray man wanted to: puls
- **pulled**:
  - **he** was:
    : **backward**: merc
    : **threads**; and torn into: plat
- **pump** log; he was a: cann-i
- **pure**; she is: stram
- **pursued**; he was *(persecuted - he; Fear - ghosts; criminal he):* absin alco ambr *Anac* apis ars aur bell brom bry *Chin* cic *Cocain* con crot-h *Cupr* cycl dros hell *Hyos Kali-br* lach lepi lyc manc med meli merc nat-c nux-v op phos plat plb *Puls* rhus-t sil staph stram stry thuj verat verat-v
  - **animals**; by: nux-v
  - **enemies**, by *(enemy - surrounded; enemy - everyone; fiends):* absin anac ars aur *Bell Chin* cic *Cocain* con crot-h cupr cycl dros hell *Hyos Kali-br Lach* lepi lyc med meli merc nat-c nux-v plb *Puls* rhus-t sil stram stry zinc
  - **fiends**, by *(enemies; devil - persecuted):* apis plb
  - **friends**; by: plb
  - **ghosts**, by *(specters - pursued; Fear - ghosts):* lepi plat stram stry
  - **horrid** thing, by some: anac
  - **hunted** (See hunted)
  - **murderers**; by: alco
  - **police**, by *(arrested):* alco ars bell *Cupr Hyos Kali-br* meli phos plb zinc
  - **robbers**; by: alco
  - **robbing** a friend; for: *Kali-br*
  - **soldiers**, by: absin bell bry plb
- **queen**, she is a *(emperor - is; great; Haughty):* cann-i
- **quiet** (See patient)
- **rabbits**, sees: stram
- **rags** are as fine as silk; old *(Dirty):* **SULPH**•
- **railway** train:
  - **go** off by railway; he was obliged to: atro
  - **in** a railway car; she is: sang
  : **jarring** her; which was moving and: sang
- **rain**:
  - **it** is raining: naja
  - **out** in the rain from having a wet cloth on the head; thought he had been: atro
- **rainstorm**; she is in a: naja
- **raised** up; she were being: cann-i sil
  - **fly**; and could: cann-i
- **rank**; he is a person of *(great; Haughty):* cupr phos verat
- **rats**, sees *(visions - monsters - strange):* absin *Aeth* ail *Ars* bell *Calc Cimic* colch cortico hyos lac-c lach med op stram

- **rats**, sees: ...
  - **colors**, of all: absin
  - **large** rats:
    : **night** | **room**; in the: med
  - **running**:
    : **leg**; up the: ail *Calc*
    : **room**; across the: *Aeth* ail ars cimic med
- **reading**:
  - **after** her, which makes her read faster; someone is reading *(Imitation):* mag-m
  - **wrong**; it seems: lach
- **real** | **nothing** seems (See unreal - everything)
- **reason**; losing his (See insane)
- **recedes**; everything approaches and *(objects - recede):* cic
- **reel**:
  - **she** was reeling: gamb spig tax
    : **rest**; when at: tax
    : **side** to side; from: gamb
- **religious** *(Religious - too):* alum-sil *Anac Ars* aur bell croc *Hyos Kali-br* lach lyc med merc nux-v plat *Puls Stram Sulph* tarent *Verat*
- **reproach**; he has neglected his duty and deserves: *(Forsaken; Anxiety - conscience; Remorse):* Aur
- **reproved** | **expects** to be reproved; he: dig
- **repudiated**; he is *(despised):*
  - **relatives**; by his *(Forsaken; Forsaken - isolation; forsaken):* arg-n hura
- **repulsive** fantastic: Fl-ac
- **resin** exuding from every pore: cann-s
- **respiration**; attention must be centered on: chlor
- **reveling**; he had been | **night**; all: rhod
- **reversed**; directions are: camph-br camph-mbr
- **revolving**; he is | **axis**; around his: nux-v
- **rich**; that he is (See wealth)
- **ridiculed**; he is (See laughed; Mocking - others)
- **riding**; as if:
  - **closed** eyes; with: cycl
  - **horse**; riding on a (See horses - riding)
  - **lying** down; when | **closing** the eyes agg: ferr
  - **ox**; riding on an: bell
- **right**:
  - **doing** nothing right; he is *(Timidity; Confidence - want; Fear - failure):* anac arg-n *Aur* nat-c
  - **nothing** seems right (See wrong - everything)
- **rising**: bar-c dig lach
  - **could** not rise up; he | **stooped**; could not rise up again if he: bry puls rhus-t
  - **falling**; then: bar-c lach
  - **time** for rising; it were: dig
- **roaming**: rhus-t
  - **fields**; in the: rhus-t
- **robbed**, is going to be *(thieves):* bar-c borx caust sep
- **robot**; one is a *(Confusion - identity; identity - errors; person - other):* *Alum* anac *Cann-i* med
- **rocked**; one were being: bell calad nat-m
  - **lying** down and closing the eyes; when: calad nat-m

Mind

Delusions – rolling

- **rolling**:
  - **him**; something will roll on: cocc
  - **wall**, the floor or anywhere; something alive is rolling on the: cocc
- **room**:
  - **close** and hot; is: plan
  - **desolate**: valer
  - **falling** to pieces; room were: cann-i
  - **house**; room is a: calc
  - **large**; room is too: tub
  - **own** room; he is not in his: coloc
  - **people**; sees:
    : **babies**; full of white and colored: morph
    : **bedside**; at his: atro con lyc
      : **entering**, on: lyc
    : **passing** in and out, who wanted to take her away; room were full of strange menbell
  - **round**; went (See turning)
  - **sea**; room is like the foam of a troubled: sec
  - **small**; room is too: carb-v cycl nat-c
  - **turning** in a circle; room were (✱ *turn - everything - circle*): calc-caust cann-s cod dub grat kali-bi nux-v
  - **walls** (See walls)
  - **whirling**; room were: nux-v
- **round** and round:
  - **everything** went | **looking** at water; when: ferr
- **rowdies** would break in if she was alone (= disorderly persons): elaps
- **royal** birth; of (See noble)
- **ruined**:
  - **is** ruined; he (✱ *poor; Avarice; Fear - poverty*): calc Ign verat
  - **will** be ruined; he: puls
- **run**:
  - **against** something; she ran: arg-met
  - **away**; she had to run: ars-met
  - **backward**; he were chased and had to run: sep
  - **long** way; he could run a: coca
  - **never** before; he could run as: agar
  - **up** and down and scream; she would like to run: calc
- **sadness**, with (See depressive)
- **satyrs**; vision of dancing: cann-i
- **saw** darting up and down; he was a huge: cann-i
- **says** something, it seems to him as though somebody else has said it; when he(✱ *talking - someone; talking - someone - he*): alum
- **scalp** too small: stict
- **scapegoat**; he is a (See wrong - suffered)
- **scattered** about; he is (See body - scattered)
- **scorpions**; sees: **Op**
- **scratching** on linen or similar substance; someone was: asar
- **scream**:
  - **obliging** to scream (See Shrieking - must)
  - **with** screaming: canth hyos *Stram* verat
- **scrotum** is swollen; his: **Sabad**
- **sea**:
  - **at** sea; he were: cocc

Delusions – servants

- **sea**: ...
  - **on** the sea; he were | **rough** sea; he were tossing on a: lac-ac sacch-l
- **seasick**; he is: der magn-gr nitro-o sanic tab
  - **riding** on horseback in the dark; after: sanic
- **seat**:
  - **moving**; seat is | **to** and fro: thuj
  - **tottering**; seat were: chlf
  - **undulating**; seat were | **morning**; when sitting up in bed in the: zinc
- **seeing**:
  - **cannot** see; he: alum hyos phel stram
  : **head** that he could not see over; something projected from: phel
  : **transfer** himself into another, and only then he could see; he could: alum
  - **herself**: anh stram
  - **would** see something; he | **turned** around; if he: brom
- **seeking** | **something**; he is seeking: stram
- **sees** something; when he | **someone** else's eyes; seems as though he saw through (✱ *Confusion - identity*): alum
- **seized**, as if: canth *Hyos* phos
- **self-control**; she would lose all (See Self-control - loss - as)
- **sensations**; misrepresents his: bell
- **senses**:
  - **deprived** of his senses: cycl
  - **of** senses (See sensual)
  - **vanish**:
    : **had** vanished; senses: spira
    : **would** vanish; senses: plat ran-b
- **sensual** fancies: phos
- **separated**:
  - **body**:
    : **arms** are separated from the body: bapt   daph psor
    : **extremities** are separated from the body (✱ *EXTR - Separated - leg - body*): stram
    : **feet** are separated from the body: stram
    : **hand** is separated from the body: daph stram
    : **mind** are separated; body and (✱ *Confusion - identity; Confusion - identity - duality; soul*): anac cann-i sabad thuj
    : **soul**; body is separated from (✱ *Confusion - identity; Confusion - identity - duality; mind*): Anac cann-i nit-ac thuj
    : **spirit** had separated from body (✱ *mind; soul*): anac
  - **himself**; he were separated from: sabad
    : **evening**; in the: sabad
  - **senses** are separated from objects: aeth
  - **thoughts** are separated from him; strange: sabad
  - **world**; from the:
    : **he** is separated (✱ *division; Forsaken - isolation*): Anac Anh coca thiop thuj ven-m
- **serpent** fastening on his neck; a crimson (See snakes - crimson)
- **servants**; he must get rid of: fl-ac

Delusions – sewing

- **sewing**, she is: atro
- **sheep**:
  - **driving**: acon
  - **seeing**: *Cimic*
- **ships**:
  - **storm**; they are on board of a ship in a: alco
- **shock**:
  - **electric | fell** suddenly from an electric shock; he: clem
- **shoot** with a cane; tries to (↗*gun*): bell merc
- **shopping** with her sister; of: atro
- **should** have done this or that (See Anxiety - conscience)
- **shoulder**; people are looking over his (See people - behind - looking)
- **shouting**; to be (↗*hearing - illusions*): cann-i
- **shoved** forward; he is:
  - **closing** the eyes: ferr
  - **lying** down; when: ferr
- **shower** of soot fell on him: cann-i
- **shroud**; person with coat seemed covered by (See person - shroud)
- **sick** (↗*Hypochondriasis*):
  - **being** (↗*Anxiety - health; Anxiety - hypochondriacal; Feigning - sick*): ambr arg-n *Ars* asar bar-c bell **Calc** cham chel chlol cic *Colch* graph hell *Iod Kali-c* lac-c laur led *Lyc* merc mosch murx naja nat-c nat-m nit-ac nux-m **Nux-v** petr phos podo psor **Puls** *Sabad* sel sep spig spong *Staph* stram tarax *Tarent* valer verat
  - **imaginary** disease, syphilis, to others; he will give his: (↗*contaminated - everything*): chlol
  - **mind** and body; in: merc
  - **work**; and for this reason will not: calc caust nux-v
  - **family** were sick; members of the: hep
  - **friend** is sick and dying; a beloved: bar-c
  - **going** to be sick; he is (↗*Anxiety - health*): nat-p nicc podo
  - **severe** illness were impending: nicc
  - **someone** else is: gels
  - **two** sick people were in bed, one of whom got well and the other did not: sec
- **side**:
  - **alive** on one and buried on the other; he is (↗*body - divided; divided; Confusion - identity - duality*): stram
  - **left** side; she does not own her (See body - half - left - belong)
  - **right** side:
    - **muscle** and fibre of her right side; she can feel every: sep
- **sidewalk | rising** up before him; sidewalk is: spig
- **sight** and hearing, of (↗*hearing - illusions; images*): anac bell eup-pur kali-br
- **sin**; one has committed a (See sinned)
- **singing**; to be: cann-i

Mind

- **sinking**; to be: asar bapt ben benzo benzol *Cimic* gala glon *Hell* hyos *Ign* kali-c kali-cy lyc lyss nat-m phos *Sulph*
  - **bridge**; stones were sinking under his feet, when crossing a stone: nat-m
  - **dying**; and: asar
  - **floor**; through the (↗*ground - sinking*): ben hyos phos
  - **warm** room | **working** in a hot room; when: glon
- **sinned**; one has: ars aur chel hell kali-p med plb podo psor puls stram sulph thuj
  - **day** of grace; sinned away his: ars aur kali-p plb podo psor puls stram sulph
  - **unpardonable** sin; he had committed the (↗*hell - going*): aur chel hell med
- **sitting**:
  - **high**; he is sitting too: aloe
  - **wet**; sitting in: morph
- **skeletons**, sees: crot-c op
- **skin** is very thin (See SKIN - Thin - sensation)
- **skull**:
  - **diminished**: chel glon grat
  - **raised** and lowered; being: stict
- **sleep**:
  - **deprived** of sleep (= too little sleep): merl rheum rhus-t zinc
  - **disturbed**; sleep is being: agar
  - **falling** asleep; delusions on: arg-n bell bry *Calc* camph chin guaj ign merc merc-act ph-ac phos spong sulph
  - **going** to sleep; he were: asar camph lappa merc-act mur-ac plat
  - **deep** sleep; into a state of: camph
  - **ought** to sleep; he: ant-t
  - **short**; after: op
- **sleeping** (↗*sleepy*):
  - **awake**; insists that he was sleeping while: acon alco
  - **half** asleep; he were: con rheum
  - **he** were sleeping: rhus-t ter
  - **just** falling asleep (See sleep - going)
  - **night**; he had slept all: euph lina
  - **not** been sleeping; he had:
    - **morning | waking**; on: trif-r
  - **not** slept enough; he had: ars bapt bell calc colch con dig eucal ham lac-ac magn-gr nux-v phos ran-b rhus-t ruta sulph thuj
    - **morning**; in the: bell ham
  - **sound** sleep; he were in a: visc
  - **stupid** sleep; he were in a: acon
- **sleepy**; he is (↗*sleeping*): merl nat-m nux-m
- **sliding | impelled** by an invisible agent; he is sliding along the ground: op
- **slow**; bus goes: cortiso
- **small** (↗*GENE - Smaller*):
  - **body** is smaller: acon agar alum-sil ambr *Bar-c* cact calc carb-v croc glon graph grat kreos naja nux-m nux-v sabad sulph tarent zinc

Delusions – small   **Mind**   **Delusions – spied**

- body is smaller: ...
  : alternating with | large; delusions that the body is (See enlarged - body - alternating - small)
  : epileptic convulsions; before: carb-v
  - he is (*Confidence - want - self-depreciation):* grat
  - motion; small objects appear in: anh
  - things (*tall - he):*
  : appear small; things (*VISI - Small; diminished - all; body - diminished):* agar anh aur berb cact carb-v cop cycl hyos merc-c nat-c phys **Plat** puls staph stram sulph tab thuj
    : he were very large; and: stram
    : large; sometimes very small and sometimes very: sulph
    : grow smaller; things: camph carb-v nit-ac *Plat* stram
- smell, of: *Agn Anac* aran-ix ars cic cina euph-a *Kali-bi* lach lact-v *Op* par puls *Sang* sulph zinc-m
- smoke; of: *Bry* fl-ac petr ran-b
  - hot smoke is coming through all orifices; as if: fl-ac
- smooth; being: alum
- smoothed by a delicate hand; she were (*touched):* med
- snakes: *Abel* ail anh arg-n bell calc cund gels *Hyos* ign *Lac-c* lach lachn op phys phyt stram tab tub viol-o
  - crawling up the leg; feels a snake: ail
  - crimson serpent fastening on his neck: bell
  - in and around her: *Abel* ail anh arg-n bell calc cund gels *Hyos* ign *Lac-c* lach lachn op phys phyt stram tab tub viol-o
  - lying on a large snake; she were: lac-c
  - seeing: tab
- soda water; he is a bottle of (See bottle)
- sold:
  - bed; someone has sold his (See bed - sold)
  - being: hyos
- soldiers:
  - bed, on his: lact
  - being a soldier | night: chel
  - cutting him down | cool amel; on getting: bry
  - march:
    : air; march about in front of her in the:
      evening | partial sleep; in: nat-c
    : silently past: cann-i
  - seeing: bar-c *Bell* bry nat-c op
  - surrounded by: nat-c
- someone (See people/ person)
- someone else:
  - she were someone else (*person - other; Confusion - identity):*
    : power; and in the hands of a strong: lach
  - speaking; someone else were: cann-s
- something else:
  - chest; something else comes from above which is pressing the: sep
  - objects appear as if something else: staph
- sorrow; everyone he meets has a secret: cann-i

- soul:
  - body was too small for the soul, or separated from the soul (See separated - body - soul)
- sounds (*hearing - illusions):*
  - color; are like: anh
  - double, whistling; are: med
  - listens to imaginary sounds: hyos
  - remained longer (See HEAR - Illusions - sounds - remained)
- space:
  - between brain and skull; there is empty space: caust
  - carried into space; he was:
    : lying; while: cann-i coca *Lach*
    : orbit; and compelled to describe a vast | lying; while: cann-i
  - decomposition of space and shape: anh
  - expansion of (*Distances - exaggerated):* cann-i nux-m
- specters, ghosts, spirits (*images; Fear - ghosts):* acon agar am-c ambr apis arn ars atro *Atro-s* aur bell berb bov *Bry Calc* camph *Cann-xyz* carb-an carb-v cassia-s caust chin cimic cocc *Croc Crot-c* crot-h *Cupr Cupr-act* dig dros dulc hell hep hura hyos hyper ign kali-br kali-c kali-i kali-sil lach led lepi lyc merc nat-c *Nat-m* nit-ac *Nux-v Op* ph-ac phos phys plat puls ran-b rhus-t ruta samb sars sep sil spig spong stram stry *Sulph* tarent *Thuj* verat visc zinc
  - day and night: *Ars*
  - morning:
    : waking; on: dulc zinc
    : enlarge until it disappears; a specter continues to: dulc
  - evening | appear; a specter will: brom
  - bed, in: atro
  - black forms when dreaming: arn ars puls
  - chill, during: nit-ac
  - closing eyes, on: apis arg-n *Bell Bry Calc* cassia-s chin ign *Lach* led nat-m samb sep spong stram *Sulph Thuj*
  - clutches at: hyos
  - death appears as a gigantic black skeleton: crot-c crot-h
  - fire, in: bell
  - hovering in the air: aur lach
  - pursued by, is (*pursued - ghosts):* lepi plat stram stry
  - seeing: acon agar alum am-c ambr ant-t *Ars* atro aur **Bell** bov brom *Calc Camph* carb-v cocc *Croc Cupr* dig dulc hell hep hura *Hyos* hyper ign *Kali-br* kali-c kali-i kali-sil lach lyc merc *Nat-c Nat-m* nit-ac *Op* phos phys plat puls ran-b sars sep sil spig *Stram Sulph* tarent thuj visc zinc
    : night: atro merc
  - twilight (*Darkness - agg.; Light - desire):* berb
- sphere; he transformed into a cylinder or a: cann-i
- spiders, sees (*Fear - spiders): Lac-c*
- spied; being (*watched; looked; looking - everyone):* med

76   ▽ extensions | ○ localizations | ● Künzli dot

- **spinal** column is a barometer: cann-i
- **spinning**, is: hyos stram
- **spirit**, he is a: cann-i
- **spotted** brown (See body - spotted)
- **squanders** money (*Squandering*): Verat
- **square** surrounded by houses a hundred stories high; sees a colossal: cann-i
- **stabbed**:
  - **person** who passed on the street; he had stabbed a (*murdered - had; murdered - someone*): Bell
  - **somebody** threatened to stab him; as if: op
- **staggering**; as if: carb-ac olnd
  - **weakness**; from: olnd
- **stairs** were coming up to meet him (*ground - coming*): pic-ac
- **standing**:
  - **beside** oneself (*double - being*): anh
  - **head**; standing on: ars asaf dios elaps glon lach nux-v ph-ac phos thuj
    : **bed** were tilted and she were standing on her head; as if: *Ph-ac*
  - **must** stand up | **sitting**; when: sep
  - **securely**; he were not standing: asar calc-act
- **stars** in his plate; saw: cann-i
- **starve**:
  - **being** starved (*poor; Avarice; Fear - starving*): lap-la naja
  - **family** will (*Fear - poverty; Avarice; poor*): ars calc-sil lap-la *Sep* staph
  - **he** must (*Fear - poverty; Fear - starving*): (non: kali-chl) kali-m
  - **humankind** will starve: lap-la
- **statue**: cann-i *Stram*
  - **admired**; poses as a statue to be: *Stram*
  - **marble** statue; he was a: cann-i
- **stepping**:
  - **air**; stepping on: dub dubo-m nat-m
  - **down** when walking; steps on feather: der
  - **easily** as one; she could take ten steps as: puls
  - **person** is stepping hard; a: aloe
  - **space**; stepped on empty (See air)
- **stimulant**; had taken a: nux-v sabad
- **stolen** something, she has: lach
  - **thinks** it; or somebody: lach
- **stool | obliged** to go to: spig
- **stove**:
  - **heats** stove in heat of summer: merc
  - **mistakes** stove for a tree (*Delirium - embraces*): hyos
    : **climb** it; and wants to: *Hyos*
- **strain** herself; she could easily: sep
- **strange**:
  - **everything** is (*changed; Strange - everything*): anac *Anh* bac *Bar-m* camph cann-i cann-s cann-xyz carb-an *Cic* glon *Graph* lyss *Nux-m* petr *Plat* plb staph stram tub valer
    : **disagreeable**; and: valer
    : **horrible**; and: cic plat
- **strange – everything** is: ...
  : **pregnancy**; during: lyss
  : **room**; in the: lyss
  : **standing** agg: glon
- **familiar** things seem strange (*Strange - everything*): arg-n atro bar-m bell bov calc *Cann-i Cann-s* carb-an carc cic *Cocc* croc glon *Graph* hyos kali-p lyss mag-m med merc mosch *Nux-m* op petr phos *Plat* puls ran-b rhus-t staph stram sulph thuj tub valer verat
  : **horrible**, are: plat
  : **ludicrous**, are (*ludicrous*): cann-i hyos nux-m
- **land**; as if in a strange: bry par plat verat
- **notions** seem: Lyss
- **objects** seem: cann-s carbn-s cic cimic stram valer
- **places** seem strange (See surroundings)
- **surroundings** seem strange: cic glon hyos op plat rhus-r tub
  : **headache**; after: glon
- **voice** seemed strange; her own (*Strange - voices*): alum *Cann-i* cic
- **strangers**:
  - **control** of; under (*influence; Confusion - identity*): aster bry
  - **friends** appears as strangers: bry stram
  - **knitting**; she sees strangers while: mag-s
  - **looking** over shoulder (*people - behind - looking*): brom
    : **see** someone on turning; and she should: brom
  - **midst** of strangers; he were in the (See surrounded)
  - **room**; seem to be in the: bry *Tarent Thuj*
  - **seeing**: anac cann-i mag-s nux-v stram *Thuj*
  - **surrounded** by: aster nit-ac *Puls*
- **strangled** (See choked)
- **street | rising** when walking; were: sep
- **strength | failing** him; all his strength were: coloc
- **strike**:
  - **like** to strike; he would | **anyone** who spoke to him; in the face of: nux-v
- **strong**; he is (*power - all-powerful; superhuman*): coff plat
- **study**; after: hyos nux-v
- **stumble**; he would | **legs**; over his own: caj
- **stunned**; he was: laur
- **stupefied** (See intoxicated)
- **succeed**, he does everything wrong; he cannot: (*Timidity; Confidence - want; Fear - failure*): Anac *Arg-n* arn *Aur* bapt *Bar-c* gels lyc naja nat-c nat-m phos sulph
- **suffocating**; as if: arum-t *Tub* vib
  - **sleep**; on going to: arum-t
- **suicide**; impelled to commit: alum ars dros hyos rhus-t thea verat

Delusions – suicide   **Mind**   **Delusions – think**

- **drowning**; by: dros
  - **knife**; on seeing a: alum
- **sulfur** vapors; of: x-ray
- **sun**:
  - **pushed** her down and she had to rest in the shade in order to walk on: psor
  - **reeling**; sun is: cann-i
- **superhuman**; is (↗*great; strong; divine*): cann-i psil
  - **control**; is under superhuman (↗*Insanity; Confusion - identity; possessed*): agar anac kali-br Lach Naja op plat psil *Thuj*
- **superiority**, of (↗*great; Deeds - great; Haughty*): Plat
- **support | himself**; he could not support: tab
- **surrounded** by friends (See friend - surrounded)
- **surroundings**:
  - **capacious**; are: ferr
  - **exist**; do not (See existence - surroundings)
- **suspended**:
  - **he** is suspended in the air: hyper sep
  - **bed**; and not lying in: hyper
- **swallow**, cannot: lyss
- **swaying** to and fro; he is: cic paraf
  - **sitting**; when: paraf
- **sweets**; is made of: merc
- **swelling**, he is gradually: cann-i
- **swimming**, is: calc-ar cann-i lac-c lact manc ox-ac rhus-t valer
  - **air**, in the (↗*floating - air*): calc-ar lac-c lact manc valer
  - **bed**; in (See floating - bed - swimming)
  - **lying** down; when: ox-ac
- **swine**, men are: hyos
- **swinging**; he were: camph ign lact merc sulph
  - **bed**; in: camph lact
  - **cradle**; in a: ign
- **swollen**, is (↗*enlarged; GENE - Swollen*): acon Aran Arg-n asaf bapt Bov Cann-i carbn-s glon kali-br op plat
  - **convulsion**; before: kali-br
- **sword** hanging over head: am-m
- **tactile** (See touch)
- **taken** from him; objects around him had been (See objects - taken)
- **talking**:
  - **behind** him; someone: *Med*
  - **dead** people; with (↗*Talking - dead*): bell **Calc-sil** canth hell *Hyos* med nat-m stram
    - **sister**; with his: bell
    - **churchyard**; in: bell
  - **friends** are talking about her: lach
  - **hears** talking; he: elaps
  - **imaginary** persons; loudly and incoherently to: atro bell chlol

- **talking**: ...
  - **inanimate** objects with names, but observes no one standing near him; to: stram
  - **insane**: nit-ac
  - **irrationally**: nit-ac
  - **limbs** talking to each other (↗*part; legs - conversing*): bapt
  - **part** of body is talking to another part; one (↗*limbs; legs - conversing*): bapt
  - **persons** as though near; talking of | **midnight**; about: sep
  - **she** is: op raph
    - **herself**; she is talking with: op
  - **someone** is talking (↗*says*):
    - **he** is speaking; when (↗*says*): alum cann-s cann-xyz nux-m
  - **spirits**, with: bell nat-m nit-ac *Plat* stram
- **tall** (↗*enlarged; small - things - appear; body - greatness*):
  - **he** or she is tall (↗*Haughty; great; enlarged - tall*): cop eos iodof op pall plat staph **Stram●** *Sulph*
  - **vertigo**; with: eos
  - **walking**; had grown while: pall
  - **things** grow taller: berb camph dros kreos nit-ac sulph
  - **pulse** is throbbing; as the: berb camph
    - **diminish**; and: berb
- **tankard**, chased with dragons; he saw a huge: cann-i
- **tartars**; of a band of: cann-i
- **taste**, of: cina staph
- **tears**; he would burst into: cot
- **terrible**; everything seems: cic plat
- **terrified**; as if (See fright - as)
- **thicker** than natural; everything he touched were: coc-c
- **thieves** (↗*robbed*):
  - **accused** of robbing; he has been (↗*accused*): kali-br
  - **frightened** on waking and thinks dream is true; dreams of robbers: nat-m verat
  - **search** is made; and will not believe the contrary until: nat-m
  - **house**, in (↗*Fear - robbers*): ars cann-i *Lach* merc *Nat-m* sil sol-t-ae
    - **bed** is full of thieves; and space under (↗*bed - someone - under*): Ars
    - **seeing**: alum arn ars aur bell cupr kali-c kali-sil lach mag-c mag-m merc nat-c *Nat-m* petr phos sanic sil sol-t-ae verat zinc
    - **night**: Ars
    - **listens** under the bed: ars
- **thin**:
  - **body** is: thuj
  - **he** is getting (↗*emaciation; wasting*): sulph
- **think**:
  - **cannot** think; she: crot-t onos

78   ▽ extensions | ○ localizations | ● Künzli dot

Delusions – think | Mind | Delusions – turn

- **cannot** think; she: ...
  : **outside** of herself: crot-t
- **thoughts**:
  - **grasp** any thoughts; he could not: phos
  - **outside** of body; thoughts are (↗*ideas - floating - outside)*: sabad
  - **separated** from her (See separated - thoughts)
  - **stomach**; come from: acon
  - **two** different trains of thought influenced him at the same time: lyss
  - **vanish**:
    : **had** vanished; thoughts: kali-c
    : **would** suddenly vanish; as if thoughts: croc kali-c
- **three** dimensional; two dimensional objects are (↗*Confusion - identity)*: anh
- **three** persons, he is (↗*Confusion - identity)*: anac bapt cann-i *Nux-m Petr* psil
- **throat**; someone with ice-cold hands took her by the (See choked - ice-cold)
- **thumbs**, fingers are: **Phos**
- **time**:
  - **earlier**; time seems (= passes too quickly) (↗*Time - quickly)*: *Cocc* sulph thea ther
  - **exaggeration** of time (= passes too slowly) (↗*Time - slowly)*: *Alum* ambr anh *Arg-n* **Cann-i** cann-s cere-b con dirc med nux-m nux-v onos pall
  - **space**, and, lost or confused (See Confusion - time - space; Mistakes - space - time)
  - **working** against: nat-ar
- **tipping** over | **sitting** or walking; when: euon-a
- **tired**:
  - **speaks** as if: cann-i
- **tobacco**: | **vertigo** were from tobacco: rhod
- **toes**:
  - **cut** off: mosch
  - **longer** (See EXTR - Longer - toes)
- **together**:
  - **himself** together; could not get: caj
  : **air**; in open | **amel**: caj
- **tongue**:
  - **long**; tongue is too: aeth
  - **pulling** out his tongue; someone is: bell
  - **seems** to reach the clouds; tongue | **sleep**; when going to: pic-ac
  - **wood**; tongue is made of (↗*wood - he; EXTR - Wooden)*: apis ars carb-v
- **tormented**; he is: *Aq-mar Chin* lyss
- **torture**: med
  - **rid** her mind of the torture; she must do something to: med
- **tottered** | **surroundings** or he himself tottered: anac
- **touched**; he is (↗*smoothed)*: anac bapt canth **Med** op *Rhus-t* stram *Thuj*
  - **head**; someone touched her (↗*caressed)*: **Med**
  - **sides**; someone touched him on both: bapt
- **touching**:
  - **anything**; she could not touch: pall

- **touching**: ...
  - **everything**; he was touching: bell
    : **rough**; everything is too (See GENE - Touch - illusions - rough)
- **town**, he is in deserted: carb-an
- **toys**:
  - **objects** seemed as attractive as toys: cic
  - **playing** with toys: atro
- **train** (See railway)
- **transferred**:
  - **room**; to another: coloc
  - **world**, to another: cann-i
- **transformed**; he is:
  - **several**, strange transformations; he is subject to: cann-i
- **transparent**:
  - **everything** is: *Anh*
  - **he** is: anh bell cann-i
  - **head** and nose are: bell
  - **solid** things: cycl
- **trapped**; he is (↗*deceived; Conformism)*: ign lath naja stry *Tub*
- **travelling**, of (↗*journey)*: aether cann-i
  - **worlds**; through: aether
- **tread** | **lightly** to avoid injuring or disturbing his companions; he must tread: cupr
- **trees**:
  - **people** in fantastic costume; seem to be:
    : **afternoon** | **riding**; while: bell
- **trembling**:
  - **everything** was trembling:
    : **circle**; and was turning in a: plb
    : **on** him was trembling; everything: sulph
    : **wavering**; and: aml-ns
  - **he** was trembling | **without** trembling; but: carb-v med sul-ac zinc
- **troubles**:
  - **broods** over imaginary troubles (See Brooding - troubles - imaginary)
  - **great** troubles had just come over him: cycl
  - **impending**; troubles were: am-c anac
    : **trifle** would lead into great troubles; every: anac
  - **truth** | **telling** the truth; she were not: macro
  - **tumble** | **he** would tumble: calc
- **turn**:
  - **everything** turned: agn alum bell chel cycl laur lyc mag-c nat-m phos plb staph valer verat zinc
    : **circle**; in a (↗*room - turning)*: agn bell chel cycl laur nat-m plb verat zinc
    : **trembled**; and: plb
    : **walking**; when: nat-m
    : **half**-circle; in: staph
    : **round** and round: laur
    : **sitting** up; on: chel
    : **with** her: phos
  - **she**:
    : **had** been turned | **circle**; in a: puls thuj

Delusions – turn | Mind | Delusions – visions

- **she**: ...
  - **was turning**: agar alum anac ang arg-n aur aur-m bry carl chel con junc-e merc mosch ruta tub
  - **backward** and around: ang
  - **circle**; in a: alum anac arg-n aur aur-m carl chel con junc-e merc ruta tub
  - **rest**; during: junc-e
  - **stooping**; when: aur-m
  - **left**; to: anac
  - **rapidly** that he perceived a current of air produced by the motion; so: mosch
  - **would turn**: alum
- **surroundings** were turned | **with** him in a circle: am-c
- **things**:
  - **around** each other; things were turning: sabad
  - **with** her; things were turning: aloe anac arn calc ferr
- **turtles** in room, sees large: bell
- **two**:
  - **individuals**; she were two (See Confusion - identity - duality)
  - **wills** (See Will - two)
- **typhoid** fever, he will have: nat-p
- **ugly** (See body - ugly)
- **understand**:
  - **not** understand anything; she could: sep
  - **understands** everything: verat-v
- **unearthly**, of something: cann-i
- **unfit**:
  - **work**; for: cupr
  - **world**; he is unfit for the (↗ *succeed*): Aur plat
- **unfortunate**, he is (↗ *Pities; Unfortunate*): bry caust Chin cub graph hura ip lyc sep Staph verat
- **unhampered** by a material body; he is: chin-b
- **unpleasant**: alum am-c bell carbn-s op phos
- **distinct** from surrounding objects: bell op
- **unreal** (↗ *Unreal - everything*):
  - **everything** seems unreal (↗ *Strange - everything; Unreal - everything*): ail Alum Anac anh aran aran-ix beryl cann-i cann-s cann-xyz cic Cocc con dat-a gink-b halo lac-c lil-t Med psil rauw staph
  - **company**; while in: psil
  - **life** were unreal: med
- **unseen** things; delusions of: tarent
- **urine** | **she** were turning into urine: lac-ac
- **vagina** | **living** things creep into vagina at night: merc
- **vanish**:
  - **everything** will: lyc
  - **senses** vanish; seems as if his: cann-s merc plat
- **vegetable**:
  - **existence**, leading a: cann-i
  - **green** vegetables, he is selling: (non: cupr) cupr-act
- **vehicle** | **jarring** her; she were in some vehicle which was moving and: sang
- **vengeance**, divine (See god - vengeance)

- **vermin**: alum am-c Ars bov kali-c lac-c mur-ac Nux-v phos ran-s sil sulph
  - **bed** is covered with; his: ars
  - **seeing** vermin crawl about: alum am-c Ars bov kali-c lac-c mur-ac Nux-v phos ran-s sil sulph
- **vertigo**:
  - **become** dizzy; he would: brom mag-m malar
  - **consciousness**; and lose: mag-m
  - **beginning**:
    - **ears** and pressed to vertex; beginning in front of: sal-p
    - **eye**; from left: lob
    - **stomach**; from: kali-c
  - **having** vertigo: aml-ns bell bufo ferr gels jug-r magn-gr sacch stram
    - **seasickness**; from: magn-gr
  - **moved** now in one, now in another direction: coff-t
  - **overpowering** vertigo coming over her: con
- **vexation**:
  - **after**: bell Plat
  - **offenses**; of vexations and: cham chin dros
- **vindictive**: agar
- **violence**, about: kali-br
- **violent**: Bell hyos sec stram
- **Virgin** Mary; being (See mary - she)
- **visions**, has (↗ *fancy; images; VISI - Illusions*): absin agar alum alum-sil ambr alum anac anh antip apis arg-n Ars Atro atro-s aur Bell berb borx brom Bry Calc Calc-s calc-sil camph **Cann-i** cann-s cann-xyz canth carb-an carb-v carbn-o Carbn-s caust cench cere-b cham Chin chlol chlorpr cic cimic coca cocain cocc coff coff-t con convo-s cortico Crot-c cupr dig dros dulc graph hell Hep Hyos Ign indol kali-br kali-c Lach lact led lyc mag-m mag-s merc methys Morph nat-c Nat-m nat-sal nicot nit-ac nux-m Nux-v olnd Op past petr Ph-ac phos plat plb psil Psor Puls pyrog rhod rhus-t samb santin scop sec sep Sil spong Stram Sulph tab tarent ther valer verat zinc
  - **daytime**: bell lac-c lyc nat-m stram
  - **morning** | **bed**, in: hep
  - **evening**: brom carb-an carb-v chin cupr ign phos puls
  - **night**: canth cham spong
  - **beautiful** (↗ *beautiful*): anh bell Cann-i coca lac-c lach olnd **Op** psil
    - **kaleidoscopic** changes; varied: anh
  - **black** objects (See black - objects)
  - **closing** the eyes, on: anh apis Arg-n ars Bell Bry CALC camph carb-v caust Chin cocc cupr graph hell Ign Lach led lyc nat-m op plb Psor Puls pyrog samb sec sep spong Stram Sulph tarent thuj
  - **clouds** of colors: lach
  - **colorful** (↗ *VISI - Illusions - colorful*): anh
  - **delight**; visions of | **night**; filled his brain all: op
  - **fantastic**: ambr ars bell hyos lach nit-ac op psil stram verat

Mind

Delusions – visions

- **fire** (See fire - visions)
- **grandeur**, of magnificent (➚*great; Haughty; Insanity):* carbn-s (non: coff) coff-t
- **horrible** (➚*images - frightful; Fancies - exaltation - frightful):* absin ambr atro **Bell** berb **CALC** calc-sil camph carb-an carb-v *Caust* hell hep indol *Kali-br* lac-c lyc merc nicot nit-ac *Nux-v* op petr phos *Puls* rhod samb scop sil spong *Stram* sulph tab tarent zinc
  - **evening**: calc carb-v
  - **night**: camph nit-ac phos tab
  - **beside** him: *Stram*
  - **dark**, in the: *Bell Carb-v* hell ign lach petr puls scop stram
  - **events**, of past: spong
  - **sleep**; before falling to: calc ign
  - **twilight**; in | **children**; in: berb
  - **waking**; on: ign zinc
- **light**, not in the dark; sees visions in the: *Lac-c*
- **monsters**, of (➚*monster):* anh **Bell** camph cann-i cic cimic ign *Kali-br* lac-c op samb *Stram* tarent
  - **going** to sleep and on waking; on: ign
  - **strange** objects and rats (➚*rats):* cimic
- **persecuted** in visions: hyos
- **power**, of imaginary: cann-i psil
- **rats**; strange objects and (See monsters - strange)
- **real**; visions are: lach
- **strikes** at them and holds up the cross: *Puls*
- **symmetrical**: cann-i cere-b
- **telling** him; about what they are: psil
- **wonderful**: anh calc camph cann-i lach psil
- **visual** (See visions)
- **vitality**; vivid consciousness of usually unnoticed operations of: cann-i
- **vivid**: *Absin* acon aether agar ambr ars bell *Calc Cann-i* cham dub gast hyos kali-c *Lach* lyc op phos plb psil puls rhus-t scop spong *Stram* sulph *Verat*
- **voices**:
  - **hearing** (➚*hearing; hearing - illusions):* abrot acon agar anac anh aster bell benz-ac calc calc-sil cann-i cann-xyz canth carb-v carbn-s cench **Cham** chlol coca coff con *Crot-c* crot-h dros *Elaps* hyos hyper ign *Kali-br* lac-c lach lyc mag-m manc med nat-m nit-ac petr ph-ac *Phos* plb rhus-t sabal sol-ni stram *Sulph* tarent thuj verat
    - **night**: *Cham Sulph*
    - **abdomen**; voices are in his: thuj
    - **absent** persons; of (➚*distant):* anac cham
    - **answers**; and: calc-sil
    - **calling**:
      - **him** | **night**: sulph
      - **his** name: anac
    - **cease** when listening intently in bed: abrot

Delusions – walking

- **voices – hearing**: ...
  - **commit** crime; voice commands him to: lach
  - **confess** things she never did; she must: lach
  - **confused** | **swallowing** or walking in open air agg: benz-ac petr phos
  - **crime**; a voice commands him to commit a (See commit)
  - **dead** people, of: anac *Bell* calc-sil hyper nat-m stram
  - **distant** (➚*absent):* anac bell cham nat-m sabal stram
  - **follow**, that he must (➚*devil - speaking; devil - speaking - angel; whispering):* anac crot-c lach thuj
  - **kill**; that she must steal and (See commit)
  - **saying** "come" (See people - say)
  - **sleep**, during: cham
  - **steal** and kill; that she must (See commit)
  - **strangers**, of: crot-c
  - **unpleasant** voices about himself: coca
- **own** voice sounds strange and seems to reverberate like thunder; his (➚*hearing - illusions):* cann-i
- **vow**:
  - **breaking** her vow; she is: ign
  - **keep** it, must: verat
- **waiting**:
  - **had** to wait; he: anh
- **waking**; on (➚*awakening):* aur carb-v colch dulc merc nat-c par ph-ac
- **walked**:
  - **had** walked; she:
    - **long** distance; a: eup-per lac-ac
    - **too** far: verat
- **walking**:
  - **air**:
    - **in** air; walks: aur-m lact
    - **on** air; walks: asar chin coff lac-c merc-i-f nat-m nux-v op ph-ac phos rhus-t spig stict stram thuj
  - **backward**; she walks | **forward**; when walking: paull sil
  - **behind** him; someone walks (➚*people - behind; Fear - behind):* anac crot-c lach mag-m med sanic sil *Staph*
  - **beside** him; someone walks: calc petr sil thuj
  - **cannot** walk, he: apis hell *Ign* pneu stram
    - **run** or hop, must (➚*Awkward; Foolish):* apis hell
  - **cotton**; he walks on: **Alum** apis calc carb-v onos phos *Sulph* zinc
  - **forever**; she could walk: fl-ac
  - **knees**, he walks on his: *Bar-c* bar-m med
  - **same** one is walking after him, who is walking before him: euph
  - **stones**; on (See EXTR - Stones - sensation)
  - **up** and down rooms | **dreams**; in his: agar
  - **velvet**; on: sec
  - **wool** on walking; floor were soft like (➚*ground - soft):* xan

Mind

- **walls**:
  - **crush** him; walls will (✱falling - walls; Fear - narrow): Arg-n
  - **falling**; walls are (✱Fear - narrow): arg-n cann-i carb-v lyss
    - **inward**: arg-n carb-v lyss
  - **gliding** together; walls seem to be: cann-i
  - **horrible** things on the walls; sees: bell cann-i hyos samb
  - **surrounded** by high walls; being (✱falling - walls; Fear - narrow): cann-i
- **want**:
  - **he** will come to (✱Fear - poverty; Avarice; poor): calc-f chlor sulph
  - **they** had come to (✱poor; Avarice; Fear - poverty): cann-i
- **war**: bell ferr hyos ran-b thuj verb
  - **being** at: bell ferr hyos plat ran-b thuj verb
- **warts**, he has: mez
- **washing**, of: bell syph
- **wasting** away (✱thin - he): naja
- **watched**, she is being (✱Offended; Fear - observed; Looked - cannot): aq-mar Ars Bar-c Calc fum Hyos Kali-br med meli rhus-t
  - **night**: med
- **water**:
  - **blue** water; of: cann-i
  - **disasters** by: cann-i
  - **flowing** water; sees: *Merc*
  - **nectar**; water is delicious | **drinking**; when: cann-i
  - **of**: alum am-m ant-t ars bov dig ferr graph ign iod kali-c kali-n mag-c mag-m meph merc nat-c ran-b sep sil
  - **spoonful** of water seems like a lake; a (✱Hydrophobia): agar
  - **talking** of water; with: sep
  - **wades** in water; he: ant-t
- **waver**:
  - **everything** wavers and trembles (See trembling - everything - wavering)
  - **objects** waver: cycl grat til
- **waves** going through head (See HEAD - Waving)
- **waving**:
  - **he** was waving lengthwise | **lying**; while: merc
- **wealth**, of (✱Haughty; Avarice; great): agn alco bell calc cann-i cann-xyz kali-br nit-ac phos Plat Pyrog Sulph verat
- **wedding**, of a (✱marriage): alum hyos mag-m nat-c
- **weep**; he would: aster cot
- **weeping**; with: acon dulc lyc merc stram
- **weight**:
  - **no** weight; has: cann-i hyos op
- **well**, he is (✱Well - says - sick; Delirium - well; Irritability - sends - doctor): Apis **Arn** ars bell cinnb hyos Iod kreos merc op psil puls
- **went** around with her; everything: ferr
- **whimsical**: cann-i

- **whirled** around:
  - **he** | **coal** screen; and had been placed in a: eup-per
  - **surroundings**: aloe alum bry op rhus-t zinc
    - **standing**; when: bry
    - **with** her: aloe op rhus-t
  - **things**:
    - **circle**; in a: verat
    - **opposite** direction; in the | **shuts** the eyes; if he: sabad
- **whirling** | **everything** round him; he is whirling with (See whirled - surroundings - with)
- **whiskey** | **fumes** of whiskey gone to his head: ars-met
- **whispering** to him; someone is (✱devil - speaking; voices - hearing - follow): anac med rhodi
  - **blasphemy**: anac
- **whistling**, with: bell stram
- **wicked** deed; she had committed a: cocc
- **wife**:
  - **faithless**; wife is (✱Forsaken; Jealousy): hyos stram
  - **run** away from him; wife will (✱Confidence - want; Forsaken): staph
- **wild**; he would go: lob
- **wilderness**; being in: stram
- **will** power; as if loss of (✱Will - loss; Will - weakness): carb-v chinin-s nit-ac pop
- **wills**; possessed by two (See Will - two)
- **wind** sighing in chimney sounded like the hum of a vast wheel | **reverberated** like a peal of thunder of a grand organ; and: cann-i
- **wine**; he had taken: sabad
- **wings**:
  - **carried** on wings when walking: thuj
- **wires**; is caught in (✱encaged): cact cimic
- **withering**, body is: sabad
- **wolves**, of: bell stram
- **womb** is soft and would give abortion: abies-c
- **women** (✱Hatred - women):
  - **evil** and will injure his soul; women are: (✱Aversion - women - men; Hatred; Homosexuality): puls
  - **lewd** women; his mother's house is invaded by: kali-br
  - **old**:
    - **ragged** woman seemed beautiful; old (See beautiful - old)
    - **wrinkled** women; and: calc-sil cann-i
- **wood**:
  - **brain** is made of wood and he could not think; back of: staph
  - **he** is made of wood (✱tongue - wood; EXTR - Wooden): kali-n petr
- **words** | **think** of words; she cannot: verat
- **work**:
  - **accomplish** her work; she cannot: bry
  - **advance** fast enough; does not: gamb
  - **hard**; is working: bell bry canth phos rhus-t verat

82   ▽ extensions | O localizations | ● Künzli dot

Delusions – work | **Mind** | Desires

- **harm**; work will do him (↗*Laziness - work - harm*): Arg-n
- **hindered** at work; is (↗*hindered*): Chin
- **world**:
  - **different** world; being in a: cann-i
  - **new** world; he is moving in a: camph
  - **rested** upon him; the world: tab
  - **she** has her own little: bell
  - **top** of the world; feeling on: allox
- **worms**: am-c bov cann-i *Cocain* kali-c mur-ac *Nux-v* phos ran-s sil
  - **bed**; are in: ars
  - **covered** with; he is: cocain
  - **creeping** of: alum am-c ars bov kali-c mur-ac *Nux-v* phos ran-s sil
  - **vomitus** is a bunch of: cann-i
- **worthless**; he is (↗*Confidence - want - self-depreciation; despised; Discontented - himself - good*): agn anac aur lac-c nat-ar thuj
- **wretched**; she looks (↗*body - ugly*): **Nat-m**
  - **looking** in a mirror; when (↗*Unfortunate*): Nat-m●
- **wrong**:
  - **doing** something wrong; he is: (non: germ-met) hell
  - **done** wrong; he has (↗*Timidity; Confidence - want; Anxiety - conscience*): alum Ars *Aur* aur-ar cina cob cocc con cycl dig digin ferr Hell hyos *Ign Lach Lil-t* lyc merc myric naja nat-ar *Nux-m* op puls ruta sarr sil sulph thuj verat
  : **look** anyone in the face as others knew this; and could not: cob
  : **others** know it; and (See criminal, he - others)
  : **punished**; and is about to be: op
  - **everything** goes wrong (↗*fail*): bac calc coloc hep kali-br naja nux-v phys
  - **gives** people something wrong from which they die; she: sulph
  - **something** were wrong: kali-br thuj
  - **suffered** wrong; he has (↗*Forsaken*): bac bar-c carc chin **Hyos** lach *Lyss* naja
  : **children**; in: bar-c naja
- o **Abdomen**:
  - **alive** in; something is (See ABDO - Alive)
  - **fallen** in; abdomen is: Sabad
- **Eyes**:
  - **big**; of (↗*enlarged - eyes*): Lac-c op
  - **falling** out (See EYE - Falling - out)
- **Nose**:
  - **double**; nose is: merl
  - **someone** else's nose; has: lac-c
  - **takes** people by the nose: merc
  - **touched** with a metallic substance: cinnb
  - **transparent** nose; has a: bell
  - **two** noses, has (See double)

Delusions: ...
- **Stomach**:
  - **devoured**; his stomach is: Sabad
  - **enlarged** (See STOM - Distension - sensation; STOM - Enlarged - sensation)
  - **mental** acts were performed in: acon
  - **ulcer** in stomach; has corrosion of an: ign sabad

DEMANDING (See Dictatorial; Manipulative)

DEMENTIA (↗*Childish; Retardation; Schizophrenia - paranoid*): Acon Aesc-g aeth *Agar Agn* alco alum Ambr Anac ant-c anth apisin arg-n ars aur *Aur-i* aza Bad bapt bar-act *Bar-c* bell bufo calc calc-p cann-i canth carbn-s carc caust cic cimic coca con croc crot-c crot-h dam glon graph hell *Hyos* ign iodof kali-i kali-p laur *Lil-t* lyc med merc nat-i *Nat-sal* nit-ac *Nux-v* Oena op orch *Ph-ac Phos Pic-ac* plb puls sec sil sol-crl *Staph* stram sulph sumb tarent thiosin *Verat* verat-v vip zinc
- **alternating** with | **excitement**: carbn-s
- **cares** about business; from: lil-t
- **dialysis** dementia: alum bar-c kali-p ph-ac zinc-p
- **epileptics**, of: acon *Bell* cimic cupr *Cupr-act* laur Oena Sil sol-crl stram verat-v
- **incipient**: nat-sal
- **masturbation**, with: *Agn* calc-p canth caust dam nux-v op *Ph-ac* phos pic-ac *Staph*
- **paretic**: Acon Aesc-g agar ars Bad bell cann-i cimic cupr hyos ign iodof merc *Phos Plb* stram verat-v zinc
- **sadness**, with: tarent
- **senilis**: agn alum *Ambr* anac ant-c arg-met aur *Aur-i* aza bapt bar-act *Bar-c* bufo calc-p *Con Crot-h Cupr* lach lil-t *Lyc* med nat-i phos plb puls sec thiosin
  - **premature**: *Ambr* bufo *Lyc* med
- **sexual** excesses; from: lil-t
- **syphilitics**, of: aur-i *Kali-i* merc nit-ac sulph
- **weakness**; with: pic-ac

DEPENDENT of others (↗*Forsaken*): agar ars bism gels nux-v *Phos* **Puls** sep sil stram
- **desire** to be (↗*Confidence - want; Responsibility - aversion*): adam ars bism gels nux-v puls sep sil stram
- **physician**; on the: *Phos*

DEPERSONALIZATION (↗*Confusion - identity; Delusions - body - out; Delusions - separated - body - soul*): alum anac *Anh* bapt cann-i hydrog stram *Thuj*

DEPRAVITY (↗*Moral*): Anac *Bufo* tarent

DEPRESSION (See Sadness)

DEPRESSIVE MANIA (See Mania - alternating - depression)

DESERTED (See Forsaken)

DESIRES (↗*Longing*):
- **full** of desires (↗*Capriciousness*): agav-t alco ambr ant-c ars-s-f bar-s berb bry calc-sil castm chin cina *Coca* coff cur dulc elaps ign ip kali-c lach mag-m *Med* nux-m op phyt *Puls* rheum rhus-t sang santin sil sulph *Ther* tub vero-o zinc-p

Desires — Mind — Despair

- **full** of desires: ...
  - **beautiful** things; desire for (See Beautiful - yearning)
  - **cavern**; desire to be in a: elaps
  - **cheerful**; desires to be (*Amusement - desire*): chin
  - **death**; for: | **vomiting**; to relieve: phyt
  - **dive**; to: ambr
  - **everything**; desire for: santin
  - **exercise**; desire for physical (See Exertion - physical - desire)
  - **grandeur**; desire for: *Coca* cur sulph
  - **impatiently** desires many things (See Petulant)
  - **indefinite**: bry chin ip lach *Puls* sang sil *Ther*
  - **inexpressible** desires; full of: *Ip* kali-c
  - **know** for what; does not (See inexpressible)
  - **look** behind; to (See Looking - backwards - desire)
  - **more** than she needs (*Death - desires; Mental exertion - desire; Kill; desire*): *Ars* ars-s-f bar-s bry zinc-p
  - **numerous**, various things; desire for: *Cina* phos
  - **present**, things not: calc-sil
  - **refuses** when offered; but (See Capriciousness - rejecting)
  - **singing** (See Singing)
  - **things** which are opposed, if proposed by others (See Capriciousness)
  - **this** and that; for (See Capriciousness)
  - **unattainable** things; desire for: bry   mag-m   op puls rheum
  - **uncontrollable**: alco
  - **vexatious** things; desire to say (See Speech - vexatious)
  - **watched**; to be (See Watched - desires)
  - **woman**, ideal: ant-c
- **nothing**; desires (*Asking - nothing; Indifference; Wants - nothing*): ars cocc Hell hep lim (non: linu-c) mez mill nicc op ph-ac phos
- **suppressing** his desires: sil staph
- **touch** things (See Touching - impelled - everything)

DESOLATE, room appears: valer

DESPAIR (*Sadness; recovery; Helplessness*): *Acon* act-sp aesc agar agn all-c all-s aloe *Alum* alum-sil am-c am-m **Ambr** *Anac* anh ant-c *Ant-t Apis Arg-n* arn **Ars** ars-h *Ars-i* ars-s-f aster **AUR** aur-ar aur-i *Aur-s* bad *Bapt* bar-c bell ben borx bov brom bros-gau bry bufo cact cadm-met calad **Calc** calc-ar calc-i calc-s *Calc-sil* calen camph *Cann-i* canth carb-an *Carb-v* carbn-s carl castn-v *Caust* cham chel *Chin*

Despair: ...
chinin-ar chinin-s chlol chloram cic cimic clem *Cocc* **Coff** colch coli **Coloc** *Con* crat crot-c crot-h *Crot-t* cupr cur cycl der dig dros eup-per euph ferr *Gad* gamb gels *Graph* **HELL** helon hep hura hydr-ac hyos hyper **Ign** iod ip kali-ar kali-br kali-c kali-i kali-n *Kali-p* kreos lac-c *Lach* laur *Led Lept Lil-t* lith-c **Lyc** lyss m-arct mag-c mag-m mag-p med *Merc Mez* morph naja *Nat-ar Nat-c* **Nat-m** nat-s nat-sil *Nit-ac* nitro-o *Nux-m* nux-v onos *Op* orig petr ph-ac phos pic-ac plat plb podo prun-cf psil **Psor** *Puls* ran-b *Rhus-t* ruta sec sel *Sep* sil spig **Spong** stann *Staph Stram* streptoc sul-ac sul-i **Sulph** sumb syph tab *Tarax Tarent* ther thuj thymol *Thyr* tub v-a-b valer **Verat** verb viol-t vip wies zinc

- **morning**: psor
- **alternating** with:
  - **hatred** (See Hatred - alternating - despair)
  - **hope** (See Hopeful - alternating - despair)
  - **indifference**: ars
  - **irritability** (See Irritability - alternating - despair)
  - **stupor**: chlol
- **anger**; with (See Anger - despair)
- **anxiety**; with (See Anxiety - despair)
- **chill**, during: *Acon* ant-t *Ars Aur* aur-ar bell bry *Calc Cham* chinin-ar cupr graph hep **Ign** merc nux-v rhus-t *Sep Tarent Verat*
- **condition**; of his: streptoc
- **criticism**; from the smallest (*Ailments - reproaches; Delusions - criticized; Sensitive - criticism*): *Med*
- **cure**; of his: bry psor streptoc
- **death**:
  - **thoughts** of; with (*Suicidal - thoughts; Suicidal - thoughts - meditates*): (non: germ-met) stram
- **existence**, about miserable: nat-m *Sep*
- **future**, about: *Nat-m Psor*
- **health**, of (*Hypochondriasis; Anxiety - health - own; recovery*): *Agn* calc *Sep* staph
- **heart** disease; in: aur
- **heat**, during: *Acon* ant-t *Ars* bell calc-s *Carb-v* cham chel chinin-ar con graph ign lyc *Nux-m* petr ph-ac puls rhus-t sep *Spong* stann stram sulph verat
- **hypochondriasis**, in (*Anxiety - hypochondriacal*): *Arg-n*
- **impotence**; with (*Sadness - impotence*): onos
- **itching** of the skin, from: carbn-s **Psor**
  - **suppressed**: psor
- **life**, of: *Ars* calc cimic mag-m
- **liver** complaints; with: lept
- **lost**, thinks everything is: aur ign
- **love**, from disappointed (*Ailments - love; Sadness - love*): *Hyos*
- **masturbation**, in: *Op*
- **menorrhagia**, in: *Cocc*

84 ▽ extensions | O localizations | ● Künzli dot

Mind

Despair / **Dirty**

- menses:
  - before (↗Menses - before): verat
- others; about (↗Anxiety - others): Aur
- pains, with the (↗Sensitive - pain; Shrieking - pain; Weeping - pain - with): Acon● act-sp agar aloe ant-c Ars Aur aur-ar calc carb-v Cham● chin chinin-ar clem Coff● colch hyper Kali-i lach lil-t mag-c Nat-m nux-v psil stram syph Verat vip
  - ○ Abdomen; in the: ars
    - Stomach, in the: ant-c Coff
  - periodical: Ars Aur aur-ar
  - perspiration, during: acon Ars Aur bry calc Carb-v Cham con Graph ign lyc nat-m nux-v rhus-t sel Sep stann verat
  - recovery, of (↗Despair; Anxiety - health - own; Doubtful - recovery): Acon agar agn all-s **Alum** am-c ambr ant-t Ars ars-s-f aur-ar aur-i Aur-s Bapt bar-c Bell borx Bry cact calad **CALC** calc-ar calc-s **Camph** cann-i caust cham chlol cimic **Coloc** der Hell hura Ign kali-ar kali-br kali-c kreos lac-c lach Lyc m-arct mag-c med Merc nat-c nat-m nat-s nit-ac Nux-v ph-ac phos Psor puls ran-b Sep sil sulph **Syph** ther Thyr verat zinc
    - convalescence, during (↗Death - desires - convalescence): **Alum Ars Calc** med Psor **Syph**
    - heat, during: calc-s
- religious despair of salvation (↗Despair; Remorse; Religious - too): Arg-n Ars Aur aur-ar aur-i aur-s Calc calc-ar Camph Chel cycl hell hura ign kali-br Kali-p Lach Lil-t Lyc med Mez nat-m plat plb podo Psor **Puls Stram Sulph Thuj** Verat
  - alternating with | sexual excitement: Lil-t Plat
  - menses; during suppressed: Verat
- restlessness; with (See Restlessness - despair)
- rising; on | amel: chloram
- skin; from itching of the (See itching)
- social position, of (↗Fear - opinion; Flattered - desire; Fear - social): Verat
- stupor; before: chlol
- trifles, over (↗Trifles; Trifles - important): Graph
- typhus fever; in | epistaxis amel; after: **Psor**
- vomiting, during: ars-h
- work, over his: anac

DESPISING (See Contemptuous)
DESPONDENCY (See Sadness)
DESPOTIC (See Dictatorial)
DESTRUCTIVENESS (↗Anger; Rage; Violent): agar anac anan apis bac **Bell** bufo calc **Camph** canth carbn-s carc Chel Cimx Con **Cupr** cur fl-ac gal-ac hep hura Hyos Ign iod kali-p lach laur lil-t med merc merc-i-f mosch Nux-v oena op phos plat plb sec sep sol-t-ae staph **STRAM** stront-c sulph Tarent Tub Verat verat-v
- alone; when: tarent
- alternating with:
  - mildness: tub
- children; in (↗Behavior - children): bufo carc cupr hyos iod lach phos stram tarent Tub

Destructiveness: ...
- clothes, of: Bell Camph Ign plb Stram Sulph **Tarent** Verat
  - cuts them up: Verat
- cunning (↗Mischievous): Tarent
- emotions; destructiveness from suppressed: anac bell ign nux-v tub

DETACHED (↗Hardhearted): anh cann-i hyos med rauw Sep sulph syph
- sensation of being: med syph

DETAIL; exaggerated attention to (See Conscientious)

DETERMINATION (↗Obstinate; Contrary; Contradiction - disposition): Agar aur Bar-c calc Calc-p Caust cupr des-ac **Ferr** lach Lyc merc nat-c Nit-ac **Nux-v** Phos pyrus sil sulph verat vip
- gloomy (↗Sadness): Agar Bar-c calc Calc-p cupr des-ac Phos pyrus vip

DEVELOPMENT of children (↗GENE - Development - arrested):
- arrested (↗GENE - Development - arrested; Retardation; Autism): Agar ancis-p ant-c aur bac Bar-c bov bufo calc Calc-p carc chap Cic cupr des-ac kali-br nitro-o Phos syph thuj toxo-g tub
  - injury of head; after: Cic
  - reading: tub

DIARRHEA: | amel: cimic

DICTATORIAL (↗Obstinate; Censorious; Suspicious): allox anac apis aran-ix arn aur calc-s Camph carc caust cham chel Chin cich con Cupr Dulc ferr Fl-ac kali-c lach lil-t Lyc Med Merc nux-v pall phos Plat puls sep Sil stram sul-ac Sulph thuj verat vitis-v
- power, love of (↗Delusions - great; Haughty; Insanity): lyc
- talking with air of command: arn cupr Lyc Phos

DIFFUSION (See Loquacity)

DIGESTION:
- disturbed | agg: arg-n kali-bi lyc

DIGNIFIED (↗Pompous; Solemn; Walking - slowly): caj calc nat-c Nat-m staph

DIPLOMATIC (↗Polite - too; Quarrelling - aversion): lyc mag-m

DIPSOMANIA (See Alcoholism)

DIRECT (See Truth - telling)

DIRECTION; sense of (See Orientation)

DIRECTIONLESS (See Irresolution)

DIRTY (↗Conscientious; GENE - Bathing - aversion; Chaotic): **Am-c** ars bry calc-s Caps chel crot-h Graph Hyos lach lyc lycps-v Merc nux-v phos Plat Psor sep Sil staph **Sulph** verat
- everything; dirtying: Nat-m
- plays:
  - dirt; with: hyos
  - feces; with: hyos

Dirty / Mind / Discontented

- **sensation** of being (See Delusions - dirty - he)
- **sitting** or lying in feces (↗*Indifference - external things*):
  - **unaware** | **children**; in: hyos
- **skin**, with dirty: am-c ars lyc nux-v psor sulph
- **urinating** and defecating (↗*Insanity - urinating*):
  - **everywhere** | **children**: (↗*Delirium - urinating - floor; Delirium - urinating - pot*): Hyos Sep sil staph sulph

DISAGREEABLE (See Irritability)

DISCIPLINE (↗*Proper*):
- **easy** to: nat-m
- **want** of: nat-m syph

DISCOMFORT (↗*FACE - Expression - distressed*): aeth agar ammc ang ant-t arg-met ars asaf asc-t aur bar-act bol-s brom bry calad calc calc-p calc-s *Camph* caust cedr cimic cina clem colch coloc crot-t cupr digin dros ferr form glon gran graph *Grat* guaj hell hipp hydr-ac ign iod kali-bi kali-c kali-chl lach led lyc mag-c mang mez morph mosch nat-c nicc nux-v ol-an olnd op par petr ph-ac phys plect puls-n quas ran-b rheum sabad sec seneg sep sil spira stann *Sulph* thuj valer verat-v wye zinc
- **morning**: ang ant-t cimic hipp mag-c plect
  - **walking**, on: ant-t plect
- **forenoon**: agar lyc mag-c
- **noon**: mez
- **afternoon**: ang mang sil
- **evening**: ars brom calc coloc ign led sabad sulph
- **night**: nicc petr puls-n
- **bathing**, after: phys
- **chill**, during: ars
- **colors**:
  - **black** | **agg**: sep
  - **dark** | **agg**: nux-v sep
  - **shiny** | **agg**: nux-v
- **eating**, after: bar-act bry clem crot-t iod ol-an olnd petr ph-ac seneg sil zinc
  - **dinner**, after: crot-t iod ol-an zinc
  - **supper**, after: petr seneg sil
- **heat**, during: ran-b
- **pickled** fish, after: calad
- **walking**, after: arg-met caust

DISCONCERTED (↗*Confusion; Mistakes; Chaotic*): brom ign

DISCONNECTED FEELING (See Estranged)

DISCONNECTED THINKING (See Thoughts - disconnected)

DISCONTENTED (↗*Irritability; Confusion; Morose*): abrot acon adon aesc aeth agar agn alet all-c *All-s* aloe alum alum-p alum-sil am-c *Am-m* ambr ammc **Anac** ang *Ant-c* ant-t apis aran arg-met arn *Ars* ars-i ars-s-f

Discontented: ...
asaf asar *Aur* aur-ar aur-br aur-m aur-s bar-c bell berb Bism Bism-o bism-sn *Borx* bov brom *Bry* calad calc calc-ar calc-i **Calc-p** calc-s calc-sil camph cann-s canth caps carb-ac carb-an carb-v carbn-s carc castm caul caust cench *Cham Chel Chin* chinin-ar cic *Cina* cinnb cinnm clem cob cocc coff *Colch* coloc *Con* croc crot-t *Cupr* cycl dig dros dulc eug ferr ferr-ar ferr-p fl-ac goss graph grat guaj ham hell helo helon **Hep** hipp hura hydr-ac *Hyos* ign indg indol iod ip jug-r kali-ar kali-br *Kali-c* kali-m kali-n kali-p kali-s kali-sil kreos lach lact laur led lepi lil-t *Lyc* m-arct m-aust mag-c mag-m mag-p mag-s manc mand mang med meny **Merc** merc-c mez moly-met mur-ac naja nat-ar *Nat-c* **Nat-m** nat-p nat-sil *Nit-ac Nux-v* ol-an *Olnd* op opun-s (non: opun-v) orig *Pall* pana par petr ph-ac phos *Plat* plb prun psor *Puls* ran-b rheum rhod *Rhus-r Rhus-t* rob ruta sabad sabin samb sars sel *Sep* sieg *Sil* sin-n spong *Stann Staph* stram stront-c sul-ac sul-i **Sulph** syph tab *Tarax* tarent teucr thea ther *Thuj* til tong **Tub** ust verat verb viol-o viol-t vip zinc ziz
- **daytime**: ars led
- **morning**: hipp *Lyc Nux-v* plb puls
- **afternoon**: *Borx* grat mur-ac nat-m op zinc
  - **stool** | **before**: *Borx*
- **evening**: calc fl-ac hipp ign jug-r *Puls* ran-b *Rhus-r Rhus-t*
  - **amel**: aloe puls
- **air**, in open: bov fl-ac mur-ac
- **alternating** with:
  - **anger** (See Anger - alternating - discontentment)
  - **quarreling** (See Quarrelsome - alternating - discontentment)
- **always**: cina nit-ac
- **causeless**: clem
- **childish** peevishness in adults: sulph
- **children**: brom calc-p carc ip merc
- **coition**, after: *Calc* sel
- **eating**, after: bov fl-ac
- **everything**, with (↗*Morose; Offended; Disgust*): acon adon aesc agn *All-s* alum alum-sil am-c am-m ambr ammc anac ant-c ant-t apis aran arg-met arg-n arn ars aur bell berb bism bism-o bov brom bry calc calc-p calc-s calc-sil cann-s canth caps carb-ac carb-an carb-v caust cham chel chin chinin-ar *Cina* clem cocc coff colch *Coloc* con croc cupr dig dros dulc eug ferr-p graph grat ham hell helo helon **Hep** hipp hura ign iod ip kali-br kali-c kali-p kali-s kreos lact laur led lil-t lyc mag-c mag-m med meny **Merc** merc-c mez mur-ac naja nat-c **Nat-m** nit-ac nux-v *Pall* petr ph-ac phos plb psor *Puls* ran-b rheum samb sars sel *Sep* sieg sil spong stann staph sul-ac **Sulph** thea ther thuj tub ust viol-o viol-t zinc
- **health**, about: phos
- **himself**, with (↗*Remorse; Reproaching oneself; Delusions - neglected - duty*): *Agn* aloe ambr arn *Ars* asaf aur aur-br bell bry calc caust cham cinnb cinnm cob cocc colch con *Hep* kali-c lyc m-aust mang meny merc

Mind

Dread
DREAD (See Fear)

DREAM; as if in a (*Forgetful; Absentminded; Absorbed):* absin acon ail allox alum *Ambr* aml-ns *Anac* ang anh *Ant-c Apis* arn ars atro *Bell* buth-a *Calc Cann-i Cann-s* carb-ac carb-an *Carb-v Cench* cham *Cic* cocc *Con* cupr elaps glon *Gran Hell* hep *Hyos Lach* lil-t *Med* merc morph nat-c *Nat-m* **Nux-m** oena ol-an olnd **Op** *Ph-ac Phos* phys pyrog rheum sang sars sil squil *Staph* **Stram** *Sulph* thuj valer *Verat Visc* zinc zing ziz
- **daytime**: ars elaps
- **night**: nat-c
- **beautiful**: absin
- **convulsions**; after: *Cic*
- **dinner**, after: nux-m
- **done**; for what he just has: acon
- **escapes** in a world of dreams: anh
- **future**, about the: olnd *Staph*
  · **poetical** future; about a: olnd
- **happened** during the day; had dreamt everything that: lach

DREAMINESS (See Absentminded - dreamy)

DRESS (*Extravagance; Strange - crank - dressing; Haughty - clothes):*
- **aversion** to: nat-m *Sulph*
  · **sadness**; in: nat-m *Sulph*
- **conservative** (*Narrow-minded):* kali-c
- **extravagant** (See Extravagance)
- **indecently**, dresses (*Lewdness; Indifference - external things; Shameless):* canth cub hell hyos lyss phos plat sec stram *Tarent* tub verat
- **ridiculously**; wants to dress (*Gestures - ridiculous; Mocking - ridicule):* sil sulph
- **sensually** (See Indecently)
- **unable** to: merc

DRINKING:
- **more** than she should (*Alcoholism):* ars

DRINKING alcohol; complaints after (See Ailments - alcoholism)

DRIVEN (See Ambition)

DRIVING:
- **amel**: nit-ac
- **desire** for driving: androc med nux-v *Tub*
  · **fast**: med nux-v *Tub*

DROMOMANIA (See Impulse - run; Impulse - run; to)

DROWSY (See Dullness; SLEE - Sleepiness)

DRUGS (*Medicine):*
- **desire**:
  · **psychotropic** (*Morphinism):* aur lach med nat-m nat-s nux-v
  · **puberty**; in: med

DRUNKEN; seems as if (See Stupefaction)

DRUNKENNESS; symptoms during (*Alcoholism; GENE - Intoxication):*
- **cheerful** (See Cheerful - drunkenness)
- **jealousy** (See Jealousy - drunkenness)
- **kill**, desire to (See Kill - drunkenness)
- **quarrelsome** (See Quarrelsome - drunkenness)
- **rage** (See Rage - drunkenness)
- **sadness** (See Sadness - drunkenness)
- **shrieking** (See Shrieking - drunkenness)
- **sleeplessness** (See SLEE - Sleeplessness - drunkenness)
- **suicide**; desire for (See Suicidal - drunkenness)
- **weeping** or being sentimental (See Sentimental - drunkenness; Weeping - drunkenness)

DUALITY; sense of (See Confusion - identity - duality)

Dullness
DULLNESS (*GENE - Weakness; Confusion; Indifference):* abel abies-c abies-n abrot acet-ac *Acon* aconin aesc aesc-g aeth aether *Agar* agn *Ail* alco alf all-c allox *Aloe Alum* alum-p alum-sil am-c am-m *Ambr Ammc* amor-r amyg *Anac* anemps ang anh ant-c *Ant-t* antip *Apis* apoc apom aran *Arg-met* **Arg-n** arn ars ars-i arund asaf asar asc-t asim aster atro aur aur-s **Bapt Bar-c** bar-i **Bar-m Bell** bell-p benz-ac berb bism bol-la *Borx Bov Brom* bros-gau **Bry** bufo bufo-s cact cadm-met cadm-s caj *Calad* **Calc** calc-act calc-ar calc-caust calc-i **Calc-p Calc-s** calc-sil camph cann-i *Cann-s* cann-xyz canth caps carb-ac carb-an **Carb-v** carbn-o *Carbn-s* carc carl cassia-s castm caul *Caust* cedr cench cent cere-b *Cham Chel* chim *Chin* chinin-ar *Chinin-s Chlf* chlol chr-ac *Cic* cimic cimx cina cinnb *Clem* coc-c coca *Cocc* coch cod coff *Colch* coloc com *Con* conin conv *Cop* corn cortico cortiso cot crat croc *Crot-h* crot-t cupr cupr-ar cur *Cycl* cyn-d cyt-l des-ac *Dig* dios diosm dirc dros dubo-m dulc echi epil esp-g eucal eup-pur euphr fago *Ferr* ferr-i ferr-m ferr-ma ferr-p fl-ac form gad galv **Gels** gent-l get gins *Glon* glyc gran **Graph** grat *Guaj* guare gymno haem halo ham **Hell** helon *Hep* hipp hir hist hura *Hydr Hydr-ac* hydroph **Hyos** hyper iber ign ind indg indol iod ip iris jug-c juni-c juni-v kali-bi **Kali-br Kali-c** kali-chl kali-i kali-m kali-n kali-p *Kali-s* kali-sula kalm *Kreos* lac-c **Lach** lact lact-v lap-la **Laur** lec led lepi lil-t lim lina linu-c linu-u lob lol *Lyc* lycps-v *Lyss* m-ambo *M-arct* m-aust macro mag-c *Mag-m* mag-p mag-s maland malar manc mang med *Meli* meny meph *Merc Merc-c* merl *Mez* mill mit *Moni* morph mosch mur-ac myric naja nat-act **Nat-ar Nat-c Nat-m** nat-n *Nat-p Nat-s*

Dullness   **Mind**   **Dullness – children**

Dullness: ...
nice nicot *Nit-ac* nitro-o **Nux-m** *Nux-v* ol-an *Olnd* **O** ox-ac par paull ped pen penic *Pert-vc Petr* **Ph-ac Phos** phys **Pic-ac** pin-s pip-m pitu plan plat **Plb** plect podo psil *Psor* ptel **Puls** puls-n rad-br raja-s ran-b ran-s raph rham-cal rheum *Rhod* rhus-g rhus-r *Rhus-t* rhus-v ruta sabad sabin sacch sal-ac sal-n sal-p samb sang santin sapin saroth sarr *Sars* scut *Sec Sel* **Seneg Sep** serp **Sil** sin-n skat sol-mm *Spig Spong* squil stach *Stann* **Staph** stict still *Stram* streptom-s stront-c stry sul-ac sul-i sulfa sulfonam **Sulph** sumb *Syph* **Tab** tanac tarax *Tarent* tart-ac *Ter* teucr thala ther *Thuj* thyr til trif-p **Tub** tub-a upa ust v-a-b valer *Verat* verb *Verbe-o* viol-o viol-t vip xero **Zinc Zinc-p** *Zing*
- **daytime**: abies-n am-c am-m calc carb-v cinnb con kali-c lyc mag-c merc nat-ar nat-c nat-m phos sep sulph
 - **wakeful** | **night**: abies-n
- **morning**: acon aesc agar alum am-c am-m *Ambr* ammc **Anac** arg-n arn asaf asar aur bapt bar-c berb bism borx bov brom bry calc canth caps carb-ac carb-an carb-v carbn-s caust cere-b cham chel **Chin** cic clem coc-c cocc coloc con cortico cycl ferr form *Graph* guaj guare ham hyos hyper ign *Iod* kali-c kali-n kali-p kali-sil lach lact laur mag-c mag-m manc merc mez mit nat-ar nat-c nat-s nux-v ox-ac petr *Ph-ac* phos phyt psor ptel psor puls puls-n ran-s rhod *Rhus-t* ruta *Samb* sarr scut seneg sep sil squil stann staph stram sul-ac sulph *Sumb* tell *Thuj* verat zinc
 - **8 h**: nat-ar phys
 - **bed, in**: brom chel cocc
 - **old** people; **in**: ambr
 - **rising, on**: ammc bapt calc *Carb-v* coc-c ham mag-m petr phos scut stram zinc
 : **after**: bapt
 - **waking, on**: *Aesc Alum* anac arg-n arn bar-c berb bry caps carb-ac carb-an carb-v **Chin** cic ferr graph ham ign kali-c kali-n kali-sil **Mag-m** merc plat puls ruta sil stann staph sulph thuj
- **forenoon**: *Anac* ars bar-c bism canth carb-an carb-v lach lyc mag-c mag-m mosch mur-ac myric nat-ar nat-m ph-ac phys psor ran-b sars sep sil sul-ac sulph zinc
- **noon**: ars con esp-g zinc
- **afternoon**: all-c anac ang arg-n ars asaf atro bry cadm-s caj calc cann-s carb-v cham chin cimic cod con dios ferr graph ham *Hell* hyos kali-c laur lil-t m-arct merc-c nat-m *Nux-v* petr pip-m plan puls rhus-r sabin *Sep Sil Staph* sulph zinc
 - **amel**: anac
- **evening**: am-c anac bar-c bov caj calc-s cann-s carb-an carb-v cham coca coch cod dig dios dulc *Euphr* graph hipp ign ip kali-c lach lyc mag-m mez mill mur-ac myric naja nat-m nux-v ph-ac phos pip-m puls ran-s rhus-t ruta sel sep *Sil* spig stann sul-ac *Sulph* valer
 - **amel**: agar alum-sil (non: bufo) bufo-s cic puls sil sulph

- **evening**: ...
 - **going** to bed, after: caj
 - **night**: aesc bapt com ery-a kali-c lyc lyss mur-ac phos plat psor ran-s rhod rhus-t verat
 - **amel**: *Agar*
 - **bed, in**: mur-ac
 - **waking**; **on**: aesc bapt com ery-a lyc lyss phos plat psor verat
- **air**:
 - **open** air; **in**: hyos lyc nat-ar plat
 : **after** being in open air: lyc
 : **amel**: bell cinnb cyn-d dulc graph **Lyc** mag-m meny nat-ar
 - **wet** air | **from** (↗*Laziness - weather*): Calc Carb-v *Cimic Dulc* merc *Nat-s* puls *Rhus-t* sil sulph verat
- **alone**, when (↗*Company - desire; Company - desire - alone*): ph-ac
- **alternating** with:
 - **activity**; desire for (See Activity - desires - alternating - dullness)
 - **cheerfulness** (See Cheerful - alternating - dullness)
 - **clearness** of mind (See Ideas - abundant - alternating - dullness)
 - **dim** vision (See vision)
 - **excitement** (See Excitement - alternating - dullness)
 - **ideas**; abundant (See Ideas - abundant - alternating - dullness)
 - **memory**; active (See Memory - active - alternating - dullness)
 - **mirth** and hilarity (See Mirth - alternating - dullness)
 - **singing** (See Singing - alternating - dullness)
 - **vision**; dim: bell
 - **vivacity** (See Vivacious - alternating - dullness)
 - **work**; desire for (See Activity - desires - alternating - dullness)
- **bad** news, from (↗*Ailments - bad*): calc-p
- **beer**, after: coloc
- **brain**; with complaints of the: diosm
- **breakfast**, after: bapt calad
- **cares** for his business, from: ph-ac
- **carousal**; as after a: kreos phys
- **chagrin**; from (See mortification)
- **children**, in (↗*Laziness - children*): abrot aeth *Agar* apis **Arg-n Bar-c** *Bar-m* bufo *Calc* **Calc-p** calc-s carb-v *Carbn-s* carc caust cupr graph iod kali-sil lach *Lyc* med merc nat-s phos sep *Sil* **Sulph** *Syph* **Tub** zinc
 - **puberty**; at | **girls**: apis
 - **school** children: carb-v

90   ▽ extensions | O localizations | ● Künzli dot

Mind

Dullness – chill

- **chill**, during: agar ang aur bell borx bry *Calc Caps Cham* chin cic cimx con dros *Hell* ip *Kali-c Lach* led **Nat-c** nat-m nux-m *Nux-v* op ph-ac phos plb rhus-t ruta sep stann valer verat
- **closing** eyes, on: zinc
  - **amel**: kali-c
- **coition**, after: bar-c bov calc *Sep*
- **company**, in (*Company - aversion*): plat
- **condition**, could not think of her: chel
- **conversation**, from (*Conversation - agg.*): sil staph
- **copious** flow (See urine)
- **coryza**, during: anemps ars bov *Cham* chin dulc euphr hell lach lyc *Nux-v* phos rhod sabad seneg
- **cough**, during: hep
- **damp** air (See air - wet)
- **diabetes**, in: *Helon Op* ph-ac sul-ac
- **dinner**:
  - after: arg-n carb-an mag-c zinc
  - during: mag-m sulph
- **dreams**, after: arn bell caps chin cocc sil
- **drunken**, as if: anan *Bell Op*
- **eating**, after: ambr bell calc-s caust chel cocc graph led meny nat-m nux-v petr ph-ac phos *Rhus-t* tab
  - **amel** (*Eating - after - amel.*): fago *Iod Mez Nat-c Phos* sep sil
- **emissions** (See pollutions)
- **emotions**, from: acon op ph-ac staph
- **epilepsy**:
  - before: *Caust*
  - with: *Verbe-o*
- **epistaxis** | **amel**: psor
- **eruptions**; from suppressed: bar-c
- **fog**, as if enveloped in a: petr
- **gassing**, by: *Caust* **Glon**
- **headache**, with (*HEAD - Pain - stunning*): acon agar am-c aran ars asar asc-c *Bapt* bar-c bell berb bov bry calc *Calc-p* carb-an carb-v carc *Caust* cham chel **Cimic** con cupr dulc echi ferr fl-ac gels glon graph hell hyos led *Mag-p* merc merc-i-r mur-ac nat-c nat-m nit-acnux-m pert-vc petr ph-ac phos puls sep **Sil** spig squil sulph zinc
- **heard**, what he has: sel
- **heat**:
  - after: sep
  - during (*Indifference - fever*): acon **Ang** *Arg-met Arg-n* **Ars** *Bapt* bell borx bry calc caps carb-v *Cham* chinin-s con dros *Hyos Ign* ip *Kali-c* merc *Nat-c* nat-m *Nux-v* op ph-ac **Phos Puls** rhus-t ruta **Sep** sil sulph *Valer* **Verat**
- **impotence**, with: ph-ac
- **injuries** of head, after (*Ailments - injuries; Confusion - injury - after*): arn cic hell hyper merc **Nat-s** rhus-t
- **interrupted**, when: colch

Dullness – sleeplessness

- **looking** out the window lasting for hours: mez
- **loss** of fluids, after: *Chin Nux-v* sulph
- **lying**, while: bry
  - **amel**: zinc
- **masturbation**, after: *Gels Nat-p* ph-ac **Staph**
- **menses** (*Menses - during*):
  - during (*Menses - during*): calc graph lyc lycps-v
- **mental** exertion, from: aeth agar *Anac* asaf aur *Bar-c* berb *Calc Calc-p* cham cocc *Glon* graph hep hura ign lach lyc mag-c **Nat-c** nat-m *Nat-sil Nux-v Olnd* ph-ac pic-ac puls ran-b sabad sars sel *Sil Sulph*
- **mortification**, after (*Ailments - embarrassment; Ailments - honor; Ailments - mortification*): ign lach *Staph*
- **motion**:
  - agg: bry kalm
  - amel: rhus-t
- **news** (See bad)
- **old** people, of: abel *Abies-n* **Ambr** *Arg-met Arg-n* **Bar-c** *Con Lyc* **Plb**
- **pain**; with: cham
- **painful**: dig meny nat-c phos
- **palpitation**, with: kali-c
- **paroxysmal**: sep zinc
- **periodical**: chin
- **perspiration**, during: acon ang ars **Bell** *Bry* calc caps chin dros graph hyos ip kali-c merc nat-c *Nat-m Nux-v* op ph-ac *Phos Puls Rhus-t* ruta sabad **Sep** sil sulph thuj *Valer* verat
- **pollutions**:
  - after: caust ind nat-p
- **pressing** in hypogastrium, from: calc-act
- **pulse**; with slow: dig
- **reading**: acon aeth agn alum ambr bism cann-s *Carb-v* cocc coff colch **Con** dros ferr-i *Glon* hell hipp ind iod kali-sil lac-d *Lach Lyc mez Nat-c* nat-p nat-sil nux-m *Nux-v* olnd *Op Ph-ac* **Pic-ac** sel sil *Sulph*
  - **hearing** or reading; about what he is: sel
- **riding** in a carriage | **amel**: nit-ac
- **rising** from bed: ox-ac
- **room**, in a: meny
- **says** nothing: arn *Hell Lach Rheum* spong
- **sexual** excesses, after: *Cocc Sel Staph*
- **siesta**; after: *Graph* lyc *Nat-s* **Staph**
- **sleep**:
  - after: bry
  - sound; after: alum-sil mez
- **sleepiness**, with (*Stupefaction - sleepiness*): arn benz-ac cact calad cann-s carb-an carb-v caust chin clem coff colch croc crot-h *Cupr* dig ferr *Gels Hyos* kreos lact lyc mag-s *Merc* nat-m nux-m *Phos* plb sep staph zinc
- **sleeplessness**, with: dulc lact ran-s

Mind

Dullness – smoking

- **smoking**, from: acon petr
- **speaking**, while (*Speech - incoherent*): am-c kali-c *Lyc* mez
- **spoken** to, when (*understand - questions; Confusion - talking*): bry lob
- **standing** | **agg**: bov bry guaj
- **stiffness** cervical region; with: **Cimic**
- **stool**, after: apoc calc cycl
- **stooping**, on: sulph
- **stramonium**; from: tab
- **studying**; when (*Studying - difficult*): aeth *Agar* agn anac ars bar-c calc calc-p carb-v caust con hell mag-p nat-m nux-v olnd ph-ac phos
- **thinking**:
  · **long**; unable to think (*Concentration - difficult - studying; Mental exertion - agg. - impossible/ Studying - difficult*): anac *Bar-c* carbn-s cham cinnb con ery-a **Gels Ph-ac Phos Pic-ac** stram
  · **slowly** (See Dullness)
- **toothache**, from: clem
- **understand**; does not:
  · **happening**; what is: hell
  · **questions** addressed to her (*spoken*): ambr *Caust* cocc hell kali-br med *Phos Sulph* tarent thuj **Zinc**
  ! **repetition**; only after (*Answering - repeats*): ambr *Caust* cocc hell kali-br med *Phos Sulph* Zinc
- **urine** amel; copious flow of: *Gels*
- **vertigo**; during: acon agar alum am-c ambr anac ant-t arg-n *Arn* ars asaf asar aur *Bell* bry calc cann-xyz caps caust chin colch *Con* croc cycl dig dulc graph hell hep *Hyos* ign iod kali-c *Lach* laur led mag-m meny merc mez mosch nat-m nit-ac nux-m nux-v olnd op petr ph-ac phos pitu plb rhod rhus-t sabad sec sel sil spig spong stach stann staph sulph ther verat verb *Zinc*
- **vexation**; after: ign lach
- **vomiting** amel: asar
- **waking**, on: allox alum alum-sil am-m ambr anac arn bar-c bell berb bov calc *Cann-s* caps chel chin clem cocc con cur dig grat guare ham ind **Lach** *Med* nat-c nat-sil nux-m op **Phos** pic-ac plat psor *Puls* rheum sel sil sol-mm stann staph stram thuj verat
  · **dream**; from a: guare
  · **emissions**; after: ind
- **walking**: ham nat-m ph-ac phys rhus-t sulph
  · **after** walking rapidly: nat-m sulph
  · **air**; in open | **amel**: borx graph **Lyc** nat-ar plan
- **warm** room, on entering a: acon *Puls*
- **washing**, amel from cold: Calc-p
- **weather**; in cold: merc
- **wet** air (See air - wet)
- **wine**, after: acon all-c mill petr zinc

Dyslexia

Dullness: ...
- **working** amel: cycl
- **writing**, while: acon arg-n cann-s chinin-s glon kali-sil mag-c nux-m rhus-t *Sil*

DUPLICITY (See Deceitful)

DUTY (*Responsibility*):
- **aversion** to: aur-ar bell-p brom calc-p cench *Lyc Nux-v Sep Sil* sul-i *Sulph*
  · **domestic** duty: aur-ar bell-p brom cench *Lyc Nux-v Sep Sil* sul-i *Sulph*
  ! **children**; in: brom
- **no** sense of duty (*Indifference - duties; Moral*): **Calc** cench *Merc* ptel sil sulph
- **stimulate** sense of duty; to (See no)
- **too** much sense of duty (*Serious; Love - family; Proper - too*): agar androc **Ars** aur **Calc** calc-p calc-sil caps carc caust cupr ign **Kali-c** lac-c lyc mag-m mang naja nat-s **Nit-ac** nux-v *Sep Thuj* vip zinc
  · **children**; in: androc *Ars* **Calc** calc-p calc-sil caps **Carc** caust *Cupr* ign kali-bi kali-c lac-c lyc mang naja nat-m **Nit-ac Nux-v** *Sep* **Thuj** vip **Zinc**

DWELLS (*Introspection; Thoughts - disagreeable; Memory - active - past*):
- **disappointments**, on (*Ailments - love; Brooding - disappointment*): Nat-m
- **happy** moments; dwells on past: carb-an
- **health**; on his own broken: aur-m
- **past** disagreeable occurrences, on (*Sadness; Anxiety; Sighing*): am-c *Ambr* arg-n asar aur-s ben-n *Benz-ac* bros-gau bung-fa calc caust *Cham Chin* cob-n *Cocc Con* cop cur cycl dros elaps form glon goss graph hep hyos **Ign** *Kali-c* kali-p *Kali-p* kiss kreos lil-t **Lyc**● meny mez **NAT-M**● *Nit-ac* opun-s phos *Plat* psor rhus-t *Sep* spong *Sulph* syph thuj verat visc
  · **night**; ambr ben-n benz-ac caust chin graph kali-p **Lyc** nat-m *Plat* **Rhus-t** *Sulph*
  ! **midnight**; after: *Nat-m* **Rhus-t**
  · **cannot** cease talking about old vexations: cham
- **recalls**:
  · **disagreeable** memories: am-c ambr benz-ac calc cham hep hyos **Lyc**● **Nat-m**● nit-ac phos psor **Sep**● sulph thuj
  · **old** grievances (*Weeping - vexation - old*): glon
- **sexual** matters; on: staph
- **thinking** of everything that others have done to displease her (*Excitement - evening - thinking*):
  · **lying** awake thinking of it | **forgotten** about it; in the morning she has: am-c
- **unpleasant**, disagreeable things: *Benz-ac* cocc

DYNAMIC (See Activity)

DYSLEXIA (*Concentration - difficult; Memory - weakness; Mistakes - writing*): anac *Bar-c* **Calc** *Calc-p* calc-s calc-sil carc *Caust* chin graph hyos ign kali-br *Kali-p* lac-c lyc mag-c *Med* merc nux-v *Phos* sil stram sul-ac sulph thuj tub zinc

▽ extensions | ○ localizations | ● Künzli dot

Mind

EARLY:
- **riser**; early (See SLEE - Waking - early)
- **too** early; always (See Anxiety - time)

EARNESTNESS (See Serious)

EARTHY (See Simple; Unrefined)

EASE, feeling of *(➚Protected; Tranquillity):* coca gamb thea
- **business**, in: coca

EATING:
- **after**:
  - **evening** | amel *(➚Sadness - evening - eating):* tarent
  - **agg**: agar *Aloe* alum am-c ambr anac arg-n arn ars asaf asar bar-c bell borx bov bry calc cann-s cann-xyz canth caps carb-an carb-v caust cham chel *Chin* cocc *Coloc* *Con* ferr graph hep hyos ign iod ip **Kali-bi** kali-c lach *Lyc* mag-m meny merc nat-c *Nat-m* nit-ac nux-m **Nux-v** petr ph-ac *Phos* plb pop *Puls* rhus-t rumx sabin sars sel sep sil sulph teucr thuj verat viol-t zinc
  - **amel** *(➚Anxiety - eating - amel.; Dullness - eating - amel.; Irritability - eating - after - amel.):* Anac apis bov calc-f caust cham chel con dicha fl-ac goss graph hep **Ign** iod kali-bi kalm lach mez **Nat-c** nat-m petr phos plb psor rad-br rhod sep spong tarent valer *Zinc*
- **feces** (See Feces - swallows)
- **greedily** (See Bulimia)
- **hunger**; without: calad
- **more** than she should (See Bulimia)
- **refuses** to eat *(➚Anorexia nervosa; Indifference - eating - to):* anac ant-c apis ars astra-m bar-c bell *Borx* caul caust *Chin* cocc croc grat hell **Hyos** *Ign* kali-bi kali-br (non: kali-chl) **Kali-m** kali-p lach malar morg-p op **Ph-ac** *Phyt* plat puls *Rhus-t* sep stann sulph **Tarent Verat Viol-o** zinc-chr
  - **asked**; eats only when: ant-c
  - **children**; in:
    - **birth** trauma; after *(➚GENE - History - birth):* borx
    - **nurslings** | **vomiting**; after: ant-c
  - **fear** of becoming ill; for: malar
  - **weakness**; from: bar-c stann
- **spoon**; cannot eat with a: bell
- **when**:
  - **amel**: anac aur bell caust **Goss** grat *Iod* kali-bi *Phos Sep* tarent
  - **little**: bell tarent

ECCENTRICITY *(➚Mirth; Capriciousness; Extravagance):* aesc agar agn alco am-c ang *Anh* apis apoc arg-n ars-h *Asar* asc-t *Bell Cann-i* caps caust coff coff-t con cub cupr cupr-ar cycl form glon hyos iodof kali-c lac-ac **Lach** lact lyss *Med* muru nitro-o *Op* pall petr plat raja-s sang sep spig stram sul-ac sulph sumb *Tarent* teucr thea valer verat verat-v verb zinc
- **evening**: asc-t teucr
- **night**: op
- **alternating** with:
  - **contemptuousness** | **self**, of: agn
  - **sadness**: petr *Stram*
  - **timidity**: sul-ac
- **chorea** with: *Cupr* sumb
- **fancies**, in: agar apoc arg-n glon lact pall plat *Verat-v*
- **metrorrhagia**, after: *Sep*
- **political** *(➚Discuss - political):* caust
- **religious** *(➚Religious - too):* sulph

ECSTASY *(➚Excitement; Exhilaration; Sentimental):*
Acon aether *Agar* agn am-c ang *Anh* Ant-c apis arn astra-e bell berb bry camph cann-i *Cann-s* *Cann-xyz* canth carb-v carbn-h castm cham chin *Cic* cinnb coca *Cocc* *Coff* croc crot-h cupr cupr-am-s cur cypr ery-a fl-ac hyos ign iod jatr-c keroso kres *Lach* laur m-arct nit-ac nitro-o nux-m olnd *Op* ph-ac **Phos** pic-ac plat plb puls sabad sel senec sil stann staph stram sulph sumb thea valer verat
- **morning** | **waking**; on: crot-h
- **night**: Ant-c cur *Cypr* verat
  - **waking**, on: *Cypr* verat
  - **walking** in moonlight *(➚Moonlight):* Ant-c
- **alternating** with | **sadness**: senec
- **amorous** *(➚Amorous):* ant-c op phos pic-ac thea
  - **sleep**, during: phos
- **heat**, during: chin *Cic* coff laur puls sabad
- **joy**, as after excessive: lach
- **periodical**: *Cic*
- **perspiration**; during: carb-v iod nit-ac sulph
- **sublime**: crot-h lach
- **walking** in open air; on *(➚Moonlight):* cinnb

ECSTATIC (See Absorbed; Ecstasy)

EFFEMINATE: calc fl-ac lyc *Plat* **Puls** sil

EFFICIENT, organized: *Lac-e*

EGOCENTRIC (See Egotism)

EGOISM (See Selfishness)

EGOTISM *(➚Haughty; Selfishness; Dictatorial):* alco *Alum* anac anh aur bufo *Calc* cic cich cur des-ac eric-vg fl-ac *Iod Lach* lith-f *Lyc Med* merc *Nux-v Pall* par phos **Plat** plb sal-l senec *Sil* stram *Sulph Verat*
- **children**; in: lach
- **inferior**; others are (See Delusions - inferior)
- **overestimation** of himself: cic
- **reciting** their exploits: agar
- **speaking** always about themselves in company: lach par staph

ELATED *(➚Ardent; Exhilaration):* caust chlor cinnb coca coff crot-h ery-a fl-ac iod iodof kali-p nux-m op ox-ac plat senec teucr valer *Visc*
- **morning**: cinnb crot-h
  - **waking**; on: crot-h

Mind

Elated — **Escape**

- morning: ...
  · walking in the open air: cinnb
- alternating with | sadness (↗Exhilaration - alternating - sadness): caust coff senec valer visc

ELEGANCE (↗Pretty; GENE - Delicate): chin plat *Sil* verat
- want of elegance (↗Indifference - external things; Indifference - appearance; Dress - indecently): am-c am-m caps nat-c nat-m nux-v sil sulph

ELEVATION; mental (See Elated)

ELOQUENT (↗Loquacity; Speech - fluent): cann-i cann-s lachn op

EMBARRASSED (See Timidity)

EMBARRASSMENT (See Ailments - embarrassment)

EMBITTERED: ambr ang ars coloc ilx-a mang nit-ac phenob sal-l seq-s stry *Sulph* valer
- children: nit-ac
- offenses, from slight: ang

EMBRACES (↗Kissing):
- anything in the morning, agg in open air: plat
- companions, his: agar ang *Phos* plat
  · hands; his companions': agar anac
- everyone (↗Kissing - everyone): agar caps *Croc* hyos kres mand phos plat stram *Verat*
  · alternating with moroseness: croc
- inanimate objects, even (↗Delirium - embraces): *Verat*
- menses; before (↗Menses - before): *Verat* zinc

EMOTIONAL excitement (See Ardent; Excitement)

EMOTIONS (= type of emotions) (↗Theorizing):
- excited easily (See Ardent; Excitement)
- predominated by the intellect (↗Theorizing; Intellectual; Self-control - increased): kali-c lyc nat-m nit-ac plb valer *Viol-o*
- subdued (See suppressed)
- suppressed (↗Ailments - anger - suppressed; Ailments - domination - long): aeth carc caust coff cot *Ign* lath lyc mag-c *Mag-m* naja nat-ar nat-m **Staph**
- tenderness; of (See Affectionate)

EMPTINESS of the mind; sensation of (See Delusions - emptiness)

ENCOPRESIS (See Dirty - urinating and - everywhere)

ENDANGERED; as if (See Delusions - danger)

ENEMY; considers everybody an (See Delusions - enemy - everyone)

ENERGIZED feeling: *Agar Arn Aur Fl-ac* lac-h *Lach Lyss* **Med** nux-v stram tarent verat
- children; in: *Agar Arn Aur Fl-ac* lac-h **Lach** *Lyss* **Med** nux-v stram tarent verat

ENNUI (= tedium) (↗Dullness; Indifference; GENE - Lassitude): *Alum* alumn ambr amph *Ant-c* ars aur bar-c borx cain calc **Calc-p** camph canth *Caps* carb-an cere-s chin *Clem Con* croc cupr cur elaps ferr hura hydr hydrc ign ip kali-bi kali-br kali-i kali-n kiss lac-c lac-d lach lact lil-t *Lyc* mag-c mag-m manc **Merc** mez mosch naja *Nat-c* nat-m nat-s nit-ac *Nux-v* paull petr phos pip-m plat *Plb* podo ran-b rhus-t spira spirae sulph tab tarent *Thuj* tub ven-m verat zinc
- forenoon: alum
- afternoon: plb
- evening: mag-m
- entertainment amel (↗Occupation - amel.): aur lil-t *Pip-m*
- homesickness, with: alum *Caps Clem*
- silent: *Plb*
- sitting at writing: lyc

ENTERTAINMENT (See Excitement; Occupation)

ENTHUSIASM (See Ardent)

ENVIRONMENTAL orientation (See Orientation)

ENVY (↗Jealousy; Selfishness; Egotism): anac *Apis* aran-ix arg-n **Ars** bry calc camph cench *Chin* cub cur hell helon **Hyos** ign ilx-a *Lach* lil-t lyc nat-c nat-m nux-v *Pall Plat* **Puls●** sarr sep *Staph* tarent zinc
- avidity, and (↗Greed): *Ars Chin* lyc *Puls* sep
- happy; seeing other people: hell helon
- hate, and (↗Envy; Hatred): am-c calc nat-c nat-m puls
- qualities of others, at: ars calc lach lyc puls sulph

EPISTAXIS:
- amel: borx kali-chl

ERETHISM (See Irritability; Sensitive)

ERGASIAPHOBIA (See Fear - responsibility)

EROTIC (See Amorous)

ERRATIC (See Eccentricity; Mood - changeable)

ERUPTIONS; mental symptoms after suppressed: *Ail* anac ant-c *Apis* arn *Ars* asaf bar-c bell caust cupr fl-ac *Hep* hyos ign lach *Lyc* nux-v ph-ac phos *Psor* sep stram *Sulph* verat *Zinc*

ESCAPE, attempts to (↗Jumping - bed; Hiding - himself; Runs): acon *Agar* agar-st alco all-s alum am-c ambr anh arg-n *Ars* ars-met arum-t *Aur* bapt bar-c **BELL** *Bry* calc-sil camph caust cham chel chin chlor cic *Cocc* coloc *Crot-h Cupr Dig* gels *Glon* hell **Hyos** ign iod kali-br kali-m lach lath lil-t lyc meli merc merc-c mez *Nux-v Oena Op* oper *Ph-ac* phos plb puls ran-b rhus-t rib-ac samb *Sep* sol-ni *Stram* sul-ac sulph *Thuj* tub valer *Verat* verat-v zinc zinc-p
- night: merc
- children; in: cupr op verat
- crime, for a fear of having committed a (↗Anxiety - conscience): *Merc*
- delirium; during: acon *Agar* alco bell bry *Cupr* dig hell hyos merc oena op oper phos rhus-t *Stram* sul-ac verat
- delusions; during: *Hyos* merc op puls
- dreams; in a world of: anh

94 ▽ extensions | ○ localizations | ● Künzli dot

Escape   Mind   Excitement

- **family** and children; attempts to escape from her: *(⬈Estranged - family; Indifference - family; Aversion - children):* am-c lyc nux-v phos *Sep* staph
- **fever**, during: *Coloc* **Rhus-t**
- **house**; wants to get out of the: nux-v *Verat*
- **jumps** up suddenly from bed *(⬈Jumping - bed; Delirium - bed - escapes; Bed - aversion):* Ars bell chin glon hyos nux-t **Rhus-t**
  • **change** beds, to: **Ars** hyos
- **meningitis** cerebrospinalis, in: verat-v
- **restrained** with difficulty, is: zinc
- **run** away, to: alum *Bell* bry chel *Cupr* dig glon hyos meli mez nux-v op rhus-t *Verat*
  • **hide** as she insists that everyone is looking at her; and: meli
  • **mania**; in: bell cupr dig nux-v verat
- **society**, from: cic kali-m
- **street**; into: agar-st bell op
- **visit** his daughter; wants to: ars
- **window**, from *(⬈Suicidal - throwing - windows):* Aesc aeth arg-n *Aur Bell* bry calc-sil camph gels glon valer

ESTRANGED *(⬈Approached - aversion; Delusions - family):* anac arn ars *Aster* con cycl hep hipp *Lach Lil-t* lyc *Nat-c Nat-m* nat-s *Nit-ac* phos plat psor *Puls Sep Sulph* ther *Verat*
- **children**; flies from her own *(⬈Escape - family; Responsibility - aversion; Indifference - children; towards - mother):* lyc
- **family**; from his *(⬈Company - desire; Aversion - family; Indifference - family):* anac arn ars con hep lyc *Nat-c Nat-m* nat-s *Nit-ac* phos plat psor *Sep*
  • **strangers**, but not with his entourage and his family; being kind with *(⬈Aversion - family - others; Behavior - children - home):* lyc
- **friends** and relatives *(⬈Indifference - loved):* nat-c
- **husband**; from her: nat-c
- **menopause**; during: *Aster* cycl hipp *Lach Lil-t Puls Sep Sulph* ther *Verat*
- **society**, from *(⬈Antisocial):* anac
- **wife**, from his: ars nat-s plat staph

EUPHORIA: *Agar* ange-s anh aran-ix asar aster chloram cob-n cortiso kres mand meph nid onop palo thyr
- **alternating** with:
  • **quarreling** (See Quarrelsome - alternating - euphoria)
  • **quiet**; desire for: asar
  • **sadness** *(⬈Excitement - alternating - sadness; Mania - alternating - depression):* asar aster cortiso mand meph nid onop
- **anesthesia** by chloroethylene; with feeling of lightness as after: asar

EVADING: | **look** of other persons; the (See Looked - evading)

EXACT (See Censorious/ Conscientious)

EXACTING; too (See Fastidious)

EXAGGERATING: agar asaf bufo calc calc-f cann-i cann-xyz cham flav lob lyc naja onos plat plb stram v-a-b
- **symptoms**; her: agar asaf bufo calc-f cham flav lob naja plb v-a-b

EXALTATION (See Exhilaration)

EXAMINATION FEAR (See Fear - failure - examinations)

EXASPERATED (See Embittered)

EXCITEMENT *(⬈Restlessness; Anger; Starting):* abies-n abrom-a abrot absin acet-ac acetan **Acon** aeth aether agar agar-st agav-t agn alf aloe alum alum-p alum-sil alumn am-c am-caust **Am-m Am-pic Am-val** ambr aml-ns ammc **Anac** ang *Anh* ant-c ant-s-aur ant-t antip ap-g *Apis* apoc aqui arg-met **Arg-n** *Arn Ars Ars-h Ars-i* ars-s-f art-v arum-t *Asaf Asar* aspar aster atha atro **Aur** aur-ar *Aur-i Aur-m* **Aur-s** aven bad bapt bar-act **Bell** bell-p ben-n benz-ac berb bond bor-ac borx bov brom *Bruc Bry* bufo bung-fa but-ac *Cact* calad *Calc* calc-ar calc-br *Calc-p Calc-s* calc-sil *Camph* camph-br *Camph-mbr* Cann-i Cann-s cann-xyz canth caps carb-ac carb-an carb-v carbn-h *Carbn-s Carl* castm caul **Caust** *Cean* cedr cepa **Cham** *Chel Chin* chinin-ar chinin-s chlf chlol chlor *Cic Cimic* cina cinnb cist cit-v clem *Cob* cob-n coc-c coca cocain cocc **Coff** cofft coffin colch **Coll** coloc con convo-s cop *Corh* cori-r cortiso cot crat croc crot-h cryp cub *Cupr* cupr-act cupr-ar cycl cypr cyt-l *Daph Dig* digin diosm dol dros dubo-m elaps elec eucal eup-a eup-per *Ferr* ferr-ar ferr-i *Ferr-p* fl-ac foll form fum gaert gast *Gels Glon* glyc goss gran **Graph** guar guare ham hedeo hell helon hep hipp hura hydr-ac *Hyos* hyosin *Hyosin-hbr* hyper iber *Ign* indg indol *Iod* jab jug-r *Kali-ar* kali-bi **Kali-br** kali-c **Kali-i** kali-m kali-n *Kali-p Kali-s* kali-sil kalm kreos kres **Lac-c** *Lach* lachn lapa lappa lath laur *Lec* lil-t *Lith-c* lob *Lol Lup Lyc Lycps-v* lyss m-ambo m-arct m-aust mag-c *Mag-m* mag-p mag-s malar mand mang mate *Med* meny meph *Merc* merc-c *Merc-cy* merc-d merc-i-f merc-p merl meth-ae-ae *Mez* mill morph **Mosch** mur-ac *Murx* mygal myrt-c *Naja* nat-ar *Nat-c* **Nat-m** nat-p nat-s nat-sil nep nicc nicc-met nicc-s *Nit-ac* nit-s-d nitro-o *Nux-m* **Nux-v** oena ol-j olnd **Op** ov ox-ac paeon pall palo par passi paull pert pert-vc *Petr* **Ph-ac** phel phenob **Phos** phys phyt pic-ac pin-s pip-m pisc plan *Plat* plb plect *Podo* prun *Psor* **Puls** pyre-p pyrog ran-b ran-s raph rauw reser rham-cal rheum rhod rhodi rhus-t rob rumx ruta sabad sabal sabin sacch-l sal-ac sal-n samb sang santin saroth *Sars* scut sec sel senec seneg *Sep* ser-a-c *Sil* sol sol-ni spartin *Spig Spong Stann* **Staph** stict *Stram* stront-c

Mind

Excitement

Excitement: ...
Stry succ *Sul-ac* sul-i *Sulph* sumb syph tab tanac *Tarent* tela tell *Ter* tere-ch *Teucr* Thal *Thea* ther thiop *Thuj* thyr thyreotr tril-c tril-p trios tub *Tub-m* v-a-b vac *Valer Verat* verat-v verb vib *Viol-o* viol-t vip visc voes wildb wye xan yohim zinc **Zinc-p** zinc-val ziz
- **morning**: aeth ars calc canth chin chinin-s con cop kalm lach *Lyc* mang nat-c nat-m nat-s *Nux-v* sep spong
- **forenoon**: aeth chinin-s elaps
- **noon**: bry hura sulph
- **afternoon**: aloe ang aspar cann-i iod lyc nux-v phos thiop
- **evening**: agar am-c am-caust anac *Ang* ant-c arn atha *Aur* borx *Bruc* bry *Calc* carb-an carb-v caust chel chin cocc daph elaps ferr ferr-p fl-ac graph hyper jug-r kali-c kali-s *Lach* laur lyc lycps-v m-aust *Merc* mez *Nat-m Nit-ac Nux-v* ox-ac phel phos *Prun Puls* ran-b ran-s rhus-t sabad *Sep* sil spig staph sul-ac *Sulph* sumb teucr ther thiop valer viol-t zinc
  · **bed**, in: agar *Ang* ant-c arn *Aur* borx bry *Calc* carb-an carb-v caust chin cocc graph jug-r kali-c lach laur lyc m-aust *Merc* mez *Nat-m Nit-ac* **Nux-v** *Phos Prun Puls* ran-b ran-s rhus-t sabad *Sep* sil spig staph sul-ac *Sulph* viol-t zinc
  · **thinking** of the things others have done to displease her (↗*Dwells - thinking*): am-c
- **night**: agar am-c ambr ammc ant-s-aur *Apis* arg-n *Arn* ars-s-f *Aster* berb borx bry calc carb-an carbn-h carbn-s chel chin chlol coc-c *Coff* con cop cupr-ar dig *Ferr Graph* hep hura hyos kali-br kali-c kali-n *Lach* laur lyc m-arct mez mosch nat-m nit-ac *Nux-v* op ph-ac plat plect *Puls* saroth sep sil spong *Sulph Tarent* thea ther thuj zinc
  · **rushing** in ears, with: ther
  · **sleep**, during: lyc
  · **waking**, on: berb coc-c thea thuj
- **absent** persons, about (↗*Anger - absent*): aur
- **agg**: *Acon* agar ambr aml-ns anac arg-met arg-n aur bell borx *Bry* calc *Caust* **Cham** chin cist cob coch coff *Colch* coll **Coloc** con cupr-act ferr *Gels* hyos **Ign** kali-c kali-p *Lach* lyc lyss nat-c nat-m nit-ac nit-s-d **Nux-v** *Op Pall* pert petr **Ph-ac Phos** phyt plat psor **Puls** sel sep sil spong stann *Staph Stram* tub verat zinc
- **agreeable**: pip-m
- **ailments** from emotional excitement (See Ailments - excitement)
- **alternating** with:
  · **convulsions**: **Stram**
  · **delirium** (See Delirium - alternating - excitement)
  · **dementia** (See Dementia - alternating - excitement)
  · **dullness**: alum-p anac (non: tub)
  · **idiocy**: aeth
  · **indecision**: cortiso
  · **indifference**: alum-p ambr phenob sabad
- **alternating** with: ...
  · **prostration** of mind: kali-c
  · **sadness** (↗*Euphoria - alternating - sadness; Mania - alternating - depression*): ambr aster colch *Con* cortiso ferr-p foll ox-ac petr phenob rauw sul-ac thyreotr
  · **sleep**; deep: phos
  · **sleepiness**: alum
  · **taciturnity** | **afternoon**: thiop
  · **unconsciousness**: *Kali-br*
- **amel** (↗*Confusion - excitement; Idleness - agg*.): asaf aur kali-p lil-t merc-i-f pall pert-vc *Pip-m Sep*
- **amnesia**; followed by transient: agav-t
- **anticipating** events, when (↗*Ailments - anticipation; Anticipation*): Arg-n *Gels* med
- **bad** news, after (↗*Ailments - bad*): alumn *Apis Calc Calc-p* chin cinnb cupr form **Gels** *Ign* kali-c kali-p lach nat-c nat-m *Phos* puls stram *Sulph*
- **bath**, during: gast
- **beer**, after: coc-c wildb
- **cardiac** symptoms, with: crat
- **champagne**:
  · **as** after champagne: chlol form
- **children**, in: absin aloe ambr caust hyosin lyc sep
- **chill**:
  · **before**: *Cedr*
  · **during**: **Acon** ars *Asar* aur aur-ar bell bry bufo calc cann-s cann-xyz canth caps carb-v caust *Cean* **Cham** cimic cocc **Coff** croc *Gels* goss *Hep* ign lach lyc *Nat-m Nux-v* phos puls sep spig sulph teucr verat
- **coffee**:
  · **after** | **as** after: chin *Chinin-s* sulph valer
- **coition**, after: *Calc*
- **colors**:
  · **black** | **agg**: sep
- **company**, in (↗*Cheerful - company; Company - desire*): ambr *Lec Pall Sep*
- **confusion**, as from: nux-m
- **contradiction**, from slightest (↗*Contradiction - intolerant*): *Ferr*
- **conversation**, from hearing (↗*Conversation - agg*.): ambr *Lyss*
- **convulsions**:
  · **after**: agar-st
  · **with**: *Cic*
- **convulsive**: canth *Lyss*
- **cough** | **during**: cadm-s
- **crying**; till (See weeping)
- **dancing**, singing and weeping; with: tarent
- **debate**, during (↗*Discuss - political*): *Caust Nit-ac*
- **desire** for (↗*Amusement - desire*): carb-v carc cot *Med* nat-s *Plat* puls **Tub**
  · **children**; in: puls
- **easily** excited: abrom-a calc-s ign kali-m ther
  · **perspiration**; with cold: ther
- **eating**:
  · **amel**: bell
- **epilepsy**; before: *Art-v* coff
- **excretions**; from suppression of: asaf merc

Mind

Excitement – exertion

- **exertion**, after: sulph
- **faintness**; with: cocc coff kali-c ph-ac *Verat*
- **feverish**: ant-t aspar bry chlf chlor colch cub merc merc-c phos rhod sec seneg sep sul-i sulph
  - **evening**: merc-c
  - **night**: sulph
  - **dinner**, after: sep
  - **menses**, during (*Menses - during)*: rhod
- **headache**:
  - **before**: cann-i
  - **with**: crat
- **hearing** horrible things, after (*Horrible; Anxiety - cruelties)*: Calc **Chin** cic cocc gels ign *Lach* nat-c nux-v *Teucr Zinc*
- **heat**:
  - **during** heat; excitement (*Blushing)*: Acon alum *Apis* bell chinin-s *Ferr* kali-c mag-c mosch op *Petr Rhus-t Sars* stram sulph tarent tela valer verat
  o **Head**; with heat of: meph
- **hemorrhage**, after: *Chin*
- **hope**, as in joyous: *Aur*
- **hungry**, when: kali-c
- **hurried**, as if (*Hurry)*: carb-v coff
- **hydrocephalus**, in: *Carb-ac*
- **hysterical**: camph ign
  - **convulsions**; with (*GENE - Convulsions - hysterical)*: camph
- **intellectual**: *V-a-b*
- **joy**, from: caust **Coff** crot-h puls
- **leukorrhea**; after suppressed: asaf
- **menopause**; during: arg-n cimic coff glon ign lach ov ther valer zinc
- **menses**:
  - **after** (*Menses - after)*: ferr
  - **before** (*Menses - before)*: alum-sil croc *Kreos Lach Lyc* mag-c mag-m nat-m *Nux-v* rob thuj
  - **during** (*Menses - during)*: caul cimic cop ferr hyos kreos *Mag-m Nat-c* nat-m puls rhod rob senec *Tarent* verat
- **mental** exertion; from: ambr ind kali-p med nat-p tub
- **music**, from (*Music - agg.)*: *Aur Graph Kreos* pall sumb *Tarent*
- **nervous** (*Restlessness; Sensitive - nervous)*: abies-n absin Acon agar alf *Am-pic Am-val Ambr* aml-ns Anac ap-g apis aqui arg-n arn **Ars** asaf *Asar* aster aur aven *Bell* bond bor-ac borx bov brom bry bufo but-ac calad calc calc-br calc-p camph-br *Camph-mbr* caps *Castm* caul caust cedr cham *Chin Cimic* cina cinnb *Coca* cocain cocc coff coffin **Con** *Corh* crat cupr cypr diosm dol eup-a ferr ferr-p gels glyc goss graph hedeo *Hell* helon *Hyos Hyosin-hbr* iber **Ign** indol iod jab kali-ar **Kali-br** kali-c *Kali-p* lac-c **Lach** *Lil-t* lup mag-c mag-m mag-p med merc morph *Mosch Murx* mygal myrt-c nat-c nat-m nicc nicc-met nicc-s nit-ac nitro-o nux-m **Nux-v** op ov passi petr *Ph-ac* phos pic-ac *Podo* prun psor **Puls** pyrog rham-cal rhod rhodi rhus-t sabad sabal

Excitement – trembling

- **nervous**: ...
  sabin sal-n santin scut sec senec **Sep** sil sol-ni spartin-s spig staph stict *Stram* stry succ sul-ac *Sulph Sumb* syph tanac tarent ter teucr thea ther thyr trios *Tub Tub-m* v-a-b vac valer *Verat* vib visc wye *Xan Zinc* zinc-p zinc-val
  - **children**; in: absin agar ambr arg-n borx brom calc-p cypr ign syph tub
    : **intestinal** complaints; from: cypr
  - **dentition**; from: *Acon* agar *Bell* borx cham cimic **Coff** cypr dol *Hell* kali-br *Podo* sol-ni ter *Zinc*
  - **explosive**: stry
  - **music**; from: sabin
  - **pain**; during: *Acon* am-val ars *Cham Coff* crat gels *Mag-p* spig
    : **cervical** region; in: crat
    : **occiput**; in: crat
    : **sciatic** nerve; in: *Acon* am-val ars *Cham Coff* gels *Mag-p* spig
  - **paroxysmal**: mosch
  - **rheumatic** complaints; with: *Cimic*
  - **teeth**; after extraction of: staph
  - **women**; in: *Murx* scut
  o **Extremities**; with heaviness of: *Cimic*
  - **Ovaries**; with irritation of: *Cimic*
  - **Uterus**; with cramping pain in: *Cimic*
- **pain**, during: aloe arg-met *Aur* cham
- **palpitation**; with violent: alum ambr ars *Asaf Cact* calc calc-ar *Cocc* coff *Lil-t* lith-c *Nit-ac* ox-ac *Plat* stann staph stront-c
- **perspiration**, during: *Acon* Bell **Cham** *Cocc* **Coff** *Con Lyc* nux-v ph-ac *Sep* **Teucr**
- **pregnancy**, during: *Acon* ambr croc *Gels Nux-m*
- **reading**, while (*Reading - agg.)*: *Coff* med ph-ac v-a-b
  - **foreign** language, in: v-a-b
- **religious** (*Exhilaration - religious; Religious - too)*: agar *Aur* plb *Verat*
- **sadness**, after (*Sadness)*: *Cann-i* spig
- **sexual** (See Ailments - sexual excitement)
- **sleep**:
  - **before**: nat-m psor
  - **preventing** (See SLEE - Sleeplessness - excitement)
- **speech** stammering with: dys
- **stammers** when talking to strangers (*Stranger - presence - agg.)*: dig merc
- **swallows** continually while talking: *Staph*
- **talking**, while (*Speech - incoherent)*: am-c *Am-m* ambr ammc caust graph merc mosch
- **tea**, after: sulph
- **tea**; as if under the influence of: hyper
- **tongue | mapped**; with: (non: calad) phys
- **trembling**, with: aur bruc **Cocc** nitro-o **Nux-v** petr *Psor* spig *Teucr Valer* yohim
  - **inward**: petr

Excitement – trifles   Mind   Exultant

- **trifles**, over (↗*Frightened - trifles; Trifles; Trifles - important*): *Arg-met* bar-act carl chinin-ar cinnb digin ferr lachn med morph nit-ac phos sep sul-ac sumb tarent thuj verat zinc
- **urination**, during: aloe cimic
- **waking**, on: bell coc-c nat-m sep thuj
- **walking**:
  - **after**: caust fl-ac nat-m
  - **air**; in open: alum ant-c caust sulph
  - **after**: caust
- **water** poured out, from hearing (↗*Hydrophobia*): Lyss Stram
- **weakness**, with: *Calc Con Phos*
- **weather**:
  - **windy** and stormy weather: *Rhod*
  - **before**: *Rhod*
- **weeping**, till: *Con Lach*
- **wine**:
  - **after**: ambr cann-s coff con iod kali-n
  - **one** glass: kali-n
  - **as** from: camph chinin-s jug-r kali-i lyc mosch naja valer
- **women**, in: cedr con ign
- **working**, when: ang mur-ac olnd
- **writing**, while: med

EXCLAIMING (See Shrieking)

EXCLUSIVE, too (↗*Extravagance; Haughty*): calc nat-m plat

EXECUTION lost as the result of overpowering visual sensations: (↗*Absorbed; Fancies - absorbed*): anh

EXERCISE; mental symptoms amel by physical (See Exertion - physical - amel.)

EXERTION:
- **mental** (See Mental exertion)
- **physical** (↗*GENE - Exertion*):
  - **agg**: agar ars calc calc-p caust cocc hyper nat-c plb senec sep sulph ther verat
  - **amel** (↗*Activity - desires; Industrious; GENE - Exertion - amel.*): *Agar* aloe bar-i calc *Calc-p* carc Iod Merc Sulph tarent
  - **aversion**: act-sp calc-sil
  - **desire** (↗*Impulse - run; to*): *Agar* Bell *Calc-p* cann-i coca crot-c erech eucal orig phos polys *Sulph* teucr ziz
  - **air**; in open: teucr

EXHAUSTED (See Prostration)

EXHIBITIONISM (See Naked - exhibitionism)

EXHILARATION (↗*Cheerful; Loquacity; Mirth*): absin acon aesc aether *Agar* agar-se agn agra alco alf allox alum alum-p am-c anac anag ang ant-c arg-met arg-n arn ars-h asar asc-t *Bell* borx bov calc-f camph **Cann-i** canth caps carb-ac carb-an carb-v *Carbn-s Carc* castm caust chel chin chinin-ar chinin-s cimic **Cinnb** clem cob *Coca* cocain cocc cod **Coff** colch coll cortico cortiso *Croc* cub cupr cupr-ar cycl erio eucal eug ferr Fl-ac Form gels Graph hydr hyos iod iodof

Exhilaration: ...
Kali-br kali-n lac-ac **Lach** laur lyc lyss mand med meny merc-cy muru myric nitro-o nux-v **Op** Ox-ac paull petr ph-ac phel phos phys *Pip-m* pisc plat puls sabad sang sec senec spig spong *Stram* sul-ac sulfa sulph sumb tanac **Tarent** teucr thea thuj valer verat visc zinc ziz

- **daytime**: cob lyss
- **morning**: bov cinnb phys
- **afternoon**: arg-n
- **evening**: anac asc-t chin cycl graph med phos teucr
- **night**: Med op
- **air**, in open: phel
- **alternating** with:
  - **anger** (See Anger - alternating - exhilaration)
  - **anxiety** (See Anxiety - alternating - exhilaration)
  - **cares**: op
  - **discouragement**: petr sul-ac
  - **grief**: op
  - **moroseness** (See Morose - alternating - exhilaration)
  - **sadness** (↗*Elated - alternating - sadness*): agn ferr ox-ac petr plat *Stram*
  - **timidity**: petr sul-ac
- **blissful**: *Op*
- **children**; in: bell **Cann-i** caust **Coff** graph *Hyos* ign iod *Kali-br* **Lach** lyc med nux-v **Op** petr phos *Pip-m* plat **Stann** *Stram* sulph **Tarent** thuj verat zinc
- **coition**, after: borx
- **diarrhea**, during: ox-ac
- **followed** by | **exhaustion**: clem
- **perspiration**, during: op
- **politics**, about: *Caust* lach
- **recall** things long forgotten, can (↗*Memory - active*): *Gels*
- **religious** (↗*Excitement - religious*): puls stram verat
- **sadness**, after: ziz
- **walking** in open air, while: cinnb

EXPANSIVE (= too demonstrative) (↗*Communicative; Loquacity*): Acon alum bar-c Bov psor staph Sulph

EXPRESSING oneself:
- **cannot** express oneself (↗*Memory - weakness - expressing*): puls
- **desire** to express oneself: anh *Med*
- **difficult**: allox thuj zinc

EXTRAVAGANCE (↗*Haughty; Eccentricity; Laughing - immoderately*): am-c ang **Bell** cann-i Carb-v castm *Caust* chin chinin-s *Con* croc guar iod lach merc *Nat-m* nux-m op paull petr ph-ac phel plat stram verat

EXTREMES; goes to (See Eccentricity; Mood - changeable)

EXTROVERTED people (See Communicative; Excitement; Expansive; Loquacity)

EXUBERANCE (See Exhilaration)

EXULTANT (↗*Cheerful*): cann-i

98   ▽ extensions | O localizations | ● Künzli dot

Eyes

EYES:
- **downcast** (↗*Discouraged; Looked - evading)*: stann verat
- **evading** the look of other persons (See Looked - evading)

FACES; making (See Grimaces)

FACETIOUSNESS (See Jesting)

FAILURE | literary or scientific failure (See Ailments - failure - literary)

FAITHLESS (See Religious - want)

FALTERING (See Irresolution)

FAMILIARITY (↗*Affectionate)*: chlf

FANATICISM (↗*Obstinate; Thoughts - persistent; Violent)*: aur-ar caust nux-v puls rob sel **Sulph•** *Thuj*

FANCIES:
- **absorbed** in (↗*Forgetful; Absentminded; Delusions - fancy)*: anh arn aur-ar bar-i bell cann-i cocc cupr kali-p sil stram
- **absurd** (↗*Foolish)*: alco carbn-s
- **anxious**: fl-ac asp
  - **night** | fever; during: sep
- **childish**: lyc
- **confused** (↗*Memory - weakness)*: Ail **Bapt** camph chin con *Glon* ham **Hyos** *Lil-t* phos **Stram**
- **exaltation** of (↗*Deeds - great; Plans - making; Theorizing)*: Absin Acon Agar agn alum alum-sil *Am-c Ambr Anac* anan *Ang* anh ant-c apoc arg-n arn *Ars Asaf* aur-ar aur-s bar-c **Bell** borx *Bry* (non: bufo) bufo-s calc calc-sil camph **Cann-i** cann-s cann-xyz *Canth* carb-an carb-v *Carbn-s* caust cham chel *Chin* chinin-ar *Cic* coca cocc *Coff* coff-t coloc con convo-d croc *Crot-c* cupr cycl dig *Dulc* elaps euphr fl-ac *Graph* hell hep hipp hydr hydr-ac **Hyos** ign iod kali-ar kali-br kali-c kali-n kali-p *Lac-c* **Lach** lact *Laur* led lil-t *Lyc* M-arct m-aust mag-m meph **Merc** merc-c mosch mur-ac naja nat-c nat-m nit-ac nitro-o *Nux-m* nux-v olnd *Op* ox-ac *Petr* ph-ac *Phos* pic-ac pip-m plan *Plat Plb* psor puls pyrog rhus-t sabad samb *Sec* seneg sep *Sil* spong stann staph **Stram** sul-ac *Sulph* thuj valer verat verb viol-o viol-t *Zinc* zinc-p ziz
  - **day** and night: ambr caust
  - **daytime**: elaps
  - **morning**: canth chin con *Nux-v*
  - **bed**, in: chin
  - **afternoon**: anac ang lyc
  - **evening**: agar alum am-c ambr anac *Bry Calc* camph carb-an *Carb-v Caust* chel chin cocc cycl graph hell ign *Kali-c* lyc merc naja nat-c *Nux-v* ph-ac *Phos Puls* rhus-t sabad *Sil* staph sulph viol-t
  - **bed**, in: agar alum ambr *Bry Calc* camph carb-an *Carb-v* caust *Chin* cocc graph hell ign *Kali-c* lyc merc *Nux-v* ph-ac phos *Puls* rhus-t sabad *Sil* staph *Sulph* viol-t
  - **twilight**, in: *Caust*

Mind

Fancies – **exaltation** of: ...
- **night**: agar ars aur *Bar-c* borx *Bry* **Calc** canth carb-an carb-v caust *Cham Chin* coff con *Graph* hep hipp hydr *Hyos* ign *Kali-c* kali-n *Lach M-arct Nit-ac Nux-v Op* petr ph-ac phos plat plb puls sep sil spong *Sulph Zinc*
- **alone**, when: ars
- **business**, of: bell
- **closing** the eyes in bed; on: bell *Calc* camph *Graph* led lyc sep *Sulph*
- **frightful** (↗*Delusions - images - frightful; Delusions - visions - horrible)*: **Calc** *Caust* hydr hydr-ac *Lac-c* merc *Op Sil* **Stram**
- **going** to bed, after: chin hell ign *Phos*
- **heat**, during: acon ars bell carb-v chin coff *Dulc* iod lach laur nit-ac *Op* phos puls sabad stram sulph *Thuj* valer
- **sleeplessness**, with: agar alum ambr anh *Arg-n* Bell borx bry calc caust *Chin* cocc coloc *Graph* hep kali-c kali-n led *Lyc* merc nat-c *Nux-v Op* petr ph-ac phos plat **Puls** sabad *Sep Sil* spong staph sulph thuj viol-t
- **walking** in open air: ant-c sulph
- **working**, while: ang mur-ac olnd
- **excitement**; after: ign
- **frightful** (See Delusions - images - frightful)
- **lascivious** (↗*Lascivious; Nymphomania; Lewdness)*: am-c *Ambr* anac arund aur bell bufo *Calad* **Calc** calc-s camph *Canth* carb-v *Chin* cod *Con* cop dig *Fl-ac Graph* hipp ign *Kali-br Lach* lil-t *Lyc* lyss nat-c *Nat-m Nuph Onos Op Orig* sang *Sel* sep *Sil* sin-n staph stram tarent thuj *Ust* verb yuc *Zinc*
- **forenoon**: hipp
- **evening**: am-c anac
- **night**: aur
- **dreaming**, even when: ambr
- **impotence**, with (↗*Lascivious - impotence; Thoughts - sexual - impotence; MALE - Sexual desire - increased - weakness)*: calad *Fl-ac Onos*
- **lying** down, while: thuj
- **religious** duties; from aversion to: orig
- **laughable** | before going to sleep: sulph
- **lively** (See vivid)
- **periodically** returning: ars
- **perspiration**, during: *Acon* carb-v iod nit-ac *Op Phos* sulph
- **pleasant** (↗*Pleasure)*: **Cann-i** cimic coca cod cycl lach *Op* stram
- **reading**, on: coff *Mag-m* ph-ac
- **repulsive**, when alone (↗*Mood - repulsive)*: fl-ac sel tarent
- **sleep**:
  - **going** to sleep, on: arg-n bell bry *Calc* camph chel chin coff ign *Spong* sulph

Fancies — Mind — Fear

- **sleep**: ...
  - **preventing**: *Arg-n Op* phos *Staph* viol-t
- **strange**: lyss **Stram**
  - **pregnancy**, during (↗*Thoughts - strange - pregnancy - during*): lyss
- **unpleasant**: op phos rumx
  - **bed**, after going to: phos
- **vivid** (= lively) (↗*Ideas - abundant; Memory - active; Concentration - active*): acon alco ambr *Ang* bell cann-s carb-an cham coff croc cycl dig hell hyos ign kali-br **Lach** lact *Lyc* meph morph naja nat-m nitro-o nux-v op par phos pic-ac puls sabad **Stram** valer *Viol-o*
  - **evening**: cycl hell
  - **midnight**, after: puls
  - **going** to sleep; when: nat-m
  - **heat**, followed by: phos
- **waking**, on: calc ign kali-n *Lach* plat puls sep sil sulph
- **wild**: cimic con rhus-v stram

FANTASY (See Delusions)

FAR away from everything (See Detached; Dream; as; Indifference; Time - slowly)

FASCINATING others (See Charming)

FASTIDIOUS (↗*Censorious; Offended; Conscientious*): **Aloe** alum *Anac* arg-n **Ars** ars-i asar aur bell-p bufo *Carc* **Caust** con cupr *Graph* iod *Kali-ar* kali-bi *Kali-c* lac-ac lob lyc med nat-ar *Nat-m* nat-s *Nux-v* phos pip-m plat puls pycnop-sa sep sil stann sulph thuj
- **cleanliness**; for (See Cleanness - mania)
- **disease**; in: pip-m
- **eating**; in: bufo
- **order**; for (See Order - desire)
- **possessions**; about his: ars-i
- **prove** himself; he has to (↗*Ambition - increased - competitive*): *Anac* cupr
- **time**; being on (See Anxiety - time)

FATALISTIC (↗*DREA - Accidents - fatal; Fear - accidents - fatal; Indifference - stoical*): nit-ac

FAULTFINDING (See Censorious)

FEAR (= apprehension, dread) (↗*Anxiety; Frightened; Anxiety - fear*): **Abel** abrot absin acet-ac achy **Acon** acon-f act-sp adon *Adren* aesc aeth aether agar agav-a agn alco all-s aloe *Alum* alum-p alum-sil alumn am-br am-c am-m ambr aml-ns *Ammc* amyg anac anag anan ang *Anh* ant-c ant-t *Anth* antip apis aral aran aran-sc arg-met **Arg-n** arge-och arist-cl *Arn* **Ars** ars-h ars-i ars-s-f **Arum-t** asaf *Asar* **Aster** asthm-r atro *Atro-s* **Aur** aur-ar *Aur-br* aur-i bac bad bapt bar-act *Bar-c* bar-m bar-s **Bell** benz-ac berb bism **Borx** both-a both-ax bov bram bros-gau bruc *Bry* bufo bufo-s bung-fa but-ac **Cact** cadm-met cadm-s calad **Calc** calc-act *Calc-ar* calc-f calc-i **Calc-p** *Calc-s* calc-sil *Calen* calli-h camph cann-i cann-s cann-xyz canth **Caps** carb-ac carb-an *Carb-v* **Carbn-s** carc cassia-s caste castm caul *Caust* cecr cedr **Cench** cent cham

Fear: ...
chel chin chinin-ar **Chinin-s** chlor **Cic** cimic cina cist clem cob-n coc-c *Coca Cocc* cocc-s coff colch coloc *Con* cop cor-r cori-r corn-a cortico croc **Crot-c** *Crot-h* culx *Cupr* cupr-act cupr-ar cycl cypr cyt-l daph der **Dig** digin dios diosm dirc dros dulc echi elaps elat elec eric-vg eup-pur euph euphr fago fagu ferr ferr-act ferr-ar ferr-p ferr-t fl-ac *Form* frax fum gal-ac *Gels* genist gent-c gins glon gran **Graph** grat *Grin* guaj guare hed heli-n hell helon *Hep* hera hipp hoit hura hydr hydr-ac hydrc hydrog *Hyos* hyper iber **Ign** *Iod* ip iris jatr-c **Kali-ar** kali-bi *Kali-br Kali-c* kali-cy kali-fcy kali-i kali-m kali-n kali-p kali-s kali-tel kalm kres lac-c lac-cp *Lac-d* lach lact lappa lat-m laur *Lec* led lepi lept levo lil-s *Lil-t* lipp lob lol lup **Lyc** lycps-v lys **Lyss** m-arct m-aust macro mag-c *Mag-m* mag-s malar manc mang mang-act med *Meli* meli-a meli-xyz menis meny **Merc** merc-br merc-c *Merc-i-f* merc-i-r merl mez *Morb* morg-p *Mosch* mur-ac murx mygal *Nat-ar* **Nat-c** *Nat-m Nat-p* nat-s nicc nit-ac nit-s-d nux-m *Nux-v* oena olnd *Onos Op* orig *Oscilloc* osm osm-o ovi-p ox-ac paeon *Pall* paull perh pert-vc *Petr* ph-ac phase *Phel* **Phos** *Phyt* pic-ac pip-m pip-n pitu pitu-a **Plat** plb pneu podo pop prim-v prun-cf **Psor** ptel *Puls* pyrog pyrus rad-br rad-met ran-b ran-s raph rat rauw rheum rhod *Rhus-t* rhus-v rob rumx ruta sabad *Sabal* sabin samb samb-c sang sanic sars scol *Scut* sec *Sel* seneg **Sep** ser-a-c sieg sil sium sol-ni sol-t-ae *Spig* spirae *Spong* squil *Stann* staph **Still Stram** *Stront-c Stroph-h* stroph-s stry succ succ-xyz *Sul-ac* sul-i **Sulph** sumb **Symph** *Syph Tab* tanac tarax tarent tarent-c tart-ac tell ter term-che thea *Ther* thuj til tong trach tril-c tril-p trom tub *Tub-k* tus-fa v-a-b *Vac* valer vanad vario *Verat* vib vichy-g vinc viol-o viol-t visc wye xan xanth zinc zinc-m **Zinc-p** zinc-val
- **day** and night: ars
- **daytime**, only: lac-c *Lyc* mur-ac pip-m sul-ac
- **morning**: alum alum-sil anac arg-n arn ars carb-an carb-v carbn-s caust chin *Graph* ign ip kali-ar led *Lyc* mag-c mag-m mag-s mur-ac nicc nit-ac *Nux-v* phos plat puls rhus-t sep sul-ac *Verat*
  - **until** evening: sul-ac
  - **bed**, in: lyc nux-v
  - **rising**, on: arg-n
  - **waking**, on: alum-sil arn kali-ar puls
- **forenoon**: am-c nicc paeon
- **noon**: aster zinc
  - **12-15 h**: aster
- **afternoon**: aeth am-c ant-t aster berb carb-an carb-v castm dig hura mag-c mag-s nat-c nat-s nicc *Nux-v* stram stront-c *Sulph Tab*
  - **14 h**: hura
  - **15 h**: aster
  - **16 h**: berb tab
  - : **sleep**; until going to: berb
  - **17 h**: nux-v
- **evening**: agar alum alum-p *Am-c* am-m anac ant-t *Ars* aur-ar bar-c bar-s berb brom calad **Calc** calc-ac carb-an *Carb-v* **Caust** coc-c *Cupr* dig *Dros* form *Graph* hep hipp *Kali-ar* kali-c kali-i kali-p lach *Lyc Mag-c* mag-m

Fear – evening | **Mind** | Fear – apoplexy

- **evening**: ... merc nat-ar nat-c nat-m nit-ac nux-v paeon petr *Phos* plat **Puls** ran-b *Rhus-t* sep stront-c tab valer verat *Zinc* zinc-p
  - **amel**: mag-c zinc
  - **bed**, in: agar *Ars* calc *Graph Kali-c* mag-c merc nat-ar
    - **amel**: mag-c
  - **twilight**: am-m berb brom *Calc Caust* kali-i mag-c *Phos* **Puls** rhus-t sep
  - **walking**, while: *Nux-v*
- **night** (↗*Anxiety - night; Anxiety - night - children; Darkness - agg.*): abel acon aesc agar am-c arn *Ars Ars-s-f* aur-ar *Bell Borx* bung-fa *Calc* calc-ar *Calc-s* calc-sil **Camph** cann-i carb-an *Carb-v* **Carbn-s** caust cham *Chin* chinin-ar chlol cina cob-n cocc colch con *Crot-c* dros dulc eup-per graph hep ign ip *Kali-ar Kali-br* kali-c kali-p kali-s *Lach* lyc mag-c manc mang *Merc* nat-c *Nat-m Nat-p* nit-ac op paeon ph-ac phos psor *Puls* rat **Rhus-t** rob samb sanic scut sil sol-ni spong stann stram *Sulph* syph tab thea tub verat zinc zinc-p
  - **midnight**: con manc
    - **after**: ign kali-c mang rat
    - **3 h**: kali-c
  - **children**; in (↗*terror - night - children; Anxiety - night - children)*: borx calc-s cina kali-br kali-p tub
  - **flee**; with desire to: merc
  - **lie** in bed; cannot: *Rhus-t* syph
  - **sleep**; on going to: cob-n
  - **waking**, after: aesc cann-i carb-v con lach lyc phos samb spong
- **abandoned**; of being (See solitude)
- **abdomen**:
  - **arising** from abdomen: asaf
  - **pain** in abdomen; with (See pain - during - abdomen)
- **abortion** from fear; threatening (See FEMA - Abortion - fear - from)
- **accidents**, of (↗*crossing - street; Injuring; run over; fear of being - going)*: acon alum arg-n ars calc carb-an *Carb-v Caust* cupr cupr-act *Gins* graph iod kali-ar kali-c mag-c naja osm perh petr phos rhus-t samb-c tarent tarent-c
  - **bed**; all day, relieved after going to: mag-c
  - **child**; to: ars
  - **fatal** accident; as if threatened by some (↗*Fatalistic)*: alum
  - **friends**; happening to (↗*Anxiety - friends)*: ars *Caust*
  - **loved** ones; to: phos
  - **others**; to: osm
- **age**; of one's own (↗*old)*: cortico
- **agoraphobia** (See open)
- **AIDS**; of: ars (non: bor-pur) calc con iod kali-ar nit-ac phos sulph syph
- **air**:
  - **draft** of air; of: caps
  - **fresh**; of: caps

- **air**: ...
  - **open**; in: anac arg-met bell cina cycl *Hep* ign lach med nux-v plat
    - **amel**: bry cann-i plat *Valer*
- **air** raids; of: acon arg-n arn ars cham gels ign nat-m ph-ac
- **airplane**; in (See flying - airplane)
- **aliens**; of: manc
- **alone**, of being (↗*Company - desire; Company - desire - alone; Anxiety - alone)*: abel acon act-sp all-s aloe am-c *Apis* **Arg-n** *Arist-cl* **Ars** *Ars-h Ars-s-f* asaf aur-ar bar-c bell bism bov brom bry bufo bung-fa cadm-s calc calc-ar calc-p *Camph* carb-v *Caust* cimic *Clem Con* **Crot-c** der dros *Elaps* gal-ac *Gels Hell* hep **Hyos** kali-ar kali-br **Kali-c** *Kali-p Lac-c* lil-t **Lyc** lyss **Manc** med menis meny merc mez naja nat-c nat-s nit-ac nux-v *Phos* pitu-a plb psor *Puls* rad-br ran-b rat *Sep* sil *Stram* tab tarent tub valer verat zinc
  - **evening** (↗*evening; Anxiety - alone - evening)*: brom dros kali-br kali-c puls ran-b tab
    - **bed**; in: kali-br
  - **night**: abel arg-n bung-fa *Camph* carb-v *Caust Hell* kali-br lyc *Med* **STRAM** tab
  - **aversion** to company, with (See Company - aversion - fear)
  - **darkness**; in the: kali-br kali-p med puls rad-br *Stram* valer
  - **desire** of being alone, but: con kali-c lyc
  - **headache**, with: meny
  - **lest**:
    - **he die** (↗*death - alone)*: **Arg-n** **Ars** *Ars-h* bell *Kali-c Phos*
    - **injuring** himself (See Injuring - fear)
  - **menses**; during: ars con elaps
- **alternating** with:
  - **courage** (See Courageous - alternating - fear)
  - **mania**: *Bell* hell
  - **rage** (See Rage - alternating - fear)
  - **sadness**: zinc
- **angry**; of becoming: lyss
- **animals**, of (↗*dogs; snakes; insects)*: abel *Alum* **Bell** bufo calc carc caust **Chin** chinin-s elaps hyos nat-m phos plat puls ruta sil *Stram* sulph syc tarent *Tub*
  - **black**: bell
  - **domestic**: **Chin**
  - **furred**: tub
  - **night | venomous** animals; of: abel
- **anthropophobia** (See people)
- **antidoting** his homeopathic remedies; of: **Cann-i** nit-ac
- **apoplexy**, of (↗*paralysis)*: abel *Acon Alum* aml-ns apis *Arg-met* arg-n arn *Aster* bell brom calc cann-i carb-v cench *Coff* colch elaps *Ferr* (non: ferr-p) ferr-t fl-ac glon kali-ar kali-br kali-cy lach nat-c nux-v phos plat prim-v psor *Puls* sel *Sep* staph tarent ter thuj verat *Zinc*
  - **morning**: alum
  - **evening**: *Puls*
  - **night | feeling** as if head would burst at night; with: *Aster*

Mind

Fear – apoplexy

- **palpitation**, with: arg-met
- **respiration**; with anxious: thuj
- **stool**, during: verat
- **waking**, on: arn carb-v glon
- **appearing** in public, of (*Timidity - public*): anac arg-n carb-v **Gels** Lyc Sil
- **approaching**; of (*crossing - street; near; run over; fear of being - going*): acet-ac acon *Ambr* anac anth **ARN** ars bar-c *Bell* cadm-s cann-i caust *Cham* chin *Cina* coff con *Cupr Cupr-act* graph hydr-ac *Hyper Ign* iod kali-c lach *Lyc* lyss mag-p meli op petr phos plb rhod sep *Stram* stry tarent tell ther *Thuj* valer
  - **others**; of (*Approached - agg.; Approached - aversion; Timidity*): acet-ac acon *Ambr* anac *Ant-c* ant-t **ARN** ars bar-c *Bell* cadm-s cann-i caust *Cham* chin *Cina* coff con *Cupr* graph *Hyper Ign* iod kali-c lach *Lyc* mag-p meli op petr phos plb rhod sep *Stram* stry tarent tell ther *Thuj* valer
  : **children** cannot bear to have anyone come near them: ambr *Ant-c* arn bell *Cina Cupr* ign kali-c lach stram valer
  : **delirium**, in (*Delirium*): cupr ign plb stram *Thuj*
  : **menstrual** colic; during: ant-t
  : **struck**; since he has been struck (See struck - approaching)
  : **touched**, lest he be (*touched; Touched - aversion*): acon **ARN** ars chin coff kali-c lach mag-p plb rhod stram tell valer
  - **vehicles**, of (*accidents*): anth hydr-ac lyss phos
- **arrested**; of being (*Delusions - arrested*): ars bell meli plb ruta tab zinc
- **ascending**, of: *Nit-ac*
- **attacked**; fear of being (*injury - being*): *Stram*
- **away** from home; when: ign
- **baby** will die in utero (*Anxiety - pregnancy*): kali-fcy phos vib
- **bad** news; of hearing (*Ailments - bad*): acon ambr anac apis *Ars* asaf aster aur bar-c bell *Bry* calad calc *Calc-p* camph caps carb-v caust cham chin chinin-s cina cocc coff croc crot-h cupr cycl dig dirc dros gels graph hep kali-c *Lyss* merc nat-m nat-p nux-v petr phos *Psor* sabad sil *Verat*
- **bath**; of taking a: ant-t rhus-t sep spig sulph
- **bed**:
  - **child** fears to go to bed alone: caust
  - **of** the (*Bed - aversion*): Acon alumn *Ars* bapt calc *Camph* cann-s cann-xyz canth carb-v *Caust* cedr cench cent cupr kali-ar kali-c *Lach* lyc merc nat-c nat-m squil syph xan
  : **alone**; when: ars *Caust* xan
  : **dark**; in: carb-v caust
  - **raised** himself in, when he: ox-ac
  - **turn** over in; to: acon
- **bees**, of (*animals*): Hep
- **behind** him; someone is (*Delusions - people - behind; Delusions - walking - behind; Looking - backwards - followed*): anac brom crot-c lach med merc *Phel* staph
- **betrayed**; of being: bell hyos ign lach lyss nat-m

Fear – chlorosis

- **birds** (*animals*): aesc *Apis* bufo calc-ar calc-s gels ign kali-c *Nat-m* op ph-ac tub
  - **chickens** (See chickens)
  - **imaginary** birds; is frightened by: kali-c
- **biting** teeth together; of | **fall** out; for fear they would: nit-ac
- **bitten**, of being (*Biting*): abrot asaf *Hyos Lyss*
- **black** (*Colors - black - aversion*):
  - **everything** (*Colors - black - aversion*): ars rob *Stram* tarent verat
- **blind**; of going: arge-och atro *Nux-v Sulph*
- **blood**; fear when looking at (*Blood*): alum plat
- **brain**; fear of softening of (*Delusions - brain - softening*): abrot *Arg-n Asaf* calc-sil vanad
- **breakdown**; of nervous (*control*): kali-p lyc nat-m sil
- **breath** away; takes: *Rhus-t Verat*
- **brilliant** objects or cannot endure them; fear of (*mirrors*): anan cann-i canth lach lyss stram
- **bugs**, of (*animals; insects*): Calc
- **buildings**:
  - **of** buildings (*fall upon*): arg-met arg-n kali-p visc
- **burden**, of becoming a: raph
- **buried** alive; of being: atro tub Zinc
- **burns**; of: calc-s
- **business** failure; of: (*Timidity; Confidence - want; failure*): acon arg-n arn *Aur* bry calc carb-an cimic gels iod *Kali-c* kali-p lac-c lyc nat-m nux-v phos *Psor* sil sulph
- **calamity** (See disaster)
- **called** by his name; being: sulph
- **cancer**; of (*Thoughts - disease - incurable*): **Agar** arg-n **Ars** bac bar-c cadm-met calc calc-f calc-p carc chinin-ar clem fl-ac ign kali-ar lac-c lac-e lac-h *Lob* lyc mag-m **Manc** med miml-g nat-m *Nit-ac* phos **Plat Psor** ruta scol sep streptoc sulph verat
- **carried**, fear of being (*Carried - aversion*): Borx bry sanic
- **cars** and vehicles in the street; of: hydr-ac
- **catalepsy**; of: art-v
- **cats**; of (*animals*): absin aur *Bac* calc calc-ar carc chin elaps lyc med sil syph *Tub*
- **causeless**: acon alco *Ars* calc-f cann-i chlol phos plb pop psor sabad samb tarent zinc zinc-val
- **cemeteries**; of: merc nat-m phos staph stram
- **censured** of being (See reproaches)
- **chattering** of teeth; with (See TEET - Chattering - fear)
- **chickens** (*animals*): calc-p chinin-s sulph
- **children**, in: **Bar-c** *Borx* calc carc caste caust hyos **Kali-br** kali-p *Lyc* sep *Staph* **Tub**
  - **night** (*Anxiety - night; Anxiety - night - children*): *Borx* Calc caste **Kali-br** kali-p *Staph* **Tub**
  - **behavior** problems; with (See Behavior - children - fears)
- **chill**, during: *Calc* carb-an cycl hura sulph verat
  - **bed**; on going to: hura
- **chlorosis**; during: *Calc*

102 ▽ extensions | O localizations | ● Künzli dot

- **choking**; of (See suffocation)
- **cholera**; of: arg-n **Lach Nit-ac** sulph
- **chronic** (*continuous*): Acon hyos op petr
- **church** or opera, when ready to go (*Anticipation*): Arg-n bry *Gels* sanic
- **claustrophobia** (See narrow)
- **climbing** boys should be harmed, that: caust
- **closed** places; of (See narrow)
- **closing** eyes, on: aeth *Carb-an Carb-v Caust* mag-m
- **coal** scuttle, of: cann-i
- **cockroaches**; of (*animals*): alum grat phos toxi
- **coition**:
  - **rape** (*injury - being*): arn
  - **thought** of coition in a women; at: arn *Kreos*
- **cold** air; of: med pyrog
- **cold**, of taking: nat-c sulph syph
  - **heat**, during: sulph
- **company**, of: cupr cupr-act mag-m sel til
- **complaints**, of imaginary: hydr-ac kali-c laur sep
- **concussion**; of: arg-met
- **confusion** of mind; that people would observe her (See Delusions - confusion)
- **consumption**, of: *Calc* kali-c lac-c paull puls sep tarent
- **contagion** (*contagion; disease - contagious; infection*): Ars borx bov calc **Carc** ign lac-c lach *Med* nat-m oscilloc psor sil sulph syph
  - **children**; in: Ars Calc **Carc** ign lac-c lach *Med* psor sil sulph **Syph**
  - **disease**; contagious (See disease - contagious)
- **continuous** (*chronic; everything*): ign lyc
- **control**; losing (*breakdown; insanity; self-control*): Aeth Ars cann-i carc lyc thea thuj
- **conversation**, of (*Timidity*): bar-s
- **convulsions**:
  - **before**: cic
  - **epileptic**; of: alum arg-n merc
  - **morning**: alum
  - **with**: Stram
- **corners**; fear to walk past certain (*Delusions - corners - project - walking*): Arg-n *Kali-br*
- **corpses**; fear of: psor
- **coughing**; of: ant-t apis cina dros phos
  - **burst**; lest something will: apis
  - **children**; in: cina phos
    - **bronchial** catarrh; with: phos
  - **keeps** still and does not move or talk; child: cina
- **crazy**; fear of becoming (See insanity)
- **creeping** out of every corner, of something: med *Phos*
- **creeping** things; of (*animals*): chin
- **crossing** (*accidents*):
  - **bridge**; a (*high; High places - agg.*): ang arg-n borx crot-c sulph ter
  - **place**; a (*walking - of - street*): ang arg-n borx crot-c sulph ter
- **crossing**: ...
  - **street** (*accidents; approaching*): Acon bry ferr-p hydr-ac kali-p plat
- **crowd**, in a (*narrow; open; GENE - Room - full - people*): abel **Acon** aloe am-m ambr aran *Arg-n* arn ars ars-s-f asaf asthm-r Aur aur-m aur-i aur-s bar-c bar-s bell bufo calc carb-an carc caust cic cocc con dios *Dys* elaps ferr ferr-act ferr-ar ferr-p gels glon graph hep hydr-ac Kali-ar kali-bi kali-c kali-p lac-d led levo *Lyc* lyss mag-c merc nat-ar nat-c *Nat-m* nat-s nux-m *Nux-v* petr phos plat plb pneu *Puls* rhus-t sel sep ser-a-c sil stann staph sulph tab til visc
  - **menopause**; during: *Glon*
  - **public** place; in a crowded: Acon arg-met *Arg-n Arn Dys* **Gels** phos
  - **street**; in a crowded (*GENE - Faintness - crowded - street*): carc
- **cruelties**, from report of (*Excitement - hearing; Horrible*): calc
- **cutting** himself when shaving: **Calad**
- **damned**, of being: arg-n lach med psor verat
- **danger**, of impending (*evil; happen; misfortune*): aether ambr arg-n carb-ac caust cimic coff coff-t fl-ac gels kali-br macro meli nat-m samb samb-c sanic tarent
  - **night**: aether carb-ac
  - **going** to sleep, on: (non: coff) coff-t
- **dark**; but curiously enough not in the (*walking - of - dark; Anxiety - dark*): lac-c
- **dark**; of (*Light - desire; Darkness - agg.; Anxiety - dark*): **Acon** aeth agar am-m am-c an-s bapt bell brom calad *Calc* calc-act calc-ar calc-p calc-s *Camph* **Cann-i** Cann-s Cann-xyz *Carb-an* Carb-v carc cassia-s *Caust* chin chinin-s cic *Cupr* gal-ac gels grin hyos kali-bi kali-br kali-c kali-s lac-c *Lyc* manc *Med* merc miml-g morg nat-m nat-p nux-m nux-v op *Phos* pop ptel *Puls* rad-br rhus-t sanic sep sil **STRAM** *Stront-c* sulph *Tub Tub-k* valer xan zinc
  - **children**; in: bell brom calc-s carb-v carc caust hyos lac-c med nux-v puls sanic sil *Stram*
  - **closing** eyes; on: carb-an
- **dawn**, of the return of: kali-i
- **death**, of (*Death - presentiment*): ACON act-sp *Adren* Aeth Agn all-s aloe alum alum-p am-c anac anan anh ant-c ant-t *Apis* aran *Arg-n* Arn **ARS** ars-s-f asaf asar aur aur-m aur-s bapt bar-c bar-s *Bell Bism Bry* bufo Cact calad **Calc** Calc-ar calc-s camph *Cann-i* cann-s cann-xyz canth caps carb-an carb-v carbn-s *Caust Cench* chel chin Cimic *Cocc Coff* con cop croc *Crot-c* culx Cupr cur *Cycl Dig* diosm dros *Elaps* fago ferr ferr-ar Ferr-p Fl-ac **Gels** glon *Graph* heli-n *Hell Hep* hydr hydr-ac hyos ign iod ip iris **Kali-ar** kali-bi Kali-fcy **Kali-i** Kali-n kali-p kali-s **Lac-c** *Lach* lat-m led Lil-t lob *Lyc* mag-c mag-s **Manc** med menis *Merc* miml-g *Mosch* mygal naja nat-c *Nat-m* nat-p **Nit-ac** nit-s-d nux-m **Nux-v** olnd *Op* ox-ac petr *Ph-ac* phase **Phos** phyt **Plat** pneu podo *Psor Puls* raph rheum *Rhus-t* rob *Ruta* sabad *Sec* sep sium *Spong* squil stann staph still stram sulph syph tab tarax tarent thea trach tril-p v-a-b vario *Verat* verat-v vinc visc xan zinc zinc-p
  - **morning**: con lyc

- afternoon | 17.30 h: nux-m
- evening: *Calc* nat-m *Phos*
  : bed; in: nat-m
- night: act-sp am-c *Arn* ars calc-ar chel kali-s *Phos* syph
  : midnight:
    : after:
    . 1-2 h: ars
    . 1-3 h: ars
- abortion; in: *Acon* apis gels kali-c *Sec* stram
- alone, when (*↗alone - lest - he; Company - desire; Company - desire - alone*): act-sp *Arg-n Arn* **Ars** ars-h bell camph *Kali-ar Kali-c* menis *Phos* tub
  : evening | bed; in (*↗SLEE - Sleeplessness - dark*): act-sp *Ars* kali-c *Phos*
- anger; from: *Plat*
- angina pectoris; during (*↗heart*): lat-m
- bed:
  : going to; on: ars camph caust
  : in: nat-m
- delivery:
  : after: agn
  : during: Acon *Coff* plat
- desire for death; fear with: *Aur*
- dream, from: alum cench
- fatal end of disease; of: calc kali-c lil-t *Spong*
- heart symptoms, during (*↗angina; Delusions - die - about - heart; Delusions - heart - disease - going*): Acon *Arn* asaf cact carb-v cench **Dig** *Psor*
  : dyspepsia; in: *Ang*
- heat, during: acon *Ars* bry calc cocc ip mosch *Nit-ac Nux-v* phos *Plat* **Puls** rhus-t **Ruta** *Verat*
- hunger; from (See starving)
- hypochondriasis; with (See Hypochondriasis - fear)
- impending death; of: acon agn arg-n calc cimic glon nit-ac op sec v-a-b
- labor, during (See delivery - during)
- loquacity; with: **ACON**
- lying down; on: act-sp mosch
- medicine; therefore useless to take: ars
- menses:
  : after: acon sec
  : before (*↗Menses - before*): acon kali-bi plat sec sulph xan
  : during (*↗Menses - during*): acon plat *Sec* verat
- metrorrhagia; during (See hemorrhage)
- pain, from: anan cact **Coff Kali-i** naja olnd
  : Heart; around: naja
  : Root of tongue: **Kali-i**
  : Teeth; in: olnd
- perspiration, during: *Acon* ars bry kali-n *Nit-ac* nit-s-d nux-v phos plat puls rhus-t **Verat**
- predicts the time (*↗soon; Death - presentiment - predicts; Prophesying - predicts*): **Acon** apis *Arg-n*
- pregnancy, during: **Acon**
- pressure in hypogastrium, with: ph-ac
- prolapse of uterus; with: **ACON**

- death, of: ...
  - relatives; of (See Anxiety - family; Cares, full - relatives)
  - respiratory complaints; with (*↗lung*): ars lob
  - sadness; with: *Agn* cupr
  - sitting agg: ph-ac rhus-t
    : bent over: rhus-t
  - sleep:
    : die if he goes to sleep; fear he will: *Aeth* lach led nux-m
    : nightmare; after a: *Aeth* led
    : during: aeth ign
    : falling asleep:
      : after: acon *Aeth* lach
      : on falling asleep: lach led
      : nightmare; after a: led
  - soon; that one will die (*↗predicts*): acon *Agn* cench plat
  - starvation; from (See starving)
  - sudden death; of: *Arn Ars Cench* lat-m tab thea
  - suicidal tendency; with (See Suicidal - fear - death)
  - teeth; during pain in (See pain - teeth)
  - vertigo; during: nat-c rhus-t
  - vexation, after: ars
  - vomiting: *Ars* ars-h mag-c
  - waking, on: alum ars-h con *Ign*
    : afternoon sleep; from: *Ign*
  - walking, while: *Dig*
  - weary of life (See Weary - fear)
- delusions; fear from (*↗imaginary*): manc **Stram**
- dentist; of going to (*↗Anticipation - dentist*): calc hep puls tub
- descending; of (See downward)
- destination, of being unable to reach his: lyc
- devil, of being taken by the (*↗Delusions - devil - taken; Religious - too*): anac manc puls
- devils, of: **Manc** zinc
- devoured by animals; of being (*↗animals*): hyos stram
- diarrhea:
  - fear; with: acon aeth coff phos verat
  - suppressed; with: abrot
- dinner, after: mag-m phel
- diphtheria; of: bac
- dirt; of (*↗Cleanness - mania; Washing - desire*): oscilloc
- disabled; of being: **Ars** mag-m psor
- disaster; of (= calamity): calc calli-h elat lac-c lil-t med psor **Puls** rhus-t *Scut* tab tub wye zinc
  - someone were rapidly approaching a disaster: tab
- disease, of impending (*↗Anxiety - health; Anxiety - health - own; Thoughts - disease*): acon aether agar *Agn* all-s *Alum* alum-p am-c anac ant-t *Apis* aral *Arg-n Arn* ars *Aur* bar-c *Borx* bov bry bufo bung-fa *Cact* calad

Disgust

Disgust: ...
senec sep sil spirae spong *Stram* **Sulph SYPH** thea thuj visc
- **animals**; of (See Animals - disgust)
- **body**; of the (↗*Delusions - body - ugly*):
  · others; of the body of:
    : husband's odor (↗*Aversion - husband*): sep
    : pregnancy; during: sep
    : own body odor; but loves his: lac-c **Sulph**
  · **own** body; of one's: ambr pyrog *Thuj*
    : odor; of the (↗*Perfume - loves*): ambr pyrog sulph
    : secretions: ambr
- colors:
  · gray:
    : agg: ign
    : aversion to: ign
- **dirt**; with (↗*Fastidious*): **Caps**
- **discouragement**; with (↗*Disgust; Loathing - life*): caust
- **everything**, with (↗*Discontented - everything; Weary; Loathing - life*): arn aur caust con ip kali-i *Laur* Led mag-c mag-m *Merc* nux-v orig orig-v petr phos *Plat* **Puls** samb sars spong **Sulph** thea *Thuj*
- **exhilaration** of others; at: m-aust
- **laughing** of others; at: *Ambr*
- **medicine** bottle, on sight of the (↗*Refusing - medicine*): visc
- **oneself** (↗*Hiding - himself - children; Reproaching oneself*): Bar-c crot-h fl-ac iod kali-p lac-c lyc phos pitu-a plat senec sep spirae
  · **live** with himself; has no courage to: *Bar-c*
- **sex**, kissing etc. (↗*Aversion - sex*): asar
- **stool | odor** of his own stool: ambr

DISHONEST (↗*Deceitful; Liar; Hypocrisy*): arg-n ars bry calc ferr iod lach mag-c puls sil sulph tarent thuj

DISOBEDIENCE (↗*Quarrelsome; Obstinate; Abusive*): acon agar agn alum *Am-c* am-m *Arg-n* arn borx bufo cact calc-p canth caps carc **Caust** *Chin* cina colch coloc *Dig* elae fl-ac guaj hep *Lach Lyc* mag-m *Med* **Merc** nit-ac nux-v p-benzp petr phos **Plb** *Sang* sep sil spig spong staph stram sulfonam sulph *Syph* **Tarent** *Tub Verat* viol-o *Viol-t* vip
- **children**, in (↗*Behavior - children*): agar agn alum cact calc-p **Caps** carc *Caust Chin* cina colch coloc fl-ac hep lyc mag-m **Med** merc nit-ac nux-v p-benzp phos **Plb** *Sang* sep sil spong staph stram sulph syph **Tarent** *Tub Verat* vip
  · **masturbation**; in boys with: sil

DISORDER, sensitive to (↗*Fastidious; Rest - cannot*): h am oscilloc

DISORDERLY (See Chaotic; Untidy)

DISORGANIZED (See Chaotic)

DISORIENTED; easily (See Orientation - decreased)

DISPLEASED (See Discontented)

DISPOSING of things (↗*Tidy*): **Ruta**

Mind

DISPUTE:
- **ability** to (See Irritability; Quarrelsome)
- **aversion** to (See Quarrelling - aversion)

DISRUPTION; personal (↗*Depersonalization*): anh aur

DISSATISFIED (See Discontented)

DISSOCIATION from environment: anh phos verat

DISTANCES:
- **exaggerated**; are (↗*Delusions - space - expansion; Size - incorrect*): anac bros-gau *Cann-i* glon nux-m nux-v ox-ac sulph ther
  · **time** as well; and | **sleepiness**; during: nux-v
- **inaccurate** judgement of (↗*Mistakes - localities; VISI - Distant; VISI - Nearer*): agar anac arg-n atro bros-gau *Cann-i* cann-xyz carb-n coca dat-m glon hyos magn-gr nux-m onos op stann *Stram*

DISTRACTION (See Abstraction; Concentration - difficult; Confusion)

DISTRUSTFUL (See Suspicious)

DISTURBED; averse to being (↗*Taciturn; Company - aversion; Sitting - inclination*): ant-c ant-t **Bry** cench cham *Cocc* gels hell iod kali-m lil-t naja nat-ar *Nux-v* sec *Sep* sulph tub

DIVERSION amel (See Occupation - amel.)

DOCILITY (See Yielding)

DOGMATIC (↗*Obstinate; Religious - too; Dictatorial*): a llox bry camph caust con cupr dulc ferr kali-bi **Kali-c** lach lyc merc prot puls verat
- **children**: kali-c

DOMINATED; easily (See Yielding)

DOMINEERING (See Dictatorial)

DOTAGE (See Dementia)

DOUBLE CHECKING (See Checking)

DOUBTFUL (↗*Irresolution*): Acon agn aloe alum alumn anh arn **Ars** ars-h *Aur* bell bry *Calc* calc-sil *Carb-v* cecr chel cic croc cycl dig *Graph* hyos *Ign* kali-c kreos lac-c *Lept Lil-t Lyc* mag-c merc nat-c nit-ac nux-v ph-ac phos psil psor **Puls** sel ser-a-c *Stann* stram sul-i *Sulph* syph *Verat*
- **himself** (See Confidence - want)
- **recovery**, of (↗*Hypochondriasis; Anxiety - health - own; Despair - recovery*): Acon agn *Alum* alumn arn **Ars** ars-h aur bry calc calc-sil cecr *Ign* kali-c kreos lac-c lach *Lept lil-t Lyc* mag-c nat-c nit-ac nux-v ph-ac phos psor puls sep *Stann* sulph syph
  · **medicine** is useless; thinks (↗*Refusing - medicine*): alumn ars
- **salvation**; of (↗*Anxiety - salvation; Despair - religious; Religious - too*): **Ars** *Aur* bell calc chel croc cycl dig hyos *Lach Lil-t* lyc nux-v **Puls** sel stram *Sulph Verat*
- **skeptical**: carb-v cic graph lach petr

DRAMA: | **desire** for (See Excitement - desire)

Drawing

DRAWING:
- **inability** for: nux-v sulph

Discontented — Mind — Disgust

- **himself**, with: ...
  mez mur-ac *Nit-ac* pana ph-ac *Puls* ruta sep staph *Sulph* tarent ther tong viol-t zinc ziz
  - **alternating** with | **Lumbar** region; pain in: aloe
  - **good** for nothing; sensation of being (*Delusions - worthless*): ambr arn colch sep tong (non: zinc)
  - **whatever** he did; about: ruta
- **inanimate** objects: caps
- **menses**, during (*Menses - during*): castm tarent
- **others**; with: hep ruta
- **rainy** weather; during (See weather - rainy)
- **reserved** displeasure (*Reserved*): aur ign ip nat-m *Staph*
- **stool** | **before**: Borx
- **surroundings**, with: ang calc-p *Cham* chel meny merc mez par plat
- **weather** | **rainy** weather; during: aloe
- **weeping**:
  - **amel** (*Weeping - amel.*): Nit-ac ziz
  - **with**: aeth calad nit-ac ziz
- **wrong**, everything another does is: *Cham*

DISCORDS (See Ailments - discords)

DISCOURAGED (*Sadness; Timidity; Confidence - want*): Acon agar agn aloe alum alum-p alum-sil am-br am-c ambr *Ammc* Anac ang ange-s anh ant-c ant-t *Apis* arg-met arg-n arn *Ars* ars-h ars-i aur bamb-a bar-c bar-n bell brom bros-gau bry bufo-s caj calad *Calc* calc-i calc-p calc-sil camph canth carb-an **Carb-v** carbn-s *Carl* caust cench cham *Chin* chinin-ar **Chinin-s** *Cocc* coff colch coloc con convo-d cop cortico cupr dam der des-ac dig *Dros* ferr-p gent-am gran graph hell hep hipp hydr hydr-ac hyos hypoth iber *Ign* iod ip iris kali-bi kali-c kali-chl kali-i kali-m kali-n kali-p kali-s kali-sil lac-ac lac-e lac-leo **Lach** laur limen-b-c lith-c *Lyc* M-arct mag-m mand mang med merc merc-i moly-met mur-ac myric nat-ar nat-c nat-m nat-n nat-p nat-s nat-sil nit-ac *Nux-v* olnd op pen *Petr* ph-ac phos pic-ac plat plb podo prot *Psor* Puls pyrus ran-b ran-s *Rhus-r* Rhus-t sabin sacch-a sarcol-ac sec *Sep* Sil spig *Stann* staph stram sul-ac sul-i *Sulph* tab tarent ther thuj tub tub-r valer **Verat** verb viol-t vip visc xan zinc zinc-pic
- **daytime** and night: carb-an
- **morning**: hipp plat puls sep sulph
  - **bed**, in: puls
- **afternoon**: con
- **evening**: ant-c ant-t calc ferr-p *Puls* ran-s *Rhus-r* Rhus-t
  - **eating** amel: tarent
- **night**: carb-an graph
- **air**, in open: *Ph-ac*
  - **amel**: coff
- **alternating** with:
  - **anger** (See Anger - alternating - discouragement)
  - **confidence** (See Confident - alternating - discouragement)

Discouraged – alternating with: ...
- **exaltation** (See Exhilaration - alternating - discouragement)
- **exhilaration** (See Exhilaration - alternating - discouragement)
- **exuberance** (See Exhilaration - alternating - discouragement)
- **haughtiness** (See Haughty - alternating - discouragement)
- **hope** (See Hopeful - alternating - discouragement)
- **irritability** (See Irritability - alternating - discouragement)
- **quarreling** (See Quarrelsome - alternating - discouragement)
- **anxiety**, with: Acon bar-c canth *Cham* Graph M-arct puls
- **business**, aversion to: *Calc* puls
- **children**, in: Carb-v lyc sulph
- **coition**, after: sep staph
- **cursing**, with (See Cursing - discouragement)
- **disgust**, with (See Disgust - discouragement)
- **future**, about: *Dros* merc
- **household** matters; about: carl
- **impatience**, with (See Impatience - discouragement)
- **irresolution**, with (*Irresolution*): bros-gau puls
- **irritability**, with (See Irritability - discouragement)
- **menses** | **before** (*Menses - before*): carl
- **moaning**, with (*Moaning*): cham nux-v verat
- **morose**, and (*Morose*): op
- **pain**, from: acon ars colch hep lach nux-v vip
- **praying**, with: puls
- **quiet**, and: lyc
- **rage**, with (See Rage - discouragement)
- **reproaches** himself (*Hiding - himself - children; Reproaching oneself*): M-arct
- **waking**, on: Graph Puls
- **walking**, while: am-c hep
- **weeping**, with: bar-c *Carb-v* chinin-s laur *Lyc* nux-v
  - **amel** (*Weeping; Weeping - amel.*): nit-ac

DISCRIMINATION, lack of: **Alum** con hep nitro-o

DISCUSS:
- **desire** to: agav-t trios
- **political** disputes, inclined to (*Eccentricity - political; Excitement - debate*): caust
- **symptoms** with everyone, discusses her (*Loquacity - health; Tormenting - others - complaints*): Arg-n phos pop-cand

DISGUST (*Discontented; Discontented - everything; Ennui*): aloe *Ambr* arn **Ars** asar aur *Bar-c* camph caps carc caust cimx coloc con *Croc* crot-h dulc fl-ac *Hep* ign iod ip *Kali-c* kali-i kali-p **Lac-c** *Laur* led lyc m-aust mag-c mag-m med *Merc* mez nux-v orig orig-v petr phos pitu-a **Plat** plb ptel *Puls* pyrog samb sars

Fear – disease / Fear – evil

- **disease**, of impending: ...
  Calc Calc-ar calc-sil cann-i carb-ac carb-an carc cecr chin chlor cic cimic cocc cur *Dig* diosm elaps elat eup-pur gels graph hep hydr ign iris kali-ar **Kali-c** kali-p kali-tel kreos *Lac-c* lach *Lec* Lil-t lyc m-arct malar med merc naja nat-ar nat-c nat-m nat-p *Nit-ac Nux-v* paull *Ph-ac* phase **Phos** *Plat* pneu podo psor **Puls** raph rhus-t sabad sec *Sel Sep Spong* stann staph still stram sulph *Syph* tab tarent thuj tril-c tril-p verat
  - **night**:
    - bed; in: carb-ac
  - **cancer** (See cancer)
  - **contagious**, epidemic diseases; of (↗*contagion; infection)*: bar-c borx bov **Calc** chin cur lach med nat-m sil *Sulph Syph*
    - children; in: sil
  - **incurable**, of being (↗*recover; Delusions - disease - incurable; Thoughts - disease - incurable)*: acon all-s alum ant-t arg-n arn ars bung-fa cact calc calc-sil cecr cimic cocc ign lac-c lach lil-t stann syph
  - **pain**; during: diosm
  - **sadness**; with (See Sadness - fear - with - disease)
  - **trembling** from the idea: ign
  - **unrecognized**: lil-t raph
  - **walking** in the open air agg: hep
- **disgrace**; of: rob
- **disturbed**, of being: agar
- **disturbing** someone; of (↗*Humility)*: mosch
- **doctors** (↗*medical; operation; Alert - movement - doctor)*: aloe arg-n *Arn Ign* iod nat-m nux-v *Phos* sep staph *Stram* thuj tub verat lac-d syph
  - **closed**; lest the door should be (↗*narrow)*: lac-d syph
  - **opened**; when the door is: cic con lyc
  - **opening** the door; when there is a difficulty in: cic con lyc
- **downward** motion, of (↗*falling; falling - descending)*: **Borx** calc coca cupr gels hyper lac-c lil-t sanic sil zinc
- **drawn** upward (See upward)
- **dreams**; of terrible (↗*waking - dream)*: **Nux-v** spong *Sulph*
- **drinking**; of (↗*liquids; water)*: ars bell hyos jatr-c lach malar plb tarent
  - **nausea**; during: jatr-c
- **drinking**; of: ...
  - **offered**; what is: hyos
  - **thirst**; with: lach tarent
- **driving** a car; of (↗*Anxiety - riding - fast)*: arg-n borx gins lac-c lach lyss
- **driving** him from place to place (↗*Restlessness - driving; Touching; Touching - impelled - everything)*: a c o n aeth alum am-c ambr asaf bell bov canth caps carb-an carb-v caust chin chinin-s cimic coff crot-h dros lact m-arct meny *Merc* nat-c nat-m nit-ac nux-v op ph-ac phos plat puls rhus-t ruta sabad sep spig spong staph valer verat
- **drowned**, of being (↗*Suicidal - drowning; DREA - Drowned)*: cann-i
- **drunkards**, in: *Kali-p*
- **earthquakes**; of: lac-c phos
- **eating**; after: asaf canth carb-v caust chin hyos kali-c lach mag-m nit-ac nux-v onos petr phel phos tab thuj viol-t
  - **amel**: anac graph
- **eating**; of: bran caust grat hera op puls tarent trom
- **electricity**; of: ran-b
- **elevators**; of: arg-n borx staph
- **endure**; cannot: lyss
- **enemies**, of: anac bell dros hyos sil
  - **pursuing**: bell sil
- **epilepsy**; of (See convulsions - epileptic)
- **escape**; with desire to (↗*Escape)*: Bell Bry coloc cupr dig puls stram verat
- **events**:
  - **sudden** events: cocc
- **everything**, constant of (↗*continuous)*: acet-ac acon anac bell *Calc Hydr-ac Hyos* kali-br lac-c *Lyc* nat-c pitu-a psor *Puls* stram
  - **measles** do not come out; and: stram
  - **menses**; before: pitu-a
  - **ringing** of door bell, even at (See ringing)
- **evil**, fear of (↗*happen; misfortune; Religious - too)*: acon agar *Agn* alum am-c ambr anac ant-c *Apis Arg-n* arn *Ars* ars-i ars-s-f asaf aster aur aur-ar aur-i aur-s bar-c bar-i bar-m bar-s bell bry *Cact* calad **Calc** calc-act calc-p calc-s camph cann-i caps carb-an *Carb-v* castm *Caust* cham *Chin* chinin-ar **Chinin-s** *Cimic* cina clem *Cocc Coff* colch croc crot-h cupr cycl dig dros dulc euph ferr ferr-ar ferr-p gels graph hell hep hydr hydr-ac hyos ign *Iod Kali-ar* kali-c **Kali-i** kali-m kali-p kalm lac-c *Lach Laur* Lil-t *Lyss* m-arct mag-c *Mag-s* **Manc** med meny merc mosch mur-ac naja nat-ar *Nat-c* **Nat-m** nat-p nat-s nit-ac nux-v *Onos Pall* petr phase *Phos Plat* podo **Psor** puls rauw rhus-t rumx ruta sabad sabin sec *Sep* sil spig spong squil *Stann Staph* still stront-ac stry sul-ac sulph syph tarent thuj tub verat
  - **morning | waking**; on: mag-s sulph
  - **afternoon**: chinin-s
  - **evening**: **Alum** cina graph sulph
    - walking in open air, while: cina
  - **night**: chinin-ar
  - **family**; impending on his: tub
  - **forebodings**; of evil: psor

Mind

Fear – evil | Fear – ghosts

- • **overwhelming** her: alum calc
- • **possessed** by evil; they are: **Manc**
- **examination**:
  - • **before** (See failure - examinations)
  - • **medical** examination (See medical)
- **excitement**: *Acon* hydr-ac plat
- **exertion**:
  - • **of** exertion; fear (↗*work; Mental exertion - agg.*): calad calc-sil guaj mez ph-ac phos phyt sul-i tab thea
- **exposure** by uncovering; of (See FEVE - Uncovering - aversion)
- **extravagance**, of (↗*Extravagance*): op
- **extreme**: hed
- **faces** looking at him: bell camph crot-h hydr-ac hyos phos stram tarent
  - • **hideous** faces: bell camph crot-h hydr-ac hyos phos stram tarent
- **failure**, of (↗*Timidity; Confidence - want; Postponing*): Aeth aloe anac arg-n arn *Aur* carb-v carc chin cob-n crot-h gels iod kali-p lyc med naja nat-m nux-v ph-ac phos pic-ac *Psor* sil sulph thuj vanad
  - • **business** (See business failure)
  - • **children**; in: aur naja psor
  - • **examinations**; in (↗*Anticipation - examination*): Aeth anac arg-n ars carb-v carc *Gels* kali-p lyc med ph-ac pic-ac sil thuj
- **fainting**, of: *Acon Arg-n* ars-s-f aster carb-an cimic **Lac-c** Plat
- **faith**; to lose his religious (↗*Religious - too*): coloc merc nux-v staph *Sulph*
- **fall** upon him; high walls and building will (↗*buildings - of; narrow*): Arg-n Arn hydr-ac
- **falling**, of (↗*GENE - Descending - agg.; downward; Anxiety - motion - agg. - downward*): acon alum alumn arg-n *Arn* ars *Borx* brom caust chin coca cocc coff *Cupr* cur daph der *Gels* graph hura hydr-ac hyper kali-c kali-s Lac-c lac-f *Lil-t* lyc lys lyss med nat-m nat-p nux-v onos ovi-p perh phos prim-v psor *Puls* ran-b sanic sil *Stram* tab tarent tub zinc
  - • **afternoon**: nux-v
  - • **evening**: lyss
  - • **night**: kali-s
  - • **child** holds on to mother (↗*Clinging*): borx **Gels** sanic
  - • **descending** stairs; when (↗*downward*): borx lac-c lac-f ovi-p
  - • **everything** is falling on her: tarent
  - • **fire**; into: onos psor
  - • **forwards**: alum
  - • **height** (See high)
  - • **houses**; of: hydr-ac
  - • **letting** things fall, of: coca
  - • **room** agg; in: lil-t
  - • **sleep**, on going to: coff

- **falling**, of: ...
  - • **turning** head, on: *Arn* brom daph der lyc nat-p *Puls* ran-b
  - • **walking**, when: coca cocc hura lyss nat-m
  - • **water**; into: perh
- **family**: *Staph*
  - • **bring** up his family; to: *Staph*
  - • **matters**, about: calc-sil
- **fasting**, of: kreos
- **fever**:
  - • **after** fear; fever (See FEVE - Fright)
  - • **during** fever (↗*Anxiety - fever - during*): acon ambr ars bar-c cact ip nux-m sep spong
  - • **of** the fever:
    : **chilly**; while: calc sulph
    : **going** to bed; on: hura
    : **typhus** fever; of: tarent
- **financial** loss; of (See poverty)
- **fire**: cupr hep lyss onos psor stram
  - • **things** will catch: cupr *Cupr-act* hep lyss onos psor **Rhus-t** stram
- **fit**, of having a: agar alum *Arg-n* ars-s-f *Calc* cann-i carb-an carb-v grat helon lach lyss med merc nux-m phos puls
- **flies**, of (↗*animals*): abel
- **floating** of single limbs; during sensation of: **Cann-i**
- **fluids**, of (See water; Hydrophobia)
- **flying**; of: acon arg-n ars calc lup lyss nat-m phos psor
  - • **airplane**; in (↗*Anxiety - motion - agg. - airplane; GENE - Aviator's*): acon arg-n ars lup lyss nat-m psor
- **food**; after (See eating; after)
- **food**; to obtain her (See starving)
- **forebodings**; fear of evil (See evil - forebodings)
- **forsaken**; of being (↗*Forsaken; Delusions - forsaken; solitude*):
  - • **children**; in: borx bufo calc kali-c puls sil
- **friend** has met with accident, that a (See accidents - friends)
- **friends**; of his: ars cedr lyc phos phys sep sil sulph
  - • **meeting** his friends; of (↗*Company - aversion - meeting*): lyc sep sil
- **fright** (↗*Ailments - fright*):
  - • **previous** fright; because of a (↗*Ailments - fright*): *Acon* **Op**
  - • **remains**; anxiety if the fear of the fright remains (See Anxiety - fright - remains)
- **frogs**, of (↗*animals*): carc
- **full** of fear (↗*Timidity*): acon ars aur bell caps carb-an chin cupr graph ign kali-c phos psor puls verat
  - • **morning**: graph
  - • **waking**, on: caps
- **future**; of the (See Anxiety - future)
- **gallows**, of the: *Bell*
- **germs**; of (See contagion)
- **ghosts**, of (↗*Delusions - pursued; Delusions - pursued - ghosts; Delusions - specters*): absin *Acon* agar *Ars* ars-s-f bell brom calc cann-i *Carb-v Caust* chin chinin-ar cocc

106   ▽ extensions | ○ localizations | ● Künzli dot

Fear – ghosts   **Mind**   **Fear – imaginary**

- **ghosts**, of: ...
Crot-c dros gal-ac *Hyos Kali-br* kali-c kali-i **Lyc** *Manc Med* merc nat-m op **Phos** *Plat Puls* rad-br (non: rad-met) ran-b rhus-t sep spong stram *Sulph* tarent *Valer* zinc zinc-p
  - **evening**: brom lyc *Puls* ran-b
  - **night**: *Acon* ars *Carb-v* chin chinin-ar cocc *Lyc* phos *Puls* ran-b *Sulph*
  - **conversing** with; thinks he is: *Nat-m* **Plat**
  - **dark**; in the: brom
  - **waking**, on (↗SLEE - Waking - fear): cocc phos sulph
  - **glistening** objects (See brilliant)
  - **going** out, of (↗VERT - Walking - air - agg.; open; Going): acon anth ars bar-c ign kali-p *Lyss* pitu-a pneu sep tarent-c
  - **alone**: ars ign pitu-a
  - **menses**; before: acon
- **graveyard**; of (See cemeteries)
- **green** stripes; on seeing: thuj
- **grief**, as from (↗Anxiety - grief; Grief; Inconsolable): phos
- **grieved** about something; as if (See grief)
- **groundless** (See causeless)
- **gun**; thunder of a: borx
- **hair**; that she is losing her: nit-ac
- **hanged**, to be: **Plat**
- **happen**, something will (↗Anxiety - future; evil; misfortune): *Abel* acet-ac *Acon* aesc agar alum alum-p am-c ambr aml-ns anac anth apis **Arg-n** arn **Ars** bar-c bufo cact **Calc** calc-s calen carb-an *Carb-v* carc **Caust** chel **Cimic** cocc *Coloc* corn-a crot-t dig *Elaps* fl-ac *Gels* glon graph ign *Iod Kali-ar Kali-br* kali-c kali-p kalm *Lac-c* lappa *Lil-t Lyc Lyss* mag-c mag-s *Manc* mang *Med* merc mez mosch nat-ar *Nat-m Nat-p* nicc *Onos Pall Ph-ac* **Phos Plat** plb *Psor* pyrus rat rhus-t sanic scut *Sep* spong still stry sul-i tab tarent thea **Tub** wye xan
  - **night**: *Arn* nat-p
  - **alone**, aml by conversation; when (↗Company - desire): rat
  - **family**; to his: ambr ars calc calc-s carc caust phos psor sep tub
  - **himself**; to: ambr ars calc calc-s carc caust phos psor sep tub
  - **horrible**; something (↗terrible): ambr aml-ns calen elaps lappa lyss mang med onos pall psor pyrus *Sep* thea
  - **husband**; that he would never return: ars bar-c caust *Plat* sep
  - **parents**; child is afraid something bad will happen to his: (↗health - loved; Anxiety - family): phos
  - **pollutions**; after: carb-an
  - **sad**: aesc *Phos* **Still**
  - **terrible** is going to happen; something (↗horrible): aml-ns *Calc Calen* cimic fl-ac ign *Lyss* med onos pall scut

- **happen**, something will: ...
  - **unpleasant**; something: agar caust glon lyss mag-c mag-s
  - **warmth** of bed amel: *Caust* mag-c
- **harmed**, that others should be: caust
- **head**:
  - **water**; to have the head under: calc puls stram
  - **health**: *Agn* calc carc chel *Cocc* eric-vg miml-g staph
  - **loved** persons; about health of (↗happen - parents; Anxiety - health - relatives): carc *Cocc*
  - **ruined**, that she has (↗Anxiety - health - own; Hypochondriasis): *Agn* calc chel staph
- **heart** (↗Anxiety - heart; about):
  - **arising** from: aur lyc meny merc-c mez
  - **cease** to beat unless constantly on the move; heart will (↗disease - stop; CHES - Ceases): both-a both-ax *Gels* lach
  - **disease** of the heart (↗Delusions - heart - disease - having): acon aml-ns *Apis* arg-n arn ars *Aur* bapt both-a cact *Calc* calc-p calc-s cassia-s caust coca daph dig **Gels** hed *Kali-ar* lac-c lac-cp lach *Lil-t* lob meny mez nat-m *Phos* podo psor rhus-t sars *Spong* tarent vib
    : **night**: arn
    : **organic** disease; of: *Apis Aur* calc
    : **stop**; heart will (↗cease; CHES - Ceases; CHES - Ceases - would): both-a cassia coca dig **Gels** lac-cp lach vib
    : **fright**; from: lac-cp
    : **sleep**; during: cassia-s
  - **pain** about heart; from: daph
- **heat**:
  - **during**: acon *Ars* cact cham nux-m spong sulph
    : **cold**; during a: sulph
  - **high** places, of (↗crossing - bridge; High places - agg.): aeth aloe *Arg-n* aur aur-s calc calc-ar calc-f calc-p carb-an *Carc* cob-n coca crot-c gels hyos hyper manc med merc morg-g nat-m phos psor ptel puls sil staph stram sulph thuj zinc
  - **others** on; seeing: *Sulph*
- **homosexuality**; of: manc *Puls Staph*
- **horror** movies; of: calc
- **horses**, of (↗animals): hydr-ac
- **hospital**; going to the: arg-n calc
- **house**; on entering the (See room)
- **humiliated**, of being (↗Admonition - agg.; Delusions - insulted): *Carc* nat-m nux-v staph
- **hungry**, when: grat iod
- **hurry** followed by fear (↗Hurry): benz-ac
- **hurt**, of being (↗injury - being; Sensitive - mental impressions): *Arn* chin hep kali-c nat-m *Rhus-t* ruta spig
  - **emotionally** (= feelings will be hurt by others): chin
- **husband**; something would happen to (See happen - husband)
- **hydrocephalus**, in: *Zinc*
- **ill**; becoming (See disease)
- **imaginary** (↗delusions):
  - **animals**, of: **Bell**

Fear – imaginary / Mind / Fear – medicine

- things; of imaginary: acon ars bad **Bell** brom calc-sil cham chin dros *Hell* hydr-ac hyos iod laur lyc **MED** merc nat-c *Phos* rhus-t *Sabad* sep **Stram** verat zinc
- **imbecile**, to become: stram
- **impotence**; of: nat-m onos phos pitu stry
  - old people; in: phos stry
- **impulses**; of his own: alum merc osm sulph
- **infection**, of (▸*contagion; disease - contagious*): Borx bov bufo calad **Calc** lach psor sulph *Syph*
- **injury**:
  - being injured; of (▸*Delusions - injury - about; hurt; attacked*): arn ars calad calc-s cann-i carc chin *Cimic* gels hep hyos kali-br kali-c lyss mag-c ruta sep spig staph **Stram** *Stry* valer
  - dark; in: valer
  - sewing; when: sep
  - others; of injuring (▸*Thoughts - accidents - others*): arg-n nat-m osm-o
  - himself; for fear of being hurt: nat-m
- **insanity** (▸*control; Delusions - insane - become; Mania - insane*): acon agar *Alum* alum-p alum-sil *Alumn* ambr anac antip aq-mar arg-n ars ars-i bov bry cact **CALC** *Calc-ar* calc-i calc-s **Cann-i** *Cann-xyz* carb-an carbn-s *Chel* chlor *Cimic* cupr *Dig* gels *Graph* guare *Hell* ign iod kali-bi *Kali-br* kali-c *Kali-s* Lac-c lach lat-m laur levo lil-s *Lil-t Lyss* mag-c malar **MANC** med *Merc* merl mosch mur-ac *Nat-m Nux-v Phos* phys plat prun-cf psor **Puls** rhod sanic sec *Sep* **Stram** sul-i sulph sumb syph tarent thuj verat
  - evening | bed; in: nat-m
  - night: calc *Merc* phys
  - headache; with: ambr
  - menopause; during: *Cimic*
  - repose, he must always move; if he wants to (▸*Kill - rest*): ars iod
  - senses; of losing one's: alum calc cann-i carb-an chlor stram
- **insects**; of (▸*animals; bugs*): Abel ars bufo *Calc* calc-ar carc cimic lyc *Nat-m* nat-p phos puls sulph
- **intangible** (See causeless)
- **intense** fear (See terror)
- **invalidity**: ign
- **jarred**; of being: arn
- **job**, to lose his lucrative (▸*business failure*): calc ign puls rhus-t verat
- **joints** are weak, that: sep
- **jumps**:
  - bed from fear; out of (▸*Jumping - bed*): Ars chlol
  - typhoid fever; during: chlol
  - touch, on: bell
  - window, out of the: ars
- **killed**; of being (See murdered)
- **killing**, of (▸*Kill; desire*): absin alum alumn am-m arg-n *Ars* coff der *Hyos* kali-br merc *Nux-v* Rhus-t sep sil sulph thea
  - child; her: ars coff merc *Nux-v* rhus-t sep sil *Sulph* thea

- **killing**, of: ...
  - herself, that she may kill (See suicide)
  - knife, with a: ars der *Nux-v*
- **knives**; of (▸*Knife*): alum ars chin coff hyos lys lyss merc nux-v *Plat*
- **labor**:
  - after: iod
  - during: acon ars coff *Op* plat
  - of: borx cimic kali-c
  - approaching: cimic
- **lasting** fear (See chronic)
- **late**; of being (See Anxiety - time)
- **laughed** at and mocked at; being (▸*Delusions - laughed*): calc
- **leaving** the house; of (See going)
- **lectophobia** (See bed - of)
- **lightning**, of (▸*noise; thunderstorm*): bell cycl dig lach phos phys sil
- **liquids**; of (▸*drinking; water*):
  - thirst; with: agn am-c arn ars **Arum-t** *Bell* cann-i Canth Caust Cocc Hell Hyos jatr-c lac-c *Lach Lyc* lyss merc nat-m *Nux-v* rhus-t samb sel *Stram* tarent
- **literary** work (See mental - of - literary)
- **liver**, in affections of: *Mag-m* podo
- **looked** at; being (See observed)
- **looking**:
  - before her, when: sulph
  - first thing he sees; fear looking at the: stram
- **losing** breath; of (See suffocation)
- **losing** his reason; of (See insanity)
- **losing** one's way home; of: cassia-s
- **losing** senses; of (See insanity - senses)
- **lumps** in mammae, of (See mammae)
- **lung** disease; of (▸*death - respiratory; pneumonia; respiratory*): anh *Aral* arg-n
- **lying**:
  - amel: mang-act
  - bed; in: kali-c mosch
  - lest she die: mosch
- **Lyme** disease: ars (non: bor-pur) calc sulph syph
- **mania**; in: bell sec
- **manual** labor, after (▸*Manual*): iod
- **marriage**; of (See Marriage - unendurable)
- **Martians**; of: manc
- **medical** examinations; of (▸*doctors*): ant-t phos puls sanic tub
- **medicine**: all-s crot-h hyos iber
  - homeopathic remedies; of antidoting (See antidoting)
  - poison; being: hyos
  - selecting remedies, when: crot-h
  - taking too much medicine; fear of (▸*Refusing - medicine*): all-s iber
  - unable to bear any kind of; of being: all-s

Mind

- **men**; of [= in general] (See people)
- **men**; of [= male persons] (*Aversion - husband; Aversion - men; to [= male; Aversion - men; to [= male persons] - women*): acon ambr anac aur barc-c bell cic con Hyos kali-bi lach lyc merc nat-c **Puls** rhus-t sel stann sulph
- **men**; of [old rubric]: bar-m ign phos *Plat* sep sulph
- **menses**:
  - **after** (*Menses - after*): Pall Phos thuj
    : **closing** the eyes: thuj
  - **before** (*Menses - before*): Acon borx calc con hep kali-bi kali-br mang pitu-a plat sec sep sulph xan
  - **during** (*Menses - during*): acon ant-t bell cina *Coff* con **IGN** Lach mag-c *Nat-m* nux-m nux-v oena op Ph-ac phos plat rhus-t sec sep staph sulph verat
    : **menstrual** colic, during (*Menses - during*): ant-t
  - **suppressed** menses from fear: acon
- **mental** exertion:
  - **after** mental exertion: calc-sil
  - **of** mental exertion: aloe calc-p con graph lyc nat-p Nux-v ph-ac pic-ac *Sil* sulph
    : **literary** work: aloe lyc *Nux-v Sil* sulph
    : **morning**: nux-v
- **mice** (*animals; rats*): **Calc** calc-f carc colch mag-m puls sep
  - **waking**; on: colch
- **mirrors** in room, of (*brilliant*): bufo camph cann-i *Canth* carbn-s carc *Lyss* puls *Stram*
- **mischief**; he might do:
  - **night | waking**; on: canth *Phys*
- **misery**; of (See poverty)
- **misfortune**, of (*evil; happen; danger*): acon agar alco alum alum-p alumn am-c ambr *Ammc Anac* ant-c arn ars ars-i asaf asta aster atro aur aur-m bar-c bell bros-gau bry bufo cact calad *Calc* calc-f calc-i calc-p calc-s camph caps carb-v carbn-s castm *Caust* cham chin **Chinin-s** cic cina *Clem* cocc coff colch croc crot-h cort cupr cycl dig digin dros ferr ferr-ar ferr-p fl-ac genist gins glon *Graph Hell* hep hura hydr-ac ign *Iod* ip kali-i kali-p lach laur lil-t lipp lyss mag-c mag-s mang **MED** meny *Merc* merc-c mez mur-ac naja *Nat-c* nat-m nat-p nat-s nicc **Nux-v** petr phel phos *Psor* **Puls** rhus-t rumx sabad sabin sanic sec sil spong stram sul-i sulph tab tarent valer verat vichy-g vinc wye zinc
  - **daytime**: phel
  - **morning**: am-c mag-s
  - **forenoon**: am-c
  - **noon | 15** h; until: astac
  - **afternoon**: castm hura tab
    : **14** h: hura
  - **evening**: ferr mag-c nat-m
    : **bed**; in | **amel**: mag-c
  - **air** amel; open: calc-s
  - **chilliness**, during: cycl
  - **heat**, during: atro cycl
  - **losing** something of great value: sec

- **misfortune**, of: ...
  - **play**; in: phel
  - **twilight**; in: caust
- **monomania**; religious (*Religious - too*): lach
- **monsters**; of: lac-c med tarent
  - **dark**; in the: med
    : **not** in the dark; in light and: lac-c
- **moral** obliquity: lil-t manc
  - **alternating** with | **sexual** excitement: lil-t
- **motion**, of: *Bry* calad chel cina gels hyos mag-p mur-ac
  - **cough**; lest it brings on: bry cina
- **motoring**; of (See driving a)
- **multiple** sclerosis; of: ars
- **murdered**, of being (*Delusions - murdered - will; Schizophrenia - paranoid*): absin ars caps *Cimic* op phos plb rhus-t staph stram tab
- **music**, from (*Music - agg.*): Acon *Ambr* bar-c bufo cocc dig *Nat-c* nat-s nit-ac nux-v phos *Sabin* sulph tarent thuj
- **narrow** place, in (*crowd; suffocation; GENE - Room - full - people*): absin **Acon** ambr aran aran-sc **Arg-n** ars bry *Calc* carb-an carc caust chinin-ar cimic cocc dirc dulc ferr *Ign* kali-ar kali-c *Lac-d* lach *Lyc* lyss manc med morg-g nat-m nat-s nux-m nux-v pert-vc plb psor *Puls* ruta sep sil **Stram** succ succ-xyz sulph tab til valer
  - **trains** and closed places; fear of (*rail*): acon arg-n cimic nat-m succ succ-xyz
  - **vaults**, churches and cellars; fear of (*narrow*): Ars bry *Calc* carb-an carc caust dulc nat-s *Puls* sep stram
- **nausea**; after: **Ant-t** calc tab tarax
  - **sitting**; while: tarax
- **near**; of those standing (*approaching*): bell
- **neglected**, of being (*alone; forsaken; solitude*): **Psor Puls** thuj
- **nervous**: Kali-p Scut
- **new** enterprise; of undertaking a (*failure; Change - aversion; undertaking*): bar-c lyc
- **new** persons, of (*new enterprise*): lyc
- **noise**, from (*lightning; Sensitive - noise*): acon aloe alum Ant-c Asar Aur bar-c *Bell Borx* calad cann-s canth *Caust Cham* chel cic *Cocc* coff ferr hipp hura hyos ign kali-c **Lyc Lyss** mag-m med mosch nat-c *Nat-s* nit-ac nux-v *Phos* sabad sil **Stram** tab tanac tarent ther zinc
  - **night**: bar-c *Caust Nat-s*
  - **door**:
    : **at**: *Aur* cic *Lyc*
  - **gun**; thunder of a (See gun)
  - **rattling**: aloe calad
    : **newspaper**; of: calad
  - **rushing** water; of (*Hydrophobia*): bell canth hyos **Lyss Stram** sulph
  - **shooting**; of (See gun)
  - **slight** noise: aloe aur
    : **pollutions**; after: aloe
  - **street**, in: bar-c *Caust*
  - **sudden**, of: *Borx Cocc*
  - **unusual**; of: borx

Fear – noise **Mind** **Fear – recover, he will not**

- **observed**; of her condition being (▽*Timidity; Looked - cannot; Delusions - watched*): ambr atro **Calc** chel
- **occupation**, of: lyc sel sil
- **offended**, of being: puls
- **offending** his associates: tus-fa
- **old**; of getting (▽*age*): lach lyc sep
- **open** spaces; fear of (▽*crowd; going; Going*): Acon Anth Arg-n Arn ars bar-c *Calc* glon hydr-ac hyos kali-bi *Kali-p* lac-c levo lyc lyss merc morg nux-v phos ser-a-c stram tab visc
  · **menopause**; during: Glon
- **operation**, of each (▽*doctors*): aeth calc phos
- **opinion** of others, of (▽*Confidence - want; Timidity - bashful; Delusions - criticized*): **Ambr** ars bar-c bar-s calc nux-v ozone prot puls thuj
- **ordeals**, of: *Arg-n* arn ars carb-v *Gels* kali-br lys lyss Stroph-h thuj
- **osteoporosis**, of: calc
- **others** (See people)
- **out** of doors; to go (See going)
- **overpowering** (See terror)
- **overwhelming** fear (See terror)
- **pain**:
  · **during**: acon bism merc-br sars
  ○ **Abdomen**; in: bism
  · **of** the pain (▽*pins; suffering*): all-c **Arn** aur bry calc clem coff cor-r cori-r der eup-per lil-t lyc phos pip-m pip-n
  ○ **distracted** from pain; that she will become: all-c
  ○ **unbearable**; that the pain will become: all-c
- **palpitation**, with: abel **Acon** alum aur-m ferr **Merc** nat-m nit-ac *Op* Puls
- **panic** attacks (See sudden)
- **paralysis**, of (▽*apoplexy*): Anac arn asaf bapt bell kali-p nux-m syph
- **people**; of (= anthropophobia) (▽*Company - aversion; Timidity; Cowardice*): acet-ac Acon aloe alum alum-p am-m ambr Anac Anh Arist-cl ars ars-s-f Aur aur-m aur-i aur-s bar-act *Bar-c* bari-s bar-s bell bufo-s calc calc-i camph carb-an *Carb-v* carbn-s *Caust* cham chin *Cic* clem cocc *Con* crot-h crot-t cupr cycl dig dios dros ferr ferr-ar ferr-p fl-ac gels graph hep hydrc **Hyos** ign *Iod Kali-ar* kali-bi kali-br *Kali-c* kali-i kali-p kali-s lach *Led* **LYC**● *M-aust* meli merc *Nat-ar* **Nat-c** *Nat-m* nat-s phos Plat *Puls* rhus-g **Rhus-t** sel sep sil stann staph stram sul-i sulph tab tarent til
  · **approaching** him (See approaching - others)
  · **behind** him might hit him; fear that people (▽*behind*): alum
  · **being** alone; yet fear of (▽*being; Company - aversion - fear; Company - desire*): ars clem con kali-br lyc sep stram tarent
  · **children**, in: **Bar-c** carb-v caust cham cupr *Lyc*
  ○ **fever**, during: cupr
  · **confidence** in; from loss of: cic
  · **contempt** for; with: cic
  · **menses**; during: con
  · **shuns** the foolishness of: cic

- **perspiration**, with: acon ars *Bell* Calc caust *Cham* kali-i lach lyc nux-v *Petr Phos* puls sabad samb sep *Spong* sulph
  · **cold** perspiration: ars
- **physician** (See doctors)
- **piano**, when at (▽*Anxiety - playing; Music - agg.; Music - agg. - piano*): Kali-br *Phos*
- **pins**; of (= pointed things) (▽*pain - of*): Alum Apis ars bov lac-f merc nat-m plat *Sil* **Spig**
- **pitied**, of being: nat-m
- **places** (See crowd; narrow)
- **places**; open (See open)
- **pneumonia** (▽*lung*):
  · **during**: acon
  · **of** pneumonia; fear: chel
- **pointed** things (See pins)
- **poisoned** (▽*Schizophrenia - paranoid*):
  · **being** poisoned; fear of (▽*Delusions - poisoned - he - about*): all-s alum anac apis arge-och *Ars* ars-met aur bapt *Bell* bry cimic dros euph glon **Hyos** ign (non: kali-bi) *Kali-br Lach* lyss meli nat-m ph-ac phos plb **Rhus-t**● stram *Verat* verat-v
  ○ **night**: ars-met
  ○ **aluminium**; by: alum
  · **has** been (▽*Delusions - poisoned - he - has*): euph glon hyos
- **police**; of (See Delusions - pursued - police)
- **pollutions**, after: aloe carb-an petr
- **position** (See job; social)
- **possessed**; being (See Delusions - possessed)
- **poverty**, of (▽*Avarice; Anxiety - business; Anxiety - money*): ambr ars borx **Bry** Calc *Calc-f* calc-sil chinin-s chlor graph iris kali-c lach meli merc nit-ac nux-v *Psor* puls sec *Sep* sil staph sulph syph
- **pregnancy**, during (See Anxiety - pregnancy)
- **processions**, in: stram
- **prolapse**; of:
  ○ **Anus**; of: ign nit-ac
  · **Uterus**; of: *Lil-t*
- **public** places:
  · **crowded** (See crowd)
  · **empty** (See open)
- **pulsation**; of:
  · **body**; in: carb-v
  ○ **Head**; in: aml-ns
- **punishment**; of (▽*Anxiety - conscience*): calc plb
- **pursued**; of being (See Anxiety - pursued; Delusions - pursued; Insanity - persecution)
- **pursuit**; of (See Anxiety - pursued; Delusions - pursued; Insanity - persecution)
- **putrefy**, body will (▽*Delusions - body - putrefy*): bell
- **rage**, to fly into a: calc chin *Nux-v* staph
- **rail**, of going by (▽*narrow - trains*): bar-c ferr puls
- **rain**, of: calc cor-r *Elaps* naja
- **raped**; of being (See coition - rape)
- **rats** (▽*animals; mice*): absin bell **Calc** calc-ar cimic hyos op phos sep
- **recover**, he will not (▽*disease - incurable; Delusions - disease - incurable*): all-s ant-t sars

- **menopause**; during: sars
- **recurrent**: am ars cham cocc nat-c nat-m phos plat sep spong sulph
- **red**, anything: *Alum*
- **reflecting** objects (See brilliant; mirrors)
- **rejection**; of (*Ailments - rejected*): Aur aur-m-n carc *Ign* kali-c lac-c *Mag-c* mag-m *Nat-m* plat *Staph* thuj
- **reproaches**; of (*Ailments - reproaches; Delusions - criticized*): camph caps carc dig nux-v plb
- **respiration**; of: bell osm viol-o
  - **painful**: viol-o
- **respiratory** disease; of a (*disease; lung*): lac-c lob
- **responsibility** (*Responsibility - aversion*): arg-n ars aur kali-p lyc sil
- **restlessness** from fear (See Restlessness - fear)
- **riding** in a carriage, when (*Riding - carriage - aversion*): acon arg-n ars Borx (non: bry) carc cimic cocc gins *Lach* lipp mag-m nat-m pitu-a *Psor* (non: sanic) Sep● staph succ
  - **closed** carriage and being obliged to jump out; in a: cimic succ
- **ringing** at the door; from: *Lyc*
- **roasted**, to be: stram
- **robbers**, of (*Delusions - thieves - house*): agar alum anac Arg-n **ARS** aur aur-s bell *Con* cupr elaps *Ign* kali-p *Lach* lyc mag-c mag-m *Merc* nat-c **Nat-m●** *Phos* psor puls sanic sil sol-t-ae sulph verat **Zinc** zinc-p
  - **night**: ars cupr *Ign* nat-m sanic sulph
  - **midnight** | **waking**; on: ars *Ign* nat-m sulph
  - **waking**, on: merc nat-m sil
- **room**, on entering: alum hydr-ac lyc plat til *Valer*
- **ruin**; of financial (See poverty)
- **run** against something; to: arg-met tarent
- **run** over; fear of being (*streets - busy; walking - of - street*):
  - **going** out; on (*accidents; approaching; walking - of - street*): anth hydr-ac lyss op **Phos●**
- **sadness**, with (*Sadness*): am-m cic croc *Crot-h* Dig hep *Kali-br* kali-c **Kali-i** lyc *Nat-m* plat *Plb* rhus-t syph tab vinc
- **say** something wrong; lest he should (See talking - say)
- **scorpions**; of (*animals*): abel
- **sea**; of the: *Morb*
- **self**-control, of losing (*control*): alum Arg-n cann-i cupr **Gels●** mur-ac nux-v rhod *Staph* sulph thea thuj
- **senses**; with exalted state of (= smell, taste, touch)
- **separation**; of:
  - **children**; from: calc phos puls
  - **friends**; from (*Delusions - friend - affection; Delusions - friendless*): lac-c
  - **husband**; from (*Delusions - forsaken*): ign puls sep staph
  - **parents**; from (*Delusions - forsaken*): lac-ac puls
- **serious** thoughts, of (*Serious*): crot-h plat
- **sex**; of opposite (*Aversion - men; to [= male persons] - women; Aversion - women - men*): kali-p puls sep staph

Mind

- **sexual**:
  - **obliquity** (See moral)
- **shadows**: acon calad *Calc* caust lyc med phos staph xan
  - **candlelight**; thrown by: calc
  - **his** own shadow; of (*Frightened - shadow*): acon calad *Calc* lyc staph
- **sharks**, of: nat-lac nat-m
- **shining** objects (See brilliant; mirrors)
- **shooting**; of the noise of (See gun)
- **sighing**, with: ip *Rhus-t*
- **sin**; of: manc
- **sitting** amel (*Sitting - inclination*): iod
- **sleep**:
  - **before**: acon arg-n calad calc carb-v cob-n gels nat-c *Rhus-t* sars
  - **close** the eyes lest he should never wake; fear to: aeth hypoth
  - **go** to sleep; fear to: aeth apis cadm-s calad calc calc-sil camph caust cench cob-n coff dig grin *Lach* Led merc nat-m *Nux-m* nux-v *Rhus-t* Sabal *Syph* thea
  - **night**: cob-n
  - **dark**; in the: caust
  - **die**; lest he (See death - sleep - die)
  - **dreams**; lest he (See dreams)
  - **pain**; because of increasing: lach
  - **suffocate**; lest he (See suffocation - sleep)
  - **jerking** on falling asleep; from: sabal
  - **lack** of; of: daph
  - **loss** of sleep; from: cocc *Nit-ac*
  - **never** sleep again, he will: *Ign*
- **sleeplessness**; of: op
- **smallpox**, of: *Vac* vario
- **snakes**, of (*animals*): Abel arg-n ars bell calc calc-s carc *Elaps* hep ign **Lac-c** *Lach* lob nat-m puls ruta sep spig sulph syph
- **social** position; about his (*Ailments - failure - social; Despair - social*): chel ign *Lyc* verat
- **society** (See company)
- **sold**; of being: bell bry *Hyos* lyss rhus-t
- **solitude**, of (*Company - desire; alone; neglected*): act-sp *Ars* ars-s-f berb cadm-s lyc stram
- **sounds**; unusual (See noise - unusual)
- **space**; open (See open)
- **speak**; to (See talking)
- **spiders**, of (*animals; Delusions - spiders*): Abel calc carc ign lac-c mag-m nat-m phos puls sep sil stram tarent
- **spirits**; of (See ghosts)
- **spoken** to, when: *Kali-br* sep
- **stage** fright (See Anticipation - stage; Timidity - public)
- **starting**, with (*Starting*): stram
- **starving**, of (*poverty; Avarice; Delusions - poor*): ars *Bry* calc grat kali-m lap-la op *Sep* staph sulph

Mind

Fear – stomach / **Fear – thoughts**

- **stomach**:
  - arising from (*STOM - Apprehension*): adon asaf *Aur* bry *Calc Cann-s* canth *Dig* euph euphr *Kali-c Lyc* **Mez** *Phos* thuj
  - ulcer in, of: ign nat-m sabad
- **stool**:
  - after: calc caust kali-c nit-ac
  - involuntary stool; of: aloe carb-v nat-m nat-p nat-s olnd ph-ac podo sep sulph verat
  - flatus or urinating; when passing (*urine involuntary*): aloe carb-v nat-m nat-p nat-s olnd ph-ac podo sulph verat
  - painful | children; in: nux-v sulph
  - passing; on account of pain: sulph
- **storm**; of (See wind)
- **strange** fears: arg-n
- **strange** things; of (See unfamiliar)
- **strangers**, of (*Stranger - presence - agg.*): ambr *Arn Bar-c* bufo cadm-s *Carb-v* caust *Con Cupr* ign kali-p lach lyc puls sil stram stry *Thuj* tub
  - children; in: bar-c cupr lach
  - menses | during: con
- **strangled**, to be: Plat
- **streets** (*walking - of - street*):
  - busy streets; of (*run over; walking - of - street*): Acon bar-c carc caust **Psor**
  - crowd in streets; of (See crowd - street)
- **stroke**; of having a (See apoplexy)
- **struck** (*touch*):
  - approaching him; of being struck by those: bell ign kali-c lach stram thuj
  - walking behind him, by those: alum
- **subways**; of (*tunnels*): Acon
- **sudden** (= panic attacks) (*terror*): achy Acon apis arg-n arn *Ars* bar-c borx *Cann-i* carb-v diosm gels glon heli-n hyos kali-ar kali-c levo med meli meli-a merc nit-ac op ph-ac plb *Ruta* ther
  - night: achy ars bar-c
    midnight:
    after | 0-2 h: **Ars**
    waking; on: achy bar-c
  - followed by:
    diabetes mellitus: op
  - overheated; when: *Ruta*
  - trembling and weakness of legs; with (*tremulous*): diosm
- **suffering**, of (*pain - of*): achy acon all-c aur bry calc cham clem coff cor-r cori-r der eup-per fl-ac hep lach lil-t merc-br phos pip-m pip-n spig stram syph
  - exhaustion while walking; from: lach syph
  - unbearable; will become: all-c
- **suffocation**, of (*narrow; throat; Anxiety - mucus - bronchi*): **Acon** acon-f aeth aether agar am-br am-c amyg anan apis arn *Ars* arum-t bapt *Bell* cact **Camph** carb-v *Chin* cupr-act *Dig Graph* Grin ip *Kali-i* lac-d lach lat-m *Lob Lyc* lyss med merc *Merc-i-f* mosch *Phos Puls* (non: rob) samb seneg sil *Spig Spong Staph Stram Sulph*
  - evening: aether carb-an

- **suffocation**, of: ...
  - night: *Aeth* agar *Ant-t* arn ars aur-m cact *Chin Dig* ip *Lyc* med *Puls* sil *Spong Sulph*
  - closing eyes, on: carb-an
  - dark; in the: aeth aether
  - eating amel: *Graph*
  - goitre, in: *Merc-i-f*
  - heart disease, in: *Dig Lach Spong*
  - lying, while: ars carb-an dig mosch sil
  - mucus; from:
    Bronchi; in (See Anxiety - mucus - bronchi; LARY - Mucus - air)
    Throat; in: carb-an
  - rubber dam is placed in the mouth by dentist; after a: *Stram*
  - sleep, during: bapt
  - walk about; must: am-br
- **suicide**; of (*Suicidal; Anxiety - suicidal; Kill; desire - herself*): *Alum* arg-n *Ars* caps lach med *Merc Nat-s Rhus-t* sep tub
  - knife; on seeing a: alum merc
- **supernatural** forces; of (See evil; ghosts; Delusions - pursued - ghosts; Delusions - specters - pursued; Thoughts - persistent - evil)
- **superstitious** (*Superstitious*): rhus-t
- **supper**, after: caust
- **surgery**: *Aeth*
- **surprises**, from pleasant (*Ailments - joy - excessive; Ailments - surprises - pleasant*): *Coff*
- **swimming**; fear of | deep water; only in: med psor
- **syphilis**, of: *Hyos* **Syph**
- **talking** (*voice of*): arg-met bry cina *Lil-t* med meli pall puls sep
  - cough; lest it brings on: bry cina
  - crowd; fear of talking in front of a (See Timidity - public - talk)
  - kill her; as if talking loud would: meli
  - people are talking about him/her: pall
  - say something wrong; lest he should (*Confidence - want; Timidity*): *Lil-t* med
- **telephone**, of: nat-p visc
- **terror** (*sudden*): acon ars aur *Aur-br* bell calc carb-v caust cham chin chlol cic *Cina* cocc coff cupr cypr dig gaert *Kali-br Kali-p* morg-g nux-v phos plat puls rhus-t scut sol-ni spong stram sulph syc tarent tub verat zinc
  - night (*night; DREA - Nightmares*): acon *Aur-br* calc *Carb-v* cham chlol cic *Cina* cupr cypr *Kali-br Kali-p* scut sol-ni *Stram* tub zinc
    children; in (*night - children*): calc chlol cina cupr **Kali-br**
    followed by strabismus | children; in: kali-br
    sudden (See sudden)
- **theater**; being in a (See crowd; narrow)
- **things**; of real and unreal: cann-i
- **thinking**:
  - disagreeable things; when thinking of: phos
  - sad things; of: rhus-t
  - thoughts, of his own: camph

112   ▽ extensions | ○ localizations | ● Künzli dot

- **throat**; from sensation of swelling of (*suffocation; THRO - Anxiety): Glon* nat-m
- **thunder** of a gun (See gun)
- **thunderstorm**, of (*lightning; Anxiety - weather - stormy; Weather - thunderstorm - during):* bell *Borx Bry* calc calc-p carc caust *Coloc* con cycl dig dys elec *Gels Graph* hep hyos lac-l lach *Lyc* merc *Nat-c Nat-m* nat-p *Nit-ac Oscilloc* **PHOS** psor *Rhod* rhus-t *Sep* sil *Staph* stram sulph tub
  - **before** (*Anxiety - weather - stormy; Weather - thunderstorm - before):* gels *Nat-c Phos Psor Rhod*
  - **children**; in: calc-p carc lac-c lach nat-m nit-ac stram
- **toilet**; in: *Lac-d*
- **touched**; of being (*approaching - others - touched; struck; Touched - aversion):* Acon Ant-c ant-t apis **Arn** ars asar *Bell* bruc calc-sil **Cham** *Chin* cina coff *Colch* con cupr *Hep* ign iod *Kali-c* lach lyc mag-p nit-ac nux-m *Nux-v* phos *Plb* sanic sep sieg *Spig* stram stroph-s sulph tarent tart-ac *Tell* thuj valer
  - **chest** wall; on: stroph-s
  - **gout**; in: **Arn**
  - **sore** parts; on: tell
- **trains**; of: succ
- **travelling** by car; of (See Anxiety - riding - fast)
- **tread** lightly or will injure himself, must (*GENE - Jar - agg.):* cupr
- **trembling**; with (See tremulous)
- **tremendous** (See terror)
- **tremulous** (*sudden - trembling):* abrot acon ambr ant-c ars *Aur* bell *Calc* carb-v caust *Cham* cina coff croc cupr diosm elaps **Gels** graph iber lach **Mag-c** merc mosch *Nat-c* nicc **Op** phos *Plat* puls ran-b rat rhus-t sars sep ther verat
- **trifles**, of (*Conscientious; Fastidious; Trifles - important):* acon anac *Ars* borx but-ac calc chin ign iod *Kali-c Lyc Nat-c Nat-m* rhus-t sep thuj
  - **head**; during pain in: but-ac
- **troubles**; imaginary (See complaints)
- **tuberculosis**; of: calc syph
- **tunnels**; of (*subways):* Acon **Arg-n** cimic *Lyc* nat-m **STRAM** succ
- **twilight**; in: calc caust rhus-t
- **unaccountable**, vague (See causeless)
- **unconsciousness**; of: alum alumn til
- **undertaking** anything; of (*Irresolution; Timidity; Confidence - want):* Arg-n *Ars* **Bar-c** kali-p **Lyc** sil
- **unendurable**: lyss
- **unfamiliar** objects (*unknown; Starting):* aur bar-act bar-c calc-i kali-m kali-sil laur mang *Psor* zinc-m
- **unknown**; of the (*unfamiliar):* ars aur brom calc carc lach lyc med tarent tub
- **unreasoning**: acon calc
- **upward**, of being drawn: calc-p camph
- **urinating**, after: sulph
- **urine**:
  - **involuntary** loss of urine; fear of (*stool - involuntary - flatus; wet):* pitu
- **vertigo**; of: op sumb
- **vexation**; after: *Ars* cham lyc verat
- **violated**, of being (See coition - rape)
- **violence**, of (See Cowardice; Horrible; Violence - aversion)
- **voice**, of using (*talking):* cann-i
- **voices**; of: *Crot-c* stram
- **vomiting**; of: acon lach
- **waking**, on (*Frightened - waking):* abrot *Agn* alum alum-p alum-sil am-c ant-t arn ars aster *Bell* bism *Borx* bov *Bry* bufo *Cact Calc Caps* carb-an carb-v *Cham* chin cina cocc con cupr frax graph hep hyos ign iris kali-br kali-c lach lepi lept *Lyc* mag-c mag-m mag-s mur-ac nat-*Nat-m* nat-p nat-sil nicc nit-ac *Nux-v* op petr ph-ac phos psor *Puls* rat *Sil Spong* **Staph** *Stram Sulph* syph tarent ter **Tub** xan zinc zinc-p
  - **aggravation** on waking; of the: syph
  - **dream**, from a (*dreams; Anxiety - apparition):* abrot alum *Ars* bov calc chin cina frax graph hep **Kali-br** *Lyc* mag-c mag-m mur-ac *Nat-m* nicc op petr ph-ac phos psor puls sil **Staph** tarent zinc
  - **under** the bed, of something (*Delusions - bed - noise; Delusions - bed - someone - under):* bell
- **walking** (*Walking - slowly; Walking - slowly - dignified):*
  - **of** walking: *Acon* ang *Carbn-s* carc crot-h kali-p nat-m **Psor**
  - **canal**; by: ang
  - **dark**; in the (*dark; of; Light - desire; Darkness - agg.):* Carbn-s
  - **street**; across a busy (*crossing - place; streets - busy; run over; fear of being - going): Acon* carc crot-h kali-p *Psor*
  - **rapidly** (See Anxiety - walking - rapidly - agg.)
  - **when** walking (See Anxiety - walking)
- **want**; of (See poverty)
- **warm** room:
  - **in**: iod
  - **of**: *Puls* valer
- **washed**; of being: ant-c sulph
- **wasps**; of (*animals):* hep
- **water**, of (*Hydrophobia; drinking):* acet-ac agar agav-a alum anag ant-c *Bell* cann-i canth cocc-s cupr fagu gels **Hyos** iod jatr-c *Lach* laur lycps-v **LYSS** med merc nux-v perh phel *Phos* plb psor ruta sabad spirae **Stram** sulph tanac tarent verat xanth
  - **deep**: phos stram
  - **faucets**; of (= tap) (*running):* lyss
  - **ocean** or lake; of swimming in an (See swimming - deep)
  - **running** water; of (*faucets; VERT - Water - crossing; VERT - Water - looking):* lyss stram
- **weary** of life, with (*Weary):* kali-p *Lyc Nit-ac Plat* rhus-t
- **weeping** amel (*Weeping - amel.):* Aster dig **Graph** phos tab
- **wet** his bed; fear he will (= incontinence in bed) (*urine - involuntary):* alum
- **wind**, of (*Anxiety - weather - stormy):* ars *Cham* lac-c lyc nat-m nat-p *Oscilloc* psor puls *Rhod* **Sil** *Tarent* thuj

Fear – wolves / Mind / Flowers

- **wolves**; of (*↗animals*): bell
- **women**; of (*↗Aversion - women - men; Hatred - women; Homosexuality*): Lyc puls raph sep sil staph
  - **children**; in | **boys**: puls
  - **men**; in: *Lyc*
- **work**; of (*↗exertion - of; Laziness; Loathing - work*): *Arg-n* aur-i cadm-s calc calc-f calc-sil cham chin coloc *Con* gran graph hyos ind iod *Kali-c* kali-p kali-s kali-sil lyc nat-m nat-p petr phos *Puls* ran-b sanic sel *Sil Sulph* tab tarax tong zinc
  - **afternoon**: *Arg-n*
  - **daily**, of: calc-f nux-v
  - **headache**, during: gran
  - **literary**; of (See mental - of - literary)
  - **prolonged**: con nat-m
  - **unfit** for work; fear to become (See unfit)
- **worm** diseases; with: stann
- **worms**; of: aesc ars nat-m
- **wrong**, of something (*↗Confidence - want*): Kali-br

FEARLESS (*↗Courageous; Heedless; Power - sensation*): *Agar* anh bell calad cocain coff-t fl-ac gels ham hell *Ign* mosch *Op* sil
- **danger**; in spite of: fl-ac
- **hemorrhage**; with: ham
- **menses**; during: fl-ac

FEASTING (See Reveling)

FECES:
- **licks** up cow-dung, mud, saliva (*↗Insanity - eating - dirt; Licking*): *Hyos* merc
- **passed** on the floor: cupr **Hyos** sulph
- **swallows** feces | own; his (*↗Insanity - eating - dirt*): (non: camph) Hyos merc sulph verat visc
- **urinating** and going to stool everywhere, children (See Dirty - urinating and - everywhere - children)

FEELINGS (= emotions)
- **unfamiliar** (See Estranged)

FEET; stamping (See Gestures - feet - stamping)

FEIGNING:
- **fainting**: tarent
  - **paroxysms**; in: *Tarent*
- **pregnancy** (*↗Delusions - pregnant*): verat
- **sick**; to be (*↗Hypochondriasis; Delusions - sick - being; Blindness*): aethyl aethyl-act arg-n bell calc ign kali-c lac-c lach lyc mosch op plb *Puls* sabad sep syph *Tarent* verat
  - **children**; in: aethyl-act arg-n bell ign lac-c lach lyc *Mosch* op plb *Puls* sabad sep sil syph tarent **Verat**

FERVENT (See Ardent)

FICKLE (See Capriciousness; Inconstancy; Irresolution)

FIDGETY (See Restlessness; EXTR - Restlessness)

FIERY temperament (See Ardent)

FIGHT, wants to (*↗Anger; Quarrelsome; Rage*): anac atro bell bov bung-fa cocc ferr hipp hyos lach med merc *Nux-v* sec sulo-ac *Tarent* tub

FILLS pockets with anything: stram

FINANCES:
- **inability** to manage: **Sil**

FINERY (See Beautiful)

FINGERS into mouth; putting (See Gestures - fingers - mouth)

FIRE:
- **fear** of (See Fear - fire)
- **near** the fire; desire to be: naja
- **seeing** fire (See Delusions - fire - visions)
- **set** things on fire; wants to (*↗Delusions - fire - flame*): alco ant-t **BELL** carc **HEP** hyos phos staph stram
- **thinks** and talks of: *Calc*
- **throwing** things into (*↗Throwing things around*): hep staph
  - **child**; her own (See Kill; desire - throw - fire)

FIRMNESS (*↗Confident; Positiveness; Determination*): ferr ferr-p lach squil
- **morning**: ferr-p
- **drawing** the line (See Determination)

FISHING:
- **aptitude** for: lyc sil
- **inaptitude** for: nit-ac nux-v staph
- **likes**: nux-v

FISTS; makes (See Gestures - hands - fists)

FITFUL (See Capriciousness)

FIXED ideas (See Thoughts - persistent)

FIXED notions (See Delusions)

FLASHBACK (See Thoughts - past)

FLAT (See Indifference)

FLATTERED:
- **aversion** to be (*↗Consolation - agg.*): lil-t
- **desire** to be (*↗Confidence - want; Haughty; Delusions - forsaken*): carb-v carc lyc *Pall* sulph
  - **gives** everything, when flattered (*↗Despair - social*): lyc sulph

FLATTERING (*↗Pleasing - desire*): **Ambr** carc caust fl-ac hyos *Lach* **Lyc** med merc pall *Phos* staph thuj tub **Verat**
- **seducing** behavior in children (*↗Precocity*): **Ambr** *Carb-v* carc caust fl-ac hyos *Lach* lyc med merc nux-v pall *Phos* plat *Puls* **Sil** *Staph Sulph* thuj tub **Verat**

FLEEING AWAY (See Escape)

FLEXIBILITY; loss of (See Dogmatic)

FLIRTING (See Amorous)

FLOATING sensation (See Delusions - floating - air)

FLOWERS:
- **loves** (*↗Sensitive - flowers*): nat-m phos

- **sensitive** to (See Sensitive - flowers)
- **FOCUS** (See Concentration)
- **FOGGED** (See Confusion; Dullness)
- **FOOLISH** behavior (➚*Awkward; Jesting; Childish*): absin acon aeth aether agar all-c alum **Anac** anan ant-c *Apis* arg-n arn *Ars* aur **Bar-c Bar-m** *Bell* bufo cact calc *Camph* cann-i cann-xyz canth carb-an carb-v *Carl* caust *Chin* **Cic** cocc cod con cori-r cortico cot croc cupr der dulc ferr ferr-p hell **Hyos** ign kali-bi kali-c lach lact *Lyc Merc* mosch nat-hchls nux-m nux-v op par ph-ac *Phos* phys **Plb** psil pyrus sacch *Sec* seneg sep sil spong **Stram Sulph** tab tanac *Tarent* tub *Verat* verb
  - morning | waking; on: aur
  - night: cic
  - air, in open: nux-m
  - alternating with | rage: aeth
  - children; in: androc apis bar-c *Bell* carb-v chin cic croc cupr hyos ign kali-bi lach lyc **Merc** nux-v op phos plb psil sacch sil spong stram tarent tub verat
  - epilepsy:
    - after: tab
    - before: caust
  - fever, during: acon *Cic* ferr-p
  - grotesque behavior: agar cact cori-r
  - happiness and pride (➚*Haughty; Vanity*): **Sulph**
  - spasms, during: sec
  - talking foolishly (See Speech - foolish)
- **FOPPISH** (➚*Extravagance; Vanity*): chin lach nux-v phos *Plat* verat
- **FORCED;** being | aversion to (See Contradiction - intolerant; Obstinate)
- **FORCING HIMSELF** to do something | **has** to force himself to do something (See Discouraged; Prostration)
- **FOREBODINGS** (➚*Anxiety - future; Fear - happen*): *Acon* aesc agn am-c aml-ns apis arg-n ars bell *Calc* carb-v *Caust* chin cimic elaps *Fl-ac* gels graph kali-c lach lyc med naja nat-c nat-m phos plat plb *Psor* sec sep sil spig still stram thuj verat
  - gloomy: *Still*
- **FORGER** (See Deceitful - fraudulent)
- **FORGETFUL** (➚*Confusion; Memory - weakness; Absentminded*): abrot absin acet-ac **Acon** *Aeth* agar **Agn** ail allox *Alum* alum-p alum-sil am-c **Ambr Anac Anh** ant-c apis aran arg-met *Arg-n Arn* ars ars-s-f arum-t *Aur* aur-ar aur-s aza bapt bar-act **Bar-c** bar-i bar-s *Bell* benz-ac berb borx **Both** bov brom bros-gau bry bufo-s bung-fa cact caln calad *Calc Calc-p* calc-s calc-sil camph *Cann-i* cann-s cann-xyz **Canth** caps carb-ac **Carb-an Carb-v Carbn-s** carc card-m cassia-s *aust* cench cham *Chel* chen-a chin chinin-ar *Cic* cimic cinnb clem cob-n **Cocc** coff **Colch** coloc *Con* Corn

Forgetful: ... cortico cortiso cot *Croc* crot-h cupr cycl cyn-d *Dig* elaps ferr ferr-ar *Ferr-p Fl-ac* form *Formal* gad *Gels* gins *Glon* glyc *Graph Guaj Guare* gymno haem ham hell helo hep hipp hydr hydr-ac hydroph hyos ichth ign iod ip kali-bi *Kali-br* kali-c kali-i kali-m kali-n *Kali-p* kali-s kali-sil kalm kiss kreos *Lac-c Lach* laur lec led lil-t *Lyc* lyss m-ambo mag-c *Mag-p* manc med meli **Merc** mez *Mill* morph mosch **Mur-ac** murx naja nat-ar nat-c *Nat-m Nat-p* nat-s nat-sil nit-ac *Nux-m Nux-v* olnd *Onos* op pert-vc **Petr Ph-ac Phos** *Phys Pic-ac* plan **Plat** plb podo pop-cand psil psor ptel puls ran-b raph rheum rhod *Rhus-t* rhus-v ruta sabin sal-ac sanic sarr sars sec *Sel* sep sil spig stann staph stram stront-c stry *Sulph* syph tab tarax tarent tarent-c tell *Thuj* thyr trom *Tub* v-a-b vac verat verat-v verb viol-o visc *Zinc* **Zinc-p** zinc-pic zing
- morning: **Anac** berb bros-gau bufo-s *Kali-br* ph-ac phos sil stann stram **Thuj**
  - amel: fl-ac
  - waking, on: berb *Kali-br* stann *Thuj*
- afternoon: anac graph laur sep
  - amel: *Anac*
- evening: bufo-s fl-ac *Form* laur lyc naja nat-m rhus-t sep
- night: chin sil sulph
- anxiety of conscience; with (See Anxiety - conscience - forgetfulness)
- business; about (➚*profession*): sel
- busy; when: ant-c
- chill, during: ars bell con hyos podo rhus-t
- coition, after: *Sec*
- connection of consecutive thoughts, of: op
- eating, after: calc-s ferr mag-c nat-m rhus-t
  - amel (➚*Eating - after - amel.*): sil
- epilepsy:
  - before: *Caust*
  - happened before; of what (➚*Memory - loss - epileptic*): absin
- epistaxis, after: *Kreos*
- errands; for (See purchases)
- everything: ant-c gymno *Lach* merc
  - occurred for six years; that had: *Lach*
- friends and relatives, of (➚*Indifference - family; Indifference - loved; Indifference - relations*): lyss
- fright, after: *Cupr*
- going, forgets where she is: cench *Merc*
- headache; during: apis bell calc caps dulc glon ptel sarr zinc
- heat:
  - after: *Mag-p* podo
  - during: *Alum Arn* cocc form *Guare* rhus-t
- house was; on which side of the street his (➚*Mistakes - localities; Confusion - loses; streets*): **Glon** *Nux-m Petr*
- ideas: cann-i

Mind

- **masturbation**; after *(✗sexual):* kali-br staph
- **menopause**; during: *Lach Phys*
- **menses**, during *(✗Menses - during):* raph
- **mental exertion**, from: anac aur calc lach nat-c nat-m *Nux-v* puls sil *Sulph*
- **motion**, on: laur
- **names** (See Memory - weakness - names)
- **old** people, of: am-c *Ambr* anac *Bar-c* Con *Crot-h Lyc Ph-ac* rhus-t
- **periodical**: carb-v
- **profession**, forgets her *(✗business):* tarent
- **purchases**; goes off and leaves the *(✗Memory - weakness - do):* absin agn anac bar-c bell caps caust iod *Lac-c* manc med nat-m
- **remembers** everything before her disease; but: syph
- **sentence**; cannot finish (See Speech - finish)
- **sexual** excesses, after *(✗masturbation; Ailments - sexual excesses):* calad kali-br *Nat-p Ph-ac* Staph
- **shaving** or dressing, of: chel
- **sleep** he remembers all he had forgotten, during: calad sel
- **stool** | **after**: cycl
- **streets**, of well-known *(✗Mistakes - localities; Confusion - loses; Recognizing - not - streets):* cann-i *Crot-h* Glon *Nux-m* Petr
- **thinking** of something agg the forgetfulness, diversion amel: lil-t
- **time** and place; for: merc
- **tobacco** poisoning, from: *Calad*
- **waking**, on: chin cob-n kali-br kali-n ptel sil stann thuj
- **walking** after eating; while: rhus-t
- **weather** | **stormy**: *Am-c*
- **wind** his watch, to: fl-ac
- **words** while speaking; of (= word hunting) *(✗Mistakes - speaking - words; Speech - incoherent; Memory - weakness - words):* acet-ac agar am-br am-c anac anh *Arg-n* **Arn** bapt *Bar-c* bar-s bell benz-ac **Both** bros-gau cact **Cann-i** cann-xyz carb-an carb-v carbn-s *Cham* chen-a cocc colch con cot crot-h dulc gad glon haem ham helo hydr ign *Kali-br* kali-c kali-p kiss *Lach* lil-t *Lyc Med* morph murx *Nat-m* nux-m *Nux-v* Onos pert-vc **Ph-ac** phos *Plb* podo pop-cand ptel puls rhod sil staph sulph syph tab *Thuj* v-a-b verat

FORGETTING (See Memory - weakness)

FORGIVING:
- **easy** to forgive (See Benevolence)
- **unable** to forgive (See Hatred)

FORGOTTEN:
- **sleep**; forgotten things come to mind in *(✗Memory - active; Memory - weakness):* calad sel
- **something**; feels constantly as if he had forgotten *(✗Confusion; Memory - weakness; Thoughts - compelling):* arg-n calc *Caust* cham *Iod* mill puls syph tub zinc

FORMAL (See Affectation)

FORSAKEN feeling *(✗Confidence - want; Company - desire; Forsaken - isolation):* allox alum *Anac* anh *Ant-t* aran-ix *Arg-n* arist-cl *Ars* asar **Aur** bar-c bar-s *Bism* bros-gau bufo bung-fa calc *Calc-s* camph cann-i cann-s carb-an carb-v carc *Cham* (non: chin) chin-b chr-ac *Cina* coca coff cortico *Cycl* dendr-pol dros fl-ac galeoc-h-b gels hell hott-p hura *Hyos* hyosin *Ign* ip kali-br kali-c keroso lac-c lac-d *Lac-h Lach* lact lam laur lil-t lith-c lyc lyss m-aust *Mag-c* mag-m *Mag-s* Meny Merc *Nat-c Nat-m* **Nat-sil** op pall par *Phos* Plat **Psor Puls** *Pycnop-sa* rhus-t sabin sanic sars sec sep sil spig *Stram* sul-ac sulph *Thuj* Tub valer verat wye
- **morning**: carb-an carb-v *Lach*
- **evening**: bar-c *Puls*
- **air** amel; in open: rhus-t
- **beloved** by his parents, wife, friends; feeling of not being *(✗Forsaken; Orphans):* Ars camph lac-h lyc *Mag-c* nat-m phos **Puls** sil *Thuj*
- **friendless**; feels (See Delusions - friendless)
- **headache**, during: meny
- **isolation**; sensation of *(✗Forsaken; Company - desire; Delusions - alone):* allox *Anac* **Anh** *Arg-n* arist-cl camph cann-i cann-s carb-an coca coli cortico fl-ac hura lyss merc plat psor puls pycnop-sa stram thuj
- **joyless**, feels *(✗Indifference - joyless):* (non: alum) aur
- **old** people; in: aur psor
- **sighing**; with: lith-c
- **waking**, on: *Arg-n Lach*
- **warmth** of sun; from: gels
- **weeping**; with (See Weeping - forsaken)

FORSAKING:
- **children**; his own *(✗Estranged - family; Escape - family; Responsibility - aversion):* lyc sep
- **relations**: sec

FRAGILE people (See GENE - Delicate)

FRAIL; sensation of being (See Delusions - body - brittle)

FRANTIC, frenzy (See Beside; Mania; Rage)

FRATERNIZED with the whole world *(✗Brotherhood; Unification; Unification - sensation):* aloe

FREEDOM:
- **desires** (See Conformism; Libertinism)
- **doing** what he had to do; remarkable freedom in *(✗Confident):* banis-c kola op

FREE-SPIRITED (See Libertinism)

FREETHINKER (See Libertinism)

FRENZY (See Beside; Mania; Rage)

FRETFUL (See Anger; Morose)

FRIENDLY (See Affectionate)

FRIENDSHIP *(✗Unification; Unification - sensation):*
- **outpourings** of; sweet *(✗Love - friends; Unification; Unification - sensation):* alco

Fright — Mind — Gestures

FRIGHT (See Fear - sudden)

FRIGHT; complaints from (See Ailments - fright)

FRIGHTENED easily (*Restlessness; Anxiety; Fear):* abrot *Acon* act-sp aether ail aloe alum alum-sil alumn am-c am-caust am-m *Ambr Anac* ang ant-c ant-t **Arg-n** *Arn* **Ars** *Ars-s-f* aur aur-ar aur-s **Bar-c** bar-s **Bell** benz-ac berb bism **Borx** brom *Bry* bufo cact calad *Calc* calc-p *Calc-sil* calen *Camph* cann-i cann-s canth *Caps* **Carb-an** *Carb-v* carbn-s castm *Caust* cham chin *Chlol* chlor cic cimic *Cina Cit-ac* clem cob cocc coff con crot-c cub cupr cupr-act cur cypr daph dicha *Dig Erig Euphr* eupi glon **Graph** guaj hep *Hyos* hyper iber *Ign* iod iris juni-v kali-ar kali-br *Kali-c* kali-i *Kali-p* kali-s kali-sil kiss *Lach* led **Lyc** m-arct m-aust *Mag-c* mag-m *Med Meph Merc* mez mit morph mosch mur-ac *Nat-ar Nat-c Nat-m* nat-p nat-s *Nat-sil Nit-ac* nux-m **Nux-v** ol-an *Op* orig *Petr* ph-ac *Phos* phys plat plb psor *Puls* rhus-t *Sabad Samb* sang sarr *Scut* **Sep** *Sil* sol-ni spong **Staph Stram** stront-c stry sul-ac sul-i *Sulph* sumb tab tarent ter thea ther **Tub** verat xan zinc
- **noon:** bar-s *Calc-sil* nat-c nit-ac zinc
- **nap**, after: bar-s *Calc-sil* nat-c nit-ac
- **evening:** carb-an iber lach merc ol-an *Sep* sulph
- **night:** Ars castm cimic con crot-c *Euphr Ign Lyc* merc *Nat-m* nat-p nat-s ph-ac samb sang sep *Spong* ter thea
- **midnight:**
  : **before | 23 h:** merc
- **noise:** nat-p
- **starting** up as if falling from a height into water: ph-ac
- **waking**, on: **Ars** con *Euphr Sep* ter
  : **3 h:** **Ars** con
- **alternating** with sadness: zinc
- **blood**, at sight of (*Blood):* **Calc**
- **chill**, during: verat
- **closing** the eyes: op
- **delusions**, from: **Stram**
- **fever**, during: acon *Bell* calc caps ign nat-m nux-v op petr phos puls sabad sep sulph **Verat**
- **going** to sleep; on: *Aur Nit-ac* nux-v phos
- **menses | before** (*Menses - before): Calc*
- **noise;** at a (See Starting - noise)
- **pains**, from: sulph
- **pollutions**, after: aloe
- **pregnancy;** during late: kali-br
- **roused**, when: *Calc*
- **shadow**, his own (*Fear - shadows - his):* calad
- **sneezing**, at: *Borx*
- **touch**, from (*Touched - aversion):* Kali-c ruta
- **trifles**, at (*Excitement - trifles; Trifles; Trifles - important):* am-c am-m ang ant-t arn bar-c borx bufo calc calen caust hyper kali-ar **Kali-c** kali-s kali-sil kiss *Lach Lyc* merc mez *Nit-ac* nux-m *Phos* psor rhus-t sep sumb
  - **menses**, before (*Menses - before):* calc

Frightened easily: ...
- **urinating**; before: alum
- **wakens:**
  - **noise;** in a fright from least: nux-v
  - **terrified**, knows no one, screams, clings to those near (*Clinging - child): Stram*
- **waking**, on (*Fear - waking):* abrot *Am-m Ambr* ant-c *Ars Bell* bism borx *Cact Calc Caps Cham* chin *Chlol Cina Cocc* con dicha dig *Erig Euphr* eupi *Graph* hep *Hyos* ign kali-br *Kali-c Lach* led lyc mag-m *Med Meph* mit *Nat-m* nit-ac nux-v op sil sol-ni spong *Staph* stram sul-i sulph tarent tub verat zinc
  - **dream**, from a: abrot chin con dicha *Erig* graph mag-m *Meph Staph* tarent
- **weeping** amel (*Weeping - amel.):* phos puls

FRITTERS away his time (See Time - fritters)

FRIVOLOUS (*Laughing; Foolish; Childish):* apis arg-n *Arn* bar-c calad lach **Merc** par *Puls* sep sil spong stram sulph
- **alternating** with | **absorption:** arg-n

FROWN, disposed to (*Irritability; Morose; Discontented):* acon canth **Cham** equis-h hell hyos *Lyc●* mang nat-m **Nux-v●** plb rheum rumx sanic sep stram sulph verat viol-o
- **contraction** of skin of forehead; from: lyc sanic
  - **pneumonia;** during: lyc
- **knitting** his brows: viol-o

FRUSTRATED (See Ailments - anger - suppressed; Ailments - moral; Discontented; Impatience; Indignation)

FUR; wraps up in summer in (*Roving - wrapped; GENE - Warm - clothing - desire):* hep hyos kali-ar *Psor*

FUROR (See Excitement)

FURY (See Rage)

FUSSY (See Censorious; Conscientious; Fastidious)

FUZZINESS (See Confusion)

GAMBLING:
- **passion** for gambling: ars bell bros-gau calc caust chin lyc mag-c mag-m merc nux-v plat staph sulph verat
  - **make** money; to: bell mag-m

GARDENING: | **love** for (*Nature - loves):* carc elaps *Med* scand-met sulph thuj tub

GAY (See Cheerful; Vivacious)

GENEROUS; too (*Benevolence):* bros-gau carb-v cere-b op staph sulph
- **strangers;** for: carb-v

GENTLENESS (See Mildness)

GESTURES, makes (*Delirium; Awkward; HEAD - Motions in):* Acon aeth aether agar agar-ph alco all-c alum alumn am-c aml-ns anac anh ant-c **Ant-t** apis apoc aq-pet arg-met arg-n *Arn* ars ars-s-f *Art-v* asaf

Gestures

Gestures, makes: ...
Asar asc-t atro aur bapt **Bar-c** *Bell* bism-met **Borx** br bufo calad *Calc* calc-ox calc-p camph cann-i cann-s *Canth* carb-an carb-v caust cean *Cham* chen-a chin chinin-s cic cic-m clem coca *Cocc* coff *Colch Coloc Con* conin cor-r cori-m croc crot-c cupr dat-a dat-m dros dub dubo-m elec enterob-v fl-ac gamb glon graph hell *Hep* hydr-ac *Hyos* hyosin *Ign* **Iod** iodof **Ip** kali-bi *Kali-br* kali-c kali-i kali-n *Kali-p* kres lach laur lil-t *Lyc* lyss mag-c malar med merc morph mosch **Mur-ac** mygal naja *Nat-m* nat-s nitro-o nux-m nux-v oena onos **Op** paeon ped petr **Ph-ac** phel **Phos** phys pip-m plat plb *Psor* puls pyrog pyrus raja-s ran-b rheum *Rhus-t Rumx* sang sanic sars sec sep sil *Sol-ni* staph *Stram* streptoc stry *Sulph* tab tanac *Tarent* ther thuj thyr tub valer verat verat-v verbe-o wies *Zinc*

- **evening** | **asleep**; on falling: sil
- **actions**; repeated (See repeating)
- **actor**; like an: hyos
- **affectation** in gestures (See Affection - gestures)
- **angry** (↗*Rage*): cann-i *Hep* sep
- **animated** (See lively)
- **answering** with gestures (See indicates)
- **automatic** (↗*repeating*; Schizophrenia - paranoid; Unconsciousness - conduct): anac anh bell calc cann-i hell hyos lyc mag-c *Nux-m* phos sil *Stram* syph tab tub *Verat* zinc
  - **sleep**, during: phos
- **awkward** in (↗*cautious; shy; uncertain*): (non: nux-m) syph *Verat*
- **carphologia** (See hands - picking - bedclothes)
- **cautious** (↗*awkward; shy; uncertain*): pip-m
- **childish**: anac verat
- **coition**; motions as of: caust phos
- **confused**: *Acon* sil
- **convulsive**: acon aeth aether alco ant-t apis arg-n ars aur bell camph cann-s canth caust cocc cori-m cupr hydr-ac hyos ign iod kali-bi mag-c malar merc morph nux-v op petr plb puls pyrus rhus-t sec sol-ni
  - **drink**, at sight of: bell
  - **sleep**, during: acon aeth arg-n caust cocc cupr *Hyos* mag-c malar puls rhus-t
  - **thinking** of motion; when: aur
- **decided**: fl-ac
- **drinking**; as if (See hands - drinking)
- **enthusiastic** (↗*lively; sublime*): aq-pet nitro-o verbe-o
- **extravagant** (↗*Extravagance*): bell stram *Verat*
- **feet**; involuntary motions of the:
  - **shuffling** about as if dancing (↗*EXTR - Walking - shuffling*): nitro-o
  - **spinning** around on the foot: cann-s
  - **stamping** the feet (↗*Kicking*): acon anac ant-c ant-t bell cann-i cham cina dulc hyos *Ign* kali-c lyc nitro-o nux-v op phos plb puls sep *Stram* streptoc sulph tarent **Verat**
  - **lying**; while: streptoc

Mind

- **feet**; involuntary motions of the – **stamping** the feet: ...
  - **sleep**; during: bell *Ign* kali-c sep
  - **children**: *Ign*● kali-c sep
  - **talking**; while: nux-v
- **walking**; ways of (See EXTR - Walking)
- **fighting** with hands: mosch
- **fingers** (↗*EXTR - Restlessness - hand*):
  - **mouth**; children put fingers into the (↗*tics*; MOUT - Fingers; hands - grasping - mouth - everything): *Calc* calc-ox calc-p cean *Cham* hell hyos **Ip** kali-p lyc med merc nat-m nat-s plb sil sulph tarent ther verat zinc
  - **picking** at fingers: ars *Art-v* arum-t bapt calc canth cina *Con* hell hyos *Kali-br* kali-n *Lach* mur-ac petr tarent ther thuj
  - **tips**: arum-t
  - **playing** with the fingers (↗*Timidity*): arum-t *Asar* bell calc con crot-c *Hyos* kali-br kali-n lach nat-m rhus-t tarent ther zinc-p
  - **sleep**, during: rhus-t
- **fists** (See hands - fists)
- **foolish** (See ridiculous)
- **frightful**: *Hep* hyos
- **furious** (See angry)
- **genitals**; handling (See FEMA - Masturbation; MALE - Handling)
- **grasping** (See hands - grasping)
- **groping**; as if: cocc croc hyos op plb stram
  - **dark**; in the: cocc croc hyos op plb stram
- **hands**; involuntary motions of the (↗*tics; EXTR - Motion - hands*): acon agar alco all-c alum alumn am-c aml-ns ant-c **Ant-t** arg-met *Arn* ars ars-s-f asaf *Asar* atro aur bapt **Bar-c** bell **Borx** bry bufo calad calc calc-p cann-i canth carb-an carb-v carc caust *Cham* chin cic coca cocc *Colch* con cor-r cupr dat-a dat-m dros dub dubo-m fl-ac glon graph hell *Hep* hydr-ac *Hyos* hyosin **Iod** ip kali-bi kali-br kali-i *Kali-p* lach lil-t *Lyc* lyss merc mosch **Mur-ac** naja nat-c nat-m nux-m nux-v oena **Op** paeon **Ph-ac** *Phos* plat plb *Psor* puls raja-s *Rhus-t Rumx* sang sanic sars sec sil *Sol-ni* spong staph stram stry sulph tab tarent ther thuj thyr valer verat verat-v *Zinc* zinc-m zinc-p
  - **breaking** (↗*Breaking*):
    - **pins**: **Bell** calc
    - **sticks**: *Bell* calc
  - **brushing** the face or something away; as if (↗*picking - bedclothes; strange*; GENE - Catalepsy): alum cham hyos
  - **buttons** of his clothes; plays with the (↗*Playing - desire - buttons*): *Asar* mosch nux-v staph
    - **talking**; while: nux-v
  - **clapping**: *Bell* cic sec *Stram* verat
    - **overhead**: bell sec stram
  - **clenching**:
    - **fingers** (See EXTR - Clenching - fingers)
    - **thumbs** (See EXTR - Clenching - thumbs)
  - **counting** money; as if: calc *Hyos* staph

▽ extensions | ○ localizations | ● Künzli dot

Mind

- **covering**:
  : **face** with their hands, but looking through their fingers | **children**; in: **Bar-c**
  : **mouth** with hands (*Timidity*): am-c arg-met cor-r cupr ip kali-bi lach *Rumx* thuj
- **crossing** hands: carb-v graph mosch
- **drinking**; as if: bell
- **face**; to the: stry
- **fists**:
  : **doubling** as if in furious anger: calc
- **folding**:
  : **coverings**; folding and unfolding: plb
  : **hands**: puls
- **grasping** (= reaching at something, at flocks): acon alco all-c aml-ns **Ant-t** arn ars-s-f asaf atro *Bell* Borx calad calc-p *Cham* chin cina cocc colch con dat-m dros dub dubo-m dulc glon *Hell* **HYOS** hyosin *Iod* lil-t *Lyc* lyss merc mosch mur-ac naja nux-v oena op paeon *Ph-ac* phos plat *Psor* puls raja-s rhus-t sil *Sol-ni* spong **Stram** sulph thyr *Verat* Zinc zinc-m zinc-p
  : **evening** | **going** to sleep; on: sil
  : **night**: atro sol-ni
  : **air**, at: **Hyos**
  : **bedclothes**; picks at (See picking - bedclothes)
  : **blaze** of fire, at: stram
  : **bystanders**, at (*Clinging - grasps*): **Ant-t** bell cocc merc phos stram
  : **chewing** and swallowing, on: dulc *Sol-ni*
  : **fingers**; picks at (See fingers - picking)
  : **genitals** (See FEMA - Masturbation; MALE - Handling)
  : **head**: ars glon *Hell*
  : **lips** (See FACE - Picking - lips)
  : **mother**, in sleep; at: **Borx**
  : **mouth** (*mouth*): dulc lyc merc *Sulph*
    : **everything** in the mouth (*fingers - mouth*; MOUT - Put everything): lyc merc *Sulph*
    : **fingers** in the mouth (See fingers - mouth)
  : **nose**; at (*NOSE - Boring*): stram
  : **objects**; at real or imaginary: dat-m hyos *Psor Stram*
  : **quickly**: *Stram*
  : **rest**; during: alco
  : **sides** of the bed; at: nux-v
  : **throat**: acon all-c ars arum-t asaf calad cina dros iod naja phos spong stram
  : **wrong** things; at: lyss
- **hasty**: *Bell*
- **head**, to the: *Ars* carc phos plb *Stram* verat
  : **sleep**; during: *Ars*
- **joining** the hands | **convulsions**; during tetanic: stram
- **kneading** bread; as if: sanic
- **knitting**, as if: tarent
- **lifting** up hands: ars

- **hands**; involuntary motions of the: ...
  - **mother**, in sleep; at: **Borx**
  - **mouth**; to (*grasping - mouth*): dulc nux-v
    - **right** hand: nux-v
  - **nuts**; as if opening: hyos
  - **opening** and shutting: stram
  - **picking**:
    : **bedclothes**; at the (= carphologia) (*brushing*): acon agar alco ant-c *Arn Ars* ars-s-f arum-t atro *Bell* cham chin *Cina* cocc *Colch* con dat-a dub dulc *Hell* hep **Hyos** *Iod* Kali-br *Lyc* Mur-ac Nat-m Op Ph-ac Phos Psor Rhus-t sol-ni **Stram** sulph tarent thuj valer verat-v **Zinc** zinc-m zinc-p
      : **sleep**; during: hyos op *Rhus-t* stram
      : **nose**; in (See NOSE - Picking - nose)
      : **one** spot; at: arg-met ars arum-t cham cina con kali-br lach ph-ac phos tarent thuj zinc
      : **sore** or bleeding; until it is: arg-met arum-t cina con ph-ac phos zinc
    : **Lips**; at (See FACE - Picking - lips)
  - **playing** with hands (*Playing - desire*): calc Mur-ac rhus-t
  - **pouring** from hand to hand; as if: bell
  - **rest**, during: alco
  - **restlessness** of hands (See EXTR - Restlessness - hand)
  - **rubbing**:
    : **face**; the: alum nux-v
    : **together**; rubbing hands: bapt cann-i hyos
  - **scratching** thighs: sars
  - **sleep**, during: phos
  - **spinning** and weaving: hyos sars *Stram*
  - **tapping** one's skull with his fingertips: carc
  - **throwing** about: ars atro bell bry canth carb-an hydr-ac mosch nat-c phos sil stram
    : **head**; over: ars bell hydr-ac mosch stram
  - **waving** in the air: bry op stram
  - **weeping**, with: calc-p
  - **wild** (*Wildness*): acon
  - **winding** a ball; as if: agar stram
  - **wringing** the hands (*Sadness - wringing*): Ars Asar aur bufo cic kali-br *Kali-p Phos* plat *Psor* puls *Stram Sulph Tarent* ther
    : **walks** the floor, and: bufo
- **impatient**: coca
- **indicates** his desires by gestures (*Answering - gestures*): *Stram*
- **intoxicated**; as if: **Hyos**
- **involuntary** motions of hands (See hands)
- **labored**: conin
- **light**: chin clem coff phel wies
- **lips** move as if talking (See Delirium - lips)
- **lively** (*enthusiastic; sublime*): alco ped
- **nervous**: phys tarent *Verat*
- **one** arm or leg or head: apoc bry hell iodof mygal pyrog zinc

Mind

- **perseverance**, with great: anac arg-n *Bell* cic croc *Cupr* **Hyos** ign kali-p *Lach* merc *Mosch Nux-m* nux-v op *Sep* stram *Tarent* verat
- **picking** (See hands - picking)
- **pulls** hair of bystanders (*Pull - hair*): bell
- **pushing** things away in sleep: cocc
- **putting** everything in mouth (See hands - grasping - mouth - everything)
- **repeating** the same actions (*automatic*): chen-a lach plat *Syph* tub *Verat Zinc*
  - **cutting** papers: *Verat*
  - **stacking** things: verat
  - **tearing** things: *Verat*
  - **tongue** moving to and fro (See MOUT - Motion - tongue - lapping - to)
  - **verifying** if the doors are locked (See Checking - verifying)
- **ridiculous** or foolish (*Foolish; Childish; Frivolous*): arg-n *Bell* cic croc *Cupr* elec **Hyos** ign kali-p *Lach* merc *Mosch Nux-m* nux-v op *Sep Stram Tarent Verat*
  - **air**; in open: nux-m
  - **standing** on the street; while: *Nux-m*
- **shy** (*awkward; cautious; uncertain*): arg-n
- **slow**:chinin-s conin **Phos** plb verat
- **spinning**; imitates (See hands - spinning)
- **squirming** (See wriggling)
- **strange** attitudes and positions (*Antics; Schizophrenia - paranoid; hands - brushing*): agar-ph camph caust *Cina* cocc *Coloc* gamb lyc merc *Nux-m* nux-v op *Plb* rheum sep stram tanac zinc
- **sublime** (*enthusiastic; lively*): hyos nitro-o
- **talking**:
  - **lips** move as if (See Delirium - lips)
  - **while** talking; gesticulating: cic lyc sulph
  - **arms**; with: cic nux-v sep
  - **head**; with: cic lyc sulph
- **throwing** about arms: cina
- **tics**; nervous (*GENE - Twitching; FACE - Twitching; EXTR - Twitching*): agar arg-n ars bism-met carc caust croc cupr enterob-v hyos ign laur lyc nux-v ran-b rhus-t sep staph stram syph tanac tarent *Verat* zinc
  - **painful**: bism-met enterob-v
- **tired**; acts as if born: onos
- **twisting** (See wriggling)
- **uncertain** (*awkward; cautious; shy*): acon bell *Phos* sil verat
- **usual** vocation; of his: ars bell plb stram
- **violent** (*Violent*): agar *Bell Camph* cic-m *Hep Hyos* kali-br plb sep *Stram* verat
  - **angry**; when: sep
- **walking** in a peculiar way (See EXTR - Walking)
- **whimsical**: op
- **wild** (*Wildness*): bell camph
- **wriggling**: valer

Grief

Gestures, makes: ...
- **wringing** (See hands - wringing)

GET ONESELF TOGETHER; as if one cannot (See Confusion)

GIFTED (See Talented)

GIGGLING (*Childish; Foolish*): bufo cann-i hyosin kali-f nat-m stry

GLOOMY (See Sadness - gloomy)

GLUTTONY (See Bulimia)

GODLESS (See Religious - want)

GOING OUT; aversion to (*Company - aversion; VERT - Walking - air - agg.; Fear - open*): am-c anth caps clem *Cycl* hydr *Pneu* **Sep**

GOOD FOR NOTHING; sensation of being (See Discontented - himself - good)

GOOD-HUMORED (See Cheerful)

GOSSIPING (*Loquacity; Indiscretion; Curious*): ars bora-o *Hyos* par stram verat

GOURMAND (*Reveling*): all-s berb carb-v ip mag-c merc nux-v *Verat*

GRACIOUS | not gracious (See Elegance - want)

GRAVITY (See Serious)

GREED, cupidity (*Selfishness; Avarice; Envy - avidity*): ant-t *Ars* calc cham *Chin* graph ip *Lyc* mag-c *Merc* nat-c phos *Puls Sep* thuj verat
- **food**; greed for (See Bulimia)

GRIEF (*Sadness; Weeping; Moaning*): acet-ac acon adren aeth agar agn ail alum am-c am-m *Ambr Anac* ant-c **Anthraci** apis *Arn Ars* asar **Aur** aur-ar aur-m bar-c *Bell* benz-ac bov *Bry* cael calc calc-f calc-p *Cann-xyz* caps carb-an card-m **Caust** chel chin *Cic Cimic* clem cocc coff colch *Coloc* con conv *Croc* crot-c cycl *Dig Dros Ferr Gels Graph Hell* hep hyos *Iber* **IGN** indg iod ip kali-bi kali-br kali-fcy kali-n kali-p *Lac-c Lach* lact laur lil-t *Lyc* mag-m mang meny *Merc* mez mur-ac naja nat-ar nat-c **Nat-m** nat-p nat-s nit-ac *Nux-m* olnd *Op* orni peti petr *Ph-ac* phos phys plat pseuts-m **Puls** ran-s **Rhus-t** ruta sal-ac samb sars sec *Sep* sil spig stann **Staph** stram stront-c stry sul-ac *Sulph* **Symph** *Tarent* thuj v-a-b verat viol-o viol-t zinc
- **daytime**: staph
- **morning**: alum phos puls
- **afternoon**: *Tarent*
- **evening**: *Graph*
- **night** | **bed**; in: graph ph-ac
- **ailments** (See Ailments - grief)
- **alternating** with:
  - **cheerfulness** (See Cheerful - alternating - grief)
  - **exhilaration** (See Exhilaration - alternating - grief)
  - **vivacity** (See Vivacious - alternating - grief)
- **boisterous** (See turbulent)
- **chronic** (See prolonged)

Grief

- **complaining**, with: caust
- **condition**; about his: staph
- **cry**; cannot (See Weeping - cannot)
- **deception**, from (↗*Ailments - deceived)*: **Aur IGN Lyc Nat-m** *Nux-v* op sep verat
- **delusions** from: *Zinc*
- **diabetes**; with: aur aur-m-n ign mag-m nat-s ph-ac tarent
- **easily**: conv
- **fear** at night, with: *Merc*
- **financial** loss; from (See money; Sadness - money - losing)
- **future**; for the (↗*Anxiety - future; Lamenting - future)*: mang nat-c **Nat-m•** stann
- **headache** from (See HEAD - Pain - grief)
- **hunting** for something to grieve oneself: lil-t
- **inconsolable** (See Inconsolable)
- **money**; from losing (↗*Ailments - money)*: calc-f
- **offenses**; from long past: calc *Ign* Staph
- **paralytic** state of body and mind, from: phys
- **past** events, about (↗*Dwells - past; Remorse - indiscretion)*: *Plat*
- **prolonged**: caust *Nat-m* ph-ac phos Staph
- **sighing**; with: acet-ac ail ign nat-m op puls
- **silent** (↗*Taciturn; Brooding; Sadness - quiet)*: adren aeth Am-m Anthraci apis Aur aur-ar Aur-m carc *Coff Coloc* crot-c *Cycl Gels* **Ign** indg ip kali-fcy lyc *Mur-ac* **Nat-m** nux-v peti *Ph-ac* phos **Puls** sal-ac staph sulph
  · **alternating** with | **quarreling** (See Quarrelsome - alternating - silent)
  · **indignation**, with: *Coloc* staph
  · **love**; from disappointed (↗*Ailments - love; Inconsolable)*: **Ign Nat-m Ph-ac** phos
  · **menses**, before: *Ign*
  · **submissiveness**, with: **Puls**
- **suppressed** (See silent)
- **trifles**, over (↗*Trifles; Trifles - important)*: ars bar-c conv
- **turbulent**: nat-m
- **undemonstrative** (See silent)
- **undermining** the constitution: *Phos*
- **waking**, on (↗*Sadness - waking)*: alum *Lac-c Lach* ph-ac
- **weeping** (See Sadness - weeping; Weeping - sad - thoughts)

GRIMACES (↗*Gestures; Foolish; Antics)*: absin agar *All-c* ars bell *Camph* cann-s carb-ac carc cina *Cupr* gels hell *Hyos* ign meli merc nux-m *Olnd* op pall plat *Rhus-t Stram* verat-v zinc
- **convulsions** | **before**: absin
- **hide** the grimaces; trying to: *Cupr*
- **ill**-mannered faces; makes (↗*Haughty; Rudeness - children)*: hyos
- **sleep**; during: bell op

Mind

Grimaces: ...
- **strange** faces; makes: agar all-c ars bell cann-s carb-ac cupr gels hell hyos ign merc nux-m olnd pall plat *Rhus-t Stram* verat-v zinc
- **talking**, while: bell

GROANING (See Moaning)

GROPING; as if (See Gestures - groping)

GROUNDED:
- **not** grounded (See Confidence - want)
- **too** much grounded (See Confident)

GROWLING (↗*Barking)*: alum anac ars *Bell* hell *Hyos* lyc lyss mag-m phos
- **sleep**, during: lyc

GRUDGE (See Hatred)

GRUMBLING (↗*Discontented; Moaning; Complaining)*: alum anac aur bell con morb sang thyr valer
- **night**: con
- **children**; in: morb

GRUNTING (↗*Moaning; Muttering; Sighing)*: bell hell ign mag-c puls sep
- **angry**, when: mag-c
- **sleep**, during: ign sep

GUILT (See Reproaching oneself)

GUILTY; as if (See Anxiety - conscience; Mood - repulsive; Remorse; Reproaching oneself)

GULLIBLE (See Naive)

HAIR:
- **cut**; having hair:
  · **refuse**; children: cina

HALLUCINATIONS (See Delusions)

HANDLE THINGS any more; cannot (See Discouraged; Excitement; Prostration; Sadness)

HANDLED; being | **aversion** (↗*Touched - aversion)*: abrot cina nat-m sep

HANDYMAN: nux-v

HAPHEPHOBIA (See Fear - touched)

HAPPY (See Cheerful)

HAPPY; envy when seeing others (See Envy - happy)

HARD for inferiors and kind for superiors: lyc•

HARDHEARTED (↗*Malicious; Moral; Rudeness)*: alco Anac aur-ar bism cench chin con croc cupr hyos *Kali-i* kali-p *Laur* lil-t lyss nat-m (non: neon) *Nit-ac* nux-v *Op* par plat sabad *Sep* squil verat
- **alternating** with | **mildness**: croc lil-t
- **family**, with his: kali-i

HARMONY | **desire** for (↗*Quarrelling - aversion; Sensitive - rudeness)*: carc mag-c mag-m mag-s nat-c nat-m

HARSH (See Unfeeling)

HASTINESS (See Hurry)

Mind

HATRED (↗*Malicious; Fear - people; Dwells - past*): acon *Agar* aloe am-c am-m ambr **Anac** ang anh ars *Aur* bar-c cadm-i *Calc* calc-s caust *Cham* **CIC** cupr fl-ac hep hydr ign ilx-a iod kali-c kali-i *Lac-c Lach Led* lyc mang med medus mygal nat-c **NAT-M Nit-ac** *Nux-v* op opun-s phos pitu-a pseuts-m *Raph* rhus-t sal-l sep skat stann stram stry **Sulph** tarent vip zinc
- **night**: opun-s
- **absent** persons, better on seeing them; of: fl-ac
- **alternating** with | **despair**: ars
- **bitter** feelings for slight offenses; has (↗*Offended*): ang
- **children**; of (↗*Aversion - children*): anac   Lyc   Nux-v   **Plat**
- **envy**; with (See Envy - hate)
- **humankind**; of (↗*Hatred; Humankind - shuns; Misanthropy*): cic *Led*
- **jealousy**; from: ilx-a
- **men**; of [= in general] (See Hatred)
- **men**; of [= male persons] (↗*Aversion - men; to [= male; Fear - men; of [= male]*):
  • **women**; in (↗*sex; Aversion - men; to [= male persons] - women*): sep
- **men**, of [old rubric] (See men; of [= in; men; of [= male])
- **persons**:
  • **agree** with him; who do not: calc-s
  • **enjoying** life, who are: medus
  • **offended** him; hatred of persons who (↗*Offended*): agar am-c ambr anh *Aur* cic iod kali-c lach led mang med *Nat-m* nit-ac nux-v ph-ac sep stann sulph
  • **unmoved** by apologies: **Nit-ac**
- **revengeful**; hatred and (↗*Plans - making - revengeful*): ambr calc lach med **Nat-m** *Nit-ac Nux-v* zinc
- **unreasonable**: fl-ac
- **women**, of (↗*Homosexuality; Aversion - women; Cynical*): **Puls●** *Raph* sep
  • **men**; in (↗*sex; Aversion - women - men*): sep

HAUGHTY (↗*Censorious; Contradiction - intolerant; Reproaching oneself*): acon agar agn alum anac arn ars asar aur aur-s bac bell calc cann-i cann-xyz carb-v *Caust* chin cic cina coloc con cupr daph dulc elaps ferr ferr-ma glon gran grat guaj ham hell hep hott-p *Hyos* ign *Ip* kali-c kali-i *Lach* lil-t **LYC** merc myric nat-m nitro-o nux-v *Pall* par phos **PLAT** *Puls* rob sabad sec sep *Sil* squil **Staph Stram** stront-c **Sulph** thuj **Verat**
- **alternating** with | **discouragement** (↗*Haughty*): agn
- **clothes** (↗*Dress*): con
  • **best** clothes; likes to wear his: *Con*
- **intelligent**; but: nux-v
- **look**, self-contented (↗*Hiding - himself - children*): ferr ferr-ma
- **mania**; in: cupr glon hyos *Lach* lyc **Plat** stram sulph *Verat*

Haughty: ...
- **menses**, before: verat
- **pregnancy**, during: *Verat*
- **races**; to other human: ars hep phos plat sep
- **religious** haughtiness (↗*Religious - too*): Plat
- **stiff** and pretentious: *Lyc*
- **women**: *Grat*
- **wounded** self-esteem; wishes to be flattered: **Pall** plat puls verat

HAZY feeling (See Confusion)

HEAD-BANGING (See Striking - himself - knocking)

HEADSTRONG (See Obstinate)

HEAVINESS; sensation of (↗*Delusions - body - heavy; Delusions - heavy; Sadness*): cocc cortico cortiso gels hell-o
- **morning**: cortico
- **night**: hell-o
- **influenza**; after: gels

HEEDLESS (↗*Indifference; Unobserving [= inattentive]; Dictatorial*): abies-c agar agn ail alco *Alum* alum-p am-c am-m ambr amphet-s *Anac* apis asaf aur-m *Bar-c Bell* bov bufo-s calad cann-i cann-s canth carl *Caust Cham* cic clem coff *Con* cortico cot croc cupr cur daph euon *Gels* guaj ham *Hell* hep *Hyos* ign ind kali-c kali-sil kreos *Lach* laur *Lyc* lyss m-ambo m-arct *Merc* mez myris nat-c *Nat-m* nat-p nit-ac *Nux-m* nux-v *Olnd Op* ped ph-ac *Phos* plat puls rhod rhus-t rib-ac ruta sabad sep sil spig staph tarax thuj valer verat zinc zinc-p
- **morning | waking**; on: cot
- **all** around; of: cann-i
- **business**; about: myris
- **exhilaration**, from: hell op
- **talking** and writing; in (↗*Dyslexia*): carl

HELD (↗*Mania - held*):
- **amel** being held (↗*Magnetized - amel.*): ars *Bry* calc-p carb-an diph dros eup-per *Gels* glon *Lach* lil-t murx nat-s nux-m nux-v rhus-t sang *Sep* sil stram sul-ac sulph
- **desire** to be held (↗*Magnetized - desire; Mania - held*): *Ars Bism* coff diph *Gels* iod iodof kali-p lach *Nux-m Nux-v* phos plb rhus-t *Sang Sep Stram* sul-ac sulph

HELPING OTHERS:
- **aversion** to help others (↗*Egotism; Indifference - welfare; Selfishness*): calc plat sil
- **desire** to help others (See Benevolence)

HELPLESSNESS; feeling of (↗*Despair; Irresolution; Confidence - want*): agar alum am-c ambr anac anh ant-t arg-n ars *Bar-c* bell *Calad* calc-sil camph cann-i cench **Chel** ferr foll *Gels* hell hydrog ign jasm kali-br kali-p lac-c lith-c **Lyc** lys naja nat-m petr ph-ac phos rhus-t *Sang* sep *Sil* staph stram tax toxi
- **afternoon**: kali-br
- **cough**, during: cench
- **heart** complaints, with: am-c
- **menses**; during: foll
- **mental** exertion, from: gels

Mind

Helplessness
- **paralyzed**, from sensation of being: *Sang*
- **vomiting**, after: hell

HEMATOPHOBIA (See Fear - blood)

HEMOPHOBIA (See Fear - blood)

HEMORRHOIDS; after suppressed: anac ant-c arn ars bell caust cupr fl-ac hyos ign lach lyc nux-v phos sep sulph verat zinc

HESITATING (See Irresolution)

HIDING (➚*Secretive*):
- desire to hide (See himself)
- **himself** (➚*Timidity; Escape; Looked - cannot*): ars aur *Bar-c* **Bell** calc camph chlol coca cupr eug *Hell* hyos *Ign* lach meli op *Puls* staph *Stram* tarent verat
  - **children** (➚*Reproaching oneself; Discontented - himself; Antagonism*): aur bar-c meli tarent verat
    - **mother**; behind: bar-c
    - **run** away; and: meli
    - **strangers**, from: *Bar-c*
    - **visitors** laugh at them and they hide behind furniture; they think: *Bar-c*
  - **corner**; in (➚*Crawling - children - howls; Playing - aversion - children - sit; Sadness - sits*): camph elaps hyos puls
  - **delirium**; in (See Delirium - shy)
  - **fear**, on account of: *Ars Bell* calc cupr tarent
    - **assaulted**; of being: tarent
  - **old** people, in: op
  - **running** away; and: meli
- **things**: bell *Staph* tarent

HIGH PLACES:
- **agg** (➚*Fear - high; Suicidal - throwing - height; VERT - High - places*): *Arg-n Aur* coca gels puls staph *Sulph*

HIGH-SPIRITED (➚*Cheerful; Mirth; Vivacious*): hydr hyos op spig spong verat verb

HILARITY (See Mirth)

HINDERED; intolerance of being (➚*Delusions - hindered; Disturbed*): cina ferr-p
- **children**; in: cina

HOLD (See Held; Holding)

HOLDING:
- **head | moaning**; and vomiting when: cimic
- **mother's** hand; child constantly holding (➚*Clinging - children - mother - hand*): *Bism* kali-c lil-t lyc

HOME:
- **desires** to go (➚*Delusions - home - away - must*): acon bell **Bry** *Calc* calc-p *Carb-an* chlol cic cimic clem coff cupr eup-per hell hyos *Lach* lipp mag-c meli merc nit-ac

Hopeful

Home – desires to go: ...
Op plan plb *Pneu* psor puls rhus-t sacch senec sil stram valer verat vip
- **leave** home:
  - **desire** to (➚*Desires - full - more; Escape*): elaps elat fl-ac tub
  - **night**; at: elat
  - **retiring**; when: elaps
- **talks** of home: bell *Bry*

HOMEOPATHY; aversion of (➚*Refusing - medicine*): caust hep lyc nit-ac nux-v sep

HOMESICKNESS (➚*Change - aversion; Sentimental*): acon ant-c *Aur* bar-c *Bell* bros-gau *Bry Calc* calc-p **CAPS Carb-an** carl *Caust* cent chlol chlor cimic *Clem Cocc Coff* dros elaps elat (non: eup-per) eup-pur *Hell* hipp hyos **Ign** iris-t kali-m *Kali-p* lach lipp mag-c *Mag-m* mang meli **Merc** *Nat-m Nit-ac* op petr **Ph-ac** *Phos* plan plb psor puls puls-n sacch (non: sacch-l) senec sep *Sil Staph* sulph valer verat *Zinc*
- **morning**: carb-an
- **evening**: hipp
- **children**; in: bros-gau
- **fauces**; with heat: **Caps**
- **heat** in throat; with: **Caps**
- **red** cheeks, with: *Caps*
- **silent** ill humor, with: mag-m nit-ac *Ph-ac*
- **sleeplessness**, with (➚*Sentimental*): **Caps**

HOMOPHOBIA (See Fear - homosexuality)

HOMOSEXUALITY (= love with one of the own sex/tribadism) (➚*Aversion - women; Aversion - men; to [= male persons] - women; Aversion - women - men*): *Anh* aur-ar calc-p hyos hypoth *Lach* med nat-m orig phos **Plat** *Puls* sep *Sulph* syph thiop tub

HONEST (➚*Injustice; Objective*): calc-sil *Sep* **Staph**

HONOR:
- **sense** of honor (➚*Moral*):
  - **strong** sense of honor: aur
- **wounded**; ailments from (See Ailments - honor)

HOPEFUL (➚*Cheerful; Courageous; Optimistic*): acon alum ambr ant-t ars (non: aur) bov calc canth carb-an carb-v caust chin cocc colch dig ferr-ma graph hydr hydrc hyos hyper ign kali-c lach lyc nat-m nit-ac *Op* puls raph rhus-t sang seneg stram *Sulfon* sulph **Tub●** valer verat
- **alternating** with:
  - **despair**: acon bov kali-c
  - **discouragement**: alum kali-c *Op*
  - **sadness**: acon kali-c raph *Sulfon*
  - **timidity**: kali-c
  - **weakness**: *Sulfon*
  - **weeping**: raph
- **disease**; in long-lasting: aur
- **lungs**; with complaints of: aur
- **recovery**, of: sang

Mind

HOPELESS (See Despair)

HORRIBLE things, sad stories affect her profoundly: (*Sympathetic; Ailments - fright; Excitement - hearing):* alum ambr ars *Aur Aur-m* benz-ac **CALC** carb-v carc *Caust* cench *Chin Cic* cimic coca cocc coloc *Con* ferr gels *Hep* ign *Iod* kali-bi *Kali-c* kali-p *Lach Lyc* mag-m manc med nat-c *Nat-m Nit-ac Nux-v* op *Phos* plat prot *Puls Sep Sil* **Staph** *Sulph Teucr Thuj Zinc*
- misfortune of others: coloc

HORROR (See Anxiety; Fear)

HORROR MOVIES | love for: stram

HOUSE (= familiar surroundings):
- in the house; being:
  • aversion being kept in the house: lyc

HOUSEKEEPING (*Neglecting - household):*
- unable to do housekeeping; women (*Neglecting - household):* lyc nux-v pitu-a sil sulph

HOWLING (*Barking; Lamenting; Shrieking):* Acet-ac *Acon Alum* arn ars *Aur* bell brom bufo calad camph canth caps *Cham Cic* cina coff cupr cupr-act ign ip lyc merc morph nat-m nux-v op *Phos* plat stann *Stram* tarent verat *Verat-v* verb viol-t
- night: stram *Verat*
- anger; with: arn

HUGGING (See Embraces)

HUMANKIND (*Men):*
- shuns the foolishness of humankind (*Fear - people; Misanthropy; Hatred - humankind):* Cic

HUMBLE (See Humility)

HUMILIATED; feeling (*Ailments - mortification):* staph

HUMILITY (*Singing; Fear - disturbing; Modesty):* bry cupr psor

HUMOR (See Mood)

HUMOROUS (See Cheerful; Jesting)

HUNTING | desire to go hunting: nux-v sulph tub

HUNTING for words (See Forgetful - words)

HURRIED; being (*Hurry):*
- cannot be hurried (*Slowness):* **Alum**

HURRY (= hastiness) (*Impatience; Busy; Time - slowly):* Acon allox aloe alum alum-p ambr *Anac* anan apis *Aran-ix* arg-met *Arg-n Ars Ars-i* ars-s-f asar atro aur aur-ar aur-i aur-s *Bar-c* bar-i bar-s *Bell* benz-ac bov bros-gau *Bry* cact calad calc *Calc-f* calc-p calc-s calc-sil *Camph* cann-i cann-xyz canth caps carb-an carb-v *Carbn-s* carc caust cham cimic cina clem coca cocc *Coff* con cortico *Crot-c* cupr cur dig dubo-h **Dulc** esp-g ferr-p *Fl-ac* gins graph grat *Hep* hyos *Ign Iod* ip kali-ar *Kali-c* kali-p kali-s *Lach* laur Lil-t lob-p lyc lycps-v *M-ambo M-arct* m-aust mag-m

Hurry: ... ang **Med** meny **Merc** merl mez morph mosch nat-ar nat-c **Nat-m** nat-p *Nit-ac* nux-m *Nux-v* olnd op ox-ac ped *Ph-ac* phos pip-m plan plat plb plect prun psor ptel *Puls* ran-b rheum rhus-t sabad sep *Stram* **Sul-ac** sul-i **Sulph** sumb syph **Tarent** *Thuj* valer verat viol-t visc zinc zinc-val
- morning: med
- afternoon: ferr-p
- night: lach
- agg (See Ailments - hurry)
- ailments from (See Ailments - hurry)
- aimless (*Busy - fruitlessly):* Lil-t
- always in a: arg-n ars-s-f lil-t med staph sul-ac
- awkward from hurry (*Awkward - haste):* apis *Mosch* nat-m
- children; in: med
- chill, during: cann-s
- drinking, on: anac *Bell* bry cina *Coff Hep* merc *Stram Zinc*
  • unconsciousness; during: hell
- driving; when: sacch-a
- duties; as by imperative: **Lil-t**
- eating; while: anac arg-n *Ars* aur bell bros-gau bry calad *Caust* clem *Coff* cupr fl-ac graph hell *Hep* kali-c *Lach* lyc merc nux-m olnd phos pip-m **Plat** plect *Rhus-t* sabad **Sul-ac** sulph *Zinc*
- everybody:
  • moves too slowly: allox med *Tarent*
  • must hurry: arg-n cann-i lach med nat-p *Nux-m* nux-v sul-ac **Tarent**
- headache, during | hot face; with: ptel
- itching; with | Genitals; of: tarent
- menses:
  • during: ign
- mental exertion; during: ambr aur calc ign *Kali-c* laur op *Sul-ac Thuj*
- movements, in: acon arg-n ars ars-s-f atro aur *Bell* camph cann-i coca coff con gins *Hyos* kali-c meny merc merl **Stram Sul-ac** *Sulph* **Tarent** *Thuj* viol-t
  • fast enough; cannot do things: aur **Sul-ac**
  • involuntary hurry in movements: **Sulph**
- occupation, in (*work):* acon aur calc-f camph carb-v caust cimic cortico hep *Kali-c* kali-p **Lil-t** *Med* op plan ptel puls sep **Sul-ac** *Thuj* viol-t
  • desire to do several things at once: aur cortico **Lil-t** *Med* plan
  • finish any, but cannot: *Med*
- slow execution; with: alum
- speech (See Speech - hasty)
- time; hurry to arrive at the appointed (*Ailments - anticipation; Anticipation):* **Arg-n** med sul-ac
- trifles; about: med sul-ac sulph

- **walking**, while *(⭐Ailments - anticipation; Anxiety - walking - rapidly - makes; GENE - Walking - rapidly - amel.):* acon alum **Arg-n** canth carb-an fl-ac iod mang mosch prun sep stram **Sul-ac** sul-i *Sulph* syph **TARENT** *Thuj*
- **walks** to and fro, cannot be amused by thinking or reading: lil-t
- **work**, in *(⭐occupation):* aloe calc-f caust cimic op sul-ac sul-i *Tarent*
  • **afternoon**: aloe
- **writing**, in: alum coca ign lyc ped ptel **Sul-ac**

HURT; easily:
- **mentally** hurt (See Insecurity; Offended; Sensitive - mental; Sensitive - moral)
- **physically** hurt; as if going to be (See Delusions - injury - about)

HURTING oneself (See Injuring)

HURTING other people's feelings (See Malicious - hurting)

HUSBAND; aversion to (See Aversion - husband)

HYDROPHOBIA (= rabies) *(⭐Fear - water; GENE - Bathing - aversion; GENE - Water - seeing):* acet-ac acon aconin agar agav-a anag anan ant-c anthraci apis arg-n ars *Aspar* **Bell** brom calc camph cann-i **Canth** cedr ceto chlol cocc-s crot-h *Cupr Cur* euph-l fagu gels genr c gua *Hydr-ac* **Hyos** hyper iod jatr-c **Lach** laur lys **LYSS** merc nux-v phel **Phos** plb ran-s ruta *Sabad* scut spirae **Stram** stry strych-g sulph tann-ac tarent ter trach verat (non: xan)
- **bright** objects agg: cocc-s
- **delirium**; with: stram
- **prophylaxis** of (= to prevent this condition): *Bell* canth hyos *Lyss* stram
- **screams** or howls in a high voice: *Stram*

HYPERACTIVE CHILDREN (See GENE - Energy - excess - children)

HYPOCHONDRIASIS *(⭐Anxiety - health; Thinking - complaints - agg.; Anxiety - health - own):* abies-n acon aesc agn alf aloe alum am-c *Ambr Anac* arg-met *Arg-n* arn **Ars** *Asaf* **Aur** aur-m aur-s aven aza bell bism bran brom bry **Cact** *Calc Cann-s* canth *Caps* card-m caust *Cham* chin chion *Cimic* coca *Cocc* coff **Con** croc cupr *Cycl* dig esp-g euphr ferr ferr-p gels gran *Graph Grat* hell helon *Hep* hera hydr-ac *Hyos* **Ign** *Iod* kali-br kali-c kali-chl *Kali-p* kreos *Lach* lath *Lyc* lycps-v m-arct mag-c **Mag-m** malar merc merc-d **Mez** *Mill* mosch naja **Nat-c Nat-m** nep **Nit-ac** nux-m **Nux-v** *Ol-an* op *Petr Ph-ac Phos* plat plb pneu podo **Puls** rhus-t sabad sabin *Sel* seneg *Sep* sil *Spong Stann* **Staph** stram sul-ac *Sulph* sumb **Syph** tab tarent *Ter* thuj tub v-a-b *Valer* verat vib-t *Viol-o* **Zinc** zinc-o zinc-val ziz
- **daytime**:
  • **alternating** with:
    : **cheerfulness** in the evening (See Cheerful - evening - alternating - hypochondriasis - daytime)

Hypochondriasis – daytime – alternating with: ...
  : **irritability** (See Irritability - alternating - hypochondriasis - daytime)
  : **merriness** in the evening (See Cheerful - evening - alternating - hypochondriasis - daytime)
- **morning**: alum lyc
- **forenoon**: nux-m
- **afternoon**: cocc graph zinc
- **evening**: kreos nux-v phos puls
- **night**: alum calc lach m-arct nat-m
- **air**; in open: *Con* petr
- **alone**, when: ars
- **eating**, after: anac *Nat-c Nux-v* sulph zinc
- **epistaxis** amel: kali-chl
- **fear** of death; with: nit-ac
- **fever**, during: nux-m
- **gastrointestinal** complaints; with: *Nux-v*
- **hemorrhoids**; with: aesc grat *Nux-v*
- **menses**:
  • **suppression** of: *Con*
- **morose** *(⭐Morose - hypochondriasis):* con graph grat m-arct petr phos **Puls** sabin sulph
- **sexual**: anac calc chin mosch nat-m nux-v *Ph-ac* sep **Staph** sulph
  • **excesses**, from: anac calc chin **Con** nat-m nux-v *Ph-ac* sep **Staph** sulph
- **stool**; about: aloe
- **suicide**; driving to: hep
- **waking**, on: *Alum* lyc
- **weeping**, with: am-c calc kali-c plat **Puls** stram viol-o

HYPOCRISY *(⭐Contradiction - disposition; Deceitful; Liar):* caust **Lyc•** merc nux-v phos *Puls•* sep *Sil Sulph*

HYSTERIA *(⭐RESP - Asthmatic - hysterical; Laughing - hysterical; Anxiety - hysterical):* abies-n abrot absin *Acet-ac* **Acon** aether *Agar* agn aloe *Alum* alum-sil am-c am-val ambr aml-ns *Anac* anag ang anh ant-c antip apis aqui aran arg-met *Arg-n* arn **Ars** ars-s-f *Art-v* arund **Asaf** asar asc-c asc-t aster **Aur** aur-ar aur-i aur-s bad bapt *Bar-c* bar-i bar-s bell benz-ac borx bov brom bry bufo *Cact Caj* calad *Calc Calc-s* calc-sil *Camph* camph-br camph-mbr cann-i cann-s *Canth* caps carb-an carb-v *Carbn-s Castm* catar *Caul* **Caust** cedr *Cham* chel *Chen-a* chim chin chinin-s *Chlf Chlol* cic *Cimic Cinnm* cob **Cocc** *Coff Coff-t* **Con** conv convo-s cop cor-r cot *Croc* crot-h crot-t cupr cycl cypr *Dig Diosm Elaps* elec *Eup-a* eup-pur euphr *Ferr* ferr-ar ferr-i ferr-p **Gels** *Graph Grat* hell helon hep hura *Hydr-ac Hyos* hyper *Ictod* **Ign** *Indg* iod ip kali-ar kali-br *Kali-c* kali-i **Kali-p** kali-s kali-sil *Lac-ac* lac-c lac-d **Lach** lact lact-v *Lil-t* lob *Lyc* m-arct mag-c **Mag-m** *Manc* mand (non: mang) mang-act melis meny *Merc* mez *Mill* morph **Mosch** mygal narc-ps nat-ar *Nat-c* nat-hchls **Nat-m** nat-p nat-s nat-sil **Nit-ac** nitro-o **Nux-m Nux-v** ol-an op

Mind

Hysteria: ...
sars scut *Sec Sel* senec seneg **Sep Sil** spartin-s spig spira spong stann staph *Stict* stram stront-c stry-p succ succ-xyz sul-ac sul-i *Sulph* sumb tab **Tarent** ter thal *Ther* thuj thyr *Tub* ust **Valer** vanad **Verat** vib *Viol-o* viol-t visc xan zinc zinc-cy *Zinc-val* Ziz
- **evening**: aether kali-s
- **night**: *Senec*
- **alternating** with | **anger** (See Anger - alternating - hysteria)
- **attacks**, in: absin carbn-s
- **changing** symptoms: Puls
- **children**; in:
  • **girls** | **love**; from disappointed: ant-c
- **chlorosis**; with: tarent
- **coition**:
  • agg: lac-c
  • amel: con
- **deep** scrofulous constitution, psora or syphilis; in: asaf
- **delivery**; during: caul
- **discharges**; after suppression of: **Asaf** *Lach*
- **enuresis**; with: ign valer
- **excessive** irritation of genitals; from: orig
- **fainting**, hysterical (↗*GENE - Faintness - hysterical*): am-c am ars *Cham* cimic **Cocc** *Dig* **Ign** lac-d *Mosch Nat-m Nux-m Nux-v* puls samb ter
- **fever**; with intermittent: aran cocc ign tarent
- **fright** | **after**: sabad
- **globus** hystericus (See THRO - Lump)
- **grief**, from: bar-s *Gels Ign*
- **hemorrhage**:
  • **after**: stict
  • **with**: bad croc hyos ign kali-i merc stict sulph
- **injury** | **Coccyx**; of the: hyper
- **intestinal** complaints; with: asaf
- **lascivious** (↗*Lascivious; Nymphomania; Lewdness*): agn mosch *Plat Tarent*
- **lie** down, must: *Stict* ther
- **light** and noise agg: *Stict*
- **looked** at; when (↗*Looked - cannot*): plb
- **loss** of:
  • **blood**; after: *Stict*
- **ludicrous**: *Tarent*
- **man**, in a: croc mosch
- **menopause**; at: cimic ign *Ph-ac* ther valer zinc-val
- **menses**:
  • **after** (↗*Menses - after*): ferr nux-v
  : **copious**: (non: nux-v)
  • **before** (↗*Menses - before*): caul *Cimic* cocc con elaps gels *Hyos* ign **Mag-m** *Mosch* nux-m nux-v *Plat* puls senec vib
  • **during** (↗*Menses - during*): cact caul caust *Cimic* cocc gels ign mag-m mosch **Nux-m** nux-v plat puls raph sec senec stram verat vib

Hysteria – menses – during: ...
  : **amel**: *Zinc*
  : **first** day of: raph
- **metrorrhagia**; with: caul cimic mag-m
- **moaning** agg and sighing amel: tarent
- **music** amel (↗*Music - amel.*): **Tarent**
- **orgasm**; at the height of: lac-c
- **plethoric** subjects, in (↗*GENE - Plethora - constitution*): *Acon Gels*
- **pregnancy** and delivery; during: *Chlol* **Gels**
- **puberty**, at: ant-c *Lach Ther*
- **salivation**; with: merc
- **sexual**:
  • **excesses**, after (↗*Ailments - sexual excesses*): agar anac con lach *Ph-ac* sep *Staph*
  • **excitement**; from suppression of sexual: **Brom Con**
- **sleeplessness**, with: croc *Kali-br* mosch *Senec Stict*
- **spasms**; with:
  ○ **Back**; of: cimic
  • **Cervical** region; of: cimic
- **tongue**:
  • **stiffness**: sep
  • **white** discoloration of the tongue; with: *Lyc*
- **tuberculous** patients; in: viol-o
- **uterus**:
  • **complaints** of the; with: cimic helon
  • **prolapse** of the; with: helon

IDEAL; sensation as if everything is (See Content)

IDEALISTIC (↗*Injustice*): aq-pet **Caust** *Chin* **Ign** lyc *Plat*

IDEAS (↗*Thoughts*):
- **abundant** (↗*Memory - active; Mental exertion - desire; Concentration - active*): acon aesc aether agar aloe alum alum-p am-c ambr anac ang anh arg-n **Ars** asaf asar aster aur aur-ar aur-s *Bar-c* **Bell** borx *Bry* bufo caj **Calc** calc-f calc-p calc-sil canni-i canni-s canth carb-ac carb-v carbn-s caust cham **Chin** chinin-ar *Chinin-s* cimic cob coc-c coca cocc **Coff** *Coff-t* colch coloc con der eupi ferr-p flor-p gels gion graph ham hell hep hyos ign iod kali-br kali-c kali-n kali-s kreos lac-ac **Lach** laur led *Lyc* lyss m-arct med menth mentho meph merc mez morph mur-ac nat-ar nat-c nat-p nit-ac **Nux-v** olnd **Op** opun-v ox-ac pall ph-ac **Phos** pic-ac *Pip-m* plat **Puls** rhus-t sabad sep sil spig spong staph stram *Stry* **Sulph** sumb tab ter thea thuj *Tub* v-a-b valer verat verb viol-o viol-t zinc
  • **morning**:
    : **restless** sleep; after: ham
  • **forenoon**: ox-ac
  • **evening** (↗*Plans - making - evening*): agar anac arg-n bry *Calc* caust **Chin** cocc *Coff* graph kali-c **Lach** lyc nat-p *Nux-v* phos **Puls** rhus-t sabad sil *Staph* sulph **Sumb Valer** viol-t
  : **bed**, in: agar bry *Calc* caust chin cocc graph kali-c *Lyc* **Nux-v** **Puls** rhus-t sil sulph

Ideas — Mind — Impatience

- **abundant**: ...
  - **night** (*Plans - making - night*): aloe borx Calc calc-sil Chin chinin-ar Chinin-s coca cocc Coff colch graph hep kali-c Lyc Nux-v Op pic-ac puls sabad sep sil *Staph* sulph tab viol-t
  - **bed**; in: *Chin*
  - **alternating** with:
    - **deficiency** of ideas (See dullness)
    - **dullness**: alum-p cann-i colch
  - **chill**, during: phys spig
  - **closing** the eyes, on: led spong
  - **communicate** them; and ability to: med
  - **headache**, after: aster
  - **heat**, during: bell coff lach op stram thuj
  - **perspiration**, during: valer viol-o
  - **uncertain** in execution; but (*Irresolution*): med
  - **urination**, after: cann-i
  - **weakness**; with: mur-ac
- **deficiency** of (*Dullness; Concentration - difficult; Memory - weakness*): acet-ac Acon Aeth agn all-s alum alum-p alum-sil *Am-c* ambr Anac ang anh apis arg-met arg-n arn arund asaf asar atro aur bar-c bell borx bov brom bry caj calc *Calc-p* calc-sil camph cann-s canth caps **Carb-v** carc Caust cham Chin chlf cic clem cocc coff colch Con corn cot croc cupr cycl dig glon guaj **Hell** hep *Hyos* iber ictod ign iod *Kali-br* kreos Lach laur lepi lil-t Lyc m-arct m-aust meny Merc merc-c Mez mit mosch myric nat-m *Nat-m* nit-ac nitro-ac *Nux-m* olnd Op petr **Ph-ac** Phos plat Plb ran-g ran-s rheum rhod rhus-t ruta sal-p *Sel* sep ser-ac-a sil spig stann **Staph** stram sulph tab *Tarent* thuj trif-p trom upa valer verat xan Zinc
  - **daytime**: calc-sil
  - **alternating** with | **clearness** of mind (See abundant - alternating - dullness)
  - **brain** fag, in: *Ph-ac*
  - **child**: carc
  - **interruption**, from any (*Disturbed; Thoughts - vanishing - interrupted*): colch
  - **overexertion**, from: olnd
  - **vomiting** amel: asar
- **fixed** ideas (See Thoughts - persistent)
- **insane**, ridiculous (See Thoughts - insane)
- **new** (See New ideas)
- **unconnected**: alum am-c gels med nat-c ph-ac sulph zinc

IDIOCY (*Imbecility; Biting; Cretinism*): absin Aeth agar alum anac anan ant-c antip ars bac *Bar-c* **Bar-m** bell bell-p *Borx* bufo *Calc-p* caps carbn-o *Carbn-s* carc caust cent cham chlol cic *Hell* helo hyos kali-br Lac-c lach lyc med merc mez mosch nux-m oena olnd orig ph-ac *Phos* plb sanic sarr sars sec stram stry sulph tab thuj thyr *Tub* verat
- **alternating** with:
  - **excitement** (See Excitement - alternating - idiocy)
  - **furor** (See Excitement - alternating - idiocy)
- **irritability**: aeth

Idiocy: ...
- **bite**; desire to (*Biting*): **Bell Stram**
- **children**; in: aeth calc-p carc
- **convulsions**; with: oena
- **giggling**: stry
- **idiotic** actions: ant-c caust
  - **epilepsy**; before: caust
- **masturbation**; after: bufo med orig
- **pulling** feathers out of bed: ant-c
- **shrill** shrieking, with: *Borx Lac-c Tub*

IDLENESS (*Chaotic; Laziness*):
- **agg** (*Excitement - amel*): tarax verat
- **sadness**; with (See Sadness - idleness)

ILL feeling (See Delusions - sick - being)

ILL HUMOR (See Irritability; Morose)

IMAGINARY disease (See Delusions - sick - being)

IMAGINATIONS (See Delusions)

IMBECILITY (*Idiocy; Retardation*): acon agar agn alco Aloe Alum alum-p alum-sil *Am-c* **Ambr Anac** anac-oc anil ant-c ant-t apis arg-met *Arg-n* Ars ars-s-f art-v asar Aur aur-ar aur-s *Bapt* **Bar-c Bar-m** bar-s **Bell** bov brom **Bufo Bufo-s** calad *Calc* calc-p calc-s calc-sil camph *Cann-s* **Caps** carb-an carb-v carbn-o **Carbn-s** carc Caust cham *Chel* chin chlol chlor *Cocc* Con coni *Crot-h* cupr cycl dig Dios dulc *Fl-ac Hell Hep* Hyos *Ign* kali-bi *Kali-br* kali-chl kali-m Kali-p kali-sil *Lach Laur* **Lyc** mang Med meli *Merc Merc-c* mez mosch mur-ac nat-ar *Nat-m* nat-i *Nat-m Nat-p* nat-sil nit-ac **Nux-m Nux-v** olnd **Op** *Oxyt Par* Petr **Ph-ac** *Phos* **Pic-ac** *Plat* **Plb** Puls ran-g rheum *Rhus-t* ruta *Sabad Sabin* sars sec sel seneg *Sep* **Sil** sol-ni *Spig* spong stann *Staph* **Stram** stry sul-ac **Sulph** *Syph* tax *Ther* thuj tub **Verat** verb viol-o zinc zinc-p
- **epilepsy**; before: *Caust*
- **negativism** (*Answering - monosyllables - no*): hell ign
- **old** rags are as fine as silk: **Sulph**
- **rage**, stamps the feet: anac lyc nux-v op verat
- **sexual** excitement, with: *Bell Hep Hyos Phos Staph Stram*
- **shrieks** when occupying with him: *Hell Ign*

IMITATION, mimicry (*Delusions - man - does; Delusions - people - beside - doing; Delusions - reading - after*): bell cupr haliae-lc hyos lach *Lyc* nux-m stram verat
- **writing**; in | **without** knowing signification; imitates writing: *Lyc*

IMPATIENCE (*Restlessness; Hurry; Time - slowly*): *Acon* act-sp aesc aeth agar-ph alco all-s allox *Aloe* alum ambr amph anac ant-c anthraci *Apis* aral *Arg-n* arn *Ars Ars-h Ars-i* ars-s-f aster aur aur-ar aur-i aur-m-n bar-ac bar-i bar-s bell bros-gau *Bry* bufo bung-fa *Calc* calc-f calc-i calc-p calc-s calc-sil *Carb-ac* carb-v **Cham** chin chinin-ar cic cimic *Cina* colch *Coloc* crot-h cub culx digin dros *Dulc* ferul gels gins goss graph hell *Hep* hist hura *Hyos* **Ign** impa-g *Iod* **Ip** kali-ar *Kali-bi* **Kali-c** kali-p kali-s kali-sil

Impatience — Mind — Impulse

Impatience: ...
Kreos Lach lap-la lil-t *Lyc* lycps-v lyss m-ambo manc mang *Med* meli meny merc mez mosch murx nat-ar nat-c *Nat-m* nat-p nep nicc nid *Nit-ac* nuph nux-m **Nux-v** onos op osm pall pert-vc ph-ac *Plan Plat Psor Puls Pulx* pycnop-sa rheum *Rhus-t* sang sars sel **Sep Sil** sol-a spig spong stann *Staph Stram Sul-ac* sul-i **Sulph** tarax tarent tax thal thiop thuj vac valer verat viol-t vip-a wies zinc zinc-p
- **daytime**: lyss
- **morning**: dulc sulph
- **forenoon | 11 h**: sulph
- **noon**: hura
- **afternoon**: nit-ac sang
- **alternating** with:
  · **cheerfulness**: tell
- **children**; about his: anac kali-c
- **contradiction**; at slightest: alco lap-la
- **coryza**, with: Nux-v
- **cure** him at once, doctor should: cham
- **dinner**, during: sulph
- **discouragement**; with: *Calc*
- **eating**, while: merc
- **headache**, during: lyss manc pall *Sulph* zinc
- **heat**, with: *Acon* apis ars bell *Cham* chinin-ar ign *Ip* lyc *Merc Nat-m Nux-v Puls Rhus-t* viol-t
- **house**, in: aster
- **intermittent** fever, in: chinin-ar
- **itching**, from: osm sars urt-u
- **menses**:
  · **after**: *Nat-m*
  · **before**: anthraci
  · **during**: *Cham* ign *Nux-v*
- **others**; with: allox
- **pain**, from: **Cham**● *Coloc* hura murx
- **perspiration**, during: *Acon* apis aur *Cham* ign merc mez rhus-t sul-ac zinc
- **playing** of children, by: anac
- **reading**, while: nat-c
- **room**, in a warm crowded: *Plat*
- **runs** about, never sits or sleeps at night: *Iod*
- **sitting**, while (*Sitting - inclination*): *Sep*
- **spoken** to, when: *Lil-t Nux-v*
- **suicidal** disposition, with: carb-v
- **supper**, after: nit-ac
- **talk** of others, during (*Petulant*): zinc
- **tossing** about: *Acon*
- **trifles**, about (*Trifles; Trifles - important*): kali-p *Med* merc nat-m sang sol-a *Sul-ac Sulph*
- **urinating**; before: sulph
- **walking**, while: lyc
- **working**; when: *Nux-v*

IMPERIOUS (See Haughty)

IMPERTINENCE (*Haughty; Heedless; Rudeness*):
acon bell bufo canth graph ign nit-ac nux-v pall phos sacch spong *Stram Tub* verat

IMPETUOUS (*Impatience; Hurry; Heedless*): acon *Anac* arg-n arn *Ars* aur *Bry* calc calc-s *Carb-v* caust *Cham* cocain croc ferr ferr-p glon **Hep** *Hyos Iod Kali-c* kali-i kali-p kali-s lach laur led mag-c med nat-c *Nat-m* **Nit-ac Nux-v** olnd phos rheum **Sep** *Staph* stram stront-c sul-ac *Sulph* tab thuj *Zinc* zinc-p
- **daytime**: nit-ac
- **morning**: staph
- **afternoon**: caust
- **evening**: ferr-p
- **heat**, with: sep
- **perspiration**, with: *Acon Ars Bry* carb-v ferr *Hep* hyos nat-m phos stram sulph thuj
- **urination**; before: sulph

IMPOLITE (*Abusive; Rudeness; Disobedience*):
aran-ix *Hep* lyc *Merc* plat
- **children** (*Rudeness*): lyc

IMPORTANT person; behaving as a (See Pompous)

IMPORTUNATE (See Meddlesome)

IMPRESSIONABLE (*Irresolution; Confidence - want; Sympathetic*): ambr *Ars* aur aur-m bar-c **Calc** calc-p *Canth* **Carc Caust Chin Cic Cocc** coff con croc ferr **Gels** graph hep ign **Iod** lach lyc *Nat-c Nat-m* nit-ac nitro-o *Nux-v* phos plat **Puls** rosm sel sep *Sil Staph* sulph tarent teucr *Thuj* **Tub** viol-o *Zinc*
- **children**: *Ars* aur aur-m **Calc** calc-p carc **Caust** *Chin* **Cic** cocc con ferr **Gels** hep ign iod lach lyc *Nat-c Nat-m* nit-ac *Nux-v* **Phos** plat puls rosm sep *Sil Staph* sulph teucr *Thuj* zinc
- **pleasure**; to: *Coff*
- **women** and girls; in: viol-o

IMPROVIDENT (*Heedless*): nat-m

IMPRUDENCE (See Indiscretion)

IMPUDENT (See Insolence)

IMPULSE; morbid (*Meddlesome*): acon agar-st all-s alum anac arg-n ars bac *Bar-p* bufo bung-fa cact cann-i caust cham chin coff dig ferr fl-ac glon hep hyos iod kali-i lach lil-t lyc *Lyss* mag-c mang merc mez naja nux-v opun-s *Orig* phos phys *Plat* psor sep staph stram sulph syph tarent thea *Thlas* thuj **TUB** valer
- **absurd** things; to do (*Foolish*): alum arg-n
- **argue**; to: bung-fa
- **busy** amel; when (See occupation - amel.)
- **contradictory**: anac
- **destroy** himself; to (See Suicidal)
- **fight**; to (See Fight)
- **jump** (See Jumping - impulse)
- **kill**; to (See Kill)
- **move**, to: bac
- **occupation | amel** (*Activity - desires; Occupation - amel.*): iod
- **peculiar**: arg-n
- **rash**: nux-v staph
- **reckless** things; impelled to do (*Heedless*): lyss

Mind

Impulse ... **Indifference**

- **run**; to (= dromomania) (*↗Runs; Exertion - physical - desire; Roving - senseless):* agar-st all-s anac bell bufo cann-i dig glon *Iod* lach mang mez *Orig* phys **Stram** tarent **TUB**
  - **night**: iod
  - **convulsive** paroxysms, in: agar-st
  - **followed**, thinks he is (*↗Delusions - pursued):* anac
  - **menses | before**: lach
- **sexual** (*↗FEMA - Sexual desire - violent; MALE - Sexual desire - violent):* caust chin mag-c nux-v phos staph verat
- **shriek**; to (See Shrieking - must)
- **speak** in abusive language; to: bung-fa
- **stab**; to:
  - his flesh with the knife he holds; to stab (*↗Fear - suicide; Kill; desire - knife - with; Injuring - fear):* alum ars coff *Lyss*
  - **others**; to stab (*↗Cut; Cut - others; Kill; desire):* hep merc plat
- **strange** things; to do (*↗Strange - things):* arg-n cact
- **touch** to (See Touching)
- **violence**, to do (*↗Kill; desire):* alum hep *Iod* merc nux-v **Plat** *Stram* sulph thea
- **walk**; to: acon arg-n **Ars** *Bar-p* cham ferr fl-ac kali-i lil-t lyc mag-c merc naja phos sep tarent *Thlas* thuj valer
- **wash**; to: psor syph

IMPULSIVE (*↗Impatience; Hurry; Mood - changeable):* alum **Arg-n** *Ars Aur* bung-fa cadm-met camph caust cere-b *Cic* croc cupr gins hep **Ign** iod lach med merc nux-v pert-vc phos **Puls** rheum rhus-t staph tarent thea
- **shopping**; impulsive to go: nux-v

INACTIVITY (*↗Laziness):* allox aran bapt *Bar-c* cadm-met cassia-s *Chel* con conin-br dig gels ign kali-p *Mag-m* op puls rad-br succ-ac tamrnd *Zinc*

INADVERTENCE (See Absentminded)

INATTENTIVE (See Absentminded; Heedless)

INCENSE (See Anger; Hatred; Rage)

INCEST (See Ailments - abused - sexually)

INCITING others (*↗Defiant):* cimic coloc hyos plb

INCONSOLABLE (*↗Sadness; Despair; Grief):* *Acon* ambr ant-c arist-cl *Ars* asar bell *Brom* calc-p calc-s carc *Cham Chin* cic coff dig graph hep **Ign** *Jal* kali-br kali-c kali-p kali-s kali-sil lil-t *Lyc M-arct* mag-s mang merc nat-m *Nat-m* nit-ac *Nux-v* par *Petr* phos *Plat* **Puls** rhus-t *Spong* staph stram sulph syph tab tarent *Verat*
- **actions**, over all her: sulph
- **alone**; agg when (*↗Company - desire; Company - desire - alone):* stram
- **children**: brom *Cham* chin nat-m verat
  - **infants**: *Cham*
- **dark**; agg when: stram
- **dreams**; in his: tab

Inconsolable: ...
- **heat**, with: spong
- **misfortune**; over imagined (*↗Unfortunate):* **Verat**

INCONSTANCY (*↗Mood - changeable; Irresolution; Capriciousness):* acon acon-l act-sp agar alum am-c *Ambr* anac ang anh ant-c apis arg-met arg-n ars asaf aur bar-c bell bism borx calc *Calc-p* cann-s canth cham chin cimic cina coc-c cocc coff con *Croc* cycl dros ferr form gels *Graph* hell hyos **Ign** iod **Kali-br** kali-c lac-c lach led lith-f lyc m-arct m-aust mag-m *Med* merc mez mosch nat-c nat-m nicc nit-ac *Nux-m* nux-v olnd onos op opun-s (non: opun-v) pall petr plan plat **Puls** ruta sars *Sep* sil sphing spig stann staph stram sulph syph tarax thuj v-a-b valer verat viol-o voes zinc
- **thoughts**, of: alum am-c hell merc mez thuj

INDECISION (See Irresolution)

INDEPENDENT (*↗Ailments - domination; Libertinism; Positiveness):* aeth *Bell* calc cina cupr mag-c *Nux-v Sulph*
- **lack** of independence: anac bar-c nat-m

INDIFFERENCE (*↗Dullness; Reserved; Ennui):* abel abrom-a absin acet-ac *Acon* aesc *Agar Agn* ail *All-c* allox aloe **Alum** alum-p alum-sil alumn am-c am-m ambr ammc amor-r **Anac** anan *Anh* ant-t *Anthraci* **Apis** aq-mar arag *Arg-n Arn Ars* ars-i ars-s-f arund asaf asar asim aster atro *Aur* aur-ar aur-f *Aur-m* bac bapt *Bar-c* bar-i bar-m bar-s *Bell* bell-p berb bism borx *Bov* brom bros-gau bry bufo but-ac buth-a *Cadm-m* cadm-met calad *Calc* calc-ar calc-f calc-i *Calc-p* calc-s camph cann-s cann-xyz canth caps *Carb-an* **Carb-v** carbn-o *Carbn-s* carc card-m caust cench *Cham Chel* **Chin** *Chinin-ar Chinin-s* chion chloram chlorpr cic *Cimic* cina clem coc-c coca cocain *Cocc* cod coff coloc con **Con** conin-br con cortico croc *Crot-c Crot-h* cupr cupr-s *Cycl* cypr cyt-l dig digin dros *Dulc* eberth elaps esp-g euphr fago ferr ferr-ar ferr-i ferr-p fl-ac *Gels* glon glyc *Graph* grat guaj gymno ham harp **Hell** helo hep hipp hura hydr hydr-ac hydre *Hyos* **Ign** ind indol iod ip jatr-c jug-r *Kali-ar* kali-bi *Kali-br* kali-c kali-chl kali-i kali-m kali-n *Kali-p* kali-s kali-sil kres lac-c lac-d *Lach* laur lepi levo lil-s **Lil-t** linu-c luf-op *Lyc* lyss mag-c mag-m manc mand med *Meli* meny meph *Merc* merc-c merc-i-f merl **Mez** moly-met morph mur-ac myric myris naja narz **Nat-c Nat-m Nat-p** nat-s nat-sal nep nid *Nit-ac* nit-s-d nitro-o *Nux-m* nux-v olnd **Onos Op** osteo-a ped petr **Ph-ac Phos** phys *Phyt Pic-ac* pitu **Plat** plb prun pseuts-m psil *Psor* ptel **Puls** pycnop-sa rad-br raja-s ran-b raph rat rauw rheum rhod rhus-g rhus-t rhus-v rib-ac ric rumx ruta sabad sabal sabin sacch sal-l sang sapo saroth sarr sars *Sec* sel seneg **Sep** sieg *Sil* spig spong squil stann **Staph** stram sul-ac sul-i sulfa sulfon sulfonam *Sulph Syph Tab* tanac tarax tarent tax *Tell* term-c teucr thal thala

Indifference

Indifference: ...
ther thiop *Thuj Thuj-l* **Thyr** tong trinit *Tub* ven-m *Verat* verb *Viol-t* vip visc xan zinc zinc-p ziz
- **daytime**: anac dig digin merc verat zinc-p
- **morning**: all-c corn cortico hep mag-c mag-m manc petr **Ph-ac** phyt sep staph tarent
  · 8 h: sep
  · 15 h; until: tarent
  · **waking**; on: hep mag-m manc petr *Ph-ac* phyt staph
- **forenoon**: alum sars sep
- **afternoon**: con ham mag-c
  · 17-18 h: con
- **evening**: aloe dig kali-chl phos tarent
- **adverse** circumstances; to: ph-ac
- **agreeable** things; to (↗*pleasure*): ambr anac apis cina corn op rhod staph stram
- **air**, in open: con mur-ac plat
  · **amel**: nat-ar
- **alternating** with:
  · **activity** (See Activity - desires - alternating - indifference)
  · **anger** (See Anger - alternating - indifference)
  · **anxiety** (See Anxiety - alternating - indifference)
  · **cheerfulness**: agn meny tarent
  · **despair** (See Despair - alternating - indifference)
  · **excitement** (See Excitement - alternating - indifference)
  · **irritability** (See Irritability - alternating - indifference)
  · **jesting** (See Jesting - alternating - indifference)
  · **mental** exertion; desire for (See Mental exertion - desire - alternating - indifference)
  · **restlessness** (See Restlessness - alternating - indifference)
  · **sadness** (See Sadness - alternating - indifference)
  · **sensitiveness** (See Sensitive - alternating - indifference)
  · **timidity** (See Timidity - alternating - indifference)
  · **vexation** (See Irritability - alternating - indifference)
  · **weeping** (See Weeping - alternating - indifference)
- **anosognosia**: thala
- **answer**, indifference when questioned; says nothing; aversion to (↗*Discontented; Torpor; Aversion - everything*): Colch
- **anxiety**, after: phos
- **appearance**; to his personal (↗*Dirty; Elegance - want; Untidy*): calc cocain phyt psor **SULPH**●
- **beloved** ones; to (See loved)
- **business** affairs, to (↗*Business - aversion*): aesc agar *Arg-n* arn *Calc* con *Fl-ac* ham *Kali-bi* kali-p myric myris nat-ar *Ph-ac* phys phyt psil *Ptel Puls* rhus-t *Sep Stram Sulph*
- **cares**, to: nit-ar
- **caresses**, to: **Cina**

Indifference – exertion

- **children**; in (↗*Striking - children; in*): phos
- **children**; towards | **mother** towards her children; indifference of (↗*family; Aversion - children; Escape - family*): aur-ar kali-i *Lyc* nat-c **PHOS** sacch-a **SEP**
- **chill**, during: apis arn **Chin** con ign kali-chl (non: kali-m) lach **Op Ph-ac Phos** puls sel **Sep** sil verat
- **coition**:
  · **after**: *Calc* sep
  · **menses**; before: sep
  · **during**: lyss
- **company**, society:
  · **to** (↗*Company - aversion*): rhod rhus-t
  · **while** in (↗*Haughty*): **Arg-n** bov *Kali-c* lyc mez nat-c nat-m *Plat* rhus-t
  · **amel** (↗*Company - desire*): bov
- **complain**; does not (↗*Complaining; Complaining - never; Well - says - sick*): colch *Hyos* **OP Stram**
  · **unless** questioned; says nothing of his condition: colch
- **condition**; to his (↗*suffering*): **Gels**
- **conscience**, to the dictates of (↗*Moral*): cann-i
- **conversation**; from: carc sil
- **dead** to him; everything seems (↗*Delusions - dead - everything*): Ph-ac
- **dearest** friends; even towards (↗*loved*): nat-sil phos
- **delirium**; after: op
- **desire**, nor action of the will; has no (↗*Will - weakness*): hell
- **disappointment**; after (↗*Ailments - disappointment*): aesc
- **done** for her; about anything being (↗*Ungrateful*): Lil-t
- **drinking**, to: chin
- **drowsiness**, with (See sleepiness)
- **duties**; to (↗*Duty - no*): aur-ar brom bros-gau carb-v cench sep sul-i
  · **domestic**, to: aur-ar brom bros-gau sep sul-i
- **dying**; to: sapo
- **eating**:
  · **after**: aloe lach lyc *Ph-ac* sel
  · **to** eating (↗*Anorexia nervosa; Eating - refuses*): bac chin merc
- **ennui**, with (↗*Ennui*): alum con *Kali-n* lach lyc *Nat-c Nux-v* petr *Plb* zinc
- **everything**, to (↗*Neglecting - everything; Unattractive*): acet-ac *Acon* agar agn ail ambr anac *Apis* arg-n arn *Ars* asaf *Aur Aur-m* bapt bell berb bism bov bry buth-a **Cadm-met** calc cann-s canth caps **Carb-v** cham chin cic *Cimic Cina* con croc cypr cyt-l dig fl-ac *Gels* glyc *Hell* hydr hydr-ac hyos ign indol kali-ar kali-c kali-m lach lepi lil-t *Lyc* mag-c meny *Merc* merl mez nat-c *Nat-m* kali-p nit-ac *Nit-s-d* nux-m *Nux-v Op* Ph-ac Phos phyt Pic-ac pitu *Plat* psil *Puls* pycnop-sa *Rheum* rib-ac sec sel *Sep* stann **Staph** sulph syph thuj **Thyr** verat ziz
- **excitement**, after: ambr
- **exciting** events, to: ferr-p
- **exertion**:
  · **after**: nat-m

Indifference – exposure / Mind / Indifference – women

- **exposure** of her person, to (➚*Lascivious; Nymphomania; Lewdness*): Hyos Phos Phyt Sec stram Tarent verat
- **external** impressions; to: con lyc
- **external** things; to (➚*Dirty; Washing - aversion; Untidy*): agn anac berb bov buth-a calc-p cann-i cham cic con euphr *Hell* lyc merl op *Ph-ac* plat rumx stann staph **SULPH•** tarent thuj verat vip
- **family**, to his (➚*Estranged - family; relations; Escape - family*): carb-v hell hep merc nat-p nit-p **Phos** sacch-a sel **Sep** sil staph sulph
- **fever**, during (➚*typhoid; Dullness - heat - during*): acon ail *Arn* **Bapt** bell chin **Con** ferr-p iod lyc mur-ac *Nit-s-d* Op Ph-ac phos *Puls* Sep stram verat viol-t
- **fine** feeling, to: op
- **gaiety**, after: carbn-s
- **happiness**, to (➚*joyless*): ars-i
- **headache**; during: bism
- **himself**, to: phos sep thuj-l
- **household** affairs (➚*Neglecting - household*): brom cimic sacch-a
- **husband**; towards (➚*family*): sacch-a
- **important**:
  • **things**, to: calc fl-ac
- **influenza** | after: **Cadm-m**
- **interrogatories**, to: tanac
- **irritating**, disagreeable things; to: ambr anac borx cina coc-c coff op rhod
- **jesting**, to (➚*joyless*): sabad
- **joy** of others; to (➚*pleasure*): acon alum am-c ambr anac *Anthraci* apis aur bell cadm-met cann-s carb-v cham cina coloc **Croc** dros hell ip kali-p laur lyc meny nat-ar *Nat-m* nit-ac prun *Puls* sabin tab
  • **and** suffering (➚*suffering - others*): ambr anac *Anthraci* carb-v cina hell *Op* puls
- **joyless** (➚*pleasure; Forsaken - joyless; happiness*): alum apis aur bell camph cann-s card-m cham coff dros hell ip laur mag-m meny *Nat-m* nit-ac *Op Puls* sabin sars *Sep* spig
- **lies** with eyes closed: arg-n cocc *Sep*
- **life**, to: absin *Ars* bov cham fago phos *Phyt* rhus-v sulph *Tab*
- **loved** ones, to (➚*Estranged - friends; parents; dearest*): Acon All-c allox ars ars-i bell carb-v carc cina *Fl-ac* **Hell** kali-p kali-sil lil-t merc myric nat-p nat-sil *Phos* plat pseuts-m **Sep** *Syph*
- **mania**; in: camph
- **masturbation**, after (➚*Ailments - sexual excesses*): Staph
- **menses**:
  • **before** (➚*Menses - before*): nit-ac
  • **during**: rhod sep
- **mental** exertion:
  • **after**: nat-m
- **misfortune** to (See adverse)
- **morose**: am-c bac bov lach *Verat*
- **music**, which he loves; to: *Carb-v* caust ign
- **naked**, to remain (➚*exposure*): Hyos
- **ordinary** matters, to: com

- **others**, toward (➚*welfare; Selfishness*): all-c fl-ac Osteo-a plat sabad sulph
- **pain**:
  • **to** pain: arund *Chin* nitro-o op sapo
  ○ **Stomach** and precordial region; with pain in: kali-bi
- **parents**; to (➚*family; loved*): all-c cina phos sep
- **periodical**: ars chin
- **personal** appearance (See appearance)
- **persons**; to all: eberth kali-m mez
- **perspiration**, during: apis **Ars** Bell **Calc** Chin Lach Ph-ac Phos *Puls* sel *Sep*
- **pining** boys; in: aur
- **pleasure**, to (➚*joy of; joyless; agreeable*): alum anac *Arg-n Ars* ars-i calc-ar cench *Cham* chinin-ar *Chinin-s* cocc croc ferr-p graph **Hell** hep hura ip kali-ar kali-c kali-m kali-p kali-sil mag-m meph mez mur-ac nat-ar nat-c **Nat-m** *Nit-ac Op* petr prun *Puls* sars *Sep* spig stann staph stram *Sulph Syph* tab ther
- **possessions**; to his personal: sulph
- **puberty**, in (➚*Loathing - general - puberty; Puberty*): bar-c lach ph-ac
- **reading**, while: mez
- **recovery**, about his: ars aur-m-n *Calc*
- **relations**, to (➚*family; Forgetful - friends*): acon bac bell *Fl-ac* **Hell** hep hyos kali-p merc nat-c nat-p **PHOS** plat **SEP** *Syph* verat
- **religion**, to his (➚*Religious - want*): anac coloc med sil
  • **not** caring if he went to heaven or to hell: med
- **reprimands**, to all (➚*Laughing - reprimands*): tub verat
- **sadness**; with: cic ph-ac
- **setback**; to a (See adverse)
- **sex**; to opposite: puls **Sep** thuj
- **sleepiness**, with: acon am-m ammc ant-t ars carb-an carb-v chel cinnb croc dig dulc grat ip laur lyc mag-m mag-m nat-c nep rat sapo sars tong verb *Zinc*
- **society** (See company)
- **stoical** to what happens (➚*Fatalistic*): ail myric op
- **stool**, after: arn *Cycl*
  • **every**: arn
- **suffering**; to (➚*condition; Well - says - sick*): anac bac Hell *Op* Stram
  • **others**; of (➚*joy of - and; Cruelty; Hardhearted*): anac
- **surroundings**, to the (➚*Autism; Involvement - reduced*): abel allox ars-i bac calc-s kali-p levo merc mez nat-sil phos phyt pic-ac raja-s rumx sel sul-i thuj-l
- **taciturn** (➚*Taciturn*): allox bac calc plat staph
- **typhoid** fever; in (➚*fever*): ail Apis *Arn* chin Ph-ac Rhus-t
- **walking** in open air, while: *Con*
- **weather** | **stormy**: sang tub
- **weeping**, with (➚*Weeping*): caust ign
- **welfare** of others, to (➚*others; Helping - aversion; Selfishness*): sacch-a **Sulph**
- **window**; looking for hours out of the (See Looking - window)
- **women**, to: nat-m

Indifference – work / Mind / Insanity

- **work** (*↗Laziness*): agar allox cadm-met ign kali-m lach pycnop-sa sacch-a squil staph
  - **aversion to work; with** (*↗Laziness*): agar allox cadm-met ign lach pycnop-sa squil staph

INDIGNATION (*↗Hatred; Brooding*): acon ambr *Ars* aur bros-gau *Calc-p* caps chin cocc *Colch Coloc* croc ferr-p gels graph ign ip led m-ambo med nat-c *Nat-m* nitro-o nux-v oena op pip-m psor sabad **Staph** stry sulph
- **morning**: ars
- **alternating** with:
  - **mildness**: *Ars*
  - **mirth**: aur caps croc ign
- **discomfort**; from general: op
- **dreams**; at unpleasant: calc-p
- **emission**, after: pip-m
- **hypocrisy**; by society: bros-gau
- **irritability**, with: coloc
- **misdeeds** of others; at the: *Colch* coloc *Staph*
- **pregnant**, while: nat-m

INDISCRETION (*↗Loquacity; Heedless; Impulsive*): acon agar arn aur *Bar-c* bov bry bufo calad camph caps croc hyos ign kali-c lach laur meny nat-m *Nux-v* op phyt **Puls•** spong staph *Stram* verat

INDOLENCE (See Laziness; Time - fritters; Undertaking; Undertaking - many)

INDUSTRIOUS (= mania for work) (*↗Activity - desires; Busy; Mental exertion - desire*): acon aeth agar allox aloe ang apis arist-cl arn ars *Aur* aur-ar *Bar-c* bell brom bry bufo calc calc-act calc-ar calc-f calc-p calc-sil cann-xyz caps carc cere-b chin cic cimic cit-v clem cob-n coca *Cocain* cocc **Coff** cycl dicha dig *Eucal* euph euphr fl-ac gamb guare helo *Helon Hyos* hyper *Ign* indg *Iod* ip kali-br kali-c kreos *Lacer Lach* laur led lil-t *Lyc M-ambo* m-arct mag-c mag-m manc mand med menth merc mez mosch mur-ac murx nat-c nat-m nat-s nux-v *Op* ped phos pic-ac pip-m pisc plan plb puls rhus-t sars seneg *Sep* sil stann staph stram sul-ac sulph **Tarent** ther thuj **Tub** *Valer* verat verb viol-o zinc
- **morning**: coca
  - **7-9 h**: coca
- **afternoon**: sars
- **evening**: *Lach* stann
- **night**: coca
- **coition**, after: calc-p
- **dispatches** things quickly: menth
- **finish** his work | **desire** to: med
- **heat**, during: op sars *Thuj* verb
- **menses** (*↗Menses - before*):
  - **before** (*↗Menses - before*): ars *Bar-c* bell bry *Calc Calc-p* carc chin cocc *Hyos Ign* ip kreos **Lach** *Mag-c* mag-m mez mosch mur-ac nat-c *Phos* rhus-t **Sep** stann sul-ac **Verat**
- **weary**; although: dicha mosch

INEFFICIENT; feeling (See Confidence - want; Delusions - fail, everything; Fear - failure)

INEXORABLE (See Hardhearted)

INFANTILE behavior (See Childish)

INFERIORITY (See Confidence - want)

INFLEXIBLE (See Obstinate)

INHIBITION (*↗Reserved; Timidity*): **Ambr** lach staph
- **social** inhibition; lack of (See Indiscretion; Truth)

INHUMANITY (See Cruelty)

INITIATIVE, lack of (*↗Irresolution; Will - weakness*): agar anh calc calc-f ign onop saroth sil thala

INJURIES (See Ailments - injuries)

INJURING himself (*↗Suicidal; Fear - accidents; Mutilating*): agar cimic lyss *Nat-s* tarent
- **fear** to be left alone, lest he should injure himself (*↗Suicidal; Fear - suicide; Kill; desire - herself*): alum arg-n ars *Merc Nat-s* sep
- **frenzy** causing him to injure himself: agar lyss
- **sensation** as if she could easily injure herself: lyss sep
  - **rage**; out: lyss
- **shooting** himself from satiety; must use self-control to prevent: *Nat-s*

INJUSTICE, cannot support (*↗Sympathetic; Indignation; Ailments - honor*): ambr ars aur bell bry bung-fa calc calc-p **Carc Caust** chel chin coloc cupr dros elaps hecla *Ign Kali-i* lac-e mag-c mag-m med merc naja nat-c *Nat-m* nit-ac nux-v pall ph-ac phos plat plb **Puls** sep **Staph** sulph tub verat
- **children**; in: am-c am-m aur *Calc-p* **Caust** chin **Coloc** dros *Ign Mag-c Mag-m Merc* nat-c **Nat-m** nit-ac **Nux-v** pall phos sep **Staph** tub

INNOCENT (See Childish; Naive)

INNOVATIVE (*↗Activity - desires - creative*): chin sulph tub

INQUISITIVE (See Curious; Indiscretion; Spying)

INSANITY (= madness) (*↗Delirium; Stupefaction; Mania*): absin acon aeth aether *Agar* agn ail alco all-c *Alum* alum-p alum-sil *Am-c* ambr *Anac* anh ant-c ant-t *Apis Arg-met* arg-n *Arn* **Ars** ars-i ars-s-f arum-t aster atro *Aur* aur-ar aur-i aur-s bac bar-c *Bar-m* **Bell** berb borx bov brom bry bufo buth-a cact calad *Calc* calc-i *Calc-p* calc-s calc-sil *Camph* cann-i cann-s *Cann-xyz Canth* carb-an carb-v carbn-s *Caust* cench cere-b cham chinin-s chlol *Cic Cimic Cocc* coff colch coloc *Con* cori-r cortiso *Croc Crot-c* crot-h crot-t *Cupr* cur *Cycl* dig diphtox *Dulc* eberth euph ferr-p fl-ac gels *Glon Grat Hell Hep* hipp **Hyos** *Ign* indg iod kali-ar kali-bi *Kali-br* kali-c *Kali-chl* kali-i *Kali-m* kali-ox *Kali-p* kreos lac-c *Lach* led *Lil-t* lob *Lol* **Lyc**

Mind

Insanity

Insanity: ...
lyss mag-m *Manc* mand med meli meli-xyz **Merc** merc-c mez mosch murx naja nat-c nat-i *Nat-m* nat-s nat-sal nit-ac *Nux-m* **Nux-v** oena olnd *Op* opun-s (non: opun-v) *Orig Ox-ac* par passi penic ph-ac *Phos* phys *Pic-ac Plat* plb *Psor Puls* raph rhod *Rhus-t* sabad sec sel senec seneg sep ser-a-c sil sol-ni squil stann **Staph Stram** stry sulfonam *Sulph* syph **Tarent** ter ther thuj thyr *Tub* **Verat** verat-v vip zinc zinc-p
- evening: ambr
- night: stry
- alternating with:
  - fever; inflammatory: tub
  - mental symptoms; other: *Con* sabad stram
  - metrorrhagia: crot-c
  - physical symptoms (*↗Mental symptoms - alternating - physical)*: cere-b *Croc* hyos *Lil-t Plat* tub
  - sadness: tub
  - stupor: apis *Hyos* op*Wicked - amenorrhea)*:
- anger, from (*↗Anger)*: bell *Ign* lyc op *Plat*
- anxiety, with: *Agar* ars bell cupr kali-c lyc nat-c *Stram* verat
- apoplexy | after: hell
- appetite, with loss of: verat
- break pins; she will sit and: bell calc
- brutal: absin
- bulimia; with (*↗Bulimia)*: **Verat**
- business failure; from: (*↗Ailments - business)*: Cimic
- busy (*↗Busy; Industrious)*: **Apis** bell hyos kali-br
- character; of somber: nat-sal
- cheerful, gay: bell cann-s croc cupr *Hyos* ign mez stram verat
- chilliness, with: calc crot-h
  - coldness of skin; and: crot-h
- cold, after taking: bell
- convulsions, with: oena
- cough; with: bell verat
- crawls on the floor (See Crawling - floor)
- crazy person; behaves like a (*↗Busy; Foolish; Insanity)*: cann-xyz croc hyos kali-ar lach nux-m sec stram tarent verat
- dancing, with (*↗Dancing)*: bell cic hyos ph-ac
  - stripping himself; and: *Bell*
- delivery; during (*↗puerperal)*: bell kali-p lach phos sec
- dictatorial (*↗Dictatorial)*: **Lyc**
- discharge of blood, with: merc
- dispute, to: camph
- distortion of mouth, with: ph-ac
- dresses in his best clothes: con
- drunkards, in (*↗Delirium tremens)*: **Ars** ars-s-f aur-ar *Bell* calc cann-i carb-v chin *Coff* crot-h dig hell hep *Hyos Lach* merc nat-c **Nux-v** *Op* puls *Stram* sulph
- eating:
  - dirt (*↗Feces - licks; Feces - swallows - own)*: meli sulph
  - dung: merc
- emaciation, with: sulph

Insanity – masturbation

- ensue; sensation as if it would (See Fear - insanity)
- erotic (*↗Lascivious; Shameless)*: **Apis** Bar-m bell bufo *Calc-p* camph *Canth* dulc *Grat Hyos* kali-br lyss *Nux-v Orig Phos Pic-ac* **Plat** *Puls* stann *Stram Sulph* **Tarent Verat** zinc
- menses:
  - before: dulc stann
- eructations amel: mag-m
- eruptions; after suppressed: ant-t ars bell *Caust* mez stram *Sulph Zinc*
- escape, desire to (*↗Escape)*: ars *Bell* cupr dig nux-v verat
- eye:
  - inflammation of; during: croc op
- face:
  - heat of; with: verat
  - pale; with: croc merc verat
  - red; with: aur-i calc kali-br op stram verat
  - wild look; with: cupr
- fanatics, of: aur-ar
- foolish, ridiculous: *Bell* cic **Hyos** merc nux-m nux-v
- fright, from (*↗Ailments - fright)*: *Ign* meli plat sabad
- gesticulations, with: bell
- gluttony (See bulimia)
- graveyards; visiting: bell stram
- grief, from (*↗Ailments - grief)*: ign meli
- haughty (*↗Haughty)*: lach phos
- head washing in cold water amel: sabad
- headache; from (See pain; from - head)
- heart enlargement; with: aur-i
- heat; with: ant-c *Ars* bell cact calc canth *Cic* dulc hyos *Op* stram verat
- hemorrhage, after: carb-v *Chin Cupr* kreos ph-ac *Sep* staph verat
- hysterical: ign orig
- immobile as a statue (*↗Stupefaction - sits; Unconsciousness - remains - motionless)*: cham fl-ac hyos ser-a-c
- injuries to the head, from (*↗Ailments - injuries; Confusion - injury - after)*: alco nat-s
- lamenting, moaning, only (*↗Lamenting)*: bell
- lascivious (*↗Lascivious)*: hyos *Plat* tarent *Verat*
- laughing, with (*↗Mania - laughing)*: *Bell Hyos* op sec *Stram Verat*
- loquacious (*↗Loquacity)*: *Anac* bell buth-a *Cimic* cupr hyos **Lach** *Meli* par *Stram*
- love; from disappointed (*↗Ailments - love)*: tarent
- malicious (= malignant) (*↗Malicious)*: agar *Bell* cann-s *Cupr Hyos* lyc **Stram**
- malignant (See malicious)
- masturbation, from (*↗Ailments - sexual excesses)*: bufo *Cocc Hyos* op orig *Plat*

Insanity – megalomania   Mind   Insanity – vomiting

- **megalomania**: anac cupr glon *Hyos Lach* lyc *Plat Puls Stram* sulph *Syph Verat*
- **melancholy**: *Ign*
- **menopause**, during: aster cimic cycl hipp *Lach Lil-t Puls Sep Sulph* ther *Verat*
- **menses**:
  - **before**: cimic dulc stann
  - **copious**, with: **Ign** sep
  - **during** (↗*Menses - during*): acon *Bell* cham coff *Hyos* lach puls stram verat
  - **profuse**, with (See copious)
  - **suppressed**, with: apis bell ign kali-br *Puls* sec
- **mental** exertion; from (↗*Mental exertion - agg. - impossible - crazy*): hyos *Kali-p Lach* **Nux-v** *Phos* **Tub**
- **misfortune** after: calc ign nat-m rhus-t
- **mortification**:
  - **from** (↗*Ailments - mortification*): bell **Nux-v** *Puls* **Staph**
- **neuralgia**:
  - **disappearance** of; with: cimic *Nat-m*
- **old** people; in: bell ign nat-m nux-v sep sulph
- **orgasm**, at height of: lac-c
- **pain**; from intolerable (↗*Sensitive - pain*): **Acon** canth croc cupr **Verat**
  - ○ Abdomen, in: canth cupr
  - **Head**; in: croc verat
  - **Larynx**, in: canth
- **painlessness** (See insensibility)
- **paralysis**, with: ant-c ars aur bell *Cann-i* caust chlol crot-h hyos kali-br kali-l *Lach* lol merc-c nat-l nux-v op *Phos* phys plb stram sulph verat
- **paroxysmal**: *Bell Dig* gels kali-i nat-s phos stram *Tarent*
- **periodical**: *Con* nat-s *Plat* staph *Tarent*
- **persecution** mania (↗*Delusions - pursued; Anxiety - pursued; Schizophrenia - paranoid*): sulfonam
- **perspiration**:
  - **cold**; with: stram
  - **fits** of insanity followed by perspiration: cupr
- **position**; from fear to lose his (See job)
- **prayer**:
  - **insists** upon saying his prayer at the tail of his horse: euph
  - **raising** hands and kneeling as in prayer: *Ars*
- **pregnancy**, in: *Bell* cimic hyos
- **puerperal** (↗*Mania - puerperal; delivery*): agn *Aur* bar-c *Bell Camph Cann-i* cann-xyz canth *Chlol* cic *Cimic* crot-h *Cupr* ferr-p *Hyos* kali-br kali-l kali-p *Lyc* merc nat-m *Nux-v* phos *Plat Puls Sec* senec *Stram* thuj thyr *Verat* verat-v zinc
- **pulse**; with frequent: ars crot-h cupr
- **purchases**; makes useless (↗*Delusions - wealth; Squandering*): con
- **putting** tongue out (See tongue - putting)
- **quarrelsome** (↗*Quarrelsome*): hyos *Verat*
- **rage**: ars-s-f *Hyos* oena

- **religious** (↗*Religious - too; Religious - too - melancholia; Religious - too - fanaticism*): anac *Ars* aur aur-ar bell *Calc* camph croc *Hyos Kali-br Lach* lil-t lyc meli merc nat-c nux-v *Plat Puls* sel **Stram** *Sulph* tarent *Thuj Verat*
- **restlessness**, with (↗*Restlessness*): *Ars*   canth *Hyos* meli merc nux-v rhus-t staph stram tarent
  - **lower** limbs; of (↗*EXTR - Restlessness - lower*): **Tarent**
- **sadness**; with (↗*Sadness*): bac diphtox *Ign* nat-sal
  - **paroxysms**; in: nat-sal
- **secretive** (↗*Secretive*): dig
- **sensation** of (See Delusions - insane - he)
- **sexual** excesses, from: *Apis*
- **shy** (↗*Timidity*): agar *Anac*
- **signs**, writes unintelligible (See writes)
- **silent** (↗*Quiet disposition*): bell verat
- **sleeplessness**, with: *Bell Hyos* meli nux-m op
- **split** his head in two with an axe; suddenly wants to (↗*Fear - suicide; Suicidal*): *Naja*
- **stamps** the feet: ant-c verat
- **staring** of eyes (↗*Staring; EYE - Staring*): *Bell*   crot-t stram
- **stomach**; with burning in: oena
- **strength**; with increased (↗*Rage - chained*): agar *Bell* canth cori-r hyos *Plat Plb Stram* **Tarent**
- **suicidal** disposition, with (↗*Fear - suicide; Suicidal*): ars aur hyos naja orig verat
- **syphilis**, in: syph
- **talking**; with wild (↗*Speech - wild*): *Hyos*
- **tapping** about the room: hyos
- **threatened**; when: meli
- **threatening** destruction and death (↗*Threatening; Violent*): **Tarent**
- **throat**; with burning in: oena
- **throwing** stones: bell
- **timidity**; with (See shy)
- **tongue**:
  - **putting** tongue out, clicking, distortion of face; with: bell
  - **white** discoloration of tongue; with: nux-v
- **touched**, will not be (↗*Delusions - body - brittle; Touched - aversion*): meli *Thuj*
- **travel**, with desire to (↗*Travelling - desire*): tub
- **trembling**: ars
- **urinating** on the floor (↗*Delirium - urinating - floor; Dirty - urinating*): plb
- **varicose** veins:
  - **after**: anac ant-c arn ars bell caust hyos ign lach lyc nux-v phos sep sulph verat
  - **with**: arn ars fl-ac lach lyc sulph *Zinc*
- **vertigo**, with: nux-m
- **vomiting**, with: cupr-act

134   ▽ extensions | ○ localizations | ● Künzli dot

Insanity – wantonness → Mind → Irrational

- **wantonness**, with (↗*Ailments - sexual excesses*): bell cupr *Hyos* merc mez stram verat
- **wedding**; preparing for (↗*Marriage - unendurable*): hyos
- **weeping**, with (↗*Weeping*): ars merc stram
- **women**; in: *Acon* apis *Bell* cimic hell *Orig* plat *Puls* stram verat
  - **alternating** with stupor: apis
  - **reproaching** herself; from (↗*Reproaching oneself*): hell
- **writes** unintelligible signs: ars

INSECURITY; mental (↗*Irresolution; Timidity; Confidence - want*): alum-sil anac anh ars *Bry* calc-sil cann-xyz caps cham gels kali-p pycnop-sa sil staph sumb

INSENSIBILITY (See Unconsciousness)

INSIGNIFICANT; sensation as if one is (See Confidence - want)

INSOLENCE (↗*Haughty; Abusive; Cursing*): acon aloe *Anac* arn ars bar-c bell bufo *Canth* caust cham chin cic cupr *Graph* hell *Hyos* ign *Lac-c* lach lil-t **LYC●** lyss m-arct med merc nat-m nit-ac nux-m *Nux-v* op pall par *Petr* phos *Plat Psor* sacch spong *Staph* stram sulph tarent *Tub* **VERAT**
- **afternoon**: *Canth*
- **children**, in (↗*Behavior - children*): caust graph plat sacch
  - **explanation** from parents; always demanding: caust
- **laughing** at reproof (See Laughing - reprimands)

INSTABILITY (See Mood - changeable)

INSULTING (See Abusive - insulting)

INTELLECT predominates emotions (See Emotions - predominated)

INTELLECTUAL (↗*Theorizing; Philosophy - ability; Emotions - predominated*): acon anac aur bapt bar-s bell cann-i carc cocc conv cupr-act germ-met hell hyos ign lach lyc merc nat-c nat-m nux-v op ph-ac phos plat puls rhus-t sep sil stram **Sulph** verat viol-o
- **children**: hyos
- **work**; desire for (See Mental exertion - desire)

INTELLIGENT (↗*Learning - desire; Studying - easily*): bell bufo calc carc gaert lach *Lyc* nicc-s phos sil sulph tub
- **children**: bell calc lach sil sulph
- **narrow** field; in a: bufo
- **weakness**; with muscular: lyc nicc-s sil tub

INTEMPERANCE (See Violent)

INTENSE personality (See Ardent)

INTERFERENCE:
- **aversion** to (See Disturbed; Hindered; Interruption - aversion)
- **self**; by talking of: eric-vg

INTERRUPTION:
- **agg** (↗*Disturbed; Irritability - disturbed; Anger - interruption*): cina colch culx staph verat
- **aversion** to: bar-c calc-p cham cina nat-m sanic sil sulph
  - **children**; in: cina nat-m
- **intolerance** (↗*agg.; Anger - interruption; Disturbed*): cham cocc

INTOLERANCE (↗*Impatience; Quarrelsome; Censorious*): carbn-s cham ferr-p ferr-p-h merc nux-v psor streptoc
- **afternoon**: ferr-p
- **complaints**; intolerance of his: cham nux-v
  - **children**; in: cham
- **contradiction**; of (See Contradiction - intolerant)
- **hindrance**, of (See Hindered)
- **interruption**, of (See Interruption - intolerance)
- **noise**, of (See Sensitive - noise - slightest)
- **others**; of (See Company - aversion - bear)
- **spoken** to; of being (See Spoken - aversion)
- **vexation** of (See Vexed - intolerance)
- **wind**; to (See Weather - wind - intolerance)

INTOXICATION (See Confusion; Stupefaction)

INTRIGUER (↗*Deceitful*): lach

INTROSPECTION (↗*Reserved; Absorbed; Serious*): *Acon* alloe aloe alum am-m ambr *Anh* arg-met arn *Aur* bell bism bov *Camph* cann-i canth caps carb-an carc carl caust cham *Chin* cic clem **Cocc** con cupr cycl dig dros euph euphr ferr-ma hell hyos **Ign** Indg *Ip* kali-c lach lil-t lyc mag-m *Mang* med meny *Merc* mez mur-ac nat-c nat-m nat-s nux-v ol-an olnd op petr *Ph-ac* phel phos plb psor **Puls** rheum sabad sars *Sep* sil stann staph stram *Sulph* thuj verat viol-o viol-t
- **morning**: nat-c
- **forenoon**: phos
- **afternoon**: hell
- **night**: *Camph*
- **eating**, after: aloe ferr-ma

INTROVERTED people (See Introspection; Reserved)

INTUITIVE (↗*Clairvoyance; Sensitive*): cann-i sep syph
- **weakness** of others, to (↗*Mocking - sarcasm - weaknesses*): sep

INVOLVEMENT:
- **reduced** (↗*Indifference - surroundings*):
  - **practical**, logical behavior (See Chaotic)

IRASCIBILITY (See Anger; Quarrelsome)

IRKSOME, everything is (See Ennui; Weary)

IRONY (↗*Jesting; Mocking; Witty*): anh *Lach*
- **satire**; desire for: *Lach*

IRRATIONAL (↗*Ardent; Impulsive; Unreasonable*): arg-n bell cann-i lil-t op plb stram
- **alternating** with | **rationalism**: cann-i
- **hidden** irrational motives; actions with: arg-n

Mind

Irreligious

IRRELIGIOUS (See Religious - want)

IRRESOLUTION (= indecision) (*Mood - changeable; Timidity; Confidence - want):* act-sp *Agar* allox *Alum* alum-p alum-sil alumn am-c *Anac* ang anh apis *Aran-ix Arg-n* arn *Ars* ars-i asaf aur aur-ar aur-i aur-s *Bar-act* **BAR-C** bar-i *Bar-m* bism bros-gau bry bufo-s buth-a cact *Calc* calc-ar calc-f calc-i calc-p calc-s *Calc-sil* camph cann-i cann-s canth *Carbn-s Carc* caust cench cham chel chin chinin-s *Chlol* cic cimic cina clem coca *Cocc* coch coff *Coli* coll coloc *Con* cortico cub cupr *Cur* cyn-d daph dig dros dulc ferr ferr-ar ferr-i ferr-m ferr-ma ferr-p *Graph* grat guare guat **Hell** hyos **Ign** iod *Ip* kali-ar kali-br kali-c kali-m kali-p kali-s *Kali-sil* kiss lac-c lac-d *Lach* laur led lil-t *Lyc* lyss m-ambo *M-arct* m-aust mag-m malar mand mang *Merc Mez* mur-ac *Naja* nat-c *Nat-m* nat-sil nit-ac *Nux-m Nux-v* **Onos Op** osteo-a pall pert-vc *Petr Phos* pic-ac plat plb pseuts-m *Psor* **Puls** pycnop-sa rauw rheum rhus-r ruta sanic santin seneg *Sep Sil* spig staph sul-ac *Sulph* syph tab tarax tarent thuj vanad zinc zinc-p
- **morning**: des-ac nat-c pall
- **afternoon**: hyos
- **evening**: calc ferr-p m-arct **Puls**
- **acts, in**: bar-act **Bar-c** chin cur Lyc● nat-c nat-sil nux-m **Onos** stann tarent
- **air; in open | amel**: asaf
- **alternating** with | **excitement** (See Excitement - alternating - indecision)
- **changeable**: asaf bism cann-s ign led m-aust nux-v op plat sil thuj
- **children; in**: bar-c
- **choosing** things; in: carc
- **debility**; in nervous: *Cur*
- **discouragement**; with (See Discouraged - irresolution)
- **execution** when a decision is made; but prompt: m-arct
- **ideas**, in: cur m-aust nat-m sulph tarent
- **indolence**; with (See laziness)
- **irritability**, with: chin
- **laziness**; with (*Laziness):* puls tarax
- **marry**, to (*Marriage - unendurable):* lach lyc nux-v staph
  - **avarice**; from: lyc
- **projects**, in: ars asaf **Bar-c** bufo-s cact cham cortico *Nux-m* **Onos** rhus-r
- **sleepiness**, with: hyos
- **trifles**, about (*Trifles; Trifles - important):* ars **Bar-c** ferr-p graph Lyc● lyss pic-ac
- **waking**, on: lyc

IRRITABILITY (*Sensitive; Anger; Morose):* abies-c abrom-a abrot absin *Acet-ac* **Acon** act-sp adlu *Aesc Aeth Agar* agn *Ail* alco alf all-s allox *Aloe* **Alum** alum-p am-c am-caust *Am-m* ambr ammc amn-l *Anac*

Irritability

Irritability: ...
anan ang anh **Ant-c** ant-o *Ant-t* anthraci **Apis** apoc arag aral aran aran-ix *Arg-met Arg-n Arn* **Ars** *Ars-i* ars-s-f *Art-v* arum-t *Asaf Asar* ascar-l asim aspar aster atha atis atro **Aur** aur-ar aur-i aur-m *Aur-s* bac bar-ac *Bar-c* bar-i bar-m bar-s **Bell** bell-p ben ben-n benz-ac berb *Bism* bism-o bol-la bol-s bond *Borx* **Bov** brach brom bros-gau **Bry** bufo bung-fa buth-a cact cadm-met cadm-s cain calad **Calc** calc-act calc-ar calc-br calc-f calc-i *Calc-p* **Calc-s** calc-sil calen camph cann-i cann-s cann-xyz *Canth* **Caps** *Carb-ac* carb-an **Carb-v Carbn-s** carc card-b card-m *Carl* cass cassia-f caste castm *Caul* **Caust** cedr cench cere-b cere-s **Cham** cheir chel chim-m *Chin Chinin-ar* chinin-s chion chlol chlor chlorpr cic cimic cimx *Cina* cinnb **Clem** cob-n coc-c coca *Cocc Coff Colch* coli *Coloc* **Con** conv cop cor-r cori-r corn cortico cortiso crat *Croc Crot-h* crot-t cub *Cupr* cupr-ar cupr-s cur *Cycl* cyn-d cyna cypr cyt-l daph der des-ac *Dig* digin dios diosm dirc dor dros *Dulc* elae elaps enteroc equis-h erig ery-a euon euon-a eup-a eup-per euphr eupi fago fel *Ferr* ferr-ar ferr-i ferr-p fl-ac form gal-ac galv *Gamb* **Gels** glon *Gran* **Graph** grat guaj guat ham hell helo *Helon* **Hep** hip-ac hipp hir hist hura *Hydr* hydr-ac hydroph *Hyos* hyper iber ichth ictod ign ind **Indg Iod Ip** iris *Jal* jatr-c jug-r just kali-ar *Kali-bi* **Kali-c** kali-chl kali-cy kali-f kali-fcy **Kali-i** kali-m kali-n *Kali-p* **Kali-s** kali-sil kalm kiss kreos kres *Lac-c* **Lach** lachn lact lact-v laur *Lec Led* lept *Lil-t* linu-c *Linu-u* lipp lon-p luf-op **Lyc** lycpr *Lycps-v* lyss m-ambo m-arct m-aust macro **Mag-c** mag-f mag-m mag-p *Mag-s* manc mand *Mang Med* meli menis meny meph *Merc Merc-c Merc-i-r* merc-sul merl *Mez* mill mim-p morph mosch *Mur-ac Murx* myric nabal naja nat-ar **Nat-c Nat-m** nat-p *Nat-s* nep nicc nid **Nit-ac** nit-s-d nitro-o nux-m **Nux-v** oci oena ol-an *Olnd* onop onos **Op** opun-s opun-v orch orig osm osteo-a ox-ac paeon *Pall* palo par ped pen pers pert-vc **Petr Ph-ac** phel **Phos** phys *Phyt* pic-ac **Pip-m** plan **Plat** plb plect podo polyg-pe prot prun *Psor* ptel **Puls** puls-n *Pulx* **Pycnop-sa** pyrog quas rad-br (non: rad-met) **Ran-b** rans-s rat raph rham-cal rheum rhod *Rhus-t* rhus-v rumx *Ruta Sabad* sabal sabin sacch sal-p *Samb* sang sanic santin sapin sarcol-ac saroth *Sars* sec sel senec seneg **Sep Sil** sin-n skat sol-a sol-mm sol-t-ae *Spig* spira spong squil *Stann* **Staph** stel *Stram* stront-c **Stry** succ-ac **Sul-ac** sul-i sulfa sulfon sulfonam **Sulph** *Sumb* **Symph** syph tab tanac tarax *Tarent* tarent-c tell tep teucr thal thea **Thuj** thymol thyr til tong tril-c tril-p trios *Tub* tub-m upa (non: uran-met) uran-n ust v-a-b vac valer ven-m *Verat* **Verat-v** verb vib vinc viol-o *Viol-t* vip vip-a visc voes wye x-ray yuc **Zinc** zinc-m zing ziz
- **day** and night: cham lac-c op psor stram
- **daytime**: am-c anac ant-c bism bism-o bros-gau calc carb-v caust cycl dulc ip iris kreos lyc mag-c *Med* merc *Merc-c* nat-c nat-m petr phel phos plat puls sars sep stann staph sul-ac sulph verb viol-t zinc
  - **alternating** with:
    - **cheerfulness | evening**: bism-o sulph viol-t

136 ▽ extensions | ○ localizations | ● Künzli dot

Mind

Irritability – daytime

- **alternating** with: ...
  - mirth | **evening**: sulph viol-t
  - **only**: lyc med
- **morning**: agar am-c am-m ang ant-c ant-t arg-n ars ars-s-f *Bell* bov bry bufo calad *Calc* calc-act calc-sil camph canth carb-an carb-v *Carbn-s* carc *Carl* castm cham chin chlol chlor cob-n coc-c coca cocc coff con cupr cycl erig gamb graph grat hep hipp *Iber* iris jatr-c kali-ar kali-c kali-p kali-s kali-sil kalm kreos *Lach* lil-t **Lyc** mag-c mag-m manc *Mang Med Merc-i-r* mez myric nat-c *Nat-m* nat-p *Nat-s* nicc nit-ac nux-v *Petr* ph-ac phos plat plb psor *Puls* ran-b rhus-t sabad sang sars seneg sep sil spong **Staph** stram sul-ac sulph tarax thuj *Til* **Tub** verat zinc zinc-p
  - 7 h: calad sep
  - **rising**, after: arg-n bov bry calc canth carc *Carl* cham coff gamb hep mag-m manc nat-s phos sulph
  - **stool** | **before**: calc
  - **waking** on: agar ant-t arg-n ars ars-s-f *Bell* bov bry bufo camph carb-an cham *Chin* coca con cupr cycl gamb iris jatr-c kali-ar *Kali-c* kali-p kali-s lil-t **Lyc** mag-m *Merc-i-r* mez nat-m nat-s **Nit-ac Nux-v** petr ph-ac phos plat plb *Puls* rhus-t *Staph* sul-ac *Sulph* thuj **Tub**
  - **children**, in: ant-t *Chin* tub
- **forenoon**: aeth agar am-c am-m ant-c ant-t arg-met cadm-met carb-an carb-v caust cinnb grat hipp kalm lil-t lyc mag-c mag-m *Mang* nat-c nat-m nat-p nicc phos plect ran-b seneg sil verat
- **noon**: am-m aster cinnb kali-c mez nat-c nat-m rumx teucr zinc
  - **amel**: aeth
- **afternoon**: aeth aloe alum anac ant-t *Borx* bov brom calc-s cann-i cann-s canth castm chel colch *Con* cycl elaps graph hydr-ac ign iod kali-c lil-t m-arct mag-c mang merc-c mez mur-ac nat-m nit-ac op opun-s (non: opun-v) osteo-a ox-ac paeon plb ruta sang sars sil sumb thuj zinc
  - 14 h: bov mez
  - 16 h: borx osteo-a
  - 16-18 h: osteo-a
  - 17 h: paeon sil
  - 17-18 h: *Con*
- **evening**: aesc alf aloe am-c am-m ant-c ant-t bar-c bar-m bar-s bov cain *Calc Calc-s* calc-sil canth carbn-s castm coc-c coloc *Con* cycl dios fago ign indg jug-r *Kali-c* kali-chl kali-m kali-p *Kali-s* kali-sil kalm lach lil-t *Lyc* lyss mag-c mag-m mill mur-ac nabal *Nat-c* nat-m nat-sil nicc *Osteo-a* ox-ac pall phos plan podo psor *Puls* ran-b sabad sil spig **Sulph** sumb trios upa **Zinc Zinc-p** Zing
  - **amel**: aloe am-c bism calc mag-c nat-m nat-s nicc verb viol-t zinc
  - **bed**, in: upa
- **night**: anac ant-t anthraci borx bufo camph cham chin cinnb coloc graph *Jal* lac-c lyc nicc nux-v petr phos pic-ac psor rheum **Rhus-t** sabad thea
  - **midnight**:
    - **before**:
      - 22-2 h: thea

Irritability – burning

- **night**: ...
  - **alternating** with:
    - **cheerfulness** | **daytime** (⇗*children in - good*): ant-t *Jal* lac-c nux-v psor rheum
  - **only**, good all day and cross all night (See alternating - cheerfulness - daytime)
  - **retiring**, after: bufo cinnb
  - **waking**, on: lyc *Psor*
- **absent** persons, with (⇗*Anger - absent*): aur   fl-ac kali-cy lyc
- **air**, in open: aeth am-c arn borx calc *Con* kali-c mur-ac nux-v plat puls rhus-t
  - **amel**: anac calc coff ign mag-c *Rhus-t* stann staph
- **alone**:
  - **when** (⇗*Company - desire; Company - desire - alone*): cortico phos
  - **wishes** to be alone: gels pycnop-sa
- **alternating** with:
  - **affectionate**: croc plat
  - **anxiety** (See Anxiety - alternating - irritability)
  - **cares**: ran-b
  - **cheerfulness** (⇗*joy*): ant-t ars *Aur* aur-ar *Borx* bov carc caust chin cocc croc cycl kali-c lyc merc merc-c nat-c nat-m plat sanic spig spong *Stram* sul-ac sulph tell viol-t zinc
    - **evening**: sulph viol-t
  - **cowardice**: ran-b zinc
  - **despair**: ars
  - **discouragement**: zinc
  - **hypochondriasis** | **daytime**; during: sulph viol-t
  - **idiocy** (See Idiocy - alternating - irritability)
  - **indifference**: asaf bell carb-an cham chin colch sep
  - **jesting**: cocc
  - **joy** (⇗*cheerfulness*): acon *Coff* croc cycl op
  - **laughing**: croc sanic stram
  - **merriness** (See cheerfulness)
  - **mirth**: caust cocc croc cycl nat-m spong sul-i
  - **patience**: nid
  - **remorse** (⇗*Remorse - quickly*): mez
  - **sadness**: ambr asar ptel puls zinc
  - **singing**: agar croc
  - **tenderness** (See affection)
  - **timidity** (⇗*Timidity*): ran-b zinc
  - **tolerance** (See patience)
  - **weeping**: acon alum aur bell graph kali-i phos plat puls
    - **laughter** at trifles; and: graph
- **anxiety**, with: acon aspar bros-gau **Nux-v** phos
- **aroused**, when: berb bufo hyos nux-m op sil
- **breakfast**:
  - **after**: con
  - **before**: nat-p
- **burning** in right lumbar region; from: nit-ac

Mind

Irritability – business · · · **Irritability – headache**

- **business**:
  - **about**: borx ip nat-m
  - **important, in an**: *Borx*
- **cardiac** symptoms, with: crat
- **causeless**: brom med *Psor*
- **children, in** (↗*Anger - children; in):* abrot ant-c ant-t ars ascar-l aur bell benz-ac borx *Calc* calc-br *Calc-p* camph **Cham** *Chin* **Cina** cupr dros dulc graph *Iod* ip jal kali-br kali-p kreos lac-c lyc **Mag-c** med nux-v psor puls rheum rhus-t *Sacch* sanic sep *Sil* **Staph** sulph syph *Tub* verat zinc
  - **cross** all day, good all night: lyc med
  - **good** all day, cross all night *(↗night - alternating - cheerfulness - daytime):* jal psor
  - **infants**: CHAM
  - **pushes** nurse away: lyc
  - **sick, when**: *Lyc* puls
  - **sleepless** | **day** and night: psor
- **children**, towards: kali-i pycnop-sa Sep
  - **own**; his: Sep
- **chill**, during: acon alum anac arn **Ars** ars-s-f aur aur-ar bell borx bry **Calc** calen camph **Caps** carb-v castm *Caust* cham chin chinin-ar cimx cocc coff **Con** cycl gels hep hyos *Ign* kali-ar kreos **Lyc** m-aust mag-c merc mez nat-c *Nat-m* Nit-ac Nux-v *Petr* phos plan **Plat Puls Rheum** *Rhus-t* sabad sep sil *Spig* staph *Sulph* teucr thuj verat
- **coffee**, after: calc-p
- **coition**:
  - **after**: agar aster bov calad **Calc** calc-s calc-sil *Chin* dig graph *Kali-c* kali-p *Kali-sil* mag-m *Nat-c* nat-m nat-sil nit-ac nux-v *Petr* ph-ac *Phos Sel* **Sep Sil** staph thuj
  - **amel**: tarent
- **cold**; after taking: calc
- **colors**:
  - **green**:
    : **agg**:
    : **dark green**: ign
    : **olive green**: phos staph
  - **purple**:
    : **agg** | **dark purple**: ign
- **concentration**; from difficult: carc sapin
- **consolation** | **agg** *(↗Consolation - agg.;* **Inconsolable)**: *Bell Cact Calc-p* calc-sil chin hell **Ign** kali-c kali-sil lil-t lyc merc **Nat-m** *Nit-ac* nux-v *Plat* sabal **Sep Sil** staph
- **contradiction**; from *(↗Anger - contradiction):* apis r bros-gau bung-fa helon **Ign** pert-vc sel thyr
  - **slightest**; at: aur bros-gau helon **Ign** pert-vc thyr
- **conversation**, from *(↗talking; Conversation - agg.):* *Ambr* dros lap-la plect

- **convulsions**:
  - **before**: agar art-v *Aster* bufo ign *Lach*
  - **epileptic** *(↗GENE - Convulsions - epileptic - vexation):* bufo ign
  - **between**: cic nux-v stry
  - **cough**, from: *Cina*
- **delivery**, during: caul **Cham**
- **dentition**, during: ars calc calc-p **CHAM** cina kreos nux-v op **RHEUM** *Zinc*
- **diabetes**, in: *Helon Lycps-v*
- **diarrhea** | **after**: guaj kali-p
- **difficulty** with someone; after: tarent
- **dinner**:
  - **after**: am-c cham coc-c crot-t *Hydr* iod mill *Nat-c* ol-an teucr til zinc
  - **before**: phos
  - **during**: teucr
- **discouragement**; with: *Anac* ars bism carb-an carb-v dig lach mag-c mur-ac myric nat-ar nat-m orig pall phys pip-m psor sars sep sil sulph
- **disease**; during the | **acute** disease: ant-t
- **disturbed**, when *(↗questioned; Disturbed; Interruption - agg.):* ant-t bros-gau graph op
- **drinking** wine and coffee, while: chlor
- **driving** a car: bros-gau
- **easily**: abies-c ant-t carb-an *Cham* cinnb digin dros glon ham kali-c kali-fcy lach merc myric plan plat *Psor Pycnop-sa* rad-br sang sarcol-ac staph zinc
- **eating**:
  - **after**: aeth am-c am-m ambr arn ars bar-act *Borx Bry* carb-v cham chlor clem con graph *Hydr* iod *Kali-c* kali-i merc merc-sul *Nat-c Nat-m Nux-v* olnd ph-ac plat *Puls* teucr thuj zinc
    : **amel** *(↗Eating - after - amel.):* am-c am-m kali-bi nat-s phos
  - **during**: kali-c teucr
  - **satiety**; to: merc
- **emission**; after: coff dig *Lil-t* nat-c *Nux-v* sang sel **Staph** ust
- **epilepsy** | **before** (See convulsions - before - epileptic)
- **events**; about imagined (See imagined)
- **everything** causes: *Psor*
- **excited**, when *(↗Ailments - excitement; Ailments - excitement - emotional):* arg-n chin
- **exertion**; from: *Sep* sulph
- **expression**; from unintelligible: sol-t-ae
- **family**, to her *(↗Estranged - family; loved):* Carb-v opun-s (non: opun-v) sacch-a thuj
- **flatulence**, from: cic
- **forgetful**, because: *Anac* carc
- **grief**, from: *Kali-br* mag-c tarent
- **headache**, during: *Acet-nc* acon aeth *Am-c* am-m *Anac* ant-c *Ars* bell bov bros-gau bry calc calc-i calc-p calc-sil *Cham Chin* chinin-s coca con crat cycl dulc graph helon hipp ign ind iod kali-ar kali-c kali-p *Kreos Lac-c* lach lachn laur lyss mag-m *Mag-p* mang meph merc *Mez* nat-m *Nicc Nux-v* ol-an op pall *Phos* plat *Sang* sil spong stann **Syph** teucr thuj vip zinc zinc-p

138   ▽ extensions | O localizations | ● Künzli dot

Mind

Irritability – heart

- **heart** disease; with: crat
- **heat**:
  - *after*: am-c hipp
  - *during*: acon ail anac *Ant-c* ant-t aran *Ars* atha bell *Bry* calc carb-v card-b caust *Cham* chim-m chlol cina con *Ferr* hep ip lach lyc m-arct mosch **Nat-c** *Nat-m Nux-v* petr ph-ac phos plan *Psor* puls ran-b *Rheum* staph *Sulph* thuj ust
  - *typhoid* fever; in: *Bry* chel chlol hydr lept *Merc* nux-v
- **himself**; with *(↗Hiding - himself - children; Reproaching oneself)*: ars aur *Elaps* syph
- **hungry**; when: iod merc
- **idle**, while *(↗Activity - desires; Industrious)*: calc nux-v stann
- **imagined** events; about: meph
- **impotence**, with: pers
- **insults**, from: canth
- **itching**, from: anac urt-u
- **labor** pains; during: caul
- **little** things; about (See trifles)
- **looked** at *(↗Looked - cannot)*: *Ant-c Cham Cina* gels *Nux-v* sacch-a sanic *Sil*
  - *spoken* to or touched: *Ant-c* ant-t *Cham Cina* gels *Nux-v* sacch-a sanic *Sil*
    - *children*; in: *Ant-c* ant-t *Cham Cina* gels *Nux-v* sacch-a sanic *Sil* thuj
- **loved** ones, to *(↗family; Malicious - loved)*: thuj
- **lying** amel; on: sulfonam
- **masturbation**, after: *Hyos*
- **medicine**; at thought to take the *(↗Refusing - medicine)*: mim-p
- **menopause**; during: arg-n *Lach Psor*
- **menses**:
  - *after (↗Menses - after)*: berb bufo carb-ac ferr nat-m
  - *before (↗Menses - before)*: anthraci berb bros-gau calc *Caust Cham* cocc cycl eupi hep kali-c kreos lach lil-t *Lyc* mag-m *Nat-m Nux-v* pic-ac ptel *Puls Sep* sulph thyr
  - *during (↗Menses - during)*: acon aeth am-c aran asaf bell berb bry calc castm caust *Cham* cimic cina cocc con crot-o eupi ferr ind kali-c kali-p kali-s kreos lil-t lyc mag-c mag-m mag-s nat-c nat-m nat-p *Nux-v* petr ph-ac plat puls sars sep stram *Sulph* tarent zinc zinc-p zing
  - *intermission* of; during an: eupi
- **mental** exertion; from: calc-sil kali-p pic-ac *Prot* sapin
- **mucous** membranes; with chronic complaints of: pen
- **music** *(↗noise)*:
  - *during (↗Music - agg.; Sensitive - noise)*: anac aur *Calc* caust *Mang* nat-c nat-m nat-s nux-v pycnop-sa sep tarent viol-o zinc

Irritability – sexual excesses

- **music**: ...
  - *harsh*, from: sumb
  - *piano*, of: anac *Sep* zinc
  - *violin*, of: viol-o
- **nervousness**; with: ambr castm *Chin* ery-a eup-a staph
  - *urination*; with painful: ery-a
- **noise**, from *(↗Sensitive - noise; Sensitive - noise - slightest; Rage - mischievous - noise)*: acon allox ant-t ars *Asar* bell caust cinnb cocc *Ferr* iod ip kali-c lyc med nat-c nat-m phos pip-m plect ptel puls-n sel tanac trios V-a-b ven-m
  - *crackling* of newspapers; even from: *Asar Ferr* lyc nat-c
- **ovulation**; during: bung-fa
- **pain**, during *(↗Anger - pains; Anger - pains - about; Sensitive - pain)*: acon aloe alum apoc arn ars canth *Cham Coff* colch coloc crat crot-t diosm hep ign kreos *Nux-v Phos* phys *Puls* rhus-t sep visc
  - *colic*; from: coloc
  - *rheumatic*: cham coff rhus-t
  - o *Cervical* region; in: crat
  - *Chest*; in: visc
  - *Face*; in: cham coff kreos nux-v
  - *Occiput*; in: crat
- **people**; with: allox
- **perspiration**, during: ang bell bry *Calc* calc-p *Cham* chin clem con hep mag-c merc nat-m nux-v puls *Rheum* rhus-t sabad samb sep *Sulph* thuj
- **pollutions**, after: *Aur* calad *Calc Chin Cimic* coff con dig dios gels kali-br *Lil-t* nat-c *Nux-v* ph-ac phos sang sel **Staph** ust
- **pregnancy**, during: *Cham Sep*
- **prolapsus** uteri, in: *Lil-t*
- **puberty**, in: *Phos*
- **questioned**, when *(↗Impatience; Answering - aversion; spoken)*: apis *Arn* bry bufo bung-fa *Cham* cic coloc conv nat-m **Nux-v** *Ph-ac* **Pip-m** puls ust
- **reading**, while *(↗Reading - agg.)*: med nat-c
- **remorse**; with easy and quick *(↗Anger - alternating - repentance)*: arg-n bung-fa
- **rocking** fast *(↗Carried - desire)*:
  - *amel (↗Rocking - amel.)*: cina
- **sadness**, with: ant-c asar aur bov dig *Kali-c* lyc nit-ac plat polyg-pe ptel sep sul-ac tarent-c ziz
- **sends** *(↗Obstinate - nothing; Refusing - medicine)*:
  - *doctor* home, says he is not sick *(↗Delirium; Well - says - sick; Delusions - well)*: *Apis* **Arn Cham**
  - *nurse*:
    - *home*: *Fl-ac*
    - *out* of the room: **Cham**
- **sexual** desire; from loss of: sabal
- **sexual** excesses; from: ol-an

139

Mind

- **sitting**, while (*Sitting - inclination*): aeth ammc calc mang nat-m
- **sleep**; when aroused by noise during: calad
- **sleepiness**, with: ind lachn
- **sleeplessness**, with: bell calc *Coff* **Hyos** *Kali-br* mosch *Nat-m* plat psor
  - **children**, in: psor
- **spoken** to, when (*questioned; Spoken - aversion*): ars aur aur-ar bry bufo carbn-s **Cham** elaps gels *Graph* hyos *Kali-p* lap-la *Lil-t* mang nat-m nat-s *Nit-ac* nux-v puls-n rhus-t *Sep* sil staph stram *Sulph* tep ust verat
- **stool**:
  - **after**: graph laur nat-c *Nit-ac* rheum
  - **before**: aloe *Borx Calc* merc *Nux-v*
  - **sudden**: brom puls stront-c
  - **supper**, after: arn nat-c petr seneg
  - **suspicious** (*Suspicious*): cham lyc merc
  - **taciturn** (*Taciturn*): am-c ars coloc puls pycnop-sa sulph
  - **taking** everything in bad part (*Offended*): alum bov caust *Croc* nat-m *Pall* puls
  - **talk** of others; from: sacch-a
  - **talking** (*conversation*):
    - **amel**: abrom-a
    - **while**: allox alum ambr cham kali-m lap-la mang nicc psor sacch-a staph sul-ac teucr tong zinc
  - **thunderstorm** | **before**: nat-c
  - **touch**, by: *Ant-c Arn Cham* lach tarent
- **travelling**:
  - **slow**: cortiso
- **trifles**, from (*Anger - trifles; Petulant; Trifles - important*): acon ang ant-c arg-met *Ars* aspar *Bell* ben borx bros-gau bry bung-fa *Calc* calc-sil cann-xyz **Caps** carb-v carc *Caust Cham* chel *Cimic* cina clem *Cocc* con cortico croc *Cycl* digin dros fl-ac graph hell *Hep* hist ign ip kali-bi kali-m kreos lach lact-v *Lyc* lycpr lyss mang *Med* meph merc-i-r mez nat-m *Nat-m* nat-p *Nit-ac Nux-V* opun-s (non: opun-v) petr *Phos Plat* puls *Pycnop-sa* rhus-t sanic saroth sars sel seneg sep sil sol-a stram sul-ac sulph *Tub* verat
  - **jocose**, though: *Caps*
- **waking**, on: agar anac ant-t arg-n *Ars Bell* berb bov brom bry bufo calad camph carb-an carb-v cass castm caust cham chel chin chinin-ar chinin-s clem coca cupr *Cycl* gamb iris jatr-c *Kali-c* kali-p *Lach* lil-t *Lyc* m-aust mag-m *Merc-i-r* mez nat-m nat-s nat-sil *Nit-ac* nux-V pall petr *Ph-ac* phos plat plb *Psor* puls rhus-t sanic sep staph sul-ac sulph tarent thuj *Tub*
  - **amel**: caps
  - **immediately** when opening eyes: tub
  - **whooping** cough; on: *Bry*
- **walking**, when: am-c berb *Borx* clem con sumb thuj
  - **open** air amel; in: mag-c *Rhus-t*
- **warm** room, in: anac bry calc ign *Puls*
- **water**; on hearing or seeing (*Hydrophobia*): **Lyss**
- **weakness** (*weariness*):
  - **from**: mur-ac
  - **with** (*Well - says - sick; GENE - Irritability - lack*): caul **Chin** gal-ac *Kali-p*

Irritability: ...
- **weariness** (*weakness*):
  - **during**: crot-t ruta **Sep**
- **weather**; in rainy or cloudy: aloe am-c
- **working**, when: cadm-met plan tong
- **worm** affections; in: abrot **Cina** nat-p teucr
  - **followed** by | **squinting**: nat-p
  - **threadworms**: teucr
- **writing** | **while**: med

ISOLATION; sensation of (See Forsaken - isolation)

JEALOUSY (*Suspicious; Selfishness; Envy*): *Aml-ns* anac anan *Apis* arg-n bufo *Calc* calc-p *Calc-s* camph *Carc* carc caust *Cench* cham *Cocain* cocc coff coloc gal-ac gels **HYOS** ign ilx-a ip kali-ar kali-c kali-p kali-s lac-c **LACH** lil-t lyc mag-c *Med* merc *Nux-m* **Nux-V** op ph-ac plat *Puls* raph sabad *Staph Stram* sulph ther thuj verat
- **accuses**:
  - **husband**:
    - **neglect**; of: *Stram*
  - **wife** of being faithless: *Stram*
- **ailments** (See Ailments - jealousy)
- **animal** or an inanimate object; for: caust hyos lach nux-v
- **appreciate** anything; desires that others shall not: *Ip*
- **children**:
  - **between**: ars calc-s carc med nat-m nux-v sep sulph verat
  - **girls**: nux-v
  - **in**: calc-p hyos ip lach lyc med nux-v staph stram thuj
  - **newborn** gets all the attention; when the: *Hyos* ign
- **crime**, to a (*kill*): lach
- **happy**; seeing others (See Envy - happy)
- **images**, with frightful: *Lach*
- **impotence**, with: nux-v
- **insane**: lach
- **insult**, driving to: *Nux-v*
- **irrational**: cocain
- **irresistible** as foolish as it is: *Lach*
- **kill**, driving to (*crime; Kill; desire*): lach
- **loquacity**, with (*Loquacity*): mag-c
- **love**; from disappointed: hyos *Lach* nat-m
- **men**, between: ars lach puls verat
- **menses** | **before**: **Lach**
- **neglect**, accuses husband of (See accuses - husband - neglect)
- **people** around, of: op
- **quarrelling**, reproaches and scolding; with (*Quarrelsome - jealousy*): gal-ac *Nux-v*
- **rage**, with: **Hyos** *Lach*
- **sadness**, with: *Kali-ar*
- **saying** and doing what he would not normally say and do: sulph
- **strike** his wife; driving to (*Striking*): *Calc* lach nux-v sulph

Jealousy — **Mind** — **Jumping**

- **tearing** the hair (⟶*Pulling - hair*): lach
- **weeping**, with: caust nux-v petr
- **women**:
  - **between**: ars nat-m nux-v sep

JESTING (⟶*Cheerful; Laughing; Exhilaration*): aeth aether agar agav-t alco aloe arg-met ars bar-c bell bry cact calc cann-i **Caps** carb-v chlol *Cic* Cocc coff **Croc** cupr cur ferr-p glon hyos **Ign** ip kali-cy *Kali-i Lach* lyc meny merc merl nat-m *Nux-m* op peti plat psil psor puls rad-br rhus-r *Rhus-t* sars sec spong *Stram* sul-ac sumb tab tanac *Tarax Tarent* verat
- **afternoon** | **15**.30 h: aloe
- **evening**: aether
- **alternating** with:
  - **anger** (See Anger - alternating - jesting)
  - **company**; aversion to: rad-br rhus-r
  - **indifference**: meny
  - **irritability** (See Irritability - alternating - jesting)
  - **seriousness**: cann-i plat
  - **taciturnity**: plat
  - **vexation** (See Irritability - alternating - jesting)
  - **weeping**: cur *Ign* nux-m peti
- **aversion** to (⟶*joke; Awkward; Serious*): *Acon* am-c ang apis ars asar borx bov cann-s caps carb-an *Cina* cocc cycl *Merc* nat-m nux-v puls sabin sil spig sulph thuj viol-t
  - **sexual** jokes: asar
- **erotic**: hyos
- **everything**; makes jest of: nux-m
- **facetious**; desire to do something: aeth cact
- **fun** of somebody; making (See Jesting)
- **gravity**; jesting after: plat
- **indifference**; jesting after: meny
- **joke**; cannot take a (⟶*aversion; Frivolous*): cina lyc merc nat-m *Ran-b* Spig
- **licentious**: alco
- **malicious** (⟶*Cynical; Malicious; Mocking - sarcasm*): ars
- **practical** joker (See Mocking)
- **puns**, makes: cann-i
- **ridiculous** or foolish (⟶*Childish; Foolish; Gestures - ridiculous*): bell *Cic* croc hyos *Stram* tanac *Verat*
- **roguish**: puls
- **trifles** with everything: agar
- **waking**, on: tarent

JOKING (See Jesting)
JOURNEYS (See Travelling)
JOVIAL (See Cheerful; Jesting; Sociability)
JOY (⟶*Cheerful; Ecstasy*): abrom-a agri anac ars *Asaf* bufo cimic cupr verb
- **ailments** (See Ailments - joy)
- **alternating** with | **irritability** (See Irritability - alternating - joy)
- **death**, when thinking of (See Cheerful - death)
- **diarrhea**; with sudden (See RECT - Diarrhea - joy)
- **fits** of joy with bursts of laughter: *Asaf* verb

Joy: ...
- **headache**:
  - **from** joy; headache (See HEAD - Pain - joy)
- **misfortune** of others; at the (⟶*Malicious; Malicious - laughing*): anac ars cupr
- **sleeplessness** from excessive joy (See SLEE - Sleeplessness - joy)
- **trembling**, mirth, playfulness and clear intellect; with: cimic
- **trembling**; with (See GENE - Trembling - externally - joy)
- **waking**; on: bufo

JOYLESS (See Indifference - joyless)
JOYOUS (See Cheerful)
JUMPING: absin acet-ac *Acon* aeth agar alco ambr ant-t apis *Arg-n Ars* asar atro *Aur* bell bry calc calc-f camph cann-i **Chin** chinin-ar *Chinin-s* chlol cic Croc **Cupr** dubo-m dulc gal-ac *Glon* grat hell hydr-ac hyos lach lact lyss *Merc* merc-c merc-meth morph nux-v **Op** past petr phos pip-m plb **Puls** rumx sabad sol-mm stict stram sul-ac *Syph* tarent verat zinc
- **night**: cic
- **air**, into: agar cann-i
- **alternating** with | **sighing**: bell
- **bed**, out of (⟶*Escape; Restlessness - bed - driving; Delirium - bed - escapes*): absin acet-ac *Acon* aeth alco ambr ant-t apis *Arg-n Ars* atro **Bell** bry calc calc-f camph **Chin** chinin-ar *Chinin-s* chlol cic *Cupr* dubo-m dulc gal-ac *Glon* hell **Hyos** lach lyss *Merc* merc-c merc-meth morph **Op** past phos plb puls rumx sabad sol-mm **Stram** sul-ac *Syph* verat zinc
  - **crawls** on floor, and: acet-ac
  - **dreaming**; while: calc-f dulc
    : **frightful**: dulc
    : **waked** him; which: calc-f
  - **fever**, during: chinin-ar chlol *Hyos* morph
    : **typhoid** fever: chlol
  - **mania**, in (⟶*Mania*): Puls
  - **returning** to bed continually; and: bell
  - **shrieking**, and (See Shrieking - jumping)
- **children**; in: cina
- **convulsively**: hydr-ac
- **dancing**; and (See Dancing - jumping)
- **dream**; because of a (See bed - dream)
- **impulse** to jump: agar arg-met *Aur* calc-f croc lach stram tarent
  - **bridge**; when crossing a (See Suicidal - throwing - river)
  - **dreams**, in: calc-f
  - **epilepsy**, after: arg-met
  - **height**; from a (See Suicidal - throwing - height)
  - **river**; into the (See Suicidal - drowning; Suicidal - throwing - river)

- **impulse** to jump: ...
  - **window**; from a (See Suicidal - throwing - window)
- **running** recklessly; and: sabad
- **suddenly**, as from pain: cina
- **wall**: petr

JUMPING UP:
- **lying** down, after: carb-ac

JUMPY nerves (See Excitement)

JUSTICE | **desire** for (See Injustice)

KICKING (↗*Violent; Striking; Behavior - children*): atro Bell borx carb-v carc cham cina gal-ac hyos *Ign Lyc* med nat-c nux-v phos prot sanic stict *Stram* stry *Sulph* tarent verat-v
- **anger**; during: borx
- **children**; in: bell borx *Cham* cina cupr **Lyc** med nux-v sanic tarent
  - **carried**; child becomes stiff and kicks when (↗*Anger - stiffening; Carried - aversion*): *Cham* cina cupr
  - **cross**, kicks and scolds on waking; child is: **Lyc** sanic
- **heels**; with: stict
- **legs**; with | **convulsions**; during: *Ign*
- **sleep**, in: Bell carc cina nat-c phos *Sulph* tub
- **tantrum**, in (See anger)
- **worm**-complaints; during: cina

KILL; desire to (↗*Violent; Fear - killing; Impulse - violence*): acon agar alco alum anac arg-n *Ars Ars-i Bell* calc camph caust chin chlf cimic cupr cur der (non: germ-met) **Hep Hyos** Iod jab kali-ar kali-br kali-c *Lach* lys lyss *Med* meli *Merc* nat-m *Nat-s* nit-ac **Nux-v** op *Petr Phos Plat* pseuts-m rauw rumx sec sil *Staph Stram* sulfon sulph syph tarent thea thuj thyr x-ray
- **barber** wants to kill his customer: *Ars Hep*
- **beloved** ones: alum ars chin hep jab kali-br merc *Nux-v Plat* thea
- **car**; by running into people with her: bell
- **child**, the own (↗*throw*): alum arg-n nux-v *Plat* thea
- **children**; in | **parents**; to kill the: der
- **contradicts** her; the person that (↗*Contradiction - intolerant*): hep *Merc*
- **delirium**, in: chlf
- **drunkenness**; during (↗*Kill; desire; Rage - drunkenness*): bell hep **Hyos** nux-v plat
- **everyone** he sees: hyos
- **fear** that she may get a desire to kill (See Fear - killing)
- **herself**; sudden impulse to (↗*Fear - suicide; Injuring - fear; Suicidal*): *Ars* iod meli merc *Nat-s* rauw rumx thea thuj

Kill; desire to: ...
- **husband**; impulse to kill her beloved: *Merc* Nux-v *Plat*
- **injure** with a knife; impulse to (See knife - with)
- **knife**:
  - **sight** of a; at the (↗*Impulse - stab - his; Thoughts - frightful - seeing*): *Alum* ars coff lach *Merc* nux-v plat
  - **gun**; or a: *Alum*
  - **with** a knife (↗*Impulse - stab - his*): *Alum* ars chin *Hep Hyos* lys *Merc* plat thea
- **menses**:
  - **before** (↗*Menses - before*): x-ray
  - **during** (↗*Menses - during*): x-ray
- **offense**; sudden impulse to kill for a slight (↗*Offended*): *Hep Merc Nux-v*
- **rest**; during (↗*Fear - insanity - repose*): iod
- **somebody**; thought he ought to kill (↗*Delusions - murdered*): camph
- **sudden** impulse to kill: **Alum** arg-n *Ars Ars-i Hep Hyos* iod kali-ar med merc **Nux-v Plat** rauw staph sulfon sulph tarent thea
  - **herself** (See herself)
- **threatens** to kill (See Threatening - kill)
- **throw** child; sudden impulse to (↗*child*):
  - **fire**; into: hep lyss *Nux-v* thea
  - **window**; out of the: lyss
- **walking** in open air and street, while: camph

KILLED; desire to be (↗*Suicidal*): *Ars* bell coff-t *Phyt* plat stram
- **menses**, during: plat
- **stabbing** heart; by | **midnight**; after: *Ars*

KINDNESS (See Consolation; Mildness)

KISSING (↗*Embraces*):
- **children** are caressing and kissing: *Puls*
- **everyone** (↗*Amorous; Embraces - everyone; Lascivious*): caps *Croc* hyos kres mand phos stram *Verat*
- **hands** of his companions: agar anac
- **menses** | **before** (↗*Menses - before*): *Verat* zinc
- **wants** to be kissed: *Stram*

KLEPTOMANIA: absin ars *Art-v* Bell bry carb-v carc caust cic *Cur* gal-ac hyos kali-br kali-c lach lyc mag-c mag-m nat-c nat-m *Nux-v* op oxyt plat **Puls●** sep staph stram *Sulph* syph tarent thuj
- **dainties**, steals: mag-c mag-m nat-c
- **money**, steals: art-v **Calc●** cur nux-v **Puls●** tarent
  - **necessity**; without: art-v cur nux-v tarent

KNEELING (See Praying)

KNIFE; cannot look at a (↗*Fear - knives*): *Alum* nux-m plat staph

KORSAKOFF's psychosis | **alcoholism** (↗*Alcoholism*): agar verat

LACONIC (↗*Abrupt*): chin merc mur-ac

LAID down; does not want to be (See Carried - desire)

Mind

LAMENTING (↗ Weeping; Discontented; Shrieking):
Acet-ac Acon act-sp agar *Alum* alum-p am-c ambr *Anac* ant-t arg-n arn *Ars* ars-s-f asaf **Aur** aur-ar aur-s bar-s *Bell Bism* Bism-o brom *Bry* bufo calad *Calc* calc-ar calc-s calc-sil camph *Canth* caps *Cham Chin Cic Cina* cocc *Coff Coloc Cor-r* cupr cupr-act cycl dig dulc gels hell hyos ign ip kali-ar kali-br kali-i kali-p *Lach* **Lyc** m-arct merc morph *Mosch* nat-ar nat-c nat-m nit-ac nux-m **Nux-v** *Op* petr ph-ac phos plat plb **Puls** ran-b rheum rhus-t rob sec sep sil stann stram stry *Sulph* syph tarent thal til tub **Verat Verat-v** viol-t zinc
- **evening**: **Verat**
- **night**: sil stram verat
  • **waking**; on: sil
- **alternating** with:
  • **crying** (See Weeping - alternating - lamenting)
  • **delirium** (See Delirium - alternating - lamenting)
  • **laughing** (See Laughing - alternating - lamenting)
- **anxiety** in epigastrium, about: ars
- **anxious**: plb puls
- **appreciated**, because he is not (↗ *Confidence - want; Forsaken; Haughty*): calc-s
- **convulsions**, during: ars
- **cough**; lamenting causes: arn
- **fever**, during: acon bry nux-v puls til verat
- **future**, about (↗ *Anxiety - future; Grief - future*): lyc
- **heat** of whole body except hands, with: **Puls**
- **hoarse**: brom
- **loud**, piercing: *Ars*
- **menses**, during (↗ *Menses - during*): ars *Cocc*
- **misfortune**; over his imaginary (↗ *Delusions - misfortune - inconsolable*): alum-p
- **others**, about (↗ *Gossiping; Sympathetic*): merc
- **pain**, about (↗ *Sensitive - pain*): agar ars **Coloc** gels *Mag-p Mosch Nux-v*
- **perspiration**, during: *Acon* bry ign nux-v verat
- **sadness**, in: *Puls*
- **sickness**, about his (↗ *Hypochondriasis*): arg-n ph-ac
- **sleep**; during: alum arn bry *Cham Cina* m-arct op ph-ac phos stann stram sulph
- **stool | before** stool, in children: **Rheum**
- **trifles**, over (↗ *Trifles; Trifles - important*): acon *Coff*
- **waking**, on: ant-t cina merc sil *Stram*

LANGUAGES:
- **inability** for: syph
- **understanding** (See Comprehension)

LASCIVIOUS (↗ *Nymphomania; Amorous; Fancies - lascivious*):
Acon agar agn aloe *Ambr* ang ant-c *Apis* arund aster aur bell borx bov *Bufo Calad Calc* calc-p calc-s calc-sil camph *Cann-i* cann-s *Canth* caps carb-an *Carb-v* carl *Caust* cedr cere-s *Chin* coc-c cod coff coloc *Con* cop croc des-ac *Dig* dulc euphr *Fl-ac Gamb Graph* **Hyos** hyper ign iod kali-br kali-s **Lach Lil-t** lyc lyss m-ambo m-arct *M-aust* meny merc

Lascivious: ...
mosch *Murx* nat-c nat-m nat-s nit-ac nuph nux-m nux-v *Onos* op **Orig Phos Pic-ac Plat** plb *Puls* raja-s *Raph* rhus-t ruta *Sabin* sanic sars *Sel* senec *Sep Sil* spig squil stann **Staph** *Stram* sulph *Tarent* tere-ch thuj *Tub* ust *Verat* verb zinc
- **daytime**: lach
- **morning**: coc-c sil
  • **bed, in**: sil
- **afternoon**: lyss
- **evening**: calc nat-m
  • **bed, in**: nat-m
- **alternating** with:
  • **anger**: lil-t
  • **despair**; religious (See Despair - religious - alternating - sexual)
  • **remorse**: lil-t
- **constantly**: orig
- **dreaming**, after: sil
- **impotence**, with (↗ *Fancies - lascivious - impotence; MALE - Sexual desire - increased - weakness*): calad *Ign Lach* meny *Nux-m Onos Sel Stram*
- **looking** at women on the street: calad fl-ac
- **ogling** at women (See looking)
- **prostate**; with enlarged: dig
- **touch**; women become lascivious at every: (↗ *FEMA - Sexual desire - increased - touch*): *Murx Plat*

LATE:
- **riser**; late (See Bed - remain - morning; SLEE - Waking - late)
- **too late**; always: acon acon-l agar alco alum am-c ambr anac anan arn ars arund asaf *Aur* bar-c *Bell* calc **Cann-i** cann-s caps carb-v caust cic coff con cor-r cori-r *Croc* crot-h *Cupr* cypr elae *Ferr* ferr-ar graph hell *Hyos* **Ign** kali-bi kali-p keroso kreos *Lach* lepi lil-t *Lyc* merl nat-ar nat-c *Nat-m Nux-m* nux-v op peti *Phos* plat plb puls ran-s rob sabad santin sarr sec *Sep* sil spong **Stram** stry sulph sumb tab tarax *Tarent* valer verat verb zinc zinc-s
- **too late; never** (See Anxiety - time)

LAUGHING (↗ *Cheerful; Jesting; Content*):
abrom-a acon acon-f acon-l aether agar alco aloe alum alum-p alum-sil alumn am-c ambr amyg anac anan apis arg-met arg-n arn ars ars-s-f arund asaf *Asar* atro atro-s *Aur* aur-ar aur-s bar-c *Bell Borx* bov *Bufo Calc* calc-sil *Camph* camph-br **Cann-i** cann-s cann-xyz canth caps carb-an carb-v carbn-s carc castor-eq caust *Cedr* chlf chlol cic cimic coca cocc coff *Colch* con cor-r cori-r *Croc* crot-c crot-h *Cupr* cypr elae *Elec Ferr* ferr-ar graph hell hura hydr-ac *Hyos* hyosin hypoth **Ign** iris junc-e kali-bi kali-p kali-s keroso kreos *Lach* lepi lil-t *Lyc* lyss mang mang-act med **Merc** merc-meth merl mosch naja nat-ar nat-c nat-hchls *Nat-m* nid *Nit-ac* nitro-o *Nux-m* nux-v *Oena* op par ped peti ph-ac *Phos* phyt **Plat** plb psor puls ran-b ran-s rob sabad **Sacch-a** sal-ac samb santin sarr sec *Sel Sep* sil sol-ni spig-m spong **Stram** stry stry-p

Mind

Laughing — **Laughing – ill**

Laughing: ...
sul-ac sulph sumb syph tab tarax *Tarent* thala ther thuj thyr valer verat *Verat-v* verb zinc zinc-o zinc-ox zinc-s ziz
- **daytime**: peti
- **morning**: graph hura lach phos plat psor
  - 7-8 h: hura
- **forenoon**: graph nux-m
- **evening**: aether cupr nat-m sulph valer zinc
- **night**: alum ambr caust cic cupr cypr kreos lyc op sep sil stram sulph verat
  - **midnight**: kreos sil
  - **children**: cypr
- **actions**, at his own: iris stram
- **agg** (↗*GENE - Laughing*): carb-v carc ther
- **ailments** (See Ailments - laughing)
- **air**, in open: *Nux-m Plat*
- **alternating** with:
  - **affection**: croc
  - **anger** (See Anger - alternating - laughing)
  - **death**; desire for: aur
  - **delirium**; gay (See Delirium - gay - alternating - laughing)
  - **frenzy** (See Rage - alternating - laughing)
  - **groaning** (See moaning)
  - **irritability** (See Irritability - alternating - laughing)
  - **lamenting**: ars-s-f
  - **loathing** of life: *Aur*
  - **loquacity**: bell carbn-s
  - **metrorrhagia**: crot-c
  - **moaning**: ars-s-f bell crot-c hyos stram verat
  - **moroseness** (See Morose - alternating - laughing)
  - **quarreling** (See Quarrelsome - alternating - laughter)
  - **quiet**; desire to be: hyos nux-m
  - **rage** (See Rage - alternating - laughing)
  - **sadness**: canth caust nat-c nid *Phos* stram zinc
  - **seriousness**: nux-m plat sul-ac
  - **shrieking** (See Shrieking - alternating - laughing)
  - **singing**: stram
  - **taciturnity**: plat
  - **tenderness** (See affection)
  - **vexation**, ill humor (See Irritability - alternating - laughing)
  - **violence** (See Violent - alternating - laughing)
  - **weeping**; *Acon* alum alum-p alumn *Asaf Aur* aur-s bell borx bov bufo *Calc* camph-br cann-i cann-s cann-xyz caps carbn-s *Coff* con *Croc* graph *Hyos* hypoth *Ign* kali-p **Lyc Merc Mosch** nat-m **Nux-m** nux-v *Phos Plat* **Puls●** samb sep spig-m *Stram* sulph sumb tarent *Valer* verat ziz
    anger; after: *Plat*

- **alternating** with: ...
  - **whining** (See moaning)
- **anger**:
  - **after**: borx
  - **during** (See Anger - laughing)
- **annoying**: bell
- **anxiety**:
  - **after**: *Cupr* lyc
  - **during** (↗*Anxiety*): lyc
- **asthma**; with (↗*RESP - Difficult - laughing*): bov
- **aversion** to (↗*never; Serious; Smiling - never*): alum *Ambr* bar-c cann-s Led
- **barking** dog, as a: *Aether*
- **bed**, in: agar
- **beside** herself; claps hands over head: sec
  - **abortion**; after: *Sec*
- **cannot** laugh (See never)
- **causeless** (↗*easily; Smiling - involuntarily - speaking*): aether bar-c bufo cann-i carbn-s sal-ac stram syph tab
- **childish** (↗*Childish*): bar-c bufo croc
- **children**, in: cypr
- **chill**, during: agar calc
- **chilliness**, followed by: hura
- **chorea**; in: caust
- **company**, in (↗*Company - desire*): tarent
- **constant** (↗*Awkward*): **Cann-i** cann-s cann-xyz *Hyos* nat-m verat *Verat-v* Zinc
- **contemptuous** (↗*Haughty; Contemptuous; Mocking*): alum
- **convulsions**:
  - **before**, during or after: aether *Alum* alumn *Bell* calc *Camph Caust* con cupr *Ign* oena *Plat* stram stry zinc
  - **between**: alum plat
  - **from** laughing: *Coff Cupr*
- **cyanosis**, with: cann-i cann-xyz
- **delirious** (↗*Delirium - laughing*): apis bell cupr hyos op stram verat
- **desire** to laugh (↗*Amusement - desire*): nitro-o *Tarent*
- **dream**, during: bell
- **easily** (↗*causeless*): arg-n arn ars arund *Bufo Calc* carb-v *Coff* nat-m *Puls*
- **eating | after**: puls
- **epileptic** convulsions:
  - **after**: caust
  - **before**: caust
  - **during** (↗*GENE - Convulsions - epileptic - during*): caust
- **everything** (See ludicrous)
- **exhausted** condition, during: con
- **foolish**: Hyos
- **forced**: Hyos
- **giggling** (See Giggling)
- **grief**; from: ign
- **grinning**: bell
- **hysterical** (↗*Hysteria*): alum-sil *Asar* calc elec kali-p nux-m puls santin sumb tarent
- **idiotic**: *Atro* atro-s merc-meth
- **ill** humor, with: stram

144 ▽ extensions | O localizations | ● Künzli dot

Laughing – immoderately	**Mind**	Laziness

- **immoderately** (↗*Awkward; Extravagance; Foolish*): abrom-a aether agar alco *Am-c* anac *Bell* **Cann-i** cann-xyz carb-v *Croc* cupr *Ferr* graph *Hyos Ign Mosch* **Nat-m** nitro-o *Nux-m Nux-v Plat* plb ran-s stram *Stry Stry-p* tarent verb zinc zinc-o
- **involuntarily** (↗*uncontrollable*): agar asaf aur bell *Borx* **Cann-i** carbn-s con croc *Elec* (non: hyos) **Ign** lach lyc mang mang-act *Nat-m Nit-ac* nitro-o op phos plb puls sep sil staph *Tarent* zinc zinc-o zinc-ox zinc-s
  · **pressure** on spine; during: agar
  · **sadness**; with (See Sadness - laughing - involuntary)
  · **talking**; when: aur
- **irritation** in stomach and hypochondria, from: con
- **joy**, with excessive: asaf stram verb
- **joyless**: lyc
- **looked** at, when (↗*Looked - cannot*): lyc
- **loudly**: agar **Bell** cann-s croc hydr-ac *Hyos* op *Stram*
- **ludicrous**, everything seems (↗*Foolish*): hyos lyc *Nux-m* sabad
- **menopause**; during: ferr
- **menses**:
  · **before** (↗*Menses - before*): *Hyos Nux-m* phos
  · **during** (↗*Menses - during*): ars **Nux-m** plat
  : **convulsive**: plat
  : **hysterical**: nux-m
- **misfortune**, at: apis phos
- **mocking** (↗*Mocking*): tarent
- **nervous**: asar hura mosch tarent
- **never** (↗*aversion; Cheerful - never; Serious*): aloe arg-met **Ars** hep
- **overwork**, after: *Cupr*
- **pain**:
  · **nervous** laugh; every paroxysm excites a: hura
  · **own** pain; with their: nux-v
- **paroxysmal**: bell stram tarent
- **peculiar** to herself; in a way: thyr
- **perspiration**, ending in profuse: *Cupr*
- **rage**, with: *Stram*
- **reprimands**, at (↗*Indifference - reprimands*): bar-c cham graph
- **reproach**, at: graph
- **sad**, when (↗*Sadness - laughing*): phos
- **sardonic** (↗*Mocking; Mocking - sarcasm; Cynical*): amyg **Bell** camph cann-i *Caust Cedr* cic *Colch* con croc *Cupr* hydr-ac *Hyos* ign med nux-m *Oena* phyt plb ran-b ran-s *Sec* sol-ni *Stram* stry tarent verat zinc zinc-o zinc-ox zinc-s
  · **epileptic** convulsion; during (See GENE - Convulsions - epileptic - during - laughter)
- **serious** matters, over (↗*Awkward; Frivolous*): *Anac* apis arg-n arn bufo cann-i cann-xyz castor-eq ign lil-t lyc *Nat-m* nux-m phos *Plat* sil sulph
  · **air**, in open: *Plat*
- **sexual** excitement; with: stram
- **shrieking**: croc cypr

Laughing – shrieking: ...
  · **before** (See Shrieking - laughing - after)
- **silly** (↗*Awkward; Foolish; Childish*): aether apis bell bufo cann-i cic cimic croc crot-c **Hyos** *Lach* lyc merc nux-m par stram stry zinc-p
  · **children** on all occasion, in: croc
- **sleep**:
  · **during**: alum bell caust coca croc cypr *Hyos* junc-e kreos **Lyc** nat-hchls ph-ac sep *Sil Stram* **Sulph●**
  · **going** to; on: sulph
- **smiling** (See Smiling)
- **spasmodically** (↗*GENE - Convulsions - epileptic - during*): acon aether *Alum* alum-p alumn am-c anac ant-t apis arn ars asaf **Aur** *Bell* bov *Calc* cann-i cann-s carb-an *Caust* cic cocc *Coff* colch *Con* croc cupr hyos **Ign** lyc mosch nat-c nat-m nux-m oena op phos plat sec sel *Sep* sil *Stram* stry sulph sumb thala thuj valer verat zinc zinc-o zinc-p
  · **asthma**; with: bov
  · **epileptic** convulsion; after: cupr
- **speaking**, when: aur bell
- **speechlessness**, with: stram
- **stupid** expression, with: apis atro *Nux-m Tarent*
- **tears**; with (See weeping - same)
- **tension**; from (See nervous)
- **tittering** (See Giggling)
- **trifles**, at (↗*Awkward; Foolish; Trifles - important*): am-c ars arund bufo *Cann-i* cann-xyz carb-v graph *Lyc* op ped *Puls* tarent zinc
- **unbecoming**: croc
- **uncontrollable** (↗*involuntarily*): atro bell bufo cann-i cann-xyz caps croc *Mosch* nitro-o *Stry-p*
- **vexation**, at: lyc
- **violent**: bell ran-s stram
- **waking**, on: sep stram
- **weakness**, during: con
- **weeping**:
  · **all** occasions; weeping or laughing on: calc-sil caps ign sumb
  · **same** time; weeping and laughing at the: ars aur camph cann-i cann-s ferr ign nat-m nux-m sumb
  : **asleep**; on falling: lyc
  : **menopause**; during: ferr
- **wild** (↗*Wildness*): atro bell calc stram
- **wrong** moment; at the (See serious)
- **wrong** places; at the (See serious)
- **yawning**; after: agar

LAZINESS (↗*Mental exertion - agg.; Mental exertion - aversion; Quiet disposition*): abrot acon acon-l aesc *Agar* agar-cit agn ail alco alet alf all-c aloe *Alum* alum-p alum-sil alumn am-c am-m ambr ammc *Anac* ang anh ant-c ant-t anth *Apis* apoc arag arg-met *Arg-n Arn* ars ars-h ars-i ars-s-f asaf *Asar* asc-t *Aur* aur-ar aur-i *Aur-m* aur-s *Bapt* bar-act *Bar-c* bar-i bar-s bell berb berb-a bism blatta-o **Borx** bov bran brom

145

Laziness: ...
bros-gau *Bry* bufo bufo-s bung-fa cadm-met cadm-s caj *Calc Calc-ar Calc-f* calc-i *Calc-p* calc-s calc-sil camph cann-i *Cann-s* **Canth Caps Carb-ac** carb-an *Carb-v* **Carbn-s** carl cassia-f *Caust* cench cere-b cham **Chel Chin** chinin-ar chinin-s cic cinnb *Cit-ac* clem cob *Cob-n* coc-c *Coca* cocc coff colch coloc con *Corn* cortico croc crot-h crot-t culx cupr *Cycl* cyn-d dicha dig digin dios dirc dor dros dulc elaps erig eug euon euphr ferr ferr-i ferr-p ferul *Form* franz gamb *Gels* get gins glon gran **Graph** grat guaj *Ham* hell hell-o helo helon *Hep* hera hipp hura hydr hydr-ac hyos hyper ign indg indol *Iod* ip jug-r kali-ar *Kali-bi* kali-br *Kali-c* kali-cy kali-m kali-n *Kali-p* kali-s *Kali-sil* kiss lac-ac *Lac-c* lac-d **Lach** lact laur lec lil-t linu-c *Lyc* m-arct m-aust mag-c mag-f *Mag-m* mag-s manc mate med meli menis meny *Meph Merc* merl *Mez* mill mur-ac nat-ar nat-c nat-hchls **Nat-m** nat-n nat-p nat-s nat-sil nicc-s nid **Nit-ac** nitro-o nux-m **Nux-v** ol-an olnd op opun-s opun-v osm osteo-a ox-ac oxyt par paull pert-vc petr *Ph-ac* **Phos** phys phyt **Pic-ac** pip-m plan plat plb plect prun *Psor Puls* ran-b ran-s raph rat rham-cal rheum rhod rhus-g rhus-t rob rumx ruta sabad *Sabin* sacch-a sang sarcol-ac saroth sarr sars sec sel senec seneg **Sep** sieg *Sil* sol-t-ae sphing spig spirae **Spong** squil stann *Staph* stel stram stront-c stry-p sul-i sulfa sulfonam **Sulph** sumb syph tab tanac tarax tarent tarent-c tela *Teucr* thea *Ther Thuj* thymol tong **Tub** uran-n valer verb viol-o viol-t visc wildb *Zinc* zinc-chl zinc-chr **Zinc-p** zing ziz

- **daytime**: digin phos plan ran-b
- **morning**: all-c aloe alum am-c am-m ambr anac ang ant-t canth carb-an *Carb-v* carbn-s cham chel chinin-s clem *Cocc* dig ham helo hep hipp indg kali-n lac-c lach lact mag-c med merc nat-c *Nat-m* nat-s nux-v op ox-ac pall phyt plat ran-b ran-s rheum *Rhod* rhus-t rumx sabin seneg squil sulph symph syph tarax ther *Tub* verat verb
  - **rising**, on: cham dig nat-c nat-m op verb
  - **waking**, on: chinin-s med
- **forenoon**: *Alum* alumn anac get hipp indg lach mag-c nat-m verat
- **noon**: aloe chinin-s
- **afternoon**: aloe anac *Borx* (non: bufo) bufo-s chel erig gels hyos lyc mag-c mag-s nat-ar nat-m op osteo-a petr sep sil viol-t
  - **14** h: chel
  - **16-18** h: osteo-a
  - **amel**: anac
- **evening**: agar calc-p cann-s carb-v coca dios erig ferr-i form franz mag-c mag-m mur-ac nat-m pall plb puls ran-s sphing spig sulfonam **Sulph** viol-o viol-t
  - **amel**: aloe bism clem sulph
- **night**:
  - **midnight**:
  - **before** | **22** h: sol-t-ae

- **air**, in open: arn
  - **amel**: calc graph
- **alternating** with:
  - **activity**; mental (See Mental exertion - desire - alternating - laziness)
  - **cheerfulness** (See Cheerful - alternating - laziness)
  - **desire** to work: cycl
- **amused**, when not: carbn-s
- **breakfast**, after: nat-s
- **burning** in the right lumbar region; with: nit-ac
- **business**:
  - **quits** his thriving: calc
  - **transacting**; when: nux-v opun-s (non: opun-v)
- **children**, in (▸*Dullness - children*): bar-c lach mag-c psor sulph
- **chill**, during: camph crot-h lach
- **coition**, after: nat-c
- **dinner**, after: agar ant-c bar-c *Chin* mag-c tong zinc
- **disappointment**; after: aesc nux-v
- **drowsiness**, from (See sleepiness)
- **eating**, after: agar anac ant-c asar bar-c bov cann-i chel *Chin* dig ign *Kali-c* lach *Lyc* mag-c *Nat-m* nux-m nux-v ol-an *Ph-ac* **Phos** plat plb sel sep sulph thuj zinc
- **emissions** (See pollutions)
- **fever**, during: ammc clem
- **followed** by | **mania** for work: aur-s
- **headache**, during: dulc
- **housework**; aversion to her usual: cench *Cit-ac* sep sul-i
- **intellectual** (See Mental exertion - aversion)
- **menses**:
  - **before**: *Agar* cocc nux-v
  - **during**: agar graph nux-v senec
- **movement**; with difficulty of: sep
- **ordinary** matters; as to: ferr-p
- **physical**; after: *Aloe Anac* arag aur-m bapt bar-c calc *Caps* carb-ac caust cham chel chin coca con cycl franz gels glon hell indol iod *Kali-p* lec mag-p menis nat-c nat-m nicc-s nit-ac nux-v oxyt *Ph-ac* phos *Pic-ac* puls rham-cal sec sel sep sil stry-p **Sulph** tanac thymol *Zinc*
- **pollutions**, after: nat-c sep
- **postponing** the work (▸*Laziness; Mental exertion - agg.; Postponing*): Cench
- **respiratory** complaints, with: puls
- **rest**, during: nat-c
- **routine**; not wanting to depart from the usual: caps
- **sadness**, from: berb bov crot-t dor dros laur mez prun zinc
- **siesta**, after: anac borx
- **sitting**, while (▸*Sitting - inclination*): nat-c nit-ac ruta
- **sleep**, after: borx chinin-s mez pip-m
- **sleepiness**, with: acon am-m ammc ant-t ars carb-an carb-v chel chin cinnb clem colch coloc croc dig dulc grat ip laur lyc mag-c mag-m nat-c rat sars tong verb *Zinc*
- **stool**:
  - **after**: colch coloc
  - **before**: *Borx*

146   ▽ extensions | O localizations | ● Künzli dot

Mind

Laziness – stretching | **Loathing**

- **stretching** of limbs, with: cann-s
- **sudden**: calc
- **waking**, on: pip-m
- **walking**:
  - **after**: caust
  - **while**: arn caust chinin-s coff nit-ac sabin
- **weather**; in damp *(↗Dullness - air - wet - from)*: sang
- **work**:
  - **aversion** to (See Laziness)
  - **harm**; he thinks the work will do him *(↗Delusions - work - harm)*: helo ther

LEARNING:
- **desire** for *(↗Curious; Intellectual; Intelligent)*: graph lyc sulph
- **studying** (See Studying)
- **talk**; to (See Talking - slow)
- **walk**; to (See GENE - Walk - learning)

LECHEROUS (See Lewdness; Obscene)

LETHARGY (See Inactivity)

LETTING GO (See Tranquillity)

LEVITATION (See Delusions - floating - air)

LEWDNESS *(↗Lascivious; Nymphomania; Fancies - lascivious)*: agn alco apis aur bell bufo *Camph Canth* chlf *Cub* dig fl-ac *Hyos Lach* lil-t lyss nux-m nux-v op *Phos Pic-ac Plat* raja-s *Raph* rob stram sulph tarent verat
- **fancies** (See Fancies - lascivious)
- **old** men; in: dig
- **songs**: alco canth *Hyos* op raja-s *Stram* verat
- **talk**; lewd *(↗Obscene - talk)*: aur *Bell* bufo camph chlf cub *Hyos Lil-t* nat-m nux-m *Nux-v* phos plat *Stram Verat*
  - **coition**; during: hyos nat-m

LIAR *(↗Contradiction - disposition; Deceitful; Behavior - children)*: act-sp agar anh ant-c arg-n arn bar-c lyc med **MORPH** nux-v *Op* plat sep sil staph sulph *Syph* tarent thuj *Verat*
- **charlatan** and (See Charlatan)
- **lie**; believes all she says is a (See Delusions - lie)
- **lies**, never speaks the truth, does not know what she is saying *(↗Hypocrisy)*: alco arg-n calc coca *Morph* nux-v *Op Syph Verat*

LIBERTINISM *(↗Alcoholism; Lascivious; GENE - Intoxication)*: act-sp agar anh ant-c arg-n arn bar-c cann-i carb-v dig ferr-i fl-ac ign lac-f lach lyc *Med* merc *Nux-v* pic-ac *Plat Raph* sel sep spong *Staph* stram sul-ac **Tub**

LICKING up things *(↗Feces - licks)*: merc

LIE on bare floor; wants to: *Camph*

LIFE:
- **change** in life; desire for (See Change - desire - life)
- **struggle**; has been a long hard: carc

Life: ...
- **weary** of (See Weary)

LIFELESS (See Indifference)

LIGHT:
- **abundance** of; sees an: anh
- **amel** (See Darkness - agg.)
- **aversion** to *(↗EYE - Photophobia)*: achy ambr bell bufo *Con* hyos stram tarent zinc
  - **brilliant** objects: bufo
  - **shuns** *(↗Sensitive - light; EYE - Photophobia)*: ambr bell *Con* hyos stram tarent zinc
- **desire** for *(↗Fear - dark; of; Darkness - agg.; EYE - Photomania)*: Acon agar *Am-m* asar **Bell** bism *Calc* cann-i cann-s carb-an cimic **Gels** grin kali-br lac-m nat-m phos plb rad-br ruta sanic **Stram** *Stront-c* valer
- **shuns** (See aversion - shuns)

LISTENED TO; being | **desire** to (See Delusions - appreciated; Delusions - neglected; Forsaken)

LISTLESS (See Indifference)

LITERARY WORK:
- **aversion** to (See Mental exertion - aversion - literary)
- **desire** for (See Mental exertion - desire - literary)

LITIGIOUS *(↗Delusions - lawsuit; Quarrelsome)*: nit-ac plat staph

LIVELY (See Vivacious)

LOATHING:
- **business**; his *(↗Business - aversion)*: ars-h
- **general** loathing *(↗Discontented - everything; Hatred; Disgust)*: acon alum alumn ang ant-c ant-t arg-met *Arg-n* arn asar aur bell benz-ac bufo *Calc* canth carbn-o cham chel coli cop hep hyos jatr-c kali-bi kali-c kali-chl *Lach* laur *Lyc* mag-m merc mosch myric nat-c paull phel phyt pic-ac plat plect *Puls* raph rat sapin sec sel seneg sep stram sumb tab tarent thea tong
  - **morning**: mag-m phyt
  - **waking**, on: phyt
  - **forenoon**: tong
  - **noon**: pic-ac
  - **evening**: alum alumn *Hep* raph
  - **eruption**; before: cop
  - **fear** of death, during: cop
  - **old** age, in: aur calc
  - **pain**:
    - **during**: aloe
    - **from**: phyt
  - **puberty**, in *(↗Indifference - puberty; Puberty)*: ant-c
  - **rising**, when: plect
  - **smoking**, when: sep
  - **waking**, on: *Lach Lyc* nat-c

All author references are available on the CD   147

- **himself** (See oneself)
- **life** (*Suicidal; Ennui; Death - desires*): act-sp agn alum alum-p alum-sil am-c am-m *Ambr* ang **Ant-c** ant-t **Ars** ars-s-f **Aur** *Aur-ar Aur-m Aur-s* bell berb bov cadm-met *Calc* calc-ar calc-s calc-sil carb-an *Carb-v* caust cere-b **Chin** *Chinin-ar* cic cop dros gels grat hep hydroph hyos kali-bi kali-br kali-chl kali-m *Kali-p* kreos **Lac-c** lac-d *Lach* laur led *Lyc* mag-m **Merc** mez nat-ar nat-c **Nat-m** *Nat-sil* nat-sil *Nit-ac* **Nux-v** op **Phos Plat** *Plb* pneu podo *Puls Rhus-t Rhus-v* ruta sec *Sep* **Sil** spig *Spong* **Staph** stram sul-ac *Sulph* **Ter Thuj** *Valer* zinc *Zinc-p* ziz
  - **morning**: *Lach Lyc* nat-c
  - **evening**: *Aur* dros hep kali-chl rhus-t spig
  - **alternating** with | **laughing** (See Laughing - alternating - loathing)
  - **eating** amel; on: cic
  - **injury**, must restrain herself to prevent doing herself: (*Injuring; Injuring - fear*): **Nat-s**
  - **menses** | **before** (*Menses - before*): cere-b
  - **old** people; in: calc
- **oneself** (*Contemptuous - self; Hiding - himself - children*): lac-c spirae
- **speaking** (*Taciturn*): anac dios
- **work** (*Laziness; Mental exertion - aversion; Fear - work*): acon arg-n arn arn-b arn-ac arn-s hyos kali-c lact-v nat-m nit-ac petr **Puls•** ran-b reser *Sil* stann staph sulph tab tarax *Tarax* tub
  - **evening**: reser
  - **alternating** with | **singing** (See Singing - alternating - loathing)

LOCALITY, errors of (See Mistakes - localities)

LOCATION; sense of (See Orientation)

LOGICAL THINKING (See Thinking - logical)

LONELINESS (See Forsaken)

LONGING (*Desires*):
- **good** opinion of others; for (*Irresolution; Timidity; Confidence - want*): lyc *Pall* sulph
- **knows** not what for: croc kali-c
- **repose** and tranquillity; for (*Rest - desire*): nux-v sulph
- **sunshine**, light and society, for (*Darkness - agg.; Light - desire*): grin stram
- **things** which are rejected when offered; for (See Capriciousness - rejecting)
- **yearning** (See Yearning)

LOOKED AT; to be:
- **always** wants to be looked at (See Watched - desires)
- **cannot** bear to be looked at (*Fear - observed; Hiding - himself; Delusions - watched*): ambr **Ant-c Ant-t Ars** bar-c brom calc *Cham Chin Cina* gels hell *Iod* kali-c lyc mag-c med merc *Nat-m* nux-v puls rhus-t sanic sil spong stram sulph tarent thuj *Tub*
  - **children**; in (*Shrieking - children - looked*): **Ant-c** ant-t brom calc cham chin cina cupr iod mag-c nat-m sanic sulph thuj tub

- **Looked** at; to be: ...
- **desires** to be looked at (See Watched - desires)
- **evading** the look of other persons (*Company - aversion - sight; Eyes - downcast*): agar cupr nat-m plb
  - **spoken** to; when: nat-m plb
- **looking** down when looked at (*Sadness - looking; Timidity*): agar

LOOKING:
- **anything** agg; at: nat-m psor sulph
- **backwards** (*Delusions - people - behind; Fear - behind*):
  - **desire** to look backwards: brom lach med sanic
  - **followed**; as if (*Delusions - people - behind; Delusions - pursued; Fear - behind*): med sanic
- **bed**, as if to find something; about: ign
- **directions**; in all: calc kali-p tarent
  - **hysteria**; to observe the effect of her actions on others, in: tarent
- **down** on the street (See Sadness - looking)
- **window** agg; out of the | **hours**; for: mez

LOQUACITY (*Exhilaration; Speech - hasty; Indiscretion*): abrot acon aeth aether agar agav-t agn alco aloe alum am-c ambr anac anh ant-t apis aran aran-ix **Arg-met** arg-n arn ars ars-h ars-i ars-s-f atro **Aur** aur-ar aur-s banis-c bapt bar-c bar-i bar-s **Bell** ben-n borx bov bry bufo bung-fa buth-a calad **calc** calc-act *Camph Cann-i* cann-s cann-xyz canth carb-s carc *Carl* caust cham chel chin choc *Cimic* cina coc-c cocain *Cocc* coff con *Croc Crot-c* crot-h *Cupr* dig dros *Dulc* eug eup-pur ferr-m ferr-p frax gamb gast *Gels* germ-met gink-b glon graph grat guare hep hydrc **Hyos** ichth ign *Iod* iodof ip kali-c *Kali-i* kali-m kres **LACH** *Lachn* lil-t lob lyc lyss m-arct mag-c manc marr-vg meli meph merc-cy merc-i-f *Mosch Mur-ac* nabal nat-ar *Nat-c* nat-m nicc nux-m nux-s oci oena onos *Op* ozone *Par* parth past pert-vc petr ph-ac *Phos* phys physal-al plat *Plb Podo* psor puls pyre-p *Pyrog* rad-br **Ran-b** rhus-t sabad sacch sal-ac sec *Sel* sol-t-ae stann staph stict **Stram** stroph-h sulph tab tarax tarent teucr thea ther thuj thymol trom tub valer *Verat* verat-v viol-o viol-t zinc zinc-p
- **daytime**: arg-met caust
- **forenoon**: caust
- **afternoon**: *Nux-v*
- **evening**: calc calc-act **Lach** nux-v sel sol-t-ae sulph teucr verat-v viol-t
- **night**: *Aur* bell *Lachn* lyss plb
  - **1-2 h**: *Lachn*
- **alternating** with:
  - **answer**; aversion to: cimic
  - **laughing** (See Laughing - alternating - loquacity)
  - **maliciousness** (See Malicious - alternating - loquacity)
  - **rage** (See Rage - alternating - loquacity)
  - **sadness**: arg-met
  - **silence** (See taciturnity)
  - **taciturnity**: bell buth-a cimic ign nat-m

Loquacity	Mind	Luxury

- **answers** no questions, but (↗*Answering - questioned; Awkward; Foolish*): *Agar*
- **busy**: lach ther
- **changing** quickly from one subject to another (↗*Delirium - changing; Speech - wandering*): agar ambr aran arg-met arg-n bar-c bry *Cimic* hyos **Lach** lachn lyc marr-vg *Meli* meph nux-v onos par phos podo rhus-t sel stram teucr tub valer
  - **headache** | **during**: bar-c lach stram
- **cheerful**, exuberant (↗*Exhilaration*): aeth croc grat iod kali-i lach nat-c *Par* tab verat
- **children**; in: bufo hyos lach stroph-h verat
  - **precociously** loquacious (↗*Precocity*): stroph-h
- **chill**, during: *Podo* teucr zinc
- **coughing** | **after**: dros
- **drunk**, as if (↗*Speech - intoxicated*): meph *Mosch*
- **ecstasy**, with (↗*Ecstasy*): lach
- **excited** (↗*Speech - excited*): *Cupr* sel teucr *Ther*
- **fever**; during (↗*Delirium - fever - during*): ars-h ars-i *Bapt* coff *Ferr-p* hyos *Lach* lachn lob m-arct *Podo Pyrog* stram sulph **Teucr** *Tub* zinc
- **foolish** (↗*Speech - foolish*): *Ambr* par
- **fruit**; after sour: podo
- **hasty** (↗*rapid; Speech - hasty*): hyos
- **headache**:
  - **before**: cann-i
  - **during**: cann-i
- **health**, about his (↗*Discuss - symptoms*): **Nux-v**
- **heat**, during (See fever)
- **heedless** (↗*Heedless*): *Iod*
- **hilarity**; with: ther
- **incoherent** (See changing)
- **insane**: bell *Hyos* lach *Par Staph Stram* verat *Verat-v*
- **jesting**, with (↗*Jesting*): croc kali-i lach
- **menopause**; during: *Phys*
- **menses**:
  - **during** (↗*Menses - during*): *Bar-c* hyos *Lach Stram*
- **mental** exertion, after: lach
- **nonsense** (↗*Speech - nonsensical*): agar arg-met cimic lach lyc meph par stram
- **openhearted**: anh
- **perspiration**, during: ars bell *Calad* cocc cupr hyos *Lach Sel* tarax
- **pregnancy**, during: *Bar-c*
- **question** after another; asks one: ambr aur
- **questioning** (See question)
- **rambling** (See changing)
- **rapid** (↗*hasty*): arg-met
- **religious** subjects, about (↗*Religious - too*): *Verat*
- **rheumatic** pains; with: **Cimic**
- **selected** expressions, in: lach
- **self**-satisfied (↗*Egotism; Haughty; Selfishness*): par
- **sleep**, during: ambr cupr graph ign op
- **speeches**, makes: am-c arn cham chin dig ign *Lach* lyc viol-t
- **stupid** and irritable, then: lachn
- **vivacious** (↗*Speech - vivacious*): *Hyos* nat-c *Par*
- **witty**: croc

LOSING:
- **way**; his (See Confusion - loses)

LOSING ONE'S TEMPER (See Anger - easily; Offended)

LOVE:
- **anal** coition with a woman (↗*perversity*): nux-v
- **animals** (See Animals - love)
- **children**; for (↗*Children - beget*): *Ars Hep* lac-h lac-mat ox-ac phos plat sep
- **disappointed** love:
  - **ailments** (See Ailments - love)
  - **anger**; with (See Anger - love)
  - **grief**; with silent (See Grief - silent - love)
  - **jealousy**; with (See Jealousy - love)
  - **laugh**; with inclination to (See Laughing - love)
  - **rage** from disappointed love (See Rage - love)
  - **sadness** from disappointed love (See Sadness - love)
  - **suicidal** disposition from disappointed love (See Suicidal - love)
  - **talk**; with incoherent (See Speech - incoherent - love)
- **exalted** love (↗*Unification; Unification - sensation*): ant-c *Hyos*
- **family**; for (↗*Duty - too; Anxiety - family; Responsibility - taking*): acet-ac aeth *Ars Aur Calc* calc-ar calc-f calc-sil cand carb-an carc *Caust* coff cupr germ-met *Hep* ign kali-bi *Kali-c* lach mag-m nat-m nat-s petr phos puls *Rhus-t Spig* sulph *Tax-br* zinc
- **friends**; for (↗*Estranged - family; Friendship - outpourings*): aur-s bar-p calc-p kali-p lac-c mang-p ph-ac phos
- **homosexuality** (See Homosexuality)
- **love**-sick (↗*Grief; Jealousy*): *Ant-c* til
- **married** man, with (↗*wrong*): *Nat-m*
- **nature**; for (See Nature - loves)
- **overflowing** love (See exalted)
- **parents**; for (↗*family*): nat-m
- **pedophilia** (See Pedophilia)
- **perversity**; sexual (↗*Adulterous; anal; Pedophilia*): agn anac *Canth Fl-ac* gamb *Grat* hura *Hyos* ind kali-n *Lyc* manc med merc mosch murx nux-v orig plat sabal staph stram tarent tub zinc
- **sight**; at first (See Amorous)
- **wrong** person; with the (= out of social context) (↗*married*): nat-m

LOW-MINDED (See Cowardice; Mood - repulsive)

LOW-SPIRITED (See Sadness)

LOYAL (↗*Conscientious; Secretive*): calc-sil **Kali-c** *Nat-m* staph
- **relationships**; in: nat-m staph

LUCIDITY; feeling of (See Clarity)

LUDICROUS, things seem (↗*Foolish*): calc cann-s hyos nat-m *Nux-m* plat stram sulph tarent

LUSTFUL (See Lascivious)

LUXURY, desire for: cur

Mind

LYPOTHYMIA (See Prostration - grief)

MADNESS (See Insanity)

MAGNETIC state | **sensation** of increased personal power (See Power - sensation)

MAGNETIZED (↗ GENE - Magnetism):
- **amel** (↗ Held - amel.; GENE - Magnetism):
- **desire** to be (↗ Affectionate; Held - desire; Caressed - desire): Calc calc-sil cupr Lach nat-c **Phos Sil**
- **easily** magnetized: phos
- **seems** as if he is magnetized; to others it: oena

MAKING FUN of somebody (See Jesting; Mocking)

MALICIOUS (↗ Hatred; Cursing; Moral): abrot Acon agar alco aloe am-c am-m ambr **ANAC** arn **Ars** ars-s-f Aur aur-ar bar-c **Bell** berb Borx bros-gau bry bufo Calc calc-s cann-s cann-xyz canth caps carb-an carc caust Cham chin cic clem cocc coloc com con onx Cupr cycl cyna glon guaj haem Hep hydr Hyos ign ip kali-c kali-i Lac-c Lach lat-m Led levo Lil-t Lyc mang med merc mosch Nat-c nat-m nicc Nit-ac **Nux-v** op opun-a opun-s opun-v osm par ped petr **Ph-ac** phos plat (non: puls) ran-b rhus-t sarr sec sep sol-mm spong squil stann **Staph Stram** stront-c sulph syph tarent thuj **Tub** tus-fr verat zinc zinc-p
- **evening** | **amel**: hydr
- **night**: opun-a opun-s (non: opun-v)
- **alternating** with:
  · **loquacity**: ars-s-f
  · **mildness**: tub
- **anger**, with: anac bar-c canth **Caps** carb-an **Chin** hep Lyc Nat-m nicc zinc
- **dirty** tricks on others or on their teachers; desire to play: phos zinc
- **dogs**, to: tub
- **dreams**, in: lach
- **good** becomes malicious; man who was: puls
- **hurting** other people's feelings (↗ Breaking - valuables; Mocking - sarcasm): chin lat-m tarent tub
- **injure** someone, desire to: levo osm
- **insulting** (↗ Abusive - insulting): hyos merc
- **laughing** (↗ Joy - misfortune): cupr
- **loved** ones, to (↗ Irritability - loved): sep
- **sadness**, in: **Kali-i**

MALINGERING (See Feigning - sick)

MANIA (↗ Delusions; Insanity; Rage): absin acon acon-l aeth aether Agar agn ail alco aloe Alum alum-p Anac anag anan anh ant-c **Apis Arg-met** arge-och Arn **Ars** ars-s-f Arum-t astra-m atro Aur aur-ar aur-i aur-s bapt bar-c **Bar-m Bell** Brom bry bufo cact Calad Calc calc-i Camph Cann-i Cann-s cann-xyz **Canth** carbn-s caust cedr cham chel **Chin** chinin-s Chlol cic Cimic coca Cocc coff colch coli Con cori-r cortico croc crot-c crot-h Cupr cupr-act Cupr-s Cycl cyt-l dat-f dat-m der dig diosm dros dulc eberth euph ferr-p gels glon grat Hell Hep Hydr-ac **Hyos** hyosin Ign indg Iod iodof iris-t kali-bi **Kali-br** kali-c (non: kali-chl) kali-i **Kali-m** Kali-p kres Lach lact laur led lil-t lol Lyc lyss Manc mand med meli **Merc** merc-c murx nat-m nat-p Nat-s nit-ac Nux-m **Nux-v** oena Op orig oscilloc ox-ac par passi petr ph-ac Phos pic-ac pisc Plat plb Psor puls Raph rhod rhus-t ruta sabad sal-n Sec senec seneg Sep ser-a-c sil sol-ni spig-m spong staph **Stram** streptoc sul-h sulfa Sulph Tarent ter thea thyr tub tub-k ust **Verat** verat-v vip zinc
- **morning**, early: kali-c
- **evening**: croc crot-c lyc
- **night**: bell cact cic kali-i verat
  · **midnight**, agg; about: cact
  · **heat**; from burning: cact
- **abuses** everyone: Camph Tarent
- **acute**: Canth euph Gels passi
  · **tongue** | **white** discoloration of the; with: Gels
- **alcoholic** drinks; from (See Delirium tremens)
- **alternating** with:
  · **cheerfulness**: bell Cann-i cann-s croc
  · **depression** (↗ Euphoria - alternating - sadness; Excitement - alternating - sadness): anac arg-met aur cann-i coli Con cyt-l hyos ign kres Lach lil-t Med Nat-s phos pic-ac psor sep ser-a-c Staph stram sulfa tub verat
    : **children**; in: sep
  · **fear** (See Fear - alternating - mania)
  · **frenzy**: hyos
  · **loathing**: bell
  · **metrorrhagia**: Crot-c
  · **mirth**: bell Cann-i caust croc
  · **sadness** (See depression)
  · **silence** and refusing to talk: verat
- **anguish**, during (↗ Anguish): ars
- **boisterous** (See Exhilaration - mania)
- **business** | **failure**, from (See Insanity - business)
- **capricious** (See Capriciousness - mania)
- **cold** perspiration, with (See perspiration)
- **coldness**, with: lact
- **convulsions**:
  · **after**: arg-met
  · **with**: oena verat-v
- **demonic**: Anac arge-och bell hyos op plat sil sulph verat
- **eruptions**; after suppressed: ant-t Zinc
- **excitement** in gesture or speech: Hydr-ac
- **fever**, during (↗ heat - during): bell calc verat
- **fortune**; from reverse of (↗ Ailments - fortune): Anac Bell Hyos Lach Phos Stram Verat
- **hands**:
  · **claps**: bell Stram
- **haughty** (See Haughty - mania)
- **heat** | **during** (↗ fever): cact
- **held**, wants to be (↗ Held; Held - desire): **Ars**
- **homicidal**: thea

150   ▽ extensions | ○ localizations | ● Künzli dot

Mind

Mania
- **indifference**; with (See Indifference - mania)
- **insane**, declares she will go (↗*Fear - insanity)*: cimic streptoc
- **jumps** over chairs and tables (↗*Impulse - run; Impulse - run; to)*: bell
- **lascivious**: *Hyos Raph*
- **laughing** and gaiety; with (↗*Insanity - laughing)*: Croc
- **lochia**, from suppressed: cimic plat verat
- **menopause**; during: cimic verat
- **menses**:
  • **before** (↗*Menses - before)*: cimic sep
  • **during**: cimic *Sep* stram
  • **suppressed**, after: aloe apis *Puls* stram verat
- **mental** exertion, after: lach
- **monomania** (See Monomania)
- **morphine**, from (↗*Morphinism)*: nat-p
- **neuralgia**, after disappearance of: cimic
- **noisy**: verat
- **pain**:
  • **after | sciatic** nerve; in: cimic
  • **from**: *Ars*
- **paroxysmal**: cic diosm *Nat-m* nat-s stram *Tarent* tub
- **periodical**: arg-n *Nat-s* staph *Tarent* tub
- **perspiration**; with cold: camph stram
- **philosophical** (↗*Philosophy - ability)*: *Sulph*
- **praying** (See Praying)
- **puerperal** (↗*Insanity - puerperal; Praying)*: agn bell *Cann-i* cimic coli hyos *Kali-br* kali-p plat puls sec senec *Stram* verat verat-v zinc
- **rage**, with: acon agar anac ant-t arg-met ars *Bell* camph cann-i cann-s cann-xyz *Canth* con coc cupr cur *Dig* **Hyos** kali-c lach lol *Lyc* Merc nux-v *Op* ph-ac phos plat plb puls *Sec* sol-ni *Stram Tarent Verat* verat-v zinc
- **religious** (↗*Insanity - religious)*: hyos stram
- **restlessness**; with (See Restlessness - mania)
- **running** about (See Runs - mania)
- **running** away (See Escape - run - mania)
- **sadness**; with: verat
- **scratching** themselves (↗*Scratching)*: bell
- **sexual** abuse; after: *Phos*
- **sexual mania**: **Apis** bar-m camph cann-i canth *Dulc* **Hyos Phos** plat *Raph* sal-n stram *Tarent* verat
  • **alternating** with | **stupor** (See Stupor - alternating - mania)
  • **increased** sexual desire; from: apis
  • **men**; in: apis **Phos** *Raph Tarent*
  • **menses**:
    : **before**: cann-i *Dulc* plat stram verat
    : **during**: cann-i *Dulc* plat stram verat
  • **women**, in: **Apis Phos** *Raph Tarent*
- **shrieking** in (↗*Shrieking)*: *Bell* cic lach stram
- **singing**, with (↗*Singing)*: bell cann-i cic *Cocc* croc cupr hyos *Nux-m* spong stram *Tarent Verat*

Mania: ...
- **sleep**:
  • **during**: kali-c ph-ac phos
  : **dreaming**: kali-c
- **sleeplessness**, with: lach lact meli
- **spasms**, after (See convulsions - after)
- **spit** and bite at those around him, would (↗*Spitting)*: *Bell*
- **stamping** feet: verat
- **strength**; with increased (See Insanity - strength)
- **suicidal**: *Ars* aur thea
  • **sexual** symptoms; with: aur
- **sunstroke**, after: hyos
- **tearing** (↗*Tearing - himself; Tearing - things)*:
  • **clothes**: *Verat*
  • **hair**, own: bell tarent
- **tongue | white** discoloration of the; with: *Gels*
- **trembling**, with: lact
- **typhus**, in: hyos
- **vexation**; after (↗*Ailments - anger)*: bell hyos ign nux-v ph-ac staph
- **violence**, with deeds of (↗*Violent - deeds)*: ars **Bell** hyos lach *Plat* sec stram tarent verat
- **wandering** (See Wandering - desire - mania)
- **washing** head in cold water amel: sabad
- **wild**: kali-br ph-ac
- **work**; for (See Industrious)
o **Eyes**:
  • **protrusion** of eyes; with (See EYE - Protrusion - mania)
  • **wild** look, with: *Cupr-s*

MANIA A POTU (See Delirium tremens)

MANIC-DEPRESSIVE (See Mania - alternating - depression)

MANIPULATIVE (↗*Dictatorial; Deceitful; Liar)*: cot lach *Puls* sanic sil staph *Sulph* tarent thuj tub
- **children**: lach puls tub
  • **nurslings**: lach

MANKIND (See Humankind)

MANNERLY (See Polite)

MANNISH:
- **girls**; mannish looking: carb-v cimic cortiso *Nat-m* plat staph
- **women** (↗*Animus; GENE - Hair - distribution)*: fl-ac *Graph* sulph

MANUAL WORK, fine work; mental symptoms from: (↗*Anxiety - exercise - from; Anxiety - manual - from; Fear - manual)*: graph hep iod

MARRIAGE (↗*Aversion - marriage)*:
- **obsessed** by idea of marriage; girls are sexually excited and: *Caust*
- **thoughts** of, amel: orig
- **unendurable**; idea of marriage seemed (↗*Homosexuality; Irresolution - marry; Aversion - men; to* [=male persons] - *women)*: *Lach* **Lyc** Med **Nux-v** pic-ac puls

Masochism / Mind / Memory

MASOCHISM (↗Injuring; Mutilating; Reproaching oneself): caust lach nat-c nat-m tub
- **sexual**: lach

MATERIALISTIC (↗Unrefined): con Fl-ac plb

MATERNAL INSTINCT; EXAGGERATED: (↗Anxiety - children - about; Cares full - relatives): ars bar-c calc carc cocc lac-d lac-mat sep

MATHEMATICS:
- **ability for**: sil
- **inability** for (↗Confusion - calculating): anh aur Carb-v caust crot-h kali-c lyc merc nat-c nat-m Nux-v ph-ac rhus-t staph sulph Sumb syph
  - **calculating** (↗Mistakes - calculating; Concentration - difficult - calculating): calc Carb-v crot-h merc nat-c nat-m Nux-v ph-ac rhus-t staph syph
    : **aversion** to: sil sulph
  - **horror** of: staph sulph
  - **summing** up is difficult: anh Sumb

MATURE, behaves as a much older child (See Precocity)

MEDDLESOME (↗Heedless; Impulse; Impulsive): atro hyos hyosin plb
- **children | disturbing** parents when they are conversing: hyos
- **hands**; with his: hyos

MEDICINE (↗Drugs):
- **aversion** to (See Refusing - medicine; Remedies - aversion)
- **desire** to swallow large doses of: cact

MEDITATING (↗Absorbed; Introspection; Dream; as): am-m anh ant-c aur bar-c calc-s Cann-i cann-s canth Carb-an cham chin cic clem cocc coch con cycl eug guaj ham hell Hyos ign ip kali-n kreos Lach led lyc manc mang mez mur-ac nat-c phel phos plan plb ran-b rhus-t sabad senec sep spig staph Sulph thuj
- **evening**: coch senec
- **deeply**: cocc
- **menses**, during: senec
- **prostration**, with extreme: plan

MEDITATION agg: arg-met olnd ran-b

MEETING OF SOULS; sensation of a (See Brotherhood; Unification - sensation)

MEGALOMANIA (See Insanity - megalomania)

MELANCHOLY (See Despair; Grief; Sadness)

MEMORY:
- **active** (↗Ideas - abundant; Concentration - active; Thoughts - thoughtful): acon aconf Agar Aloe alum anac ang anh ant-cr arn ars ars-s-f asaf Asar Aur aur-ar Bad bapt Bar-c Bell bov brom bros-gau bufo Calc calc-p camph cann-i cann-s caps carb-v chin cimic cob coc-c coca cocc Coff coff-t con croc cub cupr cycl dig elae

Memory – active: ... elaps fl-ac form Gels glon grat guaj hell hipp Hyos iber kali-p lac-ac Lach Lyc lyss manc meph Merc Nat-m nat-p Nux-m Nux-v olnd Op ox-ac Ph-ac Phos phys pip-m plat plb puls raph rhus-t seneg sil sol-t-ae spig staph Stry Sul-ac sulph syph ter ther thuj valer verat verb viol-o zinc zing ziz
- **morning**: fl-ac
- **afternoon**: anac ang
- **evening**: agar Coff Lach
  : **midnight**, until: Coff
- **alternating** with:
  : **dullness**: rhus-t
  : **lassitude**: Aloe
  : **weakness** of memory: ars-s-f cycl rhus-t
- **dates**; for: plb
- **done**; for what one has: bapt cann-i elae fl-ac seneg sol-t-ae
- **fever**, during: op
- **involuntary** remembrance: croc fl-ac hyos nat-m seneg
- **music**, for: croc lyc
- **names**, for proper: Asar
- **narrow** field; in a: bufo
- **numbers**; for: plb
- **past** events, for (↗Dwells): anh bell bros-gau elaps form Hyos seneg syph
  : **haunted** by and longing for remembering past events: bros-gau
  : **previous** to his illness: syph
- **read**; for what one has: bapt cann-i elae fl-ac seneg sol-t-ae
- **seen**; for what one has: bapt cann-i elae fl-ac seneg sol-t-ae
- **sexual** desire; from suppressed: lach
- **words**; for: anac croc guaj lyc olnd rhus-t sulph
- **confused**: anac anh arg-n bell chinin-s cupr lach naja op petr sel sep ser-a-e Stram syph
  : **epileptic** convulsions; before: lach
- **loss** of memory: absin acon Aeth Agn ail Alum am-c ambr Anac anh Arg-n arn Aur aza bar-c bell bry calad Calc calc-p Camph Cann-i carb-v carbn-s chinin-ar Cic cocc Coli Con convo-s cori-r cycl des-ac Dig diph-t-tpt elec euon-a fago glon glyc graph hell hyos Hyper ichth kali-br kali-c kali-m kali-p kali-x Lac-c Lach lec lyc mand med merc Nat-c Nat-m nat-s nit-ac nux-m Nux-v olnd onos op perh-mal Petr ph-ac phos Pic-ac plb pneu psor puls rhod rhus-t sel sep sil spig staph Stram sulfa sulph syph tab tell thyr trif-p Verat visc Zinc Zinc-p zinc-pic
  - **aphasia**, in: cann-i
  - **catalepsy**, after: camph
  - **coma**, after: cori-r
  - **concussion** of the brain; after (↗injuries; injuries - head): hell Hyper
  - **epileptic** fits, after (↗Forgetful - epilepsy - happened): absin cic
  - **hearing**; with loss of: sulfa

152 ▽ extensions | O localizations | ● Künzli dot

Memory – loss   **Mind**   Memory – weakness

- **injuries**; after *(✱concussion; Ailments - injuries)*: am-c **Arn** chinin-ar cic hyper merc *Nat-s* rhus-t
- **Head**; of *(✱concussion)*: am-c **Arn** cic hyper merc *Nat-s* rhus-t
- **life**; about his past: nux-m
- **periodical**: cic con nat-m nux-m
- **sudden**: calc carb-v nux-v syph
- **sunstroke**, after: *Anac* glon *Lach*
- **transient**: chlorpr
- **urinary** or intestinal trouble; after: coli
- **short** term memory; poor (See weakness - facts - recent; weakness - happened - just; weakness - heard - just; weakness - read - just)
- **weakness** of memory *(✱Confusion; Concentration - difficult; Forgetful)*: abrot absin acet-ac *Acon* acon-c act-sp aesc aeth agar **Agn** ail alco alloe *Alum* alum-sil alumn am-c am-m **Ambr Anac** anan anh ant-t anthraci *Apis* arag **Arg-n** arge-och *Arn* **Ars** ars-met art-v arum-t asaf asar asc-t aster atro-s *Aur* aur-ar aur-m aur-s aza bapt bar-act **Bar-c** bar-i bar-s **Bell** berb borx *Bov* brom bros-gau *Bry* **Bufo Bufo-s** cact cadm-met cael calad *Calc* calc-ar *Calc-p* calc-s calc-sil camph *Cann-i* cann-s cann-xyz caps carb-ac *Carb-an Carb-v* carbn-o **Carbn-s** carc card-m carl **Caust** cedr cench cham chel *Chin Chinin-ar* chinin-s *Chlol* chlor chlorpr *Cic* cimic cinnb *Clem* cob-n *Coca* **Cocc** coff **Colch** coli coloc **Con** convo-s cop cor-r cori-r corn cortico cortiso cot croc crot-c *Crot-h* crot-t cub culx *Cupr Cycl* der *Dig* dios dirc dubo-m dulc elaps erio *Euon* euon-a *Euphr* eupi fago ferr *Ferr-p Fl-ac Form* gad *Gels* gins **Glon** glyc gran *Graph Guaj* guare guat gymno haem halo ham **Hell** helo *Helon* **Hep** hipp hist *Hydr* **Hyos** hyper *Iber* ichth *Ign* iod ip iris jug-c juni-v kali-ar kali-bi *Kali-br* kali-c kali-cy kali-i kali-m kali-n **Kali-p** kali-s kali-sil kalm kiss kreos *Lac-ac Lac-c* lac-d **Lach** lap-la *Laur* lec led lil-t lim linu-c linu-u lipp lith-c **Lyc** lyss m-arct macro mag-c manc mand mang **Med** meli **Merc** *Merc-c* methys *Mez* mill mit morph mosch *Mur-ac* murx naja *Nat-ar Nat-c Nat-m Nat-p* nat-sal nat-sil nid **Nit-ac** nitro-o **Nux-m** *Nux-v Oena* okou *Olnd* onos *Op* ox-ac pall perh peti *Petr* **Ph-ac** phenob **Phos** phys *Pic-ac* pip-m plan **Plat Plb** pneu prun psil psor ptel **Puls** ran-s raph rauw rhod rhus-g *Rhus-t* rob rosm ruta sabad sabin sacch-a sanic sapin sarr sars sec *Sel* seneg **Sep** serp *Sil* sol-ni *Spig* spong *Stann Staph Stram* stront-c stry sul-ac sulfa *Sulph* sumb *Syph* tab tarax *Tarent* tela tell tep ther thiop *Thuj* thyr trif-p *Tub* upa v-a-b valer **Verat** verat-v verb *Viol-o* viol-t visc wildb xero yuc *Zinc Zinc-m Zinc-p* zinc-pic
- **alternating** with | **active** memory (See active - alternating - weakness)
- **arteriosclerotic** disease; with: plb
- **business**, for: agn chel fl-ac hyos kali-c kreos mag-c phos sabin sel sulph tell tep
- **children**, in: agar bar-c caust
- **dates**, for: acon *Con* crot-h fl-ac kali-bi kali-br med merc syph
- **details**, for: cadm-met
- **diabetes**; in: kali-br lyc nux-m nux-v ph-ac sulph

- **weakness** of memory: ...
  - **do**; for what was about to *(✱Forgetful - purchases)*: agn allox *Bar-c* bell bros-gau calc-p calc-s cann-s *Carb-ac* carb-an carbn-s *Card-m Chel* cinnb cor-r cortico fl-ac gran hydr iod jug-c kali-s kreos manc med nat-m *Nux-m Onos* phos psil sacch-a *Sulph*
  - **done**; for what he just has: absin *Acon* agar allox aster *Bar-c* borx *Bov* (non: bufo) bufo-s calad *Calc-p* camph chel cic fl-ac graph *Hyos Kali-c* lac-c lach laur lyc nat-m *Nux-m Onos* psil rauw rhus-t rosm sabin sanic thuj zinc
  - **events**; for (See happened)
  - **everyday** things, for: carc cortico halo sacch-a
  - **expressing** oneself, for *(✱Forgetful - words; words; Thoughts - vanishing - speaking)*: acet-ac agar am-c arg-n bell cann-i cann-s carb-an carbn-s *Coca* cocc colch cot crot-h dulc gad haem ign *Kali-br Kali-c* kali-p kiss lac-c lach lap-la lil-t *Lyc* morph murx *Nat-m Nux-v Ph-ac* phys **Plb** puls sep *Stram* tab thuj zinc
  - **faces**; for: syph
  - **facts**, for *(✱happened)*: ail allox aza cael camph carbn-s ferr-p graph hyos lach med nat-m nux-m sulph
  - **past** facts; for: ail bell camph hyos lach nux-m sulph
  - **recent** facts; for: allox aza cael carbn-s graph nat-m
  - **figures** (See numbers)
  - **forms**, for: sulfa
  - **grief**, after: anthraci con ign
  - **happened**, for what has *(✱facts)*: absin acet-ac ail allox anh borx bufo-s calad carb-ac *Carb-v* cic cocc coli cycl graph hydr *Lach Med Nat-m Nux-m* rhus-t sulph syph
  - **just** happened: absin ail allox anh carb-ac *Carb-v* coli cycl graph hydr *Med* rhus-t
  - **headache**, during: bell gels kali-c mosch
  - **heard**; for what he has: agar ail allox bros-gau calc cann-i carb-ac carb-v **Hell** hydr **Hyos** iber *Lach Med* mez nat-m *Nux-m* plat psor sacch-a sulph
  - **just** heard: allox iber
  - **letters** *(✱Mistakes - writing; Mistakes - speaking - words - mispronouncing; Mistakes - speaking - sleeplessness)*:
  - **capitals**: med
  - **names** of the letters; for the: *Lyc*
  - **mental** exertion; for *(✱Studying - difficult)*: acon aloe asar bar-c calc calc-p colch *Con* cycl *Gels* graph ign laur lyc naja **Nat-c Nat-m** nux-v *Ph-ac Pic-ac* plat psil puls sel sep *Sil* sol-ni spig spong staph sulph ther thuj
  - **child** cannot be taught: *Bar-c*
  - **fatigue**, from: calc colch gels nat-c nat-m nux-v ph-ac plat puls sep sil
  - **music**, for: ign sulfa
  - **names** *(✱Mistakes - names)*: allox alum anac bar-act chinin-s *Chlor* cic cortico croc *Euon* euon-a guaj

Memory – weakness

- **names**: ...
  hep hist kali-br kali-m lim lith-c lyc med merc olnd ph-ac rhus-t sec sil sulph syph valer xero
  - friend; of intimate: med
  - members of family; of the: euon-a ph-ac sec
  - objects; of: chinin-s kali-m lith-c
  - own name; his (↗*proper; Confusion - identity):* alum cic kali-br *Med* sulph valer
  - persons; of (See proper)
- **numbers**: *Med*
- **occurrences** of the day, for: acet-ac calad *Carc* cic nat-m perh *Ph-ac* plb *Rhus-t*
- **pain**; from: am-c anac arg-n bell hep laur nux-m pall prun puls
- **periodical**: carb-v chin cic nat-m
- **persons**, for (↗*Mistakes - persons):* acet-ac agar ail anac bell cedr cham chlor croc hyos lyc merc nux-v op ph-ac stram syph thuj verat
  - pining boys; in: aur
- **places**, for (↗*Confusion - loses; Mistakes - localities; Recognizing - not - streets):* allox *Hep* merc nux-m psor sil syph
- **proper** names (↗*names - own):* allox *Anac* aur aza bell cann-i carl chinin-s chlor coli cortico croc *Crot-h* euon ferr-p fl-ac glon *Guaj* hist kali-br kali-c kali-p lach lim linu-u lith-c *Lyc Med* merc nat-ar olnd perh ph-ac ptel puls *Rhus-t* sec spig staph stram *Sulph* syph
- **read**; for what he has (↗*Thoughts - vanishing - reading):* allox ambr anac arn ars-met bell bros-gau cann-i carb-ac chlor cocc coff colch corn guaj halo ham *Hell* hipp hydr *Hyos* jug-c lac-c lac-d *Lach Lyc Med Merc* nat-c *Nat-m Nux-m* olnd *Onos Op* perh *Ph-ac* phos psor sacch-a *Staph* sulph syph tep tub viol-o
  - just read: allox **Arn** *Med*
- **recent** events; for (See happened - just)
- **said**; for what he has: ail arg-met *Arn Bar-c* calc calc-sil *Cann-i* carb-an *Carb-v* cench cic colch croc **Hell** hep **Hyos** kali-n lach mag-c *Med* merc mez *Mur-ac* nux-m *Psor* rhod stram sulph tep verat
  - just said: calc-sil
- **say**; for what he is about to (↗*Speech - finish; Thoughts - vanishing - speaking):* allox am-c arg-met *Arg-n Arn* atro atro-s **Bar-c** *Cann-i* cann-s cans-b carb-an card-m carl colch cot dulc **Hell** hydr hyper iod kali-s lil-t *Med* merc *Mez Nat-m* nux-m *Onos* ph-ac podo rhod rhus-t sacch-a stram *Sulph* thuj verat
- **sexual** excesses; from: *Agn Anac* arg-n aur chin nat-m nux-v *Ph-ac* Staph
- **streets**; familiar (↗*Recognizing - not - streets):* cann-i *Glon* lach nux-m
- **studying**; young people when (See mental)
- **sudden** and periodical: *Anac Arg-met* calc calc-s *Carb-v* chin gels laur nux-v syph
- **thought**, for what he just has: acon agar alum anac bell *Cann-i Cocc* colch fl-ac *Hyos Med* nat-m ran-s rob sacch-a staph stram verb

Mind

Memory – weakness of memory: ...
- **time**, for (↗*Mistakes - time):* Lach merc
- **transient**, but perfect consciousness of what he himself said or did: nux-m
- **vexation** agg: am-c
- **words**; for (↗*Mistakes - speaking - words; Forgetful - words; Speech - incoherent):* adam agar allox alum *Anac* anh arag *Arg-n Arn* **Bar-c** bros-gau cact calc calc-p cann-i *Cann-s* cann-xyz caps *Carbn-s* cham chin cimic coca *Cocc* coli con crot-h cupr cycl dios *Dulc* ham *Hell* helo *Hep* hist *Kali-br Kali-c Kali-p* lac-c *Lach* lap-la lil-t *Lyc* lyss med murx *Nat-m Nux-m Nux-v Ph-ac* **Plb** podo psor **Puls** rhus-t sil staph sulfa *Sulph* sumb thiop thuj v-a-b xero
- **write**; for what he is about to (↗*Mistakes - writing; Thoughts - vanishing - writing):* **Cann-i** chr-ac colch *Croc* dirc lach med *Nat-m Nux-m* rhod rhus-t
- **written**, for what he has (↗*Mistakes - writing):* calad cann-i nux-m

Menses

MEN (↗*Humankind):*
- **dread** of (See Fear - men; of [= male; Fear - people)

MENDACITY (See Liar)

MENOPAUSE agg (↗*FEMA - Menopause; GENE - Menopause):* acon aml-ns aqui arg-n ars *Cimic* coff glon ign kali-br **Lach** lil-t puls sep tab ther valer verat zinc

MENSES:
- **after** (↗*Nymphomania - menses - suppressed; Sadness - menses - after; Anxiety - sleep - menses - after):* agar alum aur berb bufo carb-ac chin cupr ign nat-m phos *Stram* ust
- **before** (↗*Sadness - menses - before; Irritability - menses - before; Restlessness - menses - before):* **Acon** agar am-c anthraci aur bar-c bell berb borx brom cact calc carb-an caust *Cham* cimic cinnb cocc coloc *Con* croc cupr cycl elaps ferr fl-ac gels graph hyos ign kali-bi kali-c *Kreos* lac-c lach lil-t **Lyc** mag-c mag-m mang merc mosch murx *Nat-m* nit-ac nux-m *Nux-v Phos* plat **Puls** sec sep *Stann* stram sulph tarent thuj verat zinc
  - **amel**: cimic
- **during** (↗*Restlessness - menses - during; Irritability - menses - during; Sadness - menses - during):* **Acon** agar aloe alum *Am-c* ant-t ars asar aur *Bell* berb borx brom bry cact calc canth carb-an caul *Caust Cham* chel chin cic *Cimic* cinnb *Cocc Coff* coloc con croc cupr cycl elaps ferr gels glon *Graph* hell hydr-ac *Hyos* **Ign** ip kali-c kali-i *Lac-c* lach lob *Lyc* mag-c mag-m mang merc mosch mur-ac nat-c *Nat-m* nit-ac *Nux-m Nux-v* ol-an petr phos plat plb puls rhod rhus-t sars sec senec *Sep Sil* stann **Stram** sul-ac sulph tab tarent thuj *Verat* zinc
  - **beginning** of menses; at (↗*during):* acon brom cham cocc con ferr graph lyc mag-m *Nat-m*
  - **copious** flow amel: cycl
- **suppressed** menses; after: *Ferr* nux-m plat puls sulph

Mind

MENTAL DETERIORATION (See Idiocy; Imbecility)

MENTAL EXERTION:

- **agg** *(✱Dullness; Laziness; Prostration)*: abrom-a   abrot achy *Act-sp* **Agar** agn *Aloe* **Alum** alum-p alum-sil am-c ambr aml-ns ammc *Anac* ang anh apoc arag *Aran-ix* **Arg-met Arg-n** arn ars ars-i ars-met ars-s-f asaf asar astra-e **Aur** aur-ar *Aur-i* aur-m aur-s aven *Bapt* bar-act bar-c bell berb borx brom buth-a cadm-met calad **Calc** *Calc-ar* calc-caust calc-f calc-i **Calc-p** calc-sil *Cann-s* caps *Carb-ac Carb-v Caust* cere-s cham chel *Chin* chinin-s cimic cina cist coca *Cocc* coff *Colch* **Con** cop cortiso crot-h *Cupr Cupr-act* cycl dig dirc echi *Epig* equis-h fago *Ferr* ferr-pic fl-ac form *Gels* gins *Glon Graph* grat gymno haem halo ham hell *Hep* hipp hydr *Hydr-ac* **Hyos** hypoth **Ign** ind iod iris kali-ar *Kali-br* kali-c **Kali-p** kali-s kali-sil kalm kiss *Lach* lact lact-v laur **Lec** led lil-t **Lyc** m-ambo m-arct m-aust mag-c mag-m mag-p mang med meli meny meph merc mez morph *Naja Nat-ar* **Nat-c Nat-m** nat-p *Nat-s Nat-sil Nit-ac Nux-m* **Nux-v** *Olnd Op* par *Petr Ph-ac Phos* **Pic-ac** pip-m plan plat plb *Psor* ptel *Puls* ran-b rauw rhus-t *Sabad* sabal *Sars* scut **Sel Sep** sieg **Sil** sol-mm spig spong squil stann **Staph** *Stram* sul-i sulfonam *Sulph Sumb* tab tarax tarent tell *Ter* thal *Thuj* thymol **Tub** tub-m v-a-b verat verb vib vinc vip visc zinc zinc-p
- **crazy**; seems to drive him (See impossible - crazy)
- **fatigues** *(✱GENE - Lassitude - mental - agg.; GENE - Weariness - mental)*: achy hypoth *Kali-p Pic-ac* v-a-b
- **impossible** *(✱Dullness - thinking - long; Studying - difficult)*: acon agar agn *Alum* am-c *Ambr.* ammc *Anac* anh apoc arag *Arg-met* arn ars ars-s-f asaf astra-e aur *Bapt* bar-c berb borx brom buth-a cadm-met calad *Calc* calc-ar caps carb-ac *Carb-v* caust cere-s chel chin chinin-s cocc coff *Con* cop crot-h cycl dig dirc dulc equis-h fago *Ferr* form *Gels* gins glon graph grat gymno haem ham *Hell* hipp hydr *Hydr-ac* hyos ign ind *Kali-br Kali-p* kalm kiss *Lach* lact lact-v laur lil-t lyc m-arct mag-c mag-m mag-p mang *Med* meli merc mez morph naja nat-ar **Nat-c** *Nat-m* nat-p nat-s nit-ac *Nux-v* olnd op *Petr Ph-ac Phos* pic-ac psor ptel *Rhus-t* sabad sars sel sep sieg *Sil* sol-mm *Spig* spong stann *Staph Sumb* tab tarent tell *Ter* thal *Thuj* verat vib visc *Zinc*
- **morning**: agar
- **afternoon**: fago hyos
- **night**: form
- **air**, in open: nat-ar
- **burning** in right lumbar region; from: nit-ac
- **continuous** active work is: agar arn
- **crazy**; owing to the impotence of his mind seems to drive him *(✱Insanity - mental)*: ind *Kali-p* med
- **eating**, after: ars-s-f
- **exertion**, after: nat-m
- **headache**, during: ammc sep
- **sexual** excesses, after: ph-ac pic-ac *Sel*
- **siesta**, after: graph

Mental exertion – agg: ...

- **puberty**; agg from mental exertion in: calc-p kali-p
- **amel** *(✱Activity - desires; Industrious; GENE - Activity - amel.)*: aesc calc calc-p croc *Ferr* gels helo *Helon Nat-c* nat-m rauw zinc
- **aversion** to *(✱Dullness; Laziness; Ennui)*: acet-ac **Acon** act-sp aesc agar alf *Aloe* alum alum-p alum-sil alumn am-c am-m anac anh c anth arag arg-n ars asaf atro *Aur* aur-ar auri-i aur-m aur-s **Bapt** bar-c bar-s bell berb *Borx* brom bry bufo bufo-s buth-a cain calc calc-p calc-s calc-sil cann-i *Caps Carb-ac* carb-an carb-v carbn-s *Carl* caust cham **Chel Chin** *Chinin-ar* chinin-s cic cinnb clem cob coca cocc *Colch* coloc con corn croc crot-h crot-t cycl dam dig dros dulc echi euon fago *Ferr* ferr-p *Form Gels* get glon graph grat *Ham* hell helo-s hep hipp hura hydr hyos hyper ign ind indol *Iod* ip jug-r *Kali-bi* kali-c *Kali-i* kali-n kali-p kali-s kali-sil kalm lac-d *Lach* **Lec** *Lil-t* lyc mag-c mag-m mag-p mag-s med meph merl mill mur-ac nat-ar *Nat-m Nat-n* nat-p nicc-s *Nit-ac* **Nux-v** olnd op osm ox-ac oxyg oxyt pall par petr *Ph-ac* **Phos** *Phyt Pic-ac* plan plat plb ptel *Puls* ran-s raph rham-cal *Rhus-t* rhus-v rumx sanic sapin sapo sars scut sec sel *Sep Sil* sol-ni spig spong squil stann staph stry-p sulfonam *Sulph* tab tanac teucr thea ther *Thuj* thymol **Thyr** tub upa valer verb viol-o viol-t yuc zinc zinc-p
- **morning**: kali-n
- **forenoon**: fago get
  - 11 h: fago
- **afternoon**: hyos nat-ar
- **literary** work: ip *Nux-v Rhus-t*
- **widows**, in: con
- **desire** for *(✱Ideas - abundant; Industrious; Agility)*: acon acon-f aloe ang anth apis arn aur aur-s bad **Bell** *Brom* carb-ac carbn-o carbn-s chin chlor cic clem cob coca coff cortico dig eaux eucal eug fago flor-p form gels graph ham hyos hyper iber kali-s lach laur led lyc lycps-o m-arct manc morph naja nat-ar nat-p nat-s nitro-o nux-v op opun-s (non: opun-v) ped penic phos *Phys* pip-m plb puls raph reser rhus-r (non: rhus-t) sarr seneg sil sin-n spig stry sulph sumb **Tarent** ther thiop tub valer **Verat** viol-o zing
- **evening**: cic graph *Lach* lycps-v nat-p puls rhus-t
- **night**: **Coff** cortico dig fago gels graph *Lach* lycps-v nitro-o sin-n thiop
- **midnight**:
  - **after**:
    - 1 h: gels
    - 2 h; until: thiop
    - 4 h; after: cortico
    - 5 h: fago lycps-v
  - until: **Coff** graph
- **alternating** with:
- **indifference**: sarr
- **indolence** (See laziness)
- **laziness**: *Aloe*
- **weakness**: *Aloe*
- **literary** work: sulph

Mental overstimulation / Mind / Mirth

MENTAL OVERSTIMULATION (See Concentration - active; Ideas - abundant; Mental exertion - desire; Mental exertion - wine; Thoughts - rapid; Thoughts - rush)

MENTAL POWER:
- increased (*Agility; Clarity; Ideas - abundant)*: anag ang anh ars *Bapt-c* camph cann-i clem cod dig eaux ferr hyos hyper lach lyss nep op pip-m thea thuj vanil verat visc
- loss of (*Prostration)*: anac arg-met carp-b olnd

MENTAL SYMPTOMS: Abrot *Acon* agar agn alum am-c am-m ambr **Anac** ang ant-c ant-t antip *Apis Arg-met* arg-n arn **Ars** asaf asar astra-e *Aur* bapt bar-c bar-m **Bell** bism borx bov bry calad *Calc* camph cann-c cann-xyz canth caps carb-an carb-v carc *Caust* cere-b **Cham** chel chin cic *Cimic* cina clem *Cocc* coff colch coloc **Con** croc cupr cycl dig *Dios* diosm dros dulc elat euon-a euph euphr ferr *Graph* guaj hell hep **Hyos** hyper **Ign** iod ip kali-c kali-n kreos **Lach** laur led lil-t **Lyc** m-ambo m-arct m-aust mag-c mag-m mand mang meny *Merc* mez mosch mur-ac *Murx* **Nat-c** *Nat-m Nat-s* nit-ac nux-m *Nux-v* olnd *Op* par petr ph-ac **Phos** plat plb **Puls** ran-b ran-s rheum rhod rhus-t ruta sabad sabin samb sars sec sel seneg *Sep Sil* spig spong squil staph **Stram** stront-c sul-ac *Sulph* tarax teucr thuj toxo-g tub valer **Vanil Verat** verb viol-o viol-t zinc
- daytime | amel: alum
- acute mental symptoms: *Coff* mand *Op* ph-ac sil **Vanil**
  • weakness; with physical: mand sil
- alternating with:
  • insanity (See Insanity - alternating - mental)
  • leukorrhea: murx
  • mental symptoms; other (*Mood - alternating)*: alum aur *Bell* con croc ferr **Ign Mosch** *Plat* sabad stram sul-ac valer *Verat* zinc
  • physical symptoms (*Insanity - alternating - physical; Sadness - alternating - lungs; GENE - Alternating)*: Abrot agar ferr-ar **Arn** astra-e aur bell carc cere-b *Cimic* con *Croc* ferr hyos **Ign** lach *Lil-t Murx Nux-m* **Plat** *Rheum* stram *Sul-ac* tub *Valer Verat* zinc
  ○ Heart; complaints of: lil-t
  • Uterus; complaints of: arn lil-t
- injuries to head; from: *Nat-s*
- leukorrhea; with: murx
- limbs; with trembling of: plat
- malaria; from suppressed: elat
- menses; from suppressed: plat
- moon phases agg: bell
- nervous: diosm

MENTAL WORK (See Mental exertion)
MENTALLY drained (See Prostration)
MERGING OF SELF with one's environment: (*Confusion - identity; Delusions - body - out; Depersonalization)*: Anh cann-i carc lac-c lac-mat stram

MERRY (See Cheerful)
MESMERIZED; being (See Magnetized)
METICULOUS (See Conscientious)
MILDNESS (*Tranquillity; Quiet disposition; Sympathetic)*: *Acon* aln alum ambr amph anac ant-c anthraci **Arn Ars** *Ars-i* asar aur bell **Borx** bov *Cact Calad Calc* calc-sil *Cann-i* caps carb-an *Carc* castm caust cedr chel chim-m chin cic *Cina* clem **Cocc** coff cor-r *Croc Cupr* cycl euph euphr hell hydr hypoth *Ign Indg* iod kali-c kali-cy kali-p lac-c laur *Lil-t Lyc M-arct* mag-m manc mang mosch mur-ac murx naja nat-ar nat-c **Nat-m** *Nit-ac Nux-v* op ph-ac **Phos** plb **Puls Rhus-t** sal-ac *Sep Sil Spong* stann staph **Stram Sulph** sumb *Thuj* tub vanad *Verat* viol-o zinc
- evening: croc
- alternating with:
  • anger (See Anger - alternating - mildness)
  • destructiveness (See Destructiveness - alternating - mildness)
  • hardness (See Hardhearted - alternating - mildness)
  • maliciousness (See Malicious - alternating - mildness)
  • obstinacy (See Obstinate - alternating - mildness)
- children; in: aur borx carc cupr lyc mag-m nat-m phos puls sep sil staph stram thuj
- convulsions; between: cic
- epileptic convulsions; after: *Indg*
- masking violence (*Ailments - anger - suppressed)*: stram

MIRTH (*Excitement; Cheerful; Exhilaration)*: acon aeth *Agar* aloe alum am-c *Anac* anag anan ang ant-t apis arg-met arn ars ars-i arund asaf asar asc-t aster *Aur* bar-c *Bell Boro* brom bufo-s *Calc* calc-s camph **Cann-i** cann-s caps carb-an carb-v *Carbn-s* castm caust cham chel chin chin-b chinin-v chlor cic cimic cit-v clem cob coc-c cocc **Coff** con *Croc* cupr cycl dros eupi *Ferr* ferr-ar ferr-i ferr-p *Fl-ac* form gamb gels graph hell **Hyos** ign iod ip jab kali-c kali-p kreos **Lach** lachn laur *Lyc* m-arct mag-c mag-m mag-s meny merc merc-c merc-i-f merc-i-r merl mez naja nat-ar **Nat-c** nat-m nat-p *Nat-s* nit-ac *Nux-m* olnd *Op* ox-ac par petr *Ph-ac* phel *Phos* pip-m *Plat* plb psil psor puls rhus-t sabad **Sacch-a** sars seneg sep sil spig spong squil stann staph *Stram* sul-ac sulph sumb tab *Tarax Tarent* teucr ther thuj valer *Verat* verb viol-t *Zinc*
- daytime: ant-t mag-m
- morning: chin cit-v con *Fl-ac* graph mag-m sulph
  • waking; on: chin
- forenoon: graph nat-m zinc
- afternoon: ang *Ant-t* arg-met cann-s lyc merc-i-f olnd phos **Staph** verb
- evening: aloe alum am-c anac aster bell bufo-s calc calc-s carb-v castm chel *Chin* chin-b coc-c croc cupr cycl ferr **Lach** lachn laur mag-c *Nat-m* ph-ac phel pip-m sars *Sulph* valer verb viol-t *Zinc*

Mirth

- evening: ...
  - alternating with:
    - irritability | daytime (See Irritability - daytime - alternating - mirth - evening)
  - bed; in: alum
- night: alum bell caust *Chin* croc kreos lyc naja ph-ac sep sil stram sulph verat
  - midnight:
    - after | 2 h; until: *Chin*
- air; in open: phel plb teucr
- alternating with:
  - dullness: jab spong
  - indignation; bursts of (See Indignation - alternating - mirth)
  - irritability (See Irritability - alternating - mirth)
  - lachrymose mood (See weeping)
  - mania (See Mania - alternating - mirth)
  - palpitation: spig
  - sadness: cann-i caust croc ferr hell nat-c nit-ac petr *Phos* plat sep tarent zinc
  - seriousness: cann-s cycl plat spong
  - taciturnity: asar
  - talk; aversion to (See taciturnity)
  - weeping: arg-met carb-an iod plb psor sep spong sumb
- chill; during: nux-m
- emission; after an: pip-m
- foolish (*Awkward; Foolish; Frivolous):* acon agar anac arund bell calc carb-an carb-v merc par seneg **Sulph**
- heat; during: acon thuj
- sleep; during: alum bell caust croc hell hyos kreos lyc m-arct ph-ac sil sulph
- stool; after: *Borx* **Nat-s**
- wretched; simulating hilarity while he feels: apis

MISANTHROPY (*Malicious; Hatred; Moral):* acon all-c **Am-m** Ambr Anac ant-c ars Aur bar-c bell *Calc* cic clem con cop crot-h cupr cur ferr fl-ac graph grat guaj hep hydrc *Hyos* ign iod kali-bi lach *Led* Lyc mag-m merc **Nat-c** nat-m nit-ac pall *Phos* plat psor **Puls** rhus-g rhus-t sel sep *Stann* stram sulph tab

MISCHIEVOUS (*Malicious; Moral; Misanthropy):* Agar aloe **Anac** apis arn *Ars* aur bar-c bufo *Calc* calc-ar **Cann-i** cann-xyz **Caps** caust **Cham** Cina *Cupr* dam gal-ac *Hyos* *Lach* lyc *Merc* **Nux-v** phos plat puls sacch sep spong *Stram* *Tarent* **Tub** *Verat*
- children; in: *Agar* anac apis aur calc *Caps* caust gal-ac hyos lyc merc plat puls sacch sep *Tarent* verat

MISERABLE (See Unfortunate; Wretched)

MISERLY (See Avarice)

MISERY (See Horrible)

MISFORTUNE of others affects one profoundly (See Horrible - misfortune)

Mind

MISTAKES; making (*Confusion; Dullness; Concentration - difficult):* acet-ac acon adlu aegle-m aesc *Agar* ail alco all-c allox alum alum-sil am-br am-c am-m aml-ns anac *Anh* arag *Arg-n Arn* atro aza bad bapt bar-c *Bell* benz-ac borx *Both* bov brom bry bufo cadm-met calc *Calc-p* calc-s calc-sil camph camph-br *Cann-i Cann-s* cann-xyz canth carb-an carbn-o carbn-s carc caust cench cere-b cere-s cham *Chen-a* chin *Chinin-s* chr-ac *Cic* coca *Cocc* colch coloc con conv cortico croc crot-h cupr cycl dirc dulc elaps elec erig esp-g *Fl-ac* galin **Glon** *Graph* haem halo hell helo helo-s hep hura hydr *Hyos* **Hyper** iris-foe kali-bi kali-br kali-c *Kali-p* kali-sil kiss lac-ac *Lac-c* lach lachn lact lil-t lob-s lyc lyss m-arct mag-c mang *Med* meli *Merc* morb morph murx nat-ar nat-c nat-m **Nat-sil** *Nux-m* nux-v onop onos *Op* opun-s opun-v osm pall par *Petr* ph-ac phos plat plb psil psor ptel puls pycnop-sa pyrog ran-b rauw rhod rhus-r rhus-t **Ruta** sacch sars sec sep sil stann staph *Stram* sul-ac sulph *Sumb* syph ther **Thuj** tub valer verat visc *Xero* yuc
- calculating, in (*Confusion - calculating; Mathematics - inability - calculating):* ail *Am-c* calc chinin-s con *Crot-h* galin *Lyc* merc *Nux-v* plb rhus-t *Sumb* syph
  - adding; in: chinin-s *Sumb*
- differentiating of objects, in: calc cann-xyz hyos nux-v plat sulph
- direction; in the sense of (See Orientation - decreased)
- distances; in judgement of (See Distances - inaccurate)
- headache; during: med
- homework; in | children; in: med
- left and right side; about (See side)
- localities, in (*Confusion - knows; Confusion - loses; Distances - inaccurate):* aesc aml-ns anh arg-n atro bapt bell bov bry calc camph camph-br cann-i cann-xyz cham cic coca *Cocc* coloc croc fl-ac **Glon** graph hell hura *Hyos* kali-bi *Kali-p* lach lil-t lyc med merc nat-m **Nux-m** *Op* par **Petr** phos plat psor puls ran-b sep sil stram sulph thuj tub valer verat
- localization of parts of body: pyrog
- measure; in estimation of (*Size - incorrect):* nux-v
- names, in (*Aphasia; Memory - weakness - names):* dios *Stram*
- perception, of: arg-n cupr morb nux-m
- persons, in (*Memory - weakness - persons):* alco cham
- reading, in (*Dyslexia; Reading - unable):* bar-c calc carc cham chin conv *Hyos* lac-c lach lact lyc merc plb sep sil stann
  - reversing letters and words: *Lyc*
  - words:
    - adding words: lac-c
    - omitting words: lac-c
- right and left side; about (See side)
- salt instead of sugar in his tea; puts: cadm-met
- side; about left and right (*speaking - words - wrong - side):* chinin-s *Fl-ac* hyper

Mistakes | Mind | Mistakes – writing

- size; in (See Size; Size - incorrect)
- space; in: bapt borx bov *Cann-i* caust nux-m
  - time; and in (↗*time; Confusion - time - space*): bapt borx bov *Cann-i* caust nux-m
- speaking, in (↗*Forgetful; Unobserving [=inattentive]; Speech - incoherent*): acet-ac aegle-m *Agar* all-c allox *Alum* alum-sil am-br *Am-c* am-m arg-n *Arn* aza *Bell* benz-ac *Both* bov brom bufo cadm-met *Calc* calc-p calc-s calc-sil cann-i cann-s canth carbn-s caust cere-s *Cham* Chen-a *Chin* chinin-s coca *Cocc* con cortico croc crot-h cupr cycl dios dirc *Dulc* esp-g *Fl-ac* graph haem ham helo helo-s hep hyos hyper ign iris-foe kali-br *Kali-c* kali-p kali-sil kiss lac-ac *Lac-c* lach lil-t lob-s *Lyc* lyss mang *Med* meli *Merc* murx nat-c **Nat-m** nux-m nux-v onop onos osm ph-ac phos plb *Puls* pycnop-sa rauw rhod rhus-r sars sec sel sep sil staph stram sul-ac sulph syph *Thuj* visc xero yuc zinc
  - answers | wrong answers; giving: cann-s nat-m nux-v phos
  - exertion agg: agar
  - intend, what he does not: alum cham *Nat-m*
  - letters (↗*Memory - weakness - letters*):
    : reversing (↗*words - reversing*): *Lyc*
  - mispronounces words (See words - mispronouncing)
  - old people; in: am-c
  - sleeplessness, after (↗*Memory - weakness - letters*): agar
  - sounds; transposing: caust chin
  - spelling, in (↗*Dyslexia*): aegle-m agar all-c allox am-c aza calc-sil *Cortico* crot-h fl-ac helo helo-s hyper lac-ac *Lach* lob-s *Lyc Med* nux-m nux-v rauw sep stram sulph xero
  - syllables | wrong syllables: caust kali-c **Lyc** onop sel
  - words (↗*Forgetful - words; Memory - weakness - words*): agar all-c *Alum* alum-sil am-br *Am-c Arg-n Arn* benz-ac *Both* bov bufo *Calc Calc-p* calc-s calc-sil cann-i cann-s canth carbn-s *Caust* cere-s cham *Chen-a Chin Chinin-s Cocc* con cortico crot-h cupr cycl dirc *Dulc* esp-g *Fl-ac* graph helo hep *Hyos* hyper iris-foe *Kali-br* kali-c kali-p kali-sil *Lac-c Lach Lyc* lyss mang med meli merc nat-c nat-m *Nux-m Nux-v* onop osm puls pycnop-sa rhod sars sep sil staph *Stram Sulph* syph *Thuj* yuc zinc
    : misplacing words: all-c alum am-c *Arn* bov bufo *Calc* calc-s calc-sil cann-s carbn-s caust cham **Chin** cocc con crot-h cycl fl-ac graph hep hyos hyper kali-br kali-c kali-p kali-sil *Lac-c Lach Lyc* med merc nat-c *Nat-m Nux-m Nux-v* osm puls rhod sep sil *Stram Sulph* thuj
    : mispronouncing words (↗*Memory - weakness - letters*): *Caust* lach
    : omitting words: benz-ac cere-s cham helo *Kali-br* lac-c lach *Lyc* meli *Nux-m* nux-v staph

- speaking, in – words: ...
  : reversing words (↗*reversing; letters - reversing*): calc caust *Chin* cycl kali-br *Lyc* onop osm stram sulph
  : wrong words; using: agar *Alum* alum-sil am-br *Am-c Arg-n Arn Both* bov bufo *Calc Calc-p* cann-i cann-s canth caust cham *Chen-a* **Chin** chinin-s *Cocc* con cortico crot-h cupr dirc *Dulc* esp-g fl-ac graph hep *Hyos* hyper iris-foe *Kali-br* kali-c kali-sil lac-c sep sil sulph syph *Thuj* yuc zinc
  : names; calls things by wrong: am-c calc *Dios* lac-c sep *Stram* sulph
  : opposite, hot for cold: *Kali-br* nux-m
  : plums, when he means pears; says: dios **Lyc•** *Stram*
  : seen instead of the one desired; name of the object: am-c calc *Lac-c* sep sulph tub
  : side or vice versa; putting right for left (↗*side*): *Chinin-s Dios Fl-ac* hyper iris-foe
  : stop in the middle of a sentence and to change it entirely; obliged to: nux-m
- spelling (See speaking - spelling)
- time, in (↗*Time - slowly; Confusion - time; space - time*): acon alum anac *Anh* atro bad borx bov camph cann-i cere-s cic cocc con croc dirc elaps elec fl-ac glon halo hura *Lach* med nux-m nux-v op pall petr plb psor pycnop-sa stann staph sulph ther
  - afternoon, always imagines it is: *Lach* stann
  - conception of time; has lost the: anh lach med
  - confounds:
    : days of the week: pycnop-sa
    : future with past: staph
    : present with future: anac
    : present with past: anac *Cic* croc med nux-m nux-v staph
  - present merged with eternity: anh
- weight; in estimation of: nux-v
- work, in: acet-ac all-c bell chinin-s meli nat-c phos sep
- writing, in (↗*Dyslexia; Memory - weakness - write; Confusion - writing*): adlu agar allox alum alum-sil am-br *Am-c* am-m arag aza benz-ac bov brom calc *Calc-p* cann-i *Cann-s* cann-xyz carb-an carbn-o carbn-s caust cench cere-s *Cham Chin* chinin-s chr-ac colch cortico croc crot-h dios dirc *Dulc* erig fl-ac galin graph helo hep hydr hyper ign iris-foe *Kali-br* kali-c *Kali-p* kali-s kali-sil lac-ac *Lac-c* **Lach** lachn lil-t lob-s **Lyc** m-arct mag-c med meli morph nat-ar nat-c *Nat-m Nux-m* nux-v onos op opun-s (non: opun-v) phos psil ptel puls pycnop-sa rauw rhod rhus-t sacch sacch-a sars sel sep sil staph stram sulph *Sumb* syph *Thuj* visc *Xero* yuc zinc
  - adding letters: *Lyc*
  - confounding letters: lyc sacch-a
  - fast thoughts; from (See thoughts)
  - hurry, from (↗*thoughts*): Ign
  - old people; in: am-c

▽ extensions | O localizations | ● Künzli dot

Mistakes – writing / Mind / Moaning

- **omitting**:
  - letters: benz-ac cere-s cham colch erig *Hyper* kali-br *Lac-c* lach **Lyc** med meli *Nux-m* nux-v onos op opun-s puls sacch-a stram *Thuj* zinc
  - first letter: opun-s
  - syllables: bov *Cham* colch kali-br nux-v *Thuj*
  - words: benz-ac *Cann-s* cere-s *Cham* erig hyper kali-br lac-ac lac-c lach lachn *Lyc* meli *Nux-m* nux-v (non: opun-v) *Rhod* sacch *Thuj*
- **repeating** words: *Calc-p Cann-s* kali-br lac-c sulph syph
- **thoughts**; from fast (➚*hurry*): ign onos
- **transposing**:
  - letters: allox caust *Chin Lyc* opun-s (non: opun-v) psil stram tub *Xero*
  - last letters of words first; writes: *Xero*
- **wrong**:
  - letters, figures: am-c galin *Med* stram
  - syllables: *Lyc*
  - words: allox calc-p cann-i cench chinin-s cortico dirc fl-ac hyper lac-c *Lyc Nat-m* nux-m sars sep yuc
  - headache, during: *Nat-m* nux-m

MOANING (➚*Discontented; Sighing; Grief*): abrot **Acon** aether agar *Ail* aloe alum am-c ambr anac ang **Ant-c** ant-t *Apis Arn Ars* ars-h aur aur-s *Bapt Bar-c* bar-s **Bell** *Borx Bry* bufo cadm-s *Calad Calc Calc-p* calc-sil *Camph* **Cann-i** cann-s cann-xyz canth caps *Carb-ac* carb-an carb-v carbn-o carbn-s caust *Cham* chin chinin-ar *Cic Cina* clem coc-c coca *Cocc* coff *Colch* con cop *Crot-c* crot-h *Cupr* dig dulc erio eup-per ferr-s gels graph hell hep hipp hoit hura hydr-ac hydre *Hyos Ign Ip* juni-v *Kali-br* **Kali-c** kali-cy kali-m kali-p kreos lach lachn lat-m laur led *Lyc* m-ambo mag-c mang med merc merc-c mill *Mur-ac* naja nat-c *Nat-m* nit-ac *Nux-v* oena op ox-ac petr ph-ac *Phos* phyt plat plb plect podo psor *Puls* pyrus rheum rhus-t rumx-act sacch samb sang sars *Sec* sep *Sil* sol-ni squil stann *Stram* stry sul-ac sulph tab tanac tarent **Tub** verat **Zinc**
- **daytime**: zinc
- **morning**: *Agar Borx*
- **afternoon**: bell cina
- **evening**: ars coca
  - **sleep**, during: ars
- **night**: *Ars* bell cupr *Dulc* hep **Kali-c** phyt plat podo rhus-t sec sol-ni tarent verat zinc
  - **midnight**:
    - after | 3 h: Kali-c
  - **tossing** about, with: ars *Dulc*
- **alternating** with:
  - **cheerfulness** (See Cheerful - alternating - moaning)
  - **dancing** (See Dancing - alternating - moaning)
  - **laughing** (See Laughing - alternating - moaning)
  - **singing** (See Singing - alternating - moaning)

- **Moaning – alternating** with: ...
  - songs, gambols (See Singing - alternating - moaning)
- **anxious**: *Acon* alum *Ars* calad plb
- **breath**; with every: bell
- **children**, in: **Ant-c** ant-t borx *Calc-p* caust **Cham** *Cina* lach mill phyt *Podo* psor puls sacch
  - **carried**, while being: puls
  - **wanted**, piteous because they cannot have what they: **Cham**
- **chill**, during: arn chinin-ar cupr *Eup-per Nat-m* samb
- **constant** moaning and gasping for air: kreos mang phyt
- **contradicted**, when (➚*Contradiction - intolerant*): tarent
- **convulsions**, in: cic *Ign Sil Tub*
- **cough**, during (➚*Weeping - cough - during*): bell cina podo
- **dentition**, in: **Cham** phyt *Podo*
- **discouragement**; with (See Discouraged - moaning)
- **dreaming**, while: graph
- **ear** lobes, with hot: *Alum*
- **fate**, about the: *Kali-br*
- **fever** (See heat)
- **heat**, during: acon *Arn* ars bell bry cham chinin-ar cocc coff eup-per ign ip lach *Mur-ac* nux-v podo **Puls** *Rhus-t* sep thuj verat
- **hemicrania**, with: cop
- **honor**, from wounded: *Nux-v*
- **ill** humor, from: cham
- **involuntary**: *Alum Cham* crot-c
- **lifted**, when: sul-ac
- **loud**: *Mur-ac* stram stry
- **menses**:
  - **after** (➚*Menses - after*): *Stram*
  - **during** (➚*Menses - during*): *Ars Cocc Coff* lyc plat
- **objects**, about: caps
- **offense**, happened long ago; for trifling: *Cham*
- **old** age, in: *Bar-c*
- **pain**, from: calc crot-c *Eup-per* hura lat-m phos puls sil
- **perspiration**, during: acon bar-c bry camph chin cupr *Merc* phos stram verat
- **pollutions**, after: hipp
- **restlessness**, with: **Cham** petr *Stram*
- **sleep**, during: *Acon Ail* aloe *Alum* am-c anac ant-t apis arn *Ars* ars-h **Aur** *Bar-c Bell* **Bry** bufo cadm-s **Calad** calc *Carb-an* caust *Cham* chin *Cina* clem coc-c (non: cocc) coff con *Crot-c* erio eup-per graph *Hell* hyos *Ign Ip Kali-br* kali-p kreos lach led *Lyc* m-ambo mag-c merc *Mur-ac* nat-m *Nit-ac Nux-v* oena *Op* ph-ac phos plb plect *Podo Puls* rheum *Samb* sep sil stann *Stram Sulph Thuj* verat
  - **grinding** of teeth, with: *Kali-br*
- **sleepiness**, with: *Cham*
- **sleeplessness**, with: ant-t arn ars aur *Bapt Bell* carb-v *Cham* cic crot-h cupr-act *Gels Hell* hyos kali-br lach lyc *Mur-ac* nat-m nit-ac *Op Podo* puls rhus-t verat
- **stool**; before: puls

Mind

- **touch**, on: ant-t chin
- **trifle**, about every: bar-c caust
- **twice** each time | **babies**; in: ant-t
- **waking**, on: am-c cina
- **weakness**, from (➚*Prostration*): graph
- **weeping**, with: *Hell*
- **why**, does not know: *Hyos*

MOCKING (➚*Jesting; Rudeness; Contemptuous*): acon alco aloe alum anh ars cann-i *Carb-v* carbn-o cham chin cinnb conv **Graph** guaj hyos hyper ign ip lac-ac *Lach* lat-m lyc nit-ac nux-m nux-v par ped plat rad-br rhus-r sacch-l sec **Sep** tarent verat
- **friends**, at his (➚*Aversion - friends; Censorious - friends; Unsympathetic - friends*): alco
- **fun** of somebody; making (See Mocking)
- **jealousy**, with: *Lach*
- **old** age; aged people with their: *Tarent*
- **others** are mocking at him; thinks (➚*Confidence - want; Delusions - laughed; Delusions - despised*): lyss
- **relatives**, at his (➚*Estranged - family*): sec
- **ridicule**; passion to (➚*Contemptuous; Mocking; Cruelty*): acon conv hyos lach nux-v verat
- **sarcasm** (➚*Censorious; Contemptuous; Mocking*): anh *Ars* cann-i carbn-o cham chin cinnb **Graph** hyper lac-ac *Lach* lat-m lyc nit-ac pall par rad-br rhus-r sacch-l sec sep tarent
  - **alternating** with | **company**; aversion to: rad-br rhus-r
  - **weaknesses**; with great intuition concerning other people's (➚*Intuitive - weakness*): androc lat-m **Sep**
- **satire**, desire for: ars *Lach*

MODESTY, increased (➚*Humility; Reproaching oneself*): sacch

MONOMANIA (➚*Insanity; Thoughts - persistent; Pertinacity*): Absin acon **Aloe** ambr anac anan androc aur bell bufo camph carb-v carc cham chin cic cocc con croc cupr dros hell hyos *Ign* iod lach mag-c nux-m oxyt plat puls rhus-t *Sil* stram sulph tarent thuj verat
- **children**; in: bufo
- **grotesque** manner; to appear in a public place in a: (➚*Walking - self-sufficient*): Anan

MOOD:
- **agreeable** (➚*Cheerful; Mirth*): abrot aesc ant-t asc-t chel cist croc fago ign lach meny orig plat scut sul-ac zing
- **alternating** (➚*Mental symptoms - alternating - mental*): *Acon* agar agn *Aloe* **Alum** alum-p ambr anac anh ant-t arg-n arn ars ars-i asaf asar aur aur-i *Bar-c* bar-i **Bell** bism borx **Bov** buth-a calc cann-i cann-s caps *Carb-an* caust *Cench Chin* cob cob-n cocc con cortico cortiso *Croc* cupr cycl dig *Dros* **Ferr** ferr-ar ferr-i *Ferr-p Graph* hist hyos **Ign Iod** *Kali-c* kali-s lac-c led lil-t **Lyc** m-arct mag-m mand med meny merc merc-i-f mez *Naja* nat-c *Nat-m* nid nit-ac *Nux-m* op petr *Phos* pic-ac **Plat** plb psor *Puls* ran-b sabad sabin **Sars** seneg sep sil spig

- **Mood – alternating** with: ...
spong stann staph stram **Sul-ac** *Sulph* tarent thuj *Tub* valer *Verat* verb viol-o **Zinc**
  - **children**; in: ign lyc naja tub
  - **sudden**: tarent
- **bad** mood (See Irritability; Morose)
- **changeable** (➚*Irresolution; Capriciousness; Inconstancy*): abrom-a *Acon* acon-l agar agn alco aloe *Alum* alum-p alum-sil ambr anac anan ang anh ant-t *Apis* arg-met *Arg-n* arn *Ars* ars-i asaf asar astra-e *Aur* aur-i aur-m aur-s bac *Bar-act Bar-c* **Bell** bism *Borx* bov bry bufo buth-a *Calc* calc-s calc-sil camph-mbr cann-i cann-s canth caps carb-an carb-v carbn-o carbn-s carl castm caul caust cerstig-w cham *Chin* cic cimic cina cob coc-c coca *Cocc Coff* con cortico *Croc Cupr* cur cycl *Dig* dros *Ferr* ferr-ar ferr-i form gels graph guare hyos **Ign** iod ip *Kali-c* kali-p kali-s kali-sil lac-c lac-d lach lachn laur led lil-t **Lyc** m-arct m-aust *Mag-c* mang-act med meny *Merc* merc-c mez morph mosch mur-ac nat-c nat-m nid nit-ac **Nux-m** nux-v onop op *Petr* ph-ac phel *Phos* plan *Plat* plb *Psor* **Puls** pulx ran-b rat rheum rhod *Rhus-t* sabad sang sanic sapin **Sars** scler senec seneg *Sep* ser-a-c sil spig spong *Stann Staph Stram Sul-ac* sul-i sulph *Sumb Syph* tab tarent thuj *Tub Valer* verat verb viol-o yuc **Zinc** zinc-p *Zinc-val* ziz
  - **evening**: aur croc
  - **night**: cic
  - **children**; in: chin cupr ign kali-sil mag-c nit-ac plat sep tub
  - **delivery**; during: caul
  - **dinner**, after: aloe
  - **epistaxis** amel: borx
  - **heat**, during: *Nux-m*
  - **menses** | **before**: cham
  - **perspiration**, during: **Aur Bell Bry** calc *Chin Croc* ip laur nux-v op ph-ac **Puls** rheum *Rhus-t* stram **Sul-ac** verat zinc
  - **sudden**: asaf cassia-s croc rhod sep tab tarent tub *Valer*
  - **touch**; on: asaf
- **contradictory**: puls
- **heavy** (See Sadness)
- **insupportable**: calc
- **lachrymose** mood (See Weeping)
- **repulsive** (➚*Indifference; Morose; Quarrelsome*): acon aloe alum ambr *Anac* ant-c arg-n arn ars aur bell camph caps carb-ac caust con croc ferr *Hep* ign ip kali-c lact laur led lyc mag-c mag-m *Merc* nit-ac nux-v par petr phos plb *Psor* **Puls**● samb sars sil spong sulph thuj upa
  - **milk**; after: mag-c
  - **repels** everyone: aloe

MOONLIGHT agg (➚*GENE - Light; from - agg. - moonlight; Sentimental - moonlight; Ecstasy - walking*): Ant-c bell meph thuj

MOPING (See Indifference; Sadness)

MORAL FEELING; want of (➚*Malicious; Conscientious; Misanthropy*): abrot acetan achy alco am-c *Anac* androc ars aster **Bell** bism *Bufo* cass cere-s

Moral feeling; want of: ...
chin clem *Coca Cocain* cocc coloc con convo-d croc cur fl-ac flav hura **Hyos** *Kali-br* kali-n lac-c *Laur Morph* nat-m nit-ac nux-v op ped ph-ac pic-ac *Plat* psil sabad *Sep* squil **Stram** stry-p syph *Tarent* tub **Verat**
- **weeping**; with: bell

MOROSE (= gloomy, fretful, ill humor, sullen)
(*Irritability; Discontented; Discontented - everything):* abies-c abrom-a abrot acet-ac *Acon Aesc* aeth aether *Agar* agn alco alf aloe alum alum-sil *Alumn Am-c* am-m ambr ammc **Anac** ang **Ant-c** *Ant-t* anth anthraco apis arag aral *Aran* arg-met arg-n **Arn Ars** ars-s-r *Art-v* arum-t *Asaf Asar* asc-t aspar aster atro *Atro-s* **Aur** aur-s bac bar-act bar-c bart **Bell** benz-ac berb *Bism Bism-o* bol-la bond *Borx Bov* bran brom bros-gau bruc **Bry** bufo bufo-s cact cadm-s *Calad* **Calc** calc-act calc-ar calc-br calc-caust *Calc-p* calc-s calc-sil calen camph cann-s *Canth* **Caps** carb-c carb-an carb-v *Carbn-s* card-b carl cas-s cass castm *Caul* caust **Cham** chel chin chin-b chinin-s chlol chlor cic *Cimic Cina* cinnb clem cob-n coc-c coca cocc *Coff* **Colch Coloc** com *Con* cop cor-r *Corn Croc Crot-h Crot-t* cub cupr cupr-act cur *Cycl* daph des-ac dicha *Dig* digin dios dirc dros dulc elae elaps elec eug euon euph-a euphr fago fel ferr ferr-act ferr-ma ferr-p fl-ac form franz galv gamb *Gels* gent-l gnaph *Gran Graph Grat* guaj haem ham hell helon *Hep* hera hipp hydr hydr-ac *Hyos* iber *Ign* indg indol *Iod Jal* jatr-c *Jug-c* jug-rt kali-ar **Kali-bi** *Kali-br Kali-c* kali-chl kali-cy kali-i kali-n *Kali-p* kalm kiss kreos lac-c lac-f *Lach* lachn lact-v *Laur* **Led** lil-t lina linu-c lipp *Lyc* lycpr lyss m-ambo m-arct *M-aust* mag-c **Mag-m** mag-s magn-gr malar manc mang med meli menis meny meph **Merc** *Merc-c Merc-cy* merc-i-f merc-i-r merc-sul merl *Mez* morph mosch *Mur-ac* myric naja nat-ar *Nat-c Nat-m* nat-n nat-p *Nat-s* nicc *Nit-ac* nit-s-d nux-m **Nux-v** oena ol-an *Olnd Op* opun-s (non: opun-v) orig osm ox-ac paeon *Pall* palo par *Petr Ph-ac Phel Phos* pic-ac *Plan Plat Plb* plect plumbg podo *Prun Psor* ptel **Puls** puls-n pyrog rad-br (non: rad-met) ran-b ran-s rat rauw rheum rhod **Rhus-t** rhus-v rob ruta sabad sabal sabin sacch sacch-l sal-n *Samb* sang sapin sars sel seneg *Sep* serp **Sil** sin-n sol-t-ae spig spirae *Spong* squil stann *Staph* **Stram Stront-c Stry Sul-ac** sulfon *Sulph* sumb *Syph* tab tarax tarent tep terebe tet teucr thea thuj thymol til tong tril-c tub upa uran-n uva vac valer verat verat-v verb vinc viol-o viol-t vip visc voes wies xan *Zinc Zinc-o Zinc-ox* zinc-p zinc-val
- **daytime**: *Cham Cina* ip iris kreos lyc *Med* merc *Merc-c* nat-m phel phos plat staph sul-ac sulph viol-t
- **morning**: agar am-c am-m ant-t *Ars* asaf bell bov bruc bry *Calad* calc calc-act calc-ar calc-caust canth carb-an castm chin chlor coca coff con hep hipp kali-ar kali-c kalm kreos *Lach Lyc* lyss mag-c mag-m mang med merc-i-r mez *Nat-m* nats nit-ac *Nux-v* petr ph-ac phos plat plb puls rhus-t sars sep **Staph** sul-ac sulph tarax thuj zinc

Morose – morning: ...
- **bed**, in: *Ars* bell bry castm kali-c *Lyc* mez nit-ac nux-v petr ph-ac plat plb puls rhus-t thuj
- **waking**, on: agar bell carb-an coca kali-ar med merc-i-r nat-m sul-ac thuj
- **forenoon**: am-c am-m ant-t canth caust colch con des-ac grat hipp kreos *Mag-c Mang Nat-m* nat-p nicc phos sars seneg sil verat
- **10-22 h**: kreos
- **noon**: zinc
- **afternoon**: aeth alum anac ant-c borx bov brom cann-s canth chel cinnb clem colch con cycl elaps hell hydr-ac kali-c laur mag-s mang merc-c mur-ac nat-c nat-m nit-ac op ox-ac puls ruta sang sars zinc
  - **amel**: mag-c
  - **siesta**, after: brom clem cycl
  - **twilight** (See evening - twilight)
- **evening**: aloe am-c am-m ant-c bar-c bov calc calc-s castm chin con cycl dios fago form hep ign indg kali-c kali-cy kalm lyss m-aust mag-c mag-m mur-ac nat-c nat-m ox-ac pall phos puls rhus-t spig **Sulph** upa zinc
  - **and** next forenoon: kalm
  - **amel**: bism euph-a puls
  - **bed**, in: chin rhus-t upa
  - **twilight**, in: am-m
- **night**: anac ant-c borx camph cham chin chinin-s *Jal* lyc lyss m-arct nux-v phos *Psor* rheum **Rhus-t** sabad
- **air**, in open: *Aeth* borx calc *Con* mur-ac plat rhus-t stann
  - **amel**: anac asar calc coff stann
- **alternating** with:
  - **affectionate**: plat
  - **cheerfulness**: acon ant-t ars *Aur* borx bov calc-p carb-v *Chin* chin-b croc cycl eug form kali-c kali-chl mag-m merc-c nat-c nat-m oena ol-an plat
  - **embracing** (See Embraces - everyone - alternating)
  - **exhilaration**: ant-t
  - **exuberance** (See exhilaration)
  - **laughing**: borx croc
  - **singing**: croc
  - **tenderness** (See affectionate)
  - **weeping**: bell
- **business** does not proceed fast; when: ip
- **causeless**: aloe bry chel clem cycl *Nat-m* ptel rhod
- **children**, in: *Ant-c* **Ant-t** ars benz-ac borx calc calc-p **Cham Cina** graph hep *Jug-c Nat-m Psor Puls* rheum sacch sil terebe
  - **carried**, desire to be (*Carried - desire):* benz-ac cham
  - **spoken** to, when: *Nat-m*
- **chill**, during: anac arn ars bry **Calc** calen camph caps caust *Cham* chin **Con** hep ign kreos **Lyc** m-aust merc mez nat-m nit-ac petr phos plat puls *Rheum* rhus-t sabad sil *Spig Sulph* thuj
- **coffee**, after: calc-p
- **coition**, after: ang calc nat-c *Nat-m Sel*
- **colors**:
  - **rusty** | **agg**: sil

- **contradiction**, by: bros-gau ign tarent *Verat*
- **conversing** amel: lyss
- **convulsions** | **before**: zinc zinc-val
- **cough**:
  - **before** fits of: ant-t asaf bell
- **dentition**, in: **Cham**
- **discouragement**; with (See Discouraged - morose)
- **dreams**, by: op
- **ear** lobes, with hot: *Alum*
- **eating**, after: am-c arn *Borx* bov bry calad carb-v cham ferr-act ferr-ma *Graph* iod kali-c kalm merc *Merc-cy* merc-sul nat-c nux-v ol-an phos puls sil thuj
- **epistaxis** amel: kali-chl
- **fever**:
  - **after**: am-c card-b hipp sil
  - **during**: Acon Aran Ars asar bell borx calc *Cham* cic con *Ferr* ip kali-n lyc m-aust mosch **Nat-c** nux-v petr puls rheum staph *Sulph* thuj
- **fly** on wall, by: sars
- **followed** by | **repentance**: bros-gau
- **forgetfulness**, from: *Anac*
- **heat** in head, with: aeth
- **house** agg; in | **open** air amel; on walking in: calc mag-c **Rhus-t**
- **hurry**, with: thuj
- **hypochondriasis**, in (↗*Hypochondriasis - morose)*: grat *Mosch* **Puls**
- **interruption**, from: cham
- **laughing**, followed by loud: stram
- **menopause**; at: *Psor*
- **menses**:
  - **after** (↗*Menses - after)*: ferr
  - **before** (↗*Menses - before)*: *Cham Lyc Nux-v*
  - **during** (↗*Menses - during)*: am-c cas-s castm caust *Cham* ferr ind lyc mag-c mur-ac plat tarent zinc
  - **suppressed**, in: cycl
- **music** (↗*Music - amel.)*:
  - **joyous**; during: *Mang*
  - **sad** | **amel**: mang
- **nausea**, with: sang
- **oneself**, with: ars aur
- **pain**, after: **Cham** crot-t hep ign
- **perspiration**, during: mag-c
- **pollutions**, after: nat-c *Nux-v*
- **puberty**, in (↗*Puberty): Cina* ph-ac
- **questioned**, when: nat-m
- **sexual** desire; with violent: orig
- **sleep**, in: anac nux-v rhus-t
  - **amel**: caps
- **sleepiness**, with: calc calc-act calen carb-an hyos kali-c ol-an ph-ac sabad sep
- **stool** | **before**: *Borx* calc
- **storm**, during (See weather - stormy)
- **taciturn** (↗*Taciturn)*: tong
- **talk**, indisposed to (See taciturn)
- **talking** of others, on: zinc
- **tearful**: dig
- **thunderstorm**, from: am-c

Morose: ...
- **trifles**, about: aspar *Bell* carb-v **Cham** chel con *Cycl* hep lact-v lyc meph merc-i-r myric *Nux-m Ptel* sil
- **waking**, on: anac ant-t *Ars* bell borx bry calc cass caust cham chel clem cycl ign jatr-c kali-c **Lyc** lyss m-aust med mez nit-ac nux-v petr ph-ac phos plat plb rhus-t sabad sep tarent thuj
- **walking** in open air; after: am-c calc con m-aust
- **weather**:
  - **cloudy**; from: aloe am-c
  - **rainy**; from: am-c
  - **stormy**: *Am-c*
- **weeping** amel: nit-ac *Plat*
- **work**, with inclination to: sars

MORPHINISM (↗*Drugs - desire - psychotropic; GENE - Narcotics - desire; GENE - Medicine - allopathic - addiction)*: agar *Anh* apom ars aur *Aur-m-n Aven* bell cann-i *Cham* cic cimic coff hyos ip kali-perm *Lach* lob *Macro* med mur-ac nat-p nux-v op ox-ac *Passi* phos plat puls sep zinc

MORTIFICATION; ailments from (See Ailments - disappointment/ Ailments - mortification)

MOTHER COMPLEX (↗*Clinging - children - mother; Mother fixation; Oedipus)*: aur-m calc-lac lac-h mag-lac

MOTHER FIXATION (↗*Clinging - children - mother; Mother complex; Oedipus)*: bar-c *Bism* lac-del lac-h lach mag-lac mag-m plut-n positr puls sil

MOTIONS (See Gestures)

MOTIVATION:
- **lacking** (See Laziness; Will - loss)
- **strong** (See Ambition)

MOVE CONSTANTLY; must (See Restlessness - move - must)

MUDDLED (See Confusion)

MURDER, desire to (See Kill)

MURMURING (See Muttering)

MUSIC:
- **ability** for: staph sulph
- **agg** (↗*Sensitive - music; GENE - Music - agg.; Weeping - music)*: Acon *Ambr Anac* aur bufo cact *Calc Carc* caust *Cham* cop *Croc Dig Graph* Ign *Kali-br Kali-c* kreos *Lyc* mang merc **Nat-c** nat-p *Nat-s* **Nux-v** pall *Ph-ac Phos Sabin Sep* sumb *Tarent* thuj *Viol-o* zinc
  - **organ**: graph lyc thuj
  - **piano** playing, from (↗*Fear - piano)*: anac calc cham cop *Kali-br* kali-c *Nat-c* phos sep zinc
  - **violin** playing: calc *Kali-c Viol-o*
- **agreeable**, is (See desire)
- **amel** (↗*Sensitive - noise - music; Hysteria - music)*: am-m ambr anh **Aur** *Aur-m* bufo carc cop cupr lach mang merc nat-m sul-ac sumb **Tarent** *Thuj* tub
- **aversion** to: **Acon** bell bufo cadm-met carc caust cham merc nux-v sabin sep viol-o

▽ extensions | ○ localizations | ● Künzli dot

Music — Mind — Neglecting

- **aversion** to: ...
  - **children**; in:
    : **nurslings | nursed**; when the child is: bell
  - **violin**, of: viol-o
- **carried** by; sensation of being: anh
- **cough** agg (See COUG - Music - agg.)
- **desire** for: aur bufo bung-fa cann-i **Carc** chin chlf ign kali-m mang nat-c staph **Tarent**
  - **children**; in: aur bufo carc chin staph tarent
    : **nurslings | nursed**; when the child is: aur bufo tarent
  - **piano**; desire to play the: chlf
  - **sad** music (*Sadness - music - amel. - sad*): bung-fa mang nat-c
- **drums** produce euphoria: anh
- **earache** from (See EAR - Pain - music - from)
- **faintness** on hearing music (See GENE - Faintness - music)
- **headache** from (See HEAD - Pain - music)
- **palpitation** when listening to (See CHES - Palpitation - music)
- **piano**; desire to play (See desire - piano)
- **sensitive** to music (See Sensitive - music)
- **sleepiness** from (See SLEE - Sleepiness - music)
- **trembling** from music:
  - **general**; in (See GENE - Trembling - externally - music)
  o **Feet**; of (See EXTR - Trembling - feet - music)
- **weariness**:
  - **from** music (See GENE - Weariness - music)
  - **playing** piano, from (See GENE - Weariness - playing)

MUTILATING his body (*Suicidal; Tormenting - himself; Injuring*): agar ars bac bell carc chlol cupr cur dig hyos lach lil-t lyc manc med nat-m plb sec stram syph tab tarent tub

MUTISM (See Taciturn; Taciturn - mutism)

MUTTERING (*Confusion; Morose; Discontented*): aether ail alum anac *Anac-oc* ant-t *Apis* Arn ars ars-s-f arum-t atro atro-s *Bapt* bar-act **Bell** bry calad calc calc-sil camph cann-s caust cham chel chlf chlol chlor Cocc colch con conin cortico *Crot-h* dulc hell *Hep* Hyos indg iris kali-br **Lach** Lyc Merc morph **Mur-ac** nat-m *Nit-s-d* nux-v *Op* ph-ac *Phos* plb raph *Rhus-t Sec* sil stann **Stram** sul-ac **Sulph** tab tarax *Verat* vesp vip
- **evening**: bell calc-sil con *Phos* plb sil
  - **bed**, in: sil
  - **going** to sleep; on: calc-sil
  - **night**: atro sil
  - **waking**, on: atro sil
- **absurd** things: verat
- **alternating** with | **vivacity** (See Vivacious - alternating - muttering)
- **apoplexy**, in: *Arn Cocc Crot-h*

Muttering: ...
- **sleep**, in (*Talking - sleep*): alum *Apis* ars bar-act bar-c *Bell* camph con conin cortico *Hyos* indg kali-br lyc merc morph **Mur-ac** *Nit-s-d* op *Ph-ac Phos* raph *Rhus-t Sil* sul-ac **Sulph**
- **sleeplessness**, with: **Hyos**
- **unintelligible**: *Anac-oc Ars* bell cann-s *Hell* hyos *Nux-v* plb

MYSOPHOBIA (See Fear - contagion; Fear - dirt)

MYSTICISM (*Religious - too; Superstitious; Delusions - mystery*): aether agri anh calc camph chen-a kali-fcy lach med ser-ang

NAGGING (*Complaining; Tormenting - others*): cann-i lyc nux-v plat

NAIVE (*Childish; Impressionable; Credulous*): arg-n *Bell* bov chin *Cic Phos* stram sulph **Verat**
- **intelligent**, but very: bell *Stram* **Sulph Verat**

NAKED, wants to be (*Lascivious; Nymphomania; Fancies - lascivious*): *Bell* bufo camph cham **HYOS** mag-c merc merc-c nat-m *Phos* phyt sabin *Sec Stram* sulph tarent *Verat*
- **morning | bed**; in: mag-c
- **bed**; in: mag-c
- **constantly**: *Stram*
- **delirium**, in (See Delirium - naked)
- **exhibitionism** (*Shameless - exposing - person; FEMA - Masturbation - public; MALE - Handling - public*): **Hyos**
- **sleep**, in: hyos sabin sulph

NARCISSISM (See Egotism; Haughty; Self-indulgent; Self-satisfied; Selfishness)

NARRATING her symptoms:
- **agg** (*Thinking - complaints - agg.; Anxiety - health - own; Conversation - agg.*): **Calc** cic ign **Nat-m** *Puls* teucr
- **difficulty**; with great: med

NARROW-MINDED (*Change - aversion; Prejudiced; New ideas - aversion*): alum am-c bar-c con

NASTY (See Malicious)

NATURE:
- **loves** (*Animals - love; Countryside - desire; Company - aversion - country*): carc caust coff elaps med phos

NEAT (See Tidy)

NECROPHOBIA (See Fear - death)

NEGATIVE (See Mood - repulsive)

NEGLECTING (*Heedless; Indifference*):
- **appearance**; his personal (See Indifference - appearance)
- **business** (*Business - aversion*): op opun-s *Sulph*
- **children**, her (*Estranged - children; Indifference - children; towards - mother*): aur-ar *Aur-m* mur-ac thuj
- **everything** (*Indifference - everything*): tell
- **himself** (See Indifference - appearance)

All author references are available on the CD

163

| Neglecting | Mind | Obstinate |

- **household**, the (↗*Housekeeping; Housekeeping - unable; Indifference - household*): aur-ar sul-i

NERVOUS (See Excitement; Excitement - nervous; Hurry; Petulant; Restlessness)

NERVOUS breakdown (See Irritability; Prostration)

NEURASTHENIA (See Discouraged; Prostration; Sadness; GENE - Weakness - nervous)

NEUROSIS (See Anxiety; Sadness; Thoughts - compelling)

NEW (See Delusions - new)

NEWS (See Delusions - news)

NIBBLE; desire to: *Aeth Ars* bar-c bung-fa calc **Chin** graph *Ip* kali-p mag-c mag-m **Nat-c** nat-m petr rhus-t rib-ac

NIGHT-TERROR (See Fear - terror - night)

NIHILISTIC ATTITUDE (↗*Delusions - existence - doubt; Religious - want*): nit-ac syph

NO; cannot say (See Yielding)

NOISE:
- **amel**: graph
- **aversion** to (↗*Sensitive - noise*): asar borx con ferr kali-c kali-m op raph zinc
- **inclination** to make noise (↗*Tourette's*): acon **Bell** cham cic merc op verat

NOISY persons (See Noise - inclination)

NOSOPHOBIA (See Fear - disease)

NOSTALGIA (See Homesickness; Yearning)

NOTHINGNESS; sensation of (See Delusions - emptiness)

NURSED in children; being:
- **aversion** (↗*Eating - refuses*):
  · **moistening** mouth amel: borx bry
- **desire**:
  · **daytime** only: apis
  · **all** the time: calc-p

NURSING OTHERS (See Cares, full)

NYCTOPHOBIA (See Fear - dark; of; Fear - night)

NYMPHOMANIA (↗*FEMA - Sexual desire - increased; Lascivious; GENE - Sexual excesses*): agar ambr anh **Ant-c** **Apis** asaf aster *Aur* aur-m-n *Bar-c Bar-m* Bell calad calc *Calc-p* camph *Cann-i Cann-s Canth* carb-v cedr *Chin* chlor coca cocc *Coff Croc* cyna *Dig* dulc *Ferul Fl-ac* gins graph **Grat Hyos** ign *Kali-br* kali-c kali-p **Lach** *Lil-t Lyc* manc med *Merc* mosch *Murx* nat-c nat-m *Nux-v* op **ORIG** ph-ac *Phos* pic-ac **PLAT** plb psil **Puls** *Raph Rob Sabad* sabin *Sal-n Sec* sil **Staph Stram** stry sul-ac sulph *Tarent* valer *Verat Zinc* zinc-pic

Nymphomania: ...
- **coition** agg: *Tarent*
- **loquacity**, with: *Verat*
- **menopause**; at: lach manc murx
- **menses**:
  · **after** (↗*Menses - after*): sul-ac
  · **before** (↗*Menses - before*): calc calc-p kali-c *Phos* stram *Verat*
  · **during** (↗*Menses - during*): calc *Hyos* kali-br kali-c *Plat Sec Verat*
  · **suppressed**, after (↗*Menses - after*): ant-c canth chin cocc hyos *Murx* phos *Plat* sil stram sulph verat zinc
- **metrorrhagia**, during: mosch murx plat sabin sec
- **pregnancy**, during: zinc
- **puerperal** (↗*FEMA - Sexual desire - increased - delivery; FEMA - Sexual desire - increased - delivery - after*): bell *Chin* kali-br *Plat* verat zinc
- **worms**, from: plat sabad
- **young** girl, in a: *Orig*

OBEDIENCE: kali-c zinc
- **too** obedient (See Yielding)

OBJECTIVE, reasonable (↗*Honest; Reason increased*):
- **alternating** with | **irrationalism** (See Irrational - alternating - rational)

OBLIGATIONS | aversion to (See Cowardice; Duty - aversion)

OBLIGED to comply to the wishes of others; feels (See Comply)

OBSCENE, lewd (↗*Lascivious; Fancies - lascivious; Lewdness*): agn alco anac apis aur bell bufo *Camph Canth* chlf *Cub Hyos Lach* lil-t lyss murx nux-v op *Phos Pic-ac Plat* puls raja-s rob staph stram tarent tub verat
- **songs** (↗*Lascivious; Singing; Lewdness*): alco canth *Hyos* op raja-s stram verat
- **talk** (↗*Lewdness - talk; Tourette's*): aur *Bell* bufo camph chlf cub *Hyos Lil-t Nux-v* phos plat *Stram* tub verat

OBSEQUIOUS (See Servile)

OBSERVANT (See Alert)

OBSERVER:
- **detail**; of everything in (See Conscientious)

OBSESSION (See Thoughts - persistent)

OBSTINATE (↗*Quarrelsome; Thoughts - persistent; Contrary*): abrot *Acon* act-sp *Agar* alco aloe **Alum** alum-p alum-sil alumn am-c am-m ambr **Anac Ant-c** ant-t apis **ARG-N** arn *Ars* ars-s-f arum-t aur aur-ar aur-s bar-act **Bell** *Bry* bufo **Calc** calc-ar calc-p *Calc-s* camph canth **Caps** carb-an carb-v carbn-s carc *Caust* **Cham** chel *Chin* chinin-s *Cina* coloc croc *Crot-h* cupr cycl dig dros *Dulc* euph ferr ferr-ar ferr-p galv guaj hell *Hep* hura *Hyos Ign* ip *Kali-c* kali-chl kali-i kali-m

164   ▽ extensions | O localizations | ● Künzli dot

Obstinate: ...
Kali-p kali-s kali-sil kalm kreos lach *Lyc* *Mag-m* Med menis merc mez mosch mur-ac nat-c nat-m *Nit-ac* **Nux-v** oscilloc p-benzq *Pall* pert-vc petr *Ph-ac* phel phos plat plb *Prot Psor* puls rhus-t ruta sanic sec *Sil Spong* **Staph** stram *Sulph* syph **Tarent** *Thuj* thymol *Tub* viol-o viol-t zinc zinc-p
- **forenoon**: chinin-s
- **evening**: ign mur-ac
- **night**: dig
- **alternating** with | **mildness**: *Cupr*
- **children** (*↗Fanaticism):* abrot am-c *Ant-c* ars arum-t aur bell calc calc-s *Caps* carc *Cham Chin Cina* cupr dros ferr hyos kali-c kreos lyc mag-m med nit-ac nux-v p-benzq plat *Psor* sanic sec sil syph tarent thuj *Tub*
  - **annoy** those about them: *Psor*
  - **chilly**, refractory and clumsy: *Caps*
  - **cry** when kindly spoken to; yet (*↗Spoken - aversion):* sil
  - **fat**, inclined to grow: **Calc**
  - **masturbation** in boys; after: aur
- **eruption**, during: psor
- **fever**, during: acon
- **menorrhagia**, in: *Nux-v*
- **menses**:
  - **before**: cham
  - **during** | **beginning** of menses: *Cham*
- **nothing** the matter with him, declares there is (*↗Well - says - sick; Delusions - well; Delirium - well):* apis Arn
- **plans**; in the execution of: dros
- **queerest** objection; against whatever was proposed, he had the: **Arg-n**
- **resists** wishes of others: alum **Nux-v**
- **simpleton**, as a: *Tub*
- **stool**, during: sulph
- **tossing** about impatiently: *Acon*

OBTUNDED (See Dullness)
OCCULTISM (See Mysticism)
OCCUPATION (= diversion):
- **amel** (*↗Activity - desires; Industrious; Busy):* aesc agar alum apis ars aur bar-c calc calc-p calc-sil chin colch Con Croc Cupr Cycl Ferr Hell Helon Ign Iod **Kali-br** Lil-t lyc mag-m med *Merc-i-f* merc-i-r mez mur-ac *Nat-c Nux-v* orig ox-ac pall *Pip-m* pip-n puls *Sep* sil spig stram tarent thuj verat
- **aversion** to (See Business - aversion)
- **changing** constantly: *Sanic*
- **desire** to: naja opun-s rhus-t sumb ther tub

OCCUPIED with the objects immediately around him: carbn-s
OCEAN (See Seaside)
ODDS with oneself; at (See Anger - himself; Discontent - himself; Loathing - oneself)
OEDIPUS COMPLEX (*↗Clinging - children - mother; Mother complex; Mother fixation):* calc calc-m lac-ac lac-c lac-h lach mag-lac mag-m nat-lac nat-m

OFFENDED, easily (= taking everything in bad part) (*↗Irritability; Sensitive; Anger):* Acon agar *Aloe Alum* anac ang ant-c ant-t *Apis* arg-n arn **Ars** ars-s-f *Aur* aur-ar aur-s *Bar-c Bell* borx *Bov Bufo* **Calc** calc-ar calc-s camph cann-s *Caps* carb-an *Carb-v* carbn-s **CARC Caust** cench cham *Chel* chin chinin-ar cic cimic *Cina* cinnb *Cocc* coff *Coloc Croc* cupr *Cycl* dros *Graph* hell hep hyos ign **Iod** kali-n *Lac-c Lach* lil-t **Lyc** lyss mag-s merc nat-c *Nat-m* nit-ac **Nux-v** *Pall* pert-vc *Petr* phos *Plat* pseuts-m *Puls* ran-b sanic *Sars Seneg Sep Sil Spig* stann **Staph** stram sul-ac *Sulph* syph tarent teucr thuj **TUB** *Verat* viol-o viol-t *Zinc* zinc-p
- **children**; in: acon ant-c ant-t cham cimic **Cina** hep puls sanic tub
- **offenses**, from past: *Ign*

OLD, sensation of being: med
- **men**; in: med

OLDER child; behaves as a much (See Precocity)
ONE IDEA | attention is fixed on one idea; all one's (See Monomania; Thoughts - persistent)
OPEN (See Communicative; Sensitive - external; Truth - telling)
OPHIDIOPHOBIA (See Fear - snakes)
OPINIONATED (See Obstinate)
OPINIONS | respected; expects her opinions to be (*↗Respected - desire):* ham

OPTIMISTIC (*↗Cheerful; Hopeful):* anh ferr-m fl-ac galin hydrc kali-c nep rib-ac *Tub* visc
- **weakness**; in spite of the (*↗Well - says - sick):* galin kali-c

ORDER:
- **desire** for (*↗Fastidious):*
  - **everything** into order; desire to put (See Rest - cannot)

ORDERLY MANNER; cannot perform anything in (See Chaotic)
ORGANIC MENTAL SYNDROME: nux-m
ORGANIZED and methodical; desire to be (See Fastidious)
ORIENTATION; sense of:
- **decreased** (*↗Confusion; Confusion - loses; Recognizing - not - streets):* Alum aml-ns arg-n bapt bell bov *Bry* calc camph camph-br cann-xyz coca *Cocc* coloc cortico croc fl-ac *Glon* graph hell *Hyos* kali-bi lil-t lyc med merc nat-m **Nux-m** *Op* par *Petr* phos *Plat* puls ran-b sep *Stram* sulph thuj tub valer *Verat*
  - **north** seems south and east seems west: camph-br
- **increased**: anh

ORPHANS (*↗Forsaken - beloved):* aur crot-c crot-h lac-h lach *Mag-c* mag-m puls

OUTGOING (See Expansive; Sympathetic)

OVERACTIVE (↗Activity - desires; Busy): hyos med op spig spong verat verb

OVERBEARING (See Haughty)

OVERBURDENED (See Cares, full)

OVERSENSITIVE (See Sensitive)

OVERWEENING (See Haughty)

OVERWHELMED (See Helplessness)

OVERWORKED (See Ailments - mental exertion)

PAIN:
- **during**: *Acon* agar aloe ant-t arn *Ars Bell* cact canth carb-v caust **Cham** clem *Coff* coloc con cupr dulc hep hyos kali-c *Mag-c* mag-m med mez nat-ac nux-v plat plb ruta sars sep sil stann stram **Verat** zinc
- **head** agg; pain in: acon alum aml-ns ant-c arg-n arn aur bell bov bry calc carb-v castm caust coff crot-h cycl gels glon gran graph hydr-ac lach laur mag-c manc meny naja phos puls rhod ruta sel sil sulph *Vip* zinc

PAINTING:
- **ability** for (↗Art - ability): chin staph
- **inability** for (↗Art - inability): sil

PANIC (See Fear - sudden)

PARADOXICAL (See Contradictory; GENE - Contradictory)

PARANOIA (See Delusions - pursued; Suspicious)

PARTIAL (See Prejudiced)

PASSIONATE [=ardent] (See Ardent)

PASSIONATE [=choleric] (↗Anger; Rage; Ardent): alco ampe-qu *Anac* ars aur *Aur-m Bar-c Bell Bry* cann-i canth *Carb-v* carbn-s caust coff croc hep hura hyos ign *Ip Kali-c* **Kali-i Lach** laur led lyc m-ambo merc nat-m nat-s **Nux-v** olnd petr ph-ac phos *Psor* sabad seneg *Sep* stann stram *Sulph* sumb tarent
- **morning**: nat-s
- **alternating** with | **cheerfulness** (See Anger - sudden - alternating - cheerfulness)
- **trifle**, at every: nat-m ph-ac phos sumb

PASSIVITY (See Inactivity)

PATHETIC (↗Helplessness; Speech - pathetic): am-m calc-sil lyc mag-m nat-m *Sep* stram sulph

PATIENCE (↗Tranquillity): mag-m phos plb
- **alternating** with | **irritability** (See Irritability - alternating - patience)

PATTED; being (See Caressed)

PAVOR NOCTURNUS (See Anxiety - night - children; Fear - terror - night - children)

PEACEMAKER (See Ailments - discords; Ailments - quarrelling; Quarrelling - aversion; Sensitive - quarrels; Sensitive - rudeness)

PECKING (See Gestures - hands - picking)

PEDOPHILIA (↗Love - perversity): calc plat

PEEVISH (See Complaining; Discontented; Irritability; Petulant)

PERCEPTIONS:
- **changed** (See Fancies - exaltation)
- **errors** of (See Mistakes - perception)
- **increased** (See Alert)
- **slowness** of (See Dullness)

PERFECTIONIST (See Conscientious; Fastidious)

PERFIDIOUS (↗Adulterous; Deceitful): nat-c

PERFUME:
- **aversion** to use perfume (↗NOSE - Smell - acute - perfumes): nux-v phos puls
- **loves** to use perfume (↗Disgust - body - own - odor; Vanity): ambr anh cann-i carc ign med mosch phos *Sulph* tarent tub

PERIODICITY: anac ars aur carb-v cham *Chin Con Cupr Ferr* puls sulph

PERSEVERANCE (↗Industrious; Obstinate; Thoughts - persistent): acon alum *Ars* bry caps cupr dig dros *Ferr* guare *Lac-c* lach lim linu-c lyc nat-c nit-ac nux-v phos *Sil* sulph
- **duties**, in performing irksome: lim (non: linu-c)

PERSEVERING | **not** persevere in anything; can (See Undertaking - many)

PERSISTING in nothing (↗Mood - changeable; Irresolution; Capriciousness): alum aur bar-c bism-o cann-i lac-c lach lyc med plan *Sil* stann sulph

PERSONAL APPEARANCE (↗Dress; Pretty):
- **coquettish**:
  · **not** coquettish enough (See Coquettish - not)
  · **too** coquettish (See Coquettish - too)
- **indifference** to one's personal appearance (See Indifference - appearance)
- **tidy** in one's personal appearance (See Tidy - appearance)

PERT (↗Impertinence; Vivacious): pall spong

PERTINACITY (↗Quarrelsome; Obstinate; Thoughts - persistent): caps dros stram

PERVERSE (See Love - perversity; Moral)

PESSIMIST (↗Indifference; Morose; Despair): agar-st agav-t *Alum* anac agn aur bros-gau calc cecr cic *Cimic* halo kali-p Nat-m Nit-ac parathyr pers *Psor* puls stann staph tub vip-a

PETTINESS (See Trifles)

PETULANT (*➚Irritability; Morose; Discontented*): acon alco am-c *Ant-c* ant-t aur *Calc* calc-p calc-s caps carb-ac *Cham* cina clem cocc cop corn kali-c lyc merc-c nat-ar nux-m olnd opun-s phos rat *Rheum* staph sulph syph zinc

PHILOSOPHY (*➚Intellectual*):
- **ability** for (*➚Intellectual; Mania - philosophical; Theorizing*): ars-s-f calc cann-i chin halo ign kali-bi lach *Nat-c Sulph* tub verat
  - **evening** | 21 h; after: halo
  - **reveries**; great inclination to philosophical: sulph

PHLEGMATIC (See Dullness; Indifference; Slowness)

PHOBIA (See Anxiety; Cares, full; Fear; Timidity - public)

PHOTOMANIA (See Light - desire)

PHYSICAL symptoms:
- **alternating** with:
  - **insanity** (See Insanity - alternating - physical)
  - **mental** symptoms (See Mental symptoms - alternating - physical)

PICKING with the hands (See Gestures - hands - picking)

PICKY (See Fastidious)

PICTURE TAKEN, aversion to having his/her: *Nat-m*

PIETY, nocturnal (*➚Praying; Religious - too*): stram

PINCHING | children; in: cham *Cina* hyos

PITIES herself (*➚Delusions - misfortune - inconsolable; Delusions - unfortunate; Unfortunate*): agar cadm-i cich eric-vg graph ign lach nit-ac puls sal-l sulph tarent
- **sick**; desire to show being (*➚Feigning - sick*): tarent

PLACIDITY (See Mildness; Tranquillity)

PLAINTIVE (See Complaining)

PLANS:
- **carrying** out his plans; insists on (See Obstinate - plans)
- **making** many plans (*➚Ideas - abundant; Fancies - exaltation; Absorbed*): agar aloe anac ang arg-n carc *Chin Chinin-s Coff* cortico crot-c lach nat-m nux-v olnd op plb sep sul-ac *Sulph* tab visc
  - **evening** (*➚Ideas - abundant - evening*): *Chin Chinin-s*
  - **night** (*➚Ideas - abundant - night*): **Chin**
    - **bed**; in: *Chin*
  - **bold** plans: agar
  - **gigantic** plans (*➚Deeds - great; Delusions - great*): op
  - **realize** them; but don't: cortico

Plans – making many plans: ...
- **revengeful** plans (*➚Hatred - revengeful; Malicious*): agar aloe crot-c lach nat-m *Nux-v* op plb

PLAYFUL (*➚Cheerful; Mirth; Vivacious*): aloe bell bufo cimic cocc croc elaps ign lach meny naja ox-ac psor seneg tarent
- **alternating** with | **sadness**: psor

PLAYING:
- **aversion** to play (*➚Amusement - aversion*): arum-t bar-c bar-m calc carc cham cina cupr diphtox *Hep* lach *Lyc* med puls **Rheum** staph *Sulph* tub
  - **children**; in (*➚Serious*): arum-t *Bar-c* bar-m carc cham *Cina* cupr diphtox *Hep* lach *Lyc* **Rheum** staph *Sulph*
  - **favorite** toys; with their: cham rheum staph
  - **pain** in abdomen or physical illness; from: rheum
  - **sit** in corner; and (*➚Crawling - children - howls; Hiding - himself - corner; Sadness - sits*): bar-c
- **daytime** | **children**; in: cina
- **fluffy** or feathery toys; with: calc carc med puls tub
- **desire** to play (*➚Amusement - desire; Gestures - hands - playing*): agar ars bar-c bell bufo calc calc-p calc-sil **Cic** cimic *Cocc* croc cupr cypr elaps ign lach lyc *Med* meny mosch naja nux-v ox-ac phos puls seneg sil stram sulph tarent tub
  - **night**: cypr *Med*
    - **children**: cypr med
  - **buttons** of his clothes, with the (*➚Gestures - hands - buttons*): mosch
  - **dirty** tricks on others; play (See Malicious - dirty)
  - **dolls**; with: bar-c puls
  - **gambling**; for (See Gambling)
  - **games** | **board** games: phos
  - **grass**, in the: elaps
  - **guns**, soldiers; with: agar bell cupr tub
  - **hide** and seek, at: bell stram tarent
  - **Lego**; with: calc lyc phos sil
  - **Nintendo** (*➚Computers - love*): ars bufo calc nux-v sil tarent tub
  - **scrabble** (*➚Mental exertion - desire*): calc-p calc-sil lyc sil sulph
  - **toys**; with | **childish** toys: **Cic**

PLEASANTRY (See Jesting)

PLEASED:
- **aversion** to be pleased (See Flattered - aversion)
- **desire** to be pleased (See Flattered - desire; Longing - good)

PLEASING:
- **desire** to please others (*➚Flattering; Quarrelling - aversion; Yielding*): puls

PLEASURE (*➚Cheerful; Exhilaration; Vivacious*): aether anag ang bell cann-i carb-ac cod mate sec thea til
- **morning**: til

Pleasure

- **amel**: kali-p pall
- **lascivious** ideas, only in *(➚Lascivious)*: bell
- **nothing**; in (See Discontented - everything; Indifference - everything)
- **seeking** (See Amusement - desire; Occupation - amel.)
- **sleeplessness**, during: sec
- **talking**; in his own (See Talking - pleasure)
- **voluptuous** (See Lascivious)
- **waking** from a dream of murder, on: thea

POETRY (See Verses)

POLITE:
- **not** polite (See Insolence; Rudeness)
- **too** polite *(➚Mildness; Yielding; Answering - unable - hurt)*: staph

POMPOUS, important *(➚Haughty; Dignified; Solemn)*: alco bell calc cann-i cupr ferr ferr-ma glon hyos Lyc phos **Plat** stram sulph *Verat*

PONOPHOBIA (See Fear - pain - of; Fear - work)

POSITIVENESS *(➚Obstinate; Contrary; Contradiction - disposition)*: anac bell camph *Caust* ferr hyos Lach m-arct *Merc* op plat sil sulph verat
- **children**; in: caust ferr

POSSESSIVENESS *(➚Greed)*: ars cich eric-vg

POSTPONING everything to next day *(➚Laziness; Irresolution; Confidence - want)*: anh apis arg-n ars bar-s calc lard-d lyc *Med* miml-g nat-m nux-v ozone plat plb scler sil sulph

POWER:
- **love** of power (See Ambition; Dictatorial - power)
- **mental** power (See Mental power)
- **sensation** of *(➚Delusions - great; Fearless; Positiveness)*: crot-c ferr phos
- **will**; power of (See Will; Will - strong)

POWERLESS (See Helplessness)

PRACTICAL *(➚Busy; Decisive; Emotions - predominated)*: apis

PRAISED; being | **desire** (See Flattered - desire)

PRAYING *(➚Religious - too; Mania - puerper; Delirium tremens - praying)*: Anac arn **Ars Aur Bell** carc cer-c cere-b cere-s euph hyos hyper manc med mygal nat-s op opun-s (non: opun-v) plat **Puls** Sep stann **Stram** sul-ac sulo-ac sulph *Verat*
- **morning**: op opun-s (non: opun-v)
- **night**: cer-s cere-s stram
- **children**; in: nat-s
- **discouragement**; with (See Discouraged - praying)

Mind

Praying: ...
- **fervent**: aur
- **kneeling** and: Ars nat-s *Stram* verat
- **menses**, during *(➚Menses - during)*: Stram
- **piety**, nocturnal: stram
- **quietly**: arn ars
- **timidly**: stann
- **vomiting**; constantly praying even with the: med

PREACHING *(➚Dogmatic)*:
- **religious** psychotic preaching: verat

PREARRANGING (See Programming - everything)

PRECOCITY of children *(➚Courageous; Audacity; Flattering - seducing)*: Acon Asar Aur bell *Calc* calc-f *Calc-p* carc chel cina crot-h fl-ac hyos ign iod lac-f **Lach** lyc lyss **Med** *Merc* nat-m nux-v orig petr phos puls sep sil staph stroph-h sulph syph tub **Verat**

PREDICTING:
- **death**; time of (See Death - presentiment - predicts)
- **future** events (See Clairvoyance)

PREGNANCY:
- **during** pregnancy: acon *Apis* **Bell** cham chin *Cimic* con ign lys lyss nat-m *Nux-m* **Puls**
- **false** pregnancy; imagining (See Delusions - pregnant)

PREJUDICED *(➚Censorious; Aversion - persons - certain; Change - aversion)*: gins

PREMENSTRUAL tension (See Menses - before)

PREMONITION (See Anticipation; Fear - happen; Forebodings; Prophesying)

PREOCCUPIED (See Absentminded; Absorbed)

PRESENTIMENT (See Anxiety - future; Clairvoyance; Fear - happen)

PRESUMPTUOUS *(➚Haughty; Contrary; Contradiction - disposition)*: Lyc

PRETTY *(➚Elegance; Personal)*: aur-m plat

PRIDE (See Haughty)

PRIM (See Affectation)

PROCRASTINATING (See Postponing)

PROFANITY (See Cursing)

PROGRAMMING | **everything** (= prearranging) *(➚Plans - making)*: **Ars** nat-m

PROMISCUOUS (See Adulterous; Love - perversity)

Proper

PROPER *(➚Discipline)*:
- **too** *(➚Serious; Fastidious; Duty - too)*: arg-met arg-n arg-p ars-n aur aur-m aur-s bar-c cadm-met calc caps cinnb cob-m cupr-m kali-bi **Kali-c** kali-i lyc mag-met

▽ extensions | ○ localizations | ● Künzli dot

Proper — Mind — Prostration

- too: ...
  merc merc-d merc-i-f merc-i-r *Nat-m* neon puls sil staph sulph tell thal tub
  - children; in: kali-c sil tub

PROPHESYING (↗ *Fear - happen; Death - presentiment; Clairvoyance*): Acon agar **Agn** alum anh ant-c apis *Arg-n* camph con hell *Lac-d* **Lach** med nux-m stram thea
- disagreeable events, of: med
- predicts the time of death (↗ *Death - presentiment - predicts; Fear - death - predicts*): **Acon** **Agn** alum *Arg-n* hell *Lac-d* thea

PROPORTION disturbed; sense of (See Exaggerating)

PROSTRATION of mind (↗ *GENE - Weakness; SLEE - Sleepiness; Confusion*): abies-c abrot acet-ac *Acon* adox *Aeth* agar agn ail alco alet alf allox *Alum* alum-p alum-sil alumn am-c am-m ambr amyg *Anac* ang ank *Ant-c* apis aran-sc **Arg-met** *Arg-n* arn ars ars-i ars-s-f *Art-v* arum-i asaf asar asc-t aster astra-e atra-r *Aur* aur-ar aur-i *Aur-s* *Aven* **Bapt** *Bar-c* bar-m bar-m **Bell** bell-p berb bism-o both-a bov *Bry* bufo buni-o buth-a cadm-met calad *Calc* calc-ar calc-f calc-i calc-p calc-s calc-sil camph cann-i *Cann-xyz* canth *Caps* **CARB-AC** carb-an *Carb-v* Carbn-s carl castm *Caul* caust cham chin chinin-ar chion cic *Cimic* cinnb clem cob cob-n coca *Cocc* Coff coff-t colch coli coloc **Con** convo-d convo-s corn cortico cortiso crat croc cub **Cupr** cur cycl cypr dam dig digin diph-t-tpt dulc dys eberth elaps epiph equis-h eucal eup-a ferr ferr-p **Ferr-pic** fl-ac **Gels** gink-b glon glyc gran *Graph* grat ham *Hell* hell-o *Helon* Hep Hipp **Hyos** hyper *Ign* ind indg iod ip kali-ar kali-br kali-c *Kali-hp* kali-i kali-n **Kali-p** *Kali-sil* lac-d **Lach** lat-m lath laur **Lec** Led lil-t lim *Lob* lob-p lol Lyc lyss *M-arct* m-aust mag-c mand mang med meli menis meny merc *Merc-c* methyl mez morg-p morph mosch *Mur-ac* naja nat-ar **Nat-c** *Nat-m* **Nat-p** nat-s nat-sil nicot nid **Nit-ac** *Nux-m* **Nux-v** ol-an olnd onos op orch osm osteo-a ox-ac pall par petr **Ph-ac** **Phos** phys **PIC-AC** pip-m *Plan* plat *Plb* podo psor ptel *Puls* pyrog quinhydr rad-br ran-b ran-s raph rauw rhod rhus-t ruta sabad sabal sabin sacch sanic sarcol-ac *Sars* Scut sec *Sel* senec seneg **Sep** ser-a-c *Sil* sium sol-ni *Spig* spong squil stann *Staph* **Stram** Stry-p stry-val *Sul-ac* sul-i **Sulph** sumb syph tab tanac tarax tarent teucr thuj thymol thyr trif-p trios tub tub-d valer *Verat* verat-v verb verbe-h verbe-o *Viol-o* vip visc xan *Zinc* **Zinc-p** Zinc-pic zinc-val
- morning: arg-met berb canth carb-v graph **Lach** med osteo-a ph-ac *Phos* ran-s syph
- noon: carb-v phos
- afternoon: anac mur-ac nat-m sep sil
  - air; in open: mur-ac
- evening: am-m astra-e bufo cham ign merc-c nat-m osm pall
- night: ign kali-c nux-v ran-s
- abortion, after: *Caul*
- ailments from (See Ailments - prostration)
- alternating with:

Prostration of mind — **alternating** with: ...
- activity; desires (See Activity - desires - alternating - prostration)
- excitement (See Excitement - alternating - prostration)
- anxiety, after: calc **Lec**
- business, from: nux-v podo
- cares, from (↗ *Ailments - cares; GENE - Weakness - nursing and*): *Cocc* ph-ac pic-ac
- children; in: aeth bar-c calc-p carb-v graph kali-sil zinc
- coition, after: *Calc* sep staph
- convulsions, after: *Staph*
- diarrhea | suppression of; prostration of mind from: ph-ac
- eating, after: anac lach nat-m nux-m ph-ac
- emissions (See pollutions)
- epilepsy, in: *Art-v*
- excitement, after: calc
- eye strain, from: phos
- fever:
  - after, prolonged (↗ *FEVE - Intense - followed - prostration*): sel
  - during: ail lil-t rhod sep tub-d
- followed by:
  - restlessness: pyrog
  - weakness; physical: ph-ac
- grief; from: diph-t-tpt **Ign** *Influ* kali-br **Lec** nux-m *Ph-ac* phys
- head | pain in; during: arg-n med nux-v pic-ac sil
- heart failure, with: crat
- influenza:
  - after: cypr lyc
  - during: bapt
- injuries, from (↗ *Ailments - injuries*): Acet-ac camph hyper *Sul-ac* verat
- menses:
  - after (↗ *Menses - after*): **Alum**
  - before (↗ *Menses - before*): *Cinnb*
- mental exertion, slight: *Anac* phos
- motion amel: kali-i
- nursing, after: *Nit-ac* Zinc
- old age, in: **Bar-c** sel
- pneumonia; after: ferr-p
- pollutions, after: bell-p calc carb-an ph-ac *Sel*
- prostatic complaints; in: thuj
- reading, from (↗ *Reading - agg.*): aur *Pic-ac* Sil
- room, in closed: tanac
- sexual excesses; after: agar *Agn* Anac calad *Chin* coca dam gels *Graph* lec lyc nat-m nux-v onos *Ph-ac Phos* Pic-ac plat sabal sel sep staph thymol zinc-pic
- sexual prostration (See FEMA - Sexual desire - diminished; MALE - Sexual desire - diminished)
- sleep, from loss of: pic-ac
- sleepiness, with: corn
- sleeplessness, with: ambr ars aur *Aven* castm caust *Cimic* coff **Cupr** lach nux-v ph-ac zinc-p
- study; prolonged: *Anac* graph ph-ac *Pic-ac* zinc
- talking | from: alum calc *Calc-p*
- tobacco; from: calad

- **trembling**, with: arg-n cann-i con stann
- **trifles**, from (↗Trifles; Trifles - important): am-c Phos
- **vexation**, from: Staph
- **waking**, on: op osteo-a Syph
- **wine** agg: con
- **writing**, after: pic-ac Sil

PROTECTED feeling (↗Danger - no; Ease; Tranquillity): Caps

PROTESTING (↗Anarchist; Contradiction - disposition; Quarrelsome): ars Caust lach merc sep

PROUD (See Haughty)

PROVING ONESELF; need for (See Fastidious - prove)

PROVOKING others (See Inciting)

PRYING (See Curious)

PSYCHOSIS (See Delusions; Insanity; Mania; Mental symptoms)

PUBERTY; in (↗Indifference - puberty; Loathing - general - puberty/ Morose - puberty): acon ant-c ant-s-r ant-t apis Ars aur bar-c Bell Calc caul caust Cham Cimic cina Graph Hell helon Kali-p lach manc nat-m ph-ac Phos Puls rhus-t Staph Sulph Teucr
- **girls**; in: caul Cimic

PULLING:
- **collar | desire** to pull one's: ant-c lach
- **hair** (↗Striking - himself; Gestures - pulls): Ars bar-c Bell Cupr dig Lil-t med merc mez tarent xanth
  · **desire** to pull (↗HEAD - Hair - pulls):
  : **her own hair** (↗HEAD - Hair - pulls): Ars Bell Cupr dig lach lil-t med tarent tub xanth
  : **pain**; from: tub
  : **someone's hair**: ars bar-c Bell cham cupr lach Lil-t med merc mez tarent tub xanth
  · **presses** her head; and: tarent
- **nose | one's** nose in the street: merc
- **teeth | one's**: bell

PUNCTILIOUS (See Conscientious)

PUNISHMENT agg (See Ailments - punishment)

PYROMANIA (See Fire - set)

PYROPHOBIA (See Fear - fire)

QUAKING: vesp

QUALMISH (See Remorse)

QUARRELLING:
- **aversion** to (↗Mildness; Answering - unable - hurt; Ailments - quarrelling): atro card-m lyc mag-c mag-m nat-m nit-ac staph
- **desire** to (See Quarrelsome)

QUARRELSOME (↗Irritability; Anger; Obstinate): acon acon-c agar agav-t aloe allox aloe alum am-c ambr Anac anan ang anh ant-c ant-t apis Arn Ars ars-s-f Asaf asar aster atro **Aur** aur-ar aur-s bar-c Bell borx Bov Brom Bry bufo bung-fa cael calc calc-s Camph cann-s canth caps carb-an carb-v caste Caust cench

Quarrelsome: ...
Cham chel chin Chr-ac cocc coff colch Con cop cor-r Croc crot-h culx Cupr cycl cyn-d dig Dulc elae elaps ferr ferr-act ferr-ar fl-ac gran graph grat hell Hep hipp hir Hist **HYOS** ictod Ign iod ip kali-ar kali-bi Kali-c Kali-chl kali-i kali-m kali-p Lach led lepi Lyc lyss m-ambo m-aust mag-c mag-s mang meph Merc merl mez Mosch mur-ac nat-ar Nat-c Nat-m nat-s nicc Nit-ac Nit-s-d **Nux-v** olnd op p-benzq pall **Petr** Phos Plat plb Psor Ran-b raph rat reser rheum Rhus-t rib-ac ruta sabad sacch seneg Sep Sil spong stann Staph Stram stront-c sul-ac sulfonam **Sulph TARENT** thea Thuj thyr til tub upa Verat Verat-v vinc viol-o viol-t zinc
- **morning**: Lyc petr psor ran-b staph
- **forenoon**: ran-b
- **noon | 12-14 h**: aster
- **afternoon**: alum dulc lyss
  · **16 h**: lyss
- **evening**: am-c ant-c nat-m nicc op psor sil til
- **night**: verat
- **absent persons**; disputes with (↗Anger - absent): lyc
- **alcoholism; in**: led p-benzq
- **alternating** with:
  · **cares**: ran-b
  · **cheerfulness**: croc spong Staph
  · **discontentment**: ran-b
  · **discouragement**: ran-b
  · **euphoria**: thyr
  · **gaiety** (See cheerfulness)
  · **laughter**: croc spong Staph
  · **remorse**: vinc
  · **repentance** (See remorse)
  · **sadness**: sulfonam
  · **silent grief**: Con
  · **singing**: croc
  · **taciturnity**: Con
  · **timidity**: ran-b
- **anger, without**: bell bry caust Dulc staph stram
- **answers**; without waiting for: Ambr Graph
- **causeless**: stram
- **children; in**: brom cham ferr mag-c phos stram
- **disturbed, if** (↗Disturbed): Nux-v
- **drunkenness; during** (↗intoxicated): Petr
- **face**:
  · **heat** of; with: mosch
  · **pale**; with: mosch
- **family**, with her (↗Talking - family): Dulc Ign kali-c kali-m kali-p Nux-v
- **herself**; with (See Mood - repulsive; Reproaching oneself)
- **intoxicated**; when (↗drunkenness): Petr
- **jealousy**; from (↗Anger - jealousy; Jealousy; Jealousy - quarrelling): Calc-s Cench Hyos Lach nux-v

Mind

Quarrelsome | **Rage**

- **menses**:
  - **during** (*Menses - during*): am-c
- **pains**:
  - **before**: cor-r
  - **during**: cor-r nux-v
- **pugnacious**: bell nat-c nicc
- **recriminations** about trifles: cop
- **sleep**, in: ars *Bell* cupr raph rheum
- **staring** of eyes, heat of face, bluish lips and dry mouth; with: mosch
- **waking**, on: lyc

QUEER (*Eccentricity; Strange; Strange - crank*): agar **Bell** calc **Hyos** **Lach** nux-v puls *Sep* sil *Stram Sulph* verat
- **acts**, ideas, opinions: calc sulph *Verat*
- **dressing**, in: sil *Sulph*
- **gait**, in: nux-v *Sep*
- **gestures**; in:
  ○ **Arms**; of: hyos sep *Stram*
  - **Head**; of: agar *Sulph*

QUESTIONS, speaks continually in (*Answering - questions; Curious - training*): ambr *Aur*
- **answer**; without waiting for an: aur

QUICK to act (*Impatience; Hurry; Ideas - abundant*): bell bros-gau *Coff* hep ign *Lach* nux-v op

QUIET disposition (*Laziness; Taciturn; Timidity*): abies-c agar aloe *Alum* am-c anac ant-c ars asar aur *Bell* bism bism-o brom bruc *Bry* bufo *Calc* cann-i caps carb-an *Caust* cham chin *Cic* clem coca cocc coloc con cupr-s cycl dios dros eryth euph euphr fic-r *Gels Hell Hyos Ign* ip kali-m *Lach* lap-la lyc mag-c mag-m manc mang meny mur-ac nat-m nit-ac nux-v op petr **Ph-ac** plat *Plb* psil puls rheum rhus-t sabad sabin sars sep sil spong stann staph thuj tub *Verat* viol-t zinc
- **air**; in open | **amel**: stann
- **alternating** with:
  - **cheerfulness** (See Cheerful - alternating - quiet)
  - **gaiety** (See Cheerful - alternating - quiet)
  - **laughing** (See Laughing - alternating - quiet)
  - **rage** (See Rage - alternating - quiet)
  - **singing** (See Singing - alternating - quiet)
- **cannot** be quieted (See Quieted)
- **clasped**, with hands: puls
- **discouragement**; with (See Discouraged - quiet)
- **heat**, during: *Bry Gels*
- **hypochondriasis**, in: puls
- **light** is intolerable, bright: con
- **menses**, during (*Menses - during*): am-c mur-ac
- **noise**, intolerable to: con
- **sleep**, after: anac

QUIET; wants to be (*Company - aversion; Touched - aversion; Spoken - aversion*): agn arn ars bell borx **BRY●** cadm-met cadm-s calc-p cann-i chin coca colch coli con crat cupr-s dios eryt-j euph **GELS●** *Kali-c* lach lap-la mur-ac nat-m nux-v ph-ac ptel sabin sal-ac sapin
- **afternoon**: sapin

Quiet; wants to be: ...
- **alternating** with:
  - **euphoria** (See Euphoria - alternating - quiet)
  - **laughing** (See Laughing - alternating - quiet)
  - **rage** (See Rage - alternating - quiet)
- **apyrexia**; during: nat-m
- **chill**, during: ars *Bry Kali-c*
- **grief**; from (See Grief - silent)
- **repose** and tranquillity; desires (*Tranquillity*): arn borx calc-p con crat nux-v ph-ac sabin
  - **amel**: crat
  - **walking** in open air; on: arn borx calc-p ph-ac sabin

QUIETED, cannot be (*Inconsolable*): Ars **Cham Cina**
- **carried**; only by being (*Carried - desire; Restlessness - children - carried*): Ars **Cham**
- **rapidly**: ars

RACING mind (See Concentration - active; Thoughts - control; Thoughts - rapid; Thoughts - rush)

RAGE (= fury) (*Anger; Insanity; Mania*): Acon acon-c acon-l *Aeth* **Agar** alco alumn *Anac* ant-t *Apis* arg-met arg-n *Arn* **Ars** ars-s-f *Atro* aur bar-c **Bell** *Borx* bry bufo calc *Camph* cann-i cann-s cann-xyz **Canth** carb-v *Carbn-s Caust* cere-s cham chel chin chin-b chinin-s cic cimic *Cimx* cina cocc *Colch* coloc con cori-r croc crot-h *Cupr* cyn-d dig dros dulc elec eupi fl-ac gels glon graph grat *Hell* hep **Hyos** hyper ign iod jatr-c kali-bi kali-br kali-c **Lac-c** *Lach* Lil-t lob *Lol* **Lyc** m-ambo manc manc med meli *Merc* merc-cy merc-meth **Mosch** murx nat-ac *Nat-m Nit-ac* nux-m nux-v oena **Op** oper opun-s opun-v par petr ph-ac *Phos* plat plb psor *Puls* raja-s raph rhus-t ruta sabad sang *Sec* seneg sep *Sol-ni* staph **Stram** stry sul-ac sulo-ac *Sulph* **Tab** tarent *Thuj* thyr tub *Verat* vip xanth zinc
- **day** and night: hyos
- **morning** | **bed**; in: kali-c
- **evening**: acon anac ars **Bell** croc *Hyos Lach* merc nit-ac op phos plat puls thyr trios zinc
- **night**: acon ars *Bell* con *Hyos* lyc merc nat-c nat-m nit-ac plb puls *Verat*
- **ailments** (See Ailments - rage)
- **alone**, while (*Company - desire; Company - desire - alone*): bufo
- **alternating** with:
  - **affectionate** disposition: croc
  - **anxiety**: bell
  - **cheerfulness**: acon bell cann-s croc hyos seneg
  - **consciousness**; return of: acon stram
  - **convulsions**: Stram
  - **death**:
  - **desire** for: bell

Rage — Mind — Reading

Rage
- **alternating** with – **death**: ...
  - **presentiment** of: stram
- **fear**: bell
- **foolish** behavior (See Foolish - alternating - rage)
- **laughing**: acon stram
- **loquacity**: stram
- **quiet**; desire to be: hyos
- **religious** excitement: agar
- **remorse**: lil-t
- **repose** (See quiet)
- **weeping**: acon cann-s
- **amorous** rage:
  - **morning | rising**; on: agn
- **aroused**, when: phos
- **biting**, with (↗Biting): bell canth croc cupr sec *Stram Verat*
- **blame** others, desire to: camph
- **chained**, had to be (↗Insanity - strength): ars *Bell Hyos* sec *Stram Tarent*
- **children**; in: tub
- **chill**, during: cann-s *Cimx*
- **cold** applications to head amel: sabad
- **constant**: *Agar*
- **contradiction**, from: grat *Ign* lyc nux-v opun-s *Thuj*
- **convulsions**; rage with: ars *Bell* plb *Stram*
- **cursing**, with: alco anac lac-c *Nit-ac* tub verat
- **delusion** puts him into rage: cann-xyz
- **discouragement**; with: colch nit-ac
- **drink** or to touch larynx; when trying to: canth merc-meth
- **drinking**, while: bell *Stram*
- **drunkenness**, during (↗Kill; desire - drunkenness): agar
- **epilepsy**:
  - **after** epilepsy; rage: *Arg-met* op
  - **with** epilepsy; rage: bell cupr hyos nux-v op plb
- **foaming** mouth, with: *Camph*
- **followed** by **| repentance** (↗Remorse - anger; Remorse - quickly): anac croc med
- **hallucinations**, from (See delusion)
- **headache**, with: agar *Ars Bell* croc glon *Lyc* nat-m puls *Stram Verat*
- **heat** on body, with: *Verat*
- **insults**, after (↗Abusive): sang stram
- **kill** people, tries to (↗Kill): hep **Hyos** sec *Stram* tarent
- **know** his relatives, does not (↗Recognizing - not - relatives): *Bell*
- **laughing**, with: *Stram*
- **malicious**: *Bell* cann-s cocc cupr lyc mosch petr sec
- **medicine**, from forcible administration of: *Bell*
- **menses**:
  - **beginning** of; at: acon
  - **during** (↗Menses - during): acon bell hyos meli
- **mischievous** (↗Malicious; Mischievous): agar bell cann-s cocc cupr lyc mosch petr sec zinc

Rage – mischievous: ...
- **noise**; from the slightest (↗Irritability - noise; Sensitive - noise; Sensitive - noise - slightest): zinc
- **pain**, from: acon arg-met *Ars* cham glon
- **paroxysms**, in: canth cere-s chin-b **Cocc** croc hyos lac-c mosch *Nit-ac* oena opun-s (non: opun-v) *Verat*
- **pulls** hair of bystanders: ars *Bell Cupr* med tarent tub xanth
- **sexual** desire; from suppressed: lil-t
- **shining** objects, from (↗Shining - agg.): bell canth hyos *Stram*
- **shrieking**, with (See Shrieking - rage)
- **sleep**:
  - **in**: phos
- **spitting**, with (↗Spitting): bell cann-s
- **staring** looks, with (↗Staring): bell
- **strength** increased: *Agar* **Bell** hyos
- **striking**, with (See Striking - rage)
- **suffering**, from: aloe
- **suicidal** disposition, with (↗Suicidal): ant-t sec stram
- **touch**, renewed by (↗Touched - aversion): *Bell* lach *Op Stram*
- **trifles**, at: bar-c cann-s *Chel* dros hyos thyr
- **violent** (↗Violent; Violent - deeds): agar anac bar-c **Bell** canth cocc croc cupr **Hyos** lyc lyss **Stram** tarent *Verat*
- **water**, at sight of (↗Hydrophobia): *Bell Canth* cupr hyos lach merc *Stram*
- **weeping**, with: cann-i cann-s cann-xyz
- **worm** affections; in: *Carb-v*
- **writing**; from: med

RAIN (See Weather - rain)

RASH (↗Impatience; Hurry; Capriciousness): *Aur* caps cic meny **Puls●** tub

READING:
- **agg** (↗Absentminded - reading; Restlessness - reading - while; Excitement - reading): ang asaf *Calc* carb-ac cocc colch croc fl-ac kali-c lyc mag-m mang med nat-c nat-sil olnd ph-ac sil stann tarax
- **aversion** to read: Acon bar-c brom carb-ac *Carl* clem coca corn cycl hydr kali-bi lac-ac lil-t nat-ar *Nat-c* nat-m Nux-v ox-ac phys pic-ac pyrus *Sil* sulph
  - **walking** in open air amel: ox-ac
- **desires**: aur-s carc cocc sep staph stram sulph
  - **children**; in: carc
  - **encyclopaedia**: sulph
  - **extravagant** stories: stram
  - **medical** books; to read: sulph
  - **mystery** and detective stories: sulph
  - **passion** to read: carc
  - **read** to; to be: anth chin clem
- **difficult**; is: *Agn Cocc* hura
- **unable** to read (↗Mistakes - reading): aeth agar alum bar-c bell cann-i cycl ham lyc mag-c merc narcot nat-m ptel saroth sep
  - **children**, in: agar alum bar-c mag-c

▽ extensions | O localizations | ● Künzli dot

Reading

- **unable** to read: ...
  - **written**, what he has: lyc
- **understand**, does not: corn

REALITY:
- **flight** from reality (↗*Renunciation - world)*: anh
- **not** real; everything seems (See Unreal - everything)

REASON increased, power of (↗*Ideas - abundant; Objective)*: bry **Calc** carb-v *Cham* coff-t *Lyc* merc mur-ac nit-ac nux-v phos puls rhus-t sep spig staph *Sulph*

REASONABLE (See Objective)

REASSURED:
- **desires** to be (See Consolation - amel.; Longing - good)
- **difficult** to be reassured (See Censorious; Suspicious)
- **easily** (↗*Naive)*: arg-n *Phos*
  - **anxious**; when: arg-n

REBELLIOUS (↗*Anarchist; Revolutionist): Carc* **Caust**

REBELS against poultice: borx bry *Calc* carb-v *Cham* lyc merc mur-ac nit-ac nux-v phos puls rhus-t sep spig staph *Sulph*

RECKLESS (See Rash; Temerity)

RECOGNITION; desire for (See Delusions - appreciated)

RECOGNIZING:
- **everything**:
  - **move**; but cannot | **catalepsy**; in: cocc sang
- **not** recognize; does:
  - **anyone** (↗*Delirium - recognizes)*: aesc bapt
  - **children**; her own: acet-ac
  - **house**; his own (↗*surroundings; Delirium; Delusions - house - own)*: cic meli merc psor
  - **relatives**; his (↗*Memory - weakness; Rage - know)*: acet-ac aesc agar *All-c* **Bell** calad calc-sil cic cupr *Glon* **Hyos** kali-bi kali-br *Lach* lyc meli *Merc* nux-m oena *Op* phos plb sil *Stram* sul-ac tab valer *Verat* zinc
  - **waking** on: aesc *Kali-br* stram zinc
  - **streets**; well known (↗*Delirium; Mistakes - localities; Orientation - decreased)*: arg-n cann-i *Glon* lach **Nux-m Petr** plat
  - **surroundings** (↗*Mistakes - localities; Confusion - knows; Unconsciousness - dream - does)*: aesc cann-s glon *Kali-p* merl vib
  - **waking**; on: aesc vib
  - **what** to do on waking; she could not tell where she was or: vib

RECRIMINATING (See Quarrelsome)

REFINED (See Elegance; Sensitive; GENE - Delicate)

Mind

REFLECTING (↗*Answering - reflecting; Brooding; Introspection)*: aur bar-c berb *Carb-an* chin *Cocc* cycl eug euph graph *Hyos* lyss m-arct meny mur-ac nux-v ol-an *Phos Plat* sil sulph thuj
- **inability** to reflect: acon lyc mez nat-c nux-m
- **sadness**, in: *Cocc Plat*

REFUSING:
- **cannot** refuse (See Yielding)
- **eat**; to (See Eating - refuses)
- **everything** offered to him (↗*Capriciousness - rejecting)*: oena past
- **help**: cina
- **medicine**; to take the (↗*Well - says - sick; treatment)*: agar-pr *Arn* calad cimic *Hyos* **Lach** *Stram* visc
  - **delirium**; during (↗*Delirium)*: agar-pr hyos
- **things** asked for (See Capriciousness - rejecting)
- **treatment**; every (↗*medicine; Well - says - sick)*: kali-c

REGRESSION (See Childish)

REJECTING everything offered to him (See Capriciousness - rejecting; Refusing - everything)

RELAXED (See Tranquillity)

RELIGIOUS AFFECTIONS: *Ars Aur* hyos *Lach* lil-t *Lyc* puls *Stram Sulph* **Verat** zinc
- **too** occupied with religion (↗*Fear - evil; Remorse; Anxiety - salvation)*: achy *Alum* alum-sil am-c anac aq-mar *Arg-n Ars* ars-s-f *Aur* aur-ar *Aur-m* bar-c *Bell Calc* camph *Carb-v* carbn-s caust *Cham Chel* cina coff con croc cycl dig ferr ferr-ar *Graph* hura **Hyos** hyper *Ign* ignis-alc kali-br *Kali-p* **Lil-t** *Lyc Med Meli* merc *Mez* nat-c nat-m nux-v orig *Orig-v Plat* plb *Psor Puls* raja-s rat *Rhus-t* rob ruta sabad sel **Sep** sil stann staph **STRAM Sulph** tarax thuj **Verat Zinc**
  - **alternating** with:
    - **rage** (See Rage - alternating - religious)
    - **sexual** excitement: lil-t *Plat*
  - **bible** all day; wants to read the: *Calc* stram
  - **children**; in: *Ars Calc Lach* plat sep *Stram Sulph*
  - **fanaticism** (↗*Fanaticism; Insanity - religious)*: aur-ar ignis-alc plb puls rob sel stram sulph thuj verat
  - **haughtiness**; religious (See Haughty - religious)
  - **horror** of the opposite sex (See Aversion - men; to [=male persons] - women - religious; Aversion - women - men - religious)
  - **mania** (↗*Mania): Anac* plb sulph verat
  - **melancholia** (↗*Insanity - religious)*: ars *Aur Aur-m* bell croc *Kali-br Kali-p Lach* lil-t *Lyc Meli* mez *Plat* plb psor puls sel sil *Stram Sulph Verat*
  - **metaphysical** concerns: **Calc**
  - **praying** (See Praying)
  - **preaching** (See Preaching - religious)
  - **preoccupations**; religious (See too)
  - **puberty**; in: *Ars Calc Lach Sulph*

| Religious affections | Mind | Reserved |

- **too** occupied with religion: ...
  - **sex**; religious aversion to the opposite (See Aversion - men; to [=male persons] - women - religious; Aversion - women - men - religious)
  - **sexuality**; conflict between religious ideals and: *Lil-t*
  - **songs**: raja-s
  - **speculations**; dwells on: **Sulph**
    : **asking** questions; he is:
    : **who** made God?: sulph
  - **tortured** by religious ideas; at night: lil-t
- **want** of religious feeling (↗*Indifference - religion; Moral; Nihilistic*): *Anac coloc croc kali-br* **Lach** *laur*

REMEMBERING:
- **bad** memory (See Memory - weakness)
- **not** happened; events which have (See Memory - false)
- **sleep** what he had forgotten; during (See Forgetful - sleep; Forgotten - sleep)
- **strong** memory; too (See Memory - active)

REMORSE (↗*Anguish; Anxiety - conscience; Reproaching oneself*): *achy agn alum alum-sil am-c anac anan arg-n* **Ars** *ars-s-f* **Aur** *aur-ar* **Bell** *bros-gau cact* **Calc** *calc-p carb-an carb-v carc caust cham* **Chel** *chin-b cina* **Cocc Coff** *con croc* **Cupr** *cur* **Cycl Dig** *ferr ferr-ar graph* **Hell** *hep* **Hyos Ign** *kali-br kali-n kalm* **Lach** *lil-t lyss* **Med Merc** *nat-c nat-m nat-s nit-ac nux-v olnd Ph-ac phos plat psor* **Puls** *rheum ruta sabad sec sel* **Sep Sil** *spirae staph* **Stram** *stront-c* **Sulph Verat** *vinc* **Zinc**
- **afternoon**: am-c carb-v
- **evening**: *Puls*
- **night**: puls
- **ailments** from (See Ailments - remorse)
- **alternating** with:
  - **irritability** (See Irritability - alternating - remorse)
  - **lasciviousness** (See Lascivious - alternating - remorse)
  - **quarreling** (See Quarrelsome - alternating - remorse)
  - **rage** (See Rage - alternating - remorse)
- **anger**; after (↗*Rage - followed - repentance; Sadness - anger - after*): kali-n
- **indiscretion**; over past (↗*Anger - past; Dwells - past; Grief - past*): spirae
- **menses**, after (↗*Menses - after*): Ign
- **quickly**, repents (↗*Anger - alternating - repentance; Irritability - alternating - remorse; Rage - followed - repentance*): arg-n bros-gau croc lyss olnd
  - **alternating** with | **anger** (See Anger - alternating - repentance)
- **trifles**, about (↗*Trifles; Trifles - important*): *Sil*
- **waking**, on: puls

RENUNCIATION (↗*Resignation*):
- **world**; of the external (↗*Reality - flight*): anh

REPEATING: lach lyc stann zinc
- **actions**; the same (See Gestures - repeating; Ritualistic)
- **question** first; when answering, repeating the (See Answering - repeats)
- **sentence** when speaking; the same (See Delirium - repeats; Speech - repeats)
- **words** when writing; the same (See Mistakes - writing - repeating)

REPENTING:
- **not** repenting (See Hatred)
- **quickly** (See Remorse - quickly)

REPOSE (See Quiet disposition; Quiet; wants)

REPROACHED; ailments from being (See Ailments - reproaches)

REPROACHING oneself● (↗*Confidence - want; Haughty; Anxiety - conscience*): *Acon* alum anac arn **Ars Aur** aur-ar bros-gau calc-p calc-sil *Carc* chel clem cob cob-act **Cocc** con cortiso croc cupr cur cycl *Dig* germ-met gink-b hell hura *Hyos Ign* kali-br kali-n kalm lac-c lach lyc *M-arct* med merc naja nat-ar *Nat-m* **Nux-v** olnd *Op* ph-ac pin-s psor *Puls* rhod *Sarr* sep sil staph stram sulph *Thuj* toxi verat
- **mother**; about one's: rhod
- **passion**; about one's own: med thuj
- **sexual** fantasies; from indulging to: staph
- **sterility**; with: ign puls
- **trifles**; from: calc-sil sil

REPROACHING others● (↗*Quarrelsome; Censorious; Haughty*): *Acon* alum ambr **Ars** aur aur-ar bell borx *Calc* calc-p camph caps carc caust cham **Chin** cic gran *Hyos* ign **Lach** *Lil-t* **Lyc Merc** mez mosch nat-ar *Nat-m* nit-ac *Nux-v* par petr rhus-t sep **Staph** tub **Verat**
- **afternoon** | **16 h**: borx
- **delirium** reproachful: hyos lyc
- **doctor**; the (↗*Irritability - sends - doctor*): nit-ac
- **imaginary** insult, for (See Delusions - insulted)
- **pains**, during: nux-v

REPULSIVE MOOD (See Mood - repulsive)

REPUTATION; ailments from loss of (See Ailments - reputation)

RESENTMENT (See Hatred; Hatred - persons - offended; Malicious)

RESERVED (↗*Indifference; Taciturn; Company - aversion*): acon aeth agar alco *Aloe* alum alum-p alum-sil am-c am-m ambr anac ant-t apis arg-n ars asar aur aur-ar bell bism borx bry cact *Calc* cann-i canth caps carb-an carc caust cham chin cic cina clem cocc coloc con cupr cycl dig dros dulc elaps euph

▽ extensions | O localizations | ● Künzli dot

Mind

Reserved

Reserved: ...
euphr fl-ac *Gels* graph grat guaj *Hell* hep *Hyos Ign* indg ip kalm lach led lob lyc mag-c mag-m *Mang* med meny merc mez *Mur-ac* nat-c **Nat-m** nat-p nat-s nit-ac nux-m nux-v olnd op petr ph-ac **Phos** *Plat* plb *Puls* rheum sabad sabin sars sec sep sil spig spong squil *Stann Staph* stram stront-c sul-ac sulph thuj tub verat viol-t
- **morning**: cocc hep petr
- **bed**, in: cocc
- **afternoon**: anac mang
- **evening**: am-m
- **air**, in open: plat stram
- **children**:
- **displeasure**; reserved (See Discontented - reserved)
- **eating**:
  • **after**: plb
- **menses**, during (➚*Menses - during*): am-c mur-ac
- **sleep**, after: anac
- **walking**:
  • **after**: arn calc
  • **air**; while in open: borx ph-ac sabin

RESIGNATION (➚*Discouraged; Renunciation; Yielding)*: agar agn *Aloe Alum* anh chin-b lyc *Ph-ac* pic-ac ros-ca sulph *Tab* ulx-eu

RESOLUTE (See Confident; Courageous; Determination; Firmness)

RESPECTED | desire to be (➚*Delusions - appreciated; Delusions - great; Opinions - respected)*: ham lyc

RESPECTING (➚*Reverence)*:
- **law**; child is very respectful of the (See Duty - too)
- **rules** too much; the (See Duty - too)

RESPONSIBILITY (➚*Ailments - responsibility; Conscientious; Duty)*:
- **aversion** to (➚*Cowardice; Postponing; Escape - family)*: agar gels lyc *Med* phos
- **early**; taking responsibility too: carc
- **inability** to take (➚*Confidence - want)*: fl-ac
- **strong** (See Taking)
- **taking** responsibility too seriously (➚*Serious; Duty - too; Delusions - neglected - duty)*: ars aur aur-ar bamb-a calc calc-sil carc cocc cupr cycl ign kali-c *Lil-t* lyc mag-m nat-ar nat-m *Nat-s* puls stront-c
  • **children**; in: carc

RESPONSIVE: carc

REST:
- **cannot** rest when things are not in the proper place (➚*Industrious; Thoughts - persistent; Censorious)*: anac *Ars* carc pycnop-sa sep sulph
- **desire** for (➚*Disturbed; Longing - repose; Quiet; wants)*: *Aesc* alum *Anac* arn bell brom *Bry* clem coca *Colch* eug haem kali-bi lach lyc mez morph nicc-s nux-v op *Ph-ac* sabad *Stann* vesp
  • **afternoon**: mez

Restlessness

RESTLESSNESS (➚*Excitement; Impatience; Frightened)*: abies-c abies-n abrom-a abrot absin **Acon** acon-c acon-f acon-l act-sp adel adon aeth aether *Agar* agar-ph agar-st agn ail alco all-c all-s allox aloe alum alum-sil alumn am-br am-c am-caust am-m ambr aml-ns ammc amm-l *Anac* anan ang ange-s *Anh* anil ant-ar ant-c ant-o ant-s-aur *Ant-t* anth anthraci anthraco ap-g *Apis* apoc apom aq-mar aqui arag aran *Aran-ix* aran-sc *Arg-met* **Arg-n** arist-cl arn **Ars Ars-h Ars-i** *Ars-s-f Art-v* arum-i arum-t *Asaf* asar asc-t aspar aster atis atro *Aur* aur-ar aur-i *Aur-m* aur-s avic bac bad **Bapt** bar-c bar-i **Bell** bell-p ben-n berb bism bism-o *Bol-la* bol-s borx both *Bov* brach *Brom* bros-gau bry bufo but-ac buth-a cact cadm-met cadm-s cain calad **Calc** *Calc-ar* calc-br calc-caust *Calc-f* **Calc-p** *Calc-s* calc-sil *Calen* calo calth **Camph** cann-i *Cann-s* cann-xyz canth caps carb-ac carb-an *Carb-v* carbn carbn-o *Carbn-s* carc card-m carl casc cassia-f castm castn-o caul *Caust* cedr *Cench* ceph cere-b cerv *Cham Chel* chen-a chim *Chin* chinin-ar chinin-s chlf chlol chlor *Chloram* chr-ac cic **Cimic Cina** cinch cinnb cist **Cit-v** clem cob cob-n coc-c coca *Cocc* coch cod *Coff* coff-t coffin *Colch* coll **Coloc** colocin com con convo-s *Cop* cor-r *Corh* corn corn-a *Cortico* cot crat croc *Crot-c* crot-h crot-l cub culx cuph **Cupr** cupr-act **Cupr-ar** cupr-s cur cycl cyn-d cypr cyt-l daph des-ac *Dig* digin digox dios dirc dor dros dub dubo-m *Dulc* eaux eberth elaps *Elec* equis-h erig ery-a eug eup-a eup-per euph euph-a euph-l euphr eupi fago **Ferr Ferr-ar** *Ferr-i* ferr-m ferr-p ferul fic-r fl-ac form franz frax gal-ac galv gamb gast gels gent-c gent-l get gins glon gnaph goss *Graph* guaj guar guare haem hall halo ham **Hell** hell-v helon hep hipp *Hippoz* **HIST** hura hydr hydr-ac **Hyos** hyosin hyper iber *Ign* ind indg *Iod Ip* iris iris-foe jab jac-c jac-g jal jatr-c jug-c jug-r kali-ar kali-bi *Kali-br* **Kali-c** kali-chl kali-cy kali-i kali-m *Kali-n Kali-p* kali-perm *Kali-s* kali-sil kali-sulo kalm kiss kreos kres lac-ac *Lac-c Lac-d Lach* lachn lact lact-v lam lat-m laur *Lec Led* lepi lev levo lil-s *Lil-t* lip lipp lob lob-p *Lol* **Lyc** lycps-v lyss m-ambo **M-arct** m-aust macro mag-c mag-m *Mag-p* mag-s malar manc mand *Mang Med* meli menis menth-pu meny meph **Merc** *Merc-c* merc-cy merc-d merc-i-r merc-meth merc-sul merl meth-ae-ae *Mez* mill miml-g morph *Mosch* mur-ac mygal myric naja *Nat-ar Nat-c* nat-f *Nat-m* nat-p nat-s nep nicc nicc-s nicot *Nit-ac* nit-m-ac nitro-o nuph nux-m *Nux-v* nyct nymph oena ol-an ol-j olnd ono onop onos *Op* opun-s opun-v orig osm ost osteo-a ox-ac paeon par passi past paull ped perh pert pert-vc petr *Ph-ac* phos phys phyt pic-ac pip-m plan *Plat* **Plb** plb-chr podo polyp-p prun *Psor* ptel **Puls** puls-n pyre-p *Pyrog* pyrus rad-br (non: rad-met) ran-a ran-b *Ran-s* raph rat rauw rham-cal rheum rhod rhus-g rhus-l **Rhus-t** *Rhus-v Rumx Ruta* sabad sabin sacch-l sal-ac *Sal-n Samb* samb-c sang sanic santin sapin saroth sarr sars scam scut *Sec* senec seneg senn **Sep** serp **Sil** sol-mm sol-ni sol-t sol-t-ae spig spira spirae spong squil *Stann* **Staph** *Stict* **Stram** stront-c stry *Sul-ac* sul-i sulfa **Sulph** sumb syph *Tab* tarax **Tarent**

Mind

Restlessness

Restlessness: ...
tax *Tell* tep ter *Teucr* thal thea ther thiop *Thuj* thymol thyr tong tril-c tril-p trios trom tub tub-a *Tub-m* upa uran-n urt-u ust v-a-b vac *Valer* vario verat verat-v verb vesp vib vinc viol-o viol-t vip vip-a visc voes wies wildb wye xan yuc **Zinc** zinc-act zinc-o zinc-ox zinc-p zinc-val zing
- **day** and **night**: canth chel iod sulph
- **daytime**: ambr aran bov calc kali-br nat-c nat-m pip-m plan *Rhus-t* staph sulph
- **morning**: ail bell cina cortico dulc fago gamb *Gels* guaj hyos hyper iod iris-foe kali-br *Lyc* meph mygal myric nat-m nit-ac ph-ac phys puls sulph thuj upa zinc zinc-p
  - **bed**, in: guaj ph-ac
  - **rising**, after: puls
  - **waking**, on: cina dulc hyper lyc mygal nit-ac
- **forenoon**: acon am-m anac calad cimic fago lyss nat-c phos sil thuj
- **noon**: bell cinnb lyss sulph
- **afternoon**: anac ang apis aur borx calc-s *Carb-v* caul *Chinin-ar* chinin-s cimic coloc dios fago hyos jug-c lyc merc merc-sul naja nicc ruta sapin staph tab thuj upa
  - **15 h**: caul nicc
  - **16 h**: dios
  - **16-18 h**: carb-v lyc
  - **17 h**: chinin-s thuj
  - **lying**, when: aur
  - **twilight** (See evening - twilight)
- **evening**: acon aether agar *Alum Am-c Ars* ars-s-f *Bapt* bov *Calc* calc-s *Carb-v* caul *Caust* cham chinin-s *Chloram* clem dios equis-h fago ferr guare hep jab kali-ar *Kali-br* **Kreos** lach laur lyc lycps-v mag-c mag-m meph *Merc* mur-ac *Nat-c* nat-p nicc nit-ac nux-v ph-ac phos phys *Rumx* ruta sabin scut sep sulph thuj verat zinc zinc-p zing
  - **18-6 h**: Kreos
  - **19 h**: am-c
  - **20 h**: calc **Merc**
  - **bed**:
    - in: am-c cham *Chloram* hep lyc **Mag-m** nux-v phos sabin sep thuj
    - **twilight**; at: caust
- **night** (↗*anxious - night*): abies-c abies-n abrot acon acon-c adel alum alum-sil am-caust am-m ambr ammc anac ang *Anh* anil ant-o ant-t anth anthraci *Apis* apoc *Arg-met Arg-n* **Ars** *Ars-i Ars-s-f* arum-t asaf asc-t aster atro aur aur-ar aur-s bac bad *Bapt* bar-c *Bell* bism *Bol-la Borx* bov brach bry cact cain *Calc* calc-ar calc-caust calc-p calc-s calc-sil calen calo camph canth carb-ac carb-an *Carb-v* carbn carbn-s card-m castm castn-v *Caul* **Caust** cedr cench *Cham* chel chin chinin-ar chr-ac cic cimic cina cinch cinnb *Cist Cit-v* clem coc-c coca coff colch coloc colom com cop cor-r com cot crot-t *Cupr* cupr-s *Cycl* cyn-d cypr dig digin digox dios dirc dor dulc erig euph-a euphr eupi fago *Ferr* ferr-ar ferr-i ferr-p ferul fl-ac form franz gal-ac gels gent-l get glon gnaph *Graph Guaj* hall hell hell-v hep hura hydr **Hyos** hyper iber *Ign* ind indg iod *Iris* jac-c jac-g jal jatr-c jug-c

Restlessness – alternating with

- **night**: ...
Kali-ar kali-bi *Kali-br* kali-c kali-i kali-n kali-sil kiss **Kreos** *Lac-c* lach led lil-s **Lyc** lycps-v lyss mag-c *Mag-m* mang *Med Menis* menth-pu **Merc** *Merc-c* merc-cy merc-i-r merc-meth merc-sul morph mosch *Mur-ac* mygal myric *Nat-ar* nat-c nat-m nat-p nat-s nat-sil nicc nicot nit-ac nux-m nux-v nymph ol-j op opun-s (non: opun-v) osm ost ox-ac par ped petr ph-ac *Phos* phys phyt pic-ac pip-m plan plat plb *Podo* polyp-p psor ptel **Puls** puls-n *Ran-b Ran-s* rauw rheum **Rhus-t** rhus-v rumx ruta sabad sang sanic sapin sars senec senn *Sep* sil sol-t-ae spig spira spirae spong stann staph stram stront-c stry sul-ac sul-i **Sulph** syph tab tarax tarent *Teucr* thea thuj trom tub uran-n ust *Valer* verat verat-v verb vesp vip visc wildb yuc zinc zinc-p zing
  - **midnight**:
    - **before**: alum carbn-s cot euphr *Ferr* mag-m mur-ac nat-m phys pic-ac plat sars senec
    - **22 h**: phys
    - **at**: cyn-d graph nat-m phyt plat
    - **waking**; on: graph phyt plat
    - **after**: **Ars** bapt bry calc-ar *Chinin-ar* cimic clem coc-c com *Dios* fago ferr get graph iod *Kreos* lil-s lyc mag-m mang merc merc-i-r myric nat-ar nat-m nicc *Nit-ac* phos polyp-p **Rhus-t** rhus-v sil stann sulph tarent trom tub wildb zinc zing
    - **1 h**: get iod mang nat-ar phos stann
    - **1.30-4.30 h**: iod
    - **2 h**: *Bapt* com ferr graph iod lil-s mag-m myric zing
    - **after**: *Bapt*
    - **3 h**: ars bapt calc-ar *Chinin-ar* cimic coc-c fago *Kreos* lil-s nat-ar nat-m nicc polyp-p tub
    - **3-4 h**: fago
    - **after**: ars tub
    - **everything** feels sore, must move about: nicc
    - **4 h**: clem kreos nit-ac trom wildb
    - **until**: nit-ac
    - **5 h**: tarent
  - **closing eyes** agg; on: **Mag-m** sep
  - **heart**; from uneasiness about: phys
  - **hiccough**; with: *Stram*
  - **waking**; on: caust lyc
- **abdomen**; with pain in: coloc
- **action**; in his (See busy)
- **air**; in open | **amel**: aran-ix **Arg-n** *Aur-m* bry graph lach laur lyc valer
- **alone**, when (↗*Company - desire; Company - desire - alone*): all-s cortico mez *Phos*
- **alternating** with:
  - **delirium | quiet**: *Chlor*
  - **indifference**: nat-m
  - **sleepiness**: ars
  - **fever**; during: *Ars*
  - **stupor**: op thyr
  - **unconsciousness**: *Acon* **Ars**
  - **fever**; during: **Ars**
  - **weakness**: ars

Mind

Restlessness – anger

- **anger**; restlessness from: *Cham*
- **angina** pectoris, in: *Aur-m*
- **anxious** (*Anxiety*): **ACON** adon *Aeth* alum alum-sil *Am-c* ambr anac ang ant-ar ant-t aq-mar arg-n arn **Ars** *Ars-i* asaf aspar atro *Aur* aur-ar *Bell* bism bov *Bry* **Calc** calc-i calc-p calc-sil camph canth caps carb-an *Carb-v* **Castm** *Caust Cham* chel chin chinin-ar chinin-s cimic clem coff con croc crot-h *Cupr* dig dros *Ferr* frax *Graph* halo *Hell Hep* hist ign iod **Kali-ar Kali-br Kali-c** kali-i kali-n lach lact lact-v laur lil-t lol *M-arct* m-aust mag-m mang med meny *Merc* mez mur-ac **Nat-ar Nat-c** *Nat-m* nat-p nat-sil *Nit-ac* nux-m nux-v op ph-ac *Phos* plat plb prun psor *Puls* pyrog rhod *Rhus-t* ruta *Sabad* sanic sec seneg sep *Sil* spig spong stann staph stry sul-ac sul-i *Sulph Tab* tarax **Tarent** *Thuj* valer *Verat* vip wies zinc zinc-p
  - **night** (*night*): *Psor*
  - **driving** from place to place (*Anxiety - driving*): *Ars Tab*
  - **epilepsy**, during intervals of: *Arg-n*
  - **rage**; ending in: canth
  - **walking**; compelling:
    - constant: prun
    - **rapidly** (*walking - amel.; Anxiety - walking - rapidly - makes; GENE - Walking - rapidly - amel.*): *Arg-n* **Ars** cimic lil-t sul-ac **Tarent**
- **apyrexia**; during: ars gels
- **asthma**; with: ars tarent
- **back**, during tired aching in: calc-f
- **bed** (*sleep*):
  - **driving** out of (*Jumping - bed; Suicidal - thoughts - drive*): arg-met **Ars** *Ars-i* aur-ar *Bell* **Bism** bry carb-an *Carb-v* caust cench *Cham* chin chinin-ar chinin-s clem con dulc **Ferr** ferr-ar ferr-p *Graph Hep* hyos *Lyc Mag-c* mag-m merc nat-c nat-m nat-sil nicc nit-ac nux-v phos ptel puls rhod **Rhus-t** sep sul tarent ther
  - **go** from one bed to another; wants to: *Arg-met* **Ars** *Bell Calc* cham cina *Ferr Hyos* merc mez *Plb Rhus-t* sep stram **Tarent** verat
  - **heat** of, from: op
  - **in** (*Rolling - bed*): amn-l apoc arist-cl arn *Bapt* bell caust clem dios fago halo hura iod nit-ac phos **Puls** rauw tab tax tell
  - **tossing** about in (*Anguish - tossing; SLEE - Light - tossing; SLEE - Restless - tossing*): **Acon** adel agar-ph agn alco alum alumn am-c anac ant-t ap-g apis *Arg-n* arn **Ars** ars-s-f *Arum-t* asaf atro bapt bar-c *Bell* ben-n **Bism** borx *Bry* bufo **Calc** calc-ar calc-p calo *Camph* **Cann-s** canth carb-an *Carb-v* carbn carbn-o *Carl Castm Caust* cench ceph *Cham* chel chen-a *Chin* chinin-s chlf cic cimic *Cina* cinnb cist *Cit-v* clem cob coca cocc *Coff* coloc colocin con cop cor-r corn crot-h **Cupr** cur dig dulc eup-per euph euphr *Ferr* ferr-ar ferr-m ferr-p *Gels* gins goss graph guaj hell hep hydr-ac hyos iber ign ip jug-r *Kali-ar* kali-bi kali-c kali-n kreos *Lach* lachn laur led *Lyc* m-ambo m-arct m-aust mag-c mag-m manc mang meny *Merc* merc-c mosch *Mur-ac* myric nat-ar nat-c nat-m nit-ac **Nux-v** op osm par petr ph-ac phos plan

Restlessness – convulsions

plat podo *Puls* pyrog ran-b *Ran-s* rheum **Rhus-t** ruta sabad sabin sang sars seneg senn *Sep* serp sil sol-t *Spig* spong squil stann **Staph Stram** stront-c *Stry* sul-ac *Sulph* tab tarax **Tarent** tep ter teucr thea thuj tril-c (non: tril-p) tub ust valer *Vario* verat verb zinc
  - **amel**: cham cocc
- **busy** (*Busy; Industrious*): acon *Aur Bar-c* bell *Brom* bry caps cocc dig dros hyos *Ign* ip *Lach* m-arct *Mosch* nat-c stann sul-ac ther verat
- **cardiac** symptoms, with: crat
- **chaotic** behavior; with (See Chaotic - restlessness)
- **chest**:
  - **congestion** in chest; from: sep
  - **heat** rising up into the mouth from chest; from: nux-v
- **children**, in (*Behavior - children; GENE - Energy - excess - children*): absin **Acon** aeth agar am-c ambr anac ant-t ars ars-i bac bar-c bell borx bry bufo *Calc* calc-br calc-p calc-s carc caust *Cham* chin cina coca coff coff-t cypr goss hyos hyosin iod ip *Jal* kali-c kali-p *Kreos* lyc med **Merc** nux-v phos psor rheum **RHUS-T** sanic senec staph stram sul-ac sulph tarent *Tub* tub-a tub-m verat viol-o
  - **night**: coca jal kali-c *Psor* rheum staph
  - **morning** fresh and lively; but in the: *Psor*
  - **babies**, in: kali-p
  - **carried** about amel; being (*Carried - desire; Quieted - carried; Weeping - carried - quiet*): ant-t ars *Cham* cina kali-c
  - **dentition**, during: acon coca cypr *Kreos* **Rheum**
    night: coca
  - **eruption**; with (See eruptions - with - children)
  - **roving** (= wandering) (*Wandering - desire - restlessly*): nux-v
  - **wandering** (See roving)
- **chill**:
  - **beginning** of; at: *Lach* phos
  - **during**: acon ach am-c anac apis *Arn* **Ars** asaf bell borx bov *Calc* cann-s caps carb-v **Cham** chin coff eup-per ip kali-ar kreos lach lam *Lyc* merc mez nat-c nat-m **Nux-v** petr *Ph-ac* phos plan plat puls rhus-t ruta sabad **Sep** *Sil* spig tub *Verat*
- **chorea**; in: cimic
- **closing** eyes at night agg: **Mag-m** sep
- **clutching** hands amel: med
- **coition**:
  - **after**: **Calc** cop dig mez petr *Sep* staph
  - **during**: upa
  - **colors**:
    - **black | agg**: sep
- **company**, in (*Company - aversion*): *Carb-v* mez staph
- **conscience**, of (*Anxiety - conscience*): *Chel* merc *Puls* zinc zinc-ox
- **conversation**, from (*Conversation - agg.*): *Ambr* borx
  - **animated**: borx
- **convulsions**:
  - **after**: cupr oena plb

Mind

Restlessness – convulsions

- after: ...
  - epileptic: cupr
  - before: anan **Arg-n** bufo caust hyos plb
- convulsive: guar sol-ni
- coughing, with: acon coff nux-v samb sulph
- delivery, during: *Cham*
- despair; with: ars
- diabetic: helon
- diarrhea:
  - during: cuph pyrog
- dinner:
  - after: am-m nat-c ruta thuj
  - amel: thuj
- disguise, vainly seeks to: alco
- dreams, provoked by: graph
- drink, at the sight of: bell
- drinking agg: *Crot-c*
- drives him from place to place: *Ars* bell *Calc-p Cedr* cupr *Lach Lyss* med sanic tub
- driving about (⌐*Anguish - driving - restlessness; Fear - driving him)*: acon *Am-c* aur *Bell* bism *Calc-p* canth carb-v *Cedr* cench cimic crot-h *Cupr* dros graph *Hist* hyos ign iod kali-i kres *Lach* lyss meny merc nat-c nux-v plat pyrog *Puls* ran-b sanic sep sol-mm spig stann staph *Tab* tarax tarent valer verat
  - air, in open: lach valer
- eating: am-m bar-c borx carb-an chin cinnb lach nat-c nux-m nux-v petr ph-ac phos rhod rhus-t sulph thuj verat
  - after: am-m bar-c carb-an chin cinnb lach nat-c nux-m nux-v petr ph-ac phos rhod rhus-t sulph thuj verat
- eructation, from insufficient: calc kali-c
- eruptions:
  - with: Psor
  - children; in: Psor
- exertion, after: cimic *Merc*
- exhaustion; with (See weakness - during)
- fear; from: acon am-br ars aur calc carb-v cimic iod merc tarent
- feverish (⌐*heat - during; Restlessness)*: acon aeth ail am-c anac apis ars *Bell* camph cham cimic cob-n cupr *Cupr-act Hyos* iod phos pyrog ran-b rhus-t ruta *Stram* sulph vac zinc
  - scarlet fever: aeth ail am-c apis ars *Bell* camph cupr *Cupr-act Hyos* rhus-t *Stram* sulph zinc
- followed by:
  - faintness: calc
- headache, during: aeth anac aran-sc arg-n *Ars Bell* bry cadm-s calad canth cham chin coloc crat cycl daph dulc gent-c hell ign kali-i *Lach* lil-s *Lyc* lyss menis morph naja nux-m pyrog ran-b ruta sil spig sulph syph *Tab* vip
  - forehead, at night from pain in: cycl
  - occiput and neck; pain in: crat
- heat:
  - after: ph-ac puls sep
  - during (⌐*feverish):* Acon acon-l ail am-c anac ant-t Apis Arn **Ars** ars-s-f atro bapt *Bar-c Bell Bov* bry

Restlessness – metrorrhagia

- heat – during: ...
  cadm-s calad calc calc-ar caps *Carb-v Cham* chin chinin-ar *Chinin-s* cina clem cob-n coff colocin con corh cub *Eup-a Eup-per* Ferr Ferr-ar ferr-p *Gels* graph hyper ign *Ip* kali-ar kali-c kali-i *Lach* lachn Lyc M-arct mag-c mag-m merc merc-c mez mosch *Mur-ac* nux-v *Op Ph-ac* phos plan **Puls** pyrog ran-b rheum **Rhus-t** rhus-v ruta sabad sabin sec sep sil spong stann staph stram *Sulph* syph thuj valer verat
  - sensation of | during: mag-c
- hemorrhages; after: tril-p
- hormonal dysfunction; during: aqui
- hunger, with: kali-c nat-m podo
- hypochondriacal: ars *Asaf* graph valer
- hysterical: *Asaf*
- internal●: *Acon* agar ang **Ars** atro carb-an carl chel dros eupi gins lact lact-v lob lyc mag-c mag-m mag-s mang meph morph nat-c nat-m nit-ac op par ph-ac phos plb ran-b rheum **Rhus-t** sep **Sil** stram sulph viol-t
  - morning | waking; on: sep
  - forenoon | walking; on: acon
  - evening | bed; in: eupi
  - night, on waking, with headache: agar par
    - in dream: agar
  - beat about herself with hands and feet, as if would: lyc
- itching, after: coloc mang mez psor
- lascivious thoughts, during (⌐*sexual; Lascivious):* graph
- light:
  - sun; of the | agg: cadm-s
- lying, while: alum aur aur-ar borx calc-p cit-v mag-m merc nux-v rhus-t
  - amel: atis mang
  - back agg and on side amel; on: calc-p
- mania; in (⌐*Wandering - desire - mania):* ars cann-i meli
- menopause; at: sep
- menses:
  - after (⌐*Menses - after):* carb-ac ferr mag-c nux-v
  - before● (⌐*Menses - before): Acon* amn-l ang arist-cl caul caust *Cham Cimic* coloc con gels ign kali-c *Kreos Lach* lyc m-aust mag-c mag-m *Mag-p* mang nit-ac nux-m *Nux-v* puls *Sal-n* senec sep stann **Sulph** tril-p vib xan
  - during (⌐*Menses - during): Acon* agar am-c ant-t apis *Ars* ars-s-f bell borx *Calc* calc-ar caul *Cham Cimic* cocc *Coff* croc *Cycl* gels hyos ign ip kali-ar kali-c kali-p kali-s kreos *Lach* lil-t mag-m *Mag-p* merc nat-c nit-ac nux-m *Nux-v* op phos plat *Puls Rhus-t Sal-n* sec senec *Sep Stram* sulph tarent thuj tril-p uran-n vib xan
  - suppressed, during: ars cimic *Ferr* kali-c nicc nux-v rhus-t sep zinc
- mental exertion (⌐*reading):*
  - amel: Nat-c
  - during (⌐*study):* ambr borx fago graph ind *Kali-c* nat-c
- metrorrhagia, during: *Acon Apis* cham hyos stram

▽ extensions | ○ localizations | ● Künzli dot

- **motion**:
  - **agg**: *Bapt* berb bry
  - **amel** (↗*move - must*): arn ferr lyc macro puls rhus-t sanic
- **move**:
  - **must** constantly (↗*motion - amel.*): acon aml-ns ap-g *Apis Ars* aur bac *Bell* bism-o canth caust cench cimic hipp *Hippoz* hyos ign *Iod Kali-br Kreos Led* manc med mez pip-m **Rhus-t** sanic sul-i tarent tril-c tril-p trom *Tub* verat
  - **goes** from one room to the other: ars med
  - **walking** agg; but: tarent
- **music**, from (↗*Music - agg.*): nat-c sabin tarent
- **nausea**:
  - **from**: cina phos
  - **with**: ign lac-d
- **pacing** back and forwards: **Ars** plan
- **pain**, from: **Acon** arn ars bell berb bry caust cham chr-ac *Cina Coff* coloc dios eup-per kali-br kali-c lyc *M-arct* mag-c merc plb puls rad-br rhod sil spig tub vib *Zinc*
  - **Face**; in: spig
  - **Ovaries**: kali-br vib *Zinc*
  - **Sciatic** nerve; in: acon ars spig
  - **Stomach**; in: *Cina*
- **painful**: acon-f
- **paroxysms**:
  - **after**: oena
  - **during**: plb
- **periodical**: anac *Ars*
  - **third** day; every: anac
- **perspiration**:
  - **amel**: *Sulph*
  - **during**: *Acon Am-c* anac ant-t *Arn* **Ars** *Bar-c* **Bell Bov Bry Calc** cann-xyz carb-v *Cham* chin coff ferr graph *Hyos Ign Ip* lachn **Lyc** *Mag-c* mag-m **Merc** merc-c *Mosch Mur-ac* nit-ac *Nux-v* op **Ph-ac** phos plat puls rheum **Rhus-t** *Ruta Sabad Samb* **Sep** sil spong stann staph stram sulph thuj valer *Verat*
- **pneumonia**; during: pyrog rhus-t
- **pregnancy**, during: acon ambr cimic *Colch Nux-m* nux-v verat
  - **last** month; during: colch
- **pressing** in liver, from: ruta
- **pulse**, from intermittent: digox
- **rage**, ending in a (↗*Rage*): canth
- **reading** (↗*mental; Reading - agg.*):
  - **while** (↗*Reading - agg.*): dros *Nat-c* ph-ac sumb
- **rising**, on: atro caust fago ptel
  - **seat**; from a: caust
- **room**, in: *Iod Kali-s* **Lyc** psor
- **sadness**:
  - **with**: aur-ar calc *Plat* thyr
  - **alternating** with | **stupor**: thyr
- **septicemia**; with: *Pyrog*
- **sexual** excitement, in (↗*lascivious*): ant-c canth kali-br kali-p raph staph

- **sitting**, while: alum ap-g borx cact carc *Caust* dirc *Ferr* **Graph** ind *Iod* lipp **Lyc** mag-c mag-p merc nat-m phos plan *Sep Sil* staph sulph
  - **work**, while at: ars **Graph**
- **sleep** (↗*bed*):
  - **before**: phos thuj
  - **loss** of sleep; from: lac-d
  - **starting** from; on: apis
- **sleepiness**, with: ars coloc *Con* crot-h *Hep* lact *Merc Petr* rhus-t *Sep Stram*
- **sleeplessness**, from: *Lac-d* stict
- **smoking**, after: calad
- **spine**, affections in: ip
- **stool**:
  - **after**: caust cench con graph kali-c nit-ac rheum
  - **during**: apis *Ars* bell cench **Cham** *Coloc*
- **storm** (See thunderstorm)
- **strangers** | **presence** of strangers agg (↗*Stranger - presence*): sep
- **stretching** backward amel (↗*GENE - Stretching; GENE - Stretching out*): borx
- **study**, when attempting to (↗*mental - during; Studying - difficult*): fago ind
- **suffocation** threatened: gels
- **talking**, after: ambr borx nat-m
- **teeth**:
  - **pain** in teeth; with: *Mag-c* mang mez
- **thunderstorm**:
  - **before** (↗*Weather - thunderstorm - before*): Gels Psor
  - **during** (↗*Weather - thunderstorm - during*): gels nat-m *Nat-m Phos* psor
- **tossing** about in bed (See bed - tossing)
- **tremulous**: arn aur euph *Plat* valer
- **typhus** fever; with: agar *Bell Hyos* lach op ph-ac phos *Stram*
- **urinary** complaints; during | **women**; in: meny
- **urination**:
  - **before**: cain *Coloc* ph-ac
  - **during**: hipp
- **waiting**, during (See Impatience)
- **waking**, on: ac-m am-m ambr ant-s-aur ant-t bell canth carb-v cedr chin chlol chr-ac cina dulc graph guaj hyper m-ambo mag-m merc mur-ac *Nat-m* ph-ac phos sep *Sil* squil stann tarax thea zinc
- **walking**, while: acon ambr caust merc paeon ran-b thuj
  - **air**; in open | **amel** (↗*Wandering - amel.*): aur-m graph **Lyc Puls**
  - **amel** (↗*anxious - walking - rapidly*): cench culx cycl dios nat-m nicc zinc-p
- **warm**:
  - **bed**: *Ars-i* Ferr *Iod Kali-s Lach* nat-m *Puls*
  - **room**: bry psor
- **weakness** (↗*GENE - Weakness - restlessness*):
  - **during** (↗*GENE - Weakness - restlessness*): ars *Bapt* chinin-ar mand nicc-s
- **weeping**:
  - **while**: rhod

- **women**, in: castm cedr helon kali-br scam sec senec ter xan
- **working**, while: cit-v cortico **Graph** passi voes
  - **tedious**: passi

RETARDATION; mental (↗*Imbecility; Dementia; Childish*): ambr ars-i aur bar-m *Bufo* carc cic des-ac iod kali-br lyc merc pert phos plb sil sulph syph *Tub* zinc
- **children**: aur bufo *Carc* iod lyc merc phos plb sil sulph tub zinc
- **injuries | head**; of the: *Cic*

RETICENT (See Taciturn)

RETIREMENT; desire for: peti polyp-p

RETIRING (= withdrawing):
- **desire** (↗*Company - aversion; Quiet; wants*): paull

REVEALING secrets (↗*Loquacity; Heedless; Indiscretion*): agar alco am-c *Ammc Ars* hyos
- **sleep**, in (↗*Talking - sleep - reveals*): am-c *Ars*

REVELING (↗*Delusions - debauch; Gourmand; GENE - Reveling*): agar ambr ang ant-c lach *Nux-v* sel sulph

REVENGEFUL (See Hatred - revengeful; Malicious)

REVERENCE for those around him (↗*Respecting; Veneration*): coloc ham mag vert
- **lack** of (↗*Contradiction - disposition; Rudeness; Disobedience*): anac coloc

REVERIES (See Absorbed)

REVOLUTIONIST (↗*Anarchist; Rebellious; Anarchist - revolutionary*): caust merc

RHEUMATISM agg: cimic

RHYMES; talks in (See Verses)

RIDICULED; feels (See Ailments - scorned; Delusions - laughed)

RIDICULOUS actions (See Gestures - ridiculous; Mocking - ridicule)

RIDING (↗*Travelling*):
- **carriage**; in a:
  - **agg** (↗*GENE - Riding - streetcar; on - agg.*): borx lach psor sil
  - **aversion** to (↗*STOM - Nausea - riding - carriage - agg.; STOM - Vomiting - riding; Fear - riding*): psor
  - **desire** to: psor

RIGHT; always claims to be (See Positiveness)

RIGHTEOUS (See Proper - too)

RIGID (See Contradiction - intolerant; Dogmatic; Obstinate)

RITUALISTIC BEHAVIOR (↗*Gestures; Thoughts - compelling; Superstitious*): ars caust iod lyss rat rhus-t ther tub

ROCKING:
- **agg**: ars *Borx* carb-v *Cocc* thuj

Rocking: ...
- **amel** (↗*Carried - desire; Irritability - rocking - amel.; SLEE - Sleeplessness - children - rocked*): acon ars calc carb-an cham cina hyos kali-c phos puls pyrog rhus-t sacch sec
  - **fast**: cina
  - **to** and fro: hyos
- **aversion** for being rocked: carb-v
- **desire** for being rocked: acon carb-an carc **CHAM** cina kali-c puls pyrog rhus-t sanic

ROLLING:
- **bed**; in (↗*Restlessness - bed - in*): stram
- **dirt**; in his own: camph
- **floor**; on the (↗*Delirium - rolling*): acet-ac ars *Calc* cic Op paeon prot *Sulph* tarent
  - **pain**; from: ars
  - **abdomen**; in the: ars
- **side** to side: am-c ars lach tarent
  - **amel**: tarent

ROMANTIC (See Sentimental)

ROUGH (See Abrupt)

ROVING (↗*Runs; Wandering*): arag bell canth coff hyos lyss meli nux-v sabad stram verat
- **aimless**: arag verat
- **insane** (See senseless)
- **naked**, about (↗*Naked*): hyos
- **senseless** (= insane) (↗*Impulse - run away; Impulse - run; to; Runs*): bell canth coff hyos meli *Nux-v* sabad stram verat
- **wrapped** in fur in the summer (↗*Fur*): hyos

RUBBING (See Gestures - hands - rubbing; GENE - Rubbing)

RUDENESS (↗*Timidity; Quarrelsome; Haughty*): ambr *Anac* ant-c aran-ix arn aur aur-s bar-c bell bros-gau bufo canth carc *Cham Chin* cic cina dulc eug ferr gal-ac graph hell *Hyos* ign *Lac-c* lach led **Lyc** lyss med nat-m nit-ac nux-m *Nux-v* op pall par phos plat psor rauw rheum sieg spong staph *Stram* **Verat**
- **ailments** (See Ailments - rudeness)
- **children**; of naughty (↗*Behavior - children; Grimaces - ill-mannered*): ant-c bell *Carc* cham *Chin* cina dulc rheum staph
- **fever**, during: lyc
- **women**, in: *Cham*

RULES:
- **aversion** to be submitted to the rules (See Contradiction - disposition; Contradiction - intolerant)
- **respecting** the rules too much (See Duty - too)

RUNNING:
- **desire** for: iod orig verat

RUNNING AWAY (See Escape - run)

RUNS about (↗*Delirium; Awkward; Escape*): acon agar ars *Bell* bufo *Calc* cann-i canth carc *Chin* clem con

Mind

Runs

Runs about: ...
Cupr cupr-ar dros glon hell **Hyos** iod lach meli morph nux-v orig plb spig-m **Stram** *Sulph* tarent **Verat** *Zinc*
- **night**: verat
- **dangerous** places, in most: agar
- **fright**, as if in: *Zinc*
- **impulse** to run; morbid (See Impulse - run; Impulse - run; to)
- **lightness** and rapidity, with great: clem
- **mania**; in (↗*naked - mania)*: bell con hell stram sulph verat
- **menses** | **before**: lach
- **naked** | **mania**; in (↗*mania)*: bell hyos
- **paroxysms**, agg evening; runs in: **Verat**
- **people** when walking; runs against: cann-i
- **room**, in: hyos morph verat
- **things**; runs against (↗*Awkward)*: bell

SAD STORIES affect her profoundly (See Horrible)

SADNESS (↗*Weeping; Despair; Discouraged)*: *Abies-n* abrom-a abrot acal acet-ac achy **Acon** acon-f act-sp adlu adon *Aesc* aeth aether agar agav-t *Agn* ail alco alf all-c all-s allox aloe *Alum* alum-p alum-sil alumn am-br **Am-c Am-m** *Ambr* ammc amph amyg *Anac* anag anan ang anh *Ant-c* ant-o *Ant-t* anthraci anthraco aphis apis apoc aqui *Arag* aran aran-ix *Arg-met* **Arg-n** *Arist-cl* **Arn Ars Ars-i** ars-met ars-s-f arum-d arum-t *Asaf* asar aster astra-e atro *Atro-s* **Aur** aur-ar aur-br aur-i **Aur-m** *Aur-s* aza bac bapt bar-act *Bar-c* bar-i *Bar-m Bell* benz-ac berb bism boerh-d bol-la borx both-a both-ax bov bran brass-c **Brom** bros-gau bruc *Bry Bufo* bufo-s bung-fa buni-o but-ac buth-a cac *Cact* cadm-met caj calad **Calc** calc-act **Calc-ar** *Calc-f* **Calc-i** *Calc-p* **Calc-s** calc-sil *Camph* camph-br cann-i **Cann-s** cann-xyz **Canth Caps** carb-ac **Carb-an Carb-v** carbn-o **Carbn-s** carc card-m carl cass castm castn-v **Caust** *cecr* cedr cench cere-b cerv **Cham** *Chel* chen-a chim **Chin** *Chinin-ar Chinin-s* chlor chloram chlorpr *Cic* **Cimic** *Cina* cinnb **Clem** cob cob-n coc-c coca *Cocc* coch cod *Coff Colch* coli *Coloc* colocin *Con* conch convo-d convo-s *Corn* cortico cortiso cot crat *Croc* **Crot-c** *Crot-h* crot-t cund *Cupr Cupr-act* cupr-ar *Cur Cycl* cypr cyt-l *Daph* der *Dig* diphtox dirc *Dros Dulc* echi elae elaps elat ergot erig esp-g eug euon euon-e eup-per eup-pur euph euphr fago fagu **Ferr** *Ferr-ar* ferr-br **Ferr-i** *Ferr-p* ferul fic-r fl-ac flav flor-p form frax fuli gad gamb gaul **Gels** glon goss gran **Graph** *Grat* guaj **Guar** guat haem halo ham **Hell** helo helo-s *Helon Hep* hera **Hipp** hir hist *Hura* **Hydr** hydr-ac hydrc hydroph **Hyos** hyper hypoth iber ichth **Ign** *Indg* indol influ ing **Iod** *Ip* iris ign-c kali-act *Kali-ar* kali-bi **Kali-br** *Kali-c* kali-chl kali-fcy *Kali-i* **Kali-m** kali-n **Kali-p** kali-s kali-sil kalm kreos kres **Lac-c Lac-d Lach** lachn lact lact-v lam lapa lat-m lath *Laur Lec* led lepi **Lept** lil-s **Lil-t** lim lipp lith-c lob lob-e lob-p *Lob-s* lol luf-op lup **Lyc** lycps-v lyss m-arct m-aust macro mag-c mag-f mag-m mag-p mag-s magn-gr *Manc Mand Mang* med meli meli-xyz menis meny meph **Merc** *Merc-aur Merc-c...*

Sadness – noon

- **Sadness**: ...
Merc-i-f Merc-i-r merc-sul merl methys **Mez** *Mill* mit moly-met morph mosch *Mur-ac* **Murx** *Mygal* myric nabal *Naja* **Nat-ar** nat-br **Nat-c** nat-chl nat-f nat-hchls **Nat-m** nat-n *Nat-p* **Nat-s** nat-sal nep nicc **Nit-ac** nitro-o nux-m *Nux-v* oena *Ol-an* olnd onop **Op** orig orni osteo-a ox-ac oxyt palo parat *Parathyr* paull ped pen penic perh peti *Petr* **Ph-ac** phel phenob *Phos* phys **Phyt** pic-ac picro pim-s pip-n plan **Plat** plat-m **Plb** plb-xyz plb-xyz plect plumbg pneu podo polyp-p prot prun psil **Psor** ptel **Puls** puls-n *Pycnop-sa* pyrus querc-r rad-br (non: rad-met) ran-b ran-s raph rauw reser rham-f rheum rhod *Rhus-t* **Rhus-v** rib-ac rob runx *Ruta* sabad *Sabin* sacch sal-ac sal-l samb sang sanic santin sapin *Sapo* sarcol-ac saroth sarr sars scop scroph-n scut sec *Sel* senec senec-j seneg **Sep** ser-a-c sieg *Sil* sin-n *Skat* sol-crl sol-o sol-t-ae spartin *Spig* spira *Spong* squil **Stann** stann-i *Staph Still Stram* streptoc stront-c **Stry** *Sul-ac Sul-i* sulfa sulfon sulfonam **Sulph** sumb *Syph Tab* tarax *Tarent* tarent-c tell *Ter* tere-ch teucr thal thea ther thiop **Thuj** thuj-l thymol thyr thyreotr til tong toxo-g tril-c tril-p trinit trios *Tub* tub-d tub-r ulx-eu upa (non: uran-met) *Uran-n* ust v-a-b vac valer vanad ven-m **Verat** *Verat-v* verb vesp vib vichy-g *Vinc* viol-o viol-t *Vip* vip-a *Visc* wildb wye x-ray xan yuc **Zinc Zinc-p** zinc-val zing ziz
- **day** and night: *Caust* kali-p lil-t sulph
- **diarrhea** in the morning; with: lil-t
- **weeping**; with: *Caust*
- **daytime**: agn ant-c bov cact calc-s calc-sil cench cerv dros kali-p lyss nat-m paull phel stann staph sul-ac sulph zinc
- **morning**: agar aloe *Alum* alum-p alumn am-c amph anac ant-c apis arag arg-met arg-n ars *Aur* aur-s bar-c bar-m bruc calad calc calc-s calc-sil cann-i cann-s canth *Carb-an* castm caust coc-c colocin con cop cortico cycl dulc graph hep hipp hura hyper ign kali-c kali-p kali-s kali-sil kreos **Lach** lil-s *Lyc* mag-m mag-p mag-s manc mur-ac myric naja *Nat-s* nicc **Nit-ac** nux-m *Nux-v* ol-an op *Petr* ph-ac phel *Phos* **Plat** plb ptel **Puls** rhus-t sarr sars sep sil sul-ac sulph tarax tarent thuj verat vichy-g xan zinc zinc-p
  - **amel**: carb-an graph
  - **bed**; in: dulc
  - **rising**; after | **amel**: sep
  - **waking**:
    - **after**: anac ant-c cop hipp nit-ac nux-m phel ptel thuj
    - **on**: **Alum** alum-p ars bar-c bruc calc-s carb-an cop graph ign kali-c kali-p **Lach** *Lyc* nit-ac petr ph-ac phos plat *Sep* tarax tarent verat xan
- **forenoon**: alum alumn am-c ant-c apis (non: arg-met) arg-n *Cann-s* graph nux-m phel rhus-r sars sel thuj
  - **9-12 h**: alumn
  - **amel**: graph raph sars
- **noon**: canth caust phys sarr *Zinc*

Mind

Sadness – noon

- **alternating** with | **cheerfulness** in the evening (See Cheerful - evening - alternating - sadness - noon)
- **afternoon**: aeth alum alum-p amyg ant-t both-ax calc-s carb-an carl castm *Chinin-s* cimic coc-c *Cocc* con cop dig echi *Graph* grat hydr-ac ign iod mag-c mang mur-ac myric nicc ol-an op *Phos* plat puls-n rhus-r ruta sulph tarent thuj *Zinc* zinc-p
  - **amel**: agar *Cann-s* rhus-r
- **evening**: aeth agar alum am-c am-m amyg *Ant-c* ant-t arag *Ars* ars-s-f **Aur** aur-ar **Aur-s** bar-c bov bros-gau *Calc* calc-ar *Calc-s* carb-an **Carb-v** *Carbn-s* castm caust coca colocin con cop cycl dig ferr ferr-ar ferr-p fl-ac *Graph Hep* hyper ign kali-ar kali-bi kali-c kali-chl kali-p kali-s kreos lact lil-t *Lyc* lyss m-arct mag-c mag-s *Med* murx nabal naja nat-ar nat-c nat-m nat-p **Nit-ac** nux-v *Phos Plat* psor **Puls** ran-b ran-s *Rhus-r* rhus-t *Ruta* sacch sel senec seneg *Sep Sil* spig stram stront-c *Sulph* tarent ther thuj *Verat* zinc zinc-p
  - 18 h: coca dig
  - 21 h: phos sacch
  - **alternating** with:
    - **cheerfulness**:
      - noon (See Cheerful - noon - alternating - sadness - evening)
  - **amel**: aloe am-c bism calc cann-s carb-v coca halo ham kali-c mag-c nicc sulph viol-t *Zinc*
  - **bed**, in: *Ars Graph* kali-c puls *Stram* stront-c *Sulph* thuj
  - **eating** amel; when (↗*Eating - after - evening - amel.)*: tarent
  - **twilight**, in: am-m *Ars* bros-gau ign *Phos* rhus-t sep
- **night**: alum am-c ammc arn *Ars Aur* bell calc camph carb-an *Caust* dulc *Graph* kali-c kali-p lach lil-t m-arct manc nat-c *Nat-m* ph-ac *Phos* plat puls-n *Rhus-t* stram sulph tarent
  - **midnight**: plat
    - **after**: manc ph-ac phos rhus-t
  - **amel**: am-c tarent
  - **bed**, in: *Ars* graph kali-c lil-t *Nat-m* rhus-t stram sulph
- **acne**, with: aur-br
- **air**, in open: aeth con cupr hep *Kali-c* mur-ac petr *Ph-ac* sabin sep sul-ac sulph
  - **amel**: arg-n arist-cl cann-i carl coff laur nat-m **Plat Puls** rhus-t tarent
- **alcoholics**; in (See drunkards)
- **alone**:
  - **spends** night alone to hide his gloominess: ind
  - **when** (↗*Company - desire; Company - desire - alone):* aeth all-s allox **ARS** aur bov *Calc* con *Dros* ferr *Ferr-ar* hep kali-ar kali-c kali-n lyc m-aust mag-m *Mez Nat-m* phos sil *Stram* valer zinc

Sadness – annoyance

- **alone – when**: ...
  - **amel**: allox rauw
- **alternating** with:
  - **affection** (See Affectionate - alternating - sadness)
  - **anger** (See Anger - alternating - sadness)
  - **buoyancy** (See Vivacious - alternating - sadness)
  - **cheerfulness** (See Cheerful - alternating - sadness)
  - **contentment** (See Content - alternating - sadness)
  - **delirium** (See Delirium - alternating - sadness)
  - **delirium** gay, cheerfulness (See Delirium - gay - alternating - sadness)
  - **diarrhea**: gamb
  - **eccentricity** (See Eccentricity - alternating - sadness)
  - **ecstasy** (See Ecstasy - alternating - sadness)
  - **elatedness** (See Elated - alternating - sadness)
  - **energy**; physical: *Aur* hir
  - **euphoria** (See Euphoria - alternating - sadness)
  - **excitement** (See Excitement - alternating - sadness)
  - **exhilaration** (See Exhilaration - alternating - sadness)
  - **exuberance** (See Exhilaration - alternating - sadness)
  - **fear** (See Fear - alternating - sadness)
  - **hilarity** (See Mirth - alternating - sadness)
  - **hope** (See Hopeful - alternating - sadness)
  - **indifference**: sep
  - **insanity** (See Insanity - alternating - sadness)
  - **irritability** (See Irritability - alternating - sadness)
  - **laughing** (See Laughing - alternating - sadness)
  - **loquacity** (See Loquacity - alternating - sadness)
  - **mania** (See Mania - alternating - depression)
  - **mirth** (See Mirth - alternating - sadness)
  - **physical** ailments: cimic
  - **playfulness** (See Playful - alternating - sadness)
  - **quarreling** (See Quarrelsome - alternating - sadness)
  - **sexual** desire: lil-t
  - **tenderness** (See Affectionate - alternating - sadness)
  - **timidity**: zinc
  - **tranquillity** (See Tranquillity - alternating - sadness)
  - **vehemence** (See Violent - alternating - sadness)
  - **violence** (See Violent - alternating - sadness)
  - **vivacity** (See Vivacious - alternating - sadness)
- **anger**:
  - **after** (↗*Remorse - anger):* apis ars bell nux-v petr phos plat puls sep **Staph**
  - **from**: aur calc-p ign lyc nit-ac *Puls* spig
- **annoyance** (See vexation)

Sadness – anxious   **Mind**   **Sadness – fault**

- **anxious**: *Acon* asaf asar calc cann-i carb-an carb-v caust cic cop *Croc* crot-t cupr dig dros graph hep iod *Kali-br* laur lyc lyss *M-arct* merc nit-ac **Plat** rhus-t sep spig spong stann tab thuj-l
- **apyrexia**; during: nat-m
- **bad** news, after (↗*Ailments - bad*): calc-p puls pycnop-sa
- **bed**, will not leave: aran
- **bitter**: calc-s
- **breakfast**; after: con nat-s
- **brooding**; with (↗*Brooding*): *Aur* naja
- **burden**; as from a: cere-b
- **burning** in right lumbar region; from: nit-ac
- **business**, when thinking of (↗*Business - aversion*): mez *Puls* syph
- **cancer**; with: ars con graph iod
- **canine** hunger, with: ign *Nat-m*
- **causeless**: brass-c *Bry* cact calc *Calc-sil* caust cench *Mur-ac* nat-m ped phos psor rhus-t sars sep staph sulph tarent
- **cheerfulness**, after: carbn-s
- **children**, in: abrot *Ars* aur *Calc* carc caust *Lach* lyc mag-c *Nat-m* rhus-t sep sulph
- **chill**:
  • before: Ant-c
  • during: Acon alum am-c anac *Apis* **Ars** bar-c bry calc camph cann-s cann-xyz **Caps** carbn-s cham **Chin** chinin-ar cocc **Con** cycl **Graph** hell hep **Ign** kali-chl (non: kali-m) lach *Lyc* merc merc-sul nat-c **Nat-m** *Nit-ac* nux-v ol-an petr phos **Plat Puls** **Rhus-t** sacch sel sep sil spig **Staph** sulph verat
- **chronic** diseases; in: nat-m
- **cloud**; as of a black (↗*Delusions - clouds - black*): brass-c
- **coition**, after: *Agar* calc cedr con kali-c *Nat-m* ph-ac sel *Sep Staph* sulph
- **cold**, from becoming: cimic *Phos* teucr
- **colors** (↗*Colors*):
  • **purple**:
      agg | light purple: nat-m
      aversion to | light purple: nat-m
  • **white**:
      agg: aur ign
      aversion to: aur ign
      desire for white but agg sadness: lach
- **company** (↗*Company*):
  • **agg**: agar euph euphr
  • **amel** (↗*Company - desire - alone*): bov
  • **aversion** to company, desire for solitude: alum aur *Con* cupr cycl *Helon* Led murx nat-c nat-m pycnop-sa rhus-t sep
  • **desire** for company: stram
- **complaining** amel (↗*Complaining*): tab
- **confidence**; with lack of: olnd
- **consolation** | **agg** (See Consolation - agg.)
- **consoled**; cannot be (↗*Consolation - agg.*): ars
- **constipation**; with: olnd
- **continence**, from: bell **Con** hyos stram

- **conversation**:
  • **amel**: *Lac-d*
  • **during**: lac-d
- **coughing**:
  • **after** (↗*Weeping - cough - after*): iod sep
- **criminal**, as if being the greatest (↗*Anxiety - conscience*): cycl sabad
- **darkness**, in (↗*Darkness - agg.*; *Light - desire*): am-m ars calc calc-sil camph *Phos* plat rhus-t stram
- **death**, with fear of (See Fear - death - sadness)
- **delivery**:
  • **after** (↗*puerperal*; *Delivery - after*): anac thuj
  • **during**: cimic *Ign* lach nat-m puls rhus-t sulph *Verat* zinc
- **dementia**; with (See Dementia - sadness)
- **diabetes**; during (↗*Despair*): Helon
- **diarrhea**:
  • **during**: crot-h ferr
  • **suppressed**; from: gamb
- **digestion**, during (↗*eating*): iod
- **dinner**, after: *Ars* canth *Nat-c Nux-v* til zinc
- **disappointment**, from: bros-gau dig ign
- **disease**, about (↗*health*): alum cecr sin-n *Sulph* syph
- **domestic** affairs, over: sep
- **dream**, from: phos plat
- **drowsiness**, with (See sleepiness)
- **drunkards**, in (↗*drunkenness*): alco cimic nat-m nux-v
- **drunkenness**, during (↗*drunkards*): cimic nat-m
- **eating** (↗*digestion*):
  • **after**: alum *Anac* ant-c *Arg-n* arn *Ars* asaf bar-c canth caust cham *Chin Cinnb* con graph hyos iod mosch *Nat-c* **Nux-v** ol-an podo ptel *Puls* til zinc
    amel (↗*Eating - after - amel.*): am-c am-m clem kali-bi mag-m tarent
  • **before**: mag-m
  • **hasty** eating from sadness: sulph
  • **while**: sep
- **embitterment**; from: sal-l
- **emission**; from (See pollutions)
- **endogenous**: toxo-g
- **enjoys** it; and: ign nat-m
- **epilepsy**:
  • **before** attack of: zinc zinc-val
  • **with**: *Indg*
- **epistaxis**, after: puls
- **errors** of diet, from: **Nat-c**
- **eruptions**:
  • **history** of; from: mez
  • **suppressed** eruptions; with: mez **Sulph**
- **excitement** | **after**: ambr cimic con eug
- **exertion**, after: agar *Ars* calc hypoth kali-c
  • **air**; in open: kali-c
  • **amel**: ferr
- **exhilaration**, after: myric ziz
- **exogenous**: ign vac
- **extreme**: kali-br orni ptel
- **eyes**:
  • **closed** eyes: *Arg-n*
- **fault**, as if in (↗*Delusions - wrong - done*): tarent

Sadness – fear

- **fear**:
  - **from**: cimic nux-m sec stram
  - **with** | **disease**; **of**: lil-t
- **fever**; during: acon ant-c apis bell bufo cham chin *Con* ign lyc nat-c op petr *Puls* sep stann sulph
  - **intermittent** fever; during: ant-c
- **flatulence**; with: scop
- **flowers**; from smell of (↗*NOSE - Smell - acute - flowers*): hyos
- **flushes** of heat, during (See heat - flushes - during)
- **followed** by:
  - **joyfulness**: orig
  - **marriage**; thoughts of: orig
- **fortune**; from reverse of (↗*Ailments - fortune*): anac *Calc* caust cic con *Ign Lach* nat-c nat-m *Ph-ac* phos *Puls Rhus-t Sep Staph Sulph*
- **friends**, as if having lost affection of (↗*Delusions - friend - affection*): thuj
- **future**, about the (See Anxiety - future)
- **girls**; in | **puberty**; before (↗*puberty*): *Ars* calc-p *Hell Lach*
- **gloomy**: agn alf am-c am-m ambr ang apis arg-met arn ars asaf asar bapt bar-c bov **Bry** calad cann-s caps carb-an carb-v *Caust* chel chin cina clem cocc coff colch coloc *Con* croc cupr dig ferr graph ham hyos *Ign* iod kali-bi kali-c kali-n *Kreos Laur* lyc mag-c mang meny **Merc** mez mosch mur-ac *Myric Nat-c* nat-m nit-ac nux-m **Nux-v** *Op Petr* ph-ac phos plat plb puls *Rheum* rhod rhus-t rhus-v ruta sabad sep *Sil Spig* stann stram sul-ac sulph thuj valer verat viol-o *Zinc*
  - **evening**: alf
- **grief**, after: am-m *Aur* caust *Ign Nat-s* nat-s nux-m *Ph-ac*
- **happy**, on seeing others (↗*Envy; Jealousy*): cic hell helon
- **headache**:
  - **after**: cic
  - **during**: agar *Agn* aloe *Arg-n* ars aur caust cimic cod con crot-h cycl *Dulc* **Guar** *Ign* ind iris kali-c lac-d *Lachn* lil-t merl naja nat-c nat-m ol-an op phos pic-ac *Plb* ptel *Puls* sarr *Sars* sel *Sep* sil stann *Ter* ther thymol zinc
- **health**, about the (↗*disease*): acon *Sep* staph
- **heart**; from:
  - **affections**: cact crat lyc
  - **pain**: both-ax
- **heat**:
  - **after**: lob-e
  - **during**: Acon aesc ail apis arg-n **Ars** ars-s-f *Bell* bry calc calc-ar calc-sil carbn-s chin chinin-ar coca cocc *Con* Dig Eup-per graph hipp ign kali-ar lyc nat-ar *Nat-c* **Nat-m** nat-p nat-s *Nux-m* op *Petr* ph-ac

Sadness – menses

- **heat – during**: ...
  Phos plat psil puls *Rhus-t* sep *Sil Spong* stann staph stram sulph tarent vip
  - **flushes** of | **during**: nat-c
- **heaviness**:
  o **Body**; with heaviness of: graph
  - **Feet**, in: graph
  - **Legs**, in: calc
- **hemorrhoids** suppressed, after: caps
- **horrid**: syph
- **house**:
  - **driving** out of: laur
  - **entering**, on: plat tarent
  - **in**: *Plat Rhus-t*
- **hypertension**; with: aur
- **idleness**, while: calc
- **impotence**, with (↗*Despair - impotence*): *Agn* Aur *Calad Gels* **Kali-br** *Spong*
- **injuries** (↗*Ailments - injuries*):
  - **from**: *Hyper*
  - **head**, of the: arn *Cic* con *Nat-s* puls rhus-t sul-ac sulph
- **insult**; as if from: *Cocc*
- **irritability**; with (See Irritability - sadness)
- **itching**, from: *Psor*
  - **suppressed**: psor
- **jealousy** with sadness (See Jealousy - sadness)
- **labor**, during (See delivery - during)
- **laughing** (↗*Laughing - sad*):
  - **after**: plat
  - **involuntary**; with: kali-s puls
  - **light** | **soft** or colored; from: nat-s
- **looking** down when walking on the street (↗*Looked - looking*): dios stann verat
- **loquacity**, after: aran-ix
- **loss**:
  - **financial** loss; after (See money - losing)
  - **place**; after loss of (See position)
- **love**; from disappointed (↗*Ailments - love; Sulky; Weeping - cannot*): **Aur-m** dig *Ign Nat-m Ph-ac*
- **lying** | **amel**: arg-met mang tarent-p
- **mania**; with (See Mania - sadness)
- **marriage** amel; thinking of: orig
- **masturbation**, from (↗*Anxiety - conscience - masturbation*): agar **Ars** *Aur* calad cocc *Con Gels* ham *Nat-m* nat-p nux-v **Ph-ac** *Plat* sars sil *Staph* sulph *Tarent*
- **menopause**, during: anac *Arg-met* arg-n arist-cl *Aur Aur-m* buth-a *Cimic Con* helon hydroph ign *Kali-br Lach* lil-t mag-c magn-gr manc murx *Nat-c* nat-m penic *Psor* puls **Sep Sulph** *Tab* thyr valer *Verat* zinc zinc-val
- **menses**:
  - **after** (↗*Menses - after*): alum chin *Ferr* hell sapin sil ust
  - **before** (↗*Menses - before*): acon am-c aur bell berb brom *Calc* carl *Caust Cimic* cocc *Con* cycl ferr ferr-p hell helon *Ign* iris lac-c lac-d **Lach** *Lyc* manc

Mind

Sadness – menses

- **before**: ...
  Murx nat-c **Nat-m** *Nit-ac* phos plat psor ptel **Puls** sabal *Sep* **Stann** stram tub *Verat* vesp vip-a xan
- **delayed**, from: **Kali-p** *Lyc*
- **during** *(➚Menses - during)*: am-c aqui aur berb brom cact calc *Caust* chin cimic cocc cop cur *Cycl* ferr graph hell helon ign *Lac-c* lac-d lyc macro mag-m merc mur-ac murx nat-c *Nat-m* nat-sil nit-ac *Petr* phos pic-ac plat plb *Puls* sabin senec *Sep* sil stann *Tab* thuj vesp zinc
  : **amel**: arist-cl *Cycl Lach* macro *Stann Zinc*
  : **menarche**: hell
- **suppressed**: ars aur aur-ar calc chen-a cimic *Con* croc cycl helon nat-m nux-m nux-v ph-ac phos puls *Rhus-t* sep sil staph sulph
- **mental** exertion, after: *Ars* asar *Kali-p Nat-m*
- **mercury**, after abuse of: **Aur Aur-m** *Hep Nit-ac* staph
- **milk**; after disappearance of: agn
- **misfortune**; as if from *(➚Unfortunate)*: *Calc* chinin-s cycl ph-ac phel phos puls rhus-t staph sulph
- **money**:
  • **losing**; after *(➚Ailments - money)*: arn aur mez psor
- **mortification**, after *(➚vexation)*: *Ign*
- **motion | from**: cimic scroph-n
- **music** *(➚Music - agg.; Music - amel.)*:
  • **agg**: *Acon Ambr* cham *Dig Graph* ign *Kreos* lyc *Nat-m* nat-m nat-p *Nat-s* nux-v phos *Sabin* sep tarent thuj
  : **distant**: lyc
  : **lively** music: nat-s
  • **amel | sad** music amel *(➚Music - desire - sad)*: mang
- **noise**, from *(➚Sensitive - noise)*: ant-c nat-c phos
- **old** age; in: *Aur* esp-g
- **pain**, from: both-ax calc carb-v kali-p nit-ac *Sars* staph
  • **slightest**; from: carb-v
  • **stomach**; in: nit-ac
- **palpitations**, with: coca spartin
- **past** events; about: psil
- **periodical**: *Ars* asar *Aur Con* cop kali-ar plat puls sel sulph toxo-g
  • **day**:
  : **alternate**:
  : **alternating** with | **cheerfulness** (See Cheerful - alternating - sadness - periodical - day)
  • **week | two** weeks; every: *Con*
- **perspiration**:
  • **after**: lob-e
  • **during**: *Acon Apis* ars ars-s-f *Aur* aur-ar aur-s bell *Bry Calc* calc-ar calc-s carbn-s *Chin* chinin-ar **Con** graph hep ign lyc *Nat-m* nit-ac nux-v *Ph-ac* puls *Rhus-t* sabin sel *Sep* spig *Sulph* thuj
- **pining** boys; in: aur
- **pollutions**, from: aur dig dios ferr-br ham nat-c nat-p *Nux-v* ph-ac *Puls* sang ust zinc
- **pregnancy**, in: bell chin cimic lach *Nat-m* nux-m *Plat* sanic
- **present**; about the: *Iod*

Sadness – taste

- **pressure** about chest, from: asaf graph sanic
- **puberty**, in *(➚girls - puberty)*: ant-c *Ars* aur *Calc* caust *Graph Hell* helon *Lach* manc *Nat-m* rhus-t sulph
- **puerperal** *(➚delivery - after)*: agn *Anac* arg-n aur bell *Cimic* manc nat-m plat **Puls** thuj *Verat Verat-v* zinc
- **quarrel** with husband, after: *Anac*
- **quiet** *(➚Grief - silent)*: *Hell* ign nux-v plb ziz
- **religious** (See Religious - too - melancholia)
- **respiration**:
  • **asthmatic**; with: nat-s
  • **impeded**; with: ant-c lach laur *Lyc* sep tab
- **sexual** desire | **suppressed** sexual desire; sadness after: con
- **sexual** excesses; from: agar con
- **sexual** excitement *(➚Weeping - sexual)*:
  • **suppressed**: **Con**
  • **with** sexual excitement: agn aur bell *Cimic* con *Lil-t* manc nux-v pic-ac plat sep
- **shock**, from: nitro-o
- **sighing**, with: cimic **Ign**
- **sits** in corner and does not want to have anything to do with the world *(➚Crawling - children - howls; Hiding - himself - corner; Playing - aversion - children - sit)*: bros-gau hipp
- **sleepiness**, with: calc calc-p *Corn* eup-per mag-p murx plb rhus-t *Sapo*
- **sleeplessness**:
  • **from** sadness; sleeplessness (See SLEE - Sleeplessness - sadness)
  • **with**: ars carb-an *Cimic* gels ign kali-c rhus-t sulph *Thuj*
- **slight**, from an undeserved *(➚Delusions - criticized)*: *Arg-n*
- **society** (See company)
- **stomach** complaints; with: anac arg-n chin cycl gaul hydr ing lyc nat-c nit-ac *Nux-v* puls sep tab
- **stool**:
  • **after | amel**: nat-m nux-v
- **stories**, from sad *(➚Horrible)*: **Cic**
- **stretching** out on the sofa; on: hep
- **stupor**; with (See Stupor - sadness)
- **sudden**: tub-d
- **suicidal** disposition, with *(➚Suicidal; Suicidal - sadness)*: anac *Ars* **Aur Aur-m** carc cimic gamb graph *Hep* med *Merc-aur* morph naja *Nat-s* op orni *Psor* ran-b rhus-v sep *Spig* zinc
- **summer**: gels
- **sunshine**, in: gels *Merc Stram*
  • **amel**: plat
- **superfluous**, feeling: *Naja*
- **supper**, after: nux-v
  • **amel**: am-c clem tarent
- **sympathy** agg: con
- **taciturn** *(➚Taciturn; Taciturn - sadness)*: *Ars* bar-c *Cact* mag-m mur-ac nit-ac pycnop-sa tarent-c verat
- **talking**: cimic tarent-c
  • **constant**: cimic
  • **indisposed** to (See taciturn)
- **taste | bitter** taste in mouth; with a: iris

| Sadness – telling | **Mind** | Searching |

- **telling** it to somebody amel; after: alum-sil
  - **suicide**; of: aur ph-ac
- **thunderstorm** amel: sep
- **timidity**; with: plb
- **tobacco**, after abuse of: plan
- **tongue | white** discoloration of the tongue after sadness; with: *Gels*
- **trifles**, about (▸*Trifles; Trifles - important*): agar bar-act bar-c cocc *Dig Graph* mez saroth
- **typhus** fever; after: *Hell*
- **unoccupied**, when: tarax
- **urination**:
  - **amel**: eug hyos
  - followed by frequent urination; sadness: mand
- **vertigo**; with: phos
- **vexation**, after (▸*mortification; Admonition - agg.; Ailments - reproaches*): kali-bi
- **vision**; with dim: *Petr*
- **vomiting**; with: nux-v
- **waking** (▸*Grief - waking*):
  - **when**: *Alum* bell bufo calc-p carb-an cob-n coc-c ign kali-c *Kali-p Lach* lepi lyc nit-ac op *Ph-ac* plat plb raph *Sep* stront-c tarent thyr x-ray
- **walking**:
  - **air**, in open: ant-c calc coff *Con Cupr* hep kali-c nux-v petr *Ph-ac* rhus-t *Sep* sulph tab
  - **amel**: cann-i plat *Puls Rhus-t*
  - **amel**: cop hist
  - **during** and after: acon con tab ther thuj
  - **only** while walking: ph-ac
  - **longer** he walks the worse he gets; the: *Ph-ac*
  - **stand** still or sit down, must: cupr
- **warm** room, in: calc lach *Plat* **Puls** rhus-t tarent
- **weakness**; with: calc-p ign ph-ac
- **weather**:
  - **clear**: *Stram*
  - **cloudy**: am-c sep
  - **foggy**: sep
  - **sultry**: sep
  - **wet**: rhus-t tub
- **weeping**:
  - **amel** (▸*Weeping - amel.*): dig med phos tab
  - **cannot** weep (See Weeping - cannot)
  - **uncontrollable**: kali-br
  - **with**: apis cycl lil-t
- **wine** amel: thuj
- **work**; no sadness when there is (See occupation)
- **work**-shy persons; in: berb bov crot-t dros laur mez prun zinc
- **wringing** the hands (▸*Gestures - hands - wringing*): ars *Asar* puls sulph
- **wrong** way, as if having done everything in (▸*Delusions - wrong - done*): bros-gau *Naja*

SANGUINEOUS (See Cheerful; Confident; Optimistic)

SARCASM (See Mocking - sarcasm)

SATYRIASIS (▸*Nymphomania; MALE - Sexual desire - violent; MALE - Sexual desire - excessive*): agn ambr anac apis aur-ar bar-m calc-p camph cann-i **Canth** con cyna ferul *Fl-ac Gels* gins grat hyos *Kali-br* lil-t *Lyss* manc med merc *Murx* nat-m nux-v orig pen *Phos Pic-ac Plat* psor rob sal-n saroth *Stram* sulph tarent thymol tub ust *Verat* zinc-pic

SCAPEGOAT (See Delusions - wrong - suffered)

SCARED (See Anguish; Fear)

SCATTERED (See Concentration - difficult; Confusion; Frivolous; Heedless)

SCHIZOPHRENIA: *Anac* anh *Bell* carc chlorpr cic coli convo-s cortico *Diph-t-tpt* halo hyos kali-br kres levo manc med mosch *Nux-v* phos psil rauw reser ser-a-c stram sulfa thala thiop thuj-l ven-m verat
- **acute**: halo
- **beginning**: ser-a-c
- **catatonic** (▸*Catatonia*): chlorpr cic coli convo-s cortico halo rauw reser thala thiop
- **children**; in: hyos
- **hebephrenia**: anh chlorpr *Diph-t-tpt* halo kres reser thala thiop thuj-l
- **paranoid** (▸*Delusions; Mania; Stupor*): *Bell Hyos* med *Nux-v* rauw
- **tongue**:
  - **yellow** discoloration of the | **greenish** yellow: mosch

SCHOOL | aversion to: bac calc calc-p nat-m

SCOFFING (See Contemptuous)

SCOLDING (See Abusive)

SCORNED (See Ailments - scorned)

SCORNING (See Contemptuous)

SCOWL, inclination to: equis-h

SCRATCHING with hands (▸*Mania - scratching; Striking - boy*): arn arum-t bell calc *Canth* cham cina hyos psor stram tarent
- **head**; on waking child scratches: calc
- **himself**: arum-t psor
- **walls**; lime off the: arn canth cham stram
  - **pain**; from: arn canth

SCREAMING (See Shrieking)

SCRUPULOUS (See Conscientious)

SCRUTINY (See Watched)

SEARCHING:
- **floor**, on: ign plb stram
- **pins**; for (= pointed things): sil
- **thieves**, at night for: ars nat-m
  - **after** having dreamt of them: nat-m

SEASONS:
- autumn (↗GENE - Seasons - autumn):
  • agg: kali-fcy *Stram*

SECRETIVE (↗*Taciturn; Company - aversion; Suspicious*): agar anac aur *Bar-c* bell bov bufo carc caust chr-met cupr dig germ-met hyos *Ign* kali-c lach *Lyc* naja nat-m nit-ac nux-v op phos plb *Sep* staph syph *Thuj* verat zinc

SECRETS:
- divulging secrets (See Revealing)
- hiding secrets (See Secretive)

SECURE feeling (See Protected)

SELF-ABSORBED (See Egotism)

SELF-ABUSE (See Reproaching oneself)

SELF-ACCUSATION (See Mood - repulsive; Reproaching oneself)

SELF-ASSERTION, want of (See Selflessness; Yielding)

SELF-ASSURED (See Confident)

SELF-BLAME (See Reproaching oneself)

SELF-CENTERED (See Egotism)

SELF-CONSCIOUS (See Timidity; Timidity - bashful)

SELF-CONTAINED (See Reserved; Self-control - increased)

SELF-CONTROL:
- increased (↗*Emotions - predominated; Soberness; Self-denial*): ars aur calc carc coff kali-c lyc mosch nat-c nat-m nat-s sep sil stram
  • children; in: kali-c nat-s sil
- loss of self-control (↗*Beside; Beside - general; Checking - twice*): agar anac anh arg-met arg-n caust cham olnd op staph sulph tarent tub
  • as if going to lose self-control: gels lact
- shooting himself; to prevent (See Injuring - shooting)
- want of self-control (See loss)

SELF-DECEPTION: act-sp

SELF-DENIAL (↗*Reproaching oneself; Self-control - increased*): agar staph

SELF-DEPRECIATION (See Confidence - want - self-depreciation)

SELF-DESTRUCTIVE: aur

SELF-DISCIPLINE (See Self-control)

SELF-DISTRUST (See Confidence - want)

SELF-ESTEEM:
- high (See Egotism)
- low (See Confidence - want)

SELF-INDULGENT (↗*Egotism; Selfishness*): plb

SELFISHNESS (↗*Impatience; Discontented - everything; Haughty*): agar anac anh ars asaf bar-s *Calc* calc-f cench chin cic crot-t ign lach *Lyc Med* mosch nit-ac *Nux-v* **Pall** **Plat** plb *Puls* pyrus sacch senec sep sil staph *Sulph* tarent thuj tub valer *Verat*

SELFLESSNESS (↗*Servile*): anh *Nat-c*

SELF-PITY (See Pities)

SELF-RIGHTEOUS (See Injustice)

SELF-SATISFIED (↗*Content*): carl fl-ac

SELF-TORTURE (See Tormenting - himself)

SENILITY (See Dementia - senilis)

SENSES:
- acute (↗*Restlessness; Sensitive; Starting*): acon agar alco anac arg-n *Arn* **Ars** asaf asar atro *Aur* bar-c **Bell** borx both-a cann-i caps cham *Chin* cimic clem *Coff Colch* con *Cupr* ferr graph hydr-ac hyos *Ign* lach *Lyss* morph mur-ac nitro-o **Nux-v Op Phos** plb sil *Stry* sulph tarent thea valer verat zinc
- blunted (See dull)
- confused (↗*Confusion; Forgetful*): acon aesc agar agn all-c aloe Am-c Ambr aml-ns anh apis arg-met arg-n *Arn* ars *Asar* aur bell *Bism* brom *Bry* calc calc-p camph cann-xyz **Caps** carb-an caust chin coc-c coff colch coloc con crot-h cycl *Dig* gels glon gran graph grat hydr-ac kali-bi kali-br kali-c kali-n lach led lil-t lyc mang mosch nit-ac nux-m **Nux-v** op phel rheum rhod sang sec *Spig* stram **Sulph** valer verb viol-t zinc
- dull (= blunted) (↗*Dullness; Prostration; Stupefaction*): acon agar agn ail alco all-c alum alum-p alum-sil am-c ambr anac ant-t arg-n *Arn* ars ars-i asaf asar aur bapt *Bell* bov bry calc calc-i calc-s calc-sil *Camph* canth caps carb-v caust cedr *Cham* chel *Chin* Chinin-s *Cic* con *Cycl* dig dros dulc elec gels **Hell** *Hydr-ac Hyos* ign indg iod iris *Kali-br* kali-c *Kali-p Lach* lact laur led *Lyc* m-arct m-aust mag-c mag-m mag-s mang meny merc mez morph mosch narc-ps nat-c *Nat-m* nit-ac **Nux-m** *Nux-v* ol-an op **Op** paeon pert petr *Ph-ac Phos* **Plb** puls pyrog ran-b ran-s rhod rhus-t sabad *Sec* sel sil spong stann staph stram streptoc sul-i *Sulph* tab ther verat vip zinc zinc-p
  • organs of hearing, taste and vision unimpaired; yet: **Hell**
- perverted: arg-n bell op
- vanishing of: *Acon* agar alum ambr anac ang ant-t ars asar aur bar-c belt borx bov brom *Bry* bufo calc *Camph* cann-s cann-xyz canth caps carb-an carbn-o caust cham *Chel* chin chlor cic cocc coff con croc crot-h cupr cycl dig /gel laug lyc graph chel chyos mepc knisc kali-sil lac sm nit-ac **Nux-m** *Nux-v* ol-an op *Petr* phos phys *Plat* **Plb** prun psor **Puls** ran-b rhod rhus-t sec seneg spong stann staph stram sulph tab valer verat
  • pain; from: agar anac plat plb stann valer verat

SENSITIVE (↗*Irritability; Starting; Offended*): abrot absin achy *Acon* Aesc aeth agar alco allox aloe alum alum-p alum-sil am-c am-m am-val *Ambr* **Anac** ang anh ant-c ant-o ant-s-aur ant-t apis aq-mar aqui aran-ix arg-met **Arg-n** *Arn* **Ars** ars-s-f asaf *Asar*

Mind

Sensitive — **Sensitive – motion**

Sensitive: ...
aster atro *Aur* aur-ar aur-i aur-s bac bad bapt *Bar-c* bar-i bar-m **Bell** berb **Borx** *Bov* bros-gau bry bufo bung-fa buth-a cact cadm-met calad *Calc* calc-ar calc-f calc-p *Calc-s* calc-sil calen camph cann-i cann-s *Canth* caps carb-an *Carb-v* carbn-o *Carbn-s* carc card-b card-m castm *Caust* cere-s *Cham* chel chen-a **Chin** chin-b **Chinin-ar** chinin-m **Chinin-s** chlol chrysan cic cimic *Cina* cinnb clem cloth coc-c *Cocc* **Coff** colch coloc con convo-s cop cortiso croc *Crot-h* cupr cyn-d daph des-ac dig digin dol dros eup-per euph-pi *Ferr* ferr-ar ferr-p *Fl-ac* foll **Gels** *Germ-met* glon graph haem ham hell hep hist hura *Hyos* hyper hypoth **Ign** *Iod* ip just *Kali-ar* kali-bi kali-br *Kali-c* kali-i kali-n *Kali-p Kali-s Kali-sil* kreos lac-ac *Lac-c Lach Lachn Lat-m* laur lept lil-t **Lyc Lyss** m-ambo *M-arct* m-aust mag-c *Mag-m* mag-p mag-s manc mand mang mate *Med* meny meph *Merc* merc-c *Merc-i-f* mez morph mosch mur-ac murx mygal nabal naja *Nat-ar* Nat-c **Nat-m** *Nat-p Nat-s* **Nit-ac** nuph *Nux-m* **Nux-v** olnd onop *Op* ov ox-ac paeon pall palo parathyr paull pert-vc petr ph-ac phel phenob **Phos** phos-h phys *Phyt Pip-m* plan *Plat* **Plb** psil psor **Puls** *Pycnop-sa* pyrog raja-s **Ran-b** raph rheum rhod rhus-t sabad *Sabal Sabin* samb *Sang* sanic sars scut sec sel *Seneg Sep* **Sil** spig squil stann **Staph** stram streptoc stry sul-ac sul-i sulfonam **Sulph** sumb syph tab tanac tarax tarent tela tell ter *Teucr* thala thea **Ther** thuj tub tub-k tub-m upa uva v-a-b **Valer** vario *Verat* viol-o viol-t vip visc voes xan yuc *Zinc* zinc-c zinc-cy **Zinc-p** *Zinc-val*

- **daytime**: cadm-met carb-v
- **morning**: calc graph hyos iod nat-s *Thuj*
  - **evening**; until | **digestion**; during: iod
- **forenoon**: nat-c
- **noon**: zinc
- **afternoon**: ph-ac plat sulph
- **evening**: *Calc* merc nat-m ph-ac plat ran-b
- **night**: kali-c
- **abortion**; in threatening: bell nux-v
- **agreeable** impressions; to: arn
- **alternating** with | **indifference**: bell
- **arts**; to the: carc
- **beautiful**, nice things; to: med
- **causeless**: tub
- **certain** persons, to (↗*Aversion - persons)*: am-m   aur calc crot-h **Nat-c** sel stann
- **children●**: *Acon* agar ant-c ant-s-aur ant-t *Bell* borx calc calc-sil *Carc* caust *Cham* chin cocc coloc croc *Gels Ign* kali-c *Kali-p* lyc med nat-m nux-v *Phos* plat *Puls* rheum sep sil stann *Staph* tarent *Teucr* tub
  - **girls**: cocc
- **chill**, during: **Acon** aur bry *Caps* **Cham** chin **Coff** colch con hep nat-c *Nux-v* petr phos sel *Sep* verat
- **chorea**, in: hyos
- **coffee**, after: **Cham** nux-v
- **colors**, to (↗*Colors; Despair)*: kali-c *Tarent*
- **complaints**; to the most trifling (↗*Hypochondriasis; Offended)*: nux-v
- **confusion**; to: ars aur

- **criticism**; to (↗*Delusions - criticized; reprimands; opinion)*: alum-sil am-c ang ars-s-f aur aur-m aur-s calc **Carc** merc nat-m sep staph
- **cruelties**, when hearing of: **Calc** *Caust* hep *Phos*
- **crying** of children, to (↗*noise; Horrible)*: caust phos
- **disorder**, to (See Fastidious)
- **drugs**; from: acon ars cham coff lyc nux-v puls sep sil sulph
- **eating**:
  - **after**: cann-s **Nux-v** teucr
  - **during**: calc hep teucr
- **emotions**; to: caust thuj
- **everything**; to: canth mag-p merc
- **excitement** (↗*Excitement)*: ars aur mag-p
- **external** impressions, to all (↗*Impressionable)*: anac arg-met arn ars aur bac bell *Canth* caps cham chin clem *Cocc* coff *Colch* hep *Iod* just kali-p lac-c lach lyc lyss mag-m nat-m *Nit-ac* **Nux-v** ph-ac **Phos** plat sanic sil *Staph* stry
  - **menses**:
    : **before**: nux-v
    : **during**: lyc phos plat
- **flowers**; to (↗*Flowers - loves)*: med
- **head**; during pain in: ars *Bell Cham* chin coff *Ign Nux-v Sil* spig tela
- **heat**, during: acon bell carb-v cham coff lyc nat-m nit-ac **Nux-v Puls** teucr valer
- **injustice**, to (See Injustice)
- **insults**, to (See reprimands; reproaches; rudeness; Delusions - insulted)
- **jar**; to (↗*touch)*: bry nit-ac
- **jesting**; to (See Offended)
- **laughed** at, to being: calc
- **light**, to (↗*EYE - Photophobia; GENE - Light; from - agg.; HEAD - Pain - light; from - agg.)*: Acon   aqui *Ars* aur bad **BELL** borx bros-gau buth-a *Colch* con ign *Kali-p* lac-c lyss **Nux-v Phos** sang stram streptoc tub
  - **colored** glass; shining through (= as in church): ant-c
  - **menses | during**: borx ign nux-v
- **magnetic** contact, to: nabal
- **measles**, in: *Coff*
- **menopause**; during: absin arg-n cimic coff dig *Ign* kali-br *Lach* ov *Ther* valer *Zinc-val*
- **menses**:
  - **after**: cimic
  - **before** (↗*Menses - before)*: nit-ac *Nux-v Sep*
  - **during** (↗*Menses - during)*: am-c   borx   ign   lyc *Nux-v* phos plat
- **mental** impressions; to (↗*Fear - hurt; Impressionable; Irresolution)*: asar nat-m phos zinc
- **moral** impressions, to (↗*Delusions - neglected - duty; Impressionable; Moral)*: all-s aster coff dig hep ign nuph plb psor upa
- **motion** in the room: lach

188   ▽ extensions | O localizations | ● Künzli dot

Sensitive – music

- **music, to**. *(♂Music - agg.; GENE - Music - agg.)*: Acon aloe *Ambr* anac arg-met arn aur bry bufo cact *Calc* carb-an carc caust *Cham* coff cop *Croc* cupr dig *Graph Ign* ip kali-c *Kreos Lyc* merc **Nat-c** *Nat-m* nat-p *Nat-s* **Nux-v** pall *Ph-ac* phos phys psil puls raja-s *Sabal Sabin* **Sep** stann staph sulph *Tab Tarent* thuj tub tub-k viol-o zinc zinc-p
  - **amel** (See Music - amel.)
  - **church** music; to (See sacred)
  - **classical** music: bufo
  - **continues** to hear music heard before: lyc
  - **piano**, to: anac nat-c sep zinc
  - **religious** music; to (See sacred)
  - **sacred** music; to: aur raja-s *Thuj*
  - **stitches** in ear and head from every note: ph-ac
  - **violin**, to: viol-o
  - **vocal**: nux-v
- **nature** and natural objects, to *(♂Nature - loves)*: med
- **nervous** *(♂Excitement - nervous)*: *Ambr* cupr dol sil ther
- **noise**, to *(♂noise; HEAR - Acute - noise; Ailments - fright)*: achy **Acon** allox aloe alum alum-p alum-sil am-c am-m ambr anac ang anh ant-c ant-t apis aqui aran-ix *Arg-n Arn Ars Ars-i* asaf **Asar** *Aur* aur-ar aur-i aur-m bapt *Bar-c* bar-i **Bell Borx** brom *Bry* bufo bung-fa buth-a cact cadm-met *Calad Calc* calc-f calc-sil camph cann-i cann-s canth caps carb-an *Carb-v Carbn-s* carc card-b (non: card-m) *Caust Cham* chel chen-a **Chin** chin-b chinin-ar chlol cic cimic cina cinnb *Cocc* **Coff** colch **Con** convo-s cop cortiso crot-h cupr cyn-d dig dros *Ferr Ferr-ar Ferr-p Fl-ac* foll gels *Graph Hell* hep hura hyos *Ign Iod Ip* kali-ar **Kali-c** kali-i *Kali-p* kali-s kali-sil lac-ac *Lac-c Lach Lachn Lat-m* laur lept lil-t *Lyc Lyss* m-ambo m-arct m-aust mag-c *Mag-m* mag-p manc *Mand* mang *Med Merc* mosch *Mur-ac* nat-ar *Nat-c Nat-m* nat-p *Nat-s* nat-sil **Nit-ac** *Nux-m* **Nux-v** olnd **Op** ox-ac palo parathyr petr ph-ac phel *Phos* plan *Plat* plb ptel *Puls* raph rhus-t sabad sabin sang sars sec sel seneg *Sep Sil Spig* squil stann staph stram streptoc stry sul-ac sulfonam sulph sumb syph tab tanac tarax **Tarent** *Teucr* **Ther** thuj *Tub* uva v-a-b valer verat viol-o visc xan yuc **Zinc zinc-p**
  - **morning**: *Fl-ac*
  - **evening**: *Calc*
  - **aphthae**; with: borx
  - **aversion**, to (See Noise - aversion)
  - **car** passing on the street: chen-a nit-ac
  - **chill**, during: arn bell **Caps** gels *Hyos* nat-c nux-v
  - **clocks**, ringing of bells; striking of: ant-c **ASAR Coff** dros **THER** verat
  - **crackling** of paper, to *(♂Starting - crackling)*: *Asar* ferr lyc nat-c nat-s tarax ther zinc
  - **hammer**, of: manc
  - **heat**, during: acon bell calc **Caps** con ip lyc nux-v
  - **herpes**; with: borx
  - **labor**, during: bell borx *Chin* cimic *Coff*
  - **loud** noise: ant-c *Asar*

Sensitive – opinion

- **noise**, to: ...
  - **menses**, during *(♂Menses - during)*: borx ign kali-p nux-v
  - **music** amel *(♂Music - amel.)*: anh **Aur** *Aur-m* bufo carc cop mang merc nat-m sul-ac sumb **Tarent** thuj tub
  - **others** eat apples, hawk or blow their noses; cannot bear to hear: lyss
  - **painful** parts; in (See Noise - agg.)
  - **painful** sensitiveness to: am-c arn *Coff Con* lyc *Nux-v Sang* seneg *Sil Spig* **Ther**
  - **penetrating** noises (See shrill)
  - **reports** (See sudden - reports)
  - **sawing** wood, to: manc
  - **scratching** on linen, silk or strings, to: *Asar* ferr tarax ther
  - **shrill** sounds, to: *Asar* bar-c *Calc* chin cocc con ferr iod lept lil-t lyc manc mur-ac *Nit-ac* sabin *Ther*
  - **sleep**, on going to: *Calad Calc* ther
  - **slightest** noise; to the *(♂Frightened; Irritability - noise; Rage - mischievous - noise)*: acon aloe alum-sil am-c ant-c arg-n **ASAR** bad bar-c *Bell Borx* bufo calad chin cimic cinnb *Cocc* **COFF** *Ferr* ign iod lach lil-t *Lyc* mur-ac nat-c nat-s nux-m **Nux-v Op** petr *Phos* ptel *Sabin Sep* **Sil** streptoc **THER** uva xan
  - **but** not to loud noise: borx
  - **sneezing**, of: borx
  - **stepping**, of: bell **Coff** *Nit-ac* **Nux-v** sang *Sil Teucr*
  - **sudden**: *Borx* calad cocc nat-c nat-m
  - **reports**: borx
  - **talking**, of: am-c petr **Zinc**
  - **vertigo**; with *(♂VERT - Noise)*: ther
  - **voices**, to *(♂Anger - talk)*: am-c *Ars* aur aur-ar bar-c bell chin *Cocc* colch *Con* ferr ferr-ar hyos kali-ar *Kali-c* lyss *Mag-m* mur-ac nat-*Nat-s Nit-ac* **Nux-v** ph-ac rhus-t sel sep *Sil* stram *Teucr* verat **Zinc**
  - **male**, to *(♂Aversion - men; to [= male; Fear - men; of [= male)*: bar-c *Nit-ac*
  - **own** voice *(♂HEAR - Acute - voices - her - loud)*: bell
  - **walking**; of (See stepping)
  - **water** splashing, to *(♂Hydrophobia)*: brom **Lyss Nit-ac** stram
- **odors**, to *(♂GENE - Faintness - smell; HEAD - Pain - odors - strong odors; NOSE - Smell - acute)*: ambr aran-ix ars aur bell calc-f coff *Colch* eup-per graph ign lach lyc lyss mand *Merc-i-f Nux-v* op phos sabad sang sel *Sep* stann staph sul-ac sulph ther vario
- **opinion** of others; to the *(♂Timidity - bashful; criticism; Delusions - criticized)*: ars aur bov *Calc Calc-sil* cloth *Germ-met Kali-sil* nat-m pall **Sil** stann *Staph* thuj

Sensitive – pain — Mind — Serious

- **pain**, to *(↗GENE - Sensitiveness - pain; Shrieking - pain; Weeping - pains - with)*: **ACON** Arn Ars asaf Aur Bell calc **CHAM** chin cimic **COFF** colch cupr daph ferr ferr-p graph **HEP** hyos *Hyper* ign *Kali-c* lyc mag-c mag-p mag-s mang mosch nat-m nat-s nit-ac *Nux-v Phyt Pip-m* psor sars scut stann stram ther thuj verat
  · **beside** oneself from pain; being: **Acon** aur calc **Cham** *Coff* colch hep hyos lyc mag-p nat-m nit-ac *Nux-v* stram thuj verat
- **people**; to presence of other: cham *Hep* thuj
- **perspiration**, during: *Acon* aur bar-c bell *Cham* chin **Coff** con nux-v sel *Sep*
- **pregnancy**; during: acon asar cimic *Ther*
- **puberty**, in: *Acon* ant-s-aur ant-t aur *Bell* calc *Cham Kali-c Phos Puls Staph Teucr*
- **quarrels**; to *(↗Answering - unable - hurt; Quarrelling - aversion)*: ant-c ign lach nat-m staph
- **reading**, to *(↗Reading - agg.)*: crot-h lach mag-m merc
- **reprimands**, to *(↗criticism; Ailments - reproaches; Admonition - agg.)*: calc-sil caps *Carc* cic cina cupr dam *Ign* lyc *Med* merc nat-m nat-s nux-v puls staph
  · **children**; in: carc med nat-s staph
- **reproaches** *(↗criticism)*: calc-sil merc staph
- **rhythm**; to: carc sep
- **rudeness**, to *(↗Answering - unable - hurt; Ailments - scorned; Quarrelling - aversion)*: bar-m *Calc* carc cocc *Colch* mag-m *Med* mur-ac nat-m nux-v ozone ph-ac puls stann **Staph**
- **sad** stories, to *(↗Horrible)*: cic
- **said** about her; to what is being (See opinion)
- **sensual** impressions, to *(↗Impressionable)*: Am-c ars ars-i *Aur* bar-c *Bell* berb calc carc *Chin* clem *Coff* colch *Con* croc dig *Graph* hep iod *Lyc* mag-c mag-m mur-ac *Nat-c Nit-ac* nux-v petr ph-ac *Phos* seneg *Sep* sil sulph tarent thuj valer **Zinc**
  · **joins** in on hearing anyone sing; involuntary (See Singing - involuntarily - hearing)
- **sound** of passing vehicles; to the (See noise - car)
- **steel** points directed toward her: apis nat-m **SIL SPIG**
- **surroundings**: borx lach lyss nat-p nux-v op phos sabad
- **taste** (See MOUT - Taste - acute)
- **teeth**, during filling of: phys
- **thinking** of things sensitive to agg: *Asar*
- **touch**, to *(↗jar; Touched - aversion)*: abrot *Acon* ant-t arn ars *Bell* caps caust chin chinin-ar cina coff foll hep kali-c lac-c *Lach* mag-c meny mez nat-s nit-ac phos plb sanic sil spig staph tell
  · **children**; in: acon ant-c chin kali-c nat-s sanic

Sensitive: ...
- **walking** of others in the room; to: lach
- **want** of sensitiveness *(↗Indifference; Loquacity; Senses - dull)*: ant-*Arn* ars bell calc cann-i chin con cupr cupr-act cycl daph diphtox euphr **Op** *Ph-ac* phos puls ran-b rheum rhod sabin sel *Sep* staph stram tub verat
- **weakness**; to other people's (See Abusive; Mocking - sarcasm - weaknesses)
- **wind**; to *(↗GENE - Wind)*: *Cham* sulph
- **women**: euph-pi glon ign

SENSORIUM (See Senses)

SENSUAL *(↗MALE - Sexual desire - increased; STOM - Appetite - ravenous; FEMA - Sexual desire - increased)*: bufo

SENSUOUS (See Sensitive - sensual)

SENTIMENTAL *(↗Homesickness; Ecstasy)*: acon *Agn* alco am-c am-m ambr **ANT-C** ars *Aur* berb cact calc *Calc-p* canth carb-an carc castm caust chin chinin-ar cimic *Cocc Coff* con crot-h *Cupr Cycl* dig *Graph* hydr-ac iber **Ign** *Indg* kali-p kreos lach laur lil-t lyc manc mur-ac naja nat-c *Nat-m* nat-s nux-v *Nux-v* ph-ac *Phos* plat plb *Psor Puls* rhus-t sabad sabin sec *Sel Sep Stann Staph Sulph* thuj **Tub** zinc
- **diarrhea**, during: *Ant-c*
- **drunkenness**; during: *Lach*
- **girls**: cocc
- **menses** | **before** *(↗Menses - before)*: Ant-c
- **moonlight**, in *(↗Moonlight)*: **Ant-c**
- **twilight**: ant-c
- **young** persons; in: ant-c ign

SEPARATION is difficult (See Farewell - separation)

SERENE (See Tranquillity)

SERIOUS (= earnest) *(↗Sadness; Introspection; Cares full)*: aeth allox *Alum* alum-p *Am-c Am-m* ambr anac ang ant-c arg-met **Ars** ars-s-f asar aur *Bar-c* bart bell borx bov bros-gau bry cact calc calc-sil cann-s caust *Cham* chel *Chin* cic *Cina* **Cocc** coff *Con* cupr cycl dros **Euph** euphr ferr ferr-ar graph grat ign iod ip lach **Led** lob *Lyc* lyss m-arct mang *Merc* mez mur-ac naja *Nat-c Nat-m* nat-p *Nat-s Nux-m* nux-v olnd op orig ph-ac *Plat* plb puls rhus-t senec seneg sep sil spig *Staph* **Sul-ac** sulph *Thuj* til valer verat
- **noon** | **amel**: aeth
- **evening**: seneg thuj
- **absurdities**, over *(↗Foolish)*: anac
- **alternating** with:
  · **cheerfulness** (See Cheerful - alternating - seriousness)
  · **jesting** (See Jesting - alternating - seriousness)
  · **laughing** (See Laughing - alternating - seriousness)

- **alternating** with: ...
  - **mirth** (See Mirth - alternating - seriousness)
- **children**: aur ferr sep
- **ludicrous** things, when seeing: anac

SERVILE (= obsequious, submissive) *(➚ Yielding; Selflessness; Comply)*: agar cham *Gels* lyc m-arct **Puls** staph streptoc

SEXUAL DESIRE (See FEMA - Sexual desire; MALE - Sexual)

SEXUAL EXCESSES (See Ailments - mortification; Ailments - sexual excesses; Love - perversity)

SEXUAL-MINDED (See FEMA - Sexual desire - increased; MALE - Sexual desire - increased)

SHAMEFUL *(➚ Ailments - shame; Reproaching oneself)*: hyos *Ign* tub
- **children**; in: tub

SHAMELESS *(➚ Lascivious; Nymphomania; Fancies - lascivious)*: alco *Anac* bell *Bufo* bung-fa calc camph cann-xyz canth cub cupr hell **Hyos** merc-c mosch murx nat-m nux-m *Nux-v* Op **Phos** phyt **Plat** sabin Sec staph **Stram** *Tarent Tub* **Verat**
- **bed**, in: *Nat-m*
- **children**, in: bufo op phos stram *Tub*
- **delivery**, during: verat
- **exposing** *(➚ Lascivious; Naked - exhibitionism)*:
  - **breasts**; the: bung-fa
- **person**; the *(➚ Lascivious; Naked - exhibitionism)*: Hyos *Phos* phyt Sec stram *Tarent* verat

SHAVING agg: calad

SHINING objects:
- **agg** *(➚ Delusions - objects - bright; Rage - shining; GENE - Shining)*: **Bell** bufo camph cann-i *Canth* glon *Hyos* lach **Lyss** phos *Stram*
- **aversion** to: bufo
- **surface** of water agg *(➚ Hydrophobia)*: **Lyss** **Stram**

SHIT, feels like (See Discontented - himself - good)

SHORT TEMPERED (See Irritability)

SHOUTING (See Shrieking)

SHRIEKING *(➚ Weeping; Lamenting; Howling)*: absin acon aeth agar agav-t ail alco allox aloe alum am-c ambr *Anac* ant-c **Ant-t** **Apis** *Apoc* arg-met arn ars *Art-v* arum-m arum-t atro *Aur* aur-ar *Aur-m* bac bad **Bell** benz-ac *Borx* bov bry bufo cact calad *Calc* calc-hp *Calc-p* calc-s calc-sil **Camph** cann-i *Canth* **Caps** carb-ac carb-an carb-v carbn-o carbn-s caste castm *Caust Cedr* cench *Cham* chel *Chin* chinin-s chlol (non: chlor) chol **Cic** cimic *Cina* cinnm cocc coff *Coloc* con croc crot-c crot-h **Cupr** *Cupr-act* cupr-ar cycl cypr *Dig* dor dulc elaps equis-a eup-per eup-pur euph ferr-p *Fl-ac* Gels *Glon* gran graph *Guaj* **Hell** **Hep** hydr hydr-ac *Hyos* hyper *Ign* inul *Iodof Ip Jal* kali-ar kali-bi *Kali-br* **Kali-c** kali-chl *Kali-i* kali-n kali-p kali-s kreos lac-ac lac-c lach lat-m laur lepi

Shrieking: ...
levo lil-t **Lyc** lyss mag-c *Mag-m* mag-p meny merc merc-c merc-meth meth-ae-ae morg-g mosch naja *Nat-c* nat-m nit-ac nitro-o nux-m nux-v *Oena* olnd op **Pareir** pert *Phos* **Plat** plb plb-chr podo psor puls ran-s *Rheum Rhus-t* rib-ac samb sanic sars sec seneg *Senn* sep sil sol-ni spig stann staph **Stram** stront-c *Stry* sul-ac *Sulph* syph tanac tarent ter thal thuj *Tub* vac valer **Verat** verat-v viol-t vip *Zinc*
- **day** and night: stram
- **evening**: sanic verat
  - **21 h | 21-0 h**: sanic
- **night**: ant-t bell calc carc cypr hyos jal kreos lac-ac mag-c sanic stram
  - **midnight**: lac-ac
- **aid**; for (See help)
- **alternating** with:
  - **complaining**: bufo
  - **indifference**: sulph
  - **laughing**: kali-p mosch stram tarent
  - **unconsciousness**: bell tub *Zinc*
- **anger**, in: arn castm cham *Iod* nux-v puls zinc
- **anguish**, from *(➚ Anguish)*: lat-m
- **anxiety**, from: calc chinin-s cocc *Hyos* **Lyc** mosch plat ran-s stann
- **approached**; when being | bed; while lying in: *Ign*
- **brain** cry (= cri encéphalique): **Apis** arn ars *Art-v* bell calc-hp canth *Carb-ac Cham* cic coff crot-c cupr-ar dig dulc *Glon* **Hell** *Hyos* ign *Kali-br Kali-i Lyc* **Merc** merc-c phos plb *Rhus-t* sol-ni stram sulph syph *Zinc*
- **cannot**; wants to scream, but: am-m *Stram*
- **cephalic** (See brain)
- **cheerful** mood; causeless shrieking during: *Chin*
- **children**, in: acon aeth agar ail anac ant-c ant-t **Apis** *Arn* bell benz-ac **Borx** brom calc *Calc-p* caste *Cham* *Cina* cinnm coff cupr cypr dor dulc *Glon* **Hell** hyos *Ign* inul ip *Jal* kali-br kali-c *Kali-p* Kreos **Lac-c** lyc mag-c mag-m *Nux-v* phos phos puls *Rheum* sanic *Senn* sil staph stram **Sulph** syph ter thuj **TUB** *Valer* verat zinc
  - **day** and night: calc
  - **evening**: cinnm zinc
  - **night**: ant-t calc carc *Cham* cypr jal *Kali-p Lac-c* nux-v psor rheum sanic ter
  - **causeless**: verat
  - **colic** with: *Cham Nux-v*
  - **consolation | agg**: ant-c cham
  - **fearfully**: kali-br
  - **fist** in mouth; with: ip
  - **looked** at; when *(➚ Looked - cannot - children)*: brom
  - **moved**; when: zinc
  - **nursed**, when being: borx
  - **sleep**, during: ant-c ant-t *Arn* bell borx calc *Calc-p* carc caste cina hell hyos *Ign* inul jal **Kali-br** lac-c *Lyc* mag-c mag-m *Psor* **Puls** rheum senn sil **Sulph** *Tub* verat zinc
    ⦙ **dreams**; from disturbing: borx calc
    ⦙ **sobbing**; and: hyos

Mind

- spoken to, when: sil
- stool:
  - before: borx kreos
  - during: aeth *Cham Kreos* valer
  - urging to; during: **Rheum**
- touched, when (↗*Touched - aversion*): ant-t cina mag-c
- waking, on: borx cina ign **Kali-br** kali-c lyc sanic staph sulph thuj zinc
  - diarrhea; during: sulph
  - trembling; with: ign zinc
- weeping; and: lac-c psor rheum
  - always: lac-c psor rheum
- chorea, in: chlol cina *Ign Stram Zinc*
- convulsions:
  - after: plb sil
  - before: *Aml-ns Apis* art-v *Bell Bufo* calc camph canth cedr **Cic** *Cina* crot-c **Cupr** *Hell* hydr-ac hyos *Ip Kali-br Lach* laur *Lyc* nit-ac nux-v *Oena Op* phos plb sil *Stram* stry *Sulph* verat-v *Zinc*
  - between: bell kali-bi
  - during: acon ant-t *Apis Art-v* bell calc *Camph* canth *Caust Cic Cina Crot-h Cupr Hell* hyos ign ip kali-bi lach *Lyc Merc Nux-v* oena **Op** *Stram* sulph vip *Zinc*
  - epileptic (↗*GENE - Convulsions - epileptic - during*): calc **Cic** *Cupr* hydr-ac **Hyos** *Kali-bi Lyc Oena Sil* stram sulph
  - puerperal: *Hyos Iod* kali-c *Lach* plat puls stram
- cough:
  - agg: arn bell **Bry** caps chin cina *Hep* kali-c op samb sep verat
- cramps, during: *Cupr Mag-p* plb
  - O Abdomen; in: cupr *Mag-p* plb
- delusions:
  - from: ars kali-c plat puls stram
  - with: canth hyos *Stram* verat
- dentition, during (↗*TEET - Dentition - difficult*): calc-p cham *Kreos* ter
- drinking:
  - water: canth
  - while: nux-v
- drunkenness, during: caust hyos ign stram
- dying; thinks she will be (↗*Death - sensation*): lat-m naja
  - breath; and looses her: naja
- fever, during: acon *Bell* bry *Caps* cham coff cupr ip *Lyc* op plat puls **Stram** verat
- help; for (↗*Helplessness; Delirium - crying - help; Delusions - help - calling*): *Camph* hep *Ign* kali-c levo plat plb rhus-t
  - jumping up from bed: hep rhus-t
  - sleep; in: hep kali-c rhus-t
- hiccough; with: cic
- holds on to something; shrieking unless she: **SEP●**
- hydrocephalus, in: *Dig* kali-i *Lyc* merc *Zinc*
- imaginary appearances, about: *Kali-c*
- interrupting unconsciousness; shrieking (See alternating - unconsciousness)
- involuntarily: hydr-ac
- jumping out of bed; and: chlol
- laughing | after: tarent
- locomotive, like a: nux-m
- loudly: anac hydr-ac plb
  - someone; as if calling: anac
- mania (See Mania - shrieking)
- meningitis; during: apis
- menses:
  - after (↗*Menses - after*): aur
  - before (↗*Menses - before*): Sep **Tub**
  - during (↗*Menses - during*): *Cocc Coff Coloc* cupr
- must shriek; feels as though she: *Anac* apis aur *Calc* calc-p chel cic cina *Elaps* hell kali-c *Lil-t* merc nux-v plat *Sep* sil stann stram
  - causeless: chel
- obstinate (↗*Obstinate*): *Cham* sanic
- pain, with the (↗*Sensitive - pain; Weeping - pains - with; Despair - pains*): **ACON** alum apis *Apoc Ars* atro aur **Bell** borx bov bry **Cact** calc-p *Canth* caps **CHAM** chin cic cimic coff *Coloc* cupr gels hep hyos kali-c kali-chl kali-n lach lat-m mag-c mag-m mag-p nit-ac op **Plat** plb podo puls *Sep* spig thal zinc
  - inspiration; on: kali-c
  - lumbar region: alum chin
  - O Abdomen: hyos kali-chl
  - Bladder: borx
  - Ear: bell cham hep lach
  - Feet: spig
- paroxysmal: canth **Cupr** *Ign Lyc Op*
- piercing: apis
- pleased; hard to be (↗*Discontented*): ip
- rage; during (↗*Shrieking*): *Bell* canth cupr hyos lach sec sol-ni stram *Verat*
- respiration; with difficult: tarent
- runs shrieking through house: calc
- sleep, during: *Agar* alum am-c anac ant-c *Ant-t Apis Arg-met* arn *Aur* bac *Bell* **Borx** *Bry* bufo calc *Calc-hp Calc-p* calc-sil camph cann-i *Caps* carb-ac carb-an carb-v carc *Castm* caust *Cham* chel chin chlol *Cic Cina* cocc croc *Cupr-act* cycl cypr dig dor dulc euph *Fl-ac* gran graph *Guaj Hell Hep Hyos Ign* inul iodof ip *Kali-br* kali-c kreos *Lac-c* **Lyc** *Mag-c Mag-m* merc *Nat-c* nat-m nit-ac nux-m op phos plat psor **Puls** *Rheum* rhus-t ruta sep *Sil* spong stram stront-c stry sul-ac *Sulph* thuj *Tub Verat* **Zinc** zinc-p
  - dreams; from disturbing: borx
  - eyes; with trembling and fixed: ant-t
  - jumping out of bed and shrieking for aid: hep rhus-t
  - menses | before (↗*Menses - before*): carb-v sep sul-ac **Tub** *Zinc*
- someone; as if calling: aloe *Anac*
- stool:
  - before: borx kreos rheum rhus-t
  - curdled stool; with: valer

192   ▽ extensions | O localizations | ● Künzli dot

| Shrieking – stool | Mind | Singing |

- **during**: canth carb-v **Cham** *Ip* kreos **Rheum** *Sulph* valer
- **stupor** in: hyos
- **sudden**: apis *Bell* borx bry calc cham chin *Cic Cina* cypr gels *Hell* iodof kali-br *Kali-c* plb stram tub verat *Zinc*
- **thunderstorm**, during *(↗Weather - thunderstorm - during)*: gels
- **touched**, when *(↗Touched - aversion): Acon* ant-c ant-t *Arn* canth hyos *Iod* kali-c *Merc* ruta stram stry
  - **larynx**; at: canth
  - **plaintively** shrieking in stupor: hyos
- **trifles**, at *(↗Trifles; Trifles - important):* **Kali-c** rib-ac
- **unconscious**; until: bufo
- **unconsciousness** interrupted by shrieking (See alternating - unconsciousness)
- **urination**:
  - **before** *(↗Weeping - urination - before; BLAD - Urination - dysuria - painful - cry):* acon **Borx** lach **Lyc** nux-v plb sanic *Sars* thuj
  : **dentition**, during (See BLAD - Urination - dysuria - dentition)
  - **during**: borx **Canth** erig lyc **Pareir** sars
- **waking**:
  - **on** *(↗Clinging - child - awakens):* alum apis arn ars bell *Bry* **Calc** calc-s *Caps Cham* chlol chol *Cina* con cupr-acet gels guaj *Hydr-ac Hyos* ign *Kali-br Kali-p* kali-s lach *Lyc Mag-c* meny phos rheum ruta samb sanic sep sil stram sulph thuj **Zinc**
  - **without** (See sleep)
- ○ **Genitals**; with grasping of: *(↗Tearing - himself - genitals; MALE - Handling - tearing):* acon

SHY (See Timidity)

SICK feeling (See Delusions - sick - being)

SIGHING *(↗Sadness; Moaning; Grief):* acet-ac **Acon** act-sp aether agar ail alco alum am-c aml-ns anac ang ant-c apoc arg-n *Arn* ars atro aur bar-c **Bell** ben-n bor-ac **Bry Calc-p Camph** cann-xyz carb-ac *Cench* cere-b *Cham* chin chinin-s cic **Cimic** clem cob *Cocc Coff* colch cortico croc cupr cur der dig elae elec eup-per *Eup-pur* ferr-m galv gast gels goss gran graph *Hell* hura *Hydr-ac* hyos iber **Ign Ip** kali-cy kali-p *Lach* lact *Lyc* lycps-v lyss *M-arct* macro mag-c malar merc-c mill mit morph mosch mur-ac naja nat-c nat-m *Nat-p* nit-ac nux-m **Nux-v Op** phos phys plat plb podo puls raja-s ran-s *Rhus-t* sacch-l *Sars Sec* sel *Sep* sil spong stann *Stram* sulph tab tax teucr ther thuj til trad valer verat verat-v vip xan zinc
- **forenoon**: ign
  - **9**.30 h: ign
- **afternoon**: ant-c
- **evening**: chin lycps-v
  - **19** h: lycps-v
- **night**: bry ign
  - **midnight**:
  : **after** | **2** h: ign

Sighing: ...
- **alternating** with:
  - **dancing** (See Dancing - alternating - sighing)
  - **jumping** (See Jumping - alternating - sighing)
- **causeless**: nux-v
- **children**; in: cupr puls
- **dinner**, after: arg-n
- **epileptic** convulsions:
  - **after**: ign
  - **before**: cic
- **heat**, during: acon *Arn* ars bell bry *Cham* clem cocc *Coff Ign* ip nux-v puls rhus-t *Sars* sep stram *Teucr* thuj verat
- ○ **Head**, of: clem
- **honor**, from wounded: *Nux-v*
- **hysteria**, in: *Hydr-ac* **Ign** *Plat*
- **involuntary**: *Calc-p Ferr-m* hell **Ign**
- **leukorrhea**; with: phys
- **loud**: ign
- **menopause**; during: xan
- **menses**:
  - **after** *(↗Menses - after):* nat-p stram
  - **before** *(↗Menses - before):* **Ign** lyc nat-p
  - **during** *(↗Menses - during):* ars cimic cocc graph ign nat-p plat
  : **amel**: nat-p
- **old** people: ign
- **perspiration**, during: acon ars bar-c **Bry** *Cham* chin *Cocc* cupr *Ign Ip* nux-v phos *Rhus-t Sep* stram thuj verat
- **sadness**; with (See Sadness - sighing)
- **shock** from injuries, in *(↗Ailments - injuries): Lach*
- **sleep**, in: anac ars atro aur bell camph cann-xyz cortico glon *Kali-p M-arct* mag-c op puls stram *Sulph*
  - **comatose**: ars
- **throat**, with grasping at: **Stram**
- **waking**, on: puls

SILENCE | **soliciting** silence *(↗Quiet; wants):* mosch

SILENT (See Grief - silent; Quiet disposition; Sadness - taciturn; Taciturn; Talking - loud)

SILENT GRIEF (See Grief - silent)

SIMPLE persons *(↗Childish; Naive; Humility):* **Graph**

SINGING *(↗Whistling; Mania - singing; Humility):* acon agar alco anan apis arg-met arum-t aur *Bell* cann-i cann-s cann-xyz caps carb-v *Carbn-s* caust chlf *Cic Cocc* cot *Croc* cupr cupr-act der dros ery-m eup-pur ferr-g gels hep hipp hydr *Hyos Hyper* kali-br kali-p *Lach* lachn lact lob-c lob-s lyc lyss *M-arct* mag-c manc merc-i-f merl mez nat-c nat-m nit-ac nux-m *Nux-v* op peti ph-ac phos *Plat* plb psil sang santin sars sep *Spong* stann staph *Stram* sul-ac sulo-ac tab tarent *Teucr* ther *Verat* verb
- **morning**, with: ery-m
  - **waking**, on: ery-m
- **evening**: bell nat-m
- **night**: bell croc *M-arct* ph-ac verat
- **agg** complaints: arg-met arum-t carb-v dros ferr-p hep *Nux-v* **Phos** sang sel stann verb

Singing

- **alternating** with:
  - **anger** (See Anger - alternating - singing)
  - **confusion**: spong
  - **delirium** (See Delirium - gay - alternating - singing)
  - **distraction** (See confusion)
  - **dullness**: spong
  - **groaning** (See moaning)
  - **hatred** (See loathing)
  - **irritability** (See Irritability - alternating - singing)
  - **laughing** (See Laughing - alternating - singing)
  - **loathing** of work: spong
  - **moaning**: *Bell*
  - **moroseness** (See Morose - alternating - singing)
  - **quarreling** (See Quarrelsome - alternating - singing)
  - **quiet** disposition: aur
  - **talking**: *Gels*
  - **vexation** (See Irritability - alternating - singing)
  - **weeping**: *Acon* bell der stram
    : **and** laughing: stram
- **boisterous**: alco
- **dancing** and weeping; with: tarent
- **exhausted**; until: tarent
- **fever**, during: bell *Op Sars* stram teucr verat
- **headache**, with: ther
- **hilarious** (= joyously): agar op verat
  - **night**: verat
- **hoarse**, until very: *Tarent*
  - **exhausted**; and: *Tarent*
- **inability** for: sil
- **involuntarily**: *Croc* lyc lyss spong tarent teucr
  - **hearing** a single note sung; on: *Croc*
- **joyously** (See hilarious)
- **Latin** paternoster: *Stram*
- **menses | during**: stram
- **monotonous**: *Op*
- **obscene** songs (See Obscene - songs)
- **shrieking** and weeping, followed by: *Hyper*
- **sleep**, in: bell *Croc* hyper lach *M-arct* ph-ac stram sulph
- **trilling**: acon *Bell* cocc lyc mag-c nat-c nux-v phos staph stram ther verat
- **waking**, on: *Sulph*

SITTING (↗ GENE - Catalepsy):
- **aversion** to sit: iod lach
- **inclination** to sit (↗ GENE - Sitting - agg.; GENE - Sitting - amel.; GENE - Sitting - impulse): acon *Agar* aloe alum alum-p alum-sil am-c *Am-m Ambr Anac* ant-c ant-t arg-met arg-n *Arn Ars Ars-i* asar *Aur* aur-s bar-act bar-c bar-i bar-m *Bell* borx brom bry calc *Calc-p* calc-s calc-sil camph *Cann-s* canth caps *Carb-v Carbn-s* caust cench *Cham Chel* **Chin** chinin-ar cimic *Cocc* cod colch coloc **Con** croc cupr cycl dulc elaps *Euphr Ferr* fl-ac *Gels* glon **Graph Guaj** hell *Hep* **Hipp** *Hyos* ign *Iod* ip jac-c kali-ar kali-br kali-c kali-m kali-p kali-sil lac-c lach lact laur lil-t lyc m-aust mag-c mag-m mag-p merc mez

Mind

Sitting – inclination to sit: ...
mur-ac nat-ar nat-c *Nat-m* nat-p *Nit-ac* **Nux-v** ol-an olnd op petr *Ph-ac* **Phos** *Pic-ac* plat plb **Puls** ran-b *Ran-s* rheum rhod rhus-t ruta sabin *Sec Sep* sil *Spong* **Squil Stann** staph *Stram Stront-c* sul-ac sul-i *Sulph Tarax Teucr* thala *Verat* verb viol-t *Zinc* zinc-p
- **bed**; in | **lies** down; and suddenly: *Hyos*
- **breaks** pins; and (↗Breaking): **Bell** calc
- **elbows** on knees, bent double; with: coloc
- **erect**: cham hyos lyc puls stram
- **head** on hands and elbows on knees; with: glon iod
- **lie** down; sitting in bed and will not (↗GENE - Lie - will): kali-br
- **looking** at the ground: stram
- **meditates**, and (↗Absorbed; Meditating): calc calc-s lach lil-t
  : **misfortunes**; over imaginary: calc-s lil-t
  : **trifles**; about: calc
- **muse**; and: ham
- **place**; on same:
  : **headache**; for three or four days during: con
  : **looks** into space and does not answer when spoken to: calc-sil
- **silent** (See still)
- **stare**; and (↗Staring): puls
- **stiff**, quite: *Cham Hyos* kali-c kali-m nat-p puls *Sep Stram*
  : **delirium**, in: sep
  : **long** time; for a: nat-p
- **still**: alum alum-p alum-sil arn aur aur-s bar-c bar-i bar-m brom calc calc-sil carbn-s cham chinin-ar cimic *Cocc* con elaps fl-ac *Gels* ham hell *Hep* **Hipp** hyos ign kali-ar kali-m kali-sil lyc mag-p nat-p nat-p ol-an *Pic-ac* **Plat Puls** *Sep* stram thala **Verat** zinc-p
  - **corner**; in a: hep
- **weeping** (↗Weeping): *Ambr* calc-sil cycl puls sep sul-ac verat
- **wrapped** in deep, sad thoughts and notices nothing; as if (↗Absorbed; Introspection; Dream; as): *Ambr* arn aur cench cham cimic *Cocc* elaps hep *Hipp* ign plat *Puls Verat*
  : **vertigo**; during: hep

SIZE:
- **frame** seems lessened, of: phys
- **incorrect** judgement of (↗VISI - Large - objects; Distances - inaccurate; VISI - Small): agar cann-i chinin-s stram

SKEPTICAL (See Doubtful - skeptical)

SKEPTICISM (See Doubtful - skeptical)

SLANDER, disposition to (↗Censorious; Abusive; Cursing): am-c anac *Ars* bell borx caust cor-r guaj hyos ip lach lyc merc nit-ac *Nux-v* par petr sep stram **Verat**

Slovenly

SLOVENLY (See Absentminded; Dirty; Forgetful; Heedless; Untidy)

SLOWNESS, (↗*Dullness; Concentration - difficult; Prostration):* acon aeth all-c aloe am-m ambr ammc *Anac* aq-mar ars **Asar Bar-c** bell bell-p bros-gau **Bry** bufo cact *Calc Carb-v* carc caust chel *Chin* chinin-s clem *Cocc* colch **Con** conin cortico cortiso crot-h cupr diphtox dulc echi ergot ferr-ma flor-p gels *Graph* halo **Hell** hep hist ign ip kali-bi *Kali-br* kali-m kreos laur **Lec** lil-t lyc lycps-v m-arct meph merc nat-chl nat-m nux-m olnd onop onos op ox-ac perh *Ph-ac* **Phos** *Plb* **Puls●** rhus-t ruta scler **Sep●** *Sulph* syph thuj trinit verat zinc
- **behindhand**; always: *Cact*
- **calculating**; when (↗*Mathematics - inability - calculating):* calc syph
- **eating**, while: acon
- **indifference**: clem
- **irresolution**: from: scler
- **motion**, in (↗*Gestures - slow): Anac Calc* chinin-s cocc *Con* conin crot-h diphtox **Phos** plb sep verat
- **old** people, of: cact calc **Con** *Hell Phos* zinc
- **purpose**, of: graph
- **thinking**; in (See Dullness)
- **thought**; of (See Dullness)
- **work**, in: cact m-arct

SLOWNESS; sensation of | **bus**; sensation of slowness of: cortiso

SLUGGISHNESS (See Dullness)

SLY (See Deceitful)

SMALLER, things appear (See Delusions - small - things - appear)

SMILING (↗*Cheerful; Laughing; Content):* alco anan ars atro atro-s aur bell cadm-s chlol croc ferr-ma galv *Hyos* lyc lyss *Merc* op ph-ac puls sep sumb *Verat*
- **foolish** (↗*Childish; Foolish; Frivolous):* bell hyos lyss *Merc verat*
- **involuntarily**: aur bell lyc
 • **speaking**; when (↗*High-spirited; Laughing - causeless; Vivacious):* aur
- **never** (↗*Serious; Laughing - aversion; Cheerful - never):* alum ambr **Ars Aur** bell lyc verat
 • **children**; in | **girls**; young: verat
- **sardonic** (↗*Contemptuous; Insolence; Mocking - sarcasm):* bell
- **sleep**, in: cadm-s croc ferr-ma galv hyos ph-ac

SMOKING agg (↗*GENE - Tobacco - agg.):* alum bell petr spig

SNAPPISH (↗*Abrupt; Answering - snappishly; Quarrelsome):* all-c aran-ix bung-fa calc-p **Cham Lil-t** phos *Staph*
- **children**; in | **Ear**; from pain in: all-c cham
- **ovulation**; during: bung-fa

SNARLING like a dog (See Growling)

SNEERING at everyone (See Contemptuous)

SNUB one who differed from himself; desire to: hydr

Mind

SOBBING (See Sighing; Weeping - sobbing)

SOBERNESS (↗*Self-control - increased; Serious):* ery-a ferr hyper

SOCIABILITY (↗*Communicative):* agar alco caps lach nat-c nat-p stann stront-c sulph

SOCIAL MEETING:
- **agg** (↗*Company - aversion):* coca mag-c pall
- **amel** (↗*Company - desire):* ambr bov
 • **girls**; young modern: ambr

SOCIETY (See Company)

SOLEMN (↗*Serious; Pompous; Dignified):* Hyos

SOLITUDE:
- **aversion** to (See Company - desire)
- **desire** for (See Company - aversion)
- **sensation** of solitude (See Forsaken)

SOMBER; everything that is | **aversion** to (↗*Colors - black - aversion; Darkness - aversion):* ars rob stram *Tarent* verat

SOMNAMBULISM: Acon aeth agar alum alum-sil *Anac* ant-c arg-met *Art-v* aur-br bell **Bry** calc camph *Cann-i* caste cic croc crot-h cur **Cycl** des-ac *Dict* dros hell hipp hyos ign *Kali-br* kali-c *Kali-p* kali-s kalm lach luna lyc lyss m-ambo m-arct mag-m meph mosch **Nat-m** *Nux-m* **OP** paeon petr *Phos* plat psor rheum rumx sep *Sil* spig **Spong** stann *Stram Sulph Tarent* teucr tub verat **Zinc**
- **angry** gestures; with (See Gestures - angry)
- **children**; in: kali-br
- **emotions**; after suppressed: *Zinc*
- **honor**; from wounded: ign
- **moon**:
 • **full** moon: *Sil*
 • **new** moon: *Sil*
- **work**; to make daily: art-v mag-m sil

SOPOR (See SLEE - Deep)

SORROWFUL (See Grief; Sadness)

SPACE:
- **desire** for | **one's** own space (See Company - aversion - bear)

SPACED-OUT feeling (↗*Concentration - difficult; Stupefaction; Exhilaration):* agar aur-br cann-i *Nux-m* phos

Speech

SPEECH (↗*MOUT - Speech):*
- **abrupt** (↗*offensive; Abrupt):* ars bell cham lyss mur-ac plb sul-ac *Tarent* tub
- **affected**: acon am-c anac arg-n **Bell** bov bry calc cann-xyz carb-an carb-v **Caust** chin cic coll con crot-h crot-h cupr dulc *Euphr Gels Glon* hep hyos kali-br kali-s kali-p *Lach* laur lyc *Merc* merc-c mez nat-c nat-m nux-m *Nux-v* olnd *Op* ph-ac phos plb ruta sec sil stann **Stram** *Sulph* thuj verat
- **angry**: zinc
- **anxious**, in sleep: alum graph nux-v *Sulph*

Mind

Speech – articulate

- **articulate**; cannot (See inarticulate)
- **awkward**: (non: nat-c) *Nat-m*
- **babbling** (↗*Loquacity*): con cortico dulc gels *Hyos* lach lyc plb pyrog sel *Stram*
- **benevolent**: tus-fr
- **bombast** (= worthless)
- **chattering** (See hasty)
- **childish** (↗*Childish*): acon *Arg-n* bar-c lyc
- **confused** (↗*Confusion; Forgetful*): alco atro bell ben-n bry calc *Cann-s* carl *Caust Cham Crot-c* crot-h *Gels Hyos Lach* lyc med mosch *Nat-m* nux-m *Nux-v Op* sec stram thuj
  · **morning** | **waking**; on: atro
  · **night**: calc cham
    : **sleep**, in (↗*Talking - sleep*): calc
- **convincing**: op
- **delirious** (↗*Delirium*): *Bell* **Bry** camph canth cham coff *Cupr-act* dig hep *Hyos* lyc op past phos plb sil *Sulph* tab til vip
  · **night**: dig rheum sil
  · **business**, of: **Bry**
  · **chill**, during: cham hep
    : **aroused**; on being: hep
  · **eyes**; with wide open: op
  · **fever**, during: coff til
  · **menses**; before (↗*Menses - before*): lyc
  · **sleep**:
    : **midnight**; before: rheum *Sulph*
    : **going** to sleep; on: phos
    : **in**: Bell
  · **waking**, on: bry
- **distorted**: cupr-act cupr-s
- **embarrassed** (↗*Ailments - embarrassment*): aeth atro carbn-s merc morph nat-m pall tab
- **enthusiastic**: aq-pet cann-i verbe-o
- **excited** (↗*Loquacity - excited*): morph nat-c
- **extravagant** (↗*Extravagance; Haughty*): aether agar bell *Cann-i* lach *Nux-m* plb stram
- **facile** (See fluent)
- **fast** (See hasty)
- **faster** than ever before, especially during fever (See hasty - fever)
- **fine**: hyos
- **finish** sentence; cannot (↗*Memory - weakness - say*): ars *Cann-i* cimic colch lach med pop-cand
- **firmer**, surer in afternoon than in forenoon: anac
- **fluent** (↗*Eloquent; Loquacity*): cupr-act hyos kali-c lach ped sil thea
- **foolish** (↗*Foolish; Childish; Frivolous*): aur *Bell* bufo calc calc-sil caust *Chin* **Hyos** *Lach* merl *Nux-m* par phos *Stram* tab
- **forcible**: pall
- **foreign** tongue, in a: camph lach nit-ac *Stram*
- **future**, about (See Talking - future)
- **hasty** (↗*Impatience; Hurry; Loquacity*): acon alco ambr anac anh arn ars atro aur *Bell* bry bufo calc-hp *Camph* cann-i cann-s cann-xyz chlol cimic cina cocc *Coff* croc

Speech – nasal

- **hasty**: ... cyn-d fl-ac **Hep Hyos** *Ign* kali-c kali-p **Lach** lil-t lyc lyss **Merc** morph *Mosch* nux-m nux-v op *Ph-ac Plat* plb pycnop-sa pyrog *Sep* stann *Stram* stry *Thuj* verat
  · **fever**; during: pyrog
- **heavy**: aran-sc
- **hesitating** (↗*Answering - hesitating*): absin amyg arg-n carbn-s cortico kali-br lat-m merc morph nat-m *Nux-m* ph-ac vip
- **hurried** (See hasty)
- **inarticulate** (↗*incoherent; MOUT - Speech - difficult - inarticulate*): *Aesc-g* agar anac anh atro bar-c bell *Both Bov* bufo cann-i *Cann-s Caust* cere-s cic cot *Cupr* gels hep hyos *Ign* kali-br kali-cy lach laur linu-u merc mygal naja nat-m nux-m olnd *Op Phos Stram* sulfon thuj vip
  · **tumbling** over each other; words roll out: hep
  · **waking**; on: cot
- **incoherent** (↗*Mistakes - speaking; Forgetful - words; Memory - weakness - words*): absin aether *Agar* alco alum amyg *Anac* anh *Arg-n* arn ars ars-s-f *Atro* aur *Bapt Bell* **Bry** buth-a cact calad calc *Camph* **Cann-i** *Cann-s Cann-xyz* carbn-s cham chel chlol cimic coca coloc *Crot-h* crot-t cub cupr cycl dubo-m dulc *Gels* glon hep hydr-ac **Hyos** ign ip kali-bi kali-br kali-c kali-p kalm **Lach** merc merc-c merc-meth *Morph* nat-m *Nux-m* op par past *Ph-ac* **Phos** plb raja-s **Rhus-t** sal-ac sep spig spig-m **Stram** sulfon *Sulph* tanac verat vip visc zinc zinc-p
  · **evening**: bell
  · **night**: bell gels kali-bi plb
  · **dozing**, after: op
  · **epileptic** attack, after: ars plb
  · **love**; from disappointed: hyos *Lach* nat-m
  · **sleep** (↗*Talking - sleep*):
    : **during**: cub *Gels* kali-bi phos
    : **going** to sleep; on: kali-bi
  · **waking**, on: cact ign op
- **inconsiderate**: alco calad mez
- **interesting**: thea
- **intoxicated**, as if (↗*Loquacity - drunk as*): amyg carb-an *Gels* **Hyos** lach lyc meph nat-m *Nux-v* vip
- **irrelevant**: atro hyos nux-m
- **jerks**, by: *Agar* bov caust mygal stram
- **lost** (See Aphasia)
- **loud**: arn ars atro aur *Bell* bung-fa cann-i cham *Hyos* nux-m *Op* sil stram tub
  · **each** word louder: hyos
  · **sleep**, in (↗*Talking - sleep*): **Bell**
- **low**, soft voice: bell *Carb-an* hyos mang-act nux-v *Sec* staph tab *Viol-o*
  · **merry**: aether agar mur-ac
  · **sleep**, in (↗*Talking - sleep*): mur-ac
- **monosyllabic**: ars meli merc *Nux-v Ph-ac Sul-ac Thuj*
- **monotonous**: anh mang mang-act mang-o
- **muttering** (See Muttering)
- **nasal** (See LARY - Voice - nasal)

196 ▽ extensions | O localizations | ● Künzli dot

Speech – nonsensical   **Mind**   **Spoken to**

- **nonsensical** *(➚unintelligible; Loquacity - nonsense):* acon aether *Anac* arg-met atro aur *Bell* bufo calc-sil camph *Cann-i* canth chlf chlol cina dulc **Hyos** kali-bi kali-br kali-c merc nat-c nux-m plb *Stram Sulph* tub
  - starting up while asleep; on: kali-c
- **obscene** (See Obscene - talk)
- **offensive** *(➚Quarrelsome; Abusive; Rudeness):* lyss
- **pathetic** *(➚Pathetic):* Aur lyss
- **plaintive**: crot-h
- **prattling** *(➚Childish; Loquacity):* acon aloe alum *Anac Ars* atro aur *Bar-c* bell **Bry** calad calc cupr cyna **Hyos** ign lyc nux-v op par plb sil *Stram* tarax
  - morning: Bry
  - lies naked in bed and prattles: **Hyos**
  - sleep, in *(➚Talking - sleep):* alum anac *Ars* aur *Bar-c* calc lyc *Nux-v* sil
- **random** at night, at: plb
- **rapid** (See hasty)
- **rapturous**: aether
- **repeats** *(➚Delirium - repeats):*
  - everything said to him | children; in: zinc
  - same thing; the: arg-n cann-xyz cocain coff-t kres lach lyc petr stram
- **respectful**: agar
- **senseless** (See nonsensical)
- **serious**: *Stram*
- **sharp** *(➚Mocking - sarcasm):* cham hyper
- **short**: cham cupr-n
- **shrill** voice; in a: cann-i cupr stram
- **silent** (See Talking - loud)
- **slow** *(➚Answering - slowly; Slowness):* aeth agar-ph ant-c *Arg-n* ars atro bell caj calen cann-i carb-an chinin-s chlf cocc cupr **Hell** *Kali-br* kali-p **Lach** lyc merc mez morph nat-c nux-m *Op* petr *Ph-ac Phos* phys *Plb* rhus-t *Sec Sep* syph *Thuj* zinc
- **soft** voice; in a low (See low)
- **strange**: aether camph cham gal-ac
- **swallowing** his words (See MOUT - Speech - swallowing)
- **terse** (= to the point): op
- **threatening**: tarent
- **unintelligible** speech; with *(➚nonsensical; Answering - unintelligibly):* acon amyg arn ars atro **Bell** bufo calen castm cham euph *Fl-ac* **Hyos** lyc *Merc* mur-ac naja nux-m nux-v op *Ph-ac* plb *Sec* sil **Stram** sul-ac tab *Verat-v* zinc
  - evening | after lying down: zinc
  - night | midnight; before: nux-v
  - convulsions; before epileptic: bufo
  - sleep, in *(➚Talking - sleep):* arn atro castm cham mur-ac
- **unsuitable**: nux-v
- **vexations**, about old: cham
- **vexatious** things; desire to say: mez
- **violent**: bell stram
- **vivacious** *(➚Loquacity - vivacious):* cann-i

Speech: ...
- **voice**:
  - **low** voice; in a (See low)
  - **shrill** voice; in a (See shrill)
- **wandering** *(➚Confusion; Thoughts - wandering; Aphasia):* acon aeth agar *Ambr Anac* arn *Ars* ars-s-f *Atro* aur aur-ar **Bell** *Bry* calc *Camph* cann-s canth cham chin chinin-ar cic cina coloc cupr dig dulc **Hyos** ign kali-c *Kali-p* **Lach Lyc** merc **Nux-m** nux-v *Op Par Phos Plat* plb *Puls* pycnop-sa rheum *Rhus-t* sabin sec sep spong **Stram** *Sulph* verat
  - **afternoon** and especially evening: *Nux-v*
  - **night**: ars aur bell bry coloc dig op rheum sep sulph
- **whispering** *(➚LARY - Voice - whispering):* ol-an pyrog sil
  - **answering** to the mother instead of to the prescriber directly *(➚Timidity - children):* sil
  - **herself**; to: pyrog
  - **sleep**; during: pyrog
- **wild** *(➚Insanity - talking):* ars atro camph hyper lyc plb spig-m stram *Verat-v*
  - **sleep**, in *(➚Talking - sleep):* hyper
- **worthless** (See bombast)

SPINELESS *(➚Will - weakness):* sil

SPITEFUL (See Malicious)

SPITTING *(➚Mania - spit; Rage - spitting):* aeth ant-t apoc arn ars bac *Bapt* bar-act bar-c *Bell* bufo cadm-s *Calc* camph cann-i *Cann-s* cann-xyz caps carbn-s *Coc-c* cupr cupr-act der dulc epiph ferr gels glon graph grat hydr-ac hyos laur lyss mag-m merc merc-c *Nat-m* nit-ac phel phos plb rhus-t sabad sang sec stram *Sulph Tab* zinc-chr
- **morning**: der
- **afternoon**: gels
- **bile**; of: sang
- **complaints**; with other: tab
- **constantly** (See Spitting)
- **eating**, after: der
- **faces** of people, in *(➚Violent):* ars **Bell** bufo *Calc* cann-i cann-s *Cupr* cupr-act hyos merc phos plb *Stram Verat*
- **floor** and licks it up, on the: merc
- **foamy** *(➚MOUT - Saliva - soapy):* phel
- **food**; of: ferr
- **liquids** put in mouth: *Bapt*
- **nausea**; with: bar-act grat
- **spasmodic**: Lyss

SPOILED children *(➚Behavior - children):* mosch sulph

SPOKEN TO; being:
- **agg** *(➚Anger - interruption):* cham plat
- **aversion** *(➚Taciturn; Company - aversion; Reserved):* agar aloe-c anh ant-c ant-t apoc arn *Ars Ars-i* ars-s-f aur aur-ar aur-s bar-s bry caj calc-sil camph *Carbn-s* **Cham** con cur cyn-d elaps fago *Gels Graph* ham hell

Spoken to	Mind	Starting

- **aversion**: ...
helon *Hipp* hist *Hyos* ign **IOD** kali-p kalm lil-t lyc mag-c mag-m myric *Nat-m Nat-s* nux-v op *Ph-ac* plan plat plb puls puls-t rhus-t sep sil sin-n staph stram *Sulph Tarent* tep teucr verat zinc
  - **morning**: ars mag-c nat-s
  - **waking**; on: mag-c
  - **alone**; wants to be let *(↗Company - aversion)*: ant-t aur caj hell helon hipp *Iod* lil-t stram *Sulph*
  - **chill**; during: *Hyos*
- **desire** (See Communicative)

SPOONERISMS (See Mistakes - speaking - sounds)

SPYING everything *(↗Curious; Sensitive - want; Gossiping)*: agar aur lach laur puls

SQUANDERING *(↗Insanity - purchases)*: alum aur bros-gau iod *Lach* lyc **Merc** nat-m stram *Syph*
- **alternating** with | **avarice**: lach
- **money** *(↗Extravagance; Haughty)*: *Syph* verat

STABBING (See Impulse - stab)

STAGE FRIGHT (See Anticipation - stage)

STAMMERING (See MOUT - Speech - stammering)

STARING, thoughtless *(↗Absentminded; EYE - Staring; Delirium - look)*: abrot bov brom bros-gau carbn-s cench cic guaj **Hell** *Hydr-ac* hyos ign kali-bi meli *Merc-c* op *Puls* ran-b stram
- **morning**: *Guaj*

STARTING (= startled) *(↗Excitement; Sensitive; Frightened)*: abrot *Acon* act-sp aesc aeth *Agar* agn alco aloe alum alum-p alum-sil am-c am-m ambr anac ang ant-c ant-o ant-t apis arg-met arg-n *Arn* **Ars** *Ars-h Ars-i Ars-s-f* arum-t *Asar Atro Aur* aur-m bar-act **Bar-c** bar-m **Bell** benz-ac berb bism bond *Borx* bov brom **Bry** *Bufo Cact* cadm-met calad *Calc* calc-ar calc-i calc-p calc-s calc-sil camph cann-s canth **Caps** carb-ac *Carb-an Carb-v Carbn-s* card-b (non: card-m) *Carl* castm *Caust* cham chel chin chinin-ar chinin-s *Cic* cimic *Cina Cinnb* cit-v clem coc-c *Cocc* coff-t colch *Con* convo-d cor-r croc *Crot-c* crot-h cub cupr *Cur* cycl cypr daph *Dig* dros dulc euph *Euphr* **Ferr** ferr-i *Ferr-ma* ferul gels gins glon graph *Grin* guaj helon hep hippo hura hydr-ac hydroph **Hyos** hyosin hyper *Ign* indg inul iod ip iris jac-c *Kali-ar* kali-bi *Kali-br* **Kali-c** kali-cy *Kali-i* kali-n **Kali-p** *Kali-s* kali-sil kiss kreos **Lac-c** lach laur led lil-t lob-c lup *Lyc M-ambo M-arct M-aust* macro mag-c mag-m mag-p *Mag-s Med Menis* merc *Merc-c* merc-meth mez *Morph* mosch mur-ac murx myris naja napht **Nat-ar** *Nat-c* **Nat-m** *Nat-p* **Nat-s** *Nat-sil* nicc *Nit-ac Nux-m Nux-v* ol-an Olnd *Op* ox-ac paeon ped peti *Petr* ph-ac *Phos Phys* pip-n plat plb psor ptel puls *Rat* rheum rhod rhus-t *Ruta* sabad sabal sabin sacch samb sang

Starting: ...
sanic sars *Scut Sec* sel seneg *Sep Sil* sol-a sol-ni sol-t-ae spig spong stann staph **Stram Stront-c** stry sul-ac sul-i *Sulph* sumb tab tarax *Tarent* teucr thea *Ther* thuj tub verat xan zinc zinc-m zinc-p
- **daytime**: nux-v
- **morning** | **sleep**; starting from: chinin-s clem hura phos sabad spong
- **noon**: chel hep mag-c nat-c nit-ac nux-v sep *Sil Sulph* zinc
  - **sleep**, in: mag-c nat-c nit-ac sep sil *Sulph*
- **afternoon**: nicc sulph
- **evening**: *Agar* am-m ambr anac arn **Ars** ars-s-f bar-c **Bell** bry calc cina dulc hell kali-bi kali-i lach merc-c nat-c ped petr plat *Puls* sars *Sel* stront-c *Sulph*
  - **jerking** or twitching, ceasing on falling asleep: *Agar* hell
  - **sleep**; during: calc kali-i petr
  - **sleep**; on going to *(↗sleep - going)*: am-m ambr anac arn **Ars** ars-s-f bar-c *Bell* bry cina dulc kali-bi lach merc-c nat-c plat sars *Sel* stront-c *Sulph*
- **night**: alum am-c ant-t asaf bism carb-v castm euph indg kali-i lyc mag-c mag-m merc-c morph nat-s nit-ac pall sars sil spong staph stram stront-c sulph *Teucr* zinc
  - **midnight** in sleep:
    - **about**: mag-c
    - **after**: am-c castm *Teucr*
    - **before**: alum ant-t bism kali-i mag-m stront-c
  - **menses**, during *(↗Menses - during)*: zinc
- **anxious** *(↗Anxiety)*: aloe apis *Borx* cupr hep laur lyc samb stront-c *Sulph*
  - **downward** motion, from: *Borx* laur
  - **falling**; as if afraid of: borx laur
- **bed**, in: anac bry cic euph hura merc-meth tab
  - **awake**; while lying: anac bry euph
- **called** by name, when: sulph
- **coition**, after: sep
- **consciousness**; on recovering: *Nux-m* phys
- **convulsive**: apis ars calc-p hyos stry
- **crackling** of paper, from *(↗Sensitive - noise - crackling)*: calad
- **dentition**, during: cham
- **door**:
  - **opened**; when a door is: hura mosch phos
  - **slammed**; when a door is: calad ox-ac
- **dreams**, in: acon am-m ant-c aur bar-c bov calc caps carb-v colch cor-r croc dig *Ferr-ma* indg kali-n led m-arct m-aust *Mag-c Mag-s* mez murx nat-c nat-s nicc nit-ac peti petr *Puls* sars *Sil* staph sulph teucr
  - **from** a door: acon am-m ant-c aur bar-c bov calc caps carb-v colch cor-r croc dig *Ferr-ma* indg *Kali-n* led m-arct m-aust *Mag-c Mag-s* mez murx nat-c nat-s nicc nit-ac peti petr puls sars *Sil* staph sulph teucr
- **easily** *(↗Frightened)*: *Acon* act-sp aloe alum alum-c am-m anac ang ant-c ant-t *Apis Arn* ars ars-s-f *Aur* bar-c bar-m **Bell** bism **Borx** *Bry Bufo* calc calc-ar calc-s calc-sil *Camph* cann-s caps carb-an carb-v *Caust Cham* cic cina *Cocc* con *Croc* cupr *Ferr Graph* helon hep hura hyos

198 ▽ extensions | O localizations | ● Künzli dot

Starting – easily   **Mind**   **Starting – sleepiness**

- **easily**: ...
  hyper *Ign Ip* **KALI-C** kali-i **Kali-p** kali-s kali-sil lac-c lach *Led* lyc *M-ambo* m-arct *M-aust* mag-c med merc mez mosch mur-ac nat-ar **Nat-c Nat-m Nat-p** *Nit-ac* nux-m **Nux-v** *Olnd* **Op** petr ph-ac **Phos** phys plat *Psor Puls* rhus-t sabad samb seneg *Sep* **Sil** spong stann *Stram* stront-c sul-ac *Sulph* sumb tab *Ther* verat xan zinc zinc-p
- **eating**, after: hep
- **electric**:
  - **as if** (⇒*GENE - Shock - electric-like*): agar cann-s euph kiss
  - **shocks** through the body:
    - **awake**; while wide (⇒*GENE - Shock - electric-like*): euph mag-m nat-p
    - **sleep**; during: *Arg-met Ars Nat-m Nux-m*
    - **wakening** her: **Arg-met** *Ars Nat-m* nux-m
- **excitement**: borx
- **fall**, on hearing anything: alum
- **falling**, as if: bell bism caps mez ph-ac
- **feet**, as if coming from the: lyc
- **frequently**: IGN
- **fright**; from and as from (⇒*Ailments - fright*): *Acon* alum *Am-c* ambr anac apis arn ars atro *Bar-c* **Bell Borx** bry bov *Cact* calc-p *Carb-v* carbn-s *Caust* chin *Cic* coff coff-t *Con* dig euphr **Hyos** hyper jac-c *Kali-br* **Kali-c Kali-p** kali-s kali-sil *Kreos Lyc* macro mag-c mag-s *Merc* merc-c mosch mur-ac napht nat-ar **Nat-c Nat-m** nat-p **Nat-s** nat-sil **Nit-ac** op *Phos* plb psor ruta sabad sars *Sep* **Sil Spong** stann staph **Stram** stront-c *Sulph* verat
  - **children**; in: nat-c sulph
  - **sleep**; during (See SLEE - Waking - fright)
- **hawking** of others, at: **Borx**
- **heat**, during: caps cham ferr-p ign nat-m op
- **itching** and biting, from: mag-c
- **lying**, while: calc-p lyc mag-c nit-ac
  - **back**; on: calc-p mag-c nit-ac
  - **side**; on the right: mag-c
- **menses**:
  - **before** (⇒*Menses - before*): calc
  - **during** (⇒*Menses - during*): Borx ign *Zinc*
- **noise**, from (⇒*Sensitive - noise*): acon act-sp aloe alum ang ant-c apis ars asar aur bar-act (non: bar-c) **Borx** bufo cadm-met calad *Calc* camph cann-s carb-v carc card-b *Caust* chel *Cic Cocc Con* cub hipp hura kali-ar **KALI-C** *Kali-i Kali-p* kali-sil *Lach Lyc* lyss mag-c *Med Merc* mosch *Nat-ar* **Nat-c Nat-m Nat-p Nat-s** *Nat-sil* nit-ac **Nux-v** *Op* ox-ac **Phos** pip-n *Psor* ptel rhus-t sabad sabin **Sil** spong *Sul-ac* sulph tab tarax ther xan
- **pain**:
  - **agg**: arg-n lyc
  - **from**: arg-n ars bry coc-c gels ign kali-cy lyc mag-p merc nicc sulph sumb xan
- **palpitation**, from: dig
- **paroxysmal**: ars kali-i rhus-t
- **perspiration**, during: caust cham sabad samb spong
- **prick** of a needle, at the: calc

- **recovering** (See consciousness)
- **sleep**:
  - **before**: alum
  - **during**: acon aeth agn *Alum Am-c* am-m ambr anac ang ant-c ant-o *Ant-t Apis Arg-met* arn *Ars Ars-h* ars-i ars-s-f arum-t atro *Aur* aur-m bar-c *Bell* bism *Borx* bov brom bry calad *Calc* calc-ar calc-i calc-p calc-sil camph canth caps carb-an *Carb-v* carbn-s carc *Carl* castm *Caust Cham* chel *Chin Cic Cina Cocc Coff Colch* croc *Crot-c* crot-h *Cupr* cur cycl *Dig Dros* dulc euph euphr ferr-ma *Gels* graph *Grin* guaj *Hep* hura **Hyos** hyper *Ign* indg inul iod *Ip* iris kali-ar kali-bi *Kali-br* **Kali-c** kali-i *Kali-n* kali-p *Kali-s Kreos Lach* laur led lob-c lyc *M-arct* m-aust mag-c mag-m mag-s med *Merc* merc-c mez *Morph* mosch myris nat-ar **Nat-c** nat-m nat-p *Nat-s* nat-sil nicc *Nit-ac Nux-m Nux-v Op* ox-ac paull petr ph-ac *Phos* plat plb *Puls Rat* rheum rhod *Rhus-t* ruta sacch *Samb* sars *Sec* sel seneg sep sil sol-t-ae spig spong stann staph stram stront-c sul-ac sul-i *Sulph Tab Tarent* teucr thuj *Verat Zinc* zinc-p
  - **from**: abrot *Acon* aesc *Agn* alco *Alum Am-c* am-m anac ang *Ant-c* ant-o *Ant-t Apis* arg-n arn *Ars* asar aur aur-m *Bar-c* **Bell** benz-ac *Bism* **Borx** bry *Cact Calad Calc* calc-p caps carb-v carbn-s carc castm *Caust Cham* chel *Chin* chinin-s cic cimic *Cina Cinnb* cit-v clem *Cocc Coff* con convo-d cor-r cycl *Dig* dros *Euphr* ferr-i ferr-p ferul gins graph guaj hell *Hep* hydroph **Hyos** hyosin ign ip jac-c kali-bi *Kali-br* **Kali-c** kali-i kreos laur led lup lyc mag-c mag-m *Med Menis Merc* Merc-c mez mur-ac murx naja nat-ar *Nat-c* nat-sil *Nit-ac Nux-v* ol-an op petr *Ph-ac Phos* plat plb psor *Puls Rat* rhus-t ruta sabad sabal *Samb* sang sanic *Sars* scut sec *Sep Sil* sol-a **Spong** staph *Stram* sul-ac *Sulph Tarent* thea thuj xan zinc
    - **forenoon**: rhus-t
    - **comatose** sleep, from: *Ant-t* hell sec
    - **menses**:
      - **before** (⇒*Menses - before*): sep
      - **during** (⇒*Menses - during*): *Zinc*
    - **noise**; at a: ang asar borx calad nux-v sulph tarent
    - **pain** in heart; from: xan
    - **touch**, from slightest: *Ruta*
  - **going** to sleep; on (⇒*evening - sleep; on*): aeth *Agar Alum* alum-p alum-sil am-c am-m ambr arn **Ars** ars-s-f atro bar-c **Bell** bism bond *Carb-an* carb-v *Caust* chin chinin-ar *Cina Coff* cor-r daph *Dros Dulc* ferr-ma **Hep** ign ip kali-ar kali-bi *Kali-c* kali-s kali-sil kreos *Lach* led **Lyc** mag-c merc *Merc-c Nat-ar Nat-c Nat-m* nat-p *Nat-s Nit-ac Nux-v* op ox-ac paeon petr *Phos Phys* plb rat rhus-t sars *Sel* sep sil stront-c stry **Sulph** *Tab* tub verat **Zinc**
    - **feet**: as if the starting begins in: lyc
    - **violent** starting: cina
  - **preventing** (See SLEE - Sleeplessness - starting)
- **sleepiness** with: ang ant-t chel kali-i mag-c merc plat sars seneg sil verat
  - **afternoon**: sil

All author references are available on the CD   199

Starting – sneezing   **Mind**   Striking

- **sneezing** of others, at: **Borx**
- **spoken** to, when *(↗Spoken - aversion):* aur-m   carb-ac   phos ptel **Sulph●**
- **tossing** of arms, from: merc
- **touched**, when *(↗Touched - aversion):* **Bell   Cocc** coff **Kali-c** *Kali-p* kali-sil m-aust mag-c ruta *Sil* stram stry
- **tremulous**: bar-c cham
- **trifles**, at *(↗Fear - trifles; Trifles; Trifles - important):* *Arn* **Borx** calc cham *Cocc* hura *Lyc* Nat-c Nat-m nux-m *Nux-v* Petr Psor sabad *Sil Spong* sul-ac *Sulph* ther zinc zinc-m
- **twitching**: con
- **uneasiness**, from *(↗Restlessness):* mur-ac
- **unexpected** news: borx
- **urinate**, on beginning to: alum
- **violent**: stront-c
- **waking**, on: anac aur-m **Bell** brom *Bry* chinin-ar coff **Kali-c** *Lach* led lyc nit-ac *Op* pall sul-i
  - **suffocated**, as if *(↗RESP - Difficult - sleep - during; RESP - Difficult - sleep - during - agg.):* aur-m   brom *Lach Op*

STARTLED; easily (See Frightened; Starting - easily)

STATING her symptoms with great difficulty (See Narrating - difficulty)

STEALING (See Kleptomania)

STEREOTYPIC BEHAVIOR (See Gestures - repeating)

STEREOTYPIC MOVEMENTS (See Gestures - repeating)

STILLNESS (See Tranquillity)

STIMULANTS (See GENE - Food and - stimulants)

STOOL:
- **after**: aloe borx bov calc carb-v caust cimic ictod kali-c nat-m nats-c nit-ac
  - **amel**: aloe borx bov calc cimic ictod nat-s

STORIES; agg by exciting (See Horrible)

STRANGE *(↗Eccentricity; Antics; Gestures - strange):*
- **crank** *(↗Affectation - gestures; Queer):* carb-v chin hell ip
  - **dressing**, in *(↗Dress):* carb-v
  - **opinions** and acts, in: verat
- **everything** seems● *(↗Confusion; Delusions - unreal - everything; Delusions - strange - familiar):* anac   Bar-m   cann-i *Cann-s Cic* croc glon *Graph Hyos* kali-p *Med* nux-m *Op* petr plat plb sep *Stram* tub valer verat
  - **standing** agg: glon
- **sensations**: arg-n nux-m
- **things**; impulse to do strange *(↗Confusion; Impulse - strange):* arg-n cact iod sep
- **voices** seem *(↗Delusions - strange - voice):* **Cann-s** cic

STRANGER:
- **presence** of strangers *(↗Restlessness - strangers - presence; Timidity - strangers):*

Stranger – presence of strangers: ...
  - **agg●** *(↗Fear - strangers; Company - aversion - strangers; Company - aversion - strangers - urination):* Ambr Ars Bar-c Bry bufo carb-v caust cic cina con iod **Lyc●** med nat-m petr phos **Sep●** staph *Stram* tarent *Thuj* zinc
    : **children**; in: bar-c bufo phos sep stram thuj
    : **coughs** at sight of strangers; child: ambr   *Ars* bar-c phos
    : **menses**; during: con
  - **amel**: thuj
- **sensation** as if one were a *(↗Confusion - identity; Delusions - person - other; Delusions - robot):* nat-m   valer

STRENGTH; increased mental (See Mental power - increased)

STRESSED (See Ailments - cares; Ailments - excitement - emotional; Excitement; Hurry; Restlessness; Tension)

STRIKING *(↗Violent; Kicking; Attack):* acon agar alum anac anan ant-t apis *Arg-met* arg-mur ars atro bac **Bell** bov bry bufo bung-fa camph cann-i *Canth* carb-v carbn-s *Cham* chel chen-a **Cina** con *Croc* cub *Cupr Cur* der elaps gal-ac *Glon* hell hep hydr **Hyos** *Ign Kali-c* kreos lac-c lil-t *Lyc Lyss* mag-c med merc **Mill** mosch Nat-c **Nux-v** ox-ac phos plat *Plb* rhus-t sanic scut sep sieg staph *Stram* stront-c stry sulph syph *Tarent Tub Verat Verat-v*
- **anger**, from *(↗rage):* anan bufo *Bung-fa* cina plat stront-c tarent tub
  - **children**; in: cina
  - **his** friends: plat tarent
- **boy** clawing his father's face *(↗Scratching):* **Stram**
- **bystanders**, at: **Bell** carbn-s chen-a hell *Hyos* lyc stram
- **children**; in *(↗Behavior - children; Indifference - children; in):* **Cham** chel **Cina** *Cur* ign kali-c lyc med nux-v plb syph tarent tub
  - **reprehended**; when: tub
  - **children**; striking one's own *(↗Violent; Aversion - children; Indifference - children; towards - mother):* chel ox-ac
- **convulsions**, after: arg-mur cupr
- **desire**:
  - **push** things; to: coff-t
  - **strike**; to: alum *Anan* bell bufo carbn-s der elaps hydr **HYOS** lil-t nat-c **Nux-v** *Staph*
    : **evening** | **amel**: hydr
- **fists**, with: anac syph tub
- **himself** *(↗Violent; Reproaching oneself; Pulling - hair):* acon apis ars bac bell camph cann-i con cur glon hyos mag-c **Mill** *Phos* plat plb rhus-t scut sep sulph syph *Tarent* **Tub** *Verat-v*
  - **abdomen**, his: bell
  - **chest**, his: camph plb verat-v
  - **face**, his: bell

Striking — Mind — Stupefaction

- **himelf**: ...
- **head**:
  : hands, her body and others; strikes her head with her: *Tarent*
  : **his** (↗*HEAD - Striking - head*): acon apis ars bac glon hyos mill stram syph tarent tub
  - **knocking** his head against wall and things (↗*HEAD - Knocking head; HEAD - Motions of*): acon apis ars bac **Bell** con hyos mag-c **Mill** *Phos* rhus-t scut sulph syph tarent **Tub**
- **imaginary** objects; about him at: *Bell* canth cina cupr *Hyos Kali-c* lyc mosch nat-c nux-v op phos plat *Stram* stront-c verat
  - **dreaming**; while: phos
- **observed**; when not: tarent
- **perspiration**; during: bung-fa
- **quarreling**; when: bung-fa
- **rage**; with (↗*anger*): *Arg-met* **Bell** *Carb-v* cupr lyc stram
- **touched**; when (↗*Touched - aversion*): ant-t cham sanic tarent
- **wall**, the: bry canth con *Stram* syph
- **worm** affections, in: *Carb-v*

STROKED; being (See Caressed)
STUBBORN (See Obstinate)
STUDYING:
- **agg**: ars-i mag-p
- **aversion** for (See Mental exertion - aversion)
- **difficult** (↗*Mental exertion - agg. - impossible; Concentration - difficult - studying; Memory - weakness - mental*): aesc *Agar* agn allox *Anac Ars Bar-c* calc calc-p carb-v carc caste caust con diphtox fago kali-sil nat-m okou olnd ph-ac *Phos* rib-ac sep syph
  - **grammar**: syph
  - **mathematics** (↗*Mathematics - inability - calculating*): syph
- **easily** (↗*Intelligent; Learning - desire*): camph coff lach phos plat

STUNNED (See Stupefaction)
STUPEFACTION (= as if intoxicated) (↗*Dullness; Prostration; Unconsciousness*): absin acet-ac acon act-sp adon aesc aesc-g aeth aether agar *Agn Ail* allox aloe *Alum* alum-p alumn *Am-c* am-m ambr aml-ns amyg anac anan ang *Anh* ant-c ant-t **Apis** apoc arg-met *Arg-n Arn Ars* ars-i ars-s-f arum-t asaf asar asc-c aur aur-m **Bapt** bar-c **Bell** bism borx *Bov* bruc **Bry** bufo cact caj calad *Calc* calc-ar calc-caust calc-p calc-s calc-sil *Camph Cann-i* cann-s canth caps carb-ac carb-an *Carb-v* carbn-h carbn-o carbn-s caust cench cent cham chel chin chinin-ar chinin-s chlf chlol chlor chr-ac *Cic* cina cit-v clem cob *Coc-c* **Cocc** coch *Coff* colch coloc *Con* cor-r cori-r corn cortico croc *Crot-h* crot-t cryp *Cupr* cupr-act cupr-ar cur cycl cyt-l dig digin diosm *Dulc* echi eug eup-pur euph euphr fagu ferr ferr-ar ferr-i ferr-p fl-ac *Gels* gent-l gins glon gran graph haem *Ham* **Hell** helon *Hep* hipp *Hydr* hydr-ac **Hyos** **Hyper** ign ind iod ip jatr-c just kali-bi kali-br **Kali-c** kali-chl kali-cy kali-i kali-m **Stupefaction**: ...
kali-n kali-p kreos lac-c lach lachn lact lact-v laur led lil-t lob lol lon-c lon-x lup *Lyc* lyss *M-arct* m-aust mag-c mag-m mang med *Meli* meph *Merc Merc-c* merl mez mill morph mosch mur-ac myric narcin nat-c *Nat-hchls* nat-m nat-p nat-s nicc nicot *Nit-ac* nitro-o *Nux-m* **Nux-v** *Oena* ol-an olnd **Op** ox-ac par *Petr* **Ph-ac** phel **Phos** phys phyt pic-ac plan plat *Plb* podo psor *Ptel Puls* pyre-p ran-b ran-s raph rat rauw rham-cal *Rheum* rhod **Rhus-t** rhus-v ruta *Sabad* sabin sal-ac samb sang sars scut *Sec* sel seneg sep ser-a-c sil sol-ni spig spong squil *Stann* staph **Stram** stry sul-ac sul-i sulfa *Sulph* tab tarax tarent *Ter* teucr *Thuj* tub uran-n valer **Verat** verat-v verb vib viol-o viol-t vip *Visc Zinc* zinc-p
- **daytime**: nit-ac zinc
- **morning**: acet-ac agar am-c bar-c *Bov* bry cham chel chin cob graph lyc nat-c phos rhod rhus-t sabad sars sep squil *Thuj*
  - **amel**: *Agar*
  - **rising**, after: *Bov* bry rhod sabad sep *Thuj*
  - **waking**, on: am-c cham chel nat-c phos
- **forenoon**: ars sulph
  - **11 h**: sulph
  - **11-18 h**: ars
- **noon**: zinc
- **afternoon**: caj calc lyc lyss mang phys *Puls Zinc*
- **evening**: bov dulc graph lyc lyss merl *Sulph* zinc
- **night**: arg-n bar-c calc chel fagu lyss psor
  - **waking**; must rise on: psor
- **air**, in open: cina *Nux-v*
  - **amel**: agar bell merc mosch
- **alternating** with:
  - **convulsions**: *Aur*
  - **delirium** (See Delirium - alternating - stupefaction)
  - **violence** (See Violent - alternating - stupefaction)
- **anxiety**, with: anac
- **beer**; from: kali-chl
- **brain**; with complaints of the: diosm
- **chill**, during: acon hell *Borx Bry* calc *Camph Caps Cham* cic cocc con hell *Hyos Ip* kali-c laur mur-ac *Nat-m Nux-m* nux-v **Op** *Ph-ac Phos* **Puls Rhus-t Ruta** sep stram valer verat viol-t
- **conversation**, after animated: borx
- **convulsions**:
  - **after**: plb
  - **between**: *Aur Bufo Cic Hell Hyos* lach *Oena* **Op** *Plb Sec* tarent
- **debauchery**; as after: psor
- **diarrhea**; with: gels
- **dinner**, after: coloc nat-m nux-v plan
- **eating**:
  - **after** | **agg**: *Cocc* hyos morph
- **emissions** (See pollutions)
- **epistaxis**, after: zinc
- **eruptions**; from suppressed: **Cupr**
- **head**, from congestion of the: bell

Mind

Stupefaction

- headache:
  - before: plat
  - during (➚HEAD - Pain - stunning): cina coc-c hell plat sabin ser-a-c
- heat; during: alum *Apis* arg-met arn ars *Bell* calad calc *Camph* carb-v *Cham* chinin-ar Cocc gels Hyos lach lachn *Laur* led nat-m Nux-v Op *Ph-ac* phos Puls *Rhus-t Sep* stram *Verat*
- injury to head, after: arn cic con hell puls rhus-t
- knows not where he is (➚*Recognizing - not - surroundings; Unconsciousness - dream - does*): merc ran-b thuj vib
- loquacious: kali-i meph
- menorrhagia, during: *Cycl*
- menses, during (➚*Menses - during*): Nux-m zinc
- mental exertion; after: aeth mag-c Nat-c petr raph
- motion:
  - amel: rhus-t
  - from: *Staph* thuj
- paroxysms, in: zinc
- perspiration, during: *Arn* ars bell bry calc cham Hyos laur nux-v Op Ph-ac *Phos Rhus-t* stram verat
- pollutions, after: caust lact *Sul-ac*
- reading, on: lyc
- remains fixed in one spot: nux-m
- restlessness, with: *Bapt* kali-i rhus-t
- rising:
  - after | amel: phos
  - on: sil
- rouses with difficulty: hell lyc Op sel sul-ac
- scarlatina, from: zinc
- sits motionless like a statue (➚*Insanity - immobile; Unconsciousness - remains - motionless*): cham hyos stram
- sitting at table, while: carb-an
- sleepiness, with (➚*Dullness - sleepiness*): bapt bell cocc euph lach lyc m-arct Nux-m nux-v Plb ter
- smoking, from: acon
- standing; while: mang
- stooping; on: nicc valer
- sun, agg in: nat-c *Nux-v*
- suppressed eruptions (See eruptions)
- urine amel; copious: gels
- vertigo:
  - after: bufo
  - during: acon aeth agar arn *Aur* bar-c bell *Borx* bov *Calc* cham chel clem croc dulc *Gels* gran graph hell hydr hydr-ac ip kreos laur merc mill mosch mur-ac *Nat-m* nux-m op phos phyt psor *Puls* ran-b ran-s *Rhus-t* sabad sabin sec *Sep* ser-a-c sil stann staph sulph verat zinc zinc-p
- vomiting; after | children; in: aeth
- waking, on: agar am-c bov cann-s chel *Chin* coff hyos ind merc nat-c *Op* phos plat *Psor* puls sel staph tarent vib viol-t
- walking, when: alumn Ars aur carb-an cina ip sulph
  - air, in open: ars aur cina sulph
- warm:
  - feet get warm amel; when: *Lach*
  - room; in: merl poison

Stupor

- Stupefaction: ...
- weather, hot: gels
- wine, after: ant-c calc-caust cor-r kali-m kali-n petr rhod sulph
- writing, while: arg-n

STUPIDITY (See Dullness)

STUPOR (➚*Unconsciousness; Stupefaction; Coma*): absin acet-ac acetan achy acon aesc Aeth aether agar agar-pa *Agar-ph* agar-se agar-st agav-t Ail alet *Alum Aml-ns* amyg *Anac* ang ant-c *Ant-t Apis* apoc aq-mar *Arg-n Arn* ars ars-h ars-met *Art-v* astac atro bapt Bar-c Bell ben-n bism *Bry* bufo cact calad *Calc Camph* cann-i caps carb-ac carb-an *Carb-v* carbn-o *Carbn-s Cham* chin *Cic* clem cocc cod coloc Con cori-r corn croc crot-c crot-h cupr cyt-l dat-s *Dig* diph dor dubo-m euph euph-l euphr ferr ferr-p *Gels* glon *Graph* grat *Ham* Hell *Helon* Hep hydr-ac *Hyos Ign* iod juni-v kali-br kali-c *Kali-i Kali-n* kreos lach Led lup lyc *Mag-c* malar *Meli* merc *Merc-c* merc-ns merc-pr-r morph *Mur-ac* myric nat-br nat-f Nat-m nit-ac *Nit-s-d* Nux-m Nux-v oena *Op* osteo-a ox-ac petr Ph-ac *Phos* phyt plat Plb Puls pyrus ran-b rhus-t sal-ac sang sars scroph-n Sec *Seneg* sol-ni sol-t spig Stann *Stram* stry sul-ac *Sulph* tab tanac tarent tax ter tere-ch valer verat verat-v vip visc Zinc
- daytime: euph phos
- morning: ars-met *Mag-c*
- forenoon | 10 h: stry
- noon and afternoon: euph
- evening: acon *Ars* oena stry
  - 20 h: stry
- night | amel: ferr
- alcoholic (See drunk)
- alternating with:
  - convulsions: agar
  - delirium (See Delirium - alternating - stupor)
  - despair (See Despair - alternating - stupor)
  - insanity (See Insanity - alternating - stupor)
  - mania; sexual: apis
  - restlessness (See Restlessness - alternating - stupor)
  - restlessness with sadness (See Restlessness - sadness - with - alternating - stupor)
  - violence (See Violent - alternating - stupor)
- apoplectic: *Hyos* Op sol-ni
- concussion of brain, from: Arn
- convulsions, after: *Art-v* Bell cori-r *Glon* oena op
- epileptic: oena
- delirium, after: atro
- despair; after (See Despair - stupor)
- diarrhea:
  - after: ars
  - during: zinc
- diphtheria, in: ail diph
- drunk; as if: gels hyos
- fever, during: ail Arn Bapt calad hyos kali-br *Nit-s-d* sol-ni
- hearing; with stupor: op

202 ▽ extensions | O localizations | ● Künzli dot

Stupor   **Mind**   **Suicidal**

- **hydrocephalus**, in: **Apis** *Apoc Clem Hell Hyos Lyc Nat-m*
- **meningitis**, in: apoc zinc
- **menses**:
  • **during** (↗*Menses - during*): nux-m
- **murmuring**, muttering (↗*Muttering*): rhus-t
- **pain**, after: phyt
- **sadness**; with: bapt verat
- **scarlatina**, in: *Ail* cupr ter
- **screaming**; interrupted by: *Apis* bell *Zinc*
- **sexual** excitement, with: *Hyos*
- **starting**; with sudden: apis
- **sudden**: canth
- **twitching** of limbs, with: **Hyos**
- **ulcers**; with: bapt
- **vomiting**:
  • **after**: ars
  • **during**: hep
- **wakes** often, but only for a short time: achy
- **waking**, on: cod nat-br
- **warm** room agg: apis

SUBMISSIVE (See Servile)

SUCCEEDS, never (↗*Timidity; Confidence - want; Discouraged*): am-c asar aur canth merc mur-ac nat-s nux-v

SUCKING:
- **fingers** | **own** fingers; sucking one's (See Gestures - fingers - mouth)

SUGGESTIBLE (↗*Confidence - want; Insecurity*): **Arg-n** *Phos*

SUGGESTIONS; will not accept (↗*Contradiction - intolerant; Dictatorial; Obstinate*): helon

SUICIDAL disposition (↗*Death - desires; Weary; Loathing - life*): *Aeth* agn alco *Alum* alum-p alum-sil am-c ambr *Anac* anan anh *Ant-c Ant-t* arg-met arg-n *Ars* asaf **AUR** aur-ar **Aur-m** aur-m-n aur-s *Bell* berb bov buni-o but-ac *Calc* calc-p calc-sil camph *Caps* carb-v *Carbn-s* carc cassia-s caust chel *Chin* chinin-ar chr-met cic *Cimic* clem crot-c crot-h cur der *Dol* dros fuli gamb gels glon grat hell *Hep* hipp hydr-ac *Hyos Ign* iod *Iodof* iris kali-ar *Kali-br* kali-chl kreos *Lac-d Lach* laur led lil-t lyc *Lyss* manc med meli *Merc Merc-aur* mez morph naja nat-c *Nat-m* **Nat-s** nit-ac *Nux-v* orig orni ped phos plat **Plb** prot **Psor** *Puls* ran-b rat rauw reser rhus-t rumx ruta sarr sec *Sep* sil *Spig* spong *Stram* sul-ac sulph syph tab tarent ter thal thea thuj thuj-l tub ust valer verat *Zinc* zinc-p ziz
- **morning**: lyc nat-c
- **evening**: aur chin dros hep kali-chl rhus-t spig
  • **twilight**, in: rhus-t
- **night**: ant-c *Ars* chin nux-v phos
  • **midnight**, after: *Ars* nux-v

Suicidal disposition – **night**: ...
  • **bed**, in: ant-c
- **anger** driving to suicide: carb-v
- **anguish**; during (↗*Fear - suicide*): hep
- **anxiety**, from (↗*Anxiety - suicidal*): aur nux-v puls
- **axe**, with an: naja
- **blood**; at the sight of (↗*Blood*): alum ars nat-s thuj
  • **abhors** the idea; though she: *Alum*
  • **knife**; blood on a (↗*Thoughts - frightful - seeing*): alum ars nat-s thuj
- **brooding**; when (See Brooding - suicidal)
- **car**; throwing himself under a: alum ars *Aur* kali-br lach
- **courage**, but lacks (↗*fear - death; talks*): alum arg-n *Chin* nit-ac **Nux-v** phos plat rhus-t tab
- **dagger**; with a (See knife)
- **delusions**, from: ars hyos verat
- **despair**, from (↗*Despair*): ambr carb-v hyos
- **drowning**, by (↗*Fear - drowned*): ant-c *Arg-n Aur Bell Dros Hell* hep *Hyos* ign *Lach* ped *Puls Rhus-t* sec *Sil* staph sulph *Ust* verat
  • **love**, from disappointed: *Hyos*
- **fear** (↗*Fear - suicide*):
  • **death**; with fear of (↗*courage*): *Chin* **Nit-ac** **Nux-v** rhus-t **Staph** tab
  • **window** or a knife; with fear of an open (↗*Fear - suicide*): arg-n camph chin *Merc*
- **fire**, to set oneself on: *Ars* hep
- **fright**, after (↗*Ailments - fright; Fear - suicide*): *Ars*
- **grief**; from (↗*love*): *Nat-s*
- **hanging**, by: **Ars** aur aur-ar *Bell* hell nat-s ter
- **heat**, during: ars bell nux-v puls rhus-t stram
- **homesickness**, from: caps
- **hypochondriasis**, by: hep **Staph**
- **injury** to head or brain; from: *Nat-s*
- **intermittent** fever, during: *Ars* chin lach *Spong* stram valer
- **itching** of skin; from: *Dol*
- **knife**:
  • **sight** of a knife; at the: alum
  • **abhors** the idea; though she: *Alum*
  • **with** a knife: alum *Ars* aur bell *Calc Merc* nux-v plb stram
- **lacks** courage (See courage)
- **love**; from disappointed (↗*grief; Ailments - love*): bell caust staph
- **menses**:
  • **before** (↗*Menses - before*): iris *Lach*
  • **during** (↗*Menses - during*): cimic *Merc* sil
- **music**, from (↗*Music - agg.*): nat-c
- **pains**, from (↗*Despair - pains*): **Aur** bell hep lach *Nux-v* rat sep thuj
- **perspiration**, during: alum **Ars Aur** aur-ar **Calc** *Hep* **Merc** sil **Spong** *Thuj*
- **poison**, by: ars *Bell* lil-t op puls
- **razor**; with a: alum *Stram*

All author references are available on the CD   203

Mind

Suicidal
- **run** over, to be (See car)
- **sadness**, from (↗*Sadness; Sadness - suicidal):* **Aur** *Aur-m Hep* med *Merc-aur* morph naja *Nat-s* op *Psor* ran-b *Spig*
- **sexual** desire; with violent: orig
- **shooting**, by: alum anac *Ant-c* aur carb-v hep med nat-s nux-v puls **Staph**
- **sight** of; at the:
  - **blood** (See blood)
  - **cutting** instruments (↗*Fear - suicide):* alum *Merc*
  - **knife** (See knife - sight)
- **stabbing**, by: ars bell
  - **heart**, his: ars
- **starving**, by: merc
- **talks** always of suicide, but does not commit: (↗*courage):* **NUX-V**
- **thinking** about suicide amel: **Aur**
- **thoughts** (↗*Despair; Death - thoughts; Pessimist):* acon agn alum alum-p alum-sil *Anac Ant-c Arg-n* **Aur Aur-s** but-ac **Caps** clem dros fuli gamb hell *Hep Ign* iris kali-ar kali-br lac-d lach lil-t manc med *Merc* naja nat-m **Nat-s** nit-ac prot *Psor* **Puls** *Rhus-t* thuj *Thuj-l* zinc zinc-p
  - **drive** him out of bed (↗*Restlessness - bed - driving):* **Ant-c**
  - **meditates** on easiest way of committing suicide: (↗*Despair - death - thoughts):* **Lac-d**
  - **mental** power; from despair about loss of: hell
  - **offensive** odor of body or discharges; with: psor
  - **persistent** (See Thoughts - persistent - suicide)
  - **restrains** himself because of his duties to his family: **Nat-s**
  - **wish** for it; without: prot
- **throwing**:
  - **height**; himself from a (↗*High places - agg.):* acon anac *Arg-n* ars **AUR Bell** camph crot-h gels glon ign iod iodof lach *Lyss Nux-v* orig sec sil staph *Stram* sulph
  - **river**; himself into the: arg-n sec sil
  - **windows**, from (↗*Escape - window):* Aeth arg-met arg-n *Ars* **Aur** aur-ar bell calc-sil camph *Carbn-s* chin crot-c gels *Glon Iod Iodof* lach nux-v thea thuj verat
  - **fear**; from: ars
  - **pain**; from: *Aur*
- **waking**, on: lyc nat-c nux-v
- **walking** in open air, while: bell
- **weeping** amel (↗*Weeping - amel.):* merc phos

SULKY (↗*Irritability; Morose; Discontented):* **Agar** am-c anac **Ant-c** arn ars aur bov calc canth carb-an carbn-s carl *Caust* chel cina cinnb *Con* dulc hura kali-bi kali-br *Kali-c* kali-n lyc mag-c mag-m mang menis **Merc** mur-ac *Nux-v* op petr ph-ac *Plat* sars spong stann staph stront-c sul-ac sulph tub zinc
- **afternoon**: cinnb

SULLEN (See Morose)

SUMMING UP is difficult (See Mathematics - inability - summing)

SUPERSTITIOUS (↗*Religious - too; Fanaticism; Mysticism):* agar arg-n bell *Con* kali-c lach lap-a Lycps-v manc med op rat rhus-t stram syph tub zinc

SUPPORT; desires (See Confidence - want - support)

SUPPRESSED (See Emotions - suppressed)

SUPPRESSION or disappearance:
- **eruptions**; mental symptoms from suppressed (See Eruptions)
- **hemorrhoids**; mental symptoms from suppressed (See Hemorrhoids)

SUSPENSE (See Ailments - fear; Ailments - fright; Horrible)

SUSPICIOUS (↗*Jealousy; Delusions - persecuted - he; Dictatorial):* **Acon** ambr **Anac** anan ang anh ant-c apis *Arn* **Ars** ars-s-f *Aur* aur-br aur-s bapt bar-act **Bar-m** *Bar-s* **Bell Borx Bry Cact** cadm-met calc *Calc-p* calc-s **Cann-i** cann-xyz canth caps carb-v carbn-s carc **Caust Cench** cham chin chinin-ar **Cic** *Cimic* coca *Cocc* con cortiso *Crot-h* crot-t *Cupr* **Dig** *Dros Dulc* elaps graph *Hell Hyos* ign ip **Kali-ar** kali-bi kali-br *Kali-p* **Lach LYC** m-arct macro *Med* meli meny **Merc** mez **Morph** mur-ac *Nat-ac* nat-p nat-s *Nit-ac Nux-v Op* ph-ac *Phos* plat plb psor **Puls** *Rhus-t* ruta sanic sarr **Sec** sel *Sep* sil *Stann* **Staph** still **Stram** *Sul-ac* sul-i **Sulph** syph thuj thyr verat *Verat-v* viol-t
- **daytime**: *Merc*
- **afternoon**: cench *Lach* nux-v
  - 15-20 h: cench
- **evening**: bar-m cench *Lach*
- **enemy**; considering everybody his (↗*Delusions - enemy; Delusions - enemy - everyone; Delusions - enemy - surrounded):* Merc
- **fear** of company (↗*Timidity - bashful; Timidity - company):* ambr bar-c *Nat-c*
- **foolish** suspicion: apis
- **friends**, his best: dros ruta
- **insulting**: merc
- **looking** on all sides: kali-br
- **menopause**; during: *Cimic*
- **mistrustful** (See Suspicious)
- **plotting** against his life; people are (↗*Delusions - murdered):* ars
  - **house**; people about the (↗*Delusions - murdered):* ars
- **solitude**, desire for (↗*Company - aversion):* cic crot-t
- **talking** about her, people are (↗*Delusions - laughed):* Bar-c hyos ign pall stann staph
- **walking**, while: *Anac*

Swearing

SWEARING (See Cursing)

▽ extensions | O localizations | ● Künzli dot

SWEETNESS (See Mildness)

SWIMMING (↗*Bathing*):
- **desires**: ambr

SWOONING FITS (See GENE - Faintness - sudden)

SYMPATHETIC (↗*Mildness; Affectionate; Horrible*):
acon aeth alco am-c ambr aml-ns arg-n aur bar-c calc *Calc-p* cann-i **Carc** carl *Caust Cic* cocc coff croc cycl dulc graph hell *Ign* iod lach lyc manc med *Nat-c Nat-m* nat-p *Nit-ac* nuph *Nux-v* **Phos** puls sabad sep staph sumb tarent tarent-c
- **animals**; towards (↗*Animals - love*): aeth carc med nat-m nuph
  · **suffering**: nuph
- **children**:
  · **in**: nit-ac
- **not** sympathetic (See Unsympathetic)

SYMPATHY from others (↗*Consolation - amel.*):
- **agg** (See Consolation - agg. - sympathy)
- **amel** (See Consolation - amel.)
- **aversion** to (↗*Consolation*): coff sabal syph
- **desire** for (↗*Consolation - amel*): caust nat-m **PHOS** puls sep

SYPHILIS agg: asaf *Aur* hep lach merc nit-ac phyt

TACITURN (↗*Company - aversion; Reserved; Quiet disposition*): abrot **Acon** aeth aether *Agar* agra alco aloe alum alum-p alum-sil am-c am-m ambr amyg anac anh **Ant-c** ant-m ant-t apis **Arg-met** arg-mur *Arg-n* **Arn** *Ars* ars-s-f astac aster atro **Aur** aur-ar aur-s bapt *Bar-c* bar-m **Bell** berb brom bism-o borx *Both* bov bran brom bros-gau bry bufo bufo-s bung-fa buth-a *Cact Calc* calc-p calc-s calc-sil camph cann-i cann-s canth *Caps* carb-ac **Carb-an** *Carb-v* carbn-o carbn-s carc carl cassia-s castm **Caust** *Cham* chel *Chin* chinin-ac chinin-s chlf chlol cic *Cimic* cina *Clem* **Cocc** cod coff colch *Coloc* con cortico cortiso crot-c crot-h crot-t cupr cupr-act *Cycl* dig drc dros dulc elaps ery-m **Euph** euphr fago *Ferr* ferr-ar ferr-m ferr-ma ferr-p fl-ac *Gels* gent-c **Glon** graph grat guaj ham **Hell** helon *Hep* hera *Hipp* hist hydr *Hyos* **Ign** iod *Ip* jab jatr-c jug-r kali-ar kali-bi kali-c kali-cy kali-m kali-n kali-p (non: kali-s) kali-sil lac-d lach lap-la laur **Led** lil-t linu-u lol **Lyc** lyss m-arct m-aust mag-c *Mag-m* mag-s manc *Mang* meny *Merc* merc-c merc-d mez moly-met mosch *Mur-ac* murx myric naja nat-act nat-ar nat-c *Nat-m* nat-p *Nat-s* nat-sil nicc *Nit-ac* nux-m **Nux-v** oena oeno ol-an-am **Op** orig ox-ac oxyt passi pert-vc petr **Ph-ac Phos** phys *Pic-ac* pip-m **Plat** *Plb* plumbg psil ptel **Puls** querc-r rheum *Rhus-t* sabad sabin sacch sanic sars sec *Senec* sep ser-a-c sil sol-t spig *Spong* squil *Stann* **Staph** *Stram* stront-c stry *Sul-ac* **Sulph** tab tarax *Tarent* tart-ac tep thea *Thuj* tong tril-p tub ust **Verat** verat-v vesp viol-o *Viol-t* vip visc **Zinc** zinc-p
- **morning**: arg-met cocc hep mag-c mag-m sabin tarax thuj
  · **waking**, on: cocc mag-c nit-ac thuj
  · **walking**, while: sabin thuj
- **forenoon**: aeth hipp nat-m

Taciturn: ...
- **afternoon**: fago grat hell mag-s nat-ar nat-m sep
  · **alternating** with | **excitement** (See Excitement - alternating - taciturnity - afternoon)
- **evening**: am-m kali-c *Ph-ac* **Plat Zinc**
  · **amel**: bism clem
- **air**, in open: ph-ac plat
- **alternating** with:
  · **cheerfulness** (See Cheerful - alternating - taciturnity)
  · **jesting** (See Jesting - alternating - taciturnity)
  · **laughing** (See Laughing - alternating - taciturnity)
  · **loquacity** (See Loquacity - alternating - taciturnity)
  · **mirth** (See Mirth - alternating - taciturnity)
  · **quarreling** (See Quarrelsome - alternating - taciturnity)
  · **violence** (See Violent - alternating - taciturnity)
- **children**; in: agra aur
- **company**, in: arg-met
- **eating**, after: aloe arg-n ferr-ma mez plb
- **headache**, during: bros-gau bung-fa con nat-ar
- **heat**, during: arn ars *Bell* borx cham ign lach lyc *Mur-ac* nux-v *Op Ph-ac* phos **Puls** verat
- **loud**; indisposed to talk (See Talking - loud)
- **menses**, during (↗*Menses - during*): Am-c castm elaps mur-ac *Senec*
- **mutism**: agra hell lyc verat
  · **children**; in: agra lyc
- **obstinacy**, from: nat-m
- **perspiration**, during: arn **Bell** bry calc chin *Ign* merc *Mur-ac* Op **Ph-ac Phos** *Verat*
- **sadness**, in (↗*Sadness - taciturn*): *Ars* bar-c *Cact* clem mag-c nit-ac nux-v
- **sufferings**; indisposed to talk about his: alum-sil ign
- **waking**, on: anac cocc
- **walking** in open air, after: arn

TAKING everything in bad part (See Offended)

TALENTED:
- **children**: chin sulph
- **very**: carc

TALKATIVE (See Loquacity)

TALKING:
- **absent** persons, with: chlol dig hyos *Stram*
  · **night**: dig
- **agg** (↗*Conversation - agg.; GENE - Talking - agg.*): alum am-c am-m *Ambr* anac arg-met arn borx calc cocc dros ferr ign kali-c mag-c nat-m nux-v ph-ac plat ptel *Spig* stann staph *Sulph* zinc
- **alone**; talks to himself when (See himself - alone)
- **alternating** with | **singing** (See Singing - alternating - talking)
- **amel** the complaints (↗*Conversation - amel.*): calc-p nat-m

Talking   **Mind**   **Task-oriented**

- **amel** the complaints: ...
  - **prolonged**: nat-m
- **animals**; to (See Animals - love - talking)
- **anxious** to talk in public (See Timidity - public - talk)
- **as if** talking; lips move (See Delirium - lips)
- **aversion** to talk (See Taciturn)
- **battles**, about (*war; DREA - Battles)*: bell hyos
- **business**, of (*Absorbed - business; Delirium - business; Industrious)*: ars bell **Bry** canth cimic dor *Hyos* mygal op phos plb stram sulph
- **cares**; talks of nothing but about her: cocc
- **complaints**; of her (*disease)*: arg-n asaf **Mag-p** Nux-v pop-cand *Sep* zinc
- **condition**; anxious about his: sabad
  - **wakes** wife and child | **hypochondriasis**; in: sabad
- **dead** people, with (*Delusions - talking - dead)*: bell **Calc-sil** canth hell *Hyos* nat-m stram
- **desire** to talk to someone (*Loquacity; Company - desire; Gossiping)*: Arg-met **Arg-n** caust frax ip lil-t petr *Phos* podo stict
  - **forenoon**: caust
  - **chill**; during: podo
  - **conflicts**; in order to solve: calc-p
  - **occurrences** of previous day; about: ip
- **disease**; only about one's (*complaints)*: med
- **disinclined** to talking (See Taciturn)
- **eyes** closed, with: nat-m
- **family** controversies; about (*Quarrelsome - family)*: dulc
- **faults** of others; about the (*Censorious)*: verat
- **foolishly** (See Speech - foolish)
- **future**; about: hyos
- **himself**, to (*Autism; Introspection; Muttering)*: aesc *Aeth* Ant-t apis Aur bell calc chlol crot-h *Hyos* ign Kali-bi m-ambo m-arct mag-p merc mosch mur-ac nux-m oena op ph-ac plb pyrog ran-b rhus-t *Staph* stram sul-ac tab tarax vip
  - **alone**; only when: *Lach* Nux-v **Stram**
  - **gesticulates**; and: mosch
  - **loudly**: nux-m
- **imaginary** persons; with (See absent)
- **inability** to talk in public (See Timidity - public - talk)
- **incessant**: pyrog
- **indisposed** to talk (See Taciturn)
- **learning** to talk; late (See slow)
- **loud**; indisposed to talk (*Taciturn)*: nux-m sil
- **murder**, fire and rats; of nothing but: *Calc* calc-sil
- **nonsense** (See Speech - nonsensical)
- **one** subject; of nothing but (*Monomania)*: Arg-n cann-i lyc med petr stram
- **others** agg; talk of (*Selfishness; Egotism; GENE - Weakness - talk of)*: acon agar alum am-c ambr ant-t **Ars** aur bros-gau *Cact* cadm-s carb-an chin *Cocc* colch Con

Talking – others agg; talk of: ...
elaps ferr ferr-ar *Hell* **Hyos** *Kali-c* kalm lach lys lyss mag-m mang mez nat-ar *Nat-c* nat-m *Nat-s* **Nit-ac Nux-v** petr *Ph-ac* **Phos** rhus-t *Sep* sil *Stram* teucr verat Zinc
- **pleasure** in his own talk (*Haughty; Selfishness; Egotism)*: nat-m par stram
- **public**; timid to talk in (See Timidity - public - talk)
- **same** subject; of the (See one)
- **sleep**, in (*Muttering - sleep in; Speech - prattling - sleep; Speech - loud - sleep)*: acon agra *Ail* alum alum-p alum-sil am-c ambr anac ant-t apis arg-n *Arn* ars atro aur *Bar-act* bar-c bar-m bar-s **Bell** both-ax brach bry bufo *Cact Calc* camph *Cann-i Carb-an* carb-v carbn-s carc caste castm caust *Cham Cina* cinnb coff com con cortico cupr cur dig diph elaps *Gels* graph *Hell Hyos* hyper ign indg jab jac-c kali-ar kali-bi **Kali-c** kali-chl kali-m kali-p kali-s kali-sil kalm *Lac-c* **Lach Led** lyc m-ambo m-aust mag-c *Mag-m* malar med merc *Mur-ac* nat-c *Nat-m* nit-ac nux-m *Nux-v Op* ph-ac phos plb plect podo psor *Puls* pyrog raph rheum *Rhus-t* sabin sapin sel *Sep Sil* spig spong *Stann Stram* stry *Sulph* tarent thuj tub verat zinc zinc-p zinc-s ziz
  - **answer** questions: med
  - **anxious**: alum graph
  - **business**, of: com rhus-t sulph
  - **calculating**: sel
  - **children**, in: *Ambr* kali-c kali-sil mag-c psor
  - **comatose** sleep; in: nux-v op raph
  - **excited**: alum castm graph nux-v sulph
  - **gentle** voice, all night in a: *Camph*
  - **loud**: *Arn* ars *Bell* carb-an jac-c *Kali-c* mag-c mur-ac nux-m rhus-t *Sep Sil* spong *Sulph*
  - **obstacles** to be removed; about: cham
  - **old** men; in: bar-c
  - **raving**: bry rheum
  - **reveals** secrets (*Revealing - sleep)*: am-c *Ars*
  - **thought** when awake, what he: am-c
  - **war**, of (See war - sleep)
- **slow** learning to talk (*Slowness; GENE - Development)*: agar **Agra** agn-au bar-c borx calc calc-p caust mag-c med **Nat-m** nux-m ph-ac phos sanic sil sulph thuj tub
- **spirits**; with (See Delusions - talking - spirits)
- **sufferings**; constantly of his (See complaints)
- **troubles**; of her (See complaints)
- **unpleasant** things agg; of (*Horrible)*: *Calc* cic ign nit-ac *Teucr*
- **war**, of (*battles)*: agar bell hyos
  - **sleep**, in: hyos
- **weary** when talking (See GENE - Weariness - talking)

TAPHEPHOBIA (See Fear - buried)

TASK-ORIENTED (See Activity)

Tastelessness   **Mind**   Thoughts

TASTELESSNESS in dressing (➚*Dress - indecently; Elegance - want; Indifference - external things):* hell hyos nux-v staph stram *Sulph*

TEARFUL mood (See Weeping)

TEARING:
- himself (= herself) (➚*Reproaching oneself; Striking - himself; Tormenting - himself):* ars bell cann-xyz carc cupr cur kali-p plb sec **Stram** tarent verat
  - genitals, her (➚*Shrieking - genitals; MALE - Handling - tearing):* sec
  - hair, her (See Pulling - hair)
  - skin around nails: carc
- things in general (➚*Anger; Violent; Destructiveness):* agar ars-i **Bell** Camph cann-xyz canth *Cimx* cupr cur gink-b hyos ign iod *Kali-p* merc **Nux-v** op phos sec **STRAM** sulph *Tarent Verat*
  - clothes: camph cur hyos nux-v tarent verat
  - garments; his (See clothes)
  - pillow with teeth: phos **Stram**
  - restlessness; from: ars-i

TEASING (➚*Jesting; Mocking):* all-c aran-ix cic graph mag-p
- children; in: graph

TEDIUM (See Ennui; Forsaken)

TELLING the symptoms (See Narrating)

TEMERITY (➚*Audacity; High-spirited):* **Arn** med plat
- kick; temerity to get a: plat

TEMPER TANTRUMS (➚*Anger - violent):* acon aur *Bell* borx calc carc cere-b **Cham** chel cina cocc **Cupr** hep *Hyos* ign ip lach lyss mag-c med *Nat-m* nux-v olnd *Phos Prot* puls rheum sanic sil staph **Stram** stront-c *Sulph Tarent* thuj thyr **Tub**

TENDERNESS (See Affectionate)

TENSION, mental: *Acon Ars* carc *Cocc* cortico cupr mosch prot

TERRIFIED after dreams (See Fear - waking - dream)

TERROR (See Fear - terror)

THANATOPHOBIA (See Fear - death)

THEORIZING (➚*Ideas - abundant; Fancies - exaltation; Absorbed):* ang apis arg-n ars *Aur* bar-s **Cann-i** *Cann-s Cann-xyz Chin* cocc *Coff* kali-c *Lach* lyc nat-c nitro-o op puls sel sil **Sulph** thuj vanad
- evening: *Chin*
- night: chin coff

THINKING (➚*Thoughts):*
- abstract thinking:
  - images; abstract concepts become like: anh
  - inability for: anh
- agg: ign par
- analytical thinking:
  - ability for: anh thuj

Thinking: ...
- aversion to (➚*Dullness; Prostration; Mental exertion - aversion):* act-sp agar agn *Ail* aloe *Alum* ambr *Anac Apis* arn asar *Aster* **Bapt** berb bry caps carb-ac *Carb-v* casc **Chin** coca con corn dros echi ferr ferr-p *Gels* gins graph hyos iod ip kali-bi kali-n lac-ac laur **Lec** *Lyc* med mez nat-ar nat-c nat-m nit-ac **Nux-m** *Nux-v* olnd *Op* par petr **Ph-ac Phos** phyt pic-ac plan plb ptel rhod rhus-t rumx ruta sabad *Sars* sel sep *Sil* spong **Squil** *Staph* stram thea verat wies zinc
  - morning: ambr kali-n
  - afternoon: arn lyc
  - walking in open air; after: arn
  - evening: lyc
- complaints:
  - agg; thinking of his complaints●
    (➚*Hypochondriasis; Anxiety - health - own; Occupation - amel.):* agar (non: alum) alum-p alumn am-c ambr arg-met *Arg-n* arn ars asar aur aur-ar aur-m bad *Bapt Bar-c* bar-m borx bry calad calc *Calc-p Caust* cham chinin-ar cimic cina cocc coff *Colch* con dros *Gels* graph ham *Hell* helo *Helon* hura hydr ign iod ip lac-c *Lach* laur lycps-v m-ambo m-arct mag-s *Med* menth-pu meny mosch nat-m nat-s *Nit-ac Nux-m Nux-v* olnd **Ox-ac** *Oxyt* par phos *Pip-m* pip-n plan plb *Ran-b Sabad* sabal sars sec sep sin-n spig *Spong* stann staph sumb thuj thyr tub zinc
  - amel: **Camph** cic *Hell* mag-c pall prun
- constantly to his ailments: *Ham*
- conceptual:
  - inability | environment; about: anh
- difficulty of thinking (See Dullness)
- disagreeable things agg; of (See Thoughts - disagreeable)
- fast (See Thoughts - rapid)
- faster than ever before | fever; during (➚*Thoughts - rapid - fever):* pyrog
- fluids (See Thoughts - liquids)
- inability to think (See Concentration - difficult; Dullness; Prostration; Thoughts - vanishing)
- logical thinking:
  - inability for | interruption; from (See Confusion - interruption - logical)
- long (See Dullness - thinking - long)
- mechanical thinking | ability for: sulph

THOUGHTS (➚*Ideas; Thinking):*
- accidents; of: osm-o
  - others; accidents to (➚*Fear - injury - others):* osm-o
- arrested (See stagnation)
- automatic: chlorpr
- business; of:
  - evening | bed; in: bell cocc sulph
- circles, move in to: cann-i
- clearness of (See Agility; Clarity; Ideas - abundant)

All author references are available on the CD   207

Thoughts – compelling / Mind / Thoughts – persistent

- **compelling** (*persistent; Checking - twice; Forgotten - something*): anh ant-c arg-n *Ars* brom calc carb-v carc *Caust* con cupr cupr-act foll *Iod* kali-c lac-c *Lach* lyss manc merc nat-m nit-ac *Nux-v* passi phos puls *Rat* rhus-t sil sulph *Syph* thuj tub verat
  - **children**; in: arg-n ars carb-v passi phos puls
- **control** of thoughts lost (*instability*): arg-met ars *Coff* lycps-v morph nat-m nux-m oena puls sulph
  - **afternoon** | **14 h**: nux-m
  - **evening**: nat-m
  - **chilliness**, during: ars
  - **sitting** and reflecting, while: arg-met
  - **undressing**, while: morph
- **crude**: camph
- **death** of (See Death - thoughts)
- **deep** (See profound)
- **disagreeable** (*Dwells*): alum *Ambr* bar-c ben-n benz-ac calc *Chin Cocc Hep* kiss lyc meny mez *Nat-m* nit-ac petr phos psor rhus-t sec sep sulph thuj verat
  - **night**: ben-n chin petr **Rhus-t**
  - **midnight**, after: **Rhus-t**
- **disconnected**: alum ambr arg-n *Bell* ben-n berb cann-i caps carbn-o carbn-s chin colch *Cupr-act* dig gels *Hell* hyos kali-i lact-v lam laur lyc merc-c *Nat-c Nux-v* ph-ac *Rhus-v* sieg sulfa sulph *Syph* trom ven-m verat viol-o *Zinc*
  - **read**, cannot: *Nat-c* **Nux-v**
  - **talking**, when (*Answering - disconnected; Answering - incoherently/ Speech - incoherent*): merc-c
- **disease**, of (*Anxiety - health; Anxiety - health - own; Fear - disease*): alum *Ars* chel lepi lept merc murx nat-m nat-p ph-ac phos sang sep sulph
  - **incurable**, of some (*Delusions - disease - incurable; Fear - cancer; Fear - disease - incurable*): *Ars* merc
- **disgusting** thoughts with nausea (*Discontented - everything; Disgust; Loathing - general*): sang
- **do**; about things to: cortico
- **erroneous**: sabad valer verat
- **fast** (See rapid)
- **flow**; of (See rush)
- **foolish** thoughts in the night (*Foolish*): chin
- **frightful**: *Alum* calc *Caust* hydr *Iod* kiss lac-c lyss phos phys *Plat Rhus-t* thea *Visc*
  - **evening**: *Caust* lac-c
  - **bed**; in: lac-c
  - **night**: alum hydr kiss phos phys *Visc*
  - **waking**; on: kiss phys *Visc*
  - **seeing** blood or a knife, on (*Blood; Kill; desire - knife - sight; Suicidal - blood - knife*): *Alum*
- **future**, of the (*Anxiety - future*): chin-b cycl iod senec sep spig
- **himself**; about:
  - **cannot** think of anyone besides (*Selfishness*): crot-t
- **hurry** (See rapid)
- **inconstancy** (See Inconstancy - thoughts)
- **insane**: *Lyss*

- **instability** (= unsettled) (*control; vanishing*): Acon ang berb cann-s cham *Coff Lach* lyc *M-aust* nux-m nux-v op puls staph valer *Viol-o*
- **intrude** and crowd around each other: acon aloe ars arund bry camph *Cann-i* canth cinnb con *Fl-ac Graph* lach *Merc* mur-ac orig ph-ac phos pic-ac *Plat* sel *Staph Sulph* tub verb
  - **night**: bry tub
  - **reading**, while: **Ph-ac●**
  - **sexual** (*Lascivious; Nymphomania; sexual*): aloe arund con *Graph* orig *Phos* pic-ac *Plat* sel *Staph*
  - **too** weak to keep them off or to hold on to one thought: *Ars*
  - **work**, while at (*rush - working*): mur-ac *Sulph*
  - **writing**, while: *Lach*
- **liquids** agg; of: lyss
- **many** (See Ideas - abundant)
- **marriage**; of: hyos orig
  - **masturbation**; in: hyos
- **monotony** of: anh chlol
- **other** people; knows thoughts of (See Clairvoyance):
- **past**, of the: atro bros-gau cann-i meny nat-m senec sol-t-ae
  - **evening**: senec
  - **happy** moments (See Dwells - happy)
  - **journeys**: sol-t-ae
- **persistent** (*Delusions; Obstinate; persistent*): acon aeth agar *Aloe* alum am-c *Ambr* anac anh ant-c ap-g apis *Arg-n* arn *Ars* ars-i asar asim *Aur Bell* benz-ac bry *Calc* calc-s *Cann-i Cann-s* canth caps *Carb-v* carbn-s caust cham chel *Chin* chinin-ar *Cic* coca cocc *Coff* coli *Con* croc cupr cycl dros *Euphr* glon *Graph* hell hyos *Ign Iod* kali-ar kali-c kali-i lac-c lach lam laur lys lyss mag-c *Manc* med meli merc mez mur-ac myris *Nat-m* nit-ac nux-m *Nux-v* olnd op oscilloc osm parathyr petr *Ph-ac* phos phys plat *Prot Psor Puls Rhus-t Sabad* sec sep ser-a-c *Sil* spong stann *Staph Stram* streptoc stry sul-ac sul-i *Sulph* syph tab tarent thea *Thuj* tub valer *Verat* verb viol-o visc zinc
  - **evening**: caust graph ign kali-c *Nat-m*
  - **night**: ambr ant-c calc graph kali-ar kali-c petr plat **Puls** tub
  - **midnight**:
    - **before**: graph
    - **at**: plat
  - **alone** (*rush - alone; Company - desire - alone*): ars kali-c zinc
  - **dreams**; ideas of thoughts which first appeared in his: carc *Psor*
  - **evil**, of (*Fear - evil*): *Lach* manc stry
  - **garment** made the previous day, about a: aeth
  - **homicide** (*Kill; desire*): calc iod op phos stram
  - **humorous** (*Cheerful*): nux-m
  - **injury**; of (*Malicious*): anac manc

208 ▽ extensions | O localizations | ● Künzli dot

Thoughts – persistent

- **injury**; of: ...
  : **himself**; of injuring: manc
  : **others**; of injuring: anac
- **lying**, while: caust graph kali-c lac-c
- **murder**, fire and rats; of nothing but (✱*Kill; desire)*: Calc
- **music**; of (✱*Music - agg.)*:
  : **evening**: ign
  : **night**: Puls
  : **song**: myris
  : **16 h**; since: myris
- **occurrences** of the day at night; of the: asim
- **offended** him, of persons who had: glon
- **pins**; about: *Sil*
- **recur** to his mind; expressions and words heard: lam *Sulph*
- **separated**:
  : **mind** and body are (✱*Confusion - identity; Delusions - separated - body - mind)*: Anac sabad thuj
  : **will**; thoughts separated from (✱*Confusion - identity)*: anh
- **suicide**; of: manc
- **unpleasant** subjects, haunted by (✱*tormenting - past; Dwells - past)*: Ambr asar caust Cocc graph kali-c **Nat-m** petr rhus-t staph
- **waking** on: acon bry ign plat *Psor* sil
- **walking** in open air amel: graph
- **profound** (✱*Ideas - abundant; Memory - active; Concentration - active)*: acon bell calc-ar cocc cycl grat kres mur-ac *Sep* spig staph
- **future**, about his: cycl spig
- **quick** (See rapid)
- **rapid** (= quick) (✱*Hurry; Ideas - abundant; Vivacious)*: acon aesc alco anac ang anh *Ap-g* bell caj cann-i carb-ac caust chin cimic cob *Coff* cupr *Hyos* ign kalm lac-c *Lach* **Med** morph nitro-o onos *Op Ox-ac* ped phos *Phys* pic-ac pyrog sabad valer verat viol-o *Zinc*
- **fever**, during (✱*Thinking - faster - fever)*: pyrog
- **speaking**; too rapid for (See Mistakes - speaking - fast)
- **writing**; too rapid for (See Mistakes - writing - thoughts)
- **repetition**, of: mag-m stram
- **ridiculous** (✱*Foolish; Gestures - ridiculous)*: cann-i *Dubo-m* kali-p **Lach** *Stram*
- **rush** (= flow) (✱*rapid)*: acon agar alco aloe *Alum* ambr Anac Ang ant-c ap-g *Arn Ars* ars-s-f bar-c **Bell** borx *Bry* caj calad *Calc* cann-i cann-s canth caust cham *Chin* chinin-ar cimic coca cocc **Coff** coff-t colch coloc con croc cycl der dros eupi fl-ac *Glon Graph* hell hep hyos *Ign Kali-c* kali-m kali-n *Lac-c* **Lach** led lyc *M-arct* meph merc morph mur-ac mur-ac nit-ac nitro-o nux-m *Nux-v Olnd Op* orig *Ph-ac* **Phos** pic-ac plat *Puls* rheum *Rhus-t Sabad* seneg sep *Sil* sol-t-ae spig spong staph *Stram* **Sulph** tab ter teucr thea **Valer** verat verb viol-o viol-t zinc
- **day** and night: ambr caust

Mind

- **rush**: ...
  - **morning**: canth chin con nux-v
  : **bed**; in: chin
  : **rising**; after: nux-v
  - **afternoon**: anac ang sol-t-ae
  : **17 h**: sol-t-ae
  - **evening**: agar anac *Bry Calc* caust chin cocc *Graph Kali-c* lyc phos *Puls* rhus-t sabad *Sil* staph *Sulph* viol-o viol-t
  : **bed**; in: agar *Bry Calc* caust *Chin* cocc *Graph Kali-c* lyc *Nux-v Puls* rhus-t sabad *Sil* staph *Sulph* viol-o viol-t
  - **night**: acon agar aloe *Ambr* ant-c *Arn* borx *Bry Calc Camph* cham *Chin* chinin-ar coca coff colch con *Graph* hell hep hyos *Kali-c* kali-n *Lach* led *M-arct* nat-m *Nux-v Op* ph-ac pic-ac plat *Puls* rheum sep *Sil* spong *Stram Sulph* tab zinc
  - **air** amel; open: coff
  - **alone**, when (✱*persistent - alone)*: ars
  - **business** accomplished; about | **evening**: sulph
  - **drunkenness**, as in: valer
  - **partial** sleep, in: hyos
  - **reading**, while: coff ph-ac
  - **sleeplessness** from (✱*SLEE - Sleeplessness - thoughts - activity)*: agar borx bry calc caust *Chin* cocc coloc *Graph* hep chin kali-n *Lyc Nux-v Op* plat *Puls* sabad *Sep Sil* staph sulph viol-t
  - **waking**, on: borx chin *M-arct* **Nux-v** ph-ac plat sil
  - **walking** in open air, on: ant-c sulph
  - **working**, during (✱*intrude - work)*: ang mur-ac olnd
- **sexual** (✱*intrude - sexual; tormenting - sexual)*: ambr arund aster bell calad calc cer-s chin *Con* cyna dig *Fl-ac* graph *Hyper Kali-br* lil-t manc med nat-c *Nux-v* onos orig phos pic-ac plat sal-n *Sel* sep sil *Staph Stram* sulph tarent-c *Ust*
  - **day** and night: chin dig tarent-c
  - **impotence**, with (✱*Fancies - lascivious - impotence; MALE - Sexual desire - increased - weakness)*: calad *Onos Sel*
  - **masturbation**, with: orig ust
  - **woman** he sees; sexual thoughts at every: med
- **slow** (See Dullness)
- **stagnation** of: *Cann-s* chin hyos iod lyc m-arct ph-ac rumx seneg sulph thuj
  - **evening**: rumx
- **strange**: arg-n canth *Lyss* opun-s *Pyrog* raph *Stram*
- **pregnancy** | **during** (✱*Fancies - strange - pregnancy)*: Lyss
- **suicidal** (See Suicidal - thoughts)
- **thoughtful** (✱*Ideas - abundant; Absorbed; Memory - active)*: acon alco aloe alum am-m arn bar-c bart bell borx bром calc cann-s canth *Carb-an* cham chin cic clem *Cocc* cycl euph euphr grat guaj hell hyos *Ign* ip kali-n kreos *Lach* lyc mag-m manc mang mez nat-m nat-m nit-ac nux-v op *Phos* plan plb *Puls* ran-b rhus-t sabad senec *Sep* spig *Staph* stront-c *Sulph* thea thuj til viol-o
  - **afternoon**: hell mang

Thoughts – thoughtful   **Mind**   Throwing

- **evening**: senec
- **all night**: op
- **eating**, after: aloe
- **errors** of others; about the: cic
- **weather**; in cold wet: aloe
- **tormenting** (*Anxiety - conscience; Remorse; Tormenting)*: alum am-c am-m ambr ant-c aq-mar arg-n *Ars* ars-i astra-e calc-s canth caps carbn-s *Caust* con graph guat kali-ar kali-c lac-ac lac-c *Lach Lyc* manc mez **Nat-m** *Nit-ac* nitro-o phos *Rhus-t* sep spong *Staph* sul-i *Sulph* thea tub
  - **evening**: *Caust* graph kali-c
  - **night**: ambr ant-c arg-n kali-ar kali-c *Nit-ac* tub
  - **dark**; tormented by delusions and fears in the: manc
  - **past** disagreeable events, about (*persistent - unpleasant; Dwells - past)*: am-c am-m spong
  - **sexual** (*Lascivious; Nymphomania; sexual)*: aq-mar canth con graph *Staph*
- **two** trains of thought (*Irresolution; Confusion - identity - duality; Antagonism)*: anac *Cann-i* lyss paro-i
- **unpleasant** (See Dwells - unpleasant)
- **unsettled** (See instability)
- **vacancy** of: calc chlol *Gels* guaj hell lyc oena phos
- **vagueness** of: bros-gau iod nitro-o sulph
- **vanishing** of (*Concentration - difficult; Memory - weakness; Ideas - deficiency)*: abies-n abrot acon acon-f aeth aether agn *Alum* am-br am-c *Ambr* **Anac** ang anh ant-t apis apoc arg-n *Arn* ars ars-s-f arum-t *Asar Aur* bapt *Bar-c* bell berb borx bov brom *Bry* **Calc** calc-act calc-p calc-s *Camph Cann-i Cann-s* canth carb-an carb-v carbn-h caust *Cham Chel* chin cic cinnb clem cocc cod coff colch coloc **Con** conin corn cortico cot croc **Cupr** cupr-s cycl dig dirc elaps euon gad *Gels* glon guaj gymno hell hep hydr-ac hyos iber ign iod ip kali-bi kali-br *Kali-c* kali-cy kali-p kalm kiss kreos lac-c **Lach** laur led lepi lil-t lob lol *Lyc* lycpr (non: lycps-v) lyss macro *Manc* med *Merc Mez* morph mosch nat-ar **Nat-m** *Nit-ac* **Nux-m** nux-v oena ol-an olnd op orig petr ph-ac **Phos** pic-ac pin-s plan plb *Psor* ptel *Puls* **Ran-b** ran-s rhod rhodi **Rhus-t** ruta saroth sec sel sep sil sol-ni spig spong stann **Staph** stram sulph sumb syph *Tab* tep ther **Thuj** trom valer verat verat-v viol-o viol-t yuc zinc zinc-p
  - **morning**: anac *Ph-ac*
  - **bending** head forward: cortico
  - **chill**, during: bell bry lach rhus-t
  - **closing** eyes, on: ther
  - **company**, in: ambr
  - **exertion**, on: nit-ac
  - **headache**, during: apis asar bell calc glon
  - ○**Forehead**; pressing, drawing pain in: asar
  - **interrupted**, when (*Disturbed; Ideas - deficiency - interruption)*: berb mez *Staph*
  - **mental** exertion; from: *Asar* canth caust cham euon *Gels* hep mez nat-m *Nit-ac* olnd ran-b staph
  - **overlifting**, after: *Psor*

Thoughts – **vanishing** of: ...
- **periodically**: chin
- **reading**, on (*Memory - weakness - read)*: Anac asar bry camph *Cann-i* corn hyos *Lach* lyc merc **Nux-m** *Op* **Ph-ac**● pic-ac staph
- **rising** quickly: cortico
- **sexual** excitement; during: orig
- **speaking**, while (*Memory - weakness - expressing; Memory - weakness - say; Speech - incoherent)*: Anac asar camph *Cann-i Lach* lyc med *Mez* **Nux-m** pic-ac staph *Thuj*
- **spoken** to, when: sep
- **standing**, while: rhus-t
- **stooping**: cortico
- **sudden**: *Manc*
- **work**, at: *Asar* hep
- **writing**, while (*Memory - weakness - write)*: Anac asar camph *Cann-i* croc *Lach* lyc **Nux-m** pic-ac rhus-t staph
- **wandering** (*Concentration - difficult; Absentminded; Speech - wandering)*: Acon alco alet all-s *Aloe* am-c ambr anac ang anth apoc *Arn* ars-i atro *Bapt* bell calc cann-i cann-s canth carbn-s caust chinin-s chlol cic colch coloc corn crot-h cupr dig dulc ery-a ferr glon *Graph* ham hyos ign iod iris kali-br lach **Lec** lyc lycps-v manc merc merc-c mit naja nat-c nat-m nat-p nicot nit-ac nux-m olnd op opun-s (non: opun-v) peti ph-ac phos phys pic-ac plb *Puls* rauw sanic sol-mm sol-t-ae staph sul-i tab thuj valer viol-o yuc *Zinc* zinc-m zinc-p
- **morning**: mit
- **afternoon**: ang atro
- **evening**: caust
- **night**: bell zinc-m
- **eyes** are closed, as soon as: bapt
- **listening**, while: sol-t-ae
- **menses**, during (*Menses - during)*: calc
- **studying**, while (*Concentration - difficult - studying; Studying - difficult)*: ham phys
- **talking**, while: merc-c sanic
- **work**, at: sol-t-ae
- **writing**, while: iris **Nux-m**
- **wild**; phos
- ○**Stomach**; as if thoughts came from: acon

THREATENED; feels (See Delusions - attacked)

THREATENING (*Abusive; Insanity - threatening)*: agar *Hep* hyos *Lach* meli *Stram* **Tarent** *Tub* valer
- **destroy**; to: tarent
- **kill**; to (*Kill; desire)*: *Hep* hyos meli stram *Tarent*
- **approach**, those who: meli

THROWING things around (*Anger - throwing; Destructiveness; Fire - throwing)*: acon agar ars bell bry camph caust cham *Cina* coff coloc dulc *Hydr* ign *Kreos* lil-t lyss neon prot **Staph** stram sulph tarent thea thuj tub
- **morning**: dulc **Staph**
- **bugs** by handfuls: ars
- **persons**; at (*Awkward; Foolish)*: agar bell ign lil-t lyss (non: neon) **STAPH Tub●**

210   ▽ extensions | ○ localizations | ● Künzli dot

Throwing — Mind — Timidity

- **persons**; at: ...
  - **offend**; who: **STAPH**
- **window**; out of: stram

THROWING things away (See Disposing)

THUNDERSTORM (See Weather - thunderstorm)

TICKLISHNESS (See Touched - aversion - ticklishness)

TICS (See Gestures - tics)

TIDY (*Fastidious*): bar-c carc
- **appearance**; in one's personal: bar-c

TIME:
- **always** on time (See Anxiety - time)
- **conception** of time; lost (See Mistakes - time - conception)
- **desire** to arrive at the appointed (See Anxiety - time)
- **enough** time; sensation of always having (See Late - too late; always)
- **fritters** away his time (*Laziness; Ennui; Undertaking - many*): borx cocc crot-t lach *Nat-c* nat-m nux-v stann *Sulph*
- **mistakes** in (See Mistakes - time)
- **quickly**, appears shorter; passes too (*Delusions - time - earlier; Hurry*): Anh atro coca **Cocc** elaps lach med op psil sel sieg sulph *Ther* thuj visc
  - **today** occurred a week ago; as if things done: med
- **slowly**, appears longer; passes too (*Impatience; Hurry; Ailments - anticipation*): aloe *Alum Ambr* Anh arg-met *Arg-n* bar-c bros-gau camph **Cann-i Cann-s** cann-xyz *Cench* cere-b con dirc **Glon** lach **Lyc** mag-m *Med Merc* nat-c nitro-o *Nux-m Nux-v* onos pall petr plb
  - **night**: nux-v
  - **ages**, a few seconds seem: cann-i

TIMIDITY (*Irresolution; Confidence - want; Frightened*): *Acon* aeth agar aloe *Alum* alum-p alum-sil alumin-sil *Alumn Am-br* (non: am-c) am-caust *Am-m* ambr *Ammc* anac ang anh ant-t *Aq-mar* arg-n arn *Ars* ars-i ars-s-f asar *Aur* aur-ar aur-i aur-s bac bapt **BAR-C** bar-i bar-m *Bar-p* bar-s bell *Borx* **Bry** bufo **Calc** calc-ar calc-br calc-m calc-p (non: calc-s) calc-sil camph cann-i canth carb-an *Carb-v Carbn-s* carc carl *Caust* cench *Chin* chinin-ar cic *Coca* cocc coff *Coli Con* cortico croc *Crot-h Cupr* daph dat-m elec ferr ferr-p **Gels** *Graph* haliae-lc hep hydr-ac hyos *Ign* iod ip *Kali-ar* kali-bi kali-br **Kali-c** kali-i kali-n *Kali-p Kali-s Kali-sil Lac-c* lach lachn laur lil-t **Lyc** *M-arct* m-aust mag-c manc mang *Med* meli meli-xyz *Merc* mez mosch mur-ac naja *Nat-ar* **Nat-c** *Nat-m* nat-p nat-s nit-ac *Nux-v* op opun-s opun-v *Petr Ph-ac* **Phos** pip-m plat **Plb** **PULS** ran-b *Rhus-t* ruta sabad sec sel **Sep** **SIL** spig *Spong* squil stann staph *Stram* sul-ac sul-i **Sulph** tab tarent tub verat verb zinc zinc-p
  - **daytime**: carb-an nat-m pip-m verb

Timidy: ...
- **forenoon** | **9 h**: carl
- **afternoon**: carb-an con ferr-p ran-b
- **evening**: acon ant-t ars bapt camph cann-i *Caust* cench kali-c lach lyc nat-c ran-b squil
- **bed**:
  - going to bed; about: acon ars bapt camph cann-i *Caust* cench lach lyc nat-c squil
  - in: kali-c
- **night**: *Caust Kali-c* **Rhus-t**
- **alcohol** amel (*GENE - Food and - alcoholic - amel.*): nat-m
- **alone**, when: sil
- **alternating** with:
  - **anger** (See Anger - alternating - timidity)
  - **assurance** (See Confident - alternating - timidity)
  - **cheerfulness** (See Cheerful - alternating - timidity)
  - **confidence** (See Confident - alternating - timidity)
  - **eccentricity** (See Eccentricity - alternating - timidity)
  - **exaltation** (See Exhilaration - alternating - timidity)
  - **hope** (See Hopeful - alternating - timidity)
  - **indifference**: stram
  - **irritability** (See Irritability - alternating - timidity)
  - **quarreling** (See Quarrelsome - alternating - timidity)
  - **sadness** (See Sadness - alternating - timidity)
  - **vexation** (See Irritability - alternating - timidity)
- **appearing** in public; about (See public)
- **bashful** (*Timidity; Confidence - want; Reserved*): aloe alumin-sil *Ambr* anac *Aq-mar* arg-n ars-s-f aur *Bar-c Bar-p* bar-s bell bufo *Calc* calc-br calc-s calc-sil *Carb-an* carb-v carc caust *Chin* **Coca** cocc coff con cortico *Cupr* ferr *Germ-met* graph haliae-lc hyos *Ign* iod kali-bi kali-br kali-i *Kali-p* lil-t lyc manc mang meli merc mez *Nat-c* nat-m nat-p nit-ac nux-v *Petr* ph-ac phos **Puls** *Rhus-t* sep sil **Staph** Stram *Sul-ac* **Sulph** tab tarent thuj tub zinc
  - **awkward**, and (See bashful)
- **business**; in transacting: op opun-s (non: opun-v)
- **children**; in (*Speech - whispering - answering*): ars ars-i bar-c borx bufo calc-p calc-s carb-v carc chin cupr graph iod kali-c kali-sil naja nat-m phos puls sep sil staph sulph tarent tub zinc
  - **children**; towards other: ars ars-i calc-p carc phos sil
- **company**, in (*Suspicious - fear*): *Ambr* carb-v cortico hep phos
- **fright**, after (*Timidity*): Acon
- **public**; about appearing in (*Company - aversion; Ailments - anticipation; Anticipation - stage*): aeth **Ambr** anac arg-n bar-s *Carb-v* chin cocc cortico cupr dys **GELS●** graph kali-p lach lachn *Lyc Med* petr *Ph-ac* phos **Plb Sil** staph thuj

Mind

- **public**; about appearing in: ...
  · **talk** in public; to (↗*Anxiety; Anxiety - speaking - company*): *Carb-v* cupr lachn *Lyc* med petr phos *Sil*
    : **capable** to; but: lyc
- **sleeplessness**, during: graph
- **strangers**; in presence of (↗*Stranger - presence*): bar-c
- **whispering | answering** the prescriber directly; to the mother instead of (See Speech - whispering - answering)
TIPSY; as if (See Stupefaction)
TOLERANT (See Mildness; Patience)
TORMENTED by fears (See Anxiety - beside)
TORMENTING (↗*Mutilating; Thoughts - tormenting*):
- **himself** (↗*Mutilating; Striking - himself; Tearing - himself*): *Acon Ars* bell *Lil-t* nat-m plb tarent tub
- **others** (↗*Moaning; Nagging*): *Agar* lach *Psor* **Zinc**
  · **day** and night: **Calc**
  · **complaints**; everyone with his (↗*Moaning; Complaining; Lamenting*): *Agar Psor* **Zinc**
TORPOR (↗*Dullness; Prostration; Unconsciousness*): aether agar ail all-c apis arum-m berb berb-a cann-i carc cedr *Cic* crot-c *Crot-h* esch fagu gad *Gels* kali-bi kali-br lepi lob lol *Lyc Mag-m* manc naja **Nat-m** **Nux-m Op** phys plat *Plb* rheum sang sec ser-a-c staph *Stram* toxo-g vip
- **pain**; during | **sciatic** nerve; in: plat
o**Liver**; from disturbances of: berb-a
TORTURING (See Tormenting)
TOUCHED (↗*GENE - Touch*):
- **aversion** to be (↗*Taciturn; GENE - Touch - agg.; Quiet disposition*): *Acon Agar Aloe* **Ant-c** *Ant-t Apis* **Arn** ars asaf asar *Bell Bry* bufo calc calc-p camph canth caust **Cham** *Chin Cina* cocc *Coff* colch con cupr gels graph hell *Hep* ign iod **Kali-c** *Kali-i Lach* (non: lachn) lyc m-aust mag-c *Med* meli merc mez *Nat-m* nit-ac nux-m nux-v **Phos** plb ran-b sanic sep *Sil* solin stram sulph **Tarent** ther *Thuj* tub verat zinc
  · **caressed**, aversion to being (See Caressed - aversion)
  · **carried**; and yet desire to be: *Cina*
  · **children**; in: *Ant-c* ant-t calc-p cham chin cina graph kali-c mag-c med sanic tarent thuj verat zinc
  · **sexually** (↗*FEMA - Sexual desire - wanting*): sep
  · **ticklishness**: ant-c calc-p caust graph **Kali-c** lach nat-m nit-ac **Phos** sep sil solin sulph zinc
- **desire** to be (See Magnetized - desire)
TOUCHING (↗*Hurry; Fear - driving him; Indiscretion*):
- **impelled** to touch:
  · **everything** (↗*Restlessness; Hurry; Fear - driving him*): all-c anac ars bar-c bell bism canth carc cina graph hyos ign ip lyc lycps-eu lycps-v mag-c *Merc* rheum sacch sulph *Thuj* tub verat
  : **children**, in: all-c anac ars bell bism canth carc *Cina* graph hyos ign ip lyc lycps-eu lycps-v mag-c merc rheum sacch sulph thuj tub verat
- **unable** to touch anything: sulph

Trifles

TOUCHY (See Offended)
TOUGH (↗*Firmness; Positiveness; Will - strong*): caust ferr lach lyc merc
TOURETTE'S syndrome (= Gilles de la Tourette) (↗*GENE - Chorea; FACE - Twitching; EXTR - Twitching*): *Agar Hyos Mygal Op Stram* stry tarent
TRANCE (↗*Unconsciousness - trance*): aml-ns camph camph-br keroso **Lach** nitro-o op ter
- **convulsions | after**: *Stram*
TRANQUILLITY (= calmness/serenity) (↗*Mildness; Quiet disposition; Patience*): absin aesc aeth aether alco aloe *Alum* apis arg-met arn *Ars* asc-c asc-t aspar aur aur-ar bell borx bros-gau cann-s caps caust cere-b *Cham Chel Chin* chin-b chinin-s chlf chlor chol *Cic* cist clem coca cocc cod *Coff* conin croc cycl dros eucal euph ferr ferr-ar fl-ac gins gran graph ham *Hell* hydr-ac *Hyos* ign ip kali-br lach lap-la laur led lil-t lim lyc lyss m-arct mag-s manc meny merl mez morph mosch mur-ac naja narcot nat-c nat-m nat-p nit-ac onop **Op** paro-i pert-vc petr **Ph-ac** phos *Plat* plb psil puls pycnop-sa rauw rhus-t sel seneg **Sep** sil spig stann staph sul-ac sulph tarax tarent tell ter thyr tus-fr verat viol-t zinc zinc-act
- **morning | waking**; on: chel manc
- **forenoon**: aeth
- **alternating** with:
  · **anger** (See Anger - alternating - tranquillity)
  · **sadness**: cann-s chin-b croc graph m-arct nit-ac petr plat sep zinc
  · **violence** (See Violent - alternating - tranquillity)
- **anger**, after (↗*Anger*): ip
- **hemoptysis**, hemorrhages, in: *Ham*
- **incomprehensible**: morph psil
- **letting** go (See Tranquillity)
- **music** calms him: tarent
- **reconciled** to fate: aloe cham stann
- **stool**, after: borx
TRAPPED feeling (See Delusions - trapped)
TRAUMA; mental (See Ailments - mental shock)
TRAVELLING (↗*Riding*):
- **amel** (↗*desire*): carc ign
- **desire** for (↗*Amusement - desire; Libertinism; Wandering - desire*): ambr anan aur bac *Bar-act* bell bry calc **Calc-p** *Carc* chel cimic cur elaps goss *Hipp Ign Iod* lac-c lach lyss mag-c *Merc* plat sanic sep *Tub*
  · **morning | waking**: chel
  · **far** away: merc
  · **one** place to another (See Wandering - desire)
TRIBADISM (See Homosexuality)
TRICKY (See Deceitful)
TRIFLES (↗*Irritability - trifles; Conscientious; Anger - trifles*):
- **agg**: *Ars* **Cham** cina coff dros hep *Ign* nit-ac **Nux-v** phos sep *Sil* thuj

Mind

Trifles

- **important**; seem (✱*Irritability - trifles; Conscientious; Anger - trifles*): ars bar-c calc caust cham cocc con ferr *Graph Hep* ign ip kres lil-t nat-m nit-ac nux-v petr sil thuj

TWILIGHT
agg: ars berb brom bros-gau *Calc* camph caust *Phos* plat *Puls* rhus-t valer

UNATTRACTIVE,
things seem (✱*Indifference - answer; Indifference - everything*): chin
- he is; thinks (See Delusions - body - ugly)

UNCONCERNED
about troubles (See Indifference; Tranquillity)

UNCONSCIOUSNESS
(✱*Dullness; Prostration; GENE - Faintness*): absin acet-ac achy **Acon** act-sp adel aesc aesc-g aeth aether agar agar-cit agar-pa agar-ph agar-pr agar-se agar-st agav-t agn agro *Ail* alco alet aloe *Alum* alum-p am-c am-caust am-m ambr *Aml-ns* amor-r amyg *Anac* anan ancis-p anh anil ant-c ant-m ant-t anthraci *Apis* apoc apom aq-mar arg-met *Arg-n* **Arn Ars** ars-h ars-met art-v *Arum-t Asaf* asar astac *Aster* atro *Atro-s* aur *Bapt* **Bar-c** *Bar-m* bar-s *Bell* ben-n benz-ac berb bism borx both both-ax bov brom *Bry* bufo bung-fa *Cact* cadm-s *Calad* calc calc-ar calc-chln calc-m calc-s calc-sil *Calen Camph* **Cann-i** cann-s *Cann-xyz Canth* caps carb-ac carb-an *Carb-v Carbn-h Carbn-o Carbn-s* carl cass castm *Caust Cedr* cench *Cham* **Chel** chen-a chim-m *Chin* chinin-s chlf *Chlol Chlor Cic* cic-m cimic *Cina* cit-l *Clem* **Cocc** cod *Coff* coff-t *Colch* coloc *Con* cori-r corn cortico cot croc *Crot-c Crot-h Cupr* cupr-acet cupr-s cur *Cycl* cyt-l dat-m dat-s dendr-pol der *Dig* digin dirc dor dub dubo-m dulc elaps elec eup-per euph euphr ferr ferr-ar ferr-m fil fl-ac form formal frag gaul *Gels Glon* graph grat guaj ham *Hell Hep* hipp home **Hydr-ac Hyos** *Hyper* **Ign** iod ip jasm jatr-c jatr-u juni-s kali-bi *Kali-br Kali-c* kali-chl kali-chls kali-cy kali-i kali-m kali-n kali-s kali-sula keroso kreos *Lac-d* **Lach** lact *Laur Led* lepi lil-t lon-x lup *Lyc* lyss m-ambo m-arct mag-c mag-m manc med meli menth merc *Merc-c* merc-cy merc-n merc-ns merc-pr-r merl meth-ae-ae mez mill morph **Mosch** *Mur-ac Murx* myric naja napht nat-br nat-c nat-f nat-hchls *Nat-m* nat-p *Nat-s* nat-sal nit-ac *Nit-s-d* nitro-o **Nux-m** *Nux-v Oena* oeno ol-an olnd **Op** ox-ac paeon *Par* past *Petr* **Ph-ac** *Phos* phyt *Plat Plb* psor **Puls** pyrus ran-b ran-s rheum rhod rhus-r *Rhus-t* rumx-act russ ruta sabad sabin sal-ac salam sang santin sapin sars scroph-n *Sec* sel *Senec Seneg* sep *Sil* sin-a *Sol-ni* sol-t sphing spig *Spong* squil stann staph *Stram* stry sul-ac sul-h *Sulph* sumb tab tanac tarax *Tarent* tax *Ter* tere-ch thea *Ther Thuj* til tub valer *Verat* verat-v verb verin vesp viol-o vip vip-g visc wies xero *Zinc* zinc-cy zinc-p *Zing*
- **daytime**: *Euph* phos
- **morning**: agar ars-met *Bell* bov *Bry* carb-an chel glon lyc *Mag-c* nat-c nat-m **Nux-v** ph-ac phos psor stry sulph
  - alone, when: *Ph-ac*
  - rising, on: **Bry**
  - waking, on: chel nat-c
- **forenoon** | **10** h: stry
- **noon**: euph glon zinc

Unconsciousness

Unconsciousness – noon: ...
- and afternoon: euph
- afternoon: glon nux-m ol-an zinc zing
- **13** h: ol-an
- **14** h: nux-m
- evening: acon ant-t ars bry calc caust coloc glon lyc mag-c mag-m merl nux-m oena ol-an puls sin-a stry thea zinc
- **20** h: stry
- lying down, when: mag-c mag-m
- night: arg-n bar-c bell cann-i canth chel con cot digin hep mag-c nat-m phos
  - amel: ferr
  - waking, on: canth con cot digin hep mag-c phos
- air, in open: ferr mosch nux-v
  - amel: tarax
- alcoholic: gels *Glon* hyos *Kali-br* lach *Stram*
- alone, when (✱*Company - desire - alone*): agar bry hell *Ign Lach* ph-ac **Sep** stram
- alternating with:
  - convulsions: agar aur
  - delirium (See Delirium - alternating - unconsciousness)
  - excitement (See Excitement - alternating - unconsciousness)
  - restlessness (See Restlessness - alternating - unconsciousness)
  - shrieking (See Shrieking - alternating - unconsciousness)
  - violence; dangerous (See Violent - alternating - unconsciousness)
- answering correctly when spoken to: arn cic
- return at once; but delirium and unconsciousness (See Answering - stupor)
- apoplexy, in: *Acon* agar *Bar-c* chel *Crot-h* cupr *Hyos Lach Laur Oena* **Op** *Phos Plb Puls* sol-ni *Stram*
- asphyxia, with: **Ant-t**
- awareness of surroundings, with: cocc
- biting tongue; after (See MOUT - Biting - tongue - followed - unconsciousness)
- blood, sight of (✱*Blood; GENE - Faintness - blood*): nux-m
- brain diseases, in: cupr-ar kali-m
- edema of brain: cupr-i
- candlelight; from: cann-i
- Cheyne-Stokes respiration; with: *Op*
- chill:
  - before: *Ars Lach*
  - during: acon arn *Ars Bell* camph caps cham cic cocc *Con Hep Hyos* kali-c mur-ac **Nat-m** nux-v op *Ph-ac Phos* puls rhus-t sep *Spong* stram valer verat
- closing eyes; on: ant-t cann-xyz
- coition, after: *Agar* asaf *Dig*
- cold:
  - taking a cold; after: *Sil*
  - water:
    - dashed in face amel: glon
    - poured over head amel: tab
- concussion of brain, from: **Arn** *Hyper Nat-s*

All author references are available on the CD   213

Unconsciousness – conduct

- **conduct**, automatic *(↗GENE - Catalepsy; Gestures - automatic; mental)*: anac anh bufo calc-sil camph cann-i caust cench cic con croc cur elaps hell hyos lach laur lyc *Nat-m Nux-m* oena *Phos* ruta sec *Sil Vesp Visc*
- **convulsions**:
  - after: *Ars Art-v* atro **Bufo** calc canth carb-ac *Cic* cori-r *Kali-bi* **Oena Op** plb sec stann
  - epileptic: *Ars* **Bufo** calc *Kali-bi* **Op** plb
  - with (See GENE - Convulsions - consciousness - without)
- **cough**:
  - between attacks of: *Ant-t* cadm-s
  - during *(↗GENE - Fall; tendency - cough)*: cadm-s *Cina* cor-r *Ip* kali-c rhus-t
  - from cough: cadm-s cupr kali-c
- **cries**, with howling: camph
- **crowded** room, in a: ambr ars bar-c con ign *Lyc* nat-c nat-m *Nux-m Phos* **Puls** sulph
- **delirium**:
  - after: atro bry phos
  - during: absin
- **delirium** tremens, in *(↗Delirium tremens)*: **Nux-v**
- **delivery**, during: *Cimic Coff* **Nux-m** *Puls* **Sec**
- **diarrhea**, after: ars
  - vomiting; and: ars
- **dinner**, after: castm til
- **diphtheria**, in: ail *Merc Nat-m Sul-ac*
- **dream**, as in a *(↗Dullness; Stupefaction; Dream; as)*: aesc alum ambr anac atro bov cann-i *Cann-s* carb-an cic con cortico *Glon* merc **Nux-m** *Petr* phos plat puls ran-b rheum stram valer *Verat*
  - does not know where he is *(↗Confusion - knows; Recognizing - not - surroundings; Stupefaction - knows)*: aesc alum atro bov *Cann-s* cic cortico *Glon* merc *Nux-m Petr* plat puls ran-b
  - night: bov
  - waking, on: aesc alum *Cann-s* puls
  - dream; from a frightful: *Cann-s*
- **eating**, after: caust *Mag-m Nux-v Ph-ac*
- **emotion**, after: *Acon* am-c camph *Caust Cham* **Coff Ign Lach** mosch nux-m *Op Ph-ac* verat
- **epilepsy**, after (See convulsions - after - epileptic)
- **erect**, if he remained: chin
- **eruptions**:
  - slow to appear; when eruption is: **Zinc**
  - suppression of eruptions; after: *Zinc*
- **excitement**, after: nux-m
- **exertion**, after: *Ars* calc calc-ar *Caust* cocc hyper *Senec Ther Verat*
- **eyes**:
  - cannot open: gels *Sulph*
  - fixed; with: aeth ars bov camph canth *Caust* cupr ign stram
  - pressure in eyes and obstruction of sight: seneg
- **face**, with red: *Canth Glon Mur-ac*
- **fever**, during: *Acon* aeth *Agar* ail anan **Apis Arn** *Ars Bapt Bell* borx bry *Cact Calad* calc *Camph Cann-s Cann-xyz Caps* cham *Chlor* cic *Clem Cocc Colch Crot-h* dor *Dulc* eup-per *Gels Hell Hyos Ip* kali-br

Mind

Unconsciousness – perspiration

- **fever**, during: ...
  Kali-c Lach laur *Lyc* manc meli **Mur-ac Nat-m** *Nit-s-d Nux-m* nux-v **Op** *Ph-ac Phos* psor *Puls* rhus-t **Sep** sol-ni *Stram* sulph *Ter Verat Zinc* zing
- **frequent** spells of unconsciousness (= absences/petit mal) *(↗GENE - Convulsions - epileptic; GENE - Convulsions - epileptiform; transient)*: **Ars** *Art-v* **Bapt** bell bufo calc caust cic cur *Hyos* ign kali-br merc-cy *Nat-m* nat-s nux-m oena *Phos* sil visc zinc zinc-cy
  - absentminded for long periods: cic
  - injuries to head; after: nat-s
- **head**:
  - bending forward, on: cortico
  - moving; on: calc carb-an nat-m rhus-t
  - turning, on: *Rhus-t*
- **headache**; with (See HEAD - Pain - unconsciousness)
- **hydrocephalus**, in: apoc art-v *Clem Grat Hell Hyos Lyc Nat-m*
- **incomplete** *(↗frequent)*: ars carb-ac chlor crot-h cupr cupr-ar glon ign morph nat-c nitro-o op sec sol-t stram sul-ac
- **interrupted** by screaming (See Shrieking - alternating - unconsciousness)
- **jaundice**, in: Chel
- **jaw** dropping: *Lyc* **Op** *Sulph*
- **kneeling** in church, while: **Sep**
- **lies** as if dead: arn *Carb-v*
- **looking**:
  - downward, on *(↗Fear - falling)*: salam
  - upwards: lach
- **lying**, while: *Canth Carb-v* colch mag-c *Mag-m*
  - arms; screaming and tossing with outstretched: *Canth*
- **meningitis**, in: *Ant-t* apoc *Glon Hell Hydr-ac* kali-m *Merc Rhus-t Sulph Verat* zinc
- **menses**:
  - after *(↗Menses - after)*: chin cupr *Lach Lyc*
  - before *(↗Menses - before)*: *Murx Nux-m*
  - during *(↗Menses - during)*: apis cham chin cocc *Ign* **Lach** *Mosch Nux-m* nux-v plb puls *Sars* sep sulph verat zinc-p
  - suppression of: acon cham chin con lyc **Nat-m** *Nux-m* nux-v *Op* verat
- **mental** insensibility *(↗conduct)*: con cycl hell *Hyos* laur *Nux-m* oena op ph-ac phos sabad sec stram
- **motion**, on least: **Ars** *Verat*
- **music**, from *(↗Music - agg.)*: cann-i sumb
  - piano; listening to: cann-i
- **muttering** *(↗Muttering)*: ars rhus-t
- **noise** arouses; every: zinc
- **odors**, from: **Nux-v** *Phos*
- **old** age, in: *Bar-c*
- **pain**, from: *Hep Nux-m* phyt *Valer*
- **periodical** *(↗frequent)*: alum-p *Bar-s Cic* fl-ac lyc vesp
- **perspiration**:
  - cold perspiration; with: sulph

- **during:** arn *Ars* bell benz-ac calc camph cocc hell hyos mur-ac nat-m op *Ph-ac* rhus-t samb sep *Stram*
  - **hot** perspiration: calc sep
- **piano**; listening to (See music - piano)
- **pneumonia,** in: *Chel Phos*
- **pregnancy,** during: *Absin Arg-n Arn Ars Asaf Bry* cann-i *Glon Lach Nux-m Nux-v Sec Stram*
- **prolonged:** *Cic Gels* hydr-ac laur
- **raising** arms above head, on: *Lac-d* lach
- **reading,** from: asaf cycl hell tarax
- **remains** fixed in one spot (*frequent*): hyos nux-m stram
  - **motionless** like a statue (*Insanity - immobile; Stupefaction - sits*): hyos stram
- **restlessness,** with: ter
- **returns** after he has answered (See Answering - stupor)
- **riding,** while (*conduct*): berb grat *Sep* sil
- **rising** up, on: *Arn* **Bry** *Carb-v Croc Op Verat*
- **rubbing** soles of feet amel: chel
- **scarlatina,** in: *Ail Am-c Ant-t Chlor* crot-h *Dulc Gels Lyc Mur-ac Sulph* **Ter** zinc
- **screaming,** interrupted by (See Shrieking - alternating - unconsciousness)
- **semi**-consciousness: ail amor-r cocc
- **sensation** of: cupr mag-c
- **shock** from injury, in: *Arn* chlf
- **shrieking:**
  - **interrupted** by shrieking; unconsciousness (See Shrieking - alternating - unconsciousness)
  - **with:** *Tub*
- **sighing,** with: ail glon
- **sitting,** while (*Sitting - inclination*): aesc asaf bell carb-ac carb-an *Caust Colch* mosch nat-m sil stram tarax
  - **upright:** *Colch* stram
- **somnolence,** without snoring, eyes being closed; with: ph-ac
- **standing,** while (*frequent*): ant-t aur bov chin lyc nux-m rhus-r sars
  - **having** dress fitted: nux-m
- **stool:**
  - **after:** calc cocc nat-m *Phos Ter Verat*
  - **before:** *Ars* dig
  - **during:** aloe ox-ac *Sulph*
- **stooping,** when: calc cortico hell sulph
- **sudden** (*frequent*): absin bufo cann-i *Canth* carbn-h carbn-o *Cocc* glon *Hydr-ac Ign* kali-c *Laur* nux-m oena plb psor tub
- **sunstroke,** in: *Nat-c* **Op**
- **swallow**; with inability to: aml-ns
- **talking,** while (*frequent*): lyc sin-a tub
- **trance,** as in a (*Trance*): *Lach Laur* tab
- **transient** (*frequent*): arn asaf bov bufo calad calc cann-i canth carb-an chel chim-m dig hep **Ign** kali-c lyss med *Mosch Nat-m* ol-an **Puls** rhod rhus-t sec sil zinc
  - **morning,**
    - **rising;** on | **drowsiness** in head: rhod
    - **afternoon** | **warm** room; in: *Puls*
- **trifles,** at (*Trifles; Trifles - important*): *Sep*

Unconsciousness: ...
- **turning** in a circle, during: calc
- **twitching** of limbs, with: *Agar* **Bell** *Canth* **Cupr** **Hyos** **Stram**
- **uremic** coma: *Tab*
- **urine** | **suppression** of; with: dig plb
- **vertigo,** during (*GENE - Faintness - vertigo; VERT - Unconsciousness*): acon aeth agar ail alet arg-n arn *Ars* bell berb borx bov *Bry* camph canth carb-an carb-v chel chinin-s chlor cocc con crot-h ferr glon grat iod jatr-c *Kali-br Kali-c* kreos lach laur lyc mag-c manc merc mez mill mosch nat-c nat-m nux-m nux-v op phos psor ran-s sabad sars sec sep sil stann stram tab zinc
- **vomiting:**
  - **amel:** acon tab tanac
  - **with:** ail ars-h calen cupr dor
- **wakes** often, but only for a short time: achy *Ars*
- **waking:**
  - **after:** con kali-br sel stram
  - **on:** aesc aster chel chin cod mag-c mez nat-br nat-c phos
- **walking,** while: calc canth carb-an caust grat hep sulph vesp
  - **air,** in open: canth caust hep sulph
  - **warm** room, in: *Acon Lach Lyc* paeon **Puls** tab
  - **wine;** after: kali-chl

UNDERSTANDING (See Comprehension)

UNDERTAKING:
- **anything** with anybody; does not want to undertake: absin
- **lacks** willpower to undertake anything (*Irresolution; Confidence - want; Will - weakness*): ign phos *Pic-ac* sulph
- **many** things, persevering in nothing (*Laziness; Mood - changeable; Irresolution*): *Acon* alum anh ant-c apis arg-n asaf bism borx canth cortico grat *Lac-c Lach Lil-t* lyc *Med Nux-m* nux-v pin-s plan sanic *Sil* sul-ac sulph verat
- **new** things; cannot undertake: lyc
- **nothing,** lest he fail (*Timidity; Confidence - want; Fear - failure*): *Arg-n* nux-v sil
- **tasks** with enthusiasm (See Activity)
- **things** opposed to his intentions (*Antagonism; Irresolution; Will - contradiction*): agar phos sep

UNDIGNIFIED (*Servile*): alco

UNDRESSING (*Naked*):
- **coldest** weather; in | **children;** in: sanic sulph
- **weeping;** and: thyr

UNEASINESS (See Discomfort; Frightened; Restlessness)

UNFEELING (*Moral; Cruelty*): alco aloe **Anac** anh aur-ar bism cench con croc fl-ac hep hyos kali-i *Lach Laur* lyss med nat-m **Nux-v** op plat rhus-c sabad *Sep* squil *Sulph* sumb tub verat
- **family,** with his: kali-i

Mind

UNFORGIVING (See Dwells - past; Hatred; Hatred - persons - offended)

UNFORTUNATE, feels (*Confidence - want; Fear - misfortune; Pities)*: agar bry carb-v carc caust *Chel Chin* cub fl-ac *Graph* hell hura iod ip kali-c kreos *Lyc* merc nat-m rhus-t sabad sars sep stann sulph *Tab* verat zinc

UNFRIENDLY humor (*Irritability; Morose; Discontented)*: aloe am-c anac mag-m plat *Psor* rauw

UNGRACIOUS (See Elegance - want)

UNGRATEFUL (*Indifference - done)*: chin **Plat** *Sulph* tarent

UNHAPPINESS (See Ailments - unhappiness)

UNIFICATION (*Love - exalted; Brotherhood; Fraternized)*

UNLOVABLE; sensation as if one is (See Forsaken)

UNOBSERVING [=inattentive] (*Dullness; Concentration - difficult; Prostration)*: Acon agar agn alum am-c am-m anac ang arg-n *Arn* asaf asar aur bapt bar-c bell bov bros-gau bufo calad calc cann-s canth carb-v *Caust* cham chel cic coca *Cocc* coff colch croc fl-ac gels graph grat *Hell* hyos ign ind kali-br kali-c lach led lyc m-ambo mag-c med merc mez mosch nat-c nat-m nux-m *Nux-v* olnd op petr ph-ac phos plat puls rhod sars *Sep Sil* spig spong stann *Staph* stict stram sul-ac sulph syph tab thuj verat verb
- children: bar-c

UNOBSERVING [=nonconformism] (*Anarchist; Meddlesome; Sensitive - want)*: alum asar bar-c *Caust* kali-c lyc merc nat-c petr ph-ac plat *Sep* sulph thuj

UNPRACTICAL (See Awkward)

UNREAL:
- everything seems (*Confusion; Delirium; Dream; as)*: ail *Alum* anac anh aran cann-i cann-s cocc coli gink-b lac-c lil-t *Med* rauw staph

UNREASONABLE (*Irrational)*: am-c ars-s-f kali-i lil-t

UNREFINED (*Materialistic; Simple)*: con **Graph**

UNRELIABLE (*Deceitful)*: anh

UNSCRUPULOUS (See Unsympathetic)

UNSOCIABLE (See Antisocial)

UNSYMPATHETIC (*Hardhearted; Mood - repulsive; Unfeeling)*: am-c arg-met calc carb-an carb-v cham chin con **Dig** nat-m nit-ac op plat sep staph sumb
- alternating with | **cheerfulness** (See Cheerful - alternating - sympathy)
- friends; towards (*Aversion - friends; Censorious - friends; Mocking - friends)*: arg-met

UNTIDY (*Heedless; Indifference - external things; Dirty)*: anac aur-ar calc *Psor* stram *Sulph*
- perform; except when he has to: carc

Untidy: ...
- working on; except for what he is (See perform)

UNTRUTHFUL (*Contradiction - disposition; Deceitful; Liar)*: alco arg-met *Arg-n Morph* **Op** thuj *Verat*

UNWORTHY, objects seem: *Chin*

UPHEAVAL (See Excitement)

UPTIGHT [= being strict] (See Dogmatic)

UPTIGHT [= nervousness] (See Restlessness)

URINATING:
- deliberately (See Dirty - urinating deliberately)
- involuntary (See BLAD - Urination - involuntary)

USEFUL; desire to be: arn aur-s *Cere-b*

VACILLATION (See Mood - changeable)

VANITY (*Haughty; Selfishness; Egotism)*: ars carc nux-v **Pall** plat *Puls* staph verat

VEHEMENT (See Violent)

VENERATION (*Reverence)*: anac ars aur bell (non: coff) coff-t croc hyos lach lyc puls stram sulph verat

VERIFYING everything (See Checking)

VERSES: agar ant-c lach stram
- making (*Writing - desire; DREA - Verses)*: Agar Ant-c cann-i chin lyc nat-c nat-m staph stram thea
- sleep; on going to: nat-m

VEXATION (See Anger; Irritability)

VEXED; being | intolerance of (*Ailments - anger)*: ferr-p

VINDICTIVE (See Malicious)

VIOLENCE: **Chel** meli
- aversion to: asar calc carc hep *Mag-c* mag-m plat staph stram

VIOLENT (*Irritability; Anger; Quarrelsome)*: abrot acon aesc agar agav-t alco am-c am-m ambr *Anac* ang apis arn ars **Aur** aur-ar aur-s bar-c **Bell** borx *Bry* cadm-met calc calc-p camph canth carb-an *Carb-v Carbn-s* caste caust *Cham* chin **Cic** cocc coff coloc con corn croc cupr cyna dros dulc ferr gamb graph grat **Hep Hyos** ictod ign *Iod* iodof kali-ar kali-bi kali-c *Kali-i Kali-p* Lach **Led** lil-t *Lyc* m-ambo *M-arct M-aust* mag-s mang med merc merl mez mill mosch nat-c *Nat-m* nat-s nicc nit-ac nitro-o **Nux-v** *Oena* olnd op *Petr* ph-ac *Phos* plat plb prot psor ran-b rheum sabad sacch seneg *Sep* sil stann **Stram** stront-c *Sulph* syph *Tarent* thuj *Tub Verat* verat-v *Visc* zinc
- morning: calc carb-an carb-v gamb graph iod nat-s petr psor
- forenoon: carb-v
- evening: caust *Hep* mill *Nat-m*
  - siesta, after: caust
  - supper, after: mill
  - trifles, at: *Hep Nat-m*
- activity, with bodily: *Plat*
- alternating with:
  - cheerfulness: aur croc stram
  - laughing: aur croc stram

Violent — **Mind** — **Wandering**

- **alternating** with: ...
  - **sadness**: ambr cadm-met
  - **stupefaction**: absin
  - **stupor**: absin
  - **taciturnity**: aur-ar
  - **tranquillity**: aur-ar
  - **unconsciousness**: absin
- **chases** family out of house: *Verat*
- **children**:
  - **in**: tub
- **contradiction**; from (↗*Anger - contradiction*): aur *Oena Sil* tub
  - **menses**; during (↗*Menses - during*): *Oena*
- **deeds** of violence; rage leading to (↗*Rage; Delirium - violent; Rage - violent*): agar anac *Aur* bar-c *Bell* canth chin cic cocc con croc cupr **Hep** hyos *Ign Iod* iodof kali-ar lach lil-t lyc mosch nat-c nicc nit-ac *Nux-v* plat **Stram** stront-c tarent *Verat* zinc
- **easily**: ferr
- **friends**; towards his: kali-ar
- **pain**, from (↗*Anger - pains - about*): ant-t **Aur Cham Hep** lyc
- **reproached**, when hearing another (↗*Indignation*): calc-p
- **sick**, when: bell
- **sleep** | **before**: op
- **stool**; before: calc
- **talk** of others, from (↗*Talking - others*): mang
- **touch**, from: lach
- **trifles**, at (↗*Trifles; Trifles - important*): Hep Nat-m

VISIONS (See Delusions - visions)
VITAL (See Vivacious)

VIVACIOUS (↗*Excitement; Cheerful; Exhilaration*):
acon agar agn aloe alum am-c anac anag ang anh ant-c *Apis* arg-met ars ars-s-f *Aur* bart bell borx bov brom bufo-s cact calc-s cann-s **Cann-xyz** carb-an carb-v carbn-s caust chin chlol cimic cit-v clem cob coc-c cocc cod **Coff** con *Croc* crot-h cupr cycl dig ery-m ferr galv gast gels glon graph grat guar hipp hydrc *Hyos Ign* indg iod ip kali-c kali-p kerose keroso **Lach** lact laur luf-op lyc m-aust mag-m mag-s merl mez morph mosch *Murx* nat-c nat-m nux-m *Nux-v Op* orig ox-ac par paull peti petr *Ph-ac* phel *Phos* plat plb psor sabad sarr *Sars* seneg spig *Spong* squil *Stram* sul-ac sulph sumb *Tarent* testis *Teucr* thea thuj upa **Valer** *Verat* verb viol-o viol-t zinc
- **morning**: cit-v con fl-ac graph mag-m sulph
- **afternoon**: ang calc-s cann-s lyc ox-ac
- **evening**: am-c bufo-s chin coc-c ferr lach
- **alternating** with:
  - **absentmindedness**: alum
  - **abstraction** of mind: alum
  - **anger** (See Anger - alternating - vivacity)
  - **despondency** (See sadness)
  - **dullness**: crot-h
  - **grief**: tarent
  - **muttering**: ars-s-f

Vivacious — **alternating** with: ...
  - **sadness**: caust psor sep tarent
  - **sorrow** (See grief)
- **depression**, followed by: gels
- **intoxication**, as from: cann-s
- **rising**, after: gels
- **women**: *Murx*

VOMITING:
- **amel**: arn asar

VULNERABLE (See Delusions - injury - about; Insecurity; Sensitive)

WAILING (See Lamenting)

WAKING:
- **after**: arn aur calc caps chin con ign **Lach** *Lyc* nux-v op plat puls rheum sel *Stram* thuj zinc
- **when**: acon *Alum* am-c ant-t arg-met ars asaf bar-c bell bism borx *Calc* caps carb-an **Carb-v** caust *Chel Chin* cina clem con graph hyos *Ign* ip kali-c *Lach* **Lyc** m-arct merc nit-ac **Nux-m** *Nux-v* petr ph-ac phos plat plb puls rhod rhus-t samb sep squil stann stram **Sulph** thuj *Zinc*

WALKING:
- **air**; in the open:
  - **agg**: *Ammc* anac ant-c calc cina coff con glon hep ign ip led *M-arct* mur-ac nux-m par petr ph-ac phos plat sabin spig sulph tarax thuj
  - **amel**: asar borx cann-i graph ign *Mag-c* par puls rhus-t stann sulph teucr
- **amel**: *Asar* rhod sulph
- **aversion** to (↗*slowly; slowly - dignified*): cham fago kali-bi nit-ac zinc
- **bed**; child is walking in: rheum
- **circle**, walks in a (↗*GENE - Walking - circle*): bell *Stram Thuj*
- **desire** for: mag-c naja
- **fast** (See rapidly)
- **hither** and thither, walks: asaf merc
- **more** than is good for her (↗*GENE - Walking - rapidly - amel.*): ars
- **rapidly**:
  - **agg** (↗*Anxiety - walking - rapidly; Anxiety - walking - rapidly - makes*): ang arg-n nit-ac sep tarent
  - **amel**: hist
- **self**-sufficient impression of importance; walks along with a (↗*Haughty; slowly; slowly - dignified*): ferr-ma
- **slowly** (↗*Haughty; Pompous; aversion*): gels ph-ac phos
  - **dignified**; and (↗*Haughty; Pompous; aversion*): caj

WANDERING (↗*Roving*):
- **amel** (↗*Restlessness - walking - air - amel.*): hist
- **desire** to wander (↗*Restlessness; Travelling - desire*): arag bapt bell *Bry Calc-p* camph canth cench cimic dros elat hyos lach lyss merc nit-ac nux-v sanic *Stram* **Tub** verat
  - **night**: *Elat* verat
  - **convulsions**; with: camph
  - **mania**; in (↗*Restlessness - mania*): verat

Mind

Wandering

- **desire** to wander: ...
  • **restlessly**, wanders about (↗*Restlessness - children - roving*): bell canth hyos nux-v *Stram* verat

WANTS:
- **nothing** (↗*Asking - nothing; Desires - nothing; Indifference*): op verat
- **something** but he does not know what (See Capriciousness)

WASHING:
- **aversion** to wash (↗*Bathing - aversion; Dirty; Indifference - external things*): Am-c Ant-c borx calc canth *Clem* kali-n mez nit-ac psor *Rhus-t* sep spig stront-c *Sulph*
  • **children** (See Bathing - desire)
- **desire** to wash (↗*Bathing - desire; Cleanness - mania; Fear - dirt*): allox ars coca cur *Lac-c Med* meph merc nat-m *Oscilloc* phyt plat psor puls sep *Sil Sulph* syph tarent thuj tub
  • **bathing**; mania for (See Bathing - desire)
  • **cleanness**; mania for (See Cleanness - mania)
  • **cold** water; in: meph phyt
  • **face**; always washing her: puls
  • **hands**; always washing her (↗*GENE - Bathing - amel.; Delusions - dirty - he; GENE - Uncleanliness*): agar allox ars coca cur *Lac-c Med* merc nat-m *Oscilloc* plat psor sep sil *Sulph Syph* thuj tub
  • **monomania**: *Sil Sulph*
- **face** | **amel**: ars phos
- **feet**; after washing: nat-c

WASTING his time (See Time - fritters)

WATCHED; to be:
- **agg**: Ant-c ant-t *Ars* cham *Cina Nat-m* puls
- **desires** to be watched (↗*Anxiety - alone; Fear - alone*): gal-ac

WATCHFULNESS (See Alert)

WATER:
- **agg** (See Hydrophobia)
- **looking** at water agg: alum canth ferr hyos stram
- **loves**: bar-c calc calc-caust calc-p calc-s carc falco-pe haliae-lc lac-del lac-leo lac-loxod-a phos puls sil sulph tarent tub

WEAK CHARACTER (↗*Will - weakness*): Caust **Lyc** med *Sil* syph *Tub*
- **children**: med

WEAKNESS (See Prostration)

WEARISOME (↗*Complaining; Ennui; Morose*): acon aeth allox alum am-c am-m anac ant-c arg-n arn ars asar bell bism both-ax bov bry cadm-met calc *Calc-s* cann-s caps carb-an carc caust cham chel chin clem cocc colch coloc con cupr cur cycl cypr dig *Euon* graph *Grat* guaj hep ign indg ip *Kali-c* kali-n kreos lach led lyc mag-c *Mang* med merc mez mur-ac nat-c nat-m nat-s nit-ac nux-v olnd paull petr *Ph-ac* phos plat puls ran-b rat rauw rheum rhus-t sabin samb sars scut sep spong squil *Staph Stront-c* stry *Sul-ac* sulph teucr thuj vario verb viol-t *Zinc*

Weather

- **Wearisome**: ...
  - **morning**: am-c med
  - **evening**: bov cadm-met mag-c puls *Zinc*
  - **air**, in open: aeth sabin
  - **cares**; from: chin scut
  - **exercise**; violent | **amel**: rauw
  - **influenza**; after: lyc

WEARY OF LIFE (↗*Suicidal; Ennui; Death - desires*):
agn aloe alum am-c ambr ant-c ant-t apis aran-ix **Ars Aur** aur-ar *Bell* berb bov bros-gau buth-a calc calc-ar calc-sil carb-v caust *Chin* chinin-ar dros euph-c grat hep hipp hyos kali-bi kali-chl *Kali-p* kreos lach laur led lyc manc *Merc* mez mur-ac naja nat-c *Nat-m Nat-s* nep *Nit-ac Nux-v* op **Phos** phyt pic-ac phyt plb pneu psor *Puls Rhus-t* rhus-v rib-ac ruta sec sep *Sil* spig spong staph stram sul-ac sulph thuj tub tub-r valer verat
- **morning**: lyc nat-c phyt
  • **bed**, in: lyc
  • **waking**, on: lyc nat-c phyt
- **forenoon**: apis
- **afternoon**: mur-ac ruta
- **evening**: **Aur** dros hep kali-chl rhus-t ruta spig sulph thuj
- **night**: ant-c nux-v
- **air**, in open: bell mur-ac
- **alternating** with | **cheerfulness** (See Cheerful - alternating - weariness)
- **fear** of death, but: *Nit-ac Plat*
- **heat**, during: **Ars** bell chin lach nux-v puls rhus-t sep *Spong* stram thuj valer
- **menses**:
  • **during** (↗*Menses - during*): berb
- **music** | **agg**: *Tub*
- **old age**, in: *Ars* aur calc
- **pains**, from the: ars phyt
- **perspiration**, during: alum *Ars Aur* **Calc** hep *Merc* nux-v puls rhus-t sep sil *Spong* thuj
- **sight** of blood or a knife, at (↗*Fear - suicide; Suicidal*): alum
- **unfit** for life: plat sep
- **unworthy** of the gift of life: naja *Nat-s* plat
- **waking**, on: lyc nat-c
- **walking** in open air: bell

WEATHER:
- **cloudy**:
  • **agg**: aloe alum *Am-c* nat-c *Phos* plat sang
  • **loves**: sep
- **rain** | **trickling** of the rain amel: lach
- **stormy** weather:
  • **loves** | **watching**: carc
- **thunderstorm**:
  • **before** (↗*Fear - thunderstorm - before; Restlessness - thunderstorm - before*): bry elec hyper *Nat-c* nat-m petr *Phos* **Rhod** zinc
  • **during** (↗*Fear - thunderstorm; Restlessness - thunderstorm - during; Shrieking - thunderstorm*): borx bry caust elec lach nat-c nat-m nit-ac petr *Phos* **Rhod** sep *Sil*

Weather

- **thunderstorm – during**: ...
  - **amel** (↗*Cheerful - thunders; GENE - Weather - thunderstorm - amel.*): lyc sep
  - **loves**: carc sep
- **wind | intolerance** to: caust *Cham* lach sel

Mind

WEEPING (↗*Sadness; Shrieking; Grief)*: absin acet-ac **Acon** *Aeth* aether agar ail all-c all-s allox alum alum-p alum-sil alumn am-c *Am-m Ambr* amyg *Anac* anan ang anh *Ant-c Ant-t Anth* anthraci antip **Apis** apoc arg-met *Arg-n Arist-cl* arn **Ars** ars-i ars-s-f arum-m arund asaf asar astac aster atro *Aur* aur-ar aur-i aur-m aur-s bapt bar-c bar-i bar-s *Bell* ben berb **Borx** both-ax bov brom bros-gau **Bry** bufo bung-fa buth-a *Cact Cain* calad **Calc** calc-act *Calc-ar* calc-f *Calc-i Calc-p* **Calc-s** calc-sil *Camph* cann-i cann-s cann-xyz *Canth* caps carb-an *Carb-v* carbn-h carbn-o **Carbn-s** card-m carl cass cassia-s caste castm catar **Caust** cedr cench **Cham** chap *Chel* chen-a chin chin-b chinin-ar *Chinin-s* **Cic** cich *Cimic Cina* cit-v clem coca *Cocc* **Coff** colch *Coloc Con* convo-s cop cortiso **Croc** crot-c *Crot-h Cupr* cupr-act cur *Cycl* der *Dig* diosm dros dulc elec eric-vg erig eup-per eup-pur euph euphr **Ferr** ferr-ar ferr-i ferr-p ferul fl-ac galv gels gent-c gins glon goss **Graph** guaj haem *Hell* helon *Hep* hipp hir hist hura hydr-ac hydroph hyos hyosin-hbr hyper hypoth iber **Ign** *Indg Iod Ip Jal* jug-r kali-ar *Kali-bi* **Kali-br Kali-c** kali-chl kali-cy kali-i kali-m kali-n kali-ox *Kali-p* kali-s kali-sil kiss kreos lac-ac **Lac-c** lac-d **Lach** lachn lact lam lat-m laur lec levo *Lil-t* linu-u lith-c lob lup **Lyc** lyss m-ambo *M-arct* m-aust **Mag-c** *Mag-m Mag-p* mag-s *Mang* mang-act *Med Meli* meny **Merc** merc-act merc-c *Merc-i-r* merc-meth merl methys mez morph **Mosch** *Mur-ac Murx* naja nat-ar nat-c **Nat-m** *Nat-p Nat-s* nat-sil nicc nid *Nit-ac* nitro-o *Nux-m Nux-v* oena olnd *Op* osm **Pall** paull peti *Petr Ph-ac* phel *Phos* phys *Phyt* pitu-a plan **Plat** plb plect prun psil psor **Puls** puls-n pycnop-sa pyrog pyrus querc-r raja-s *Ran-b Ran-s* raph *Rheum Rhod* rhodi **Rhus-t** rib-ac rob ruta sabad sabin samb sanic sarr sars sec sel senec *Seneg* senn **Sep** sil sol-ni spig spira **Spong** squil **Stann** *Staph Stram* streptoc *Stry Sul-ac* sul-i **Sulph** sumb syph tab *Tarent* tarent-c tep *Teucr* thal thala thea ther thuj thuj-l thyreotr til trinit tub ust vac **Verat** *Verat-v* vinc **Viol-o** viol-t vip visc wies wildb zinc zinc-p ziz
- **day** and night: apis med
- **daytime**: alum bry caust lac-ac lac-c lyc mez stram
- **morning**: alum alum-p alumn am-c bell borx canth carb-an dulc kreos peti phos plat prun puls rhus-t sars sil spong stram sulph tarent
  - **waking**, on: alum alum-p puls
- **forenoon**: canth hura sars **Sulph**
  - **11 h**: **Sulph**
- **afternoon**: bell carb-v castm cop dig **Lyc** phos puls *Sil* tab tarent
  - **16 h**: puls
  - **16-20 h**: **Lyc**

Weeping

- **evening**: acon alum am-c am-m *Calc* carb-an clem coca *Graph* hura hyper kali-c kali-chl kali-i kali-sil lact lyc lyss m-arct mez nat-m *Plat Ran-b Rhus-t* sil *Stram* sul-i sulph *Verat*
  - **amel**: am-c castm zinc
- **night**: alum alum-p am-c anac ant-t arn ars ars-s-f aur aur-s bar-c bar-s bell *Borx* bry calad calc calc-ar calc-sil camph caps carb-an *Castm* caust cham chel *Chin* chinin-s *Cina Cocc* con croc cupr euph graph guaj hep hipp hyos ign indg ip kali-ar kali-c kali-i kali-sil lac-c *Lach* lup lyc m-arct mag-m merc merc-act *Nat-m* nicc nit-ac *Nux-v* op ph-ac phos phys *Phyt* plat *Psor Puls* rheum rhus-t ruta *Sep* sil spong stann *Stram* sul-ac sulph tab tarent thuj verat *Zinc*
  - **midnight**:
    - **before**: alum ars merc nux-v
    - **at**: m-arct mag-c
    - **after**: ars bry
  - **sleep, in**: alum carb-an caust cham chel con ign lach lyc nat-m nit-ac *Nux-v* phos thuj
  - **waking**, on: chinin-s cupr sil
  - **weeps** all night, laughs all day: stram
- **abandoned**: as if she had been: lam
- **admonition**, from (↗*Ailments - reproaches; Admonition - agg.; remonstrated*): bell *Calc* carc chin ign Kali-c *Lyc* med nat-m nit-ac plat puls staph
- **agg**: ant-t *Arn Bell* borx canth cham *Croc Cupr* hep ign lach m-arct *Nat-m* nit-ac puls *Sep* stann *Teucr Verat*
- **air**, in open: carb-v hura
  - **amel**: coff *Nat-s Plat* **Puls**
- **alone**, when (↗*Company - desire; Company - desire - alone*): *Con* ign lith-c lyc *Nat-m*
  - **amel**: allox anth *Cycl*
- **aloud** (See sobbing)
- **alternating** with:
  - **anger** (See Anger - alternating - weeping)
  - **anger** and laughing (See Anger - laughing - alternating - weeping)
  - **antics**; playing (See Antics - alternating - weeping)
  - **cheerfulness** (See Cheerful - alternating - weeping)
  - **dancing** (See Dancing - alternating - weeping)
  - **delirium**; gay (See Delirium - gay - alternating - weeping)
  - **hopefulness** (See Hopeful - alternating - weeping)
  - **ill** humor (See Irritability - alternating - weeping)
  - **indifference**: (non: phos)
  - **irritability** (See Irritability - alternating - weeping)
  - **jesting** (See Jesting - alternating - weeping)
- **lamenting**: bufo coff

All author references are available on the CD

Mind

Weather – alternating with

- **laughing** (See Laughing - alternating - weeping)
- **laughing** and anger (See Anger - laughing - alternating - weeping)
- **mirth** (See Mirth - alternating - weeping)
- **moroseness** (See Morose - alternating - weeping)
- **rage** (See Rage - alternating - weeping)
- **singing** (See Singing - alternating - weeping)
- **vexation** (See Irritability - alternating - weeping)
- **amel** (↗*Sadness - weeping - amel.; Anxiety - weeping; Fear - weeping):* Anac Anth astac *Aster* cimic colch cycl *Dig* gels *Graph* ign kali-bi lach *Lyc Med* merc nit-ac phos *Plat* **Puls** rhus-t sep tab
- **anecdotes**, from (↗*Horrible):* Lach
- **anger**:
  - **after**: ambr arn bell bung-fa caust cham *Cocc Coff* lac-c lil-t m-aust nat-m nit-ac *Nux-v Plat* puls sabin spong staph
  - **during**: ant-t ars *Cham Coff* lac-c lil-t nat-m nit-ac sulph zinc
- **answering** a question, at: **Puls**
- **anxiety**, after (↗*Anxiety - weeping; Weeping):* acon am-c am-m asaf asar bell calc camph canth carb-an carb-v castm dig **Graph** ign *Kali-c* **Kali-i** lyc nat-m *Phos* puls *Spong* sul-ac sulph zinc
- **anxious**: am-c caust coff **Graph Kali-i** kali-m nat-m
- **avoid**; desire to: *Ign*
- **bathing**, before: sulph
- **bells**, sound of (See music - bells)
- **bitter**: hep nat-m
- **cannot** weep, though sad (↗*Grief; Brooding; Inconsolable):* aeth am-m apis carc crot-c *Gels* **Ign** kali-fcy **NAT-M** *Nux-M* op puls *Sep* staph
- **caressing**, from: chin ign
- **carried**, when: chel *Cina* sil
  - **piteously** if taken hold or carried; child cries: *Cina* sil
  - **quiet** only when carried; child is (↗*Carried - desire; Restlessness - children - carried):* **Cham** cina
- **catching** of breath; with audible (See sobbing)
- **causeless**: acon anthraci **Apis** *Arn* ars bell bung-fa cact camph carc chin *Cina* cocc cortiso dys *Graph* hura kali-ar kali-bi kali-br kali-c kreos *Lyc* meli *Nat-m* nit-ac phos psor **Puls** pyrog rhus-t **Sep•** staph streptoc stry **Sulph** syph tarent tub viol-o *Zinc*
  - **day** and night: apis
  - **without** knowing why: anthraci cact *Camph* kali-bi kali-c pyrog **Rhus-t** sep tub viol-o
- **child**, like a: ars
- **children**, in (↗*trifles - children):* acon aeth *Ant-t* ars arund aur *Bell Bory* bell camph carc caste caust cham *Cham* chap chin cina *Coff Graph Hyos* hyosin-hbr *Ign* ip *Jal Kali-c* kreos *Lac-c Lyc* med nat-m nit-ac *Phyt Psor Puls* **Rheum** *Rhod Seneg* senn sep sil stann stram syph thuj
  - **night**: arund calc jal kali-c kreos *Lac-c Lyc* merc *Psor Rheum* sil stram thuj
  - **toss** all night: *Psor Rheum*
  - **babies**: ars bell borx calc camph carc caust *Cham* chap chin coff *Hyos Ign* ip jal *Kali-c Lyc* nit-ac psor *Puls Rhod Seneg* senn sil syph

Weeping – disappointments

- **children**, in – **babies**: ...
  - **birth**:
    - from birth on: carc syph
    - immediately after: syph
  - **difficult** dentition, from: *Phyt*
  - **nursing**; when: aeth borx lac-c
  - **sick**; when: aeth
- **chill** | **during**: acon ars *Aur* aur-ar **Bell Calc** cann-s cann-xyz *Carb-v* **Cham** con hep ign kali-c **Lyc** m-arct merc nat-m *Petr* plat **Puls** sel sil stram sulph verat **Viol-o**
- **chorea**; in: caust
- **consolation**:
  - **agg** (↗*Consolation - agg.; Inconsolable):* bell cact calc *Calc-p* chin hell ign kali-c lil-t lyc merc **Nat-m** nit-ac nux-v *Plat* **Sep Sil** staph sulph *Tarent* thuj
  - **amel**: *Puls*
  - **comforted**; no desire to be: carb-an cupr cycl helon ign nat-m plat stann sulph thuj verat
  - **from** consolation: *Tarent*
- **continuously**: ant-t ip syph thuj
  - **children**; in: ant-t
  - **newborns**: syph thuj
- **contradiction**, from (↗*Contradiction - intolerant; refused):* **Cham** ign *Nux-v* stram tarent
- **convulsions**:
  - **after**: caust cina
  - **during**: absin acon *Alum* ant-t **Bell Camph Canth Caust** cham cic cina cocc **CUPR** hyos *Ign Indg* ip lach *Lyc Mag-p Merc* mosch *Nux-v* op plb sil sulph vip
  - **epileptic** (↗*GENE - Convulsions - epileptic - during):* absin **Cupr** *Indg Lach*
  - **from**: bell
- **convulsive** (See spasmodic)
- **cough**:
  - **after** (↗*Sadness - coughing - after):* arn bell calc caps cina hep op
  - **before**: ant-t *Arn* **Bell** borx **Bry HEP•** phos
  - **whooping** cough: arn
  - **during** (↗*Moaning - cough; COUG - Painful):* ant-t arn ars *Bell* brom bry *Cain Caps* cham chin *Cina* dros **Hep** ip lyc osm ph-ac samb sep sil spig spong sulph verat
  - **whooping** cough: *Arn* bry *Caps* samb
- **dark**; in (↗*Darkness - agg.; Light - desire):* stram
- **delirium**:
  - **after**: nat-s
  - **during**: acon stram
- **delusions**, after: dulc
- **desire** to weep: ail am-m *Ambr* aster *Cact Camph* carc chin-b *Ferr Ip* kali-c *Lyc* merc merc-c *Murx* op *Puls* samb *Stram Thuj*
  - **all** the time: ail *Ambr Camph* carc *Ferr Ip* kali-c *Lyc* merc merc-c *Murx* op *Puls* samb *Stram Thuj*
- **despair**, from (↗*Despair):* arg-n chel hell sil
- **difficult**: carc **Ign**
- **dinner**, after: mag-m
- **disappointments**, about: dig

Mind

Weather – discontented

- **discontented**; when (See Discontented - weeping - with)
- **discouragement**; with (See Discouraged - weeping)
- **disturbed** at work, when *(↗Disturbed): Puls*
- **dreaming**, while *(↗DREA - Weeping):* calc-f nat-m plan spong stram tarent
- **drunkenness**; during *(↗Sentimental): Lach*
- **easily**: anan arg-n bufo canth **Caust** cich eric-vg *Ferr* med naja **Puls** querc-r *Sep* trinit
- **eating**:
  • **after**: arg-n arn iod mag-m puls
  • **while**: carb-an
- **emissions** (See pollutions)
- **emotions**:
  • **slight**; after: aster **Cupr** kreos *Lach* lyc naja *Plb*
- **everything**, about: apis psor
- **evil** impended, as if *(↗Fear - evil):* kali-i
- **excitement**, from: antip ign
- **exhausting**: both-ax
- **future**, about the *(↗Anxiety - future):* lyc
- **goes** off alone and weeps as if she had no friends *(↗Delusions - friendless; Forsaken):* bar-c
- **hallucinations** (See delusions)
- **headache**, with•: antip ars chel *Coff* coloc ferr *Kali-c* kreos lac-d lyss peti **Phos•** plat ran-b **Sep•**
- **health**; about | **progressive** disease; with: aeth calad
- **heat**, during: **Acon** apis **Bell** bry calc **Caps** cham coff cupr graph ign ip *Lyc* peti *Petr* plat **Puls Spig Spong Stram** sulph til verat
- **hiccough**; from: bell
- **hold** on to something; she would scream if she could not (See nervous - held)
- **hopeless** (See despair)
- **hysterical**: ars *Asar* aur-ar cact *Coff Kali-p Nat-m* sumb *Tarent Verat-v*
- **idiotic**: merc-meth
- **illness**, during: calad *Cham Coff Puls*
- **immoderately**: ferr
- **impatience**, from *(↗Impatience):* dulc
- **impulsive** (See suddenly)
- **intense** (See violent)
- **interrupted**, when: *Puls*
- **involuntary**: *Alum* alum-p ars aster *Aur Bell* calc-sil cann-i *Caust* cench cina coff con croc **Cupr Ign** kali-br kiss kreos lach lil-t lyc mang mang-act *Merc* morph mosch **Nat-m** nat-p olnd op peti phos **Plat** plb **Puls Rhus-t** sarr **Sep** stann stram verat *Vinc* viol-o
  • **conversation**, during: *Cupr*
  • **vinegar** amel: stram
  • **weakness**, from: ars olnd *Vinc*
- **irritable**: calc carbn-s ip mosch puls sep
- **joy**, from *(↗Ailments - joy - excessive; Ailments - surprises - pleasant): Coff* lach lyc *Plat* puls
- **joyful** or sad things, at: **Puls**

Weeping – pains

- **laughing** at same time; weeping and (See Laughing - weeping - same)
- **looked** at; when *(↗Looked - cannot):* ant-c brom kiss *Nat-m* puls
- **loudly** (See sobbing)
- **lying**, while: euphr
- **meeting** people, when: *Aur* lyc
  • **friend**: lyc
- **menopause**; at: **Sulph**
- **menses**:
  • **after** *(↗Menses - after):* alum con lyc phos stram
  • **before•** *(↗Menses - before): Cact* con cycl *Lyc* nux-v *Phos* **Puls** sep stann *Zinc*
  • **during** *(↗Menses - during): Ars Aur* cact calc caust *Cocc Coff* con cycl graph hyos *Ign* ind lach lyc *Nat-m Petr* phos *Phyt Plat* **Puls** sec sep *Stram* thuj verat zinc zinc-p
  : **but** weeping does no good to her: cycl
  • **suppression** of, in: *Chen-a Cycl*
- **moral** feeling; with want of (See Moral - weeping)
- **mortification**, after *(↗Ailments - mortification; Ailments - embarrassment; vexation):* cocc coff coloc pall puls
- **movies**; seeing sad: bung-fa
- **music**, from *(↗Music - agg.):* acon all-c *Ambr* ant-c carc cop croc dig **Graph** ign kali-n *Kreos Nat-c* nat-m nat-s *Nux-v* sabin tarent *Thuj*
  • **bells**, of *(↗Anxiety - church; Music - agg.):* ant-c cop
  • **organ**, on hearing: **Graph**
  • **piano**, of: all-c cop *Nat-c Nat-s*
- **need**, about an imagined: chin
- **neglect**, from the slightest: coff
- **nervous**:
  • **all** day *(↗Restlessness):* bry caust lac-c lyc stram
  • **held** on to something; feels so nervous she would scream unless she: **Sep•**
  • **worse**; feels like crying all the time, but it makes her: stann
- **never** weeping: carc
- **nightmare**, after *(↗DREA - Nightmares):* guaj
- **noise**, at *(↗Sensitive - noise):* aeth ars ign kreos *Lach*
- **nursing** a child; while: (non: lac-c) **Puls**
- **obstinate**: cham
- **offense**:
  • **from** *(↗vexation; admonition; remonstrated): Stram*
  • **imaginary**, at least: cham
- **opposition**, at least *(↗Quarrelsome; refused; contradiction):* nux-v
- **pains**:
  • **after**: glon
  • **intermission** of; during: glon
  • **with** the *(↗Despair - pains; Sensitive - pain; Shrieking - pain):* acon *Apoc* ars asaf bell bung-fa *Cact* canth carb-v catar cham cina *Coff* diosm *Glon* kali-c kali-cy *Lach* lyc *Merc* merc-c mez mosch *Nux-v Plat* puls sep stram ther verat
  : **abdomen**; in: catar
  : **ear**; in: *Cham* puls
  : **teeth**; in: sep ther

221

Mind

- **palpitation**, during: phos *Plat*
- **paralysis**; during: caust
- **paroxysmal** (See suddenly)
- **past** events, thinking of (▽*Dwells - past):* lyc *Nat-m*
- **perspiration**, during: acon arn aur **Bell** bry *Calc* calc-s *Camph Cham* chin **Cupr** graph **Lyc** nux-v *Op Petr* phos plat **Puls** rheum rhus-t sep *Spong Stram* sulph verat
- **piano** (See music - piano)
- **piteous**: agar cham **Cina** puls stram
  • **children**; in: puls
- **pitied**, if he believes he is (▽*Unfortunate):* **Nat-m**●
- **poetry**, at soothing: lach
- **pollutions**, after: hipp
- **pregnancy**, during: apis ign lach *Mag-c* nat-m puls sanic stann
- **questioned**; when: cimic crot-h lach
- **reading**, while: *Crot-h* lach
- **refused**, when anything (▽*contradiction; opposition):* bell cham ign tarent viol-o
- **remonstrated**, when (▽*Quarrelsome; Ailments - reproaches; vexation):* bell *Calc* calc-p carc ign *Kali-c* nit-ac plat puls staph
- **remorse**; with: arg-n
- **reprimanded**, when: sil
- **reproaches**, from (▽*vexation; admonition; remonstrated):* calc carc nit-ac *Plat*
- **respiration**:
  • **difficult**: *Cupr Led Ran-s* rhus-t samb tarent
- **rising**, after: am-c
- **room**, in: *Plat*
- **sad**:
  • **news**, at: carb-v ph-ac
  • **though** sad, cannot weep (See cannot)
  • **thoughts**, at (▽*Ailments - love; Grief; Sadness):* alum carb-v cina kali-c phel plat stram
- **sexual** excitement; with (▽*Sadness - sexual excitement):* Aster stram
- **shock** of a fall; from: both-ax
- **sickness**; when telling of (See telling - sickness)
- **silently**: cycl ign sep
  • **children**; in: sep
- **singing**, when (▽*Singing):* hura
- **sits** weeping (See Sitting - inclination - weeping)
- **sleep**, in (▽*sobbing - sleep):* all-s *Alum* alum-p alum-sil anac ang ant-t apis *Arn* ars ars-s-f *Aur* aur-ar bar-c bell *Borx* bry bufo calad calc calc-act calc-sil camph caps carb-an *Carb-v* carbn-s *Castm Caust* **Cham** chin chinin-s cina *Cocc Con* croc cur euph fl-ac glon graph hell hep *Hyos* ign ind ip kali-ar *Kali-c* kali-i kali-s *Lach* lyc m-arct mag-c mag-m *Merc Mur-ac Nat-c Nat-m* nicc *Nit-ac Nux-v Op Ph-ac* phos *Plat* psor *Puls* rheum rhus-t rob sabin *Samb* sarr *Sep Sil Spong* stann stram sul-ac sulph tab tarent thuj verat wildb *Zinc*
  • **child** good during the day, screaming and restless at night: *Jal* psor
  • **moved**; when: zinc
- **sleepiness**, with: cham

- **sobbing**; weeping with (▽*Sighing;* RESP - *Sobbing):* acon agar alum ars atro aur camph carb-an carbn-h cham cic *Cocc* coff con cupr galv hell *Hep* hyos *Ign* ip kali-c kali-i lob **Lyc** lyss mag-c *Mag-p* merc nat-c nat-m nit-ac nux-v *Op* phos plat plb plect puls rhus-t sabin *Sep* staph *Stram* sulph
  • **sleep**; in (▽*sleep in):* aur camph hyos ip kali-i mag-c nat-m nit-ac op puls rhus-t
  : **waking**; without: hyos
- **spasmodic**: alum aur bell bov carbn-o **Caust** cina cupr ign lach mag-p mosch *Phos* plb **Sep** stram stry thala *Thuj*
  • **asthma**; with: bov
- **spasms**, after: alum *Caust*
- **speaking**, when: kali-c *Med* puls sep
- **speeches**, when making: cupr
- **spells** of weeping (See suddenly)
- **spoken** to; when (▽*Spoken - aversion):* cimic ign *Iod Med Nat-m Plat* sil **Staph** thuj *Tub*
  • **kindly**: *Iod Sil* thuj
  : **children**; in: *Iod Sil* thuj
- **stool**:
  • **before**: borx phos puls rhus-t
  • **during**: *Aeth Borx* carb-v *Cham* cina phos rhus-t sil sulph
  • **suddenly**: arg-n elec **Kali-br** *Lac-c* phos sep stry
- **supper**, after: arn
- **sympathy** with others, from (▽*Sympathetic):* bar-c carl caust lyc nit-ac puls sep
- **symptoms**; when describing (See telling - sickness)
- **telling**:
  • **sickness**; when telling of her● (▽*Anxiety - health - own; Narrating - agg.; Thinking - complaints - agg.):* agar bry carc *Kali-c* **Med** nit-ac **Puls** *Sep* sil staph tub
- **thanked**, when: *Lyc*
- **toothache** (See pains - with - teeth)
- **touched**, when (▽*Touched - aversion):* ant-c ant-t *Cham* cina sil stram
- **trifles**, at (▽*Trifles; Trifles - important):* ant-c arg-met aster aur bell ben bufo bung-fa calc carc **Caust** cina cocc con graph hypoth *Kali-br* kali-p kola lyc nat-m nit-ac oena petr pitu-a puls rhus-t sep sil staph stram sulph thal tub ven-m verat visc
  • **children** at the least worry● (▽*children; Anxiety; Cares full):* **Caust** lyc nat-m nit-ac tub
  • **laughing** or weeping on every occasion: **Puls**
- **undressing**; and (See Undressing - weeping)
- **urination**:
  • **before** (▽*Shrieking - urination - before;* BLAD - *Urination - dysuria - painful - cry):* *Borx* **Lyc**● *Sanic Sars*
  : **children**: borx sanic
  • **during**: erig nat-m *Sars*
- **vexation**; from (▽*remonstrated; mortification; reproaches):* ambr arn bell calad caust cham cocc coff ign lac-c lil-t lyc m-aust mosch nat-m nux-v petr plat puls sabin spong staph sulph tarent *Zinc*

222   ▽ extensions | O localizations | ● Künzli dot

Weeping – vexation   **Mind**   **Will**

- **old** vexation; from *(➚Dwells - recalls - old)*: cham lyc nat-m
- **violent**: bell borx carl caust cupr hydr-ac *Ip* phos sil stram
- **waking**, on: alum alum-p am-c am-m ant-t arn bell borx bufo carb-an chinin-s *Cic* cina coff guaj hyos ign kali-i lach lyc *Mag-c* merc nicc nux-v op paull phos plan puls raph ruta sabad sabin sep sil *Stram* sulph
- **walking** in open air, when: bell calc coff *Sep*
  - **amel**: *Puls Rhus-t*
- **washed** in cold water, when: ant-c
- **weather**:
  - **cloudy**: sep
  - **foggy**: sep
- **whimpering** *(➚Sighing)*: acon *Alum* am-c ambr anac ant-t *Apis Arn Ars Aur* bar-c **Bell** *Borx Bry* calc calc-p *Camph* canth caps carb-an **Caust Cham** *Chin Cic* **Cina** cocc colch *Cupr* hyos ign *Ip Kreos* lach lachn lyc m-ambo mag-c **Merc** nat-m **Nux-v** op ph-ac phos plb podo puls *Rheum* rhus-t sec senec sil squil stann **Stram** sulph tub *Verat* zinc
  - **night**: am-c anac arn ars aur caust chin ip lach lyc mag-c merc nat-m nit-ac nux-v op ph-ac phos rheum sulph verat
  - **anger**, with: zinc
  - **pain**; during: lachn
  - **sickness**; before attacks of: ant-t
  - **sleep**, during: alum anac *Arn* **Ars** *Aur Bar-c* borx **Bry** calc calc-p *Caust* **Cham** *Chin* cina *Hyos Ign* **Ip** lach lyc m-ambo mag-c *Merc* nat-m *Nit-ac Nux-v Op* ph-ac phos podo rheum sil stann sulph verat
  - **comatose**: anac op
  - **toothache**, with: mag-c
  - **trifles**; from: tub

WELL:
- **doing** well; is:
  - **but** says he is very sick (See Despair - recovery - convalescence)
  - **then** agg (See GENE - Well - unusually)
- **says** he is well | **sick**; when very *(➚Delusions - well; Indifference - suffering; Refusing - medicine)*: Apis **ARN** ars atro bell cann-xyz cham cinnb *Coff* colch hyos iod kreos merc **Op** plb **Puls●** (non: pyrar) pyrog stram valer

WELL-BEHAVED (See Proper - too)
WELL-BEING | **sensation** of (See Cheerful)
WHIMPERING (See Weeping - whimpering)
WHIMSICAL (See Capriciousness)
WHINING (See Moaning; Weeping - whimpering)
WHISTLING *(➚Singing)*: agar bell cann-i cann-s caps carb-an carbn-s *Croc Lach* lachn lyc merc-i-f *Plat* staph *Stram* sulph
- **alternating** with | **delirium** (See Delirium - gay - alternating - whistling)
- **fever**, during: caps
- **involuntary**: carb-an lyc
- **jolly** *(➚Malicious)*: carb-an

WICKED disposition *(➚Rage; Malicious; Misanthropy)*: anac **Ars** bell calc cocc cub cupr cur **Lach** nat-c **Nat-m** nux-v sarr

WILD feeling in head *(➚Insanity; Mania; VERT - Turning; as - head; whirling)*: ambr bapt *Cimic Hell* lil-t *Med* rhod
- **pain** in head; with: bapt
- **sexual** desire; from suppression of: lil-t med

WILDNESS *(➚Anger; Insanity; Mania)*: acon acon-l agar-st ant-t apoc aur bapt bell calc-p camph canth chinin-ar chlf chlol (non: chlor) *Colch* cot croc cupr fagu hyos ign lil-t *Lob-s* lyss m-aust med meli mosch nat-s op petr ph-ac phos *Stram* tab tarent *Verat*
- **evening**: ant-t croc
- **night** | **waking**; on: cot
- **bright** light, strong odors, touch, from: *Colch*
- **children**, in: petr stram verat
- **convulsions**; before: agar-st
- **headache**, during: bapt
- **misdeeds** of others, from (See Indignation - misdeeds)
- **sound**; from any: verat
- **trifles**, at *(➚Trifles; Trifles - important)*: ign
- **unpleasant** news, from *(➚Ailments - bad)*: calc-p
- **vexation**, from: ph-ac

WILL:
- **contradiction** of *(➚Antagonism; two; Thoughts - two)*: acon alum am-c **Anac** ant-t caps chin lyc naja nux-m rhus-t sep
- **control** over his will, does not know what to do; has no | **head**; with dullness in the: apis
- **deficient** (See Irresolution)
- **lack** of will power (See loss)
- **loss** of will power *(➚Confidence - want - self-depreciation; Delusions - will power)*: abrot acetan *Anac* ang *Anh Bar-s Calc* calc-act calc-sil camph cere-s chinin-s clem coca *Cocain* cortico croc des-ac galv grat hypoth kali-br malar *Merc Morph* naja nat-br nat-c nid op petr *Pic-ac* sacch-a ser-a-c stry-p *Tarent* thuj-l
  - **insight**, self-awareness; with increased: anh
  - **walking**, while: chinin-s
- **strong** will power *(➚Positiveness; Firmness; Perseverance)*: aq-pet ars aur *Caust* cich fagu *Ferr* lach lyc merc **Nux-v** *Op* phys *Sulph* verbe-o vitis-v
  - **amel**: phys
- **two** wills; sensation as if he had *(➚Irresolution; Confusion - identity; Confusion - identity - duality)*: **Anac** anh cann-i *Lach* naja
  - **commanding** what the other forbids; one: anac
- **weakness** of *(➚Yielding; Undertaking - many; Initiative)*: agar *Alum* alum-sil ambr *Anac* ang *Anh* ant-c *Ars* asaf *Bar-act* **Bar-c** bism bros-gau bry buth-a **Calc** calc-act cann-s carc cent-u chin cimic cocc coff coloc *Croc* dulc graph grat *Haem* hell ign ip kali-c kali-sil *Lach* lath laur *Lyc* malar merc *Mez* nat-m nat-m nux-v op *Petr Pic-ac* puls rheum staph
  - **mental** exertion; from *(➚Mental exertion - agg.)*: Pic-ac

223

WILLFUL (See Obstinate)
WILY (See Deceitful)
WIMPY (See Weak character)
WINDOW; looking for hours out of the (See Looking - window)
WITHDRAWAL from reality *(✗Schizophrenia - paranoid)*: anh
WITTY *(✗Excitement; Cheerful; Ideas - abundant)*: aeth alco aran-ix cann-i caps chlol cocc *Coff* croc hydr *Lach Op* opun-s spong sulph sumb thea verat
- **women**; in: sulph

WOMEN; mannish (See Mannish - women)
WORD hunting (See Forgetful - words; Memory - weakness - words)
WORK:
- **aversion** to work (See Laziness)
- **desire** to work (See Industrious)
- **impossible** *(✗Business - incapacity)*: gels syph

WORK; MENTAL (See Mental exertion)
WORRY (See Anxiety; Cares)
WORTHLESS feeling (See Delusions - worthless)
WRATH (See Hatred - revengeful)
WRETCHED *(✗Unfortunate)*: Tab
WRITING:
- **agg**: asaf caust cycl kali-c laur mag-p med nat-c nux-m rhus-t stann sul-ac
- **aversion** to: hydr squil thea
- **desire** for *(✗Verses - making)*: chin lipp sphing spig
- **difficulty** in expressing ideas in: arag cact calc cann-s carb-an cimic kali-c lach lyc *Nat-m* sep sil zinc
- **fatigues**: *Sil*
- **inability** for *(✗Dyslexia; Mistakes - writing)*: ars colch ign lyc stram
  • **connectedly**: colch
  • **learning** to write in children: sil
- **indistinctly**, writes: kali-br merc stram
- **left**-handed; ailments from suppression of writing (See Ailments - writing)
- **meanness** to her friends: *Lac-c*
- **talent** for easier: op

WRONG, everything seems *(✗Offended; Pessimist)*: bros-gau cimic coloc eug hep *Naja* nux-v
XENOPHOBIA (See Fear - strangers)
YAWNING:
- **amel**: bry

YIELDING disposition *(✗Mildness; Will - weakness; Resignation)*: ambr apis *Aur* bar-c bar-m calc-sil cann-s **Carb-v** *Carc* caust cic cocc coff *Cori-r Croc* crot-h cupr fl-ac ign kali-c kiss **Lac-c** *Lac-d* lath lil-t *Lyc M-arct* mag-m nat-c nat-m nux-m ph-ac phos **Puls** sep *Sil* staph **Thuj** vanad **Zinc**
- **children**; in: bar-c bar-m calc-sil **Carb-v** *Carc* caust cic cocc croc crot-h **Cupr** fl-ac ign kali-c **Lac-c** *Lac-d*

Yielding disposition – **children**; in: ... lyc mag-m nat-c nat-m nux-v petr ph-ac phos **Puls Sep** sil staph **Thuj Zinc**
ZEALOUS (See Ardent; Fanaticism)
ZOOPHOBIA (See Fear - animals)

VERTIGO (*↗HEAD - Lightness):* abies-c abies-n absin acet-ac **Acon** acon-c acon-f acon-l aconin act-sp adox adren *Aesc* aesc-g *Aeth* aethyl-n **Agar** agar-cpn agar-em agar-pa agar-pr agar-st agn agro **Ail** alco alet all-c all-s allox *Aloe* alst *Alum* alumn *Am-c* am-m *Ambr* aml-ns amph anac anan ang anh anil anis *Ant-c* ant-t antip **Apis** apoc apom aran-ix **Arg-met** *Arg-n* arist-cl *Arn* **Ars** *Ars-h* ars-i arum-m arum-t arund asaf asar asc-c asc-t aspar *Aster* atha atro *Aur* aur-i *Aur-m* aur-s bad **Bapt** *Bar-c* bar-m bar-s **Bell** bell-p benz-ac benzo benzol *Berb* bism bism-sn bond borx both both-a botul bov brach brom **Bry** bufo buth-a *Cact* cadm-met cadm-s cain caj calad **Calc** calc-act calc-ar calc-f *Calc-p* **Calc-s** calo *Camph* **Cann-i** *Cann-s Canth* caps carb-ac *Carb-an Carb-v* carbn-h carbn-o **Carbn-s** carc carl cass castor-eq caul *Caust Cedr* cench cent cere-b cerv *Cham* **Chel** chen-a chim *Chin* chinin-ar **Chinin-s** chlf chlol chlor chr-ac *Cic* cic-m *Cimic* cina cinch cinnb cist cit-v clem cob cob-n coc-c coca **Cocc** cocc-s *Coff Coff-t* coffin colch coli *Coloc* colocin com **Con** conin conin-br convo-d convo-s *Cop* cor-r cori-r corn cortico cortiso cot crat croc *Crot-t* crot-h crot-t culx cund *Cupr* cupr-ar **Cycl** cyt-l daph dat-a dat-f der **Dig** digin digox dios dirc dor dros dub dubo-h **Dulc** echi *Elaps* equis-h erech ery-a eryth eucal euon euon-p eup-per eup-pur euph euph-ip euphr eupi fago fagu *Ferr Ferr-ar* ferr-i ferr-ma *Ferr-p* ferul fl-ac form formal gamb gast **Gels** gent-c gent-l gins *Glon* gnaph goss gran *Graph* grat *Guare* guat ham hed hell helon *Hep* hipp hist hura hydr-ac hydrang *Hydrc* **Hyos** hyosin hyper iber ign ind indg *Iod* ip iris jab jatr-c jug-c jug-r kali-ar *Kali-bi Kali-br Kali-c* kali-cy *Kali-i Kali-n* kali-ox kali-p *Kali-s* Kalm kou kreos lac-ac lac-c lac-d *Lach* lachn lact laur *Led* lepi lept lil-t lipp lith-br *Lith-p* lob lob-p lob-s lol lup **Lyc** lycps-v lyss m-ambo m-arct m-aust mag-c mag-m mag-s magn-gr maland malar *Manc Mand* mang mang-m med meli meny *Merc Merc-c* merc-cy merc-i-f merc-i-r merc-n merl *Mez* mill mim-h mom-b morph morph-m morph-s *Mosch Mur-ac* murx *Mygal* myric naja narcot narcot-m *Nat-ar* nat-bic nat-br *Nat-c* Nat-hchls **Nat-m** *Nat-p Nat-s* nat-sal nicc nicot *Nit-ac* nit-m-ac nit-s-d nitro-o *Nux-m* **Nux-v** oci-sa oena oeno ol-j olnd **Onos Op** oreo ox-ac oxeod oxyt paeon pall pana par parathyr past paull pen *Petr Ph-ac* phal phel **Phos** phys *Phyt* pic-ac pimp pin-s pip-m pitu-gl plan *Plat* plb plumbg pneu *Podo* prim-v prot prun psil *Psor* ptel **Puls** pycnop-sa querc querc-r-g-s rad-br *Ran-b* ran-s raph *Rauw* rham-f rheum *Rhod* rhodi **Rhus-t** *Rhus-v* ric rob rosm rumx ruta sabad *Sabin* sal-ac sal-p salin samb **Sang** sangin-t sanic sapin sars scol scut **Sec** sel senec *Seneg Sep* **Sil** sin-a sin-n sol-a sol-ni sol-t solin *Spig* spig-m spira spirae *Spong* squil stach *Stann* staph still *Stram* strept-ent streptom *Stront-c Stry* sul-ac sul-h sulfa sulo-ac **Sulph** sumb *Syph* **Tab** tanac tang tarax tarent tart-ac tax tell tep *Ter* term-c teucr *Ther Thuj* thymol til titan trach trad trinit trom tub tus-p upa (non: uran-met) uran-n *Urt-u* ust v-a-b *Valer* vanad vario *Verat Verat-v* verb verin *Vesp* vesp-xyz vib vichy-g

Vertigo: ... vinc viol-o viol-t vip visc voes wies wye x-ray *Zinc* zinc-i zinc-m zinc-p zinc-s zing ziz

MORNING (= 6-9 h): acon *Agar* ail *Alum* alum-p alum-sil *Am-c* am-m ambr *Arg-n* bar-c bell bism borx *Bov* **Bry** bufo calad *Calc* calc-i calc-s **Carb-an** carb-v *Carbn-s Castor-eq* caust cer-s cham *Chel Chin* chinin-s *Cinnb* coc-c con cycl dig dios *Dulc* eup-per eup-pur euphr form *Gels* glon *Graph* **Hep** hyper iod kali-bi *Kali-c* kali-n kali-p kali-s kali-sil kreos *Lach* lact **Lyc** lyss *Mag-c Mag-m* mag-s malar manc merl myric myris *Nat-m Nat-p* nicc *Nit-ac Nux-v* olnd ox-ac *Petr Ph-ac Phos* pip-m psor *Puls* ran-b rhus-t ruta sabad sabin sal-ac samb sars sel seneg sep *Sil* sol-ni squil stram stront-c *Sulph* tell tub verat verat-v *Zinc*
- **night**; until: abrom-a
- **bed** agg; in: alum borx *Calc Carb-v* chel con form gels graph lach lyc nat-m *Nux-v* ol-an ph-ac phos pip-m *Puls* sep sil *Zinc* zinc-p
- **lie** down, compelled to: *Nit-ac* **Puls** tell
- **rising**:
  - after | **agg**: am-c bar-c calc calc-sil chel hep lach *Mag-c* mag-m mur-ac nat-m *Nit-ac* **Phos** sabad sil stram sulph **Tell**
  - **agg**: acon *Alum* am-c *Ambr* aml-ns asar atro **Bell** bov **Bry** calc-i calc-sil carb-an carbn-s caul *Caust* cham cimic cob-n *Con Dulc* fl-ac *Gamb* glon gran graph guaj hell iod jac-c kali-bi lac-ac lach lact **Lyc** mag-c *Mag-m* mag-s manc **Nat-m** nat-s nicc *Nit-ac* nux-v op ph-ac **Phos** pimp podo **Puls** pycnop-sa **Rhus-t** ruta sabad samb sep sil sol-ni *Spig* squil sul-i sulph thuj tril-p verat verat-v
  - **amel**: caust rhus-t
- **waking**; on: acon allox atro brom bry calc caps *Carb-v* caust *Chin Dulc* euphr fago fl-ac *Graph* hell hyper (non: iris) iris-fl *Kali-bi* **Lach** lyc merc-i-f myris *Nat-m* nit-ac petr ph-ac pycnop-sa rhod rhus-t stann sulph tarent til zinc

FORENOON (= 9-12 h): acon agar ambr atro bry calc camph carb-an carb-v *Caust* cham chinin-s dulc eup-pur fl-ac guaj kali-c *Lach* lact *Lyc* lycps-v mag-m *Nat-m Phos* sabad samb sars stann staph sul-ac *Sulph* viol-t *Zinc* zinc-p
- **11** h: ther

NOON (= 12-13 h): aeth arn *Calc-p Caust* chin dulc ham kali-c kalm lyc mag-m mag-s manc merc nat-m nux-v *Phos* sil stram stront-c sulph zinc zinc-p

AFTERNOON (= 13-18 h): *Aesc* agar alum alum-p *Ambr* anac apis benz-ac *Bry* carb-an carbn-s cench chel chin crot-t cupr cycl dios eupi ferr ferr-p glon hep hura kali-c kali-p kali-s lyc merc nat-m nicc nux-m ph-ac phos puls rhus-t sabad sang sars *Sep* sil staph stront-c sul-ac sulph *Thuj* zinc

Vertigo

Evening

EVENING (= 18-22 h): alum alum-p alum-sil alumn Am-c Apis arn **Ars** ars-s-f asaf asar borx bry *Calc* calc-ar calc-s calc-sil carb-an carb-v *Carbn-s* caust cham chel chin chinin-ar coloc *Cycl* dios eug *Graph Hep* hydr indg ip iris *Kali-ar* kali-bi *Kali-c Kali-p* kali-s kali-sil *Lach* laur lyc lycps-v m-ambo mag-c mag-m meph merc merc-c mosch nat-m nat-s nicc *Nit-ac* nux-m *Nux-v* petr *Ph-ac Phos* phys phyt pic-ac plat **Puls** raph *Rhod* rhus-t rhus-v ruta sabad sel sep *Sil* spong staph stront-c *Sulph* sumb tarent thuj til zinc
- **amel**: indg
- **bed** agg; in: brom lach *Mag-c* nit-ac nux-m *Nux-v Petr Phos* rhus-t sep staph sulph

NIGHT (= 22-6 h): *Am-c* bar-c bell calc carb-an caust chin clem con croc cycl dig fago ham hyper lac-ac lac-c lach lyc merc-c nat-c nit-ac nux-v petr phos phys pic-ac rhod rhus-t sang sarr sars sep sil *Spong* stram stront-c sulph tarent ther *Thuj* zinc zinc-p
- midnight:
  · after | 1 h: *Mur-ac*
- bed:
  · going to bed | amel: aur-m carb-an
  · in bed | agg: am-c *Arg-met* bar-c *Caust* ind
- waking him or her from sleep●: **Nux-v** sil
- waking; on: *Chin* dig lac-c lyc phos sabad sil *Spong* stront-c sulph thuj zinc

ACCOMPANIED BY:

- **anemia** and asthenic fever (See GENE - Anemia - accompanied - fever and dizziness; asthenic)
- **collapse** (See GENE - Collapse - accompanied - vertigo)
- **collapse** and nausea (See GENE - Collapse - accompanied - vertigo - nausea)
- **cough** (See Cough)
- **deafness** (See HEAR - Lost - accompanied - vertigo)
- **diarrhea**: apis *Cham* ferr-s grat phos stram
- **epistaxis**: acon *Ant-c* bell borx bov brom bry carb-an lach sec sulph vip
- **eructations**: *Acon Ant-c* bell bism calc kali-c mag-c nit-ac nux-m nux-v op petr phos *Puls* sang sars tab
- **hemiopia** (See VISI - Hemiopia - accompanied - vertigo)
- **hemorrhage** (See GENE - Hemorrhage - accompanied - vertigo)
- **menses**; complaints of: caust cycl
- **nausea** (See Nausea - with)
- **opisthotonos**: cic
- **perspiration**: alum apis **Ars** bell bov *Bry* **Calc** chin ign **Ip** laur merc-c nux-v ph-ac **Phos** Rhus-t *Sel* sep sulph tab *Thuj Verat*

Accompanied by

- **Accompanied** by – **perspiration**: ...
  · **cold** (See PERS - Cold - vertigo)
- **pulse**:
  · **slow** (See Pulse - slow)
  · **spasmodic**: bism
- **respiration**:
  · **asthmatic** (See RESP - Asthmatic - accompanied - vertigo)
  · **difficult** (See RESP - Difficult - accompanied - vertigo)
- **restlessness**: verat
- **salivation**: calc gran mag-c phos
- **sleeplessness**: ther
- **staggering** (↗*EXTR - Incoordination - lower; EXTR - Tottering*): acon agar *Ail* alum am-c anan ant-t *Arg-n* atro Aur aur-s bry *Calc Camph* caps carb-ac *Carb-an Carb-v* caust *Cham* chen-a *Chin Cic* coloc *Con* crot-h cupr-ar dulc *Ferr* ferr-ar ferr-p fl-ac form **Gels** glon hydr-ac ign ip kali-br kali-c kali-n kali-s kreos lil-t lol lyc lyss med merc mur-ac nicc *Nux-m* **Nux-v** olnd op paeon petr ph-ac **Phos** *Phyt* plat psor rhus-t samb sang sars sec *Sep* sil *Stram* sulph tarax thuj til vesp
- **stool**; painful: cob-n
- **thirst**: nit-ac ox-ac stram uran-n
- **vision**:
  · **blurred**: agav-t psil
  · **complaints** of vision (See VISI - Complaints - accompanied - vertigo)
  · **dim** vision (↗*VISI - Dim - vertigo - during*): Acon act-sp agar agav-t alum amyg *Anac* ant-t apis arg-met arg-n ars asaf *Bell* bism **Calc**● *Camph* canth carb-an carb-v cham chen-a chin cic cimic cina coff con *Cupr* **Cycl** dulc euon **Ferr** *Ferr-ar* ferr-p **GELS**● gins *Glon* gran graph gymno hell hep hyos *Kali-bi* kalm lach lact laur lil-t *Merc* mosch mur-ac nat-m *Nit-ac* **NUX-V**● olnd par phel **Phos**● *Phyt* plat plb psil puls raph rhus-t sabad *Sabin* seneg *Stram Stront-c* stroph-h *Sulph* tep ter ther til valer verat vinc zinc
  · **flickering** (See VISI - Flickering - vertigo)
  · **loss** of vision: **Acon** agar alum anac ant-t apis arg-met arg-n arn ars asaf aur *Bell Calc* canth carb-an *Cham* chen-a chin cic cina coff croc crot-t dulc **Ferr** *Gels* hep *Hyos* ign kali-n *Laur* merc mez morph mosch nat-m nit-ac **Nux-v** olnd op par phos *Puls* rhus-t sabad sabin sang scol sec squil stram sulph ter thea thuj zinc
  · **morning**: scol
- **vomiting**: *Acon* ail *Ant-c* apis *Ars* bell bry calad calc calc-p *Camph Canth Chel* cimic cocc con crot-h crot-t cycl euon mosch-per *Glon* gran *Graph Hell* hydr-ac hyos ign ip kali-bi kali-c *Lach* lyc mag-c *Merc* mosch *Nat-s Nat-sal Nux-v* oena *Petr* phos pilo *Podo Puls* sabad *Sal-ac Sang* sars sel sep sil streptoc stront-c sulph tab tell ther thuj *Verat Verat-v* vip
  · **spasmodic**: caul
- **weakness** (See GENE - Weakness - vertigo)
○**worms**; complaints of: cina spig
- **Back**; pain in: rad-br

▽ extensions | ○ localizations | ● Künzli dot

Vertigo

Accompanied by

- **Brain**:
  - **anemia** of (See HEAD - Anemia - brain - accompanied - vertigo)
  - **complaints** of the (See HEAD - Brain; complaints of - accompanied - vertigo)
  - **congestion** of (See HEAD - Congestion - brain - accompanied - vertigo)
  - **edema** of (See HEAD - Edema - brain - accompanied - vertigo)
  - **inflammation** of (See HEAD - Inflammation - brain - accompanied - vertigo)
- **Ear**:
  - **noises** in: acon-c alco alum alum-p arg-met *Arg-n* arn ars bar-m bell benz-ac bism calc *Camph* cann-i carb-v *Caust* chen-a *Chin* **Chinin-s** *Cic Cocc* coff-t colch com croth crot-t *Dig* euph *Gels Glon* gran hell iris kali-br kali-c kali-n kali-p kali-sil kalm kreos laur mag-c merc-cy myric nat-ar nat-c nat-m nat-p nat-s nux-v op petr ph-ac **Phos** pic-ac psor ptel puls sal-ac *Sang* seneg sep *Sil* stann *Stry* tab tep ther valer zinc zinc-p
- **Eye**:
  - **fullness** over eyes (See HEAD - Fullness - forehead - eyes - above - vertigo)
  - **glassy**: ph-ac
  - **pain** in the: cimic ther
- **Face**:
  - **pale**: crot-h crot-h *Dub Dubo-m* lach led mag-c petr *Puls* sel *Tab*
- **Female** genitalia; complaints of (See FEMA - Complaints - accompanied - vertigo)
- **Gastrointestinal**:
  - **complaints**: aloe *Bry* chin *Cocc* ip kali-c *Nux-v Puls* rham-cal *Tab*
- **Head**:
  - **heat** of head: aeth nat-m puls sabin spong
  - **heaviness** in head: ant-c *Caust* guat *Mag-m* rhod
  - **pain** in head: acet-ac *Acon* aeth agar agro ail alumn am-m aml-ns anac ant-t anthraci antip **Apis** arg-met *Arg-n Arn Ars* ars-s-f asaf asc-c *Aur* aur-ar aur-m aur-s *Bar-c* **Bell** bism *Bov* brom bros-gau bry **Calc** calc-ar calc-f calc-i *Calc-p* calc-s calc-sil *Camph* canth carb-an carb-v carbn-s carc card-m *Caust* cham *Chel* chin chinin-s *Chlf* cimic cit-v cob-n coca *Cocc Coff* coll **Con** croc crot-h *Cupr* cycl dig dulc eug eup-per *Eup-pur* ferr ferr-ar ferr-p fl-ac form *Gels Glon* graph grat guat hell *Hep* hipp hyos *Ign* Indg iod iris kali-ar *Kali-bi Kali-br Kali-c* kali-chl kali-m kali-n kali-p kali-s kali-sil *Kalm* lac-c *Lach* laur lept lil-t lob lob-p lyc mag-c mag-m mag-s meli *Merc* merc-c mosch mur-ac nat-c *Nat-m Nat-s* nit-ac *Nux-m* **Nux-v** onos ox-ac parathyr petr *Phos* pic-ac plat *Plb* podo psil *Psor* ptel *Puls* ran-b rhus-t sabal *Sang* sec sep *Sil Spig* stram stront-c sulph *Tab* ther tub verat *Verat-v* verb xan *Zinc* zinc-p
  - **jerking** (See HEAD - Pain - jerking - accompanied - vertigo)
  - **twinging** pain (See HEAD - Pain - twinging - accompanied - vertigo)
  - **Forehead**: bism *Ser-a-c*

Arteriosclerotic

Accompanied by – Head – pain in head: ...
- **Occiput** (See HEAD - Pain - occiput - accompanied - vertigo)
  - **swelling**; sensation of: cob
- **Heart**; complaints of (See CHES - Heart; complaints - accompanied - vertigo)
- **Kidneys**:
  - **inflammation** of (See KIDN - Inflammation - accompanied - vertigo)
- **Meninges**; inflammation of (See HEAD - Inflammation - meninges - accompanied - vertigo)
- **Nose**:
  - **pressing** pain | **Root** of nose: bapt
- **Occiput**; heaviness in (See HEAD - Heaviness - occiput - accompanied - vertigo)
- **Pelvic** organs; complaints of (See ABDO - Complaints - pelvic - accompanied - vertigo)
- **Sinuses**; inflammation of: *Sil*
- **Stomach**:
  - **gagging**: cyt-l
  - **pain** in stomach: ambr bry carb-v chin cycl *Grat* ign *Nux-v* puls rhus-t
  - **pressing**: bism calc
  - **weakness** in stomach | **lie** down; must: ambr
- **Tongue**; white: sabad

AIR AGG.; DRAFT OF: calc-p

AIR; IN OPEN:
- **agg**: acon act-sp aeth *Agar Alum* ambr anac anag ang arg-n *Arn* ars aur aur-s bry calc calc-act canth *Caust* cocc crot-t calc-p euphr gins *Glon* grat hydr-ac hyos indg ip kali-ar kali-c *Kreos* lach laur manc merc merc-c *Mur-ac* nicc nux-m nux-v ol-an olnd *Phel* phos podo psor *Ran-b* ruta sabad sars senec *Sep* sil spig sulph tarax
- **amel**: *Aeth* agar *Am-m* aur-m bell calc-s *Camph* carbn-s carl *Caust* clem conin croc genist graph *Grat* hell hydr-ac hyos kali-bi kali-c kali-p *Kali-s* lil-t *Mag-m* mag-p mag-s manc merc mosch mur-ac *Nat-c Nat-s* nicc oena ph-ac *Phel* phos plb *Puls* rhod rhus-t *Sanic* sil sol-ni staph *Sul-ac* sulfa *Sulph* **Tab**

ALCOHOLIC drinks, from: caust Coloc Nat-m
NUX-V● verat

ALCOHOLICS; in (See Drunkards)
- **colic**: coloc mag-c spig verat
- **sleepiness** (See SLEE - Sleepiness - alternating - vertigo)
- ○**Kidneys**; pain in (See KIDN - Pain - alternating - vertigo)
- **Teeth**; pain in: merc

ANGER; after (↗MIND - Anger): acon calc ol-an

ANXIETY, during (↗MIND - Anxiety): acon aloe alum arn asar bell borx *Cact* calc caps *Caust* coff *Dig* ign *Lach* lyc merc nat-m nux-m nux-v *Op* rhod rhus-t sel *Sulph* zinc

ARTERIOSCLEROTIC: thiosin

Vertigo

ASCENDING; sensation of: am-m *Asaf* asar borx hep laur lyc *Merc* nat-c nux-v olnd *Phos Plat* ran-b *Spig* sul-ac valer *Verat*

ASCENDING; when: bar-c borx calc dirc sulph
- **descending**; and: phys
- **eminence**; an: borx **Calc** con dig dirc nat-m phos *Sulph*
- **lift**; with a: borx ferr gels
- **stairs**: aloe ant-c apoc ars-h borx cain **Calc** carb-ac coca con dig duboin ferr glon *Kali-bi* merc par phys pic-ac plat sulph

BACK, comes up the●: *Sil*

BAD NEWS | from: calc

BALANCING; sensation of: calad ferr hist lact lap-la merc thuj zinc

BATHING:
- **after**: nat-m phys samb sol-a sumb

BED:
- **bouncing** up and down in; sensation as if: bar-c bell
- **going** to bed | **when**: nat-m sabad stram
- **motion**; as if bed were in: bell lac-c

BEER; after: ferr kali-n merc sulph

BEGINNING in nape of neck, or occiput: fl-ac gels iber petr senec sil

BENDING head; on: hed
- **backward**: clem glon linu-c seneg stram
  - **amel**: ol-an
- **forward**: *Anth* bell clem coca ham hist mag-m merc pic-ac ptel *Sulph* tub
  - **amel**: hell ol-an

BLOWING THE NOSE AGG.: cod culx iod sep

BREAD agg: manc sec

BREAKFAST:
- **after** | **agg**: bufo coc-c gels lyc phos scut sel tarent
- **amel**: *Alum* calc cinnb cocc
- **before** | **agg**: alum *Calc*
- **during**: con *Sil*
- **walking** rapidly; after: coloc

BREATHING:
- **deep**:
  - **agg**: anac *Cact*
  - **amel**: acon
  - **hindering** deep breathing: (non: cur)

CARRYING; on: both-a
- **burden** on head: tarent

CHAGRIN; from (See Mortification)

CHILL:
- **after**: colch sec
- **before**: *Ars Bry* corn-f nat-m

Chill: ...
- **during**: alum ant-t apis ars bell bry bufo **Calc** caps chel *Chin* cocc *Con Ferr* ferr-p gels *Glon* ip kali-bi laur led lyss med merc nat-m nux-m **Nux-v** op ph-ac phos plb puls *Rhus-t* sep sulph verat viol-t

CHILLINESS; during: apom caps gels mag-c merc-c rhus-t

CHRONIC: arn **Bell** cann-i con nat-m *Nux-v* op parathyr **Phos** *Sec*
- **headache**; with one-sided: *Nat-m*

CLOSED eyes, cannot walk with (↗EXTR - Walking - impossible - eyes): *Alum* arg-n ars *Stram* thuj

CLOSING THE EYES:
- **agg●**: *Alum* alum-p alum-sil *Alumn* aml-ns *Ant-t Apis Arg-n* **Arn Ars** bapt bell calad cham **Chel** cycl ferr ferr-p gels grat *Hep* kali-p **Lach** mag-p mag-s merc mosch nat-m pen petr *Ph-ac* phos *Pip-m* psor pycnop-sa rhus-t sabad **Sep** *Sil Stram* Tab **Ther** *Thuj* verat-v vib zinc
  - **nausea**; with: *Lach Ther*
  - **opening** eyes; or: alum
  - **sitting**; while: thuj
- **amel●**: acon aloe alum alumn asar **Con●** dig ferr **Gels●** ger graph lol phel *Pip-m* puls sang sel sep sulph tab verat-v
  - **lying**; while: *Lac-d*

COFFEE:
- **after●**: arg-n **Cham●** cocc mosch **NAT-M●** *Nux-v* phos
- **amel**: cann-i

COITION; after: bov ph-ac sep

COLD:
- **applications** | **amel**: nat-m
- **drinks**:
  - **after**:
    - **agg**: colch
- **room** | **amel**: puls
- **water**:
  - **agg** | **overheated**; when: *Ars Kali-c*

COLIC; alternating with (See Alternating - colic)

COLORED glass; from light shining through: art-v

CONCUSSION of brain, from: acon aloe *Arn* cic

CONGESTION; from (↗HEAD - Congestion - brain - accompanied - vertigo): **Acon** aloe am-c aml-ns apis apoc *Arn* **Bell** bism borx cact chin con cupr dig ferr ferr-p **Gels** glon hell *Iod* kreos lac-ac *Lach* Merc nit-ac **Nux-v** *Op* phos *Puls* rhus-t sang sec sil *Sulph* uran-n verat-v verb

CONSCIOUSNESS; with loss of (See MIND - Unconsciousness - vertigo)

CONSTIPATION; during: aloe *Ambr* bry calc-f *Calc-p* chin crot-h indol nat-s nux-v sulph

CONTINUOUS: borx cyt-l kali-sil nux-v olnd phos psor sec sil verat

Vertigo

CONVERSATION | animated, from: borx

CONVULSIONS; BEFORE EPILEPTIC: (↗*GENE - Convulsions - epileptic - aura - vertigo)*: ars Calc-ar Caust **Hyos** indg *Lach* Plb sil *Sulph Tarent* visc

CORYZA | after coryza amel: aloe

COUGH agg; during: acon anac ant-t ars calc *Coff* cupr *Kali-bi* kali-c led *Mosch* naja nat-m nux-v psor sec ther thuj

CROSSING | running water (See Water - crossing)

CROSSING A BRIDGE agg: ang bar-c brom *Ferr* lyss *Sulph*
- high bridge; a: puls staph *Sulph*
- narrow bridge; a: bar-c ferr sulph
- running water (See Water - crossing)

CROWD, in: nux-v *Phos*

DANCING: dros

DARKNESS:
- agg: agar alum *Arg-n* kali-i pic-ac stram
- room agg; entering a dark●: agar arg-met *Arg-n* kali-i *Stram* zinc
- walking in the darkness agg: alum apis arg-n gels iodof stram zinc

DESCENDING; as if | mountain; a: cycl

DESCENDING, on: aloe **BORX●** coff con **Ferr** gels mag-m merl plat sanic stann tarent vib
- stairs: **BORX●** bov carb-ac chr-ac cimic **Con●** ferr gins meph merc merl phys *Plat Sanic* stann tarent vib
- spiral stair: sil

DIARRHEA:
- before | and after: **Lyc**

DILATED pupils, with: *Bell* hell teucr

DIM VISION; from (See Accompanied - vision - dim)

DINNER:
- after | agg: acon aloe bell bufo coloc *Cycl* ery-a ferr *Hep* mag-s *Nat-s* **Nux-v** petr phos *Puls Rhus-t* sel *Sulph* thuj tub *Zinc* zinc-p
- agg:
  • rising from; on: phos phys
  • walking agg; after: *Cocc*
- amel: *Arg-n* dulc sabad
- during | agg: arn calc-p chel *Hep Mag-c Mag-m* mag-s olnd sil

DIPLOPIA, with●:: gels olnd phys
- looking down; when: olnd

DOWNWARD motion; from (See Descending, on)

DRINKING:
- agg: crot-t *Lyc* mang *Sep*
- water | amel: op paeon

DRIVING: calc cocc dig hep lyc petr sulph

DRUNKARDS; in: asar

EATING:
- after:
  • agg: acon aloe *Alum* ambr aran bell bry bufo *Cham* chel chin coc-c *Cocc* cor-r cycl gels graph **Grat** *Kali-bi Kali-c* kali-i kali-p kali-s *Lach* lyc mag-s merc nat-m *Nat-s* **Nux-v** *Petr* ph-ac *Phos* plb **Puls** *Rhus-t* sabad sanic sars scut sec sel sep sil *Sulph Tarent* tub zinc
  • amel: alum arg-n cinnb cocc dulc *Sulph* sabad
- while | agg: am-c arn calc chel cocc con dios form **Grat** hep m-ambo mag-c mag-m merc nat-m *Nux-v* olnd *Phos* puls sil

ELEVATED, as if: aloe calc camph cann-i (non: cinnb) hyper mosch phos rhus-t sil
- evening: phos
- eating; after: aloe

EMISSIONS agg; after: bov calc caust nat-c nat-s ran-b sars sep

EMOTIONAL excitement (See Excitement)

ENTERING house: acon ars carb-ac clem lycps-v merc nux-v pall *Phos* plat **Puls** ran-b sil tab tarent
- walking agg; after: arg-met plat tab

EPILEPSY:
- after (See GENE - Convulsions - epileptic - after - vertigo)
- before (See Convulsions)
- during (See GENE - Convulsions - epileptic - during - vertigo)

EPILEPTIC (↗*GENE - Convulsions - epileptic - during - vertigo; MIND - Unconsciousness - frequent)*: Apis arg-n art-v bell bufo calc *Calc-ar* calc-s *Caust* crot-h *Cupr Cur* ign kalm *Nat-m Nux-m Nux-v* oena plb *Sil* sulph thuj *Visc*

EPISTAXIS | amel: brom carb-an card-m

ERECTIONS during: ran-b tarent

ERUCTATIONS:
- after: hep nux-v
- during: cycl gymno hep nat-c nat-m nux-v psor *Puls* sars

ERUPTIONS:
- preceding: cop
- suppressed: bell bry calc carb-v cham hep ip lach phos rhus-t *Sulph*

EXCITEMENT; emotional: acon calc op puls

EXERTION:
- agg: ars berb bism both-ax *Cact* calc-p chin cop cycl kali-c kalm merc-c mill nat-c nit-ac sol-ni
  • air; in open: (non: coff) (non: nat-c)
  • violent exertion: mill
- amel: mill phos
  • air; in open: coff *Nat-c*
- arms agg; of the: berb sep

Exertion of the eyes

EXERTION OF THE EYES agg: all-s *Cur Graph* jab *Mag-p* **NAT-M**● onos **PHOS**● *Sil*

FAINT-LIKE (See GENE - Faintness - vertigo)

FALL, tendency to (↗*EXTR - Fall liability; GENE - Fall; tendency): Acon* aeth agar alum am-c *Ambr* anac ang apis arg-n arn *Ars* asar bar-c *Bell* berb both-ax bov bros-gau bufo *Calc* calc-ar calc-s camph *Cann-i Cann-s* canth caps carb-ac *Carb-an Carb-v* carbn-s caust cham chin *Cic Cocc* coloc *Con* croc crot-h *Cupr* dig dros euph euphr *Ferr* ferr-ar gels *Glon* gran graph ham hell hep hydr-ac *Hyos* ign ip kali-bi *Kali-br* kali-c kali-p kali-s kreos lach lact led *Lyc* m-ambo mag-c *Mag-m* mag-s *Med* merc mez nat-c nat-hchls nat-m *Nat-n* nat-p nit-ac nux-m *Nux-v* oena olnd op ph-ac *Phel* phos phyt plb psil *Psor Puls Ran-b* rheum rhod *Rhus-t* ruta sabad *Sabin Sal-ac* sang sarr sars *Sec* sel sep *Sil* spig *Spong* squil stann staph *Stram* stront-c *Sulph* tab tarent *Ter* upa *Zinc* zinc-p
- **right**, to●: *Acon* arn ars ars-s-f *Bell* both-a both-ax *Calc* camph carb-an *Caust* eup-pur euph ferr fl-ac helo kali-n lac-d lycps-v lyss mill nat-s phel psil rhus-t ruta *Sil Zinc*
  · **sitting** agg: stram
- **left**, to●: anac *Aur Bell Borx* both-a both-ax *Calc* calc-act *Caust* cic coloc *Con* cupr dirc dros *Eup-per* eup-pur euph iod *Iris-foe Lach* lycps-v merl mez nat-m *Nat-m* nux-m nux-v phel sal-ac sil spig spong stram *Sulph* vib vip *Zinc*
  · **morning**: zinc
  · **looking** upward: *Caust*
  · **sitting** agg: anac
  · **walking** in open air agg: aur dros euph
- **morning**: ph-ac
- **waking**; on: *Graph* phos
- **forenoon** | 10 h: visc
- **backward**●: absin agar anan bell bov brom bros-gau *Bry Calc* calc-sil camph *Carb-an Caust Chin* chinin-s dios dub helo *Kali-c* kali-n kali-s kali-sil kreos led merc mill nat-m *Nux-v* oena *Ph-ac* phel *Rhod Rhus-t* sars *Sil* spig *Spong* stram stront-c sulph visc
  · **stooping** agg: caust
  · **walking** agg: stram
- **chair**, from: calc-caust
- **darkness** agg: *Stram*
- **direction** turned, in: alum-sil
- **fever**; during (↗*EXTR - Fall liability - fever):* sep
- **forward**●: agar *Alum* alum-p alum-sil arn bell bov bros-gau *Bry* calc *Calc-p Camph* carbn-s card-m *Caust* chel *Cic* con cupr *Elaps Ferr* ferr-p *Graph* guar hell hyos iod kali-n kali-p kali-s *Lach* led lyc lycps-v mag-c mag-m mag-p mag-s mang **Nat-m** *Nux-v* petr *Ph-ac* phel phos *Podo* psil puls *Ran-b* **Rhus-t** ruta *Sabin* sars sec senec *Sil* sol-t-ae spig stram stry *Sulph* syph tarax urt-u vib vip
- **high**:
  · **objects** leaned forward and would fall on him; as if high: arn sabad
  · **walls** fall on him; as if high (↗*Walls):* arg-n sabad

Vertigo

Fall, tendency to: ...
- **looking** downward agg: **Spig**
- **motion** agg: sec
- **rising**:
  · **bed**; from | agg: **Rhus-t**
  · **sitting**; from | agg: stram
- **sideways**: acon am-m amph arg-n ars *Benz-ac* both-ax bov **Calc** calc-act cann-s *Caust Cic* **Cocc** *Con* dros euph euphr ip led mez **Nux-v** olnd ph-ac phel puls rheum *Sal-ac* sil squil staph sulph tarax valer zinc
  · **walking** agg: sul-ac
- **sleep** agg; after: ferr
- **stooping** agg: cic merl

FALLING; AS IF:
- **height**; from a: *Caust* dor *Gels* merl mosch
- **rising**; as if falling and (See height)

FEET rose; sensation as if: nat-m petr ph-ac spig stict
- **as** if feet higher than head: spig
- **head**; as if he stood on his:
  · **morning**, in bed | **closing** the eyes agg: ph-ac

FEVER:
- **during** (↗*FEVE - Vertigo):*
  · **agg** (↗*Heat - during; FEVE - Vertigo):* alum *Apis Ars Bry Calc* carb-v chin cocc *Ip* kali-c laur *Nux-v* phos puls sep sulph *Verat*
  : **stages**; all: eucal

FLATULENCE, with obstructed: calc

FLOATING, as if (↗*Walking - gliding - feet):* asar bell bry calad calc *Calc-ar* calc-s camph cann-i cann-xyz cocain cocc euon ham *Hyper Lac-c Lach* lact *Manc Merc Mez* mosch *Nux-m Op* ox-ac pen petr phos pycnop-sa rhus-t *Sep* stict stram *Sulph* tell thuj *Valer* xan
- **lying** agg: lac-c ph-ac
- **sitting** agg: xan
- **walking**; while (See Walking - gliding - feet)

FOLLOWED by:
- **epistaxis**: carb-an

FOREHEAD; in: arn ars camph coca croc crot-t eucal euon gels glon hyos indg kali-bi nux-m *Phos* ran-b rheum rhus-t *Sulph* thlas

FRIGHT; after (↗*MIND - Ailments - fright): Acon* aloe crot-h *Op* ther

FULLNESS and aching in vertex: **Cimic**

GARGLING, while: carb-v *Caust*

GIDDINESS (See Vertigo)

GRASPS the nurse when carried; child: borx *Gels*

HAIR agg; binding: sul-i

Headache

HEADACHE:
- **after**: apoc kali-bi merc merc-sul merl phos
  · **morning**: bov merc
- **before**: *Aran Aren* calc kali-bi phos plat plb ran-b sep til
  · **morning**: bov

230   ▽ extensions | ○ localizations | ● Künzli dot

Headache

- **during** (See Accompanied - head - pain)
HEAT:
- **before**: chin sep
- **during** (*Fever - during - agg.*): acon *Alum* ang apis arg-met arn *Ars* bell bry cadm-s *Calc Carb-an Carb-v* chel chin *Cocc* corn-f croc hell ign *Ip Kali-c* laur led *Lyc* mag-m merc mosch nat-c nat-m nux-v ph-ac phos *Puls* rhus-t sep stram *Sulph* verat
- **from**: con ph-ac ptel
- **intermittent**, during: corn-f
- **room**; from (See Warm - room - agg.)
- **sensation** of heat; with:
  • **chest** and about heart; in: lachn
  • **chest** to throat; from: merc
  • **head**; in: nat-m
- **sun**; of the | **agg**: *Agar* castn-v gels glon nat-c *Prot*
HEMORRHOIDS:
- **after**: *Calc* chin lach lyc **Nux-v** phos puls sulph
- **suppressed**: nux-v
HIGH:
- **ceiling**; room with high: cupr-act cupr-ar
- **places●** (*MIND - High places - agg.*): Arg-n aur **Calc** calc-p chinin-s gels kali-c manc *Nat-m* ph-ac phos puls sil spig staph *Sulph Zinc*
HOUSE:
- **entering**; on (See Entering)
- **in**: agar am-m arg-met bell *Croc* crot-t kali-bi *Lyc Mag-m* merc mur-ac par phos *Puls* sil stann staph sul-ac
  • **amel**: *Agar* caust *Cycl* grat kreos merc sulph
HUNGRY, when: dulc *Kali-c* merc sul-i
HYSTERICAL (See Nervous)
INJURIES of head; after: arn cic *Nat-s* op rhus-t ruta
INSPIRATION:
- **deep**:
  • **agg**: *Cact*
INTOXICATED; AS IF: abies-c acet-ac *Acon* act-sp agar ail *Alum* alum-sil am-c amyg *Anac* anan *Arg-met Arg-n* ars asar *Aur* bapt *Bell* benz-ac berb bov *Bry* caj *Camph* cann-i caps *Carb-ac* carb-v carbn-s caust cench *Cham* chel *Chin* chinin-s *Cic* clem **Cocc** *Coloc Con* cor-r cori-r cot croc crot-h cupr-ar cur dig *Ferr* ferr-p *Gels Glon Graph* grat ham *Hydr* hydr-ac *Hyos Kali-br* kali-c kali-i kali-sil kreos lach lact laur *Led Lil-t* lyc *M-arct* m-aust mag-c *Med* merc merl *Mez* mill mosch nat-m *Nux-m* **Nux-v** oena *Olnd Op* oxyt petr *Ph-ac* phel phos phyt psor **Puls** rhod *Rhus-t* sabad sang sarr sars *Sec* sel sep *Sil Spig Spong* stram *Tab* tarax tep ter *Thuj* til valer
KNEADING bread or making similar motions: sanic
KNEELING agg: bros-gau mag-c **SEP●** stram ther
LEANING:
- **against** something | **agg**: cycl *Dig* tub
- **cheek** against hand; left: verb
- **head**: verb

Vertigo

LIFTING a weight: ant-t **PULS●**
LIGHT:
- **bright** light; in: agar
- **colored**: art-v
- **gaslight**, from: *Caust*
- **room** with many lights; from being in a: nux-v
- **sunlight**; in: *Agar* aloe bell glon kali-p nat-c
  • **and** heat: acon *Agar* bell brom *Glon* kali-p *Nat-c* nux-v
LIGHT-HEADED (See Vertigo)
LIGHTNING, from: crot-h
LIVER disease; with: bry card-m chel *Merc* mur-ac *Nux-v Podo*
LOOKING:
- **right**, to: lec
- **concentrated**, focused: alum caust con manc olnd onos sabad sars *Sil* tarent
- **downward**: alum alumn ars ars-s-f bell *Borx* calad calc camph carb-v cham cina con ferr ferr-ar ferr-p graph *Kalm* mag-m mang mang-m merc nat-m nit-ac nux-v olnd ox-ac petr **Phos** psor puls rhod rhus-t sal-ac salam sep **Spig** staph **Sulph** thuj
  • **as if**: phos
- **either** way, right or left: calc *Con* kali-c lec olnd op sabad sal-ac sil *Spig* sulph sumb thuj
- **light**; in colored (See Light - colored)
- **mirror**, into a (See Mirror)
- **movies**: at: cadm-met
- **moving** object, at: *Agar* anac *Cocc* **Con●** *Cur* graph *Jab* laur mosch nat-m olnd prot sep *Sulph* thuj
- **one** object; at: lach
- **plain**; at a large: cupr sep
- **revolving** objects, at: **Lyc●**
- **sideways**: thuj
- **steadily**: all-s am-c ars *Caust* colch con *Cur Kali-c Lach* manc **NAT-M●** olnd **Phos●** sars *Sil* **Spig** sulph tarent
  • **amel**: *Dig* sabad
- **straight** ahead | **amel**: olnd
- **turned**; with the eyes: **Spig**
- **upward**: aeth *Calc* calc-sil carb-v *Caust* chinin-ar coloc crot-t *Cupr* dig digin *Gran Graph* hist iod kali-p kali-s kalm *Lach* mur-ac nat-hchls *Nux-v Petr* **Phos** plat plb psor **Puls** sal-ac *Sang Sel* sep *Sil Spig* stram syph *Tab Thuj*
  • **high** buildings; at: *Arg-n*
  • **light**; at a: chinin-m cupr plb thuj zinc
  • **walking** in open air agg: *Arg-n* ox-ac *Sep*
  • **water**; at running (See Water - looking)
- **window**, out of a: camph *Carb-v* **NAT-M●** ox-ac
LOSS of fluids: calc *Chin* hep **Phos** puls *Sep* sulph verat

Lying

LYING:
- **agg**: abrom-a ail alumn am-c *Apis* ars aur bar-c bar-i brom calad calc calc-sil carb-an *Carb-v Caust Cham* coca **Con** *Crot-c* cycl dig ferr graph ham hell iod kali-bi kali-m lac-c lac-d *Lach* lact m-ambo mag-c merc merc-c

Lying / Vertigo / Motion

- **agg**: ...
  merl mosch nat-c nat-s *Nit-ac* nux-v ox-ac petr ph-ac phel phos pic-ac polyg-h **Puls** rhod *Rhus-t* sang sep sil spig staph streptoc stry sul-i sulph *Sumb Thuj*
  - **feet** were going up; as if: *Ph-ac* stict
  - **opening** the eyes; and: lac-d
  - **sinking** down through or with the bed; as if: acetan bell benz-ac **Bry** *Calc-p* chinin-s dulc kali-c *Lach Lyc* mosch nat-c rhus-r rhus-t sacch
  - **touch** the bed; as he did not (↗*MIND - Delusions - bed - touch):* **Lac-c**
- **amel**: acon alum alum-p alum-sil alumn apis *Arn* atha aur aur-m *Bell Bry Carb-an* carb-v cham *Chin* chinin-s cic *Cina* cocc crot-h cupr grat ham kalm lac-cp lach *Lyc* med nat-m nat-sal nux-m olnd op petr phel phos psil puls rhus-t sil *Spig* stann sul-ac tell thuj verat-v
- **back**; on:
  - **agg**: *Alumn* anan *Merc* merc-sul *Mur-ac* nux-v *Puls Sil* sulph
  - **amel**: stram vesp
  - : **cool** room; in a: castn-v
- **face**; on the:
  - **agg**: phos
  - **amel**: *Coca*
- **head** high; with the | **amel**: nat-m *Petr* phos
- **must** lie down: *Ambr* ant-t *Aran* asaf *Aur* aur-m bry caust chel **Cocc** crot-h cupr *Graph Kali-c* kali-p kali-s kali-sil kalm kreos laur merc mosch nat-c nat-m nat-s *Nit-ac* op **Phos** phys **Puls** sabin sec *Sil* spig *Sul-ac* zinc
- **side**; on:
  - **agg**: stram
  - **amel**: merc
- **left** | **agg**: alum alumn *Iod* lac-d onos **Phos•** *Sil* sulph zinc zinc-i
- **right**:
  - : **agg**: eup-per **Gels•** hell *Mur-ac Phos* **Rhus-t•** tub
  - : **amel**: alum *Alumn* lach

LYING DOWN:
- **agg•**: adon apis **Bell•** brom calad caust *Con* ferr kalm lac-d lach nat-m nit-ac **Nux-v•** olnd ox-ac rhod **Rhus-t•** sabad sang sil staph *Ther* thuj

MÉNIÈRE'S DISEASE (↗*Accompanied - ear - noises; Accompanied - head - pain; EAR - Labyrinth*):
aml-ns apom arg-n aur bar-m bell benz-ac bry carbn-s caust chen-a chin *Chinin-s Chinin-sal* cic cocc con crot-h eucal ferr-p gels hydrobr-ac kali-i kali-m kalm kreos nat-sal onos petr phos pilo prot pyrus rad-br rhod sal-ac *Sil* sulfa syph tab ther thyr tub
- **accompanied** by | **migraine**: cocc
- **seasickness**; as if: tab

MENOPAUSE:
- **after**: con
- **during**: con *Crot-h Glon* lach *Sang* tril-p *Ust*

MENSES:
- **absent**; with: gels
- **after** | **agg**: agar all-s ant-t con *Lach* nat-m puls ust
- **before** | **agg**: acon agn all-s am-c borx bov bry calc *Calc-p Caul* chel cimic cocc *Con Cycl* graph *Lach* lyc nat-m nux-m nux-m phos *Puls* sep stann sul-i *Sulph* tarent thuj *Verat Zinc* zinc-p
- **during**:
  - **agg**: *Acon* aesc aloe alum am-c aml-ns ant-t apis arg-n arn ars *Bell* borx bov brom cact *Calc* calc-p carb-v carbn-s caul *Caust* cham chin cic cocc *Con Croc* crot-t cub *Cycl* elaps ferr *Ferr-p Gels* glon graph hep hyos *Iod* ip *Kali-bi* kali-c kreos *Lach* lil-t lyc mag-c mag-m mang merc mosch nat-m nit-ac nux-v petr *Ph-ac Phos* plat **Puls** rhus-t sang sars *Sec* sep sil stann stram sul-i *Sulph* tarent tell thuj tril-p (non: uran-met) uran-n ust verat zinc
  - : **profuse** menses: *Calc* ust
  - : **stooping** agg: calc caust
  - : **stooping** and rising again; when: *Calc*
  - : **walking** agg: phos
  - **amel**: all-s *Caust* lach
- **suppressed** menses; from: *Acon* aloe bry calc cimic con **Cycl** gels lach nux-v phos plat **Puls** sabin sep sil sulph verat zinc

MENTAL EXERTION (↗*MIND - Mental exertion - agg*.):
- **agg** (↗*MIND - Mental exertion - agg*.): Agar agn am-c anac arg-met *Arg-n* arn bar-c *Borx* calc calc-p calc-sil cham coff cupr gran grat kalm merc merc-i-f **Nat-c Nat-m** nat-p nux-m **Nux-v** *Ph-ac* phos pic-ac *Puls* sep sil *Staph*
- **amel**: phos

MIRROR, after looking into: kali-c

MORTIFICATION; from: calc

MOTION:
- **agg**: *Agar* ail aloe *Am-c* am-m arn *Aur* aur-m bar-c *Bell* bism bism-sn brom **Bry** *Calc-p* carb-ac carb-an *Carb-v Chin* cob-n *Cocc Coff Con* crot-h crot-t cupr cycl dig euphr ferr ferr-i fl-ac gels *Glon Graph* grat hed *Hep* hist hydr-ac kali-bi kali-br kali-c *Kalm* laur lol lycps-v *Mag-c* mag-p *Med* nat-ar nat-c nat-m nux-v oreo oxeod paeon phel *Phos* phys phyt pic-ac *Puls* sabad sang sec sel sep *Sil* sin-n sol-ni spong staph sumb tab tell ther tub visc zinc
  - **sudden** motion: *Calc Con* ferr gels kali-bi kali-c lact phos ptel sang sumb tub
  - **vomiting** and nausea: sel *Ther*
  - **amel**: chinin-ar coff cycl mag-m phos ptel rhod
- **arms**; of | **agg**: bar-c berb sep
- **bed** in motion; as if (See Bed - motion)
- **eyelids**; of | **agg**: alum chinin-ar mosch
- **eyes**; of:
  - **agg**: bell chel cocc *Con Mur-ac* petr plat puls spig
  - **sideways** agg: visc
- **floor**; as from motion of the: sulph

Vertigo

- **head**; of:
  - **agg**: acon *Agar* aloe am-c *Arn* atro aur *Bar-c Bell Bry Calc* calc-ar carb-an *Carb-v* caust chin clem cob-n cocc coloc **Con** cupr dig echi ferr-p *Glon* grat hed *Hep Ign* ip kali-bi kali-br kali-c *Lac-d* lil-t meph mosch nat-m paeon *Phos Ptel* rhus-t *samb* sang sel sep spig staph tell ther thuj verat
  - **rapid** motion: adon am-c atro bar-c *Bry* **Calc** calc-s *Carb-v Coloc Gels* helo ign *Kali-c* kreos lac-ac merc sang spig *Staph* sulph verat xan
  - **amel** | **rapid** motion: agar
- **slight** motion | **agg**: asar bry kalm
- **slightest** motion agg: bell carb-v gels morph mosch ther thuj zinc

NAUSEA:
- **after**: calc cimic gran lyss *Zinc*
- **with**: abrom-a **Acon** agar ail *Alum* alum-p alum-sil *Alumn Am-c* aml-ns amyg ang *Ant-c* ant-t apis aran-ix arg-met arg-n arist-cl *Arn* ars ars-s-f *Bapt Bar-c Bell* borx brom *Bry* cain calad *Calc Calc-p Calc-s* calc-sil *Camph Carb-an Carb-v Caust Cham Chel* chin chinin-ar **Chinin-s** cimic *Cinnb* coca **Cocc** coff colch coloc **Con** convo-s crot-h crot-t *Cycl* cyt-t ergot euon eup-per **Ferr** *Ferr-ar* ferr-p fl-ac form gels *Glon* gran *Graph* gymno *Ham Hell Hep* hist hyos *Ind* indg kali-ar *Kali-bi Kali-br* kali-c kali-p kali-s kali-sil *Kalm Lac-c* lac-h *Lach* lappa lepr *Lob Lyc Lyss* mag-c *Merc* mill *Mosch Mur-ac* myric *Nat-m Nat-s* nicc *Nit-ac Nux-m Nux-v* penic *Petr Phos* phyt pic-ac pilo plat *Podo* psor ptel *Puls* pycnop-sa *Rhus-t* rumx sabad **Sal-ac** *Sang* sanic sars sel senec *Sep Sil Spig* spong squil *Staph* stram streptoc stront-c sulfa *Sulph Tab* tarent tell *Ter Ther* thuj tub *Verat Verat-v* vip xan *Zinc* zinc-p
  - **morning**: *Calc* nit-ac sabad squil stront-c
  - **evening**: zinc
  - **accompanied** by | **Liver** abscess (See ABDO - Abscess - liver - accompanied - vertigo)
  - **closing** the eyes agg: *Lach Ther*
  - **looking** long at one object (↗STOM - Nausea - looking - moving): sars
  - **lying**:
    - **agg**: ars puls
    - **amel**: convo-s
  - **back** or on right side agg; on: *Mur-ac*
  - **head** low; with the | **agg**: *Petr*
  - **middle** of chest: bry phos
  - **motion** agg: sel
  - **periodical**: Nat-m
  - **raising** head agg: *Merc*
  - **rising** in bed, on: bry **COCC●** *Verat-v*
  - **stooping**:
    - **agg**: mill
    - **amel**: *Petr*
  - **waking**; on: *Spong*

NERVOUS affections, with: ambr arg-n arn *Asaf* bell both-a *caj* cham chin cic cina cocc con cycl ferr gels hep ign kali-p lup lyc mosch nux-v phos *Puls* rhus-t ther valer zinc-p

NOISE; from (↗MIND - Sensitive - noise; MIND - Sensitive - noise - vertigo): asar nux-v *Ther*

OBJECTS:
- **approach** and then recede; seem to (↗VISI - Approach): cic
- **far** off; seem to be too (↗MIND - Distances - inaccurate; MIND - Size - incorrect): anac gels **PULS●** stann stram
- **inverted**: bufo gels
- **large**: caust
- **move**: *Cocc* hydr-ac kali-cy mosch sep thuj
  - **right**; to the: *Lac-d* nat-s sal-ac
  - **left** and downward; to the: tab
  - **seat** on which he sat; the: zinc
  - **side** to side, seem to: cic
- **reel**: anac *Bell Bry* glon
- **run** into each other: iris-fl
- **stand** still; seem to: dulc
- **turn** in a circle; seem to: *Agar* agn *Alum* alum-p am-c anac arn bar-c bar-m bar-s bell bov *Bry* cadm-s **Chel** *Cic* coca cocc colch con **Cycl** hell kali-c kali-n kali-p kali-s kali-sil laur lil-t *Lyc* mag-c merc merc-i-r morph mosch *Mur-ac* **Nat-m** nat-p nat-s *Nux-v* olnd op ph-ac *Psor* rhus-t sabad sel sep sil sol-ni sul-ac **Verat** zinc
  - **air** agg; in open: *Mur-ac*
  - **looking** at running water; on (↗Water - looking): ferr
  - **room** whirls●: alum cadm-s **Calc●** calc-caust cann-s **Caust●** cod dub grat kali-bi merc **NUX-V●** **Phos●** sil tab
  - **walking** agg: arn
- **vibrate**: *Carb-v*

OCCIPITAL●: ang bell bry cann-xyz carb-v chin con crot-h crot-t fl-ac **Gels** gins glon iber led med onos petr pic-ac ran-b senec **Sil** sphing spig sulph tab thuj verat *Zinc*
- **writing** agg: sphing

ODORS:
- **flowers** agg; of: *Hyos* **Nux-v Phos**

OIL, fumes of: sabal

OLD PEOPLE; in●: alum *Ambr* arn *Ars-i* aur *Bar-c* bar-m bell bell-p bry calc-p con *Cupr* dig fl-ac galph glon gran *Iod* op phos **Rhus-t●** sec *Sin-n* stroph-h sulph

OPENING eyes (See Closing - agg.)

PAIN:
- **after**: cimic
- **before** pain; vertigo agg: ran-b

PAINFUL: phos sil tab tarent

PALPITATION, during (See CHES - Palpitation - vertigo)

PARALYSIS, before: olnd

Paroxysmal — Vertigo — Rising

PAROXYSMAL: agar aloe ant-t *Arg-met* asar bell borx calc camph caul con cupr cur glon graph kali-bi morph *Nat-m Nux-v* phos plat ptel sep sil tab thuj til verb

PERIODICAL: agar ang *Arg-met Camph Cocc* cycl gels *Ign Kali-c* **Nat-m Phos** *Tab* ust
- every two weeks: cocc

PERSPIRATION: ign *Ip* lap-la rhus-t ther verat
- amel: nat-s

PREGNANCY agg; during: alet ars bell cocc *Gels* lac-d *Nat-m* nux-v phos

PRESSURE:
- amel: convo-s

PUBERTY: stroph-h

PULSE | slow: dig ther

PUSHED forward, as if: calc euon ferr ferr-p
- closing the eyes agg: ferr

RAISING (↗*HEAD - Hold - up*):
- arms | agg: ars bar-c both-ax sep sil
- hands above head | agg: onos
- head (↗*HEAD - Hold - up*):
  - agg (↗*HEAD - Hold - up*): acon aeth ant-t *Arn* bar-c *Bry* cact *Calc* carb-an *Carb-v* *Chin Chinin-s* clem cocc coloc croc hell jatr-c lac-d laur mag-s merc merc-c morph *Nux-v* olnd op *Phos* phyt pic-ac rhus-t sal-ac sel spig stann stram verat-v
  - waking; from bed on: spig

REACHING with the hands up, on: ars bar-a cupr lac-d *Lach* sep sil sulph

READING:
- after: kali-c ph-ac
- agg: all-s aloe *Am-c* ang arg-met arn calc-act cupr *Cur* gran *Graph* grat ham hera kali-c merc-i-f merl nat-m (non: neon) par ph-ac phos phys sars stann
  - walking | amel: am-c
- aloud | agg: manc par stann
- long time; for a: arn

REELING: acon *Agar* ail *Alum* anac arg-n *Ars* bapt bar-c *Bell* borx bruc bry calc camph cann-s *Caps* carb-an *Caust* cham chel chin *Cic* cimic cocc con croc cupr dulc euph euphr ferr form gels *Glon* graph hell hydr-ac hyos ign kali-bi kali-c kali-i kali-m kali-n kreos lach led lol *Lyc* mag-c mag-m merc mez nat-c nat-m nit-ac *Nux-m Nux-v* ol-an olnd op paeon ph-ac phos plat prun psor puls rhod rhus-t ruta sabad sanic sars *Sec* sel seneg sep sil spig spong *Stram* stront-c sulph sumb *Tab* tarax ter teucr thuj verat verat-v verb viol-t
- amel: carb-an
- coition; after: bov
- standing agg: con plat stram
- walking agg: agar alum am-c *Ars* bell bruc carb-an caust cocc dros mag-m nat-m petr ph-ac prun psor rhod rhus-t ruta sabad stram *Sulph* teucr verat verb

REFLECTING:
- agg: agar ang arg-met arg-n (non: coff) coff-t gran *Ph-ac Puls* sil
  - walking in open air agg: agar sil
- amel: phos
  - thinking of something else amel: agar pip-m sep

RELAXATION, after: calc lach

REST:
- agg: acon bell *Calc* cycl *Lach* manc *Nat-c* puls rhus-t sil
- amel: arn cann-i coca colch *Con* cycl eupi hist nat-m nux-m nux-v spig

RESTING, supporting head:
- table; on | amel: sabad verat-v

RIDING:
- agg: ant-t cocc dig grat hep kali-c petr sil
- boat; in a (↗*STOM - Nausea - seasickness*):
  - agg (↗*STOM - Nausea - seasickness*): apom **Cocc** con petr staph tab ther
- carriage; as from riding in a (↗*STOM - Nausea - riding - carriage - agg*): cycl ferr grat hep
- carriage; in a:
  - after | moving; feels as if car is still: ther
  - agg (↗*STOM - Nausea - riding - carriage*): acon asar calc cocc dig *Hep* kali-i lac-d lyc petr sanic sel *Sil* ther
  - amel: glon nit-ac puls sil
- horse; a:
  - agg: cop rhus-t
  - amel: tarent
- train; in a: kali-i

RISING:
- after | agg: apoc bar-c *Bell* bry calc cocc dig eug *Form* gnaph graph *Lyc* lyss *Mag-c* ph-ac *Phos* sabad stann
- agg: absin **Acon** acon-c adon aeth *Ail* ambr aml-ns apoc *Arn* ars arund atro *Bar-c Bell* berb bov **Bry Calc Cann-i Carb-an** carbn-o *Caust* cedr *Cham* chel *Chin* chinin-s *Cic* cina cocc colch con croc cupr *Dig* **Ferr** ferr-ar *Ferr-p* form genist *Glon* graph grat *Guaj Ham* hell hep hyos ign kali-bi kali-c kali-chl kali-m kali-p kali-s kali-sil lac-ac *Lac-d Lach* laur lyc lyss malar manc meny merc morph **Nat-m** nat-s *Nat-sal* nit-ac nux-v oci-sa olnd op *Petr* **Phos** phyt pic-ac plat ptel *Puls* **Rhus-t** sabad sabin sal-ac sang seneg sep sil spig squil streptoc sul-ac sulph syph **Tab** thuj trom vario *Verat-v* vib vip visc zinc
- amel: aeth ars *Aur* caust hell mosch nat-m phos *Rhus-t*
- bed; from:
  - agg: acon adon *Agar* ail *Arn* ars arund asar bar-c *Bell* bov *Bry Cact* calc carb-an carb-v caust *Cham* **Chel** *Chin* chinin-s cic *Cimic Cina* cinnb **Cocc** con croc cupr dig dulc *Ferr Ferr-p Fl-ac Glon* graph grat ind iod kali-bi kali-c kali-s kali laur lyc mag-m mag-s merc *Merc-c* merc-i-f **Nat-m** nat-s nicc *Nit-ac* **Nux-v** olnd *Op Petr Ph-ac* **Phos Phyt** *Pic-ac* puls *Rhus-t* ruta sabad sabin sang sel *Sep Sil* squil *Stram* sul-ac sul-i *Sulph* verat-v vib

▽ extensions | ○ localizations | ● Künzli dot

Vertigo

Rising
- **falling** and rising; as if (See Falling - height)
- **kneeling**; from: cere-b
- **sitting** bent; from:
  - **after**: merc
    - long time; for a: cham (non: laur) ph-ac
- **sitting**; from:
  - **after**: apoc bry cocc dig phos
    - long lasting vertigo: laur
  - **agg**: *Acon* aesc aeth all-s asar both-a both-ax bov Bry *Calc Calc-p* cann-s *Carb-an* cham coca cocc Con Dig Ferr grat hell ind iod kali-bi kali-c kali-s kalm laur *Lyc* lyss merc merc-i-f nat-s nicc nit-ac **Nux-v** ox-ac *Petr* ph-ac **Phos** pic-ac ptel **Puls Rhus-t** sabad *Sang* sel sep sil spig staph stram sul-i *Sulph* sumb thuj verat verat-v
- **stooping**; from:
  - **after**:
    - **agg**: laur zinc
    - **amel**: ars aur caust *Hell* mosch phos puls
  - **agg**: acon ambr *Anac* apoc *Arn* ars bar-c **Bell** berb bov Bry *Calc* calc-sil *Carb-an* carc *Cham* chel chin cic cocc *Colch* coloc con croc dig **Ferr** *Glon Graph* ham hell laur lyss meny merc nat-m nicc *Nit-ac* nux-v olnd *Op* petr phos phyt pic-ac plat *Puls* rhus-t sabad *Sang* sanic sel seneg sep sil squil sul-ac sulph tab thuj tub *Verat-v* zinc
    - quickly from stooping; rising: *Ferr* sang
- **supine** position; from: croc merc-c olnd petr puls sel sil

ROCKING:
- **amel**: sec
- **as if**: bell calad ferr *Ign* lap-la merc plb thuj zinc
- **from**: borx *Coff* coff-t

ROOM:
- turns in a circle (See Objects - turn - room)

ROTARY (See Turning; as - everything)

RUBBING the eyes amel: alum

SADNESS; with (See MIND - Sadness - vertigo)

SCRATCHING skin agg: calc

SEPARATED | **body**; as if separated from his: cocc

SEWING, while: graph lac-d lact mag-c phel sul-ac

SHAKING THE HEAD agg; on: acon bry calc con corn genist glon hep kali-c lyc morph nat-ar sep spig
- **involuntary**: lyc
- **quickly**: sep

SHAVING; after: *Carb-an*

SINCIPUT: merl

SINKING, as if: bell bry cupr cycl dulc hyos kali-br lach *Lyc* merc nat-m ph-ac phos sars

SITTING:
- **agg**: abrom-a aeth aloe alum alum-p alum-sil am-c anac *Apis* arg-met ars bell bros-gau bry calc calc-sil *Camph* cann-s carb-ac *Carb-an Carb-v* Carbn-s *Caust Cham* chel chin cic coca *Cocc* colch coloc cop crot-h crot-t *Cupr* dig eug euon fl-ac *Glon* grat hell ind **Kali-c** kali-s kali-sil lach lycps-v m-aust mag-p mang meph *Merc* merc-cy nat-c nat-m nat-p nit-ac oci-sa par *Petr* ph-ac phel **Phos** phyt pic-ac *Plat* **Puls** ran-s rhod *Rhus-t* ruta sabad sabin sanic sars *Sel Sep Sil Spig Spong* stann staph stram sul-ac *Sulph* tab tell *Thuj Viol-o Zinc* zinc-p
- **amel**: *Acon* alum ars aur bry *Cycl* form kali-n lac-d lach lol ph-ac psil puls *Sil*
- **eating**; before: kali-c
- **erect**:
  - **agg**: *Cham Hydr* petr
  - **amel**: convo-s
- **high**; as if too: aloe *Phos*
- **impossible**: cyt-l
- **walking**; after: caust colch lach
- **writing**; while: kali-bi merc

SITTING UP IN BED:
- **agg**: acon ars *Bry* caust **CHEL●** chinin-s **COCC●** croc *Cupr* euph eupi ind kali-br merc nat-m nit-ac op **Phos●** *Phyt Puls* sep *Sil* thuj *Zinc*
- **amel**: ars hell lac-c *Lac-d* phos puls

SLEEP:
- **after, agg**: ambr ant-t apis arn ars atro *Calc Carb-v Chin* cimic *Dulc* euphr *Graph* hep hyper *Kali-c* kali-i **Lach** *Lact* laur *Med* merc nat-m **Nux-v** op *Sep Spong* stann stict stram stront-c tarent *Ther* thuj zinc
- **amel**: bell ferr grat pall
- **during**: aeth caust cimic crot-h kali-n *Lyc Sang Sep Sil* ther
- **going** to sleep:
  - **on** | **agg**: arg-n hep lach nat-m stann tell *Ther*
- **half** asleep agg; when: arg-met *Sil*
- **loss** of; from: *Cocc* **Nux-v**

SLEEPINESS; with: aeth alum ang ant-t arg-met arg-n bell crot-h crot-t *Gels* laur *Nit-ac* nux-m phos puls rhod sarr *Sil Stram* zinc

SMOKING agg (↗ *Tobacco*): alum asc-t borx bov brom calad clem con *Gels* led **Nat-m** nux-v op petr sil *Tab* thuj zinc

SNEEZING, from: apis bar-c benz-ac dios nux-v *Petr Seneg*

SPASMS; with muscular: calc cic hyos

SPIN; world seems to (See Turning; as - everything)

SPRING; spells of vertigo in: apis

STAGGERING; with (See Accompanied - staggering)

STANDING:
- **agg**: abrom-a *Acon* aeth aloe alum am-c apis arg-met *Arn* aur aur-s bar-c bar-s borx *Bov* bros-gau *Bry Calc Cann-s Caust* cham *Cocc* coff cop crot-t cycl euph euphr fl-ac gels glon graph kali-bi kali-br kali-c kali-n kali-p kali-s *Lach* laur led lyc mag-c mang *Merc*

235

Standing — Vertigo — Turned

- **agg**: ...
 merc-sul merl nat-m nux-m *Olnd* petr *Ph-ac Phos* phyt pic-ac plat podo *Puls* rheum *Rhus-t* sabad *Sabin* sars sec sel sil sol-ni *Spig* stram *Sulph* ter valer zinc zinc-p
- **air** agg; in open: euph *Podo*
- **amel**: nux-v ph-ac phos
- **eyes** closed agg; with: arg-n lath zinc
- **height** agg; on a: *Zinc*
- **room** agg; in a: cupr stram
- **walking** agg; after: bry *Calc*

STARS before eyes; white: alum ant-t

STOMACH:
- **pain** in stomach; with: cic
- **proceeding** from: *Kali-c*
- **weakness** in stomach, compelled to lie down; with: ambr

STOOL:
- **after**:
 • **agg**: alum apoc carb-an carb-v *Caust* cupr gran lach mag-m *Nat-m* petr phos zinc
 • **amel**: *Cupr* lach ox-ac phos zinc
- **before**: alum calc-p carb-v caust chel cocc colch cupr glon lach mag-m mang nat-c nat-m oena phos ptel *Zinc*
- **during** | **agg**: *Caust* cham cob *Cocc* colch kali-c ptel stram tab zinc
- **painful** stool; with (See Accompanied - stool)

STOOPING:
- **agg**: acon act-sp ail aloe *Alum* alum-p *Anac* apis aran aran-sc *Arg-n Ars Aur* aur-m aur-s bapt *Bar-c* bar-i **Bell** berb *Bry* Cact Calc Calc-p calc-s calc-sil *Camph* cann-i *Carb-v* carbn-s *Caust Cham Chel* chin chinin-s cic cimic cinnb coff con corn dig ferr *Glon Graph Guare Ham Hell* helon *Ign* ind inul *Iod Kali-bi Kali-br Kali-c* kali-chl kali-m kali-n kali-p kali-sil *Kalm* kreos lac-ac *Lach* led *Lyc Mag-m* mang-m med meny meph *Merc Merc-c* merl mill mosch myric nat-m nat-s nicc *Nit-ac* **Nux-v** ol-an op oreo oxeod *Petr* ph-ac *Phos* pic-ac plb ptel **Puls** *Rhus-t* santin sep *Sil* sol-ni *Staph* sul-i sulfa **Sulph** sumb syph ther thuj tub valer verat
 • **menses**; during (See Menses - during - agg. - stooping agg.)
 • **supper** agg; after: sep
- **amel**: arn carb-an petr
- **long** time; after stooping for a: cham

STRETCHING agg: apoc

STUPEFACTION:
- **barrier** between his organs of sense and external objects; as if there was a: aeth
- **during** vertigo (See MIND - Stupefaction - vertigo - during)

SUDDEN: absin aeth agar apoc *Arg-met* ars aster both-a both-ax *Bov* bry calc-ar camph carbn-s chen-a chinin-ar cimic coloc iris kali-bi lach med meph mosch mur-ac petr *Sal-ac* sec senec sep stann stram sulph tarent thuj tub verb visc

SUMMER; spells of vertigo in: phos *Psor*

SUN agg; facing the: agar glon kali-p nat-c *Prot*

SUPPORTING head amel: sabad

SUSPENSION of the senses: ant-t *Camph Nat-m Nux-m* psil *Stram* verat
- **as** if there were a barrier between his organs of sense and external objects: aeth

SWAYING:
- **right**, to: **Acon** ars berb calc carb-an caust dios euph ferr grat helo helo-s kali-n lac-d lycps-v lyss mill nat-s rhus-t ruta sars sil *Zinc*
 • **circle**; in a: berb *Caust*
- **left**, to: anac arg-n *Aur* bell *Borx* calc cic dirc dros *Eup-per* eup-pur euph iris-foe lach lycps-v merl mez myris nat-c nux-m sol-ni spig *Sulph Zinc*
 • **morning** | **waking**; on: myris
 • **evening**: nux-m
 • **lying** agg: merl ox-ac
 • **sitting** agg: anac merl
 • **standing** agg: merl
 • **walking** in open air agg: aur borx nux-m sol-ni sulph

SWIMMING, as if (See Floating)

SWINGING, like: calad coff-t ferr *Merc Sulph* thuj zinc
- **hither** and thither: petr
- **lying** down; while: ox-ac
- **waking**; on: phos

SYNCOPE, with (See GENE - Faintness - vertigo)

SYPHILITIC: *Aur*

TALKING:
- **after** | **excitedly**: borx cham lyc nat-c par stront-c thuj
- **agg**: alum borx cham cocc par sol-ni
 • **long** time; for a: thuj

TALL; with sensation of being (See MIND - Delusions - tall - he - vertigo)

TEA:
- **agg**: Nat-m Sep
- **amel**: glon kali-bi

THINKING about it, on: ph-ac pip-m plb

TINNITUS; after: chin

TOBACCO agg (↗*Smoking*): borx con rhod sil zinc

TOUCH agg: cupr

TREMBLING: am-c arg-n ars bell *Camph* carb-ac carb-v chin crot-h *Dig Dulc* gels *Glon* gran lach nat-m op pitu-a puls stann zinc
 ○**Internal**: cupr

TURNED about; as if bed: cadm-s **Con** nux-v plb *Puls* sol-ni
- **whirled**, renewed by thinking about it; and: plb

236 ▽ extensions | O localizations | ● Künzli dot

Turning   Vertigo   Walking

TURNING; as if:
- **everything** were turning in a circle; as if: acon   agn aloe *Alum* am-c anac apis *Arg-met Arg-n Arn* asaf *Aur* bapt bar-m *Bell* berb *Bism* bov **Bry** calad *Calc* camph cann-s carb-an carb-v caust chel *Chin Chinin-s Cic* cocc **Con** croc cupr **Cycl** dros euon eup-per eup-pur euph ferr graph grat hell hep hydr-ac kali-bi kali-c kali-i kali-n kreos lact laur *Lyc* m-arct mag-c mag-m merc mosch *Mur-ac* nat-c nat-m *Nux-v* olnd op par ph-ac *Phos* plat plb **Puls** ran-b ran-s rhod rhus-t ruta sabad sep sil spig spong squil stann staph sul-ac sulph tab ter thuj til ust valer verat viol-o zinc
- he turns in a circle: arn bell berb bry *Calc* carbn-o caust *Con* cycl helo helo-s nux-v phos *Puls* rhus-t
  - **right**, to: berb *Caust*
  - **left**, to: bell
- **head** is turning round; sensation as if: bism nux-m
- **head**; whirling in *(↗HEAD - Wild; MIND - Wild feeling)*: acon ant-t apis arg-met bell bov bry calc cann-i cann-s carb-v chinin-s con croc eug glon hell kreos lach m-arct merc merl mur-ac nat-m nux-v petr phos puls rob sabad sep sil spong sulph tarax thuj voes wies
  - **menses**; during: **Caust** wies
  - **Brain | Front** half of: *Bism*
  - **Forehead**; in: euon merc mosch nicc olnd staph tarax
- **inside** the body was turning around; as if something | **revolving** objects; when looking at: lyc
- **objects** seem to turn in a circle (See Objects - turn)
- **room** is turning (See Objects - turn - room)

TURNING IN BED agg●: **Bell** both-a both-ax **Bry** *Cact* carb-v cean **Con** *Graph* ind kalm *Lac-d* mang meph **Phos● Rhus-t● Sulph●** syph
- **left**; to: borx calc calc-p coloc con gran

TURNING; when: *Agar* am-c amph calc *Con* genist glon hydr ind ip *Kali-c* merc nat-m olnd phos *Rhus-t* tell ther
- **amel**: staph
- **eyes**; when turning: con plat spig
- **followed** by | **Head**; pain in: rhus-t
- **head**; or moving the: acon *Agar* aloe alum-sil am-c *Arn* atro aur *Bell* **Bry** *Calc* calc-ar carb-an *Carb-v* caust clem cocc coloc **Con** cupr echi *Glon Graph* hep *Ign* ip *Kali-bi Kali-c* kali-p kalm *Lac-d* lec mentho meph *Morph* mosch nat-ar nat-m nat-m paeon *Phos* ptel rhus-t samb sang sel sep spig staph tell ther thuj verat zinc
  - **left**, to: coloc con
  - **quickly**: adon aloe alum-sil am-c atro bar-c *Bry* **CALC●** *Carb-v Coloc* **CON● Gels●** helon *Kali-c* kreos lac-ac merc **Phos●** *Sang* spig *Staph* sulph *Verat*
    : **amel**: agar
- **heels**; quickly on | **amel**: staph
- **right**; to the: cean lach
  - **amel**: alumn

Turning; as if: ...
- **side**; on:
  - **right** | **amel** (See Lying - side - right - amel.)
- **upper** part of body from right to left; when turning: eupi

UNCONSCIOUSNESS; followed by *(↗GENE - Faintness - vertigo; MIND - Unconsciousness - vertigo)*: sil

URINATION:
- **copious** amel: gels
- **during**: acon
- **urging**, when: dig *Hyper*

VERTEX, from: berb calc chel kreos lyc lys lyss med merc-i-f phos scop scroph-n senec
- **standing** agg: scroph-n

VEXATION; after: calc ign nux-v

VIOLENT: diosm meph

VISION; with obscuration of (See Accompanied - vision - dim)

VOMITING:
- **after** | **amel**: eup-per nat-s op tab
- **before**: nat-s phos
- **with** (See Accompanied - vomiting)

WAKING; on: allox apis arn ars bell calc carb-an *Carb-v* caust chin dig euphr graph hyper *Lach* laur *Lyc* merc nux-v op phos sep stann stront-c thuj

WALKING:
- **after** | **agg**: acon arg-met bry calad *Calc* caust colch laur lyss phos rhus-t sep
- **agg**: acon aesc agar agn aloe alum alum-p alum-sil am-m anac ant-t *Apis Arg-n Arn Ars* ars-i asar aster atro aur aur-m bar-c bar-i bar-m bar-s *Bell* berb bism borx *Bry* buth-a calad *Calc* calc-ar calc-i calc-p calc-s camph cann-i cann-s carb-an *Carb-v* carbn-s caust cham *Chin* chinin-ar *Cic* coca cocc coff colch *Con* cop cycl daph dig digin dirc *Dulc* euph *Ferr Ferr-i* fl-ac *Gels* graph *Hell* hura hyos hyper ign iod ip kali-ar kali-bi kali-br kali-c kali-m kali-n kali-p kali-s kali-sil lac-c lach laur led lil-t lol lycps-v *M-aust* mag-m mag-p merc merl mill *Mur-ac* nat-ar *Nat-m* nat-p *Nat-s Nit-ac Nux-m Nux-v* op *Oreo* ox-ac paeon *Petr Ph-ac Phel Phos* phys *Phyt* pic-ac *Psor* ptel *Puls* ran-b *Rhus-t* ruta sars *Sec* sel *Sep Sil Spig* stann staph *Stram* sul-ac sul-i *Sulph* sumb tab tarax tarent tell *Ther* thuj valer verat viol-t *Zinc* zinc-p
- **air**; in open *(↗MIND - Fear - going; MIND - Going)*:
  - **after** | **agg**: anac lach merc phos
  - **agg** *(↗MIND - Fear - going; MIND - Going)*: acon *Agar Alum Ambr* ang arn *Ars* ars-s-f *Aur* aur-ar aur-m aur-s borx bry *Calc* calc-act calc-ar *Calc-p* calc-sil canth carbn-s *Chin* chinin-ar cuent coff crot-t *Cycl Dros* euph gels graph hyos ip kali-ar *Kali-c* kali-p kali-sil kreos *Lach* laur *Led Lyc M-arct* merc *Mur-ac* nicc *Nux-m Nux-v* olnd phel *Phos* phys psor *Puls* rhod rhus-t ruta sars senec *Sep* sil spig stann staph stram stry **Sulph** tab tarax tell thea thuj til

237

Walking — Vertigo — Yawning

- **air** – **agg**: ...
  : **elevation**; on an: **Sulph**
  - **amel**: am-m anac bell calc *Carb-ac* crot-h kali-c mag-c mag-m mag-p *Nat-c* par phos *Puls* rhod *Rhus-t* sul-ac tab
- **amel**: abrom-a *Acon* am-c apis bry cadm-met calc kali-bi lil-t mag-c sabad sil spira *Staph* sulph *Zinc*
- **continued**:
  - **after** | **agg**: merl nat-m
- **declivity** agg; near a: sulph
- **eating** agg; after: *Nux-v*
- **gliding** in the air; with sensation of | feet did not touch the ground; as if (↗*Floating)*: agar asar aur-m **Calc-ar** *Camph Chin* coff cop hura **Lac-c** manc merc-i-f nat-m nux-m nux-v op phos **Rhus-t•** sep *Spig* stram *Thuj* valer xan
- **narrow** path agg; along a: bar-c
- **open** space agg; across an (↗*MIND - Fear - open)*: Ars psor
- **rapidly** | **agg**: asar *Ferr* grat *Puls* sulph
- **room** agg; in a: iris mag-m manc merc nat-c nit-ac paeon
- **sideways** agg: kali-c
- **slowly**:
  - **agg** | **exertion** does not agg; violent: mill
- **water** agg; near: ang ferr sulph

WALLS of house seem to be falling in on her (↗*Fall tendency - high - walls)*: arg-n sabad

WARM:
- **amel**: mang-m sil stront-c
- **bathing** | **agg**: sumb
- **bed** | **amel**: cocc
- **room**:
  - **agg**: acon brom bry cortiso *Croc Grat* kali-s lact lil-t *Lyc Merc* **Nat-c Nat-s** paeon ph-ac phos *Ptel Puls Sanic* sars tab
  - **entering** a warm room; when: arg-met ars *Iod Phos* plat sep tab
- **soup** | **amel**: kali-bi
- **washing** agg: sumb

WARMTH:
- **agg** (See Heat - during)
- **rose** from chest to throat; sensation as if (See Heat - sensation - chest to)

WASHING:
- **feet** | **agg**: merc

WATCHING the sick; from (See Sleep - loss)

WATER:
- **crossing** running water (↗*MIND - Fear - water - running)*: *Ang Arg-met Bell Brom Ferr Hyos* lyss nat-m stram *Sulph*
- **looking** at running water (↗*Objects - turn - looking*; *MIND - Fear - water - running)*: ang arg-met brom ferr lyc sulph *Verat*

WAVELIKE sensations: (non: ferr) grat meli (non: pot-e) senec

WAVES; in: chinin-s ferr

WEAKNESS:
- **with** (See GENE - Weakness - vertigo)

WEATHER:
- **cold** agg: lap-la ran-b *Sang*
- **warm** | **agg**: glon nat-c
- **wet** | **agg**: brom sars
- **windy**: *Calc-p*

WILL amel; exertion of: pip-m

WINDOW; near a: nat-m

WINE:
- **agg**: *Alum* am-c bell borx bov cocc *Con Nat-c* nat-m *Nux-v* ox-ac petr sumb *Zinc*
- **amel**: arg-n coca gels phos

WIPING THE EYES | **amel**: *Alum*

WRITING:
- **agg**: arg-met crot-h form *Graph Kali-bi* kali-c merc ph-ac ptel rhod *Sep* sphing stram thuj

YAWNING agg: agar apoc sal-ac

238 ▽ extensions | O localizations | ● Künzli dot

Abscess

ABSCESS: Calc Hep lyc Merc Sil
o **Brain**: arn bell crot-h iod lach merc-pr-r op staphycoc vip

ADHESION:
o **Forehead**; of skin of (See FACE - Adhesion)

AIR (= wind):
- filled with air; as if head: aur lyss
- sensation of a current of air:
  • blowing on head: petr
  • passing through head: am-m anan *Aur* benz-ac borx colch *Cor-r* meny mill nat-m nit-ac nux-m petr puls sabin sanic verat zinc
    : rocking; on: Cor-r
    : extending to | **Abdomen**: aloe
  o **Above** the eyes: borx
  • **Vertex**: *Carb-an*

AIR AGG.; DRAFT OF (↗*Cold; Cold - air - agg.*): A c o n arg-n *Ars* **Bell** benz-ac borx cadm-s *Calc Calc-ar Calc-p* calc-s *Caps* cham **Chin** coloc gels *Hep* kali-ar **Kali-c** kali-n kali-s lac-c *Mag-m Merc* mez naja nat-s *Nux-m Nux-v* phos *Psor Sanic Sel* **Sil** stront-c *Sulph* valer verb

ALIVE in head; sensation of something: alum-sil ant-t asar croc crot-c hyper *Nat-m Petr Sil* sulph tarax
- **night**: hyper
  • **bed** agg; in: hyper
- **anthill**; as if brain was an: agar
- **crawling**; as of a worm | **Forehead**; in: alum
- **everything** in head were alive, as if: petr
- **leave** through toes; travels down the body and: alum-sil
- **pressing**, crawling pain, spreading out from centre, as of something alive: tarax
- **walking** agg: sil
o **Temples**: sang
  • accompanied by | **pulsations**; irrepressible: sang

ALOPECIA (See Hair - baldness; Hair - falling; SKIN - Hair - falling)

ANEMIA:
o **Brain**; of (↗*Anoxia*): *Alum* ambr *Ars* bar-m borx *Calc Calc-p Calc-s* camph *Chin* chinin-s con *Dulc* **Ferr** ferr-p fl-ac *Hell* kali-br *Kali-c* kali-p kali-sil *Lyc Mag-c Mag-p* malar mosch mur-ac nat-c *Nat-m Nit-ac Nux-v* petr **Ph-ac Phos** sang sec *Sel Sep Sil Stry* sulph tab verat *Zinc*
  • accompanied by | **vertigo**: arn bar-m calc *Chin* chinin-s con dig ferr *Ferr-c* hydr-ac nat-m sil

ANGER | agg: mez

ANOXIA; cerebral (↗*Anemia - brain; Apoplexy*): op zinc-s

ANXIETY:
o **Head**; in: ant-c apis caust cic laur mag-c nat-m phos psor sars thuj

Head

APOPLEXY (↗*GENE - Apoplexy; Cerebral hemorrhage; Cerebrovascular*): acon ant-c ant-t arn ars aur **Bar-c Bell** calc chen-a **Cocc** coff **Crot-h** ferr gels *Glon* **Hydr-ac** hyos *Ip* kali-br kali-m lach lyc nux-m **Nux-v** op ph-ac phos plb puls rhus-t samb sep sil staph stram thuj verat verat-v
o **Subarachnoid**: gels

ASCENDING:
- agg: bell bry calc ign meny nux-v rhus-t sil spig
- stairs:
  • agg: alum ant-c arn bell crot-h cupr ign *Lach* lyc meny mosch nat-s nux-v par ph-ac rhus-t spong staph sulph

ASLEEP, sensation as if (↗*Numbness*): alum apis calad carb-an con cupr merc mur-ac nat-m nit-ac op sep
- debauch, after a: *Op*
- eating; after: con
- lying agg: merc
- **Forehead**:
  • left half of: calad
  • in: mur-ac
- **Sides** | **left**: calad

ATROPHY | **Brain**; of: *Aur Bar-c* fl-ac iod *Phos Plb* zinc

BALANCING:
- difficult to keep the head erect: glon
- motion agg: crot-h fl-ac lyc rhus-t
- pendulum-like: cann-i
- sensation in: aesc bell *Glon* lap-la lyc
o **Brain**, to and fro (↗*Looseness*): aphis chin lyc sul-ac sulph

BALDNESS (See Hair - baldness)

BALL; sensation of a (↗*Foreign - brain - right; Lump*): ant-t arn bufo chel ign plat *Sep*
- fastened in brain: staph
- lying on right side agg: anan
- rising up: acon ant-t arn bufo chel cimic ign lach plat plb sep staph
- rolling in brain (↗*Rolling in - lead*): anan ars bufo chin eug hura lach lys lyss phos phys plat sep
- striking in head | **talking** agg: sars
o **Forehead**: ant-t carb-ac caust kali-c lac-d *Staph*
- **Occiput**; in: staph
- **Skull**; beating against | **walk**; on beginning to: plat
- **Temple** | **heavy** ball in temple; sensation of a: cob-n
- **Vertex** | **heavy** ball in vertex; sensation of a: cob-n

BAND (See Constriction; Constriction - band)

BATHING:
- agg: Ant-c bry calc canth nit-ac phos puls *Rhus-t*
- feet bathing:
  • amel: asc-t

BENDING:
- backward:
  • amel | **Occiput**: cocc murx

- **head**:
  • **amel**: seneg thuj
  • **backward** (↗BACK - Spasmodic - cervical):
    : must bend head backward (↗Drawn - backward; BACK - Spasmodic - cervical): ant-t arn Cham kali-n nat-c stram
    : **walking** agg (↗Falling - backward - walking; Motions of - throwing - backward): Arn
  • **forward**:
    : must bend head: tarent
    : **walking** agg: sulph

BINDING | **amel**: apis *Arg-n* glon hep lac-d mag-m pic-ac *Puls* pyrog sil

BLOOD VESSELS | **Veins** of temples distended (See FACE - Veins - temples)

BLOWING THE NOSE:
- **agg**: ambr chel lyc mur-ac nit-ac sulph
- **amel**: chel

BOARD; sensation as if a (↗Foreign - brain - right): nat-m
○**Front** of head; in●(↗Foreign - brain - right): acon aesc bapt calc *Carb-an* cocc coloc cupr *Dulc* eug guaj helon kreos Lyc● nux-m olnd op plat plb Rhus-t● sel Sulph● tarent-c zinc zing
 • **forenoon** | 11 h: zing

BODY hot | **Forehead**; in: kali-c

BOILING sensation (↗Shaking sensation; Motions in; Waving): Acon alum alum-sil bufo cann-i caust chin coff dig graph grat hell kali-c kali-s kali-sil laur lyc mag-m mang med merc sars sil sulph
- **water** in head; as if boiling: acon bar-c indg mag-m rob
○**Side** lain on: mag-m
- **Vertex** | **left**: lach

BORES head in pillow (↗Pain - pillow): Apis Arn arum-t Bell Bry camph cic *Cimic* crot-t cupr dig *Hell* helo helo-s hyper lach Med op podo psor sang *Stram* sulph syph tarent Tub verat verat-v zinc
- **children**; in | **newborns**: cham
- **delirium**; during: bell
- **intestinal** disturbances, in: cina
- **sleep** agg; during: apis arn bell cupr hell hep hyper lach spong verat zinc

BORING with fingers in nose (↗NOSE - Boring):
- **amel**: tarent

BREATHING:
- **deep**:
  • **agg**: anac borx cact crot-h mang rat
    : **Vertex**: anac

BRITTLE sensation: nat-m

BUBBLING sensation in (↗Boiling; Gurgling; Motions in): acon asaf bar-c bell benz-ac berb bry caust chinin-s crot-t dig glon grat hell hydr-ac hyos indg kali-c kreos lach lyc mag-m merc nux-v par plb Puls rob *Spig* stroph-h *Sulph*

Bubbling sensation in: ...
- **night**: par puls
- **leaning** back while sitting | **amel**: spig
- **walking** agg: nux-v spig
○**Forehead**; as if a bubble was bursting in: *Form*
- **Occiput**, in: indg junc-e sumb

BULGING out of head; sensation as if something was | **Forehead**: phel

CANCER:
○**Brain**; of (↗Tumors - brain; Tumors - swellings; GENE - Tumors - encephaloma): sil
- **Skull**; of: cadm-met hippoz
 • **sarcoma**: cadm-met

CARIES: arg-met asaf Aur caps *Fl-ac* Hep hippoz mez *Nat-m* **Nit-ac** *Ph-ac* **Phos Sil** Staph
- **mastoid** process; of (See EAR - Caries - mastoid)

CEPHALHEMATOMA (↗Injuries - children - delivery): *Calc-f* Merc Rhus-t Sil

CEREBELLAR diseases: helo sulfon

CEREBRAL complaints (See Brain; complaints)

CEREBRAL HEMORRHAGE (↗GENE - Paralysis - one - apoplexy; Apoplexy; Cerebrovascular): **Acon** ail **Anac** anthraci arg-n Arn Ars Aster Aur Bar-c **Bell Bry Calc** Camph carb-v Chin cina **Cocc** *Coff* (non: colch) con Crot-h cur dig Ferr ferr-p form **Gels Glon** hell hydr-ac *Hyos* iod **Ip Lach** laur lol Lyc merc mill morph Nat-m nit-ac Nux-m Nux-v oena **Op** ox-ac parathyr *Phos* pitu-gl plb *Puls* sang sec sep Sin-n stram tab verat *Verat-v*
- **symmetrical**: anthraci

CEREBROVASCULAR ACCIDENT(↗Apoplexy; Cerebral hemorrhage; Thrombosis): alum aml-ns hell kali-br lyss

CHEWING agg:
○**Temples**: zinc

CHIRPING: bry

CLOSING THE EYES:
- **agg**: all-c bry chin cocc nux-v sabin sil *Ther*
- **amel** | **partly**; closing the eyes: aloe

CLUCKING in: sulph
○**Temples**; in: bry

CLUSTER headache (See Pain - cluster)

COFFEE:
- **hot** coffee agg: arum-t

COITION agg: bov calc ham ph-ac sil

COLD (↗Air agg.):
- **agg**: ant-c bar-c bell grat
- **air**:
  • **agg**● (↗Air agg.): acon ant-c Ars Aur Bar- Bell benz-ac borx bov brom calc Caps Carb-an Carb-v card-m **Chin** cocc coff dulc eup-per ferr ferr-p *Graph* grat **Hep** hyos ign kali-ar kali-bi *Kali-c* kali-p Lach Lyc mag-c Mag-m Merc Mez Nat-m

240 ▽ extensions | ○ localizations | ● Künzli dot

Cold

- **air – agg:** ...
  nux-m **Nux-v** *Phos* plat *Psor* puls *Rhod Rhus-t* ruta sanic *Sep* **Sil** squil *Stront-c* thuj zinc
  - **morning:** carb-v
  - **evening:** ant-c
  - **night:** *Phos*
  - **walking** in cold air: **Carb-v**
  - **Occiput:** sanic
  - **amel:** arg-n phos seneg
  - **inspiration** agg: cimic
- **amel:**
  o **Vertex:** naja
- **applications** | **amel:** aloe *Ars* bry cycl *Glon* phos *Sil* sulph
- **bathing:**
  - **amel** | **Occiput:** calc-p
- **drinks:**
  - **agg** | **icy** cold agg: con dig
- **washing:**
  - **feet** | **amel:** nat-s
- **water:**
  - **agg:** ant-c *Nux-v* sulph
  - **amel:** *Aloe* ant-t *Apis Ars* asar bry calc calc-p cham cimic cycl euphr glon kali-bi nat-m *Nat-m* nit-ac psor zinc

COLDNESS, chilliness, etc.: abrot acon **Agar** agn aloe alum alum-p alumn am-c ambr anan ant-c apis *Arn Ars* ars-i asaf asar *Aur* bar-c bar-i bar-s **Bell** benz-ac borx **Calc** calc-ar calc-i calc-p calc-s calc-sil *Cann-s* cann-xyz caps carb-an *Carb-v* carbn-s caust chel chin chinin-ar chlor cimic cist coca cocc *Colch* **Con** *Croc* cupr dios dulc eup-per ferr ferr-ar ferr-i ferr-p gels gins glon *Graph* grat ham helo hura hyper ign ind iod iris kali-ar *Kali-c* kali-fcy kali-p kali-s kali-sil kreos *Lach* lachn lact *Laur* **Led** *Lyc* mag-m mag-s mang *Meny* **Merc** **Merc-c** merc-i-r morph mosch naja *Nat-m Nit-ac* nux-v olnd par petr ph-ac phel *Phos* phyt **Plat** psor puls raph rhod **Rhus-t** rhus-v rumx *Ruta* sabad sabin *Sanic* **Sep** **Sil** spig spong **Stann** staph **Stront-c** stry sul-i *Sulph* sumb *Tarent* thea thuj til valer *Verat Verat-v* verb vip zing
- **morning:** cedr dios lact sumb *Tarent*
- **afternoon:** ars *Arum-t* gamb gels ol-an valer
- **evening:** alum ars-i dulc hyper kreos merc stry *Sulph* zinc
- **night:** cimic lyc mang *Phos Sep* stront-c
- **air;** in open:
  - **agg:** *Ars* phos
  - **amel:** *Laur* sep
- **alternating** with | **heat** of head (See Heat - alternating - coldness)
- **begins** in head: *Bar-n* nat-m stann
  - **spreads** from the: mosch valer
- **breakfast** agg; after: arn

Head

Coldness, chilliness, etc.: ...
- **burning;** after: sulph
- **cold:**
  - **air:**
    - **agg:** calc grat
    - **as** from: acon arg-n cimic *Laur* nat-m petr **Verat**
    - **passing** over brain; as if cold air: anan cimic meny *Petr Sanic*
  - **cloth** around the brain; as if: glon *Sanic*
  - **pain** passing up median lines to vertex and passing down to ear: lac-f
- **congestion** of, with (↗Congestion - chill): glon
- **covered:**
  - **amel:** *Aur* grat kali-i mag-m nat-m sanic
  - **even** when: mang
- **followed** by | **heat:** verat
- **hand;** as if touched by an icy cold: hyper
- **hat;** from pressure of a: valer
- **headache;** during: *Ars* ars-s-f calc calc-act phel sep sulph verat
- **heat;** with: chin puls verat
- **heated;** from becoming: **Carb-v**
- **icy:** *Agar Ars* bar-c **Calc** calc-p ind laur nux-v phos *Sep* valer verat vip
  - **alternating** with | **congestion** of head (See Congestion - alternating - ice-cold)
  o **Scalp:** calc
- **internally:** acon agar arn bell **Calc** chel cimic cist con cupr dulc mosch petr phos puls sep staph verat
- **lying** | **amel:** calc
- **menses;** during: ant-t calc mag-s sep sulph *Verat*
- **motion** agg: chel sep
- **pain;** with: all-c *Gels Phos*
- **painful** parts: *Kali-i*
- **perspiration;** with: merc-c phos
  - **body,** of: phos
- **riding;** after: lyc
- **scratching** agg; after: *Agar*
- **sitting** agg: mez
- **spot,** as of a cold: agar sulph
- **stool:**
  - **after** | **agg:** plat
  - **before:** carb-an
  - **during** | **agg:** staph
- **stooping** agg: alum sep
- **walking** | **amel:** gins
- **warm** room agg: *Laur* merc-i-r tarent
- **water,** as from cold: *Cann-s* carb-an croc cupr glon sabad *Tarent*
- **wrap** the head; must: calc
▽**extending** to
  o **Downward:** castor-eq
 o**Brain:** mosch phos
- **Forehead:** acon *Agar* anac arn *Ars* ars-s-f bar-c bell calc calc-p calc-s *Camph* carbn-s cedr cham chin chinin-ar cimic cina cinnb cist coff colch dros gels glon *Graph Hep* hydr-ac hyper *Lachn Laur* lyc mag-m merc mez mosch nat-m oena ph-ac phel plb puls ran-s rhus-t staph sul-ac sulph tarent verat *Zinc* zinc-p

Coldness   Head   Complaints

- **Forehead**: ...
  - **one**-sided: spig
  - **morning**: cedr
  - **afternoon**: nat-ar
  - **evening**: hyper sulph zinc
  - **night**: lyc
  - **accompanied** by:
    - Occiput; heat in: zinc
    - air | draft of; as from a: *Laur* staph zinc
  - **alternating** with | **heat** of forehead (See Heat - forehead - alternating - coldness)
  - **cold** air agg | **painfully**; penetrates: zinc
  - **externally**: cinnb cist gels laur sulph
  - **headache**; during: ars-s-f
  - **heat**:
    - **during**: bell chin cina puls zinc
    - **external** heat, with: agar
  - **ice**, as from: agar glon lachn laur
  - **menses**; during: sulph
  - **spots**; as of a cold finger in small: *Arn*
  - **vertigo**; with: lachn
  - **warm**:
    - **becomes** warm if lightly covered: lyc sil
    - **room** | **agg**: cist *Laur*
- **Occiput**: acon agar aloe alum alum-p alum-sil anac berb *Calc* **Calc-p** calc-sil cann-i cann-xyz castor-eq **Chel** chinin-s coc-c *Dulc* echi ferul gels gins helo *Ign* **Kali-n** laur mosch nux-m ph-ac *Phos* plat podo rhod sep sil tarent thea verat
  - **right** side: *Form* lach
  - **left** side: cocc
  - **evening**: alum *Dulc*
  - **accompanied** by | **Head**; pain in (See Pain - accompanied - occiput)
  - **air**; like cold: acon
  - **frozen**, as if: gels nux-v *Sep*
  - **rising** from neck like cold air: *Chel* sep
  - **weather** agg; cold wet: *Dulc*
  - ▽ **extending** to:
    - Feet: helo-s
    - waves; in cold: helo-s
- **Scalp** | **hat**; has to wear a: psor
- **Sides**: *Asar* bar-c *Calc* cann-s *Con* croc kali-bi lach lob phos tarent verat
  - **one** side: *Calc* con lach ruta
  - **right**: am-m bar-c *Calc* verat
    - **evening**: alum *Dulc*
    - **feels** burning hot; but: bar-c *Calc*
  - **left**: croc lach phos
  - **spots**, in: croc
  - **Above** the ear: asar
  - **warmth** | **amel**: lach
- **Temples**: bell *Berb* gamb merc-c ol-an ph-ac plat rhod tarent
  - **right**: berb tarent
  - **left**: gamb

Coldness, chilliness: ...
- **Vertex**: acon agar am-c arn *Arum-t* aur aur-m *Bry* calc **Calc-p** calc-s calc-sil *Chin* cimic cist elec ferr-p grat kali-c kali-i kali-s kali-sil *Laur* mang myric naja *Nat-m* plat psor *Sep Sil* spong sul-i sulph tarent valer **Verat**
  - **afternoon**: *Arum-t*
  - **covered**, even when: mang
  - **covering**; as if upper part was without: arum-t
  - **icy** coldness: agar arn *Calc Laur* nat-m sep valer *Verat*
    - when covered: valer
  - **menses**; during: *Sep* sulph *Verat*
  - **motion** agg: sep
  - **spots**, in: mang *Sulph*
    - small: mang
  - **stooping** agg: sep
  - **warm** room agg: *Laur*
  - **water**, as from cold: tarent
  - ▽ **extending** to | **Sacrum**: acon

COLDS | **repeated** colds in the head (See GENE - Cold; taking - tendency)

COMMOTION in head; sensation of a painless: caust

COMPANY:
- **agg**: ant-c lyc mag-c *Plat Plb* staph

COMPLAINTS of head: **Bell** *Bry* calc *Carb-v* chin gels *Glon Lach* lachn *Lyc Nat-m* nat-sal *Nux-v* par *Phos Prun Puls* sabal sang sep *Sil* sol-ni spig sulph tub
- **morning**: *Am-m*
- **accompanied** by:
  - **diarrhea** | **schoolgirls**; in: calc-p
  - **lachrymation** (↗*EYE - Lachrymation - headache):* asar bov carb-an carb-v *Ign* merc plat stram
  - **urination**; frequent: acon chinin-s gels glon *Ign* iris lac-d lyc mosch ol-an phys sang sel sil verat vib
  - **weakness** | **Muscles**; of: onos
- **Ear**:
  - complaints of: ferr-p merc puls sang
  - pain (↗*EAR - Pain - headache):* canth lyc meph merc mosch mur-ac *Puls* rhus-t sulph
- **Feet**:
  - complaints of: mag-m
- **Heart**:
  - complaints (See CHES - Heart; complaints - accompanied - head - complaints)
- **Root** of tongue; heavily white coated: *Glon*
- **Tongue**:
  - white discoloration of the tongue | heavily coated: *Glon*
- **Uterus**; complaints of: cimic gels helo helon ign lach plat puls sep zinc

242   ▽ extensions | O localizations | ● Künzli dot

Complaints – alternating with — Head — Complaints – Internal

- **alternating** with:
  o **Abdomen**; complaints of: aloe bry calc cina podo thuj
  • **Back**; complaints of: ign meli
  • **Hand**; pain in (See EXTR - Pain - hands - alternating with - head)
  • **Heart**; complaints of (See CHES - Heart; complaints - alternating - head)
  • **Lumbar** region; pain in: aloe
  • **Pelvis**; complaints of: gels
  • **Stomach**; complaints of: ars bism ox-ac plb verat
- **chronic**: arg-n ars calc nat-c nat-m psor sep *Sil* zinc
- **flatulence**; as if from *(▼Pain - flatulence; as):* c a r b - v chinin-s mag-c nit-ac sulph
▽**extending** to
  o **Backward**: anac arn bapt **Bell Bism** *Bry* camph caust cedr chel cimic coc-c con crot-c form *Glon* iris kali-bi lac-d lach lyc lycps-v mag-c med mur-ac naja nat-m *Nit-ac* onos par phos phyt pic-ac prun ruta sabad sel sep stront-c syph thuj tub valer verat-v verb zinc
  • **Cervical** region: bry cimic cocc kali-n lach nux-m nux-v
  • **Downward**: *Agar* aloe ambr ant-t arg-met asar bism calc calc-p cham chel *Chin* cimic cina con cupr dulc glon guaj hell hyper ign **Ip** kali-bi *Lach* **Led** mang *Med* meny *Mez* mur-ac nit-ac nux-v ph-ac *Phos* phys pic-ac plat **Puls** rhus-t sep spig spong **Staph** stront-c sulph verat **Verb** *Zinc*
  • **Eyes**; through or into: acon agar arg-n asaf bapt bry carb-v *Chin* cimic colch crot-h dios gels ign kali-c kali-n *Lach* lith-c mang nat-c nat-m nit-ac nux-v op ph-ac phos pic-ac *Puls* sil **Spig** sulph sumb valer zinc
  • **Forward**: acon alum arg-n *Bell* canth *Carb-v Chin* cimic *Con* gels hydr-ac laur lyc mag-p mang mur-ac ph-ac *Rhus-t* sabad spig valer verb
  • **Jaw**: lach phos stront-c
  • **Nose**: acon *Agar* aloe am-m bapt bism calc chel cimic colch coloc dig fago glon ign kali-bi kali-n *Lach* lachn lyc mez nat-c ph-ac phos plan plat ptel sep sulph thuj
  Dorsum (= Bridge): colch dulc
  • **Outward**: acon arn *Asaf* **Bell** bism *Bry* canth cham chin con dulc ign lach lyc *Mez* nat-c rhus-t sep sil spig sulph valer
- **Brain** (See Brain; complaints):
- **External** head: acon agar agn *Alum* am-c ambr ang apis arg-met **Arn** ars asar aur **Bar-c Bell** bism borx bov bry **Calc Calc-p** cann-s canth caps carb-an carb-v *Caust* cham chel *Chin* cina clem cocc coloc cycl dig dros ferr *Graph Guaj* hell hep hyos ign

- **External** head: ...
  iod ip kali-bi kali-c kali-n kreos lach laur led **Lyc** m-arct mag-m mang meny *Merc Mez* mosch mur-ac nat-c nat-m nit-ac nux-m **Nux-v** olnd op *Par* petr ph-ac *Phos* plat puls ran-b ran-s rhod **Rhus-t Ruta** sabad sars sel *Sep* sil *Spig* spong stann **Staph** sul-ac *Sulph* tarax *Thuj Verat* viol-o *Viol-t* Zinc
  • **right** side: *Agar Agn* **Alum** am-c *Am-m Ambr Anac* ang *Aur* **Bell** borx brom *Bry* **Calc Canth** caps carb-an carb-v caust *Chel* chin clem coloc **Con** dig *Dros* graph *Guaj* hep *Iod* Kali-c Kali-n Kreos laur *Led* lyc mag-m *Mang Meny* merc **Mez** mur-ac *Nat-c* nat-m *Nit-ac* petr ph-ac phos plat psor *Puls* ran-b *Ran-s* rhod *Rhus-t Sabad Sars Sep Sil* spig *Spong* stann *Staph* stront-c thuj *Verat* viol-t *Zinc*
  • **left** side: *Acon* agar alum **Am-c** anac *Ang Ant-c Ant-t* arg-met *Ars Asar* aur *Bar-c* bell *Borx* calc caps *Carb-an Carb-v Caust Cham* chel *Chin* **Clem** *Cocc Coloc Dig Dulc* euph *Euphr Graph Hep* iod kali-c kali-n laur *Lyc Mag-c* mag-m mang meny *Merc* mill *Mur-ac* nat-m *Nat-m* nit-ac *Olnd Petr Ph-ac Phos Plat Rhod* rhus-t **Ruta** *Seneg Sep Sil Spig* staph stront-c *Sulph Tarax* **Thuj** *Verb* viol-t zinc
- **Forehead** | **Bones**: *Coch*
- **Internal** head:
  • **right** side: acon *Agar Agn* **Alum** am-c *Am-m* ambr anac ang ant-c ant-t apis arg-met *Arn* ars *Asaf* asar aur bar-c **Bell** *Bism Borx* bov *Bry Calad* **Calc** camph *Cann-s Canth Caps* carb-an **Carb-v** *Caust Cham Chel* chin cic *Cina* clem cocc coff *Colch* coloc con croc cupr cycl dig *Dros Dulc* euph euphr ferr *Graph* guaj *Hell Hep Hyos* **Ign** iod kali-c kali-n kreos *Lach* laur led *Lyc* m-arct m-aust *Mag-c* mang meny merc mez mill *Mosch* mur-ac *Nat-m* nit-ac *Nux-m* **Nux-v** *Olnd* op par petr *Ph-ac Phos Plat* Plb *Puls Ran-b Ran-s Rheum Rhod Rhus-t Ruta* **Sabad** *Sabin* samb sars sec sel seneg *Sep* **Sil** *Spig* spong *Squil* stann *Staph Stram Stront-c Sul-ac Sulph* tarax *Teucr Thuj Valer* verat *Verb* viol-o viol-t *Zinc*
  • **left** side: *Acon* agar agn alum *Am-c Am-m Ambr Anac* ang *Ant-c* ant-t *Apis Arg-met Arn Ars Asaf Asar* aur bar-c bell bism borx *Bov Brom Bry* calad *Calc* camph cann-s canth *Caps Carb-an* carb-v *Caust Cham* chel *Chin* **Cic** clem cocc coff *Colch Coloc* con *Croc Cupr Cycl Dig* dros *Dulc Euph* euphr ferr *Graph Guaj* hell hep hyos ign *Iod Ip Kali-c Kali-n Kreos Lach Laur*

Complaints – Internal | **Head** | Congestion

- **left** side: ...
  led *Lyc M-arct M-aust Mag-c Mang Meny Merc Mez* mosch *Mur-ac* nat-c nat-m *Nit-ac Nux-m Nux-v Olnd* op *Par Petr Ph-ac Phos Plat* plb psor **Puls** ran-b ran-s rheum *Rhod Rhus-t* ruta sabad *Sabin Samb Sars* sec *Sel* seneg **Sep** sil *Spig Spong* squil *Stann Staph* stram stront-c *Sul-ac Sulph Tarax* teucr thuj valer *Verat* verb *Viol-o* viol-t Zinc
- **Meninges**: eberth morb ourl
  - **accompanied by** | **measles**: tub-a
  - **fever**; during: prot
  - **followed by** | **stiffness**: toxo-g
  - **influenza**; after: yers
- **Sides** (See Sides)

CONCUSSION of brain *(↗Injuries): Acon* **Arn** bell bry carc **Cic** con cyt-l fil glon ham *Hell* hep *Hyos* **Hyper** kali-i kali-p led mang merc nat-s op ph-ac rhus-t sep sil sul-ac sulph zinc
- **accompanied** by:
  - **hiccough**: hyos lyss
  - **spasms**: cic
  - ○ **Tongue**; biting of: *Cic*
- **knocking** against anything; when foot was: bar-c
- **sensation** of | **misstep**; from: led

CONFUSION in head:
○**Forehead**: all-c alum apis arg-met arg-n bar-act bell brom bry camph cann-xyz chin clem coff colch coloc croc crot-t cycl graph hyos kali-bi kali-n laur lob lyc manc mez nux-m op ph-ac phos plat rat rheum rhod ruta sabin sep squil staph sul-ac *Sulph* thuj valer vinc zinc
- **Occiput**: **Ambr** arg-n asar carb-an croc crot-t fl-ac gels lob manc mez nat-c op phel plb sec spig squil zinc
  - **accompanied** by | **Nape**; peculiar sensation in muscles of: kali-chl
- **Whole** head; in (See MIND - Confusion)

CONGESTION *(↗Fullness):* acet-ac *Acon* aesc aeth agar all-c aloe alum alum-sil alumn am-c am-m *Ambr* aml-ns *Anac Ant-c* **Apis** arg-met *Arg-n* **Arn** ars ars-h ars-i ars-s-f asaf asar aster *Aur* aur-ar aur-m aur-s bapt bar-c bar-i **Bell** *Borx* bov brom **Bry** *Bufo* **Cact** calad **Calc** calc-i *Calc-p Calc-s Camph* cann-i *Cann-s Canth* carb-ac *Carb-an* **Carb-v Carbn-s** card-m caust *Cedr* cench *Cham* chel *Chin* chinin-ar chlol chlor cic *Cimic Cinnb* clem coc-c *Cocc Coff* colch coloc *Con* cop cor-r corn cortico *Croc* crot-h crot-t **Cupr** cur *Cycl* dig *Dulc* elaps eug eup-per fago *Ferr* ferr-ar ferr-i *Ferr-p Fl-ac* form gamb **Gels Glon** gran *Graph* **Grat** guaj ham *Hell* hura hydr hydr-ac *Hyos* ign

Congestion: ...
indg *Iod* ip jatr-c kali-ar *Kali-bi Kali-br Kali-c* kali-chl *Kali-i* kali-n kali-p kali-s kali-sil kalm kreos lac-ac *Lac-d* **Lach** lact *Laur* lil-t **Lyc** lyss m-arct *M-aust Mag-c* mag-m mag-p *Mag-s* mand *Mang* mang-act **Meli Merc** merc-c merc-i-f mez *Mill* mosch naja nat-ar *Nat-c Nat-m* nat-p *Nat-s Nit-ac* nux-m *Nux-v* ol-an *Op* ox-ac paeon *Par* petr *Ph-ac* phel **Phos** *Pic-ac* plat **Plb** podo psil *Psor Puls* pyrog *Ran-b* rauw *Rhus-t* sabin sal-ac **Sang** sec seneg *Sep Sil Spong* staph *Stram Stront-c Stry Sul-ac* **Sulph** syph *Tab* tarax tarent tell thea thuj urt-u usn valer *Verat Verat-v* viol-o viol-t wye *Zinc* zinc-p zing ziz
- **morning**: calc cham chinin-s glon lac-ac lach *Lyc* mag-c mag-s naja raph tell
  - **rising** agg: eug lyc
  - **waking**; on: bry *Calc Lyc Ph-ac*
- **forenoon**: mag-c mag-s
  - **11 h**: cact
- **noon**: cham naja
  - **evening**; gradually decreasing toward the | **pain**, would press head against wall, and fears going mad; with terrible: stram
- **afternoon**: am-c cham chinin-s digin fago graph lach mang nat-m paeon pimp ran-b sil
  - **17 h until midnight**: glon
- **evening**: bar-i calc calc-s caust chinin-s croc fl-ac graph hyos indg mag-m mill nat-c nat-p nux-v phos puls rhus-t sulph trom
- **night**: am-c anac *Aster* bar-i berb *Calc Calc-s* calc-sil carb-v cycl kali-sil mill **Psor** puls sil *Sulph*
  - **midnight**:
    before | **23 h**: cact
  - **stream** from chest to head like a gust of wind, with epistaxis; a: *Mill*
- **accompanied** by:
  - **palpitations** (See CHES - Palpitation - accompanied - head - congestion)
  - **vomiting** (See STOM - Vomiting - accompanied - head - congestion)
  - ○ **External** throat; pulsation of blood vessels of: lac-ac
  - **Eyes**; hemorrhage from (See EYE - Bleeding - accompanied - head)
- **acute**: *Lycpr*
- **air**; in open:
  - **agg**: lil-t nat-c ran-b *Sulph*
  - **amel**: *Apis Ars* bry calc-s camph caust *Coc-c* ferr-i grat hell mag-m mosch nat-c
- **alcoholic** liquors agg: *Calc* calc-s *Glon Lach* verat-v *Zinc*
- **alternating** with:
  - **ice-cold sensation**: *Calc*
  - ○ **Chest**; congestion of: *Glon*
  - **Heart**; congestion to: *Glon*
- **anger**; after *(↗MIND - Blushing):* arn *Bry Cham* glon staph

244   ▽ extensions | ○ localizations | ● Künzli dot

Congestion – anxiety   Head   Congestion – rising

- **anxiety**; with *(♂MIND - Blushing):* Acon   Aur   carb-v Cupr cycl *Ign* puls
- **bed**:
  - **in** bed:
    - **agg**: anac kali-c kali-s lyc mill *Sulph*
    - **amel**: nat-c
- **beginning** in:
  - **Abdomen**: crot-t
  - **Back**: *Phos*
  - **Chest**: *Glon* lyss mill sulph
- **bending**:
  - **head**:
    - **backward** | **agg**: bell
    - **forward** | **agg**: lac-c
- **blowing** the nose agg: nit-ac
- **bowel** complaints, with: aloe
- **chest**, during shocks in: tab
- **chill**; during *(♂Coldness - congestion):* acon arn ars bell bry calc cham **Chin** dig ferr hyos ip kali-n lyc merc nux-v phos puls rhus-t sabad *Sep* stram sulph verat
- **coffee** agg: am-c bart *Cact* mill *Rumx*
- **cold** applications | **amel**: ars bry
- **coldness** | **Extremities**: verat
- **constipation**; during: aster crot-h *Nux-v*
- **convulsions**:
  - **before**: anan **Glon** op sulph
    - **epileptic**: calc-ar
  - **during**: apis **Bell** canth crot-h **Gels**
- **cough** agg; during: acon ambr anac bell calc calc-s calc-sil carb-v caust cham chin dulc ferr hyos iod kali-c kali-p kali-s kali-sil lach laur lyc mag-c mag-m merc mosch nit-ac nux-v phos rhus-t samb seneg sep sil spong stram sul-i sulph
- **dinner**; after: cycl nux-m psor
- **discharges**; from suppressed: cimic **Verat-v**
- **eating**:
  - **after** | **agg**: borx calc cinnb cop cycl glon nux-m petr sil sulph
  - **agg** | **high** living, from: verat-v
  - **before** | **agg**: (non: uran-met) uran-n
- **entering** a room: ol-an
- **epistaxis**:
  - **amel**: psor
  - **appearing**; sensation as if epistaxis was: ign lac-ac
  - **with** *(♂NOSE - Epistaxis - accompanied - face - congestion):* acon alum anan ant-c bell bry cact carb-v cham chin con croc graph lach lil-t meli nux-v pic-ac *Psor* rhus-t
- **excitement**:
  - **after**: glon
    - **surprise**; after a pleasant *(♂MIND - Ailments - surprises - pleasant):* **Coff**
  - **during** *(♂MIND - Ailments - surprises):* asaf   ferr *Phos*
- **exertion** agg: sulph
- **fever**; during: acon ars bell bry carb-v cham chin *Ferr* ign lach lyc nux-v op phos rhus-t sep sil squil stram sulph verat

- **fright** or grief, from *(♂MIND - Blushing):* Ph-ac
- **headache**; before: lyc
- **heart**:
  - **blood** rushed from heart to head; as if: bell   ferr-p glon nux-m
  - **throb** of heart; at every: cimic *Glon*
- **heat** of face, with: acon ars asaf canth cham chinin-s coff con cop ferr *Ferr-p* hell kalm mang phos rhus-t sil *Sulph* valer
- **lifting**; after: nat-c
- **lochia**; from suppressed: acon bell bry cimic
- **lying**:
  - **agg**: cycl lac-c lyss mang naja
  - **amel**: nat-c
  - **back**; on | **agg**: *Sulph*
  - **temple**; on | **agg**: mur-ac
- **menses**:
  - **after** | **agg**: chin ign *Nat-m* sulph thuj
  - **amel**: apis
  - **before** | **agg**: *Acon* **Apis** aster *Bell* bry calc cimic cocc croc cupr *Cycl* ferr-m ferr-p gels *Glon* graph hep hyper iod *Kali-c* kali-p kreos lac-c lach lyc manc *Meli Merc* nat-c *Nat-m Nux-v* puls *Sang Sep Sulph* tril-p *Ust* verat-v xan
  - **during** | **agg**: acon **Apis** aster *Bell* **Bry** cact *Calc* calc-i calc-p calc-s caust cham *Chin* cimic cinnb cocc con croc *Cycl* elaps ferr-m *Ferr-p* gels *Glon* graph iod kali-p kreos lac-c lach mag-c mag-m manc merc mosch nat-c nat-m *Nux-m Nux-v Phos* puls sang *Sep* sul-i **Sulph** *Ust* verat verat-v xan
  - **suppressed** menses; from: *Acon* **Apis** arn **Bell** *Bry Calc* calc-s carb-an cham *Chin* **Cimic** coc-c *Cocc* con cycl dulc **Ferr Gels Glon** *Graph* ham ip kali-c **Lach** lyc merc mosch op phos psor puls sep sil stram sulph verat **Verat-v**
- **mental** exertion agg: agar *Aur* aur-ar **Cact** *Calc* cham nux-v *Phos* psor
- **motion** agg: glon grat kali-chl mang nux-v petr sulph
  - **rapid** motion: *Petr*
- **music** agg: *Ambr*
- **painful**: arist-cl bell-p calc-f mag-s sil visc
  - **air**; in open | **amel**: arist-cl
- **pains** suddenly cease; when: cimic **Verat-v**
- **pale** face, with: *Ferr Glon*
- **periodical**: *Cycl* ferr
- **perspiration**:
  - **during**: ant-t bry caust con nux-v op thuj
  - **fails** in ague; where perspiration: **Cact**
- **pregnancy** agg; during: glon lyss
- **rage**; during *(♂MIND - Blushing):* acon **Bell** hyos lach nux-v *Op* phos *Stram* verat
- **raising** head agg: lyc
- **redness** of face, with: acon aur **Bell** cact canth coff cop cor-r *Glon Graph* meli merc-c phos sil sol-ni
- **riding** agg: grat sulph
- **ringing** in ears, with: sang
- **rising**:
  - **agg**: eug lyc lyss mag-s nat-c sil sulph
  - **amel**: aur mill

245

Congestion – shaking — Head — Constriction

- **shaking** the head agg; on: nit-ac nux-v
- **sitting** agg: lac-ac mag-c mang nat-c *Phos* thuj
- **sitting** up in bed | **must** sit up: aloe
- **sleep**:
  · after | amel: grat
  · during: carb-v glon sil
- **smoking** agg: **Bell** *Mag-c*
- **spoken** to harshly; when: ign
- **standing**, from: kali-c mang
- **stepping** heavily, from: bar-c
- **stool**:
  · after | agg: lach sulph
  · before: aloe coloc **Op**
  · during | agg: aloe *Bry Nux-v* rhus-t *Sulph*
- **stooping** agg: acon am-c aur *Bell Calc-p* canth *Cor-r* elaps lach lyc mill myric nat-c nit-ac *Puls* rhus-t seneg sep *Sulph* tell *Verat*
- **streamed** from below upwards or within outwards; as if blood: *Aml-ns* ox-ac
- **sun**; from exposure to: *Acon* **Bell** *Cact Gels Glon* sumb verat-v
- **suppressed**; from: **Verat-v**
- **talking** agg: coff sulph
- **uremic** poison, from: am-c apis *Bell* con *Cupr Gels Glon* merc-c *Stram* tab ter verat-v
- **vertigo**; during: **Acon** *Arn* **Bell** chin con *Lach* merc *Nux-v Op Puls* rhus-t sabin sil *Sulph*
- **vomiting** (See STOM - Vomiting - head)
- **waking**; on: am-c bell *Calc* carb-v sil
- **walking**:
  · agg: caust lach mang ran-b
  · **air**; in open:
    : agg: *Am-c* caust ran-b
    : **rapidly**: *Phos*
    : amel: cham
- **warm** room agg: **Apis** bry calc-s *Carb-v Coc-c* ferr-i graph *Kali-s* **Puls Sulph**
- **waves**; in:
  · accompanied by | **apoplexy**: glon
- **wet** agg; getting the feet: dulc
- **wine** agg: sil
- **writing** agg: cann-s
▽**extending** to head from ... (See beginning)
○**Brain**: absin *Acon* act-sp aethyl-n agar ail am-br ambr *Aml-ns* arn art-v aster aur *Bell Bry Cact* calc-ar calc-br carb-v cham chin *Chinin-s* cimic cinnb coff croc cupr cupr-act ferr-ar ferr-py gels *Glon* hyos ign iod lach lyc lycpr *Meli* nat-s *Nux-v Op* petr pin-v psor *Sulph* sang sep sil spong stram *Sulph* tub verat *Verat-v*.
  · accompanied by:
    : convulsions (See GENE - Convulsions - violent - accompanied - brain)
    : **nausea**: verat-v
    : **pain**; neuralgic: prim-v

Congestion – Brain – accompanied by: ...
  : **vertigo** (↗*VERT - Congestion)*: acon arn **Bell** carb-ac carbn-o chin *Cupr* **Glon** hydr-ac *Iod* nux-v op pop-cand stram *Sulph* verat-v
  : **vomiting**: verat-v
  · **bathing** in hot water: apis
  · **cold** agg; after becoming: glon
  · **continued** fever; in: chlol crot-h hell op zinc
  · **overheated**; after being: glon
  · **passive**: aesc *Chin* chlol dig *Ferr-py Gels* hell *Op* phos
- **Forehead**: aloe bad *Bapt-c* bell cent cimic *Cinnb* cortico dirc ferr-i *Fl-ac* glon lac-ac mag-s nat-c ran-b *Sil* spong stann tell viol-o viol-t
  · **waking**; on: tell
- **Occiput**: acon aloe apis bell borx calc *Chel* coff *Dulc Gels Glon* ign lyc mez mosch naja nux-v ol-an petr phel pip-m sabad sep sil staph *Sulph* thuj *Verat-v*
  · **stooping** agg; after: lyc
  · **waking**; on: tell
- **Sides**: dig
  · **left**: dig
- **Temples**: ars chel glon sil tell thuj zing
- **Vertex**: absin cann-i *Cham* **Cinnb** eup-per nat-c phos ran-b sil *Sulph* urt-u

CONSTIPATION agg: alet **Bry** chin coff colch con crot-h ign kali-bi lach mag-c merc nat-m **Nux-v** *Op* puls sep verat

CONSTRICTION (↗*Pain - drawing; Pain - pressing pain - constricting)*: Acon aesc *Aeth* agar agn allox aloe alum alum-p alum-sil am-br am-c ambr amn-l *Anac* ang *Ant-t* antip **Apis** arg-met *Arg-n Arn* ars *Asaf Asar Aur* bac bapt bar-c bar-m bell berb bism bov *Bry* bufo cact cadm-s calc calc-s *Camph* cann-i cann-s carb-ac carb-an **Carb-v** *Carbn-s* carc card-m **Caust** cham *Chel* chin chinin-ar *Chinin-s* cic cimic cina cinnb clem cob-n coc-c coca *Cocc* coff colch coloc *Con* croc *Crot-c* crot-h *Cycl* daph dig dios dulc eug eup-per ferr ferr-ar ferr-p fl-ac gamb **Gels** gent-c glon *Graph Grat* guan guare *Hell* helon hep hist hydrc hyos hyper ign indg iod *Ip* iris kali-ar kali-bi *Kali-br* kali-c kali-i kali-m kali-n kali-p kali-s kali-sil kreos lac-ac lac-c lach lap-la laur lept lob *Lyc Lyss* m-aust mag-c mag-m mag-s manc mang med *Meny Merc* merc-i-f merl *Mosch* mur-ac nat-c *Nat-m* nat-p nat-s **Nit-ac** nux-m *Nux-v* olnd op osm ox-ac *Par Petr* ph-ac phel *Phos* phys pip-m *Plat* plb prun psor puls ran-b ran-s rauw rheum rhod rhus-t ruta sabad sabin samb sang sars sel sep *Sil Spig* spong squil stann staph *Stront-c* sul-ac **Sulph** tab tarax tarent teucr ther thuj thymol tub valer verat verat-v verb viol-o vip xan *Zinc* zinc-p
  · **morning**: agar bry carb-ac cham chlor con gamb graph kali-bi nat-m nux-m sulph sumb tarax
    · **amel**: glon
  · **rising** agg; after: lyc ped
  · **afternoon**: graph mag-c naja nit-ac phos
  · **evening**: anac asaf camph hyper kali-bi merc mur-ac murx phos *Rhus-t* sep stront-c sulph tab tarent valer
    · **amel**: anac

Head

Constriction – evening
- **bed** agg; in: asaf merc ol-an
- **night**: merc mez nux-v
- **accompanied** by:
  - **epistaxis**: cact
  - **nausea**: nit-ac
- **air**; in open:
  - **agg**: mang merc nat-m valer
  - **amel**: berb coloc kali-i lach lyc
- **armor**, as if in: apis *Arg-n* cann-i **Carb-v** clem coc-c cocc *Crot-c* Graph nat-m
- **band** or hoop• (↗*Pain - pressing pain - band): Abel Acon* aeth all-c allox *Am-br* aml-ns anac ant-t arg-met *Arg-n* asaf aur bac bapt bell brom cact camph cann-s **Carb-ac** carb-an *Carb-v* carbn-s card-m caust *Chel* cinnb clem coca *Cocc* colch con crot-h cupr-s *Cycl* dios ferr franc **Gels** glon *Graph* guaj hell helo *Hep* hyos indg *Iod* ip iris juni-v kali-c kali-s laur lil-t med *Merc* mill nat-m **Nit-ac** op osm petr phos phys plat rhus-t rhus-v sabin sang sars *Spig* spira spirae stann sul-ac **Sulph** tab tarent *Ter* teucr ther thuj tub vario verat xan ziz
  - **amel**: pic-ac
  - **dinner**; after: kali-i
  - **hot**: acon chlol chlor coc-c gels
  - **iron**: acon bac fuc juni-v tab tub
  ○ **Behind** the head: psor
- **bending** backward | **amel**: thuj
- **breakfast** | **amel**: bov
- **candlelight**; from: cann-i
- **chill**; during: bell chin *Con* ign lach *Nit-ac* nux-v *Puls* sulph tarent
- **closing** the eyes | **amel**: *Chel* sulph
- **cord**; as if constricted by a (See string)
- **cough** agg; during: ferr iris petr
- **dinner**; after: bar-c kali-c kali-n lyc
- **drinking** agg: merc
- **eating**; after: clem con dios kali-c lyc nat-m sep
- **emotions**; after: nat-m
- **entering** a room: bov
  - **amel**: hep valer verb
- **hat** | **tight** hat; as from a•; agn arg-n *Berb* bry cact glon ign lach *Meny* merc onos ph-ac phys plat *Puls* Staph
- **hat**; from pressure of a: **Carb-v**
- **heat** of the sun | **amel**: stront-c
- **heated**; when: **Carb-v**
- **laughing** agg: iris
- **lean** forward on a table, must: con
- **looking**:
  - **sideways**: dig
  - **steadily** agg: par *Puls*
- **lying**:
  - **amel**: nat-m
  - **back**; on | **agg**: mez
- **menses**:
  - **before** | **agg**: hep nat-c sil
  - **during** | **agg**: gels helon iod lyc merc plat sulph xan
- **mental** exertion agg: iris par *Sulph*

Constriction – Forehead
- **motion**:
  - **agg**: asar *Bry* carb-v foen hipp iris-foe mez par valer
  - **air**; in open | **amel**: acon
  - **amel**: op sulph valer
- **net**, as if in a: apis nat-m
- **paroxysmal**: crot-c
- **periodical**: phos
- **pressure** | **amel**: aeth anac lach meny thuj
- **reading** agg: agn kiss
- **rising** | **amel**: dig laur merc
- **sitting**:
  - **agg**: fl-ac
  - **amel**: asar nat-m
  - **bent** forward | **agg**: asaf
- **sleeping** agg: graph merc
  - **side**; on the affected: caust
- **smoking** | **amel**: carb-ac
- **sneezing** agg: kali-chl
- **standing** agg: mag-c
- **stool** agg; during: coloc
- **stooping** agg: berb coloc cupr-s dig med thuj
- **string**; as if constricted by a•: anac asaf bell chin cycl **Gels** graph hell iod kalm lach lam merc merc-i-r mosch nat-c *Nat-m* nit-ac plat psor **Sulph** tub
  ○ **Nape** to ears; from: anac
- **supper** agg; after: carb-v
- **swallowing** agg: mag-c
- **talking** agg: nat-m
- **tea**:
  - **green** | **amel**: carb-ac
- **thread** were stretched from nape to eyes, as if•: lach
- **uncovering** head | **amel**: *Carb-v*
- **vomiting** | **amel**: stann
- **waking**; on: anac *Ant-t* bry graph naja nux-v tarent
- **walking**:
  - **agg**: ang *Asar Chin* hipp thea
  - **air**; in open | **amel**: ox-ac
- **warm** room agg: acon *Bry* cann-i *Carb-v* plat
- **warmth** | **amel**: stront-c
- **washing** agg; after: *Ant-t*
- **weather** agg; wet: sulph
- **wire** cage; as if wrapped in a (See Threads)
- **writing** agg: gent-l *Lyc*
  ▽ **extending** to
  ○ **Eyes** and nose: kali-n nit-ac
  - **Nape**: mosch
  ○ **Brain**:
  - **compressed**; as if whole brain was: asaf bry lac-c nat-m nit-ac petr sulph visc
- **Cerebellum**: camph
- **Forehead** (↗*Contraction - forehead; FACE - Tension - forehead)*: Acon Aesc aeth agn ail aloe alum alum-p alum-sil *Ambr Anac Ant-t* apis arg-n arn ars ars-s-f asaf asar asc-c bapt *Bar-c* bar-s bell bell-p berb bism bond brach brass bry *Cact* calc *Calc-p* calc-s calc-sil camph cann-i cann-s *Carb-ac* carb-an carb-v carbn-s card-m caul caust *Cham* chel chin clem cocc coff colch coloc

Head

Constriction – Forehead

- **Forehead**: ...
  croc crot-t *Cycl Dig* dros dulc elat equis-h euph fl-ac gels glon *Graph Grat* haem ham hell helon hep hura hydr-ac hyos hyper ign ip iris kali-ar kali-c kali-chl kali-n kali-p kali-s kali-sil lac-ac lac-c lach laur lepi m-arct mag-m manc mang med meny **Merc** mosch *Naja Nat-c Nat-m* nat-p *Nit-ac* nux-m nux-v olnd osm par *Phos* phys phyt *Plat* plb psor *Puls* rheum *Rhod* rhus-t ruta sabad sabin sars sep *Sil* spig stann staph *Sul-ac* sul-i *Sulph* sumb tarax teucr ther valer verat verat-v verb viol-o viol-t zinc zinc-p ziz
  - **left**: bell colch croc rhod
  - **morning**: naja
  - : **rising** agg: sumb
  - **alternating** with | **expansion** of forehead: bism tarax
  - **band**; as from a: aeth ant-t apis bar-c cact **Carb-ac** *Carb-v* cedr *Chel* chlol *Coca* fuc gels *Graph* helon indg iod iris lac-c lil-t manc med **Merc** *Merc-c* merc-i-r mill nat-c phos rauw sang sul-i sulph tarent
  - : **noon**: *Chel*
  - : **air**; in open | **amel**: rauw
  - : **closing** the eyes | **amel**: *Chel*
  - : **cold** applications | **amel**: rauw
  - : **coryza**; during: med
  - : **exertion** agg: sang
  - : **laughing** agg: iod
  - **bending forward** agg: med
  - **coryza**; during: sul-ac
  - **cough** agg; during: iris mosch verb
  - **eating**; after: bar-c clem rhus-t
  - **hand** on part amel: con
  - **intermittent**: arn hyos plat
  - **narrow**, as if too: bar-c gels
  - **opening** the eyes agg: equis-h
  - **stooping** | **amel**: con
  - **string**; as if constricted by a: merc-i-r nat-c
  - O **Above**: con sumb
  - **Across**: arn asc-c bar-c cann-i equis-h ham iris laur lepi naja op par phys sabin sep valer verat
  - **Eyes**:
    : **Over** the eyes: aeth anag apis ars asaf bell borx bry *Card-m* chel colch dulc euphr *Glon* iod ip meny merl nux-m plat *Puls* sang sil sul-i
    : **right**: nat-c
    : **left**: borx
    : **looking** intently agg: *Puls*
    : **touch** | **amel**: meny
  - **Nose**; over root of (See Pain – pressing pain)
  - **Orbits**; margin of:
    : extending to:
    : **Temples**: cann-s
    : **pressure** | **amel**: aeth *Anac*
- **Nerves**: graph
- **Occiput**: agar alum anac arg-n *Arn Asaf* bar-c bar-s berb calc calc-s camph cann-s carb-v **Carbn-s** carl *Chel* chin *Cimic* coc-c coca colch coloc dulc euph gels glon **Graph** grat guare hell hydrc hyos ip kali-chl kali-i lach lact laur lob lob-e lyc mag-c manc mang merc *Mez*

Constriction – Vertex

- **Occiput**: ...
  mosch mur-ac murx nat-c nat-m par phel pic-ac pimp plat psor ran-g ruta stann staph *Sulph* sumb tab ther thuj thymol tong verat viol-o ziz
  - **forenoon**: agar alum
  - **evening**: mur-ac murx sumb
  - **night**:
    : **lying**:
    : **back**; on | **agg**: mez
    : **side**; on | **agg**: staph
  - **alternating** with | **Face**; tension of: *Viol-o*
  - **band**; as from a: anac arg-n carbn-s coc-c con graph pic-ac prim-v psor sars tab
  - **bending** head agg: viol-o
  - **cough** agg; during: mag-c mosch
  - **standing** agg: mag-c
  - **string**; as if constricted by a | **Around** skin of occiput: psor
  - **swallowing** agg: mag-c
  - **waking**; on: anac graph
  - **wrinkling** forehead, compels: viol-o
  - **writing** agg: lyc
  - ▽ **extending** to:
    : **Finger** joints: plect
    : **Forehead**: *Lach* mur-ac
    : **Nape** of neck; into: graph nat-c
    : **Upward**, downward and towards ears: **Glon**
    O **Ear** to ear: thuj
- **Scalp**: adon aloe asar caust chin merc par plat rauw sel viol-o
- **Sides**: acon aeth ant-t apis asaf bar-c calc caust chinin-s clem coloc com dig fl-ac mur-ac pall pic-ac ruta spig *Stront-c* ther thymol
  - ▽ **extending** to:
    : **Orbits** and teeth; into: crot-h
    : **Teeth**; upper left:
    : **stitch**-like in spots | **stooping** and rising amel; on: dig
- **Temples**: absin acon agn ail alum am-br ambr *Anac* ant-t arn ars asaf bar-c bell berb bov bros-gau bufo calc *Cann-s Carb-an* carb-v caust cinnb clem coloc dig elaps elat glon hell hist hyper ip lith-c lyc mag-m mang merl mur-ac naja nat-m ol-an pall ph-ac phys *Plat* plb *Puls* rheum sabin *Squil* sumb tab thuj thymol verat verb zinc
  - **left**: equis-h
  - **morning**: sulph
  - **band** from temple to temple, like a: carb-ac
  - **cough** agg; during: lach mag-c merc mosch verb
  - **lying** down | **amel**: thymol
  - **opening** the mouth agg: ang
  - **pressure** | **amel**: alum
  - **warm**:
    : **applications** | **amel**: thymol
  - **women**; in: thymol
- **Vertex**: anac ant-t apis cact calc carb-an *Caust* chel chin con fl-ac gent-c grat ign ip kali-bi kali-n laur lob lyc mang meny mosch naja nat-m nux-m phel phos phys plat rheum sep spig stann staph stront-c tong valer verat verb

▽ extensions | O localizations | ● Künzli dot

Head

Constriction – Vertex · · · Drawn

- **morning**: kali-n staph
- **afternoon**: kali-n
- **and night**: kali-n
- **evening**: phos
- **exertion** of the eyes agg: gent-c
- **menses**; during: lyc nat-m phos
- **mental** exertion agg: gent-c
- ▽ extending to | **Jaw**: stront-c

CONTRACTION:
○ Brain: laur *Staph*
- alternating with | **relaxation**: bism calc glon ign lac-c med nux-v psor stront-c
- Forehead (↗*Constriction - forehead*): acon alum anac arn bapt bell bell-p *Bism* camph cann-i cann-s caul caust chin coff *Cycl* dig dulc gels graph grat *Hell* lyc m-aust mang merc *Nux-m* par phos plat plb prim-v puls sabad *Sanic* sep sumb tarax verat-v
- Glabella: camph
- Scalp; sensation of contraction of: adon aeth arg-n arn bapt bar-c bell bry cact *Carb-v* chin coc-c crot-c cupr gels graph guare helo helon iris kali-bi kiss lyc lyss merc nat-m olnd par ped plat psor ran-s rhus-t sanic sel spig stann thuj zinc

CONVERSATION | amel: dulc eup-per lac-d

CONVULSIONS:
- right side: mygal
- after: caust *Cupr* kali-br

COUGH:
- during:
  • agg: *Acon* alum am-c *Ambr* anac ant-t apis arg-n *Arn* ars aur *Bell* brom *Bry* *Calc* **Caps** carb-an *Carb-v Caust* chel *Chin* con ferr hep hyos ign ip iris kali-bi kali-c kali-n kreos lac-d lach *Led* lyc m-arct mang med *Merc* mez **Nat-m** nit-ac **Nux-v** petr ph-ac *Phos* phyt psor ptel *Puls* pyrog rhus-t rumx ruta *Sabad* sars sep spig *Squil* stict sul-ac **Sulph** verat viol-o zinc
  : Occiput: ferr puls
  : Temples: lyc
  : Vertex: anac
- amel: chel

COVERS head (See Coldness - covered - even)

CRACKLING sensation in: acon agar ars bry calc carb-v carl cean cham con dig glon kalm *Merc* nux-m par puls sep spig zinc
- evening: acon carl
- blowing the nose agg; after: hep
- broke; as if something: sep
- chains; as if from: nux-m
- motion agg: acon
- shivering; with: kalm
- sitting:
  • agg: carb-v coff
  • amel: acon
- sleep | siesta; during: dig
- turning the head, when: sep
○ Brain: calc coff puls

Crackling sensation in: ...
- Forehead: acon spig
- Occiput: agar *Calc* carb-v *Sep*
- Sides: acon (non: arn) ars calc cham coff *Hep*
- Vertex: *Coff* con kali-bi

CRADLE CAP (See Eruptions - milk)

CRAWLING, creeping sensation (See Formication)

CROWN | two crowns (See Hair - crowns)

CUTTING of hair (See Hair - cutting)

DANCING agg: *Arg-n*

DANDRUFF● (= pityriasis of the scalp): agar all-s aloe alum *Am-m* anac *Ars* ars-br aur bad *Bar-c* bran bros-gau *Bry* bufo *Calc Calc-s* **Canth Carbn-s** cean cic coch crot-h *Dulc* fl-ac **Graph** grat hep hera iod jab *Kali-br* kali-c kali-chl kali-m kali-p *Kali-s* lac-c *Lach* led *Lyc* mag-c maland *Med* merc *Mez* **Nat-m** *Olnd* par petr **Phos** *Psor* quill *Rhus-t* rosm sanic *Sep* sil stann *Staph* sul-i **Sulph** *Thuj* tub
- itching: med
- scaly: sanic
- white●: alum ars *Kali-chl* kali-m *Mez* **Nat-m** *Phos* **Thuj**
- yellow●: calc **Kali-s**

DARKNESS:
- amel: *Brom* nat-s sep
- working in the darkness agg: cedr

DESCENDING agg: *Bell* ferr rhus-t

DIARRHEA:
- agg: *Aeth* agar bell con glon graph iris kali-n stram
- amel: apis podo

DIGGING in whole head; painless: caust

DILATED (See Expanded)

DISCHARGE:
- nose; from | amel: all-c *Bell* hydr kali-bi lach *Nux-v* puls zinc

DISTENSION:
○ Blood vessels (See FACE - Veins)
- Veins: aloe am-m ars bell calc camph chin cub cupr *Ferr* glon sil *Spig* staph sulph tab **Thuj**
○ Forehead (See FACE - Veins - forehead)

DRAFT OF AIR (See Air agg.)

DRAGGING sensation in: agar ant-t calc canth crot-h gels laur merl nat-m rhus-t
- sitting and leaning against high pillow amel: gels
▽ extending to | **Shoulders**: gels

DRAWN (↗*BACK - Opisthotonos*):
- backward (↗*Bending - head - backward - must; Falling - backward; BACK - Opisthotonos*): acet-ac *Acon* alum ang Ant-t Apis arn art-v asar *Bell* camph cann-i *Carb-ac* carb-v cedr *Cham* **Chin Cic** Cimic *Cina* cocc colch coloc *Cupr* cur dig dros *Eup-per* **Gels Glon** Hell Hep hyper *Ign* ip kreos lach led *Lyc* **Mag-c** *Med* merc mur-ac nat-c *Nat-m Nat-s* nit-ac *Nux-v* olnd *Op Phel* phos plb

Drawn

- **backward**: ...
  rheum rhod samb sil spig *Spong Stram* stry syph tab tarent **Tax** verat-v viol-t zinc
  - **accompanied** by | **Head**; pain in: bell cocc *Goss*
  - **convulsions**, in: **Cic** cina *Ign* mosch *Nux-v Op* tab verat-v
  - **headache** in occiput and vertex, with: arg-n spig
  - **menses**; during: zinc
  - **sleep** agg; during: alum cupr *Hep*
- **downward**: sulph
- **forward**: acon agn apis bar-m bell bry calc cic cimic cupr hydr-ac *Ign* kali-c lyc m-arct merc mur-ac nux-m nux-v op par phyt plb puls ran-b sang sars sil staph stram sulph verat viol-o
  - **convulsions**; during: cina
- **sideways**: abrot apis ars asar *Bar-c* bell calc camph caul *Caust* cham chel chin cic cina cist colch cupr dulc eup-pur ferr gels hura hyos kali-ar lac-c *Lach Lachn* **Lyc** med merc *Nux-v* plb puls *Rhus-t* sabad sil spong stram sulph tarax tax tub
  - **convulsions**; before epileptic: bufo *Caust* **Lyc**
  - **first** left then right: *Stram*
  - **first** right then left: ang *Nux-m*
  - **left**; to: gels
  - **parotid** gland or glands of external throat; from swelling of: cist
  - **right**, to: *Caust Ferr* lachn **Lyc** *Nux-m*
  - **upon** shoulders: *Agar* hydr-ac

DRINKING:
- **amel**: alumn

DROPSY (↗ *GENE - Dropsy - internal*): apoc ars

DRYNESS: bung-fa
○ **Vertex**: ars frax

DULLNESS (See MIND - Dullness)

EATING:
- **while**:
  - **amel**: anac chel cist elaps lith-c lyc mag-c phos phyt psor rhod sang sil thuj

EBULLITIONS night: borx

EDEMA:
○ **Brain**; of: cupr-ar hell nat-s
  - **accompanied** by:
    : **vertigo**: cupr-ar
    : **Head**; pain in: cupr-ar
  - **threatening** | **dentition**; during: *Apis* hell tub Zinc
  - **unconsciousness**; with (See MIND - Unconsciousness - brain - edema)
- **Glabella**; of: kali-c
- **Scalp**; of: *Apis* Lyc
  - **children**; in | **nurslings**: nit-ac

EJACULATION agg: bov calc ham sil

ELONGATED sensation: *Hyper* lachn
○ **Forehead** | **shelf**; as if forehead protrudes like a: syph

Head

EMPTY, hollow sensation (↗ *Vacant*): acon adax alum alum-p alum-sil am-c anac ant-c *Arg-met* arn *Ars* asaf aster bar-c bar-s bell berb bov bros-gau cact cadm-met calc camph caps *Carb-v* carbn-s caust chin chinin-s cimic *Cina* clem *Cocc Coli* conin-br *Cor-r Cupr* cupr-act cycl dulc euphr ferr ferr-ar ferr-p glon gran *Graph* hipp hyos ign jab lyc *Manc* mang myric naja nat-ar nat-c nat-m nat-p nux-m nux-v ox-ac *Phel* **Phos** pic-ac plan polyp-p *Puls* rhus-t *Sec Seneg* sep spig stann staph stram *Sulph* visc zinc zing
- **morning**: anac bov chinin-s euphr sulph verat
- **afternoon**: nux-m
- **night** agg lying on occiput; amel by pressure of hand: sep
- **air** agg; in open: cocc sulph
- **eating**; after: cocc graph meny
- **headache**; during: calc cocc **Graph** plat
- **intoxicated**; as if: acon agar ambr spig
- **menses**; during: ferr-p
- **pressure** of hand | **amel**: mang sep
- **riding** amel: euphr
- **sitting**:
  - **agg**: bros-gau spig
- **sleep**; after restless: hipp
- **stooping** agg: ign
- **talking** agg: lyc spig *Sulph*
- **walking** agg: manc
- **warm** bed | **amel**: cocc
- **warm** in bed; becoming | **amel**: cocc
○ **Cranial** cavity (See Empty)
- **Forehead**: act-sp alum **Caust** cedr chel clem croc hell spig sul-ac sulph
  - **between** forehead and brain; as if: caust
- **Occiput**: hell mang nat-c sep *Staph Sulph*
  ○ **Brain** in front seems too large; while: hell
- **Temples**: cycl
- **Vertex**: thuj

ENCEPHALITIS (See Inflammation - brain)

ENLARGED sensation (↗ *Swollen feeling; Expanded; Large*): acetan acon *Agar* ant-c apis apoc aran **Arg-n Arn** ars ars-i ars-met *Aur* bad bapt **Bell** *Berb* bism **Bov** bry cact caj *Caps* chel chinin-s *Cimic* cina cob cocc coll com con *Cor-r* daph *Dulc Echi* ferr *Gels* gent-l gins **Glon** *Guaj* hell *Hyper* indg jug-c just kali-ar kali-bi kali-i lac-ac *Lac-d* lach lachn lact laur lith-c lyc **Mang** meli mentho meph merc merc-c *Nat-c Nat-m* **Nux-m Nux-v** oxyt *Par* phel pip-m plan *Plat* ptel **Ran-b** ran-s rhus-t *Sil Spig* spong stry sulph syph tarax ther til tub usn verat *Verat-v* zing
- **afternoon** | **16 h**: *Mang*
- **bandaging** | **amel**: *Arg-n*
- **cough** agg; during: caps
- **elongated**: hyper
- **fever**; with intermittent: *Cimic*
- **headache**; during: *Arg-n* gels **Par**
- **lying**:
  - **amel**: dulc
  - **head** high; with the | **amel**: caps
- **menses**; during: arg-n bad *Glon*

Enlarged sensation

- **metrorrhagia**; with: bad
- **pain**; during: cupr
- **pregnancy** agg; during: **Arg-n**
- **pulling** on boots agg: coll
- **rising** from lying: rhus-r
- **stool** agg; during: caps cob
- **weather**; in cold wet: dulc
- **widened**, sensation as if: aloe
- o **Brain** feels large: acon apis arg-n bell berb chin cimic clem echi form *Glon* hell kali-bi kreos meph nat-m
- **Occiput**: bry coc-c cocc dulc med
- **Vertex** | **upward**; vertex seems extended: lachn

EPISTAXIS:
- **amel**: bell brom bry bufo cham chin con dig ferr-p ham hyos kali-bi *Meli* petr phos pic-ac psor raph rhus-t sil tarent

ERUPTIONS: *Agar* alum anac ant-c apis arg-met arg-n **Ars** ars-i arund aur aur-ar bad *Bar-c Bar-m* bar-s *Bov* bros-gau cadm-s **Calc** calc-ar *Calc-s* calc-sil *Carb-an Carb-v* **Carbn-s** *Caust* chel cic **Clem** con *Croc* crot-t cupr cycl dulc **Graph** hell *Hep Ip Jug-c* kali-ar *Kali-bi* kali-br kali-c kali-in kali-p *Kali-s* kreos lappa **Led** Lyc **Mag-c** med **Merc Mez** mur-ac naja **Nat-m** nat-p *Nit-ac* **Olnd** par *Petr* ph-ac *Phos* phyt plan *Psor* puls querc-r-g-s **Rhus-t** *Rhus-v Ruta* sabin sang sars sel seneg **Sep** sil spig spong **Staph Sul-ac** sul-i **Sulph** tell *Thuj* ust verat-v vinc viol-t zinc zinc-p
- **bleeding** | **scratching**; after: alum *Ars Bov Calc* cupr-s *Dulc* lach *Lyc* **Merc** *Nat-ar Nit-ac* petr *Psor* staph **Sulph**
- **blotches**: *Apis* arg-n sep
  - **moist**: arg-n *Psor*
- **boils**: anac **Ant-t Arn Ars** aur bar-c bell bung-fa *Calc Calc-m* calc-s dulc *Hep* jug-r kali-bi *Kali-c* **Kali-i** led mag-m mez mur-ac nit-ac *Psor* rhus-t sanic scroph-n *Sil Sulph* wies
  - **slowly** maturing: sanic
- o **Forehead** (See FACE - Eruptions - boils - forehead)
  - **Occiput**: *Kali-bi Lyc Nat-c*
- **burning**: alum *Ambr* anac **Arg-met** arg-n *Ars* bar-c *Bry* calc calc-p *Chin* cic *Dros Graph* **Hep** iod kali-bi mag-c mang **Merc Mez** mur-ac nat-c nat-m *Nit-ac* nux-v ol-an olnd par petr ph-ac phos puls ran-b rhus-t ruta sang *Sars* spig staph stront-c sul-ac **Sulph** tarax thuj *Zinc*
- **carbuncles**: *Anthraci Ars Hep Lach Sil Sulph*
- **copper**-colored: *Carb-an* lyc mag-c sulph
- **cracks**: *Graph Petr Viol-o* viol-t
- **crusts**, scabs: acet-ac aethi-a agar alum *Ambr* anan ant-c **Ant-t Ars** *Ars-i* ars-s-f arum-t astac *Aur* aur-ar bad *Bar-c* bar-m bar-s *Bov* brom *Bry* Calc *Calc-s* calc-sil *Canth Caps* carb-ac *Carb-an* carb-v carbn-s *Caust Chel* chin **Cic Clem Con Crot-t** dig **Dulc** Eup-per Ferr ferr-ma *Fl-ac* **Graph** Hep *Hydr* iod *Iris Kali-ar* kali-bi kali-c kali-chl kali-p *Kali-s Kreos* lach led lith-c *Lyc* mag-m mag-p med **Merc** *Merc-i-f* **Mez** mur-ac **Nat-m** nat-p *Nat-s Nit-ac* ol-j *Olnd* par *Petr* phos *Phyt* **Psor** *Rhus-t* ruta sabin *Sars* sel *Sep* sil spong **Staph** sul-ac **Sulph** *Thuj* trif-p ust *Vinc Viol-t*

Head

Eruptions – **crusts**, scabs: ...
- **bloody**: *Calc*
- **brown**: **Dulc**
- **cracked**: **Mez**
- **crusta** lactea (See milk)
- **destroying** hair (✓ *destroying*): *Dulc*
- **dry**: *Bar-c Calc* mez *Sulph* trif-p
- **greenish**: *Kali-bi* petr sulph
- **malignant**: *Brom Phos*
- **moist**: *Alum Anan* ars *Bar-c Calc* carb-v *Clem Graph* hep *Lyc* med merc *Nit-ac Olnd* ph-ac **Psor** *Rhus-t* ruta *Sep* **Sil** staph sul-ac *Sulph*
- **painful**: mez
- **sore** to touch: graph
- **serpiginous**: *Psor Sars*
- **thick**: calc cic mez
- **ulcerated**: ars *Mez* **Psor**
- **vermin**, with: carb-ac lyc *Mez* staph vinc
- **white**: alum *Ars* calc *Mez* **Nat-m** tell *Thuj*
  - **thick**: calc
  - **chalk**; hair like deposits of: calc
  - **white** pus beneath; with: **Mez**
- **yellow**: calc *Calc-s* cic dulc *Kali-bi* **Kali-s** med *Merc* mez nat-p *Petr Psor* sep *Spong* **Staph** sulph *Viol-t*
  - **oozing**: med petr
- o **Occiput**: am-c *Ars Calc* **Caust Clem** cycl euph *Hep* iod *Lyc* mez *Nat-m Olnd Petr* ruta sep *Sil* staph *Sulph Thuj*
- **desquamating**: *Alum Calc* caust clem graph iod kali-c lach *Lyc* mag-c merc merc-c mez nat-m **Olnd** phos phyt rhus-t sil staph *Thuj* wies
- **destroying** hair (✓ *crusts - destroying; moist - eats*): ars bell dulc lyc med merc mez rhus-t sabad
- **dirty**: brom *Psor* sulph syph thuj
- **dry**: brom arg-met ars aur **Bar-c** *Calc Carb-an* iod *Cic* clem *Fl-ac* **Graph** hell hep *Calc-a* kreos lach **Lyc** mag-c merc *Mez* mur-ac nit-ac *Olnd* par petr ph-ac *Phos* **Psor** **Rhus-t** ruta sars seneg sep *Sil* **Staph** sul-ac **Sulph** verat *Vinc Viol-t* Zinc
- **offensive**: merc psor *Sep Sulph*
- **eczema**: *Agar* alum *Ant-t* **Ars** ars-i ars-s-f *Arum-t* astac *Aur* bac bad *Bar-c Bar-m* brom **Calc** calc-ar calc-p calc-s calc-sil carb-an carb-v **Carbn-s** *Caust Cic* clem *Cocc Dulc Fl-ac* **Graph** **Hep** hydr iris kali-bi *Kali-bi* kali-m *Kali-s* kali-sil *Kreos Lappa* **Lyc** mag-m melit merc *Mez* nat-c nat-m nat-p nat-s *Olnd* **Petr** *Phyt* **Psor** *Rhus-t Sars* sel sep *Sil* staph sul-i **Sulph** tell tub ust *Vinc* viol-o *Viol-t*
- **itching**: graph
- **weeping**: bac
- o **Forehead** (See FACE - Eruptions - eczema - forehead)
- **Margin** of hair: kali-sil
  - **Ear** to ear posteriorly; from: hydr kali-sil mez morg-p *Nat-m* nit-ac olnd petr **Sulph**
- **Occiput**: *Caust Lyc Petr Sil Staph* sulph tell

251

Eruptions – eczema — Head — Eruptions – ringworm

- **Scalp**: arist-cl astac berb-a *Calc* cic clem fl-ac hep kali-m lyc mez nat-m *Olnd* petr psor *Sel* sep staph sulph tub *Vinc* viol-o
  - itching: cic graph
- **excoriating**: alum *Ambr* anac *Arg-met* arg-n ars *Bry Calc* calc-p *Chin Dros Graph Hep* iod kali-bi mag-c mang med **Merc Mez** mur-ac nat-c *Nat-m Nit-ac* nux-v par **Petr** *Ph-ac* phos *Psor* puls ran-b rhus-t ruta sang *Sep* spig staph stront-c sul-ac **Sulph** thuj *Viol-t Zinc*
- **favus**: aethi-m *Ars* ars-i bar-c brom calc calc-i *Calc-m* calc-s dulc ferr-i graph hep jug-r kali-c kali-s lyc merc mez nit-ac phos sep *Sil Sulph* viol-t
- **hair | eats** the hair (See destroying)
- **hard**: ant-c carb-an nat-m
- **herpes**: agar *Anan* bad bar-c *Caps* chrysar cupr kali-c *Lyc* mag-c med nat-m *Nit-ac* olnd petr *Psor* ran-b rhus-t *Thuj*
  - **circinatus** (➚*ringworm*): bac **Calc Dulc** med *Phyt Sep* tell tub
  - ○ **Occiput**: *Arg-n Petr*
- **impetigo**: ars bac bar-c calc-p *Caust* con hep *Iris* **Merc** *Petr* phos rhus-t *Rhus-v* sil sulph *Viol-t*
  - ○ **Margin** of the hair: *Nat-m*
  - itching: am-m arg-n ars *Bar-c* bros-gau *Carbn-s Cic* crot-c ferr-m fl-ac *Graph Hep* hipp led *Lyc* mag-c **Merc Mez** nat-c nat-m *Nit-ac Olnd* phos *Phyt Psor* rhus-t sars *Sep Sil* staph sul-i **Sulph** zinc
  - **morning**: *Hep* mag-c
  - **night**: *Mag-m* merc-i-f psor rhus-t tarent vinc
  - **menses**; before: *Mag-m*
  - **moist**, when: *Psor* tub
  - **warm**:
    - evening agg: *Lyc Sulph*
    - room | agg: *Clem Mag-m*
  - **weather**; rainy: *Mag-c*
- **miliary** before menses: sapin (non: sep)
- **milk crust**: *Alum* ambr ant-c ant-t ars astac aur **Bar-c** bell brom bry calc calc-i calc-s *Carb-an* carb-v cham chel *Cic* clem con *Dulc* euph graph hell **Hep** kali-c kali-m kreos lappa *Led Lyc* mag-c melit merc merc-pr-r *Mez* mur-ac nat-m nat-p *Nit-ac* ol-j olnd par *Petr* ph-ac phos psor rhus-t *Ruta* **Sars** scroph-n seneg *Sep* sil *Staph* sul-ac sulph *Trif-p* tub ust vac verat vinc *Viol-t Zinc*
  - **children**; in: ars *Carb-v* graph kali-c kali-chl lyc mag-c merc merc-i-f nat-m phos psor sil staph sulph
    - newborns: calc olnd tub
    - adenitis; with: am-c astac bar-c
- **eroding**: staph
- **foul**: calc staph sulph
- **moist**: alum *Anan Ars* bad **Bar-c** *Bar-m* bar-s *Calc Calc-s* **Carbn-s** *Cham Cic* clem **Graph** *Hell* **Hep** *Hydr* kali-ar *Kali-bi* kali-s kali-sil kreos *Lyc* **Merc Mez** *Nat-m* nat-s *Nit-ac Olnd Petr Phyt* **Psor** *Rhus-t* ruta *Sars* sel sep *Sil Staph* **Sulph** tab *Thuj* tub ust vinc *Viol-t*
  - **eats the hair**; that (➚*destroying*): ars **Kali-bi** *Merc* mez *Nat-m* psor *Rhus-t* staph
  - **glutinous** moisture: **Graph** kali-s *Nat-m Sulph*
  - **oozing**: med
  - **yellow**: *Clem Iris* **Kali-s** *Petr Psor* staph *Viol-t*

- moist: ...
  - ○ **Forehead**, before menses (See FACE - Eruptions - moist - forehead - menses)
  - **Margin** of hair: *Clem* hydr nat-m *Olnd* sulph
  - **Occiput**: *Clem* olnd *Petr* **Sil** *Staph Thuj*
  - **nodes**: arg-n asaf *Caust Chin Coloc* con *Hep Kali-i* mag-c mag-m nat-c nat-s nit-ac *Phyt* rhus-t **Sil** still thuj
  - ○ **Occiput**: *Mag-m*
- **offensive**: bar-m brom calc graph *Hep* lyc merc mez nit-ac *Phyt* psor *Rhus-t* sep sil staph sulph tub vinc
- **oranges** agg (See GENE - Food - oranges - agg.)
- **painful**: alum ambr anac arg-met arg-n ars bar-c *Bry* calc calc-p cann-s carbn-s *Chin* clem *Dros* ferr-ma **Graph** *Hep* **Iod** kali-bi kali-c lyc mag-c mag-m mang merc **Mez** mur-ac nat-c nat-m nit-ac nux-v par petr ph-ac phos puls ran-b rhus-t ruta sang sul-ac sulph
  - **splinter**-like pains: nit-ac
- **papules**: staph
- **pimples**: act-sp agar alum am-m *Ambr* anac arg-met *Ars* aur aur-ar bar-c bar-m bar-s bell berb *Bov* calc calc-s cann-s cann-xyz carb-v carbn-s cench clem **Con** crot-c cund cycl gal-ac **Hep** kali-bi kali-c kali-p *Kali-s* kreos lachn lappa **Led** m-ambo merc-i-r mez *Mur-ac* nat-c *Nat-m* nux-v olnd petr *Phos* puls rhus-t sec *Sep Sil* spig staph **Sulph** tarax tarent *Zinc*
  - **inflamed | Scalp**; hairy: sulph
  - ○ **Forehead** (See FACE - Eruptions - pimples - forehead)
  - **Margin** of hair in front: ambr nit-ac
  - ○ **Occiput**: am-m berb bufo-s clem cob cycl kali-bi kali-n lac-ac lyc mag-m merc muru **Sulph**
  - **Scalp** like smallpox, having shot-like feeling under them; came all over: am-c
- **plica** polonica (See Hair - plica)
- **psoriasis**: *Ars-i* **Calc** cic *Graph* led lyc merc **Mez** olnd *Sep* staph **Sulph**
  - ○ **Occiput**: staph
- **pustules**: ammc *Ars* ars-s-f arund bov *Calc* calc-sil cic clem gast graph *Hep Iris* jug-c kali-br kali-n *Merc* merc-i-r mez mur-ac *Psor* puls rhus-t sep *Sil* **Sulph** vac
  - **burning**: *Cic*
  - **chronic**: ars
  - **coalescing** (See confluent)
  - **confluent**: *Cic*
  - ○ **Forehead** (See FACE - Eruptions - pustules - forehead)
  - ○ **Occiput**: ammc puls **Sil**
    - painful: sil
    - ulcers; join to form: sil
  - **variola**-like: sil
  - **Temples**: mur-ac
- **rash**, itching forehead (See FACE - Eruptions - rash - itching - forehead)
- **red | spots**; in: tell
- **ringworm** (➚*herpes - circinatus*): agar ars ars-i *Bac* bapt bar-m **Brom** calc caps caust chrysar *Dulc Graph* hep iris jug-r *Kali-c* kali-s lappa *Lyc* med mez nat-c olnd petr phos phys psor querc-r-g-s *Sep* sil sulo-ac sulph *Tell* tub ust vinc viol-t

252   ▽ extensions | ○ localizations | ● Künzli dot

Head

Eruptions – scales

- **scales**: agar alum anac aq-pet *Ars* ars-s-f arund aur bell *Bry Calc* canth carbn-s *Cic* dulc *Fl-ac* **Graph** *Kali-bi Kali-c* kali-n *Kali-s Kreos Lach* lap-la led *Lyc* mag-c merc mez naja nat-m **Olnd** petr phos phyt psor puls *Rhus-t Sep Sil Staph* sulph *Thuj*
  - **bald** spots on: phos
  - **bleeding** after scratching: lyc
  - **dry**: ars *Calc Fl-ac* kali-s mez *Nat-m Ph-ac* phos phyt psor sanic *Sil* staph thlas trif-p
  - **fine**: clem par
  - **fish** scales, like: mez
  - **large**: **Olnd**
  - **milk** crust (See milk)
  - **offensive**: *Nit-ac*
  - **patches**: graph kali-n lyc phos *Sil*
  - **washing** | amel: bros-gau **Graph**
  - **white**: alum calc kali-m *Mez* **Nat-m** tell *Thuj* tub wies
  - **winter** agg: bros-gau *Sil*
- **scurfy**: alum ars ars-i arund bad *Bar-c Bov Bry Calc Canth* caust *Chel* com corn crot-t dulc *Ferr* **Graph** *Hell* hep iod kali-c lach *Lyc* mag-c mag-p *Merc Mez* naja nat-m nit-ac **Olnd** par *Petr Phos* phyt *Psor* **Rhus-t** samb sep sil *Staph Sulph Viol-t*
  - **black**: *Calc-p*
  - **dry**: *Bar-c Calc*
  - **moist**: alum *Anan Bar-c Calc Graph* nit-ac
  - **purulent**: rhus-t
  - **spots**: kali-n
  - **white**: nat-m
- **sensitive**, extremely: **Hep** *Nit-ac* **Staph**
- **serpiginous**: *Ars Calc* cic *Clem* con dulc graph lyc merc nat-m ph-ac *Psor* ran-b rhus-t *Sars* sep **Sulph**
- **smarting** (See burning)
- **sore**: alum *Ambr* anac *Arg-met* arg-n ars *Bry* calc calc-p *Chin Dros* graph *Hep* iod kali-bi mag-c mang **Merc Mez** mur-ac nat-c nat-m nux-v par petr ph-ac phos puls ran-b rhus-t ruta sang spig staph stront-c sul-ac thuj *Zinc*
  - **touch** agg: phos
- **spots**: ars kali-c mang mosch phos zinc
- **stings** of insects, like: sarr
- **suppurating**: ars *Bar-m Calc-s* cic clem graph hep lyc *Mez Psor Rhus-t Sep* staph **Sulph** vinc
- **tubercles** on scalp: anac ant-c bar-c **Calc** carb-an kali-c kali-n *Lyc* nat-m ph-ac phos *Phyt Psor* sil syph
  - **itching**: phos
- **urticaria**: *Agar Apis* rhus-t urt-u
- **vesicles**: *Ars* bov clem (non: crot-h) crot-t kali-bi merc olnd petr psor rhus-t sep *Sulph* tell tep
  - ○ **Margins** of hair: nat-m
- ○**Forehead** (See FACE - Eruptions - forehead)
- **Margin** of hair: bros-gau calc hydr kali-n kali-sil mez *Nat-m* nit-ac olnd petr rhus-t sep **Sulph** tell
- **Occiput**: am-c am-m arg-n ars bar-c bufo Calc carb-v *Caust* chel *Clem* cycl euph *Graph Hep* iod kali-bi kali-n kali-sil *Lyc* merc merc-i-r mez nat-c nat-m olnd *Petr Psor* puls ruta sep **Sil Staph Sulph** *Thuj*
- **Scalp**: **Ars** bar-c **Calc Graph Hep** *Lyc* merc mez **Olnd** *Petr* **Rhus-t** *Sulph* viol-t

Eruptions: ...

- **Temples** (See FACE - Eruptions - temples)
- **Vertex**: agar ars bry carb-v caust graph mez nit-ac sep zinc

ERYSIPELAS: ant-t *Anthraci* **Apis** apoc *Ars* ars-s-f bell *Calc* canth carbn-s *Chel Chin* crot-t cupr dor *Euph* **Graph** kali-i *Lach* passi *Ph-ac Phyt* puls *Pyrog Rhus-t* rhus-v *Ruta* sol-t-ae sulph ter verat-v
▽**extending** to | **Face**: *Apis*
○**Forehead** (See FACE - Erysipelas - forehead)
- **Occiput**: *Ph-ac* rhus-t
- **Sides**:
  - **left**: samb
  - **extending** to | **right**: *Rhus-t*

EXERTION; physical:
- **agg**:
  - ○ **Occiput**: onos

EXOSTOSIS: anan **Arg-met** *Aur* aur-m *Calc* **Calc-f** carbn-s cupr *Fl-ac* hecla *Kali-i* **Merc** merc-p *Mez* nit-ac **Phos** *Phyt* sars sep sil still syph
- **painful**: *Aur* carbn-s *Kali-i* **Merc** syph
- **sensitive**: syph

EXPANDED sensation (↗*Enlarged; Large; Swollen feeling)*: Acon apis *Arg-n* arn bapt bell berb bism bov cann-i caps carb-ac cimic cina dulc euph gels glon lac-d laur lyc mang nux-m par ran-b ran-s sol-ni spig stront-c tarax
- **inflated**, feels: kali-i
- **pregnancy** agg; during: **Arg-n**
- **ring-**like: merc
- **shaking** the head agg; on: carb-ac
- **sleepiness**; with: *Nux-m*
- **stool** agg; during: cob
○**Brain** | **stooping** agg: spig
- **Forehead**: *Nux-m*
  - **alternating** with:
    - **constricion** of forehead (See Constriction - forehead - alternating - expansion)
    - **pressing** pain in forehead (See Pain - forehead - pressing pain - alternating - expansion)
    - **relaxation** of the forehead: glon *Lac-c*

EXPANSION (See Expanded; Swollen feeling)

EYES:
- **exertion** of eyes agg: arg-n arn calc-act cimic cina crot-t gels hep lach nat-m nicc onos par ph-ac phys pic-ac rhod ruta spig

Falling

FALLING (↗*Heaviness - falls)*:
- **all** directions; sensation as if head was falling in: cann-s con
- **backward** (↗*Drawn - backward)*: aeth *Agar* ant-t bov camph cham chin cic *Colch Dig* dios glon *Ign* kali-c kali-m laur **Led** mur-ac oena *Op Phel* rhod samb *Spig* tarent
  - **sitting** agg: chin *Dig* oena op
- **vertigo**; during: led ph-ac *Spig*

Falling — Head — Formication

- **backward**: ...
  - **walking** agg (↗*Bending - head - backward - must - walking; Motions of - throwing - backward)*: Chin Dig phel
- **forward**: agn bar-c calc calc-sil cham clem *Cupr* elaps gels glon hipp hydr-ac hyos *Ign* kali-c kali-p laur lyc Merc Nat-m nux-m *Op* par phos phys pic-ac plat plb *Puls* ran-b sars sec *Sil* staph sulph verat
  - **and** to left: calc-act
  - **looking** at anything; sinking of head forward when: *Cic*
  - **rising** agg: hipp
  - **sitting** agg: *Nux-m* oena staph
  - **stooping** agg: cic cist *Puls*
  - **vertigo**; during: calc-act *Camph Cupr* ph-ac podo sars
  - **walking** agg: carbn-s hipp mez
  - **wrinkling** of forehead and open air amel: phos
- **hither** and thither: bar-c bell *Cupr Nux-m* phel
- **pieces**; sensation as if head would fall into: xan
  - **stooping** agg: con glon
- **sideways** of head: am-c aml-ns ang arn ars cann-s *Cina* dios eup-per ferr fl-ac hyos kali-bi kali-i *Mygal* nux-m op prun stram sulph tarax
  - **child** leans head, all the time: cina
  - **left** side, to: eup-per nux-m sil
  - **breakfast**; during: sil
  - **right** side, to: am-c ferr lac-d
  - **vertigo**; with: sil spong
  - **waking**; on: sulph
  - **walking** agg: dios ferr
- **walking** in open air agg: sul-ac
- ○ **Brain**:
  - **down**; as if brain falls: laur
  - **forward**; as if brain was falling (↗*Looseness)*: Alum am-c ant-t bar-c bell berb bry carb-an cham coff *Dig* grat hipp kali-p kreos laur mag-s nux-v *Rhus-t* sabad sul-ac
  - **and** came up again; a pain as if brain fell forward: sul-ac
  - **raising** head | amel: alum
  - **stooping** agg: alum ant-t bar-c *Carb-an* chel coff dig kali-c laur mag-s nat-m *Nat-s Nux-v* rhus-t
  - **side** to side (↗*Looseness)*: nicc sul-ac
  - **stooping**:
  - **agg** | **side** to which he stoops: am-c
  - **Temple**; as if brain fell to left: nat-s
- **Forehead**; as if everything would fall out of: *Acon* all-c bar-c bell brom bry canth carb-an caust cham chel colch coloc hell hep kali-c kreos mag-m mag-s mez nux-v phos pitu-a plat puls rat rhod sabad sep spig spong stann staph stront-c tab *Thuj* verb
  - **coughing**; while: hep
  - **moving** the eyes; on: puls
  - **stool** agg; during: rat
  - **stooping** agg: bar-c hell mag-s nat-c spig staph

FASTING agg: ars cact caust cist lach lyc psor sabad sang *Sil* sulph

FATTY degeneration | **Brain**: pic-ac plb
FISSURES: kali-i mag-c *Ruta*
FLATTENED, sensation:
- **pressed** flat; as if: verat
- ○ **Forehead**: cor-r verat
- **Occiput**: mag-c

FLATUS:
- **discharge** of | **amel**: aeth cic kali-c m-ambo m-arct mag-c merc-c sang

FLUCTUATION (See Waving)
FLUID; sensation of (See Water)
FONTANELLES:
- **closed** when born: sanic
- **open**: ant-c *Apis* apoc bar-c *Calc Calc-p Ip Merc* ph-ac *Phos Puls Sep Sil Sulph Syph* zinc
  - **abdomen**; with distended: sil
  - **close** and reopen: calc-p
  - **sunken**: *Apis* calc carb-ac
  - **Occiput** (↗*Sinking - occipital)*: calc-p mag-c
  - **pulsating** strongly: gels

FOREIGN body; sensation of a:
- ○ **Brain**: con iod m-ambo
  - **right** side (↗*Board - front; Lump; Ball)*: arg-n ars cina con merc phos phys
  - **motion** | **amel**: iod

FORMICATION: *Acon* aesc *Agar* alum alum-sil am-c am-m *Ant-c* apis *Arg-met* **Arg-n** arn ars arund bar-c bar-s brom *Calc Calc-p* calc-s cann-s carb-v castor-eq caust chel cic coc-c cocc colch cupr *Cycl* dulc fago *Ferr* hipp hist hyos ign kali-bi lach laur *M-aust* mez nat-c nat-s nit-ac nux-v petr ph-ac phos *Pic-ac Plat* psor puls ran-b ran-r rauw rheum rhod *Rhus-t* sabad sec sep sil spig *Sulph* tarax thuj viol-o zinc
- **morning**: arg-n thuj
- **evening**: bar-c calc
  - **bed** agg; in: ran-b ran-r
- **scratching** until parts bleed: alum
- **spots**; in small: hist
- **walking**:
  - **agg**: *Coc-c*
  - **air** agg; in open: lyc rhus-t
- **warmth**:
  - **amel** | **heat** amel: *Acon*
- ○ **Brain**: hyper ign puls
- **Forehead**: alum ambr apis arn arund benz-ac chel chin cic cocc *Colch* glon kali-c lach laur m-aust manc nux-v ph-ac phos plat puls ran-r rheum rhus-t rhus-v sabad sulph tarax viol-o *Zinc*
  - ○ **Above** the: kali-c
- **Occiput**: ars brom carb-v crot-t lil-t rhus-t *Sep* thuj vario
  - **afternoon**: rhus-t
- **Scalp**: acon agar alum am-c arg-met arg-n *Arn* ars bar-c brom calc calc-p camph cann-s carb-v caust *Chel* chin *Colch* ferr kali-bi kali-i kali-c lach laur led mez nit-ac nux-v plat ran-b rhod rhus-t sabad *Sel* sil spig staph thuj viol-o verat

254 ▽ extensions | ○ localizations | ● Künzli dot

Head

Formication
- **Scalp**: ...
  - **asleep**; on falling: rauw
  - **pressure** agg: rauw
- **Sides**:
  - **right**: nit-ac
  - **left**: spig
- **Temples**: aesc alum arund colch *Cupr* guar guare hyos *M-aust* plat rheum sec sulph
- **Vertex**: agar arn *Aur* calc calc-p cann-i cann-s cann-xyz caust colch crot-t *Cupr* hyos hyper lac-f lil-t m-aust *Nat-s* nux-v rhus-t

FRACTURES:
- skull; of: arn *Calen*
  - slow repair of broken skull (↗*GENE - Injuries - bones - slow)*: calc-p symph

FRIGHT; after | **agg**: *Acon* calc chinin-ar cic cimic cupr glon hyos *Ign* **Op** plat puls samb

FROZEN, as if: indg
○ **Brain**: ind indg

FULLNESS (↗*Congestion)*: abrot **Acon** *Aesc* aethyl-n agar ail all-c allox am-c *Am-m* aml-ns ang **Apis** *Arg-n* arn arum-t asaf *Aster* aur aur-ar aur-s bapt *Bell* berb *Borx* bov *Bry* **Cact** *Calc Calc-p* calc-s calc-sil cann-i canth caps carb-ac carb-an *Carb-v* carbn-s *Card-m Carl* castm cench cham chin *Chinin-ar* chinin-s chr-ac cic cimic *Cinnb* clem cob coc-c cocc coff *Con* corn crot-h crot-t cupr cupr-ar cycl *Dig Dios* dulc echi elaps *Ferr* ferr-ar ferr-p fl-ac form *Gels Gent-c* gent-l gins **Glon** glyc gnaph graph grat guaj gymno *Ham Hell* hell-o helo hydr *Hyos* hyper ign ip iris jac-g jug-c kali-ar kali-bi kali-br kali-c kali-i kali-p kali-s kali-sil kalm kreos lac-ac *Lac-d* **Lach** lact laur lil-t lol lyc mand meli mentho meph *Merc* merc-i-r mill naja nat-ar nat-c nat-m nat-p nat-s *Nicc Nit-ac Nux-m* nux-v onos op osm oxyt *Paeon Petr* phel *Phos* phys phyt pic-ac plan pop *Psor* puls pycnop-sa *Ran-b Ran-s* raph *Rhus-t* rumx sabad sabal samb *Sang Sel* senec sep sil sol-ni spig *Spong* stram *Stry Sul-ac* **Sulph** syph tab tanac tell *Ter* thuj til urt-u ust valer verat-v visc x-ray *Xan* Xanth ziz
- **morning**: am-m arg-n arn borx cann-i carl chinin-s chr-ac cinnb cob *Con* cop dulc hydr indg *Lach* mag-m nat-p nicc petr pic-ac rhus-t sul-ac tell verat-v
  - **waking**; on: arg-n con glon kalm lil-t sulph til
- **forenoon** | **10-22 h**: lac-ac
- **noon** until 14 h: pic-ac
- **afternoon**: arg-n coca ferr gels guare jac-c lac-ac lact lith-c mill nat-p osm phys sang stry *Sulph*
  - **night**; until: sil
  - **waking**; on: carb-v
- **evening**: arg-n cimic ferr guare ham naja nat-m nat-p thuj
- **night**: arg-n *Aster* chr-ac
- **accompanied** by:
  - **catarrh**: anemps
  - **pain** (See Pain - accompanied - fullness)
  ○ **Extremities**; coldness of: visc
- **air**; in open | **amel**: bry carl cinnb grat jac-g

Fullness

- **Fullness**: ...
- **ascending**, on: borx
- **bending** head backward agg: osm
- **breakfast** agg; after: con hydr
- **burst**, as if would (↗*Pain - bursting)*: am-c aster bell bry cann-i cimic daph **Glon** ip lil-t merc nit-ac rauw sarr visc
- **coition**; after: phos
- **coughing**, with: kali-p
- **descending**, on: **Borx**
- **dinner**; after: gins
- **eating**:
  - **after**:
    - agg: borx con gins hydr *Hyos*
    - amel: onos
  - **before** | **agg**: (non: uran-met) uran-n
  - **while** | **agg**: con
- **epistaxis** | **amel**: tarent
- **heat**; during: **Glon** lach
- **intermittent**: asaf
- **leaning** head to left: chinin-s
- **lying** agg: naja sep
- **menses**:
  - **appearance** of; at: *Glon*
  - **before** | **agg**: brom
  - **during** | **agg**: *Apis* arg-n *Bell Calc* eupi gent-c *Glon* puls *Xan Xanth*
- **mental** exertion agg: aur-ar **Cact** cinnb helon ind indg meph *Nat-p* phos *Psor*
  - **amel**; when mind is employed: helon
- **motion** agg: calc-p
- **pressure** of hat:
  - **agg**: calc-p
  - **amel**: agar arg-n bry cop hydr
- **raising** head, on: sulph
- **reading** agg: cop *Ferr* helon indg
- **riding** in a carriage agg: asaf
- **rising** agg: am-m cinnb glon sil
- **sewing** agg: petr
- **shaking** the head agg; on: car carl glon
- **sitting** agg: borx glon
- **sitting** up in bed agg: calc-p
- **sleep**:
  - **after** | **agg**: hep sulph
  - **amel**: onos
  - **siesta**:
    - after | **agg**: mill
- **sneezing** agg: hydr
- **stool**:
  - **after** amel: corn
  - **straining** at | **agg**: ham
- **stooping** agg: acon lac-ac merl nicc petr pic-ac rhus-t spong
- **talking**; after: sulph
- **urination**; copious | **amel**: fl-ac gels
- **vertigo**; during: am-m borx bry chr-ac con crot-t cycl gymno helon lac-ac lact merc nat-m nat-p podo pycnop-sa sang sol-ni til urt-u
- **waking**; on: agar asaf carb-v guare

All author references are available on the CD

255

Fullness   **Head**   **Heat**

- **walking** in open air | amel: *Apis Borx* hydr *Lyc* **Puls**
- **warm**:
  - **air** agg: bry
  - **room** | agg: *Apis* bry hydr lact
- **wine** agg: ail
- **writing** agg: chinin-s
- ○ **Forehead**: acon aesc agar *Am-c* am-m ang *Apis* apoc arg-n bapt *Bell* berb borx *Bry* cain calc calc-s cann-i carb-an **Carbn-s** chr-ac cic cimic **Cinnb** clem coca con cop euph eupi *Ferr* ferr-p gels *Glon* gymno *Ham* hell *Helon* hydr hyos ind indg kreos lac-ac laur lil-t mag-s meph naja *Nat-ar* nat-p nicc ox-ac pall *Phos* phys phyt pic-ac pip-m pitu-gl podo psor ran-s rhus-t rumx sang sep staph stict sul-ac *Sulph* thea til
  - **morning**: arg-n borx carl fago glon nat-p til
  - ▽ **walking** agg: glon til
  - **forenoon**: rhus-t sul-ac
  - **afternoon**: phys sang
  - **evening**: *Bry* naja nat-m sumb
  - **brain** were packed in front; as if: equis-h
  - **closing** the eyes | amel: *Bry*
  - **coition**; after: phos
  - **concentrate**; on attempting to (⟶*mental*): pic-ac
  - **eating** | amel: psor
  - **mental** exertion agg (⟶*concentrate*): nat-p
  - **reading** agg: indg
  - **stool** | amel: fago
  - **stooping** agg: acon
  - **waking**, while: dig
  - **washing** | amel: psor
- ○ **Eyes**:
  - ▽ **Above**: hydr lil-t nat-p ox-ac
  - ▽ **vertigo**; with: podo
  - **Nose**; over | **evening**: naja
- **Occiput**: *Acon* agar all-c apis arg-n bapt caj cann-i cham cinnb coca coff con gels glon helon kreos merc-c onos osm puls sulph sumb tarent ther thuj zinc-s
  - **evening**, in: sumb
  - ▽ **walking** in open air agg: thuj
  - **cough** agg; during: all-c
  - **lying** on face amel: *Coca*
- **Sides**: arg-n asaf cimic cycl fl-ac glon
- **Temples**: agar apis bell cic cinnb cob *Echi* glon gnaph jac-c jac-g lil-t lith-c nat-m plan rumx sep sumb
  - **right** | **left** and then to nape where it disappears; then to: jac-g
- **Veins** of head: stict
- **Vertex**: aesc *Am-c* apis calc-p chinin-s chr-ac cimic **Cinnb** eup-pur **Glon** gymno ham helon hyper kali-bi lac-ac meph osm pic-ac psor
  - **evening**: cimic
  - **eating**; after: *Cinnb*
  - **reading** agg: hell
  - **sitting** up in bed agg: calc-p
  - **stooping** agg: pic-ac

FUNGUS: *Apis* bac calc-i *Calc-p Phos*

FUZZINESS (See Confusion)

GOOSE FLESH:
○ **Scalp** | **sensation** of goose flesh (⟶*Hair - bristling - sensation*): act-sp

GURGLING (⟶*Bubbling; Motions in*): asaf bry sep
○ **Temples**: bry

HANDS:
- **holds** head with: glon hyos
  - **apoplexy**; during: glon
  - **cough** agg; during●: **BRY**● caps nat-m nat-s nicc **NUX-V**● sulph
  - **vertigo**; during: sabad
- **leans** on: iod
- **rubs** with (See Rubbing - head)

HARD:
○ **Scalp**: ferr-p

HAT:
- **agg**: alum calc-p carb-an carb-v crot-c glon hep mez nit-ac sil
- **aversion** to● (⟶*Warm; Warm - coverings; Warm - coverings - agg.*): aur calc-p carb-an carb-v crot-t *Iod* Led **Lyc**● mez nit-ac sil
- **sensation** of a hat: berb calc calc-s eup-per phys pyrog
- **sensitive** to a hat (See Sensitiveness - hat)
- **wear** a; must (See Cold - air - agg.)

HAT; from pressure of a: agar calc calc-p carb-v crot-t glon lach laur led lil-t nit-ac sil valer

HEADACHE (See Pain)

HEADLESS, sensation of being: asar aur-ar calc-i cann-i nit-ac ther

HEAT: abies-n acet-ac **Acon** acon-c aesc aeth agar ail *All-c* allox *Aloe Alum* alum-sil *Alumn* am-c am-m *Ambr* aml-ns anac anan ang anh ant-c *Ant-t* **Apis** apoc-a apom arg-met arg-n arist-m arn **Ars** ars-i ars-s-f arum-t asaf asar aster atro *Aur* aur-ar aur-i *Aur-m* aur-s bad bapt bar-c bar-s bart **Bell** benz-ac berb bism bism-sn **Borx** brom *Bry* **Cact** cadm-s calad **Calc** calc-ar calc-i *Calc-p Calc-s* calc-sil calo camph cann-i cann-s canth caps carb-ac carb-an *Carb-v* carbn *Carbn-s* carl casc caust cham *Chel* chin chinin-ar chinin-s chlor cic cic-m cimic *Cina* cinch cinnb clem cob-n *Cocc* cod coff colch *Coloc Con* corn cortico croc *Crot-t* cupr *Cur Cycl* daph dig digin dios dor dros dulc euph euphr eupi fago *Ferr Ferr-ar* ferr-i ferr-p *Fl-ac Form Frax Gamb Gels* gent-l gins **Glon** gran **Graph** grat gymno haem *Hell* helo helon hep hipp hura hydr hydr-ac hyos hyper iber *Ign* ind indg iod *Ip* iris jatr-c kali-ar kali-bi *Kali-br* kali-c *Kali-chl* kali-cy kali-i kali-n kali-p kali-s kali-sil kalm kiss lac-c *Lac-d* **Lach** lachn lact lap-la *Laur* led lepi lil-s lil-t lup lyc lyss m-arct m-aust *Mag-c Mag-m* mag-s manc mand *Mang* meli meny meph merc merc-c *Merc-i-r* merl *Mez* mill morph *Mosch* mur-ac mygal myric naja nat-ar *Nat-c* Nat-m nat-p nat-s nicc *Nit-ac* nit-s-d *Nux-m Nux-v*

256   ▽ extensions | ○ localizations | ● Künzli dot

Heat

Heat: ...
oena ol-an olnd *Op* orig osm paeon par ped petr ph-ac phel **Phos** phys *Phyt* pic-ac pimp plat *Plb* plect *Podo* psil psor ptel puls ran-a ran-b ran-s rat rheum rhod rhus-t ruta sabad sabin samb sang sapin sarr sars sec sel senec *Sep* serp *Sil* sol-t-ae spig spirae spong squil *Stann* staph *Stram Stront-c* sul-i *Sulph* tab tarent tax tell ther thuj til tong trif-p tub upa valer *Verat* verb vinc viol-o viol-t vip *Xan Xanth* zinc zinc-p zing ziz
- **midnight**: aur-m lyc sil
  - **after**: nit-ac
- **morning**: alum alum-p am-m ang ant-c ant-t *Bry* calc calc-s carb-an carb-v chin clem cycl dios euphr hipp hyper indg kali-n *Kalm* lyc Merc-i-r *Mez* nat-ar *Nat-c* **Nux-v** petr phos *Podo* sarr sep *Sulph* til tong zinc zing
  - **bed** agg; in: staph
  - **rising**:
    : **agg**: agar am-m bar-c calc corn cycl dulc
    : **amel**: sulph
  - **waking**; on: berb calc dulc lyc med nat-m sil stann **Sulph**
- **forenoon**: alum bry lyc
- **noon**: ant-c bell jatr-c mag-m nat-m
- **afternoon**: anac arg-n *Arum-t* bad berb bry cann-s *Carb-an* carbn-s chinin-s dios fago graph *Hyper* ip kali-n lyc mag-c mag-m mag-s mang nat-ar nat-c nat-m nicc ol-an phos phys pimp *Puls* santin sep spong stront-c sulph
  - **16 h**: anac *Mang*
- **evening**: Acon alum alum-p am-m atha bar-c borx calc calc-s calc-sil canth carb-v chel coc-c cycl digin gast grat indg ip jug-r kali-c kali-p kali-s laur lil-t lob lyc mag-c mag-m merc-i-r nat-c nat-p nux-v ol-an ph-ac phys puls ran-b *Rhus-t Sep Sil* sulph sumb thuj tub zinc zinc-p
  - **lying** agg: ars
- **night**: aloe am-m ambr ang *Arg-n* arn camph cann-s carb-an com lyc meph nat-c nat-m nit-ac rhus-r ruta *Sil* staph til
  - **bed** agg; in: aloe carb-an cortico lyc nat-m **Sulph**
  - **waking**; on: arn til
- **accompanied** by:
  - **death** apparent (See GENE - Death - accompanied - head)
  - **emaciation** (See GENE - Emaciation - accompanied - head - heat)
  - **heaviness** of head: calc med
  o **Body** and redness of face; coldness of (See face - redness - coldness)
  - **Face**:
    : **heat** of: aeth arg-n berb bry calc-p cann-s canth clem corn gels glon hura iris jatr-c kali-c kali-i kali-n mag-s nat-m op phos sabad sep stront-c sulph tril-p xan
    : **redness** of face: aeth arn aster bry cact cann-s coff kali-i mag-c mag-m mag-s merl nat-c phel plb stront-c sulph tarent zinc
    : **coldness** of body; and: arn
  - **Hands**; heat of: canth lach laur mag-c ol-an phel phos

Head

Heat – cold

- **accompanied** by: ...
  - **Head**; pain in: chinin-s mand nat-m ptel sep
  - **Limbs**; coldness of: acon *Arn* **Bell** bry calc carb-v *Chin* ferr gels lach mur-ac *Sulph*
  - **Palms**; heat of: borx tarent
- **agreeable**: camph cann-s nicc thuj
- **air | surrounded** by hot air; as if: aster fl-ac plan puls verat
- **air**; in open:
  - **agg**: verat
  - **amel**: **Apis** *Ars* clem con ferr-i grat kali-i kali-s laur mag-m mang mosch nat-c phel **Phos** sulph
- **alternating** with:
  - **chilliness**: asaf phos sep
  - **coldness** of head: bell calc gels kali-n merc *Phos* verat
  - **diarrhea**: *Bell*
  o **Back**; rigor in: spong
  - **Hands**; coldness of (See EXTR - Coldness - hands - alternating with - heat - head; of)
  - **Lower** limbs; coldness in (See EXTR - Coldness - lower - alternating)
- **anxiety**; with: canth carb-v coff *Cupr* laur *Mag-c* phos sil stront-c sulph thuj
- **back**, with coldness of: thuj
- **bed**:
  : **in** bed:
  : **agg**: ang arg-n carb-an carb-v cycl lyc nat-c *Nux-v* staph
  : **amel**: kali-c nat-c
- **beer**; after: chel graph rhus-t sulph
- **bending** head **| amel**: fago
- **breakfast** agg; after: laur
- **breathing** deep agg: borx
- **burning**: *Acon* ail *Apis* aster aur-s *Bell* borx bry cact calc camph *Frax Graph* hell kali-c lach merc *Merc-i-r* mur-ac nat-c oena par *Phos Pic-ac* plan sil **Sulph** verat
  - **right**: bar-c
  - **fire**; like: psor
  - **warmth**:
    : **amel | heat** amel: ars
  - **children**; in **| nursing** infants; in: *Borx*
- **chill**:
  - **after**: berb caust dros mez phos
  - **before**: stram
  - **during**: acon alum *Apis* **Arn** *Ars* asar aur *Bell* berb borx *Bry* calc cann-s canth **Caust** cedr chin cina cocc coff dulc eup-per ferr gels graph hell *Ip* lach lachn **Mang** merc *Nat-c* nat-s nux-v **Op** ph-ac phos *Puls* rhod rhus-t sabad sep staph stram verat
  - **chilliness**:
    - **before**: zinc
    - **during**: ant-c asaf asar *Borx* **Bry** *Cocc* colch dig hell mag-m mang *Merc*
- **coffee**:
  - **stopping**; from: cact
- **cold**:
  - **applications | amel**: aloe chinin-s
  - **bathing | amel**: ars euphr ind mez nat-m sep

257

Heat – cold   **Head**   Heat – riding

- **touch**, though heat; cold to: allox carb-v hydr
  : **right side**: bar-c
- **washing**:
  : **hands** | **amel**: rhus-v
- **water** | **amel**: *Apis* ars *Con*
- **coldness**:
  ○ **Abdomen**; with coldness of: camph
  - **Body**; with coldness of: *Acon* agar allox **Arn** *Ars* asaf bell *Bufo Cact* calc chin chinin-s clem gels glon hell hipp hyos ip *Lachn* mag-s mang mez nux-v phyt plb ran-b rhus-t staph stram sulph verat verat-v
  - **Extremities**; with coldness of: aloe *Arn* aur aur-m **Bell** brom bry bufo *Cact* cadm-s calc camph cann-i cann-s chel chin cic cocc colch com dulc *Ferr* gels glon jug-r kali-br lach led lyc naja op phyt plb stram sulph
  - **Face**; with coldness of: thuj
  - **Feet**; with coldness of: alum am-c anac *Arn* ars bar-c bar-s *Bell Cact Calc* carb-an cina con *Ferr* ferr-ar *Ferr-p Gels* hell *Ip* kali-ar *Kali-br* laur mur-ac *Nat-c* nit-ac petr *Ph-ac* ptel sep squil sul-ac *Sulph* thuj zinc
    : **icy** coldness: cob-n
  - **Fingers**; with coldness of: ferr hell
  - **Forehead**; with coldness of: nat-ar
  - **Hands**; with coldness of: arg-n ars asaf asar aur-i bar-c bell calo hell iod *Ip Kali-br* lact lyc *Nat-c* nat-m petr ph-ac ran-b sep sulph sumb
- **constipation**; during: verat
- **contradiction**, from: cop lap-la
- **convulsions**; before epileptic: *Caust*
- **coryza**; during: am-m anac **Arum-t** *Bell* calc graph hell jatr-c lach lyc mag-m nux-v phos
- **cough** agg; during: am-c ant-t arn *Ars* carb-v ip *Sulph*
- **descending** to toes: *Calc-p*
- **diarrhea**; during: *Apis Arn Bell Borx Bry* hell kali-br ox-ac rhus-t
- **dinner**:
  - **after** | **agg**: alum bell berb caust cycl graph mag-m phel tub
  - **during** | **agg**: grat nat-c nux-v sars
- **eating**:
  - **after**:
    : **agg**: alum alum-p anac bell berb canth carb-v caust clem cycl graph *Hyos Kali-c* laur *Lyc* mag-m nux-v *Petr* phel phos
    : **hot food**: mag-c
  - **soup** | **agg**: phos
- **epistaxis** | **amel**: bufo coff *Psor*
- **exertion** agg: berb con
- **flushes** of: aesc aeth alum-p alum-sil alumn am-m ant-t arn ars arum-t aur aur-i aur-s bar-c bism cact cadm-s calc-ar calc-p calc-s calc-sil cann-s carb-v cench cic clem cocc colch corn dig *Ferr Ferr-ar* ferr-p *Glon Graph* grat hell hep hipp *Kali-c* kali-p kali-s lach lact laur led mag-c mag-m mag-s mang mosch nat-m nat-p

- **flushes** of: ...
  nat-s oena phos psor ptel rhus-t sang *Sep* sil *Sulph* tab tarent tub verat xan zinc ziz
  - **epistaxis**; with: carb-v
  - **headache**; before: lac-f
  - **menopause**; during: glon sulph
  - **perspiration**; after: nat-p
  ▽ **extending** to:
    : **Stomach** (↗*GENE - Heat - flushes - extending - downward*): *Sang*
- **fright**; after (↗*MIND - Ailments - fright*): Ph-ac
- **grief**; from (↗*MIND - Ailments - grief*): Ph-ac
- **headache**:
  - **after**: nat-c
  - **before**: lac-f
  - **during** (See accompanied - head)
- **heart**:
  - **oppression** of heart; during: glon
  - **palpitation** of; with: coloc iod
- **heat**; with (See accompanied)
- **hot**:
  - **body**:
    : **fell** forwards; as if a: kali-c
    : **Forehead**; as if in: kali-c
  - **iron** around head; as if from a hot: *Acon*
  - **vapor** rising up; sensation as if hot: bufo
  - **water**: all-c indg
    : **thrown** on scalp and penetrating to brain; as from hot water: peti
- **laughing** agg: ther
- **lying down**:
  - **agg**: arn ars jug-r
  - **amel**: kali-c nat-c *Phos* rhus-t
- **menopause**; during: *Sulph*
- **menses**:
  - **after** | **agg**: ferr ferr-i iod
  - **before** | **agg**: alum apis bell *Calc Con Crot-h Ign Iod* ip *Lyc* petr *Thuj*
  - **during** | **agg**: *Apis Arn Bell* **Calc** calc-i carb-an caust cham chin *Ferr-p Ign* ip *Kali-i* lach lyc mag-c mag-m mag-s nat-m nat-s nux-m petr sulph
- **mental exertion**:
  - **agg**: anac aur aur-ar berb **Cact** calc *Con Sil*
  - **amel**: cham
- **motion** agg: calc
- **music** agg: **Ambr**
- **pain** in abdomen; from: grat
- **painful**: sep
- **pale** face, with: ambr puls thuj
- **periodical**: calad
- **pressure**:
  - **amel**: arg-n carb-ac hydr nux-v
  - **hand**; of | **amel**: nux-v
- **raising** head agg: calc
- **reading** agg: nat-s
- **redness** of face; with (See accompanied - face - redness)
- **riding** agg: lyc

258   ▽ extensions | O localizations | ● Künzli dot

Head

Heat – rising

- **rising**:
  - **agg**: bar-c calc mag-s
  - **amel**: carb-an kali-c sulph
  - **stooping**; from | **agg**: grat nat-c
- **rising up**: aeth borx calad canth cycl gamb ign kali-c *Lil-t* lyc *Mang* nat-s plb rheum rhus-t
  - **abdomen**, from: alum cann-s indg kali-c mag-m nat-s plb
  - **back**, from: phos
  - **chest**, from: acon glon *Lil-t* lyss mill *Phos* sulph
- **room**; when entering a: am-m mag-m
- **scratch**; must: mez
- **sensation** of: am-m chel graph hell ip laur lyc mag-c mag-m mang phos plb *Rhod* sabad *Stront-c* thuj valer zinc
- **sewing**, while: petr
- **sitting agg**: canth merc nat-c ph-ac spong
- **sleep**:
  - **amel**: laur
  - **before**: alum coc-c sulph
  - **during**: aloe bell
  - **siesta**:
    after | **agg**: clem cycl rhus-t
- **sleepiness**; with: kreos stann stront-c
- **sneezing** | **amel**: lil-t
- **speaking**, by: ph-ac phos
- **spot**, in small: carb-v con mez
- **standing**:
  - **agg**: alum canth
  - **amel**: phos
- **stool**:
  - **after** | **agg**: bell lyc nat-t
  - **urging** to | **during**: clem mag-m ox-ac
- **stooping agg**: kali-c petr valer
- **storm**; on approach of a: nat-c
- **stove**; of | **agg**: bar-c *Glon Phos* puls spig
- **thinking** of it agg: hell
- **toothache**, with one-sided: am-c sil
- **touched**; cannot bear to have it: *Cina*
- **transient**: agar arn cann-i mag-m sulph tab valer
- **urination** agg; during: *Sep*
- **vapor**, as from warm: bufo ol-an
  ○ **Brain**: ant-t arg-met bufo nux-m op sars sul-ac sulph
- **vertigo**:
  - **after**: aeth
  - **during** (See VERT - Accompanied - head - heat)
- **waking**:
  - **before**: hyper
  - **on**: arn calc chel lyc nat-m phos sil spirae stann *Sulph* tarent til
- **walking**:
  - **agg**: borx glon indg mez nit-ac *Phos* sep stront-c

Heat – Forehead

- **walking**: ...
  - **air**; in open:
    agg: plb
    amel: *Phos Sulph*
- **warm** room agg: **Apis** *Ars Calc-s Carb-v* caust *Coc-c* ferr-i grat indg *Kali-s* lyss mag-m nat-c nicc *Phos* **Puls** ran-s **Sulph**
- **wine**:
  - **agg**: lyc nux-v petr
  - **as** from: rhus-r sabad
- **writing agg**: aran borx kali-c ran-b
  ▽**extending** to | **Toes**: *Calc-p*
  ○**Brain**: am-c bell cann-xyz hydr-ac hyos kali-c nux-v phos
  - **boiling** heat: acon bell canth glon med *Phos* verat
  - **swallowing agg**: form
- **Forehead**: *Acon* aeth allox *Alum* alum-p am-m ang ant-c ant-t **Apis** *Arn Ars* ars-s-f arum-d arund asaf asar aur-m bad bapt bart **Bell** brom calc calc-s calc-sil camph canth carb-an *Carb-v* carbn-s caust cham chel chin chinin-ar cic cimic cinnb clem coc-c cocc colch coloc croc crot-h cupr cupr-act cupr-ar cycl digin dor elat euph euphr eupi ferr-i ferul fl-ac form gels gins *Glon* gran graph grat gymno hell hep hydr hyos ind indg ip jatr-c kali-ar kali-bi kali-c kali-i kali-n kali-p *Kali-s* kali-sil kreos lac-f *Lach* lact laur led lob-s lyc mag-m mag-s manc merc merc-c *Mez* nat-ar *Nat-c* nat-m nat-p nicc nit-s-d *Nux-m* **Nux-v** ol-an op petr ph-ac phel *Phos* phys pic-ac ptel *Puls* pycnop-sa ran-b rat rhus-r *Rhus-t Sabad* sapin sedi senec sep sil sin-n spong *Stann* staph *Stram Sulph* sumb tarax tarent tax tell thuj til tub-a vario verat viol-o zinc zinc-p
  - **morning**: am-m ant-c ant-t cycl indg kali-n vac
  - **forenoon**: calc carb-an nat-c thuj
  - **noon**: zinc
  - **afternoon**: chinin-s ip nicc sep spong
  - **evening**: canth gran hell ip lyc mag-m nat-c ran-b sep
    writing agg: *Ran-b*
  - **night**: ang ph-ac staph til
  - **alternately** in either protuberance: lact
  - **alternating** with | **coldness** of forehead: spig staph
  - **chill**:
    after: caust
    during: acon ars cham lyc
  - **chilliness**; during: acon asaf asar sep
  - **cold**:
    air | **amel**: alum **Apis** *Phos*
    touch; but cold to: mag-m
  - **coldness** of:
    Extremities: chin
    Hands and feet: camph
  - **dinner**; after: alum caust *Cor-r*
  - **headache**; during: sil
  - **walking** agg: digin mez

Head

- **warm**:
  - **flowing**; sensation of warm:
  - **Eyes**:
  - **Above | left**: nit-ac
  - **water** trickled down inside; as if warm: glon
  - **wind**; as from warm: staph
- **warmth** in middle of forehead, then coldness as from draft of air; feeling oflaur
- **writing** agg: kali-c ran-b
○ **Side** of: ph-ac
- **Occiput**: *Acon* aesc agar apis arn aur aur-m-n bapt bell brom camph cann-i cann-s cann-xyz carb-v chlf cic cina cinnb coc-c *Con* dig fl-ac glon indg jatr-c kalm lob manc med merc-i-f *Nat-m* nat-s nit-s-d nux-m ph-ac phel *Phos* pic-ac puls rhus-r rhus-t sep *Sulph* sumb tarent thuj verat verat-v *Zinc*
  - **morning**: sulph
  - **evening**: sumb
  - **accompanied** by | **Forehead**; coldness of (See Coldness - forehead - accompanied - occiput)
  - **diarrhea**; during: bell *Zinc*
  - **excitement** agg: *Con*
  - **flushes** of: aesc lach sumb
  - **walking** in open air | **amel**: sulph
  - **warm** room agg: coc-c sulph
- **Scalp**: anh *Bell* camph cann-s samb
- **Sides**: am-m calc caust cinnb cycl kali-bi petr phel pic-ac tarent til
  - **one**: kali-c
  - **right**: kali-c
    - **evening**: am-m
  - **flushes**; in: kali-bi
- **Temples**: berb bond euph glon hura ign lyc med *Merc* merl nat-n ol-an phel podo upa
  - **cold** cheeks, with: berb
- **Vertex**: *Acon* agar arn ars *Aur Benz-ac Calc* calc-s camph carb-an carbn-s caust cham chel *Cimic* coc-c *Con* corn *Crot-c Daph Eup-per* eupi *Ferr-p* frax *Glon Graph* grat helo helon hep *Hyper Kali-i* lac-f **Lach** laur lepi mag-s *Med Merc-i-r Mez Mur-ac* nat-c nat-m nat-p *Nat-s Nux-m Ph-ac Phos Pic-ac* podo ptel rhus-r sabad *Sulph* tarent thea tub
  - **morning**: podo
  - **night | 23 h: Merc-i-r**
  - **chilling** heat: caust
  - **cold** applications | **amel**: sulph
  - **grief**; from: *Calc Ph-ac Phos*
  - **hand** were applied, when: lac-v
  - **menopause**; during: carb-an cimic croc **Lach** *Sulph*
    - **prolapsus**, with: *Lach* sep
  - **menses**; during: ferr-p *Nat-s Sulph*
  - **pressure | amel**: eup-per
  - **red** hot iron; as if: crot-c
  - **sensation** of: hep nat-c nux-m phos tarax
  - **spots**, in: *Arn Graph Mez*
  - **thinking**, while: *Nat-s*

Heat − Vertex: ...
- **warm** applications | **amel**: *Kali-bi Kali-i*
- ▽ **extending** to:
  - **left** side of head and face: lac-f

HEATED; when becoming | **agg**: *Acon* am-c aml-ns ant-c *Bell Bry* calc caps *Carb-v Glon* ign ip lyc nit-ac sel sil *Staph* thuj verat-v zinc

HEAVINESS (✓*Pain - pressing pain):* abrom-a acet-ac *Acon* aesc aeth *Agar* agn ail all-c allox aloe *Alum* alum-p alum-sil am-be am-c *Am-m* ambr aml-ns anac anan anemps ang ant-t **Apis** apoc aran *Arg-n Arn Ars* ars-i arum-t asaf asar asc-t (non: aur) aur-ar aur-i aur-m aur-m-n bapt bar-c bar-i bar-m *Bell* berb bism borx bov brom bros-gau *Bry* bufo buth-a *Cact Calc* calc-ar calc-i calc-p *Calc-s Camph Cann-i* cann-s *Canth Carb-ac Carb-an* **Carb-v Carbn-s** *Card-m* castm caust cedr *Cham Chel* **Chin** chinin-ar *Chinin-s* cic cimic cinnb *Clem* coc-c coca cocc coff *Colch* coloc *Con* cop *Corn* croc *Crot-c Crot-h Crot-t Cupr* cycl *Dig* dios *Dros Dulc* echi *Elaps* eup-per euphr eupi ferr ferr-ar ferr-i ferr-p fl-ac form *Gamb* **Gels** gins *Glon* glyc gran graph grat guare guat gymno haem *Hell* hell-o hep hipp hist hura hydr hydr-ac *Hyos* hyper *Ign* indg iod *Ip* iris jatr-c kali-ar *Kali-bi* kali-br kali-c kali-i *Kali-m Kali-n Kali-p* kali-s kreos lac-ac (non: lac-c) *Lach* lachn *Lact Laur* led lil-t lob lob-c lol *Lyc* m-aust *Mag-c Mag-m Mag-s* manc mand *Mang* mang-act med meli *Meny* meph *Merc* merc-i-f merc-i-r *Merl* mez morph mosch **Mur-ac** muru murx naja *Nat-ar Nat-c* **Nat-m** *Nat-p* nat-s *Nicc* **Nit-ac** nux-m **Nux-v** ol-an *Olnd* onos *Op* oreo osm paeon par *Petr Ph-ac Phos* phys phyt **Pic-ac** pip-m plan plat *Plb* prot prun ptel *Puls* pycnop-sa ran-b ran-s rat *Rheum* rhod *Rhus-t* ruta *Sabad Sabin* sang *Sars Sec* sel *Seneg Sep Sil* sol-ni sphing spig *Spong* squil *Stann Staph* stram *Stront-c Sul-ac* sul-i *Sulph Tab Tarax Tarent* tell ter thea ther *Thuj* til tub tub-r ust v-a-b valer verat verat-v verb viol-o *Viol-t* vip *Zinc* zinc-p zing
- **morning**: acon agar alum alum-p am-m ars art-v arum-d arum-t berb bov bry calc calc-sil calen *Carb-an* castm chel chin chinin-ar cimic clem coca com con corn croc dirc eupi gamb hell hydr hyper indg kali-c kali-n kali-p kali-s kalm *Lach* lyc mag-m mang mez nat-m nat-s nicc **Nux-v** op ox-ac paeon pall *Petr* phos phys phyt pic-ac plb ruta sabin sars sep sil sin-a sol-t-ae spig sul-ac sulph tarent tell verat verat-v znc zinc-p
- **rising**:
  - **after | amel**: kali-i mag-s *Nat-m* nicc
  - **agg**: am-m anac ang arn aur aur-ar bell caj clem coc-c coff hell hipp hura kali-bi kali-i kali-p mag-c mag-m mur-ac nat-m nicc phos rhod sep stront-c sulph tong verat
- **waking**; on: allox ant-t bar-c bell bry calc calc-p cann-i cham chin croc crot-t euphr ferr fl-ac ip lach lil-t lyc mag-s mang nat-m nicc nit-ac phos rhus-t sol-ni squil *Tarent* tong (non: uran-met) uran-n verat
- **forenoon**: ars indg lipp mag-m mang sabin sil verat
  - **10-11 h**: sphing

Head

Heaviness – forenoon

- **night**; until: sil
- **afternoon**: all-c alum am-c *Arg-n* bry bufo cham chel chinin-s ferr gamb gels hyper indg jug-r kali-i kali-n lact mag-c mag-m mang murx nat-c nicc nit-ac pall puls sil
  - **13-14 h**: sulfonam
  - **16 h**: *Mang*
  - **16-17 h**: allox
- **evening**: alum-sil ambr apoc arg-n ars bar-c bar-s bov bufo cedr chinin-s coloc digin ferr fl-ac hydr-ac kali-i kali-n kalm laur lith-c lyc mang phos plan rumx sep sin-a *Stann* sulph tarent zinc zinc-p
- **night**: arg-n carb-an kali-i kali-n lil-t mez nit-ac sil tarent til
  - **waking; on**: chel cic mez nat-c til
- **accompanied** by:
  - **heat** of head (See Heat - accompanied - heaviness)
  - **vertigo** (See VERT - Accompanied - head - heaviness)
  - **Hair** being pulled; sensation of the: allox
- **air**; in open:
  - **agg**: laur lil-t
  - **amel**: ant-t **Apis Ars** carc caust clem ferr-i gamb hell hydr mang mosch nicc phos *Puls* tab tub-r zinc
- **alternating** with:
  - **clearness** of mind: lacer murx
  - **Leg**; pain in (See EXTR - Pain - leg - alternating - head)
- **ascending**, on: meny rhus-v
- **back** and limbs:
  - **pain** in; with: apoc
  - **and** drowsiness: gamb
- **balancing** sensation, as if falling: lap-la
- **bandaged**; as if tightly (= enveloped): allox
- **beer**; after: chel
- **bending**:
  - **head**:
    - **backward** | **amel**: *Cocc* ph-ac
    - **forward** | **agg**: con nat-m ph-ac
- **blood**, as if too full of: *Glon* ign lil-t
- **breakfast** agg; after: carbn-s
- **chill**:
  - **after**: dros
  - **during**: dros kali-n sulph
- **coffee**; strong | **amel**: corn
- **cold**:
  - **air** agg: carb-an
  - **amel**: chinin-s
- **cold**; after taking a: dulc
- **congestion**, as from: dig
- **cough** agg; during: euphr tax
- **daily**: nat-m sil
- **darkness**:
  - **agg**: sil
  - **amel**: brom
- **descending**, on: meny

Heaviness – lying

- **dinner**:
  - **after** | **agg**: am-c euphr gins kali-i mag-s nat-c nux-v tab
  - **amel**: carb-an
- **drinking**, as if had been: acon agar bell cocc dulc kali-n lach laur sabin
- **dull**: apoc caj calc fl-ac glon nat-s phys rumx verb
- **eating**:
  - **after** | **agg**: am-c bry carb-an castm cedr euphr gins graph grat guar (non: jug-r) kali-i mag-c mag-s nat-c *Nat-m* nux-v op *Phos* sin-a tab
  - **while** | **agg**: aeth op
- **epistaxis** | **amel**: dig
- **exertion** agg: calc
- **exertion** of eyes, on: mur-ac
- **exhaustion**; with: kali-p
- **falls** (↗*Falling*):
  - **backward**, head falls: ant-t borx camph chin kali-c laur mur-ac op phel
  - **down**, as if brain would fall: alum bell berb hipp
  - **forward**:
    - **brain** would fall; as if: carb-an laur rhus-t sul-ac
    - **head** would fall; as if: agn alum bar-c berb chel cub hipp kali-c nat-m op par phos plb rhus-t sul-ac sulph tab viol-t zinc
    - **side**, to: arn
  - **side**; as if head would fall to one: anan bry fl-ac phel
- **hands**, must lift head with: eup-per
- **headache**; from: lyc
- **heat**:
  - **after**: tarent
  - **during**: ars calc caust dig sep thuj
  - **from**: com hell
  - **sun**; of the | **agg**: abrom-a brom hipp nat-c
- **holding** head erect, on: dros tarax
- **lead**; like: carb-v cimic sep sil
- **lean** on something, desires to: *Bell* gymno staph
- **lift**; difficult to: eup-per *Gels*
- **light**; from:
  - **candlelight** | **agg**: bov
  - **strong** light | **agg**: cact
- **looking**:
  - **sideways**, while: agn
  - **steadily**:
    - **agg**: mur-ac
    - **amel**: sabad
- **lying**:
  - **agg**: am-c bov *Glon* mag-c merc nicc nux-m puls sep *Sulph Tarax*
  - **low**; as if head had been too: *Phos*
  - **amel**: manc *Nat-m* olnd rhus-t tell
  - **back**; on | **agg**: cact mez
  - **bed**; in | **agg**: am-c
  - **head high**; with the | **amel**: sulph
  - **side**; on:
    - **agg**: meny
    - **amel**: cact
    - **right** | **agg**: anan

261

- **menses**:
  - **after** | **agg**: all-s nat-m
  - **before** | **agg**: cimic crot-h ign
  - **colic**; menstrual: ant-t
  - **during** | **agg**: calc calc-i carb-an ferr-p *Ign Kali-c Mag-c* mag-m *Mag-s* nat-m nux-v zinc
- **mental** exertion agg: *Calc* crot-h ferr-i lyc **Nat-c** nat-m **Ph-ac Phos** sulfonam
- **motion**:
  - **agg**: abrom-a acon arg-n aur-s bism bov *Calc* canth colch fl-ac lyc phys plat *Sars Stann Sulph* thuj
  - **amel**: caj com mag-c mosch stann
  - **eyes**; of | **agg**: bry chin nux-v *Rhus-t*
  - **head**; of | **agg**: calc indg sars spig
- **noise** agg: abrom-a
- **old** people; in: bar-m
- **painful**: cic gran hell nicc olnd sabad verb
- **paroxysmal**: nat-m
- **perspiration**:
  - **amel**: nat-m
  - **during**: *Ars* caust eup-per
- **pressed** forward:
  - **brain**:
    - compressed; feels: hyper
    - forward; as if brain were pressed: bry canth laur thuj
    - weight on brain; like a: chel nux-v pall sil
  - **head**; like a weight on: cocc phel pycnop-sa
- **pressure** | **amel**: agav-t ail **Cact** camph cop mur-ac nat-m sabin
- **raising**:
  - **head**:
    - **agg**: calc dros ign op spong sulph
    - **amel**: bry
- **reading** agg: bry *Calc* crot-t pimp sin-a
- **riding** agg: phyt
- **rising**:
  - **agg**: am-m ang aur aur-s bapt calc hura iod olnd sulph tarax viol-t
  - **amel**: calc con laur nicc
  - **stooping**; from | **agg**: grat mag-s sulph viol-t
- **sewing**, while: petr
- **shaking** the head; on | **amel**: gels
- **sitting**:
  - **agg**: aeth alum ang ars bism caust chin cic manc merc olnd squil *Sulph*
  - **amel**: sulph
  - **bent** forward | **agg**: **Con**
  - **erect** | **agg**: alum con
- **sleep**:
  - **amel**: laur
  - **loss** of sleep; from | **as** from loss of sleep: zinc
  - **siesta**:
    - **after**:
      - **agg**: bov bry mag-c rhus-t
- **smoking** agg: ferr-i gels
- **sneezing** agg: seneg
- **standing** agg: alum ars bov calc caust kali-c lob-c mag-c manc nicc plb
- **stool** agg; after: apoc
- **stooping**:
  - **after** | **agg**: calc
  - **agg**: acon alum alum-p bell *Berb* bov bry camph *Carb-an* colch con fl-ac grat hell hyos ign indg kali-bi kali-i laur nat-m nicc nit-ac *Nux-v* petr *Ph-ac* phos plat **Puls** rhus-t senn spong sul-ac *Sulph* tab urin
  - **amel**: dros ign tarax viol-t
- **supporting** head (See lean)
- **swallowing** agg: kali-c
- **talking** agg: abrom-a *Ambr* cact ign nat-m sulph wies
- **thinking** of it agg: *Hell*
- **urination**; copious | **amel**: fl-ac **Gels**
- **vertigo**; with (See VERT - Accompanied - head - heaviness)
- **vexation**; after: mag-c
- **waking**; on: allox bar-c bell bry calc calc-p cann-i cham chel chin cic con crot-t euphr ferr fl-ac ign lach lil-t mag-s nat-c nat-m nicc nit-ac rhus-t sep sol-ni sol-t-ae squil sulph tarent til verat
- **walking**:
  - **agg**: hell hipp kali-bi laur puls rheum rhus-t spong sulph thea
  - **air**; in open:
    - **after** | **amel**: bov bufo-s
    - **amel**: hydr
  - **amel**: kali-bi mag-c
- **warm**:
  - **room**:
    - **agg**: **Apis Ars** chinin-s ferr-i hydr laur merc paeon *Phos* rhus-t
    - **closed**: abrom-a
- **washing** | **amel**: mag-c phos
- **wine** agg: rhus-t
- **wrinkling** forehead amel: phos
- **writing** agg: *Calc* ferr-i gent-l lyc
- ○ **Brain**: acon bry form hyper mag-c sang sil thuj
- **Forehead**: Acon Aesc aeth agar ail all-c all-s allox *Aloe Am-c Am-m* amph amyg ang *Ant-c* ant-t apis apoc arg-met arg-n arn ars *Ars-i Ars-s-r* arum-t asaf asar aspar aur-m-n *Bapt* bar-c bar-m bar-s *Bell* berb *Bism Bov* brom **Bry** bufo *Calc* calc-s calc-sil camph cann-i cann-s cann-xyz canth *Carb-an* carb-v carc cere-b *Cham* chel chinin-s *Cic* cinnb cist clem *Coloc* con conv crot-c crot-h crot-t dig dulc elaps ferr ferr-ar ferr-i ferr-p fl-ac gamb *Gels* gins glon gran grat haem ham hell hep hipp hura hydr hyos *Ign* indg ip jac-c jac-g jatr-c kali-bi kali-c *Kali-i* kali-m kali-n kali-p kali-s kali-sil kreos lac-c *Lac-d* lac-f lach lap-la laur led lil-t lith-c lyc *Mag-c Mag-m* mag-s mang merc merc-i-r mur-ac musa naja nat-ar nat-c *Nat-m* nat-p nicc nit-ac nit-s-d nux-m *Nux-v* olnd op *Ox-ac* pall pana paull phos phyt pic-ac plb prun-p psil *Puls* pycnop-sa rhod *Rhus-t* ruta sabin sars sep *Sil* sin-a sol-ni spira *Stann* staph stict stront-c sulfonam *Sulph* sumb tarent tax tell thea verat zinc zinc-p
  - **left**: nat-m
  - **morning**: am-m ars-s-f arum-t chin indg kali-sil nat-m nicc ox-ac pall sin-a sulph verat

Head

Heaviness – Forehead

- **morning**: ...
  : **rising** agg; after: ang
  : **waking**; on: bell calc nat-m
- **forenoon**: carb-an gamb *Mang* nicc sarr sars
- **noon**: sulph
- **afternoon**: am-c chel chinin-s kali-i mag-m mang nicc pall sil
  : **16 h**: *Mang*
- **evening**: alum-sil ars-s-f coloc lith-c mag-m nat-m sulph
  : **menses**; during: zinc
- **air**; in open | **amel**: carc mang
- **all** would come out, as if: acon kreos mag-s
- **brain** were packed in front; as if: equis-h
- **concentrate**; on attempting to: pic-ac
- **dinner**; after: sars
- **eating**; after: aeth am-c mag-c
- **heat** of the sun agg: *Brom* nat-c
- **menses**:
  : **after** | **agg**: *All-s*
  : **beginning** of menses; at the | **amel**: *All-s*
  : **during** | **agg**: zinc
- **mental** exertion agg: calc
- **motion** agg: *Bism* chlol fl-ac
- **pressure** | **amel**: mur-ac
- **reading** agg: calc
- **sleep**; as from loss of: nat-m tell
- **standing** agg: mag-c
- **stone** lay there, as if: bell ruta
- **stooping** agg: acon *Carb-an* psil rhus-t tell
- **waking**; on: bell sulph
- **walking** agg: camph con sulph
- **weight**:
  : **pressed** forward in head, must hold head upright; as if a weight: *Acon Rhus-t*
  : **sank** down in it: nux-v
- **writing** agg: *Calc*
o **Eyes**:
  : **Above**: aml-ns cist crot-c fl-ac gels glon kali-bi *Nat-m* sep sil tell
  : **looking** upward | **impossible** (↗*Pain - forehead - eyes - above - pressure so - pressing)*: carb-an
- **Frontal** sinuses: puls pycnop-sa
- **Occipit**: *Aesc* aeth *Agar* alumn ant-t apis aur aur-m-n aur-s bapt bar-c bar-m bar-s *Bell Bism* bov brom bros-gau *Bry* cact cain caj *Calc Calc-ar* calc-s *Cann-i* cann-s *Canth Carb-an* **Carb-v** *Carl* cham **Chel** chin chlf chlol cic cimic clem colch **Con** cop *Crot-h Dulc Eup-per Ferr* ferr-p gels gins graph hell hipp hydr ign indg kali-c kali-i kali-m kali-n kali-p kali-s kreos lac-ac *Lach* lact laur *Lyc* mag-m mang *Meph* merc-i-r *Mez Mur-ac* myric **Nat-m** nat-s nicc nit-ac nit-s-d nux-v onos *Op* paeon pert-vc **Petr** ph-ac phos pic-ac *Plb* podo prun psil psor ptel ruta sabin sec sel sep sil spig spong stann *Sulph* sumb tab tarax thuj til tril-p v-a-b verat zinc zinc-p
  : **morning**; cham **Lach** sep sulph
  : **menses**; during: mag-m
- **forenoon**: indg

Heaviness – Skull

- **Occipit**: ...
  . **afternoon**: ferr lact spong upa
  . **evening**: *All-c* bov kali-i
  : **bed** agg; in: dulc
  . **night**: chel mez
  : **lying** on back agg: mez
  : **raised** from pillow; as if it could not be: *Chel*
  . **accompanied** by | **vertigo**: guat
  . **bending** head forward agg: colch con ph-ac
  . **chill**; during: cann-i
  . **drawn** backwards; as if: *Alet* syph
  . **draws** eyes together: **Nat-m**
  . **exertion** agg | **eyes**; on exertion of: *Mur-ac*
  . **heat**: acon *Bell* hell sep
  : **sun**; of the | **agg**: *Brom*
  . **lead**, as if full of: kali-c kali-m *Lach* mur-ac op *Petr* spong
  . **lying**:
  : **back**; on | **agg**: bry cact
  : **side**; on | **amel**: cact
  . **lying** down:
  : **after** | **agg**: *Tarax*
  . **motion**:
  : **agg**: bar-c *Bism* chlol colch lyc thuj
  . **raise**:
  : **difficult** to: *Chel Lach* op sep
  : **pain** in occiput like a weight, must raise head with hands: *Eup-per* op
  . **rising** agg: aur tarax
  . **sink** backward; as if head would: bros-gau ign kali-c kali-m mur-ac op
  . **sitting** bent forward agg: *Con*
  . **step**, a jolt as if a weight were on occiput; at every: bell
  . **stooping** | **amel**: tarax
  . **swallowing** agg: kali-c
  . **waking**; on: bry cham hell **Lach**
  . **walking**:
  : **agg**: spong
  : **air** agg; in open: staph
  ▽ **extending** to:
  : **Arms**; down: nit-ac
  : **Downward**: nit-ac sep sulph
  : **Ear** to ear: ferr
  : **Forehead**: petr
  : **Nape**, into: sulph
  : **Shoulders**, to: bry
  : **Vertex**: petr
- **Sides**: aeth agar am-c amph arg-n bov *Cact* cedr coff con elaps eug grat hydr kali-c kali-i kalm lyc mag-m sabad sabin sin-n stann sul-ac tarent
  . **right**: aeth am-c arg-n bov cact elaps hydr kalm nux-v phos sabad sars
  . **left**: ham hydr kali-c lyc mur-ac sabin stann sul-ac sulfonam tarent
- **Skull**: tub-r

Heaving – Temples

- **Temples**: agar bell bism bov bros-gau cact carb-an cimic cinnb clem cortiso ferr glon kali-bi kali-i led nit-ac nit-s-d phyt pip-m rhus-t sabad sars sep stann sul-h tell zinc zinc-s
  - **right**: rhus-t
  - **left**: *Phos* psor
  - **weight** hung at both sides; as if a: agar rhus-t
- **Vertex** (↗*Pain - vertex - pressing*): acon aloe alum apis bry *Cact* camph cann-xyz canth chel con dig kali-n lach laur m-aust mag-c mosch murx ph-ac phel pic-ac rhus-t squil stann sulph thuj

HEAVING up and down sensation: bell con lyc

HEMORRHAGE:
○ **Brain** (See Cerebral hemorrhage)
- **Meninges**: pert

HOLD:
- **backward**: borx
- **hands**; holds head with (See Hands - holds)
- **headache**; during: petr
- **steady**; unable to hold: arn squil
- **up** head; unable to hold (↗*BACK - Weakness - cervical*; *VERT - Raising - head - agg.*; *Lean on*): abrot *Aeth* ant-t apis arn arum bapt bar-m bell *Calc-p* carb-v cham cocc con croc (non: cupr) cupr-s dig **Gels** glon hipp hyos kali-br lil-t lon-x lyc mag-c *Mang* mez nat-m nux-m nux-v nux-v olnd *Op* petr phel *Puls* rhus-t sabad sanic *Sil* sulph tab *Verat* zinc
  - **leaning** sideways all the time: cina
  - **weakness**; from: abrot aeth calc-p cocc nat-m sulph verat

HOLLOW (See Empty)

HORRIPILATION (See Hair - bristling)

HOT body; sensation of (See Heat - hot - body)

HYDROCEPHALUS: abrot acon am-c **Apis** apoc arg-n *Arn Ars* ars-i art-v atro-s *Aur* aur-ar aur-s *Bac* bar-c bell *Bism Bry* cadm-s **Calc** calc-i *Calc-p* calc-sil canth carb-ac caust *Chin* chinin-s cina coloc *Con* crot-h cupr cupr-act cypr cyt-l *Dig Ferr* ferr-i galv gels grat *Hell Hyos* ign indg *Iod* iodof *Ip* kali-br *Kali-i* kali-p lach **Lyc●** mag-m *Merc Nat-m* nux-v oeno *Op* ph-ac *Phos* plat podo *Puls* rhus-t samb sep *Sil* sol-ni spig squil *Stram Sulph* thuj toxo-g tub verat verat-v viol-t zinc zinc-br *Zinc-m*
- **accompanied** by:
  - **blindness**: apoc
  - **convulsions** (See GENE - Convulsions - hydrocephalus)
- **acute**: apoc cupr cyt-l hell merc *ac*
  - **measles**; after: merc
- **beginning** stage: toxo-g
- **cholera**; after | **children**; in: zinc
- **chronic**: art-v calc-i calc-p hed kali-i op zinc
- **diarrhea** agg; after:
  - **children**; in: zinc
- **long**, exhausting diarrhea: cypr
- **edematous**: hell
- **lies** with head low: apis merc sulph zinc

Hydrocephalus: ...
- **meningitis**; after: apis sol-ni sulph tub
- **perspiration**; with: merc
- **prenatal** therapy for the pregnant mother (See GENE - History - hydrocephalic)
- **scarlatina**; after: apis merc

HYPERESTHESIA:
○ **Cerebral**:
  - **children**; in young | **overstimulation** of the brain; from: cypr

INFLAMMATION:
○ **Arteries** of temples: ictod
- **Brain** (= encephalitis): *Acon* aeth *Ant-t* apis apoc arn ars arum-t bapt **Bell** *Bry* cadm-s calc calc-br calc-p *Camph* cann-s canth carb-ac *Carb-v* cham cic chinin-s chr-o cic cimic cina *Con* crot-h *Cupr* cupr-act cyt-l dig eberth echi gels glon *Hell* hydr-ac *Hyos* hyper ign influ iod iodof *Kali-br* kali-i kreos lach leptos-ih *Merc* merc-c merc-d mosch mur-x nux-v *Op* oreo ourl ox-ac par parathyr *Phos* phys plb puls pyrog rhus-t *Sil* sol-ni stram sulph toxo-g *Tub* verat-v vip zinc
  - **accompanied** by:
    - **fever**; intense: acon
    - **sleep**; deep: borx
    - **vertigo**: bell
  - **benign**: raja-s
  - **children**; in: parathyr toxo-g
  - **ear** discharge; from suppressed: stram
  - **eruptions**; after suppressed: cic
  - **injuries**; after: acon *Arn* bell *Hyper* nat-s sil
  - **sopor**; with (See accompanied - sleep)
  - **tubercular**: *Apis Bac* bell bry calc *Calc-p* cocc *Cupr-cy* dig glon *Hell* hyos iod *Iodof* kali-i op stram *Sulph* tub *Verat-v* zinc zinc-o
  - **vaccination**; after: acon
○ **Base** of brain: *Cupr-cy* dig hell iod sec tub *Verat-v*
  - **ear** discharge; from suppressed: stram
  - **Cerebrospinal**: *Agar* ail *Apis* arg-n atro **Bell** bry *Cic Cimic* cocc *Crot-h Cupr-act* cyt-l echi *Gels* glon *Hell* hyos ip kali-i nat-s op oreo phys sil stram sulph verat-v zinc *Zinc-cy*
  - **Medulla** oblongata: chinin-s
    - **accompanied** by | **vision**; loss of: chinin-s
- **Mastoid** (See EAR - Caries - mastoid)
- **Meninges** (= meningitis) (↗*FEVE - Cerebrospinal*): acon aesc-g agar am-c *Apis* arg-n *Arn* ars bapt **Bell** *Bry* bufo cadm-s *Calc Calc-p* canth carb-ac cham cic *Cimic Cina* Cocc *Crot-h* cupr diph dulc echi *Gels Glon* **Hell** helo-s *Hipp Hippoz Hyos* hyper ign influ iodof ip *Kali-br Lach* lachn leptos-ih lyc mag-p med meningoc *Merc* merc-d *Nat-m* nat-s *Op* oreo *Ox-ac* parathyr *Phos* Plb pyrog *Rhus-t* sec *Sil* sol-ni staphycoc **Stram** *Sulph* **Tarent Tell** toxo-g tub tub-a verat verat-v **Zinc** zinc-cy
  - **abacterial**: coxs

Head

Inflammation

- **Meninges**: ...
  - **accompanied** by:
    - **cold** feeling: am-c
    - **hemorrhage**: canth
    - **hiccough**: *Arn*
    - **influenza**: tub-a
    - **pulse**; slow: am-c cupr-cy
    - **sharp** stinging pain: apis
    - **strabismus**: tub
    - **urine**; pale, clear: bell hyos lach phos
    - **vertigo**: arn
    - **vomiting**: leptos-ih
    - **Bladder** irritation: canth
    - **Face**; redness of: apis
    - **Head**; pain in: leptos-ih
    - **Jaw**; chewing motion of (See FACE - Chewing - accompanied - meningitis)
    - **Tongue**:
      - **paralysis** of tongue: *Hydr-ac*
      - **protruding**: *Apis Hydr-ac*
      - **swelling**: *Lyc*
      - **white** discoloration of the tongue | **yellowish** white: *Gels*
  - **acute**: zinc-s
  - **children**; in young: Gels toxo-g
  - **injuries**; after mechanical: arn
  - **serous**: apis
  - **spinal** meningitis (See BACK - Inflammation - membranes)
  - **suppurative** | **coma**; with (See MIND - Coma - meningitis - suppurative)
  - **traumatic**: hyper
  - **tubercular**: apis bac *Calc Iod* iodof *Lyc Merc* nat-m *Sil Sulph Tub Zinc*
    - **coma**; with (See MIND - Coma - meningitis - tubercular)
  - **warm** application agg: apis
- ○ **Ear** discharge; from suppressed: merc stram
  - **Ear**; from inflammation of the (See EAR - Inflammation - media - followed - meningitis)
- **Periosteum** (= periositis): *Aur Aur-m* calc-p *Daph* **Fl-ac** *Kali-i* led *Mang Merc Merc-c* **Mez** *Nit-ac* **Ph-ac** *Phos* puls *Rhod Rhus-t Ruta* sars *Sil Staph*
- **Scalp** and skull; between: sil
- **Sinuses**; frontal: hippoz med

INJURIES of the head; after (↗ *Concussion; Pain - brain - injuries):* am-pic anac apis **Arn** bell *Calc* calen carc cedr chin *Cic Cocc* con *Fil* glon *Hell* hep *Hyos* hyper *Kali-p* lach **Led Lob** mang meli meny merc *Nat-m* **Nat-s** *Op* petr ph-ac puls *Rhus-t Sil* stram sul-ac sulph symph *Teucr* verat zinc
- **children**; in | **delivery**; from (↗ *Cephalhematoma):* nat-s
- ○ **Scalp**: calen

INTOXICATION (↗ *MIND - Confusion - intoxicated - as after; MIND - Stupefaction):* lac-c lach naja *Nat-m* nit-ac **Nux-v** *Op* par ph-ac *Pip-m* psor ptel *Puls* rhod *Rhus-t* samb spig sul-ac tarax valer vip

Itching

Intoxication: ...
- **as** from (↗ *MIND - Confusion - intoxicated - as after; MIND - Stupefaction):* Absin acon aesc *Agar Ail* aloe am-c anac *Apis* aran arn ars asc-t *Bapt* bell berb bry cann-i carb-an *Carb-v* carbn-s caust chel chin cocc croc crot-t cycl euphr eupi gels *Glon* graph *Hell* hydr-ac iod kali-bi kali-n kreos laur mag-m mentho mez naja nat-c *Nat-m* nit-ac nux-m **Nux-v** *Op* par ph-ac *Phos Pip-m* psor ptel **Puls** *Querc* rhod *Rhus-t* samb sep spig sul-ac *Sulph* tanac tarax valer xero zinc

IRONING agg: *Bry* phos sep

IRRITATION: lap-la
○ **Brain**: absin agar
- **dentition**; during: sol-ni
- **Meninges**: phys
  - **accompanied** by | **Muscles**; stiffness of: phys

ITCHING of scalp: abrot acon *Agar* agn *Alum* alum-p alum-sil alumn *Am-c Am-m* ammc anac anag anan *Ant-c Apis* aq-pet arg-met arg-n arn ars ars-i ars-s-f arund asar aur aur-ar aur-i aur-s bad **Bar-c** bar-s bell benz-ac berb bond borx *Bov* bry **Calc** calc-i calc-p **Calc-s** calc-sil calen canth caps *Carb-ac Carb-an Carb-v* **Carbn-s** *Caust* cench cham chel chin *Clem* cob cob-n cod coff coloc com con corn *Crot-h* crot-t cupr-ar *Cycl* daph dig *Dros* elaps eup-pur fago ferr ferr-ar ferr-i ferr-p *Fl-ac* Form gels **Graph** grat *Hep* hera hura ind iod ip jug-c jug-r *Kali-ar* kali-bi kali-c kali-chl kali-i kali-n kali-p *Kali-s* lach *Laur* led **Lyc** m-arct mag-c mag-m manc *Med* menis meph *Merc* merc-c merc-d *Merc-i-f* merc-sul **Mez** mosch mur-ac **Nat-m** nat-s nit-ac nux-v ol-an *Olnd* paeon par ped pen *Petr* ph-ac *Phos* pic-ac plan psor puls ran-s rat rhod rhus-t *Ruta Sabad* sarr *Sars* sel seneg *Sep Sil* spig spira *Spong Staph* stront-c stry *Sul-ac* sul-i **Sulph** tab tarax *Tarent Tell* ther thuj til verat vichy-g vinc wies yuc zinc zinc-p zing
- **daytime**: hydr *Olnd*
- **morning**: *Agar* bov hipp *Kali-c* kali-p kali-s lyc lyss mag-c meph ol-an plan seneg staph *Sulph* zinc zing
- **forenoon**: mag-c sabad
- **afternoon**: aq-pet fago sep
  - **14** h: chel
- **evening**: agn aq-pet arg-n calc calc-p *Carb-v* chinin-s *Cycl* mag-c mez ph-ac rhod *Sel* sep staph *Sulph* ther
- **night**: agar ars aur-s *Calc* cob cupr-ar hyper kali-p *Mez* nuph *Olnd*
  - **midnight**:
    - **after** | 3 h to 5 h: kali-p
  - **accompanied** by | **pricking**: cycl
- **biting**: agar agn arg-n *Mez* puls rhus-t staph thuj verat vinc wies
- **bleeds**; must scratch until it: alum bov carb-an mur-ac *Sabad*
- **burning**: ars berb *Calc* calc-s caps dros *Hep* kali-c *Mez Ruta* sabad *Sil* spirae vinc
- **cold** agg; becoming: ars sulph
- **corrosive**: ars caps con ruta sep staph
- **crawling**: *Arg-n* lach led sil

Itching / Head / Jerking

- **eruptions**: clem *Olnd* sil staph *Sulph*
  - **without**: ars-i
- **headache**; after: sep
- **intense** (See violent)
- **internal**: *Carb-v* dig sabad sep tarax
- **lice**; as from: bov caps laur led merc mez *Olnd* rhod ruta sabad staph sulph
- **lying** agg: mez
- **painful**: ars
  - **scratching**; after: petr
- **perspiring**: *Ars* sabad
- **rubbing**:
  - **agg**: staph
  - **amel**: *Dros* nat-m
- **scratching**:
  - **after** | **not** amel: bov calc carb-an mur-ac sars
  - **agg**: Calc Lyc **Phos Sil**
  - **amel**: agar agn bar-c caps caust cench mag-c mez nat-m ol-an *Olnd* ph-ac ran-s ruta sabad sars *Sil* thuj
  - **changes** place after scratching: *Cycl Mez* sars staph
- **sleep**; on going to: agn
- **sore**: zinc
  - **scratching** agg; after: petr sil
- **spots**: sil zinc
- **stinging**: caust mez sars
- **stooping** agg: mang
- **sudden**: ph-ac
- **undressing** agg: ars
- **violent**: am-c anac crot-h hera merc-sul nuph rhod sabad
- **walking** in open air agg: calc *Rhus-t*
- **wandering**: bar-c mag-c mosch
- **warm**:
  - **bed** | **agg**: bov *Calc Carb-v* lyc *Mez* psor *Sil* staph *Sulph*
  - **exercise**; when warm from: **Lyc** sabad
  - **head** becomes; when: *Bov* mez sabad *Sanic* staph
- **weather**:
  - **rainy**: *Mag-c*
  - **wet** | **agg**: *Mag-c*
- ○**Forehead**: agar agn alum alum-p am-m ambr anac ars arund aur-m bell berb bov canth caps carb-an carb-v caust cham chel clem con croc fl-ac form gamb gels gran hura hyper jug-r kali-bi lach laur led lyc mag-c mag-m merc nat-m nux-v ol-an olnd pall ped petr phos pneu *Rhus-t* rhus-v samb sars sil spig squil *Sulph* tab tus-p verat vichy-g
  - **evening**: *Sulph* zinc
  - **air**; in open | **amel**: gamb
  - **burning**: *Kali-bi*
  - **corrosive**: con ph-ac
  - **dinner**; during: hep mag-c sulph
  - **menses**; itching eruption before: sars
  - **rubbing** | **amel**: ol-an samb tab
  - **scratching** | **amel**: bov mag-c squil

Itching of scalp: ...
- **Occiput**: *Am-c* ars borx calc calc-sil *Chel* cinnb fago iodof kali-c kiss mez paull sars *Sep* **Sil** *Staph* **Sulph** tell thuj
  - **morning**: *Sulph*
  - **evening**: sep *Staph* stront-c
  - **scratching**:
    - **agg**: *Staph*
    - **amel**: chel menth-pu ruta
  - **warm** room agg: fago sulph
- **Sides**: pall
  - **one** side: dig
  - **right**: mang sars
  - **left**: sil spig
- **Temples**: kali-p
  - **right**: graph
- **Vertex**: graph grat hyper ind manc mez mur-ac pimp sabad sep tell verat zinc
  - **headache**; during: verat

JAR agg: *Acon Arn* Bell *Bry Chin* cic glon *Hep* mag-m manc *Nit-ac* nux-v ph-ac phos phyt ruta sang sep sil ther

JARS; old: glon

JERKING of the head: *Agar* alum am-m ang ant-t ars *Bell Bry* bufo cann-i *canth* caust cham *Cic* cina *Hell Hyos* ign kali-ar lam mygal nat-c *Nat-m Nux-m Nux-v* op phos plb puls rhus-t *Sep* spig *Stram* stry sumb tarent verat-v zinc
- **daytime**: *Sep*
- **accompanied** by:
  - **sexual** excitement: verat-v
  - ○ **Head**; pain in: stram
- **backward**: alum atro bov *Cic* cina hyper ign kali-c merc nux-v sep stry verat-v
  - **and** forwards: ars nux-m sep stry
- **behind** forward, from: kali-c *Nux-m* ph-ac sep spong *Stram* stry
- **forward** | **knees** upward during cough; and: bell ther
- **here** and there: chel stram stront-c
- **involuntary**, back and forward (↗*Motions of - backward*; *Motions of - involuntary*): sep
  - **sitting** agg: sep
- **lying** on back agg: *Cic* **Hyper**
  - **off** the pillow; the head jerks clear: **Stram**
- **right**, to: mygal *Nat-s*
- **side** to another; from one: ign kali-ar kali-c nat-s nux-m plb samb
- **sitting** agg: sep
- **sleep**:
  - **during**:
    - **agg**: *Arn* hyper
    - **head** jerks backwards: *Hyper*
  - **falling** asleep | **when**: puls
- **talking** agg: *Cic*
- **violent**: *Stram*
- **walking** quickly or ascending stairs, on: **Bell**

266 ▽ extensions | ○ localizations | ● Künzli dot

KNEELING | **amel**: sang

KNOCKING head against things (↗*Pulsating; MIND - Striking - himself - knocking)*: apis ars **Bell** con hyos mag-c **Mill** rhus-t scut staph syph **Tub** zinc
- **bed**; against the•: *Apis* ars con hyos mill prot rhus-t scut stann tarent tub zinc
- **wall** in sleep (↗*Striking - wall)*: mag-c

KNOCKING in head (↗*Pulsating)*: am-c ang
- **ball** striking skull, like a: plat
- ○**Brain** against skull, as of•: ars chin daph glon hydr-ac laur mez nat-m nux-m rheum stann sul-ac sulph
  • **motion** agg: nux-m *Rhus-t*

LARGE SIZE (↗*Enlarged; Expanded; Swollen feeling)*: apis bapt bar-c bell (non: caj) **Calc•** *Calc-p* coloc (non: cor-r) graph hell hyper iod kali-i lith-c lyc mang med merc nux-v op ran-b *Sil* sulph *Syph* tub
- **accompanied** by:
  ○ **Abdomen**; large: calc
  • **Body**; emaciation of: sil
  • **Jaws**; small: kali-i

LAUGHING agg: bell nat-m phos zinc zing

LEAN on something, desire to (↗*Hold - up):*   Bell carb-v ferr gymno kali-c *Merc* nux-v sabad spig

LEANING:
- **head**:
  • **side**; to one | **agg**: cina meny
  • **table** amel; on: ign sabad

LICE (↗*MALE - Crab; SKIN - Lousiness):* am-c apis ars bac bell-p *Carb-ac* cocc graph lach *Lyc* m-ambo *Merc* nit-ac olnd *Psor* sabad saroth **Staph** sulph tub vinc

LIFTING up; sensation of: allox
○**Bones**: bell
- **Brain**: acon m-ambo thuj
- **Skull**: cann-i cimic glon *Lac-d* puls syph
- **Vertex**: dios eup-pur lac-ac lac-d passi

LIGHTNESS; sensation of (↗*VERT - Vertigo):* abies-c beryl coff hyos *Jug-c* manc nat-ar nat-hchls stram
- **contents** had greatly diminished in weight; as if the whole: mom-b
- **float** off; as if it would: stict
- **nausea**; after: lyss
- **vertigo**; during: op
○**Occiput**, in: sec

LIQUID; sensation of (See Water)

LOOKING:
- **concentrated**, focused:
  • **agg**:
    ○ **Occiput**: mur-ac

LOOSENESS of brain, sensation of (↗*Shaking sensation; Motions in; Falling - brain - forward):*   acon aloe am-c ambr *Ars* asar *Bar-m* bar-m bar-s bell bry calc-sil carb-ac *Carb-an* caust *Chin* chinin-ar cic cocc coff con croc crot-h cycl dig elaps fl-ac genist glon graph guaj *Hep Hyos* hyper *Kali-c* kali-m kali-n kali-s kalm lac-f lach lact lact-v laur *Lyc* lyss mag-c mag-s

Looseness of brain, sensation of: ...
mang mez mosch mur-ac naja *Nat-m* nat-s nicc *Nux-m* nux-v parth phos phys plat rheum rhod **Rhus-t** rob rumx sep sil sol-ni *Spig* stann staph sul-ac sulph tab tell thlas tub verat visc xan
- **morning**: cic guaj
  • **waking**; on: cic
- **ascending** stairs agg: lyc
- **carrying** a weight, while: mur-ac
- **cough** agg; during: acon bry carb-an sep sul-ac
- **diagonally** across top, when turning: kalm
- **fall**:
  ○ **Side** on which he leans; feels as if brain falls to: am-c ambr nat-s phys sul-ac
  • **Side** to side; and would fall from: bar-c sul-ac
- **motion** agg: am-c ars carb-an *Caust* croc mag-s tell
- **rising** from stooping agg: phos
- **rolling** from side to side: tub
- **shaking** the head agg; on: ars bar-c con glon nat-m *Nux-m* **Rhus-t** stann sul-ac xan
- **sitting** quietly amel: sul-ac
- **stepping** agg: ars bar-c guaj led lyc **Rhus-t** sep **Spig** stann sul-ac
- **stool** agg; straining at: spig
- **stooping** agg: bry dig kali-c laur nat-s
- **striking** the sides of the skull; as if: chin
- **thinking** of pain intensely amel: cic
- **turning** head agg: kali-c kalm **Spig**
- **waking**; on: cic
- **walking**:
  • **agg**: acon bar-c carb-an cic cob croc cycl guaj led lyc mag-s nux-m nux-v *Rhus-t* sep **Spig** staph sul-ac verat
  • **air** agg; in open: caust sul-ac
  • **weather**; in hot: *Nux-v*
  ○**Forehead**: alum bell bry caust chel con dig glon laur merc naja nat-m rhus-t spig *Sul-ac* sulph
  • **Occiput**: pic-ac staph thuj
  • **Scalp**: *Nat-m* sang sep sulph
  • **Temples**: sul-ac
  • **stooping** feels as if brain fell toward left; when: nat-s

LUMP; sensation as from a (↗*Ball; Foreign - brain - right):* ant-t aran arg-n arn ars caust cham chel cina *Con* fl-ac merc phos phys rhod sep *Staph*
○**Brain** | **right**: con
- **Forehead**: carb-ac caust cham cob-n kali-bi kreos pip-m staph
  • **falling** forward in forehead on motion: cham
- **Vertex**:
  • **cold** agg: *Verat*
  • **ice**: verat

LUPUS: calc lyc

LYING:
- **agg**: agar am-c ambr anac aur bar-c **Bell** bov bry calc calc-p camph carb-v *Caust Cham* chin clem cocc coloc dulc euphr glon hep kali-bi kali-c led lyc m-aust mag-c mag-m mang merc merc-i-r mez mur-ac nit-ac nux-m

Lying

- **agg**: ...
  nux-v petr ph-ac phos plat *Puls* ran-b rhod *Rhus-t* sep spig spong stann stront-c sulph ther *Thuj* zinc
  o **Occiput**: bry cact carb-v **Cocc** kali-p nux-v **Petr** phos *Sep* spig
  • **Vertex**: manc
- **amel**: alum ambr anac arn asar bell *Bry* cact calc canth *Carb-v* chin chlor *Coloc* **Con** cupr dig dulc eup-per ferr ham hell ign kali-c lach *Lyc* mag-c mag-m mag-p *Merc* mur-ac nat-c **Nat-m** nit-ac **Nux-v** olnd petr ph-ac phos psor puls rhus-t sabad sang *Sel* sep sil spig sulph thuj zinc
- **dark** room; in a | **agg**: onos
- **hard**; as if on something: *Manc* ph-ac
- **head** low; with the:
  • **agg**: aml-ns *Bell* m-aust puls sang spig stront-c
  • **amel**: arn *Bry* phys spong tab verat-v
- **low**; as if from lying too: phos
- **occiput**; on:
  • **agg**: bry bufo cact carb-v cocc eup-per glon graph kali-p nat-m onos petr phos pic-ac sep spig verat
  • **amel**: kali-p ph-ac
- **side**; on:
  • **right**:
    : **agg**: brom lil-t *Mag-m* nux-v phos staph
- **uncomfortable** position; as if in an: agar cimx clem lyc ph-ac

MARBLE, brain feels as if changed to (↗*Foreign - brain - right*): cann-i cann-xyz

MENINGITIS (See Inflammation - meninges)

MENSES:
- **after**:
  • **agg**: agar alum asar *Berb* calc calc-p carb-ac carb-an chin chinin-s ferr glon kali-bi kali-br kali-p lach lil-t lith-c *Lyc* mag-p med **Nat-m** nat-p plat puls *Sep* thuj verat-v
  : **copious**: glon
  agg | **Vertex**: ferr-p
- **before**:
  • **agg**: acon alum am-c apis ars asar bell borx bov brom bry bufo cact *Calc* calc-p cann-xyz carb-an *Carb-v* caust chin cimic cinnb cupr *Cycl* ferr ferr-p gels glon *Graph* ham hep hydr hyper ign iod ip kali-br kali-i kali-p *Kreos* lac-c laur lil-t lyc mag-c mag-p merc merc-c nat-c **Nat-m** nit-ac nux-m ol-an petr plat sang sars sep sil stann *Sulph* thuj verat verat-v
- **during**:
  • **agg**: acon agar agn aloe alum am-c am-m aml-ns apis arg-n arn ars aur **Bell** berb borx bov brom *Bry* bufo cact **Calc** calc-p cann-xyz carb-ac carb-an carb-v castm caul caust cham chel chin cic *Cimic* cinnb coc-c cocc con croc crot-t cupr cycl dulc elaps ferr ferr-p *Gels* **Glon** *Graph* hydr hyos hyper ign iod kali-bi kali-c kali-i kali-p *Kreos* lac-c lac-d **Lach** laur *Lyc Mag-c* mag-m mang med meli merc merc-c mosch murx nat-c **Nat-m** nat-s nit-ac nux-m

Head

Menses – during – agg: ...
Nux-v ol-an *Phos* plat **Puls** rat rhod sabin **Sang** sars *Sep* sil spig stann **Sulph** ter ust *Verat* verat-v vib zinc
: **Temples**: lyc
- **suppressed** menses; from: *Apis* lith-c naja psor

MENTAL EXERTION:
- **agg**: agn am-c ambr anac apis arg-met arg-n arn ars-i asar aur *Bell* borx *Calc* calc-p cham *Chin* cimic cina cocc *Coff* colch cupr **Dig** glon graph hell ign *Iris Kali-br* kali-p **Lach** lyc *M-aust* mag-c mag-p nat-c nat-m nat-p nicc **Nux-v** olnd *Par* petr ph-ac phos pic-ac puls sabad sel sep *Sil* **Sulph** zinc

MICROCEPHALY: syph tub

MIGRAINE (See Pain)

MILK:
- **agg**: brom bry lac-d verat
- **amel**: bry verat

MOTION:
- **agg**: alum *Bell* camph cic cina **Cupr** hyos ign sep spong stram verat-v
- **eyelids**; of | **agg**: coloc
- **eyes**; of:
  • **agg**: acon agn apis arn bell *Bry* calc *Caps Chin* chinin-s coloc con cupr dig dros gels hep lyc *M-arct* mur-ac nat-m *Nux-v* op pic-ac ptel *Puls* rhus-t sep *Sil Spig* staph sulph thuj *Valer* verat viol-o

MOTIONS in head (↗*MIND - Gestures; Shaking sensation; Looseness*): *Acon* agar aloe alum am-c anan ang ant-t arg-n *Ars Bar-c* bar-m bar-s **Bell** *Bry* calc camph carb-an carbn-s caust **Chin** chinin-ar cic cina cob cocc con croc *Crot-c* crot-h *Cupr* cycl dig elaps eug **Glon** graph guaj *Hep Hyos* ign indg *Kali-c* kali-m kali-p kali-s kali-sil kalm lach lact *Laur Lyc* mag-s mez mosch mur-ac nat-m nat-s nicc *Nux-m Nux-v* phel phos plat rheum *Rhus-t* **Sep** *Sil* sol-ni spig spong stann staph stram stront-c sul-ac *Sulph* tab tell verat xan xanth
- **morning**: cic grat guaj hyos indg lact nat-s spig tab
  • **rising** agg: bar-c
  • **waking**; on: cic
- **afternoon**: graph mag-m mez nat-m sulph
  • **amel**: bar-c
- **evening**: eug mag-m nat-m plat stront-c sulph
- **night**: anan hyper puls
  • **waking**; on: par
- **air**; in open:
  • **agg**: laur
  • **amel**: indg mag-m
- **ascending** into head; as if something was: acon **Bell** bry *Calc* canth chel chin cimic gamb gels *Glon* iod kalm mang *Meny* merc nat-m phos **Sang** sep *Sil* **Spig**
  • **right**: aloe *Bell* gels ign meny nat-m nux-v phos **Sang**
  • **left**: arg-n chel cimic colch lac-c lil-t par petr sabin sil **Spig**
- **ascending** stairs, while: bell crot-h lyc nat-m par

268   ▽ extensions | O localizations | ● Künzli dot

Head

Motions in head

- **bending**:
  - **head**:
    - **agg**: asar dig hyos
    - **amel**: spig
- **carrying** a weight: lyc
- **constant**: tarent
- **cough** agg; during: acon *Bry* carb-an lact mag-s sep sul-ac
- **drawing** load, while: mur-ac
- **drinking** agg: acon bry
- **eating**:
  - **after**:
    - **agg**: alum mag-s
    - **amel**: aloe
- **leaning** agg: *Cycl*
- **lying** on right side agg: anan
- **menses**; during: mag-m
- **motion**:
  - **agg**: acon *Ars* bry calc carb-an *Caust* cic cob croc led lyc mag-c mag-s mang nat-m nux-m nux-v spig staph *Sulph* tab tell
  - **amel**: lach petr staph
- **motion** of the head; from: am-c *Ars* bar-c calc chinin-ar cocc con croc glon kali-c kali-s lach lact mang mez nat-m *Nux-m Rhus-t* sep sol-ni spig squil stann sul-ac *Sulph* thuj xan
- **moved** from back of neck up to head; as if something: glon
- **nodding** the head, on: *Agar* aur-s chin hyos hyper ign nat-m sep stram *Sulph* verat-v
- **pressure** | **amel**: bell
- **rising** up, when: cham indg lyc phos
  - **amel**: alum laur mill
- **room** agg: indg mag-m
- **shaking** the head agg; on: sep
- **sitting**:
  - **agg**: grat sil
  - **amel**: spig
- **standing** agg: cycl mang
- **step**, making a: bar-c guaj led lyc **Rhus-t** sep *Sil Spig* thuj
- **stool** agg; during: spig
- **stooping** agg: alum am-c ant-t berb bry carb-an coff dig hydr-ac kali-c laur mag-s mill nat-s nux-v rheum rhus-t
- **stumbling**, from: bar-c led sep sil thuj
- **talking** agg: acon cocc zinc
- **thinking** about it amel: cic
- **turning** head agg: cham *Glon* kali-c kalm spig
  - **suddenly**: nat-ar
- **twisting** in head: kali-c mur-ac til
- **waking**; on: cic par phos
- **walking**:
  - **agg**: acon bar-c bell carb-an cic cob cocc crot-h guaj hyos indg led lyc mag-c mag-s nuph nux-m nux-v rhod *Rhus-t* sep *Sil Spig* staph *Sulph* verat verb viol-t
  - **air** agg; in open: aloe caust plat *Rhus-t* sul-ac
- **warm** room agg: lact

Motions of head

Motions in head: ...
- **worm** (See Formication)
- ○**Brain** | **parts** were changing places; as if: mag-p
- **MOTIONS** of head (↗*MIND - Gestures; MIND - Striking - himself - knocking*): agar agn aloe *Alum* am-m ang ant-t arg-met arn ars asar aur aur-m bell benz-ac bry bufo *Calc-p Camph* cann-i canth caust cham chin *Cic Cina* cocc colch crot-h **Cupr** dig ferr hell hep *Hyos Ign* kali-c kreos lach *Lyc* m-arct merc mez nat-m nux-m nux-v olnd op par phos puls rheum rhus-t sec sep spig *Spong* staph stram tarax tarent verat viol-o viol-t zinc
- **backward** and forward (↗*Jerking - involuntary*): a g a r ars aur caust *Cham Cina* lam lyc *Nux-m Ph-ac* sep *Verat-v*
  - **headache**, with: *Lam*
- **constant**: *Agar* ant-t ars arum-t **Bell** cann-i cham cocc *Hyos* lam mygal nux-m op *Stram* stry verat-v zinc
  - **to** left side: cocc
- **convulsive**: **Agar** ant-c ars bell *Calc Camph Caust* cham chin cic *Cocc Cupr* hell *Ign Ip* kali-c lach laur lyc *Nux-m Nux-v* op *Sep* sil spig stram tarent
  - **hiccough**, after: bell
  - **talking** and swallowing are impossible; so that: nux-m
- **difficult**: colch hipp kali-i stann
- **forward**: cic cupr merc nat-m nux-m sars sep stry
- **hither** and thither: agar ars *Colch* cupr hyos kali-i lyc nit-ac *Nux-m* op phos *Stram*
- **impossible**: sphing tarent zinc
- **involuntary** (↗*Jerking - involuntary; MIND - Gestures*): agar alum apoc aur bell bry cann-i caust hell kali-c merc nat-m *Sep* zinc
- **jerking** (See Jerking; Shocks)
- **nodding** of (↗*wagging*): aur-m aur-s bell calc caust cham ign kali-bi lyc *Mosch Nat-m* ph-ac *Sep* stram verat *Verat-v*
  - **children**; in: nat-m
  - **speaking**, while: aur-s
  - **writing**, while: *Caust* ph-ac
  - **yes** or no: *Puls*
- **pains**, moves head to relieve: agar chin *Kali-i* sec
- **pendulum**-like: cann-i sec
- **rising** from the pillow, spasmodic: bell stram
- **rolling** head● (↗*turning*): *Agar Apis* apoc *Arn* ars **BELL**● *Bry* cadm-s caust *Cic Cina* clem colch cor-r *Crot-t Cupr* cypr dig ferr-p gal-ac gels *Hell Hyos* ign kali-br kali-i lac-c *Lyc Med Merc* naja *Nux-m* oena *Op* ph-ac phos *Podo* pyrog sec *Sil* spong **Stram**● **Sulph**● **Tarent**● **TUB**● verat verat-v zinc
  - **day** and night, with moaning●: *Hell Lyc*
  - **accompanied** by | **Teeth**; grinding of: zinc
  - **bending** forward agg: hyos
  - **brain** affections; in: agar
  - **business**; from cares of: podo
  - **concussion** of brain; from: hyos
  - **fever**; during: agar
  - **headache** | **during**: gels med zinc
  - **meningitis**; during: hell zinc

269

Motions of head / Head / Numbness

- **rolling** head: ...
  - **paroxysms**; in: merc
  - **side** to side; from | **amel**: *Agar* kali-i med ph-ac
  - **sitting**; while: *Nux-m*
  - **sleep**:
    - **during**: apis *Bell* hell *Podo* tub zinc
    - **going** to sleep; on: tub
  - **weak** to move body; when too●: *Ars*
- **rubbing**:
  - **against** something; rubs head: tarent
  - **pillow**; rubs head on: cina
    - **head**; from pain in (➚*Pain - rubbing - amel.):* med
- **shaking** the head:
  - **involuntary**:
    - **dizzy**; which makes him: Lyc
  - **to** and fro: hyos
  - **wild** sensation inside; to dispel the: hell
- **side** to side; tossing from (See sideways)
- **sideways**: apis ars arum-t aur bell caust clem cupr hell lyc *Med* naja nat-s nux-m podo pyrog tarent teucr zinc
  - **rocks** head from side to side to relieve pain: cina kali-i *Med* tarent
- **swaying**:
  - **to** and fro:
    - **sensation** as if: pall
- **throwing** head:
  - **about**: *Bell* caust merc phos *Tarent*
  - **backward** (➚*Bending - head - backward - must - walking; Falling - backward - walking):* acet-ac *Agar* art-v *Bell* camph camph-mbr *Cic* cina cur *Glon* hell hydr-ac iodof kali-n lob med merc morph mygal nat-s phyt sec *Stram* sulph tab tanac *Verat-v*
    - **accompanied** by:
      - **cough**: samb
      - **sneezing**: lyss
    - **headache**; during | **children**; in: ign
  - **convulsions**:
    - **during** | **epileptic**: lach stram
  - **forward**: aethyl-n
- **tosses**: *Acon* apoc *Cocc Cupr* ign naja ph-ac *Tarent*
- **turning** (➚*rolling):*
  - **backward**, of: laur
  - **side**, to: op
    - **left**: lyc tarent
    - **right**: plb
    - **wrong** side, when spoken to: *Atro*
- **wagging** (➚*nodding):* arn bell calc-p caust cham chin cupr hyos nux-m op rhod spong viol-o
- **wavering**: kali-c
- **writing**; while: caust
- ○**Scalp**: caust nat-c nat-m sep sulph
  - **forwards** and backwards; drawn: nat-m sep

MOVE up and down sensation: zinc
- **head** seems, to: sep

MUSIC agg: acon ambr *Coff* nux-v ph-ac phos sumb viol-o

NARCOTICS | agg: acet-ac coff

NECROSIS:
○**Mastoid** | **Temples**: calc-f caps
- **Skull**; of the: aur fl-ac phos

NODDING (See Motions of - nodding)

NODULES in scalp: ant-c ant-t *Ars* aur *Calc* caust daph graph hell *Hep* kali-bi *Kali-i* led m-arct mag-m nat-m nux-v petr phos puls ran-b ran-s ruta sep sil thuj
- **headache**; during: kali-i phos sil
- **painful**: anac caust hep kali-bi kali-c kali-i ph-ac puls ruta sil

NOISES in head: acon aethyl-n ars **Aur** bar-c *Calc* calc-f camph cann-s cann-xyz carb-v *Carbn-s* **Caust** chin *Chinin-s* cop *Dig* glon *Graph Ham Hydr* iod *Kali-c* kalm kreos *Lach* lap-la lyc mag-c mang *Merc* mur-ac *Nat-sal* nit-ac nux-v ph-ac *Phel* phos *Plat* ptel **Puls** sars sep sil stann **Staph Sulph** tril-p verb *Zinc*
- **accompanied** by:
  - **hearing**; lost (See HEAR - Lost - accompanied - head)
  ○ **Eustachian** tube; inflammation of (See EAR - Inflammation - eustachian - accompanied - head)
- **buzzing**: caust coff
  ○ **Occiput**: coff
- **chronic**: *Kali-i*
- **clanging**: lyc phel
- **cracking**: acon aloe ars calc carb-v cham coff con dig glon kalm nux-m puls sep spig zinc
- **crackling** (See Crackling)
- **crashing**: aloe dig glon phos puls zinc
  - **falling** asleep; when: dig zinc
- **deafness**; with: carbn-s graph
- **headache**; during: bell calc
- **humming**: acon aml-ns bar-c calc carb-an carb-v caust chinin-s cocc coff *Dig* ferr graph kali-bi kali-i kreos lach lyc m-arct mag-c mang mur-ac *Nat-s* nit-ac nux-v ph-ac phos *Plat* puls rhus-t sars *Sep* squil stann staph sulph thuj verat viol-t zinc
  - **cough** agg; during: hep
  - **stool** agg; during: zinc
  - **undulating** humming in head: calc
  - **walking** agg: verb
- **roaring**: alum am-c aur bov calc cann-s caust chinin-s *Dig* ferr graph *Kali-c* kali-i *Kreos* lach lyc m-ambo mag-m *Nat-s* nit-ac nux-v petr ph-ac phos plat puls rhus-t sars sulph zinc
  - **coryza**; during: sep
- **rushing** sensation: acon
- **seminal** emission; after: carb-v
- **singing** locusts: bry
- **sleep**; on falling: zinc
- **talking** agg: sars
  ○**Occiput**: calc carb-v carbn-s phos

NUMBNESS; sensation of (➚*Asleep):* acon all-c aloe alum alum-p am-c ambr anac ang ant-t apis ars arund asaf asar aur aur-m aur-m-n bapt bell berb borx *Bry* bufo calc calc-ar calc-p carb-ac carb-an carb-v caust

▽ extensions | ○ localizations | ● Künzli dot

Head

Numbness; sensation of: ...
cham chel cob-n cocc coff colch coloc con cyt-l daph dig dios *Fl-ac* gels glon **Graph** ham hell helo helo-s hura jatr-c kali-br kali-fcy *Lach* lil-t lyc lyss mag-m meny meph merc merc-i-f *Merl* mez mur-ac nat-m **Nit-ac** nux-v ol-an olnd op ost par *Petr* phos phys *Plat* sep sil stict stram sulph thuj visc zinc
- **morning**: carb-v petr
  - **soreness** then numbness extending to body: ambr
  - **waking**; on: cob-n
- **noon** | **amel**: cob-n
- **evening** | **amel**: cob-n
- **air**; in open | **amel**: mang
- **cap**, like a: calc
- **convulsions**, before: bufo
- **dinner**; after: carb-v
- **heated**; becoming: petr
- **lying** agg: merc sulph
- **menses**; during: plat
- **mental** exertion agg: mag-c staph
- **painful** (See Pain - accompanied - numbness)
- **resting** head on arm: nat-m
- **siesta**; after: lyss
- **stool** agg; during: chel
- **walking** in open air | **amel**: mang *Plat*
- ○**Brain**: apis bufo calc *Con* cupr graph hell kali-br mag-c nat-ar nat-m *Plat* staph thuj v-a-b
- **External** head: acon aloe alum ambr ang asar berb calc calc-p carb-an castor-eq caust chel coloc con daph ferr-br gels glon *Graph* hell kali-br lach mag-m mez mur-ac petr phos plat sil stict
- **Forehead**: ars-met bapt bar-c brom coll dig *Fl-ac* ham *Mag-m* mang merc mosch *Mur-ac* nat-ar *Phos* **Plat** sil *Staph* valer
  - **left**: psor
  - **half** of the left forehead: psor
  - **morning** | **waking** and while lying, exercise amel and wrapping head warmly amel.; onmag-m
  - **evening**: nat-ar
  - **blow**; as from a: plat
  - **board** lay there, as if a: acon
  - **warm** room agg: plat
  - **extending** to | **Nose**; bone of: *Plat*
- **Occiput**: acon *Agar* ammc ars bry cadm-met *Calc-p* carb-v caust coff fl-ac gels hell irid-met kali-br kali-c *Lach* mang merc-i-f merl nat-c phys plat raph staph tell
  - **tightly** bound; as if too: *Carb-v Plat*
  - ▽ **extending** to | **Spine**; down the: phys
- **Sides**: acon alum *Apis Aur* bapt bell bufo *Calc* carb-an *Chel* cina coff *Con* dios glon *Graph* hura *Kali-br* kali-n *Lach* lyc lyss merc mez nat-m nit-ac ol-an olnd petr phos plat staph stram tarax thuj zinc
  - **one** side: con mez
  - **right**: calc *Chel* cina
  - **followed** by | **left**: anac
  - **left**: lach lyss ol-an par stram thuj xan
- **Temples**: ang aur myric phos phys **Plat** zing
- **Vertex**: carbn-s cupr glon graph *Mez* pall phos *Plat* thuj

Numbness; sensation of – **Vertex**: ...
- **preceded** by feeling as if scalp and brain were contracted | **motion** and open air amel: plat

ODORS:
- **strong** odors agg: acon *Anac* arg-n cact colch *Ign* nux-v *Sel* sulph

OEDEMA (See Edema)

OILY forehead (See FACE - Greasy - forehead)

OPEN fontanelles (See Fontanelles - open)

OPENING:
- **sensation** as if opened and letting in cold air: *Cimic*
  - ○ **Vertex**: cimic
- **shutting**; and (See Pain - opening and)

OVERLIFTING agg: arn *Calc* ph-ac **Rhus-t**

PAIN (= headache in general/cephalgia): abies-n abrom-a abrot absin acet-ac acon acon-c acon-l *Aconin* act-sp adox adren aesc aeth aethyl-n agar agn ail alco alf all-c all-s allox **Alum** alum-p alum-sil *Alumn* am-be *Am-br Am-c* am-m am-pic ambr aml-ns ammc amn-l amph amyg anac anag anan ancis-p ang *Ango* anh anil *Ant-c* ant-t anth **Anthraci Anthraco** antip ap-g aphis **Apis** apoc apom aqui aran aran-sc **Arg-met** *Arg-n* **Arn Ars** ars-i ars-met ars-s-f arum-i arum-t asaf asar asc-c asc-t aster astra-m atha atro atro-s *Aur* aur-ar aur-i aur-m aur-m-n aur-s aza *Bac* bad *Bapt* bapt-c bar-act bar-c bar-i bar-m bar-s **Bell** bell-p ben benz-ac benzol berb berb-a beryl bism bism-sn bol-la bond bor-ac *Borx* bov brom bros-gau bruc brucin **Bry** bufo bung-fa but-ac buth-a *Cact* cadm-met cadm-s caj calad **Calc** calc-act calc-ar calc-f calc-hp calc-i calc-p **Calc-s** calc-sil calth camph cann-i cann-s *Cann-xyz* canth *Carb-ac* carb-an *Carb-v* carbn-o carbn-s carc card-b *Card-m* carl castm caul *Caust* **Cedr** cench *Cham* chel chen-a chim-m **Chin** chin-ar chinin-m **Chinin-s** chion *Chlol* cic cich *Cimic* cimx cina cinch *Cinnb* cinnm cit-v clem cob cob-n coc-c coca cocain **Cocc** coch *Coff* colch *Coll Coloc* colocin com con conv convo-d cop *Cor-r* corn cortico cortiso cot croc *Crot-c Crot-h Crot-t* cub cund *Cupr* cupr-ar cupr-n cupr-s cupre-au cur cycl *Cyt-l* dam daph datin dendr-pol *Dig Dios* diosm diph-t-tpt dirc dol dor *Dros* dubo-m *Dulc Echi* elae elaps elat elec ephe epil *Epiph* equis-h erio ery-m esin eucal eug euon euon-a eup-a eup-per eup-pur euph euph-hy euphr eupi eys fago fagu fel *Ferr* ferr-ar ferr-br *Ferr-i* ferr-m ferr-ma *Ferr-p* ferr-py ferr-s ferr-t ferul fl-ac flav form franc fuc gala gamb **Gels** genist gent-c gent-l gins **Glon** glyc gran *Graph* grat gua guaj guan guar guat gymno haem ham *Hell* hell-o helo helo-s helon *Hep* hera hip-ac hipp hist hist-m hom-xyz hura hura-c hydr hydr-ac hydro-v *Hyos* hyper iber ichth ictod *Ign* ind indg indol influ *Iod* iodof ip *Iris* iris-fl iris-foe iris-t jab jac-g jal jatr-c joan jug-c jug-r junc-e *Kali-ar Kali-bi Kali-br Kali-c* kali-chl kali-cy **Kali-i** kali-m *Kali-n Kali-p Kali-s* kali-sil *Kalm* kiss *Kreos* lac-ac lac-c *Lac-d* lac-f lac-v **Lach** lachn lact lam lapa lat-m laur *Lec Led* lepi *Lept*

Pain — Head — Pain – morning

Pain: ...
leptos-ih lil-s lil-t limen-b-c linu-c lith-c lob lob-c lob-d lobin lol **Luna** lup *Lyc* lycpr lycps-v lys lyss m-ambo m-arct m-aust macro mag-c *Mag-m* **Mag-p** mag-s malar *Manc* mand mang *Med Meli* meli-xyz meningoc menis menth menth-pu mentho meny meph **Merc** merc-c merc-i-f merc-i-r merc-n merl *Mez* mill miss morg-p morph mosch mur-ac muru murx musa myric naja *Nat-ar Nat-c* nat-hchls **Nat-m** nat-p *Nat-s* nicc nicc-met nicc-s **Nit-ac** nit-s-d nitro-o nuph *Nux-m* **Nux-v** nyct oena ol-an ol-j olnd onon onos op oreo oscilloc osm ox-ac paeon pall *Par* paraf *Parathyr* parth passi paull ped pen pert-vc peti *Petr Ph-ac* phase phase-xyz phel phenac **Phos** phys phyt pic-ac pimp pin-s pip-m pip-n pitu-p plan plat plat-m plat-m-n *Plb* plb-xyz pneu *Podo* prim-v prun prun-p psil **Psor** ptel **Puls** *Pycnop-sa* pyrog ran-b ran-g ran-s raph **Rat** rauw rham-cal rheum rhod rhodi rhodi-o-n rhus-g rhus-r *Rhus-t* rhus-v rob rosm rumx ruta sabad sabal *Sabin* sacch-l sal-ac salol samb sang sangin-n sanic sapin sarr sars scarl scol scut sec sel senec senec-j seneg senn **Sep** serp **Sil** sin-a sin-n sol sol-ni sol-t-ae sphing *Spig* spirae spong squil stach stann **Staph Stel** stict stram streptoc stront-c stront-n stroph-s stry stry-xyz sul-ac *Sul-i* sulfa **Sulph** sumb syph tab tanac tarax tarent tax tela tell tep *Ter* tet teucr thea *Ther Thuj* thymol thyr til tong toxo-g trif-p tril-p trinit trios trom tub tub-d tub-m tub-r tus-p upa urt-u usn ust v-a-b vac valer vario verat verat-n *Verat-v* **Verb** vib vinc viol-o viol-t vip visc wies wye x-ray xan xanth yuc *Zinc* zinc-p zinc-pic zinc-s zinc-val zing ziz

- **daytime**: agar am-c aur bry calc cann-s caust chel chinin-s cina cist cob cob-n coca crot-t eup-per ferr fl-ac ham jac-c jac-g kali-c lac-c lyc lyss merc-i-f merc-i-r *Nat-m* nicc petr phos phys rumx scut sep stann staph *Sulph* tritic-vg zinc
  - **bursting** pain: *Sulph*
- **morning**: acon aesc **Agar** alet all-s *Alum* alum-sil alumn am-c am-m ambr *Anac* ang ant arg-met arg-n arist-cl *Arn* ars ars-i arum-t asaf asar aspar *Aur* aur-ar aur-i *Bar-c* bar-m *Bell* benz-ac berb borx *Bov* bros-gau *Bry* **Cact** *Cadm-met* cadm-s *Calc* calc-f calc-i *Calc-p* calc-s calc-sul camph cann-s canth *Carb-an Carb-v Carbn-s* castor-eq caust cedr cham *Chel* chin chinin-ar chinin-s cic cimic cina clem cob cob-n coc-c coca coff *Coloc Con* croc *Crot-t* cund cupr cycl dig dios dros dulc *Eup-per* eup-pur euphr fago ferr ferr-ar ferr-i ferr-p *Fl-ac* form gamb glon *Graph* grat guaj gymno ham hell *Hep* hipp hyper *Ign* ind indg iod ip iris jatr-c *Jug-c* jug-r kali-bi *Kali-c* kali-i kali-m *Kali-n* kali-p *Kali-s* kali-sil kalm kreos lac-c lac-d *Lach* lachn lact lact-v led lil-t lith-c lyc lyss mag-c mag-m mag-s manc *Mang* merc merc-i-f merc-sul *Mez* mur-ac Murx myric naja nat-ar nat-c *Nat-m* nat-p nat-s nicc *Nit-ac* nux-m **Nux-v** ol-an op paeon pall *Petr Ph-ac* Phos phys phyt pic-ac pip-m plan plb *Podo* prot *Psor* ptel puls ran-b ran-s rheum *Rhod Rhus-t* rumx ruta sabad samb sang sars scut *Seneg Sep Sil Spig* spong *Squil Stann Staph* stel stram stront-c

- **morning**: ...
  stry sul-ac *Sulph* tab *Tarent Thuj* til tong tritic-vg verat zinc
  - **3 h | stitching** pain (See night - midnight - after - 3 h - stitching)
  - **3 to 4 h | pressing** pain (See night - midnight - after - 3-4 - pressing)
  - **6 h**:
    - **evening**; until: crot-t
  - **8 h**: bov
  - **10 h**; until: *Arn* lachn mag-c *Nat-m*
  - **15 h**; until: aur
  - **17 h**; until: mang
  - **19 h**; until:
  - **22 h**; until: phys
  - **accompanied** by:
    - **hypertension** (See GENE - Hypertension - accompanied - head - morning)
    - **scotoma**: aspar
  - **amel**: bov caust epil kreos nat-m verat
  - **apyrexia**; during: nat-m
  - **bed** agg; in: *Agar* alum alum-p am-c anac ant-t arg-n aur aur-s bar-c bar-s *Bell* berb bov *Bry* calc calc-p carb-an carb-v *Carbn-s Cham* chin chinin-s cic coc-c coff con dig dulc ferr ferr-p *Graph* hell *Hep* ign ip jug-c *Kali-c* kali-i *Kali-p* kali-s kreos *Lac-d Lach* lact laur lyc mag-c mag-m mag-s mang merc merc-i-f mez murx nat-m *Nit-ac* **Nux-v** petr *Phos Psor* ptel ran-b rheum *Rhod* rhus-t ruta squil staph sul-ac sulph thuj verat zinc zinc-p
    - **motion** agg; beginning of: **Bry**
    - **nausea**; with: calc cob *Eup-per* graph nat-m nux-v sep sil sulph
    - **tearing** pain: arg-n
  - **begins** in morning, increases until noon and ceases toward evening: kali-bi
    - **shooting** pain: kali-bi
  - **boring** pain: arg-n camph cham dios hep hyper lyss nicc nux-v
  - **breakfast | delayed**; if it is: calc
  - **burning**: arn canth glon mur-ac *Nux-v* phos phys
  - **burrowing**: agar hep
  - **bursting** pain: am-m dios ham lac-c lach phos
  - **ceases** toward evening: abrom-a anis *Bry* calc *Kali-bi* kali-p kalm *Nat-m* nicc pic-ac plat sang spig sulph
  - **comes** and goes with the sun: cact gels glon kali-bi *Kalm* lac-d *Nat-m Sang Spig* stann staph sulph tab
  - **cutting** pain: coloc mag-c stry
  - **drawing** pain: agar ang dros hell kali-bi mag-c mez petr rhod sulph zinc
  - **dull** pain: agar calc-sil chin hep ind kali-c lach lact-v nit-ac
  - **hammering** pain: **Nat-m**
  - **increasing**:
    - **noon**, or a little later; until **| decreases** gradually; then: phos sulph

272   ▽ extensions | ○ localizations | ● Künzli dot

Head

Pain – morning

- **increasing** during day: bry cact calc pic-ac sang ther
- **increasing** till evening; gradually: bry sang sep
  : **bursting** pain: bry sang sep
- **lancinating**: mag-c
- **opening** the eyes; on first: *Bry*
  : **bursting** pain: *Bry*
- **pressing** pain: *Acon* agar alumn ambr arg-n asaf benz-ac borx bov *Bry* cann-s caust cedr *Cham* chin cimic coloc *Con* croc cycl dig fago gamb glon *Graph* kali-bi kali-n **Lach** lyc mez myric nat-c nat-m nat-s nicc *Nux-v* paeon *Petr* ph-ac phos pip-m podo psor puls rhus-t *Sil* sulph thuj tong
- **rising**:
  : **after**:
    : **agg**: bar-act bar-c calc coloc junc-e *Mag-c* nat-m plb ruta sep squil stront-c
    . **burrowing**: bar-act junc-e squil
    . **dull** pain: sep squil
    . **lancinating**: coloc mag-c
    . **pressing** pain: calc ruta
    . **shooting** pain: mag-c
    . **stitching** pain: bar-c *Mag-c* plb stront-c
    . **stunning** pain: calc
  : **early** rising; after: mag-c
  . **cramping**: mag-c
    : **agg**: *Agar* am-c am-m apis *Arg-n* arist-cl ars asc-t aur-m bar-c bar-i bar-m **Bry** camph chel chinin-s cimic cinnb cob cod colch crot-t **Cycl** dig dulc fago glon graph ham hep hydr ind indg iod ip jug-c *Kali-p* kalm lac-d *Lach* lyc mag-c mag-m menth merc merc-i-f mur-ac nat-m nicc nux-v ox-ac ped petr phos *Psor* ptel puls rhus-t rumx ruta sabin sang *Sep* squil staph stram stront-c sul-i **Sulph** tarent
  : **drawing** pain: nat-m
  : **nail**; as from a: ptel
  : **pressing** pain: cinnb graph **Lach** lyc mag-c ox-ac psor sabin squil **Sulph**
  : **sore**: ars
  : **tearing** pain: ip staph stram stront-c
  : **amel**: *Alum* ars aur cham coc-c crot-h *Graph Hep* ign jug-c **Kali-i** merc-i-r murx nat-m *Nit-ac* **Nux-v** ph-ac phos ran-g **Rhod**
  : **sore**: aur
  : **before**: *Nat-hchls* ptel
  : **shooting** pain: *Nat-hchls* ptel
- **shooting** pain: arum-t caust ptel
- **sore**: aur bov caust cob con gymno hep hyper ind merc mez nicc **Nux-v** petr plan sul-ac
- **stitching** pain: agar alum am-m arg-met bry canth cham cic con glon grat hep indg lyc mag-c mag-s mang nicc petr plb sars sil stront-c thuj til tong verat
- **stunning** pain: agar arn **Nat-m Nux-v** psor rhus-t *Tarent* zinc
- **sun**; increasing and decreasing with the: acon aml-ns gels **Glon** *Kalm* nat-m *Nat-m Phos Sang* sel *Spig Stann* stram stront-c tab

Pain – forenoon

- **morning**: ...
  . **tearing** pain: alum arg-n borx bov cic *Coloc* con hyper indg mez nicc nux-v phos ran-s rhod sars sil staph verat
- **until**:
  : **noon**: ars conv ip mag-c *Nat-m* nicc phos sep *Tab*
  : **tearing** pain: ip
  : **evening**: ant-c zinc
  : **tearing** pain: ant-c zinc
- **waking**:
  : **after**:
    : **agg**: apis arg-met arum-t aur mez
    . **boring** pain: apis arg-met arum-t aur mez
  : **on**: agar ail allox *Alum* alum-p *Alumn* ambr anac *Arg-n Arn* ars ars-s-f asc-c bell benz-ac bov **Bry** bufo cadm-met cadm-s calc calc-f calc-p calc-s calc-sil cann-i carb-an carbn-s caust cham *Chel* chin chin-b chinin-ar cic cimic cob cob-n coc-c coff colch con *Croc* crot-h crot-t cupr-ar dig elaps erig *Eup-per* euphr fago ferr form gels **Graph** ham hell *Hep* hipp hydr ign ind jug-c *Kali-bi Kali-c Kali-i* kali-m kali-p kali-s *Kalm* kreos *Lac-c* **Lach** lil-t lob *Lyc* mag-c merc-i-f mez morph mur-ac murx myric *Naja* **Nat-m** nat-s nicc **Nit-ac Nux-v** ol-an op peti petr *Ph-ac Phos* phys pip-m plan plat *Psor* puls rhus-r rhus-t rumx sang *Sep* squil stann staph sul-ac *Sulph* **Tarent** *Thuj Thyr* verat zinc
  : **10 h**; until: *Arn* lachn mag-c *Nat-m*
  : **burning**: chin coc-c
  : **bursting** pain: cham *Con* ham hydr nux-v
  : **dull** pain: allox ars cadm-met cob-n
  : **hunger**; with: ptel
  : **opening** the eyes; on first (↗*opening the eyes*): bov *Bry* graph ign kalm *Nat-m Nux-v* onos stry tab
  : **preceded** by dreams (See SLEE - Dreaming - followed - head)
  : **pressing** pain: agar alumn anac arg-n bell cob-n coc-c *Con* ferr gels *Graph* hep mez **Nat-m** ol-an ph-ac zinc
  : **rising** amel: am-c
  . **drawing** pain: am-c
  : **shooting** pain: caust
  : **sore**: ambr anac con *Cupr-ar Ign Plan* tarent
  : **stitching** pain: caust petr
  : **stunning** pain | **alcoholic** drinks; as from: chin kali-n **Nat-m** *Tarent*
  : **tearing** pain: graph *Phos* puls staph verat
  : **torn**; as if: con
- **forenoon**: aeth alum alumn ant-c arg-n *Aur Bar-c* bar-i bar-s benz-ac bry *Calc* canth carbn-s caust chel chinin-s cimic cinnb clem cob coc-c cocc *Con* cop cupr-ar fago ferr-ma gamb genist ham hydr ind indg iod *Ip* jab jac-k *Kali-c* kali-n kali-s kalm lach lachn lact merc-i-f *Nat-c Nat-m* nicc phel phyt polyg-h ptel puls ran-b rhod rhodi rhus-t rumx sabad *Sars Sep* sol-ni sul-ac sul-i sulph trom
- **9 h**: carbn-s
  : **9-12 h**: cedr *Meli* psil
  : **9-13 h**: cedr crot-h mur-ac

Head

Pain – forenoon

- **9 h**: ...
  - 9-16 h: caust cedr
- **10 h**: apis *Aran* ars **Borx** cimic *Gels* **Nat-m** nicc *Sil* thuj
  - 10-11 h: nicc
  - 10-14 h: alum
  - 10-15 h: **Nat-m**
  - 10-16 h: *Stann*
  - 10-18 h: apis psil
- **11 h**: aloe arum-t *Bell* cann-i ip sol-ni spig sulph
  - 11-15 h: bell
- **drawing** pain: kali-c
- **increasing | night**; until: sil
- **pressing** pain: benz-ac carbn-s fago puls
- **sore**: sep
- **stitching** pain: canth con
- **tearing** pain: alum ant-c *Ip* kali-n
- **noon**: aeth agar alum alum-p ant-c arg-met arg-n asar bell bov calc-ar calc-p cann-i carb-v *Cedr* cham chel chinin-s cic cob con crot-t elaps graph gymno ign indg jab kali-bi kali-n kalm lyc lycps-v lyss mag-c manc mang merc mur-ac *Naja* nat-c *Nat-m* phos puls rhus-t sang sep sil sol-t-ae spira spong *Sulph* tab zinc zing
- **evening**; until: sil
- **midnight**; until: *Caul Sulph*
- **amel**: Bry
  - **drawing** pain: **Bry**
- **burning**: *Sulph*
- **drawing** pain: phos
- **pressing** pain: agar cedr kali-n manc sil *Sulph* zinc
- **shooting** pain: calc-p sep
- **sleep** agg; after: calad
  - **pressing** pain: calad
- **stitching** pain: con elaps
- **tearing** pain: cham graph zinc
- **toward**, amel: bry nat-m
  - **pressing** pain: bry nat-m
- **until** goes to sleep: mur-ac
  - **stitching** pain: mur-ac
- **afternoon**: *Acon* aeth *Agar* allox aloe *Alum* alum-p alum-sil *Am-c* am-m ambr anac anan ang ant-t aq-pet arn ars ars-i ars-s-f asaf asar aur aur-ar aur-s *Bad* bapt bar-c bar-i bar-m bar-s **Bell** berb bov bry bufo cadm-met calad calc calc-ar calc-f calc-p calc-s calc-sil cann-i canth carb-an *Carb-v* carbn-s castm caust cham chel chin chinin-ar chinin-s cic cimic cob coca cocc colch coloc con *Cupr* cycl dig digin dios dros epil equis-h eup-pur euphr eys fago ferr ferr-ar ferr-i ferr-p form gamb gels genist gins glon *Graph* grat guaj ham hell iber ign ind indg indol iod iris kali-ar *Kali-bi* kali-i kali-m *Kali-n* kali-p kali-s kali-sil kalm kreos *Lac-c* lach lact lat-m laur lob *Lyc* lycps-v lyss mag-c mag-m mag-s *Mang* meli merc-i-f merc-i-f *Mez Mur-ac* naja nat-ar *Nat-c* nat-m nat-p nicc *Nit-ac* nux-m nux-v ol-an op pall petr *Ph-ac* phel phos phyt pic-ac plan *Plat* plb polyg-h psor ptel puls ran-b rhus-r ruta sabin sang sarr *Sars* sec **Sel** senec seneg sep *Sil* spong stram *Stront-c* sul-ac sul-i *Sulph* tab tarent tell v-a-b valer *Verat* verat-v *Zinc* zinc-p zing

Pain – afternoon

- **afternoon**: ...
- **13 h**: ail ars coca lyc mag-c pall phys pic-ac ptel
  - 13-15 h: ars chinin-s plan
  - 13-17 h: lac-ac mag-c
  - 13-18 h: carc
  - 13-20 h: abrom-a
  - 13-22 h: mag-c plat sil spig
  - **twitching**: mag-c
- **14 h**: alum *Ars Chel* grat iod laur lyss phys ptel
  - 14-7 h: *Bad*
  - 14-15 h: bell cadm-met lat-m
  - 14-19 h: bad
  - **evening**; until late in the: bad chel
  - **pressing** pain: alum
- **15 h**: apis **Bell** fago *Fl-ac* guaj hura iber iod lycps-v lyss naja nat-ar sep sil thuj verat-v
  - 15-16 h: brom clem
  - 15-21 h: arn lyss nat-ar tarent
  - 15-22 h: calc
  - **tearing** pain: calc
- **16 h**: arg-mur arg-n ars-s-f asaf bar-c caust chinin-s dios hell helon laur lyc meli nat-m phys pic-ac psil sabad stry *Sulph* syph verat-v
  - 16-3 h: **Bell**
  - 16-19 h: allox eys hell
  - 16-20 h: caust hell **Lyc**
  - **shooting** pain: ars-s-f
  - **stitching** pain: ars-s-f asaf laur
- **17 h**: ars-s-f bufo equis-h helon iod lac-d nat-m paeon pic-ac ptel *Puls* sulph
  - 17-18 h: chinin-s lil-t sep
  - 17-21 h: plat
  - 17-22 h: *Puls*
- **until** evening: lyc
- **tearing** pain: lyc
- **night**; until: carc
- **amel**: gels ip ol-an
- **boring** pain: aloe mag-s nicc sang sep
- **burning**: canth fago
- **burrowing**: ant-t
- **cutting** pain: nat-p ptel sang
- **drawing** pain: agar ant-t dulc gins verat-v zing
- **dull** pain: bapt
- **increasing** until midnight | **ceasing** at dawn: syph
- **jerking** pain: mag-c
- **lasting** all night: ars colch cupr syph verat
  - **until** next evening: cist kali-n
- **pressing** pain: alum ang cann-i carb-an carb-v cham coloc fago graph hell kali-c kali-n lyc mag-c naja nat-c nit-ac op ph-ac phos senec sep stram
- **shooting** pain: *Ferr* plan sulph tarent
- **sleep**:
  - **after**:
    - **agg**: calc-p
- **sore**: alum bufo nicc phos sang

274 ▽ extensions | ○ localizations | ● Künzli dot

Head

Pain – afternoon

- **stitching** pain: aeth alum bov canth cham grat indg *Lyc* mag-c nat-c nicc ol-an phel puls sars sep sil stront-c
- **stunning** pain: cham hell
- **tearing** pain: aeth calc castm caust chel graph grat guaj kali-i kreos laur *Lyc* mag-c mag-s nat-c nicc ol-an sil sulph zinc
- **evening**: acon agar ail **All-c** aloe alum alum-p alum-sil am-c *Ambr Anac* ang ant-c ant-t apis arg-met arg-n ars ars-s-f arum-t asaf aur aur-ar aur-s bad bar-c bar-m bar-s **Bell** borx bov brom bry calc calc-p *Calc-s* calc-sil camph canth caps carb-ac *Carb-an Carb-v Carbn-s* castm *Caust* cedr cham chel chin chinin-s cic cimic cina cist clem cob coc-c cocc colch coloc croc crot-h crot-t cupr cupr-ar cycl *Dig* dios *Dulc* echi elaps elat epil eug eup-pur euphr ferr ferr-ar ferr-p fl-ac form glon graph grat ham hell hep hipp hydr hydr-ac hyper ign ind indg indol iris jug-c jug-r kali-ar *Kali-bi Kali-c* kali-chl kali-i kali-m *Kali-n* kali-p **Kali-s** kali-sil kalm lac-ac lach lachn laur led lepi lept lil-t linu-c lob *Lyc* lycpr lycps-v lyss *Mag-c Mag-m* mag-p mag-s mang meny meph *Merc* merc-i-f merc-i-r **Mez** mosch *Mur-ac* murx *Nat-ar Nat-c Nat-m* nat-p nat-s nicc *Nit-ac* nux-v ol-an olnd pall par perh-mal petr *Ph-ac Phos* phys plan *Plat* plb psor ptel **Puls** ran-b rat rhod rhus-t rumx ruta sabad sabin sang sars sel *Seneg Sep Sil* spig spira *Stann* staph stram *Stront-c Sul-ac* **Sulph** tab tarent tell ter teucr ther thlas thuj til v-a-b valer *Zinc* zinc-p
- **18 h**: aeth cob gels nat-s paeon ptel puls rhus-t sep
  : **18-4 h**: guaj
  : **cramping**: aeth
- **19 h**: bad *Cedr* chinin-s cocc elaps lyc mag-c nat-m rhod rhus-t sep *Sulph* verat-v
- **20 h**: gymno lac-ac merc-i-r phys sol-ni stry sulph usn
  : **20-21 h**: helon indg
- **21 h**: cham coca dios eupi gels lyss osm pic-ac ptel
- **until midnight**: laur
  : **tearing** pain: laur
- **amel**: am-c anis aur-m-n *Bry* calc calc-f coloc ham kali-bi lach mang nat-ar *Nat-m* nux-v phys pic-ac ran-b sang sol-t-ae spig spirae ter
  : **boring** pain: nux-v
  : **drawing** pain: coloc
  : **pressing** pain: ran-b
- **bed**:
  in bed:
  : **agg**: arg-met arg-n ars carb-v cycl hipp laur lyc mag-s *Merc* nat-c nat-m phos plan *Puls* sep sil **Sulph** thuj zinc
  . **boring** pain: mag-s
  . **burning**: carb-v *Merc* nat-c
  . **pressing** pain: carb-v
  . **sore**: plan
  . **stitching** pain: carb-v
  . **tearing** pain: laur sil thuj
  : **amel**: mag-c **Nux-v** sulph
- **boring** pain: aloe anac arg-n coloc hipp mag-c mag-m nat-s plan puls sep zinc

Pain – night

- **evening**: ...
  . **burning**: am-c carb-ac jug-r merc-i-r nat-c phys
  . **bursting** pain: caps clem ham rat
  . **cramping**: alum
  . **cutting** pain: *Bell* dig kali-i
  . **drawing** pain: all-c aloe ang bov castm crot-h dulc graph hipp kali-n kalm ol-an phos ran-b stront-c sul-ac valer zinc
  . **dull** pain: carbn-s ind pall rhus-t
  . **grinding** pain: anac
  . **increasing** through the night: puls
  . **lancinating**: *Bell* kali-i
  . **lasting** all night: alum calc-sil sulph
  : **and** following day: kali-n
  . **lying** agg: clem
  : **hammering** pain: clem
  . **lying** down agg; after: stann
  : **pressing** pain: stann
  . **pinching** pain: alum
  . **pressing** pain: acon agar alum alum-p ambr *Anac* ang arg-n ars castm cham chel coc-c colch coloc dig dios dulc ferr fl-ac hell hydr-ac hyper kali-bi kali-n kalm *Lyss* mag-m mag-s mang nat-c nat-m nat-s ol-an phos plat rhod *Rhus-t* ruta sep staph **Sulph** tab tarent thuj valer *Zinc*
  . **shooting** pain: arum-t bell tarent
  . **sore**: acon bov *Calc* castm chel *Euphr* graph mag-c nit-ac *Puls Zinc*
  . **stitching** pain: ambr bar-c bell bov calc canth carb-an carb-v caust chel dig dulc graph hyper indg kali-i linu-c lyc mag-c mang mur-ac nat-m nit-ac petr phos plat puls rat sel sep *Sil* staph stram stront-c sulph thuj valer
  . **stunning** pain: *Puls*
  . **sunset**, after: nat-s
  : **pressing** pain: nat-s
  . **tearing** pain: ail alum alum-sil am-c ambr calc-p cocc coloc grat hyper kali-n lachn *Lyc* mag-c mag-m merc nat-c nicc olnd petr *Puls* sars sil *Spig* staph sul-ac sulph
  . **toward** evening:
  : **amel**: kali-bi
  : **shooting** pain: kali-bi
  . **twilight**; in the: ang caj puls
  . **walking** agg: dulc ther
  : **pressing** pain: dulc
- **night**: acon act-sp agar *Alum* alum-p alum-sil alumn am-c am-m ambr anac ang ant-c *Ant-t* ap-g arg-n arn *Ars* ars-h ars-s-f arum-t asaf aster *Aur* aur-m *Bell* benz-ac berb borx bov bufo cact *Calc Calc-p Calc-s* camph canth *Carb-an* carb-v carbn-s *Caust Cedr* cham chel *Chin Chinin-ar* chinin-s cic cist clem cob coca *Cocc* colch con *Crot-c* cupr-ar cycl dig dulc elaps epil eug glon graph grat guaj ham *Hep* hydr-ac hyos ign ind kali-bi *Kali-c Kali-i* kali-n *Kali-p Kali-s* kali-sil kreos lac-ac lac-c lach lact *Laur* led lob **Lyc** *Mag-c* mag-m mang **Merc** *Merc-c* merc-d merc-i-r *Mez* mill nat-ar nat-c nat-m nat-p **Nit-ac** nux-m nux-v op par ph-ac *Phos Phyt* plat *Pneu* psor ptel puls raph rhus-t rhus-t rumx

275

Head

Pain – night

- **night**: ...
  sars sep *Sil* sol-ni spig stram stront-c stry *Sulph* **Syph** tarent *Thuj* verat zinc zinc-p
  - **midnight**:
    : **before**: am-m anac caust chin dulc *Lach* puls rhus-t sep
    : **22 h**: carbn-s dios ham laur mag-p myric phys
    : **23 h**: **Cact** castm dios indg merc-i-r pip-m stram valer
    : **boring** pain: dulc
    : **about**: agar all-s arn ars elaps hep *Kali-c* mag-s myric plat puls sep sulph
      : **morning**; until: hep
    : **after**: agar ambr *Ars* bufo carb-an cham ferr hep ign kali-ar kali-c kali-sil lac-c nat-s ph-ac psor rhus-t sep *Sil* spig *Thuj*
    : **1 h**: ars chin elaps (non: pall) uran-n
    . **1-10 h**: chin (non: elaps)
    . **1-11 h**: chin elaps
    . **1-12 h**: chin
    : **2 h**: ars cimic sulph
    . **pressing** pain: ars
    : **3 h**: *Agar* bov *Chin Chinin-s* ferr nat-m thuj
    . **stitching** pain: ferr
    : **3-4 h**: thuj
    . **pressing** pain: thuj
    : **4 h**: acon agar alumn ars-met bry calc-ar chel con fuma-ac hyper meli raph ruta sars spig spirae stram thyr
    . **waking**; on: sang xan
    : **5 h**: calc dios kali-bi **Kali-i** mur-ac stann
    . **burning**: kali-i
    . **stitching** pain: kali-i
- **accompanied** by | **salivation**: *Verat*
- **amel**: bad bufo glon ham mag-c sol-t-ae spira
- **bed**:
  : **driving** out of bed: *Thuj*
  : **in** bed | **agg**: aloe *Alum* alumn chin fago hipp hyper merc-i-f *Sulph Thuj*
- **boring** pain: am-c arg-n carb-v clem dulc lyc phos sep sulph
- **burning**: arn lyc *Merc Sil*
- **burrowing**: agar
- **bursting** pain: aster cact carb-an cedr *Hep*
- **cutting** pain: dig
- **drawing** pain: agar *Kali-c* nat-m phos rhus-t sep
- **dull** pain: nat-c
- **gnawing** pain: merc-i-r
- **lancinating**: am-c tarent
- **lighting** the gas amel: *Lac-c* sil
- **pressing** pain: ambr guaj hep lyc mang nit-ac nux-v *Sil* sulph
- **pulsating** pain: asaf
- **shooting** pain: tarent
- **sleep**:
  : **amel**: agar pic-ac sang
    : **preventing**: kali-n sulph
- **sore**: cob coca phos

Pain – accompanied by

- **night**: ...
  - **stepping** hard agg: lyc
    : **gnawing** pain: lyc
  - **stitching** pain: am-c arum-t dig hep *Lyc* mag-c nat-m sep sil spig *Sulph*
  - **stunning** pain: arg-n ars-h kali-n verat
  - **tearing** pain: agar aur-m *Caust* cham hep laur *Lyc* mag-c merc phos *Sil* sulph thuj
  - **waking** him or her from sleep: *Hep*
    : **bursting** pain: *Hep*
  - **waking**; on: *Agar* alumn ambr ant-t arg-n aster bufo canth cinnb coloc ferr gels gins glon hep hyper lac-ac mag-c mang merc-i-f mez nat-ar nat-c nit-ac nux-v ph-ac plat *Psor* rumx
    : **pressing** pain: canth mang nat-c plat *Psor*
    : **stitching** pain: hep
    : **tearing** pain: arg-n
- **weekend**; on the (See periodical - week - every)
- **accompanied** by:
  - **anemia** (See GENE - Anemia - accompanied - head)
  - **appetite**; ravenous (↗ STOM - Appetite - increased - headache - during): phos
  - **asthenopia**: nicc-met
  - **asthma**: lach
  - **breath**; offensive: calc-act card-m euon gymno *Puls*
  - **chill**; shaking: *Lac-d*
  - **chilliness**: sang
  - **coldness** of the body; icy: cadm-s lachn verat
    : **Vertex** (See Coldness - vertex - icy)
  - **constipation**: alet *Aloe* alum am-c arg-n aur bell Bry *Calc-p* chin coff *Coll* con crot-h euon fl-ac gels graph *Hydr* ign iris kali-bi *Lac-d* lach mag-c merc Nat-m Nat-s nicc nicc-met nit-ac Nux-v op petr Plb Podo Puls rat rhus-t sep verat zinc
  - **deafness** (See HEAR - Lost - accompanied - head - pain)
  - **diarrhea** (See diarrhea - during)
  - **drawn** backward; head being (See Drawn - backward - accompanied - head)
  - **dreams**: menis
  - **drinks**; aversion to (See GENE - Food and - drinks - aversion - accompanied - head)
  - **empty**, hollow sensation (See Empty - headache)
  - **eructations** (↗ eructations - amel.): *Calc* chel cimic mag-m
  - **fever**: acon agar apis ars astac *Bell* bism cedr chin eup-per ferr-p ip nat-m nux-v polyp-p streptoc wye
  - **food**; aversion of (See GENE - Food - food - aversion - accompanied - head)
  - **fullness** in head: mand
  - **heat**:
    : **flushes** of (See GENE - Heat - flushes - headache)
    : **in** head (See Heat - accompanied - head)
  - **herpes**: iris
  - **hiccough**: aeth

▽ extensions | O localizations | ● Künzli dot

| Pain – accompanied by | Head | Pain – accompanied by |

- **hunger** (See STOM - Appetite - increased - headache - during)
- **indifference** (See MIND - Indifference - headache)
- **indigestion** (↗*gastric)*: ant-c chel chinin-s kali-bi nat-s nicc-met tarent tub
- **irritability** (See MIND - Irritability - headache)
- **jerking** of head (See Jerking - accompanied - head)
- **lachrymation**: mez
  : **scalding**: puls
- **leukorrhea** (See FEMA - Leukorrhea - accompanied - head - pain)
- **malaria** (See GENE - Malaria - accompanied - head)
- **myoma**; uterine: til
- **nausea** (↗*gastric; sides - one - accompanied - nausea)*: acon aesc aeth ail aloe *Alum* alum-p alum-sil alumn *Am-c* ambr **Ant-c** ant-t apis arg-met arg-n arn *Ars* ars-s-f asar asc-c asc-t aur aur-ar aur-s *Bell* benz-ac bism *Borx* bros-gau *Bry* bung-fa cadm-met cadm-s calc calc-lp *Calc-p* calc-s calc-sil camph cann-s *Caps Carb-ac Carb-v Carbn-s* **Caust** *Cedr* cham chel chin chinin-ar chinin-s *Chion* chlf cic cimic cina cit-v clem cob cob-n **Cocc** *Coloc* Con cor-r croc crot-h *Cupr* cycl dig dros *Dulc* epiph *Eug* eup-per eup-pur ferr fl-ac form gels ger *Glon Graph* grat guaj guar hep hipp hyos ign ind indol **Ip Iris** kali-ar *Kali-bi Kali-c* kali-cy kali-p *Kali-s* kali-sil kalm kreos *Lac-c Lac-d Lach* lap-la *Lept* lith-c *Lob* lob-p lyc mag-c med meli *Merc* mez mill *Mosch* naja nat-ar nat-c *Nat-m* nat-p nat-s nicc-met *Nit-ac* **Nux-m** *Nux-v* olnd onos *Op* paull petr *Phos* phyt plat prun ptel *Puls* ran-b rhus-t ruta sabin **Sang** sarcol-ac sarr *Sars* seneg *Sep* sil spig *Stann* stict stram stront-c *Sulph* **Tab** tarax tep ter *Thea* ther thuj verat vip visc xan zinc zinc-p zing
- **nausea** and gray tongue: *Kali-c*
- **nausea** and white tongue: *Lept*
- **nephrosis** (See KIDN - Nephrosis - accompanied - head)
- **numbness**: bell calc-f chel cocc **Graph** indol mang phos plat
  : **Body**; of whole: cedr
- **pains**; other: psil
- **palpitations** (See CHES - Palpitation - accompanied - head)
- **photophobia** (See EYE - Photophobia - headache)
- **psoriasis**: iris
- **retching** (See STOM - Retching - accompanied - head)
- **salivation**: am-c cinnb *Dulc* epiph fagu hipp ign irid-met iris kali-bi lyss mang **Merc** *Nat-s* op phos sep verat

- **sexual** desire: *Pic-ac* sep
- **sneezing**; frequent: cadm-met
- **sweets**; desire for (See GENE - Food and - sweets - desire - headache)
- **taste** in mouth | **bitter**: calc-p nat-s
- **typhoid** fever: acetan *Bell Bry* gels hyos nux-v rhus-t
- **urination**:
  : **copious** (See URIN - Copious - headache - during)
  : **frequent** (See BLAD - Urination - frequent - headache)
  : **scanty** (↗*Brain; complaints of - accompanied - urine)*: benz-ac
- **vertigo** (See VERT - Accompanied - head - pain)
- **vision**:
  : **blurred** (See VISI - Blurred - headache - during)
  : **colors** before the eyes (See VISI - Colors - accompanied - head)
  : **flickering** (See VISI - Flickering - headache - during)
  : **loss** of (See VISI - Loss - headache - during)
- **vomiting** (↗*gastric)*: *Aeth* agn alum alum-sil anan ant-c ant-t *Apis* apom *Arg-n* arn *Ars* ars-s-f asar bar-m *Bell Bry Cact* cadm-met cadm-s *Calc* calc-act calc-s calc-sil *Caps* carbn-s caust cham *Chel* chin chinin-ar chinin-s *Chlf* cic cimic cimx cit-v cocc *Coff* coloc con corn *Crot-h* crot-t *Cupr* dulc eug eup-per eup-pur ferr ferr-ar ferr-p *Form Gels* glon *Graph Grat* **Ip** *Iris* jatr-c kali-ar kali-bi kali-c kali-chl kali-p kali-s kali-sil kreos *Lac-c Lac-d Lach Lob* med **Meli** merc mosch *Naja Nat-m* nat-p *Nat-s Nux-m Nux-v* op petr *Phos* plat *Plb* **Puls** ran-b rhus-r rob **Sang** sarcol-ac sarr sars *Sep Sil* spig *Stann* stict *Stram* sulph tab tarax *Ther* thuj tub verat verat-v vip xan zinc zinc-p zinc-s
  : **bile** (See STOM - Vomiting; type - bile - headache)
- **weakness** (See GENE - Weakness - headache - during)
- o **Abdomen**:
  : **distension**: mand
  : **flatulence** (See ABDO - Flatulence - headache)
  : **pain** in: cina coloc con lept verat
- **Arms**; white discoloration of the: mand
- **Arteries**; tension in (See GENE - Tension - arteries - accompanied - head)
- **Back**:
  : **coldness**: berb lac-d mez
  : **pain** in: ail bapt-ac cina cob cob-n daph fl-ac graph hydr menis merc myric ol-an op sabad sabin *Sil* thymol verat ziz

Head

Pain – accompanied by

- **Back** – pain in: ...
  - **Cervical** region (See neck - pain)
  - **Lumbar** region: apoc cob lac-c rad-br sil
- **Carotids**; pulsation of (See EXTE - Pulsation - carotids; EXTE - Pulsation - carotids - headache)
- **Cervical** region:
  - **pain** in (See neck - pain)
  - **weakness**: fago
- **Ear**:
  - **discharges** from ears (See EAR - Discharges - accompanied - head)
  - **noises** in (See EAR - Noises - headache)
  - **stitches** in the left ear: borx
- **Extremities**:
  - **cold**: carbn-s mand
- **Eye** (*occiput - accompanied - eye):*
  - **complaints**: aloe anac apis arg-met **Bar-c** *Bell* bov **Bry** calc-act carb-v chel cimic *Cina* **Cocc** croc glon ign kali-bi kali-n kreos **Lach** lyc mag-c mag-m merc mur-ac nat-c **Nat-m Nux-v** phos plat prun **Puls** rhus-t *Sabad* samb seneg **Sep Sil** *Spong* staph stram sulph *Verat* zinc
  - **contraction** of eyelids: sulph
  - **discoloration** red (See EYE - Discoloration - red - headache - during)
  - **enlarged** sensation of eyes: arg-n
  - **flickering** before eyes (See VISI - Flickering - headache - during)
  - **heaviness** (See EYE - Heaviness - accompanied - head)
  - **inflammation** of eyes: bad
  - **pain** (*occiput - accompanied - eye): Agar* ail aloe *Apis* aran bapt **Bell** bry carb-v carbn-s cedr cimic cocc *Coff* con cor-r *Eug* Eup-per *Gels* hep hipp hom-xyz iris lac-d mentho myrt-c nat-m nit-ac nux-v phel phos ran-b sang *Scut Sel* seneg sep sil *Spig* stict sulph ther thuj zinc
    - **burning**: ail aran bapt bry carb-v carbn-s *Coff Eug* hep
    - **pressing** pain: carb-v ran-b *Sel* seneg sulph
    - **outward**: nux-v phos sang spig
    - **pulled** out; as if being: carb-v cocc
    - **sand**; as from: lac-d
    - **sore**: cimic hom-xyz
    - **stitching** pain: hipp thuj
- **Face**:
  - **neuralgia** (See FACE - Pain - neuralgic - accompanied - headache)
  - **pale**: acon aeth *Alum* am-c ambr aml-ns anac *Ars* bism *Calc* canth *Carb-v* chin *Chinin-s Echi Hell* hydr ign ip kali-bi lac-d *Lach* lob mag-c meli nat-m *Phos* sang *Sep* sil spig *Stram* tab valer *Verat Zinc*
  - **red** (See FACE - Discoloration - red - headache)

Pain – accompanied by

- **Gallbladder**; complaints of: chin nat-s
- **Gastrointestinal** complaints (See ABDO - Gastrointestinal - accompanied - head)
- **Hair**; falling of: ant-c hep nit-ac sep sil syph thuj
- **Heart**; pain in: crot-h
  - **lying** on the left side; when: crot-h kalm
- **Hypochondria**:
  - **right | stitching** pain (See ABDO - Pain - hypochondria - right - stitching - accompanied - head)
- **Kidneys**; inflammation of (See KIDN - Inflammation - accompanied - head)
- **Lips**; numbness and tingling of: nat-m
- **Liver**; complaints of: *Chel* chin jug-c *Lept* nux-v ptel
- **Muscles**; sore pain in (See GENE - Pain - muscles - sore - accompanied - head)
- **Neck**:
  - **pain** in (*BACK - Stiffness - cervical - headache):* acon ail *Alum* anac arg-n arn asar bar-c *Bell* borx bry bufo bung-fa *Calc-p* cann-i cann-s canth *Carb-v* **Carbn-s** caust chel chin clem con elaps euph fago gal-ac **Gels** *Glon* graph *Hell* hura hydr-ac hyos jac-g kali-c kali-i *Kalm* lach laur lil-t lyc lyss mag-c mag-s manc merc merc-i-f mosch myric *Nat-m* nat-s peti *Pic-ac* plb psor ptel ran-b rhus-r sars serp spong stry sulph tep ziz
  - **Nape** of neck (*BACK - Stiffness - cervical - headache):* aeth alum am-c ambr anac asar bar-c *Bell* berb borx bry *Calc* Calc-p calc-sil cann-s carb-an carb-v caust chel cimic cinnb clem **Cocc** con corn crot-t **Gels** *Glon* graph *Hell* hydr-ac hyos iod ip kali-c kali-n *Kalm* lac-c lil-t lyc mag-c manc merc mez mosch mur-ac *Nat-m* nat-s op paeon pav **Ph-ac** *Phyt* **Pic-ac** plb plect *Puls* ran-b rhus-t sabin sang sars sil spong *Stry* sulph tarax tarent verat
  - . **opening** and closing; as if alternately: cocc
  - **stiffness** in | **Nape** of neck (*BACK - Stiffness - cervical - headache):* **Cimic** Rhus-t
  - **weakness**: sep
- **Nose**:
  - **catarrh** (See NOSE - Catarrh - accompanied - head - pain)
  - **dry**: dulc
  - **numbness** and tingling of nose: nat-m
  - **obstruction** of: calc lach phos sang *Stict* thuj
  - **Root** of nose; pain at (See NOSE - Pain - root - headache)
- **Occiput**; coldness in: berb
- **Scalp**; sore pain in: aesc *Chin* coloc sil
- **Spine**; burning along (See BACK - Pain - spine - burning - accompanied - head)
- **Spleen**; pain in: borx cean slag

278 ▽ extensions | O localizations | ● Künzli dot

Head

Pain – accompanied by

- **Stomach**:
  : **acidity** in stomach: plat-m rob
  : **distension** of stomach: kali-bi lyc
  : **emptiness** in stomach: cocc dig *Ign* kali-p *Nat-m* nit-ac *Phos* ptel *Sang* **Sep**
  : **flatulence** of stomach (See STOM - Flatulence of - accompanied - head)
  : **pain** in stomach: bism cob-n
- **Teeth**:
  : **pain** in (See TEET - Pain - accompanied - head - pain)
  : **stitching**, stinging pain in (See TEET - Pain - stitching - accompanied - head)
- **Temples | Veins**; distention of (See FACE - Veins - temples - accompanied - head)
- **Tongue**:
  : **clean** tongue: *Nat-m*
  : **gray** discoloration of the tongue: kali-m
  : **gray** tongue and nausea (See nausea and gray)
  : **numbness** and tingling of tongue: nat-m
  : **stiffness**: *Lach*
  : **white** discoloration of the tongue: calc-act card-m euon gymno **Mag-m** puls
  : **bluish** white: *Gymno*
  : **white** tongue and nausea (See nausea and white)
- **Uterus**; complaints of (See FEMA - Uterus - accompanied - head)
- **aching**: acon *Aesc* agar alf all-c aloe am-c ant-c *Arg-n* ars aza bapt bell bism bry but-ac cact calc caps carb-ac *Carb-v* card-m *Chel* chin *Cimic* cocc euon *Gels* glon *Hell Hydr* ichth *Ign* indol iris kali-bi *Lept* lil-t mentho meny myric naja nat-ar **Nat-m** *Nux-v Nyct* onos oreo *Petr* ph-ac *Phel* phos pic-ac *Plb Puls* rauw rhus-t scut sep sil *Stann Stel Sulph* thuj thymol x-ray zinc
- **acids**, from: *Ant-c* bell morph *Sel*
- **air**; draft of:
  - **agg**: *Acon Ars Bell* benz-ac cadm-s *Calc* calc-sil caps carb-v caust *Chin* coloc eup-pur ferr-p gels *Hep* ichth ign iris kali-ar *Kali-c* kali-n kali-p kali-s kali-sil lac-c mag-c *Merc* nux-m *Nux-v* phos psor rhod *Rhus-t Sanic Sel* **Sil** stront-c *Sulph* til valer verb
  : **drawing** pain: til valer
  : **neuralgic**: mag-c
- **air**; in open:
  - **agg** (↗*walking - air - agg.*): agar alum ang *Arg-n* ars bar-c bar-i bar-m *Bell* bell-p both-ax bov bran bry cadm-s *Calc* calc-ar calc-p *Carb-an* card-m *Caust* cedr cham *Chel* **Chin** cimic cina *Cocc* coff colch *Con Cycl* eup-per euphr ferr glon grat *Hep* hipp ign iod ip iris *Kali-c* kali-m kalm lach laur *Lil-t* lyc mag-m *Mang* meny *Merc Mez* mur-ac nat-m *Nux-v*

Pain – alternating with

- **air**; in open – agg: ...
  ol-an petr phos phyt plect psor ran-b rat rhus-t sep sil spig staph sulph valer zinc
  : **burrowing**: agar rat
  : **bursting** pain: **Bell** glon mag-m
  : **cutting** pain: nat-m
  : **drawing** pain: *Con* grat kalm mang plect
  : **nail**; as from a: coff
  : **pressing** pain: agar caust chel *Chin* ferr glon hep laur meny *Merc* nux-v rhus-t valer
  : **sore**: calc card-m eup-per
  : **stitching** pain: *Mang* sil
  : **tearing** pain: calc mang ol-an
  - **amel**: abrom-a acon act-sp *All-c* aloe *Alum* alum-p am-c ambr ang *Ant-c* ap-g *Apis Aran* arg-met arg-n arist-cl arn *Ars* ars-i asar aur aur-s bar-c bar-i bar-s bell berb beryl bov bufo calc calc-s camph cann-i cann-s *Carb-ac* carb-an *Carb-v* carbn-s caust chlol *Cimic* cinnb clem cob coc-c *Coca Coff* coloc com con cor-r cot croc dulc fago *Ferr* ferr-ar ferr-i *Glon* graph grat ham hed *Hell* hist hydr hydr-ac hyos indol iod *Ip* jatr-c joan *Kali-bi* kali-c *Kali-i* kali-n *Kali-p Kali-s* lac-c lach laur *Led* lil-t lith-c **Lyc** lyss *Mag-m* mag-s malar **Mang** meny merc-i-f mez mosch myric naja nat-ar nat-c *Nat-m* nat-p nat-s *Nicc* nux-v olnd op petr ph-ac phel **Phos** pic-ac plat **Puls** rad-met ran-b rauw rhod sabin sang sars sel *Seneg* **Sep** sin-a sin-n sol-ni spong stann sul-ac sul-i sulph *Tab* tarent thuj tub viol-t visc xan **Zinc** zinc-p
  : **burning**: *Apis* ars mang myric **Phos**
  : **bursting** pain: ars beryl kali-bi
  : **cutting** pain: am-c
  : **drawing** pain: asar hell olnd
  : **dull** pain: abrom-a
  : **lancinating**: am-c
  : **pressing** pain: alum *Arg-met* bov cinnb coloc *Hell* hydr-ac jatr-c lach lyc mag-m mang *Phos* sabin seneg
  : **vise**; as if in a: caust
  : **shooting** pain: naja
  : **sore**: ang *Ip*
  : **stitching** pain: am-c grat nicc sars *Sep* tab
  : **tearing** pain: alum ant-c *Arg-met* aur carbn-s mag-s sulph
- **alcoholic** drinks:
  - **after**: ruta
  : **nail**; as from a: ruta
- **alcoholics** (See spirituous)
- **alternating** with:
  - **asthma** (See RESP - Asthmatic - alternating - head)
  - **cough**: lach psor
  - **diarrhea**: *Aloe* mag-p *Podo* sec
  - **dreams**; many: ars
  : **sleepiness**; and: ars
  - **eruptions**: psor
  - **faintness**: rhodi
  - **frightful** dreams: chin
  - **heat**; flushes of: lyss

All author references are available on the CD

279

Head

Pain – alternating with | **Pain – beer**

- **hemorrhages**: aloe
- **hemorrhoids**: abrot aloe
- **indigestion**: nat-c
- **nausea**: squil
- **oppression** of chest: glon
- **physical** symptoms: ars
- **prolapsus** ani: *Arn*
- **red** sand in urine: *Lyc*
- **rheumatism**: ars
- **sadness**: aur
- **scotoma**: pitu-a
- **sleep | deep**: plb
- **sleepiness | dreams**; and many (See dreams - sleepiness)
- **vision**:
  : **loss** of: *Kali-bi*
- o **Abdomen**:
  : **complaints**; uterine and abdominal: aloe cina
  : **pain** in: aesc *Ars* bism bry calc-p cina *Gels Iris* plb rhus-r thuj
- **Back**; pain in (↗*cervical; lumbar)*: acon aloe alum brom ign meli sep
- **Bladder**; complaints of: alumn
- **Bladder**; inflammation of: *Alumn*
- **Cervical** region; pain in (↗*back)*: hyos
- **Chest**:
  : **oppression** (See CHES - Oppression - alternating - head)
  : **pain** in: lachn
- **Feet**; perspiration of: merc
- **Fingers**:
  : **coldness** in the: *Cupr*
  : **Joints** of fingers; tearing pain in: kali-n
- **Hypochondria**; stitches in: aesc
- **Joints**:
  : **gouty** pain in: eup-per sulph
  : **pain** in: eup-per *Lyc* sulph
- **Liver** disturbances: podo
- **Loins**; pain in (See lumbar)
- **Lumbar** region; pain in (↗*back)*: aesc aloe brom lycps-v meli
  : **aching**: aloe brom
- **Lumbosacral** region: meli
- **Neck**; pain in nape of: hyos
- **Pelvis**; pain in: *Gels*
- **Shoulder**; pain in: cot
- **Stomach**; pain in: Ant-c ars bism chel kali-bi ox-ac plb verat
  : **pressing** pain: chel
- **Teeth**; pain in: kali-p *Lycps-v* psor
- **Throat**; pain in: alumn

- **alternating** with: ...
  • **Tonsils**; inflammation of (See THRO - Inflammation - tonsils - alternating with - head)
- **anger**; after (↗*vexation):* acon arg-n aur *Bry* castm *Cham* chin cocc coff coloc dulc ferr-p ign ip kali-c *Lyc* mag-c mez *Nat-m Nux-v Petr Phos Plat* ran-b rhus-t sep *Staph* verat
  • **suppressed** anger; from (See MIND - Ailments - anger - suppressed)
- **animal** fluids (See loss)
- **apyrexia**; during: puls
- **arthritic** (See rheumatic)
- **ascending**:
  • **agg**: ant-c bell but-ac calc conv *Meny*
  • **elevator**; with an: calc-f
  • **stairs**:
    : **agg**: alum alum-p ant-c arn ars aster **Bell Bry** cadm-s **Calc** calc-sil *Carb-v* carbn-s cimic conv crot-h *Cupr* ferr ferr-p *Gels Glon* hydr ign *Kalm* lac-c *Lach* lob *Lyc* meny meph *Mosch* nat-ar *Nux-v* par *Ph-ac Phos Psor* ptel *Rhus-t* sang *Sep Sil* **Spong** staph *Sulph Tab* thuj zinc zinc-p
    : **jerking** pain: **Bell** *Ign*
    : **pressing** pain: ars lyc **Meny** *Ph-ac*
    : **amel**: allox
- **attention**; from too eager (↗*mental - agg.; MIND - Concentration - active):* anac *Ign* nux-v sabad
- **awake**, when trying to keep: phys
- **ball** were beating against the skull on beginning to walk; as if a: plat
- **band**; as from a (See pressing pain - band; Constriction - band)
- **bandaging** (See binding)
- **bathing** (↗*washing):* ant-c
  • **after**: **Ant-c** *Bell* bry *Calc* canth caust kreos *Nit-ac* phos psor puls *Rhus-t* sep sil tub
    : **amel**: bufo psor
  • **amel**: lac-ac
  • **feet | amel**: asc-t nat-s
  • **sea**; in the: *Ars Rhus-t* sep
- **beat** head to pieces; sensation as if he could: nit-ac
- **beating** (See pulsating)
- **bed**:
  • **going** to bed **| when**: alum ap-g ars *Lyc* mag-m *Merc* puls sabad sep sulph zinc
  • **in** bed:
    : **agg**: agar hell hipp kalm nat-c nat-s ol-an pip-m plat ran-b rhus-t sulph thuj
    : **drawing** pain: agar hell hipp
    : **pressing** pain: kalm nat-s ol-an pip-m ran-b rhus-t sulph
    : **stitching** pain: nat-c plat thuj
    : **amel**: *Alum* aur-m caust colch mag-c menth rhus-t sep
    : **tearing** pain: aur-m caust
  • **must** leave the: coloc rhus-t sep *Thuj*
- **beer**:
  • **agg**: all-c bell calc calc-caust caust chim-m *Coc-c* coloc ferr kali-chl merc *Rhus-t* verat

280 ▽ extensions | O localizations | ● Künzli dot

Head

Pain – beer / Pain – breakfast

- **amel**: chim-m
- beer and bread agg: crot-t
- **bending**:
  - **agg**:
    - **head**:
      - **back** agg: anac
        . **tearing** pain: anac
      - **forward**:
        . **amel**: ign
        tearing pain: ign
      - **backward**:
        - **agg**: aur mang
        - **boring** pain: aur mang
        - **pressing** pain: mang
        - **amel**: *Bell* ph-ac thuj
        - **pressing** pain: *Bell* ph-ac thuj
  - **head**:
    - **backward**:
      - **agg**: anac aur *Bell* bry carb-ac *Carb-v* caust chin cic *Clem* cob colch cupr cycl dig dros elaps glon ign kali-c kali-s lyc mang osm *Puls* sep spig spong stann valer viol-o
      - . **shooting** pain: anac
      - . **walks** with head bent backwards: *Arn Ars*
      - **amel**: apis arg-n bell bros-gau *Cact Cham* cocc gels *Glon Hep* lec murx ph-ac rhus-t thuj verat
      - . **burrowing**: hep
    - **forward**: cupr
      - **agg** (↗*stooping - agg.):* alum-sil arist-cl bell calc-f carb-an cimic *Cob* ferr-p mand nat-m ph-ac pneu rat *Rhus-t* viol-o visc
      - . **pressing** pain: bell ferr-p nat-m ph-ac
      - **amel**: abrom-a cimic hyos ign sanic
      - . **dull** pain: abrom-a
      - **tearing** pain | **burning** pain: cupr
      - **painful** side agg; to: mez tab
      - **side**; to:
        - **agg**: chin kali-s meny spong
        - **amel**: meny *Puls* sep stram
- **bilious** (↗*STOM - Vomiting; type - bile - headache):*
  am-pic anac *Arg-n* bapt *Bry* cham chel chion cycl eup-per *Ip Iris* lob merc nat-s *Nux-v* podo *Puls* rob *Sang* stry tarax yuc
- **binding**:
  - **hair** up; the | **agg**: acon alum alum-p alum-sil am-c ambr *Arg-n* arn ars aur aur-ar aur-s bar-c bar-i bar-m **Bell** bry calc calc-i calc-sil canth carb-an *Carb-v* carbn-s carl chel *Chin* chinin-ar *Cina* cinnb coloc ferr *Glon Hep* indg iod kali-c kali-m *Kali-n* kali-p kreos lach laur lyc mag-c mag-m *Mez* mosch mur-ac nat-c nat-p *Nit-ac Nux-v* petr ph-ac *Phos* psor *Puls* rhus-t sep *Sil* stann sul-i *Sulph* zinc zinc-p
  - **head** (↗*pressure):*
    - **agg**: calc cham lach rhus-t thuj
    - **amel**: agar alum-sil apis *Arg-met* **Arg-n** arn aur-s bell bry *Calc* calc-i carb-ac glon *Hep* ign iod lac-d lach *Mag-m* mag-p merc nit-ac nux-v pic-ac psor *Puls* pyrog rhod sep *Sil* spig stront-c sul-i

- **binding**: ...
  - **head** up:
    - **amel**: *Arg-n* carb-ac hep lac-d mag-m sil
    - **burrowing**: hep
    - **bursting** pain: lac-d mag-m sil
    - **cutting** pain: carb-ac
    - **pressing** pain: *Arg-n* hep
    - **tearing** pain: sil
- **bites** of dogs: lyss
- **biting** pain: arg-met bar-c carb-v cham grat kali-bi kali-i lyc mez oci-sa phel ran-s rhod sec
- **blinding**: asar aster *Bell Caust* **Cycl** ferr-p *Gels* **Iris** kali-bi lac-d *Lil-t Nat-m Petr Phos Psor Sil Stram Sulph* thuj zinc
- **blindness**, followed by violent headache | **sight** returning when headache agg: *Kali-bi*
- **blow**; pain as from a: acon aeth agn alum ant-t apis arn ars bell bov calc cann-xyz caust chel croc crot-h dig glon hell ign indg ip kalm led lyc m-ambo mang med mur-ac naja nat-m nux-m nux-v olnd par ph-ac phos plat ran-b rhod ruta sabad sol-ni spig stann *Stram* sul-ac tab tarent valer zinc
- **blowing** the nose agg: alum ambr aster **Aur** *Bell* calc *Chel* euphr ferr **Hep** kali-c mur-ac nit-ac **Puls** sep **Sulph**
  - **cutting** pain: sep
  - **pressing** pain: chel
  - **shooting** pain: kali-c
  - **stitching** pain: mur-ac
- **blows**, from (See injuries)
- **body** cold: **Arn**
  - **burning**: **Arn**
- **boring** pain (= digging, screwing): act-sp agar am-c am-m anac ang ant-c ant-t *Arg-n* ars asaf aur aur-s bar-c bar-m *Bell* bism borx bov bry cadm-s calc camph cann-s canth carb-an carbn-s **Caust** cham chin chinin-ar chinin-s cimic clem *Cocc* colch *Coloc* dros dulc graph hell *Hep* hipp hyper *Ign* indg ip kali-c kali-i kali-p *Kali-s* lach laur led lyc mag-c mag-m mag-s mang merc merc-c *Mez* mosch mur-ac nat-c nat-m *Nat-s* nit-ac nux-v ol-an olnd op paeon petr ph-ac phel phos *Plat* puls ran-s rhod rhus-t ruta sabad sabin samb seneg *Sep* sil sphing *Spig* squil stann staph stram sulph *Tab* thuj valer zinc
- **brain** diseases, from: nat-m
  - **edema** of brain (See Edema - brain - accompanied - head)
- **brandy** amel: sel
- **bread** agg: manc zing
  - **and** beer agg (See beer and)
- **breakfast**:
  - **after**:
    - **agg**: agar bad *Bry* bufo *Carbn-s* cham chel hydr hyper indg *Iris Lyc* merc *Naja* nat-m nit-ac nux-m *Nux-v* par ph-ac phos plb sars sphing sul-ac
    - **boring** pain: sphing
    - **pressing** pain: chel hydr sars
    - **sore**: merc
    - **stitching** pain: *Bry*

Pain – breakfast — **Head** — Pain – chill

- **amel**: am-m ap-g arum-t bov caj canth carb-ac cimic cinnb con croc eup-per fl-ac ind narcot nat-p petr psor
  : **pressing** pain: bov *Psor*
- **before** | **agg**: calc cimic ind rumx
- **delayed**: calc
- **during**: sul-ac
  : **tearing** pain: sul-ac
- **missing**; when: calc
- **breathing**:
  - **cold** air through nose (See cold - air - inspiration)
  - **deep** | **agg**: anac cact crot-h mang rat
  - **holding** breath:
    : **agg**: agar
    : **drawing** pain: agar
- **bruised** (See sore)
- **burning**: Acon agar ail alum alum-sil alumn am-c anan ant-t *Apis* arg-met *Arg-n Arn Ars* ars-s-f arum-t *Aster* atro aur aur-ar aur-m aur-s *Bar-c* bar-m bell berb bism bov *Bry Calc* calc-ar *Calc-p* calc-sil *Canth* carb-ac carb-an *Carb-v* carbn-s *Caust* chel chin cocc coff coloc crot-c crot-t cupr dig *Dros* dulc *Eug* eup-per ferul *Form Glon* graph *Hell* helon ip jug-r *Kali-ar Kali-bi* kali-c kali-i kali-p kali-s *Kreos Lach* lachn lact lil-t lith-c mag-m manc mang med **Merc** *Merc-c* merl **Mez** mur-ac nat-c nat-m nat-s nit-ac nux-v ox-ac par *Petr* ph-ac **Phos** phys plat plb psor rhod rhus-t rob ruta sabad sang sarr sars sec sep *Sil* spig stann staph stront-c sul-ac sulph tab tarax tarent tax tong tub verat verat-v viol-o zinc zinc-s
  - **accompanied** by | **apoplexy**: glon
  - **alternating** with | **pain**: brom
  - **contracting**: bism
  - **fire**; as if brain were on: *Canth* hydr-ac *Phos* psor
  - **hot** iron around head; as from | **hot** water in it; or as from: acon coc-c
  - **pressing** pain: mang
  - **sparks**, like: nit-ac
  - **tearing** pain: merc
- **burning**, body is cold, and one cannot get warm; head is:
  - **whining** from pain: lachn
  : **plug**; as from a | **split** wide open by a wedge; head was: lachn
- **burrowing**: agar anac ant-t arg-n aur bar-act bar-c bell bism bov bry calc caust cham chin clem coc-c cocc colch coloc dulc eupi *Hep* ign kali-m m-ambo m-aust *Mag-m* mang merc mez nux-v ph-ac phos plat rat sabin samb sep *Spig* squil til *Valer* zinc
- **bursting** pain (*↗tearing - asunder; torn; Fullness - burst)*: acon aesc all-c allox alum alum-p alum-sil am-c *Am-m* aml-ns anac anil ant-c apis arg-n arn ars ars-met asaf asar aster atro bapt bar-c bar-s **Bell** berb beryl bov brom **Bry** cact calad **Calc** calc-f calc-sil cann-s *Cann-xyz* canth *Caps* carb-an carb-v *Caust* cham chel **Chin** chinin-ar cimic clem cob coc-c cocain cocc coff colch **Con** crot-h cupr cycl *Daph* dig dios dol eup-per euphr *Euphr* fago *Ferr* ferr-ar ferr-p form *Gels* **Glon**

- **bursting** pain: ... Graph gymno ham helo helo-s *Hep* hydr hyper ign iod *Ip* kali-ar kali-bi kali-c kali-n kali-p kali-s kalm kreos lac-ac lac-c **Lach** lachn *Lyc* lycpr **Lyss** m-arct mag-m meli meny **Merc** mez mill mosch naja nat-ar nat-c **Nat-m** nat-p nat-s nicc *Nit-ac Nux-m* nux-v *Olnd* op *Petr* ph-ac **Phos** phys phyt pic-ac podo prun psor ptel *Puls* ran-b *Rat* rauw rhus-t sabad *Sang* **Sep** *Sil* sol-ni *Spig Spong* stann staph streptoc stront-c stry sul-ac *Sulph* syph thuj usn verat verat-v x-ray zinc
  - **fly** to pieces; as if it would: arg-n asaf bar-c bry carb-an caust graph hep
  - **lifted**; as if top of head were being: **Cann-i**
  - **split** open with a wedge; as if: lachn
- **candy**, after: ant-c
- **cap**; as from a (See pressing pain - cap)
- **cardiac** symptoms; with (See heart)
- **carriage** (See riding - carriage - agg.)
- **catarrh**; from suppressed: *Acon*
  - **cramping** (*↗coryza - suppressed): Acon*
- **catarrhal** (*↗forehead - eminence - catarrhal):* acon aesc *All-c Alum* am-m ambr ant-c *Ars Ars-i Aur* bell *Bry Calc* **Calc-s** camph *Carb-v* carbn-s caul cench cham chin chinin-ar *Chlor* cic cimic cina dros **Dulc** eup-per **Euphr** *Ferr Ferr-ar* ferr-p *Gels* **Graph** gymno hell **Hep** *Hydr* ign *Iod Kali-ar Kali-bi Kali-c* **Kali-i** *Kali-s* kalm *Lach* laur *Lyc Mang* menth mentho **Merc** merc-i-f mez nat-ar *Nat-m* **Nux-v** *Phos* phos *Puls* ran-b rumx sabad samb sang sil spig staph *Stict* still *Sulph* teucr thuj tub
- **changes** in weather (See weather - change)
- **chewing** agg: alum-sil am-c am-m ambr ind kali-c olnd phos ptel sulph thuj verb
  - **drawing** pain: sulph
- **chill**:
  - **after**: acon alum ant-c (non: ant-t) arn berb borx bov caust cedr *Cimx* cob dros dulc mang **Nat-m** oci-sa phos
  - **before**: aesc *Ars* bell *Bry* calc carb-v cedr chin corn-f elat *Eup-per Eup-pur* ferr ip kali-n lach nat-c *Nat-m* plan puls rhus-t sang spong symph syph *Thuj*
  - **during**: acon agar alum am-c anac ang ant-t *Apis Aran Arg-n* arn *Ars* ars-s-f bapt **Bell** bol-la borx *Bry* bufo *Cact Calc* camph caps carb-an carb-v *Carbn-s Castm* cham *Chin* chinin-ar chinin-s cimic cina coca coff coloc con conv cor-r crot-h *Cupr* daph dros dulc elat *Eup-per Eup-pur* euphr eupi ferr ferr-ar ferr-p gels *Graph* hell hep hipp hyper ign ip kali-ar kali-bi kali-c kali-n *Kali-s* kreos lach lact led lyc m-aust mag-c mang merc mez nat-c **Nat-m** nit-ac **Nux-v** *Petr* phos podo puls rhod rhus-t ruta sang seneg **Sep** sil spig *Spong* stann stram *Sulph* tarax tarent thuj verat viol-t
    : **coldness** all over; with: camph stann
    : **pressing** pain: camph stann
    : **congestion**; as from: chin chinin-s
    : **dull** pain: petr
    : **pressing** pain: sep tarent
    : **tearing** pain: eup-per eupi hyper kali-n
  - **from**: eup-per

Head

Pain – chill / **Pain – cold**

- **from**: ...
  - **bursting** pain: eup-per
- **with**: anac
  - **tearing** pain: anac
- **chilliness**:
  - **during**: eupi *Glon Sang* sil
  - **boring** pain: *Sang*
  - **drawing** pain: eupi *Glon*
  - **stitching** pain: eupi sil
  - **with**: ant-t arg-n camph conv eup-per kali-c lact-v mag-p mang-m mosch *Puls Sang Sil*
  - **burning**: ant-t eup-per kali-c sil
  - **stunning** pain: *Puls*
- **choreic** persons, in: *Agar*
- **chronic**: aloe alum *Alum-sil* am-c arg-n *Ars* asaf aur calc calc-p carb-an carb-v *Caust* chinin-s cocc con cycl elaps kali-ar kali-c kalm lac-d lach lyc lyss mag-c mag-m meningoc merc nat-m parathyr petr ph-ac phos plb psor sars sep *Sil Sulph* ter thuj tub zinc
  - **lasting** seven days: *Caust*
  - **old** people, of: bar-c calc-p iod phos
  - **sedentary** habits; from: anac *Arg-n* bry *Nux-v*
- **church**, while in: zinc
  - **drawing** pain: zinc
- **clamped** together; as if: am-c ant-t berb
- **cleaving** (See cutting pain)
- **clenching** teeth amel: sulph
  - **shooting** pain: sulph
- **closed** the eyes; as if something: *Cocc* sulph
- **closing** the eyes (↗*opening the eyes*):
  - **agg**: All-c aloe alumn ant-t apis ars bry *Chin* clem cocc ferr ferr-p grat hep ip lac-c lac-d lach nux-v op ph-ac sabad sabin sep *Sil Ther* thuj
  - **bursting** pain: *Chin*
  - **drawing** pain: sabad
  - **amel**: abrom-a *Acon* agar allox aloe ant-t anth *Bell* bros-gau *Bry Calc Chel Chin* cocc-s coff con hell hyos *Ign* iod ip nat-m *Nux-v* oreo oxeod plan plat rhus-t *Sep Sil Spig* staph *Sulph* til zinc
  - **boring** pain: sep
  - **cutting** pain: til
  - **drawing** pain: *Con* til
  - **dull** pain: abrom-a
  - **pressing** pain: chel
  - **sore**: *Chin* plan sil
  - **must** close the eyes: *Agar* aloe arn *Bell* calc *Carb-v* chinin-s cor-r euph ign mez nat-m podo *Sil* tus-p
- **clothing** about the neck agg: arg-n *Bell* crot-c *Glon Lach* sep
- **clucking**: sulph
- **coffee**:
  - **agg**: acet-ac act-sp am-c arg-n arn arum-t *Bell Bry* calc calc-p caust *Cham Cocc* form glon *Guar* hep *Ign* kali-n lach lyc merc mill nat-s *Nux-v* pall pauli *Puls* sulph *Tub*
  - **boring** pain: nux-v
  - **pressing** pain: arum-t nat-s

- **coffee**: ...
  - **amel**: act-sp anag cann-i chin coloc fago glon hyos til
- **coition**: agar arg-n arn *Bov* calad **Calc** *Calc-p* calc-sil chin dig graph **Kali-c** kali-sil *Lyc Nat-c* nat-m *Petr Phos* puls *Sep Sil* staph
  - **desire** for; with: sep
- **cold**:
  - **agg**: puls *Rhus-t*
  - **stunning** pain: puls *Rhus-t*
- **air**:
  - **agg** (↗*wind - cold - agg.*): alum-sil am-c **Ars** ars-s-f Aur aur-ar **Bell** bov *Bry Calc* calc-sil *Camph* carb-an *Carb-v* **Caust Chin** *Chinin-ar Cocc Coff* Dulc ferr ferr-ar grat *Hep* ign ind *Iris Kali-ar Kali-bi* **Kali-c** kali-chl kali-i kali-m kali-p kali-sil Lac-c *Lach* led *Lyc* mag-m *Mang* nat-m *Nit-ac* Nux-m Nux-v *Phos* plat *Psor Puls* ran-b **Rhod** Rhus-t ruta sec *Sep Sil Spig* stram *Sulph* thuj *Verat*
  - **cutting** pain: kali-i *Spig*
  - **drawing** pain: *Caust*
  - **lancinating**: kali-i *Spig*
  - **pressing** pain: ferr *Sil*
  - **shooting** pain: iris
  - **sore**: *Chin* ind thuj
  - **tearing** pain: bov caust grat ign rhus-t stram
  - **amel**: abrom-a aloe alum-sil arg-n ars aur-i bufo caust cimic croc dros euphr ferr-p *Glon* iod kali-s led *Lyc* lyss nat-m **Phos** *Puls Seneg* sin-n thuj
  - **boring** pain: phos thuj
  - **burrowing**: phos
  - **dull** pain: abrom-a
  - **inspiration** through nose: cimic cor-r
- **amel**: *Puls*
  - **stunning** pain: *Puls*
- **anything** cold in mouth; from | **agg**: chin
- **applications**:
  - **agg**: zinc-p
  - **amel**: *Acon* All-c **Aloe** alum alum-sil alumn *Am-c Ant-c* ant-t apis arg-n arist-cl *Ars* asar aur aur-i aur-m *Bell* bism *Bry* bufo cadm-met cadm-s *Calc* calc-f *Calc-p* caust cedr cham chel chinin-s cimic cinnb coff cycl *Euph* euphr ferr ferr-ar ferr-p *Glon* hist ictod iod iod kali-bi kali-s kalm kreos lac-c *Lac-d Lach* lappa *Led* lil-t lyc mand meny merc-c merl mosch myric *Nat-m* nit-ac *Phos* pic-ac plan *Psor Puls* ran-s seneg *Spig Stram* sul-i *Sulph Tab* til visc xan *Zinc*
  - **burning**: ars
  - **bursting** pain: ars
  - **cutting** pain: til
  - **drawing** pain: til
  - **lancinating**: *Ars*
  - **pressing** pain: *Phos*
  - **sore**: euph
- **bathing**:
  - **agg**: Ant-c *Bell* bry *Caps* cycl form glon lac-c *Nit-ac* phos *Rhus-t* sars sep zinc
  - **burning**: form

Head

Pain – cold / **Pain – coryza**

- **bathing**: ...
  - **amel**: hed
- **drinks**:
  - **agg**: arn bry con dig kali-c sulph
  - **overheated**; when: bry
  - **amel**: alum *Alumn* bism (non: kali-c) nat-m
  - **boring** pain: bism
- **hands**:
  - **amel**: euphr
  - **stitching** pain: euphr
- **room**:
  - **agg**: nat-c
  - **amel**: all-c
- **washing** | **amel**: acon aloe ant-t *Ars* asar aur-m *Bry* calc calc-p caust cham cinnb cycl euph *Glon* graph ind iod kalm lac-c led myric nat-s *Phos* plan psor spig til zinc
- **water**:
  - **agg**: sulph
  - **tearing** pain: sulph
  - **amel**: euphr
  - **pressing** pain: euphr
- o **Feet**: *Bar-c* cham kali-c phos **Puls Sil**
  - **amel**: **Sulph**
- **Head** getting cold; on: *Aur* **Bell** *Calc* carb-an *Carb-v* hep hyos kali-c kali-sil *Led* nat-m *Nux-v* psil puls **Sep Sil**
- **cold**; after taking a: *Acon* alum ant-c arn *Bell* benz-ac *Bry Calc* calc-sil *Carb-v* carbn-s caust *Cham* chin cimic coff coloc con dulc ferr glon graph hep hyos *Kali-bi Kali-c Kali-p* kali-s lach lyc merc nat-m *Nit-ac* nit-m-ac *Nux-v* petr *Phos* psor *Puls* rhus-t samb sep *Sil Sulph* verat
- **cold** agg; becoming: acon aeth agar ant-c *Ars* **Bell Bry** cadm-s *Calc* calc-s calc-sil carb-an *Carb-v* **Cham Chin** chinin-ar cist clem colch *Con* **Dulc** ferr graph grat *Hep* kali-sil lach *Lyc* **Mag-p** **Merc Mez** mosch *Nat-m Nit-ac* **Nux-v** petr **Phos** psil *Puls* ran-b *Rhus-t Sil Spig Stram Stront-c* sul-ac *Sulph Verat* verb
- **colors**:
  - **red** | **agg**: thuj
- **combing** hair:
  - **agg**: alum alum-sil ars asar bell *Bry* carb-v carbn-s chin chinin-ar cina hell *Hep* ign kreos lac-c mang merc-i-f *Mez* nat-m nat-s nit-ac par phos *Rhus-t* sars sel sep *Sil Sulph*
  - **sore**: alum alum-sil *Ars* asar carbn-s *Chin Hep* lac-c mang nat-s nit-ac *Rhus-t* sars *Sil Sulph*
  - **amel**: form glon tarent
  - **backward** agg: puls rhus-t
- **come** off; as if top of head would: alum anth bapt cact cann-s cham cimic cinnb cob cupr-s helo iris kali-bi lith-c merc passi sang sin-n syph ther xan
- **company**:
  - **agg**: lyc mag-c
  - **pressing** pain (↗*MIND - Company - aversion)*: lyc mag-c

- **company**: ...
  - **while** in company or in a crowd (↗*MIND - Company - aversion)*: mag-c plat *Plb* staph
- **concussion**; from: arn *Bell* calc-s cocc ferr-p hep kali-br lac-c merc nat-s phos
- **neuralgic**: arn nat-s
- **confusion**; with: agar *Aur* bry calc glon nat-ar nat-c petr stram tarax
  - **lose** senses or go mad, as if would●: *Acon* agar chin stram tarent verat
  - **unable** to collect one's senses●: carb-v chin crot-h cycl kreos *Mang* mez nit-ac phos rhus-t sars sil stann sulph
- **congestion**; as from: *Acon* aloe aml-ns arg-n *Bell Bry* cact chinin-s cic dulc *Ferr-p Gels Glon* glyc guaj joan lach led meli nat-m nit-ac nux-v op phase puls *Sang* sil sol-ni stront-c sulph usn *Verat-v*
  - **passive** congestion: *Chinin-s* ferr-p *Ferr-py* gels op sil
  - **constant**, continued: arg-met arg-n bros-gau cadm-met cann-s carb-v *Chinin-s Cimic* cupr cycl dulc **Ferr** *Gels Glon* hep hipp hydr hyos indg lac-d lept lob med nat-m nat-s *Parathyr* ph-ac phos rhod rhus-r rhus-t sep still sulph ter
  - **fixed**, lasts for weeks, months, even years, with rare intermission: ter
  - **one** week; for: prot
  - **three** to four days; for: pneu
  - **two** or three days: croc **Ferr** mag-m sulph
- **constipated**; while (See accompanied - constipation)
- **constipation**; during: jatr-c
  - **pressing** pain: jatr-c
- **constricting** (See Constriction)
- **contracted**; as if | **skin** of head were contracted; as if: carb-v
- **contracting**: bism chin cycl dig hep lyc mang nat-c nit-ac petr sep
- **contraction** of muscles of face, at: spig
  - **bursting** pain: spig
- **contradiction**, after: *Aur Bry Coff* lyc mag-c nat-m petr phos rhus-t sep
- **controversy**, from: bry
- **conversation** amel: dulc *Eup-per* lac-d
  - **sore**: eup-per
- **convulsions**:
  - **after** | **epileptic**: bufo *Caust* cina cupr *Kali-br* sulph
  - **before** | **epileptic**: atro calc-ar cina syph
- **cooling** of head agg: carb-an
  - **boring** pain: carb-an
- **copper**, abuse of: hep
- **cord**; as if bound with a (See Constriction - string)
- **corrosive**: alum plat staph
- **coryza**:
  - **amel**: arist-cl
  - **fluent** coryza: bell dulc lach stict

284   ▽ extensions | O localizations | ● Künzli dot

Head

Pain – coryza / Pain – delirium

- **during**: Acon *Aesc Agar* **All-c** alum am-m ambr anan ant-c *Apis Arg-n* arn *Ars* ars-i *Aur* bad **Bell** bov brom bros-gau **Bry** *Calc* calc-i calc-sil camph carb-v caust cham *Chin Chinin-ar* **Chlor** cic cimic cina coc-c coff coloc con cor-r croc *Cycl* dios dulc eup-per euphr **Ferr** ferr-ar ferr-i ferr-p *Gels* graph hed hell hep hydr hyos ign *Iod* jac-c jac-g kali-ar *Kali-bi* kali-br *Kali-c Kali-i* kali-p kali-s kali-sil kalm *Lach* laur **Lyc** mag-m med **Merc** *Merc-i-r* naja nat-ar nat-c nit-ac **Nux-v** petr *Phos* phyt psil psor *Puls* rhod rhus-t rumx sabad samb *Sang* senec seneg *Sep Sil Spig* stann staph stict *Sulph Thuj* tub verat
  : **dry** coryza: croc rumx *Sep*
  : **piercing** pain: bros-gau
  : **stitching** pain: am-m coc-c kali-c lach lyc sabad
  : **stunning** pain: sabad
- **suppressed** coryza; from *(⚹catarrh; from - cramping)*: *Acon* alum am-c ant-c apis arist-cl ars bell bry *Calc* carb-v cham chin cina croc **Dulc** kali-bi kali-c lach lyc **Nux-v** puls sep sil *Sulph*
  : **stitching** pain: croc
- **coryza**; as from: *Aesc* mur-ac nit-ac phos sulph
- **beginning** coryza; as from: sep sil
- **cough**:
  - **after**: lyc
  : **pulsating** pain: lyc
- **during**:
  : **agg** *(⚹jar agg.)*: acon aesc aeth allox alum alum-p alum-sil alumn am-c ambr *Anac* anag ang ant-t apis *Arn* ars ars-s-f asc-t asim aur aur-ar aur-s bad bar-c bar-s **Bell Berb** beryl brom **Bry** cact cadm-met *Calc Calc-s* **Caps** *Carb-v* caust *Chel Chin* chinin-ar chion cimic cimx *Cina* coc-c *Coloc* **Con** cortico *Cupr* dios eup-per ferr ferr-ar ferr-i ferr-p form ham hep hydr hyos ign *Ip Iris Kali-ar* kali-bi *Kali-c* kali-n kali-p kali-s kreos lac-ac **Lac-d** *Lach* lob *Lyc* mag-s mang med *Merc* mez mur-ac naja **Nat-m** *Nicc Nit-ac Nux-v* oena ol-an ol-j *Petr Ph-ac* **Phos** phyt pneu **Psor** ptel *Puls* rauw rhus-t rumx ruta *Sabad* samb *Sang* sars seneg *Sep* sil *Spig Spong* **Squil** *Stann* staph stict sul-ac **Sulph** tarent tax thuj tril-p tub verat verb zinc zinc-p ziz
  : **boring** pain: aur bell bry *Nux-v*
  : **bursting** pain: apis **Bell Berb** beryl **Bry** cact calc **Caps** *Chin* coc-c dios hep hydr kali-bi lac-ac *Lach* merc **Nat-m** nux-v ol-j *Ph-ac Phos* ptel puls rumx sep sil spig *Spong* staph **Sulph**
  : **cutting** pain: asim bell ziz
  : **drawing** pain: iris
  : **grinding** pain: aur
  : **pressing** pain: acon alum alumn ambr anac *Arn* brom **Bry** chel coc-c con hep kreos nat-m nit-ac petr phos rauw ruta sars sep spig verb
  : **shooting** pain: arn bry calc carb-v con ferr mang
  : **stitching** pain: alum alum-p anac ant-t arn *Ars* ars-s-f *Bry* calc calc-s caps *Carb-v* caust chel cimic cina coloc con hep hyos kali-ar *Kali-c* mez nit-ac ph-ac phos ruta sabad stann sul-ac sulph thuj verb zinc zinc-p

- **cough – during – agg**: ...
  : **stunning** pain: aeth kali-n
  : **tearing** pain: alum arn calc cupr mur-ac puls sep verat
  : **amel**: arg-mur
- **covered**, pressing with distress, while: *Led*
  - **pressing** pain: *Led*
- **covering** the head (See wrapping up head - agg.)
- **cramping**: *Acon* aeth alum alum-p am-m *Ambr* anac ang ant-c *Ant-t* arn ars asaf calc carb-v cina colch *Coloc* croc dig eug gels *Ign* kali-c mag-m mez mosch nat-c nit-ac nux-v olnd petr *Ph-ac Plat* pneu psor ran-s rheum sars sec sep squil stann teucr thuj verat verb zinc
- **cramps**; during: hell
  - **shooting** pain: hell
- **crazy** feeling runs up back: lil-t
  - **tearing** pain: lil-t
- **crushed**; as if (= as if shattered/beaten to pieces): acon aesc aeth alum alumn aml-ns anan **Arg-met** ars aur bar-c bell bov bry cact calc camph caul caust cham *Chin Cocc* coff *Con* dios euph glon graph hell hyos **Ign** iod *Ip* kali-c kali-i *Lach* lyss mang merc mez mur-ac nat-m nat-s nic-ac nux-v ph-ac **Phos** puls rhus-t *Ruta Sep Sil* stann stront-c sul-ac syph tarent verat verb
- **cutting** hair, after•: **Bell** bry glon led nat-pyru psor puls sabad *Sep*
- **cutting** pain *(⚹lancinating)*: acon aesc agar ail allox alum alum-sil am-c ambr *Apis* arg-met *Arg-n Arn Ars Aster Aur* bell bism borx bry cadm-s **Calc** calc-sil camph cann-i cann-s canth caps carb-ac *Carb-an* carb-n carbn-s caust cham chel chin cic cina cinnb coc-c cocc con cortico croc cupr dig dros ferr glon graph hell hep hura ip **Iris** *Kali-c* kali-chl *Kali-i* kali-m kreos *Lach* lyc mag-c manc merc mosch mur-ac nat-m nit-ac nux-m *Nux-v* ox-ac par petr pic-ac psor puls rhod sang sars sep *Sil* spig squil stann staph tab tarent til tub verat visc zinc-val
  - **brain** were cut to pieces, on stooping, as if: nicc
  - **knife**; as with a: alum *Arg-n Arn Bell* bry calc canth cocc *Con* kali-bi lach mag-c mag-s nat-m
  : **followed** by | **coldness**; sensation of: arn
  - **split** by a wedge, body icy cold, thirsty; as if: lachn
- **damp** houses; from living in: *Ars* bry calc *Carb-v Dulc* nat-s phys puls rhod *Rhus-t Sil Verat*
- **dancing**: *Arg-n*
- **darkness**:
  - **agg**: aloe ang carb-an *Carb-v* cedr lac-c onos puls *Sil* staph
  : **pressing** pain: sil
  - **amel**: acon arn *Bell* brom bry calc chin hipp *Lac-d* mag-p mez nat-s *Sang* sep *Sil Stram* sulph zinc
- **days**; lasting several: tab
  - **intermittent** pains: tab
- **debauch**; after *(⚹intoxication - after)*: lup
- **deep**-seated: all-c dulc grat lach tab verb
  - **stitching** pain: all-c dulc grat lach tab verb
- **delirium**; with: agar bell chinin-s sil stram syph verat

Head

Pain – dentition

- **dentition**; during: *Acon* bell calc-p *Cham Cocc* coff hep hyos ign merc nit-ac nux-v rhus-t sil
- **descending**, on: **Bell** *Ferr* meny merc merc-i-f *Rhus-t*
  - **pressing** pain: meny
  - **stitching** pain: merc-i-f
- **dialysis**; from: chin ferr-py ferr-r nat-m phase sang
- **diarrhea**:
  - after | agg: ambr bell calc-p hell lil-t
  - amel: agar alum apis lachn
  - during (↗RECT - Diarrhea - headache - during): aeth agar aloe ambr apis bell calc-p cham con glon graph ind jatr-c kali-n podo *Prot* stram verat zinc
  - schoolgirls; in: calc-p
  - suppressed; from: podo
- **digging** (See boring)
- **dinner**:
  - **after**:
    - agg: agar alum alumn am-c ant-t ars bar-c bell calc *Calc-p Calc-s* carb-an carbn-s castm chin chinin-s cimic con dios genist gent-c gins glon grat hyper jug-r kali-bi kali-c kali-n lob-s mag-c mag-m merc-i-f mur-ac nat-c *Nat-m* nat-p nux-v ol-an phel phos phyt *Puls* raph ruta seneg stram *Sulph* tab thuj valer zinc
    - boring pain: zinc
    - burning: *Alum* grat
    - burrowing: agar kali-c
    - bursting pain: kali-bi
    - drawing pain: bell nat-c phos
    - dull pain: mag-m nat-c
    - pressing pain: agar alum alumn calc carb-an chin ol-an ruta seneg tab thuj *Zinc*
    - sore: mag-m
    - stitching pain: ant-t bar-c mag-c mur-ac phos *Puls* Zinc
    - tearing pain: carb-an mag-c ol-an zinc
    - amel: arg-n arum-t bapt genist phos ptel zing
  - amel: rumx
  - sore: rumx
  - before: ind indg nux-v
  - delayed; if it is: cact cist lyc
  - during:
    - agg: am-c kali-c pall zinc
    - boring pain: am-c
    - drawing pain: kali-c
    - pressing pain: pall
    - stitching pain: zinc
    - tearing pain: zinc
- **discharges**:
  - amel (See GENE - Discharges)
  - suppressed: merc
- **dispute**, after: bry staph
- **drawing** pain (↗*Constriction*): Acon aeth *Agar* agn ail all-c alum alum-sil am-c ambr ammc ang ant-t apis ars arg-met arg-n *Ars* asar aur aur-ar aur-m aur-m-n aur-s bapt bar-c bell berb *Bism* borx bov *Bry* cadm-s *Calc Calc-p* camph canth caps carb-an *Carb-z Carbn-z* caul *Caust Cham* **Chin** cimic cimx cina coff coloc *Con* croc cupr cycl dulc eug eupi ferr ferr-ar *Gels Glon* gran

Pain – dull

- **drawing** pain: ...
  Graph guaj hell hipp hydr ip kali-c *Kali-i* kali-p kali-s kali-sil kalm *Kreos* lach lil-t lup lyc *Mag-c* mang meny **Merc** merc-c mez *Mosch* nat-ar nat-c *Nat-m* nat-p nit-ac **Nux-v** ol-an petr *Phos Plat Plb Puls* ran-s rheum *Rhod Rhus-t* rhus-v ruta sabad sabin sars seneg *Sep Sil* squil stann *Staph* stront-c stry *Sul-ac* **Sulph** thuj til tong valer verat zinc zing
  - accompanied by | nausea: croc
  - forward: carb-v nat-m
  - paroxysmal: carb-v thuj
  - periosteum; as if in: *Merc Merc-c*
  - pulsating pain: ars
  - round the head: bov carb-v
  - stripes; as if in: arg-n
  - tightening pain: asaf bar-c cann-i carb-v *Caust* clem coloc dig *Graph* gymno hep kali-chl lyc mag-c mag-m mang meny *Mosch* nat-c nat-m nit-ac nux-v olnd op par petr rhod sabad samb stram sulph ther verb
  - to and fro: ambr
- **dreams**, after unpleasant: chin cob puls sulph
- **drinking**:
  - **after**:
    - agg | rapidly: nat-m
    - cold water:
    - heated; when: bry
    - pulsating pain: bry
    - milk: brom lac-d phys
  - agg: acon bry *Cimx Cocc* crot-c crot-t kali-bi lyc merc sep sulph
  - pressing pain: cocc merc
  - cold water:
  - agg:
    - heated; when: **Bry**
    - bursting pain: **Bry**
  - amel: kali-c
  - jerking pain: kali-c
- **drinks** | aversion to, with: **Ferr**
- **drugs**, after abuse of: nux-v
- **drunk**; as if (See intoxicated)
- **drunkards**; in: agar bar-c cimic nux-v sel
- **dull** pain: abrom-a acon acon-c *Aesc* aeth *Agar* ail alco *All-c* allox aloe alum alum-p alum-sil am-be am-c *Anac* ant-c *Apis* apoc apom aran-sc arg-met *Arg-n* ars arum-t asaf asar asc-t atro bad *Bapt* bar-c bar-s bell bism bond bov bry but-ac cact cadm-met caj calc calc-p calc-sil camph cann-i canth caps carb-ac carb-an carb-v *Carbn-s Card-m* caul caust cench cham chel *Chin* cic *Cimic* cimx cina cinnb *Clem* cob-n *Cocc* coch coff *Coll* coloc con conv cot croc crot-h crot-t cub cupr dig *Dios* dirc dor *Dulc Echi* ery-m eucal eup-pur eupi eys ferr ferr-s fl-ac form gala gels gent-l glon *Graph* haem ham hell hep hip-ac hydro-v hyos *Hyper* iber ign *Ind* indg kali-c kali-i kali-n *Kalm* kreos lac-c *Lach* lachn lact laur led lepi **Lil-t** linu-c lob *Lyc* lyss mag-m mag-s mang meny meph *Merc* merc-c merc-i-f mez morph mosch musa myric *Nat-c* nat-m nat-p nat-s nicc *Nit-ac* nitro-o nux-m **Nux-v** nyct olnd *Op* osm paeon pall par ped pert-vc petr *Ph-ac*

Head

Pain – dull

- **dull** pain: ...
  phel phos phyt pic-ac pin-s plan plat *Podo* psor ptel **Puls** *Pycnop-sa* ran-s rat rauw rheum rhod rhodi *Rhus-t* rhus-v rob rosm rumx sabad sal-ac salol *Sang* sars sec sel *Seneg* sep sil sin-a spig spirae spong squil stann staph stram *Stry* sul-ac sulph sumb tab tarax tax tell ter teucr thuj thymol til trif-p tus-p urt-u ust valer verat verb viol-o viol-t vip visc wies x-ray xan zinc zing
  - **hat**; as from pressure of: cadm-met
- **eating**:
  - **after**:
    : **agg**: agar **Alum** alum-p alumn am-c ambr anac ant-c ant-t arn ars ars-s-f bar-c bar-m bar-s bell bov *Bry* bufo cact *Calc* Calc-p *Calc-s* calc-sil canth caps carb-an *Carb-v* carbn-s castm caust *Cham* chel chin chinin-ar chinin-s cina cinnb clem *Cocc Coff Con* cop crot-h crot-t dios euon fago ferr ferr-ar ferr-p gels glon *Graph* grat hydr hydr-ac *Hyos* ign ind kali-ar kali-c kali-m kali-n kali-s kali-sil lach *Lith-c* lob *Lyc* mag-c mag-m meny merc merc-i-f mill mur-ac *Nat-ar* **Nat-c** **Nat-m** nat-p nat-s nit-ac nux-m **Nux-v** ol-an paeon *Petr* **Ph-ac** phel *Phos* pip-m plat prot prun psor **Puls** ran-b *Rhus-t* rumx ruta sars seneg sep *Sil* staph strept-ent **Sulph** tab thuj valer verat *Zinc* zinc-p
    : **boring** pain: nux-v
    : **bursting** pain: *Graph* nat-s nux-v
    : **drawing** pain: ant-t bell chin crot-h mill nat-c phos
    : **pressing** pain: alumn calc carb-an carb-v clem *Cocc* con graph hydr hyos kali-c lyc nat-m nat-s ol-an pip-m ran-b ruta sep tab thuj *Zinc*
    : **stitching** pain: alum ant-t bar-c lyc mag-c *Nux-v* phel phos sep sulph *Zinc*
    : **stunning** pain: *Cina* **Nux-v**
    : **tearing** pain: carb-an cina mag-c *Nux-v* ol-an phel rhus-t sep zinc
    : **amel**: allox aloe *Anac* ap-g *Arg-n* ars-i arum-t bov bung-fa cadm-s caj calc-p carb-ac carb-an card-m caust chel chin cist coca con ferr fl-ac gels genist ign ind iod *Kali-bi* kali-p lachn laur lyc mag-c mand mez nat-c onos petr phos phys phyt psor ptel rhus-t rumx sabad scut **Sep** spig sulph tell *Thuj*
    : **drawing** pain: con sulph
    : **not amel** when hungry; but: allox
  - **agg**: inul sulph verb
    : **shooting** pain: inul sulph verb
  - **amel**: ind psor
    : **dull** pain: ind
    : **pressing** pain: psor
  - **before** | **agg**: am-m cann-s carb-an kali-sil nux-v phos ran-b sabad *Sil*
  - **impossible**: kali-n
  - **nothing**, in spite of ravenous appetite: sulph
  - **overeating** agg; after: coff **Nux-m** nux-v **Puls** sang tub
    : **just** a little bit: nux-m

- **eating**: ...
  - **while**:
    : **agg**: alum-sil am-c arn *Ars* atro *Bry* cact chel *Cocc* coff con dulc gels *Graph* ign ind jug-r kali-c lach *Lyc* mag-m manc morph nat-m nit-ac nux-v **Ph-ac** puls ran-b rhus-t sabin scut sec sul-ac tab verb zinc
    : **drawing** pain: dulc
    : **pressing** pain: graph
    : **tearing** pain: con sul-ac zinc
    : **amel**: aeth allox alum *Anac* ap-g bov cadm-s carl chel *Chin* coca elaps ign iod kali-p *Lach Lith-c Lyc* phel phos phyt psor sang sep sil sin-n sulph zinc
- **emotions**:
  - **suppressed**: acetan ant-c arg-n caps cham cimic coff *Epiph Gels Ign* mez ph-ac *Pic-ac* plat rhus-t sil
- **entering** the house amel: mang plect
  - **drawing** pain: mang plect
- **epistaxis**:
  - **after**: aml-ns ant-c *Borx* psor
    : **amel**: alum ant-c bell bell-p brom bry bufo carb-an cham chin dig ferr-p ham hyos kali-bi mag-s *Meli* mill petr *Psor* raph **Rhus-t** sil tab tarent tub
  - **before**: *Carb-an*
    : **pressing** pain: *Carb-an*
- **erect** position agg: *Mur-ac*
  - **pressing** pain: *Mur-ac*
- **eructations** | amel (↗ *accompanied - eructations)*: arg-n bry carb-v cham cimic cinnb gent-c graph hep ign lach sang
- **eruptions**; suppressed: *Ant-c* bry kali-ar lyc **Mez** nux-m *Psor* **Sulph**
  - **facial** eruptions: dulc
- **excitement**:
  - **after**: chinin-s
    : **pressing** pain: chinin-s
  - **depressing** or sad news, after: cocc ign nux-v op staph
  - **emotional**; after: *Acon* anac arg-met *Arg-n* Arn *Aur Bell* benz-ac bry *Cact* cann-i carc cham chin *Chinin-ar* chinin-s *Cocc Coff* con cycl ery-a ferr *Ferr-p Gels* ign kali-p kreos *Lach* lil-t *Lyc Lyss* **Nat-m Nux-v** *Op* pall par petr **Ph-ac** *Phos Pic-ac* podo **Puls** rhus-t scut **Staph** sulph thuj tub *Verat*
- **exertion**:
  - **agg•**: acet-ac aloe ambr anac *Arg-n* arn ars-s-f bac **Bell** berb bros-gau bry *Cact* **Calc** calc-f *Calc-p* carc chinin-ar coc-c cocc *Epiph* gels gins glon *Hell* kali-p lact lyc med merc mez naja nat-c **Nat-m** *Nux-v* ph-ac phos pic-ac puls rhus-r sang sep sil spong til tub *Valer* zing
    : **cutting** pain: ambr bros-gau til
    : **lancinating**: ambr
    : **piercing** pain: bros-gau
    : **pressing** pain: **Bell** calc-p *Hell Nat-c*
    : **shooting** pain: nat-c
    : **stitching** pain: ambr nat-c
    : **tearing** pain: *Anac*
    : **amel**: agar apis mag-m merc-i-f mur-ac naja *Rhod* rhus-g *Sep*

Head

Pain – exertion

- **amel**: ...
  - tearing pain: *Mur-ac*
- **exertion** of the eyes:
  - **agg**: acetan *Agar* arg-n *Aur* aur-s bar-m bell *Borx Cact Calc* calc-sil *Carb-v Caust Cimic Cina Epiph* gels gent-c *Ham* helon jab **Kali-c** kali-p kali-s kali-sil **Lyc** mag-p mur-ac *Nat-c* **Nat-m** *Nat-p Onos* par **Ph-ac** *Phos* phys pic-ac **Rhod** *Rhus-t* **Ruta** sep *Sil Spong* staph sulph *Tub* valer zinc
  - pressing pain: gent-c helon
- **expectoration** of blood | **amel**: meli
- **extreme** (See violent)
- **faintness**; after: mosch
- **falling**; after: arn hyper rhus-t
- **false** step; at a: anac bar-c bry cob hep led puls **Sil** sol-ni spig thuj vib
  - tearing pain: **Spig**
- **fanning** agg: hir
  - pressing pain: hir
- **fasting** agg●: ars ars-i cact calc caust *Cist* crot-h elaps fl-ac ind iod *Kali-c* kali-p kali-s kali-sil lach **Lyc●** mand nux-v **Phos●** psor ptel ran-b sabad *Sang* sep *Sil* spig sul-i **Sulph●** thuj (non: uran-met) uran-n
  - hunger is not appeased at once; if●: cact cist elaps **Lyc●** *Sang Sulph*
- **fat** food agg: *Ant-c Carb-v* colch cycl ip nat-c nat-m *Puls* sang sep thuj
- **fever**:
  - after: *Ars* carb-v chinin-ar cic coff hep lach plb puls rhus-t
  - sore: chinin-ar
  - after intermittent | **amel**: leucas-a
  - during:
    - agg: aesc bell nat-m rhod ruta sep
    - bursting pain: aesc bell
    - hammering pain: nat-m
    - pressing pain: rhod ruta sep
  - with (See accompanied - fever)
- **flatulence**; as from (*Complaints - flatulence*): asc-t calc-act calc-p cann-i carb-v chinin-s mag-c nit-ac sulph xan
- **flatulence**; with: asc-t cann-i xan
- **flatus**; passing | **amel**: aeth aloe carb-v cic kali-i mag-c merc-c sang
- **fluids**; from loss of animal (See loss)
- **flying** pains (See wandering)
- **followed** by:
  - soreness: sang
  - sour things; desire for (See GENE - Food and - sour food - desire - headache)
  - vertigo: *Nux-v*
  - vision; dim: *Nux-v*
  ○ **Abdomen**; pain in: gels
  - **Heart**:
    - complaints of: merc-i-r
- **foot** steps (See stepping - agg.)
- **foreign** body; as from a: *Con* fl-ac rhod

Pain – headache

- **fright**:
  - after: **Acon** *Arg-n* calc *Chinin-ar* cic *Coff Cupr* hipp hyos **Ign** *Nux-v Op* ph-ac *Plat* **Puls** samb sil
  - least fright:
    - agg: cic
    - stitching pain: cic
- **frowning** (See wrinkling)
- **frozen**; head and brain as if: *Indg*
- **gastric** (*accompanied - indigestion; accompanied - nausea; accompanied - vomiting)*: acet-ac acon aesc ail alum am-c am-pic *Anac* **Ant-c** apis *Arg-n Arn* ars asar atro bapt bell berb bism bor-ac **Bry** *Calc Calc-p* calc-s caps *Carb-v* cas-s caul *Caust* cham chel chin *Chion* cic cina cocc *Coff Coll Corn-f* cycl *Eup-per* euph ferr-i form gamb gels glon hipp *Hydr* ign indg **Ip Iris** kali-ar kali-bi kali-c kali-p kali-s lach lept lob *Lyc* merc naja nat-m nat-s nux-m **Nux-v** op par *Phos* phyt plat podo psor ptel **Puls** rhus-t rob **Sang** *Sep Sil* stict stry **Sulph** *Tab* tarax tarent tub verat
- **gnawing** pain: calc canth *Coloc* hep kali-m led lyc nat-m nat-s paeon par phos ran-s verat zinc
  - pulsating pain: par
- **gouty**: asar *Bry* chin coloc guaj *Ign* ip mosch **Nux-v** *Rhus-t Sep*
- **gradually** (See increasing - gradually)
- **grasping** pain (*griping):* arg-n ars chin con hell mag-m nat-s op stram zinc
- **grief**; from: *Aur Calc* caust *Ign* lach nat-m nat-s op *Ph-ac Phos* pic-ac *Puls* **Staph**
- **grinding** pain: agar anac aur clem myric
- **griping** pain (*grasping):* alum con mag-m mag-s mez sep
- **grumbling** pain: hep indg sul-ac
- **hacking** pain: am-c ars aur kali-n lyc ph-ac *Staph*
  - hair must hang down: bry
  - sore: bry
- **hammering** pain: **Am-c Ars** aur aur-ar **Bell** cadm-s calc calc-sil carb-v chel *Chin* chinin-ar *Chinin-s* cic cimic clem *Cocc Coff Cur* dros **Ferr Ferr-ar** ferr-p gels **Glon** *Hep* ign indg iris kali-bi kali-i kreos *Lach* m-ambo mag-s manc mez **Nat-m** nicc nit-ac op ph-ac phos *Psor* puls rheum rhod rhus-t sang sars sep **Sil** *Spong* stann **Sulph** *Tarent* verb visc
  - followed by | **vomiting**: cadm-s
- **hang** down, letting feet: *Puls*
- **hard** body in head; as from a (See plug)
- **hat**; from pressure of a: agar alum ang arg-met *Calc-p* carb-an **Carb-v** caust *Crot-t* ferr-i *Glon* hep hydr-ac kali-n *Lach* laur led lil-t lyc mez nat-m **Nit-ac** phys *sep Sil* staph stront-c sulph *Valer*
  - drawing pain: carb-v
  - pressing pain: *Calc-p Carb-v Led* **Nit-ac** phys sep sulph
  - sore: carb-v **Nit-ac** *Sil*
- **hawking**, agg: conv
- **hay fever**, with: sabad
  - pressing pain: sabad
- **headache**, after intense: lycpr
  - sore: lycpr

288   ▽ extensions | ○ localizations | ● Künzli dot

Pain – heart | **Head** | Pain – inspiration

- **heart** complaints; with: ars-i lach lycps-v
- **heat**:
  • **after**: *Ars* calc *Carb-v* **Eup-per Nat-m** sil
  • **and** cold agg: grat
    : **boring** pain: grat
  • **before**: ars bry *Carb-v* chin kali-n nat-c nat-m puls rhus-t sep sil spong
  • **during**: acon aesc agar aloe am-c *Ang* ant-t **Apis** arg-met **Arn** *Ars* asaf **Bapt** bar-c **Bell** berb borx bry cact cadm-s calc calc-sil camph caps carb-v carbn-s caust cham **Chin** chinin-ar chinin-s cina clem *Cocc* coloc con corn-f *Crot-h* cupr dros dulc elat **Eup-per** ferr-p gels graph hell *Hep* hipp hyos *Ign* ip kali-ar kali-bi kali-c kali-n *Lach* led lob lyc mang meny merc-i-r mez mosch nat-c **Nat-m** *Nux-v Op* petr phos plan *Podo Psor Puls* rhod *Rhus-t* ruta *Sabad* sang sep **Sil** spig staph stram sulph syph ther *Thuj* valer verat verat-v
    : **dull** pain: agar
    : **stitching** pain: asaf gels *Nux-v* puls
    : **tearing** pain: puls
  • **face**; with heat of the: puls
    : **boring** pain: puls
  • **stove**; of:
    : **agg**: bar-c
    : **stitching** pain: bar-c
  • **sun**; of the:
    : **agg**: abrom-a
    : **dull** pain: abrom-a
    : **amel**: stront-c
    : **drawing** pain: stront-c
- **heated** in bed; from becoming: *Lyc* nux-m
- **heated**; when: am-c carb-v
  • **drawing** pain: carb-v
  • **pressing** pain: am-c
- **hemorrhage**:
  • **after**: carb-v chin ferr ferr-py ph-ac plat sil
    : **amel**: **Meli**
    : **Uterus**; from: *Glon*
  • **during**: kali-c visc
    : **dull** pain: kali-c visc
- **hiccough**:
  • **after**: con
    : **dull** pain: con
  • **during**: *Bry*
    : **pressing** pain: *Bry*
- **high** altitudes; at: *Coca*
- **holding** head:
  • **must** hold head: carb-an glon petr sul-ac
    : **headache**; during: caps
- **holding** head down | **must** hold head and eyes down: apis
- **holding** head erect | **agg**: bar-c
- **hoop**; as if with a (See Constriction - band)
- **hot**:
  • **soup** | **amel**: kali-bi
- **hot** things, from: *Arum-t*
  • **pressing** pain: *Arum-t*
- **house** agg; inside: ferr-i

- **humming** pain: hep squil staph sulph
- **hunger**:
  • **from** (See eating - before - agg.; fasting)
  • **with** (See STOM - Appetite - increased - headache - during)
- **hurry**: con ign
- **hysterical** headache: agar aqui *Arg-n* arn **Asaf** *Aur* aur-ar bell bry cann-s caps cham cimic *Cocc Coff* euon gels hell *Helon* hep hyos *Ign* iris kali-bi kali-c *Lach* lact mag-c mag-m *Mosch* nat-m nit-ac *Nux-m* nux-v ph-ac phos **Plat** puls rhus-t ruta scut *Sep* stict stram *Tarent* thuj *Valer* verat
- **ice** cream agg: *Ars* caust dig elaps **Puls**
- **increasing**:
  • **gradually•**: acon bry carb-v caust con lact lob psil sars sep
    : **ceasing** | **suddenly•**: arg-met arg-n carb-v caust *Ign Sul-ac*
    : **decreasing**:
    : **gradually•**: arn ars bar-c bufo crot-h glon ip jab kali-bi mez nat-m op pic-ac *Plat* psor sabin sang sars sep spig **Stann** staph stront-c sul-ac sulph syph verb
    . **bursting** pain: mez stront-c
    . **pressing** pain: **Stann**
    : **suddenly•**: arg-met *Arg-n* **Bell** coca ferr merc-c *Spig Sulph*
  • **suddenly** (↗ *sudden - blow; sudden - stitching*): agar *Arg-n* ars-h aster *Bell* berb both-ax camph cimic croc ferr *Gels* merc-i-f mez morph phys pneu podo *Sabin Tab* tell tub-d valer *Verat-v*
    : **decreasing**:
    : **gradually**: asaf calc fl-ac puls ran-s sabin
    : **suddenly**: arg-n asaf aster *Bell Cedr* ferr fl-ac *Ign* kali-bi mag-p med merc-c sabal spig spong *Sulph*
    . **Forehead**: bell
    . **Occiput**: bry
    : **urination** agg; during: tab
- **increasing** and decreasing: bar-c
  • **shooting** pain: bar-c
- **influenza**:
  • **after**: sul-ac
    : **neuralgic** (↗ *GENE - Convalescence - influenza*): sul-ac
  • **during**: camph influ lob-p naja
    : **bursting** pain: naja
- **injuries**; after mechanical: *Arn Bell* calc *Calc-s* calen carc *Chel Cic* con dulc *Glon Hep Hyper* kali-br lach merc *Nat-m* **Nat-s** nit-ac petr *Ph-ac Phos* puls *Rhus-t Staph* sul-ac sulph
  • **delivery**; during: carc
- **inspiration**:
  • **agg**: *Anac* brom carb-v glon kali-c rat
    : **cold** air through nose (See cold - air - inspiration)
  • **deep** | **agg**: *Cact*

289

Pain – intermittent **Head** Pain – looking

- **intermittent** pains: agar alum-sil alumn anac arg-met *Ars* cann-i caul cina coloc cupr cupr-act ferr *Gels* ign iod iris kalm m-ambo mill nit-ac plan plat psor sang sep stann ter tet trif-p tub-d valer verat
- **intoxicated**; as if: ambr pip-m
- **intoxication** | after (↗*debauch*): *Ant-c* bell *Bry Carb-v* cocc coff glon laur **Nux-v** *Puls* spong stram sulph tarax
- **iron**, from abuse of: puls *Zinc*
- **ironing**, from: **Bry** sep
- **irritability**; with (See MIND - Irritability - headache)
- **itching** pain: chin sep sil
- **jar** agg (↗*cough - during - agg.; Sensitiveness - jar; laughing*): allox aloe am-c am-m arn ars bar-c bar-s **Bell** beryl **Bry** cadm-met *Calc* calc-p calc-s calc-sil *Carb-v Carbn-s* chel *Chin* chinin-ar chion cina cob cocc con crot-h ferr *Ferr-p Gels* **Glon** grat hell *Hep* ign ind *Kali-c* kali-p *Kali-s* kali-sil lac-c lac-d lach **Led** *Lyc Mag-m* mang med meny merc nat-ar *Nat-m* **Nit-ac** *Nux-v* onos op petr *Ph-ac Phos* phyt *Psor* pycnop-sa *Rhus-t* sabad sang *Sep* **Sil** *Spig* stram *Sulph Ther Thuj* vib
  · **bursting** pain: bell beryl carb-v *Chin* sabad sil
  · **come** off; as if top of head would: cob merc
  · **cutting** pain: bell
  · **shooting** pain: bell
  · **sore**: bar-c **Bell** calc calc-sil hell lac-d *Led* nit-ac nux-v phyt sil
  · **walking** on tips of toes amel (↗*EXTR - Walking - toes - must*): crot-h
- **jar**; as from a: sep
- **jaundice**; with: sep
- **jerking** pain: acon aeth agar alumn am-c am-m ambr anac ant-t apis *Arn* asaf bar-c bar-s **Bell** bism borx *Bry* calc calc-sil cann-i cann-s canth *Carb-ac* carb-an carb-v *Carbn-s* caust cham chel *Chin* colch crot-t cycl dig dulc eupi glon graph hell *Ign* indg kali-c kali-m kali-p *Kali-s* kreos lach laur lyc m-ambo mag-c mag-m meny merc mill morph *Mur-ac* nat-ar *Nat-m* nat-s nit-ac nux-v paeon *Petr* ph-ac phos plb prun *Puls* ran-s rat sabad samb seneg *Sep* sil *Spig* spong squil *Stann* stram stront-c **Sul-ac Sulph** teucr thuj valer
  · **accompanied** by | **vertigo**: *Nat-m*
  · **behind** forward: ph-ac
  · **wandering** pain: chel stront-c
- **joy**, from excessive (↗*MIND - Ailments - joy - excessive; MIND - Ailments - surprises - pleasant*): *Coff* croc cycl op puls scut
- **knitting**, while: mag-s
  · **tearing** pain: mag-s
- **knocked** in the head; as if: mosch
- **lacerating** (See tearing)
- **lain** with head too low; as if: glon phos
- **lancinating** (↗*cutting pain*): acon aesc alum am-c ambr anan arn *Ars* aur-s *Bell* cadm-s calc canth con *Cupr* dros gins graph hep hura ip kali-i mag-c manc podo rhodi sang sphing squil tarent

- **lasting** (See constant)
- **laughing** agg (↗*jar agg.; MIND - Ailments - joy - excessive*): allox ars ars-met bell chion cocc croc cupr-s ip iris mang *Nat-m* phos ther tong zinc zing
  · **come** off; as if top of head would: cupr-s
- **leaning**;
  · **against** something:
    : **agg**: ang bell cann-i cycl meny nat-m nux-v
    : **amel**: anac aral aran arn **Bell** brom cann-s con dros gels gymno kali-bi *Lycpr* meny merc nux-v rhod sabad sabin sang seneg spig sulph
  · **head**:
    : **hands** amel; on: dros
    : **tearing** pain: dros
    : **right** side; to:
    : **amel**: stram
    · **sore**: stram
    : **table** amel; on: sulph
    : **tearing** pain: sulph
- **lemon** amel; mag-m
- **lemonade** agg: *Sel*
- **lifting** agg: ambr *Arn* bar-c *Bry Calc* cocc *Graph Lyc Nat-c* nux-v *Ph-ac* **Rhus-t** *Sil* sulph valer
- **light**; from (↗*opening the eyes*):
  · **agg** (↗*MIND - Sensitive - light*): acon act-sp agar aloe anac anan ant-c *Ant-t* arg-n arn *Ars* ars-s-f **Bell** beryl *Bov Bry* bufo cact **Calc** calc-f calc-sil cann-i carb-ac caul *Chin Cocc Coff* euphr ferr *Ferr-p Gels* glon graph *Ign* kali-bi kali-c kali-p kali-sil lac-c *Lac-d Lyc* lyss mag-p med nat-ar *Nat-c Nat-m* nat-p nat-s nux-v oreo *Ph-ac* phel *Phos* podo *Sang* sanic scut *Sep Sil* sol-ni spig stict *Stram Sulph* syph tab *Tarent* ther valer ziz
    : **boring** pain: nux-v
    : **burning**: *Glon*
    : **bursting** pain: beryl
    : **cutting** pain: bell carb-ac
    : **jerking** pain: carb-ac
    : **pressing** pain: act-sp cann-i ph-ac
    : **shooting** pain: bell
  · **amel**: lac-c sil
  · **artificial** light:
    : **agg**: bufo croc *Glon* manc mang nat-c *Sang* **Sep** *Sil Stram* zinc
  · **daylight** | **agg**: act-sp *Calc Hep* nat-m *Phos* sang sep **Sil**
  · **gaslight** | **agg**: bell **Glon** *Nat-c* nat-s
- **line**; in a: apis syph tell
- **listening** to reading and talking: *Mag-m*
- **liver** complaints: jug-c
- **looking**;
  · **crosswise** | amel: olnd
  · **downward**:
    : **from**: alum kalm nat-m olnd phyt pic-ac spig sulph
    : **out** of window causes vertigo, anxiety, headache and sweat: ox-ac
  · **fixedly** at anything:
    : **amel**: *Agn* sabad sars

Pain – looking | **Head** | Pain – lying

- **fixedly** at anything: ...
  - **from**: anac *Aur* cadm-s calc caust cina gent-c glon helon *Ign* lac-c lith-c mur-ac *Nat-m* nux-v olnd **Onos** par pic-ac **Puls** *Ruta* sabad sars *Spig Spong* sulph tarent
- **moving** objects; at: con
- **sideways**:
  - **amel**: olnd
  - **from**: acon dig merc sil
- **steadily**:
  - **agg**: helon *Puls*
  - **pressing** pain: helon *Puls*
- **upward**:
  - **amel**: thuj
  - **from**: acon aeth arn arum-t bapt bell *Calc* calc-s caps caust coca colch cupr glon gran graph *Ign Lac-c* lach plat plb ptel **Puls** sep sil stram *Sulph Thuj*
- **loquacity**; with (See MIND - Loquacity - headache - during)
- **loss** of fluids (↗*sexual excesses)*: ars *Calc Carb-v Chin* cina cocc con ferr ferr-py kali-c lach meli merc *Nat-m Nux-v Ph-ac* phos *Puls Sep Sil* Staph *Sulph* verat
- **lying**:
  - **abdomen**; on | **amel**: bell
  - **agg**: agar alum-p alum-sil *Am-c* ambr anac ant-t ars ars-met asaf asc-t *Aur* aur-ar aur-s bar-c bar-m bar-s *Bell* bov cadm-s calc calc-sil camph canth **Carb-v** cham chel chin cimic clem coc-c *Coloc Con* crot-h cupr dios *Dulc* eup-per euph eupi *Gels Glon* hep ign kali-ar kali-c lac-c lach led lith-c *Lyc* mag-c mag-m mang *Meny Merc* mez mur-ac nat-c nat-m nat-s nit-ac nux-m nux-v onos *Op* ox-ac petr *Ph-ac Phos* phys **Plat** puls ran-b rhod *Rhus-t* sang sanic sep spig spong stann staph stram stront-c sulph **Tarax** ther thuj visc zinc zinc-p
  - **pressing** pain: glon lach *Lyc* merc nat-s nux-v **Tarax**
  - **sore**: aur crot-h euphr nux-m
  - **stitching** pain: canth nat-c puls sep
  - **tearing** pain: mag-c thuj zinc
- **amel**: *Alum* alum-p alum-sil am-m ambr anac ant-t arn asar asc-t *Bell* benz-ac beryl bros-gau *Bry* bufo *Cact Calc* calc-p calc-s camph canth chel *Chin* chinin-s *Chion* coc-c cocc colch con dig *Dulc* epiph ferr ferr-i ferr-p fl-ac gels glon ham *Hell* hipp ign junc-e kali-bi *Kali-c* kali-s *Lac-d* lach *Lyc Mag-c* mag-m mag-p merc mosch mur-ac nat-c *Nat-m* nat-s *Nit-ac Nux-v* olnd petr *Ph-ac Phos* sabad sang sel sep *Sil* spig spong sulfonam sulph tab ther visc zinc zinc-p ziz
  - **burrowing**: junc-e *Spig*
  - **cutting** pain: ambr bros-gau
  - **dull** pain: asc-t
  - **jerking** pain: chin
  - **lancinating**: ambr
  - **pressing** pain: bell **Lach** nit-ac spig
  - **stitching** pain: ambr calc dulc nat-m nit-ac *Sep* spig

- **lying – amel**: ...
  - **tearing** pain: *Calc Calc-p Calc-s Chin Lyc* spig
- **back**; on:
  - **agg**: agar ail bry cact cinnb *Cocc* coloc cycl gels ign lac-c nux-v petr phos plect *Sep* spig verat
  - **burning**: agar
  - **amel**: bry canth castn-v ign kali-p nux-v par petr puls spong verat
  - **burning**: canth
  - **tearing** pain: ign
- **bed**; in:
  - **agg**: *Merc*
  - **burning**: *Merc*
- **dark** room; in a:
  - **agg**: onos
  - **amel**: acon ars **Bell** brom *Bry* calc chel glon *Lac-d* nat-m nat-s podo *Sang* sep **Sil**
- **hanging** over side of bed; with head | **amel**: zinc
- **head** high; with the:
  - **amel**: arg-met **Ars** bell bry calc caps carb-v *Con Gels* glon nat-m *Phos* **Puls** *Spig* spong stront-c sulph
  - **bursting** pain: caps
  - **drawing** pain: gels
  - **pressing** pain: *Spig*
- **head** low; with the:
  - **agg**: *Rhus-t*
  - **shooting** pain: *Rhus-t*
  - **amel**: absin arn cadm-s gels *Hell* ign laur *Meli* mosch *Nux-v* phys *Spong* thuj **Verat-v**
- **head**; on:
  - **amel**: ign
  - **nail**; as from a: ign
- **must** lie down: alum alum-p am-c anac bell *Bry Calc* calc-i calc-p calc-s calc-sil chin colch *Con* croc crot-h euphr **Ferr** ferr-act ferr-i ferr-p gels graph iod kali-bi kali-c kali-p kali-s kali-sil lach lyc mag-m mosch nat-c *Nat-m* nat-p nit-ac *Nux-v* olnd op petr ph-ac phos psor puls *Rhus-t* sang sars *Sel Sep* sil stann stict sulph zinc zinc-p
  - **tearing** pain: colch *Con Nat-m*
- **occiput**; on | **agg**: cocc coloc nat-m
- **painful** part; on:
  - **agg**: **Nit-ac** nux-m plan rhus-t spig
  - **sore**: **Nit-ac** nux-m plan rhus-t spig
- **quietly**:
  - **amel**: bung-fa
  - **morning**; towards:
  - **amel**: merc
  - **tearing** pain: merc
- **side**; on:
  - **affected** side:
    - **amel**: arn chel sep
    - **stitching** pain: arn chel sep
    - **agg**: bar-c bell calad carb-v graph ign *Kreos* nux-v psor puls stann
    - **pressing** pain: bar-c calad
    - **amel**: cact *Cocc* ign meny merc sep
  - **left**:
    - **agg**: cinnb cycl nux-v

291

Head

Pain – lying

- side; on – left: ...
  : amel: nux-v
  : painful side:
  : agg: *Ars* calad calc carb-v chel chin cycl graph *Kali-bi* mag-c *Nux-v* petr ph-ac puls rhus-t sep *Spong* stann staph zinc
  . head; with:
    high: *Bell* gels
    low: absin aeth
  : amel: anac arn beryl bry calc calc-ar chel coff graph hipp ign nux-v plan puls sep thuj
  : painless side:
  : amel: ign mag-c *Nux-v*
  . stitching pain: mag-c
  : right:
  : agg: alum brom carb-v lil-t mang merc nux-v phos sang staph
  : amel: brom cinnb nux-v
- lying down:
  • agg: cimic kali-bi *Rhus-t*
  : shooting pain: cimic kali-bi *Rhus-t*
  • amel: asar beryl bros-gau carb-v *Ferr* kali-bi *Lach* mag-m sang
  : bursting pain: beryl carb-v *Ferr* kali-bi *Lach* mag-m sang
  : drawing pain: asar
  : piercing pain: bros-gau
- lying on hard stones; as if: plat
- maddening pain: *Acon* ambr antip apis arg-n arn *Ars* aur **Bell** bry cact cadm-met *Calc* carl *Cham Chin* chinin-s coloc crot-t cupr cycl **Gels** glon ign ind iod *Ip* kalm *Lyss* mag-c med meli meny *Nat-m Nit-ac* psor puls *Sep Stram* syph *Tarent* verat zinc-val
  • accompanied by | afterpains (See FEMA - Pain - afterpains - accompanied - head)
- masticating (See chewing)
- masturbation; after: *Calc* carb-v *Chin Con* lyc merc nat-m nux-v phos puls *Sep* spig *Staph* sulph
- measles; after: bell *Carb-v* dulc hell hyos *Puls* rhus-t *Sulph*
- meat agg: caust *Puls* staph
- menopause; during: *Aml-ns* cact *Carb-v Chin Cimic* croc *Cycl* cypr ferr glon ign **Lach** puls *Sang Sep* stront-c sulph *Ther* ust
  • burning: *Lach*
  • violent: ther
- menses:
  • after:
  : agg: agar all-c all-s aloe arg-n arist-cl asar berb *Bry Calc* calc-ac carb-ac carb-an *Chin* croc eupi *Ferr* ferr-p glon kali-br lac-d *Lach* lil-t *Lith-c* lyc mag-c med merl mosch naja nat-c *Nat-m Nat-p* ol-an plat psor *Puls Sep* thuj ust verat-v zinc
  : morning, on awaking, after sudden cessation of: *Lith-c*
  : cessation; on: bry *Carb-v* glon lach naja nit-ac **Puls**
  : cutting pain: *Nat-m*
  : fly off; as if top would: ust

Pain – menses

- menses – after – agg: ...
  : pressing pain: ust
  : shooting pain: berb
  : stitching pain: berb *Lyc Nat-m* ol-an plat
  : tearing pain: berb
  • amenorrhea: gels
  • appearance of, amel: cycl
  : stitching pain: cycl
  • before:
  : agg: *Acon* agn all-s aloe alum alum-p alum-sil *Am-c* apis arg-n ars *Asar* aster *Bell Borx Bov Brom Bry* bufo *Calc* calc-i calc-p calc-s calc-sil carb-an *Carb-v* caust cham chion *Cimic Cinnb* cocc croc cupr *Cycl* ferr ferr-ar ferr-i ferr-m ferr-p *Gels* glon graph ham hep hyper iod kali-br *Kali-c* kali-p **Kreos** *Lac-c* lac-d *Lach* laur lil-t *Lyc* manc *Meli* merc nat-ar *Nat-c Nat-m* nat-p nit-ac *Nux-m* nux-v ol-an petr ph-ac phos *Plat* prot *Puls Sang* sep sil stann sul-i *Sulph* thuj tub *Ust Verat* verat-v vib *Xan Xanth* zinc zinc-p
  : bursting pain: brom calc cham ham nat-m
  : pressing pain: bell carb-an cimic hep *Nat-m* nux-v petr sep sil
  : shooting pain: calc-p ferr nat-m ol-an
  : stitching pain: calc-p *Ferr*
  : tearing pain: ars cinnb glon laur
  • during:
  : agg: acon aeth agar aloe alum alum-p alum-sil am-c am-m aml-ns ant-c apis *Arg-n* arn ars ars-s-f asar aster aven **Bell** berb borx *Bov* brom *Bry* bufo cact *Calc* calc-p calc-s calc-sil cann-i cann-s canth carb-an *Carb-v* castm *Caust* cench cham chin chinin-ar chion cinnb cinnm *Cocc* coff coloc con croc cub cupr cur cycl dig dulc eupi ferr ferr-ar ferr-m *Ferr-p Gels* gent-c **Glon** glyc **Graph** hep *Hyos* hyper *Ign* iod kali-ar kali-bi *Kali-c* kali-n kali-p kali-s kali-sil kalm **Kreos** *Lac-c Lach Laur* lil-t *Lyc Mag-c* mag-m mag-s mang med merc *Murx* nat-ar *Nat-c* **Nat-m** nat-p nat-s *Nit-ac Nux-v Nux-v* pall *Phos Plat Plat-m* pneu *Puls* rat rhod *Sang* **Sep** sil spig stann sul-i *Sulph* teucr-s ther tit ust *Verat* verat-v vib xan xanth zinc zinc-p
  : boring pain: calc mag-c sep
  : burning: nat-m
  : bursting pain: berb *Bry* calc *Glon* kreos lyc nat-m nat-s sang sep
  : drawing pain: berb mag-c sang
  : dull pain: cench ferr-p kali-p lyc
  : jerking pain: eupi
  : nail; as from a: arn *Ign Nux-v*
  : pressing pain: acon bell berb *Bry* castm *Cimic* cycl eupi *Gels Graph* iod **Kreos** lyc merc *Nat-m* nat-s nux-m nux-v plat *Sep* sil stann *Sulph*
  : shooting pain: apis
  : sore: *Gels* mag-c nux-v zinc-p
  : stitching pain: acon berb calc lyc mang rat
  : tearing pain: am-m calc castm lyc mag-c *Nat-c* (non: rat) verat

Head

Pain – menses

- **during**: ...
  : **amel**: all-c aloe bell cycl glyc joan lach lil-t *Meli* puls *Verat Zinc*
  : **beginning** of menses:
  : **agg**: ant-t berb brom bros-gau *Bry* carb-an graph hyos iod *Kali-c* lach laur *Nat-m* nit-ac plat rhod *Sep*
  : **amel**: all-s alum kali-p *Lach Meli* verat zinc
- **instead** of: nux-m
  : **bursting** pain: nux-m
- **suppressed** menses; from: acon aeth alum anag anagy apis bell *Bry* Carbn-s cocc **Cycl** gels glon ign ip lac-d lith-c lyc naja nux-v op phos plat psor **Puls** sang sep sil sulph tub verat-v vib
- **mental** exertion:
- **after**: anac *Aur* **Chin** daph lyc *Phos* pimp pip-m prun
  : **sore**: anac *Aur* **Chin** daph *Phos* prun
  : **stitching** pain: lyc pimp pip-m
- **agg** (↗*attention; school children; students*): acetan acon agar agn allox aloe alum-sil am-c ambr *Anac* apis aran arg-met *Arg-n* arn ars-i asaf asar aster **Aur** aur-ar aur-br bac bell benz-ac beryl borx *Bry* cact cadm-s cain **Calc** calc-ar **Calc-p** calc-s calc-sil *Carb-a* carb-an *Carb-v* carb-s *Cham Chin* chinin-ar chion cimic cina cinnb *Cist* cob coc-c *Cocc* coff *Colch* coloc *Con* crot-h cupr daph *Dig* elaps *Epiph* fago ferr *Ferr-pic* Gels gins **Glon** graph hell helon hipp hydr hyper *Ign Iris* kali-ar kali-c kali-n *Kali-p* kali-sil kalm *Lac-c Lach* lact lob **Lyc** *Lyss* **Mag-c Mag-m** mag-p manc meli merc mez morph naja *Nat-m* **Nat-c Nat-p** *Nat-s* nicc *Nit-ac Nux-m* **Nux-v** ol-an olnd op ox-ac *Par Petr* **Ph-ac** phase *Phos* **Pic-ac** pimp *Pip-m* pip-n plat plb prun *Psor* ptel **Puls** ran-b rhus-t rhus-v rob *Sabad* scut sel *Sep* **Sil** *Spig* Staph stram sulfonam *Sulph* ter ther tub v-a-b visc zinc zinc-p
  : **attention** is concentrated; while: helon
  : **pressing** pain: helon
  : **boring** pain: nux-v
  : **burning**: *Sil*
  : **bursting** pain: arg-n beryl fago ptel
  : **drawing** pain: borx calc cina coff gins nat-m sulph
  : **dull** pain: alum-sil
  : **pressing** pain: anac *Arg-n* arn asar *Cact Calc* calc-s *Carb-an* cham *Cocc* coff colch dig helon ign kali-c *Lyc Mag-c* mez **Nat-c** nat-s **Nux-v** ol-an par *Ph-ac* **Pic-ac** *Sep* sil *Sulph* ter
  : **stunning** pain: *Cina*
  : **tearing** pain: *Anac* ran-b
- **amel**: am-c ars calc calc-act calc-p ham helon ign merc-i-f nat-m nit-ac par phos phys pic-ac pip-m psor sabad
  : **burning**: helon
  : **reading** or writing: ign
  : **bursting** pain: ign
  : **tearing** pain: calc-act

Pain – motion

- **mercury**; after abuse of: arg-n *Asaf Aur* carb-v chin clem fl-ac **Hep** *Iod Kali-i* led mez **Nit-ac** podo puls *Sars* staph still sulph
- **metallic** substances, from abuse of: sulph
- **metrorrhagia**:
  - **amel** (See menses - during - amel.)
- **milk** agg: brom
  - **sour**: nat-p
- **mist** before eyes followed by fleeting pains:
  ○ **Occipital** protuberances, extending down neck and shoulders; at
  : **lying** in a dark, quiet place and sleeping amel |
    wandering pains (See lying - dark - amel.;
    noise - agg.; occiput - protuberance - extending
    - neck; occiput - protuberance - extending -
    shoulders; sleep - after - amel.; VISI - Foggy -
    followed - occipital)
- **mortification**; from (↗*MIND - Ailments - mortification*): bry cham coloc lyc op
- **motion** (↗*jar; stepping - agg.; walking*):
  - **agg**: abrom-a acon agn aloe alum-sil am-c am-m ambr *Anac* anan *Ant-c* ant-t aphis *Apis* arg-met *Arg-n* arn ars ars-i asc-t *Aur* aur-ar aur-s bac bapt **Bell** benz-ac berb beryl bism bov **Bry** bufo bti cact cadm-met calc *Calc-p* calc-s calc-sil bump-ac camph cann-s canth *Caps* **Carb-v** Carbn-s caust cham chel *Chin* chinin-ar chinin-s chion chlor cic *Cimic* cinnb cob *Cocc Coff* colch coloc *Con* croc *Crot-h Crot-t* cupr cupr-ar cycl dulc *Elaps* eup-per eupi fago *Ferr Ferr-p* fl-ac *Gels* gent-ac *Glon* glyc graph grat hell *Hep* hipp hist hyper ign iod iris kali-ar kali-bi kali-c kali-n kali-s kali-sil kalm *Kreos* lac-c lac-d *Lach* laur **Led** lith-c lob *Lyc* lyss *Mag-c* mag-m *Mag-p* mand *Mang* med *Meli* mentho meny merc **Mez** *Mosch* naja nat-ar nat-c *Nat-m* nat-p nat-s nicc **Nit-ac** *Nux-m Nux-v* olnd op oreo petr *Ph-ac Phos* phys pic-ac plat podo *Psor* ptel puls pycnop-sa rat rheum rhod rhus-t rumx sabad samb *Sang* sanic *Sars Sep Sil* sol-ni *Spig* spong squil *Stann* **Staph** stram stroph-s sul-i sulph tab *Tell* thea *Ther* thuj tub verat verat-v zing
  : **boring** pain: hep *Sep*
  : **burning**: *Apis* arn
  : **burrowing**: *Spig*
  : **bursting** pain: beryl caps carb-v *Chin Coff* colch eup-per *Ferr* kali-bi *Lach* lyss mag-m rhus-t sep sil sol-ni spig
  : **cutting** pain: bell bry chin phys til
  : **drawing** pain: arg-n bism tab til
  : **dull** pain: abrom-a asc-t
  : **jerking** pain: *Chin*
  : **pressing** pain: acon agn *Arg-n* **Bell** bism **Bry** *Calc* carb-v cocc colch cupr dulc ferr-p glon *Hell* hyper lach mang mez nat-s ph-ac phos pic-ac rhod *Spig* sulph thuj
  : **pulsating** pain | **violent** pulsating: stroph-s
  : **rapid** motion: cor-r ferr iod mez nat-c nat-m *Petr* xan
  : **rest** agg; and: **Calc**

Head

Pain – motion

- **agg**: ...
  : **stunning** pain: **Calc**
  : **shooting** pain: bell
  : **sore**: calc-sil caps carbn-s *Chin* **Cimic** colch cupr-ar glon iod mang merc nat-ar *Nux-v* rumx *Tell*
  : **stitching** pain: agn ant-t calc caps cham chin hep hyper kali-c kali-n mag-p nat-m rat *Sep* sil spig spong
  : **stunning** pain: rheum
  : **sudden** motion: petr
  : **stitching** pain: petr
  : **talking**, even of: dulc
  : **boring** pain: dulc
  : **tearing** pain: *Agn Aur* calc canth *Carb-v* carbn-s *Chin* chinin-ar *Cocc* coff colch *Coloc* lith-c phos rat sars sil **Spig** staph tub verat
- **air**; in open:
  : **amel**: acon
  : **pressing** pain: acon
- **amel**: *Agar* am-m ant-t arg-met **Ars** asaf asar aur bell benz-ac calc *Caps* cedr cham cic cina coc-c coff coloc com con dros euph eupi fago ferr guaj helon hipp hyos ign indg iod *Iris* kali-i kali-n kali-p lach lil-t *Lyc* mag-c mag-m mang meny merc-i-f mosch *Mur-ac* nat-c *Nux-m* op petr *Ph-ac* phos pip-m *Pneu* psor *Puls* **Rhus-t** ruta samb scut seneg sep stann staph sul-i sulph tarax tub *Valer* verb
  : **boring** pain: calc
  : **burning**: helon
  : **cutting** pain (↗rest - agg. - cutting): kali-i
  : **drawing** pain: arg-met bell eupi *Rhod Rhus-t*
  : **jerking** pain: stann
  : **lancinating**: kali-i
  : **pressing** pain: *Agar Ferr* op pip-m sulph *Valer*
  : **slow** motion: puls
  : **sore**: aur mur-ac *Ph-ac Puls* tub
  : **stitching** pain: caps sulph
  : **stunning** pain: *Meny Puls* **Rhus-t**
  : **tearing** pain: caps mur-ac *Rhod Rhus-t* sulph
- **arms**; of:
  : **agg**: bar-c berb bry caust coc-c lept nat-s ptel rhus-t spong
  : **cutting** pain: caust
  : **pressing** pain: rhus-t
  : **stitching** pain: nat-s
- **beginning** of:
  : **agg**: bry iris *Sep* ther
  : **amel**: valer
- **continued** motion:
  : **amel**: calc-act
  : **stitching** pain: calc-act
- **eyelids**; of:
  : **agg**: Bell *Bry Chin Coff* coloc *Ign Nux-v* rhus-t
  : **upper** eyelids: *Coloc*
  : **burrowing**: coloc
  : **tearing** pain: *Coloc*

Pain – motion

- **eyes**; of:
  : **agg** (↗opening the eyes): acon agn am-c arn bad bapt bar-c bar-m bar-s **Bell** *Bry* *Caps* chel *Chin* chinin-s cimic cinnb *Colch Coloc* con crot-t cupr dig dros gels hell *Hep* hyper ichth ign iod jug-r kali-c kali-sil mag-s *Mur-ac Nat-m* **Nux-v** *Op Phys* pic-ac plat ptel puls rhus-t sang *Sep Sil Spig* sulph valer
  : **bursting** pain: chin ptel *Puls*
  : **cutting** pain: dros
  : **pressing** pain: *Bell Chel* hep mag-s *Puls*
  : **stitching** pain: caps hyper kali-c
  : **tearing** pain: bell dros *Mur-ac*
  : **torn**; as if: *Rhus-t*
- **face** agg; of muscles of: apis spig
  : **pressing** pain: *Spig*
- **gentle** motion | **amel**: chin glon helon iris kali-p *Puls*
- **head**; of:
  : **agg**: acon alum alum-p alum-sil *Am-c Arn Ars* ars-s-f *Asar* bac bar-c bar-s **Bell** berb *Bry* cact *Calc* calc-i calc-s calc-sil camph cann-s canth *Caps Carb-v Carbn-s* caust *Chin* cic *Cimic* clem coc-c cocc colch coloc con cor-r corn cupr dros euph **Ferr** *Ferr-ar* ferr-i ferr-p fl-ac *Gels* genist gent-c *Glon* graph *Hell* hep hyper ind iod ip jug-r kali-ar kali-c kali-s kali-sil lac-c lach lact lyc mag-c mang **Mez** *Mosch* nat-ar nat-c *Nat-m* nat-p nat-s *Nux-m Nux-v* ph-ac plat puls rhod samb sang sars sec sep *Sil* sol-ni *Spig* spong staph sulph ther tub verat vib viol-o
  : **drawing** pain: cact staph
  : **pressing** pain: coloc *Glon* nat-s staph
  : **stitching** pain: caps hyper kali-c nat-m
  : **stunning** pain: staph
  : **sudden**: xan
  : **amel**: *Agar Chin* cina con gels kali-p mag-p plan sulph
  : **shooting** pain (↗rest - agg. - shooting): mag-p sulph
  : **turning** eyes; or: *Cimic*
  : **opening** and shutting; as if: *Cimic*
  : **walking**; while:
    : **agg**: ars
    . **pressing** pain: ars
- **jaw**; of lower:
  : **agg**: kali-c
  : **stitching** pain: kali-c
- **must** move:
  : **head** and close the eyes; must move: agar
  : **dull** pain: agar
  : **pain**; from: chin ph-ac
- **upward** and downward motion | **amel**: *Chin*
- **violent** motion:
  : **agg**: calc cocc dros *Iris* mez
  : **amel**: indg rhus-t *Sep*
  : **continued**:
    : **amel**: sep
    . **bursting** pain: sep

294 ▽ extensions | O localizations | ● Künzli dot

Head

- **music** agg: acon ambr cact **Coff** nux-v *Ph-ac Phos* podo viol-o
- **nail**; as from a (⮕*plug)*: acon *Agar* am-br arn *Asaf* carb-v caust **Coff** dulc euon *Graph* hell *Hep* hist *Ign* kali-i lach nat-m *Nux-v* oci-sa olnd ptel *Puls* ruta sang *Sep* staph tarent thea **Thuj**
  • **accompanied** by | **coryza**: form
- **narcotics**, after abuse of: acet-ac bell cham coff dig graph hyos lach lyc nux-v op puls sep valer
- **nausea**; with (See accompanied - nausea)
- **nervous**: acet-ac acon *Agar* agn ail am-c am-val anac anh apis *Arg-met* **Arg-n** arn *Ars* **Asaf** *Asar* asc-c asc-t aspar atro aur aur-ar aven bell benz-ac bry *Cact* calad *Calc Calc-act* camph *Cann-i* cann-s carb-ac catar caul caust cedr *Cham* **Chin** chinin-ar chion chlor cic cimic cina cit-v coca cocc *Coff* coloc croc crot-c crot-t *Cycl* daph epiph ery-a form **Gels** glon graph guar hydr **Ign** indg iod *Ip* iris kali-bi kali-br kali-c *Kali-p* kreos *Lac-d Lach* lact mag-m mag-p meli *Menis* mosch **Nat-m** nicc nicc-met nux-m **Nux-v** *Onos* op paull *Petr Ph-ac* **Phos** pic-ac *Plat* plat-m **Puls** rhus-r rhus-t sang sapin scut sel *Sep* sil spig stann stict *Stram* sulph tab tarent ter thea *Ther* **Thuj** tub ust *Valer Verat* verat-v verb xan **Zinc** zinc-p *Zinc-s Zinc-val* ziz
  • **exhaustion**: acetan agar *Anac Arg-n Ars* aur-br *Chin* chion cimic coff *Epiph Gels* ign ind *Kali-p* lac-d lob mag-p *Nat-c* nicc *Nux-v* ph-ac phase *Pic-ac* sabad sang scut sil sulph zinc
  • **hysterical** or scrofulous people: asaf
- **neuralgic**: *Aconin* aesc all-c am-br am-pic *Arg-met* arg-n *Ars Bell* bism cact *Cedr* chel chin *Chinin-s* cimic *Coloc* der dulc form *Gels* guaj *Mag-p* meli mentho mez oreo pall phos prun rhod rhodi rob spig stann sul-ac syph tarent tub-m zinc-val
  • **accompanied** by | **menses**; suppressed: *Gels*
  • **alternating** with | **leukorrhea**: stann
  • **wandering** pain: rhodi
- **night** watching (See sleep - loss - night)
- **nodding** the head, on: lam sep *Sulph*
- **noise**:
  • **agg**: abrom-a acon agar alum-sil anac anan ang arg-n arn *Ars* ars-i bapt bar-c bar-i bar-m **Bell** borx *Bry* bufo bung-fa *Cact* calad **Calc** calc-f calc-i *Calc-s* calc-sil cann-s caps carb-ac carb-an carb-v caust *Chin Chinin-ar* cic cimic *Cocc Coff* colch *Con Ferr-p* gels glon graph hell hyos ign iod kali-ar kali-bi kali-p kali-s kali-sil *Lac-c Lac-d Lach* lachn lyc *Lyss* mag-m manc merc merc-i-f mur-ac **Nat-ar** *Nat-c* nat-m nat-p **Nit-ac** *Nux-v* op *Ph-ac* phel *Phos* **Pip-m** plect podo ptel sang sanic scut sep *Sil Sol-ni Spig Stann* stict tab tarent **Ther** tril-p verat-v yuc zinc zinc-p
  : **beating** time; clock: anh
  : **boring** pain: nux-v
  : **burrowing**: *Spig*
  : **cutting** pain: carb-ac
  : **distant** talking, of: mur-ac
  : **dull** pain: abrom-a
  : **falling** water, of: **Lyss** nit-ac

- **noise** – **agg**: ...
  : **footsteps**: bell bry **Coff** gels **Nux-v** sang *Sil*
  : **hammer** on anvil, of: manc
  : **jerking** pain: carb-ac
  : **opening** and shutting; as if: cann-s
  : **pressing** pain: *Nit-ac* ph-ac spig
  : **rattling** of vehicles: **Nit-ac** *Ther*
  : **sharp** sounds: cop
  : **stitching** pain: spig
  : **tearing** pain: coff **Spig**
  : **voices** especially: bar-c cact lyss
  : **wagons**: nit-ac
- **numbness**; with (See accompanied - numbness)
- **nursing** infant, after: bell bry *Calc* cham chin dulc phos *Puls Sep* sil staph
- **occupation** amel: calc-sil cham pert-vc
- **odors**:
  • **alcohol**, of: sol-t-ae
  • **coffee** agg; of: lach *Tub*
  • **dirty** clothes, of: carb-an
  • **eggs**: **Sulph**
  • **strong** and agreeable: arg-n
  • **strong** odors agg (⮕*MIND - Sensitive - odors)*: acon anac arg-n *Aur* aur-s *Bell* cham chin *Coff Colch* graph *Ign Lyc* nux-v *Phos* scut sel *Sil Sulph*
  : **stitching** pain: sel
- **old** people, of: am-c ambr bar-m cypr gels iod lach nat-c sep sulph
- **open**; as if: *Carb-an Cimic* guan nat-p sil
- **opening** and shutting; as if: *Cact* calc **Cann-i** *Cann-xyz* carbn-s *Cimic Cocc* cupr glon lac-c lil-t lyc *Puls* sep spong sulph tarent vib
- **opening** the eyes (⮕*motion - eyes - agg.; morning - waking - on - opening)*:
  • **agg**:
    : **sleep**; after: rhus-t
    : **pressing** pain: rhus-t
  • **amel**: *Chin*
    : **bursting** pain: *Chin*
- **opening** the mouth agg: fago spig
  • **boring** pain: spig
  • **burrowing**: *Spig*
  • **tearing** pain: spig
- **opium**, from abuse of: acet-ac cham
- **otalgia**, with: ran-s
  • **gnawing** pain: ran-s
- **ovarian**: bell *Cimic Gels* helon ign joan lil-t plat *Puls Sep* zinc
- **overeating**; after (See eating - overeating)
- **overheated**, after being: *Kali-c*
  • **tearing** pain: *Kali-c*
- **overheating** (See warm; becoming - agg.)
- **pains**; with other (See accompanied)
- **paroxysmal** (⮕*sides - paroxysmal; waves)*: acon agar ambr ant-t arn *Ars* asaf **Bell** bufo buth-a calc calc-sil cann-i carb-v *Cedr Cham* chin chinin-ar cocc colch *Coloc* crot-t cupr dig ferr ferr-ar ferr-p guaj ign *Kali-ar* kali-c kali-m kali-n kali-p kali-sil *Kalm* **Lach** lyc *Mag-p* mosch mur-ac murx nat-ar nat-c nat-p nicc nit-ac nux-m

Head

Pain – paroxysmal

- **paroxysmal**: ...
  petr ph-ac plat psil psor ran-b **Sang** sars sep *Sil Spig* spong squil stann *Stram* stront-c thuj valer *Verat* viol-t zinc zinc-p
- part lain on: ph-ac
  - **pressing** pain: ph-ac
- **pecking**: carb-an mosch nux-v rhus-t ruta
- **penetrating**: cann-xyz hell *Ip*
- **periodical**: acon act-sp *Aeth* aloe **Alum** alum-p alum-sil am-pic ambr ammc *Anac Apis* aran arg-n arn *Ars Ars-i* ars-s-f asaf aur-ar bell benz-ac *Cact Calc* calc-s *Carb-v* card-m **Cedr** cham chel **Chin** *Chinin-ar* **Chinin-s** *Chion* **Coloc** cupr eup-per *Ferr Ferr-ar* gels *Ign Kali-ar* kali-bi kali-cy kali-sil *Kreos* lac-d *Lach* laur lob *Lyc* mag-m meli mur-ac *Nat-ar* nat-c **Nat-m** nat-p nat-s nicc nicc-br nicc-met nicc-s **Nit-ac** *Nux-v Phos* plat podo prun psor *Puls Rhus-t* sacch **Sang** *Sel* **Sep** *Sil Spig Stram* **Sulph** syph tab tela teucr-s *Tub* zinc zinc-p zinc-val
  - **day**:
    : **and** night: borx caust kreos led rhus-t sul-ac viol-t
    : **alternate**: alum alum-p ambr *Anh* ars cact *Cedr* chin cimic eup-per merc-c nat-m nux-v *Phos* psor sang sulph
    : **third** or fourth; every: aur eup-per muru nat-m sang
    : **every**: *Ars Bell* calc calc-sil cedr chin coloc con eup-per form hep lach lyc mag-c mag-m mang merc-i-r mur-ac *Nat-m Nux-m Nux-v* petr phos sabad seneg sep *Sil* spig stann sulph zinc zinc-p
    : **16 h**:
    . **coldness** and trembling; with: asaf
       stitching pain: asaf
    : **noon**:
    . **pressure** agg:
       open air amel: *Arg-met*
         tearing pain: *Arg-met*
    : **hour**; at the same: aran ars cact cedr cimic gels **Kali-bi** mur-ac spig
    : **bursting** pain: *Sulph*
    : **continues** two or three days: croc
    : **earlier** each day: form
    : **third**; every: eup-per sang
    : **eight** days; every: iris
    : **ten** days; every: *Lach*
  - **morning**:
    : **7 h**: *Ars*
    : **alternate** morning on waking: *Chin* eup-per
    : **every**: *Chin* hep naja
    : **awaking** with vertigo and nausea, also in the evening | **pressure**, eating, or open air amel: kali-bi
  - **forenoon** | 9-13 h: *Cedr* mur-ac
  - **noon** until 22 h: form
  - **afternoon**:
    : **14 h** until bed time: sep
    : **16-3 h**: bell
    : **increasing** until midnight, every third attack alternately more or less violent*Lob*

Pain – position

- **periodical**: ...
  - **hour**:
    : **certain**; at: nat-c
    : **same**; at the | **morning**: kali-bi
  - **week**:
    : **every**: ars calc calc-ar calc-sil chin epiph eup-per gels *Iris Lac-d* lyc meli nux-m *Phos* phyt psor sabad sacch *Sang* sep *Sil Sulph Tub*
    : **Sunday**; on: stann sulph
    : **two weeks**; every: *Ars* ars-s-f calc *Chel* chin chinin-ar ferr ign nicc phyt psor puls sang *Sulph Tub*
    : **lasting** two or three days: **Ferr**
    : **three weeks**; every: aur ferr
    : **three** to four weeks; every: cycl
    : **six weeks**; every: **Mag-m**
    : **bursting** pain: **Mag-m**
  - **month** | **two** months; every: ars
  - **pressing** pain: card-m
  - **stitching** pain: calc mur-ac
  - **stunning** pain: *Ars*
  - **tearing** pain: anac mur-ac
- **perspiration**:
  - **after** | **agg**: calc *Chin* merc nux-v puls *Sep* staph sulph
  - **amel**: aran ars bov bry carbn-s chinin-ar clem graph mag-m *Nat-m* nat-s nux-v psor spong *Sulph* tarent thuj
    : **pressing** pain: thuj
  - **during**: acon am-c ang *Ant-c* ant-t arn ars bell **Bry** *Calc* carb-v caust **Cham** chin con dros eup-per ferr glon graph hell hep ip kali-c kali-n led lyc mang merc mez nat-c nat-m **Nux-v** petr phos rhod rhus-t ruta sel **Sep** sil spig sulph thuj *Verat*
  - **preceded** by headache: asc-c ferr lyc nat-m
  - **suppressed** perspiration; from: *Ars* asc-c *Bell* bry *Calc* **Carb-v** *Cham Chin* lyc merc *Nux-v* phos *Puls* rhus-t sep *Sulph*
  - **with**: ant-c apis arg-met arn *Ars Bry* canth carb-v caust chinin-s glon graph hyos kali-n lachn lob lyc mag-s *Merc* nat-s op ox-ac phys plat puls sil *Sulph* tab tarent visc
- **piercing** pain: *Agar* anan aqui calc-f *Coff Hep* hist *Ign* m-ambo *Nux-v* oci-sa paraf pneu ruta sil *Thuj* zinc-val
- **pillow**; boring head into (↗*Bores*):
  - **amel**: tub
- **pinching** pain: alum arn bar-c caust colch kali-c lyc mez nux-m *Petr* phos sep sil teucr verb
- **plug**; as from a (↗*nail*): agar *Anac* arg-met arn asaf bell bov carb-v caust cocc *Coff* con dulc hell hep *Ign* jac-g kreos lyc mez nat-m nicc nux-m *Nux-v* olnd plat prun ran-s rhod rhus-t ruta sil staph *Sul-ac* thuj
  - **thrust** suddenly in by increasingly severe blows; as if a plug were: sul-ac
- **pollutions**; after (↗*sexual excesses*): alum bov *Calc* caust cob con ham kali-c lach lyc nat-c *Nux-v* sel sep staph viol-o
- **position**; as from wrong: agar crot-h dulc lyc merc nux-v staph

Head

Pain – preceded

- **preceded** by drawing in right arm: petr
  - **drawing** pain: petr
- **pregnancy** agg; during: acon *Bell* bry calc caps caust *Cham* cocc ferr gels hyos lac-d lach mag-c nux-m **Nux-v** plat *Puls* rhus-t *Sep* sulph *Verat*
- **press** head upon the floor; desire to: sang
  - **pressing** pain: sang
- **press** with hands, must: carb-an *Glon Mag-m*
  - **bursting** pain: carb-an *Glon Mag-m*
- **pressing** back of head | **amel**: sang
- **pressing** pain *Acon Aesc Aeth Agar* agn all-c allox aloe alum alum-p alum-sil *Alumn Am-br Am-c Am-m* ambr *Anac* ang ant-c *Ant-t* apis aran arg-met *Arg-n Arn* ars ars-i arum-t *Asaf Asar* aster aur aur-ar aur-i aur-s bac *Bapt* bar-c bar-i bar-m bar-s **Bell** benz-ac benzol berb *Bism* borx bov brom *Bry* buth-a cact cadm-s calad *Calc* calc-i calc-p *Calc-s Camph* cann-i cann-s canth *Caps* carb-ac *Carb-an* **Carb-v Carbn-s** *Caust* cham chel **Chin** chinin-ar *Chinin-s* chion *Chlol Cic* cimic cina cinnb clem cob-n coc-c *Cocc Coff* colch *Coloc Con* cor-r croc crot-c crot-h crot-t cub cupr *Cycl* cyt-l daph *Dig* dios *Dros* dulc echi epiph eug *Euon Eup-per Euph* euphr eupi ferr ferr-ar ferr-i ferr-p fl-ac gamb gels **Glon** *Graph* grat guaj *Hell* helon *Hep* hipp hydr-ac *Hyos* hyper *Ign* indg iod *Ip* iris kali-ar kali-bi *Kali-c Kali-i* kali-m *Kali-n* kali-p *Kali-s* kali-sil kalm *Kreos* **Lac-c Lach** lact lam laur led *Lil-t* lob *Lyc Lycps-v Lyss M-arct Mag-c Mag-m* mag-s mang (non: meli) menis *Meny* **Merc** merc-c merc-i-f merc-i-r merl *Mez* mosch *Mur-ac* myric nat-ar nat-c **Nat-m** nat-p nat-s nicc **Nit-ac** *Nux-m* **Nux-v** ol-an *Olnd* onos *Op* oreo osm par *Per Ph-ac Phos* phyt pic-ac pip-m *Plat Plb* podo prun *Psor* ptel **Puls** pycnog-sa pyrog *Ran-b Ran-s* rauw rheum *Rhod Rhus-t* rhus-v *Ruta Sabad* sabin *Samb* sang sars *Seneg Sep* serp *Sil Spig Spong* squil *Stann Staph* stict *Stront-c* sul-ac **Sulph** tab tanac *Tarax Tarent* ter teucr ther *Thuj* valer verat verat-v verb viol-t visc x-ray xan zinc zing
  - **accompanied** by:
    - Ear; noises in: thymu
  - **armor**; as if in (↗*cap*): apis *Arg-n* asaf *Berb* cann-i *Carb-v* clem *Cocc Crot-c Cycl Graph* hell *Ip Lil-t* **Nit-ac** peti pyrog *Spig* stry sulph zinc
  - **asunder**: acon aesc aloe ant-c *Arg-n* arn ars *Asaf* asar aur bar-c *Bell* bov *Bry* calc calc-p caps *Carb-an* chel **Chin** *Cimic* cocc con cor-r daph dulc erio euph fago gels hell hyper ign kali-bi kali-n lach lil-t *Lyc* m-arct *Menis Merc Mez* nat-m nux-m *Nux-v* par ph-ac phyt *Prun Ptel* puls ran-b ran-s rhus-t sabad sabin samb *Sep Sil* spig *Stann Staph* stront-c tarax *Thuj* valer viol-t zinc
  - **band**; as from a (↗*Constriction - band*): *Carb-ac* clem cocc cycl franc *Gels* glon helo helo-s iod ip med *Merc Mosch Nit-ac* op osm psil *Spig Stann* **Sulph** tarent tub
    - **iron** band; as if pressed by an: bac bell fuc tarent tub
  - **boards**, as if compressed by two: ip
  - **burning**: aloe alum lact mang nux-m sep sul-ac tarax

Pain – pressing pain

- **pressing** pain: ...
  - **cap**; as from a (↗*armor; Skullcap*): acon apis *Arg-n* asaf berb cann-xyz *Carb-v* carbn-s clem coc-c *Cocc* crot-c *Cycl* gels *Graph* hell helo ip kali-s lach *Lil-t* lys mag-p peti phys pyrog stry sulph zinc
    - tight: berb
  - **changeable**: bell gins *Ign*
  - **congestion**; as from: apis chin dig merl nux-m rhus-v
  - **constricting** pain (↗*Constriction*): *Cocc* graph
  - **cramping**: ars colch ph-ac *Plat* ran-s zinc
  - **deep**-seated: agar *Arg-n* asc-t *Bell* caust cic con gins indg lach nat-m nat-s
  - **digging** pain: bry clem
  - **downward**: agar ambr ant-t asar cic *Cina* cocc con *Cupr* graph hura laur mang meny merc merc-i-f mur-ac nit-ac nux-v *Ph-ac Phos* plat rhus-t senn sil spig spong *Sulph* verat
  - **drawing** pain: agar ang ant-t arg-met ars asaf aur carb-v caust coff hell hep ign iod kali-c mosch nat-c nit-ac nit-s-d olnd ran-b ran-s *Rhod* rhus-t sabad sars spig stann staph tarax thuj
  - **dull** pain: aloe alumn *Anac* apis *Cact* canth carb-v cimic con eup-per ferr hydr-ac hyper *Lach* lith-c meny *Naja Nux-v* op petr *Ph-ac Phel* phys puls *Sep Sulph* ther
  - **forward**: asar *Bry* nit-ac sil sulph
  - **gnawing** pain: *Ran-s*
  - **hat**; as from a tight: cadm-met calc-s merc sulph
  - **intermittent**: ph-ac sulph
  - **inward**: allox *Alum Anac* ant-t arn asaf asar bapt bov cact calc carb-v cham *Cocc* coff *Dulc* graph *Hell* ign *M-ambo* m-arct mag-c mag-m mang merc mur-ac nit-ac nux-m nux-v olnd petr ph-ac *Plat* plb *Ran-s* sabad sep sil spig squil stann staph sul-ac *Thuj* zing
    - sharp corners, as if by: cham
  - **jerking** pain: dig
  - **knots**, as from: phos
  - **outward**: *Acon* agar all-s alum-sil *Am-c* anac arg-n *Arn* ars **Asaf** asar bar-m bar-s *Bell* berb *Bry* cact calc calc-sil camph carb-ac *Carb-an* chel cimic cob coloc con *Cor-r* dros dulc euph fago ferr ferr-ar ferr-p fl-ac glon *Hell* hep hyper ign indg ip kali-ar kali-c kali-sil kis kis *Kreos* **Lach** laur lil-t lyc *Menis* meny *Merc* **Nat-m** nat-s nux-m *Nux-v Olnd* par *Ph-ac Phos* phys phyt pic-ac *Prun* psor ptel puls ran-s rhod rhus-t sabad sabin samb sang sapin *Sep Sil* spig spong stann staph sulph tarax thuj verb *Viol-t* zinc
    - contents would be forced out; as if: lil-t
    - sharp instrument; as from a: prun
  - **paralyzed**; as if: nat-c
  - **paroxysmal**: agar carb-v cham ign **Lach** ter
  - **plug**; as from a: anac
  - **pulsating** pain: arn *Bry Chin* **Puls** *Ruta* verat
  - **rhythmical**: ruta
  - **upward**: fl-ac guaj meph ph-ac spig

Pain – pressing pain   **Head**   Pain – raising

- **vise**; as if in a: act-sp aeth agar *Alum* am-c am-m ant-t *Arg-n* aster atro *Bar-c* bar-s bism bov bry *Cact* cadm-s carb-v caust cham chel chin cina clem *Cocc* daph euph *Glon* graph grat hell lyc mag-c mag-s menis *Meny* **Merc** *Nat-m* nat-s nicc **Nit-ac** olnd op petr ph-ac **Plat** pneu *Puls* ran-b ran-s rat rhus-t sabad sars spig stann sul-ac sulph *Tarent Verb* viol-t
- **wandering** pain: graph *Ign*
- **weight**; as from a: agar alum alumn ambr arn ars aur bell *Bism Bry* bufo cact cann-s cann-xyz *Carb-an* carb-v chel *Cina* con cupr dig hura ign kali-n laur led lyc m-arct mag-p med **Meny** merc-i-r *Mosch Nit-ac Nux-v* ph-ac phys plat plb *Rhus-t* ruta sars sil *Spig* squil sulph *Thuj* verat
- **pressure** (⤴*binding - head*):
- **abdomen** causes headache; on: **Ars**
- **agg**: *Agar* alum-p alum-sil am-c ant-c *Arg-met* arg-n *Bar-c* bar-m bar-s bell bism bov bry calc calc-p camph castm chin cic *Cina* cinnb cortiso *Cupr* dios glon hep *Kali-c* kali-m kali-s lach lact lyc *Mag-c* mag-m mand mang merc-i-f mez mur-ac nat-ar nat-c nit-ac pall ph-ac *Prun* ptel sabin sars sil sulph teucr tub valer verb
  - **boring** pain: bell
  - **drawing** pain: agar cina
  - **dull** pain: alum-sil
  - **pressing** pain: alum-p
  - **shooting** pain: verb
  - **sore**: arg-met arg-n
  - **tearing** pain: agar *Arg-met* bism *Sil*
- **amel**: abrom-a acon aeth agar agav-t aloe alum alum-p *Alumn* **Am-c** *Anac* ant-c *Apis* aran *Arg-met Arg-n* arn ars asaf **Bell Bry** bung-fa cact cadm-met calad *Calc* calc-f calc-s camph carb-ac carb-an carb-v chel *Chin* chion cimic *Cinnb* clem *Coloc* con cupr-s dios dirc dros **Ferr** *Ferr-i* ferr-p gels *Glon* guaj hell hep hist hydr *Ign* ind indg iod ip *Kali-bi* kali-n kalm lac-c *Lac-d* **Lach** laur lil-t *Lyc* mag-c **Mag-m Mag-p** mand meny merc merc-i-f mez mur-ac nat-c **Nat-m** nat-p *Nat-s* nicc nux-m *Nux-v* olnd op par phos *Pic-ac* podo psil **Puls** pycnop-sa *Pyrog* ran-s rauw rhus-t sabad sabin samb *Sang Sep Sil Spig* **Stann** staph sul-ac *Sulph* tarent thuj verat visc *Zinc* zinc-p
  - **boring**: hell ip sep
  - **drawing**: chin
  - **dull** pain: abrom-a *Apis* cimic
  - **grinding**: anac dios
  - **nail**, as from a: oci-sa
  - **neuralgic**: mag-c
  - **pressing**: alum alumn *Arg-n* asaf *Cact* chin dios *Hell* lach *Meny* merc nat-m nat-s *Nux-v* op *Puls* pyrog sang stann thuj
  - **pulsating** (See Pulsating - pressure - amel.)
  - **shooting**: bell cupr-s mag-p
  - **stitching**: aeth calad guaj mur-ac psil sil sulph
  - **stunning**, stupefying: iod podo
  - **tearing**: alum *Calc* camph carb-an mag-c mag-m mag-p nat-p sulph

- **pressure**: ...
- **cannot** bear pressure though it does not agg: seneg
- **cold** hand amel; of: *Calc* carb-ac
- **hand**; of:
  - **amel**: apis
  - **burning**: apis
- **hard** | **amel**: *Alumn* anac arg-n *Bell* bry carb-an **Chin** chinin-s coloc glon ind *Mag-m* **Mag-p** mand meny nux-m *Sang* tarent *Zinc*
- **head** against something hard amel; pressing: (non: sang)
- **neck** agg; on back of: sec
- **pillow**; on: cupr-ar **Nit-ac** *Sil*
  - **sore**: cupr-ar **Nit-ac** *Sil*
- **slight** | **amel**: mand
- **pulled** backward; as if: syph
- **pulled**, sensation as if hair were: acet-ac *Acon Aeth Alum* ambr *Arg-n* arn ars (non: aur) bar-c bry canth carb-an carb-v caust **Chin** eupi ferr indg iod *Kali-c* kali-n kali-p kreos *Laur* lept lyc mag-c mag-m mez mur-ac petr ph-ac *Phos* psor *Rhus-t* sel sil sol-ni stann stry *Sulph* vib
- **out** (⤴*Hair - pulled*): arn ars bell caps prun *Sulph*
- **pulled**; sensation as if scalp were: lyc nat-m sep
- **pulling**; like: acon-l canth *Lach* petr
- **pulsating** pain (⤴*Pulsating*): *Acon* act-sp adren aeth allox alum alum-p alum-sil *Am-c* am-m aml-ns anac ang anh ap-g *Apis* arg-n *Ars* ars-s-f *Asar* aur-ar aur-m **Bell** beryl *Borx* bov bry bufo buth-a caet *Calc Calc-p Calc-s* calc-sil camph cann-i canth caps carb-an **Carb-v Carbn-s** carc caust *Cham Chel* **Chin** chinin-ar **Chinin-s** cimic cinch clem cob cocc colch cortiso cortiso croc crot-h cupr cupr-s cyt-l eug *Eup-per Euphr* **Ferr** *Ferr-i Ferr-i* ferr-m ferr-ma ferr-p *Gels Glon* glyc guat ham *Hep* hist hydr hyos hyper *Ign* ind indg *Ip* iris jab kali-ar kali-bi *Kali-c* kali-n kali-p kali-s kali-sil lac-d *Lach* lat-m laur *Led* lil-s **Lyc** *Lyss* mag-m mag-p manc mang meli merc-i-f mez *Morph* nat-ar nat-c **Nat-m** nat-p nat-s nicc nit-ac nux-m *Nux-v* oci-sa *Op* paull petr ph-ac *Phos* pic-ac plat **Psor** ptel **Puls** pyrog rhod *Rhus-t Ruta Sang* sars sec *Sep Sil* sol-ni *Spig* spirae staph *Stram* stroph-s stry *Sulph* tarent thuj tong upa verat verat-v visc xan xanth zinc
- **deep** inside: carc
  - **knocking** against the bone; as if: allox
- **quinine**; after: corn-f
- **radiating** in all directions (See extending - all)
- **rain**:
  - **amel**: cham
- **raising**:
  - **arms** to head agg: sulph
  - **eyes**:
    - **agg**: *Bry Ign*
    - **jerking** pain: *Ign*
    - **pressing** pain: *Bry*

298

Pain – raising **Head** Pain – rising

- **head**:
  - **agg**: ang ars bar-c bov cact calc caps chinin-s cinnb coca dros ign lach linu-c *Nux-m* ox-ac seneg spong squil sulph tarax *Thuj* verat viol-t
  - **amel**: ang carb-v ign kali-c mag-c nat-m rhus-t spig sulfon
  - **stitching** pain: kali-c
- **reading**:
  - **agg**: agn apis aran arg-met arn asaf aur bell borx bov bry *Calc* calc-f calc-s carb-v carbn-s caust cham chel chinin-s cimic cina cinnb clem coca cocc coff crot-t ery-a ferr-i glon hell helon ign lac-f lach lyc lyss med merc mez morph **Nat-m** nat-s nux-v olnd op par ph-ac *Phys* pic-ac *Plat* polyp-p ptel ruta sabad *Sep* sil sulph *Tub*
  - **pressing** pain: agn **Bell** *Cocc* hell helon *Lyc*
  - **sore**: aur
  - **stitching** pain: carb-v caust lyc
  - **stunning** pain: **Calc** caust
  - **amel**: ham ign
- **red** face, vomiting and diarrhea; with: **Bell**
  - **violent**: **Bell**
- **relaxing** from mental exertion; on: iris
- **respiration**; during deep: rat
  - **stitching** pain: rat
  - **tearing** pain: rat
- **rest**:
  - **agg**: caps cic
  - **cutting** pain (↗*motion - amel. - cutting):* caps
  - **shooting** pain (↗*motion - head - amel. - shooting):* caps cic
  - **amel**: syc til
  - **cutting** pain: til
- **resting** head:
  - **amel**: kali-bi
  - **bursting** pain: kali-bi
  - **amel**; quietly on a cushion: alum
- **resting** head on arm:
  - **agg**: nat-m
  - **amel**: dros seneg staph
- **resting** head on hand agg: bell chin
- **resting** head on table amel: ang
  - **boring** pain: ang
- **rheumatic**: acon act-sp am-m arn *Ars Asar* asc-t *Aur* aur-ar *Bell* benz-ac berb **Bry** cact calc *Calc-p Caps Carbn-s* caul *Caust* cham chin *Cic Cimic* colch **Coloc** cycl der **Dulc** *Eug* eup-per graph *Guaj* hep ign ip kali-ar kali-bi kali-s *Kalm* lac-d *Lach* led lyc mag-m mag-p mang **Merc** *Nat-m Nit-ac* nux-v petr *Phos Phyt* plat podo *Puls Ran-b* rhod **Rhus-r Rhus-t** *Sang Sep Sil* spig stict stram sulph thuj *Verat* wies
  - **warmth** | **amel**: ars
- **riding** (↗*jar agg.):*
  - **boat**; in a (↗*STOM - Nausea - seasickness):*
    - **agg** (↗*STOM - Nausea - seasickness): Cocc* colch ferr *Tab*
  - **carriage**; in a:
    - **after**: nat-m *Nit-ac* plat **Sil**

- **riding – carriage**; in a: ...
  - **agg**: alum-sil ars ars-s-f asaf chin **Cocc** colch con ferr ferr-act ferr-ar ferr-p *Graph Hep Ign* iod *Kali-c* kali-p lach *Lyc* meph naja *Nit-ac Nux-m* phos phyt raph **Sep** *Sil* sulph thuj
  - **noise** and jarring of, agg: **Nit-ac**
  - **pressing** pain: cocc *Nit-ac*
  - **amel**: brom graph kali-n merc *Nit-ac Sanic*
  - **cold** wind; in: *Ars-i* bry calc *Calc-i Carb-v* glon *Kali-c Kali-i* lyc **Rhus-t** *Sanic*
  - **horse**; a | **amel**: calc
  - **streetcar**; on a:
    - **agg**: arg-n **Cocc** coloc glon graph kali-c *Med Nit-ac* petr sulph
    - **sore**: glon
    - **amel**: *Nit-ac*
- **rising**:
  - **after**:
    - **agg**: arn glon laur menth nat-m ox-ac phos pycnop-sa stram tarent
    - **amel**: laur ran-b stann
    - **pressing** pain: laur ran-b stann
  - **agg**: agar am-m apis asaf bell bry calc cinnb coloc glon hep kalm mag-s mang nat-m nit-ac phys *Spig*
    - **boring** pain: mang
    - **drawing** pain: bry coloc nat-m
    - **pressing** pain: apis asaf bell cinnb glon hep mag-s nit-ac *Spig*
    - **shooting** pain: phys
    - **stitching** pain: agar calc
    - **tearing** pain: am-m bell kalm
  - **amel**: ars asaf cinnb hep ign kali-i kali-p merc nat-c nat-s nit-ac ol-an puls rhus-r
    - **dull** pain: ars
    - **stitching** pain: ol-an puls
  - **lying**; from:
    - **agg**: aesc am-m anac ang apis arn ars asar aur-ar aur-m bapt **Bell** bov bry *Calc* calc-s calc-sil camph caps carb-an cham chel cinnb clem coca cocc coloc con cor-r *Dulc* fago glon graph hep iod ip kali-n mur-ac nat-c *Nat-p* nux-v olnd **Ph-ac** *Phos* puls rhod ruta sep **Sil** squil staph sulph ust verat
    - **stitching** pain: calc
    - **amel**: aloe am-c ambr ars aur **Bell** calad carb-an carb-v cham chin cic cupr cupr-act ferr gels hep ign *Kali-c* kali-n laur lith-c mag-c nat-m nit-ac nux-v ph-ac **Phos** phys plb puls ran-b rhod rhus-t sabin spig verat
  - **sitting**; from:
    - **agg**: aesc apis *Bell* chin cob ferr grat lam laur lyc mang mur-ac ox-ac puls sil spong verat
    - **stitching** pain: mur-ac
    - **amel**: arg-met phys spig spong
  - **standing** position, amel; to: *Alum* ang aur bar-c bry calc canth carb-v chin con dig *Kali-c* laur mag-c nat-c olnd puls rhus-t spig stann teucr

Pain – rising / Head / Pain – shooting

- **stooping**; from:
  : **agg**: acon asar calc colch cor-r daph hep *Kali-c* laur lyc mag-m mag-s mang mur-ac nux-v sul-ac viol-t
  : **pressing** pain: lyc
  : **stitching** pain: calc hep mur-ac
  : **tearing** pain: mang
  : **amel**: calc-act con ign indg
- **upright**:
  : **agg**: acon agn ang arn ars asar bell bov bry caps caust cham cic dros hell hep ign *Kali-c* lac-d laur lyc mag-m *Mang Mur-ac* spong sul-ac tarax verat viol-t
  : **amel**: ant-t cic mag-c rhus-t sabin
- **rolling** head from side to side amel: *Agar* cina kali-i med ph-ac
- **room**:
  - **agg**: am-m bar-c bov coc-c con hyos laur **Lyc** mag-c malar *Nat-m Nat-s* nicc *Phos* **Puls** sel sep sulph
  : **pains** coming on in room are amel out doors and vice versa: mang ran-b
  : **pressing** pain: am-m coc-c laur **Lyc** mag-c *Nat-m Nat-s Phos* **Puls** sulph
  : **stitching** pain: am-m bar-c bov con nat-m nicc sel sep
  - **amel**: *Chin Hep* mang merc ol-an valer
  : **open** windows; room with: malar
  : **pressing** pain: *Chin Hep* merc valer
  : **stitching** pain: mang
  : **tearing** pain: ol-an
  : **closed** room agg: malar
  - **crowded** room agg (↗*MIND - Fear - crowd; MIND - Fear - narrow*): *Lyc* mag-c **Plat** plb
  : **pressing** pain: mag-c
  - **entering** a room; when: bov mag-m sec
  : **cold** air; from: colch con nat-ar puls sec
  : **open** air; from: aeth *Caust*
    : **burning**: *Caust*
    : **pressing** pain: bov
    : **tearing** pain: mag-m
- **rubbing**:
  - **agg**: alum calc-p caust dios nit-ac staph
  : **biting** pain: staph
  - **amel** (↗*Motions of - rubbing - pillow - head*): ars calc canth carb-ac chinin-ar form ham hyos indg laur ol-an op ph-ac phos phys tarent thuj
    : **boring** pain: ol-an
    : **burning**: phos
    : **bursting** pain: *Phos*
    : **pressing** pain: op ph-ac phos
    : **sore**: ars thuj
    : **stitching** pain: canth phos
    : **tearing** pain: calc laur phos
  - **forehead**:
    : **amel**: thuj
      : **cramping**: thuj
- **running**:
  - **agg**: *Bry Ign* nat-c *Nat-m Nux-v* **Puls** tarent

- **running**: ...
  - **amel**: hipp
    : **pressing** pain: hipp
- **sadness**; with (See MIND - Sadness - headache)
- **salt**; from: sel
- **scarlatina**; after: am-c bell *Bry* carb-v cham dulc hell hep lach *Merc* rhus-t
- **school** children● (↗*mental - agg.*): acon bac bar-c bell *Calc* **CALC-P**● *Lac-c* lac-d **Nat-m**● **PH-AC**● phos pic-ac psor **Puls** sabad sang sulph tub zinc zinc-m
  - **girls**: *Calc-p* kali-p nat-m *Ph-ac Pic-ac* psor tub zinc
- **school** headache (See students)
- **scratching**:
  - **after**: cob kali-n lach merc ol-an par petr
    : **burning**: cob kali-n lach merc ol-an par
    : **sore**: petr
  - **agg**: kali-i
    : **sore**: kali-i
  - **amel**: grat mang plat
    : **biting** pain: grat
    : **stitching** pain: plat
- **screwing**; sensation of: alum bar-c bell bov caust chel kali-c kali-i mag-c onos petr *Plat* sabad sars stann sulph verb zinc
- **sea**; at the | **amel**: sul-ac
- **searing** (See burning; forehead - burning)
- **seething** (See Boiling)
- **sewing**: cina lac-c
- **sexual** desire: apis chin nux-v onos *Ph-ac* plat-m *Sil*
  - **after**: plat
  - **suppression** of: camph *Con Puls*
- **sexual** excesses; after (↗*loss; pollutions*): *Agar* am *Bov* **Calc** carb-v *Chin* con *Kali-c* kali-sil lach merc *Nat-c* nat-m nat-p *Nux-v* onos ph-ac phos pip-m *Puls* **Sep Sil** spig *Staph Sulph Thuj*
- **shaking** the head; on:
  - **agg**: acon *Arn* ars ars-s-f bac bar-c bar-s **Bell** borx *Bry* calad *Calc* calc-s carb-an *Carb-v Carbn-s Caust* chin *Colch* coloc con *Cor-r* corn *Ferr* ferr-ar ferr-i ferr-p **Glon** *Hep* kali-n kali-s lact *Led* lyc mang merc *Mosch Nat-m Nit-ac Nux-m* **Nux-v** petr *Ph-ac Phos Rhus-t* ruta sang *Sep* sil sol-ni *Spig* squil stann staph stram sul-ac sulph tub
    : **pressing** pain: **Bell Bry** *Chin* coloc ferr-p **Glon**
    : **shattering** pain: mang
    : **sore**: *Bell Glon* mang nit-ac
    - **amel**: cina gels hyos phos
  - **sharp**: arn visc
  - **shattered** (See sore)
    : **shattering** pain: kali-c
  - **shifts** to side lain on, motion amel; while lying the pain: *Ph-ac*
    - **scraped**; as if: *Ph-ac*
  - **shivering**; with: acon borx ferr kali-c led mag-s merc *Mez* phos puls rhus-t
  - **shooting** pain: acet-ac *Acon* aesc aeth agar *Alum* alum-sil am-c ambr ant-t apis arg-met arn ars aur bar-s *Bell* berb bry calc calc-i calc-sil caps carb-v caust

Head

Pain – shooting

- **shooting** pain: ...
  Cedr cham *Chin* cimic colch coloc *Con* corn dulc *Eup-per Ferr* gels glon gran *Hell* hep hura hyos ign indg iod ip *Iris Kali-bi* **Kali-c** kali-m kali-n kalm lac-c lach lact laur *Mag-c* mag-m mag-p manc mang merl mur-ac naja nat-c *Nat-m Nit-ac* nux-v petr phos plan prun ptel puls rhus-r *Rhus-t* sabin sang *Sep* sil spig staph stront-c sul-ac sul-i sulph *Ter* teucr thuj tub valer vinc
  - **forward**; from behind: nat-m
  - **outward**: alum cinnb nat-c rhus-t sulph
  - **pulsating** pain: aeth **Bell** ferr nux-v
  - **upward**: guaj sep sil
- **shopping**, from: bry epiph *Sep*
- **short** lasting: pneu
- **shriek**; must●: anac *Antip Ars* bov cact camph *Coloc* cupr kali-c lyss mag-m petr sang *Sep* sil stann stram tarent
  - **shooting** pain: sep
- **sick** headache (See accompanied - nausea)
- **singing** agg: alum ptel
  - **shooting** pain: alum ptel
- **sitting**:
  - **agg**: abrom-a *Agar* alum alum-p alum-sil am-m ang aral arg-met arn ars asaf asar bell benz-ac bism borx bry bufo *Calc* canth carb-an *Caust* cham *Chin* cic cina coff con cycl dros euph ferr ferr-ar ferr-p fl-ac gent-c grat guaj indg lac-d lach led lith-c lyc mag-c meny merc merc-i-r mez *Mosch* mur-ac nat-ar *Nat-c* nicc nit-ac *Phos* plat puls ran-b rat rhod rhus-t ruta sabad seneg sil *Spig* spong squil *Staph Sul-ac* sulph tarax verat zing
  : **boring** pain: agar
  : **burning**: canth phos
  : **bursting** pain: phos
  : **drawing** pain: arg-met chin meny *Mur-ac* squil
  : **pressing** pain: agar alum benz-ac *Bry* fl-ac **Lach**
  : **stitching** pain: caust chin indg mag-c nit-ac phos rat squil *Tarax*
  : **stunning** pain: caust cina
  : **tearing** pain: indg lith-c mag-c mez nicc phos *Spig*
  - **amel**: alum-sil ant-t arn ars asar *Bell* calad calc *Carb-v* cic cocc coff *Con* ferr gels glon *Guaj* hipp ign kali-ar kali-c *Kreos* lam lith-c mag-c mag-m mang merc merc nux-v phos pic-ac rhus-t sep sulph verat
  : **pressing** pain: asar **Bell** calad pic-ac
  : **tearing** pain: *Carb-v* mag-m
- **bent** forward:
  : **agg**: rat
  : **bursting** pain: rat
- **erect**:
  : **agg**: ign mang mur-ac
  : **pressing** pain: mang mur-ac
  : **tearing** pain: ign mur-ac
  : **amel**: ant-t *Cic Gels* kali-c merc phos spong
  : **burning**: merc
- **still** | **amel**: bung-fa

Pain – sleep

- **sitting** up in bed:
  - **agg**: cham *Lyc* mang mur-ac
  : **shooting** pain: *Lyc*
  : **tearing** pain: cham *Lyc* mur-ac
  - **amel**: acon **Bell** canth
  : **pressing** pain: **Bell** canth
  : **shooting** pain: acon
  - **half** sitting position | **amel**: bell
- **sleep**:
  - **after**:
    : **agg** (↗waked): aesc aeth *Agar* ail alum alum-p alum-sil ambr *Anac Ant-t* arg-n arn ars ars-s-f *Aur* aur-ar aur-s bad bar-c bar-s *Bell Bov Bry* cadm-s calad *Calc* calc-s calc-sil canth carb-an *Carb-v* **Carbn-s** caust cham chin chinin-ar chinin-s chion cic cimic cina cinnb clem coc-c *Cocc* coff *Con* croc crot-c crot-h dig dros erig eup-per euphr gels *Graph* ham hell hep ign ip kali-ar *Kali-bi Kali-c* kali-n kali-p kali-s kali-sil *Lach* lact *Lyc Mag-c* mag-m meny merc mill morph mur-ac *Naja* nat-ar nat-c **Nat-m** nat-p nat-s nit-ac nux-m *Nux-v* op ox-ac pall par peti petr ph-ac *Phos* plb psor ptel puls raph rheum rhus-r rhus-t rumx ruta sabad sang scut sel sep *Sil* squil staph stram sul-ac *Sulph Tarent Thuj* zinc
    : **pinching** pain: rheum
    : **restless** sleep: crot-c stram
    : **sore**: chinin-ar
    : **amel**: aeth anac bad bell camph chel chin-b colch ferr *Gels* Glon graph ham hyos kali-n lac-c laur macro nat-m *Pall Phos* pic-ac podo puls *Sang Sep* thuj
    : **good** sleep; by a: epiph **Phos● Sep●**
  - **agg**: *Arg-n Bry* calad cocc **Lach** merc nat-m rhus-t tarent thuj *Verat*
    : **pressing** pain: *Arg-n Bry* calad cocc **Lach** merc nat-m rhus-t tarent thuj *Verat*
  - **amel**: *Sang* sep stram thuj
    : **boring** pain: sep
    : **bursting** pain: *Sang* sep
    : **cutting** pain: stram
    : **pressing** pain: thuj
  - **during**: agn ars camph cham *Chinin-s* colch dig ferr graph hyos led mag-c petr psor ptel ther thuj
    : **morning** | **second** sleep, agg: ham
    : **amel**: acon bad cocc-s gels glon hell ign nat-m pall *Sang* scut sep sil
    : **cutting** pain: dig
  - **going** to:
    : **before**: agar nux-m
    : **on** | **amel**: anac ang nit-ac
  - **loss** of; from: cimic cocc *Nux-v*
    : **from** late hours: ant-c arg-met *Carb-v Cocc* coff colch *Laur Nux-v* rhus-t sulph
    : **night** watching; from: ambr bry carb-v **Cocc** colch *Nux-v Puls* sulph
  - **preventing**: chinin-ar sulph
  - **roused** from; on being: *Arn Cocc* phos

301

Pain – sleep   **Head**   Pain – stepping

- **side**; sleeping on the affected:
  : **left**: caust
  : **pressing** pain: caust
- **siesta**:
  : **after**:
    : **agg•**: bov calad calc-p calc-s carb-v chel coff glon ign merc-i-f merc-i-r nux-m rhus-t sep sulph
    . **pressing** pain: calad
  : **amel**: kali-n pall
- **waked** from sleep by headache (↗*after - agg.):* ars Kali-br
- **smarting** (↗*sore):* bapt camph canth chin euphr glon ham rhus-t sabin
- **smoking**:
  • **agg**: acet-ac acon alum ant-c *Ant-t* aran **Bell** brom calad calc carb-ac caust clem coc-c cocc ferr ferr-i *Gels* glon hep *Ign* **Lob** mag-c mand **Nat-ar** nat-m nux-v op par petr plan *Puls* sil spig thuj visc zinc
  : **pressing** pain: *Calad* mag-c
  : **stunning** pain: ant-c
  • **amel**: am-c *Aran* calc-p *Carb-ac* glon *Hyper* naja
- **sneezing**:
  • **after**: apis cina
  : **pressing** pain: apis cina
  • **agg**: am-m apis arn astac bar-c bar-s *Bell* benz-ac *Bry Carb-v* cina grat hydr *Kali-c* kali-p kali-s *Nat-m* **Nit-ac** nux-v **Phos** sabad *Spig* **Sulph**
  : **bursting** pain: nat-m sabad
  : **shooting** pain: am-m cina
  : **sore**: arn bell bry grat
  • **amel**: calc lil-t lyc mag-m mur-ac
  : **burning**: lil-t
  : **drawing** pain: mag-m
  : **frequent**: lil-t
  : **drawing** pain: lil-t
- **snow** | **reflection** of snow (= snow headache) (↗*GENE - Snow ailments):* glon
- **sore** (↗*smarting; torn):* abrot acon aesc aeth agar aloe alum alum-p alum-sil alumn am-c am-m ambr anac ang *Apis Arg-met Arn Ars Ars-i* ars-s-f *Aur* aur-ar aur-m bad *Bapt* bar-c bar-i bar-m bar-s **Bell** bell-p benz-ac borx *Bov* bry cact *Calc* calc-i *Calc-p* calc-sil camph cann-i *Canth Caps Carb-ac* carb-an *Carb-v Carbn-s* caust cench cham chel **Chin** chinin-ar *Chinin-s* cimic cina *Cinnb* cob coff colch con cop corn *Cupr* cupr-ar daph euon *Eup-per* eup-pur *Euph* euphr *Ferr Ferr-ar* ferr-p fl-ac **Gels** *Glon Graph* guar gymno ham *Hell* **Hep** hipp *Ign* ind iod **Ip** *Iris* kali-bi kali-c kali-i kali-m kali-n kali-p kali-sil *Kreos* lac-ac lac-c *Lac-d Lach* lachn lact laur led *Lyc* lyss *M-ambo M-arct* mag-c *Mag-m* manc mang med mentho **Merc Mez** mosch mur-ac naja nat-ar nat-c nat-m *Nat-s* nicc **Nit-ac** *Nux-m* **Nux-v** olnd op *Par Petr* ph-ac phel *Phos Phyt* pic-ac plan plat prun *Puls* raph rat rhod *Rhus-t Ruta* sabad sabin sang sars sec *Sep* **Sil** sol-ni sol-t-ae *Spig* stann **Staph** stict stram stront-c *Sul-ac Sul-i Sulph Syph* tab *Tarent* tela tell tep ter *Thuj* tub *Verat* zinc zinc-p zing
  • **paroxysmal**: *Verat*

- **spasmodic** pain (See paroxysmal)
- **speaking** (See talking)
- **spinal** disease; from: agar alum
- **spine** amel; pain in: kali-p
- **spinning**, from: carb-an
- **spirituous** liquors:
  • **amel**: arg-n bufo castm gels hell *Ign Kreos* naja phos sel sep
  • **from**: acet-ac **Agar** alum alum-p alum-sil *Ant-c Ars* ars-s-f asaf *Bell* bry bufo *Calc* calc-f calc-s calc-sil cann-i carb-v *Chel Chin* chlor cimic cocc *Coff* coloc con *Gels* glon hell hydr *Ign* ip **Lach** *Led* lob *Lyc* mand merc *Nat-m* nit-ac *Nux-m* **Nux-v** *Op* paull *Phos* ptel *Puls* **Ran-b** *Rhod Rhus-t Ruta* sabad *Sel Sil Spig* spong staph *Stram Sulph Verat Zinc*
- **splitting** (See bursting)
- **sprained**; as if: carb-an
- **squeezed**; as if: *Acon* ambr aml-ns ang asaf camph colch *Coloc* dios **Ign** laur *Nux-v* ph-ac plat ran-s rheum squil stram teucr verb
- **stabbing** (See cutting pain)
- **standing**:
  • **agg**: agar alum alum-sil arg-met arn ars calc calc-s canth chin cortico dig guaj ip iris kali-ar kali-c kali-s lith-c *Mag-c* mang *Nat-m* nit-ac plb **Puls** ran-b rheum rhus-t **Spig** spong staph *Sulph* tarax verat zinc
  : **burning**: canth
  : **cutting** pain: agar calc
  : **drawing** pain: agar mag-c
  : **pressing** pain: alum staph
  : **pulsating** pain: cortico
  : **stitching** pain: mag-c nit-ac plb
  : **stunning** pain: staph
  : **tearing** pain: lith-c ran-b *Spig*
  • **amel**: calc calc-sil camph ran-b tarax
  : **drawing** pain: *Tarax*
  • **impossible**: gels
- **still**:
  : **amel**: mang *Tarax*
    : **stitching** pain: mang
    : **tearing** pain: *Tarax*
- **stepping**:
  • **agg** (↗*jar agg.; motion; walking):* aloe alum alumn *Am-c* ambr *Bell* **Bry** coc-c *Coff Glon* hell lyc **Nux-v** sep *Sil*
  : **burning**: bell
  : **cutting** pain: alum ambr
  : **lancinating**: ambr
  : **pressing** pain: **Bell** *Bry* coc-c *Glon* hell lyc
  : **stitching** pain: aloe alum alumn ambr **Bry** sep
  : **tearing** pain: bell
  • **every** step; at: sep
  : **shooting** pain: sep
- **hard** | **agg**: aloe alum alum-p alum-sil am-c ambr *Ant-c* bar-c **Bell** *Bry* **Calc** calc-p calc-sil *Carbn-s Caust* chel *Chin* coc-c cocc coloc **Con** dros **Glon** hell hydr ign kali-c kali-p kali-s kali-sil *Lach* Led *Lyc Mag-m* meny mez nat-ar *Nat-m* **Nit-ac** nuph

302   ▽ extensions | O localizations | ● Künzli dot

Head

- **hard – agg**: ...
  Nux-v ph-ac *Phos Phyt Psor* **Rhus-t** *Sep* **Sil** *Spig* spong sulph thuj
- **sticking** (See stitching)
- **stimulants** (See spirituous)
- **stitching** pain: *Acon* aesc aeth *Agar* agn aloe *Alum* alum-sil *Am-c* am-m ambr ammc anac anan ant-c ant-t apis arg-met arg-n *Arn* ars *Ars-i* ars-s-f asaf *Aur* aur-ar aur-i aur-s bapt *Bar-c* bar-i *Bar-m* bar-s *Bell Berb Borx Bov Bry* cadm-s *Calc* calc-f calc-i *Calc-s* camph cann-i cann-s canth *Caps* carb-ac carb-an carb-v carbn-s castm *Caust* cham *Chel* **Chin** chinin-ar *Cic* cimic cina cob-n coc-c cocc coloc *Con* cop croc crot-t cupr cycl cyt-l daph dig dirc dulc elaps eug *Euon* euph *Euphr* eupi ferr ferr-ar ferr-i ferr-p gels glon grat guaj hell *Hep* hipp hydr-ac *Hyos Ign* indg iod *Ip* kali-ar kali-bi **Kali-c** *Kali-i* kali-m *Kali-n* **Kali-p Kali-s** kali-sil kalm lach lachn lact lam *Laur* lepi lob lol *Lyc Mag-c Mag-m* mag-p *Mag-s* manc *Mang Merc* merc-c merc-i-f merl mez mill miss mosch *Mur-ac* nat-ar *Nat-c Nat-m Nat-p* nat-s nicc *Nit-ac* nit-s-d nux-m *Nux-v* ol-an op *Par Petr Ph-ac Phos* phos plat plb prun **Puls** raph rat rhod *Rhus-t* ruta sabad *Sabin Sars* sel seneg *Sep* serp *Sil Spig* spong *Squil* stann staph *Stront-c* stry *Sul-ac* **Sulph** tab tarax tarent teucr *Thuj* til *Valer* verat verb viol-t x-ray zinc zinc-p
- **backward**: *Bry*
- **boring** pain: am-c ruta
- **burning**: arg-met ph-ac phos rhod
- **drawing** pain: kreos *Mang* sil squil
- **dull** pain: kali-c mag-m sep sil
- **intermittent**: ph-ac
- **jerking** pain: calc *Nat-m* nux-v puls thuj
- **outward**: alum arn asaf *Bell Bry* calc cham *Con* dulc *Lyc* ph-ac puls *Rhus-t* sil *Staph* sulph valer
- **pulsating** pain: calc ferr kali-n *Spig*
- **tearing** pain: berb coloc hyos kali-bi merc mur-ac nat-m phos
- **upward**: thuj
- **stomach** | **distension** of stomach; with (See accompanied - stomach - distension)
- **stool**:
  - **after**:
    : **agg**: agar aloe am-c ambr apoc bell bufo carb-an *Carbn-s* caust chel *Chin* cupr fago glon ign lach linu-c lyc nat-c ox-ac petr phos podo rat sabad sep sil spig ther zinc
    : **bursting** pain: rat
    : **pressing** pain: fago *Lyc* sil spig
    : **amel**: aeth agar aloe apis asaf borx corn cupr glon lachn ox-ac ptel sang sec thuj verat-v *Zinc*
  - **agg**: alet aloe con ign nux-v ox-ac ptel rhus-t verat
  - **before**: agar aloe merc nux-v ox-ac *Puls* verat
    : **pressing** pain: merc
  - **during**:
    : **agg**: acon bell *Calc* calc-p coca cocc con dios glon gran ham *Lyc* merc nat-m nit-ac *Nux-v* ox-ac petr phos rat rhus-t spig sulph
    : **pressing** pain: coloc gran merc
  - **stool**: ...
    - **straining** at:
      : **agg**: alet bell *Bry* calc-p cob coloc *Con* glon ham hell ign *Ind* iod *Lyc* mang nat-m *Nux-v* ox-ac phos psor *Puls* rat *Sil* spig *Sulph* thuj vib
      : **bursting** pain: ind rat
      : **come** off; as if top of head would: ind
  - **stooping**:
    - **after**:
      : **agg**: aloe calc rhus-t
      : **stitching** pain: aloe calc rhus-t
    - **agg** (↗ *bending - head - forward - agg.*): acet-ac acon aesc agar aloe *Alum* alum-sil am-m ang ant-t anth *Apis* arg-mur arn ars-met ars-s-f asar bapt *Bar-c* bar-m bar-s **Bell** berb borx bov **Bry** *Calc* calc-i calc-p calc-s calc-sil camph canth caps carb-ac carb-an carb-v caul caust cham *Chel* chin chinin-s chion cic cinch cob *Cocc Coff* colch *Coloc* com con *Cor-r* corn cupr cupr-s cycl *Dig* dros *Dulc* euphr *Ferr* ferr-i ferr-ma ferr-p fl-ac form gels *Glon* ham *Hell Helon Hep* hydr hydr-ac hyos *Ign* indg ip kali-bi *Kali-c* kali-m *Kali-n* kali-p *Kali-s* kali-sil kreos lach laur *Led* lyc lyss mag-m manc mand **Mang** med meny **Merc** merc-c merc-i-r merl mill mur-ac nat-ar nat-c *Nat-m* nat-p nat-s nicc *Nit-ac Nux-m Nux-v* par ped *Petr Phos* phys phyt pic-ac plat plect ptel **Puls** pycnop-sa rheum rhus-r *Rhus-t* rhus-v rumx samb *Sang Seneg* senn **Sep** *Sil* sol-ni **Spig** spong *Stann* staph stry sul-ac sul-i **Sulph** teucr *Thuj* tritic-vg **Valer** *Verat* vib zing
      : **boring** pain: hep merc *Sep*
      : **burning**: *Apis* mang mur-ac
      : **bursting** pain: *Ham* hep hydr kali-bi lyss nat-m ptel sep staph stry
      : **come** off; as if top of head would: cupr-s
      : **cutting** pain: arn caust chin dros ferr-p glon nicc
      : **jerking** pain: petr
      : **lancinating**: arn ped
      : **pinching** pain: alum
      : **pressing** pain: *Bell Bry Calc* canth carb-v cham chel coloc fl-ac hep lyc mag-m merc merc-c merl par petr phos *Puls* sil *Spig* stann thuj zing
      : **shooting** pain: bell hep indg kreos nit-ac sul-i sulph
      : **sore**: bapt *Coloc* hell lyc nicc rumx
      : **stitching** pain: alum am-m berb bry calc caps cycl euphr ferr-p glon *Hep* kali-c kali-m mag-m mur-ac nicc *Par* puls staph sulph thuj
      : **stunning** pain: *Hell* rheum
      : **tearing** pain: arn asar bov canth carb-an *Coloc* ip rhus-t sil
      : **twitching**: arn
    - **amel**: ang bar-c carb-ac caust *Cina* con dig elaps fago *Hyos* ign indg laur mang meny mez nux-v phos tarax verat verb viol-t
      : **pressing** pain: caust mang
      : **rising** or on bending head backwards; returning on: mang
      : **boring** pain: mang

Head

Pain – stooping

- **low** down: *Ign*
  - **drawing** pain: *Ign*
- **must** stoop: cann-i ign
  : **pressing** pain: cann-i ign
- **storm**; before: *Sil*
  - **cutting** pain: *Sil*
- **stove**; from heat of (See warm - stove - agg.)
- **straining** of the eyes (See exertion of - agg.)
- **stretching** agg: agar
  - **drawing** pain: agar
- **string**; as if by a (See Constriction - string)
- **students** (↗*mental - agg.*): bac bar-c calc-p diphtox kali-p mag-p nat-c nat-m ph-ac pic-ac sabal *Tub* v-a-b
- **study** and exertion, after ague; from: gels
  - **cramping**: gels
- **stunning** pain (↗*MIND - Dullness - headache; MIND - Stupefaction - headache - during)*: acon aeth agar *Agn* alum alum-p alum-sil am-c anac ant-c ant-t arg-met *Arg-n Arn Ars* ars-i asaf asar aur bapt bar-c bar-i bar-m bar-s *Bell* bov bry *Bufo* **Calc** calc-ar calc-sil *Carb-an* **Carb-v** caust chin chinin-s cic cimx cina cinnb cocc con crot-t cupr cycl dros *Dulc* fl-ac gels glon gran **Graph** *Hell* hydr-ac *Hyos* iod *Iris* kali-bi kali-c kali-m *Kali-n* kali-p kali-s kali-sil lac-c *Lach Laur Led Lyc* m-ambo *Mag-c* mang meny *Mez* mosch *Mur-ac Naja Nat-ar Nat-c Nat-m* nat-p nit-ac *Nux-m* **Nux-v** *Olnd* op petr ph-ac *Phos* **Psor** ptel *Puls* rheum rhod *Rhus-t* ruta sabad sabin samb senec sep *Sil* spig *Stann Staph* sulph syph tarax *Tarent* thuj valer verat verb *Zinc* zinc-p
  - **compressed**; as if: *Mosch*
  - **drawing** pain: asar
  - **pressing** pain: *Ant-t* arg-met arn ars *Asar* calc cic cina *Crot-t* cupr *Dros* dulc *Euon* hell *Hyos Mez Ruta Sabad Stann* sulph verb
  - **stinging**: verb
  - **throbbing**: nat-m sabin
  - **tightening** pain: asaf olnd
- **sudden**: gins glon ran-b
  - **blow**; pain as from a (↗*increasing - suddenly)*: gins ran-b
  - **stitching** pain (↗*increasing - suddenly)*: glon
- **summer**: aloe *Ant-c* bar-c bar-s **Bell** *Bry* **Carb-v Glon** graph lyc *Meli* **Nat-c** *Nat-m Nat-s* **Puls** sulph thuj
- **sun**:
  - **agg**:
    : **shadow** amel: brom
    : **pressing** pain: brom
  - **exposure** to sun; from: *Acon* act-sp *Agar* aloe alum **Ant-c** *Arum-t Bar-c* bar-s **Bell** brom bruc **Bry** cact cadm-s *Calc* calc-f calc-ox calc-s *Camph* cann-i *Carb-v* castn-v *Chin* chinin-s cina *Cocc* cortiso euphr ferr-p *Gels* genist **Glon** hipp hist hyos ign kali-bi kalm **Lach** manc mand nat-ar **Nat-c** *Nat-m* nit-ac *Nux-v* phos plb **Puls** sang *Sel* spig stann *Stram* sul-i *Sulph* syph *Ther* valer verat-v zinc zinc-p
    : **amel**: graph stront-c
    : **sore**: manc nit-ac
    : **stitching** pain: bar-c sel

Pain – tea

- **sun – exposure** to sun; from: ...
  : **stunning** pain: nux-v
  - **walking** in the sun | **agg**: stram
- **sun**; comes and goes with the (See morning - comes)
- **sun**; increasing and decreasing with the (See morning - sun; increasing)
- **supper**:
  - **after**:
    : **agg**: carb-v ran-b
    : **pressing** pain: carb-v ran-b
  - **amel**: am-c colch lachn
- **supporting** head on hands amel: dros hydr
  - **cutting** pain: dros hydr
- **suppressed** discharges (See discharges - suppressed)
- **suppressed** eruptions (See eruptions)
- **surging**: lach
- **swallowing** agg: elaps gels kali-c mag-c mag-s
  - **drawing** pain: mag-c
  - **stitching** pain: mag-s
- **sweets**; from (See candy)
- **sycotic**: thuj
- **synchronous** with pulse: bell hell *Ign*
  - **pressing** pain: hell
- **syphilitic**: ars ars-i asaf *Aur* aur-ar aur-m fl-ac hep kali-bi *Kali-i* led *Merc* mez *Nit-ac* phyt sars still sul-ac *Syph* **Thuj**
- **talk** of others agg: acon aran ars bar-c bell ign mag-m merc ph-ac sep spig syph
- **talking**:
  - **after**: agar nat-m
    : **loudly**: sulph
    : **stitching** pain: sulph
    : **stitching** pain: agar nat-m
  - **agg**: abrom-a *Acon* agar alum *Aran* arg-n *Aur* aur-s *Bell* bry cact *Calc* calc-i *Calc-s* canth chin cic *Cocc* coff con dros dulc euphr fl-ac *Gels* glon hyos *Ign* iod jug-r *Lac-c* lac-d led *Mag-m* mang meli merc *Mez* **Nat-m** nux-v par pert-vc ph-ac phos psor puls rhus-t sang sars *Sil* spig spong sul-i **Sulph** syph ther thuj zinc zinc-p
    : **burning**: sil
    : **distant**: mur-ac
    : **dull** pain: abrom-a
    : **pressing** pain: ph-ac
    : **shooting** pain: nat-m thuj
    : **sore**: aur *Chin* spig
    : **tearing** pain: cocc sars
  - **amel**: allox dulc coup-per ham lac-d sil
  - **loudly** agg: ign psor spig
    : **burrowing**: spig
    : **bursting** pain: ign *Spig*
    : **pressing** pain: spig
- **tapping** on spine: bell cina sep spig syph
- **tea**:
  - **amel**: carb-ac cimic cot ferr-p kali-bi
  - **from**: chin lach nux-v paull sel sep *Thuj* verat
  - **green** | **amel**: carb-ac

304 ▽ extensions | O localizations | ● Künzli dot

Head

Pain – tea

- **strong** | **amel**: *Carb-ac* glon
- **tearing** pain (↗*torn)*: acon aesc aeth agar *Agn* ail all-c aloe alum alum-sil am-c *Am-m* ambr *Anac* ant-c ant-t *Arg-met* **Arn** *Ars* ars-i asaf asar **Aur** aur-ar aur-i aur-m aur-s **Bell** Berb borx bov *Bry* calad *Calc* calc-p *Calc-s* camph cann-s *Canth* caps carb-an *Carb-v* castm caust *Cham* **Chel** *Chin* chinin-ar cic cimic cina cinnb *Cocc* coff colch *Coloc* Con croc crot-t cupr *Cycl* dig dros eup-per eupi ferr ferr-ar ferr-i ferr-p graph *Guaj* hell hyos hyper *Ign* indg iod *Ip* kali-ar kali-bi *Kali-c* kali-m kali-n kali-p *Kali-s* kali-sil *Kalm Kreos* lach laur led lil-t **Lyc** m-ambo *Mag-c Mag-m* mag-p mag-s manc *Mang* **Merc** *Merc-c* mez mill *Mur-ac* nat-ar nat-c **Nat-m** nat-p nat-s nicc nit-ac *Nux-v Ol-an* petr *Ph-ac* phel phos plat plb psor *Puls* ran-b rat rheum rhod *Rhus-t* ruta samb sang sars sel *Sep Sil* **Spig** squil *Stann* **Staph** stram stront-c sul-ac **Sulph** tarax ter teucr thuj til valer viol-t vip zinc zinc-p
- **aching**, tearing, jerking: phos
- **asunder** (↗*bursting)*: agar am-m coff *Mur-ac* nat-s op **Puls** staph sul-ac *Verat*
- **bruised**; as if: bov merc
- **cutting** pain: bell
- **digging** pain: coloc spig
- **drawing** pain: am-c calad canth caps cina guaj *Kali-c* lach *Mang* nux-v ol-an rhus-t sil
  : **boring** pain: carb-an
- **intermittent**: *Coloc* ferr hyos nicc rheum *Stann* sulph
- **jerking** pain: agar arn *Chin* kali-c mag-c mur-ac paeon puls rat teucr thuj
- **maddening** pain: mag-c
- **paralyzed**; as if: nat-c
- **paroxysmal**: carb-v caust *Coloc* nicc
- **pressing** pain: aur camph chel samb sars squil
- **pulsating** pain: ars carb-an *Cocc* mag-m nat-c rhus-t sil spong zinc
- **saw**; as if with a: *Sulph*
- **shooting** pain: arg-met berb caust chel chin cic hyos hyper mang phos sil sulph vip zinc
- **stinging**: caps cocc hyper *Ign* mag-m *Nat-m* nicc ph-ac puls sulph zinc
- **to** and **fro**: ambr
- **twitching**: *Chin* kali-c sil
- **upward**: am-c
- **wandering** pain: ambr ant-c berb colch con nat-s rhus-t sel
- **waves**; in: caust
- **teeth**:
  - **biting** teeth together: am-c
- **temperature** | **change** of: carb-v ran-b verb
- **thinking** of it agg: cham cocc dig *Helon*
  - **pressing** pain: cham cocc dig *Helon*
- **thinking** of the pain:
  - **agg**: ant-c arn calc-p camph cham chin cimic con euph ferr-p *Hell* helon hydr ign nat-s ol-an ox-ac pert-vc pip-m sabad sin-n spig staph
    : **sleep** | **amel**: aq-mar

Pain – turning

- **thinking** of the pain: ...
  - **amel**: agar camph *Cic* helon *Ox-ac* pall prun
    : **cutting** pain: cic
- **thread**; like a thick, long: all-c
- **throbbing** (See pulsating)
- **thunderstorm**:
  - **amel**: cob-n
  - **before•**: bry carc lach meli *Nat-c* **Phos** *Rhod Sep Sil*
    : **during**: carc *Nat-p* **Rhod** sep
    : **drawing** pain: *Rhod*
    : **tearing** pain: **Rhod**
- **tightening** (See drawing - tightening)
- **toothache**; with: ail *Hecla Ign Kali-c* lac-d **Lach** lyss plan *Sang* sil verat
- **torn**; as if (↗*bursting; sore; tearing)*: agar alum am-m ang arg-met ars aur bell bov camph **Carb-an** caust cham *Chin Coff* con euphr ferr graph hell hep *Hyper* ign iod ip kali-n lach mag-c merc mosch *Mur-ac* Nicc nit-ac *Nux-v* op ph-ac phos plat puls *Rhus-t* sep stann *Staph* stront-c sulph thuj verat zinc
- **touch**:
  - **agg**: *Acon Agar* agn all-c alum ambr ap-g *Arg-met* ars bar-c **Bell** borx bov bry calc calc-sil camph carb-an carb-v casc castm chel *Chin* chinin-ar cina cinnb coloc con cupr daph ferr ferr-p *Gels* grat hep *Ign* ip kali-bi *Kali-c* kali-m kali-n kali-p kali-sil *Kalm* lach lact laur led lyc lyss mag-m mag-s mang *Merc* merc-i-f **Mez** mur-ac nat-m nit-ac nux-m *Nux-v* ox-ac par *Ph-ac* phos rhod *Rhus-t* sabin sang *Sars* sep *Sil* spig staph *Sul-ac* sulph tarent
    : **burning**: ip nat-m
    : **drawing** pain: con **Staph**
    : **sore**: ambr ap-g ars bry lach nit-ac ox-ac ph-ac phos sil sul-ac
    : **stitching** pain: hep ip spig staph
    : **tearing** pain: arg-met chel cina ip staph
  - **amel**: ars asaf bell bry *Calc* coloc con cycl kali-n *Mang* meny *Mur-ac Phos* sars thuj viol-t
    : **stitching** pain: ars *Coloc* cycl
    : **tearing** pain: mur-ac
  - **hair** agg; touching the: agar carb-v
  - **scalp** agg; of: lachn
  - **vertex** agg; touching: sabin
- **travelling**: allox cortiso
- **trembling**, with (See GENE - Trembling - externally - headache)
- **turning**:
  - **agg**:
    : **suddenly**: sil
    : **jerking** pain: sil
  - **bed**; in:
    : **agg**: carb-v chin crot-h meph
    : **bursting** pain: carb-v
  - **body** | **agg**: carb-v cham glon graph lyc merc-i-f nat-c nat-m plan *Sil*
  - **eyes**:
    : **agg**: cupr hep mur-ac
    : **sore**: cupr hep mur-ac

Head

Pain – turning
- **eyes**: ...
  - **painful** side agg; to the: con
  - **pressing** pain: con
  - **sideways**: *Sil*
  - **pressing** pain: *Sil*
  - **upward**: arum-t
  - **shooting** pain: arum-t
- **head**:
  - **after**: lyss
  - **bursting** pain: lyss
  - **agg**: agav-t ars canth chinin-s clem cocc coloc cupr *Ery-a* gels genist glon graph hyos ign kali-n lyc nat-c nat-m ph-ac phos phys pic-ac rhod sil spong
  - **cutting** pain: cupr
  - **lancinating**: cupr
  - **suddenly**: genist ign nat-c
  - **tearing** pain: canth coloc
- **twanging**, as from breaking a piano string: lyc
- **twinging**: bell *Bry* chin *Puls* sulph
  - **accompanied** by | **vertigo**: rhus-t
- **twitching**: arn **Bell** bry carb-v chin ign kali-c lyc sil **Sulph**
- **ulcerative** pain: acon **Am-c** ant-t ars borx *Bov* bry bufo carb-v castm caust *Chin* cimic daph *Hep* kali-bi kali-c kreos lach lyc mag-c mang merc mez nat-m nux-v olnd par petr phos prun puls rhod rhus-t sabad sep spig stann stront-c *Sul-ac* sulph *Zinc*
- **unconsciousness**, with: acon aeth agar ambr arg-n arn aur bell *Bov* cann-i castm cocc *Crot-h* cycl ferr glon hep iod kali-c laur mag-c mang *Mosch* **Nat-m** nux-m *Nux-v Petr* phos prun puls rhus-t sabin *Sil* stann stram tarax *Verat* verat-v
  - **and** after: bov
  - **motion** agg: calc carb-an nat-m rhus-t
- **uncovering**:
  - **body**:
    - **agg**: benz-ac nux-v
    - **amel**: cor-r
  - **head**:
    - **agg** (✱*Uncovering; Uncovering - head - agg.*): bell
    - **amel**: glon lyc
- **undulating** (See waves)
- **uremic**: am-be arn bapt cann-i carb-ac cupr-ar *Glon* hyper phos *Sang* zinc-pic
- **urination**:
  - **after**:
    - **agg**: caust
    - **amel**: agar fl-ac gels
  - **before**, if the call be not attended to: fl-ac sep
  - **during**: acon coloc nux-v *Tab* verat
  - **inability** to: con
  - **profuse**:
    - **amel**: *Acon* agar ferr-p **Gels** *Ign Kalm* lac-d *Meli Ph-ac* sang *Sil* ter verat
  - **with** (See URIN - Copious - headache - during)
- **vaccination**; from: thuj
- **vaults**, cellars, etc. (✱*MIND - Fear - narrow*): **Ars** bry carb-an **Puls** *Sep Stram*

Pain – waking
- **veal**, from eating: kali-n
- **vertigo**:
  - **after**: *Calc* kali-bi phos plat plb ran-b sep til
  - **tearing** pain: plat
  - **during** (See VERT - Accompanied - head - pain)
  - **with**: nat-m
  - **lancinating**: nat-m
- **vexation**; after (✱*anger*): acon *Bry* calc-f castm *Cham* cocc *Coff* ign ip lyc *Mag-c* **Mez** *Nat-m* nux-v *Petr* phos plat ran-b rhus-t **Staph** verat
  - **cramping**: mag-c
  - **cutting** pain: *Mag-c*
  - **shooting** pain: mag-c
  - **sore**: **Mez**
  - **stitching** pain: mag-c
- **vinegar**:
  - **agg**: bell teucr
  - **applying**, amel: meli op
- **violent**: acon aesc aeth agar ail am-c am-m aml-ns *Anac* ant-c *Apis Arg-n Ars* ars-s-f ars-t aur-m *Bac* bapt *Bar-c* bar-s **Bell Bry Cact** cadm-met calc-sil cann-s cann-xyz canth carb-v **Carbn-s** caust chel *Chin* cic *Cimic* cimx cina cinnb coc-c *Cocc Coff* colch coloc croc *Crot-h* cupr *Cycl* eup-per euphr ferr-ar *Gels* **Glon** grat *Hell* hipp *Hyos* iod *Ip* kali-ar kali-bi *Kali-br* kali-i kali-p kali-s kali-sil lac-c *Lac-d* **Lach** laur led **Lil-t** lob-d *Lyc* lyss mag-c mag-p mag-s manc **Meli** meph *Merc Mez* mill *Morph* mosch mur-ac *Nat-m* nat-s nit-ac *Op* oreo *Parathyr* ph-ac *Phos* plat plat-m plb psor *Rhus-t Sang* scut *Sep Sil Sol-ni* spig stann **Staph Stram** stry sul-ac **Sulph** syph tarax ther thuj toxo-g tub vac valer verat zinc zinc-val
- **vise**; as if in a: *Anac* antip arg-n *Berb Cact* cann-i *Carb-ac* cimic coca *Eup-per* franc gels hyper mag-p nit-ac *Plat* stann sulph tub
- **vision**; from complaints of: *Mag-p*
- **vivacious** talking, from: **Sulph**
  - **hammering** pain: **Sulph**
- **voice** affects brain; male (✱*MIND - Fear - men; of [=male]*): bar-c
- **vomiting**: aml-ns ars asar asc-c bar-m carc con eug eup-per ferr-p gels glon **Iris** lach lyc mez nux-v phyt pyrog **Sang** sec sep verat
  - **after**: cham cocc cycl eug ferr lachn nat-c nat-s nux-v thuj
  - **burning**: eug nat-s
  - **tearing** pain: thuj
  - **amel**: ant-c arg-n asar bism bry calc carc chel *Cycl* gels glon kali-bi lac-d lach manc op raph rhus-t *Sang* sep sil stann sul-ac tab tub
  - **pressing** pain: stann
- **waking**:
  - **on**: agar arg-n canth cham chin cina cinch con graph ham hep hydr ind *Lach* nux-v petr phos plan tarent thuj verat
  - **boring** pain: cham
  - **bursting** pain: cham chin cinch con ham hydr *Lach* nux-v
  - **drawing** pain: agar

▽ extensions | ○ localizations | ● Künzli dot

Head

- **on**: ...
  - **lancinating**: tarent
  - **pressing** pain | **outward**: cina
  - **sleep**:
    - **amel**: sep
    - **boring** pain: sep
  - **sore**: ind plan tarent
  - **stitching** pain: canth hep petr thuj
  - **tearing** pain: arg-n graph phos thuj verat
- **walking** (✗ *jar agg.; motion; stepping - agg.*):
  - **about**:
    - **amel**: canth hep
    - **stitching** pain: canth hep
  - **after**:
    - **agg**: bry hep nat-c tarax tell tritic-vg
    - **stitching** pain: bry hep tarax tell
  - **agg**: acon act-sp aesc aeth agar allox aloe *Alum* alum-p alum-sil am-c anac ang ant-t arn ars ars-i asar aster *Atro* bar-c bar-i bar-m bar-s **Bell Bry** bufo cadm-s calc calc-i calc-p calc-s calc-sil *Caps* carb-an *Carb-v Carbn-s* castm caust chel *Chin* chinin-ar chion cic cina clem cob *Cocc* coloc con corn crot-t dig dros ferr ferr-i ferr-p *Glon* gran guaj hell hipp hura hyos ign iod kali-bi *Kali-c Kali-n* kali-p kali-sil *Lach* laur *Led* **Lyc** mag-c mang meny merc merc-i-f mur-ac nat-ar nat-c nat-m nat-p *Nat-s Nit-ac* nux-v olnd par *Petr Ph-ac Phos* phys phyt plat plb pneu podo ptel **Puls** ran-b raph rheum rhod *Rhus-t* sabad sang *Sars Sep Sil* spig spong staph stram stront-c sulph tab tarax tarent thea *Ther* thuj tril-p ust verat verb viol-t zinc zinc-p
  - **boring** pain: bufo coloc
  - **burning**: rhus-t
  - **bursting** pain: caps carb-an kali-bi sabad stront-c
  - **cutting** pain: calc
  - **drawing** pain: chel coloc
  - **jerking** pain: **Bell** *Chin* petr
  - **pinching** pain: sil
  - **pressing** pain: alum arn ars *Asar Bell Bry* calc caust *Chin* clem cocc kali-c *Lach* lyc nat-m
  - **shooting** pain: bell phys
  - **sore**: *Caps* hyos nit-ac nux-v ph-ac phos raph stram
  - **stitching** pain: alum *Atro* bry calc carb-an crot-t merc nit-ac plb sep staph sulph thuj
  - **tearing** pain: castm *Chin* con sars **Spig** tarax
  - **twitching**: Bell
- **air**; in open:
  - **after**:
    - **agg**: *Am-c* bar-c bell *Bov* calc caust chel chin coca coff con ferr *Hep* kali-bi mez mur-ac nicc nit-ac nux-v pall petr puls ran-b ran-s rhus-t *Sabad* sep spig spong **Sulph** zinc
    - **pressing** pain: **Bell** sep zinc
  - **agg** (✗ *air; in - agg.*): acon agar alum am-c ant-c *Arn* ars-s-f atro bar-s *Bell* borx bov bry *Calc* caust *Chin* chinin-s *Cina* coff *Con* dulc euphr ferr glon grat hell *Hep* ign kali-ar kali-c kali-m lam laur lil-t *Lyc* mang merc *Mur-ac* nat-c nat-m nicc nit-t

- **walking** – **air**; in open – **agg**: ...
  nux-m *Nux-v* par petr plat puls ran-b *Rhus-t* sabad *Sars* sel sep spig *Spong* staph stront-ac *Sulph* tarax thuj zinc
  - **burrowing**: agar
  - **jerking** pain: *Chin Spig*
  - **nail**; as from a: *Thuj*
  - **pressing** pain: agar **Bell** chin con dulc ferr glon hell lil-t staph thuj
  - **sore**: *Chin* coff
  - **stitching** pain: sul-ac
  - **tearing** pain: lyc
  - **amel**: aeth *Agar* am-c ambr ang **Ant-c** ant-t **Apis** aral aran **Ars** asar bar-c borx canth carb-an caust chinin-s cimic cina coff coloc cor-r *Croc* crot-t eup-pur fago genist glon hep hera *Hyos Iris* **Kali-s** *Lach* laur lil-t lith-c **Lyc** mag-c *Mag-m* mang merc-i-f mosch *Nat-m* olnd phel **Phos** *Plat* **Puls** ran-b **Rhod** *Rhus-t* sang sars *Seneg Sep* sol-ni **Sulph** *Thuj* viol-t visc
    - **bursting** pain: *Sang*
    - **lancinating**: hep
    - **sore**: *Puls*
    - **tearing** pain: ant-t coloc *Thuj*
  - **amel**: am-c ant-c aran asar borx calc canth caps carb-ac cham chin chinin-m coca coloc *Cycl* dros fago gels glon *Guaj* ham hep *Hyos* **Lyc** mag-c mang *Mur-ac* nat-c nat-m **Phos** puls ran-b **Rhod Rhus-t** seneg sep sin-n spig staph sulph syph *Tarax Thuj*
    - **burning**: canth *Cycl*
    - **cutting** pain: *Caps* hep
    - **neuralgic**: mag-c
    - **shooting** pain: *Caps*
    - **stitching** pain: *Caps* hep
  - **cold** air; in | **agg**: caps
  - **head** erect amel; with: *Nux-m*
  - **must** walk or stand: chin
  - **rapidly**:
    - **agg**: **Bell Bry** *Calc* chel ferr-i *Iod* mang nat-c psor **Puls** tab
    - **lancinating**: *Calc*
  - **slowly**:
    - **agg**: hipp
    - **amel**: agar coc-c eup-per eup-pur ferr kali-p lyc mur-ac **Puls** sep visc
  - **tips** of toes; must walk on: crot-h
  - **wind**; in the:
    - **agg**: chin mur-ac nux-v
    - **sore**: chin
- **wandering** pains: alum-sil alumn am-c arg-n berb buth-a calc carb-v chin colch glon ign kali-bi kali-c led lyc mag-p mang med *Meli* nat-s phos plan podo *Puls* sabal *Sang Spig* sulph tarent thuj
- **warm**:
  - **applications**:
    - **agg**: beryl chel phos
    - **bursting** pain: beryl
    - **amel**: kali-ar mag-p syph

Head

- **applications – amel**: ...
  - **hot** applications: *Arg-n* ars arum-t *Aur Bry* chin cinnb colch coloc *Gels* glon iris kali-bi *Kali-c* kali-i kali-p lach mag-m **Mag-p** nux-m rhod sep *Sil* sulph
- **bed**:
  - **agg**: arg-n **Bell** *Calc Carb-v* **Lyc** merc *Mez* puls *Staph* sulph thuj
  - **boring** pain: arg-n puls
  - **sore**: *Calc Carb-v*
  - **stitching** pain: thuj
  - **tearing** pain: lyc merc sulph thuj
  - **amel**: aur-m caust
  - **drawing** pain: caust
  - **tearing** pain: aur-m caust
- **clothing** | **agg**: arum-t
- **drinks**:
  - **agg**: *Arum-t* kali-ar **Phos Puls** *Sulph* ter ther
  - **amel**: sulph ther
- **food**:
  - **agg**: *Arum-t* mag-m mez *Phos Puls Sulph*
  - **hot** food: sulph
- **hand**; warm | **amel**: cinnb iris
- **room**:
  - **agg**: abrom-a acon aeth **All-c** allox aloe *Alum* alum-p am-m ant-c **Apis** *Arg-n Arn Ars* ars-i ars-s-f *Arum-t* asaf aur-s bar-c bar-i bar-s **Bell** *Bov* bry bufo calc calc-i calc-s cann-i carb-an **Carb-v** *Carbn-s Caust* cham *Chel Cimic* cob coc-c coca coff colch com *Croc* euph ferr-i ham hip-ac hydr hyos *Iod* ip kali-i *Kali-n* **Kali-s** lact laur *Led* lil-t *Lyc Lyss* mag-c mag-m *Mang* merc-i-f mez *Mosch Nat-ar* nat-c *Nat-m* nat-p nicc ph-ac **Phos** pic-ac **Plat** plb ptel **Puls** ran-b ran-s rhod sang sanic sec sel *Seneg* sep sin-a sin-n sol-ni *Spong Stram* sul-i *Sulph* tab thuj til *Verat* verb *Zinc* zinc-p
  - **burning**: apis **Phos**
  - **dull** pain: hip-ac
  - **pressing** pain: acon **Apis** cann-i *Coc-c* **Puls**
  - **sore**: *Coff Puls*
  - **stunning** pain: nat-c nat-m *Phos Puls*
  - **amel**: *Am-c Aur* bell bov bry *Carb-v* cham chel **Chin** cocc *Coff* eup-per ferr graph hep kali-c *Lac-c* lycpr mag-c *Mang* Merc nux-m *Nux-v* rhus-t *Sil* spig staph sul-ac **Sulph** syph thuj valer zing
  - **sore**: eup-per
  - **tearing** pain: *Carb-v*
  - **closed**: abrom-a
  - **dull** pain: abrom-a
  - **entering** a warm room; when | **cold** air; from: caust chel laur mez nat-m *Nicc Ran-b* ran-s rhus-t sabad sec spong
- **stove**:
  - **agg**: Ant-c *Apis Arn Arum-t Bar-c* bry bufo cimic com euph **Glon** lac-d lyc **Manc** merc mez nux-v *Phos Puls* rhus-t *Sanic Zinc*
  - **shooting** pain: bar-c
  - **stitching** pain: bar-c

- **warm**: ...
- **tea**:
  - **amel**: glon
  - **pressing** pain: glon
- **washing** the hands agg: phos
- **wraps** | **agg**: arum-t sul-i
- **warm**; becoming:
  - **agg**: *Acon Aloe* am-c **Ant-c** *Apis* arg-n arn ars *Arum-t* aster bar-c bar-s **Bell** brom *Bry* calc calc-s calc-sil camph caps **Carb-v** *Carbn-s* chel con dig dros form **Glon** grat ign *Ip* Kali-c kali-p *Kali-s* kali-sil *Kalm* **Lyc** nat-ar nat-c *Nat-m* nux-m op petr phos ptel sel *Sep Sil* staph *Stram* sul-i *Sulph Thuj* zinc zinc-p
  - **sore**: petr
  - **walking**, agg head, but amel pain of limbs: lyc
- **amel**: mosch
- **warmth**:
  - **agg**: *All-c* allox aloe bell-p beryl bry calc-f cortiso euphr glon hyper kali-i lach *Led* nicc nux-v phos puls sel sep thuj visc
  - **burning**: kali-i
  - **heat** agg: kali-i
  - **cutting** pain: kali-i
  - **lancinating**: kali-i
  - **stitching** pain: kali-i
  - **amel**: am-c *Ars* chin coloc ichth mag-c mag-p *Nux-m* nux-v *Phos* rhus-t sil stront-c
  - **burning**: *Ars*
  - **drawing** pain: stront-c
  - **heat** amel: *Arg-n* ars *Aur* aur-ar *Bell* bell-p *Bry* caps *Caust Chin* cinnb cocc colch *Coloc Gels* hyos *Ign* iris kali-bi *Kali-c* kali-i kali-sil lach *Mag-m* **Mag-p** *Nit-ac Nux-m Nux-v Psor* rhod *Rhus-t* **Sil** stann staph *Stram* stront-c sulph sumb syc
  - **cutting** pain: *Lach*
  - **stitching** pain: kali-c
  - **tearing** pain: mag-p *Rhod Rhus-t* staph stram
  - **neuralgic**: mag-c
  - **sore**: *Nux-m*
- **washing** (↗ bathing):
  - **after**:
    - **amel**: ferr phos *Psor*
    - **pressing** pain: ferr phos *Psor*
  - **face**:
    - **agg**: cop
    - **stitching** pain: cop
    - **amel**:
      - but agg after washing: spig
      - **stitching** pain: spig
  - **feet** | **amel**: nat-s
  - **hands** | **agg**: rhus-r
  - **head**:
    - **after** | **agg**: *Am-c Ant-c* bar-c bell bry *Calc* calc-s canth carb-v cham glon lyc merc nit-ac *Nux-m* phos puls *Rhus-t Sep* spig stront-c *Sulph*
- **water**; running:
  - **hearing**: *Lyss*
  - **sight** of: lyss

308   ▽ extensions | ○ localizations | ● Künzli dot

Head

Pain – waves

- **waves**; in (↗*paroxysmal*): ant-t asaf bell chin cocc ferr lach plat **Sep** spig viol-t zinc
- **weather**:
  - **change** of weather: am-c *Ars* benz-ac *Bry Calc Calc-p Carb-v* cimic dulc guaj lach mang meli merc mez nat-c *Nux-m Ph-ac Phos Phyt Psor Ran-b Rhod* **Rhus-t** *Sil* spig verb vip
    : **burning**: merc
    : **stitching** pain: merc vip
  - **cloudy** weather | **agg**: bry *Calc Cham Chin Dulc Mang* merc *Nux-m* **Rhus-t** *Sep* sulph
  - **cold**:
    : **agg**: acon *Agar Am-c Ars Aur* aur-ar **Bell Bry** *Calc* calc-p calc-s *Camph Caps* carb-v *Caust* cocc *Colch* con **Dulc Hell Hep** hyos ign kali-bi kali-c *Kali-i* lyc *Merc Mosch* nat-m **Nux-v** *Ph-ac* phos psil rhod **Rhus-t** *Sabad* sep *Spig Stront-c Sulph* verat
    : **dry** | **agg**: acon *Asar* bry *Caust* **Hep** *Nux-v* sabad *Spong*
    : **wet**:
      : **agg**: *Am-c* ars brom **Bry Calc** calc-sil carb-an *Carb-v* cimic colch **Dulc Glon** *Lach Lyc Mang* med **Merc** *Mez* mosch nat-m **Nux-m Nux-v** phyt **Rhod Rhus-t Sil** *Spig* stront-c **Sulph** thuj tub *Verat* zing
      . **tearing** pain: **Calc** *Rhod Rhus-t*
      : **amel**: caust
      . **tearing** pain: caust
  - **snowy** | **agg**: rhod
  - **stormy**:
    : **agg**: asar *Aur* aur-ar aur-s bry cham chin lach meli mur-ac nat-c nat-p *Nux-m* nux-v phos puls *Rhod Rhus-t Spig*
    : **before**: carc
  - **warm**:
    : **amel**: calc
    : **begins** with the warm weather: glon **Nat-c** nat-s
  - **wet**:
    : **agg**: **Calc** calc-f carb-an *Nat-s* phyt ran-b rhod rhus-t sulph *Tub*
    : **bursting** pain: carb-an
    : **drawing** pain: *Rhod Rhus-t*
    : **pressing** pain: sulph
    : **sore**: **Calc** *Nat-s* phyt
    : **amel**: caust
    : **drawing** pain: caust
- **wedge** like (See plug)
- **weeping**; from | **suppressed**: *Uva*
- **weight** on the shoulders, from carrying: mag-s
- **wet** agg; getting: ars *Bell* bry **Calc** *Colch Dulc* hep kali-c *Led* lyc meli *Nat-m* nux-m phos *Puls* **Rhus-t** *Sep*
  - **feet**: gels phos *Puls Rhus-t* sang sep *Sil*
  - **head**: bar-c *Bell* led phos puls rhus-t sep
  - **perspiration**; during: acon calc *Colch* dulc *Rhus-t* sep

- **wind**:
  - **cold**:
    : **agg**● (↗*cold - air - agg*.): *Acon* anag *Aur Bry* calc-p **Hep** *Ign Lac-c* lyc *Mez Mur-ac* **Nux-v** *Psor* **Rhus-t** *Sanic Sep*
    : **cutting** pain: lyc
    : **amel**: mur-ac
  - **exposure** to; from: acon bry cham chin ham mur-ac nat-s nux-m nux-v *Phos Sanic Sep*
  - **wine**:
    - **agg**: ant-c arn *Ars* bell cact *Calc* calc-sil *Carb-an Carb-v* coff con **Gels** glon ign kali-chl kali-m lach *Led* lyc nat-ar *Nat-c* nat-m nux-m *Nux-v* Ox-ac petr *Ran-b Rhod* rhus-t sabad sang *Sel Sil* stront-c sulph ter verat **Zinc** zinc-p
    : **sour** wine: *Ant-c* ars ferr sulph
    - **amel**: *Arg-n* calc coca
- **winking**: *All-c*
- **winter** headaches: aloe *Aur-m-n Bism* carb-v nux-v sabad *Sil* **Sulph**
- **alternating** with | **diarrhea** in summer: podo
- **women**; in: calc-sil epiph
- **wood** lying across occiput; as if a piece of: psor
- **work**:
  - **amel**: merc-i-f
  - **from**: anac bufo pic-ac
  - **while** doing some disagreeable: chin
- **worm** complaints: *Calc* chin *Cina* graph nux-v plat sabad *Sil* spig **Sulph**
- **worm** creeping; as from a: alum
- **wrapping** up head:
  - **agg**: *Acon Apis Arum-t Borx* bry *Calc* calc-i *Carb-v* cham *Cob* ferr *Ferr-i* ferr-p gels *Glon* ign **Iod** lach *Led* **Lyc** merc nit-ac op **Phos** pic-ac plat **Puls** sec seneg sep *Spig* staph sul-i *Sulph* thuj *Verat*
  - **amel**: agar apis arg-met *Arg-n Ars Aur Bell* benz-ac *Bry Colch Con* cor-*Cupr Gels* glon **Hep** hera hyos ign kali-ar kali-c kali-i kali-m kali-p kali-sil lac-d *Lach* mag-c *Mag-m Mag-p* meny mez mur-ac nat-m *Nit-ac Nux-m* **Nux-v** ph-ac *Phos* pic-ac *Psor* puls **Rhod Rhus-t** *Sanic Sep* **Sil** *Squil Stront-c* syph *Thuj* tub
  : **bursting** pain: *Mag-m*
  : **pressing** pain: kali-c
  : **tearing** pain: *Phos* rhod *Rhus-t* sil
- **wrapping** up warmly:
  - **amel**: aur **Sil**
  : **burning**: aur **Sil**
- **wrinkling** forehead:
  - **agg**: ars mang nat-m
  - **amel**: calc-caust caust phos sulph
- **writing**:
  - **agg**: aran arg-n ars asaf *Aur* borx bung-fa *Calc* calc-sil carb-an caust cimic clem dros *Ferr* ferr-i gent-l glon ign *Kali-c* kali-p lyc *Lyss* manc meph nat-c **Nat-m** phos ran-b raph rhus-r *Rhus-t Sil*
  : **boring** pain: dros
  : **pressing** pain: borx carb-an ferr-i gent-l ign kali-c nat-m

Pain – writing | Head | Pain – extending to

- **agg**: ...
  : **sore**: aur
  : **tearing** pain: ran-b
- **yawning**:
  - **agg**: agar bar-c chin cycl kali-c mag-c nux-v phyt staph
  : **shooting** pain: bar-c
- **amel**: mur-ac nat-m staph
- **ends** with yawning: ign mur-ac staph
  : **tearing** pain: mur-ac staph
▽**extending** to
  - **right** side: anac asaf castm eupi hell
  - **left** side: camph cann-s *Spig* staph
  - **all** directions | **radiating** from one small spot to (See spot; in - extending - all)
  ○ **Around** the head: calc-s
  - **Back**: aloe anac bell bry calc caust dig graph kali-n lyc mag-c mosch nat-m nit-ac petr phos phyt podo prun *Puls* rhod rhus-t samb sep sil spig spong stann stront-c sul-ac thuj
  - **Base** of brain: ambr cina laur mang phos senn xan
  - **Cervical** region: aml-ns anac bar-c bell berb *Bry* bung-fa calc-sil chel chin cimic cocc dulc gels *Goss* graph guaj *Hell* jac-g kali-bi kali-c kali-n kalm *Lach* lil-t lyc mand merc mosch nat-m nat-s nicc-s nux-m *Nux-v* onos *Oreo Ph-ac* phel *Pic-ac* sabin scut sep *Sil* tarent verat-v viol-o viol-t ziz
    : **drawing** pain: graph
    : **tearing** pain: anac *Chin Kalm Merc*
  - **Cheek**: calc hep *Hyper* indg rhus-t
    : **burrowing**: calc
  - **Chest**: cham con hyper nat-m
  - **Chest** or **neck**: *Nat-m*
    : **stitching** pain: *Nat-m*
  - **Chin**: hyper
  - **Ear**: agar cadm-met cist lach lyc mag-m merc nit-ac nux-v puls rhus-t sep sulph
    : **right**: ars-s-f
    : **boring** pain: sep
    : **drawing** pain: mag-m sep
    : **maddening** pain: cadm-met
    : **stitching** pain: rhus-t
    : **tearing** pain: nux-v sulph
  - **Eyes**: *Arg-n* asaf *Bar-c* brom cadm-met *Calc* carb-v caust *Chin* cimic croc *Crot-h* ign *Kali-c* kali-s *Lach* led lith-c lyc *Lyss* mag-m mang merc nat-c nat-m nicc **Nit-ac** ph-ac *Phos* prun **Puls** rhus-t *Seneg* sep *Sil Spig* **Sulph** *Zinc*
    : **left**: ign nicc
    : **tearing** pain | **paroxysmal**: nicc
    : **burrowing**: calc
    : **drawing** pain: **Nit-ac**
    : **maddening** pain: cadm-met
    : **neuralgic**: prun
    : **pressing** pain: sil
    : **stitching** pain: *Calc Kali-c Lach Spig* **Sulph**
    : **Out** of: sep sil
    : **stitching** pain: sep sil

- **extending** to – **Eyes** – **Out** of: ...
  : **tearing** pain: sil
- **Face**: am-m anac ant-t aran arg-met *Bry* calc graph guaj indg ip lyc mag-m nat-m phos puls rhus-t sars seneg sil spig squil *Staph* tarent thuj
  : **drawing** pain: ant-t aran graph mag-m seneg
  : **stitching** pain: rhus-t sars
  : **tearing** pain: am-m anac bry guaj lyc sil squil *Staph* thuj
- **Fingers** | **Tips**: camph
- **Forehead**: aloe arg-n bar-c **Bell** borx *Bry* carb-v chin cocc cupr dios ferr gran kali-bi kali-c kali-s kreos lach lact olnd ph-ac prun spig stann staph sulph til viol-t
- **Forehead**; **left**: ph-ac
  : **pressing** pain: ph-ac
- **Frontal** eminence: guaj
  : **stitching** pain: guaj
- **Here** and **there**: am-c ambr asar bapt calc hydr-ac ip mag-c mag-s mosch nicc nux-v plb rat stront-c sul-ac
  : **drawing** pain: ambr ip mosch nux-v
  : **shooting** pain: am-c bapt calc hydr-ac mag-c mag-s nicc plb rat sul-ac
  : **flying**: asar calc stront-c
- **Jaws**: *Arg-n* bell bry calc-p cham *Chin* con gels kali-c kali-chl kreos mez nat-m *Ph-ac* phos *Plat* rhus-t spig stront-c
- **Limbs**, through: acet-ac
- **Malar** bone: bell brom cina indg kali-chl mosch rhus-t sang
  : **cramping**: bell
  : **pressing** pain: cina
  : **stitching** pain: indg rhus-t
  : **Upper**: nux-v
- **Mouth**: ip
- **Nape** of neck: *Bar-c* calc ferr graph kali-c lyc *Mosch* puls *Sabin* sep
  : **pressing** pain: kali-c lyc
- **Neck** (See cervical)
- **Nose**: agar ant-t ars bism borx calc cimic colch *Glon* guaj **Lach** lachn lyc lyss nat-c nux-v parth ph-ac phos rhus-t zinc
  : **boring** pain: phos
  : **burrowing**: calc *Phos*
  : **drawing** pain: ant-t
  : **tearing** pain: lyc nat-c nux-v
  : **Root** of nose: agar *Bism* kali-c kali-n *Lach Lyc* nux-v rhus-t
    : **stitching** pain: *Kali-c Lyc* rhus-t
  : **Tip**: dig
- **Occiput**: *Ars* bell calc calc-sil carb-v cench chel glon helon *Lyc* mag-c nat-c op phos pip-m **Prun** puls rheum *Sep* **Thuj** til
  : **right** side: phos **Prun**
  : **left** side: calc-act
  : **drawing** pain: *Ars* glon
  : **stitching** pain: carb-v *Lyc* mag-c puls

310   ▽ extensions | ○ localizations | ● Künzli dot

Head

Pain – extending to

- **Occiput**: ...
  - **tearing** pain: rheum
- **Out**; from within: bell dulc puls sep zinc
  - **boring** pain: bell dulc puls sep zinc
- **Outward**: acon asaf **Bell** *Bry* carb-v *Chin* con dulc kreos lach laur mag-m nat-m nux-m ph-ac phos prun rhod rhus-t sabad samb sang *Sep Sil* spig spong stann staph sulph
- **Scapula**: puls
  - **tearing** pain: puls
- **Shoulder**: glon graph mand podo spig
- **Shoulders**, between: glon
  - **burning**: glon
- **Spine**: kali-n *Mosch* thuj
  - **drawing** pain: kali-n *Mosch* thuj
- **Spine**; down the: bell cimic *Cocc* dirc dulc *Gels Goss Hell* nat-m nat-s nicc-s nux-v *Oreo Ph-ac Pic-ac* scut *Sil Syph* verat-v
- **Teeth**: calc **Chin** crot-h cupr ferr graph ign ip kalm kreos lach lyc lycps-v lyss mag-c mag-m merc mez petr psor puls rhus-t sep sil staph
  - **boring** pain: sep
  - **burrowing**: calc
  - **drawing** pain: mag-m sep
  - **neuralgic**: kreos
  - **pulling**; like: staph
  - **tearing** pain: chin lyc *Merc Staph*
  - **Roots** of: ip kreos
- **Teeth, ears and neck**: *Merc*
  - **stitching** pain: *Merc*
- **Teeth**; downward into: *Kalm* sep
  - **shooting** pain: *Kalm* sep
- **Temple**; right: carb-v
  - **tearing** pain: carb-v
- **Temples**: asar carb-v sep
  - **boring** pain: sep
  - **drawing** pain: asar sep
  - **stitching** pain: carb-v
- **Throat**: anac merc psor tarent
  - **tearing** pain: anac merc
- **Tongue**: *Ip*
  - **Root** of: ip
- **Upper** limbs: mand
- **Vertex**: glon par sep spig staph
  - **shooting** pain: sep
- **Whole** head; over:
  - **bed**:
    - **going** to bed:
    - **after**:
    - **returning** daily, after a walk on entering a room: sabad
    - **boring** pain | **twisting, screwing** pain from right side of head to both temples: sabad
- **Zygoma**: *Hyper* kali-chl
○ **Around**: calc-p calc-s
  - **tearing** pain: calc-p calc-s
- **Arteries**: caust
- **pulsating** pain: caust

Pain – Brain

- **Back** of head and neck, on: cann-i
  - **blow**; pain as from a: cann-i
- **Bones**: acon agn *Ant-c Arg-met* asaf **Aur** bar-c *Bell* bry *Calc* canth carb-v caust cham **Chin** cina clem coc-c cocc cupr eup-per graph guaj **Hep** ign ip kali-bi kalm lach led *Lyc* mang **Merc** *Merc-c* merc-i-r *Mez* nat-c **Nit-ac** nux-v *Ph-ac Phos* phyt **Plat** ptel puls rhod rhus-t *Ruta* sabad sabin samb *Sep Sil* sphing spig staph sulph syph thuj tub verat viol-t zinc
  - **night**: *Aur Syph*
  - **aching**: tub
  - **boring** pain: led sphing spig
  - **scraped**; as if: mez
- **Brain**: *Acon Aesc* aeth agar **Agn** aloe **Alum** alum-p alum-sil am-br am-c anac ang ant-c ant-t arg-met arg-n *Arn Ars* ars-s-f asaf asar aster aur bapt bar-c *Bell Bell-p* bov bros-gau **Bry** calc calc-p calc-sil camph *Cann-i Canth* carb-ac *Carb-v* carbn-o carc carl caust cham **Chin** chinin-ar *Chinin-s* cimic cina coc-c *Cocc* coff colch *Coloc* colocin con corn croc *Crot-c Cupr* cycl daph dros *Dulc* euphr eupi **Gels** *Glon* gran graph *Guaj* hell helo helo-s hep hydr hydr-ac hyos hyper *Ign* ind indg iod *Ip* kali-c kali-n **Lac-c** *Lach* laur led lil-t lyc mag-c mag-s manc mang *Med* merc mez mill morph *Mosch* mur-ac **Nat-m Nit-ac** *Nux-v Olnd* op ox-ac par petr *Ph-ac* phel **Phos** phys phyt plan plat plb prun *Psor Puls* ran-b rhod *Rhus-t* rhus-v rumx ruta sabad sabin sars scut sep sol-ni *Spig* stann *Staph* stram stront-c sul-ac sulph syph tarent tell ther thuj tub *Verat* zinc
  - **morning**: kali-bi lach ruta spig tub
  - **rising**:
    - **after** | **agg**: ruta staph
    - **agg**: staph
    - **motion** agg, rest and warmth amel, passes off with yawning | **torn**; as if (See motion - agg. - torn; rest - amel. - torn; warmth - amel. - torn; yawning - amel. - torn)
    - **torn**; as if: staph
  - **forenoon**: fl-ac indg ran-b
  - **afternoon**: bar-c hell iris lact mag-s merc-i-f phos (non: uran-met) uran-n
  - **sore**: phos
  - **evening**: agn all-c dulc nat-m par phos ran-b zinc
  - **aching**: *Acon* aloe alum alum-p am-c anac ant-c arg-met arg-n **Ars** ars-s-f asaf asar aur bar-c bell bov calc calc-sil camph canth carb-v carc caust cham *Chin* chinin-ar *Chinin-s* cina coc-c *Coloc* con corn croc daph dros *Dulc* glon graph guaj hyos ign kali-n lach laur lyc mag-c med merc *Mosch* mur-ac nat-m *Nit-ac* nux-v olnd petr *Ph-ac* phos phys prun *Psor* ran-b rhod ruta sabad sars sil *Spig* stann *Staph* stram sul-ac sulph syph ther thuj tub zinc
  - **burning**: *Acon* alum-sil arn bell *Canth* carb-ac *Glon* helo helo-s hydr-ac med ox-ac ph-ac **Phos** sulph *Verat*
  - **bursting** pain | **burst** out; as if it would: *Aesc* alum arg-n cimic con *Glon* psor sol-ni verat
  - **cramping**: bell

Head

Pain – Brain
- **crushed**; as if: rhus-t
- **dentition**; during: cypr
- **eating**:
  : **after** | **agg**: canth ign ran-b
- **exertion**:
  : **agg**: merc
  : **amel**:
  :: **slight** exertion: mur-ac
  :: **torn**; as if: mur-ac
- **eyes**; painful sensation of light penetrating brain on closing the: kali-c
- **injuries** of head; from (↗*Injuries*): nat-s
- **intestinal** pain; with: cypr
- **lying** agg: ther
- **maddening** pain: plan
- **motion**:
  : **agg**: bry chin iod staph
  : **sore**: chin
  : **stitching** pain: bry
  : **torn**; as if: staph
  : **eyelids**; of | **upper** eyelids: *Coloc*
  : **eyes**; of:
  :: **agg**: mur-ac *Rhus-t*
  :: **pressing** pain: mur-ac
  :: **sitting** up in bed agg, moderate exercise amel; or | **torn**; as if (See exertion - amel. - slight - torn; sitting up - torn)
  :: **torn**; as if: mur-ac *Rhus-t*
- **nail**; as from a: hep thuj
- **pressing** pain: aster
  : **against** the skull; as if pressing: calc-p glon mez rhod rhus-v
  : **bound** up; as if: acon aeth am-br ant-t arg-met asar aur **Bry** calc camph *Carb-v* cham cimic *Cocc* colch *Crot-c* cupr cycl gels graph guaj hell hyper indg *Lac-c Lach* laur led mag-s manc meny *Merc* morph *Mosch* mur-ac **Nat-m Nit-ac** *Olnd* op par petr *Ph-ac* plat prun *Psor* puls rhus-t sars sil *Spig* Staph
  : **cloth**, by a: cycl
  : **forward**: *Acon* asar bell *Bry* ip kali-c
  : **out** of eyes•: nat-m
  : **helmet**; as if by an iron: bros-gau *Crot-c*
  : **inward**: asar coff cupr glon ther
  : **membranes** were too tight; as if: *Acon* carb-v op par psor
  : **on** the brain: ars *Cann-i* glon ign manc meny ph-ac phos ruta sep
  : **outward**: aesc agar *Bell Bry* glon guaj hep hydr indg laur lil-t mur-ac *Nat-m* phys psor stann
  : **sharp** corners; as if against: sabad
  : **skull** were too small; as if: *Glon* morph psor scut
  : **together**: chin
- **reading** agg: arg-met
  : **pressing** pain: arg-met
- **rest**:
  : **amel**: staph
  : **torn**; as if: staph

Pain – Deep
- **Brain**: ...
  - **rising** from stooping agg: laur
  - **shaking** the head agg; on: *Caust Spig*
  - **sitting** erect agg: hell
  : **burning**: hell
  - **sitting** up in bed agg: mur-ac
  : **torn**; as if: mur-ac
  - **sore**: anac ang arg-met *Arn* aur bapt bar-c bell *Bell-p* bov **Chin** coff *Cupr* eupi **Gels** glon *Ign* ind iod *Ip* led mang merc mur-ac *Nat-m Nux-v* petr *Ph-ac* phos phys phyt plan rhus-t rumx stann tell verat
  : **accompanied** by | **nausea**: ip
  : **paroxysmal**: *Verat*
  - **standing** agg: arg-met
  : **pressing** pain: arg-met
  - **stitching** pain: *Agn* **Alum** am-c bar-c bell *Bry* calc carl cham cina coc-c colch colocin cycl dulc euphr gran *Guaj* hyper kali-c kali-n laur lyc mag-c mill nat-m petr plb *Puls* sabin sil thuj
  : **needles**; as from: asaf tarent
  : **upward**: sil
  - **stooping** agg: cycl
  : **stitching** pain: cycl
  - **tearing** pain: agar carbn-o cham coloc phel puls sil spong stront-c
  - **thinking** agg: daph
  - **torn**; as if: coff *Rhus-t* staph sul-ac
  : **clasped** by a hand and were being torn and twisted; as if: mur-ac
  - **touch**:
  : **agg**: all-c arg-met bry chin cinnb grat kali-bi lact laur mag-s merc merc-i-f mez mur-ac nat-m par sabin sars staph sulph viol-t
  : **amel**: sars
  - **waking**; on: *Chin* mang phys
  - **walking** agg: gran
  - **wandering** pain: am-c chin
  - **warmth**:
  : **amel**: staph
  : **torn**; as if: staph
  - **yawning**:
  : **amel**: staph
  : **torn**; as if: staph
  ▽ **extending** to | **Forehead**; out through: viol-t
  ○ **Base** of brain: aesc hyos op
  : **dull** pain: hyos
  : **lancinating**: aesc
  - **Cerebellum**: sep
  : **pulsating** pain: sep
  - **Middle** of brain: mur-ac phos zinc
  : **pressing** pain: mur-ac phos zinc
  - **Side** lain on: ph-ac
  : **pressing** pain: ph-ac
  - **Spot**; in a: m-ambo zinc
  : **pressing** pain: m-ambo zinc
- **Cerebral** | **pressing** pain (See brain - pressing)
- **Deep** in: *Bac* carc hipp tub

▽ extensions | ○ localizations | ● Künzli dot

Pain – External

- **External head:** agn arn clem ip lach *Lyc* par phos *Ruta* sars viol-t
- **Eyebrows:** carb-an stront-c
  - **aching:** stront-c
  - **pressing** down; as if: carb-an
- **Eyes:** bell cocc ham rhus-t sep
  - **complaints;** with eye: euphr
  - **fall** out; as if they would: sep
  - **forced** out; as if eyes would be: bell cocc ham rhus-t
- **Forehead:** abrom-a acet-ac **Acon** act-sp *Aesc Aeth Agar Agn Ail* alf *All-c* allox *Aloe Alum* alum-p alum-sil alumn **Am-c Am-m** ambr aml-ns ammc anac anan ang *Ant-c Ant-t* anth antip *Apis* apoc aran *Arg-met Arg-n* **Arn Ars** ars-i ars-s-f arum-t arund *Asaf Asar* asc-t asim aster *Atro Aur* aur-ar aur-i aur-m-n aur-s bad *Bapt* bar-c bar-i bar-m bar-s **Bell** benz-ac benzol berb beryl **Bism** bism-sn borx bov brach brass brom bros-gau **Bry** bufo bung-fa buth-a cact cadm-met caj calad *Calc* calc-i *Calc-p Calc-s* calc-sil *Camph* cann-i cann-s canth **Caps** *Carb-ac* carb-an *Carb-v Carbn-s* carc card-b card-m carl castm caul *Caust Cedr* cench cent cere-b *Cham Chel* chim chim-m *Chin* chinin-ar *Chinin-s* chion chlol *Cic* cimic cimx cina cinch *Cinnb* cist clem cob cob-n coc-c coca **Cocc** coff colch coli *Coll Coloc* con conv convo-s cop cor-r corn cortico cortiso croc *Crot-c* crot-h crot-t **Cupr** cupr-ar *Cur Cycl* cyt-l der *Dig* digin *Dios* diosm dirc **Dros** *Dulc* echi *Elaps* elat erig erio eucal eug euon eup-per euph *Euphr* eupi eys fago *Ferr Ferr-ar* ferr-i *Ferr-p* fl-ac flav form fuc gast *Gels* gent-c gent-l gins *Glon* goss gran *Graph* grat guaj guat gymno *Ham* hed helio hell helon **Hep** hera hipp hist hom-xyz hura *Hydr* hydr-ac **Hyos** iber **Ign** ind indg indol inul iod *Ip Iris* jab jac-c jac-g jatr-c jug-c jug-r kali-ar kali-bi kali-br *Kali-c* kali-chl kali-cy *Kali-i* kali-m kali-n kali-p **Kali-s** kali-sil *Kalm Kreos* lac-ac *Lac-d Lach* lachn lact lact-v **Laur** lec led lepi *Lept* lil-s lil-t linu-c lith-c lob-c lol *Lyc* lycps-v lyss m-arct m-aust *Mag-c Mag-m* mag-s malar manc mand mang *Med Meli* menis *Meny* **Merc** merc-c merc-d *Merc-i-f* merc-i-r merl mez mill mit morph mosch *Mur-ac* musa *Mygal* myric *Naja* narc-p narcot **Nat-ar Nat-c Nat-m** nat-p nat-s nicc *Nit-ac* nit-s-d *Nux-m* **Nux-v** *Ol-an* ol-j *Olnd* op osm *Ost Ox-ac* oxeod paeon pall papin *Par* ped pen pert-vc *Petr* ph-ac phase-vg phel **Phos** phys *Phyt* pic-ac pip-m plan *Plat Plb* plect podo polyp-p prot prun prun-p psil *Psor* ptel **Puls** pulx pycnop-sa quas *Ran-b* ran-s raph rat rham-f rheum rhod rhodi rhus-g *Rhus-t Rhus-v* rob *Rumx* ruta *Sabad* samb *Sang* sapin sarcol-ac sarr *Sars Scut* sec *Sel* senec seneg *Sep* serp **Sil** sin-a sin-n skat *Sol-ni* **Spig** spira spirae *Spong* squil **Stann Staph** stel stict still stram stront-c stry sul-ac sul-i **Sulph** sumb *Syph* tab tarax *Tarent* tell tep ter teucr thea *Ther Thuj* til tong trif-p tril-p tritic-vg trom tub *Tub-a* tus-p upa (non: uran-met) uran-n ust vac *Valer* verat verat-v verb vib vichy-g vinc *Viol-o* viol-t vip visc x-ray xan xanth yuc zinc zinc-p zing ziz
  - **alternating** sides: aloe apis gins *Iris* **Lac-c** lil-t lob stann chinc

Pain – Forehead

- **Forehead:** ...
  - **right:** acet-ac *Acon* agar agn aloe alum am-c am-m anac ant-t ap-g apis arg-n arn *Ars* ars-s-f arum-t asaf bar-c bar-i bar-s *Bell* berb bism bov brom bry bufo calc camph cann-i canth caps *Carb-ac Carb-v* carc castm caust *Chel* chin chinin-ar cimx cina cinch cinnb coc-c cocc colch coloc cop cortiso crot-h cupr-ar cycl dig dios dros euphr ferr ferr-ar ferr-i ferr-p fl-ac glon grat guaj hell *Hep* hyos *Ign* indg iod *Iris* kali-bi kali-c kali-n kalm kreos lach *Laur* led *Lyc* lyss m-arct m-aust mag-c mag-m mag-p *Mang* meny merc *Merc-c* merc-i-f *Mez* mosch nat-c nat-m nat-s nicc nit-ac *Nux-m* nux-v ol-an olnd op osm par ph-ac phase-vg phel phos *Phyt* pic-ac plat plb **Prun** psor *Ran-b* ran-s rat rhod rhodi rhus-r rhus-t rumx ruta sabad sabin sang sars seneg sep sil spig spong squil stann staph stram stront-c sul-ac sulph tarent teucr thuj urt-u valer verb viol-t zinc
    morning | waking; on: colch phyt
    forenoon: dig fl-ac
    afternoon: agar stram
    evening: ant-t apis ferr-i merc-i-r nat-m sang
    night: merc-i-f sulph
    burning: *Carb-v* coloc *Mang Nux-m* sang **Spig**
    drawing pain: calc caps dros ign kreos meny nit-ac ran-s rat ruta sabin stann staph sulph
    dull pain: ars-s-f ign *Merc-c*
    jerking pain: cann-i
    pressing pain: anac arn asaf bell *Carb-v* caust chel chin guaj hell ign kali-c kali-n kreos m-arct meny merc merc-c mez mosch nux-v par ph-ac plat prun rhus-t ruta sabad sabin sars seneg spong *Staph* stront-c sul-ac *Teucr* thuj valer *Verb* viol-t zinc
    shooting pain: **Bell** kali-bi *Prun* sil **Spig**
    stitching pain: agn alum anac ars-s-f bar-c bell bov canth carb-v cina cocc dros euphr guaj hell hyos kali-n laur led lyc mag-c mag-m mag-p mang merc mez nat-c nux-m ph-ac phos plb ruta sabin sars *Sep* sil spig squil sul-ac sulph tarent verb zinc
    warm room agg: cortiso
    writing agg: phase-vg
    extending to:
    left: acet-ac aesc aeth cycl ign iris nat-m **Sabad** sanic
    cutting pain: *Aesc*
    Cheek: lachn sang
    Ear: dios sang
    Occiput, through head: **Prun**
  - **left:** acet-ac acon aeth agar agn aloe alum alumn am-m ambr anac ant-c ant-t apis arg-met *Arg-n* arn ars asaf *Asar* aur-ar aur-m aur-m-n bar-c bell bism bov *Brom* bry cact *Calc* camph cann-s canth caps carb-an caust cedr cere-b chel chin chinin-ar cic cimic cina clem coca cocc colch coloc con croc cund cupr cycl dulc euon dros euphr ferr fl-ac glon gran grat haem ham hed hell hipp hyos ind iod ip kali-bi kali-c kali-i kali-n kalm kreos *Lac-c* lach laur lil-t lith-c lyc lyss m-arct m-aust mag-c mag-m mang meny merc merc-c *Merl* mez mur-ac naja nat-c

Head

- **left**: ...
  nat-m nat-s nit-ac nuph *Nux-m* nux-v ol-an olnd op par ph-ac phel *Phos* phys pip-m plan plat plb prun psil psor ptel ran-b rauw rhod rhodi rhus-t sabad sabin sars sel seneg sep sil spig spong squil stann staph stront-c sul-ac sulph tab tarax teucr **Thuj** valer verb viol-o viol-t zinc
  - **burning**: bell cupr merc spig
  - **burrowing**: agar chin kali-c phel plat spig
  - **cutting** pain: aur-m-n caust ferr iod nat-m sel sep stann staph
  - **drawing** pain: aloe asaf bar-c calc cina clem colch *Coloc* cycl dulc nat-m *Rhod* staph thuj verb viol-o viol-t
  - **dull** pain: cocc dulc rauw sars
  - **jerking** pain: alum alumn anac caps stann sul-ac
  - **nail**; as from a: hell thuj
  - **pressing** pain: agn ambr ant-t arg-met asaf aur camph cann-s caust chel cic cina coloc dulc euph ign iod kali-n lach m-arct mag-c merc-c mur-ac nat-c nat-m *Nux-m* nux-v ph-ac plat ran-b rhod sabad sabin sars seneg spong squil stront-c sulph teucr thuj
    - **outward**: camph dulc *Nux-m* olnd rhus-t sep spig staph
  - **shooting** pain: bry cedr kali-bi mang *Merl* nat-m Sep
  - **extending** to:
    - **right** side: agar chin haem *Iris* lycps-v phos rhus-r squil
    - **Brain**; deep into: ptel
      - **shooting** pain: ptel
    - **Occiput**: cere-b nat-c
- **midnight**:
  - **morning**; till: hep
  - **sore**: hep
- **day** and **night**: *Lyc*
  - **burning**: *Lyc*
- **daytime**: aesc *Calc* caust chel con cund kali-c kali-sil lach lil-t lyc mag-c merc-i-f nat-ar nat-m nuph op petr phos pic-ac pip-m ptel ran-b *Seneg* sep sil sol-t-ae spig **Stict** sulph tarent zinc
  - **pressing** pain: mag-c op *Phos* sil **Stict**
  - **sore**: sil
  - **stitching** pain: sep spig sulph
- **morning**: abrom-a agar alum alumn am-c am-m ambr ant-t arg-n arn aster aur-m bapt bar-c bell borx bov brom bry *Calc Calc-s* calc-sil canth carbn-s caust chel chinin-s cimic cinnb cob coca *Coloc* con crot-h crot-t cycl dios dirc equis-h euphr ferr form graph grat ham hell hep hydr iris jac-c *Kali-bi* kali-c *Kali-s* kali-sil kreos *Lac-c* **Lach** lact lil-t lyc lyss mag-c mag-s med merl mez morph mur-ac murx naja nat-ar nat-s *Nat-m Nat-s* nicc nit-ac nux-m *Nux-v* ol-an ox-ac paeon peti petr phos phys pic-ac psor ran-b raph rein (non: rhod) rhodi rhus-r rhus-t *Sabin* sacch-a sars scut seneg sep sil sin-n squil stram stry **Sulph** tarent *Ther* thuj til ust viol-t zinc zinc-p zing

- **morning**: ...
  - 6 h: sulph xan
  - 7-17 h: nat-c
    - **bursting** pain: nat-c
  - 9-13 h: mur-ac
    - **sore**: mur-ac
  - **noon**; until: abrom-a
    - **pressing** pain: abrom-a
    - **pulsating** pain: abrom-a
  - **night**; until: abrom-a
    - **pressing** pain: abrom-a
    - **pulsating** pain: abrom-a
  - **amel**: mag-s ox-ac petr
  - **bed** agg; in: anac dulc graph inul mez nux-v polyp-p ran-b rhod
  - **boring** pain: arg-n *Bell* calc dios sulph
  - **burning**: mur-ac nux-v phos phys
  - **burrowing**: bar-c dulc squil
  - **bursting** pain: sulph
  - **cutting** pain: coloc viol-t
  - **drawing** pain: agar am-c mez nat-m *Nux-v* rein
  - **lancinating**: jac-c viol-t
  - **pressing** pain: abrom-a agar am-m ambr ant-t borx brom calc caust lyc mez nat-c *Nat-m Nat-s* nit-ac *Nux-v* pic-ac *Psor* ran-b *Sabin Sil* **Sulph** *Ther* zinc
  - **pulsating** pain: abrom-a
  - **rising**:
    - **after**:
      - **agg**: am-m calc-act coloc con graph nat-c psor sil spig sulph
      - **pressing** pain: am-m calc-act graph nat-c psor sil spig sulph
      - **stitching** pain: coloc con
    - **agg**: am-m asar bar-c bry carb-an cob coloc con dulc ferr ham iber kali-bi kali-n kalm lac-d *Lach* lil-t lyc mag-c nat-m psor raph sep sil squil
      - **burrowing**: bar-c squil
      - **lancinating**: coloc
      - **amel**: anac graph hep **Nux-v** phos ran-b rhod *Sulph*
      - **burning**: nux-v
      - **pressing** pain: *Ran-b*
  - **shooting** pain: iris
  - **sitting** agg: mez
  - **tearing** pain: mez
  - **sore**: cob hep sil
  - **stitching** pain: arg-n con grat hell kali-c lyc petr sars sil til
  - **tearing** pain: *Coloc* graph mez
  - **waking**; on: acon agar allox alum alum-p alumn am-c anac ant-t arg-met arg-n arn bell berb *Bry* cadm-met calc calc-s calc-sil carb-ac carb-an carbn-s chinin-s cina cinnb coc-c coff colch coloc *Crot-h* dig erig euphr fago ferr ferr-p fl-ac gels glon graph hep hydr ign ind *Kali-bi* kalm kreos lac-ac lac-c lact lyc lyss mag-c mag-m mez mit morph myric naja nat-ar *Nat-m* **Nux-v** ol-an ox-ac

Head

- **morning – waking**; on: ...
  petr ph-ac phos raph rhus-t rumx ruta sang sol-ni *Spig* staph *Sulph* tell ther thuj zinc
  : **blow**; pain as from a: sol-ni
  : **boring** pain: *Bell Bry*
  : **bursting** pain: allox
  : **drawing** pain: agar am-c *Nux-v* thuj
  : **dull** pain: allox cadm-met
  : **pressing** pain: agar alumn anac ant-t arg-n gels mag-c mag-m mez *Nat-m* ol-an *Ph-ac Spig Sulph* zinc
  : **sore**: hep sol-ni
  : **stitching** pain: arn petr
  : **stunning** pain: ph-ac
  : **tearing** pain: graph
- **forenoon**: allox alum arn ars-i brom bry calc-s carbn-s chin clem coc-c cocc coloc dig euphr fl-ac gamb gels graph guaj ign kali-c lach lyc mag-c mag-m mag-s mang meli merc-i-r myric nat-ar nat-c nat-m nat-s nicc peti petr plect rhus-t sars sel seneg sep sol-ni *Sulph* thuj ust zinc
  : **10 h**: carbn-s *Gels* med **Nat-m** psil thuj
  : **bursting** pain: *Gels*
  : **drawing** pain: carbn-s thuj
  : **pressing** pain: nat-m
  : **10-15 h**: *Nat-m Tub*
  : **stitching** pain: tub
  : **evening**; until: sep
  : **boring** pain: sep
  : **amel**: ind lact
  : **bursting** pain: allox
  : **drawing** pain: *Kali-c* mag-c sulph thuj
  : **menses**; during: sulph
  : **pressing** pain: sulph
  : **pressing** pain: cocc mag-c mag-m nat-c nat-m nat-s nicc plect sars sulph zinc
  : **sore**: mag-s
  : **stitching** pain: mang sars
  : **tearing** pain: alum sars
  : **torn**; as if: graph
- **noon**: chel con dirc fago gent-l graph ign mur-ac petr puls-n **Sulph** verat zinc zing
  : **drawing** pain: petr zing
  : **pressing** pain: gent-l *Sulph* zinc
  : **shooting** pain: con
  : **stitching** pain: con mur-ac zinc
  : **tearing** pain: graph zinc
- **afternoon**: aeth ail *Aloe* alum alum-p ambr anac arg-n bad bapt bism borx bov bry bufo calc-s cann-i carb-v castm caust chel chin chinin-s cic cimic cinch coca colch com con cortiso cycl dios dirc fago form gels glon graph grat hell hipp ign ind iris-foe jab *Kali-c* kali-cy kali-n kali-s kali-sil kreos lac-c lact laur lil-t lyc lyss mag-c mag-s mang merc-i-r mosch mur-ac myric naja nat-ar nat-c nat-m nit-ac op peti ph-ac phos pip-m plect psil puls ran-b rhus-r sang senec sep serp sil sol-t-ae stront-c sulph tab tarent valer

- **afternoon**: ...
  : **13 h**: fl-ac
  : **pressing** pain: fl-ac
  : **14 h**: alum laur sep verat
  : **drawing** pain: verat
  : **stitching** pain: alum
  : **tearing** pain: laur sep
  : **14-3 h**: ant-t
  : **tearing** pain: ant-t
  : **14-16 h**: mag-s
  : **tearing** pain: mag-s
  : **15 h**: hura lyc lycps-v sep verat-v
  : **15-16 h**: abrom-a
  . **night**; until: abrom-a
  : **pressing** pain: abrom-a
  : **pulsating** pain: abrom-a
  . **pressing** pain: abrom-a
  : **15-19 h**: tarent
  : **15-20 h**: arn
  : **16 h**: arg-mur chinin-s phys pic-ac *Sulph*
  : **17 h**: paeon stram
  : **boring** pain: bism
  : **lancinating**: sol-t-ae
  : **pressing** pain: *Aloe* carb-v chin hell *Kali-c* nit-ac ran-b senec sulph
  : **riding** in a carriage agg: lyc
  : **stitching** pain: aeth alum grat mag-c mur-ac nat-c
  : **tearing** pain: alum chel graph laur lyc sep sulph
  : **waking**; on: sulph
  : **walking** agg: *Kali-c*
- **evening**: acon agar agn alum alum-p alum-sil alumn anac ang ant-t aran arg-met arg-n ars ars-i arum-t bad bapt bar-c bar-i bar-s bism borx bov brach brom bry cact calc calc-s camph castm caust chel chin chinin-s cimic cina cinnb cocc coff coloc crot-h *Cycl* dig digin dios dulc erig fago ferr ferr-ar ferr-i ferr-p fl-ac graph ham hell hipp hura iber ind indg iod *Iris* iris-foe jug-r kali-c kali-i kali-n *Kali-s* kali-sil *Kalm* lac-ac lach lepi lil-t lyc lycpr lyss mag-c mag-m mag-s mang merc merc-i-f merc-i-r myric narc-ps nat-c nat-m *Nat-s* nit-ac nit-s-d nit-sil ol-an osm paeon ped peti ph-ac phos phys pic-ac plat plb plect podo psor *Puls* ran-b ran-s rat rhus-r rumx sars sel seneg sep sil sin-n staph sul-ac sul-i *Sulph* tab thuj (non: uran-met) uran-n usn ust valer yuc zinc
  : **18 h**: brom mag-c
  : **stitching** pain: mag-c
  : **tearing** pain: brom
  : **19 h**: chinin-s nat-m *Sulph* verat
  : **19-20 h**: sep
  : **19-21 h**: cocc
  : **20 h**: sol-ni
  : **20-23 h**: *Sil*
  : **stitching** pain: *Sil*
  : **amel**: chin clem coca kali-bi naja op phys
  : **bed** agg; in: fl-ac mag-s nat-c sep
  : **burning**: nat-c

Head

Pain – Forehead

- **evening** – **bed** agg; in: ...
  - **stitching** pain: nat-c
  - **boring** pain: calc nat-s
  - **burning**: nat-c
  - **bursting** pain: rat ruta usn
  - **drawing** pain: ang bar-c graph kali-c kali-n
  - **jerking** pain: alumn
  - **pressing** pain: *Acon* alum anac ang castm coff coloc dig dulc kali-c kalm mag-m mang naja nat-c nat-m *Nat-s Ph-ac* phos **Puls** ran-b sep *Sulph* tab thuj valer *Zinc*
  - **shooting** pain: arum-t mag-m
  - **singing**; after: rumx
  - **sitting** agg: staph
  - **tearing** pain: staph
  - **sore**: ph-ac
  - **stitching** pain: alum bov dig digin mag-c mag-m mang nat-c nat-m sel sil sulph
  - **tearing** pain: agn alum alum-sil coloc hell lyc mag-m *Merc Puls* sars sil staph
- **night**: *Acon* ambr anac arg-n ars camph carb-v caust cham chinin-s cinnb croc crot-c crot-h cycl fago ham hep hura kali-c kali-sil lac-ac lachn lyc mag-s merc merc-i-f merc-i-r naja nat-m pip-m plb ptel puls puls-n raph sang sil sin-n spig sulph tarent *Thuj* til
  - **midnight**: hep *Kali-c* mag-p petr
  - **after**: **Lac-c**
  - **1 h**:
    - **waking**; on: psor
    - **blow**; pain as from a: psor
  - **2 h**; after: cimic
  - **3 h**; after: lyc
  - **until** morning: hep
  - **coughing**; when: hep
  - **stitching** pain: hep
  - **drawing** pain: *Kali-c*
  - **waking** him or her from sleep: vac
  - **bursting** pain: vac
  - **waking** up: vac
  - **lightning**-like: vac
  - **amel**: clem phys
  - **bed** agg; in: sulph
  - **shooting** pain: sulph
  - **boring** pain: carb-v sulph
  - **burning**: lyc *Merc*
  - **bursting** pain: *Crot-c*
  - **drawing** pain: nat-m
  - **jerking** pain: sil
  - **stitching** pain: cham nat-m spig
  - **tearing** pain: ambr caust hep lyc *Merc* plb thuj
  - **waking**; on: canth cinnb merc-i-f puls-n *Sil*
    - **pressing** pain: canth *Sil*
- **accompanied** by:
  - **hunger**: psor
  - **vertigo** (See VERT - Accompanied - head - pain - forehead)

Pain – Forehead

- **accompanied** by: ...
  - **Eyes**:
    - **heaviness** of eyelids: sep
  - **Heart | complaints** of the (See CHES - Heart; complaints - accompanied - head - pain - forehead)
- **aching**: merc-i-f
  - **alternating** with | **jerking** pain in forehead (See jerking - alternating - dull)
- **air**; draft of | **amel**: ferr-i
- **air**; in open:
  - **agg**: agar *Bell* calc caust chel euphr *Glon* hera kali-bi kalm lac-c lach lachn laur lil-t *Mang Nux-v* ran-b rhus-t rumx sil staph valer
  - **boring** pain: calc
  - **cutting** pain: kali-bi
  - **pressing** pain: *Bell* calc caust *Glon* laur mang ran-b rhus-t valer
  - **shooting** pain: mang
  - **stitching** pain: *Mang* sil
  - **tearing** pain: lachn mang
  - **amel**: abrom-a acon alum ang *Apis* arg-met aur aur-m berb brom cact calc camph carb-ac cimic colch coloc cor-r crot-t euphr **Ferr** *Ferr-i Ferr-p* ham hell hydr hydr-ac jac-c jac-g jug-r kali-bi lach *Mag-m* mag-s merc *Nat-c* nuph *Phos* pic-ac puls ran-s *Sabin* sanic sars seneg sep sin-n stann sul-ac sulph tab tarax viol-t
  - **burning**: alum **Phos** stann
  - **pressing** pain: *Alum* **Apis** brom *Ferr* ferr-i *Nat-c Phos* **Sabin** seneg sep tarax
  - **stitching** pain: sars *Sep* tab
  - **stunning** pain: tarax
  - **tearing** pain: alum aur mag-s
- **alternating** with:
  - **Chest**; crampy pain in: lachn
  - **followed** by | **tearing** within nose and shoulders: lachn
  - **Joints**:
    - **gouty** pain in: eup-per sulph
    - **pain** in: sulph
  - **Lumbar** region; pain in: brom
  - **Occiput**; pain in: acon agar agn ars lac-ac mosch ptel sulph
  - **Side** to side; pain from (See alternating sides)
  - **Vertex**; pain in: cot
  - **Wrist**; drawing pain in: sulph
- **anger**; after: petr
- **ascending** stairs agg: alum ang *Ant-c* arn **Bell** cimic ign meny par sulph
  - **pressing** pain: ang arn **Bell** meny
- **bandaging**:
  - **amel**: lac-d
  - **bursting** pain: lac-d
  - **bed** agg; in: ran-b
  - **pressing** pain: ran-b
- **bending**:
  - **backward**:
    - **agg**: chin stann

316   ▽ extensions | ○ localizations | ● Künzli dot

- **bending – backward – agg**: ...
  . **pressing** pain: chin stann
  : **amel**: *Bell Ign*
  . **pressing** pain: *Bell Ign*
  : **head**:
    : **backward**:
      . **agg**: chin stann
        extending to | **Temples**; both: chin
      . **amel**: bell sanic thuj verat
    : **downward**:
      . **agg**: *Coloc* nat-m
        pressing pain: *Coloc* nat-m
    : **forward**:
      . **agg**: tarent
      . **amel**: tril-p
- **binding** head up | **amel**: lac-d
- **biting** pain: spig
- **blowing** the nose agg: alum sep
  : **cutting** pain: sep
- **boil**; like a: hep
- **boring** pain: agar am-c am-m anac ang ant-c ant-t apis arg-met *Arg-n Ars* aur aur-m-n aur-s bar-c bar-s *Bell Bism* bov brom bry calad calc carb-v carbn-s chel chin chinin-s cimic colch *Coloc* cycl dios dros *Dulc* hell hep hydr-ac ign ip iris kali-c kali-p kali-sil laur led lyss mag-m mang *Merc* mez mosch *Nat-m Nat-s* nicc nit-s-d ol-an phel phos *Plat* psor puls ruta sabad sabin *Sang* sep *Sil Spig Spong* squil staph sul-ac sulph zinc
  : **intermittent**: arg-met
  : **inward**: bell calc cocc kali-c
  : **outward**: ant-c bell bism bov dros *Dulc* ip sep spig spong *Staph*
- **breaking** sensation after dinner: nat-s
  : **sore**: nat-s
- **burning**: acon *Alum* alum-p am-c am-t *Arn Ars* aur aur-ar aur-m bell bism brom bry carb-ac carb-an carb-v *Caust* cham chel *Chin* coc-c *Coloc* con conv crot-t cupr *Dig* dulc eup-per glon grat helon *Hep* hyos ip kali-bi kali-c *Kali-i* kali-m kali-p lach lil-t *Lyc* lyss mag-m mang meny merc merc-i-r mez mur-ac *Nat-c* nat-m nat-s nux-m *Nux-v* ox-ac *Phos* phys podo psor rhus-t rhus-v sabad sec sep *Spig* stann staph stront-c sul-ac sulph tarent teucr ther vac viol-o xan zinc zinc-p
- **burrowing**: agar cham coc-c dulc eupi ign kali-c mag-m merc mez plat sabad sang sep spig squil sulph thuj
- **bursting** pain: allox *Am-c* aml-ns ant-c apis *Ars* bar-c bar-s *Bell Bry* calad *Calc* caps chinin-s crot-c dulc *Ferr Gels Glon Graph* hell hydr indg iod ip kali-bi *Kali-c* kali-n kali-p kali-sil lac-c lac-d lyc *Mag-m Merc* mez nat-ar *Nat-m* nat-s nicc *Nux-v Olnd* prun *Puls* pycnop-sa rat ruta sabin *Sang* sep sil sol-ni spig spong staph stry sulph thuj ust *Vac* vip **Zinc**
  : **paroxysmal**: kali-c
- **business** men: *Arg-met*

- **chill**:
  : **after**: mang
  : **before**: oci-sa
  : **during**: arn *Ars* cham coli eup-pur **Nat-m** petr ran-b sep
  : **drawing** pain: petr
  : **dull** pain: cham
  : **pressing** pain: *Ars* cham ran-b sep
  : **stitching** pain: arn
  : **with**: mang
  : **stitching** pain: mang
- **chilliness**; during: sang
  : **boring** pain: sang
- **closed**, eyes forcibly: *Cocc*
- **closing** the eyes:
  : **amel**: *Agar* aloe atro **Bell** *Bry* calc *Chel* nat-m sin-n
  : **pressing** pain: *Chel Nat-m*
  . **band**; as from a: *Chel*
  : **must** close the eyes: **Bell** calc carb-v *Nat-m* nux-v plat
  . **pressing** pain: **Bell** calc carb-v *Nat-m* nux-v plat
- **coffee** agg: kali-n
  : **tearing** pain: kali-n
- **cold**:
  : **air**:
    : **agg**: *Bell* calc carb-an caust ferr *Iris* kali-bi Nux-v rhus-t sep sil ther zing
    . **pressing** pain: *Nux-v*
    : **amel**: lyc **Phos** pip-m
    : **breathing** | **through** nose: cor-r
  : **applications**:
    : **amel**: *Ant-t Apis Ars* calc chel colch *Cycl* merl *Phos* **Sulph**
    . **boring** pain: colch
    . **pressing** pain: *Ant-t Apis Ars* calc **Phos**
  : **foot**-bath:
    : **amel**: nat-s
    . **grasping** pain: nat-s
  : **forehead**; with: cimic *Cinnb*
  : **hands**:
    : **amel**: carb-ac *Phos*
    . **burning**: carb-ac *Phos*
- **company**:
  : **agg**: *Plb*
  : **pressing** pain: *Plb*
  : **amel**: cortico
- **constant**: med
- **contracted**; as if | **skin** on middle of forehead were contracted; as if: gels
- **contracting**: bism
- **coryza**; during: all-c *Ars Lyc*
- **cough**:
  : **during**:
    : **agg**: acon alum anac ant-t *Apis* arn *Asc-t* asim **Bell** brom **Bry** *Calc* chel coc-c coca con cortico ferr ferr-i ferr-p form hep hyos iod iris kali-bi kreos lyc mez mosch **Nat-m** nit-ac *Ol-j Phos*

Pain – Forehead — **Head** — Pain – Forehead

- **cough – during – agg**: ...
  rumx ruta sars seneg sep spong staph stict sul-ac sulph verb ziz
  . **bursting** pain: *Nat-m* ol-j staph stict
  . **cutting** pain: hyos ziz
  . **jerking** pain: sul-ac
  . **pressing** pain: acon alum arn bell brom bry chel con hep kreos nit-ac phos ruta sars sep spong verb
  . **stitching** pain: anac arn hep hyos mez sulph
  : **amel**: arg-mur
- **cramping**: aeth asaf bell calc croc ign nat-c nat-s *Plat* stront-c
- **crowded** room | **pressing** pain (See room - crowded - pressing)
- **cutting** pain: acon aesc agar am-c apoc *Arg-n* **Bell** bism calc camph carb-ac *Caust Chel* cinnb coc-c coloc con *Cupr* cycl dios dros erio ferr glon jug-r kali-bi *Lach* lyc lyss mag-c mang nat-m phos podo sabin senec seneg sep stann staph stram tarent ter **Valer**
  : **knife**; as with a: *Lach* mang nat-m sabin ter
  : **pulsating** pain: acon
- **descending**:
  : **agg**: *Bell Ferr*
  : **stairs**:
    : **agg**: *Ferr* meny
  . **pressing** pain: *Ferr* meny
- **dinner**; after: *Alum* am-c ant-t calc calc-s chinin-s cimic con grat kali-bi mag-c phos phyt plat sars seneg sulph thuj *Zinc*
  : **burning**: *Alum* grat
  : **drawing** pain: phos
  : **pressing** pain: *Alum* calc con kali-bi plat sars seneg *Zinc*
  : **stitching** pain: ant-t
  : **tearing** pain: mag-c zinc
- **diversion**: *Pip-m*
- **drawing** pain: acon **Agar** all-c am-c anac ang ant-c ant-t *Arg-n Ars* ars-s-f asaf asar aur-m aur-m-n bad bar-c bar-s *Bell* benz-ac borx bry calc calc-sil cann-i cann-s canth *Caps* carb-ac carb-an carb-v carbn-s castm caust chel chin cic *Cimic* cimx cina clem cocc coff colch *Coloc* con *Croc* cycl dulc euon eupi ferr gins *Graph Guaj* hell hipp hura *Ign* **Kali-c** kali-chl kali-n kali-p kali-sil lact laur led lil-t *Lyc Mag-c Mang* meny **Merc** mez mosch *Nat-ar Nat-c Nat-m* nat-s nit-ac nit-s-d **Nux-v** petr phos *Plat* psor *Puls* ran-b rat rheum *Rhod* ruta sabad sabin sel seneg *Sep* sil squil *Stann* staph *Stront-c Sulph* tarax ter thuj valer verb viol-o viol-t *Zinc* zinc-p zing
  : **alternating** with | **Wrist**; pain in: sulph
  : **intermittent**: agar thuj
  : **paroxysmal**: zinc
  : **upward**: nit-ac
  : **wandering** pain: chel
  : **worm** creeping through; as from a: sulph

- **drinking**:
  : **after**:
    : **cold** water:
    . **agg**: dig
    shooting pain: dig
    : **cold** water | **agg**: dig
- **dull** pain: *Aesc Agar* aloe ant-c ant-t *Apis* arn asar asc-t bapt bros-gau cadm-met calc camph cann-i **Carb-ac** carb-v *Chel* chion cimic *Cinnb* cocc coff *Coll* coloc cop *Cupr* cupr-ar *Dulc* euph *Euphr* ferr fl-ac form *Glon* graph hell hydr hyos ign ind iris laur lept merc-c musa mygal nat-c nat-m oxeod ph-ac phos *Plat* plb psil puls rheum rumx sabad sars *Sep* stict verat zinc
- **eating**:
  : **after**:
    : **agg**: alum *Am-c* bism carl clem *Cocc* con *Graph* nat-m nat-s nit-ac *Nux-v* sep sulph
    . **boring** pain: bism
    . **burning**: *Nux-v*
    . **bursting** pain: am-c *Graph* nit-ac
    . **pressing** pain: *Am-c* carl clem *Cocc* con graph (non: lyc) nat-m nat-s
    . **stitching** pain: alum (non: lyc) sulph
    . **tearing** pain: sep sulph
    : **amel**: chel
    . **tearing** pain: chel
    : **agg**: alum am-c aran bov brom *Bry* calc-s calen *Carb-v* cham chel *Chin* chinin-s clem *Cocc* colch con graph hydr inul kali-bi kali-br *Kali-c* kali-n kali-s lyc mag-c *Nat-m* nat-s op pert-vc *Phos* phyt plat sars sulph tab valer zinc
    : **amel**: anac calc-sil carb-an chel *Cist* genist kali-p phyt psor **Sep** *Thuj*
    : **grinding** pain: anac
    : **pressing** pain: chel kali-p psor
    : **shooting** pain: **Sep**
    : **while**:
      : **agg**: kali-p lyc
      . **boring** pain: kali-p
      . **pressing** pain: lyc
      . **stitching** pain: lyc
- **epistaxis** | **amel**: bufo
- **excitement** agg: par
  : **pressing** pain: par
- **exertion**:
  : **after**:
    : **agg**: nat-c
    . **bursting** pain: nat-c
    . **pressing** pain: nat-c
  : **agg**: *Zinc Zing*
    : **drawing** pain: *Zinc Zing*
    : **slight** exertion: *Epiph Sang*
- **exertion** of the eyes agg: *Plat*
- **fever**; during: ars glon thuj
  : **pressing** pain: ars glon thuj
- **fire**, near a: nux-v
- **foot** steps: **Nux-v** Sil

318 ▽ extensions | O localizations | ● Künzli dot

Pain – Forehead **Head** Pain – Forehead

- **formicating** pain: puls
- **gnawing** pain: con dros merc-i-r nat-s ran-s ruta sulph zinc
- **grasping** pain: arg-n bar-c con nat-s
- **grinding** pain: agar anac
- **hammering** pain: am-m cham cic *Dros* **Ferr** kali-i kreos **Lyc** mez nicc olnd rheum verb
- **hat**; from pressure of a: calc-p carb-v ferr-i glon hep
  - **pressing** pain: carb-v
- **heat**:
  - **before** and after: rhus-t
  - **during**: apis *Ars* corn ferr-i sep sulph
  - **tearing** pain: *Ars*
- **hiccough** agg: *Bry*
  - **pressing** pain: *Bry*
- **house** agg; in: *Apis* cact
  - **pressing** pain: *Apis* cact
- **ice** cream agg: dig
  - **shooting** pain: dig
- **increasing** gradually: erech
- **intermittent**: agar ant-c stann
- **jar** agg: acon *Bell Bry* glon spig *Sulph*
  - **pressing** pain: acon *Bell Bry* glon *Spig Sulph*
- **jerking** pain: apis arn borx cann-i carbn-s caust cham *Chin* dulc lyc mag-c mang op *Prun Sep Sil Stann Sul-ac* sulph *Thuj*
  - **alternating** with | **dull** aching in forehead: stann
  - **backward**: cann-i *Prun*
  - **outward**: lyc
- **junction** with hairy scalp: stroph-h
- **lancinating**: *Am-c Bell Calc* coloc *Cupr Dros* ferr gins jug-r lyc ped sang sel tarent
- **laughing**:
  - agg: iris *Nat-m* zing
  - **pressing** pain | **band**; as from a: iris
- **leaning** forward sewing: *Borx*
- **light**; from:
  - agg: act-sp bov bros-gau cact
  - **pressing** pain: act-sp cact
  - **stitching** pain: bov
  - amel: bros-gau
  - **dull** pain: bros-gau
- **looking**:
  - **intently**:
    - agg: puls spong
    - **pressing** pain: puls spong
  - **steadily**: glon
- **lying**:
  - agg: alum arg-met bov bry camph cham chim-m cinnb coc-c coloc fl-ac *Gels* lachn mag-s merc nat-m nat-s ran-b
  - **bursting** pain: *Gels*
  - **drawing** pain: nat-m
  - **stitching** pain: cham
  - amel: abrom-a anac *Bell* calc calc-sil con cupr glon ham kali-bi kali-p *Lac-d Lyc* meli nat-m nat-p nat-s pip-m pycnop-sa rhus-t sep spig tab *Thuj*

- **lying – amel**: ...
  - **pressing** pain: *Bell* nat-m nat-s
  - **stitching** pain: calc *Lyc Sep*
  - **tearing** pain: kali-p *Lyc* spig
  - **back**; on:
    - agg: cinnb *Coloc*
    - **pressing** pain: *Coloc*
    - amel: dig nux-v spong
    - **pressing** pain: *Nux-v Spong*
  - **face**; on the | amel: bry
  - **head** low; with the | amel: *Spong*
  - **side**; on:
    - amel: nat-m
    - **left** | agg: *Cinnb*
    - **right** | amel: cinnb
- **lying** down:
  - agg: camph
  - **cutting** pain: camph
- **menses**:
  - **after**:
    - agg: ferr plat
    - **pressing** pain: *Ferr*
    - **stitching** pain: plat
  - **amel** when flow begins: kali-p
    - **tearing** pain: kali-p
  - **before**:
    - agg: acon bell brom *Calc* cimic cinnb ign kali-p lac-c sil
    - **pressing** pain: ign *Sil*
    - **tearing** pain: *Cinnb* kali-p
  - **close** of; at: crot-h
  - **during**:
    - agg: aesc alum am-c am-m apis bell brom *Bry* cact calc-an castm cench cinnb cycl euph *Gels* graph helon iod kali-bi lac-c lac-d lyc mag-c merc nat-c nat-m nat-p nux-v phos plat rat sang sep sil sulph
    - **bursting** pain: lyc nat-m
    - **cutting** pain: apis
    - **drawing** pain: mag-c
    - **pressing** pain: castm lac-c lyc nux-v *Sep Sil Sulph*
    - **shooting** pain: *Rat*
    - **stitching** pain: phos
    - **tearing** pain: castm *Cinnb*
- **mental** exertion agg: abrom-a agar anac *Arg-met* arg-n arn asar borx bov *Calc* calc-sil coc-c cocc coff cop dig fago hydr *Iris* kalm lact lyss *Mag-c* manc meli mez *Nat-c Nat-m* **Nat-p** nat-s *Nux-v* ol-an ox-ac petr *Ph-ac Pic-ac* pip-m plb psor puls rhus-r rob sabad sep *Sil* sulph ter
  - **drawing** pain: agar asar calc sulph
  - **pressing** pain: abrom-a anac arn asar borx cocc *Dig* fago *Mag-c* mez *Nat-c Nat-s* petr ph-ac *Psor* sabad *Sil*
  - **pulsating** pain: abrom-a
  - **sore**: ph-ac *Sil*
  - **tearing** pain: anac

All author references are available on the CD 319

Pain – Forehead | **Head** | Pain – Forehead

- **motion:**
  : **agg:** acon agn ang ant-t arn *Ars* ars-s-f atro aur aur-m aur-s **Bell** bism bov **Bry** *Calc* calc-sil canth carb-v *Chel* cimic cinnb cocc cop cortiso cupr cupr-ar cycl dig dulc fago ferr-i **Gln** graph hep ign iod kali-bi *Kali-c Lac-d Lach* lyc mag-c mag-m meli meny mosch nat-c nat-p nat-s *Nux-v* par ph-ac phys pic-ac rhod rob rumx sabad sacch-a *Sang* sep *Sil* sol-ni *Spig* spong staph sul-i **Sulph** tab *Ther*
  : **boring** pain: dulc sep
  : **bursting** pain: nat-c
  : **cutting** pain: acon arn lach
  : **pressing** pain: ant-t **Bell** *Bism Bry* carb-v cocc cupr dulc graph kali-c nat-s par ph-ac sep *Spig* spong staph sulph *Ther*
  : **pulsating** pain: cortiso
  : **rapid** motion: dros iris nat-m
  . **shooting** pain: iris
  : **shooting** pain: ars-s-f *Lach*
  : **sore:** cupr-ar hep
  : **stitching** pain: ars-s-f *Bov* cycl *Kali-c* lyc mag-c *Sep* spong staph
  : **stunning** pain: ph-ac
  : **tearing** pain: agn aur mag-m sil spig
  : **amel:** *Agar* bism *Cic* hydr *Iris Mag-m* petr pip-m psor *Puls Rhod* valer
  : **boring** pain: bism
  : **pressing** pain: *Cic* psor valer
  : **arms;** of:
  : **violent:**
  . **agg:** caust rhus-t
  . **cutting** pain: caust
  . **pressing** pain: rhus-t
- **eyelids;** of:
  : **agg:** *Bry* coloc
  . **pressing** pain: coloc
- **eyes;** of:
  : **agg: Bad** bapt bell bry chel chinin-s cimic dros dulc gels *Hep* ign jug-r kali-c lac-c mur-ac ph-ac *Pic-Ac* puls rhus-t sil spig valer
  . **lancinating:** *Dros*
  . **pressing** pain: *Chel* dulc ph-ac *Puls*
  . **sore:** hep
  . **stitching** pain: *Dros*
- **hands;** of | **agg:** coc-c
- **head;** of:
  : **agg:** lyss plat staph
  . **pressing** pain: lyss plat staph
  . **stunning** pain: staph
  .: **must** move head to and fro: *Agar*
- **nail;** as from a: acon anac caust hell *Ign* lyc nicc sabin **Thuj**
- **noise** agg: abrom-a acon agar allox *Bell* cact *Chinin-s* cit-v colch con *Iod* lac-c lac-d plect *Sil Spig* ther
  : **bursting** pain: allox
  : **pressing** pain: abrom-a **Bell** cact
  : **pulsating** pain: abrom-a

- **noise** agg: ...
  : **tearing** pain: spig
- **noise** as if hammering before the ears; with: spig
  : **lancinating:** spig
- **occupation** amel: calc-sil
- **odors** agg; strong: sel
- **opening** the eyes: *Ars* ph-ac
  : **agg:** ars *Sil*
  : **drawing** pain: ars
  : **sore:** *Sil*
  : **hindering** opening eyes: bell
  : **pressing** pain: bell
  : **pressing** pain: *Ars* ph-ac
- **paroxysmal:** aesc ant-t ars berb *Psor* **Sep** *Spig*
- **pecking:** carb-an nat-m nicc
- **periodical:** *Cham Chinin-s* lac-d laur mag-m merc-c nat-s nux-v plb *Sil* sulph teucr *Tub*
  : **day | alternate** day: merc-c
  : **morning | alternate** morning lasting all day: *Calc* carbn-s
  : **accompanied** by:
  : **constipation:** nux-v
  . **ulcerative** pain: nux-v
  : **tearing** pain: *Cham* plb
- **pinching** pain: acon anac calc eug mez nit-ac nux-m petr psor rheum staph til verat
- **plug;** as from a: acon anac asaf caust hell jac-c jac-g kali-i kreos lyc mez mosch nat-s ptel puls rhus-t sul-ac
- **pregnancy** agg; during: carb-ac
- **pressing** pain: abrom-a **Acon** *Aesc Aeth Agar* agn allox **Aloe** alum alum-p alum-sil alumn *Am-c* am-m ambr ammc *Anac* ang ant-c *Ant-t* **Apis** *Arg-met Arg-n* Arn *Ars Ars-i* ars-s-f **Asaf** asar aster atro *Aur* aur-ar aur-i aur-s bapt *Bar-c* bar-i bar-m bar-s **Bell** *Berb Bism Bism-sn* borx bov brach *Brom* **Bry** buth-a cact calad *Calc* calc-i calc-sil camph cann-i cann-s canth caps carb-an carb-v carbn-s card-b carl castm *Caust Cedr Cham Chel* chim-m *Chin* chinin-ar cic cimic cina *Cinnb* clem cob-n *Coc-c Cocc* coff colch *Coloc* con cop *Cor-r* croc crot-t cupr *Cycl* cyt-l *Dig* digin *Dros* dulc elaps *Euph* euphr eupi fago *Ferr Ferr-ar Ferr-i Ferr-p* fl-ac gast gels gent-c gent-l gins *Glon* gran graph grat guaj ham helio hell hura hydr-ac *Hyos Ign* indg inul *Iod* ip iris jac-c jatr-c kali-ar kali-bi kali-br *Kali-c* kali-cy kali-i kali-m *Kali-n Kali-p* kali-sil *Kalm Kreos* lac-c **Lach** lachn lact lact-v laur led lepi lept lil-t linu-c *Lyc* lycps-v lyss m-arct *Mag-c Mag-m* manc mang meny *Merc* merc-c *Mez* mosch *Mur-ac* naja narcot *Nat-ar Nat-c Nat-m Nat-p Nat-s Nit-ac* nit-s-d nux-m **Nux-v** *Ol-an Olnd Op* osm *Ox-ac* paeon pall *Par* petr *Ph-ac* phel **Phos Phyt** pip-m *Plat* plb plect prun prun-p *Psor* ptel *Puls Ran-b* raph rheum *Rhod* rhus-t ruta sabad *Sabin* samb *Sang Sars* sel *Seneg Sep Sil Sol-ni Spig Spong* squil *Stann* Staph *Stict* stram stront-c sul-ac sul-i **Sulph** tarax tarent teucr thea *Ther* thuj til tong ust *Valer* verat verb vinc viol-t x-ray *Zinc*

320 ▽ extensions | O localizations | ● Künzli dot

Pain – Forehead

- **pressing** pain: ...
  - **alternating** with:
    - **expansion**: tarax
    - **stitching**: agar *Valer*
    - **backward**: dios spong tab
    - **ball**; as from a: bell con mag-s **Staph**
    - **band**; as from a: *Aeth Ant-t Carb-ac* carb-v cedr **Chel** coca con helon indg iod iris kali-p *Lac-c* lil-t med *Merc* mill ran-s **Sulph** tarent
      - **iron** band; as from an: fuc
    - **cramping**: **Plat**
    - **downward**: *Aloe* am-m ambr ant-t *Asar* bell bry chinin-s cina cocc *Glon* merc mur-ac *Par* ph-ac **Phos** rhus-t sabin
    - **dull** point; as from a: caust
    - **finger**; as from a: ol-an stront-c
    - **forward**: hydr laur mag-s nux-m rhus-t
    - **hat**; as from a tight: *Alum*
    - **intermittent**: arn hyos plat
    - **inward**: aeth agar aloe alum ambr anac ant-c asar bapt bell brom calc cina cocc croc crot-t cupr ferr graph hell hep hydr *Kali-c* lach laur mosch nat-m nat-s nux-m *Nux-v* olnd *Phos Plat* ran-s rhod rhus-t sep spig **Stann** staph sulph verb zinc
    - **narrow**; as if too: gels
    - **outward**: **Acon** all-c aloe alum alum-p *Am-c* anac ang ant-c arg-n *Arn* **Asaf** *Bar-c* bar-m bar-s **Bell** benz-ac *Berb* brom *Bry* calc calc-sil *Camph* cann-i cann-s canth **Caps** carb-v castm caust chel *Chin* cic cimx cina colch *Coloc* con *Cor-r* cupr *Dros* dulc eupi *Ferr* graph grat hell hep *Ign* ip *Kali-p* kali-m *Kali-p* kali-sil *Kreos* **Lach** lact *Laur Lil-t* lyc lyss m-aust mag-m mag-s mang med meny merc mez mur-ac nat-c nat-m nat-p nit-ac *Nux-m* nux-v *Olnd* op ph-ac *Phos* plat prun *Psor* ptel *Puls* ran-b rat rhod rhus-t sabad senec *Sep Sil* **Spig** *Spong Stann* staph *Stront-c* sul-ac *Sulph* tarax teucr thea thuj *Verb* viol-t zinc-p
      - **brain** would come out, as though: acon   all-c am-c ang arn **Bell** brom *Bry* canth caps carb-v caust chel colch coloc *Kali-p* kreos **Lach** mag-m mag-s mang med mez nat-c nux-v *Phos* plat puls rat rhod sabad sep *Sil* spig spong stann staph stront-c sul-ac thuj verb
      - **eyes** would jump out; as if: kali-n
    - **tumor**; as from a: prun
    - **paroxysmal**: mur-ac plat sep verat zinc
    - **upward**: glon nit-ac valer
    - **wedge**-like (See plug)
    - **weight** or stone; as from a: acon am-m ant-t asar aur bell berb cham con dig *Glon* gran kali-c mag-s *Nat-m* nux-v *Par* rhus-t sep sil spig **Staph** tarax thuj
      - **sinking** weight; like a: thuj
- **pressure**:
  - **agg**: calc camph *Cupr* dios mag-m mur-ac ph-ac spig teucr
    - **boring** pain: calc
    - **cutting** pain: calc *Cupr* dios

Pain – Forehead

- **pressure – agg**: ...
  - **lancinating**: *Cupr*
  - **pressing** pain: spig
  - **stitching** pain: mur-ac
  - **amel**: abrom-a ail am-c am-m anac apis aral *Arg-n* **Bell Bry** cact *Calc* calc-sil carb-ac castm *Chel Chin* cimic clem colch croc *Ferr* gels *Glon* ham hell hydr ip kali-i kalm *Lac-d* lil-t mang meny merc merl mur-ac nat-c **Nat-m** nat-s *Nux-v* olnd op phys **Puls** sabad spig stann sul-ac sulph tarent
    - **boring** pain: anac colch
    - **drawing** pain: mang
    - **pressing** pain: am-c *Arg-n* calc chin mur-ac *Nat-m Nat-s Spig* stann
  - **temple**; on:
    - **amel**: calc
    - **pressing** pain: calc
- **pulling**; like: plb
- **pulsating** pain: abrom-a aeth alum *Am-c Am-m Ars* asar **Bell** *Bry Calc* calc-sil cann-i *Caps* carb-v carc *Caust* cic cimic cinch cocc coloc cortiso cupr-ar *Dig* dulc **Ferr Glon** guat gymno hist *Ign Iris* jab kali-c kali-i *Kalm* kreos **Lac-c Lac-d** laur **Lyc** lyss mag-c meli merc-i-f mez naja nat-c *Nat-m* nicc nux-m olnd ost petr phos plat **Puls** ruta sec sep **Sil** sol-ni spig *Stram* ther verat verb zinc
- **raising**:
  - **eyes**:
    - **agg**: arn puls
    - **drawing** pain: puls
    - **stitching** pain: arn
  - **head**:
    - **agg**: bar-act
    - **pressing** pain: bar-act
    - **amel**: kali-c
    - **stitching** pain: kali-c
- **reading** agg: arn borx bov bry *Calc* carbn-s caust chinin-s cocc coff ery-a ferr-i led lob-s lyc lyss *Nat-m* op phys pip-m rob *Ruta* tarax
  - **boring** pain: led
  - **candlelight**; by: *Spig*
  - **drawing** pain: borx
  - **pressing** pain: arn borx *Calc* carbn-s cocc *Nat-m*
  - **stitching** pain: lyc *Ruta*
- **reflecting** agg: lyc
  - **stitching** pain: lyc
- **rest**:
  - **agg**: cic
    - **stunning** pain: cic
  - **amel**: bros-gau
    - **dull** pain: bros-gau
- **riding**:
  - **agg**: Cocc
    - **pressing** pain: **Cocc**
  - **carriage**; in a:
    - **agg**: acon *Cocc* glon *Lyc* nux-m
    - **amel**: kali-n
    - **tearing** pain: kali-n

All author references are available on the CD

Pain – Forehead — Head — Pain – Forehead

- **riding**: ...
  - **cold** wind; in: ars-i calc-i *Cocc* glon lyc
- **rising**:
  - **after**:
    - **agg**: agar bar-c cob cocc coloc dulc ery-a glon iber ign kalm mur-ac phys *Sang* verat
    - **drawing** pain: coloc
    - **stitching** pain: agar
  - **agg**: asaf *Bell* kalm lyc mag-s *Spig Stram*
  - **pressing** pain: asaf *Bell* mag-s *Spig Stram*
  - **tearing** pain: kalm lyc
  - **amel**: chinin-s *Cinnb* spong sulph
  - **pressing** pain: spong
  - **bed**; from | **agg**: abrom-a
  - **lying**; from | **agg**: ars
  - **stooping**; from | **agg**: asar *Bell* mag-s
- **room**:
  - **agg**: abrom-a acon brom bry cact caust coca colch con jug-r lach nat-c plat ran-b rhod rhus-t sep
  - **pressing** pain: abrom-a *Acon* brom nat-c
  - **stitching** pain: con (non: mang)
  - **amel**: bell mang
  - **stitching** pain: mang
  - **closed** room agg: abrom-a
  - **pulsating** pain: abrom-a
  - **crowded** room agg: *Mag-c Plat*
  - **pressing** pain: *Mag-c Plat*
  - **entering** a room; when: *Caust*
  - **burning**: *Caust*
- **rubbing**:
  - **amel**: ars ham nicc ol-an op *Phos* phys
  - **sore**: ars
- **scratching** agg; after: laur
- **burning**: laur
- **sewing**; from: iris lac-c
- **shaking** the head; on:
  - **agg**: *Calc-s Carbn-s* coc-c con *Glon* merc-c pycnop-sa sep
  - **pressing** pain: sep
  - **amel**: hyos
- **shooting** pain: *Acon* aesc agar ant-t apis arn ars-s-f arum-t *Bell* berb cedr chin cic cimic cinnb *Coloc* **Con** cycl dig dios dulc euph ferr fl-ac *Iris* kali-bi *Kali-c* kali-n kali-sil kreos lob-c mag-c mag-m mang merc merc-i-f merl mosch naja nat-c nat-m pic-ac plb *Prun* puls rhod rhus-t rumx sabad senec *Sep* sil **Spig** still stram sulph tarent til
  - **diagonally**: chel
  - **flying**: asar jatr-c sep
  - **intermittent**: mag-c
  - **inward**: canth coloc gels lach
  - **outward**: bell berb con lyc senec
  - **rhythmical**: kali-n
- **sitting**:
  - **agg**: aeth agar *Alum* am-m aur-m-n bism calc (non: calc-act) castm caust *Chin* con glon ham *Iris Lac-d* lach merc mez phos ruta seneg spig spong staph tarax ter verat

- **sitting – agg**: ...
  - **burning**: *Alum* phos
  - **drawing** pain: *Aur-m-n*
  - **pressing** pain: agar alum *Bism Spong*
  - **stitching** pain: chin
  - **tearing** pain: aeth am-m merc **Spig** staph
  - **amel**: acon ars *Bell*
  - **pressing** pain: *Bell*
- **sleep**:
  - **after**:
    - **agg**: ant-c ant-t calc cham cinnb coc-c con erig euphr fago hell lyc myric nat-ar sol-ni stram thuj
    - **amel**: ars-s-f kali-bi **Phos** *Sep*
    - **amel**: thuj
    - **sore**: thuj
  - **going to sleep**; on:
    - **agg**: alum
    - **stitching** pain: alum
- **sleepiness**; with: ars-i carbn-s
  - **pressing** pain: ars-i carbn-s
- **smarting**: bapt canth carb-an gels graph hydr lach
- **smoking** agg: calad caust coloc ferr-i *Mag-c*
  - **pressing** pain: calad coloc *Mag-c*
- **sneezing**:
  - **after**: apis
  - **pressing** pain: apis
  - **agg**: apis arn echi *Nat-m* sabad
- **sore**: acon am-m ang ant-t apis *Arn* ars ars-s-f asaf bapt bufo canth carb-an cob coff *Coloc* cupr-ar dros *Euph* gels glon graph *Hep* hipp hydr indg iod lach lil-t lyc mag-s merc merc-i-f mez mur-ac nat-ar nat-c nat-m nux-v *Par* ph-ac plan plat podo prun **Puls** ran-b *Rumx* sang sarr **Sil** sol-ni spig spong stann stram sul-ac sulph tell teucr thuj zinc ziz
  - **surface** of brain, as if on: ph-ac
  - **violent** blow, as after: arn chel sol-ni sul-ac
- **standing**:
  - **agg**: agar *Alum* ars calc calc-act canth chin ham kali-c mag-c merc phel **Puls** ran-b rheum sang spig spong staph tab tarax
  - **burning**: alum
  - **cutting** pain: agar
  - **drawing** pain: agar tarax
  - **pressing** pain: **Alum** sang staph
  - **stitching** pain: alum
  - **stunning** pain: staph
  - **tearing** pain: merc **Spig**
  - **amel**: calc calc-act iris teucr
  - **still**:
    - **amel**: mang
    - **stitching** pain: mang
- **stepping** agg: alum **Bell** ph-ac *Sep Sil* spig
- **stitching**: acon aesc aeth agar *Agn* all-c *Alum* alum-sil am-c am-m aml-ns anac anan ang ant-t apis arg-n *Arn Ars Asaf Atro* aur aur-s bar-c bar-m bar-s **Bell** *Berb* borx *Bov Brom* bry *Calc Calc-s* calc-sil camph canth caps carb-v caust cham chel *Chin* cic cina cob-n coc-c cocc coff *Coloc Con* crot-t cupr

322 ▽ extensions | ○ localizations | ● Künzli dot

Pain – Forehead / Head

- **stitching** pain: ...
  cycl dig digin dros *Dulc Elaps* euph euphr eupi ferr ferr-p gels gins goss gran grat guaj hell *Hep* hydr-ac hyos ign ip *Kali-c* kali-m *Kali-n* kali-p kali-sil kreos *Lach* lact laur led *Lil-t* lol *Lyc* m-aust mag-c *Mag-m Mang* meny *Merc Merc-c* merc-i-r *Mez* mosch *Mur-ac* nat-c nat-m nat-p *Nit-ac* nux-m nux-v ol-an op *Petr* ph-ac phos phys plan *Plat* plb podo *Puls* rat rhod rhus-t *Ruta* sabad sabin sang *Sars* sel senec *Sep Sil Spig* spong squil *Stann Staph* stram *Stront-c Sul-ac Sulph* tab tarax tarent tax ter thuj til valer verat verb viol-t *Zinc* zinc-p
  : **alternating** with | **pressing** pain in forehead (See pressing pain - alternating - stitching)
  : **burning**: cupr meny phos staph thuj
  : **drawing** pain: aur chel mang ruta squil
  : **inward**: spig
  : **itching**: ang
  : **jerking** pain: cycl lyc mang
  : **outward**: colch con lyc sep sulph
  : **pressing** pain: mang nat-m
  : **pulsating** pain: sars spig
  : **rhythmical**: kali-n
  : **tearing** pain: cham
  : **transversal**: chel spong
  : **twitching**: mag-m mang mez spong
- **stool**:
  : **after**:
    : **agg**: bufo chel podo sep spig
    . **jerking** pain: spig
    . **pressing** pain: sep spig
  : **amel**: sarcol-ac
  : **during**:
    : **agg**: apis *Bry* coloc kali-p *Nux-v* rat *Sil Spig* verb
    . **burning**: kali-p
    . **pressing** pain: *Bry* coloc *Nux-v* rat *Spig*
  : **straining** at | **agg**: spig
- **stooping**:
  : **after**:
    : **agg**: hyos
    . **pressing** pain: hyos
  : **agg**: acon am-c am-m ang arg-mur arg-n arn ars-s-f asar atro aur-m bar-c *Bell* berb borx bov brom *Bry Calc* calc-act *Calc-s* camph canth caps carb-an carb-v carbn-s caust chel cob coff *Coloc* cupr cycl dros dulc elaps fago fl-ac *Gels* gran guaj haem *Hep* hyos ign ind ip junc-e kali-bi *Kali-c* kali-i kali-n kreos lact laur lyc lyss mag-m manc *Mang Merc* merc-c mur-ac murx myric nat-c *Nat-m Nux-v Par* phos pic-ac plat ptel *Puls* pycnop-sa rat *Rhus-t* sanic sep *Sil* sol-ni *Spig* spong stann staph *Sulph* tarent teucr *Valer* verat zing
    : **boring** pain: calc
    : **burning**: mur-ac
    : **cutting** pain: caust
    : **drawing** pain: borx dulc mang
    : **jerking** pain: sil

- **stooping** – **agg**: ...
  : **pressing** pain: acon arg-n *Bell* borx **Bry** calc canth caps carb-v carbn-s caust chel *Coloc* cupr fl-ac kali-n kreos lyss mag-m merc nat-c *Par* plat sep sil *Spig* spong stann staph
  : **shooting** pain: ars-s-f kreos
  : **sore**: lyc
  : **stitching** pain: ars-s-f berb bry cycl *Dros Kali-c* mag-m mur-ac rat staph sulph
  : **stunning** pain: calc-act
  : **tearing** pain: asar bov dros ip mag-m *Stann* staph *Sulph*
  : **amel**: bell caust con verb
  : **pressing** pain: bar-c bell caust con verb
- **straining** the eyes: lac-c
- **stunning** pain: acon agar anac *Ant-c* ant-t arg-met arn *Ars* asaf asar bapt *Bell* bov **Calc** cann-s carb-an caust cere-b cic cina con cycl dros dulc *Euph* fl-ac gran hep *Hyos* ign *Kali-n* laur led *Mag-c* mang meny mosch *Mur-ac Nat-c* nat-p olnd par *Ph-ac* phos plat *Rhus-t* ruta sabad sep *Stann Staph* syph tarax thuj valer *Verb Zinc*
  : **alternating** with | **Vertex**; stupefying pain in: cot
- **sudden**: ther
  : **pressing** pain: ther
- **sunlight**: bov ign psil
  : **stitching** pain: bov
- **supper**:
  : **after**:
    : **agg**: nat-m ran-b
    . **pressing** pain: nat-m ran-b
  : **during**: zinc
  : **tearing** pain: zinc
- **sweats** from anxiety:
  : **walking** in open air agg: ant-c
  : **stunning** pain: ant-c
- **talking**:
  : **after**: sil ther thuj
    : **pressing** pain: sil ther thuj
  : **agg**: cocc iod mang nat-m *Sil* spig
  : **tearing** pain: mang
  : **loudly** agg: sulph
    : **stitching** pain: sulph
- **tearing** pain: act-sp aeth agar *Agn* alum alum-p am-c am-m ambr *Anac* ant-c ant-t arg-met arg-n ars arum-t asaf asar *Aur* aur-ar aur-m-n aur-s *Bell Berb* bism bov brom *Bry* cact calc calc-p calc-sil camph canth *Caps* carb-an *Carb-v Carbn-s* castm caust *Cham* chel chin cic cina *Cinnb* coc-c cocc colch *Coloc Con* cupr cycl dros euphr gran *Graph* grat *Guaj* hell *Hep* hyos *Ign* indg ip kali-ar kali-bi *Kali-c* kali-i kali-m kali-p kali-sil kalm kreos *Lach* lachn laur led **Lyc** mag-c mag-m mag-s *Mang* **Merc** merc-i-r merl *Mez* mur-ac nat-ar nat-c nat-m nat-s nit-ac nux-v op phel phos *Plb* puls rat rhod *Ruta* sabad samb *Sars Sep* **Sil Spig** *Stann* staph stront-c sul-ac *Sulph* thuj til zinc zinc-p
  : **alternating** with | **Arms**; pain in: sil

323

- **tearing pain**: ...
  - **flying pain**: rat seneg
  - **intermittent**: agar
  - **paroxysmal**: cham mur-ac *Stann* zinc
  - **pulsating pain**: mag-c
  - **radiating**: lyc
- **thinking** agg (See mental)
- **thinking** of the pain agg | **pressing** pain: (non: nat-s)
- **thoughts**; with vanishing of:
  - **pressing** pain | **drawing** pain (See MIND - Thoughts - vanishing - headache - forehead)
- **torn**; as if: am-m asar coff graph hep mez nux-v *Puls* thuj
- **touch**:
  - **agg**: alum am-m chin cupr graph ip *Kali-c* lepi lyc mur-ac nat-m sil spong
  - **burning**: ip nat-m
  - **smarting**: graph
  - **sore**: nat-m
  - **stitching** pain: ip
  - **tearing** pain: ip
  - **ulcerative** pain: graph
  - **amel**: bell calc-act chin cycl mur-ac viol-t
  - **drawing** pain: cycl
  - **pressing** pain: cycl mur-ac
- **turning**:
  - **eyes**:
    - **sideways**: dig
    - **drawing** pain: dig
    - **upward**: *Lac-c*
  - **head**:
    - **agg**: canth chinin-s coc-c gels glon *Nat-c Nat-m* ph-ac phos rhod spig
    - **suddenly**: ign **Nat-c** ph-ac
    - **right** agg; to: aeth
- **twitching**: borx
- **ulcerative** pain: graph hep kreos mur-ac nux-v
- **uncovering** body amel: cor-r
  - **pressing** pain: cor-r
  - **vexation**; after: coli
- **waking**:
  - **after** | **soon** after waking: psor
  - **on**: agar anac ant-t arg-n beryl cadm-met cina gels hep mez *Nat-m Nux-v* ol-an *Ph-ac* puls rhus-t sulph thuj zinc
  - **burning**: *Nux-v*
  - **pressing** pain: agar anac ant-t arg-n cina gels mez *Nat-m* ol-an *Ph-ac* rhus-t sulph thuj zinc
  - **sore**: hep thuj
  - **tearing** pain: puls thuj
- **walking**:
  - **agg**: acon anac arg-n *Arn* ars **Bell Bry** *Calc* calc-s calc-sil caust chin clem coca cocc coloc crot-t digin dros euphr gran ind kali-bi *Kali-* kali-n lac-d lept mag-c mang merc naja nat-m ped peti ph-ac phys *Puls* rat rhus-t rhus-v sabad sars sep *Sil Spig* spong sulph ust viol-t

- **walking – agg**: ...
  - **boring** pain: arg-n coloc
  - **burning**: rhus-t
  - **cutting** pain: calc
  - **drawing** pain: arg-n mang rat
  - **pressing** pain: anac arg-n *Arn Bry* calc caust Chin clem cocc *Kali-c* nat-m *Spig*
  - **shooting** pain: kali-bi kali-n
  - **stitching** pain: crot-t kali-n mang merc sep spong sulph
  - **air**; in open:
    - **after**:
    - **agg**: calc
    - **boring** pain: calc
    - **agg**: acon am-c ant-c arg-n asim **Bell** calc carb-ac *Caust Chin Cina* coca *Cocc* coff dulc hell hyos kali-cy lyss merc nat-m plat sars spong sul-ac tarax *Thuj*
    - **boring** pain: sul-ac
    - **pressing** pain: am-c arg-n **Bell** calc caust *Chin Cocc* dulc plat
    - **stitching** pain: merc sars spong
    - **amel**: borx calc camph chel cor-r crot-h ham hydr hyos *Iris Lyc* mag-m phys *Plat Sang* scut sep sulph thuj
    - **pressing** pain: borx calc cor-r *Sang Sep*
    - **stitching** pain: *Sep*
    - **amel**: calc-act chin coca dros *Iris* puls ran-b rhod sang staph
  - **rapidly**:
    - **agg**: caust
    - **pressing** pain: caust
  - **wandering** pain: aesc
- **warm**:
  - **applications**:
    - **amel**: *Ars* cinnb kali-c mag-m mag-p *Sil* sulph *Thuj* x-ray
    - **bursting** pain: x-ray
    - **stitching** pain: kali-c
  - **room**:
    - **agg**: acon **Apis** bov carb-ac caust cortiso ferr-i lac-ac lil-t merc mez *Phos* plat **Puls** ran-b *Sanic* sel *Seneg* sin-n verb
    - **pressing** pain: acon **Apis** ferr-i *Plat* ran-b
    - **tearing** pain: caust
    - **amel**: am-c lac-c sil sulph
    - **pressing** pain: am-c
  - **stove** agg: *Apis Arn*
    - **pressing** pain: *Apis Arn*
- **warmth**: calc ferr-i
  - **amel**:
    - **heat** amel: calc-sil cinnb mag-m **Sil** stann *Sulph*
- **waves** of pain: *Sep*
- **weather** agg; cold wet: *Calc* coli *Dulc Rhus-t Spig*
- **wet** feet, from: *Spig*
- **wind** agg; cold: aur *Carb-v* lac-c nux-v rhus-t
- **wine** agg: ran-b rhod
  - **drawing** pain: rhod

Pain – Forehead

- **wrinkling** forehead:
  : **agg**: nat-m
  : **amel**: phos
- **writing agg**: aran borx calc calc-sil dros ery-a ferr-i gent-l kali-c lyc nat-c op ran-b sanic sil zinc
  : **boring** pain: dros
  : **drawing** pain: borx
  : **pressing** pain: borx kali-c lyc nat-c
▽ **extending** to:
  : **Backward**: agar anac anan arn bry con *Crot-c* cupr eup-per form kali-bi *Lach* lil-t mur-ac onos *Phyt* pic-ac **Prun** ran-s sabad scroph-n sel spong stront-c tab ther **Thuj** valer
  : **Whole** head; over: anac **Bry** cimic colch lach mur-ac sel thuj valer
  : **Cervical** muscles, then to right arm: bry
  : **tearing** pain: bry
  : **Cheeks**: brom lachn mosch puls sang
  : **And** malar bones: kali-chl sang sulph
  : **Chest**:
  : **stitching** pain: cham
  : **tearing** pain: cham
  : **Ear**: all-c aur-m glon mang osm rhus-t squil ter
  : **drawing** pain: mang
  : **stitching** pain: all-c mang rhus-t squil
  : **Eye**: acon agar all-c *Aloe* ant-t apis arg-n ars-met asaf asar *Bad* bapt bell borx bry calc-p cann-i caps carb-v carbn-s carc caust cedr cere-b cham chel *Cimic* clem cor-r *Crot-h* epiph gins glon grat hep ign kali-bi *Kali-c* kali-i kali-n kali-p lac-ac lac-c lach laur lil-t mag-m mang mentho mur-ac nat-c nat-m nit-ac nux-m onos op *Phos* **Plat** prun psil *Ptel* puls sabin samb seneg *Spig Stict* thuj zinc
  : **burning**: *Spig*
  : **cramping**: nat-c
  : **drawing** pain: agar borx cann-i glon hep *Kali-c* lil-t
  : **pressing** pain: asar bell carb-v carbn-s caust *Chel* ign kali-bi kali-c kali-n laur mur-ac nux-m op *Phos* samb
  : **stitching** pain: *Ant-t* mang
  : **tearing** pain: arg-n *Kali-c* mur-ac nat-c nat-m samb spig
  : **Eye** teeth: kalm
  : **Face**: acon *Agar* all-c *Aloe* ambr ars-met bad brom bry caps cedr cere-b chin *Cimic* hep ign kali-i *Lach* lachn mag-m mentho meny merc merc-i-f mosch onos *Plat* prun *Ptel* puls sang sep *Spig Stict* tab
  : **tearing** pain: ambr
  : **Bones** of: lyss puls sulph
  : **Teeth**; down into face and: lyc
  . **tearing** pain: lyc
  : **Head**; over (See backward - whole)
  : **Jaw**:
  : **Lower**: bell brom nat-m rhus-t
  . **cramping**: bell
  . **drawing** pain: nat-m rhus-t
  . **stitching** pain: brom
  : **Upper**: acon kali-bi phos

Pain – Forehead

- **extending** to: ...
  : **Molars**, upper: *Kalm*
  : **Mouth**: eupi
  : **burrowing**: eupi
  : **Nape**: anan
  : **stitching** pain: anan
  : **Neck**: berb borx *Bry* chel euon gels kali-n kalm lac-d lil-t lyc menis mosch nux-v onos *Oreo* prun sep spong tub viol-t
  : **drawing** pain: borx kali-n *Mosch* viol-t
  : **pressing** pain: borx chel spong
  : **tearing** pain: berb
  : **Nose**: acon *Agar* aloe am-m bapt bism *Calc* calc-p cina coloc croc dig dios dulc fago ferr glon guaj *Ign* kali-bi *Kali-c* kali-n *Lach* lyc mang mez mosch nat-c nux-v op ph-ac phos plan plect psor sep thuj
  : **boring** pain: bism mang
  : **bursting** pain: *Dulc*
  : **cramping**: nat-c
  : **drawing** pain: **Agar** dulc glon guaj *Kali-c* nux-v
  : **pressing** pain (↗ *nose - pressing*): agar aloe am-m *Calc* kali-c kali-n lyc mez ph-ac *Phos*
  : **stitching** pain: coloc psor
  : **tearing** pain: lyc nat-c
  : **Into**: dig
  . **shooting** pain: dig
  : **Root**: acon *Agar* all-c aloe ars-met bad bapt benzol bov *Bry* caps cedr cere-b *Cimic* cina colch dulc glon hep ign *Kali-c* kali-i *Lach* mag-m mentho nux-v onos op phos *Plat* prun ptel *Puls Spig Stict*
  . **pinching** pain: op
  . **tearing** pain: bov *Kali-c*
  : **Tip**: bism brom dig kali-n nat-c
  . **shooting** pain: dig
  : **Wing**: sep
  . **tearing** pain: sep
  : **Occiput**: anac ars ars-s-f bapt **Bell** bism bov *Bry* calc camph *Cann-s* canth carb-ac *Cedr* cench *Cham* chel chinin-s chlol **Cimic** cina cinnb coc-c cocc colch con cupr dios diosm dros euon eup-per ferr-i *Form* gels graph *Kali-bi* kali-n kali-p kalm kreos *Lac-d Lil-t* lyc lycps-v mag-c menis merc-i-r naja nat-c nat-m *Nux-v Oreo* par petr phos phys pic-ac plat **Prun** psil sabad sabin *Sep* spong sulph ther **Thuj** tub zing
  : **and**:
  . **back** again: cop
  . **Head**; over (See backward - whole)
  : **cutting** pain: *Bell* bism ferr-i
  : **drawing** pain: dros graph mag-c *Sep*
  : **followed** by | **pain** in whole head: **Bry**
  : **lancinating**: *Bell*
  : **pressing** pain: anac bry *Cann-s* chel coc-c lyc par spong thuj
  : **shooting** pain: ars-s-f **Bell** cinnb nat-c **Prun** Sep

Head

Pain – Forehead

- **extending** to – **Occiput**: ...
  : **stitching** pain: ars-s-f *Bell Cedr Cham* nat-c nat-m petr phos
  : **tearing** pain: bov kali-n
  : **Orbits**: chel gins xan
  : **Outward**: bar-c olnd
  : **Parietal** bone: chel ind pert-vc
  : **Shoulder**: *Kalm*
  : **Sides**: indg
  : **pressing** pain: indg
  : **Spine**; down: *Bry* euon gels lac-d menis nux-v *Oreo* pic-ac prun sep tub
  : **Teeth**: ars rhus-t
  : **drawing** pain: rhus-t
  : **Temple**: arn borx canth *Carbn-s* caust chel cimic dios gran hell hydr ign kali-p mang mur-ac phys psil ruta sep stroph-h thuj
  : **bending** backward agg: chin
  . **pressing** pain: chin
  : **pressing** pain: *Carbn-s* chel gran sep
  : **shooting** pain: ruta
  : **stitching** pain: mur-ac ruta
  : **tearing** pain: caust gran mang
  : **Vertex**: alum calc caust chion cic cimic ferr glon hell ip kreos laur lyc meny merc phos puls ruta sep sil valer xan
  : **cramping**: calc
  : **drawing** pain: sep
  : **pressing** pain: glon kreos lyc puls
  : **stitching** pain: caust meny sep
  : **tearing** pain: alum cic merc sil
  : **Whole** head (See backward - whole)
○ **Above**: acon *Aloe* arg-n calc-p chin coloc con dig dulc *Iod* kalm lyc merc-i-f mez naja nat-m ol-an *Olnd Par* psor ruta sep *Sil* sulph thuj zinc
  : **morning**:
  : **bed** agg; in: mez
  . **stitching** pain: mez
  : **mental** exertion; from: psor
  : **pressing** pain: *Aloe* arg-n chin coloc con dig dulc *Iod* nat-m *Olnd Par* sep *Sil*
  : **stitching** pain: aloe chin mez nat-m ol-an ruta sulph
  : **burning**: chin
  : **dull** pain: mez
  : **tearing** pain: iod lyc zinc
- **Across**: bry kalm lachn
  : **tearing** pain: bry kalm lachn
- **Behind** eyes: phos
  : **stitching** pain: phos
- **Eminence**; frontal: acon agar agn aloe alum am-c ambr anac arg-met arg-mur *Arg-n* arn *Asaf* bar-c bar-s bell berb bov brom calc calc-sil canth *Caust* cench cham chel chin cimx *Cina* clem cocc colch cot croc cupr dros dulc euon *Ferr* ferr-p gins gran grat guaj hell hep hyos kali-bi kali-c *Lach* lact laur led lyc lycps-v mag-m mang meny merc-c mez mill mur-ac myris naja nat-c nit-ac nux-m ol-an olnd

Pain – Forehead

- **Eminence**; frontal: ...
onos op osm par ph-ac pip-m plan plat plb polyg-h prun puls-n raph ruta sabad *Sabin* sars *Sep* sil sin-a **Spig** spirae spong squil stann staph sul-ac sulph sumb teucr *Thuj* verat verb xan zinc
  : **one** side to the other side; from: syph
  : **deep-seated**: syph
  : **right**: acon am-c ambr *Arg-met* arg-n bell bov *Caust Cina* cocc colch hell kali-br kali-p merc-c mez nat-c ph-ac pip-m *Sabin* sep sin-a **Spig** spong squil xan zinc
  : **left**; then in: acet-ac
  . **dull** pain: acet-ac
  : **boring** pain: bell colch
  : **pressing** pain: arg-n *Caust Hell* mez ph-ac *Sabin* spong zinc
  : **stitching** pain: bell bov kali-p nat-c pip-m squil
  : **tearing** pain: ambr *Arg-met* sep **Spig**
  : **left**: agar agn ambr *Arg-n* arn asaf aur-m cench *Cina* croc dulc gran kali-c *Lach Lycps-v* mang mez nat-c *Nux-m* ol-an onos puls-n sars squil staph **Thuj** zinc
  : **blow**; pain as from a: squil
  : **boring** pain: *Arg-n* ol-an thuj
  : **dull** pain: cench
  : **grinding** pain: agar
  : **lancinating**: thuj
  : **nail**; as from a: asaf **Thuj**
  : **plug**; as from a: asaf
  : **pressing** pain: agar agn ambr dulc gran *Nux-m* squil staph thuj
  : **shooting** pain: asaf
  : **stitching** pain: *Arg-n* arn asaf croc mang nat-c sars
  : **tearing** pain: asaf kali-c mang mez nat-c *Zinc*
  : **extending** to | **Teeth**: cench
  : **Under**: **Spig**
  : **tearing** pain: **Spig**
  : **extending** to:
    Eyes: **Spig**
      tearing pain: **Spig**
  : **morning**: agar *Ferr*
  : 3.30 h (See night - midnight - after - 3.30)
  : **pressing** pain: *Ferr*
  : **rising** agg; after: *Ferr*
  . **pressing** pain: *Ferr*
  : **waking**; on: agar
  : **forenoon** | **10** h: thuj
  : **afternoon**: arg-n mag-s nat-m
  : **14** h: laur lyc
  . **stitching** pain: laur
  . **tearing** pain: lyc
  : **15** h: bry
  . **pressing** pain: bry
  : **16** h: ferr nit-ac
  . **stitching** pain: nit-ac
  . **stitching** pain: arg-n

▽ extensions | ○ localizations | ● Künzli dot

- **Eminence**; frontal: ...
  - **evening**: alum dulc fl-ac lyc lycps-v nit-ac plect sars sin-a
    - **18 h**: lyc
    - **stitching** pain: lyc
    - **19 h**: sars thuj
    - **stitching** pain: sars
    - **20 h**: thuj
    - **21 h**: kali-br
  - **pressing** pain: dulc plect
  - **stitching** pain: alum lyc nit-ac sars
  - **tearing** pain: alum
  - **night**: anac calc *Caust* ph-ac spong zinc
    - **midnight**: sulph
    - **after | 3.30 h**: thuj
    - **pressing** pain: sulph
  - **pressing** pain: anac calc *Caust* ph-ac spong zinc
  - **air** agg; draft of: verb
  - **air**; in open:
    - **agg**: ran-b verb
    - **pressing** pain: ran-b
    - **tearing** pain: verb
  - **amel**: *Ferr* pip-m
    - **pressing** pain: *Ferr*
    - **stitching** pain: pip-m
  - **alternating** with | **Cervical** region; pain in: thuj
  - **blow**; pain as from a: sul-ac
  - **boring** pain: am-c arg-met *Bell* led mang ol-an *Plan* sabad thuj
  - **catarrhal** (⌐*catarrhal*): kali-bi
  - **closing** the eyes:
    - **must** close the eyes: calc
    - **pressing** pain: calc
  - **descending** stairs agg: *Ferr*
    - **pressing** pain: *Ferr*
  - **dinner**:
    - **after**:
      - **agg**: kali-bi zinc
      - **pressing** pain: zinc
      - **tearing** pain: *Zinc*
    - **during**:
      - **agg**: am-c
      - **stitching** pain: am-c
  - **dull** pain: cench
  - **gnawing** pain: bell
  - **lancinating**: thuj
  - **looking** steadily agg: spong
  - **motion**:
    - **agg**: staph
    - **stitching** pain: staph
    - **amel**: pip-m
    - **stitching** pain: pip-m
  - **noise** agg: agar
    - **stitching** pain: agar
  - **pressing** pain: agar agn ambr anac arg-met *Arg-n* asaf bar-c bell brom calc *Caust* cham chin cimx clem croc cupr dulc *Ferr* ferr-p gins gran guaj

- **Eminence**; frontal – **pressing** pain: ...
  nit-ac olnd op osm par ph-ac plat raph sabad *Sabin* sars *Spig* spong stann sumb teucr thuj verb zinc
  - **outward**: anac ph-ac prun spig spong staph
  - **pressure**:
    - **amel**: *Ferr* lycps-v op
    - **pressing** pain: *Ferr* op
  - **pulsating** pain: *Arg-n* nit-ac
  - **rest** agg: thuj
  - **rubbing**:
    - **amel**: op
    - **pressing** pain: op
  - **shaking** the head agg; on: sul-ac
  - **sitting** agg: hell spong
    - **pressing** pain: spong
  - **sore**: arn dros lach plan plat sul-ac
  - **standing** agg: canth
    - **stitching** pain: canth
  - **stitching** pain: agar aloe am-c arg-n arn *Asaf* bar-c bar-s bell bov calc canth cham chel chin cocc croc euon grat guaj lact laur led lyc mag-m meny mez mur-ac nat-c nit-ac plb raph ruta sabad sars **Spig** stann staph sul-ac *Thuj* verb
  - **outward**: bar-c bell verb
  - **pulsating** pain: *Spig*
  - **tearing** pain: chel mez
  - **stooping** agg: bar-c dulc lact
    - **stitching** pain: bar-c lact
  - **studying** agg: cham
    - **pressing** pain: cham
  - **talking** agg: mang
    - **tearing** pain: mang
  - **tearing** pain: agn alum ambr arg-met arg-mur asaf bell bov calc calc-sil chel chin cina cocc hell kali-c lyc mang mill nat-c sabad *Sep* sil **Spig** *Thuj* verb Zinc
  - **touch**:
    - **agg**: *Chin*
    - **pressing** pain: *Chin*
    - **amel**: thuj
    - **boring** pain: thuj
  - **waking**; on: thuj
    - **stitching** pain: thuj
  - **walking** in open air agg: dulc hell thuj
    - **pressing** pain: dulc hell
  - **warm**:
    - **bed | agg**: arg-n
    - **room**:
      - **agg**: spong
      - **entering** a warm room; when: spong verb
      - **pressing** pain: spong verb
  - **washing**, when: bar-c
    - **stitching** pain: bar-c
  - **extending** to:
    - **Brain**, into: sul-ac
    - **stitching** pain: sul-ac
    - **Ear**: bov nat-c zinc
    - **tearing** pain: bov nat-c zinc

Head

Pain – Forehead

- **Eminence**; frontal – extending to: ...
  : **Ear**, into: nat-c
  . stitching pain: nat-c
  : **Eye**: calc-act thuj
  . **right**: calc
    pressing pain: calc
  . pressing pain: thuj
  : **Jaw**: bell
  : **Nose**: cina croc dulc op squil
  . stitching pain: squil
  : **Occiput**: coc-c nat-c spig
  . pressing pain: spig
  . tearing pain: spig
  : **Orbit**: zinc
  . tearing pain: zinc
  : **Outward**: verb
  : **Side | right**: cench
  : **Supraorbital** foramen: aur-m
  : **Temple**: arg-met mang thuj
  . tearing pain: arg-met mang
  : **Vertex**: *Ferr*
  . pressing pain: *Ferr*
  : **Above**: zinc
  : boring pain: zinc
  : stitching pain: zinc
  : **Supraorbital** nerve, in: *Bapt*
  : stitching pain: *Bapt*
- **Externally**: ang ars-s-f dig hell hep staph *Tarax*
  : stitching pain: ang ars-s-f dig hell hep staph *Tarax*
- **Eyes**:
  : **right**: bros-gau buth-a
  : piercing pain: bros-gau
  : pressing pain: buth-a
  : **morning**: allox
  : pressing pain: allox
  : **Above**: acon aconin aesc aeth agar agn ail all-c allox aloe alum alum-p alumn am-c ambr *Anac* ang ant-c *Apis* arg-met *Arg-n Arn Ars* ars-i ars-s-f arum-t asaf aspar aster aur aur-m aur-m-n bapt bar-act bar-c bar-i bar-s *Bell* berb *Bism* borx bov brom bros-gau *Bry* buth-a cadm-met cadm-s *Calc* calc-caust calc-i *Calc-p* calc-s calc-sil cann-i cann-xyz canth caps *Carb-an* carb-an carb-v carbn-s carc card-b *Card-m* caust **Cedr** celt cench cent cere-b *Chel* chim-m *Chin* chinin-ar *Chinin-s Chion* chlol cic cimic cina cinnb cist cob-n coc-c coca cocc colch coloc con cop cortiso *Croc* crot-c crot-h cupr cupr-ar dig dios dros echi elaps euon euph eupi eys ferr ferr-ar ferr-i ferr-p fl-ac *Gels Glon* gran graph grat gymno haem ham hell *Hep* hipp hist hura hydr hydrc hyos hyper ign ind indg indol iod ip *Iris* jug-r kali-ar *Kali-bi* **Kali-c** kali-i kali-m kali-n kali-p *Kali-s* kali-sil kalm kreos lac-ac **Lac-c** **Lac-d Lach** lachn lact lap-la laur led lil-t lith-c (non: lob) lob-s *Lyc* lyss mag-c mag-m mag-p mag-s manc mang med meli mentho meny *Meph* merc merc-c merc-i-r merc-sul merl mez morph mosch mur-ac naja nat-ar nat-c *Nat-m Nat-p* nat-s

Pain – Forehead

- **Eyes – Above**: ...
  nit-ac nit-s-d nux-m **Nux-v** ol-an onos op osm ox-ac paeon *Par Petr* ph-ac phel *Phos Phys Phyt* pic-ac pimp pip-m plan plat plb plect *Prun* psil *Psor* ptel **Puls** pycnop-sa ran-b raph rheum rhodi rhus-r rhus-t sabad sabin *Sang Sanic* santin sarcol-ac scut sec *Sel* senec *Seneg Sep* **Sil** *Sol-ni* sol-t-ae **Spig** spong *Stann* staph stront-c sul-i sulph syph tab tarent tax tell ter teucr ther thuj uran-n urt-u *Valer* verat verb viol-o viol-t *Zinc* zinc-p zing
  : alternating sides: *Iris* **Lac-c** *Lil-t*
  : **right**: acon aesc agar agn allox am-br am-m anac ant-c aran arg-n ars arund aur aur-m bapt *Bell* bism *Bor-ac Bov* bros-gau bry cact **Carb-ac** carb-an carb-v carc caust *Chel Chin* cinnb cist coc-c coca cocc com con crot-h *Cur* cycl daph dig dros dulc euon ferr fl-ac *Gels* gins glon graph ham hep hip-ac hyos hyper *Ign* iris kali-bi kali-n kalm lac-c lac-d lach *Lyc* lyss mag-c *Mag-p* mang meli merc-i-f mez mur-ac nat-ar nat-c *Nat-m Nux-m Ol-an Ol-j* op phos phys phyt plat prun psil rad-br **Ran-b** rhus-t rumx sabad **Sang** sil *Spig* staph stict stront-c sulph tab tarent thuj tus-p urt-u viol-t xan zinc ziz
  . **16 h**: sol-ni
    shooting pain: sol-ni
  . **morning**: dros
    gnawing pain: dros
  . boring pain: colch dulc ol-an sulph
  . cutting pain: bism bros-gau *Chel* nat-ar
  . drawing pain: aur carb-v dros dulc ign lyss staph
  . dull pain: allox hip-ac
  . followed by | **left**: aesc calc *Lac-c* lyc *Nat-m* ptel sep sin-n
  . mental exertion agg: phase-vg
  . neuralgic: *Chel* sang thuj
  . pressing pain: am-m ant-c caust *Chel* con dulc *Ign* nat-m plat rhus-t *Sang* sil spig spong staph thuj urt-u zinc
  . upward and inward: bism
  . shooting pain: bry nat-ar *Prun*
  . stitching pain: anac *Bov* carb-v *Cur* cycl *Lyc Mag-p* mang nat-ar nux-m tarent
  . tearing pain: agn anac bism **Carb-ac** mag-p mang
  . extending to:
    left: mez
    Occiput: *Bism Prun* sol-ni tub
      cutting pain: *Bism* tub
      shooting pain: **Prun** sol-ni
    Side of head:
      right side: hip-ac
      dull pain: hip-ac
  : **left**: acon act-sp *Aesc* aeth agar am-c ambr ant-t arg-met arg-n arn *Ars* arum-t asaf bar-c berb both-ax bov brom **Bry** caj calc-p camph cann-i carb-v caul caust cedr *Chel* chin chinin-s cimic

328   ▽ extensions | ○ localizations | ● Künzli dot

Head

- **Eyes – Above – left**: ...
  cocc *Colch* cupr cupr-ar echi elaps euon euph ferr err-i glon ham hell helo hydr ign *Iod Ip* iris *Kali-bi Kali-c* **Kali-i** kalm lac-c lac-f *Lach* laur led lil-t lob lyc lyss mag-c mag-s mentho meny merc merc-c merc-i-r mosch mur-ac naja nat-ar nat-m nat-p nit-ac nux-m *Nux-v* onos oreo ox-ac oxyt *Ph-ac Phos* pip-m psil psor ptel puls rhus-r sapo sel senec *Sep* **Spig** stann stram sul-ac sulph tell ter ther *Thuj* (non: uran-met) uran-n verat verat-v verb visc xan zinc zing
  - **15 h**: pip-m
    shooting pain: pip-m
  - **boring** pain: *Arg-n* ars cimic cupr-ar kali-c lyc nux-m spig
  - **coition**; after: cedr
  - **drawing** pain: caul chel mag-c nat-m spig thuj verat-v zing
  - **lancinating**: sel
  - **lying** on left side | **amel**: *Bry*
  - **menses**; day before: xan
  - **periodical**: mur-ac sep
  - **pressing** pain: *Acon* arg-met bry camph cupr mur-ac nux-m *Nux-v* phos *Sep* sulph *Ther Thuj* verb
    followed by:
      dull, pressive pain in occipital protuberances: bry
      eating agg; quick: bry
      motion agg: bry
      pulsation in head; it seemed a distinct: *Bry*
      extending to the whole body: bry
  - **shooting** pain: *Acon* agar **Cedr** nat-ar pip-m *Sep* sulph
  - **stitching** pain: am-c bov caust chel **Kali-i** *Lac-f* mag-c ph-ac psil ptel **Sel** *Sep* thuj visc zinc
  - **tearing** pain: aeth arg-met *Iod* laur merc *Merc-c* stann verb zinc
  - **then** right: kali-bi *Lac-c Lach* nit-m-ac nux-m *Psor* sil sulph zing
  - **walk** in the sun: sel
  - **extending** to:
    right: squil thuj
      stitching pain: thuj
    Eye: mur-ac
      right: thuj
        pressing pain: thuj
    Forehead; increasing and decreasing gradually over whole: *Stann*
    Head: mur-ac
    Nose: mur-ac
    Occiput: **Sep**
      body; finally over whole: *Bry*
      shooting pain: **Sep**
    Vertex: ferr-i phyt
      shooting pain: phyt
  - **daytime**: phos pic-ac sep sulph

- **Eyes – Above – daytime**: ...
  pressing pain: sep
  - **morning**: agar alum alumn *Arg-n* bry *Chin* chinin-s coc-c dios dros *Kali-bi* kali-n *Lac-c Lach* lyc mag-c *Mez* nat-ar nit-ac nux-m **Nux-v** petr phys sep sol-ni *Stann* sulph ther
  - **6-12 h**: *Glon*
  - **8 h**: hydr
  - **16 h**; until: *Mez*
  - **bed** agg; in: coc-c *Nux-v* sol-ni spig
  - **boring** pain: sulph
  - **pressing** pain: alumn kali-n lach mag-c petr sulph
  - **stitching** pain: alum nit-ac sep
  - **tearing** pain: *Chin* lyc
  - **waking**; on: agar alumn bell phos
    pressing pain: alumn
    shooting pain: agar
  - **forenoon**: allox chin glon *Mez* rhus-t sulph thuj
  - **9 h**: lyss petr pip-m
  - **9-15 h**: *Caust*
  - **10 h**: cimic crot-c petr stram tell
    boring pain: cimic
  - **10-16 h**: *Stann*
  - **11 h**: mag-p merc-i-r myric *Spig* verat
    boring pain: *Spig*
    pressing pain: allox
    walking agg: thuj
  - **noon**: form ham
  - **afternoon**: *Acon* alum-sil cann-i carb-v cinnb com kali-bi *Lac-c* lyss ph-ac puls sang sep sulph
  - **13 h**: chinin-s dios phys
  - **15 h**: hura pip-m
    stitching pain: pip-m
  - **16 h**: com
    boring pain: sang
    burning: sulph
    motion agg: cinnb
    pressing pain: *Acon* cann-i carb-v ph-ac sulph
    shooting pain: sulph
    tearing pain: sang sep
  - **evening**: agn alum-sil ars camph chel ferr hep inul iod kali-bi kalm lyss nat-m pip-m plan *Puls* ran-b *Sep* stry
  - **18 h**: colch dios lil-t
  - **20 h**: chinin-s
  - **21 h**: lyss
    bed agg; in: mag-s
    boring pain: mag-s
    burning: chel
    pressing pain: camph iod
    reading agg: *Chel* lyss
    stitching pain: hep inul kali-bi pip-m
    tearing pain: agn
  - **night**: ars *Chel Glon* hyper *Kali-bi Lyc* lyss *Mez*
    midnight:
    after: ambr
  - **4 h**: spig

Pain – Forehead — Head — Pain – Forehead

- **Eyes** – **Above** – **night**: ...
  . **burning**: Ars
  . **stitching** pain: lyc
  . **tearing** pain: *Lyc*
  : **air**; in open:
  . **agg**: calc chel colch con conin ham staph
    pressing pain: staph
  . **amel**: aur aur-m echi kali-bi merc phos pip-m rad-br *Sep*
    tearing pain: aur aur-m merc
  : **bed**; when going to: ferr
  : **blowing** the nose agg: mag-c
  . **drawing** pain: mag-c
  . **stitching** pain: mag-c
  : **boring** pain: agar arg-n **Ars** asaf aster aur-m-n **Bell** calc-caust cimic colch cupr-ar dulc ip laur led lyc mag-s ol-an sep spig sulph
  : **breakfast** agg; after: hyper *Lyc*
  : **burning**: acon agar **Ars** cent chel coloc dig dros meny merc mur-ac nux-m rhus-t sil sulph
  : **burrowing**: dulc kali-c plat
  : **bursting** pain: crot-c kali-bi mag-m nit-ac psil
  : **catarrh**; from: cist
  . **pressing** pain: cist
  : **closing** the eyes:
  . **amel**: ip
    boring pain: ip
    pressing pain: ip
  . **must** close the eyes: *Bell* nux-v
    pressing pain: nux-v
  : **coition**; after: castm cedr
  : **cold**:
  . **air** agg: kali-bi sep
    boring pain: sep
  . **applications | amel**: agn cedr chel kali-bi lac-d *Lach Spig*
  : **contraction** of brow: *Arn*
  : **coryza**; as from: sulph
  : **cough**:
  . after: *Ol-j* seneg *Spig*
  . **during**:
    agg: hyos
    stitching pain: hyos
  : **cutting** pain: bry card-b *Hydr* kali-i plect senec
  : **darkness** agg: onos
  : **dinner**:
  . **after**:
    agg: phos
      pressing pain: phos
  . **agg**: am-c borx
    stitching pain: am-c (non: am-m) borx
  : **drawing** pain: *Agar* asaf aur-m-n bry calc *Cann-i* cann-xyz carb-an *Chel* colch con graph *Ign* lyss nat-m nit-ac *Puls* seneg sil spig stann sulph thuj zinc zing

- **Eyes** – **Above** – **drawing** pain: ...
  . **projecting**; sensation as if eyes were: **thread** were tightly drawn through eyeball; sensation as if | **brain** with weak vision; and backward into middle of: **Par**
  . **upward**: staph
  : **dull** pain: apis *Arg-n* ars-s-f cann-i cench nat-ar *Sep* urt-u zinc
  : **eating**:
  . **after**:
    agg: am-c bry colch nit-ac sulph
      stitching pain: am-c
  . **amel**: chin
  : **heat** of stove agg: *Arn*
  . **lancinating**: bros-gau
  . **light**; from: chel chinin-s mez nat-m nux-v pic-ac spig
    agg: sep
    pressing pain: sep
  : **looking**:
  . **bright** objects, at: sol-ni
  . **down**: *Nat-m*
  . **intently** at anything: calc puls
  : **lying** down:
  . **after**:
    agg: chim-m *Ran-b Sang* tell
    amel: cupr kali-bi
  : **menses**:
  . **after | agg**: mag-m
  . **before**:
    agg: bell graph hyper nat-p sil xan
      pressing pain: sil
  . **during**:
    agg: cench cimic graph lac-c *Lach Lyc* nat-p phos sang
      pressing pain: lac-c
    amel: kali-bi
  : **mental** exertion agg: calc ph-ac **Pic-ac** *Puls* sep *Spig*
  . **drawing** pain: calc
  : **motion**:
  . **agg**: agn *Bry* cinnb cupr mag-m *Nux-v* onos plb *Sang Sep* sol-ni *Spig* ther
    pressing pain: **Bry** *Sep*
    tearing pain: agn
  . **amel**: dios *Puls*
  : **narrow** line, in a: bry
  : **neuralgic** (↗*EYE - Pain - supraorbital - neuralgic)*: arg-n asaf bry cedr chel chinin-s cimic gels glon kali-bi mag-p meli merc nux-v ran-b rhodi ruta spig stann thuj
  . **noise** agg: chinin-s
  : **numbness**, followed by: *Mez*
  : **opening** the eyes agg: euph phys sil
  . **pressing** pain: sil
  . **tearing** pain: euph
  : **periodical**: *Chinin-s Tub*
  : **pinching** pain: ars

330 ▽ extensions | O localizations | ● Künzli dot

Pain – Forehead   **Head**   **Pain – Forehead**

- **Eyes – Above:** ...
  - **pressing** pain: *Acon* aeth agar allox **Aloe** alum alum-p alumn am-c *Anac* ang ant-c apis arg-met arg-n arn ars ars-i asaf aster bar-c bar-i bar-s *Bell Bism* borx bov brom **Bry** buth-a calc *Calc-p* cann-i carb-an *Carb-v* carbn-s *Card-m* caust *Chel* chin chinin-ar cist con *Crot-h* dig dros dulc euon euph eupi fl-ac *Glon* graph grat gymno haem hep *Ign* indg iod *Kali-ar Kali-c* kali-n kali-p kali-sil kalm kreos lach lil-t lith-c lyc lyss mag-c merc merc-c merc-i-r merc-sul merl mez morph **Nat-m** *Nat-p* nat-s nit-ac *Nux-m Nux-v* op paeon petr ph-ac *Phos* phyt pic-ac plan plect **Puls** rheum *Rhus-t* ruta sabad santin seneg sep *Sil* sol-t-ae spig spong stann staph stront-c sul-i *Sulph* tab teucr ther thuj urt-u *Valer* zinc zinc-p zing
  - **forced** out; as if eyes would be: bell cocc gymno ign lachn med nat-m phos sabin sang seneg sep sil tarent
  - **outward**: ang bell ip kali-c lyc phos sec
  - **pressing** down upon the eyes: arg-met bell hell *Hep Phos* plat rhus-t sabin spig zinc
  - **stunning**: plat
  - **wavelike**: plat
  - **pressure**:
    - **amel**: *Anac* apis chinin-s ip kali-p
    - **boring** pain: ip
    - **pressing** pain: apis ip
    - **shooting** pain: kali-p
    - **tearing** pain: *Anac*
  - **eye**; on:
    - **agg**: arg-met lyc
      - **tearing** pain: arg-met lyc
    - **amel**: sang
  - **pressure** so severe, when rising, could only half open eyes, could not look upstram
  - **pressing** pain (*Heaviness - forehead - eyes - above - looking - impossible*): stram
  - **pulsating** pain: *Bry* caust chel dig *Glon* gymno ham *Kali-bi Lach Lyss* mag-m nat-c nat-m *Pic-ac* plat ptel **Puls** sep *Spig* ther
  - **raising** eyebrow agg: nat-m
  - **pressing** pain: nat-m
  - **reading** agg: calc chel ph-ac
  - **rubbing**:
    - **amel**: kali-p
    - **shooting** pain: kali-p
  - **sewing**, while: **Lac-c**
  - **shooting** pain: *Acon* agar am-c ant-c berb bov bry caust **Cedr** *Kali-bi* kali-p lyss nat-ar nat-m nit-ac ph-ac *Prun Sep* sulph zinc
  - **outward**: bar-act bell con ferr glon gran lyc ph-ac puls senec sep sulph verb
  - **upward**: ph-ac scut
  - **sitting** agg: ter
  - **sleep**:
    - **amel**: kali-bi
  - **sneezing** agg: echi
  - **sore**: cann-i gels *Kali-c* plan plat *Sil*

- **Eyes – Above:** ...
  - **spectacles**, from wearing: sil
  - **standing** | **amel**: *Ran-b*
  - **stitching** pain: agar aloe alum alum-p am-c anac ang arum-t bell berb borx *Bov* bry calc caps *Cedr* celt **Chel** cob-n coc-c cocc colch *Ferr* ferr-p kali-c **Kali-i** kali-p lach *Lyc* mag-p mag-s manc mang mez nat-m nit-s-d ol-an paeon petr ph-ac *Phos* pimp pip-m rhus-t sel *Sep* sil *Spig* sulph tarent valer
  - **stooping** agg: caps dros *Ign* ip kali-bi lyss merc-c nat-m petr **Puls** sin-n sol-ni *Spig* spong teucr
  - **pressing** pain: caps merc-c spong teucr
  - **stitching** pain: ip
  - **stunning** pain: ars euon stann
  - **sudden**: *Mez*
  - **supper**; during: chlor
  - **tearing** pain: agar agn *Ars* aur aur-m calc chel *Chin* ferr-i graph iod kali-ar kali-c kali-i lach laur lyc mag-p mang merc mez phos sang sep sil
  - **intermitting**: *Ars*
  - **thunderstorm**; in: sep
  - **boring** pain: sep
  - **waking**; on: allox bry *Lac-c* nat-ar sol-ni *Spig*
  - **dull** pain: allox
  - **walking**:
    - **about**:
      - **amel**: *Ars*
      - **tearing** pain: *Ars*
    - **after**:
      - **agg**: con
      - **pressing** pain: con
    - **agg**: agar aur-m-n chin plat puls scroph-n thuj
      - **boring** pain: aur-m-n
      - **burrowing**: plat
      - **air**; in open:
        - **agg**: *Sep*
        - **pressing**: *Sep*
      - **amel**: borx chel hydr nux-v *Phos Sep*
        - **stitching** pain: *Phos* sep
      - **amel**: ars dros *Ran-b*
      - **boring** pain: ars
    - **warm**:
      - **applications**:
        - **amel**: *Arg-met* **Ars** *Aur-m* calc *Mag-p* sang *Thuj*
          - **tearing** pain: calc
      - **room**:
        - **agg**: cortiso mez *Puls*
        - **amel**: lac-c
      - **warmth** agg: chel mez
  - **weather** agg; cold wet: *Sil Spig*
  - **wind**; cold, dry: *Acon* lac-c
  - **extending** to:
    - **Brain**: *Cina* med
    - **pressing** pain | **forced** out; as if eyes would be: med

Pain – Forehead **Head** Pain – Forehead

- **Eyes** – **Above** – **extending** to – **Brain**: ...
  stitching pain: *Cina*
- **Ear**: aur-m glon lac-ac lac-c lac-d osm
- **Eyes**: con lac-ac lac-d lil-t
- **Eyes**, into: con
  pressing pain: con
- **Face**: *Mag-p*
- **Head**: alum gymno
- **Neck**: med
  pressing pain | **forced** out; as if eyes would be: med
- **Nose**: all-c bov *Calc* chel coloc **Lach** mez phos phys ran-b sep
  pressing pain: bov
  tearing pain: calc
  Root of: **Lach**
- **Occiput**: bell bism bry cham chel chlor cimic dios kali-c kali-p kalm kreos *Lach* lil-t lyc naja nat-c nat-m phos pic-ac rad-br sep sulph syph ther thuj tub zing
  shooting pain: tub
- **Outward**: nat-c sec sulph
- **Temples**: *Arn* borx dios hell nat-ar phys sang
- **Vertex**: arg-n ars-s-f ferr-i gymno phos phys rad-br
  dull pain: ars-s-f
  stitching pain: ferr-i
: **Margin** of orbits: anac hyos spig
  pressing pain: anac hyos spig
. **sore**: spig
. **extending** to:
  Temples: cann-s chin
    pressing pain: cann-s chin
: **Muscles**: bell
. **pressing** pain: bell
. **Root** of nose along left orbital arch to external angle of eye; from:
  dim sight; with:
    beginning in morning, agg till noon and ceases toward evening: kali-bi
      shooting pain | **violent** shooting pains: kali-bi
: **Sides** of: aur caust clem coloc fl-ac merc ph-ac Spig
. **burning**: aur caust clem coloc fl-ac merc ph-ac Spig
- **Upper** lid; down: chel
. **pressing** pain | **pressing** down upon the eyes: chel
: **Around**: cortiso lat-m
: **afternoon**: cortiso
: **pressure** agg: cortiso
: **warm** room agg: cortiso
: **Behind**: acon allox apoc asc-t bad *Bell* berb bism bry cadm-met calc (non: cann-i) cann-s carc caul caust chel cimic cob cop con-r daph dig fago *Fl-ac* form gels glon hep ictod kali-n lach led lith-c

- **Eyes** – **Behind**: ...
  merc-c pall phos phys *Podo* puls rhus-t sacch-l *Sel* seneg sep squil sulph *Ther* ziz
  : **daytime** | **increasing** during the day: allox
  : **burning**: allox form
  : **dull** pain: cadm-met
  : **pressing** pain: caust rhus-t ther
  : **reading** agg: calc
  : **tearing** pain: bism squil
  : **waking**; on: allox
  : **Between** (↗*EYE* - *Pain* - *between the*): acon arund asc-c caust **Cupr** *Hep* ictod lach lyc phos
  : **pressing** pain: caust
  : **extending** to | **Upper** jaw: *Fl-ac*
  : **Over** the eyes:
  : **dull** pain (See above - dull)
  : **pressing** pain (See above - pressing)
- **Frontal** sinuses (↗*FACE* - *Pain* - *sinuses* - *frontal*): allox kali-i mag-m
  : **coryza**; from chronic: *Ars Kali-bi* kali-c *Sang* **Sil** *Thuj*
  : **mental** exertion; after: cob-n
  : **stitching** pain: cob-n
  : **pressing** pain: allox mag-m
- **Interior** parts: cann-i
  : **jerking** pain | **backward**: cann-i
- **Lower** part: dios laur merc merc-i-r senec sep
  : **right**: bism
- **Margin** of hair: stroph-h
- **Meninges**: hyos lob
- **Middle** of: agar ail *Ars* atro aur bov calc carb-ac *Carb-an* caust chel colch crot-c *Cupr* fl-ac gels glon indg *Kali-bi* kali-c **Kali-i** laur *Lyc* **Merc** mez *Nat-ar* petr ph-ac phos phys pic-ac psor *Puls* rat sabad sang sars sel **Sil** stann *Staph* stront-c sul-ac valer verb
  : **morning**:
  : **tearing** pain: bov
  : **noon**: gels
  : **stitching** pain: gels
  : **afternoon**: gels mag-c
  : **stitching** pain: gels
  : **tearing** pain: mag-c
  : **evening**: bov mag-m
  : **stitching** pain: bov mag-m
  : **dinner**; after: chel
  : **tearing** pain: chel
  : **eating**; after: nit-ac
  : **stitching** pain: nit-ac
  : **foot**-**bath** | **amel**: nat-s
  : **hammering** pain: **Lyc**
  : **hat**; from pressure of a: sel
  : **menses**; before: *Calc*
  : **motion** agg: sep
  : **stitching** pain: sep
  : **reading** agg: *Nat-ar*
  : **stitching** pain: aur chel gels indg sars stann valer
  : **outward**: kali-c ph-ac phos
  : **pulsating** pain: petr

332 ▽ extensions | O localizations | ● Künzli dot

Pain – Forehead   **Head**   Pain – Forehead

- **Middle** of: ...
  - **stool** agg; straining at: rat
  - **stooping** agg: gels rat
  - **stitching** pain: gels rat
  - **tearing** pain: bov caust glon laur stront-c sul-ac
  - **walking**:
    - **agg**: sil
    - **air**; in open:
      . **agg**: laur tarax
      stitching pain: laur
    . **amel**: sep
      stitching pain: sep
  - **extending** to:
    - **left** side: sul-ac
    . **tearing** pain: sul-ac
- **Nose**; above: *Acon* aesc aeth agar *All-s* am-m ambr ammc ant-t arn *Ars Ars-i* asar asc-c aster *Bapt* bar-c *Bell* berb *Bism* borx bov brom *Calc* calc-act calc-p camph cann-s canth *Caps* **Carb-ac** carb-an *Carb-v* caust cench chel chin chion *Cimic* cist coc-c coloc **Cupr** dig dulc euphr ferr *Glon* guaj ham helon *Hep* hydr *Ign* iod kali-bi *Kali-c* kali-chl **Kali-i** kali-n kiss kreos *Lach* led lyc manc mang meny merc *Merc-i-f* mez mosch nat-ar nat-c nat-m nit-ac nux-v ph-ac phos phyt plat *Prun* psor puls ran-b raph rheum rhus-t *Rhus-v* sars sep sil spong **Staph** stict *Sulph* tarax til verb viol-t xan zinc zing
  - **left** half: mur-ac
  - **extending** to | **Occiput**; base of: oxeod
  - **morning**: sil
  - **pressing** pain: sil
  - **evening**: ferr
  - **night**: rhus-v
  - **boring** pain: bism coloc **Hep** mang nat-m *Sulph*
  - **cold**:
    - **amel**: euphr
    . **pressing** pain: euphr
  - **cramping**: arn bell ign spong
  - **lose** his senses; as if he would: *Acon* ign
  - **cutting** pain: led
  - **drawing** pain: acon agar asar *Carb-v* caust *Hep* kiss meny merc nat-m phyt rheum spong zing
  - **dull** pain: xan
  - **gnawing** pain: calc-act merc ph-ac phos raph
  - **menses**; during: arn hep *Ign* kali-bi *Lach*
  - **mental** exertion agg: nat-m
    - **drawing** pain: nat-m
  - **pressing** pain (*↗ extending - nose - pressing*): *Acon* aesc aeth *All-s* am-m ambr ant-t arn asar *Bapt* bar-c *Bell Bism* bov brom camph cann-s *Caps* **Carb-ac** carb-v chel chin *Cimic Cist Coloc Dulc* euphr glon ham helon hep hydr *Ign* iod kali-n manc meny merc mez mosch ph-ac raph ruta sil spong *Stict* tarax til verb viol-t zinc zing
    - **pressing** sensation on lids: chel
  - **pulsating** pain: **Ars**
  - **sore**: carb-an

- **Nose**; above: ...
  - **stitching** pain: agar berb camph canth chin *Coloc* kali-bi kali-c nat-m nit-ac psor ran-b rhus-t sars sep sil
  - **stunning** pain: *Acon* ant-t asar mosch
  - **tearing** pain: aeth agar ambr chel lyc nat-c nat-m
    - **pressing** sensation on lids: chel
  - **extending** to:
    - **Over** the head; gradually | **delirium** and vomiting; with: cimic
    - **Root**: hep
    - **stitching** pain: hep
- **Side** to side (See alternating sides)
- **Sides**: agar *Agn* alum am-m anac ang ant-c arg-met *Arg-n* arum-t asaf aur aur-m-n *Bell* berb bov brom bry calc calc-ar camph canth *Carb-an* caust cere-b chel chin cimic cina clem cocc cocc-s colch *Coloc* cycl dig dros euph euphr gran grat guaj hyos ign kali-i kali-n kali-s kreos lach lachn led *Lyc* lyss mag-c *Mag-m* mang *Meny Merc* mez nat-m nat-s nit-s-d nuph ol-an op par phel phos psor **Puls** rat ruta *Sars* seneg *Sil* **Spig** spong *Stann* staph sul-ac tarax thuj thymol til verat verb zinc
  - **right**: *Alum* anac arg-n arn *Ars* asaf *Bell* berb bov bros-gau canth *Carb-an Caust* **Chel** *Chin* clem coc-c *Cocc* cocc-s coloc con crot-t cycl dros euph euphr ferr-i grat guaj hell ign iod jac-c *Kali-c* kali-i kali-n *Lyc* mag-c *Meny* merc mez mosch nat-m nat-s *Nux-v* pall par *Phos Plat Puls* rat rhus-t ruta sabin *Sars* sil **Spig** *Squil Stann Staph* sul-ac teucr thuj valer verb viol-t zinc
    - **then** left: colch
    . **pressing** pain: colch
    - **blow**; pain as from a: sul-ac
    - **boring** pain: arg-n coloc *Puls* ruta
    - **drawing** pain: ars
    - **pressing** pain: anac arg-n arn *Ars* asaf *Bell* bros-gau *Caust* **Chel** *Chin* clem coc-c con (non: crot-h) crot-t euph ferr-i grat guaj hell ign iod jac-c *Kali-c* kali-n meny merc mez mosch nat-s *Nux-v* pall par phos *Plat* rhus-t ruta sabin *Sars Spig* stann *Staph* sul-ac teucr thuj valer verb viol-t
    - **stitching** pain: *Alum* anac bell berb bov canth *Cocc* cocc-s cycl dros euphr kali-i kali-n *Lyc* mag-c nat-m nux-v *Phos* rat ruta sil **Spig** *Squil* sul-ac zinc
    - **tearing** pain: *Carb-an* kali-n *Lyc Meny* nux-v puls *Stann* sul-ac thuj zinc
    - **extending** to:
      . **left**: aesc
      stitching pain: aesc
    . **left** and back to right: cycl
    drawing pain: cycl
    pressing pain: cycl
    . **Occiput**: kali-n
    pressing pain: kali-n
    tearing pain: kali-n
    . **Temple**; left: cycl

333

- **Sides – right – extending** to – **Temple**; **left**: ...
  pressing pain: cycl
  : **left**: agar agn ambr ant-c ant-t arg-met *Arg-n* asaf *Aur Bar-c* bov brom bry *Calc* camph cann-s caust chel chin cic cina coloc crot-t dig *Euph* gran grat ign *Iod* kali-c kali-n lyc mag-c mag-m mang *Merc* mur-ac nat-c nat-m nux-m *Nux-v Ph-ac* phos plat ran-b *Rhod* ruta sabad sabin **Sars** seneg spong squil *Stann* **Staph** sul-ac tarax teucr thuj verat verb *Zinc*
  : **boring** pain: arg-met arg-n aur bov brom spong
  : **pressing** pain: agn ambr ant-c ant-t arg-met asaf *Aur* camph cann-s caust cic cina coloc crot-t euph ign *Iod* kali-n mag-c merc mur-ac nat-c nat-m nux-m *Nux-v Ph-ac* plat ran-b *Rhod* sabad sabin **Sars** seneg spong squil staph teucr
  : **stitching** pain: agar *Arg-n* asaf *Bar-c* bry *Calc* caust chel chin coloc dig *Euph* gran grat lyc mag-m mang phos ruta spong *Stann* **Staph** sul-ac tarax thuj verat verb
  : **tearing** pain: aur euph kali-c mang *Merc* tarax *Zinc*
  : **extending** to:
  . **right**: cocc lachn squil
    stitching pain: cocc squil
    tearing pain: lachn
  . **Temple**: plat
    drawing pain: plat
  : **morning**: *Bell* carb-an mez nicc ol-an sars staph
  : **8 h**: borx
    . **boring** pain: borx
  : **boring** pain: *Bell* staph
  : **rising** agg; after: carb-an
    . **stitching** pain: carb-an
  : **stitching** pain: carb-an mez nicc sars
  : **tearing** pain: ol-an
  : **forenoon**:
  : **9 h**: sil
    . **stitching** pain: sil
  : **10 h**: nat-s
    . **stitching** pain: nat-s
  : **11 h**: calc
    . **stitching** pain: calc
  : **afternoon**: am-m phos
  : **16 h**: mag-c
    . **tearing** pain: mag-c
    stitching pain: am-m phos
  : **evening**: arg-met chel lyc nat-m phos sul-ac sulph
    boring pain: arg-met
    stitching pain: chel lyc nat-m phos sul-ac sulph
    tearing pain: sul-ac
  : **air; in open**:
    amel: carb-an
    . **stitching** pain: carb-an
  : **boring** pain: arg-met *Arg-n* aur aur-m-n *Bell* brom calc cere-b cimic colch *Coloc* led mez nat-s nit-s-d *Puls* spong staph
  : **burrowing**: agar clem ol-an phel
  : **coryza**; during: stann

- **Sides – coryza**; during: ...
  : **stitching** pain: stann
  : **dinner**; after: nat-m
  : **stitching** pain: nat-m
  : **drawing** pain: stann
  : **dull** pain: thymol
  : **hand** laying on part amel: meny
  : **pressing** pain: meny
  : **laughing** agg: glon
  : **stitching** pain: glon
  : **menses**; during: nat-c
  . **tearing** pain: nat-c
  : **motion**:
  : **agg**: arg-n aur euph
  . **boring** pain: arg-n
  . **tearing** pain: aur euph
  : **muscles**; of:
  . **agg**: mang
    tearing pain: mang
  : **opening** the eyes agg: *Sil*
  : **stitching** pain: *Sil*
  : **pressing** pain: agar alum ang chel chin cina ign lyc ruta spig verb
  : **pressure**:
    amel: nat-c sul-ac
  . **stitching** pain: sul-ac
  . **tearing** pain: nat-c sul-ac
  : **sitting** agg: aeth calc castm merc nat-s ruta
  : **stitching** pain: calc merc nat-s ruta
  . **tearing** pain: aeth castm
  : **stitching** pain: agar am-m anac ant-c asaf berb bov bry calc calc-ar canth cocc cocc-s cycl dig dros euphr gran grat hyos kali-i kali-n kali-s kreos lach mag-m mang nat-m nat-s op par phos psor rat *Sars Sil* **Spig** stann staph sul-ac tarax thuj verat verb zinc
  : **outward**: mag-c spong
  : **pressing** pain: dig
  : **stooping** agg: kali-n stann
  : **stitching** pain: kali-n
  : **tearing** pain: stann
  : **tearing** pain: *Agn* arg-n arum-t aur bov camph *Carb-an* caust coloc euph grat guaj kali-i lachn *Lyc* lyss *Mag-m* mang *Meny Merc* mez nat-s nuph ol-an *Puls* seneg *Stann* staph til zinc
  : **intermittent**: stann
  : **stitch**-like: meny
  : **touch**:
  . **amel**: chin
  . **stitching** pain: chin
  : **walking**:
  : **air; in open**:
  . **after**:
    agg: calc
      boring pain: calc
    agg: spong
    boring pain: spong

▽ extensions | ○ localizations | ● Künzli dot

Head

Pain – Forehead

- **Sides**: ...
  : **extending** to:
  : **Back**: spong
  . **pressing** pain: spong
  : **Brain**, into: sul-ac
  . **stitching** pain: sul-ac
  : **Cheek**: guaj lachn
  . **tearing** pain: guaj lachn
  : **Eye**, into: psor
  . **stitching** pain: psor
  : **Eyebrow**: *Lyc*
  . **tearing** pain: *Lyc*
  : **Face**: cycl
  . **stitching** pain: cycl
  : **Jaw**: all-c
  . **stitching** pain: all-c
  : **Nape**: arg-n
  . **boring** pain: arg-n
  : **Nose**; root of: *Lyc*
  . **tearing** pain: *Lyc*
  : **Teeth**: all-c
  . **stitching** pain: all-c
  : **Temples**: kalm mez
  . **tearing** pain: kalm mez
  : **Vertex**: sep
  . **tearing** pain: sep
- **Spot**; in a: alum mang
  : **burning**: mang
- **Spots**; in: **Nux-m** par psor *Zinc*
  : **pressing** pain: **Nux-m** psor *Zinc*
  : **sore**: par
- **Upper** part: senec
- **Frontal** headache (See forehead)
- **Hair** (See Hair - painful)
- **Meninges**: petr
- **Occiput**: abrom-a *Acon* acon-l act-sp *Aesc Aeth Agar* agn ail alf all-c *All-s* aloe alum alum-p alum-sil alumn *Am-c* am-caust am-m am-pic *Ambr* aml-ns ammc *Anac* ang *Ant-c* ant-t *Apis* apoc-a *Arg-met Arg-n* **Arn** *Ars Ars-i* ars-s-f arum-i arum-t arund asaf asar aster aur aur-ar aur-i aur-m aur-m-n aur-s aven bac bapt bar-c bar-i bar-m bar-s bart **Bell** bell-p *Benz-ac* berb beryl bism borx both-ax bov *Brom* **Bry** *Bufo* cact calad *Calc* calc-i *Calc-p* calc-s calc-sil calen calo camph cann-i cann-s cann-xyz canth caps *Carb-ac Carb-an* **Carb-v Carbn-s** carc card-b card-m *Carl* castm **Caust** cedr cench cent cere-b cham *Chel* chen-v **Chin** *Chinin-ar* chinin-s chlol *Cic* **Cimic** cina *Cinnb* clem cob cob-n coc-c coca **Cocc** coff *Colch* coloc colocin con conv *Cop* corn cortico cortiso cot crat croc *Crot-c Crot-h* crot-t *Cupr* cupr-ar cur cycl daph dig digin dios dirc dros *Dulc Echi Elaps* equis-h eran ery-a euon *Eup-per* euph euphr fago ferr ferr-ar ferr-i ferr-p ferul **Fl-ac** form franc gal-ac **Gels** gent-l gins **Glon** gnaph gran *Graph* grat guaj guat ham *Hell* helo helo-s *Helon* hep hera hip-ac hipp hist hura hydr hydr-ac hyos *Hyper* **Ign** ind indg *Iod Ip Iris* jab jatr-c **Jug-c** jug-r kali-ar *Kali-bi Kali-br Kali-c Kali-chl* kali-cy *Kali-i* kali-m *Kali-n* kali-p *Kali-s* kali-sil kalm kiss *Kreos* lac-ac **Lac-c** lac-d *Lach* lachn

Pain – Occiput

- **Occiput**: ...
  lact lappa lat-m laur *Lec* led lepi *Lil-t* lith-c lob lob-c *Lyc Lycps-v* lys lyss m-ambo m-arct m-aust mag-c *Mag-m* mag-p mag-s maland malar manc mand mang *Med* meny meph merc *Merc-c* merc-i-f *Merc-i-r* merl *Mez* mill *Morph Mosch Mur-ac* murx myric nabal *Naja Nat-ar Nat-c* nat-m *Nat-p Nat-s* nicc nicc-s *Nit-ac* nit-s-d nux-m **Nux-v** ol-an ol-j olnd **Onos** *Op* oreo osm ox-ac oxeod paeon pall par pert-vc peti *Petr* **Ph-ac** phel *Phos* phys *Phyt* **Pic-ac** pimp pip-m pitu-p plan plat plat-m *Plb* plect podo prun psil psor ptel **Puls** pycnop-sa *Pyrog* rad-br ran-b ran-s raph rat retin-ac rhod rhus-g *Rhus-r Rhus-t* rhus-v rumx sabad *Sabin* samb sang sanic sapin sarr *Sars* sec sel *Seneg* **Sep Sil** *Spig* spira *Spong* squil stann *Staph* stram stront-c *Stry* sul-ac sul-i *Sulph* sumb syph *Tab* tarax *Tarent* tep teucr *Thuj* thymol til tong trom upa urt-u valer vario verat *Verat-v* verb viol-t x-ray xan xanth *Zinc* zinc-m zinc-p zing
- **one** side: puls
  : **nail**; as from a: puls
- **right**: anac aur calc caust chel chin cocc colch cortico croc dros guaj ign kali-c laur lyc nat-c nat-s ph-ac phos rhod rhus-t seneg sep spig stront-c sulph verb zinc
  : **cutting** pain: cortico
  : **pressing** pain: anac aur colch croc ign lyc nat-c nat-s ph-ac rhod seneg sep spig verb
  : **extending** to | **left**: dig mez staph
- **left**: agar alum ambr asar bar-c bell bism carb-v chel chin chinin-ar con cycl euphr lap-la lyc mag-c mez petr phos phys puls sabin samb sars sel sep stann sul-ac verb viol-t zinc
  : **burning**: chinin-ar
  : **burrowing**: agar
  : **ulcerative** pain: mag-c
- **daytime**: aster carb-v ign mag-c petr ph-ac plan seneg stry
- **morning**: agar *All-s* arum-t bov **Bry** caust cedr chinin-s cob colch cop dios euph fago gels *Graph Helon Jug-c* junc-e kali-bi kali-c **Lac-c** *Lach* lob lyc mag-c mag-s mang morph *Nat-m* nit-ac nux-m *Nux-v* op paeon petr *Ph-ac* puls *Ran-b* raph rhod rhus-r rhus-t sabin sanic *Sep Sil* spig sulph verat
  : **14** h; until: clem
  : **15** h; until: cob
  : **17** h; until: rhus-t
- **bed** agg; in: agar eupi *Jug-c Nux-v Ph-ac* sep
  : **lying** on back agg: *All-s Bry* sep
  : **drawing** pain: kali-bi
  : **pressing** pain: caust cedr *Graph* kali-bi mag-s nux-m *Nux-v* paeon *Petr* sil *Sulph*
  : **rising**:
  : **agg**: cimic cinnb dirc gels kali-bi *Lyss* mag-m merc-i-f *Nux-v*
  . **tearing** pain: *Lyss*
  : **amel**: jug-c kali-p spig
  : **room** | **amel**: bov
  : **stitching** pain: agar cop kali-c mang petr verat
  : **tearing** pain: agar verat

335

Head

Pain – Occiput

- **morning**: ...
  - **waking**; on: arg-met arn *Bry* coc-c con fl-ac grat hell kali-bi **Lac-c** *Lach* mang mill *Morph Nat-m* op ox-ac *Petr Ph-ac* pyrog rhus-t sanic *Sulph* (non: uran-met) uran-n verat
    - **amel** at noon: *Bry*
    - **pressing** pain: coc-c hell kali-bi *Sulph*
    - **stitching** pain: arn mang
    - **tearing** pain: verat
- **forenoon**: agar all-c alum bov *Bry* caust chel *Chin Cob* cop dios gels indg iod kali-bi kali-n lact lyc nat-c op phys phyt psor rhus-t *Sep* spong sulph
  - **11 h**: gels
  - **drawing** pain: sulph
  - **mental** exertion; after: rhus-t
  - **pressing** pain: bov caust iod kali-bi nat-c
  - **shaking** the head agg; on: cann-i
  - **sitting** agg: rhod
  - **stitching** pain: agar lyc
- **noon**: cob murx nat-c sulph
  - **amel**: *Bry*
  - **drawing** pain: *Bry*
- **afternoon**: aeth agar ang bov canth castm chel chinin-s cimic clem coca dios dirc fago gent-l hip-ac hydr ind iod iris kali-n mang nicc ol-an osm ph-ac phos rhus-r rhus-t rumx sapin sars sep spong sul-i sulph trom
  - **13 h**: mang ptel
  - **pressing** pain: mang
  - **14 h**: grat
  - **tearing** pain: grat
  - **15-18 h**: phos
  - **16 h**: cortico gels
  - **boring** pain: nicc
  - **drawing** pain: agar
  - **pressing** pain: ang gent-l iod
  - **tearing** pain: mang
- **evening**: abrom-a all-c alum ambr anac bar-c bell bov brom cadm-met canth carb-an carb-v carbn-s chinin-s cimic coc-c colch dios form gels graph hyper indg jab kali-br kali-chl kali-n lob lyc mag-c mez mur-ac nit-ac ol-an op ptel ran-b ran-s raph rhod rhus-r seneg sep sil stann staph stront-c sulph thuj (non: uran-met) uran-n zinc
  - **midnight**; until: sep
  - **pressing** pain: sep
  - **amel**: coca sep
  - **bed** agg; in: dulc graph kali-n sarr
  - **burning**: kali-n
  - **drawing** pain: graph
  - **boring** pain: zinc
  - **gas** was lighted; when: zinc
  - **pressing** pain: anac coc-c rhod sep stann staph thuj
  - **shooting** pain: mag-c mur-ac
  - **stitching** pain: alum ambr carb-v hyper lyc mag-c mur-ac sep thuj
  - **tearing** pain: ambr carb-an hyper ran-b sil

- **evening**: ...
  - **walking** in open air agg: thuj
  - **pressing** pain: thuj
  - **warm** room agg: coc-c
  - **pressing** pain: coc-c
- **night**: alum-p benz-ac borx carb-v carbn-s cedr *Chel* clem hipp kali-bi *Kali-p* lyc malar *Mez* osm sep stront-c *Sulph* **Syph** *Thuj*
  - **midnight**: sep
  - **after**: ars
  - **1 h**: bry rhus-t
  - **2 h**: sulph
  - **3 h**: chinin-s
  - **3-4 h**: spig
  - **cutting** pain: **Syph**
  - **lancinating**: syph
  - **pressing** pain: alum-p *Sulph*
  - **sore**: sep
  - **stitching** pain: lyc
  - **tearing** pain: lyc thuj
- **accompanied** by:
  - **hunger**: psor
  - **sleeplessness**: syph
  - **vertigo**: guat rad-br
  - **Eye**; pain in *(*accompanied - eye; accompanied - eye - pain):* **Nux-v**
  - **Liver**; complaints of the: *Jug-c*
  - **Lumbago**: rad-br
  - **Tibia**; pain in: carb-v
- **aching**: thymol
- **air**; in open:
  - **agg**: bov cob hydr-ac iod lob nux-m plect
  - **pressing** pain: iod nux-m plect
  - **amel**: abrom-a all-c alum *Apis* carb-an *Carb-v* chlol *Cimic* glon hydr *Kali-c* mag-m mag-s mez mosch pic-ac puls sep
  - **opening** and shutting; as if: sep
  - **pressing** pain: *All-c* carb-an *Carb-v* kali-c mag-m mag-s mez puls
- **alternating** with:
  - **Forehead**; pain in: mosch ptel
  - **Joints**; pain in: sulph
  - **Sacrum**; pain in: alum carb-v *Nit-ac*
  - **Temples**; pain in: zinc
- **anger**; after: cann-s ip petr ran-b *Staph*
  - **pressing** pain: *Petr Staph*
- **ascending** stairs agg: *Bell Carb-v* carl ip mosch nat-s pic-ac sep
- **bandaging** the head: calc gels
  - **amel**: plb
  - **bed** agg; in: agar graph
  - **drawing** pain: agar graph
- **bending**:
  - **head**:
    - **amel**: bar-c
    - **tearing** pain: bar-c

336 ▽ extensions | O localizations | ● Künzli dot

Head

Pain – Occiput

- **bending – head**: ...
  - **backward**:
    - **agg**: *Anac* bapt *Carb-v* colch ip osm staph tarent
    - **tearing** pain: anac
    - **amel**: aeth bar-c cact chin fago murx ph-ac raph *Rhus-t* spig
    - **drawing** pain: cact
    - **pressing** pain: ph-ac
    - **must bend head backward**: chin kali-n
    - **drawing** pain: chin kali-n
  - **forward**:
    - **agg**: staph
    - **drawing** pain: staph
    - **pressing** pain: staph
- **between vertex and occiput**: ox-ac
  - **pressing pain | inward**: ox-ac
- **binding** up hair: alum bell *Carb-v Kali-n* kali-p *Nit-ac*
  - **amel**: kali-n
- **biting** pain: iod
- **blindness**, with: *Petr*
- **blow**; pain as from a: apis bell cimic dig hell lach lappa lyc *Lyss* **Naja** plat ran-b sabad tab tarent
- **boring** pain: agar aml-ns *Arg-n* dig equis-h gels hell lycps-v merc *Mez* mosch nat-m *Nat-s* nicc nux-v ol-an ph-ac phel plan ran-s *Rhus-t* sabin spig stann stront-c stry zinc
  - **bolt** had been driven from neck to vertex; as if a: cimic
  - **pulsating**, agg at every heartbeat: cimic
- **breakfast** agg; after: aster gels
- **burning**: aesc agar ant-c *Apis* arn aur aur-m chinin-ar cupr *Gels* hist indg kali-c kali-n lyc mag-m med nat-c **Phos** pic-ac rhus-t sep *Spong* staph sulph zinc
- **burrowing**: agar ph-ac phel *Spig* til zinc
- **bursting** pain: aloe *Calc Carb-v* cimic ferr *Gels Ip Lach* nux-m *Nux-v Op* podo sil spig spong staph syph thuj zinc
  - **axe**; as if beaten with an: nux-v
- **chagrin** (See mortification)
- **chewing** agg: sulph
  - **drawing** pain: sulph
- **chill**; during: acon eup-per hell petr
  - **sore**: hell
- **chronic**: aloe alum arg-n ars asaf aur calc calc-p cycl kali-c kalm lach lyc nat-m phos psor sars sep sil sulph thuj zinc
- **closing** the eyes:
  - **agg**: *Calc* ip *Lach* op *Stram*
  - **pressing** pain: ip
  - **amel**: *Calc Hell Sep*
- **clucking**: spig
- **coition**; after: agar bov calad calc chin graph kali-c nat-m petr sep sil staph
- **cold**:
  - **agg**: sil

Pain – Occiput

- **cold**: ...
  - **air**:
    - **agg**: *Ign*
    - **amel**: *Carb-v* euph *Lac-c*
  - **applications**:
    - **amel**: *Acon* aloe alumn ant-t *Ars* asar *Bell* bism Bry Calc Calc-p *Caust* cham chinin-s cinnb euph ferr *Glon* ind iod *Lac-c Lach* mag-s *Mosch* myric Nat-m *Phos* psor *Puls Seneg* sep *Spig Stram Sulph* zinc
    - **opening** and shutting; as if: sep
    - **sore**: euph
- **coryza**; during: all-c sep
- **cough** agg; during: alum aml-ns anac carb-an carb-v *Coca* coloc cortico cupr *Ferr Ferr-m Ferr-p Glon* ign *Lach* mag-s merc mosch nat-m nit-ac puls pycnop-sa pyrog sang sep sil *Sulph* tarent tub
  - **pressing** pain: alum
  - **sore**: tarent
  - **stitching** pain: coloc sulph
  - **tearing** pain: cupr
  - **ulcerative** pain: sulph
- **covering** head agg: gels
  - **burning**: gels
- **cramping**: am-m *Camph* dios fl-ac gels *Mosch* nat-c
- **cutting** pain: aesc ail all-c *Arg-n* aster *Aur-s Bell Bufo Calc* camph canth *Caps* carb-an chin *Con Cupr* dig gels glon med mur-ac nat-m sang sars stann stry **Sulph** syph tong
  - **knife**; as with a: *Con* nat-m
- **darkness**:
  - **agg**: carb-an *Carb-v* lac-c onos
  - **amel**: mag-p *Sep Stram*
- **deep**-seated: canth cop
  - **stitching** pain: canth cop
- **dinner**; after: agar ant-t con ol-an vichy-g
  - **pressing** pain: agar con ol-an vichy-g
  - **stitching** pain: ant-t
- **drawing** pain: *Agar* ambr anac ang ant-t *Arg-met* arg-n **Arn** asaf aur-m-n bell **Bry** cact calad calc Calc-p calc-sil camph cann-s *Carb-v* carbn-s *Carl* caust cere-b *Chel* chin coc-c cocc coff coloc corn cycl digin dros *Dulc Ferr Gels* gins glon graph guaj hyper ip kali-bi kali-c *Kali-n* laur mag-c mang meny merc mez mill mosch *Mur-ac* nat-c nat-m nat-s nit-s-d *Nux-v* ph-ac phos plat plect puls ran-b raph rhod rhus-t rhus-v sabin sel *Sep* spig squil staph sulph *Tarax* thuj valer *Zinc* zinc-p
  - **alternating** with:
    - **Chest**; constriction of (See CHES - Constriction - alternating - drawing)
    - **Temples**; pressing pain in (See temples - pressing - alternating - occiput)
    - **Thumb**; drawing pain in: arg-met
  - **wandering** pain: mez
- **dull** pain: *Aesc* alum alum-sil ambr apis asar bry calc *Carb-v* cench chin cic cimic *Crot-h* cycl *Echi* fl-ac **Gels** glon indg *Ip Lach* mang med meny mez

337

Head

Pain – Occiput

- **dull** pain: ...
  nat-c *Nat-s* oxeod pycnop-sa ran-s *Rhod* rumx samb *Sec* sep sil spig squil stram stront-c thuj urt-u zinc
- **eating**:
  : **after**:
    : **agg**: agar alum ant-t canth carb-v dios gels *Kali-bi* kali-p mill nat-m ol-an pip-m
    . **drawing** pain: agar ant-t mill
    . **pressing** pain: carb-v pip-m
    . **stitching** pain: alum
    : **amel**: psor
  : **amel**: kali-p
    : **pressing** pain: kali-p
- **emotions** agg: ars benz-ac petr
- **excitement**: *Ferr*
  : **bursting** pain: *Ferr*
- **exertion**:
  : after | agg: ars *Gels* nit-ac *Ox-ac*
  : **agg**: gels
    : **drawing** pain: gels
  : **amel**: cact
    : **pressing** pain: cact
- **eyes** together; drawing the: nat-m
- **fanning** | **amel**: *Carb-v*
- **fever**; during: *Acon* graph lyc **Nux-v** rhus-t trom *Verat-v*
  : **pressing** pain: rhus-t
- **foreign** body; as from a: arg-met
- **gnawing** pain: calc cycl dros glon kali-m led *Nat-s* nicc ol-an raph zinc
  : **corrosive**: thuj
- **grasping** pain: carb-v
- **grief**; from: **Ph-ac**
- **hair**; unbinding (See unbinding)
- **hammering** pain: act-sp camph ferr-p gels nat-m psor stram
- **heart**, at every throb of: macro
- **heat**:
  : **during**: graph lyc puls
    : **tearing** pain: puls
  : **stove**; of | **agg**: *Carb-v* puls
  : **sun**; of the | **agg**: **Acon Bell** brom **Bry** camph carb-v *Gels* **Glon** *Nat-c Ther*
- **holding** head erect amel: spong
  . **pressing** pain: spong
- **hot** applications amel: *Gels Ign*
- **house**, on entering: mag-m
  : **tearing** pain: mag-m
- **indigestion**, after: cann-s *Ip* petr ran-b *Staph*
- **influenza**; during: gels rad-br
- **intolerable**: vario
- **irritability**; with (See MIND - Irritability - pain - occiput)
- **jar** agg: anac **Bell** beryl *Bry Calc Carb-v* ferr-p *Gels* **Glon** *Ip* kali-n **Led** *Mag-m* mag-s **Nit-ac** staph *Stram* ther
- **jerking** pain: acon *Bell* calc cedr fl-ac glon kali-c mang prun rhod rhus-t *Spig* stann sulph thuj

- **jerking** pain: ...
  : **forward**: arg-n
  : **intermitting**: canth
- **lancinating**: aesc aster aur-s *Bufo* canth *Con Cupr Sang* sec syph
- **laughing** agg: zinc
  : **tearing** pain: zinc
- **laying** hand on part amel: mang
  : **pressing** pain: mang
- **leaning**:
  : **head**:
    : **backward**:
    . **agg**: tarent
    . **amel**: spig
- **light** amel: lac-c
- **liver** complaints; associated with (See accompanied - liver)
- **looking**:
  : **bright** objects; at: plb *Stram*
  : **upward** agg: *Graph*
    : **pressing** pain: *Graph*
  : **sore**: graph
- **lying**:
  : **abdomen**; on | **amel**: grat
    : **agg**: agar ambr camph canth chel **Chin** *Eup-per* euph *Gels* guat ip lachn lyss mag-s malar *Mur-ac* nux-v *Onos Op* pip-m puls sep spig spong staph verat-v
    : **sore**: *Mur-ac*
    : **tearing** pain: ambr
    : **amel**: abrom-a aeth alum *Graph Hell* hip-ac iod *Kali-s* nit-ac ph-ac spig tab
    : **burrowing**: *Spig*
    : **sore**: alum hell
    : **tearing** pain: spig
  : **back**; on:
    : **agg**: malar plect
    . **pressing** pain: plect
  : **head** high; with the | **amel**: *Gels Spig*
  : **head** low; with the | **amel**: *Mosch*
  : **occiput**; on:
    : **agg**: agar bufo cact carb-v cimic cocc dulc *Petr Sep* sulph
    . **burning**: sulph
    . **sore**: cimic sep
    . **amel**: *Kali-p* ph-ac
  : **side** of head; on | **amel**: cact *Sep*
  : **side**; on:
    : **agg**: *Carb-v*
    : **left**:
    . **agg**: malar
    . **amel**: ars
  : **painful** side:
    : **amel**: *Bry* plan
    : **sore**: *Bry* plan
  : **right** | **agg**: *Carb-v* petr staph

Head

- **lying** down:
  : after:
    : **agg: Tarax**
    . **pressing** pain: *Tarax*
  : **agg**: puls
  : **stitching** pain: puls
- menses:
  : after | **agg**: *Carb-v*
  : before | **agg**: calc calc-i nat-c nit-ac
  : during:
    : **agg**: *Bell Bry Calc Carb-an Carb-v* ferr-p *Kali-n Lac-c* mag-c mag-m nit-ac nux-v *Phos*
    . **contracting** the eyes: *Carb-v*
    . **pressing** pain: *Nux-v*
    . **scanty** flow, with: alum *Carb-v*
    . **stitching** pain: kali-n
- **mental** exertion:
  : **agg**: abrom-a anac aster calc *Carb-ac* carb-an *Carb-v* chin *Cimic Coc-c Colch Elaps Gels* gins ign kali-n lob *Nat-c* nat-s nit-ac *Par Pic-ac* psor rhus-r rhus-t
  : **drawing** pain: *Calc* chin gels gins
  : **pressing** pain: *Carb-ac Colch* nat-c rhus-r
  : **amel**: cact calc calc-ar
  : **pressing** pain: cact
  : **tearing** pain: calc-ar
- **mortification** | after: petr ran-b
- **motion**:
  : **agg**: am-c aur *Bell* beryl bism *Bry* calc *Carb-v* chin chinin-ar chlol *Cimic* coc-c colch cop *Crot-h* cupr elaps eup-per *Ferr* fl-ac *Gels* glon *Hell Hyper* iod *Ip* kali-c kali-n lac-ac lac-c *Lach* lyc mag-p manc mang med *Mez* mosch nat-s nit-ac *Nux-v Ox-ac* petr ph-ac *Sel Sep Sil* spig spong staph *Stram* thuj
  : **cutting** pain: chin
  : **drawing** pain: ph-ac
  : **pressing** pain: *Bism Bry* colch cop cupr *Hyper* iod ip nat-s ph-ac spong
  : **sore**: *Cimic Crot-h Nux-v*
  : **stitching** pain: *Kali-c* kali-n spong
  : **tearing** pain: *Aur Carb-v* ph-ac *Sil Spig*
  : **amel**: *Agar* arg-met carl euph pip-m *Rhus-t* stann
  : **drawing** pain: arg-met
  : **sore**: euph *Rhus-t*
- **eyelids**; of | **agg**: bry *Carb-v*
- **eyes**; of | **agg**: lac-c
- **head**; of:
  : **agg**: cact *Carb-v* colch dirc *Gels* glon ip mez nabal petr staph *Stram* thuj
  . **drawing** pain: *Cact* staph
  . **pressing** pain: mez
  : **forward**:
    . **agg**: cupr
    . **tearing** pain: cupr
- **nail**; as from a: *Cimic* con *Hep Mosch* puls tarent
- **nervousness**; with (See MIND - Excitement - nervous - pain - occiput)
- **neuralgic**: acon aesc bell bry caust chel chin chinin-s mag-p nux-v puls zinc zinc-p
- **noise** agg: anac *Bry* calc *Carb-v* cimic *Gels* ign ip *Nit-ac Ph-ac* plb spig *Stram*
  : **pressing** pain: *Carb-v Nit-ac* ph-ac *Spig*
  : **tearing** pain: ph-ac *Spig*
- **opening** and shutting; as if: bell cann-i cimic *Cocc* sep
- **pain** in right eye; with: med
- **paroxysmal**: *Aesc Bell* chen-v cimic *Gels* **Lach** *Stram*
- **periodical**:
  : **week**; once a:
    : **spreading** over head: arg-n
    . **binding** head tightly amel, followed by blindness and sore eyeballs | **dull** pain: arg-n
- **perspiration** | **amel**: clem sep
- **pinching** pain: am-m carb-v chel hipp mag-m meny *Petr* ph-ac
- **plug**; as from a: anac *Arg-met* bov cann-xyz canth con hep mosch ph-ac puls rhod tarent
- **pregnancy** agg; during: gels
- **pressing** pain: acon acon-l aeth *Agar* all-c *Aloe Alum* alum-p alum-sil am-caust am-m *Ambr* ammc anac ang ant-t apis *Arg-met* arn *Ars Ars-i* ars-s-f asaf asar aur aur-ar aur-i aur-s bapt bar-c bar-i bar-s *Bell* berb *Bism* borx *Bov Bry* cact *Calc* calc-i calc-p calc-sil camph cann-i cann-s canth carb-ac carb-an **Carb-v Carbn-s** card-m carl caust cedr cham *Chel Chin* chinin-ar cic cinnb coc-c cocc *Colch* coloc con cop croc *Crot-c* cupr dig digin *Dulc Euph* fl-ac *Gels* gent-l gins glon gran **Graph** grat guaj *Hell Hep* hydr-ac *Hyper Ign Iod Ip* jatr-c kali-bi *Kali-c* kali-m kali-n kali-p kali-sil lach lact laur lec lil-t lob *Lyc* m-aust mag-c *Mag-m* mag-s manc mang meny meph *Merc* merc-c *Mez* mosch mur-ac nat-ar *Nat-c Nat-m Nat-p Nat-s Nit-ac* nit-s-d nux-m **Nux-v** ol-an *Onos Op* ox-ac paeon par **Petr** ph-ac phel *Phos* pip-m plb psil puls ran-b ran-s rhod *Rhus-t Ars-i* ars-s-f sabad sabin sars *Sec* sel seneg *Sep* **Sil** *Spig Spong* squil *Stann Staph* stram stront-c sul-ac sul-i *Sulph* tab *Tarax Tarent* teucr *Thuj* til valer verb zinc zinc-p zing
  : **asunder**: aloe *Bell Bry Calc* nux-v spong staph stront-c
  : **band**; as from a: anac psor sulph
  : **burning**: mang
  : **coryza**; as from: cic
  : **downward**: hep hydr-ac laur merl nat-c
  : **forward**: ant-t bov *Chel* hydr-ac mang nat-c nux-v ol-an ph-ac plb sabad
  : **hard**; as from lying on something: ph-ac
  : **hat**; as from a tight: *Alum*
  : **intermittent**: carb-an phel
  : **inward**: bar-c calc ign mag-c meph ol-an olnd ox-ac ph-ac sep spig stann *Staph* stront-c thuj upa

Head

Pain – Occiput

- **pressing** pain: ...
  - **lying** on something hard; as from (See hard)
  - **outward**: aesc bell berb bry *Calc* carb-v chin fago *Gels* helon lach laur m-arct mez *Nux-v* ph-ac prun sapin stann *Staph* stront-c sulph til
  - **paroxysmal**: zinc
  - **pulsating** pain: kali-n mosch peti sulph zinc
  - **tight** hat; as from a (See hat)
  - **upward**: all-c ambr onos puls staph
  - **vise**; as if in a: am-m grat mag-c merc
  - **weight** or stone; as from a: anac arg-met asar *Bell* bry cann-s *Carb-v* caust *Chel* cina cocc cupr graph hell kali-n lach laur led meny nux-v *Petr* ph-ac plat sulph
- **pressure**:
  - **agg**: am-c calc camph cimic dios ph-ac sanic sulph tab
  - **cutting** pain: calc
  - **hat**; from pressure of a: **Carb-v** *Kali-n* lob *Nit-ac* petr sil spig
  - **sore**: cimic sanic tab
  - **amel**: abrom-a aeth bros-gau *Bry* calc *Carb-v Castm* chin colch dios gels grat hydr hyos kali-n mag-c *Mag-m Mag-p* mang *Nux-m* **Nux-v** op *Plb* sabin sep spig tarent *Zinc*
  - **drawing** pain: chin mang
  - **pressing** pain: **Nux-v** op
  - **sore**: sep
- **pulled**; sensation as if hair were: arn cocc kali-n kali-p laur *Nux-v*
- **pulsating** pain: act-sp agn alum am-c asar **Bell** beryl borx *Calc* camph *Carb-v* caust *Chel* cimic con *Crot-h* dros **Eup-per** *Ferr Gels Glon* ign kali-br *Kali-n* **Lach Led** lyss mag-m mang *Nat-m* nit-ac *Petr Phos* psor puls *Sep Stram* valer
- **pulsation**, with every: *Con*
  - **cutting** pain: *Con*
  - **lancinating**: *Con*
  - **shooting** pain: *Con*
- **reading** agg: carb-ac helon
  - **pressing** pain: carb-ac helon
- **rheumatic**: bar-c mez staph
- **riding** agg: petr phyt
- **rising**:
  - **after** | **agg**: fago gels lyss mur-ac
  - **amel**: chin chinin-s eup-per grat jug-c kali-p puls
  - **bed**; from:
    - **agg**: abrom-a cinnb *Mur-ac*
    - **pressing** pain: cinnb
- **room**:
  - **closed** room agg: abrom-a
  - **entering** a room; when: mag-m nat-m
  - **stitching** pain: nat-m
  - **tearing** pain: mag-m
- **rubbing**:
  - **amel**: aeth canth carb-v laur ol-an op ph-ac *Phos* tarent
    - **pressing** pain: op ph-ac *Phos*
    - **tearing** pain: laur

- **scratching** agg; after: sulph
- **burning**: sulph
- **screwed** together; as if: grat mag-c merc *Rhus-t*
- **sexual** excesses; after: *Calc* **Chin Phos**
  - **neurasthenia**, in: gels
- **shaking** the head; on:
  - **agg**: apis calc cann-i **Carb-v** con *Glon Ip* Kali-br mosch *Nit-ac Petr* staph
  - **amel**: gels
- **sharp**: *Jug-c*
- **shooting** pain: acon aeth agar ail alum alum-p anac arum-t asaf bar-i bell bov calc calc-i calc-sil caps cedr *Chel Cimic* cinnb con dig glon grat hep *Hyper* indg iod *Jug-c* kali-bi kali-c kali-m kali-n kali-sil lac-c laur lyc mag-c mag-m meny mur-ac naja nat-m nit-ac ol-an petr phos *Sang* sec *Sil* stann *Sulph* teucr zinc
  - **diagonally** across: agar
  - **forward**: chel *Cinnb*
  - **upward**: ambr sep sil
- **sitting**:
  - **agg**: *Agar* castm caust chin euph fl-ac indg *Kali-br Kali-s* meny *Mosch* ph-ac ran-b rhod spig squil zinc
  - **drawing** pain: chin meny squil
  - **pressing** pain: fl-ac
  - **stitching** pain: indg squil
  - **amel**: asar *Carb-v* gels ign mag-c mag-m nux-m spong
  - **pressing** pain: nux-m
  - **tearing** pain: *Carb-v* mag-m
- **erect**:
  - **agg**: ign
  - **tearing** pain: ign
- **sleep**:
  - **after** | **agg**: aesc aeth agar ail alum alum-p ambr *Ars* bov bry *Calc Carb-v* caust *Chel* chin chinin-ar *Cimic* cinnb cocc *Con* eup-per *Gels Graph* hep *Ip Kali-bi* Kali-c *Kali-n* **Lach** *Lyc* mag-m mang merc *Nat-s* nit-ac nux-m *Nux-v Op* ox-ac *Pall* petr ph-ac *Phos* prun ptel puls *Rhus-t* sep *Sil*
  - **amel**: nit-ac
  - **stitching** pain: nit-ac
- **sneezing** agg: grat lach
- **sore**: *Aesc* agar alum ars aur *Bapt Bry Calc* camph cann-i carb-ac carb-an chel cic **Cimic** coff con crot-c crot-h dirc **Eup-per Euph** ferr ferr-p **Gels Glon** grat *Hell* helo helo-s hyos indg *Ip* kali-p m-ambo mag-s merc-i-f mez mosch *Mur-ac* nat-m nat-s nicc nit-ac **Nux-v Ph-ac** phyt pip-m plan prun rhus-t sabad sep sil spig **Staph** sulph tab tarent zinc
  - **broken** loose from rest of skull; as if: chel
  - **pulsating** pain: *Eup-per*
  - **wound** were pressed; as if: sabad
- **sprained**; as if: ambr psor
- **squeezed**; as if: am-m ambr chin graph *Ign* meny nat-s phel sep stann teucr

Pain – Occiput / Head / Pain – Occiput

- standing:
  : **agg**: *Carb-v* castm chin *Hell Ip* kali-c kali-n lac-c mag-c mosch ph-ac sel staph tab
  : **drawing** pain: chin mag-c
  : **pressing** pain: *Ip* kali-c sel
  : **amel**: *Chin* nux-v plb tarax
  : **pressing** pain: plb
  : **still**:
    : **agg**: cham
    : **amel**: *Tarax*
    . **tearing** pain: *Tarax*
- **stepping** agg: con kali-c sep
  : **stitching** pain: con kali-c sep
- **stitching** pain: acon aesc aeth aloe ambr ammc ant-c ant-t arn aur-m *Bar-c* bar-i bar-m bart *Bell* bov bry *Bufo* calc calc-i calc-sil canth *Carb-an* carb-v castm caust cham *Chel* cimic coc-c *Con* dig dulc euphr fago ferr-p ferul gels glon grat hell *Hep Hyper* ign indg iod iris kali-bi *Kali-c* kali-i kali-m kali-n kali-p kali-sil *Lac-c* laur *Lyc* mag-c *Mag-m* mang meny *Merc Mur-ac* nat-c *Nat-m* nit-ac nux-m ol-an olnd petr **Phos** pimp prun puls ran-b rhus-t samb sars sec sel *Sep* sil spig spong squil staph stront-c stry sul-ac sul-i *Sulph Tarax* teucr thuj verat verb viol-t zinc
  : **alternating** with | **Nose**; stitching pain in root of (See NOSE - Pain - root - stitching - alternating - occiput)
  : **burning**: carb-v staph
  : **forward**: aeth nat-m sars spig
  : **pulsating** pain: *Carb-an Con* cop hep kali-n
  : **tearing** pain: aeth samb thuj
- **stool**:
  : **during**:
    : **agg**: gran
    . **pressing** pain: gran
  : **straining** at:
    : **agg**: *Ign* mang
- **stooping**:
  : **after**:
    : **agg**: aloe ferr-p kali-c rhus-t
    . **stitching** pain: aloe ferr-p kali-c rhus-t
  : **agg**: acon aesc aloe alum alum-p ant-t *Calc* camph carb-ac *Carb-v* chin cob colch con cupr elaps fago *Ferr Gels Hell* helon kali-c *Kali-n* lyc mag-s mang nit-ac nux-m ph-ac *Phos* prun rhus-r *Spig* staph sulph
  : **changes** to forehead; pain: carb-an
  : **cramping**: camph
  : **cutting** pain: chin
  : **drawing** pain: mang
  : **pressing** pain: carb-v *Colch* nux-m ph-ac
  : **sore**: hell
  : **amel**: ign ol-an verat
- **straining** the eyes: lac-c mur-ac
- **stunning** pain: *Ant-c* ars *Cann-i Carb-v* cina *Dulc Hell* lappa mang *Naja* seneg sulph syph tarent zinc
- **supper** agg; after: *Carb-v*
  : **pressing** pain: *Carb-v*

- **suppurating**; as if: borx mag-c mang
- **swallowing** agg: gels kali-c mag-c
  : **drawing** pain: mag-c
- **talking** agg: spig
  : **pressing** pain: spig
  : **tearing** pain: spig
- **tearing** pain: acon aeth *Agar* ail am-m ambr *Anac* arg-met *Ars* ars-s-f asaf *Aur* aur-ar aur-s bar-c bar-m bar-s bell berb bism bov calc calc-sil camph canth carb-an **Carb-v** carbn-s **Caust** chel cic colch *Con Cupr* form grat *Guaj* hyos *Hyper* ign indg kali-ar kali-bi kali-c kali-m kali-n kali-p kali-sil laur led *Lyc Lyss* mag-c *Mag-m* mang *Merc Merc-c* merl mez mur-ac nat-s nit-ac **Nux-m Nux-v** *Ph-ac* phel puls ran-b sabad *Sep* **Sil** *Spig* squil stann stront-c sulph *Tarax Thuj* verat *Zinc* zinc-p
  : **burning**: cupr
  : **forward**: aeth anac *Aur* chin merc **Sil**
  : **jerking** pain: anac mag-c
  : **paroxysmal**: **Caust**
  : **pulsating** pain: kali-c mag-m mez
  : **upward**: ambr berb ol-an sars **Sil**
    : **and forward**: ambr **Caust** mag-m rat
- **thinking** agg: ign nit-ac
- **throw** back head; must | **drawing** pain (See bending - head - backward - must - drawing)
- **torn**; as if: con
- **touch**:
  : **agg**: calc chin cortico cupr gels *Kali-n* mang *Mur-ac* nat-c *Nit-ac* op petr sep
    : **cutting** pain: cortico
    : **drawing** pain: chin
    : **pressing** pain: cupr kali-n
    : **sore**: calc *Mur-ac* sep
    : **stitching** pain: kali-n
    : **tearing** pain: mang
    : **amel**: mang
  : **hair** agg; touching the: *Carb-v Kali-n Nit-ac*
- **turning**:
  : **eyes**:
    : **agg**: sep
    : **upward**: arum-t **Lac-c**
    . **shooting** pain: arum-t
  : **head**:
    : **agg**: *Carb-v* mang *Op* spong
    . **stitching** pain: mang *Spong*
- **twitching**: kali-n
- **ulcerative** pain: am-c borx bry chel *Cimic* ferr glon hyos kreos mang mez nat-s nux-v phyt sep spig thuj
- **unbinding** hair | **amel**: kali-n
- **urination**:
  : **copious** | **amel**: *Gels*
  : **delayed**; if desire to urinate is: sep
- **vexation**; after: alum ip petr *Ran-b* staph
- **violent**: podo vario
- **vomiting**: thuj
  : **tearing** pain: thuj

All author references are available on the CD

Pain – Occiput

- **waking** frequently: kali-p
- **walking**:
  - **after**:
    - **agg**: zinc
    - **pressing** pain: zinc
  - **agg**: asar bell *Bry Calc Carb-v Chin* con cortico *Glon Graph Ip Kali-br* kali-c **Led** mur-ac nit-ac phys *Spig* staph *Stram* sulph tarax
    - **cutting** pain: calc
    - **pressing** pain: *Chin*
    - **tearing** pain: con tarax
  - **air**; in open:
    - **agg**: bov *Calc Caust* cina ferr-p mang spig staph zinc
    - **jerking** pain: *Spig*
    - **pressing** pain: staph
  - **amel**: cimic mang rhus-t *Seneg* sulph tab
    - **pressing** pain: mang
    - **slowly**: plb
  - **amel**: chin nux-m
    - **drawing** pain: chin
    - **pressing** pain: nux-m
  - **must** walk: gels
- **wandering** pain: nat-s
- **warm**:
  - **clothing** agg: ip nit-ac staph *Stram*
  - **food** | **agg**: ip mez puls sulph
  - **room**:
    - **agg**: *All-c Apis* bov *Bry* carb-v *Cimic* coc-c guat *Mag-m Mez* mosch *Puls Seneg Stram* sulph
    - **pressing** pain: *All-c Carb-v* coc-c mag-m *Mez*
    - **stitching** pain: bov
    - **amel**: bov *Carb-v*
    - **tearing** pain: *Carb-v*
  - **wrapping** up head | **amel**: *Gels* ign *Nux-v* **Rhus-t Sil**
- **warm** agg; becoming: ars *Carb-v* ip kali-c lac-c *Stram*
- **warmth** agg:
  - **heat** agg: *Euph Gels* ip *Phos Puls*
- **weather** agg; wet: arum-i *Bar-c* brom **Calc** *Calc-p* **Dulc** lyss *Rhus-t*
- **wine**:
  - **agg**: zinc
  - **amel**: gels
- **wrapping** up head:
  - **amel**: **Sil** vichy-g
  - **pressing** pain: **Sil** vichy-g
  - **tearing** pain: **Sil**
- **writing** agg: carb-an cocc gels
  - **pressing** pain: carb-an
- **yawning**:
  - **agg**: cocc
  - **amel**: staph
- ▽ **extending** to:
  - **Across**: agar sabad
    - **jerking** pain: sabad
    - **stitching** pain: agar

Head

- **extending** to: ...
  - **Back** and chest; into:
    - **noon**: *Graph*
    - **pressing** pain: *Graph*
  - **Back**; down the: *Aeth* cimic *Cocc* crot-h graph ip *Kali-br* lil-t lyss nat-m pic-ac podo sang sep *Stry* thuj
    - **shooting** pain: cimic
  - **Cervical** region and shoulders; upper:
    - **resting** head high on pillow, with eyes half closed amel, and with sleepinessgels
    - **drawing** pain: gels
  - **Chest**: graph
  - **Chest**; back of: eupi
    - **stitching** pain: eupi
  - **Ciliary** region | **right**: arund
  - **Downward**: pitu-p
  - **Ears**: aesc bar-c cann-s chel colch lil-t mag-m plan plb puls stry thuj
    - **drawing** pain: bar-c cann-s
  - **Ears**, through: puls
    - **stitching** pain: puls
  - **Eye**: arund atro bell carb-v chin cimic dios ery-a gels *Glon* glyc indol lac-c **Lach** mag-m nat-s onos *Petr* ph-ac pic-ac ptel *Rhus-r Sang* sanic sars sec *Sep Sil* **Spig** stry *Sulph Verat* zinc
    - **right** eye: *Bell* sang
    - **Above**: sang
    - **left** eye: spig
    - **cutting** pain: chin
    - **pressing** pain: *Carb-v*
    - **shooting** pain: cimic *Sulph*
    - **stitching** pain: sanic
  - **Around** temples further to eyes: adon
  - **Eyes**; behind: med
    - **burning**: med
  - **Face**: op
  - **Forehead**: ambr arg-met *Arg-n* arund aur *Bell* bell-p bov brom bros-gau *Calc* camph cann-i canth *Caps Carb-v Chel* chin cimic *Cinnb* clem con cycl dios dirc ferr ferr-p fl-ac **Gels** *Glon* glyc indol *Kali-bi* kali-c **Lac-c** *Lach* lappa mag-m mang merc mez mosch mur-ac nat-m nat-s ol-j onos op par *Petr Ph-ac* pic-ac plb ptel *Rhus-r Rhus-t* **Sang** sanic *Sars Sil* spig sulph tarent ter thuj
    - **right**: *Bell*
    - **cutting** pain: arg-n camph cann-i *Caps*
    - **drawing** pain: arg-met chel chin cycl nat-c sars
    - **lancinating**: gels
    - **nail**; as from a: mosch
    - **pressing** pain: ambr aur bros-gau *Calc* camph carb-v fl-ac mang mez mur-ac
    - **shooting** pain: *Cinnb* lac-c
    - **stitching** pain: bov chel ferr-p **Lac-c** nat-m sanic sars thuj
    - **stunning** pain: mez
    - **tearing** pain: ambr *Aur* carb-v chin merc mur-ac
  - **waves**; in: *Sil*

342 ▽ extensions | O localizations | ● Künzli dot

Head

Pain – Occiput

- **extending** to: ...
  - **Forward**: aeth ambr anac aur bell-p chin mag-m mand mang merc *Ph-ac* rat sanic *Sil* valer
  - **Frontal** eminence: bar-c
  - **stitching** pain: bar-c
  - **Head**: canth carb-v caust **Chin** eup-per **Gels** *Glon* kalm mag-p merc *Mez* pic-ac *Puls* sabad sang *Sil* **Stram**
    - Over whole head: chin lap-la lycpr
  - **Head**, beginning in upper cervical region; over:
    - **Forehead** and eyeballs; causing bursting pain in:
      - **forenoon**:
        - **10 h**:
          - lying, with nausea; while:
          - **cold** perspiration and cold feet agg: *Gels*
          - **bursting** pain: *Gels*
- **Inward**: dirc
- **Jaw**: arg-met bar-c kali-chl nit-ac
  - **Lower**: cham
- **Mastoid**: beryl
- **Middle** of head: cob-n
  - **pulling**; like: cob-n
- **Nape** of neck: berb calc kali-n mang merc mur-ac nat-c **Nux-m Nux-v** plect ran-b sabin stry sulph
  - **drawing** pain: kali-n merc nat-c plect sulph
  - **jerking** pain: calc
  - **pressing** pain: sabin
  - **stitching** pain: mang mur-ac stry
  - **tearing** pain: berb **Nux-m Nux-v** ran-b
- **Neck**: ambr *Bell Bry* calc *Carb-v* **Cocc** glon *Graph* hell hep ip kali-c laur *Lil-t* lyss merc mur-ac nat-c nux-v phyt plect podo sulph
  - **morning**: chinin-ar
  - **burning**: chinin-ar
  - **burning**: lyss
  - **drawing** pain: merc mur-ac nat-c plect sulph
  - **pressing** pain: calc *Graph* hep laur nat-c nux-v
  - **sleep**; before going to: *Bry*
  - **drawing** pain: *Bry*
  - **Down** back of neck: arg-n bell berb *Bry* cimic *Cocc* com gels *Graph* hell *Hep* hydr-ac kali-c kali-cy kali-n laur lil-t lob mang med merc mur-ac nat-c nat-s **Nux-m Nux-v** pic-ac podo ran-b sabin sep sulph tarent
- **Nose**: acon corn lach
  - **drawing** pain: corn
- **Nose**; root of:
  - **suppressed** discharge; from: kali-bi
  - **shooting** pain: kali-bi
- **Scapula**: hep
- **Shoulders**: *Bry* caust dios *Gels* hep hydr *Ip* kali-c kali-n podo
  - **pressing** pain: hep ip
  - **while** lying on back: *Bry*
- **Side**: asar
  - **right**: sil
  - **7-11 h**: ars-s-f

Pain – Occiput

- **extending** to – **Side**: ...
  - **pressing** pain: asar
  - **Skull**: sang
  - **Spine**: med
  - **burning**: med
  - **Spine** and arms, down: *Crot-h*
  - **shooting** pain: *Crot-h*
  - **Spine**; down (See back; down; neck)
  - **Teeth**: ferr zinc
  - **pressing** pain: ferr
  - **Temple**: anac arn sang
  - **drawing** pain: sang
  - **tearing** pain: anac arn
  - **Temples**: anac arn cann-i coca *Glon* lycpr plb sang sars seneg sep *Spig*
  - **right**: *Bell*
  - **shooting** pain: *Cann-i*
  - **Throat**: hep laur
  - **tearing** pain: laur
  - **Top** of head, so severe she thinks head will burst and she will go crazy: **Calc**
  - **bursting** pain: **Calc**
  - **Upper** jaw, left side: cham
  - **stitching** pain: cham
  - **Upward**: all-c bell berb **Calc** caust cimic **Gels** glon ol-an onos ph-ac phos *Puls Sang* sars sep **Sil** verat-v
  - **Upward** from nape: ambr carb-v ferr sep staph
  - **drawing** pain: ambr carb-v ferr sep staph
  - **Vertex**: ambr bov *Calc* cann-i carb-an *Caust* chel **Cimic** dig *Dulc* glon hell hura lac-ac lac-c lyc mag-m meny nat-c petr ph-ac phel rat sang sep **Sil**
  - **dull** pain: *Cimic*
  - **nail**; as from a: *Cimic*
  - **neuralgic**: caust chel
  - **pressing** pain: bov carb-an dig glon
  - **shooting** pain | **bolt**; like a: *Cann-i Cimic Sil*
  - **stitching** pain: sep
  - **tearing** pain: ambr *Caust* mag-m rat sep
- ○ **Bones**: chin ph-ac
  - **left**: visc
  - **shooting** pain: visc
  - **drawing** pain: chin ph-ac
- • **Cerebellum**:
  - **right**: iris rhus-r
  - **pressing** pain: rhus-r
  - **stitching** pain: iris
- • **Ears**; behind: cortiso
- • **Glands**: am-c
  - **ulcerative** pain: am-c
- • **Protuberance**; occipital: *Bry* calc *Calc-p* chin colch dig glon guaj mur-ac nat-c nit-ac petr podo *Rhus-t Sil* staph (non: uran-met) uran-n
  - **afternoon**: chinin-s
  - **extending** to:
    - **Eye**: mur-ac
    - **drawing** pain: mur-ac
    - **Neck**; down: podo

- **Protuberance**; occipital – extending to: ...
  - **Shoulders**: podo
  - **hat**; from pressure of a: *Sil*
  - **motion** agg: **Bry**
  - **stitching** pain: nit-ac
  - **touch** agg: nat-c
  - **walking** in the wind agg: mur-ac
  - **warmth** agg | **heat** agg: *Sil*
- **Sides**: acon aesc agar all-c alum anac ang arg-met asar aster aur aur-m-n bar-c bell berb bism bov bry calc calc-sil camph cann-s carb-an *Carb-v* Carl castm caust cere-b cham *Chel Chin* colch con cot crot-h crot-t dig elaps euph euphr **Fl-ac** glon grat guaj hydr-ac hyos ign ind indg iod kali-bi kali-c kali-m kali-n kali-s kali-sil kiss *Laur* led lyc lycpr mag-c mag-m mag-s meny meph mez mill mur-ac myric nat-c nat-m nat-p *Nat-s* nat-sal nux-v ol-an ph-ac phel phos phys plat psor ptel puls ran-b rhod rhus-v ruta sabad sabin samb sars sep serp *Sil Spig Stann* staph **Stram** *Stront-c* sul-ac sulph thuj verb viol-t zinc zing
  - **right**: aesc alum anac aster *Aur* bism both-ax *Calc* cann-s carb-v caust che colch cortico dig guaj hep ign ind *Iris* kali-bi kali-c laur lyc mag-c mag-m mang myric *Nat-c* nat-s nit-ac ph-ac phel psor *Rhod* sang *Sanic* seneg sep serp sil *Spig* stram *Stront-c* sulph verb zinc
    - **drawing** pain: alum caust laur nat-c rhod spig zinc
    - **pressing** pain: anac aur *Calc* carb-v caust colch dig hep lyc nat-c nat-s ph-ac *Rhod* seneg sep *Spig* verb
    - **dislocated**; as if: psor
    - **stitching** pain: *Calc* laur mang *Nat-c* nit-ac phel *Sanic* sulph
    - **tearing** pain: *Aur* bism chel guaj kali-c mag-c mag-m *Stront-c*
    - **extending** to:
      - **left**: dig *Mez* staph
        - **pressing** pain: dig
        - **stitching** pain: staph
      - **Eye**; left: iod
      - **Forehead**: chel sanic
        - **stitching** pain: chel sanic
      - **Scapulae**: hep
        - **pressing** pain: hep
  - **left**: agar alum am-c am-m arg-n asar bell bry calc *Carb-v* cham *Chel* chin con cycl guaj led lyc mez nat-s nit-ac nuph ol-an onos petr phos phys ptel puls rhus-t samb sars sul-ac sulph thuj tong verb viol-t zinc zing
    - **drawing** pain: calc *Carb-v Chel* chin cycl nat-s phos thuj zinc
    - **pressing** pain: asar calc *Chel* dulc lyc mez sep stann sul-ac sulph zinc zing
    - **sitting** agg: *Agar*
    - **stitching** pain: alum bell *Chel* nit-ac petr samb sars sul-ac tong verb viol-t
    - **tearing** pain: con lyc samb sep *Stann*

- **Sides – left**: ...
  - **extending** to:
    - **right**: squil
      - **drawing** pain: *Squil*
    - **Eye** | **left**: spig
    - **Jaw**; lower: plat
      - **drawing** pain: plat
  - **daytime**: nuph ph-ac
  - **morning**: agar anac bov dios eupi puls *Sil*
    - **7 h**: bov
    - **stitching** pain: bov
    - **stitching** pain: agar bov eupi
    - **tearing** pain: anac puls *Sil*
  - **forenoon**: all-c alum dios sulph
    - **drawing** pain: alum sulph
  - **afternoon**: euphr petr
    - **16 h**: cortico
    - **stitching** pain: euphr petr
  - **evening**: carb-an mez nat-c nat-s nit-ac zing
    - **20 h**: stram
    - **pressing** pain: mez nat-s zing
  - **sleep**:
    - **amel**: nit-ac
    - **stitching** pain: nit-ac
    - **stitching** pain: anac nat-c nit-ac
    - **tearing** pain: carb-an nat-s
  - **night**: stront-c
    - **boring** pain: stront-c
  - **air** agg; draft of cold: caust
    - **tearing** pain: caust
  - **bending**:
    - **backward** | **agg**: colch
    - **head**:
      - **backward**:
        - **amel**: bar-c chin
          - **drawing** pain: chin
          - **tearing** pain: bar-c
  - **blood** stagnated; as if: sulph
  - **boring** pain: arg-met aur-m-n lycpr nat-sal ol-an sabin stront-c
  - **breakfast**; during: nit-ac
    - **stitching** pain: nit-ac
  - **dinner**; after: canth ol-an
    - **stitching** pain: canth ol-an
  - **drawing** pain: alum ang aur-m-n *Carb-v Chel* chin *Fl-ac* kali-c kali-n kali-s kiss laur meny mez nat-s phos sep thuj zinc
    - **alternating** with | **Thumb**; similar sensation in the ball of: arg-met
    - **cramping**: kali-n plat *Sulph*
    - **drawn** back, as if head would be: nat-c
    - **paroxysmal**: rhod
    - **pressing** pain: *Chel Chin Spig*
  - **hammering** pain: ign
  - **hands** laying on amel: sul-ac
    - **pressing** pain: sul-ac
  - **laughing** agg: zinc
    - **tearing** pain: zinc

344   ▽ extensions | O localizations | ● Künzli dot

Head

Pain – Occiput

- **Sides**: ...
  - **lying** down:
    - **amel**: mag-s
    - . **pressing** pain: mag-s
  - **motion**:
    - **agg**: *Aur*
    - . **tearing** pain: *Aur*
  - **head**; of:
    - . **left**; to: mag-c
    - **tearing** pain: mag-c
  - **pressing** pain: anac asar aur bov bry calc calc-sil camph carb-an carb-v castm caust cere-b *Chel* colch con crot-h crot-t dig **Fl-ac** glon hydr-ac ign *Laur* mag-s mez nat-c nat-p *Nat-s* nux-v ph-ac psor ruta sabin sep *Sil* spig spong stann sul-ac sulph zinc
    - **asunder**: zinc
    - **blow**; pain as from a: dig
    - **outward**: ph-ac stann
    - **pulsating** pain: bell zing
  - **pressure**:
    - **agg**: cortiso ph-ac
    - . **pressing** pain: ph-ac
    - **amel**: hyos spig
    - . **pressing** pain: spig
  - **rest** agg: nat-s
    - **tearing** pain: nat-s
  - **rheumatic**: coff
    - **drawing** pain: coff
  - **shaking** the head agg; on: glon
  - **sitting** agg: fl-ac
    - **pressing** pain: fl-ac
  - **sneezing**:
    - **amel**: calc
    - . **drawing** pain: calc
  - **sore**: caust euph grat iod
  - **stitching** pain: acon bov calc *Chel* grat guaj indg kali-bi kali-n laur lyc mag-m mill nat-c nat-m phel phos sars spig sul-ac sulph verb viol-t
    - **drawing** pain: chel
    - **pinching** pain: chel
    - **pressing** pain: chel
    - **tearing** pain: euphr samb
    - **twitching**: cham mag-m
    - **upward**: staph
  - **stooping** agg: cortiso spig
    - **pressing** pain: spig
  - **tearing** pain: agar aur bar-c berb bov camph carb-an *Carb-v Carl* caust colch con guaj kali-bi kali-c kali-m kali-sil led mag-c mag-m mur-ac *Nat-s* puls ran-b rhus-v sabad *Sil Stann Stront-c* zinc
    - **intermittent**: sep
    - **paroxysmal**: mur-ac
    - **pressing** pain: lyc zinc
    - **pulsating** pain: kali-c
    - **shooting** back and forth: carb-an
    - **twitching**: bism mag-m
  - **touch** agg: thuj

Pain – Occiput and forehead

- **Occiput – Sides**: ...
  - **turning** head agg: ph-ac
    - **pressing** pain: ph-ac
  - **waking** agg; after: *Sulph*
  - **walking**:
    - **agg**: aster con
    - . **tearing** pain: con
    - **air** agg; in open: caust
    - . **pressing** pain: caust
  - **warm**:
    - **bed**:
    - . **amel**: caust
    - **tearing** pain: caust
  - **room**:
    - . **agg**: zing
    - **drawing** pain: zing
  - **weather**; wet:
    - **amel**: caust
    - . **tearing** pain: caust
  - **extending** to:
    - **Forehead**: aur *Chel* cycl mur-ac
    - . **drawing** pain: cycl
    - . **stitching** pain: *Chel*
    - . **tearing** pain: aur mur-ac
    - **Head**: canth sabad *Sil*
    - . **tearing** pain: canth sabad *Sil*
    - **Neck**: ambr calc *Chel Laur*
    - . **pressing** pain: calc *Chel Laur*
    - . **tearing** pain: ambr
    - **Neck**; nape of: mur-ac
    - . **stitching** pain: mur-ac
  - **Side** to side: agar
    - **stitching** pain: agar
  - **Side** he turns the head to: calc
    - **drawing** pain: calc
  - **Spot**; in a: spig
    - **pressing** pain: spig
    - **stitching** pain: spig
  - **Suboccipital** region: ambr *Carb-v* iod
    - **pressing** pain: ambr *Carb-v* iod
- **Spot**, in a small: am-m
  - **cramping**: am-m
- **Spot**; in a: stront-c
  - **boring** pain: stront-c
- **Spots**; in: acon carb-an *Colch* glon *Lyc* meph ol-an olnd sep thuj zinc
  - **pressing** pain: carb-an glon meph ol-an olnd sep
  - **button**; as from a: acon *Lyc* thuj zinc
  - **tearing** pain: *Colch*
- **Suboccipital**: apis
  - **blow**; pain as from a: apis
- **Occiput** and Forehead: aeth *Alum* ambr anac aphis arn asaf aur aur-s bell bry calc camph cann-i canth caps carb-v chel chin chinin-s cimic cina clem colch con con dig dios eup-per ferr gels glon graph grat guaj hydr-ac hyos ign iod iris kali-bi kali-c kali-n lach lachn laur lyc mag-c mag-m mang merc mez mosch mur-ac nat-m ol-j onos op *Oreo* pert-vc petr ph-ac prun ptel raph rhus-t

Head

Pain – Occiput and Forehead

- **Occiput** and **Forehead**: ...
  sabad sabin sars seneg sep serp spig spong squil stry sul-ac sulph tab thuj
  - **morning** | **waking**; on: kali-bi *Lach* **Onos**
- **Painful** part: *Spig*
  - **sore**: *Spig*
- **Parietal** bone | **chill**; during: cedr
- **Periosteum** | **blow**; pain as from a: ruta
- **Scalp**: *Acon* acon-s agar agn alum ambr anac ang ant-c apis *Arg-met Arn Ars* asaf aur bar-c bell *Bov Bry* calc cann-i canth caps carb-an *Carb-v Caust* cham *Chin* cic *Cimic* cina *Clem* cocc colch coloc con cupr cycl daph dig *Dros* dulc euph euphr ferr graph guaj hell helo *Hep* hist hydr hyos ign iod ip kali-bi kali-c kali-n kreos lach laur led *Lyc* m-arct m-aust mag-m mang meny *Merc* merc-c mez mosch mur-ac *Nat-c Nat-m* nit-ac *Nux-v* Olnd par petr ph-ac *Phos* phyt plat *Puls* ran-b ran-s rhod *Rhus-t Ruta* sabad sabin sangin-n *Sars Sel* sep sil spig spong stann staph sul-ac *Sulph Thuj* verat *Viol-t* Zinc
  - **drawing** pain: agar apis bar-c bell calc canth chin graph hist ign kreos mag-m meny merc-c nit-ac nux-v par petr ph-ac *Puls* ran-b ran-s rhod rhus-t ruta sars sep staph thuj zinc
  - **injuries**; after: nat-m
    : **sore**: nat-m
  - **neuralgic**: *Acon Cimic* hydr phyt
  - **pressing** pain: acon-s agar alum ambr anac *Arg-met* arn aur calc chin cic clem con cycl dig dros euph euphr hyos *Lyc* mur-ac nit-ac *Olnd* ph-ac phos rhod rhus-t ruta sabad sabin *Sars* sep staph *Sulph* thuj zinc
    : **gnawing** pain: hyos
  - **sore**: alum ambr ang arg-met *Arn Bov Bry* calc cann-i *Chin Clem* dros euph graph hell *Hep* ign iod ip m-aust meny mosch nat-m *Nux-v* par petr ph-ac phos ran-b rhod *Ruta* sangin-n staph zinc
    accompanied by:
    : **baldness**: zinc
    : **Head**; pain in (See accompanied - scalp)
- **Sides**: *Acon* aesc aeth *Agar* agn all-c aloe *Alum* alum-p alum-sil am-c am-m ambr ammc *Anac* ang ant-t apis *Arg-met Arg-n Arn Ars* arum-t *Asaf* asar atro aur aur-m-n aur-s bapt bar-act *Bar-c* bar-i bar-m bar-s **Bell** benz-ac *Berb* borx both-ax bov *Brom* bry *Cact Calc* calc-i *Calc-p* calc-s calc-sil camph cann-s *Canth Caps* carb-ac carb-an *Carb-v* carbn-s carl castm caust cedr *Cham Chel* chin cic cimx cina cinnb clem coc-c coca cocc *Coff* colch *Coloc* com *Con* cop cor-r corn cot croc crot-h cupr cycl daph dig dios dros dulc eug eup-per eup-pur euph euphr eupi *Ferr* ferr-p fl-ac gamb glon *Gran Graph* grat *Guaj Hell* **Hep** hura hydr-ac hyos hyper **Ign** ind indg iod ip iris kali-ar kali-bi *Kali-c* **Kali-i** kali-m kali-n kali-p **Kali-s** kali-sil kalm kreos *Lach* lam laur led lil-t lith-c lyc lyss m-ambo m-arct m-aust mag-c mag-m mag-s *Mang* mang-m meny *Merc Merc-c* merc-i-f *Merl* mez mill *Mur-ac* nat-ar nat-c **Nat-m** nat-p nat-s nicc *Nit-ac* nit-s-d nux-m **Nux-v** ol-an olnd ox-ac paeon paull petr ph-ac phel phos phys phyt pip-m plan plat plb *Prun Psor* puls rat rheum rhod

Pain – Sides

- **Sides**: ...
  Rhus-t rumx sabad *Sabin* samb *Sars* sec sel *Sep Sil* **Spig** squil stann staph stront-c stry sul-ac sul-i sulph tab tarax *Tarent* teucr ther **Thuj** thymol til tong upa urt-u valer verat verb viol-t **Zinc** zinc-p
  - **one** side (= hemicrania): acon aesc aeth *Agar* agn **Alum** alum-p alum-sil am-c am-m ambr amn-l *Anac* ang ant-c ant-t *Apis Arg-met* **Arg-n** *Arn Ars* ars-i ars-s-f arund *Asaf* asar aur aur-ar aur-i aur-s *Bar-c* bar-i bar-m bar-s *Bell Bism* borx *Bov Bry Bufo Cact Calc* calc-i calc-p calc-s calc-sil camph cann-i cann-s *Canth Caps* carb-an carb-v carbn-s carc caust cedr *Cham Chel* chen-a *Chin* chinin-ar chinin-s *Cic* cina cinnb clem cocc *Coff* colch *Coloc* con cop *Corn* croc crot-h cupr cycl dig dios dros dulc elaps elat eug eup-per euph euphr *Ferr* ferr-ar ferr-i ferr-p *Gels* gins *Glon Graph Guaj* hell hep hist hyos *Ign* ind iod ip iris joan *Kali-ar Kali-bi Kali-br* **Kali-c Kali-i** kali-m kali-n **Kali-p** *Kali-s* kali-sil kalm kreos *Lac-d Lach* lact *Laur* led *Lyc* mag-c mag-m manc mang meny *Merc Mez* mill mosch mur-ac murx nat-ar nat-c nat-m nat-p nicc nit-ac nux-m *Nux-v* ol-an olnd *Onos* par petr **Ph-ac** *Phos Phyt* **Plat** plb *Pneu* prot prun *Psor* **Puls** ran-b ran-s rheum rhod *Rhus-t Rob* ruta sabad sabin samb *Sang* **Sars** sel seneg *Sep Sil* sphing **Spig** spong squil stann staph stict stram strept-ent streptoc stront-c **Sul-ac** sul-i *Sulph Syph* tab tarax tarent teucr *Thuj* tub-d ust valer *Verat* **Verb** viol-o viol-t **Zinc** zinc-p zing
    accompanied by:
    : **fever** (See FEVE - Accompanied - migraine)
    : **nausea** (↗*accompanied - nausea)*: arg-n cic coloc sep ven-m
    : **vomiting**: cocc
    : **alternating** with | **Arm**; with pain in left: ptel
    : **apoplexy**; in: syph
    : **appearing** suddenly: tub-d
      : **disappearing** suddenly: tub-d
    : **ceases** on one side and becomes more violent on the other: *Lac-c Nat-m*
    : **coffee**, from excessive use of: nux-v
    : **congestion**: aeth
    : **duration**; variable: tub-d
    : **emotional** complaints; after: arg-n
    : **fever**; without: tub-d
    : **irregular**: tub-d
    : **itching**: dig
    : **menses**; during: pneu
    : **extending** to:
      : **Eye**: *Asaf* brom caust croc mag-m nat-m
      : **Neck**: guaj *Lach* lyc merc
      . **Shoulders** with stiff neck; and: lach
      : **Side** to side, through temples; from: alum chin phos plan sang
      : **Waist**: lyss
      : **Ear**; behind the: asar calc-p caust chel cortiso onos sang
      : **left**: ambr apis kali-p sang
      : **air** agg; in open: kali-i

▽ extensions | O localizations | ● Künzli dot

Pain – Sides — **Head** — Pain – Sides

- **one** side – **Ear**; behind the: ...
  - **motion** agg: kali-p
  - **Side** lain on (See lying - side - side lain)
  - **Spots**; in: kali-bi kalm
- **alternating** sides: agar bell calc calc-ar cedr chin coch colch cupr dros euon hell hydr hyper *Iris* kali-bi kali-c **Lac-c** lil-t lyc nat-m nat-p nicc *Nux-v* phos plan samb sep sil valer
  - **jerking** pain: samb
  - **stitching** pain: agar
- **right**: acon aesc aeth *Agar* agn *Alum* alum-p alum-sil am-br am-c am-m ambr amph anac ang apis arg-met arg-n ars arum-d arum-t asaf asar aur bar-c **Bell** benzol *Bism* borx both-ax bov brom bros-gau *Bry* bufo *Cact* **Calc** calc-i calc-sil camph cann-i canth carb-ac carb-an **Carb-v** carc *Caust Cedr* cham *Chel* chen-a chin cic cimic *Cina* cist *Clem* coc-c coca cocc coff colch *Coloc* com *Con* cortico croc *Crot-c* crot-h cupr cycl dig dros euph ferr-ar ferr-p fl-ac gels gins gran graph grat guaj *Hep* hipp iber **Ign** inul iod **Iris** jac-c jac-g jug-c kali-bi kali-sil kalm kreos lach lachn laur lil-t *Lyc* m-arct mag-c mag-m mag-s mang meny merc merc-i-f merc-i-r *Mez* mill *Mosch Mur-ac* nat-ar nat-c *Nat-m* nat-s nit-ac nux-m nux-v ol-an olnd ost par paull petr *Ph-ac Phos* plan plat *Plb* prun **Puls** pycnop-sa rad-br *Ran-b Rat* rhod *Rhus-t* rumx *Ruta* **Sabad** sabin *Sang* sars **Sep** sil spig spong stann staph stict still stront-c sul-ac sulph tab tarax tarent tax teucr thuj urt-u valer verat verb viol-t zinc zinc-m
  - **morning**:
    - **left** side; and | **evening**: bov
  - **evening**:
    - **bed** agg; in: con
  - **biting** pain: agn thuj
  - **blurred** vision before the attack: **Iris**
  - **boring** pain: anac *Arg-n* arum-t aur bov bry clem coloc iris laur nat-m stann *Zinc*
  - **burning**: ph-ac spong
  - **cough** agg; during: am-br cortico
  - **cramping**: bell
  - **cut** off; as if: lach
  - **cutting** pain: *Bell* bros-gau cortico kali-bi spig
  - **diet** error; after: chel
  - **dimness** of left eye, with: arg-n
  - **drawing** pain: alum ang arg-met arg-n asaf aur *Bell* calc camph caust chel cina cocc dros fl-ac lach lyc nat-c *Ph-ac* phos plat rhod sars spong sul-ac thuj valer
  - **dull** pain: apis rumx spong
  - **foreign** body; as from a: *Con*
  - **jerking** pain: acon aeth agar calc graph kreos lyc plat *Prun* puls sabin spong teucr
  - **lancinating**: amph sang
  - **lying**:
    - **side**; on:
    - **painful** side | **amel**: hipp

- **right** – **lying** – **side**; on: ...
  - **right**:
    - **agg**: mag-c
  - **nail**; as from a: *Agar* hep lyc thuj
  - **neuralgic**: chel
  - **periodical**: *Cact*
  - **piercing** pain: bros-gau
  - **pressing** pain: agar agn anac ang arg-met arg-n asaf asar bar-c bry caust *Chel Clem* con dros euph grat *Hep* ign kalm laur lil-t meny *Mez* nux-m olnd *Ph-ac* plat rheum sabad sars spong tab thuj verb zinc
    - **alternating** with | **stitching** pain in right side: anac
    - **outward**: cina dros paull ph-ac spig spong stann verb viol-t
  - **pulsating** pain: alum bov kali-c lil-t phos sars
  - **shaking** the head agg; on: carb-v
  - **shooting** pain: lil-t mag-c plan stann
  - **sore**: aesc ambr cortico dros merc-i-f mez nit-ac plat staph zinc
  - **stitching** pain: aeth alum alum-p am-c anac arg-n asaf bar-c bell borx brom calc camph canth caust cham cic cocc cupr euph grat guaj inul iod kali-bi lach laur *Mag-c* mag-m mag-s mill *Mur-ac* nit-ac ol-an par ph-ac phos plb rat sars sil stront-c sulph tarent thuj zinc
    - **alternating** with | **pressing** pain in right side (See pressing - alternating - stitching)
  - **stroke** of an anvil, as of: manc
  - **stunning** pain: euph *Mez* olnd sul-ac verb
  - **tearing** pain: agar alum am-m anac arg-met aur bar-c bov canth *Carb-an* carb-v caust *Chel* chin cic *Con* dig graph *Guaj* ign lyc m-arct mag-c mag-m mang mosch *Mur-ac* nux-v *Phos* plb *Puls* rhod sars stann stront-c sul-ac sulph teucr thuj verb zinc
    - **then** left: anac arn bry colch cupr dig ign kalm merc-i-r phos pic-ac staph tax
    - **pressing** pain: cupr
  - **walking** agg: cortico
  - **warm** room; when entering a: *Spig Spong*
  - **extending** to:
    - **left**: alum
    - **pressing** pain: alum
    - **Eye | right**: spig
    - **Occiput**: prun
- **left**: acon aeth agar aloe alum am-c am-m *Ambr* aml-ns anac ang *Ant-c* ant-t apis arg-met *Arg-n* arn *Ars Ars-i* ars-met *Asaf Asar* asc-c aur aur-m *Bar-c Bell* berb bism borx *Bov* **Brom** bry buth-a cadm-met calad *Calc* calc-p cann-s canth *Caps* carb-an carb-v carbn-s caust *Cham* chel *Chin* chinin-ar chinin-s chlor cic cimic cina *Cinnb* colch *Coloc* con conv cop cortiso *Croc* crot-h crot-t cupr cupr-ar *Cycl* dig dios dirc dros epiph erio eup-pur *Euph* euphr eupi fago *Ferr Ferr-i* fl-ac form gent-c *Graph* grat *Guaj* gymno ham hell hydr hyos ign indg inul *Iod Kali-i* lac-ac lac-c *Lach* laur led lepi lil-t lith-c *Lob* lyc

All author references are available on the CD   347

Head

- **left**: ...
  m-arct m-aust *Mag-c* mag-m mag-s manc *Mang* med meny *Merc Merc-c* merc-i-f merc-i-r mez *Mur-ac* murx nat-c nat-m nat-s nicc *Nit-ac Nux-m* nux-v ol-an *Olnd Onos* oreo pall *Par* paraf ph-ac phel *Phos* plan *Plat* plb pneu ptel pycnop-sa ran-b ran-s rat *Rhod Rhus-t* sabad *Samb* sang sapin sapo *Sars* sec *Sel Senec* **Sep** sil sphing **Spig** stann staph *Stront-c* sul-ac *Sulph* tab *Tarax* tarent *Thuj* trom usn verat-v verb viol-o viol-t x-ray xan *Zinc* zing ziz
  - **morning**: *Arg-n*
  - **waking**; **on**: lyss
  - **burning**: lyss
  - **afternoon**: cortiso
  - **evening** | **20 h**: usn
  - **accompanied by**:
    - **Eye**; pain in left: apis
  - **boring** pain: aur chin cop cycl laur mag-c mag-m mag-s nat-m nat-s stann staph zinc
  - **burning**: m-aust staph
  - **cramping**: phos thuj
  - **cold**, crampy: phos
  - **cutting** pain: *Arg-n* cupr sep
  - **drawing** pain: anac ant-t apis arg-met arn bar-c brom calc canth caps carb-v chel cina cinnb colch cycl dros form grat hell iod **Kali-c** m-arct m-aust mang nit-ac phos plat rhus-t sars sep zinc
  - **dull** pain: apis canth *Cinnb* croc dros laur mez phos thuj zinc
  - **jerking** pain: aeth cupr nux-v spig
  - **lancinating**: lepi sphing spig
  - **lying**:
    - **agg**: caust
    - **pressing** pain: caust
    - **redness** and bloated swelling of the cheek with nausea and vomiting; with: apis
  - **side**; **on**:
    - **left**:
      - **agg**: ars calad kali-bi
    - **right** | **amel**: brom
  - **neuralgic**: sul-ac
  - **pain** in elbow; with: xan
  - **pressing** pain: agar am-m ang apis arn *Asaf* asar bov cic crot-h crot-t euph fl-ac hell ign iod laur mez mur-ac nit-ac ph-ac rhus-t sars spig stann staph *Stront-c* sul-ac sulph *Thuj* verb
  - **outward**: asaf bell brom calc m-arct m-aust
  - **pulsating** pain: acon am-c caps mag-m ol-an
  - **shooting** pain: canth *Cinnb Ferr* rhod tarent
  - **sore**: carb-an cupr-ar laur lil-t *Mur-ac* par rat sulph
  - **spot**; in a round: pert-vc
  - **stitching** pain: aeth am-m anac *Bar-c* berb borx calc calc-p cann-s canth cham chel cic con crot-h cycl euphr eupi ferr guaj hyos indg kali-c lach laur m-arct m-aust mag-c mag-m *Mang* meny merc-c mez mur-ac nat-c nat-m nux-v ol-an ph-ac phos

- **left – stitching** pain: ...
  Plat rhod sars sep sil spig staph stront-c sulph tab tarax verb
  - **talking agg**: canth
  - **shooting** pain: canth
  - **tearing** pain: agar am-c ant-t arg-met ars aur bar-c borx bov *Bry* canth *Caps* carb-v *Caust Chinin-ar* cina colch *Coloc* croc dig graph *Guaj* ign **Kali-c** laur led lyc m-arct m-aust mag-m mang *Merc Merc-c* nat-c *Sars Sel* sep *Spig* staph sulph tell thuj zinc
  - **then right**: aesc arn beryl elaps euon eup-per glon *Nux-m* squil sulph
  - **shooting** pain: aesc eup-per
  - **wind** blowing on head: med
  - **extending** to:
    - **right**: elaps
    - **lancinating**: elaps
  - **Frontal** eminence: bar-c guaj
    - **drawing** pain: guaj
    - **stitching** pain: bar-c guaj
  - **Sacrum**: usn
  - **Head** and face:
    - **extending** to | **Neck**: guaj
- **daytime**: cact ferr hydr mag-m nicc plan
  - **stitching** pain: nicc
- **morning**: aloe alum *Ars* arum-d arum-t aur bell bov carb-v chinin-s chr-ac dios euphr fl-ac gels *Graph* ham hipp hydr jug-c mag-c mag-s mang merc-i-r nat-m nicc *Nux-v* ost phys sars **Spig** tab tarent thuj verat-v
  - **7-17 h**: *Puls*
  - **8 h**: arg-n
  - **boring** pain: arg-n
  - **until** evening: nat-m
  - **stitching** pain: nat-m
  - **bed agg**; **in**: graph nicc nux-v scut **Spig**
  - **boring** pain: arum-t aur mag-c
  - **cutting** pain: tarent
  - **lancinating**: tarent
  - **pressing** pain: carb-v sars
  - **rising**:
    - **agg**: ars cact calc gels mag-s puls spig
    - **amel**: graph merc-i-r
  - **sore**: ars
  - **stitching** pain: alum mag-c mag-s nat-m nicc *Nux-v* sars
  - **tearing** pain: mang thuj
  - **waking**; **on**: arum-d arum-t aur cina merc-i-r mur-ac phos puls staph tab
  - **boring** pain: staph
  - **stitching** pain: staph
- **forenoon**: agar alum am-m bov cact carb-an castm euphr ferr-ma fl-ac hydr indg jug-c jug-r kalm lach mag-c nat-m nicc peti plb sars stront-c verat
  - **burrowing**: agar
  - **pressing** pain: alum
  - **sore**: bov mag-c

348   ▽ extensions | ○ localizations | ● Künzli dot

Pain – Sides / Head / Pain – Sides

- **periodical**: *Chel Graph* kali-bi
  : **shooting** pain: *Chel*
- **pinching** pain: calc crot-h lyc mez petr sep squil
- **plug**; as from a: *Asaf* dulc **Hep** *Plat*
- **pressing** pain: acon aeth agar agn alum alum-p am-m anac ang arg-met arn arum-t *Asaf Asar* atro aur *Bar-c* bar-s **Bell** bov bry *Cact Calc* calc-i camph cann-s *Caps* carb-an caust cedr *Chel* chin cic clem coca coloc com con cor-r crot-h cupr dig dios dros euph fl-ac gamb *Glon* grat guaj *Hell* **Hep** hydr-ac ign iod kali-bi *Kali-i* kali-n kalm kreos lam laur lil-t lyc lyss mag-c mag-m mag-s mang meny mez mur-ac **Nat-m** nat-s nux-m olnd paeon ph-ac phos pip-m prun *Psor* rheum rhus-t sabad *Sabin* samb *Sars* sep sil **Spig** spong squil stann staph stront-c sul-i sulph tab tarax *Thuj* verat verb viol-t zinc zinc-p
  : **all** sides, from: *Acon* tarax
  : **alternating** with | **stitches** in sides of head: anac
  : **asunder**: *Cor-r* kali-bi merc *Spig*
  : **band**; as from a | **tied** around: dios
  : **behind** and before, from: nux-m spong
  : **blunt** instrument, as if from (See instrument)
  : **board**; like a heavy: eug
  : **burning** pain: mang staph
  : **downward**: calc con
  : **foreign** body; as from a: con
  : **forward**: bar-c hell verb
  : **hoop**; as from a: ther
  : **instrument**; as from a blunt: asaf calc dulc hep olnd ruta
  : **inward**: asaf bar-c bell *Bov* calc croc dulc kali-c lyss mag-c nat-s olnd plat sars staph sul-c sulph zinc
  : **jerking** pain: dig
  : **outward**: *Asaf* asar bell cina cor-r dros kreos merc nicc paull ph-ac spig spong stann verb viol-t
  : **screw** behind each ear; as from a: ox-ac
  : **screwed** together; as if: am-m bar-c bell mag-c zinc
  : **stupefying**, as with blunt instrument: dulc olnd ruta
  : **vise**; as if in a: kali-i
- **pressure**:
  : **agg**: aesc agar ang kali-c stram
  : **cutting** pain: aesc
  : **sore**: ang
  : **stitching** pain: kali-c
  : **Temples** agg; pressure of spectacles on: lyc
  : **amel**: aeth mez plan sulph **Thuj**
  : **dull** pain: mez
  : **nail**; as from a: **Thuj**
- **pulled**; sensation as if hair were: phos
- **pulsating** pain: aeth arg-n *Ars* aur bell *Brom Cact* calc-p carb-ac con corn hura kali-c laur nat-c *Nit-ac* puls sec zinc
- **raising** head agg: cact

- **reading**:
  : **agg**: lyc
  : **stitching** pain: lyc
  : **Mastoid**: aesc
  . **tearing** pain: aesc
- **rheumatic**: sep
  : **drawing** pain: sep
- **riding** agg: naja
- **rising**:
  : **after** | **agg**: chin graph *Spig*
  : **agg**: lyc
  : **tearing** pain: lyc
  : **amel**: carb-v dig graph indg merc-i-r ol-an rhod tab
  : **bed**; from:
  : **amel**: carb-v
  . **pressing** pain: carb-v
  : **stooping**; from:
  : **agg**: kali-c mang sul-ac
  . **pressing** pain: kali-c
  . **tearing** pain: mang
- **room**: am-m *Bov* euphr *Fl-ac* **Phos** sabad
  : **agg**: am-m
  : **pressing** pain (⚔*warm - room - entering - pressing)*: am-m
  : **stitching** pain: am-m
  : **amel**: mag-s
- **rubbing** | **amel**: chinin-ar
- **shaking** the head agg; on: trom
- **shooting** pain: acon aesc aeth agar aloe alum am-c am-m anac arg-n bar-c calc camph canth caust cham *Chel* cocc con *Ferr* fl-ac iris kali-c lach lil-t mag-c mag-m mang meny nat-m phos phys plan *Prun* rhod rumx sabin sars stann tarent upa
- **sitting**:
  : **agg**: am-m canth chinin-s fago indg mag-c nicc phos rat rhod sulph
  : **boring** pain: phos
  : **stitching** pain: mag-c
  : **tearing** pain: am-m mag-c phos
  : **amel**: ars calad con
  : **must** sit: cic con
  : **stitching** pain: con
- **sitting** down agg: rat
  : **stitching** pain: rat
- **skull** feels smaller: grat
  : **pressing** pain: grat
- **sneezing** agg: am-m arn **Bell** grat *Spig*
- **sore**: ambr ars benz-ac bov *Chin* con crot-h eup-per grat ip kali-ar kali-i laur lil-t m-arct mag-c merc-i-f mez nat-m nit-ac **Nux-v** petr phyt plan plat rat *Rhus-t* **Ruta** sil staph sulph zinc
  : **wandering** pain: ind
- **sound** of talking: cact
- **standing** agg: calc canth dig kali-c mag-c mang plb zinc
  : **boring** pain: zinc
- **bursting** pain: zinc

351

Head

Pain – Sides

- **standing** agg: ...
  : **stitching** pain: mag-c
  : **tearing** pain: mang
- **stepping** agg: ars calc-p *Lyc* **Spig**
  : **tearing** pain: **Spig**
- **stitching** pain: aeth alum alum-p alum-sil am-c am-m anac asaf aur aur-s bar-c bar-i bar-m bell *Berb* borx bov brom bry calc calc-i calc-p calc-sil camph cann-s canth caps carb-ac carb-v castm caust cham chel chin cic cinnb coc-c cocc con crot-h cupr cycl dig eup-pur euph euphr eupi ferr ferr-p gamb graph grat guaj hyos hyper indg iod *Kali-bi* kali-c kali-m kali-p **Kali-s** *Kali*-sil lach laur *Mag-c Mag-m* mag-s mang meny merc-c mez mill mur-ac nat-c *Nat-m* nat-p nat-s nicc nit-ac *Nux-v* ol-an petr ph-ac phos plat plb puls rat rhod sars sep sil spig staph sul-i sulph tarax *Tarent* thuj tong urt-u verb *Zinc* zinc-p
  : **alternating** with | **pressing** in sides of head (See pressing - alternating - stitches)
  : **backward**: mag-c
  : **burning**: phos staph
  : **forward**: kali-c mag-c mag-m mang thuj verb
  : **intermittent**: plat spig
  : **nail**; as from a: carb-v
  : **outward**: mag-c mag-m staph
  : **pulsating** pain: aeth calc petr tong
  : **tearing** pain: carb-v con sars spig thuj
  : **wandering** pain: *Kali-bi* tarent
- **stool** agg; during: **Spig**
- **stooping**:
  : **agg**: alum ang calc-act caps chinin-s cor-r dig euphr glon hep hipp indg laur mang phos puls sil
  : **pressing** pain: caps cor-r
  : **stitching** pain: alum caps hep mang
  : **tearing** pain: mang sil
  : **amel**: dig iris
- **stunning** pain: asaf daph dulc euph hell *Mez* olnd stann sul-ac verb
- **sudden**: asaf
  : **pressing** pain | **blunt** instrument; as from a: asaf
- **supper**:
  : **after**:
    : **agg**: sulph
    . **pressing** pain: sulph
    : **amel**: sulph
- **syphilis**: kali-i
- **talking** agg: canth fl-ac ign spig thuj
  : **pressing** pain: fl-ac ign thuj
  : **stitching** pain: canth
  : **tearing** pain: spig
- **tearing** pain: aesc aeth agar alum alum-p am-c am-m ambr ammc *Anac Arg-met* arg-n ars aur aur-m-n aur-s bar-c bar-m borx bov brom bry *Canth* caps *Carb-an Carb-v* carbn-s canth caust *Cham Chel* chin cic cina coc-c colch *Coloc* con croc dig *Gran Graph* grat *Guaj* hell ign indg *Kali-c* kali-i kali-m kali-p kali-sil laur led lith-c *Lyc* m-arct mag-c mag-m *Mang Merc Merl* mez mill *Mur-ac* nat-ar nat-c nat-s nicc nux-v ol-an phel phos plb *Puls* rat

- **tearing** pain: ...
  rhod ruta sars sel sep *Sil Spig* stann stront-c sul-ac sulph teucr thuj til verb **Zinc** zinc-p
  : **drawing** pain: bov *Caps* mang phos *Zinc*
  : **forward**: indg
  : **glowing**: sulph
  : **intermittent**: ant-t spig
  : **inward**: mag-c
  : **pulsating** pain: ars
  : **stinging**: mang sars
  : **twitching**: teucr
  : **upward**: phos
- **toothache** on same side, with: staph
  : **pressing** pain: staph
- **torn**; as if: nux-v sulph
- **touch**:
  : **agg**: agar agn bar-c borx cupr dirc laur merc-i-f nit-ac petr thuj
  : **nail**; as from a: thuj
  : **sore**: petr
  : **tearing** pain: bar-c
  : **amel**: bry dros thuj
  : **sore**: dros
- **turning**:
  : **eyes**:
    : **affected** side; to: con
    : **outward**: raph
    : **painful** side agg; to the: con
    . **pressing** pain: con
    : **sore**: con
  : **head**:
    : **right** agg; to: mag-s
    : **stitching** pain: mag-s
- **uncovering** | **amel**: kali-n
- **waking**; on: thuj
  : **stitching** pain: thuj
- **walking**:
  : **about**:
    : **amel**: *Agar*
    . **nail**; as from a: *Agar*
    : **agg**: arg-met arg-n ars bell calc castm clem con kali-c *Lyc* mez nat-m plb **Spig** trom
    : **burrowing**: clem
    : **pressing** pain: clem
    : **tearing** pain: castm **Spig**
  : **air**; in open:
    : **agg**: agar alum chinin-s grat ign kali-c mag-s **Spig** thuj
    . **burrowing**: agar
    . **tearing** pain: kali-c thuj
    . **amel**: ars *Iris* kali-i mang merc-i-r **Phos**
    . **pressing** pain: *Kali-i* mang phos
    . **tearing** pain: kali-i
  : **rapidly** | **agg**: sep
- **wandering** pain: nat-s
- **warm**:
  : **applications**:
    : **amel**: kali-i lach *Nux-v*

352   ▽ extensions | O localizations | ● Künzli dot

| Pain – Sides | Head | Pain – Sides |

- **warm – applications – amel**: ...
  - . **cutting** pain: lach
  - . **pressing** pain: kali-i
  - **bed**:
    - **amel**: caust
    - . **drawing** pain: caust
  - **room**:
    - **entering** a warm room; when: phos
    - . **air**; from open: spong
    - . **pressing** pain (*room - agg. - pressing)*: phos
- **warmth**:
  - **amel**: kali-i
  - **tearing** pain: kali-i
- **weather**; wet:
  - **amel**: caust
  - **tearing** pain: caust
- **writing** agg: gels lyc
- **inclined** to left; with head: chinin-s
- ▽ **extending** to:
  - **Arm**: cimx fago
  - **Arm**; down: cimx
  - **stitching** pain: cimx
  - **Backward**: mag-c mag-s verat-v
  - **Behind** ears: caust
  - **drawing** pain: caust
  - **Brain**; deep into: anac indg
  - **stitching** pain: anac indg
  - **Clavicle**: ind
  - **drawing** pain: ind
  - **Down** neck into face and teeth: lyc
  - **tearing** pain: lyc
  - **Ear**: ars-met chinin-s grat hura lyc *Merc*
  - **lancinating**: hura
  - **sore**: grat
  - **tearing** pain: lyc *Merc*
  - **Behind**: pic-ac
  - **Eye**: (non: ars) ars-met *Asaf* brom calc caust crot-h hura *Lyss* mag-m nat-m *Prun*
  - **lancinating**: hura
  - **pressing** pain: *Lyss*
  - **shooting** pain: *Prun*
  - **sore**: crot-h
  - **stitching** pain: calc mag-m
  - **tearing** pain: *Mag-m*
  - **Eyebrows**: chinin-s
  - **Face**: anac cupr kali-bi kreos
  - **drawing** pain: cupr cupr-act
  - **stitching** pain: kali-bi
  - **tearing** pain: anac kreos
  - **Forehead**: agn bry con hydr-ac iod mur-ac phos sars sil sul-ac
  - **drawing** pain: bry phos sul-ac
  - **pressing** pain: hydr-ac
  - **stitching** pain: agn con mur-ac sil
  - **Forward**: ant-c con guaj kali-c mang verb
  - **Frontal** bone: con guaj
  - **stitching** pain: con guaj

- **extending** to: ...
  - **Hand**:
    - **right | shooting** pain: phos
  - **Jaw**; lower: hura
    - **lancinating**: hura
  - **Nape** of neck: elaps sars
    - **stitching** pain: sars
  - **Neck**: anac chel cupr cupr-act *Lach* lyc *Merc*
    - **drawing** pain: *Chel* cupr-act lyc
    - **tearing** pain: anac
  - **Nose**; root of **| shooting** pain: phos
  - **Occiput**: cic clem lach mag-c nux-m phos tab
    - **boring** pain: mag-c
    - **burrowing**: clem
    - **stitching** pain: cic mag-c phos tab
  - **Orbit**: crot-h mur-ac stann
    - **drawing** pain: crot-h stann
    - **pressing** pain: stann
    - **stitching** pain: mur-ac
  - **Scapula**: *Chel*
  - **Shoulders**: caust *Lach*
  - **Side** to side; from: carb-v clem mag-c *Nat-m* plan rhus-t
    - **line**; like a (See line)
    - **stitching** pain: carb-v mag-c
    - **tearing** pain: clem rhus-t
  - **Teeth**: crot-h graph iod lyc *Merc* nat-m rhus-t
    - **drawing** pain: crot-h iod nat-m
    - **sore**: crot-h rhus-t
  - **Teeth** and glands of throat: graph merc
    - **tearing** pain: graph merc
  - **Temple**: bell hura iod kali-bi verat-v
    - **drawing** pain: iod
    - **lancinating**: hura
  - **Temple**, toward: iod kali-n
    - **pressing** pain: iod kali-n
  - **Vertex**: *Mang* meny
    - **stitching** pain: meny
    - **tearing** pain: *Mang*
  - **Waist**: lyss
- ○ **Brain**: grat mez
  - **pressing** pain:
    - **against** the bone; as if brain were pressing: mez
    - **lying** on it; as if something were: grat
- **Side** lain on: bar-c carb-v mag-c **Nit-ac** ph-ac
  - **drawing** pain: ph-ac
  - **pressing** pain: carb-v ph-ac
  - **shooting** pain: mag-c
  - **sore**: bar-c **Nit-ac**
- **Side** not lain on: *Rhus-t*
  - **sore**: *Rhus-t*
- **Side** toward which he bends: chin
  - **pressing** pain: chin
- **Spot**; in a: spig
  - **stitching** pain: spig
- **Spot**; in a small: ferr-ma *Kali-bi*

Head

Pain – Sides

- **Spots**; in: agar ambr ang ant-c bar-c hep phos plat spig sulph zinc
  - **boring** pain: hep
  - **drawing** pain: phos
  - **sore**: agar ambr ang ant-c plat sulph zinc
  - **tearing** pain: bar-c spig
- Sinuses:
  - **inflammation** of; from (See forehead - frontal; FACE - Pain - sinuses; NOSE - Pain - sinuses)
  - **suppressed** inflammation of; from: dulc
- Skin of head were sore: nux-v
  - **sore**: nux-v
- Skin; below the: calc carb-v graph iod kreos nit-ac nux-v petr phos *Rhod* rhus-t ruta stann sul-ac tarax zinc
- Skull: hep mez pneu
  - **fractured**: bell glon
  - **neuralgic**: pneu
- Spot; in a small: *Acon* agar alum am-m ambr anac ant-c borx cann-xyz carb-v caust colch dulc eupi ferr ferr-ma graph helon hep hydr-ac ign *Kali-bi* kali-i *Kalm* lach lact laur led lith-c lyc mosch nat-c nux-m *Nux-v* ol-an ox-ac pert-vc phos plan plat psil psor ran-b ran-s rat sang sep sil sol-ni spig squil staph sul-ac sulph tell thuj vinc zinc
  - ▽ **extending** to | **All** directions: thea
- **Spots**; in: acon aloe ambr arg-n ars asar *Bell* cic *Colch* con dig dulc glon graph helo helo-s ictod ign *Kali-bi* lyc mang meph nat-s nit-ac nux-m nux-v *Ox-ac* ph-ac plat psor ran-b raph sang *Sil* thuj zinc
  - **burning**: ars glon graph nit-ac raph
  - **gnawing** pain: nat-s ran-s
  - **pressing** pain: acon arg-n asar *Bell* cic con dig dulc glon ictod ign *Kali-bi* meph nit-ac nux-m nux-v ox-ac ph-ac plat psor thuj zinc
  - **sore**: ambr helo helo-s mang *Ox-ac* sang *Sil*
  - **tearing** pain: aloe *Colch* lyc ph-ac
- Spots; in small: hist
  - **burning**: hist
- Sutures:
  - ○ **Along**: agar **Calc-p** coloc **Fl-ac** glon kali-bi spira staph
  - **Coronal**: cycl
  - **stitching** pain: cycl
- Temples: abrom-a acet-ac acon act-sp aesc aeth agar *Agn* ail *All-c* aloe *Alum* alum-p alum-sil alumn *Am-br* am-c am-caust am-m ambr **Anac** ant-c *Ant-t Apis* apoc **Arg-met** arg-n *Arn* ars *Ars-i* ars-s-f arum-m arum-t *Asaf* asar asim aspar aster *Atro* aur aur-ar aur-i aur-m aur-m-n aur-s bac *Bad* **Bapt** bar-act bar-c bar-i bar-m bar-s **Bell** benz-ac berb *Bism* blatta-o bond borx bov brom bry bufo buth-a cact cadm-met cadm-s calad calc calc-i calc-p calc-s calc-sil camph cann-i cann-s canth caps **Carb-ac** carb-an **Carb-v** carbn-s card-b carl casc castm castor-eq caul caust cedr cent *Cham* **Chel Chin** chinin-ar chinin-s chion chlol chlor cic *Cimic* cina *Cinnb* cit-v clem cob cob-n coc-c coca *Cocc* cod cof colch coloc colocin com con cop cor-r corn *Croc* Crot-c crot-h crot-t cupr cupr-ar cupr-s **Cycl** *Daph* der *Dig* digin dios dirc dor dros *Dulc* echi elaps elat epiph euon

Pain – Temples

- **Temples**: ...
  eup-per euph euph eupi fago *Ferr* ferr-ar ferr-i *Ferr-m* ferr-p *Fl-ac* form franz gamb gast *Gels* genist gent-c gent-l gins glon gran graph grat *Guaj* gymno haem ham hell hep *Hipp* hist hom-xyz hura hydr hydr-ac hyos hyper ign *Ind* indg inul iod *Ip Iris* jac-c *Jatr-c Jug-c* jug-r *Kali-bi Kali-br* **Kali-c** kali-chl kali-cy **Kali-i** kali-m kali-n kali-p kali-s kali-sil kalm **Kreos Lac-c** lac-d *Lach* lachn lact laur lec led lepi lept lil-t linu-c lith-c lob lob-s lol **Lyc** lycps-v *Lyss* m-arct m-aust *Mag-c Mag-m* mag-s manc mand *Mang* med meli menis meny *Merc* merc-c merc-i-f merl *Mez* mim-h mosch mur-ac murx myric *Naja* nat-ar nat-c nat-m nat-p nat-s nicc nit-ac nit-s-d nuph **Nux-m** *Nux-v* ol-an ol-j olnd onos *Op* oreo orig osm ost ox-ac paeon pall pana *Par* paull ped peti *Petr Ph-ac Phel* phos phys phyt pic-ac pip-m plan **Plat** *Plb* plumbg podo *Prun* prun-p psor ptel **Puls** ran-b *Ran-s* raph rat rheum rhod *Rhus-t* rhus-v rob rumx *Ruta* Sabad **Sabin** sal-ac samb *Sang* sapin *Sars* sec sel *Senec* seneg *Sep* serp sil sin-n sol-ni spig spira spong *Squil* **Stann** staph stict still stram stront-c stry *Sul-ac* sul-i sulph sumb syph tab tanac **Tarax** *Tarent* tax tet teucr thea *Ther* **Thuj** tril-p trom tub tus-p upa (non: uran-met) uran-n usn valer verat verat-v **Verb** vichy-g viol-t visc vit x-ray xan xanth yuc *Zinc* zinc-p zing
  - **one** side: cham
    - **drawing** pain: cham
  - **alternating** sides: hyper ip **Lac-c**
  - **right**: agar agn aloe *Alum* am-c am-m anac ang ant-t ap-g apis apoc arg-met arg-n ars a-i arum-t asaf aur **Bapt** bar-c bell bism borx bov *Bry* buth-a cact *Calc* calc-i calc-p camph cann-i canth carb-an carb-v carc casc *Caust* cedr *Cham* **Chel** chin chinin-ar cic cimic *Cina* clem cocc coff colch *Coloc* con cop cortico crot-c crot-h *Cycl* dig dros euphr ferr-ar *Ferr-m* form *Gels* glon gran grat *Guaj* hell *Hep* hyos ign ind iod *Iris Jug-c Kali-c* kali-n kreos lachn lact laur led lyc m-arct *Mag-c* mang meli *Merc* mosch mur-ac myric *Nat-ar* nat-c nat-m nat-p nat-s nicc *Nit-ac* nux-m *Nux-v* olnd pall par petr *Ph-ac Phos* plat plb psil ptel puls ran-b rheum rhus-t rob sabad sabal *Sabin* sang *Sars* seneg sil sol-ni sphing spig spira spong squil *Stann* staph stram stront-c sul-ac sulfa sulph *Tarax* tarent teucr thuj trom vac valer verat-v verb viol-t zinc ziz
    - **noon** until evening: sil
    - **pressing** pain: sil
    - **alternating** with:
      - **Front** and back of head; pain between: ptel
      - **Knee**; pain in right: meli meli-a
    - **boring** pain: alum bell coloc cycl *Dulc* form *Hep* m-arct nat-s ptel stann
    - **burning**: alum aur bar-c carb-an caust cimic con mang rhus-t sulfa viol-t
    - **bursting** pain: *Bell* sang
    - **cramping**: nat-m
    - **cutting** pain: apoc *Chel* nat-p ptel puls stram verb
    - **drawing** pain: ant-t arg-n ars *Bell Calc* casc caust *Cina* coff *Coloc* m-arct mang *Merc* mosch mur-ac *Nit-ac* petr sabad sabin *Sars* squil stront-c

Pain – Temples   Head   Pain – Temples

- **right**: ...
  - **dull** pain: agar stront-c
  - **eating**; while: verb
  - **shooting** pain: verb
  - **gnawing** pain: sol-ni
  - **jerking** pain: plb spong sul-ac
  - **lying** on painful side agg: stann
  - **pressing** pain: stann
  - **nail**; as from a: spira vac
  - **pinching** pain: crot-h merc olnd
  - **pressing** pain: agar agn *Alum* anac ant-t apis arg-met arg-n ars asaf *Bell* borx bov calc camph canth carc caust cedr *Cham Chel* cic *Guaj* hell hyos ign *Kali-c* kali-n laur led lyc m-arct mosch myric nit-ac par petr *Ph-ac* phos rheum *Rhus-t* sabad *Sabin* sars sil *Spig Stann* staph sul-ac tarax teucr thuj verb zinc
    - **inward**: cocc dulc sabad sabin spig staph valer
    - **outward**: canth caust dros glon kali-c laur mur-ac nat-c nux-m ph-ac sabad sabin spong stann stront-c
  - **pulsating** pain: cortico
  - **shooting** pain: *Bell* calc-p *Iris* sulph tarent
  - **sore**: calc-p cop dros nicc
  - **stitching** pain: agar *Alum* am-m anac ang bar-c *Bell* borx calc-i cann-i canth *Caust* chin coff coloc crot-c cycl dig euphr grat ign ind kali-c kreos *Lyc Mag-c* mang mur-ac nux-m *Ph-ac Phos* plb psil rhus-t sabad *Sars* squil staph stront-c vac *Verb* zinc
  - **tearing** pain: agar agn alum am-c am-m arg-met arum-t asaf bism bov *Bry* camph canth carb-v *Chel* chinin-ar cina colch dig gran iod kali-c kreos lachn lact laur mag-c mang mur-ac nat-c nat-s plb ran-b rhus-t sang seneg sul-ac zinc
  - **extending** to:
    - **left**: aesc apis glon lil-t lyc nat-ar pall plat ptel sep
    - **boring** pain: nat-ar
    - **pressing** pain: apis lyc
    - **stitching** pain: aesc
  - **Eye**:
    - **right**: cortico
      pulsating pain: cortico
  - **Occiput**; left side of: *Iris*
    - **shooting** pain: *Iris*
- **left**: acon aesc aeth agar agn alum am-c am-m ambr *Anac* ant-c ant-t ap-g apis arg-met *Arg-n Arn* ars arum-t asaf asar aspar aur aur-m aur-m-n bar-c bar-c bell bov *Brom* bry bung-fa cact cadm-met calc canth caps carb-v carbn-s *Caust* cench cham *Chel Chin* cic *Cimic* cina *Clem* cob-n coc-c cocc *Coloc* crot-h crot-t cupr cycl cyt-l dig digin dulc euphr ferr genist gent-c gran graph grat guaj gymno hell indg iod kali-bi **Kali-c** *Kali-chl Kali-i* kali-n kreos lac-f *Lach* laur led lith-c lyc m-arct m-aust mag-c mag-m mang meny *Merc Merl* **Mez** mur-ac naja nat-p nat-s *Nit-ac* nuph nux-m nux-v ol-an olnd onos ox-ac par *Petr Ph-ac Phos* pip-m plat plb psor *Puls* ran-b ran-s rhod rhus-t sabad sabin samb sang sars senec

- **left**: ...
  - Sep sil *Spig Spong* stann *Staph* stront-c sul-ac sulph sumb *Tarax Thuj* thyr upa verb viol-t xan *Zinc* zinc-val
  - **alternating** with | **Knee**; pain in right: meli
  - **boring** pain: alum *Arg-n* aur-m-n bell calc carb-v *Clem* coloc led nat-s ph-ac psor rhod stann
  - **burning**: am-m chel cupr lac-f merc nit-ac plat sabad sars *Spig* staph verb
  - **chewing** agg: am-c
    - **cutting** pain: am-c
    - **lancinating**: am-c
  - **cramping**: agar calc indg kali-c petr phos plat sil
  - **cutting** pain: bar-c *Coloc* genist guaj *Kali-i* onos senec
  - **drawing** pain: ant-c *Arg-met* caps colch cupr cycl dulc indg kali-bi kreos *Lach* mang olnd *Petr* ph-ac plat *Spig* staph sul-ac *Tarax* thuj zinc
  - **hammering** pain: ham
  - **jerking** pain: acon anac arn bov cact cycl ol-an stann
  - **neuralgic**: zinc-val
  - **pecking**: nit-ac
  - **periodical**: spig
  - **pinching** pain: kali-c nat-p ph-ac zinc
  - **pressing** pain: alum anac arg-met *Asar* aur bar-c bell brom calc *Chin* cina *Coloc* cupr cycl dulc graph guaj kali-chl urt lith-c lyc m-arct mang meny merc **Mez** mur-ac nux-m olnd par ph-ac plat *Puls Rhod* sabad sabin samb sars spig sulph *Zinc*
    - **inward**: ant-t asaf bell calc cocc dulc mez ph-ac plat rhod stann staph
    - **outward**: asaf carb-v mez mur-ac *Phos* sabin verb
  - **pulsating** pain: spig
  - **sharp**: cadm-met
    - **followed** by | **right**: cadm-met
  - **shooting** pain: acon aeth anac arum-t cimic *Merl Nit-ac* rhus-t sep spig xan
  - **sore**: cham gymno
  - **stitching** pain: aeth alum am-c am-m ambr anac *Apis* arn ars asaf bell *Brom* calc canth carbn-s *Chel* chin coc-c cocc crot-h crot-t cupr cycl cyt-l euphr gent-c graph hell kali-c kali-i lach laur mag-c mang meny nit-ac nux-m nux-v par pip-m plat plb ran-b ran-s rhod rhus-t sang sars *Sep Spig Spong Staph* stront-c sulph tarax thuj verb viol-t zinc
  - **tearing** pain: acon agn alum am-c ambr *Anac Arg-met* arn *Asar* aur bov carb-v carbn-s *Caust* chin cic cina dulc graph grat guaj iod kali-bi **Kali-c** kreos laur m-aust mag-c mag-m mang *Merc Ph-ac* plb *Rhod* samb **Sep** *Spig* staph sul-ac sulph viol-t zinc
  - **extending** to:
    - **right**: aur-m calc cocc fl-ac hipp iod merc-i-f ol-j ptel sulph verb
    - **stitching** pain: calc cocc verb
    - **tearing** pain: aur-m iod
  - **Eye**; above left: equis-h

All author references are available on the CD   355

Pain – Temples — Head — Pain – Temples

- **left** – extending to – Eye; above left: ...
  - **cutting** pain: equis-h
  - **Head**; side of: Sep
  - **tearing** pain: Sep
  - **Muscle**: cocc
  - **cramping**: cocc
  - **Spot**; in a: ferr
- **midnight**: agar
  - **burrowing**: agar
- **daytime**: ars calc carl corn hell hep hydr jatr-c kali-n lyss mez phys stann
  - **boring** pain: stann
  - **pressing** pain: carl hep *Stann*
  - **sore**: phys
- **morning**: all-c am-c apis bar-c bov cact camph carbn-s cham chin clem cob coloc con cop cund cycl dios dirc equis-h *Gels* graph ham hep ign jac-c jac-g kali-n lil-t lith-c lyss mez myric nat-ar nat-p phos plan podo psor rhus-r rhus-t rumx sang sep sulph tarent thuj
  - **amel**: mag-s
  - **bed** agg; in: graph
  - **pressing** pain: graph
  - **boring** pain: apis camph cham hep lyss mez
  - **nail**; as from a: sang
  - **pressing** pain: apis bov chin cycl mez *Phos* ruta sang **Sulph**
  - **rising**:
    - **after**:
      - **agg**: nit-ac **Sulph**
      - **pressing** pain: nit-ac **Sulph**
  - **agg**: aur-m cench coca *Lach* lil-t nat-ar nit-ac sulph
  - **sore**: cob plan
  - **stitching** pain: cham
  - **tearing** pain: am-c con
  - **waking**; on: ail *Alumn* anac apis asim atro calad calc camph carbn-s castor-eq cench coff ferr graph ind *Lach* lith-c med mez naja nat-ar nat-p nit-ac *Nux-v* ph-ac tab zinc
    - **6** h: carbn-s
    - **boring** pain: apis camph mez
    - **pressing** pain: apis calc ferr *Nux-v* ph-ac
    - **shooting** pain: *Alumn*
- **forenoon**: alum am-m arg-n ars asar cadm-met *Caust* cench *Cham* clem cob dios fago genist hep hipp hydr indg *Jug-c* kali-c lach lil-t lyc lycps-v mag-c mag-s myric nat-ar nicc peti phyt podo rhus-t seneg sulph thuj
  - **10** h: hep
    - **stitching** pain: hep
  - **10.30** h: kalm
    - **shooting** pain: kalm
  - **11** h: lyc
    - **stitching** pain: lyc
  - **boring** pain: alum
  - **pressing** pain: *Cham* kali-c podo thuj
  - **sitting** agg: nicc

- **forenoon** – sitting agg: ...
  - **tearing** pain: nicc
  - **sore**: nicc
  - **stitching** pain: am-m hep indg lyc mag-c mag-s
  - **tearing** pain: alum am-m arg-n indg nicc
- **noon**: agar *Arg-n* ars calc-p dios dirc fago pall peti ptel sep sil sulph
  - **boring** pain: *Arg-n*
  - **pressing** pain: agar fago peti sil
  - **shooting** pain: calc-p sep
- **afternoon**: aeth aloe alum bell bov bros-gau bry canth carbn-s castm caust cham chinin-s coca cod coloc corn dios dirc dulc equis-h fago form gamb grat guaj hipp hber iod kali-bi lac-c laur lyc mag-c mag-s myric nat-act nat-ar nat-c nat-m nat-s nit-ac ol-an peti plat ptel rumx sang sapin sep sil stront-c sulph zing
  - **13** h: sars sep sil
    - **stitching** pain: sars sep
    - **tearing** pain: sil
  - **15** h: dirc *Pip-m*
    - **stitching** pain: *Pip-m*
  - **16** h: caust lyc
    - **tearing** pain: caust lyc
  - **17** h: bry nat-ar nat-s
    - **boring** pain: nat-s
    - **boring** pain: aloe nat-s
    - **bursting** pain: sang
    - **cramping**: *Plat*
    - **drawing** pain: dulc
    - **pressing** pain: alum bros-gau *Coloc* dulc nat-c nat-m sang sil
    - **shooting** pain: form sep sulph
    - **stitching** pain: canth cham nit-ac stront-c
    - **tearing** pain: aeth castm guaj mag-c mag-s sil sulph
- **evening**: acon aloe alum alum-p alumn am-c ang apis aran cadm-met calc calc-s camph castm caust *Cham* chel chin cinnb colch coloc cop crot-h dig digin dios equis-h fl-ac graph hell hydr hyper inul jac-c jac-g kali-c kali-i kali-n kreos lac-ac lach lachn led lith-c mag-c *Mag-m* mez nat-c nat-m nat-s nit-ac nux-m nux-v olnd ph-ac phos pic-ac plan psor **Puls** ran-b rhus-r rhus-t sep sil stram stront-c sul-ac sulph tab tarent thuj zinc zing
  - **18** h: kali-i sep
    - **stitching** pain: kali-i sep
    - **tearing** pain: kali-i
  - **19** h: dirc
  - **20** h: stram
    - **stitching** pain: stram
  - **22** h: arg-n
    - **boring** pain: arg-n
  - **until** morning: kali-n
    - **tearing** pain: kali-n
    - **amel**: anac
    - **pressing** pain: anac

356   ▽ extensions | O localizations | ● Künzli dot

Head

Pain – Sides

- **forenoon**: ...
  : **standing** agg: plb
  : **stitching** pain: plb
  : **stitching** pain: alum am-m nicc plb
  : **tearing** pain: alum
  : **walking** agg: plb
  : **stitching** pain: plb
- **noon**: calc-p
- **afternoon**: aeth alum bry canth castm chinin-s coca colch ferr graph indg lach laur mag-s merc-i-r nat-m nicc nit-ac nux-m nux-v ol-an *Sep* valer zinc
  : **14 h**: grat laur
  : **tearing** pain: grat laur
  : **15 h**: mag-c
  : **stitching** pain: mag-c
  : **boring** pain: mag-s
  : **stitching** pain: alum canth nicc sep
  : **tearing** pain: alum nicc ol-an zinc
- **evening**: aloe alum-p ang arg-met *Ars* bar-c bell calc-s canth carb-v caust chin chinin-ar dios elaps fl-ac graph ham ind indg kali-c kali-n lyc lyss mag-c mag-m menth-pu merc-i-r mez nat-m nicc nux-v pall phos plat *Puls Sep* sil spig sulph tab thuj zinc zing
  : **amel**: phos ptel ruta sep
  : **tearing** pain: ruta
  : **bed** agg; in: arg-met ars con plat sep
  : **boring** pain: mag-m zinc
  : **changing** to stitching: bell
  : **bursting** pain: zinc
  : **drawing** pain: ang phos
  : **pressing** pain: zinc
  : **sitting** agg: phos
  : **tearing** pain: phos
  : **stitching** pain: bar-c canth carb-v caust mag-c nat-m plat
  : **tearing** pain: graph lyc nicc phos thuj
- **night**: acon alum-p arg-n cact *Caust Graph* kali-n mag-c mez nat-m nicc ol-an phos plb staph tarent
  : **midnight** | **after**: *Thuj*
  : **amel**: mag-c
  : **drawing** pain: phos
  : **menses**; after: ol-an
  : **stitching** pain: ol-an
  : **pressing** pain: alum-p
  : **shooting** pain: tarent
  : **stitching** pain: nat-m
  : **tearing** pain: arg-n phos
- **aching**: thymol
- **air** agg; draft of cold: caust
  : **drawing** pain: caust
- **air**; in open:
  : **agg**: fago fl-ac grat mang mez rat **Sep** trom
  : **burrowing**: rat
  : **drawing** pain: grat
  : **amel**: aeth am-c bar-c carb-an fago kali-c kali-i mang nat-m phos rat *Sep* sulph
  : **pressing** pain: *Kali-i*
  . **screwed** in; as if: bar-c *Kali-i*

Head

Pain – Sides

- **air**; in open – **amel**: ...
  : **tearing** pain: kali-i
- **appearing** gradually: con
- **ascending**:
  : **agg**: lach
  : **cutting** pain: lach
  : **stairs** | **agg**: hydr
- **bed**:
  : **in** bed:
    : **agg**: ars iod thuj
    . **tearing** pain: thuj
    : **amel**: tab
- **bending**:
  : **body**:
    : **right**; to:
    . **agg**: mag-m
      stitching pain: mag-m
  : **head**:
    : **backward**:
    . **agg**: aur
      boring pain: aur
    : **forward**:
    . **agg**: ang
      pressing pain: ang
- **boring** pain: agar ang arg-n arum-t aur aur-m-n bell bov bry chin clem coloc cop eup-pur hep iris kali-i laur led mag-c mag-m mag-s mang-m mez nat-m nat-s ol-an phos puls stann staph zinc
  : **outward**: bell
  : **violent**: *Arg-n*
- **bowing**, on: thuj
  : **stitching** pain: thuj
- **breakfast**; during: gels
- **burning**: bapt bar-c bell calc canth coloc dros mang ph-ac **Phos**
- **burrowing**: agar carl clem phos rat spig
- **bursting** pain: asaf asar bov brom cor-r *Glon* kali-bi nicc nit-ac *Puls* zinc
- **chewing** agg:
  : **warm** food: phos
  : **pressing** pain: phos
- **cold**:
  : **air** agg: bov caust ign
  : **tearing** pain: bov caust ign
  : **applications** | **amel**: acon ars caust
  : **water**:
  : **agg**: sulph
  : **tearing** pain: sulph
- **cold**; after taking a: kali-c
- **combing** hair agg: merc-i-f
- **cough** agg; during: anac apis aur *Bry* cimic cimx dirc mang sulph vib
  : **boring** pain: aur
  : **cutting** pain: mang
  : **shooting** pain: mang
  : **stitching** pain: anac *Bry* cimx mang sulph
- **cramping**: bell phos sars thuj
- **crushed**; as if: kali-i

All author references are available on the CD

349

Pain – Sides / Head / Pain – Sides

- **cutting** pain: arg-n *Arn* aur *Bell Calc* carb-ac *Chel* cic cocc cot hura iris kali-bi kalm *Lach* mang nat-m nat-p rumx sep spig stann stry tarent
  : **knife**; as with a: *Arn*
- **dinner**; after: bar-c *Form* mag-c mag-s nit-ac ol-an paeon phos *Thuj* zinc
  : **boring** pain: zinc
  : **drawing** pain: phos zinc
  : **nail**; as from a: *Thuj*
  : **pressing** pain: zinc
  : **stitching** pain: bar-c mag-c zinc
  : **tearing** pain: mag-c mag-s ol-an zinc
- **drawing** pain: *Acon* alum alum-p anac ang ant-t apis *Arg-met* arg-n arn asaf bar-act bar-c bar-s bell brom bry calc camph canth caps carb-v caust *Cham* chin cimx cina clem cocc colch coloc dig dros fl-ac gran grat guaj hell indg iod ip *Kali-c* kali-n kali-p lach led lyc m-arct m-aust meny nat-s nit-ac nit-s-d nux-v ph-ac phos plat rhus-t ruta sars sep spong stann sul-ac thuj valer
  : **forward**: hell
  : **tearing** pain: phos thuj
  : **twitching**: plat
- **dull** pain: canth croc dros laur spong zinc
- **eating**:
  : **after**:
    : **agg**: *Ars* bar-c bell calc-s coc-c form ham kali-c lach mag-c nit-ac nux-v paeon phos zinc
    . **bursting** pain: nit-ac
    . **amel**: calc-p colch form ham nat-m
- **exerting**:
  : **arms**: nat-s
  : **stitching** pain: nat-s
  : **eyes** and head: hyper
  : **stitching** pain: hyper
- **foreign** body; as from a: *Con*
- **fright** agg: cic
  : **stitching** pain: cic
- **gnawing** pain: bell phos *Thuj*
- **hammering** pain: iris
- **heat**; during: cham
  : **stitching** pain: cham
- **increases** gradually and ceases suddenly: arg-met
  : **drawing** pain | **torn**; as if a nerve had been: arg-met
- **internal**, while leaning head against wall: cann-s
  : **pressing** pain: cann-s
- **jar** agg: ars *Bell Lyc* **Spig**
- **jerking** pain: aeth alum calc caust *Chin* graph kreos nat-m nicc nit-ac *Nux-v* sabin spig spong
- **lancinating**: bell *Calc* cocc hura kali-bi spig tarent
- **leaning** on the affected side: *Ars* chin
- **light**; from bright: cact ziz
- **looking**:
  : **intently** | **agg**: thuj
  : **upward**:
    : **agg**: caps
    . **pressing** pain: caps

- **looking** – **upward** – **agg**: ...
  : **stitching** pain: caps
- **lying**:
  : **agg**: carb-v petr rhod sep spong verat-v
  : **pressing** pain: spong
  : **amel**: dig kali-c lyc spig
  : **tearing** pain: lyc spig
  : **must lie down**: *Con*
  : **tearing** pain: *Con*
  : **side**; on:
  : **painful side**:
    . **amel**: anac arn bry hipp ign plan puls sep
    sore: plan
    . **impossible**: staph
    sore: staph
  : **painless side**:
    . **amel**: mag-c *Nux-v*
    sore: nux-v
    stitching pain: mag-c
  : **right**:
    . **hands** over head; with | **amel**: brom
  : **Side** lain on: *Ars* bry calad calc carb-v chel *Chin* mag-c nit-ac *Nux-m Nux-v* ph-ac puls *Spong* stann staph
  : **Side** not lain on: calc-ar *Graph* puls
- **menses**:
  : **after** | **agg**: *Ferr*
  : **before**:
    : **agg**: calc-p cinnb puls
    . **stitching** pain: calc-p
  : **during**:
    : **agg**: am-m ars berb calc calc-p castm chin cic colch cycl glon lach lob lyc mag-c mag-m nat-c nux-v puls *Sang* sep verat
    . **bursting** pain: glon lach
    . **stitching** pain: *Calc-p* mag-m
    . **tearing** pain: mag-c nat-c
- **mental** exertion agg: hyper ign phos
- **milk** agg: *Brom*
- **motion**:
  : **agg**: agn arg-n ars bell calc-p chin dirc glon hipp mang *Nux-v* ph-ac phos prun sabad sil **Spig**
  : **boring** pain: bell
  : **drawing** pain: arg-n
  : **sore**: *Chin*
  : **stitching** pain: sil
  : **tearing** pain: **Spig**
  : **amel**: *Agar Iris* kali-i
  : **pressing** pain: kali-i
  : **tearing** pain: kali-i
- **nail**; as from a: acon *Agar* carb-v chel *Coff Hep Ign* m-ambo *Nat-m Nux-v* plat ruta staph **Thuj**
  : **driven** outward, lying on it amel; as if a nail were: **Ign**
- **noise** agg: cact manc phys spig ziz
  : **tearing** pain: spig
- **paroxysmal** (*paroxysmal*): acon *Ars* kali-c puls sec *Sep* verat

350   ▽ extensions | O localizations | ● Künzli dot

Head

Pain – Temples

- **evening**: ...
  : **bed** agg; in: chel glon *Mag-m* nat-c ol-an ph-ac rhus-t sep
  : **stitching** pain: nat-c sep
  : **boring** pain: aloe alum coloc plan
  : **drawing** pain: alum alumn calc dig digin ran-b zinc
  : **lying** down agg: mag-c
  : **tearing** pain: mag-c
  : **pressing** pain: alum ang calc *Cham* chel colch dig dios hell nat-s ph-ac rhus-t thuj
  : **sharp**: cadm-met
  : **shooting** pain: nit-ac tarent
  : **sore**: ph-ac *Puls* rhus-t
  : **stitching** pain: *Caust* dig graph hyper nat-c nit-ac phos sep sil stront-c
  : **tearing** pain: am-c kali-c kali-n lachn led mag-c olnd *Puls* sil sul-ac sulph
- **night**: alum alum-p arn ars arum-t bry cact cop dig ferr grat kali-c lyc mag-c menth-pu merc merc-i-f mur-ac rhus-r sang sapin sep tarent thuj
  : **midnight**:
    : **after**:
      . 3 h: *Ferr*
        stitching pain: *Ferr*
  : **pressing** pain: alum alum-p sep
  : **shooting** pain: sang *Tarent*
  : **sleep** agg; during: dig
    : **stitching** pain: dig
  : **sore**: cop
  : **stitching** pain: dig ferr lyc
  : **tearing** pain: lyc thuj
- **accompanied** by:
  : **Heart | complaints** of the (See CHES - Heart; complaints - accompanied - head - pain - temples)
- **air**; in open:
  : **agg**: aur *Chin* coff coloc equis-h hyos jac-c jac-g kali-bi mang naja ol-an
  : **stitching** pain: *Mang*
  : **tearing** pain: *Mang* ol-an
  : **amel**: abrom-a asar atro aur camph castm coloc com crot-t glon hell hydr hyos jatr-c lith-c naja nuph olnd phos *Puls*
  : **drawing** pain: olnd
  : **pressing** pain: phos
  : **shooting** pain: naja
  : **tearing** pain: aur *Puls*
- **alternating** with:
  : **Face**; heat of: coc-c
  : **Occiput**; pain in (See occiput - alternating - temples)
- **ascending** stairs agg: *Glon* kalm sulph
- **attention**, after close: hell
  : **pressing** pain: hell
- **bending**:
  : **backward**:
    : **agg**: mang

Pain – Temples

- **bending – backward – agg**: ...
  . **boring** pain: mang
  . **pressing** pain: mang
  : **forward** (See stooping - agg.)
  : **head**:
    : **backward**:
      . **agg**: *Anac Chin* mang thuj
        shooting pain: anac
        tearing pain: anac
      . **amel**: thuj
        stitching pain: thuj
    : **forward**:
      . **agg**: thuj
        stitching pain: thuj
- **blow**; pain as from a: *Lyc* plat *Sul-ac*
- **boring** pain: *Acon* agar aloe alum alum-p alumn ang ant-c apis *Arg-n Ars* aur-m-n bar-c bar-s bell bov bufo calad calc *Camph* carb-an carb-v carbn-s cham clem *Coloc* cycl dios dulc *Ferr Ferr-ar* ferr-p form grat *Hep* ip *Kali-i* led mag-m *Mang* mez mur-ac nat-ar nat-s nit-s-d ol-an paeon ph-ac *Phos* psor ptel rhod sep sil stann stram sulph *Thuj*
  : **inward**: alum hep
  : **outward**: ant-c *Dulc* ip
  : **pulsating** pain: *Ferr*
  : **tearing** pain: *Rhod*
- **breakfast**:
  : **after**:
    : **agg**: hyper
    . **pressing** pain: hyper
  : **amel**: cench
  : **during**: sul-ac
    : **tearing** pain: sul-ac
- **breathing** agg: anac
  : **stitching** pain: anac
- **burning**: alum alum-p am-m apis aur bar-c calc cann-i carb-ac carb-an caust chel cimic cinnb *Coloc* con crot-t cupr lyc *Merc* mez nit-ac phel **Phos** phyt plat rhus-t sabad sars spig staph sul-ac verat verb viol-t
  : **blow**; pain as from a: sul-ac
  : **wavelike**: sul-ac
- **burrowing**: agar bar-c cham clem coloc mag-m mang
- **bursting** pain: acon apis *Bell* brom cact caust chin chinin-s cimic *Cina* glon hell ign ind ip kali-bi kalm *Lach* lil-t merc-i-f sabin *Sang* sol-ni staph usn
- **ceasing** suddenly: caust
  : **drawing** pain: caust
- **chewing** agg: am-c am-m ind kali-c olnd psil ptel thuj
  : **drawing** pain: thuj
  : **pressing** pain: ptel
  : **stitching** pain: am-c am-m
- **chill**:
  : **after**: borx
  : **during**: graph hyper stann

Head

- chill – during: ...
  : stitching pain: graph stann
  : tearing pain: hyper
- chilliness; during: eupi
  : drawing pain: eupi
- circumscribing temples: sabin
- closing the eyes:
  : agg: sabin
  : drawing pain: sabin
  : amel: ip
  : boring pain: ip
  : pressing pain: ip
- cold:
  : agg: grat
  : boring pain: grat
  : tearing pain: grat
  : air agg: hyos kali-bi *Spig*
  : shooting pain: *Spig*
  : amel: *Apis*
  : stitching pain: *Apis*
  : water | amel: aur-m coc-c kalm
- cough agg; during: alum ambr ant-t ars-s-f *Bry* caust *Chin* cina coca cortico kali-bi kali-c kreos **Lyc** mang *Puls* rhus-t sulph tarent tax verb
  : boring pain: kali-bi
  : bursting pain: cina
  : drawing pain: *Cina*
  : pressing pain: ambr verb
  : pulsating pain: cortico
  : shooting pain: mang
  : sore: tarent
  : stitching pain: alum ars-s-f caust cina kali-c
  : tearing pain: alum puls
- cramping: agar *Calc* cann-s cina indg *Kali-c* nat-m *Petr* plat sil verb zinc
- crushed; as if: ph-ac
- cutting pain: acon agar ail alum alum-p apoc arg-met *Arg-n* arum-t aster bapt bar-c **Bell** calc camph cann-i canth carb-ac carbn-s *Chel* chin cimic coc-c *Coloc Croc* crot-c cupr cupr-ar cycl dios eup-per euphr fago form genist glon graph guaj *Ham* hura *Hydr* iris kali-bi **Kali-i** lac-c lach *Lyc* mag-c manc med merc-i-f nat-p *Nit-ac* onos ph-ac phos plb ptel *Puls* rhus-t sang senec stram stront-c sulph tanac tarent verb xan xanth
  : knife; as with a: cycl ferr lach stram
  : rhythmical: calc
- darkness agg: onos
- descending stairs agg: merc-i-f
  : stitching pain: merc-i-f
- dinner:
  : after:
    : agg: agar alum carbn-s dios kali-bi kali-n mag-c ol-an pall sulph thuj zinc
    . burrowing: agar
    . cutting pain: carbn-s
    . pressing pain: agar alum ol-an thuj
    . stitching pain: kali-n mag-c

- dinner – after – agg: ...
  . tearing pain: zinc
  : during:
    : agg: am-c zinc
    . tearing pain: am-c zinc
- drawing pain: acon *Agar* ambr ang ant-c *Ant-t Arg-met* asar aur-m bar-c bar-s *Bell* borx *Bry* cact *Calc* cann-i canth carb-v carbn-s casc caust chel chinin-s *Cina* coc-c coff colch *Coloc Con* croc cupr cycl dulc eupi gast guaj hep hipp indg kali-bi kreos *Lach* laur lyc mang merc mez mosch nit-ac *Nux-v* ol-an olnd *Petr* ph-ac phos phyt plat ran-b raph rhod rhus-t rhus-v ruta sabad sabin sars seneg spig squil stann stront-c sul-ac sulph tab tarax thuj til upa zinc zinc-p zing
  : pulsating pain: staph
  : worm creeping; as from a: sulph
- driving or riding in a carriage: lith-c lyc
- dull pain: aesc *Agar* alum-sil calc **Carb-ac** chin cupr-ar echi ind laur ph-ac phyt sin-n stront-c tril-p uran-n verat
- eating:
  : after:
    : agg: alum aran calc canth castm clem con dios hydr hyos indg kali-bi kali-n mag-c ol-an phos zing
    . drawing pain: calc
    . pressing pain: calc con hyos
    . tearing pain: con
    : amel: abrom-a
  : agg: calc
    . drawing pain: calc
    . pressing pain: calc
  : amel: *Equis-h*
  : late agg: *Cact*
  : while:
    : agg: con
    . tearing pain: con
- excitement: par
  . pressing pain: par
- exertion:
  : after | agg: cact hell psor
  : agg: nat-c
    . pressing pain: nat-c
- faintness; with: petr
  . pressing pain: petr
- fever: sep
  . pressing pain: sep
- gnawing pain: canth kali-cy led ran-s sol-ni
- hammering pain (↗ vertex - hammering): ars benz-ac chel chin *Ferr* ham hep psor
- heat and coldness; during alternating general: borx
  : stitching pain: borx
- heat of face and flickering before eyes, with: aloe
  : pressing pain | outward: aloe
- house; in: phos

Head

Pain – Temples

- **house**; in: ...
  - **pressing** pain: phos
- **increasing** gradually: caust
- **decreasing**:
  - **gradually**: Stann
  - **pressing** pain: Stann
  - **drawing** pain: caust
- **intermitting**: atro bad caust clem iod murx nat-m nat-p pic-ac pycnop-sa *Stann* stict sulph
- **jerking** pain: acon apis arg-met arn calc carb-ac castm *Chin* dig glon kali-c lact lil-t lyc mang nit-ac nux-m ox-ac plb *Puls* rhus-t *Spig* spong stann sulph valer
  - **downward**: anac
  - **upward**: am-m spong
- **jerking** with arms; on: spig
  - **jerking** pain: spig
- **lain** on; when turning, pain moves to temple:
  - **raising**:
    - **eyes**:
      - **agg**: puls
      - **tearing** pain | **twitching**: puls
- **lancinating**: ail anan ang aster **Bell** blatta-o bond crot-c *Cupr* form *Ham* hura **Kali-i** lepi linu-c manc ped plb senec tarent
- **leaning** forward on a table:
  - **amel**: con
  - **pressing** pain: con
- **lemon** amel: mag-m
- **light**; from: ap-g gels
  - **agg**: ap-g sang
  - **pulsating** pain: ap-g
  - **shooting** pain: sang
- **looking** at light agg:
  - **bright** light: **Nat-m**
  - **stitching** pain: Nat-m
- **looking** at sun, at white or red color: graph
  - **stitching** pain: graph
- **lying**:
  - **agg**: camph clem graph kali-bi lith-c *Mag-m* spong
  - **shooting** pain: kali-bi
  - **amel**: abrom-a asar benz-ac chel chinin-s colch ferr gels *Lach* mag-c nux-v
  - **back**; on:
    - **amel**: ign
    - **pressing** pain: ign
  - **head** high; with the:
    - **amel**: *Spig*
    - **pressing** pain: *Spig*
  - **painful** part; on:
    - **amel**: chel
    - **stitching** pain: chel
  - **side**; on:
    - **agg**: ign
    - **pressing** pain: ign
  - **left**:
    - **agg**: asaf
    - **pressing** pain: asaf

Pain – Temples

- **lying** down:
  - **after**:
    - **agg**: camph
    - **cutting** pain: camph
- **menses**:
  - **before**:
    - **agg**: *Ant-c* lach
    - **boring** pain: *Ant-c*
  - **during**:
    - **agg**: am-m berb *Bry* calc castm lac-c **Lyc** mag-m nat-c nat-s sang
    - **pressing** pain: *Bry* **Lyc**
    - **tearing** pain: am-m nat-c
- **mental** exertion:
  - **agg**: abrom-a anac cadm-met *Chin* dig gent-c hell kalm lyc manc mez nat-c nat-m nux-v ph-ac pip-m *Psor Puls* sil *Sulph*
  - **plug**; as from a: *Anac*
  - **pressing** pain: dig ph-ac
  - **sore**: ph-ac
  - **stitching** pain: lyc sil sulph
  - **amel**: calc-act
- **metrorrhagia**; during: visc
  - **stitching** pain: visc
- **motion**:
  - **agg**: agn cact calc caust *Chel* **Chin** chinin-ar cinnb cob cupr dirc *Echi* gels glon hipp hydr kali-bi kali-c **Lach** *Mez* par ph-ac phos phys rhod sang sil *Spig* stann tab thuj yuc zinc
  - **cutting** pain: chin
  - **drawing** pain: tab
  - **pressing** pain: cupr **Lach** par ph-ac phos *Spig*
  - **stitching** pain: agn calc kali-c stann
  - **tearing** pain: *Agn Chel* chinin-ar ph-ac sang sil
  - **amel**: carl com ferr lil-t merc *Mez* psor rhus-t
  - **pressing** pain: ferr mez psor
- **eyes**; of | **agg**: *Bad* chin coloc sulph
- **jaw**; of lower:
  - **agg**: calc kali-c
  - **stitching** pain: calc kali-c
- **nail**; as from a: *Am-br* anac *Anan Arn* asaf cocc dulc ham *Hep Ign* kali-i sang spira
- **nausea**; with: nat-ar
  - **boring** pain: nat-ar
- **noise** agg: cact cann-s cimic *Spig* yuc
  - **pressing** pain: *Spig*
- **opening** the mouth agg: ang
- **opera**, from attending: cact
- **paroxysmal**: aesc cact lil-t
- **periodical**:
  - **two** days; every: cact
  - **drawing** pain: cact
- **pinching** pain: **Arg-met** calc carb-an crot-h *Kali-c* lec merc mez olnd petr ph-ac *Sulph* **Verb** zinc
  - **forceps**; as with: calc ph-ac verb
  - **pulsating** pain: rheum
- **plug**; as from a: *Anac* ang *Asaf* cocc dulc hep sul-ac *Thuj*

Pain – Temples **Head** Pain – Temples

- **pressing** pain: acon aesc *Agar* agn aloe *Alum* alum-p alum-sil *Am-br* am-caust ambr *Anac* ang *Ant-t* apis *Arg-met Arg-n* arn *Ars* ars-i ars-s-f arum-m *Asaf Asar* aur aur-ar aur-i aur-m-n aur-s bar-c bar-i bar-s *Bell* benz-ac berb *Bism* borx bov brom *Bry* bufo calad *Calc* calc-i calc-sil camph cann-i *Cann-s* canth *Caps* carb-ac carb-an **Carb-v** carbn-s castor-eq caust cedr *Cham Chel Chin* chinin-ar chlor cimic cina cinnb clem cob cob-n coc-c coca *Cocc* cod coff colch *Coloc* con cor-r *Crot-c* cupr *Cycl Dig* dios dros dulc echi elaps elat euon euph fago ferr ferr-ar ferr-i *Ferr-p* fl-ac gent-c gent-l gins **Glon** gran graph *Guaj* hell hep hipp hura hydr-ac hyos hyper ign ind inul iod ip jac-c jatr-c kali-bi kali-br *Kali-c Kali-i* kali-m kali-n kali-p kali-sil kalm kreos lac-c **Lach** lachn laur lec led lith-c lob **Lyc** m-aust *Mang* meny *Merc* merl *Mez* mim-h mosch myric naja *Nat-ar* nat-c **Nat-m** nat-p nat-s nit-s-d *Nux-m* nux-v ol-an olnd *Op* osm *Par* petr ph-ac *Phos* phys phyt pip-m **Plat** plb podo *Prun* prun-p psor ptel **Puls** ran-b ran-s rheum *Rhod* rhus-t *Sabad Sabin* samb sang sars seneg sep sil spig spong *Squil* **Stann** Staph still stront-c sul-ac sul-i *Sulph* tab tarax tax teucr ther thuj upa verat *Verb* viol-t *Zinc* zinc-p
  : **alternating** with:
  : **stitching** pain in temples (See stitching - alternating - pressing)
  : **tearing** pain in temples (See tearing - alternating - pressing)
  : **Occiput**; drawing pain in: bry
  : **Vertex**; drawing pain in: phos
  : **crushed**; as if: caul
  : **cutting** pain: bell
  : **downward**: sabad
  : **drawing** in eyes, as from strabismus: podo
  : **finger**; as from a (= digital): ambr ant-t arn asaf cham cocc dulc hell nit-ac rhus-t sep staph
  : **forward**: verb
  : **intermittent**: borx ph-ac sep
  : **inward**: *Acon Alum* alum-p *Anac* ant-c ant-t *Asaf* asar bell borx bov *Calc* cocc con dulc fl-ac hell jatr-c kali-c *Kali-i* lith-c *Lyc* mez nat-c **Nat-m** nit-ac ol-an op *Ph-ac* **Plat** ptel *Ran-s* rhod rhus-t sabad sabin seneg sol-ni *Spig* **Stann** staph *Sul-ac Ther Thuj* valer zinc
  : **jerking** pain: dig
  : **outward**: acon aloe apis asaf atro berb bism bry calc canth carb-v castor-eq caust chin dros *Fl-ac* **Glon** ign indg ip kali-c kali-m kreos **Lach** lact lil-t lob *Mez* mur-ac nat-c nat-m nux-m op par ph-ac phys phyt *Prun* ran-s rhod *Sabad* sabin samb sapin senec *Spig* spong stann stront-c sulph teucr valer verb viol-t
  : **paroxysmal**: *Kali-c* ptel
  : **pulsating** pain: camph *Cocc* **Glon** grat *Hell* nux-v
  : **sharp**: mang
  : **upward**: rhus-t

- **pressing** pain: ...
  : **vise**; as if in a: acon anac arg-n cocc con dios ham *Lyc Nat-m Nux-m* plat sabad
  : **wavelike**: plat
  : **wedge**; as from a: *Thuj*
- **pressure**:
  : **agg**: aspar bism castm cina coc-c cop daph kali-n lil-t mur-ac nat-ar nat-m ph-ac *Prun* sulph verb
  : **cutting** pain: verb
  : **drawing** pain: cina
  : **pressing** pain: bism nat-m ph-ac
  : **stitching** pain: coc-c verb
  : **tearing** pain: bism
  : **amel**: abrom-a aesc aeth alum ant-c aral bros-gau *Cact* calad *Calc* calc-act *Chin* coc-c cop cupr-s dios dirc echi *Glon* guaj hydr iod ip kali-i kali-n kalm lil-t mag-c **Mag-m** meny nat-c par phos plan podo stann thuj verat
  : **boring** pain: calad ip stann
  : **drawing** pain: ant-c
  : **pressing** pain: bros-gau dios ip meny par *Stann*
  : **shooting** pain: *Calc* cupr-s
  : **stitching** pain: aesc aeth guaj thuj
  : **tearing** pain: kali-n mag-c nat-c
  : **eyes**; on | **amel**: mag-m
  : **hard**:
  : **amel**: mag-m
  : **opposite** side amel; on: jac-c jac-g
- **pulled**; sensation as if hair were: bry
- **pulsating** pain: aeth alum am-c anan apis *Arg-n* arn aur-m *Bell* benz-ac borx camph *Caps Carbn-s* caust cedr chel *Chin Chinin-ar* coc-c coco coloc corn *Echi* ferr **Glon** gymno hep jug-r *Kali-br* kali-n lac-c lac-d **Lach** merc-i-f nat-c nat-s nit-ac *Phos Podo Puls Sang* sep sol-ni spig *Stann Stram* sulph thuj
- **raising**:
  : **eyes**:
  : **agg**: puls
  . **tearing** pain: puls
  : **head**:
  : **amel**: kali-c
  . **stitching** pain: kali-c
- **reading** agg: calc-act carb-ac carb-an *Caust* clem coca mez **Nat-m** par phys pip-m sulph
  : **pressing** pain: carb-an mez **Nat-m** par
  : **pulsating** pain: calc-act carb-ac clem coca mez nat-m phys pip-m sulph
  : **stitching** pain: *Caust*
- **reflecting** agg: *Cham* ph-ac psor *Sulph*
  : **pressing** pain: *Cham* ph-ac psor *Sulph*
- **rest**:
  : **agg**: dulc
  : **boring** pain: dulc
  : **amel**: pert-vc
- **rheumatic**: lyc
  : **stitching** pain: lyc

360   ▽ extensions | O localizations | ● Künzli dot

Head

Pain – Temples

- **rising**:
  - **after**:
    - **agg**: fago lac-ac lycps-v nit-ac verat
    - **pressing** pain: nit-ac
    - **amel**: calc-act rhus-t stann
    - **bed**; from | **agg**: abrom-a
    - **lying**; from:
      - **amel**: stann
      - **pressing** pain: stann
    - **sitting**; from:
      - **agg**: mang
      - **pressing** pain: mang
- **room**:
  - **agg**: abrom-a jatr-c laur phos phys ran-b rhod sabad til
  - **amel**: *Chin* coff hyos ol-an zing
- **rubbing** | **amel**: canth ol-an phos plat
- **scratching**:
  - **amel**: plat
  - **stitching** pain: plat
- **screwed** together; as if: acon cocc coloc lyc
- **shaking** the head agg; on: *Asar* carbn-s chin glon nat-m *Nux-v* pall *Sang*
  - **pressing** pain: *Asar* chin
  - **stitching** pain: nat-m *Nux-v*
  - **tearing** pain: *Sang*
- **shivering**; during: graph
- **shooting** pain: acet-ac acon aesc aeth agar agn alumn anac apis arum-t bapt *Bell* calc-p caust chel cimic coca com cupr-s dig echi *Form Gels* glon *Iris* kali-bi **Kali-c** kalm lil-t lyc lyss merc-i-f naja nat-m *Nit-ac* phos phys phyt pic-ac pip-m ptel rhus-t sang sep *Spig* stict *Stram* sul-i sulph *Tarent* thea verb
  - **inward**: arn berb canth dirc **Kali-c** rhus-t
  - **outward**: bell dulc kali-bi rhus-t
  - **out** and in: staph
  - **pulsating** pain: acon
  - **spreading** out in a circle: *Caust*
  - **upward**: chinin-s
  - **up** and down: ang
- **singing** agg: alum
  - **stitching** pain: alum
- **sitting**:
  - **agg**: am-m arg-met *Caust* chin guaj lil-t mang mez nicc nit-ac phos staph sul-ac tarax verat
  - **drawing** pain: arg-met *Tarax*
  - **stitching** pain: *Caust* guaj nit-ac *Tarax*
  - **amel**: ars asar calc-act coff coloc lith-c mang merc
  - **erect**:
    - **agg**: mang
    - **boring** pain: mang
- **sleep**:
  - **after**:
    - **agg**: hep rhus-t
    - **pressing** pain: hep rhus-t
  - **amel**: sang
  - **shooting** pain: sang
  - **during**: mag-r

- **sneezing**:
  - **after**: cina
  - **pressing** pain: cina
  - **agg**: am-c cina
- **sore**: aesc agn atro calc-p castm cham cob coca cupr-ar daph dirc glon grat gymno haem ign lyss meny merl *Mez* mur-ac nicc nux-m ph-ac phys plan plb *Puls Rhus-t* sang tarent **Verb**
- **squeezed**; as if: ambr dios mez rheum zinc
- **standing**:
  - **agg**: ars castm chin coloc cortico glon guaj mur-ac staph verat
  - **stitching** pain: guaj
  - **tearing** pain: mur-ac
  - **amel**: mur-ac tarax zing
  - **drawing** pain: *Tarax*
  - **stitching** pain: mur-ac tarax
- **stepping**:
  - **agg**: aloe carbn-s coloc hell lyc sol-ni *Spig*
  - **jerking** pain: *Spig*
  - **stitching** pain: aloe
- **stitching** pain: acon aesc aeth agar agn aloe *Alum* alum-p alum-sil am-c am-m ambr anac ang ant-c ant-t **Apis** apoc arg-met *Arn* ars ars-i ars-s-f arum-t asaf asar bapt bar-c bar-i bar-m bar-s *Bell* berb borx bov *Brom* bry cadm-s calad *Calc* calc-i calc-s calc-sil camph *Cann-i* canth *Carb-an* carb-v carbn-s card-b carl *Caust Cham* chel **Chin** cimic cina coc-c cocc coff *Coloc* cop crot-h crot-t *Cupr Cycl* daph dig dirc dulc euon euph euphr eupi *Ferr* ferr-ar ferr-i ferr-p franz gamb gent-c *Glon* gran graph grat *Guaj* hell hep hydr hyper ign iod iris kali-bi *Kali-i* kali-m kali-n kali-p kali-sil kreos lach laur lec lob lob-s lol **Lyc** *Lyss* mag-c mag-m mag-s manc *Mang* meny *Merc* merc-i-f merl mez mur-ac nat-m *Nat-m Nit-ac* nux-m *Nux-v* ol-an *Par* ph-ac *Phos* plat plb psor ptel *Puls* ran-b ran-s rheum rhod rhus-t rob ruta sabad sal-ac sang *Sars* sel sep serp *Sil* sol-ni *Spig* spong squil *Stann Staph* stram stront-c stry sul-ac sul-i *Sulph* tab tarax tarent ther *Thuj* verat verb vichy-g viol-t zinc zinc-p
  - **alternating** with | **pressing** pain: meny tab
  - **burning**: ars bapt bar-c cupr phos plat sars staph
  - **downward**: ang
  - **drawing** pain: cycl
  - **dull** pain: borx caust cycl sars staph zinc
  - **intermittent**: borx calc stann
  - **inward**: acon arg-met arn lach rhus-t til
  - **itching**: ang
  - **jerking** pain: cycl mang rhus-t squil
  - **needles**; as from: staph zinc
    - **burning**: ars
  - **outward**: bar-act berb calc dulc lyc nux-m rhus-t sil sulph
  - **paroxysmal**: berb
  - **pulsating** pain: stann staph
  - **rhythmical**: borx stann
  - **tearing** pain: ars dig kali-c viol-t

Head

Pain – Temples

- **stool**:
  - **after**:
    - **agg**: sil
    - **pressing** pain: sil
  - **before**: merc
    - **pressing** pain: merc
  - **difficult**:
    - **during**: *Lyc*
    - **cutting** pain: *Lyc*
    - **knife**; as with a: *Lyc*
  - **during**:
    - **agg**: lyc merc
    - **pressing** pain: merc
    - **shooting** pain: lyc
    - **stitching** pain: lyc
  - **straining** at | **agg**: *Bell* nux-v *Puls* thuj
- **stooping**:
  - **agg**: am-m bov *Brom* calc-act carb-ac carbn-s chin coff coloc cycl dios dros fago fl-ac glon guaj hep kali-bi kali-c lach lyss mang mur-ac nat-ar nat-s *Par* phos plat *Puls* samb sol-ni *Spig* sulph thuj verat
  - **cutting** pain: chin
  - **pressing** pain: *Lach* phos samb *Spig*
  - **stitching** pain: kali-c mang *Par*
  - **tearing** pain: carbn-s samb
  - **amel**: ang mang verat
  - **boring** pain: mang
  - **pressing** pain: mang
- **stunning** pain: acon ars asar cina iod podo rheum *Rhus-t* sabad *Verb*
- **sun**; from exposure to: nat-ar pert-vc
- **talking**:
  - **after**: agar
  - **stitching** pain: agar
  - **agg**: glon mez phos
  - **pressing** pain: mez
- **tearing** pain: acon aeth agar *Agn* ail alum alum-p alum-sil am-c *Am-m* ambr *Anac* ant-c *Arg-met Arg-n Arn* arum-t asaf *Asar* aur aur-i aur-m aur-s *Bell Berb* bism bov bry calc calc-p calc-sil camph canth carb-v carbn-s castm caust *Cham Chel* chin chinin-ar chinin-s cic cina cocc colch coloc con cop cupr cycl dig dulc gran grat guaj ham hell hyper indg iod kali-bi *Kali-c Kali-i* kali-m kali-n kali-p kali-sil kalm kreos lach lachn lact laur led lyc lyss m-aust mag-c *Mag-m* mag-s *Mang* merc merl mez mur-ac nat-c *Nat-m* nat-s nicc *Nux-m* nux-v ol-an olnd par petr ph-ac phos plb *Puls* ran-b rat rhod rhus-t ruta sabad sabin samb seneg *Sep* sil *Spig* spong stann staph sul-ac sul-i sulph teucr thuj til verb viol-t **Zinc** zinc-p
  - **alternating** with | **pressing** in temples: bell
  - **burning**: chinin-ar lyc
  - **downward**: bry laur
  - **intermittent**: dulc samb
  - **jerking** pain: anac lyc mag-c puls
  - **paroxysmal**: carb-v *Kali-c* samb
  - **pulsating** pain: *Sang* staph

- **tearing** pain: ...
  - **stitching** pain: lyc mur-ac zinc
  - **upward**: alum am-m laur mag-c rhus-v *Sep*
- **thinking** of the pain **agg**: **Cham**
  - **pressing** pain: **Cham**
- **tickling**, with: cann-s
  - **cramping**: cann-s
- **toothache**; with: mur-ac
- **torn**; as if: mur-ac
- **touch**:
  - **agg**: *Arg-met* aur berb castm chel *Chin* con cupr daph led meny *Mez* nux-m peti sang sars staph
  - **drawing** pain: con
  - **pressing** pain: arg-met aur cupr led sars
  - **sore**: meny
  - **stitching** pain: sars staph
  - **tearing** pain: *Arg-met* chel cupr
  - **amel**: ars calc calc-act *Coloc* cycl mur-ac
  - **boring** pain: *Coloc*
  - **stitching** pain: ars *Coloc* cycl mur-ac
  - **boring**: calc coloc
  - **tearing** pain: mur-ac
- **hair agg**; touching the: agar
  - **pressing** pain: agar
- **transient**: iris tarent
- **shooting** pain: iris tarent
- **turning**:
  - **eyes**:
    - **outward**: raph
    - **upward**: puls
- **ulcerative** pain: mur-ac *Puls*
- **urinate**, if the desire be not soon attended to: *Fl-ac*
  - **pressing** pain: *Fl-ac*
- **waking**; on: calad *Calc* ferr *Nux-v*
  - **pressing** pain: calad *Calc* ferr *Nux-v*
- **walking**:
  - **after**:
    - **agg**: bry tarax tell
    - **stitching** pain: bry tarax tell
  - **agg**: agn alum ant-t ars asar bry bufo castm chin cocc coff coloc con cortico cupr dios genist glon hell kali-bi **Lach** lil-t lyss mang mez nat-m nat-s pall phos ptel ran-b rhod sep spig sulph
  - **drawing** pain: con
  - **pressing** pain: asar chin hell *Lach* mang nat-m
  - **stitching** pain: ptel sep
  - **tearing** pain: castm sulph
  - **air**; in open:
    - **agg**: arn bry coff hyos mang nat-m rhod spig tarax zing
    - **stitching** pain: tarax
    - **tearing** pain: arn mang
    - **amel**: psor rhod *Sang*
    - **bursting** pain: *Sang*
  - **amel**: chin guaj staph tarax
    - **drawing** pain: *Tarax*
    - **stitching** pain: guaj staph

Head

Pain – Temples

- **wandering** pain: acon *Aesc* carbn-s *Cham* merl plan spig verat-v
- **warm**:
  : **applications**:
    : **amel**: kali-c
    . **stitching** pain: kali-c
  : **bed**:
    : **agg**: puls
    . **tearing** pain: puls
  : **room**:
    : **agg**: cench sel
    . **stitching** pain: sel
- **warmth**:
  : **agg**:
    : **heat agg**: grat rhus-t
    . **boring** pain: grat
    . **shooting** pain: rhus-t
    . **tearing** pain: grat
  : **amel** | **heat amel**: mur-ac nux-m *Syph*
- **weather** agg; cold wet: nux-m
- **wet**, getting feet: sang
- **wind**, riding against the: calc-i
- **wine** agg: *Cact* zinc
- **winking** agg: all-c
- **wrapping** up head | **amel**: mur-ac
- **wrapping** up with a shawl | **amel**: abrom-a
- **writing** agg: **Nat-m**
  : **pressing** pain: **Nat-m**
- **yawning**:
  : **amel**: mur-ac
  : **stitching** pain: mur-ac
  : **tearing** pain: mur-ac
▽ **extending** to:
  : **Backward** over ears: arg-met cedr gymno iris nat-p syph
  : **Brain**: glon psil
  : **pressing** pain: glon psil
  : **Into**: aloe croc ph-ac
  . **stitching** pain: aloe croc ph-ac
  : **Through**: dig
  . **stitching** pain: dig
  : **Brain**, into: ambr anac
  : **tearing** pain: ambr anac
  : **Centre** of head: dirc
  : **Cheek**: mez
  : **burning**: mez
  : **Chin**: gels lepi
  : **cutting** pain | **cut** with a razor; as if: lepi
  : **Ear**: atro aur aur-m bov gels gymno hell lach nat-p puls stry
  : **drawing** pain: hell
  : **pinching** pain: nat-p
  : **pressing** pain: lach
  : **tearing** pain: aur-m bov
  : **To** ear; from ear: antip calc-ar mentho pall syph
  : **Eye**: aloe anac ant-c asim berb cedr chin cimic coc-c gels gran graph lec mang nat-p ph-ac phos pip-m

- **extending** to – **Eye**: ...
  : **boring** pain: mang
  : **cutting** pain: berb chin
  : **drawing** pain: aloe
  : **pressing** pain: anac
  : **stitching** pain: ant-c berb graph lec ph-ac
  : **tearing** pain: gran
  : **Above**: alum
  . **pressing** pain: alum
  : **Eyebrows**: pic-ac
  : **Face**: alum-sil am-m ant-t arg-met arg-n *Bry* graph kali-c lachn puls rhus-t seneg
  : **drawing** pain: ant-t arg-met *Bry* seneg
  : **tearing** pain: am-m arg-n bry kali-c lachn seneg
  : **Forehead**: alum bell bry chinin-s lach lact lyc mang mez sabin seneg sol-ni
  : **boring** pain: mang
  : **drawing** pain: bell chinin-s lach lact lyc sabin
  : **pinching** pain: mez
  : **pressing** pain: alum bry seneg sol-ni
  : **Forehead**, across: anac berb borx castm *Ferr* lyc mez ph-ac sil squil tab
  : **stitching** pain: anac berb borx *Ferr* sil squil tab
  : **tearing** pain: castm lyc mez ph-ac
  : **Forehead**, over: *All-c* anac berb borx ferr glon hep lil-t lyc mez ph-ac phos sil squil tab
  : **Head**: ambr dulc hep psor
  : **boring** pain: hep
  : **drawing** pain: ambr dulc
  : **pressing** pain: ambr psor
  : **Jaw**: arg-n calc-p glon kali-c lob rhod stann
  : **cutting** pain: glon
  : **tearing** pain: arg-n kali-c
  : **Lower** jaw: rhus-t
  : **jerking** pain: rhus-t
  : **Malar** bone: **Bry** carb-an
  : **boring** pain: carb-an
  : **drawing** pain: **Bry**
  : **Neck**: bov bry chel kali-i pic-ac puls x-ray
  : **pressing** pain: bov chel
  : **tearing** pain: bry kali-i
  : **Nose**: glon mez
  : **pinching** pain: mez
  : **Root** of nose: calc
  : **Tip**: dig
  . **shooting** pain: dig
  : **Wing**: gels
  : **Occiput**: carbn-s cham cinnb coff iod iris kali-bi kalm lil-t lycps-v ph-ac pic-ac *Pip-m* puls rhus-v ruta sabad *Spig Stram*
  : **pressing** pain: lil-t ph-ac sabad
  : **shooting** pain: kalm ruta *Spig Stram*
  : **stitching** pain: carbn-s *Cham Pip-m*
  : **tearing** pain: kali-bi rhus-v
  : **Shoulder**, face distorted: graph
  : **Teeth**: bry carb-v lachn nat-m rhus-t sars sulph *Verb*
  : **cramping**: nat-m

Pain – Temples / Head / Pain – Vertex

- **extending to – Teeth**: ...
  : **jerking** pain: rhus-t
  : **stitching** pain: sars
  : **tearing** pain: bry carb-v lachn *Verb*
  : **Last** molar: hydr
  : **Temple** to temple; from: alumn asc-c **Bell** *Cedr* chel *Chin* con eup-per glon ham hydr lac-c lil-t lob lyss manc menth mez naja nat-ar *Phos* plan plat rhod sang sep *Sulph* syph
  : **and** back again: hydr *Lac-c* lil-t menth
  : **cutting** pain: asc-c **Bell** *Chin Sulph*
  : **dull** pain: lob
  : **lancinating**: **Bell**
  : **nail**; as from a: ham
  : **pressing** pain: sulph
  : **shooting** pain: alumn asc-c **Bell** chel *Chin* eup-per ham phos plat sang
  : **stitching** pain: **Chin** sang
  : **Upper** jaw: arg-n *Chin*
  : **drawing** pain: arg-n
  : **jerking** pain: *Chin*
  : **Upward**: am-m bry laur rhus-v
  : **Vertex**: am-m ambr arund aur-m berb carbn-s chel coc-c cycl kali-bi laur *Mang* phos
  : **drawing** pain: aur-m cycl
  : **pressing** pain: carbn-s chel kali-bi
  : **tearing** pain: ambr laur *Mang*
  : **Zygoma**: **Bry** carb-an coc-c kali-c phos
  : **boring** pain: carb-an
  : **drawing** pain: **Bry**
  : **pressing** pain: **Bry**
  : **shooting** pain: *Phos*
  : **stitching** pain: kali-c
  : **tearing** pain: coc-c phos
○ **Above**: mang mur-ac zinc
  : **burning**: mang mur-ac
  : **rising** from sitting agg: mang
  : **pressing** pain: mang
  : **tearing** pain: zinc
  : **twitching**: zinc
• **Mastoid** process: iris
  : **pulsating** pain: iris
• **Side** lain on: bry puls stann
  : **pressing** pain: stann
  : **tearing** pain: puls
• **Side** not lain on: graph
  : **pressing** pain: graph
• **Spots**; in: aeth carb-v helon ox-ac psor rat sul-ac
  : **drawing** pain: sul-ac
  : **pressing** pain: helon ox-ac psor
  : **tearing** pain: aeth carb-v rat
- **Temples** and Forehead: agar agn ant-c ant-t aran arn *Ars* arum-t atro aur aur-ar aur-s bar-c *Bell* berb bov bry *Camph* canth *Caps* cedr chel chin chinin-ar chinin-s clem coloc cor-r crot-t cycl dig dios dulc elat ferr ferr-ar fl-ac gels glon gran hell hipp hura hydr-ac ind iris kali-bi kalm lachn lil-t lyc lycps-v mag-m mag-s mang merc-i-f merl mez mur-ac myric naja nat-ar nat-m nat-p

- **Temples** and Forehead: ...
op ph-ac phos phys phyt pip-m psor pycnop-sa rhod sabad sabin sel seneg **Sep** spig stann sulph tab tanac verat zinc
- **Temples** and Occiput: acon aesc *Alum* bov cann-s nux-v rhus-r spig syph
- **Trigeminal | neuralgic** (See FACE - Pain - nerves - trigeminal)
- **Upper** half: ambr
• **torn**; as if: ambr
- **Vertex**: acet-ac acon act-sp aesc aeth agar agn alet all-c all-s *Aloe* **Alum** alum-p alum-sil *Alumn* am-c am-m ambr aml-ns *Anac* ang ant-c ant-t **Apis** apoc arg-met *Arg-n* arn ars ars-i ars-s-f arum-t arund asaf asar *Asc-t Aur* aur-ar aur-i aur-m-n aur-s aven bad bapt *Bar-c* bar-i bar-m bar-s bell *Benz-ac* berb bism borx bov **Brom** bros-gau bry *Bufo* **Cact** cadm-s calc *Calc-ar* calc-i *Calc-p* calc-s calc-sil camph *Cann-i Cann-s* cann-xyz *Canth* caps carb-ac **Carb-an** *Carb-v Carbn-s* carl castm *Caust* cedr cent cham *Chel* chen-a *Chin* chinin-ar chinin-s cic **Cimic** cimx *Cina Cinnb* clem cob coc-c coca cocc coff colch coli coloc **Con** conv cop *Corn* cortiso cot croc crot-c *Crot-H Cupr* cupr-s *Cur* cycl daph dig digin dios dirc dor dros dulc echi *Elaps* equis-h ery-a eug euon *Eup-per* euph euphr eupi fago *Ferr Ferr-ar* ferr-i *Ferr-p* ferr-pic fl-ac *Form Frax Gels* gent-c get glon gran graph grat guaj guare hell helo helon *Hep* hipp hura *Hydr* hydr-ac hyos *Hyper Ign Ind* indg inul iod ip iris jab jac-c kali-bi *Kali-c Kali-i* kali-m *Kali-n Kali-p* kali-sil kalm kreos lac-ac lac-c lac-d *Lach* lachn lact lappa laur *Lil-t* lipp lith-c *Lyc* lyss *M-ambo* m-arct m-aust *Mag-c Mag-m* mag-s manc mang med *Meny Merc* merc-c *Merc-i-f Merc-i-r* merl *Mez* mill mosch mur-ac murx myric nabal naja nat-ar *Nat-c* nat-m nat-p *Nat-s Nicc Nit-ac* nit-s-d nuph *Nux-m Nux-v* ol-an ol-j olnd op ox-ac pall pana par passi peti *Petr Ph-ac Phel Phos* phys *Phyt* pic-ac plat plb podo psil ptel puls rad-met *Ran-b* **Ran-s** raph rat rheum rhod rhus-g *Rhus-t* rumx sabad sabin samb sang sanic sarr *Sars* sedi senec *Sep Sil* sol-ni sol-t-ae sphing *Spig* spira spong squil stann staph stict still stram stry sul-ac sul-i **Sulph** syph tab tarax tell tep ter ther thlas *Thuj* til tong tub upa ust valer **Verat** verb vinc viol-t visc xan xanth yuc *Zinc* zinc-chr zinc-p
• **right**: olnd prun sphing spig
  : **intermittent**: sphing
• **left**: anac dulc phos verb
• **daytime**: carbn-s *Crot-h* sep sulph tab
  : **pressing** pain: carbn-s *Crot-h*
• **morning**: agar *Alumn* am-m ambr aster bar-c bov carb-ac chel cinnb coc-c digin graph hell hydr hyper iris lac-c merc nat-c nat-p ox-ac pall phos ran-b rhus-t squil staph **Sulph** thuj
  : **5 h** (See night - midnight - after - 5)
  : **until** afternoon: graph
  : **stitching** pain: graph
  : **amel**: laur
  : **bed** agg; in: carb-v hell
  : **burning**: coc-c

364   ▽ extensions | ○ localizations | ● Künzli dot

Head

- **morning**: ...
  - **bursting** pain: am-m
  - **drawing** pain: hell
  - **pressing** pain: agar *Alumn* ambr chel coc-c ox-ac rhus-t squil staph **Sulph**
  - **rising**:
    - **agg**: bar-act caust cimic kali-n nicc podo *Sep Sulph*
    - **amel**: carb-v cinnb ol-an
  - **sore**: bov hyper squil
  - **stitching** pain: am-m phos
  - **tearing** pain: bov ran-b
  - **waking**:
    - **after**:
      - **agg**: verat
      - **pressing** pain: verat
    - **on**: alum *Alumn* bar-act bar-c *Bry* bufo calc carb-an caust cedr coc-c croc hyper *Kali-bi* nat-p puls *Sulph* tab verat
    - **burning**: coc-c
    - **pressing** pain: *Alumn* calc coc-c
- **forenoon**: *Acon Alum* bar-c borx bov bry calc fl-ac gamb glon kali-cy mag-s nat-ar nicc nux-m pic-ac rhus-t sulph
  - **10** h: hydr lac-ac
  - **10**.30 h: hydr mag-c
    - **stitching** pain: mag-c
  - **11** h: hydr kali-bi
    - **pressing** pain: kali-bi
  - **pressing** pain: *Acon* glon
  - **sore**: nicc
  - **stitching** pain: nicc
  - **tearing** pain: borx
- **noon**: manc mur-ac *Puls-n Sulph* thuj
  - **burning**: sulph
  - **pressing** pain: manc
  - **stitching** pain: mur-ac
- **afternoon**: alum alumn ambr ars bov bufo calc-s carb-v *Cimic* crot-h graph helon hura hyper indg iris-foe kali-n kreos lac-ac lyc lyss mang merc-i-r mur-ac nat-ar nicc nit-ac op osm phel phos phys sulph tus-p
  - **15** h: sabal
  - **15**-18 h: am-m
    - **stitching** pain: am-m
  - **16**-20 h: **Lyc**
    - **pressing** pain: **Lyc**
  - **17** h: stram
    - **pressing** pain: stram
  - **pressing** pain: alum carb-v graph op
  - **sore**: nicc
  - **stitching** pain: alum bov indg mur-ac nit-ac
  - **tearing** pain: kreos phos
  - **walking** agg: stront-c syph
    - **bursting** pain: stront-c syph
- **evening**: acon ambr apis borx *Calc* canth carb-an carb-v chinin-s cimic coc-c coloc crot-h cycl dig dulc fago form glon *Hep* hyper kali-c kali-i lach

- **evening**: ...
  lith-c lyc mag-c merc mur-ac nit-ac ol-an petr *Ran-b* rhus-t sep sil stann stront-c *Sulph* thuj zinc
  - **18** h: hyper
    - **pressing** pain: hyper
  - **19** h: lyc
    - **tearing** pain: lyc
  - **bed**:
    - **going** to bed:
      - **before**: cinnb
        drawing pain: cinnb
      - **in** bed | **agg**: carb-v stann
    - **drawing** pain: borx (non: bov) crot-h dulc ol-an
    - **jerking** pain: mur-ac
    - **pressing** pain: acon ambr carb-v chinin-s coloc dig hep kali-c petr sil stann *Sulph*
    - **sore**: mag-c sulph **Zinc**
    - **stitching** pain: *Calc* carb-an nit-ac petr
    - **tearing** pain: *Calc* hyper lyc
    - **twitching**: mur-ac
- **night**: acon agar aster carb-an chel ferr glon hipp iris-foe kali-n laur lyc *Merc* mez mur-ac nit-ac ol-an rat sulph thuj
  - **midnight**:
    - **before**:
      - 22.30 h: alum
        tearing pain: alum
    - **after**:
      - 3-4 h: *Thuj*
        nail; as from a: *Thuj*
      - 4 h: *Alumn*
        pressing pain: *Alumn*
      - 5 h: calc
        pressing pain: calc
    - **amel**: mag-c
    - **bursting** pain: carb-an
    - **pressing** pain: *Acon* agar lyc sulph
    - **sleep**; on going to | **amel**: phyt
    - **stitching** pain: chel lyc nit-ac
    - **tearing** pain: laur *Merc* thuj
- **aching**: ign
- **air**; in open:
  - **agg**: ferr iris sulph
  - **amel**: acon carb-an cimic ferr gamb glon ind kali-n puls rat tarent
  - **pressing** pain: acon
  - **sore**: gamb
- **alternate** days: hydr
- **alternating** with | **Forehead**; pain in (See forehead - alternating with - vertex)
- **ascending**:
  - **agg**: cimic
    - **top** would fly off; as if: cimic
  - **stairs**:
    - **agg**: ant-c cimic ferr lob meny
      pressing pain: **Meny**
- **binding** head up:
  - **amel**: **Sil**

Head — Pain – Vertex

- **binding** head up – **amel**: ...
  - **bursting** pain: Sil
  - **pressing** pain: Sil
- **blow**; pain as from a | **stupefying** pain, as from a blow on: valer
- **blowing** the nose agg: sulph
- **boring** pain: agar ang *Arg-n* aur-s bar-c bell borx caust chel chin cimic colch cycl dros *Lach* led mag-s mosch mur-ac nit-ac olnd ph-ac phos puls samb spig *Sulph*
  - **outward**: spig staph
- **burning**: agar alumn arn ars *Aur* aur-ar aven bapt *Bry* **Calc** *Calc-p* carb-ac carb-an *Carb-v* carbn-s caust chinin-s cimic coc-c *Con Crot-c* cupr cupr-s daph dros dulc *Frax* Glon **Graph** helo helon hep hyper kali-i *Lach* laur merl *Nat-m* nat-s peti *Ph-ac Phos* podo ran-s raph *Rhus-t* sabad sep stann **Sulph** tarax thuj tub viol-t zinc
  - **biting** pain: dros
  - **chilling** burning: caust
- **bursting** pain: alum *Am-c* am-m bapt calc calc-sil **Carb-an** chin *Cimic* Ferr glon graph *Hyper* kali-i lac-ac *Nat-s* nit-ac nux-v phyt ran-b sanic **Sil** spig spong stront-c syph xan xanth zinc
  - **blown** off; as if: cham
- **come** off; as if top of head would: lac-d
- **fly** off; as if top would: cimic
- **forced** asunder; as if: kali-i lac-d nux-v *Sil*
  - **split** open; as if: zinc
- **chewing** agg: sulph
- **chill**; during: hell
  - **sore**: hell
- **cold**:
  - **air**:
    - **agg**: *Ferr* iris ran-b
    - **pressing** pain: *Ferr* ran-b
    - **shooting** pain: iris
    - **amel**: ant-c ind thuj
    - **sore**: ant-c thuj
  - **applications**:
    - **amel**: *Acon Alumn* sulph
    - **burning**: sulph
- **coldness**; during: coli kali-n
- **contrariety**; after: coli
- **cough** agg; during: alum *Anac* apis caust con cupr kali-c sabad sanic squil sulph
  - **bursting** pain: sanic
  - **pressing** pain: *Anac*
  - **shooting** pain: alum
  - **sore**: kali-c
  - **stitching** pain: alum con *Sabad*
  - **tearing** pain: alum
- **cramping**: bell chin coloc phos plat
- **crushed**; as if: ip
- **cutting** pain: acon aur *Bell* bov calc *Carb-an* caust cimic con *Lach* nat-m phos podo sang senec **Thuj** verat
- **dark**; while in the: sil

- **dark**; while in the: ...
  - **pressing** pain: sil
- **dinner**; after: calc con dirc mag-c nat-m nat-m thuj
  - **pressing** pain: calc con mag-c
  - **tearing** pain: mag-c
- **draw** eyes together, must: *Sulph*
  - **pressing** pain: *Sulph*
- **drawing** head backward: phel
  - **shooting** pain: phel
- **drawing** pain: anac ant-t arg-met *Arn* ars aur-m-n borx bov *Calc Calc-p* caust *Chel* cinnb crot-h digin dulc grat hell indg iod *Kali-p* kali-p led meny myric nux-m nux-v ol-an ph-ac phos ran-b ran-s ruta sars sil spig spong stann thuj til zinc
  - **alternating** with | **Temples**; pressing pain in (See temples - pressing - alternating - vertex)
  - **cramping**: phos
  - **paroxysmal**: zinc
- **driving** or riding in a carriage: lyc
- **dull** pain: aesc aeth agn alum-sil ang ant-c asc-t *Bar-c* caust cench cimic gels graph *Hyper* lach lyss mez mill *Ox-ac* phos still *Ter* zinc
- **eating**:
  - **after**:
    - **agg**: ambr bad calc-s castm *Cinnb* dirc inul kali-bi lyc mag-c nat-p phel rhus-t sulph tab
    - **pressing** pain: ambr *Cinnb* tab
    - **tearing** pain: inul phel
    - **amel**: carb-an
    - **bursting** pain: carb-an
- **exertion**; after strong mental: coli
- **gnawing** pain: *Ant-c* dros meny ran-b ran-s spong
- **grief**; from: *Calc Ph-ac*
  - **burning**: *Calc Ph-ac*
  - **pressing** pain: *Ph-ac*
- **hammering** pain (↗ temples - hammering): hyper phos
- **heat**; during: graph
- **ice amel**: alumn
  - **pressing** pain: alumn
- **increasing** and decreasing gradually: sars **Stann**
  - **pressing** pain: sars **Stann**
- **inspiration** agg; deep: *Anac*
  - **pressing** pain: *Anac*
- **jar** agg: bell cob
- **jerking** pain: anac *Calc* gent-c kali-i kreos meny mur-ac ran-s sil spig spong
  - **paroxysmal**: *Sil*
- **lancinating**: sang
- **laying** hand on it:
  - **agg**: kali-n
  - **pressing** pain: kali-n
  - **amel**: kali-n
- **leaning** head against something:
  - **amel**: nat-m
  - **stitching** pain: nat-m
- **light**; from: cact
  - **pressing** pain: cact

Pain – Vertex

- **lying**:
  - **agg**: calc-p carb-v caust chel glon hipp *Lyc* mur-ac stann
  - **burning**: caust
  - **pressing** pain: *Lyc*
  - **amel**: calc-p *Lyc* phos spig
  - **tearing** pain: *Lyc*
  - **back**; on | **agg**: cinnb
  - **side**; on:
    - **left** | **agg**: *Cinnb*
    - **painful** side:
      - **agg**: nux-m
      - **sore**: nux-m
    - **right** | **amel**: cinnb
- **menopause**; during: **Lach** nux-v sang *Sulph*
  - **burning**: **Lach** nux-v sang *Sulph*
- **menses**:
  - **after**:
    - **agg**: ol-an
    - **stitching** pain: ol-an
  - **during**:
    - **agg**: calc carb-an castm ferr-p lach laur lyc mag-c nat-c nat-m nat-s nux-v ol-an phos rat sulph
    - **burning**: *Lach Nat-m Phos Sulph*
    - **pressing** pain: *Calc* castm ferr-p nat-c *Nat-s Nux-v*
    - **sore**: mag-c
    - **tearing** pain: *Laur* mag-c rat
- **mental** exertion:
  - **after**: *Cham Lyc* nat-s *Nux-v Sep*
  - **pressing** pain: *Cham Lyc* nat-s *Nux-v Sep*
  - **agg**: aster carb-v con *Ferr-pic* gent-c nat-m *Nux-v* ph-ac *Pic-ac* ran-b *Sep*
  - **sore**: ph-ac
- **motion**:
  - **agg**: alum alumn aur *Bell* calc-p canth *Chin* echi *Ferr* glon ip iris lach lob lyss mez *Ox-ac* ph-ac phyt sep spig thuj verat
  - **drawing** pain: ph-ac
  - **pressing** pain: aur ph-ac
  - **tearing** pain: aur bell
- **eyes**; of | **agg**: sep
- **head**; of | **agg**: alum
- **nail**; as from a: euon form hell hura ign *M-ambo* manc nicc *Nux-v* staph **Thuj**
- **noise** agg: *Bell Cact* calc cimic ferr-p *Ferr-pic* iod spig tub
  - **bursting** pain: cimic
  - **pressing** pain: *Bell Cact*
- **open**; as if: cimic spig
- **opening** and shutting; as if: cann-i cann-xyz cocc
- **paroxysmal**: chel *Chin* cimic hydr
- **periodical**: *Sil*
- **pinching** pain: mag-m ph-ac rheum sep
- **plug**; as from a: lachn mez
  - **bolt** had been driven from neck to vertex; as if a | **pulsating** at every heartbeat: *Cimic*

- **pressing** pain (↗ *Heaviness - vertex*): **Acon** act-sp aesc *Agar* agn alet all-c all-s *Aloe* alum alum-p alum-sil *Alumn Am-c* am-m *Ambr Anac* ang ant-t apis arg-met *Arg-n* arn *Ars* asaf asar aur aur-i aur-s bar-c bar-i bar-s **Bell** benz-ac bov brom bros-gau bry bufo **Cact** *Calc Calc-ar* calc-i *Calc-p* calc-sil camph *Cann-s* canth carb-an **Carb-v Carbn-s** castm *Caust* cedr cham *Chel Chen-a* chin chinin-s cic **Cimic** cimx *Cina* cinnb clem coc-c cocc colch coloc con cortiso cot croc crot-h cupr cupr-s *Cycl Dig* digin dros dulc equis-h eug eup-per euphr fago *Ferr Ferr-ar* ferr-i *Ferr-p* fl-ac gels gent-c *Glon Graph* hell helon hep hipp hydr hydr-ac hyos *Hyper* ign indg *Iod* ip jac-c *Kali-bi Kali-c Kali-i* kali-n *Kali-p* kali-sil kalm kreos lac-c **Lach** lappa laur led lil-t lith-c **Lyc** *Lyss* m-aust mag-c mag-m manc mang med *Meny* merc merc-c merc-i-r *Mez* mosch murx *Naja* nat-ar nat-c nat-m *Nat-p* nat-s *Nicc* nit-ac *Nux-m Nux-v* ol-an olnd op *Ox-ac* pall *Petr* **Ph-ac** *Phel Phos Phys Phyt* pic-ac plat plb puls *Ran-b* ran-s rheum rhod rhus-t rumx sabad sabin sang *Sars* sedi *Sep Sil* spig spong squil **Stann** *Staph* stict stram sul-ac sul-i **Sulph** syph tab *Thuj* tong tub upa valer *Verat* verb viol-t xan xanth zinc zinc-chr zinc-p
  - **accompanied** by | **dizziness**: petr
  - **asunder**: carb-an hyper kali-i nux-v ph-ac ran-b stront-c
  - **band** drawn tightly from ear to ear; as from a: ip
  - **bound**; as if: acon cycl kalm
  - **finger**; as from a: nit-ac thuj
  - **hard** body; as from a: *Ign* nux-v thuj
  - **intermitting**: chel *Cina* ph-ac stann
  - **inward**: acon alum ambr aml-ns *Anac* arg-n asaf asar bar-c bism *Cact Carb-an* caust cham cina *Dulc* ferr glon hell hyper kali-bi kali-n lach lyc m-ambo med *Meny* mosch nat-m nit-ac nux-m nux-v ox-ac pall **Ph-ac** phel phos plat puls ran-s sep sil spig spong stann staph stict *Sulph* thuj tub verat zinc
  - **jerking** pain: sil
  - **outward**: *Am-c* bell calc calc-p **Carb-an** cham chin **Cimic** *Ferr* glon helo helon hydr hyper iris kali-i lac-ac *Lach* nat-m op par ph-ac phys ran-b sep **Sil** spig stann stront-c sulph zinc
  - **paroxysmal**: chel sil zinc
  - **plug**; as from a: **Anac**
  - **stone** were lying on it; as if a: kali-n
  - **turning** in a circle; as if after: calc
  - **upward**: **Cimic** *Ferr* glon helon sulph
  - **vise**; as if in a: daph
  - **weight**; as from a: aloe alum aml-ns asar cact cann-s carb-v caust cina cocc cupr graph hell kali-n lach laur led m-ambo m-arct med meny mosch nux-v ph-ac phel pic-ac plat rhus-t sep squil sulph xanth
- **pressure**:
  - **agg**: ant-c bell castm caust *Chin* cina kali-c kali-n *Lach* nat-c

Head

Pain – Vertex

- **pressure**: ...
  - **pressing** pain: *Bell* cina kali-n
  - **tearing** pain: *Bell*
  - **amel**: alum alumn *Arg-n Cact Cina* dirc eup-per ferr hell lach *Meny* nat-m ph-ac phys stann *Verat* zinc
  - **drawing** pain: ph-ac
  - **pressing** pain: *Alumn* **Cact** *Cina* lach *Meny* nat-m stann *Verat*
  - **sore**: hell
  - **stitching** pain: ph-ac
  - **hard**:
    - **amel**: alumn
    - **pressing** pain: alumn
- **pulled**; sensation as if hair were: *Acon* alum bell coloc eupi ferr indg kali-n lyc *Mag-c Mag-m* mag-s mur-ac phos spong *Sulph*
- **pulsating** pain: aeth agar alum apoc ars bell *Bry* canth carb-an corn *Ferr* get *Glon* helon hyper inul jab kreos *Lach Lyc* lyss nat-c *Nux-v* phos pic-ac *Sep Sil Stram* sulph tep *Verat*
- **reading** agg: carb-v con helon lyc lyss nat-m
  - **stitching** pain: carb-v lyc
- **reflecting** agg: *Lyss*
- **riding** in a carriage agg: lyc
  - **pressing** pain: lyc
- **rising**:
  - **sitting**; from | **agg**: cob
- **room**; when entering a: *Ran-b*
- **rubbing**:
  - **amel**: aeth carb-ac phos
  - **burning**: phos
  - **stitching** pain: aeth
- **shooting** pain: acon aeth agar alum alum-p am-m bar-c bar-s bell berb bov bry calc caps carb-an carb-v caust cham chel chin cimic con cupr dig ery-a ferr hura iod ip iris kali-bi kalm lach laur lyc lyss mag-c mez mill nat-m nit-ac ph-ac phel phos phyt spig stram sul-i sulph tab ter valer zinc
  - **boring** through: sil
  - **deep**: caps indg lyc staph tab
  - **forward**: cham nicc
  - **inward**: aloe lach lyc
- **sitting**:
  - **agg**: castm lyc peti phos verat viol-t
  - **tearing** pain: phos
  - **amel**: con gels
- **sleep**
  - **after**:
    - **agg**: ambr
    - **pressing** pain: ambr
  - **amel**: calc
- **sneezing** agg: apis bar-c nux-v sulph
- **sore**: agar *Alum* am-m ant-c apis arg-met aur bov bry bufo carb-an castm caust chel *Chin* cimic cinnb ferr ferr-p glon hyper ind iod ip kali-bi kali-c kali-n lac-ac *Lach Mag-c* mag-m merc mur-ac nat-m nicc nit-ac nux-v olnd petr ph-ac phos phyt ran-s rhod

Pain – Vertex

- **sore**: ...
  rhus-t sabin sep sil spig squil sul-i **Sulph** thuj verat *Zinc*
  - **pulsating** pain: caust
- **standing** agg: alum mang ran-b sul-ac verat
  - **pressing** pain: alum sul-ac
  - **tearing** pain: ran-b
  - **stitching** pain: acon aesc aeth alum alum-p alumn am-m anac *Bar-c* bar-s bell borx bov *Bry Calc* caps carb-an carb-v *Caust* chel chin (non: cimic) cimx cina *Con* cop cupr cycl dig eupi ferr ferr-i ferr-p graph guaj hell hyper indg iod ip kali-i kali-n lach laur lipp lith-c *Lyc Mag-c* mag-m meny merc-c *Mez* mill nat-c *Nat-m* nicc nit-ac nit-s-d ol-an olnd par petr *Ph-ac* phel *Phos* puls ran-b raph rat ruta sabad sars *Sel* sep sil sphing *Spig Stann* staph stront-c stry sul-i sulph tab thuj tong valer verb zinc zinc-p
  - **burning**: cupr phos stann staph zinc
  - **intermittent**: ph-ac
  - **inward**: petr
  - **needles**; as from: staph
  - **outward**: spig staph
  - **paroxysmal**: *Caust* chel
  - **pulsating** pain: aeth
- **stool** agg; during: ind iod lyc
- **stooping**:
  - **agg**: acon alum alumn am-m berb calc calc-p cham coloc elaps glon helon indg iris kreos lyc lyss meny nux-m spig
    - **pressing** pain: calc cham indg *Lyc* lyss spig
    - **stitching** pain: alumn am-m
  - **amel**: laur verat
- **stunning** pain: arund bov cycl dulc lyss phos psil rheum valer
  - **alternating** with | **Forehead**; stupefying pain in (See forehead - stunning - alternating - vertex)
- **sun**:
  - **exposure** to sun; from: *Bar-c*
  - **stitching** pain: *Bar-c*
  - **standing** in the sun agg: *Bar-c*
  - **pressing** pain: *Bar-c*
  - **walking** in the sun | **agg**: bar-c
- **talk** of others agg: *Cact*
  - **pressing** pain: *Cact*
- **talking** agg: iod mez peti spig
  - **pressing** pain: iod mez peti spig
- **tearing** pain: act-sp agar agn alum alum-p alum-sil am-c *Ambr* anac ant-c arg-n *Aur* bar-c bar-i bar-m *Bell* benz-ac borx bov *Canth* carb-v castm caust chel colch con dulc hyper indg iod *Kali-c* kali-m kali-n kali-p kali-sil kalm kreos *Lach* lachn laur *Lyc* m-aust *Mag-c* mag-s mang merc mez *Mur-ac* naja nat-c nit-ac nux-v ph-ac phel phos ran-b ran-s rat rhus-t ruta *Sars* sil spig *Stann* thuj vinc *Zinc* zinc-p
  - **jerking** pain: mag-c
  - **paroxysmal**: carb-v zinc
- **thinking** about it agg: **Cham**
  - **pressing** pain: **Cham**

Head

Pain – Vertex

- **top** would fly off; as if: acon bapt bell *Cann-i* cann-xyz chin cimic cinnb cob dios gels helo iris kali-bi passi syph thlas visc xan xanth yuc
- **torn**; as if: **Carb-an** caust mur-ac thuj zinc
- **touch**:
  : **agg**: bov caust chel cinnb kali-bi mez peti ph-ac phos sulph zinc
  : **sore**: zinc
  : **stitching** pain: ph-ac
  : **hair** agg; touching the: *Carb-v* kreos nit-ac
  : **pressing** pain: *Carb-v* kreos
- **transient**: indg mill nat-c
  : **burning**: nat-c
  : **shooting** pain: indg mill
- **trembling**: anac
  : **stitching** pain: anac
- **turning** head agg: hyos
  : **pressing** pain: hyos
- **ulcerative** pain: castm kreos spig zinc
- **urinate** is not soon attended to; if desire to: *Fl-ac*
  : **pressing** pain: *Fl-ac*
- **urination** agg; after: caust
- **voices** agg: *Ferr-pic Lyc*
- **waking**; on: kali-bi lyc thuj
- **walking**:
  : **agg**: calc carb-an cedr chel con glon *Hep* hura peti phyt spong stront-c sulph
    : **bursting** pain: stront-c
    : **cutting** pain: *Carb-an*
    : **drawing** pain: chel
    : **pressing** pain: *Hep*
    : **stitching** pain: carb-an
  : **air**; in open:
    : **agg**: calc
    . **pressing** pain: calc
    : **amel**: acon aster thuj
    . **nail**; as from a: *Thuj*
  : **amel**: peti sang
    : **pressing** pain: sang
  : **rapidly**:
    : **agg**: chel
    . **pressing** pain: chel
    . **stitching** pain: chel
- **warm** room agg: ran-b
  : **pressing** pain: ran-b
- **washing**:
  : **amel**: spig
  : **stitching** pain: spig
- **weather**:
  : **change** of weather: ran-b
  : **pressing** pain: ran-b
  : **wet**:
    : **agg**: *Calc Carb-an* coli
    . **bursting** pain: carb-an
    . **stitching** pain: *Calc*
- **wrinkling** of forehead; compels: *Sulph*
  : **pressing** pain: *Sulph*

Pain – Vertex

- **writing** agg: gels nat-m ran-b
  : **tearing** pain: ran-b
- ▽ **extending** to:
  : **Backward**: chel kali-bi kali-n
  : **Brain**: am-c mur-ac ox-ac spig staph sulph
    : **boring** pain: mur-ac
    : **pressing** pain: sulph
    : **stitching** pain: spig staph
  : **Downward**: kali-n
  : **Downward**, down limbs into abdomen and genitals: eupi
    : **stitching** pain: eupi
  : **Ear**: agar lac-f phos
    : **tearing** pain: agar phos
    : **From** one ear to the other: chel naja nit-ac pall
  : **Eye**: calc ign nux-m sil
    : **drawing** pain: nux-m
    : **pressing** pain: calc sil
    : **Over** the eyes | **right**: sang
  : **Eyebrows**: act-sp sumb
  : **Forehead**: agar caps *Caust* cham *Cocc* hydr-ac ign led mez nat-m nicc nux-m sulph
    : **drawing** pain: led
    : **pressing** pain: cham hydr-ac ign nat-m sulph
    : **stitching** pain: caps mez nicc
  : **Head**: dig lach
    : **pressing** pain: dig
    : **stitching** pain: lach
  : **Sides** of: hyper nit-ac pall
  : **Through** whole: bar-c
  . **stitching** pain: bar-c
  : **Malar** bones: tarent
  : **Middle** of brain: thuj
    : **tearing** pain: thuj
  : **Neck**: calc-p *Chel* dios gels glon kalm
    : **drawing** pain: chel
  : **Nose**:
    : **eating**; while: dulc
    . **drawing** pain: dulc
  : **Occiput**: aloe bar-c calc-p card-b *Chel* cimic cina coloc gels indg kali-bi lil-t mag-c *Ph-ac* phys
    : **pressing** pain: bar-c *Ph-ac*
    : **stitching** pain: mag-c
    : **tearing** pain: indg
  : **Palate**: nat-m
    : **stitching** pain: nat-m
  : **Pharynx**: cham
    : **stitching** pain: cham
  : **Shoulder**: gels lyc
    : **pressing** pain: gels
    : **tearing** pain: lyc
  : **Spine**:
    : **no** pain: benz-ac
    . **pressing** pain: benz-ac
  : **Spine**; down: pic-ac
  : **Temple**: arg-met borx carb-v caust cham chel hell hipp kalm phos
    : **burning**: phos

Head

Pain – Vertex

- extending to – Temple: ...
  : drawing pain: borx chel
  : shooting pain: kalm
  : stitching pain: carb-v phos
  : Temples; over: ang
  : tearing pain: ang
  : Throat: cham
  : Zygoma: phos
  : shooting pain: phos
  : tearing pain: phos
- O Across: lac-ac
  : shooting pain: lac-ac
- Eyes and vertex; between: verat-v
  : aching: verat-v
- Here and there: kali-i
  : jerking pain: kali-i
- Spot; in a small: spig
  : pressing pain: spig
- Spots; in: *Arn* ars borx *Caust* chel colch *Graph* kali-bi lil-s nux-m nux-v psor raph sol-ni spig sulph vinc
  : boring pain: borx colch sulph
  : burning: *Arn* ars *Graph* raph
  : sore: *Caust* vinc
  : stitching pain: chel kali-bi
- Vertex and Forehead: acet-ac acon all-c aloe ambr anac ant-c ant-t arg-n bar-c bell berb borx bry bufo calc cann-i carb-an castm caust cinnb corn crot-t dig dios glon graph grat helon hura hydr-ac ign indg kali-bi laur lyss mag-c mang meny merc mez mosch mur-ac myric naja nat-c nat-m nat-p nux-v ol-an ol-j ox-ac phel ptel puls rhus-r *Sep* sil sol-ni stann valer zinc

PARALYSIS of brain: alumn caust con cupr gels hell lyc op phos plb *Sec* zinc
- incipient: am-c am-m ars carb-v hyos **Lyc** op phos plb zinc
- sensation as if: calc sil
  • ejaculations; after: sil
  • talking agg: calc
  O Forehead: sep
  • Occiput; muscles of: dulc
- threatening | scarlatina; from receding: *Ail* am-c cupr-act sulph tub *Zinc*
- O Medulla oblongata (= bulbar paralysis): botul canth gels *Gua* mang-o mang-p medul-o naja plb
  • accompanied by:
  : speech; disordered: coc-c
  : swallow; inability to: naja
  : Throat; constriction of: coc-c
  • motor nerves: gels

PERIODICITY:
- week:
  • every: calc calc-ar epiph gels iris lac-d phos sabad sang sil sulph tub

PERIOSTITIS (See Inflammation - periosteum)

PERSPIRATION of scalp: acon aesc *Agar* aloe am-m ambr amph **Anac** *Ant-t Apis* ars-i bar-c bar-i *Bar-m*

Perspiration

Perspiration of scalp: ...
bar-s *Bell* benz-ac borx bov **Bry** bufo **Calc** calc-i *Calc-p Calc-s* calc-sil camph carb-an *Carb-v* carbn-s *Caust* **Cham Chin** cimx cina clem *Coloc* cycl dig eup-pur gamb glon *Graph* grat **Guaj** ham hell *Hep* hera hyper iod ip *Kali-c* kali-m *Kali-p* kali-s kali-sil laur led *Lyc* m-ambo mag-c *Mag-m* **Merc** merc-c *Mez* mosch **Mur-ac** nat-m *Nit-ac* nux-v ol-an olnd op par *Petr* ph-ac phel **Phos** plb podo psor **Puls** *Pyrog* **Rheum** *Rhus-t* ruta sabad *Samb Sanic* sec *Sep* **Sil** spig stann staph *Stram* stry sul-ac sul-i sulph tab tarax tarent thuj tub valer *Verat* verat-v zinc zinc-p
- **day** and night: sulph
- **daytime**: ol-an stram
- **morning**: *Calc* cann-s dulc hep *Mez* nat-m nux-v *Sep*
  • rising agg: nat-m
- **forenoon**: mag-c
- **evening**: anac bar-c *Calc* mag-m mur-ac sep sil
  • lying down agg; after: petr
- **night** (↗sleep - during): aloe arum-t bov bry **Calc** calc-p calc-sil carb-an chin coloc hep kali-c med *Merc* nat-m nit-ac rhus-t sanic sep *Sil* staph tub
  • **midnight**: ph-ac rhus-t
- **bed** agg; in: bry calc-p
- **breakfast** agg; after: par
- **chill**:
  • **after**: sulph
- **clammy**: cham merc nux-v
- **cold**: acon ant-t benz-ac bry bufo *Calc* camph carb-v cina cocc con convo-s dig *Hep Lob* merc merc-c *Nux-v Op* petr *Phos* podo tub *Verat*
  • **air**; in open: *Calc*
  • **room** agg: calc
- **convulsions**; before epileptic: *Caust*
- **cough** agg; during: ant-t calc ip merc sil tarent
- **eating** (↗forehead - eating - while - agg.):
  • **while** | **agg** (↗forehead - eating - while - agg.): **Calc** nit-ac nux-v petr sil
- **except the head**; general perspiration: *Bell* m-arct merc mur-ac nux-v **Rhus-t Samb** *Sec Sep* **Thuj**
- **fetid**: *Calc Merc* puls *Staph*
  • **one** side: *Nux-v Puls*
- **headache**; during: calc mez phys sil **Sulph**
- **heat**:
  • **after** flushes of heat: *Aml-ns*
  • **during**: anac bar-c *Bell* calc *Cham* graph hep *Mag-c* **Mag-m** par puls sars sep sil sulph valer verat
- **honey**, smelling like: thuj
- **hot**: calc *Cham Cimic* con *Glon Op* podo
- **infants**: calc
- **menses**; during: cham merc phos verat
- **mental** exertion agg: kali-c kali-p ph-ac ran-b
- **motion**; from slight: rheum
- **musk**-like odor: *Apis Sulph*
- **musty**: apis nat-m
- **oily**: *Bry* hera *Merc*
- **only the head**: acon *Bell Calc* cham phos *Puls* sabad sep *Sil* spig stann
- **painful** part: sil

370   ▽ extensions | O localizations | ● Künzli dot

Perspiration

- **profuse**: sil stry tarax
- **reading** agg: kali-c nat-s sulph
- **sleep**:
  - **during** (*night*): agar aloe *Bry* **Calc** *Calc-p Cham Cic* dys kali-c *Lyc* **Merc** *Podo* sanic *Sep Sil* staph thuj verat
  - **falling asleep** | **when**: graph sep *Sil*
- **soup** agg: phos rheum
- **sour**: *Bry* calc *Cham Hep Merc* rheum *Sep* **Sil** sulph
- **stool** agg; during: ptel
- **uncovered** parts: thuj
- **waking**; on: ph-ac
- **walking**:
  - **after** | **agg**: *Calc* carb-v merc
  - **air** agg; in open: borx *Calc* **Chin** *Graph* guaj phos thuj
- **washing** agg; after: **Graph**
o **Forehead**: acet-ac *Acon* aeth agar am-c aml-ns anag *Ang* ant-t *Ars* ars-i asaf bapt bell benz-ac *Brom* bry *Cact* **Calc** calc-i calc-sil camph **Cann-i** caps *Carb-v* carbn-o carbn-s cham chel *Chin* chinin-ar cic cina colch con croc crot-t cupr dig dros elaps eup-pur euph glon *Guaj* hell *Hep* iod *Ip* jab kali-ar *Kali-bi Kali-c* kali-p kali-sil lachn *Laur* **Led** *Lob* lyc **Merc-c** mosch *Nat-ar* **Nat-c** nat-m nat-p *Nit-ac* nux-v ol-an **Op** ph-ac **Phos** phyt psil ptel pycnop-sa ran-a *Ran-s* rheum sabad **Sars** sec sil sin-n *Stann* staph stram sul-i sulph *Tab* tub *Valer* **Verat** vesp *Zinc* zinc-p
- **morning**: ambr ang dios *Kali-c* nux-v *phys* stann staph
  : **6 h**: nux-v
  : **8 h**: dios
  : **bed** agg; in: staph
  : **stool** agg; during: phys
- **noon**: nat-m valer
- **afternoon**: ferr-i
- **evening**: anac carb-v chin ol-an puls ran-b *Sars* senec
  : **18.30 h**: ol-an
  : **lying**, after: carb-v
  : **walking** agg: chin
  : **writing** agg: ran-b
- **night**: bry calc cann-s chin crot-t
  : **midnight**:
  : **after** | **4 h**: stann
  : **pain** in abdomen, during: crot-t
- **anxiety**, as from: nux-v *Verat*
- **burning**: nat-c
- **chill**; during: *Acon* bry *Calc Chin* cina dig *Led Nat-s*
- **clammy**: acet-ac acon carb-an cina cocc colch *Hep Op*

Head

- **Forehead**: ...
  - **cold**: acet-ac *Acon Am-c* ant-t *Ars* ars-s-f asaf bapt bell benz-ac bros-gau bry bufo *Cact* **Calc** camph canth caps **Carb-v** carbn-s *Chin* chion *Cina* cist cocc *Colch* croc cupr dig *Dros Gels* glon *Hell Hep Ip Kali-bi* kali-c kali-p *Lach Laur Lob* lyc mand *Merc* merc-c nat-m nit-ac **Op** ox-ac petr phos *Phyt Plb* pyrog *Rheum Rhus-t* ruta sabad *Sec* sep sil spong *Staph* sul-ac sulph *Tab* **Verat** verat-v vip visc zinc
  : **accompanied** by | **Intestines**; complaints of the (See ABDO - Complaints - intestines - accompanied - forehead)
  : **chill**, during: bry chin cina ip *Verat*
  : **heat**; during: dig pycnop-sa
  : **icy**: lachn
  : **trembling** anxiety, with: sep
  : **warm** room agg: ambr
- **cough** agg; during: ant-t ars-s-f chlor ip verat
- **diarrhea**; during: sulph
- **dinner**:
  : **after**:
  : agg: nat-s par ptel sars sulph
  . **nausea**; during: ptel
  : **during** | **agg**: lyc
- **dream**; frightful: bell
- **easy**: rheum
- **eating**:
  : **after** | **agg**: carb-v
  : **while** | **agg** (*eating; eating - while - agg.*): carb-v nit-ac nux-v sul-ac sulph
- **fever**; during: ant-t cann-i dig ip mag-s sars staph **Verat**
- **greasy**: coloc hydr *Psor*
- **hat**; from pressure of a: nat-c
- **headache**; during: cist glon *Kali-c* ph-ac *Phyt* sulph
- **hot**: cham chin *Op*
- **menses**; during: phos verat
- **motion** agg: valer
- **offensive**: led sil
- **rising**:
  : **lying**; from | **agg**: mag-s
  : **sitting**; from | **agg**: *Verat*
- **sitting** agg: camph iris-foe
- **sleep** agg; during: cham
- **sour**: led
- **spots**: acet-ac
- **sticky**: acon cann-i cham cocc
- **stool**:
  : **after** | **agg**: crot-t ip merc nat-c **Verat**
  : **during** | **agg**: crot-t **Verat**
- **storm**; during approach of a: nat-c
- **vomiting**: ant-c chion mag-c phos
- **walking** in open air agg: guaj led merc nux-v
- **warm**: acon act-sp anac camph cham glon *Op* phys psil puls
o **Nose**; above (*NOSE - Perspiration*): rheum

- **Head**:
  - except the head (See except)
  - only the head (See only)
- **Occiput**: anac ars *Calc* chin ferr mag-c mosch nit-ac nux-v **Ph-ac** *Sanic Sep Sil* spig stann **Sulph**
  - night: calc
  - sleep agg; during: **Calc** *Sanic*
  - walking agg: sulph
- **Sides**:
  - one side: ambr *Bar-c* indg nit-ac *Nux-v* **Puls Sulph**
  - painless side: aur-m-n
- **Temples**: ars-s-f ol-an
  - cough agg: ars-s-f
- **Vertex**: ol-an phel ruta
  - eating; when: all-c
- **PITHY** feeling (See Numbness)
- **PLICA POLONICA** (See Hair - plica)
- **PRESSURE**:
  - agg:
    ○ **Vertex**: *Chin* lach phys ther
  - amel: acon aloe alum am-c anac ant-c apis *Arg-n* **Bell** *Bry* cact calc camph carb-an carb-v chel chin cimic cina con dios ferr glon ip kali-n *Lach* laur mag-c *Mag-m* mag-p mang *Meny* merc mez mur-ac nat-c nat-m nit-ac **Nux-m** nux-v olnd par ph-ac phos **Puls** pyrog sabad sabin *Sep* sil spig stann sul-ac sulph thuj verat zinc
    ○ **Vertex**: mag-c
  - cold hand amel; of: calc
  - eyes; on | amel: nat-m
  - finger tips; as from | **Temples**: epiph
  - hard:
    - amel | **External** head: carb-an *Chin* lach **Nux-m**
  - nose; on root of | amel: kali-bi
  - vertex agg; on: *Chin* lach phys ther
- **PRICKLING**: abrot alum am-c am-m ammc apis arg-n aur bar-c calad carb-an cench cham chinin-s con cupr cycl hydr-ac lachn merc mur-ac nat-m nit-ac op ph-ac sabad sep sulph tarent thuj verb vinc viol-o viol-t
  - forenoon: ph-ac
  - debauch, after a: *Op*
  - eating; after: con
  - lying agg: merc
  - needles; as from: con eug rhus-t thuj
  ○ **Forehead**: apis aur chinin-s ferr lil-t *Mur-ac* sabad sep thuj verat *Viol-o*
    - left: calad
    - intermittent: verb
    - needles; like: agar all-c am-c asaf caul hep kali-c mang nat-m sep
    - spots, in: apis
  ○ **Nose**; above root of: kali-bi
  ○ **Occiput**: ox-ac ph-ac
  ○ **Sides** | **left**: calad
  ○ **Temples**: ail ant-c apis cocc cupr euphr rhus-r tarax tarent thuj verb
    - evening: lachn
    - needles, as with: nicc zinc

- **Prickling**: ...
  - **Vertex**: carb-ac
- **PULLED** backward | sensation as if: syph
- **PULSATING** (↗ *Knocking head; Knocking in; Pain - pulsating)*: *Acon* aeth agar ail all-c aloe alum alum-sil am-c am-m *Aml-ns* anac anan ant-t apis apoc arg-n *Arn Ars Ars-i* ars-s-f *Asaf* asar aster aur aur-ar aur-m bar-c bar-m **Bell** beryl *Borx* bov brach *Brom Bry Cact* cadm-s calc calc-ar calc-i calc-p calc-s calc-sil *Camph Cann-i* cann-s canth *Caps* carb-an *Carb-v* carbn-s *Castm Caust* cedr *Cham* chel **Chin Chinin-s** cimic cinnb clem cob cocc coff colch con *Croc Crot-h* crot-t cupr cur cycl daph dig dros dulc eug *Eup-per* euphr eupi *Ferr Ferr-ar* ferr-i ferr-p *Gels* **Glon** graph grat guaj hell hep hipp hyos *Ign* ind indg *Iod Ip Kali-ar* kali-bi *Kali-c* kali-i kali-m *Kali-n* kali-p *Kali-s* kali-sil *Kalm Kreos* lac-ac lac-d **Lach** lachn lact lam *Laur Lith-c* **Lyc** mag-c mag-m mag-p mag-s manc mang meli merc mez mill mur-ac myric nat-ar nat-c nat-m nat-p nat-s nicc *Nit-ac Nux-m* nux-v ol-an olnd *Op Petr* ph-ac phel *Phos* pic-ac *Plat* plb psil psor *Puls Pyrog Rheum* rhod *Rhus-t* ruta sabad sabin **Sang** *Sarr Sars* sec *Seneg Sep Sil* sol-ni spig *Spong* squil stann staph *Stram* sul-i **Sulph Syph** tab tarent ter ther thuj til verat *Verat-v* visc zinc zinc-p
  - morning: alum asar aur bov *Calc* canth cedr *Cob* gamb *Nit-ac Nux-v* plb podo sars sep sil spig *Sulph*
    - appearing gradually and disappearing about breakfast: *Nit-ac*
    - increases until evening: eup-pur sang sep
    - rising agg: *Asar* caust nat-m ped
    - waking; on: alum *Bry* kreos lach *Nat-m* phos ruta *Sulph*
  - forenoon: alum nicc
  - afternoon: aeth alum castm caust coca glon graph grat guar hura ind lyc mag-s mang *Merc-i-r* nat-m phel phys sil
  - evening: acon am-m bar-c bov calc canth carb-v castm cic clem *Cocc* con cycl fl-ac glon guar indg *Iris* kali-i lac-ac lyc mag-s *Nat-m* nit-ac ox-ac *Puls* ruta sep stram zinc
    - bed agg; in: cycl hipp lyc sep
    - sleep; until going to: anac castm
    - sleep; when falling asleep: sil
  - night: aloe arg-n ars *Cact* carb-v chel ferr glon hura hyos lyc nat-m sars sep sil *Sulph*
    - midnight agg; after: *Ferr*
    - appears in the night, with nausea and vomiting: sil
  - bed:
    - driving out of bed: *Arg-n*
    - in bed | sleep; before: lach
    - waking; on: carb-v sulph
  - accompanied by:
    - apoplexy: glon
  - air; in open:
    - agg: carb-an chin cocc eup-pur iris *Sulph*

Head

Pulsating – air   Pulsating – shaking

- **amel**: aeth beryl kali-bi kali-i mang nicc phos *Pic-ac*
- alternating between head and chest: bell
- ascending, on: alum aster *Bry* glon nat-p *Sep*
  - **fast**: glon
- **bathing** | **after**: castm
- **bed** agg; in: chel con cycl graph sep
- **bending**:
  - **head**:
    : **amel**: *Bell Nat-m Sil*
    : **backward** | **agg**: aur glon **Lyc**
- binding head up | **amel**: pic-ac sil
- **blood**, after loss of: *Chin*
- **blowing** the nose agg: aster
- **breakfast** | **amel**: nat-m nit-ac
- **burning**: apis coff *Rhus-t*
- **chewing** agg: phos
- **chill**:
  - **after**: borx
  - **during**: acon ars cann-i cham *Eup-per* seneg sep
- **chilliness**; with: acon borx cham seneg sep sil
- **closing** the eyes:
  - **agg**: sep
- **cold**:
  - **air** agg: iris
  - **bathing** | **amel**: ars ind phos
  - **drinks**:
    : **agg** | **overheated**; when: bry
- **cold**; preceding a: lach
- **cough** agg; during: arn aur aur-s beryl dirc ferr hep hipp *Ip* iris kali-c led **Lyc** *Nat-m* nit-ac ph-ac phos seneg sep sil spong sulph
- **darkness** | **amel**: sep
- **deep-seated**: carc cic stram
- **dinner**; after: alum *Am-c* carb-an kali-bi mag-c nat-c ol-an plb zinc
- **drawing**: ars
- **drinking** agg: acon
- **eating**:
  - **after** | **agg**: am-c ars carb-v clem cocc sel
  - **before** | **agg**: cocc
- **ending** in shooting: **Bell**
- **epistaxis**; after: borx
- **excitement** agg: *Sulph*
- **exertion** agg: gins glon lil-s
- **fever**; during: *Bell Eup-per*
- **gnawing**: par
- **hammers**, awakens every morning; as if from little: *Nat-m* psor
- **heat**; during: ars beryl eup-per glon rhus-t
  - **body**, of: nat-m
- **hemorrhage**; after: chin
- **inspiration** agg: *Carb-v*
- **intermittent**: ferr-ma verat
- **jar** agg: *Bell* beryl glon *Ther*
- **jerking**: bry ign phos
- **laughing** agg: lyc phos
- **leaning** head backward, on: **Lyc**
- **lies** senseless with closed eyes: arg-n

- **light**; from:
  - **agg**: bell beryl
  - **sunlight** | **agg**: acon sulph
- **lying**:
  - **agg**: aloe calc-ar glon lachn lyc naja phos
  - **amel**: anac calc ferr kali-bi
  - **back**; on | **agg**: sep
  - **head** high; with the | **amel**: nat-m *Spig*
  - **must** lie down: *Bell Ign* sang
  - **part** agg; on the: *Petr*
  - **side**; on | **amel**: beryl nat-m sep
- **menses**:
  - **after** | **agg**: calc-p carb-an ferr glon nat-m
  - **before** | **agg**: *Bell Borx* chin *Crot-h* gels *Glon Lach* nat-m *Petr* sulph
  - **during**:
    : **agg**: acon bell *Borx* bry cact *Calc* calc-p *Chin* croc eupi *Glon* ign lac-d *Lach* mag-c *Nat-c* nux-m puls sang verat-v
    : **painless** throbbing: eupi
  - **suppressed** menses; from: *Puls*
- **mental** exertion agg: agar *Nat-m Pic-ac* psor *Puls Raph* sil vib
- **milk** agg: brom
- **motion**:
  - **agg**: acon *Anac Apis* ars ars-s-f aur-s *Bell* beryl *Bry* calc-p calc-sil caust chin cimic *Cocc* colch dirc eupi ferr ferr-p *Gels Glon* guaj *Iod* kali-bi *Lach Lyc Nat-m* nit-ac nux-m *Sep* spig *Stram Sulph*
    : **sudden** motion: calc-p ferr
  - **amel**: aloe lact
  - **gentle** motion | **amel**: iris vib
  - **head**; of | **agg**: *Sulph*
- **noise** agg: alum-sil spig
- **painless**: pyrog
  - **fear** of going to sleep; with: glon *Nux-m*
- **paroxysmal**: caust glon
- **periodical**: ars ferr
  - **morning**; every | **lasts** all day: *Calc*
- **perspiration** | **amel**: ars *Nat-m*
- **pressure**:
  - **amel**: aeth *Am-c* bell bry chin ferr glon guaj kali-bi kali-n nat-m *Puls* pyrog
  - **hand**; of | **amel**: apis carb-an guaj
  - **upon** forehead causes beating: mag-m
- **raising** head suddenly agg: nat-p squil
- **reading**, while sitting: lyc *Nat-m*
- **respiration**; during difficult: *Carb-v* glon
- **resting** head | **amel**: kali-bi
- **riding** agg: cocc *Glon* grat phos
- **rising**:
  - **agg**: chinin-s dirc glon phos
  - **amel**: nat-c
  - **sitting**; from | **agg**: bell
  - **stooping**; from | **agg**: mag-m
- **room**; when entering a: aeth mag-m mang
- **rubbing** | **amel**: aeth
- **shaking** the head agg; on: *Glon*

373

Pulsating – sitting	Head	Pulsating – Forehead

- **sitting**:
  - **agg**: am-m castm guaj indg lyc ol-an
  - **amel**: mag-m
- **sitting** up in bed agg: ars calc-s
- **sleep**:
  - **amel**: sang
- **spots**, in: nux-m
- **standing**:
  - **agg**: castm chin guaj plb
  - **amel**: camph
- **stepping** agg: alum *Phos*
- **stool** agg; straining at: ign
- **stooping**:
  - **after** | **agg**: hyos
  - **agg**: alum *Apis* ars-s-f asar bar-c **Bell** colch ferr ferr-p *Glon* hydr-ac kali-bi lach *Laur* mag-m nat-m *Nux-v* phos **Puls** spig *Sulph*
- **stretching** limbs out, on: phos
- **synchronous** with pulse: glon
- **talking** agg: acon aur *Cocc Nat-m* sil *Sulph*
- **thinking** agg: ant-c
- **touch** agg: chin
- **transient**, in one-half of: cham
- **turning**:
  - **bed**; in | **agg**: bry
  - **eyes** | **agg**: sep
- **turning** around agg: glon
- **ulcerative**: am-c bov castm mang
- **vertigo**; during: glon nit-ac sec
- **waking**; on: aur bell carb-v cinnb lach lyc nat-m phos podo ruta sulph
- **walking**:
  - **agg**: alum aster *Bell* bry calc *Glon* guaj kali-bi *Nat-m* nat-s nux-v plb sars sil *Sulph*
  - **air**; in open:
    : **agg**: *Am-c* mag-s
    : **amel**: ars eup-pur *Guaj*
  - **rapidly** | **agg**: calc ferr nux-v *Puls*
- **warm**:
  - **applications** | **agg**: beryl
  - **food** agg: sulph
  - **room**:
    : **agg**: iod *Puls* sulph
    : **amel**: am-c cocc
  - **tea** | **amel**: glon
- **washing**; cold (See cold - bathing)
- **wine** agg: ox-ac
- **wrapping** head up warmly amel: *Sil*
- **writing** agg: kali-c manc
- **yawning**; after: calc
- ▽**extending** to
  - O **Chest**: nat-m
    - **Neck**: nat-m
    : **right**: psil
    - **Teeth**: mez
- O**Brain**:
  - O **Against** skull: *Ars Bell* **Chin** daph *Glon* hydr-ac laur mez nat-m nux-m nux-v psor rheum sep stann sul-ac *Sulph*

- **Brain – Against** skull: ...
  : **hammers**, like little: bell carb-v ferr glon **Nat-m** Psor
  : **waves**, as of: **Chin** dig
  : **Middle** of brain, every morning, lasts all day; throbbing pain in: calc
  - **In** brain: *Bell* **Chin** cycl dig glon hyos kali-n *Lyc* nit-ac op rhus-t sang
  : **one** side of brain | **transient** pulsating: cham
  : **deep**-seated: aloe bar-c cic
  : **leaning** head back, on: **Lyc**
  : **shooting**, ending in: *Bell*
- **Forehead**: acon aeth aloe alum alum-p alum-sil *Am-c* am-m amph ang ant-t apis apoc (non: arg-met) arg-n *Ars Ars-i* ars-s-f asaf asar aur aur-ar aur-i aur-m bapt bar-c bar-i **Bell** borx brach bry *Calc* calc-i calc-p calc-s calc-sil *Camph Cann-i* cann-s canth *Caps* carb-v carc carl castm *Caust* cham cic cinnb clem cocc con corn croc *Dig* digin *Dros* dulc euph eupi *Ferr Ferr-ar* ferr-i *Ferr-p* form gamb **Glon** graph grat hell ign iod **Iris** jab kali-ar kali-bi kali-c *Kali-i* kali-n kali-p kali-sil *Kalm Kreos* **Lac-d** laur lob-c *Lyc* lyss mag-c *Mag-m* mag-s meli *Merc Merc-i-f* mez morph nat-ar nat-c *Nat-m* nat-p nit-ac *Nux-m* olnd op ox-ac par *Petr Ph-ac* phos pic-ac psor **Puls** ran-b rheum rhod rhus-t rob ruta sabad sang sars seneg sep *Sil* spig *Spong* stann *Stram* ther thuj verb vib zinc zinc-p
  - **one** side: aur kali-bi ptel
  - **right**: *Ant-t* ars-s-f asaf bell chin dig ign iris lach meli *Nat-m* ran-b sabad sars *Sep* tarent
  - **left**: acon aeth *Arg-n* ars aur cann-s chin cimic cocc croc dulc glon kali-c *Kreos* nat-m nux-m par rhod sil spig sulph ther verat verb zinc
  - **morning**: asar *Canth* grat *Nat-m* sil
  : **rising** agg: asar *Nat-m*
  : **waking**; on: *Nat-m* ruta
  - **forenoon**: dios gamb lyc
  - **noon**: lyc nat-c
  - **afternoon**: alum alumn caust lyc mag-c mag-s sil
  : **14 h**: nat-m
  : **15 h**: lyc
  - **evening**: am-m cic cocc lyc mag-s merc-i-r ruta stram
  : **21 h**: calc caust
  - **night**: *Camph* fago hura *Merc* nat-m
  - **air**; in open | **amel**: aeth *Am-c* kali-i **Puls**
  - **ascending** stairs agg: alum nat-p par
  - **bending** head forward agg: nat-m
  - **cough** agg; during: hep phos spong
  - **dinner**; after: *Am-c* kali-c zinc
  - **eating**; after: *Am-c* cocc inul
  - **hailstones**, as from: amph
  - **light**; from: ars
  - **menses**; during: acon *Bell* borx bry cact *Calc* calc-p *Chin Glon Ign Lach* mag-c *Nat-c* **Puls** sang Tarent

374   ▽ extensions | O localizations | ● Künzli dot

Head

Pulsating – Forehead ... **Pulsating – Sides**

- motion:
  - agg: ars *Gels Glon* merc pic-ac
  - amel: *Puls*
- pressure:
  - agg: mag-m
  - amel: aeth am-c nat-m
- reading agg: lyc
- riding:
  - agg: *Glon* grat
  - cold air; in: *Am-c* cocc
- rising up in bed: ars glon
- sleep; preventing: pyrog
- standing agg: kali-c
- stooping agg: asar bar-c ost
- talking agg: cocc
- walking:
  - agg: *Aeth* kali-c sars
  - air agg; in open: am-c sars
- warm room | amel: *Am-c* cocc
▽ extending to | Occiput: ars-s-f bry *Con* ther
○ Eminence; frontal: aesc *Arg-n* calc cocc hyos (non: iris) iris-foe lyc mez nit-ac ran-b
  - right: aesc calc lyc mez
  - left: *Arg-n* cocc verb
  - afternoon | 16 h: nit-ac
  - evening: (non: iris) iris-foe lyc
    - 18 h: lyc
    - 20 h: iris-fl
  - slow: verb
- Eyes:
  - Above: *Bell* carb-v digin *Gels* glon gymno ham ign *Kali-bi Lac-c Lach* lyc lyss naja *Nat-m Nux-m* pic-ac ptel *Sep* spig stram stry ther vib
    - right: allox xan
    - left: digin ham nux-m ther
  - Arteries: caust
- Root of nose, above: *Ars* camph gamb glon kali-i mez phos puls
  - forenoon: gamb
  - walking | amel: puls
- Here and there: acon aeth indg
- Occiput: *Acon* aeth agar ail aloe *Alum* alum-p am-c anac asar bapt bar-c bart **Bell** berb beryl borx **Bry** *Calc Camph Cann-i* cann-s cann-xyz *Carb-an Carb-v* carbn-s carc caust *Chel* con cop corn *Crot-h Dros* eup-per *Eup-pur* **Ferr** Ferr-ar ferr-p frax *Gels Glon* guare ham hep hura ign indg kali-bi kali-br *Kali-c Kali-n* kali-s lac-c *Lach* laur lob-c lyc lyss *Mag-m* mang mez mosch *Nat-m Nit-ac Petr* **Phos** phys pic-ac plb *Psor Puls* ran-b rauw rhus-t ruta *Sep* spig *Stram Sulph* upa *Valer*
  - daytime: petr
  - morning: petr
    - rising during menses; after: mag-m
  - afternoon: nat-m op
  - evening: bar-c kali-n puls
  - night: aloe lyc
  - cough agg; during: *Ferr* ferr-p sep
  - hammer, like beats of: camph *Nat-m* psor

- Occiput: ...
  - lying on back agg: *Petr*
  - motion:
    - agg: **Bell Bry** *Eup-per Ferr Ip Lach* **Stram**
    - amel: aloe
  - paroxysmal: *Glon*
  - pressure | amel: alum castm kali-n
  - rising:
    - agg: gels phos
    - stooping; from | agg: mag-m
  - rubbing | amel: caust
  - shaking the head agg; on: kali-br
  - sitting:
    - agg: kali-br ran-b
    - amel: mag-m
  - standing | amel: Camph
  - stool agg; during: *Ign*
  - stooping agg: *Ferr* mag-m
  - walking:
    - agg: kali-br
    - air; in open | amel: dig
  - warm room agg: mag-m
▽ extending to:
  - Forehead: carb-v sil *Spig*
  - Forward: bar-c lac-c op sulph
  - Frontal eminence: bar-c
  - Sides and forehead: ferr
  - Temples: beryl
  - Vertex: hura
  - Whole head, over: mag-m
○ Sides: *Alum* am-c ars castm caust *Eup-pur* indg kali-n laur plb psil ran-b stram *Sulph*
  - evening | bed agg; in: kali-n
  - rising agg: gels
- Sides: aeth agar alum alum-p am-c ant-t arg-met arg-n ars aur aur-ar aur-s bar-c bell bov brom bry calc calc-p canth *Cham* chin coc-c coca cocc con croc dirc eup-per glon *Graph* hura indg iris kali-bi kali-c kali-i kali-s kalm laur lepi lyc m-aust mag-c mag-m mag-s nat-c nit-ac ol-an petr *Phos* plb rhod rhus-t sars sep spong sul-ac sulph verat zinc
  - right: aeth agar alum anac arg-n aur bov bry cact canth carc con ferr-p graph kali-c lach laur lyc m-aust mag-c mag-s *Phos* plb rhod rhus-t sang sul-ac zinc
    - extending to | left: bov indg
  - left: am-c bar-c beryl bov brom calc croc dirc glon hura kali-bi kreos laur mag-m nat-c *Nit-ac* phos
    - extending to | right: beryl nux-m
  - morning: aur bov *Nit-ac*
  - forenoon: plb sars
  - afternoon: alum graph lyc
    - 15 h: hura
  - evening: canth con phos
  - bending head backward agg: aur
  - cough agg; during: aur dirc
  - deep-seated: corn sars
  - dinner; after: indg kali-c mag-m ol-an

All author references are available on the CD

375

Pulsating – Sides	Head	Raising

- **house** amel; **in**: mag-s
- **lying** on side agg: sep
- **menses**; during: nat-c
- **motion**:
  - agg: bell *Calc-p*
  - amel: kali-i
- **rising** agg; after: glon
- **shaking** the head agg; on: glon
- **sitting** agg: phos
- **standing** agg: glon kali-c plb
- **stooping** agg: glon laur
- **walking**:
  - agg: kali-c plb
  - air; in open:
    - agg: mag-s
    - amel: kali-i
- **warmth** | **amel**: kali-i
- ○ Side lain on: sep
- **Temples**: acon aesc aeth agar all-s *Alum* alum-p am-c am-m aml-ns ant-c ant-t *Apis* arg-n **Ars** *Ars-i Asaf* aur-m aur-m-n bar-c bari bar-s **Bell** bond borx bov brach *Bry* cact cadm-s calc calc-i calc-p calc-s camph *Caps* carb-v carbn-s castm *Cedr* cham *Chel* chin chinin-s cic cocc *Coff* coloc crot-h cupr-ar daph digin elae ferr *Ferr-ar* ferr-i ferr-p fl-ac *Gels* gins **Glon** *Grat* guar gymno hell hep hura hyper *Iod* jug-r kali-bi kali-br kali-c *Kali-chl* kali-i kali-n kali-p kali-s kreos lac-ac *Lac-c* lac-d *Lach* laur lyss med merc-i-f mur-ac nat-ar nat-c nat-m nat-p nat-s *Nit-ac* paull peti *Phos* phys pilo plb podo pyrog *Raph* rauw rhus-t sabad *Sang* sapin sars sep sol-t-ae *Spig* spong *Stann* **Staph** stram sul-i *Sulph* syph tab thea thuj verat verat-v ziz
  - **right**: aesc alum am-m borx chel cupr *Cupr-ar* fl-ac *Hep* hyper laur nat-m psil sabad sang sars stram sulph thuj
  - **left**: aeth am-c aml-ns ant-c asaf aur aur-m brach chinin-s clem *Coloc* dig digin glon hell hyper kali-br kali-c kali-i kreos lach nit-ac petr *Phos* rhus-t sabad spong stry sulph
  - **midnight**: sars
  - **morning**: bov cann-s lach *Podo* stry
    - waking; on: lach
  - **forenoon**: carl
  - **noon**: ars cham thuj
  - **afternoon**: alum glon guar
  - **evening**: am-m bry fl-ac glon guar kali-i lac-ac
    - sitting agg: am-m
    - walking agg: glon
  - **night**: *Cact* chel
  - **ascending** stairs agg: glon
  - **chill**; before: carb-v
  - **cough** agg; during: hep
  - **heat**; during: arg-n glon
  - **lying** agg: naja
  - **menses**; before: *Lach*
  - **motion** agg: caust **Chin** *Gels Glon*
  - **paroxysmal**: glon
  - **pressure** | **amel**: chin pyrog

- **Pulsating – Temples**: ...
  - **stooping** agg: sul-i
  - **touch** agg: chin
  - **waking**; on: carb-v
  - **walking** agg: aeth bar-c *Glon* nat-s sulph
  - ○ **Vessels**: bell chin chion cycl mur-ac tab
    - visible: aur
- **Vertex**: aeth agar *Alum* alum-p alum-sil *Aml-ns* anac ars aur *Bell* bry calc cann-i carb-an carl *Caust Cham Chel Chinin-s* cinnb cocc corn *Ferr Ferr-ar* ferr-p *Glon* grat ham helon hura *Hyper* jab kali-bi kali-c kali-s kreos *Lac-d* lach *Lyc* lyss manc *Merc-i-r* nat-ar *Nat-c Nat-m* nat-p *Nux-v* paull petr phel phos pic-ac plan puls sang sars *Sep Sil* spig *Stram Sulph* syph *Ter* thea tong verat visc xan zinc-chr zing
  - **morning**: alum bry caust nat-c *Sep* sulph
  - **forenoon**: alum glon
  - **afternoon**: alum-p *Hyper*
  - **ascending** steps agg: carl ferr
  - **attention**, from fixing: nux-v
  - **bending** head back amel: *Sil*
  - **dinner**; after: nat-c
  - **menses**; after: ferr *Lach*
  - **mental** exertion agg: nux-v
  - **motion**:
    - agg: *Bry Calc Chel Cocc* ferr glon lach sep *Verat*
    - eyes; of | agg: cocc
  - **room**; in a closed: hyper
  - **sudden**: visc
  - **waking**; on: alum bry kreos *Lyc*
  - **walking**:
    - agg: carb-an *Sars*
    - rapidly | agg: ferr puls

PUSHED:
- **forward**, as if: *Canth* ferr-p grat nit-ac nux-m nux-v rhus-t staph
- **into** head at expectoration; as if something were pushed: pall
- ○**Forehead**; sensation as if a load were pushed from occiput to: pall

PUSHING:
- **pressure** | **amel**: *Arg-n*
- **sensation** of: croc *Nat-m* ph-ac phos

QUIVERING sensation: bov cann-s lact
- **running** and walking, while: nux-v
- **shaking** the head agg; on: xan xanth
- ○**Brain** | **shaking** while walking; as if brain were: rhod

RAIN:
- **agg**: phyt
- **amel**: cham

RAISING:
- **head**:
  - **difficult** | **night**: chel
  - **frequently** from pillow: stram
  - **impossible**: bell carb-v chel crot-h eup-per *Lach* laur nux-v *Op Puls* x-ray

▽ extensions | ○ localizations | ● Künzli dot

| Raising | Head | Sensitiveness |

- **head – impossible**: ...
  - **morning** | **waking**; on: *Lach*
  - **lying** on back agg: chel nux-v
  - **stooping** agg; after: bell rhus-t

READING:
- **amel**: ham ign

REFLECTING agg: arn asar aur calc cham *Chin* cina cocc coff *Colch* daph dig hell *Ign* m-ambo m-aust nat-m nit-ac **Nux-v** par ph-ac phos *Sabad* sel sulph

RELAXATION:
○ **Brain**:
  • **alternating** with | **contraction** of brain (See Contraction - brain - alternating - relaxation)

REMOVED; as if calvarium was: arum-t cann-i

RESTLESSNESS: ambr asc-t bell bond *Calc-p* caust hell jab merc phos pip-m ruta sec sil tarent
- **forenoon**: phos sil
- **rolls** head from side to side when too weak to move body: *Ars*
○ **Occiput**: ambr

RETCHING:
- **amel**: asar

RIDING:
- **carriage**; in a:
  • **amel**: bry kali-n nit-ac

RIGID feeling: *Caust* phos rheum

RISING SENSATION in head: glon lac-d nat-c nux-v rhus-t thuj
- **drinking** beer, while: rhus-t
- **sinking**, and: **Bell** cob
- **walking** rapidly agg: nux-v
○ **Brain** raised several times in succession as if: thuj
- **Scalp**: polyg-pe
- **Vertex** to forehead; sensation of something rising from: glon

ROLLING in: cupr-ar eug graph hura lys lyss phos phys plan sep
- **lead** ball rolled about, as if *(⤴ Ball - rolling)*: lyss
  • **study**, after: cupr-ar
  • **vertigo**; during: sep
  • **vomiting** agg: eug
○ **Brain** were rolled; as if: arn cocc lob-e plan rhus-t
  • **bulk**; into a small: *Arn Coc-c*
  • **skull**; about in the: chin phys

ROLLING of the head (See Motions of - rolling)

ROOM:
- **agg**: *Agn* am-m *Apis Arn* ars bov bry camph caust chel coff con *Croc Graph* hyos *Laur* lyc m-aust mag-c mag-m mang merc mez mosch nat-c *Nux-v* ph-ac phos plat *Plb* ptel **Puls** ran-s rhod seneg sep spong staph sulph verat verb zinc

RUBBED; being | **desires** head being rubbed: tarent

RUBBING:
- **against** something; rubs head (See Motions of - rubbing - against)
- **agg**: camph carb-ac con hyos tarent verat
- **amel**: ars canth chin dios ham laur ol-an op phos phys plb tarent thuj
- **forehead** | **desire** to rub: aloe glon nicc verat
- **head**: camph con hyos tarent verat
- **soles** of feet | **amel**: chel

RUNNING agg: bell bry nat-m nux-v *Puls* spig

SCLEROSIS; cerebral: arg-n arn aur bar-c

SCRATCHING head:
- **agg**: nat-m
- **amel**: mang plat
- **waking**, on: calc

SENSITIVENESS: plat
- **air**; draft of (See Air agg.)
- **brushing** of hair; to *(⤴Touch - hair)*: **Arn** Bell Bry Carb-v carbn-s cina coff *Ip Kreos* mang nat-s *Nit-ac Rhus-t* sars *Sep Sil Sulph* tub v-a-b vib
  • **children**; in: cina
- **hat**, even to: Bry Carb-v chin crot-t hep merc mez **Nit-ac Sil** staph sulph
- **jar**, to the least *(⤴stepping; Pain - jar agg.)*: **Bell** calc cob ferr-p *Glon* hep ip kali-p lac-d lyc *Mag-m* mang nat-ar **Nit-ac** ph-ac phyt raph *Sil* spig stram *Sulph Ther* vib
- **menses**:
  • **before** | **agg**: **Calc** Carb-v Con Hyos Nat-m Phos sil sulph zinc
  • **during** | **agg**: bell *Calc* carb-v con gels *Hyos* ip Kali-c Mag-m Phos Sil Zinc
- **noise**, to (See Pain - noise - agg.; MIND - Sensitive - noise)
- **stepping**, to *(⤴jar; Pain - jar agg.)*: **Bell** *Calc* calc-p Carb-v chin dros gels **Glon** *Ip Led* lyc *Nat-m Nit-ac* raph rhus-t *Spig* stann *Sulph*
  • **ascending** agg: *Rhus-t*
- **touch**; to: anac cortico iod sep
  • **children**; in: lach
  • **gentlest**, after anger: mez
  ○ **Vertex**: chin hep nit-ac nux-v phos *Phys* sil squil sulph thuj
  ○ **Brain**, of: anac arn **Bell** *Bov* brom *Bry* calc *Carb-v* **Chin** *Con* crot-t dros **Gels** gent-c **Glon** hyos iod **Ip** kali-c kali-p *Lach* lact led lyc *Mag-m* **Mez** mosch *Nat-m* **Nit-ac** *Nux-v* **Phos** *Phyt* pip-m raph *Rhus-t Sil Spig* Staph stram vib zinc
- **External** head, of: *Acon* aesc agar alum am-c ambr apis arg-met **Ars** asar *Bar-c* bell borx bov *Bry* calc calc-p camph caps *Carb-an* carb-v caust *Cham* chin chinin-s cina clem cocc cop cupr *Ferr* ferr-p gels graph grat hell *Hep* ign ip kali-c kali-n kreos lach led lyc mag-c mag-m mang **Merc** mez mosch nat-c nat-m nat-s **Nit-ac** nux-m nux-v par *Petr* ph-ac phos plb puls ran-s rhod *Rhus-t* sabin sars *Sel* sep *Sil Spig* spong squil *Staph* **Sulph** tell thuj tong verat vib *Zinc*

Sensitiveness — Head — Shocks

- **Scalp**, of: aloe ars bell bry chin conv cop hep *Kali-i* kali-n *Mag-m* merc merc-d mez nit-ac nux-v par sil spig tub
  - **motion**, to: hell
  - **touch**; to: *Acon* ap-g apis arn ars aza *Bell* bov bros-gau *Bry* carb-v caust *Chin* euon *Eup-per Gels* hell *Hep* kali-bi kali-n lachn meli merc mez nat-m nit-ac nux-m *Nux-v* olnd *Par* rhus-t sep *Sil* spig stry sulph
  - **warm** in bed agg; becoming: *Rhus-t*
- **Vertex**: alum chin hep kali-n mag-c mag-m nit-ac nux-v phos *Phys* sil squil sulph thuj zinc

SEPARATED:
- **body**; as if head were separated from: allox aloe alum ant-t cann-i cann-s cann-xyz cocc *Daph* nat-c nat-m nux-m **Psor** ther
  - **night**: *Daph*
- **bones** were; as if: arg-n bufo kali-bi lyc ther
- O **Brain** from skull were; as if: staph
- **Vertex** were; as if: sang *Ther*
  - **lift** it off; or she could: ther

SEWING agg: *Lac-c* petr

SEXUAL DESIRE:
- **suppression** of sexual desire agg: con puls

SHAKING sensation (↗*Looseness; Motions in; Waving)*: acon aeth aloe alum *Am-c* anac ant-c ant-t arn *Ars* asar aur bar-c bell benz-ac bov bufo cadm-s *Calc* calc-sil cann-i cann-s cann-xyz carb-v caust chel cic cinnb cocc cop crot-h cub elaps eupi fl-ac glon graph grat hep *Hyos* ign indg ip kali-c kali-p kali-sil lact led lith-c *Lyc Mag-c Mag-m* mag-p mag-s *Mang* merc mez nat-m nit-ac nux-m nux-v op pall petr ph-ac phos plat plb rhod rhus-t sars sep *Sil* sol-ni *Spig* stann stict stront-c sul-ac sulph tab verat verb viol-t zinc
- **ascending** stairs agg: lyc
- **chill**; during: ars
- **cold**:
  - **agg**: nux-m
  - **air** agg: aloe
- **cough** agg; during: ant-t calc chin cinch hep *Lact Led* m-arct mag-s rhus-t sulph
- **eating**; after: nux-m
- **heat** amel, except heat of bed: nux-m
- **laying** head down agg: aloe
- **menses**; during: ant-c cic cinnb cub
- **motion**:
  - **agg**: calc mang
  - **head**; of | **agg**: arn ars cic cocc lact lyc mag-c mez nux-v sol-ni *Spig*
- **rising** from stooping agg: lyc
- **shaking** the head agg; on: calc mang
- **shuddering**; with: mez
- **sneezing** agg: bar-c
- **stamping**, on: bar-c
- **steel** spring, as of a: grat
- **stepping**:
  - **agg** | **striking** foot against anything: bar-c sep sil
  - **every** step; at: calc

Shaking sensation – **stepping**: ...
  - **hard** | **agg**: led *Lyc* nux-v *Sil Spig*
- **stooping** agg: berb
- **talking** agg: cocc phos verat
- **walking**:
  - **agg**: anac *Ars* caust cic cocc hyos led *Lyc* mang nux-v rhod sep sil spig verb viol-t
  - **air** agg; in open: caust *Nux-v*
  - **beginning** to walk: plat
- **warm** room | **amel**: nux-m nux-v
- **wrapping** up warmly | **amel**: nux-v
- O **Against** frontal bone: aur
- **Forehead**: aur *Merc* phos spig
- **Occiput**: calc fl-ac *Lact* sulph
- **Temples**: caust cocc kali-c stront-c

SHAKING THE HEAD (↗*Looseness; Motions in; Waving)*:
- **causeless**: lyc
- **involuntarily**: lyc
- **slowly**, then rapidly: lyc
- **up** and down | **amel**: chin

SHAKING THE HEAD; on:
- **agg**: apis asar bar-c *Bell* bry caust chin coloc con dig *Glon* hep kali-c lyc m-aust mang nat-m nit-ac nux-m *Nux-v* rhus-t sep *Spig* squil stann staph sul-ac
- **amel**: cina gels lach phos

SHIVERING:
- O **Scalp**: arg-met bar-c bell camph caps *Caust* cina cocc gran grat merc mosch plat seneg sep *Sil* staph stront-c sulph thuj verat

SHOCKS (= blows, jerks): acon aeth agar *All-c* aloe alum alum-p anac apis *Arn* ars ars-s-f asaf aster aur bapt bar-c bar-m *Bell* benz-ac bov calc camph **Cann-i** cann-s cann-xyz carb-v carbn-s caust *Chin Cic* cimic clem *Coca Cocc Croc Crot-c* crot-h dig ferr ferr-ar ferr-p fl-ac *Glon* graph *Hell* hydr-ac hyos ign indg ip *Kali-ar* kali-c kali-m kali-p *Kali-s* kalm lach laur led lob *Lyc* lyss m-ambo m-arct m-aust mag-s manc *Mang* merc mez mill mur-ac naja nat-c *Nat-m* nat-p nat-s nit-ac nux-m nux-v olnd op ph-ac phos plat plb psor puls ran-b raph rhod rhodi rhus-t sabad samb sang seneg *Sep Sil Spig* squil stann stict *Sul-ac* sulph tab tarent thea thuj valer verat verat-v viol-t zinc
- **morning**: phos
  - **bed** agg; in: nux-v sul-ac
  - **rising**:
    - **agg**: sep tarent
    - **amel**: nux-v
- **evening**: nit-ac sul-ac
  - **bed** agg; in: sil
  - **sleep**; when falling asleep: sil
- **night**:
  - **midnight**:
    - **after**:
      - 1 h | **waking** him or her from sleep: psor
- **ascending**, on: ant-c arn bell meny par ph-ac
- **chewing** agg: am-c
- **cold** air agg: *Cic*

Shocks | Head | Smaller

- **consciousness**, on regaining: cann-i
- **cough** agg; during: ars *Calc Ip Lach* lyc mag-s mang *Nat-m* rhus-t seneg spig sul-ac sulph
- **drinking** cold water, on: thea
- **eating**; after: lyc
- **electric**-like: agar ail *All-c Alum* arn aster bar-s cann-i carb-v carbn-s *Cic* hipp kali-ar lob nat-s nux-m op *Phos* sang sul-ac zinc-p
- **falling** asleep, while sitting: alum
- **hawking** up mucus agg: raph
- **lying** agg: nit-ac
- **menses**; during: borx
- **mental** exertion; after: phos
- **motion** agg: *Am-c Cic Lyc* merc prun
- **noise** agg: nit-ac
- **outward**: clem
- **pinching**: sep
- **pressure** | **amel**: bell thuj
- **reading** agg: carb-v
- **running** agg: nat-m
- **shaking** the head agg; on: mang
- **sitting** after a full meal, while: lyc
- **sleep**:
  - **going** to sleep; on | **agg**: nat-c phos
  - **siesta**:
    - **after**:
      - **agg**: sep
      - **sitting**; while: alum
- **sneezing** agg: bar-c
- **stitching**: petr
- **stool** agg; during: phos
- **stooping** agg: merc nit-ac petr thuj
- **sudden**: *Cic Kali-i* plat
- **synchronous** with pulse: *Cimic* **Glon**
- **talking** agg: nat-m sars
- **waking** him or her from sleep: helo-s psor
- **waking**; on: cann-i
- **walking**:
  - **agg**: bell mang petr
  - **air** agg; in open: spig
  - **rapidly** | **agg**: ant-c arn **Bell** nat-m par ph-ac
- **writing** agg: raph
▽**extending** to
  ○ **All** parts of body: mag-p
  · **Cheek**: puls
  · **Elbow** to head; from: agar
  · **Extremities**: *Ail Cic* nux-m
  · **Here** and there: zinc
○**Forehead**: acon am-c ang camph caust croc glon hipp kali-c laur mag-c mag-s nat-m olnd phos plat psor rhus-t sang seneg sep sol-ni spig stann sul-ac thuj zinc
  · **axe**, as with an: nux-v
  · **finger**, as with a: nat-m
  · **motion** agg: mag-c
  · **painful**: sul-ac
  · **sleep** agg; during: dig
  · **stool** agg; after: spig
  · **walking** agg: mag-c
  · **wavelike**: sep

Shocks: ...
- **Here** and there: zinc
- **Occiput**: apis arn bapt bell cann-i cann-s cimic coloc crot-h dig fl-ac hell kali-m lach lappa lyc mang naja *Phos* plat plb ran-b sabad stront-c tab tarent zinc
  · **dull**, heavy, throbbing pain through head | **blow** on back of head and neck; with a sensation like a heavy: cann-i
  · **just** as he was losing himself in sleep, like a loud report: phos
  · **mental** exertion agg: *Phos*
  ▽ **extending** to | **Forehead**: clem sabad
- **Sides**: alum am-c bov chel graph kali-c kali-s laur *M-arct* mag-m nat-s phos plat plb puls sars spig sulph
  · **right**: alum bov graph kali-c kali-s m-arct nat-m phos plb puls sars sulph
- **Temples**: agn am-c bar-c camph cham croc cycl *Iris* lach **Lyc** m-aust olnd ph-ac *Plat* spig sul-ac thuj
  · **cough** agg; during: **Lyc**
  · **painful**: sul-ac
  · **peg** were struck in deep, as if: sul-ac
  · **stool** agg; during: lyc
  · **sudden** shock deep in, causes starting: croc
- **Vertex**: alum calc ferr-p kali-bi lyc lyss mang nat-c phos spig
  · **bolt** from neck to vertex, agg at every throb of the heart; as from a: cimic
  · **electric**-like: carb-ac nat-s
  · **sleep** agg; on going to: nat-c
  ▽ **extending** to | **Forehead**: nat-m

SHOPPING agg: epiph sep

SICK HEADACHE (See Pain - accompanied - nausea)

SINKING sensation: arg-n bell glon nux-v stram
- **something** were sinking from occiput, on stooping, as if: kali-c
○ **Occipital** bone(↗*Fontanelles - open - sunken - occipital)*: mag-c
  · **children**; in | **emaciated**: mag-c

SITTING:
- **erect**:
  · **amel**: cic gels rhus-t sabin
- **still** | **amel**: nat-m

SKULLCAP; sensation of a● (↗*Pain - pressing pain - cap)*: acon apis *Arg-n* asaf *Berb* **Carb-v** chinin-ar coc-c *Crot-c* **Cycl** *Graph* hell helo-s ip kali-s lach *Lil-t Lyss* petr pyrog stry sulph zinc
- **afternoon** | **16** h: calc-s

SLEEP:
- **during**:
  · **agg**: arg-n ars camph cham dig ferr led mag-c nat-s nit-ac petr psor ptel ther
  · **amel** | **Vertex**: calc

SMALLER:
- **left** half retarded in growth: fl-ac
- **feels**: acon chel coff glon *Grat* pic-ac
○ **Brain** feels smaller than skull: acon glon

Smaller — **Head** — Sunstroke

- **Brain** feels smaller than skull: ...
  · **too** far from skull: staph
- **Scalp** feels too small: stict

SMOKING:
- **amel**: calc-p carb-ac lycps-v naja

SNAPPING vertex at every step: con

SNEEZING:
- **agg**: am-m apis arn bry carb-v cina *Kali-c* nat-m nit-ac *Phos* sabad spig sulph
- **amel**: calc calc-p lil-t lyc mag-m mur-ac

SOFT:
○**Skull**: calc calc-p

SOFTENING of brain: *Agar* alco am-c ambr *Arg-n* astra-e aur bapt bar-c bell-p bufo **Calc** calc-p cann-i *Caust* con crot-h fl-ac *Glon* kali-br kali-i kali-p kreos lach lyc nux-m nux-v **Phos** pic-ac plb plb-xyz salam sil *Stry* sulph syph **Thuj** vanad *Zinc* Zinc-p

SOUR food agg: *Bell* sel

SPLASHING (↗*Swashing; Waving*): asaf bell *Carb-an* hep hyos nux-v rhus-t spig squil
- **walking** rapidly agg: carb-an

STAGNATION of blood; sensation of (↗GENE - *Stagnated*): bar-c seneg sulph
○**Temple**, in: chel

STEPPING HARD agg: aloe alum ambr *Anac Arn* bar-c *Bell Bry* calc calc-p *Chin* cimic cocc con dros glon *Hell* kali-c lach led lyc meny nat-m *Nux-v* ph-ac phos puls *Rhus-t* sep sil sol-ni spig spong stann sulph ther viol-t

STIFFNESS, sensation of: canth *Caust* cic colch ferr gels glon nat-m nat-s op phos phys plan puls rheum rhus-t
- **evening** | **bed** agg; in: sil
- **bend** head back; must: kali-n
- **hair** feels stiff: sarr
- **motion**:
  · **agg**: nat-s
  · **head**; of | **agg**: colch
- **waking**; on: anac
○**Brain** | **air** agg; in open: phos
- **Occiput**, in: anac apoc-a calc colch ferr gins helo helo-s kali-n *Mur-ac* phos sil
▽ **extending** to | **Nose**: lach lachn
- **Skin** of head; on: rhus-t

STIRRED with a spoon; brain feels as if: arg-n iod

STOMACH, as if rising from (See STOM - Heat - extending - head; STOM - Pain - extending - head)

STONE; as from a (See Heaviness)

STOOL:
- **agg**: manc ther
- **amel**: aeth agar
- **during**:
  · **amel** | **Occiput**: asaf

Stool: ...
- **urging** to:
  · **agg**: alet apoc bry con indg iris lyc mang nux-v ptel puls sil sulph

STOOPING:
- **agg**: acon alum am-m ang ant-t *Apis Arn* asar aur bapt bar-c *Bell* brom **Bry** *Calc* camph canth caps carb-an carb-v caust chel chin *Cic* coff colch coloc cupr cycl dig *Dros* dulc ferr glon hell hep *Ign* ip kali-bi kali-c kali-n kreos *Lach* laur lil-t lyc mag-m mang merc *Merc-c* mur-ac nat-c nat-m nit-ac *Nux-v* par petr phos phyt plat **Puls** rheum *Rhus-t* samb *Sang* seneg *Sep Sil Spig* spong stann *Staph* sul-ac sulph teucr thuj valer verat
○ **Vertex**: meny
- **amel**: ang *Calc* bell cann-xyz caust cina con dig hyos *Ign* laur *M-aust* mang meny mez nat-s phos tarax verat verb viol-t

STOPPED up sensation: nat-c

STRAINING eyes agg | **Occiput**: onos

STRIKING:
- **against** the skull; sensation as if brain were striking●: alum *Ars* **Chin** hep laur *Nux-m* nux-v plat *Rhus-t* rob *Sep* stann sul-ac *Sulph* tub
  · **nodding** the head, on: *Sulph*
- **head**; striking (↗MIND - Striking - himself - head - his): ars
- **pain**; strikes head with fists from: ars
- **wall**; strikes head against the (↗Knocking head - wall): bell
  · **pain**; from: stram
  · **twitching** of lids and frontal muscles; with: mill

STROKE (See Apoplexy)

STUFFY sensation (See Heaviness; MIND - Dullness)

STUPEFACTION (See MIND - Stupefaction)

SUN:
- **exposure** to the sun: ant-c *Bell Bry* **Glon** *Lach Nat-c* nux-v puls valer
  · **agg**: ant-c bar-c *Bell* brom bry cact *Camph* chin chinin-s euphr ferr-p **Gels Glon** ign iod **Lach** manc med meli *Nat-c* nux-v puls *Sel Sep* stram valer verat-v zinc
  · **amel**: graph stront-c

SUNSTROKE: *Acon* agar **Aml-ns** *Ant-c* apis arg-met arg-n *Arn Ars Bell* bry *Cact* cadm-s *Camph* carb-v cit-l cortiso crot-h cyt-l euph-pi **Gels Glon** *Hell* hydr-ac hyos kalm lach lyc lyss meli **Nat-c** nat-m nux-v *Op* pop-cand rhus-t sang sel sol stram syph *Ther* thuj usn valer *Verat* verat-v
- **accompanied** by:
  ○ **Tongue** | **white** discoloration of the: *Glon*
- **ailments** after | **long** after: glon nat-c
- **prophylactic** (= to prevent this condition): mate
- **slept** in the sun; from having: acon *Bell*

▽ extensions | ○ localizations | ● Künzli dot

Head

SURGING sensation *(↗Shaking sensation; Motions in; Waving)*: alum coff hyos *Lach* merc-c ox-ac par petr puls sel
- becoming erect amel: alum
- lying agg: ox-ac
○ **Forehead** | **waves** rolling up and down; like: *Sep*
- Occiput:
▽ extending to | **Forehead**: cann-i lach

SWASHING sensation *(↗Shaking sensation; Motions in; Waving)*: acon am-c aphis *Ars* asaf *Aur Bell* carb-ac *Carb-an* chin cimic cina dig ferr hell *Hep Hyos* indg irid-met lach lyc mag-m mag-p nux-v ph-ac plat plect *Rhus-t* sal-ac samb *Spig* squil sul-ac sulph thuj viol-t zinc
- shaking the head agg; on: *Cina Spig* squil
- to and fro | **Brain**: chin hell
- walking agg: nux-v *Spig*
○ **Brain**: hyos

SWOLLEN:
- swellings: petr
- tumor (See Tumors - swellings)
○ **Brain**: carc
- **Forehead**: apis bell cupr dig hell ip stann
  - shining swelling: phos
  - sore swellings: hell
○ **Eminence**; frontal | **hard** swelling: ars
  - Veins: cub
- **Glabella**: fl-ac kali-c sel sil
- **Glands** of head: *Bar-c Calc* carb-v *Merc Psor* **Sil** staph *Sulph* tub
  - hard: tub
○ Occiput; glands of: **Bar-c** mag-m
- Occiput: bar-c
- Temples | Veins (See FACE - Veins - temples)

SWOLLEN feeling *(↗Enlarged; Expanded; Large)*: aeth agar am-c aml-ns anac ant-t **Apis** aran *Arg-n* arn ars bapt bar-c *Bell* berb bism bov *Calc* cann-i caps carb-v *Cedr* chinin-s cimic cina cob coc-c coll cor-r cupr-act cupr-ar daph dig dulc eupi gels gins **Glon** guaj indg kali-i lach lachn lact laur lil-t lith-c mang meph merc merl nat-m nux-m **Nux-v** op par plan *Ran-b* ran-s rhus-t rhus-v samb sep spig stront-c sulph tarax ther
- entering:
  - house: aeth
  - room: aeth
- waking; on: ars samb
- walking in open air agg: aeth mang
- washing agg; after: aeth
○ **Forehead**: acon agar apis ars cic dulc hell hep indg ip lyc merc mez nux-v phos pip-m plan prun rhus-t ruta sep spong stann tub
  - expanding, alternating with contracting: tarax
  - feels broad and high: cund
  ○ Veins: abrot calad camph chin cub pilo sulph
- Occiput: bry coc-c dulc pip-m puls
- Sides: caust nux-m par
- Temples: bufo calc cham euph par sang
  - right: bufo calc par

Swollen feeling – **Temples**: ...
- left: cham euph
  ○ Above: sep
  - Veins: abrot alco ars bond *Carl* cub gent-c glon sulph thuj til
- Vertex: all-c ant-c

TALK of others agg: *Acon* bar-c *Bell* cact lyss mag-m merc mur-ac *Spig*

TALKING agg: *Acon Arn* aur bry cact *Calc* canth **Chin Cocc** coff con *Dig* dros *Dulc* hyos *Ign* iod led mag-m mang merc mez **Nat-m** nux-v par ph-ac puls rhus-t sars *Sil* spig **Sulph** thuj zinc

TEA:
- hot tea amel: ferr-p glon

TENSION *(↗Constriction)*:
○ **Scalp**: acon agn ang ant-t *Apis* arg-met arn ars asar *Bapt* bar-c cact canch *Carb-an Caust* clem hell iris kali-br lach laur lyc *M-arct* merc mur-ac nit-ac olnd par phos plat rat ruta sabad sel sep spig stann staph stict stront-c tarax thuj *Viol-o* viol-t
- Skin; of | **Forehead** (See FACE - Tension - forehead)

THIN; skull seemed: *Bell* calc *Calc-p* puls

THINKING of complaints:
- amel: camph cic ham nit-ac pall puls sabad

THREADS around; sensation of: manc

THROBBING (See Pulsating)

THROMBOSIS *(↗Cerebral hemorrhage; Cerebrovascular)*: morg nux-m zinc

THROWING head (See Motions of - throwing)

TICKLING in: ferr phos
○ **Brain**: laur phos
  - night: hyper
- **Forehead**: brom ferr mag-c
- Temples: sep

TIED, feels as though: colch pimp

TIGHTNESS (See Constriction)

TINEA CAPITIS (See Eruptions - ringworm)

TINGLING: acet-ac acon am-c apis arg-met arn aur bar-c cadm-s caust chel cic cocc *Colch Cupr* hyos laur lil-t nux-m ph-ac phos plat puls rheum *Rhus-t* sabad sec sel sil stann staph sulph tarax thuj verb *Viol-o*
- bell were struck; as though a large: sars
- speaking aloud, on: zinc
- stooping agg: staph
- walking agg: verb
○ **Forehead**: ambr arn aur chel cic *Colch* indg ph-ac puls sabad stram tarax verat viol-o viol-t zinc
- Occiput: rhus-t sulph
  - stupefying, on stepping: sulph
- Scalp | **warm** room agg: cadm-met
- Temples: borx plat rheum stront-c sulph
  - coldness of spot, with: plat
- Vertex: aesc calc colch *Cupr* hyos lac-c sulph

Head

Tingling — **Twitching**

- **Vertex**: ...
  - **cough** agg; during: sulph
  - **menses** omitting: cupr
- **TIRED** feeling●: apis arn bell benzol chinin-ar con ferr-p iris lach nat-m nux-m **PHOS** *Psor* sil zinc-val
- **TOUCH**:
  - **agg**: *Acon* agar agn alum anac apis arg-met ars aur bar-c bov bry *Calc* camph canth carb-an caust *Chin Coloc* con cupr daph hep ip kali-c kali-n laur led lyc m-ambo *Merc Mez* nat-m nit-ac nux-m *Nux-v* ph-ac phos rhod sars sep staph *Sulph*
  - **hair** agg; touching the *(↗Sensitiveness - brushing)*: agar ambr carb-v carbn-s chin ferr kreos *Puls* rhus-t
- **TREMBLING**: agar aloe alum ambr anan ant-c *Ant-t* ars aur bell bry bufo calc cann-xyz carb-v caust *Chel Cic* cinnb *Cocc* cop cub dubo-h graph *Ign* indg kali-c kali-n kali-sil kreos *Lith-c Lyc Mag-p* merc mez nat-m *Op* petr phos plat *Plb* sep sulph tab *Zinc*
  - **conversation**, from: ambr
  - **convulsions**; before epileptic: *Caust*
  - **convulsive**: cocc
  - **cough** agg; during: ant-t
  - **exertion** agg; after: ant-t
  - **menses**; during: ant-c cic cinnb cub
  - **motion** agg: ant-t cic
  - **noises** in ear, with: kali-c
  - **paroxysmal**: carb-v
  - **talking**; after: ambr
  - ▽**extending** to | **Pit** of stomach: phys
- **TUMORS**:
  - **angiosarcoma** *(↗GENE - Tumors - angioma)*: calc-f rad-br sec vip
  - **perforating** the skull: lach
  - **swellings**; tumorous *(↗Cancer - brain)*: psor
  - ○ **Scalp** and skull; between | **thick**, sticky fluid; filled with a: sil
  - ○**Brain** *(↗GENE - Tumors - encephaloma; STOM - Vomiting - brain; Cancer - brain)*: apom arn aur-i *Bar-c* bell calc cham *Con* glon graph hydr *Kali-i Plb* sep staph sulph *Thuj*
    - **accompanied** by:
      - **convulsions | epileptic**: plb
      - **tension** in head: ap-d apis apom hed hell
      - **vomiting** (See STOM - Vomiting - cerebral)
    - **astrocytoma**: syph
    - **ependymoma**: calc gels plb zinc
    - **glioma**: bar-c caust
    - **growing** rapidly: naphthoq
  - **Scalp**; on: anac anan arg-n ars aur-m calc *Calc-f* carb-an caust cupr daph fl-ac *Hecla* hell *Hep* kali-c *Kali-i* merc merc-p nux-v petr ph-ac puls rhus-t ruta sep sil still
    - **encysted**: bar-c
    - **painful**: kali-i
- **TURNED** *(↗GENE - Turning - head; GENE - Turning - head - agg.)*:
  - **left** in convulsions; to: mygal plb

- **Turned**: ...
  - **one** side; to: cic cupr
- **TURNING**:
  - **head**:
    - **agg** *(↗GENE - Turning - head; GENE - Turning - head - agg.)*: arn ars bell bry calc cic con graph hep hyos kali-c lyc nat-c nat-m nux-v ph-ac phos puls sang sel *Sil* spig spong
    - **suddenly**: sang spig
- **TURNING AND TWISTING** sensation: aeth bell bry calc indg iris **Kali-c** merl nat-m nicc petr plan rhus-t sabad sil
  - ○Brain: bell cham *Nux-v* plan
- **TWISTING** head: nat-m
- **TWITCHING** *(↗MIND - Gestures - tics)*: *Agar* aloe ambr anac apis arn bar-c *Bell* bry calc calc-sil cann-s carb-v caust cham chel chin *Cic* crot-t cycl eupi glon graph ign kali-c laur lyc m-ambo m-aust mag-c merc mygal nat-c nat-p nat-s nit-ac nux-v *Op* petr *Ph-ac* phos puls rat rhus-t sabad *Sep* sil stann staph stram sulph thuj verat
  - **morning**: cham glon nux-v phos sep
  - **noon**: glon
  - **afternoon**: aeth borx rhus-t
  - **evening**: fl-ac mur-ac nit-ac rhus-t sil
  - **night**: chel rhus-t sil
  - **ascending** stairs agg: glon hell
  - **blowing** the nose agg: aster
  - **cough** agg; during: lyc puls
  - **eating**; after: cham
  - **jerking** the arms, when: spong
  - **lain** on, part: rhus-t
  - **lying** down agg: nit-ac
  - **motion**:
    - **agg**: eupi hell phos
    - **arms**; of | **agg**: chel
  - **pressure | amel**: hell
  - **pulsating**: ph-ac
  - **sensation**: *Agar* am-m ang bry canth cham *Cic* hell op phos puls rhus-t
  - **standing**; after: fl-ac
  - **stepping** agg: spong
  - **stool** agg; during: phos
  - **stooping** agg: berb hell nit-ac petr
  - **touch** agg: chel
  - **walking** agg: petr *Spig*
  - ○**Brain**; as if in: aster bar-c bov bry calc cann-s nit-ac rat
  - **Forehead**: acon *Agar* alumn ant-t arn berb borx bry caust cham chin kali-chl lach mag-m mez phos *Prun* rhod sabad *Sep* sil spig spong stann sulph thuj
    - **afternoon**: borx
    - **lying** down agg: hep
    - **evening**: alumn fl-ac
    - **rising | amel**: hep
    - **stooping** agg: berb

Twitching   **Head**   Water

- **Forehead**: ...
  ▽ **extending** to | **Brain**; into the: camph
- **Occiput**: acon bism canth carb-an mag-c *Mag-m* merc ph-ac **Puls** rhus-t sars *Spig* sulph thuj
  ▽ **extending** to | **Forehead**: anac ph-ac
- **Sides**: aeth agar anac ang bar-c calc cann-i caust chin cupr glon graph *Nit-ac* ox-ac plb valer verb
  • **right**: aeth agar bar-c caust ox-ac plb valer
  • **left**: anac calc cann-i cupr *Nit-ac* verb
  • **touch** agg: bar-c
  ▽ **extending** to:
  ⁞ **side** to side; from: merc
  ⁞ **Throat**: chin
  ⁞ **Vertex**, when jerking arms and on stepping: spong
- **Temples**: acon agar am-c am-m anac apis arg-met arn bar-c berb bov bry calc carb-an chel *Chin* crot-h cycl glon kali-c lil-t merc ox-ac phos plb psor **Puls** *Spig* squil stann sul-ac valer
  • **right**: bry cycl merc squil sul-ac valer verb
  • **left**: am-m anac bar-c bov chel cycl kali-c phos rhod stann verb
  • **dinner**; after: phos
  • **lain** on; twitching tearing in temple:
  ⁞ **moves** to other side on turning eyes | **raising** eyes agg (See Pain - temples - lain - raising - eyes - agg. - tearing - twitching)
  • **spots**, in: rat
  • **walking** agg: *Spig*
  ▽ **extending** to:
  ⁞ **Brain**: camph
  ⁞ **Jaws** or teeth: rhus-t
  ⁞ **Vertex**: cycl
- **Vertex**: chel gent-c kreos mag-c meny mur-ac petr phos ran-s sil

ULCERS: ambr *Anan Ars Bar-m Calc-p* chel nit-ac *Phos* psor ruta *Sil* sul-ac tarent thuj
○ **Forehead** (See FACE - Ulcers - forehead)
- **Occiput**: Sil

UNCOVERING (↗ *Pain - uncovering - head - agg.):*
- **head**:
  • **agg** (↗ *Pain - uncovering - head - agg.):* acon agar ant-c arg-met arn *Ars Aur* aur-ar *Bar-c* **Bell** benz-ac borx brom *Calc* calc-p camph canth *Carb-v* cham chin chinin-ar cic clem cocc coff *Colch Con Graph* **Hep** *Hyos* ign kali-ar kali-bi *Kali-c* kali-p kali-sil kreos *Lach* led mag-c mag-m mag-p *Merc Mez* naja nat-c *Nat-m* nat-p *Nit-ac Nux-m* **Nux-v** ph-ac *Phos Psor* puls rhod **Rhus-t** *Rumx* sabad samb *Sep* **Sil** *Squil* staph stram *Stront-c Thuj* til

UNSTEADY feeling: bell clem phos rhus-t sep *Sulph*
- **study** agg; after: cupr-ar

URINATION:
- **after**:
  • **amel**: agar fl-ac gels ign meli sang sil
  - **during**: acon coloc nux-v sabad tab
  - **retention** agg: fl-ac sep
  - **suppressed** agg: am-c arn con *Glon* hyper sang

VACANT feeling (↗ *Empty):* Gels med sec sulph
○ **Forehead**:
  • **morning** | **waking**; after: sulph

VERTIGO:
- **after**: calc kali-bi phos plat plb ran-b rhus-t sep til

VIBRATING (See Shaking sensation)

VOMITING:
- **after**:
  • **agg**: cham ferr nat-s nux-v phyt
  • **amel**: ang asar *Bry* eup-per ign iris nat-s sang *Sep* stann tab
  - **during** | **agg**: *Agar Apis Arn Asar* bry caps chin coloc con graph ip iris kali-c *Lach* **Lyc** mez mosch naja nat-m **Nux-v** op phos **Puls Sang** *Sars Sep Sil Verat*

WALKING:
- **agg**: acon alum anac arn ars asar bar-c bell *Bry Calc Caps* carb-v caust chin cic cimic clem cocc con dros guaj hell hep hyos ign iod kali-bi kali-c kali-n *Lach* laur led lyc m-arct mag-c mang mez nat-m nat-s nit-ac **Nux-v** op olnd petr ph-ac phos phyt puls ran-b rheum rhus-t sars sep sil *Spig* spong staph stront-c *Sulph Tarax* tub verat verb viol-t
  - **amel**: *Ant-c* asar calc canth *Chin* coloc dros guaj hep lyc m-aust mag-c mang mur-ac nat-c nat-m ol-an phos **Puls** ran-b *Rhus-t* seneg sep spig staph sulph *Tarax* thuj

WARBLING noise in head (See EAR - Noises - warbling)

WARM (↗ *Hat - aversion):*
- **applications**:
  • **amel**: arg-n *Ars* aur bry gels kali-c *Mag-p Nux-m Nux-v* phos *Rhus-t* sil staph
  - **clothes** agg: arum-t
  - **coverings** on head (↗ *Hat - aversion):*
  • **agg** (↗ *Hat - aversion):* Acon Apis asar aur *Borx* bry *Calc* carb-an *Carb-v* cham chin *Ferr* glon ign **Iod** lach *Led* **Lyc** merc mur-ac nit-ac *Op* **Phos** plat **Puls** *Sec* seneg sep *Spig* staph sulph thuj *Verat*

WARMTH (See Heat)

WASHING:
- **head**:
  • **agg**: Am-c *Ant-c Bar-c* **Bell** bry *Calc Calc-p Calc-s* canth carb-v cham colch *Glon* led lyc merc nit-ac *Nux-m* phos *Puls Rhus-t Sep* spig stront-c sulph tarent zinc-chr
  • **amel**: ant-t ars asar bry gnaph graph stram sulph zinc

WATER, sensation as of: acon am-c anan asaf bell bufo cina dig ferr *Hep* mag-m ph-ac plat samb
- **bending** down; when: *Pneu*
- **boiling** water; in (See Boiling - water)
- **cold**, poured on head: *Cupr* sabad tarent
- **drop** running | **Temples**: verat
- **dropping** on head: arn camph cann-s glon sabad verat
- **head**, in the: bufo plat
- **warm** water, in: am-c peti santin
- **wrapped** up in: all-c

Water — Head — Brain

o **Brain**: cur mag-p

WAVING sensation (↗*Shaking sensation; Motions in; Swashing)*: acon alum ant-t aphis arg-n ars asaf aur **Bell** calc canth caust chel *Chin* chinin-s *Cimic* cina cocc coff crot-h crot-t cupr-s dig dulc ferr fl-ac gels **Glon** graph grat *Hep* hydr-ac *Hyos* ind indg kali-c *Lach* laur *Lyc* lyss *Mag-m* mag-p mang meli merc merc-c mill nat-m nux-m nux-v pall par petr *Plat* rhus-t sars sel senec seneg **Sep** sil spig sulph thuj viol-t zinc
- **air**; in open | **amel**: mag-m
- **bending** backward agg: dig
- **confusion**, with: mang
- **motion**:
  • **agg**: nux-m
  • **amel**: petr
- **rising** from stooping agg: lyc
- **standing** agg: dig
- **stooping** agg; after: hyos lyc
- **turning** head agg: carbn-s *Glon*
- **water** in, as from: asaf bell cina dig ferr mag-m
- **wavelike** upward motion: *Glon Lach*
o **Brain**: cimic croc glon graph par phys sars zinc
- **Forehead**: asaf **Bell** merc petr **Sep**
  • **right** to left, from: glon
  • **heavy** body swaying back and forth; like a: op
- **Occiput**: gels senec sil
▽ extending to | **Forehead**: mang senec

WEAKNESS: abrot alum *Ambr* anan anil ant-c ant-t apis arn ars ars-s-f asaf aur bell benz-ac bry canth carb-v caust cham chin cinnb cupr dig fago ferr graph hep hyper iod kali-c kali-n kreos lac-c laur *Merc* nat-m nit-ac nux-m op ph-ac phos phyt pimp plan psor ptel ran-b raph rhod rhus-t sars sep sil spong squil stann stram sul-ac sulph tab tanac tarent thuj viol-o zinc
- **morning**: cham phos ran-b
  • **rising** agg; after: ph-ac
- **noon**: ars
- **afternoon**: sep
- **evening**: plan raph
- **coffee** agg: *Cham*
- **cough**; after: bar-c hep
- **dinner**:
  • **after** | **agg**: rhus-t
  • **during** | **agg**: sulph
- **exertion** agg; after: hydr-ac
- **headache**:
  • **after**: nat-m
  • **appears**; as though: ambr iod lac-c phos stram thuj
- **heat**; after: sep
- **lying** on back agg: puls
- **mental** exertion:
  • **after**: cinnb
  • **agg** | **causes** mental weakness: spong
- **music** of piano unbearable: phos
- **pain**; from: ars thea
- **respiration**; during deep: carb-v

Weakness: ...
- **standing** agg: rhus-t
- **stomach**, during weakness in: ars
- **sun** agg; walking in the: nat-m
- **turning**, as after much: nat-m
- **walking** agg: sulph
- **working** in hot room, as from: glon
▽ extending to
  o **Lower** limbs | **paralyzed**; as if: phys
  • **Throat**: graph
o **Side** lain on: mag-m

WEATHER:
- **warm**:
  • **agg**: nat-c
- **wet**:
  • **agg**: bry carb-an carb-v *Glon* hyper nat-m nux-v rhod
  ⁚ **Temples**: borx

WEIGHT (See Heaviness; Pain - pressing pain - weight)

WENS•: agar anan *Bar-c* **Bell** Benz-ac Calc Con daph **Graph** *Hep* Kali-c Kali-i *Lob* lyc mez nat-c nit-ac phyt sil sulph

WHIRLING in head (See VERT - Turning; as - head; whirling)

WILD feeling (↗*MIND - Wild feeling; VERT - Turning; as - head; whirling)*: bapt cimic hell lil-t
- **pain** in head; with (See MIND - Wild feeling - pain)
o **Vertex**: lil-t

WIND (See Air)

WIRE cage; as if wrapped in a (See Constriction; Threads)

WRAPPED (See Uncovering; Warm)

WRAPPING UP HEAD:
- **agg**: calc carb-v hydr-ac iod laur led *Lyc* phos puls sulph valer
- **amel**: *Aur* calc cor-r hep kali-c led mag-c mag-m nat-m nux-v phos rhod rhus-t *Sil* stront-c syph tub

WRINKLING FOREHEAD (↗*FACE - Wrinkled - forehead)*:
- **agg**: *Ars* mang nat-m thuj
- **amel**: caust phos sulph

WRITING:
- **amel**: ferr ign

YAWNING:
- **agg**: all-c am-c bar-c chinin-s cycl kali-c kreos mag-c mur-ac nux-m nux-v zinc
- **amel**: m-ambo mur-ac nat-m staph

BRAIN; complaints of: acon aeth agar *Alum-sil* arg-n aven bell bov cact calc diosm dulc glon hyos lach lact-v *Nux-v* phos pic-ac *Stram* sulfon sulph syph thuj tub zinc

Brain

- **accompanied** by:
  - **appetite**; wanting of: hell
  - **convulsions**:
    : **epileptic** convulsions (See GENE - Convulsions - epileptic - brain)
    : **general** convulsions (See GENE - Convulsions - accompanied - brain)
  - **cough**: glon
  - **hearing**; impaired: chen-a mur-ac
  - **lachrymation**: dig kali-i zinc
  - **measles**: aeth apis *Bell* camph coff *Cupr-act* stram verat-v viol-o zinc
  - **scarlet** fever: aeth ail am-c apis ars *Bell* camph cupr *Cupr-act Hyos* rhus-t *Stram* sulph zinc
  - **strabismus**: stram
  - **urine**; scanty *(➚Pain - accompanied - urination - scanty)*: *Apis* bell bry *Cupr* squil stram
  - **vertigo**: bell *Cocc* gels sulfon tab
  - **vomiting**: bell glon kali-i plb
  ○ **Eyes**; rubbing the: squil
  - **Kidneys**; inflammation of (See KIDN - Inflammation - accompanied - brain)
  - **Skin**; yellow discoloration of: phos
  - **Tongue**:
    : **clean** tongue: cimic
    : **Root** | **white** root of tongue: zinc
- **alternating** with | **diarrhea** (See RECT - Diarrhea - alternating - brain)
- **atrophic**: toxo-g
- **children**; in: toxo-g
- **degenerative**: bar-m
  - **old** people; in | **men**; old: bar-c
- **dentition**; during: acon agar *Bell Cham* cimic cypr dol *Hell* kali-br *Podo* sol-ni ter *Zinc*
- **diarrhea**; after sudden cessation of: zinc
- **dullness**; with (See MIND - Dullness - brain)
- **neurological**: *Arg-n*
- **stupefaction**; with (See MIND - Stupefaction - brain)
- **vaccination**; after: vario
○ **Arachnoid** | **Subarachnoid**: gels
- **Cerebrum**: cocc
- **Deep** in brain: *Acon* alum am-c ant-t *Arg-n* ars aur bar-c bell *Bov* brom bufo *Calc* canth *Chin* coc-c dios dulc gels *Glon* hell hyos ign iod kali-br kali-n lach *Lyc* med mosch nat-m *Nux-v* petr *Phos* phys plat prun rhod sars sep *Stann* sulph thuj tub zinc

BREGMA; complaints of: ars *Merc* zinc-chr

FOREHEAD; complaints of: **Acon** agar agn all-c aloe alum **Am-c** am-m ambr anac ang ant-c **Ant-t** *Apis* arg-met arg-n *Arn* **Ars** asaf *Asar* aur bar-c **Bell Bism** borx bov bov bov **Bry** *Calc* camph cann-s canth *Caps* carb-an *Carb-v* card-m caul caust cedr cham chel **Chin** chinin-s chion cic cimic cina cinnb clem *Cocc* coff colch coloc con croc cupr cycl dig **Dros** *Dulc* eucal euph euphr *Ferr* gels graph guaj hell *Hep* hydr-ac *Hyos* **Ign** iod ip iris *Kali-bi* kali-c kali-chl kali-n kalm *Kreos* lach **Laur** led lept lil-t **Lyc** m-ambo m-arct m-aust mag-c **Mag-m** mang meli

Head

Forehead; complaints of: ... meny *Merc* merc-c *Mez* mosch mur-ac mygal myric *Nat-c* **Nat-m** nit-ac nux-m **Nux-v** olnd op par *Petr* ph-ac **Phos** phyt pic-ac *Plat* plb podo prun ptel *Puls Ran-b* ran-s rheum rhod rhus-t rob ruta *Sabad Sabin* samb sang sars sec sel seneg *Sep* **Sil** *Spig Spong* squil **Stann** *Staph* stram stront-c sul-ac **Sulph** tarax teucr ther thuj *Valer* verat *Verb* viol-o viol-t *Zinc*
- **alternating** sides: *Iris* lil-t phos sabad
○ **Eyes**:
  ○ **Above**: agar *Apis* arn *Ars* asaf *Bar-c Bell* bism borx bov bry calc carb-v cedr chel *Chinin-s* cic colch *Croc Gels* iris kali-bi *Lach Lil-t* lyc naja *Nat-m Nux-m Nux-v* ph-ac *Phos Puls* ran-b rhus-t sang sel sep sil *Spig* thyr *Zinc*
    : **right**: bell cact carb-ac carb-v card-m cedr chel cimic hep ign kali-bi kalm lyc nat-m prun puls ran-b sabad sang senec *Sep* sil sulph syph
    : **left**: arg-n ars bry caul cedr chel chin chinin-s ferr kali-c lach led lil-t mur-ac nux-m sabad sel sep spig sulph ther
    : **periodical**: mur-ac
- **Middle**: carb-ac crot-h kali-c kali-i *Merc* merl ph-ac sil
- **Upper** part: bell calc *Coloc* rhus-t

HAIR:

- **baldness** (= alopecia capitis totalis): abrot all-s alumn ambr *Anac Apis* arn aur **Bar-c** *Fl-ac Graph* hell hep kali-c lyc med morg-p nat-m *Phos* pix psor rosm *Sep Sil* sulph syc syph thal *Thuj* vinc *Zinc*
  - **accompanied** by | **Scalp**; sore pain in (See Pain - scalp - sore - accompanied - baldness)
  - **gonorrhea**; after: kali-s
  - **patches** *(➚falling - spots)*: *Apis Ars Calc* calc-p carb-an cupr-s fl-ac *Graph Hep* kali-c kali-p *Kali-s* lyc morg-p *Phos* psor sep syph tell tub vinc
  - **young** people: arund bac *Bar-c Sil* tub
- **binding** up hair:
  - **amel**: kali-n sul-i
- **blond** (See GENE - Complexion - fair)
- **bristling**: acet-ac *Acon* am-c arn bar-c bufo calc calc-sil cann-s canth carb-v carl *Cham Chel* cina coc-c cocc dulc glon gran hep kali-bi lachn **Laur** lyc mag-m mang meny meph merc mez *Mur-ac* nit-ac nux-v polyp-p puls *Ran-b* seneg sil spig spong sul-i sulph tarent tub verat *Zinc*
  - **coming** in from open air: am-c
  - **dinner**; during: sil
  - **electrified**; as if: rhod
  - **painful** part: sulph
  - **seem**: acon
  - **sensation** of *(➚Goose - scalp - sensation)*: acon am-c *Ars* bar-c chel dulc *Lach* lachn mez mur-ac rhod sil spig spong sul-i vinc *Zinc*
    : **Occiput**: lachn
- **brittle**: ars bad bell borx fl-ac graph *Kali-c* lyc *Plb* psor sec staph thuj wies zinc
  - **night**: psor

Hair

Hair – brittle / Head / Hair – gray

- **air**; in open | **amel**: psor
- **warm** wet application | **agg**: psor
- **brown** stripe | **Edges**; at: kali-p
- **bunching** of hair (See sticks)
- **coarse**: sil
- **cold agg**: sabad **sulph**
- **color** changes: kali-i sarr
- **combed**:
  - **cannot** be: borx thuj
  - **uncombed**: sulph
    - looks as if: med
- **complaints**: acon agar *Alum* am-c *Ambr* ant-c arn *Ars* asar aur *Bar-c* **Bell Borx** bov bry *Calc* canth caps carb-an *Carb-v* caust chel *Chin* cina cocc colch con cycl dulc *Ferr* **Graph Hep** ign iod **Kali-c** kali-n kreos lach laur **Lyc** mag-c mag-m mang meny *Merc* mez mur-ac nat-c **Nat-m** *Nit-ac* nux-v par petr ph-ac *Phos Plb* puls *Rhus-t* sabad sars sec *Sel* sep *Sil Spig* spong staph sul-ac **Sulph** thuj ust *Verat* zinc
- **crowns**; two: calc-p puls
- **curly**, becomes: mez
- **cutting** hair; complaints of head after (↗ *GENE - Hair - cutting - agg.)*: bell glon led phos puls sabad sep
- **dark** (↗ *GENE - Complexion - dark)*: **Acon** am-m ambr *Anac* ant-c arg-met *Arn Ars* asar bell bry calc cann-s caps *Carb-v Caust* chin clem con dros *Dulc* euphr graph *Guaj* hell hep ign *Iod* ip *Kali-c* lach led lyc mag-m merc *Mosch* mur-ac nat-c *Nat-m* **Nit-ac Nux-v** olnd petr **Ph-ac Phos Plat** plb *Puls* rheum rhod rhus-t ruta sabin sars **Sep** sil stann *Staph* **Sulph** verat verb zinc
- **darker**, becomes: jab pilo wies wildb
- **dryness**: aloe alum *Ambr* bad *Calc* chel *Fl-ac* graph hipp *Iod* kali-ar *Kali-c Med* nat-m ph-ac *Phos Plb Psor* sec sil **Sulph Thuj**
- **electrical**: med
  - **combed**; when: sanic
- **fair** (↗ *GENE - Complexion - fair)*: *Agar* am-m ambr *Ang* ars aur bar-c bell *Borx* bov *Bry* **Calc Caps** caust *Cham* cina *Clem* **Cocc** coff *Con* croc cupr *Dig* euph ferr **Graph** hell hep **Hyos** ign *Iod* ip *Kali-bi* kali-c *Lach* laur *Lyc* mag-c mag-m *Merc Merc-v* mosch mur-ac nat-c nux-v op *Petr* ph-ac *Phos* plat **Puls** rheum *Rhus-t* ruta *Sabad Sel Seneg* sep **Sil** *Spig Spong* stann staph stram *Sul-ac* **Sulph Thuj** verat viol-o
- **falling** (↗ *SKIN - Hair - falling)*: abrot ail all-c all-s alum alum-p *Alumn* am-c *Am-m Ambr Ant-c* ant-t anthraco apis arn *Ars* ars-i ars-s-f art-v *Arund* asc-t **Aur** aur-ar *Aur-m* aur-m-n aur-s bac **BAR-C** bar-s bell *Borx* bov bry bufo *Calc* calc-i *Calc-p* calc-s calc-sil *Canth Carb-an* **Carb-v Carbn-s** carl caust cean cere-b *Chel* chin chlol chrysar cinch colch *Con* cop crot-h cupr-s cycl des-ac dulc *Elaps Ferr* ferr-ar ferr-m ferr-ma ferr-p **Fl-ac Form** glon **Graph** hell hell-f *Hep* hipp hippoz hyper *Ign* iod jab kali-ar *Kali-bi* **Kali-c** kali-i kali-n kali-p **Kali-s** kali-sil kreos **Lach** lepr lob **Lyc** *Mag-c* manc med *Merc Merc-c Mez* morg-p naja nat-c **Nat-m** nat-p **Nit-ac** nuph oena ol-j op osm par ped *Petr Ph-ac* **Phos** pilo pitu-p pix plb psor rein rhus-t rhus-v rosm sabin sanic sarr sars sec *Sel* **Sep Sil** sphing spira *Staph*

- **Hair – falling**: ...
  streptoc stry-ar sul-ac sul-i **Sulph** syc syph tab tax tep thal thal-act thal-met **Thuj** thyr tub ust v-a-b vesp vinc wies x-ray *Zinc* zinc-p
  - **night**; in one: ph-ac
  - **accompanied** by:
    : **itching**: ant-c
    : **Head**; pain in (See Pain - accompanied - hair)
  - **changing** color; after: kali-i
  - **children**; in: nat-m
  - **combing** the hair; when: canth
  - **delivery**; after: *Bell Calc Canth Carb-v* hep **Lyc** *Nat-m Nit-ac* **Plat Puls Sep** sil **Sulph** verat zinc
  - **disease**:
    : **abdominal**; after: lyc
    : **acute** exhausting disease; following: carb-v manc thal *Thal-met*
  - **fevers**; after: fl-ac
  - **grief**; from: caust graph ign lach lyc nat-m *Ph-ac* staph
  - **handfuls**, in: *Canth* carb-v hep *Iod* lyc *Mez* petr **Phos** rein sulph syph thal **Thuj**
  - **hard** brittle: graph
  - **lactation**; during: nat-m
  - **menopause**: hypoth lyc phos *Sep*
  - **pain** in head; with: ant-c nit-ac sil
  - **parturition**; after (See delivery)
  - **pregnancy** agg; during•: **Lach**
  - **sickness**; after acute (See disease - acute)
  - **spots**, in• (↗*baldness - patches)*: alum *Apis Ars* bac *Calc* calc-p carb-an chin-b cortiso **Fl-ac** graph *Hep* ign *Kali-c* kali-p lepr lyc *Nat-m* petr *Phos Psor* syph tell *Tub*
  - **emotions**; after suppressed: staph
    : **grief**; after: *Ign* staph
  - **replaced** by; and is:
    : **gray** hair: vinc
    : **white** hair: vinc
    : **wooly** hair: vinc
  - **typhoid** fever:
    : **after**: chloram
    : **during**: **Fl-ac**
- o **Eyebrows** (See FACE - Hair - falling - eyebrows)
  - **Forehead**: ars bell *Hep Merc Nat-m Phos* sil
  - **Occiput**: calc *Carb-v Chel* hep merc *Petr* phos sep sil staph sulph
  - **Sides**: ars bov calc *Graph* kali-c merc ph-ac phos *Staph* zinc
  - **Temples**: calc croc graph *Kali-c* lyc merc *Nat-m* par sabin
  - **Vertex**; from: *Bar-c* calc carb-an **Graph** hep **Lyc** *Nit-ac* plb sel *Sep* sil thuj zinc
- **gray**, becoming•: ambr *Ars* bar-c **Bell** bry camph carc con graph hipp *Kali-i* kali-n kreos **Lyc** *Nat-m* op *Ph-ac* **Phos** sec *Sil* staph sul-ac sulph thuj
  - **right**: *Lyc*
  - **grief**; after: ph-ac

386 ▽ extensions | ○ localizations | ● Künzli dot

Hair – gray　　　　　　　　　　　　　　**Head**　　　　　　　　　　　　　　Sides

- **prematurely** *(↗GENE - Old - premature):* ambr camph emb-r graph *Lyc* ph-ac salv sec sul-ac syc syph
  - **spots**, in: kreos *Lyc* psor
- **greasy**: arund ben-n bran *Bry* calc *Caust* hep hera lac-c lyss *Med* merc *Nat-m* petr *Ph-ac* plb psor rheum sulph thuj tub
- **growing** fast: sacch thuj
- **hang** down; letting hair | **amel**: bell bry cina ferr kali-m kali-n kali-p phos
- **hard**: *Sulph*
- **lusterless**: arn astra-m calc canth cean fl-ac hippoz jab kali-n *Med Psor* sulph *Thuj* tub
- **moving** sensation: stann
- **odors**:
  - **offensive**: bufo *Lyc* staph sulph vinc viol-t
- **oily** (See greasy)
- **painful**: anh ph-ac
  - **falling** of hair; with: ant-c
  - **touch** agg: alum *Am-c* ambr **Apis** *Ars* arund *Asar Bell* bry calc calc-p caps *Carb-v* carbn-s *Carl* chel *Chin* chinin-s *Cinnb Coloc Ferr* ferr-p fl-ac *Hep* ign kali-bi *Kali-i* lac-c lach mag-m mez mit nat-m nat-s nit-ac *Nux-v* par ph-ac phos *Puls* sec **Sel** *Sep* spig spira spong stann *Sulph* thuj verat vib zinc
  o **Roots**: acon chel chin coloc sep
- **plica** polonica: ant-t bar-c borx carb-v graph lyc merc nat-m phos psor sars sil sulph tub ust **Verat** *Vinc* viol-o viol-t
- **pulled** out, sensation *(↗Pain - pulled; sensation as if hair - out): Acon* aeth alum *Arg-n* canth chin iod kali-n lach lyc mag-c phos rhus-t sel
  o **Vertex**: *Acon Arg-n* kali-n lachn mag-c *Phos*
- **pulls** the *(↗MIND - Pulling - hair - desire; MIND - Pulling - hair - desire - her):* ars **Bell Cupr** lil-t med mez tarent tub
- **red** (See GENE - Complexion - red)
- **sandy**: sil
- **soft**: borx phos
- **splitting**: borx thuj **Zinc**
- **standing** on end (See bristling)
- **stand**-up spots on hair of scalp: agar
- **sticks** together *(↗tangles):* ars borx cic fl-ac graph lyc med **Mez** mill mur-ac *Nat-m Psor* sars sep sulph tub *Ust* vinc viol-t
  - **combing** difficult: psor
  - **ends** at: *Borx*
  - **hairdressing** difficult: psor
- **stiff**: ars canth iod sel
- **tangles** easily *(↗sticks):* ars *Borx* cic *Fl-ac* graph lyc *Med* mez mill mur-ac nat-m *Petr* psor sarr sars sep sulph tub ust verat vinc viol-t
- **thin**: psor sil tarent tub
- **white** | **patch**: psor
- **yellow** | **Edges**: med

OCCIPUT; complaints of: *Acon* agar agn alum am-c am-m *Ambr* anac ang *Ant-t* ant-t apis arg-met arn *Ars* asaf asar aur *Bapt* bar-c *Bell* bism borx bov bry *Calc*

Occiput; complaints of: ... camph cann-s canth caps carb-an **Carb-v** *Caust Chel Chin* cic cimic cina *Cocc* coff colch con croc cupr cycl dig dros dulc eup-per euph euphr *Ferr* **Gels** graph guaj hell hep hyos **Ign** iod ip kali-bi *Kali-c Kali-n* kreos lach laur led lyc m-ambo m-arct m-aust mag-c *Mag-m* mang meny merc *Mez Mosch* mur-ac *Nat-c* nat-m nat-s *Nit-ac* nux-m *Nux-v* olnd onos op par **Petr** ph-ac phos phyt pic-ac plat plb puls ran-b ran-s rheum rhod rhus-t ruta sabad *Sabin* samb sang sars sec *Seneg* **Sep** *Sil* spig spong squil stann staph stront-v sul-ac *Sulph* tarax teucr *Thuj* valer vario verat verat-v verb viol-t *Zinc* zinc-ar
- **alternating** sides: sep
- **right**: aur bell carb-v chel lach sang sil
- **left**: arg-n bry kali-bi lyc nat-m nux-v *Onos* rhus-t sep spig sulph
- **accompanied** by:
  o **Legs**; weakness of: zinc
  - **Pupils**; dilated: verat-v
  ▽**extending** to
  o **Downward**: bar-c calc-p carb-v *Cimic* crot-h *Gels* glon hydr-ac lil-t mag-p par petr phos pic-ac sars valer zinc
  - **Eyes**: *Cimic* med petr sang sars sil spig
  - **Forward**: sang sil
    · **right**: bell gels sang sil
    · **left**: arg-n cimic lach lil-t *Spig* thuj
  - **Nose**; root of: sars
  - **Shoulder**: kali-bi onos stict
  - **Upward**: arg-n *Bell Calc* carb-v *Cimic* **Gels** *Glon Kali-bi* lac-c lach lil-t onos *Par* petr phos sabad **Sang** sep *Sil Spig* sulph verat-v
  o**External** head: am-c am-m ambr ant-c ant-t ars bar-c bell borx bry *Calc Carb-an* **Carb-v** caust chel chin *Clem* cycl euph graph *Hep* iod *Lyc* merc mez *Nat-m* nat-m nit-ac olnd **Petr** puls rhus-t ruta *Sep* **Sil** spig Staph *Sulph Thuj* viol-o zinc

SIDES; complaints of:
- **one** side: acon *Agar* agn **Alum** am-c am-m ambr **Anac** ang ant-c ant-t apis *Arg-met* arg-n arn ars **Asaf** asar aur *Bar-c* bell bism borx bov bry calad *Calc* calc-act camph cann-s *Canth* caps carb-an carb-v caust cham chel *Chin* chinin-s cic cimic *Cina* clem *Cocc* coff colch **Coloc** con croc cupr *Cycl* dig dros *Dulc* eup-per euph euphr ferr gels glon graph *Guaj* hell hep hyos ign iod ip **Iris** kali-bi *Kali-c* kali-i kali-n kreos lac-d lach laur led lil-t lyc m-arct m-aust mag-c mag-m *Mang* meli meny merc *Mez* mosch *Mur-ac* nat-c *Nat-m* nit-ac nux-m **Nux-v** *Olnd* onos par puls **Ph-ac** *Phos* pic-ac **Plat** plb prun **Psor Puls** ran-b ran-s rheum rhod rhus-t ruta *Sabad Sabin* samb **Sang Sars** sec sel seneg **Sep** sil *Spig* spong squil stann *Staph Stront-b* **Sul-ac** sulph tab tarax ter teucr thuj valer verat **Verb** viol-o viol-t vip *Zinc*
- **right**: acon agar agn *Alum* am-c am-m ambr anac ang ant-c ant-t apis arg-met arg-n arn ars asaf asar aur bapt bar-c **Bell** *Bism Borx* bov brom *Bry* cact calad **Calc** camph *Cann-xyz Canth* caps carb-an **Carb-v** *Caust*

Sides	Head	Vertex

- **right**: ...
cham *Chel* chin cic *Cina* clem cocc *Coff* colch coloc con croc crot-t cupr cycl dig dros *Dulc* euph euphr ferr *Fl-ac Graph* guaj hell *Hep* hyos **Ign** iod iris kali-bi kali-c kali-n kalm kreos lach laur led *Lyc* m-arct m-aust mag-c mag-m mang meny merc mez mill *Mosch* mur-ac *Nat-c Nat-m* nit-ac *Nux-m Nux-v* olnd op par petr ph-ac *Phos* plat **Plb** prun psor puls *Ran-b* ran-s rheum rhod *Rhus-t* ruta **Sabad** *Sabin* samb *Sang* sars sec sel seneg *Sep* **Sil** spig spong squil stann *Staph* stram stront-c *Sul-ac* sulph tarax *Teucr Thuj Valer* verat **Verb** viol-o viol-t zinc
- **left**: acon agar agn alum am-c *Am-m Ambr* anac ang *Ant-t Apis Arg-met* arg-n *Arn Ars Asaf Asar* aur bar-c bell bism borx *Bov* **Brom** bry calad *Calc* camph cann-s canth **Caps** carb-an carb-v caust cedr *Cham* chel chin chinin-s chlor *Cic* cimic cina clem cocc coff colch *Coloc* con *Croc* crot-t cupr *Cycl* dig dros dulc *Euph* euphr ferr fl-ac *Graph Guaj* hell hep hyos ign iod **Ip** *Kali-bi Kali-c* kali-n kreos *Lach* laur led *Lil-t* lith-c lyc m-arct m-aust *Mag-c* mag-m mag-p mang meny **Merc** *Mez* mill mosch mur-ac naja nat-c nat-m **Nit-ac** *Nux-m* **Nux-v** *Olnd* onos op *Par* petr ph-ac phos *Plat* plb *Psor* puls ran-b ran-s rheum *Rhod* rhus-t ruta sabad sabin *Samb* sars sec *Sel* seneg **Sep** sil **Spig** spong squil stann staph stram stront-c sul-ac *Sulph Tarax* tarent teucr ther thuj valer verat verb viol-o viol-t zinc
○**External** head: agar ambr ars bar-c *Bov* carb-an *Caust* coloc dros *Graph* guaj kali-c lyc nit-ac *Ph-ac* phos ruta sars *Staph* thuj verat viol-t **Zinc**

TEMPLES; complaints of: acon *Aeth* agar *Agn* aloe *Alum* am-c am-m ambr **Anac** ang ant-c ant-t **Apis Arg-met** arn ars asaf asar aur bar-c **Bell** bism borx bov *Bry* cact *Calc* camph cann-s canth caps carb-an carb-v caust cham chel *Chin* cina clem *Cocc* coff colch coloc con croc crot-h cupr *Cycl* dig dros dulc euph euphr gels glon graph guaj ham hell hep hydr-ac hyos ign iod ip iris kali-bi *Kali-c* kali-chl kali-n kalm *Kreos* lach laur led lil-t lith-c lyc m-arct m-aust mag-c mag-m mang meny merc *Merc-c* mez mosch mur-ac naja nat-c **Nat-m** nit-ac *Nux-m* nux-v olnd op *Par* petr *Ph-ac* phel phos phyt pic-ac **Plat** *Plb* podo ptel *Puls* ran-b ran-s rheum rhod *Rhus-t* ruta *Sabad Sabin* samb sang sars seneg sep sil spig spong squil *Stann* staph stram stront-c sul-ac sulph tarax teucr *Thuj* uran-n valer verat **Verb** viol-t zinc
▽**extending** to
   ○ **Neck** and face: tarent
   • **Temple** to temple: bell chin hyper
○**Stomach**; pain in: lith-c

VERTEX; complaints of: acon agar agn alum am-c am-m ambr anac ant-c ant-t apis arg-met arn ars asaf asar aur bar-c bell borx bov bry *Cact Calc Calc-p* cann-s canth caps *Carb-an* carb-v *Caust* chel chin cimic cina clem cocc coff colch coloc *Con* croc cupr cycl dig dulc euphr ferr glon graph guaj hell hep hyos hyper ign iod ip kali-c kali-n kreos *Lach* laur led lith-c *Lyc M-ambo* m-arct m-aust mag-c mang meny merc mez mosch mur-ac nat-c nat-m **Nit-ac** *Nux-m* nux-v olnd par petr ph-ac *Phos* plat puls ran-b **Ran-s** rheum rhod rhus-t ruta sabad sabin samb-c sars sep sil *Spig* spong squil stann staph stram stront-c sul-ac sulph thuj valer **Verat** verat-v verb viol-t zinc
- **transversely** across: chel *Ip* kali-m naja *Nit-ac* pall phys sabad sabal sil
▽**extending** to
   ○ **Jaws**: lach
   • **Sides**; down: ferr-p hyper
   ○**External** head: agar ars *Bar-c* bry *Calc Carb-an* carb-v caust cupr **Graph** *Hep Lyc* meny *Mez Nit-ac* par phos plb *Ran-s Sel* sep sil spig spong squil staph *Verat Zinc*

388   ▽ extensions | ○ localizations | ● Künzli dot

Eye

ABRASION | Cornea: ham syph

ABSCESSES:
○ Cornea: : calc-s *Hep* kali-s merc-c sil sulph

ADHESIONS:
○ Cornea: :
- Argyrol treatment; after: kali-bi
- atropine treatment; after: kali-bi

AGGLUTINATED (= sticky/as if glued together): *Acon* aeth *Agar All-s Alum* am-br am-c am-m anan ang ant-c apis *Arg-met* **Arg-n Ars** asaf *Aur Bar-c* bar-m bar-ox-suc bell borx bov *Bry* **Calc** calc-s calc-si carb-an carb-v *Carbn-s* **Caust Cham** chel *Clem* coc-c colch con cortico cortiso croc cycl *Dig* dros ery-a *Euph Euphr* ferr gast glon **Graph** grat guaj hep hydr *Ign* iod kali-ar *Kali-bi Kali-c* kali-n kali-p kali-s **Kreos** lac-c laur led lept lil-t **Lyc** lyss m-arct m-aust *Mag-c* mag-m mang med *Merc* merl mez mur-ac nat-ar nat-c nat-m *Nat-s* nicc nit-ac *Nux-m Nux-v* ol-an op ph-ac **Phos** *Phyt* plat plb psor *Puls* ran-b rheum rhod rhus-t *Ruta* sars seneg **Sep** *Sil* spig spong *Stann* **Staph** stram sul-ac *Sulph* syph tarax *Thuj* (non: uran-met) uran-n valer verat zinc
- morning *(⟶ Opening - difficult - morning)*: *Aeth* ail *Alum* am-br am-c am-m ambr ang *Arg-met* **Arg-n Ars** ars-s-f aur aur-ar aur-m aur-s bar-c bar-m bar-s **Bell** berb borx bov bros-gau bry **Calc** calc-s *Carb-v* **Carbn-s** carl *Caust Cham* **Chel** cina **Clem** con cop cortico *Dig Dios* erig euph *Euphr* gast **Graph** *Hep* hydr hydro-v ign kali-ar *Kali-bi Kali-c* kali-n kali-p kali-sil kreos led lyc m-arct *Mag-c* mag-m *Mang* **Med** *Merc* merl mill mur-ac naja *Nat-ar Nat-c Nat-m* nat-p *Nat-s* nicc nit-ac nux-v petr phos plb polyp-p *Psor Puls* pycnop-sa raph rat rheum **Rhus-t** sanic sars *Seneg Sep* sil stann staph sul-ac **Sulph** syph tanac tarax *Tarent* tep thuj ust vesp vip *Zinc* zinc-p ziz
- accompanied by | **photophobia**: nat-s
- afternoon: nat-c
- evening: plat plb rhus-t sep
- night: aeth **Alum** alum-p alum-sil am-c ang *Ant-c Apis Arg-n* ars bar-c bart bell *Borx Bov* brom bry calc *Carb-v* **Carbn-s** cham chel cic *Croc* dig *Euph Euphr* ferr ferr-ar *Gamb* **Graph** *Hep Ign* iod kali-c led **Lyc** mag-c mag-m merc-n merc-ns nat-m nat-ac nux-v ol-an phos phyt plan plb puls rat rhod *Rhus-t* sars *Sep Sil* **Spong** *Stann* staph stram sulph *Syph* tarax *Thuj* verat verat-v
- accompanied by:
    - **pneumonia** (See CHES - Inflammation - lungs - accompanied - lids)
    - **sneezing**: gamb
- air agg; in open: thuj
- menses; during: *Calc* mag-c
- sensation: carb-v caust cortico plat
    - **eyeball**; as if lids stick to: asaf con elaps merc nit-ac sanic
- sleep agg; after: borx bros-gau rheum syph
- sneezing; when: gamb
○ Canthi:
○ **Inner**: agar cina mag-c nicc phos *Puls* staph zinc

Asthenopia

Agglutinated − Canthi: ...
- **Outer**: alum ars bar-c bry colch lyc mez nux-v rhus-t sep
- Lid; lower: cortiso

AIR:
- **sensation** of a current of air | **passing** through eyes: thuj

AMAUROSIS (See Paralysis - optic)

AMBLYOPIA *(⟶ VISI - Dim)*: acon *Agar* alco alum alumin ambr anac anag ant-t arn ars atro *Aur* bapt bar-c bell ben-d calc caps carbn-s caust chel *Chin* **Chinin-s** cic cich cimic cina cinch cocc colch con crot-h *Cycl* daph dig dros elaps esin euphr fil gels glon hep hyos ign *Jab Kali-c* kali-p lach lact-v lil-t *Lith-m* lyc m-aust mag-p merc merl methan naphtin nat-m nat-sal nit-ac nux-m *Nux-v* onos op osm ox-ac oxyt *Ph-ac* **Phos** phos-h phys picro-ac pilo plb **Puls** quas ran-b raph rhus-t rob *Ruta* sacch sacch-l sal-ac *Santin* seneg sep sil spig stram stront-c sulfonam sulph tab tarent ter thiop thuj thyr titan tub zinc
- **alcohol**; from *(⟶ VISI - Dim - drunkards)*: ter tub
- **blow**; from a: ammc arn
- **children**; in: lyc
- **congenital**: calc-p
- **emotions** agg: ant-t
- **eruptions**; after suppressed: cycl sil sulph
- **menses**; from suppressed: cycl puls
- **old** people; in: bar-c
- **perspiration** of the feet; from suppressed: sil
- **pregnancy** agg; during: ant-t sulph
- **rheumatism**; from: puls rhus-t

ANEMIA of:
○ Conjunctiva: dig plb
- **Optic** nerve: alum-p dig kali-p
- **Retina**: *Agar* calc (non: chin) chinin-s dig ferr lith-c lith-m phos puls santin sep syph

ANXIOUS look (See FACE - Expression - anxious)

APOPLEXY:
○ Retina: acon arn bell both croc crot-h glon *Ham* lach **Led** nat-sal phos symph
- **accompanied** by | **menses**; suppressed: bell

ARCUS SENILIS (See Opacity - cornea - arcus)

ASTHENOPIA *(⟶ Weak; VISI - Dim)*: agar alum am-c ammc apis *Arg-n* arn art-v asar atro bell carb-v carbn-s *Caust Cimic* cina con croc dub ferr *Gels* ign jab kali-c kalm lac-f lach lil-t lith-c *Macro* mang *Nat-m* nicc nicc-s nicot nux-v onos par *Phos Phys* rhod ruta santin sec seneg sep stront-c thyr vac
- **accommodative** *(⟶ VISI - Accommodation - slow)*: *Agar* alum arg-n bell calc caust cimic con croc *Gels* **Jab** lach lil-t merc nat-m nux-m op par phos *Phys* **Ruta** spig sulph til

Asthenopia

- **accompanied** by:
  o **Head** | **pain** (See HEAD - Pain - accompanied - asthenopia)
- **muscular**: *Agar* **Alum** calc *Con* **Gels Jab** kalm led lil-t *Merc* **Nat-m** *Nux-v* **Onos** *Par Phys* rad-br *Rhod Rhus-t* ruta **Seneg** sep til
  o **External** recti: cupr-act gels
  • **Internal** recti: jab muscin nat-m phys pilo
- **myopic** (↗*VISI - Myopia*): esin lil-t

ASTIGMATISM: gels *Lil-t* onos phys pic-ac *Sep* sil *Tub*

ATROPHY (↗*Degeneration*):
  o**Choroid**: nux-v phos *Pilo*
  • **spots**; in: alumin-p aur bar-m both calc *Calc-f* calc-sil *Carbn-s* chrysol *Crot-h* gels *Ham* iodof *Lach* mag-f nux-v *Phos* plb plb-act sil sulph *Syph* tab
- **Optic** nerve: agar alum-p *Arg-n* ars atox bell carbn-s cina hyos iodof lach *Nux-V* **Phos Plb** santin *Stry-n* stry-p syph *Tab* verat-v zinc-p
  • **alcoholic** drinks; from: nux-v
  • **tobacco**; from: ars nux-v
- **Retina**:
  • **liquor**; from: nux-v
  • **tobacco**; from: nux-v
  o **Blood** vessels: acetan

BAND around the eyeballs; sensation of a: *Lac-d* laur
BATHING agg: clem *Sulph*
BENDING HEAD BACKWARD | amel: seneg
BLEEDING from eyes: acon ail aloe alumn am-c am-caust **Apis Arn** bell **Both** *Calc* camph *Carb-v Cham* coff cor-r *Crot-h* dig elaps euphr ham *Kali-chl* kali-i kreos **Lach** led nit-ac **Nux-v Phos** plb raph ruta seneg **Sul-ac** *Sulph* suprar
- **accompanied** by | **Head**; congestion to: carb-v
- **blowing** the nose agg: nit-ac
- **burning**; with: carb-v
- **cough** agg; during: arn carb-v cham nux-v
- **trauma**, following: sul-ac
- **whooping** cough; in: arn nux-v
  o**Chamber**; in: led
  • **iridectomy**; after: led
- **Choroid**: ham
- **Conjunctiva**: acon arn both ham led psor
- **Lids**: arn bell graph *Hep* led *Nat-m Nux-v* puls **Sulph**
- **Retinal** hemorrhage● (↗*Inflammation - retina - hemorrhagic*): arn *Bell* both *Crot-h* glon ham **Lach** led *Merc-c Phos Prun* sal-ac sul-ac sulfa *Sulph*
  • **accompanied** by:
    : **Optic** nerve | **paralysis** (See Paralysis - optic - accompanied - retinal)

BLEPHARITIS (See Inflammation - lids)
BLEPHAROSPASM (See Spasms - lids)
BLINDNESS (See VISI - Loss)
BLINKING (See Winking)

Eye

BLISTERS form on eye; little (See Eruptions - cornea - blisters)
BLOATED lids (See Swelling)
BLOODSHOT (See Ecchymosis; Injected)
BLOWING in the eye; as if cold air was (See Coldness - air)
BLOWING THE NOSE | amel: aur
BLOWS | Eyeball (See Ecchymosis)
BLUENESS (See Discoloration - blue)
BOILS (See Eruptions)
BRILLIANT (↗*Glassy*): absin acon *Aeth* ail alco am-caust anh *Arn* atro bapt **Bell** ben **Bry Camph** cann-i cann-s *Canth* cedr clem coca cocc *Coff Coloc* cori-m croc cupr diosm *Eup-per* euph gast *Gels Hydr-ac Hyos Lachn* lil-s *Lyc Lyss* m-ambo merc-c mill mosch nux-v *Op Ph-ac* plb puls santa santin sec *Spig* spira *Stram* stroph-h tanac verat verat-v *Zinc*
- **accompanied** by | **protrusion** (See Protrusion - accompanied - brilliant)
- **perspiration**; during: op

CANCER: ars aur-m-n **Bell Calc** carb-an con euphr hep **Laur** *Lyc* **Phos** sel *Sep Sil* thuj
- **epithelioma**: cund *Lach* ran-b
  o **Cornea**, of: hep
  • **Lids**; of: con hydr lach phyt ran-b sep thuj
    : **Lower**: apis cund thuj
  • **fungus**: bell **Calc** *Lyc* **Phos** *Sep Sil* syph thuj
  • **fungus medullaris**: bell **Calc** *Lyc Sil*
  o**Lachrymal** glands: *Carb-an*

CATARACT●: acon agar *Am-c Am-m* anac anag ang ant-t *Apis* arg-i arn ars aur *Bar-c* bar-s bell bov bry **Calc Calc-f CALC-P** calc-s calc-sil cann-i **Cann-s** caps *Carb-an* **CAUST** *Chel* chim chin cina cine coch *Colch* coloc *Con* croc dig dulc *Euph* euphr hed hep hyos ign iod *Jab Kali-c* kali-m kali-s kali-sil kreos lac-c (non: lec) led *Lyc* **Mag-c** mang merc naphtin nat-c nat-m nat-s *Nit-ac* op *Phos* plat platan platan-or plb podo *Puls* quas rhus-t rubella ruta sabad sacch *Santin* sars *Sec* seneg **SEP Sil** spig stann staph stram **Sulph** tarax tell *Thiosin* valer verat *Zinc* zinc-p **Zinc-s**
- **right**: *Am-c Kali-c Nit-ac Sil*
- **left**: merc *Sulph*
- **accompanied** by:
  • **menses**; absent: lyc
  • **mucus**: arum-m
  • **opacity** | **Corneal** (See Opacity - cornea - accompanied - cataract)
- **children**; in: mag-c
- **contusion**; from: arn *Con Symph*
- **dark** day; can see better on a: euph
- **gout**; with: led
- **hemiopia**; with vertical: caust
- **incipient**: am-c caust chel chim halo phos *Puls* sec sep
- **injuries**; after: con *Symph* tell
  • **accompanied** by | **lachrymation**: euphr

▽ extensions | O localizations | ● Künzli dot

Cataract

- **old** people; in: calc-p *Carb-an* caust chol *Cine* con graph kali-c lyc mag-c merc napht nat-m phos puls *Sec* sil sulph
- **operation**; after: **Acon** arn rhus-t *Seneg*
- **perspiration** of feet; after suppressed: **Sil**
- **progressive**: chim
- **reticularis**: caust plb
- **soft**: *Colch* merc sec
- **viridis** (= green): colch *Phos* puls
- **women**; in: sec sep
- ○**Capsular**: *Am-m* colch
- **Conjunctiva**: arg-n
- **Cortical**: **Sulph**

CATARRH (= mucopus): **Acon** *Apis Arg-n Ars* **Bell** *Canth Cham Chlol* dig dub dulc euph *Euphr Ferr-p* guare *Hep Ign* kali-bi kali-m **Merc** merc-c merl morb nat-ar **Nux-v** op oscilloc pic-ac **Puls** rhus-t sep stict sulph upa
- **chronic**: ars-i chrysar tub
- • **children**; in | **gonorrhea** in the mother; caused by: puls
- **menses**:
  • **before** | **agg**: euphr
  • **during** | **agg**: euphr

CHALAZAE (See Tumors - lids - nodules)

CHEMOSIS: *Acon* am-caust **Apis Arg-n** ars bell bry cadm-s *Con* crot-h der dulc (non: euph) *Euphr Guare Hep Ip Kali-bi* **Kali-i** *Lach* lyc merc merc-i-r mez *Nat-m* pert phyt **Rhus-t** sil syph ter thuj *Vesp* vesp-xyz
- **right**: syph vesp
- **left**: bell
- **evening** | **work**; while at: mez
- **chill**; during: bry
- **operation** for cataract; after: guare phyt
- **yellow**: am-caust *Merc-i-r*
- ○**Conjunctiva**: **Apis** guare hep *Kali-i Rhus-t* sul-ac *Vesp*
- **Cornea**: *Hep*
- **Lids**: apis arg-n kali-i lyc rhus-t

CHOREA:
- **sleep**; after | **amel**: agar

CHOROIDITIS (See Inflammation - choroid)

CICATRICES:
- **operation**; after: graph

CLOSED (↗*Open lids - sensation - wide - closed; Opening - unable)*: ambr *Apis Ars* **Bell** brom *Calc* camph carb-v caust **Cham** *Cocc* coloc con **Croc** *Grat* hell *Hep* hyos kali-i *Lachn* laur *Merc* mur-ac *Nat-m* nit-ac nux-m phos plb **Rhus-t** sep sil spig spong *Staph* stram stry sulph ther urt-u viol-o viol-t zinc
- **one** side (See Open lids - one)
- **evening**: nat-m

Eye

Closed: ...
- **accompanied** by:
  ○ **Face**; paralysis of (See FACE - Paralysis - accompanied - eyes)
  • **Heart**; complaints of the (See CHES - Heart; complaints - accompanied - eyes - closed)
- **coma**; with (See MIND - Coma - eyes - closed)
- **half** closed (See Open lids - half)
- **melancholia**; in: **Arg-n** sep
- **sensation**: sep
- **sitting** agg: mur-ac
- **sleepiness**; without: viol-o
- **spasmodic**: *Ars* bell cham coloc croc cupr euphr **Hyos** ip kali-c *Merc Nat-m* sil stram
- **spoken** to; when: sep
- **swelling** of lids; from: acon **Apis**

CLOSING THE EYES:
- **agg**: agar arn bell bry calc *Canth* carb-an carb-v chel clem con croc dig hell ign **Lach** lyc manc sars sep sil staph stront-c sulph **Ther**
- **amel**: alum apis aur canth cic con croc gels kali-c *Lyc* meli nit-ac ph-ac plat sil spig tab zinc
- **desire** to: agar aloe alum am-m ant-t *Apis* bar-c bell calad *Calc Caust Chel* coff con *Croc* dios elaps gels lac-ac lyc mang *Med* op ox-ac ph-ac *Sil* sulfonam sulph *Viol-o*
  • **morning** | **waking**; on: visc
  • **evening** | **work**; while at: mez
  • **chill**; during: bry
  • **walking** in open air agg: calad
  • **weakness**; from: cupr
- **difficult**: aur-m borx cadm-s carb-v caust euph nux-m **Nux-v Par** *Phos Sil*
  • **evening**: borx
  • **dryness** of eyes; from: **Nux-m**
  • **headache**; during: hep lach sulph
- **involuntary**: acon agar alum am-m ant-t arg-met ars *Bell* bov **Calc** cann-s canth carb-an **Caust** cham chel chin **Chinin-s** chlor cic cinnb cocc **Con** croc cupr cycl euph eupi ferr *Gels* graph *Grat Hep* hura **Hyos** ign ip kali-c kali-n kreos lyc m-aust mag-s *Merc* mez *Nat-m* nux-m olnd *Op* ph-ac phos plat *Puls Rhus-t* ruta sabad sabin *Sep* sil *Spig* spong squil staph sul-ac **Sulph** thuj verb viol-o viol-t zinc
  • **afternoon**: alum
  • **focussed**; eyes: gels
  • **looking** steadily; when: gels
  • **sadness**; with (See MIND - Sadness - eyes)
- **menses**; during: phos
- **must** close the eyes: agar arn calc *Canth* carb-v *Chel* croc euph *Kali-c Lyc* mez petr ph-ac sil spig
  • **pain**; from: hep
    ⁚ **eyes**; in: ph-ac plat spig
    ⁚ **face**; in: chel

Eye

Closing the eyes

- **must** close the eyes – **pain**; from: ...
  : **head**; in (↗*Opening - unable - headache):* aur-m-n carb-v plat
- **spasmodic** closure: acon agar *Alum* apis arg-met **Ars Bell** brom *Calc* cham **Coloc** *Con* cupr hep *Hyos* **Merc** Merc-c **Nat-m** nux-v osm *Psor Rhus-t* sep sil spong staph stram
  - **morning**: hep nat-m sep spong
  - **evening**: con *Hep* nat-m sep
  - **night**: alum hep nat-m
  - **headache**; during: calc-act *Nat-m* sep
  - **looking** agg: *Merc*
  - **pain**; from | **abdomen**; in: coloc
- **will** not close; the eyes: phos

COITION agg: kali-c kali-p nat-m phos sep

COLD:
- **air**:
  - **agg**: **Acon** cinnb clem *Dig Dulc Hep Lac-c* lil-t merc **Puls** rhus-t *Sil Thuj*
  : **accompanied** by | **heat** in eye; sensation of (See Heat in - accompanied - cold)
  : **Lids**: Acon
- **applications**:
  - **agg**: ars clem *Merc* thuj
  - **amel**: apis *Arg-n* aur bry nux-v phos **Puls** syph
- **water** | **agg**: elaps *Hep* kali-n mur-ac sep *Sulph*

COLD; AFTER TAKING A: *Acon Ars* bell calc **Cham** *Dulc* euphr hep iod kali-c merc *Nux-m* nux-v puls rhus-t **Ruta** *Sulph*

COLDNESS: acon aesc allox alum am-c ambr amyg Arg-n asaf asar berb bufo *Calc Calc-p Caust* chlor *Con* croc *Euphr* eupi *Fl-ac* form graph *Kali-c* lachn lith-c *Lyc M-arct* m-aust med *Mez* nat-m par *Phyt* pimp *Plat* plb psor raph seneg sep sil spig spong squil stram sulph syph tab *Thuj*
- **right**: plat
- **left**: aesc eupi tarent
- **evening**: lyc
- **air** blowing; from cold: lyc
- ○ **Canthi**; inner: med
  - **In** eyes: asaf asar bell berb cinnb *Croc* eupi *Fl-ac* m-aust mang med mez plat sep stann staph sulph syph *Thuj* vinc
  - **Under** lids: *Croc Fl-ac* syph thuj
- **icy**: lyc m-arct m-aust seneg
- **painful** eye, in the: mez *Thuj*
- **swimming** in cold water, sensation as if: squil
- **walking**:
  - **air** agg; in open: alum con sil squil
  - **wind**; in the | **cold** wind: *Squil*
- ○ **Above** eyes: graph
- **Back** of eyes: calc-p
- **Canthi**: asaf asar euphr lith-c
- ○ **Edges** of: kali-c
  : **closing** the eyes agg: ph-ac

Complaints

- **Coldness**: ...
- **Eyeballs**: ser-a-c
- **Lids**: alum asar bell brom croc fl-ac graph hura *Kali-c* med ph-ac pip-n sulph
  ○ **Between** lids and eyeballs | **drops** of cold water; as if there were: berb
  - **Between** margins of lids | **drops** of cold water; as if there were: berb
  - **Margins** of: croc kali-c ph-ac
  : **closing** the eyes agg: ph-ac

COMPLAINTS of eyes: abr acon *Agar* apis *Arg-n* **Ars Bell** benzol botul cadm-met **Calc** cann-i *Carbn-s* caust cine colch *Com* dubo-m euphr flav *Gels* gent-l graph guare helo ilx-a lith-chl *Lyc* **Merc Nat-m** nux-v phos phys platan-oc **Puls** *Rhus-t* ruta santin *Seneg* sep sol-ni spig **Sulph** tell verat zinc
- **alternating** sides: acon agar ang *Ars* bell castm *Chin* cupr indg lyc nat-p puls ran-b seneg sep sil
- **right** eye: *Acon* agar *Agn Alum* **Am-c** am-m ambr anac ang ant-c *Ant-t* apis *Arn Ars Asaf* asar aur *Bar-c* **Bell** *Bism* borx *Bov* brom bry calad **Calc** *Camph* **Cann-s Cann-xyz** *Canth* caps carb-an *Carb-v Caust Cham* chel chin *Cic* cina *Clem* coff *Colch* **Coloc** *Con Croc Cycl Dig* dros *Euph Euphr* ferr **Fl-ac** *Graph Guaj Hep Hyos Ign* iod *Ip* kali-bi *Kali-c Kali-n Kreos* laur **Led Lyc** m-arct m-aust mag-c *Mag-m Mang Merc* mill *Mur-ac* **Nat-c Nat-m Nit-ac** *Nux-m* nux-v olnd *Par Petr* ph-ac *Phos* **Plat** plb psor **Puls Ran-b Ran-s** rheum *Rhod* **Rhus-t** ruta sabad sars sel **Seneg Sep Sil Spig** spong squil stann *Staph* stram stront-c sul-ac *Sulph* tarax *Teucr* thuj *Valer Verat* viol-t zinc
- **left** eye: *Acon Agar* alum am-c am-m ambr anac *Ant-t* ant-t apis arg-met *Arn Ars Asaf Asar Aur Bell Borx* bov brom *Bry* calad *Calc* camph canth caps *Carb-an* carb-v *Caust Chel Chin* cina *Clem* colch *Con Croc Dros* euph *Euphr* ferr fl-ac *Hell* **Hep** ign iod *Ip* kali-c kali-n *Laur Lyc M-arct M-aust Mag-c Meny Merc Mez* mill mur-ac nat-c *Nat-m Nit-ac Nux-v Olnd Op* par petr *Ph-ac Phos* plat *Plb* psor *Puls* ran-b ran-s *Rheum* rhod *Rhus-t Ruta* sabad *Sabin* sars *Sel* seneg *Sep Sil Spig* **Spong** *Squil* **Stann** staph stram *Stront-c* sul-ac **Sulph** *Tarax* teucr *Thuj* valer verat *Viol-o Viol-t Zinc*
- ▽ **extending** to | **Vertex**: viol-o
- **accompanied** by:
  - **cough**: nat-m
  - **headache** (See HEAD - Pain - accompanied - eye - complaints)
  - **weakness**; muscular: onos
  - **worms**; complaints of: art-v
  ○ **Abdomen**; complaints of (See ABDO - Complaints - accompanied - eyes - complaints)
  - **Ears**; complaints of: nit-ac petr phos puls viol-o
  - **Face**; pain in (See FACE - Pain - accompanied - eye - complaints)
  - **Heart** complaints (See CHES - Heart; complaints - accompanied - eyes)
  - **Kidneys**; complaints of (See KIDN - Complaints - accompanied - eyes)

Eye

Complaints

- **accompanied** by: ...
  - **Liver**; complaints of (See ABDO - Liver - accompanied - eyes)
  - **Mouth**; aphthae: brom
  - **Ovaries**; complaints of (See FEMA - Ovaries - accompanied - eyes)
- **alternating** with:
  - **hearing**; impaired (See HEAR - Impaired - alternating - eye)
  - **Abdomen**:
    : complaints of: euphr
  - **Extremities**; complaints of: kreos
  - **Lower** limbs; pain in (See EXTR - Pain - lower limbs - alternating with - eye)
- **syphilitic**: jac-g kali-i merc-i-f nit-ac thuj
- ▽**extending** to
  - o **Vertex**: lach thlas viol-o
  - o**Canthi** (See Canthi)
- **Choroid**: phos
- **External** tissues: hip-ac
- **Eyeballs** (See Eyeballs)
- **Iris** (See Iris)
- **Lachrymal** ducts: apis fago hep merc-d *Petr* plb sil staph
- **Lachrymal** glands (See Lachrymal glands)
- **Optic** nerve (See Optic)
- **Orbits** (See Orbits)
- **Retina**: coenz-q
- **Supraorbital**: viol-o

CONDYLOMATA (See Warts)

CONGESTION (See Discoloration - red; Hyperemia)

CONICAL cornea: calc-i *Euphr* puls

CONJUNCTIVITIS (See Inflammation - conjunctiva)

CONTORTED (See Distorted)

CONTRACTION:
o**Ciliary** muscles: phys
- **Lids**; of: acon oci-sa tab
  - **headache**, with (See HEAD - Pain - accompanied - eye - contraction)
  o **Lower**: colch

CONTRACTIVE sensation: agar alum arg-n bell borx bov brom carb-v chin *Cycl* euphr glon *Graph* kali-c kali-n kreos lyc *Merc* nat-c *Nat-m* nit-ac *Nux-v* olnd petr phos phys plat plb rhod rhus-t sep sil squil stann staph sul-ac sulph verat *Viol-o* viol-t zinc
- **headache**; during: *Carb-v* kali-n mag-c
- **reading** and writing by candlelight; while: sep
o**Canthi**; outer: graph
- **Eyebrows**; muscles of: hell

Discharges

Contractive sensation: ...
- **Lids**: agar borx nux-v rhus-t staph
- **Orbits**: verb

CONVULSIVE (See Movement - convulsive)

COUGH:
- **during** | **agg**: acon arn bell caps carb-v cham cina graph kali-c m-ambo nat-m nux-v phos puls sabad seneg spong

COVERING eyes with hand | **amel**: aur thuj

CRACKS:
o**Canthi**; in•: alum alum-p *Ant-c* borx calc-s caust cist **Graph** iod **Lyc** merc mez *Nat-m* nit-ac petr phos plat sep sil staph *Sulph* zinc
o **Outer**: *Ant-c* graph *Nat-m* sulph zinc
- **Lids**: alum am-c arn bar-c bry **Calc** carb-v caust coloc croc **Euphr** graph **Iod** kali-i **Lyc** Nat-m nit-ac **Nux-v** phos sep sil staph **Sulph**

CRAMP (See Spasms)

CRAWLING: agar arund asar bell chin cina colch crot-t m-arct nat-c *Nat-s* nux-v plat seneg sep spig sulph verat
o**Around** the eyes: cist
- **Canthi**: plat
- **Eyebrows** (See FACE - Formication - eyebrows)
- **Lids**: chin cina ph-ac seneg
  o **Upper** lid: asar calc-act par
  : **Margin** of right upper lid: par
  : **Under** upper lid: asar

CRUSTY margins of lids (See Eruptions - lids - crusts - margins)

DARK around eyes (See FACE - Discoloration - bluish - eyes)

DARKNESS:
- **amel** (✱*Photophobia*): con lil-t nux-m phos

DEEP | as if too (✱*Sunken - sensation*): ambr spig

DEGENERATION (✱*Atrophy*):
o**Cornea**: : *Ars*
- **Retina**: agar aur dig gels ham kali-i lith-c merc merc-c nux-v p-benzq phos plb sulph syph
  - **old** people; in: thiop
- **Sclera**: aur bar-m plb

DENTITION agg: bell calc ferr-p puls

DESCEMETITIS (See Inflammation - descemet's)

DETACHMENT of retina: abel acon apis **Arn** ars aur *Aur-m* ben-d bry dig *Gels* hep kali-i merc naphtin nux-v phos pilo rhus-t ruta
- **injury**: gels
- **myopia**: gels

DILATION (See Pupils - dilated)

DISCHARGES (= mucus/pus): *Acon* Agar alum alumn am-c ant-c ant-t *Apis* aran-sc arg-met *Arg-n* ars arum-t *Aur* aur-ar aur-s bar-m bell-p bism *Bry* Cadm-s **Calc** Calc-s calc-sil canth carb-v *Carbn-s* **Caust** Cham

Discharges — Eye — Discoloration

Discharges: ...
Chel Chin Chlor cist clem *Con* dig dulc ery-a euph *Euphr Ferr* ferr-ar ferr-i ferr-p flav *Graph Hep Hydr* ign iod *Ip* kali-ar kali-bi *Kali-c Kali-i* kali-m kali-p kali-s *Kreos* lach lachn lact led *Lith-c Lyc* m-ambo mag-c mag-m med meny **Merc** merc-ns mez mill *Nat-ar* nat-c *Nat-m* nat-s nit-ac *Nux-v* par petr ph-ac phos phys pic-ac plb psor **Puls** rhod rhus-t rumx *Sanic* seneg sep *Sil* spig staph stict stram *Sulph* **Tell** *Thuj*
- **morning**: alum-sil arg-n ars cinnb kali-bi mag-c nat-m plb sang sep sil staph *Sulph* tarax
- **evening**: kali-p phos
- **night**: alum
- **abundant** (See copious)
- **acrid**: am-c ars ars-i ars-s-f arum-t bell-p calc canth *Carbn-s Cham* coloc *Euphr* fl-ac *Graph Hep* iod kali-ar kreos merc merc-c nit-ac psor rhus-t staph *Sulph*
  · **water**: Clem
- **bland**: all-c euph puls
  · **accompanied** by | **Nose**; excoriating discharge of (See NOSE - Discharge - excoriating - accompanied - eyes)
  · **coryza**; during (See NOSE - Coryza - accompanied - eyes - discharge)
- **bloody**: *Arn* ars ars-s-f asaf *Bell* bry *Calc* canth carb-v *Carbn-s Caust* cham clem *Crot-h Euphr Hep Kali-c* kreos lach lyc *Merc* mez nat-m **Nux-v** petr ph-ac phos *Puls* rhus-t ruta seneg sep *Sil* **Sul-ac** sulph thuj
  · **watery**: canth
  : **children**; in | **newborns**: cham
- **burning**: verb
- **copious**: *Arg-n* euphr kali-i puls rhus-t verb
- **egg** white; like: nat-m
- **excoriating** (See acrid)
- **fetid**: psor
- **gray**: arg-met
- **green**: calc-sil kali-i kali-m kali-s merc nat-s psor puls
- **hanging** over eyes which must be wiped away; sensation of discharge: croc *Puls*
- **mucus** (See Discharges)
- **offensive**: asaf led par
- **opening** the eyes forcibly; when: ferr-i
- **purulent**: ail alum-p alumn ant-t *Arg-met* **Arg-n** ars aur-ar bar-c bell bry **Calc** *Calc-s* calen *Carb-v Carbn-s Caust Cham Chlor* cist con dig dulc ery-a euph *Euphr* ferr ferr-i *Graph Grin* **Hep** kali-bi kali-c *Kali-i Lach* **Led Lyc** *Lyss* mag-c mag-m mang **Merc** *Merc-d* nat-m *Nat-p* nat-s nit-ac *Nux-v* par petr ph-ac phos pic-ac psor **Puls** *Rhus-t Ruta Sep* sil spong stann *Sulph* syph tarax tell zinc
  · **daytime**: phos
  · **morning**: ars bapt bar-c cham
  o **Anterior** chamber: hep sil
- **serous** | **Cornea**: apis
- **stringy**: agar am-br hydr kali-bi lyc
- **thick**: alum alum-sil arg-n ars bapt calc-s calc-sil *Chel* dulc *Euphr Hep Hydr Kali-bi* kali-i kali-sil *Lyc* nat-c *Nat-m* pic-ac *Puls* sep *Sil* sulph tarent thuj zinc-p
- **thin**: acon ars bell-p canth euphr *Graph* sil

Discharges: ...
- **viscid**: hydr
- **warm**: verb
- **watery**: acon bell-p cortiso dulc euphr nat-m
- **white**: alum ant-t hydr lachn nat-m *Petr* plb tarent
  · **milk**-white: kali-chl kali-m
- **yellow**: *Agar* alum alum-p alumn *Arg-n* ars ars-s-f aur aur-ar aur-s bapt *Calc Calc-s* calc-sil carb-v carbn-s caust cham chel dulc *Euphr* hydr *Kali-bi* kali-c kali-chl kali-m kali-s kali-sil kreos *Lyc Merc* nat-c nat-p psor **Puls** *Rhus-t Sep* **Sil** *Sulph Thuj*
  o **Canthi**: agar am-br ant-c bell berb *Bism* dig euph euphr guaj kali-bi lachn nat-c *Nux-v* pic-ac psor zinc-p
  · **morning**: ant-c calc-p *Cham* ruta
  · **dry** discharge in: alum calc caust cham euphr grat *Hell* lyc nit-ac viol-t
  : **morning**: lyc
  · **hard** discharge in: dig guaj *Hep Ip* nux-v *Petr* sabad sil
  : **forenoon**: coff
  : **night**: seneg
  · **pus**: aur bry *Calc* cham cina *Graph Kali-bi* kali-i kali-i led lyc nat-c nit-ac **Nux-v** petr *Ph-ac* phos puls ran-b sil stann staph *Zinc*
  o **Inner**: agar ant-c apis euphr hyos kali-bi mag-s nicc nux-v petr phos **Puls** ruta staph *Stram* thuj *Verat-v Zinc*
  : **morning**: hell nicc phos **Puls** staph zinc
  : **dry** discharge in: hell staph
  : **menses**; during: mag-c
  : **purulent**: euphr
  · **Outer**●: ant-c bar-c bry chin *Euphr* ip lyc m-arct mez nux-v rhus-t ruta sep
  : **morning**: nux-v rhus-t sep
  : **night**: bar-c *Lyc*
  · **hard** discharge in: euph *Hep Ip* nux-v sabad
  : **purulent**: euphr nux-v
- **Lachrymal** sac, from (*Lachrymation*): ars arum-t *Con Hep* iod *Merc Nat-m* **Petr** *Puls Sil* stann *Sulph*
- **Meibomian** glands: chel

DISCOLORATION:
- **blue**: ferr-i
  o **Canthi**: aur ham sars
  · **Conjunctiva** (See sclera)
  · **Lids**: apis ars *Dig* dros *Kali-c* morph naja op phyt zinc
  : **Tarsi**: bad bov phyt
  · **Margins**: *Bad Bov* dig morph *Phyt* verat
  · **Sclera** or conjunctiva: ars bell calc calc-p carbn-o *Carc* cupr med plb stram tub verat
  : **children**; in: *Carc* cupr tub
- **green**: canth cupr-act
  · **ring** | **Around** eye (See FACE - Discoloration - greenish - eyes)
- **pale**:
  o **Lids**: graph
  · **Optic** disks: acetan

394 ▽ extensions | O localizations | ● Künzli dot

Eye

Discoloration – pink

- **pink**: euphr
- **red**: abrot absin acet-ac **Acon** act-sp aesc aeth **Agar** ail **All-c** allox aloe alum alum-p alum-sil alumn am-c am-caust am-m ambr aml-ns anac ang *Ant-c* ant-t **Apis** apoc arg-met **Arg-n** *Arn* **Ars** ars-h ars-i arund-d *Asaf* asar astac aster atro *Aur* aur-ar aur-i aur-m aur-s bad bapt *Bar-c* bar-i **Bar-m** bar-s **Bell** *Berb* bism bism-sn bond bov brom bros-gau bry bufo buth-a calad *Calc* calc-i *Calc-p Calc-s* calc-sil camph **Cann-i** canth *Caps Carb-an* carb-v carbn-h *Carbn-s* card-m *Caust* cere-b cham *Chel Chin* chinin-s chlf *Chlol Cimic Cinnb Clem* cob coff *Colch* coloc con cop cot croc *Crot-h Crot-t Cupr* cycl der *Dig* dor dros dulc elaps **Euphr** fago *Ferr Ferr-ar* ferr-i *Ferr-p* gels gins **Glon** gran *Graph* grin haem *Ham* **Hell** *Hep* hist hura hydro-v *Hyos Ign* iod *Ip Iris* jab jug-c *Kali-ar Kali-bi Kali-br Kali-c* kali-chl *Kali-i* kali-ox *Kali-p* **Kali-s** kali-sil kreos *Lach* lact laur led *Lith-c* lol *Lyc* lyss m-arct *Mag-c Mag-m* manc mang med *Meph* merc *Merc-c* merc-cy merc-d merc-i-r *Merl Mez* mill morph *Mur-ac* myric *Nat-ar* **Nat-m** nat-p *Nat-s* nicc *Nit-ac* **Nux-v** oena olnd *Op* osm paeon peti petr ph-ac phos phyt pic-ac pip-m pitu-a *Plb* podo prot *Psor* puls rad-br ran-s *Rhus-t* rhus-v ric *Ruta* sabin salin santin sapin sec *Seneg Sep Sil* sol-ni *Spig Spong* stann *Staph* **Stram** stront-c stry sul-ac sul-i sulfon **Sulph** syph tab tarent ter *Teucr* thal *Thuj* upa *Vac Verat* verat-v verin vesp viol-o vip vip-t visc xan xanth zinc ziz
- **left**: elaps psil
- **daytime**: *Sulph*
- **morning**: acon act-sp am-br apoc bry caps dios eug fago *Mez* nat-ar raph *Rhus-t* sang sep spig **Sulph** valer
  - 9-15 h: meny
- **evening**: apoc dig flav *Hyos* kali-chl lyc
- **night**:
  - **midnight**:
    - after | 4 h: hyper
- **accompanied** by:
  - pain; burning (See Pain - burning - accompanied - red)
  - palpitations: iber
  - protrusion (See Protrusion - accompanied - red)
  - styes (See Styes - accompanied - red)
  - vision; yellow: aloe
  - Prostate gland; enlargement of (See PROS - Swelling - accompanied - eyes)
- **air**; in open:
  - amel: **Arg-n**
- **bluish**: plb
- **cold** applications | amel: apis phos
- **dark** red | **Canthi**: rhus-t
- **eating**, while: sulph
- **fever**; during: *Hyos*

Discoloration – red

- **red**: ...
  - **headache**:
    - before: phos sulph
    - during *(⌁migraine - during)*: arg-met bell carb-an *Cimic* gels glon *Kali-br* kreos lach mez sang spig sulph
  - **inflamed**; as if: *Acon* ant-c arg-n ars aur-m *Bell* caust clem *Euphr* ferr-p hep indol ip jac-c lyc merc nat-m rhus-t sangin-n
  - **injuries**; after: **Acon** *Arn Euphr Hep Sil*
  - **megrim** (See migraine)
  - **menses**:
    - before | agg: dros glon
    - during | agg: acon bell cham dros euphr glon hep ign merc nux-v puls zinc
  - **migraine** | **during** *(⌁headache - during)*: *Kali-br Spig*
  - **neuralgia**, with: aml-ns chel mag-p nat-m
  - **pale** red | **Canthi**: apis
  - **raw** beef; like: arg-n crot-t kali-i lyc
  - **reading** agg: ammc **Arg-n** lact *Merl Nat-m* rad-br ruta
  - **sewing•**: **Arg-n NAT-M•** rad-br *Ruta*
  - **sexual** excesses; after: **Staph**
  - **spot**: arg-n kali-bi
  - o **Canthi**: agar *Apis* **Arg-n** ars *Asar Aur* aur-s bell bism *Borx* bov brach bry *Calc-s* cinnb crot-h gran graph iris kali-bi kali-n *Mag-c Nat-m* nux-v *Puls* sil **Sulph** tab teucr upa zinc
    - **Inner**: acon alum arg-n aur calc-p calc-sil chel *Graph* mag-c nat-ar ph-ac podo rhus-t valer
    - **Outer**: **Ant-c** carbn-s nux-v ran-b *Sulph*
  - **Carunculae**: kali-c
  - **Conjunctiva**: arg-n *Bell Calc* parathyr tub v-a-b vac zinc
  - **Cornea**:
    - hot: glon sanic
  - **Lids**: *Acon* agar am-br **Ant-c** antip **Apis** *Arg-met* **Arg-n** *Ars* ars-i ars-s-f *Aur* aur-ar *Aur-m* aur-s bar-c bar-i bar-m *Bell* berb bism bomb-chr *Bry Calc* calc-i calc-sil cann-s canth carb-v *Carbn-s Caust* cham chel *Chinin-s* cinnb clem *Cocc* colch com *Crot-t* cupr *Dig* elaps *Euphr* **Ferr** *Ferr-ar* ferr-i ferr-p **Gels** *Graph* hell *Hep* iod *Kali-ar* kali-bi *Kali-i* kreos *Lac-d* **Lyc** mag-m **Merc** *Merc-c Merc-i-f Mur-ac* myric *Nat-m* nicc nux-v *Olnd* par *Petr* ph-ac plb podo psor *Puls* ran-b rhod *Rhus-t* rhus-v ruta sabad sanic *Sep* sil stram sul-i *Sulph* syph **Tell** teucr tub *Tub-a* upa vac vinc zinc zinc-p
    - **morning**: bry **Sulph**
    - **night**: cench **Merc**
    - **bluish** red: ars ferr-i phyt
    - **menses**; before: aur
    - **spots**: berb camph
    - **styes** are going to be formed; as if: psor
    - **Lower**: arg-met bry cham chel *Dig* glon indg lach nat-m ph-ac puls

| Discoloration – red | Eye | Dryness |

- Lids: ...
  : **Margins** of: *Acon* agar am-br *Ant-c* apis *Arg-met Arg-n* **Ars** aster bell *Borx Bufo* calc carb-v **Carbn-s** cench *Chel* cinnb clem coff *Colch Coloc Con* dig **Eup-per** *Euph* **Euphr** ferr *Ferr-m* **Gels Graph** hep hura hydr *Ip Kali-bi Kali-c* kali-i kreos *Lil-t* lyc *Med* merc *Merc-c Nat-m* nux-m nux-v par *Ph-ac* **Puls** *Rhus-t* sabad sanic sep stram **Sulph** syph upa valer zinc zinc-p
  : **Upper**: *Acon* ang arg-met hep merc teucr
- **Orbit** | **left**: arum-t
- **Sclera**: hedy
- **Veins**: *Acon* aesc aeth all-c *Alumn Ambr Ant-t Apis Arg-n Ars* ars-s-f aur-m bar-m *Bell Calc-p* calc-sil *Camph Carbn-s Caust Clem* con *Crot-t* dig elaps *Euphr* ferr-ar *Graph Hep* ign kali-ar *Kali-bi* kali-c *Kali-i Kali-s* kali-sil *Lach Lyc* mag-c mag-m meph *Merc Merc-c* **Nat-ar Nat-m** nat-p onos ph-ac phos *Sang* sil spig **Stram Sulph** ter
- **yellow**: acon agar am-caust *Ambr* anan ant-c *Ars* ars-h ars-i astac *Aur Aur-m Aur-m-n* bell *Bry* calc-s *Canth* carb-an *Carb-v Card-m* caust *Cham* chel **Chin Chion** clem cocc con corn *Crot-h* cupr-act cur *Dig Dios* elat *Eup-per Ferr* ferr-ar ferr-i ferr-p *Gels* graph guat *Hep* hip-ac *Hydr* ign *Iod Ip* kali-ar *Kali-bi* **Lach** lyc *Mag-m* malar **Merc** myric nat-c nat-p *Nat-s* nit-ac **Nux-v** op ph-ac phel *Phos* phyt pic-ac *Plb Podo* psor puls querc-r rhus-t sabad *Sang* sec *Sep Sil* spig stram sul-i sulph *Verat* vip
- **rings**; yellow brown | **Around** the eyes: nit-ac
- **spot** on eye: agar ph-ac spig
- ○ **Conjunctiva**: osilloc
  : **spots**: ph-ac
- **Lower** part; of: nux-v
- **Sclera**: brass cham chel *Chin* crot-h dig euon-a iod kali-bi lach merc myric nat-p nat-s plb *Podo* sep
- ○**Around** eyes (See FACE - Discoloration - bluish - eyes - around)
- **Iris**: *Aur* coloc *Euphr* kali-i merc-i-f *Nat-m* spig syph
  - **allergic**: nat-m
  - **green**: rhus-t

DISTORTED: *Acon Agar* alco ang *Arn Ars* **Bell** bry cadm-s calc-p *Camph* canth carb-ac carb-v *Cham Chel Chin Cic* cocc colch con conin crot-h *Cupr* dig hell *Hydr-ac Hyos* kali-s *Lach Laur Merc* merc-c *Mosch* olnd op petr ph-ac *Plat* plb puls ran-s santin sec *Sil* spig *Stann Stram* sul-ac *Sulph* tarent *Thuj* verat verat-v
- **evening**: bry caust
- **accompanied** by | **pneumonia**: chel chol
- **convulsions**; during: sil
- **sleep** agg; during: aeth chin cocc cupr hyper ph-ac
○**Iris**: apis *Merc* merc-i-f rhus-t
  - **ragged**: thuj

DRAWING together of the eyes; sensation of (See Drawn together - sensation)
DRAWN BACKWARD; eyes are | **sensation** as if eyes were drawn backward (See Pain - drawing - backward)
DRAWN TOGETHER; eyes are: *Merc*
- **pain**; from: *Coloc* lyc *Sep Sulph*
- **sensation** as if eyes were drawn together: *Coloc* grat lach lyc merc **Nat-m** op sep *Sulph* zinc
DRAWN UPWARDS:
○**Eyebrows** and lids are: lachn
DROOPING lids (See Paralysis - lids)
DROWSINESS (See Sleepy)
DRYNESS (↗*Xerophthalmia*): **Acon** agar allox **Alum** alum-p alum-sil ammc ang anh arg-met *Arg-n* **Ars** ars-s-f *Asaf Asar* aur-m bar-c bar-s bart **Bell** berb bry calc carb-v *Caust* cedr *Cham* chin chr-ac cina *Clem* cocc colch cop cortiso *Croc* crot-h *Cycl* daph dros dulc *Elaps* euph *Euphr* fago franz gamb gels glon *Graph* grat hep hist ign kali-ar kali-bi kali-c kali-n kali-p kali-s kali-sil lac-c lac-d lach lachn laur lec lepr lith-c **Lyc** *Mag-c* mag-m manc *Mang Med Meny* merc merc-c *Merl Mez* nat-ar nat-c nat-m nat-p *Nat-s* nicc **Nux-m** *Nux-v* **Op** paeon pall *Petr* phel phos pic-ac plan plb podo **Puls** *Rhod Rhus-t* rumx *Sang* sanic sars *Seneg Sep* sil spig **Staph** stict **Sulph** tep thuj **Verat** verat-v *Viol-o* **Zinc** zinc-p
- **morning**: acon berb *Caust* graph lachn (non: lyc) mag-c mag-m *Nux-v* **Puls** *Sil* **Zinc**
  - **lachrymation**; after: **Sulph**
  - **waking**; on: arg-n elaps lyc phos sanic *Staph*
- **afternoon**: caust *Nat-s*
  - **sleep**; after: mag-m
- **evening**: *Alum Caust* cina coloc graph *Lyc* mang nat-s nicc pall *Puls* sang sep sil *Staph* **Zinc**
  - **going** to bed; on: op
  - **looking** at fire: mag-m
- **night**: lyc sanic spig sulph
- **exertion** of eyes; as from: lith-c
- **light**; from artificial: ars pic-ac
- **looking** at bright light: **Mang**
- **menses**; during: mag-c
- **reading** agg: aur cina graph hyos nat-m phos
- **sensation** of:
  - **accompanied** by | **lachrymation**: staph
  - **waking**; on: arg-met elaps phos puls sanic staph *Verat*
  - **warm** room agg: **PULS**● **Sulph**●
○**Canthi**: acon-l *Alum* arg-met asar berb nat-m **Nux-v** *Thuj*
  - **evening**: nat-m
  ○ **Inner**: alum ang *Nux-v* rhus-t
    : **right**: *Alum* euph
    - **morning**: nux-v
  - **Outer**: thuj
- **Chiasma**: anh
- **Conjunctiva**: hist
- **Inner**: anh

396   ▽ extensions | ○ localizations | ● Künzli dot

Dryness Eye Eruptions

- **Lids**: *Acon* alum am-c ang anh arn ars *Asaf* asar *Bar-c Bell* bry carb-v cham chin cina cocc cortiso cycl dulc euph euphr graph ip kali-bi lith-c m-ambo m-arct *M-aust* mag-m mang nux-m nux-v petr puls **Rhus-t** sars seneg sep sil *Staph* sulph verat *Viol-o* zinc
  o **Margins** of: *Acon* alum ars *Bell* cham cortiso euphr ferr-p *Graph* lith-c nux-v puls seneg sep sulph thuj zinc
  : **sensation** of: pall
- **Papillae**: anh
- **Sclera**: anh

DULLNESS: abrot acet-ac acon aesc aeth **All-c** ang ant-c **Ant-t** arg-n arn ars ars-s-f asaf asar asc-t atro aur *Bapt Bar-c* basil bell berb bism bov bry bufo caj calc *Calc-ar* calc-i camph cann-s carb-ac carb-an *Carb-v* carbn-s caust *Cedr Chel* chin *Chinin-s Chlor* cimic cina clem *Cocc* coloc com con croc cupr cycl cyt-l daph diph *Dulc* ery-a fago ferr ferr-ar gels *Glon* graph grat hell hyos iod ip kali-bi *Kali-br* kali-c kali-i kali-p *Kalm* kreos lach lepr *Lyc* lycpr *Merc* merc-c mez mit mosch myric nat-c *Nit-ac* nux-m **Nux-v** *Oena* olnd onos op ph-ac phos phyt plb podo pycnop-sa rheum rhus-t rhus-v rumx sabad sabin sang *Santin* sec seneg sep spig spong squil stann *Staph* stram sul-ac sul-i *Sulph* sumb tab trif-p valer verat zinc zinc-p zinc-s
- **morning**: sep
- **exertion** agg; after: ferr
- **menses**; during: mag-c
- **sexual excesses**: **Staph**
o **Iris**: colch ip kali-bi kali-i sulph syph

DUST in the eyes; sensation of (See Pain - dust)

ECCHYMOSIS● (= black eye): *Acon* aeth allox am-c arg-n *Arn* **Ars** *Bell* **Cact** calc cham *Chlol Con Crot-h Cupr-act* der erig *Glon Ham* kali-bi *Kali-chl* kreos *Lach* laur **Led Lyc**● lyss merc-c mill nat-p *Nux-v Phos* phys plb ruta sang *Seneg* staph *Sul-ac* symph ter thuj xan
- **right**●: *Con*
- **cough** agg; during: *Arn* bell
- **debauchery**; after: nux-v
o **Lids**: *Arn* led sol-t-ae
- **Sclera**: *Arn* bell cham ham lach *Led* nux-v seneg

ECTROPION (See Eversion)

EMBOLISM of arteria retina (➚*GENE - Embolism)*: aml-ns croc op

ENLARGED:
- **cough** agg; during: chin
o **Cornea**: : calc-p
- **Lens**●: colch
- **Retina**:
  o **Blood** vessels:
    : **accompanied** by | **Optic** disks; hyperemia of (See Hyperemia - optic - accompanied - retina)
- **Veins**: *Acon* aesc *Ambr* **Ars** *Bell* dig *Ign Kali-br* lach **Merc** ph-ac spig sulph

ENLARGEMENT, sensation of: **Acon** agar alum alum-sil ant-c **Arg-n** *Ars Aur Bell* ben-n *Bism* bufo-s calad calc-p caps caust chel chlol chlor cimic colch coloc *Com* con *Daph* gels *Glon Guaj* hyos kali-ar lach laur *Lyc* meli *Mez* nat-ar **Nat-m** onos *Op* ox-ac **Par** *Phos Plb Pulx* pycnop-sa rhus-t ruta sanic sarr seneg **Spig** stram tril-p
- **right** feels larger than left: **Com** *Phos*
- **left**: arg-n psil
- **morning**: nat-ar
- **evening**: am-br
- **night**: chr-ac
  • **gaslight**; from: sulph
- **accompanied** by | **Head**; pain in (See HEAD - Pain - accompanied - eye - enlarged)

ENTROPION (See Inversion)

ERUPTIONS:
- **eczema**: *Bry* sep
- **herpes** (See Herpes)
o **About** the eyes: agn ant-c ant-t apis arn *Ars* ars-s-f bar-c calc carbn-s *Caust* clem con crot-h crot-t euphr *Graph* guaj *Hep* ign kali-c *Kali-s* mag-m med **Merc** merc-c olnd petr psor *Rhus-t Sel* sil spong **Staph Sulph** *Syph* thuj
  • **boils**: *Sil*
  • **crusts**: chrysar **Merc** sep spong
    : **pus** underneath; with: chrysar mez
  • **dry**: *Chrysar*
  • **eczema**: kali-sil
  • **fine**: euphr
  • **herpes** (➚*cornea - herpes; lids - herpes; Herpes)*: alum bry *Caust Con* hep kreos lach olnd spong sulph
  • **maculae** (= syphilitic): calc
  • **pimples**: guaj *Hep* mag-m merc petr staph
  • **rash**: sulph
  • **scabby** (See crusts)
  • **scaly**: *Chrysar*
  • **vesicular**: clem
- **Above** the eyes: ran-b
  • **left** | **boils**: nat-m
  • **bluish** black vesicles: ran-b
- **Below** eyes (See FACE - Eruptions - eyes - below)
- **Canthi**: lacer lact syph
  o **External**: ant-c tax
  • **Inner** | **crusts**: clem lacer
- **Cornea**:
  • **blisters**; small: am-m *Aur* bell bufo *Euphr* **Rhus-t** *Sulph* syph
  • **herpes** (➚*about - herpes; lids - herpes; Herpes)*: *Graph Hep* ign ran-b
  • **pustules**: aeth aethi-a ant-c arg-n calc kali-bi kali-m merc syph
    : **accompanied** by | **measles** (See SKIN - Eruptions - measles - accompanied - cornea)

Eruptions

- **Cornea**: ...
  - **vesicles**: *Agar* am-m ars *Aur* bar-c bell bufo *Calc* cann-s *Euphr Hep* ip *Kali-bi Kali-chl* kali-m *Merc Merc-c Nat-c Nat-m Nit-ac* petr psor *Puls* ran-b *Rhus-t* sulph
- **Eyebrows** (See FACE - Eruptions - eyebrows)
- **Lids**: ant-t bell *Bry* carbn-s crot-t *Euphr* **Graph** guaj *Hep* kali-bi kali-s kreos *Mag-m* med merc *Mez Nat-m* nit-ac *Psor* puls rhus-t *Sars Seneg* sep sil *Spong* **Staph** sulph **Thuj**
  - **blotches**: aur bry calc ran-s staph thuj
  - **boils** (See pustules)
  - **burning**: carbn-s
  - **crusts**: ant-c *Arg-n Ars Aur* berb borx bufo calc dig *Dulc Graph* hep kali-m lyc *Merc Psor Sanic* seneg sep *Sulph*
    : **Margins** of lids: arg-n *Ars* borx calc *Dulc Graph* kali-m lyc seneg *Sep* tub
  - **eczema**: bac borx **Bry** chrysar clem **Graph** *Hep* kreos *Mez Petr* psor rhus-t sep sil staph sulph tell **Thuj** tub v-a-b
    : **crusts**; covered with: graph
    : **moist**: graph
    : **red**: *Graph Sulph*
    : **scabby**: graph
    : **Margins** of lids: bac chrysar *Graph Petr* staph sulph tell tub
  - **herpes** (↗ about - herpes; cornea - herpes; *Herpes*): bry corn *Graph* kreos *Psor Rhus-t Sep* sulph tarent tub
  - **itching**: carbn-s nit-ac *Sars*
  - **pimples**: alum aur bell bry canth chel guaj **Hep** *Lyc* merc-c mosch nat-m nit-ac petr rhus-t sel *Seneg* sil sulph tarent
  - **pustules**: *Ant-c* arg-met calc-p carbn-s hep lyc *Merc* puls sep *Sil* sulfonam *Sulph* **Tell** upa
    : **yellow**: sulfa
    : **Canthi**: bell bry calc kali-c *Lach* lyc nat-c petr puls sil
      : **Inner | left**: stann
    : **Margins**: ant-c *Arg-met* hep puls sep
    : **Under** lids **| right** lid: pall
  - **rash**: sulph
  - **scales**: ars borx cob *Psor* **Sep** tell thuj
    : **Margins**; on: ars *Graph* mag-m med merc *Sep* thuj
  - **scaly** herpes: *Chel* kreos *Nat-m* **Psor** sep
    : **Margins**: *Apis* arg-n *Aur* aur-m *Dulc* **Graph** *Kali-chl Kali-s* med *Merc Tub*
  - **scurfy**: arg-n ars berb *Graph* lyc mag-m *Merc Mez* nat-m *Petr Sep* tub
  - **spots**: camph sil
    : **red**: camph sil
  - **tetters**:
    : **dry**, burning, itching: *Bry*
  - **tubercles**: aur bry calc ran-s *Staph Thuj*
  - **vesicles**: berb bomb-chr canth *Cimic Crot-t* kali-bi lachn m-arct mez *Nat-s* pall *Psor* rhus-t rhus-v *Sars* sel hep *Thuj*

Eye

Eruptions – Lids – vesicles: ...
  : **yellow**: dulc *Psor* rhus-t
  : **Margins**; on: aur pall psor *Sel* urt-u
- **Orbital** arch; on:
  - **boils** (See pustules)
  - **pustules**: phos
- **Sclera**:
  - **vesicles**: am-m rhus-t
    : **accompanied** by **| photophobia**: syph

ERYSIPELATOUS (See Inflammation - erysipelatous)

ESOPHORIA (See Paralysis - eyeballs - muscles - external)

EVERSION of lids: alum *Apis* **Arg-met** *Arg-n* ars bell benz-ac *Calc* caps graph *Ham* hep *Lyc Merc Merc-c* mez **Nat-m•** *Nit-ac* petr psor puls sil spig *Staph Sulph* thiosin zinc
- **eruptions**; after suppressed: mez
- **nitrate** of silver; after: nat-m
○ **Lower**: *Apis*

EXCORIATION:
- **painful**: aeth
○ **Canthi**: alum ant-c apis **Ars** borx euph *Graph* hell kali-c nat-m *Petr*
  ○ **Outer**: ant-c borx zinc
- **Lids**: am-c apis **Arg-n Ars** ars-s-f *Calc* graph *Hep* kreos led *Med* **Merc** *Merc-c Nat-m Sulph*

EXCRESCENCES (See Condylomata)

EXERTION:
- **amel**: aur

EXOPHORIA (See Paralysis - eyeballs - muscles - internal)

EXOPHTHALMOS (See Protrusion - exophthalmos)

EXPRESSIONLESS (See Dullness)

Eye gum

EYE GUM: *Agar* alum am-c ant-c *Arg-n* bism borx *Calc* caust cham chin coff con dig dros euph *euphr* graph guaj hep ip kali-bi lyc nat-c nit-ac nux-v ph-ac *Psor* rheum rhus-t *Seneg* sil spig staph sulph tarax thuj
- **dry**: borx
- **sticky** (See Eye gum)
○ **Canthi•**: aeth *Agar* alum *Am-c Ant-c* arg-n ars-s-f bism borx *Calc* caust cham chin coff con dig dros *Euph* euphr graph guaj hep ip kali-bi lyc nat-c nat-c *Nat-m* nit-ac nux-v ph-ac rheum rhus-t seneg sil spig staph *Sulph* tarax thuj
  ○ **Inner | right**: nat-c
  - **Outer**: ars chin coloc euph hep ip kali-c nat-ar nat-m sabad staph
- **Eyelashes**: agar graph mag-m
- **Lids**; on: *Agar* am-c ars borx dros ferr **Graph** led mag-m psor rheum rhus-t seneg staph tarax
  - **morning**: alum berb con *Phos* seneg

▽ extensions | ○ localizations | ● Künzli dot

Falling — Eye — Heat

FALLING:
- **out**; as if eyes were falling: acet-ac acon all-c alum brom carb-an cham coloc crot-c glon guaj hell ign lyc nux-v *Puls* sep tril-p
- o **Lids**; of *(✶ Paralysis - lids)*: acon alco *Alum* ant-t apis apoc arg-n arn *Bell* both both-ax bros-gau bung-fa cann-i carbn-s *Caust* cham chel chlol con croc crot-c crot-h dendr-pol der fago **Gels** ger graph ign kali-br kali-p lach *Lyc* merc morph naja nat-c nux-m nux-v *Op* phel phos sep sil spig spong stram sul-ac sulph syph tax viol-o *Viol-t* vip zinc
  - **morning** | **waking**; after: bell
  - **evening**: am-br am-m bar-c bov
  - **coma**; with (See MIND - Coma - eyelids)
  - **headache**; during: *Sep*
  - **reading** agg: mez
  - **sleepiness**; with: plat
  - **walking** in open air agg: graph

FAT in eye; sensation of: calc paraf

FILMY: cann-s chel *Euphr* lyc nat-c puls

FIRE agg; looking into: acon canth glon *Merc* nat-s

FISSURE, Canthi (See Cracks - canthi)

FISTULA:
- **lachrymalis**: agar *Apis Arg-n* aur *Aur-m Bell Brom* **Calc** calc-f caust chel **Fl-ac** graph hecla *Hep* kali-c kreos *Lach Lyc* merc merc-c mill nat-c *Nat-m Nit-ac* **Petr** phos phyt **Puls** ruta *Sep Sil Stann* staph *Sulph* zinc
  - **accompanied** by | **Face**; eruptions on: lach
- **pressure**; discharging pus on: nat-m **Puls** *Sil Stann*
- **suppurating**: *Calc* **Puls**
- o **Cornea**: : *Sil*

FIXED look (See Staring)

FOCUS | **difficult** to: spig

FOREIGN BODY; sensation of a (See Pain - foreign)

FRIGHTFUL look (See FACE - Expression - frightened)

FRINGE were falling over the eyes; sensation as if a: *Con*

FULLNESS, sensation of: *Aloe* apis *Arg-n* bell caust cub dulc euph ferr gels ger *Guaj* gymno hep lac-ac lyc morph nat-m *Nux-m* nux-v olnd phys plb podo rhus-t sapin *Seneg* sep spig stach sulph thuj verat verat-v
- o **Lids**: gels

FUNGUS oculi (See Cancer - fungus)

GANGRENE: canth

GLASSY appearance *(✶ Brilliant)*: acon am-m amyg arn ars ars-s-f *Bell* ben-n bry camph cedr chlor *Cic* cic-m cina coc-c cocc cod com croc cupr daph elaps eup-pe fago gels *Glon Hell* hydr-ac hyos iod *Kali-ar Lach Lyc* lyss merc merc-c mosch nux-v **Op** ox-ac petr **Ph-ac** *Plat* podo psor puls sang sec sep spig *Stram* sulph tab *Thuj* verat-v vesp
- **morning**: sep
- **chill**; during: bell cocc

Glassy appearance: ...
- **coma**; with (See MIND - Coma - eyes - glassy)
- **convulsions**; during: cina
- **fever**; during: bell bry glon iod op
- **perspiration**: bell cocc puls

GLAUCOMA:
acon arec arn ars asaf atro aur *Bell* berb bry calc camph caust cedr cham (non: cinnb) *Clem* cocain cocc colch coloc com con cortico cortiso croc crot-h crot-t diph-t-tpt esin gels *Glon* grin ham ictod kali-c kali-i lac-c lach lyc macro mag-c merc mez nat-pyru nux-v op *Osm* par *Phos Phys* pipe plb pot-a prun *Puls* rhod *Rhus-t* sil *Spig* streptoc sulph suprar syph tell *Ter* thuj wies
- **accompanied** by:
  - **vision**; iridescent: osm
  - o **Eye**; pain in: acon mez *Phos* rhod
  - **Lids**:
    heaviness of: allox cob-n eys
  - **chronic**: saroth
- **glimmering**; with sensation of: hed
- **injuries**; after: phys

GLAZED: cupr hyos op ph-ac podo zinc

GLISTENING (See Brilliant; Glassy)

GRANULAR:
- o **Canthi**; outer: ant-t
- **Conjunctiva**: thuj
- **Lids**: abr acon alco *Alum* ant-t *Apis Arg-n* **Ars** ars-s-f *Aur* aur-ar aur-m bar-c bell *Borx Calc Carbn-s Caust* cinnb *Euphr* fago **Graph** hep *Kali-bi* kali-m **Lyc** *Merc Merc-c Merc-i-f Merc-i-r* merl mez *Nat-act* nat-ar *Nat-m* nat-p *Nat-s Nit-ac Nux-v* ol-j petr phos phyt psor *Puls* rheum rhus-t *Sang Sep Sil* staph *Sulph* tab *Thuj Zinc* zinc-s
  - **evening**: *Nux-v*
  - **cold** applications | **amel**: *Apis Puls*
  - **summer**: nux-v
  - **water** agg: *Sulph*

GREENISH (See Discoloration - green)

GRITTY sensation (See Pain - sand)

HAGGARD (See FACE - Expression - haggard)

HANGING down; Lids (See Paralysis - lids)

HARDNESS: cann-i coloc graph phos plb
- **marble**; sensation as if hard as: cann-i coloc mez
- o **Lids** *(✶ Thickening - lids)*: *Acon* arg-met bar-c bry *Calc Con* med *Merc Merc-c Nit-ac Phyt* psor ran-s sep *Sil Spig* **Staph** *Thuj*
  - o **Upper**: med
    Sides: med
- **Meibomian** glands, of: *Bad Lith-c* staph

HEAT:
- **during** | **agg**: asar *Hyos* kreos op spig valer
- **fire**; of:
  - **agg**: *Ant-c* arg-n merc phos
  - **amel**: fl-ac

HEAT agg (See Warm - agg. - heat)
HEAT in: *Acon* acon-l aesc agar allox aloe alum am-c am-m ambr ammc anan ang apis aran *Arg-n* arn *Ars Asaf* asar aster aur aur-ar aur-s bar-c **Bell** benz-ac berb borx *Bov* brom bry calc calc-p calc-s *Canth* caps carb-an carb-v *Carbn-s Carl* caust **Cham Chel Chin** chlol cic cimic *Clem* coloc con cor-r croc *Cycl* dig eucal euphr eupi fago ferr *Glon Graph Hep Ign* indol *Jab* kali-ar *Kali-bi* **Kali-c** kali-p kali-sil *Kreos* lach laur *Lil-t* **Lyc** lyss m-arct mag-c mag-p mang med meph *Merc* merc-c *Mez* morph nat-ar nat-c nat-m *Nat-s* nicc *Nit-ac* nux-m nux-v onos *Op* par petr ph-ac *Phos* plat plb *Psor* puls ran-b raph rhod rhus-t rumx **Ruta** sabin sapo *Sep* sil *Spig* spong staph stram stry sul-ac **Sulph** *Tab* tarax tarent tell thuj ust valer *Verat* verb viol-o zinc zinc-p
- **right**: bov dig mag-c sulph thuj
- **daytime**: *Ars* phos
- **morning**: apoc fago *Hep Mez* sep sulph
- **forenoon**: con
- **afternoon**: chin petr spig
- **evening**: con dios fago kali-bi nat-m nicc psor *Puls*
  - **candlelight**; by: graph
  - **hot** air streamed out; as if: dios
- **night**: *Crot-t* nat-c zinc
- **accompanied** by | **cold** air; sensitiveness of eye to: clem cor-r
- **chill**; after: petr
- **choroiditis**: *Coloc*
- **closing** the eyes:
  - **agg**: *Cor-r* echi manc ust
- **cold**; after taking a: kali-c
- **cold** air agg: zinc
- **eating**; after: caust
- **exertion** agg: aur jab **Ruta**
- **exertion** of the eyes agg: aur jab **Ruta**
- **fever**; during: *Sep*
- **flushes**; **Gels** phos sep
- **iritis**, in: *Arg-n Arn* puls
- **painful**: naja
- **steaming** out; sensation of: **Cham** *Clem* dios nat-s
- **walking** in open air agg; after: lyc
- **weather** agg; wet: aran
○ **Around** the eyes: cic sulph
- **Canthi**: agar alum am-m aur bar-c *Calc* carb-v clem nat-m nux-v par *Ph-ac* phos psor puls sep sil staph stront-c *Sulph* thuj
  ○ **Outer**: cann-s glon thuj
- **Lids**: acon *Apis Ars* arum-d *Bell* benz-ac bomb-chr *Bry Calc* calc-p caust chel cimic cinnb clem con euph *Gels Glon Graph* kali-ar lil-t lyc *Med* merc nux-v olnd par ph-ac phos pic-ac rhus-t seneg sep spig stry *Sulph* syph upa viol-o
  ○ **Margins** of: ars nat-m par phyt *Sep Sulph*
- **Orbits**: clem

HEAVINESS: abrom-a *Aesc* alet all-c all-s allox **Aloe** ambr amyg anan apis *Arn* ars-i ars-met ars-n arum-t asc-t bapt bell caj cann-i *Carb-v* carbn-s caust cent cere-b chel cimic *Com* conin croc crot-t ery-a gels gins glon ham hell hep hipp influ iris kali-bi lac-ac lach lil-t lob-s lyc lycpr lycps-v mag-s malar manc meli mit myric nux-m *Onos* op par parth peti phys pic-ac plb podo ptel pycnop-sa rhus-v rumx *Sep* sol-t-ae stach stram sulfon *Sulph* tab tarent trif-p verat vib zinc
- **morning**: malar
- **accompanied** by:
  - **head**; pain in: aloe
- **menses**:
  - **before** | **agg**: lac-d *Nat-m*
  - **during** | **agg**: carb-an lac-d *Nat-m*
○ **Eyeballs**: carb-v croc pic-ac sulph
- **Eyebrows**: abrom-a arg-n cact chin kali-c lith-c manc
  - **right**: abrom-a
  - **air**; in open | **amel**: abrom-a
  - **closing** the eyes | **amel**: abrom-a
- **Lids**: abrom-a absin acon agar alum anan apis arum-t arund asaf atro bapt bar-c bell berb brom bros-gau bufo caj *Calc* calc-sil cann-i carb-v carbn-s *Caul* **Caust** cent cham chel chinin-m chlol cimic cina cinnb *Cocc* coloc **Con** corn croc crot-c cupr dirc eucal euph euphr *Ferr* ferr-p *Form* **Gels** gins glon *Graph* haem **Hell** helo *Hydr* jab *Kali-bi* kali-p *Lac-c Lac-d* lachn lil-t *Lyc* mag-m mag-p manc *Merl* naja nat-ar *Nat-c* **Nat-m** nat-p *Nat-s* nicot nit-ac *Nux-m Nux-v* ol-j onos op oreo peti petr ph-ac phos phys pic-ac plat plb plumbg podo psil **Rhus-t** *Sep* sil spig spira spirae *Spong* sul-i sulfonam *Sulph* syph tarent thuj verat *Verat-v* viol-o visc *Zinc*
  - **right**: abrom-a caust
  - **left**: bar-c bufo coloc kali-p lyc thuj
  - **morning**: chel daph ferr glon myric phos *Sep Upa*
    : **open**; as if could not be held: lachn nit-ac *Sep*
    : **waking**; on: flav *Kali-bi Sep*
  - **evening**: bufo cinnb dig pic-ac sulph
    : **reading** by light | **lamplight**: *Nat-s*
  - **accompanied** by:
    : **glaucoma** (See Glaucoma - accompanied - lids)
    : **leukorrhea** (See FEMA - Leukorrhea - accompanied - lids)
  - **bending** head backward | **amel**: seneg
  - **closing** the eyes | **amel**: abrom-a
  - **cold** air | **amel**: abrom-a
  - **headache**; during: bell caust gels
    : **Forehead**; in (See HEAD - Pain - forehead - accompanied - eyes - heaviness)
  - **lying** agg: nat-m
  - **painful**: manc
  - **pressed** down; as if: alet
  - **using** the eyes: nat-c *Nat-m*
  ○ **Upper**: alum-p apis bell bry *Cann-s* caust *Cham* croc **Gels** *Graph* hell lyc nat-m *Nux-m Nux-v Sep* spig spong sulph thuj verat

Eye

Hemorrhage

HEMORRHAGE (See Bleeding)

HERPES ZOSTER OPHTHALMICUS(↗*Eruptions - about - herpes; Eruptions - cornea - herpes; Eruptions - lids - herpes):* ars canth **Crot-t** graph merc puls **Ran-b** rhus-t

HIPPUS: anh

HORDEOLUM (See Styes)

HYPEREMIA:
○ **Choroid**: agar phos rhod ruta *Santin*
- **Conjunctiva**: *Acon* all-c ars *Bell* ip *Nux-v* rhus-t sulph *Thuj*
- **Optic disks**:
  · **accompanied** by | **Retina**; enlarged blood vessels of: bell onos
- **Retina**; of: acon *Aur Bell* carbn-s *Dub* ferr-p gels phos puls *Santin*
  · **accompanied** by:
    : **neuroretinitis** (See Inflammation - retina - neuroretinitis - accompanied - hyperemia)
    : **Heart**; complaints of (See CHES - Heart; complaints - accompanied - retina)
  · **exertion** of eyes; from: *Ruta* santin
  · **light**; from bright: glon
  · **menses**; from suppressed: bell puls

HYPERESTHESIA:
○ **Retina** (↗*Touch - agg.):* acon ant-t ars *Bell* chin cimic *Con* crot-h gels hep hyos **Ign** lac-ac lil-t macro *Merc* **Nat-m** *Nux-v* ox-ac phos puls rhus-t sep stry sulph

HYPERPHORIA (See Paralysis - eyeballs - muscles - superior)

HYPERTROPHY | **Conjunctiva**: apis

HYPOPYON: crot-t *Hep* merc merc-c plb *Sil*

IMMOBILITY (See Staring)

INDURATION (See Hardness)

INFANTS; eye complaints of (See Inflammation - children - infants)

INFILTRATION (See Hardness; Thickening)

INFLAMMATION (= ophthalmia/ophthalmitis): abr abrot **Acon** *Act-sp* aethi-a aethi-m *Agar* alco **All-c** allox *Alum* alumn am-c *Am-m Ambr* ant-ar *Ant-c Ant-t* **Apis** aran-sc arg-met *Arg-n* **Arn Ars** ars-i ars-s-f *Asaf* asar asc-t *Aur* aur-ar aur-i aur-m aur-s *Bad Bar-c Bar-m* **Bell** benz-ac beryl *Borx* bov brom *Bry* cact cadm-met cadm-s *Cain* calad **Calc** *Calc-p* **Calc-s** calen camph cann-s *Canth* caps carb-v carbn-s *Caust* cent *Cham* chel *Chin* chinin-ar chlol cic cimic *Cinnb* cist *Clem* **Cocc** coff *Colch Coloc Con* convo-d cop *Cortiso* croc crot-h crot-t cupr daph der dig dor dros dulc elaps ery-a eug *Eup-per* **Euph Gels** *Glon* gonotox gran *Graph* Grin *Ham Hep* hip-ac hist *Hydr* hydro-v hyos **Ign** *Iod Ip Iris* jac-c jac-g kali-ar *Kali-bi Kali-c Kali-i Kali-i* kali-n kali-p kali-s kali-sil *Kalm* kreos *Lach Led* lil-t *Lith-c* **Lyc** *Lyss Mag-c* mag-m manc mand med meph **Merc** *Merc-c Merc-i-r*

Inflammation

Inflammation: ...
Merl Mez morph mur-ac muru myric nat-ar nat-c **Nat-m** nat-p *Nat-s Nit-ac Nux-v* olnd op paeon paull *Petr* ph-ac *Phos* phos-pchl *Phyt* pic-ac plan plb plb-xyz plumbg podo prim-o **Psor Puls** ran-b ran-r rat **Rhus-t** ruta sabad samb sang sec sel seneg **Sep Sil** sin-n *Spig* staph still *Stram Sul-ac* sulfa **Sulph** syph tab tarax tarent tell *Ter* teucr *Thuj* tub *Urin* ust valer verat vip x-ray xan yuc *Zinc*

- **morning**: nat-ar
- **afternoon** | **16 h**: *Ars*
- **accompanied** by:
  · **pneumonia**: ant-t
- **acute**: *Acon* ant-c **Apis** arn *Ars* aur-m *Bell* borx *Bry* **Calc** canth *Cham Dulc Euphr Ferr-p Hydr* ign kali-i lach med *Merc* nit-ac *Nux-v* **Puls** *Sep* spig sul-ac **Sulph** syph verat
  · **left**: med
  · **bee sting**, after: sep
  · **injuries**; after: *Acon Arn*
- **alternating** with:
  ○ **Feet**; swelling of: *Ars*
  · **Joints** | **rheumatic** pain in: bry
  · **Throat**; sore: par
- **arthritic**● (= gouty and rheumatic): acon   *Ant-c* **Ant-t** *Apis Ars* arum-m bell *Borx Bry* cact **Calc** caust *Cham Chin* clem **Cocc** *Colch Coloc* dig *Euphr* **Form** *Graph Hep* ilx-a *Kali-i* kali-s *Kalm Led* lith-c **Lyc** med *Merc* merc-c *Mez* nat-m *Nux-v* **Phyt** *Psor* **Puls Rhus-t Sep** sil spig *Staph Sulph*
- **burns** agg: *Canth*
- **catarrhal**: *Acon* am-m ant-t apis arg-n ars asaf bell cham dulc *Euphr* gels *Kali-bi* merc merc-c nux-v *Puls* sulph
  · **air** agg; in open: alum-sil
  · **cold**; from: **Acon** act-sp **All-c** alum alum-sil alumn ant-c ant-t *Apis Arg-met Ars* ars-i *Arund Aur* aur-ar aur-i aur-s bapt **Bell** *Bry* cadm-s **Calc** *Calc-p Carbn-s Cham* chel *Chlol* com con *Dig* **Dulc** *Euphr* gamb *Graph Hep Hydr* iod ip *Iris* kali-ar *Kali-bi* kali-c **Lyc Merc** *Merc-c Mez Nux-v Petr Phyt* **Puls** *Sang Sep Staph* sul-i *Sulph Thuj*
    : **morning**: hep kali-s *Mez*
    : **night**: all-s *Cinnb Dulc* **Merc** *Rhus-t*
    : **midnight**:
     . **after** | **1 h**: chinin-ar
  · **read**; when trying to: all-s
  - **children**; in: ant-c ip
    · **infants**●: *Acon* alumn **Apis** *Arg-met* **Arg-n** arn **Ars** arund *Bell* borx *Bry* **Calc** *Cham Dulc Euphr Hep* **Ign Lyc Merc** *Merc-c* **Nit-ac** *Nux-v* **Puls Rhus-t** *Sulph* syph **Thuj** *Zinc*
    · **newborns**: acon arn kali-s merc-c puls thuj
  - **chronic**: *Alum* ant-c arg-n **Ars** ars-c *Borx* **Calc** caust chin colc con dulc **Euphr** ferr graph **Hep** hyos kali-bi *Lach* **Lyc** *Nit-ac* petr **Phos** psor rhus-t sep *Sil Spig Sulph Thuj* verat zinc
    · **children**; in: ant-c

Inflammation – cold | Eye | Inflammation – Conjunctiva

- **cold**:
  - **agg**: *Ars Dulc* nat-ar sil
  - **amel**: apis **Arg-n** *Asar Bry* caust phos **Puls** *Sep*
  - **bathing** | **agg**: syph
  - **washing** | **amel**: asaf
  - **water** | **agg**: sep
- **croupous**: kali-bi
- **dust**; from: acon
- **eruptions**; after suppressed: mez
- **erysipelatous** (▼*FACE - Erysipelas - eye*): Acon Anac **Apis Bell** com *Graph Hep* Led Merc Merc-c **Rhus-t** vesp
  - **bites** of insects; from: led
- **fire**:
  - **agg**: **Ant-c** apis *Arg-n* **Merc**
  - **being** over; cold air and cold applications | **amel**: *Arg-n*
- **foreign** bodies: **Acon Arn** *Calc Puls* **Sil** sulph
- **gonorrheal**: acon ant-c *Ant-t* apis *Arg-n Bell* calc-s cann-s chin clem cor-r cub hedy *Hep* ip kali-s med *Merc Merc-c Merc-pr-r* nat-m **Nit-ac Puls** rhus-t *Spig* **Sulph** syph *Thuj*
- **headache**; during: apis bry lach led med spig verat
  - **during** three days: med
- **injuries**; after: acon *Arn* calc calen *Ham Hep Puls* sil *Sulph*
  - **acute** (See acute - injuries)
- **light**; from:
  - **gaslight** | **agg**: *Merc*
  - **reflected**: acon
  - **sunlight** | **agg**: calc
- **looking** | **steadily**: calc
- **measles**; after: arg-met *Carb-v* crot-h euphr *Puls*
- **menses**:
  - **before** | **agg**: puls
  - **during** | **agg**: *Ars Puls* **Zinc**
  - **suppressed** menses; from: *Apis Puls*
- **mercurial**: *Asaf Hep Mez*
  - **air**; in open | **amel**: asaf *Asar* **Puls**
- **old** people; in: alum
- **panophthalmitis**: acon apis ars asaf bell **Hep** *Iod* merc *Phyt* **Rhus-t** sil sulph
- **perspiration**; from suppressed: rhus-t
- **purulent**: apis arg-n calen grin *Hep* merc-c merc-pr-r nat-s plb puls *Rhus-t*
- **recurrent**● (See GENE - History – eyes - recurrent inflammation)
- **sand** and dust agg: sulph
- **scrofulous**: acon *Aeth Aethi-a Aethi-m* alumn am-br **Ant-c** *Apis* **Arg-met** arg-n arn **Ars** ars-i arund **Aur** aur-ar aur-i aur-m **Aur-m-n** aur-s *Bad Bar-c* bar-i **Bar-m** *Bell* Cadm-s **Calc** calc-i *Calc-p* **Calc-s** cann-s **Carbn-s** *Caust Cham* chin chinin-ar *Cinnb Cist* clem *Coch* colch *Con* dig *Dulc Euphr* ferr ferr-ar ferr-i *Fl-ac* **Graph** Hep *Hyos Iod* ip *Kali-bi Kali-i* kali-sil lach *Lith-c Lyc Mag-c* **Merc** Merc-c merc-i merc-n merc-pr-r *Nat-m Nat-p* **Nat-s Nit-ac** *Nux-v* ol-j **Petr Phyt Psor Puls** *Rhus-t Sars* scroph-n **Sep Sil** solid *Spig Sul-ac* **Sulph** *Tell* thuj *Viol-t* **Zinc** zinc-s

- **scrofulous**: ...
  - **children** disposed to scald-head and with inflammation of external ear; in: ars
- **smallpox**; after: merc sulph
- **snow** and sun; in: acon
- **summer**: *Sep*
- **sympathetic** ophthalmia: *Arg-n* bell bry calen euphr kali-i merc puls rhus-t sil
- **syphilitic**: apis arg-met arg-n *Ars* ars-i **Asaf Aur** aur-ar aur-i aur-m aur-m-n aur-s *Cinnb Clem* gels *Graph Hep* **Kali-i Merc Merc-c** *Merc-cy Merc-i-f* **Nit-ac Phyt** sil *Staph Syph* thuj zinc
- **vaccination**; after: thuj
- **warm**:
  - **bed** | **agg**: **Merc**
  - **covers** | **amel**: *Hep*
- **warmth** agg | **heat** agg: **Apis Bad Bell** *Bry* **Glon** *Kali-i* med *Merc* still
- **washing**:
  - **agg**: **Sulph**
  - **amel**: puls
- **weather**:
  - **change** of weather: cadm-s
  - **cold**:
    : **wet** | **agg**: calc **Dulc Rhus-t** *Sil*
- **wet**:
  - **becoming**, agg: *Calc* dulc *Rhus-t*
  - **feet** getting wet: calc *Chel*
- **wind**:
  - **dry**, cold: **Acon** nat-ar
  - **riding** in: calc
- **wounds**: arn calad **Staph**

○**Canthi**: acon alum am-c ant-c apis **Arg-n** ars *Borx* bufo *Calc* calc-s cham clem *Euphr Graph* ign kali-c lil-t mag-c merc nat-c nux-v phos puls sulph zinc
  - **morning**: *Nux-v*
  - **ulceration**; with: *Apis* bufo *Kali-c* zinc
 ○ **Inner**: *Agar* allox *Borx Clem* cortiso mag-c merc nat-c *Nat-m Nux-v* petr rhus-t zinc
  - **Outer**: *Borx* calc **Graph** *Kali-c* lyc syph
    - **ulceration**; with: *Calc-act* upa
- **Caruncles**: bell berb cann-i
- **Choroid**: acon *Ars* asaf *Aur* aur-s **Bell** *Bry Cedr* cina *Coloc* crot-h *Dub* ferr-p *Gels Hep* iod *Ip* jab *Kali-chl Kali-i* kali-m kalm lach *Merc Merc-c Merc-d* merc-i-r naphtin *Nux-v* phos *Phyt Prun* psor puls *Rhus-t* ruta santin *Sil Spig Sulph* tab tell *Thuj* tub verat-v viol-o
  - **atrophic**: nux-v phos *Pilo*
  - **purulent**: hep rhus-t
  - **extending** to:
    : **Iris**: kali-i *Prun* sil
    : **Retina**: aur *Kali-i* kali-m merc-c *Merc-i-r*
  - **syphilitic**: aur *Kali-i* kali-m merc-c *Merc-i-r*
- **Conjunctiva** (= conjunctivitis): abr **Acon** act-sp aethi-a ail **All-c Alum** alum-p am-br ant-c ant-t **Apis Arg-n** arn **Ars** ars-i ars-s-f asaf asc-t aur aur-i bar-i bar-s **Bell** beryl bomb-chr brom bry **Calc** *Calc-f* calc-i *Calc-p* **Calc-s** cann-i cann-s *Canth* **Carbn-s** cedr *Cham* chin *Chlol* chrys-ac chrysar *Cinnb Clem* coc-c colch cortico

▽ extensions | ○ localizations | ● Künzli dot

402

Inflammation – Conjunctiva   Eye   Inflammation – Keratoconjunctivitis

- **Conjunctiva**: ...
cortiso crat crot-h *Crot-t* cupr-s des-ac *Dig* dys ery-a **Euphr** ferr-i *Ferr-p* ferr-p-h flav gels gonotox *Graph* grat grin guare *Ham Hep* hist *Hydr* influ *Iod Ip* kali-ar *Kali-bi* kali-chl kali-m kali-s kali-sil led leptos-ih lil-t *Lyc* lyss med *Merc* merc-c merc-d merl mez morg-p myric *Nat-ar* nat-p *Nat-s Nit-ac Nux-v* oscilloc paeon parat-b penic peti *Petr* pic-ac psor **Puls Rhus-t** sang sanic sec ser-a-c spira **Staph** sul-i sulfa **Sulph** sumb syc syph tell tep thal *Thuj* thyr tub tub-a v-a-b vac *Zinc*
  - **accompanied** by:
    - **coryza**: stict
    - **influenza**: influ oscilloc tub-a
    - **menses**; absent: euphr
    - **Cornea**; ulceration of (See Ulceration - cornea - accompanied - conjunctiva)
  - **acute**: euphr
  - **allergic**: cortiso equis-h puls
  - **catarrhal**: stict v-a-b
  - **chronic**: *Alum Ant-c* arg-n **Ars** *Aur-m* bell euphr graph guare *Kali-bi* merc oxyte-chl pic-ac psor *Puls* sil sulph syph thuj zinc
  - **cold** agg; after becoming: *Dulc*
  - **croupous**: acet-ac apis guare iod kali-bi merc *Merc-cy*
  - **follicular** (See membrana - granular)
  - **gonorrheal**: *Acon* ant-t apis arg-n calc-hp *Hep* kali-bi *Merc* merc-c nit-ac *Puls* rhus-t verat-v
  - **granular** (*▶trachoma)*: abr acon *Apis* **Arg-n** ars aur *Aur-m* calc-i crot-t *Ery-a Euphr Ham* kali-bi *Merc* merc-n nat-s *Petr Phyt* psor puls rhus-t sang sep *Sil* **Sulph** *Thuj* zinc-s
    - **cold** applications | **amel**: *Apis* asar *Puls*
  - **injuries**; after: *Acon Arn* bell *Calen* canth euphr *Ham* led symph
  - **menses**; with absent: euphr
  - **purulent**: abr alum am-c **Arg-n** bell calc calc-hp calc-s caust chin *Dig* **Euphr** ferr-i *Graph* guaj hep lyc **Merc** *Merc-c* nit-ac **Puls** *Rhus-t Seneg* sil spig *Sulph* thuj
  - **pustular**: abr *Aeth* agar ant-c *Ant-t* **Apis** arg-n ars aur bar-c **Calc** calc-i calc-s cann-s *Cham Chlol* **Clem** coloc *Con Crot-t Euphr* **Graph** hep *Ip Kali-bi* **Kali-chl** *Kali-i* kali-m *Lach* **Merc** *Merc-c Merc-d* **Merc-i-f** merc-n *Nat-c Nat-m Nat-s Nit-ac* **Petr Psor Puls** *Rhus-t* **Sec Sep** *Sil* **Sulph** *Syph* tell *Thuj* zinc
    - **phlyctenous**: ars calc-i graph
  - **wet**; after getting: *Rhus-t*
- **Cornea** (= keratitis) *(▶Xerophthalmia)*: acon *Apis* arg-n *Ars* ars-i ars-s-f aur-ar *Aur-m Bell* **Calc** *Calc-p* cann-s chrysar *Cinnb Con Crot-t* crot-t *Euphr* fl-ac *Graph Hep* ilx-a *Kali-bi* **Kali-chl** kali-m *Kalm Lyc* lyss **Merc** *Merc-c Merc-i-f* nit-ac nux-v phos plat plb *Psor Puls Rhus-t* sang *Sep* sil spig **Sulph** syph **Thuj** tub vario
  - **right**: *Tub*
  - **arthritic**: clem colch coloc
  - **chronic**: syph
  - **cold** bathing | **amel**: syph
  - **herpetic**: *Apis Ars* calc-p euphr ran-b tell

- **Cornea**: ...
  - **interstitial**: tub v-a-b
  - **syphilitic**: aur *Aur-m* cann-s merc-c merc-cy
  - **keratoconus** (See Conical)
  - **pannus**: acon
  - **parenchymatous**: apis ars **Aur** *Aur-m* bar-i calc-hp calc-p *Cann-s* ferr-p hep kali-i **Kali-m** merc sep **Sulph** syph
  - **phlyctenular**: *Apis* bell calc *Calc-f* calc-p con *Graph* hep ip *Merc-c* puls rhus-t syph thuj
  - **pustular**: aethi-a *Ant-c* calc con crot-t euphr *Hep* kali-bi kali-i merc-n morg-p nit-ac pyrog syph vac
  - **recurrent** (See GENE - History - cornea)
  - **scrofulosa**: aethi-a
- **Descemet's** membrane: ars aur calc **Gels** hep **Kali-bi** merc
- **Episclera** and sclera *(▶sclerae)*: acon aur bell bry cinnb cocc kali-i **Kalm** *Merc* merc-c nux-m puls rhus-t *Sep* spig sulph ter terebe **Thuj**
- **Follicular**: abr aur-m euphr *Puls* sulfa
- **Iridochoroiditis**: apis ars asaf aur **Bell Bry Gels** *Hep* kali-i merc *Merc-c* prot prun sil sulph thuj
- **Iris** (= iridocyclitis): acon *Apis Ars* **Arn** *Ars-i* ars-s-f *Asaf Aur* aur-ar aur-i aur-s *Bell* **Bry** calc calc-hi *Cedr Chin* chinin-m *Cinnb Clem* Colch Coloc *Com* con crot-h *Crot-t* dub *Dulc Euphr* ferr-p gels grin ham *Hep* iod *Kali-bi Kali-i* kalm *kpr Merc* merc-c merc-i-f merc-pn mez morg-p *Nat-m* nat-sal *Nit-ac* nux-v petr phyt plb *Puls* **Rhus-t** sabal sal-ac *Seneg Sil* spig *Staph* sul-i *Sulph Syph* tell *Ter* thuj toxo-g vac zinc
  - **night**: *Ars Dulc* **Kali-i Merc Merc-c** *Nit-ac Rhus-t Staph Sulph* zinc
  - **accompanied** by | **Prostate**; complaints of: sabal
  - **adhesions**, with: *Calc Clem* graph *Merc-c Nit-ac* sil spig staph *Sulph Ter*
  - **chronic**: absin asaf lac-f lar-d
  - **hypopyon**, with: ant-s-aur crot-t grin **Hep** *Merc Merc-c* **Sil** sulph *Thuj*
  - **injuries**; after: acon *Arn* bell *Ham* led nat-sal rhus-t
  - **plastic**: *Acon* bry cinnb hep *Merc-c* rhus-t thuj
  - **rheumatic**: arn *Ars Bry* clem *Colch* coloc *Dulc* echi *Euphr* form grin *Kali-bi* kali-n *Kalm* led merc-c nat-m **Rhus-t** sol-t *Spig* syph *Ter Thuj*
  - **serous**: apis *Ars* bry cedr *Gels* merc merc-c spig
  - **syphilitic**: Arg-n *Ars Asaf Aur Aur-m Cinnb* clem *Hep* iod kali-bi **Kali-i** kalm *Merc* **Merc-c** merc-cy *Merc-i-f* **Nit-ac** petr sil *Staph* sul-i sulph syph *Thuj* zinc
    - **accompanied** by:
      - **bursting** pain | **Eyeball**, temple and side of face; in: **Staph**
      - **bursting** pain in eyeball, temple and side of face: **Staph**
  - **tubercular**: *Ars* bar-i kali-bi sulph syph tub
- **Keratoconjunctivitis | phlyctenular**: aethi-a *Ant-c Ant-t* apis ars aur bar-c bar-i calc calc-hp calc-i calc-pic calc-s cham con crot-t euphr graph *Hep* ign *Ip* kali-bi lach lister merc merc-c merc-d *Merc-n*

Inflammation – Keratoconjunctivitis — Eye — Injected

- **Keratoconjunctivitis – phlyctenular**: ... merc-pn morb morg-p *Nat-m* nux-v puls pyrog **Ran-b** rhus-t *Sep* sil sulph thuj vac
- **Lachrymal** ducts: acon apis arg-n *Calc Fl-ac* graph hep iod kali-bi *Nat-m* nit-ac **Petr Puls** *Sil Stann*
  - children; in | **newborns**: Sil
- **Lachrymal** glands: acon *Ant-c* apis *Cupr* fl-ac hep iod **Puls** rhus-t *Sil*
- **Lachrymal** sacs (= dacryocystitis): apis arum-t fl-ac *Graph* hep hip-ac iod *Merc* nat-c **Petr Puls Sil** *Stann*
- **Lids** (= blepharitis): *Acon* act-sp aethi-a am-c anac **Ant-c Apis Arg-met Arg-n** *Ars* ars-s-f arund asar asc-t atro bac bar-c bar-s bell berb borx bry *Calc* **Calc-s** cann-s canth *Carb-an* carb-v **Carbn-s** caust cham chrysar cimic *Cinnb* clem *Cocc* com con crot-t *Dig* dulc dys euph euphr gels **Graph** *Hep* hip-ac hist *Hydr* hyos ign influ *Iris* kali-ar kali-bi *Kali-c* kali-s kali-sil kreos lach lil-t **Lyc** m-ambo m-aust mag-c **Med** meph **Merc** merc-i-f *Merc-pr-r Mez* morg-g nat-ar *Nat-c Nat-m Nit-ac* nux-v olnd **Petr** *Ph-ac* phos podo *Psor* puls **Rhus-t** rumx ruta sabad *Sang Sanic* sarr sars *Seneg Sep Sil Spig* spong stann **Staph** stram sul-ac **Sulph** syph **Tell** *Ter Thuj* tub tub-a upa (non: uran-met) *Uran-n* v-a-b vac *Valer* vario verat zinc zinc-p
  - **chronic**: *Alum* ant-c *Arg-n* aur bar-c *Borx* calc clem euphr **Graph** hep jug-c merc-c merc-pr-r petr psor sep *Sil* **Staph** *Sulph* **Tell**
  - children; in: ant-c
  o **Lower**: *Ars* bell cham hip-ac mag-c puls *Rhus-t* sulph
  - **Margins** of: *Acon Aeth* ant-c apis *Arg-met Arg-n* ars *Aur-m* bell *Borx Bov Cham* **Clem** *Dig* dulc euphr **Graph** *Hep Hydr* jatr-c kreos lach lyc med merc *Merc-c Merc-pr-f Plb* psor **Puls** *Rhus-t* **Sanic** sil *Seneg* sil *Spig* **Staph** stram *Sulph* syph **Thuj** upa uran-m *Valer* zinc
  - chronic: *Alum* ant-c *Arg-n* aur bar-c *Borx* calc clem euphr *Graph* hep jug-c merc-c merc-pr-r petr psor sep *Sil* **Staph** *Sulph* **Tell**
  - **Tarsi**: *Borx* clem **Euphr Graph** mag-m *Nat-m* **Petr Puls** sanic sep *Staph* **Sulph**
  - **Upper** | **right**: zinc
- **Meibomian** glands: **Bell** cham *Colch Dig Euphr Hep* indg kreos *Merc* phos psor puls *Staph* stram sulph
  - **suppurative**: *Con Phos*
- **Membrana** nictitans | **granular**: ars-i
- **Optic** nerve (= papillitis): *Apis* ars *Bell* carbn-s diph-t-tpt kali-i merc *Merc-c* morb nux-v *Phos* pic-ac plb *Puls* rhus-t sep santin sulfa tab thyr toxo-g
  - accompanied by | **Optic** disk; swelling of: bell bry dub gels hell nux-v puls verat-v
  - **descendens**; neuritis (See retina - neuroretinitis)
- **Orbits**:
  - **caries**; with: asaf aur calc calc-hp *Fl-ac Hecla* kali-i lyc merc mez nit-ac petr phos **Sil** sulph symph
  - **cellulitis**; orbital: acon apis ars bell bry **Hep Iod** kali-i lach merc **Phyt Rhus-t Sil** sulph

- **Inflammation – Orbits**: ...
  - **necrosis**; with: asaf aur calc calc-hp *Fl-ac Hecla* kali-i lyc merc mez nit-ac petr phos **Sil** sulph symph
  o **Periosteum** of orbit: asaf aur calc calc-hp *Fl-ac Hecla* kali-i lyc merc mez nit-ac petr phos **Sil** sulph symph
- **Retina**: *Ars* asaf aur bell ben-d bry *Calc* cina crot-h *Dub Gels* kali-p *Kalm Lach Merc Merc-c Phos* pic-ac plb *Prun* puls santin sec *Sulph* toxo-g
  - **albuminuria**: apis ars crot-h gels hep kali-i **Kalm Merc-c** nat-sal phos plb sal-ac
  - **pregnancy** agg; during: kalm
  - **apoplectic**: glon lach
  - **chronic**: crot-h gels kalm *Merc-c* nat-sal phos *Plb* sal-ac
  - **commotio** retinae *(➚Injuries)*: **Apis Arn** gels **Hyper**
  - **diabetic**: sec
  - **hemorrhagic** *(➚Bleeding - retinal)*: arn **Bell Crot-h Dub Lach Merc-c Phos**
  - **leukemic**: nat-s thuj
  - **neuroretinitis**: ars cupr merc-c vanad
  - accompanied by | **hyperemia** of retina: acon ars aur **Bell** bry cact chinin-s con **Dub** ferr-p **Gels** kali-i kali-m lach merc napht nux-v **Phos** puls sec spig sulph verat-v
  - **overexertion** of eyes; after: sulph
  - **pigmented**: lyc nux-v phos sulph
  - **pregnancy** agg; during: gels
  - **punctata** albescens: bell kali-c merc-c merc-i-r napht naphtin sulph
  - **rapid**: kali-i thuj
  - **syphilitic**: *Asaf Aur* iod *Kali-i* merc **Merc-c** nit-ac
- **Retrobulbar**: alco ars cann-i chinin-s ferr-p iodof kali-p nitrob *Nux-v* plb stram tab terebe
- **Sclerae** *(➚episclera)*: acon ars aur aur-m bar-c bell bry chinin-m *Cocc* ery-a hep hura kali-i *Kalm Merc* merc-c plb *Psor* rhus-t sep spig ter *Thuj*
  - **stitches** and aversion to sunlight; with: nux-v
- **Tenon's** capsule: bry kali-i **Kalm** puls rhus-t
- **Trachoma** *(➚conjunctiva - granular)*: acon alum alumn apis *Arg-n* *Aur* aur-m bell calc chinin-m cupr cupr-s euphr kali-bi merc merl *Nat-m Nit-ac* nux-v phos puls rhus-t sang sep staph sulfa sulph thuj
- **Uvea** (= uveitis): arn **Aur Bry Gels** hep **Kali-bi** kali-i merc **Rhus-t** sil streptoc toxo-g

INGROWING EYELASHES (See Hair - ingrowing)

INJECTED: acon aesc all-c ant-t apis arg-n *Arn* astac aur-m bapt bar-m *Bell* bry bufo camph cedr *Clem* con cub cycl ferr ferr-ar ferr-p **Glon** *Hep* **Kali-bi** led meph *Merc* merc-i-r mill nat-m *Nux-v* verat-v vesp
o **Canthi**:
  o **Inner**: euphr laur nat-p
  - **Outer**: sars
- **Conjunctiva**: apom
  - **dark** vessels; full of: aesc alumn *Apis* arg-n ars ars-h bar-m *Bell Calc Calc-p Camph* cann-i cann-s

404 ▽ extensions | O localizations | ● Künzli dot

| Injected | Eye | Itching |

- **Conjunctiva** – **dark** vessels, full of: ...
    Carbn-s Chinin-s Chlol clem *Con Cop Crot-c Crot-t Euphr Ferr Graph Ham Hep Ip* kali-ar *Kali-bi* kali-c *Kali-i* kali-p kali-s *Lach* lyss merc *Merc-c Mez* morph *Morph-s Nat-ar* **Nat-m** *Nux-v Op* phos podo sang sec sep *Sil* spig stram stry sul-ac *Sulph* tarent thuj visc
    : **morning**: *Mez*
    : **headache**; during: *Bell* glon meli nux-v sang
    : **menses**; before: puls
- **Cornea**: *Aur Graph* hep *Ign* ip *Merc* plb

INJURIES; after *(↗Inflammation - retina - commotio)*: acon *Arn* art-v *Bry* calc calc-s calc-sil calen canth cic *Cine* coc-c coch con erig *Euphr* ham hep hyper kali-bi *Led* nit-ac petr phys puls *Rhus-t* ruta sil *Staph* sul-ac sulph *Symph* thuj
- **bloodshot** (See Ecchymosis)
- **blunt** instrument; from: *Arn*
- **foreign** body; from: **Acon** *Arn Calc* coc-c *Hep Sil Sulph*
- **incisions**: staph
- **lacerations**: asar hyper staph
    • **painful**: asar
- **penetration**: hyper
○ **Bone** (See orbits)
- **Conjunctiva**: acon *Arn Ham* lach led nux-v
- **Orbits**: acon arn ham led ruta symph
- **Retina**: acon *Arn* bell *Ham* lach led phos

INSENSIBILITY: ars carbn-o carbn-s chen-a cic crot-h dig hyos kali-br kali-p op *Stram*
- **coma**; with (See MIND - Coma - eyes - insensibility)
○ **Eyeball** | **right**: chen-a

INTOXICATED appearance (See FACE - Expression - intoxicated)

INVERSION of lids *(↗Hair - ingrowing)*: anan *Arg-n* (non: *Bor-pur*) *Borx Calc Graph* lyc *Merc Merc-c Nat-m Nit-ac* psor puls *Sil Sulph* tell zinc

IRITIS (See Inflammation - iris)

IRRITATION: amyg-p apis *Ars* canth *Caust* con cortiso *Euphr* fago ign iod lyc med merc-i-f nat-ar puls ran-s rhus-t ruta sang vanad
- **daytime** only: iod
- **morning**: apoc
- **afternoon**: bad
- **evening**: iod lyc *Ruta*
    • **candlelight**; from: lyc
    • **reading** by light | **lamplight**: *Apis*
- **burn**; after: canth
○ **Canthi**:
    ○ **Inner**: allox
- **Conjunctiva**: *Acon Arg-n* sulph
- **Lids**: allox borx
    • **air**; in cold | **amel**: coff
    ○ **Margins** of: nat-c **Sulph**
- **Optic** nerve; (non: phos) phos-h

Irritation: ...
- **Orbits**:
    • **right**: bac
    ○ **Below**:
        : extending to | **Axilla**: bac

ITCHING: absin acon *Agar Agn All-c* allox *Alum* alum-sil am-c am-m ambr anan *Ant-c* ap-g *Apis Arg-met Arg-n* ars ars-met arund asaf asc-t aspar aur aur-m *Bar-c* bar-i *Bar-m* bar-s bell berb borx bov bry bufo cadm-met *Calc* calc-p calc-s calc-sil cann-s canth carb-an *Carb-v* carbn-s casc *Caust* chel chim chin cist clem coloc con cop cortiso croc cupr cycl diosm elaps eug *Euphr* fago ferr ferr-i gamb gels grat hep hura hydro-v ign iod *Kali-bi* kali-c kali-n kali-s *Kalm* kreos lach lachn laur lob *Lyc* lyss m-ambo m-arct m-aust mag-c *Mag-m Manc* mang meph *Merc* merc-c *Mez* mosch *Mur-ac Nat-c Nat-m* nat-p nat-s nicc nit-ac *Nux-v* ol-an olnd osm paeon pall *Petr* ph-ac *Phel Phos* phyt plat psor **Puls** pycnop-sa ran-b rhod rhus-t ruta sang sars sep sil *Sin-a Sin-n* spig squil stann stram stront-s **Sulph** tarent tell verat vesp viol-t *Zinc*
- **left**:
- ▽ **extending** to | **right**: cench
- **morning**: agar am-c calc-s caust dios fago meph nat-c *Nat-m Nat-s Sulph*
    • **rising** agg; after: nat-m
- **forenoon**: *Sulph*
    • **11 h**: nat-c
- **evening**: *Acon* calc calc-p *Cupr* dios erig eug euph ferr *Gamb* mag-c meph *Merc-c* pall phos plat **Puls** sil **Sulph** vesp
    • **rubbing** | **not** amel: pall
- **night**: ars sulph
- **air**; in open:
    • **agg**: staph
    • **amel**: **Puls**
- **biting** from rubbing: ruta
- **cold**:
    • **applications** | **amel**: *Puls*
- **corrosive**: ars
- **coryza**; during: caps *Gels* sin-n
- **dinner**; after: mag-c
- **exertion** of the eyes agg: *Rhus-t*
- **fever**; during: cedr
- **gnawing** (See Pain - gnawing - itching)
- **house**; in: ran-b
- **lachrymation**; with | **rubbing**; from: nat-c ruta
- **light**; from:
    • **agg**: anan
    • **gaslight** | **agg**: *Phyt*
- **moistening** eye amel: nat-c
- **pressure** upward amel: bell
- **reading** agg: carbn-s
- **rubbing**:
    • **agg**: *Kalm* kreos sulph
    • **amel**: agar am-c *Caust* euph *Euphr* mag-c mag-m nat-c *Nux-v* ol-an phos spig spong stann stram sulph zinc

All author references are available on the CD 405

Itching

- **stool** agg; after: carbn-s
- **warm**:
  - **bathing** | **agg**: *Mez*
  - **room** | **agg**: *Puls Sulph*
- ○ **About**: agn apis ars aur-s berb *Carb-v* con lach lyc pall sars til
- **Below**: nat-m spong
- **Canthi**: aeth agar **Alum** *Ant-c* ap-g apis **Arg-met** *Arg-n* arn ars asc-t *Aur* aur-s bell benz-ac berb borx **Calc** carb-v *Caust* cina cinnb clem *Con* crot-c *Euph* Euphr ferr-ma *Fl-ac Gamb* graph hell *Hep* hyos iod kali-bi led *Lyc* m-ambo mag-c *Mosch Mur-ac Nat-m* nux-v petr ph-ac phos plat plb prun psor *Puls* ruta sep staph *Stront-c* succ-ac *Sulph* trom zinc
  - **evening**: mag-c ph-ac puls
  - air; in open:
    - **agg**: staph
    - **amel**: gamb
- ○ **Inner**: **Alum** alum-p ap-g *Apis Aur* bell borx calc carb-v *Caust* chel chlol cimic cina *Cinnb* clem *Con* cycl fl-ac *Gamb Graph* grat guare hyos lach laur led *Lyc* m-ambo m-arct mag-c **Mag-m** mez mur-ac nat-ar *Nat-m* nit-ac nux-v ol-an osm ph-ac phos *Psor Puls* rhus-t *Ruta* sep stann staph *Stront-c Sulph* syph tab verat *Zinc*
  - **left**: agar apis carb-v caust dios hyos kali-n lach lachn laur lob mez nat-c nat-m osm prun sil
  - **morning**: sep
  - **evening**: dios fl-ac *Puls*
- **Outer**: ant-c aur-m benz-ac bry carb-v cina cinnb com euph euphr fago form hyos m-ambo mez mosch *Nat-m* prun puls rhus-t sep squil *Sulph* tarent tax upa
- **Eyebrows** (See FACE - Itching - eyebrows)
- **Lids**: agar agn alum alum-p ambr ambro anag ang apis **Arg-met** arg-n ars asaf asc-t aur aur-m aur-s bell berb bros-gau bry bufo cadm-met *Calc* camph carb-an carb-v carbn-s *Caust* chin cina cocc con croc *Crot-t* cycl dros euph *Euphr* gal-ac gamb *Graph* helo helo-s *Hep* iod kali-ar *Kali-bi* kreos led lob lyc m-ambo m-arct m-aust mag-m *Merc Mez* **Morph** nat-c nat-p nux-v olnd paeon pall par *Petr Ph-ac Phos* psor **Puls Rhus-t** ruta *Sep* sil sin-n spong staph succ-ac **Sulph** tarent **Tell** ter verat vesp vinc zinc zinc-p
  - **right**: *Apis* bros-gau croc kali-c nat-c phos psor
  - **left**: apis chin nat-c
  - **daytime** only: *Phos* **Sulph**
  - **morning**: carb-v nat-c nux-v
  - **evening**: *Mez* phos **Puls**
  - **rubbing**:
    - **amel**: staph
- ○ **Lower**: carb-v caust lach petr ruta sul-ac
  - **Margin**: agar alum am-c *Ambro* asaf bar-c bry *Calc Carb-v* chin con euphr fago *Gamb* graph grat jatr-c kali-bi kali-c kreos lyc mez *Morph* nat-ar nat-p *Nat-s* nux-v phos prun **Puls** pycnop-sa rhus-t sel *Sep* sin-n **Staph** succ-ac *Sulph* tell zinc
- **Tarsi**: calc clem kali-bi mez puls sabad sel sep staph

Eye

Itching – Lids: ...
- **Upper**: agn ang bar-c bros-gau carb-an cina con croc *Lyc* sil staph
- **Orbital** arch: kali-n nat-m

JERK in right lid; burning: sulph

JERKING of the muscles of the eyes (See Movement - convulsive)

KEEP the eyes open; difficult to (See Opening - difficult - keep)

KERATITIS (See Inflammation - cornea)

KERATOCONUS (See Conical)

LACHRYMATION *(➚Discharges - lachrymal; Tears)*: absin acet-ac *Acon* act-sp aesc *Agar* agn *Ail* **All-c** all-s aloe *Alum* am-c am-m ambr *Ambro* amph anac ant-t antip *Apis* apom aran-sc *Arg-n* arist-cl arn *Ars* ars-i ars-met ars-s-f art-v arum-t arund *Asar Aur* aur-ar aur-i aur-s bapt bar-c bar-s **Bell** berb borx bov *Brom* bros-gau bry buth-a cadm-s **Calc** calc-i calc-p camph *Cann-s* canth **Caps Carb-ac** carb-an *Carb-v Carbn-s* caul *Caust* cench *Cham Chel* chin chinin-ar chlol chlor cimic cina cinnb clem coc-c coff *Colch* coloc *Com Con* cor-r cortiso *Croc Crot-c Crot-t Crot-t* cupr-ar daph dig dios diosm *Elaps* eug *Eup-per Euph* **Euphr** *Ferr* ferr-ar *Ferr-i Ferr-p* **Fl-ac** formal gamb gels glon *Graph* grat guare *Ham* hell helo helo-s *Hep* hydr hydro-v *Ign Iod* ip jab kali-ar *Kali-bi Kali-br Kali-c Kali-i* kali-n kali-p kali-s kreos *Lach* lachn lat-m laur *Led* lil-t *Lyc M-ambo* m-arct m-aust *Mag-c* mag-m mag-p mag-s meny **Merc** *Merc-c Merl Mez* mill morb mosch mur-ac muscin naja narc-ps nat-ar *Nat-c* **Nat-m** nat-p *Nat-s* nicc **Nit-ac** nux-m *Nux-v* ol-an olnd **Op** osm *Par* pert petr ph-ac **Phos** phyt pitu-p plat *Psor* **Puls** ran-b ran-s rheum *Rhod* **Rhus-t** rosm *Ruta Sabad* sabin *Sang* sangin-n sanic sars sec sel *Seneg Sep Sil* sin-n *Sol-ni* sphing *Spig Spong* squil stann staph stict *Stram* stront-c stry succ *Sul-ac* **Sulph** sumb syph *Tarax* tax tell teucr *Thuj* tub-a ust valer *Verat* verat-v viol-o visc xan *Zinc*
- **right**: acon ars brom calc calc-sil chin graph *Hyos* kali-n lyc mag-c nit-ac sang sep spig stram verb vesp
- **left**: abrom-a arum-t bros-gau calc-s carb-ac carb-v cench chin-b clem *Coloc* dios elaps *Ign* mag-c phys sin-n thuj (non: uran-met) uran-n
- **daytime** only: **Alum** bry lyc sars sep zinc
- **morning**: alum am-m bell borx bung-fa *Calc* carb-an kali-n kreos lachn mag-c merc nat-ar nat-c nat-m nicc phel phos **Puls** rat rhus-t *Sep* staph **Sulph** zinc
  - **early**: calc *Puls Sulph*
  - **waking**:
    - after | **agg**: alum
    - **on**: nat-ar sep zinc
- **forenoon**: nat-c squil
- **afternoon**: lyc
- **evening**: acon all-c asar bung-fa calc eug euphr mag-m merc nicc phos *Rhus-t Ruta Sep* ter **Zinc**
- **night**: acon all-s am-c am-m *Apis* arn ars bar-c chin gels hep nit-ac phos psor ran-s **Zinc**

Lachrymation – abundant   **Eye**   **Lachrymation – sensation**

- **abundant** (See profuse)
- **accompanied** by:
  - **blurred** vision (See VISI - Blurred - accompanied - lachrymation)
  - **dryness**; sensation of (See Dryness - sensation - accompanied - lachrymation)
  - **measles** (See SKIN - Eruptions - measles - accompanied - coryza)
  - **sneezing**: just nat-m sabad
  - **stricture** of lachrymal duct (See Stricture)
  - **swelling** | **Lachrymal** glands (See Swelling - lachrymal - accompanied - lachrymation)
  - **vomiting** (See STOM - Vomiting - accompanied - lachrymation)
  - o **Head**:
    - **complaints** of (See HEAD - Complaints - accompanied - lachrymation)
    - **pain** in (See HEAD - Pain - accompanied - lachrymation)
  - **Heart**; complaints of (See CHES - Heart; complaints - accompanied - lachrymation)
- **air**; in open:
  - **agg**: ail alum alum-p arn bapt bar-c bell bry **Calc** camph *Canth* carbn-s *Caust* chel chlor *Clem* cob coc-c *Colch* dios dulc euph *Graph* hyos lyc merc nat-ar *Nat-m* nit-ac petr phel **Phos** phyt *Puls* rheum *Rhus-t Ruta Sabad* sanic senec seneg *Sep* **Sil** staph **Sulph Thuj** ust verat vesp zinc zinc-p
  - **amel**: all-c chinin-s *Croc* phyt plat prun
- **amel**: prun
- **bending** head backward | **amel**: seneg
- **breathing** deep agg: graph
- **chill**; during: **Apis** bell elat euphr kreos *Mez* rhus-t sabad
- **closing** the eyes agg: berb spong
- **cold**:
  - **air** agg•: acon ars-i calc-sil cob dig echi elaps euphr eupi kali-sil kreos lyc phos **Puls** ruta sanic *Sep Sil* sul-i sulph thuj
  - **applications**:
    - **agg**: sanic
    - **amel**: *Puls*
- **contraction** of upper lid, from: spig
- **copious** (See profuse)
- **coryza**; during: acon agar agn **All-c** alum *Anac* anan *Arg-n* ars ars-i bry calc-s calc-sil carb-ac *Carb-an* **Carb-v** cench cham *Chin Dulc* euph **Euphr** iod jab kali-bi *Kali-c* lac-c lach lyc **Nux-v** *Phos Phyt Puls* ran-s *Sabad Sang* sin-n *Spig* squil staph **Tell** verat *Verb*
- **cough**; with: acon *Agar All-c* aloe arg-n arn *Bell* brom bry calc caps carb-ac carb-v cench chel cina cupr cycl *Eup-per* euph **Euphr** *Graph* hep ip kali-c kali-m kali-perm kreos m-ambo merc **Nat-m** op phel *Phyt* **Puls** rhus-t *Sabad* sil **Squil** staph sulph tub
  - **profuse** lachrymation, with every paroxysm of cough: arn
  - **whooping** cough: all-c *Caps Graph Nat-m*
- **dreams**; during: plan
- **eating**; while: ol-an zinc

- **epiphora** (See profuse)
- **fever**; during: acon ail apis bell calc cham eup-per gels ign lyc petr **Puls** sabad spig spong stram sulph
- **gushing**: am-c aur chinin-ar eug ip rhus-t
- **headache**; during *(➚HEAD - Complaints - accompanied - lachrymation)*: agar apis arg-n asar bell bov carb-an carb-v chel com con eug euphr hep *Ign* ind kali-c kali-i lac-c lach lil-t merc mez nat-m osm phel **Plat Puls** rhus-r rhus-t spig spong stann stram sulph tax
- **itching**: ars senec
- **laughing** agg: carb-v nat-m phos
- **light**; from:
  - **agg**: **Con** dig kali-c kreos puls spong
  - **bright** light | **agg**: ail arist-cl chel *Chinin-s* dig *Kreos Mag-m* sabad spong
  - **sunlight** | **agg**: bros-gau bry graph ign sang staph
- **looking**:
  - **fire**; at the: ant-c chel *Mag-m Merc* sabad
  - **steadily**: *Apis* chel cinnb echi euph euphr ign ip kali-c kreos nat-ar osm plat psor *Seneg* spong tab
  - **sun** agg; at: staph
- **lying** agg: euphr
- **menses**:
  - **before** | **agg**: euphr
  - **during** | **agg**: calc euphr phyt zinc
- **music**; hearing: graph
- **nose**:
  - **biting** pain in; from: aur
  - **itching**; from: mag-m plat
- **opening** the eyes:
  - **agg**: *Kali-bi* **Rhus-t**
  - **forcibly** agg: acon *Apis Con Ip Merc-c Rhus-t*
- **pain**; from: chel cinnb lach mez nat-m plan puls ran-b sabad
  - **eye**, in: aml-ns aphis calc chel cimic *Coloc* ferr gels hep ip lac-d lac-f mag-c mag-m meny nat-c rheum spig stann sulph thuj
  - **lid**; right: xan
- **face**; in: bell ip lach nux-v plan puls spig verb
- **nose**, in: anac aur mag-m
- **other** parts of body; in: acon ferr *Sabad*
- **sciatic** nerve; in (See EXTR - Pain - lower limbs - sciatic - accompanied - lachrymation)
- **supraorbital** region; in: mez
- **throat**, in: sep
- **profuse**: abrom-a all-c calc **Euphr** graph hep med merc *Merl Nat-m* plb sil *Sin-n* squil tong
- **reading** agg: *Am-c* arist-cl *Carbn-s Croc* elaps grat hera ign nat-ar nat-m nit-ac olnd phos ruta *Seneg* sep still stront-c sul-ac
- **rising** agg: visc
- **room** agg: agn asar caust *Croc* dig phos syph
- **rubbing**; after: nat-c ph-ac ruta sep
- **sensation** of: ars nit-ac spig

All author references are available on the CD   407

Lachrymation – sleep | Eye | Movement

- **sleep**; during | **Canthi**; outer: psil
- **snow**; from: acon
- **stool** agg; during: carb-an **Phos**
- **sun** agg; in: bry
- **suppressed**: sec
- **swallowing** agg: arg-n
- **tickling** larynx; from: chel
- **tiredness**; from: visc
- **urination**:
  • during: *Clem* **Phos**
- **vomiting**:
  • before: apom
  • with (See STOM - Vomiting - accompanied - lachrymation)
- **walking** in open air agg: bapt
- **warm** room agg: *All-c Phos*
- **weakness**; from: visc
- **weather** agg; wet: crot-h graph
- **wind** agg●: calc **Euphr** lyc *Nat-m* phos **Puls** rhus-t ruta sanic sep *Sil* sulph *Thuj*
- **writing**:
  • after: ferr
  • agg: *Calc* ol-an staph
- **yawning** agg: abies-n ant-t bar-act bar-c bell calc-p ferr hell ign kali-c kreos mag-p meph *Nux-v* ph-ac plat rhus-t *Sabad* sars staph tub viol-o
○**Affected** side agg: lach nat-m nux-v puls spig
- **Canthi**:
  ○ Outer | sleep; during (See sleep - canthi)

LARGE; feels too: *Ars Guaj Mag-c Mez Ph-ac* plb *Seneg* sep sulph thuj
○**Eyeballs**: nat-m

LENS after cataract surgery; to absorb: seneg

LIGHT; from:
- agg (↗*Photophobia*): acon all-c apis arg-n *Ars* asar bell **Calc** carb-an clem colch dig **Euphr** ip kreos lyc mag-m mang merc-c mur-ac nit-ac **Nux-v** phos **Puls Rhus-t** sars staph sulph thuj
- **amel**: *Am-m*
- **artificial** light | agg: ars calc calc-p carb-an cina croc *Dros* **Euphr** glon graph hep jab *Lach* laur lyc mag-m mang *Merc* mez nat-s nux-m petr ph-ac phos phyt pic-ac plat podo **Puls** *Ruta* sars seneg **Sep** sulph
- **bright** light | **agg**: clem
- **moonlight** (↗*MIND - Moonlight*):
  • amel: *Aur*

LINE:
- **fine** line under margin of lower lid: asaf lil-t mosch nat-m
- **transverse** line through middle of upper lid | children; in: **Nat-m**

LONG lashes (See Hair - eyelashes - long)

LOOKING (↗*VISI - Exertion of*):
- **distance**, agg; into: dig euphr ruta
- **downward**:
  • agg: acon alum bell nat-m stann

Looking – downward: ...
  • **amel**: bar-c sabad
- **fire**; at the: apis mag-m *Merc* nat-s
- **intently**:
  • **amel**: petr
- **light**; at:
  • **sun**; into the: *Apis* graph *Lyc* seneg
- **one** eye only; with: phos til
- **paper**; at pieces of | **agg**: calc-s
- **steadily** (↗*VISI - Exertion of*): agar apis cadm-s calc caust croc *Merc Ruta* spong thuj
- **upward**:
  • **agg**: alum *Ars* bell carb-v *Chel* colch puls sabad sabin sars sulph
  • **cannot**: arund
- **white** objects agg; at: apis graph *Lyc*

LOOSE, sensation as if: all-c bell *Bry* camph *Carb-an* carb-v caust con dros guaj ign kali-bi **Lach** laur led ph-ac ran-b rhod

LUMP:
- **sensation** of a lump | **Canthi**; outer: sul-ac

LUPUS:
○**Eyebrows** (See FACE - Cancer - lupus - eyebrows)
- **Lids**: alumn kali-chl phyt
  ○ **Lower** lid: *Apis*

LUSTERLESS (See Dullness)

MACULAR DEGENERATION (See Atrophy - choroid; Inflammation - choroid)

MELANOSIS: *Aur*

MELT away; feel as would: ham

MEMBRANE drawn over eyes; sensation as if: apis caust croc daph puls rat

MENSES:
- **during** | **agg**: acon alum am-c apis *Ars* **Bell** bov brom **Calc** cann-xyz carb-an *Castm* caust cedr cham chel chin cic cimic cinnb colch croc crot-t cycl elaps euph gels glon graph hep hyper ign kali-c lyc **Mag-c** mag-m merc mosch naja nat-m *Nit-ac* nux-m nux-v phos phyt plat *Puls* rhod sep verat-v *Zinc*

MOONLIGHT; eye symptoms amel by (See Light - moonlight - amel.)

MOTION:
- **agg**: agar *Bry* chin *Gels* influ kali-bi led *Nux-v* plb ran-b spig
- **eyelids**; of:
  • **agg**: *Ars Colch* coloc m-aust

MOVEMENT:
- **one** side: apoc phyt
- **constant**: agar arg-n *Bell* ben-n caust cham cupr hyos *Iod* kali-br kali-i mag-p phys sil *Stram*
  • **closed** lids, under: ben-n cupr zinc
- **convulsive**: acon *Agar* **Bell** bufo canth *Cham* chinin-s cic cocc coff cupr hyos ign *Kali-br* kali-cy *Lach* m-arct *Mag-p* spig sulph verat zinc

408 ▽ extensions | ○ localizations | ● Künzli dot

Movement   Eye   Open

- **convulsive**: ...
  - **delivery**; during: chinin-s
  - **light**; from: bell
  - **sleep** agg; during: hell op ph-ac
  - **waking**; on: coff
- **cyclophoria** (See rotary)
- **difficult**: am-c ang arn borx *Hep* lach laur *Spig*
- **direction**; in every (See constant)
- **easy** (= increased mobility): bell *Camph* con cupr *M-arct* Merc-c ph-ac
- **involuntary** (= nystagmus): *Agar* bell ben-n bufo *Calc* canth carbn-h caust *Cic* cupr gels hyos iod kali-i lach m-arct *Mag-p* meny *Nux-v* phys spig stram sulph syph zinc
  - **staring** ahead; when: ph-ac
- **irregular**: agar
- **pendulum** like, from side to side: **Agar** amyg *Ars Bell* ben-n benz-ac *Carbn-h* cic cocc con *Cupr* elaps *Gels* hyos ign jab kali-c kali-i mag-p nux-v phys puls sabad stram sulph zinc
- **rolling** (↗*rotary; Turned): aeth *Agar* amyg apis arg-n *Bell* ben-n *Bufo* camph *Caust* cham *Cic Cocc* colch con cori-m *Cupr Euphr Gels* hell *Hyos* kali-br kali-i lach lyss merc merc-c nat-ar op petr raph santin sec *Stram* stry tarent ter tub ust *Verat Zinc*
  - **closed**; with eyes: cocc cupr stict
  - **convulsions**; during: zinc
  - **drink**, at sight of: bell
  - **sideways**: *Ben-n* spig zinc
  - **sleep**:
    - during: aeth *Apis* ol-an puls
    - going to sleep; on | **agg**: aeth
    - up and down: benz-ac sulph
  - **upward**: *Acon* amyg anan *Apis* bell *Bufo* camph *Cic* cina *Cupr* hell *Lact Laur* mur-ac oena plat ter *Verat*
- **rotary** motion of the eyeball (↗*rolling*): colch rat seneg verat
- **sleep**:
  - **amel**: agar
  - **during**: aeth apis

MYDRIASIS (See Pupils - dilated)

NARROWING of intervals between lids: *Agar* ant-c arg-n *Arn* canth croc crot-h dig euphr nat-m nux-v rhus-t squil
- **left**: squil

NEAR the eyes; bringing objects | **aversion** to: fl-ac mang

NEURALGIA (See Pain - neuralgic)

NODULES in lids (See Tumors - lids - nodules)

NUMBNESS:
○ **Around** the eyes: **Asaf**
- **Mucous** membranes: *Kali-br*
- **Retina**: cina

NYSTAGMUS (See Movement - involuntary)

OBSTRUCTION | **Lachrymal** canal (See Stricture)

ONYX: *Hep Merc* rhus-t

OPACITY:
○ **Conjunctiva**: zinc
- **Cornea** (↗*Spots; Spots - cornea): Acon* agn ang *Apis* Arg-n asaf *Aur Aur-m Aur-s* bar-c *Bar-i* bar-s *Bell Bov* Cadm-s **Calc** calc-f calc-hp calc-i calc-p calc-sil *Cann-s Cann-xyz* caps *Caust Cham Chel Chin Cina* cine *Cinnb Cocc Colch* **Con** *Crot-t Dig* dulc euph *Euphr* helo-s *Hep Hydr Kali-bi Kali-c* kali-m *Kali-s* kali-sil *Lach* lepr *Lyc Mag-c Merc* merc-c *Merc-i-f Naphtin* **Nat-m** *Nit-ac* op phos plb podo puls rhus-t ruta sacch *Seneg Sil Stann* **Sulph** tarax *Tarent* thiosin tub *Zinc* **Zinc-s** zing
  - **right**: *Lyc Sil*
  - **left**: *Hep Sulph*
  - **accompanied** by | **cataract**: cine
  - **arcus** senilis●: acon ars calc *Cocc Coloc Kali-bi* kali-c **Lyc●** *Merc* merc-c mosch ox-ac phos **Puls SULPH●** vanad vario zinc
  - **diffuse**: calc-p
  - **punctuated**: kali-bi kali-chl kali-i
  - **smallpox**; after: *Sil*
  - **spots**; in: calc-f
  - **wounds**; from: *Euphr*
○ **Vitreous**: chlol chol colch *Gels* ham hep kali-i kali-n merc-c *Merc-i-f* merc-i-r morg-g *Phos* prun psor seneg *Sulph* syc thuj
  - **turbid**: chlol chol *Kali-i* phos prun *Seneg* sol-ni sulph

OPEN lids (↗*MIND - Prostration):* acon *Ang* ant-t apis aur *Bell* camph *Caust Cocc* crot-h *Cupr Dol* **Guaj** hydr-ac *Hyos* **Iod** *Laur* **Lyc** naja nat-m nux-m nux-v olnd *Onos Op Phos* phys plb rhus-t sol-ni squil *Stram* tanac thuj
- **one** side: ant-t chin ign verat
- **right** eye | **more** open than the other: staph
- **attack**; before an: *Laur*
- **coma**; with (See MIND - Coma - eyes - open)
- **delirium**; with: *Crot-h* op *Stram*
- **half** open: *Agar* alum amyg *Ant-t Apis* arn *Ars* ars-s-f *Art-v* bapt **Bell** *Bry* cadm-s cann-i *Canth* caps *Carbn-h Cham* chin cic *Cocc Coff Colch Coloc Crot-c Crot-h* **Cupr** *Dig* ferr ferr-ar ferr-m ferr-p *Gels* Hell *Hydr-ac* ign *Ip Kreos Lach* laur *Lyc* mag-m *Merc Morph Nat-m Oena* **Op** ph-ac phel *Phos* plb podo *Rhus-t* samb *Stram Sulph* ter thuj verat *Zinc* zinc-p
  - **left**: arn fl-ac squil
  - **coma**; with (See MIND - Coma - eyes - open - half)
- **convulsive**: op
- **diarrhea**; during: sulph
- **sleep**; during: ant-t arn ars bell bry caps *Cham* chin coloc ferr hell hyos ign ip laur lyc *Op* ph-ac podo *Samb* stram sulph thuj verat zinc
- **hard** to keep open (See Opening - difficult - keep)
- **must** keep the eyes open (↗*Opening - desire):* arn
- **and** look into the light: puls

409

Open — Eye — Pain

- **sensation** as if open:
  - **wide** open: carb-v fl-ac onos pip-m
  - **closed** lids are wide open (↗*Closed; Opening - unable):* phos sep
- **sleep**; during•: ant-t apis ars *Bell* bry cadm-s calc chin cic *Cocc* coloc con cupr cur dat-f diph ferr ferr-p ip *Lyc* op ph-ac phos puls samb stram sulph
- **spasmodic**: acon aeth ang apis arn aur **Bell** camph *Caust Cocc* crot-h dol euph *Guaj* hyos **Iod** *Ip* laur lyc lyss naja nat-m nux-m **Nux-v** op *Phos* plb rhus-t squil **Stram** *Stry* tarent
  - **delirium**; during: *Op Stram*
- **unable** to open the eyes (See Opening - unable)
- **unconsciousness**; during: cic *Op* ter
- **wide** open: plb stram
  - **delirious** speech; with (See MIND - Speech - delirious - eyes)

OPENING the lids (= raising lids):
- **aversion** to open them, fears it will agg the headache: phys
- **closing** in quick succession; and: agar chlf mygal
- **desire** to keep the eyes wide open (↗*Open lids - must):* onos
- **difficult**: **Acon** *Agar* alum ambr anan ang *Arg-met* arg-n **Ars Bell** *Borx* bov bry **Calc** caps carb-v **Caust Cham** *Chel Cina* cocc **Con** croc cupr dig elaps euph **Ferr** ferr-ar **Fl-ac Gels** hell hep hydr-ac hyos ign *Ip* kali-ar kali-c lach *Lyc* mag-c *Mag-m* **Merc** merl (non: nat-act) *Nat-c* nat-m *Nit-ac* nux-m *Nux-v* petr *Phos* puls rhus-t samb sep *Sil* spig spong stann sul-ac thuj verat *Viol-o* viol-t visc
  - **morning**• (↗*Agglutinated - morning):* ambr bar-c borx bov *Caust* con cortiso hep *Lyc* mag-c mag-m med nicc *Nit-ac Petr Ph-ac* psor rhus-t **Sep**• sul-ac
  - **waking**; on: *Cocc* kali-c
  - **night**: carb-v chel *Cocc* mag-m nat-m rhus-t **Sep**•
  - **dryness** of eyes; from: nux-m
  - **face**; during pain in: chel
  - **keep** the eyes open; hard to: ars bapt *Borx* bufo caust **Gels** helo helo-s hyos naja nat-ar ph-ac pic-ac
  - **sneezing**; after: *Graph*
  - **swallowing** | amel: ter
- **sneezing**; causes: **Graph**
- **unable** to (↗*Closed; Open lids - sensation - wide - closed):* abrot *Alum* alum-p am-c anan *Arg-met* ars ars-s-f *Aur* aur-ar bufo cadm-s carb-v *Cham Chel Con* gels hell hyos kali-c kali-n lach lyc mag-c merl nat-ar **Nux-m** *Nux-v* oena op petr ph-ac sil staph sul-ac syph *Tarent* thuj
  - **morning**: *Lyc* mag-m petr ph-ac staph thuj
  - **pressure** in forehead; from: ph-ac
  - **night**: ars carb-v cinnb *Cocc*
  - **sleeplessness**; during: nat-c
  - **waking**; on: *Merl* verat
  - **headache**; during (↗*Closing - must - pain - head):* euph nat-m nux-v petr ph-ac *Tarent*
  - **heaviness** in forehead; from: *All-s*
  - **menses**; during: *Cimic*
  - **sleeplessness**; with: nat-c

Opening the lids – **unable** to: ...
- **swelling** around the eyes; from: **Apis**
- **waking**; on: am-c *Merl*

OPENNESS; spasmodic (See Open lids - spasmodic)

OPERATION; after: *Acon* alum arn asaf asar bry croc ign *Led* mez rhus-t seneg staph stront-c thuj zinc

OPHTHALMIA (See Inflammation)

ORBITAL CELLULITIS (See Inflammation - orbit - cellulitis)

PAIN (↗*Stiffness):* **Abel** abrom-a absin *Acon* act-sp aesc aeth agar **Agn** ail alf *All-c* allox *Aloe Alum* alum-p alum-sil alumn am-br *Am-c* am-m *Ambr* ammc amph *Anan* ang anh ant-c ant-t aphis *Apis Apoc* arag aran *Arg-met Arg-n* arist-cl *Arn Ars* ars-i ars-met ars-s-f arum-t arund *Asaf* asar asc-t aspar aster *Atro* **Aur** aur-ar aur-i aur-m aur-m-n aur-s bad bapt *Bar-c* bar-i bar-m bar-s **Bell** benz-ac benzol *Berb* beryl *Bism Borx* bov brom bros-gau **Bry** bufo bufo-s bung-fa cadm-s cain calad *Calc* calc-i *Calc-p Calc-s* calc-sil *Camph* cann-i *Cann-s* canth *Caps Carb-ac* carb-an carb-v *Carbn-s* carc carc-m *Carl Caul Caust Cedr* cench *Cere-b* **Cham** *Chel Chen-a* chim **Chin** chin-b chinin-ar chinin-m *Chinin-s* chion *Chlol* chlor chr-o cic *Cimic* cina *Cinnb Cist Clem* cob cob-n *Coc-c* coca *Cocc* coff *Colch Coloc Com Con* copa *Cop* cor-r *Corn* cortico cortiso *Croc* crot-c *Crot-h Crot-t Cund Cupr Cur Cycl* daph *Dig* dios dirc dor dros echi *Elaps* ery-a esin eug eup-per *Euph Euphr* eupi fago ferr *Ferr-p* ferr-i ferr-m *Ferr-p* fl-ac form fum gamb *Gels Glon* gran *Graph* grat grin *Guaj Guar Guare* gymne gymno *Ham* hed hedy hell *Hep* hist hom-xyz hura *Hydr* hydr-ac hydrc hydro-v hyos hyper iber *Ign* ilx-a ind indg indol iod ip jab jug-c jug-r juni-v *Kali-ar* kali-bi *Kali-c* kali-chl kali-i kali-m *Kali-n Kali-p* kali-s kali-sil **Kalm** kreos *Lac-ac Lac-c* lac-d lac-f *Lach* lachn lact lact-v lap-la laur *Lec* led lept lil-t limen-b-c lith-c lob **Lyc** lycps-v *Lyss* m-ambo m-arct m-aust mag-c mag-m *Mag-p* mag-s malar manc mang *Med* meli mentho meny meph **Merc** *Merc-c* merc-i-f merc-i-r *Merl Mez* mill mosch *Mur-ac* muru myric nabal naja naphtin nat-ar nat-c **Nat-m** nat-p *Nat-s Nicc* nicc-s **Nit-ac** *Nux-m Nux-v* oena ol-an olnd onos *Op* osm ox-ac paeon pall par passi *Petr Ph-ac* phel *Phos Phos-pchl Phys Phyt* pic-ac pilo pitu-a *Plan Plat Plb* podo *Prot Prun* psil *Psor Ptel Puls* pycnop-sa pyrog rad-met **Ran-b** ran-r ran-s raph rauw rheum *Rhod Rhus-t* rhus-v rob rumx **Ruta** sabad sabin **Sang** sangin-n santin *Sars* scroph-n scut sec *Sel Senec Seneg Sep Sil* sin-a *Sin-n* sol-ni **Spig** *Spong* squil *Stann* **Staph** stict stram *Stront-c* stry **Sul-ac** sul-i **Sulph** sumb symph syph tab tarax *Tarent* tax tep *Ter Teucr Ther Thuj* til tril-p tub upa urt-u usn ust valer verat verat-v verb vesp vib viol-o viol-t xan xanth xero *Zinc* zinc-p zing
- **one** side: syph
- ▽ **extending** to:
  - **Other** side: **Chin** nat-c syph
  - **burning**: **Chin** nat-c

▽ extensions | O localizations | • Künzli dot

Eye

Pain – alternating sides

- **alternating** sides: *Chin* lac-c nat-c
  - **burning**: *Chin* nat-c
- **right**: abrom-a ambr amph anag anan aphis *Apis* apoc arg-n ars bapt **Bell** bov bry calc-ar cann-i **Carb-ac** card-m cedr celt *Chel* cic coc-c colch *Coloc* **Com** cortiso croc crot-c crot-h dios dol erig *Ferr* fl-ac gran ign *Kali-c* kali-sil *Kalm* mag-c *Mag-p* med *Nat-m* pall phys *Prun* psor puls pyrog *Ran-b* rhus-t ruta **Sang Sep Sil Spig** *Sulph* tarent tell thuj til uran-n verat-v zing
  - **evening**: cortiso
    : **sore**: cortiso
  - **burning**: ambr ars bry sang
    : **cold** iron pierced through eye; as from a: til
  - **bursting** pain: sang
  - **cutting** pain: *Coloc* psor *Sulph*
  - **foreign** body; as from a: cortiso sulph
  - **lying** on left side agg: lac-f
  - **neuralgic**: sang thuj
  - **pressing** pain: apoc cann-i *Coloc* com crot-c *Ferr Fl-ac* ign kalm nat-m psor puls sang *Spig* zing
    : **outward**: apoc
  - **sand**; as from: abrom-a amph **Sep**
  - **sore**: *Chel* **Com Con** pyrog
  - **stitching** pain: arg-n bapt celt cic cortiso dios nat-m phys rhus-t
  - **tearing** pain: ambr bov colch croc gran mag-c *Prun*
  ▽ **extending** to:
    : **left**: bad
    : **Forehead**: kalm
    : **Occiput**: sang tub
  ○ **Around** right eye; in and: ambr
    : **tearing** pain | **short** jerks; in: ambr
- **left**: acon agar alum *Anac* arg-n *Ars Asar* asc-t *Aur* aur-m borx *Bry* calc-a camph carb-an *Caust* chel chim chin chin-b chinc cist coloc *Croc Elaps* elat gymno *Hep* indg lac-d lac-f *Lach* limen-b-c lyc mag-c mag-m mentho *Mur-ac* naja nat-p nicc onos ox-ac pall pic-ac psil psor *Puls* pyrog sep **Spig** stann stram *Sulph* syph tell the *Thuj* verat-v xan zinc zing
  - **accompanied** by:
    : **Head**; pain in left side of (See HEAD - Pain - sides - left - accompanied - eye)
  - **aching**: acon *Agar*
  - **burning**: alum
  - **cutting** pain: *Asar* borx calc-s caust lac-f nat-p
  - **foreign** body; as from a: alum carb-an
  - **grinding** pain: xan
  - **jerking** pain: agar lac-f
  - **lying** on left side agg: lac-f
    : **stitching** pain: lac-f
  - **neuralgic**:
    : **accompanied** by:
    : **Upper** limbs:
      . **right | numbness** of (See EXTR - Numbness - upper limbs - right - accompanied - eye - left - pain)
  - **pressing** pain: agar alum *Bry* calc-s camph *Coloc* gymno indg *Puls* sars spong stram sulph zinc zing

Pain – morning

- **left– pressing** pain: ...
  : **outward**: anac thuj
  - **sore**: podo pyrog
  - **splinter**; as from a: elat
  - **stitching** pain: borx chim chin chin-b cimic cist *Croc* lac-f *Mur-ac* psor sep *Spig* tell *Thuj* verat-v zinc
    : **followed** by | **itching** and tears: chin-b
  - **tearing** pain: agar caust *Chel* coloc nicc sulph thuj
  ▽ **extending** to:
    : **right**: croc lach mur-ac
    : **burning**: mur-ac
    : **stitching** pain: croc mur-ac
    : **washing**:
    . **amel**: mur-ac
    burning: mur-ac
    : **Ear**; left: aesc tub
    : **stitching** pain: aesc
    : **Vertex**: phos phyt
    : **stitching** pain: phos phyt
  ○ **Orbits**: Spig
- **daytime**: cimic
  - **stitching** pain: cimic
- **daytime** only: am-c ammc caust cob *Hep* **Kalm** lyc mang nat-c phos **Sang** sep sulph
  - **burning**: am-c hep *Mang* nat-c phos sulph
  - **drawing** pain: *Kalm*
  - **pressing** pain: caust lyc sep
  - **reading** agg: sul-ac
  - **burning**: sul-ac
  - **sore**: sulph
- **morning**: agar *Alum* am-c am-m *Ambr* apoc arg-n ars-met asar *Aur* aur-ar bell borx cadm-met calc calc-s caps carb-an carbn-s caust chel cimic con croc *Crot-h* dios elaps euphr fago *Ferr* form graph grat hep hura ign *Kali-bi* kali-c kali-n lachn lyc mag-m mag-s meph *Mur-ac* myric naja *Nat-ar* nat-m *Nat-s* nicc *Nit-ac Nux-v* paeon phel phos phys podo *Puls* rat rhod rhus-t sars seneg *Sep* sil sol-ni *Spig* stann stront-c stry sulph syph tarent thlas thuj valer zinc
  - **6** h: arg-met
    : **stitching** pain: arg-met
  - **7** h: *Puls*
  - **8-9** h: *Chin*
  - **aching**: arg-n *Form Graph* podo spig stry sulph
  - **begins** in morning, increases till noon and ceases in evening: **Kalm** *Nat-m*
  - **burning**: *Alum* am-c am-m calc calc-s caps carb-an carbn-s *Chel* dios elaps fago *Ferr* graph hep *Kali-bi* kali-n lachn lyc mag-m meph *Mur-ac* nat-ar **Nat-m** *Nat-s* nicc *Nit-ac* **Nux-v** phel phys rat rhod ruta sars *Seneg Sep* sil stront-c **Sulph** thuj **Zinc**
  - **contracting**: stry
  - **cutting** pain: hura
  - **drawing** pain: grat sep
  - **dust**; as from: thlas
  - **foreign** body; as from a: *Sulph*
  - **opening** the eyes; on: form ph-ac

411

Pain – morning

- **pressing** pain: agar bell borx calc caust con euphr graph meph *Nux-v* phos rhus-t seneg *Sep* thuj *Valer* **Zinc**
- **rising**:
  : **after** | **agg**: sep sulph thuj
  : **agg**: ars-met fago nat-c nat-m *Sulph* thuj
  : **burning**: ars-met fago nat-c nat-m *Sulph* thuj
- **sand**; as from: apoc lyc **Nat-m** *Sil* sol-ni *Sulph* syph thuj
- **sore**: cadm-met dios fago myric nat-ar sars
- **stitching** pain: arg-n croc *Crot-h* fago ign kali-p lyc nit-ac *Nux-v Sil* tarent thuj
- **tearing** pain: *Crot-h* mag-c mag-s
- **twilight**; in the: am-m
- **waking**:
  : **after**:
    : **agg**: hell
    . **stitching** pain: hell
  : **on**: agar alum alum-p am-c arg-n bry chel elaps ferr *Form* iod kali-p *Lach* nat-ar nat-m nicc **Nux-v** ol-an rat sars *Sep* staph sulph sumb thuj upa
  : 5 h | **pressing** pain (See night - midnight - after - 5 - pressing)
  : **aching**: nat-ar sumb
  : **burning**: alum alum-p am-c arg-n chel elaps iod nicc ol-an rat sars sep *Sulph*
  : **pressing** pain: agar bry nat-m *Sep* staph thuj upa
- **walking agg**: anac puls
  : **tearing** pain: anac
- **washing**:
  : **agg**: kali-n *Mur-ac Sulph*
  : **burning**: kali-n *Mur-ac Sulph*
  : **amel**: alum am-m mur-ac nicc
  : **burning**: alum am-m mur-ac nicc
- **working** amel: *Form*
- **forenoon**: am-m apis chel cimic con dios ery-a gels kali-bi kali-n kreos lach lyc nat-c phys phyt plat podo rumx sulph ust valer zinc
- **10 h**:
  : **noon**; until: *Chin* stann
- **11 h**: jac-g phys
- **aching**: cimic sulph
- **burning**: dios gels kali-bi nat-c phys *Sulph* ust valer
- **drawing** pain: podo
- **foreign** body; as from a: am-m dios sulph
- **pressing** pain: kali-n lach lyc plat
- **sand**; as from: chel con kali-n
- **stitching** pain: apis ery-a
- **tearing** pain: kreos
- **noon**: cham *Chinin-s* gymno ign kali-c sulph valer verat
  - **12.30 h**: nat-m
    : **burning**: nat-m
  - **burning**: gymno *Sulph*
  - **pressing** pain: cham ign kali-c valer verat
  - **tearing** pain: chinin-s

Eye

Pain – evening

- **afternoon**: all-c ars-met borx bry calc caust *Cham* chin *Cimic* coloc corn dig dios fago gamb grat jug-c kalm lachn lyc merc-i-f *Nat-c* nat-m *Nat-s* nicc petr ph-ac phos phys phyt rhod rhus-t sang seneg sep sil sin-n staph stry *Sulph Thuj* **Zinc**
- **13 h**: ars
- **14 h**: dios lyc phys sep
  : **nap**; after a: euphr
  : **pressing** pain: euphr
  : **siesta**; after: euphr
  : **tearing** pain: lyc sep
- **15 h**: mag-c
- **15 or 16 h**: *Com*
- **16 h**: caust gent-l hura **Lyc** sil
  : **16-20 h**: **Lyc**
  : **beer**; after: sulph
  : **pressing** pain: sil
  : **sore**: lyc
- **17 h**: mag-c nat-ar thuj
- **18 h**: euph phys
- **aching**: staph
- **burning**: borx caust corn gamb jug-c kalm merc-i-f *Nat-c Nat-s* nicc ph-ac rhod stry *Sulph Thuj* **Zinc**
- **closing** the eyes agg: cimic
- **drawing** pain: phys
- **menses**; during: nicc
- **burning**: nicc
- **pressing** pain: borx *Cham* chin coloc grat lachn phyt sil
- **rolling** upward or outward agg: sang
- **sand**; as from: bry
- **siesta** | **amel**: am-c
- **sitting** agg: phos
  : **stitching** pain: phos
  : **tearing** pain: phos
- **sore**: dios fago nat-m
- **stitching** pain: caust dig sin-n
- **tearing** pain: borx calc lyc phos sep
- **walking** agg: bell
  : **stitching** pain: bell
- **evening**: acon agar aloe alum alum-p alum-sil am-br am-c am-m ang ant-t apis *Ars* ars-met ars-s-f bapt borx bov *Calc Calc-s* camph cann-s carb-an *Carb-v Carbn-s Caust* cedr *Chel* chr-ac cinnb coloc com con cor-r croc *Crot-h* cycl daph dig dios erig eug euphr fago ferr gamb *Gels* glon graph hep hura hyper ign kali kali-bi kali-n kali-chl *Kalm* laur led lyc lycps-v mag-c mag-m mag-s meph merc mur-ac myric nat-ar nat-c nat-m nat-p *Nat-s* nicc nit-ac op ox-ac paeon pall *Petr* ph-ac phos phys pic-ac plat psor **Puls** ran-b rat rheum rhus-t **Ruta** sars seneg **Sep** sil *Stann Staph* stry *Sulph* tarent thuj verat verat-v viol-o **Zinc** zinc-p
- **18-20 h**: caust
  : **burning**: caust
- **19 h**: *Cedr* glon
- **20 h**: ham lac-ac stry
- **aching**: dios ferr merc myric paeon petr **Puls** rhus-t ruta **Sulph** verat-v

412 ▽ extensions | ○ localizations | ● Künzli dot

Pain – evening

- **air** agg; in open: glon kali-bi
  : **burning**: kali-bi
  : **pressing** pain: glon kali-bi
- **amel**: chel
  : **aching**: chel
- **bed**:
  : **going** to bed:
    : **after**: op upa
    . **burning**: op
    . **pressing** pain: upa
  : **in** bed:
    : **agg**: hipp
    . **stitching** pain: hipp
- **burning**: acon agar *Alum* alum-p alum-sil am-br am-c am-m ang ant-t ars bapt cann-s carbn-s *Caust* con cycl dios erig eug fago gamb graph hura kali-ar kali-bi laur led lyc mag-c mag-s meph mur-ac nat-ar nat-c **Nat-m** *Nat-s* nicc ph-ac phos pic-ac psor **Puls** ran-b rat *Ruta* seneg **Sep** sil *Sulph* thuj viol-o **Zinc** zinc-p
- **candlelight**; by: calc calc-caust carb-an graph ol-an *Petr* ph-ac **Ruta** seneg
  : **burning**: calc calc-caust graph ol-an ph-ac **Ruta**
  : **pressing** pain: carb-an *Petr* seneg
- **constricting** pain: rat
- **contracting**: agar euphr glon rhus-t
- **coryza**; during: sep
  : **stitching** pain: sep
- **cutting** pain: calc chr-ac
- **drawing** pain: bov phys
- **foreign** body; as from a: rheum *Sulph*
- **gaslight**; by: *Calc* carb-an petr phyt *Ruta* seneg
  : **burning**: phyt
- **light**; from: carb-an petr *Ruta*
  : **aching**: carb-an petr *Ruta*
- **looking**:
  : **fire**; at the: mag-m *Nat-s* phyt
    : **burning**: mag-m *Nat-s* phyt
  : **light**; at:
    : **agg**: amph **Lyc** plat
    . **stitching** pain: **Lyc**
- **lying** down:
  : **after**:
    : **agg**: *Carb-v* chel cocc
    . **aching**: *Carb-v*
    . **tearing** pain: chel cocc
  : **agg**: *Carb-v* fl-ac zinc
    : **amel**: nat-c
    : **burning**: nat-c
- **pressing** pain: aloe alum ang ant-t *Calc Calc-s* camph carb-an carbn-s coloc con croc euphr graph hep *Kalm* led lycps-v mag-m mur-ac *Nat-m* nat-s nit-ac *Petr* rhus-t sars *Seneg* spong *Staph* **Sulph** *Zinc*
- **reading**:
  : **agg**: agn alum ars-s-f *Calc* caust *Graph* mill nat-ar *Nat-m Nat-s* phys pic-ac **Ruta** sul-ac
  : **burning**: agn ars-s-f *Graph Nat-m* **Ruta** sul-ac

Eye

- **evening – reading – agg**: ...
  : **pressing** pain: alum mill *Nat-s*
  : **stitching** pain: caust mill pic-ac
  : **light**; by: mez sars
  : **pressing** pain: sars
- **sand**; as from: *Ars Calc* cor-r ferr kali-bi ox-ac petr **Puls** **Zinc**
- **sewing**: apis mez **Ruta**
- **sitting** agg: chinin-s
- **sore**: am-br calc-s cinnb com dios *Gels* lyc nat-p stry zinc
- **stitching** pain: borx *Caust Crot-h* hep *Kalm* **Lyc** *Merc* pic-ac spong *Stann* tarent thuj
- **sunset** to sunrise: syph
- **tearing** pain: calc *Chel* coloc crot-h hyper kali-c nat-c nat-m thuj
- **twilight**; in the: am-m nat-m stram sul-ac
  : **burning**: am-m stram sul-ac
  : **pressing** pain: *Nat-m*
- **walking** agg; after: **Sep**
  : **sore**: **Sep**
- **walking** and driving: plan
- **writing** agg: *Nat-m* sel wildb
  : **burning**: *Nat-m*
- **night**: acon alum am-m *Apis* ars *Asaf Aur* aur-ar *Bry* calc canth *Caust* chel *Chin* chinin-ar cimic cinnb cob cocc coloc *Con* croc *Crot-t* cycl dios eug euphr fago gels *Hep* ilx-a kali-ar kali-bi *Kali-c Kali-i Led* lyc **Merc** **Merc-c** merc-i-f nit-ac *Nux-v* **Plb** **Prun** puls *Rhus-t* sanic *Sep Spig* **Staph** stry sulph *Syph Tarent* thuj til vesp **Zinc** ziz
- **midnight**: merc
  : **before**:
    : **22 h**: arg-met
    . **stitching** pain: arg-met
    : **23 h**: euphr nat-m
    . **pressing** pain: euphr nat-m
  : **at**: ars merc
    : **stitching** pain: ars
  : **after**: ars sulph
    : **2 h | 2-5 h**: syph
    : **3 h**: spig
    : **4 h | waking**; on: *Nux-v*
    : **5 h**: stann
    . **pressing** pain: stann
    : **burning**: **Sulph**
- **aching**: *Bry* cob coloc merc merc-i-f
- **air** agg; in open: aur-m
  : **pressing** pain: aur-m
- **bed** agg; in: arn cimic **Merc** sil
  : **tearing** pain: **Merc**
  : **burning**: alum am-m **Ars** asaf *Con Crot-t* eug fago ilx-a kali-ar kali-c merc **Ruta** sanic stry sulph *Tarent*
  : **balls** of fire; like: **Ruta**
- **bursting** pain: staph
- **closing** the eyes:
  : **agg**: bell

All author references are available on the CD   413

Pain – night | Eye | Pain – breakfast

- **closing** the eyes – **agg**: ...
  - **aching**: bell
  - **amel**: nit-ac pic-ac
    - **aching**: nit-ac pic-ac
- **cutting** pain: *Merc*
- **drawing** pain: lyc
- **neuralgic**: plb
- **pressing** pain: alum chel *Cocc* croc cycl *Sep* Staph
- **reading** in bed, while: cycl
  - **burning**: cycl
- **sand**; as from: calc kali-bi **Zinc**
- **sore**: *Bry Cocc* dios gels
- **stitching** pain: acon *Apis* asaf *Caust Coloc Con Euphr* hep **Merc** prun rhus-t *Spig* tarent thuj til
- **tearing** pain: coloc **Kali-c Merc** nux-v *Plb* rhus-t
- **throbbing**: *Asaf*
- **waking** him or her from sleep: *Nux-v*
  - **tearing** pain: *Nux-v*
- **waking**; on: chel cycl
  - **pressing** pain: chel cycl
- o **Around** the eyes: *Acon* coloc
  - **tearing** pain: *Acon* coloc
- **abdominal** suffering, increases with: arg-n
- **accompanied** by:
  - **glaucoma** (See Glaucoma - accompanied - eye)
  - **myopia**: viol-o
  - **vertigo** (See VERT - Accompanied - eye)
  - o **Ear | inflammation** of: plan
  - **Eyeballs | dryness** of: **Sulph**
  - **Head**;
    - **pain** (See HEAD - Pain - accompanied - eye - pain)
- **aching**: abrom-a **Acon** aesc *Agar* ail alf allox aloe ant-t apis *Arg-met* arg-n arn **Ars** ars-s-f aur aur-ar *Bad* bapt bar-c bar-i bar-s *Bell* benzol bov brom *Bry Calc-p Calc-s* cann-s caps carb-v *Carbn-s Carl* caul cench *Cere-b* cham chel chin chinin-s **Cimic** *Cina* cob coc-c coca colch coloc cop cortico cupr dig dios dulc ery-a esin **Eup-per** euphr ferr ferr-ar ferr-i ferr-p form gels *Glon Graph* grat *Ham* hell *Hep* hydr-ac hydrc iod ip kali-bi kali-n *Kali-p* lac-d lach laur led lept lob lyc lyss mag-m mang *Med* mentho merc merc-i-r *Mez* myric naja nat-ar *Nat-m* nat-p nicc-s *Nit-ac* **Nux-v** onos osm paeon par petr ph-ac phel *Phos Phyt* pic-ac *Plan Podo* psor **Puls** rad-met ran-b *Rhus-t* rhus-v rumx *Ruta* sang scut sep sil **Spig** staph stront-c stry *Sulph* sumb syph tep thuj til ust valer verat verat-v xan xanth zinc
- **air**;
  - **agg**: *Chel*
  - **sore**: *Chel*
- **air** agg; draft of: hist
- **air**; in open:
  - **agg**: aur-m benz-ac berb clem euphr glon graph *Hep* kali-bi *Kalm* **Merc** merc-c nat-ar ol-an phel seneg *Sil Spig* sul-ac verat

- **air**; in open – **agg**: ...
  - **burning**: graph kali-bi *Merc* merc-c nat-ar ol-an sul-ac verat
  - **pressing** pain: aur-m *Clem* glon kali-bi seneg sul-ac
  - **stitching** pain: *Hep* kalm phel *Sil* spig
- **amel**: abrom-a **Arg-n** ars **Asaf** cortiso *Gamb* lac-c *Lil-t* nat-m *Phos Phyt Puls* sars *Seneg* sep
  - **aching**: *Seneg*
  - **burning**: asaf *Gamb Phyt* **Puls**
  - **drawing** pain: sep
  - **pressing** pain: *Asaf Phos Puls*
  - **sand**; as from: abrom-a sars
  - **stitching** pain: **Asaf** cortiso *Puls* sars
- **alternating** with:
  - o **Arm**; pain in left: plb ptel
  - **Ear**; pain in (See EAR - Pain - alternating with - eyes)
  - **Ovary**; pain in: sulph
- **anger**; after: coloc
- **bathing** the eyes:
  - **agg**: *Mur-ac Sulph*
  - **burning**: *Mur-ac* sulph
  - **amel**: am-m aur mur-ac nicc thuj
  - **burning**: am-m mur-ac nicc
  - **cold** water; in | **amel**: *Apis Asar Phos Puls* syph
- **bed** agg; in: arn mag-c mag-s **Merc**
  - **stitching** pain: arn
  - **tearing** pain: arn mag-c mag-s **Merc**
- **bending**:
  - **forward | agg**: *Coloc*
  - **head**;
    - **downward**:
      - **agg**: chel
      - **sore**: chel
    - **forward | agg**: hist
- **biting** (See burning)
- **blinking** (See winking)
- **blow**; from a: **Arn Symph**
  - **sore**: **Symph**
- **blowing** the nose:
  - **agg**: nit-ac
  - **amel**: aur
- **blunt** instrument; as from a (*dull*): carb-v cina
- **boring** pain: apis arg-n asaf *Aur* aur-m bism borx calc chinin-s coff *Coloc Crot-h Crot-t* elaps form hell hep kali-c *Merc* merc-c merc-i-f nat-m *Nux-m* phos puls spig stry tab thuj
- **breakfast**:
  - **after**:
    - **agg**: *Sulph*
    - **burning**: *Sulph*
    - **amel**: naja
    - **aching**: naja

Pain – bruised

- **bruised** (See sore)
- **burn**; after: canth
- **burning** (= smarting/biting): **Acon** aesc *Aeth Agar* agn ail **All-c** allox aloe **Alum** alumn am-c *Am-m* ambr ammc anan ang anh ant-t aphis **Apis** arag aran *Arg-n* arist-cl arn **Ars** ars-met arum-t arund *Asaf* asar aur aur-ar aur-m bapt bar-c bar-i bar-m bar-s **Bell** berb bism borx bov brom *Bry* bufo bufo-s bung-fa cain calad **Calc** calc-i calc-s calc-sil camph cann-i cann-s *Canth Caps* carb-ac carb-an **Carb-v Carbn-s** card-m *Carl Caust Cedr* cham *Chel* **Chin** chin-b *Chinin-ar Chlol* cic *Clem* cob coc-c coff *Colch Coloc* **Con** cop cortico croc *Crot-h Crot-t* cupr *Cycl Dig* dios dros elaps eug *Euph* **Euphr** eupi fago ferr ferr-ar ferr-i ferr-p fl-ac form *Gamb* gels glon gran *Graph* gymno hedy hell *Hep* hist *Hydr* hydro-v hyos hyper *Ign* ilx-a indol *Iod* ip jab jug-r *Kali-ar Kali-bi* **Kali-c** *Kali-i* kali-m kali-n kali-p *Kali-s* kali-sil kalm kreos *Lac-c Lach* lachn lact lact-v laur led lept lil-t *Lyc* lyss m-ambo m-arct *Mag-c Mag-m* mag-p malar manc mang meph *Merc Merc-c* merc-i-f *Merc-i-r Mez* mosch *Mur-ac* muru nat-ar *Nat-c* **Nat-m** nat-p *Nat-s Nicc Nit-ac* nux-m *Nux-v* ol-an olnd *Op* osm paeon par *Petr* **Ph-ac** phel *Phos* phys *Phyt* pic-ac pilo pitu-a plat plb podo *Prot* psor **Puls** rad-br **Ran-b** ran-r *Ran-s* raph rauw rheum *Rhod Rhus-t* rhus-v **Ruta** sabad sabin *Sang* sars *Seneg Sep* sil *Sin-n* sol-ni *Spig* spong *Stann* staph stict stram *Stront-c Stry Sul-ac* **Sulph** syph tab tarax *Tarent* tep *Teucr Thuj* til tub urt-u valer verat verb vesp vib viol-o viol-t **Zinc** zinc-p zing
  - **accompanied** by:
    : red discoloration of eyes: stront-c
    : **sneezing**: com
  - **alternating** with | **pressing** pain (See pressing pain - alternating - burning)
  - **dry** burning: arum-t croc
  - **itching** pain: calc *Kali-bi Lyc* **Puls**
  - **salt**; as from: nux-v
  - **sand**; as from: agar ambr **Caust** con ign iod mag-m merc *Nat-m*
  - **smoke**; as from: aeth *All-c* alum-sil ars *Croc* lyc mosch nat-ar nat-m nit-ac petr ran-b thuj valer
  - **weeping**; as from: croc
- **bursting** pain: am-br asar bell bry *Cimic Com* daph *Gels Glon* juni-c lac-ac mag-c par phos **Prun** puls *Seneg* spig *Staph* stram **Sulph**
  - **bubble**, like a: puls
  - **orbits**; as if bursting out of: usn
- **changing** | **dark** to light, and light to dark; from: *Stram*
- **chill**:
  - **before**: rhus-t
    : **burning**: rhus-t
  - **during**: **Acon** apis bell *Borx* calad calc canth caps cham coloc croc kreos lach led lyc mez rhod rhus-t seneg *Sep Tub*
    : **sore**: *Tub*
- **chronic** | **children**; in: ant-c
- **ciliary** neuralgia (See ciliary body - neuralgic)
- **clawing** pain: am-m

Eye

- **cleaning** eyes: ph-ac
  - **burning**: ph-ac
- **closed**; when: med
  - **pulled** out; as if being: med
- **closing** the eyes:
  - **agg**: agar allox am-m *Bell* calc canth *Carb-v* cimic clem con fago ham hell lac-ac lyc manc psil sars sep sil staph sumb
    : **burning**: agar am-m calc carb-v *Clem* ham lyc *Manc* psil sars sil
    : **drawing** pain: carb-v
    : **foreign** body; as from a: allox
    : **pressing** pain: *Bell* con sep *Staph*
    : **sand**; as from: allox sep
    : **stitching** pain: *Cimic* clem hell sars
    : needles thrust into eyeball; as if: cimic
    : **tearing** pain: sil
  - **amel**: allox arg-n *Chel* cortico *Lac-d* nit-ac ph-ac pic-ac plat sin-n
    : **aching**: allox cortico
    : **burning**: allox cortico
  - **forcibly**: sulph
    : **sore**: sulph
  - **must** close the eyes: *Aur* bar-c *Calc Mang* spig
    : **burning**: spig
    : **press** them in; with a sensation as if she should: calc
- **coition**; after: bart nat-m
- **cold**:
  - **air**:
    : **agg**: *Acon* asar chel cinnb *Clem* cob **Hep** mag-p nit-ac rhus-t **Sil** *Spig* thuj zinc
    : **sore**: chel *Sil* zinc
    : **stitching** pain: thuj
    : **amel**: *Arg-n* asar hist puls
    : **breathing** | **nose**; through: cor-r
  - **applications**:
    : **amel**: arg-n chel *Puls* spig sulph
    : **sore**: chel *Puls* sulph
  - **bathing**:
    : **amel**: *Apis* ars *Aur* nicc *Puls Sep* thuj
    : **burning**: *Apis* ars *Aur* nicc *Puls Sep* thuj
  - **washing**:
    : **amel**: *Apis Asar Phos Puls*
    : **pressing** pain: *Apis Asar Phos Puls*
  - **water** | **amel**: acon *Apis Asar Aur Form* lac-d nat-ar nit-ac *Phos* pic-ac *Puls* staph syph
- **congestion**; as from: nit-ac
- **constricting** pain: acon amph cham chlor elaps lyc naja nit-ac
- **contracting**: agar arg-met bism borx bov *Brom* crot-c dulc euphr glon hyper kali-i *Kali-n* m-aust merc-c nat-m nit-ac phys plb rhus-t sep sil spig squil *Verat*
- **convulsions**; from: dros
- **coryza**:
  - **during**: *Bell* lyc sep
    : **pressing** pain: lyc
  - **suppressed**: kali-c

Pain – cough | Eye | Pain – hay fever

- **cough**:
  - **during**:
    - **agg**: bry kali-chl kali-m lach pyrog seneg sul-ac
    - **pressing pain | outward**: kali-chl kali-m
    - **stitching pain**: *Seneg*
  - **with**: agar bol-la chin
  - **burning**: agar bol-la chin
- **covering** the eyes:
  - **hands** amel; with the: *Aur-m Thuj*
  - **tearing pain**: aur-m
  - **lightly** amel: hep
- **cramping** (See Spasms)
- **crushing**: acon asaf aur-m **Bry** chin clem crot-t cupr euphr hep mentho nit-ac olnd *Par Ph-ac* phos **Prun** ran-b rhus-t *Ruta* sang sep *Spig*
- **cutting pain**: act-sp am-c *Apis Asaf* asar atro aur aur-s *Bell* borx bry bufo cadm-s *Calc* calc-sil canth carbn-s caust *Chel Chin* cic *Cimic Colch Coloc* con crot-c *Cund* dros echi *Euphr* ferr-i graph hep ind iod kali-c lac-f *Lach* lyc *Merc* mosch mur-ac nat-p *Nux-v* ol-an petr phyt plb puls rhus-t sang sil spig staph *Sulph* tarent tub verat viol-t zinc
  - **inward**: acon act-sp *Asaf* bry *Coloc*
  - **outward**: cadm-s *Lach* sulph
- **darkness**:
  - **agg**: ph-ac
  - **pressing pain**: ph-ac
  - **amel**: bell *Chin* con *Euphr* lil-t *Nux-m* staph
  - **pressing pain** (*↗light - agg. - pressing*): *Bell* euphr staph
- **darting** (See stitching)
- **digging pain**: bell bism colch phos sep spig
- **dinner**; after: agar carb-v kali-bi mag-m mez nat-c ol-an phos seneg thuj zinc
  - **burning**: carb-v kali-bi mag-m nat-c thuj zinc
  - **drawing pain**: agar
  - **pressing pain**: agar mez phos seneg
  - **stitching pain**: nat-c ol-an
- **dragging**: apis *Caust* sep
- **drawing pain** (*↗Pulling*): *Agar* apis arn *Ars* ars-s-f asar bell borx bov calc-p *Camph* cann-s canth carb-v carbn-s *Caust* cham *Chel* cic cina *Colch* con cop croc crot-c *Cur Glon Graph* hell *Hep* hyos jug-c kali-ar kali-bi kali-c kali-p **Kalm** kreos lac-d lach lil-t lith-c lyc lyss m-ambo med *Naja* **Nat-m** nit-ac oena **Par** petr phos *Phys* plat plb podo puls ran-s rhod *Ruta* sabad *Seneg* sep sil *Spig* stront-c sulph syph tab thuj til *Zinc* zing
  - **accompanied** by | **Occiput**; pain in: *Carb-v*
  - **backward**: agar aster aur-m bell bov bry carbn-s cham *Crot-t* cupr gels *Graph* grin *Hep Lach Mez* nicc-s olnd *Par* petr phos plb podo prun *Puls* rad-br rhod *Rhus-t* seneg sep sil spig stry sulph zinc
  - **downward**: aeth
  - **outward**: aloe *Con* cop crot-c med phos
  - **sticking pain**: *Lach*
  - **string** to back of head or into the brain; as with a: *Crot-t* hep *Lach* **Par** plb ruta sil
- **dull pain** (*↗blunt*): apis carb-v cina croc

- **dust**; as from: ail ambr bar-c beryl cocc dig euphr ign kali-n lach lyc mag-m op rheum rhus-t sulph zinc
- **eating**:
  - **after**:
    - **agg**: ambr dig lyc sulph
    - **pressing pain**: sulph
    - **stitching pain**: ambr dig
  - **while**:
    - **agg**: meny
    - **pressing pain**: meny
- **exertion** of the eyes:
  - **after**: staph
  - **stitching pain**: staph
  - **agg** (*↗reading - agg.; writing; Strained*): Arg-n *Arn* aur-s bar-c bar-m bar-s *Bry Calc* canth carb-v *Chel* cimic con dros euphr graph ign jab kalm *Lach Mang* meph merc *Merl* mur-ac naja **Nat-m** nat-s *Nux-v Nux-v* onos *Petr* phos phys *Phyt* plat *Psor Puls Rhus-t* Ruta seneg sil *Spig Staph* stram
    - **burning**: bar-c bar-s dros jab **Nat-m** *Petr* **Ruta** staph
    - **bursting pain**: staph
    - **cutting pain**: merc petr
    - **fine** work; from: *Carb-v* cina coloc *Con Jab* merc mur-ac *Nat-m* Ruta seneg sulph
    - **pressing pain**: nat-s
- **exertion** of the eyes; as from: graph
- **fever**:
  - **before**: arn bell bry nat-c rhus-t spig
  - **during**:
    - **agg**: acon apis ars bell borx calc *Canth* carb-an carb-v cic *Coloc* dig hep hyos ip kali-c lach *Led* Lyc nat-c *Nat-m* nux-v op ph-ac puls *Rhod* rhus-t ruta sabad seneg sep spig stram sulph thuj **Valer** verat
    - **pressing pain**: kali-c nat-c sep thuj
  - **fine** work; during: arn *Con Ruta*
  - **pressing pain**: *Con Ruta*
  - **sore**: arn
- **followed** by | **sneezing agg**: aml-ns
- **foreign** body; as from a: *Acon* agar allox alum alum-p am-m ambr *Anac* **Apis** arn ars asaf *Aur* bar-c *Bell* borx *Bov Bry* Calc **Calc-p** calc-s *Caps* carb-an carb-v caul *Caust Chel Chin* cina cinnb *Cist* coc-c cocc con cortiso croc dig dios euph *Euphr* ferr *Fl-ac Gels* graph *Hep* hyos *Ign* iod kali-bi kali-n *Lyc* m-arct mag-m med meny meph *Merc Nat-m* nit-ac olnd petr ph-ac phos plat plb *Psor* puls pycnop-sa ran-b rheum rhus-t ruta sang sars seneg sep *Sil* spig stann *Staph* stram stront-c sul-ac *Sulph* teucr *Thuj* upa viol-t
  - **cotton**; as from a piece of: rad-br
  - **grains**; as from little: lith-c sars sep
  - **hair**; as from a: *Coc-c* sang
- **glaucoma**; in (See Glaucoma - accompanied - eye)
- **gnawing** pain: agn ars berb kali-c ox-ac *Plat*
  - **itching pain**: **Agn**
- **grinding** pain: xan xanth
- **hay** fever; during: ran-b
  - **burning**: ran-b

Pain – headache

- **headache**:
  - **after**: gels
    - **stitching** pain: gels
  - **during** (See HEAD - Pain - accompanied - eye - pain)
- **heart**, at each beat of: atro
- **heat**:
  - **during**: bros-gau cassia-s cedr chin *Guar Guare* hep kali-c *Led* **Lyc** *Nat-m Nux-v Petr* ph-ac puls rhod rhus-t *Sep Stram* sul-ac thuj **Valer**
    - **burning**: bros-gau cedr chin lyc *Petr* rhod sul-ac
    - **stitching** pain: *Kali-c* lyc
  - **sun**; of the:
    - **agg**: abrom-a
    - **aching**: abrom-a
    - **sand**; as from: abrom-a
- **house**; in: phel rumx
  - **burning**: rumx
  - **stitching** pain: phel
- **increased | pressing** pain (See Glaucoma)
- **increasing** until noon: **Kalm** *Nat-m* **Puls Stann**
- **indoors** (See house)
- **influenza**; during: bapt bry eup-per gels tub
  - **sore**: bapt bry eup-per gels tub
- **intermitting** (See paroxysmal)
- **iritis**, in: *Asaf* **Merc Rhus-t** *Thuj*
  - **stitching** pain: *Asaf* **Merc Rhus-t** *Thuj*
- **jar** agg: spig
- **jerking** pain: agar ars *Asar* lac-f staph sulph
- **jumping** out; as if: gels
- **lachrymation**:
  - **amel**: prun
    - **bursting** pain: prun
  - **during**: chin com hedy nat-s nux-m sulph
    - **burning**: chin com hedy nat-s nux-m sulph
- **lancinating** (See cutting)
- **light**; from:
  - **agg**: allox *Apis Ars* asar asc-t atro aur-ar *Aur-m* **Bar-c** bar-i bar-s *Bell Calc* calc-sil *Chel* **Chin** cob **Con** cortico *Cupr* ery-a euphr ferr-i graph *Hep* iod *Lac-d* lycpr mag-m mang **Merc** nat-ar *Nat-m Nux-m Nux-v* petr *Phos Phyt* puls pycnop-sa sep *Sil Staph* sulph syph thuj
    - **burning**: calc cob ery-a iod staph
    - **bursting** pain: staph
    - **foreign** body; as from a: allox
    - **pressing** pain (↗*darkness - amel. - pressing*): aur-m *Bell Con* euphr mag-m *Phos* sep *Staph* sulph
    - **sand**; as from: allox
    - **sore**: *Chel*
  - **artificial** light:
    - **agg**: allox *Calc Calc-p* carb-an *Chel* cina croc ip *Lith-c* lyc mang nat-ar *Nat-m* nux-v petr pic-ac plat sars *Seneg* sep staph
    - **foreign** body; as from a: allox
    - **sand**; as from: allox

Eye

- **light**; from: ...
  - **bright** light:
    - **agg**: amph arist-cl cob cortico ery-a euphr graph *Hep* iod *Kali-c Kreos* lyc *Mag-m* **Merc** petr phyt *Puls Rhod* ruta thuj
    - **aching**: cortico *Hep* petr phyt ruta thuj
    - **burning**: arist-cl ery-a *Kreos Mag-m Rhod*
    - **sand**; as from: arist-cl
    - **stitching** pain: amph cob euphr graph iod *Kali-c* lyc *Merc Puls* thuj
    - **amel**: am-m
    - **burning**: am-m
  - **candlelight**:
    - **agg**: *Calc* calc-caust carb-an *Colch* cor-r croc graph mag-s mang ol-an petr ph-ac pic-ac *Seneg Sep* staph sulph
    - **burning**: *Calc* calc-caust cor-r graph mag-s ol-an ph-ac pic-ac sulph
    - **cutting** pain: *Calc*
    - **pressing** pain: carb-an croc mang petr *Seneg* staph
    - **stitching** pain: *Colch Sep*
    - **amel**: am-m
    - **burning**: am-m
  - **change** of light: stram
    - **pressing** pain: stram
  - **daylight**:
    - **agg**: am-c ammc brom hell hep lac-ac mag-c *Merc* psor sars *Sil*
    - **burning**: mag-c
  - **dim** light: am-m *Apis* sars *Stram*
    - **burning**: am-m stram
  - **fire**; of the: asar con **Merc** phos sil
  - **lamplight**:
    - **agg**: syph
    - **drawing** pain: syph
  - **strong** light:
    - **agg**: *Asar* com *Hep Mang* nat-ar nat-c petr phos pic-ac ruta *Sil Sulph* thuj
    - **amel**: stram
  - **sunlight**:
    - **agg**: aml-ns asar calc *Clem Graph Hep Kali-p Mang* merc merc-sul *Nat-ar Nat-m Puls* sulph
    - **aching**: *Nat-ar*
    - **cutting** pain: *Graph*
    - **stitching** pain: *Calc* graph *Puls*
- **linear**: syph
- **looking**:
  - **agg** (↗*turning - eyes - agg.*): acon anac *Apis* caust **Nat-m** ph-ac *Phos* rheum *Ruta* sars sulph tab
    - **pressing** pain: acon anac caust **Nat-m** ph-ac *Phos* rheum
  - **downward**:
    - **agg**: nat-m
    - **amel**: bar-c
    - **pressing** pain: bar-c
  - **fire**; at the: *Apis* mag-m *Merc Nat-s* phyt
    - **burning**: *Apis* mag-m *Merc Nat-s* phyt

Eye

Pain – looking

- **fixedly**: arund lac-f
  - stitching pain: arund lac-f
- **inward**:
  - agg: mang
  - pressing pain: mang
- **light**; at:
  - agg: *Ars Aur-m Mag-m* nux-v
  - burning: *Mag-m* nux-v
  - tearing pain: *Ars Aur-m*
  - ○ **candlelight**: euphr graph staph
  - pressing pain: *Euphr* staph
- **near** objects; at: ph-ac
  - pressing pain: ph-ac
- **one** point; at: bar-c *Nat-m*
  - pressing pain: bar-c *Nat-m*
- **sharply**:
  - agg: bar-c *Carb-v* castm *Chel* coloc mag-m merc nat-ar **Nat-m** *Psor* rhod *Rhus-t* **Ruta** sul-ac
  - aching: *Carb-v Chel* coloc merc nat-ar **Nat-m** *Psor Rhus-t* **Ruta**
  - burning: bar-c castm mag-m *Nat-m* psor rhod sul-ac
  - pressing pain: sul-ac
  - near objects; at: *Mang*
  - aching: *Mang*
- **sideways** agg: bar-c mag-s pyrog
  - pressing pain: bar-c
  - outward: mag-s
- **snow**; at: apis
- **steadily**:
  - agg: anac *Apis Ars Arund* calc *Carb-v Caust Chel Cina* nat-ar nat-c **Nat-m** plat *Psor* rheum *Rhus-t Ruta Seneg*
  - pressing pain: anac caust *Nat-m* rheum rhus-t
  - near objects; at: echi *Mang*
- **upward**:
  - agg: alum ars bar-c *Carb-v Chel* con kali-c mang plb pyrog sabad sulph
  - aching: *Chel*
  - burning: alum
  - pressing pain: ars bar-c mang sabad
- **white** or red, or at the sun; at anything: *Lyc*
  - stitching pain: *Lyc*
- **lying**:
  - agg: bell *Carb-v* cedr con *Gels* nux-v *Phos* zinc
  - bursting pain: *Gels*
  - amel: chel *Cimic*
  - back; on | amel: puls
  - side; on:
  - left:
    - agg: lac-f
    - . cutting pain: lac-f
    - amel: nat-ar
  - painful side:
    - amel: lach zinc
- **lying** down:
  - agg: dig *Nux-v* psor
  - burning: *Nux-v*

Pain – motion

- **lying** down – agg: ...
  - pressing pain: psor
  - stitching pain: dig
  - amel: cimic
  - stitching pain: cimic
- **masturbation**; after: *Cina*
  - aching: *Cina*
- **menses**:
  - after:
    - agg: nat-m
    - sore: nat-m
  - before:
    - agg: merc nicc sil
    - burning: nicc
  - during:
    - agg: **Calc** carb-an castm *Coloc* croc mag-c nat-p nicc *Nit-ac* Zinc
    - burning: castm mag-c nicc *Nit-ac*
    - pressing pain: carb-an *Croc* nat-p
    - sore: Zinc
    - stitching pain: calc
    - tearing pain: *Coloc*
- **moistening** eye:
  - amel: nat-c
  - burning: nat-c
- **motion**:
  - agg: **Acon** allox *Asaf* berb brom *Bry* carbn-s caust *Cupr* gels ind **Kalm** *Nat-m Prun* **Puls** rhus-t *Spig* sulph viol-t
  - burning: berb caust
  - cutting pain: bry ind
  - drawing pain: **Kalm** *Nat-m* **Puls**
  - foreign body; as from a: allox
  - sand; as from: allox
  - sore: carbn-s *Cupr*
  - stitching pain: **Acon** *Asaf* brom *Bry* gels *Prun* rhus-t *Spig* sulph viol-t
  - amel: *Coloc* dros **Dulc** phys thuj
  - stitching pain: *Coloc* dros **Dulc** phys thuj
- **eyelids**; of:
  - agg: **Bry** carbn-s glon nat-ar
  - sore: **Bry** glon nat-ar
  - amel: stann
- **eyes**; of:
  - agg: acon agar apis arg-n arn *Ars* ars-s-f astac aur-s bad *Bapt* bell *Berb* brom **Bry** camph *Carb-v Carbn-s* caust chel *Chin* cimic clem com cor-r cortico crot-h crot-t *Cupr* **Gels** glon grin *Hep* hipp indol ip kali-ar kali-c kali-p *Kalm Lac-d* lach lyc *Mang* med meph merc nat-ar **Nat-m** par phos phys phyt pic-ac **Prun Puls** pyrog ran-b *Ran-s* rauw **Rhus-t** sang sep sil *Spig* stann *Stict Sulph* sumb tub
  - aching: acon *Bad* **Bry** chel cortico *Gels Hep* nat-ar phyt pic-ac
  - burning: stict
  - pressing pain: agar brom **Bry** camph *Carb-v* chel clem crot-h glon *Hep Lach Mang* merc *Spig* stann
  - rapid: ran-s stram

▽ extensions | ○ localizations | ● Künzli dot

Pain – motion / Eye / Pain – pressure

- **eyes**; of – **agg**: ...
  : **sore**: agar *Bapt* **Bry** *Carb-v Carbn-s Com Crot-t Cupr* gels nat-ar *Nat-m* phos *Phys* pic-ac pyrog ran-b rauw **Rhus-t** *Stict* **Tub**
  : **stitching** pain: stann
  : **amel**: dulc kali-i op rhod
  : **pressing** pain: op
  : **side** to side; from:
  : **agg**: cortico rauw
  . **aching**: rauw
- **nail**; as from a: abel hell hist
- **nausea**; with: thuj
  - **aching**: thuj
- **neuralgic**: *Ars* asaf bell *Cedr* chin chinin-s *Cimic Cinnb* coloc com crot-t *Gels* glon kali-i kalm mag-p meli mez osm phos phys *Prun* rhod *Spig* thuj
  - **palpebral** neuralgia (See lids - neuralgic)
- **noise** agg: spig
- **opening** the eyes:
  - **agg.**: agar alum ars *Bry* caust croc *Graph Hydr* kali-bi *Led* mag-m *Nat-m* ph-ac sil upa
  : **burning**: agar **Ars** *Kali-bi* mag-m
  : **cutting** pain: *Bry*
  : **pressing** pain: alum caust croc sil upa
  : **sore**: sil
  : **stitching** pain: **Ars**
  - **impossible**: alum
  : **pressing** pain: alum
- **operation**; after: asar mez *Staph Zinc*
  - **burning**: asar *Staph Zinc*
  - **neuralgic**: mez
- **otitis** media; with (See accompanied - ear - inflammation)
- **paroxysmal**: ars **Bad** *Chin Chinin-s* hep nicc plat puls sil tell
- **periodical**: ars asaf aur-m *Cedr Chin Chinin-s Coloc Euphr* Gels *Nat-m* **Prun** ran-s *Spig*
  - **alternate** day: ars
  - **burning**: asaf
  - **pressing** pain: aur-m ran-s
  - **tearing** pain: aur-m chinin-s
- **piercing** (See stitching)
- **pinching** pain: arn croc euph kali-c nit-ac
- **pressing** apart: *Asar* prun
- **pressing** pain (= pressure; as from): acon aeth *Agar* aloe *Alum* alum-p alum-sil *Am-c Ambr Anac* ang ant-t *Apis* arg-n arn ars ars-s-f *Asaf* asar *Aur* aur-ar aur-i aur-s bapt bar-c bar-i bar-m bar-s *Bell* benz-ac berb bism borx bov bros-gau **Bry** bufo cain calad **Calc** calc-s calc-sil camph cann-i cann-s canth caps carb-an *Carb-v Carbn-s* card-m *Carl Caul Caust* cere-b **Cham Chel Chin** chinin-ar cic cimic cina cinnb *Clem* coc-c coca *Cocc* coff colch *Coloc Com Con* croc crot-c crot-h *Crot-t Cupr Cycl* daph *Dig* dros dulc euph *Euphr* fago *Ferr* ferr-m fl-ac gels *Glon Graph* grat gymno ham hell *Hep* hydr *Ign* ind indg iod *Ip* kali-ar *Kali-bi Kali-c* kali-chl kali-i kali-m kali-n kali-p kali-s kali-sil kalm kreos lac-ac *Lac-c Lach* lachn laur *Led* lil-t **Lyc** lyss m-aust *Mag-c* mag-m manc mang med meny meph **Merc**

- **pressing** pain: ...
  Merc-c merc-i-f merc-i-r *Mez* mosch mur-ac naja nat-ar nat-c **Nat-m** nat-p *Nat-s* nicc **Nit-ac** nux-m *Nux-v* ol-an olnd op paeon par *Petr Ph-ac Phos* phys *Phyt Plat Plb Prun* psil *Psor Puls* **Ran-b** ran-s raph rheum *Rhod Rhus-t Ruta* sabad samb sang santin *Sars* sec sel **Seneg** *Sep Sil* **Spig** *Spong Stann Staph Stram* stront-c stry sul-ac sul-i *Sulph* tab *Ther Thuj* tub valer verat viol-o vip *Zinc* zinc-p zing
  - **alternating** with | **burning**: sars
  - **backward**: *Bism*
  - **contracting**: euphr
  - **downward**: anac aur bry cain carb-an carb-v coloc *Hell Seneg* sulph
  - **finger**, as from a: nit-ac
  - **hair**; as from a: kali-n
  - **hard** substance in it; as from a: olnd
  - **inward**: agar anac *Aur* aur-m bapt bell bism borx bry **Calc** cann-s caust chel *Chin* cor-r *Crot-t* daph hep kali-c olnd *Par* ph-ac *Spig* zinc
  - **looking** at sun; as from: nit-ac
  - **outward**: *Acon* agar arg-n *Asaf* asar aur bapt bar-c bell berb *Bry* calc camph *Cann-s* canth card-m caul caust cedr cham cimic *Cocc* coloc com con crot-c daph dros dulc eupi fago ferr *Fl-ac Glon* guaj guare gymno *Ham* hell iber ign ip kali-bi kali-m kali-n *Lac-c* lach laur **Led** lyc lycps-v m-arct mag-c med *Merc* merc-c merl *Mez* nat-m *Nat-s* nit-ac nux-m **Nux-v** op par passi ph-ac *Phos Phyt* prun *Psor* puls ran-b rhus-t sabad sabin *Sang Seneg* sep *Sil* **Spig** staph sulph ther thuj tril-p usn valer
  - **plug**; as from a: *Anac* asar *Ran-b*
  - **sleep**; as from loss of: chin
  - **stye** on lid, as from: stann
  - **upward**: *Bism*
- **pressing** throat; when: **Lach**
  - **pressing** pain | **outward**: **Lach**
- **pressing** together: op
- **pressure**:
  - **after**: bar-act
  : **aching**: *Bar-act*
  - **agg**: arn brom bry cortiso dros eup-per ham petr plan sars spig
  : **burning**: spig
  : **stitching** pain: brom cortiso petr
  : **amel**: abrom-a arg-n *Asaf* bapt bry *Calc Caust* chel chinin-s cic cimic coloc con eup-per ham hyos kali-p lac-d lil-t mag-m *Mag-p* mur-ac phys pic-ac prot pycnop-sa spig tarent verat
  : **aching**: abrom-a cic pic-ac
  : **burning**: pic-ac spig
  : **cutting** pain: *Bry* coloc
  : **pressing** pain: *Asaf Caust Ham* mur-ac
  : **sore**: *Chel* eup-per hyos verat
  : **stitching** pain: *Bry Coloc* kali-p phys tarent
  - **slight** | **agg**: hip-ac
- **upward**:
  : **amel**: bell
  : **burning**: bell

Eye

Pain – pricking

- **pricking** (See stitching)
- **protruding** tongue: syph
- **pulled** out; as if being: agar bell com *Glon* med sel
- **pulsating** pain: *Ars Asaf Bell* bry *Chel* cimic *Hep* merc *Merc-i-f* petr puls rheum rhus-t ther
- **radiating**: mez sec spig
- **reading**:
  - **agg** (↗*exertion of the eyes - agg.; writing*): *Agar* agn allox alum alum-p ammc *Apis Arg-n* arist-cl *Arn Ars* ars-i ars-met ars-s-f asar aur aur-ar aur-s bapt bar-c *Bry* cadm-met *Calc* calc-p cann-i *Carb-v Carbn-s* caust cic cina cob *Con Croc* cycl **Dulc** *Echi Graph* ign *Jab* kali-ar *Kali-bi Kali-c Kali-p* lac-ac *Lac-c Lac-d* lac-f *Lach* lil-t *Lith-c* lyc *Mang* merc *Merl* mur-ac myric *Nat-ar* nat-ac **Nat-m** nat-p nat-s nit-ac *Nux-v* ol-j olnd *Onos* petr ph-ac phel *Phos* phys phyt pic-ac psor *Puls Rhod* **Ruta** sars sel *Seneg* **Sep** *Staph* sul-ac sulph thuj zinc
    - **aching**: allox cann-i **Dulc** *Jab* nat-ar ol-j olnd *Puls Ruta* staph
    - **burning**: agn allox arist-cl *Ars* asar bar-c cadm-met *Calc Carb-v Carbn-s* cob *Con Croc* cycl *Graph* kali-ar *Kali-c* lil-t myric *Nat-ar Nat-c* **Nat-m** *Olnd* petr phos pic-ac psor *Puls* rhod *Ruta Seneg* sep *Staph* sul-ac *Sulph* thuj zinc
    - **bursting** pain: asar staph
    - **cutting** pain: *Calc Merc* petr phyt
    - **drawing** pain: lac-d
    - **pressing** pain: *Agar* alum asar cic cina *Con* dulc ign *Kali-c* mang merl mur-ac *Nat-m Nat-s Nux-v* pic-ac *Ruta* sars staph
    - **sand**; as from: arist-cl
    - **sore**: *Croc Kali-bi* nat-ar nat-p
    - **stitching** pain: *Apis* carbn-s caust *Kali-c* lac-f nat-c ph-ac phyt pic-ac rhod sel *Sulph*
  - **light**; by: kali-c
    - **artificial**: calc-p
    - **candlelight**: benz-ac *Cina* lach mang nat-m nux-v staph
    - **pressing** pain: mang
  - **small** print: ind mur-ac nat-m psor *Ruta*
    - **burning**: ind mur-ac nat-m psor *Ruta*
- **redness**; without: caust
- **rest**:
  - **agg**: *Coloc* dros dulc merc-i-f mur-ac thuj
    - **cutting** pain: mur-ac
  - **amel**: asaf berb bry cimic pic-ac
    - **pressing** pain: berb pic-ac
- **rheumatic**: *Acon* anac *Apis Ars* bell *Bry* cham clem *Dulc* euphr ign kali-bi kali-c *Led* lyc **Merc** *Mez* nux-v *Phyt Puls* rhus-t *Spig* **Sulph** verat
  - **stitching** pain: bry *Merc Rhus-t*
- **riding** agg: verat
  - **aching**: verat
- **ring**; as from a: sep
- **rising** agg: ars cere-b fago
- **rubbed**; as if | **woolen** towel; with a: stann

Pain – smoking

- **rubbing**:
  - **agg**: agn ars carb-an carb-v caust *Con* euphr kali-c kalm *Puls* sep
    - **burning**: carb-an carb-v *Con* kalm *Puls* sep
    - **pressing** pain: ars sep
    - **sand**; as from: sep
    - **stitching** pain: agn
  - **amel**: agn allox am-c art-v borx *Caust* mag-c *Ran-b* spig zinc
    - **burning**: am-c mag-c zinc
    - **foreign** body; as from a: allox spig
    - **pressing** pain: borx *Caust Ran-b*
    - **sand**; as from: allox
  - **must** rub: **All-c** chin **Puls**
    - **burning**: **All-c** chin **Puls**
    - **pressing** pain: chin
- **sand**; as from: abrom-a *Acon* agar allox alum alum-p alum-sil am-br am-c ambr *Apis Apoc* arg-n **Ars** asaf asc-t *Aur* aur-ar aur-s bar-c bar-i bar-s bell berb borx bry **Calc** calc-sil cann-s *Canth* caps *Carb-v* carbn-s **Caust Chel Chin** chinin-m cina *Clem* cob cob-n coc-c cocc con *Cor-r* cortico *Croc Dig* dios elaps euph *Euphr Ferr* ferr-ar ferr-i ferr-p **Fl-ac** form graph grat hed *Hep* hist hura hyos *Ign* iod kali-ar kali-bi kali-c kali-chl kali-i kali-m kali-n kali-p kali-sil kreos lac-d lach lachn *Led* lith-c *Lyc* m-arct mag-m *Med* merc mosch myric **Nat-m** nat-p nit-ac ol-an *Op* ox-ac paeon petr ph-ac phos *Phyt* pic-ac plat *Psor Puls* rhus-t sars seneg *Sep Sil* sol-ni stront-c sul-ac **Sulph** sumb syph tarax tarent teucr *Thuj* upa urt-u viol-t xan xero *Zinc* zing
  - **accompanied** by | **Head**; pain in (See HEAD - Pain - accompanied - eye - pain - sand)
- **sewing**, while: *Apis* ars-met *Cina* dig lyc mang mez
  - **fine** work; on: carb-v coloc *Con* merc *Nat-m* **Ruta**
- **shaking** the head agg; on: lyc nit-ac puls
  - **stitching** pain: puls
- **shooting** (See stitching)
- **sitting** agg: chinin-s merc phos
  - **drawing** pain: merc
- **sleep**:
  - **after**:
    - **agg**: alum canth euphr gels
      - **burning**: alum canth
    - **amel**: chel
      - **burning**: chel
    - **amel**: am-c chel **Phos**
  - **before**: *Con* **Phos**
    - **agg**: *Con*
      - **aching**: *Con*
  - **going** to sleep; on:
    - **agg**: **Phos**
      - **stitching** pain: **Phos**
  - **loss** of; from: kali-c
    - **pressing** pain: kali-c
- **smarting** (See burning)
- **smoke** agg: spig
- **smoking** agg: calad ran-b
  - **pressing** pain: calad ran-b

420   ▽ extensions | ○ localizations | ● Künzli dot

Pain – sore **Eye** Pain

- **sore** (= bruised, tender): *Acon* aesc *Agar* agn allox alum alum-p alum-sil alumn am-br ang ant-c ant-t *Apis* arg-met arg-n *Arn Ars* ars-i ars-s-f *Aur* aur-ar aur-m bad *Bapt* bar-c bar-i *Bell* **Bry** cain calad calc calc-i *Calc-p Calc-s* calc-sil camph canth *Carb-v Carbn-s* carc caust cedr cham *Chel* chin chion *Cimic* clem cocc *Colch Com* cor-r *Corn* cortiso *Croc Cupr* dios dirc dor dros **Eup-per** euphr fago *Gels Glon* gymno **Ham Hep** hom-xyz hura hyos *Hyper* ign iod kali-bi kali-c kali-i kali-p *Lach* lec **Led** lil-t lith-c *Lyc* lyss mag-m mag-p manc mang *Merc* naphtin nat-ar nat-c nat-m nat-p *Nit-c Nux-v* onos ox-ac phos *Phos-pchl Phys* phyt pic-ac plan podo *Prun* psor *Puls* pyrog *Ran-b* rauw **Rhus-t** rob rumx *Ruta* sang sars scroph-n *Sep Sil* sin-n *Spig* stann staph stry sul-ac sul-i sulph *Symph* ter thuj *Tub* urt-u ust valer verat vib **Zinc**
  - **alternating** with | **Throat**; inflammation of (See THRO - Inflammation - alternating with - eyes)
  - **foreign** body; as from a: gels hura
  - **smoke**; as from: ran-b
- **sparks**; as from: tarent
- **spectacles**, from wearing: borx
  - **burning**: borx
- **splinter**; as from a: apis aur *Hep* med merc nit-ac par sil sulph tarent thuj
- **sprained**; as if: lil-t
- **standing** agg: merc-sul
  - **drawing** pain: merc-sul
- **stepping** | **every** step; at: hep
- **sticks**; as from: med
- **stiff** sensation, in muscles: **Nat-m**
  - **drawing** pain: **Nat-m**
- **stinging**: **Apis** bufo *Calc Caust Crot-t* euphr *Ferr* hep kali-c mag-s meph nabal nat-c nit-ac *Puls* spong tarent thuj
- **stitching** pain: *Abel Acon* aesc agar agn all-c alum alum-p alum-sil am-c anac anan ang ant-c **Apis** aran *Arg-met Arg-n* arn ars ars-i ars-s-f asaf aspar aur aur-ar aur-i aur-m aur-m-n aur-s bapt bell *Berb* borx *Brom Bry* bufo calad *Calc* calc-sil canth caps carb-an carb-v carbn-s *Caust Cham Chel* chim chin cic *Cimic* cinnb cist clem cob cocc coloc con cortiso croc crot-h crot-t cycl *Dig* dros *Dulc* eup-per *Euphr* eupi fago ferr ferr-i ferr-p form *Gels Glon Graph Hell Hep* hist *Hyos* hyper ign iod *Ip Kali-bi* **Kali-c** kali-chl kali-i kali-m kali-n *Kali-p* kali-sil *Kalm* lac-f *Lach* laur *Lec* led *Lith-c Lyc* lyss m-ambo mag-m-arct m-aust mag-c *Mag-m* mag-p manc mang med meny *Meph Merc* merc-c merc-i-r merl mill mosch *Mur-ac* naja nat-ar *Nat-c Nat-m* nat-p nat-s *Nit-ac Nux-m Nux-v* ol-an *Par Petr* ph-ac *Phos* phys phyt pic-ac plan plb **Prun** psor *Puls* rauw rhod **Rhus-t** rhus-v sang sars sec sel *Senec* seneg *Sep Sil* sin-a **Spig** spong stann staph stram stront-c stry sul-i sulph *Sulph* tab tarax *Tarent* ter *Thuj* til valer verat viol-t *Zinc* zinc-p
  - **alternating** with | **pulsation**: calc
  - **backward**: bell berb cinnb graph hyper lac-f rhus-t sep **Spig**
  - **burning**: *Euphr* stann tarax
  - **downward**: carb-an hell

- **stitching** pain: ...
  - **forward**: spig
  - **inward**: arn *Asaf* **Bell** *Caust Cimic* cinnb *Coloc* graph lac-f phos phyt **Prun Rhus-t Spig** stram syph
  - **itching**: cycl
  - **jerking** pain: staph
  - **needles** thrust into eyeball; as if: caust cimic nicc rhod spig
    - **hot** needles: rhod
  - **outward**: *Asaf* **Bell** cadm-s calc *Camph* cocc dros *Kali-bi Mur-ac Nat-c* rhod senec sil *Spig* sulph *Thuj* viol-t
  - **presses** lids down: spig
  - **pulsating** pain: *Ars* calc rhus-t
  - **radiating** from the eyes: **Spig**
- **stool**:
  - **after**:
    - **agg**: carbn-s nat-c
    - **burning**: *Nat-c*
    - **stitching** pain: carbn-s
  - **during | agg**: calc-sil *Crot-t*
- **stooping** agg: berb bov brom *Coloc* dros ferr-p fl-ac lac-ac merc merl pycnop-sa seneg spig verat-v
  - **aching**: coloc
  - **burning**: bov
  - **bursting** pain: lac-ac
  - **cutting** pain: coloc
  - **pressing** pain: *Coloc* fl-ac merl seneg
  - **stitching** pain: brom coloc dros verat-v
- **storm**:
  - **before**: *Cedr* **Rhod** *Sil*
    - **stitching** pain: *Cedr Rhod Sil*
  - **during**: **Rhod** sep *Sil*
- **strained**; as if: allox bell graph *Guaj* jab *Kalm* med *Mez Nat-m* olnd onos rhus-t **Ruta**
- **straining** eyes: mur-ac nat-m *Ruta* seneg symph
  - **pressing** pain: mur-ac nat-m *Ruta* seneg symph
- **string**; as if drawn with a (See drawing - string)
- **sudden**: sil
  - **stitching** pain: sil
- **sunrise** until sunset: *Kalm Nat-m*
- **swallowing** agg: tarent
  - **stitching** pain: tarent
- **talking** agg: bry
  - **stitching** pain: bry
- **tearing** pain: acon aeth agar all-c alum am-m ambr *Anac* ant-t apis *Arn Ars* ars-s-f asaf asar aur aur-ar aur-m bar-c bar-s *Bell* berb borx bov bry cadm-s *Calc* calc-sil canth carb-v carbn-s caust *Cham Chel* chin *Chinin-s* cic cob *Cocc Colch Coloc* con croc *Crot-h* crot-t dros *Euphr* gran graph grat guare *Hyos* hyper *Ip Kali-c* kali-n kali-p kali-s kali-sil kalm kreos led *Lyc* m-ambo mag-c med **Merc** merc-c *Mez* nat-m nat-s nicc *Nux-v* paeon par *Phos* plb *Prun* **Puls** rhus-t ruta *Seneg* sep *Sil* spig spong squil sulph tax thuj valer *Verat* zinc zinc-p
  - **outward**: sil
  - **paroxysmal**: chinin-s nicc *Sil*
- **thinking** of the pain agg: cortiso *Lach Spig*

Pain — Eye — Pain – working

- • **stitching** pain: cortiso
- **throbbing** in temples, after: glon
- • **pressing** pain: glon
- **thunderstorm**; during: sep
- **toothache**; with: plan
- **torn** out; as if: *Ars* bell *Calc* caps carb-v chel *Cocc* nat-c ph-ac puls *Sil*
- **touch**:
  - • agg: *Agar* allox arg-n asaf aur *Bell* borx *Bry* calc-s *Caust* chin clem cupr dig dirc eup-per **Hep** hip-ac lach mag-p *Merc* nat-c phos plan psor pyrog sang scut sil spig sulph thuj tub x-ray
  - **aching**: bry dig
  - **burning**: agar *Caust* thuj
  - **cutting** pain: *Asaf*
  - **pressing** pain: *Aur Caust* cupr psor
  - **sore**: borx bry calc-s hep spig sulph thuj tub
- • **throat** agg; touching: lach
  - **pressing** pain: crot-c lach
- **turning**:
  - • **eyes**:
    - agg (↗*looking - agg.*): ars **Spig** tub
    - **pressing** pain: **Spig** tub
    - **stitching** pain: ars
  - **right**; to: dig sep
    - **pressing** pain: sep
  - **sideways**: bad bar-c *Bry* cimic *Crot-t Cupr* **Kalm** lyc *Med* phys *Rhus-t Sil* **Spig** *Stict* tarent **Tub** ust
  - **drawing** pain: **Kalm**
  - **upward**: ars bar-c *Carb-v Chel* con mang plb sabad *Sulph*
  - • **head**:
    - agg: lac-ac
    - **bursting** pain: lac-ac
- **unbearable**: zinc
- **urination**; copious | **amel**: acon ferr-p *Gels Ign Kalm* sang sil ter verat
- **violent**: syph
- **walking**:
  - • **after**:
    - agg: anac bell con euphr pall puls sep
    - **pressing** pain: con (non: euphr)
  - • agg: anac merc-sul puls
    - **drawing** pain: merc-sul
- • **air**; in open:
  - agg: benz-ac carb-v euphr pall plan sep sulph zinc
  - **aching**: pall zinc
  - **pressing** pain: carb-v euphr sep sulph zinc
  - **amel**: arn carb-v nat-m
  - **pressing** pain: arn nat-m
- • **warm** room; in a:
  - **amel**: *Coloc*
  - **burning**: *Coloc*
  - **cutting** pain: *Coloc*
  - **stitching** pain: *Coloc*
- **warm**:
  - • **applications**:
    - agg: arg-n arn *Chel Com* kali-sil lac-d mag-p merc mez nat-m *Puls* sulph thuj

  - **amel**: **Ars** aur-ar *Aur-m Dulc* ery-a **Hep** kali-ar *Lac-d Mag-p Nat-ar* nat-c rhod seneg *Sil* spig *Thuj*
    - **pressing** pain: nat-c seneg
  - • **bed**:
    - agg: cinnb *Merc*
    - **burning**: *Merc*
    - **amel**: nat-c
    - **pressing** pain: nat-c
  - • **room**:
    - agg: abrom-a aeth *Apis* **Arg-n** cadm-met *Con* **Puls**
    - **burning**: aeth **Apis** cadm-met *Con* **Puls**
    - **pressing** pain: *Apis*
    - **sand**; as from: abrom-a
  - • **stove** agg: *Apis Com* merc
- **warmth**:
  - • agg: anac *Arn*
    - **stitching** pain: *Arn*
    - **tearing** pain: anac arn
  - • **amel**: ery-a *Hep Ign Sil* thuj
    - **aching**: ery-a *Hep*
    - **stitching** pain: *Hep Ign Sil* thuj
    - **tearing** pain: thuj
  - • **dry** warmth:
    - **amel**:
      - **dry** heat amel: ars
      - **burning**: ars
- **washing**:
  - • agg: *Mur-ac*
    - **stitching** pain: *Mur-ac*
  - • **amel**: alum kali-n *Mur-ac*
    - **burning**: alum kali-n *Mur-ac*
- **weakness**, causing: glon staph
  - **pressing** pain: glon staph
- **weather**:
  - • **warm**:
    - agg: sulph
    - **stitching** pain: *Sulph*
  - • **wet**:
    - agg: *Calc Dulc Merc* merc-c *Rhus-t Spig* verat
    - **stitching** pain: rhus-t
    - **tearing** pain: *Merc* verat
- **weeping**; after: berb tab
- **weeping**; as after: lap-la stann
- **wind**:
  - • agg: ars-met asar
  - • **cold**:
    - agg: cortico **Sep**
    - **burning**: cortico **Sep**
- **wine**; after a glass of: zinc
- **winking**: kali-i
  - • **amel**: bar-c
  - • **obliged** to wink: staph
- **working**; while: graph nat-c
  - • **burning**: graph nat-c
  - • **sun**; in the: sulph
    - **pressing** pain: sulph

▽ extensions | O localizations | ● Künzli dot

Eye

Pain – working

- **writing** agg *(⚹exertion of the eyes - agg.; reading - agg.)*: alum *Calc-f* cann-s canth cob coff con euphr lac-f lact *Lil-t* lyc Merl *Nat-ar* nat-c **Nat-m** phyt rhod *Seneg* sep staph zinc
  - **aching**: *Calc-f*
  - **burning**: cob lact *Lil-t* nat-ar nat-c *Nat-m* rhod *Seneg* staph zinc
  - **cutting** pain: cann-s canth phyt
  - **pressing** pain: alum con
  - **stitching** pain: cob lac-f lyc *Phyt*
- **yawning** agg: agar
  - **burning**: agar
- ▽**extending** to
  - ○ All directions: spig
  - **Arm**: rumx
  - **Backward**: *Aur* bapt cimic colch coloc *Com* crot-h hep lach lil-t mag-p mez nat-m *Par* phos phys *Rhus-t Spig* syph tarent *Thuj*
  - **Brain**, into: grin
  - **Brain**: *Thuj*
    - **tearing** pain: *Thuj*
  - **Chiasma**; optic: anh
  - **Downward**: arg-met *Aur* bry cain cann-xyz carb-v coloc *Gels* hell lach nat-m olnd par puls ran-b sin-n
  - **Ear**: bar-c fago mang petr tub
    - **drawing** pain: petr
  - **Eyebrows**: ambr
    - **pressing** pain: ambr
  - **Face**, over side of: acon lyc op
  - **Forehead**: agar croc hura kalm ran-b
    - **drawing** pain: agar
    - **pressing** pain: agar croc ran-b
    - **Across**: cedr lac-ac tritic-vg
  - **Forehead** and cheeks: lyc
    - **tearing** pain: lyc
  - **Forward**: spig
  - **Frontal** sinus: anh **Spig**
  - **Head**: coloc euphr *Graph Hep* lach nat-m psil *Rhus-t* spig
    - **cutting** pain: coloc euphr
    - **drawing** pain: *Graph* lach
    - **pressing** pain: hep nat-m
    - **sore**: *Hep*
  - **Head**; top of (See vertex)
  - **Inward**: spig
  - **Nose**: camph nicc
  - **Nose**; root of: coloc
    - **stitching** pain: coloc
  - **Occiput**: *Bell Bry* cic cimic coc-c colch com crot-t dios gels *Ign* kali-p lac-f lach *Naja Nat-ar* onos pic-ac prun rhus-t sil tab thuj uran-n
    - **drawing** pain: *Lach Naja*
    - **stitching** pain: *Bell* cic dios *Ign* lac-f *Lach Prun* rhus-t (non: uran-met) uran-n
    - **tearing** pain: colch
  - **Outward**: *Asaf* aster hydr-ac

Pain – Between frontal bones

- **extending** to: ...
  - **Side** of head: tarent
    - **stitching** pain: tarent
  - **Teeth**: *Chel*
    - **tearing** pain: *Chel*
  - **Temple**: anac bad bar-c chel cic coc-c crot-c ip kali-p *Lach* phys
    - **drawing** pain: cic crot-c
    - **stitching** pain: kali-p *Lach*
    - **tearing** pain: anac chel ip
  - **Upper** jaw: agar
    - **stitching** pain: agar
  - **Vertex**: cimic *Croc* kreos lach phyt
    - **drawing** pain: *Lach*
    - **stitching** pain: cimic *Lach* phyt
  - **Zygoma**: *Chel*
    - **tearing** pain: *Chel*
  - ○ **Around** the eye; in and: ambr
    - **tearing** pain | **short** jerks; in: ambr
- **Around** the eyes: acon aesc aeth ant-c ars aur borx canth chlor cic *Cimic Cinnb* clem coloc *Gels* hura *Ign* iod kali-n lyc mag-c **Mag-m** manc merc merc-c mez nat-c nit-ac nux-v pall par phos phyt plat puls **Spig** spong stann staph sulph ter thuj
  - **right**: cortiso phase-vg
    - **afternoon**: cortiso
    - **burning**: phase-vg
    - **pressure** agg: cortiso
    - **warm** room agg: cortiso
  - **left**:
    - **extending** to | **Beyond** right eyebrow: pall
    - **burning**: canth chlor cic manc nat-c phos spig spong staph
    - **drawing** pain: plat
    - **eating**; after: ambr
    - **stitching** pain: ambr
    - **encircles**: cinnb
    - **stitching** pain: cinnb
    - **pressing** pain: borx kali-n mag-c mez phyt staph
    - **stinging**: aesc spong
    - **stitching** pain: acon aeth ant-c borx cinnb coloc hura spig
    - **tearing** pain: acon iod lyc
    - **wrinkling** forehead agg: phase-vg
- **Behind** the eyes (See HEAD - Pain - forehead - eyes - behind)
- **Below** the eyes: nat-m rhus-t sil spong
  - **right**:
    - **night**: ars
      - **pressing** pain: ars
    - **left**: bell
      - **drawing** pain: bell
    - **pinching** pain: sil
    - **stitching** pain: nat-m rhus-t spong
- **Between** eye and nose: mang
  - **afternoon**: kalm
- **Between** frontal bones: cimic

Eye

- **Between** the eyes (↗ HEAD - Pain - forehead - eyes - between): arund asc-c carbn-h caust cimic dios gymno
  - **drawing** pain: caust
- **Canthi**: acon aesc *Agar* alum alum-p alum-sil *Am-m* anan ang *Ant-c* ant-t *Apis* arg-met arg-n *Asaf Asar Aur* aur-s bar-c bar-s bell berb borx brom **Bry** cact *Calc* carb-an *Carb-v Carbn-s Caust Cham* chel chin cinnb *Clem Colch* coloc con cortiso cycl dig euphr fl-ac gels gran **Graph** grat hell hyos hyper iris kali-bi *Kali-c* kali-m kali-n lach lact laur m-arct mag-c mag-m meny mez *Mur-ac* nat-c nat-m *Nux-v* par petr ph-ac phos plb *Puls* ran-b *Ran-s* rhod *Rhus-t* ruta sanic **Sep** sil spig spong squil stann *Staph* stront-c *Sulph* sumb tab tarax teucr ther thuj tril-p verat *Zinc*
  - **left**: agar sil
  - **morning**: am-m carb-an rhod sil stront-c sulph
    - **burning**: am-m carb-an rhod sil stront-c sulph
    - **waking**; on: sep
    - **burning**: sep
  - **afternoon**:
    - 17 h: mag-c
    - **burning**: mag-c
  - **evening**: ang mur-ac sulph thuj
    - **burning**: ang mur-ac sulph thuj
  - **night**: Bry
    - **burning**: Bry
  - **aching**: mag-m
  - **burning**: aesc *Agar* alum alum-p alum-sil *Am-m* ant-t *Apis Asaf Aur* bar-c bar-s bell berb **Bry** cact *Calc* carb-an *Carb-v Carbn-s Caust* cinnb *Clem* coloc con euphr fl-ac gels gran *Graph* hell hyper iris kali-bi *Kali-c* kali-m kali-n lact mag-c mez *Mur-ac* nat-c nat-m nux-v par petr ph-ac phos ran-b *Ran-s* rhod *Rhus-t* ruta sanic *Sep* sil spig squil stann *Staph* stront-c *Sulph* tab teucr ther thuj tril-p zinc
    - **itching** pain: alum euphr
  - **closing** the eye; on: ign
  - **coryza**; during: carb-v
  - **cutting** pain: bell brom
  - **digging** pain: anan
  - **drawing** pain: *Aur Sep*
  - **foreign** body; as from a: alum cortiso
  - **pressing** pain: agar alum calc *Carb-v Colch* cycl grat hell lach sil stann staph tarax
  - **raw**: ant-c
  - **sand**; as from: acon alum dig sumb tarax thuj
  - **sore**: ang *Ant-c Apis* arg-n borx *Carb-v Cham* **Graph** *Nat-m Nux-v* petr phos plb *Sil* staph *Zinc*
  - **stinging**: alum *Apis* asar carb-an ran-s spong squil
  - **stitching** pain: alum ant-t arg-met *Asar* bar-c berb brom calc chel *Clem* con laur m-arct mur-ac nat-m petr ph-ac phos *Puls* ruta stann staph sulph verat
  - **tearing** pain: chin hyos meny nat-m
  - **washing**:
    - **after**:
      - **agg**: am-m
      - **burning**: am-m
      - **amel**: am-m

- **Canthi** – **washing** – **after** – **amel**: ...
  - **burning**: am-m
  - **writing** agg: kali-bi
    - **burning**: kali-bi
  - o **Inner**: acon agar *Alum* alum-sil amph anac ang ant-t apis arg-met arg-n arn asar asc-t *Aur* bar-c bell berb brom bry *Calc* calc-caust calc-s cann-i carb-an carb-v *Caust* chel cic cina *Cinnb* clem coloc *Con* cycl dig dios elaps elat eug **Euphr** *Fl-ac* **Graph** grat hell hydr-ac indg iod kali-c kali-n *Lach* laur led lyc m-aust mag-c mag-m mag-s med meny mez mosch mur-ac nat-c nat-m nat-p nat-s nicc *Nux-v* ox-ac par *Petr* ph-ac *Phos* phyt plan podo *Puls* rat rhod *Rhus-t* sang sep *Sil* sol-ni spig *Stann* staph *Sulph* syph tarax teucr *Thuj* tril-p valer verat *Zinc*
    - **right**: anac ant-t arg-n aur bell brom bry carb-v caust chel cic clem coloc eug fl-ac grat hell ind iris kali-bi led lyc mag-c mag-m mag-s mur-ac nat-m nux-v puls rhod sep sil sol-ni spig stann staph sulph tarax thuj zinc
      - **burning**: ant-t aur carb-v clem coloc iris mag-c mur-ac sep sil sulph tarax zinc
      - **stitching** pain: arg-n brom chel coloc eug fl-ac grat ind led mag-m mag-s nat-m sol-ni spig thuj
    - **left**: agar alum arg-met asar *Aur* calc cann-s carb-an carb-v clem elat *Euphr* laur nat-c nat-m nat-s nit-ac rhus-r spong stann thuj vac
      - **burning**: asar carb-an carb-v
      - **stitching** pain: agar alum arg-met *Aur* aur-m-n calc cann-s carb-an clem elat nat-c nat-m nat-s nit-ac rhus-r spong stann thuj vac
    - **morning**: calc-s carb-an con eug **Nux-v** phos
      - **air** agg; in open: phos
      - **stitching** pain: phos
      - **burning**: calc-s **Nux-v**
      - **stitching** pain: carb-an con eug phos
    - **evening**: mag-c *Puls* sulph
      - **burning**: mag-c
      - **stitching** pain: *Puls* sulph
      - **aching**: acon cic mosch *Puls* rhus-t stann
    - **burning**: agar alum alum-sil ang ant-t apis asar aur bar-c bell bry calc calc-s carb-an carb-v *Caust* cina coloc *Con* dig dios graph hell kali-c laur m-aust mag-c mez mur-ac nicc nux-v ox-ac par *Petr* ph-ac *Phos* phyt *Puls* rhod *Rhus-t* sep sil stann *Staph Sulph* teucr tril-p *Zinc*
    - **foreign** body; as from a: agar berb tarax
    - **looking** steadily agg: ph-ac
      - **pressing** pain: ph-ac
    - **pressing** pain: anac bell carb-an *Caust* cic cycl **Euphr** gamb hell hydr-ac iod lach laur lyc mag-m mosch nat-m petr ph-ac puls rhod rhus-t *Stann* staph tarax zinc
    - **sand**; as from: tarax
    - **sore**: bry *Nux-v* podo *Puls* sep valer **Zinc**
    - **stitching** pain: agar alum ant-t arg-met arg-n arn *Aur* aur-m-n bar-c *Bell* brom *Calc* cann-i carb-an chel *Cinnb* clem *Con* elaps elat eug fl-ac *Graph*

▽ extensions | O localizations | ● Künzli dot

Pain – Canthi — Eye — Pain – Eyebrows

- **Inner** – **stitching** pain: ...
  grat indg laur led mag-m mag-s med meny nat-c nat-m nat-p nat-s *Petr* ph-ac phos plan *Puls* sang sol-ni spig stann staph sulph *Thuj* verat **Zinc**
  : **tearing** pain: bell calc-caust kali-n meny nat-c nicc rat
  : **waking**; on: ther
  : **burning**: ther
  : **extending** to:
  : **Eyebrows**; around: cinnb
  . **Ears**; to: cinnb
  : **Forehead**: cinnb
  : **Outer**: cinnb nat-c
  . **stitching** pain: cinnb
  : **Above**: thuj
  : **boring** pain: thuj
- **Outer**: am-m amph anac **Ant-c** apis arg-n aur aur-m aur-m-n bar-c borx brom bry calc calc-act camph carb-an carb-v cham chin cina cinnb colch con crot-c dig dios euph *Euphr* fago form *Hep* ign kali-bi *Kali-c* kali-i kali-n lachn laur lyc m-arct mang *Mez* mur-ac nat-c nat-m nicc *Nit-ac* nux-v ol-an op petr ph-ac phos ran-b ran-s rhus-t ruta sep spig spong squil staph stront-c *Sul-ac* sulph *Thuj* verat **Zinc** zinc-s
  : **right**: carb-v colch kali-c mur-ac nat-c ran-b ran-s stann staph sul-ac sulph
  : **left**: anac bry chel chin laur mur-ac nit-ac spong squil tarax thuj
  : **aching**: chin dios lyc
  : **burning**: **Ant-c** apis arg-n aur-m bry camph carb-an carb-v cina colch dig *Hep* ign kali-bi kali-c kali-n lyc m-arct mang mur-ac nux-v phos *Ran-b* ran-s ruta sep spig squil staph stront-c sulph thuj zinc zinc-s
  : **itching** pain: cina
  : **cutting** pain: brom hep kali-i
  : **drawing** pain: spong
  : **foreign** body; as from a: apis bar-c con *Euphr* ign nit-ac phos *Sul-ac*
  : **lips**; with denuded: cham
  : **sore**: cham
  : **pressing** pain: anac bar-c calc (non: carb-an) carb-v chin con lachn *Mez* op ph-ac staph sul-ac thuj
  : **sand**; as from: bar-c con crot-c *Nit-ac* staph sulph
  : **sore**: **Ant-c** borx calc calc-act cham fago form ign *Kali-c Ran-b* rhus-t sep verat *Zinc*
  : **stitching** pain: amph aur-m-n bar-c cinnb euphr ign kali-c laur mur-ac nat-c nat-m nicc ol-an op petr spong staph *Sulph Thuj*
  : **tearing** pain: am-m aur ign staph
  : **extending** to:
    : **Inner** canthi: petr
    . **stitching** pain: petr
- **Caruncle**: bell
- **burning**: bell
- **pressing** pain: bell
- **Chiasma**: anh

- **Chiasma**: ...
  - **burning**: anh
- **Ciliary** body: acon amylam arn ars *Asaf* bad **Bell** cedr chel chen-a chin chinin-m chr-o cimic **Cinnb** *Coloc* com croc crot-t *Flav* gels *Hyper* ign ip kali-p lach *Mag-p* mez nat-m nat-sal par phos phyt *Plan* **Prun** rad-br rhod sang sapo *Sil* **Spig** terebe thuj
  - **right**: *Flav* prun
    : **neuralgic**: prun
  - **left**: **Spig**
    : **neuralgic**: **Spig**
  - **exertion** of the eyes agg: prun
    : **neuralgic**: prun
  - **neuralgic**: acon amylam arn ars *Asaf* bad **Bell** cedr chel chen-a chin chinin-m chr-o cimic **Cinnb** *Coloc* com croc crot-t gels *Hyper* ign ip kali-p lach *Mag-p* mez nat-m nat-sal par phos phyt *Plan* **Prun** rad-br rhod sang sapo *Sil* **Spig** terebe thuj
  - **storm**; before: rhod
    : **neuralgic**: rhod
- **Conjunctiva**: ser-a-c
  ○ **Under**: tab
    : **foreign** body; as from a: tab
- **Cornea**: sil
- **Eyeballs**: *Acon* agar alf am-br apis ars asaf aur aza bad bapt *Bell Bry* cedr cham chel chim chion cimic **Clem** cocc coloc *Com* con crot-t esin eup-per *Euphr* Gels grin guare hep indol jab kali-i kalm lach lith-c *Lycps-v* med mentho *Merc-c* nat-m nicc-s olnd onos osm par passi ph-ac phos phys plat prun *Puls* rhod rhus-t *Ruta* sang ser-a-c spig staph stry symph syph ter ther thuj tub upa vac viol-o
  - **right**: coloc merc thuj
    : **pressing** pain: thuj
  - **left**: lach
  - **bursting** pain: vac
  - **cough** agg; during: pyrog
  - **neuralgic**: bad
  - **pressing** pain: ars cham lach thuj
  - **pressure** agg: anth
    : **sore**: anth
  - **sore**: symph tub
  - **touch** agg: plan
    : **sore**: plan
  ▽ **extending** to:
    : **Forehead**: bad
      : **neuralgic**: bad
  ○ **Center** of eyeballs: cimic coloc ph-ac
- **Muscles**: carb-v cimic *Onos*
- **Upper** half:
  : **motion** of eyes agg: acon
    : **sore**: acon
- **Eyebrows**: acon aeth agn am-m ambr ang apis *Arn* **Ars** asaf *Asar* **Bell** bov *Brom* **Bry Calc** camph cann-s canth carb-ac **Carb-v** calc *Cedr Chel* chin *Chinin-s* cic **Cinnb Cocc Coloc** con **Croc** *Crot-h* cupr dig dros dub elaps *Euph* ferr fl-ac *Gels* guaj hell hyper ign ip kali-bi *Kali-c* kali-n *Lach* laur lith-c **Lyc** lyss m-arct mag-m mag-p mang meli mentho **Merc** merc-c mez mosch

425

- **Eyebrows**: ...
  mur-ac naja nat-c nux-v olnd par petr **Ph-ac** phos plan plat ran-b rhus-t ruta scroph-n sep *Spig* spong sulph tarax thuj viol-t zinc
  - **right**: *Chel* dig hyper lyss
    touch agg: nux-v
  - **left**: *Asar*
  - **night**: hyper lyss
  - **burning**: **Acon** am-m apis arn **Ars** asaf *Asar* **Bell** brom **Bry Calc Carb-v Coloc Croc** *Crot-h* dig dros *Euph* kali-bi kali-n *Lach* laur **Lyc** mag-m **Merc** mur-ac nat-c nux-v **Ph-ac** phos rhus-t sep spig spong sulph tarax
  - **drawing** pain: asaf *Bell* caust cic dros hell laur m-arct *Rhus-t*
  - **lifting** agg: ptel
    pressing pain: ptel
  - **reading** agg: ferr-p
  - **sore**: apis *Bell* dig dros guaj *Kali-c* nux-v olnd plan plat thuj
  - **stitching** pain: ang apis arn bov *Brom* cic hell ip mang par petr scroph-n thuj viol-t zinc
  - **tearing** pain: am-m arn bell caust *Cocc Coloc* euph kali-c laur *Rhus-t Thuj* zinc
  - **walking** agg; after: lyss
  o **Above**: sulph
    left: ambr camph sul-ac
    pressing pain: ambr camph sul-ac
    pressing pain: sulph
- **Eyes**, forehead and face concentrate in tip of nose: *Kali-n*
  - **contracting**: *Kali-n*
- **Infraorbital**: arg-n ars bell caust colch kalm mag-p mez nux-v phos plat sil thuj
  - **neuralgic**: arg-n ars bell caust colch kalm mag-p mez nux-v phos plat sil thuj
- **Lachrymal** ducts: all-c fago psor
  - **stitching** pain: all-c
  ▽ **extending** around eye to temple: cinnb
- **Lachrymal** glands: staph
  - **pressing** pain: staph
  - **tearing** pain: staph
- **Lids**: *Acon* agar *Agn* all-c allox alum am-c am-m ambr ang anh *Ant-c Apis* arg-n arn ars arund asar *Aur* bapt bar-c *Bell* benzol bomb-chr borx **Brom** *Bry* calc camph cann-s canth caps carb-v *Caust* cham chel chim chin cic cimic cina cinnb cob coloc **Con** croc cupr cycl dig dios dros euph *Euphr* form gal-ac graph hell *Hep* hist ign iod kali-act kali-bi kali-c kali-i kali-n kalm kreos laur led lith-c *Lyc* m-arct *M-aust* mag-c mang med *Merc* merc-c mez mur-ac myric nat-m nat-p nit-ac nux-m *Nux-v* olnd par *Petr* ph-ac phos *Phys* phyt pic-ac plat plb *Psor* **Puls** ran-b ran-s rat rheum *Rhus-t* ruta sabad sars seneg sep *Sil* spig spong stann *Staph* stict stram sul-ac *Sulph* tarax tarent thuj valer verat vesp *Viol-o* xan xanth zinc
  - **right**: carb-v merc sulph xan
  - **left**: alum anac asar caust
  - **morning**: calc lyc nux-v sep sulph
  - **afternoon**: cimic

- **Lids – afternoon**: ...
  13 h: ars
  - **evening**: sulph thuj zinc
  17-19 h: rhus-t
  candlelight; by: cina
  burning: cina
  pressing pain: sulph
  - **night**: kali-c
  sore: kali-c
  - **aching**: allox
  - **burning**: *Acon* agar all-c allox alum am-m ambr *Apis Ars* arund asar aur *Bell* bomb-chr *Bry* calc camph canth caps carb-v caust cham cina clem coloc con croc dig dros *Euphr* gal-ac graph hist ign kali-bi kali-c kali-i kali-n kreos laur lyc *M-aust* Merc merc-c mez nat-m nit-ac *Nux-v* olnd par *Petr* ph-ac phos phyt puls ran-b ran-s rhus-t sabad sars seneg sep sil spig spong stann *Staph* stict sulph tarax thuj *Valer Viol-o* zinc
  - **chill**; during: acon apis bell kreos rhus-t
  - **closing** the eyes:
    agg: cimic dig manc phyt rhus-t sang
    burning: manc sang
    sore: dig phyt rhus-t
    amel: allox
    sore: allox
  - **cold** air agg: rhus-t
    sore: rhus-t
  - **corrosive**: *Agn* caust puls
  - **cutting** pain: calc coloc *Merc* staph
  - **drawing** pain: caust colch graph *M-arct* nux-v ph-ac plat *Puls* rheum seneg
  - **motion** of eyelids agg: *Mang*
  - **neuralgic**: verat
  - **paralyzed**; as if: graph
  - **pressing** pain: alum am-c ambr borx bry cann-s cham cic croc cupr cycl euph graph hep kali-c laur lyc nat-m nit-ac nux-m nux-v ph-ac ran-b rheum sars seneg sep sil spig spong stann staph stram sulph zinc
    downward: zinc
  - **reading** agg: allox zinc
    pressing pain: zinc
    sore: allox
  - **sand**; as from: *Graph* med
  - **sore**: allox ang *Ant-c* arg-n ars bar-c bell borx *Calc* canth caust cham chim cimic cob colch coloc croc dig dios dros *Euphr* form *Graph Hep* ign kali-act kali-bi kali-c kalm led lith-c lyc merc merc-c myric nat-p *Nux-v* petr ph-ac phos *Phys* phyt pic-ac plb psor puls ran-b rhus-t sil spig *Staph* stram sulph valer verat zinc
    denuded; as if: (non: cham) *Psor*
    rubbed; as if: verat
    splinter; as from a: med nit-ac tarent
  - **sticks**; as from: med
  - **stinging**: *Apis Aur* tarax

426   ▽ extensions | O localizations | ● Künzli dot

Pain – Lids / Eye / Pain – Orbits

- **stitching** pain: alum ang apis arg-n arn aur bapt bar-c **Brom** camph cic cimic cycl hell ign kali-bi lyc m-arct m-aust mang *Merc* mez mur-ac ph-ac sil spig stann sul-ac sulph tarax thuj *Valer* zinc
- **tearing** pain: alum bar-c bry cann-s cic colch iod kali-c mag-c nat-c nux-v plb zinc
- **touch** agg: lyc mang
- **using** eyes, when: cob
- o **Behind**: meny *Merc* spig stann *Staph*
  : **foreign** body; as from a: meny *Merc* spig stann *Staph*
- **Inner** side: *Ars* caust chin con *Ph-ac Thuj*
  : **crawling**: chin
- **Lower**: alum anh bry calc colch croc dros kali-bi laur mez nat-m olnd ran-b rhus-t sabin spig stann sul-ac
  : **right**: apis canth coloc laur nat-c nat-m ph-ac ran-b stann zinc
  : **burning**: coloc laur ran-b stann
  : **sore**: nat-m ran-b
  : **left**: caust m-aust merc ph-ac sep spong stann zinc
  : **pressing** pain: m-aust ph-ac zinc
  : **burning**: calc kali-bi laur olnd ran-b rhus-t stann
  : **sand**; as from: anh
  : **Margins** of: zinc
  : **pressing** pain: zinc
- **Margins** of: *Acon* agar all-c alum-sil alumn ambr *Ant-c Apis* arg-n arn **Ars** ars-s-f arum-d arund asaf asar aur aur-m-n bell *Borx* brom bry bufo calc camph cann-i carbn-s carc card-m caust cham cina clem coc-c *Colch* con croc crot-h *Dig* **Euphr** fago ferr-i ferr-p gins *Graph* hell hep hura jatr-c kali-bi kali-i kali-p kalm kreos *Lach Led* lyc manc med meph merc *Merc-c* mez nat-m nat-p *Nat-s Nux-v Olnd* petr phos psil puls ran-s sabad sang sanic sel sep sol-ni spig **Sulph** thuj *Valer* zinc
  : **daytime** only: nat-m *Sulph*
  : **burning**: nat-m *Sulph*
  : **morning**: *Gamb Nat-s Nit-ac Nux-v* seneg **Sulph** valer *Zinc*
  : **burning**: *Gamb Nat-s Nit-ac Nux-v* seneg **Sulph** *Zinc*
  : **reading** agg: carbn-s ign
  : **burning**: carbn-s ign
  : **sore**: nux-v *Sulph* valer
  : **waking**; on: agar euphr kali-bi sulph
  : **burning**: agar euphr kali-bi sulph
  : **forenoon**: sulph
  : **burning**: sulph
  : **afternoon**: kali-bi *Sang Sulph*
  : **burning**: kali-bi *Sang Sulph*
  : **evening**: **Ars** thuj zinc
  : **burning**: **Ars** *Thuj Zinc*
  : **burning**: agar all-c (non: alum) alum-sil alumn ambr *Apis* **Ars** ars-s-f arum-d arund asaf asar aur aur-m-n bell brom bry bufo calc camph cann-i carbn-s card-m caust cham cina clem coc-c *Colch* con croc crot-h *Dig* **Euphr** fago ferr-i ferr-p gins graph hell hura jatr-c kali-bi kali-i kali-p kreos

- **Margins** of – **burning**: ...
  Lach Led lyc manc med meph merc *Merc-c* mez nat-m nat-p *Nat-s* nux-v *Olnd* psil puls ran-s sabad sang sanic sel sep sol-ni spig *Sulph* thuj
  : **cutting** pain: spig sulph
  : **sore**: *Acon Ant-c Apis* arg-n arn ars *Borx* carc dig euphr *Graph* hep kalm merc-c *Nux-v* petr spig sulph *Valer* zinc
  : **Glands**: rheum
  : **burning**: rheum
  : **pressing** pain: rheum
- **Tarsi**: ars clem euphr mez
  : **burning**: ars clem euphr mez
- **Under**: berb
  : **foreign** body; as from a: berb
- **Upper**: *Acon* ang arn bell borx cadm-met calc camph cann-s carb-an carb-v carc caust cham chel *Chin* cina clem graph hell hep kali-bi lach laur *Lyc* m-arct mang merc-c nat-c par ph-ac phos rheum sang sil spig stann staph sulph verat
  : **right**: alum bar-c chel clem coloc cycl hep hyos nat-c olnd rhus-t spig stann tarax thuj zinc
  : **stitching** pain: cycl spig stann
  : **touch** agg: verat
  : **stitching** pain: verat
  : **left**: ars asaf asar aur bar-c *Brom* bry chel kali-n merc olnd spig zinc
  : **pressing** pain: ars asaf asar chel kali-n
  : **burning**: *Acon* ars cadm-met calc calc-caust card-m chel cina clem kali-bi lach laur *Lyc* m-arct merc-c ph-ac phos rheum spig
  : **opening** the eyes agg: borx
  : **pressing** pain: borx
  : **pressing** pain: borx camph cann-s carb-v caust cham graph hep lyc nat-c ph-ac phos rheum sil spig stann staph sulph verat
  : **stinging**: carc
  : **stitching** pain: ang bell hep m-arct mang sang sil spig verat
  : **Under**: berb coc-c cortico ferr-p
  : **right**: calc-caust
  : **foreign** body; as from a: calc-caust
  : **left**: ammc
  : **foreign** body; as from a: ammc
  : **foreign** body; as from a: berb coc-c ferr-p
  : **sand**; as from: cortico
- **Orbital** arch: alum nat-m petr
  - **sore**: nat-m petr
  - **tearing** pain: alum
- **Orbits**: aloe alum am-pic anac ang ant-c *Apis Arn* ars *Asaf* aur *Bell Bism* bov bry calc camph carb-v caust cedr chel chin chinin-s cimic cina cinnb cocc con crot-t cupr gels *Hell* hep hyos ign ilx-a iod kali-bi kali-c *Kali-i* kalm lach laur led m-ambo mag-c mentho meny *Merc* merc-c mez mur-ac mm nux-v olnd par ph-ac *Phos* plat plb puls rhod rhus-t ruta sars sel seneg sep *Spig* spong stann stront-c sul-ac *Sulph* ther thuj *Upa* vac *Valer* verat verb
- **coition** agg: cedr

- **coition** agg: ...
  - **neuralgic**: cedr
- **constricting** pain: verb
- **neuralgic**: ars cedr chinin-s kali-bi kalm nat-m spig stann
  - accompanied by | **Testes**; neuralgic pain of: lycps-v
- **pinching** pain: ph-ac
- **pressing** pain: anac ang ant-c *Apis Arn* ars *Asaf* aur bell bov carb-v caust chel cina cocc con *Hell* hyos ign kali-c laur led mez olnd par ph-ac phos plb rhod ruta seneg sep spig stann stront-c *Sulph* thuj *Valer* verat
- **tearing** pain: alum anac aur bism bov calc kali-c mag-c mur-ac phos sep spig stann sul-ac
- o **Around**: apis *Asaf* aur bell *Cinnb* hep hydrc ilx-a plat plb spig
- **Below**: ser-a-c
  - **right**: bac
- **Bones**: apis bov cupr par phos sulph syph
  - **drawing** pain: sulph
- **Deep in**: *Aloe* gels merc-c phos phyt plat ruta sarr *Spig* stann upa
- **Lower** part: bapt sars
  - **sore**: sars
- **Margins**: hell kali-bi
  - **right**: sang
- **Pannus**, in: *Apis*
- **stitching** pain: *Apis*
- **Papillae**: anh
- **burning**: anh
- **Postorbital**: caust colch con kali-c phos
  - **neuralgic**: caust colch con kali-c phos
  - **vaccinations**; from: thuj
    - **neuralgic**: thuj
- **Pupils**: calc-p caps cimic
- **Sclera**: anh
  - **burning**: anh
- **Sockets** | **constricting** pain (See orbits - constricting)
- **Spots**; in: nat-m *Phos*
  - **burning**: nat-m *Phos*
- **Supraorbital**: arg-n *Asaf* **Cedr** chel chin chinin-s cimic **Cinnb** ign *Kali-bi* kalm *Mag-p* morph nat-m nux-v ran-b sep *Spig* stann thein tong viol-o
  - **neuralgic** (↗HEAD - Pain - forehead - eyes - above - neuralgic): arg-n *Asaf* **Cedr** chel chin chinin-s cimic **Cinnb** ign *Kali-bi* kalm *Mag-p* morph nat-m nux-v ran-b sep *Spig* stann thein tong viol-o
- **Surface**; on: *Stront-c*

PALE: alco

PANNUS: alum *Apis* **Arg-n** *Aur* aur-m *Bar-c* **Calc** cann-s **Caust** chinin-m *Euphr* **Graph** *Hep* kali-bi kali-c merc **Merc-i-f** *Merc-i-r* merl **Nit-ac** petr puls rhus-t sep sil *Sulph*

PARALYSIS: cocc
o **Accommodative** muscles (See VISI - Accommodation - defective)

Paralysis: ...
- **Extrinsic** ocular muscles: acon *Alum* arn aur **Caust** chel **Con** cupr-act **Gels** hyos kali-i merc-pn nat-m nux-v par phos rhus-t **Seneg** spig sulph
- **Eyeballs**:
  - o **Muscles** (↗*Strabismus*): Acon alum arg-n arn aur bar-ox-suc bell bufo **Caust** chel cocc **Con** cupr-act *Euphr* **Gels** hyos kali-i lach merc-i-f merc-pn *Nat-m* **Nux-v** oxyt par phos phys *Rhus-t* ruta santin *Seneg* spig syph
    - accompanied by | **Throat** muscles; paralysis of: gels
    - **cold** agg; becoming: **Rhus-t**
    - **diphtheria**; after: phys
    - **wet**; getting feet: *Rhus-t*
  - **Ciliary** muscles: *Acon* alum *Arg-n* cocc *Con* **Dub** gels graph kali-br lil-t nat-m nux-v par phys **Ruta** seneg
    - **External** recti (= esophoria): **Caust•** chel gels kali-i rhod *Ruta* sulph syph
    - **Internal** recti• (= exophoria): *Agar* alum *Con* graph *Jab* lil-t merc-i-f **Morph Nat-m** phos rhod *Ruta Seneg*
    - **Superior** oblique• (= hyperphoria): *Arn* cupr *Seneg Syph*
- **Iris**: **Arn** (non: ars) kali-bi *Par*
- **Lids**, of (↗*Falling - lids*): *Acon* **Alum** arn **Ars** bapt bar-m bell bufo *Cadm-s* caul **Caust** *Cocc* **Con** dulc **Gels** **Graph** *Guare* haem helo hydr-ac *Kalm* lach *Merc-i-f* **Morph** naja nat-ar nat-c nit-ac nux-m nux-v op phos *Plb* puls *Rhus-t* **Sep Spig** stram sulfon syph upa *Verat* verat-v vip zinc zinc-p
  - **right**: caust
  - **left**: bar-c bufo coloc graph kali-p thuj
  - **coal** gas; from: sec
  - **vertigo**; with: bapt
  - o **Upper**: *Acon* **Alum** alum-p anh apis arn **Ars** bar-m **Bell** botul bufo *Cadm-s* calc *Cann-s* **Caust** chlol cina cinnb *Cocc* **Con** crot-c crot-h cur dig *Dulc* euph ferr **Gels Graph** kali-c kalm **Led** lyss *Mag-p Med* **Merl** morb **Morph** naja nat-ar nat-c nat-s **Nit-ac** *Nux-m* op *Phos* **Plb Rhus-t** *Sec* **Sep Spig** stann *Syph* thuj *Verat* vip *Zinc*
    - **one** side: syph
    - **right**: alum *Apis* caust *Cur* gins mag-p med nat-m nit-ac phys rad-br rhus-t sulph
    - **left**: ars bar-c bar-m caust coloc elaps graph kali-p lyc nux-m plb thuj verat
    - **morning**: *Nit-ac*
    - accompanied by | **Face**; pain in: gels
    - **cold**; from: **CAUST•** **Rhus-t**
    - **cough** agg; during: nit-ac sep
    - **injuries**; after: *Led*
    - **periodical** | **week**; every: stann
    - **sleepy**; patient seems: syph
    - **Exterior**: con med
- **Optic** nerve (= amaurosis): *Acon* agar alum am-c am-m ambr anac anan ang ant-c ant-s-aur ant-t apis **Arg-met** arg-n arn **Ars** ars-s-f asaf aur aur-ar *Aur-m*

Paralysis   Eye   Photophobia

- **Optic** nerve: ...
  Aur-m-n aur-s bar-c bar-s **Bell** ben-n borx both *Bov* bry bufo *Calc* calc-sil camph cann-s canth caps carb-an carb-v card-b *Caust* cench cham *Chel Chin* chinin-s cic cocc **Con** croc cycl daph dig dros dulc *Elaps* euphr *Ferr* ferr-ar ferr-ma fl-ac **Gels** graph guaj *Hep Hyos* ign iod kali-ar kali-c **Kali-i** kali-p *Kali-s* kali-sil kreos laur led *Lyc* m-ambo m-arct mag-c manc mang *Meny Merc* mez mom-b naphtin nat-ar nat-c **Nat-m** nat-p nit-ac nux-m *Nux-v* olnd *Op* oxyt par petr *Ph-ac* **Phos** Plb *Plb-act* plb-xyz *Psor* **Puls** *Rhus-t Ruta* sabad sabin santin sars **Sec** seneg *Sep* Sil sol-ni sol-t spig staph **Stram** stront-c stry stry-xyz **Sulph** syph *Tab Thuj* upa vanad verat verat-v verb vib zinc zinc-p
  - **right**: *Bov*
    : **stool** | **amel**: apis
    : **then** left: *Chin*
  - **accompanied** by:
    : **Kidneys**; inflammation of (See KIDN - Inflammation - accompanied - optic)
    : **Retinal** hemorrhage: both
  - **delivery**; during: aur-m
  - **headache**; with severe: iris zinc
  - **masturbation**: gels
- **Retina**: hyos

PERSPIRATION on eyebrows and lids: calc-p mag-c

PHOTOMANIA● (↗*MIND - Darkness - agg.*; *MIND - Light - desire*): *Acon* am-m **BELL●** calc cann-xyz carb-ac carb-an ferr-p **Gels** grin *Lac-c* nat-m phos plb ruta sanic **Stram** tarent valer
- **delirium**; with: calc

PHOTOPHOBIA (↗*MIND - Sensitive - light*; *Light - agg.*; *MIND - Light - aversion*): **Acon** aeth aethyl-s-d agar *Agn* Ail *All-c* Alum alum-p alum-sil am-c am-m ammc anac *Anan* ant-c *Ant-t* Apis arg-met **Arg-n** *Arn* **Ars** ars-met *Arum-t* arund *Asar* asc-t aster atis-r *Aur* aur-ar *Aur-m* aur-s bapt **Bar-c** bar-i *Bar-m* bar-s **Bell** benzol berb borx brom bros-gau *Bry* bufo buth-a cact **Calc** calc-f *Calc-p* calc-s calc-sil camph cann-i canb-ac carb-an **Carbn-s** castm *Caust* cedr cere-b *Cham Chel* **Chin** *Chinin-ar Chinin-s* chlf chlol chrysar *Cic* cimic cina cinnb *Clem Coff* colch coloc **Con** *Croc Crot-h Crot-t* cupr *Dig* dirc dros elaps ery-a *Eup-per Euph* **Euphr** *Ferr* ferr-i gal-ac gamb *Gels Glon* **Graph** guat *Ham Hell Hep* hydro-v *Hyos Ign* iod ip *Jab* **Kali-ar** *Kali-bi* **Kali-c** *Kali-chl* kali-i kali-m *Kali-n Kali-p* kali-s kreos *Lac-ac* **Lac-c** *Lac-d Lach* laur *Led* leptos-ih *Lil-t Lith-c* **Lyc** lyss m-arct mag-c mag-m *Mag-p* mag-s mang med **Merc** *Merc-c Merc-i-f Merl* morb mosch mur-ac *Nat-ar* **Nat-c** **Nat-m** nat-p *Nat-s* **nicc** nit-ac *Nit-s-d* nux-m **Nux-v Op** petr ph-ac phel *Phos* phys *Phyt* plb psil *Psor* ptel **Puls** ran-ac retin-ac **Rhus-t** sabad *Sanic* sars scroph-n sec seneg *Sumb* syph *Tab* tarax *Tarent* ther thuj *Tub Verat Viol-o* visc *Zinc* ziz
- **morning**: am-c am-m *Ant-c* bros-gau *Calc* hydro-v *Ign* kali-n *Nat-s* **Nux-v** phyt rhus-t sil verat
  - **rising** agg: ant-c calc

Photophobia – morning: ...
- **waking**; on: dirc *Ign* **Lach** nat-s rhus-v
- **afternoon**: zing
- **evening**: arund borx **Calc** carb-an *Caust* eug *Euphr Lyc Merc* ph-ac sil stram sumb *Zinc* zing
- **18-20 h**: **Caust**
- **night**: con gels
  - **midnight**:
    : **after** | 3 h; until: chinin-ar
- **accompanied** by:
  - **coryza** (See NOSE - Coryza - accompanied - photophobia)
  - **disorders**; chronic eye: sil
  - **formation** of phlyctenula (See Eruptions - sclera - vesicles - accompanied - photophobia)
  - **pain**:
    : **Face**; in (See FACE - Pain - accompanied - photophobia)
- **chill**; during: acon apis ars **Bell** borx cham hep kreos lyc nux-v rhus-t seneg sep
- **chronic**: aeth *Nat-s Sil*
- **coition**; after: apis calc *Chin Graph* **Kali-c** kali-p phos sep sil
- **convulsions**; after: hyos
- **crusts** are torn from nose, if: *Kali-bi*
- **dinner**; after: *Calc*
- **eating**; after: sil
- **fever**; during: acon bell con ferr-p *Hep* sulph
- **glistening** objects: lyss
- **headache**:
  - **before**: *Kali-bi*
  - **during**: *Ferr-p Kali-br* kali-c kali-p **Nat-s** puls sep syph tarent
- **inflammation**:
  - **without**: agn *Am-c Am-m* anac borx carb-an cic *Cina Coff* colch **Con** croc *Cycl Dros Graph* hell **Ign** kali-n laur m-arct mang mur-ac *Nat-c* nux-m *Puls* sil *Spig*
- **light**; from:
  - **artificial** light | agg: agar *Arg-n* aster borx bros-gau *Calc* calc-p castm chel coff *Con Crot-h* cupr dros *Euphr* gels *Ip Lac-d* lith-c *Merc Nat-m* phos *Puls* stram *Sulph*
  - **blue** light | agg: tab
  - **bright** light | agg: **glon** merc
  - **candlelight** | agg: borx gels hep
  - **daylight**:
    : **agg**: *Acon* ant-c **Ars** bell berb *Bry* camph castm *Caust* **Chin** *Cic Clem Con Euphr* **Graph** hell *Hep Ign* kali-ar *Kali-bi Kali-c* kali-s kali-sil lac-c *Lith-c Lyc Merc* merc-c merc-sul *Nat-ar* nat-c **Nat-m** nit-ac nux-v petr ph-ac *Phos* psor *Sars* sep sil stram *Sulph Zinc*
    : **desires** lamplight: stram

Photophobia

- **light**; from – **daylight** – agg: ...
  : **gaslight**; more than: *Graph* kali-bi
  : **only**: *Kali-bi* nit-ac
  • **fire**; of the: euphr mag-m **Merc**
  • **gaslight** | **agg**: asc-t *Calc-p* dirc *Graph* Med **Merc** *Sulph*
  • **sunlight** | **agg**: **Acon** *Ars* ars-s-f *Asar* berb bros-gau *Bry* calc camph castm **Chin** *Cic* *Clem* *Euphr* gels **Graph** *Hep* **Ign** *Kali-ar* *Lac-c* *Lith-c* **Merc** merc-c *Merc-sul* petr ph-ac *Phos* pitu-a pycnop-sa **Sulph** zinc zinc-p
- **masturbation**; after: cina
- **menses**; during: ferr-p ign
- **operation**; after: stront-c
- **perspiration**; during: acon arn *Ars* **Bell** bry *Calc Cham* chin graph hep lyc *Merc* **Nux-v** phos puls **Rhus-t** *Sep* stram sulph
- **rage**; during: *Acon* ars **Bell** hyos merc nux-v phos puls **Stram**
- **snow**; from: ant-c apis **Ars** cic merl
- **spring**; in: cob
- **straining** the eyes, after: **Arg-n**
- **vertigo**; with: scut verat-v
- **walking**:
  • **air**; in open:
  : **agg**: *Clem Psor*
  : **amel**: *Gamb*
- **warm** room agg: **Arg-n**
- **weather**:
  • **change** of weather: calc
  • **foggy**: cic
  • **warm** | **agg**: sulph

POLYPUS (See Tumors - canthi - outer - polypus)

PRESSURE:
- **amel**: am-m apis asaf bell bry caust chel pic-ac puls verat

PRESSURE IN THE EYEBALL:
- **decreased**: apisin cedr esin nat-m osm prun ran-b rhod
- **increased** (See Glaucoma)

PRICKLING: agar arg-n hedy lyc sep zinc

PROJECTING (See Protrusion)

PROTRUDING tongue agg: syph

PROTRUSION: acet-ac **Acon** *Aeth* agn aloe ang anh apis arn *Ars* **Ars-i** ars-s-f *Aur* aur-ar aur-i aur-s *Bar-c* bar-i bar-s **Bell** borx brom bufo *Cact* calc calc-i calc-p calc-s *Camph Canth* caps cedr *Cham* chin chlor *Cic Clem Cocc* colch *Coloc* **Com** *Con* crot-h cupr cupr-n dig dor *Dros* dulc *Ferr Ferr-ar* **Ferr-i** *Ferr-p* fl-ac *Glon* **Guaj** gymno hed helo-s *Hep* hydr-ac *Hyos Ign Iod* jab kali-ar kali-c kali-m kali-n kara *Kreos* lac-ac lac-c *Lach Laur* lyc lycps-v m-arct mag-s *Merc* merc-c morph mosch **Nat-m** *Nux-v* oena *Op Phos Plat* plb **Puls** rhus-t sang *Sangin-t* santin spig *Spong* squil *Stann* staph **Stram** stry sul-ac sul-i **sulph** tab thuj *Verat* vip
- **right**: arn
  • **more** than left: arn **Com**

Eye

Protrusion: ...
- **accompanied** by:
  • **brilliant** eyes: aeth
  • **red** discoloration of eyes: apis
  • **trembling**: meph
- **coryza**; during: spig
- **cough** agg; during: caps dros
- **epilepsy**; during (See GENE - Convulsions - epileptic - during - eyes - protruding)
- **exophthalmos**●: aml-ns ars *Aur* bad *Bar-c* bell cact *Calc* calc-i clem com con crot-h dig digin diph-t-tpt dros **Ferr** *Ferr-i* ferr-p glon helo helo-s *Ign* **Iod** kali-ar *Lycps-v Nat-m* nat-n par passi *Phos* pyrog sangin-t sapin sapo scut **Sec** *Spong* stel *Stram* stry stry-xyz thuj thyr thyreotr
  • **accompanied** by:
  : **trembling**: meph
  : **tumor** behind eyeball (See Tumors - eyeballs - behind - accompanied - exophthalmos)
  • **exophthalmic** goitre (See EXTE - Goitre - exophthalmic)
- **injuries**; after: led
- **mania**; during: camph
- **measles**; during: dros
- **sensation** of: bell bry con daph ferr-p guaj ham *Med Par* scut spong
  • **right**: com
  • **left**: atra-r
  ○ **Canthi**: euphr
  ○ **Conjunctiva**: nit-ac
- **Cornea**: colch
- **Iris** protruding through cornea: ant-s-aur phys
- **Pupil**; a membrane protrudes into the: colch

PTERYGIUM: *Am-br* apis *Arg-n* **Ars** *Ars-met Aur* bell cadm-met *Calc* cann-i *Cann-s* cann-xyz chim *Euphr Form* guare *Lach* lyc merc *Nux-m* nux-v *Psor* **Puls** *Rat* rhus-t spig **Sulph** tell *Thuj Zinc* zinc-s
- **pink** color; of: *Arg-n*
- **recurrent**: psor
  ○ **Cornea**; over: nux-m

PTOSIS (See Paralysis - lids - upper)

PUCKERED conjunctiva (See Wrinkled)

PULLING sensation (↗*Pain - drawing*): con crot-t mur-ac raph sep

Pulsation

PULSATION: allox bell
- **night**: asaf merc
  ○ **Around** the eyes: *Ars*
- **Eyebrows** (↗*in - superciliary*): *Bell* cina petr scroph-n
- **In** the eyes: acon ammc apis *Ars* asaf asar aur-ar aur-s **Bell** benz-ac berb brom bry bufo cact *Calc* calc-sil cham *Chel* clem cocc *Coloc Croc* **Gels** glon *Hep Hyos* ign kreos lil-t lith-c lyss m-arct m-aust mang *Merc* **Merc-i-f** *Nux-v* petr phos phys pic-ac rheum seneg *Sil* stann stram tarent ter ther
  • **midnight** | **after**: *Ars*
  • **morning**: *Nux-v*
  : **lying** down agg: nux-v

430   ▽ extensions | ○ localizations | ● Künzli dot

| Pulsation | Eye | Sneezing |

RUBBING:
- **amel**: agar agn alum am-c am-m *Apis* bell borx calc canth carb-an caust chin cina croc guat laur mag-c mag-m mosch nat-c nat-s nux-v phos plb puls ran-b rhus-t spig staph sulph zinc

RUBBING the eyes: all-c gamb gymno ign sanic seneg squil
- **desire** to: agar all-c apis ars borx carb-ac *Caust* cina Con Croc fl-ac gamb gymno kali-bi kali-c *Mez* morph nat-c nat-p *Op* plb psor *Puls* rat sanic seneg *Squil Sulph* symph
  · **children**; in | **waking**; on: sanic
- **measles**; during: squil
- ○ **Brain**; complaints of (See HEAD - Brain; complaints of - accompanied - eyes)

SAND in eye:
- **sensation** of (See Pain - sand)

SARCOMA (See Tumors - conjunctiva - sarcoma; Tumors - lids - sarcoma)

SCROFULOUS affections: aeth *Am-br Apis* ars *Aur* aur-s *Bar-c* bell **Calc** *Cann-s* cann-xyz **Caust** *Cham* chin *Chinin-ar* cist *Clem Con* dig *Dulc* **Euphr** ferr **Graph Hep Ign** iod kali-bi lyc mag-c merc nat-m *Nux-v* petr *Phos* **Puls** rhus-t scroph-xyz sep **Sulph** zinc
- **children**; in: calc-i

SEASONS:
- **spring** agg | **Conjunctiva**: cob nux-v

SENSITIVE: apoc
- **brilliant** objects: **Bell** bufo *Canth* **Lyss** *Stram*
- **headache**; during: cina
- **heat**: *Apis Arg-n* caust clem con *Merc* puls
- **light**; to (See Photophobia)
- **painfully** sensitive (See Pain)
- ○ **Conjunctiva**: ser-a-c
- **Lids** | **right** upper: zinc

SEWING agg: mang

SHINING eyes (See Brilliant; Glassy)

SHORT; sensation as if too:
○ **Muscles**: sabin

SHRINKING (See Atrophy)

SICKLY look around the eyes (↗*FACE - Discoloration - bluish - eyes - around; FACE - Expression - sickly)*:
Cina guare

SLEEPY feeling of eyes: acon *Ant-t* asaf borx euphr ferr *Gels* malar phos plb staph thuj *Viol-o Viol-t*

SMALLER; sensation as if: alum bell bry calc croc grat kreos lach lappa merc-c merl nat-m phos rhod sep squil

SMOKE; sensation of: croc

SNEEZING
- **amel**: lil-t

- In the eyes: ...
  · **evening**: cycl kreos
  · **night**: ars **Asaf Merc** *Merc-i-f*
  · **alternating** with | **stitching** pain: calc
  · **motion** agg: cortico
  · **paroxysmal**: calc *Sil*
  · **reading** agg: ammc
  ○ **Superciliary** muscle *(↗eyebrows)*: cina
- **Lids**:
  ○ **Upper**: cina mang stry

PUSTULES on the cornea (See Eruptions - cornea - pustules; Inflammation - conjunctiva - pustular)

QUIVERING *(↗Twitching; Winking)*: **Agar** alum alum-p *Am-m Apis* aran bell carb-v chin con fl-ac *Glon Hyos* iod petr *Phos* plat plb *Rat* rhus-t sars *Seneg* sil stann sulph zinc
- **right**: sars
- **left**: alum
- **evening**: alum
- **night**: *Apis* berb
- **looking** downward agg: alum
  · **steadily**: *Seneg*
- **rubbing** | **amel**: am-m
○ **Canthi**: phos stann
- **Eyebrows** (See FACE - Quivering - eyebrows)
- **Lids**●: aesc **Agar** alum am-m ambr *Anan* ang aran-sc ars asaf **Bell** berb **Calc** carb-an carb-v *Carbn-s Carl Caust* **Cic** *Cocc* con croc *Crot-c* crot-h cupr *Cur* dys grat **Iod** kali-bi kreos lyc *Meny* merc mez mur-ac *Nat-m* nat-p nux-v *Ol-an* op par petr phel *Phos Plat* puls *Rat* rhod rhus-t sabin sars schin sel sep sil stann stront-c *Sulph Verat* zinc
  · **right**: bell nat-p nit-ac petr sars
  · **left**: ant-c carb-v lyc
  · **painful**: bell
  · **reading** by candlelight: berb
  ○ **Under** | **painful**: caps
  · **Upper**:
    : **right**: alum bell calc colch cycl nat-m par plb sacch-a sars
    : **left**: **Arum-t** berb *Croc* jatr-c mez mur-ac rhod sacch-a stront-c

READING:
- **light**; by:
  · **artificial**: agn *Calc Caust* cina kali-c *Lyc* mang mez nat-m nux-m *Ph-ac* ruta sars *Seneg*
- **writing** agg; and: chin phyt

REDNESS (See Discoloration - red)

RESTLESS eyes *(↗Unsteady)*: bell *Chinin-s* cupr iod kali-p lyss ph-ac *Stram* stry valer *Verat*

RETINITIS (See Inflammation - retina)

ROLLING (See Movement - rolling)

ROUGH cornea: ferr-p kali-bi sil tarent
- **sensation** on winking: ail bell

All author references are available on the CD

SNOW; ailments from exposure to: acon cic

SPARKLING (See Brilliant)

SPARKS on the lids; sensation of many burning: sulph

SPASMODIC (See Movement - convulsive)

SPASMS: ambr ang bell brom bufo cann-xyz *Cham* cocc croc **Hep Hyos Merc** *Nat-m* ruta *Sil Staph* viol-o
o **Ciliary** muscles: agar *Arg-n* aur aur-m caust cic esin gels hyosin ip *Jab* lil-t *Morph* nat-m nit-ac *Nux-v* phys pilo puls *Ruta* spig stry sulph tab
- **Eyebrows**: agar arn asaf cina hell
- **Eyes**: ambr ang bell *Brom* cann-s rhus-t sil *Verb*
- **Lids**: agar alum ambr ang ars atro *Bell Calc* calc-p camph cann-s *Cham* chel chinin-ar cic *Cocc Cod* con croc *Cupr* esin *Euphr* gels guaj **Hep** hyos hyper ign *Ip* jab lob-p *Mag-p* meny *Merc Merc-c* nat-c *Nat-m* nicot nit-ac *Nux-v* petr phys plat *Plb Puls* rheum rhod *Rhus-t* ruta seneg sep sil *Staph* stry sul-ac verat verb *Viol-o*
  • **night**: alum croc *Merc-c*
  o **Lower**: ruta
- **Orbicularis** palpebrarum: chinin-ar *Mez* verat
- **Retina** | **Arteries**: nux-v

SPOTS, specks, etc. (↗*Opacity - cornea*):
o **Cornea**; on (↗*Opacity - cornea*): agar alumn ant-s-aur **Apis** arg-n *Ars* ars-s-f *Aur* aur-s bell *Cadm-s* **Calc** *Calc-f Calc-p* calc-sil cann-s *Caust Chel* cina *Clem* coch **Colch Con** cupr *Euphr* Form graph *Hep* hydr kali-ar kali-bi *Kali-c* kali-s kali-sil lach lyc mag-c *Merc Nat-m Nit-ac* nux-v phos psor *Puls* rhus-t *Ruta Seneg* sep *Sil* spig spong *Sulph Syph* tarax thuj zinc
  • **bluish**: *Calc Colch*
  • **brown**: agar kali-bi thuj
  • **humid** spots, painful if perspiration touches them | **Outer** canthi; in: *Ant-c*
  • **scars**: *Apis Ars* cadm-s *Con* euphr kali-chl *Merc Sil*
  • **white** spots | **Canthi**; in: colch
  • **yellow** spots:
    : **White** of eyes; in: agar chel ph-ac spig
    : **marked** by a network of blood vessels on cornea: **Aur**

SQUINT (See Paralysis - eyeballs - muscles; Strabismus)

STAPHYLOMA: *Alumn Apis Aur-m* bar-m calen *Caust Chel* colch *Euph Euphr Hep* ilx-a lach *Lyc Nit-ac* puls sil *Thuj*
- **inflammation**; after suppurative: *Apis* euphr ilx-a phys

STARING (↗*MIND - Insanity - staring; MIND - Staring*): Acon Aeth Agar alum am-c Anac ang Ant-t Arn Ars Ars-i Art-v asar atro aur aur-ar bapt bar-c **Bell** ben-n borx *Bov* brom bry *Calc Camph* cann-i *Canth* carb-ac carb-v *Carbn-s* cass caust *Cham* chin *Chinin-s* *Chlor* Ci cic-m cina clem coc-c coca *Cocc Colch* con *Croc* crot-h *Cupr* dig dor eup-per gels *Glon* grat

- **Staring**: ...
(non: guaj) guar *Hell Hep* hipp hydr-ac **Hyos** *Hyper Ign* **Iod** ip jab kali-ar kali-br kali-c *Kali-cy Kali-i* kali-p kali-sil kalm *Kreos* lach lachn *Laur* **Lyc** lyss m-ambo m-arct mag-p manc med **Merc** merc-c *Merc-cy Mez* morph mosch mur-ac *Naja* nat-ar nat-c nat-m nat-p nitro-o *Nux-m Nux-v* oena olnd **Op** paeon petr *Ph-ac* phos *Phyt* pisc plat plb plb-c plb-chr puls ran-b rhus-t ruta sang sanguin-t santin **Sec** seneg sep sil sol-ni spig *Spong* Squil **Stram** *Stry* sul-ac sul-i sulph tab tarent ter *Verat* verat-v vip visc *Zinc* zinc-p
- **morning** | **open** air; in: nux-v
- **evening**: cic
  • **bed** agg; in: sil
  • **convulsions**; during: ars
  • **waking**; on: *Ip*
- **night**: corn eup-pur
  • **sleep** agg; during: ant-t corn op
- **accompanied** by:
  • **sleeplessness**: eup-pur
  • **stupor**: ars *Hell*
- **chill**; during: Acon bell *Calc* **Cic** hyos lach
- **cold** agg; after becoming: cic
- **convulsions**; during (↗*GENE - Convulsions - epileptic - during - pupils - dilated*): aeth ign *Kali-br*
- **frightened**; as if: zinc
- **headache**; during: **Bell Glon** *Spig* **Stram**
- **involuntary**: cic
- **menses**; before: puls
- **music**, on listening to: tarent
- **object**, the head inclines forward; at: cic
- **pain**:
  • **forehead**, with pain in: spig
  • **occiput**; in: *Carb-v*
- **persons** who talk to him; to: merc-c
- **point**; at one: bov *Cic Cocc Hell* kali-c ruta seneg squil **Stram** *Sulph* verat
- **sensation** as if: med
- **stupid**: hell
- **sunstroke**: *Glon*
- **thoughtless**: guaj
- **unconsciousness**: aeth caust cic hyos
- **vacantly**: bov
- **vertigo**; during: hep mosch
- **waking**; on: *Arn* bell ip stram *Zinc*
  • **suddenly**: sec *Zinc*
- **walking** in open air agg; after: alum
- **wildly**: petr

STICKY lids (See Agglutinated)

STIFFNESS (↗*Pain*): asar aur *Kalm* med nat-ar rhus-t
o **Eyeballs**: agar alum ars bar-c bar-m *Bell* calc calc-p camph caust cham chin cic *Cocc* crot-c *Cupr* cupr-s hep hyos **Ign Kalm** lach laur merc mosch *Nat-ar* **Nat-m** nux-v onos op phos rhus-t ruta *Sec* seneg sil spig *Stram* stry *Verat*
- **Lids**: Apis ars arum-d camph carb-v caust dios gels **Kalm** lach meny nat-ar nat-m *Nux-m* onos plb rat *Rhus-t* ruta *Sep* (non: spig) spig-m sulph *Verat*

Stiffness

- **Muscles** about the eyes: agar ery-a **Kalm** *Nat-m* nux-v ruta

STONES, as if full of little: kali-n lac-d
- headache; during: lac-d

STOOL agg: nat-c

STRABISMUS (↗*Paralysis - eyeballs - muscles):* acon aeth agar *Alum* alumn ant-t **Apis** apoc *Arg-n* arn ars **Bell** ben-d ben-n bufo *Calc* calc-p cann-i cann-s cann-xyz *Canth* carb-an caust *Chel Chinin-s* **Cic** *Cina Con* cupr cupr-act **Cycl** *Dig* ery-a esin *Gels Hell Hyos* jab kali-bi *Kali-br Kali-i* kali-p *Lyc* lyss *Mag-p* meny *Merc Merc-c* morph nat-ar nat-c *Nat-m* nat-p nat-sal *Nux-v* olnd op phys pin-s plb podo psor puls rhus-t ruta *Santin* sapin scor sec **Seneg** sil *Spig* staph *Stram* sulph syph *Tab* tanac thuj tub verat verat-v *Zinc*
- right turned in: alumn
- left turned in: *Calc Cycl*
- night: spig spig-m teucr
- accompanied by:
  · menses | irregular: cycl
  · worms; complaints of: bell cina cycl hyos merc Santin spig
  ○ Brain; complaints of (See HEAD - Brain; complaints of - accompanied - strabismus)
  · Meninges; inflammation of (See HEAD - Inflammation - meninges - accompanied - strabismus)
- brain disease:
  · after: kali-p
  · during (See HEAD - Brain; complaints of - accompanied - strabismus)
- congenital: *Syph*
- convergent: alum art-v calc *Camph* carb-v chel *Cic* cina **Cycl** jab lil-t *Lyc* mag-p nux-v op spig syph
- convulsions:
  · after: cycl
  · during: stram
- dentition; during: alum gels hell stram tub
- diarrhea; from suppressed: podo stram
- divergent•: *Agar* alum *Camph Coloc Con* dig graph hyos *Jab* lil-t merc-i-f morph morph-s **NAT-M•** nat-sal phos rhod ruta seneg spig sulph syph tab zinc
- emotions agg: *Cic Nux-m* stram
- epilepsy, during paroxysms: bell *Cic* hyos tarent
- fear; from: *Cic Nux-m* stram
  · night (See MIND - Fear - terror - night - followed - children)
- injuries; after: cic
- measles; after: cycl
- one eye amel; looking with: kali-bi
- operation; after: jab
- painless: buth-a
- periodical: chin *Chinin-s* **Cic** jab *Nux-v* thuj
  · day | alternate: *Chinin-s*
  · injuries; after: cic
- reading agg: tab
- sensation of: bell calc *Con* meny nat-m op podo puls
- touch agg: cic

Eye

Strabismus: ...
- upward: benz-ac jab

STRAINED (↗*Pain - exertion of the eyes - agg.):* bell phys **Ruta** seneg
- accompanied by | **Head**; complaints of (See HEAD - Eyes - exertion)
- sewing; from: arg-n
- warm room agg: arg-n

STRICTURE of lachrymal duct•: **Abrot** *Arg-met* calc euphr *Fl-ac* graph hep med merc-d **Nat-m• Puls• Rhus-t• SIL•** thiosin
- children; in: nat-m sil
  · newborns: **Sil**
- cold; after exposure to: calc

STRING | drawing backwards; sensation of a string (See Pain - drawing - string)

STYES: adeps-c agar allox alum alum-p alum-sil am-c ambr ant-t *Apis* ars **Aur** aur-m-n bar-c bar-ox-suc bor-ac bry cain calc calc-f *Calc-pic* **Carbn-s** carc caust *Chel* coch colch **Con** cortiso cupr cypr *Dig* elaps *Euphr* fago **Ferr** ferr-p **Graph** hep *Jug-c Jug-r* kali-br kali-p kreos lac-f lach lap-a lappa *Lyc* m-aust mand med meny *Merc* nat-m osteo-a petr *Ph-ac* phos pic-ac *Psor* **Puls** *Rhus-t* sacch-l seneg *Sep Sil* sol-o stann **Staph** staphycoc sulfa sulfonam **Sulph** *Thuj* tub uran-n valer viol-o zinc ziz
- right eye: am-c (non: cupr) cypr ferr-p *Nat-m* tub
- left eye: *Bar-c* colch elaps hydr *Hyper* staph sulph
- accompanied by:
  · red discoloration of eyes: sep
- appearing gradually (= slowly): penic
- chronic: lappa psor pyrog
- closing the eyes agg: allox
- crops: anthraci lappa
- eating fat, greasy, rich food or pork: puls staph
- induration from: *Calc Con* **Sep** *Sil* **Staph** *Thuj*
- infected: pyrog
- light; from:
  · agg: allox
  · artificial light | agg: allox
- motion agg: allox
- recurrent• (See GENE - History - eyes - recurrent styes)
- rubbing | amel: allox
○ Canthi:
  ○ **Inner**: aur-ar bar-c **Nat-m•** stann sulph
    : toward: kali-c *Lach Lyc* **Nat-m•** petr puls sil
  · **Outer**: aur-s
    : sensation of a stye in left: abies-c
- **Lid**: cortiso lyc pyrog staphycoc
  ○ **Lower**: *Apis Bry Colch* cypr *Dig* elaps *Ferr* ferr-p *Graph Hyper* kali-p *Phos* puls *Rhus-t* seneg *Sep*
    : right: ferr-p
    : left: caust sulfa sulph
  · **Upper**: alum am-c bell caust ferr merc *Ph-ac* **Puls** pyrog staph sulph
    : right: bell
    : left: osteo-a

Suffused — Eye — Swelling

SUFFUSED (See Lachrymation)
SUGGILLATIONS (See Ecchymosis)
SUNKEN: *Abrot* acet-ac *Aeth* agar agar-cps am-c am-caust ambr ammc amyg *Anac* ant-c **Ant-t** ap-g arg-n *Arn* **Ars** ars-h ars-i ars-s-f aster astra-m bar-m bell *Berb* bov *Bufo* buth-a cadm-s calc calc-i *Camph Canth Carb-v Carbn-s Cedr* cent chel **Chin** chinin-ar chinin-s chlor chr-ac cic cimic **Cina** coc-c coca *Cocc Colch Coloc* crot-h *Cupr Cur Cycl* cyt-l *Dros* ferr ferr-ar ferr-p *Glon* gran *Graph* haem hell hyos ign iod ip *Iris* kali-ar kali-bi *Kali-br Kali-c Kali-i* kali-p *Kreos* lach laur lith-c *Lyc Merc* merc-c merc-cy merc-n morph naja nat-c nit-ac nux-v oena olnd *Op* ox-ac petr *Ph-ac Phos Phyt Plat* plb plumbg podo psor **Puls** pycnop-sa raph rhus-t rob sang *Sec* sep sil **Spig** *Spong Stann Staph* stram stront-c stry sul-i *Sulph* syph tab ter teucr thuj til upa valer *Verat* vip visc zinc zinc-m zinc-p
- **morning**: elaps zinc
- **forenoon**: lyc ox-ac
- **afternoon**: iod
- **air** agg; in open: kali-c
- **coma**; with (See MIND - Coma - eyes - sunken)
- **menses**:
  · **before** | **agg**: cycl ip verat
  · **during** | **agg**: *Cedr* cycl ip verat
  · **sensation** (☞ *Deep - as)*: ambr ap-g aur chin cinnb iod lac-f led lyc spig teucr zinc
O **Cornea**: : aeth

SWALLOWING agg: arg-n tarent

SWELLING: *Acon* alum-p **Anac Apis** *Ars* atro aur-i bapt bar-c bell bros-gau *Bry* bufo cann-i canth carb-v card-m *Cedr Cham* **Chlol** coloc croc dulc ery-a fago ferr ferr-ar gels **Guaj Hep** hura *Ign Ip* jug-c kali-bi *Kali-c* kali-i kali-p lach led lyc *Mag-c* mang medus merc mur-ac *Nat-ar* nat-s *Nit-ac Nux-v* oena ol-j par phos phys plb psor puls pyrog raph **Rhus-t** rumx ruta sars **Sep** spig *Stram* stry sulph thuj til vesp
- **right**: *Lyc*
- **left**: ars carb-v *Coloc*
- **morning**: bar-c bry **Cham** cocc *Crot-h* cupr flav myric naja rumx sarr **Sep** sil **Sulph** tub (non: uran-met) uran-n
  · **headache**; after: (non: coc-c) cocc
  · **waking**; on: chel flav kali-bi mag-c nat-ar nicc
- **forenoon**: bry *Euphr* myric
- **evening**: *Hep* sep
- **night**: *Hep*
- **accompanied** by:
  O **Head** | **pain**: sep
- **edematous**: kali-i medus
O **Retina**: apis kali-i
- **sensation** of: acon ant-t apis arg-n bapt bell calc calc-p cann-i caust chel coloc com con croc digin **Guaj** ham ip lach mag-c mez *Nat-m* nux-m op par phos phys prun *Rhus-t* rumx sarr seneg sol spig spong sulph thlas thuj

Swelling – sensation of: ...
  O **Lids**: acon am-br am-c apis arg-n *Ars* ars-met arum-t aur-m bell calc carbn-s *Caust* chel chin cimic cinnb coc-c *Croc Cycl* dig euph-l euphr fago graph guaj hep kali-bi *Kali-c* kali-i lact mag-m meny merc-c nat-ar nat-c phos psor puls rhus-t rhus-v sabad sacch-l sep stram sumb tarax *Thuj* valer
  ː **Lower**: arum-t coloc nat-ar
  O **Above** the eyes (See FACE - Swelling - eyes - above)
  - **Around** the eyes (See FACE - Swelling - eyes - around)
  - **Canthi**: agar *Arg-n* aur bell bry **Calc** cinnb graph merc petr sars sil stann zinc
    O **Inner**: arg-n bell calc-p kali-c merc petr puls sars sep
  - **Caruncles**; lachrymal: agar **Arg-n** cann-i *Kali-c Petr Sil* zinc
  - **Conjunctiva**: antip *Apis Arg-n Ars* bell bry cadm-s cedr cham *Chel* chlol cham *Graph Ip* kali-c led mez nat-ar *Nat-c* nat-m nux-v *Rhus-t* sep
    · **allergic**: kali-c
    · **baglike**: apis ars
    · **dermoid**: *Calc Nat-c Nat-m* nit-ac thuj
    O **Gland**: *Agar* anan *Graph* kali-i *Sil*
    · **Lachrymal** ducts: apis bell brom *Calc* graph *Nat-m* **Petr** *Sil*
    · **Lachrymal** sacs: nat-c nat-m **Puls** *Sil*
  - **Lachrymal** glands:
    · **right**: sil
    · **accompanied** by | lachrymation: brom
  - **Lens**: colch
  - **Lids**: absin *Acon* agar *All-c* alum alum-sil am-br anac ant-c antip **Apis** aran-sc *Arg-met* **Arg-n** arn **Ars** ars-i ars-s-f aur aur-ar aur-s bar-c bar-i *Bar-m* bar-s *Bell* berb bry cadm-s *Calc* calc-i calc-sil *Carbn-s* card-m *Carl Caust* cham chin *Chinin-s Cic* cinnb cob-n cocc colch com *Con Crot-h* cupr *Cycl Dig* euph **Euphr** *Ferr-ar Ferr-i Ferr-p* gels *Graph Guaj* ham hell *Hep* hip-ac hydro-v hyos ign iod *Ip Kali-ar Kali-bi Kali-c* **Kali-i** kali-p kali-s kali-sil *Kreos* lach *Lyc* mag-c mag-m manc mang med **Merc** merc-c merc-i-f mez *Mur-ac* naja **Nat-ar Nat-c** *Nat-m* nat-p nat-s **Nit-ac** nux-m *Nux-v Olnd* op petr ph-ac *Phos* phys *Phyt* plb *Psor Puls* rheum rhod **Rhus-t Rhus-v** ruta *Sanic* sars sec *Seneg Sep* sil spig spong squil stram sul-ac sul-i sulfa *Sulph* syph *Tell* ter *Thuj* tub urt-u v-a-b valer vario verat vesp vip zinc-p
    · **right**: caust lach lyc phos
    · **left**: agar ars carb-v mez phos rhus-t sulfa
    · **morning**: bar-c cham crot-h sep
    · **accompanied** by | coryza: all-c
    · **bite** of dog; after: lyss
    · **edematous**: am-be anac **Apis** *Arg-n* **Arn Ars** ars-i bros-gau cham colch *Crot-h Cycl* **Ferr** *Graph Iod Kali-ar Kali-bi* **Kali-c** *Kali-i* kali-p medus *Merc-c Nat-ar Phos Phyt Psor* puls raph **Rhus-t Tell** urt-u vesp zinc
    ː **sack**-shaped: kali-c

Swelling — **Eye** — **Tension**

- **Lids**: ...
  - **hard** and red: acon thuj
  - **menses**:
    : during | **agg**: apis cycl kali-c
    : **suppressed** menses; from: acon arg-n *Ars Calc* cycl *Kali-c* merc nux-v rhus-t sulph
  - **purple** color: phyt
  - **sensation** of (See sensation - lids)
  - **waking**; on: tub
  - **watery**, white: *Iod*
  o **Lower**: apis arg-met arg-n arn *Ars* aur bell bros-gau bry cain calc **Cham** colch crot-c *Dig Euphr* **Ferr** glon hip-ac **Kali-ar** kali-c lach m-aust mag-c merc-i-f op ph-ac *Phos* raph rhus-t sep xero zinc
    : **right**: carb-an eupi nat-ar
    : **left**: calc colch lyc merc sep
    : **morning**: calc
    : **water** bags; like: apis
  - **Margins** of: alum arg-met arum-t calc *Chel* coc-c *Con* dig euph **Euphr** Graph *Hep* kali-bi *Kali-c Kreos* lach med merc **Merc-c** nicc nux-m ph-ac *Phos* psor puls sulph syph tell valer
  - **Under** the lids (↗FACE - Swelling - eyes - under): **Apis Ars Hep Kali-c** med merc nux-v ph-ac **Phos** puls
  - **Upper**: acon alum **Apis** arg-met arg-n *Arn* asar bell bor-ac bry caust *Con Cycl* hep *Ign* kali-bi **Kali-c** kali-i *Med* merc nat-ar *Nat-c* nit-ac nux-v rhus-t sep thuj phos **Puls** rhus-t sep sil *Squil* sulph *Syph* teucr thuj zinc
    : **one** side: *Coli*
    : **right**: acon bry *Caust* cimic coli crot-t eupi kali-bi kali-c naja nat-c phos rhus-t sep thuj vesp
    : **left**: ars asar cain coli euph tell
    : **headache**; during: stront-n
- **Meibomian** glands: *Aeth* bad borx *Clem Colch Con* dig graph hep merc nicc *Phyt* puls *Rhus-t* sil *Staph Sulph* thuj
- **Optic** disks: arn ars nat-s perh
  - **accompanied** by | **Optic** nerve; inflammation of (See Inflammation - optic - accompanied - optic)
- **Orbital** arch:
  - **temporal**: spig
- **Retina**: *Apis* bell canth *Kali-i* phos
- **Under** the eyes (See FACE - Swelling - eyes - under)

SWOLLEN (See Swelling)

SYMPATHETIC OPHTHALMIA (See Inflammation - sympathetic)

TEARS (↗*Lachrymation*): acon all-c alum am-c apis ars ars-i aur bell brom calc carb-v caust cham chel chin clem com con croc crot-t cycl *Euphr* ferr-p graph iod ip kali-c kali-i kreos merc-c mez nat-m phel puls rhus-t ruta sabad sang seneg sep sil spig staph sulph thuj uran-n verb zinc-s
- **daytime** | **agglutination** at night; and: ign
- **acrid**: abrom-a all-s apis **Ars** ars-s-f *Aur* bell bry *Calc Caust* cedr clem *Colch Coloc* dig eug *Euph* **Euphr** fl-ac gamb graph *Ham Ign* iod kali-ar kali-bi kali-c *Kali-i*

Tears – acrid: ...
  kali-n kiss *Kreos Led Lyc* m-ambo *Merc* **Merc-c** naphtin *Nat-m Nit-ac* nux-v ol-an ph-ac pic-ac plb puls rhus-t sabin sec spig staph **Sulph** syph teucr uran-n
  - **night**: *Merc*
- **biting**: acon *Ars* bell *Calc* carb-v con dig *Euph* **Euphr** graph *Ign* kreos *Led* lyc m-ambo nat-m nux-v ph-ac *Plb* rhus-t sabad *Sabin* sec seneg sin-n *Spig* staph sulph teucr
- **bland**: **All-c** *Puls*
- **bloody** | **newborn**; in: cham
- **brine**; like (See salty)
- **burning**: **Apis** *Arn* **Ars** Ars-i *Aur* bell brom bros-gau cadm-s *Calc* canth carb-v cedr **Chin** chinin-ar chlol clem con croc dios eug **Euphr** graph kali-c *Kali-i* led *Lyc* m-ambo *Merc Merc-c* naphtin nat-m nat-p *Nat-s Nit-ac* nux-v ph-ac phel phos *Phyt* plb podo psor puls **Rhus-t** *Sang* seneg *Sil* sin-n spig staph stict stront-c **Sulph** syph *Verb* zinc
  - **sun**; looking at the: sang staph
- **cold** tears: lach squil staph
- **copious**: syph
- **hot**: apis arg-n **Arn** ars bell bry cadm-s calc chinin-ar clem con cycl dios *Euphr* graph kali-c kreos *Merc* **Merc-c** *Merc-i-r* nat-m phel phos phyt plb podo *Psor Rhus-t* sang seneg sil spig staph zinc
- **itching**: ars nux-v senec sin-n
- **oily**: sulph
- **salty**: bell *Kreos* nux-v rhus-t
- **sensation** as from: cor-r eupi fago hyos ign lil-t merc nit-ac (non: pyrog) pyrus sep sil spig spirae staph sulph
- **sticky**: plat
- **thick**: coc-c tarent
- **varnish** mark; leave: euphr graph nat-m petr *Rhus-t* thuj

TENONITIS (See Inflammation - tenon's)

TENSION: acon agar allox alum ang apis asaf *Aur* bar-c bell berb *Calc* camph carb-v carl caust chin colch *Coloc* cop croc dros dulc euphr *Gels* glon hyper iod *Ip* jab kreos lach led *Lith-c* lyc med merc merl mez *Nat-m Nux-m Nux-v* onos *Par Phos* phys plat puls **Ruta** sabad sabin seneg sep *Sil* sol-ni spig stann stram streptoc *Sul-ac Sulph* tab til viol-t
- **right**: zinc
- **left**: lyc
- **morning**: ang merc merl thuj
  - **waking**; on: sulph
- **closing** the eyes:
  - **agg**: phys
  - **amel**: aur
- **coition**; after: agar *Calc* phos sep *Sil*
- **fixing** eyes agg: aur
- **looking** upward: sulph
- **motion** of eyes agg: nit-ac spig
- **pain** in occiput, with: carb-v
- **reading** agg: calc caust
- **turning** the eyes: *Calc*
o **Around** the eyes: alum *Nux-m Nux-v* par spong

All author references are available on the CD

Tension — Eye — Turned

- **Canthi:**
  - ○ **Inner:** bar-c kali-cy
- **Eyebrows:** bov dros hell par
- **Lids:** acon *Ars* canth dros hyper merl nit-ac *Nux-m* olnd ph-ac phys plat *Puls* staph stram sul-ac sulph
  - **right:** carb-v olnd
  - **morning:** sulph
  - **closing, on** (See closing - agg.)
  - **reading** agg: calc caust olnd
  - ○ **Lower** lid: arum-t
- **Orbits:** meny nux-m plat spig thuj

THICKENING:
○ **Conjunctiva**; of: apis aur-m cadm-s kali-m zinc
- **Cornea;** of: *Apis Arg-n* asar bell *Nit-ac* sil
- **Lids** (↗*Hardness - lids*): **Alum** apis **Arg-met Arg-n** aur-m bar-c borx calc *Carbn-s* coloc *Euphr Graph* hep **Merc** *Nat-m Phyt Psor Puls Sulph Tell* zinc
  - ○ **Margins** of: hydr
- **Mucous** membranes: petr
- **Tissues** around the eyes: lach

THINKING of eyes agg: lach spig

THREAD (See Hair - sensation)

THROMBOSIS | Retinal vein; central: bacls-7 ham phos

TICKLING | Periosteum around the eyes: phos

TINGLING: allox clem *Phyt* pic-ac spig
- **left:** cench
- **closing** the eyes | amel: allox
- **reading** agg: allox

TIRED EXPRESSION (↗*FACE - Expression; FACE - Expression - tired*): clem cupr *Cycl* kali-c

TIRED SENSATION•; allox am-m ang ant-t arg-n *Arn* ars asar bar-c *Bell* bov *Bry* cadm-met *Cann-xyz* carb-an caust *Chin* cina clem con cortico cortiso croc cycl flav *Graph* iod jab lach **Lyc•** mag-p mang nat-ar nat-c nat-m nit-ac onos op petr ph-ac **Phos•** plat psor rauw rheum *Ruta* sabad seneg **Sep•** *Spig* squil stann stram streptoc sulph thuj tub valer *Verat Zinc*
- **morning:** cadm-met
- **evening:** flav psor
- **motion** from side to side agg: rauw
- **neon** light: pneu
- **reading** agg: psor ruta sulph
- **rubbing** | amel: cortico
- **sight**-seeing, moving pictures, etc.; after: arn
- **waking**; on: cadm-met
- ○ **Lids:** adox cortiso

TOBACCO agg: dig

TOUCH:
- **agg** (↗*Hyperesthesia - retina*): *Acon* agar allox ant-t arn ars *Aur* **Bell** borx *Bry* caust chel *Chin* cimic clem cupr dig dros eup-per *Ham* hell **Hep** kali-bi lach lept lyc merc *Nat-c Nux-v* olnd par petr phos rhus-t seneg sep sil *Spig Sulph* thuj

TRACHOMA (See Inflammation - trachoma)
TREMULOUS (See Quivering)
TRICHIASIS (See Hair - ingrowing)
TUMORS:
○ **Canthi:**
  ○ **Outer** canthus | **polypus:** *Lyc*
- **Conjunctiva:**
  - **polypus:** *Kali-bi Staph* thuj
  - **sarcoma:** iod
- **Eyeballs:** symph
  ○ **Behind:** thuj
    accompanied by | **exophthalmos:** thuj
- **Iris** | **cystic:** syph
- **Lids:** arg-n aur *Bar-c Benz-ac Calc* caust chion *Con* graph *Hep* hydr hydrc kali-bi lyc *Nat-m* nat-s *Nit-ac Phos Puls Sil Staph* sulph teucr *Thuj*
  - **right:**
    Lower: zinc
    Upper: zinc
  - **cystic:** *Benz-ac Calc* calc-f con ferr-p *Graph* iod kali-c kali-m *Merc* platan-oc prot *Sil* staph sulph thuj
    tarsal cysts (↗*tarsal*): ferr-p ferr-py kali-i zinc
    epithelioma: con sep
  - **nodules** in the lids• (↗*meibomian; tarsal*): *Alum* ant-t calc caust *Con* ferr-py graph hep *Kali-i* **Platan-oc** puls *Sil* **Staph** sulph *Thuj* tub zinc
    styes; after: con staph thuj
    Margins: aur *Calc Con Sep* sil **Staph** thuj
  - **polypus** | **Lid**; under surface of upper: *Kali-bi*
  - **sarcoma:** iod *Phos*
  - **sensitive:** staph
  - **tarsal** tumors (↗*cystic - tarsal; meibomian; nodules*): ant-t arg-n bar-c calc caust *Con* ferr-py hep hydr *Kali-i* nat-s *Platan-oc Puls* sanic *Sep Sil Staph* sulph teucr *Thuj* **Zinc**
    children; in: platan-oc
    recurrent (See GENE - History - lids)
    repeated styes; after: **Sep**
  ○ **Meibomian** glands (↗*nodules; tarsal*): alum bad **Staph** *Thuj*
    cysts: *Benz-ac* calc *Calc-f* graph hep iod *Kali-i* kreos merc platan-oc prot staph staphycoc thuj
    inflamed: lol
- **Orbits:** kali-i

TURN; sensation as if they would: petr phos

TURNED (↗*Movement - rolling*): bell caust con hipp meph nicc phos **Spig**
- **right:** camph *Ip*
- **left:** amyg bufo dig hydr-ac phos
- **convulsions**; during: aeth
- **downward:** (non: aeth) *Aether* canth cham *Hyos*
  - **convulsions**; during (↗*GENE - Convulsions - epileptic - during - eyes - downwards*): aeth
- **inward:** arg-n bell ben-n *Calc* plb rhod ruta
- **outward:** bell camph *Crot-h* dig glon morph op phos plb stry sul-ac verat zinc

---

436   ▽ extensions | ○ localizations | • Künzli dot

Turned   **Eye**   **Ulceration**

- **upward**: acet-ac acon agar (non: am-c) am-caust anan ant-t arn ars art-v bell *Bufo Camph* carb-ac carb-an cham chin chlol cic cina cocc cub *Cupr* euph *Glon Hell* hyos ign jatr-c kali-cy kalm lach mez morph mosch nux-v olnd *Op* stry tab verat zinc
  - **right**, to: camph plb stry
  - **left**, to: amyg dig hydr-ac
  - **bending** head forward; when: bufo cic
  - **convulsions**; during: atro cham ign op plb zinc
  - **fever**; during: hell
  - **inclining** head: cic
  - **sleep**; when falling asleep: mez

TURNING THE EYES: acon bry *Cupr Gels* lyc meph nux-v puls **Rhus-t** sang sep *Sil* **Spig** tub

TWISTED sensation: chin petr phos phys pop-cand spong

TWITCHING (↗*Quivering; MIND - Gestures - tics):*
acon aesc **Agar** alum am-m apis arn *Ars* **Arum-t** *Asar* bar-c *Bell* calc camph carb-ac carb-an carb-v carbn-s carc caust cedr *Cham* chin cina croc *Crot-t* cupr dulc gels *Glon* hyos iod juni-v kali-n kali-p kalm kreos *Lachn* lith-c lyc mag-p mang merc-c mez nat-m nicc **Nux-v** petr phys phyt plat plb puls rat rhus-t sel *Stann* sul-i sulph ust vesp xan zinc
- **right**: nat-m rat ther
- **left**: apis iod mez sel
- **daytime**: aloe nat-m
- **accompanied** by dim vision: allox
- **cold** water | **amel**: agar
- **painful**: agar rhus-t
- **paroxysms**: ars calc
- **reading** agg: agar
- **rubbing** | **amel**: am-m
- **weather** | **thunderstorm**; before: agar
o **Canthi**: agar indg kali-chl lachn rhus-t
  - **right**: lachn
  o **Inner**: *Carl* chel kali-chl kali-m rat stann sul-ac
  - **Outer**: am-c bar-c camph *Cann-i* ind mez nat-m nicc *Phos* seneg
    : **left**: ind nat-m nicc phos
    : **chewing** agg: kali-n
- **Eyebrows**: carc caust cic cina echi grat hell kali-c ol-an (non: puls) puls-n ruta sin-n stront-c zinc
  - **staring** at any object; when: cina
- **Lids**: acon aesc **Agar** allox alum alum-p anac ant-c *Apis Ars* ars-i ars-s-f **Arum-t** arund asar aster bad bar-c bell benzol berb calc calc-i calc-s calc-sil camph canth carb-v carbn-s carc card-b *Caust* cedr *Cham* chel *Chin* **Cic** cina *Cocc* colch coloc croc *Crot-t Cupr* cupr-s dulc euphr *Gels* grat guar hell hist hydr-ac hyos *Ign* ind indg *Iod Ip* jab jatr-c kali-bi kali-p kreos *Lach* lachn lil-t lyc **M-arct** mag-c *Mag-p* meny merc merl *Mez* nat-m *Nat-m* nit-ac nitro-o *Nux-v* ol-an oreo par petr *Ph-ac Phos* **Phys** *Plat Puls Rat* **Rheum** rhod rhus-t *Ruta* sabin sel seneg sep *Sil* spig staph stront-c sul-i **Sulph** verat-v zinc
  - **right**: alum chin coloc form *Lach* nat-m par sulph syph

Twitching – **Lids**: ...
- **left**: aloe arum-t bad bry carb-v carc *Caust* cench chinin-s croc merl *Mez* phos puls stront-c
- **accompanied** by:
  : **convulsions** (See GENE - Convulsions - epileptic - during - lids - twitching)
  : **respiration**; asthmatic (See RESP - Asthmatic - accompanied - lids)
  : **trigeminal** neuralgia (See FACE - Pain - nerves - trigeminal - accompanied - lids)
  : **vertigo**: chinin-s
- **closed**; when: allox cupr-s lachn merc polyg-h
- **cold** air agg: dulc
- **convulsions**; before epileptic: agar
- **eating**; while: meny
- **light**; from:
  : agg: allox
  : **artificial** light | agg: allox
- **lying** agg: polyg-h
- **menses**; before: *Nat-m*
- **motion** agg: allox
- **opening** the eyes agg: kali-bi
- **painful**: coloc
- **persistent**: kreos
- **rapid**: mygal rat
- **reading**
  : agg: agar berb kali-bi (non: puls) puls-n
  : **light**; by | **lamplight**: berb
- **rubbing** | **amel**: allox
- **sleep** agg; during: rheum
- **thunderstorm**; before: *Agar*
o **Lower**: allox am-c aran-sc carc coc-c graph *Iod* kali-i lyc mag-c nat-m ph-ac phos ruta seneg sulph zinc
  : **right**: asaf asar laur rhus-t
  : **left**: am-m canth chin lyc mag-c
- **Upper**: alum amph ars *Aur* bry *Calc* camph cedr coloc iod lac-ac lachn mag-c mag-m mang *Merl Mez* mur-ac nat-m rat rhod stram stront-c
  : **right**: apis bar-c canth par phos rhod seneg
  : **left**: amph asaf asar jatr-c mag-c mez mill nat-m nicc ol-an rhus-t stront-c
- **Muscles**: hist
- **Orbits**: am-m bar-c calc nat-m

ULCERATION:
o **Canthi**: calc *Graph* phos
  o **Outer**: *Ant-c* borx calc *Kali-c* sep
- **Conjunctiva**: **Alum** alumn arg-n cadm-s **Caust** coloc *Crot-t* hippoz *Hydr Lyss* nit-ac psor nit-ac syph
- **Cornea**: *Acon* aethi-a *Agar* ambr **Apis** *Arg-n* arn *Ars* ars-s-f *Asaf* atro *Aur* aur-ar aur-m aur-s *Bar-c* bar-m bell **Brom** bufo **Calc** calc-f calc-hp calc-i *Calc-p Calc-s* calc-sil *Cann-s* caps carbn-s caust cedr cham *Chin* chinin-ar chlol cimic **Clem** **Con** cortico crot-c *Crot-t Cund* **Euphr** *Form Graph* ham *Hep* hippoz hydr iod *Ip* kali-ar *Kali-bi* kali-c kali-m kali-n kali-s kali-sil kreos *Lach* **Led** lyc *Lyss* med *Merc* **Merc-c** merc-d *Merc-i-f* merc-i-r morg-g nat-ar *Nat-c Nat-m Nit-ac* petr phos

Ulceration

- **Cornea**: ...
  podo *Psor* **Puls** *Rhus-t* ruta *Sang Sanic* sep *Sil Sin-n* spong stann staph *Sulph* syph *Thuj* tub x-ray zinc
  - alternating sides: *Ars*
  - right:
    - extending to | left: **Con**
  - accompanied by:
    - conjunctiva; inflammation of: med
    - typhoid fever: apis ip
  - air; in open | amel: asaf
  - children; in: bac calc-i
    - newborns: arg-n
  - deep: ars euphr *Kali-bi Merc-c* merc-i-f merc-i-r sil
  - indolent: calc *Kali-bi Sil* sulph
  - pain and photophobia, without: kali-bi
  - painful: *Merc-c Nat-c*
    - midnight:
      - after | **3** h; until: chinin-ar
  - perforating: apis
  - pulsating: kali-bi
  - scars; from: cadm-s *Euphr* sil
  - superficial: ars asaf euphr kali-m merc nit-ac
  - syphilitic: carbn-s
  - vascular: aur calc cann-s hep merc-c merc-i-f plb *Sil*
- **Lachrymal** ducts: anan
- **Lids**: anan ang *Apis* arg-met arg-n *Ars* aur *Bar-m* bell carbn-s *Caust* cham *Clem* colch *Con* croc **Euphr** *Graph Hep* ign kali-bi kali-b kali-i lappa led **Lyc Merc** *Merc-c* nat-m nat-p nux-v phos plb psor puls rhus-t sep sil *Spig* **Staph Stram Sulph** tell thuj verat *Zinc*
  - malignant: phyt
  - o **Canthi** (See canthi)
  - Margins of: *Anan* arg-n *Ars* bufo calc *Caust* **Clem** *Colch* crot-t *Euphr Graph* hep lappa lyc *Merc Nat-m* psor puls *Sanic* sel spig staph *Sulph Tell*
  - Surfaces; under: **Ars** bell merc nux-v phos puls rhus-t sil sulph
  - Tarsi: *Clem* sanic
- **Meibomian** gland: *Colch*

UNSTEADY look (↗*Restless*): aloe anan arg-n *Bell* camph cedr cupr hydrc *Lach* **Morph** par sabad *Stram*

URINATION | amel: gels ign kalm

UVEITIS (See Inflammation - uvea)

VACANT look (See FACE - Expression - vacant)

VACILLATE (See Unsteady)

VEINS (See Discoloration - red - veins)

VESICLES: bell sulph
o**Cornea**: on the (See Eruptions - cornea - vesicles)
- **Sclera**; on the (See Eruptions - sclera - vesicles)

VOMITING:
- hiccough; and | **agg**: apis arn asar bry chin lyc nux-v puls sep sil verat

Eye

WANDERING (See Unsteady)

WARM:
- **agg** | **heat**: *Apis Arg-n* cann-i caust clem *Coff* gels hep **Merc Puls●** til *Zinc*
- sensation of warmth (See Heat in)

WARTS: *Ars* arund *Calc* cinnb *Merc Nit-ac* phos staph **Thuj**
o**Canthi**: calc *Lyc* nit-ac (non: psor)
- **Cornea**: arg-n ars
- **Eyebrows**: anan *Caust* nit-ac *Thuj*
- **Iris**: *Cinnb* **Merc** staph thuj
- **Lids**: *Calc Caust* cinnb *Dulc Nit-ac* sulph **Thuj**
  - bleeding when touched: nit-ac
  o **Lower** | **right**: *Nit-ac Thuj*
- **Sclerae**: arund

WATERY (See Lachrymation)

Weak

WEAK (↗*Asthenopia*; *VISI - Weak*): *Agar* alum am-c ammc *Anac* ant-t *Apis* ars asc-t *Aur* bapt bar-c bov calc calc-i calc-sil cann-i *Cann-s* caps *Carb-an Carb-v* carbn-o *Carbn-s* carc caust cench cham chel chin chlol (non: chlor) cic cina cinnb cob **Con** croc crot-t cupr cycl daph dig dios dor dros ery-m *Euphr* eupi *Ferr* ferr-i gels *Graph* ham hep hura hyos hyper ign iod kali-bi *Kali-c* kali-n kali-p kali-sil kalm kreos lach lact *Lil-t* lyc lycps-v lyss mang meph merc merc-i-r morph naja nat-ar *Nat-m* nat-s nicc nit-ac nux-m *Op* osm ox-ac par ped petr *Phos Phys* plat plb ran-b raph rhod rhus-t *Ruta* sabad sang sec *Seneg* sep *Sil* sin-n spig staph stram stront-c stry sulph tab tarent *Thuj* urt-u ust verat zinc
- daytime: stann
- morning: ars bry cina dig dios phos sang upa
- forenoon: ph-ac squil sulph valer
- noon: cinnb
- afternoon: sin-n
- evening: alum carb-an nicc psor
  - bed; after going to: op
  - light; by: lyc sep
- candlelight; from: bell
- coition; after: **Kali-c** kali-p
- dinner; after: valer
- emissions agg; after: jab kali-c lil-t nat-m puls sep
- light; aster gins merc nat-p
- looking:
  - intently:
    - agg: *Lyc*
    - long time agg; for a: alum
- measles; after: *Kali-c Puls*
- menopause; at: tril-p
- menses; during: *Cinnb*
- reading:
  - after: am-c
  - **agg**: agar *Ammc* bell calc cina *Jab* kali-i lyc myric nat-ar *Nat-m* phos phys **Ruta** *Seneg Sep* sulph
- sexual excesses; after: *Calc Chin* gels upa
- work; from fine: carb-v
- writing agg: bell carl *Nat-m Sep*

438 ▽ extensions | O localizations | ● Künzli dot

Weak   Eye   Hair

o**Ciliary** muscles (See Asthenopia; Asthenopia - accommodative)
WILD look: acet-ac aeth ail *Alumn Anac* anan arg-n *Ars* ars-i bapt **Bell** *Camph* cann-i *Canth Carb-v Cimic* con *Cupr Glon* hydr-ac *Hyos* iod kali-br kali-i *Lach* lil-t **Lyss** *Nit-ac* **Nux-v** op plb sec *Stram* stry tab valer verat verat-v vesp vip
- **delirium**; during: verat-v
WIND:
- **cold** wind blowing in eye (See Coldness - air)
WINE agg: *Gels* **Zinc**
WINKING (↗*Quivering; MIND - Gestures - tics):* acon agar all-c am-c anan *Apis* arg-n aster **Bell** calc carc *Caust* chel chin con *Croc* cycl **Euphr** *Fl-ac* glon hep *Ign* iod kalm merc-d *Mez* nat-m nit-ac *Nux-v* op petr ph-ac plat **Spig** staph sulph sumb tub
- **air** agg: in open: merl
- **amel**: asaf bell croc *Euphr* olnd stann
- **children**; in: carc
- **convulsions**; during epileptic: kali-bi
- **frequent**: carc
- **headache**; during: all-c
- **looking** at bright objects: acon acon-c apis
- **must** wink: fl-ac
- **rapidly**: *Aster* merc-d
- **reading** agg: *Calc Croc* merl
- **sunlight**: *Merl*
- **writing**; after: hep
WIPE, inclination to: agar alum arg-n *Calc* carb-an *Croc* euphr kreos lac-c lyc *Nat-c* nat-m phos plb *Puls* rat seneg sep sulph
WIPING | amel: *Calc* cina cycl euphr *Nat-c*
WRINKLED conjunctiva: arg-n ars brom nat-ar
WRITING agg: alum apis calc-f canth carb-v ferr graph hep kali-bi mez nat-c nat-m ph-ac phyt rhod seneg *Sep* **Sil** staph valer verat zinc
XEROPHTHALMIA (↗*Dryness; Inflammation - cornea; GENE - Sicca):* lepr pert-vc
YAWNING agg: agar ant-t arn ferr ign nux-v ph-ac *Sabad* sars staph viol-o
YELLOWNESS (See Discoloration - yellow)
CANTHI; complaints of: acon **Agar Alum** am-c am-m anac ang ant-c ant-t arg-met **Arg-n** arn ars asar *Aur* bar-c **Bell** bism *Borx* bov *Bry* **Calc** camph carb-an **Carb-v** *Caust* cham chel chin cic cina clem coff colch coloc con dig *Euph* **Euphr** *Graph* guaj hell hep hyos ign iod ip kali-c kali-n lach laur led lyc m-ambo m-arct m-aust mag-c mag-m meny *Merc* mez mosch mur-ac nat-c **Nat-m** nit-ac **Nux-v** olnd par *Petr* ph-ac **Phos** plb plb **Puls** *Ran-b* ran-s rhod rhus-t ruta sabad sars seneg *Sep* sil spig squil *Stann* **Staph** stront-c sul-ac **Sulph** tarax teucr *Thuj* valer verat zinc
o**Canthi**:
o **Inner**: **Agar** *Alum* anac ang ant-c *Ant-t* arn asar *Aur* bar-c **Bell** borx bry **Calc** carb-an *Carb-v Caust* chel

Canthi; complaints of – **Canthi** – **Inner**: ...
cic cina *Clem* coloc *Con* dig euphr fl-ac graph hell hyos lach laur led lyc m-ambo m-arct m-aust *Mag-c* mag-m meny merc mez mosch mur-ac nat-c nat-m nit-ac *Nux-v* par *Petr* ph-ac *Phos* **Puls** rhod rhus-t ruta sars sep *Sil* spig stann **Staph** stront-c sul-ac sulph tarax teucr thuj valer verat *Zinc* zinc-s
• **Outer**: agar alum anac ant-c asar *Bar-c* borx bry **Calc** camph carb-an carb-v cham chel chin cina colch con *Euph* euphr *Graph* hep hyos *Ign* ip kali-bi kali-c kali-n laur lyc m-ambo m-arct merc mosch mur-ac nat-c *Nat-m* nit-ac *Nux-v* petr ph-ac phos plat puls *Ran-b* ran-s rhus-t ruta sabad sars seneg sep sil spig spong **Squil** stann **Staph** stront-c sul-ac **Sulph** tarax thuj
CONJUNCTIVA; complaints of: **Acon** agar *All-c* alum am-c am-m ambr ang ant-c ant-t **Apis** arg-met **Arg-n** arn **Ars** *Asar* aur bar-c **Bell** bism borx brom bry calc camph cann-s canth caps carb-v caust cham chel chin clem cocc coff coloc con croc cupr dig dulc euph **Euphr** ferr gels graph hep hyos ign iod ip kali-c **Kali-i** kreos lach led **Lyc** m-arct mag-c mag-m **Merc** merc-n mez nat-m nit-ac nux-v op petr ph-ac phos plb **Puls** ran-b ran-s **Rhus-t** sabad samb sep **Sil** spig stann staph stram stront-c sul-ac **Sulph** tarax teucr thuj valer viol-o zinc
CORNEA; complaints of: acon am-c am-m ang ant-t *Apis* arn *Ars* aur bar-c bell bov bry **Calc Cann-s** *Cann-xyz* caps caust chel chin con cupr dig dulc euph **Euphr** ferr graph *Hep* hyos kali-bi kreos lach lyc mag-c **Merc** merc-i-f mosch nat-c **Nit-ac** nux-v op phos plb **Puls** rhus-t ruta sars seneg sep sil spig spong squil stann stram **Sulph** tarax thuj valer verat
EYEBALLS; complaints of:
o**Behind**: bad bell bry chel cimic gels *Lach* lith-c manc merc podo puls rhus-t sep ther thlas
EYEBROWS; complaints of: agar *Agn* alum am-m ambr ang *Arn* ars asaf bar-c **Bell** bov bry camph cann-s canth *Caust* chin cina clem coloc croc cupr dig *Dros* euph guaj *Hell* ign ip *Kali-bi* **Kali-c** laur m-arct mag-m mang merc mosch nat-m nux-v olnd **Par** petr plat plb ran-b rhod rhus-t ruta *Sel* sep sil *Spig* spong stann stram stront-c sulph tarax *Thuj* viol-t zinc
EYELASHES (See Hair - eyelashes)
EYELIDS; complaints of (See Lids)
HAIR:
- **combing** hair agg: nux-v
- **falling**:
  o **Eyebrows**; from (See FACE - Hair - falling - eyebrows)
  • **Eyelashes**; from•: alum *Apis Ars* aur aur-ar borx bufo *Calc Calc-s Chel* chlol *Euphr* graph kali-c lepr med *Merc* nat-m petr ph-ac psor **Rhus-t** *Sel* sep sil **Staph Sulph**
- **ingrowing** eyelashes (↗*Inversion):* bell borx graph merc nat-m *Puls* sil

All author references are available on the CD   439

Hair — Eye — Pupils

- **sensation** of hair in eye●: bry calc-f *Coc-c* euphr kali-n m-aust mag-p nat-c plan **Puls●** *Ran-b* sang sil tab til
  - **afternoon**: sang
- ○**Eyebrows** | **white** (See FACE - Hair - white -: eyebrows)
- **Eyelashes**:
  - **fine**; are: calc-p phos **Tub**
  - **long**; are: calc-p carc phos tub
  - **curved**; and: phos
  - **stiff**, pointing to nose: nit-ac

IRIS; complaints of: bell clem **Merc** *Merc-c* nit-ac seneg **Sulph**

LACHRYMAL GLANDS; complaints of: arg-n Bell brom bry **Calc** *Chel* nat-c petr phos puls ruta sabad sil stann staph

LENS; complaints of: euphr *Puls Sil Sulph*

LIDS; complaints of: **Acon** agar agn alum am-m ambr anac ang ant-c ant-t apis arg-met arn **Ars** asaf asar aur bar-c **Bell** borx bov brom **Bry Calc** camph cann-s canth caps carb-an carb-v **Caust Cham** chel chin cic cina clem cocc colch coloc con **Croc** cupr cycl **Dig** dros dulc euph euphr ferr *Graph* guaj hell **Hep** hyos *Ign* iod kali-c kali-n *Kreos* lach laur led **Lyc** m-ambo m-arct m-aust mag-c mag-m mang meny **Merc** mez mosch mur-ac *Nat-c* nat-m nit-ac nux-m **Nux-v** olnd op par petr **Ph-ac** phos plat plb **Puls** ran-b ran-s rheum rhod **Rhus-t** ruta sabad sabin sars sec sel seneg **Sep** sil **Spig** spong squil stann staph stram stront-c sul-ac **Sulph** tarax teucr thuj valer verat verb viol-o viol-t zinc
- **Inner** surface of: *Acon* agar *Arg-n* **Ars** Bell borx bry calc canth caust cham con dros hep ign *Merc* nat-m *Nux-v* par *Phos Puls* **Rhus-t** sep sil *Sulph*
- **Lower**: agar alum am-m arg-met ars asar aur bell **Bry Calc** canth carb-v caust cham chin cic colch *Coloc* croc dig dros euph euphr ferr graph iod lach laur lyc m-aust mag-c merc mez nat-c nat-m olnd petr **Ph-ac** puls ran-b rhus-t **Ruta** sabin sec **Seneg** sep sil spig stann sul-ac sulph zinc
- **Margins** of lids: arg-met arn **Ars** *Bell* **Borx** bry calc canth **Cham** *Clem* colch *Dig* **Euphr** graph *Hep* kreos lyc **Merc** mez *Nux-v* ph-ac **Puls** rhus-t sabad seneg *Sep* sil **Spig Staph** stram **Sulph** *Valer* zinc
- **Upper**: acon agar agn alum ang arg-met arn ars asaf asar aur bar-c bell bov **Bry** calc camph cann-s canth carb-an carb-v **Caust** cham chel chin cina clem colch coloc con croc cycl dulc ferr **Gels** graph hell hep hyos *Ign* kali-c kalm kreos laur *Lyc* m-arct mag-c mag-m mang merc mez mosch mur-ac nat-c nat-m nit-ac *Nux-v* olnd op par ph-ac phos plb puls rheum rhod rhus-t sabin seneg **Sep** sil *Spig* spong squil stann staph stram sulph tarax teucr thuj verat viol-o zinc

OPTIC nerve; complaints of: arg-n aur bell chin cina dig fil lach lycpr nux-v onos plat plb tab

ORBITS; complaints of: alum am-m anac ang ant-c *Apis* arn ars asaf aur bar-c *Bell* bism bov bry calc camph chel chin cinnb cocc coloc con cupr dig hell hep hyos ign iod kali-bi lach laur led lyc m-ambo mag-c meny merc merc-i-f mez mur-ac nit-ac nux-m *Nux-v* olnd par ph-ac phos *Plat* plb puls rhod rhus-t ruta sars sel seneg sep **Spig** spong *Stann* stront-c sul-ac sulph syph **Valer** verat verb zinc-s
- ○**Region** of: viol-o

PUPILS:
- **alternately** contracted and dilated in the same light: acet-ac *Acon* aesc agar am-c anac arn ars *Bar-c* cann-s *Carb-ac* cham chin chlol cic cocc con cycl dig dros dulc gels *Hell* hyos ign *Lach* meny m-ambo oena op *Phys* puls sol-ni stann staph stram stroph-h zinc
- **angular**: acon bar-c *Cocc* hyos merc-c
- **contract**, difficult to: nit-ac
- **contracted** (= miosis): *Acon* aesc agar alco am-caust amyg *Anac* ang ant-t *Apis* arec arg-met arg-n *Arn Ars Aur* aur-ar aur-s bar-c *Bell Calc* calc-sil *Camph* canth caps carb-ac carbn-s cham *Chel* chin *Chinin-s Chlf* chlor cic cina cinch clem cocc con croc crot-t cub cycl cyt-l *Daph Dig* digin dros dubo-h esin euph *Euphr* ferr fl-ac gamb gels *Gins* gran guat haem *Hell* hydr-ac *Hyos* ign iodof ip jab kali-bi *Kali-br Kali-chl* kali-i laur led lon-x lyss m-arct mag-p mang meny *Merc Merc-c Mez* morph mosch Mur-ac muscin narc-ps narcot nat-c *Nat-m* nit-s-d *Nux-m* nux-v oci-sa oena ol-an olnd **Op** oxyt paeon petr ph-ac phos *Phys* phyt pilo *Plb* podo *Puls* rheum rhod *Rhus-t* rob russ ruta sabad sal-ac samb sec seneg *Sep* sil sol-ni squil *Stann* staph stram sul-ac sulph tab tarax *Ter* **Thuj** tub upa vario *Verat* verat-v viol-o viol-t vip visc *Zinc* zinc-m zinc-p
  - **right**: anac *Arg-n* atro onos verat-v
  - **left**: *Arg-met Tarent*
  - **accompanied** by:
    - **Eye** | **dilatation** of the right eye: colch lyss rhod *Tarent*
  - **accompanied** by:
    - **apoplexy** (See GENE - Apoplexy - accompanied - pupils - contracted)
  - **alternating** with dilatation (See alternately)
  - **chill**; during: *Acon* bell caps cham dig gins nux-v sep sil sulph *Verat*
  - **coma**; with (See MIND - Coma - pupils - contracted)
  - **followed** by | **dilatation**: cic mur-ac puls stann stram
  - **headache**; during: bell
  - **heat**; during: acon arn ars bell cham cocc digin *Gels* hyos mur-ac nux-v phos sec stram verat
  - **one** eye: colch gels phys rhod tarent zinc
  - **accompanied** by | **dilatation** of the other eye (↗ dilated - one): anac cadm-s colch gels mang nat-p ph-ac phys plb rhod tarent zinc
  - **perspiration**: bell camph caps cham cocc mez mur-ac phos puls sep sil sulph thuj verat
  - **pinpoint**; to a: camph cub **Op**

440   ▽ extensions | ○ localizations | ● Künzli dot

Eye

Pupils – contracted

- **dilated** (= mydriasis): absin acet-ac acetan *Acon* aesc *Aeth Agar* agar-ph *Agn Ail* alumn am-caust amyg *Anac* ang anh anthraci *Apis* **Arg-n** *Arn* ars ars-i art-v arund asaf asar astac atro aur bapt bar-c bar-i *Bar-m* **Bell** bell-p benzol brom bry bufo cadm-s cain **Calc** calc-i calen *Camph Cann-s* canth caps carb-ac *Carb-an* carbn-s cass caust *Cedr Chel* **Chin** *Chinin-s* chlf *Cic* cimic *Cina* cinch cloth coca *Cocain Cocc Coff Colch Coloc Con* convo-s *Cor-r* cori-m *Croc* crot-c crot-h crot-t cupr *Cycl* cyt-l *Dig* dor dros dub dubo-h dubo-m dulc euph **Gels** ger *Glon* gran *Grat Guaj* guare *Hell* hep hippoz hydr-ac **Hyos** *Hyper* ign *Iod Iodof* ip jasm kali-bi *Kali-br* kali-cy *Kali-i* kali-n kali-ox kreos lac-ac lach lachn lact lact-v *Laur Led* lobin lyc lyss m-ambo m-arct m-aust mand **Mang** many *Merc* merc-c *Merl* mez *Mosch* mur-ac narc-ps nat-ar *Nat-c* nat-f *Nat-m Nat-p* nat-sal *Nit-ac* nit-s-d nitro-o nux-m *Nux-v* oena ol-an olnd *Op* par past ped petr *Ph-ac* phase-vg *Phos* phys phyt pic-ac pilo pitu-p plb psil *Puls* ran-b raph rheum rhod rhus-t samb *Sang* sangin-t sars scor **Sec** sol-ni sol-ps *Spig* squil stann staph **Stram** *Stry* sul-i sulph suprar tarax tarent thuj thyr valer *Verat* verat-v verb vib vip visc xan zinc zinc-m zinc-p zinc-s
- **one** side *(⬈contracted - one - accompanied - dilatation):* cadm-s nat-p
- **right** more than left: colch cycl mang *Merc-i-f Ph-ac* plb sil *Tarent*
- **left** more than right: *Art-v* nat-ar urt-u
- **accompanied** by:
  : **diarrhea** (See RECT - Diarrhea - accompanied - pupils)
  : **nausea**: cimic glon
- **catalepsy**; during: gels
- **chill**; during: aeth apis **Bell** calc carb-an cham cic croc hyos ign ip lach mez nux-m op stram
- **cold** wet weather; in: *Rhus-t*
- **coma**; with (See MIND - Coma - pupils - dilated)
- **convulsions**:
  : **before | epileptic** *(⬈GENE - Convulsions - epileptic - aura - pupils):* **Arg-n** *Bufo*
  : **during | epileptic**: aeth ign
- **fever**; during: *Apis* bell *Cina*
- **heat**; during: ail apis ars atro **Bell** bufo chin cic cina cocc colch hell hyos lyc merc nux-v
- **insensible** to light *(⬈insensible):* aeth am-m amyg apis arg-n arn atro bar-s bell ben camph carb-ac chlf cina cocc cupr dat-f dig gels hep hydr-ac hydrc hyos kali-cy kali-i merc-c nitro-o op phase phos plb sang santin stram tab
  : **epilepsy**; before (See GENE - Convulsions - epileptic - aura - eyes - dilated)
  · **meningitis**: gels
- **menses**:
  : **before | agg**: lyc
  : **during | agg**: glon
- **perspiration**; during: acon bell bufo calc cina cocc hell hep hyos op spig stram
- **reading** agg: *Ph-ac*

Pupils – weak

- **dilated**: ...
  · **reprimands**; after *(⬈MIND - Admonition - agg.):* **Stram**
  · **reproaches**; at: stram
  · **stupor**; during: sec
  · **toothache**; during: mang
- **insensible** to light *(⬈dilated - insensible):* acon aeth agar agar-pr alco amyg arg-n **Arn** ars aur-m *Bar-c Bar-m* **Bell** benzol bufo cain *Camph* carb-ac carb-an carb-v cedr cham *Chel* chin *Cic* cic-m *Colch* **Cupr** der *Dig* dub euph ferr gels *Hell* hep hydr hydr-ac hydrc **Hyos** jab kali-bi *Kali-br* kali-cy *Kali-i* lach laur m-arct *Merc Merc-c* morph naja nit-ac nit-s-d nux-m nux-v oena **Op** ox-ac oxyt par phase-vg phos pilo *Plat* plb ran-b rhus-t seneg sol-ni spig *Stram* sul-ac sulph tab ter *Tub* visc *Zinc*
  · **convulsions**; before: bufo
  · **daylight**: benzol
  · **fever**; during: op
- **irregular**: acon aur bar-c chlor cinnb dig dub hyos merc merc-c nit-ac plb sec sil sulph tab tub
- **large** (See dilated)
- **sluggish**: acon-f *Ail* alco *Arg-n* bell carbn-s cench cham *Chin* croc cupr cyt-l dig *Gels* gran *Hell* ip jatr-c merc naja nit-ac **Op** phos rhod rumx op seneg sul-ac tab tax
- **small** (See contracted)
- **staring** (See Staring)
- **unequal•**: absin bell cadm-s cann-i chlor colch cyt-l dig digin hyos lyss mang merc-c merc-i-f morph nat-p plb rhod sulph *Syph* tarent zinc
  · **coma**; with (See MIND - Coma - pupils - unequal)
- **weak**: spig

All author references are available on the CD

441

Accommodation

ACCOMMODATION:
- **action** too great: phys
- **defective**: *Agar* ail alum *Arg-n* aur-m bapt-c **Bell** calc caust cocc con diphtox *Dub* elae **Gels** *Hydr* ip lach *Morph Nat-m* nit-ac nitro-o nux-v onos *Phys* ruta spig
  - **diphtheria**; after: phys
  - **headache**; causing (See HEAD - Pain - vision)
  - **moving** objects: cocc
  - **overexertion**: (non: nux-v)
- **diminished**: duboin morph phys tab visc
  - **children**; in: lac-d
- **slow**; too (↗*EYE - Asthenopia - accommodative*): *Aur-m* Cocc **Con Gels** *Nat-m Onos* Plat *Psor*
- **tension**: *Jab*

ACUTE (↗*MIND - Senses - acute*): acon anac ang ant-c *Apis* aspar *Bar-c* **Bell** borx *Bufo* camph carb-an *Chin* chrysar cic coff colch *Con Cupr* cycl fl-ac hell hyos ign lach m-arct *Nux-v* ph-ac sars seneg spig valer viol-o visc
- **night**:
  - **hysterical** persons; in: *Ferr*
  - **night** vision: ferr
- **alternating** with | **dim** vision (See Dim - alternating - clear)
- **clear**, bright and lucid (See Acute; Bright)
- **darkness**; seems to see even in the (See night - night)
- **objects**; for small: calc *Coff Hep* m-aust
- **reading** of small print; easier: **Coff**

AMAUROSIS (See EYE - Paralysis - optic)

AMBLYOPIA (See EYE - Amblyopia)

APPROACH and then recede; objects seem to (↗*VERT - Objects - approach*): *Cic* nit-ac
- **movies**; looking at: cadm-met

ASTHENOPIA (See EYE - Asthenopia)

ASTIGMATISM (See EYE - Astigmatism)

BALLS (↗*Colors*): act-sp caust kali-c stram verat-v
- **fire**, of: stram
- **floating**: kali-c
- **luminous**: cycl

BLACK SPOTS; floating (See Colors - black - spots - floating)

BLINDNESS (See Loss)

BLURRED (↗*Dim; Weak*): acon aeth all-c am-br am-m arg-n arn *Ars Aur* aur-ar bell benzol both both-ax botul bung-fa cact calc calc-f calc-p caps chel chin cic *Con Crot-c* crot-h cycl dendr-pol dros elaps euphr fago **Gels** *Glon* hipp iris jab kali-n kali-p *Lac-c Lil-t* lyc mag-p malar med meph merl naja nat-ar **Nat-m** nat-s *Nux-v* onos phos *Phys* Plat *Psor* pycnop-sa rauw *Rhus-t Ruta* sec sil stram streptoc ter *Teucr* thuj tril-p xan
- **one**-half of vision, in: zinc
- **morning**: merl nat-s
- **evening**: ruta

Vision

- **Blurred**: ...
- **accompanied** by:
  - **lachrymation**: con
  - **vertigo** (See VERT - Accompanied - vision - blurred)
  - **closing** the eyes | **amel**: calc-f
- **distant** objects: chel jab
- **emissions** agg; after: *Calc Chin Lil-t* **Phos**
- **figures**: ail
- **glasses** adjusted; even after having: gels
- **headache**:
  - **after**: xan
  - **before**: *Gels* hyos **Iris** *Kali-bi* lac-d nat-m podo psor *Sep Sulph* tub
  - **during**: anac carc coll crot-h ip iris nat-p ptel
- **irritated**; when: con
- **letters**: ail arg-met arg-n *Ars* **Bell** carb-ac *Chel* chlol cina cob cund dros graph jab kali-c lyc meph ox-ac phys *Ruta* stram sulph
- **light**; from:
  - **agg**: calc
  - **gaslight** | **agg**: calc
- **looking** a short time: nat-ar
- **overheated**; when: *Nux-v*
- **pressure** | **amel**: calc-f
- **turning** the eyes: gels
- **vexation**; after: con
- **writing** agg: calc-f

BRIGHT: alum anan anh *Ars* chel olnd
- **objects** seem brighter: agar alum am-c am-m *Anh Ant-t* ars *Aur* bar-c *Bell Borx* bry *Calc* camph cann-xyz carb-an caust chel chin chlor cic coloc con croc *Cycl* dig dros dulc euphr graph hyos ign iod *Kali-c* lyc mang meny mez *Nat-m* nit-ac nux-v olnd op ph-ac plat puls rhus-t sabin sec seneg sep *Sil* **Spig** stront-c *Valer* verat viol-o xanth zinc

CHANGING (↗*Moving*): gels

CIPHERS: *Ph-ac* phos sulph

Circles

CIRCLES (↗*Colors; Rings*): calc *Calc-p Carb-v* caust elaps hell iod *Kali-bi* phos plb *Psor* stront-c zinc
- **brighter** field; around an internal: carb-v
- **candles**; around: cic
- **colored**:
  - **bands**: con
  - **bright** center; around a: ammc
  - **white** objects; around: hyos
- **fiery** (See Fiery - circles)
- **heat**; during: (non: dig) digin
- **letters** seem: bell
- **light**; about: cycl
- **objects**:
  - **around**: cic dig
  - **moving** in a circle: chel cic cycl nat-m
  - **closing** the eyes; on: hep
- **reading** agg: kali-c
- **semicircles**: **Con●**
- **turning** agg: *Kali-i*

Circles — Vision — Colors

- **yellow** and white rays, with: kali-c
- **zigzags**: viol-o
  - **colored** (↗Zigzags - circles): sep viol-o
  - **flickering**: ign

CLAIRVOYANCE (See MIND - Clairvoyance)
CLARITY of (See Acute)
CLEAR (See Acute)
CLEARER than before (See Acute)
CLOSER; objects seem (See Nearer)
CLOSING THE EYES:
- agg: alum arn ars *Bell Bry* calc caust chin dig fl-ac kali-c *Lach* mang nat-m phos sec spong stram tarent thuj verat-v xanth

CLOUDY (See Foggy)
COBWEBS before eyes (↗Foggy): Arn *Bell* calc m-arct nit-ac

COLORS before the eyes (↗Moving; Circles; Balls): acon agar alum-p am-c am-m ambr anac anh arn ars arund asaf aur bar-c *Bell* borx *Bry Calc* calc-i calc-sil *Camph* cann-s canth caps carb-v caust cham chin chinin-s *Cic Cina* cocc **Con** croc cupr *Cycl Dig* dros euph euphr ferr *Fl-ac* graph hep hyos *Iod* ip kali-ar *Kali-bi Kali-c* kali-n kali-p kali-sil laur lyc mag-c *Mag-p* manc mang meny merc mosch mur-ac nat-c *Nat-m* nat-p nit-ac nux-v olnd op osm petr ph-ac phos plb psor puls ruta sabad sars sec sep sil spig spong squil staph stram stront-c sulph thuj valer verat verb viol-o zinc
- **evening**: agar kali-n sars
- **accompanied** by | Head; pain in: med psil
- **black**: acon agar am-m anac *Arn Atro* aur bar-c *Bell* calc caps carb-v *Carbn-s* caust *Chin* cic cina *Clem* cocc con cycl dig euphr ferr *Kali-c* lyc mag-c mag-c mang *Merc* mosch nat-c **Nat-m** nit-ac nux-v petr ph-ac *Phos* phys ruta sec **Sep Sil** staph *Stram* stront-c sulph *Tab* thuj valer verat zinc
- **animals**: nat-ar
- **balls**: *Bell* cund *Kali-c*
- **circles** (See rings)
- **disk**: elaps
- **figures**: anh bell cocc mosch petr
  - **floating** before eyes: cocc
- **flickering**: Lach
- **flies**, floating (↗spots - floating): agar asaf bar-s kali-sil sulph
- **floating**: aur-s calc-f *Chel* chin chlf cop daph gins ign led petr **Phos**
- **halo**: caust ph-ac phos
- **horns**: caust
- **letters** change to points: *Calc-p*
- **lightning**: sec staph *Valer*
- **looking** downward agg: Kalm
- **motes**: agar arg-n merc-i-f
- **moving**: thuj
- **objects**: caps *Cic* sol-ni stram sul-ac

Colors before the eyes – **black** – **objects**: ...
  - **turning** agg: cocc sarr
- **plate**: kali-bi
- **points**: *Am-c* am-m anan ant-c bell calc *Caust* chin chlf con dig elaps *Gels* jatr-c *Kali-c Merc* mez mosch nat-c nat-m nit-ac *Nux-v* petr *Phos Ruta Sep* sol-ni sulph tab ter thuj *Valer*
  - **morning**: bell
  - **candlelight**; by: carb-an
  - **dinner**; before: thuj
  - **reading** agg: calc *Kali-c*
- **reading** agg: cic kali-c sol-ni
- **accompanies** the letters while reading; a black spot: calc
- **rings**, circles: elaps hell nit-s-d psor sol-ni
  - **floating**: dig digin
  - **headache**; before: *Psor*
  - **heat**; during: dig digin
  - **reading** agg: kali-c
  - **waving**: dig
- **rising**:
  - **bed**; from | agg: cina
  - **stooping**; from | agg: mez
- **serpents** (↗Snake): cund
- **sparks**: mang stry
- **spots**: acon agar am-c am-m ammc arg-n asc-t *Aur Bar-c* bar-s bell *Calc Camph* carb-an carb-v chel chinin-s chlf chlor *Cimic* cocc *Con* cupr-ar cur daph dulc elaps gels **Glon** hell hyos *Kali-c Lil-t Lyc Mag-c* mang med meli nat-c **Nat-m** *Nit-ac* petr ph-ac *Phos Psor* sec **Sep Sil** stram stront-c syph tab thuj verat
  - **morning** | **waking**; on: dulc
  - **closed**; when eyes are: *Con* elaps
  - **eating**; after: lyc
  - **exertion** agg: *Calc*
  - **floating** (↗flies): acon aesc *Agar* am-c am-m anac anan ant-t *Arg-n* arn asaf *Aur Bar-c Bell Calc* cann-s *Carb-v Carl Caust* chel *Chin Chinin-s* chlf chlol cob **Cocc** coff *Con* croc *Crot-h* cupr-ar cur *Cycl Daph* dig dulc dys *Gels* glon hep hyos ign itu *Kali-c* kali-p kali-s kali-sil lact lact-v *Lil-t Lyc* mag-c med *Merc* mez morph nat-c **NAT-M●** **Nit-ac●** *Nux-m Nux-v* op par paraf petr **PHOS●** **Phys** plb *Psor* puls *Rhus-t Ruta* sec **SEP● Sil** sol-ni spig *Stram* **Sulph** *Tab* ter thuj verat zinc
  - **right**: chinin-s cimic sel *Sil*
  - **left**: agar calc *Caust* merc *Sulph*
  - **eating**; after: lyc *Phos*
  - **fixing** the eye on an object amel: aesc
  - **reading** agg: *Kali-c*
  - **sewing**, after: am-c
  - **walking** in open air agg: ter
  - **writing** agg: *Nat-c*
- **headache**:
  - **before**: phos *Psor*
  - **during**: *Glon* **Meli**
  - **moving** in all directions: *Chinin-s* med *Sep* stram

444   ▽ extensions | ○ localizations | ● Künzli dot

Colors – black	Vision	Colors – green

- **spots**: ...
  - **reading**:
    - **after**: cocc *Cur*
    - **agg**: med
  - **rising** from sitting agg: verat
  - **sewing**:
    - **after**: am-c
    - **while**: (non: am-c)
  - **turning** quickly: *Glon*
  - **vertigo**; with: *Con Glon*
  - **writing** agg: *Nat-c*
- **stripes**: con ph-ac *Sep* sol-ni sulph
  - **morning**: bell
  - **reading** agg: kali-c sol-ni
- **veil**: aur
  - **right** eye; before the: *Phos*
- **blindness** for (See Loss - colors)
- **blue**: acon act-sp agar aml-ns ars *Aur Bell Bry* **Chin Cina** coff *Crot-c* crot-h cycl dig elaps glon jab jatr-c kali-c kreos *Lach Lyc* nicc phos *Stram* stront-c sulph thuj tril-c tril-p *Tub* valer xan zinc *Zinc-chr*
- **right** eye: nicc
- **evening**: am-br
- **blindness** for: carbn-s
- **circles**: zinc
- **closed**; when eyes are: thuj
- **dark** blue: cycl kreos
- **distance**, in the: *Iod*
- **flashes**: xan
- **halo** around candle: *Hipp Ip Lach*
- **haze**: *Bry*
- **increased**: anh
- **lace**; as through blue: xan
- **letters**: bell
- **light**:
  - **around**: *Lach*
  - **candlelight**: hipp
- **points**: sec
- **reading** agg: bell
- **rubbing** agg: stront-c
- **sparks**: ars
- **spots**: acon *Kali-c*
  - **morning** | **rising** agg: thuj
  - **night** | **lying** on right side in a dark room; when: stram
  - **dark** room; in a: hep stram
- **stars**: psor
  - **headache**; during: *Psor*
- **bright**: aloe alum am-c *Ant-t* ars *Aur* aur-ar aur-i bar-c *Bell Borx* bry *Camph* cann-s caust chel chlol cic **Cina** coloc *Con* croc *Dig* digin dros dulc euphr fl-ac *Graph Hyos* ign *Iod Ip Kali-bi Kali-c Lyc* m-ambo mang meny mez nat-c nat-m **Nux-v** olnd op ph-ac phos plat *Puls* rhus-t sabin sec seneg spig stram stront-c *Valer* verat viol-o zinc
- **appear** brighter; colors (See Acute)
- **dark** room agg; in a: valer

- **brown**: agar bell lac-c med
  - **spot**: med
  - **closing** other eye: agar
  - **floating**: agar
  - **weather**; in gloomy: agar
- **dark**: acon agar am-m ambr *Anac* arn ars ars-s-f asaf *Aur Bar-c Bell* berb *Calc* calc-sil carb-v *Caust* cham *Chin* cic *Cocc Con* cupr dig dros *Euphr* ferr hep *Kali-c* kali-p kali-s kali-sil laur lyc mag-c mang meny *Merc* mosch mur-ac nat-ar nat-c nat-m nat-p *Nit-ac* nux-v olnd op petr ph-ac *Phos* plb ruta sabad sec *Sep Sil* squil staph *Stram* **Sulph** thuj verat verb
- **circles**: caust hell *Iod* kali-c
  - **points** of light; with: caust
- **clouds**: coca lac-ac ol-an tarent
- **objects**: ant-t ign lac-c *Nat-m* phos sulph
  - **moving**: carbn-h lac-c
  - **seem** dark: bell berb caps hep nit-ac thuj
  - **points**: am-m chlf cic *Con* hyos **Sulph**
  - **floating**: aur cann-s hyos phos
  - **serpent**-like waves: phys
- **specks**: *Calc* cimic con cupr-ar *Kali-c* mag-c nat-m nit-ac *Phos* sep *Sil* sulph
- **spots**: agar anac asc-t cact carb-ac carb-an chlf chlol *Cimic Cocc* con elaps euon fl-ac hell jatr-c *Kali-c* med *Merc Phos* **Sulph** thuj
  - **floating**: agar cocc phos **Sulph**
  - **reading** agg: fl-ac *Kali-c Lach* lachn
  - **white** margins, with: con
- **stripes**: cic ph-ac **Sulph** zinc
- **worms**: phys
- **golden**:
  - **chain** dangling before eyes: *Chin*
  - **everything** looks: hyos
  - **letters** seem: bell
- **gray**:
  - **black** objects seem gray: arg-n ars brom calc-p elaps lachn nit-ac nux-v **Phos** sep **Sil** *Stram*
  - **bluish** gray circle around light: lach
  - **circles**: lachn
  - **cover** before the eyes; a gray (*veil*): phos sil
  - **fog**: cic
  - **halo**: phos sep
  - **letters**: stram
  - **change** to round gray spots: calc-p
  - **objects** seem: ammc arg-n *Ars* brom calc-p camph conv elaps guare lachn nit-ac *Nux-v* phal *Phos* sep *Sil Stram*
  - **point** before right eye moving with eye: brom
  - **points**: *Nux-v*
  - **reddish** gray border around white things: *Stram*
  - **serpent**-like bodies: **Arg-n**
  - **spots**: *Arg-n* calc-p chlf cic conv lachn nit-ac
  - **distance**, at a: nit-ac
  - **square**; about three inches: conv
- **veil** (*cover*): *Apis* elaps phos sil
- **green**: aml-ns **Ars** bry calc cann-i cann-s canth carbn-s caust chin **Cina** cupr *Cycl Dig* hep kali-ar kali-c *Lac-*

Colors – green | Vision | Colors – white

- **green**: ...
  mag-m merc nit-ac osm **Phos** phyt *Ruta* **Santin** sep stram *Stront-c* stry sulph tab (non: tub) vario verat verat-v zinc zinc-p
  - **blindness** for: carbn-s
  - **circles**: zinc
  - light; around: verat-v
  - **dinner**; during: mag-m
  - eructations | **amel**: mag-m
  - **halo** around light: ammc anag atro bell calc cann-xyz *Caust* chin com dig mag-m **Osm Phos** ruta *Sep* sil *Sulph* verat verat-v zinc
  - **increased**: anh
  - metallic taste; produces (See MOUT - Taste - metallic - green)
  - **letters**: canth
  - **objects** appearing green: aml-ns
  - **red** and foggy; then: carbn-s
  - **pea** green, on looking in the glass; saw herself: cina
  - **rising**:
    - **agg**: vario
    - bed; from | **agg**: vario
  - **sparks**: kali-c
  - **spots**: *Caust Kali-c Lac-c* nit-ac stram stront-c
  - **walking** in the dark, while: *Stront-c*
  - **stripes**: thuj
  - **vomiting**: tab
  - **yellow-green**: santin
- **halo** of colors:
  - **letters** while reading; around the: alum cic
  - **light**; around the: alum alum-p *Anac* bar-c **Bell** *Bry Calad* calc *Carb-v* cham chim chlol *Cic* colch *Cycl* (non: dig) *Digin* euph gels *Hep* hyos *Ip* kali-c kali-n kali-p kali-s *Lach* mag-m merl nat-p *Nicc* nit-ac **Osm** *Ph-ac* **Phos Puls** ran-b *Ruta Sars Sep* stann **Staph Sulph** *Tub* zinc zinc-p
  - **objects**; around: dig
  - **pulsating** to the rhythm of music (See Illusions - colorful - pulsating)
- **increased**: anh
- **motions**; when making fast: stram
- **one** color; everything is as if: anh
- **prismatic** (See rainbow - all)
- **purple**: cund *Verat-v*
- **rainbow**:
  - **all** the colors: **Bell** *Bry* calc cic **Con** dig digin euph euphr ip kali-c kali-n osm *Ph-ac Phos* puls stann stram sulph
  - **beaming** light of: bell
  - **circles**: bry dig digin ip
  - **striped** | **closing** one eye; on: bry
- **red**: antip apis **Bell** bry *Cact* calc cann-s carbn-s caust cedr com **Con** croc cund *Dig Dub* elaps fl-ac *Hep Hyos* iodof ip *Kali-bi* lac-c mag-m *Nux-m* nux-v onos **Phos** ruta sabad sars sep spig spong stram *Stront-c Sulph* tarent *Thuj* verat verat-v zinc
  - **evening** | **reading** by candle-light: sars
  - **night**: cedr chin elaps mag-m spong

- **red – night**: ...
  and yellow during day: cedr
  - **blindness** for: carbn-s
  - **circles**: cact
  - light seems to be: *Sulph*
  - **rubbing**; on: stront-c
  - **closing** the eyes agg: elaps
  - **decreased**: anh
  - **dinner**; during: mag-m
  - **halo**: *Bell•* com *Ip* osm sars sil stront-c *Sulph* verat-v
  - **lamplight**; around the: com
  - **letters** seem: *Phos*
  - **luminous** appearance: *Phos* spong
  - **masses**: spig
  - **objects** seem: atro **Bell** carbn-s **Con** *Dig* **Hep** *Hyos* iod iodof *Nux-m* **Phos** *Stront-c*
  - **obstructions** on looking at the light: cund
  - **paper** looks red: croc sars
  - **points**: *Bell* elaps
  - **sparks**: fl-ac stry
  - **spots**: dub elaps hipp hyos lac-c lyc verat-v
  - **fiery**: elaps
  - **floating**: *Dubo-m*
  - **wheel**, candlelight seems to be a red: sulph
- **rubbing**; after: stront-c
- **stripes**; colored (↗*Stripes*): *Am-c* am-m bell cham **Con** iod kali-c m-ambo merc *Nat-m* phos puls *Sep* sol-ni sulph thuj
- **variegated**: *Bell Bry* calc *Cic* **Con** croc dig euph *Ip* kali-c kali-n kali-s mag-p merc nicc *Ph-ac Phos Puls* ruta *Sep* staph stram sulph
  - **wheels**: kali-n
- **violet**: cann-i **Cina**
- **vivid** | **appear** more vivid; colors (See Acute)
- **white**: alum am-c apis ars bell cann-s caust chel chlf chlol coca *Dig* elaps grat *Kali-c Ph-ac* sulph thuj ust
  - **blindness** for: carbn-s
  - **candlelight** seems: dig
  - **clouds** wandering from left to right: bell
  - **drops** on looking at snow; falling: *Kali-c*
  - **flames**: chlf
  - **flickering**: *Ign* sep
  - **globules**: upa
  - **green**; white objects look: grat
  - **margin** | **letters**; around: *Chin*
  - **pale**, faces appear white: dig ind
  - **points**: ars cann-s rat ust
  - **rays**, flaming: cann-s
  - **serpents** (↗*Snake*): ign
  - **sparks**: rat stry ust
  - **spots**: acon alum am-c ars *Caust* coca con gins jab mez sol-ni *Sulph* ust
  - **floating**: jab ust
  - then green: *Caust*
  - **waving**: dig
  - **stars**: alum am-c bell calc caust kali-c nat-c
  - **blowing** the nose agg: alum

446 ▽ extensions | O localizations | ● Künzli dot

Colors – white
- **stars**: ...
  : **sneezing** agg: am-c
  : **writing** agg: kali-c
- **stripes**: sol-ni
- **wheels**: kali-c
- **zigzags** in a circle: ign
- **yellow**: agar aloe alum am-c am-m aml-ns apis ars aur *Bell* bry calen cann-i cann-xyz *Canth* carb-an cedr chin **Cina** coff colch coloc *Crot-h Cycl Dig* digox hyos ind irid-met kali-ar *Kali-bi Kali-c* kali-s kali-sil lac-c lachn mang merc nat-s osm petr phos plb santin *Sep* sil stront-c sulph tab zinc
  - **day**: cedr
  : **and** red at night: cedr
- **blindness**; after attacks of: bell
- **border** around all objects: bell
- **circles**:
  : **light**; around the: alum *Kali-c Osm* zinc
  : **moving**: *Aloe*
- **cloud**: kali-c
- **crescent**-shaped bodies floating obliquely upwards: *Aur*
- **decreased**: anh
- **flames**: santin thuj
- **halo**:
  : **light**; around the: **Alum** sarr sulph
  : **objects**; around: dig
- **letters**: canth
- **objects** seem yellow: aml-ns ars-s-f dys kali-bi
  : **accompanied** by | **red** discoloration of eyes (See EYE - Discoloration - red - accompanied - vision)
- **points**: carb-an
- **red** things look yellow: bell
- **shiny** tremulous mist: kali-c
- **spots**: agar am-c am-m carb-an lachn ph-ac plb
  : **before** left eye: agar
  : **looking** at white objects: am-c
  : **reading** agg: phos
  : **reading** agg: lachn
- **veil**: kali-bi
- **vomiting**; while: tab
- **wheels**: kali-c zinc

COMPLAINTS of vision: arg-n aur **Bell** *Con* cycl *Gels Hyos* jab lil-t *Lyc* med **Nat-m** nux-v op *Phos* puls ruta sarr sep *Sil Stram* **Sulph** tub vac
- **accompanied** by:
  - **palpitation** (See CHES - Palpitation - accompanied - vision)
  - **vertigo**: con *Gels* pilo
- **head**; pain in:
  - **after**: caust con *Lach Phos* sil *Sulph*
  - **before**: anh bell *Cycl* epiph gels glon graph ign iris **Kali-bi** kali-c lac-c *Lac-d* lach *Nat-m* nicc nux-v *Phos* pic-ac podo *Psor Sang Sep* sil spig *Sulph* ther *Tub Zinc-s*

Vision
Complaints of vision – **head**; pain in: ...
- **during**: anh bell *Cycl* epiph **Gels** ign iris *Kali-bi* kali-c lac-c *Lac-d Nat-m* nicc nux-v ph-ac pic-ac podo psor *Puls Sang* sil spig *Ther* zinc *Zinc-s*
- **tension** of eyes; from: aur

CONFUSED: acon aeth atro *Aur* bapt bell cann-i cann-s cedr cic cocc *Con* croc dig eug **Gels** *Glon* graph hep ign iod kali-bi led lil-t lyc **Nat-m** nat-s *Phos Phys* pic-ac *Plat Psor Rhus-t* sec sil stram stry ther tub-r
- **pressure** under nose amel: gels
- **stool** agg; after: gels
- **wine** agg; red: gels

CONTRACTED | **visual** field: acetan ben-d mang-act titan

CONTRAST increased: anh

COUGH agg: coff ign kali-c kali-m kali-n nux-v par

CROOKED:
- **lines**, while reading: *Bell*
- **objects** appear: *Bell* bufo nux-m stram

DANCING: all-c *Bell* calc *Cic Glon* nux-m *Psor* santin
- **headache**; before: *Psor*

DARKENING of: arist-cl euphr mand psor stram sulph
- **rising** agg: arist-cl

DAY BLINDNESS (See Dim - daytime; Loss - daytime)

DAZZLING: acon am-m anan ant-c ars **Bar-c** bell *Calc* calc-sil *Camph* canth carb-an caust chel cic **Con** crot-c dig *Dros* **Euphr** **Graph** hyos ign **Kali-c** kali-s kali-sil lach *Lyc* mang *Merc* nat-c nat-m nit-ac nux-v olnd ph-ac *Phos* plat plb psil *Psor Seneg* sep **Sil** stram *Sulph Valer* verat-v
- **morning**: sulph
- **candlelight**: lyc
- **distant** objects: all-c
- **looking** long: **Sulph**
- **near** objects: ph-ac
- **reading** agg: seneg
- **snow**: ant-c *Ars* olnd sep
- **spot** before eyes: am-m *Chel*
- **sunlight**: euphr lith-c *Sep Stram*
- **urination** agg; after: eug
- **walking** in the street; when: psor

Dim
DIM (✱ *Weak; Blurred; EYE - Amblyopia*): absin acon aesc-g **Agar** ail alet allox *Alum* alum-p alum-sil alumn *Am-c* am-m ambr aml-ns *Ammc* amyg *Anac* ang ant-c *Apis Arg-met Arg-n* arn *Ars Ars-i* ars-s-f *Arum-t* arund asaf *Asar* astac atro *Aur* aur-ar aur-i *Aur-m* aur-s bapt-c *Bar-c* bar-i *Bar-m* **Bell** berb bism bism-sn borx bov brach bry bufo *Cact* cadm-s calad **Calc** *Calc-f* calc-i calc-s calc-sil camph cann-i **Cann-s Cann-xyz** canth caps carb-ac *Carb-an Carb-v* **Carbn-s Caust** cedr cench *Cham* **Chel** *Chin* *Chinin-ar Chinin-s* chlf *Chlol* chlor *Cic Cimic Cina*

447

Dim — Vision — Dim – glasses

Dim: ...
Cinnb **Clem** cob cob-n *Cocc* coch coff *Colch Coloc Com* **Con** cop *Croc Crot-c Crot-h Crot-t* cupr cupr-ar cupr-s **Cycl** daph dig *Dros Dulc* elae *Elaps* eucal **Euph** euphr fago ferr ferr-ar *Form* **Gels** *Glon* graph guaj haem ham hell helon **Hep** hura *Hydr* hydr-ac *Hyos* hyper *Ign Iod Ip* iris jab *Kali-ar Kali-bi Kali-br Kali-c* kali-cy *Kali-i* kali-m *Kali-p* kali-s kali-sil *Kalm Kreos Lac-c Lac-d* **Lach** lachn lact-v *Laur Led Lil-t Lith-c* lol **Lyc** lyss m-arct m-aust *Mag-c Mag-m* mag-p *Mang* med meny meph **Merc** merc-i-f *Merl* mez mim-h mosch *Mur-ac Nat-ar Nat-c Nat-m* nat-p *Nat-s* nicc **Nit-ac** nux-m *Nux-v* oena ol-an olnd onos **Op** osm ox-ac oxyt par *Petr* **Ph-ac** phel **Phos** *Phys Phyt* pic-ac plat *Plb Psor* **Puls** ran-b raph rat rheum rhod *Rhus-t* rhus-v **Ruta** *Sabad* sabin sacch sang sangin-t sarr *Sars Sec* sel *Seneg* **Sep** *Sil* sol-ni *Spig* spira spong stann *Staph Stram* stront-c stry *Sul-ac* sul-i **Sulph** sumb tab tarax *Tarent* tax *Teucr Ther Thuj* til upa uran-n valer *Verat Verat-v* verb vinc viol-o viol-t vip zinc zinc-p
- **right**: agar chel form iris *Kali-c* kalm lach osm *Puls* rhod ruta tarent teucr
- **left**: borx *Com* sars
  - headache; with right-sided: arg-n
- **daytime** (↗*Loss - daytime)*: apis both *Mang Phos* sep stram
- **morning**: asar bry calc caps carb-an *Carb-v Caust* cham chel *Croc* cycl daph elaps gels hell *Hep Kali-c* mag-s nat-m *Nux-v* petr *Puls* ruta stram sul-ac valer
  - 7 h | 7-10 h: tarent
  - amel: *Chin Phos*
  - rising agg; after: ammc ang
  - waking; on: *Caust Dulc Kali-c* mag-c raph zinc
  - washing | amel: caust
- **forenoon**: carb-v sulph *Tarent*
  - 11 h: *Sulph*
  - reading agg: op
- **noon**: bell nat-arl:
  - rising from sitting agg: nat-ar
- **afternoon** | reading: ol-an
- **evening**: alum *Ammc* anac *Apis* asar aur-m borx brom carbn-s *Euphr* ind *Kalm* lachn merl nat-c nicc nit-ac *Puls Ruta* sulph tarent
  - 21 h: stram
  - **light**; from:
    - artificial light | agg: aur-m
    - fire; of the: merc
  - lying down | amel: sep
  - menses; during: *Sep*
  - reading:
    - agg: *Apis* croc *Hep* (non: mez) rhod *Ruta*
    - light; by: mez
    - artificial: nux-m
  - room after walking; when entering a: dros
  - twilight; in the: arg-n
    - amel: phos
  - walking:
    - agg: kali-bi *Puls*

- evening – walking: ...
  - rapidly | agg: **Puls**
  - warm from exertion, when: **Puls**
- **night** (↗*Loss - night)*: alum-sil anac **Chin** hell *Hyos Puls Ran-b* retin-ac *Stram* zinc
  - better at night than by day: apis ferr
  - menses; during: *Puls*
- **accompanied** by:
  - vertigo (See VERT - Accompanied - vision - dim)
- **air**; in open:
  - agg: alum asar con ferr merl **Puls** thuj upa
  - amel: *Asar* nat-s
- **alcohol**; from habitual use of (↗*stimulants)*: **Nux-v**
- **alternating** with:
  - clear vision: anac bell euphr
  - cramps in hands and feet: bell
  - deafness: cic
  - dullness (See MIND - Dullness - alternating - vision)
  - hearing impaired (See HEAR - Impaired - alternating - obscuration)
- **amblyopia** potatorum (See drunkards)
- **anxiety**, during: chel
- **blowing** the nose agg: *Caust*
- **chill**; during: bell **Cham** chin cic dig gels *Kreos* lach laur lyc nat-m sabin
- **coition**; after: *Chin* **Kali-c** *Kali-p* nat-p **Phos Sep** *Sil*
- **cold**:
  - bathing | amel: *Asar* glon nicc
  - cold agg; head becoming: *Calc*
  - cough agg; during: coff
  - dark day amel: (non: euph) sep
  - darkness | amel: mur-ac
- **descending** stairs agg: phys
- **dilatation** of pupils, holding hand before eyes amel; with: ph-ac
- **dinner**; after: bell calc peti
- **diphtheria**; after: apis gels **Lach** nux-v phys **Phyt** *Sil*
- **distant** objects: *Cact* camph euphr *Gels Jab* mang nat-ar nat-c nat-m nat-p ol-an ph-ac phos phys rat spong *Stram Sulph*
- **drunkards**; in (↗*EYE - Amblyopia - alcohol)*: *Kali-br* **Nux-v** ter tub
- **eating**:
  - after | agg: arg-n *Calc Kali-c Nux-v*
  - while | agg: bufo nat-s *Nux-v*
- **ejaculation**; after: kali-c *Lil-t* nat-m **Sep**
- **emotions**; after: ant-t
- **epistaxis**; with: indg
- **eruptions**; after suppressed: cycl
- **exertion** agg: *Calc* **Puls**
- **exertion** of the eyes agg: alum-sil aur-s bar-s *Calc* calc-f mang *Nat-m* nit-ac *Petr*
- **fainting** | during: calc lach lyc nux-v
- **fever**; during: sabin
- **fine** work; during: agar *Calc* nat-c *Nat-m* **Ruta**
- **glass**; as if looking through a dim: nat-m
- **glasses**; in spite of: allox

▽ extensions | ○ localizations | ● Künzli dot

Dim – headache

- **headache**:
  - **right** side: chen-a
  - **after**: *Lach Sil*
  - **before**: elaps *Gels* hyos **Iris Kali-bi Lac-d** lyc *Nat-m* nux-v podo *Psor* puls *Sep* stram
  - **during**: am-c anh *Arg-n Ars* asar aster *Bell* bov bry carb-an caul *Caust* chen-a chim-m croc crot-h **Cycl** elaps ferr ferr-p gels hyos ign **Iris** kali-bi lac-c lil-t mag-m mur-ac nat-c *Nat-m* nit-ac nux-v ol-an *Petr Phos Psor* **Puls** sars sep *Sil Stram* **Sulph** tub verat-v *Zinc*
- **heat**; during: asar bell
- **increasing** suddenly *(↗sudden)*: mosch santin
  - **decreasing** | **suddenly**: cact cadm-s caust euphr *Lyc*
- **light**; from:
  - **artificial** light | **agg**: nat-m
  - **bright** light | **agg**: bell caust sol-ni
  - **candlelight** | **agg**: all-c *Arg-n* aur-m bar-c *Euphr Hep*
  - **fire**; of the: *Merc Nat-s*
  - **sunlight** | **agg**: agar asar *Both* cic *Merc*
- **looking**:
  - **fixedly**: chinin-s
  - **long**: agar mang nat-ar
  - **steadily** | **amel**: *Aur* mang
  - **white** objects, at: cham ther
- **measles**; after: *Caust Euphr* **Kali-c** *Puls*
- **menses**:
  - **before** | **agg**: agn bell cinnb *Graph* nat-m ph-ac puls
  - **during** | **agg**: cycl *Graph* mag-c nat-m *Puls Sep Sil*
- **mental** exertion agg: arg-n *Nux-v*
- **momentary** spells (See increasing - decreasing - suddenly)
- **motion**, from uneven: cic con
- **moving** objects: cocc con *Gels*
- **mucus**, as if covered with: nat-m tab
- **nausea**; with: kalm mygal verat-v
- **occiput** extending to eye; with pain in: ery-a verat-v
- **old** people: *Ambr Bar-c*
- **overheating**; from: *Nux-v*
- **pain**; with | **stomach**; in: gels
- **periodical**: iris
- **perspiration** | **suppressed** perspiration of feet; after: bell calc caust con hep hyos *Merc* **Nat-m** phos puls **Sil Stram** sulph
- **pregnancy** agg; during: ant-t gels
- **reading** agg: agar alum am-c *Apis Arg-met Asar* atro brom bry calc *Carb-v Caust* cina cocc colch *Croc* daph elaps gels *Hep Ign* jab malar merl **Nat-m Nit-ac** op ph-ac *Phos* rhod rhus-v *Ruta Seneg* sep *Sil* **Sulph** vinc
  - **small** letters: cadm-s mang meph nat-m
- **recurrent**: cact
- **rheumatism**; during: puls

Vision

Dim: ...
- **rising**:
  - **bed**; from | **agg**: ars sec
  - **sitting**; from | **agg**: con laur verat-v
  - **stooping**; from | **agg**: hep nat-m
- **room** | **amel**: alum con
- **rubbing**:
  - **agg**: caust
  - **amel**: caps cina nat-ar ph-ac *Puls* sulph
- **sadness**, during (See MIND - Sadness - vision)
- **sideways**: cham ruta
  - **only** see objects when looking sideways at them; can: *Chinin-s* lil-t olnd
- **sitting** erect agg: *Verat-v*
- **smoking** agg: asc-t
- **standing** agg: (non: dig) digin verat-v
- **stimulants**, from *(↗alcohol)*: kali-br **Nux-v** *Sil*
- **stitching** in eye; with: thuj
- **straining** eyes: agar *Calc* **Ruta**
- **sudden** *(↗increasing)*: **Bell** caps cic *Con* cycl glon graph hyos merc *Nat-m* olnd *Phos Puls* sep sil *Stram* sulph
- **thinking**, from: arg-n
- **twilight**; in the | **amel**: bry lyc *Phos* psor
- **uncovering** head agg: *Calc*
- **urination** | **amel**: *Gels*
- **vertigo**:
  - **before**: stram
  - **during** *(↗VERT - Accompanied - vision - dim)*: Acon act-sp aesc-g agar amyg *Anac* ant-t apis arg-met arg-n ars asaf *Bell* calc *Camph* canth carb-an caul cham chin cic cimic coff coff-t *Cupr* cupr-s **Cycl** dulc euon **Ferr Gels** gins *Glon Gran* graph gymno hell hep hyos *Kali-bi* kali-p kalm lach lact laur lil-t *Merc* mosch mur-ac nat-m *Nit-ac* **Nux-v** olnd par phel *Phos Phyt* puls raph sabad *Sabin* sang seneg sep *Stram Stront-c Sulph* tep ter til tub verat zinc
- **vexation** agg: iris
- **vomiting**; after: cycl
- **waking**; on: allox **Cycl Lach** *Puls*
- **walking**:
  - **agg**: dor gels *Puls* sanic sin-a
  - **air**; in open:
    - **agg**: agar con gels nat-m sulph til
    - **amel**: lachn
- **warmth** agg: calc **Puls**
- **washing** agg; after: kali-c
- **water**, as if full of: chin staph
- **weather**:
  - **cloudy** weather | **amel**: nux-v
  - **wet** | **agg**: *Calc* crot-h
- **white** objects, when fixing eyes upon: cham
- **winking** amel: anac anan *Euphr* tub-r
- **wiping** the eyes | **amel**: *Alum* arg-n carl *Cina* croc *Euphr Lyc Nat-ar Nat-c* plb *Puls Sil*
- **writing** agg: aloe calc-f chel con lyc **Nat-m** ol-an phys rhod sep thuj zinc

Diplopia

DIPLOPIA: aeth *Agar* alum *Alumn* am-c anh apis arag *Arg-n* arn *Ars* art-v atro **Aur** aur-i aur-s bar-c bar-i

Diplopia / Vision / Fiery

Diplopia: ...
Bell botul bry calc calc-s cann-i cann-s carbn-s *Caust* cham *Chel* chlf chlol *Cic* cimic clem cob-n *Con* crot-h cupr *Cycl Daph Dig* eug euph **Gels** ger gins *Graph* **Hyos** *Iod* iodof kali-bi kali-c *Kali-cy* kali-i kali-m *Lach* led *Lyc Lyss* m-aust mag-p med merc *Merc-c* mez *Morph* **Nat-m** *Nicc* **Nit-ac** nux-m *Nux-v Olnd* onos op par petr phos phys phyt *Plb* plb-xyz podo pop-cand psor *Puls* raph rhus-t sec *Seneg* sep *Spong* stann *Stram* stroph-h sul-i sulfon *Sulph* syph tab ter ther *Thuj* ust *Verat* verat-v zinc
- **morning**: cycl gels
- **evening**: agar con nit-ac phyt
- **night**: nit-ac
- **accompanied** by:
  · **nausea**: crot-t
  · **vertigo** (See VERT - Diplopia)
  ○ **Uterus**; complaints of: sep
- **alternating** with | **deafness**: cic
- **below** the other; one image seen: syph
- **bending** head backward | **amel**: seneg
- **blowing** the nose; on: caust
- **candlelight**; from: alumn
- **chill**; before: gels
- **convulsions**; with: *Bell* cic *Hyos Nux-v Stram*
- **diphtheria**; after: lach
- **distant** objects: am-c bell nit-ac plb
- **fever**; during: gels
- **headache**:
  · **before**: gels tub
  · **during**: *Gels* stroph-h tub
- **hearing**; with impaired: cic
- **hemorrhage** of retina, from: arn
- **horizontal** objects, of: gels mag-p **Nit-ac** olnd
- **inclining** head to either side: gels
- **injuries**; after: arn
- **looking**:
  · **downward**: *Arn* olnd
  · **intensely**: am-c con gins
  · **light**; at | **agg**: ther
  · **sideways**: gels
  ⁞ **right**: caust dig
  ⁞ **amel**: caust
  · **upward**: *Caust*
- **lying** down | **amel**: spong
- **masturbation**; from: cina sep
- **measles**; after: caust *Kali-c*
- **menses**:
  · **before** | **agg**: gels
  · **during** | **agg**: gels
- **near** objects: aur bell cic con nit-ac phyt stann verat-v
- **overwork** at the desk: *Agar*
- **paralysis** of muscles, from: arn gels
- **pregnancy** | **during**●: bell cic *Gels*
- **reading** agg: agar ant-t arg-n *Camph Graph* lyss stram thuj
- **riding** in the cars, after: (non: cupr) cupr-act
- **rising** from stooping agg: gels
- **rubbing** eye | **amel**: carb-an

Diplopia: ...
- **sexual** excesses; after: sep
- **sleep** agg; after: chlol gels
- **standing** erect and looking down: olnd
- **strength** of will amel: gels
- **turning** eyes to right, on: dig
- **vertical**: atro cic kali-bi lith-c rhus-t seneg staph stram syph
- **vertigo**; after: bell olnd
- **weakness** of muscles; from (See paralysis)
- **writing** agg: cob-n coca *Graph*

DISTANT, objects seem (↗*MIND - Distances - inaccurate*): All-c *Anac* atro *Aur* bell calc cann-i cann-s carb-an *Carbn-s* cic **Gels** glon hyos merc-c nat-c nat-m *Nux-m* ox-ac *Phos Plat Plb* puls *Stann Stram* **Sulph** ther thuj xan
- **darkness** agg: nux-m
- **waking**; on: anac
- **yawning**; on: all-c

DISTORTED (↗*MIND - Schizophrenia - paranoid*): anh bell nux-v plat stram

DOUBLE vision (See Diplopia)

DROPS before eyes: kali-c

EXERTION:
- **amel**: *Aur*

EXERTION OF THE EYES agg (↗*EYE - Looking; EYE - Looking - steadily*): agar agn alum alum-p alum-sil *Am-c* am-m anac ang *Apis* arg-met **Arg-n** ars *Asaf* asar *Aur* bar-c bar-m bell borx bry **Calc** calc-sil cann-i canth carb-an *Carb-v Caust* cham chel chin chlol *Cic Cina* cocc coff con *Croc* cupr dros dulc ferr *Gels Graph* hep ign *Jab* **Kali-c** kali-p kali-s kali-sil kreos *Lach* laur led lith-c **Lyc** mag-c mag-m mang meny merc mez mur-ac *Naja* nat-ar *Nat-c* **Nat-m** *Nat-p* nicc nit-ac nux-m *Nux-v* olnd *Onos* par petr *Ph-ac Phos* phys *Phyt* pic-ac plat puls ran-b **Rhod** *Rhus-t* **Ruta** sabad *Sars* sel **Seneg** *Sep* **Sil** *Spig Spong* staph stram stront-c sul-ac sulph ther thuj valer verb viol-o zinc zinc-p

FADE away, then reappear; objects: gels

FAR-SIGHTED (See Hypermetropia)

FEATHERY●: *Alum Calc* kreos **Lyc** mag-c *Merc Nat-c* nat-m seneg spig

FIELD of vision; complaints of: fl-ac hep mang phos thuj

FIERY: act-sp am-c arg-n ars *Aur* bar-c **Bell** brom *Bry* calc cann-s carb-v *Caust* cham cinnb coca coloc con *Croc* cycl *Dig Dulc* fl-ac glon graph *Hyos* ign iod kali-bi **Kali-c** *Lach* **Lyc** m-ambo m-arct mang merc mez *Nat-c Nat-m Nux-v* olnd op par petr ph-ac *Phos* plb *Psor* **Puls** sec *Sep* sil **Spig** staph stram stront-c sulph thuj valer verat viol-o zinc
- **balls**: act-sp *Cycl* stram verat-v
- **bodies**: arg-n zinc
- **circles**: anan calc-p *Camph* carb-v ip *Puls Zinc*

450   ▽ extensions | ○ localizations | ● Künzli dot

Fiery

- **closing** the eyes agg: spig
- **disks**: thuj
- **points** (↗*spots*): ammc *Aur* **Cycl** merc merl *Nat-m* petr sec zinc
  - falling points: ph-ac
  - moving with the eyes: am-c ammc nat-m
- **rays** about the light: *Kali-c* **Lach**
- **rising** from sitting agg: verat
- **shimmerings**: *Calc-p*
- **showers**: plb
- **specks** (See points)
- **spots** (↗*points*): *Alum* coca elaps psor sep *Zinc*
  - menses:
    : before | agg: cycl sep
    : during | agg: cycl sep
- **surface**: ph-ac
- **zigzags**●: con *Graph* ign **Nat-m** *Sep*
  - around objects: graph *Nat-m*

FIRE:
- **closing** the eyes; a sea of fire on: **Phos** spig

FLAMES: **Bell** bry calc cann-s *Carb-v* chin-b *Chinin-s* cycl dulc myric *Puls* santin spong staph ther *Thuj*
- **night**:
  - bed agg; in: spong staph
  - waking; on: cycl
- **various** colored flames: *Crot-h Phos* thuj

FLASHES (↗*Sparks; Stars*): agar alco aloe anh **Bell** ben-n brom calc calc-f carbn-s caust *Cedr* chlf clem coca *Croc* cycl dig digin fl-ac *Glon* hep iber ign *Iris* lyc menth merc merc-i-f *Nat-c* nux-v op **Phos Phys Puls** rauw sec seneg *Sil* spong staph stram sulph tab tarent *Valer* verat-v viol-o
- **morning**:
  - dark; in the: arg-n
  - waking; on: *Nat-c*
- **evening** | sleep; when falling asleep: nat-c phos
- **awake**; while: *Nat-c*
- **closing** the eyes agg: ail atro *Nat-c* phos sep spong sulph
- **cough** agg; during: kali-c kali-chl
- **darkness** agg●: arg-n **Phos** stram *Valer*
- **electric** shocks, like: *Croc*
- **sleep** agg; on going to: *Phos*
- **streaks**: nat-c nux-v
- **waking** agg; after: (non: nat-c)

FLICKERING: acon acon-f *Aesc Agar* alco all-c allox aloe alum alum-p *Am-c* am-m anac anh *Ant-t Aran* arn *Ars Ars-i* ars-s-f bar-c bar-i bar-m **Bell** bell-p *Borx* bry calc calc-f calc-s calc-sil camph cann-i cann-s caps *Carb-v* carbn-o **Carbn-s** carl *Caust Cham Chel Chin* chinin-ar chlf clem coca coff *Colch* con croc cupr-act **Cycl** dig dros euphr form *Gels* **Graph** hell *Hep Hyos Ign Iod Kali-c* kali-sil *Kalm* **Lach** *Led* lipp *Lyc* m-ambo med meny merc merl mez mur-ac nat-ar nat-c **Nat-m** nat-p *Nux-v* ol-an olnd op paeon *Petr* ph-ac **Phos** phys *Plat* plb plect *Psor Puls* salin santin sars sec *Seneg* **Sep** *Sil* sol-ni *Spig* **Staph** stram stront-c

Vision

Flickering: ...
stroph-h sul-i **Sulph** sumb syph tab ther *Thuj* verat *Zinc* zinc-p
- **right**: bry lach
- **left**: *Chinin-ar* dig nat-p
- **daytime**: anac phos
- **morning**: am-c *Borx* calc ign kali-c
  - 5 h (See night - midnight - after - 5)
  - headache; during: **Cycl**
  - rising agg: carb-v **Cycl** nat-p
  - waking; on: calc dulc ign
  - writing agg: *Borx*
- **afternoon** | nap; after: *Lyc*
- **evening**: merc merl plat til
  - read; on attempting to: *Cycl*
- **night**: cycl
  - midnight:
    : after | 5 h: nat-p
- **around** outside the range of vision: *Graph* nux-v
- **ascending** stairs agg: dig
- **black** borders; with: cimic
- **breakfast** agg; after: sulph
- **candlelight**: bar-c
- **chill**: cham led lyc sep ther
- **circles**: calc-p ign
- **closing** eyes, when: nat-ar ther
- **colors**, various: **Cycl**
- **coughing**; while: ign
- **dinner**:
  - after | agg: bry
  - during | agg: *Thuj*
- **eating** | amel: phos
- **entering** a house: dig
- **exertion** agg; after: dig
- **fainting** with: nux-v
- **headache**:
  - before●: aran *Graph* iris *Nat-m Plat Psor Sars* sep *Sulph* ther
  - beginning of: *Sars*
  - during: caps **Chin** chinin-ar chinin-s *Coloc* con **Cycl** graph *Lach* **Nat-m** *Phos* sars *Sil Sulph*
- **looking**:
  - intently: led tab
  - light; at | agg: anac dig phos *Sep*
  - long: caust ph-ac psor
- **lying** agg: *Cham*
- **moving** to the right: borx
- **paroxysmal**: *Ther*
- **reading**:
  - agg: aran arn cob *Cycl* merc ph-ac *Seneg*
  - light; by: ph-ac
- **rising** agg: acon ant-t verat
- **sewing**, while: iod
- **sleep** agg; on going to: lyc
- **stooping**; while: ther
- **sudden**: zing
- **vertigo**; with: alum am-c ant-t aran *Bell Calc* chel *Cycl* dig *Glon* ign mez olnd *Stram* thuj vinc
- **weather** agg; wet: aran

All author references are available on the CD

451

Flickering | Vision | Halo

- **wiping** eyes agg: seneg
- **writing** agg: agar *Aran* arn *Borx* nat-m *Seneg*

FLOATING, luminous undulating object: arund

FOCAL distance:
- **changes** while reading: agar carb-ac jab lyc
- **unequal**: *Chin*

FOGGY (↗*Cobwebs*): acon *Agar* all-c *Alum* alum-p alum-sil am-c am-m ambr ammc anac ang anh *Ant-t Apis* aran *Arg-met Arg-n* arn **Ars** *Ars-i* ars-s-f arum-t arund asaf atro *Aur* aur-ar aur-i *Aur-s Bar-c* bar-i bar-s *Bell* berb bism bov bruc bry bufo cain calad **Calc** calc-f calc-i *Calc-p* calc-s calc-sil *Camph* cann-i cann-s carb-an carbn-s carl *Castm* **Caust** cedr *Cham* **Chel Chin** *Chinin-s Cina* clem cob-n *Cocc* coff-t coloc **Con Croc** crot-h crot-t cund **Cycl** dig *Dros Dulc* elaps euph euphr eupi form gamb **Gels** gent-c *Glon Graph* grat haem *Hep* hydr-ac *Hyos Ign Iod* ip jab kali-ar kali-bi *Kali-c Kali-i* kali-n kali-p kali-s kalm *Kreos* lac-ac *Lac-d* lach lachn lact *Laur Lil-t Lith-c Lyc* m-aust mag-c meny **Merc** merl *Mill Mom-b Morph* mosch nat-ar nat-c *Nat-m* nat-p nit-ac nux-m oci-sa ol-an op osm ox-ac par *Petr Ph-ac* **Phos** phys pic-ac plan *Plat Plb* podo psor **Puls** *Ran-b* raph *Rhod Rhus-t Ruta* sabad sabin sang sangin-t *Sars Sec* seneg *Sep Sil* sol-ni spig staph *Stram* stry sul-i **Sulph** tab *Tarent Ther Thuj* til upa vac verb vinc viol-t visc **Zinc** zinc-p
- **daytime**: bar-c
- **morning**: alum am-m ang *Bar-c* bov bry caust *Lyc* merl nicc nit-ac stram vac zinc
- **forenoon** | 10-15 h: nat-m
- **afternoon**: *Cycl* mag-c nat-m ol-an
  - 15-16 h: bufo
  - 16 h | **sleep**; after: cain lyc
- **evening**: alum cina euphr ind lachn lyc phos rhus-t **Sulph** tab
  - **candlelight**: sulph
- **accompanied** by:
  ○ **Face**; pain in: til
- **air** agg; in open: alum am-m thuj
- **candlelight**; around: osm tell
- **circles**: merl
- **closing** the eyes | **amel**: nit-ac
- **colors**; caused by: tarent
- **dinner**; after: bar-c lyc
- **distant** objects: mill phos
- **eating**; after: *Bar-c* calc zinc
- **faintness**; with: petr
- **fever**: sep
- **followed** by | **Occipital** protuberances; fleeting pain in: podo
- **headache**; during: aster *Cycl* gels sulph
  • **mist** before eyes: podo
- **hemiopia**, in: *Aur*
- **incipient** cataract: bar-c *Caust*
- **lachrymation** amel: calc
- **light**; from:
  • **bright** light | **agg**: am-m

Foggy – **light**; from: ...
  • **gaslight** | **agg**: nat-p
  • **sunlight** | **agg**: am-m *Tarent*
- **looking** intently agg: calc
- **lying** on left side agg: merc-i-f
- **menorrhagia**, during: *Cycl*
- **menses**:
  • **before** | **agg**: puls
- **motion**:
  • **agg**: con
  • **eyes**; of | **amel**: nit-ac
- **periodical**: bell cact glon
- **reading** agg: arn *Ars* calc camph cina croc gent-c grat *Kali-c* lyc nat-m ph-ac *Sulph* vinc
- **rising** from sitting agg: puls
- **room** agg: lac-ac osm
- **rubbing**:
  • **agg**: caust spig
  • **amel**: cina **Puls**
- **seminal** emissions, after: sars
- **sewing**: ph-ac
- **sitting** down agg: lachn
- **sitting** for a long time agg; after: sars
- **sleep** agg; after: stram
- **standing** agg: *Caust* nat-m
- **tremulous**: kali-c
- **walking**:
  • **agg**: phys puls vinc
  • **air** agg; in open: caust
  • **amel**: lachn
- **washing** | **amel**: alum am-m caust
- **white**: ars *Con Sulph*
- **writing** agg: asaf calc-f grat lyc ol-an ph-ac

GAUZE (See Foggy)

GLIMMERING (See Flickering)

GLITTERING objects: aran ars arund *Bell Calc-p Camph* chel con *Cycl Graph* ign iod kali-c kali-i lach nat-m nat-s *Nux-v* ol-an phos seneg stroph-h sul-i syph *Ther* verat
- **bodies** on blowing nose: alum nat-s
  • **bright**, luminous appearances: calc *Hep Phos*
  • **outside** the range of vision: *Nux-v*
- **candlelight**; by: anag
- **circles**: calc-p
- **gaslight**, in: aur
- **needles**: *Cycl*
- **points**: chel
- **reading** agg: aran
- **stars**: con
- **vertigo** with: calc
- **zigzags**: ign

HAIR hung before the sight and must be wiped away; as if a: alum ars-h colch con cund dig *Euphr* kali-c lach plan sang spig staph

HALO around the light: abrot alum anac **Bell** calc *Cham* chim cic *Cocc* cycl *Dig* euph euphr ferr kali-c

452 ▽ extensions | ○ localizations | ● Künzli dot

Vision

Halo around the light: ...
Kali-n kali-s *Lach* nat-p osm ph-ac **Phos Puls Ruta** sars *Sep* stann staph stront-c **Sulph** zinc
- **evening**: alum anac

HEMERALOPIA (See Dim - daytime)

HEMIOPIA: *Ars Aur* aur-ar aur-m aur-s *Bov* cain *Calc* calc-s cann-s caust chin chinin-s chion cic *Cocc* cycl dig ferr-p gels *Glon* hep hyos iod lach *Lith-c* lob *Lyc* morph mur-ac nat-ar nat-s *Nat-m* onos plb psor ran-b rhus-r rhus-t *Sep* staph *Stram* sulph *Titan* titan-xyz tub verat verat-v zinc
- **right** half lost•: borx *Calc Cocc* cycl glon ind iod *Lith-c Lyc*
- **left** half lost•: calc cic lith-c lyc nat-c
- **evening**: am-br calc-s dig digin
- **accompanied** by:
  · **vertigo**: titan
- **head**; before pain in: nat-m
- **hemicrania**, with: **Lyc•**
- **horizontal•**: *Ars Aur Lith-c Lyc* nit-ac sep sulph titan *Tub*
- **lower** lost•: *Aur* cain dig sulph
- **menses**; during: lith-c
- **pregnancy** agg; during: ran-b
- **upper** lost•: arn *Ars* **Aur** aur-ar aur-s *Camph Dig* digin gels verat-v
- **vertical•**: aur bov calc *Caust* cic ferr-p gels glon *Lith-c Lyc* morph *Mur-ac Nat-m* op plb seneg syc titan tub
- **walking** agg: dig digin

HIGH; objects seem too (See Large - objects - raises)

HYPERMETROPIA: acon *Aesc* alum alum-sil am-c *Arg-n Bell* bry **Calc** calc-sil *Carb-an* caust chel *Chin* coff *Coloc Con Dros* grat *Hyos* jab *Lil-t Lyc* mag-m meph mez morph *Nat-c Nat-m Nux-v Onos Petr* phos phys phyt psor raph ruta sang *Sep Sil* spig stram sulph tab valer
- **evening**: hyper
- **eating**; after: mez
- **overuse** of eyes in fine work: *Arg-n*
- **suddenly**: arg-n

ILLUSIONS (↗*MIND - Delusions - visions*): absin acon aesc *Agar* am-c am-m ambr anac ang ant-t arg-met *Asaf* bell benzol bism bov bry camph cann-s carbn-s cham chel cina *Cocc Croc* cycl dig digin dros eup-per eup-pur *Euphr* galv glon hyos *Ign* kali-bi kali-br lact laur m-ambo m-arct m-aust med *Merc* morph nux-v olnd *Onos Op* par past **Phos** plb psil *Puls* ran-b rhus-t *Ruta* sabin *Samb* (non: sang) *Sec* seneg sep spig staph stram sulph thuj valer verat verb viol-o viol-t
- **colorful** (↗*MIND - Delusions - visions - colorful*): anh visc
  · **pulsating** to the rhythm of music; halo of color (↗*HEAR - Illusions - sounds - melody*): anh
- **flies**: streptoc
- **insects**: agar *Am-m* caust cocc coff dig merc stram
- **objects** | **passing**: glon
- **operation**; after: stront-c

Illusions: ...
- **sleep**; when falling asleep: **Phos**

IMAGES too long retained: alum anan gels jab *Lac-c Nat-m* nicc phos tab tub
- **lasting** all day: anh
- **lasting** an hour: anh

IMPAIRED (See Dim)

INVERTED, objects seem: bell gels guare kali-c

JUMP when reading; words: bell hyos lyss

LARGE:
- **light**; flame of: dig hyos osm
- **objects** seem large (↗*MIND - Size - incorrect*): aeth anh apis atro berb bov cann-i cann-s caust con conin *Cycl* euph hep **Hyos** kreos *Laur* nat-m *Nicc* **Nux-m** nux-v *Onos* op ox-ac *Phos* phys psor staph verb
  · **cerebral** congestion: aeth
  · **elongated**: bell ox-ac zinc
  · **raises** his foot unnecessarily high in stepping over small objects when walking agar euph **Onos**
  · **rising** from sitting agg: staph
  · **twilight**; in the: *Berb*

LARGE FIELD of vision: fl-ac stry

LETTERS:
- **dancing**: bell lyss
- **disappear** while reading: cic cocc
- **double** while writing: graph
  · **red**: phos
- **smaller**; appear: glon

LIGHT: calc *Caust Chinin-s Phos* spong
- **beams** (See Rays)
- **insensibility** to (See EYE - Pupils - insensible)
- **points**: nat-m
  · **dark** circle; in a: caust
- **spots**: con
- **streaks** of: am-c *M-ambo* **Nat-m** *Sep*
  · **pass** downward; seen to one side of eye in dark: thuj
- **waves** of: borx

LIGHT; from:
- **agg**: hyos
- **amel**: gels stram
- **artificial** light:
  · **agg**: aur lyc nat-m
- **moonlight** (↗*MIND - Moonlight*):
  · **amel**: *Aur*

LIGHTNING: *Bell* brom *Caust* croc cycl dig fl-ac *Glon Kali-c* m-ambo m-arct *Nat-c Nux-v* olnd op *Phos* phys *Puls* santin sec sep *Sil Spig* staph stram *Sulph* thuj valer zinc
- **noon**: dig
- **night**:
  · **23 h** | **distant** sheet lightning in the dark; a: coca
- **black** (See Colors - black - lightning)
- **dark**; in•: *Phos* stram valer
- **sleep**; when falling asleep: nat-c **Phos** sulph

Lightning

- **waking**; on: *Nat-c*
- **LINE** seems above the upper; lower: kali-c
- **LOOKING**:
- **concentrated**, focused:
  · **one** eye; with | **amel**: kali-bi phos phys
- **downward** | **agg**: kali-c olnd stann verat
- **fire**; at the: merc
- **LOSS OF VISION** (= blindness): **Acon** aconin *Agar* all-c alum am-c ambr anac ant-c ant-t antip apis arg-met arg-n arn ars asaf asar aster *Aur* aur-ar *Aur-m* aur-s bar-c *Bell* berb *Both Bov Bry* bufo cact *Calc* camph cann-i cann-s caps carb-an carbn-o *Carbn-s Caust* cent cham chel *Chin Chinin-s* chlf chlol cic cimic clem cocc *Con* croc crot-c crot-h crot-t cupr cupr-act cycl *Dig* dros dulc elaps eug eup-per euph *Euphr* eupi ferr ferr-p fil *Gels* glon *Graph* guaj hell hep hura hura-c hydr-ac **Hyos** iod ip jug-c kali-ar kali-bi kali-br kali-c kali-cy *Kali-i* kali-n kali-sil kalm kreos lac-ac lac-v lach lact lam laur led lil-t *Lith-c Lyc Lyss* mag-c mag-m manc mang meny meph **Merc** merc-c mom-b morph mosch mur-ac naja naphtin nat-c *Nat-m* nat-p nit-ac nux-m *Nux-v* olnd *Op* ourl ox-ac petr ph-ac *Phos* phyt pitu-p plat *Plb Plb-act* psor **Puls** ran-b raph rhus-t rhus-v russ *Ruta* sabad sang santin sars *Sec* seneg *Sep* **Sil** sol-ni spig squil staph **Stram** stront-c stry stry-n *Sulph* syph *Tab Ther* thuj valer vanad verat *Verat-v* verb vesp viol-o vip zinc zinc-m
- **one** side: apoc cham tab
- **daytime** (↗*Dim - daytime)*: acon anac ant-c both castm chin con dg hyos kali-n lyc merc nux-v *Phos* puls ran-b ran-s *Sec Sil* **Sol-ni** *Staph* **Stram** sulph *Verat*
  · **light**; by: castm merl nit-ac *Phos* sep
- **morning**: arg-n bell ign sulph
  · **fasting**: *Calc*
  · **rising** agg: puls
- **forenoon**: thuj
- **noon**: am-c
  · **eating**; before: dulc
- **afternoon**: indg
  · **16** h: *Lyc*
  · **pain** in head and eyes; after: *Con*
  · **rising** after sleep, on: ferr
  · **stooping** agg: apis
- **evening**: ammc bell borx calc camph ferr nat-c phos psor sulph til
  · **light**; by: **Lyc** mang thuj
  · **menses**; during: *Sep*
  · **reading** agg: brom
  · **sitting** down during vertigo, on: coloc
  · **sunset**, at: bell
  · **twilight**; in the●: both **LYC●** psor verat
  : **amel**: psor
- **night●** (↗*Dim - night*): arg-n bell cadm-s chel **Chin** chinin-s *Dig* hell hep *Hyos* **LYC●** meph merc *Nit-ac* nux-v petros phos phys psor puls *Ran-b* ruta sil stram stry stry-xyz sulph verat zinc

Vision

Loss of vision – **night**: ...
  · **flickering** by day, blind at night: anac
- **abdominal** pain, with: crot-t plb
- **accompanied** by:
  · **hemorrhage**: chin ferr phos
  · **vertigo** (See VERT - Accompanied - vision - loss)
  ○ **Brain**; inflammation of | **Medulla** oblongata (See HEAD - Inflammation - brain - medulla - accompanied - vision)
  · **Head** pain (See headache - beginning; headache - during)
  · **Heart**; complaints of the (See CHES - Heart; complaints - accompanied - vision)
  · **Lungs**; complaints of the (See CHES - Lungs; complaints of the - accompanied - vision)
- **air**; in open:
  · **agg**: nit-ac
  · **amel**: merc phos
- **alcohol**; from: ter
- **alternating** with | **Head**; pain in (See HEAD - Pain - alternating - vision - loss)
- **ascending** stairs agg: coca
- **bleeding**; from: chin
- **bright** objects; by (See looking - object - bright)
- **camphor**; at odor of: kali-n
- **causeless**: tab
- **chill**; during: *Bell* cann-i chin cic dig hyos kreos lach m-aust nat-m ol-j **Sabin**
- **cold**; after taking a: acon
- **colors**; for: bell ben-d carbn-s chlol cina onos phys santin staph tab
- **convulsions**:
  · **after**: dig sec
  · **before**: *Cupr*
- **delirium**; during: phos
- **delivery**; during: aur-m caust cocc cupr
- **dinner**:
  · **after** | **agg**: *Calc* zinc
  · **during** | **agg**: gels
- **eating**:
  · **after** | **agg**: *Calc Crot-t* sil
  · **soup** | **agg**: nat-s
- **electric** shocks | **after**: phos
- **emotions** agg; sudden: jug-c
- **exerting** eyes; (non: chin) cinch helon lyc nat-m
  · **sewing**, in: berb *Nat-m Ruta*
- **exertion**; from: crot-h
- **eyes**; from inflammation of: manc
- **fainting**:
  · **after** sudden fainting: plb
  · **as** from fainting: *Agar* aur bell *Calc Caust* chel *Chen-a Cic* cycl dros ferr ferr-p *Graph* hep *Hyos* kali-n manc *Mang* merc *Nat-m* olnd *Phos Puls Sep* spig stram verat-v
- **fixing** eyes: ant-t euphr kali-bi lachn mag-c *Nat-m* nit-ac spig
- **grief**; from: crot-h

▽ extensions | ○ localizations | ● Künzli dot

Loss of vision – head

- **head**:
  - **rush** of blood; during: grat
  - **turning** agg: sec
- **headache**:
  - **after**: *Arg-n* sil
  - **before**: gels *Iris* kali-bi lac-d nat-m psor
  - **beginning** of; at: kali-bi nat-m sars
  - **during**: atro *Bell Caust Chen-a* cupr *Ferr-p Gels Kali-bi Lac-d* lil-t **Meli** *Nat-m* petr *Sep Stram Zinc*
- **hemorrhage**; after: chin
- **hysterical**: phos plat sep
- **increasing** and decreasing suddenly: calc-ar
- **injuries**; after:
  - **eye**; to the: *Arn*
  - **head**; to the: arn
- **light**; by: calc *Graph* mang phos
  - **artificial** light: aur-m chin *Lyc* mang *Nux-m* phos
  - **entering** light from darkness: dig
  - **sunlight**: *Lith-c*
- **lightning**; after a stroke of: phos
- **looking**:
  - **downward**: kalm
  - **object**; looking at an: nux-m
    - **before** him: med
    - **bright** objects; at: grat ph-ac
    - **long** time; for a: mang
    - **near** objects; at: mag-m
  - **sideways**: olnd
  - **upward**: *Cupr*
- **lying** down:
  - **amel**: cina phos sep
- **masturbation**; from: gels ph-ac
- **meningitis**; after: phos
- **menses**:
  - **amel**: *Sep*
  - **before** | **agg**: cycl ph-ac puls sep
  - **during** | **agg**: cycl *Graph Ign* lyc **Puls** *Sep*
  - **suppressed** menses; during: chen-a
- **mental** exertion agg: arg-n meny
- **momentary** (See increasing)
- **moonlight**: bell
- **motion** agg: grat
- **nausea**; during: *Sep*
- **object** (See looking - object)
- **optic** nerve; from atrophy of: syph
- **paroxysmal**: acon arg-n calc chel chin con dig euphr hyos kali-n mang mosch nit-ac nux-m phos sil stram sulph
- **periodical**: acon am-c anac ant-t *Ant-t* bar-c bell calc caust *Chel* chin con croc *Dig Euphr* graph hyos kali-n lyc merc nat-c *Nat-m* nux-v petr *Phos* plb *Puls* rhus-t ruta sec *Sep Sil* spig staph stram *Sulph* verat
- **reading**:
  - **agg**: agar arg-n aur-m caust clem crot-h dros haem lachn lyc nat-c nat-m *Phos* staph
  - **small** print: cadm-s
  - **standing** agg; while: glon
- **retinal** hemorrhage; from: both crot-h

Vision

- **rising**:
  - **agg**: cedr glon *Hep* olnd puls
  - **bed**; from | **agg**: bell *Cina* colch com sec verat-v
  - **eating** agg; rising after: merc
- **scarlet** fever; from: aur-m
- **sitting**:
  - **agg**: kalm lyss merc phos
  - **bent** forward | **after**: *Hep*
- **sleep** | **amel**: calc grat
- **sleeping** in the sun, after: con
- **snow**, by: cic *Kali-chl Merl*
- **standing**:
  - **agg**: colch
  - **amel**: merc
- **stool**:
  - **after** | **agg**: petr
  - **amel**: apis
- **stooping** agg: bell *Calc* coff com ferr-p graph nat-m phos upa
- **sudden**: acon arg-n aur-m calc chel chin chinin-s cupr dig euphr gels hyos mosch *Nat-m* nux-v phos psor puls sec sep *Sil Sulph*
  - **cold** weather: acon
  - **fright**; from: acon
  - **hot** weather: acon
  - **shock**; after: acon
- **sunlight**, sleeping in: con
- **syphilis**; from: aur-m
- **tobacco**: ars nux-v phos pilo plb-act
- **transient**: kali-c merc phos
- **turning** head suddenly agg: helon
- **vanishing** of sight: acon *Agar* alum ambr anac ang ant-t *Apis Arg-met Arg-n Arn* ars asaf asar *Aur* bar-c **Bell** borx bry *Calc* camph cann-s canth caps carb-an carb-v *Carbn-s Caust* cham *Chel Chen-a Chin Cic* cina clem *Con* croc *Crot-t* cupr *Cycl* dig *Dros* dulc euphr *Ferr Gels* graph *Grat Hep Hydr-ac* **Hyos** iod kali-bi *Kali-c* kali-n *Lach Laur* led lyc *Lyc* m-aust mag-c mag-m *Mang* meny **Merc** mez mosch mur-ac *Nat-m* nit-ac *Nux-m* **Nux-v Olnd** *Op Ox-ac* petr **Phos** plat plb *Puls* ran-b ruta sabad sabin sec seneg *Sep Sil* spig squil staph **Stram** sulph *Tab* tarax thuj verat viol-t *Zinc*
  - **cough**; from inability to: sulph
  - **menses**; during: *Graph*
  - **pregnancy** agg; during: *Sil*
  - **rising**:
    - **sitting**; from | **agg**: hep
    - **stooping**; from | **agg**: *Kali-bi*
  - **uterine** complaints; with: *Sil*
  - **writing** agg: arg-n *Kali-c*
- **vertigo** | **caused** by vertigo with pain in eyes: bell gels *Nux-v* ther
- **waking**; on: bell *Dulc* oena
- **walking**:
  - **agg**: cic dor ferr hell lachn nat-m sulph *Verat-v*
  - **air** agg; in open: merc
- **warm** room agg: merc *Puls*
- **weather** agg; wet: crot-h
- **white** objects, looking at: graph tab

Loss of vision – writing

- **writing** agg: arg-n grat kali-c nat-m phys zinc
LUMINOUS: dig
- **dark**; in: valer
- **objects** are jumping, on covering the eyes: dig
- **operation**; after: zinc

MENSES:
- **before | agg**: agn bell cinnb dict nat-m verat
- **during | agg**: cycl graph mag-c puls sep

MIRAGE: lyc

MIST (See Foggy)

MISTAKES: bell bov euph *Hyos* kali-c *Plat* spig stram
- **form**, size and distance; regarding: camph cann-xyz carb-an *Cic* hyos laur m-aust *Olnd* onos *Puls Sec* staph *Stram* valer verat verb

MOVING (↗ *Changing; Colors):* **Acon** *Agar Aloe* am-c *Am-m* apis **Arg-n** aur bapt **Bell** Borx Calc calc-p *Cann-i* **Chin** *Cic* cocc coff *Con* dulc *Euphr Glon* hyos ign *Lach* laur lyc m-ambo meny merc mosch nat-m **Nit-ac** *Nux-v Olnd* par petr **Phos** *Psor* rhus-t ruta sabad *Sep* **Sil** stram **Sulph**
- **evening | reading** agg: merc
- **letters**: *Agar* am-c cic con *Hyos* iod merc phys
  · towards noon: am-c
- **objects** seem to be moving: bapt carb-ac con euphr hydr-ac ign nux-m petr psor
  · **backward**: *Bell* calc cic sep
  ⁞ **forward**; and: carb-ac *Cic*
  · **slowly**: sep
  · **dancing**: *Arg-n Bell* cic cocc con glon psor1:
  ⁞ **colors**; with changing: stront-c
  · **fine** motion: petr
  · **floating** (See Swimming - objects)
  · **jumping**: meny
  · **revolving**: *Bell* squil
  · **right**; to the: nat-sal
  · **side** to side: cic
  · **to** and fro: cic euphr laur m-ambo meny mosch par
  ⁞ **noon**; towards: elaps
  · **up** and down: ail ars *Cocc* con hecla phos picro sil spong
  ⁞ **pulsation** in ear; from: sil
- **something** moving: lyss psor
  · **fingers** before eyes; as if one was playing with: psor

MULTIPLIED; objects seem (See Diplopia; Polyopia)

MUSCAE volitantes (See Colors - black - spots - floating)

MYOPIA (↗*EYE - Asthenopia - myopic):* acon *Agar Am-c Anac* ang *Ant-t* apis arec *Arg-n* ars aur-m bac bell *Calc Carb-v* carbn-s *Chin* cimic coff-t *Con Cycl* dig diphtox euph *Euphr* form *Gels Graph* grat hep *Hyos Jab Lach* lil-t *Lyc Mang Meph* mez nat-ar *Nat-m* Nat-m, nat-p *Nit-ac* ol-an *Petr Ph-ac* **Phos Phys** Pic-ac pilo *Plat* plb psor *Puls* raph retin-ac *Ruta* sel spong *Stram Sul-ac Sulph* syph *Thuj Tub Valer* verb viol-o viol-t

Vision

Myopia: ...
- **accompanied** by | **Eyes**; pain in (See EYE - Pain - accompanied - myopia)
- **candlelight** than by daylight; sight worse by: arg-n
- **children**; in: bar-ox-suc
- **exerting** the eyes, after: *Carb-v*
- **looking** away from work amel: ph-ac
- **myopic** astigmatism: lil-t
- **reading** agg: agar grat lyc
- **turning** head sideways to see clearly: lil-t

NEARER, objects seem (↗*MIND - Distances - inaccurate)*: arg-n bell berb *Bov* cann-xyz cham *Cic* dros euph gels **Hyos** laur mosch nat-c nat-m nit-ac nux-m osm phos phys rhus-t staph stram sulph tub valer verb
- **to** each other: *Nux-m*
- **yawning** agg: all-c

NET before eyes: anac bell *Carb-an Chinin-s* hyos stram thuj
- **swimming**: *Carb-an* thuj

NIGHT BLINDNESS (See Dim - night; Loss - night)

NYCTALOPIA (See Loss - night)

OBJECTS:
- **beside** field of vision; sees objects: calc camph cann-s cann-xyz coloc graph ign lac-c nux-m nux-v stram thuj
- **borders**; with colored: hyos
- **colored**; colorless objects appear: anh
- **deformed** objects appear: anh
- **half** in light, half in dark: glon
- **ill** defined: bell kali-bi phos
- **indistinct**: *Agar* am-m anac ang aur bell bry calc-p *Cann-s* canth *Caps* carb-v cham cic cina cocc coff croc dig *Dros Euphr* gels hyos *Ign* laur led *Merc* par plb rhus-t sars sec spig stram *Sulph* verat verb
- **whirling** around each other: sabad

OBLIQUITY: *Nux-m Stram*

OBSCURATION of vision (See Dim)

PALE: agar carb-v *Chin* croc *Dros* petr puls rhus-t *Sil*
- **objects** become pale after looking long: *Agar* rhus-t

PERSPECTIVE; distorted: anh kali-p

POLYOPIA: anh gels iod

PROPORTION; out of: anh

QUIVERING (See Trembling)

RAIN, seems looking through rain: nat-m

RAINBOW (See Colors - halo; Colors - rainbow)

RANGE of vision changes while reading (See Focal - changes)

RAYS: bell cham iod kali-c lach
- **around** light: kali-c
- **broken** up into rays; light seems: bell
- **curved**, shooting from visual axis: iod

456   ▽ extensions | ○ localizations | ● Künzli dot

Receding — Vision — Spots

RECEDING (See Moving)
REFLECTING agg: meny
RINGS (↗Circles): anh calc calc-p carb-v elaps kali-c phos psor
- **turning** agg: kali-c
RISING BODY is obscuring vision: am-m
ROUND objects pass before eyes while lying: caust
RUN together (↗Blurred): anh
- **letters**: *Agar* arg-n *Arn Art-v* atro bell berb bry calc calc-ar *Camph* **Cann-i** *Cann-s Cann-xyz* carb-ac *Chel Chin* cina clem coca **Con** cund *Daph Dros* elaps euphr *Ferr* gels gins *Graph* hyos iris *Lac-c* lach *Lil-t Lyc* meph *Merl* **Nat-m** op osm phos **Ruta** *Seneg* **Sil Stram** thlas *Tub* viol-o
- **morning**: bry
- **evening**: merl
- **reading** in bed, while: bell
- **after** a little while: *Con*
- **exertion** of vision at fine work, from: nat-c
- **mental** exertion; after: *Arg-n*
- **writing** agg: carb-ac *Chel* clem *Ferr* gels lyc *Merl* op *Sil*
- **objects**: berb *Calc* sil
  - **sewing**, while: berb *Calc*
  - **stitches** while sewing: **Nat-m**

SCINTILLATIONS (See Flickering; Sparks)
SCOTOMA: abel agar aloe calc-f carbn-s ign tab
- **right** eye | **injuries**; after: merc
- **accompanied** by | **Head**; pain in (See HEAD - Pain - morning - accompanied - scotoma)
- **central**: ben-d carbn-s plb tab thyr

SHADE amel: con phos
SHADOWS: calc nat-m *Ruta Seneg*
- **objects** appear as if shaded: *Seneg*
- **side** of objects; at one: *Calc*

SHARPER (See Acute)
SITTING ERECT agg: kalm
SIZE; objects increase and decrease in: anh
SKIN or membrane over the eyes; illusion as of a: *Apis* cann-s caust chel **Con** croc *Euphr* lyc ol-an puls *Ruta* sulph

SMALL, objects seem (↗MIND - Delusions - small - things - appear; MIND - Size - incorrect): All-c anh *Aur* ben-d camph carb-v *Glon* Hyos Kali-chl Lyc med Merc Merc-c nicot nit-ac nux-m op petr *Plat Plb* psor stram thuj

SMOKY (See Foggy)
SNAKE are moving before the eyes; bodies in the shape of a(↗Colors - black - serpents; Colors - white - serpents): arg-n *Gels* phys viol-o

SNOW:
- **morning**:
  • **waking**; on | **objects** seem covered with snow: dig
- **exposure** to snow agg: *Acon* cic
- **falling**: plb
- **flakes**: bell jab plb
- **surface**: ph-ac

SPARKS (↗Flashes; Stars): acon allox am-c ammc ant-t arn ars ars-i ars-s-f *Aur* aur-ar aur-i aur-s *Bar-c* bar-i bar-s **Bell** bol-s *Bry* bufo calc *Calc-f* calc-i calc-sil *Camph Caust Chel* **Chin** chinin-ar *Chinin-s* chlf coff coloc con croc cupr cupr-ar *Cycl Dig* dulc ferr-i *Glon* hyos iod kali-ar *Kali-bi Kali-c* kali-m kali-s kali-sil *Lach* lyc lyss *M-ambo* mag-p mang *Merc* mez naphtin nat-ar nat-c nat-p nit-ac *Nuph Nux-v Op* petr phos pic-ac *Plat Psor* sec *Sep Sil* sol-ni *Spig* staph stram stront-c stry sul-i *Sulph* thuj valer verat zinc
- **daytime**: croc
- **morning**: calc ferr-i
  • **waking**; on: *Calc*
- **noon**: dig verat
- **evening**: ammc
  • **rays**, like: mang
- **night**: *Am-c Staph*
  • **sleep**; when falling asleep: **Phos**
  • **waking**; on: *Am-c Calc*
- **air**, open, on going into: con lyc
- **black**, when looking at light: mang mang-act
- **blowing** the nose agg: alum cod nat-s
- **breakfast** agg; after: ferr-i
- **closing** the eyes agg: *Hydr* mang
- **cough** agg; during: bell kali-c kali-chl kali-m nuph par
- **darkness**●: *Bar-c* bell calc lyc *Phos* thuj valer
- **dinner**; during: thuj
- **epileptic** fit, before: *Hyos*
- **fiery**: allox anh
- **headache**:
  • **before**: carb-ac chinin-s coca cycl eug lach nat-m phos *Plat* psor sars spong sulph viol-o
  • **during**: am-c ars *Chel* **Mag-p**
- **mental** exertion agg: *Aur*
- **motion** of eyelids agg: bell
- **outside** either side of the field of vision: thuj
- **rest** agg; during: dulc
- **sewing**, while: iod
- **sitting** agg: hura
- **sneezing** agg: kali-chl kali-m
- **streaks**, after writing; in: *Carl*
- **vertigo**; during: ars bell *Camph* ign psor
- **walking**:
  • **agg**: hura
  • **air** agg; in open: con
- **white**: alum
- **winking**, on: *Caust*
- **writing** agg: borx kali-bi

SPOTS: acon act-sp agar allox alum am-c **Am-m** anac arg-n art-v asc-t *Atro Aur Bar-c* **Bell Calc** calc-sil

Spots — Vision — White

Spots: ...
cann-s carb-v carbn-s *Caust* chel chin cocc colch *Con*
Cycl cypr dig dros elaps euon euphr fl-ac hyos *Jab*
kali-bi **Kali-c** lach lyc *Mag-c* mang meli **Merc** mosch
nat-c *Nat-m* **Nit-ac** *Nux-v* petr ph-ac **Phos** phys ruta
scroph-n sec seneg **Sep** sil sol-ni stront-c **Sulph** tab
thuj valer verat verat-v
- **bright**: con kali-bi
- **closing** the eyes agg: *Hydr*
- **colored** (↗*Colors*): astac
- **fiery** (See Fiery - spots)
- **floating**: am-m calc-sil cann-i dig hell phos ruta zinc-p
- **headache**:
  · before: **Psor●**
  · during: cycl
- **jumping** up and down: *Croc*
- **looking** steadily agg: act-sp
- **luminous**: *Hyos*
- **reading** agg: astac cic *Jab* kali-c
- **round**: dig
- **waking**; on: **Cycl**
- **writing** agg: kali-bi

STARS (↗*Flashes; Sparks)*: alum am-c *Ammc* atro *Aur*
aur-s *Calc* castm con hyos *Kali-c* nat-c puls sec sulph
tarent verat-v
- **right** side of field of vision: *Calc*
- **dancing**: croc psil
- **halo** of stars round light: puls
- **headache**; before: sulph
- **light**; in artificial: puls
- **white** (See Colors - white - stars)
- **writing** agg: *Kali-i*

STEREOSCOPIC, hyper-acute: anh

STOOPING:
- agg: *Calc* elaps ferr-p *Graph Nat-m* phos ther

STRIPES (↗*Colors - stripes)*: **Con** mand *Sep Sulph*
thuj

SWIMMING of:
- **letters**: bell coca
- **objects**: anag carb-ac *Carl* coloc conin euphr hyos lyss
merl mez **Nat-m** nux-m olnd par phos puls stram sumb
thuj til zinc
  · **17 h**: thuj

THREAD before: con
- **right** eye; before: con
- **bright**: anh

TREMBLING objects (↗*Vibration - heated)*: acon alum
aml-ns apis bell camph *Cann-i* carb-v carbn-s chlor
Con Cur dig dros kali-c led *Lyc* m-ambo morph nat-m
Nux-v Petr ph-ac *Phos* phys *Plat* plb *Psor* sabad sabin
seneg stram sumb thuj verat-v viol-o
- **morning | waking**; on: phos
- **evening | light**; by: **Lyc** petr
- **dark**; then become: psor
- **light**; in artificial: **Lyc**
- **yellow** shining tremulous mist: *Kali-*

TRIPLOPIA: *Bell* Con● sec
- **turning** eyes to right: dig

TWILIGHT; in the:
- **morning | amel**: phos

TWO-DIMENSIONAL objects become
multi-dimensional: anh

VANISHING of sight (See Loss - vanishing)

VARIEGATED colors (See Colors - variegated)

VEIL; as through a (See Foggy)

VIBRATION:
- **heated** air; as of (↗*Trembling)*: *Lyc* Puls
- **luminous** vibration before eyes: ther

VISIONS (See MIND - Delusions - visions)

WAVERING: aml-ns bell chlf chlor cic con cycl lyc
manc morph *Nat-m* rhus-r santin sumb *Verat-v*
zinc-chr

WAVING, luminous openings, he sees: arund

WEAK (↗*Blurred; Dim; EYE - Weak)*: acet-ac   acon
Agar alum *Am-c* am-m ambr *Anac* ang *Apis* Arg-met
Arg-n Ars ars-i art-v asaf *Asar* aur *Aur-m* Bapt-c bar-c
bar-i bar-s bell borx bry cact *Calc* cann-i cann-s canth
Caps carb-an carb-v *Caust* cham chel **Chin** *Chinin-ar*
cic cimic *Cina Cinnb* coc-c cocc coff coloc **Con** croc
Crot-h dig *Dros* dulc *Euph Euphr* gels glon graph
Ham hep hura hyos hyper *Ign Iod* jab jug-c kali-ar
kali-bi kali-br *Kali-c* kali-i *Kali-p* kali-s kali-sil *Kalm*
kreos *Lach* lact laur *Led Lil-t Lith-c Lyc* mag-c malar
Mang meph *Merc* merl mez *Morph Morph-s* nat-ar
nat-c *Nat-m Nat-s* nicc nit-ac *Nux-m Nux-v* **Op** par
Petr Ph-ac **Phos** phys plat plb prun *Puls* raph rheum
rhod rhus-t **Ruta** sabad sal-ac sars sec *Seneg Sep Sil*
sol-ni *Spig* stann *Staph Stram* stront-c sul-ac *Sulph*
tab *Tarent* thuj til uran-n verat verb zinc zing
- **morning | eyes** were strained; as if: ruta
- **evening**: euphr tarent
  · **candlelight**; by: bar-c *Hep*
  · **exertion** of the eyes agg: **Apis**
  · **twilight**; in the: arg-n
- **accompanied** by:
  O **Head**:
    ⊙ **pain**: zinc
- **coition** agg: kali-c lil-t
- **exertion** of the eyes agg: agar   alum   *Am-c*   **Apis**
Arg-met *Carb-v* caust crot-h gels *Jab* **Nat-m** par *Phos*
Ruta Seneg sulph
- **grief**; from: crot-h
- **hysterical**: gels
- **light**; from bright: bell sol-ni
- **long** distances, for: gels nat-ar
- **masturbation**; from: *Cina*
- **smoking** a very little | **after**: asc-t
- **thinking** agg: gels

WHIRLING: apis atro aur-m eug *Glon* kali-c merc
pic-ac ust verat

WHITE glistening points falling: ph-ac

▽ extensions | O localizations | ● Künzli dot

Windshield

WINDSHIELD wipers; sensation of: anh
WINE; red | **agg**: gels
YELLOW | **objects** appear yellow (See Colors - yellow - objects)
ZIGZAGS: cann-s coca coloc con fl-ac *Graph* ign kali-bi lach lyc **Nat-m** phos puls *Sep Sul-i* sulph thuj viol-o
- **circles** of colors● *(➚Circles - zigzags - colored):* **Sep●** viol-o
- **eating**; after: ign sulph
- **fiery●**: con graph ign nat-m sep
- **flickering**: *Graph* ign *Lach* phos
- **fluttering**: thuj
- **headache**:
  • **before**: nat-m psor sulph
- **outside** the range of vision: *Graph*
- **walking** agg: hura
- **wavy**: thuj
- **writing** agg: thuj

Vision

Vision

ABSCESS *(↗Discharges - purulent; Eruptions - boils; Suppuration):* alum bov bry calc-pic camph kali-c Merc Puls Ruta Spong stann syph
○ **Behind** the ears*(↗Eruptions - behind - boils):* anan **Aur** Bar-m brom Caps carb-an kali-c Nit-ac phyt **Sil**
• **periodical** | **weeks** ear gathers and discharges; every two: iris
- **Below** the ears: caps nat-hchls
- **Mastoid**: caps
- **Meatus**: **Calc-s** crot-h **Hep** Mag-c Puls **Sil**
 • **menses**; during: puls
- **Middle** ear: syph

ADHESIONS in middle ear *(↗Stopped - middle):* dulc iod puls thiosin
- **accompanied** by | **hearing** impaired (See HEAR - Impaired - adhesions)
- **noises** in ear; with: thiosin
- **tinnitus**; with: thiosin

AGGLUTINATION of auricle to head: olnd

AIR:
- **sensation** of air:
 • **before** ear; fanning: calc mang nit-ac
 • **forced** into (See into)
○ **In** ear: dulc graph Mez puls til
 : **bubble** of air: hura Nat-m
 : **cold**: caust dulc kali-c Mez mill plat staph vinc
 : **distending** the meatus; as if air were: mez **Puls**
 : **evening**: mez
 • **Into** ear; rushing: amph Fl-ac lachn mang mez staph
 : **blowing** nose; when: puls sulph
 : **drawing** jaw to other side; on: sarr
 : **eructations**, during: caust graph
 • **Out** of ear; rushing *(↗Opening sensation - air):* aphis Chel stram
 : **cold** air: mill
- **sensitive** to open air *(↗Wind - sensitive):* ars bell Borx caps caust **Cham** ferr-p **Hep Lach** merc Mez nux-v petr tell
- **streaming** into (See sensation - into)

ALIVE in ear; sensation of something: rhus-t sil

BALD spot above: phos

BLEEDING (See Discharges - blood)

BLOW; after a: calc-s

BLOWING sensation in: ail rhus-t Sel
- **right**: ail rhus-t
- **headache**; during: Sel
- **pulsative**, at night: sep

BLOWING THE NOSE:
- **agg**: act-sp alum Arn bar-c calc caust con dios hep Lach lyc Mang meny ph-ac puls spig stann sulph teucr

BOARD; sensation of a:
○ **Before** ear: arg-n
 • **left** ear: arg-n

BODY; sensation of a hard | **Behind** ear: graph

BORING fingers in *(↗GENE - Boring; GENE - Boring - amel.):* agar borx chel cina colch hipp mang mez mill nat-m phys psor rhus-t ruta sal-ac sel Sil thuj
- **amel** *(↗Itching - meatus - boring - amel.):* aeth agar Anac chel coloc lach Mez nat-c par psor rheum rhus-t spig
- **children**; in●: **Arund●** Cina nat-m Psor Sil
- **sleep** agg; during: Sil

BREATH came from ear; sensation as if: psor

CALCAREOUS deposit on tympanum: Calc-f syph

CANCEROUS affections | **Nerve**; auditory: calc calc-sil kali-sil sil staph

CARIES, threatened: Asaf **Aur** Calc Calc-f Calc-s fl-ac nat-m **Sil** sulph
▽extending to | **Meninges**: Stram
○**Mastoid**: anthraci ars Asaf **Aur** aur-ar bapt Bell calc-s Canth **Caps** carb-an chin crot-h **FERR-P** Fl-ac Gels Hecla Hep Lach Merc Nit-ac paro-i pyrog sec **Sil** Staph stram syph thuj
 • **accompanied** by | **burning** pain: caps
 • **influenza**; from: bapt
- **Ossicula**: asaf Aur calc caps fl-ac hep iod Sil syph
- **Petrous** portion temporal bone: calc-f **Caps**

CATARRH *(↗Discharges):*
- **accompanied** by | **Ear**; noises in: euph
○**Eustachian** tubes*(↗Swelling - eustachian; GENE - Inflammation - sinuses):* alf alum **Ars** ars-i arum-d Asar aur bar-c Cal-ren **Calc** Calc-act Calc-ar Calc-br Calc-caust Calc-cn Calc-f Calc-hp calc-i Calc-lac Calc-lp Calc-m Calc-ox calc-p Calc-pic calc-s Calc-sil Calc-st-s Caust cench cham chin coc-c dulc ery-a ferr-i **Ferr-p** gels Graph hep Hydr ign Iod Kali-bi Kali-chl Kali-i kali-m **Kali-s** lach Lap-a lob-c lob-s **Mang** mentho Merc Merc-d mez morg-p Nat-m Nit-ac pen **Petr** Phos phyt **Puls** rhus-t ros-d Sang sangin-n sanic **Sil** Sulph tub-a visc
- **Middle** ear: ars-i cham dulc euph kali-m merc-d
 • **chronic**: nat-chl

CERUMEN (See Discharges - earwax)

CHEWING agg: alum am-c anac apis arg-met calc cann-s Graph hep Meny nat-m nit-ac nux-m nux-v seneg sulph

CHILBLAINS *(↗Itching - meatus - burning):* agar Apis bell rhus-t

CHILDREN; in: bar-ox-suc Cham Puls Zinc

CHILLINESS: calc Ip kali-c lach meny Merc plat seneg staph verat

CICATRICES | **otitis**: syph

CLOSED sensation (See Stopped)

COLD:
- **agg**: caps Hep sil
- **amel**: bell

Cold — Ear — Complaints

- heat and cold agg: cic

COLD; TAKING A:
- **after**: acon aran *Bell Cham Chin Dulc* ferr-p hep kali-m led merc merc-d *Nux-v* phos **Puls** sulph urt-u visc

COLDNESS: aeth amyg ars bapt berb *Calc Calc-p* carb-v *Chel* chin cic dulc ip kali-ar *Kali-c Lach* lyc *Mang* meny merc mez *Nit-ac* paeon *Petr Plat* psor pyrog ran-s seneg stann stram ter thea *Verat* verat-v zinc
- **right**: chel *Kali-c* lyc mang plat psor verat
  - **burning**; and | **left** ear; of: nat-n
- **afternoon** | **17 h**: paeon
- **evening**: mez paeon
  - **warm** bed agg: merc
- **alternating** with | **heat** of ears: berb *Cic* verat
- **burning** hot yet cold to touch: bapt nat-n
- **draft**, as from a: mang stann
- **heat**; during: *Ip Lach* stram
- **one** cold the other hot: chel ign *Kali-c* nit-ac paeon
- **pregnancy** agg; during: berb merc
- **sensation** of: bros-gau calc *Ip* meny plat staph verat verat-v
  ○ **External** ears: lachn nat-n
- **water**:
  - **into** ear; as if cold water had got: meny
  - **out** of ear; as if cold water had run: merc
▽**extending** through seneg
○**About** the ears: aeth bry form
- **Above** the ears: indg lac-ac
- **Behind** right ear: *Form*
- **Below** the ears: aeth
- **Meatus**: caust *Merc Mez Plat* staph
  - **wind**; as from: caust mang *Mez* sanic staph

COMPLAINTS of ears: agra aur *Bell Calc* caust cham elaps **Ferr-p** *Graph* hep kali-s lyc mang med **Merc** mez mur-ac nat-sal petr ph-ac phos plan *Psor* puls **Sil Sulph** tell verb viol-o zinc-chr
- **alternating** sides: arn bell *Bry* cann-xyz *Caps* caust chel cocc ferr-p glon hep kali-c laur lil-t mag-m med mez mosch nit-ac plan sulph thuj
- **right**: *Acon* agar *Alum Am-c Am-m* ambr anac *Ang Ant-c* apis arg-met arn ars asaf asar bar-c **Bell** borx bov brom bry calad *Calc* cann-s *Canth Carb-an* carb-v caust cham *Chel* chin cic clem cocc colch coloc con croc cupr cycl dig dros dulc euph euphr ferr **Fl-ac** graph hell *Hep* hyos **Iod** ip **Kali-c Kali-n** kreos lach laur led *Lyc* m-arct mag-c mag-m mang meny merc mill mur-ac nat-c nat-m **Nit-ac** nux-m **Nux-v** par petr ph-ac **Phos Plat Plb** psor **Puls** ran-b *Ran-s* rheum rhod *Rhus-t* ruta sabad sabin samb *Sars* sel seneg sep **Sil** spig **Spong** squil stann staph *Sul-ac Sulph* tarax teucr *Thuj* valer verat verb zinc
- **left**: acon agar agn alum *Am-c* am-m ambr **Anac** ang ant-c *Apis* arg-met *Arn* ars **Asaf** asar *Aur* bar-c bell bism **Borx Brom** *Bry* calad calc *Camph* cann-s canth caps carb-an carb-v caust chel chin cic clem colch coloc con croc cupr cycl dig dros *Dulc* euph euphr ferr fl-ac

- **Complaints** of ears – **left**: ...
  Graph Guaj hep **Ign** iod kali-c kali-n kreos lac-c lach *Laur* lyc mang meny *Merc Mez Mill* mur-ac nat-c nat-m nit-ac nux-m **Olnd** par petr ph-ac phos pip-n plat plb *Psor* puls ran-b ran-s rheum rhod rhus-t sabad sabin sars sel seneg sep sil spig spong squil stann *Staph* sul-ac sulph tarax teucr thuj valer verat *Verb* **Viol-o** viol-t zinc
  - **followed** by | **right**: aesc arn brom calc-p graph merc mur-ac
- **accompanied** by:
  - **coryza** (See NOSE - Coryza - accompanied - ear)
  - **Eyes**; complaints of (See EYE - Complaints - accompanied - ears)
  - **Kidneys**; complaints of (See KIDN - Complaints - accompanied - ears)
  - **Parotid** gland:
    : **induration** of the: sil
    : **swelling** of: ail sil
  - **Teeth**; pain in: glon plan *Rhod*
- **alternating** with:
  ○ **Abdomen**; complaints of: rad-br
  - **Teeth**; complaints of: plan
- **scarlet** fever; after: bell carb-ac carb-v gels *Hep Merc* sil sulph
▽**extending** to
  ○ **Neck**; down the: tarax
  - **Outward**: agar calc canth chel merc psor
  - **Vertex**: mur-ac
○**Behind** the ears: acon alum am-c am-m ambr anac *Ang* ant-c arg-met *Arn* ars asaf asar aur **Bar-c** *Bell* borx bry *Calc* cann-s **Canth Caps** carb-ac carb-an carb-v **Caust** cham chel chin cic cina cocc colch coloc *Con* crot-h dig dros *Ferr-p* glon **Graph** hell *Hep* kali-c kali-n *Lach Lyc* mag-c mag-p mang meny merc *Mez Mur-ac* nit-ac *Olnd* onos **Petr Ph-ac Phos** plat plb psor *Puls* pyrog rhod rhus-t ruta *Sabad* sabin sanic sars sel *Sep* **Sil** spong squil stann **Staph** *Sulph* tarax tell ther thuj verat verb viol-o viol-t zinc zinc-chr
- **Below** the ears: alum arg-met asar aur *Bar-c* **Bell** carb-an carb-v *Chel Chin* cina cocc dros iod mang nat-c nit-ac *Olnd Phos* puls *Ruta Sars Sep Sil Sulph* verat zinc
- **Between** the ears: plan
- **Cochlea** (See Cochlea)
- **Eustachian** tube (See Eustachian)
- **External** ears: acon aethi-a **Alum** am-c am-m ambr *Anac Ang* ant-c *Arg-met Arn* ars asaf asar aur *Bar-c Bell* bism *Borx* bov *Bry Calc* camph cann-s canth caps carb-ac carb-v caust cham *Chel Chin* cic cina clem cocc coenz-q colch coloc con cupr dig *Dros* dulc ferr graph guaj hell hep hyos iod **Kali-c Kreos** laur lyc m-ambo m-aust mal-ac mang meny *Merc* mur-ac nat-c nat-m nit-ac nux-v olnd par *Petr* **Ph-ac** *Phos* plat plb puls rhus-t *Ruta Sabad* sabin *Sars Sep Sil* **Spig** *Spong* squil

462 ▽ extensions | ○ localizations | ● Künzli dot

| Complaints | Ear | Discharges |

- **External** ears: ...
  stann staph sulph tarax tell thuj verat verb viol-o viol-t zinc
- **Internal** ear: *Calc* caust graph kali-c mang *Nux-v Phos Psor Puls Sep Spig*
- **Labyrinth** (See Labyrinth)
- **Meatus** (See Meatus)
- **Nerves**; auditory: chen-a nat-sal phos sulph syph
- **Vestibulo**-cochlear (See Labyrinth)

CONGESTION of blood (See Fullness)

CONSTRICTION of: thuj

CONTRACTION: anac asar bry caust croc dig dros lach merc *Puls* sars spig spong thuj
- sensation of: graph sars
  · sleeping on that side; evening after lying down and agg when: caust
- spasmodic:
  · afternoon | sitting agg: aeth
  o **Below** the ears: aeth dulc zinc
- **Front** of ears; in: zinc
- **Meatus**: anac arg-n bry

COUGH agg: calc caps chel dios nux-v sep

CRACKS behind ear (See Eruptions - behind - cracks)

CRAWLING (See Formication)

DEGENERATION | tympanic membrane: mez

DILATATION of meatus, sensation of: mez
- evening: mez

DISCHARGES (↗*Catarrh):* absn aeth aethi-a aethi-m agra *All-c Alum Alumn* am-c am-m anac anan *Ant-c* ap-g *Apis Ars Ars-i* arund *Asaf Aur* aur-ar aur-s bar-c bar-i **Bar-m** *Bell Borx* bov brom *Bry* bufo **Calc** *Calc-f* calc-i **Calc-p Calc-s** calen caps *Carb-an* **Carb-v Carbn-s** castm **Caust** *Cham* cheir chin cic *Cist* coc-c colch **Con** cop croc *Crot-h Crot-h* crot-t cur dulc *Elaps* ery-a ferr ferr-at ferr-p *Fl-ac Gels* **Graph** hed **Hep** hipp *Hydr* iod jug-r *Kali-ar* **Kali-bi Kali-c** *Kali-chl* kali-i kali-p **Kali-**sil kino kreos lac-c *Lach* lachn **Lyc** m-ambo mang meny meph **Merc** *Merc-c Merc-d* mez mosch *Nat-m Nat-s Nit-ac* ol-j op *Petr Phos Psor* **Puls** *Rhus-t* sal-ac *Sang* sarr *Sel Sep* **Sil** spig sul-i **Sulph** syph tarent **Tell** tep teucr thuj tub vesp vinc viol-o visc zinc
- **right**: aeth ars elaps eucal-r *Lyc Merc* merc-i-f nat-s *Nit-ac Sil Thuj* tub
- **left**: cheir *Ferr Graph* nat-s *Psor Puls* sil sulph zinc
- **night**: *Merc* sep
  · warm bed agg: merc
- accompanied by:
  · **deafness** (See HEAR - Lost - accompanied - ear - discharge)
  · **polypus**: kali-s
  o **Head**; pain in: psor
  · **Mastoid**; swelling of: carb-an

Discharges: ...
- **alternating** with | **hearing**; impaired (See HEAR - Impaired - alternating - otorrhea)
- **birth**, from: viol-o
- **black**: naja
- **blood**: *Adren* am-c *Arn* ars arund asaf bar-c bar-s *Bell* **Both** bry bufo *Calc* calc-sil cann-xyz cary caust *Chin Cic* colch con **Crot-h** *Elaps* ery-a **Ferr-p** *Graph Ham* kali-sil **Lach** lyc merc mosch *Nit-ac Op Petr* **Phos** puls *Rhus-t* rob sep sil sul-ac *Sulph* tell zinc zinc-p
  · **morning**: merc
  · **cough** agg; during: bell
  · **hematoma** (↗*Hematoma):* bell
  · **menses**; instead of: *Bry Phos*
  · **suppuration**; after prolonged: *Chin*
- **bloody**: am-c arn ars arund asaf bar-c bell bry *Calc* **Calc-s** cann-s *Carb-v Carbn-s* caust *Chin* cic con *Crot-h* elaps ery-a ferr-p *Graph* ham *Hep* kali-ar kali-c kali-i kali-p kali-s kino *Lach* lyc **Merc** merc-i-r mosch *Nit-ac Petr* phos *Psor Puls* rhus-t sarr sep *Sil* skook *Sulph Tell* zinc
- **brownish**: *Anac* carb-v *Kali-s* lach nit-ac *Psor* tarent
- **caries** threatening: *Asaf* **Aur** *Calc Calc-f Calc-s* caps nat-m **Sil** sulph
  ▽ extending to | **Meninges** (See Caries - extending - meninges)
- **cheesy**: *Hep* **Sil**
- **children**; in: *Psor*
- **chronic**: aur bar-c borx cadm-met calc calc-f calc-i *Calc-s* **Graph** hydr **Kali-bi** kali-i kali-p *Lap-a* lyc merc petr *psor* **Puls** sil sulph tell tub
  · **right**: tub
  · **left**: aur *Graph Puls*
- **clear**: by **Tell**
- **cold**; sensation of: merc
- **copious**: *Bar-m* caust *Fl-ac Kali-bi* kali-i *Lach Merc* psor **Puls** skook *Sulph* tarent tell
- **dentition**; during: cheir
- **earwax**: am-m anac carb-v caust *Con* elaps graph hep kali-c lach lyc merc mosch nat-m nit-ac phos puls sep spong
  · **right**: *Acon Agar Alum* am-c *Am-m* ambr anac *Ang Ant-c* arg-met arn ars asaf *Asar Bar-c* **Bell** borx *Bov* bry *Calad Calc Cann-s Canth Carb-an* carb-v *Caust Cham Chel* chin *Cic* clem *Coco Colch* coloc *Con* croc *Cupr Cycl* dig dros dulc euph euphr ferr graph *Hell Hep Hyos* **Iod** *Ip Kali-c Kali-n* kreos *Lach* laur *Led Lyc M-arct Mag-c Mag-m* mang meny merc mez mur-ac nat-c nat-m *Nit-ac Nux-v* **Nux-v** par *Petr Ph-ac Phos* **Plat** *Plb Puls Ran-b Ran-s* rheum rhod *Rhus-t* ruta sabad sabin *Samb Sars* sel *Seneg Sep* sil spig **Spong** squil stann staph *Sul-ac Sulph* tarax teucr *Thuj* valer *Verat* verb zinc
  · **left**: *Acon* agar agn alum *Am-c* am-m *Ambr* **Anac** ang ant-c arg-met arn *Ars* **Asaf** *Aur* bar-c bell *Bism* **Borx** *Bry* calad *Calc Camph* cann-s canth *Caps* carb-an *Carb-v Caust* chel chin cic cina clem colch coloc con croc cupr cycl dig dros *Dulc* euph euphr ferr **Graph Guaj** hep **Ign** iod kali-c kali-n *Kreos* lach *Laur* lyc mang meny *Merc Mez Mur-ac*

Discharges   **Ear**   **Discoloration**

- **earwax – left**: ...
  nat-c nat-m *Nit-ac* nux-m **Olnd** *Par* petr ph-ac *Phos* plat plb **Puls** ran-b ran-s rheum *Rhod Rhus-t* sabad *Sabin* sars sel seneg *Sep* sil *Spig* spong squil *Stann Staph* sul-ac *Sulph* tarax teucr thuj valer verat *Verb* **Viol-o** viol-t zinc
- **egg** white; like: nat-m
- **eruptions**; after suppressed: aur-s cist mez *Sulph*
- **excoriating**: aethi-a alum am-c ars *Ars-i* asaf aur borx **Bov** *Calc* calc-i *Calc-p Calc-s* caps carb-an *Carb-v* cist elaps ferr-p *Fl-ac* graph *Hep Hydr* iod kali-bi *Kali-s* kino *Lyc Merc* merc-pr-r *Nat-m* paro-i petr psor puls *Rhus-t Sil* **Sulph** *Syph* **Tell** thuj tub
- **fetid**: aethi-a *Ars Ars-i* ars-s-f asaf **Aur** aur-ar aur-i aur-s *Bar-m* borx *Bov Calc Calc-s* caps *Carb-ac Carb-v* carbn-s *Caust Chin* **Cist** cub *Elaps* ery-a ferr-p graph *Hep Hydr Kali-ar Kali-bi* kali-c kali-i kali-p *Kali-s* kino *Lyc* meph **Merc** *Merc-c* merc-pr-r nat-m *Nit-ac* ol-j **Psor** puls *Rhus-t* rob sal-ac sep *Sil* **Sulph** syph **Tell** thuj tub zinc
  - **diarrhea**; with watery, offensive: *Psor*
- **green**: *Elaps Hep Kali-i* kali-s **Lac-c** lyc *Merc*
  - **morning**: elaps
  - **odorless**: lac-c
- **head**; after pain in: absin
- **ichorous**: am-c *Ars* calc-p *Carb-an Carb-v* **Lyc** *Nit-ac* **Psor** sep *Sil* skook *Tell*
- **malaria**; after: carb-v
- **measles**; after: *Bov* cact *Carb-v* colch *Crot-h Lyc* merc *Nit-ac* psor **Puls** *Sulph*
- **mucous**: aethi-a alum ars-i asaf aur bell borx bov *Calc Calc-s* caps carb-v elaps ferr-p graph hep *Hydr* kali-bi kali-chl *Kali-s* kino *Lyc* m-ambo **Merc** merc-pr-r nat-m phos psor **Puls** sil *Syph* **Sulph** tarent *Tell* thuj tub
- **offensive**: aethi-a *Ars* ars-br ars-s-f asaf **Aur** aur-ar aur-s *Bar-m* **Bell** borx *Bov Calc* calc-s calc-sil *Carb-v Carbn-s Caust Chin* **Cist** con crot-h elaps ery-a ferr-ar *Fl-ac Graph Hep Hydr* hyos *Kali-ar Kali-bi* kali-c *Kali-s Kali-s* kali-sil kreos lach **Lyc** mang meph *Merc Merc-c Nit-ac* ol-j *Psor* puls pyrog rob sanic sep **Sil** sul-ac *Sulph* syph *Tell Thuj Tub* zinc
  - **cadaverous** smelling: *Ars* skook
  - **cheese**; like rotten: *Bar-m Hep*
  - **chronic**: tub
  - **fish-brine**, like: *Graph* naja sel **Tell**
  - **meat**; like putrid: **Kali-p Psor** *Thuj*
  - **sour**: *Sulph*
- **painful**: *Calc-s* ferr-p mang **Merc**
  - **stinging**: merc
- **periodical** | **every** seventh day: *Sulph*
- **purulent** (↗*Abscess; Eruptions - boils; Suppuration*):
  acon aeth aethi-a *All-c* **Alum** alum-p alum-sil *Alumn Am-c* am-m anan arn ars ars-i *Arund Asaf Aur* aur-ar aur-i aur-s bar-c *Bar-m* bell *Borx Bov* bry bufo **Calc** calc-i **Calc-s** calc-sil cann-xyz *Caps* carb-an *Carb-v Carbn-s Caust* cham *Chin Cist* clem coc-c *Con* cop crot-h cur elaps ery-a ferr-p gels *Graph* **Hep** *Hydr* jug-r **Kali-bi Kali-c** kali-i kali-m *Kali-p* **Kali-s** kali-sil kino *Lach* **Lyc Merc** *Merc-c* merc-pr-r *Nat-m* nat-s *Nit-ac*

Discharges – purulent: ...
oscilloc *Petr* phos **Psor Puls** pyrog rhus-t rob sacch sal-ac *Sep* **Sil** sulph syph tell tep thuj *Tub* tub-a *Zinc* zinc-p
- **accompanied** by | **hearing**; difficult: calc-i
- **bloody**: *Rhus-t*
- **eczema**; with: *Calc Hep Lyc Merc Sulph*
- **mercury**; after abuse of: *Asaf Aur* **Hep Nit-ac** *Sil Sulph*
- **sulphur**, after abuse of: *Calc* merc *Puls*
- **putrid**: kali-p psor thuj
- **scarlet** fever; after: *Apis Asaf Asar Aur Bar-m* **Bell** *Bov* brom calc-s **Carb-v** colch *Crot-h Graph Hep Kali-bi* **Lyc** *Merc Nit-ac* **Psor** *Puls* sil *Sulph* tell *Verb*
- **scrofulous**: aethi-a
- **sensation** of a: acon agar calc chr-ac cimic cinnb dirc graph merc nat-m sil tell
- **sequelae** (See GENE - Convalescence - ear)
- **serous**: elaps *Kali-bi* psor tarent *Tell*
- **sticky**, gluey: caust **Graph** nat-m sanic
- **suppressed** (↗*GENE - History - discharges - suppressed*): alum asaf **Aur** **Bell** bry *Calc* **Carb-v** *Castm Chinin-m* dulc *Graph Hep* lach led **Merc** nux-v petr *Puls* rhus-t stram sulph vinc viol-o zinc
  - **followed** by | **meningitis** (See HEAD - Inflammation - meninges - ear discharge)
- **thick**: aur-ar borx **Calc Calc-s** calc-sil *Caps Carb-v* caust ery-a graph hep **Hydr Kali-bi** *Kali-chl* kali-i kali-sil *Lyc* merc nat-m psor **Puls** sarr sep **Sil** tarent
- **thin**: ars asaf cham elaps *Graph* kali-s merc petr *Psor Sep Sil Sulph*
- **tough**: caust
- **warm**; as if: aeth
- **watery**: ars asaf bry calc calc-sil *Carb-v Cist Elaps Graph Hydr Kali-bi* **Kali-s** kreos *Merc* nat-m phos puls ser-a-c **Sil** spong sulph *Syph* **Tell** thuj
- **white**: *Calc* ery-a *Hep Kali-bi Kali-chl* merc **Nat-m**
  - **milky**: **Kali-chl** kali-m
- **yellow**: aeth anan *Ars* aur-ar bov *Calc Calc-s* calc-sil *Caps Crot-h* dulc *Hydr Kali-ar* **Kali-bi** *Kali-c* kali-i **Kali-s** kali-sil *Lyc Merc Nat-s* petr phos psor **Puls** sarr sep *Sil*
  - **brownish**: *Psor*
- **yellowish** green: ars-i calc-sil *Cinnb Elaps Kali-chl Kali-s Merc* **Puls** sil tell

DISCOLORATION:
- **amber**; deep | **Tympanum**: ser-a-c
- **blue**: nitro-o santin **Tell**
- **brown** spots: cop
- **livid**: carbn-o op ran-s
- **pale**: calc petr
- **redness**: acon **Agar** ail *Alum* alum-p *Ant-c* **Apis** arn asaf astac *Aur Aur-m* aur-s *Bell* bry calc-p *Camph* canth *Caps Carb-v Carbn-s Caust Cham* **Chin** cit-v der *Elaps* fuch *Glon* graph hep *Hydr Ign* ind jab jug-r *Kali-bi Kali-c* kali-n *Kreos* lyc *Mag-c* manc meph *Merc Nat-m* nat-p *Nit-ac* nitro-o *Nux-v* oena op peti petr *Phos* plan plat psil *Psor* **Puls** pyrog raph rauw *Rhod Rhus-t* rhus-v

464   ▽ extensions | O localizations | ● Künzli dot

Discoloration / Ear / Eruptions

- **redness**: ...
 samb *Sang* sec sep spira spirae spong *Sulph* tab tarent *Tell* trom urt-u vesp
  · **one** side: alum ant-c carb-v chin *Ign* ind *Kali-c* kreos meph nat-m nat-p sep tab tell
  · **right**: bry calc *Cham* ind kali-n meph samb urt-u
  · **left**: jug-r peti raph sep
  · **afternoon**: astac nat-m
  · **evening**: *Alum Carb-v* elaps oena raph rhus-t rhus-v sep spirae tab tarent trom vesp
  · **chilblains**: **Agar**
  · **children**; in: sulph
  · **erysipelatous** (See Inflammation - erysipelatous)
  · **hot**; and | **Lobes**: camph
  · **menses**; during: agar
  · **touched** or scratched, when: ail
 o About the ears: arn
  · **Behind** the ears: acon-l ant-s-aur canth *Hydr Nit-ac* olnd *Petr* ptel rhus-v tab
  · **Conchae**: arn nat-m
  · **External** ears: *Acon* agar apis caust chin ip nat-m *Puls* pyrog sulph
   : left: ant-t carb-v kreos
  · **Lobes**: caj camph caps *Cham* chin cit-v kali-n merc puls
   : hot; and (See hot - lobes)
  · **Meatus**: *Acon Cham Graph Mag-c* merc *Pic-ac Puls Sulph*
  · **Tympanum**: **Acon** bell *Dulc* **Ferr-p** hydr mang *Sil*
   : **children**; in: oscilloc
- white: rhus-t
 o **Tympanum**: *Carb-v* graph *Ign* **Kali-m** lach mez

DISTENSION:
- blowing nose; on: *Puls*
- **sensation** of distension in ear (↗*Fullness)*: bell kali-i laur *Mez* nat-s nit-ac *Puls*
- **veins**; of: dig

DRINKING:
- **water** in sips | **amel**: bar-m

DRYNESS: aeth arn aur aur-s berb bufo *Calc Carb-v* carbn-s castm castor-eq *Cham* colch cortiso fago **Graph** iod iodof kali-s *Lach* mag-c nit-ac *Nux-v Onos Petr* phos podo psor *Puls Sulph*
- **sensation** of: petr phos
 o**Meatus**: aeth alum calc-pic carb-v ferr-pic graph iod *Kali-m Lach* nux-v petr phos psor sil verb

EARACHE (See Pain)
EARDRUM (See Tympanum)
EARWAX (See Discharges - earwax; Wax)

ECCHYMOSIS:
o**Behind** ear | **coma**; with (See MIND - Coma - ear)

EFFUSION into labyrinth:
- **bloody**: chen-a

Effusion into labyrinth: ...
- **serous**: chen-a

ERUCTATIONS agg: bell graph sulph

ERUPTIONS: agar alum alum-p am-c am-m ant-c apis ars ars-s-f **Bar-c** *Bar-m* bov bry calad *Calc* calc-p calc-pic calc-s cann-s carb-v caust chin *Cic Cist* com con cop elaps *Fl-ac Graph* hep *Hyper* jug-c jug-r kali-ar *Kali-bi* kali-c kali-p kali-s kreos lach *Lyc* merc mez mosch mur-ac nat-m nat-p *Olnd Petr Phos* **Psor** ptel puls rhus-t rhus-v *Sep* sil spong staph *Sulph* tell teucr thuj verb
- **alternating** sides: carc
- **acne**: calc-s
- **blisters**: camph *Kreos* meph nicc ptel rhus-t
- **blotches**: berb bry calc *Carb-an* caust dros lach merc nicc phos spong staph
- **boils** (↗*Abscess; Discharges - purulent; Suppuration):*
 bov carc kali-c nat-m pic-ac ptel sil spong *Sulph* syph
 o **External** ears: merc
- **burning**: anan *Cic Kali-bi* merc mosch puls sars
- **confluent**: cop *Psor*
- **cracked** and desquamating a substance like powdered starch: **Com**
- **cracks**: *Calc* chel graph m-ambo mag-c sep teucr
- **desquamating**: *Anac* bry *Com* cop *Graph* merc phos *Psor* ptel rhus-t teucr
- **discharging** (See moist)
- **dry**: *Chrysar*
- **eczema**: *Bov Hydr Kali-bi Kali-s* **Lyc** petr *Psor* sars *Scroph-n*
- **excoriating**: ang dros *Graph* **Kali-bi** kali-c kali-s *Lach* Merc ol-an *Petr Sulph*
- **herpes**: am-m caust cist graph kreos mag-m *Olnd* phos *Psor* ptel rhus-t sars sep tell teucr
- **itching**: *Agar* am-m ars hep *Kali-bi* merc *Mez* mosch nat-m nat-p pall *Psor* puls sars **Staph** *Sul-i* tub
- **moist**: am-c bov *Calc* **Graph Hydr** *Kali-bi* kreos *Lyc* **Merc** mez nat-m nat-p otit-m-xyz petr *Psor* puls rhus-t *Rhus-v* sanic staph
- **painful**: aethi-a graph petr sulph
- **pimples**: agar am-c am-m berb calad *Calc-p* calc-s *Camph* cann-s cic clem coff ind kali-c *Kali-s Kreos* m-ambo mang merc merc-c *Mur-ac* nat-m petr phos *Psor* sabad sel spong staph *Sulph*
  · **itching**: mur-ac
- **purulent**: ars cic cycl gast *Hep Kreos* **Lyc Psor** ptel sep *Sulph*
  · **itching**: mur-ac
  · **stitching**: phos
- **red | swollen**; and: *Acon Agar* anac apis *Bell* chin graph hep kali-bi medus merc puls *Rhus-t* scroph-n sulph
- **scabby**: aethi-a anan bar-c bov bry chrysar elaps graph hep *Hydr* iod lach lyc mur-ac nat-p *Psor* ptel *Puls* rad-br sanic sarr sars sep sil spong sulph
  · **pus** underneath; with: chrysar mez
- **scaly**: *Chrysar* cop hydr kali-m *Petr* psor teucr
 o **Meatus**: calc-pic

Eruptions – scurfy | Ear | Eruptions – Lobes

- **scurfy**: aur-m bar-c bov calc cinnb com graph hep hyper *Iod Lach* **Lyc** mur-ac nat-m **Psor** puls sars sil
  - **right** ear: cinnb
- **suppressed** eruptions; ear complaints after (See Discharges - eruptions)
- **touch**; sensitive to: arn *Bell* bry *Caps Chin* ferr-p *Hep* psor sanic sep
- **vesicles**: alum ars meph nat-m *Olnd* phos *Psor* ptel rhus-t rhus-v sep *Tell*
  - **confluent**: ars
  - **discharging** water: ptel
  - **gangrenous**: ars
  - **purulent**: ptel
  - **serum**, filled with: rhus-v
  - **surrounded** by inflamed base: ars
  - **transparent**: alum
  - **white**: ptel
  - **red** base; on: ptel
  ▽**extending** to
  ○ **Face**: *Graph* psor *Sep*
  - **Scalp**: hep psor
  ○**About** the ears: ant-c calc-p *Camph* caust chrysar *Cic Cist* graph hep *Hydr Hyper* lach mag-c *Mez* mur-ac nat-p olnd petr phos *Sulph*
  - **eczema**: *Ars* arund bov chrysar *Clem* crot-t *Graph* hep kali-m *Mez* olnd petr psor *Rhus-t* sanic scroph-n tell
  - **extending** to | **Scalp**: hep
  - **herpetic**: olnd psor
  - **moist**: ant-c kreos
  - **rash**: *Ars*
  - **scabby**: chrysar
- **Above** the ears | **pimples**: cop mur-ac
- **Antitragus**: am-m spong
- **Behind** the ears: alum anac ang ant-c ars ars-s-f arund **Bar-c** bar-s bufo **Calc** calc-s canth caps carb-v *Carbn-s* **Caust** chin **Cic** cocc cur dros **Graph** guare *Hep* jug-r kali-c kali-i *Kali-s* lach **Lyc** mag-m mag-s med *Merc Mez* morb *Mur-ac* nat-m *Nit-ac* ol-an *Olnd* **Petr Psor Puls** rhus-t ruta *Sabad* sanic scroph-n sel *Sep* **Sil Staph Sulph** tell teucr tub vinc *Viol-t*
  - **left** then **right**: *Graph*
  - **blotches**: anac bry *Calc* carb-an caust chin graph *Mur-ac Nit-ac Sabad* staph
  - **boils** (*Abscess - behind*): *Ang* bry *Calc* carc *Con* nat-c *Phyt Sulph Thuj*
  - **burning**: viol-t
  - **scratching**; after: mag-m
  - **cracks**: bufo calc chel **Graph** *Hep Hydr Lyc* med nit-ac *Petr Sep* sil *Sulph*
  - **crusts**: graph
  - **eczema**: ars arund aur-m bac bov **Calc** chrysar **Graph** *Hep* jug-r kali-m **Lyc** med *Mez Olnd Petr* **Psor** rhus-t sanic scroph-n sep staph stront-n sulph tell tub
  - **excoriating**: **Graph** kali-c nit-ac **Petr Psor** sanic sulph

- **Behind** the ears: ...
  - **flaky** (See scurfy)
  - **herpes**: am-m bufo *Caust* cist con *Graph Mag-m* mez *Olnd Sep* teucr
  - **itching**: bufo *Graph* mag-m mag-s mez nat-m *Petr* psor staph viol-t
  - **moist**: am-m ant-c aur *Calc* carb-v caust **Graph** kali-c *Lyc Mez* nit-ac *Olnd* **Petr** phos **Psor** ptel *Rhus-t* rhus-v sanic *Sep* sil *Staph* thlas tub
  : **scratching** agg; after: *Graph*
  : **sticky**: **Graph** sanic
  - **oozing**: mez
  - **pimples**: alum calad calc cann-s canth caust dros graph ham mez nat-m nicc *Pall* puls rhus-t sabad sel staph sulfonam sulph
  : **left**: sulfonam
  : **burning** on touch: canth
  : **itching**: rhus-t
  - **pustules**: bac berb cann-s carb-v castor-eq crot-h phyt *Psor* ptel **Puls** spong sumb
  : **right**: *Vac*
  - **rash**: ant-c nat-m
  - **scabby**: aur-m *Bar-c* **Graph** hep kali-c lach **Lyc Sil** tell thuj
  : **exuding** a glutinous moisture, sore on touch: thuj
  : **herpes**: kali-i
  - **scurfy**: hep kali-sil **Psor** puls sars *Sil* staph thlas
  - **sore**: *Graph* kali-c nit-ac **Petr Psor**
  - **spots**: morb
  : **extending** to | **Body**; whole: morb
  : **vesicles**: am-m calc caust chin nat-m phos *Psor Rhus-t Rhus-v* tell
  : **extending** to | **Face**: *Graph* sep
- **Below** the ears: calc
  - **boils**: *Calc*
  - **vesicles**: mag-c ptel
  : **discharging** water: ptel
- **Conchae**: am-m ars chin mosch phos
  - **right**:
  : **pimples**: psor
  : **split** into four parts by a cross: psor
  - **left**:
  : **pimples** | **suppurating**: psor
  - **crusts**: mur-ac nat-p
  - **pimples**: agar kreos mur-ac psor
  - **scurfy**: iod
  - **vesicles**: ars phos
- **Front** of ears; in: berb cic olnd sep ter
  - **boils**: bry carb-v laur sulph
  - **herpes**: olnd
  - **pimples**: ant-c nat-c verb
  - **pustules**: mag-c
  - **vesicles**: cic
- **Inside** (See meatus)
- **Lobes**, on: bar-c caust puls sars *Sep* tell teucr
  - **boils**: nat-m
  - **cracks**: graph

466   ▽ extensions | ○ localizations | ● Künzli dot

| Eruptions – Lobes | **Ear** | Heat |

- **eczema**: graph
  : **discharging**: graph
  : **inflamed**: graph
- **herpes**: caust cist *Sep* teucr
- **lupus**: nit-ac
- **menses**; during: mag-c
- **pimples**: lach merc
  : **right**: sulfonam
- **scabs**: sars
- **scurfs**: sars
  : **burning** and itching: sars
- **vesicles**, caused by the discharge: **Tell**
- **Margins** | **moist**: sil
- **Meatus**: *Graph* kreos *Nit-ac* petr *Psor* verb
- **boils**: bell bov *Calc-pic* carc crot-h ferr-pic hep kali-c **Merc Pic-ac** puls pyrog rhus-t sil **Sulph**
  : **alternating** ears: carc
  : **right** ear: oci-sa
- **eczema**: bac borx graph kreos nit-ac petr *Psor*
- **herpes**: merc
- **pimples**: jug-r kali-p
- **pustules**: castor-eq pic-ac
- **scurfy**: all-s **Lyc** *Psor*
- **vesicles**: nicc
- **Tragus**: mur-ac *Puls* sulph
- **Tympanum**:
  - **scaly**: graph
  : **white**, thin scales: graph
  - **scurfy** (See scaly)
  - **vesicles**: tell

ERYSIPELAS (See Inflammation - erysipelatous)

EVERYTHING affects the ears: cann-xyz gels mang plan

EXCORIATION: all-c *Ars* graph *Kali-bi* kali-c *Lach* **Merc** petr *Psor* sep sulph tell
o **Behind**: *Graph* kali-c nit-ac petr
- **sensation** of: cic

EXOSTOSIS: puls
o **Meatus**: calc-f *Hecla* kali-i

EXUDATION, serous on Tympanum: jab

FLAPPING in the ears (See Noises - flapping)

FOREIGN BODY in; sensation of a: anan ang *Asar* astac bell calc cann-xyz ol-an phos plan sarr sil tub
o **Between** ears: plan
- **Eustachian** tube; in: nux-m

FORMICATION: alum am-c ambr ant-c *Arg-met* ars ars-s-f arund bar-c bar-s calc carb-v caust chel chin colch coloc cop der dros dulc grat kali-c lachn laur mang med merc mill nat-m nit-ac nux-v osm phys pic-ac plat prun-p psor rat rhus-t samb sep spig spong stry sul-ac sulph tong zinc
- **morning**: zinc
- **eating**; while: lachn
▽**extending** to
  o **Lower** jaw: am-c

Formication – extending to: ...
- **Outward**: chel
o **About** the ears: calad nit-ac
- **Behind** the ears: bry prun-p
- **Meatus**: am-c ambr ant-c calc caust kali-n laur mang med plat puls samb sulph

FREEZING easily: zinc

FROZEN; as if●: **AGAR●** colch crot-h **PETR●** **PULS●** sacch-l

FULLNESS, sensation of *(↗Distension - sensation;*
Pain - pressing pain): acon aesc agar agn *Alum* anac ant-c *Arg-n* arn ars-s-f ars-s-r arum-d *Aur* bell berb bond borx both-ax bry *Calc* camph **Cann-i** cann-xyz canth carb-v *Caust* cham chel chin cinnb cocc colch com *Con* *Crot-h* cur dig dros eup-per eup-pur ferr *Ferr-p Fl-ac* form gels *Glon Graph* hep ign iod iodof jug-r *Kali-c* kali-i kali-n kali-p kreos lac-c laur led lyc mag-c mag-m mang *Merc* **Mez** nat-c *Nat-m* nat-p nat-s nit-ac *Nux-v Op* pen petr phos phys plat *Puls* rheum rhod rhus-t ruta sec sel **Sep** sil **Spig** spong staph stram stry sul-ac sulph *Thuj* verat verat-v viol-o x-ray
- **morning**: ham thuj
- **afternoon**: stry
- **13 h**: com
- **evening**: mez nat-p
- **blowing** the nose agg: mang *Puls*
- **boring** in, amel: mez
- **eating**; while: *Nat-c*
- **excitement** agg: dig
- **stitching** pains, after: iod iodof
- **swallowing** agg: arum-d *Mang*
o **Behind** the ears: ther
- **Tympanum**: ser-a-c

FUNGOUS excrescences: *Calc Merc* sep

GLUE ear (See Adhesions)

HAMMERING: chel ferr-p kali-c thuj

HARDNESS of glands about ear (See FACE - Indurations - parotid)

HEAT: Acon aeth agar agn aloe *Alum* alum-p alum-sil alumn aml-ns anan ang ant-c ant-t apis *Arg-met* arn *Ars* ars-i ars-s-f ars-s-r arum-d arund asaf asar astac aur-m-n *Bell* berb borx bov brom *Bry* **Calc** calc-i *Calc-p* calc-sil *Camph* cann-s canth *Caps Carb-v* carbn-s *Carl* casc *Cham* chel chin *Cic* cinnm clem coc-c cocc coloc com crot-h cycl der *Elaps* fago form gast gran *Graph* hep hyos *Hyper Ign* iod iodof jac-c jac-g jatr-c kali-ar *Kali-bi Kali-c* kali-m kali-n kali-p kali-sil kiss kreos lach lob-s *Lyc* lyss m-ambo m-arct mag-c mag-m manc mang meny meph *Merc* merc-sul mur-ac nat-ar *Nat-m* nat-n nat-p nat-s *Nit-ac* nitro-o nux-m nux-v oena ol-an olnd op paeon par paull peti petr ph-ac *Phos* phys pip-m plat psil psor *Puls* ran-b raph rauw rhod rhus-t rob ruta sabad sabin samb sang

Heat   Ear   Inflammation

Heat: ...
sarr seneg sep sil spig spira *Spong* stry sul-ac sul-i *Sulph* tab tarent ter thuj til urt-u verat zinc zing
- **one** side: alum asar carb-v chin ign kali-c nat-m nat-p puls
  - **sensation** as if one ear were hot, which it is not: arn mang
- **right**: aeth asar bry com crot-h *Kali-c* lyss *Nat-s* psor samb sep ter urt-u
  - **red** and hot:
    : **left** ear | **pale** and cold: *Kali-c* phos
- **left**: arn *Asaf* calc carb-v cinnm cycl fago *Graph* jac-c *Kreos* mang merc nat-m peti pip-m raph sep
  - **then** right: mur-ac nat-n
- **morning** | **bed** agg; in: cocc
- **afternoon**: cann-s
  - **13 h**: com
  - **coffee**; after: nat-m
- **evening**: *Alum* bry *Caps Carb-v* cycl lyc nat-m nat-n *Nat-s* oena psor sabin sanic sil
  - **22 h**: stry
  - **bed**; when going to: hyper
  - **lying** agg: ars
  - **sleep**; before: ph-ac
- **night**: alumn meph sulph
  - **midnight**: alumn
- **alternating** with | **coldness** of ears (See Coldness - alternating - heat)
- **chill**; during: acon alum ars bell dig merc puls rhus-t
  - **back**; in: asaf
- **cold**:
  - **body**; with coldness of: acon
    : **lying** agg: (non: ars)
  - **touch**; yet cold to: ail ambr apis ars bapt bry calc calc-caust calc-i caust cench chel cinnb con cor-r elaps fl-ac grat hep ign ip lach lec lyc mag-c mag-m med meph morg-g nat-m nit-ac nux-v phos plb ptel rumx sang sep sil sul-ac sul-i sulph vip
- **eating**; after: *Asaf*
- **escaping**, sensation of: aeth calc *Canth* caust clem *Kali-c* mur-ac ol-an par rob sul-ac
  - **water** were running out of right; as if hot: cham
- **flushes**: arg-met **Lyc**
- **lying** down agg: ars
- **pressure** in occiput, during: gran
- **redness** of one ear, with: alum tab
- **sensation** of: alum arn kali-c m-ambo m-arct mag-m mang par plat pyrog rauw seneg sul-ac verat
  - **alternating** with | **coldness** (See Coldness - alternating - heat)
- **swallowing** agg: arum-d
- **touch** agg: rauw
- ▽**extending** to
  - ○ **Head**; half of: chel
  - **Occiput** to nape of neck; from: spong
  - **Pharynx**:
    : **evening** | **riding** agg: nux-m
  - **Skull**: psor

Heat: ...
- ○**Auricle** (See external)
- **External** ears:
  - **touch** agg: rauw
- **Inside** (See meatus)
- **Lobes**, of: alum ang arn bry camph chin hyos kali-c kali-n merc nat-m olnd sil
- **Meatus**: acon agn alum anan ang arn *Ars* asar bell bry *Calc* calc-p canth caps carb-v casc caust chel chin cocc com cycl euphr hep ign *Kali-c* kali-n kreos *Lyc* m-ambo m-arct meny *Merc* mur-ac nat-m nux-v par petr ph-ac puls ran-b rhod rob sabin *Sep* sil spong sul-ac zinc
- **Pinna** (See external)

HEAVINESS | **Front** of ears; in: carb-v

HEMATOMA (= othematoma) (↗*Discharges* - blood - *hematoma*): bell

HOLLOWNESS, sensation of: aur-m *Nux-v*
- **morning** | **dinner** amel; after: nux-v

HUMMING (See Noises - humming)

HYDROPS | **Middle** ear (See Swelling - edematous - middle)

INDURATION | **Tympanic** membrane: sulph

INFLAMMATION: acon *Apis Bell* borx bov brom *Bry Cact* cadm-s *Calc* canth caps cur eug ferr-p *Fl-ac* flav guaj influ kali-bi kali-c kali-i *Kreos* led mag-c **Merc Merc-c** mez morb mur-ac nat-n nux-v parathyr phos *Pic-ac Plan* pneu prot **Puls** *Rhus-t* sil streptoc sulph tell ter thuj tub verat
- **alternating** sides: caps
- **left**: graph
- **acute**: strept-ent streptoc
- **airplane**; from changes of atmospheric pressure in an: arn
- **barotrauma** (See airplane)
- **blow** on ear | **after**: calc-s
- **chronic**: *Mucor* parathyr psor strept-ent streptoc tub
- **erysipelatous**: *Apis* ars bell calc-p *Carb-v Crot-h* graph jug-c *Kali-bi Lach* meph *Merc Petr* **Puls** *Rhus-t Rhus-v* samb *Sep Sulph* tell tep
- **recurrent** (See GENE - History - ear - inflammation)
- **rheumatic**: lob-c
- **scarlatina**; after: apis
- **scrofulous** | **About** the ears: aethi-a
- **serous**: Sil
- **suppurative**: arn caps psor syph tub
- ○**Conchae**: arund jug-r nat-m psor rhus-t sil
- **Eustachian** tubes (= salpingitis): am-m *Calc* ery-a ferr *Gels Iod* kali-chl kali-m **Kali-s** *Mang Merc Nat-m* nit-ac petr *Phyt* **Puls** *Sang Sil* sul-i *Sulph* teucr
  - **accompanied** by | **Head**; noises in: **Hydr Merc**
  - **painful**: bell caps
- **External** ears (= otitis externa): *Bell* borx calc cinnb **Graph** mag-c merc **Puls** rhus-t sil sulph tell
  - **left**: graph
  - **chronic**: borx sulph

468   ▽ extensions | ○ localizations | ● Künzli dot

Ear

Inflammation

- **Inside** (See meatus)
- **Labyrinth**: aur kali-i merc-i-r
- **Lobes**: kali-n sars
  - **right**: carc kali-n
- **Margin**: sil
- **Mastoid** (= mastoiditis): *Am-pic Ars* asaf aur aur-i *Bell* benz-ac calc-p canth caps coenz-q ferr-p hep kali-m lach mag-p mentho onis *Onos* oscilloc pert phos plan prot pyrog sil streptoc tell thuj tub-a
  - **right side**: mag-p
  - **chronic**: streptoc
- **Meatus**: *Acon* apis *Arn* ars ars-i arund *Bar-c Bar-m* **Bell** borx bov brach bry *Cact* **Calc Calc-pic Calc-s Camph** cann-xyz canth *Caps* carb-v carbn-s carc *Caust* **Cham** chel chin coenz-q *Con* cur ferr-p **Graph Hep** *Kali-bi* **Kali-c** *Kali-chl Kali-i Kali-m* kali-n kino kreos *Lach* led **Lyc** m-aust *Mag-c* mag-m mal-ac **Merc** *Merc-c* mez *Nat-s Nit-ac* **Nux-v** *Petr Ph-ac* phos *Pic-ac Psor Puls Rhus-t Sang* sep *Sil* spig spong **Sulph** tell ter ther *Thuj* verat-v verb zinc
  - **Wall** of: carc
- **Media** (= otitis media): all-c *Apis Arn Bar-c Bell Borx* **Calc Calc-s** *Caps Carb-v* carbn-s carc *Caust* **Cham** chen-vg cina cur dros *Dulc* ferr *Ferr-p* gels graph **Hep** hydr **Kali-bi** *Kali-c Kali-chl Kali-i* kali-m kali-p kali-s kali-sil lach lap-a **Lyc** mang med **Merc Merc-d** myris *Nat-c Nat-m* petr phos plan *Psor* **Puls** rhus-t sanic **Sil** skook spig **Sulph** *Tell* thiosin *Thuj* tub tub-a tub-m *Verat-v* zinc
  - **right**: *Bell* **Merc** merc-i-f
  - **left**: med spig sulph
  - **acute**: *Acon* ars *Bell* caps cham *Ferr-p* gels hep *Kali-m* **Merc** *Puls* rhus-t sil
  - **catarrhal**: tell tub-a
  - **children; in**: bell **Cham** dros dulc ign puls
  - **chronic**: acon agar ars *Bar-m Calc* calc-f *Caust Cham* chin graph *Hydr Iod* jab kali-bi kali-i kali-m *Kali-s* kreos mang med merc *Merc-d* nit-ac phos psor *Puls* sabal sang *Sil* teucr thuj thymul tub
  - **accompanied** by:
    - **hearing | loss** of (See HEAR - Lost - accompanied - ear - inflammation)
  - **followed** by | **meningitis**: *Crot-h*
  - **painful**: *Hep*
  - **recurrent** (See GENE - History - ear - inflammation - internal)
  - **subacute**: thiosin
  - **vaccination**; after: sil
  - **wind**; from exposure to cold, dry: acon
- **Petrous** portion temporal bone: aur calc-p canth caps ferr-p hep lach *Phos* sil
- **Tympanum**: *Acon* atro bell bry chin *Hep*

INJURY | Tympanum: tell

ITCHING: acon agar allox alum am-c am-m ambr *Anac* ant-c apis arg-met ars aur bar-c bell borx bov calc canth caps carb-v caust chel chin *Chrysar* coloc con cortico cupr dros graph hep ign kali-bi *Kali-c* kali-n kreos lach laur lyc m-ambo mag-c mag-m mang meny mez mosch mur-ac nat-c nat-m nat-p nit-ac nux-v

Itching

Itching: ... ol-an petr ph-ac phos plat psor puls rheum rhod *Rhus-t* rumx ruta *Sabad* samb sars sel sep sil spig stann sul-ac sul-i *Sulph* tarax *Tell* viol-t zinc
- **right** ear: bros-gau
- **left** ear: agar
- **accompanied** by:
  - **earwax**; increased: cycl
  - **hay** fever (See NOSE - Hay - accompanied - ears)
- **scratching | amel**: bros-gau
o **About** the ears: phel
  - **evening**: phel
- **Above** the ear:
  - **left** ear: anis zinc-val
  - **touch | amel**: anis
- **Antitragus**: coc-c
- **Behind** the ears: *Agar* alum aur aur-m brom calc calc-s carb-v fago **Graph** hura lyc mag-c mag-m merc-i-f *Mez Mosch* **Nat-m** *Nit-ac* olnd *Petr* puls *Rhod* rhus-t rhus-v *Ruta* sabad sep staph sulph ther til verat verat-v
  - **noon**: fago
  - **evening | bed** agg; in: merc-i-f sulph
  - **night**: *Aur-m* mag-c mag-m merc-i-f ruta
  - **followed** by | **burning**: nat-m
  - **scratching | amel**: brom mag-c mag-m ruta
- **Below** the ears: ars caust mag-c ol-an verat
  - **scratching | amel**: mag-c
- **Conchae**: agar ant-c arg-met bry calc chel kali-n paeon ped phel raph spig sulph wies
- **Eustachian** tubes: agar arg-met bell *Calc* caust coc-c coloc ign *Kali-m* nat-p **Nux-v** *Petr* senec **Sil**
  - **coughing**; compels: gels nux-v sil
  - **swallow**; must: gels **Nux-v** sil
- **External** ears: **Agar** *Alum* am-m ant-c apis *Arg-met* ars-s-f berb brom calc-p *Calc-s Carb-v* chel *Coloc Con* cortico fago *Graph* hep kali-bi *Kali-c* mag-m manc med meph mez mosch nat-c nat-m nat-p ol-an *Petr* ph-ac pic-ac plat **Puls** rhod **Rhus-t** rhus-v sil spig spira stry **Sulph Tell** trom verat zinc
  - **rubbing | amel**: cortico
  - **touch | amel**: anis
- **Front** of ears; in: alum ol-an
  - **left** ear:
    - **touch | amel**: anis
- **Lobes**: agar alum *Arg-met* asc-c bry caust graph kali-bi kali-c laur nat-c nat-m nux-v ph-ac *Rhus-t* sabad sulph verat
  - **night**: nux-v
- **Meatus**: acon aeth *Agar* allox alum alum-p alum-sil *Am-c* anac *Anac* anag ant-c arg-met *Ars* ars-s-f arund **Aur** aur-ar **Bar-c** bar-m bar-s bell benz-ac borx *Bov* brach *Calad* **Calc Calc-s** calc-sil canth *Caps Carb-v Carbn-s Caust* chel chin cinnb *Cist* coc-c *Colch Coloc* con crot-h crot-t cupr *Cycl* dros *Elaps* ferr-ac ferr-p *Fl-ac* form *Graph* grat ham **Hep** hyper *Ign Kali-ar*

Itching — Ear — Nodes

Itching

- **Meatus**: ...
  Kali-bi Kali-c kali-n *Kali-p Kali-s* kali-sil kreos lach lachn *Laur Lyc* mag-c mag-m manc **Mang** med meny *Merc* merc-d merc-i-f merc-i-r *Mez* mill mur-ac nat-ar nat-c nat-m nat-p nat-s nit-ac **Nux-v** ol-an **Petr** petros ph-ac *Phos* plat *Psor* puls pycnop-sa rat rheum rhod *Rhus-t* rumx ruta sabad samb *Sars* sel **Sep Sil** *Spig* stann sul-ac sul-i **Sulph** tab tarax tarent *Tell* tub-a viol-o viol-t zinc zinc-p
  - **right**: carb-ac chel cinnb meny merc-i-r mez nat-m nat-p psor rat rumx tarent
  - **left**: **Anag** anis benz-ac calc caust cist coc-c form ham lachn mang mur-ac nat-c nat-s petr phel rhus-t sars stann sulph *Tell* verat-v zinc
    : alternating with | **Molars**; tearing pain in left (See TEET - Pain - molars - left - tearing - alternating - meatus)
  - **daytime**: cench
  - **morning**: am-c arg-met kali-n nat-c sars
  - **afternoon**: agar laur ol-an puls
  - **evening**: acon borx calad calc-p elaps graph grat mag-c nat-m psor puls
    : 21 h: phel
    : walking agg: borx
  - **night**: cench *Merc-i-r* sep stry
  - **alternating** with: ...
    : **Anus**; itching in: sabad
    : **Molars**; gnawing pain in (See TEET - Pain - molars - gnawing - alternating - itching)
    : **Teeth**; pain in (See TEET - Pain - alternating with - ear)
  - **boring** with finger: ...
    : amel (⚘*Boring - amel.*): aeth agar *Bov* coc-c *Coloc* fl-ac lachn laur mag-m mill ol-an zinc
    : not amel: agar *Carb-v* laur mang ruta
  - **burning** (⚘*Chilblains*): **Agar** alum arg-met *Arn* Ars arund bad Bry calc calc-p carb-an carb-v carl *Caust* corn lach *Lyc Mur-ac* nat-p *Nit-ac Nux-v* **Petr** *Phos* puls stry **Sulph** thuj zinc
    : scratching; after: *Fl-ac*
    : warm room agg: calc-p
  - **corrosive**: *Arg-met*
  - **cough** agg: lach
  - **deaf** ear; of: sep
  - **eating**; while: lachn
  - **frozen**, as if: **Agar** colch crot-h hipp **Petr**
  - **laughing** agg: mang
  - **lying** agg: kali-p
  - **menses**; during: agar
  - **moving** jaws, when: ph-ac
  - **riding**; after: calc-p
  - **rising**, soon after: arg-met trom
  - **rubbing**:
    : agg: alum
    : amel: cortico mez ol-an phel
    : not amel: zinc
  - **scratching**:
    : amel: caust mag-c nat-c
    : must scratch until bleeding: alum *Arg-met* nat-p

Itching — Meatus — scratching: ...
- : not amel: am-m *Arg-met* cist fl-ac *Sars*
- sleep agg; during: *Lyc*
- sneezing agg: cycl
- stitching: lach
- stooping agg: lepi
- swallowing:
  : agg: mang *Sil*
  : must swallow: carb-v **Nux-v**
- talking agg: mang
- touch | amel: hyper mur-ac nat-m
- walking agg: borx
- warm:
  : room:
    : agg: calc-p coc-c
    : entering a warm room; when | cold air; from: Coc-c
  - yawning agg: acon
  ▽ extending to:
    : **Body**; whole: am-c
    : **Throat**: elaps
- **Tragus**: mur-ac

LAUGHING agg: mang

LIGHTNING-LIKE sensation | swallowing agg: psor

LUMPS; hard | Behind ear: cinnb

LUPUS on the lobe: nit-ac

LYING:
- face; on the | amel: rad-br

MEASLES; after: carb-v puls sulph

MÉNIÈRE'S disease (See VERT - Ménière)

MOISTURE: arg-n *Calc Graph Hep* kali-c *Lyc Merc* olnd petr phos sep spig
○ **Behind** the ears: calc carb-v caust **Graph** hep kali-c lyc nit-ac *Olnd Petr* phos *Psor* puls rhus-v sep sil *Sulph*
- **Conchae**: sil sulph
- **Margin**: sil

MOVING in ear; sensation of something:
- swallowing agg: nat-c

MUMPS (See FACE - Inflammation - parotid - mumps)

MUSIC agg: ph-ac tab

NARROW sensation: asar lyc

NECROSIS | **Mastoid**: aur

NODES:
○ **Auricle**, on: berb
- **Behind** the ears: bar-c bry *Calc* carb-an caust dros ph-ac staph
- **External** ears; on:
  - arthritic or gouty nodosities:
    : accompanied by | tearing pain: berb
  - copper-colored nodes: arg-met dros graph merc staph

470   ▽ extensions | ○ localizations | ● Künzli dot

NOISE:
- **agg**: acon arn *Bell* calad carb-an *Cham* chin coff colch *Con Iod* kali-p lyc nux-v **Op** ph-ac puls sil spig *Sulph Ther*
- **slight** noise: cimic
- **amel**: calen graph jab nit-ac

NOISES
in: acon acon-c aconin act-sp adren *Aesc* agar *Agn* ail all-c aloe alum am-c am-m *Ambr* anac anag anan ang anis ant-c ant-t antip aphis *Arg-n* arist-cl *Arn Ars Ars-i* arund asaf *Asar* aster atro *Aur* aur-ar *Bar-c* bar-i *Bar-m* bar-s **Bell** benz-ac berb bism bol-s *Borx* bov brom bros-gau *Bry* **Cact** cadm-met cadm-s cain calad **Calc** calc-i calc-p *Calc-s* calc-sil camph canch **Cann-i** cann-s canth carb-ac carb-an *Carb-v* carbn-h carbn-o *Carbn-s* card-b *Carl* castm **Caust** *Cedr* cham *Chel* chen-a **Chin** chin-b chinin-ar **Chinin-s** chinin-sal chlf chlor *Cic* cimic cinch *Cinnb* cit-d cit-v clem cob cob-n *Coc-c* coca cocc coff coff-t colch coloc com *Con* convo-s cop croc crot-t *Cupr* cupr-act cur cycl daph *Dig* dios dirc dros dulc elaps ery-a euon eup-per *Eup-pur* euph euphr fago ferr ferr-ar ferr-i ferr-p ferr-pic ferr-s ferul fl-ac form gad gamb gast *Gels Glon* gran **Graph** guar guare ham hed hell hell-v hep hura hydr hydr-ac hydrc hyos hyper iber *Ign Iod* iris jab jac-c jal jatr-c kali-ar kali-bi kali-br *Kali-c* kali-chl **Kali-i** *Kali-m* kali-n *Kali-p Kali-s* kali-sil kalm kiss *Kreos* lac-ac *Lac-c Lach* lach lact lact-v laur lec led lepi linu-c lipp lith-m lob-d lol **Lyc** *Lyss* m-ambo m-arct m-aust mag-c mag-m mag-s manc mang med meny *Merc* merc-c merc-cy merc-d merc-i-r merc-n mez mill mim-h morph mosch mur-ac murx myric naja narcot nat-ar nat-c *Nat-m Nat-p Nat-s Nat-sal* nicc *Nit-ac* nitro-o nux-m *Nux-v* oci-sa ol-an olnd *Op* osm paeon *Par* parth paull ped pen peti **Petr** petros **Ph-ac** phel *Phos* phys pic-ac pilo pimp pin-s pitu-p plan *Plat Plb* plb-chr plect **Psor** ptel **Puls** puls-n prt rauw rheum *Rhod* rhus-r rhus-t ric ruta sabad sabin *Sal-ac* salin **Sang** sangin-n sarr sars *Sec* sel seneg *Sep Sil* sphing **Spig** spong stann **Staph** stram stront-c stry sul-ac sul-i sulfon **Sulph** *Tab* tanac tarax tarent tep ter teucr thea ther thiosin thuj thymol til **Tub** valer verat verat-n verat-v viol-o visc x-ray xan xanth zinc
- **right**: aesc ail ang bar-c borx brom bros-gau bry calc-p castm cham chin-b chlor colch con euph ferr fl-ac gad lac-c lyc mag-c mag-m meny merc merc-c mez mill mur-ac *Nat-s* phel phos phys plat rat rheum rhod rhus-v sep spong stront-c sulph tarent tub
- **left**: agar anac *Berb* bov bry carbn-s chel chin-b cic cob coc-c coff ery-a gamb glon graph hydrc hyper lac-ac mag-c mag-s merc merc-c mill myric nat-m nat-s ol-an paeon paull phos sars stann staph ter zinc
- **daytime**: ph-ac sulph
- **morning**: alum alum-p ant-c arg-n ars aur bell calc carb-v carbn-s caust clem *Coff Cupr* dios dros dulc gamb *Graph Lach* mag-c mag-m mang merc mez naja nat-ar nat-c nat-m *Nat-s Nux-v* ph-ac phel phos plat ptel puls rhod sil sulph tab teucr zinc
  - **after**: alum ars calc nux-v sil
  - **amel**: rhod

Noises in – morning: ...
- **bed** agg; in: arg-n aur graph mag-c nat-m puls sulph
- **motion** of lower jaw agg: graph
- **rising** agg: mez
- **waking**; on: hyper **Lach** *Naja* nat-m rhod tarent
- **forenoon**: ars carb-v chinin-s fl-ac hura mag-c *Nat-m* rhod
- **9 h**: euphr hura
- **11 h**: mag-c *Nat-m*
- **noon**: cedr fago glon sars thuj
- **afternoon**: all-c *Ambr* Ant-c *Bad* carb-v carl cham dios elaps gamb hydr kalm lac-ac mag-c murx nit-ac nux-v ptel puls rhus-t sars spig sulph thuj verat verat-v
- **14 h**: hydr verat verat-v
- **15 h**: elaps fago mag-c
- **16 h**: dios *Lyc* puls
- **17 h**: ol-an sulph
- **18 h**: ol-an
- **evening**: acon alum alum-p bad bar-c borx calc canth *Carbn-s Caust* cinnb *Coc-c Con* croc gamb glon *Graph* ham hydr kali-n lach lact linu-c *Lyc* mag-c *Merc Merc-i-r* murx nat-ar nat-m nicc *Nux-v* op petr ph-ac plat plb ptel *Puls* rhod sel sep *Sil* spig stann sul-ac *Sulph* sumb tab tarent thuj valer zinc zinc-p
- **19 h**: mag-c phys
- **20 h**: ham
- **21 h**: hydr
- **22 h**: nat-ar
- **bed** agg; in: croc *Graph* lact *Merc* phos rhod sel **Sulph** valer
- **night**: agar am-c am-m bar-c carb-an carbn-s cham chin chin-b chinin-s cinch coc-c con cycl *Dulc* elaps euph *Graph* lac-c lil-t lyss mur-ac *Nat-m* nicc *Nux-v* ph-ac rat sars sep *Sil* spong sulph ther tub zinc zinc-p
- **midnight**: am-c rat
- **2 h**: chinin-s
- **lying** on the ear: am-c
- **waking**; on: rat
- **headache**; during | **agg**: cycl
- **waking**; on: con hydr rat
- **accompanied** by:
  - **catarrh** (See Catarrh - accompanied - ear)
  - **hearing**: impaired (See HEAR - Impaired - accompanied - noises)
  - **hemorrhage** (See GENE - Hemorrhage - accompanied - noises)
  - **nausea**: acon naja
  - **pain** in ear (See Pain - accompanied - noises)
  - **vertigo** (See VERT - Accompanied - ear - noises)
- **Head**: ...
  - **pressing** pain in (See HEAD - Pain - pressing pain - accompanied - ear)
- **air**; in open:
  - **agg**: agar carb-an graph tab
  - **amel**: ars cic *Coff* puls thuj
- **anxiety** agg: act-sp
- **bagpipe**, as from distant: nat-c

Noises – bats

- **bats**; sounds as from: mill
  - **night**: ph-ac
- **beating**: pyrog
  - **door**; someone beating a: ant-c
  - **rising**:
    : amel | **distant** sounds: mez
- **bed**; driving out of: mag-c sil
- **bees**, sound of (See buzzing)
- **bell** of a clock: mang
- **bells** (*ringing*): alum ambr ant-c ars arund aur borx Calc calc-f chin *Chinin-s* clem coff *Con* croc crot-h hyos kali-c kali-n *Led* lyc mag-c mang meny merc merc-d mez *Nat-m* nat-s *Petr* ph-ac phos psil pyrog rhod sars *Sil Spig* sul-ac sulph valer zinc
  - **morning**: mang
- **blood** to the head; caused by rush of: arn
- **blowing**: bell chel hydr-ac hydrc mez mosch ox-ac *Phos Sel* sep spig stann stram *Verat*
- **blowing** the nose agg: bar-c *Calc Carb-an Hep* kali-chl lyc mang meny ph-ac stann teucr
- **boring** into ear | **amel**: aeth kali meny nicc
- **breakfast**; during: carb-v nit-ac zinc
- **breathing** agg: bar-c *Iod* nat-s
- **bubbling**: bell berb card-b con dulc euphr graph hura kali-c kali-n kreos lim lyc *Nat-c* nat-m petr rheum sil sulph thuj
- **bursting** of a bubble: aloe bar-c cic graph hep mosch *Nat-c* rhus-t sabad sulph
- **buzzing**: abrot acon agar alco all-c aloe alum alum-p *Am-c* ambr anac anis ant-c antip *Arg-met* **Arg-n** *Arn Ars Ars-i* ars-s-f *Aur* aur-ar aur-i *Aur-m* aur-s *Bar-c* bar-i *Bar-m* bar-s *Bell Berb* borx *Cact* cain calad *Calc* calc-f calc-s *Camph* canch **Cann-i** carb-c carb-an *Carb-v* carbn-s carl castm *Caust* cedr chel chen-a **Chin** chinin-ar **Chinin-s** chlf *Cic* cimic coc-c coca cocc *Coff* coff-t *Con* cop croc crot-h dig dios dros *Dulc Elaps Eup-per* euph fago ferr *Ferr-p* ferr-pic *Form* gamb glon graph guare *Ham* hep hydr hydr-ac *Hyos Iod* iris kali-ar **Kali-c** kali-i kali-m kali-p kali-s kalm *Kreos Lac-c Lach* lact *Laur* **Lyc** lyss *Mag-c* mag-m merc merl mosch *Mur-ac* murx *Nat-m* nat-s nicc nit-ac nitro-o *Nux-m* **Nux-v** olnd *Op Petr* ph-ac *Phos* phys *Pic-ac* **Plat** plb *Psor* puls rhod rhus-t ric sabad sabin sal-ac sang sarr sars sec sel *Sep Spig* stront-c sul-ac *Sul-i Sulph Tarent* ther thuj tub verat x-ray zinc zinc-p
  - **one** ear and then the other: *Sulph*
  - **right**: cann-i elaps *Euph* fago lac-c lyss mag-c mag-m mur-ac phys sul-ac sulph thuj
  - **left**: *Aur-m Berb Coff* glon kali-c merc rhod
  - **morning**: dios mag-m sil
    : **waking**; on: nat-m
  - **forenoon**: ant-c rhod
  - **noon**: cedr fago sars thuj
  - **afternoon**: gamb murx nux-v
  - **evening**: *Bar-c* gamb murx nux-v sel *Spig* sul-ac
    : **bed** agg; in: lact
  - **night**: am-m **Dulc** *Euph* lac-c
  - **alternating** with | **whistling** (See whistling - alternating - buzzing)

Ear

- **buzzing**: ...
  - **chill**; during: *Ars* glon m-aust puls
  - **convulsions**; after epileptic: *Caust*
  - **descending** stairs, while: crot-c
  - **headache**; during: dios
  - **intermittent**, in: *Ars*
  - **leaning** on head amel: kali-c
  - **menses**:
    : **before** | **agg**: *Kreos*
    : **during** | **agg**: coca *Kreos*
  - **mental** exertion; after: ferr-pic
  - **perspiration**; during: **Ars**
  - **side** lain on: mag-m
  - **sitting** agg: am-m bell
  - **stool**:
    : **after** | **agg**: *Calc-p*
    : **during** | **agg**: lyc
  - **swallowing** agg: rhod
  - **vertigo**; with: alum *Arg-n* arn *Ars* bell benz-ac cann-i carb-v chen-a chin **Chinin-s** *Cic* euph *Gels Glon* kreos laur nat-s ph-ac pic-ac sal-ac seneg sil *Stry* tab ther valer zinc
  - **whistling** agg: rhod
- **cannonading**: aphis bad chel chen-a chin-b mosch
  - **distant**: bad chel plat
- **cascade**; sound of a (See rushing - waterfall)
- **cat**, like a spitting: calc *M-aust* nit-ac plat sil spig
  - **afternoon**: nit-ac
- **chewing** agg (*eating; motion - jaw - agg.*): aloe alum bar-c bar-m bros-gau *Calc* carb-v *Graph Iod* **Kali-s** mang meny nat-m **Nit-ac** nux-v *Petr* sil sulph
- **chill**; during: cedr chinin-s glon nat-m puls rhus-t *Tub*
- **chirping**: agar bry calad cedr *Carbn-s Caust* cedr euph ferr kali-m kali-s lach *Lyc* meny mur-ac *Nat-s* nicc *Nux-v Puls* rat *Rhus-t* sal-ac *Sil* stann sulph tarax teucr *Tub*
  - **right**: euph (non: hep) nicc rat
  - **morning** | **bed** agg; in: puls
  - **evening**: *Carbn-s* lyc nat-s
  - **night**: carb-v mur-ac nux-v rhus-t
  - **intermittent**, during: *Lyc Nat-s* nux-v *Puls Rhus-t* tub
  - **valve**; as if opening and shutting: goss *Graph* xan
- **clashing**: *Mang* sabad sil
- **closing** the eyes agg: chel
- **clucking**: agar *Bar-c* cadm-s *Elaps Graph* kali-c lyc petr rheum sep sil
  - **left** ear; while lying on: bar-c
  - **rising** from stooping, when: graph sep
  - **stooping** agg: graph
- **coition**:
  - **after**: carb-v dig graph
  - **during**: graph
- **cold** drinks agg; after: kali-c
- **convulsions**:
  - **after**: *Ars* caust
    : **epileptic**: *Caust*
  - **before**: hyos

Noises – convulsions

472   ▽ extensions | ○ localizations | ● Künzli dot

Noises – convulsions — Ear — Noises – flapping

- **before**: ...
  - *epileptic*: *Hyos*
- **cough** agg; during: kali-m nux-v sil
- **covering** eyes with hands amel: spig
- **cracking**: agar aloe alum aur-ar *Bar-c Brom* bry *Calc* carbn-s *Caust* coc-c cocc *Coff Com* con dig dulc ery-a *Form* glon *Graph* hep kali-ar **Kali-c** kali-chl *Kali-m* kali-s kalm *Lach* lachn mang meny *Merc* mosch mur-ac nat-c *Nat-m* **Nit-ac** nux-v ol-an ped *Petr Psor Puls* rhod *Rhus-t* sabad sang stry sulph tarent thuj zinc
  - **right**: *Hep* lachn nat-c ped sang tarent
  - **left** ear; in | **headache**; during: form
- **morning**: *Coff* nat-c
  - **bed** agg; in: *Graph*
  - **moving** jaw: *Graph* rhus-t
- **evening**: petr
  - **eating**; while: *Graph* petr
- **night**: bar-c *Mur-ac*
- **blowing** the nose agg: ambr aphis *Bar-c Bar-m* bry calc chen-g form gels *Graph* hep kali-c kali-chl kali-m lach mang *Nit-ac* petr puls sil thuj
- **breakfast**:
  - **after** | **agg**: zinc
  - **during**: **Nit-ac**
- **burst** during sleep; as if drum had: (non: lach) *Rhus-t*
- **chewing** agg: aloe alum ambr aphis bar-c *Bar-m* brom *Calc* calc-sil chen-g cocc form gels *Graph* kali-c *Kali-m Kali-s* lach meny *Nat-m* **Nit-ac** *Petr* puls rhus-t sabad sil sulph thuj
- **cough** agg; during: nux-v
- **intermittent**: petr
- **lying** | amel: bar-c
- **motion** of body agg: puls
- **moving**:
  - **Head**: graph *Puls*
  - **Jaw**: aloe *Carb-v Graph*
- **nap**; during: dig
- **opening** the mouth: dulc glon
- **reading** aloud: aloe
- **sleep** agg; during: dig *Lach*
- **sneezing** agg: ambr aphis *Bar-c Bar-m* bry calc chen-g form gels *Graph* kali-c *Kali-m* lach *Nit-ac* petr puls sil thuj
- **stroking** cheek: sang
- **swallowing** agg: agar alum ambr aphis *Bar-c Bar-m Calc* chen-g cic coc-c coca der *Elaps* form gels graph kali-c kali-chl kali-m lach mang nat-m *Nit-ac* petr puls sil thuj
- **turning** head agg: *Caust*
- **walking** rapidly agg: *Bar-c*
- **yawning** agg: cocc
- **crackling**: acon agar alum ambr ars aur aur-s *Bar-c* bar-s borx calc cann-i carb-v coc-c con dulc *Elaps* eup-pur glon *Graph* hep hipp kali-ar kali-c kali-i kali-s lach m-arct meny merc-c mosch nit-ac puls rheum sabad sep spig sulph teucr thuj
  - **left**: visc
  - **evening**: acon borx

- **cracking**: ...
  - **blowing** the nose agg: hep teucr
  - **breakfast**; during: carb-v
  - **chewing** agg (↗*motion*): alum carb-v
  - **lying** upon ear: bar-c
  - **motion** of jaws (↗*chewing*): carb-v
  - **opening** the mouth agg: dulc
  - **sneezing** agg: bar-c
  - **swallowing** agg: alum bar-c elaps eup-pur graph hep kali-i
  - **synchronous** with pulse: coff puls
  - **walking** agg: bar-c meny puls
- **crashing**: aloe bar-c con dig *Graph* zinc
  - **night**: bar-c
  - **sleep**; when falling asleep: *Dig* zinc
  - **breaking** of a pane of glass; as from: aloe   dig zinc
- **creaking**: agar ambr graph mosch puls rhus-t stann thuj
  - **morning**:
    - **bed** agg; in | **motion** of lower jaw agg: graph
  - **evening**: stann
    - **bed** agg; in: graph
    - **eating**; while: (non: graph)
  - **swallowing** agg: agar graph *Thuj*
- **crickets** (See chirping)
- **croaking** like frogs:
  - **sitting** agg: mag-s
  - **walking** agg: bar-c
- **cymbals** and drums, sounds of: lob lol
- **dentition**; during: aloe caust *Mang Nit-ac* phos *Thlas*
- **din** | **stepping** hard; when: *Lyc*
- **dinner** (See chewing)
- **drumming**: bell borx canth *Cupr Dros* dulc *Lach* manc rob
  - **morning**: lach
  - **waking**; on: lach
  - **distant**: *Cupr* dros mez
  - **dull**: borx
  - **lain** on, rising up amel; in ear: *Cupr*
  - **walking** agg: manc
- **eating** (↗*chewing*):
  - **after** | **agg**: agar canth cinnb con mag-c nat-s op sil sulph
  - **while** | **agg**: con *Graph* nat-m petr sil sulph zinc
- **echoes** (See reverberating)
- **excited**, when: sulph
- **explosion**, like an (↗*reports*): aloe ars bar-c cann-i dig glon graph hep kali-c mosch nat-c nit-ac peti petr *Phel* phos *Rhus-t* sabad sil zinc
  - **blowing** the nose; on: hep
  - **breaking** glass; as from: aloe dig zinc
  - **sleep** agg; during: dig mag-c stann
  - **swallowing** agg: cic
- **fever**; during: *Ars* lach *Nux-v* puls *Tub*
- **fibrous** bands; from: thiosin
- **flapping**: alum-p aur-ar bar-c bar-i calc calc-sil carbn-s kali-s kali-sil nat-s spig *Sulph*

Ear

Noises – flapping

- **bird** is flapping; sensation as if a (See fluttering - bird)
- **fluttering** sounds: acon agar alum alum-p alum-sil ant-c ant-t ars ars-i aur aurs-s *Bar-c* bar-i bar-s *Bell* berb borx *Calc* calc-sil *Carbn-s* carl caust cham chin cocc con cupr dros dulc *Graph* hep iod jac-c kali-c kali-i *Kali-p Kali-s* lach laur *Lyc* m-ambo m-arct m-aust mag-c *Mag-m* mang meny *Merc* merc-d mosch nat-m nat-s nit-ac olnd petr *Ph-ac* phos **Plat** psil *Psor Puls* rheum rhod sabad sel sep sil **Spig** spong stann staph *Sulph* tab toxo-g zinc zinc-p
  - **right**: mag-c mag-m nat-s plat tab
  - **morning**: bell plat
    : **waking** agg; after: bell
  - **afternoon** | 17 h: sulph
  - **evening**: mag-c mang plat tab
  - **bird**, as of a: ant-t *Calc* cham jac-c mag-c mang mosch *Ph-ac* plat spig
  - **breathing** agg: *Bar-c*
  - **butterfly**, as of a: jac-c jac-g nat-m
  - **dinner**; during: nat-m
  - **eructations**; with: caust graph
  - **lying** | **amel**: *Bar-c Ph-ac*
  - **rhythmical**: sil
  - **swallowing** agg: ars
- **gong**; like a | **lying** agg: sars
- **gout**; from: ferr-pic
- **guns**, sound of: am-c cann-i graph spong
  - **night**: spong
  - **swallowing** agg: graph
- **gurgling** in ears as of air bubbles: *Lyc* nat-c
- **hammering**; sounds of: spig thuj
- **headache**; during: acon-c arist-cl carbn-s caust **Chin** *Cocc* cycl dios erig euphr ferr-s form gels glon hydr-ac *Kali-c Lyc* mand *Naja* narcot *Nux-v* phos *Plat* plb-chr *Puls* sep *Sil* staph sulo-ac
- **hissing**: acon aeth agar alum anis bar-c bar-m benz-ac bry cain *Calc* calc-hp *Cann-i* caust chin chinin-s **Dig** dros ferr-pic gamb glon *Graph* hep kali-n kreos *Lach* lyc m-arct mag-m med merc-i-r mur-ac nat-s *Nux-v Pic-ac* rhod sep sil sulph sumb teucr thuj valer
  - **morning**:
    : **side** lain on: mag-m
    : **snuffing** and eructation; with: teucr
  - **evening**: calc hep
  - **boiling** water, as from: *Bar-c* bry *Cann-i* cann-xyz chlf *Dig* lyc mag-m sulph thuj
  - **clock**; near: ph-ac
  - **convulsions**; after epileptic: *Caust*
  - **synchronous** with pulse: benz-ac sep
  - **talking** agg: teucr
- **horn**; like blowing of a: *Kalm*
- **howling**: sep
- **humming**: abrot *Acon* act-sp agar all-c all-s aloe *Alum* alum-p alum-sil *Am-c* am-m aml-ns amyg *Anac* anag ant-c *Arg-n Arn Ars* ars-i ars-s-f *Aur* aur-ar aur-i aur-m-n aur-s *Bell* bry calc calc-i calc-s calc-sil cann-xyz *Canth* carb-ac carb-an carb-v *Carbn-s* card-b *Carl* casc castm *Caust* cham chel **Chin** chin-b chinin-ar

Noises – machinery

- **humming**: ...
  Chinin-s cinch cob *Con* convo-s cop *Croc* crot-t cur *Cycl* daph der dirc *Dros Dulc Ferr* ferr-ar ferr-i ferr-p ferul gels glon *Graph* hep hyos iod jal kali-ar kali-c kali-m kali-p kali-s kalm kreos lact laur **Lyc** mag-c mag-m meny merc merc-c mez mosch *Mur-ac* nat-ar nat-c *Nat-m* nat-p nicc *Nit-ac* nitro-o nux-m *Nux-v* olnd *Op Petr Ph-ac* **Phos** plat plb *Psor Puls* rauw rhod rhus-t ric rob sabad sang sec seneg **Sep** sil *Sphing Spig* stann *Stry* sul-ac sul-i *Sulph* tab ter thuj verat verat-v zing
  - **alternating** sides: sulph
  - **left**: anac bry chin-b cob merc merc-c sphing ter
    : **extending** to | **Occiput**: sphing
  - **morning**: *Alum* carbn-s
    : **rising** agg; after: alum ars sil
    : **waking**; on: nat-m rhod
  - **forenoon** | 11 h: zing
  - **evening**: alum nicc *Ph-ac* rhod sep spig
    : **supper** agg; after: canth
  - **night**: agar chin-b *Nux-v*
  - **air**; in open:
    : agg: tab
    : **amel**: *Ars*
  - **anxiety** agg; mental: act-sp
  - **bells**, as from: alum
  - **chewing** agg: *Iod*
  - **chill**; during: *Ars* puls
  - **heat**; during: *Ars Nux-v*
  - **lying**:
    : agg: all-c rhod
    : **ear**; on the | agg: mez
  - **menses**:
    : **before** | agg: borx bry *Kreos*
    : **during** | agg: *Kreos*
  - **motion** agg: *Puls*
  - **noises** agg; loud: ol-an tab
  - **resting** head on table amel: ferr
  - **room** agg; in: tab
  - **sitting** agg: bell
  - **sleep** agg; after: act-sp
  - **synchronous** with pulse: carl puls
  - **talking** agg: op
  - **vertigo**; with: alum arg-n arn bell benz-ac chin chinin-s euph kreos *Ph-ac* sal-ac seneg sep sil tab ther
  - **warm** room agg: *Ars Ph-ac*
- **inspiration** agg: bar-c *Iod* teucr
- **leaning** head on table | **amel**: ferr
- **loose**, as if: *Calc Graph*
- **lying**:
  - agg: agar all-c cann-i con *Cupr Ferr-act* ferr-p lil-t *Mag-c* merc nat-c nat-m phos plat puls sil *Sulph Tarent*
  - **amel**: *Bar-c* bell nat-c nat-s **Ph-ac**
  - **ear**; on the | **agg**: am-c bar-c cupr mag-m mez rhus-r sep spong
- **machinery**, sound of: bell ferr-p hydr
  - 14 h: hydr

474 ▽ extensions | O localizations | ● Künzli dot

Noises – menopause   Ear   Noises – ringing

- **menopause**; during: sang
- **menses**:
  - **after** | **agg**: chin ferr kreos
  - **before** | **agg**: *Borx* bry cann-xyz chin ferr *Ign Kreos* nux-v phys verat
  - **during** | **agg**: ars *Borx* chin *Ferr Ign* kreos lac-c mosch *Petr Verat*
  - **suppressed** menses; from: calc graph puls
- **mental** exertion agg: *Caust* con ferr-pic
- **mice**, sound of: rhus-t teucr
  - **twittering** like young mice (↗*squeaking*): rhus-t teucr
- **mill**, sound of: bry cit-v iod mez naja nux-v plat
  - **morning** | **waking**; on: naja
  - **distance**, at a: bry mez
- **motion**:
  - **agg**: nat-c nux-v *Puls* staph sulph
  - **head**; of (↗*turning*):
    : **agg**: *Graph* nat-c puls staph
  - **jaw**; of lower | **agg** (↗*chewing*): ant-c *Carb-v* dulc *Graph*
- **murmuring**: borx puls
- **music**:
  - **agg**: *Acon* ambr bufo viol-o
  - **amel**: aur *Aur-m*
- **music**, he seems to hear: ail bell calc *Cann-i* cann-xyz kalm lyc *Merc* nat-c phos plb puls sal-ac sarr stram sulph
  - **evening**: lyc puls
  : **lying** down agg: puls
  - **piping**: *Borx*
  - **rest** agg: nat-c
  - **shrill**: coff
  - **whimpering** tune: ant-c
- **nails** driven into a board at a distance, sound of: agar
- **nervous** exhaustion; from: kali-p
- **noise** agg: coloc kali-p ol-an phos plat tab
- **occiput**; in (See HEAD - Noises - occiput)
- **opening**:
  - **mouth** (See motion - jaw - agg.)
  - **valve** were opening and shutting; as if a: goss graph xan
- **pain**; with every attack of: *Ars* lach
- **perspiration**; with: **Ars** ign
- **popping** (See explosion)
- **pressure**:
  - **ear**; from pressure in: diosm
- **pulsating**, throbbing: allox bell calc cann-xyz caust *Ferr-p Glon* hep hydrobr-ac lach mag-m merc *Morph* nit-ac phos puls
- **quinine**; after: kali-ar
- **rain**, sound of: bov chinin-s cofft kali-i rhod rhus-r
- **rattling**: bar-c m-arct *Rhus-t* rhus-v *Sep*
- **re-echoes** (See reverberating)
- **remedies** fail to act; well selected (↗*GENE - Remedies - fail)*: ergot

- **reports** in (↗*explosion)*: aloe am-c aster *Bad Bar-c* bell **Calc** cann-i chel *Chin* cic cocc dig eup-pur graph hep itu kali-c *Mang* mosch nat-c nat-m nit-ac nux-v petr phos plat rhus-t sabad sil staph zinc
  - **morning**: nat-c zinc
  - **afternoon** | **sleep**; on going to: rhus-t
  - **night**: bar-c *Spong*
  - **blowing** the nose agg: hep mang
  - **breakfast** agg; after: zinc
  - **breaking** of glass, like the: aloe dig zinc
  - **distant** shots, as of: am-c bad chel *Dig* plat
  - **drops** of blood, with: mosch
  - **menses**; during: mosch
  - **sleep**:
    : **during**: dig
    : **going** to sleep; on | **agg**: dig rhus-t zinc
  - **swallowing** agg: *Cic* mang
  - **violent** in ears: aster
- **reverberating●**: ant-c *Bar-c Bar-m* bar-s bell cadm-s carb-v *Carbn-s* **CAUST●** *Cic Coff* coloc cop *Dig Graph* hep hydr-ac iod *Kali-br* kali-c kali-m *Kali-p* lac-c *Lach* Lyc merc mosch mur-ac nat-c nat-s **Nit-ac●** *Nux-v Ph-ac* **PHOS●** plat *Puls Rhod* sabad *Sars* sec **Sep** sil spig sulph ter zinc
  - **morning**: *Caust Nux-v* phos
  - **forenoon**: *Nux-v*
  - **afternoon** | **16 h**: *Lyc*
  - **blowing** the nose agg: **Bar-c** bar-m hep
  - **breakfast**; before: ant-c
  - **every** sound: anh *Caust Lyc* ph-ac phos
    : **difficult** hearing; with: **Caust** *Lyc* merc
  - **loud** sounds reverberate long: rhod
  - **own** voice: bell *Caust Graph* kali-c lac-c nat-s *Nit-ac* nux-v ph-ac *Phos* sars *Spig* ter zinc
  - **painful**: cop nit-ac
  - **sneezing**; on: bar-c
  - **swallowing** agg: *Cic*
  - **waking**; on: puls
  - **walking**:
    : **agg**: verb
    : **amel**: cop
- **ringing** (↗*bells)*: **Acon** acon-c *Aesc Agar* agn ail alco *All-c* aloe alum alum-p alum-sil alumn am-c am-m ambr anac anan ang anis ant-c apis apoc *Arg-n* arn *Ars* ars-i ars-s-f arund asaf asar atro *Aur* aur-ar aur-i aur-m aur-s *Bar-c* bar-i bar-m bar-s **Bell** berb *Borx* brom brucin bry **Cact Calc** calc-f calc-i **Calc-s** calc-sil *Camph* **Cann-i** cann-s cann-xyz *Canth* carb-an **Carb-v** *Carbn-o Carbn-s* card-b *Carl* **Caust** *Cham Chel* chen-a **Chin** chin-b chinin-ar **Chinin-s** chlf chlol chlor cic cinch cinnb cit-d *Cit-v Clem* coc-c coca *Cocc* cod (non: coff) coff-t colch coloc com *Con* corn croc crot-h (non: cupr) cupr-act *Cycl Dig* dios *Dulc* elaps ery-a *Euph* euphr fago *Ferr* ferr-ar ferr-i ferr-p *Ferr-s Fl-ac Form* gamb gast *Glon Gran Graph* guare *Ham Hell* hell-v helo-s hep hura *Hydr* hydr-ac hydrc hyos *Ign* iod *Ip* iris kali-ar kali-bi kali-br **Kali-c** kali-cy **Kali-i** kali-m kali-n kali-p **Kali-s** kali-sil kalm kiss kreos lac-c lach lachn laur lec

All author references are available on the CD   475

Ear

Noises – ringing

- **ringing**: ...
  led **Lyc** m-ambo m-arct m-aust *Mag-c* mag-s manc mang *Meny* **Merc** merc-cy merc-n *Mez* mill morph mur-ac myric nat-ar nat-c *Nat-m* nat-p *Nat-s* nat-sal nicc nit-ac *Nux-m Nux-v* ol-an olnd op *Osm* paeon *Par* pen **Petr** petros *Ph-ac* phel *Phos* phys plan **Plat** plb plb-chr **Psor** *Ptel* **Puls** rat *Rhod* rhus-t rhus-v rumx ruta sabad sal-ac salin *Sang* sars sel **Sep** *Sil* sol-t-ae *Spig* spong *Stann* staph stram sul-ac sul-i sulfa sulo-ac **Sulph** tab tanac tarax tarent ter teucr thuj thymol thymu til valer verat verat-v vinc viol-o xan xanth zinc zinc-p
  - **right**: *Aesc* ail ang apoc ars borx brom caust cham chin chlor colch coloc con erig *Ferr* fl-ac *Lac-c* lyc mag-c meny mez mill nat-m nat-s osm phys plat psor puls *Rhod* rhus-t rhus-v spong teucr thuj xan zinc
    : alternating with | **left**: psor
  - **left**: agar arn bry caust chin-b cic coc-c ery-a fago *Gamb* glon graph hydrc kali-c kali-n mag-c mag-s mez myric nat-m nat-s nicc *Nux-v* ol-an olnd paeon par ph-ac phos sars stann staph vinc
  - **daytime**: sulph
  - **morning**: clem mang nux-v phel sulph tarent
    : **bed** agg; in: arg-n mag-c sulph
    : **dressing**, after: mez
    : **rising** agg: alum mez *Nux-v*
  - **forenoon**: carb-v fl-ac
    : **9 h**: euphr
    : **11 h**: nat-m
  - **noon**: glon sars
  - **afternoon**: carb-v carl kali-n kalm sars
    : **14 h**: verat-v
    : **15 h**: fago
    : **16 h**: dios
    : **18 h**: ol-an
  - **evening**: bar-c caust cinnb croc kali-n *Merc* rhod sil valer
    : **19 h**: phys
    : **20 h**: ham
    : **bed** agg; in: croc *Merc* phos rhod valer
  - **night**: carb-an chin-b cycl ph-ac sulph zinc
    : **midnight**:
    :: **after | 2 h**: chinin-s
    :: **waking**; on: rat
    :: **rise** and walk about; must: sil
  - **air** agg; in open: carb-an
  - **blowing** the nose agg: *Carb-an* teucr
  - **boring** with finger in ear: chel
    : **amel**: meny nicc
  - **chill**; during: cedr chin **Chinin-s** graph rhus-t *Sep*
  - **closing** the eyes agg: chel
  - **coition**; after: *Dig*
  - **cold** hand | **amel**: euphr
  - **coldness**; during: graph
  - **cough**; with: sil
  - **dinner**:
    : **after | agg**: cinnb mag-c thuj
    : **during | agg**: *Sulph*

Noises – roaring

- **ringing**: ...
  - **distant**: all-c arg-n coca *Spig*
  - **epileptic** fit, before: **Hyos**
  - **excitement** agg: mag-c
  - **followed** by | **sleep**: anis
  - **headache**; during: acon-c carbn-s caust **Chin** coca cycl dios euphr *Naja* **Puls** sul-ac
  - **hemorrhage**; after: chin
  - **lying** down:
    : **after | agg**: croc
    : **agg**: sulph
  - **menses**:
    : **before | agg**: *Ferr Ign* kreos
    : **during | agg**: borx coca **Ferr** *Ign* petr verat
  - **motion**:
    : **agg**: *Nux-v*
    : **head**; of | **agg**: staph
  - **one** ear ringing, burning in the other: kali-c
  - **rest | amel**: nux-v staph
  - **rising | amel**: tarent
  - **rubbing | amel**: meny
  - **sitting** agg: ars merc-cy *Sulph*
  - **sneezing** agg: euph
  - **stool**:
    : **after | agg**: apoc
    : **during | agg**: *Lyc*
  - **stopping** up ear with finger does not amel: croc
  - **talking** agg: spig
  - **turning** head agg: nat-c
  - **vertigo**; with: acon-c alum carb-v chin cocc coff-t com *Dig* lith-c merc-cy myric nat-m petr ph-ac ptel **Puls** sil
  - **waking**; on: arg-n carb-an mag-c rat sulph tarent
  - **walking**:
    : **agg**: chel manc nicc rhus-t
    : **air** agg; in open: agar carb-an
  - **yawning**; with: acon
- **rising**:
  - **agg**: acon mez *Phos*
  - **amel**: nat-c tarent
  - **sitting**; from | **agg**: lac-ac *Verat*
  - **stooping**; from | **agg**: mang sep
- **roaring**: *Acon* acon-c aconin agar *Agn* alco all-c alum alum-p alum-sil am-c am-m *Ambr* ammc *Anac* anis ant-c ant-t apom aran arg-n arn **Ars** *Ars-i Asar* atro *Aur* aur-ar aur-i *Aur-m* aur-s bapt **Bar-c** bar-i *Bar-m* bar-s **Bell** benz-ac berb bism **Borx** bov brom *Bry* cact cain calad *Calc* calc-i *Calc-s* calc-sil *Camph* canch cann-s *Canth* carb-ac carb-an **Carb-v** *Carbn-h* **Carbn-s** card-b *Carl* castm **Caust** cedr *Cham* chel chen-a **Chin** *Chinin-ar* **Chinin-s** chlf chlol cic cimic cinch *Cinnb* cit-v clem cob-n coc-c coca *Cocc* coff coff-t *Colch Coloc Con* cop croc crot-h crot-t cub cupr cur *Cycl* daph dig dirc *Dros* dulc *Elaps* euon euph ferr ferr-ar *Ferr-i* ferr-p fl-ac *Gels* gran **Graph** guare *Hell* hell-v *Hep* hydr

476 ▽ extensions | O localizations | ● Künzli dot

Ear

- **roaring**: ...
hydr-ac hyos hyper iber ign indg *Iod* jatr-c kali-ar kali-bi kali-br *Kali-c* kali-chl kali-i kali-n kali-p *Kali-s* kali-sil kiss *Kreos* lac-ac lac-c *Lach* lact *Laur Led* lepi lipp lol **Lyc** m-ambo m-arct m-aust *Mag-c Mag-m* mag-s manc mang mela meny *Merc Merc-c* merc-d merl mez morph mosch mur-ac murx narcot nat-ar nat-c *Nat-m Nat-p Nat-s* nat-sal nicc *Nit-ac* **Nux-v** ol-an olnd *Op* paeon paull ped *Petr* **Ph-ac** *Phos* pimp pin-s *Plat* plb plect psor ptel **Puls** rheum *Rhod* rhus-t rumx ruta sabad *Sal-ac* sang *Sec* seneg *Sep* **Sil** sphing **Spig** spong stann *Staph* stram stront-c stry *Sul-ac* sul-i **Sulph** tab tanac tarent tell tep ter teucr thea *Ther* thuj thymol til verat *Verat-v* viol-o wies zinc zinc-p zinc-s
  - **right**: am-m bar-c castm caust cham colch con mag-c merc-c mez mur-ac nat-s nicc ph-ac phos plat rheum sep *Sil* stront-c
  - **left**: agar all-c ars asar borx bov bry coc-c *Coloc* con graph hep hyper lac-ac lach laur mag-c mag-s mela meny *Nat-c* nat-m nit-ac *Nux-v* paull sal-ac sil sul-ac thuj
  - **daytime**: calad caust ph-ac sulph
  - **morning**: alum calc carbn-s lach mag-m merc nat-s ph-ac plat ptel tab
    - **bed** agg; in: *Aur* mag-m nat-m
    - **rising** agg; after: alum calc nat-s *Nux-v*
    - **waking**; on: hyper lach
  - **forenoon** | 11 h: mag-c
  - **afternoon**: all-c *Ambr Ant-c* cham lac-ac mag-c thuj
    - 15 h: elaps mag-c
    - 16 h: **Lyc**
    - **air**; when coming in from open: thuj
    - **rising** agg: lac-ac
  - **evening**: alum alum-p calc *Carbn-s* caust cinnb coc-c graph hydr lach mag-c op ped petr ph-ac plat plb ptel rhod spig sul-ac **Sulph** thuj
    - 19 h: mag-c
    - 21 h: hydr
    - **bed** agg; in: hep sulph
    - **waking**; on: hydr
  - **night**: am-c (non: chin) cinch coc-c con elaps euph **Graph** *Hydr Kali-br* nicc nux-v sep *Sil* zinc
    - **waking**; on: con hydr
  - **air**; in open | **amel**: *Cic* puls thuj
  - **alternating** with | **whistling** (See whistling - alternating - roaring)
  - **bed**; driving out of: mag-c
  - **blowing** the nose agg: meny
  - **boring** with finger in ear amel: castm lach
  - **cattle**: thuj
  - **coition**:
    - **after**: carb-v dig
    - **during**: graph
  - **cold**, from feet becoming: *Sil*
  - **convulsions**; after epileptic: *Caust*
  - **coryza**; during: acon ars bell hep lach *Merc* nux-v **Puls** rhod sep sulph
  - **dinner**; after: cinnb con
- **eating**:
  - **after** | **agg**: cinnb op sil
  - **before** | **agg**: sil
  - **while** | **agg**: con sil
- **fever**:
  - **during** | **agg**: *Ars* lach nat-m *Nux-v* puls
- **headache**; during: *Aur* borx chen-a *Chin Chinin-s* ferr gels *Lyc* narcot phos *Plat* puls sang *Sil* staph sulfon
- **heat**; during: *Ars Nux-v*
- **holding** hand over eyes amel: spig
- **inspiration** agg: bar-c
- **jerking**: staph
- **lying**:
  - **agg**: con graph *Mag-c* merc plat **Sulph**
  - **amel**: *Ph-ac*
  - **ear**; on the:
    - **agg**: mag-m spong
    - **amel**: phos
- **menses**:
  - **before** | **agg**: borx
  - **during** | **agg**: *Ars* borx chin kreos *Petr Verat*
  - **suppressed** menses; from: graph
- **mental** exertion agg: con
- **motion** agg: nat-c
- **music** | **amel**: ign
- **pain**:
  - **ear**; with pain in: petr
  - **every** attack of; with: *Ars* lach
- **painful**: ant-c
- **perspiration**; during: ars bell *Calc Caust* graph hep ign lyc m-aust **Nux-v** puls sabad *Sep* **Sulph**
- **reading** agg: acon
- **rhythmical**: *Coloc Kali-br* sep *Sul-ac*
- **rising**:
  - **agg**: acon *Phos*
  - **sitting**; from | **agg**: verat
- **room** agg; in: cic mag-c
- **sitting** agg: con nat-m phos sulph
- **sitting** up in bed | **amel**: mag-c op
- **sneezing** agg: mag-c
- **sound**; at every: coloc ol-an
- **stool**:
  - **painful** and bloody; with: kali-chl
  - **straining** at | **agg**: lyc
- **stooping**:
  - **after** | **agg**: mang
  - **agg**: croc
- **supper** agg; after: canth
- **swallowing** | **amel**: rheum
- **talking** agg: nat-c
- **vertigo**; with: alco *Bell* calc carb-v cocc crot-t gran hell nat-c *Op* petr *Phos Psor* puls sel seneg stry
- **walking** agg: colch cycl ferr nat-m
- **waterfall**, on opening mouth during dinner; as from a: sul-ac
- **wind**; as if from: asar caust chel con croc led mag-c petr sulph verat

Ear

Noises – roaring

- **yawning** agg: verat
- **rolling** sound: am-m *Graph* Plat
- **morning**: *Plat*
- **rubbing** | **amel**: meny
- **rumbling** (↗ *thundering*): apis *Asar* bry chlf *Elaps* equis-h gast merc *Plat* sel sep tarent thuj
- **left**: elaps
- **evening** | **bed** agg; in: sel
- **tornado**, like a distant: *Asar*
- **rushing**: abrot *Acon* agar *Agn* alco alum am-c *Am-m* ambr anac ant-t *Arn* ars ars-s-f asar aster *Aur* aur-ar aur-s bar-c bell borx bov brom *Bry* calc canth *Carb-an Carb-v* carbn-s caust cham *Chel* chin *Chinin-s* cinnb *Cocc Coloc* con croc *Cupr* dulc euph (non: euphr) ferr ferr-p *Gels* glon *Graph* hep hydr-ac *Hyos Iod* kali-ar **Kali-c** kali-cy kali-n *Kali-p Kali-s Lach Led* lil-t **Lyc** lyss m-ambo m-aust mag-c mag-s mang merc merc-c mez mosch mur-ac nat-ar nat-c **Nat-m** nat-p **Nit-c** nitro-o nux-v op ox-ac **Petr Phos** phyt plat *Puls* rhod rhus-r rhus-t ruta sec *Sel* sep sil spig stann staph stront-c *Sul-ac Sulph* tab ther verat viol-o zinc
  - **right**: brom *Mag-c* nat-ar plat
  - **morning**: dulc merc
  - **evening**: bar-c caust mag-c petr sep
  - **night**: am-c caust con euph lil-t nux-v ther
    - **midnight** | **lying** on the ear: am-c
  - **breathing** agg: bar-c
  - **coition**; during: graph
  - **distant**: brom
  - **eructations** agg: caust
  - **headache**; during: tub
  - **lying**:
    - **agg**: agar con lil-t merc nat-m
    - **ear**; on the | **agg**: am-c
  - **menses**:
    - **before** | **agg**: borx *Kreos* verat
    - **during** | **agg**: borx kreos
  - **mental** exertion agg: con
  - **rising** from sitting agg: verat
  - **room** agg: mag-c
  - **steam** escaping, like: glon sil
  - **synchronous** with pulse: **Puls** sil
  - **water**; as of: aster **Cham** *Cocc* kali-n mag-c mag-s nitro-o petr *Puls* rad-br ther
    - **16 h**; after: *Puls*
  - **waterfall**; like a: ars aster aur bry cann-i caust chel chinin-s cob-n con lyss mag-c nat-p petr rhus-t sul-ac ther
    - **accompanied** by | **hearing**; impaired (See HEAR - Impaired - accompanied - noises - rushing)
    - **opening** the mouth agg: sal-ac sul-ac
- **wind**, rushing out of ears; sound of: abrot mosch sulph
- **rustling**: aloe *Bell* borx brom carb-v caust cham mang merc mosch phos puls rhus-v sil stann ther viol-o
  - **bird**, like a: cham
  - **blowing** the nose agg: sil
  - **motion** of lower jaw agg: aloe carb-v

Noises – startling

- **scratching** like a bird: cham
- **shrieking** | **blowing** nose; on: ph-ac stann
- **singing**: acon am-m arg-met arn *Ars* asar atro bell bry cact *Calc* calc-p calc-s calth *Camph* cann-i cann-s carb-v carbn-o *Carbn-s Caust* cedr cer-s cham chel **Chin** *Chinin-ar* chinin-s chlf chlor cimic coff coff-t coloc *Con* cot croc cupr-act dig erig ery-a ferr ferr-ar ferr-m ferr-p fl-ac gast gels glon *Graph Hyos* iod kali-bi **Kali-c** kali-i kali-m *Kali-p* lac-ac *Lach* lachn linu-c *Lyc* mag-m merc-i-r mur-ac nat-ar *Nat-c* nat-m nat-p *Nit-ac* nitro-o *Nux-v* ol-an olnd onos op pen petr petros ph-ac phel phos phys *Psor* ptel puls rhus-t *Sang* sec sep *Stram* sul-ac sul-i sulph sumb ter thuj verb vichy-g
  - **right**: arn asar calc-p cer-s erig lach lachn *Nat-c* phel sumb visc
  - **left**: bry cann-i cot ery-a lac-ac lachn linu-c nat-m ol-an olnd tarent
  - **morning**: phel
  - **afternoon**:
    - **17 h**: ol-an
  - **walking** in open air agg: lachn
  - **evening**: linu-c merc-i-r sumb
  - **night**: mur-ac nux-v
    - **lying** down agg; after: *Phys*
  - **closing** the eyes agg: chel
  - **locusts**, like: nux-v rhus-t
  - **lying** agg: cann-i ph-ac *Phos*
  - **menses**:
    - **after** | **agg**: *Chin Ferr*
    - **before** | **agg**: ferr
    - **during** | **agg**: petr
  - **periodical**: *Cann-i*
  - **resting** head on table amel: ferr
  - **sitting** agg: ars
  - **steam** escaping: phys
  - **teakettle**, like a: *Lach* tarent
  - **vertigo**; with: *Camph Sang* stram
  - **walking** in open air agg: lachn
- **sitting** agg: am-m ars bell con mag-s merc-cy nat-c nat-m op sulph
- **sleep**; when falling asleep: dig zinc
- **snapping**: ambr aq-pet ars-s-f bar-c borx *Dulc Graph* hep *Kali-c* kali-m lac-ac (non: puls) puls-n tarent
  - **evening**: tarent
  - **blowing** the nose agg: hep
  - **electric** sparks, like: ambr *Calc* dulc *Hep* rheum sabad
  - **eructation**, after every: *Graph*
  - **opening** the mouth agg: dulc
  - **swallowing** agg: bar-c
  - **synchronous** with pulse: ars-s-r
  - **turning** head agg: *Caust*
- **sneezing** agg: bar-c bar-m bry euph graph mag-c
- **squashing**:
  - **swallowing** agg: **Calc**
  - **yawning** agg: mang
- **squeaking** (↗ *mice - twittering*): eup-pur lyc teucr
- **standing** | **amel**: bell
- **startling**: mill

478 ▽ extensions | ○ localizations | ● Künzli dot

Ear

Noises – steam

- **steam** escaping, like: caust chinin-s glon lach phys tarent
- **stool**:
  - **after** | **agg**: apoc calc-p
  - **during** | **agg**: *Con* lyc
- **stooping** agg: croc *Graph Mang*
- **stupefying**, stunning noise: bar-c olnd
- **swallowing**:
  - **agg**: agar alum ars *Bar-c* bar-m benz-ac *Calc Cic* coc-c coca *Elaps Eup-pur* graph hep kali-chl kali-i lepi mag-c mang nat-m rhod sil thuj
  - **amel**: rheum
- **swashing**: ant-c calc graph mang merc sarr spig **Sulph**
  - **motion** of lower jaw agg: ant-c
- **swishing** (See hissing)
- **synchronous** with pulse●: am-m ars-s-r benz-ac *Bufo* carl chen-a coff coloc kali-br lyc merc (non: merc-c) **Nux-v●** op **Puls●** pyrog **Rhus-t●** sarr **Sep●** sil sul-ac
- **talking** agg: nat-c op sars spig teucr
- **teething**, while (See dentition)
- **throbbing** (See pulsating)
- **thundering** (↗*rumbling*): am-m *Calc* carbn-o caust chel *Graph Lach* lob mosch ol-an petr *Plat* rhod sil
  - **morning**: Plat
  - **night**: am-m
  - **sitting** agg: am-m
- **ticking** sound: bell *Chin Graph* mag-s nat-m petr sil ter zinc-val
  - **evening**: nat-m
- **tick**-tack sound: calad gad
- **tinkling**: agn aloe am-c am-m atro bar-c bell berb carb-v *Caust* cham chin *Con* ferr graph hippoz kali-c kali-m lyc mag-c meny mur-ac nat-m nat-s nux-v ol-an olnd op par petr *Puls* sars stann staph sulph ter valer viol-o
- **touch**, unexpected: mag-c
- **trumpets**, din like: bell chin-b gast
- **turning** head agg (↗*motion - head*): *Caust* nat-c
- **twanging**:
  - **harp** string; a: lyc sulph
  - **wire**; a loose: phel
- **twittering** (See chirping)
- **valve** were opening and shutting; as if a (See opening - valve)
- **vertigo**:
  - **before**: chin lachn sep
  - **with** (See VERT - Accompanied - ear - noises)
- **voices**; as if confused: benz-ac
- **waking**; on: *Ars* bell con hydr hyper lach naja nat-m puls rat rhod tarent
  - **start**; with a: dig zinc
- **walking**:
  - **agg**: bar-c chel colch cycl ferr manc mang meny nat-m nicc rhus-t spig verb
  - **air** agg; in open: agar carb-an lachn
  - **amel**: bell cop
  - **rapidly** | **agg**: bar-c
- **warbling**, of birds: bell bry
- **warm** room agg: ars cic mag-c *Ph-ac* thuj

Noises – yawning

- **watch**; like when winding a: ambr
- **water**:
  - **boiling**; sound of: bry cann-i cann-xyz chlf dig lyc m-ambo m-arct sulph thuj
  - **in** the ear; as if water were: nit-ac
- **waterfalls** (See rushing - waterfall)
- **whirling**: calc kali-c lact lyc meny merc-c nux-v puls
  - **evening** | **bed** agg; in: lact
- **rhythmical**: merc-c
- **whispering**: am-c dulc med rhod
  - **morning**: dulc
  - **evening**: rhod
- **whistling**: aeth alum *Ambr* aur bell borx carb-an caust chel chin-b cur elaps ferr ferul graph hep hura kreos lyc m-ambo mag-c manc merc mur-ac *Nux-v* puls sarr sars sep sil teucr verat vinc zinc
  - **right**: chin-b *Hep* lap-la mur-ac puls verat
  - **left**: caust lap-la vinc
  - **forenoon**: hura
    - **9 h**: hura
  - **afternoon**: *Ambr*
  - **evening**: lyc sep
  - **alternating** with:
    - **buzzing**: mag-c
    - **roaring**: mag-c
  - **blowing** the nose agg: carb-an hep lyc ph-ac
  - **light**; from: lap-la
  - **walking** agg: manc
  - **writing** agg: sep
- **whistling**, while: op ped
- **whizzing**: agar alum alum-p alum-sil am-c *Arg-n* bar-m bell berb brom calc calc-sil *Caust* chel *Hep* hura kali-c kali-m kali-p kali-s kreos *Lach* laur led **Lyc** *Mag-c Mang* merc mim-h mosch *Mur-ac* naja nat-c nat-p nicc nit-ac nux-m nux-v olnd op ped **Petr** ph-ac phos *Plat* plb puls rhod rhus-t sang sep sil sol-t-ae sphing spig sul-ac *Sulph* tab tarent thuj zinc zinc-p
  - **daytime**: ph-ac
  - **morning**: plat
  - **forenoon** | **11 h**: mag-c
  - **evening**: ph-ac spig sul-ac zinc
    - **lying** down agg; after: plat
    - **writing** agg: sep
  - **night**: am-c
    - **bed** amel; while in: phos plat
  - **blowing** the nose agg: hep
- **wind**, sound of: abrot am-c *Bar-c* bell calc carbn-s *Chel* con dulc ign laur *Led* mag-c mosch olnd **Petr** *Phos* plat *Puls* rhod *Sep* spig spong stry sulph verat vinc zinc
  - **afternoon**: mag-c puls
  - **night**: sep
  - **noise** agg: sep
  - **storm**: caust con mag-c
  - **tree**; in: visc
  - **whirlwind**: croc
  - **wings**; of (See fluttering - bird)
  - **writing** agg: carl rep
- **yawning** agg: acon cocc mang mez verat

All author references are available on the CD 479

Ear

Numbness

NUMBNESS: agar bros-gau calc-i carb-ac fl-ac gels irid-met lach mag-c manc nux-m *Plat* sarr sulph thuj *Verb*
- **left**: tarax thuj *Verb*
- ○**About** ear: calad *Fl-ac* lach
- **Behind** the ears | **teeth** together; on pressing: all-s
- **Conchae**: lach
- **Front** of ears; in: sulph
- **Mastoid**; in: **Plat**
- **Meatus**: lach mur-ac

OBSTRUCTION (See Stopped)

ODORS: *Aur Borx* **Carb-v** graph *Hep* olnd **Psor**
- **offensive**: *Calc* carb-v *Caust Graph* hep kali-p nat-c **Psor** *Sil Sulph* thuj

OPEN; meatus seems: aur-m mez
- **morning**: mez

OPENING, sensation of: mez
- **air** penetrates on opening and closing the mouth; through which the (↗*Air - sensation - out*): thuj
- **closing** like a valve; and: *Arn Bar-c* borx goss *Graph Iod* iris-foe *Nat-s Psor* ruta verat xan xanth
  · **stepping** | **every** step; at: graph
  ▽**extending** to | **Ear** to ear: alet

OPENING THE MOUTH:
- **amel**: nat-c

OPERATION; complaints after | **Mastoid**: caps

OTHEMATOMA (See Hematoma)

OTITIS; external (See Inflammation - external)

OTORRHEA (See Discharges)

OTOSCLEROSIS: med syph

PAIN (= otalgia): *Acon* act-sp aesc aeth agar ail *All-c* allox aloe alum alum-p alum-sil alumn am-c am-m am-pic ambr aml-ns *Anac* anac-oc anag anan *Ang* anh *Ant-t* ant-t antip *Apis* apoc aran arg-met *Arg-n* arist-cl *Arn Ars* ars-i ars-s-f arum-d arum-t arund asaf *Asar* astac aster *Aur* aur-ar aur-i aur-m aur-m-n aur-s *Bapt Bar-c* bar-i *Bar-m* bar-s **Bell** benz-ac berb beryl bism *Borx* bov brach brom bros-gau bry bufo cact cadm-met cadm-s calad *Calc* calc-caust calc-f calc-i *Calc-p Calc-s* calc-sil camph canch *Cann-i* cann-s cann-xyz canth **Caps** carb-ac carb-an *Carb-v* **Carbn-s** card-m carl castm *Caust* celt cench **Cham** *Chel* chim chim-m chin chinin-ar chinin-s chlf *Chr-ac* cic *Cimic Cina* cinnb cist cit-v clem cob coc-c coff colch coloc com con *Cop* cortico croc crot-h crot-t *Cupr* cupr-ar *Cur* cycl daph der dig dios dol *Dros Dulc* echi elaps ery-a euph euphr eup fago ferr ferr-ar ferr-i ferr-ma ferr-p ferr-s *Fl-ac Form* gamb gast *Gels* genist gent-c glon gran *Graph* grat *Guaj* guare ham hed hell hell-f helo helo-s **Hep** hist hura hydr hydr-ac hydrc hyos hyper ign indg inul iod iodof ip iris iris-fl jac-c jatr-c jug-r kali-ar *Kali-bi Kali-c* kali-chl kali-i

Pain

Pain: ...
ali-m kali-n *Kali-p Kali-s* kali-sil *Kalm* kreos lac-ac lac-c **Lach** lachn lact lat-m laur led lepi lil-t lipp lith-c lob lob-e lob-s *Lyc* lycps-v lyss m-ambo m-arct m-aust mag-c mag-m *Mag-p* mag-s *Mang* med menth mentho meny meph **Merc** merc-c *Merc-d Merc-i-f Merc-i-r* merc-sul merl *Mez Mill* mit morph mosch *Mur-ac* muru murx naja nat-ar nat-c *Nat-m* nat-n *Nat-p Nat-s* nicc *Nit-ac* nit-s-d nux-m *Nux-v* oci-sa ol-an ol-j olnd onis op oscilloc osm ost ox-ac paeon pall par paull *Petr* **Ph-ac** *Phel* **Phos** phys phyt pic-ac pin-s pip-m *Plan Plat Plb* plect plumbg pneu podo prot prun *Psor* ptel **Puls** pycnop-sa pyrog ran-b ran-s raph rat rheum *Rhod* rhodi rhodi-o-n *Rhus-t* rhus-v rob rumx ruta sabad sabin sal-ac samb *Sang* sarr **Sars** sec sel seneg *Sep Sil Sphing Spig Spong* squil *Stann* staph stram streptoc stront-c stry sul-ac sul-i **Sulph** syph tab tarax tarent tell tep ter teucr *Thuj* til trom *Tub* tub-a upa ust v-a-b valer verat **Verb** vesp viol-o viol-t visc xan xanth *Zinc* zinc-p zing
- **one** side: alum cham chin ign
- **alternating** sides: ang aphis nit-ac
  · **drawing** pain: ang
  · **pressing** pain | **plug**; as from a: nit-ac
  · **tearing** pain: aphis
- **right**: acon aeth agar all-c am-c *Am-m* ambr anag ant-c aran arg-n ars-s-f arum-t asaf aur-m *Bar-c Bar-m* bar-s **Bell** berb bov brom bros-gau bry calc-p cann-i *Canth* caps carb-an *Carb-v* **Carbn-s** card-m *Caust* chel chim chim-m chin clem coc-c cocc colch *Coloc* con cupr cupr-ar *Cycl* dios dros *Echi Elaps* euphr eupi fago ferr ferr-p **Fl-ac** flav form gamb gels *Glon* ham hell hura hydr hyper iod ip *Kali-c* kali-sil *Kalm* kreos *Lac-c* lach laur lipp *Lyc* lycps-v lyss mag-c mag-m mag-p mang med *Merc* merc-i-f merc-i-r mez mit mosch mur-ac mygal nat-c nat-m nat-n nat-p *Nat-s* nicc **Nit-ac** *Nux-v* paeon petr phys phyt plat plb podo prun psor *Puls* pycnop-sa ran-b ran-s raph rat rhod rhus-t rosm sabad samb sars seneg sep sil spig stann staph stram stront-c sulph syph tab tarent *Tell* ter thuj til trom verat verb vesp zinc zing
  · **then** left: *Arg-n* bar-c bell calc laur *Lyc* merc-i-f sulph
  : **pinching** pain: bell
  : **pressing** pain: bar-c
  : **stitching** pain: *Arg-n* laur sulph
  · **aching**: asaf berb brom euphr ham hell ip lac-c lach merc-i-r mit mygal nat-p plat podo psor pycnop-sa ran-s rhod
  · **boring** pain: am-m bar-c cann-i carb-an carbn-s caust chel colch coloc cupr-ar gels hell mag-m mez nicc plb stann stront-c
  · **burning**: am-c am-m bov calc-p carb-an carb-v chel cycl dros ham lycps-v lyss mag-c merc nat-m nat-p sabad
  · **burrowing**: am-m hell
  · **cramping**: petr samb stann thuj
  · **cutting** pain: rosm
  · **digging** pain: am-m colch *Gels* nat-m plat

▽ extensions | ○ localizations | ● Künzli dot

Pain – right   Ear   Pain – morning

- **drawing** pain: ant-c aur-m bry *Caust* coc-c *Cycl* dros gamb glon mosch nat-m nit-ac petr sep sil spong
- **gnawing** pain: mur-ac tab
- **lacerating**: tarent
- **lying** on it amel: *Lach*
- **piercing** pain: bros-gau glon *Nat-s*
- **pinching** pain: nat-c thuj
- **pressing** pain: aran asaf berb chel chim-m *Dros* eupi fl-ac glon hyper iod kreos lach laur lyss mur-ac nat-s prun rhod seneg verat
- **stitching** pain: acon *Aeth* agar all-c **Bell** brom calc **Carbn-s** *Caust* clem dros *Echi* ferr ferr-p glon hell hyper kali-n kalm kreos *Lyc* lyss med nat-c nat-m *Nat-s* nit-ac phys phyt ran-b raph rat rhus-t samb sars sep staph tarent thuj trom vesp zinc
- **tearing** pain: aeth agar am-m ambr arg-n cann-i *Canth* carb-v con cupr eupi iod *Kali-c* kali-i *Lyc* lyss mang plb rat rhod sars spig stram stront-c tab *Tarent* til zing
  : **alternating** with | **Molars**; gnawing pain in (See TEET - Pain - molars - gnawing - alternating - tearing - right)
- **twinging**: anag arg-n coloc dulc form kreos
  : **followed by** | **left**: visc
- **writing** agg: phys
▽ **extending** to:
  : **left**: arn *Ars* helo laur sulph
  : **tearing** pain: laur sulph
○ **External**: dros
  : **pecking** | **burning**; and: dros
- **left**: *Abel* acon aesc agar am-c anac ang ant-c apis arg-met arn *Ars* arum-t arund asaf asc-c aur aur-m bar-c bell bism *Borx* bry calad calc calen camph canth carb-ac carb-an carb-v carbn-s caust cench chel cob coc-c coch colch con cop *Crot-t* dig dros *Dulc* elaps erig ery-a euphr eupi fago fl-ac form gast genist gran *Graph* grat guaj hyper indg inul iodof jac-c jug-r **Kali-bi** kali-i kali-n kali-p kali-s kreos *Lac-c* lach laur limen-b-c lob lob-s mag-c mag-m mag-s mang med merc merc-c merc-d merc-i-f merl mez mill morph mur-ac muru nat-m nat-m nicc nit-s-d olnd ost pall petr plan plat plumbg prun psor ptel puls rhod rhus-t rob sabad sabin samb sang sep sil spig *Staph* stram stry sul-ac **Sulph** tarax **Tell** teucr til v-a-b valer verat *Verb* zinc
- **then** right: aesc aloe arn borx brom calc-p lach merc staph
  : **aching**: brom calc-p merc
  : **pressing** pain: arn
  : **stitching** pain: aloe borx staph
- **aching**: bell ery-a guaj iodof lac-c laur lob mez nat-m plumbg rob sep sil sulph v-a-b
- **biting** pain: caust psor
- **boring** pain: agar canth mag-s med merc-i-f merc-i-f stry

- **left**: ...
  - **burning**: acon am-c ant-c arum-t bry cop fago jac-c jug-r kreos laur merc olnd pall rhus-t stry **Tell**
  - **cramping**: agar mur-ac nat-m spong zinc
  - **cutting** pain: arg-met petr
  - **digging** pain: jac-c merc-c stry
  - **drawing** pain: ang arn chel con dig hyper mez mill plat spig til valer *Verb*
  - **griping** pain: carbn-s
  - **lancinating**: v-a-b
  - **pinching** pain: carb-an carb-v dulc staph
  - **pressing** pain: asaf bism carb-ac chel dig fl-ac gast sep sil spig tarax
  - **stitching** pain: *Abel* aesc arg-met asc-c bar-c *Borx* bry calad carb-an coc-c colch cop dros eupi form graph **Kali-bi** kali-n kali-p mag-c mag-m mag-s merc-c merc-i-f mill nicc psor ptel *Puls* rhod sabad samb sang sep sil *Staph* **Sulph** verat verb
  : **accompanied by** | **headache** (See HEAD - Pain - accompanied - ear - stitches)
  - **tearing** pain: *Acon* anac apis *Ars* aur bar-c calc camph carb-an caust coc-c elaps *Graph* grat mag-c merl mez puls sabin sul-ac *Sulph* teucr *Verb*
  - **twinging**: coc-c crot-t merc-d prun staph
  - **ulcerative** pain: psor
  - **walking** agg: mez
  - **cramping**: mez
▽ **extending** to:
  : **right**: aloe calc-p indg
  : **gnawing** pain: indg
  : **tearing** pain: aloe
- **day** and **night**: hell
- **daytime**: nat-m rhod
  - **amel**: acon
- **morning**: all-c alum ambr ars borx bry carb-v cham ferr form hep hydr kali-bi kali-c lach lyss *Mang* merc merc-i-f mez *Nat-ar* nat-c nat-s nux-m nux-v psor rhod rumx sars sep tarent trom verat zinc
- **8 h**: dios nat-c
  : **tearing** pain: nat-c
- **9 h**: rosm
  : **cutting** pain: rosm
- **bed** agg; in: carb-v ferr form merc-i-r *Nux-v*
  : **aching**: merc-i-r
  : **stitching** pain: *Nux-v*
  : **tearing** pain: carb-v
  : **twinging**: ferr form
- **boring** pain: alum
- **jerking** pain: mang
- **lancinating**: tarent
- **pinching** pain: nat-c
- **pressing** pain: nat-s nux-m verat
- **rising** agg: ferr form

Ear

Pain – morning

- **rising** agg: ...
  : **aching**: ferr form
- **stitching** pain: all-c ars borx *Ferr* form kali-c *Nux-v* sars
- **tearing** pain: ambr mang sars zinc
- **waking**; on: borx daph nit-ac nux-v sep *Verb*
  : **pressing** pain: sep *Verb*
  : **screwing** pain: daph nux-v
  : **stitching** pain: borx
- **washing** in cold water, when: borx
  : **stitching** pain: borx
- **forenoon**: chinin-s elaps fago gamb genist hydr indg kali-bi kali-i *Mag-c* mag-s mang nat-ar nat-c nat-m nux-m paeon phos plan plb plect sars
- **9 h**: elaps nat-s
  : **going** out; after: tell
  : **pressing** pain: nat-s
  : **tearing** pain: elaps
- **10 h**: mag-s
  : **stitching** pain: mag-s
- **10**.30 h: hydr
  : **pressing** pain: hydr
- **11 h**: dios hydr
- **boring** pain: mag-c
- **sitting** agg: nat-m phos
- **standing** agg: plb
- **stitching** pain: chinin-s kali-bi kali-i mag-c mag-s nat-ar nat-m nux-m paeon sars
- **tearing** pain: elaps kali-i mag-c phos plb
- **noon**: aloe chinin-s gels kali-bi limen-b-c nat-p psor stry sulph
- **burning**: stry
- **stitching** pain: chinin-s gels psor
- **tearing** pain: sulph
- **afternoon**: aeth alum aran bov brom bry carbn-s castm *Chel* chinin-s clem dios euphr fago form gels ham hydr indg kali-bi lyss *Merc-c* nat-ar nat-s ol-an ox-ac paull plect rumx sars sep stry sulph tarent trom
- **13 h**: graph
  : **stitching** pain: graph
- **14 h**: chinin-s
- **15 h**: phys trom
  : **stitching** pain: phys trom
- **16 h**: kalm nat-c
  : **stitching** pain: kalm nat-c
- **17 h**: berb dios ham merc sep
  : **aching**: dios ham sep
  : **stitching** pain: berb
- **aching**: euphr sep
- **boring** pain: alum gels indg merc-c
- **burning**: stry
- **digging** pain: gels merc-c
- **gnawing** pain: indg
- **pinching** pain: aran
- **stitching** pain: aeth bry carbn-s chinin-s clem form merc-c nat-ar nat-s trom
- **tearing** pain: aeth bov castm *Chel* indg sars
- **twinging**: aran

Pain – evening

- **evening**: acon aloe alum am-c *Ars* ars-s-f berb borx brom bry carb-v carbn-s caust chinin-s clem cob coc-c daph dios fago *Ferr-p* graph ham hyos hyper indg inul kali-ar *Kali-bi* kali-c kali-i kali-n kali-s lach lyc lyss mag-c mang merc mez mur-ac nat-c nat-m nat-s nux-v ol-an osm ox-ac par phel phos phys psor puls ran-b ran-s rhus-r sep staph still sulph tarent thuj verb zinc zing
- **18 h**: phys
  : **stitching** pain: phys
- **19 h**: mag-c phys zing
  : **tearing** pain: mag-c zing
- **19**.30 h: fago
- **20 h**: nat-s
  : **stitching** pain: nat-s
- **20-22 h**: phel
  : **biting** pain: phel
  : **burning** | **electric** sparks; like: phel
  : **stitching** pain: phel
- **21 h**: carbn-s dios
  : **stitching** pain: carbn-s
  : **aching**: berb brom kali-bi lyc nat-m osm sep
- **air** agg; in open: acon sep
  : **aching**: sep
  : **burning**: acon
- **bed**:
  going to bed:
  : **when**: ferr-p
  . **stitching** pain: ferr-p
  in bed:
  : **agg**: caust kali-c kali-i *Nux-v* spong thuj
  . **burning**: caust
  . **stitching** pain: caust kali-c kali-i *Nux-v* spong thuj
  tearing pain: thuj
  : **amel**: mang
  . **tearing** pain: mang
- **biting** pain:
  electric sparks, like: phel
  : **itching** pain: caust phel
- **boring** into ear with finger agg: phel phle
  : **biting** pain | **itching** pain: phel phle
- **boring** pain: phys ran-s
- **burning**: ars brom ham ol-an ran-b still zinc
- **cramping**: ran-b thuj
- **cutting** pain: lach
- **drawing** pain: coc-c (non: crot-c) ran-s
- **eating**; after: graph
  : **stitching** pain: graph
- **gnawing** pain: mur-ac
- **jerking** pain: mang
- **lancinating**: nux-v
- **lying**:
  : **agg**: mang
  : **tearing** pain: mang
  : **bed**; in:
  : **after**:
  . **amel**: mang

482   ▽ extensions | O localizations | ● Künzli dot

- **lying – bed**; in – **after – amel**: ...
  : **jerking** pain: mang
  : **side**; on:
  : **painful** side:
  . **agg**: kali-n
  stitching pain: kali-n
- **lying** down agg: mang
  : **jerking** pain: mang
- **pinching** pain: am-c
- **pressing** pain: berb hyper kali-bi mang sep *Verb*
- **pressure**:
  : **amel**: ham
  : **burning**: ham
- **rubbing**; after: grat
  : **burning**: grat
- **sore**: borx
- **stitching** pain: *Alum Ars* berb borx chinin-s clem daph graph hyper kali-c kali-i kali-n merc nat-m ox-ac phos psor ran-b staph sulph tarent thuj
- **tearing** pain: alum *Ars* indg kali-i mag-c nat-s thuj zinc zing
- **twinging**: aloe carb-v mez
- **twisting**: nux-v
  : **screwing** pain: nux-v
- **night**: *Acon* alum am-m ars aur aur-m bar-c *Bell* bros-gau *Bry* calc-p carbn-s *Cham* cimic cop cycl **Dulc** ferr ferr-p gran hell *Hep* kali-ar *Kali-bi* kali-c kali-i kali-n kalm lac-c *Lach* mang **Merc** merc-i-f *Nat-m* nit-ac nux-v petr phos **Puls** *Rhus-t* sep *Sil* stry tell thuj *Tub* vib
- **22 h**: form
  : **stitching** pain: form
- **midnight**: kali-c
  : **before** | **22 h**: form
  : **after**: sep
  : **aching**: sep
  : **bed**; driving out of: *Mygal*
  : **walking**:
  . **wind**; in the:
  after: sep
  aching: sep
  agg: sep
- **aching**: *Dulc Lach* rhus-t sep
- **boring** pain: am-m mang
- **burning**: aur-m stry
- **burrowing**: hell mang
- **cold**; after taking a: glon
  : **drawing** pain: glon
- **digging** pain: am-m mang
- **drawing** pain: alum bar-c *Sil*
- **gnawing** pain: mang
- **griping** pain: carbn-s
- **lying** on it: am-m
  : **digging** pain: am-m
- **piercing** pain: bros-gau
- **pinching** pain: bry
- **sleep**; before: still
  : **burning**: still

- **night**: ...
  • **stitching** pain: *Alum Ars* cop cycl hell *Kali-bi* kalm *Phos* thuj
  • **tearing** pain: am-m petr
  • **toothache**; with: hell
  : **stitching** pain: hell
  • **waking**; on: carbn-s
  : **griping** pain: carbn-s
  : **stitching** pain: carbn-s
- **accompanied** by:
  • **coryza**: tub
  • **noises** in ear: arist-cl oci-sa
  • **tinnitus** (See noises)
  o **Head**; complaints of (See HEAD - Complaints - accompanied - ear - pain)
- **aching**: all-c aloe *Ambr* anac *Arn* ars asaf asar bell brom calc-s cann-i *Caps* carb-v caust **Cham** chin chlf *Cimic* clem colch coloc *Con* cur dros **Dulc** ery-a euphr ferr-p form guaj ham hell hyos iod ip jatr-c jug-r kali-c *Kali-s* kali-sil lach lact laur lyc mang meny meph merc merc-i-r mez mosch mur-ac nat-c nat-m nat-p nit-ac nux-m nux-v olnd osm par *Phos* phyt plan plat podo psor **Puls** ran-b ran-s *Rhod* rhus-t sabad seneg sep sil *Spig* spong stann sul-i **Sulph** tab tarent **Tell** teucr thuj tub ust verb
- **ague**; after suppression of: *Puls*
- **air** | **amel**: *Phos*
- **air** agg; draft of: act-sp bell camph *Dulc Hep Lyc Mez* staph valer
  : **stitching** pain: *Camph*
- **air**; in open:
  • **agg**: acon bry con euph *Hep Lyc Mang* mez par *Sep* sulph tab
  : **aching**: euph *Lyc* sep
  : **burning**: acon
  : **stitching** pain: acon sulph tab
  • **amel**: acon aur cic ferr-p *Puls* sep
  • **going** into; when: bry con mang
  : **cutting** pain: mang
  : **stitching** pain: bry con
- **airplane**; from changes of atmospheric pressure in an.: cham kali-m
- **alternating** with:
  o **Abdomen**; pain in: rad-br
  • **Eyes**; pain in: bell
- **bell** agg; from the stroke of the: mag-m ph-ac
  : **stitching** pain: mag-m ph-ac
- **bending** body:
  • **right** agg; to: mag-m
  : **stitching** pain: mag-m
  : **tearing** pain: mag-m
- **biting** pain: caust lyc phel plat psor
- **biting** teeth together: anac
- **blow**; pain as from a: am-c anac arn bell cham cic cina con nat-m nux-v paeon plat ruta spig
- **blowing** the nose agg: act-sp alum alum-p bar-c *Bar-m Calc* caust con dios hep lyc ph-ac puls sil spig stann teucr trom
  • **aching**: ph-ac sil

Pain – blowing the nose agg   Ear   Pain – crawling

- **pressing** pain: sil
- **stitching** pain: *Calc* con hep lyc trom
- **boring** into ear:
  - **agg**: agar mez phys
    : **boring** pain: agar mez phys
  - **amel**: aeth *Coloc* mur-ac ph-ac psor
    : **boring** pain: aeth
    : **stitching** pain: aeth *Coloc* mur-ac ph-ac psor
- **boring** pain: alum alum-p alum-sil am-c am-m am-pic ant-c *Arund Asaf* aur aur-m-n *Bar-c Bell* cann-i canth *Caps* carb-an carbn-s caust chel *Cina* coc-c colch coloc *Cupr* cupr-ar euph euphr gels hell *Hep* hydr-ac indg kali-c *Kali-i* kali-s kali-sil lach lact laur mag-c mag-m mag-s mang **Merc** merc-c *Merc-i-f* mill nat-m *Ol-an* phel *Phos* plat plb ran-s rhod *Ruta* sil *Spig* stann stront-c stry sulph thuj zinc
  - **acute**: merc-i-f
  - **sticking** pain: mag-m
  - **tickling**: nicc
- **boring** with finger: borx
  - **agg**: anac mur-ac ruta sep *Tarent* zinc
    : **pressing** pain: anac ruta
    : **tearing** pain: anac
  - **amel**: agar *Coloc* fl-ac lach mez mur-ac ph-ac phys psor
    : **cutting** pain: *Coloc*
    : **pressing** pain: fl-ac
  - **sore**: borx
- **breathing** agg: mang
- **bruised** (See sore)
- **burning**: acon aesc agar all-c alum alum-p alumn am-c am-m aml-ns anac anac-oc ang ant-c ant-t *Apis* arg-met arn *Ars* ars-s-f arum-t arund asaf **Aur** aur-ar aur-m aur-s bell berb brom bry calad calc calc-p camph cann-i cann-s canth *Caps* carb-an carb-v **Caust** chel chin chinin-ar cic clem con cop cycl daph dig *Dros* fago grat ham *Ign* jac-c jatr-c jug-r kali-ar kali-bi kali-c kali-n kreos lach laur lob-s lyc lycps-v lyss m-ambo mag-c mag-m *Mang* **Merc** merc-sul merl mit mur-ac naja **Nat-m** nat-p ol-an olnd op ph-ac phel phos pic-ac plat prot pyrog ran-b rhus-t rhus-v sabad sabin **Sang** sarr sars sep spig spong staph sulph tab tarax **Tell** teucr til upa zinc zinc-p
  - **accompanied** by | **Mastoiditis** (See Caries - mastoid - accompanied - burning)
- **burrowing**: am-c am-m ant-c coc-c colch hell *Mang* merc-c plat
- **bursting** pain: aml-ns bell calc-caust *Caust Clem Dulc* glon *Guaj* hell hep indg lyc *Merc Mur-ac* nit-ac par *Phos* **Plat** psor spig *Stann Viol-o*
- **catarrh**; suppressed: calc
- **causeless**: cham
- **centering** at the ear, hard pains: mang
- **chewing** agg: aloe *Anac Apis* arg-met bell cann-s hep lach nux-m nux-v seneg verb

- **chewing** agg: ...
  - **pressing** pain: seneg
  - **stitching** pain: cann-s nux-v
- **children**; in: acon all-c *Bell* cham **Dulc Ferr-p** puls ter *Verb Zinc*
  - **infants**: ser-a-c
- **chill**:
  - **after**: merc-sul
    : **burning**: merc-sul
  - **during**: acon apis asar calad calc dig gamb graph mez *Nux-v* phos psor puls sulph
    : **stitching** pain: gamb graph psor puls
- **chilliness**, on beginning of: gamb
  - **stitching** pain: gamb
- **chronic**: syph
- **cleaning**: sulph
- **closing** the eyes:
  - **amel**: calc
    : **stitching** pain: calc
- **closing** the mouth agg: nat-c
  - **stitching** pain: nat-c
- **cold**:
  - **air**:
    : **agg●**: agar *Ars* bry calc-p caps *Cham* colch *Dulc* graph *Hep* kali-ar kali-m lach *Lyc* mag-p merc *Mez* nat-c par sang *Sep* sil valer
    : **stitching** pain: graph kali-ar
    : **tearing** pain: agar
    : **amel**: hist phos
    : **pressing** pain: phos
  - **amel**: merc
    : **stitching** pain: merc
  - **applications**:
    : **agg**: aur borx bufo calc cham dulc **Hep** merc sep *Sil*
    : **amel**: ars-s-r aur merc puls
  - **drinks | amel**: bar-m
  - **washing**:
    : **agg**: mag-p
    : **face** and neck agg: *Mag-p*
- **cold**; after taking a: *Bell* calc *Dulc Gels Kalm* led *Merc Puls* sep
- **cold** agg; feet becoming: stann
  - **boring** pain: stann
- **cough**:
  - **during**: *Calc Caps* dios eug ferr-p kali-bi nux-v sep thuj
    : **agg**: *Caps* nux-v
    : **bursting** pain: caps
    : **pressing** pain: *Caps*
    : **stitching** pain: nux-v
- **cramping**: agar aloe *Anac* anan ang ars bell bry bufo calc carb-an *Cina* colch croc crot-t dig dros *Glon* graph kali-c kali-n kali-p kali-sil kreos mang *Merc* mur-ac nat-m nit-ac nux-v olnd petr **Ph-ac** *Plat* ran-b samb *Sars Sil* spig spong stann staph thuj valer zinc
- **crawling**: bar-c

484   ▽ extensions | ○ localizations | ● Künzli dot

Ear

Pain – cutting

- **cutting** pain: acon anac arg-met cadm-s canth caust *Coloc* cur dros ferr *Ferr-i Form Hydr Hyos* kali-bi kali-i kali-s lach mang mur-ac *Nit-ac* nux-m petr plb *Puls Syph* tarent *Zinc*
- **darting** (See stitching)
- **deafness**, then: caps
- **descending** stairs agg: bad chinin-s
  · **stitching** pain: chinin-s
- **digging** pain: am-m anan ant-c colch gels hell kali-i mang merc-c nat-m plat *Ruta* sep stry
  · **insect** had got into them; as if an: kali-i
- **dinner**; after: agar ant-c bov carb-an indg ol-an phel plb
  · **boring** pain: plb
  · **drawing** pain: ant-c
  · **tearing** pain: bov carb-an phel
- **discharges** | amel: calc
- **drawing** pain: acon aloe ambr anac ang ant-c arg-met arn ars ars-s-f asaf asar aur aur-m *Bar-c* bar-m bar-s *Bell* berb bism bov bry calc calc-sil caps carb-an *Cham* chel coc-c colch coloc *Con* croc crot-h *Cycl* dros dulc ferr-ma ferr-p guaj hell kali-ar kali-bi *Kali-c* kali-m kali-n kali-p kali-sil kalm kreos lact lyc m-arct mag-m mag-s mang merc mez mill mosch mur-ac *Nat-m* nicc *Nit-ac* nux-v ol-an olnd op petr **Ph-ac** *Phos Plat* puls ran-s rhod rhus-t sabin sars *Sep Sil Sphing Spig* spong squil *Stann* staph sul-ac sulph *Tarax* teucr til valer verat *Verb* viol-o zing
  · **downward**: berb
  · **paroxysmal**: alum *Ph-ac*
  · **thread** were drawn through ear; as if a: rhus-t
- **drinking** agg (↗*swallowing - agg.)*: con
  · **pinching** pain: con
  · **stitching** pain: con
- **eating**:
  · **after**:
    agg: graph mang nat-m
    amel: acon
    burning: acon
  · **agg**: apis carb-an carbn-s cinnb phel verb
  · **amel**: mag-c
  · **while**:
    agg: verb
    stitching pain: verb
    tearing pain: verb
- **eructations** agg: bell bry phys sulph tarent
  · **drawing** pain: sulph
  · **stitching** pain: bell
  · **throat** along Eustachian tube to middle ear; from: phys
- **excoriating** (See burning)
- **exertion** of vision, after: sil
- **face**; with pain in: **Bell** merc ph-ac
- **fainting** with pain in ear: cur *Hep Merc*
- **forcing** out (See pressing out)
- **foreign** body; as from a: ang bell calc cann-s ol-an phos *Puls* sil
- **full** moon, during (↗*MIND - Moonlight)*: sil

Pain – lying

- **gnawing** pain: arg-met dros indg kali-c kali-i led mang mur-ac phos plat *Ran-s* sulph tab
- **griping** pain: carbn-s colch kali-c
- **hammer**, from sound of: sang
- **headache**; during (↗*HEAD - Complaints - accompanied - ear - pain):* antip borx caps ham *Kali-bi* kali-n lach merc phos psor puls ran-s rhus-t sang
  · **burning**: rhus-t
  · **stitching** pain: borx caps *Kali-bi* kali-n
- **heart** beat; with each: aml-ns
  · **bursting** pain: aml-ns
- **heat**; during: calad calc chinin-s graph ran-b
  · **burning**: ran-b
  · **stitching** pain: calc
- **hiccough** agg: bell tarent
  · **pinching** pain: bell
- **increasing** gradually and decreasing suddenly: sul-ac
- **intermittent**: arn nat-c nat-m tarent
- **itching** pain: *Caps*
- **jerking** pain: all-c am-m anac ang *Calc* calc-sil cann-s carb-v caust *Cina* clem dig fl-ac *Hep* m-aust mag-m mang mur-ac nux-v paeon petr ph-ac phos **Plat** *Puls* rhod rhus-v sabad sil spig valer zinc
- **lacerating**: bell cadm-s **Merc Sulph** tarent
- **lancinating**: acon aeth all-c alum am-m anac arg-met *Asaf* aster aur-s *Bell* berb cadm-s caps caust cham chin cit-v cur der ferr-i ferr-p gamb hura kali-bi kali-c kali-i lepi *Mag-p* menth meny nat-c nit-ac nux-v plb *Puls* raph rob sarr sil *Spig* sulph tarent teucr v-a-b verb viol-o zinc
  · **acute**: v-a-b
  · **intermittent**: *Asaf*
  · **outward**: aeth *Asaf*
- **laughing** agg: mang
  · **stitching** pain: *Mang*
- **leaning** on hand: arn kali-c kali-n lac-c lach
- **lying**:
  · **agg**: cham kali-p
    stitching pain: kali-p
  · **bed**; in | agg: acon *Bell Caust* kali-i *Kali-p* nux-v sang sep *Sulph* thuj
  · **ear**; on the:
    agg: agar am-c am-m *Bar-c* bar-m chin coc-c cortico hep kali-n lac-c lach med
    pressing pain: bar-c coc-c
    stitching pain: kali-n
    tearing pain: agar am-m
    amel: bry cortico *Hep* lach
  · **must** lie down: cur
  · **side**; on:
    affected side | amel: cortico
    left:
      agg: merc streptoc
      stitching pain: merc
    right:
      agg: merc ptel
      stitching pain: ptel
- **lying** down agg; after: sang sulph
  · **aching**: sang

485

All author references are available on the CD

Ear

Pain – lying down agg

- **drawing** pain: sulph
- **menopause**; during: sang
- **menses**:
  - **during**:
    - **agg**: agar aloe *Kali-c* kreos mag-c merc petr
    - **aching**: aloe
    - **burning**: agar
    - **pressing** pain: kreos
    - **stitching** pain: kali-c
    - **tearing** pain: *Merc*
  - **suppressed** menses; from: am-c puls sulph
- **mercury**; after abuse of: asaf nit-ac petr staph
- **motion**:
  - **agg**: bry chel mentho *Sil* stann
    - **stitching** pain: bry chel
  - **amel**: aur *Cham Ferr* kali-i *Psor* puls
  - **head**; of | **agg**: am-c
  - **jaw**; of lower:
    - **agg**: caust Con *Euphr* nux-m ph-ac stann sul-ac verb
    - **cutting** pain: nux-m
    - **drawing** pain: stann verb
    - **outward**: caust Con *Euphr* sul-ac
    - **pressing** pain: nux-m
    - **stitching** pain: *Nux-m* ph-ac
    - **tearing** pain: *Nux-m* stann
- **music**:
  - **agg**: *Ph-ac* tab
    - **stitching** pain: *Ph-ac* tab
  - **amel**: aur-m
  - **from**: Acon ambr cham kreos *Ph-ac* tab
- **nausea**; with: *Dulc*
- **neuralgic**: acon all-c bell caps cham chin ferr-p kali-c kali-p mez plan puls rhodi sil spig verb
- **noise agg**: *Acon* am-c anh arn *Bell* carb-v cham chin Con *Cop* ferr gad mur-ac *Op Phos* plan psor *Sang Sil* **Sulph**
  - **deaf** ear; in the: am-c
  - **loud**: spig
  - **menopause**; during: sang
  - **tearing** pain: ;Sulph
- **onion** on ear | **amel**: all-c puls
- **opening** the mouth:
  - **agg**: *Petr*
    - **stitching** pain: *Petr*
  - **amel**: nat-c
    - **stitching** pain: nat-c
- **paroxysmal**: alum anac *Cham* crot-t ferr-p guaj **Merc** merc-i-f *Ph-ac* stront-t tarent verb
- **periodical**: arn *Gels* nat-c *Nat-m*
- **perspiration**; during: **Acon** bell **Calad** *Calc* caust cham **Graph** ign lyc merc nat-m nit-ac puls **Sep** sulph thuj
  - **burning**: acon
- **piercing** pain: berb calc canch celt cench con glon kali-i *Nat-c Nat-s* pycnop-sa rat
  - **inward**: *Nat-s*
  - **outward**: berb glon

Pain – pricking

- **pinching** pain: am-c ang aran arg-n *Arn* asar *Bell* bry carb-an carb-v caust **Cham** clem colch *Con* crot-t der **Dros** dulc ferr-ma guaj kali-c kreos laur mang meny *Merc Mur-ac* nat-c nit-ac nux-m nux-v phos plat **Puls** ran-s *Rhod* sabad sabin *Spig* spong stann staph **Sulph** teucr thuj verb
- **plug**; as from a: anac spig
- **pressing** on ear: raph
  - **drawing** pain: raph
- **pressing** out, as if something must be torn from within: *Con* lil-t nat-s
- **pressing** pain (✱*Fullness*): acon aesc **Anac** aran arn ars-s-f asaf *Asar* aur *Bell* berb bism bry calc calc-i calc-p camph cann-s cann-xyz **Caps** carb-ac carb-s carbn-s carl *Caust* **Cham** *Chel* chim-m chin *Clem* coc-c coloc con crot-h crot-t *Cupr* dig *Dros Dulc* eupi fl-ac form gast glon *Graph Guaj* hell hep hydr-ac hyper ign indg iod ip kali-bi kali-c kali-m kali-n kali-p kali-s kreos lach laur lyc lyss mang **Merc** merc-i-r merl mosch *Mur-ac* nat-c *Nat-m Nat-s* nit-ac nux-m *Nux-v* olnd op osm *Par* petr *Ph-ac Phos* phys pip-m *Plat* prun **Puls** rheum rhod ruta sabad sabin **Sars** seneg sep *Sil Spig* spong *Stann* staph sul-i sulph tarax *Thuj* verat
  - **alternating** with | **tearing** pain (See tearing - alternating - pressing)
- **asunder**: cann-s caust con graph hell kreos m-aust nit-ac *Par* puls rhod spig spong
- **finger**; as from a: rheum
- **forward** in ear: *Cann-s* caust nat-s nux-v par **Puls** spong
- **hot** pressure: ruta
- **intermittent**: arn
- **inward**: bell *Merc-d* nit-ac olnd rheum ruta sep spig tarax viol-t
  - **alternating** with | **tearing** out pain (See tearing - outward - alternating - pressing)
- **outward**: aml-ns ars-s-f astac calc-caust *Caust Con* graph guare helo helo-s hist hydr iris kali-n kreos lyc *Merc* mur-ac nat-m *Nat-s* nit-ac *Nux-v* par prun **Puls** sep
- **plug**; as from a: *Anac Spig*
- **rhythmical**: mur-ac
- **tickling**: ruta
- **pressing** teeth together: anac
- **ulcerative** pain: anac
- **pressure**:
  - **agg**: alum caps cina lac-c mentho raph spong
    - **boring** pain: alum
  - **amel**: alum bism cann-i carb-an caust *Gels* ham
    - **aching**: ham
    - **pressing** pain: bism
    - **stitching** pain: alum
  - **forehead** agg; on: nit-ac
    - **stitching** pain: nit-ac
  - **hand**; of:
    - **amel**: alum bism carb-an hyos
    - **tearing** pain: alum bism carb-an hyos
- **pricking** pain: **Aur** brach dulc lepi merc psor raph sil
  - **itching** pain: spig

▽ extensions | ○ localizations | ● Künzli dot

Pain – prosopalgia — Ear — Pain – stooping

- **prosopalgia**; during: ars bell calc coff
- **pulsating** pain: acon allox *Bell* bufo cact calc carb-ac *Ferr-p* gamb glon indg kali-bi lepi mag-c mag-m *Merc* merc-c ol-an plan ptel **Puls** rhus-t *Tell*
- **reason**; pain which almost deprived him of: merc *Puls*
- **rest** agg: phos psor
  · stitching pain: phos psor
- **rhythmical**: mur-ac
- **rising**:
  · agg: acon
  · bed; from:
    : amel: coc-c
    : stitching pain: coc-c
  · sitting; from:
    : agg: nit-ac *Sil*
    : drawing pain: *Sil*
  · stooping; from:
    : agg: mang
    : tearing pain: mang
    : amel: carb-v
- **room**; when entering a: nux-v
- **rubbing**:
  · amel: aeth indg lepi mang merc ol-an phos
  : gnawing pain: indg
  : pinching pain: mang
  : stitching pain: mang
  : tearing pain: aeth phos
- **scraping** pain: lyc ruta
- **scratching**:
  · after: ol-an
  : burning: ol-an
  · agg: mang
  : stitching pain: mang
- **screwing** pain: bell daph *Hep* nux-v
- **shaking** the head; on:
  · amel: kali-c
  : stitching pain: kali-c
- **shooting** (See stitching)
- **singing** agg: ph-ac
  · stitching pain: ph-ac
- **sitting**:
  · agg: berb gels indg lach nat-c nat-m phos
  : stitching pain: gels nat-m phos
  : tearing pain: indg nat-c phos
  · long time agg; for a | after: *Sil*
- **sleep | amel**: sep
- **sneezing**:
  · after:
    : amel: mag-m
    : drawing pain: mag-m
  · agg: act-sp calc ph-ac phos *Puls Sulph*
  : bursting pain: *Puls*
  : pressing pain: phos *Sulph*
  : stitching pain: calc
  · amel: mag-m
- **sore**: acon anac *Arn Aur Bapt* bell borx bry *Calc-p* caps *Caust* chel *Chin* cic crot-h cupr-ar ery-a fago ferr form graph jug-r kali-bi *Lac-c* lyc m-aust mag-c mag-s *Mang*

- **sore**: ...
  Merc merc-i-f *Mur-ac* nat-p ol-an phos pic-ac psor ptel puls *Ruta* sars sel sep spong stry *Sulph* teucr zinc
- **sore** throat, with: **Apis** *Bar-m* **Cham Lach** *Merc* **Nit-ac** *Par*
- **sounds**, sharp: **Con** *Cop Sil*
- **spasmodic**: chin croc merc murx ol-an ran-b rob sarr spig *Thuj*
- **spoken** to; when being | **loudly**: ter
- **stabbing** (See stitching)
- **standing** agg: mag-s nat-c plb
  · stitching pain: mag-s
  · tearing pain: nat-c plb
- **stinging** (See stitching)
- **stitching** pain: *Acon* aesc *Aeth* agar all-c aloe *Alum* alum-p alum-sil am-m anac anan ang ant-c apis apoc arg-met *Arg-n Arn Ars* ars-i ars-s-f arum-d *Asaf* aur aur-ar aur-i aur-m aur-m-n aur-s *Bar-c* bar-m bar-s **Bell** benz-ac *Berb Borx Bov* brom *Bry* bufo calad *Calc Calc-p* calc-s calc-sil *Camph* cann-s canth *Caps Carb-an* carb-v **Carbn-s Caust Cham** chel **Chin** *Chinin-ar Chinin-s* cimic *Cinnb* clem coc-c *Colch Coloc* com **Con** crot-c cupr cycl dol *Dros* **Dulc** echi euph eupi *Ferr* ferr-ar ferr-p fl-ac form gamb *Gels* glon gran **Graph** hell *Hep* hist hura hyos hyper ign indg ip iris-fl jatr-c *Kali-ar* **Kali-c Kali-i** kali-m *Kali-p Kali-s* kali-sil *Kalm Kreos Lach* lact laur lob lyc lyss m-arct m-aust mag-c *Mag-m* mag-s *Mang* med meny *Merc Merc-c* merc-i-f mez mill mur-ac *Nat-ar Nat-m Nat-p Nat-s* nicc *Nit-ac Nux-m Nux-v* ol-an olnd oscilloc paeon *Petr Ph-ac Phos Phyt* pic-ac plan *Plat Plb* prot psor ptel **Puls** ran-b ran-s raph rat rhod *Rhus-t* rhus-v ruta sabad samb sang sarr *Sars* sep *Sil* spig spong squil stann *Staph* stront-c stry sul-ac sul-i **Sulph** syph tab tarax tarent tep teucr *Thuj* til tub valer verat verb vesp viol-o *Zinc* zinc-p
  · **backward**: mur-ac
  · **cold** stitches: ferr-ma
    : **ice**-cold needle; as from (See needles - cold)
  · **intermittent**: plat
  · **inward**: aeth alum am-m arg-met arg-n arn canth carb-v dros dulc hyos kali-bi mag-c meny
  · **itching**: mez mur-ac ph-ac
  · **needles**; as from | **cold** needles: agar
  · **outward**: *Alum* am-m *Arn Ars Asaf* berb calc calc-caust cann-s canth *Con* dulc kali-c laur mang *Nat-c* psor rhod sep *Sil* spong stront-c *Sulph* tarax viol-o
  · **paroxysmal**: caust
  · **picking** pain: clem
- **stool**:
  · **after**:
    : agg: carbn-s
    : stitching pain: carbn-s
  · **during**:
    : agg: sep
    : pressing pain: sep
- **stooping**:
  · **after | agg**: mang

All author references are available on the CD

487

Ear

- **agg**: bry *Cham* graph kreos m-arct mang merc merc-c phos rheum
  : **pressing** pain: cham kreos
  : **stitching** pain: **Cham** *Merc* merc-c
- **swallowing**:
  - **agg** (⚹*drinking*): ail alum alum-p anac **Apis** *Bar-m* benz-ac beryl bov *Calc* carb-an *Carbn-s* coc-c *Con* dros *Elaps* fago ferr-m ferr-ma gels hep jug-c kali-bi **Lac-c Lach** lyc mang *Merc* merc-i-f mur-ac nat-i nat-m **Nit-ac Nux-v** *Par Petr* phos *Phyt* plb sars *Sulph* thuj trom
  : **right** ear: brom
  : **left** ear: carbn-s fago kali-bi mang
  : **aching**: con dros fago gels
  : **drawing** pain: alum ferr-ma
  : **pressing** pain: nux-v phos *Sulph*
  : **stitching** pain: anac con *Gels* lach lyc *Mang* nat-m **Nux-v** *Petr Phyt* thuj trom
  : **tearing** pain: anac
  : **ulcerative** pain: anac sulph
  - **amel** | **left** ear: rhus-t
- **talking** agg: mang nux-v spig teucr
  - **stitching** pain: *Mang*
- **tearing** pain: *Acon* aeth *Agar* all-c *Alum* alum-p alum-sil am-c am-m *Ambr Anac* ang ant-c apis aran *Arg-n* arn *Ars* ars-i ars-s-f arum-t asaf aur aur-s *Bar-c* bar-i bar-m bar-s **Bell** berb bism borx bov brom bry calc calc-i calc-p calc-sil camph cann-i *Canth Caps* carb-an *Carb-v* carbn-s **Caust Cham** *Chel* **Chin** *Chinin-ar* coc-c coff colch *Con* cupr cycl dros *Dulc* elaps ery-a eupi ferr-p gamb gels gran *Graph* grat *Guaj* hep hyos indg iod kali-ar kali-bi **Kali-c** kali-i kali-m kali-n kali-p kali-s kali-sil kalm kreos *Lach* lachn laur **Lyc** *Lyss* m-arct m-aust *Mag-c Mag-m* mag-p *Mang* meny meph **Merc** merl *Mez* mur-ac nat-an nat-c *Nat-p* nicc *Nit-ac Nux-m* nux-v par petr *Ph-ac* phel *Phos* plan *Plat Plb* psor **Puls** raph rat *Rhod* rhus-t sabin *Sars Sep* sil spig *Squil* **Stann** staph stram stront-c *Sul-ac* sul-i **Sulph** tab tarax tarent tell teucr *Thuj* til verat *Verb Zinc* zinc-p zing
  - **alternating** with | **pressing** pain: bell
  - **downward**: **Bell** verb
  - **intermitting**: nat-c psor
  - **outward**: ars bell
  : **alternating** with | **pressing** pain inward: bell
  - **paroxysmal**: stront-c
- **thunderstorm**; before: rhod
  - **aching**: rhod
- **tickling**: dros
  - **stitching** pain: dros
- **tobacco**; from: raph
- **toothache**:
  - **after**: mang
  - **with**: ammc calc-caust chim-m chr-ac clem *Glon* meph *Merc* merl mur-ac ph-ac *Plan Puls* **Rhod** sep
- **touch**:
  - **agg**: bell caust *Cham* chin cop cortico gast **Hep** kali-bi **Kali-I** *Lach* mag-c mang merc merc-i-f *Mur-ac Nit-ac* rauw teucr
  : **burning**: cop rauw

- **touch**: ...
  - **amel**: mur-ac sars
  : **stitching** pain: mur-ac sars
- **traumatic** causes: arn
- **turning**:
  - **eyes** | **outward**: raph
  - **head**:
  : **agg**: *Carb-v* chinin-s coc-c **Mag-p** meph
  : **stitching** pain: chinin-s
- **twinging**: aloe anac anag aran arg-n asar *Bar-c* berb carb-v caust coc-c coloc *Crot-t* dulc ferr graph kali-n kreos merc mez par plan prun staph
  - **spasmodic**: crot-t
- **ulcerative** pain: acon anac ant-t bell borx bry calc caps caust cic ferr form graph kali-c mag-c mang merc mur-ac nat-c phos psor puls sars sep spong sulph
- **urination**; copious: **Thuj**
- **vexation**; after: sulph
- **violent**: cham
- **waking**; on: *Form* nit-ac sep spong tarent *Tub*
  - **stitching** pain: *Form* spong
- **walking**:
  - **agg**: am-c arg-n borx bry con gels kali-bi *Lach* mang merl rumx
  : **stitching** pain: arg-n borx kali-bi *Mang* merl
  - **air**; in open:
  : **agg**: am-m benz-ac bry *Chin* con *Mang* nat-c par *Sep* spong
  - **boring** pain: am-m
  - **burning**: am-m
  - **cramping**: mang spong
  : **pressing** pain: mang
  : **stitching** pain: am-m bry con
  - **amel**: am-m
  - **slowly** | **amel**: puls
- **warm**:
  - **agg**: acon borx calc-p *Cham* dulc *Merc* nux-v *Puls*
  - **amel**: *Bell* caps cham dulc hep *Mag-p*
  - **applications**:
  : **amel**: cham kali-sil
  : **stitching** pain: cham
  - **bed**:
  : **agg**: **Merc** merc-i-f *Nux-v* phos puls
  : **and** wrapping up amel: *Cham Dulc* **Hep** kali-ar lach *Mag-p* mur-ac rhod rhus-t *Sep* stram
  : **boring** pain: **Merc**
  : **stitching** pain: **Merc**
  - **room**:
  : **agg**: *Nat-s Nux-v* phos *Puls*
  : **pressing** pain: phos *Puls*
  : **tearing** pain: *Nux-v*
  : **amel**: bell sep
  : **entering** a warm room; when: *Nat-s Nux-v*
  : **amel**: sep
  : **aching**: sep
  : **cold** air; from: graph kali-n *Nat-s*
  . **burning**: kali-n

488 ▽ extensions | O localizations | ● Künzli dot

Ear

Pain – warm

- **room – entering** a warm room, when: ...
  : stitching pain: *Nat-s Nux-v*
- **warmth** agg; dry: bry
  - **burning**: bry
- **washing**:
  - **agg**: cortico
- **weather**:
  - **change** of weather: calc gels hep *Mang* nit-ac rhod *Rhus-t Sil*
  - **cold** agg: asar calc calc-p dulc ferr-p
    : **pressing** pain: asar
    : **tearing** pain: calc-p
  - **rainy** | **agg**: nux-v
  - **wet**:
    : agg: *Calc Calc-p Dulc* ferr-p gels mang *Merc Nat-s Nux-m Petr Puls Sil*
    : stitching pain: *Nat-s*
- **wind**: *Cham* nux-v
  - **cold** | **agg**: acon ars-i *Lac-c* **Sep**● spong
- **writing** agg: phys phyt
  - **aching**: phyt
- **yawning** agg: acon cocc hep rhus-r verat
  - **burning**: acon
  - **stitching** pain: acon
▽**extending** to
  o **Above** the ear: psil
  - **Arm** | **left**: staph
  - **Behind** the ear: psil
  - **Brain**: arg-met chin
    : stitching pain: arg-met chin
  - **Brain**; base of: arg-met
  - **Cheek**: kali-p spig sul-ac
    : stitching pain: kali-p spig
    : tearing pain: sul-ac
  - **Chest**: stram
  - **Chin**: bell
    : stitching pain: bell
  - **Downward**: **Bell** cur verb
  - **Eustachian** tube: ant-c carb-an med
    : drawing pain: ant-c
  - **Eye**: arn glon hura indg *Puls* spig
    : **left**: hura
    : stitching pain: puls spig
  - **Face**: anac *Bell* cann-s *Merc* nux-v puls stram thea
  - **Fingers** | **Tips**: ham
  - **Forehead**: bell dig nux-v ptel spig
  - **Head**: aeth *Sulph*
    : tearing pain: sulph
  - **Inward**: arg-met arn bry *Calc* carb-an carb-v dros hyos kali-bi kali-i lob lyss med nat-s nux-v rhus-t thuj verb
  - **Jaw**: bov lyc merl phel spig
    : stitching pain: spig
    : **Lower**: am-c asar com kali-bi
    : **Upper**: agar
  - **Legs**: cur
  - **Lobule**: phos
    : stitching pain: phos

Pain – extending to

- **extending** to: ...
  - **Malar** bone: sphing spig
    : drawing pain: sphing spig
    : pressing pain: spig
  - **Mouth**; roof of (See palate)
  - **Neck**: ars bapt **Bell** coc-c *Crot-h Haem* **Kali-bi** *Kreos* lith-c *Lyc* mur-ac *Nat-m* sil tarax *Ther Zinc*
    : **side** of: *Carb-v* coc-c cocc kali-bi *Mag-p* meph *Nat-m*
    : **right**: psil
    : **Clavicular** region and to last back teeth and side of occiput; and: coc-c
    : drawing pain: bell
    : stitching pain: **Kali-bi** nat-m
    : **And** shoulders: *Nat-m*
    : drawing pain: *Nat-m*
  - **Nose**: sil
  - **Nostril**; left: jac-c lac-c
    : **boring** pain: lac-c
    : **digging** pain: jac-c lac-c
  - **Occiput**: ambr *Bell* fago *Mur-ac*
    : tearing pain: ambr
    : **Side** of: coc-c
  - **Other** ear: chel *Hep* laur menth plan thuj
    : stitching pain: *Hep* menth
  - **Outward**: aeth am-c *Am-m* Ars asaf bar-c *Bell* berb calc-p cann-s carb-v con dulc glon gran *Kali-c* kali-i lyc *Merc* merc-i-f nat-m *Nat-s* nicc ol-an *Puls Sep Sil* thuj til
  - **Palate**: *Kali-bi*
    : stitching pain: kali-bi
  - **Parietal** bone: indg ran-b
  - **Parotid** gland and mastoid process: *Kali-bi* sep
  - **Shoulder**: *Ars* cann-s cann-xyz *Kreos* lach *Nat-m* rumx ruta
    : **left**: nat-m
    : stitching pain: nat-m
  - **Spine**: ptel
  - **Teeth**: bell chel lyss menth mosch ol-an plan *Spig* xan
    : **right** teeth; tearing from right ear to: chel
    : tearing pain: chel
    : drawing pain: bell
    : pressing pain: spig
    : stitching pain: spig
    : tearing pain: chel
  - **Temple**: eupi form indg lac-c lach *Nux-v* puls sars sil sul-ac tarent
    : pressing pain: sars
    : stitching pain: *Nux-v* sil
    : tearing pain: lach *Nux-v* sul-ac
  - **Throat**: all-c carb-an chel fago kali-bi *Merc-i-f* pip-n puls *Spig* sulph
    : stitching pain: spig sulph
  - **Upper** jaw: agar anac mag-c
    : tearing pain: agar anac mag-c
  - **Vertex**: arn chel mur-ac ol-an phos psor sars
    : tearing pain: phos

Ear

Pain – extending to

- **Zygoma**: hyper spig
- ○ **About the ears**: aeth agar am-c am-m arg-n arn asaf asar astac aur-m-n bell bry *Calc Calc-p* canth cench chel clem coc-c *Con* daph dol dulc ery-a fago glon grat ham indg kali-bi kali-c lac-c lepi meph merc-i-f mez mur-ac nat-c nat-m nat-s nit-ac osm ox-ac *Petr* phos plb psor *Puls* rhod sabad sabin tell viol-o
  - **morning** | **rising** agg; after: arg-n brom
  - **afternoon**: clem
    : **drawing** pain: clem
  - **boring** pain: am-m aur-m-n bell rhod
  - **burning**: agar *Calc* daph ham
  - **drawing** pain: asaf grat nit-ac
  - **pinching** pain: glon
  - **pressure**:
    : **amel**: grat
    : **drawing** pain: grat
  - **sore**: calc-p coc-c psor
  - **stitching** pain: arn asaf *Calc-p* clem con fago kali-bi nat-c nat-m phos viol-o
  - **tearing** pain: aeth am-c canth *Con* ery-a grat kali-c mur-ac nat-s phos plb rhod
  - **walking** agg; after: pall
- ○ **Bones**: canth
- **Above the ears**: *Arg-met* arg-n ars asaf aur-m aur-m-n brom camph cann-i carb-v cedr chel chinin-s coc-c coloc dios dulc *Eup-per* hura hydr indg kali-c lach led lepi lil-t lyss mag-c merc mez mur-ac nat-s nux-m osm ox-ac pall plan plumbg *Puls* rhod sabin sep sil tell ther verat
  - **right**: chel
    : **tearing** pain: chel
  - **left**: arg-met
    : **tearing** pain: arg-met
  - **16 h**: merc
    : **stitching** pain: merc
  - **morning**: brom
    : **pressing** pain: brom
  - **evening**: chel chinin-s dios lyss
    : **tearing** pain: chel
  - **aching**: dulc lil-t lyss mez tell
  - **bed** agg; in: chel
    : **drawing** pain: chel
  - **boring** pain: arg-n cann-i rhod
  - **cutting** pain: carb-v
  - **drawing** pain: asaf chel coloc lach mez verat
  - **pinching** pain: carb-v
  - **pressing** pain: arg-met aur-m-n brom camph cedr dulc hura lil-t mez nux-m osm ox-ac *Puls* sabin ther
  - **scar**; in an old: lach
    : **drawing** pain: lach
  - **stitching** pain: ars asaf coc-c indg kali-c mag-c merc mur-ac plan sep
  - **stool** agg; during: ox-ac
    : **pressing** pain: ox-ac
  - **tearing** pain: *Arg-met* camph chel nat-s sil
  - **walking** agg; ars
    : **stitching** pain: ars

Pain – Behind

- **Above** the ears: ...
  ▽ **extending** to:
    : **Crown**: lach
    : **drawing** pain: lach
    : **Teeth**; upper back: chel
- **Antitragus**: anac berb mur-ac
  - **tearing** pain: anac berb
  - **touch** agg: coc-c kreos sep
    : **stitching** pain: coc-c kreos sep
- **Base** of ears; at the: hist
  - **pressing** pain: hist
- **Behind** the ears: acon aesc aeth agar alet all-c aloe alum am-c am-m *Ambr* anac anan ang arg-met arg-n *Arn* ars ars-s-f arum-d asaf asar *Aur* aur-ar aur-m *Aur-m-n* aur-s bar-c bar-m bar-s *Bell* berb borx brom bry cadm-s calc calc-act *Calc-p Calc-s* cann-i cann-s canth *Caps* carb-ac carb-an carb-v castm caul *Caust* cedr cham *Chel* chin cic cina coc-c colch *Coloc* con cop croc *Crot-h Cupr* cupr-ar dig dios euphr fl-ac gels gent-c *Glon* **Graph** grat ham hell *Hep* hura ign indg ip kali-ar kali-bi *Kali-c* kali-i kali-m kali-n *Kali-p* kali-sil kalm *Lach* lachn laur led lith-c lyc lyss mag-c manc mang meny merc merc-i-f merl mez mosch mur-ac murx myric nat-ar nat-c nat-m nat-p nat-s *Nit-ac* nux-v ol-an onis oscilloc ox-ac paeon par *Petr* ph-ac phel phos phys phyt pic-ac plan *Plat* plb plect *Prun Psor* ptel *Puls* pycnop-sa ran-s rhod rhus-t rhus-v rumx sabad sabin sanic sars sep **Sil** spig spong squil stann stry *Sulph* tab tarax ter thea ther *Thuj* verat verat-v verb viol-o viol-t xan xanth zinc zinc-p
  - **right**: aesc agar arum-d bapt bar-c berb calc-caust calc-p cann-i canth chel coloc euphr grat kalm mag-c mez nat-m nat-s onis plect ran-s sars thuj
    : **boring** pain: cann-i coloc mez nat-s onis ran-s
    : **burning**: calc-p grat nat-m thuj
    : **stitching** pain: berb canth euphr kalm mag-c plect sars thuj
    : **tearing** pain: agar bar-c calc-caust
  - **left**: am-m *Ambr* anac **Aur** bell caps caust coloc graph helo helo-s kali-p *Lach* mur-ac ph-ac rumx sabad viol-t
    : **boring** pain: *Aur* caust *Lach* rumx sabad
    : **pressing** pain: anac bell coloc graph helo helo-s ph-ac
    : **stitching** pain: am-m viol-t
    : **tearing** pain: *Ambr* caps mur-ac
  - **daytime**: kali-n
    : **drawing** pain: kali-n
  - **morning**: calc dios ptel sulph
    : **stitching** pain: calc
  - **forenoon** | **11 h**: ham
  - **afternoon**: calc caust ham iris lyss nat-c ph-ac phel ptel rat sars sil
    : **13 h**: nat-c sil
    : **stitching** pain: nat-c
    : **tearing** pain: nat-c sil
    : **15 h**: mag-c phel
    : **stitching** pain: mag-c
    : **tearing** pain: phel

▽ extensions | ○ localizations | ● Künzli dot

Ear

Pain – Behind

- **afternoon**: ...
  - **16** h: caust grat
  - **tearing** pain: caust
  - **stitching** pain: calc lyss nat-c ph-ac
  - **tearing** pain: caust nat-c phel sars sil
    - **upward**: rat sars
    - **waking**; on: ptel
- **evening**: bell berb canth carb-an ham nat-m nit-ac ran-s sulph thuj
  - **21** h: alum
    - **tearing** pain: alum
  - **boring** pain: ran-s
  - **pressing** pain: nat-m
  - **sitting** up in bed:
    - **amel**: alum
    - **tearing** pain: alum
  - **stitching** pain: bell berb carb-an nit-ac sulph
  - **tearing** pain: canth nit-ac thuj
- **night**: aur-m
  - **burning**: aur-m
- **aching**: arum-d caust cedr con glon lyc mang mosch nat-m stry viol-o
- **air** agg; in open: *Kali-p* mang
  - **aching**: mang
- **biting** pain: lyc ol-an *Puls*
- **boring** pain: am-m *Aur* aur-m-n cann-i caust coloc *Cupr Lach* mez mosch nat-s onis ran-s rumx sabad *Sep* spig
- **burning**: aur aur-m calc-p *Cic* grat lyc nat-m rhus-v sabad spong thuj verat
- **cough**; with: phos
  - **sore**: phos
- **cramping**: calc-act mang murx
- **cutting** pain: bell carb-v ox-ac sil
  - **downward**: sil
- **dinner**; after | **amel**: bapt
- **drawing** pain: aloe anac arg-met ars asaf bar-c bar-s canth chel chin coloc crot-h dig gent-c kali-bi kali-n kali-sil laur mang merc merl mur-ac ol-an petr *Prun* sars sil sulph thuj zinc
  - **downward**: arg-met
- **drinking** rapidly: nat-m
  - **pressing** pain: nat-m
- **gnawing** pain: kali-i
- **jerking** pain: kali-c mang merc mez sil
- **lancinating**: kali-c pycnop-sa
- **lying** on it: coc-c
  - **pressing** pain: coc-c
- **motion**:
  - **agg**: bapt nat-m *Prun*
  - **drawing** pain: *Prun*
  - **stitching** pain: nat-m
  - **head**; of:
    - **agg**: am-c *Kali-p*
    - **tearing** pain: am-c
- **paroxysmal**: aesc
- **pinching** pain: lyc merc paeon sabin

Pain – Behind

- **pressing** pain: acon aloe *Arn* asar *Bell* borx cadm-s cann-s canth caps *Caust* cina coc-c coloc *Crot-h* hell ip kali-bi led manc merl mez mur-ac nat-m nat-s ox-ac *Plat* ruta stann ther *Thuj* verb viol-o
- **pressure**:
  - **agg**: mur-ac oscilloc
  - **amel**: mag-c nat-c
  - **stitching** pain: mag-c nat-c
- **pulsating** pain: hura
- **reading** agg: aesc spig
  - **boring** pain: spig
  - **tearing** pain: aesc
- **rest** agg: arg-met sabin
  - **drawing** pain: arg-met
  - **stitching** pain: sabin
- **screwing** pain: ox-ac
- **shaking** the head agg; on: glon
  - **aching**: glon
- **sitting**:
  - **amel**: asar mang
  - **pressing** pain: asar mang
- **sitting** up in bed | **amel**: alum
- **sore**: anac borx *Bry* calc-p **Caps** chel cic cupr-ar Graph ham kali-c lachn lyc merc mur-ac nit-ac *Petr Psor* ruta sanic *Sil* verat
- **spasmodic**: murx
- **stitching** pain: aeth agar *Arn* ars-s-f aur aur-s bar-c bell berb brom calc calc-p cann-s canth carb-an *Caust* cham cina con cop dig dios euphr gels hell hep *Kali-c* kali-n *Kali-n* kali-p *Kalm* lyc lyss mag-c meny mur-ac nat-ar nat-c nat-m nat-p nit-ac ph-ac phos plan plect ptel sabad sabin sars stry sulph tab tarax ter thuj verat verb viol-o viol-t xan xanth
- **tearing** pain: agar alum am-c *Ambr* anan ang arg-met arg-n ars *Bar-c* bar-m bell berb brom calc canth *Caps* carb-v caul *Caust* chel coc-c colch *Con* dig indg kali-c kali-m kali-n kali-sil laur lyc mang meny mez mur-ac nat-ar nat-c nat-m nat-p nit-ac nux-v petr phel plb rhod rhus-t rhus-v sars *Sep* **Sil** squil tab tarax thuj zinc
  - **alternating** with | **Molars**; gnawing pain in (See TEET - Pain - molars - gnawing - alternating - tearing - behind)
  - **intermittent**: petr
- **touch** agg: bar-c mang merc sil
  - **aching**: mang
  - **drawing** pain: merc sil
  - **tearing** pain: bar-c
- **turning** head agg: bar-c
- **walking**:
  - **agg**: asar mez
  - **boring** pain: mez
  - **pressing** pain: asar
  - **air** agg; in open: mang
  - **pressing** pain: mang
- **bent** | **must** walk bent: lyc
- **warm** bed agg: coc-c
- **writing** agg: spig

Pain – Behind | Ear | Pain – External

- writing agg: ...
  - boring pain: spig
- ▽ extending to:
  - Arm, left: staph
  - Clavicle: petr
  - tearing pain: petr
  - Eye: apis *Prun*
  - stitching pain: **Prun**
  - Jaw: kali-n lyc *Zinc*
  - drawing pain: *Zinc*
  - stitching pain: kali-n lyc
  - Mastoid process: chin
  - drawing pain: chin
  - Neck: chel lith-c mur-ac nat-m sil tarax
  - stitching pain: nat-m
  - tearing pain: chel tarax
  - Nape of neck: mur-ac
  - drawing pain: mur-ac
  - tearing pain: mur-ac
  - Shoulder: ars
  - drawing pain: ars
  - tearing pain: ars
  - Temples: apis cedr
  - aching: cedr
  - Vertex, occiput, nape and shoulder, moving head agg: am-c
  - tearing pain: am-c
- Below the ears: acon aloe alum am-c antip apis arg-met asar bapt *Bar-c* bry caps caust chel coc-c crot-t dig hell hell-f iod mag-c mag-s *Merc* nat-p nit-ac ol-an olnd petr phos ptel sars sep sil sul-ac tab tarent viol-o xan xanth zinc
  - right: ol-an sil
  - boring pain: caust
  - burning: mag-c
  - drawing pain: arg-met dig petr sul-ac
  - lancinating: tarent
  - menses; during: mag-c
  - burning: mag-c
  - motion of head agg: am-c
  - tearing pain: am-c
  - pressing pain: asar iod sep zinc
  - rubbing:
    - amel: ol-an phos
    - tearing pain: *Phos*
  - sitting agg: phos
  - tearing pain: *Phos*
  - sore: *Bar-c* ptel sars zinc
  - stitching pain: apis bar-c bry coc-c crot-t hell mag-s nit-ac sars viol-o xan xanth
  - swallowing agg: nat-hchls
  - tearing pain: acon alum am-c caust iod nit-ac ol-an phos sil tab zinc
- ▽ extending to | Jaw; lower: *Merc*
- Cartilages: arn
  - lying on it; when: med
  - aching: med
  - sore: arn

- **Conchae**: ant-c arund asaf bell bism bov canth *Caps* carb-v caust chin cupr dros guaj hyos iod ip kali-bi kali-c *Kreos* laur lyc lyss mag-c mag-s mang merc mez mosch mur-ac nat-c nat-m op ph-ac phos plb ran-s rhus-t rhus-v ruta sars spig spong stann staph sulph thuj wies zinc
  - left: elat
  - stitching pain: elat
  - night: phos
  - burning: caust kali-bi lyss merc mur-ac nat-m op phos spig staph wies
  - cramping: staph
  - drawing pain: asaf sars stann
  - pressing pain: bell bism cupr iod lyc mez mosch sars staph
  - pressure:
    - amel: bism
    - pressing pain: bism
  - sore: ruta spong zinc
  - stitching pain: ant-c arund *Kreos* nat-c plb ran-s rhus-t rhus-v stann sulph thuj
  - tearing pain: bell bism bov canth *Caps* carb-v chin cupr dros guaj hyos kali-c lyc mag-c mang mur-ac ph-ac sars thuj
  - ○ Anterior part: anh
    - pressing pain: anh
  - Margin: ant-c caust
    - stitching pain: ant-c caust
- Deaf ear, in the: *Mang* sep
  - stitching pain: *Mang* sep
- Deep in ear: carb-v
- Ear to ear: lil-t
- Earring hole:
  - left: med
  - sore: med
- Eustachian tubes: agar alum ant-c coloc gels med nat-m *Nux-m* sal-ac staph
  - chewing agg: arg-met
  - cutting pain: arg-met
  - foreign body; as from a: *Nux-m*
  - stitching pain: agar alum coloc gels sal-ac staph
  - ○ Extending to:
    - Tympanum:
      - boring with finger:
      - amel: carl
      - stitching pain: carl
    - Upward Eustachian tube and out of the ears: med
- External ear:
  - tearing pain:
    - accompanied by | arthritic or gouty nodosities (See Nodes - external - arthritic - accompanied - tearing)
  - External ears: *Acon* Agar alum *Ars* bell bry *Calc-p* caust celt cham chin *Clem* dros ferr-p form ign jug-r kreos lyss *Mang* merc mur-ac nat-p ol-an petr pic-ac psor puls rauw *Rhus-t* sang sulph *Tell* upa vib *Zinc*

Pain – External — Ear — Pain – Meatus

- **burning**: acon **Agar** alum *Ars* bell caust cham chin **Clem** dros ferr-p ign jug-r kreos lyss merc ol-an pic-ac puls rauw *Rhus-t* sang sulph **Tell** upa
- **piercing**; from: celt
  : **sore**: celt
- **sore**: *Acon* bry *Calc-p* celt form *Mang* mur-ac nat-p psor vib *Zinc*
- **Front** of ears; in: anac ang arg-met arg-n aur-m-n *Bar-c* bov *Calc Calc-p Carb-v* caust *Cham* colch *Cupr* dig dios dros grat indg kali-c kali-i lach laur mag-c mag-m merc-i-f nat-p ol-an *Phos* plan ptel ran-s rat sars senec sep stront-c sul-ac sulph tab *Thuj* verb zinc
- **afternoon**:
  : **15 h**: dios
  : **aching**: dios
- **evening**: con mag-c ran-s
  : **stitching** pain: con mag-c ran-s
  : **tearing** pain: con
- **aching**: anac cupr dios merc-i-f
- **bending**:
  : **body**:
    : **right**; to:
      . **agg**: mag-m
      boring pain: mag-m
  : **head**:
    : **right agg**; to | **boring** pain: (non: mag-m)
- **boring** pain: arg-n aur-m-n *Bar-c* laur
- **bursting** pain: dros
- **cutting** pain: arg-met
- **drawing** pain: *Bar-c* dig sulph
- **gnawing** pain: sulph
- **jerking** pain: dros
- **pressing** pain: aur-m-n caust *Cupr* dios *Phos* sep verb zinc
- **sore**: *Calc* ptel senec zinc
- **stitching** pain: arg-met aur-m-n caust *Cham* laur mag-c mag-m plan ran-s sars stront-c *Thuj* verb zinc
- **tearing** pain: ang *Bar-c* bov *Carb-v* colch dros grat indg kali-c kali-i lach mag-c mag-m nat-p ol-an rat stront-c sul-ac tab verb zinc
- **warm** room agg: *Phos*
  : **pressing** pain: *Phos*
- ▽ **extending** to:
  : **Cheek**: sul-ac
    : **tearing** pain: sul-ac
  : **Temples**: kali-i sul-ac
    : **tearing** pain: kali-i sul-ac
- **Inside** (See meatus)
- **Lobes**: ambr ars carb-an *Carb-v* cham chel chin crot-h dros kali-n mur-ac nat-c nat-m ph-ac phos plat plb psor *Rhus-t* sabad sabin sars sil stann tab **Tell** verat zinc
  - **left**: ars mur-ac
    : **tearing** pain: ars mur-ac
  - **burning**: carb-an carb-v chel kali-n *Rhus-t* sabad sabin sil **Tell**
  - **corrosive**: plat
  - **cramping**: zinc
  - **drawing** pain: ars *Cham* dros phos sars

- **Lobes**: ...
  - **pressing** pain: phos
  - **pressure**:
    : **amel**: nat-c
    : **stitching** pain: nat-c
  - **rubbing**:
    : **amel**: nat-c
    : **stitching** pain: nat-c
  - **sore**: chel crot-h mur-ac
  - **stitching** pain: nat-c nat-m ph-ac phos plb psor sabad tab zinc
  - **tearing** pain: ambr ars carb-an *Carb-v* cham chin mur-ac stann verat zinc
  - **ulcerative** pain: mur-ac
  ○ **Behind** the ear: arg-met mag-c
    : **drawing** pain: arg-met
    : **sore**: mag-c
- **Mastoid**: am-pic bapt bell *Canth* caps caust con mang mur-ac plat **Ruta** sars
  - **cutting** pain: bell caust con mur-ac
  - **pressing** pain: caps mur-ac plat
  - **pressure** | **amel**: bapt
  - **sore**: **Ruta**
  - **stitching** pain: sars
  - **tearing** pain: *Canth* mang
  ▽ **extending** to:
    : **Forehead**: sars
      : **drawing** pain: sars
      : **stitching** pain: sars
    : **Neck**: lith-c
      : **cutting** pain: lith-c
      : **Nape** of: mur-ac
      . **cutting** pain: mur-ac
    : **Orbit**: bapt
    : **Teeth**: mez
      : **drawing** pain: mez
  ○ **Below**: *Cina*
    : **pressing** pain: cina
    : **stitching** pain: *Cina*
  - **Region** of: hist
    : **compressing**: hist
- **Mastoid** process (See mastoid)
- **Meatus**: abies-n absin *Acon* aeth agar allox aloe alum *Anac* anan ang ant-c apis apoc arg-met arn ars ars-i arund *Asaf Asar Aur* aur-m-n aur-s bar-c *Bar-m* **Bell** berb bism born borx bov brach brom bry *Calc Calc-p Calc-pic Canth* caps carb-an carb-v *Caust* cench **Cham** chel chin cic coc-c colch croc crot-t cycl dig dros *Dulc* ferr ferr-p *Fl-ac* gamb *Graph* haem (non: ham) hell **Hep** ign indg jatr-c kali-bi *Kali-c Kali-m* kali-n kali-sil kreos *Lach Lyc* mag-c malar mang meph *Merc Merc-i-f Mez Mur-ac Nat-m* nat-p nat-s *Nit-ac Nux-v* olnd op ox-ac par petr **Ph-ac** phel *Phos* phys pic-ac *Plat* plb psor **Puls** ran-b ran-s rheum rhod rhus-t rumx samb sang sars sep *Sil Spig Spong* stann stry sul-ac *Sulph* sumb tab tarax tarent *Tell Thuj* upa valer verat viol-t *Zinc*
  - **right**: brom
    : **burning**: brom

Pain – Meatus   Ear   Pulsation

- **evening**: psor
  - **pricking** pain: psor
- **burning**: aeth anan ars arund aur-s berb borx brom canth caps caust crot-t jatr-c mag-c *Merc* olnd sang sep spong stry sulph
- **drawing** pain: *Cycl* malar valer
- **frequent**: psor
  - **pricking** pain: psor
- **pricking** pain: psor
- **recurrent**: psor
  - **pricking** pain: psor
- **rest** agg: psor
  - **pricking** pain: psor
- **scratching**; after:
  - **amel**: psor
  - **pricking** pain: psor
- **sore**: allox merc pic-ac
- **spasmodic**: anac *Ang Caust* croc ferr kreos merc mur-ac petr *Ph-ac Plat* puls ran-b samb thuj valer
○ **Inside**: allox
  - **sore**: allox
- **Middle** ear | **right**: lat-m
- **Nerves** | **trigeminal** neuralgia: lith-c sin-a
- **Petrous** bone | **touch** agg: caps onos
- **Processus** styloideus: agar con
  - **stitching** pain: agar con
- **Side** lain on: am-m
  - **boring** pain: am-m
  - **burrowing**: am-m
- **Spots**; in: calc-p
  - **burning**: calc-p
- **Tragus**: anac cham fago lach *Mur-ac* nit-ac ph-ac puls
  - **burning**: *Mur-ac* puls
  - **drawing** pain: mur-ac ph-ac
  - **pressing** pain: mur-ac ph-ac
  - **stitching** pain: cham lach
  - **tearing** pain: anac nit-ac
- **Tympanum**: anac ang calc-act caust nat-s nit-ac ran-b rhod ser-a-c viol-t
  - **burning**: ang

PARALYSIS | **Auditory** nerve (↗*HEAR - Impaired - auditory)*: acon alum am-c ambr anac ang ant-c arn ars asar aur bar-c **Bell** borx bry *Calc* cann-s caps carb-v *Caust* cham *Chel* chin *Cocc Con* cycl dros *Dulc Graph* **Hyos** ign iod kali-c kali-n led *Lyc* m-ambo m-arct m-aust mag-c mang *Merc* mur-ac nat-c nat-m *Nit-ac Nux-v* olnd op *Petr* ph-ac phos *Puls* rhod rhus-t ruta sabad *Sec* sep *Sil* spig staph sulph syph verat

PERFORATION:
○**Tympanum**: aur calc calc-i calc-p caps *Elaps* ferr-p hep *Hydr Kali-bi Kali-p* lach lap-d *Lyc* merc merc-c *Sil* sul-i *Sulph* tell *Tub*
- **cavity** filled with thick yellow pus: *Caps*
- **edges**; with ragged: *Tub*

PERSPIRATION: act-sp calc olnd puls zinc
○**Behind** the ears: cimic

POLYPUS: alum anac **Calc** calc-i calc-p caust form Hep hydr kali-bi kali-chl kali-i *Kali-m Kali-s Lach Lyc Merc Nit-ac* petr *Phos* puls sang sil staph sulph tax *Teucr Thuj*
- **accompanied** by | **discharge** from ear (See Discharges - accompanied - polypus)
- **bleeding**: calc merc thuj
  - **soft** polypus, bleeding easily: *Calc Merc* **Thuj**
○Meatus: kali-s

PREGNANCY agg; during: caps

PRESSURE; sensation of (See Fullness; Pain - pressing pain)

PRICKLING: dulc

PUFFING in ears from pulsation of temporal arteries: benz-ac

PULSATION: acon aloe alum alum-p alum-sil alumn am-c am-m aml-ns anac anan ars-s-f ars-s-r *Aur* bar-c bar-m bar-s **Bell** benz-ac berb bov brom bry *Cact* calad **Calc** calc-p *Calc-s* calc-sil **Cann-i** cann-s carb-ac carb-an *Carb-v Carbn-o* carbn-s *Caust* cham chel chin cob cocc-a coca *Coloc Con* crot-h dig ferr-m ferr-ma ferr-p gamb *Glon* graph *Hep* hydrc ign ind indg kali-bi kali-c kali-i kali-n kali-p kali-s kali-sil *Lach* lec lyc *Mag-m Med Merc Merc-c* merc-i-f mez *Mur-ac* nat-c *Nat-m* nat-p **Nit-ac** ol-an onis op **Phos** phys plan psor ptel *Puls* pyrog rheum rhod *Rhus-t* rumx sang sel sep *Sil* spig spong sulph syph *Tell* thuj visc zinc zinc-p
- **right**: am-m cact calad glon hydrc kali-c lec mag-m ol-an phos ptel sel sep sil
- **left**: am-c *Bar-c* berb carbn-o cob gamb indg kali-n *Merc-c* nat-c plan rhod spig
- **morning**: graph
- **forenoon**: coca
- **evening**: cob hep ind indg phys zinc
  - **bed** agg; in: hep thuj
  - **sleep**; when falling asleep: sil
- **night**: am-m dig *Kali-bi* **Puls** *Rhus-t* sep
  - **lying** on the ear, when: am-c *Bar-c* kali-c lec sil
  - **warm** in bed agg; becoming: *Merc*
- **accompanied** by | **Head**; pain in (See HEAD - Pain - accompanied - ear)
- **air**; exposure to | **agg**: ptel
- **breakfast** agg; after: zinc
- **dinner**; after: carb-an indg
- **eating** agg: graph
- **lying**:
  - **ear**; on the | **agg**: am-c bar-c kali-c nat-hchls sil *Spong*
  - **side**; on | **agg**: bar-c nat-hchls
- **pressure** | **amel**: carb-an
- **rheumatic** pains; after: dig
- **sitting** agg: am-m indg
- **standing** agg: cann-s
- **stooping**:
  - **agg**: graph rheum zinc
  - **amel**: cann-s

Pulsation

- **walking** agg; after: phos
- **wavelike**: spig
- **writing** agg: rheum zinc
- ○**Arteries**; of: : pyrog
- **Behind** the ears: *Aml-ns* anan ang calc-p caust glon kali-c kali-m lach mez phos pic-ac rhus-t zinc-chr
  - **cold** air | **amel**: rhus-t
  - **lying** on affected side: rhus-t
  - **motion** of head agg: kali-c
  - **walking** | **amel**: rhus-t
  - **warmth** agg: rhus-t
- **Below** the ears: sang
- **Front** of ears; in: bar-c calad hep lyc
  - **morning**: lyc
  - **evening**: lyc
  - **lying**:
    : ear; on the | **agg**: bar-c
  - **lying** down agg; after: hep
- **Lobes**: ferr-m ferr-ma phos

QUIVERING (See Trembling)

RAWNESS behind (See Eruptions - behind)

REDNESS (See Discoloration - redness)

RELAXATION tympanum, sensation of: rheum

RETRACTED, Tympanum: merc-d

RETRACTION, sense of: verb

REVERBERATIONS (See Noises - reverberating)

RIDING in a car | **amel**: graph **Nit-ac** puls

ROLLING to and fro in ear on shaking head; as if something is: ruta

ROUGH epidermis:
○**Meatus**: olnd

RUBBING agg: *Cina*

RUSH of blood to right ear: **Lyc** lyss puls

SCARLATINA; after: *Bar-c Bell Hep Lyc Merc* mur-ac *Nit-ac* sulph

SCLEROSIS: calc-f coenz-q cortico mand syph thiosin thyr
○**Ossicula**: thyr
  - **and** petrous portion of temporal bone: calc-f
  : **deafness**, ringing and roaring; with: calc-f

SCRATCHING sensation: mang plb ruta

SENSIBILITY:
○**External** ear:
  - **diminished**: mur-ac
  - **increased**: cortico kali-i *Lach* merc mur-ac valer zinc
  : **deaf** ear; in | **painful**: *Am-c*

SENSITIVE:
- **air**; to open (See Air - sensitive)
- **touch**; to | **Meatus**: ars bell *Borx* caps *Cham* ferr-p *Hep* merc mez nux-v petr tell

Ear

Sensitive: ...
- **wind**; to (See Air - sensitive; Wind - sensitive)
○**Lobes**: phos

SHOCKS on swallowing: con

SINGING agg: ph-ac

STEATOMA (See Tumors - steatoma)

STENOSIS (See Contraction)

Stopped

STOPPED sensation: acon aeth agar agn alet alum alum-p alum-sil *Anac* anag ang ant-c arg-met *Arg-n* ars ars-i ars-s-f **Asar** aur-m *Bar-c* bar-i bell berb bism borx brom bros-gau bry bufo calad calc calc-s calc-sil cann-i cann-xyz canth **Carb-v** *Carbn-s* carc carl *Caust* cham *Chel* chen-v *Chin* chinin-s chlf cinnb coc-c cocc cod *Colch* coloc **Con** crot-h cycl dig dios gast *Glon Graph Guaj* guare ham hell-v hep hura hydr hydrc hyos indg *Iod* jac-c jac-g kali-bi kali-c kali-m kali-p kali-s kali-sil *Lach* lachn **Led** lepi lim lob lol **Lyc** lyss m-ambo mag-m manc *Mang Meny* **Merc** merc-c merc-i-f merl *Mez Mill* nat-ar *Nat-c* nat-m nat-p *Nat-s Nit-ac* nit-s-d *Nux-m* ol-an op par petr *Phos* phys phyt plat plect psil psor **Puls** raph rheum rhus-t rumx sabad *Sang* sanic sec *Sel* seneg sep **Sil** *Spig* spong stann *Sul-ac* sul-i *Sulph* symph tab tell tep teucr thuj til tub upa *Verat* **Verb**
- **alternating** sides: cocc
- **right**: ant-c arg-met astac brom cann-i caust chen-v colch crot-h cycl ham kali-c lach lim lob merc-i-f nat-c *Nat-s* ol-an *Puls* rhus-t tell teucr thuj til *Tub*
- **left**: acon agar aur-m berb coc-c hydr hydrc jac-c jac-g kali-bi lepi merl nat-c nit-s-d rumx sel spig stann
  - **then** right: *Verb*
- **morning**: ant-c brom caust sil tell teucr thuj *Tub*
- **forenoon**: ham nat-m psor tell
- **afternoon**: mill nat-m
  - **15 h**: jac-g
  - **amel**: nat-m
- **evening**: ant-c ham kali-c lim spig thuj
  - **20 h**: dios
  - **bed** agg; in: sel
  - **sitting** agg: kali-c
- **air** agg; in open: spig
- **alternating** with:
  - **clear** ears (See intermittent)
- **blowing** the nose:
  - **agg**: alum calc *Con Mang* spig *Sulph*
  - **amel**: *Merc* stann
- **boring** with finger | **amel**: lob mag-m sel spig
- **breakfast**; after | **amel**: ant-c
- **chewing** agg: sulph
- **chronic**: petr
- **cough**; after: chel
- **dinner**; after: chinin-m mill
- **eating**; while: *Sulph*
- **excitement** agg: dig
- **hawking** up mucus agg: hyos
- **intermittent**: *Calc* hist *Nit-ac* sulph

Stopped sensation   **Ear**   **Thickening**

- **lying**:
  - **agg**: coc-c
  - **ear**; on the | **after**: sel
- **menses**; during: mag-m
- **moon**; full: graph
- **plug**; as from a: asar led
- **reading** aloud: verb
- **report**; ears open with loud: *Sil*
- **rhythmically**: coloc
- **rising** | **amel**: stann
- **suddenly**: borx dios tanac
- **swallowing**:
  - **agg**: ars
  - **amel**: alum calc merc *Sil*
- **talking** agg: meny
- **valve**; as if by a: *Bar-c* borx graph *Iod Nat-s*
- **walking** agg: colch
- **weather** agg; cold: mang
- **writing** agg: raph
- **yawning** | **amel**: nat-m *Sil*
○ **Eustachian** tubes: *Agra* alf ars-i elaps **Hydr** *Kali-bi Kali-m Lach Merc Merc-d Nit-ac* petr phyt puls sang sil
  - **night**: alf
- **Middle** ear *(↗Adhesions)*: dulc

STRICTURE | **Eustachian** tubes: lach

STROKES, blows in ears: am-c anac arn bell cham cic con nat-m nux-v paeon plat spig

SUPPURATION *(↗Abscess; Discharges - purulent; Eruptions - boils)*: borx merc thiosin
- **chronic**: kali-bi
○ **Behind** the ears: kali-c *Nit-ac* phyt
- **Front** of ears; in: *Merc*
- **Middle** ear: *Acon* am-c ars ars-i bar-c **Bell** borx **Bov Calc Calc-s Caps** carb-an *Carb-v Caust Cham Ferr-p* gels guaj **Hep** hydr **Kali-bi** kali-m *Kali-p* lap-a lyc **Merc** myris nat-m olnd *Plan* psor **Puls Sil** *Spong* stann sulph thiosin
  - **chronic**: *Aethi-m* alum *Ars-i* aur bar-m *Calc* calc-f *Calc-i* caps *Caust* chen-a elaps *Hep* hydr iod *Kali-bi* kali-i kali-m kali-p *Kali-s* kino lap-a lyc *Merc* naja nit-ac *Psor Puls Sil Sulph* tell *Thuj* viol-o

SURGING: kali-p

SWALLOWING:
- **agg**: alum anac apis **Arn** ars bar-c bar-m bell bov *Calc* cic con dros gels graph lach mang nit-ac *Nux-v* petr phos *Phyt* plb *Puls* rhod spig

SWELLING: *Acon* agar alum alum-p anac anac-oc ant-c **Apis** arn ars **Bell** borx bry bufo **Calc** calc-ar calc-p *Carb-v* caust chlol cist com ery-a glon **Graph** hep hydr ign iod jug-c jug-r kali-ar *Kali-bi* kali-n kali-p kreos lach lyc med medus *Merc Nat-m* nit-ac *Nux-v Petr* ph-ac phos pic-ac psor ptel **Puls** *Rhus-t* rhus-v samb sec *Sep Sil* spong *Tell* tep urt-u zinc zinc-p
- **right**: bry calc crot-c glon jug-c jug-r ptel sulph

- **Swelling**: ...
  - **left**: ant-c ery-a graph jug-r kreos nit-ac rhus-t *Tell*
  - **edematous**: medus tell
  ○ **Middle** ear: jab
  - **piercing**; from: celt
  - **sudden**: calc-p
  ○ **About** the ears: arn form *Phyt* puls
    ○ **Glands**; of: *Bar-c* bar-m bell *Calc* caps carb-an con dig graph iod kali-m *Merc* mur-ac *Nit-ac* tub
  - **Antitragus**: kreos spong
  - **Behind** the ears: ant-s-aur *Aur Bar-c* bar-m benz-ac berb bry calc *Calc-s* **Caps Carb-an** caust cist colch dig **Graph Hep** kali-c *Lach* lyc *Nit-ac* ph-ac puls rhus-t rhus-v *Sil* tab tub
    - **hard** and red: tab
    - **knotty** swelling: *Bar-c Graph*
    - **shiny**: con lyc rhus-v
    - **warm** bed | **amel**: nit-ac
    ○ **Lymphatic** glands: apis *Bar-c* carc dig *Nit-ac*
    - **Periosteum**: caps *Carb-an Puls*
  - **Below** the ears: all-c **Bar-c** berb *Caps* cist glon hura nat-hchls ptel samb sars tub
    ○ **Glands**: am-c **Bar-c** *Cist* dig *Graph* kali-c *Nit-ac* ptel *Rhus-t* sars tell
  - **Conchae**: ant-c arn nat-m phos **Puls** sil tep
  - **Eustachian** tubes *(↗Catarrh - eustachian)*: ars-i
  - **Front** of ears; in: anthraci bry *Calc* cist iod *Merc Sep*
    ○ **Glands**: puls
  - **Inside** (See meatus)
  - **Lobes**: chin kali-n puls *Rhus-t*
  - **Mastoid**: caps
    - **accompanied** by | **discharge** from ear (See Discharges - accompanied - mastoid)
  - **Meatus**: acon bry **Calc** calc-p calc-sil cann-s *Caust Cist Cupr* graph kali-bi kali-c lach mag-c merc mez nat-m *Nit-ac Petr* ph-ac **Puls** *Sep Sil* spong *Tell* thuj zinc zinc-p
    - **evening**: mez
  - **Parotid** gland (See FACE - Swelling - parotid)
  - **Tympanum**: bell oscilloc

TALKING:
- **loudly** agg: mang ter

TENSION: alum ambr apis asar aur carl cham colch dros euphr glon graph kreos lach lact lyc *M-arct* mag-c nux-v plb spong staph thuj verat viol-o
○ **Behind**: am-c apis ars-s-f asar caust *Con* glon *Kali-n* lyc mag-c mez nit-ac plat plb verb *Zinc*
- **Below**: *Graph* petr thuj
- **Conchae**: bov
- **External** ears:
  - **right** | **skin** stretched over ear; sensation as if: asar
- **Inside** (See meatus)
- **Meatus**: alum *Asar* aur bov cham dig euphr kali-n lact *Merc*

THICKENING: *Hydr* rhus-t rhus-v
○ **Cartilages**: arg-met
- **Tympanum**: ars-i graph iod merc-d mez thiosin

▽ extensions | ○ localizations | ● Künzli dot

Ear

Throbbing / Water

THROBBING (See Pulsation)

TICKLING (See Itching)

TINGLING: agar am-c am-m ambr anac ant-c arg-met arn ars ars-s-f ars-s-r asaf aur-m-n bar-c bar-m *Bell* brach *Calc* camph cann-s carb-ac carb-an *Carb-v* caust cent cham chel *Chin Chinin-s* cic *Colch* con dig dulc ferr-ma *Graph* hell ign kali-ar kali-c kali-m kali-n kalm lachn *Laur* lol lyc mag-c mill *Mur-ac* nat-m nux-v plat puls rhus-t rob salin sarr sars *Sep* stann stry sul-ac sul-i *Sulph* thuj verat
- **right**: anac salin
- **left**: nat-m sars
- **morning** | **bed** agg; in: sulph
- **noon**: stry
- **night**: carb-an
- **boring** with finger | **amel**: lachn mill
- **menses**; before: ferr
- **sitting** agg: sulph
- **sneezing** agg: euph
- **turning** head agg: nat-c
- **walking**:
  - agg: rhus-t
  - air agg; in open: carb-an
- o **Meatus**: alum

TINNITUS (See Noises)

TREMBLING in: bov kali-c kali-i spig
- **sad** news; after *(↗MIND - Ailments - bad)*: kali-c sabin

TUBERCLE, hard:
o Behind the ear:
  - right ear: graph ph-ac
  - left ear: nicc
- Lobe; on the: merc (non: ph-ac)
- o Posteriorly: nit-ac

TUMORS:
- cystic: *Nit-ac*
  o Lobes: nit-ac
- fungous (See Fungous)
- nodes (See Nodes)
- small tumors | **Behind** the ears: berb bry caust *Con* nux-v
- steatoma: calc nit-ac
- wart-like (See Wart-like)
- wens:
  o Behind the ears: merc-i-r verb
  - Lobe; on: nit-ac
  o Behind the ears: berb olnd
- Front of ears; in: bry *Calc*
- Lobes:
  o Below: *Calc*
  - On: merc *Nit-ac*

TURNING HEAD agg: carb-v *Mag-p* seneg

TWITCHING: act-sp aeth *Agar* all-c am-c am-m anac ang ant-t bar-c bar-m bar-s borx bov *Calc* calc-act calc-p calc-sil cann-i cann-s caust chin cina clem dig dros fl-ac hep kali-c kali-m kali-p kreos lyc mag-m manc mang merc merc-c mez *Mur-ac* nat-m nicc nit-ac nux-v op petr ph-ac phos plat *Puls* rhod sars sil spig sul-ac thuj valer zinc zinc-p
- **right**: ant-t calc mag-m *Mang* nat-m nicc nit-ac petr plat sul-ac thuj
- **left**: am-c bar-c bov phos sil
- **morning**: ant-t mang nux-v
  - 6 h: nat-m
  - **waking**; on: nux-v
- **evening**: ant-t mez nux-v
- **blowing** the nose agg: act-sp
- **rising** agg: kali-c
- **sneezing** agg: act-sp
▽ **extending** to
  o Eye and lower jaw: spig
  - Lower jaw: nit-ac
  - Mouth: thuj
  - Outward: caust
  - Throat: spig
  o **Behind** the ears: am-m bar-c kali-c
- **Below** the ears: elaps
- **Conchae**: agar ant-t calc-act cina ph-ac spig upa
- **External** ear | **cramp**-like: cina
- **Front** of ears; in: ang dros mag-m
- **Lobe**; in: kali-n nat-c ph-ac sars
  - visible: sars
- **Meatus**: am-m anac carb-v lyc nit-ac valer

TYMPANITIS (See Inflammation - media)

ULCERATION: alum am-c *Anac Bell* bov bry bufo *Calc Camph* carb-v *Caust* graph hep kali-bi kali-c kali-sil *Kreos Lyc* merc mur-ac *Olnd Petr* ph-ac psor *Puls Ruta* sarr sars sep *Spong* stann sul-ac sulph
- **right**: bov
- **left**: camph graph mur-ac sars
- **swallowing**; painful: anac bov
o **About** the ears: calc-p olnd
- **Front** of ears; in: carb-v merc
  - fistulous opening: *Calc*
- **Inside** (See meatus)
- **Lobes** | **Hole** for earrings; in: *Ars* kali-m *Lach* med *Pitu-a* sil stann
- **Meatus**: bov *Calc Camph Carb-v Hep* kali-bi kali-c *Lyc Merc* merc-c nit-ac *Puls* sep *Sil* sulph tell
- **Tympanum**: *Calc* hep *Iod Kali-bi Kali-p* lach *Lyc Merc* **Merc-d** mez *Psor* puls *Sil*

ULCERS (See Ulceration)

URINATION agg; copious: thuj

VALVE (See Opening, sensation - closing)

WARMTH:
- sensation of (See Heat - sensation)

WART-LIKE growth, inflamed and ulcerated:
o Behind the ears: calc
- External ears; on: bufo carc

WATER; sensation of:
- in ear: ant-c ars bry chel graph lach meny psil spig *Sulph*

497

Ear

Water; sensation of

- in ear: ...
  - **right** ear; comes and disappears suddenly in: chr-ac
  - **left**: acon graph lach
  - **drop** of water: acon
  - **warm** water agg: acon calad cham
- into ears; rushing: petr puls rhod sulph
- out of ears; running: calc spig sulph
  - **cold** water: merc
  - **hot** water:
    : **right** ear: cham
    : **left** ear: acon

WAX:
- **balls**; like small: dios
- **black**: elaps *Mang* **Puls**
  - **hardened**: elaps
- **brown**: calc-s
  - **red** or dark: *Mur-ac*
- **dark**, flowing: calc-s
- **dry**: alum *Elaps* graph *Ing* lac-c *Lach* mur-ac petr
  - **desquamating** in scales: *Mur-ac*
- **foul**: aur bov *Carb-v* caust hep lach zinc
- **hardened**: all-s con elaps lach mur-ac **Puls** sel
- **increased**: agar aloe am-m ammc anan bar-ox-suc bell *Calc* calc-sil *Carb-v* **Caust** *Con* cycl dios *Elaps* *Hep* iod kali-c *Lach* *Lyc Mang* merc merc-i-r merl mosch mur-ac petr sedi sel sep sil sulph tarent thuj wies zinc
  - **accompanied** by | itching (See Itching - accompanied - earwax)
- **pale**: *Lach* wies
- **paper**:
  - **chewed**; like: con lach
  - **rotten**; like: con
- **purulent**: con sep
- **red**: **Con** mur-ac *Psor*
- **reddish**: *Psor*
- **scanty**: aur-s lach
- **soft**: petr sil wies
- **thick**: chel *Petr*
- **thin**: am-m *Cham Con Hep* iod *Kali-n* lach *Merc* mosch *Petr* sel *Sil* sulph *Tell* wies
- **troublesome**: con
- **wanting**: aeth anac *Calc Carb-v Cham Graph Lach* mur-ac *Petr* psor sil
- **whitish**: chel con *Lach* sep
  - **mush**; like: chel
- **yellow**: *Carb-v Kali-c* lach

WENS (See Tumors - wens)

WIND:
- **agg**: act-sp *Cham* dulc hep lac-c lach lyc mez nat-c sep spig
- **sensation** of wind:
  - **into** ear or upon it; wind blowing: *Caust M-aust* mang meny mez mosch nat-m plat rhus-t stann staph

Wind
– **sensation** of wind – **into** ear or upon it; wind blowing: ...
  : **cold** wind blowing against meatus of right ear: *Caust* mang sanic staph
  : **extending** to | **Throat**: mez
  - **out** of ears:
    : **passing** out of ears: abrot *Aeth Bell Calc* canth *Chel* meli *Mill* psor stram
    : **putting** finger in ear amel: chel
    : **puffing** out of ears: agar aml-ns borx meli seneg sep sil
    : **swallowing** agg: meli
  o **In** the ear: *Bell* carbn-s *Caust Chel* eupi led mag-c mang *Mez* mosch plat puls stann stram streptoc vinc
    : **right**: streptoc
    : **left**: carbn-s mag-c mosch stann
  - **sensitive** to (↗ *Air - sensitive):* ars bov caust **Cham Hep Lach** *Lyc* mag-c mag-m *Mez* nux-v petr
  - **sound** of (See Noises - wind)

WORMS, sensation of: acon calc coloc guare med mur-ac nux-v pic-ac puls rhod rhus-t ruta sep

COCHLEA; complaints of: chinin-ar chinin-s sal-ac

EUSTACH!AN TUBE; complaints of: alum *Bar-m* fago *Ferr-p* gels hydr kali-m merc-d nux-m nux-v pen petr ros-d sil staph
- **right**: hydr
- **left**: sang
- **accompanied** by | hay fever: ros-d

GLANDS about ear; complaints of: bell cham con lach *Merc* rhus-t sil

LABYRINTH; complaints of: chen-a chinin-ar nat-sal phos sal-ac sulph syph

LOBES; complaints of: alum ambr ang arg-met arn **Bar-c** bry camph carb-v **Caust** chel **Chin** colch graph hyos *Kali-c Kali-n* **Kreos** merc *Nat-m* nit-ac olnd *Ph-ac* phos plat puls *Sabad Sars Sep* stann teucr verat

MASTOID; complaints of:
▽**extending** to | **Neck**: lith-c mur-ac

MEATUS; complaints of: acon aethi-a agar *Alum* ambr *Anac* ang ant-c arg-met arn ars asaf *Asar* aur bar-c bell bism *Borx* bov bry **Calc** camph cann-s canth caps carb-an carb-v *Caust* cham chel chin cic cina clem coenz-q colch coloc con croc cupr cycl dig *Dros Dulc* euph euphr ferr *Graph* guaj hell hep hyos ign iod ip kali-bi **Kali-c** kali-m *Kreos* lach *Laur* **Lyc** m-ambo m-arct m-aust mag-c mag-m mal-ac **Mang** meny *Merc* mez mur-ac nat-m *Nat-m Nit-ac* nux-v olnd par *Petr Ph-ac* phos **Plat** plb puls ran-b rheum rhus-t ruta sabad sabin samb sars seneg **Sep** sil **Spig** spong squil stann staph stram sul-ac sulph tarax tell teucr thuj valer verat *Verb* viol-o zinc

498 ▽ extensions | O localizations | ● Künzli dot

Tympanum Ear

TYMPANUM:
- **adhesions** (See Adhesions)
- **calcareous** (See Calcareous)
- **catarrh** (See Discharges)
- **inflammation** (See Inflammation - media)
- **perforation** (See Perforation - tympanum)
- **red** (See Discoloration - redness - tympanum)
- **stitches** | **insect** (See Pain - stitching)
- **swelling** (See Swelling - tympanum)
- **thickened**: mez
  - **white** and opaque | **eruption** on hairy scalp; after a suppressed: mez
- **thin** and transparent: *Graph*
- **ulceration** (See Ulceration - tympanum)

Ear

Hearing

ACUTE (↗*MIND - Senses - acute):* **Acon** agar alco aloe alum alum-p alum-sil am-c *Anac* ang anh apis arn ars ars-i *Asar* atro *Aur* aur-ar aur-i aurs bar-i **Bell** borx bry bufo cact calad calc calc-i calc-sil calen *Cann-i* carb-v carbn-s cham **Chin** chinin-ar *Cic* cimic *Cocc* **Coff** coff-t *Colch* **Con** cop cupr *Graph Hep Iod* kali-ar *Kali-c* kali-m *Kali-p Kali-s* **Lach** *Lyc* lyss m-aust mag-c mand med merc mur-ac *Nat-ar* **Nat-c** *Nat-m Nat-p* nitro-o *Nux-m* **Nux-v Op** petr *Ph-ac Phos* phys phyt *Plan* plb psor ptel *Puls* sang sarr sec seneg *Sep* **Sil Spig** staph stram *Stry Sulph* **Tab** *Ther* thuj valer *Verat* viol-o zing
- **morning**: *Fl-ac*
- **evening**: coca rhod
- **bed** agg; in: *Kali-c*
- **sleep**; when falling asleep: calad calc
- **night**: atro
- **bed** agg; in: kali-c
- **chill**; during: arn **Caps**
- **cracking** in ears, preceded by: graph mur-ac
- **discharge** of moisture, after: spig
- **distant** sounds: calen nux-m
- **dull**, followed by: cic
- **headache**; during: acon coff gels phyt spig
- **heat**; during: acon bell calc **Caps Con** ip lyc nux-v
- **labor** pain; during•: cimic
- **menses**; during: *Hyper* mag-c nux-v
- **music**, to: **Acon** aloe ambr bufo *Cact* carb-v *Cham Coff Lyc Nat-c* **Nux-v** ph-ac *Sep* sulph *Tab* viol-o
  - **amel**: **Aur** aur-m
  - **menses**; during: *Nat-c*
  - **organ**: lyc
  - **piano**: phos sabin sulph
  - **violin**: viol-o
- **noise**; to (↗*MIND - Sensitive - noise)*: **Acon** aloe am-c anh apis arn *Ars Asar* **Aur** aur-ar aur-i aur-s bar-c **Bell** borx bry bufo calad *Calc* cann-i **caps** caust cham chen-a *Chin Cic* cimic *Cocc Coff* **Con** croth-h elaps *Ferr* ferr-p fl-ac *Gels* graph *Ign Iod Ip Kali-c* kali-m *Kali-p* kali-sil lac-c **Lach Lyc** mag-c mag-m mill *Mur-ac Nat-ar Nat-c Nat-p Nat-s* **Nit-ac** nux-m **Nux-v** ol-an **Op** petr *Ph-ac* phos phys plan plb psil psor ptel puls sabal *Sang* sarr sec *Sep Sil Spig* stann staph sul-i *Sulph* tab ter **Ther** *Tub* verat-v **Zinc**
  - **hammer**; sounds of a: sang
  - **high**-pitched: chen-a
  - **nausea**, cause: *Cocc Ther*
  - **painful**: coff
  - **perspiration**; during: **Caps**
  - **retained**; long: lyc phos
  - **rumpling** of paper•: *Asar Borx* calad ferr lyc *Nat-c Nat-s* tarax zinc
  - **scratching** on linen and silk•: *Asar*
  - **slightest** noise: cimic
  - **louder** noises; not so much disturbed by: borx
  - **teeth**, affect the: *Lach Ther*
  - **vehicles**, though deaf to voices; of: *Chen-a*
  - **watch**; ticking of one's: chen-a
  - **water** running: *Lyss*

Acute: ...
- **perspiration**; during: acon arn bell calc **Caps Cham** chin *Coff* **Con** ip lyc nat-c **Nux-v** sabad zinc
- **sleep** agg; during (↗*SLEE - Semi-conscious - hears):* alumn *Calad*
- **stepping** | every step; at•: **Coff** *Nux-v*
- **voices** and talking: acon *Agar* am-c anh ars *Asar* aur *Bell Borx* cact carb-v chen-a *Chin* cimic *Cocc Coff* con ferr-p *Ign* iod *Kali-c* kali-p lach mag-m *Mur-ac Nux-v* nit-ac nux-m *Nux-v* **Op** petr ph-ac phos plan ptel puls sang sep *Sil* spig ter *Ther* verat **Zinc**
  - **her** own: bell op
  - **loud**; seems very (↗*MIND - Sensitive - noise - voices - own): Caust*
  - **waking**; on: carb-v puls

AUTOPHONY (See Acute - voices - her)

CLAIRAUDIENCE (See MIND - Clairaudient)

DIFFICULT (See Impaired)

DISTANT (↗*MIND - Distances - inaccurate):*
- **sounds** seem (↗*Impaired - distance - all; MIND - Distances - inaccurate):* all-c cann-i cann-s carb-an cham coca eupi *Lac-c* nux-m peti sabal sol-ni thuj
- **voices** seem: cann-i cann-s cob-n coca nitro-o pop-cand sabal
  - **his** own voice: aran arn cann-i cann-s

ILLUSIONS (↗*MIND - Delusions - hearing; MIND - Delusions - hearing - illusions; MIND - Delusions - noise - hearing):* absin am-c anac atro *Bell* cact *Calc* cann-xyz carb-v carbn-o carbn-s *Caust* **Chin** *Chinin-s* cimic coff con conin croth-h elaps eup-pur graph hyos kali-ar *Kali-i* lyc mang med petr ph-ac psor *Puls* rad-br rhodi-o-n sang spig spong stram *Sulph* thea thyr tub valer
- **cracking**: ars coff dig glon *Phel*
- **crying** for help: streptoc
- **own** voice; as if he was not hearing with his: psor
- **sounds** (↗*MIND - Delusions - hearing - sounds):*
  - **left** side when they really come from the right; sounds seem to come from: *Nat-c*
  - **melody** surrounded by a halo of light; each note upon the piano becomes a center of(↗*VISI - Illusions - colorful - pulsating):* anh
  - **proper** sound; nothing seems to have its: coloc
  - **remained** longer: ptel
- **ticking**: chin graph zinc-val
- **voice**; his own | **changed**; seems (See MIND - Delusions - strange - voice)
- **world**; as if tone came from another: **Carb-an**

IMPAIRED: acon aeth agar agn *Agra* alco alet *All-c* alum alum-p alum-sil *Am-c Am-m Ambr Anac Ang* ant-c ap-g *Apis* arg-met arg-n *Arn Ars* ars-i ars-s-f asaf *Asar* aster *Aur* aur-ar aur-m aur-s *Bapt* **Bar-c** bar-i *Bar-m* bar-s **Bell** borx *Bov Bry* bufo cact cadm-met caj calad **Calc** calc-f calc-i *Calc-p* calc-sil calen cann-i cann-s canth caps **Carb-an Carb-v** carbn-o **Carbn-s Caust** cedr cham cheir *Chel Chen-a* **Chin** chin-b chinin-ar chinin-s chlf *Chlor Cic* cimic

Impaired

Impaired: ...
cist cit-v clem coc-c *Cocc* coff colch coloc com *Con* conin cor-r croc crot-c crot-h *Crot-t* **Cupr** *Cycl* der dig diosm *Dros* dulc *Elaps* euph *Euphr Ferr* ferr-ar *Ferr-i* ferr-p ferr-pic *Fl-ac Form* gad gamb gaul *Gels Glon* **Graph** grat guaj guar guare *Hell Hep* hippoz *Hydr* hydr-ac hydrobr-ac **Hyos** iber ign *Iod* iodof *Ip* jatr-c kali-ar *Kali-bi Kali-br Kali-c* kali-chl kali-i kali-m kali-n kali-p kali-s kali-sil kalm *Kreos Lach* lachn *Lact Laur Led* lepi lil-t lob **Lyc** m-ambo m-arct m-aust *Mag-c Mag-m* mag-p *Mang* mang-act med meny meph *Merc* merc-c *Merc-d* merc-i-r merl mez mosch *Mur-ac* nat-ar *Nat-c* **Nat-m** *Nat-p Nat-sal* nicc nicot **Nit-ac** nux-m *Nux-v* ol-j olnd onos op oscilloc par peti **Petr Ph-ac Phos** phys phyt plat *Plb* psil *Psor* **Puls** ran-b rham-cal rheum rhod *Rhus-t* rhus-v rob *Ruta Sabad Sabin Sal-ac* salin *Sang* sangin-n sarr sars **Sec** sel *Sep* **Sil** *Spig Spong* squil stann *Staph Stram Sul-ac* sul-i **Sulph** syph tab tarax tarent *Tell* tep teucr ther *Thiosin* thuj tub-a valer vario *Verat* verat-v *Verb* viol-o wies zinc zinc-p
- **one** side | **noises** in other: ambr
- **right**: ant-c *Arn* **Calc** cocc cycl *Ham* iber ip *Kali-s Led* merc nat-c phys puls thuj
  - **then** left: elaps
- **left**: all-s anac ap-g *Arg-n* borx bry *Calc* chel cit-v coc-c jac-c mag-m nat-c ol-j op *Sal-ac* visc
  - **accompanied** by | **buzzing** in head: acon
  - **then** right: aloe sulph
- **morning**: calc clem gamb merc-i-r rob sil stann
  - **amel**: rhod
- **forenoon**: asaf clem *Ham* mag-c phys
  - **11 h**: mag-c
  - **11-20 h**: phys
- **afternoon**: elaps sil
- **ear**; with pain in the: ign
- **evening**: anan ant-c cham ham kali-c merc-c nicc plb rob tarax
  - **21 h**: phys
- **night**: *Cedr* elaps
- **accompanied** by:
  - **gout**: *Ferr-pic* ham kali-i led sil sulph visc
  - **noises**○: *Agra* am-c *Anac* arg-n bar-c borx *Calc* caust cimic cocc con dig *Graph Hep* kali-c lyc mag-c mang merc nit-ac petr ph-ac *Phos Rhod* sal-ac sec sep sil staph sulph
    ○ **constant** noises: chin
    ○ **rushing | waterfall**; like a: ther
  - **rheumatism**: *Ferr-pic* ham kali-i led sil sulph visc
  ○ **Brain**; complaints of (See HEAD - Brain; complaints of - accompanied - hearing)
- **adenoids**; from: staph
- **adhesions** in middle ear, from: iod
- **air**; in open:
  - **agg**: calc
  - **amel**: mag-c merc
- **alternating** with:
  - **acuteness** of hearing: aur bell calc chen-a coff lyc sep sil sulph spig

Hearing

- **alternating** with: ...
  - **obscuration** of sight: cic
  - **otorrhea**: puls
  ○ **Eye** symptoms: guare manc
- **anger**; after: mosch
- **auditory** nerve; from paralysis of the (↗EAR - Paralysis - auditory): Bar-c *Bell* calc *Caust* chel *Chen-a* dulc *Glon* graph *Hyos* kali-n kali-p lyc merc nit-ac nux-v *Op* petr *Ph-ac* **Puls** sec *Sil*
- **bending** head backward | **amel**: *Fl-ac*
- **blowing** the nose:
  - **agg**: sulph
  - **amel**: hep *Mang* merc *Sil* stann
- **bone** conduction; due to deficient or absent (↗sclerosis): chen-a
- **burning** and stinging, after: caps
- **catarrh** of eustachian tube: all-s ars-i **Asar** *Cal-ren* **Calc** *Calc-act Calc-ar Calc-br Calc-caust Calc-cn Calc-f Calc-hp Calc-i Calc-lac Calc-lp Calc-m Calc-ox Calc-p Calc-pic Calc-s Calc-sil Calc-st-s* caps caust chin gels graph hep hydr ign *Iod* kali-bi *Kali-l* **Kali-s** kali-sil lach *Lap-a Mang* mang-act mentho merc merc-d nit-ac **Petr** *Phos* **Puls** rhus-t ros-d *Sang* sep *Sil* sulph thiosin
- **changing** the linen agg: *Sil*
- **children**; in: calc med
  - **nutritional** disturbances; from: calc merc-i-r
- **cholera**; after: sec
- **clock**, near: ph-ac
- **cold**; after taking a: ars bell *Elaps* ferr-p gels kali-m lach *Led* mag-c merc merc-d phos **Puls** sil
  - **menses**; during: ferr-p
- **cold**; exposure to: acon kali-m visc
- **cold** sensation in abdomen; with: ambr
- **concussions**, from: **Arn** chinin-s croc
- **confusion** of sounds: alco **Carb-an** *Ph-ac* plat sec
- **convulsions**; after: sec
- **cotton** in ear; as from: cycl led mang
- **cough**:
  - **amel**: *Sil*
  - **during**: chel puls seneg
- **dentition**; during: cheir
- **dinner**; after: **Nux-v** sulph
- **direction** of sound, cannot tell: arg-n   *Carb-an* kali-bi ter
- **discharge**;
  - **amel**: cadm-met
  - **suppressed**; after: lob
- **distance**:
  - **all** sounds seem far off (↗*Distant - sounds*): cann-i cann-s lac-c nux-m
  - **amel**: calen gamb ph-ac
  - **when** at a: ph-ac
- **drunkards**; in: *Kali-br*
- **earwax**; after removal of | **amel**: *Con*
- **eating** agg: sil spig **Sulph**
- **eczema**; after a suppressed: lob mez
- **eructations** agg: petr
- **eruptions** after suppressed: *Ant-c* lob mez

502   ▽ extensions | ○ localizations | ● Künzli dot

Impaired – eruptions / Hearing / Impaired – weather

- **head**; about the: *Mez*
- **fever** | **intermittent** fever; suppressed: *Calc Chinin-s*
- **fright**; after: mag-c
- **headache** in occiput, with: ign
- **heat**; during: *Euphr* rhus-t
- **hiccough**; after: bell
- **increasing**:
  - **slowly**:
    : **decreasing** | **slowly**: kali-c
  - **suddenly**: dig *Elaps Gels Mag-c* mosch nicc nit-ac *Plb* sec sep *Sil*
- **infectious** disease; from: arn *Bapt Gels* hep lyc petr phos puls
- **inflammation** middle ear; from (See catarrh; cold sensation)
- **injury** to membrana tympani: tell
- **intermittent**: mag-m sil
- **leaf** or membrane before the ear; like a: acon agar agn alum am-c ang ant-c *Arg-n Arn* asaf *Asar* bell calad *Calc* cann-s carb-v chel *Chin* cocc *Cycl Graph* hyos iod kali-i led m-arct *Mag-m* mang med meny nit-ac par *Phos* rheum rhus-t sabad sel spig *Sul-ac* sulph tab verat **Verb**
  - **shaking** head and boring in ear amel: sel
- **low** toned sounds: chen-a
- **malaria**; after: carb-v
- **measles**; after: arg-n asar *Carb-v* cheir kali-chl *Merc* nit-ac **Puls** *Sil* spig *Sulph* ter
- **mechanical** injuries (See concussions)
- **menses**:
  - **before** | **agg**: ferr ferr-pic *Kreos* scroph-n
  - **during** | **agg**: *Calc* ferr-p *Kreos* mag-m scroph-n
  - **suppressed** menses; from: *Cub* nat-c
- **mercury**; after abuse of: *Asaf* aur *Carb-v* chin hep merc-d *Nit-ac Petr Staph Sulph*
  - **syphilitic**: nit-ac
- **moon** full agg: sil
- **mortification**; from: ign
- **nervous**: *Ambr* anac aur *Bell* caust chin chinin-s *Gels Ign* jab *Lach* ph-ac phos plat sil syph tab *Valer*
- **nitric** acid, abuse of: petr
- **noises**:
  - **amel**●: calen **GRAPH**● jab mag-c nit-ac
  - **with** (See accompanied - noises)
- **old** people: bar-c *Cic* kali-chl kali-m mag-c merc-d *Petr* phos
- **overheated**, from becoming: merc merc-i-f
- **pain** in ear:
  - **after**: caps nat-c
  - **with**: cycl
- **paralysis** of auditory nerve (See auditory)
- **periodical**: sec *Spig*
- **plug**, as from a: sep
- **pregnancy** agg; during: caps
- **pressing** on ear | **amel**: *Phos*
- **pressure** in ear; from: diosm
- **quinine**, after abuse of: *Calc* carb-v hep nux-v puls sulph

- **reading** aloud, while: verb
- **receding**: syph
- **report**:
  - **amel**: graph hep *Mang* mur-ac *Sil* tarent
  - **loud** | **deafness**; followed by: sep
- **riding**:
  - **carriage**; in a:
    : **agg**: graph nit-ac
    : **amel**: calen *Graph* **Nit-ac** *Puls*
- **ringworm**; from suppurating: mez
- **room** agg: mag-c
- **rubbing** | **amel**: *Phos*
- **scarlet** fever; after: *Am-c* asaf bell **Carb-v** *Crot-h Graph Hep Lach* **Lyc** *Nit-ac Puls Sil* **Sulph**
- **sclerosis** of ossicula (↗*bone*): calc-f ferr-pic thiosin
- **scrofulous**: *Aethi-m* calc merc mez sil *Sulph*
- **sexual** excesses: *Petr*
- **singing** agg: apoc
- **stooping**:
  - **agg**: *Croc* merc merc-c
  - **amel**: croc
- **storm**; before: croc nux-m
- **street**; in | **amel**: mag-c
- **suddenly**: elaps gels *Mag-c* plb sep sil
- **swallowing**:
  - **agg**: ars aur phos
  - **amel**: alum merc
- **syphilitic**: kreos lac-c
- **tired**; when: sabin
- **tonsils**:
  - **enlarged**: *Agra* aur bar-c calc hep *Kali-bi* med *Merc Nit-ac* plb *Staph*
  - **hypertrophy** of: *Agra* aur *Bar-c* calc-p *Hep* lyc merc nit-ac plb psor staph
  - **induration**: nit-ac
- **transient**: sep sulph
- **typhoid** fever; after: *Apis Arg-n Ars Nit-ac Ph-ac*
- **voice**, the human●: *Ars* bell bov bufo calc *Carb-an Chen-a Fl-ac* ign iod kali-p led lyc mag-c mur-ac nit-ac onos **PHOS**● rhus-t *Sil* **SULPH**●
  - **except** for: ign
- **walking**:
  - **agg**: chinin-s verat-v
  - **amel**: merc-i-r
- **wind**; in the | **agg**: phos
- **warm**:
  - **room**:
    : **agg**: kali-s
    : **amel**: *Puls*
- **warm**; becoming:
  - **walking**; from:
    : **agg**: merc
    : **amel**: merc-i-r puls
- **washing** agg: calc-s sil
- **water** in ear; from getting: verb
- **weather**:
  - **changes** of weather agg: mang sabin
  - **cold**:
    : **wet** | **agg**: dulc *Mang Merc Puls Sil*

Impaired – weather | Hearing | Unnatural

- **foggy**: sabin
- **wet** | **agg**: anan calen *Mang* mang-act sabin
- **working** in water: *Calc* calc-s
- **worry**, but noises are intensified; from: ign
- **yawning** | **amel**: sil

LOST: acon aconin *Agar* agra all-s alum am-c *Ambr Anac* ant-c ant-t *Arg-n* arn ars *Ars-i* asaf *Asar* aur aur-ar *Aur-m* aur-s bar-c *Bar-m* **Bell** borx bry caj *Calc* calc-f calen cann-s caps carb-an *Carb-v Carbn-s* carl **Caust** cham cheir *Chel* chen-a chin chinin-s chinin-sal chlor *Cic* cob-n coca cocc colch con cortico croc crot-t cupr dig dros dulc *Elaps* ferr-p ferr-pic form gels *Glon Graph* gua **Hep** hippoz hydr hydr-ac hydrobr-ac *Hyos* iod ip jatr-c kali-ar kali-bi kali-br kali-c kali-i kali-m *Kali-n* kali-p kali-s kara kreos lac-c lach lachn lam laur led lepi lob lob-e lol **Lyc** *Lyss M-arct* mag-c mag-m mag-p mang mang-act med meny meph merc merc-c merc-d mez mosch *Mur-ac* nat-c nat-m nat-p nat-s nat-sal nicc nit-ac **Nux-v** ol-an ol-j olnd ourl peti petr ph-ac phos pilo *Plat* plb psor *Puls* puls-n querc-r-g-s raph rham-cal rheum rhod rhus-t rhus-v rob ros-d sabad sal-ac salin sang sangin-n sarr scroph-xyz *Sec* sep sil solid sphing **Spig** spong stann *Stram* **Sulph** syph tell ther *Thiosin* thymol ulm-c verat verb vib-t viol-o vip visc zinc

- **left**: all-s lepi ol-j puls visc
- **morning**:
  - **rising** agg; after: stann
- **afternoon**: sil
- **evening**:
  - 21 h | **lying** down agg: merc-c
- **accompanied** by:
  - **acne** punctata: nat-c
  - **diarrhea**; chronic: oxyte-chl penic streptom
  - **fever**: oxyte-chl penic streptom
  - **vertigo**: merc-c nux-v puls
- ○ **Ear**:
  - **discharge** from: asaf elaps lyc
  - **inflammation** of; chronic: mang
  - **Head**:
  - **noises** in: querc-r-g-s
  - **pain**: chinin-s verb
- **alternating** with | **vision**; dim (See VISI - Dim - alternating - deafness)
- **anemia**; after: lob-e
- **apoplexy**; after: arn bell caust hyos rhus-t
- **blowing** the nose agg: spig
- **boring** finger amel: spig
- **bull**-necked boys, in: scroph-n
- **catarrh** in middle ear; from: acon ars bell caust cham coff euph hep lach led merc nit-ac puls sulph
- **causeless**: syph
- **convulsions**; after: sec
- **dinner**; during: sulph

Lost: ...
- **eruptions**; after suppressed: ant-c caust graph lach mez sulph
- **exanthema**; after: bell carb-v meny merc phos puls sulph
- **gout**; from: ferr-pic
- **influenza**; after: sal-ac
- **injury** to head; after: arn
- **leaflet** before, sensation of: ant-c
- **loud** sounds, followed by: sep
- **measles**; after suppressed: puls
- **memory**; with loss of (See MIND - Memory - loss - hearing)
- **menses**:
  - **before** | **agg**: kreos
  - **during** | **agg**: kreos lyc
- **moving** quickly; from: verat-v
- **nervous**: acon am-c ambr *Anac* ant-c arg-n arn ars asar aur bar-c **Bell** borx bry *Calc* caps **Caust** chel chin chinin-s cocc con dros dulc ferr-pic gels *Graph* hyos ign kali-c led levo *Lyc* mag-c *Merc* mur-ac nat-c nat-m *Nit-ac* nux-v op *Petr* ph-ac phos plat **Puls** rhus-t sal-ac sec sep **Sil** spig streptom **Sulph** syph tab verat
  - **noise** amel: jab
- **otorrhea**; after: lob-e lyc
- **oversensitiveness**; preceded by: sulph
  - **human** voice; to: sulph
- **rheumatic**: *Visc*
- **riding** in a wagon amel: *Graph*
- **scarlet** fever; after: *Graph Lach* **Lyc** mur-ac
- **singing**; after: mang-act nit-ac
- **stooping** agg; after: mang
- **stopped** sensation, with: calad *Mang* peti *Sep* sphing spig
- **temporarily**: thymol
- **tonsillectomy**; after: lob-e
- **tonsils**; from swelling of | **children**; in: kali-bi
- **vomiting**:
  - **after**: ant-c
  - **before**: raph
- **waking**; on: oena
- **wisdom** teeth, from cutting: cheir ferr-pic mag-c

STRANGE, her own voice sounds strange in her ears: tanac

UNNATURAL; one's own voice sounds: ter

504   ▽ extensions | ○ localizations | ● Künzli dot

Nose

Abscess — Catarrh

ABSCESS: cadm-s *Calc* **Hep** *Lac-c* lach *Merc* **Sil** still
○ **Root**; at: *Puls*
- **Septum**: acon *Bell* calc *Hep* sil
- **Tip**: acon am-c anan

ADENOIDS: *Agra* bar-c calc calc-f calc-i calc-p chr-ac gonotox *Iod* kali-s lob-s *Merc* mez mucor **Nat-m** osm psor sangin-n *Spig* **Staph** *Sulph Thuj* tub
- **children**; in: tub
- **enlarged**: agra bac bar-i bar-m calc-i calc-p tub
- **removal**; after: kali-s
- **swelling**: calc-f
○ **Posterior** nares: mez

AGGLUTINATION of nostrils: **Aur** bar-c carb-an lyc phos
- **morning**: lyc
- **sensation** of: bar-c phos

AIR:
- **blowing** on it; sensation as if air was (➚ *current)*: spig
- **current** passing over the dorsum; as of a light (➚ *blowing*): spig
- **inspired** air; sensitive to●: acon *Aesc* alum alum-sil am-c *Ant-t* aral ars *Arum-t* aur aur-m bell brach brom bufo calad calc camph *Cimic* cist cor-r echi fago gins **Hep**● hydr *Ign* kali-bi kali-i kres lith-c mag-s med *Merc* nat-m nat-m **Nux-v**● osm ox-ac **Phos**● psor *Ran-b* rumx sep sil syph thuj zinc
  · **feels** cold: ant-c brom cor-r lith-c
  ○ **Frontal** sinus: zinc
  · **Posterior** nares: kreos

AIR; IN OPEN:
- **amel**: acon *All-c Aur* hydr iod kali-c nux-v *Puls* tell

ANOSMIA (See Smell - wanting)

APHTHAE (➚ *MOUT - Aphthae*): nat-c

ATROPHY:
- **accompanied** by | **catarrh**; chronic: kali-bi **Teucr**
○ **Inside**: lem-m

BLACK (See Discoloration - black; Sooty)

BLEEDING (See Epistaxis)

BLISTERS bursting, sensation: sars

BLOOD, congestion of (See Congestion - nose)

BLOWING THE NOSE (➚ *Obstruction - blowing the*):
- **inability** to blow the nose in children: am-c
- **inclination** to blow the nose; constant: agar   am-c *Am-m* ambr bar-c bar-s *Borx* bov calc carb-an echi hep *Hydr* iodof *Kali-bi* lac-c lyc mag-c mag-m mang nat-m phos psor rumx **Stict** sulph **Teucr** ther tritic
  · **evening**: lith-c
  · **amel**; but does not (➚ *Obstruction - blowing the - not)*: **Stict**
  · **body** in nose; sensation of a large: am-m **Teucr**

Blowing the nose − **inclination** to blow the nose; constant: ...
  · **without** discharge; but (See Dryness - inside - blowing)

BOILS (➚ *FACE - Eruptions - boils - nose*):
○ **Septum**: anthraci

BORING in nose with fingers (➚ *Picking - nose; GENE - Boring - amel.; MIND - Gestures - hands - grasping - nose)*: anac apis arg-n **Arum-t** aur bell borx bov bufo carb-v caust **Cina** con hell hep lil-t lyc merc nat-c *Nat-m* nat-p op ph-ac phos psor rumx sabad sabal *Santin* sel **Sil** spig stict stront-c sulph tarent teucr thuj verat *Zinc*
- **bleeds**; until: arum-t cina phos spig
- **catarrhal** symptoms; with: hep
- **headache**; during: hep

BROAD and flat: syph

BUBBLING sensation: sars sulph

CANCER: alumn apis *Ars* **Aur** *Aur-m* aur-s *Calc* carb-ac *Carb-an* caust cund eucal euphr gal-met hecla **Jug-c** kali-bi *Kali-c Kreos* merc nat-m *Nit-ac* *Phos Phyt Sep Sil* sulph symph syph tab thuj *Zinc*
- **epithelioma**: *Ars* ars-i aur *Carb-ac* con cund *Hydr* kali-bi **Kali-s** *Kreos* nit-ac
  ○ **Wings**: med
  - **flat**: euphr
  · **right** side; on: euphr
  ○ **Antrum**: aur symph
  · **right**: symph
- **Posterior** nares: chr-ac

CARIES (➚ *Necrosis; Ozena*): *Alum*   **Asaf**   **Aur** aur-ar *Aur-m* aur-m-n cadm-s calc calc-s con fl-ac *Hecla Hep Hippoz Kali-bi* kali-i lyc *Merc* merc-c merc-i-r nit-ac petr *Phos Phyt* **Sil** *Still* syph
- **syphilitic** (➚ *Ozena - syphilitic)*: hecla *Kali-bi Sil*
○ **Septum**: hecla *Hippoz Kali-bi* syph

CATARRH (➚ *Coryza; Discharge; Inflammation)*: abrom-a acet-ac achy-a *Acon* aesc *Agar* agra ail all-c all-s allox aloe *Alum* alum-p alum-sil *Alumn* am-c *Am-m* am-n ambr *Anemps Ant-c Ant-s-aur* ant-t *Apis Arg-met Arg-n* **Ars** *Ars-i Arum-t Asaf* asar aspar **Aur** aur-ar aur-i *Aur-m* aur-s aza bapt *Bar-c Bar-m* bar-s **Bell** berb *Borx Bov* **Brom** bry cadm-s calad **Calc** calc-ar calc-f calc-i *Calc-p Calc-s* calc-sil camph canth caps *Carb-ac Carb-an* **Carb-s** *Carbn-s Castm* caust cean-tr cham chel chin chinin-ar cic cimic cina cinnb *Cist* clem coc-c cocc coff colch coloc *Con* cop cor-r crot-h crot-t cub cupr cycl dros dulc elaps **Eup-per** euph *Euphr* fab *Ferr Ferr-ar Ferr-i* ferr-ma ferr-p *Fl-ac Form* formal gels **Graph** guaj hed helia hell *Hep Hippoz Hydr* ign influ *Iod* jal *Kali-ar* **Kali-bi** *Kali-c Kali-chl Kali-i* kali-m *Kali-p* kali-s kali-sil kreos lac-ac *Lac-c* lac-d *Lach* laur led lem-m lith-c luf-op **Lyc** mag-c *Mag-m* *Mang Med* mentho meny **Merc Merc-c**

Nose

Catarrh

Catarrh: ...
Merc-i-f Merc-i-r *Mez* morb mosch mur-ac naja **Nat-ar** *Nat-c* nat-cac **Nat-m** nat-p *Nat-s* Nicc **Nit-ac** *Nux-m* **Nux-v** oci-sa *Ol-j* oscilloc *Osm* par **Petr** ph-ac *Phos* phyt plat plb **Psor Puls** quill ran-b ran-s rhod **Rhus-t** *Rumx Sabad Samb Sang Sars* **Sel** seneg **Sep Sil** solid *Spig* spong *Squil* stann *Staph Stict* still stront-c sul-ac sul-i **Sulph** tab tarent *Teucr Ther Thuj* titan toxo-g trom *Tub* (non: uran-met) uran-n ust verat visc zinc zinc-p
- **one** side: hippoz kali-c nat-c phos phyt
- **right**: *Lyc* sang
- **left**: kali-s lach sep teucr
- **morning**: *Ferr-i* kali-c petr
- **evening**: all-c ars *Mang Puls*
- **accompanied** by:
  - **constipation**: aur-m-n hydr
  - **mucus**; thick: nat-c
  - **urticaria**: all-c dulc
  ○ **Head**:
    ⁞ **fullness** (See HEAD - Fullness - accompanied - catarrh)
    ⁞ **pain**: nat-ar
  - **Mucous** membrane; dryness of: stict
  - **Nose**:
    ⁞ **fullness** of: anemps
    ⁞ **obstruction** of: anemps
- **acute** (See Catarrh)
- **air**; in open:
  - **agg**: dulc
  - **amel**: abrom-a *Aur Bry* carb-v *Mag-m* **Puls**
- **alternating** with:
  - **leukorrhea** (See FEMA - Leukorrhea - alternating - nasal)
  - **rheumatic** disease (See EXTR - Pain - rheumatic - alternating - catarrh)
  ○ **Teeth**; pain in (See TEET - Pain - alternating with - catarrh)
- **bloody**: ars graph kali-bi lem-m puls
- **children**; in: med
- **chill**; during: merc
- **chronic**: alum am-br am-i *Am-m* anac **Ant-s-aur** ars-i aur-m bals-p bar-ox-suc brom *Calc* calc-p caps carb-v carc caust chel cist *Coll* con cub elaps *Eucal Graph Hep Hippoz Hydr Kali-bi* kali-br kali-c kali-i kreos lem-m lyc med merc merc-i-r *Nat-c* nat-m nat-s nit-ac petr phos psor **Puls** sabad sang sangin-n sep sil spig stict *Sulph Teucr* ther thuj zinc
  - **accompanied** by | **atrophy** (See Atrophy - accompanied - catarrh)
- **constipation** (See accompanied - constipation)
- **crusty**, scabby: lem-m
- **dry**, chronic: *Carb-v* cor-r *Dulc* mang-act *Nat-m* **Sil** *Spong* **Stict** *Sulph*
- **eruption**; from retrocession of: mez *Sep*
- **followed** by (↗*Coryza - followed*):
  ○ **Antrum**; complaints of: berb kali-c kali-i merc
  • **Chest**; complaints of: bry

Catarrh – followed by: ...
- **Downward**; complaints of air passages travelling: sang
- **Frontal** sinuses; complaints of (↗*Coryza - followed - frontal*; GENE - Inflammation - sinuses): ammc *Ars* berb bry *Calc* calc-sil *Cupr* ferr ign iod *Kali-bi* kali-c *Kali-chl Kali-i* **Lyc** mentho **Merc** merc-i-f nat-m *Nux-v* **Puls** sabad *Sang* **Sep Sil** spig stict *Thuj* verb
- **infantile**: calc
- **measles**, scarlatina and variola; after: *Thuj*
- **menses**:
  • **before** | **agg**: euphr
  • **during** | **agg**: euphr
- **mercury**; after abuse of: asaf kali-chl
- **nitrate** of silver, abuse of: *Nat-m*
- **offensive** (See Discharge - offensive; Ozena)
- **old** people; in: *Alum* am-c bar-c eup-per ictod kali-s *Kreos* merc-i-f
- **portal** congestion; from: coll
- **purulent**: tub-a visc
- **recurrent**: abrot cinnb coloc dulc kali-bi lach nux-v puls sil sulph
- **room**; in a closed: abrom-a
- **scabby** (See crusty)
- **seaside agg**: nat-m
- **syphilitic**: aur-m
- **thick**: sang
- **violent**: lyc
- **warm**:
  • **application** on nose | **amel**: dulc
  • **room** | **agg**: all-c
  • **watery**: visc
  • **weather**:
  • **cold agg**: *Ars* dulc
  • **wet** | **agg**: dulc kali-bi *Nux-m*
- **wine**; from sour: ant-c
▽**extending** to(↗*Coryza - extending)*:
  ○ **Downward** (See followed - downward)
  ○**Postnasal** (↗*Discharge - posterior)*: acon aesc *Alum* alum-sil alumn ant-s-aur ap-g *Arg-n Aur* aur-m bar-c bar-m bry *Calc* calc-f calc-i *Calc-s* calc-sil *Canth* caust chin-b cinnb *Cor-r* dulc euphr fago *Ferr* **Ferr-p** graph *Hep Hydr Iod* **Kali-bi** *Kali-c Kali-chl Kali-i* kali-sil kreos lith-c lob-s *Lyc* mag-s *Manc Mang* med *Merc-i-f* **Merc-i-r Merl** *Mez* nat-ar **Nat-c Nat-m** nat-p nat-s *Nit-ac* ovi-p pen petr phos *Phyt Plb* **Psor** pycnop-sa *Rhus-t* sang sangin-n *Sel* **Sep** *Sil* sin-n spig staph stict syph tell *Ther* thuj wye yuc zinc zing
  • **night**: cop
  • **accompanied** by | **epistaxis**: bar-c
  • **chronic**: pen
- **Sinus**; from frontal: ammc dulc *Kali-i* nat-m thuj

CHAPPED: arum-t carb-an
○**Nostrils**: aur graph

CHILL

CHILL:
- **during**: *Acon* bapt *Camph* caps ferr-p *Gels* merc-i-r *Nat-m* nux-v phyt *Quill* sapo

▽ extensions | ○ localizations | ● Künzli dot

Cobwebs

COBWEBS; sensation of (See FACE - Cobweb - sensation)

COLD:
- air:
  • agg (*Coldness - inside - inspiration):* aloe camph dulc hydr kali-bi **Phos** **Rumx** stict sulph

COLDNESS: aloe am-c anan ant-c apis arn *Ars* ars-s-f bell brom calc-p **Camph** cann-i cann-xyz *Caps* **Carb-v** *Carbn-o Carbn-s* cench chel *Chin* cist cocc colch cortico *Crot-h* cycl dros euph ictod *Ign* iod kali-bi kali-c kali-n **Lac-c** laur mang meny merc murx nat-m *Nux-v* op ph-ac *Plb* polyg-h polyp-p *Puls* sep *Sil Spong* stram sulph tab tarax thuj **Verat** verat-v zinc
- **evening** | 20 h: tarax
- **accompanied** by | **Hand**; perspiration of (See EXTR - Perspiration - hand - accompanied - nose)
- **chill**; during: ant-c apis bol-la cedr chel colch iod meny sil sulph *Tarax*
- **headache**; before: lac-f
- **icy** coldness: *Cedr* laur *Verat*
- **knees**; with hot (See EXTR - Heat - knee - accompanied - nose)
- **sensation** of: anac **Ant-c** cortico ign meny murx v-a-b
- **warm** applications | **amel**: ars-h
o **Inside**: *Aesc* **Camph** *Cist* cor-r hydr kali-bi lith-c verat
  • **blowing**, after: *Cist*
  • **cold** air agg: *Cist*
  • **icy** coldness: *Cist*
  • **inspiration** agg (*Cold - air - agg.):* *Aesc* alum-sil anan *Ant-c Ars* brom camph chel cimic *Cist* **Cor-r** hipp *Hydr* ign kali-bi lith-c menth
  • **walking** in a room agg: *Camph*
- **Root**: cinnb lac-f
- **Tip** of: aloe anac ant-c **Apis** *Arn Ars* bros-gau *Calc-p Camph* carb-v *Cedr Chin* crot-h hell kali-c *Lach* lob med meny phyt polyp-p **Tab** verat
  • **icy** coldness: verat
- **Wings**, both: laur

COMEDONES (See FACE - Eruptions - comedones)

COMPLAINTS of nose: acon aesc alum *Ars Aur* calc elaps flav graph hep hydr ign iod **Kali-bi** *Kali-i Lyc Merc* merc-i-f nat-c *Nat-m* nit-ac nux-v phos **Puls** sabad *Sep* **Sil** spig *Sulph* teucr zinc-chr
- **one** side: am-m hep ign nux-v phos phyt *Sabad* sil sin-n
- **alternating** sides: kali-i lac-c lach mez nux-v *Phos* phyt rhod *Sin-n* sulph
- **right** side: *Acon* agar *Agn Alum* am-c am-m *Ambr* anac ant-c *Ars Asaf Aur Brom Bry Calad Calc Canth* carb-an carb-v caust *Chel Cic* cocc *Colch* **Con** *Croc* dros *Fl-ac Graph* hep *Iod* kali-bi kali-n laur *Lyc M-arct Mang* merc *Nat-m* nat-m *Nit-ac Nux-v* petr *Ph-ac Phos* plat *Psor Puls Ran-b Ran-s Rhus-t* sabin sars sep *Sil* **Spig** stann sul-ac *Sulph* tarax *Teucr Thuj Verat Viol-o* viol-t zinc

Nose

Complaints of nose: ...
- **left** side: *Agar* alum *Am-c Am-m* anac ant-c apis *Ars Asar Aur* **Bell** *Borx Bov* brom *Bry* **Calc** canth *Caps* carb-an **Carb-v** *Caust* chel *Chin Cina* cocc *Coff Coloc* dros *Dulc* ferr fl-ac graph *Hell Hep* kali-c laur lyc m-arct *Mag-c Mag-m Merc* nat-c **Nat-m** nit-ac *Nux-m Nux-v Olnd* petr *Phos Plat* psor puls **Rhod** *Rhus-t* sabin *Sars Sep Sil Spong* stann *Staph Sulph* tarax teucr *Thuj* viol-t zinc
- **accompanied** by:
  o **Extremities**; pain in: acon bry *Eup-per Gels*
  ▽ **extending** to
    o **Ear**: elaps
      : **swallowing** agg: elaps
o **Bones** of nose (See Bones)
- **External** nose: acon alum ambr ant-c arn *Aur* bar-c bell borx bov bry *Calc* cann-s canth caps carb-an **Carb-v** *Caust* cham chel chin cic cina cham cocc *Coff* colch *Coloc* con dros dulc euphr fl-ac graph hell hep hyos iod kali-c laur lyc m-arct mag-c mag-m meny *Merc* mez **Nat-m** nit-ac *Nux-m* nux-v olnd petr **Ph-ac** phos *Plat* **Plb** psor puls rheum **Rhod** rhus-t ruta sabin samb sars **Sep** sil **Spig** spong staph sul-ac sulph tarax teucr *Thuj* verat viol-o viol-t zinc
- **Maxillary** Sinus (See FACE - Complaints - jaws - joints; FACE - Complaints - maxillary)
- **Nasopharynx** (See THRO - Complaints - nasopharynx)
- **Nostrils**: lem-m lyc thuj
- **Root** of nose: acon agar agn am-m ant-t arn ars arum-t *Asar* bar-c bell *Bism* borx *Calc Camph* cann-s caps carb-v caust cham chion cimic cina cinnb colch colch con cupr ferr gels hell hep *Hyos* ign iod *Kali-bi* kali-c kali-n lach laur chin merc mosch mur-ac nat-m olnd par petr phos *Puls* ran-b rheum rhus-t *Ruta* sang sars sep staph stict ther viol-t *Zinc*
- **Tip** of nose: aur bell borx bry *Calc* canth **Carb-an** *Carb-v Caust* chel clem colch con kali-n m-arct meny merc mosch murx *Nit-ac* ph-ac rheum *Rhus-t* samb **Sep** *Sil* spong sul-ac *Sulph* viol-o

CONDYLOMATA (See Warts)

CONGESTION (*Obstruction):* **Acon** agar alum am-c ambr anac ant-c apis arg-met *Arn* ars **Aur** bar-c **Bell** borx **Bry** calc cann-xyz canth caps carb-an carb-v *Caust* cham *Chin* cina coff colch con cortico *Croc* **Cupr** *Dros* dulc euphr *Ferr Graph* hep hippoz hyos iod *Ip* **Kali-c Kali-n** kreos lach *Led Lyc* mag-c mag-m meli *Merc* **Mosch** *Nat-c* nat-m **Nit-ac** *Nux-v* oci-sa osm petr *Ph-ac* phos **Puls** ran-b rauw **Rhus-t** ruta sabad sabin samb sars *Sec* sep **Sil** *Spig* spong stann *Sul-ac* sulph tarax *Thuj Verat* x-ray
- **night**: *Flav*
  • **sleep**; during: am-c
- **chronic**: psor
- **menses**; during: am-c
- **stooping** agg: am-c
o **Mucous** membranes: hippoz
- **Nose**; to: am-c bell cham cupr hep *Meli* sulph
- **Root** of nose; to: nit-ac x-ray

Nose

Congestion

- **Sinuses**: adren
- **Tip**: am-c

CONSTRICTION: acon agar arg-n graph hell kali-c kali-n nat-m nit-ac oena sang verat
- **alternating** with | **expansion**: bism

CONTRACTION: anac bism caps graph hell hep kali-n lyc nat-m nit-ac phys sabad spong

CONVULSIVE motion (See Twitching)

CORYZA (*Catarrh*): Acon Aesc aeth agar ail **All-c** all-s allox aloe alum alum-sil am-br *Am-c Am-m* **Ambr** ammc *Anac* anan anis ant-c ant-t antho aphis apis *Apoc* aran *Arg-met Arg-n* arist-cl arn **Ars** *Ars-i* ars-met arum-m *Arum-t* **Arund** asaf *Asar* asc-t *Aspar* astac *Aur* aur-ar *Aur-m* aur-s *Aven Bad* bapt bar-c bar-m **Bell** bell-p *Benz-ac Berb* beryl *Borx* bov **Brom** bros-gau *Bry* bufo *Cact* cadm-s cain calad *Calc* calc-ar calc-f calc-p calc-s camph canth *Caps* **Carb-ac Carb-an Carb-v Carbn-s** carc castor-eq *Caust Cean* cench cent *Cham* **Chel** chin-b chinin-ar *Chlor Cic* cimic cimx *Cina Cinnb* cist clem coc-c cocc coenz-q coff *Colch* coli coloc con cop *Cor-r* corn cortiso croc crot-h crot-t cupr *Cycl* daph dig dros dulc eucal eug **Eup-per** eup-pur euph **Euphr** *Ferr Ferr-ar* ferr-i **Ferr-p** fl-ac formal *Gels* glon glyc *Graph* guaj hed helia **Hep** hom-xyz *Hydr* hydr-ac ign influ *Iod* ip *Jab* jac-c jal jug-c *Just Kali-ar Kali-bi Kali-c Kali-chl* kali-chls **Kali-i** kali-m kali-n kali-p *Kali-s* kali-sil **Kalm** kreos lac-ac *Lac-c Lach* lap-la lat-m laur lob-s *Lyc* lycpr lyss *Mag-c Mag-m* mag-s mand mang med mentho meph **Merc** *Merc-c Merc-i-f Merc-i-r* merc-sul *Mez* morb mur-ac myric myrt-c *Naja* naphtin narc-ps **Nat-ar** *Nat-c* nat-i *Nat-m* nat-p nat-s nicc *Nit-ac* nux-m **Nux-v** nymph oci-sa ol-an ol-j *Osm* ovi-p oxyg par pen *Petr Ph-ac* phel **Phos** *Phos-pchl Phyt* plat plb pop-cand psil psor **Puls** quill ran-b ran-s rhod rhodi rhus-t **Rhus-t** rob *Rumx Sabad* sal-ac *Samb Sang* sangin-n sanic *Sapo* sars sec sel *Senec* seneg *Sep* **Sil** sin-n skook solid spig spira *Spong* **Squil** stann **Staph** *Stict* still sul-ac sul-i **Sulph** syph tarent tell ter *Teucr* ther thuj til trom tub tub-d upa vac verat verb vichy-g wye yuc zinc zinc-o
- **one** side: alum am-m aur-m bell calc-s hep kali-c nux-v **Phos** *Phyt* plat rhod stann staph
- **alternating** sides: lac-c sin-n
- **right**: **Ars** brom *Calc-s* euphr kali-bi kali-i merc-i-r *Sang* sars tarent
  - **bathing**; after: calc-s
  - ▽ **extending** to | **left**: (non: borx) **Brom** *Carb-v* chel euphr lyc
- **left**: agar *All-c* alum **Arum-t** bad berb cist cop gels jug-c mang psil *Sin-n* thlas thuj zinc

Coryza

Coryza – left: ...
  - ▽ **extending** to | **right**: agar all-c
- **daytime**: carb-v caust cimic euphr merc nat-c *Nux-v* stann
- **morning**: aeth agar all-c alum ant-c ars-met *Arum-t* asc-t *Bar-c* bov bry bufo *Calc* calc-ar calc-p camph canth carb-an *Carb-v* caust cina clem coff coloc con corn cycl dig dros euphr ferr-i hell iod kali-bi kali-c *Kreos* lach laur lyc m-aust *Mag-c* mag-m merc myric *Nat-c* nat-m nit-ac nux-m **Nux-v** onos par petr phos puls *Rhod* rhus-t sars sep spig *Squil* sulph sumb thuj zinc
  - **evening**; and | **waking**; on: ars *Aster* carb-v dulc
  - **amel**: stict
  - **rising**:
    - **agg**: all-c hell nat-ar **Nux-v** par rhus-t
    - **amel**: m-arct nux-m *Nux-v* ran-b
  - **waking**; on: agar am-c am-m ars *Aster* bov carb-v *Dulc* graph kali-bi **Nux-v** sabad
- **noon**: cina
- **afternoon**: agar alum am-c ant-t apis lach laur lyc mag-c mang mur-ac nux-v phos plb sin-n staph stict sulph zinc
  - **16 h**: apis
- **evening**: *All-c* alum anac ant-c aphis *Apis* ran calad calc-s camph **Carb-an Carb-v** chlor cina coff dulc euphr glyc iod kali-bi kali-c lach lith-c m-ambo mag-c mag-m mang nit-ac petr phos **Puls** ran-b *Rumx* sabad sel sin-n staph teucr ther thuj trom *Zinc* zinc-p
  - **fluent** | **dry** in morning; and: apis kali-bi
  - **lying** down agg; after: zinc
- **night**: alum am-c am-m ant-c bov bry *Calc* **Carb-an** carb-v caust cham euphr ferr *Hyos* kali-bi lac-c *Lyc* m-arct mag-m **Merc** naja *Nat-c* nat-s nicc *Nit-ac Nux-v* phos rumx sang sep squil thuj
  - **midnight**:
    - **before**: acon
    - **after** | **3 h**: am-c
- **air** agg; in open: *Aeth* calc-p calc-s nat-c
- **accompanied** by:
  - **congestion**: all-c
  - **conjunctivitis** (See EYE - Inflammation - conjunctiva - accompanied - coryza)
  - **cough**; hacking (See COUG - Hacking - accompanied - coryza)
  - **diarrhea**: ars bell calc carb-v *Cham* **Chin** chlor dulc hep *Ip* **Merc** nit-ac **Puls Sang** sep staph *Sulph*
    - **night**: sang
    - **summer**; in: dulc
  - **diphtheria** (See THRO - Membrane - accompanied - coryza)
  - **epistaxis**: acon ambro ant-t ars bell bry chin elaps graph ip kali-bi kreos *Merc* mosch nit-ac *Nux-v* puls rhus-t senec sil sulph
  - **measles** (See SKIN - Eruptions - measles - accompanied - coryza)
  - **obstruction** (See Obstruction - accompanied - coryza)

---

508   ▽ extensions | O localizations | ● Künzli dot

Nose

Coryza – accompanied by

- **photophobia**: all-c ars bell *Euphr*
- **respiration**:
  : **asthmatic** (See RESP - Asthmatic - accompanied - coryza)
  : **difficult** (See RESP - Difficult - accompanied - coryza)
- **salivation**: Arund *Calc-p* cupr-ar kali-i
- **smell**; loss of: am-m ant-t arn **Ars** bov *Bry* calc carb-an cina cocc *Cycl* graph hell **Ip** kali-c kali-n mag-m mang med mez *Nat-m Nux-v* **Puls** rhod sabad spig squil staph sul-ac sulph
- **sneezing** (See Sneezing - coryza - with)
- **sour** food; desire for (See GENE - Food and - sour food - desire - accompanied - coryza)
- **urination**:
  : **burning**: ran-s
  : **profuse** (See URIN - Copious - coryza)
- **Ear**:
  : **complaints**: sil
  : **pain** (See EAR - Pain - accompanied - coryza)
- **Eyes**:
  : **discharge**:
    : **acrid**: all-c
    : **bland**: euph
  : **tears** (See EYE - Lachrymation - coryza)
- **Face**:
  : **eruptions** on (See FACE - Eruptions - accompanied - coryza)
  : **pain** in (See FACE - Pain - coryza - during)
- **Forehead**; pain in (See HEAD - Pain - forehead - coryza)
- **Head**; pain in (See HEAD - Pain - coryza - during)
- **Jaw**; pain in (See FACE - Pain - jaws - coryza)
- **Knees**; hot: ign
- **Lids**; swelling of (See EYE - Swelling - lids - accompanied - coryza)
- **Occiput**; pain in (See HEAD - Pain - occiput - coryza)
- **Stomach** complaints (See STOM - Disordered - accompanied - coryza)
- **Teeth**; pain in (See TEET - Pain - coryza)
- **Throat**:
  : **burning** pain in (See THRO - Pain - burning - accompanied - coryza)
  : **pain** in (See THRO - Pain - accompanied - coryza)
  : **red** discoloration of (See THRO - Discoloration - redness - accompanied - coryza)
- **Tongue | white** discoloration of the: **Kali-i**
- **acrid** (*↗Discharge - excoriating*): *All-c* beryl
- **dry** in warm room, fluent in open air: hydr
- **acute**: aven pop-cand sapo
- **air**:
  - **hot | inhaling** (See warm - air - inspiration - amel. - hot)

Coryza – chronic

- **air**: ...
  ○ **Posterior** nares sensitive to: kreos
- **air** agg; draft of: carb-v *Dulc Elaps* med *Merc Nat-c* nit-ac
- **air**; in open:
  - **agg** (*↗Discharge - watery - air - agg.*): Aeth agar allox alumn ars-i *Calc-p* caps carb-ac carbn-s *Cocc* coloc *Dulc* euphr *Graph* hydr iod irid-met *Kali-bi* kali-i lach lith-c lycpr merc merc-c nat-ar nat-c **Nit-ac** nux-v *Phos* plat psor **Puls** rhod sabad sal-ac squil sulph tarax teucr thuj
  : **cold** (See cold - air)
  - **amel**: *Acon All-c* arist-cl ars aur-m bry calc-p *Calc-s* chinin-ar *Cycl* euphr hed iod mag-m merc merc-i-r **Nux-v** ol-an phos **Puls** ran-b rhod rhus-t stict tell thuj
  : **while**; after a: tell
- **alternating** with:
  - **cough**: colch
  - **obstruction** (See Obstruction - alternating with - discharge)
  ○ **Abdomen**; cutting pain in (See ABDO - Pain - cutting - alternating - coryza)
- **annual** (See Hay)
- **autumn** agg: merc
- **bathing**: ant-c sulph
  - **sea**; in the | **amel**: med
- **beginning** of: *Quill Sapo*
- **bloody** coryza:
  - **children**; in | **infants**; in: calc-s
- **breathing** obstructed (See Dryness - inside - breathing - mouth; Obstruction)
- **children**; in: merc-i-r **Nux-v** oci-sa
  - **newborns**: dulc
- **chill**; during: am-c ant-t arg-n ars *Aur* bry calad caps *Carb-v* cham elat *Kali-c* lach lyc merc mur-ac nat-c *Nux-v* puls rhus-t sabad spong sulph thuj
- **chilled**; from becoming:
  - **overheated**; while: **Ars** *Carb-v* **Puls** *Sil*
  - **snow** or ice; from: ant-c dros iod laur puls seneg verat verb
- **chilliness**; with: *Acon* ant-t aphis arg-n **Ars** *Bry* calad calc-p *Camph* caps carbn-s caust *Cham Gels* graph hep lach mag-c **Merc** nat-c nit-ac **Nux-v Puls Sarr** *Sil Spig Spong Sulph*
  ○ **Back**, in: aphis
- **chronic** (*↗obstinate; Ozena*): ail alum am-c anac ant-c *Apis* ars-i bar-c berb **Brom** bry *Calc* calc-i calc-p calc-sil *Canth* carb-v carc caust cist coch *Colch* coloc con *Cycl* elaps eucal fl-ac graph hep hydr influ kali-bi kali-c kali-n kreos *Lyc* mang nat-ar nat-c nat-m nit-ac ol-j phos psor puls sabad *Sang* sars sep *Sil* spig spong sul-i *Sulph Teucr Tub* zinc
  - **left**: *Berb*

Coryza – chronic / Nose / Coryza – discharge, with

- accompanied by | respiration; asthmatic (See RESP - Asthmatic - accompanied - coryza - chronic)
- cold:
  - air:
    - agg: aesc aral ars bar-i *Calc-p* cist coff cor-r *Dulc* euphr graph hyos *Kali-ar* kali-c kali-p mang **Merc** nat-c nat-ox-act **Ph-ac** phos rumx
    - amel: all-c
  - bathing | amel: calc-s hed
  - dry | air: hyos
- cold; after taking a: acon alum am-c aral *Ars* bar-c **Bell** bry calc camph caul cham *Dulc* euphr ferr-p gels graph **Hep** ign *Ip* kali-bi kali-c kali-i **Lach Merc** nat-c nat-m nit-ac **Nux-v** phos psor **Puls** *Rhus-t* sep spig sulph tub
- cold agg; becoming: acon aral ars-i benz-ac cocc dulc graph *Hep Kali-ar* kali-c m-ambo *Merc* nat-c *Nit-ac* nux-m nux-v petr rhus-t sacch-a
- company; with desire for (See MIND - Company - desire - coryza)
- constant: bar-c brom calc calc-i carbn-s graph hep hydr kali-n kali-sil nat-c sil sul-ac
- cough:
  - after: *Bell Hep* kali-n
  - with (↗COUG - Sneezing - with): acon agar *All-c* alum alum-p alum-sil am-c ambr *Ars* ars-i bad bar-c bar-i bar-s **Bell** bry *Calc* calc-sil canth carb-an carb-v carbn-s *Caust Cham* cimx *Colch* con *Cupr* dig dros **Euphr** *Ferr-p* **Gels Graph** hed hep ign iod **Ip** *Just Kali-bi* kali-c kali-chl *Kali-i* kali-m kali-n kali-p lach *Lyc* mag-c mag-s meph merc nat-ar nat-c *Nat-m* nat-p *Nit-ac* **Nux-v** ph-ac **Phos Puls** *Rhus-t* rumx *Sang* sarr sars *Seneg* sep sil sin-n spig *Spong* **Squil** staph stict sul-ac sul-i *Sulph Tell Thuj*
- croup, with: *Acon Am-caust* apis *Ars* cub echi *Hep Kali-bi* lach merc *Nit-ac Spong*
- cutting the hair, from: *Bell* **Nux-v** puls *Sep* sil
- diarrhea; with (See accompanied - diarrhea)
- dinner; after: nat-c **Nux-v**
- diphtheria; during (See THRO - Membrane - accompanied - coryza)
- discharge, with (= fluent): *Acon Aesc* aeth *Agar* agra ail **All-c** alum **Am-c** *Am-m* am-p ambr *Ambro* anac anan ant-c *Ant-t* aphis apis aral **Arg-met Ars** *Ars-i* ars-s-f *Arum-t* asaf asar *Asc-t Aspar* aur aur-ar auri aur-m aur-s bad *Bar-c* bar-i bar-m bar-s **Bell** benzol berb beryl *Borx Bov Brom* bros-gau *Bry* bufo cact cain calad **Calc** *Calc-ar* calc-f calc-i *Calc-p Calc-s Camph* canth caps carb-ac *Carb-an Carb-v* carbn-s castm castor-eq *Caust Cham Chel Chin* chinin-ar chlor cic cimic cimx cina cinnb clem coc-c cocc coff colch *Coloc Con* cop *Cor-r* cortiso crot-t *Cupr Cycl* dig diphtox *Dros Dulc Elaps* eucal *Eup-per* eup-pur euph **Euphr** fago ferr ferr-i

- discharge, with: ...
  ferr-p *Fl-ac* form *Gels Glon* graph guaj hell *Hep Hydr* **Ign** *Iod Ip* jac-g *Just* **Kali-ar** *Kali-bi* kali-br **Kali-c** *Kali-chl* **Kali-i** kali-m *Kali-n Kali-p* kali-s kalm kreos **Lac-c** *Lach* laur led lil-t lim *Lyc* m-ambo m-arct m-aust mag-c *Mag-m Mag-s Mang* med meny meph **Merc Merc-c** merc-i-r merc-sul *Mez* mosch mur-ac naja narc-po *Nat-ar* **Nat-c Nat-m** nat-p *Nat-s* **Nit-ac Nux-v** ol-j op *Osm* ox-ac par *Petr* ph-ac phel phos *Phyt* plat plb psil **Puls** pycnop-sa *Quill Ran-b* ran-s rhod rhodi rhus-t rhus-t rumx ruta **Sabad** *Sang Sangin-n* sarr sars sel seneg *Sep Sil* sin-n sol-ni *Spig Spong* squil stann staph stict stront-c sul-ac sul-i **Sulph** *Syph* tab **Tell** teucr **Thuj** trif-p verat xan *Zinc* zinc-p
  - alternating sides: **Lac-c**
  - daytime: *Bar-c* carb-v caust cimic dig euphr meny merc nat-c **Nux-v** stann
  - morning: *Acon* alum ant-c *Ars* bar-c calc-p carb-v caust coloc *Cycl* dros *Euphr* ferr-i kali-c mag-c nit-ac **Nux-v** puls sars *Sep* Squil *Sulph* thuj
    - bed agg; in: carb-v
  - cough and expectoration; with: **Euphr**
    - dry in afternoon: mag-c
    - rising agg; after: calc-sil caust **Nux-v**
  - forenoon: calc-p cimic cina merc-i-r nat-c
    - 10 h: med
    - 11 h: *Tell*
  - noon: *Cina*
  - afternoon: alum **Arum-t** calc-p kali-c mag-s plb staph sulph trom wye
    - amel: nat-c
  - evening: agar **All-c** aphis *Apis* bufo *Carb-an Carb-v* coff fl-ac iod kali-c lach mez nat-ar *Nux-v* phos **Puls** *Rumx* sel sil sulph ther thuj trom *Zinc*
  - night: aur-m caust fl-ac iod *Kali-bi* merc *Nat-c Rumx*
  - accompanied by | urine; burning: ran-s
  - air; in open:
    - agg: arg-n *Ars* calc-s calc-sil *Carb-ac Coloc* dulc euphr hydr *Iod* nat-m **Nit-ac** plat **Puls** sabad sul-i *Sulph* tell teucr *Thuj* trom zinc zing
    - amel: ars-i *Calc-s* carb-v cycl
  - alternating with:
    - dry (See discharge, without - alternating - fluent)
  - cold:
    - room | agg: *Calc-p Carb-ac Merc*
    - water | agg: fl-ac
  - followed by coryza without discharge: zinc
  - lying agg: *Spig*
    - flows into fauces and rattle while breathing: phos
  - room agg: all-c calc-p *Nux-v*
  - stooping agg: agar *Merc*
  - warm room agg: **All-c** cycl kali-c *Merc Nux-v* **Puls**
  - weather; windy: euphr hep

510 ▽ extensions | O localizations | ● Künzli dot

Coryza – discharge, without / Nose / Coryza – inflammation

- **discharge**, without *(↗Obstruction)*: Acon aesc agar agn all-c all-s alum alum-p alum-sil Am-c Am-m ambr ambro *Anac Ant-c* apis arg-met *Ars* arum-t asar asc-t aur aur-ar aur-i aur-s bar-c *Bell* bov *Brom Bry Cact* **Calad Calc** calc-caust calc-i calc-s *Camph* cann-s canth *Caps Carb-an Carb-v Carbn-s* **Caust** cham chel **Chin** *Chinin-ar* cic cina cist coff *Con* cor-r croc cupr cycl dig dros *Dulc* elaps euph ferr-p glyc *Graph* guaj hep hydr hyos *Ign Iod Ip* kali-ar *Kali-bi Kali-c* kali-chl kali-i kali-m kali-n kali-p kreos lach laur *Lyc* m-ambo m-arct m-aust *Mag-c* mag-m *Mang* mentho meny merc mez mosch mur-ac naja *Nat-ar Nat-c Nat-m* nat-s *Nit-ac* nux-m **Nux-v** ol-an ol-j op osm *Par* petr ph-ac **Phos Plat** plb psor *Puls* ran-b rat *Rhod Rhus-t* sabad sabin sacch **Samb** sang sars sel seneg *Sep Sil* sin-n *Spig Spong* squil stann staph **Stict** stram *Sul-ac Sulph* teucr *Thuj* tub (non: uran-met) uran-n verat verb *Zinc*
  - **left**: calc-caust *Sep* sin-n
  - **daytime**: carb-an caust
  - **morning**: *Apis* bov calc *Carb-an* carb-v con dig iod kali-c lach laur lyc mag-m mag-s nat-m nux-v *Phos* sep *Sil*
  - **fluent**:
    - **daytime**; during: *Sil*
    - **evening**; during: apis
  - **rising**:
    - **after** | **agg**: bov
    - **amel**: carb-an
  - **forenoon**: sars
  - **afternoon**: mag-c mang nat-c
  - **evening**: calad calc carb-an carb-v carbn-s caust cimic euphr iod kali-c lach mag-m mang nicc nux-v puls rhod *Sulph*
    - **bed** agg; in: kali-c
  - **discharge** during the day; with: cimic dig euphr *Nux-v*
  - **night**: alum am-c bov calad calc *Caust* dig euphr lach *Lyc Mag-c* mag-m nat-c nicc nit-ac **Nux-v** *Puls* sep
    - **fluent** during the day: caust dig euphr merc nat-c nicc **Nux-v**
  - **accompanied** by:
    - **obstruction** (See Obstruction - accompanied - coryza - discharge)
  - **air** agg; in open: calc-p naja **Nux-v**
  - **alternating** with | **fluent**: alum alum-p alum-sil am-c ant-c ant-t *Apis Ars* bell cund euphr kali-c kali-n *Lac-c* lach mag-m *Mag-m Mang Nat-ar Nat-c Nat-m* nit-ac **Nux-v** par *Phos* psor **Puls** quill sang *Sil Sin-n* sol-ni spong sul-ac *Sulph* zinc zinc-p
  - **children**; in | **nurslings**: nux-v samb
  - **eating**:
    - **agg**: spig
  - **followed** by fluent: asc-t cor-r plat
  - **room** agg: *Thuj* thyr
  - **warm** room agg: *Ars* calc-p *Coloc* hydr *Iod* plat psor *Puls Sulph Thuj* zing

- **eating**:
  - **after** | **agg**: carb-an clem fl-ac nat-m **Nux-v** *Plb* puls sanic spig sulph trom *Zinc*
  - **agg** *(↗Discharge - eating; Discharge - eating - while - agg.)*: aq-mar calc carb-an graph nux-v sanic sep *Sulph* trom
- **epistaxis**; with (See accompanied - epistaxis)
- **excitement** amel: fl-ac
- **exhausting**: arg-met arg-n
- **fever**:
  - **with**: *Acon* all-c am-c am-m anac ant-t arn *Ars Aur* bapt bar-m *Bell* **Bry** calad calc camph *Carb-v* caust cham *Chin* chlor coff con euphr gels graph *Hep* iod jab **Kali-c** kreos lach lyc **Merc** *Merc-c Mez* mur-ac nat-c nit-ac nux-m nux-v phos **Puls Rhus-t** sabad *Sel Seneg* sep sil spig sulph *Tarent* **Thuj**
  - **east** winds; due to cold: acon
- **flowers** *(↗odors - roses)*: **ALL-C•** sabad sang
  - **chamomile**: wye
- **followed** by *(↗Catarrh - followed)*:
  - **diarrhea**: alum calc *Sang* sel tub
  - **fever**; intermittent: psor
  - **sneezing** agg: naja
- ○ **Air** passages; complaints of *(↗chest; downward)*: am-br am-c just kali-c
  - **Chest**; complaints of *(↗air; downward)*: All-c am-c am-m aral ars-i brom *Bry* carb-v euphr ign iod *Ip* kali-c lac-c lap-a lyc mang *Merc* nux-v *Phos* sang sep sil stict sulph
  - **Downward**; complaints of air passages travelling *(↗air; chest)*: ars bry carb-v iod kali-c kali-i lyc phos stict sulph tub
  - **Frontal** sinuses; complaints of *(↗Catarrh - followed - frontal; GENE - Inflammation - sinuses)*: *Ars* atro calc-p cimx *Kali-i Sil Stict*
  - **Head**; pain in: ant-c
  - **Larynx**; complaints of: all-c carb-v graph rhus-t
  - **Throat**; complaints of: ars carb-v
  - **Upward**; complaints of air passages travelling: arum-t *Brom* lac-c merc sep
- **frequent** (See GENE - Cold; taking - tendency)
- **hay** fever (See Hay)
- **headache**, with (See HEAD - Pain - coryza - during)
- **hunger**; with: all-c ars-i hep *Sul-ac*
- **inflammation**; with:
  - ○ **Eyes**; of: cain
    - **Larynx**; of: acon alum am-m *Ars* ars-met bar-c *Benz-ac* **Bry** calc *Calc-p* calc-s **Carb-v** carbn-s **Caust** cham *Dig* eup-per ferr-p graph *Hep Kali-bi* kali-n *Kalm Mag-m* mag-s **Mang Merc** *Merc-i-r* nat-ar *Nat-c* nat-m *Nit-ac Petr* phel **Phos** puls *Ran-b Rumx Seneg Sep Spig Spong Stann* sul-ac sulph *Tell* thuj zinc

511

Coryza – influenza | **Nose** | Coryza – warm

- **influenza**; from: influ
- **intermittent**: nat-c
- **lachrymation**; with: acon *All-c* am-p ambro aral arg-n *Ars* ars-i camph cham *Cycl* eup-per *Euphr Gels* ip *Just* kali-chl *Kali-i* mentho merc naphtin *Nat-m Nux-v* quill *Sabad* sin-n solid squil stict
  - **copious**: all-c euphr
- **light**; from:
  - **strong** light | **agg**: *Puls*
- **lying**:
  - **agg**: am-c caust chinin-ar euphr kali-bi mag-m nux-m puls sep sin-n spig
  - **amel**: arg-n graph merc psor
- **menses**:
  - **before**:
    : **agg**: graph *Mag-c* mag-m nat-act sep tarent
    : **cough** and hoarseness; with: *Graph*
  - **during**:
    : **agg**: acon agar alum *Am-c* am-m ambr bar-c **Bry** carb-an dulc *Graph Kali-c* kali-n lach mag-c nat-s nux-v phos senec *Sep Sulph* verat zinc
  - **suppressed** menses; from: seneg
- **milk** agg: lac-d
- **motion**:
  - **agg**: nux-v
  - **amel**: *Ars Dulc* nux-m nux-v phos *Puls Rhus-t* thuj
- **obstinate**, with soreness beneath nose and on margin of nose (↗*chronic*): **Brom** iod
- **odors**:
  - **agg**: sang
  - **peaches** agg, of: **All-c**
  - **roses** agg of● (↗*flowers*): *All-c Sabad Sang Tub* wye
- **old** people: am-c anac ant-c camph
  - **palpitations**; with: anac
- **overheated**, from becoming: acon ars bry **Carb-v** cham **Ip Nux-v Puls Rhus-t Sep** sil sulph
- **paper**; when handling: bros-gau
- **periodical** (↗*GENE - Cold; taking - tendency*): ars *Brom* chin chinin-ar *Graph* nat-m sang sil
  - **day**:
    : **alternate**: aran *Nat-c*
    : **fourth**; every: iod
  - **week** | **three** weeks; every: ars-met
  - **month** | **August**: all-c
  - **year**; every (See Hay)
- **perspiration**:
  - **after**:
    : **amel**: *Cham* nat-c nat-m *Nux-v*
  - **with**: am-m ant-t *Ars* **Bell** calc carb-v caust **Cham** *Cycl* eup-per euphr jab *Lach Merc* mez nat-c *Puls Rhus-t Sel* sil *Squil* **Sulph** thuj

- **recurrent** (See GENE - Cold; taking - tendency; GENE - History - coryza)
- **scarlatina**; during: **Ail** *All-c* **Am-c Arum-t** *Caps Mur-ac Nit-ac* phos phyt rhus-t
- **seasons**:
  - **spring**; in: gels lach naja
  - **summer**; in: brom dulc *Gels* sang
    : **accompanied** by | **diarrhea** (See accompanied - diarrhea - summer)
- **short**: graph nit-ac sep sulph
- **singing**; from: all-c
- **sitting** on a cold surface agg: nux-v
- **sitting** up in bed | **amel**: carb-an mag-m nux-m puls sin-n
- **sleep**:
  - **during**: fl-ac lac-c puls
  - **fluent** during sleep: *Fl-ac*
- **sleeplessness**; with: ars *Calc-ar* cham
- **snow** air agg: *Puls Rhus-t*
- **sore** throat, with (See THRO - Pain - sore - accompanied - coryza)
- **spasmodic**: flav mucor
- **stool**:
  - **during** | **agg**: am-c carb-an sep thuj
- **stooping** agg: agar carb-an laur phos
- **sudden** attacks: agar alum apis bar-c cycl fl-ac *Iod Plan* spig staph sulph syph *Thuj* tub-d *Zinc*
  - **evening** | **lying** down agg; after: *Zinc*
- **sun**; walking in the | **amel**: aral
- **suppressed**: *Acon* am-c ambr *Ars Arum-t* **Bell** brom *Bry Calc* carb-v cham *Chin Cina Dulc* euphr graph hep ign ip kali-bi kali-c *Lach Lyc M-aust* merc *Nit-ac Nux-v* par puls rhus-t sep *Sil Sulph* teucr
  - **cold** air; from least contact of: dulc
  - **sensation** of suppressed coryza: osm
- **swallowing** agg: carb-an
- **talking** agg: acon kali-bi nat-c
- **temperature**; change of: all-c ars gels kali-i nux-v rumx sabad
- **uncovering**; from: nux-v pyrog
  - **head**; the: *Hep Nat-m*
- **violent** attacks: alum alum-sil **Ars Arum-t** *Bry Calc Carb-v* chlor cina cocc cycl kali-n *Lyc* mag-c mang mez nat-c nit-ac petr ph-ac psil rhus-t sil *Staph* thuj
- **walking**:
  - **amel**: *Dulc* merc-i-r phos *Puls Rhus-t*
- **warm**:
  - **air**:
    : **agg**: ant-c *Apis* **Merc**
    : **yet** dreads cold: apis *Merc*
  - **inspiration**:
    : **amel** | **hot** air: sabad

512   ▽ extensions | ○ localizations | ● Künzli dot

Coryza – warm
Nose
Discharge

- **bed** | **agg**: merc nux-v
- **drinks** | **amel**: sabad
- **room**:
  : **agg**: **All-c** *Ant-c* ars aur-m carb-v cycl iod kali-i laur *Merc Merc-i-r Nux-v* op phos psil puls ran-b rhus-t sep spig spong sulph verb
  : **amel**: *Ars* calc-p coloc *Dulc* kali-i psor *Sabad*
- **water** | **nose** amel; in: ars
- **warm** from walking; becoming | **amel**: aral merc-i-r
- **warmth**:
  - **amel**: *Ars* sabad
- **washing**:
  - **after** | **agg**: fl-ac
  - **amel**: calc-s phos
- **weather**:
  - **changeable**, in: ars calc gels hep kali-i sulph
  - **cold**:
    : **wet** | **agg**: *All-c* dulc
  - **dry cold**: nux-v
  - **warm** | **agg**: brom
  - **wet** | **agg**: all-c dulc hep kali-i mang *Merc Puls* sin-n
  - **windy**, in: euphr
- **wet**; after getting: ant-c nat-c *Puls* sep
- **head**: *Rhus-t*
- **whooping** cough; in: all-c alum lyc nat-c
- **wind**:
  - **cold**:
    : **dry** | **agg**: **Acon** *Spong*
    : **west**: *Kali-bi*
    : **wet**: all-c
- **north** east wind; after: **All-c**
- **yawning**; with: bry carb-an cupr hell laur lyc
▽**extending** to(↗*Catarrh - extending*):
  ○ **Chest** (See followed - chest)
  - **Downward** (See followed - downward)
  - **Upward** (See followed - upward)
○**Choanae** (See posterior)
- **Posterior** nares (= choanae): *Cist* staph
- **Root**; at: aq-mar
COVERING | **suffocation**; covering nose produces (See RESP - Difficult - covering)
CRACKLING noise in: acon sulph
CRACKS: agar ant-c arum-t bell carb-an caust graph merc nit-ac petr sulph
○**Corners** of: *Graph* merc thuj
- **Nostrils**; in: **Ant-c** anthraco *Aur Aur-m Graph* merc nit-ac *Petr* thuj
  ○ **Corners** of: ant-c
- **Septum**: merc
- **Tip**: **Alum** carb-an *Graph* petr
  - **menses**; during: carb-an

Cracks: ...
- **Wings**: alum *Ant-c Arum-t* aur aur-m aur-m-n bov *Calc* caust cor-r cund *Graph* hep ign *Kali-bi* kali-c lac-c lyc *Merc Nit-ac Petr* sil sulph ter *Thuj*
CRAMPS of nose: ambr lyc phys sulph
○**Wings**: ambr
CRAWLING in (See Formication; Itching)
CREEPING (See Tingling)
CRUSTS (See Discharge - crusts)
DENTED in (See Sunken)
DEPIGMENTATION:
○Wings: stram
DESQUAMATION: ars aur aur-m canth carb-an crot-t mez *Nat-c Nat-m* nit-ac phos samb sep sumb
○**Septum**, of: crot-t kali-bi
- **Tip**, of: carb-an nat-c
DILATED nostrils (↗*Motion; Motion - wings*): *Ant-t Ars* cupr hell iod *Lyc* op ox-ac phos phys *Spong*
- **expiration** agg; during: *Ferr*
- **inspiration**, at each: *Merc-i-f*
- **sensation** of: iod
DIPHTHERIA in: *Am-c* am-caust **Apis** *Ars* brom *Diph Hydr Kali-bi* kali-chl kali-i *Lac-c* **Lach** *Lyc* merc-c merc-cy *Merc-i-f* merc-i-r mur-ac nit-ac *Petr Phos Phyt Rhus-t* spong sul-ac
- **begins** in: lyc merc-c merc-cy
▽**extending** to | **Lips**: am-c
○**Posterior** nares: lac-c lach
DIRTY (See Sooty)
DISCHARGE (↗*Catarrh; Inflammation*): beryl flav jab med streptoc *Vac*
- **one** side: alum bell calc-s calen hippoz lac-c nux-v phyt puls rhus-t staph
- **right**: crot-t kali-bi kali-c kali-p lyc puls sang
- **left**: all-c anth arum-t bad kali-s lach sep teucr
- **daytime**: arum-t caust nat-c
- **morning**: berb kali-c kali-p mang phos puls squil
- **forenoon**: erig
- **afternoon**: lyc
- **evening**: abrom-a puls
- **night**: crot-c kali-bi **Lac-c** nat-s **Nit-ac**
  - **midnight**:
    : **after** | **5 h**: *Ars*
- **accompanied** by:
  - **expectoration**; copious (See EXPE - Copious - accompanied - nose)
  - **obstruction** of nose (See Obstruction - accompanied - discharge)
  ○ **Face**; pain in (See FACE - Pain - accompanied - nose)
- **acrid** (See excoriating)

Nose

Discharge – air

- **air**; in open:
  - **agg**: allox
  - **amel**: beryl hydr
- **albuminous** (✓*egg*): aesc am-caust *Aur* calc calc-sil camph coli graph hippoz hydr *Iod* kali-bi kali-i *Kali-m* lac-c mag-p mentho **Nat-m** *Nat-s* phos
- **alternating** with obstruction (See Obstruction - alternating with - discharge)
- **biting** (See excoriating)
- **bitter**: ars ph-ac
- **black**: *Thuj*
- **bland**: arg-n *Calc* cycl **Euphr** jug-c kali-i kali-s plan **Puls** *Sep Sil* staph
- **blood**-streaked: mez phos
- **bloody**: acon act-sp *Agar* **Ail All-c Alum** alum-p alum-sil **Am-c** *Am-m* ambr ant-t *Apis* arg-met arg-n arn **Ars** ars-h *Ars-i* ars-s-f *Arum-t* asar *Aur* aur-ar aur-i *Aur-m Aur-m-n* aur-s bapt bar-c bar-i bar-s **Bell** borx bov brom bry bufo calad *Calc* **Calc-s** calc-sil canth caps carb-ac *Carb-v* carbn-s *Caust* cench chel **Chin Chinin-ar** cimic cinnb clem *Cocc Con* cop cortico *Croc Crot-c* crot-h cupr daph dros echi euphr *Ferr Ferr-ar* ferr-i ferr-p fl-ac gels get *Graph* **Hep** hippoz *Hydr* hyos ind iod ip *Kali-ar Kali-bi Kali-c* kali-chl kali-cy **Kali-i** kali-n kali-p kali-s kali-sil kaol kreos *Lac-c Lach* laur led *Lyc* mag-c mag-m *Mang* med **Merc** merc-c *Merc-i-r Mez* mur-ac myric nat-c *Nat-m* **Nit-ac** nux-m *Nux-v* op par pen petr ph-ac *Phos* phyt plan *Psor* puls ran-b rhus-t sabad sabin sangin-n sanic sarr sel *Sep Sil Sin-n* spig spong *Squil* **Stict** stront-c sul-ac sul-i *Sulph Thuj Tub* zinc zinc-p
- **one** side, from: asc-t bros-gau
- **morning**: *Am-c* arum-t calc digin fago kali-bi kali-c *Lach* lyc petr phos plan sol-t-ae spig sulph
  - **blowing** the nose agg: calad caust chel graph lach meny nit-ac phos puls sep sulph thuj zinc
- **evening**: sul-ac
- **night**: sulph
- **blowing** the nose; when: bros-gau
- **children**; in: calc-s
- **coryza**; during: sulph
- **cough** agg; during: caps
- **trickles**; in: bros-gau
- ○ Posterior nares: *Hep* nux-v puls sabad tell
- **blowing**; soon after | **amel**: cist
- **blue**: am-m arund *Kali-bi Nat-ar*
  - **children**; in: am-m
- **brownish**: cench *Kali-s* nit-ac sin-n thuj
- **burning**: *Acon* aesc agar **All-c** alum *Am-c* am-m aphis *Ars Ars-i Ars-met* ars-s-f arum-t bell brom calad calc canth carb-an *Caust Cham* chel cina *Cinnb* con cupr-act euph graph ham iod *Kali-ar* kali-bi kali-c kali-i kali-s kreos lach lyc m-arct merc mez mosch nat-m par par phos **Puls** rhus-t seneg spong sul-ac *Sulph Tub* wye zinc
- **changeable**: calc staph
- **clear** (✓*watery*): *Acon* agar am-m anth asar aur bell calc carbn-s castm cedr con graph hydr *Iod* lac-ac mag-c mang merc-i-r *Nat-m* phos squil sulph
  - **left**: anth

Discharge – crusts

- **clear**: ...
  - **hot** water: acon
  - ○ Posterior nares; from: all-c *Kali-m* lycpr nat-m
- **cold**: ambro diphtox ichth kali-i lach phos
- **constant**: agar all-c hydr iod kali-bi kali-c phos puls teucr
- **copious**: abrom-a acon aeth agar ail **All-c** alum alum-p *Alumn* am-m ammc anac anan aral arg-met arg-n **Ars** *Ars-i* arum-t aspar bals-p bar-c bar-m bar-s berb borx bov brom *Bry* calc calc-f calc-i calc-sil canth carb-v carbn-s caust cedr cench chel chlor cic cina coc-c coff con cop cor-r crot-c cupr cycl dros ery-a eup-pur euph euphr ferr-i *Fl-ac* gels *Graph* guaj hep hydr *Iod* kali-bi kali-c kali-chl **Kali-i** kali-m lac-ac lac-c lach lem-m lyc m-ambo mag-m merc mur-ac *Nat-ar Nat-c* **Nat-m** nat-s *Nit-ac* nux-v pen petr **Phos** phyt plan plat plb **Puls** ran-b ran-s rein rhod rhus-t *Rumx Sabad* sang sangin-n *Sel Senec Sep* sil skook *Spig* squil staph *Stict* sul-i *Sulph* teucr thuj *Tub* verat-v verb wye *Zinc* zinc-p
- **morning**: puls
  - **rising** agg; after: *Rhus-t*
- **air** agg; in open: hydr
- **coryza**; without: agar caust cycl mag-c mag-m phos *Rhus-t* sabad sel spig squil ter
- **faucet**; runs like a: fl-ac
- **sneezing**; on: solid
- **stuffing** of head; with: *Acon* agar *Arum-t Calc* **Kali-i** *Nit-ac Nux-v* phos spig
  - **morning**: *Arum-t*
- ○ Posterior nares; from: carb-v **Cor-r** euph *Spig*
- **Sinus**; from frontal: verb
- **coryza**; without: agar ter
- **cough** agg; during: agar caps kali-m nit-ac sal-ac sil *Squil* sul-ac sulph thuj
- **creamy**: cench *Hippoz*
- **crusts**, scabs, inside (✓*Scurfy; Scurfy - nostrils*): *Agar* ail *Alum* alum-p *Alum-sil Alumn* am-m ant-c ant-t apis arg-n arn *Ars* ars-s-f *Arum-t* arund *Aur* aur-ar *Aur-m* aur-s bar-c bar-s bell *Borx* **Bov Brom** bry cadm-s *Calc* calc-f calc-p *Calc-s* calc-sil canth *Carb-an* carbn-s caust cench *Cham* chr-ac chr-met cic coc-c *Cocc* con cop cor-r crot-c culx daph *Diphtox* dulc *Elaps* fago *Ferr* ferr-ar *Ferr-i* ferr-p flav **Graph** *Hep Hippoz* hydr hyos hyper *Ign Iod* **Kali-bi** *Kali-c* kali-i kali-n kali-p kali-sil lac-c *Lach* lem-m lith-c *Lyc* mag-c *Mag-m* **Merc** *Merc-i-f* merc-i-r *Mez Nat-ar Nat-c Nat-m* nat-p nat-s *Nit-ac* nux-v petr ph-ac *Phos Phyt* pip-n psor *Puls* ran-b rat rhod rhus-t rhus-t sangin-n *Sanic* sars sel *Sep Sil* spig squil staph **Stict**, streptoc stront-c *Sulph* syph teucr ther **Thuj** trom **Tub** vinc xan zinc-chr zinc-i
- **right**: *Alum Aur* aur-s hep *Iod* kali-p lith-c nit-ac sars *Sil* (non: uran-met) uran-n xan
- **left**: cob nat-p
- **adhere** tightly: kali-bi phos syph
- **black**: calc rhod
- **bloody**: allox am-c am-m ambr calc dulc ferr hydr *Kali-bi* nat-ar nux-v *Phos* puls sep stront-c thuj
- **brown** crusts: *Kali-c Thuj* vinc

514 ▽ extensions | ○ localizations | ● Künzli dot

Nose

Discharge – crusts

- **detach**:
  - **easy** to detach:
  - **soreness** at root; but if pulled away to soon, they cause | **photophobia**; with: **Kali-bi**
  - **hard** to detach | **raw** and sore spot; leave a: *Ars Bov* **Kali-bi** nit-ac *Phos* phyt psor puls stict *Thuj*
- **detached**; when:
  - **bleeding**; cause: *Arg-n* aur-m *Kali-bi* kali-c lac-c *Nat-ar* nat-c *Nit-ac* puls
  - **pain** and soreness; cause: arg-n *Kali-bi* nit-ac teucr *Thuj*
  - **raw** and bleeding until other crusts form; leaving nostrils: *Ars* brom *Nit-ac*
  - **reform**; crusts: *Ars* borx **Kali-bi** lac-c *Psor*
- **dry**: borx cob-n syph
- **elastic** plugs: **Kali-bi** *Lyc Stict*
- **gray**: ail bros-gau hippoz kali-c
- **green**: *Nat-s*
  - **morning**, every: bros-gau *Nit-ac*
  - **masses**: alum *Elaps* **Kali-bi** *Phos* **Sep** *Teucr*
- **greenish**, seem to come from an ulcer: *Nat-s*
- **hard**: graph
  - **plugging** the nose (↗*hard - plugging*): mur-ac
- **large**: teucr
- **offensive**: teucr
- **painful**: graph mag-m *Sil Thuj*
  - **large**, must discharge through posterior nares: alum *Sep*
- **recurrent**: syph
- **rhinitis**; in atrophic: calc-f
- **shining**: lith-c
- **thick**: helia kali-bi
- **watery** on eating (See watery - eating)
- **whitish**: kali-bi
- **yellow**: aur aur-m *Calc Cic Iod Kali-bi* kali-br kali-c kali-p mag-m puls rhod
- **yellow** orange:
  - **coryza**, in: *Bar-c* brom *Kali-c*
  - **dry**: aur-m
  - **thick**, heavy, high up: crot-t
- o **Bones** | **Turbinated** bones: cop
- **High** up: arum-t calc-sil crot-t nit-ac *Sil* staph
  - **discharge** of a large scab from gathering high up beyond the nasal bones: arum-t
- **Margins** of nose: ant-c borx calc-s
- **Posterior** nares (See posterior - crusty)
- **Septum**: anac *Kali-bi Lac-c* ph-ac *Psor* sel *Sil Thuj*
  - **right**: *Lac-c* (non: uran-met) uran-n
- - **dark**: cinnb merc-d
- - **dries** quickly, forming scabs: cench psor *Stict*
- - **dripping**: acon agar *All-c* am-c *Ars* ars-i arum-t calc cham chin con eup-per euph graph *Hep* kali-bi kali-i lyc mag-c mag-m merc merc-c nat-m nit-ac nux-v phos psor rhod *Rhus-t* sabad sang sep sil squil *Sulph* tab

- **dripping**: ...
  - **eating** agg (See eating)
- **eating** (↗*watery - eating; Coryza - eating - agg.*):
  - **after**:
    - **agg**: caust trom
  - **while** | agg (↗*watery - eating; Coryza - eating - agg.*): carb-an clem nux-v plb sanic sulph trom
- **egg** white; like (↗*albuminous*): *Aur* **Nat-m**
- **excoriating** (↗*Coryza - acrid; Excoriation*): agar *Ail* **All-c** aloe *Alum* alum-p alum-sil *Am-c* am-caust **Am-m** *Ambro* anac ant-c ant-t apis aral **Ars** *Ars-h* **Ars-i** ars-met ars-s-f *Arum-t Aur-m* bell bell-p beryl borx *Brom* bry cact cain calad *Calc* calc-f *Calc-s* calc-sil cann-s canth carb-an *Carb-v Carbn-s* carc castm *Caust* cedr *Cham* chin chlor cinnb *Con* cupr-act eucal eup-pur euph euphr *Ferr* ferr-ar **Ferr-i** ferr-p fl-ac *Gels* glyc *Graph* ham *Hep Hippoz Hydr* ign *Iod* kali-ar *Kali-bi* kali-br *Kali-c Kali-i* kali-m kali-n kali-p kali-s **Kreos** *Lac-c Lach Lyc* m-arct mag-c *Mag-m* mag-s mang **Merc** *Merc-c Merc-i-f* merc-i-r *Mez Mur-ac Naja* naphtin *Nat-ar* nat-c nat-m **Nit-ac Nux-v** par petr ph-ac *Phos Phyt* puls *Ran-b Rhus-t* sabad *Sang Sangin-n* seneg sep *Sil Sin-n* spig spong *Squil* stann staph stict sul-ac *Sul-i Sulph* thuj trif-p (non: uran-met) uran-n wye *Zinc* zinc-p
  - **right**: kali-bi sang
  - **left** nostril, from: **All-c**
  - **daytime**: cain
  - **morning**: ars-met *Squil*
  - **forenoon** | 11 h: ars-met
  - **night**: **Nit-ac**
  - **accompanied** by | **Eyes**; bland discharge from: **All-c**
  - **air** agg; in open: kali-s
  - **cold** washing | **amel**: calc-s
  - **menses**; during: am-c
  - **reddening** upper lip: ars-i
  - o **Corners** of nose: chinin-ar sulph
  - **Lips**: sulph
  - **Posterior** nares; from: ars-i
- - **fetid** (See offensive - fetid)
- - **fish**-brine, smelling like: elaps thuj
- - **flocculent**: am-c *Ars* carb-v ferr puls sep sil sulph
- - **foamy** (See frothy)
- - **frothy**: acon am-m ammc ant-c arund carb-ac cic cic-m dios kali-cy lac-ac lach merc oena op plb sil
- - **gelatinous**: arg-met bar-c chin coc-c *Dig* ferr hep *Laur* sabad sel
- - **glairy**: alum cund *Petr*
- - **glassy**: cedr iod
- - **glue**-like: hep *Kali-bi Merc-c Psor* sel stict *Sulph*
  - o **Posterior** nares; from: *Merc-c* sumb
- - **gray**: *Ambr* anac ars asim bell carb-an chin hippoz kali-c kreos **Lyc** mang med nux-v rhus-t sang seneg sep thuj
- - **grayish** white; sang

515

Nose

Discharge – greenish

- **greenish**: *Alum* alum-p alum-sil anan arn ars *Ars-i* ars-s-f arund asaf aur aur-ar aur-i aur-m aur-s bac *Berb Borx* bov *Bry* bufo calc *Calc-f* calc-i calc-sil cann-s carb-an *Carb-v* carbn-s cimic colch cop cortico culx dros ferr ferr-ar *Ferr-i* flav graph hep hippoz hydr-ac hyos ind iod kali-ar **Kali-bi** *Kali-c* **Kali-i** kali-p kali-s kali-sil kreos **Lac-c** led lyc lyss m-aust mag-c mang **Merc** *Nat-c* nat-s *Nit-ac* nux-v par *Phos* plb psil **Puls** *Rhus-t* sanic *Sep Sil* spig squil stann *Stict Sul-i* sulph syph *Teucr Ther Thuj* tub
  - **blood**-streaked: **Phos**
  - **light**; on exposure to: *Nat-s*
- **greenish** black: **Kali-i**
- **greenish** brown: *Hydr-ac*
- **greenish** yellow (See yellowish green)
- **gummy**: sumb
- **gushing** fluid: agar all-c apis ars bad chlor con dulc euphr fl-ac hydr kali-bi lach lyc *Nat-c Nat-m* phos sel sil spig squil staph *Thuj* zinc
  - **left**: bad
  - **morning**: squil
- **hard**, dry: agar *Alum* alum-sil **Alumn** ant-c ars arund **Aur** aur-i *Aur-m* aur-s bar-c bar-i bar-s *Borx* brom *Bry* calc carbn-s cere-b coc-c *Con* elaps *Graph* guare hydr-ac *Iod* **Kali-bi** kali-c *Lach* lyc *Merc* merc-i-f mez *Nat-ar Nat-c* nat-s petr phos phyt sec *Sep Sil* sin-n staph **Stict** stront-c sul-i *Sulph* tell teucr thuj xan
  - **morning**: *Arum-t* asim **Sil**
  - **menses**; during: sep
  - **plugging** nose (↗crusts - hard - plugging): kali-bi mur-ac
  - O **Posterior** nares: *Merc*
- **hot**: acon *All-c* am-caust *Am-m Ambro Aral Ars* ars-i ars-met arum-t bell carb-v cham eucal *Gels* glyc iod kali-i kreos lach lyc merc *Merc-c* mur-ac naphtin *Nat-ar Nat-m* nit-ac *Rhus-t Sabad* sang *Sangin-n* sin-n squil sulph trif-p
- **ichorous**: *Ail* all-c ars arum-t aur-m-n *Lyc* merc *Nit-ac Rhus-t* rhus-v
  - **singing** agg: all-c
- **irritating**: syph
- **lumpy**: alum cinnb kali-bi mag-c mang merc-d mur-ac petr phos sel sep *Sil* solid teucr zinc-i
  - O **Posterior** nares; from: *Alum* calc cimic merc-i-f osm sep syph teucr zinc
- **membranous**: *Am-caust* echi hep *Kali-bi* lach phos sep
- **musty**: nat-c
- **offensive**: abrom-a agar alum alum-p alum-sil anan arn ars ars-i ars-s-f *Asaf* asim **Aur** aur-ar aur-i *Aur-m* aur-s bals-p bapt *Bar-c* bar-s bell berb bufo cadm-s **Calc** *Calc-f Calc-s* calc-sil canth *Carb-ac* carb-v carbn-s caust cham chin chr-met con cop crot-h cub cupr cur dig echi *Elaps* eucal ferr fl-ac *Graph* guaj ham **Hep** hip-ac *Hippoz* hydr ign *Iod* kali-ar **Kali-bi** kali-br *Kali-c Kali-i* kali-n *Kali-p Kali-s* kali-sil kreos lac-c *Lach* led *Lyc* m-aust *Mag-m* mang **Merc** *Merc-c* merc-i-f mez nat-ar **Nat-c** nat-s *Nit-ac* nux-v petr ph-ac *Phos* phyt **Psor** *Puls* pyrog rhus-t sabin sang sarr *Sep* **Sil**

Discharge – stool

- **offensive**: ...
sol-o spig stann stram **Sulph** syph tell teucr *Ther Thuj* tub ust
  - **burnt**: berb
  - **cheese**; like: hep merc *Thuj* **Tub**
  - **fetid**: *Agar* alum anthraci apis *Aq-mar* ars ars-i arum-t *Asaf* **Aur** aur-ar *Aur-m-n* bac *Bals-p* berb bufo *Calc* calc-s *Carb-ac* caust *Con* cop cur diphtox *Dulc* eucal *Graph Hep* hippoz *Hydr Iod* kali-ar *Kali-c* kali *Kali-n Kali-s Kreos* led lyc mag-m med **Merc** *Myric* nat-c *Nat-s Nit-ac* pen petr phos *Puls* rhus-t sangin-n sil tell *Ther* thuj tub
  - **herring** pickle: *Elaps*
  - **menses** | **during**: *Graph* sep
  - **pungent**: berb
  - **putrid**: agar arund asaf bufo **Carb-ac** *Elaps* graph psil **Psor**
  - **sickly**, sweetish: nit-ac
  - **sour**: alum hep
  - **urine**; like: graph puls
  - **orange** colored: puls
- **profuse** (See copious)
- **purulent**: acon acon-1 ail *Alum* alum-p alum-sil am-c anac anan arg-met *Arg-n* ars *Ars-i* arund *Asaf* asar **Aur** aur-ar aur-i *Aur-m* aur-m-n aur-s bac *Bar-m* bell **Berb** brom bry **Calc** calc-i **Calc-s** calc-sil *Carb-v Carbn-s* cham chin chinin-ar cic cina cinnb *Cocc Coloc* **Con** cop cor-r cur dros dulc eucal euph euphr *Ferr Ferr-ar Ferr-i Ferr-p* flav *Graph* guaj *Hep Hippoz Hydr* ign *Iod* ip ipom-p kali-ar **Kali-bi** *Kali-c Kali-i* kali-m kali-n *Kali-p* **Kali-s** kali-sil kreos lac-c *Lach* laur led *Lyc* mag-c *Mag-m* **Merc** merc-c merc-i-f mur-ac *Nat-ar Nat-c Nat-m Nat-p Nat-s Nit-ac* nux-v oscilloc *Petr Ph-ac Phos* plb **Psor** *Puls Rhus-t* ruta sabin samb *Sang* sec *Sep* ser-a-c *Sil* stann staph *Stict* still streptoc sul-i *Sulph Thuj* **Tub** (non: uran-met) *Uran-n* vac zinc zinc-chr zinc-p
  - **right**: *Kali-c Puls*
  - **left**: (non: uran-met) uran-n
  - **morning**, early | **blowing** the nose; on: am-c
  - **forenoon**: ail
  - **bending** head forward agg: ser-a-c
  - **sudden**: aur-m
  - **weather**:
    - **cold**:
      - **wet** | **agg**: ser-a-c
    - **weekly**: kali-s
  - O **Posterior** nares; from: **Kali-bi**
- **reading** loud; when: verb
- **reddish**: bry kali-cy par squil
- **reddish** yellow: calc
- **salty**: ambr aral cimic kali-i nat-m tell
- **scanty**: alum-sil astac bell kali-bi mag-c nat-p sin-n
  - **room** agg: hydr
  - **singing**; when: all-c
- **starch**, like boiled: *Arg-n Nat-m* nat-s
- **sticky** | **Posterior** nares: caps kali-bi
- **stool** agg; during: thuj

▽ extensions | O localizations | ● Künzli dot

Nose

Discharge – stooping

- **stooping** agg: am-c
- **stringy**: *Kali-bi*
- ○ **Posterior** nares: *Get*
- **sudden**: apis calc chlor coff cycl plan
  - **disappearing**: tub-d
  - **gushing** (See gushing)
- **suppressed** (↗*GENE - History - discharges - suppressed*): *Acon* ail alum am-c am-m ambr *Arg-n* **Ars** *Aur* aur-ar **Bell Bry Calc** *Carb-v Carbn-s* caust cham **Chin** cina cinnb con *Dulc* euphr *Graph Hep* ign *Ip Kali-bi Kali-c Kali-i Lach Lyc* mag-c mang **Merc** *Nat-ar Nat-c Nat-m Nit-ac Nux-v Petr* ph-ac *Phos* **Puls** rhod rhus-t samb sars *Sep Sil* spong stann sulph thuj zinc
- **talking** agg: kali-bi nat-c
- **tallow**, like, leaving grease spots on linen: *Cor-r* lyc
- **thick**: abrom-a acon aesc aeth agar all-c *Alum* alum-p alum-sil am-br *Am-m* ambr ant-c ant-t apis apoc aq-mar arg-met arg-n **Ars** *Ars-i* ars-met ars-s-f *Arum-t* arund asaf asim *Aur* aur-ar aur-i aur-m aur-s *Bad* bapt *Bar-c* bar-i *Bar-m* bar-s bell borx bov *Calc Calc-f* calc-i **Calc-s** calc-sil caps *Carb-v Carbn-s* carc caust cinnb cist *Coc-c* colch cop cor-r croc dig dulc ery-a euphr ferr-i gal-ac graph *Hep* hip-ac *Hippoz* **Hydr** iod ip *Kali-ar* **Kali-bi** kali-br *Kali-c Kali-i* kali-m **Kali-p** *Kali-s* kali-sil kreos lac-ac **Lac-c** lach lat-m led lob-s lyc lyss mag-c mag-m mang med **Merc** merc-c merc-i-f *Mur-ac Nat-ar Nat-c Nat-m Nat-p* **Nat-s** nit-ac nux-v ol-an op par pen petr ph-ac *Phos* plan plb psor **Puls** *Ran-b Rhus-t Ruta Sabad* samb *Sang* sangin-n sanic sars sel *Sep* **Sil** sin-n *Spong* Stann **Staph Stict Sul-ac Sul-i Sulph** syph teucr *Ther Thuj* **Tub** ust zinc zinc-p ziz
  - **daytime**: abrom-a *Arum-t* sulph sumb
  - **accompanied** by | **catarrh** (See Catarrh - accompanied - mucus)
  - **air**; in open | **amel**: abrom-a
  - **clear**, headache if it ceases: *Kali-bi*
  - **room**; closed warm: abrom-a
  - **then** thin: staph
  - ○ **Posterior** nares; from: alum am-br ant-c calc-sil *Carb-an* cor-r *Hydr Kali-bi* lem-m med mentho merc-i-f nat-c *Nat-p Nat-s* petr *Phyt* prot sangin-n sep sil spig thuj
- **thin**: abrom-a aesc ail all-c aphis ars arum-t aur-m beryl bov calc-sil camph caps carb-v cench coc-c colch crot-c eup-pur euphr form *Graph* hep hippoz hydr ind **Iod** ip kali-s lac-c lach laur lil-t m-arct mez *Mur-ac* naja *Nat-c* nit-ac *Phyt* rhod rhus-t *Sabad* sin-n staph *Sulph* trif-p
  - **morning**: abrom-a
  - **rising** agg: camph
  - **bed**; when going to: camph
  - **air**; in open | **amel**: abrom-a
  - **heat** of the sun agg: abrom-a
  - **relieving** the burning: psor
  - **room** agg; closed: abrom-a

Discharge – watery

- **viscid**, tough: acon aeth agar agn alum alum-p am-m ant-c ant-t arg-n ars bar-c bell borx **Bov** brom bry calc *Cann-s Canth* carb-an carb-v carbn-s *Caust* **Cham** chin cinnm coc-c cocc *Colch* croc dros dulc euph euphr ferr gal-ac gran *Graph* hep hip-ac *Hippoz* **Hydr** iod **Kali-bi** kali-c **Kali-i** kali-m kali-p **Kali-s** kreos lac-ac *Lach* lyc m-ambo mag-c mag-m merc *Mez* mur-ac myrt-c *Nat-ar* nat-c nat-m nux-v *Par* petr ph-ac *Phos Plb Psor* puls *Ran-b* rhod rhus-t *Sabad* sabin *Samb* sanic sel seneg *Sep Sil* spig *Spong* squil **Stann** staph *Stict* sul-ac *Sulph* sumb verat zinc
  - ○ **Posterior** nares; from: alum bell calc canth **Caps** *Carb-an Hydr* **Kali-bi** lyss *Nat-ar Nat-p Phyt* plb psor staph sumb
- **warm** room agg: beryl
- **watery** (↗*clear*): abrom-a abrot *Acon* aesc *Agar* ail **All-c** aloe alum alum-sil am-br am-c am-caust am-m ambr *Ambro* anag ant-c ant-t anth antip ap-g aphis apis aq-mar *Aral* arg-met arg-n arist-cl **Ars** *Ars-i* **Arum-t** arund asar aur-ar *Aur-m* bad bell bell-p berb beryl botul bov *Brom Bry* bufo cain *Calc* calc-i calc-p calc-s calc-sil carb-an *Carb-v* carbn-s castm cedr cench **Cham** chel *Chin* chinin-ar chlor cinnb clem cob cob-n coc-c coca coff colch coloc con cortiso crot-h crot-t cub cupr cupr-c *Cycl* daph dios diphtox dros *Dulc* elaps eucal eup-pur euph **Euphr** fago ferr ferr-ar *Ferr-i Fl-ac* gels glyc **Graph** guaj ham hep *Hydr* ign iod **Iod** *Kali-bi Kali-i* kali-p kali-c lach lil-t lyc lyss m-arct mag-c mag-m mag-s med meny **Merc** merc-c merl mez mur-ac *Naja* naphtin **Nat-ar** nat-m nat-s **Nit-ac Nux-v** oscilloc osm ox-ac pall par petr phos *Phyt* pitu-a **Plan** plb puls ran-s rhus-t rumx *Sabad Sang Sangin-n Seneg* sep *Sil* sin-n spig spira squil stann *Staph* sul-ac *Sulph* tab **Tell** ter teucr thuj trif-p tub-a tub-d verb wies yuc zinc zing
  - **right**: alum calc-s *Kali-bi* nit-ac sol-ni
    - **daytime**: calc-s
  - **left**: am-br anth chlor lach
    - **night**: calc-s
  - **morning**: abrom-a
  - **evening**: abrom-a
  - **night**: calc-s nat-s nit-ac
    - **midnight**:
      - after | **5 h**: *Ars*
  - **accompanied** by:
    - **obstruction** (See Obstruction - accompanied - discharge - watery)
  - **air**; in open:
    - **agg** (↗*Coryza - air; in - agg.*): *Ars* calc-s carb-ac dulc euphr hydr *Iod* nat-m **Nit-ac** *Phos* **Puls** sabad *Sulph* tell thuj zinc
    - **amel**: abrom-a
  - **chorea**, with: *Agar*
  - **cold**:
    - **room** | **agg**: carb-ac
    - **washing** | **amel**: calc-s
  - **coryza**, without: *Agar* alum am-c kali-n ter
  - **drinking** agg; after: caust

| Discharge – watery | Nose | Discoloration |

- **eating**; while (↗*eating; eating - while - agg.*): plb sulph *Trom*
- **epistaxis**; after: agar
- **heat** of the sun agg: abrom-a
- **menses**; during: am-c
- **pain** in eye, during: mag-c
- **room** agg; closed: abrom-a
- **sudden** copious from eyes, nose and mouth: Fl-ac
- **warm**:
  : room:
    : agg: abrom-a
    : amel: calc-s carb-ac
- whey like: am-c *Ars* carb-v ferr puls sep sil *Sulph*
- **white**: *Acon* agar am-br am-c am-m ambr apis **Arg-met** *Arg-n* ars-s-f ars-s-r arund *Aspar* aur-m bell berb borx bov brom bry carb-an **Carb-v** chin cimic cina coc-c cupr elaps *Euphr* fago ferr graph hippoz *Hydr* kali-bi *Kali-chl* kali-m kali-p *Kreos* lac-ac **Lac-c** lach lyc med merc **Nat-m** nux-v ph-ac *Phos* **Puls** rhus-t *Sabad* sanic senec *Sep* sil sin-n spig **Sulph**
- **left**: graph
- **daytime**: cimic
- **air**; in open | amel: abrom-a
- **egg** white (See egg)
- **lumpy** | **Posterior** nares; from: zinc
- **milky**: *Kali-chl* kali-m **Sep**
- **room** | **warm** closed: abrom-a
- yellow: abrom-a acon *Alum* alum-p alum-sil am-c am-m anag ang ant-c *Arg-n* **Ars** *Ars-i Ars-met* ars-s-f **Arum-t Aur** aur-ar aur-i *Aur-m* aur-s *Bad* **Bar-c** bar-i *Bar-m* bar-s bell *Berb* borx bov brom bros-gau **Bry** bufo **Calc** calc-i calc-p **Calc-s** calc-sil carb-an **Carb-v** carbn-s carc cench cham chinin-ar chlor *Cic* cinnb *Cist* coc-c *Con Cop* cortico cupr *Daph* dig *Dros* dulc ery-a *Ferr-i* Graph **Hep** hip-ac *Hippoz* **Hydr Hyper** ign ind *Iod* kali-ar **Kali-bi** *Kali-c* kali-chl **Kali-i** kali-m **Kali-p Kali-s** kali-sil kreos lac-ac *Lach* lat-m lil-t **Lyc** mag-c *Mag-m* mag-s malar mang med merc *Mez* mur-ac *Nat-ar Nat-c Nat-m Nat-p Nat-s* **Nit-ac** nux-v op petr ph-ac *Phos* plan plb psor **Puls** rhus-t rumx *Ruta* sabad sabin sang sanic sel seneg **Sep** *Sil* sin-n spig *Spong* stann *Staph Stram* sul-i **Sulph** sumb syph teucr *Ther Thuj* **Tub** verat wies
- **right**: plan
- **left**: bros-gau calc-s kali-bi sumb
- **daytime**: abrom-a *Arum-t*
- **morning**: apoc berb bros-gau **Kali-bi** kali-p *Lach* *Mang* phos **Puls** sulph
- **afternoon**: bad
- **evening**: calc-s **Puls** sulph
- **bloody**: lach phos
- **dirty**: teucr
  : **Posterior** nares; from: cinnb
- **honey**, like: **Ars-i**
- o **Posterior** nares; from: ant-c ars calc *Calc-s* carb-v cench cinnb ferr-p **Hydr Kali-bi** kali-s malar mang meny merc-i-f merc-i-r nat-ar *Nat-p Nat-s Rumx* sep sin-n spig stann sul-ac sumb tell thyr

Discharge: ...
- **yellow** orange: kali-bi *Kali-p* puls
- **yellowish** green: *Alum* alum-p alum-sil *Ars* ars-i arum-t arund aur *Aur-m Bals-p* borx bufo *Calc Calc-f* calc-i *Calc-s* calc-sil carb-v caust cop cortico *Dulc* elaps eucal *Hep* **Hydr Kali-bi** *Kali-c Kali-i Kali-s* lac-c *Lyc Mang* med **Merc** *Nat-c Nat-s* nit-ac par pen *Phos* plan psor **Puls** rhus-t sabad sangin-n sarr **Sep** *Sil* syph *Ther Thuj* **Tub**
- **night** | **staining** pillow: lac-c
- **yellowish** white: calc merc-i-r
- o **Posterior** nares(↗*Catarrh - postnasal*): *All-c* alum *Alumn* am-c anac *Ant-c Arg-n* arn ars arum-t bar-c bar-i bell bry bufo *Calc* calc-f *Calc-s Canth* **Caps** carb-c *Carb-an* carb-v caust chin cinnb coc-c colch cop **Cor-r** dios dulc elaps euph euphr *Ferr* ferr-i ferr-p gran hep hydr iod **Kali-bi** *Kali-chl* kali-m lac-ac lach lem-m mag-c *Mang* med *Merc* merc-c merc-i-f *Merc-i-r* mez *Nat-ar* **Nat-c Nat-m** *Nat-p Nat-s Nit-ac* nux-v osm paeon *Petr* ph-ac *Phos Phyt Plb* psil *Psor* rhus-t rumx sabad *Sel* sep sin-n *Spig* staph *Stict* sulph syph tell ther thuj *Tub* **Zinc** zinc-p zing
- **morning**: aur *Mang Nat-m* petr tell
- **forenoon**: *Arg-n*
- **night**: cop nat-p
- **chronic**: *Alum* am-br ant-c ars-i aur calc-sil cist *Cor-r* echi glyc *Hydr* irid-met *Kali-bi* kali-m *Lem-m* med merc-i-r nat-c nat-s *Pen Phyt Sangin-n* sin-n spig stict syph teucr ther wye
- **crusty**: alum alumn *Bar-c* bufo calc-ar caust culx elaps fago hydr kali-c *Sep* syph
- **dripping**: all-c cor-r hydr merc-c nat-c spig
- **salty**: nat-s
- **waking**; on: hydr

DISCOLORATION:
- **black** (↗*Sooty*): merc
- **pores**: sabin sulph
- o **Wings**: ant-t
- **bluish**: agar ars aur calc *Carl* crot-h *Lach* merc-c phos sec sil verat verat-v
- o **Root**: calc
- **Tip**: agar carb-an *Crot-h Dig*
- **Wings**: hydr-ac tub-a
- **brown**: *Aur*
- **red** in spots: *Aur*
- o **Across**: *Carb-an Lyc* op sanic **Sep** sulph *Syph*
- **copper**-colored spots: ars cann-s
- **pale**:
- o **Tip**: apis *Ars* calc-p *Camph* carb-v *Chin* hell *Tab Verat*
- o **Wings**:
  : **accompanied** by | **Face**; red discoloration of: stram
- **redness**: act-sp *Agar* aloe **Alum** alum-p am-caust am-m anan anthraci *Apis Ars* ars-i arund *Aur* aur-ar aur-i aur-m aur-s bar-c bar-i *Bell* bond *Borx* both-ax bov *Calc* calc-i cann-s cann-xyz canth caps carb-v carbn-s caust chel **Chin** *Clem* coc-c cycl fago ferr ferr-m ferr-p fl-ac graph *Hep* hippoz iod *Kali-bi* kali-br *Kali-c* kali-i

Discoloration · **Nose** · Dryness

- **redness**: ...
kali-n *Lach* led lith-c m-arct mag-c *Mag-m* mag-p mang *Merc* Merc-c *Nat-ar* Nat-c nat-m **Nit-ac** ox-ac petr ph-ac phel **Phos** *Plb* psor ran-b rhus-t rhus-v ruta sarr *Sep* sil *Stann* stram sul-ac sul-i **Sulph** thuj *Tub* vinc yuc *Zinc* zinc-p
  • **right** side: aur lith-c ox-ac
    : **extending** to | **Cheek**: anthraci
  • **left** side: aur-m nat-m
  • **afternoon**: kali-c sulph
  • **evening**: mag-c mang oena ox-ac
  • **air**, in cold open: aloe *Sulph*
  • **anger**; after: vinc
  • **drunkards**; in: agar *Ars Aur* bell **Calc** crot-h hep *Lach* led merc *Puls* **Sulph**
  • **eating**; while: *Sil*
  • **erysipelatous**: **Apis** *Rhus-v*
    : **left** side: lac-ac
  • **excitement**; after: vinc
  • **exertion** agg; after: sil
  • **freezing**, after: *Zinc*
  • **mercury**; after abuse of: lach
  • **painful** to touch: alum bell bry calc *Carb-an Hep* **Merc** phos rhus-t sulph
  • **shining**: borx canth merc *Ox-ac Phos* sep sil
    : **Tip**: bell borx caps *Phos* sulph
    : **Wing** | **right**: canth
  • **spots**, in: aur calc *Iod* manc ph-ac rhod *Sars* sep sil sulph thuj verat
    : **right** side: euphr
    : **tender** to touch: aur calc rhod
    : **Septum**: alum berb lil-t sars
  • **sudden**: bell borx
  • **women**; young: borx
  ∇ **extending** to | **Frontal** sinuses; over nose to (See FACE - Discoloration - red - nose - extending)
  ○ **Inside**: acon act-sp ail apis *Ars* bar-c bell bry carb-an coc-c cocc gels hep ip kali-bi kali-c *Kali-i* lach **Merc** nux-v petr phel phos polyg-h stann **Sulph**
    : **right**: aur
    : **left**: *Nat-m* stann
    : **bloody**: *Kali-c*
    : **Posterior** nares: alum *Arg-n* phys phyt
    : **Septum**: alum borx bov *Lil-t*
  • **Saddle**: ictod
  • **Tip**: agar alum *Aur* bar-c *Bell* borx *Calc* caps **Carb-an** *Carb-v Carbn-s* chel clem con *Crot-h* der *Kali-c* kali-i kali-m **Lach** led m-arct m-aust merc nat-m nicc *Nit-ac* phos psor *Rhus-t* sal-n sep sil **Sulph** vinc
    : **evening**: caps
    : **anger**; after: vinc
    : **begins** at tip and spreads: *Ox-ac*
    : **drunkards**: agar carb-an *Crot-h* lach *Led*
    : **dyspnea**; during: ph-ac
    : **menses**; during: carb-an
    : **purple**, in cold air: aur both-ax phos

Discoloration – redness – Tip: ...
  : **stooping** agg: *Am-c*
  • **Wings** (= alae nasi): agar all-c aur bell *Caj* calc chinin-ar clem crot-h *Kali-bi Kali-c Mag-m* merc peti ph-ac *Phos* plb plb-act sabin **Sin-n** sulph
    : **right**: canth gins mag-m
    : **left**: calc nat-m stann zinc
    : **edges**: coc-c *Gels* lach ph-ac
    : **Corners** of: benz-ac plb
  - **spots**: canth m-arct rhus-t verat
  - **white** (See Depigmentation)
  - **yellow** (↗*FACE - Discoloration - yellow - saddle; FACE - Saddle*):
  • **patch** (↗*FACE - Discoloration - yellow - nose*): cadm-s
  • **saddle** (↗*FACE - Discoloration - yellow - saddle*): carb-an chel lyc op sanic **Sep** sulph syph tril-p
    • **spots**: sep
  ○ **Wings**; of: sanic

DISTENSION: lyc

DOUBLE; feels as if she had two noses (See MIND - Delusions - nose - double)

DRAINAGE; increased (See Discharge - copious)

DRAWN INWARD by a string; as if root of nose was: brom par

DRAWN UP by a string; as if tip of nose was: crot-c

DRIPPING nose (See Discharge - dripping)

DRYNESS:
  ○ **Anterior** part (See FACE - Dryness - nose - anterior)
  - **External** (See FACE - Dryness - nose)
  - **Inside**: abrot *Acon* aesc *Agar* agar-ph agn ail *All-c* aloe alum alum-sil alumn am-c am-m *Ambr* anac ant-c ant-t *Apis* aq-pet **Ars Ars-i** ars-s-f arum-t *Arund* atro aur aur-i aur-s **Bar-c** bar-i bar-m bar-s **Bell** *Berb* bism bond borx brom bros-gau *Bry* bufo *Cact* **Calc** calc-i *Calc-s* calc-sil *Camph Cann-s* canth carb-an **Carb-v Carbn-s** *Caust Cham Che* chin chin-b chinin-ar chlor cic ciminc *Cimx* clem cob cob-n *Coc-c Colch* coll coloc con cop cor-r cortiso crot-t cund *Cycl Dig* digin dios dros dulc eup-per euph *Euphr* fago ferr-i flav gamb glyc gran **Graph** hipp hist hydr hydr-ac *Hyos* hyper ign *Iod* ip jug-c kali-ar **Kali-bi** *Kali-c* kali-i kali-m kali-n kali-p *Kali-s* kali-sil kreos lac-ac lac-c lach lact laur lem-m lil-t lith-c lob-s **Lyc** m-arct mag-c *Mag-m* manc *Mang* mang-ph med meli menis meny meph *Merc* merc-c *Merc-i-f* Merc-i-r merl *Mez* mur-ac naja nat-ar *Nat-c* **Nat-m** *Nat-s* nicc *Nit-ac* **Nux-m** *Nux-v* ol-an onos op *Petr* ph-ac **Phos** pimp plan plb *Psor* puls *Quill* ran-b rat rauw rhod rhus-g *Rhus-t* rhus-v *Rumx* sabad sabin **Samb** sang sangin-n sec senec *Seneg Sep* **Sil** sin-n spig **Spong Stict** stram **Sulph** sumb syph tab tanac tarent tell tep *Ther* **Thuj** thyr til trif-p trom ust *Verat* vinc *Wye* xan *Zinc* zinc-i zinc-p zing
  • **alternating** sides: sin-n
  • **right**: gamb kali-bi petr
  • **left**: calc-s chel cist cob merl *Sep* sin-n

Nose

Dryness

- **Inside**: ...
  - **morning**: apis bros-gau *Calc* cycl ferr-i kali-bi *Lyc* mag-c plect
    - bed agg; in: aloe paeon
    - **waking**; on: am-c *Calc* carb-an kali-bi lyc mag-c sulph thuj
    - **walking** agg: hydr
  - **forenoon**: calc-s ust
    - air agg; in open: *Sulph*
  - **afternoon**: cortico op phys stram
    - 15 h: *Sulph*
  - **evening**: apis cur dulc graph kali-bi paeon tell thuj trom yuc
  - **night**: am-m *Borx* cact *Calc* calc-s kali-ar lyc mag-c merc-d nux-v phos *Sil* spig thuj
    - moist during day: calc
    - sleep, prevents: *Borx*
    - wakes her: ammc mag-c
  - **accompanied** by:
    - catarrh (See Catarrh - accompanied - mucous)
    - Head; pain in (See HEAD - Pain - accompanied - nose - dry)
  - **air**; in open | **amel**: rad-br *Thuj* v-a-b
  - **alternating** with:
    - discharge (See Coryza - discharge, without - alternating - fluent)
    - obstruction (See Obstruction - alternating with - dryness)
  - **blowing** nose, but without discharge; compels●: agar cench cimic **KALI-BI●** lac-c *Lach* mag-c naja *Psor* Stict Teucr
    - dry sensation, when: bar-c
  - **breathing | mouth**; must breath through: meli
  - **chronic**: am-c ambr caust *Sil*
  - **cold** air | **amel**: kali-bi v-a-b
  - **coryza**; during: mur-ac nit-ac
  - **discharge**, after: bar-c
  - **heat**; with: *Bell* cann-s clem *Rhod*
  - **indoors**: nux-v thyr
  - **painful**: alum-p bar-c calc **Graph** kali-bi *Phos sep Sil* Stict (non: sulph)
    - coryza; during: sulph
  - **perspiration**:
    - suppressed perspiration of feet; after: **Sil**
  - **sensation** of: anac *Bell* cann-s con iodof ip kali-bi *Lyc* merc-m mez nat-m *Petr* phos psor sabad seneg *Sil* stram verat zing
    - discharge; with: mur-ac
  - **swallowing | amel**: sin-n
  - **walking** in open air agg: ant-c kali-c lyc sulph
  - **warm**:
    - air agg: calc-p kali-bi
    - room | agg: *Kali-bi Kali-s Thuj* v-a-b
  - **weather** agg; cold: kali-bi
- **Nostrils**: agar rad-br
- **Posterior** nares: *Acon Aesc* alum alumn bell calc-p carb-ac carb-an carb-v chinin-s *Cinnb* cist *Coc-c* colch

Epistaxis

Dryness – Posterior nares: ...
cop cor-r fago graph lem-m **Lyc** mag-m merc merc-c mur-ac nat-c *Nat-m* nux-m onos petr phos plb rhod rumx sabad sang seneg *Sep Sil* sin-n stram tub verat *Wye* zinc zinc-i zing
- **morning**: carb-ac nat-m
- **night**: cinnb
- **air** agg; in open: nat-c
- ▽ extending to | **Larynx**: visc
- **Tip** (See FACE - Dryness - nose - tip)
- **Turbinated** bones (See FACE - Dryness - nose - turbinated)
- **Wings**: chlor hell *Sangin-n*

DYSPNEA in nose: am-c *Ars* euphr hell kreos lach merc phos *Puls* sabad sulph

EDEMA: Apis bapt bros-gau

ENLARGED | sensation as if: cann-s

EPISTAXIS: abel abrot acet-ac **Acon** adel *Adren Agar* ail alco *All-c* allox aloe alum *Alumn* **Am-c** am-caust am-m **Ambr** ambro anac anag anan ang **Ant-c** ant-s-aur ant-t antip apis aran *Arg-met* arg-n **Arn** *Ars Ars-i* ars-s-f arum-t asaf asar astac aster aur aur-ar aur-i bals-p *Bapt* **Bar-c Bar-m Bell** bell-p benz-ac *Berb* beryl bism borx **Both Bov** *Brom Bry Bufo* **Cact** cadm-s **Calc** calc-i **Calc-p Calc-s** calc-sil camph *Cann-s* canth **Caps Carb-an Carb-v Carbn-s** card-m *Carl* **Caust** cer-s cere-s *Cham* chel **Chin** chinin-ar chinin-m *Chinin-s* chlf cic *Cina* cinch *Cinnb* cinnm clem cob-n cocc coff coff-t colch coloc *Con* conv *Cop* cor-r **Croc** crot-c *Crot-h Cupr* cycl cyt-f der *Dig* diph *Diphtox Dros Dulc* echi *Elaps* elat *Erig* euphr eupi *Ferr* ferr-act *Ferr-ar* ferr-m *Ferr-p* **Ferr-pic** fic-r gal-ac gamb gels *Glon* gran *Graph* **Ham** *Hecla* hell *Hep* hepat *Hydr* hydrc **Hyos** ign ind indg *Iod* **Ip** kali-ar *Kali-bi Kali-c* kali-chl **Kali-i** kali-m *Kali-n* kali-p kali-s *Kreos Lac-ac* **Lach** lachn lapa *Led* leptos-ih lil-s lil-t lob lol *Lyc Lyss* m-ambo m-arct *Mag-c* mag-m mag-s **Med Meli** meli-xyz *Meny* meph **Merc** *Merc-c* merc-cy merl *Mez* **Mill** morg-g *Mosch* mur-ac naja nat-ar *Nat-c* nat-hchls *Nat-m* nat-n *Nat-p* nat-s nat-sal nicc **Nit-ac** *Nux-m Nux-v* oena onis onos op orig osm ox-ac par parathyr pert *Petr* **Ph-ac Phos** phys phyt pic-ac pimp pin-s plat plb *Prun* psil **Puls** pyrog ran-b raph *Rat* rauw *Rhod* rhus-g **Rhus-t** rob *Rumx* ruta sabad **Sabin** sal-ac samb *Sang* santin sarr *Sars* **Sec** sel senec seneg *Sep Sil* sin-n sol-t-ae spig spira *Spong* squil *Stann* staph stict stram stront-c *Sul-ac* **Sulph** sumb syph tab tarax *Tarent* tep *Ter* teucr thlas *Thuj* til *Tril-p* **Tub** urt-u *Ust* vac valer *Verat* vinc viol-o vip visc wies zinc
- **right**: am-c arg-n brom bry calc cham cic con cor-r cupr echi eupi gamb gins ind indg kali-bi kali-c kali-i mag-c merc-c mez phys pic-ac sars sil *Verat*
  - ▽ extending to | **left**: coca cor-r

520   ▽ extensions | ○ localizations | ● Künzli dot

Epistaxis – left

- **left**: am-c am-m aml-ns asaf asc-t bapt berb bry caust chel chlf cor-r del dios dulc eupi *Ferr* ferr-act hydr kali-bi *Kali-n* lach merc phys rhod rhus-g sars *Sep* tarax tarent thuj
  - **bathing**; after: calc-s
  - ▽ extending to | **right**: ham
- **morning**: acon agar *Agn* aloe am-c **Ambr** ant-c apis arn ars *Arum-t* astac bell berb borx **Bov** *Bry* bufo *Calc Calc-s* canth caps **Carb-an** *Carb-v Carbn-s Caust Chin* coff colch croc dios dros *Ferr* ferr-p flav *Graph* **Ham** hep hipp hyos indg kali-bi *Kali-c* kali-n kali-p kali-s kreos *Lac-ac Lach Mag-c Meny* merc *Nat-c Nat-m* nat-m nat-p **Nit-ac** *Nux-v Petr Phos* puls rhus-r *Rhus-t* sabin sec *Sep* sol-t-ae *Stann* **Sulph** thuj trom
  - 6 h | 6-7 h: *Chin*
  - 8 h: *Bry*
  - **bed**:
    - in bed:
      - **agg**: aloe ambr bar-c bov *Caps Carb-v*
      - **waking**; in bed on: aster bell *Bry* mag-c stann
  - **rising** agg; after: agar aloe ambr berb both-ax bov **Bry** cham **Chin** coff ferr ferr-p kali-bi lach *Nux-v* sep stann thuj
  - **stooping** agg: *Ferr*
- **forenoon**:
  - 9 h: kali-c
  - 10-12 h: carb-v
  - **noon**: kali-bi tarax
- **afternoon**: *Ant-t Calc-p* carb-an cham indg kali-m kali-n lach *Lyc* m-arct *Nat-s* **Sulph** tab thuj trom
  - 15 h: *Sulph*
  - 16 h: *Lac-c Lyc*
- **evening**: *Ant-c* borx bufo *Carbn-s Coff Colch* dios dros *Ferr* gamb *Graph* indg kali-bi kali-m *Lach Lyc* mez nat-s *Ph-ac Phos* phys *Puls* sars *Sep Sul-ac Sulph* thuj til
  - 18 h: coff
- **night**: aloe ant-c arg-met arn *Bell* bry calc caps carb-an **Carb-v** con cor-r croc graph hyos kali-bi kali-chl mag-m mag-s *Merc* merc-c mill nat-m nat-s **Nit-ac** *Puls Rhus-t* sars sulph *Verat*
  - **midnight**:
    - before:
      - 22 h: graph
      - flushing of heat; preceded by: graph
    - after | 3-4 h: bry
  - **morning** | **towards**: apis mag-c
- accompanied by:
  - **catarrh** | **Posterior** nares (See Catarrh - postnasal - accompanied - epistaxis)
  - **coryza** (See Coryza - accompanied - epistaxis)
  - **cough** (See COUG - Accompanied - epistaxis)
  - **goose** flesh: camph
  - **hemorrhoids** (See RECT - Hemorrhoids - accompanied - epistaxis)
  - **odors**; imaginary: kali-s puls
  - **pain**:
    - **pressing** | **Root** of nose: ham ruta

Nose

Epistaxis – blood

- **accompanied** by: ...
  - **swelling** and dryness of nose: phos
  - **vertigo** (See VERT - Accompanied - epistaxis)
  - **weakness** (See GENE - Weakness - epistaxis)
  - ○ **Chest**; complaints of (See CHES - Complaints - accompanied - epistaxis)
  - **Face**:
    - **congestion** of (↗*HEAD - Congestion - epistaxis - with)*: bell bufo cact coff erig meli nux-v
    - **pale**: carb-v chin ferr *Ip* puls verat
  - **Head** | **constriction** (See HEAD - Constriction - accompanied - epistaxis)
  - **Liver** and region of liver; complaints of (See ABDO - Liver - accompanied - epistaxis)
  - **Uterus**; complaints of (See FEMA - Complaints - uterus - accompanied - epistaxis)
  - **Varicose** veins (See GENE - Varicose - accompanied - epistaxis)
- **alcoholics**; in: *Acon* bell bry *Carb-v* hyos *Lach* nux-v Sec
- **alternating** with | **blood**; spitting of: **Ferr**
- **amel**: brom bry elaps ferr-p kali-chl meli psor rhus-t tarent
- **amenorrhea**, with: both-ax *Bry Cact* con ham lach ol-j *Phos Puls* sep
- **anemia**, with: bry chin ferr hydr kali-c nat-m *Puls*
- **anger**; after: *Ars*
- **bathing**, after (See washing)
- **blood**:
  - **acrid**: kali-n nit-ac sil
  - **bright**: *Acon* am-c ant-t arn ars bapt bar-c **Bell** borx bov brom bry calc calc-sil canth *Carb-ac* carb-an carb-v cham *Chin* cic *Crot-c* dig dios dros *Dulc* **Elaps** erech *Erig* eupi ferr *Ferr-p* girs graph hydr **Hyos** indg *Ip* kali-bi kali-n kreos *Lach* laur **Led** mag-m merc mez *Mill* nat-ar nat-c nat-s nux-m *Ph-ac* **Phos** puls *Rhus-t* sabad *Sabin* sec sep sil stram stront-c sulph *Tril-p Tub* zinc
  - **clotted**, coagulated: acon agar ambr *Arg-n* **Arn** bapt **Bell** bry calc cann-i canth carb-an *Carbn-s* caust **Cham Chin** con *Croc* dig dios dulc *Ferr Ferr-m* ham hep hyos ign **Ip** kali-n kreos *Lach* lyc lyss mag-c mag-m *Merc* nat-hchls *Nat-m Nit-ac* nux-v ph-ac *Phos* **Plat** *Puls* **Rhus-t** sabin **Sec** sel sep stram stront-c sulph *Sulph Tarent Tub*
    - **continually** full of; nose is: ferr
    - **quickly**: croc merc nit-ac puls rhus-t
    - **slowly**: ham lach
  - **dark**, black: acon agar am-c ant-c *Arn* asar *Bapt Bell* bism bry calc canth **Carb-v** *Carbn-s* caust *Cham* chin *Cina* cinnb cocc con **Croc** *Crot-h* cupr dig dros *Elaps* ferr graph *Ham* ign *Kali-bi Kali-n Kreos* **Lach** led lyc mag-c mag-m *Merc* merc-cy mill *Mur-ac* nat-hchls *Nit-ac Nux-m* **Nux-v** *Ph-ac* phos plat *Puls* rhus-t **Sec** sel *Sep Stram* sul-ac sulph *Tarent* verat *Vip*

Epistaxis – blood / Nose / Epistaxis – measles

- **dark**, black: ...
  - **and** thin: arn carb-an *Carb-v* **Crot-h Ham** *Lach* mur-ac *Nit-ac* **Sec** *Sul-ac*
- **fluid**: am-c arn *Carb-v* **Crot-h** *Erig* eupi *Ham Kreos* phos **Sec** *Sul-ac* ter til
- **hot**: acon *Bell*
- **offensive**: *Sec*
- **pale**: abrot acon am-c ant-t arn ars bar-c bell borx bov bry calc canth *Carb-ac* carb-an *Carb-v* chin crot-h dig dros dulc erig *Ferr Graph* hyos ip kali-n *Kreos* lach lachn laur led mag-m merc mill nat-c nat-s nux-m phos puls rhus-t *Sabad* sabin sars sec sep sil stram stront-c *Sulph* ter til tril-p zinc
- **putrid**: *Mur-ac*
- **stringy**: bapt **Croc** crot-h *Cupr* kali-bi *Kreos Lach* mag-c *Merc* naja *Sec* sep verat
- **uncoagulable**: ars bry carb-v crot-h ham ip *Lach Phos* thlas tril-p
- **warm**: dulc
- **watery** (See pale)
- **blow**; from a: acet-ac **Arn** *Elaps Ham* mill *Sep*
- **blowing** on wind instruments agg: *Rhus-t*
- **blowing** the nose agg: *Agar* alum alum-p alum-sil *Alumn* am-c am-m ambr anac ant-c arg-met arg-n **Arn** asar asc-t aur *Aur-m* aur-s bapt *Bar-c* bar-i bar-s borx *Bov* brom *Bry* bufo *Calad* calc calc-p calc-sil canth caps carb-ac *Carb-an Carb-v* **Carbn-s** caust chin cinnb *Croc Crot-h* cupr dros elaps ferr ferr-i ferr-p *Graph* hep indg iod kali-c kali-p kali-s kali-sil **Lach** led lyc mag-c mag-m meny merc mez nat-ar nat-c *Nat-m* nat-p nat-s nit-ac *Nux-v* par petr **Ph-ac Phos** *Puls* ran-b rhus-t ruta sabad sars *Sec Sep* sil spig spong stront-c **Sulph** teucr *Thuj* zinc zinc-p
  - **right**: arg-n
  - **left**: am-c bapt kali-n sars
  - **morning**: *Agar* arn borx *Bov Caust* kali-s **Lach** nat-c nit-ac *Puls* sulph thuj
  - **evening**: borx graph sep
  - **night**: arg-n graph nit-ac
- **boring** with finger: *Ferr-m Ferr-ma Lach Sil*
- **children**; in●: abrot arn bell calc chinin-s cop *Croc* diphtox **Ferr** *Ferr-p* ferr-pic *Ham* ip lach merc nat-m nat-n phos *Puls Sil Ter*
  - **boys**: abrot cop
  - **girls**: croc
  - **infants**: sil
  - **nurslings**: sil
- **chill**:
  - **after**: *Eup-per Hep*
  - **during**: acon arn ars bell bry calc cham chin dig ferr hyos ip kali-n kreos lyc merc puls rhus-t sabad stram sulph thuj verat
  - **instead** of: nat-m
- **chronic** (↗*several*): bry *Vip*
- **clotted** (See blood - clotted)
- **congestion** of face, with (See accompanied - face - congestion)
- **convulsions**:
  - **during**: caust op plb

- **convulsions**: ...
  - **with**: caust *Mosch*
- **coryza**; during (See Coryza - accompanied - epistaxis)
- **cough**, with (See COUG - Accompanied - epistaxis)
- **diarrhea**; from suppressed: abrot
- **dinner**:
  - **after | agg**: am-c arg-met hydr spong zinc
  - **during | agg**: kali-bi sil spong
- **diphtheria**; in: ars *Carb-v Chin Crot-h* diph *Hydr Ign Kali-chl* lac-c *Lach Merc-cy Mur-ac Nit-ac* phos
  - **detachment** of membrane; after: *Phos*
- **drunkards**; in: sec
- **eating**:
  - **after | agg**: am-c arg-met arg-n kali-bi kali-c spong *Zinc*
- **emotions** agg: carb-v
- **exertion** agg: *Arn* bry calc carb-v *Croc* lap-la puls *Rhus-t* sulph
- **expectoration**; during: dros
- **fever**:
  - **during | agg**: acon arn bell bry carb-v cham chin erig ferr ferr-p ham ign ip lach lyc meli nux-v op ph-ac phos pyrog rhus-t sep sil squil stram sulph thuj verat
- **flushes** of heat; after: ferr graph
- **followed** by | vertigo: carb-v
- **habitual**: nat-n sil
- **hawking**: rhus-t
- **headache**:
  - **after**: am-c ant-c bell carb-an croc lach meli nux-v sabin *Sep*
  - **during**: Acon *Agar* alum am-c ambr aml-ns ant-c asaf bell *Bry* cadm-s carb-an cham chin *Cinnb* crot-h dig dulc ferr ferr-p ham kreos lach mag-c *Meli* mill nux-v parathyr phys rhus-t tub verat
- **heated** if: thuj thyr
- **hemoptysis**, with: *Ham*
- **hemorrhoids**:
  - **suppressed**; from: kali-bi *Nux-v* sulph
  - **with** (See RECT - Hemorrhoids - accompanied - epistaxis)
- **hot weather**: CROC●
- **injuries**; from (See blow; from)
- **itching**:
  - **followed** by: *Hydr*
  - **with**: arg-met *Arg-n Arn* bell *Carb-v* kali-bi lach *Rhus-t*
- **jarring**, from: *Carb-v* sep
- **lesions**; from (See blow; from)
- **lifting** agg: *Rhus-t*
- **light**; from: bell
- **lying**:
  - **agg**: hura puls
  - **side**; on:
    - **right | agg**: sulph
- **masturbation**; from: lach
- **measles** agg: acon bry ip puls sabad

Epistaxis – mechanical   Nose   Epistaxis – Posterior

- **mechanical** causes; from: arn
- **menopause**: arg-n bell bry *Ham* **Lach** nux-v *Puls Sep Sul-ac Sulph*
- **menses**:
  - **after** | **agg**: calc sulph
  - **before** | **agg**: acon *Bar-c Bry Con* dig gels hydr *Ip* Lach *Nat-s* nux-v *Phos Puls* sep *Sulph* thuj *Verat* vib
  - **during**:
    : **agg**: acon agar alum *Am-c* **Ambr** bov bry carb-an dig dulc ferr gels **Graph** ham *Kali-c* lach *Mag-c* nat-c nat-m *Nat-s* nux-v puls *Sep Sulph* verat
    : **profuse** menses: acon ambr calc *Croc* meli sabin
    : **scanty**: *Bry* graph *Phos* puls sec sep
    : **intermits**; when flow: *Eupi* nat-c
  - **instead** of: apis both-ax *Bry* carb-an cham dulc eupi ferr graph *Ham Lach* lyc nat-s phos *Puls* senec sep sil
  - **suppressed** menses; from: acon bell both-ax **Bry** *Cact* calc carl *Con Croc* dulc *Gels* ham hyos kali-i **Lach** nit-ac ol-j *Phos* **Puls** *Rhus-t Sabin* senec *Sep*
- **motion** agg: bell carb-v *Rhus-t*
- **noise** agg: bell
- **nursing** the child: vip
- **old** people: *Agar* aur bar-c bov *Carb-v* chin con ferr-p ham phos *Sec* sil sul-ac verat
- **oozing**: aloe *Bapt* chin crot-h ham phos plb *Sul-ac*
- **operation**; after: thlas
- **overheating**; from: sep thuj
- **ozena**, in: sang
- **pale** face, with (See accompanied - face - pale)
- **periodic** (See GENE - History - epistaxis)
- **periodical** | **day**; every: carb-v
- **persistent**: camph *Carb-v Croc Crot-h Ferr* led mill mur-ac **Phos** *Sulph*
- **perspiration**; with: bry caust con nux-v op **Phos** tarax thuj
- **plethoric** patients (➚ *GENE - Plethora - constitution)*: abrot *Acon* nux-v
- **pregnancy**:
  - **during**: bry cocc *Sep* thlas
  : **whole** pregnancy: erig
- **profuse**: *Acon* bell cact cann-s *Chin* con croc crot-h erig ham ip *Led* meli merc-cy mill rhus-t sabin sec
  - **short**; but: cact
- **puberty**; in: abrot croc ferr ferr-p graph ham kali-c nat-m phos puls sil
- **purpura** hemorrhagica, with: *Crot-h* *Ham Lach* **Phos** rhus-t ter
- **recurrent** (See GENE - History - epistaxis)
- **rubbing**; after: phos
- **salivation**; with: hyos
- **scarlatina**; after: mur-ac
- **sensation** as if: cina colch cupr eucal lac-ac lil-t meli phys xan
- **several** days (➚ *chronic)*: cop
- **singing**; after: hep

- **sleep** agg; during: bell bov *Bry Crot-c* graph kali-bi **Merc** *Merc-c* nat-s *Nit-ac Nux-v* pitu-a puls sulph *Verat*
- **smell**, lost: *Ip*
- **sneezing**:
  - **after**; indg zinc
  - **agg**: am-c bapt *Bov Con* ferr-p *Indg Mag-c* rumx *Sabad*
- **spring**, in the: con
- **stool**:
  - **during** | **agg**: bry carb-v coff phos rhus-t
  - **straining** at:
    : **after**: *Carb-v*
    : **agg**: *Coff Phos Rhus-t*
- **stooping**:
  - **after** | **agg**: carb-v
  - **agg**: dros *Ferr Nat-m Nux-v* ol-j *Rhus-t* sil
- **sudden**: cob-n
- **swallowing** agg: lac-c
- **talking** agg: lac-c
- **tendency** to (See Epistaxis)
- **touch** agg; slight: cic hydr ind *Sec* sep
- **typhoid** fever; during: *Acon* **Arn** ars **Bapt** *Bry* carb-v *Chinin-s* croc **Crot-h** gels *Ham Ip* kali-p **Lach** meli *Ph-ac* phos *Rhus-t Ter*
- **vertigo**:
  - **after** (See VERT - Followed - epistaxis)
  - **before** (See followed - vertigo)
  - **with** (See VERT - Accompanied - epistaxis)
- **vicarious**: *Bry* graph **Ham** *Lach* **Phos** *Puls* sec
- **vision**; with loss of: indg ox-ac
- **vomiting**:
  - **after**: ars
  - **with**: ox-ac sars
- **waking**; on: am-c
- **walking**:
  - **agg**: elaps lach nat-s
  - **air** agg; in open: bry lyc nat-c
- **warm** room agg: *Puls* sep
- **washing**; from: *Am-c Ant-s-aur* arn calc-s kali-c mag-c
  ○ **Face**: am-c ambr ant-s-aur **Arn** bry *Calc-s Dros* kali-bi *Kali-c* onis phos tarent
  - **Feet**: carb-v
  - **Hands**: am-c
- **watery** discharge, after: agar
- **weakened** by (See GENE - Weakness - epistaxis)
- **weeping**; while: *Nit-ac*
- **wet**; after getting: *Dulc Puls Rhus-t*
- **whooping** cough**•**: **Arn** bell *Bry* cer-ox *Cina Cor-r Crot-h Cupr* **Dros** *Ind Iod* **Ip** *Led* **Merc** *Mur-ac Nux-v* spong stram
  - **paroxysm**; after: cina indg
- **wine** agg: ars
- **wiping** nose; when: sec
- **young** women: abrot phos **Sec**
○ **Posterior** part: ail cor-r ferr-p spig

Nose

ERUPTIONS (See FACE - Eruptions - nose)

ERYSIPELAS (See FACE - Erysipelas - nose)

EXCORIATION (↗*Discharge - excoriating; Pain - raw*): agar *All-c* alum am-m ang ant-c *Ars* ars-i arum-t borx bov brom calc calc-p caust euphr *Fl-ac* gels graph hell ign iod kali-bi kali-c kali-i kreos lach m-arct mag-m mang merc merc-c mez nat-m *Nit-ac Nux-v* petr *Phos* puls *Rhus-t* sil sin-n *Spig* squil staph sulph verat zinc

EXHALATIONS fetid, putrid (See Discharge - offensive - fetid)

EXOSTOSIS: *Aur* merc phos

EXPANSION; sensation of:
○ **Nasal** passage while walking in open air: c a r b - a c carb-an
- Posterior nares: *Fl-ac*

EXPIRATIONS fetid, putrid (See Discharge - offensive - fetid)

FAN-LIKE motion (See Motion - wings - fan-like)

FLAPPING | **Wings**: morb pyrog

FLUIDS (See Liquids)

FOOD; sensation of:
○ Posterior nares: *Nit-ac* petr *Sil*
- swallowing agg: *Nit-ac* petr *Sil*

FOREIGN body; sensation of a: agar am-m calc calc-p con hep ign kali-bi merc nat-c nat-m psor ruta sep sil spig stann
○ **Root**: spig
- Upper part: am-m

FORMICATION (↗*Itching*): aesc agar am-c ambr arg-met arg-n arn aur bar-c bell borx bry *Calc* camph caps carb-v cham cic *Cina* coff colch coloc con dros fl-ac gran hep ign kali-bi kali-n lach *M-aust* mang merc mez mosch nat-m nat-s nit-ac nux-m *Nux-v* petr ph-ac phos plat psor *Ran-b* ran-s rheum rhod rhus-t sabad sep sil spig spong sul-ac *Sulph* teucr thuj zinc
○ **Dorsum**: con
- Inside: am-c arg-met aur caps carb-v cench con hep mang med mez ran-b ran-s *Sabad* spig teucr
- Root: *Teucr*
- Tip: con kali-n mosch rheum

FRECKLES: lyc **Phos**● **SULPH**●

FROSTBITTEN: *Agar* m-aust zinc
- easily: *Zinc*

FULLNESS, sense of: aesc agar all-c alum-sil am-c anemps asaf **Bapt** beryl calc *Cham* cupr echi *Gels* glon hep hip-ac kali-bi **Kali-i** lac-ac *Lac-c* laur merc par pen *Phos* puls samb *Senec* sulph
- evening: beryl
- accompanied by | catarrh (See Catarrh - accompanied - nose - fullness)
- air; in open:
  • agg: beryl
  • amel: beryl
- sinuses; from inflammation of frontal: *Kali-bi*

Hay fever

Fullness, sense of: ...
- **warm**:
  • room:
    agg: beryl
    amel: beryl
  ○ **Around** the nose: calc
- **Nostril**:
  • left | high up: phos
- Posterior nares: puls
- **Root**: aesc bell cann-i cund *Gels* ham *Kali-bi* lac-c nat-p *Par* phos sang **Stict**
  ▽ extending to | **Neck** and clavicle: gels

FUMES agg; acrid: ant-c

GANGRENE: *Ars* hippoz sec

GRANULAR:
- posterior nares: fago
  • accompanied by | **itching**: fago

HAIR; sensation of: bros-gau coc-c kali-bi spig sulph

HARDNESS: aur-m-n calc calc-f canth carb-an con **Kali-c** sep sulph thuj
- **mucous** surface, of: iod
○ **Wings**, of: aur-m aur-m-n *Calc-p* guar rhus-r *Thuj*
  • left: alum *Thuj*

HAY FEVER (↗*Smell - acute - flowers; GENE - Allergic*): acon-ac adren **Agar** ail **All-c** am-c ambro anac antho *Antip* aral **Ars**● *Ars-i* arum-t *Arum-t* **Arund** asc-c bad benz-ac *Brom* bros-gau calc *Calc-ln* calc-sil camph *Carb-v* carc chin chinin-ar cocain con cortiso cumin cupr-act cycl *Dulc* euph euph-pi *Euphr* fuma-ac galph **Gels**● graph grin hep ichth iod ip just kali-bi *Kali-i Kali-p* kali-s kali-s-chr ketogl-ac lach linu-so lob-s **Lyc**● lycpr mag-m malar med meph merc merc-i-f merc-k-i *Naja* napht naphtin nat-ar nat-c nat-i **NAT-M**● nat-p nat-s nux-m nux-v phle phos poll **Psor Puls**● pycnop-sa *Ran-b* rhus-t ros-d **Sabad** *Sang* sangin-n senec seneg sep *Sil* sin-a **Sin-n** skook solid *Stict* succ-ac succ-xyz sul-ac sul-i *Sulph* suprar teucr thuj trif-p **Tub** *Wye*
- accompanied by:
  • stuffed up nose (See Obstruction - accompanied - hay)
  ○ Ears; itching in: *Agar*
  • Eustachian tube; complaints of (See EAR - Eustachian - accompanied - hay)
  • Eyes; burning (See EYE - Pain - hay - burning)
  • Palate; itching in: *Agar*
- asthmatic breathing; with (↗*RESP - Asthmatic - hay; from)*: ambro **Ars**● *Ars-i* arum-t *Bad Carb-v* chinin-ar chlor *Dulc* **Euphr** *Iod* kali-i lach *Naja* **Nat-s**● **Nux-v**● op *Sabad* sang sep sil **Sin-n** stict
- **August**; in: **All-c** ambro dulc gels naja
- **until** fall: sin-n
- **autumn** agg: *Dulc* psor
- **beginning**: ros-d
- **chronic**: carc
- **dust** agg (↗*GENE - Dust - agg.*): lycpr
- **frequent**: carc

▽ extensions | ○ localizations | ● Künzli dot

Nose

Hay fever
- **goldenrod**; from: solid
- **grass**; newly mown: dulc
- **grief**; from: nat-m
- **prophylaxis** (= to prevent this condition): ars kali-p psor
- **spring**; in: *All-c Gels* lach naja sabad sang

HEAT in (➚*Smell - acute - flowers)*: aesc agar aloe alum am-m anis ant-c *Apis* arn **Ars** arum-t asar aur bar-c bar-m *Bell* bov brom calad cann-i cann-s canth caps *Carb-an* caust *Cham* chel **Chin** *Cina* cinnb clem coff colch cor-r crot-h cycl daph dios eup-pur euphr fago gran *Graph* guare hell *Hep* hyos iod *Kali-bi* kali-c kali-cy kali-i *Kali-n Led* lepi lyc m-ambo m-arct mag-m mang med *Merc* merc-i-r *Mez* mosch naja nat-c nat-m nit-ac *Nux-v* op petr ph-ac phos phys phyt podo psor ptel **Puls** rheum rhod rhus-g rhus-t rhus-t ruta sabad sang sars sil sin-n spig stann stront-c sulph thuj verat vinc zinc
- **right**: *Merc-i-r*
- **left**: cina coff nat-m sin-n
- ○ **Below**: rhus-t
- **air** feels hot; expired: arum-t **Kali-bi** mang med *Rhus-t* sulph
- **bleed**; as if it would (➚*RESP - Asthmatic - hay; from)*: cann-s sep
- **breath** seems hot: allox **Kali-bi** ptel *Rhus-t*
- **cold** to touch: arn
- **fever**; during: arn
- **inspiration** agg: allox
- **sneezing**; when: anis com
- ○**Nostrils**: cina
  • **catarrh**; with: *Acon*
- **Posterior** nares: *Acon* aesc arg-n colch lyc phos sep zinc-i
- **Root**: **Kali-bi**
- **Tip**: aesc bell caps con m-arct *Nat-m*
  • **evening**: *Caps* sin-n
  • **weather**; in warm: bell

HEAVINESS: alum am-c carb-v *Caust Cham* colch *Crot-h* euphr *Ind* kali-bi merc *Phyt* samb *Sang* sil *Stann*
- **stooping** agg: am-m sil
- **weight** hanging down; sensation of a: *Kali-bi* merc
- ○ **Bones**: colch
- ○**Dorsum** (= Bridge): glon
- **Root**: bism cinnb glon *Kali-bi* kali-i *Sang* stann staph stict ther
- **Sinuses**: stann

INFLAMMATION (➚*Catarrh; Discharge)*: acon agar allox alum am-c *Apis* **Arn Ars** *Asaf* asar *Aur* aur-m *Bell* borx brom *Bry* cadm-s *Calc* cann-s *Canth* carb-ac carb-an *Caust* cist coch *Con Crot-h Crot-t* diphtox euph euphr ferr-i *Ferr-pic Fl-ac* graph hed *Hep Hippoz* ip *Kali-i* kali-m **Lach** manc mang mangi med medus *Merc* merc-c *Merc-i-r* mez mucor naphtin *Nat-c Nat-m Nit-ac* nux-v oscilloc parathyr phel **Phos** plb **Puls** ran-b rat *Rhus-t* samb *Sep* sil stann stict **Sulph** titan tub-a ust vac verat

Itching

Inflammation: ...
- **right**: **Aur** merc-i-r
- **left**: cist goss *Nat-m*
- **acute**: streptoc
- **allergic**: cortiso galph graph *Kali-i*
- **chronic**: aesc alum arg-n ars arum-t bar-c brom carb-v caust cinnb *Cist* coc-c diphtox graph hep hippoz hydr kali-m lach lyc *Med* merc nat-c petr prot psor puls rumx sang seneg sep strept-ent streptoc toxo-g v-a-b
- **drunkards**; in: *Ars* bell *Calc* hep *Lach* merc **Puls** *Sulph*
- **purulent**: penic psor strept-ent vac
  • **children**; in: alum *Calc* cycl hep iod *Kali-bi Lyc* nat-c nit-ac
- **spasmodic**: flav psor
- ○**Bones**: anan asaf **Aur** *Aur-m* **Hep** still
- **Ethmoid** bone: syph
- **Inside**: *Agar Alum* am-m ars asaf **Aur** *Bell* borx *Bry Calc* canth carb-v caust cham chel cic cist cocc con goss graph *Hep Kali-bi* kali-c *Kali-i Lach* lyc mag-c mag-m mang merc mez nat-c *Nat-m* nit-ac *Nux-v* petr **Phos** polyg-h psor **Puls** ran-b rhus-t sabad sep sil stann *Sulph* thuj verat
  • **right**: allox
  • **left**: allox
- **Margins** of: bar-c mez
- **Nasopharynx** (See THRO - Inflammation - nasopharynx)
- **Periosteum**: asaf *Aur* merc *Phos*
- **Septum**: alum psor sars
- **Sinus** (See Sinuses; GENE - Inflammation - sinuses)
- **Tip**: *Aur* bell borx bry *Carb-an* **Caust** cist crot-h euph kali-c *Kali-n Lach* lyc merc nicc *Nit-ac* phos *Rhus-t Sep* sulph
- **Wings**: nit-ac sulph

IRRITATION: bell-p *Kali-perm* vanad

ITCHING (➚*Formication)*: acon *Agar* agn ail alum alum-p alum-sil am-c am-m ang apis arg-met *Arg-n* arn ars-met **Arum-t** arund asar asc-t *Aur* aur-ar aur-m aur-s bar-c bell berb borx *Bov* brach brom bros-gau bry *Calc Calc-p Calc-s* camph cann-s canth caps carb-ac carb-an *Carb-v* carbn-s card-m **Caust** cench cere-b *Cham* Chel chin **Cina** cinnb cinnm cob cob-n coc-c colch coloc com con *Crot-c* euphr fago ferr ferr-i ferr-m fil fl-ac gran grat hell hep hipp hist hydr ign iod ip jatr-c kali-ar kali-bi *Kali-c* kali-m *Kali-n* kali-p kali-s lac-c lach laur lepi lipp lob-s *Lyc* lyss mag-c *Mag-m* med menis *Merc* merc-sul merl *Mez* morph mosch mur-ac napht narcot nat-c nat-p *Nit-ac Nux-v* ol-an olnd op pen *Ph-ac* phos phyt pin-s plat plb podo puls rat rhod rhus-t rhus-v *Sabad* samb sanic sars sel seneg sep *Sil Spig* squil staph stront-c stry succ-ac sul-ac sul-i **Sulph** sumb syph tarent *Teucr* ther thuj til tub (non: uran-met) uran-n urt-u verat vinc viol-t zinc zing
- **right**: fl-ac gins hydr merl *Nux-m* **Nux-v** sars spig *Teucr*

Itching	Nose	Necrosis

- **left**: bad carb-v cench chel cob grat hell *Hydr* laur mag-c nat-m pall plb rhus-r sars staph
  • **hair**; as from a: kali-bi
- **evening**: carb-v coloc kali-n lach phys puls sil sulph
- **night**: am-m arg-n *Gamb* hydr
- **alternating** with | **Anus**; itching in: sabad
- **burning**: *Agar Aur*
- **eating**; while: jatr-c lach
- **epistaxis**; before: am-m arg-met
- **menses**; after: *Sulph*
- **painful**: mag-c
- **rubs**: agar aloe arg-n bell borx calc caust **CINA●** hell lyc med sabad seneg sil staph teucr
  • **attacks**, before: bufo
  • **children**; in:
    ⋮ **starts** out of sleep and rubs nose; child: lyc
    ⋮ **waking**; on: sanic
  • **constantly**: arg-n bell borx caust **Cina** med napht sil
- **worms**; from: *Santin* spig
○**Bones**: spong
- **Dorsum**: alum chin con samb spig
- **External** nose: agar bov calc caust nat-m phos staph
- **Inside**: *Agar Agn* all-c am-c am-m ambr anac *Arg-met Arg-n* am *Ars* ars-i **Arund** asar asc-t *Aur* aur-m aur-s bar-m bell benz-ac berb borx brach brom bufo *Calc* calc-p calc-s camph **Caps** carb-ac *Carb-v* card-m **Caust** *Cham* chel *Cina Colch* con corn cupr eug euphr fago ferr gamb glyc gran graph grat *Hep Hydr* hyper ign kali-ar *Kali-bi* kali-c kali-n *Kali-s* kali-sil kalm lac-c laur *Lyc* lyss mag-c mag-m med menis *Merc* merl mosch mur-ac nat-c *Nat-m* nit-ac **Nux-v** ol-an petr ph-ac phos plat psil **Puls** *Ran-b* ran-s rat rhod ros-d rumx *Sabad* sang *Santin Sel* seneg sep *Sil* sin-n *Spig* staph *Stict* stram *Stront-c* sul-ac **Sulph** syph tab *Teucr* ther *Thuj* (non: uran-met) uran-n urt-u ust wies *Wye Zinc* zinc-p zing
  • **right**: *All-c* am-c card-m con dros hydr kali-c kali-n nat-m *Teucr* zinc
    ⋮ **then** left: aur-m card-m verat-v
  • **left**: arg-met asc-t bell benz-ac brom calc camph carb-v card-m caust cob coloc grat kali-bi lachn mag-c mang med ol-an rhus-r sars spong syph zinc
    ⋮ **then** right: brom
  ▽ **extending** to:
    ⋮ **Ear**: wye
- **Nostrils**: arund brach carb-v caust con ol-an ph-ac plat rad-br *Syph*
  ○ **Inside**: arund brach cob-n
- **Posterior** nares: ail fago kali-p nux-v ran-p *Wye*
  • **accompanied** by | **granular** appearance (See Granular - posterior - accompanied - itching)
- **Root**: asc-t con inul merc olnd
- **Septum**: asc-t benz-ac bry *Iod Kali-bi* sel
- **Tip**: agn anag ars-met calc-p calc-s cann-s carb-an carbn-s **Caust Chel** *Cina* colch *Con* hydrc kali-n laur

Itching – Tip: ...
med merc *Morph* mosch mur-ac ol-an paeon *Petr* ph-ac psor rat rheum rhus-v *Santin Sep Sil* stront-c sulph
- **Wings** (= alae nasi): agar alum aur calc cann-s carb-v **Caust** *Cina* merc nat-m nat-p *Nat-s Santin* sars sel sil sulph
  • **right**: fl-ac laur spig staph thuj
  • **left**: ars-met bad bell hell laur mag-c nat-m pall staph

JERKING at root of nose; sudden: *Hyos*
KNOBBY: *Ars* aur
○**Tip** (⟋*Swelling - knotty*): *Aur* calc
LACERATION: calen
LIPOMA: *Sulph*
LIQUIDS:
- **come** out through the nose on attempting to swallow (⟋*LARY - Paralysis - larynx; THRO - Liquids; THRO - Paralysis)*: anan **Arum-t** aur *Bar-c* bell bism *Borx* canth *Carb-ac* caust cocc cupr cur diph gels hyos ign kali-bi *Kali-perm* **Lac-c Lach Lyc** Merc *Merc-c Merc-cy Nat-m* op petr **Phos** *Phyt Plb* puls sil *Sul-ac Sulph*

LONG:
- **pointed**; and (See Pointed)
LUMP | **Posterior** nares: aesc cist hydr kali-bi *Lach* nat-m phos sep spig stict sulph teucr zinc
LUPUS: alumn am-caust ars *Aur-m* calc *Caust* cic graph hydr *Hydrc Kali-bi* kali-chl **Kreos** merc nat-m nit-ac *Phyt* rhus-t sep sil staph sulph thuj tub x-ray
- **left** side: caust *Kreos*
- **exedens**: cist *Hydrc* jug-c kali-bi phyt thuj
○**Wing**, on: *Aur-m Hydrc*
LYING:
- **agg**: puls
MEMBRANE, mucous: petr psor
- **atrophy**: ambr
- **destroyed**: am-m
- **detached**: *Elaps*
- **gangrenous**: *Ars*
MOIST after eating: caust
MOTION (⟋*Dilated*):
○**Wings**; of (⟋*Dilated*):
  • **constant**: *Ammc* diph
  • **fan**-like: ammc Ant-t ars bapt bell *Brom Chel* chlf cupr diph ferr gad *Iod* kali-bi kali-br **Lyc** merc-i-f ol-j *Phos* phys pyrog rhus-t *Spong* sul-ac zinc
    ⋮ **asthma**; in: **Lyc**
    ⋮ **nervous**: phos
    ⋮ **palpitation**, with: lyc
    ⋮ **pneumonia**, in: *Ammc* Ant-t chel *Kreos* **Lyc** *Phos Sulph*
NECROSIS (⟋*Caries*): aur kali-bi *Phos*

526 ▽ extensions | ○ localizations | ● Künzli dot

Nodosities / Nose / Obstruction

NODOSITIES: *Alum* **Ars Aur** bar-m cann-s lyc merc-i-r nat-c *Sulph*
- **surrounded** by red swelling like acne rosacea: cann-s
- ○ **Internal** nose: ars
- **Root** | **painless**: sep

NOSTRILS drawn in: aeth cina

NUMBNESS: acon ars ars-h ars-met asaf bell cadm-s ferr jug-c kali-bi lyc med nat-c nat-m nux-m olnd phys plat ran-b sabad samb sang sil spig *Stict* viol-o
- **one** side: *Nat-m*
- **accompanied** by | **Head**; pain in (See HEAD - Pain - accompanied - nose - numbness)
- **epistaxis**; with: acon bell med
- ○ **Bones**, of: aml-ns arn *Asaf*
  - **right**: plat
- **Inside**: nat-m
- **Tip**, of: gels viol-o

OBSTRUCTION (↗ *Congestion; Coryza - discharge without)*: abrom-a acon aeth *Agar* agra ail *All-c* allox *Alum* alum-sil am-br *Am-c* am-caust *Am-m* Ambr ambro anac anemps ant-c apis apoc arg-met *Arg-n* **Ars Ars-i** ars-met ars-s-f **Arum-t** asaf **Aur** aur-ar aur-i *Aur-m Aur-m-n* aur-s bad bapt bar-c *Bar-m* bar-s bell *Borx* **Bov** brom bros-gau bry bufo cact cadm-s calad **Calc** calc-i calc-p *Calc-s* camph cann-s **Caps Carb-ac** *Carb-an* **Carb-v Carbn-s** castm *Caust* cench **Cham** chel *Chin* chinin-ar chlor cic cimic cina clem cob coc-c coff colch coli *Coloc* **Con** cop cor-r cortico crot-t *Cupr Dig* dios dros *Dulc* echi *Elaps* eucal eup-per ferr-i ferr-ma fl-ac *Form* gels glyc **Graph** grat *Ham* helia *Hell* **Hep** *Hydr* ign *Iod Ip* Kali-ar **Kali-bi** *Kali-c Kali-chl Kali-i* kali-m kali-n *Kali-p* kali-s kali-sil kalm kreos lac-ac lac-c *Lach* lat-m laur lem-m lob **Lyc** m-arct mag-c *Mag-m* **Mang** mang-act med mentho *Merc Merc-c Merc-cy Mez* mill mosch *Mur-ac Nat-m* **Nat-c Nat-m** nat-p *Nat-s Nicc* **Nit-ac** *Nux-m* **Nux-v** oci-sa ol-an op oscilloc par pen *Petr* ph-ac phel **Phos** phys *Phyt* pic-ac plat plb prot psil *Psor* **Puls** rad-br ran-b raph rat *Rhod Rhus-t Rumx Sabad* **Samb** *Sang Sangin-n* sapo sars sec sel *Seneg Sep* **Sil** *Sin-n* spig *Spong Stann* staph *Stict* stram *Sul-ac Sulph Sumb* syph tab tell **Teucr** ther thuj til tub tub-a v-a-b *Vac* verb vinc *Zinc* zinc-p zing
- **one** side: alum alum-p **Am-m** asar bell chel chlor coc-c ferr-ma flav *Hep* ign kreos lac-c *Lach Lyc* m-ambo m-arct mez nux-m *Nux-v* phos phyt plat *Pyrog* ran-b raph *Rhod* sabad *Sep Stann* **Staph** sul-ac *Sulph* teucr til vinc
- **alternating** sides: acon am-c borx bros-gau *Gels* Kali-bi **Lac-c** mag-m manc mez nux-v *Phos* phyt plat rhod sabad sin-n sulph thuj
- **right**: abrom-a alum bapt *Borx* brom camph carb-v chel croc ferr-ma *Gels* kali-bi kali-c kali-n lac-c lil-t mag-c *Merc* nat-ar nicc phyt *Sars* sep stict *Sulph* **Teucr** thuj xan ziz
  - **fluent**, left: alum
  - **then** left: *Borx* brom bros-gau chel

Obstruction: ...
- **left**: alum am-c anac aq-mar *Arum-t* asar carb-an carb-v chinin-ar chlor cimic kali-bi mag-c *Mag-m* mag-s nit-ac nux-m rhod sec sep *Sin-n* stann stram (non: uran-met) uran-n
  - **followed** by | **right**: bros-gau
  - **water** dropping out; with: bov
- **daytime**: caust mag-c *Naja Nux-v*
- **morning**: aeth apoc arn arum-t bell bov *Calc* calc-sil *Carb-an* carb-v con dig ferr-i *Hep* iod *Kali-bi* kali-i lach lith-c *Lyc* mag-c *Mag-m* merc-i-r *Nat-ar* nat-m nit-ac *Nux-v* par *Phos* puls rhod sacch-a sep *Sil* trom
  - **amel**: flav
  - **fluent** during day: *Sil*
  - **waking**; on: aeth apoc *Calc* carb-an kali-bi *Kali-i* nat-ar nit-ac phyt sil
- **forenoon**: carb-an sars
- **afternoon**: mag-c
- **evening**: ant-c calad *Carb-v* cimic *Cina* euphr *Iod Kali-bi Kali-c* kalm *Lyc Mag-m* pitu-a **Puls** *Ran-b* sep staph *Teucr Thuj*
- **night**: *Agar* **Am-m** am-m ambr ant-c arg-n *Ars* ars-i bar-i *Bov* bry *Calc* calc-sil *Caust* cheir cortiso cycl *Ferr-i* glon iod ip kali-bi *Kali-p* **Lyc** *Mag-c Mag-m Nat-ar Nat-c* nat-s nicc nit-ac **Nux-v** phel phos puls *Samb* sec sep sil stict syph tell zinc-i
  - **bed** agg; in: lyc
  - **sleep**; during: am-c
  - **uncovering** head during day; from: *Nat-m*
  - **wakes** him: *Mag-c* nit-ac *Phyt* stict
  - 3 h: *Phyt*
- **accompanied** by:
  - **catarrh** (See Catarrh - accompanied - nose - obstruction)
  - **coryza**: *Ars* arum-t bov brom cham chin graph kali-i kali-n *Nux-v* par rhod
  - **discharge**; without: mang
  - **discharge** | **watery**: am-m ars calc mag-m nit-ac nux-v psil zinc
  - **hay** fever: ran-b
  - ○ **Head**; pain in (See HEAD - Pain - accompanied - nose)
- **air** agg; draft of: dulc
- **air**; in open:
  - **agg**: arg-n beryl calc dulc naja *Nat-m Nux-v* psor *Rhod Rhus-t Sulph*
  - **amel**: arg-n kali-c **Phos** pic-ac psor puls rhod rhus-t *Sulph* v-a-b
- **alternating** with:
  - **discharge**: *Ars* bell mag-c mang nat-m sang *Sil* sin-n
  - **dryness**: kali-c
- **blood** pressure, from high: iod
- **blowing**:
  - **agg**: carb-v

Nose

Obstruction – blowing

- amel: ferr-i
- **blowing** the nose (↗*Blowing the*):
  - **not** amel (↗*Blowing the - inclination - amel.*): **Stict**
- **breathing | mouth**; must breath through: am-c kali-c lyc mag-c mag-m nux-v samb
- **children**; in (↗*Snuffling - children - newborns*): am-c ambr apoc *Ars* asc-t aur carb-v cham dulc kali-bi *Lyc* mag-m med **Nux-v** osm phos *Samb Syph*
  - **nursing** infants●: *Aur Kali-bi* **Lyc Nux-v** *Samb*
  - **nurse**; child is unable to: samb
- **chronic**: bry **Calc** calc-s *Con* fl-ac *Kali-s* mag-m nat-c puls rauw sars sel serp *Sil Stict Sulph*
- **cold**:
  - **air**:
    - **agg**: dulc hep kali-s
    - **amel**: beryl kali-c
- **cold**, after every: rhus-t *Sil*
- **coryza**:
  - **amel**: sil
- **dentition**; during: cheir
- **diphtheria**; in (See THRO - Membrane - accompanied - nose)
- **discharge**:
  - **mucus**; of: cic
  - **not** amel: kali-bi lach naja psor stict
  - **watery**; with (See accompanied - discharge - watery)
  - **with**: ars **Arum-t** bros-gau bry calc chin cic graph kali-bi *Lach Lyc* mag-m merc nit-ac nux-v osm puls sil
  - **without**: iod lem-m sil
- **drink**, inability to: lach
- **eating**; after: nat-c spig
- **exertion | amel**: cor-r
- **hay** fever; during (See accompanied - hay)
- **headache**; with (See HEAD - Pain - accompanied - nose)
- **heat** (See warmth)
- **lachrymation**; with: borx
- **leaflet**, as from a: bar-c ign kali-i mur-ac
- O **Root** of nose: kali-i
- **lying**:
  - **agg**: bov bros-gau caust chinin-ar *Nux-m* puls
  - **side**; on:
    - **agg | side** lain on; of: calc carb-v *Rhus-t* staph
    - **amel**: bros-gau
- **menses**:
  - **before | agg**: *Mag-c*
  - **during**:
    - **agg**: am-c
- **overheated**; when: kali-s
- **perspiration**:
  - **suppressed** perspiration; from | **feet**; of: **Sil**
- **pus**, with: aur *Calc* chinin-ar lach led *Lyc* nat-c puls sep *Sil*
  - **night**: **Lyc**
- **reading** aloud, while: teucr verb
- **riding** in a carriage agg: asaf aur-m-n *Phyt*

Obstruction – High

- **rising**:
  - **bed**; from:
    - **agg**: beryl
    - **amel**: nux-m
- **room**:
  - **agg**: arg-n prot psor sulph
  - **amel**: dulc
- **sensation** of: agar am-m ars arum-t **Aur** *Aur-m* bar-c cann-s *Cham* cob cop cupr eucal ferr-i graph *Ham Hydr* kali-bi kreos lach laur mag-m meny merc-c nat-ar nat-c nat-s nux-m **Nux-v** par petr *Phos* plb puls stann stram teucr thuj verb zinc zing
  - **watery** discharge; with: **Ars** arum-t bov brom chin *Cupr* graph kali-i *Merc-c* nux-v sec sin-n
- O **Nostril | right**: aur teucr
  - **Posterior** nares: hydr lac-ac
  - **Sinuses**: stann
- **sleep** agg; during: *Am-c* ars **Lyc** nit-ac nux-v samb *Stict*
- **sneezing**:
  - **after**: brom carb-v phos sul-ac
    - **amel**: flav naja
  - **agg | Nostrils** stick together: carb-an
- **stool**:
  - **after | agg**: hep
  - **during | agg**: (non: hep)
- **stooping** agg: agar
- **sudden**: aeth sep
- **suffocating**; with sensation as if: coli lob
- **swelling**, from: cadm-s
  - O **Inside**: lem-m
- **syphilitic**: phyt
- **talking**:
  - **agg**: nat-c sil
  - **loudly** agg: kali-bi sil teucr verb
- **temperature**; change of: abrom-a
- **walking** in open air | **amel**: *Kali-c Puls*
- **warm**:
  - **room**:
    - **agg**: abrom-a **Ant-c** arg-n *Ars-i* beryl calc-p carb-v cycl *Hydr* **Iod** kali-c **Kali-i** kali-s nux-v op **Phos●** pic-ac plat **Puls** ran-b sabad **Sulph●** *Thuj* v-a-b
    - **amel**: psor
    - **entering** a warm room; when | **cold** air; from: carc
  - **wet** application | **amel**: dulc
- **warmth**:
  - **agg**: ant-c
  - **amel**: dulc
- **weather**:
  - **cold**:
    - **agg**: kali-s
    - **wet | agg**: dulc lem-m
  - **warm**:
    - **wet | agg**: *Kali-bi*
    - **wet | agg**: calc *Dulc* elaps lem-m *Mang*
- **wisdom** teeth; from irritation of cutting: cheir
  - O **Anterior** part: arg-met *Spig*
- **High**, in: nat-m

528   ▽ extensions | O localizations | ● Künzli dot

Nose

Obstruction – Posterior

- **Posterior** nares: anac *Calc-s* elaps graph hydr iris kali-i lyc med nat-ar petr puls *Rhod* sep sin-n **Stann** staph zing
- **Root**, at: arg-n **Ars** elaps kali-bi *Kali-i* lith-c *Lyc* med mur-ac nat-s par sin-n stict sulph
  • **hawking** thick grayish mucus followed by bloody mucus | **amel**: med
  • **painful**: arg-n kali-bi
- **Sinuses**: dulc

ODORS; imaginary and real: agn alum am-m ambr *Anac* apoc-a ars *Aur* **Bell** benz-ac **Calc** canth chin cina con cor-r dig dios *Graph* hep ign kali-bi kreos laur lyc *M-ambo M-arct* mag-m manc *Meny* merc mez mosch *Nit-ac Nux-v* **Par** ph-ac phos plb *Puls* sang *Seneg* sep sil *Sulph* valer *Verat* zinc-chr
- **acid** (See sour)
- **agreeable**: *Agn* anh puls
- **almonds**, bitter: asaf laur
- **animals** | **back** part of nose; in: (non: con)
- **bad**:
  • **morning**: kreos puls
- **beer**, sour: *Bell* thuj
- **blood**, of: nux-v psor sil
- **books**; of musty: allox
- **brandy**: aur
- **brimstone** (See sulphur)
- **burning**:
  • **something**: anac aur bapt berb calc graph nux-v puls sulph
  • **tinder** in the morning: anac
- **burnt**:
  • **feathers**: bapt
  • **hair**: graph sulph
  • **horn**: puls sulph
  • **sponge**: anac
- **cabbage**, of: benz-ac
- **cadaverous**: *Bell* chin vichy-g
- **cancer**; like: cadm-s lyc sulph
- **catarrh**; as of: graph puls sulph
  • **old** catarrh: ars *Graph* merc **Puls● SULPH●**
- **chalk**, food smells like: sulph
- **cheese**, of: *Nux-v*
- **chicken** dung: anac
- **coffee**; of: **Puls●**
- **coppery**: antip
- **corpse**; like a (See cadaverous)
- **coryza** in posterior nares; as if from: con
- **cucumbers**, like: vichy-g
- **drinks** smell putrid: *Nux-v*
- **dung**; as of: manc
- **dust**, of: benz-ac m-arct
- **earth**; as of: anac *Calc* m-ambo m-arct sulph *Verat*
- **feces**, of: *Chel* crot-t dios m-arct sulph
- **fermented** beer, of: agn bell thuj
- **fetid**: ail arg-n asaf *Aur* **Bell** benz-ac **Calc** Carbn-s *Chel* chlor chr-ac crot-t cub elaps *Graph* iod **Kali-bi**

Odors

Odors; imaginary and real – **fetid**: ... kreos lac-c meny merc nit-ac nux-v **Par** petr ph-ac **Phos** *Plb* psor *Puls* sarr *Sep* sil **Sulph** valer verat
  • **blowing** the nose agg: aur
  • **breathing** through nose, when: nit-ac
- **fish-brine**, of: agn *Bell* colch elaps thuj
  • **blowing** the nose agg: bell
- **food**; of: nat-m
- **foul** (See fetid)
- **garlic**, sensitive to: sabad
- **gunpowder**: *Calc* manc
- **herring**; like: agn bell
- **hollow** teeth, from: mez
  • **lying** down agg: nit-ac
- **honey**, everything smells like: *Apoc-a*
- **horse**-radish: raph
- **lime** and whitewash: calc m-arct sulph
- **lobster**, when expectorating: lyc
- **manure**, of: anac bry *Calc* m-ambo mag-c puls verat
- **musk**: agn *Puls* sul-ac
- **musty** | **discharge**: nat-c
- **nauseating**: canth meny
  • **milk**, of: bell
- **offensive**: agar alum ambr anac ars ars-s-f asaf **Aur** aur-s *Bell* benz-ac **Calc** Calc-s caust *Chel* Cina con dig dios dros elaps *Graph* ham hep *Kali-bi* kreos lem-m lyc mag-c mag-m manc meny merc mez nat-c nat-p *Nit-ac* nux-v par ph-ac *Phos* plb puls rhus-t sang sep **Sulph** thuj valer verat
  • **morning**: kreos nat-p puls
  • **evening**: nit-ac
  • **blowing** the nose agg●: *Aur* kali-bi **Sulph**
  • **lying** down agg: nit-ac
- **old** catarrh (See catarrh - old)
- **onions**: cor-r *Manc* plat sang
  • **roasted**: sang
- **peas**, soaked: sulph
- **pigeon** dung: anac
- **pine**-smoke: *Bar-c*
- **pitch**: ars cact con
- **pus**, of: *Arg-n* gamb seneg sulph
  • **night**: arg-n
- **putrid**: anac anthraci asaf aur bell calc canth chin cob con dig graph *Kali-bi* kreos lem-m m-ambo m-arct meny merc mez *Nit-ac* nux-v par ph-ac phos plb **Puls** seneg sep sulph valer verat
  • **morning** | **waking**; on: kreos
  • **blowing** the nose agg: *Aur* kali-bi
  • **bread** and milk smell: par
  • **eggs**, of: aur bell *Calc* hep kali-bi m-arct meny merc nit-ac nux-v par phos sep *Sulph*
  • **food** and milk smell: *Nux-v* par
  • **food** smells putrid: sulph
- **sickly**: aur cench cob nit-ac *Nux-v* sil
- **smoke**; of (*Smoke; as):* bar-c cor-r *Sulph* verat
- **smoked** ham: colch
- **snuff**: graph **Sulph**
- **soot**, of: graph
- **sour**: alum bell

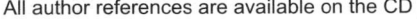

529

Odors

- sour: ...
  - morning, early: alum
  - bread smells: bell
- sulphur; like: anac *Ars* calc graph *Nux-v* plb sulph x-ray
- sweetish: aur nit-ac nux-v sil
- syrup, dislikes: sang
- tallow: valer
- tar: ars con
  - back part of nose; in: con
- tinder: anac nux-v
- tobacco: puls
- ulcer; like an: cadm-s seneg
- whiskey: aur

OEDEMA (See Edema)

OILY: calc *Hydr* iris merc mez puls

OPEN:
- sensation as if:
  - Posterior nares; sensation as if open | **walking in open air** agg: fl-ac
○**Nostrils are wide**: iod merc nux-v op phys

OPERATION; after: ferr-p

OZENA (↗*Caries; Coryza - chronic*): all-c all-s *Alum Am-c Arg-n Ars* ars-i **Asaf Aur** aur-ar **Aur-m** *Aur-m-n* aur-s bac cadm-s **Calc** *Calc-f Calc-p* calc-s calc-sil *Carb-ac Carb-an Carbn-s* chr-ac chr-met *Con* crot-h *Cur* der diph *Elaps* euph ferr-p fl-ac gonotox *Graph* **Hep** *Hippoz Hydr Hydrin-m* influ *Iod* **Kali-bi** kali-c kali-chr **Kali-i** *Kali-p* kali-perm *Kali-s* kreos lac-c *Lach* lem-m luf-op mag-m **Merc** *Merc-c Merc-i-f* merc-pr-r mez *Myric Nat-ar Nat-c Nat-m* nat-p *Nat-s Nit-ac* nux-v oci-sa ol-j *Petr Ph-ac* phos *Phyt Psor* **Puls** *Sang* sanic **Sep Sil** skook *Stict* strept-ent *Sulph Syph Teucr Ther* thuj *Trios* zing
- acrid: lyc mag-m
- chronic: *Alum* am-c aur *Calc-f* cinnb elaps fl-ac graph *Hep* **Kali-bi** kali-i kali-s-chr *Lem-m Lyc* merc sabal *Sep Stict Sulph* teucr wye
- crusty: mag-m
- itch; after suppressed: calc
- menses; during: graph
- syphilitic (↗*Caries - syphilitic*): *Asaf* **Aur** *Aur-m* crot-h fl-ac **Hep Kali-bi** *Kali-i Lach* **Merc** *Merc-c* mez *Nat-s* **Nit-ac** *Phyt* **Sil** still *Syph*

PAIN: acon act-sp aesc aeth agar agn ail *All-c* allox aloe alum alum-p alum-sil *Am-c* am-m ambr anac anan ang anis ant-c ant-t aphis apis aral *Arg-met Arg-n Arn Ars* ars-h ars-i ars-met ars-s-f *Arum-t* arund asaf asar asc-t aspar **Aur** aur-ar aur-i *Aur-m* aur-m-n aur-s bapt bar-c bar-i bar-m bell benz-ac berb bism *Borx* bov brach brom bry bufo cadm-s calad *Calc* calc-p calc-sil camph cann-i cann-s canth caps carb-an carb-v carbn-s card-b card-m *Castm* caul caust cedr cench cham chel chin chlor chr-ac cic cimic *Cina*

Nose

Pain: ...
Cinnb Cist clem coc-c cocc coff *Colch* coloc *Con* conv cop cor-r crot-c *Crot-h Crot-t* cupr-ar cycl dios echi *Elaps* euph **Euphr** fago ferr-i fl-ac gamb *Gels* glon gran **Graph** grat guaj hell **Hep** hist *Hydr* hyos hyper ign ind indg *Iod* ipom-p kali-ar **Kali-bi** *Kali-c* **Kali-i** kali-n kali-p kali-s kali-sil kalm lac-c lach lachn laur lec led lith-m lyc lyss m-ambo m-arct mag-c mag-m mag-s mang *Med Merc* merc-c *Merc-i-f* merc-i-r merl *Mez* mosch mur-ac naja nat-ar nat-c nat-m nat-s nicc *Nit-ac* nux-m *Nux-v* ol-an olnd pall pen petr ph-ac phel phos phys phyt plat plb podo polyg-h prun psor **Puls** ran-b ran-s rat rheum rhod rhus-t rumx ruta *Sabad* samb sang sars sec senec *Seneg Sep* **Sil** sin-n spig squil stann **Staph** stront-c stry sul-ac *Sul-f Sulph* syc syph tab tarent teucr thlas *Thuj* verat viol-o viol-t zinc

- right: aesc alum am-m aur-s brom camph card-m crot-t hydr ign kali-bi kali-n lyc mez nat-c plat psor spig sulph zinc
  - blowing the nose: kali-bi
  - stitching pain | **rubbed** together; as if bones: kali-bi
  - boring pain: camph psor spig
  - breathing agg: op ox-ac
  - stitching pain: op ox-ac
  - burning pain: card-m crot-t hydr kali-bi kali-n
  - drawing pain: aesc lyc nat-c zinc
  - jerking pain: zinc
  - pressing pain: lyc plat
  - stitching pain: psor sulph
  - tearing pain: alum zinc
  ▽ extending to:
    left: euphr
    Forehead:
      blowing nose; on: sulph
      stitching pain: sulph
- left: alum am-c arg-met ars-met arum-m aur bell calc camph caps carb-ac cench chin cina cist coff *Gels* grat kali-c mang nat-p ol-an psil *Sep* stann
  - burning pain: caps cina cist coff *Gels* grat kali-c *Sep*
  - contracting: caps
  - drawing pain: bell camph
  - inspiration agg: chin
  - stitching pain: chin
  - jerking pain: caps
  - raw; as if: psil *Sep*
  - stitching pain: arg-met calc carb-ac chin grat *Spong*
  - tearing pain: am-c aur aur-m mang ol-an
- morning: mag-m
  - burning pain: mag-m
  - raw; as if: mag-m
- forenoon: phos
- evening: alum ars-met cycl ferr-p lyc pall ran-b
  - bed agg; in: lyc
  - cutting pain: lyc
  - burning pain: pall

530   ▽ extensions | ○ localizations | ● Künzli dot

Nose

Pain – evening
- **cutting** pain: lyc
- **sore**: alum
- **night**: am-m **Aur** aur-s bell cor-r *Crot-h* hep lach phos
  - **boring** pain: **Aur** phos
  - **drawing** pain: *Crot-h* hep
  - **sleeplessness**; with: cor-r
- **aching**: asar cench cimic dulc *Elaps* merc-i-f
- **air** agg; in open: kali-c
  - **burning** pain: kali-c
- **beating** (See pulsating)
- **biting** pain: ambr ang arg-met arn *Aur* bar-m berb bry calc-p *Carb-v* chin euph grat hell hep kali-c kali-n lach led lyc mez olnd plat ran-b ran-s rhus-t *Sabad* sil spig squil teucr thuj
  - **suffocative**: euph
- **blowing** the nose:
  - **after**: aesc ant-c cist *Hep* nat-ar *Nit-ac*
  - **raw**; as if: aesc ant-c cist *Hep* nat-ar *Nit-ac*
  - **thick** mucus; blowing out: aesc ant-c cist nat-ar *Nit-ac*
  - **burning** pain: aesc ant-c cist nat-ar *Nit-ac*
  - **agg**: aur carb-v euphr **Graph** *Hep* iod kali-bi kali-c kali-i kali-n *Led* mag-s mang *Nat-m* nit-ac sars *Sil* sul-i sulph teucr
  - **burning** pain: carb-v graph kali-n sars sul-i
  - **contracting**: kali-c
  - **raw**; as if: *Hep*
  - **sore**: *Aur* **Graph** led mag-s *Nat-m Sil*
  - **stitching** pain: *Kali-bi* kali-c *Nit-ac* sulph
- **boil**; as from a: hep
- **boring** pain: arum-t asaf *Aur* aur-ar aur-i bism brom camph cina *Kali-i* led merc-i-r mez nat-m ph-ac phos psor ruta sil spig sulph
- **breathing** strongly, while: am-c borx op
- **bruised** (See sore)
- **burning** pain: *Aesc* aeth *Agar All-c* aloe alum alum-p alum-sil *Am-c* ambr anan ang ant-c aphis apis *Arg-met Arg-n* arn **Ars** *Ars-i* ars-s-f arum-t *Arund* aur aur-ar aur-m aur-s bar-c *Bell* berb borx bov brach brom bufo calad *Canth* caps *Carb-an Carb-v* card-m *Caust* chel chlor chr-ac cimic cina *Cist* clem coc-c coff *Coloc Con* cop crot-c *Crot-t* gamb *Gels* gran graph grat hell *Hep Hydr* iod kali-ar *Kali-bi* kali-c **Kali-i** *Kali-n* kali-p kali-s kali-sil *Lach* led lyc m-ambo *Mag-m Med* merc *Merc-c* merl *Mez* mosch nat-ar *Nat-m Nat-s* nicc *Nit-ac* ol-an pall petr ph-ac phel *Phos* phys plat psor *Puls* rat sabad sang sars sec senec *Seneg* **Sil** sin-n spig stann stront-c stry sul-ac *Sulph* syph tarent *Thuj*
  - **drop** of hot grease, like a: bar-c
  - **pepper**; as from: calad cench *Seneg*
- **burrowing**: calc coloc kali-bi kali-n sil
- **bursting** pain: asaf bar-c hydr kali-bi sars
- **chill**; during: camph
- **clawing** pain: arg-n kali-n
- **cold**:
  - **air** agg: aesc bufo cist kali-c led
  - **burning** pain: aesc bufo cist kali-c led

Pain – lying down
- **cold**: ...
  - **room** | **agg**: dulc
- **compressing** (See pressing)
- **compressing** wings, when: arg-n colch nat-m
  - **sore**: arg-n colch nat-m
- **contracting**: anac caps fago graph hell hep *Kali-n* lyc nit-ac sabad
- **coryza**; during: *Acon Aesc* ail *All-c* aloe *Am-c* am-m *Ambr* ant-c arn **Ars Bell Brom** calad calc carb-v caust chin *Cina* dulc euph *Gels Hep Lach* mang **Merc** mez mosch mur-ac nit-ac nux-v pall pen ph-ac phos puls *Senec Seneg* sep *Sil* staph sulph syph *Teucr* uva
  - **burning** pain: *Aesc All-c* aloe *Am-c* arn **Ars Bell** calad *Caust Cina Gels* mez pall puls *Senec Seneg* sin-n *Sulph* syph *Teucr*
  - **raw**; as if: aesc ail all-c ant-c **Ars** pen sep *Sil* uva
- **cough**:
  - **during**:
    - **agg**: nit-ac
    - **stitching** pain: *Nit-ac*
- **cramping**: arn bell hyos laur nux-m plat sabad sulph zinc
- **cutting** pain: arn bry cadm-s caust *Kali-bi* kali-i nit-ac sulph zinc
- **darting** (See stitching)
- **digging** pain: *Coloc* kali-n
- **distending** pain: bar-c
- **drawing** pain: agar anac ant-c aur-m-n bapt bell camph canth carb-v caul caust chel clem colch crot-h crot-t guaj *Hep* ign kali-bi kali-c *Kali-n* lach laur lyc mang mez nat-c nat-m nat-s phyt psor rheum sil thuj zinc
- **dryness**, from: calc **Graph** *Kali-bi Phos Sep Sil Stict* sulph
- **epistaxis**; with: hydr led mill rumx
- **excoriated**; as if: lyc
- **fleabites**; like: asc-t
- **foreign** body; as from a: calc-p con
- **gnawing** pain: aur berb bufo *Calc* card-b fago merc **Sil** thlas
- **griping** pain: kali-n nux-m nux-v stront-c
- **headache**; during: **Agar** ferr glon hep merc mez
- **healing** slowly: allox
  - **raw**; as if: allox
- **hot** (See warm)
- **inspiration** agg: *Aesc* agar alum-sil am-c *Ant-c* brach bufo cist gins *Hep* hydr kali-i mag-m mag-s med osm ox-ac phos *Psor* sep thuj
  - **burning** pain: aesc ant-c cist kali-i mag-m med
  - **raw**; as if: *Aesc* agar *Ant-c* cist *Sep*
- **itching** pain: aur-m
- **jerking** pain: con
- **lacerating** (↗tearing): cadm-s
- **lancinating** (See stitching)
- **lying** agg: *Borx*
  - **pressing** pain: *Borx*
- **lying down**:
  - **agg**: *Borx*
  - **amel**: cupr

Nose

Pain – menses

- **menses:**
  - **before** | **agg:** con
  - **during:**
    - **agg:** alum carb-an
    - **burning** pain: carb-an
- **motion** agg: cupr lyc
- **paroxysmal:** plat zinc
- **pinching** (See pressing)
- **pressing** pain: acon aeth agar agn alum arn asaf *Aur-m* bell *Borx* brom calc cann-s carb-v chin *Cinnb Colch* coloc con *Cor-r* cycl grat hyos *Kali-bi* kali-c kalm laur lyc mag-c mag-m merc olnd ph-ac phos plat prun puls ran-b ruta samb *Sep Sil Sulph* teucr verat viol-t zinc
  - **alternating** with | **sticking** in nose (See stitching - alternating - pressure)
  - **brain** were forcing its way out; as if: am-c *Borx*
  - **downward:** borx mag-c mag-s merc
  - **upward:** ran-b
- **pressure:**
  - **agg:** alum-p aur-m chin con cupr-ar led lyc
  - **amel:** agn alum kali-bi sulph
  - **tearing** pain: alum sulph
- **pricking** (See stitching)
- **pulling;** sensation in left side as if a hair were: plat
- **pulsating** pain: ars bell borx *Coloc Hep* kali-bi *Kali-i* ph-ac plat
- **raw;** as if (✱*Excoriation*): *Aesc* ail all-c allox aral ars ars-h *Arum-t* bar-m calc canth caust conv cop echi graph *Hydr* kali-ar kali-bi *Lach* lec mag-m merc *Merc-c Mez* nat-ar nat-m pen phos polyg-h sabad sang *Sep Sil Sul-i* sulph
- **rubbing:**
  - **amel:** bell nat-r
  - **drawing** pain: nat-c
- **scarlatina;** after: mur-ac
- **scraping** pain: ferr-i hyper nux-v
- **scratching** pain: bell nux-v ruta teucr
- **sneezing** agg: *Nit-ac* senec
  - **burning** pain: senec
  - **stitching** pain: *Nit-ac*
- **sore** (= bruised, externally): act-sp agar alum-sil am-c am-m ambr anac ang ant-c arg-n *Arn Ars* asaf **Aur** bell benz-ac bov brach *Brom Calc* camph carb-an caust chin cic *Cina* coff colch coloc con crot-t cupr-ar fago *Graph Hep* hist ign iod *Kali-bi* kali-n lac-c led lith-m lyc lyss m-arct mag-c mag-m mang mez naja *Nat-m* nit-ac *Nux-v Petr Phos* podo *Puls* rhod rhus-t sep *Sil* spig squil staph sulph viol-o zinc
- **splinter;** as from a: *Aur Hep* kali-bi *Nit-ac*
- **sticks;** full of: alum
- **stinging** | **fleabites;** like (See fleabites)
- **stitching** pain: *Aesc* agar anan anis ant-c **Apis** arn ars asc-t *Aur* bar-m bell berb calc calc-p calc-sil camph canth caps cham chin cic cina con euph euphr fl-ac ipom-p kali-bi *Kali-c* kali-n lach laur led mez mur-ac nat-m **Nit-ac** nux-m olnd phyt psor puls *Sang* sep sil spig spong squil sul-ac tarent teucr thuj
  - **alternating** with | **pressure** in nose: laur

Pain – extending to

- **tearing** pain (✱*lacerating*): alum alum-sil am-c ant-t arn bry cadm-s *Calc* carb-an **Castm** caust chel *Chin* colch con euphr ind indg kali-bi kali-c kali-i lach lyc mag-c mag-m mang merc merc-c mez nat-c nat-s nicc plb *Sep* sil spong *Sulph* teucr zinc
- **through** right side: *Borx*
  - **pressing** pain | **downward:** *Borx*
- **touch** agg: aesc alum alum-p alum-sil am-m anac *Ant-c* aral ars *Arum-t Aur* aur-m aur-s bar-m bell bry calc camph canth carb-an caust cic cinnb colch con crot-t euphr graph *Hep* ictod kali-bi kali-i kali-n lachn led lith-m lyc lyss *Mag-m* mag-s *Mang* **Merc** nat-c *Nat-m Nit-ac* osm petr ph-ac *Phos* rhus-t sabin sec *Sil* stann sulph thuj zinc
  - **burning** pain: kali-n mag-m phos
  - **sore:** *Alum* am-m anac *Aur Aur-s* bell bry *Calc* carb-an caust cic *Cinnb* colch con crot-t euphr graph *Hep* ictod *Kali-bi* kali-i lachn lith-m lyss *Mag-m Mang Merc Nat-m Nit-ac* **Phos** rhus-t sec *Sil* sulph thuj zinc
  - **splinter;** as from a: *Nit-ac Sil*
  - **stitching** pain: calc *Nit-ac Sil* zinc
  - **ulcerative** pain: am-m *Aur* bry mag-s petr *Sil*
- **ulcerative** pain: aeth am-c am-m ant-c arg-n arn aur aur-ar aur-s bell borx brom bry calc calc-p camph canth caust chin chlor cocc colch dulc fl-ac graph *Hep* ign kali-bi *Kali-c* kali-n lach mag-m mag-s mur-ac naja nat-m nit-ac *Nux-v* petr phos phyt podo *Puls Rhus-t* sep sil spig squil *Staph* thuj verat zinc
- **warm:**
  - **air:**
    - **inspiration:**
      - **amel** | **hot** air: merc
- **wiping;** with: brom

▽**extending** to
  - ○ **Brain** | **rays;** like: *Sil*
  - **Chin:** chin
  - **Downward** from above: arn hyos
    - **jerking** pain: hyos
  - **Ear:** berb fago lem-m merc-c phyt psor
    - **stitching** pain: merc-c phyt
    - **swallowing** agg: elaps
  - **Eye: Hep** lyc zinc
    - **contracting:** zinc
    - **drawing** pain: hep
    - **left** to above left eye; from: caps
      - **contracting:** caps
    - **Canthus** of left eye; from root along orbital arch to outer: kali-bi
  - **Eyebrows:** inul
  - **Forehead:** bufo calc kali-bi kali-i nat-s sabal sil
  - **Head:** alum-sil kali-bi kali-i
  - **Head;** top of: tarent
    - **stitching** pain: tarent
  - **Malar** bone: kali-bi rhus-t thuj
  - **Neck:** gels
  - **Occiput:** acon agar kali-c
    - **blowing** nose; on: cic kali-c
    - **stitching** pain: cic kali-c

532   ▽ extensions | ○ localizations | ● Künzli dot

Pain – extending to	Nose	Pain – Inside

- **Occipit**: ...
  : **contracting**: kali-c
- **Posterior nares**: bapt
- **Root** of nose: *Coloc* sang
- **Root**; from left side to: *Coloc*
  : **digging** pain: *Coloc*
- **Side**: chin
  : **pressing** pain: chin
- **Temples**: kali-bi mag-c
o **Above** nose: ambr cupr
- **changing** to tearing, followed by dullness in back of head | **pressing** pain: ambr cupr
- **Around** the nose: phos
- **burning** pain: phos
- **Bones**: *Aesc* agar anan arg-n arn *Ars Asaf* **Aur** aur-ar *Aur-m* aur-m-n aur-s bell benz-ac bufo cadm-s *Calc Carb-an* carb-v castor-eq cench cham chel *Cina* cinnb clem colch *Con* cor-r cupr-ar cycl gamb graph guaj **Hep** hyos indg jab **Kali-bi** *Kali-i* kali-n kali-sil *Kalm Lac-c* lach laur led lyc merc merc-c merc-i-f merl mez mosch nat-m onos phos prun *Puls* rhus-t **Sil** spira spong *Staph Sulph* teucr thuj verat
- **right**: aesc aur laur plat
  : **cramping**: laur plat
  : **sore**: Aur
- **left**: aesc anac arg-n cench nat-m spong
  : **sore**: aesc anac arg-n nat-m
  : **stitching** pain: spong
- **daytime**: *Sulph*
- **evening**: sulph
  : **pressing** pain: sulph
- **night**: *Aur* phos
  : **boring** pain: phos
- **aching**: bell castor-eq colch cycl laur mosch sulph
- **boring** pain: **Aur** aur-m-n led mez nat-m phos
- **burning** pain: **Kali-i** kali-n *Mez* nat-m phos
- **cutting** pain: indg *Kali-bi Kali-i* merc-i-f teucr
- **dragging**: merl
- **drawing** pain: clem *Colch* lach mez
  : **like** a saddle: thuj
- **gnawing** pain: bufo **Kali-i**
- **nausea**; with: *Kalm*
  : **tearing** pain: *Kalm*
- **pressing** pain: agar arn bell carb-v cinnb *Cycl* **Kali-bi** lyc merc *Sulph* verat
  : **pressed** asunder: colch cor-r laur prun *Puls*
- **pressure** agg: merc
- **pulsating** pain: anan **Kali-i**
- **sore**: arg-n **Aur** *Aur-m Aur-s* bell chel cupr-ar graph guaj *Hep* jab kali-i *Lac-c* lach merc *Nat-m Sil*
- **stitching** pain: ars calc cham *Cina* kali-bi kali-i lach led spong teucr
- **tearing** pain: *Aur-m Con* gamb indg *Kalm* merc mez
- ▽ **extending** to:
  : **Forehead**: *Kali-i*
  : **boring** pain: *Kali-i*
  : **Root** of nose: *Coloc*

- **Bones – extending** to – **Root** of nose: ...
  : **boring** pain: *Coloc*
o **Turbinated** bones: cop
  : **cutting** pain: cop
- **Cartilage**: mang
- **pressure** agg: calc
- **sore**: mang
o **Junction** of: **Kali-bi** mang
- **Corners** of: camph nux-v
- **stitching** pain: camph
- **ulcerative** pain: camph nux-v
- **Dorsum**: agn bar-c canth chin *Cinnb* coloc *Hep* kali-bi kalm *Nat-c Petr Phos Sil*
- **right** side: con inul
  : **stitching** pain: con inul
- **morning**: canth
  : **aching**: canth
- **aching**: agn canth
- **burning** pain: bar-c coloc
- **pressing** pain:
  : **glasses**; as from: *Cinnb*
  : **stone**; like a: agn coloc kalm
- **pressure**:
  : **amel**: agn
  : **pressing** pain: agn
- **sore**: **Hep** *Kali-bi Nat-c Petr* **Phos** *Sil*
- **tearing** pain: *Chin*
- **Inside**: acon *Aesc* agar all-c allox *Alum* alum-p alum-sil *Am-m* ambr anac ang anis ant-c aphis arn *Ars Ars-i* **Arum-t Aur** aur-ar aur-m aur-s bapt bar-c bar-m beryl borx *Bov Brom* bry bufo *Calc Calc-p* calc-sil camph caps carb-an carbn-s caust cench cham chel cic cocc colch *Con* conv cop crot-t dios *Euphr* gels **Graph** *Hep Hydr* hydr-ac *Hyper Ign* jab **Kali-bi** *Kali-c* **Kali-n** kali-p kali-s kali-sil lac-c *Lach* lact led lith-c *Mag-m* mag-s **Mang** med merc merc-c *Mez* mur-ac nat-ar *Nat-m* nat-p nat-s nicc **Nit-ac** *Nux-v* ol-an pen *Petr* phos podo psor ptel puls ran-b rheum rhod rhus-t sabad *Sang* sangin-n sars sec sep **Sil** sin-n stann staph sulph syph teucr *Thuj Tub* uran-n verat *Zinc* zinc-p
- **right**: allox *Alum* am-c ant-c **Aur** calc colch *Graph* kali-bi *Kali-c Kali-n* kali-p lac-c mag-c *Sil Thuj*
  : **sore**: allox *Alum* am-c ant-c *Aur* calc colch kali-bi *Kali-n* kali-p lac-c mag-c *Sil Thuj*
  : **followed** by | **left**: allox
  : **ulcerative** pain: **Aur** *Graph Kali-c* thuj
- **left**: agn am-m **Arum-t** cench coc-c cocc coff fl-ac ictod med nat-p puls staph
  : **sore**: agn **Arum-t** cench coff fl-ac ictod med nat-p staph
  : **ulcerative** pain: am-m coc-c cocc puls staph
- **burning** pain: acon aesc all-c alum-sil am-m *Ars Ars-i* arum-t bar-c brom caps cop hep *Hydr* Merc merc-c pen sabad *Sang* sangin-n sin-n
- **inspiration** agg: ant-c
  : **sore**: ant-c
- **sore**: *Aesc* agar allox *Alum* alum-p alum-sil *Am-m* ambr anac ang anis ant-c aphis arn *Ars* **Arum-t Aur** aur-ar aur-s bapt bar-c bar-m beryl borx *Bov Brom*

533

Nose

- **sore**: ...
  Calc Calc-p calc-sil camph carb-an carbn-s caust cench cham chel cic cocc colch *Con* conv cop crot-t dios *Euphr* gels **Graph** hep *Hyper Ign* jab **Kali-bi Kali-c Kali-i** *Kali-n* kali-p kali-s kali-sil lac-c *Lach* lact led lith-c *Mag-m* mag-s **Mang** med *Merc* merc-c *Mez* mur-ac nat-ar *Nat-m* nat-p nat-s nicc **Nit-ac** *Nux-v* ol-an *Petr* phos podo psor ptel puls ran-b rhod *Rhus-t* sars sec sep **Sil** *Squil* stann staph sulph syph teucr *Thuj Tub* (non: uran-met) uran-n *Zinc* zinc-p
- **stitching** pain: bufo calc *Con* hydr-ac merc-c mur-ac sang
- **ulcerative** pain: *Am-m* ars **Aur** aur-m bell borx bry *Hep* ign *Kali-bi Nit-ac Nux-v* puls *Sil* verat
- ▽ **extending** to:
  : **Ear**:
    blowing nose; on: calc
    . stitching pain: calc
  : **Forehead**: bufo *Kali-bi Kali-i*
  : stitching pain: bufo *Kali-bi Kali-i*
- **Margins** of: am-m arn calc *Calc-p* chel kali-bi nux-v squil sulph sumb thuj
  - **burning** pain: arn chel sulph thuj
  - **raw**; as if: sulph
  - **sore**: am-m calc *Calc-p* kali-bi nux-v squil sumb thuj
- **Nostrils**: aesc *Ail* alum ant-c ars *Arum-t* aur aur-m bar-m **Bov Brom** cact calc *Calc-p* canth caps caust con euph graph hep hepat hydr iod *Kali-bi* kali-c **Lach** lachn lap-la led lem-m lyc *Mag-m* med merc merc-c nit-ac phos phys rhus-t sang *Sep* stann sulph
  - **right**: abrom-a lach lyc psor
  : **cutting** pain: lyc
  : **digging** pain | **tensive**: lach
  : **perforating**: psor
  : **sore**:
    : followed by | **left**: allox
  - **left**: bell
  : **evening**: chin
  : **biting** pain: chin
  : **Anterior** angle: cocc coff
  : **Interior** angle: coff
  - **breathing** through: med ptel
  - **burning** pain: med ptel
  - **burning** pain: aesc alum ars arum-t aur-m bell canth caps caust con euph hep hydr kali-bi kali-c lap-la led mag-m med merc nit-ac phys sang stann sulph
  - **corrosive**: lyc
  - **ear**; like a string from nostril to: lem-m
  - **pressing** pain | **pinched**; as if: *Kali-bi*   lachn spong
  - **raw**; as if: *Ail Arum-t* bar-c **Bov Brom** cact calc *Calc-p* graph iod **Lach** *Mag-m* merc merc-c phos rhus-t *Sep* sulph
  - **sore**: ant-c aur calc hepat med merc
  - **touch** agg: abrom-a
  ○ **Inside**: merc

- **Nostrils – Inside**: ...
  : burning pain: merc
- **Outer** part: plat
  - **gnawing** pain | **acrid**; as of something: plat
- **Posterior** nares: *Acon Aesc* agar ail alum am-m ang aral arg-n arum-m *Arum-t* bapt bell caps carb-v caust chlor *Cist* colch cop crot-t dig *Elaps* hydr irid-met iris *Kali-bi* kali-n kali-perm kreos lac-ac lec lyc mag-c mag-s *Merc-i-r* mez nux-v ox-ac par pen petr ph-ac phos *Quill* rhod sang seneg sep staph verat zinc
  - **left**: *Gels*
  : **burning** pain | **scalding** water; like: *Gels*
  - **morning**: chlor dig
  : **raw**; as if: chlor dig
  : **sore**: dig
  - **afternoon**: nat-ar
  : **raw**; as if: nat-ar
  - **evening**: dig
  : **raw**; as if: dig
  - **air** streamed in on coughing or talking; as if: mag-s
  - **blowing** the nose agg: *Carb-v*
  - **burning** pain: *Aesc* arg-n arum-m bell caps carb-v *Cist* colch crot-t *Kali-bi Merc-i-r* petr phos sang verat
  - **cough** agg; during: *Carb-v*
  : **sore**: carb-v
  - **eructation**, after: sulph
  - **inspiration** agg: *Ferr-p* kreos
  : **raw**; as if: *Ferr-p* kreos
  - **pressing** pain: lyc
  - **raw**; as if: *Acon* agar ang aral *Arum-t* carb-v caust chlor *Cist* dig hydr irid-met iris *Kali-bi* kali-n lac-ac *Merc-i-r* mez pen *Quill* sep
  - **scratching** pain: ail mez nux-v rhod seneg sep staph zinc
  - **sore**: acon am-m aral bapt carb-v cop dig kali-n kreos lec mag-c ox-ac par ph-ac sep
  - **stitching** pain: *Aesc*
  - **swallowing** agg: *Carb-v*
  - **tearing** pain: zinc
- **Posteriorly**: ferr-p hydr iris
- **Root**: abrom-a *Acon* aesc agar agn all-c all-s aloe *Alum* alum-p alum-sil am-c ammc anan *Ant-t* arg-n arn **Ars** *Arum-t* arund asar aspar *Bapt* bar-c bar-i bell benz-ac bism *Brom* calc calc-act calc-sil cann-i cann-s cann-xyz caps carb-an *Carb-v* castm caust chel *Chin* chion cimic cimx cinnb colch coloc *Con* crot-t cund *Cupr Cycl Dig Dulc Elaps* euphr *Ferr* ferr-p *Gels Glon* grat ham hell **Hep** hipp hyos *Ign* inul *Iod* **Kali-bi** *Kali-c* kali-chl kali-i *Kali-p Kalm* lac-d lach lyc mag-s malar manc *Mang* meny merc *Merc Merc-i-f* merl *Mez* mill *Nat-m Nat-s* nicc *Nit-ac Nux-v* olnd onis *Par* parth *Petr Phos Phyt* plat prun ptel *Puls Ran-b* raph rheum *Rhus-t* rhus-v ruta *Sang Sangin-n* sarr *Sep* ser-a-c *Sil* spong *Stict* sul-i sulph *Teucr* ther thuj *Tub-a* viol-t zinc
  - **right**: aur kali-c lachn
  : **boring** pain: aur
  : **burning** pain: lachn

Nose

Pain – Root

- **right**: ...
  - **cramping**: kali-c
- **left**: agar kali-c
  - **burning** pain: kali-c
  - **stitching** pain: agar
- **7-12 h**: hep
  - **boring** pain: hep
- **morning**: *Hep*
  - **boring** pain: *Hep*
- **aching**: agn asar bapt chin hell *Hep Kali-bi* nat-ar phos puls sang sulph
- **boring** pain: agar bism *Hep* nat-m phos sulph
- **burning** pain: *Kali-bi* kali-i
- **catarrhal** symptoms or headache; with: hep
  - **boring** pain: hep
- **cramping**: *Acon* arn bapt bell colch hyos kali-c *Mang Plat* zinc
- **crushing**: anan
- **cutting** pain: *Kali-c Teucr*
- **drawing** pain: *Calc Carb-v* caust kali-chl lach nat-m petr *Phyt* rheum *Sil*
  - **upward**: nat-m
- **falls** with vertigo; before he: *Kali-c*
  - **stitching** pain: *Kali-c*
- **gnawing** pain: (non: calc) calc-act merc raph
- **headache**; during: **Agar** *Cupr* dulc ferr glon hep *Merc Merc-i-f Mez* stict
- **menses**; before: *Con*
- **operation**; after: ferr-p
  - **sore**: ferr-p
- **paroxysmal**: arn hyos zinc
- **pressing** pain: abrom-a acon aesc agar agn all-c all-s aloe alum am-c ammc anan *Ant-t* arum-t asar aspar *Bapt* bar-c benz-ac bism *Brom* calc cann-s cann-xyz caps carb-v chel *Chin* chion cimic cimx *Cinnb* coloc cund *Cycl Dulc Gels* glon grat hell hep hipp *Hyos* ign *Iod* **Kali-bi** *Kali-c* kali-i *Kali-p* kalm *Lac-d* lach lyc mag-s manc mang meny *Merc* merl mez *Nat-ar Nat-m* nit-ac *Nux-v* olnd onis *Par* phos plat prun ptel *Puls Ran-b* raph rhus-v ruta *Sangin-n* sarr *Sep* sil spong stict sul-i ther *Thuj Zinc*
  - **accompanied** by:
    - **epistaxis** (See Epistaxis - accompanied - pain - pressing - root)
    - **vertigo** (See VERT - Accompanied - nose - pressing - root)
  - **followed** by:
    - **epistaxis**: bry *Dulc* kali-bi *Ruta*
    - **vertigo**: *Zinc*
  - **stupefying**: acon cann-s olnd zinc
- **pressure**:
  - **amel**: *Kali-bi*
    - **pressing** pain: *Kali-bi*
- **pulsating** pain: kali-bi sarr
- **reading** agg: *Nat-ar*
- **sneezing** agg: nit-ac
  - **stitching** pain: nit-ac
- **sore**: *Ant-t* carb-an kali-bi nicc *Nit-ac* raph

Pain – Septum

- **Root**: ...
  - **stitching** pain: acon inul *Kali-bi* merc-i-f mill nat-m nicc *Nit-ac Phos Rhus-t* sil teucr
    - **alternating** with | **Occiput**; stitching in: acon
  - **stooping** agg: puls
  - **ulcerative** pain: puls
  - **sudden**: hyos
    - **jerking** pain: hyos
  - **tearing** pain: castm chin coloc *Kalm Mang Merc-c* nicc *Phos*
  - **touch** agg: petr
    - **ulcerative** pain: petr
  - **vomiting**; after: dig
  - ▽ **extending** to:
    - **Canthus** of eye; external: *Kali-bi*
      - **stitching** pain: *Kali-bi*
    - **Ear**: elaps
      - **burning** pain: elaps
      - **swallowing** agg: elaps
    - **Forehead**: elaps hep merc *Mez Nat-m* sabal
      - **tearing** pain: *Nat-m*
    - **Forehead**; side of: chin
      - **pressing** pain: chin
    - **Malar** bones: *Rhus-t*
      - **burning** pain: *Rhus-t*
    - **Occiput**: ferr-i
      - **cutting** pain: ferr-i
    - **Tip**: camph rheum
      - **drawing** pain: rheum
      - **stitching** pain: camph
  - ○ **Inside**: carbn-s *Kali-bi* lap-la nat-m
    - **burning** pain: carbn-s *Kali-bi* lap-la nat-m
- **Septum**: alum alum-sil aphis asar aur borx *Bov* calc caust chin cina *Cinnm Colch* con crot-t hep *Hydr Iod* kali-bi kali-s *Lac-c* lyc *Mag-m Merc-i-f* mez *Mur-ac* nat-m plb sel sep *Sil Staph Sulph* thuj
  - **right**: lac-c lyc *Merc-i-f*
    - **pimple**, from a: calad
    - **sore**: calad
    - **sore**: lac-c lyc *Merc-i-f*
  - **left**: cina
    - **burning** pain: cina
    - **inspiration** agg: agar
      - **cutting** pain: agar
  - **morning**: *Sulph*
    - **burning** pain: *Sulph*
  - **biting** pain: asar
  - **burning** pain: aphis cina *Kali-bi* mez sil *Sulph*
  - **cutting** pain: lyc merc-i-f
  - **raw**; as if: lac-c *Mag-m*
  - **sore**: *Alum* borx *Bov* calc caust *Colch* con crot-t hep *Hydr* **Kali-bi** kali-s *Lac-c Mag-m Merc-i-f Mur-ac* nat-m sep *Sil Staph Sulph* thuj
  - **stitching** pain: aur chin *Cinnm* con *Iod Sil*
  - **tearing** pain: plb
  - **touch** agg: con sil staph zinc
    - **burning** pain: sil staph
    - **sticking**: zinc

Nose

Pain – Septum

- **touch** agg: ...
  - **stitching** pain: con sil zinc
  - **ulcerative** pain: staph
- o **Upper** part: lyc
  - **cutting** pain: lyc
- **Sides**: aeth alum carb-an carb-v graph petr rhodi sil sul-ac
  - **right**: lyc
    - **tearing** pain: lyc
  - **left**: mag-c
    - **tearing** pain: mag-c
  - **burning** pain: aeth alum graph petr sil
  - **neuralgic**: rhodi
  - **stitching** pain: aeth alum sil sul-ac
  - **tearing** pain: carb-an carb-v
  - ▽ **extending** to:
    - **Eye**: lyc
      - **tearing** pain: lyc
    - **Temple**: mag-c
      - **tearing** pain: mag-c
- **Sinuses** (✱Sinuses; FACE - Pain - sinuses): anh gels ign iod kali-bi *Kali-i* merc nux-v sang sil *Stict*
  - **right** | **night**: am-m
  - **burning** pain: kali-i
  - **inspiration** agg: syph
  - **pressing** pain: gels ign iod kali-bi *Kali-i* merc nux-v sang *Stict*
  - **pressure** | **amel**: lob
  - **pulsating** pain: kali-i sil
  - **ulcerative** pain: sil
  - o **Maxillary** sinus (See FACE - Pain - sinuses - maxillary)
- **Skin**: *Mez*
  - **biting** pain: *Mez*
- **Spots**; in: bar-c graph iod merc-i-f
  - **burning** pain: bar-c graph iod
  - **sore**: merc-i-f
- **Tip**: anis bar-c bell berb *Borx* calc caps carb-an carb-v carbn-s caust *Cist Con* hep kali-bi kali-c kali-n lact *Lith-c* lyc merc-sul nicc ol-an op ox-ac plb *Rhus-t* sars sep sil stront-c tax
  - **burning** pain: bell borx caps *Carb-an* carbn-s nicc ol-an ox-ac rhus-t sil
  - **burrowing**: sil
  - **cramping**: stront-c
  - **gnawing** pain: berb
  - **griping** pain: kali-n
  - **menses**; during: carb-an
    - **burning** pain: *Carb-an*
  - **pressing** pain: lact
  - **raw**; as if: calc carbn-s
  - **sore**: bell *Borx* calc carb-an cist *Con* hep kali-bi *Lith-c* lyc merc-sul op *Rhus-t* sil tax
  - **stitching** pain: anis bell *Con* kali-c kali-n sars sep sil
  - **touch** agg: borx *Hep Menth Rhus-t* sep sulph
    - **stitching** pain: sep

Pain – Wings

- **Tip**: ...
  - ▽ **extending** to:
    - **Forehead**: sil
      - **stitching** pain: sil
- **Upper** part: teucr
  - **stitching** pain: teucr
- **Wings** (= alae nasi): all-c am-m ant-c aphis ars aur aur-m-n bar-c brom calc calc-p calc-s caps caust chel clem coc-c gels hep iod kali-bi kali-c kali-n lyc *Nat-m Nit-ac* nux-v plat plb rhus-t *Sangin-n* seneg sil sin-n stram sulph syph thuj zinc
  - **right**: ambr arg-n asaf caust cic daph hydr mez
    - **bursting** pain: asaf
    - **cramping**: ambr
    - **cutting** pain: caust
    - **motion** agg: calc
    - **sore**: cic daph hydr mez
    - **tearing** pain: caust
    - **touch** agg: mag-m
  - **left**: ail alum calc laur med nat-m plat sil thuj zinc
    - **cramping**: plat
    - **cutting** pain: zinc
    - **desire** to rub; with: carb-ac
    - **electric** sparks; sensation of: carb-ac
    - **just** above: lach
    - **sore**: ail calc med nat-m
    - **tearing** pain: sil thuj
    - **touch** agg: alum stann
    - **ulcerative** pain: laur
  - **evening**: nux-v
    - **ulcerative** pain: nux-v
  - **biting** pain: aphis aur-m-n
  - **burning** pain: all-c aphis ars caps chel clem coc-c kali-c kali-n *Nit-ac Sangin-n* seneg sin-n sulph syph
  - **cramping**: kali-n plat zinc
  - **cutting** pain: caust stram zinc
  - **drawing** pain: caust plb
  - **griping** pain: kali-n
  - **motion** agg: nux-v
  - **ulcerative** pain: nux-v
  - **raw**; as if: all-c
  - **sore**: am-m ant-c aur brom calc calc-p calc-s gels iod kali-bi *Nat-m* nit-ac nux-v rhus-t
  - **stitching** pain: kali-c stram
  - **tearing** pain: caust sil stram
  - **touch** agg: *Alum Ant-c* ars *Arum-t* aur-m calc cop cor-r fago *Graph Hep Kali-bi* mag-m merc *Merc-c Nit-ac* petr squil stann uran-n
  - **ulcerative** pain: nux-v
  - o **Edges**: sulph
    - **right**: sulph
      - **evening**: alum
        - **burning** pain: alum
      - **burning** pain: sulph
    - **left**: hell sulph
      - **burning** pain: hell sulph
  - **Inner** surface: *Mag-m* med nat-m
    - **raw**; as if: *Mag-m* med nat-m

▽ extensions | O localizations | ● Künzli dot

Nose

- **Junction** of face; with: all-s
  : left side: all-s
  : stitching pain: all-s
  : stitching pain: all-s
- **PARCHMENT**, sensation as if nose were: *Kali-bi* sulph
- **PEELING** of (See Desquamation)
- **PERFORATED** | **Septum**: alum *Kali-bi* kali-br kali-i merc merc-c sil syph
- **PERSPIRATION** on (↗*FACE - Perspiration - offensive; HEAD - Perspiration of - forehead - nose*): bac bapt bell calc chin cimx cina cinnb hell ign laur **Nat-m●** rheum ruta teucr **Tub●**
  - morning: cimx
  - cold: *Cina*
  ○ Around nose: **Chin** rheum
- **PICKING**:
  - affected parts; the: mag-m
  ○ **Nose** (↗*Boring*): **Arum-t** aur-m bell calc carb-v caust cic **Cina Con** cop hell hyper ign lac-c **Lyc** merc nat-m nat-p nit-ac nux-v petr ph-ac *Phos* pip-n sabal sil sulph sumb tarent **Teucr** thuj valer zinc
  - bleeds, until it: **Arum-t Cina Con Lach** *Phos* pip-n *Sil* zinc
  - constant desire (↗*MIND - Gestures - tics*): *Con* lil-t rumx stict symph ter
  : brain affections; in: **Cina Con Hell Sulph**
- **PINCHED**; ant-t aur-m *Camph* canth cina hyos *Kali-bi* kali-c lachn *Lyc* op podo sep *Spig* spong verat verat-v zinc
  - as if: *Kali-bi* spong
  ○ Root of nose: hist lachn vac
  : breakfast agg; after: vac
  : epistaxis; before: vac
- **POINTED**: anan *Ant-t* apis **Ars** calc-p **Camph** *Carb-v* chin cocc *Cupr Hell* kali-cy *Lach* laur morph myos-a nux-v op *Ph-ac* plb podo raph rhus-t sec spong *Staph Tab* **Verat**
- **POLYPUS**: *All-c* alumn *Apis* arg-met arist-cl arum-m aur aur-m aur-s bell bell-p cadm-s **Calc** calc-i *Calc-p Calc-s* calc-sil *Carbn-s* caust **Con** form gonotox *Graph* hecla hep hip-ac hydr influ *Kali-bi Kali-i Kali-n Lem-n* lyc med merc merc-aur merc-c *Merc-i-r* merc-k-i nat-m nit-ac nux-v petr ph-ac *Phos Psor* puls reser rob **Sang** sangin-n *Sep Sil* staph sul-ac sulo-ac *Sulph* **Teucr** *Thuj* tub tub-a v-a-b vac visc wye zinc-chr
  - right: *Caust Kali-n*
  - left: alumn apis calc merc-i-r
  - bleeds easily: calc calc-p *Phos* thuj
  - pedunculated; large: calc-p
  ○ **Posterior** nares: *Teucr*
- **PRESSURE**:
  - glasses; of:
    - agg: arg-n chin cinnb con cupr-ar fl-ac kali-bi *Merc* phos

- **PRICKLING** (See Tingling)
- **PROTUBERANCES**: *Iod Nit-ac* syph
- **PUFFINESS** (↗*Swelling*): bell caust kali-c merc nat-c ph-ac plb puls rhus-t sep
- **PULLED**, as if: *Nat-c*
- **PULSATION**: *Agar* all-c arg-met **Ars** bell borx bov canth *Coloc* cor-r kali-bi **Kali-i** mag-m ph-ac sil
  - left: arg-met
  ○ **Root**: ars borx camph **Kali-bi** phos sarr zinc
  - Tip: ph-ac
  - Wings: acon brom
- **QUIVERING**: agar chel kali-bi mosch stront-c
  - left side: am-c
  ○ Root:
    - visible: mez
    ▽ extending to | **Cheek**: calc-s
- **RATTLING** (↗*RESP - Rattling*): alum am-c
- **RED** (See Discoloration - redness)
- **RESPIRATION** noisy (See RESP - Loud)
- **RHINITIS** (See Inflammation)
- **ROUGHNESS** inside: carb-v mez
  - night: carb-v
  ○ **Posterior** nares: am-m gal-ac hyper staph
- **RUBS** nose (See Itching - rubs)
- **SCABS** (See Discharge - crusts)
- **SCARLET FEVER;** after: arum-t *Aur* aur-m mur-ac sulph
- **SCRAPING**: nat-c **Nat-m** nat-s
  ○ **Posterior** nares: *Kali-bi Kali-chl Kali-p* nat-c **Nat-m** nat-s
- **SCURFY** (↗*Discharge - crusts; FACE - Eruptions - scurfy*):
  ○ **Nostrils** (↗*Discharge - crusts*): *Alum* am-m *Ant-c* **Aur** borx **Bov** brom **Calc** carb-an chel cic crot-t ferr **Graph** *Hep* **Hippoz** *Iod Kali-bi Kali-c* **Lach** *Lyc* mag-m **Merc** *Merc-c Nat-m Nat-s Nit-ac Petr Phos* **Puls** rat sars *Sep Sil Sulph Thuj*
  ○ Side of nostrils: petr
  - Tip of nose: nit-ac
- **SEASONS**:
  - winter; in | agg: am-c ars cist sulph
- **SENSITIVE**:
  - air; to:
    - cold air (See Cold - air - agg.)
    - inspired air (See Air - inspired)
  - touch; to (See Pain - touch)
- **SHINY**: ambr aur-m-n **Calc** canth *Hydr Iris* merc *Mez* ox-ac peti **Phos** rhus-v

Shiny

o **Tip**: *Bell* borx *Phos* Sulph
- **Wing** | **right**: canth

SINUSITIS (See Sinuses; GENE - Inflammation - sinuses)

SMELL:
- **acute** (↗*MIND - Senses - acute; MIND - Sensitive - odors*): Acon *Agar* alum alum-sil am-c ambr *Anac* ant-c aran aran-ix arn *Ars* ars-s-f asar **Aur** aur-ar aur-s *Bar-c* bar-s **Bell** bry *Calc* calc-sil canth caps carb-ac carb-v *Carbn-s Cham* **Chin** cimic cina *Cocc* **Coff** *Colch* Con cupr cycl der dig **Graph** ham *Hep* hyos *Hyper* **Ign** ip kali-ar kali-bi kali-c kali-s kali-sil *Kalm* lac-ac lach **Lyc** *Lyss* m-arct mag-c mag-m merc mez mur-ac nat-ar nat-c nat-p *Nux-m* **Nux-v Op** petr ph-ac **Phos** *Plat* **Plb** plumbg psor puls sabad sang sel senec **Sep** sil spig spira stann staph sul-i *Sulph* tab thuj valer viol-o zinc zinc-p
- **aromatic** drinks | **agg** (See GENE - Food - aromatic - agg. - smell)
- **beer agg** (See GENE - Food - beer - agg. - smell)
- **broth**: **Colch** sep
- **coffee** (↗*GENE - Food - coffee - agg. - smell*): arg-n lach sul-ac tub
- **menopause**; during: **Lach** *Sul-ac*
- **cooking** food (↗*food*): ars chin cocc **Colch** *Dig* Eup-per ip merc-i-f psor sanic *Sep* stann syc thuj
- **coryza**; during: *Bell* kalm
- **eggs** (↗*GENE - Food - eggs - agg. - smell*): **Colch** upa
- **everything** smells too strong (See acute)
- **fish**: *Colch*
- **foul**: par
- **flowers** (↗*Hay; Heat in; MIND - Sadness - flowers*): all-c chin **Graph** hyos *Lac-c* lem-m lyc **Nux-v Phos** sabad sang
- **food** (↗*cooking*; GENE - Food - food - agg. - smell; GENE - Food - food - aversion - smell): ant-c   arg-n **Ars** chin *Cocc* **Colch** eup-per *Ip* lach sang **Sep** stann syc sym-r upa
- **foul** | **agg**: anthraci kreos par pyrog
- **garlic** (↗*GENE - Food - garlic - agg. - smell*): sabad
- **gas** causes vertigo: **Nux-v Phos**
- **headache**; during: **Phos** sang
- **meat** | **agg** (See GENE - Food - meat - agg. - smell)
- **mice**: sabad
- **peaches** (↗*GENE - Food - peaches - agg. - smell*): all-c
- **perfumes** (↗*MIND - Perfume - aversion*): phos sabad
- **pork** | **agg** (See GENE - Food - pork - agg. - smell)
- **pregnancy** agg; during: *Sep* stann
- **sensitive** to odors (See acute)
- **soot**: bell

Nose

Smell – acute: ...
- **sour** odors: alum bell dros
- **stool**: dios **Sulph**
- **strong** odors: *Acon Agar* anac asar **Aur** bar-c **Bell** bry cact calc canth carbn-s *Cham Chin Cocc* **Coff Colch** Con cupr **Graph** *Hep* **Ign** kali-c **Lyc** *Lyss* mag-c nat-c nat-m **Nux-v** petr **Phos** plb puls sabad sabin sang sel *Sep* spig stann *Sulph* ther valer
- **sweets**: arg-n aur nit-ac sil
- **syrup**: sang
- **tobacco**●: *Bell* chin *Ign* lyss *Nux-v* phos *Puls*
- **unpleasant** odors●: *Acon* all-c pall par phos **SULPH**●
- **vinegar**: agar *Agar-em* hydrog
- **wine**: tab
- **wood**: graph
- **complaints** of: aur **Bell** calc *Colch* graph hep lyc nat-m **Nux-v Phos** *Puls Sep Sil* **Sulph**
- **diminished**: *Alum* alum-sil am-m **Anac** anh ant-t *Arg-n* arist-cl asaf aur **Bell** benz-ac bry bung-fa **Calc** calc-s calc-sil *Caps* carb-an caust chel *Cocc Coloc* con *Cycl* diptox graph *Hell Hep* **Hyos** *Ip* kali-bi kali-br kali-c kali-sil laur *Lyc Mag-m* mang mentho *Merc Merc-c Mez* mur-ac nat-ar **Nat-m** nit-ac *Nux-v* olnd op osm *Phos* plb *Puls* rhod rhus-t ruta sang sec sel *Sep Sil* stram sul-ac sulph tab teucr verat zinc zinc-p
- **accompanied** by:
  - **epilepsy**: plb
  - **taste**; loss of: anac ant-t crot-t hyos just mag-m nat-m *Puls* rhod sil
- **coryza**; after: mag-m
- **leaflet** at root; with sensation of a: kali-i
- **illusions** (See Odors)
- **increased**; sense of smell (See acute)
- **wanting** (= lost) (↗*MOUT - Taste - wanting loss*): ail *Alum* alum-p alum-sil *Am-m* amyg-p *Anac Ant-c* ant-s-aur *Ant-t* apoc-a arg-n *Ars Ars-i* ars-s-f arund asaf aspar *Aur* aur-ar aur-i aur-s **Bell** *Bry* bufo **Calc** calc-i **Calc-s** calc-sil camph *Caps* carb-an *Carbn-s* card-m *Caust Cham* chel chlor cocc cod con *Cupr* cycl *Elaps* **Graph** *Hep Hyos Ign Iod Ip* just *Kali-bi Kali-c Kali-i* kali-n kali-p *Kali-s* kali-sil lach laur lem-m *Lyc* m-ambo m-arct *Mag-m* mag-p mang med **Merc** *Mez Nat-ar Nat-c* **Nat-m** nit-ac *Nux-m Nux-v* olnd *Op* phel **Phos Plb** *Psor* **Puls** rhod *Rhus-t* ruta *Sang Sarr* sec **Sep Sil** spig stram *Sul-ac* sul-i *Sulph Syph Teucr* tub-a verat *Zinc* zinc-m
- **coryza**; during (See Coryza - accompanied - smell)
- **injuries**; after | **head**; of: thala

SMOKE; as if complaints were caused by (↗*Odors - smoke; of*): olnd

SMOKE; sensation as if from (See Odors - smoke; of)

Sneezing

SNEEZING: abrom-a **Acon** acon-f *Aesc* aeth *Agar* agar-em agn ail *All-c* allox aloe alum alum-sil alumn am-c *Am-m* ambr ambro ammc *Anac* anag anis ant-t *Ant-t* anth aphis apis apoc *Aral Arg-met Arg-n* arist-cl arn **Ars** ars-h *Ars-i* ars-s-f ars-s-r arum-d arum-t

538 ▽ extensions | O localizations | ● Künzli dot

Nose

Sneezing

Sneezing: ...
Arund asaf asar asc-t aspar atro *Aur* aur-ar aur-i aur-m aur-m-n aur-s *Bad* bapt *Bar-c* bar-i bar-m bar-s *Bell* benz-ac benzol berb borx bov brach *Brom* bros-gau **Bry** bufo buth-a cadm-met cadm-s calad *Calc Calc-ar* calc-f calc-i *Calc-p Calc-s* calc-sil *Camph* cann-i cann-s canth *Caps* carb-ac *Carb-an* **Carb-v Carbn-s** card-b *Carl* castm *Caust* cench cent cere-b cham chel *Chin Chinin-ar Chinin-s* chlor *Cic* cimic cimx **Cina** *Cist* clem cob cob-n **Coc-c** cocc coch coff colch coloc *Con* cop cortiso *Croc* crot-h crot-t cupr *Cycl* delphin dig digin dios *Dros Dulc* erio **Eup-per** eup-pur euph *Euphr* ferr *Ferr-ar* ferr-i ferr-ma *Ferr-p* fl-ac flav form *Gamb* gels gent-c gins glon *Graph* grat ham hell hell-v hep hist hydr hyos hyper ichth ign *Ind Indg Iod Ip* ipom-p irid-m iris jac-c *Kali-ar Kali-bi* kali-c kali-chl *Kali-i* kali-m kali-n kali-p kali-s *Kalm Kreos* lac-ac *Lac-c Lach* lact laur led lil-t lim linu-c lipp lob lob-c lob-s *Lyc* lyss m-ambo m-arct m-aust mag-c mag-m mag-s mand mang mangi mela menis mentho meny meph **Merc** merc-i-f merc-i-r merc-sul mez mosch mur-ac naja napht narz *Nat-ar* nat-br *Nat-c* **Nat-m** *Nat-p Nat-s* nicc *Nit-ac Nux-m* **Nux-v** oci-sa ol-an ol-j olnd op oscilloc *Osm* ox-ac par *Petr Ph-ac Phos* phys *Plan* plb prun psor ptel **Puls** pyrog quill ran-s raph rat rhod *Rhus-r* **Rhus-t** rob *Ros-d Rumx* ruta *Sabad* sabin sacch *Sal-ac* **Sang** *Sangin-n* sanic sapin sapo sars sec *Senec Seneg* senn *Sep Sil* sin-n sol-t-ae spig *Spong Squil* stann *Staph* stict stram stront-c stry succ-ac suc-ac sulfa **Sulph** sumb tab *Tarax* tarent tet *Teucr* ther thuj til upa urt-u v-a-b valer verat verat-v verin vichy-g wies x-ray zinc zinc-p zing ziz
- **daytime**: gamb merc *Nit-ac* petr ther
- **morning**: abrom-a agar *All-c* alum **Am-c** ap-g aspar benz-ac bov bry calc calc-ar camph **Caust** chlor *Cimx Cist* clem cortiso eupi fl-ac *Gels* hell hyper *Kali-bi* kali-n *Kreos* laur lyc lyss *Mag-c* menis merc mez naja *Nat-m* nicc nit-m nux-m *Nux-v* ol-an onos phos *Puls* sars *Sep* sin-n stict **Sulph** thuj zinc
  - **6 h**: *Sep*
  - **8-9 h | amel**: arist-cl
  - **evening**; and: nit-ac sulph
  - **bathing | amel**: cortiso
  - **bed** agg; in: agar **Am-c** aspar **Nux-v** *Puls Sep*
  - **fasting**: hell
  - **rising**:
    - **after**: agar all-c bov caust hell nux-v rhod sacch-a sars
  - **talking**, prevents: rhus-t
  - **waking**; on: agar **Am-c** ars aster bov calc cench chin chin-b graph hydr kali-c lap-la lyc **Nux-v** psil spig
  - **washing** amel: cortiso
- **forenoon**: arum-t bros-gau bry cimx mez nicc
- **afternoon**: *Arum-t* bad bros-gau cimic digin fl-ac ham laur mur-ac peti sil zinc
- **evening**: abrom-a all-c bar-c bry calc-p cham *Cist* coc-c coff eupi glon glyc *Iod* lyss mag-ri mur-ac nit-ac petr phos *Puls* rumx stann sul-i **Sulph** ther thuj zinc

Sneezing – cough

- **evening**: ...
  - **bed**; when going to: bufo
- **night**: am-c ars *Arum-t* carb-v *Elaps* ferr-i hep petr rhus-t rob *Rumx* sin-n tong
  - **midnight**:
    - **after**:
      - **2 h**: kali-p
      - **5 h**: nicc
  - **lying** down agg: sin-n
- **accompanied** by:
  - **dry** nose: ambr chin graph
  - **Eyes**:
    - **agglutinated** (See EYE - Agglutinated - accompanied - sneezing)
    - **pain** in; burning (See EYE - Pain - burning - accompanied - sneezing)
  - **Head**; throwing backward of (See HEAD - Motions of - throwing - backward - accompanied - sneezing)
- **air** agg; draft of: aral nit-ac
- **air**; in cold (See cold air)
- **air**; in open:
  - **agg**: alumn *Kali-bi* puls sabad tarax
  - **amel**: abrom-a *All-c* calc-i calc-s phos puls rauw
- **blowing** nose | **agg**: carb-v eupi
- **burning** in mouth and throat; with: sabal
- **cannot** sneeze with relief (See ineffectual)
- **chalk**, from: *Nat-p*
- **chill**; during: bell calc *Carb-v* cham *Cina* lach merc puls *Rhus-t Sabad* staph sulph teucr
- **chronic**: sil
- **cold**; after taking a: *Camph*
- **cold** agg; becoming: hep
- **cold** air agg: anan ars cist hep nit-ac sabad
- **combing** or brushing the hair, from: sil
- **concussive**: castm *Puls Sabad* sulph
- **constant**: all-c anac *Antip* ars arum-t *Dulc* gamb *Indg* iris kali-i merc mez nat-c nat-m puls sabad sil skook squil sul-ac sulph thyr tub-a
  - **forenoon**: cimx
  - **night**: carb-v rhus-t
  - **desire**: aml-ns
- **coryza**:
  - **with**: all-c ant-t arg-met arg-n ars calad calc caps carb-an chin cob-n cycl dros *Gels* kali-c kreos lach nat-m nux-v puls rhus-t sep squil staph tub
  - **without**: acon aesc *Agar* alum alum-sil *Am-m* ars *Calc Carb-v* caust cic cist con dig dros euph *Euphr* hell hyos iod kali-c *Kreos* lyc meny *Merc* mur-ac nat-c nicc *Nit-ac* petr phos psor *Rhus-t Sep* sil stann staph sulph *Teucr* ther zinc
- **cough**:
  - **after●**: Agar *Arg-n* bad *Bell* bry caps *Carb-v* hep lyc nit-ac oena psor rhus-t *Rumx* seneg *Squil* stict sulph
  - **before**: *Ip* nat-m
  - **between** the coughs: bry
  - **during**: agar bad bell just psor *Squil*

Nose

- **during:** ...
  - morning (See COUG - Sneezing - with - morning)
- **crawling** in nose; after (➚*tingling*): ambr carb-v colch dros hep mur-ac nit-ac **Puls** seneg spig teucr zinc
- **dinner:**
  - **after:** agar kali-bi phel phos zinc
  - **during:** grat
- **dry:** agn ambr chin graph
- **dust** causes: benz-ac brom lyss sin-n
- **eating** agg: kali-p zinc
- **eructations**, with: ham lob *Phos*
- **eyes** closed; with: gamb
- **flowers:** sabad sang
- **frequent:** acon agar *All-c* alum alum-p alum-sil am-c **Am-m** ambr anac ant-t apis arg-met arn **Ars** asaf aspar *Aur* bar-c bar-m **Bell Brom Bry** buth-a calc calc-p caps carb-an **Carb-v Carbn-s** castm *Caust* chinin-s cic cist cob-n **Coc-c** coff con cor-r cortiso crot-h cupr *Cycl* dig *Dros Dulc* euph gels gins graph gymno *Hep* hyos ind kali-ar *Kali-bi Kali-c* kali-i kali-n kali-p kali-sil kalm *Kreos* lact laur lil-t *Lyc* mag-c mag-m mag-s mang **Merc** mez mosch mur-ac nat-ar *Nat-c* nat-m *Nit-ac* nux-m **Nux-v** petr *Phos* **Plan** prun psor **Puls** ran-s *Rhus-t* ruta *Sang* scor sep *Sil* spig *Squil* stann staph *Stict* stront-c **Sulph** ther verat *Zinc*
  - **accompanied** by | Head; pain in (See HEAD - Pain - accompanied - sneezing)
- **hay** asthma, with: *Ars Carb-v Dulc Euphr* lach *Naja Nat-s Nux-v* sin-n stict
- **heat:**
  - **before:** arn cham chin cina sabad
  - **during:** arn bell bry **Carb-v** caust *Cham Chin* **Cina** cycl merc puls *Rhus-t* **Sabad** senn sil staph teucr
- **ineffectual** efforts: acon aeth alum anac ars asar benz-ac bov calc **Calc-f** canth **Carb-v** caust cocc colch culx euph guare hell indg *Kali-i* laur lyc mang *Mez* mur-ac *Nat-m Nit-ac* nux-v osm phos **Plat** plb *Sabad* sars sep **Sil** sul-ac sulph zinc zing
  - **air** agg; in open: cocc
- **inspiration** agg: brom
- **itching**, with: *Stry*
  - ○ Ears; in: cycl
- **larynx**; from irritation in: *Agar Arg-n Carb-v*
- **looking** at shining objects: lyss
- **loud** (See violent)
- **lying:**
  - **amel**: merc
- **menses**, during: mag-c
- **nausea** | **after:** sang sulph
- **odors:**
  - **agg:** phos sabad
  - **juice** agg; of: cycl

- **opening** the eyes agg: am-c *Graph* sangin-n
- **painful:** acon bar-c bell borx carb-an cina dros kali-i mez stict
  - ○ Throat, in: phos
- **paroxysmal●:** *Agar* arn bell calc cist coc-c con **Gels** glon ham hell *Ip* kali-bi *Kali-i* lach lyss morph mosch *Nat-m* nux-v phos puls pycnop-sa *Rhus-t Sabad* sep sil staph *Stram* succ-ac sul-ac *Sulph* tab ther
  - **morning:** gels
  - **prolonged** paroxysms: nux-v sabad
  - **lasting** 4 to 6 hours with sinking of strength: petr
- **peaches**; handling: all-c
- **perfumes**; from: sabad
- **periodical:**
  - **minutes**; every five: cob-n
- **rapid** and continued: verat-v
- **rising:**
  - **after:** psil
  - **bed** agg; from: all-c stach
  - **room**; in a closed: abrom-a
- **sleep:**
  - **during:** bar-m *Nit-ac* puls
  - **wakes** him from: **Am-m**
- **sleepiness**, with: *Petr*
- **stomach**, as from: *Dig*
- **sudden:** glon ind rumx seneg
- **sulfur** vapor; with sensation of: x-ray
- **sunshine** agg; in the: agar aur hydr kali-c *Merc* merc-sul *Nat-m Sang* sel
- **talking**, prevents: rhus-t
- **temperature**; from a slight change of: rumx
- **tickling**; from:
  - ○ Trachea; in: caps
- **tingling** in nose (➚*crawling*): arg-n borx carb-v ferr kali-bi paeon plat rumx senec stict teucr
- **uncovering**, from: **Hep** *Merc* nat-m nux-v pyrog *Rhus-t* sil
  - **hands:** **Hep** pyrog rhus-t tub
- **unsatisfactory:** ars-i
- **violent:** acon agar all-c am-c anac anag *Antip* aphis aral arg-met *Ars* ars-h asaf asar aspar *Bar-c* brom *Bry* calad canth caps carb-v cench chin chlor *Cina* cist coc-c con croc croh-h crot-t cycl dig euph fl-ac *Gamb* gels gymno ictod *Ind* indg *Ip* kali-ar kali-bi *Kali-c Kali-i* kali-n kali-p kali-sil lach laur lim lyc mag-c merc mez mosch mur-ac *Nat-ar Nat-c* nat-m nat-s nicc nit-ac nux-v olnd op par puls pycnop-sa *Rhus-t* rumx sabad seneg sil sin-n *Squil* sulph teucr ther *Thuj* valer verat verin
  - **August**; in: all-c
  - **lasting** 5 minutes: seneg
- **walking** in open air agg: cocc plat tarax
- **warm** room:
  - **agg:** *All-c* **Puls**

▽ extensions | ○ localizations | ● Künzli dot

Nose

Sneezing – warm room

- **agg**: ...
  - going from a cold into a warm room: am-br
  - **entering** a warm room; when: all-c
- **water**, immersing hands in: lac-d phos
- **weather | changeable**: ars
- **wind | cold** wind; from every: hep
- **yawning**, with: astc bry cycl hell laur lob mag-c

SNUBBED: aur

SNUFFLING: allox alum am-c apoc ars arund *Asc-t Aur* aur-m cist cupr dulc elaps iodof kali-bi kali-i **Lyc** *Med* merc nat-m **Nux-v** osm phos puls sabad **Samb** sep syph tub vib
- **children**; in: med
  - **newborns**; in● (↗*Obstruction - children)*: acon *Am-c* bell calc-lac *Cham Dulc* elaps *Hep* **Lyc** *Merc* merc-i-f **Nux-v Puls Samb** stict sulph syph
- **constantly**, but no discharge: iodof
  - **talking** agg: kali-bi
  - **weather**; warm wet: *Kali-bi*

SOOTY nostrils (↗*Discoloration - black)*: Ant-t *Chlor Colch* crot-h *Hell Hyos Lyc* med merc *Zinc*

SORENESS (See Pain - sore)

SPARKS at left wing; sensation of electric: carb-ac

SPASMS in muscles: lyc
○ Wings; in: ambr

SPOTS (See Discoloration - spots)

SQUEAKING sensation: nat-c teucr

STIFFNESS: arg-n phos

STUFFED UP (See Obstruction)

SUNKEN nose: ant-t *Aur* hep merc *Psor* sil
- **children**, infants; in: *Aur-m*

SWELLING (↗*Puffiness)*: acon agn all-c *Alum* alum-p alum-sil am-c am-m ambr anan ant-c anthraci antip **Apis Arn Ars Ars-i Ars-met** ars-s-f asaf **Aur** aur-ar aur-i **Aur-m** aur-s **Bapt Bar-c** bar-i bar-s **Bell** borx bov bom bry cadm-s **Calc** calc-p *Calc-s* calc-sil cann-s *Canth* caps *Carb-an* carb-v *Carbn-s* caust cham chel chin cic cist **Coc-c** cocc con cor-r croc crot-h dulc euph *Ferr-i* fl-ac *Graph Guaj* hell **Hep** hippoz hyos ictod ign *Iod* **Kali-ar** *Kali-bi* kali-br **Kali-c** kali-chl *Kali-i* kali-n *Kali-p* kali-s kali-sil kreos *Lach Lem-m* lith-c **Lyc** mag-c *Mag-m* medus meph **Merc** *Merc-c* merc-i-r mez *Naja* nat-c *Nat-m* nicc nit-ac *Nux-v* petr *Ph-ac* **Phos Plb Puls** ran-b rat rhod *Rhus-t Rhus-v* ruta sabad samb sang sarr sars *Sep Sil* sol-ni *Spig* spong stann staph stram sul-i **Sulph** thuj *Tub* urt-u verat *Zinc* zinc-p
- **one** side: brom cocc croc hippoz nat-m *Phos Zinc*
- **right**: *Aur* aur-m cocc cor-r *Kali-bi Lith-c Merc-i-f Merc-i-r Mez* ox-ac zinc
  - **sensation** of: kali-n rat
- **left**: *Alum* am-m *Aur-m* brom *Calc* cist *Hydr* lach merc *Nat-m* sep stann thuj
  - **pressed**, when: brom
- **morning**: aur caust

Swelling

Swelling: ...
- **evening**: alum mag-c *Puls*
  - **amel**: caust
- **cold**: ph-ac
- **coryza**; during: bar-c *Bell* bry cham *Lach Merc* nit-ac phos puls rhus-t spig
- **edematous**: medus rhus-t
- **hard**: alum aur-m-n calc thuj
- **headache**; during: gels
- **knotty** (↗*Knobby - tip)*: **Ars Aur**
  - **ridge**, on: calc
- **red**: lith-c mag-m
  - **saddle**; like a: ictod
- **room**, after walking in open air; in: aur
- **sensation** of swelling: apis bar-c calc canth cob-n coloc kali-bi rat rhus-t sep
- **shining**: *Aur-m-n* borx lith-c ox-ac sulph
  - **red**: borx merc ox-ac phos sulph
    - **right** side to tip: ox-ac
    - **left**: aur-m
- **spongy**, vascular, distending it: kali-bi
- **spot** which throbs | **Lachrymal** bone; on right: kali-bi
- **throbbing**: cor-r kali-bi
- **touch**, painful to: alum *Calc* hippoz *Nat-m Phos*
- **walking** in open air agg; after: aur
○ Below the nose | sensation of: rhus-t
- **Bones**: anan arg-met asaf *Aur* Hep *Hydr* ictod **Kali-i** *Merc Merc-c Merc-i-r* **Phos** sulph
  ○ **Turbinated** bones: *Lem-m*
    Inferior of: hip-ac
- **Dorsum** (= Bridge): *Alum* calc ictod kali-bi *Ph-ac* rat
- **Inside**: Acon am-c arg-met ars-i aspar bell beryl cadm-s *Calc* canth carb-ac cist cob-n cocc *Euphr* hip-ac *Ign Kali-bi* **Kali-c** kali-n kali-sil *Lach* lem-m *Merc* mez *Nat-m* petr prot rhus-t sang **Sep** *Sil* stann *Teucr* zinc
  - **sensation** of: kali-n kreos mag-c
- **Posterior** nares: bell bry ham hydr kali-i lach petr ph-ac rumx sang spig
- **Root**: bry *Calc* hippoz *Kali-bi* merc *Nit-ac* Petr sarr sars
  - **appearing** and disappearing: *Calc*
- **Septum**: *Alum* caust elaps ham merc *Merc-i-f*
- **Tip**: alum aur-s *Bell Borx Bry* calc **Caust** *Chel* clem *Crot-h Kali-c* lyc merc merc-sul nicc ox-ac psor *Sep Sulph*
  - **weather**; in warm: bell
- **Wings**: aloe alum aur brom calc cann-s cann-xyz carb-an cham cocc hydr-ac kali-bi *Kali-c* lach mag-m merc naja *Nat-m Nit-ac* ox-ac phel phos rhus-t stann *Sulph* thuj
  - **right**: aloe arg-n calc cocc hydr kali-bi *Mag-m* merc-i-f mez
  - **left**: *Alum* lach merc nat-m stann thuj zinc
    spot: calc zinc

Nose

Syphilitic

SYPHILITIC: asaf **Aur** aur-m *Cinnb* fl-ac hep *Kali-bi Kali-i Lach* **Merc** merc-c *Nit-ac* sil sulph thuj

TENDERNESS (See Pain - sore)

TENSION (↗*FACE - Tension*): *Acon* ant-t asaf borx cadm-s canth caps carb-ac carb-an caust cham chel chin graph ham hist kali-bi kali-i meny merc *Petr* ph-ac ran-b rhus-t sarcol-ac senec spong sulph *Thuj* viol-o
- **painless** over nasal bones: asaf
- o**Above** the nose: *Glon* hep
- **Across**: eucal ham merc petr
- **Below**: rhus-t
- **Bones**: thuj
- **Dorsum**: ph-ac
- **Inside**: cadm-s canth graph *Lac-d*
- **Nostrils**: caps
- **Root**: *All-c* **Ant-t** cadm-s carb-ac caust cupr cupr-s *Graph* ham hep hist *Kali-bi Kali-i* lac-d meny merc nat-p petr spong
  o **Above** root: all-c ant-t kali-bi kali-i
  : **band**; as from a: ant-t
  : **saddle**; as from a: thuj
- **Skin**: acon arg-met *Petr Phos*
- **Tip**: *Carb-an*
- **Wings**: thuj

THICK: agar arg-met aur bar-c bell calc carb-an carb-v *Ferr-i* graph kali-bi kali-c kali-i lach mez sulph

THROBBING (See Pulsation)

TICKLING (See Itching)

TINGLING: aesc agar all-c am-c ambr arg-met arg-n arn arum-t asar bell berb brom calc canth caps colch corn dros gels gran ip lach laur mag-c nat-p nit-ac ol-an podo ran-b ran-s rhus-r rumx sabad sang sep sul-ac
- **accompanied** by | **Head**; pain in (See HEAD - Pain - accompanied - nose - numbness)
- o**Bones**: cinnb corn spong
- **Inside**: agar *All-c* am-c ambr antip arg-met **Arn** bell berb borx *Caps* carb-ac carb-v cham *Colch Con* daph *Gels* hep hist hydr-ac laur mag-c nat-p nit-ac ol-an ph-ac plat *Ran-b* ran-s rat *Rumx Sabad* sang sep spig stict stry sul-ac sulph tab *Teucr*
  • **right**: agar *All-c* ars-s-r mag-c *Stict* sul-ac
  • **left**: arg-met carb-v dros hep nat-p
  • **evening**: carb-v
  • **blowing** the nose agg: hep
  • **cobweb**; as from: brom
  • **epistaxis**; before: arg-met
  • **spreading** to whole body: sabad
  • **sudden**, sharp, followed by sneezing: *Rumx*
- **Nostrils**: phys
- **Posterior** nares: arg-n mag-c ran-b rumx
- **Root**: ambr
- **Septum** | **blowing** the nose; when: bry
- **Tip**: aesc bell berb con kali-n lach *Morph* mosch paeon ran-b ran-s rheum sars
  • **rubbing** | **amel**: bell

Tingling: ...
- **Wings**: carb-ac

TORPOR, sense of: asaf plat samb viol-o

TREMULOUS sensation at tip: *Bry* chel

TUMOR:
- **left side**: merc-i-r
- **hard**: ars
- **malicious** sarcoma:
  o **Maxilla** | **right**: symph
  o**Inside**: ars kali-bi thuj
- **Postnasal**: chr-ac osm
- **Root**: bell
- **Tip**: anan carb-an sulph

TWITCHING (↗*FACE - Twitching*): agar agn am-c ambr arg-n arn aur brom bry calc caps carb-v *Chel* con *Glon Hyos Kali-bi Lyc* mez mosch nat-m phys *Plat* puls stront-c zinc
- **right side**: brom con glon hyos mez mosch phos zinc
- **left side**: am-c nat-m
  • **draw** up the wing; seems to: am-c
- **creeping**:
  o **Skin**; under | **left** side: arg-n
  o**Nostrils**:
  • **involuntary** (= myoclonic)
- **Root**: hyos mez phos
  • **left side**: nat-m
  • **visible**: carb-v con glon *Hyos Mez* nat-m
- **Septum**: aur
- **Tip**: *Bry* chel
- **Wings**:
  • **right**: lyc
  • **left**: kali-bi plat

Ulcers

ULCERS: alum alum-p alum-sil anac anan ant-c ant-t *Anthraco* arg-met arg-n arn ars ars-s-f aur aur-ar aur-i aur-m-n aur-s bell bov brom bry cadm-s calc calc-sil caust cham chr-met cocc cor-r *Fl-ac* graph hep hydr hyos ign *Kali-bi Kali-c* kali-n kali-sil kreos lach lyc mag-m *Merc* merc-c mez *Nat-c* nat-m nit-ac nux-m petr phos psor puls ran-s sabad sang sep spig *Squil Staph* sulph sulph *Thuj*
- **right**: cor-r gamb
- **left**: *Aur-m* bell borx bry calc lyc
- **burning**: *Ars Sil*
- **malignant**: carb-an kali-bi
- **menses**; instead of: euphr
- **painful**: aur cor-r *Sil*
- **perforating**: fl-ac hippoz *Kali-bi* merc *Merc-c*
- **phagedenic**: ars hep merc-c
- **yellow**, crusted: arg-n
- o**Bones**: asaf *Hecla* hep kali-bi
- **Inside**: all-c *Alum* alum-sil anan ang **Ant-c** ant-t *Arg-n* **Arn Ars Ars-i** arum-t asaf **Aur Aur-m Aur-m-n** *Borx* brom bry bufo cadm-s *Calc* calc-p carb-ac carb-an *Carbn-s Cham* chr-ac *Crot-c* ferr-i *Fl-ac Graph Hep Hippoz* hydr hyos ign *Iod* jatr-c **Kali-bi** kali-c *Kali-i* kali-n kali-p kreos lyc *Mag-m* **Merc Merc-c** *Nat-*

Ulcers   Nose   Wings

- **Inside**: ...
Nit-ac *Petr Phos* puls ran-s sang **Sep Sil** spong *Squil* staph sul-i *Sulph* syph tab **Thuj** *Vinc*
  • **right**: aur bry gamb kali-n *Sil* thuj
    High up: *Nat-c Sil Thuj*
- **Nostrils**: alum am-c am-m anac *Ant-c* ant-t arn *Ars* aur bell borx *Brom* bry bufo cadm-s calc *Cham Cic Cocc* con *Cor-r Graph* hep hyos ign kali-bi kali-c kali-n *Kreos* lach lyc *Mag-m* merc mur-ac nat-c nat-m nit-ac nux-v petr phos puls *Rhus-t* ruta **Sep** sil spig *Squil Staph* sulph syph thuj
  • **left**: tub
- **Outer** angle: bell
- **Posterior** nares: ail arg-n arum-m arum-t kali-bi lach merc-c nit-ac phyt syph
- **Septum**: alum arg-n arn aur bar-c bov brom calc carb-ac crot-t fl-ac hippoz *Hydr* **Kali-bi** kali-c merc-c mez nat-m nit-ac sep sil thuj vinc
  • **round** ulcers: alum *Aur* calc-p cop *Fl-ac Hippoz* **Kali-bi** *Kali-i* merc *Merc-c Nat-c* nit-ac sars *Sep* **Sil** syph **Thuj**
  • **syphilitic**: *Aur* aur-m cor-r kali-bi *Kali-i* lach merc-aur *Nit-ac*
- **Tip**: *Borx Bry* **Caust** rhus-t
- **Under** nose: arund
- **Wings**: kali-c psor **Puls** *Sanic* thuj
  • **right**: *Ars* cor-r
  • **left**: dulc fl-ac kali-bi kali-c
  • **borders**: *Kali-bi* mag-m

UNEASY feeling around: ail

VEINS, varicose (↗*FACE - Veins*): aur *Caps* carb-an *Carb-v Crot-h* mez

WARM:
- **room** | **agg**: kali-s

WARMTH; sensation of (See Heat in)

WARTS: **Caust** *Nit-ac* **Thuj**
○**Inside** nose: caust nit-ac *Thuj*
- **Tip** of nose: caust

WATER; sensation as if:
- **hot**, was flowing from: gels
- **running** down the nose and stopping at the tip; a drop: bros-gau
○**Posterior** nares; had passed through: bapt

WEATHER agg; changing: ars

WEIGHT (See Heaviness)

WET; too:
- **sensation** in nose: pen
  • **blowing** nose does not amel: pen
  • **discharge**; but no: hist
○**Posterior** nares: pen

WHISTLING: alum

WINTER agg (See Seasons - winter - agg.)

WRINKLED skin: cham

YELLOW (See Discoloration - yellow)

BONES; complaints of: anac arg-n arn ars **Aur** calc carb-an colch con hep hyos kali-bi kali-n lach **Merc** nat-m petr phos plat rhus-t *Sil* spong thuj verat

HAIR:
- **falling** | **Nostrils**: calc *Caust Graph* iod sil

SIDES; complaints of nose in alternating (See Complaints - alternating)

SINUSES; complaints of (↗*Pain - sinuses*; *GENE - Inflammation - sinuses*): ars *Asaf* aur bell calc camph carc cinnb *Coch* cot eucal hep *Hydr* iod kali-bi kali-c *Kali-i* kali-m kali-n lach lob lyc merc *Merc-i-f* mez ph-ac phos scolo-v sep sil spig stict strept-ent sulph syph teucr thuj
- **right**: lob
- **syphilitic**: aur *Kali-i* nit-ac
○**Frontal** sinuses(↗*FACE - Pain - sinuses - frontal)*: ars-i asaf aur bell calc cinnb hep hydr iod kali-bi kali-i lyc merc nat-m nit-ac phos puls sabad sil spig stict teucr thuj verb
- **Maxillary** sinuses (See FACE - Complaints - jaws - joints; FACE - Complaints - maxillary)

TIP of nose; complaints of (See Complaints - tip)

WINGS; complaints of (= alae nasi): alum ambr *Aur* canth carb-v caust con dulc euphr hell kali-c mag-m merc nat-c *Nat-m* phos plb puls rhus-t *Sil* spig staph **Thuj** viol-t zinc

All author references are available on the CD   543

Nose

Abscess   **Face**   **Cancer**

ABSCESS: anan *Bell* **Hep** *Kali-i* **Merc** *Phos Sil*
- o**Antrum**: kali-i lyc *Merc* mez **Sil**
- **Jaws**: ars hecla phos
  - **dental** origin; of (See TEET - Abscess - extending - jaw)
- **Lip**: *Anthraci*
  - o **Upper**: *Bell*
- **Parotid** glands: **Ars** *Lach* lyc *Phos* phyt *Rhus-t* **Sil**
- **Sublingual** gland: bar-c
- **Submaxillary** glands: bar-c *Calc* hippoz *Kali-i Lach Phos Sil* sulph tub-m
- **Submental** glands: staph

ACRIDITY (See Pain - corrosive)

ADHESION of skin to forehead: sabin

AIR | blew upon face; as if cold: coloc m-arct *M-aust* mez olnd thuj

ANEMIC (See Discoloration - pale)

ANGIOMA: abrot

APHTHAE (↗*GENE - Aphthae)*:
- o**Lips**; on: *Ant-t* cadm-s chin-b cub graph hep *Hydr* ip *Jug-r Kali-c* **Merc-c** *Merc-cy Mur-ac* sanic sulph

APPEARANCE (See Expression)

BARBER'S ITCH (See Eruptions - beard - folliculitis)

BEARD falling (See Hair - falling - whiskers)

BELL'S PALSY (See Distortion - one; Paralysis - one)

BIRTHMARKS (See SKIN - Nevi)

BITING:
- o**Lips** (See MOUT - Biting - lips)

BLEEDING of lips: aloe am-c *Ars* **Arum-t** bapt *Bell Brom Bry* calc carb-an *Cham* chlol chlor cist cob com gins hyos *Ign* kali-c kreos *Lach* merc nat-m nit-ac ph-ac phos pip-n plat rhus-t sep sol-t-ae stram

BLOATED (↗*Congestion; Swelling):* **Acon** aeth agar ail alum *Am-be* am-c am-m *Ant-t Apis Apoc* arn **Ars** arum-t asaf *Aur* aur-i bapt bar-c *Bell* bor-ac borx both bov *Bry Bufo Cact* calc calc-ar *Camph* canth caps carb-an carb-v carbn-s caust *Cedr* cench cham chel *Chin* chlor cic *Cina Cocc Colch* coloc con cop cori-m *Crot-c Crot-h* cupr dig dirc dor dros *Dulc* elaps euph ferr ferr-i glon graph guaj guare hell hep *Hippoz* hura hydr-ac hyos hyper iod ip kali-bi *Kali-c* kreos *Lach* laur led *Lyc* m-arct mag-c mag-m manc medus merc *Merc-c* mosch *Nat-c Nat-m* nit-ac nux-m nux-v oena olnd *Op* petr ph-ac phos plb puls rheum rhus-t ruta sabin *Samb* sang sec senec sep sil sol-ni *Spig* spong stann staph stram sul-ac sulfonam sulph tarent tax teucr thuj verat *Verat-v* vesp vinc xero
- **morning**: crot-h dirc kali-c nat-c
  - **waking**; on: agar hura *Spig*
- **chill**; during: lyc
- **fever**; during: sil
- **glossy**, and: aur
- **lying** agg: apoc
- **menses**; before: bar-c *Graph Kali-c* **Merc** *Puls*
- **speaking** in company: carb-v

Bloated: ...
- o**Eyes**:
  - o **About**: *Am-be Apis Ars* bor-ac colch elaps *Ferr* merc *Merc-c* nat-c (non: nit-ac) phos rhus-t thlas xero
    - **morning**: nit-ac
  - **Between** the: lyc
  - **Over** the: cench ruta sep
  - **Under**: apis apoc *Ars* **Aur** bry cench kali-c merc nux-v olnd phos puls
- **Lids** and eyebrows; between: cench **Kali-c** lyc
- **Lips**: chin mur-ac
  - o **Lower**: mur-ac
- **Side** lain on: phos

BLOCKED sinuses (See Obstruction - sinuses)

BLOW as of a thrust (See Pain - blow; pain)

BROAD; sensation of becoming (↗*Enlarged - sensation):* coll

BUBBLING sensation, as if bubbles were moving about:
- **Jaws** | **Lower** (↗*Clucking):* bell

BURNT look | **Lips**: ars hyos

BURNT; sensation as if:
- o**Lips**: sabad
- o **Upper**: bar-c plat sulph

CACHECTIC (See Expression - sickly)

CANCER: **Ars** *Aur Carb-an* cist *Con Graph Jug-c Kali-ar* kali-c kali-i lach nit-ac *Phos* sil sulph symph syph zinc
- **epithelioma**: **Ars** aur-ar cic con *Cund* hydr kali-ar **Kali-s** *Lach* lap-a lob-e *Phos* ran-b rumx-act *Sep* sil
  - **accompanied** by | **crusts**: kali-s
  - o **Lips**: acet-ac *Ars* ars-s-f aur aur-ar aur-s *Cic* com *Con Hydr* kali-m *Kreos* lap-a med **Phos** sep thuj
    - **Lower**: *Ars* clem *Dulc Merc-i-f* nit-ac *Phos Sep Sil* thuj
  - **Nose**; near wing of: *Aur* sep
- **lupoid**: *Hep* kali-m
- **lupus** (↗*GENE - Cancerous - lupus; SKIN - Lupus):* alum alumn *Arg-n* **Ars** aur-m bac carb-an *Carb-v* cist graph **Hydrc** kali-ar *Kali-bi* kali-chl kreos lach mag-c nat-c phos *Psor Sep Sil* staph sulph syph
  - o **Eyebrows**: alum alumn anan
  - **Upper** jaw; left: bac
- **noli** me tangere: cist graph jug-c kali-bi phyt thuj
  - o **Nose**; on: bry cist graph jug-c kali-bi phyt thuj
- **scirrhus**: *Bell Carb-an* sil
- o**Cheeks**: con
- **Jaws**:
  - **right**: *Ant-c* arg-n ars aur calc fl-ac graph rhus-t
  - **left**: *Ars* hecla hep lap-a merc phos sil symph
  - o **Bones**; of: hecla symph
- **Lips** (↗*Ulcers - lips - cancerous):* acet-ac   ant-m *Apis Ars* ars-i aur *Aur-m Bell* bry camph

All author references are available on the CD   545

Cancer — Face — Coldness

- **Lips**: ...
  Carb-an caust *Cic Cist* clem com **Con** cund *Hydr* kali-bi kali-chl kali-cy kali-s *Kreos Lach Lyc* mez nit-ac phos phyt *Sep Sil* sulph tab thuj
  · **pressure** of pipe: aur-m-n *Con* sep thuj
  · **tobacco**; from: con
  ○ **Lower**: ant-m *Ars* aur aur-m-n caust *Cist Clem Con Dulc* kreos *Lyc* nit-ac *Phos* sabad *Sep Sil* thuj
  · **Upper**: ant-c calc ph-ac sabad sil stront-c
- **Malar** bone | right: syph
- **Submaxillary** glands: *Anthraci* calc-s carb-an ferr-i tub-m

CARBUNCLES on the chin (See Eruptions - carbuncles - chin)

CARIES of bone: **Aur** aur-m cist fl-ac hecla kali-s *Merc-c Phos Sil*
○ **Jaws**:
  ○ **Joints**: caust
  : **right**: caust
  · **Lower**: amph ang asaf *Aur Aur-m Aur-m-n Cist Con Fl-ac Kali-i Merc* mez *Nit-ac Phos Phyt* puls *Sil* staph

CHAFED (See Excoriation)

CHAPPED (↗*Cracked*): *Arum-t* cench *Graph* kali-c *Lach* mur-ac nicc olnd *Petr Sil*
○ **Lips** (↗*Cracked - lips*): act-sp aeth agar aloe **Alum** am-br am-m *Ant-t* apis am ars *Arum-t* beryl bov **Calc** caps **Carb-v** cham chel chin chr-ac *Cor-r* fl-ac *Graph* guare hep *Kali-bi Kali-c Kali-chl* kali-i kreos *Mag-m* mez mono nat-c **Nat-m** ol-an ph-ac *Phos* sel sep sil staph **Sulph** tab tarax zinc

CHEWING motion of the jaw (↗*MIND - Biting; TEET - Grinding*): Acon aml-ns asaf aster **Bell Bry Calc** canth caust cham cic cimic cina cupr fl-ac gels *Hell* ign lach *Lyc Merc* mosch nat-m nux-v *Phos* plb podo ruta sec sep sol-ni *Stram* strych-g *Sulph* verat *Verat-v*
- **accompanied** by | **meningitis**: bry
- **agg**: acon alum am-c *Am-m Arn* bell bry calc euphr graph ign lyc mag-p meny *Nat-m* nit-ac phos puls rhus-t sep sil spig staph thuj verat verb
- **amel**: cupr
- **brain** affections; in: bry hell
- **children**; in | **teeth**; before child has: cina
- **chill**; during: nat-m
- **chorea**, in: asaf
- **convulsions**; before epileptic: *Calc*
- **food** escapes from mouth during: arg-n
- **forward** and backward: lyc
- **involuntary**: strych-g
- **loud**: plb
- **meningitis**; in (See brain)
- **saliva**; with frothy: asaf
- **sideways**: bry
- **sleep** agg; during: aloe aml-ns bry **Calc** chel cina ign podo sep zinc
  · **swallows**; and: calc cina ign

CHILBLAINS: agar *Colch*

CHILLINESS: acon ang arn ars ars-h bar-c berb brach *Calc* camph **Caust** *Cham* chin cina coloc dros ign laur *Lyc* merc merc-c mosch *Nux-v* ph-ac phos *Plat* puls ran-b *Rheum* rhod ruta sabin sep spig stront-c

CHLOASMA (↗*SKIN - Discoloration - chloasma*): ant-c *Ars* cadm-s card-m caul coch guar kali-p lyc merc-i-r nux-v plb rob sep sul-ac *Sulph* syph
- **sun** and wind agg; exposure to: cadm-s

CHLOROTIC: *Acet-ac* alet **Ars** ars-s-f bar-c *Bell* **Calc** Calc-p carb-an *Carb-v* **Carbn-s** caust *Chin* chinin-ar **Cocc** *Con Crot-h Cycl* dig **Ferr** ferr-ar *Ferr-i* **Ferr-p** *Graph* **Hell** *Helon* ign kali-ar **Kali-c** kali-p *Kali-s* lach *Lyc Mang* merc **Nat-m Nit-ac** *Nux-v* olnd ph-ac *Phos* **Plat** plb **Puls** sabin *Senec Sep* spig staph sul-ac **Sulph** valer zinc

CHOREA (See Distortion; Twitching)

CICATRICES (↗*SKIN - Cicatrices*): mez
- **eruptions**; from | **Eyes**; around: mez

CLENCHED jaw (↗*Lockjaw*): acet-ac acon agar am-caust ars **Bell** camph carb-ac carbn-h carl coc colch (non: crot-h) cupr dig digin dios *Glon* hydr-ac *Hyos* ign laur lyc *Merc* morph nux-v *Oena Op* ox-ac phos *Phyt* podo (non: sil) staph *Stram* sulph syph tarent *Verat* vip
- **chewing** agg: alum
- **coma**; with (See MIND - Coma - jaw)
- **dentition**; during: cic phyt podo
- **grinding** of teeth; with: canth cic
- **sunstroke**; from: glon
○ **Lower** jaw; beneath: sang

CLOSING:
○ **Jaws** | **involuntary**: acon cob dios ign iod merc plat plb stram

CLUCKING (↗*Bubbling - jaws - lower*):
○ **Jaws** | **Lower**: bell

COBWEB:
- **sensation** of (↗*Hair - sensation*): alum arg-n bar-act *Bar-c* bor-ac borx *Brom* bry calad calc carbn-s carl chin con euph *Graph* lath laur *Mag-m* mez morph petr ph-ac phos plb *Ran-s* rat *Sangin-n Sul-ac* sulph sumb wies
  · **right** side: borx
  · **evening**: ran-s
  : **22 h** | **bed** agg; in: sumb
- **tension** as from (↗*Tension - one - drawn*): *Bar-c*

COLD:
- **air**:
  · **amel**: arg-n
- **water**:
  · **mouth**; holding cold water in | **amel**: clem

COLDNESS: abrot acon agar am-c aml-ns anh *Ant-t Apis* **Ars** *Ars-i* ars-s-f asar *Bar-c* bar-i bar-s bell berb bism bry *Cact Calc* calc-i *Camph* cann-i canth caps **Carb-v** carbn-s cass cedr *Cham* chel *Cic* cimic **Cina** clem *Cocc* colch *Coloc* crot-t *Cupr* cyt-l dig dros *Graph Ham* **Hell** *Hep* hydr-ac *Hyos* ign *Iod* ip iris jal kali-bi *Kreos* lach lil-t lyc meny merc merl mez morph

546   ▽ extensions | ○ localizations | ● Künzli dot

Coldness   Face   Complaints

Coldness: ...
mosch naja nat-c nit-ac *Nux-v* oena op ox-ac petr ph-ac **Plat** plb *Puls* ran-s rheum rhus-t *Ruta* sabin *Sec* sep *Stram* stry sul-ac sul-i sulph ter til upa **Verat** verat-v zinc
- **one** side: kali-c ph-ac puls
  - **other** hot and pale; one side cold and red: ip *Mosch*
  - **other** painful: dros polyg-h
- **right**: gels ph-ac **Plat** polyg-h
  - **pain** is most severe in left; when: polyg-h polyg-pe
- **left**: ars dros **Graph** lob ruta
- **morning**: cedr petr
- **forenoon**: phos
  - **10 h**: petr
- **afternoon**: ars
  - **14 h**: grat
  - **17 h**: ars
- **night**: *Lyc*
- **accompanied** by:
  - **Hands**; coldness of: cic
  - **Occiput**; pain in: *Carb-v*
- **alternating** with | **heat** of face: *Calc* chel lyc merc tub
- **and** coldness of hands (See accompanied - hands)
- **burning**; with: bar-c grat nat-m
- **children**; in | **obese** children: iod
- **chill**; with: ant-t asar bell bism *Camph* canth carb-v cham chel cic **Cina** *Dros Hyos* ign *Ip Lyc* nat-c nit-ac *Petr Plat* puls rheum *Rhus-t* sec *Stram* **Verat**
- **cholera**: ant-t **Camph** *Carb-v Cupr* iris **Verat**
- **dinner**; after: cann-i
- **drops** were spurting in face when going into open air; sensation as if: berb
- **dry**; and: *Camph Carb-v*
- **followed** by | **pain** in face: *Dulc*
- **headache**; during: ars *Carb-v* ip lac-d
- **heat**; with:
  - **internal**: nat-m
  - **Body**; of: spong
  - **cold** hands; and: puls
  - **Forehead**; of: thuj
- **hydrocephalus**, in: agar arg-n **Camph** hell *Lyc* **Verat**
- **icy** coldness: *Agar Arg-n* **Camph** *Cupr Hell* lyc **Verat**
  - **moustache** of ice; as if had: lach
- **menses**; during: nat-m
- **pain**:
  - **followed** by (See followed - pain)
  - **Occiput**; with pain in (See accompanied - occiput)
- **painful**: lyc plat
- **palpitations**; with: *Camph*
- **paroxysmal**: sulph

Coldness: ...
- **sensation** of: abrot acon *Agar Ant-t* arn bar-c berb bros-gau **Calc** camph carb-v caust chin *Cina* dros hell *Helo* ign *Lyc Merc* merc-c mosch nux-v **Ph-ac** phos *Plat Ran-b* ran-s rheum rhod stront-c thuj verat
  - **side**; on one: ph-ac *Plat*
- **sleep** agg; during: ign
- **spots** in: *Agar*
- **water**; as from: sulph
- **wind** | as from cold wind: ph-ac
- ▽**extending** to | **Back**: berb
- ○**Cheeks**: *Bell* cham coloc rheum
  - **left** | **burning** pain in face; from: sul-ac
  - **Chin**: aeth chin chinin-s kali-m stram verat
  - **sensation** of: aeth **Plat**
- **Forehead** (See HEAD - Coldness - forehead)
- **Jaws**:
  ○ **Lower**: **Plat**
- **Lips**: amyg anh apis ars *Cedr* cupr plat sang sep verat
  - **menses**; during: cedr
- **Malar** bones: *Plat*
- **Mouth**:
  ○ **Corners** of: aeth
- **Nose** (See NOSE - Coldness)

COLLAPSED (See Sunken)

COMEDONES (See Eruptions - comedones)

COMPLAINTS of face: acon ant-c apis ars *Bell* bry caust cham chin ferr hyos lyc mag-p *Merc Nux-v Rhus-t* stram *Sulph* verat
- **alternating** sides: chin lyc phos staph
- **right** side: acon *Agar Agn Alum* am-c *Am-m Anac* ant-c ant-t apis *Arg-met* arn *Ars* asaf asar *Aur Bar-c* **Bell** *Bism* borx brom *Bry* cact **Calc** camph cann-s **Canth** caps carb-an carb-v *Caust* cham *Chel Chin* cina *Cocc Colch* coloc *Con* cupr *Cycl* dig *Dros Dulc* euphr *Fl-ac Graph Guaj Hep* hyos iod *Kali-c Kali-n Kalm Kreos Lach* laur M-arct *Lyc* m-arct **Mag-c** mag-m mag-p *Mang Meny Merc Mez* mill *Mosch* **Nat-c** *Nat-m Nit-ac Nux-m Nux-v* olnd par petr ph-ac *Phos* plat **Plb** *Psor Puls* ran-b ran-s *Rheum Rhus-t* sabad sabin *Sang Sars Sep Sil Spig* spong stann *Staph* stram stront-c sul-ac *Sulph Tarax Teucr Thuj Valer* verat *Verb* zinc
  - **extending** to | **left**: graph
- **left** side: acon alum alumn *Am-c* anac *Ant-t* ant-t apis arg-met *Arn* ars *Asaf Asar* aur *Bar-c* **Bell** *Brom Bry* **Calc** **Cann-s** canth *Caps Carb-an Carb-v Caust* cedr cham chel chin *Chinin-s Cic Cina Clem* cocc *Coff* colch **Coloc Con** *Cupr Dig* dros *Dulc Euph Euphr* fl-ac *Graph* guaj *Hell* hep *Hyos Ign* iod ip kali-c kali-n kreos *Lach* laur *Led* lyc **M-ARCT** mag-c mag-m mang meny *Merc* **Mez** mill mosch **Mur-ac** nat-m *Nat-m* nit-ac *Nux-m Nux-v Olnd Par* petr *Ph-ac* phos plat plb *Psor Puls* ran-b *Rhod Rhus-t Ruta Sabad Sabin Samb Seneg Sep Sil Spig Spong* stann *Staph* stram stront-c sul-ac *Sulph* tarax teucr *Thuj* valer *Verat Verb Viol-o Viol-t* zinc
○**Antrum**: chel kali-i til

Complaints — Face — Congestion

- **Bones**: *Mez*
- **Cheeks**: acon agn alum am-c am-m ambr anac ang ant-c arg-met *Arn* ars asaf asar aur *Bell Borx* bov bry *Calc* cann-s canth carb-an *Carb-v* **Caust** cham chel chin cina clem cocc coloc con cycl dig dros dulc euph euphr ferr graph guaj hep hyos ign ip kali-c kali-n kreos lach laur lyc m-ambo *M-arct* m-aust mag-m mang meny merc mez nat-m nit-ac *Nux-v* olnd par ph-ac phos plat *Puls* **Rhus-t** ruta sabad sabin samb sars sep sil spig *Spong* **Stann Staph** stront-c sul-ac sulph tarax thuj valer verat verb viol-t
- **Chin**: *Agar* agn alum am-c am-m ambr anac **Ant-c** asaf aur *Bell* borx bov bry calc cann-s *Canth* carb-v **Caust** chel cic clem cocc coloc con cupr dig dros dulc euph euphr graph *Hep* hyos kali-c *Kreos Laur* led lyc *M-ambo* m-aust mag-m mag-m mang *Merc* mez nat-c nat-m nit-ac nux-m nux-v olnd op par ph-ac phos **Plat** plb puls ran-b *Rhus-t* sabin *Sars* sep *Sil* spig *Spong* squil stann staph stram *Stront-c Sulph* tarax thuj *Verat* verb Zinc
- **Eyes**:
  - ○ **Around**: asaf chel cimic cinnb hep ign kali-bi merc
- **Jaws**:
  - ○ **Bones**: phos sil
  - **Joints** (↗ Pain - sinuses - maxillary): acon alum am-c am-m *Ang* arn asaf **Bell** bry calc *Camph* canth caust cham *Cic* cocc *Colch* con cupr dros euphr graph hyos **Ign** kali-c lach laur m-ambo *M-arct* mang meny **Merc** mur-ac nat-c nat-m nux-m *Nux-v* op petr ph-ac phos plat plb **Rhus-t** sabad sabin sars sec sep sil *Spig Spong* stann staph stram sul-ac sulph thuj verat verb
  - **Lower**: acon *Agar* agn alum *Am-c* am-m ambr anac ang ant-t arg-met arn asaf asar *Aur* bar-c **Bell** bov *Bry* calc camph cann-s **Canth** caps carb-an *Carb-v* **Caust Cham** chel *Chin* cic cina clem cocc coff colch coloc con *Cupr* dig dros dulc euph euphr graph guaj *Hecla* hell hep hyos ign kali-bi kali-n kreos lach *Laur* led lyc m-ambo **M-arct** mag-c mag-m mang meny merc mez mur-ac **Nat-c** nat-m nit-ac nux-m nux-v olnd op par petr ph-ac *Phos* plat **Plb Puls** ran-b ran-s rheum rhod *Rhus-t* ruta sabad *Sabin Sars* sel seneg sep *Sil* spig spong squil stann **Staph** stront-c sul-ac sulph teucr thuj valer *Verat* verb viol-o viol-t **Zinc**
  - : **accompanied by | Teeth**; pain in (See TEET - Pain - accompanied - jaw - complaints)
  - : **extending** to:
  - : **Temples**: mang
  - **Upper**: acon *Agar Alum* **Am-c** am-m ambr ang arn asar *Aur* **Bell** borx bov bry *Calc* canth carb-an **Carb-v** caust cham chel **Chin** clem coff colch com con cycl dulc euph euph-a euphr graph *Hecla* hell hep hyos *Kali-c* **Kali-i** Kali-n kali-s **Kreos** lyc m-ambo m-arct m-aust mag-c mag-m mang meny merc merc-c *Mez* mur-ac *Nat-c* **Nat-m Nit-ac** nux-m nux-v par ph-ac *Phos* plat puls *Ran-b* rheum rhod rhus-t sabad samb sars seneg sep sil *Spig* spong

- **Complaints** of face — **Jaws** — **Upper**: ... stann staph stront-c *Sul-ac* sulph teucr *Thuj* til verat verb **Zinc**
- **Lips**: acon agar alum am-c *Am-m* ang ant-c *Arn* Ars arum-t asaf **Bar-c** *Bell* borx bov **Bry Calc** cann-s canth caps carb-an carb-v *Caust* cham chin cic clem *Con* croc cycl dig dulc graph *Hell Hep* hyos *Ign* ip **Kali-c** *Kreos* laur lyc m-ambo mag-c mag-m *Merc Mez* mur-ac *Nat-c* **Nat-m** nit-ac nux-v olnd op *Par Ph-ac Phos Plat Puls* rhod **Rhus-t** sabad **Sep** sil spig spong squil **Staph** stram stront-c **Sulph** tarax thuj valer verat zinc
  - ○ **Lower**: agar alum am-c am-m arn ars asaf aur bar-c bell *Borx* bov **Bry** *Calc* caps carb-v caust cham chin clem con dros euph graph hep hyos **Ign** kali-c laur lyc m-ambo m-arct mag-c mang merc *Mez* mur-ac nat-c nat-c nat-m nux-v olnd op par *Ph-ac* phos plat **Puls** ran-s rheum rhod rhus-t sabad sabin samb sars **Sep** sil spig spong stann staph sulph teucr valer zinc
  - : **Middle**: puls
  - **Upper**: acon agar alum am-m ant-c arg-met arn *Ars* **Bar-c** *Bell* borx bov bry calc canth caps *Carb-v* caust chel chin cic coff colch con cycl dig dulc *Graph* hell hep ign **Kali-c** *Kreos* laur led lyc m-ambo m-arct mag-c mag-m *Merc* mez mosch mur-ac *Nat-c* nat-m nit-ac nux-v olnd *Par* petr ph-ac phos plat plb puls rheum rhus-t *Sabad* sars sel seneg sep sil spig squil *Staph Stront-c* sul-ac *Sulph* tarax *Thuj* valer verat **Zinc**
- **Malar** bones: acon aeth agar *Alum* am-m ambr anac ang ant-c ant-t *Arg-met* arn ars *Ars-i* asaf *Aur* bar-c *Bell* bism borx bov *Bry Calc* calc-p cann-s canth caps carb-v caust chel *Chin* cina cocc *Colch* coloc *Con Dig Dros* ferr glon graph guaj hell *Hep* hyos ign kali-bi *Kali-c* kali-i kali-n lach laur led lyc mag-c *Mag-m* mang **Merc** *Mez* mosch mur-ac nat-c *Nat-m* nat-s nit-ac *Nux-v* ol-an *Olnd* par **Phos Plat** plb puls rheum rhus-t ruta sabad sabin samb sang *Sep* sil **Spig** spong **Stann Staph** stront-c *Sul-ac* sulph tab teucr thuj tub valer verat **Verb** *Viol-o* zinc
- **Maxillary** sinuses (↗ Pain - sinuses - maxillary): aur calc chr-ac cist *Coch* jug-r kali-bi sil symph
- **Mouth**:
  - **Around**: aeth ars *Bell* bry cic *Cina* ip kali-n *Kreos* merc nat-m phos podo rhus-t sep staph *Stram Sulph* tarent
  - **Inner** side (See MOUT - Complaints)
- **Muscles**; masseter: ang hydr-ac ign
- **Salivary** glands: *Iris*
- **Temples** (See Temples)

CONGESTION (↗ *Bloated; Heat*): acet-ac acon agar all-c alum **Aml-ns** ang *Ant-c* ant-t *Apis* apoc aran arg-met arg-n *Arn* ars *Aur Bapt* bar-c bar-i **Bell** bov **Bry Cact** calad *Calc* camph cann-s cann-xyz canth **Caps** carb-v caust *Cedr* **Cham** chel chin chinin-ar *Chinin-s* cic cimic clem coc-c *Cocc Coff* coloc con cop croc crot-h *Cupr* dig *Dros* dulc equis-h eup-per

548 ▽ extensions | ○ localizations | ● Künzli dot

Congestion — Face — Cracked

Congestion: ...
euphr ferr *Ferr-p* **Gels Glon** graph ham hecla *Hep* hydr-ac hyos ign ind *Iod* kali-bi kali-br kali-c *Kali-i* kali-n kali-p kalm kreos lac-ac *Lach* laur led lil-t *Lyc* mag-c *Mag-p* malar manc meli mentho meny merc merc-c merc-d mez mit morph mosch mur-ac nat-c *Nat-m* nit-ac nit-s-d nux-m **Nux-v** oena op paeon *Ph-ac Phos Plan* plat psil psor **Puls** rad-br ran-b rhod *Rhus-t* sabad sabin samb *Sang* sec sep *Sil* spig *Spong* squil stann **Stram** *Stront-c Stry* sul-ac sulph tanac tarax tarent thuj til tub-d ust valer verat verat-v *Verb* zinc-p *Zinc-val* ziz
- **afternoon**, 15 h: sulph
- **accompanied** by | **apoplexy** (See GENE - Apoplexy - accompanied - face - congestion)
- **air** agg; in open: phos
- **dinner**; after: cor-r
- **eating**:
  · **while** | **agg**: *Cop*
- **exertion**:
  · **agg** | **slight** exertion: *Spong*
- **flushes** (See Heat - flushes)
- **hurrying**, during: ign
- **prosopalgia**: plat
- **rubbing**; after: aesc
- **spots**; in irregular: ail
- **stool** agg; during: aloe
- **walking** agg; after: caust
▽**extending** to
  ○ **Body**; whole: malar
  · **Head**: malar

CONSTRICTION | **Beneath** lower jaw: sang
CONSTRICTION of jaw (See Clenched)
CONTORTION (See Distortion)
CONTRACTION (↗*Distortion):* acon alum ars asar *Bell* calc cann-s *Cham* chin con dulc gels kali-i kali-n laur lyc *Merc* morph nit-ac phos phys phyt plb rhus-t sars sec sep spong stann tab verb zinc zinc-s
- **right**: eup-per sars stann
- **sudden** | **Cheeks**: eup-per
○**Forehead** (See HEAD - Contraction - forehead)
- **Lips**: am-m calc coc-c (non: cocc) sec
  ○ **Lower**: coc-c hipp
- **Malar** bones: coloc nit-ac
- **Masticator** muscles: convo-s
- **Mouth**; around: gels
- **Muscles**; masseter: meny merc
- **Parotid** glands: mang
- **Salivary** glands (See MOUT - Contraction - salivary)
- **Skin**; of: cann-i
- **Submaxillary** glands: lyc sil

CONVULSIONS, spasms: acon agar ambr amyg anan ant-t arg-n *Ars* atro bar-c bar-m **Bell** bism *Bov* brom

Convulsions: ...
Bufo calc camph canth carbn-s *Caust Cham* **Cic** *Cocc* con crot-c **Cupr** dig dulc gels *Glon Hep* hydr-ac *Hyos Ign* iod *Ip* kali-n *Laur Lyc Lyss* merc-c morph nat-c nit-ac nux-v *Oena* ol-an *Op* phos *Phys* plb *Puls Ran-b* ran-s rheum rhus-t sec *Sil* **Stram** stry sul-ac sulph tab verat vip *Zinc* ziz
- **one** side: dig plb
- **right**: agar bell
- **left**: dig
- **beginning** in face (See GENE - Convulsions - begin - face)
- **chill**; during: ars bell calc cham cic ign op stann stram
- **menses**; before: puls
- **talking** agg: ign plb
▽**extending** to | **Limbs**: cic santin sec
○**Eyes**; around: cic
- **Jaws**: agar ars asaf *Bell* carb-an cic coloc crot-c hydr-ac ign kali-c mang oena op ran-b stram sulph
○ **Joints**: caust colch kali-c nicc ol-an rhus-t sil spong stann *Stry*
  ¦ **right**: caust
  · **Lower**: ign laur plb stram tab *Verat*
- **Lips** (↗*Cramp - lips): Ambr* bell cadm-s caust cham crot-c *Ign* ip kali-c lyc naja olnd op ran-b stram
  ○ **Lower** lips: ambr
- **Mouth**: ant-c bell cham dulc ign *Ip Lyc* merc nit-ac olnd op stram
- **Muscles**: bell
  ○ **Masseter** muscles: ambr ang cic cocc cupr laur mang nux-v

COUGH:
- **during** | **agg**: am-c cina ip kali-bi op samb *Spong* verat

CRACKED (↗*Chapped):* bufo sil *Sulph*
○**Lips** (↗*Chapped - lips): Agar Ail* allox aloe alum alum-p *Am-c Am-m* ambr ant-c ant-t apis aral arist-cl *Arn Ars* ars-s-f **Arum-t** aur aur-ar aur-s bac *Bapt* bar-s bell beryl bism *Bov* **Bry** bung-fa **Calc** calc-p *Calc-s* calc-sil *Cann-s Caps* carb-ac *Carb-an* **Carb-v Carbn-s** caust cench *Cham* chel **Chin** chinin-ar cimic cist *Clem* colch con cop cor-r *Croc* crot-c *Cund* cupr dros echi fago glyc **Graph** guare ham *Hell* hep hyos *Ign* iris jatr-c kali-ar kali-bi kali-c kali-i kali-p kali-s kali-sil kalm *Kreos* **Lach** lat-m lyc mag-m mang meny *Merc* Merc-c merc-pr-r *Mez* moni mur-ac nat-ar nat-c **Nat-m** nicc nit-ac nux-v ol-an par petr ph-ac *Phos Plat* plb *Prot* ptel puls rauw *Rhus-t* sabad sabin sel sep *Sil* spig squil staph *Stram* stront-c **Sulph** syph tab tarax ter *Thuj* tub-r *Verat* visc vit-b-x *Zinc* zinc-p
· **accompanied** by:
  ¦ **burning** pain: beryl
  ¦ **hoarseness**: Arum-t
· **coryza**; during: *Cham* hell staph
○ **Lower**: aloe anag apis arag borx bry cham chin cimic dros graph hep mez *Nat-c* nat-m *Nit-ac* nux-v pert-vc ph-ac *Phos* plat *Puls* rauw **Sep** sulph thuj zinc

Cracked — Face — Discoloration

- **Lips** – **Lower**: ...
  - **Middle of**●: agar *Am-c* apoc aur-m aur-m-n calc *Cham Chin* dros graph *Hep* lyc mag-m meny **Mez** *Nat-c* **Nat-m●** *Nux-v Ph-ac Phos* pip-n *Puls Sel Sep*
  - **Upper**: agar am-c bar-c bell *Bry* calc caust cimic (non: hell) *Kali-c* kreos nat-c *Nat-m* par ph-ac sabad sel (non: tarax) tub-r zinc
  - **Middle●**: *Calc Cham Chin* hell *Hep* mag-m *Nat-c Nat-m Nux-v Ph-ac Phos Puls Sel Sep* sulph tarax
  - **Third** external part: tub-r
- **Mouth**; corners of *(↗Excoriation - mouth; Ulcers - mouth - corners)*: allox am-c am-m ambr *Ant-c* apis arist-cl ars **Arum-t** arund bov calc caust cinnb *Cund* echi elaps eup-per **Graph** *Hell Hep Hydr* ign ind *Iod* lac-c mag-p *Merc* merc-c *Mez Nat-ar Nat-m* **Nit-ac** petr psor ptel rhus-t sec *Sep Sil* sulph syph *Thlas* v-a-b verat *Zinc*
  - **right**: kreos *Lyc* merc
  - **left**: abrom-a
  - **indurated**: sil
  - **menses**; during: kreos
  - **painful**: **Cund**

CRACKING in articulation of jaw: aloe am-c *Arn* brom carb-v coc-c gran lach *Meny* mez nit-ac ol-an rhus-t sabad sel sep sulph thuj
- chewing agg: *Am-c* brom chinin-s *Cor-r Gamb* gran ign kali-c *Lac-c Lach Meny Mez* nat-m **Nit-ac** ol-an **Rhus-t** sabad sel spong *Stry* sulph *Thuj*
- **opening** mouth wide; when: sabad thuj
- **would** crack; as if it: petr sep

CRAMP: anac *Ang* bell *Calc* cina cocc *Coloc* dig dulc fl-ac hyos kali-c mag-m meny *Mez* nit-ac par plat *Rhus-t* sep spong stann thuj valer *Verb*
- eating:
  - after | agg: atro mang
  - agg: (non: mang) spong
- ○ **Chin**: bell
- **Jaws**: kali-c plat tab verat
  - eating; after: mang verat
- ○ **Joints**: ang asaf asar **Bell** carbn-h coloc crot-h dig fl-ac kali-c kali-i mang mez nicc nit-ac ox-ac plat rhus-t sep sil *Spong* sulph *Verb*
- **Lips** *(↗Convulsions - lips)*: ambr ang bell caust kali-c merc plat ran-b
  - ○ **Lower**: ambr
- **Malar** bones: ang ars cina cocc coloc gran hyos mag-m meny mez nit-ac olnd *Plat* ruta sep **Spig** valer
  - **yawning** agg: arn
  - ○ **Below**: dig
- **Muscle** below left mastoid | **must** turn head to right: mang

CRAWLING (See Formication)
CREEPING (See Formication)
DANDRUFF | **Eyebrows**: sanic sulph

DESQUAMATION:
○ **Lips** (See Peeling)
- **Skin** (See Eruptions - desquamating)

DISCOLORATION *(↗Spots - colored)*: bros-gau
- **ashy**: *Ars Bad* brom *Chlor Cic Ferr* kali-bi kali-br *Lach Lyc* morph *Phos Plb* sec sulph verat verat-v
- **black**: alco *Bism* camph canth **Chin** *Cor-r* crot-h hydr-ac *Lach Oena* op stry *Tarent*
  - **blue** spots; and: arn crot-h *Lach* phos rhus-t **Sul-ac** *Tarent*
  - **cough** agg; during: samb
  - **pores**: sabin
  - **spots**:
    - **Eyes**; around: psor
  - ○ **Lips**: acon amyg ant-t **Ars Bell Bism** bry bufo carb-ac *Carb-v Chin Chlor* colch con der fago *Hyos* kali-ar *Kali-c Lach* lyc *Merc Merc-c* merc-sul ph-ac *Phos Psor* rhus-t squil *Sul-ac Verat* vip
    - **spots**: ars
  - **Mouth**, around the: ars
- **bluish**: absin acon *Agar* agar-ph *Ail* alum-p alum-sil am-c aml-ns ang ant-c ant-t *Apis* **Arg-n Ars** *Ars-i* ars-s-f **Asaf** asar asim *Aur* aur-ap bad **Bapt Bell** borx both brom **Bry** bufo *Cact* cadm-met calc calc-p **Camph Cann-i** *Canth Carb-an* **Carb-v** *Carb-s* carl *Caust Cedr Cench Cham* chinin-ar chlf *Chlol Chlor Cic* cimic *Cina* cinnb **Cocc** colch *Con* cor-r croc crot-h crot-t **Cupr** *Cupr-act* cyt-l *Dig Dros Dulc* ferr frag gels *Glon Hep* hydr-ac **Hyos** ign indg iod **Ip** jal *Kali-cy Kali-i* kali-m kali-p kali-sil *Kreos* **Lach** lachn *Laur Lyc* mag-p meph merc merc-c merc-cy mez mill **Morph** mosch nat-ar *Nat-m* nat-p nitro-o *Nux-v* oena **Op** ox-ac petr phenac phos *Phyt* plb prun psor *Puls* rhus-t russ *Samb* sang sars sec sil spig *Spong* **Staph Stram** Stry sul-ac *Sulph Tab Tarent* tub **Verat Verat-v** vesp *Vip* visc zinc zinc-p
  - **morning**: phos
  - **angry**, when *(↗MIND - Abusive - scolds; MIND - Anger)*: mosch *Staph*
  - **asthma**, in: *Ars Aur Crot-h* cupr *Ip* samb *Stram* tab
  - **chill**; during: ars asar bry *Cact* camph con cupr hyos lach nat-m **Nux-v Op** petr **Stram** sulph *Tub* verat
  - **cholera**; during: *Camph* **Cupr Verat**
  - **convulsions**; with: absin agar atro *Bell Cic* crot-h **Cupr** *Hyos* ign *Ip* nux-v *Oena* phys plb stry *Verat*
  - **cough** agg; during: acon *Apis* bell caust **Cina** *Coc-c* con *Cor-r* cupr *Dros Ip* kali-c *Mag-p* nux-v op samb sil *Verat*
    - **whooping** cough: ars *Coc-c Cor-r* crot-h cupr *Dros Ip* meph *Nux-v* samb
  - **croup**; in: brom *Carb-v*
  - **dyspnea**, with: *Arg-n* brom bry *Dros Op Stram* sulph
  - **eruption**; suppressed: abrot
  - **headache**; during: cact *Op*
  - **heart** trouble: *Apis* aur *Cact* laur
  - **laughing** agg: **Cann-i** cann-xyz

550 ▽ extensions | ○ localizations | ● Künzli dot

Discoloration – bluish

- **maniacal** rage: acon ars bell con hyos lach merc *Op* puls verat
- **menses**:
  : **before** | **agg**: *Puls*
  : **close** of; at: verat
  : **during**:
  :: **agg**: verat
  :: **amel**: puls
- **newborn** infant: laur
- **pale**:
  : **accompanied** by | **apoplexy** (See GENE - Apoplexy - accompanied - face - bluish)
  : **diarrhea**; during: tub
- **pregnancy** agg; during: *Phos*
- **purple**: ail *Anil* ant-t carb-v glon lach led *Op* tub vario
  : **coma**; with (See MIND - Coma - face - purple)
  : **cough** agg; during: cor-r
  : **epilepsy**; during (See GENE - Convulsions - epileptic - during - face - purple)
  : **Cheeks** | **Center** of cheeks: diph
  : **Lips**: am-c ant-t arn *Op* tub-r
  : **Veins**: asaf
- **red** (↗*red - bluish*): *Aur* bell bry carb-v *Caust Cedr Dig Dulc* hydr-ac *Hyos Ip Lach Op* phos tub verat
  : **evening**: phel
  : **Eyelashes**; above: *Tub*
  :: **Hairs**; at the roots of: *Tub*
- **retching**; from: bell
- **spasm** of glottis: *Bell Coff* **Lach** *Mosch*
- **speaking** in company: carb-v
- **spots**: ail apis ars aur *Bapt* crot-h ferr hura kali-br kali-p lach led mur-ac *Thuj*
  : **following** eruptions: ant-t ferr **Lach** thuj
- **stool**:
  : **after** | **agg**: rhus-t
  : **during** | **agg**: rhus-t
- **urination** agg; during: aspar
- **vexation**; after: verat
- o **Cheeks**: cham
- **Chin**: plat
- **Eyes**:
  : **Around**; circles (↗*EYE - Sickly*): abrot   *Acet-ac* acon agar ail alum-sil *Anac* ant-c ant-t ap-g *Aran Arn* **Ars** ars-i ars-s-f bad *Bell* **Berb** *Bism* cadm-s *Calc Calc-ar* calc-p *Camph Canth* carb-an cench cham chel **Chin** *Cic* cimic *Cina* cinnb *Cocc* corn *Crot-h Cupr* cycl fago **Ferr** ferr-ar ferr-p glon gran *Graph* ham hell *Hep* hura *Ign Indg Iod* **Ip** *Iris* jatr-c kali-ar kali-bi kali-c *Kali-i* kali-p kreos lac-d lach **Lyc** mag-c manc merc merc-c merc-i-f merc *Naja* **Nat-ar Nat-c** *Nat-m Nat-p* nit-ac **Nux-m Nux-v** *Oena* **Olnd** op pall petr *Ph-ac Phos Phyt* plat plb psil psor *Puls* pycnop-sa pyrog raph **Rhus-t** rhus-v *Sabad* sabin **Santin Sec** *Sep* spig *Stann* **Staph** stram sulph tab tarent ter thuj upa *Verat* visc zinc zinc-p

Face
Discoloration – brown

- **bluish** – **Eyes** – **Around**: ...
  : **menses**:
  . **before** | **agg**: tub
  : **Under** the eye: ferr hep lachn psil sep thuj
- **Forehead**: apis rhus-t
- **Lips**: **Acet-ac** *Acon* agar alum alumn am-c amyg ang anil **Ant-t** *Apis Apoc* **Arg-n** arn *Ars* ars-i *Aur Bar-c* bar-i berb *Bry Cact* calc calc-sil **Camph** carb-an carb-v carc caust *Cedr Chin Chinin-s* chlol chlor cic cina *Colch* con *Crot-h* cub **Cupr** cupr-ar cupr-n cupr-s cur cyt-l *Dig Dros* eup-pur ferr-p gels glon hell *Hep* **Hydr-ac** hyos *Iod Ip* kali-ar *Kali-i* kreos **Lach** lachn laur **Lyc** merc merc-c merc-cy mosch naphthoq *Nat-m* nitro-o **Nux-v** *Op* ox-ac *Phos* plan plb *Prun* psor rhus-t samb sec sil *Spig* spong stram *Stry* tab tub-r verat vip *Zinc*
  : **chill**; during: *Ars Chinin-s* eup-per eup-pur *Ip* meny **Nat-m** *Nux-v Sec* verat
  : **cholera**; in: cupr
  : **coma**; with (See MIND - Coma - lips)
  : **convulsions**; during: cupr **Nux-v**
  : **menses**; during: *Arg-n Cedr* verat
  : **scolding**, from: *Mosch*
  : **whooping** cough: cupr dros ip *Nux-v*
- **Mouth**; about the: acon agar ars **Cina** *Cupr* kreos *Lach* nit-ac ph-ac sabad stram sulph syph verat
- **bronzed**: ant-c ars-h bufo nit-ac sec sulph
- **brown**: acon-l **Arg-n** ars ars-i *Bapt* bry calc-p carb-ac carb-v carc caust con crot-h gels hyos *Iod* kreos lyss mag-m *Nit-ac* op puls rhus-t samb sars sec *Sep* staph stram *Sulph*
- **angry**, when (↗*MIND - Anger*): *Staph*
- **reddish**: *Apis* bry hyos iod kreos nit-ac *Op* puls samb sec *Sep* stram sulph
- **sleep** agg; during: *Stram*
- **spots**: ambr anan ant-c ars ars-i benz-ac cadm-s *Calc Carb-an Carbn-s* carc caul caust *Colch* con ferr ferr-p hyos iod *Kali-c* kali-i kali-p *Laur Lyc* nat-ar *Nat-c* nat-p nat-s *Nit-ac* petr phos *Sep Sulph* sumb thuj
  : **coffee** with milk: carc
  : **delivery**; after: crot-h
  : **sun** agg; during: cadm-s
  : **wind** agg; during: cadm-s
- **yellowish**: phos vac
- o **Cheek**:
  : **spots**:
  :: **dark** brown: guat
  :: **small**: guat
- **Eyes**:
  : **Around**: *Lach*
- **Forehead**: kali-p phos
  : **spots**: *Caul Nat-c* nit-ac *Sep* vanad
  :: **accompanied** by | **leukorrhea** (See FEMA - Leukorrhea - accompanied - forehead)
  : **dark** brown: guat
- **Lips**: ant-t apis *Ars* ars-h bry *Carb-v* chlor *Hyos* olnd op *Phos Psor* rhus-t squil staph sul-ac *Verat*
  : **spots** | **Upper** lip: nat-c sep sulph

Face

Discoloration – brown

- **Lips**: ...
  - streak:
  - **Lower** lip; along: *Ars*
- **Mouth**; below: phos
- changing color: *Acon* agn *Alum* apis ars asaf aur **Bell** bism borx bov bry camph *Caps* carb-an *Cham* chin *Cina* croc cycl *Ferr* glon graph hyos **Ign** iod kali-c lach laur led lyc *Mag-c* mag-s mur-ac nat-c nat-m nux-v olnd *Op* ph-ac **Phos Plat** puls *Sec* sep spig squil stann staph stram *Sul-ac Sulph* til valer verat zinc
  - rest, when at: ign
  - o Lips: sulph
- **chloasma** (See Chloasma)
- **coffee** colored spots (See brown - spots)
- **copper** colored: alum *Ars* ars-h calc *Calc-p* cann-s *Carb-an* cupr *Kreos* led nit-ac *Rhus-t Ruta* stram verat
  - **spots**: *Benz-ac Carb-an Graph* lyc nit-ac
  - o Cheeks: alum
- **cyanotic** (↗*GENE - Cyanosis):* anan **Ant-t Ars** *Aur* borx *Cact* carb-v *Cupr* hydr-ac laur lyss merc-cy **Nat-m** ox-ac psor russ spig vesp
  - **accompanied** by:
    - **pneumonia** (See CHES - Inflammation - lungs - accompanied - face - cyanotic)
    - **respiration**; complaints of (See RESP - Complaints - accompanied - face)
  - **cough** agg; during: ip
  - o Lips:
    - **accompanied** by | **respiration**; complaints of (See RESP - Complaints - accompanied - face)
    - **About**: ant-t
- **dark**: *Ail* alum am-c ant-t *Apis* arg-n ars asaf **Bapt** bell both cact calc-p canth carb-an *Carb-v Carbn-s* **Carc** chin colch croc crot-h cub cupr dub elaps *Gels* glon hell hura hydr-ac iod kali-i lach morph mur-ac nat-m **Nit-ac** *Op* ox-ac *Phos* plan plb psor stram *Sulph* thuj tub verat verat-v zinc
  - **coma**; with (See MIND - Coma - face - dark)
  - o **Eyes**; circles under: chinin-s cina cycl psor sep thuj
- **deathly**: ars
- **dirty** looking: *Apis* **Arg-n** borx *Bry* calc-p *Caps* card-m *Chel* chlor *Cupr Ferr* guat iod kali-br *Kali-c* kali-p *Lach* **Lyc** *Mag-c Merc* nat-m phos **Psor** *Sanic* sec sep **Sulph** thuj tub
- **dusky** (See dark)
- **earthy**: *Acet-ac Aeth Ant-t* anthraci *Arn* ars-h *Ars-i* ars-met ars-s-f *Aster* aur bapt bell *Berb* bism *Borx Brom Bry Calc* calc-i *Calc-p* calc-sil camph canth carb-ac *Carb-an* carb-v **Carc** *Caust* chel **Chin** chinin-ar *Cic* cimic *Cina* cocc con *Croc* crot-h der diosm euph *Ferr Ferr-i* **Ferr-p** glyc gran **Graph** *Helon* hydr

Discoloration – pale

- **earthy**: ...
  hydr-ac hyos *Ign* iod ip kali-ar kali-bi kali-chl kali-p kreos *Lach Laur Lyc Mag-c Mag-m* mag-s *Med* **Merc** merc-c *Mez* mosch nat-ar nat-c *Nat-m* nat-p *Nit-ac Nux-v* ol-an *Op* pall *Ph-ac Phos* pic-ac plb psor *Puls* samb *Sanic* sec **Sep** *Sil* spig **Staph** sulph syph tarent ter thuj *Verat* vip zinc zinc-p
  - **yellow**: lycps-v
- **florid** complexion (See GENE - Complexion - florid)
- **ghastly** (See pale)
- **grayish**: arg-met arg-n *Ars Berb Brom Bufo Cadm-s Carb-v Chel* **Chin** *Chlor Cocc Colch Cupr* gels *Hydr-ac* kali-bi kali-c kreos *Lach* laur **Lyc** mag-s med *Mez* oena phos tab tarent tub-r *Verat*
  - **accompanied** by:
    - **Tongue**; gray discoloration of the: kali-c
  - **yellow**: *Ars Carb-v* chel *Kali-c* kreos **Lyc**
- **greenish**: *Ars* berb **Carb-v Chel** cocc crot-h cupr dig *Ferr* ferr-ar *Iod* kreos *Med* meny merc merc-c nux-v *Puls* verat
- **heat**; during: lach
- **spots**: ars
  - o Eyes; about the: *Verat*
- **lead**-colored: *Apoc* **Arg-n** ars ben-n camph carb-an carbn-o chr-ac coca cocc cori-m crot-h *Kali-i* lach merc *Mez Nat-m* nit-ac *Oena* op phos *Plb* thuj verat zinc
- **liver** spots (See brown - spots)
- **livid**: dros merc-cy tab *Verat-v*
  - o Lips: ars
- **mahogany**-colored (See red - mahogany)
- **marbled**: merc phos sabad
- **mottled**: *Ail Bapt Bell* bry calc-p *Cench Crot-h Dor* gels *Lach* lachn led op psor puls *Rhus-t* spig sulph
  - o Lips: cact
- **pale**: abrot absin *Acet-ac* acetan *Acon Aesc Aeth* agar agav-a ail alet all-s aloe alum alum-p alumn *Am-c Am-m* ambr aml-ns ammc amyg **Anac** anan ant-c **Ant-t** anth *Apis* apoc apom **Arg-met** *Arg-n Arn* **Ars** ars-h *Ars-i* ars-s-f ars-s-s-r arund *Aspar Aster Aur* aur-ar aur-i aur-m aur-m-n aur-s *Bad Bar-c* bar-i bar-m bar-s *Bell* ben ben-n **Berb** bism *Borx* bov brom bros-gau *Bry Bufo Cact* cadm-s **Calc** *Calc-ar* calc-i **Calc-p** *Calc-s* calc-sil **Camph** cann-i cann-s *Canth* caps *Carb-ac Carb-an* **Carb-v** carbn-h carbn-o **Carbn-s** *Caust* cedr cench *Cham Chel* **Chin** chinin-ar **Chinin-s** chlf chlol *Chlor Cic* cimic **Cina Clem** *Cocc* cod coff coff-t *Colch Coli Coloc Con* cop crat *Croc* crot-h crot-t *Cupr* cupr-ar *Cycl* cyt-l der **Dig** dirc dor *Dros* dubo-h dubo-m *Dulc Eup-per* euph euphr fago *Ferr Ferr-act* ferr-ar **Ferr-i** ferr-m ferr-ma **Ferr-p** ferr-r fl-ac *Gels Glon* gran **Graph grat haem ham** *Hell Hep* hipp hura *Hydr Hydr-ac Hyos Ign Iod Ip* jab jatr-c *Kali-ar Kali-bi* kali-br *Kali-c Kali-chl Kali-i* kali-m kali-n *Kali-p* kali-s kali-sil

Face

- **pale**: ...
  kali-sula *Kalm Kreos Lac-d Lach* lachn lact *Laur* lec *Led* lept **Lob Lyc** lyss m-ambo m-arct *Mag-c Mag-m Mag-p* mag-s maland manc **Mang Med** meli *Merc Merc-c Merc-cy Merc-d* merc-n *Merc-sul Mez* morph mosch *Mur-ac* naja **Nat-ar Nat-c Nat-m** nat-n **Nat-p** nat-s nicc *Nit-ac* nuph *Nux-m Nux-v* oena ol-an olnd **Op** opun-s oscilloc *Ox-ac Par* parathyr *Petr* **Ph-ac** *Phos* phys *Phyt Plat* **Plb** podo prot *Psor* ptel *Puls Pyrog* raph *Rheum Rhus-t* rhus-v rob sabad sabin *Samb Sang* santin sarr **Sec** sel senec **Sep** *Sil Spig Spong* squil *Stann* staph *Still Stram* stry *Sul-ac* **Sulph** sumb syph **Tab** tarent tax tep *Ter Teucr* thea ther thuj thyr til **Tub** tub-a tub-mtub-r tub-sp urin ust v-a-b valer **Verat** verat-v verb vesp vinc vip yohim **Zinc** zinc-p ziz
  - **one**-sided: acon arn bell *Cham* coloc ign ip *Mosch* nux-v tab verat
    : **one** side pale and hot, the other side red and cold: *Mosch*
  - **morning**: aloe *Bov* cod con lyc mag-c nat-m *Nat-s* olnd op **Sec** sep
    : **rising** agg; after: *Bov* graph olnd ph-ac
    : **waking**; on: nat-s
  - **noon**: kali-c ox-ac phos sulph *Verat*
  - **afternoon**: hura mag-c nat-m
    : **14 h**: verat-v
    : **waking**; on: spig
  - **evening**: caust kali-c lyc merc olnd *Phos* sep
    : **19 h**: phos
    : **walking** agg: phos
  - **night**: carb-v mang merc merc-c
  - **accompanied** by:
    : **heat** of face: cimic cina croc hyos op
    : **palpitations** (See CHES - Palpitation - accompanied - face)
    : **pneumonia** (See CHES - Inflammation - lungs - accompanied - face - pale)
    : **sciatica** (See EXTR - Pain - lower limbs - sciatic - accompanied - face - pale)
    : **swelling** (See Swelling - accompanied - pale)
    : **vertigo** (See VERT - Accompanied - face - pale)
    : **Abdomen**:
      : **pain** in (See ABDO - Pain - accompanied - face)
    : **Back**, under the right scapulae; pain in the (See BACK - Pain - dorsal - scapulae - below - right - accompanied - face)
    : **Head**:
      : **pain** in (See HEAD - Pain - accompanied - face - pale)
    : **Stomach**; pain in (See STOM - Pain - accompanied - face)
  - **accompanied** by: ...
    : **Teeth**; pain in (See TEET - Pain - accompanied - face)
  - **air**; on going into:
    : **damp** | **agg**: *Nux-m*
    : **fresh** | **amel**: cann-i caust *Gels*
    : **open**: kali-c
  - **alternating** with | **redness** (See red - alternating with - paleness)
  - **anger**; after (↗*MIND - Anger*): *Con* **Nat-m Staph**
  - **ascending**, on: dirc
  - **children**; in: abrot aeth borx brom calc calc-p *Carb-v* cham chin dros ferr hyos kali-c med nat-m psor sep sil sulph thuj tub verat
    : **running**; on: sil
  - **chill**:
    : **before**: ars cina ferr
    : **during**: ant-t arg-n bell **Bry Camph** canth *Caps Chin* chinin-s cic **Cina** cocain cocc coff croc *Dros Hep* ign ip *Lyc Merc* mez *Mosch Nux-m* nux-v ph-ac phos *Puls Rhus-t Sec* sep sil *Sulph* **Verat** zinc
  - **circumscribed**: cina
  - **cold** air | **entering** cold air agg: nux-m
  - **coma**; with (See MIND - Coma - face - pale)
  - **congestion** of head, with: *Cycl*
  - **convulsions**; during: cupr glon hyos lach nux-v op plb puls zinc
  - **cough** agg; during: ars *Chin* cina *Ferr* mez sulph
  - **dentition**; during: ars kreos
  - **dinner**; during: mag-m nat-m nit-ac phel
  - **eating**; after: *Kali-c* mag-m nit-ac thuj
  - **emotions**; from: ferr
  - **epistaxis**, with (See NOSE - Epistaxis - accompanied - face - pale)
  - **exertion**:
    : **after** | **agg**: nit-ac spong
    : **agg**: ferr
    : **children**; in: sil
  - **flushes** easily: **Ferr**
  - **headache**, with (See HEAD - Pain - accompanied - face - pale)
  - **heat**; during: acon ant-t *Ars* bell borx **Cina** cocc *Croc Ferr* glon *Hep* **Hyos** *Ip Lyc* nat-m op *Ph-ac* puls rhus-t sep spong thuj verat visc
    : **head**; of: hell
  - **heated**; when: hep
  - **hemorrhage**; after a little: erig
  - **lying**:
    : **agg**: *Bell* thea
    : **amel**: petr
  - **maniacal** rage, with: anac ars croc merc phos puls *Verat*
  - **menses**:
    : **absent**: lob
    : **after** | **agg**: *Nat-m* puls verat
    : **before** | **agg**: am-c cycl ip mang verat

Face

Discoloration – pale

- menses: ...
  - during | agg: am-c apis *Ars* castm *Cedr Cocc* cycl *Ferr* graph **Ign** *Ip* lyc *Mag-c Mag-m* ph-ac puls sep sil stann verat
- pain; from: *Ferr*
  - abdomen; in (See ABDO - Pain - accompanied - face)
- palpitations, during (See CHES - Palpitation - accompanied - face - pale)
- perspiration; during: ars bell chin **Cina** *Lyc* mosch nux-v *Puls Rhus-t* **Sel** sep *Sulph* **Verat**
- pregnancy agg; during: glon
- puffy; and (See Swelling - accompanied - pale)
- reading agg: graph sil
- red in spots: *Aur-m Ferr Sulph*
- rising agg: *Acon Puls Verat Verat-v*
- sitting up in bed agg: acon
- sleep:
  - after | agg: bov spig
  - during: rheum
- spots, in (▶white; white - spot): bell calc sil
- standing agg: chin petr rumx
- stool:
  - after | agg: coloc *Crot-t* ferr-ma
  - during | agg: ars bros-gau *Calc* crot-t ip *Kali-c Rheum* verat
- streak down center of: *Cina*
- sudden: *Cimic* graph phos
- vexation; after (▶*MIND - Ailments - reproaches*): *Ars*
- walking in open air agg: plb
- warm:
  - room:
    - agg: am-c apis
    - amel: nux-m
- weather agg; wet: aloe nux-m
- yellow (See yellow - pale)

o Cheek:
  - alternating with:
    - redness: tub
  - Eyes; about: pitu-a ptel
- Lips: aeth ant-t *Apis Aran* **Ars** *Calc* carb-ac caust coca *Colch* cupr *Cycl* dig **Ferr** *Ferr-ar Ferr-p* **Hydr-ac** ip **Kali-ar** kali-c kali-s *Lac-d Lyc* manc *Mang* **Med** *Merc-c* nat-m nat-p *Op* ph-ac phos pic-ac *Puls* sec *Senec* sep spig sulph thuj valer verat verat-v visc xan
  - menses:
    - during | agg: cycl *Ferr*
    - suppressed menses; from: ars chin cycl *Ferr* ph-ac rhus-t *Senec Sep* sulph
  - Upper: aeth
- Mouth; around: aeth arum-t *Bell* **Carb-ac** *Caust* cic **Cina** *Cupr* ip lyc merc-c *Mez* nat-p *Phos* podo **Stram** tarent
  - rest of face dusky red: carb-ac
- Nose; around: cina nat-p phos
- pink spots: carb-an

Discoloration – red

- purple (See bluish - purple)
- red: abies-n acet-ac **Acon** adel aeth *Agar* agar-ph agn *Ail* alco aloe alum alum-p am-br am-c am-caust am-m ambr *Aml-ns* amyg *Anac* ang *Ant-c Ant-t Antip* **Apis** apoc arg-met *Arg-n Arn Ars* ars-h ars-i ars-s-f arum-d arum-t *Asaf* asar *Astac Aster* atro aur aur-i *Aur-m* aurs-t *Bad Bapt Bar-c* bar-i bar-m bar-s **Bell** berb borx *Bov* brach brom **Bry** cact calad calc calc-f calc-i *Camph* cann-i cann-s *Canth* **Caps** carb-ac carb-an carb-v carbn-h carbn-o carbn-s *Carl* castm *Caust Cedr* cench **Cham Chel Chin** *Chinin-s* chlf chlol chlor **Cic** cimic **Cina** cinnm clem cob-n *Coc-c Cocc* cod *Coff* colch coll *Coloc* com con cop cori-r cortiso cot *Croc* crot-c *Crot-h Crot-t* cub cund *Cupr* cupr-act cupr-s cur cycl cyt-l der *Dig* digin dirc dor *Dros* dub *Dulc* echi *Elaps* epil *Erig* eryt-j *Eup-per* eup-pur euph euphr fago **Ferr** *Ferr-ar* **Ferr-i** ferr-m *Ferr-ma* ferr-p *Gamb* gels *Glon* gran graph *Grat* gua *Guaj* guar helia *Hell Hep* hippoz hist *Hura* hydr-ac *Hyos* hyosin *Hyper* iber *Ign* ind indg iod ip iris *Jab* jug-c jug-r kali-act kali-bi kali-br kali-c kali-chl kali-cy *Kali-i* kali-m kali-n kali-ox kali-p kali-s kali-sil kali-sula kalm keroso kreos lac-ac *Lac-c* **Lach** lachn laur led lil-t linu-c lob lob-s lol lon-x *Lyc* lyss m-ambo m-arct m-aust mag-c mag-m mag-s mand mang **Meli** meny *Merc* **Merc-c** merc-cy merc-d merc-i-r merc-n merl **Mez** mill mom-b morph mosch *Mur-ac* mygal myris *Naja* narcot nat-ar *Nat-c Nat-m* nat-p nat-s nat-sal nicc nit-ac nitro-o nux-m **Nux-v** oci-sa oena ol-j olnd *Op* ox-ac paeon par ped *Petr* ph-ac phel **Phos** phys phyt pilo *Plan Plat Plb* plb-chr podo polyp-p psor ptel *Puls Pyrog* ran-a *Ran-b* ran-s raph rheum rhod **Rhus-t** rhus-v rumx ruta *Sabad* sabin *Samb* **Sang** santin sarr sars sec sel *Senec* seneg *Sep Sil* sol-a sol-ni sol-t-ae *Spig* spig-m spira spirae *Spong* squil *Stann* staph **Stram** *Stront-c* stry *Sul-ac* sul-h sul-i *Sulph Tab* tanac *Tarax* tarent tart-ac tell tep *Ter* teucr ther *Thuj* thymol til trom tub tub-a tub-d upa uva vac valer vario *Verat* **Verat-v** verat-vib viol-o viol-t vip wies yuc zinc zinc-m zing ziz
  - one side: acon ant-t *Arn* ars bar-c bell borx calc cann-s canth **Cham●** *Chel* chin cina coff coloc dros **Ign●** ip kali-c lac-c lach *Lyc* m-arct merc *Mosch Nat-m* nit-ac nux-v ph-ac *Phos Plb* **Puls●** *Ran-b* rheum *Rhus-t* sang seneg sep spig stram sul-ac sulph tab thuj verat viol-t
    - pale, the other side; one side: acet-ac *Acon Calc* cann-s caps **Cham** *Cina* ign *Ip Lach Mosch Nux-v Puls* rheum sulph
  - alternating sides: chel lach nat-p *Phos*
  - right: ars *Calc* cham elaps lachn mag-c merc mosch nat-c nicc puls sang sep sul-ac tab
    - left:
      - paleness of the left with heat, right without heat: mosch
      - waxy-yellow: canth

554   ▽ extensions | O localizations | ● Künzli dot

Discoloration – red   Face   Discoloration – red

- **left**: *Acet-ac* aesc agar alumn am-c ambr apis arum-t asaf borx cann-s cham chel *Graph* inul lac-ac lac-c lyc merc murx nat-m ol-an ph-ac phos rhus-t spig stram *Sulph* thuj verat
  : **right | pale**: cann-s upa
  : **stool** agg; during: rhus-t
- **morning**: ail dirc kali-c lyc phos *Podo* rhus-t *Sep* sulph yuc
  : **8 h**: myric
  : **until** 15 h: stront-c
  : **waking**; on: kali-cy nat-m **Sulph**
- **forenoon**: lyc
  : **9 h**: lyc
  : **11 h**: nat-c sol-ni zing
- **noon**: apis bell lyc mag-c nat-m phos sep sil spig
- **afternoon**: calc lyc meli nat-c phos phys sang senec thuj **Tub**
  : **14 h**: cench nat-m
  : **15 h**: coff meli
  : **16 h**: agar puls-n sil
  : **17 h**: chel mag-c
  : **17-19 h**: mag-c
  : **17-21 h**: plat
  : **18 h**: cann-s sarr
- **evening**: ars-h bar-c bell calc carb-an *Croc* elaps *Ign* iod kali-c lyc mag-c mag-m naja nat-m nux-v oena ox-ac plan plat plb puls rumx scut sep sulph thuj trom upa verat zinc
  : **21 h**: phos
- **night**: aloe cedr cic cocc-s plb viol-t
  : **midnight**:
  : **after | 1-8 h**: lachn
- **accompanied** by:
  : **anemia** (See GENE - Anemia - accompanied - face)
  : **apoplexy** (See GENE - Apoplexy - accompanied - face - red)
  : **epistaxis** (See NOSE - Epistaxis - accompanied - face - congestion)
  : **flabby** constitution (See GENE - Relaxation - physical - accompanied - face - discoloration)
  : **hemorrhage**: aml-ns
  : **hypertension** (See GENE - Hypertension - accompanied - face)
  : **meningitis** (See HEAD - Inflammation - meninges - accompanied - face)
  : **menses | painful** (See FEMA - Menses - painful - accompanied - face)
  : **palpitations** (See CHES - Palpitation - accompanied - face - red)
  : **sciatica** (See EXTR - Pain - lower limbs - sciatic - accompanied - face - red)

- **accompanied** by: ...
  : **Body**; coldness of: arn
  : **accompanied** by heat of head (See HEAD - Heat - accompanied - face - redness - coldness)
  : **Head**:
  : **pain** (See headache)
  : **Heart**; palpitation of (See CHES - Palpitation - accompanied - face - red)
  : **Lungs**; inflammation of (See CHES - Inflammation - lungs - accompanied - face - red)
- **air** agg; in open: valer
- **alcohol**; after (*↗wine*): aloe bapt carb-v chinin-m chlol sulph
- **alternating** with:
  : **paleness**: **Acon** alum alum-p am-c arn ars aur bell Borx bov brom *Bry* Camph caps cham *Chin* cimic cina croc cub **Ferr** ferr-p gins *Glon* graph *Hell* hyos *Ign* kali-c **Lac-c** lach *Led* lyc mag-c merc mur-ac nat-c nat-p nit-ac nux-v olnd op ph-ac phos plat puls *Rhus-t* sep spong squil stann staph stram stront-c sul-ac *Sulph* tab til tub verat zinc
  : **menses**; during: zinc
  : **Cheeks**: tub
  : **Nose**: tub
- **anger**; after (*↗MIND - Anger; MIND - Anger - face - red - face)*: aster bell *Bry* staph
- **asthma**, with: caps
- **blotches**: iod kreos nat-p oena
- **bluish** red (*↗bluish - red*): Acon agar **Ang** Ant-c Ant-t **Apis Ars** asar aur **Bell Bry** camph **Cann-i** carb-ac carb-v carl *Caust Cedr* cham cic cina *Con* cor-r *Crot-c Cupr* dig dros *Dulc* gels grin *Hep* hydr-ac hyos ign ip kali-chl *Lach* lyc meli merc merc-c morph nux-v *Op Ox-ac* petr phel phos puls *Samb* sang spong staph stram stry verat verat-v
  : **Lips**: petr
- **bright** red: *Bell* lach stram
  : **spots**: calad chel sep teucr
- **burning | Cheeks** (See glowing)
- **children**; in: puls sulph
- **chill**:
  : **before**: cedr chin
  : **during**: acon aeth agar all-s alum *Am-m* anac apis *Arn Ars Bell Bry Calc Cann-s* **Cham** *Chin* coc-c cocc coff coloc con cycl dig dros **Ferr** *Ferr-ar* glon hyos *Ign Ip* kali-n kreos lach *Led* lyc mang merl merl mur-ac nat-c *Nux-v Olnd* op ox-ac plb puls ran-b *Rhus-t* ruta seneg *Sep* sil spong *Staph* **Stram** *Sulph* thuj *Tub* verat zinc
- **circumscribed**: acon ambr *Ant-t Arg-n Ars* ars-i ars-s-f aur-m bar-c bar-i benz-ac bry calc calc-sil *Camph* carb-v chel **Chin** chinin-ar *Cina* clem *Colch* con croc crot-h dol dros *Dulc* **Ferr** *Ferr-i* ferr-m ferr-p hep iod *Kali-c* kali-n kali-p kali-s kali-sil *Kreos Lach* lachn laur led **Lyc** m-arct merc mez nat-m nit-ac nux-v op ph-ac **Phos** *Puls* pyrog rhus-t sabad samb *Sang* seneg sep sil spong *Stann* stram sul-i **Sulph Tab** thuj **Tub** tub-m wies

Discoloration – red — Face — Discoloration – red

- **circumscribed**: ...
  - heart disease; with: aur-m
  - **tubercular**: tub
- **cold**; and: asaf caps *Ferr* mosch ol-an phos psor
  - **Cheeks** | **one** side: mosch
- **coma**, with (See MIND - Coma - face - red)
- **contradiction**, from: ign
- **convulsions**; during *(⟶GENE - Convulsions - epileptic - during - face - red)*: aeth bufo caust cocc **Cupr** Glon *Oena* Op
- **cough**:
  - deathly pale when not coughing: *Nit-ac*
  - during: acon am-c **Bell** bry cadm-s caps *Carb-v* chr-ac *Coc-c* con cor-r *Cupr Dros* eup-per ferr ferr-p *Graph* hep hyos iber *Ip* kali-bi *Kali-c* lach lyc mag-p mur-ac nit-ac pert sabad samb **Sang** sil squil staph stram sulph tub
  - **dark** red: *Acon Ail* alum ant-t antip apis *Arn* ars-h ars-met asaf aur-m **Bapt** *Bar-c* **Bell** berb both **Bry Camph** carb-ac cench *Chel* chlol cimic clem *Coloc Cupr Dig* diph *Gels* **Glon** *Graph Hep Hyos* jab kali-c kreos *Lach Lyss Merc* merl *Morph Mur-ac Nux-m* nux-v oena **Op** ph-ac plat *Rhus-t Sang Sec* sil **Spig** spong squil stann stram *Sulph Tarent* vario *Verat Verat-v* vesp
  - cough agg; during: agar bar-c bell cor-r kali-c ph-ac sang sil squil stram tub
  - otherwise pale: kali-c
- **delirium**; during: lachn
- **dinner**; after: cedr cor-r grat hell lob-s nat-c par
- **dysmenorrhea**, during: ferr-p **Xan**
- **easily**: ferr ferr-p sulph
- **eating**:
  - after | agg●: alum arum-t caps carb-an carl caust coff cor-r cycl **Lyc●** merc nit-ac nux-v petr puls sil stront-c sulph upa vesp
  - agg: sep
- **erysipelatous**: Acon am-c **Apis** ars bar-c **Bell** borx bry calc camph canth carb-an *Cham* chel clem **Euph Graph Hep** *Hydr* lac-ac *Lach* lyc merc nat-c ph-ac phos puls **Rhus-t** ruta samb sep sil stram sulph thuj
- **erythema** *(⟶SKIN - Eruptions - erythema)*: ars-i *Bell* cund echi euph gels graph nux-v
- **excitement**●: *(⟶MIND - Excitement; MIND - Timidity; MIND - Confidence - want)*: acon *Am-m* ambr *Aml-ns* bar-s carb-an carl cimic *Coca Coff* **Ferr** *Ferr-p* graph ign meli op phos *Puls* sep spig *Stram* sulph
  - **erythrophobia**, in: ambr
- **exertion** agg; after: **Ferr** ferr-p nux-v squil
- **fever**:
  - during | agg: **Acon** agar alum am-m apis arg-met arn ars **Astac** bar-m **Bell** brom *Bry* calc camph canth caps carb-an carb-v *Cedr Cham* chel **Chin** cina *Cocc* coff con **Croc** cycl dig dulc **Eup-per**

- **fever – during – agg**: ...
  - euphr ferr ferr-p gels hell **Hep** hura hyos ign ip **Kreos** *Lach* lyc merc merc-c nat-c nat-m *Nux-v* **Op** par phos *Plb Psor* **Puls** rhus-t *Ruta* sang **Sep** sil spig *Spong* squil **Stram** sulph *Tub* valer *Verat Viol-t* zinc
  - without: **Caps Ferr** ol-an phos psor
- **flushes**: aml-ns coca stroph-h tell
  - **Roots** of hair to neck and chest; from: chlol
- **followed** by:
  - white discoloration: hist
- **glowing** red: *Acon Apis Arg-n* arn **Astac** aur **Bell** bry *Calc Camph* cann-s **Canth Caps** *Carb-v* cham chin **Cina** cocc coff croc euph **Ferr** ferr-s *Glon* hell *Hep* ign inul calc-b *Lyc* m-arct mur-ac nat-c *Nux-v* olnd *Op Phos Plat Ran-b* ruta *Sabad Samb* sil **Stram** sulph tab *Thuj Valer*
- **headache**; during: acon agar ail alum aml-ns *Arg-n* aur **Bell** bov bry *Bufo Cact Calc* calc-sil camph cann-s canth cham *Cic Coff Croc* cycl equis-h *Ferr Ferr-p* gels **Glon** gua ign ind indg ip *Kali-br* kali-i *Kalm* kreos *Lach* led lyc lyss mag-c mag-m mag-p mag-s **Meli** mur-ac naja nat-c *Nat-m Nux-m Nux-v Op* phos plat plb podo *Psor* ptel puls rhus-t sang sep sil spong stront-c sulph syph tarax thuj zinc
- **heart**, with shocks at: phos
- **heat**:
  - fire; during heat of: **Ant-c** nat-m
  - with: acet-ac acon agar aml-ns *Aster* aur bapt *Bell* bry canth caps cham chin coff eup-per ferr *Ferr-p* gels glon glyc iod kreos meli mygal nux-v op querc rham-cal sang spong stram sulph verat-v vip
  - without internal: agar asaf caps ferr mill
- **hemorrhage**; before: meli
- **homesickness**; with: caps
- **hot**; and:
  - air; in open | **Cheeks**: valer
- **influenza**; during: bapt
- **lying**:
  - agg: acon lob-c verat
  - becomes pale on rising: *Acon* *Puls* *Verat Verat-v*
  - back; on | agg: chlol
  - side; on:
    - left | agg: *Calc*
- **mahogany** red: *Ail Arn* carb-v eup-per *Gels* op
- **maniacal** rage, with: acon ars **Bell** *Camph* cic *Cupr Hyos* lyc meli merc nux-v *Op* plat puls *Stram Verat*
- **menopause**; during: *Graph Kali-bi* **Lach** lyc *Phys Sang* **Sul-ac** sulph ter
- **menses**:
  - before | agg: *Bell* calc-p ferr *Ferr-p* gels *Sang*

Face

Discoloration – red

- **menses**: ...
  : **during**:
    : **agg**: *Bell* calc-p ferr *Ferr-p* gels ind *Puls Sang* xan
    : **amel**: puls
- **motion**, at least: nux-v squil
- **mottled**: *Bell* ferr *Lach*
- **music** agg: ambr
- **pain**; when in●: bell caps cham cimic **Ferr** ferr-p spig ter
- **riding**:
  : **agg**: ferr
  : **air**; in open: sulph
- **rising** agg: naja phys sulph verat
- **scratching** agg; after: sulph
- **shivering**, while: **Arn**
- **sitting** agg: **Bell** ferr-p ign merc phos tell thuj
- **sitting** up in bed agg: mag-s
- **sleep** agg; during: *Arum-m* bell chlol meny nat-m op stram viol-t
- **spidery**: med
- **spots** (➚*SKIN - Discoloration - red - spots):* acon aeth ail alum alum-p **Am-c** ambr *Anan* ars ars-s-f aur aur-ar aur-s **Bell** berb *Bry* calc canth *Caps* carb-an *Carbn-s* Chin cimic cortiso croc cycl elaps *Euphr Ferr* gels hura ictod iod kali-bi kali-c kreos *Lac-c* lach *Lyc* m-arct merc mosch nat-m nux-m nux-v *Oena* op ox-ac par ph-ac **Phos** puls *Rhus-t* rhus-v *Sabad* samb *Sang* sars *Sil* stann stroph-h sul-ac **Sulph** sumb tab tarax tub visc zinc
  : **burning**: *Chel Croc* tab
  : **circumscribed** (See circumscribed)
  : **eating**; after: lyc sil
  : **eruptions**, after: dig
  : **fright**; after: am-c
  : **hot**: bry
  : **painful**: alum
  : **vexation**; after: am-c
  : **washing** agg; after: *Aesc Am-c Kali-c* phos
  : **women**; in young: cimic
  : **Cheeks**: cortiso rhus-t
- **stimulating** food agg: carb-v
- **stool**:
  : **before**: *Caust* manc
  : **during** | **agg**: caps caust *Cham*
- **stooping** agg: *Bell Canth*
- **sudden**: acon alum *Aml-ns Bell* calc clem euphr ferr *Mur-ac* phos puls sep sulph thuj
- **supper** agg; after: carb-v
- **swelling**; with: agar cic

- **talking** agg: squil
- **tea** agg: plan
- **toothache**; with: *Acon* **Bell Cham** *Coff Ferr-p* merc nux-m phos puls rhus-t sulph verat
- **unconsciousness**, during: glon *Kali-br Mur-ac*
- **vertigo**; during: anan *Bell Cact Cocc Ferr Glon* kalm *Lyc* **Nux-v** *Stram*
- **waking**; on: cimic **Cina** hura
- **walking**:
  : **agg**: phos stront-c
  : **air** agg; in open: mur-ac sulph
- **warm** room agg●: am-m apis ferr-p ferr-s grat pneu *Sulph*
- **washing**; after: *Aesc Am-c* bry *Kali-c* phos
- **weather**:
  : **cold** agg: sulph
  : **wet** | **agg**: sulph
- **wine**, the pale face becomes red after (➚*alcohol):* *Carb-v Ferr* tax
- **yellowish** red: *Chel* gels lach nux-v
o **Cheeks**: *Acon* arn bell brom *Caps* **Cham** chin cic coff colch euph euphr *Ferr Ign Lyc Meli* mosch nux-v phos *Puls Sang* sulph *Tub*
  : **one** side: *Acon Cham* cina dros ip *Nux-v* sep
  : **left**: verat
  : **fever**; during: acet-ac
  : **accompanied** by:
    : **Abdomen**; cramping pain in: cham
    : **Teeth**; pain in (See TEET - Pain - accompanied - cheeks)
  : **burning** (See glowing)
  : **children**; in: calc-s *Caps* **Ferr** *Iod* ol-an phos psor *Sulph*
  : **fever**:
    : **during** | **agg**: *Acon* chin cocc ferr *Hyos* iod kreos nux-v rhus-t
    : **without** fever: calc-s *Caps* **Ferr** *Iod* ol-an phos psor *Sulph*
- **Chin**: ail canth colch merc (non: nat-m) spira sul-i zinc
  : **spots**: anac *Caust* crot-t dig nat-m sep sulph sumb zinc
- **Eyes**:
  : **Around**: apis borx chinin-ar elaps lappa maland *Psor Puls* rumx sil
  : **weeping**; when: borx
- **Forehead**: calc hura laur lil-t merc-i-r mez rhus-v stram vac verat
  : **spots**, in: aesc berb caps cycl mosch sars sulph *Tell*
- **Lips**: all-c aloe *Apis* ars arum-t *Aur-m* bar-c *Bell* beryl bry calc-caust carb-v chin chlol cund kreos lac-c *Lach* lachn merc merc-c mur-ac op phos psor puls rhus-t *Sang* sep spig stram sul-ac **Sulph** thyr *Tub* tub-m verat

Face

Discoloration – red

- **Lips**: ...
  - accompanied by:
    - respiration:
      - **complaints** of (See RESP - Complaints - accompanied - lips)
      - **difficult** (See RESP - Difficult - accompanied - lips - red)
    - **dark**: aloe bar-c bell gins mez *Sulph* tub tub-m
    - **scarlet**: stroph-h
    - **spot**: caust nat-m sulph
    - **warmth** agg | **heat** agg: beryl
    - **Lower**: sep *Sulph*
    - **Middle** of the lips | **dark**: tub-m
    - **Upper**: ars-i calc nat-m *Tub*
      - spot | **Above** the upper lip red: caust
- **Lower** half of face: *Arum-t*
- **Malar** bones: phos
  - left: arum-t
- **Mouth**:
  - **Around**: ars *Arum-t Ign* ip op
  - **Corners** of: ars
- **Nose**:
  - **extending** to frontal sinuses; over nose and: am-caust
  - **Nostrils**: ars mez
    - left: arum-t
- **Roots** of hair to neck and chest; from: chlol
- rosy (↗*GENE - Complexion - florid*): am caps ferr lach
- **sallow**: ail alum alumin ant-c ant-t *Apis Arg-met* **Arg-n** *Arn Ars* ars-h ars-i ars-s-f *Bapt* berb *Calc Calc-p Carb-ac* **Carb-v** carl caust cench *Chel Coc-c* cocc *Coloc* con *Corn Croc Crot-h* dulc *Eup-per Ferr* ferr-ar **Ferr-i** ferr-p *Helon* hydr hydr-ac ind *Iod* kali-c kalm *Lac-d Lach* lept lyc mag-c *Med Merc* myric naphtin **Nat-m** *Nat-s* nit-ac *Nux-v* op *Pall* pic-ac plan **Plb** podo puls rhus-t *Sep* stann sul-i **Sulph** syph tarent
  - **accompanied** by | **Stomach**; pain in (See STOM - Pain - accompanied - face - sallow)
  - **apyrexia**; during: nat-m
  - **diarrhea**; with: corn
  - **headache**; during: kali-bi
- sickly color: acet-ac aesc alet aloe alum alum-p alumn am-c ant-t apis *Arg-met Arg-n* **Ars** ars-h *Ars-i Bapt* bism borx brach brom **Calc** calc-ar calc-s *Carb-v* carbn-s *Caust Chel Chin* chinin-ar *Cina Clem* cocc con *Crot-c Crot-h* dig dulc eup-per **Ferr** *Ferr-ar Ferr-i* graph hydr *Iod* ip *Kali-c* kali-chl kali-n kali-p kali-s *Kreos* lac-d lachn **Lyc** mag-c *Mag-m* **Mang Med** *Merc* mez nat-m nat-s *Nit-ac Nux-v* petr *Ph-ac Phos* podo psor ptel puls pyrog rhus-t sil **Lyc** *Spig Staph* sul-ac *Sulph* tab tarent teucr ther thuj til **Tub** zinc zinc-p
- **spots**: acon aeth ars carb-an *Kali-bi* lach manc mur-ac *Rhus-t* sil sulph
- tanned (be bronzed)
- white (↗*pale - spots*): cyt-l mand
  - **chalk**; like | **children**; in: calc
  - **dirty**: *Caust*
  - **itching**: sulph
  - **pearly** white | **Mouth**; around: aeth *Cina* santin

Discoloration – yellow

- **white**: ...
  - **spot** (↗*pale - spots*): ars calc merc nat-c pip-m sil sulph tor
  - o **Lips**: ferr valer
    - **Lower**: calc merc-c
- **yellow**: acal acon aesc agar ail alumn *Ambr* anan ant-ar ant-c aphis apis **Arg-met Arg-n** am **Ars** *Ars-h Ars-i* ars-s-f asaf asc-t aur *Bapt Bell* berb blatta-a blatta-o *Bry* caj **Calc** calc-i **Calc-p** cann-s *Canth* carb-an *Carb-v* Carbn-s **Card-m Caust** cedr *Cham* cheir **Chel Chin** chinin-ar *Chinin-s Chion* chlor cimic cina clem coc-c cocc **Con** *Corn Croc Crot-c Crot-h* cupr *Dig Dios* dol dulc *Elaps* euph **Ferr** *Ferr-ar* **Ferr-i** *Ferr-p Gels* gran *Graph Hell Hep* hura hydr ign *Iod Ip* kali-bi kali-br *Kali-c* kali-i kali-p kali-s kali-sil kreos **Lach** lachn laur *Lept* **Lyc** lyss *Mag-c Mag-m* malar manc mang *Med* **Merc** merc-c *Merc-d* mez *Myric* naja nat-ar nat-c *Nat-m* nat-p **Nat-s Nit-ac Nux-v** oena ol-j *Op* ox-ac *Petr* ph-ac *Phos Phyt* pic-ac **Plb** *Podo* psor ptel **Puls** ran-b raph rheum rhus-t ruta sabad samb *Sars Sec* **Sep** *Sil* spig stann stram sul-ac sul-i **Sulph** tarax tarent tub upa verat yuc zinc
- **morning**: raph
- **afternoon**: gels
- **night**: plb
- **accompanied** by:
  - **stool**; watery: berb
- **anger**; after (↗*MIND - Anger*): nat-s
- **heat**; during: *Ars Chin* cina **Ferr** lach *Nat-m* nux-v *Rhus-t*
- **hemorrhage**; during: kali-c
- **intermittent**, in: am-c *Chinin-s* **Con** ferr nat-c nat-m *Nux-v* **Sep** *Tub*
- **menses**; during: *Caust*
- **pale**: bry chin crot-h kali-bi kreos merc
- **rage**; during (↗*MIND - Rage*): *Acon* canth lach lyc merc *Nux-v* phos puls verat
- **saddle** across cheeks (↗*Saddle; NOSE - Discoloration - yellow; NOSE - Discoloration - yellow - saddle*): carb-an lyc **Sep** sulph
- **spots**: ambr ars-i calc carb-an caust *Colch Ferr* hell kali-i laur lyc nat-c nat-m *Nit-ac* nux-v phos rhus-t sep sulph sumb
- **sun** and wind stain yellow on nose and cheeks; exposure to: cadm-s
- **syphilis**: **Lach** merc-c nit-ac
- **vexation**; after (↗*MIND - Ailments - reproaches*): *Kali-c*
- o **Cheek** | **spots**: cadm-s
- **Eyes**; around: coll mag-c med *Nit-ac* nux-v spig
- **Forehead**: chel kali-p nat-c phos sep
  - spot: kali-c nat-c
- **Lips**:
  - **streaks** on: stram

Discoloration – yellow

- **Lips**: ...
  - **Upper** lip:
    - **spots** on: nat-c
    - **streak** on: (non: stram)
  - **Margins** of hair: med
  - **Mouth**; around: act-sp hydrc mag-m nux-v *Sep*
  - **Nose**; around (↗*NOSE - Discoloration - yellow - patch)*: mag-m nux-v sep
  - **Temples**: *Caust Kali-c*

DISLOCATION of jaws:
- **easy**: caust *Ign* m-arct mez petr ph-ac phos rheum *Rhus-t* staph
  ○ **Lower** jaw (See easy)
- **sensation** of: gran *Ign* petr ph-ac rhus-t *Rob* spong

DISTORTION (↗*Contraction)*: absin acon agar am-c am-caust am-m ambr *Ang* ant-t apis *Ars* art-v atro bar-m *Bell* bism bry *Bufo* calc *Camph* cann-i cann-s canth carb-v caust *Cham* **Chin** *Cic* cic-m cina cocc *Colch Coloc* crot-c *Crot-t* cupr *Cupr-act* dig dulc gels glon *Graph* guaj *Hell* hep *Hydr-ac* **Hyos** *Ign* iod ip kali-c kali-i kali-s *Lach* lact *Laur* lol lyc lyss m-ambo m-arct *Merc Merc-c* mill mosch nat-c *Nux-m* **Nux-v** olnd **Op** petr *Ph-ac* phos phyt plat plb puls ran-b ran-s rheum rhus-t samb *Sec* sep *Sil* sol-ni **Spig** spong squil staph **Stram Stry** sul-ac sulph *Syph* tab tarent tell verat vip zinc
- **one** side: agar cadm-s chlorpr tell
- **morning**: *Mygal* olnd *Spig*
- **chill**; during: ars bell cann-s cic op stram
- **congenital**: *Syph*
- **convulsions**; during: **Cic** stram
- **frightful**: **Cic**
- **maniacal** rage, with: ars *Bell* lach nux-v sec **Stram Verat**
- **pain**:
  - **abdomen**; from pain in: coloc
  - **with**: cham coloc phos
- **sensation** as if distorted | **excitement**; sensation as if he had to distort the face after excessive: lyc
- **sleep**:
  - **after** | **agg**: cic
  - **during**: ph-ac til
- **storm**; at approach of: rhod
- **supper** agg; after: lyc
- **swallowing** agg: **Nit-ac**
- **talking** agg: caust *Ign* stram
- **toothache**: staph tarent
- **vomiting**; while: *Verat*
- **waking**; on: crot-h
- **wind** agg: acon cadm-s caust
○**Lips**: ars *Art-v* cadm-s *Cic Cupr-act* cur stram
- **Mouth**: agar ars *Bell* bry cadm-s camph *Cocc Con Cupr* cur *Dulc Graph* hydr-ac ign kali-n lach *Laur Lyc* merc nux-m **Nux-v** op ph-ac plat **Plb** puls *Ran-b* sec stram stry sulph tarent
  - **one** side: acon *Dulc* graph

Face

Distortion – Mouth: ...
- **alternating** sides: cham lyc nit-ac
- **right** corner, outward: bell
- **drawing** up to a point: conin
- **left**; drawn to: phos verat-v
- **sleep** agg; during: bry cupr
- **talking**:
  - **agg**: caust tell
  - **beginning** to talk agg: agar

DRAWN: *Acon* **Aeth** agar am-c ambr *Ang* **Ant-c** ant-t *Arg-n* **Ars** *Ars-h* ars-i bar-c bar-t **Bell** bism brom *Bry* calc *Camph* cann-s *Canth Carb-v* carbn-h carbn-s *Caust Cham* chel *Cic* cocc colch crot-h *Cupr* dig dulc gels glon *Gran Graph* guaj hell hep hydr-ac *Hyos Ign* iod *Ip* kali-bi kali-c kali-s kali-sil lach laur **Lyc** m-ambo m-arct *Merc Merc-c Mez* mosch nat-ar nat-c nit-ac nux-m nux-v olnd **Op** *Phos* **Plat** plb puls ran-b ran-s rheum *Rhus-t* samb *Sec* sep sil spig spong *Squil Stann* staph **Stram** sul-i *Sulph* **Tab Verat** vip
- **lines**, in: ars lyc
- **point**, to a: bism brom kali-n
- **sleep** agg; during: tab
○**Jaws**:
  ○ **Lower**:
    - **backward**; drawn: bell ign m-arct rhus-t
  - **Lips**: ant-t bry *Camph* cupr ign ip nux-v op phyt puls *Ran-b Sec Stram* tab
  ○ **Upper**:
    - **exposing** teeth; drawn up: acon ant-t **Camph** *Phyt*
    - **laughing**; drawn up while: mag-m sil

DROOPING (See Dropping)

DROPPING (↗*MOUT - Open):*
○Jaws (↗*MOUT - Open)*: acet-ac apis *Arn Ars* **Bapt** bufo *Carb-v Chel* cimic colch cupr gels glon *Hell Hyos Kali-i Lach Lyc* merc-cy *Mur-ac Nux-v* **Op** ph-ac *Phos* podo sec *Stram* **Sulph** tab vario verat-v zinc
  - **left**: nux-v
- **Lips**: bar-c merc nux-v
  ○ **Lower**: ars calc glon manc op
    - **sensation** of: calc glon

DRYNESS

DRYNESS (↗*SKIN - Dry):* abrot allox anh **Ars** beryl cadm-met cimic cortico eup-per hydr-ac *Iod* jug-c kali-c m-aust mag-m merc-c oci-sa rauw rhus-t sul-i sulph tax
○**Cheeks**: euph
- **Lips** (↗*MOUT - Dryness - lips - lower)*: abrom-a *Acon* aesc agar all-s allox aloe alum alum-p *Am-c Am-m* ambr *Aml-ns* ammc anac anan ang anis **Ant-c** *Ant-t* anth *Apis* apoc *Aq-mar* aral *Arg-n* ars ars-met ars-s-f *Arum-t* asar atro bapt *Bar-c* bar-m bar-s *Bell* berb beryl brach **Bry** cadm-met calad *Calc Calc-act Calc-ar* calc-sil cann-i cann-s *Canth* carb-ac carb-an carb-v *Carbn-s* card-m caust cench cham chel *Chin* chion chlf chr-ac cimic cocc con cop croc *Crot-t* cub cycl *Dig* digin dios dros euon *Ferr* ferr-ar ferr-p *Gels* glyc *Graph* ham *Hell Helon Hydr* **Hyos** hyper *Ign* iodof iris jal kali-ar *Kali-bi Kali-c* kali-i kali-m kali-p kali-sil *Kalm Kreos Lac-c*

Dryness

- **Lips**: ...
  Lach Lyc mag-c mag-s malar mang meny *Merc Merc-c Merc-cy* merc-i-f mez moni *Mur-ac* nat-c *Nat-m* nat-s *Nit-ac* **Nux-m** *Nux-v* oci-sa olnd petr ph-ac *Phos* phyt pip-n plat *Psor* ptel **Puls** pycnop-sa rauw *Rhod* rhodi **Rhus-t** ruta sabad sang senec *Sep Sil* spig squil *Stram* sulfonam **Sulph** sumb tab thuj thyr tub tub-m v-a-b *Verat* **Verat-v** vib vinc zinc zinc-p
  - **morning**: apoc carb-an mag-c mang rein
  - **evening**: cench crot-t mag-s
  - **night**: ant-c aq-mar calad cham
  - **accompanied** by:
    : **thirst** (See STOM - Thirst - accompanied - lips)
    : **thirstlessness** (See STOM - Thirstless - accompanied - lips)
  - **air** agg; in open: mang
  - **heat**; during: ars beryl cench chin nux-v phos *Rhus-t* verat
  - **licks** them frequently (➚MOUT - Wetting): aloe puls
  - **sensation** of: acon arn asar nat-s nux-v
  - **waking**; on: ambr apoc calad coca
  o **Lower**: merc mez sabin
- **Nose**: carb-an *Caust*
  o **Anterior** part: merl spig
  - **Tip**: carb-an
  - **Turbinated** bones: cop
- **Sinus**; maxillary: anh
- **Skin** (See Dryness)

EATING:
- while:
  - **agg**: euphr laur lyc mez *Nat-m* nux-v *Phos Rhod* spong verat
  - **amel**: kalm rhod

EDEMA (See Swelling - edematous)

EGG WHITE; sensation of (See Cobweb - sensation; Tension - egg)

EMACIATION (➚Thin; GENE - Emaciation):
acet-ac agar alum anac ars ars-i bar-c bar-i *Calc Carb-v* cench chinin-s coff cupr *Ferr Guaj* hell hura iod kali-bi kali-br kali-i *Lac-d* lyc merc-c mez naja nat-c nat-m nat-p nux-m ph-ac plb *Psor* sec *Sel Sep* sil stann staph sul-ac sulph sumb tab *Tarent* verat
- and hands; of face: grat sel
- **neuralgia**, after: plb

EMPYEMA:
o **Sinuses** | **Maxillary**: arn

ENLARGED (➚Swelling):
- **sensation** as if the face were larger (➚Broad; Swelling - sensation): **Acon** alum arg-met glon
  - **dinner**; after: alum
o **Jaws**: hecla *Phos*

Face

Enlarged: ...
- **Parotid** gland (See Swelling - parotid)
- **Submaxillary** glands (See Swelling - submaxillary)

ERUPTIONS (➚SKIN - Eruptions): agar agn ail *Alum Am-c Am-m* ambr anac **Ant-c** *Ant-s-aur Ant-t* apis arg-met arg-n arn *Ars* ars-i ars-s-f asc-t *Aur* aur-ar aur-i aur-m aur-s *Bar-c* bar-i *Bar-m* bar-s *Bell* berb borx *Bov* brom bros-gau *Bry* cadm-s **Calc** *Calc-f Calc-p Calc-s* calc-sil cann-s canth caps carb-an *Carb-v Carbn-s* **Caust** cham chel chinin-s *Cic* cinnb *Cist* clem cocc colch coloc com *Con* crot-h *Crot-t* dig **Dulc** elaps eug euph *Fago* ferr ferr-ma *Fl-ac* gels *Graph* guaj hell *Hep* hydr hyos ign iod ip kali-ar *Kali-bi* **Kali-br Kali-c** kali-chl *Kali-i* kali-m kali-n kali-p *Kali-s* kali-sil **Kreos** lac-ac lac-c *Lach* lappa laur *Led* lith-c *Lyc* m-arct mag-c *Mag-m* mang med **Merc** merc-c **Mez** morb morph *Mur-ac Nat-ar Nat-c* **Nat-m** nat-p nat-s nicc *Nit-ac* nux-m nux-v olnd pall par **Petr** *Ph-ac* phenac *Phos* phyt pic-ac plan plb pneu **Psor Puls Rhus-t** *Rhus-v* ruta sabad sabin sang sars sel seneg *Sep Sil* spong stann **Staph** stront-c sul-ac sul-i **Sulph** tarax tarent ter thuj urt-u valer *Verat Viol-o Viol-t* zinc
- **night**: *Ars Mag-m*
  - **warm** room agg: mag-m
  - **accompanied** by:
    - **coryza**: mez
- **acne** (➚SKIN - Eruptions - acne): agar ail ambr *Ant-c* ant-s-aur *Ant-t* anthraci arist-cl *Ars Ars-br Ars-i* ars-s-f ars-s-r asim *Aur* **Aur** aur-m bac bar-c bar-s bell bell-p berb *Berb-a* bov brom bros-gau bufo *Calc* calc-f calc-p *Calc-pic Calc-s* **Calc-sil** carb-ac **Carb-an Carb-v Carbn-s** carc **Caust** chel chim chlorpr cic cimic clem cob *Con Cop* cortico cortiso *Crot-h* crot-t dios dulc echi *Eug* **Fl-ac** foll glon gran **Graph** hed **Hep** hir *Hydre* ign ind indg ins iod *Jug-c Jug-r* **Kali-ar Kali-bi Kali-br** kali-c *Kali-i* kali-m *Kreos Lach* lappa led **Lyc** mag-c mag-m maland med *Merc* mur-ac nabal nat-ar nat-c **Nat-m•** nat-p *Nit-ac* nux-m **Nux-v** olnd *Ph-ac* **Phos** pic-ac pix *Psor* **Puls•** rad-br (non: rad-met) **Rhod Rhus-t** sabin sanic **Sars** sel **SEP•** *Sil* staph sul-i sulfa **Sulph•** sumb *Syph* **Teucr** *Thuj Tub* tub-r (non: uran-met) uran-n urin vac vinc x-ray **Zinc**
  - **left** more than right: pitu-a
  - **accompanied** by | **diabetes** (See GENE - Diabetes mellitus - accompanied - acne)
  - **cachexia**; in: ars carb-v nat-m sil
  - **cheese**; from: nux-v
  - **chronic**: merc
  - **coffee** agg: psor
  - **constipation**; with: calc-sil
  - **cosmetics**; from: bov
  - **cystic**: nit-ac
  - **drunkards**; in: ant-c ars bar-c carbn-s kreos lach *Led Nux-v* puls rhus-t sulph
  - **fair** women: kreos
  - **fat** | **agg**: psor
  - **fire**, near a: *Ant-c*

▽ extensions | O localizations | ● Künzli dot

Face

Eruptions – acne

- **gastric** complaints; with (See stomach)
- **girls**; in anemic: ars-br aster bar-c calc calc-p graph hep kali-c nat-c nat-m sabin sel sulph thuj
- **glands**; with swelling of: brom calc-s merc
- **heated**; from becoming: *Caust*
- **indurated**: eug
- **intestinal** decomposition; from: skat
- **kalium** iodide; from abuse of: aur
- **masturbation**; from: crot-h ph-ac
- **meat** agg: psor
- **menses**:
  : after | **agg**: med
  : before | **agg**: arist-cl graph mag-m pitu-a psor sep
  : delayed: crot-h
  : during:
    : **agg**: kali-br mag-m psor
    : scanty: sang
  : irregular: aur-m-n bell bell-p berb *Berb-a* calc *Cimic* con eug *Graph* kali-br kali-c kreos nat-m psor *Puls Sang* sars thuj verat
- **mercury**; from abuse of: kali-i mez nit-ac
- **painful**: arn eug
- **papules**; with indurated: agar arn ars-i berb bov brom *Carb-an* cic cob con *Eug* iod *Kali-br Kali-i* nat-br nit-ac rob *Sulph* thuj
- **persistent**: bac hir
- **pregnancy** agg; during: *Bell* sabin sars sep
- **punctata**; acne (⚥ *comedones):* ars aster bell calc carb-an dios grat hep hydr kali-br nat-c nat-m nit-ac ph-ac rhus-t sul-i sulph sumb
- **pustular**: berb kali-br merc sul-i vac vario
- **rheumatism**; with: led rhus-t
- **rosacea**: agar alum *Ars Ars-br* ars-i aur aur-ar *Aur-m* aur-s bell bufo *Calc Calc-p* **Calc-sil** cann-s canth *Caps* carb-ac **Carb-an Carb-v** carbn-s **Caust** chel chrysar *Cic* clem cortico *Eug* euphr guare hep *Hydr-ac Hydrc* iris kali-bi kali-br kali-c kali-i *Kreos Lach* led *Mez* nit-ac nux-v ov *Petr* ph-ac phos plb *Psor Rad-br* (non: rad-met) rhus-r **Rhus-t** *Ruta* sars *Sep Sil* sul-ac *Sul-i* sulo-ac *Sulph* thuj *Tub* tub-m *Verat* viol-o *Viol-t*
  : bluish: *Lach Sulph*
  : groups, in: *Caust*
  : **Nose**, on: ars-br calc-p calc-pic cann-s carb-an *Caust* kali-i *Psor* rhus-t sars
- **sadness**; with (See MIND - Sadness - acne)
- **scars**; with: carb-an cop kali-br merc *Sil* thuj
  : red: bell
  : unsightly: carb-an cop kali-br
- **scrofulous** persons; in: bar-c brom *Calc* calc-p con *Iod* merc mez sil *Sulph*
- **sexual** excesses; with: *Aur* calc eug kali-br *Ph-ac* rhus-t sep thuj
- **spring** agg; in: ars-br
- **stomach** complaints; with: *Ant-c Carb-v* cimic lyc *Nux-v* puls rob
- **sugar** agg: psor

Eruptions – boils

- acne: ...
  - **symmetrical** distribution; with a: arn
  - **syphilis**; from: aur *Kali-i* merc nit-ac
  - **tubercular | children**; in: tub
  - **tuberous**: tub-r
  - **vaccination**; from: thuj
  - **wet** cold | **agg**: bell-p
  - **young** people; in fleshy: tub vac
    : coarse habits and bluish, red pustules on face, chest and shoulders; with: kali-br
  o **Chin**: bros-gau *Hydr* prot sanic sulfa thuj verat *Viol-t*
    : delivery; after: sep
  - **Forehead**: agar ant-t *Ars* aur aur-ar bar-c bell *Calc* calc-pic *Caps* **Carb-an Carb-v Carbn-s Caust** *Cic* clem **Hep** *Hydr* kali-bi *Kali-br Kreos* led *Nat-m Nit-ac* **Nux-v** *Ph-ac* **Psor Rhus-t Sep Sil** sulfonam **Sulph** thuj viol-t
    : sticking pain; with: led
  - **Lips**: cadm-s caps hydr
  - **Nose**: ars ars-br aster borx calc-p cann-s caps *Caust* clem elaps graph kali-br nat-c sel sil *Sulph* zing
    : **Below**: caps
    : **Tip**: am-c caust sep
- acrid (See excoriating)
- angioedema (⚥ *SKIN - Eruptions - angioedema):* apis
- biting: bry merc nat-m plat sil
- blackish: ars spig
- bleeding:
  - **scratched**; when: *Dulc* lach *Merc Mez* par *Petr Rhus-t Sulph*
  - **touched** on nose; when: *Brom Merc*
- blisters: canth
- blotches: alum alumn ant-t apis arg-n ars bar-c *Berb-a* calc canth *Carb-an* carb-v chel chlol con cop cund dig dulc elaps *Fl-ac Graph Guaj* hell *Hep* iod *Kali-bi* kali-c *Kali-i* lach *Led Lyc* mag-c mag-m med merc nat-c nat-p nux-v op *Phos* phyt puls rhus-r *Rhus-t* sabin sep sulph sumb viol-t
  - **night**: *Mag-m*
  - **itching**: graph sep
  - **menses** agg, before: mag-m
  - **warm** bed agg: mag-m
  - **washing** agg; after: am-c phyt
  o **Chin**: bry carb-an euph hep mag-m olnd
  - **Forehead**: arn ars *Mag-m* nat-c
  - **Jaws | Lower**: stann staph
  - **Lips**: arg-met ars bar-c caust con hep kali-i mag-m nat-c sep sil sulph
  - **Nose**: bell brass iod
- boils: alum am-c anan ant-c arn bar-c bar-i bar-s *Bell* bell-p brom bry *Calc Calc-p* calc-s calc-sil carb-an carb-v chin cina coloc *Hep* hyos iod iris kali-br kali-c *Kali-i Lappa* laur led mand med *Mez* mur-ac nat-m nat-m nit-ac pic-ac rhus-t rhus-v sars *Sil* sul-i *Sulph* tub
  - **blood** boils, small: alum iris *Sil*
  - **menses**; during: med
  - **painful**: *Hep*

561

Eruptions – boils | Face | Eruptions – crusty

- **repeating**: alum
- **small | menses**; during: med
- o **Chin**: am-c caust cob hep lyc nat-c nit-ac sil
  : **right** side of: cob nat-c
  : **Under**: carb-v
- **Forehead**: alum am-c bar-c carb-an led mag-c phos ptel rhus-v sep
  : **Eyes**; above the: calc-s nat-m
- **Lips**: *Hep Lach* nat-c petr
- **Mouth**; corner of: am-c **Ant-c**
- **Nose** (*NOSE - Boils*): acon alum am-c anan cadm-s carb-an con cur *Hep* mag-m phos sars sil tub
  : **pus**; with greenish: tub
  : **small | crops**: tub
  : **Inside**: alum am-c apis *Borx* carb-an phys pic-ac sep sil *Tub* vinc
  : **Nostrils**: bac
  : **Tip**: acon am-c anan apis borx carb-an tub
- **Temples**: mur-ac
  : **right** temple: mur-ac
- **brownish**: dulc
- **burning**: alum am-c am-m *Anac* ant-c apis *Ars* bar-c calc *Caust* chinin-s *Cic* euphr graph kali-c led mag-m merc nat-m phos rat *Rhus-t* samb *Sars* seneg *Sep* staph sulfa sulph
- **air** agg; in open: *Led*
- **scratching** agg: nat-s sars
- **sleep** without cold applications; cannot: am-m
- **touch** agg: canth
- **warmth**:
  : **amel | heat** amel: sulfa
- **wet**, when: euphr
- o **Lips**: am-c aur bov caust graph mag-m mur-ac nat-m nicc plat rat seneg *Staph* sulph
- **Nose**: alum apis caust graph nat-c nat-m ol-an phos
- **carbuncles | Chin**; on: *Lyc*
- **cold** air agg: *Ars* dulc kali-c
- **comedones**● (*acne - punctata*): *Abrot* **Ant-c** *Ars* aster aur aur-ar aur-s bar-c *Bell* brom *Bry* **Calc** calc-sil *Carb-v* **Carbn-s** chel cic *Coloc* dig dios dros *Eug* **Graph** grat *Hep* hydr jug-r kali-bi **Kali-br** kali-c *Lach* **Lyc** mez *Nat-ar Nat-c Nat-m Nit-ac* **Petr** plb *Psor Sabad* sabin **Sel** *Sep* **Sil** *Sul-i* **Sulph** sumb thuj *Tub*
- **ulcerating**: dig *Sel Tub*
- o **Chin**: dros sulph *Tub*
  : **and** upper lip: sulph
- **Forehead●: Sulph**
- **Nose**: aur dros *Graph* mez *Nit-ac Sabad* sabin sel **Sulph●** sumb **Tub●**
- **confluent**: carb-v cic sarr
- **coppery**: *Ars* **Ars-i** *Aur* aur-ar benz-ac calc **Carb-an** *Graph Hydr Hydrc Kali-i Lyc* merc *Psor* rhus-t ruta syph verat
- **spots**; in: carb-an lyc *Nit-ac*
- o **Chin**; about: verat
- **Forehead**: *Carb-an Lyc*
- **Nose**: *Carb-an*
- **corrosive**: dig

- **cracks** (See fissures)
- **crusty**, scabby: aethi-a *Anan* **Ant-c Ars** aur-s bar-c bar-m bar-s **Calc** calc-i **Carbn-s** *Caust* **Chel Cic Cist Clem Con** cory **Dulc** elaps fl-ac *Graph* **Hep** hyper *Ign* jug-c *Kali-bi* lach lappa *Led Lith-c Lyc Merc* merc-i-r **Mez** *Mur-ac* nit-ac *Petr* ph-ac *Psor* **Rhus-t** sars sul-ac sul-i *Sulph* syph thuj vac *Viol-t* zinc
- **areola**; with: nit-ac
- **black**: *Ars*
- **greenish** yellow: calc *Merc Petr*
- **offensive**: *Psor Rhus-t*
- **old** people; in: cory
- **serpiginous**: sulph
- **thick**: calc cic
- **white**: calc *Mez*
- **yellow**: *Ant-c Calc Cic* **Dulc** *Hyper Merc Mez* ph-ac sulph *Viol-t*
- o **Cheeks**: *Ant-c* dulc lith-c *Lyc*
- **Chin**: ant-c *Cic* **Dulc** *Graph Mez Sep Sil Sulph* syph
  : **scabs**; elevated white: *Mez*
- **Eyebrows**: mez sep
- **Forehead**: agar **Ars** *Calc* carb-v clem *Dulc* hep *Mur-ac* nat-m phos sulph *Viol-t*
- **Lips**: ail alum am-c *Apis Ars Arum-t* berb bry *Cinnb Con* kali-p *Merc* merc-c moni *Mur-ac* nat-m *Nux-v* petr **Ph-ac** *Phos Rhus-t* sep **Sil** squil staph sulph *Ter* valer verat
  : **brown** crusts:
  :: **accompanied** by **| blue** and pale spots of mucous membrane of mouth: ars
  : **Lower**: sanic
  : **Below**: sang
  : **Upper**: arum-t borx maland sanic tub
- **Margin** of hair: mez
- **Mouth**:
  : **Around**: **Graph** hyper *Led Merc Mez Nat-m Nit-ac* petr rhus-v
  : **honey**-like: mez
  : **Corners** of: ant-c bov **Graph** guare kali-p lac-v merc kali-m nit-ac *Rhus-t* rhus-v *Sars* thuj tub-m
- **Nose**: ail *Alum* am-m ant-c ant-t arg-n arn ars arum-t *Aur* aur-m-n aur-s bar-c bell borx bov brom bry *Calc* canth carb-an carb-v carbn-s *Caust Cham* chin *Cic* cocc graph hep hyos hyper ign *Iod Kali-bi* kali-c lach *Led Lyc* mag-c *Mag-m* mang **Merc** *Merc-i-r* mez *Nat-m Nit-ac Nux-v* ph-ac phos psor puls ran-b rat sangin-n sars sel *Sep Sil Spig* spong *Squil Staph* stict stront-c sul-i *Sulph* syph teucr thuj tub
  : **extending** to **| Down** lip with deep fissure, very sore and sensitive to touch: *Hep*
  : **Around**: led
  : **Below**: *Ars* bar-c *Kali-c Rhus-t* sars *Sil* sulph
  : **Inside** and on: *Ant-c* aur borx **Bov** carb-an chel cic crot-t *Graph Hep Kali-c* **Lach** *Lyc* mag-m *Merc Merc-c Nat-s* phos **Puls** rat sars **Sep**
- **Margins**: *Calc-s* kali-bi nit-ac phos sulph
  : **bloody** crusts on margins of nostrils: *Phos*

562   ▽ extensions | O localizations | ● Künzli dot

Face

Eruptions – crusty

- **Nose**: ...
  : **Tip**: *Carb-an* carb-v **Caust** kali-n *Nit-ac* sep *Sil* **Zinc**
  : **Under** nose (See below)
  : **Wing**, near the: aur bar-c *Merc-i-r Nit-ac* petr rhus-t
  - **Temples**: agar alum anac bar-c carb-v dros *Dulc Mur-ac* nat-m nux-m viol-t
  - **Zygoma**: ars *Cist* mag-m
- **desquamating**: am-c apis *Ars Bell* canth chinin-s hydr *Kali-ar* kali-s lach *Merc* nat-m ol-an phos *Psor* puls *Rhus-t* rhus-v sol-t-ae *Sulph* thuj
  - **yellow** spot: kali-c
  o **Chin**: sphing
  - **Whiskers**: sphing
- **dry**: arist-cl **Ars** chrysar cory kali-i led *Lyc* psor *Sep*
  - **old** people; in: cory
- **eczema**: alum alum-p *Anac Ant-c* arist-cl **Ars** ars-i bac bar-c bar-s bell-p *Borx* **Calc** calc-ar *Calc-s* calc-sil *Carb-ac Carb-an* carb-v **Caust** *Chel* chin **Cic** cist clem coloc *Con* corn **Crot-t** cur cycl dros **Dulc** ferr-i *Fl-ac* **Graph Hep** hyper *Iris Kali-ar* kali-sil *Kreos* lac-d *Lach* lec led *Lyc* **Merc** merc-i-r merc-pr-r *Mez* mur-ac nat-m nat-s oci-sa oxyte-chl *Petr Ph-ac* phos **Psor** ran-b **Rhus-t Sars** *Sep* sil staph sul-ac *Sul-i* **Sulph** *Syph* vinc *Viol-t* x-ray
  - **accompanied** by | **impetigo**: bac
  - **bleeding**: alum **Ars** dulc *Hep Lyc* **Merc** *Petr* psor sep *Sulph*
  - **burning**: *Cic Viol-t*
  - **children**; in: graph
  : **infants**: dulc morg-p nat-hp
  : **scrofulous** children; in: cur
  - **fetid**: lyc
  - **heat** of stove agg: **Ant-c**
  - **honey**, like dried: *Ant-c* **Cic** mez
  - **itching**: carb-ac pix
  - **moist** (↗SKIN – Eruptions – eczema – discharging): **Calc** *Cic* **Graph** kali-sil **Lyc** *Petr Psor Rhus-t*
  - **nursing** mothers; in: sep
  - **weeping**: bell-p
  o **Beard**, of: ars-i
  : **washing** agg: ars-i
  - **Cheeks**: cic dros
  - **Chin**: borx *Cic* graph kali-sil *Merc-i-r* phos rhus-t sep
  - **Ear**; spreading from: ars
  - **Forehead**: hydr nat-p nit-ac sulph
  - **Lips**: *Ant-c* aur-m bov calc graph kali-sil lyc *Mez Rhus-v*
  - **Margins** of hair: hydr **Sulph**
  - **Mouth**:
  : **Around**: ant-c kali-sil led *Mez* mur-ac *Nat-m*
  : **cough**; causing: led
  : **Corners** of: *Arund Graph Hep* lyc *Rhus-t* sil
  - **Nose**: *Ant-c* bals-p caust *Cist* iris kali-sil nit-ac rhus-t sars *Sep* spig sulph
  : **fissure** of right wing: *Thuj*

Eruptions – herpes

- **exzema** – **Nose**: ...
  : **Wings**; on: ant-c bals-p bar-c *Graph Petr*
  - **Occiput**; spreading from: *Lyc* sil
- **edges** raised: cortiso
- **elevations**: bell cic cop nat-ar pic-ac
  - **indurated**: rhus-v
  - **reddish**: phos pic-ac rhus-v
  - **vesicles** | **elevated** vesicles in nursing infants with aphthous stomatitis; with: corn
- **erythema** (See Discoloration – red – erythema)
- **excoriating**: calc-f *Graph* hell **Merc** *Mez* **Petr** *Phos Psor Sulph* viol-t
  o **Cheeks**: bros-gau
  - **Chin**: ant-c bros-gau hep mang verat
  - **Nose**: agar bov caust graph phos sil
- **fine**: aur con
  o **Forehead**: aur
  - **Lips**: aur
- **fissures**: calc **Graph** *Merc* nicc nit-ac *Petr Psor Sil* sulph
  - **bleeding**: petr
  o **Nose**: beryl
- **furfuraceous** | **Whiskers**; in: kali-ar
- **hard**: anac crot-h mag-c puls verat
- **herpes**: anth *Agar* alum *Am-c* am-m anac anac-oc *Anan* apis *Ars Bar-c* bar-s bell *Bov* bry bufo *Calc* calc-f *Calc-s* calc-sil canth caps *Carb-an Carb-v Carbn-s* caust chel *Cic* clem coloc *Con* crot-t cycl diph-t-tpt *Dulc* elaps euph *Graph Hep* kali-ar *Kali-bi Kali-c Kali-i* kali-s kali-sil kreos *Lach* **Led** lim *Lyc* **Merc** **Nat-ar** *Nat-m Nat-s* nicc *Nit-ac* petr ph-ac phos *Psor* ran-b **Rhus-t** sabad sarr **Sep** *Sil* spig spong **Sulph** tarent thuj
  - **burning** and itching; with: *Mez*
  - **circinatus**: anag bar-c calc cinnb clem dulc *Graph* hell kali-chl lith-c lyc med *Nat-c Nat-m* phos *Sep* sulph tarent *Tell* **Tub**
  - **cough**; with spasmodic: arn
  - **mealy**: **Ars** bry cic kreos *Lyc* merc nit-ac sulph thuj
  - **neuralgia**; with facial: *Kalm*
  - **scurfy**; with: anac anan calc *Graph* kreos led lyc phos *Rhus-t* sep *Sulph*
  o **Cheeks**: alum am-c ambr anac ant-c ant-t bov carbn-s caust chel **Con** dulc graph hep kali-i kreos lach merc nat-m nicc ph-ac psor sars sil *Spong* staph stront-c thuj
  - **Chin**: am-c ars *Bov* carb-v caust chel dulc graph mez *Nat-m* nux-v ph-ac sars *Sil*
  - **Forehead**: agar ars-br bad bar-c borx caps dulc tarent
  - **Lips**: *Ars* dulc manc **Nat-m** phos *Rhus-t* sep sul-i
  : **About** (↗vesicles – lips – fever): agar allox anac arist-cl *Ars* asc-t bell-p borx brom bros-gau *Calc-f* canth *Caps* carb-v caust chel conv crot-t *Dulc* elaps frax *Graph Hep* hyos ip kali-p lac-c lach mand *Med* nat-ar nat-c **Nat-m** *Nicc* nit-ac *Par* petr ph-ac ptel *Rhus-t* rhus-v sars **Sep** sil spig spong sul-i sulph syph thuj *Tub* upa urt-u
  : **black**: tub
  : **children**; in: tub

| Eruptions – herpes | Face | Eruptions – patches |

- **Lips – About**: ...
  - hard small: calc-f
  - menses:
  - during | **agg**: sars
  - recurrent: med
  - **Above**: phos
  - **Inner** side: med
  - **Upper**: agar aur carc sars
  - right | painful: med
- **Mouth**:
  - **Around**: am-c anac ars aur *Borx* cic con *Hep Hydr* kreos mag-c med nat-c **Nat-m** *Par* parathyr petr phos *Rhus-t Sep* spig sulph thuj
  - cutting: phos
  - stitching: phos
  - **Corners** of: bros-gau carb-v *Hydr Lyc* med nat-m ph-ac phos sep *Sulph*
  - **Below**: *Calc-f Nat-m*
- **Nose**: acon-l **Aeth** aloe alum aur bell bell-p *Calc* carc chel conv gins graph iod lyc mur-ac *Nat-c Nat-m Nit-ac* ph-ac phys *Rhus-t Sep* sil spig sulph
  - itching: nit-ac
  - **Across** nose: sep *Sulph*
  - saddle; like a: sulph
  - **Corners** of: nat-m
  - **Nostrils**: phys
  - **Tip** of: aeth clem conv dulc nat-m
  - **Wings** of: dulc leptos-ih nat-m *Nit-ac* phys sil
- **Temples**: *Alum* cadm-s *Psor*
- **Whiskers**: agar calc lach *Nat-m Nit-ac* sil
- herpes zoster: apis mez
  - left side: *Apis*
- impetigo: **Ant-c** ars *Calc Cic Con Crot-t Dulc Graph Hep Kali-bi* kreos *Lyc Merc Mez Nit-ac Rhus-t* sep vac *Viol-t*
  - **accompanied** by | **eczema** (See eczema - accompanied - impetigo)
  - o **Cheeks**: ferr-i
  - **Forehead**: ant-c kreos led *Merc Rhus-t* sep sulph *Viol-t*
  - **Lips**; around: tarent
- irritating: aethi-a
- itching: agar alum-p am-c *Anac Ant-c Ars* bufo *Calc Calc-s* caps *Carbn-s Caust* chel chinin-s *Cic* con dig euphr *Graph Jug-c Kali-bi Kali-c Kali-i* led *Lyc Mag-m Merc* **Mez** nat-c *Nat-m* nat-s nicc *Nit-ac Olnd Petr Phos* psor **Rhus-t** sanic *Sars Sep* squil stann staph stram **Sulph** teucr thuj *Viol-t* zinc
  - **night**: *Mez Sulph Viol-t*
  - **scratching**, unchanged by: am-c
  - **warmth** agg: *Ant-c* euphr *Mez Psor Sulph* teucr
  - o **Chin**: dulc lyc mag-m nat-c nat-m nux-v par sars sep sulph thuj zinc
  - **Eyebrows**: mez
  - **Forehead**: caps *Sars*
    - menses; during: eug psor sang sars
  - **Lips**: am-c calc graph mag-m nit-ac sil
- **Margin** of hair: mez

- itching: ...
  - **Mouth**; around: borx
  - **Nose**: apis carb-v iod lyc nat-c nit-ac pall phel sil squil *Sulph*
  - **Below**: sars
  - **Temples**: zinc
- leprous spots: alum *Ant-t Graph* mag-c phos **Sec**
  - o **Chin**, on: calc
- menses:
  - before | **agg**: dulc *Mag-m* **Nat-m●** nux-m sapin sars Sep●
  - **during** | **agg**: am-c calc dulc eug graph kali-c nux-m psor sang sars
- menstrual complaints; with: sang
- miliary: ail anan ars bell cham *Euph* euphr hep hura ip *Lach* manc par phos rheum sarr tab tarent teucr verat
- moist: ant-c *Ars* ars-br *Ars-i Calc Carb-v Carbn-s* carc caust cham cic *Clem* con **Dulc Graph** *Hep* kreos **Lyc Merc Mez** nat-ar nat-c nat-m nit-ac olnd *Petr* ph-ac *Psor* **Rhus-t** sars *Sep Sil* squil *Sulph Thuj* vinc *Viol-t*
  - **fetid**: ars-br cic merc
  - **scratching** agg; after: *Kali-c Sars* sulph
  - **yellow**: lyc rhus-t *Viol-t*
  - o **Eyebrows**: mez
  - **Forehead** | menses; before: sars
  - **Margin** of hair: mez
  - **Nose**: aur-m-n carb-v **Graph** nat-c thuj
  - **Septum**: vinc
  - **Wings**: thuj
- nodular: bry *Chel* cic kali-ar rhus-t
  - o **Forehead**: ars caust *Cocc* rhus-t
  - **Nose**: bar-m nat-m
- painful (*smarting*): aethi-a alum apis **Bell** berb calc cic clem eug kali-br led phos plat sep staph **Sulph**
  - **night**: viol-t
  - **touch** agg: ant-c bell cic *Hep* lach led nat-c nit-ac par sabad sep stann staph sulph valer
  - o **Chin**: *Sulph*
  - **Lip**; upper: clem
  - **Nose**: calad caps cor-r mag-c phos sel sep
  - stinging: apis squil
  - **touch** agg: chin clem kali-c petr ph-ac
- papular: allox aur borx *Calc* carb-v *Crot-h* cub dig dulc *Gels Hydrc Kali-c Kali-i Lyc* ol-an *Petr Pic-ac* sabal sep sil staph sulfa syph zinc
  - **painful**: *Calc*
  - **roseolous** papules without fever or itching: cub
  - o **Cheeks**: borx
  - **Chin**: allox borx calc caust *Crot-h Lyc* merc nit-ac prot *Sars*
  - **Forehead**: cycl mur-ac
  - **Lip**, upper: prot zinc
  - **Nostril**:
    - right | **Inside**: chen-a
- patches: calc *Graph Kali-bi* lac-c *Merc Nux-m* phos puls sec sep stram sumb
  - menses; during: nux-m

▽ extensions | O localizations | ● Künzli dot

Face

Eruptions – patches

○ **Cheek:**
: **red:**
:: **bed**; when going to: cortiso
:: **heat**: cortiso
:: **rising** from bed agg: cortiso
:: **scratching** agg: cortiso
:: **washing** agg: cortiso
- **pimples**: agar alum alum-p am-m ambr anac anan Ant-c apis arg-met *Ars Ars-i* ars-s-f arum-t aster *Aur* aur-ar aur-i aur-s bar-c bar-i bar-m bar-s *Bell* berb borx Bov **Calc** *Calc-p Calc-s* calc-sil caps **Carb-an** *Carb-v* Carbn-s **Caust** *Chel Cic* clem cocc coloc *Con* crot-h cub cycl dros **Eug** gels *Glon* **Graph** *Hep* hura hydr *Hydrc* indg iod jug-r *Kali-ar* **Kali-c** kali-chl kali-m kali-n kali-s kali-sil **Kreos** lac-d lach lappa *Led* **Lyc** lyss mag-c *Mag-m* meny meph **Merc** mosch *Mur-ac* nat-ar *Nat-c* **Nat-m** *Nat-p Nat-s* **Nit-ac Nux-v** ol-an pall par petr *Ph-ac Phos Psor* puls *Rhus-t* sabin sanic *Sars Sep Sil* sol-t-ae stann *Staph* sul-ac sul-i **Sulph** syph tarax tarent tell thuj til verat vinc zinc zinc-p
- **night**: *Mag-m*
- **areola**; with: kali-i
- **bluish**: lyss
- **burning**: aphis *Cic* graph kali-c nat-c sars
  : **touch** agg: coloc nat-s
- **cold** air agg: *Ars*
- **confluent**: *Cic Psor* tarent
- **copper** colored: kali-i
- **elevated** margins: verat
- **greenish**: cupr
- **inflamed**: bry *Chel* sars stann sulph
- **insects**; pimples as from: ant-c
- **itching**: agar *Ant-c* asc-t calc *Caust* clem *Con* dulc **Graph** *Hep Mur-ac* ol-an pall *Psor* sars *Sep* stann staph *Til* zinc
  : **moist** after scratching: **Graph**
  : **stitching**: staph
  : **summer**: *Mur-ac*
  : **warm**; when: *Ant-c* cocc *Til*
- **liver** spot, on: con
- **menses**:
  : **before** | agg: dulc *Mag-m*
  : **during** | agg: dulc eug graph kali-c
- **painful**: caps
  : **touch**; to: petr
- **purplish** halo; with: **Merc**
- **red**: *Kreos Lach* led ph-ac phos zinc
- **scratching** agg; after: alum
- **warm** room agg: *Mag-m*
- **washing** agg: nux-v *Sulph*
- **white**: coloc graph mag-m zinc
○ **Chin**: alum ambr ant-c arg-n *Ars* aster bell borx calc caust *Chel Clem* con crot-h dulc ferr-m *Hep* kali-chl *Lyc* mag-c mag-m merc nat-c nat-s nit-ac *Nux-v* par **Psor** *Rhus-t* sars *Sep* sil sulph thuj zinc

Eruptions – pimples

- **pimples**: ...
- **Forehead**: agar alum alum-p am-c am-m *Ambr* anac ars aur aur-ar aur-s bell berb *Bov* bry calc *Calc-p*, canth carb-v chel chin cic *Clem* con cycl ferr-m gels gran hep hura hyper indg kali-bi kali-br kali-chl kreos lac-d lach lachn *Led* mag-m meph mez *Mur-ac* nat-c nat-m *Nat-p* nit-ac nux-v olnd par *Ph-ac* phos *Psor* puls *Rhod* rhus-t sabin *Sep* sol-ni *Sulph* tab tarent zinc zinc-p zing ziz
  : **burning**: ars bell canth cic
  : **itching**: alum calc mag-m *Sulph* ziz
  : **rubbing** agg: mag-m
  : **painful**: ambr clem indg sep staph *Sulph*
  : **red**: ambr anac bell carb-v led nat-c nat-m nux-v sep sol-ni
  : **sore** to touch: ambr hell led ph-ac zinc
  : **stinging** on rubbing: sulph
  : **washed**, smarting when: nux-v
  : **white**: carb-v kali-br sulph zinc
  : **wine** agg: zinc
- **Jaws** | **Lower**: ars meph par *Sil*
- **Lips**: *Agar* am-m apis arn aur bell berb borx *Bov* bry bufo calc cann-s caps *Carb-v* chin dulc ferr-m **Graph** guaj *Hep* hyos ip *Kali-c* kali-chl kali-p m-ambo mag-m **Merc** *Mur-ac Nat-c* nit-ac nux-v pall par petr ph-ac *Rhus-t* ruta *Sep* spig spong staph thuj
  : **burning**: aur hep ph-ac staph
  : **itching**: aur kali-c
  : **itching**: am-m kali-c nit-ac thuj
  : **Inside** (See MOUT - Eruptions - pimples - lips)
  : **Lower**: *Apis* bell *Bry* calc caps caust hep ign kali-chl mang merc mur-ac nat-c nicc nit-ac pall *Rhus-t* samb sil spig sulph teucr zinc
  : **Upper**: acon am-m amph ant-c **Ant-t** arn *Bar-c* bell bufo calc caps *Carb-v* caust cench *Cic* clem dig hep kali-c led lyc m-ambo m-arct mag-m mang nat-c nux-v par *Puls* rhus-t sars sep sil spig squil staph stront-c *Thuj Zinc*
  : **burning**: aphis graph
  : **itching**: graph lyc
  : **red**: zinc
  : **sore** to touch: zinc
  : **Above**: petr
- **Malar** bones: hura
- **Mouth**:
  : **Around**: agar ant-c aster *Bar-c* bov calc *Dulc* kali-c *Mag-c Mur-ac* phos *Rhus-t* sep *Sil* zinc
  : **Corners**, of: ant-c arg-n bar-c bell calc cann-s canth caust coloc lyc m-arct mag-m mang merc mur-ac nat-c nat-m petr phos rhod rhus-t sil tarax *Verat*
- **Nose**: agar alum **Am-c** *Anac* ant-c arum-d asc-t aur bar-c *Bell* berb bov brom **Calc** calc-p cann-s cann-xyz canth caps carb-an carb-v **Caust** clem cob coc-c cocc con cub dulc euph euphr *Fl-ac Graph* guaj hep *Kali-c* kali-i kali-n lach led *Lyc* m-arct mag-m mag-s mang *Merc Nat-c Nat-m* nicc ol-an ox-ac pall petr *Ph-ac Phos* plan plb podo *Psor* rat

Face

Eruptions – pimples

- **Nose**: ...
  rhus-t sars sel *Sep Sil* stram stront-c sul-ac *Sulph Syph Teucr* thuj zinc
  - **burning**: alum aphis canth kali-n ol-an
  - **touch** agg: canth
  - **oozing**: ol-an
  - **red**: ant-c aur calc-p kali-c lach ph-ac plan psor sulph
  - **white**: carb-v kali-c *Nat-c* nat-m
  - **About** nose: carb-v nat-m pall par plan sep (non: tarax)
  - **Below** nose: caps dig par
  - **Corners**, in: dulc tarax
  - **Dorsum**: on | **inflamed** base; with: fl-ac
  - **Inside**: arn calad calc carb-an chin graph guaj kali-c ox-ac petr phos rat sep sil tub
  - **Nostrils**: chin sep
  - **right**: aphis ox-ac phos rat
  - **left**: calc dulc graph kali-c
  - **Below**: dig
  - **painful** only when muscles of face and nose are moved: calc
  - **Root**: bell caust cench clem *Led*
  - **Septum**: arg-n asc-t calad chin nat-m ol-an *Teucr*
  - **oozing**: ol-an
  - **Below**: nat-m
  - **Side**: aster sil
  - **right**: alum euphr lach ox-ac sars
  - **left**: caps nat-c
  - **small** and hard: agar
  - **Tip**: am-c asaf **Caust** cench clem coc-c cund *Lyc* nit-ac pall ph-ac spong
  - **bleeding** when pressed: pall
  - **sore**: *Lyc*
  - **Wings**: anac bar-c chel chin nat-m phos tarax zing
  - **left**: fl-ac
  - **perforation** size of a pea: fl-ac
- **Temples**: arg-met carb-v cocc *Mur-ac Nit-ac*
- **Whiskers**: *Agar* ambr calc calc-s graph lach *Mez* nit-ac pall sulph
- **psoriasis** | **Eyebrows**; of: *Phos*
- **pustules**: am-c *Anac* **Ant-c** ant-t arn *Ars* ars-i ars-s-f **Aur** aur-ar aur-s **Bell** bov **Calc** calc-p calc-s *Carb-v* carbn-s *Caust* chel **Cic** cimic clem **Con** Crot-t cund cycl dros dulc eug eup-per graph grat grin **Hep Hydr** hyos ind *Iris* jug-c *Kali-bi Kali-br* kali-c *Kali-i* kali-n kreos lach lyc mag-c mag-m mag-s **Merc Mez** nat-c **Nat-p Nit-ac** nux-m pall petr ph-ac phos psor puls **Rhus-t** sars sulph syph tarax thuj **Tub** verat *Viol-t* zinc
  - **confluent**: *Cic*
  - **itching**: euph grin ph-ac sars
  - **menses**; during: am-c
  - **sanious**: iris
  - **ulcers**, terminating in: crot-t
  o **Cheeks**: am-c calc carb-an iris *Kali-bi* lyc pall
  - **menses**; during: am-c

Eruptions – rash

- **pustules**: ...
  - **Chin**: am-c camph caust **Clem Graph** hyos *Kali-bi* kali-i mang merc *Mez* nit-ac nux-m olnd petr plat prot *Psor* rhus-t sabin sars *Tub Viol-t Zinc*
  - **hard** red borders; with: nux-m
  - **itching**: zinc
  - **painful** if touched: rhus-t
- **Forehead**: am-c anac ars carb-an chel chin clem cycl eup-per euph *Hydr* **Kali-bi** kali-c kali-p lyc *Lyss Merc* mur-ac nat-c *Nat-m* psor rhod sars spig sulfa
  - **painful**: sil
  - **ulcers**; join to form: sil
  - **variola**-like: sil
  - **Eyelashes**; above the: tub
  - **oozing**: tub
- **Lips**: ant-c *Anthraci* aur bell berb *Calc Cinnb* clem *Hep* iris mag-c mur-ac samb sep *Viol-t* zinc
  - **black**: **Anthraci** *Lach*
  - **Upper**: ant-c *Anthraci* arg-n calc carb-v mag-c mur-ac prot sul-i *Viol-t* zinc
- **Mouth**:
  - **Around**: nat-c
  - **Corners**: of: ant-c bar-c coloc phos tarax
- **Nose**: *Am-c* ant-c ars-br asc-t bell bov brom bufo canth clem cocc crot-h euphr fl-ac *Hep* hippoz *Iris* kali-n mag-c merc nat-c nit-ac petr ph-ac *Phos* plb podo psor sars sil sulph tarax *Tub*
  - **right**: con cund fl-ac mag-c mang sars
  - **left**: kali-n nat-c
  - **Corner**: mang
  - **Inside**: arn hippoz *Tub*
  - **Ridges**: sulfa
  - **Root**: clem
  - **Septum**: am-c *Anac* hippoz lycps-v petr psor
  - **right**: anac sars tarax
  - **perforation**, with: hippoz
  - **Tip**: am-c clem kali-br lyc mag-c pall
  - **Under**: arn borx bov mag-c squil
  - **Wings**: anac euphr mang nat-c tarax
  - **right**: petr
  - **left**: nat-c
- **Temples**: lyc mag-m
  - **right**: sulfa
- **rash**: *Acon Ail* anan **Ant-c** ant-t arn *Ars* ars-s-f **Bell Bry** carbn-s caust **Cham** coff con *Euphr* **Graph** *Hep* hydr *Ip* jab kali-br lach *Merc Mez* **Nat-m** nit-ac phos **Puls Rhus-t** *Stram* **Sulph** tab tarent teucr verat
  - **bluish**: *Lach Phos* sulph
  - **burning**: teucr
  - **itching**: caust teucr
  - **Forehead**: rheum teucr
  - **purple**: hyos sep
  - **scratching** agg; after: alum
  - **syphilitic**: syph
  - **warmth** agg: *Euphr* kali-i teucr
  - **washing** agg; after: glon
  o **Chin**: am-c

▽ extensions | O localizations | ● Künzli dot

| Eruptions – rash | Face | Eruptions – vesicles |

- **Forehead**: ail arn calc-caust indg *Ip* lil-t rheum teucr
- **red**: alum ant-c aur calc calc-p carb-an carbn-s carc caust cham cic euphr fago hyper *Lac-c* **Led** nit-ac par *Petr* phos psor sep sulph
  - **spots**: *Berb-a* euph kali-bi *Kali-c* oena petr
  o **Cheeks**: borx
  - **Chin**: borx bros-gau caust mag-m verat
    : **erythema**: prot
  - **Forehead**: nat-s
  - **Lips**; upper | **erythema**: prot
  - **Mouth**; around: verat
  - **Nose**, on: aur bell carbn-s crot-t lach ph-ac samb syph thuj
- **rhus** poisoning: **Anac** apis *Bry Crot-t Graph Rhus-t Rhus-v* sep sulph
- **rosy**: diosm
  - **accompanied** by | **discoloration** of face; earthy: diosm
- **rough**: alum anac bar-c *Berb-a* kali-c kalm led nat-m *Petr* puls rhus-t rhus-v sep stram sulph teucr
  - **morning**: nat-m
  - **red**: phos sep sulph
  - **summer**: kalm
  o **Forehead**; on: pall rhus-t sars sep sulph teucr
    : **spots**: sars
  - **Lips**: merc sulph tab
  - **Mouth**; around: anac ars
- **rupia** | **Cheeks**: syph
- **scabby** (See crusty)
- **scaly** (See scurfy)
- **scurfy** (↗*NOSE - Scurfy)*: aloe alum anac **Ant-c** ant-t **Ars** *Ars-i* ars-s-f aur aur-ar aur-s **Bar-c** bell *Bry Bufo Calc* calc-s calc-sil carb-an carb-v carbn-s **Caust** chinin-s chrysar *Cic* coloc cory crot-t dulc euph *Graph* **Hep** *Kali-bi* kali-s kreos **Lach** led *Lyc* mag-m merc merc-i-f *Mez* mur-ac nat-m nit-ac **Nux-v** *Petr Ph-ac* **Phos** *Phyt* plat **Psor** rauw rhus-t rhus-v sars **Sep** *Sil* sulph thuj verat *Viol-t* zinc
  - **old** people; in: cory
  - **white**: anac *Ars*
  - **yellow**: cic *Merc*
  o **Cheeks**: anac bell calc *Cic* kreos lach *Lyc*
  - **Chin**: am-c *Ars* caust *Cic* crot-t dulc *Graph* kreos merc *Mez* rhus-t sep
  - **Forehead**: *Ars* calc dulc graph mag-c mur-ac sulph
    : **Temples**; and: dulc mur-ac
  - **Lids** (See EYE - Eruptions - lids - scurfy)
  - **Lips**: ant-t **Ars** bar-c bell berb borx *Bry* calc *Cann-s* caps cham *Cic Graph Hep* ign *Kali-c* merc mur-ac *Nat-ar* nat-m nux-v petr ph-ac phos plan rhus-t *Sep Sil* squil staph sulph
    : **Upper**: *Ars* **Bar-c** borx cic kali-bi kali-c merc petr *Sars* sep sil staph *Sulph Thuj*
  - **Mouth**:
    : **Around**: am-c anac calc *Cic Graph Mur-ac Petr* sep
    : **Corners** of: calc graph hep ign lyc petr sil
    : **Below**: hep

- **scurfy**: ...
  - **Nose**: ant-c aur-m-n *Caust* iod nat-m sil
    : **bleeding**: kali-n
    : **Dorsum**: phos
    : **Tip**: caust kali-n nat-c nit-ac sep
    : **Under**: bar-c mag-c ph-ac
  - **Whiskers**: calc lach
- **small**: pneu *Vac*
- **smarting** (↗*painful)*: cic ip rhod verat
- **sore** (See painful)
- **spots**: acon alum am-c ambr ars bar-c bell berb bry *Calc* carb-an carb-v colch croc ferr ferr-m hyos lyc *Merc Nat-c* nit-ac par phos samb sars **Sep** sulph tab tub vip zinc
  o **Chin**: bros-gau
  - **spring** agg; in: ars-br
- **stinging**, painful: clem dulc led plat squil staph
- **suppurating**: **Ant-c** *Cic* lyc *Psor Rhus-t*
- **syphilitic**: *Ars-i Aur Cinnb Fl-ac Hep Kali-bi* **Kali-i** kreos *Lach Lyc* **Merc Merc-c** *Nit-ac Phyt* sep *Sil Sulph Syph*
- **tubercles**: *Alum* ant-c *Ars* asaf bar-c calc carb-an *Carb-v* cic con dulc *Fl-ac Graph* hep *Kali-bi* kali-c *Kali-i* kali-n lach *Led* lyc mag-c mag-m merc *Nat-c* nit-ac olnd phyt puls sil sumb syph thuj zinc
  - **itching**: kali-n
  - **painful**: sep
  - **suppurating**: *Fl-ac* nat-c *Sil*
  o **Cheeks** | **small** tubercles: asaf
  - **Chin**: carb-an euph hep mag-m olnd
  - **Forehead**: ant-c *Fl-ac Led* lyc olnd sep sulph
  - **Jaws** | **Lower**: graph nat-c staph verat
  - **Lip**; upper | **white** tubercles; small: graph
  - **Mouth**; about: ars bar-c bry caust con mag-m merc sil sulph
  - **Mouth**; corners of: mag-c
  - **Nose**:
    : **Root** of; at | **painless** tubercle: sep
    : **Side** of; at right | **painless** tubercle: nat-c
    : **Wings** of: hippoz
- **urticaria**: *Am-c* anan *Ant-c* **Apis Ars** astac *Bell Calc Chel Chinin-s* **Chlol Cop** crot-t dulc *Gels Hep* hydr hydrc *Kali-i* lach **Led** mag-m mez *Nat-m* nit-ac *Rhus-t Sep* sil **Sulph** *Urt-u*
  - **morning**: chin
  - **air**; in open | **amel**: calc
  - **seasons** | **winter**: *Kali-i*
  - **symmetrical**: crot-t
- **vesicles**: acon aeth *Agar* alum am-c am-m anac *Ant-c* ant-t *Ars* ars-s-f bar-c benz-ac borx calc-s canth carb-an *Carbn-s* caust cham cic cist *Clem* **Crot-t** *Dulc Euph* ferr-i *Graph* grin hep indg kali-ar kali-bi *Kali-i* kali-n lach *Mag-c* **Manc** mang medus *Merc* merc-c mez mur-ac nat-ar *Nat-c* **Nat-m** *Nat-s Nit-ac* ol-an *Petr* ph-ac phos plb plect prot **Psor** ran-b **Rhus-t** rhus-v samb sars **Sep** *Sil* stram stront-c *Sulph* syph valer zinc zinc-p
  - **acrid**: caust rhus-t
  - **blood**; filled with: lach

567

Eruptions – vesicles | **Face** | Eruptions – Eyebrows

- **burning**: agar *Anac* aur caust cic grin hep nat-c *Nat-m* nat-s *Ran-b*
- **touch** agg: nat-s
- **cold** air agg: *Dulc*
- **confluent**: crot-t mez ran-b rhus-t *Sulph*
- **itching**: *Anac* ant-c *Ars* cic grin mang *Mez* prot sars sep
- **varioloid**, like: ant-c
- **white**: clem hell mez nat-c sulph valer
- **yellow**: *Agar* ant-c ars cic com crot-t *Dulc Euph Euphr* kreos *Manc Merc* mur-ac nat-c ph-ac **Rhus-t** *Rhus-v* sep
- o **Chin**; on: agar anac *Ars* canth *Cic* crot-t hep *Manc Nat-c* **Nat-m** *Nat-s Nit-ac Sanic Sars Sil*
- **Forehead**: am-c arn borx canth kali-i mag-c mez nat-m plb *Psor* rhus-v stront-c
- **Jaws** | **Lower** jaw: mur-ac
- **Lips**: acon agar ail allox *Alum* am-c am-m ant-c ant-t arn **Ars** asc-t aur bar-c *Bell* berb borx bov **Bry** *Calc* calc-s cann-s canth caps *Carb-an Caust* chel chin chinin-s cic cina *Clem* coloc com *Con* dig dulc graph hell hep hyos *Ign* ip kali-bi kali-c kali-p kali-s kreos lac-ac lac-c lach laur led lyc m-ambo m-arct *Mag-c Mag-m* mang merc mur-ac nat-c **Nat-m** nat-s *Nit-ac* nux-v par petr plat rhod **Rhus-t** ruta samb sang *Sanic* seneg *Sep* sil spig spong squil *Staph* **Sulph** tarax teucr thuj valer verat zinc
  : **fever** blisters (↗*herpes - lips - about)*: ars brom *Calc-f* canth *Crot-t* frax *Graph* hep hyos ign *Lac-c* med *Nat-m* nux-v phos *Rhus-t* sep sulph urt-u
  : **Inside** (See MOUT - Eruptions - vesicles - lips - inner)
  : **Lower**: agar ail am-c aur bell bry carb-v clem com hep *Hyos* kali-bi kali-c lac-c laur mag-c mag-m mang mur-ac **Nat-m** nat-s par phos plat rhod sang sars *Sep* staph sulph
  : **itching**: clem
  : **white**: phos
  : **yellow**: mur-ac
  : **Below**: hep sang
  : **Inside** (See MOUT - Eruptions - vesicles - lips - lower - inside)
  : **Upper**: *Agar* alum am-m *Ars* carb-v cic con graph hell kali-n kali-p laur mag-c mag-m mag-p mang mur-ac nat-c phos plat rat *Rhus-t* rhus-v seneg sep sil stront-c valer zinc
  : **blood** blisters: *Nat-m*
- **Mouth**:
  : **Around**: am-c am-m *Borx Hell* mag-c nat-c **Nat-m** *Nat-s*
  : **fever**; during: nat-m
  : **pearls**; like: *Nat-m*
  : **Corners** of: agar am-c carb-v caust *Cic* graph laur lyc mag-c mez nat-c phos seneg senn sep verat
  : **Below**: mang
- **Nose**: am-c ant-c arn ars canth carb-an clem crot-t *Hell* lac-ac *Lach Mag-c* mag-m merc *Mez* nat-c *Nat-m* nit-ac petr phel phos *Plb* **Rhus-t** sabin sep sil verat

- **vesicles** – **Nose**: ...
  : **menses**; before: mag-c
  : **Around**: phos
  : **Centre**, on: *Carb-ac*
  : **Inside** | **right**: ars **Carb-an** lach phos
  : **Nostril**, under: sil
  : **Root**: nat-m
  : **Septum**: am-c crot-h thuj
  : **Side** | **bloody**: sep
  : **Tip**: nit-ac
  : **Wings**: chel **Nat-m** sil thuj
  : **right**: nat-c
- **warmth**:
  : **agg**: euphr mez psor sulph teucr
  - **amel**: *Ars*
- **washing** agg: nux-v sulph
- o**Beard**: *Calc* cic *Hep* lach nit-ac
  - **folliculitis** (= barber's itch): am-m *Ant-c Ant-t* anthraco arg-n *Ars Aur* calc calc-s carb-an carb-v chrysar cic cinnb clem cocc con dulc graph *Hep Kali-bi* kali-m kreos led lith-c *Lyc* mag-p med *Merc-pr-r* mez nat-s *Nit-ac* olnd petr phyt plan *Plat* rad-br rhus-t sabin sars scop sep **Sil** spig staph staphycoc stront-c *Sul-i Sulph* tell thuj
- **Cheeks**: agar agn alum alum-p am-c ambr anac ang **Ant-c** aq-mar arn asaf bar-c *Bell* borx *Bov* bros-gau bry *Calc* calc-sil canth carb-an carb-v *Caust* cham chel cic cina *Clem* con cycl dig *Dulc* **Euph** *Euphr* ferr-ma graph hep hyos ip *Kali-chl* kali-i kali-m kali-n **Kreos** *Lach* laur *Led Lyc* mag-m merc merc-i-r mez nat-c *Nat-m* nat-c nux-v olnd phos **Rhus-t** ruta sabad sabin sars *Sep Sil* spong **Staph** stront-c tarax thuj valer *Verat* verb viol-t
  - **left**: bac tub
  - **spots**: bac
- **Chin**: agn alum alum-p am-c am-m ambr anac *Ant-c* arg-n *Ars* aster bell borx *Bov* bros-gau *Calc* calc-sil canth carb-an carb-v *Carbn-s* caust *Chel Cic* clem cob *Coloc* con crot-h crot-t dig dros *Dulc* ferr-ma ferr-p *Graph Hep* hydr hyos kali-bi kali-c kali-i *Kreos Lach* laur led *Lyc* m-ambo m-aust mag-c manc *Merc* merc-i-r *Mez* nat-c **Nat-m** nat-p nat-s nit-ac nux-m *Nux-v* olnd *Par* ph-ac phos plat prot *Psor* puls **Rhus-t** sabin sars *Sep Sil* spig spong squil stront-c sul-i **Sulph** *Syph* tarax thuj verat verb viol-t zinc
  - **desquamating**: prot
  - **dry**: prot
  - **painful**: merc rhus-t sars **Sulph**
  - **points**; small honey yellow: am-c rhus-t
  - o **Lip**: between chin and: kali-chl
  - **Eyebrows**: guaj kali-c mez nat-m par sel sep sil *Spong* stann thuj
  - o **About**: ars bar-c *Caust* clem cupr ferr-ma guaj hell *Kali-c* mez **Nat-m** par *Phos* rhus-t *Sel* sep sil spong stann staph sulph tarax thuj
    : **crusty**: anan fl-ac nat-m sep spong
    : **eczema**: kali-sil
    : **itching**: **Nat-m**
    : **pimples**: fl-ac guaj kali-c sil stann tarax thuj

568   ▽ extensions | O localizations | ● Künzli dot

Eruptions – Eyebrows — **Face** — Erysipelas

- **About – pimples**: ...
  : **burning**: stann
  : **psoriasis**: **Phos●**
  : **spongy**: fl-ac nat-m
  : **yellow**: fl-ac nat-m rhus-t spong
- **Between | pustules**: thuj
- **Eyes**:
  ○ **About | inflamed**: spig
  - **Below**: dulc guaj hep sel thuj
- **Forehead**: agar agn ail alum alum-p am-c am-m ambr anac **Ant-c** *Apis* arg-met arn ars aur aur-s bad bar-c bar-m bar-s bell *Bov* bry cadm-s *Calc* **Calc-p** calc-sil canth caps carb-an carb-v caul *Caust* cham chel chin cic clem cocc con cycl dig dros dulc euph ferr-ma graph hell *Hep* hura iod ip kali-c **Kreos** laur **Led** lol *Lyc* mag-c mag-m merc mez mur-ac nat-ar nat-c **Nat-m** nat-p nit-ac **Nux-v** olnd *Par* **Ph-ac** *Phos* pneu *Psor* puls rheum rhod **Rhus-t** rhus-v ruta sabad *Sars* **Sep** sil spig staph sul-ac **Sulph** valer verat viol-t zinc
  - **menses**; before: mag-m sars
- **Jaws | Lower**: canth graph mur-ac par pip-n rhus-t sulph verat
- **Lips**: agar ail alum *Am-c* am-m ant-c ant-t apis arg-n arn **Ars** asc-t aur-m bell berb *Borx* bov brom bry cadm-s *Calc* calc-f calc-sil cann-s canth caps carb-an carb-v carbn-s caust chel chinin-s cic cinnb *Clem* **Com Con Crot-t** dig ferr-m ferr-ma *Graph* guaj hed hell *Hep* hydr ign ip kali-c kali-chl kali-m kali-s lac-ac lac-c lach *Lyc* **Mag-c Mag-m** mang med merc merc-c mez *Mur-ac* nat-ar **Nat-c Nat-m** nat-p nat-s nicc *Nit-ac* nux-v pall par petr ph-ac phos plat psor rhod **Rhus-t** ruta sang sars seneg **Sep** *Sil* spong *Squil* staph *Sul-i* sulph tarent ter thuj urt-u valer viol-t
  - **blisters | black**: tub
  ○ **Around** lips | **licking**; from: agar
  - **Lower**: alum borx **Bry** *Calc* caust cham clem *Ign* mez *Nat-c* **Nat-m** *Ph-ac* phos rhod **Sep** *Sulph*
    : **inflamed**: borx
  - **Upper**: acon amph ant-c arg-n arn **Ars** *Bar-c* bell borx canth *Carb-v* caust *Cic* cinnb con dig graph hell hep **Kali-c Kreos** *Lyc* m-ambo mag-c mag-m mang merc *Nat-c* **Nat-m** nit-ac *Par* petr phyt plat prot *Rhus-t* sabad *Sars* **Sep** *Sil* spig squil **Staph** sul-i **Sulph** *Thuj* viol-t zinc
    : **desquamating**: prot
    : **dry**: prot
- **Margin** of hair: mez
- **Mouth**:
  ○ **Angles** (See corners)
  - **Around**: acon *Agar* alum am-c am-m anac ant-c **Ant-t** arn **Ars** bar-c bell *Borx Bov* **Bry Cadm-s** *Calc* calc-f calc-sil cann-s canth caps carb-an (non: carb-v) carbn-s *Caust* (non: cham) (non: chel) chin (non: chinin-s) *Cic* clem cocc coloc con crot-h dig dulc **Graph** *Hell Hep* hydr hyos *Hyper* ign ip kali-bi **Kali-bi** Kali-c **Kali-chl** kali-m kali-n **Kreos** lach laur **Led Lyc** m-ambo m-arct *Mag-c Mag-m* mang *Merc* **Merc-c Mez** Mur-ac **Nat-ar Nat-c Nat-m** nat-p

- **Mouth – Around**: ...
  nat-s **Nit-ac** *Nux-v Par Petr* ph-ac *Phos* plat rhod **Rhus-t** rhus-v ruta sabad samb **Sep** *Sil* spig spong squil **Staph Sulph** tarax thuj verat zinc
  : **coryza**; during: mez
  : **tettery** (See itching - mouth)
  - **Corners** of: **Am-m** *Ant-c* arn *Ars* ars-br aster **Bell** bov **Calc** calc-f cann-s carb-v caust *Cic* coloc *Cund* echi **Graph** hell **Hep** *Ign* iris **Kreos** *Lyc* m-arct **Mang Merc** mez mur-ac naphtin nat-c *Nat-m* **Nit-m** nux-v *Petr* ph-ac *Phos* psor rhod rhus-t seneg **Sep** *Sil* tab verat zinc
    : **right**: bell hep merc sep til
    : **curving** upwards: mur-ac
    : **Below**: caust graph hep
  - **Nose**: agar agn *Alum* alum-p am-c am-m anac ant-c arn ars ars-i arum-t *Aur* aur-ar aur-i aur-m-n aur-s bar-c bar-i bar-m bar-s bell bond borx both-ax bov brom bry cadm-s calc calc-sil cann-s canth caps *Carb-an Carb-v* carbn-s **Caust** cham chel chin cina *Cist Clem* coloc con crot-t dulc *Elaps* euphr fl-ac graph guaj hell hep ign iod iris kali-ar *Kali-br* Kali-i kali-n kali-s lach laur *Led* lyc m-arct mag-c mag-m mang meny *Merc* mez mur-ac *Nat-ar* **Nat-c** nat-m **Nat-p** nicc *Nit-ac* nux-v olnd par petr **Ph-ac** phos plat plb *Puls* ran-b rhod *Rhus-t* sabad sabin samb sars sel seneg **Sep** *Sil Spig* spong staph stront-c sul-ac **Sulph** syph tarax tax thuj verat viol-t zinc zinc-p
    ○ **Around**: alum am-c *Ant-c* ars bar-c bov calc *Caust* dulc elaps m-arct mag-m *Nat-c* par **Rhus-t** *Sep* sil sul-ac sulph tarax zinc
    - **Corners**, of: anac carb-v dulc euphr led mang merc-c mill plb *Rhus-t* sil thuj
    - **Fossa**: staphycoc
    - **Inside**: am-m ant-c arn canth carb-an cic cocc graph guaj kali-bi kali-n **Kreos** mag-c petr phel phos phyt podo ran-b sars sel sil spig
      : **right**: calc carb-an calc-sil graph kali-n lach spig
      : **left**: bell borx calc cob graph sars
    - **Root** of: bell caust clem
    - **Septum**: am-c bar-c bov calad caps crot-t kali-bi ol-an psor teucr thuj vinc
    - **Tip**: acon *Aeth* am-c anan asaf calc carb-an carb-v *Caust* clem con kali-n lyc mag-c nat-c nit-ac pall ph-ac rhus-t *Sep* sil spong
    - **Under** nose: arn borx bov lyc sars squil
    - **Wings**, on: ant-c ars aur-m carb-v caust chin cor-r dulc euphr fl-ac hipp *Merc-i-r* naja nat-m *Nit-ac* petr rhus-t sep *Sil* spig thuj
  - **Temples**: *Alum* ambr anac *Ant-c* arg-met arn asar bar-c bell bry calc carb-v caust chel cocc *Dulc* lach lyc *Mur-ac* **Nat-m** nit-ac sabin spig sulph thuj
    - **right**: sulfa
  - **Whiskers**: agar ambr *Calc* cic graph hep lach nat-c nat-m nit-ac plb sil

ERYSIPELAS *(↗Gangrene)*: acon agn ail am-c anac-oc anan *Anthraci* **Apis** arg-n arn ars *Astac Aur* aur-ar aur-m bar-c **Bell** *Borx* bry bufo calc *Camph Canth Carb-an Carb-v* carbn-s *Caust* **Cham Chel Chin** cic

Erysipelas

Erysipelas: ...
cinnb cist clem com crot-h crot-t *Cupr* diph-t-tpt dor *Echi Euph* ferr-m gels **Graph** gymno *Hep* hippoz *Hydr Jug-c* kali-ar kali-c kali-i **Lach** *Led* lyc meph merc *Mez* naja nat-c nat-s *Nit-ac* phos phyt plb psor **Puls Rhus-t** *Rhus-v* ruta samb sarr sep sil sol-ni sol-t-ae stram *Sul-ac Sulph* tep ter thuj verat-v
- **one** side: apis borx cham nux-v sep *Stram*
- **right**: arund *Bell* stram sulph
  - ▽ **extending** to | **left**: apis arund **Graph** lyc sulph
- **left**: agn *Borx Cham* lach *Stram*
  - ▽ **extending** to | **right**: lach **Rhus-t**
- **accompanied** by:
  - ○ **Scalp**; erysipelas on: *Lach*
  - **Tongue**:
    : **red** discoloration of the tongue | **fiery red**: *Canth*
    : **smooth**: rhus-t
- **bites** of insects, from: *Led*
- **edematous**: **Apis** ars chin crot-t hell lyc merc *Rhus-t* sulph thuj
- **erratic**: arn bell mang **Puls** rhus-t sabin sulph
- **gangrenous**: **Ars** camph **Carb-v** chin *Hippoz* **Lach** mur-ac *Rhus-t* **Sec** sil
- **nursing** the child agg; when: borx
- **periodical**: **Apis Crot-h**
- **phlegmonous**: *Acon* anthraci *Apis* **Arn Ars Bell** both bry bufo carb-an carbn-s cham *Crot-h* ferr-p **Graph Hep** *Hippoz* **Lach** led merc phos puls **Rhus-t** sep *Sil Sulph Tarent-c* verat-v
- **pregnancy** agg; during: *Borx*
- **rays**, spreading like: graph
- **spot**: *Apis*
- **vesicles**:
  - **with**: *Ars* bell camph canth chin cist com **Euph** *Graph* hep lach puls ran-b **Rhus-t** *Rhus-v* sep sulph tep
  - **without**: chin
- ▽**extending** to
  - ○ **Body**: *Graph*
  - **Ear**: *Jug-c*
  - **Head**: agn *Chel* op puls
- ○**Ear**; beginning in right: sulph
- **Eye**; around (✱*EYE - Inflammation - erysipelatous)*:
  acon anac **Apis** ars bell com *Graph Hep Led Merc Merc-c* **Rhus-t** vesp
- **Forehead**: apis kali-i ruta sulph
  - **spots**: kali-i sulph
- **Lip**; lower:
  - ▽ **extending** to | **Face**: *Anthraci* apis
- **Nose**: agn am-m *Apis* arn *Aur* bell cadm-s *Calc Canth* graph hippoz lach plb rhus-t stram

EVERTED lips: **Apis** *Bell* bry camph merc phyt
- **swollen**: **Merc-c**

EXCORIATION:
- **menses**; during: kreos
- ○**Lips**: all-c aloe am-c am-m ant-t **Ars Arum-t** borx bros-gau calc canth *Caust* cham cop cupr *Graph* ham

Face

Excoriation – Lips: ...
Hell ign *Iod* kali-c *Kali-p* kreos lac-c **Lach** lyc mang merc mez *Mur-ac* nat-m *Nit-ac* ph-ac phos *Sep* stram sulph
- **saliva**; from acrid: am-c arum-t **Nit-ac** sulph
- ○ **Inside**: cupr sep
- **Upper**: *All-c* brom mag-c mag-m mang
- **Mouth**; corners of● (✱*Cracked - mouth)*: ant-c **Ars Arum-t** arund bell bov brach *Caust Cocc Cund* dios eup-per form *Hell* ign ind ip kreos **Lyc● Merc** mez mur-ac nat-c nat-m pall phos *Psor* sul-ac **Sulph●** thuj zinc
- **Nose**; corners of: chinin-ar

EXOSTOSIS: *Aur-m* fl-ac *Hecla* phyt
○**Jaws**: hecla
- **dental** origin; of: hecla
- ○ **Lower**: **Ang Calc-f** *Hecla Hep*
- **Malar** bones: aur
- **right**: *Aur-m*

EXPRESSION (✱*EYE - Tired expression)*:
- **absent**: camph graph mang
- **anxious** (✱*MIND - Anxiety)*: **Acon Aeth** agar **Ail** all-c aloe am-c am-m ant-c *Ant-t Apis* apoc **Arg-n** *Arn* **Ars** ars-h ars-s-f *Aspar Aur Bapt* bar-m **Bell Borx** *Cact Calc* **Camph** cann-i canth *Carb-v* carbn-o carbn-s *Chel* chin chinin-ar **Chinin-s** chlol cic cina coff colch *Coloc Crot-h Cupr* cupr-ar *Cur Dig* dulc eup-per ferr-m hell hydr hyos ign iod ip iris kali-ar kali-bi kali-br kali-ox *Kalm* kreos **Lac-c** lach *Lat-m Lyc* lyss merc merc-c merc-sul morph mygal naja nit-ac *Nux-v* op phos *Plb* sec sol-ni *Spig Spong* staph *Stram Stry* sul-ac *Sulph Tab* **Verat** vesp vip zinc
- **cradle**, when child is lifted from●: calc
- **downward** motion; during● (✱*MIND - Fear - falling)*: **Borx** gels
- **menopause**; during: *Tril-p*
- **astonished**: acon bell cann-s carbn-s plb stram
- **besotted**: ail arn ars *Asaf* **BAPT●** bell *Bry Bufo* calc *Carbn-s* cench *Cocc Crot-c Crot-h* **Gels●** hyos **Lach●** led merc mur-ac nat-m **Nux-m●** op sol-ni *Stram*
  - **influenza**; during: bapt
- **bewildered** (✱*MIND - Confusion; MIND - Disconcerted; MIND - Forgetful)*: *Aesc Bry* carbn-s glon *Lyc* nux-m *Ph-ac* phos plb *Stram* zinc
- **cachectic** (See sickly)
- **cadaverous**: ars canth carb-v colch dig lach laur *Plb* sec tab thuj verat
- **changed**: *Acon* aeth alum ant-c ant-t apis arg-n arn ars bell bism bry bufo calc *Camph* canth caust *Cham Chin* colch coloc *Cupr* dros *Ferr* gels graph *Hell* hyos ign iod lach laur lyc mag-c mang merc-c nux-v olnd *Op* ph-ac phos plat *Plb* puls ram rheum *Rhus-t* sec sep sil spig spong squil stann *Staph Stram* verat viol-o zinc
- **changing**: squil
- **rapidly**: stram
- **childish**: *Anac* nux-m
- **cold, distant●** (✱*MIND - Mood - repulsive)*: puls

Expression – confused   **Face**   **Expression – tired**

- **confused** (↗*MIND - Confusion; MIND - Disconcerted; MIND - Forgetful):* Aesc Ars Bufo Camph cupr-act hyos lach **Lyc** nat-m *Olnd* op phos plb stram *Verat* zinc
- **dazed**: bry
- **deathly** (See cadaverous)
- **diabolic** grin: nux-m
- **discontented** (↗*MIND - Discontented):*
  · children; in | **sick**; when: aeth
- **distressed** (↗*suffering; MIND - Discomfort):* Ail am-c Ars *Arum-t* Aspar **Cact** *Crot-t* cupr cupr-n gels *Iod* lach *Nux-m* nux-v phos spong *Stram* stry zinc-p
  · children; in | **sick**; when: aeth
- **don't bother me** (See sullen)
- **dreamy** (See sleepy)
- **dull** (See sleepy)
- **embarrassed**: ambr
- **fierce** (↗*MIND - Rage):* **BELL●** hydr-ac merc-i-r op
- **foolish** (↗*MIND - Foolish; MIND - Childish; MIND - Grimaces):* absin acon arg-n *Bar-c* **BUFO●** kali-br *Lyc Nux-m* Phos Stram
  · **accompanied** by | **trembling**; nervous: both
  · children; in: bar-c bufo lyc phos stram
- **friendly**: ant-c *Stram* verat
- **frightened** (↗*MIND - Ailments - fright):* **Acon** apis arg-n ars atro *Bapt* bell cact *Canth* cimic cocc cupr hyos kali-ar kali-br lac-c lyss op sol-ni *Spong* **Stram** stry tab tarent *Ter* verat vip zinc
  · **aroused**, when: *Ail*
- **frowning** (See Wrinkled; Wrinkled - forehead)
- **haggard** (↗*MIND - Anxiety; MIND - Prostration; MIND - Cares full):* am-c ant-c **Ars** bell *Camph* canth *Caps Carb-v* colch cupr elec *Graph Hydr Hyos* kali-ar **Kali-c** kali-p *Lach* merc morph naja *Nat-m* nit-ac op ox-ac *Phos* plb sang *Sangin-t* sec *Sil* staph stram sul-i tab *Verat-v* zinc-p
- **happy**: *Apis Ars* hyos **Op●** stram verat
- **hard**: sep
- **idiotic** (↗*MIND - Idiocy):* **Agar** bry *Calc* cann-i cic kali-br *Lach Laur Lyc* plb sec stram tarent thuj
- **intoxicated** (↗*MIND - Stupefaction):* bapt bry *Bufo* cann-i cench chlf chlol *Cocc* dor eug *Gels* hydr hydrc hyos kali-i *Lach Led* merc merl mur-ac naja *Nux-m Nux-v Op* psor ruta *Stram*
- **looks** in a glass to see his expression: nat-m
- **magical**: agar
- **mask**; immobile like a: botul lycps-v mang mang-act
  · **weakness** of facial muscles; from: botul
- **miserable** (See wretched)
- **morose** | **cough** agg; during: spong
- **old** looking (↗*Shrivelled; GENE - Old - premature):* Abrot aeth *Alum Ambr Anthraci Arg-met* **Arg-n** Ars *Ars-h Ars-i Aur-m Bar-c* borx brom bry **Calc** chlor coca con *Fl-ac* **Guaj** hydr-ac *Iod* kali-bi *Kreos* lyc mag-m merc merc-c **Nat-m** ol-j *Op* ph-ac plb *Pulx Samb* sanic *Sars* sec *Sep* sil staph *Sulph* syph *Ter* tub vip zinc
  · children; in: abrot aeth arg-n ars bar-c calc iod lyc nat-m op sars sep sil sulph syph tub
  : **newborns**: op
  : **nurslings**: op

- **old** looking: ...
  · **prematurely**: arg-n iod
  · **sallow**, wrinkled●: arg-n calc fl-ac pulx *Sep* zinc
- **painful**: *Colch Puls* ser-a-c stram
- **pinched** (↗*haggard): Acon Aeth* ant-t **Ars** *Ars-i* camph carb-an *Carb-v* chin *Cina* cocc coff *Cupr Dig* ferr *Ferr-p Iod* kali-ar kali-n lyc merc merc-c nat-m op phos rhus-t *Sec* sil staph sul-ac *Tab Verat* verat-p zinc
- **pleading**: hell
- **plethoric** (See Congestion)
- **questioning**: hell
- **reactive** to every sensation: lyc
- **ridiculous** during sleep: hyos
- **sad**: *Ant-c* colch cupr ign stram
- **sardonic** grin (See Risus)
- **scowling** (See sullen)
- **serious**: merc nat-m rumx
- **sickly** (↗*EYE - Sickly):* acon aesc aloe alum alumn am-c *Anac* ant-t *Apis* arg-met *Arg-n* **Ars** *Ars-h Ars-i* ars-s-f bar-c *Berb* bism *Borx Bry Calc Calc-p* cann-i canth carb-ac carb-an *Carb-v* carbn-s carl *Caust Chel Chin* chinin-s *Cina Clem* coff colch con cop corn crot-h cund cupr *Dig Eup-per Ferr* ferr-ar ferr-i glon *Gran* hura *Iod Kali-ar* kali-br kali-bi *Kali-c* kali-chl kali-m kali-n kali-p kali-s kali-sil kreos **Lach** lact **Lyc** mag-c *Mag-m Mang* Merc *Merc-c* mez naja **Nat-m** nat-s nit-ac nux-m nux-v ol-j op petr *Ph-ac Phos* phyt *Plb* psor ptel puls *Rhus-t Sec* sel sep *Sil Spig Stann Staph* stram sul-ac sul-i *Sulph* tab teucr thuj til *Tub Verat* zinc zinc-p
  · **morning**: sep
  · **evening**: phos
- **sleepy**: **Cann-i** gels laur **Nux-m● OP●** phos phys psor
- **soft**: gels
- **solemn** on waking: stram
- **sour**: mag-m
- **staring** (See EYE - Staring)
- **stiff** (See Stiffness)
- **stupid** (↗*MIND - Dullness; MIND - Stupefaction):* ail apis *Arg-n Arn Ars* ars-h asc-c aster *Bapt Bar-c* bell **Bufo** camph **Cann-i** cann-s cann-xyz chinin-s con *Crot-c* cupr *Ferr Ferr-p* gels glon *Hydr Hyos* kali-br kreos lil-t lyss merc *Nux-m* op ox-ac phos phyt plb rhus-t rhus-v sec *Sep Stram* sulph tab
- **suffering** (↗*distressed): Acon* aeth alum *Am-c Anac Ant-t* apoc arg-n Ars ars-s-f aur-ar *Borx Bry* **Cact** *Calc-ar Canth Carb-v* carbn-s caust cench *Cham Chel Chinin-s Cocc Colch* coloc cupr *Dig* ferr-ar helon hyper kali-ar kali-br **Kali-c** kali-m kali-p kali-s kali-sil *Kreos Lach* lyc **Lyss** mag-c *Mag-m* **Mang** *Mez* nat-m nit-ac *Nux-m* ph-ac phase-vg *Phos Phyt* plat plb *Puls* raph sec *Sil* stram stry sul-ac **Sulph** wies
- **sullen** (↗*MIND - Morose; MIND - Discontented; MIND - Sulky):* alum mag-c nux-v
- **suspicious** (↗*MIND - Suspicious):* lach
- **tired** (↗*EYE - Tired expression):* acetan acon aeth *Anthraci* arg-met *Ars* cimic gels hell kali-br mag-c mag-m sec sep stram

Expression – unhealthy	Face	Heat

- **unhealthy** (See sickly)
- **vacant** (↗MIND - Dullness; MIND - Prostration; MIND - Stupefaction): Anac anan arn Bell Camph cann-i carbn-s cic Cocc Ferr Ferr-p gels Hell hyos Kali-br Lach lycps-v Mez op Ph-ac Phos plb psor sanic sil Stram sul-ac zinc
- **wild** (See EYE - Wild)
- **wretched**: ars berb iod nat-m sul-ac sulph zinc
- **young**: tub

FALLING of hair (See Hair - falling)

FEELING face before attack: bufo

FISTULA | **Parotid** glands: calc

FLAPPING cheek with difficult respiration: chen-a

FLUSHED (See Congestion; Discoloration - red; Discoloration - red - anger; Discoloration - red - excitement; Discoloration - red - glowing)

FORMICATION (↗SKIN - Formication): Acon acon-f agar agn alum ambr apis arg-n arn arund aster bar-c bell berb brom cadm-s calad calc camph cann-s chin coc-c Colch con crot-c Crot-t ferr grat gymno helo hist lach lachn lact lap-la Laur lyss mag-m myric nux-v ol-an ph-ac Plat pycnop-sa ran-b Rhus-t sabad Sec sul-ac sulph tab thuj til urt-u verat
- **right** side: alum Plat
- **left**: arg-n cench
- **following** pain: euph
- **tingling**: apis
- O**Chin**; on: kreos ran-b stram
- **Eyebrows** | **left**: croc
- **Jaws**:
  O **Lower**: acon alum alumn bufo-c Fl-ac grat ol-an Plat Ran-b
  ⁞ **right** side: alum
- **Lips**: ant-c Arn Ars berb borx calc caust graph lap-la nat-c nat-m ph-ac Sabad stront-c
  • **bugs** running over lips; as if: borx graph
- **menses**; during: graph
- **Zygoma** towards: thuj

FRECKLES●: Alum Am-c Ant-c ant-t bry Calc carb-v coch con dros Dulc Graph hyos iod iris-g Kali-br lach laur Lyc med merc merc-i-r mez mur-ac Nat-c nat-m Nit-ac Nux-m petr Phos plb Puls Sep sil stann Sulph tab thuj
- **summer** agg: lyc phos sulph

FROWNING (See Wrinkled)

FULLNESS: aeth apis arn com cub ferr glon kreos lac-c lac-c merc-c nat-m ox-ac phos plan puls sang sulph syph tanac ziz
- **mental** exertion; after: phos
- O**Lips** (See Thick - lips)

FUNGUS growth:
O**Jaws** | **Lower**: Hep Phos thuj

FUR-like in hemiplegia: caust

FURROWS (See Wrinkled)

GANGRENE (↗Erysipelas): Merc sul-ac

GLOWING (See Discoloration - red - glowing)

GREASY (↗Shiny - oily): agar Am-m apis arg-n ars aspar aur Bar-c Bry bufo calc caust Chin con cortico des-ac ferr-ar fl-ac graph Hep hydr iod iris kali-br Kali-c kali-p kali-s lyc Mag-c maland mand med Merc mez Nat-m● nux-v ol-an olnd phos Plb Psor puls raph Rhus-t● sanic sars Sel sep sil staph stram sulph thuj Tub valer Vinc
- O**Forehead**: Hydr Psor
- **Lips**: am-m

HAGGARD (See Expression - haggard)

HANGING down:
O**Cheeks**; of: apis
- **Jaw**; of (See Dropping - jaws)
- **Lips**: verat

HARDNESS (See Indurations)

HEAT (↗Congestion): acet-ac Acon Aesc Aeth Agar agn Ail All-c aloe Alum alum-p Am-c Am-m ambr Aml-ns amph Anac ang Ant-c Ant-t Apis aran Arg-met arg-n Arn ars ars-s-f ars-s-r asaf aspar astac atro aur aur-ar Bapt bar-c bar-m bar-s Bell benz-ac berb Bism borx Bov brach Brom Bry calad Calc calc-ar Calc-p calc-s calc-sil camph cann-s Canth Caps Carb-an carb-v carbn-s card-b card-m caust ced● Cham Chel Chim Chin chin-b Chinin-s chlol chr-ac cic cimic Cina Cinnb cinnm cist Clem coc-c Cocc Coff colch coloc Con Cor-r corn cortico Croc crot-t cupr cycl cyt-l daph dig digin Dros dulc Elaps equis-h eup-per eup-pur euph euphr fago Ferr ferr-ar ferr-ma Ferr-p Fl-ac form Gels Glon gran Graph Grat Guaj Gymno hell Hep hipp hist hura hydr hydr-ac hyos hyper iber Ign ind indg inul Ip jab jatr-c Kali-ar Kali-bi kali-br kali-c kali-i kali-m kali-n kali-p Kreos lac-c lac-d Lach lact lat-m laur Led lil-t lob Lyc lyss m-ambo M-arct m-aust mag-c mag-m malar manc Mang meny Merc merc-c merl Mez mill morph mosch mur-ac mygal myric naja narcot nat-ar Nat-c Nat-m nat-p Nit-ac nit-s-d Nux-m Nux-v ol-an olnd Op Ox-ac paeon par ped Petr Ph-ac phel Phos Phyt pin-s plan Plat plb psil psor ptel Puls pyrog ran-b ran-s rat rauw rheum Rhod Rhus-t Rhus-v rumx ruta sabad Sabin samb Sang sarr sars seneg sep Sil spig spirae spong squil Stann staph Stram Stront-c stry Sul-ac sul-i Sulph Tab Tarax tarent tell teucr Thuj til Tub Urt-u Valer Verat verat-v vib vinc viol-o viol-t wies Xan zinc zing
- **one** side: acon arn asar bar-c benz-ac cham chin cimic coff ign ip kali-c Lac-d murx phos spong stann sulph viol-t
  • **other** side; with coldness of: cham dros ip
- **right**: alum cham crot-t dros lyss nat-m nicc puls sul-ac
  • **then** left: brom
- **left**: alum alumn arg-n arn borx euphr inul Lac-d Olnd ph-ac phyt raph verat

572 ▽ extensions | O localizations | ● Künzli dot

Heat – daytime / Face / Heat – cold

- **daytime**: petr sulph
- **morning**: ail bar-c chel coc-c croc cycl ferr hep kali-c kali-n lyss nit-ac nux-v ph-ac phos *Sep* sil sulph til verat
  - **8 h**: asaf myric
  - **15 h**; until: stront-c
  - **rising** agg: coloc lyc nux-v rhod
- **forenoon**: lact lyc nux-m ox-ac puls zinc
  - **9 h**: asaf lyc
  - **9-16 h**: lyc
  - **11 h**: equis-h sol-ni
- **noon**: caps lyc mag-c ped sep *Spig*
- **afternoon**: agar alum anac arg-n *Arum-t* bar-c berb cann-s *Carb-an* carbn-s cench chel chinin-s com dig digin gels graph grat hyper ip kali-bi lyc mag-c mag-m mag-s nat-m nit-ac ped petr ph-ac phos phys phyt *Rhus-t* ruta stront-c zing
  - **13 h**: equis-h
  - **14 h**: cench *Chel* grat lyc phys
  - **14.30 h**: gels
  - **14-15 h**: phos
  - **15 h**: chin sol-ni
  - **16 h**: agar anac sol-t-ae
  - **17 h**: kali-bi *Rhus-t* zing
  - **20 h**; until: psil
- **evening**: *Acon* agar *All-c* alum anac *Ang* ant-t apis *Arn* ars aur bry *Calc-p* carb-an carbn-s *Cham* chinin-s coc-c con croc dig digin euphr fago fl-ac gran graph *Guaj* **Hep** hura ip lob lyc mag-c mez naja nat-c nat-m nat-p nit-ac nux-v oena ph-ac phos plat puls ran-b ran-s rhus-t rumx sabad sep sil *Sulph* thuj verat zinc zinc-s
  - **18 h**: cann-i cedr chinin-s ferr-p
  - **18-19 h**: phos
  - **19 h**: ars *Hep*
  - **19-20 h**: ars
  - **20 h**: (non: ars)
  - **20-21 h**: ars
  - **21 h**: ars hura
  - **22 h**: *Chr-ac*
  - **bed** agg; in: sep
  - **chilliness**; during: apis graph
  - **lying**, after: am-m asar nux-v sep viol-t
  - **sleep**; before: ph-ac
- **night**: aloe alumn cocc-s cortico **Hep** *Mez* ph-ac rhus-v sars
  - **midnight**: alum nat-m sulph
  - **after**: sulph
  - **waking**; on: am-c tarax
- **accompanied** by:
  - **Head**:
    - **heat** of (See HEAD - Heat - accompanied - face - heat)

- **accompanied** by: ...
  - **Teeth**; pain in (See TEET - Pain - accompanied - face - heat)
- **air**; at the side exposed to: ph-ac viol-t
- **air**; in open:
  - **agg**: (non: dig) digin hep mur-ac sulph valer
  - **amel**: am-m phos stann
- **alternating** with:
  - **chilliness**: caust
  - **cold** body: stram
  - **coldness** of face (See Coldness - alternating - heat)
  - o **Temples**; pain in (See HEAD - Pain - temples - alternating with - face)
- **anxiety**, during *(↗MIND - Anxiety): Acon* arg-n bell Carb-v graph merc puls
- **bed**:
  - **in** bed:
    - **agg**: nux-v sep verat
    - **amel**: alum
- **burning**: acon am-m ant-t apis aran arn *Ars Bapt* **Bell** benz-ac borx *Bry* camph caps carb-ac *Cham* chel **Cina** cist *Clem* cocc croc dulc grat hyos ign iod *Kali-bi* mag-c mang merc-sul mosch *Nat-c* nat-p nux-v paeon petr phos plan plat psor ptel *Puls* rhus-t sabad samb *Sang* sep spig stront-c sulph tab thuj urt-u verat
  - **redness** of left side; and: alum alumn asaf lac-c murx nat-m ol-an ph-ac spig
- **chill**:
  - **after**: ars graph merc-sul petr sep staph sulph
  - **before**: calc chin lyc meny staph sulph
  - **during**: acon agar alum ambr anac *Apis* **Arn** ars asar aur bar-c bell bov brom *Bry Calc Calc-p Cann-s* canth carb-v carbn-s cedr **Cham** chin chin-s cocc **Coff** coloc con dig *Dros Euph* **Ferr** gels graph hell hep *Hyos* ip jatr-c kreos lach led lyc mang *Merc* mez mosch *Mur-ac* nat-c nat-m nat-p **Nux-v Olnd** ph-ac *Phos* plat *Puls* ran-b *Rhus-t* ruta sabad sabin samb sars *Sel* seneg spig spong squil stann staph *Stram* stront-c sulph tarax thuj tub verat
- **chilliness**:
  - **after**: kali-c
  - **during**: alum asar bov dig dros ferr gels *Hell* ign inul *Kali-bi* kali-c **Merc** *Nux-v* ol-an ran-b sabad sabin samb squil
- **coffee** agg: chinin-s lyss
- **cold**:
  - **room** | **agg**: *Cocc* nat-c
  - **touch**; to: spig
- **washing**:
  - **after** | **agg**: euph phos sil
  - **desire** for cold washing; with: *Fl-ac*
  - o **Back**: asaf
  - **Body**, with: *Arn* ars berb *Calc-p* cann-s *Cham* **Chin** dig *Led* nit-ac phyt *Stram* tab trom
  - **Cheek** cold and red, the other hot and pale; one: acon arn *Cham Mosch*

Face

Heat – cold

- **Feet**, with: acon ars aur bell caps chin ferr gels graph ign kali-c mag-c meny nat-c petr phos puls sabin samb *Sep* sil **Stram** verat
- **Fingers**: ferr
  : Tips: thuj
- **Hands**: **Arn** ars asaf aur camph caps chin con cycl *Dros* euph euphr ferr graph hyos ign kali-n m-ambo meny nat-c nit-ac nit-s-d phos plat ruta sabin *Sep* sil spig **Stram** sumb thuj
  : and feet (See EXTR - Coldness - hands - feet - face)
- **Limbs**: *Arn* bell *Calc-p* cham chin dros hell *Sabad* **Stram**
- **Nose**, with: arn
- **Side** cold, the other hot; one: *Acet-ac Acon* **Cham Ip** *Kali-c Lach Mosch Nux-v* spong
- coryza; during: ars-met **Arum-t** croc graph **Nux-v** rhod
- cough agg; during: am-c bell *Cham Con Guaj Hyos* ip *Mur-ac* sulph
- delivery; during: *Arn Bell Coff Ferr Gels Op*
- dinner:
  - after | agg: am-c *Am-m* anac asaf calc calen caps carb-an *Cor-r* grat hell hura mag-m phyt ran-b tell
  - during | agg: am-c am-m mag-m
- drinking agg: **Cham** cocc
- eating:
  - after | agg: am-c am-m anac *Asaf Calc* calen caps carb-an carl caust **Cham** *Coff* cor-r *Lyc* merc nat-m nit-ac nux-v pauli *Petr* phos phyt sep sil sulph viol-t
  - agg: am-c carb-an nat-c
- eruptions; before: nat-m
- exertion agg: am-c nux-v spig spong squil
- faintness; with: petr
- fever:
  - during | agg: *Acon* aza calc cham *Chin* coff dros puls samb spig spong staph tarax valer
- flushes: *Acon Aesc* agar agn alum *Ambr Apis Arg-met* ars asaf bapt bell bufo *Cact* calc calc-s camph carb-ac carb-an **Carbn-s** carl caust cedr cench cham *Chel* cic cimic *Cist* clem coc-c *Cocc* coff colch crot-c crot-h cub dig dros dulc ferr ferr-ar ferr-p gels *Glon* **Graph** helo helo-s hep hydr inul *Kali-bi* kali-br kali-c kali-chl kali-m kali-p kali-s kalm *Kreos* **Lach** lob **Lyc** lyss mang med meny mez mill nit-ac nux-v *Petr* ph-ac *Phos* plb podo *Psor* ptel puls ran-s rauw rhus-t sabad sabin sang seneg **Sep** *Sil* spig spong **Stann** stront-c *Sul-ac* **Sulph** tarent tell *Ter* teucr *Thuj* til tub valer visc yohim
  - left: *Lac-d* sulph
  - morning: lyc sulph
  - afternoon: cedr seneg
  - evening: alum arn cedr nit-ac nux-v petr
    : 18 h: cedr
    : 18-20 h: rauw

Heat – redness

- **flushes**: ...
  - accompanied by:
    : anemia (See GENE - Anemia - accompanied - face)
    : faintness: sulph
    : Heart; weakness of (See CHES - Weakness - heart - accompanied - face)
  - alternating with | **chills**: cedr petr
  - **bathing** amel: bufo
  - **chilliness**; with: ambr nit-ac petr puls sulph
  - **cold** air | amel: bufo
  - **cough** agg; during: petr
  - **drinking** agg; after: cocc
  - **epistaxis**; with: bufo
  - **excitement** agg: *Aml-ns* sulph yohim
  - **heat** of stove agg: bufo
  - **hemorrhage**; after: chin
  - **menopause**; during: aml-ns apis carc glon *Graph Kali-bi* Kali-br **Lach** *Lyc Psor* sang **Sul-ac** sulph *Ter*
  - **motion** agg: *Stann*
  - **shivering**; with: **Sulph**
  - **sudden**: mang
  - **warm** room agg: bufo sulph
  - **wine** agg: coff ferr-i
- **headache**; during: *Acon* agar aloe aml-ns ang arn *Bell* calc cham **Chinin-s** cop ferr ferr-p gels *Glon* grat indg lac-ac lact lith-c mag-p *Meli* naja nat-m nux-v phys podo ptel puls rumx ruta *Sang* sep *Spong* til viol-t zing
- **heart**, constriction of: hydrc
- **internal**: chin con nit-s-d peti sep squil
- **lying** agg: mang petr phos plb
- **lying** down agg; after: am-m asar *Cham* nux-v
- **maniacal** rage, with: *Acon* **Bell** kali-c lach lyc merc op puls *Verat*
- **menopause**; during (See flushes - menopause)
- **menses**:
  - before | agg: alum lyc
  - during | agg: nat-m
- **mental** exertion agg: agar *Am-c* lyc lyss
- **motion**:
  - after | agg: **Spong**
  - agg: chin nux-v spig squil
- **movements** of the child; at first: sulph
- **painful** part: spig
- **pains**, with: ars
- **palpitation**; during (See CHES - Palpitation - accompanied - face - heat)
- **periodical**: aloe phos
- **prickly**: bell
- **reading** agg: arg-met
- **redness** without: adren equis-h olnd

| Heat – rising | **Face** | Indurations |

- **rising** from sitting agg: nat-c
- **room**:
  · **agg**: am-m kali-n
  · **entering** a room; when | **open** air; from: **Chin**
- **sensation** of: *Agar* agav-t agro ang ant-c arn *Ars* arum-t asaf asar bar-act bar-c *Bell Brom* bry calc-s camph cann-s canth *Caps Cham* chin cocc coff *Croc* cycl dros *Euph* euphr helo-s *Hep* hyper ip kali-c kali-n laur led lyss m-arct m-aust mag-m mang *Merc* merc-c mosch nat-c nit-ac nux-v olnd par petr ph-ac plat puls rheum rhus-t ruta sabad samb sang sarr seneg sil spong squil stram stront-c *Sulph* tarax thuj valer viol-t ziz
  · **night** | **bed** agg; in: cortico
  · **cold** to touch; when: chin grat rhus-t
  · **fire**; face were on: sarr
- **shuddering**; with: ars thuj
- **sitting** agg: calc carb-v con ferr-p nit-s-d phos **Valer** viol-t
- **sleep** agg; during: meny op
- **smoking** agg: *Calad*
- **sneezing** agg: nux-v rhod
- **standing** agg: mang
- **stool**:
  · **after** | **agg**: caust trom
  · **during** | **agg**: gran hep merc
- **stooping** agg; after: rhus-t
- **sudden**: alum euphr petr rhus-t
- **supper** agg; after: alum anac ang carb-v chinin-s
- **talking**; after: fl-ac sep squil
- **vexation**; after: *Cham Phos*
- **waking**; on: alum bry chin *Hep* nit-ac sulph
- **walking**:
  · **after** | **agg**: sep
  · **agg**: mang nux-v stront-c *Sulph* tarax
  · **air** agg; in open: mur-ac ph-ac tarax
  · **amel**: sabad
- **warm**:
  · **drinks** | **agg**: sabad
  · **room** | **agg**: hyos *Puls*
- **wine** agg: fl-ac
- **writing** agg: chinin-s
- **yawning**; after: calc
○**Cheeks**: Acon agar alum ang *Ant-c* arn ars asar **Aur Bell Bov Bry** *Calc* cann-xyz canth *Caps* carb-an carb-v caust *Cham Chin* cina clem **Cocc** coff coloc croc dros *Dulc Euph Ferr* hell hep *Hyos* **Ign** iod ip **Kali-c** kali-n *Kreos* lach *Led Lyc* mang *Merc Merc-c* mosch mur-ac *Nit-ac Nux-v* olnd *Op* ph-ac *Phos* **Plat** plb puls ran-b rheum rhod **Rhus-t** *Ruta Sabad Samb* sang **Sep** sil spig **Stann** staph **Stram** sulph tab *Thuj* ulm-c *Valer Viol-t* zinc
  · **accompanied** by | **Teeth**; pain in (See TEET - Pain - accompanied - cheeks - heat)
  ○ **Affected** side: tub
- **Chin**: canth euphr nat-m
- **Jaws** | **Lower**: acon bov canth **Caust** cham nat-c par phos puls rhus-t *Staph* zinc

Heat: ...
- **Lips**: *Acon* aesc agar aloe am-c am-m ambr ang apis arn **Ars** ars-met asaf bapt bell borx brom *Bry* canth caps carb-an card-b caust cench chin cic cina clem coll fl-ac gels hep hyos *Hyper Kali-chl* kreos lach *Merc* **Mez** mur-ac nat-m *Nit-ac Nux-v* oena ph-ac phos puls rhod *Rhus-t* sabad senec sep sil spig *Staph* sulph sumb thuj verat
  · **burning** heat: acon ammc anis arn *Ars* arum-t *Bry* caps nat-m phos rhus-t *Sulph* thyr
  ○ **Upper**: *Apis* borx *Carb-v Kali-bi* mez sep
- **Nose**; around: rheum
- **Parotid** glands: brom
- **Side**:
  · **not** lain on: ph-ac viol-t
  ○ **Affected** side: tub

HEAVY feeling: acon alum cham cupr gels hell iod kali-i nicc op phos
○**Jaws**:
  ○ **Joints**: spong
  - **Lips**: anh graph mur-ac
  ○ **Lower**: *Graph Mur-ac*
  · **Upper**: caust
- **Muscles** | **chewing** agg: anh

HIPPOCRATIC (↗*Sunken*): acon **Aeth** agar *Am-c Ant-c* **Ant-t** arn **Ars** asc-t berb *Camph* canth **Carb-v** carbn-h **Chin** chlor cic *Colch Cupr* cypr dig ferr ferr-ar ferr-i ferr-p hell iod kali-bi kali-n *Lach* laur lyc merc merc-c merc-cy mez nux-m *Nux-v* op ox-ac *Ph-ac Phos* phyt *Plb* puls pyrog rhus-t rhus-v **Sec** stann staph stry sul-ac sul-i **Tab Verat** vip zinc
- **children**; in: aeth ars *Carb-v* chin
  · **newborns**: abrot aeth

HUMMING sensation:
○Jaws | **Lower**: mur-ac

INDURATIONS: am-c ars *Bell* bry clem cob *Con Graph* led mag-c *Merc-c* olnd puls rhus-t sep **Sil** sulph viol-t zinc
- **red**, hard lumps (↗*Nodosities*): cob
○Cheeks: am-c *Antip* caust *Cham* merc
- **Forehead**: cic con led olnd
- **Jaws**:
  ○ **Lower** | **Periosteum**: aur-m-n graph staph
- **Lips**: ars aur-m bell bov *Bry* calc-p chin cic clem *Con* cund dulc graph hydr phos rhus-t sep sil thuj
  · **sense** of: cycl
  ○ **Fold** of lips: cob-n
  · **Upper**: calc-p
    · **sensation** of: cycl *Euphr*
- **Mouth**, corners: am-c aur-m nat-ar sil
- **Nose**, below: thuj
- **Parotid** glands: *Am-c* anthraci arum-t bar-c *Bar-m* brom *Calc Carb-an* **Carb-v** cist *Clem Con Cupr* ign *Kali-c* kali-sil merc *Merc-i-f* nat-c *Nat-m* petr *Phyt* psor **Rhus-t Sil** sul-i
  · **right**: anthraci ign kali-c
  · **accompanied** by | **Ear** complaints (See EAR - Complaints - accompanied - parotid)

Indurations Face Itching

- **Parotid** glands: ...
  - **hot:** brom
- **Sublingual** gland: brom con
- **Submaxillary** glands: anthraci arum-t **Bar-c Bar-m** brom *Carb-v Cocc* **Con** *Cupr* graph kali-n *Merc-i-f* nat-c nat-m petr *Psor Rhus-t* sul-i tub-m
  - **right:** anthraci
- **Submental** gland: anthraci *Staph*
- **Temples:** thuj

INFLAMMATION:
- **follicular** (See Eruptions - beard - folliculitis)
- ○ **Bone,** of: **Aur** bufo *Calc Fl-ac Merc* merc-c *Mez Nit-ac Ph-ac Ruta Sil Staph Still* symph
- **Jaws:**
  - ○ **Joints:** bry
  - **Lower:** calc-f phos symph
- **Lips:** *Acon* anan arn **Bell** canth crot-t **Merc** merc-c mez mono ph-ac rhus-t staph
  - ○ **Upper:**
    - **left:** mang
- **Maxillary** sinuses: achy
- **Mouth;** corners of: ant-c sil
- **Nerves:** ars
- **Parotid** glands (= parotitis/parotiditis): acon *Am-c* anthraci *Ars Arum-t Aur* aur-ar bar-act **Bar-c** *Bar-m* **Bell** *Brom* **Calc** calc-sil *Carb-an* **Carb-v** *Cham* chinin-s **Cist** coc-c cocc **Con** *Crot-h* dios dor euphr *Ferr-p* graph *Hep* hippoz hyos *Iod* jab kali-ar *Kali-bi Kali-c* kali-chl kali-p kali-sil *Lach Lyc* mang **Merc** merc-i-r myris *Nat-m* nit-ac *Nux-v Phos* phyt **Puls** *Rhus-t* sal-p sars *Sil* sol-ni sulph
  - **right:** *Bar-m* **Calc Hep Kali-bi Kali-c Merc**
    - then left: **Lyc**
  - **left:** **Brom** *Lach Rhus-t*
  - **epidemic:** parot
  - **fistula;** with: phos
  - **gangrenous:** anthraci
  - **meningitis;** threatening: gels jab
  - **metastasis** to:
    - **Brain:** apis bell hyos
    - **Mammae•:** abrot carb-v con jab **Puls**
    - **Ovaries:** con jab puls
    - **Testes•:** abrot *Ars* aur *Carb-v Clem Ham* jab **Merc** nat-m nux-v ourl plb **Puls** *Rhus-t•* staph thuj
  - **mumps:** acon ail am-c ant-t anthraci aur-m bapt *Bar-c* bar-m *Bell* brom calc carb-an carb-v cham cist con cub euphr fago ferr-p hep jab kali-bi kali-m lach mag-p merc *Merc-c* merc-cy merc-i-f merc-i-r ourl pancr phyt pilo pilo-m **Puls** *Rhus-t* sil sul-ac sulph trif-p trif-r
    - **accompanied** by | **salivation:** *Hydr Nat-m*
    - **prophylaxis** for mumps (= to prevent this condition): trif-p trif-r
    - **terminal** period: ourl
  - **scarlatina:**
    - **after:** bar-c
    - **in:** **Am-c** *Calc Phos* phyt **Rhus-t**

Inflammation – Parotid glands: ...
  - **suppuration,** with: **Ars Brom Bry Calc Con Hep** *Lach* **Merc** *Nat-m Phos* **Rhus-t Sil** sul-ac
- **Periosteum** (= periostitis): *Aur* **Calc** *Fl-ac Merc* merc-c *Mez* **Nit-ac Ph-ac Phos** phyt *Ruta* sil *Spig Staph* still symph
  - ○ **Lower,** jaw: ang *Merc Ph-ac Phos* ruta
- **Skin:** streptoc
- **Sublingual** gland: kalm **Merc** psor sil
- **Submaxillary** glands: aln anthraci ars ars-s-f *Arum-t* asim *Bar-c* **Bar-m** *Bell* brom calc calen cham chin cist clem crot-t *Dulc* graph iod kali-ar *Kali-bi* kali-c *Kali-i* kali-m kali-s kalm *Lach* lyc mag-c mag-p **Merc** merc-cy *Merc-i-r* nat-m nit-ac petr *Phyt* pin-s *Psor Puls* **Rhus-t** sep *Sil* spong staph stram *Sul-ac Sulph* tarent trif-p trif-r tub-m *Verat-v*

INJURIES: symph

INVERTED lips: camph cund

INVOLUNTARILY, mouth opens (↗*MIND* - Gestures - tics): *Ther*

IRRITATION:
- **alternating** with | **Pharynx;** sore pain in (See THRO - Pain - pharynx - sore - alternating - face)

ITCHING (↗*SKIN - Itching*): acon *Agar Agn Alum* alum-p am-c ambr *Anac* anac-oc anan ant-c *Apis Apoc-a Arg-met* arn *Ars* ars-s-f aur bell berb bov brach *Brom Bry* bufo bufo-s cadm-met **Calc** *Calc-s* cann-s **caps** carb-ac carb-v carbn-s **Caust** chel chinin-s cist clem cod colch coloc com con cortico cycl dol euph ferr-ma *Fl-ac* gels glon gran *Graph* grat hydr indg kali-ar kali-bi kali-br *Kali-c* kali-i kali-n kali-p kali-s kali-sil lach lachn *Laur* lyc mag-c malar mand meph merc *Mez* morph myric nat-ar *Nat-c* nat-m nat-p *Nat-s* nicc nux-v op ox-ac pall par petr ph-ac *Phos* plan plat plb rhodi *Rhus-t* **Rhus-v** ruta sabad *Sars Sep Sil* stram stront-c stry sul-ac *Sulph* tarent thuj til *Urt-u* verat visc zinc zinc-p
- **right:** kali-p
- **forenoon:**
  - **10 h:** mag-c
  - **11 h:** iod
- **afternoon:** *Chel* fago
- **evening:** berb ph-ac rhus-v sabad *Sulph* zinc
  - **19 h:** fago
- **night:** ail *Dig* kalm *Lach Mez Puls* rhus-v stry *Zinc*
- **beard** on the face (See whiskers)
- **biting:** *Agar* agn alum arn calc *Caust Euph* hell *Lach Lyc Merc Nat-c* nat-m nat-p petr ph-ac phos rhus-t sep sil *Sulph* urt-u zinc
- **burning:** caps kali-c sil
  - **rubbing;** after: con
- **following** pain: agn euph
- **frostbitten,** as if: *Agar Arg-met*
- **rubbing | amel:** malar rhus-v
- **scratching | amel:** *Apis* con grat mag-c malar nat-c
- **spot:** gels sulph visc

Itching — Face — Motion

- **stinging**: agn **Apis** arn ars *Calc Calc-s Caust* con *Graph Kali-c* kali-s merc nat-c *Nat-m* nat-p *Rhus-t* sars *Sep Sil Sulph* urt-u verat-v
- **touch** agg: psor
- **wandering** (↗*SKIN - Itching - wandering*): cadm-met
  - **scratching**; on: berb sars
- **warm** agg; becoming: *Mez* (non: puls) puls-n
- **writing** agg: chinin-s
○ **Cheeks**: agar agn alum anan ang ant-c asaf bell berb bufo chel con cycl dig dulc *Euph* graph hep hyper kali-p lach laur mag-m malar nat-m olnd puls rhus-t ruta sabad sil spong staph *Stront-c* sulph thuj viol-t zinc zing
  - **dinner**; during: hep
  - **scratching** | **amel**: malar
- **Chin**: agn alum am-c benz-ac berb calc carb-an *Chlol Chlor* cob con dig gamb *Kali-c* laur *Lyc* mag-c meph nat-c nat-m nit-ac op phos plat puls sars spig squil *Stront-c* **Sulph** tarax ther thuj til trom zinc
  ○ **And** lips; between: hydr-ac
  - **Under**: alum tarax
- **Eyebrows**: agar agn all-c alum apis ars arund berb bry caust chin con con ferr fl-ac laur m-arct manc mez nat-m pall par rhod rhus-t sel sil spig **Sulph** thuj verat viol-t
  - **morning**: nat-m
  - **evening**: all-c
- **Eyes | Under**: agn apis *Con* olnd rhus-t spong
- **Forehead** (See HEAD - Itching - forehead)
- **Jaws**:
  ○ **Lower**: cycl laur nat-m par phos squil
    : **biting** and burning: arg-met nat-c par
    : **Under** the lower jaw: mang
- **Lips**: alum am-c **Apis** ars arum-t asc-t aur-m bac berb calc caust ferr-ma glon hep kali-bi kali-c laur manc mang nat-c *Nit-ac* ol-an rhus-v sabad tub
  - **spot**: sulph
  ○ **Lower**: anag bry laur sabad sil
  - **Margins** of lips: kali-c
  - **Upper**: arn ars bar-c calc-act calc-ar chel con fago graph hell mag-c nat-c nit-ac phos rhus-v sabad sulph thuj vinc zinc
- **Malar** bones: hura
- **Mouth**:
  ○ **Around**: anac calc caust *Hep* kreos nat-p rhus-t sil zinc
  - **Below**: mang
  - **Corners**, of: alum chel hell ruta
- **Nose** (See NOSE - Itching)
- **Parotid** glands: con nit-ac
- **Temple**: ars
- **Whiskers**: agar ambr arg-met *Calc* cob kali-bi kali-p mez **Nat-c** nat-m nat-s sil trom zing
- **Zygoma**: alum hep thuj

JAUNDICE (See Discoloration - yellow)
JERKING (See Twitching)
LARGE | **Lower** jaw: bufo

LARGER; sensation as if the face was (See Enlarged - sensation)
LAUGHING agg:
○ **Jaws** | **Joints**: tab
LICKING:
- **lips** (↗*MOUT - Motion - tongue - lapping*): agar aloe am-m ars bell chin kali-bi kreos *Lyc Nat-c* nat-m phys pip-n *Puls Stram* sulph
  - **heat**; during: *Puls*
LINEA nasalis: aeth ant-t carb-ac cina ip merc merc-cy *Phos Stram* tarent thuj
- **white**: ip
LOCKJAW (↗*Clenched*): absin *Acon* aconin aeth agar agar-ph alum alumn am-m ambr amyg ang ant-t anthraci apis *Arg-n* arn art-v asaf asar aster aur aur-m-n bapt bar-c **Bell** ben-n bry bufo calc *Camph* cann-xyz *Canth* carbn-h carbn-o carbn-s castor-eq *Caust Cedr* cham chinin-s chlf chr-o **Cic** cina cob cocc colch con cori-m *Crot-c* crot-h *Cupr* cur dig dios dulc *Gels Glon* graph *Hep* hydr-ac *Hyos* **Hyper** ign *Ip* kali-br kali-c kali-p lach *Laur* lim-b-c *Lyc* m-arct mag-p mang *Merc* merc-c merc-i-f morph *Mosch* mur-ac naja *Nux-m* **Nux-v** *Oena* ol-an olnd *Op* ph-ac phos phys phyt *Plat Plb* plb-xyz podo puls rhus-t scor *Sec* sil sol-ni sol-t spig spong stann *Stram* strept-ent **Stry** sulph tab tarent ter ther *Verat* verat-v verb zinc
- **morning**: ther
  - **waking**; on: *Ther*
  - **children**; in: bell nux-v op
  - **newborns**; in: ambr ang camph merc
- **injuries**; after: all-c
- **lips** separated, displaying teeth: ang
- **menses**; during: hyos
- **prophylaxis** (= to prevent this condition): hyper
- **toothache**; from: staph
LONG:
- **sensation** as if elongated: stram
  ○ **Chin**: glon
LUMPS (See Nodosities)
LUPUS (See Cancer - lupus)
MALFORMATION | **Lower** jaw: bufo
MARBLED skin (See Veins - nets)
MEMBRANE on:
○ **Lips**: ars-i arum-t bry
- **Mouth**; corners of: ars-i arum-t bry iod kali-bi
MOTION OF FACIAL MUSCLES:
- **constant** motion: fl-ac
  ○ **Lips**: chin ign stram
    : **delirium**; during (↗*MIND - Delirium - lips*): hell stram
    : **smoking**; as if: plb
  - **Mouth**; around the: cocc

577

Motion

- **difficult:**
  o **Lips**; of the:
    ▽ accompanied by | **swallowing**; difficult (See THRO - Swallowing - difficult - accompanied - lips)

MUCUS:
o **Lips:** bell hydr-ac kali-bi kali-i lyc merc-i-r stram zinc

MUMPS (See Inflammation - parotid - mumps)

MUSTACHE in women (See Hair - growth - women - lips)

NECROSIS of:
o **Bones**; of: hep mez sil
- **Jaws:**
  o **Lower:** *Hep* merc merc-c **Phos** *Sil*
  · **Upper:** *Merc-c*

NEVI:
- flat:
  o **Temples:**
    ▽ **right** | **children**; in: fl-ac

NODOSITIES (↗*Indurations - red):* Alum ant-c Ars bar-c bry calc canth carb-v chel cic cund dig dulc graph hecla hell *Hep* iod kali-c lach led lyc m-arct *Mag-c* mag-m merc *Merc-i-r* nat-c nux-v olnd op puls still thuj viol-t zinc
o **Chin:** bry euph *Hep* olnd *Sil*
- **Forehead:** con led sep still
- **Jaws** | **Lower:** bry *Graph* kali-c nux-v staph verat
- **Lips:** bell caust *Con Hep Sep* sil sulph
  o **Upper:** ars bar-c bell graph m-ambo
- **Mouth,** corner of: bry *Mag-c* sil stront-c
- **Nose** wings: hippoz

NODULES:
o **Subcutaneous:** psor

NOISE agg: ang pip-n spig

NUMBNESS: acon agar anac ang anh *Asaf* asar bapt bell benz-ac caj *Caps Caust* cham chel cocc coll coloc fl-ac gels *Glon* gran hist kali-bi kalm *Mez* Nux-v olnd **Plat** rauw *Ruta* samb sang sep tab thuj urt-u verb
- **one** side: acon hist
  · **multiple** sclerosis; in: nat-m
- **right:** *Chel Gels* **Plat**
  · **chill;** during: **Plat**
- **left:** graph
- **affected** side: bell *Caust Nux-v* **Plat** puls
- **alternating** with | **neuralgic** pain (See Pain - neuralgic - alternating - numbness)
- **headache;** before: nat-m
o **Bones:** *Asaf* ruta
- **Cheeks:** asaf *Caps Mez Nux-v Olnd Plat* plb samb
  · **following** pain: *Caust* kali-chl *Mez*
- **Chin:** *Asaf Plat Spong*
- **Jaws:** fl-ac gran hura phos
  o **Lower:** plat ruta ther valer

Face

Numbness: ...
- **Lips:** *Acon* ambr anis calc caust cic *Crot-h* cycl echi glon lath lyc **Nat-m**● olnd phos plat
  · **morning** | **waking**; on: ambr
  · **accompanied** by | **Head;** pain in (See HEAD - Pain - accompanied - lips)
  · **headache;** before: nat-m
  o **Lower:** calc *Glon* phos
  · **Upper:** anh cycl *Euphr* glon olnd
- **Malar** bones: plat sep
- **Mouth;** around: plat
- **Zygoma:** fl-ac **Plat**

OBSTRUCTION:
o **Sinuses:** :
  · **accompanied** by | **neuralgia** (See Pain - neuralgic - accompanied - sinuses)

OEDEMA (See Swelling - edematous)

OILY (See Greasy; Shiny - oily)

OLD looking (See Expression - old)

OPEN mouth (See MOUT - Open)

OPENING THE MOUTH agg: *Am-m* ang cham cocc dros hep merc *Phos* sabad spong thuj verat
o **Jaws;** lower: hep

OVERSHOT JAW (= prognathism): bufo calc-f

PAIN (= aching/prosopalgia): abrom-a abrot acet-ac **Acon** acon-c *Aconin* act-sp aesc aeth *Agar* **Agn** all-c all-s aloe alum alum-p alum-sil am-c am-m ambr amph *Anac* anac-oc aran and-c **Ant-t** apis apoc apoc-a aran arg-met **Arg-n Arn Ars Ars-i** *Ars-met* ars-s-f arum-t arund asaf asar aspar astac **Aur** aur-ar aur-i aur-m aur-m-n aur-s bapt bar-c bar-i bar-m bar-s **Bell** benz-ac *Berb* beryl bism borx bov brach brom *Bry* bufo cact *Cadm-s* calad **Calc** calc-ar calc-i *Calc-p* calc-s calc-sil camph cann-s canth **Caps** carb-ac *Carb-an Carb-v* carbn-s casc castor-eq **Caust Cedr** cench *Cham Chel Chin* chinin-ar *Chinin-s Chlol* cic *Cimic Cina Cinnb* cist cit-v clem coc-c *Coca Cocc* cocc-s *Coff Colch* **Coloc** com *Con* cop cor-r corn croc crot-h *Crot-t Cupr Cupr-ar* cycl der dig dios dros *Dulc* echi elaps eug euon eup-pur *Euph* euphr ferr ferr-ar ferr-m ferr-ma ferr-p fl-ac **Gels** *Glon* graph grat *Guaj* guar ham hecla hell *Hep* hist hura hydrc *Hyos Hyper Ign Ind* indg iod *Iris* jac-g jug-c *Kali-ar Kali-bi Kali-c* kali-chl kali-cy *Kali-i* kali-m *Kali-n Kali-p Kali-s* kali-sil kalm kreos lac-c *Lach* lachn laur led lepi *Lith-c* lob lob-c *Lyc Lyss* m-ambo m-arct m-aust *Mag-c Mag-m* **Mag-p** mag-s *Manc* mang mentho meny **Merc** *Merc-c* merc-i-f merc-sul *Mez* morph mosch mur-ac murx myric naja nat-ar *Nat-c* nat-hchls **Nat-m** nat-p nat-s nicc nit-ac nit-s-d nux-m Nux-v ol-an *Olnd* onos op *Paeon* pall par petr ph-ac **Phos** *Phyt* **Plan Plat** plb prun psil psor ptel *Puls* rad-br ran-b ran-s raph rauw rham-cal *Rhod Rhodi Rhus-t* rhus-v rob ruta sabad sabin *Samb* sang sanic sars sec senec seneg *Sep Sil* sol-t-ae **Spig** spong **Stann Staph** stict still **Stram** stront-c *Stry* sul-ac sul-i sulfa *Sulph* syph tab tarax tarent tep ter teucr thal *Thuj*

578   ▽ extensions | O localizations | ● Künzli dot

Pain   Face   Pain – afternoon

Pain: ...
til tong ust valer *Verat* **Verb** vesp vinc viol-o viol-t visc zinc zinc-p *Zinc-val* zing ziz
- **one** side: acon am-c am-m caps *Caust* cham colch euon grat hist *Kali-bi* kalm kreos led mag-c mez nux-v ol-j phos puls spig verat verb x-ray
  · **burning**: hist
  · **dull** pain: x-ray
- **alternating** sides: lac-c
- **right**: agar am-c *Am-m* anac anag aran arg-met arn arund *Aur* aur-s **Bell** brach bry *Cact Calc-p* camph caps *Carb-v Caust* cedr **Chel** *Chin Chinin-s Cist Cit-v Clem* coff colch *Con* cupr *Cur* dor *Ferr Guaj* ham hom-xyz hyper indg *Iris* kali-chl *Kali-i* kali-m *Kali-p* **Kalm** lachn led lil-t *Lyc* lyss *Mag-c Mag-p* med *Merc* mez nat-p nit-ac nux-v onos op pall phos *Plat* psor **Puls** rhod *Rhus-t* sanic sars *Sep Spig* spong stram stront-c sul-ac *Sulph* syph ter thuj urt-u verat **Verb** zinc
  · **boring** pain: *Camph Plat* stront-c
  · **burning**: arund chin ham lachn *Merc* nux-v pall psor puls *Rhus-t*
  · **cutting** pain: **Bell**
  · **drawing** pain: agar am-c anac arg-met *Caust* kali-chl lyc lyss nit-ac sars ter thuj verat
  · **gnawing** pain: *Lyc*
  · **jerking** pain: am-m carb-v
  · **lancinating**: *Agar* brach *Guaj Mag-p* verb
  · **neuralgic**: cact *Caust Cit-v* kalm lyc *Mag-p*
  · **pressing** pain: chel iris kalm psor spong verb
  · **stinging**: sars
  · **stitching** pain: am-m *Bell* cist *Clem* cupr *Guaj* ham *Kali-i* lyss *Mag-p* nat-p onos *Phos* sars *Sep Spig* spong verat verb zinc
  · **tearing** pain: agar am-c am-m anac anag arg-met **Bell** *Carb-v* **Chel** *Chin Con* **Kalm** led *Lyc Lyss Mag-c Mag-p* phos *Plat* psor sars spig spong stram *Sulph* thuj
  ▽ **extending** to: | **left**: calc-p lyc nat-m
- **left**: *Acon* aesc all-c am-c apis arg-n *Ars* arund *Asaf* asar *Aur* bapt bell camph *Carb-v Caust Cedr* cench cham *Chel Chin Chinin-s* colch *Coloc Con* cor-r dros *Dulc* echi glon gran graph *Guaj* hell *Hydr* hydrc indg *Kali-bi* kali-chl kali-i lac-c lach lepi **Lob** lyc *Mag-c* mag-s *Mang* merc-c merc-i-f mez murx nat-c nat-hchls *Nat-m* nux-v ol-an osm par ph-ac *Phos* plan plat polyg-h puls *Rhus-t Rhus-v* sabad sang sapo sars senec sep **Spig** spong stann staph stict stram *Sulph Thuj* valer **Verb** vesp zinc zinc-val zing
  · **boring** pain: aur *Thuj*
  · **burning** pain: arg-n *Asaf* asar bapt cench **Coloc** *Hydr* lac-c murx ol-an ph-ac *Rhus-t Rhus-v Spig* thuj
  · **cutting** pain: bell senec
  · **drawing** pain: arg-n *Aur* chel nat-hchls ol-an ph-ac puls *Sulph Verb* zing
  · **lancinating**: chinin-s lepi sulph
  · **neuralgic**: *Lach* lob mag-c nat-m **Spig**
  · **pressing** pain: **Verb**

- **left**: ...
  · **stitching** pain: aesc all-c apis asar camph chel **Coloc** *Con* dros *Guaj* indg *Kali-bi* kali-i *Mag-c Mang* merc-i-f nat-c *Nat-m* par *Plan* puls *Sang* senec sep stict *Sulph* valer
  · **tearing** pain: am-c ars *Aur Carb-v Caust* colch **Coloc** gran graph *Guaj Lach* mag-c mag-s *Mez* plan sars *Spig* spong staph *Thuj* zinc
  ▽ **extending** to:
    ∶ **right**: cench *Chin*
    ∶ **burning**: cench
    ∶ **Ear**:
    ∶ **left**: *Coloc*
    ∶ **stitching** pain: *Coloc*
- **daytime**: calc cedr *Cimic* kalm mag-p manc plan puls *Spig* **Stann** sulph thuj
  · **burning**: manc sulph
- **morning**: agar *Chin Chinin-s* corn *Cupr* kali-bi kali-cy kalm lyc mez nat-hchls *Nux-v* rumx sars sulph thuj verat verb
  · **5 h** (See night – midnight – after – 5)
  · **7** h:
    ∶ 7-8 h: rhus-t
    ∶ 7-12 h: *Chinin-s*
    ∶ 7-14 h: plan
  · **9-16 h**: lyc
    ∶ **burning**: lyc
  · **15 h**; until: stront-c
    ∶ **burning**: stront-c
  · **burning**: corn lyc
  · **drawing** pain: kali-bi sulph
  · **increases** till noon, then decreases: mag-c
  · **lancinating**: verb
  · **rising** agg: guaj
    ∶ **drawing** pain: guaj
  · **sore**: sars
  · **tearing** pain: *Mez Nux-v* thuj
  · **until** sunset: *Spig*
    ∶ **tearing** pain: *Spig*
  · **waking**; on: agar *Iris* kali-cy sars sep sulph
    ∶ **sore**: sars
- **forenoon**: *Chinin-s* lach nat-m plat
  · **9** h: *Caust* kali-bi lac-c nux-v sul-ac *Verb*
  · **9.30** h: verb
  · **9-16** h: *Verb*
  · **10** h: *Chinin-s* gels nat-m
  · **11** h: mag-p nux-v puls
  · **11-14** h: mag-p
- **noon**: nat-m spig stram sulph verb
- **afternoon**: alum calc cimic *Cocc* euphr fago hyper kalm lac-c lyc mez nux-v *Phos* sulph ter verb
  · **13** h: ars coff
  · **14** h: mag-p
  · **15** h: calc *Chinin-s* pip-m
  · **16** h: chinin-s coloc verb
    ∶ **16 h** lasting all night: merc-c
    ∶ 16-20 h: **Lyc**
  · **burning**: fago *Phos*

All author references are available on the CD   579

Pain – afternoon

- **drawing** pain: alum euphr lyc sulph
- **tearing** pain: alum calc
- **evening**: acon am-m anac *Ars* borx caps carb-an carb-v cham *Chinin-s* cist cocc com guaj hyper ign kali-s lach mag-c mag-s merc *Mez* nit-ac ol-an *Phos* pip-m *Plat* ptel *Puls* rhus-t sep spong stram *Sulph Thuj Verb* yuc *Zinc*
  - **18** h till morning: *Guaj*
  - **19-20** h: **Cedr**
  - **20** h: *Guaj Puls*
    : **tearing** pain: *Guaj Puls*
  - **21** h: sul-ac urt-u zinc
    : **drawing** pain: zinc
  - **21-3** h: sulph
  - **amel**: kali-bi spig stann sulph verat
  - **bed** agg; in: kali-n
    : **tearing** pain: kali-n
  - **burning**: acon borx cham com mag-c ptel yuc
  - **drawing** pain: anac cist ol-an thuj
  - **lying** down agg; after: stram
  - **pressing** pain: *Verb*
  - **stitching** pain: guaj lach zinc
  - **tearing** pain: am-m carb-an carb-v cist mag-s phos *Puls* rhus-t thuj zinc
- **night**: *Acon* agar aran *Ars* brach *Calc-p* caps *Caust* cench chel chin clem *Cocc Con Glon Guaj Lach* led *Mag-c Mag-p* Merc merc-c *Mez* nicc phos *Phyt* plan plat puls rhus-t *Sep Sil* spong staph *Sulph* syph
  - **midnight**:
    : **before | 22** h: chinin-s coloc ign
    : **after**:
    : **2** h: spig
    : **3** h: *Sulph* **Thuj**
    : **4** h: kali-cy
    : **5** h: caj
  - **amel**: cupr *Staph*
  - **bed**; driving out of: *Mag-p Mag-p Rhus-t*
  - **boring** pain: *Mag-c Mez Plat Sil*
  - **burning**: cench chin *Lach Mez*
  - **neuralgic**: syph
  - **rest** agg: *Mag-c* mag-p
  - **stitching** pain: clem *Guaj Mag-c*
  - **tearing** pain: chin *Cocc Con Lach* led *Mag-c* rhus-t
- **accompanied** by:
  - **appetite**; ravenous: dulc
  - **catarrh** (See GENE - Catarrh - accompanied - face)
  - **indigestion**: tarent
  - **paralysis | Lids**; of upper (See EYE - Paralysis - lids - upper - accompanied - face)
  - **photophobia**: nit-s-d plan
  - **salivation**: bell *Mez* plat verb zinc
  - **twitching** in face (See Twitching - accompanied - pain)
  - **vision**; foggy (See VISI - Foggy - accompanied - face)
  - ○ **Eye | complaints** of: coloc

Face

- **accompanied** by: ...
  - **Neck**; stiffness of: mez
  - **Nose**; discharge from: spig
  - **Teeth**:
    : **chattering**: sul-ac
- **acids**, from: kali-c
- **ague**; after suppressed: **Nat-m** sep *Stann*
- **air | change** of air agg: staph verb
- **air** agg; draft of: bell calc-p caps chin coff hep kali-p *Mag-c* mag-m *Mag-p* Merc *Nux-v Sil Stram* sulph *Verb*
  - **drawing** pain: *Verb*
  - **stitching** pain: kali-p mag-c
- **air**; in open:
  - **agg**: alum alum-p alum-sil amph *Ars* ars-s-f *Bell* calc carb-an chin chinin-ar cocc guaj *Hep* kali-ar *Kali-c Kali-p* kreos laur mag-c mag-s *Merc* merc-c *Phos* plat puls *Rhus-t* sars sep sil spig spong **Sulph** thuj valer
  - **amel**: all-c am-m hep kali-bi *Kali-i Kali-s* lac-c nat-m nat-s *Puls Sulph* thuj
    : **burning**: kali-i
- **alone** agg: pip-m
- **alternating** with:
  ○ **Chest**; oppression in: cocc-s
  - **Coeliac** region; pain in: coloc
  - **Limbs**; pain in: *Kali-bi*
  - **Shoulder**; pain in: mag-p
  - **Stomach**; pain in: bism
- **anger**; after: cham
- **bathing**:
  - **after**: con
  - **sore**: con
  - **agg**: am-c coff con
- **bed** agg; in: carb-v *Mag-c Mag-p* puls *Sil* spong verb viol-t
- **bending**:
  - **forward**:
    : **agg**: lac-c
    : **head** to floor amel; with: *Sang*
    : **neuralgic**: sang
    : **stitching** pain: *Sang*
- **binding** tightly amel: kali-c sep
- **biting** pain: apis berb cann-s *Carb-an* grat lyss m-ambo plat rhus-t sep spig zinc
- **blow**; pain as from a: *Arn* asar cina cupr euph hep mang plat ruta stann
- **blowing** the nose agg: **Merc**
- **boring** pain: apis arg-n **Aur** bar-c bell bov *Calc* calc-sil camph carb-v chel *Cocc* dros dulc euph hep *Ign* indg m-ambo *Mag-p* merc *Mez* nat-s **Plat** sabad sil stront-c *Thuj* ziz
- **breakfast**:
  - **after**:
    : **agg**: *Iris*

Face

- **after**: ...
  - amel: caj
- **bruised** (See sore)
- **burning** (*heat; warmth):* acon aeth *Agar* all-c alum am-m anac anac-oc *Apis* apoc aran *Arg-met* arg-n *Arn* **Ars** ars-s-f arum-t *Asaf* asar aspar astac aur bapt *Bell* berb beryl brom *Bry* calad calc camph cann-s canth *Caps* carb-v carbn-s *Caust* cedr cench *Cham* chel *Chin* chinin-ar cic cimic cist clem cocc coloc com con cop corn croc *Crot-t* cupr cycl dig dios dros dulc elaps eup-pur *Euph* euphr fl-ac graph grat guar hist hyos hyper ign jac-g jug-c *Kali-ar* kali-bi kali-c *Kali-n Kreos* lach laur led **Lyc** *M-ambo* m-arct mag-c manc mang meny merc merc-c merc-sul *Mez* mosch mur-ac murx myric nat-c nat-m nat-p nux-v olnd pall par petr *Ph-ac* phos *Plat* plb psor ptel puls raph rhod **Rhus-t** rhus-v ruta sabad samb sang sars sil *Spig* spong *Stann* staph *Stront-c* sul-ac sul-i sulfa **Sulph** teucr *Thuj* til ust verat vesp zinc
  - **burrowing**: coloc
  - **cutting** pain: chin
  - **frostbitten**; as if: agar
  - **needles**; as from: **Ars** *Caps* spig
- **burnt**; as if: nux-v
- **bursting** pain: bell bov *Thuj*
- **caries**, in: Aur
  - **burning**: Aur
- **change** of temperature: mag-c
  - **stitching** pain: mag-c
- **chewing**:
  - **agg** (*motion - jaw; of lower - agg.):* acon aloe alum alum-p alum-sil am-m anac ang anh arg-n *Bell Bism Bry* calc caust *Cham* cocc coff coloc cur euphr graph hell hep kali-chl lach mez *Nat-m* nit-ac osm phos plat puls sep sil spig *Staph* verat verb
    - sore: caust *Nat-m*
  - **amel**: cupr cupr-act
- **chill**; during: acon *Caust* chin dros lach mez nux-v rhus-t spig
  - **stitching** pain: **Caust** dros
- **chilliness**:
  - **after**: merc-sul
    - **burning**: merc-sul
  - **during**: *Caust* mur-ac
    - **burning**: *Caust* mur-ac
- **chilliness** with the pain: *Caust* coloc dulc *Mez Puls* rhus-t
- **closing** the eyes agg: cimic med
- **coffee**:
  - **abuse** of coffee agg: **Nux-v**
    - **tearing** pain: *Nux-v*
  - **agg**: spig
- **cold**:
  - **agg**: ruta
    - **neuralgic**: ruta
  - **air**:
    - **agg**: *Acon* aeth *Agar* **Ars** aur-s *Bell Carbn-s Colch Dulc* kali-ar kali-c kali-p *Mag-c* **Mag-p** *Merc* phos *Rhod* **Rhus-t** ruta spig sulph verb

- **cold – air – agg**: ...
  - **drawing** pain: kali-p
  - **stitching** pain: kali-p
  - **tearing** pain: aeth kali-p *Rhus-t* spig
  - **amel**: *All-c* **Kali-s** nat-hchls nicc *Puls*
    - **drawing** pain: all-c nat-hchls
  - **applications**:
    - **agg**: aesc *Bell* con *Ferr Hep Mag-c* **Mag-p** *Phos Rhod* **Rhus-t** sanic *Sil* stann
    - **neuralgic**: mag-p
    - **amel**: apis arg-met ars-met asar *Bism Bry Caust* chin *Clem* **Coff** ferr *Ferr-p* fl-ac *Kali-p Lac-c* nicc phos *Puls* sabad sep
    - **tearing** pain: **Puls**
  - **bathing**:
    - **agg**: ferr mag-c
    - **amel**: caust
  - **exposure** to | **agg** (*weather; wind):* acon *Agar* arn *Bell Calc Calc-p* calc-sil *Caust* coff *Dulc Gels Graph Hep* kali-cy *Kalm Mag-c Mag-p Merc* nit-s-d *Phos Rhod Rhus-t* ruta *Sep* **Sil** spig *Sulph* verb
  - **heat** agg; exposure to cold or: merc plan sul-ac
  - **washing** agg; after: sil
    - **burning**: sil
  - **water**:
    - **amel**: *Ars-met*
      - **burning**: *Ars-met*
    - **mouth**; holding cold water in | **amel**: bism clem
  - **wet** places; from exposure to cold: coloc *Dulc* mag-m rhus-t *Sil Spig* thuj
- **cold** agg; becoming: calc-s mag-p
- **cold** in stormy weather; after taking a: nit-s-d
- **coldness**; during: grat nat-m
  - **burning**: grat nat-m
- **contradiction**, from: *Bell*
- **corrosive**: *Agn* ambr cham dig lyc olnd ph-ac plat *Puls* rhod ruta staph
- **coryza**:
  - **during**: all-c am-m
  - **suppressed** coryza; from: kali-bi
    - **neuralgic**: kali-bi
- **cough**:
  - **during**: *Kali-bi*
    - **agg**: carb-v ip
    - **cramping**: ip
    - **drawing** pain: carb-v
- **cramping**: ang bism bry *Cact* calc *Cocc* coloc hyos *Mag-m Mag-p* mang mez mur-ac plat thuj verat *Verb*
  - **burning**: stann
- **crushing**: sul-ac sulph verb zinc
- **cutting** pain: acon amph arg-met arg-n ars aur *Bell* calc-s caust *Cham* chin clem *Coloc* con dulc hyper mag-c mag-p merc mez nux-v phos *Puls* rhod rhodi rhus-t sabin senec sil *Spig* staph thuj til visc
- **darting** (See stitching)
- **digging** pain: aur-m bov cupr euph *Kali-bi Mag-c* **Plat** sep *Thuj*
- **dinner**; after: carb-an grat

Pain – dinner; after

- **burning**: grat
- **tearing** pain: carb-an
- **diversion** of the mind amel: pip-m
- **draft** agg (See air agg.)
- **drawing** pain: abrot acon acon-c *Agar* aloe *Alum* alum-p alum-sil am-c anac ang ant-t arg-met arg-n **Ars** ars-s-f asaf *Aur* aur-ar aur-m-n aur-s bar-c bar-m bar-s bell bism *Bry Cact* cadm-s *Calc* calc-sil cann-s *Carb-v* carbn-s *Caust* cham *Chel* cit-v clem cocc coff *Colch Coloc* Con **Dig** dros dulc euon euphr graph guaj hep hyper *Ign* kali-ar kali-bi *Kali-c* kali-chl kali-m *Kali-n* kali-p kali-s kali-sil kreos *Lach* led lob-c lyc m-arct mag-m mang **Merc** *Mez* nat-c nat-hchls nat-m *Nux-v Ol-an* petr ph-ac *Phos* **Plat** puls ran-s rhod *Rhus-t* rhus-v *Sars* seneg *Sep Sil Spig Stann Staph Sul-ac* sulph tep ter thuj valer *Verat Verb* viol-o viol-t zinc zing
- **paroxysmal**: *Caust* cocc nat-hchls sep
- **tighter** and tighter and then suddenly let loose: *Puls*
- **upward**: *Ol-an*
- **drinking** agg: bism iris *Mez*
- **dull** pain: hell olnd spig
- **eating**:
  - **after**:
    : **agg**: agar chin iris mang nux-v *Phos* spig zinc
      : **burning**: spig
      : **cramping**: mang
      : **amel**: chin kali-p *Kalm* spig
    - **agg**: bism bry coloc gels iris kali-chl mag-p *Mez* phos plan spig spong syph verb
      : **neuralgic**: mez
      : **tearing** pain: phos
    - **amel**: caj chin kalm phos rhod
      : **burning**: chin
      : **tearing** pain: chin phos rhod
  - **while**:
    : **agg**: *Mez* phos psor
    : **stitching** pain: *Mez* phos psor
- **electric** shock; as from an: *Con* psil sep
- **eroding**: dig
- **eruptions**; after suppressed: *Dulc Kalm Mez* thuj
  - **neuralgic**: mez
  o **Face**; in: dulc
    : **neuralgic**: dulc
- **excitement**: ang cact cham *Coff* coloc cupr lyc sep *Staph*
  - **agg**: coff
    : **neuralgic**: coff
    - **amel**: kali-p pip-m
- **exertion**:
  - **agg**: **Bry** *Cact* calc-p kreos lac-c merc
    : **burning**: kreos
    - **amel**: iris sep
- **fasting** agg: *Cact*
- **fever**; during: cocc dulc mez *Spig*
- **gnawing** pain: ambr arg-met arn aur-m bar-c berb *Cham* eug euph *Glon* indg kali-bi lyc lyss ph-ac *Puls Ran-s* samb stann sulph thuj
- **gonorrhea**; after suppressed: thuj

Face

- **gouty**:
  o **Jaws** | **Lower**: caust
- **headache**; during: stront-c
  - **burning**: stront-c
- **heat** (✓ *burning; warmth*):
  - **during**: olnd
    : **stinging**: olnd
  - **stove**; of | **amel**: *Mez* **Sil**
- **increasing**:
  - **gradually**:
    : **ceasing**:
      : **suddenly**: *Arg-met*
        . **tearing** pain: *Arg-met*
  - **decreasing**:
    : **gradually**: *Plat* **Stann**
    : **suddenly**: arg-met *Bell* puls sul-ac
  - **suddenly**:
    : **decreasing** | **suddenly**: **Bell** mez *Spig Sulph*
- **inflammatory** (✓ *GENE - Inflammation - sinuses*): Acon *Agar* all-c aran arg-n arn **Ars** *Aur* Bar-c **Bell** *Bry* cact **Caps** caust *Cedr Cham Chin* chinin-ar *Chinin-s* cimic coff *Coloc* ferr *Ferr-p Gels* glon hecla *Kali-i* kali-p kalm *Lach Mag-p* mentho **Merc** merc-c *Mez* nit-s-d phos *Plan* plat puls rad-br rhod *Rhus-t* sang sep sil *Spig* stann **Staph** sulph thuj til verat *Verb* zinc-p *Zinc-val*
- **intermittent** (See paroxysmal)
- **irritability**; with (See MIND - Irritability - pain - face)
- **jar** agg: *Arn* **Bell** chin *Cocc* ferr-p *Mag-c Spig*
  - **stitching** pain: *Chin*
- **jerking** pain: acon am-m amph *Ars* aur **Bell** bry **Carb-v** caust *Cham* chin cina *Cocc* colch *Coloc* dulc euph gels *Glon* hyper indg m-ambo mag-p mang merc mez **Nux-v** phos puls rhod rhodi senec *Sep* sil spig stann stront-c sul-ac thuj valer *Zinc*
- **joy**; from excessive: coff
- **kneeling** and pressing head firmly against ground | **amel**: sang
- **lancinating**: acet-ac *Agar* alum arg-n ars *Asaf* aur *Bell* bufo *Chin* cocc *Coloc* gels graph *Guaj* hep *Kali-i Kalm* kreos **Mag-p** *Nux-v* phos *Plan Rhodi* sang senec sil *Spig Stry* sulph thal verb zinc
- **laughing** agg: borx mang tab
  - **jerking** pain: mang
- **light**; from:
  - **agg**: *Ars Bell Cact Chel* chin cocc-s *Con* mag-p spig
    : **stitching** pain: chin
- **line** of pain coursing along the nerve; a fine: all-c caps
- **lying**:
  - **agg**: ail ambr arn bell carbn-s cham chel *Chin Coloc Ferr* gels graph hep ign kalm lac-c *Mag-c* phos pip-m plat plb *Puls* ruta sil spig sulph syph *Verb*
    : **burning**: chin plb
    : **drawing** pain: chel
    : **neuralgic**: ruta
    : **tearing** pain: ail *Chin* **Mag-c** phos *Puls*

Face

Pain – lying

- **amel**: *Cact* calc-p chinin-s coff *Nux-v* sep spig
  : **tearing** pain: nux-v
- **back**; on:
  : **agg**: *Arg-met*
  : **tearing** pain: *Arg-met*
- **face**; on the:
  : **amel**: spig
  : **tearing** pain: spig
- **head** low; with the | **agg**: *Puls*
- **quietly** | **amel**: bry sep
- **side**; on:
  : **affected** side:
  :: **agg**: acon arn chin *Clem* puls spig syph
  :: **amel**: bry cupr ign kali-n sul-ac
  :. **tearing** pain: kali-n
  : **painful** side:
  :: **amel**: kreos
  :. **burning**: kreos
  : **unaffected** side | **agg**: kreos
- **malaria**; after suppressed: nat-m
- **neuralgic**: nat-m
- **menses**:
  - **after**:
    : **agg**: spig
    : **tearing** pain: spig
  - **before** | **agg**: am-c coloc mang *Stann* zinc
  - **during**:
    : **agg**: am-c caust graph lyc mag-c mag-m *Nat-m* sep sil stann zinc
    : **sore**: stann
  - **scanty**; with: caust lob mez
  - **suppressed** menses; from: stann
- **mental** exertion agg: am-c bry calc-p *Coff* ign kali-c kalm lac-c *Nux-v* spig staph
  - **burning**: spig
  - **tearing** pain: spig
- **mercury**; after abuse of: aur-m carb-v chin **Hep** kali-chl **Kali-i** mez *Nit-ac Sulph*
  - **stitching** pain: kali-i
- **motion**:
  - **agg**: *Acon* ars **Bell Bry** *Cact* calc calc-p *Chin* chinin-ar chinin-s *Colch Coloc Ferr-p Gels* kali-c kreos lac-c mez **Nux-v** phos rhod sep **Spig** squil staph *Valer Verb*
  : **burning**: spig
  : **stitching** pain: chin spig
  : **tearing** pain: **Bell** *Colch* coloc *Nux-v Spig*
  - **amel**: agar *Bism* ferr iris kali-p lyc *Mag-c* mag-p meny *Plat Puls Rhod* **Rhus-t** ruta thuj *Valer*
  : **tearing** pain: **Mag-c Rhus-t**
- **eyes**; of | **agg**: bry kali-c
- **face** agg; of muscles of: stann
  : **cutting** pain: stann
  : **pressing** pain: stann
- **jaw**; of lower:
  : **agg**: alum alum-p am-c borx bry cham cocc *Coloc* cor-r ign kali-c m-arct mag-p mang *Merc* nat-ar nat-m phos rhus-t sabad spig spong thuj verat *Verb*

Pain – pressing pain

- **motion** – **jaw**; of lower: ...
  : **amel**: phos *Rhod*
  : **tearing** pain: phos
- **music** agg: *Cact* nux-v ph-ac
- **drawing** pain: ph-ac
- **nervous** origin; of: *Caps* chin *Verb*
- **neuralgic** (↗*nerves*): *Acon Aconin* agar all-c alum *Am-m* anan *Ang* apoc-a aran *Arg-met* arg-n arn *Ars* asaf aur bar-c *Bell Bism Borx Bry* cact *Calc Caps* carb-ac *Carb-v* carbn-s *Caust Cedr Cham* chel **Chin** chinin-ar chinin-s cimic cina cit-v cocc cocc-s *Coff* colch **Coloc** *Con* cupr der dig *Dros* ferr gels glon graph guaj hecla hep hyos iris **Kali-c** kali-chl kali-i kali-p *Kalm* led lob *Lyc* mag-c *Mag-m* mag-p mang mentho **Merc** merc-c *Mez* mur-ac *Nat-c* nat-m nat-s *Nit-ac* nit-s-d **Nux-v** *Olnd Phos Plan Plat Plb* **Puls** rad-br rhod **Rhus-t** *Ruta* samb *Samb* sang sep sil *Spig* stann **Staph** *Stram* Stront-c *Stry Sulph* syph tab *Thuj* til tong valer *Verat* **Verb** *Viol-o* Zinc zinc-p *Zinc-val*
  - **accompanied** by:
    : **headache**: dulc iris
    : **menses**; suppressed: *Gels*
    : **Liver** complaints (See ABDO - Liver - accompanied - face)
    : **Sinuses**; obstructed: cadm-met
  - **alternating** with | **numbness**: plat
- **noise** agg (↗*MIND - Sensitive - noise*): acon arn ars calc-p *Chin* chinin-s *Cocc Coff Nux-v* sep **Spig**
  - **neuralgic**: coff spig
  - **stitching** pain: chin
  - **tearing** pain: *Spig*
- **numbness**; with: acon asaf *Caps* **Cham** *Kalm* mentho *Mez* nux-v *Olnd Plat* rhus-t verb
- **odors** agg: sep
- **opening** the eyes agg: bry
- **opening** the mouth agg: alum ang cham **Cocc** dros mag-p merc phos sabad spong thuj verat
  - **cramping**: cham
  - **pressing** pain: *Cocc* dros
- **overheated**; when: *Ferr*
- **paralysis**; with: *Caust Cur Gels* kali-chl **Nat-m**
- **paroxysmal**: acon arg-n ars *Bell Caust Cedr Cham Chin* chinin-s cocc *Coloc* dulc gels graph guaj hep *Kali-i* kreos mag-p *Nux-v* phos plan plat *Rhodi* sabad sang sep sil *Spig* stann stram *Stry* thuj *Verb* zinc
- **periodical**: *Ars* ars-s-f *Cact Caust Cedr Chin* chinin-ar *Chinin-s Coloc* glon graph *Guaj* kali-ar *Mag-p* mez **Nat-m** nux-v plan **Spig** thuj verat verb
  - **tearing** pain: guaj *Spig*
- **pregnancy** agg; during: *Ign* mag-c *Sep* stram
- **pressing** pain: acon acon-c agar *Anac* ang ant-t arg-met arg-n asaf bar-c bell bism bry *Cact* calc cann-s caps cina *Coca* cocc coloc *Dig* dros dulc ferr-p graph hyos ign kali-bi kali-c laur lyc mang merc *Mez* mosch nat-c nat-m nit-s-d nux-m *Olnd* par petr ph-ac phos plat rhus-t sabad sabin samb *Sep* **Spig** spong *Stann* staph sul-ac sulph tarax teucr thuj verat **Verb** viol-o viol-t zinc

Face

Pain – pressing pain

- **finger**; as from a: sul-ac
- **outward**: asaf dros kali-i merc
- **pulsating** pain: anh
- pressing teeth together agg: verb
- **pressure**:
  - agg: *Bell* calc-p *Caps* caust *Cina Coloc* cupr dros euph gels kali-cy *Mag-c* merc-i-f nux-v petr *Verb*
  - pressing pain: *Cina* verb
  - sore: caust euph
  - **amel**: ail am-c aur *Bry* carb-an chin coloc cupr *Dig* guaj kali-c kali-n lepi *Mag-c* mag-m **Mag-p** *Merc Mez Rhod Rhus-t* sang sep spig stann staph syph
  - boring pain: *Merc Mez*
  - **jerking** pain: am-c
  - **neuralgic**: mag-c mag-m *Mag-p*
  - pressing pain: aur
  - tearing pain: aur *Bry* carb-an kali-c kali-n **Mag-c Mag-p** *Rhus-t*
- hard | amel: bell *Bry* chin *Chinin-s Rhus-t* spig
- **prickling** pain: lyc
- **pulsating** pain: *Acon* arg-met *Arn Cact* cupr-ar *Ferr-p Glon Mag-c* merc-i-f nit-ac *Plat* puls sabad sep spig staph
- quiet in a dark room amel: *Mez*
- **quinine**; after: ars chin *Hep* ip **Nat-m** *Nux-v* Puls *Stann*
  - **neuralgic**: nat-m
- **radiating**: arg-n ars *Bell* cocc *Coloc* ferr gels graph hep *Kali-i* kreos mag-p mez *Nux-v* phos plan ptel *Rhodi* sang spig *Stry* zinc
- rest agg: *Mag-c*
  - **boring** pain: *Mag-c*
- **rheumatic**: *Acon* act-sp **Ars Bry** *Calc-p* **Caust** cham *Chin Cimic Colch Coloc Dulc* gels *Hell Hep Kali-ar* kali-bi *Kalm* lach *Lith-c* mag-c med *Merc* merc-i-f mez nat-c nux-v phos *Phyt Puls* rhod *Rhus-t Sil Spig* sul-ac verat
  - **drawing** pain: caust sul-ac
  - **tearing** pain: sul-ac
- ○ **Jaws** | **Joints**: rhus-t
- **rising**:
  - bed; from:
    - after:
      - agg: nat-m
      - **burning**: nat-m
      - agg: chin olnd rhus-t spig
  - **up** again:
    - agg: chin
    - amel: hep
- **room** agg: am-m chin hell m-aust *Puls* ran-s
- **rubbing**:
  - after:
    - agg: kali-c rhus-v sep
    - **burning**: kali-c rhus-v sep
  - **amel**: acon alum ant-c *Caust* nat-c **Phos** plat plb *Rhus-t* valer
    - **pressing** pain: phos
    - **stitching** pain: nat-c
    - **tearing** pain: alum nat-c *Phos Rhus-t*

Pain – stooping

- **salivation**, with (See accompanied - salivation)
- **shaving**; after: aur-m carb-an
  - **burning**: aur-m
- **shocks** in rapid succession: coff
- **shooting** (See stitching)
- **sitting** | agg: am-m canth graph guaj kreos *Mag-c Phos* rhus-t thuj
- **sitting** up in bed | amel: bell *Ferr* hep mag-c *Puls* sulph
- **sleep**:
  - amel: mag-p **Phos** sep
  - **from**: mez verb
  - **going** to sleep; on | agg: *Caps* lach
- **smoking** amel: clem
- **sneezing** agg: chin mag-c *Verb*
- **sore** (= bruised): alum anac ant-t *Arn* **Aur** beryl *Bry* canth carbn-s caust con cor-r cupr cupr-ar dros graph ham *Ign* kali-bi *Kali-c* **Lach** lyss mag-m *Manc* Merc-i-f mez *Nat-m* nit-ac *Phos* plan *Plat* puls rauw *Ruta* sars sil spig stann sul-ac sulfa sulph thuj til *Verat* zinc
- **splinter**; as from a: agar
- **spring**: *Lach Nux-v*
  - **tearing** pain: *Lach Nux-v*
- **standing** agg: chin guaj nux-v spig
  - **burning**: chin
  - **cutting** pain: chin
- **stinging**: all-s ant-c **Apis** arn **Ars** asar berb caps caust *Chin Cinnb Clem* **Coloc** con dros *Euph Ferr-p Graph Ind Kali-c* kalm merc-i-f sars spong vesp zing
- **stitching** pain: *Acon* aesc aeth agar agn alum alum-p alum-sil am-c am-m amph ang ant-c ant-t apis arg-met ars arund *Asaf* asar **Aur** aur-ar aur-m aur-s bar-c **Bell** berb bry calad calc calc-sil camph canth caps *Carb-an* carb-v carbn-s castor-eq *Caust* cedr *Cham* chin chinin-s *Cist* clem *Cocc Coloc* con cor-r cupr cupr-ar cycl *Dig* dros dulc euphr ferr-ma ferr-p fl-ac *Gels Graph Guaj Ham* hyper *Ign* indg kali-ar *Kali-bi Kali-c* kali-chl *Kali-i* kali-m *Kali-n* kali-p kali-s kali-sil *Kalm* kreos lach lyc lyss *M-ambo* m-arct m-aust *Mag-c* mag-m *Mag-p* manc *Mang* meny *Merc* merc-c merc-i-f mez naja nat-c nat-hchls nat-m nat-p nit-ac nux-v olnd par petr *Phos* plan *Plat* plb psor **Puls** *Rhod* rhodi *Rhus-t* sabad sabin *Sang* senec **Sep** *Sil Spig* spong **Stann Staph** stict still stront-c *Stry* sul-ac *Sulph* tarax tarent thuj valer verat verb vesp *Zinc*
  - **burning**: stann
  - **needles**; as from: **Ars** *Aur* caps *Spig*
  - **intermittent**: *Asaf*
  - **itching**: aur cycl plat stann staph
  - **jerking** pain: zinc
  - **needles**; as from: agar ars nit-ac
    - **cold**: agar
    - **warm** (See burning - needles)
  - **outward**: *Asaf*
  - **upward**: clem sul-ac
- **stool** agg: spig verb
- **stooping** agg: ang *Bell* bry canth carc coloc ferr-p gels kali-c nux-v petr puls *Spig*
  - **drawing** pain: nux-v

584 ▽ extensions | ○ localizations | ● Künzli dot

Face

- **storm**; before: *Rhod*
  - **tearing** pain: *Rhod*
- **stunning**: cocc *Mez* olnd *Plat* stann verb
- **stupefying** (See stunning)
- **sudden**: *Ign* kalm valer
- **sun**:
  - **comes** and goes with the sun: kali-bi *Kalm Nat-m Spig Stann Verb*
- **swallowing** agg: bell kali-n phos staph
  - **tearing** pain: phos
- **talking**:
  - **agg**: *Bry* chel euphr kali-chl kreos mag-c *Mez* phos puls rhod spig squil verb
  - : **burning**: kreos
  - : **stitching** pain: mez *Phos* verb
  - : **tearing** pain: phos
  - **amel**: kali-p
- **tea** agg: sel *Spig* thuj
- **tearing** pain: acon act-sp aeth *Agar* agn *Alum* alum-p alum-sil am-c *Am-m* ambr amph *Anac Ant-t Arg-met* arg-n *Ars* ars-s-f asaf *Aur* aur-m aur-s **Bell** berb borx bry *Calc* calc-ar calc-sil caps carb-an **Carb-v** carbn-s **Caust** *Cham Chel Chin* chinin-ar cina cist *Cocc Colch* **Coloc** *Con Cupr* dig dulc euon euph gels *Graph* grat guaj hep hyper ign indg kali-ar kali-bi *Kali-c* kali-chl kali-m *Kali-n* kali-p kali-s kali-sil *Kalm* kreos **Lach** lachn led **Lyc** *Lyss* m-ambo **Mag-c** mag-m **Mag-p** mag-s meny **Merc** *Merc-c Mez* mur-ac nat-c nat-m *Nat-s Nit-ac* **Nux-v** *Phos Plat* plb **Puls** *Rhod* rhodi *Rhus-t* ruta sars senec seneg *Sep Sil Spig* spong stann staph stram *Stront-c* sul-ac *Sulph* tab teucr thuj *Verat* vinc viol-o zinc
  - **jerking** pain: agar am-m *Carb-v* euph *Puls* rhod
  - **paroxysmal**: **Caust** *Coloc* nux-v puls
  - **wandering** pain: colch puls
- **teeth**:
  - **carious** or after extraction of; from: coff-t hecla merc merc-sul mez staph
  - : **decayed**: thuj
- **temperature**; change of: mag-c *Verb*
- **thinking**:
  - **agg**: spig
  - : **stitching** pain: spig
  - **tearing** pain (See mental exertion - tearing)
- **thinking** of the pain: aur
- **tobacco**; from: ign sep spig
- **toothache**; with: sil *Staph*
  - **burning**: sil *Staph*
- **touch**:
  - **agg**: acon arn aur bad **Bell** *Bry* canth *Caps Chel Chin* chinin-s cina *Clem* cocc **Coff** *Coloc* cor-r cupr dig dros **Hep** kali-c kali-chl kali-cy **Lach** lyc mag-c mag-m mag-p merc-i-f *Mez* nat-m *Nux-v* par ph-ac *Phos* puls *Sep* spig spong staph sulph verb zinc
  - : **burning**: canth *Chin* **Coloc**
  - : **stitching** pain: *Chin* chinin-s cupr (non: mag-c) mag-m nat-m *Phos* sep staph *Verb*
  - : **tearing** pain: *Chin* **Coloc** *Mag-p* staph
  - **amel**: am-c am-m asaf chin euphr kali-p olnd thuj
- **touch – amel**: ...
  - : **boring** pain: *Thuj*
- **ulcerative** pain: acon chin hep mag-c mang *Nat-m* rhus-t staph
- **urination**:
  - **frequent**; with: calc
  - **profuse | amel**: acon ferr-p **Gels** ign kalm sang sil ter verat
- **vexation**:
  - **after**: *Coloc*
  - : **tearing** pain: *Coloc*
  - **agg**: *Coloc* kalm nat-hchls staph
  - : **stitching** pain: nat-hchls
- **waking**; on: croc hell hep kali-p *Lach* nux-v puls sabad sep spig verb
- **walking**:
  - **after | agg**: ran-s
  - **agg**: ang guaj laur mang merc mur-ac petr thuj
  - **air**; in open:
    - : **agg**: nat-c nux-v thuj
    - : **jerking** pain: thuj
    - : **pressing** pain: nat-c
    - : **stitching** pain: thuj
    - : **amel**: asar *Coloc Mag-c*
  - **amel**: agar ail bism *Mag-c* sulph
    - : **stitching** pain: *Mag-c*
    - : **tearing** pain: ail **Mag-c**
  - **slowly | amel**: chin *Ferr Puls*
- **wandering** pain: acon arg-n *Colch* **Gels** graph kali-bi *Mag-p* **Puls** rob
- **warm**:
  - **applications**:
    - : **agg**: cedr
    - : **amel**: dulc lac-c
  - **bed**:
    - : **agg**: clem glon *Merc Mez* plat *Puls* verat
    - : **stitching** pain: clem
  - **drinks | agg**: cham
  - **food | agg**: mez *Puls* sep
  - **hand**; warm:
    - : **amel**: kali-p
    - : **stitching** pain: kali-p
  - **room**:
    - : **agg**: am-c **Kali-s** *Mez* nat-hchls **Puls**
    - : **stitching** pain: *Mez* nat-hchls
    - : **amel**: *Calc Hep* lac-c laur *Sep* staph
    - : **pressing** pain: sep
- **warm** from walking agg; becoming: plan **Puls**
- **warmth** (↗*burning; heat*):
  - **agg**: cham glon kali-s merc mez *Puls*
  - **heat** agg: cedr chin ferr glon *Phos* rhod
  - : **tearing** pain: *Puls*
  - **amel**: *Ars* ars-s-f *Calc Calc-p* calc-sil caust *Cham* chinin-s coloc cupr cupr-act *Dulc* **Hep** kali-p lac-c lach mag-c mag-m **Mag-p** *Mez* phos rhod *Rhus-t* sanic **Sil** spig sul-ac sulph thuj
  - : **drawing** pain: **Ars** *Caust Coloc*
  - : **heat** amel: calc-p kali-ar

Pain – warmth   **Face**   Pain – Chin

- **amel**: ...
  : **neuralgic**: mag-c mag-m *Mag-p* mez
  : **tearing pain**: *Coloc* **Mag-p** *Rhod* **Rhus-t**
- **washing** | **cold** water; in (See cold - applications)
- **waves**; in: spig
- **weather** (✗ *cold - exposure - agg.*):
  - **change** of weather: kali-cy *Rhod*
    : **tearing pain**: *Rhod*
  - **cold** agg: kali-cy
  - **stormy**:
    : **agg**: *Caust* phos **Rhod** *Sil* spig verb
    : **before**: *Rhod* sep *Sil*
  - **wet**:
    : **agg**: amph *Calc Calc-p* chinin-s dulc mag-c *Merc Nat-s Rhod Rhus-t Sep Sil* spig verat
    : **tearing** pain: *Merc Rhod Rhus-t* verat
- **wind** (✗ *cold - exposure - agg.*):
  - **agg**: *Caust Dulc* lac-c mag-p phos *Rhod Sep*
  : **neuralgic**: caust mag-p
  : **tearing pain**: *Rhod*
  - **cold**:
    : **dry**:
    : **agg**: *Acon* bell *Caust* **Hep** lac-c **Mag-p** rhod
    : **neuralgic**: acon
  - **south**, warm, moist: ip *Kali-s Puls*
- **wine** agg: bell *Cact*
- **wrapping** up head:
  - **amel** | **night**: phos
- **writing** agg: chinin-s
- **yawning** agg: aloe arn ign mag-c op rhus-t sabad staph
▽**extending** to
  ○ **Arms**: kalm lyc
    : **tearing** pain: *Kalm* lyc
  - **Chest**: sil
  - **Chin**: phos
    : **drawing** pain: phos
  - **Ear**: *Acon* **Bell** *Calc* carb-an *Caust* colch *Coloc Hep* kali-bi **Lach** lyc *Lyss Mez* mur-ac plan **Puls** sang *Sep* spig thuj
    : **stitching** pain: *Acon Bell Carb-an Coloc* kali-bi mur-ac
    : **tearing** pain: colch *Coloc Lach Lyss* plan **Puls** *Sep*
  - **Ear**; into: *Acon Caust* con ph-ac
    : **drawing** pain: *Acon Caust* con ph-ac
  - **Eyes**: ang chel chin clem kalm naja sang
    : **chewing** agg: bell
    : **stitching** pain: bell
    : **cramping**: ang
    : **pressure** agg: mur-ac
    : **stitching** pain: mur-ac
    : **stitching** pain: chin clem naja
  - **Fingers**: cocc *Coff* lyc
    : **tearing** pain: lyc
  - **Forehead**: nat-c zinc
    : **stitching** pain: nat-c
    : **tearing** pain: zinc
  - **Head**: all-c colch *Coloc* sang

- **extending** to – **Head**: ...
  : **tearing** pain: colch *Coloc*
- **Neck**: *Bell Coloc Guaj* lyc nat-hchls **Puls** sang *Spig*
  : **stitching** pain: bell nat-hchls
  : **tearing** pain: *Puls*
- **Nose**: puls sang *Spig*
  : **Root** of: phos
- **Occiput**: sep
  : **tearing** pain: sep
- **Other** parts: calc-p *Cocc*
- **Parietal** bone: chin
  : **tearing** pain: chin
- **Pubis**: arund
- **Shoulders**: arund
- **Teeth**: chel *Hist* kalm merc
  : **dull** pain: *Hist*
- **Temple**: alum ang berb chin hep med *Mez* naja nat-hchls phos plan spig zinc
  : **cramping**: ang
  : **stitching** pain: alum chin mez naja nat-hchls
  : **tearing** pain: zinc
○ **Bones**: aeth agar alum anan *Arg-met* arg-n asaf astra-m aur bufo *Calc Caps Carb-an* carb-v caust chel *Chinin-s Cimic* colch cupr-ar dulc graph hell *Hep* **Kali-bi** kali-n lyc mag-m mag-s *Merc Merc-c* merc-i-f merc-i-r nat-c nat-m nat-s nit-ac nit-s-d nux-m nux-v olnd onos phos *Phyt Plb* rhus-t ruta samb sang sil spig staph sulph tab tarent valer zinc
  - **chewing** agg: nat-m
  - **sore**: bufo *Carb-v* cupr-ar hep *Kali-bi Merc-i-f* nat-m rhus-t tarent zinc
  : **tearing** pain: kali-bi lyc mag-s merc-c nat-s tab
  : **torn** out; as if: phos
- **Cheekbones** (See malar bones)
- **Cheeks**: acon agar alum-sil *Ang* asar *Bell Bism* bry *Caps Caust Chel Chinin-s* cimic *Cina* clem cocc *Coloc* dig dulc euph ferr-p *Hep* hyos *Kali-bi* **Kali-c** *Mag-c Mag-m Merc* merc-i-f merc-i-r mez nat-m nit-s-d onos ph-ac phel phos *Plat* psor pyrog rhus-t ruta sep *Stann* sul-ac sulph valer verat **Verb**
  - **right**: *Chel* guaj nat-p thuj
    : **cramping**: thuj
  - **left**: stann
    : **cramping**: stann
  - **daytime**: cimic
  - **burning**: agar asar caust clem euph ferr-p nit-s-d ph-ac phel phos pyrog rhus-t ruta
  - **cough** agg; during: *Ars* carb-v *Kali-bi*
    : **extending** to | **Head**: thuj
  - **pinching** pain: ruta sul-ac
  - **splinter**; as from a: agar
- **Chin**: acon agar agn am-m anac ant-c apis *Ars* asaf aur aur-m-n bell berb bov cann-s canth *Caust* chinin-s con cupr dulc euphr fl-ac hyper lact laur m-aust mang merc

586   ▽ extensions | ○ localizations | ● Künzli dot

Face

Pain – Chin

- **Chin**: ...
  mez nat-c nux-m ol-an olnd phos plat rhus-t *Sil* spong stann staph stront-c sulfa sulph verat *Verb* zinc
  - **right**: kali-n
    : **tearing** pain: kali-n
  - **biting** pain: plat stront-c
  - **burning**: anac ant-c apis *Ars* berb bov canth caust mang merc mez nat-c ol-an rhus-t sil spong sulph
    : **sparks**; as from hot: ant-c
  - **cutting** pain: caust stann staph
    : **glass** were cutting outward; as if a piece of: caust
  - **drawing** pain: agar aur-m-n caust chinin-s cupr hyper olnd stront-c *Verb*
  - **gnawing** pain: laur
  - **pinching** pain: dulc phos
  - **pressing** pain: acon agar anac asaf bov fl-ac plat
  - **scratching** agg; after: sulph
    : **burning**: sulph
  - **sore**: ant-c m-aust spong sulfa
  - **stitching** pain: agar am-m ant-c apis bell bov canth con euphr lact laur nux-m *Sil* stann zinc
  - **tearing** pain: agar am-m aur *Caust* plat zinc
  o **Between** the chin and lower lip: mag-c
    : **burning**: mag-c
    : **pressing** pain: mag-c
  - **Under** the chin: bar-c
    : **pressing** pain: bar-c
- **Eyebrows**: rhod
  - **coryza**; during: ars
- **Eyes**:
  o **Around**: m-aust
    : **night**: plb
    : **neuralgic**: plb
  - **Below** (= infraorbital): *Acon* Arg-n *Ars* aur-m-n *Bell* carc cham *Chin* colch coloc dros *Gels* hydrc iris lap-la mag-p mang mez *Nux-v* phos plat puls *Sil* spig sulph verb zinc
    : **right**: bac *Iris* visc
    : **extending** to | **Axilla**: bac
  - **Below** eye up through to vertex: tarent
    : **lancinating**: tarent
- **Inner** side: cob-n
  - **sore**: cob-n
- **Jaws**: acon agar all-c allox alum *Alumn* am-c am-m am-pic ambr amph anac ang anh arum-t aster aur bapt-c berb bov bry calc calc-caust carb-ac carb-an carb-v *Caust* cham cimic cimx cina clem coff con crot-h daph dol fl-ac kali-p kalm lach lyc lyss med merc merc-i-r mez mur-ac naja nat-c nat-m nat-s nit-ac nux-m *Nux-v* op oxyt ph-ac phos phyt plan puls rhus-t *Rhus-v* rumx sabad sang sars seneg sil *Sphing* spig sulph thuj til verat vip xan zinc
  - **left**: guaj
  - **evening**: nat-c
    : **pressing** pain: nat-c
  - **aching**: merc phyt
  - **bending** head backward agg: sars

Pain – Jaws

- **Jaws – bending** head backward agg: ...
  : **aching**: sars
  - **burning**: anac bov caust daph fl-ac
  - **chilliness**; during: sep
    : **drawing** pain: sep
  - **clenching** in sleep; from: merc-i-f
    : **aching**: merc-i-f
  - **cold**:
    : **water**:
    : **mouth**; holding cold water in | **amel**: clem
  - **coryza**; during: all-c
  - **cough** agg; during: am-c
  - **cramping**: con nit-ac
  - **drawing** pain: acon agar *Alumn* anac ang *Aur* bry calc carb-ac **Carb-v** caust cham *Con* lyc mez mur-ac nat-c nat-s nit-ac *Nux-v* ph-ac phos puls *Rhus-v* sabad sil sulph til zinc
    : **cramping**: sulph
  - **gnawing** pain: naja nat-m
  - **heat** agg (See warmth - agg. - heat)
  - **lying** | **night**: cench
  - **screwed** together or asunder; as if being: ambr nux-m
  - **sore**: *Caust* crot-h lyss phos plan sars
  - **stitching** pain: acon ambr berb carb-an cimx kalm op thuj verat zinc
  - **tearing** pain: cina
  - **warm** bed agg: clem
  - **warmth**:
    : **agg** | **heat** agg: clem
  ▽ **extending** to:
    : **Ear**: bell *Cham* Sep
    : **stitching** pain: bell *Cham* Sep
    : **Neck**: zinc
    : **stitching** pain: zinc
    : **Teeth**: *Cham*
    : **stitching** pain: *Cham*
    : **Temple**: alum mang
    : **stitching** pain: alum mang
  o **Condyles**: Psor
  - **Joints**: acet-ac agar alum alumn am-m anac ang Arum-t asaf asar *Bapt* bell brom *Bry* calc *Caust Cham* cimic cist coloc cor-r cycl dros fl-ac glon gran hep hyper kali-n laur mang naja nat-c nat-m nicc nit-ac op paeon psil *Rhus-t* sep sphing spig spong staph *Stry* sul-ac tab til verb vesp xan
    : **right**: caust
    : **left**: cor-r v-a-b
    : **Temples**; near: v-a-b
    : **morning**: stry vesp
    : **burning**: op
    : **burrowing**: dros
    : **chewing** agg: acon alum am-c am-m bar-c bell calc coc-c cor-r sil spig v-a-b zinc
    : **sore**: sil
    : **tearing** pain: spig zinc
    : **cramping**: *Rhus-t*
    : **cutting** pain: asar

- **Joints**
  : **motion** agg: kali-n rhus-t verat zinc
  : **pressing** pain: kali-n
  : **sore**: rhus-t
  : **stitching** pain: kali-n verat zinc
  : **opening** the mouth agg: alum am-c am-m *Caust* cor-r dros hep nicc sabad verat zinc
  : **stitching** pain: verat zinc
  : **pinching** pain: *Bry* coloc gran
  : **pressing** pain: asaf dros kali-n nat-m op paeon verb
  : **pressure | amel**: rhus-t
  : **rest** agg: *Rhus-t*
  : **rheumatic**: caust *Rhus-t*
  : **shutting** mouth: *Bar-c*
  : **stitching** pain: agar bell *Cham* hep kali-n nat-m nit-ac staph tab
  : **swallowing** agg: *Arum-t* kali-n
  : **pressing** pain: kali-n
  : **stitching** pain: kali-n
  : **tearing** pain: anac cycl nat-c sep
  : **warmth | amel**: rhus-t
  : **yawning** agg: cor-r ign rhus-t staph
  : **extending** to:
  : **Face**: verb
  : **stitching** pain: verb
  : **Behind**: tarax
  : **pressing** pain: tarax
- **Lower**: acon aeth agar *Agn* allox aloe alum am-c *Am-m* ambr amph *Anac* ang ant-t *Anthraci* apis arg-met arg-n arn *Ars* asaf asar *Aur* aur-m-n aur-s bar-c *Bell* berb *Bov* brom *Bry* calad calc calc-ar cann-s cann-xyz canth caps *Carb-an Carb-v* carbn-s *Caust* cham chin chinin-s cimic cina clem coc-c *Cocc* coff *Colch Coloc* con cor-r cupr cupr-ar dig dros *Dulc* echi euphr eupi fl-ac *Gels* graph grat guaj hell hep hyos ign ind indg iod kali-bi kali-c kali-chl kali-i kali-n kali-p *Kalm* kreos *Lach* lact laur led lob lyc lyss *M-ambo M-arct* mag-c mag-m mang *Meny* meph *Merc* merc-c merc-i-f merc-i-r *Mez* mur-ac nat-c *Nat-m* nat-p nat-s nit-ac nit-s-d nux-m *Nux-v* op ox-ac pall par petr ph-ac *Phos* phys *Plat* plb psor puls rad-br ran-b *Rat* rheum rhod *Rhus-t* rhus-v rob rumx ruta sabad sabin *Sars Sel* seneg sep *Sil Spig* spong squil stann staph stram stront-c stry sul-ac sulph tab tarent *Thuj* til verat *Verb* viol-o viol-t vip xan zinc zinc-val zing
  : **right**: aur brom coloc elaps indg led nat-p nat-s sabin
    : **night**: chin
    . **pressing** pain: chin
    . **tearing** pain: chin
    : **boring** pain: aur brom coloc elaps indg led nat-s
    : **drawing** pain: sabin
    : **sore**: nat-p
  : **left**: kali-n mez plb sabad
    : **boring** pain: mez plb sabad
    : **tearing** pain: kali-n
  : **morning**: sulph thuj zinc

- **Lower – morning**: ...
  : **drawing** pain: sulph
  : **sore**: zinc
  : **stitching** pain: thuj
  : **afternoon**: euphr sulph
  : **drawing** pain: euphr sulph
  : **evening**: anac berb merc nat-c nit-ac phos *Plat* sulph thuj
  : **drawing** pain: anac thuj
  : **stitching** pain: berb
  : **tearing** pain: merc nat-c phos sulph thuj
  : **night**: graph *Mez* sil zinc
  : **boring** pain: *Mez*
  : **drawing** pain: sil
  : **menses**; during: sul-ac
  : **tearing** pain: sul-ac
  : **pressing** pain: graph sil
  : **stitching** pain: sil zinc
  : **boring** pain: aur aur-m-n bov brom *Cocc* coloc indg kali-bi *Lach* led mag-c *Mez* plat plb sabad
  : **break**; as if it would: ph-ac rhus-t sars
  : **burning**: acon agn ars bov caust *M-arct* mang par
  : **burrowing**: ang *Bell* bry caust cocc dros kali-bi *M-arct*
  : **chewing** agg: bar-c ph-ac verat
  : **sore**: verat
  : **tearing** pain: ph-ac
  : **cramping**: agar ang carb-v *Caust* dig nit-ac nux-m plat sars sep sil spong stann zinc
  : **digging** pain: cocc *Plat*
  : **dinner**; during: euphr
  : **stitching** pain: euphr
  : **dislocated**; as if: cor-r *Ign M-ambo M-arct* op petr *Rhus-t* rob spig spong staph
  : **drawing** pain: agar alum am-m anac ant-t apis arg-met arg-n asaf aur bell bry calad calc cann-s carbn-s caust cham chin clem con cupr dig euphr eupi fl-ac guaj indg kali-bi kali-n kreos lach led lob lyc m-ambo m-arct mang mez nat-c nat-m nat-s nux-m nux-v ox-ac petr ph-ac phos plat puls rheum rhus-t sabad sabin sars *Sil* stann stront-c sulph tab thuj til viol-t zing
  : **drinking** agg; after: con
  : **drawing** pain: con
  : **gnawing** pain: bar-c canth fl-ac ind kali-i par
  : **gouty**: caust
  : **jerking** pain: cina lyss
  : **laughing** agg: mang
  : **stitching** pain: mang
  : **lying** agg: phos
  : **tearing** pain: phos
  : **mental** exertion agg: lyss
  : **pinching** pain: bry nat-m verb

▽ extensions | O localizations | ● Künzli dot

- **Lower**: ...
  - **pressing** pain: agn ambr ang arn asar aur berb bry chin coff cupr dros guaj ign kali-n led lyss *M-arct* mag-m merc-c petr phos sabin *Sars* sil spig stront-c *Sul-ac* verat *Verb*
  - **backward**: lyc
  - **inward**: led
  - **pressure**:
  - **agg**: petr
  - **amel**: nat-c
  - **sore**: nat-c
  - **sore**: agar arn **Aur** bry canth cham coc-c hyos *Lach* laur lyss mang merc-i-f mur-ac nat-c *Nat-m* nat-p nit-ac puls rhus-t sabad sars sil spong verat zinc
  - **splinter**; as from a: agar
  - **stitching** pain: acon agar ambr aur bar-c *Bell* berb *Carb-an Caust Cham* chin cina clem *Cocc* colch *Coloc* cupr dig dros euphr *Gels* graph guaj hell hep kali-chl kali-i kali-n kalm lact laur *M-arct* **Mang** nat-c nat-m nat-p op phos plb psor rhus-t rhus-v sabin *Sars* sep sil spig squil staph *Thuj* verat zinc
  - **itching**: mang
  - **stooping** agg: petr
  - **sweets** agg: allox
  - **tearing** pain: aeth *Agar Agn* am-m *Anac Anthraci* arg-met arn *Aur* aur-s bar-c bell berb *Bov Bry* calc calc-ar canth carb-an carb-v *Caust Cham* chin cocc coff *Colch Dros* graph ign indg kali-c kali-i kali-n *Kalm* kreos *Lach* laur led lyc *Lyss M-arct* mag-m meph *Merc* mez nat-c nat-m *Nux-v Phos* plb puls ran-b *Rat* rhus-v sars *Sel* sep spig stann stront-c sul-ac *Sulph* thuj viol-o zinc
  - **jerking** pain: lyc
  - **touch** agg: nat-m spong
  - **walking** agg: euphr zinc
  - **stitching** pain: euphr zinc
  - **extending** to:
    - **Angle** of lower jaw: ph-ac
    - **drawing** pain: ph-ac
    - **Chin**: phos thuj
    - **drawing** pain: phos
    - **pressing** pain: phos
    - **tearing** pain: phos thuj
    - **Ear**: am-c cham elaps lyc *Lyss* mag-m ol-an petr sep sol-ni **Spig** viol-o
    - **boring** pain: elaps
    - **pressing** pain: petr
    - **stitching** pain: sep
    - **tearing** pain: am-c cham *Lyss* mag-m **Spig** viol-o
    - **Nape**: spig
    - **tearing** pain: spig
    - **Out** of: sulph thuj
    - **stitching** pain: sulph thuj
    - **Ear** and head: con
    - **drawing** pain: con
    - **Forehead**: phos

- **Lower – extending** to – **Forehead**: ...
  - **stitching** pain: phos
  - **Head**: kali-n
  - **tearing** pain: kali-n
  - **Head; side of**: viol-t
  - **drawing** pain: viol-t
  - **Malar** bones: sabin
  - **lancinating**: sabin
  - **Nape**: petr
  - **pressing** pain: petr
  - **Temples**: mang
  - **stitching** pain: mang
  - **Angles**: mang ph-ac sang sil spig tarent
  - **right**: rad-br
  - **pressing** pain: ph-ac sil spig
  - **stitching** pain: mang
  - **Behind** angles of lower jaw: sang
  - **Articulation** (See joints)
  - **Glands** of (See submaxillary)
  - **Middle**: ser-a-c
  - **Rami**: agar *Kali-bi* merc-i-f sul-ac
  - **boring** pain: agar merc-i-f
  - **digging** pain: *Kali-bi Plat*
  - **gnawing** pain: sul-ac
- **Point** of | left: acet-ac
- **Upper**: acon agar *Amph* anh arg-met ars aster astra-m aur aur-m-n berb bism brom calc calc-act *Calc-ar Calc-caust Calc-p Calc-s* carb-an carb-v caust *Cham* chel chin cimic clem coloc cycl dros dulc euph *Euph-a* euphr fl-ac graph iod iris *Kali-bi* kali-chl *Kali-cy Kali-i* kali-n kalm *Kreos* lach led *Lyc* mang meny merc merc-i-r merl mez mur-ac nat-m olnd op par phos phyt plb polyg-h rhus-v samb sang sep *Spig Spong* stann stront-c sulph thuj *Verb* zinc zing
  - **right**: x-ray
  - **night**: chin lyc
  - **pressing** pain: chin
  - **tearing** pain: chin lyc
  - **dull** pain: x-ray
  - **left**: foen-an
  - **pressing** pain: foen-an
  - **morning**: carb-v
  - **tearing** pain: carb-v
  - **afternoon**: indg
  - **stitching** pain: indg
  - **evening**: sulph
  - **bed** agg; in: spong
  - **stitching** pain: spong
  - **tearing** pain: sulph
  - **night**:
  - **lying** agg: phos
  - **tearing** pain: phos
  - **boring** pain: aur aur-m-n led *Mez* rhus-v thuj
  - **burning**: chin
  - **cramping**: spong
  - **drawing** pain: acon agar chel dros euphr graph nat-m rhus-v sulph thuj zing

Face

Pain – Jaws

- **Upper**: ...
  : **extending** to:
  : **Ear**: *Act-sp* arg-n ars bell bism *Cham* clem *Coff Coloc* dulc kali-bi *Kali-cy Mez* phos plan rhod sang *Spig* spong thuj *Verb*
  . **stitching** pain: kali-bi phos spong
  : **Eyes**: *Act-sp* arg-n ars bell bism *Cham* clem *Coff Coloc* dulc *Kali-cy Mez* phos plan rhod sang *Spig* thuj *Verb*
  : **Malar** bones: *Act-sp* arg-n ars bell bism *Cham* clem *Coff Coloc* dulc *Kali-cy Mez* phos plan rhod sang *Spig* thuj *Verb*
  : **Teeth**: *Act-sp* arg-n ars bell bism *Cham* clem *Coff Coloc* dulc *Kali-cy Mez* phos plan rhod sang *Spig* thuj *Verb*
  : **Temples**: *Act-sp* arg-n ars bell bism *Cham* clem *Coff Coloc* dulc *Kali-cy Mez* phos plan rhod sang *Spig* thuj *Verb*
  : **Vertex**: spig
  . **stitching** pain: spig
  : **gnawing** pain: kali-n samb thuj
  : **pressing** pain: acon ars aster calc chel graph iod kali-bi lach zinc
  : **sore**: mang
  : **stitching** pain: chel clem coloc *Kali-bi* kalm meny merc rhus-v *Spong*
  : **synchronous** with pulse: clem
  : **tearing** pain: agar arg-met berb calc-act *Calc-ar* carb-an *Carb-v* caust cycl kali-chl *Lyc* meny merl mur-ac plb rhus-v sep stront-c sulph thuj
  : **Angles**: **Bell** kali-n laur thuj
  : **tearing** pain: **Bell** kali-n laur thuj
- **Joints**: am-m bell daph nat-c *Rhus-t* sars verb
  - **drawing** pain: am-m bell daph nat-c *Rhus-t* sars verb
  ▽ **extending** to:
  : **Ear**: agar ol-an
  : **drawing** pain: agar ol-an
- **Lips**: *Acon* agar *All-c* am-c *Am-m* anac anan anis ant-c ant-t apis arg-n arn ars ars-met arum-t asaf aur aur-ar aur-m aur-m-n aur-s bar-c bell berb beryl borx bov bry calc caps carb-ac *Carb-an* carbn-s caust chel chin chlf cic clem con cor-r *Crot-t Glon Graph Ham* hell *Hep* hyos ign ip kali-bi *Kali-c* lac-c lach lyc lyss mag-s maland manc merc mez moni *Mur-ac* nat-c nat-m nat-s **Nit-ac** *Nux-m Nux-v* par petr *Ph-ac* Phos plat plb psor ptel *Puls* ran-s rauw rhod rhus-t *Rhus-v Sabad* sep sil spig stann *Staph Sulph* tab tell thuj thyr tub zinc
  - **air** agg; in open: plat
  : **biting** plat
  - **biting** pain: hell ip maland
  - **burning**: *Acon* agar *All-c Am-c Am-m* anac ant-t apis arg-n arn ars **Arum-t** asaf aur aur-ar aur-m aur-m-n aur-s bar-c bell berb beryl borx bry caps carb-ac *Carb-an* carbn-s chel chin chlf *Cic* con *Crot-t Glon Ham* hyos kali-c lac-c lach lyss mag-s *Merc Mez* moni *Mur-ac* nat-c *Nux-m Nux-v Ph-ac Phos* plat *Psor* rhod rhus-t *Sabad* spig *Staph Sulph* tab tell thuj thyr tub zinc

Pain – Lips

- **Lips – burning**: ...
  : **accompanied** by | **cracked** lips (See Cracked - lips - accompanied - burning)
  - **cramping**: bell caust kali-c *Merc* plat
  - **drawing** pain: bell calc *Sep* spig
  - **excoriated**; as if: caust
  - **fever**; during: chin
  - **fire**; like: am-m
  : **burning**: am-m
  - **neuralgic**: apis
  - **rubbing**; after: phos
  - **smokers**; in: bry
  : **burning**: bry
  - **sore**: anis ant-c ars *Arum-t* bell beryl borx calc caust ign ip kali-bi kali-c lyc mur-ac nat-m ph-ac *Phos* plat podo ptel puls rauw rhus-t *Rhus-v* sabad sep sil
  - **splinter**; as from a: bov ign **Nit-ac** par phos *Sep*
  - **stinging**: agar am-m ant-c ars asaf caust *Graph* kali-c merc nit-ac petr ph-ac phos sil stann staph sulph thuj
  - **stitching** pain: ant-c apis asaf bell bov caust clem con kali-c nat-c nit-ac ph-ac phos sabad sep spong stann staph sulph thuj zinc
  - **tearing** pain: agar caust stann
  - **touch** agg: bry *Hep* merc mez
  : **burning**: merc mez
  - **warmth** agg:
  : **heat** agg: beryl
  : **burning**: beryl
  ▽ **extending** to:
  : **Face**:
  : **touch** agg: staph
  . **stitching** pain: staph
  O **Lower**: aeth agar alum am-c am-m anac asaf bar-c bell borx bov *Bry* calc canth caust chin *Clem* coloc euph graph hep *Ign* kali-c m-arct mag-c *Mez Mur-ac Nat-m* nux-v olnd *Ph-ac* phos *Puls Rhod* sabad sang sep stann teucr *Thuj* valer zinc
  : **right**: ph-ac
  : **left**: chin
  : **sore**: chin
  : **evening**: borx
  : **burning**: borx
  : **burning** (↗*MOUT* - Pain - lips - inner - lower - burning): am-c am-m anac asaf bar-c bell borx bov *Bry* caust clem coloc graph hep *Ign* kali-c *Mez Mur-ac Nat-m* olnd *Ph-ac* phos *Puls* sabad sang sep *Thuj*
  : **cutting** pain: canth *Clem* phos
  : **sore**: am-m borx chin euph ign mez nux-v *Rhod* sep teucr
  : **tearing** pain: aeth alum caust mag-c stann zinc
  : **touch** agg: mez mur-ac
  : **burning**: mez mur-ac
  : **Below** left half of:
  : **16** h; from | **midnight**; until: mur-ac

- **Lower**: ...
  - **Inside | sore** (See MOUT - Pain - lips - inner - lower - sore)
- **Upper**: aesc am-m ant-c ars aur bar-c bell beryl borx brom *Calc-p* caust chin cic colch graph ign kali-c kreos lach lyc lycps-v m-ambo mag-c maland mang merc *Mez* mur-ac nat-c nat-m nit-ac *Nux-v* par ph-ac phos plb rhus-t sabad *Sep* sil spig squil staph sul-ac sulph thuj verat zinc
  - **right**: chin
  - **sore**: chin
  - **morning**:
    - **bed** agg; in: borx
    - **burning**: borx
  - **air** agg; in open: plat
    - **burning**: plat
  - **burning**: ant-c ars aur bar-c bell borx brom *Calc-p* caust cic graph kali-c kreos lach lycps-v mag-c merc *Mez* mur-ac nat-c nat-m phos rhus-t sabad sep spig staph sulph thuj verat
  - **corrosive**: mang
  - **cutting** pain: colch lyc nit-ac *Sep*
  - **discharges**; from: all-c
    - **burning**: all-c
  - **jerking** pain: zinc
  - **sore**: beryl caust chin kreos m-ambo mang mez sabad sil squil
  - **stinging**: am-m maland
  - **stitching** pain: am-m ant-c bell graph ign kali-c merc nat-c nat-m *Nux-v* par ph-ac phos sabad staph thuj zinc
  - **tearing** pain: caust colch kali-c zinc
  - **touch**:
    - **amel**: anis
    - **stinging | blood** would press out; stinging sensation as if: anis
  - **extending** to:
    - **Ear**: nat-m
    - **stitching** pain: nat-m
    - **tearing** pain: nat-m
- **Malar** bones: aesc *Aeth* agar agn alum alum-p am-c *Am-m* anac ang ant-t arg-met ars ars-i *Aur* aur-m-n aur-s *Bell* berb *Bism* borx bov bry *Calc* calc-caust *Calc-p* caps *Carb-an* **Carb-v** caust chel chin cic cimic *Cina* cinnb cist cocc *Colch* coloc con cor-r dig dros euon gels glon graph grat guaj hep hydrc hyos indg *Kali-bi* kali-c kali-chl *Kali-i* kali-n lec **Lyc** mag-c *Mag-m* mag-s malar mang mentho **Merc** merc-i-f merc-i-r mez mur-ac nat-c nat-m *Nat-s* nit-ac nux-v ol-an par *Phos* phyt *Plat* polyp-p psor pycnop-sa rhus-t sabin samb sep sil *Sphing Spig Stann* staph *Stront-c* stry stry-xyz sul-ac sulph tab teucr thuj tub valer verb viol-o zinc
  - **right**: agn calc-caust *Chel Merc-i-f* sulph zinc
    - **sore**: *Merc-i-f* sulph zinc
    - **tearing** pain: agn calc-caust *Chel*
  - **left**: caust cor-r kali-n lyc ol-an *Plat* sul-ac
    - **cramping**: ol-an *Plat*
    - **sore**: cor-r sul-ac
    - **tearing** pain: caust kali-n lyc sul-ac

- **Malar** bones – left: ...
  - **extending** to:
    - **Lower** jaw: stann
    - **tearing** pain: stann
  - **evening**: lyc
  - **night**: kali-c mang nat-m
    - **amel**: cimic
    - **neuralgic**: cimic
    - **boring** pain: nat-m
    - **pressing** pain: mang
  - **blowing** the nose agg: *Merc*
    - **pressing** pain: *Merc*
  - **boring** pain: aur-m-n bov indg *Mag-c Mez* nat-m *Stront-c Thuj*
  - **burning**: *Aur* caust chel cic cist gels glon grat nat-m ol-an par spig staph sulph thuj
  - **chewing** agg: nat-m
    - **sore**: nat-m
    - **warm** food: phos
    - **pressing** pain: phos
  - **coryza**; from suppressed: kali-c
  - **cramping**: *Ang* cina cocc *Coloc* dig hyos *Mag-m* mez nit-ac ruta sep valer
  - **digging** pain: *Mag-c* mang *Psor Thuj*
  - **drawing** pain: am-c anac ant-t arg-met carb-an *Caust Chel Colch* dros hep kali-chl nat-c nat-m *Plat Rhus-t* sil stann staph valer *Verb* viol-o
  - **jerking** pain: **Carb-v** cina colch mang spig stann stront-c
  - **lancinating**: alum cimic *Guaj*
  - **menses**:
    - **before | agg**: stann
    - **during | agg**: stann
  - **neuralgic**: stann
  - **opening** and shutting mouth amel: ang
    - **cramping**: ang
  - **picking** pain: chin
  - **pressing** pain: agar am-c anac ant-t arg-met *Bell* berb *Bism Caps* chel cic *Cina* cocc colch *Coloc* dros hyos kali-chl *Kali-i* mang *Merc Mez* nat-c nat-m *Olnd* phos *Plat* pycnop-sa sabin samb sep spig *Stann* staph sulph teucr **Verb** viol-o
    - **cramping**: stann
    - **intermittent**: bism mang *Verb*
  - **running** about:
    - **amel**: bism
    - **neuralgic**: bism
  - **sore**: ars-i aur chel cor-r glon mang merc-i-f merc-i-r nat-m nit-ac phyt *Rhus-t* stann sul-ac sulph tub verb zinc
  - **stitching** pain: aesc aeth agar alum arg-met ars berb *Carb-an* con euon guaj *Kali-bi* kali-c *Kali-i* merc mez par phos psor sabin sil stann staph verb
  - **tearing** pain: *Aeth* agar agn alum alum-p am-c *Am-m* ant-t *Arg-met* aur aur-s berb borx bry *Calc Carb-v Chel* cina *Colch Coloc* graph hep indg kali-c kali-n **Lyc** *Mag-c* mag-s **Merc** mez mur-ac

Face

Pain – Malar

- **tearing** pain: ...
  Nat-s nit-ac nux-v *Phos Rhus-t* ruta sep sil *Spig* stann staph stront-c sul-ac sulph tab teucr *Zinc*
- **toothache**; with: mur-ac
- **warm** room; when entering a: phos
  : **pressing** pain: phos
  ▽ extending to:
  : **Eye**:
  : left: *Coloc*
  . **cramping**: *Coloc*
  : **Forehead** and side of head: merc-i-f
  : sore: merc-i-f
  : **Teeth**: nat-m
  : **pressing** pain: nat-m
- **Mental** foramen: *Mez*
  ▽ extending to | **Ear**: calc
- **Mouth**:
  ▽ extending to:
  : **Nose**: thuj
  : **drawing** pain: thuj
  ○ **Around**: plat puls sulph
  : **burning**: sulph
  : **gnawing** pain: puls
  : **opening** the mouth agg: nat-m
  : sore: nat-m
  : sore: plat
- **Corners** of: ambr ant-c arn bell borx calc carb-an carb-v caust cob coloc *Dros* graph hep ip kali-chl kreos m-arct mang mang-act merc mez nat-c nat-m nat-s ph-ac phos ran-b rhus-t sul-ac zinc
  : night: nat-s
  : **burning**: nat-s
  : **burning**: ambr arn borx carb-an cob coloc *Dros* hep ip kali-chl kreos mez nat-c nat-s ph-ac zinc
  : sore: ant-c bell calc caust graph ip m-arct mang merc nat-c nat-m rhus-t sul-ac
  : **tearing** pain: bell carb-v
  : **ulcerative** pain: borx m-arct mang mang-act
- **Muscles**: anac ang cocc colch glon ox-ac oxyt sabin
  ○ **Masseter** muscles: ang cocc colch cupr hydr-ac kali-bi *Nux-v* sabin *Sars* stram stry thuj verb
  : **cramping**: ang cocc cupr hydr-ac stram stry
  : **accompanied** by | **opisthotonos** (See BACK - Opisthotonos - accompanied - masseter)
  : **drawing** pain: kali-bi *Nux-v* sabin *Sars* thuj verb
- **Nerves** (*⤢neuralgic*): apoc-a caps tong
  ○ **Trigeminal** neuralgia (= trifacial neuralgia):
  Acon all-c aml-ns anh aran *Arg-n Ars* arund bell bell-p cact cedr *Cham Chel* chin chlorpr *Cimic* cocc-s colch coloc ferr *Gels* glon gnaph hed hydrc iris *Kalm* lach lob mag-c mag-p merc mez nat-s nux-v phos plan plat puls rad-br rhus-t sabal sal-ac sang spig stann syph thuj tong verat verb zinc *Zinc-val*
  : left: anh lob mag-c verb
  : **morning** | **7** h: nat-m
  : **accompanied** by | **Lids**; twitching of: mag-p
- **Nose** (See NOSE - Pain)
- **Nose** and eyes, between: mang

Pain – Sinuses

- **Nose** and eyes, between: ...
  . **tearing** pain: mang
- **Parotid** glands: agn ail am-m apis aran arg-met arum-t asaf *Aur* aur-ar *Aur-m* aur-s bapt bar-c *Bell* bry calc calc-act calc-p calc-s carb-an cham chin coc-c con cop dios dros *Dulc* elaps fago ferr-p hippoz ign *Kali-bi* kali-c kali-n kalm lac-ac lyc lycps-v mang *Merc Merc-i-r* nat-c nat-m nit-ac ourl phos phyt plb psor puls *Rhus-t* sabad *Sep* sil spong sulph wies
- **right**: bar-c bar-m bell calc-s coc-c cocc merc merc-i-r sulfonam
  : sore: calc-s
- **left**: agn arum-t coloc rhus-t
  : **drawing** pain: agn
  : sore: arum-t
- **afternoon**: dios
  : **dinner**; after: sulph
- **evening**:
  : **20.30** h: merc-i-r
  : **22** h: dios
- **boring** pain: sabad
- **burning**: apis *Bell* merc phos
- **chewing** agg: arg-met
- **cutting** pain: arg-met
- **clawing**: sabad
- **cold**:
  : **air**:
  : agg: kali-c
  : **amel**: merc
  : **burning**: merc
  : **applications** | **amel**: merc
- **cutting** pain: arg-met
- **digging** pain: sulph
- **dinner**; after: sulph
  : **digging** pain: sulph
- **drawing** pain: agn *Arg-met* mang
- **drinking** agg: nat-m
  : **tearing** pain: nat-m
- **lancinating**: carb-an
- **pinching** pain: aran nat-m
- **pressing** pain: aur mang merc
- **sore**: ail arum-t aur *Aur-m* bry calc-p calc-s cop dros kali-n merc merc-i-r nat-c phos wies
- **stinging**: apis merc
- **stitching** pain: am-m asaf *Bell* bry calc cham chin con *Dulc* ign *Kali-bi* kali-c kalm lyc merc nat-c nit-ac phos puls *Sep* sil spong sulph
- **swallowing** agg: *Chin* ign spig
  : **stitching** pain: ign spig
- **tearing** pain: bell nit-ac
- **touch** agg: arum-t *Aur* merc-i-r phos sulfonam
  ▽ extending to:
  : **Ear**: lac-ac
  : **Eye**: coloc
- **Sinuses** (*⤢NOSE - Pain - sinuses*):
  : **pressure** | **amel**: lob
  ○ **Antrum** of Highmore (See maxillary)
- **Ethmoidal**: anh ser-a-c

▽ extensions | ○ localizations | ● Künzli dot

Pain – Sinuses	Face	Paralysis

- **Frontal** (*↗HEAD - Pain - forehead - frontal; NOSE - Sinuses - frontal):* anh *Bell* hed iod kali-bi kali-c kali-i pneu sang sil spig
- **Maxillary** (*↗Complaints - jaws - joints; Complaints - maxillary):* anh arn aur *Bell* chel com flav hecla hep *Kali-bi* kali-i kali-s mag-c merc merc-c mez oscilloc petr phos puls sil spig zinc-val
    : **pressing** pain: petr
- **Spot**; in a: ph-ac verb
    - **burning**: ph-ac
- **Spot**; in a small: spig
- **Sublingual** glands: calc
- **Submaxillary** glands: am-m ambr *Arg-met Ars* ars-s-f arum-t *Aur* aur-ar aur-i *Aur-m* aur-s **Bar-c** bar-i **Bar-m** bar-s bell bism brom bry calc calen carbn-s **Chin** cina clem cob coc-c cop *Cor-r Crot-t* cycl *Dulc* fago graph hippoz hyper ign kali-c kali-i kali-m kali-n led lyc mag-c merc merc-c mez nat-m *Nit-ac* nux-v ph-ac *Phos* plan plb psor puls *Rhus-t* sabad sep *Sil Spong Staph Stram Sul-ac Sulph* verat verat-v vesp
    - **night**: nat-m
        : **boring** pain: nat-m
    - **boring** pain: led lyc nat-m puls sabad
    - **chewing** agg: *Calc*
    - **cutting** pain: arg-met
    - **digging** pain: *Rhus-t*
    - **drawing** pain: am-m *Arg-met* cob cycl ign lyc *Sil*
    - **eating**; after: lyc
        : **drawing** pain: lyc
    - **lancinating**: am-m hyper
    - **motion** of lower jaw agg: mag-c
    - **pinching** pain: verat
    - **pressing** pain: ars aur chin cina cycl graph nit-ac rhus-t spong
    - **pressure** agg: ars mag-c
    - **sore**: ars arum-t bism calen chin clem cop crot-t fago graph kali-c lyc mag-c merc-c nat-m *Nit-ac* plan psor puls sep *Sil Spong Staph Sulph* verat-v vesp
    - **squeezed**; as if: nat-m staph
    - **stinging**: am-m kali-i
    - **stitching** pain: am-m arg-met bell *Calc* merc *Mez* nat-m nux-v ph-ac sep sil *Sul-ac Sulph*
    - **stooping** agg: nat-m
    - **swallowing** agg: cor-r nux-v *Rhus-t* stram
        : **stinging**: nux-v
        : **stitching** pain: nux-v *Rhus-t*
    - **swelling**:
        : **sensation**: nat-m staph sul-ac
        : **with**: ambr staph
    - **touch** agg: sep sil
    ▽ **extending** to | **Tongue**: sul-ac
- **Temples**:
    ○ **Skin**: anh
        : **pressing** pain: anh
- **Trigeminus** (See nerves - trigeminal)
- **Zygoma**: agar alum am-m *Arg-met* arg-n *Aur* berb borx calc *Calc-p* camph caps carb-an **Carb-v** caust chel cinnb con cor-r dig dros dulc euph gins *Graph* hell ign

Pain – Zygoma: ...
Kali-bi lec led lycpr mag-m mang merl mur-ac nat-c nat-s nit-ac phos *Plat* psor ptel rhus-t sabin sphing spig staph sul-ac sulph thuj verb *Zinc*
- **right**: arg-met *Chel Lyss* nat-c spig spong
    : **gnawing** pain: *Lyss*
    : **jerking** pain: chel
    : **tearing** pain: arg-met *Chel* nat-c spig spong
- **left**:
    : **then** right: arg-n
    : **tearing** pain: arg-n
    : **Front** of ear; in: carb-v
    : **jerking** pain: carb-v
- **evening**: am-m caps *Carb-v* con lyc
    : **jerking** pain: am-m *Carb-v*
    : **pressing** pain: caps con
- **night**: kali-c
- **boring** pain: *Aur Psor* thuj
- **burrowing**: mang thuj
- **cough** agg; during: *Hep*
- **drawing** pain: calc camph chel con dig gins kali-bi mag-m staph sulph thuj
- **jerking** pain: am-m **Carb-v** chel
- **lying** agg: chel
    : **drawing** pain: chel
- **menses**:
    : **during**:
        : **agg**: stann
    - **pressing** pain: agar caps *Cinnb* dulc euph hell ign lec led lycpr nat-s *Plat* rhus-t sabin *Verb*
    : **outward**: dros
- **sore**: cor-r sul-ac zinc
- **stitching** pain: arg-n aur nat-c rhus-t sphing staph verb *Zinc*
- **tearing** pain: alum am-m *Arg-met* arg-n *Aur* berb borx carb-an **Carb-v** chel con *Graph* mag-m merl mur-ac nat-c nit-ac phos spig spong staph
- **touch** agg: caps
    : **pressing** pain: caps
- **twitching**: cina
    : **cramping**: cina
- **walking** agg: *Aur*
    : **boring** pain: *Aur*
▽ **extending** to:
    : **Head**: mag-m
    : **tearing** pain: mag-m

PARALYSIS: *Acon* aethi-m *Agar* all-c alum *Am-p* anac *Apis Bar-c* bell botul *Cadm-s* calc-i carc **Caust** *Cocc* crot-h *Cupr Cur Dulc* form *Gels Graph* hyper iod *Kali-chl* kali-i kali-m kali-p merc merc-k-i nat-m *Nux-v* ol-an op petr physal-al plat plb puls rhus-t ruta seneg sep stram stry syph tub zinc zinc-pic
- **one** side: acon agar *Bar-c* cadm-s **CAUST•** chlorpr *Cocc* con dulc *Graph* ign *Kali-chl* kali-p phos plat puls sil
- **grief**; from: ign
- **right**: apis *Arn* bell *Caust* hep kali-chl kali-p *Phos* plb sil zinc-p

Paralysis

- **right**: ...
  - eye closed; with right: apis
- **left**: *All-c* alum cadm-s *Cur* form graph *Nux-v* seneg spig sulph
- **accompanied** by:
  - **speech** | **difficult**: cadm-s dulc syph
  - **swallowing**; difficult: cadm-s
  - ○ **Eyes**; closed: apis
  - **Muscles**; twitching of: kali-m
- **bathing** agg: graph
- **chewing**, with difficult: syph
- **close eye**; cannot: cadm-s
- **cold**; from●: acon *Cadm-s* **Caust** *Dulc* merc ruta
- **distortion** of muscles, with: graph
- **eruptions** in face; from suppressed: bac caust
- **goitre**; from suppression of: iod
- **injuries**; after: hyper
- **opening** the mouth agg: caust
- **pain**; after: kali-chl
- **painless**: plat
- **riding** in the wind: acon *Cadm-s* **Caust**●
- **unilateral** (See one)
- **urination**; with copious: all-c
- **wet**; after getting: **CAUST**●
- ○ **Jaws**:
  - **left**: lacer
  - **sensation** as if: nux-m
  - ○ **Lower**: arn ars bapt carb-v caust cocc colch crot-h dulc *Hell Hyos* lach *Lyc Mur-ac* naja nux-m *Nux-v* **Op** *Phos* ran-b *Sec Stram Sulph* Zinc
  - **evening**: ran-b
- **Lips**: anac bar-c *Bell* caust cocc con gels mang-o naja nux-v olnd plb
  - **left side** | **breathing** agg: acon
  - ○ **Upper**: cadm-s graph
  - **conversation**; prolonged: gels
- **Mouth** drop; corners of: agar
  - **saliva** runs out; and: agar op zinc
- **Muscles** | **chewing** agg: anh
- **Trigeminal** nerve: nat-m

PARCHMENT; sensation as if covered with: ars bar-act

PEAKED (See Pointed)

PEELING off of lips: acon allox aloe alum am-m anac ant-t aphis apis ars arum-t bell berb brom camph canth caps cham cob con iod *Kali-c* kali-chl kreos lac-c mang merc-c mez mosch nat-c nat-m nat-s nit-ac *Nux-v* plat plb puls rhus-t sep sil spig stram sul-ac sulph thuj thyr

PERSPIRATION: acet-ac acon acon-l act-sp aesc aeth *Agar Alum* alum-p am-c *Am-m* ambr aml-ns amyg **Ang** ant-t aphis apom arg-met *Arg-n Arn Ars* ars-h asaf aur aur-ar aur-s *Bry Bapt* **Bell** benz-ac berb borx *Bry Bufo* **Cact Calc** *Calc-p* calc-s calc-sil **Camph** cann-s canth **Caps Carb-ac** carb-an **Carb-v** *Carbn-s* cham **Chin** chin-b chinin-ar chion *Chlf* cic **Cina** cit-l *Cocc Coff* colch coloc con croc crot-h *Cupr* cupr-s *Dig* digin *Dros* dulc elaps euph ferr-ar ferr-p fl-ac

Face

Perspiration: ...
Glon guaj *Hell* hep hydr-ac *Hyos* iber **Ign** *Ip* jab *Kali-ar Kali-bi* kali-c kali-i kali-m kali-p kali-s kali-sil kreos *Lach* lachn lap-la laur led linu-c *Lob* **Lyc** lyss *M-ambo* m-arct m-aust mag-c med **Merc** *Merc-cy* mez morph mosch mur-ac nat-c *Nat-m Nat-s* nitro-o **Nux-v** ol-an **Op** ox-ac par ped *Petr Phos* pilo plat plb *Psor* **Puls** ran-s rheum rhus-t ruta sabad *Samb Sars Sec Sep* **Sil** sin-n spig spirae **Spong** *Stann* staph *Stram* stry sul-ac *Sulph* **Tab** tarent tell *Thuj* til **Valer Verat** verat-v viol-t vip wies

- **one**; alum *Ambr Bar-c* **Nux-v Puls** sulph
- **right**: alum puls
- **morning**: ars chin nit-ac puls ruta sulph verat
- **forenoon**: phos
- **noon**: cic
- **afternoon**: com ign samb
- **evening**: hura iber psor puls sars spong yuc
  - **house**; in: mez
- **night**: dros hep puls
  - **midnight**: plat rhus-t
  - **after** | **2 h**: ars
- **accompanied** by:
  - **vomiting** (See STOM - Vomiting - accompanied - perspiration - face)
- **anxiety**; with: nat-c
- **bee stings**; from: sep
- **children**; in: med
- **cold**: acon aeth agar ant-c *Ant-t* arn **Ars** ars-s-f *Aur* aur-ar aur-s bell benz-ac berb *Bry* **Cact** cadm-s *Calc Calc-p* calc-s **Camph** caps carb-ac carb-an **Carb-v** *Carbn-s Chin* chinin-ar **Cina** coc-c *Cocc* croc crot-h *Cupr Dig Dros* elaps euph euph-l ferr *Glon* hell hep hura iber ign *Ip Kali-bi* kali-cy kali-ox *Lach* lachn *Lob* **Lyc** Merc **Merc-c** *Merc-cy* morph mur-ac nat-m *Nux-v* **Op** ox-ac phos plat plb *Puls* pyrog *Rheum* rhus-t ruta sabad *Samb Sec* sep spig **Spong** staph *Stram* sul-ac *Sulph* **Tab** *Verat* verat-v zinc-m
  - **diarrhea**, in: apoc
  - ○ **Forehead** (See HEAD - Perspiration of - forehead - cold)
  - **Lips** | **Upper**: chin
  - **Mouth**, around; **Chin** rheum
- **convulsions**; during: *Bufo Cocc*
- **cough** agg; during: ip tarent
- **dinner**:
  - **after** | agg: sulph
  - **during** | agg: carb-an
- **drinking** agg; after: *Cham*
- **eating**:
  - **after** | agg: alum carb-an **Cham** ign *Nat-m* nat-s psor sul-ac sulph viol-t
  - **agg**: carb-an *Ign Nat-m* **Sulph**
  - **warm** food agg: mag-c sep
- **eructations**; during: cadm-s
- **except** the face; general perspiration: *Rhus-t Sec*
- **exertion**:
  - **after** | agg: sil
  - **agg** | **slightest** exertion: sulph

Perspiration — Face

- **flatus**, when passing (↗ *PERS - Flatus*): kali-bi
- **heat**; during: alum **Am-m** *Ant-t* ars bell carb-v *Cham Chel Dros* dulc ign *Lach* lyc op *Psor* **Puls** samb sep spong valer
- **hot**: *Cham* op stram
- **motion**:
  - **agg**: psor valer
  - **slight** motion | **agg**: rheum
- **offensive** (↗ *NOSE - Perspiration*): *Puls*
- **only** face: calc con ign phos
- **palpitation**: ars
- **sitting** agg: calc nat-s spong
- **sleep**:
  - **before**: calc
  - **during**: med prun sep tab
  - **going** to sleep; on | **agg**: sil
- **spots**; on | **eating**; while: ign
- **standing** agg: eupi
- **stool** agg; after: com
- **supper**; during: calc
- **vomiting**; when (See STOM - Vomiting - accompanied - perspiration - face)
- **waking**; on: puls
- **walking**:
  - **agg**: borx valer verat
  - **air** agg; in open: guaj
- **warm** food and drink: sep sul-ac
○ **Chin**: con
- **Eyes** | **Under**: con
- **Forehead** (See HEAD - Perspiration of - forehead)
- **Lids** and eyebrows (See EYE - Perspiration)
- **Lips**:
  ○ **Lower**: rheum
  - **Upper**: acon coff ign kali-bi kali-c med nux-v rheum sin-n thuj tub
- **Mouth**; around: chin rheum
- **Scalp** and: puls valer verat
- **Side** lain on: *Acon* act-sp chin
- **Side** not lain on: sil thuj

PICKING: chin lach phos
○ **Chin**; picking point of: arund
- **Lips** (↗ *MIND - Delirium - picking; MIND - Gestures - hands - grasping - nose - lips*): apis *Arn* ars **Arum-t Bry** cina cob con hell kali-br lac-c *Lach* med nat-m *Nit-ac Nux-v* ph-ac phos rheum *Stram* tarent thuj zinc
  - **bleed**; until they: *Arum-t* hell zinc
  ○ **Upper**: acon kali-bi sanic
- **Malar** bones: chin

PLETHORIC (See Congestion)

POINTED (= peaked): **Ars Chin** *Nux-v Ph-ac* rhus-t sep **Staph Verat**
○ **Lips**: ars stram

PRICKLING (See Tingling)

PROGNATHISM (See Overshot)

PROMINENT CHEEKBONES (See Protrusion - malar)

PROTRUDING tongue agg: hyos syph

PROTRUSION:
○ **Jaw**; of upper (See Overshot)
- **Malar** bones: *Bac*

PUFFED (See Congestion; Swelling)

PULSATION: acon *Agar* am-m *Arg-met* arg-n arn ars bell bry bufo *Calc* cann-s carb-an caust cham clem croc **Ferr-p** hell hura hyos iris kreos m-arct mag-c merc *Mur-ac* myric nit-ac petr *Plat* rumx sabad spong staph sulph
- **heartbeat**; with: mur-ac pip-n
○ **Chin**: stry
- **Jaws**:
  ○ **Lower**: bov cann-s carb-an cham cupr-ar ind *Lach* nat-c nat-m petr plat stram
    : **evening**: ind
  - **Upper**: *Phos*
- **Lips**: berb beryl
  - **warmth** agg | **heat** agg: beryl
- **Malar** bones: calc carb-an mag-c merc-i-f sulph
- **Parotid** glands: hyos
- **Submaxillary** glands: am-m cham clem ign iod lach lyc stram tarent

QUIVERING: agar ambr bar-c caps chin cocc coloc *Gels* hell *Kali-c* lyss mag-m merc mez nux-v op phel plb puls sec stram stront-c thuj valer
○ **Chin**: coloc gels m-ambo mag-m
- **Eyebrows**: alum ang caust crot-c hell kali-c ol-an ruta stront-c
  ○ **Between**: ang
  : **reading** agg: ang
- **Jaws** | **Lower**: agar nat-c
- **Lips**: ars berb *Carb-v* castm crot-h lact sulph til
  - **talk**; on attempting to: lach phos stram zinc
  ○ **Upper**: *Carb-v* nat-c

REDNESS (See Discoloration - red)

RELAXED: camph coloc cupr merc-c nat-m *Op*

RETRACTION of lips (= showing the teeth): ang ant-t camph hydr-ac hyos *Nux-v* phyt plb sec tab

RISUS sardonicus: **Bell** camph cann-i *Caust Cedr* cic *Colch* cro croc *Cupr* cupr-act hydr-ac *Hyos* ign med nux-m *Oena* op phyt plb ran-b ran-s *Sec* sol-ni *Stram* stry tarent tell verat zinc zinc-ox

ROUGH skin: alum anac ars *Bar-c* berb-a bov *Caps* cortiso *Graph* merc nit-ac *Petr* phos rhus-t sars *Sep* sulph
○ **Forehead**: sep
- **Mouth**; around: anac ars phos
- **Temples**: nat-m

RUBBING:
- **agg**: *Cina*

- **agg**: ...
  - **cough**; face and eyes with fist during: caust puls *Squil*
- **SADDLE** across the nose (↗*Discoloration - yellow - saddle; NOSE - Discoloration - yellow*): Carb-an sanic Sep syph tril-p
- **SENSITIVE**: acon bufo carb-an *Carbn-s* caust chinin-s cod *Kali-bi* kali-chl *Lach* nux-v ph-ac phos *Puls Spig* teucr thuj *Zinc*
  - **air, to**: colch kali-i
  - **neuralgia**; after: cod
  - **shaving** agg: carb-an ox-ac
  ○ **Bones**: aur bufo *Carb-v Hep Kali-bi Merc Merc-i-f* mez sulph
    - **accompanied by | typhus** fever (See FEVE - Typhus - accompanied - bones)
  - **Lips**: hep kali-c lach *M-ambo* mag-c merc nat-m nux-v puls
  - **Submaxillary** glands: *Ars* kali-ar *Lyc Merc-c Merc-cy* phys *Psor* vesp
- **SENSUAL** | **Lips** (↗*MIND - Sensual*): **Bufo** plat
- **SHAVING**:
  - **agg**: aur-m carb-an ox-ac ph-ac phos *Puls*
  - **amel**: brom
- **SHINY** (↗*Waxy*): acon agar **Apis** arg-n ars *Aur* bry card-m caust chin coff cupr der eup-pur glon hyos *Lyc Mag-c* med merc merc-c *Nat-m* op *Plb* psor rheum rhus-t sel stram thuj
  - **oily**; as if (↗*Greasy*): *Nat-m Plb* psor thuj
  - **spots** after eruptions: nat-m
  ○ **Lips**: am-m cub stram
- **SHIVERING**:
  - **accompanied** by:
  - **stool**; after every: ang
  ○ **Chin**: stram
  - **In face** and spreading from: caust mag-m
- **SHOCKS** followed by burning: *Thuj*
- **SHORTENED**, lower jaw seems: alum
- **SHRIVELLED** (↗*Expression - old; Wrinkled*): ant-t apis crot-c merc nat-c op plb rob sec sin-n sulph ter zinc-s
  - **children**; in: sulph
  ○ **Lips**: am-m ant-s ars chin mang ox-ac sul-ac sulph *Verat* zinc
- **SICKLY** (See Discoloration - sickly; Expression - sickly)
- **SLIMY** lips: kali-i *Lyc* stram zinc
- **SMACKING** lips: aml-ns nux-m
- **SMALL FACE**: bac
- **SMUTTY**: *Ant-t*
- **SORDES** on the lips (↗*MOUT - Sordes - lips*): arn **Ars** atro bapt chlol *Colch* hippoz *Hyos* iod kali-cy led merc-i-f merc-k-i merc-meth mur-ac ph-ac *Phos* plb rhus-t **Stram** syph tart-ac

- **SPASMS** (See Convulsions; Distortion)
- **SPIDER WEB** sensation (See Cobweb - sensation)
- **SPLIT**:
  ○ **Lip | Upper lip**: *Tub-r*
- **SPOTS**:
  - **colored** (↗*Discoloration*): All-s alum am-c ambr **Ars** aur aur-m bell benz-ac bry *Calc* cann-s canth **Carb-an** colch croc dor **Ferr** *Guaj* hell kali-chl kreos laur led *Lyc* m-arct merc morb mosch *Nat-c* nux-m nux-v op par phos **Rhus-t** ruta sabad samb sars sec sep *Sil* sul-ac *Sulph* syph teucr verat verb zinc
  - **painful** sensation (See Pain - spot; in a)
  - **ulcerating**: nat-c staph
- **STICKING**:
  ○ **Lips**: arg-n bell chin con *Hyos* merc-i-r nux-m ran-b rhus-t stram zinc
    - **moisture** on lips; sticky: zinc
    - **together**: am-c arg-n bapt bry cann-i *Cann-xyz* cham chin con *Helon* hyos kali-c kali-i lyc mez nux-m rhus-t stann stram sulph zinc
- **STIFFNESS**: anac anh arn ars bry euphr ham ip kali-bi lach nux-v plan *Rhus-t* sang sars thuj verat
  - **paralytic**: botul carc
  ○ **Jaws**:
    - **left**: lacer
  ○ **Joints**: carb-an sang
    - **Lower**: absin acet-ac acon aml-ns anthraci apis arn ars-met (non: ars-n) arum-t bad bell calc camph cann-i cann-xyz carbn-o carbn-s carc **Caust** cham chim cic cocc colch crot-h *Cupr Cupr-act* cur daph dios dulc euphr form *Gels* glon graph hydr-ac hyos *Hyper Ign* irid-met *Kali-i Lach* lyss med *Merc Merc-cy Merc-i-f Mez Morph* nat-ar *Nat-c* nat-s nicot nux-m **Nux-v** oena olnd op petr phos phys *Phyt* **Rhus-t** sang sars sep *Sil* sol-ni spig stram **Stry** sulph sumb *Ther* thuj *Verat* vip
    : **morning**: *Ther*
    : **rising** agg; after: nat-s
    : **chewing** agg: euphr
    : **swallowing** agg: *Arum-t*
    : **talking** agg: euphr
  - **Lips**: *Aml-ns* **Apis** crot-h *Euphr* kalm *Lach*
  ○ **Upper**: aml-ns apis *Euphr* kalm sep
  - **Muscles**: absin acon agar anac arn bapt bry *Caust* gels ham helo ip med *Nux-v* phos plan rhus-t sang staph stry *Verat*
    - **cough** agg; during: **Ip**
    - **pain**; during | **Occiput**; in: staph
  ○ **Masseter** muscles: ign sars thuj
- **SUCKING**; motion as from: bell
- **SUNBURN**: *Thuj*
- **SUNKEN** (↗*Hippocratic*): acon *Aeth Agn* aloe *Ant-c* **Ant-t** apis *Arg-n* **Arn Ars** ars-h *Ars-i* ars-s-f asc-t bar-i bell **Berb Brom Bufo** *Calc* calc-i **Camph** cann-i cann-xyz canth **Carb-v Carbn-s Cham Chel Chin** chlor cina *Cocc Colch Coloc* con corn crot-h *Cub* cupr

▽ extensions | ○ localizations | ● Künzli dot

Sunken   **Face**   **Swelling**

Sunken: ...
cupr-ar **Dig** dirc dros eup-per *Ferr Ferr-ma* ferr-p gels gran *Ham* hell hydr hydr-ac hyos **Ign** iod *Ip Kali-ar* kali-bi *Kali-c Kali-i* kali-m kali-n kali-p kali-s kali-sula *Lach* laur *Lyc* **Mang** *Merc* merc-c mez morph *Mur-ac Myos-a Nat-s Nit-ac* nux-v ol-an olnd **Op** ox-ac par petr *Ph-ac Phos* phyt pic-ac *Plat Plb* psor puls pyrog *Rhus-t* sabad *Samb* **Sec** *Sel* sep sin-n squil *Stann Staph* sul-ac sul-i *Sulph Tab* ter teucr **Verat** wies *Zinc* zinc-p
- **morning**: lyc nat-m ol-an olnd
- **dinner**; after: nat-m
- **rage**; during: *Ars* canth cupr lach nux-v phos sec verat
- **stool** agg; after: crot-t ferr-m
o **Cheeks**: dros plb verat

SUPPURATION:
o **Chin** | **old** boils: : anac
- **Jaws** | **Lower**: aur cist merc phos sil
- **Mouth** closed by ulceration; corner of | **right**: calc

SWALLOWING agg: kali-n phos staph

SWELLING (*Bloated; Enlarged)*: **Acon** act-sp aesc aeth agar ail all-c aloe alum alum-p am-c am-m ambr amyg anac anac-oc anan ant-t *Ant-t* antip ap-g **Apis** apoc *Arn* **Ars** ars-met ars-s-f *Arum-t* asaf asim *Aur* aur-ar *Aur-m* bapt *Bar-c* bar-i bar-s **Bell** bism borx **Bov Bry** *Bufo Cact* **Calc** *Calc-ar* calc-f *Camph Canth* caps carb-an *Carb-v* carbn-h *Carbn-s* caust **Cham** chel *Chin* chinin-ar chlor cic *Cina Cocc Colch Coloc Com Con* convo-s cop cortiso *Crot-h* crot-t cub cupr dig dol dor dros *Dulc Elaps Euph* fago **Ferr** *Ferr-ar* ferr-i ferr-m *Ferr-p* gels glon *Graph Guaj* guare gymno hell helon **Hep** hura hydr-ac hydrc hyos hyper iod ip kali-ar kali-bi *Kali-c* kali-chl *Kali-i* kali-m kali-p kali-sil kreos lac-c lac-d *Lach* lachn lat-m laur led **Lyc** lycps-v m-arct mag-c mag-m mag-p manc medus **Merc** *Merc-c Me* mosch muru *Nat-ar Nat-c Nat-hchls* **Nat-m** nicc *Nit-ac Nux-m Nux-v Oena* olnd **Op** ox-ac petr ph-ac *Phos* plan *Plat* plb podo psor puls rheum **Rhus-t** *Rhus-v* ruta sabin *Samb* sang sec sel senec seneg *Sep* sil sol-ni *Spig* spong *Stann* staph *Stram* stry sul-ac sul-i sulph tab tarax tarent tax ter teucr thuj urin vac *Verat Verat-v* vesp vinc vip *Zinc* zinc-s ziz
- **one** side: arn *Ars Aur* bar-c bell borx bry canth *Cham* graph *M-arct Merc Merc-c* nux-v phos phyt plb puls sep spig stann staph
- **right**: act-sp arn *Ars Calc* elaps merc merc-i-f nicc *Plb* polyg-h rumx sang stann
- **left**: anac arg-met arg-n *Com Kali-c* **Lach** lyss nat-m *Phyt* zinc
  • **heat** and burning, with: arg-met
- **morning**: **Ars** aur calc crot-h dirc graph *Hep* kali-c *Kali-chl Kalm Lyc* manc merc *Nit-ac Phos Sep Spig* sulph
  • **waking**; on: agar hura nat-ar rhus-t spig

Swelling: ...
- **afternoon**: *Ars* bell phos
- **evening**: ars lyc rhus-t sulph
- **night**: *Lach*
- **accompanied** by:
  • **pale** discoloration: apis *Ars Calc* graph hell kali-c lyc
- **bee** stings; from: apis *Carb-ac Lach Led*
- **eating**:
  • after | **agg**: merc
  • **agg**: sep
- **edematous**: aeth am-be ant-ar *Ant-t Antip* **Apis** *Apoc* **Ars** ars-h *Ars-met* asaf bros-gau bry *Cact* **Calc** calc-ar carbn-s *Chel Chin* chinin-ar *Colch Crot-h* cupr-ar *Dig Dulc* euph *Ferr Ferr-p* **Graph** ham *Hell* kali-ar lach **Lyc** medus *Merc Merc-c Nat-ar Nat-m Phos Plb* puls rauw *Rhus-t* streptoc thuj tub urt-u *Vesp Xan*
- **erysipelatous** (See Erysipelas)
- **fever**; during | **intermittent**: ars chin lyc nat-m
- **hard**: am-c *Arn* ars bell borx calc-f hecla **Hep** *Merc Sil*
- **hot**: borx rhus-t
- **itching**: rhus-t
- **lying** agg: apoc
- **menses**:
  • **before** | **agg**: bar-c *Graph Kali-c Merc Puls*
  • **during** | **agg**: aeth cham *Sulph*
  • **instead** of: *Kali-c*
- **mercury**; after abuse of: *Hep Kali-i*
- **nodular**: alum
- **pregnancy** agg; during: jab *Merc-c Phos*
- **prosopalgia**, during: bell coloc phos plat spig verb zinc
- **red**: *Acon Arn* ars bell borx chin cic coloc euph ferr guaj *Kali-c* lach merc nat-c nux-v olnd op rhus-t sang stram sulph verat
- **scarlet** fever: **Apis Arum-t** *Calc Hell Kali-s Lyc* zinc
- **sensation** of swelling (*Enlarged - sensation)*: acon *Aesc* aeth alum ambr apis apisin *Aran* ars-met bar-act bar-c *Bell Bov* calc *Chel daph* euph *Ferr* glon *Grat Gymno Lil-t Mez* nat-ar *Nat-m* nicc *Nux-m* phos pip-m puls samb spig *Staph* stram *Sul-ac*
  • **left**: nux-m stram
  • **air** agg; in open: phos
  • **coryza**; during: ars-met
  • **entering** house; on: aeth
  o **Cheeks** (See cheeks - sensation)
  • **Malar** bones (See malar - sensation)
  • **shining**: apis arn aur spig
- **toothache**: all-c am-c *Ant-c* aur *Bell* borx *Calc Calc-s* **Cham** coff colch *Euph* graph *Hep* iod kali-bi *Kali-c* **Lach** lyc *Mag-c* **Merc** nat-c nat-m nit-ac nux-v petr phos samb *Sep Sil Spig* staph stront-c sulph *Thuj Verat*
- **washing** agg; after: *Aesc*

All author references are available on the CD   597

Swelling – Cheeks

○ **Cheeks**: *Acon* am-c am-m ambr *Ant-c* apis *Arn* ars *Aur* aur-s bar-c bell borx bov bry *Calc Calc-f* canth caps carb-an carb-v caust *Cham* chin dig euph euphr ferr graph *Guaj* hep iod kali-ar kali-bi *Kali-c Kali-i* kali-m kali-sil *Lach* lyc *M-arct Mag-c* mag-m **Merc** merc-c nat-c nat-m nit-ac *Nux-m* nux-v petr ph-ac phos *Plan* plat puls rhus-t samb sep *Sil* spig *Spong Stann* staph sulph *Tub*
- **left**: spig sul-ac
- **morning**: nat-c
- **hard**: am-c calc-f
- **menses**:
  : after | **agg**: phos
  : before | **agg**: apis graph phos
  : during | **agg**: apis graph sep
- **red**: sulph
- **sensation** of swelling: acon aran calc *Chel* echi kali-c nat-ar nux-m samb spig staph
- **Chin**: borx carb-v caust *Nit-ac* rhus-t spig *Thuj*
  - **left**: chinin-ar
- **Eyes**:
  - **morning**: sep
  ○ **Above**: cench chin **Kali-c** lach *Lyc* nat-ar puls ruta sep
  : **coughing**; when: kali-c
  : **edematous**: *Tub*
    : Hair; at the roots of: *Tub*
  : Between eyebrows and lids: kali-c
- **Around**: all-c **Apis** *Ars* bell calc-ar chin colch cupr cycl elaps *Ferr* gels **Kali-c** kali-i lach merc nit-ac *Phos* puls rheum **RHUS-T•** ruta sang sep spig stram urt-u
  : **right**: ail *Rhus-v*
  : **morning**: ars nit-ac
  : **menses**; during: puls
- **Between**: lyc
- **Under** (↗EYE - Swelling - lids - under): **Apis** apoc arn **Ars** *Aur* borx bry calc *Calc-ar* cench cham cinnb coloc *Fl-ac* hep iod **Kali-c** *Kali-i* med merc merc-i-f nat-c nit-ac nux-v olnd phos puls *Raph* rhus-t sep sil stram *Thlas*
  : **right**: carb-ac merc merc-i-f polyg-h
  : **left**: colch sulph
  : **cough** agg; during: kali-c
  : **purple**: ter
- **Forehead**: abrot apis ars bell calad camph chin cupr fl-ac hell lol lyc *Nux-v* phos puls rhus-t ruta sep sulph
- **Ganglions** | **Chin**; under the: psor
- **Glands** in general: am-c am-m arn **Ars** *Ars-i* **Arum-t** asaf aur aur-m aur-s bad **Bar-c** *Bar-m* **Bell** bov brom bry calad **Calc** calc-sil camph *Carb-an Carbn-s* cham chin cic clem cocc con cor-r crot-c crot-h dulc graph **Hep Iod** jab *Kali-c* kali-i kali-m *Lach* led *Lith-c Lyc* **Merc** *Mur-ac Nat-c Nat-m* nat-p *Nit-ac* nux-v petr *Phos* plb puls

Swelling – Lips

- **Glands** in general: ...
  Rhus-t *Sep* **Sil** spig spong stann *Staph Sul-ac* **Sulph** thuj verat
  - **hard**, painful: bar-c *Bell* calc hell iod mur-ac nat-m petr *Rhus-t* **Sil** staph *Sulph*
  - **under** jaw (See submaxillary)
- **Jaws**: amph bism *Calc-f* hecla plb thuj
  ○ **Lower**: acon alum amph ang *Anthraci* arn ars *Aur* aur-m-n bar-i bism calc *Calc-f* calc-s caust *Crot-h Fl-ac Kali-c* **Lach** lyc mag-c merc *Merc-c Nit-ac* ol-an petr **Phos** *Rhus-t Sil* staph sulph symph verat zinc
  : **right**: anthraci
  : **morning**: zinc
  : **hard**: anthraci
  : **Angle**; hard: lyc
  : **Periosteum**: aur-m-n
  ○ **Upper**: alum *Nit-ac* phos stann
- **Lips**: acon ail alum alum-p am-m anan ant-t antip **Apis** arg-met arg-n arn *Ars* **Arum-t** asaf *Aur* aur-ar *Aur-m* aur-s bac bar-c **Bell** beryl *Bov* brach **Bry** cadm-s calad *Calc* canth **Caps Carb-an Carb-v** caust chin cic *Clem* con *Cor-r Crot-h* cub dig gels glon graph hell hep kali-ar *Kali-c* kali-chl kali-m kali-p kali-s kali-sil *Kalm Lach* lachn lyc m-ambo med medus *Merc Merc-c* mez mono mosch mur-ac *Nat-c* **Nat-m Nit-ac** *Nux-m* olnd op *Par* petr ph-ac phel *Phos* plb *Psor* puls rhus-t *Rhus-v* sang sec **Sep Sil** staph stram *Sulph* thuj tub urt-u *Vip* zinc zinc-p
  - **morning**: apis aur lyc sep
  - **angioedema** (↗SKIN - Eruptions - angioedema): apis
  - **edematous**: medus
  - **sensation** of: acon apis bar-c brom calc-f coloc glon hyos lact lact-v olnd rhus-t sabad
  - **warmth** agg | **heat** agg: beryl
  ○ **Lower**: alum am-caust arn **Asaf** borx *Bry* calc *Caust Clem* com crot-c *Kali-bi Kali-c* kali-s lach *Lyc* **Merc** *Merc-c* mez *Mur-ac Nat-c* **Nat-m** nit-ac puls sang *Sep* sil stram *Sul-ac Sulph*
  : **morning**: *Sep*
  : **sensation** of: glon
  : **Inside** (See MOUT - Swelling - lips - inner - lower - sensation)
  : **Inside** (See MOUT - Swelling - lips - inner - lower)
  - **Upper**: **Apis** arg-met arg-n ars **Bar-c Bell** *Bov* **Bry Calc** *Calc-p* canth *Carb-v* cimic con dulc graph grat guare **Hep** jug-r kali-bi *Kali-c* kali-p *Lach Lyc* mang *Merc* merc-c merc-i-f *Mez* mosch *Nat-c* **Nat-m Nit-ac** nux-m par petr phel *Phos Psor* rhus-t *Rhus-v* sil spig **Staph Sulph** thuj *Tub* vinc zinc
  : **right**: psor
  : **morning**: *Calc* grat phos
  : **evening**: sulph
  : **coryza**; during: bar-c
  : **sensation** of: psor

Swelling – Malar · Face · Tension

- **Malar** bones:
  - **sensation** of swelling: spig
  - **right** malar bone: chel
- **Mouth**:
  ○ **Around**: carb-an nux-v olnd
  - **Corners** of: asaf clem olnd vinc
- **Nasal** bones (See NOSE - Swelling - bones)
- **Nose**; under (See NOSE - Swelling - below)
- **Parotid** glands: *Ail Am-c* am-m anth anthraci apis *Arn Ars* **Arum-t** *Aur* aur-ar *Aur-m* aur-s **Bapt Bar-c** bar-i *Bar-m* bar-s **Bell Brom** *Bry* bufo *Calc* calc-p *Calc-s* calc-sil *Carb-an Carb-v Carbn-s* **Cham Chin** *Chinin-ar* chlol *Cinnb Cist* coc-c *Cocc Con Crot-h* dig *Dulc* euph fago *Ferr-p Graph Hep* hippoz hyos *Ign Iris* kali-ar *Kali-bi Kali-c Kali-i* kali-m kali-p kali-sil lac-c *Lach Lyc* mag-c mang **Merc** *Merc-cy Merc-i-r* merc-sul **Mez** *Mur-ac* nat-ar nat-s **Nit-ac** nux-v ourl petr *Phos* phys *Phyt* plb *Psor* puls **Rhus-t** sarr *Sep* **Sil** staph stram *Sul-ac* sul-i sulfonam sulph sumb thuj vip
  - **right**: am-c anthraci **Bar-c** *Bar-m* **Bell** calc-s carb-an graph *Kali-bi* kali-c **Merc** nit-ac plb sep stram sulfonam
  : **then** left: **Lyc**
  - **left**: **Brom** con *Lach* **Rhus-t** *Sul-ac*
  - **accompanied** by:
    : **cough** (See COUG - Touched - parotid)
    : **typhus** fever (See FEVE - Typhus - accompanied - parotid)
    : **Ear**; complaints of (See EAR - Complaints - accompanied - parotid - swelling)
  - **cold** air | **amel**: *Merc*
  - **eruption**, after: anthraci *Arn Bar-c* **Brom** *Carb-v* dulc iod kali-bi mag-c sulph
  - **hard**: am-c **Bar-m Brom** *Merc* sil sul-ac
  - **menses**; during: kali-c
  - **mumps**; after: sul-i
  - **sensation** of: trif-p
- **Salivary** glands (See MOUT - Swelling - salivary)
- **Sinuses** | **Maxillary**: phos spig
- **Sublingual** gland: brom calc *Canth* con kalm led **Merc** petr plb psor staph
- **Submaxillary** glands: am-c *Am-m* ambr *Anan Anthraci Arg-met* arn *Ars* **Ars-i** ars-s-f **Arum-t** asim aur aur-ar *Aur-m* aur-s **Bar-c** bar-i **Bar-m** bar-s bell bov **Brom** bufo calad **Calc** calc-i *Calc-p Calc-s* calc-sil *Camph Carb-an* carbn-s **Cham Chin** chinin-ar chinin-s chlol cic clem *Cocc Con* cop *Cor-r Crot-h Crot-t* der dros *Dulc* fago *Ferr-i Graph Hep* hippoz ictod ign *Iod* jab *Jug-c Kali-ar Kali-c* **Kali-i** kali-n kali-p kali-s *Kali-sil Kreos Lac-c Lach* led lyc mag-c mang *Merc* **Merc-c** merc-cy *Merc-i-f Merc-i-r* mit *Mur-ac* **Nat-c** *Nat-m* nat-p *Nat-s* **Nit-ac** *Nux-v Petr* ph-ac phos phys *Phyt* pin-s *Plb Psor* puls **Rhus-t** *Sep* **Sil** spong stann

Swelling – Submaxillary glands: ...
Staph stram *Sul-ac* sul-i *Sulph* syph tab tarent thuj tub-m verat verat-v vesp vip zinc
  - **right**: anthraci bufo kali-br sep spong stram *Sulph*
  - **left**: ars arum-t **Brom** *Cor-r* sul-ac vesp
  - **evening**: ars
  - **accompanied** by | **Teeth**; pain in (See TEET - Pain - accompanied - submaxillary)
  - **hard**: ars **Brom Calc** *Graph Kali-c Merc* **Rhus-t** syph
  - **painful**: am-m arum-t aur aur-m **Bar-c** *Bar-m* bell bufo **Calc** calc-f cic clem *Graph* merc-i-r *Nit-ac* petr **Sil** stann sul-ac *Sulph*
  : **night**: bell
  : **swallowing** agg: chin
- **Submental** gland: am-c bar-i con glech graph led staph
  - **painful**: am-c
- **Zygoma**: con

TALKING agg: bry euphr kali-chl mez *Phos* puls sep squil tell

TEMPOROMANDIBULAR JOINT SYNDROME (See Pain - jaws - joints)

TENSION of skin *(↗NOSE - Tension):* acon *Alum* am-c ambr ang ant-t apis arn *Asaf Aur* **Bar-c** bar-m benz-ac berb borx bov brom bry calc cann-i cann-xyz canth carbn-s **Caust** chel colch *Coloc* con *Euph Gels* graph *Grat* hep hist hyper kali-bi kali-c kali-chl kali-m kali-n kali-p kreos *Lach* laur *Led* lyc *M-arct* m-aust *Mag-c* mag-m *Merc* merc-c merl *Mez* mosch nat-c *Nat-m* nit-ac nux-v olnd par petr *Ph-ac* phel *Phos* plat *Puls* rheum *Rhus-t* sabad samb sars sep spong squil stann staph **Stront-c** sul-ac teucr verat verb viol-o viol-t
- **one** side: benz-ac coloc mag-c phos
  - **drawn** to one side; as if muscles were *(↗Cobweb - tension):* cist
- **right**: am-c verat
- **morning**: nit-ac
- **waking**; on: am-c
- **evening**: alum
- **night**: apis
  - **1-4 h**: apis
- **alternating** with constriction of occiput (See HEAD - Constriction - occiput - alternating)
- **egg** white were dried on the face; as if: *Alum* alum-p *Bar-c* calad graph *Lec* **Mag-c** nat-m ol-an ph-ac sul-ac sulph
  ○ **Lips**: ol-an ph-ac
- **prosopalgia**, before: ign
- **varnished**, as if: *Lec*
- **white** of egg (See egg)
○ **Cheek**; as from swelling of: ambr
- **Chin**: *Alum* cann-i caust plat staph verb
  ○ **Below**: staph
- **Eyes**, below: nux-v viol-o
- **Forehead** *(↗HEAD - Constriction - forehead):* am-c bell cann-i cortico *Nit-ac* par phos *Viol-o* viol-t

Tension — **Face** — **Tumor**

- **Forehead**: ...
  • **drawing** upward of skin of forehead: carb-an merc phos
- **Jaws**: meny
  • **morning**: lyc
  ▽ extending to | **Ear**: bell
  o **Joints**: alum colch *Merc* nat-m sars spig *Stry* verb
    : **chewing** agg: alum am-m
    : **opening** the mouth agg: alum am-m
  • **Lower**: alum *Am-m* ang apis aur bar-c *Bell* bry carbn-s **Caust** ign kali-bi lach lyc meny merc nux-v op petr *Phos* sars seneg spig staph stram *Stry* sulph verb
- **Lips**: am-c apis crot-t hep lachn plan spig sulph
  o **Lower**: apis kreos ph-ac plan puls sep
  • **Upper**: apis **Bell** *Hep* kreos mag-c mur-ac rhus-t sabad spig thuj
- **Malar** bones: aur bar-act *Chel* lec lyc mag-m *Phos* plat verat-v verb
- **Mouth** and nose, around: nux-v
- **Muscles**; masseter: ang kali-bi *Nux-v* sars verb
- **Parotid** glands:
  • **stooping** agg: phos
  • **turning** head agg: sep

THICK:
- **spots**: carb-an
o **Jaws** | **Lower**: hecla hep sil
- **Lips**: bar-c bufo calc graph med merc mez nat-m op plat psor syph zinc
  • **fleshy, sensual**: plat
  • **mouth** breathing; from: med
- **Skin**: bell rhus-v viol-t

THIN (↗*Emaciation*):
o **Lips** | **Upper**: bov sil
- **Skin** | **sensation** of a thin skin (↗*SKIN - Thin - sensation*): bamb-a

THINKING OF THE PAIN agg: aur spong

TIC (↗*MIND - Gestures - tics; MIND - Tourette's*): agar lyc stram zinc

TIC DOULOUREUX (See Pain - neuralgic)

TIGHTNESS (See Clenched)

TINGLING: *Acon* alum ambr amph apis arund aur bar-c bell cadm-met calc cann-i caust *Colch* con crot-h cycl dros *Ferr-ma* grat hep hist *Hydr* hyper lach lachn lact laur lyc lyss nux-m nux-v ol-an olnd paeon plat ran-b rhus-t sabad sars *Sec* stront-c sul-ac thuj
- **right**: aur elaps gymno
- **left**: bapt euon zinc
- **warm** room agg: cadm-met
o **Beard**: ambr
- **Cheeks**: *Acon Hyper* plat
  • **and** lips: agn *Arn* ars berb dros
- **Chin** and nose: ran-b verat
- **Eyes**:
  o **Around**: ambr

Tingling: ...
- **Forehead** (See HEAD - Tingling - forehead)
- **Jaws** | **Lower**: caust mur-ac
- **Lips**: *Acon* apis arn arum-m arum-t echi ferr-ma lyc Nat-m Pic-ac rhus-t sabad stram
  • **accompanied** by | **Head**; pain in (See HEAD - Pain - accompanied - lips)
  o **Upper**: paeon
- **Parotid** glands: phos
- **Whiskers**: ambr

TIRED FEELING | Jaws (↗*Weakness - jaw*): alum cham iod nicc nit-ac tarent vip

TOUCH:
- **agg**: *Acon* ang ant-c apis ars aur bell **Bry** canth *Caps Cham Chin Cina* coloc cupr dig dros hell *Hep* ip lappa lyc m-ambo *Merc* merc-c mez nit-ac *Nux-v* op petr *Ph-ac Phos Puls* rhus-t *Sabin* sars sil *Spig* spong stann Staph Zinc
  o **Lips**: cadm-s

TREMBLING: *Ambr* merc *Op* plb sabad sec
- **right** then left: *Plb*
- **nervous**: thyr
- **spasmodic**: ambr sec
- **talking** agg: merc
o **Chin**: agar *Ant-t* gels m-ambo
  • **accompanied** by | **Tongue**; trembling of (See MOUT - Trembling - accompanied - chin)
- **Jaws**:
  o **Lower**: aeth agar alum *Ant-t* apis cadm-s carb-v *Cocc Gels* ign nat-c nux-v op phos stry
    : **yawning** agg: olnd
- **Lips**: absin *Agar* agar-ph aloe *Ambr* aml-ns *Arg-n* arn ars *Bell* benz-ac cann-i cann-xyz cit-v crot-h *Gels* graph hep iod lach lact nat-c *Nux-v* op ran-s *Stram Sulph Ter Zinc*
  • **eating**; while: arn
  • **talking** agg: arg-n
  o **Lower**: ant-t arn bry con *Gels* kali-bi op plb puls *Ran-s* sulph
    : **eating**; while: arn
    : **sensation** of trembling in lower lip: arn bry con kali-bi op plb puls *Ran-s*
  • **Upper**: ars bell *Carb-v* graph hep nat-c ox-ac
- **Mouth**:
  o **About**: ign *Op* senec thuj

TRIGEMINAL NEURALGIA (See Pain - nerves - trigeminal)

TRISMUS (See Lockjaw)

TUMOR:
- **cystic** tumor:
  o **Cheek**; on: graph thuj
  • **Lips**; on: ars *Con* kreos sep sil
    : **Lower**: ars phos sil
  • **Malar** bones: mag-c
  • **Parotid** gland | **right**: bar-c bar-m calc calc-f con
- **hard**:
  • **walnut**; as a | **Cheeks**: hep

Tumor   **Face**   Ulcers

○ **Cheek**; on: thuj
- **Jaw**; on: astra-e
  ○ **Upper** jaw: hecla
- **Maxillary** bones; on: astra-e mag-c

TWITCHING (↗ *MIND - Gestures - tics; MIND - Tourette's; NOSE - Twitching):* acon **Agar** agn am-m Ambr aml-ns ant-c *Ant-t* arg-met arg-n arn *Ars Ars-i* ars-s-f atro aur-m bar-c bar-s bell bism borx brom bry bufo calc calc-i calc-p camph cann-s carb-ac carb-v carc *Caust Cham* chel chlol cic *Cina* cocc colch *Con* crot-c cupr cupr-ar cyt-l cytin dros dubo-h gels glon graph *Hell* hep hist *Hyos Ign Iod Ip* kali-ar kali-c *Kali-chl* kali-i kali-m kali-n kali-s lach *Laur* **Lyc** lyss m-ambo mag-c mag-p mang meny merc merc-c *Mez Mygal* nat-ar nat-c *Nat-m* nit-ac nux-v *Oena* olnd **Op** ox-ac *Phos* plb puls ran-v rauw rheum rhus-t sang santin sec *Sel* senec sep sil spig spong stann staph stram *Stront-c* stry *Sul-ac* sul-i sulph syph tell thuj tub valer verat verat-v visc **Zinc** zinc-p ziz
- **right**: **Agar** calc *Caust* glon kali-n mez plb puls spig
- **left**: agar arg-met arn *Calc* kali-c phos stront-c tell valer
- **morning**: *Nux-v* sulph
- **evening** | **lying** down agg; after: ambr *Nux-v*
- **night**:
  • **sleep** | **during**: nat-c
- **accompanied** by:
  • **pain** in face: agar bell *Colch* kali-c nux-v thuj *Zinc*
  ○ **Feet** up to knees; cold and clammy: laur
- **asthma** | **before**: bov
- **cough** agg; during: **Ant-t** kali-m
- **flatulence**; from: nat-c
- **mercury**; after abuse of: *Kali-chl Nit-ac*
- **motion** of head, on: sul-ac
- **pregnancy** agg; during: *Hyos*
- **pressure** | **amel**: am-c am-m nux-m
- **protruding** tongue; when: hyos
- **rest** agg: meny
- **rubbing** | **amel**: phos
- **sleep** agg; during: ars bry nat-c rheum viol-t
- **talking** agg: kali-m plb sep sil til
- **thunderstorm**; before: agar
▽ **extending** to | **Body**; whole: sec
○ **Cheek** muscles: mez
  • **right**: mez
- **Chin**: m-ambo mag-m plat sulph
- **Eyes**; below: cic nit-ac
  • **right**: rat ther
  • **left**: aml-ns cupr-ar
- **Jaws**:
  ○ **Lower**: acon agar alum ant-t arn bell bry cadm-s canth carb-v *Cham* chin cina cocc con gels ign kali-chl lach m-ambo **M-arct** mang merc-i-r mill nat-c ol-an phos rhus-t sabin staph *Sulph* valer
  : **right**: nit-ac
  : **left**: sulph
  : **evening**: lyc
  : **night**: sil
  : **sleep**; when falling asleep | sulph
  : **walking** agg: sabin

Twitching: ...
- **Lips**: *Agar Ambr* anac ars *Art-v* bell bry *Carb-v Cham* cimic dulc *Gels* ign ip lact lact-v mygal nicc ol-an olnd op ran-b sabad senec sep sil squil stry *Sulph* tell **Thuj** valer vip
  • **morning**:
    : **bed** agg; in: plat
    : **sleep**; during: ol-an
  • **cold** air agg: dulc
  • **convulsions**; during: sil
  • **sleep**:
    : **during** | **agg**: anac
    : **falling** asleep | **when**: **Ars**
  • **talking** agg: arg-n
  ○ **Lower**: bry cann-i hipp ind *Puls Thuj* valer
  • **Upper**: *Agar Ars* **Carb-v** *Graph* hep nat-c nicc plat sabad stront-c *Thuj Zinc*
  : **extending** to:
    : Eye | left: ptel
- **Malar** bones | **left**: glon
- **Molars**; upper (See TEET - Twitching - molars - upper)
- **Mouth**: cub
  • **sleep** agg; during: anac
  ○ **Around**: aeth borx bry bufo *Chel* guare *Ign* mag-p mosch olnd **Op** phys plat *Rheum*
  • **Corners** of: anac ant-c *Bell* borx *Bry Chel Ign* mag-p olnd *Op* rheum zinc
    : **left corner**:
    : **night**:
    : **midnight**:
    : after | 4 h: coch
- **Zygoma**: kali-n phos spig sulph
  • **toward**: thuj

ULCERS: anan ant-c apis **Ars** aur aur-m-n *Bry Con* cund *Graph Hep* iod *Kali-ar* kali-bi *Kali-chl Kali-i* kali-m *Kreos Lach* merc mez nat-m *Nit-ac Phos Phyt Psor* sep *Sil* thuj vesp
- **burning**: hep nux-v
- **eating** agg: *Ars Con* nux-v *Phos*
- **hard** edges: *Kali-bi*
- **induration**, surrounded by: cina
- **putrid**: merc
- **rodent** ulcers: con cund ferr-pic jug-c mill phyt
- **sensitive** to air: **Hep**
- **serpiginous**: caust kali-bi *Staph*
- **wart**-like: **Ars**
○ **Cheeks**: ant-c ant-t calc iod nat-m phos psor
- **Chin**: *Ars* **Cund** hep merc *Nat-m Nit-ac* sep syph
- **Forehead**: *Sil*
- **Lips**: am-m anan ant-c antip arg-n **Ars** ars-s-f *Aur* aur-ar *Aur-m* aur-s bell beryl borx bov *Bry Caps* carbn-s *Caust Cham* chin chinin-ar *Cic Clem Con* dulc *Graph* hep *Kali-ar Kali-bi Kali-c* kali-chl kali-m kali-p kali-si lyc *Mag-c* mang *Merc Mez* nat-ar *Nat-c Nat-m* **Nit-ac** nux-v *Ph-ac Phos Phyt Psor* sep *Sil* staph **Stram** sulph syph thuj tub *Zinc* zinc-p
  • **acrid** saliva from: *Nit-ac*
  • **air** agg; in open: ars

Ulcers

- **Lips**: ...
  - **burning**: *Caust* chin *Cic* nux-v staph sulph
  - **cancerous** (✱*Cancer - lips*): *Ars* aur *Aur-m* carb-an *Clem* **Con** cund *Kali-bi* lyc *Phos* phyt
  - **crusty**: staph
  - **itching**: chin staph
  - **lardaceous** base: caps
  - **painful** on motion: ars caps
  - **phagedenic**: *Ars* caps *Con*
  - **serpiginous**: borx kali-bi
  - **splinter**, with sensation of a: bov **Nit-ac**
  - **touch** agg: ars
  ○ **Lower**: *Ars* borx bry calc-sil caps *Caust Clem* ign *Lyc* m-ambo merc nux-v ph-ac *Phos* puls sep sil staph sulph zinc
    Inner surface (See MOUT - Ulcers - lips - lower)
  - **Upper**: *Ars* **Bar-c** caps caust kali-c merc *Mez Sars* sep sil staph *Zinc*
- **Mouth**:
  - **itching**: sil
  ○ **Around**: dulc *Nat-c Nit-ac*
  - **Corners** of (✱*Cracked - mouth*): ail *Am-m* anan ant-c arn ars *Arum-t* arund aur-m-n *Bell* borx *Bov* **Calc** carb-an carb-v chin-b *Cocc* cund echi eup-per **Graph** hell *Hep* ign ip *Kreos* lyc *Mang* **Merc** mez *Nat-m* **Nit-ac** nux-v petr ph-ac *Phos Psor* **Rhus-t** sec *Sil* **Staph Sulph** thuj zinc zinc-p
- **Parotid** glands: bar-c calc-p rhus-t sars sil
- **Submaxillary** glands: *Kali-i*
- **Zygoma**: phos

VARICOSE veins (See Veins - varicose)

VEINS distended (✱*NOSE - Veins*): acon ambr ars *Aur* bapt **Bar-c** *Bell* both-ax bov calc **Caps** caust **Chin** clem cupr dig *Ferr* gels *Glon* graph **Lach** nat-c nat-m *Op* ph-ac phos psor sang sars spig *Stram* sulph syph tab thuj
- **children**; in: puls
- **nets** as if marbled: *Calc* caps *Carb-v* **Caust** *Crot-h* **Lach** lyc **Plat** thuj
- **spider** nevi (✱*SKIN - Nevi*): carb-v lach maias-l *Plat* sep thuj
- **varicose**: crot-h lach puls
○ **Cheeks**: sulph
- **Chin**: *Plat*
- **Forehead**: abrot calad camph chin cub jab *Sulph*
○ **Eyes**:
  : **Above** | **left**: dig
- **Lips**: *Crot-h Dig* lach puls
- **Nose**: both-a sulph
- **Temples**: abrot acet-ac aml-ns *Ars* ar bapt **Bell** cact calc cedr **Chin** *Chinin-* cub cupr *Ferr Glon* guaj jab ph-ac podo psor *Sang* stry sulph tab thuj til xan
  - **accompanied** by | **Head**; pain in: carl gels
  - **menses**; during: *Croc*

WARMTH; sensation of (See Heat - sensation)

Face

WARTS: *Ars* aur *Calc* calc-s carb-an castm **Caust** *Diph* **Dulc** kali-bi kali-br *Kali-c* lyc *Mag-c Nit-ac Sep* sulph *Thuj*
○ **Chin●**: *Lyc Sep* **Thuj**
- **Forehead**: castm castor-eq
- **Lips**: calc *Caust Con* cupre-l kali-p kali-s **Nit-ac** sulph thuj
- **Mouth** | **Around**: cund *Psor Sep*

WASH in cold water, desire to (✱*GENE - Cold - bathing - desire*): *Apis Asar* aster *Fl-ac* mez sabad

WAXY (✱*Shiny*): *Acet-ac* **Apis** apoc **Ars** *Aspar Calc* calc-p carb-v colch con dulc ferr *Ferr-ar* graph hydr kali-ar lach mag-c mang **Med** merc-c mez nat-c nat-m nit-ac ph-ac *Phos* psor sel senec *Sep Sil* stann thuj zinc

WEAKNESS:
○ **Jaw**; of lower(✱*Tired - jaws*): cham gels kalm nit-ac ran-b vip
  - **eating**; after: *Bar-c* cham
- **Lips**; upper: card-m
- **Muscles**; of: botul

WHITE of egg; sensation of (See Cobweb - sensation; Tension - egg)

WIND:
- **blowing** upon the face; as if wind (See Air)

WRINKLED (✱*Shrivelled*): *Abrot* acon aeth alco alum ant-t anthraci apis arg-met arg-n *Ars* bar-c bell borx **Calc** calc-p carbn-h cham con crot-t *Fl-ac* graph *Hell* hyos iod kreos *Lyc* mag-m merc nat-m nit-ac op plb *Psor Pulx* rheum rob *Sanic Sars* sec *Sep* sil sin-n stram sulph syph tarent ter verat zinc zinc-s
- **children**; in: abrot arg-n ars bar-c iod op sep syph tarent zinc
  - **newborns**: abrot aeth
- **fine** superficial wrinkles: calc gels
- **sun**; after exposure to: pert-vc
○ **Cheeks**: *Lyc* plb
- **Eyebrows**: **Hell** Lyc ox-ac *Rheum* stram ther viol-o
- **Forehead●** (✱*HEAD - Wrinkling; MIND - Frown*): acet-ac acon agar alum am-c brom bry calc-p *Caust Cham* Cycl equis-h *Graph* grat **Hell** hyos kali-c lachn **LYC●** mag-m merc merc-c nat-m **Nux-v** ox-ac phos puls rheum rhus-t *Sep Stram Sulph Syph* verat viol-o zinc
  - **headache**; during: aster *Caust* grat hell hyos nat-m phos **Stram** sulph verat viol-o
  - **meningitis**; in (See brain)
  - **sensation** of: *Bapt Bell-p Graph* grat *Hell* phos prim-v thuj
  - **think**; when trying to: hell
  - **vertical**: aur lyc
  ○ **Brain** symptoms, in: grat *Hell Stram*
  - **Chest** symptoms, with: **Lyc**

BLOOD vessels | **Veins** distended (See Veins)

FOREHEAD; complaints of: agar agn alum am-c am-m *Ambr* anac *Ant-t* arg-met arn ars aur bar-c bell *Bov* bry *Calc* canth caps carb-an *Carb-v Caust Cham* chel

Forehead   Face

Forehead; complaints of: ...
chin cic *Clem* cocc colch coloc con croc dig *Dros* dulc euph graph guaj hell **Hep** iod ip kali-c *Kreos* laur **Led** lyc mag-c mag-m mang meny merc mur-ac nat-c *Nat-m* nit-ac nux-v olnd *Par* **Ph-ac** *Phos* puls rheum rhod **Rhus-t** ruta sabad samb sars **Sep** sil spig squil *Staph* sul-ac **Sulph** teucr valer verat verb viol-o viol-t zinc

HAIR:
- **complaints** of:
  o **Margin** of hair: calc hydr kali-p med merc mez *Nat-m* nit-ac olnd petr *Sep Sulph* tell zinc
- **falling** of hair:
  o **Beard** (↗*whiskers*): agar calc *Caps* graph nat-m psor sphing thal tub
  · **Chin**: graph
  · **Eyebrows**●: *Agar* ail alum *Anan* aur-m *Bell* borx caust hell kali-c med merc mill *Nit-ac* par ph-ac plb plb-act sanic sel sil sulph thuj
    : **Lateral** half: lach thal **Thuj**
  · **Mustache**: bar-c kali-c nat-m plb sel tub
    : **left** side: tub
  · **Whiskers** (↗*beard*): agar alum ambr *Anan* aur-m *Calc* carb-an *Graph Kali-c Nat-c Nat-m* nit-ac *Ph-ac* plb ran-b sanic sel sil sphing verat
    : **grief**; after: *Ph-ac*
- **fuzzy**: calc caust nat-m psor
  · **hysteria**; in: nat-m psor
- **gray**; becomes:
  o **Beard**: *Lyc*
    : **right**: *Lyc*
    : **spots**; in: *Lyc*
- **growth** of hair:
  · **children**; in: calc nat-m ol-j psor sulph thyr
  · **women**; in (↗*GENE - Hair - distribution*): stram
    : **Chin**: ign ol-j
    : **Lips**; upper: cortico nat-m ol-j sabal sep thuj thyr
    : **Whiskers**: calc calc-s ign nat-m
  o **Eyebrows**:
    : **thick**, bushy: med **Sulph**
    : **Between**: kali-n phos
- **sensation** of a (↗*Cobweb - sensation*): carl chlol *Graph* laur led sulph sumb
- **white** | **Eyebrows**: ars-h

MARGIN OF HAIR (See Hair - complaints - margin)

PAROTID GLAND; complaints of: am-c arg-met arn ars aur bar-c **Bell** brom *Bry Calc* calc-f calc-i caps *Carb-an Carb-v* caust **Cham** chin clem cocc **Con** dig dulc euph graph hep hyos *Ign* iod *Kali-c* lyc mag-c mang **Merc** mez nat-c nit-ac nux-v petr ph-ac phos phys phyt *Puls* **Rhus-t** *Sabad* sep *Sil* staph *Sulph* thuj
- **accompanied** by | **rheumatic** complaints (See EXTR - Pain - rheumatic - accompanied - parotid)

TEMPLES; complaints of | **Veins**: ars cupr fl-ac glon ham puls sang vip zinc

Face

Abscess — Mouth — Aphthae

ABSCESS (↗Suppuration):
○ **Gums**; of (↗Ulcers - gums; Boils; Suppuration - gums): alum am-c aur bell bros-gau Bufo calc-f caust cham echi euph Hecla Hep jug-r kali-bi lach merc petr phos plb Sil staph sul-ac
- **painful**: borx
- **recurring** frequently: Bar-c calc **Caust** Hep Lyc med Nux-v Sil Sulph
- **sensation** of: am-c
- **Palate**: phos
○ **Hard** palate: phos
- **Tongue**: calc
- **accompanied** by | **pricking** pains: merc
- **sublingual** abscess, opening externally: hippoz
○ **Tip**: am-c dros

ADHERES to roof of mouth; tongue (↗Dryness - tongue; Sticky - tongue): alum arg-met bell Bry caust kali-p laur nit-ac **Nux-m** sanic sulph

AIR:
- **filled** with; as if: acon

APHTHAE (↗Ulcers; Thrush; GENE - Aphthae): acet-ac achy-a Aeth agar all-s allox alum alum-sil anac-oc anan Anis ant-c ant-t apis aral arg-met arg-n **Ars** Ars-i ars-s-f Arum-t asim aur aur-ar aur-i aur-m aur-s **Bapt** bell Berb **Borx** brom bros-gau bry cadm-met Calc calc-i calc-sil Camph canth caps Carb-ac Carb-an Carb-v carbn-s caul cean cham Chel chin Chin-b chinin-ar chlor cic cinnb clem cocc corn cub der Dig dulc elaps eucal Eup-a Ferr ferr-s ferul gamb Hell Hep hippoz hydr Hydrin-m Iod Ip Jug-r Kali-ar Kali-bi Kali-br Kali-c **Kali-chl** kali-i Kali-m kali-s kali-sil Kreos Lac-ac lac-c lac-d **Lach** Lyc Mag-c mand med **Merc Merc-c** Merc-cy Merc-d Moni **Mur-ac** Myric Nat-ar nat-c nat-hchls Nat-m Nit-ac nux-m **Nux-v** oci-sa ox-ac oxyg petr Phos phyt plan Plb pneu prot psil psor ran-b ran-s Rhus-g rhus-t sal-ac sanic Sars sec Semp sep sil sin-n Staph **Sul-ac** sul-i **Sulph** tarent ter thuj tub vinc zinc
- **accompanied** by:
  - **eruptions**; vesicular: corn
  - **noise**; sensitivity to (See MIND - Sensitive - noise - aphthae)
  - **salivation**: Hell kali-c **Merc Merc-c** Nat-m
○ **Tongue**; cracked (See Cracked - tongue - accompanied - aphthae)
- **black**: bapt
- **bleeding**:
  - **easily**: **Borx** Lac-c psil
  - **ichor**; bloody, offensive: Sul-ac
- **bluish**: Ars
- **burning**: ars chinin-ar Kali-c Nat-m psil sulph
- **chewing**; burning; from: merc
- **children**; in: ars Asim Bapt **Borx** bry **Calc** casc hep hydr Kali-br Kali-chl kali-m med **Merc Mur-ac** nat-m Nux-m Nux-v Plan psor sacch sil Staph **Sul-ac** sulph viol-o viol-t
- **infants**: Bry calc **Corn** merc nux-v Sul-ac sulph
  - **recurrent**: calc

Aphthae — **children**; in: ...
- **nurslings** (↗Pain - children - nursing - sore): bapt borx corn Nat-m **Phos** phyt sil Staph sul-ac sulph
  - **eruption**; with vesicular | **face**; in: corn
- **complaints**; with: brom
- **diarrhea**, with lienteric: hell
- **eruption**; with vesicular (See accompanied - eruptions)
- **gangrenous** (↗Stomatitis - gangrenous): Ars carb-ac cocc lach merc-d plb
- **infants** (See children - infants)
- **influenza**: Ant-t
- **nursing**:
  - **infants** (See children - nurslings)
  - **mothers**: bapt eup-a helon hydr kali-m **Lach** nat-c sul-ac Sulph
- **offensive**: bapt
- **periodical**: sul-ac
- **pregnancy** agg; during: helon kreos
- **salt**; abuse of: borx carb-v
- **small** and sore: med
- **white**: Ars Borx **Hell** Sul-ac
- **yellowish** base: Staph
▽ **extending** to | **Intestinal** tract; through (↗Thrush - extending - gastrointestinal): ars borx sul-ac Ter
○ **Gums**: colch cub Hep Nat-m Sul-ac
- **Palate**: agar agav-a aral borx **Calc Hell Hep** kali-bi Merc Nux-m Phos sars semp sul-ac
- **mercurial**: agar aur sars sulph
- **Tongue**: aeth agar Anis aran-ix ars ars-s-f arum-d arum-t aur aur-s **Borx** camph Carb-v carbn-s caul caust cham Dulc graph hell hydr iod Jug-c kali-chl Lac-ac **Lach** mand med Merc Merc-cy Mur-ac Nat-m nux-v ox-ac parathyr Phos plb raja-s sars Sul-ac Sulph tarent thuj tub
- **accompanied** by:
  - **diphtheria** (See THRO - Diphtheria - accompanied - tongue - aphthae)
  - **scabs**:
    - **thick**: merc-cy
    - **white** | **yellowish** white: merc-cy
  - **speech**; impeded (See Speech - difficult - accompanied - tongue - aphthae)
  - **stomatitis** (See Stomatitis - accompanied - tongue - aphthae)
  - **tuberculosis**; beginning (See CHES - Phthisis - incipient - accompanied - tongue)
  - **typhus** fever (See FEVE - Typhus - accompanied - tongue - aphthae)
- **bleeding**: Borx raja-s
- **burning**: Nat-m
- **large** aphthae: Jug-r
- **mercury**; after abuse of: Agar Sars
- **painful**: merc-cy sul-ac
  - **nursing**; prevents child from: **Borx** cean merc nux-v sul-ac sulph
- **patches**; in: Phos

Aphthae Mouth Bleeding

- **Tongue**: ...
  - **scabs**; with (See accompanied - scabs - thick)
  - **sensitive**: Borx
  - **small** | **dirty** yellow: agar iod sulph
  - **sore** points: *Thuj*
  - **spots**, in: *Phos Sul-ac*
  - **tender** (See painful)
  - **ulcers**; forming: merc-cy
  - ○ **Below**: med
  - **Edges**: anis arg-n bov
  - **Tip**: agar *Bry* graph *Ham* kali-n *Lach* med raja-s

ASLEEP (See Prickling)
ASTRINGENT sensation: chin
ATROPHY:
○ **Gums**: kali-c *Merc* plb
- **Tongue**: mur-ac plb
  - **accompanied** by | **cancer** of tongue and speaking with a thick hoarse voice (See Cancer - tongue - accompanied - atrophy of tongue and)

BITING (↗*MIND - Biting*):
- **glass** when fed: ars bell cham *Cina Cupr Puls Verat*
○ **Cheeks**: carb-an caust *Ign* nit-ac
  - **talking** or **chewing**; when● (↗*lips - lower - eating; tongue - chewing*): bufo carb-an **Caust●** *Cic* hyos **IGN●** lyc **Nit-ac** ol-an phos sulph
- **Lips**: anac *Arum-t* benz-ac choc kali-n sep
  ○ **Lower** lip: benz-ac
   eating; when (↗*cheeks - talking*): benz-ac
- **Nails** (See MIND - Biting - nails)
- **Tongue**: absin acet-ac acon agar alum anis *Arn* ars *Asar* **Bell Bufo** carb-an *Caust Cham Chin Cic* colch *Coloc Croc Cupr* dig dios *Dros* glon *Hydr Hyos* **IGN●** iod ip jal lach lyc merl mez nat-c *Nat-m Nit-ac* oena *Ol-an Op* petr *Ph-ac* plb *Puls* ran-s sec sep stram sulph teucr ther thuj verat vip zinc
  - **morning**: art-v
  - **night** | **sleep**; in: alum apis *Cic* med mez *Mygal Ph-ac* phos ther zinc
  - **accompanied** by:
     typhoid fever (See FEVE - Typhoid - accompanied - tongue - biting - sleep)
     Brain; concussion of (See HEAD - Concussion - accompanied - tongue)
  - **bitten**; as if (See Pain - tongue - bitten)
  - **chewing** agg (↗*cheeks - talking*): **Ign** *Nit-ac*
  - **convulsions**; during: absin *Art-v Bufo* camph *Caust Cic* cocc *Cupr* lach nit-ac *Oena Op* plb sec stram tanac tarent valer
     epileptic (See GENE - Convulsions - epileptic - during - tongue - biting)
     hysterical: *Cic*
  - **drinking** agg; when not: dios
  - **easily**; biting (See tongue)
  - **eating** agg; when not: dios
  - **followed** by | **unconsciousness**: *Oena*
  - **shock** in head; caused by: agar
  - **spasms**; in (See convulsions)
  - **swelling** of tongue; from: thuj

Biting – **Tongue**: ...
- **talking**; when: *Hyos* **Ign**
 ○ **Sides**:
   night | **sleep**; in: *Ph-ac*
- **Tip**: bell *Puls* ther
   sleep; during: med ther

BITING sensation: acon am-m ambr asar aur-m cham cupr-s

BLEEDING: *Acon Adren* ail alum-p alumn am-c am-caust *Arn Ars* ars-h ars-i *Arum-t* bapt bar-m *Bell* borx bry but-ac calc canth *Carb-v Carbn-s Chel* **Chin** chinin-ar cina cop *Cor-r Crot-h* cupr dros eug *Ferr* ferr-ar ferr-p gamb ham hed **Hep** *Hyos Ip Kreos Lach* led lyc mag-m manc *Merc Merc-c* nat-m *Nit-ac* nux-m *Nux-v Phos* phyt plb rhus-g *Rhus-t Sec* stram *Sul-ac* sulph ter tril-p vario
- **forenoon**: chel
- **blood**:
  - **black** blood: *Carb-v Crot-h Lach*
  - **clotted**: canth *Caust* coch vac
  - **red**; bright: dros
- **continuous**, does not coagulate: anthraci crot-h
- **convulsions**; during: bufo
- **easily**: **Hep** lach **Phos**
- **oozing** of blood: ail anthraci ars-h *Chel* crot-h lach merc-c *Phos* rhus-t stram *Sul-ac* ter
- **scarlet** fever; during: *Arum-t*
- **whooping** cough; in: *Cor-r* dros ip *Merc* nux-v
○ **Cheek** | **spot** inside: mag-c
- **Gums**: *Agar* agav-a ail *Alum* alum-p alum-sil alumn *Am-c* ambr anac *Ant-c* ant-t apis arg-met *Arg-n* arn ars ars-h ars-s-f arum-m arum-t arund asc-t aur aur-i aur-s bapt **Bar-c** bar-i bar-m bar-s *Bell* berb borx **Bov** bufo **Calc** calc-sil carb-an **Carb-v** carbn-s carl cary *Caust* cedr *Chel* chinin-s cist colch con crot-c **Crot-h** crot-t der dros erig eupht fago ferr ferr-i ferr-ma ferr-p *Graph Ham Hep* hippoz hyos *Iod* kali-ar kali-bi kali-br kali-c kali-chl kali-i kali-m kali-p kali-s kali-sil kreos lac-c *Lach* lob-s lyc mag-m *Mag-m* **Merc Merc-c** merc-n mez mim-h *Moni* mur-ac *Myric* nat-ar nat-c **Nat-m** nat-p **Nit-ac** *Nux-m Nux-v* ox-ac petr *Ph-ac* **Phos** plan plb psil *Psor Puls* ran-s rat rhus-t rob ruta sal-ac *Sang Sec* **Sep** *Sil* sin-n sphing spig *Staph Sul-ac* sul-i *Sulph* tab tarax tarent tell tep *Ter* thuj tril-p tub tub-r visc *Zinc* zinc-p
  - **morning**: sep
  - **afternoon**: chel plan
   15 h: ferr-i
  - **night**: calc graph
  - **accompanied** by:
     indigestion: kali-p
     sour taste: graph
  - **black** blood: but-ac graph
     oozes out: bov kreos
     teeth are extracted; when: *Ars*
  - **cleaning** them, when●: *Anac* bung-fa calc-s *Carb-v Graph* kali-chl *Lyc* ox-ac ph-ac sep *Staph* sulph *Ter*

606   ▽ extensions | ○ localizations | ● Künzli dot

Bleeding   **Mouth**   **Chorea**

- **Gums**: ...
  - **coagulates** quickly; blood: kreos
  - **copious**: ambr
  - **easily**: *Agav-a* alum *Am-c* ambr *Anac Ant-c* apis arg-met *Arg-n Arn* ars ars-h ars-i arum-m asc-t aur aur-ar bapt bar-c benz-ac berb borx *Bov* calc calc-i *Carb-an* **Carb-v Caust** *Cist* con **Crot-h** echi gran *Ham* **Hep** hippoz *Iod Kali-chl Kali-p* **Kreos Lach** lyc *Mag-m Merc* **Merc-c** *Merc-i-f* **Nat-m** nit-ac *Ph-ac* **Phos** plan rob ruta scroph-n *Sep* sil staph *Sul-ac* sulph tell tub *Zinc*
  - **extraction** of teeth; profuse after: alumn **Arn** ars bov *Calen* chin *Ham Kreos* **Lach** mill **Phos** tril-p
  - **menses**:
    - **during**:
      - **agg**: *Cedr*
      - **Around** decayed tooth: bell
      - **suppressed** menses; from: *Calc*
  - **pain**; with: agar
  - **pressing** with finger; large quantity oozes when: *Bapt* graph staph
  - **scanty**: but-ac
  - **scurvy** (↗*Scorbutic*): ant-t **Ars** carb-ac *Carb-an* cit-l coch hydr kali-perm merc-i-r *Mur-ac Nat-m Nux-v Sulph*
  - **sucking** them; on (↗*TEET - Pain - sucking - teeth*): *Am-c Bov* **Carb-v** kali-bi *Nit-ac Rat* rosm zinc
  - **thick**: but-ac
  - **touch** agg: carb-v *Hep* lyc **Merc** *Nat-c* ph-ac **Phos** plb *Sep* sol-t-ae sul-ac zinc
- **Palate**: crot-h lach phos
  - **oozing** purpura; *Crot-h Lach Phos* ter
- **Tongue**: anan arg-met ars **Arum-t** bapt bell **Borx** bry bufo cadm-s calc caps *Carb-v* cham chin chlol clem cocc colch *Crot-h* cupr cur dig guare hyos kali-bi kali-chl kali-p lac-ac *Lach Lept* lyc med *Merc* mur-ac nat-m nat-p nit-ac nux-v *Op* phos plb *Podo* rhus-t sabad sars sec sep spig spong stram sulph ter **Verat**
  - **accompanied** by:
    - **cancer** of tongue (See Cancer - tongue - accompanied - hemorrhage)
    - **dysentery** (See RECT - Dysentery - accompanied - tongue - bleeding)
  - **Below**: ter
  - **Tip**: lach phos
    - **accompanied** by | **cracked** tongue (See Cracked - tongue - accompanied - bleeding - tip)

BLISTERS (See Eruptions - vesicles)
BLOTCHES:
- **Palate**: *Elaps Fl-ac Syph* zinc
- **Tongue** | **Under** the tongue; like vegetable growths: ambr

BLOWING (↗*RESP - Blowing*):
- **bubbles**: bufo ign merc
  - **weeping**; when: graph lach

BOILS at gums (↗*Abscess - gums*): agn anan arn aur borx carb-an *Carb-v* caust chel euph hecla jug-r

Boils at gum: ...
Kali-chl Kali-i lac-c *Lyc Merc* mill *Nat-m* nat-p nat-s *Nux-v Petr* ph-ac *Phos* plan plb sanic **Sil** staph strept-ent sulph
- **right** upper molar: bung-fa
- **small**, painful to touch | **Upper** canine; near left (= near left eyetooth): *Agn*

BREATH (See Odor; RESP - Coldness; RESP - Hot)

BROAD TONGUE: cas-s chion conv cory *Kali-bi* mag-m merc *Nat-m* plb *Podo* puls vib ziz
- **sensation** as if (↗*Enlarged - tongue - sensation*): bell *Kali-bi* **Nat-m** par plb *Podo* **Puls** vib ziz
  - **accompanied** by:
    - **Tongue**; discoloration of | **Center**; a pasty coat in the: podo

BRUXISM (See TEET - Grinding)

BURNS (↗*GENE - Burns*):
- ○ **Tongue**:
  - **sensation** as if tongue has been burnt (See Pain - tongue - burnt)
- ○ **And** lips: ham

CANCER (↗*Tumors*): carc cic hecla merc-c syph
- ○ **Gums**: beryl cob graph hecla iod kreos merc phos staph syph thuj
- **Palate**: aur hydr
  - **hard**: scolo-v
- **Tongue**: *Alumn Apis* arg-cy **Ars** ars-h ars-met *Aur Aur-m* aur-m-n benz-ac calc *Calc-f Carb-an* carc caust chr-ac cit-ac *Con* crot-h cund eos gali guaj *Hydr* kali-cy kali-cy *Kali-i Lach* lyc *Merc Mur-ac Nit-ac Phos Phyt* rad-br sang semp sep *Sil Strych-g* sulph tarent thuj *Vib-p*
- **left**: *Mur-ac*
- **accompanied** by:
  - **atrophy** of tongue: merc *Mur-ac*
  - **atrophy** of tongue and speaking with a thick hoarse voice: *Mur-ac*
  - **blue** discoloration: *Mur-ac*
  - **hemorrhage**; tendency to: crot-h
  - **epithelioma**: *Ars* carb-ac chr-ac **Hydr** kali-chl *Kali-cy* kali-i mur-ac nit-ac *Thuj*
  - **hard**, indurated, ulcerated, warty growths: *Mur-ac*
  - **painful**: cit-ac cit-l
  - **scirrhus** carcinoma: alum alumn cob iod kali-cy semp staph

CANCRUM oris (See Stomatitis - gangrenous)
CANDIDA ALBICANS (See Thrush)
CANKER sores (See Ulcers - canker)
CARIES:
- ○ **Gums**: calc
- **Palate**: **Aur** guare hippoz *Merc* merc-cy *Nit-ac* syph

CHEWING agg | **Palate**: borx
CHEWING motion (See FACE - Chewing)
CHOREA, tongue: cina

All author references are available on the CD   607

Clammy · Mouth · Complaints

CLAMMY: bell bufo *Dios* gamb gels glon jac-c lac-d *Lach* merc-sul naja nat-s *Onos* plb sang
- waking; on: *Cycl Puls*

CLEAN Tongue (↗*Smooth*): abrom-a *Aeth* **Ars Asar** bism **Chin Cina** cocc **Cory** cund *Dig* elaps hell-o *Hyos* ign **Ip** *Mag-p* nat-m *Nit-ac* oena **Pyrog Rhus-t** sec *Sep* sulph zinc
- accompanied by:
  - bitter taste: chinin-s
    - women; in old: *Carb-v*
  - cholera (See RECT - Cholera - accompanied - tongue - clean)
  - constipation (See RECT - Constipation - accompanied - tongue - clean)
  - dryness of tongue | Tip of tongue: sec
  - fever; during: ars cina *Ip*
  - headache (See HEAD - Pain - accompanied - tongue - clean)
  - lepra (See GENE - Lepra - accompanied - clean)
  - nausea (See STOM - Nausea - accompanied - tongue - clean)
  - nephritis; acute: apis
  - smooth tongue (See Smooth - accompanied - clean)
  - typhoid fever (See FEVE - Typhoid - accompanied - tongue - clean)
  - urination; copious: solid
  - vomiting (See STOM - Vomiting - accompanied - tongue)
  - ○ Brain complaints (See HEAD - Brain; complaints of - accompanied - tongue - clean)
  - Root of tongue:
    - coated (See Discoloration - tongue - white - root - accompanied - clean)
    - slimy coating (See Mucus - tongue - root - accompanied - clean)
  - Stomach; pain in (See STOM - Pain - accompanied - tongue - clean)
  - Tip of tongue | red discoloration (See Discoloration - tongue - red - tip - accompanied - clean; Discoloration - tongue - red - tip - accompanied - clean - sides)
- menses; during: *Sep*
  - dirty tongue after menses; and: sep
- spot in the centre; clean: diph rham-cal
- ○Centre:
  - accompanied by | white discoloration of the tongue (See Discoloration - tongue - white - accompanied - centre - clean)
- Sides: arg-n mangi
  - accompanied by:
    - indigestion (See STOM - Indigestion - accompanied - tongue - sides)
    - liver; hardness of (See ABDO - Hard - liver - accompanied - tongue - clean - tip)
    - tongue; discoloration of:
      - black (See Discoloration - tongue - black - accompanied - sides - clean)

- Clean Tongue – Sides – accompanied by – tongue; discoloration of: ...
  - cream-like (See Discoloration - tongue - cream-like - accompanied - clean)
  - red tip (See Discoloration - tongue - red - tip - accompanied - clean - sides)
  - white (See Discoloration - tongue - white - accompanied - edges - clean)
- Tip:
  - accompanied by:
    - Liver; hardness of (See ABDO - Hard - liver - accompanied - tongue - clean - tip)
    - Tongue; white discoloration of (See Discoloration - tongue - white - accompanied - tip - clean)

CLEFT palate: *Syph*

CLOSED: amyg ant-t *Cic* cob cupr *Stram* sulph

CLUMSY | Tongue (↗*Enlarged - tongue*): merc

COATED (See Discoloration; Discoloration - tongue - white; Membrane)

COLDNESS:
- breath; of (See RESP - Coldness)
- sensation of coldness: acon *Ars* bol-la *Camph* cann-xyz carb-an *Carb-v* caust chlf *Cist* clem colch cupr eupi kali-bi kali-n *Lac-c Lach* lyss plat rhus-t tell thuj *Verat*
  - convulsions; after: eupi
  - icy: cocc-s
  - peppermint; as from: *Camph Lyss* rhus-t tell verat
  - warm tea seems cold: camph
  - ▽ extending to | Stomach: kali-n
  - ○ Gums: cocc-s phos
    - Upper: sil
  - Palate: acon caust verat
  - Tongue: acon anag ant-t ars-h bell **Camph Carb-v** carbn-s cist guare helo hydr-ac iris kali-chl laur *Verat* zinc
    - right: *Gels*
    - air; sensation of cold: *Acon*
    - peppermint; as from: lyss
    - Frenum, near: anag
    - Tip: bell cupr
  - ○Tongue: acet-ac acon aloe am-c anh *Ars* bar-c bell calc **Camph** *Carb-v* carbn-s cist *Colch* cupr cupr-ar *Cupr-s* helo helo-s hydr hydr-ac *Ip Iris* kali-br kali-chl *Laur* merc naja *Nat-m* op *Ox-ac Ph-ac* sec **Verat** zinc
    - morning: zinc
    - accompanied by:
      - Tongue | white discoloration of the tongue: *Calc*
    - icy: ars cocc-s zinc

COMPLAINTS of mouth (= buccal cavity in general): *Acon* agar agn *Alum* am-c am-m ambr anac ang ant-c ant-t arg-met arn ars asaf asar aur bar-c **Bell** bism *Borx* bov bry calad *Calc* camph cann-s *Canth Caps* carb-an *Carb-v* caust *Cham* chel *Chin* cic cina cocc

▽ extensions | ○ localizations | ● Künzli dot

Complaints   Mouth   Cracked

Complaints of mouth: ...
coff colch coloc con croc cupr cycl dig dros dulc euph ferr graph guaj hell hep hyos *Ign* iod ip kali-c kali-nkreos *Lach* laur led lyc m-ambo m-arct m-aust mag-c mag-m mang meny **Merc** *Merc-cy Mez* mosch mur-ac nat-c nat-m *Nit-ac* nux-m **Nux-v** olnd op par petr ph-ac **Phos** plat plb *Puls* ran-b ran-s rheum rhod rhus-t ruta *Sabad* sabin samb sars sec sel seneg *Sep* sil spig spong squil stann staph *Stram* stront-c sul-ac sulph tarax teucr thuj valer *Verat* viol-o *Zinc*
- **right**: *Alum Am-c* ant-c ars aur *Bell* bov brom *Calc Carb-v Caust Chin Coloc Dros Fl-ac* graph iod *Kreos* lach *M-arct* **Merc** mill *Nat-m* nit-ac *Nux-v Petr* plat *Plb* psor *Ran-b* rhus-t *Sabad Sep* sil *Spig Stann Sulph* teucr *Thuj* zinc
- **left**: *Acon* alum *Ang* ant-c *Ant-t* *Apis Aur Bar-c* **Bell** bov calc *Carb-an* carb-v *Caust Colch Croc Cupr* dros euph *Euphr* fl-ac *Graph Hep* iod kali-bi *Kali-c* kreos *Lach Lyc M-aust Meny Merc-i-r Mez* mill nat-m *Nit-ac Nux-m Nux-v* olnd ph-ac *Phos* plat *Puls Rhod Rhus-t Sabad Sabin Seneg* **Sep** *Sil Spig* spong *Sulph Tarax Teucr Thuj Verat Zinc*
○ **Gums** (See Gums)
- **Inner** side (See Complaints)
- **Palate**: *Aur* bell crot-h *Merc Nux-v* phos
- **Salivary** glands: abrot acon arum-t aur bar-c brom calc calc-f carb-v cham cist clem cocc *Coch* con ham iod jab kali-bi kali-m kali-n lach lyc merc nit-ac phyt puls rhus-t sil sul-ac sul-i sulph thuj
- **Tongue** (See Tongue-tie)

CONDYLOMATA:
○ **Palate**: arg-n
- **Tongue**: aur *Aur-m* aur-m-n lyc mang staph

CONGESTION of gums: graph helia strept-ent

CONSTRICTION: lach lob-s nit-ac phos plb sulph
○ **Palate**: acon fago nux-v tarent

CONTRACTION (⟋*Shrivelled; Wrinkled)*: alum arg-n asar chin cocc gels nit-ac par phos plb seneg sulph
- **sensation**: aesc alum asar fl-ac gast seneg
- **spasmodic**: acon *Ars* asar *Bell* bufo calc cupr hyos mosch sep
○ **Salivary** glands: ambr chin
- **Tongue**: agar *Carb-v* cina crot-t ip laur *Merc-c* nux-v
  • **cylindrical**: cina
  : **spasmodically** forced through lips; which is: cina

CONVULSIONS (See Spasms)

CORRUGATED Tongue: nat-ar

COTTON; sensation of (⟋*Velvet)*: bell berb

COVER:
- **hand**; covers mouth with: am-c arg-n cor-r cupr ip kali-bi *Lach* **Rumx** thuj
- **suffocation**; covering mouth produces (See RESP - Difficult - covering)

CRACKED: ambr arum-t bell bism bry bufo *Cocc* cund eup-per hydr kali-bi lach merc merc-c *Ph-ac Phos*
○ **Corners** of mouth (See FACE - Cracked - mouth)
- **Gums**: plat
- **Tongue** fissured: **Ail** alco anan *Apis* **Ars Ars-i** ars-s-f **Arum-t** arund atro aur aur-ar aur-s *Bapt* bar-c bar-i bar-m bar-s *Bell Benz-ac* bor-ac *Borx* both-ax *Bry* bufo calad *Calc* calc-f calc-i calc-p calc-s *Camph* carb-ac *Carb-v* carbn-s *Cham* chel *Chin* chinin-ar chlorpr cic clem cob *Crot-h* cupr cur der *Dulc* fago **Fl-ac** hell **Hyos** iod *Kali-bi* kali-c kali-i *Lach Leon Lyc Mag-m Merc* mez moni *Mur-ac* myris *Nat-ar* nat-m *Nit-ac* nux-v ph-ac **Phos** *Phyt* pic-ac plat *Plb* plb-act *Podo* psor puls *Pyrog* raja-s ran-s raph **Rhus-t** rhus-v sacch sec semp *Sin-n* sol-tae **Spig** stram sul-i *Sulph* syph *Tub Verat Zinc* zinc-p zinc-s
• **accompanied** by:
  : **aphthae**: **Borx**
  : **black** tongue: *Lyc*
  : **bleeding** tongue: arum-t
  : **Tip**: lach
  : **burning** pain (See Pain - tongue - burning - accompanied - tongue)
  : **burns**: calen
  : **diabetes** (See GENE - Diabetes mellitus - accompanied - tongue - cracked)
  : **dysentery** (See RECT - Dysentery - accompanied - tongue - cracked)
  : **influenza** (See GENE - Influenza - accompanied - tongue - cracked)
  : **pneumonia** (See CHES - Inflammation - lungs - accompanied - tongue - cracked)
  : **rheumatism** (See EXTR - Pain - rheumatic - accompanied - tongue - cracked)
  : **scarlatina** (See SKIN - Eruptions - scarlatina - accompanied - tongue)
  : **tobacco** poisoning (See GENE - Tobacco - agg. - nicotinism - accompanied - tongue)
  : **typhoid** fever (See FEVE - Typhoid - accompanied - tongue - cracked)
  : **typhus** fever (See FEVE - Typhus - accompanied - tongue - cracked)
  : **yellow** fever (See FEVE - Yellow - accompanied - tongue - cracked)
• **deep**: benz-ac fl-ac kali-i
• **directions**; in all: **Fl-ac** mag-m **Nit-ac**
  : **accompanied** by | **ulcer** in the centre: *Fl-ac*
• **moistened**; as if it would crack if not: pic-ac
• **one** deep red furrow:
  : **accompanied** by:
  : **Tongue**:
  . **pale**: raph
  . **purple**: raph
• **typhoid** fever; after: *Merc*

Cracked	Mouth	Discoloration

- **Tongue** fissured: ...
  o **Across**: acet-ac asar cob kali-p merc
  • **Anterior** part: nat-ar
  • **Centre**: bapt bufo *Cob* cub lept *Mez Nit-ac* raph rhus-t *Rhus-v* sin-n sulph syph
  ⋮ **Across**: cob lach merc
  • **Down** median line: sin-n
  ⋮ **two** deep cracks running lengthwise parallel to median line: syph
  • **Edges**: anan ars clem fago ferr-p *Lach Nux-v* thuj
  ⋮ **left**: *Bar-c*
  ⋮ **accompanied** by:
    ⋮ **hard** tongue | **Edges**: clem
    ⋮ **typhoid** fever (See FEVE - Typhoid - accompanied - tongue - cracked - edges)
  ⋮ **nursing** woman: lach
  ⋮ **painful** with hard edges: clem
  • **Lengthwise**: merc pip-m pip-n syph
  ⋮ **deep**: syph
  ⋮ **Upper** part: *Merc*
  • **Tip**: bar-c lach

CRACKLING of gums on pressure: daph

CRAMPS (See Spasms)

CRAWLING: acon alum *Carb-v* colch *Kali-c* kali-m lach merl nux-m *Zinc*
o **Cheeks**; inner side of: zinc
- **Gums**: arn graph kali-c **Merc** rhus-t **Sec**
- **Lips**; around:
  • **forenoon** | 10 h: lap-la
- **Palate**: acon ars carb-v caust colch grat lach lap-la phos polyg-h ran-b sabad sil
  • **morning** | 8 h: lap-la
- **Tongue**: acon alum dulc kali-n merc nat-m *Plat* puls *Sec* seneg *Zinc*
  o **Anterior** part: anh

CRUSTS: myric
- **dry**, scaly: *Myric* phos
- **ulcerated**: arg-n
o **Palate**:
  • **dry**, scaly: myric plb sec sul-ac
  • **white**: ox-ac
  o **Uvula**; behind the base of the: *Bar-c*
- **Tongue** (See Discoloration - tongue - crusts)

CUT on the edges; sensation as if tongue was (See Pain - tongue - edges - cutting - cut)

DARTING out | **Tongue** (See Protruding - tongue)

DENTAL FISTULA (See Fistula - gums)

DENUDED spots | **Tongue**; on: ran-s

DEPAPILLATED (See Papillae - absent)

DESQUAMATION:
o **Cheek**; inside: sulph
- **Palate** | sensation of: phos

DETACHED from teeth; gums (⟋*Protruding - gums; Scorbutic*): alumn *Am-c Ant-c* arg-met *Arg-n* Ars *Aur-m-n Bapt* bar-c bar-i bar-s bov brom bufo *Calc*

Detached: ...
Camph caps **Carb-v** *Carbn-s* caust chin *Cist* colch cupr *Dulc* gran *Graph* hep *Iod* kali-bi *Kali-c* kali-chl *Kali-i* **Kali-p** *Kreos* lac-c lach **Merc** *Merc-c* mez mur-ac nat-c *Nat-s* nit-ac *Nux-v Par Ph-ac Phos* plb psor rhus-t sep *Sil Staph* sul-i *Sulph* ter thuj wies *Zinc*
- **and** bleed easily•: ant-c **Carb-v** *Phos* sulph

DIRTY tongue (See Discoloration - tongue - dirty)

DISCHARGE:
- **brown** ichor on making incision near second molar; stinking: anthraci
- **offensive**:
  o **Gums**; from | **menses**; during: but-ac
- **putrid** (⟋*Pyorrhea*): **Carb-ac**

DISCOLORATION:
- **black**: ars **BISM** carb-ac
- **blue**: cic cina *Gymno* merc plb tab
  • **accompanied** by:
    ⋮ **brown** crusts on lips (See FACE - Eruptions - crusty - lips - brown - accompanied - blue)
    ⋮ **pale** spots: ars
- **brown**: bry
  • **red**: lyc
  • **yellow** | **Middle**: sec
- **pale**: acet-ac carb-v *Chinin-s* eup-per ferr kali-c mang merc *Nat-m*
  • **accompanied** by | **blue** spots (See blue - accompanied - pale)
- **purple** blotches: merc plb sars
- **red**: am-c *Apis* ars aur-s bell bell-p beryl *Borx* calad *Canth* chlol convo-s *Cupr-act Cycl* ferr-i fuch *Hydr Hyos* ign ip kali-ar *Kali-bi* kali-br *Kali-chl* kreos *Merc* merc-c merc-cy merc-i-r merc-sul nat-ar *Nat-s Nit-ac* oci-sa psor rhus-v sal-ac
  • **spots**: plb
  o **Cheek**; inside of: nat-hchls
- **reddish blue**: ars
  • **spots**: berb sars
- **white**: *Bell Borx* cina dios kreos *Lac-c* med *Merc* moni mur-ac *Sul-ac* tub
  • **bluish** white spots | **Lips**; inside of: merc
  • **patches** (⟋*Aphthae; Leukoplakia*): merc *Morb Mur-ac* phos sal-ac sulph
- **yellow**: plb
  • **patches**: *Nit-ac* visc
  • **red**: lyc
  • **spots**: lac-c lach lyc
  o **Cheek**; inside of:
    • **red**: *Mur-ac* nat-hchls
    • **reddish blue spot**: mag-c
    • **white** patches: morb
- **Gums**:
  • **black**: agar-ph ars **Bism** carb-v cary chin *Merc* merc-c merc-sul plb
    ⋮ **sooty**: hippoz
  • **blue** line on margin: **Bism** merc **Plb**

610   ▽ extensions | O localizations | ● Künzli dot

Discoloration – Gums	Mouth	Discoloration – Tongue

- **bluish**: acon-l aur-m **Bism** borx *Cocc* con ferr-p kali-bi **Kreos** *Lach* lyc merc merc-sul nux-v olnd *Plb* psor sabad
- **bluish** red: con **Kreos** lach
- **bluish** white: olnd
- **brown**: chel *Colch Phos Plb*
- **dirty**: *Alum Alumn* merc
- **gray**, dirty gray: *Alum* alumn plb
- **greenish** tint | **Border**; along free: cupr-s
- **pale**: ars-h asc-t aur bar-c *Bell* camph carb-an carb-v *Chel* clem *Cycl* **Ferr** iod med **Merc Merc-c** nit-ac nux-v olnd phos **Plb** rat sabin senec *Staph* tab zinc
- **purple**: *Bapt* cupr *Lach* **Merc-c Plb**
  : thin border nearest teeth: **Plb**
- **red**: am-c ant-t *Apis* arund *Aur* aur-i *Bell* berb borx calad calc canth *Carb-an Cham* crot-h *Dol Dulc* eup-per ferr-p **Hep** hydr *Iod* iris kali-ar kali-c kali-chl kali-n kali-p **Kreos** *Lach* mag-c **Merc Merc-c** merc-i-r mur-ac *Nat-m Nat-s Nit-ac* nux-v phel phos psor ran-s *Sep* sil **Sulph**
  : **dark**: *Aur* **Bapt** *Borx* hydr sep
  : **dirty**: berb
  : **line** or seam: *Ant-c* apis *Cham* kali-p *Puls* rhus-t
  : **spots**: canth
  : **Margins**:
  : **pale**: bar-c kali-chl
  : **red**, bright: *Crot-h Merc*
- **violet** border: merc-cy
- **white**: acet-ac ars aur-m *Crot-h Ferr Kali-bi* kali-s **Merc** mur-ac *Nit-ac* nux-v olnd *Ph-ac* sabin spong *Staph* zinc
- **yellow**: asc-t *Carb-v Merc*
- **Palate**:
- **bluish**: merc-sul phos *Phyt*
  : **red**: acon apis cham phos sulph
- **coppery**: *Kali-bi Merc*
- **grayish**: lac-c rhus-t
- **purple**: phyt
- **red**: **Acon** aeth agn ant-t **Apis** arg-n aur *Bapt* bell berb beryl canth *Caps Caust* **Cham** cimic coc-c *Colch* cop *Cupr Daph Dulc* fago *Fl-ac* gent-c *Graph Kali-bi Kali-i* lac-c *Lach Merc* **Merc-c** *Merc-cy* merl morph *Mur-ac Nit-ac* nux-m op ox-ac *Par* phos phys *Phyt* puls streptoc sul-ac ziz
  : **cough** agg; during: beryl
  : **dark** red: bell
  : **Velum**: acon aeth agn *Alum* am-caust *Apis Arg-n* **Bapt** *Bell Calc Cedr Cham* chen-a cop cupr-act der hydrc kali-bi **Merc** *Mur-ac* nux-m *Petr Puls*
- **spots**, as if ulcers would form | **Forepart**; in: kali-bi
- **white**: alum am-caust bond cycl *Ferr* lac-c *Merc* **Nat-p** rhus-t sil tarent
  : **patches**: *Mur-ac*
- **yellow** | **creamy**: **Nat-p**
- o **Soft** palate | **red** spots: sulfonam

- **Tongue**:
- **berry** color (See Papillae - reddened)
- **black** (↗*dark*): aeth *Arg-n* arn **Ars** ars-h *Bapt* bar-c bell **Bism** bry bufo cadm-s camph *Carb-ac* **Carb-v Chin** *Chinin-ar* chlol *Chlor* chloram cocc colch crot-h cupr dig elaps gymno hippoz hyos kali-bi *Kali-c Lach Lept* lol *Lyc* **Merc** *Merc-c Merc-cy* merc-d merc-sul mur-ac nit-ac *Nux-v* **Op Phos** plb rad-br *Rhus-t* sabad *Sec* sin-n spong stram sul-ac sulph vario *Verat* vip
  : **accompanied** by:
  : **constipation** (See RECT - Constipation - accompanied - tongue - black)
  : **cracked** tongue (See Cracked - tongue - accompanied - black)
  : **diphtheria** (See THRO - Diphtheria - accompanied - tongue - black)
  : **dryness** (See Dryness - tongue - accompanied - black)
  : **dysentery** (See RECT - Dysentery - accompanied - tongue - black)
  : **scarlet** fever (See FEVE - Scarlet - accompanied - tongue - black; SKIN - Eruptions - scarlatina - accompanied - tongue - black)
  : **typhoid** fever (See FEVE - Typhoid - accompanied - tongue - black)
  : **typhus** fever (See FEVE - Typhus - accompanied - tongue - black)
  : **yellow** fever (See FEVE - Yellow - accompanied - tongue - black)
  : **Abdomen**; cramping pain in (See ABDO - Pain - cramping - accompanied - tongue - black)
  : **Edges** | **red**: **Merc** nux-v
  : **Root** | **yellow**: ars
  : **Sides** | **clean**: ars
  : **bluish** black: *Alum* ars bufo cupr-s *Dig Gymno Lach Lyc Merc* merc-cy *Morph* mur-ac op *Phos Sec Verat* vip
  : **crusts**: *Phos*
  : **gangrenous**: bism
  : **medial** line; along: chlol *Phos*
  : **purplish** black: *Op*
  : **red** edges; with (See accompanied - edges - red)
  : **sooty** black: *Chlor* hippoz
  : **Centre**: chlol lept *Merc* **Phos** sec
  : **streak** like ink: chlol lept raja-s
  . **accompanied** by:
  :   **white** tongue and liver disease (See ABDO - Liver - accompanied - tongue white)
  :   **Sides** | **red**: raja-s
  : **Posterior** part (See root)
  : **Root**: *Verat*

Discoloration – Tongue — Mouth — Discoloration – Tongue

- **black**: ...
  : **Sides**:
    : **accompanied** by | **grayish** yellow centre of tongue (See yellow - grayish - centre - accompanied - sides - black)
- **bloodless** (See pale)
- **blue**: *Agar* ambr **Ant-t** arg-met arg-n **Ars** benz-ac bufo *Carb-v* colch cupr-s **Dig** gymno *Iris Merc-cy* **Morph** *Mur-ac* op *Plat Podo Sabad Sec* spig tab thuj **Verat** *Vip*
  : **accompanied** by:
    : **cancer** of tongue (See Cancer - tongue - accompanied - blue)
    : **cholera** (See RECT - Cholera - accompanied - tongue - blue)
    : **cyanosis** (See GENE - Cyanosis - accompanied - tongue - blue)
    : **dysentery** (See RECT - Dysentery - accompanied - tongue - blue)
  : **lead** colored: *Ars Carb-v*
  : **reddish** blue: ars raph
  : **spots**, in: arg-n *Plb* sars
- **bluish**: arg-n ars benz-ac bufo carb-v *Cocc* colch cupr-s **Dig Gymno** merc merc-cy **Morph** mur-ac op podo sabad **Sec** tab (non: vario) **Verat** vip
- **bluish** black (See black - bluish)
- **bluish** white (See white - bluish)
- **brown**: *Acon* aesc **Ail** *Am-c* ant-t *Anthraci Apis* arg-n *Arn* **Ars** ars-i ars-s-f atro aur aur-ar aur-i **Bapt Bell** both-ax **Bry** cact *Cadm-s Carb-ac Carb-v Chel Chin* **Chinin-ar** *Chlor* coc-c cocc *Colch Crot-h* **Cupr** *Cupr-ar Dig* dios dor *Echi* elat *Eup-pur* gels glon guaj *Ham Hep* **Hyos** iod *Ip* joan *Kali-bi* **Kali-p** kali-t *Lac-c* **Lach** *Lyc* mag-p med *Merc* merc-cy *Merc-i-f* morph mur-ac mygal myric nat-s *Nux-v* Op ox-ac par ph-ac **Phos** phyt **Plb** podo ptel *Pyrog* **Rhus-t** rumx sabad sabin **Sec** *Sep Sil* spig *Spong* sul-ac *Sulph* tarax tarent *Tart-ac* tax ter thuj verat verb vib vip **Zinc**
  : **morning**: *Bapt* dios **Rhus-t** sumb tarax
  : **accompanied** by:
    : **chorea** (See GENE - Chorea - accompanied - tongue - brown)
    : **consumption** (See CHES - Phthisis - accompanied - tongue - brown)
    : **convulsions** | **puerperal** (See GENE - Convulsions - puerperal - accompanied - tongue - brown)
    : **delirium** (See MIND - Delirium - tongue - brown)
    : **diarrhea** (See RECT - Diarrhea - accompanied - tongue - brown)
    : **diphtheria** (See THRO - Diphtheria - accompanied - tongue - brown)
    : **dryness** (See Dryness - tongue - accompanied - brown)
    : **dysentery** (See RECT - Dysentery - accompanied - tongue - brown)
    : **influenza** (See GENE - Influenza - accompanied - tongue - brown)

- **brown** – **accompanied** by: ...
  : **phthisis** (See CHES - Phthisis - accompanied - tongue - brown)
  : **pneumonia** (See CHES - Inflammation - lungs - accompanied - tongue - brown)
  : **scarlatina** (See SKIN - Eruptions - scarlatina - accompanied - tongue - brown)
  : **typhoid** fever (See FEVE - Typhoid - accompanied - tongue - brown)
  : **typhus** fever (See FEVE - Typhus - accompanied - tongue - brown)
  : **vomiting**; chronic (See STOM - Vomiting - chronic - accompanied - tongue - brown)
  : **water** brash (See STOM - Eructations; type - water brash - accompanied - tongue - brown)
  : **yellow** fever (See FEVE - Yellow - accompanied - tongue - brown)
  : **Prostate**; induration of (See PROS - Induration - accompanied - tongue - brown)
  : **Root** | **green**: *Nat-s*
  : **Sides** and tip; red: *Lyc* rhus-t
  : **Sides**; red: *Lyc* rhus-t Sep
  : **Throat** | **ulcers** (See THRO - Ulcers - accompanied - tongue - brown)
  : **Tip** and sides; red (See sides and)
  : **Urethra** | **stricture** (See URET - Stricture - accompanied - tongue - brown)
  : **dark** brown: *Bry* carb-ac *Crot-h* dor rhus-t
  : **Centre**: nat-p sanic
  : **Root**:
    . **accompanied** by | **measles** (See SKIN - Eruptions - measles - accompanied - tongue - brown)
  : **earth**; brown like: *Ip*
  : **greenish** brown: nat-s
  : **heavily** coated: auran *Bapt Colch Gels* med podo
    : **accompanied** by:
      . **Bladder**; catarrh of (See BLAD - Catarrh - accompanied - tongue - brown - heavily)
      . **Stomach** complaints (See STOM - Complaints - accompanied - tongue - brown - heavily)
  : **red** tip and sides (See accompanied - sides and)
  : **reddish** brown: ox-ac rhus-t rumx sul-ac *Zinc*
    : **accompanied** by | **typhoid** fever (See FEVE - Typhoid - accompanied - tongue - brown - reddish)
  : **thick**: med
  : **yellowish** brown: ant-t bapt brom *Carb-v* cina crot-h dios merc-i-f nat-s phos pyrog rumx sec *Verat* verb
    : **accompanied** by:
      . **diphtheria** (See THRO - Diphtheria - accompanied - tongue - brown - yellowish)
      . **dryness** of tongue (See Dryness - tongue - accompanied - brown - yellowish)
      . **pneumonia** (See CHES - Inflammation - lungs - accompanied - tongue - brown - yellowish)

612 ▽ extensions | O localizations | ● Künzli dot

Discoloration – Tongue / Mouth / Discoloration – Tongue

- **brown – yellowish** brown: ...
  : **remittent** fever (See FEVE - Remittent - accompanied - tongue - brown - yellowish)
  : **typhoid** fever (See FEVE - Typhoid - accompanied - tongue - brown - yellowish)
  : **typhus** fever (See FEVE - Typhus - accompanied - tongue - brown - yellowish)
  : **vomiting** during pregnancy (See STOM - Vomiting - pregnancy - accompanied - tongue - brown - yellowish)
  : **Sides**; smooth: bapt
  : **Centre**: *Bapt* bry sec
  : **Root**: *Kali-bi*
  : **Base**, at: lyss pyrog tor
  : **Centre**: ail *Arn* ars bapt *Bry* canth *Colch Crot-h Eup-pur* hyos hyosin iod *Lac-c* nat-p *Phos Plb* pyrog vib wies
  : **morning | rising**; on: rhus-t
  : **accompanied** by:
    . **typhoid** fever (See FEVE - Typhoid - accompanied - tongue - brown - centre)
    . **Sides**:
      moist: *Apis*
      white: arn iod malar nat-p
  : **Root**: pyrog verb
  : **yellowish** brown: penic
  : **Sides**: *Kali-bi* phyt
  : **accompanied** by:
    . **Centre | red** discoloration: *Kali-bi*
  : **Tip**: sec term-c
  : **accompanied** by:
    . **papillae**; red elevated (See Papillae - reddened - elevated - accompanied - tip - brown)
    . **scarlatina** (See SKIN - Eruptions - scarlatina - accompanied - tongue - brown - tip)
- **cream**-like: mez
  : **accompanied** by:
    : **clean** sides: mez
    : **salivation** (See Salivation - accompanied - tongue - cream-like)
  : **Anterior** half | **one** side: tub
  : **Root**: tub
- **crusts**: bry chin
- **cyanotic** (See blue)
- **dark** *(↗black):* arn ars *Bapt* bell bry carb-v kali-bi lach mur-ac nit-ac ph-ac phos rhus-t sec sul-ac verat-v
  : **accompanied** by | **cough** (See COUG - Accompanied - tongue - dark)
  : **streaks**:
    : **Edges**: petr
    . **accompanied** by | **Centre**; white (See white - accompanied - edges - dark)
  : **Centre**: arn bapt
  : **streak** in centre; dark: *Arn Bapt Mur-ac*

- **dirty**: Acon all-c **Ant-c** anthraco arg-n arn *Ars* bry calc *Camph* carb-v cean **Chin** conv croc cub hydr hyper *Kali-chl* lac-c lyc *Mag-m* merc merc-i-f **Nat-s** olnd syph thuj valer verb zinc
  : **accompanied** by:
    : **angina** (See THRO - Inflammation - accompanied - tongue - dirty)
    : **metrorrhagia** (See FEMA - Metrorrhagia - accompanied - tongue - dirty)
    : **pneumonia** (See CHES - Inflammation - lungs - accompanied - tongue - dirty)
    : **typhoid** fever (See FEVE - Typhoid - accompanied - tongue - dirty)
    : **typhus** fever (See FEVE - Typhus - accompanied - tongue - dirty)
    : **urine | suppressed** (See BLAD - Retention - accompanied - tongue - dirty)
    : **Liver** complaints (See ABDO - Liver - accompanied - tongue; dirty)
  : **heavily** coated: **Chin** conv valer
    : **Root** of tongue: **Nat-s**
  : **Centre**: *Lac-c*
  : **Root**: *Lac-c* **Nat-s**
- **foul** (See dirty)
- **gray**: *Ambr* anan ant-t *Arg-n* ars ars-h *Bell* bry *Chel Cupr* cupr-act ery-a ferr hyper *Kali-c* kali-m lac-c **Merc-cy** nat-s ox-ac ph-ac *Phos* phyt puls tub
  : **accompanied** by:
    : **diphtheria** (See THRO - Diphtheria - accompanied - tongue - gray)
    : **grayish** complexion; pale (See FACE - Discoloration - grayish - accompanied - tongue)
    : **indigestion** (See STOM - Indigestion - accompanied - tongue - gray)
    : **nausea** and pain in head (See HEAD - Pain - accompanied - nausea and gray)
    : **Head**; pain in (See HEAD - Pain - accompanied - tongue - gray)
  : **Root | green**: **Nat-s**
  : **greenish** gray: **Nat-s**
  : **whitish** gray: *Kali-c* ph-ac
  : **Centre**: phos
    : **accompanied** by | **sides**; yellow (See yellow - sides - accompanied)
  : **Root**: *Kali-m*
  : **Sides**:
    : **accompanied** by | **yellow** discoloration of tongue (See yellow - accompanied - sides - gray)
- **grayish** yellow (See yellow - grayish)
- **green**: ars ars-met calc-caust caps chion cupr guare iod **Mag-c** mag-m **Nat-s** *Nit-ac* **Plb** plb-act *Rhod*
  : **accompanied** by:
    : **malaria** (See GENE - Malaria - accompanied - tongue - green)
    : **salivation** (See Salivation - accompanied - tongue - green)
  : **Root**: caps chion cop

All author references are available on the CD   613

Mouth

Discoloration – Tongue

- **green – Root**: ...
  : accompanied by:
  . **brown** discoloration (See brown - accompanied - root - green)
  . **gray** tongue (See gray - accompanied - root - green)
- **greenish** brown (See brown - greenish)
- **greenish** gray (See gray - greenish)
- **greenish** yellow (See yellow - greenish)
- **leather**, looks like burnt: hyos
- **pale**: agar *Ail* ant-c ant-t *Ars* caesal-b *Chel Colch Cupr* cupr-s *Dig Ferr Gymno* hydr *Ip* kali-br *Kali-c* kreos *Lyss* **Merc** merc-cy *Morph* mur-ac nat-c *Nat-m* op ph-ac phos raph rhus-t sec *Sep* stram sul-ac *Verat* vip xan
  : accompanied by:
  : **anasarca** (See GENE - Dropsy - external - accompanied - tongue - pale)
  : **cardialgia** (See STOM - Heartburn - accompanied - tongue - pale)
  : **chlorosis** (See GENE - Chlorosis - accompanied - tongue - pale)
  : **cholera** (See RECT - Cholera - accompanied - tongue - pale)
  : **diarrhea | chronic** (See RECT - Diarrhea - chronic - accompanied - tongue - pale)
  : **diphtheria** (See THRO - Diphtheria - lips - accompanied)
  : **flabby** tongue: acet-ac
  : **furrow** on tongue; one deep red (See Cracked - tongue - one - accompanied - tongue - pale)
  : **heartburn** (See STOM - Heartburn - accompanied - tongue - pale)
  : **indigestion** (See STOM - Indigestion - accompanied - tongue - pale)
  : **intestinal** catarrh (See ABDO - Catarrh - intestinal - accompanied)
  : **phthisis** (See CHES - Phthisis - accompanied - tongue - pale)
  : **scarlatina** (See SKIN - Eruptions - scarlatina - accompanied - tongue - pale)
  : **Edges**: chinin-s
  : **Root**:
  : accompanied by: | **yellow** tongue (See yellow - accompanied - root - pale)
  : **Tip**:
  : accompanied by: | **sides**; livid: *Ail*
- **pasty** coat (See white)
- **purple**: *Cact* hydr *Kali-chl Lach Op Petr* raph stry
  : accompanied by:
  : **diphtheria** (See THRO - Diphtheria - accompanied - tongue - purple)
  : **enlarged** tongue (See Enlarged - tongue - accompanied - purple)
  : **epithelioma** (See GENE - Cancerous - epithelioma - accompanied - tongue - purple)
  : **furrow** on tongue; one deep red (See Cracked - tongue - one - accompanied - tongue - purple)

Discoloration – Tongue

- **purple** – accompanied by: ...
  : **hypertrophy** of the tongue (See Enlarged - tongue - accompanied - purple)
  : **black**: op
  : **spots**: sars
- **raspberry** color: scarl
- **red**: acet-ac *Acon* aloe ant-c ant-t **Apis** arg-n arn **Ars** ars-s-f arum-t aur aur-ar *Aur-m* bac *Bapt* **Bell** bell-p *Bism Bor-ac* borx bry cain *Calc Calc-s* calen *Camph Canth* carb-ac *Carb-v Cham Colch* coloc *Crot-c Crot-h* crot-t *Cupr Cupr-act* cur *Diph* diphtox elaps eos *Ferr-p* fl-ac *Gels* glon hell *Hydr Hyos* ictod *Iod* ip *Kali-bi* kali-br *Kali-c* kali-n lac-ac lac-c *Lach Lyc Mag-m* **Merc** *Merc-c* merc-sul *Mez* moni mosch mur-ac nat-ar nat-m *Nat-s* **Nit-ac** *Nux-v* oci-sa ox-ac paeon pall ped *Ph-ac* **Phos** *Plb* podo psil *Pyrog* ran-s *Rhus-t* rhus-v sars spong stann stram *Sulph* syph tarax tarent *Ter Tub* tub-m *Verat* verb vesp
  : accompanied by:
  : **abscess** (See GENE - Abscesses - accompanied - tongue - red)
  : **diabetes** (See GENE - Diabetes mellitus - accompanied - tongue - red)
  : **diphtheria** (See THRO - Diphtheria - accompanied - tongue - red)
  : **dryness** of tongue (See Dryness - tongue - accompanied - red)
  : **respiration**; complaints of (See RESP - Complaints - accompanied - tongue)
  : **brick** dust coating: anan
  : **bright** red: *Bell Colch* pyrog ter
  : accompanied by:
  . **diabetes** (See GENE - Diabetes mellitus - accompanied - tongue - red - bright)
  . **dropsy** (See GENE - Dropsy - external - accompanied - tongue - red - bright)
  . **scarlet** fever (See FEVE - Scarlet - accompanied - tongue - red - bright)
  : **cherry** red: kali-c
  : **dark** red: bell bry hyos rhus-t
  : **Tip**: diph
  : **fiery** red: **Apis** *Bell* calc-s *Canth* pyrog sang
  : accompanied by:
  . **heartburn** (See STOM - Heartburn - accompanied - tongue - red - fiery)
  . **Face**; erysipelas in (See FACE - Erysipelas - accompanied - tongue - red - fiery)
  : **Tip**: fl-ac *Phyt*
  : **glistening** (✓ *Smooth)*: apis *Canth* com crot-h crot-t glon jal **Kali-bi** *Lach Nit-ac Phos* pyrog rhus-t stram *Ter*
  : **painted**; clean as if: *Calc*
  : **spots**: apis manc *Merc* ox-ac *Ran-s* raph syph *Tarax* ter verat
  : **small**: stram
  : **Sides | right**: sulfonam
  : **strawberry** (See Papillae - erect - strawberry)
  : **stripes**: ant-t arg-met ars pert-vc

▽ extensions | O localizations | ● Künzli dot

Mouth

Discoloration – Tongue

- **red – stripes**: ...
  : **Down** centre; stripe●: ant-t arg-met *Arg-n* arn *Ars Bapt Bell* **Caust** *Cham* colch crot-h *Crot-t* iris *Kali-bi* lach merc-c osm pall *Ph-ac Phos Plb Pyrog Rhus-t Rhus-v Sang Tub* verat **Verat-v**
  . accompanied by:
    grayish yellow centre of tongue (See yellow - grayish - centre - accompanied - centre - red)
    pneumonia (See CHES - Inflammation - lungs - accompanied - tongue - red - centre)
    white tongue (See white - accompanied - centre - red - stripe)
    . **sore**: osm
  : **Edges**; along: nat-m
  : **yellowish** red | **Under** tongue: *Kali-bi*
  : **Anterior** half: lach
  : **Centre**: *Ant-t Ars Bapt* caust cham crot-h kali-bi merc-c nit-ac oci-sa *Phos Rhus-t Rhus-v* sulph **Verat-v**
  : accompanied by:
    . **Sides** | **brown** discoloration (See brown - sides - accompanied - centre - red)
    : **spots**: raph
    : **Root**: bry *Nux-v*
  : **Sides**: acon amyg-p ant-c ant-t apis **Ars** *Bapt* bar-c bell bell-p bry *Canth* carb-an card-m **Chel** colch conv cop *Crot-h* cupr echi *Fl-ac Gels* helon hyd ictod *Iris Kali-bi* kali-p lac-c *Lach* lyc lyss **Merc** merc-c merc-cy *Merc-i-f* mur-ac *Nit-ac* nux-v oci-sa op ox-ac pert-vc *Phos Plb* podo raph *Rhus-t* rhus-v ruta sec sep stram sul-ac **Sulph** tarax verat-v vip
  : **left**: sulfonam
  : accompanied by:
    . **black** discoloration of tongue (See black - accompanied - edges - red)
    . **brown** discoloration of tongue (See brown - accompanied - sides; red)
    . **brown** tongue and red tip (See brown - accompanied - sides and)
    . **mucus** on tongue; yellow (See Mucus - tongue - yellow - accompanied)
    . **typhoid** fever (See FEVE - Typhoid - accompanied - tongue - red - sides)
    . **white** tongue and moist edges (See white - accompanied - edges - moist)
    . **yellow** tongue (See yellow - accompanied - sides - red)
  : **Centre**:
    . **black** (See black - centre - streak - accompanied - sides - red)
    . **white** (See white - centre - accompanied - sides - red)
    . **yellow** (See yellow - centre - accompanied - sides - red)
  : **Tip**: amyg-p ant-t *Apis* **Arg-n Ars** bell bell-p card-p chel chinin-ar com conv crot-h cycl eupi ferr *Fl-ac* helon hipp hyos ictod ip *Lach Lyc* merc-c merc-i-f merc-i-r mez morph *Nit-ac* oena op ox-ac

Discoloration – Tongue

- **red – Tip**: ...
  pert-vc **Phyt** plb **Rhus-t Rhus-v** rob sars sec stram sul-ac sul-i **Sulph** thuj verat verat-v vip
  : accompanied by:
    . **albuminuria** (See URIN - Albuminous - accompanied - tongue - red - tip)
    . **brown** tongue and red sides (See brown - accompanied - sides and)
    . **clean**:
    Sides: mangi
    Tongue: sec
    . **diphtheria** (See THRO - Diphtheria - accompanied - tongue - red - tip)
    . **sides** and brown tongue; red (See brown - accompanied - sides and)
    . **painful**: arg-n cycl
    : **triangular**●: arg-n **Rhus-t** sep
- **reddish** blue (See blue - reddish)
- **reddish** brown (See brown - reddish)
- **rosy**: coli
  : **median** band from the root to the point; with: coli
- **strawberry** (See Papillae - erect - strawberry)
- **white**: *Acon Aesc* aeth agar *Agn* ail alco all-s alum alum-p alum-sil am-c am-m ambr anac androg-p ang **Ant-c** *Ant-t Ant-t* anth *Apis* apoc aran-ix *Arg-n* **Arn Ars** ars-br ars-h *Ars-i Ars-met* ars-s-f asaf asar asc-c atro *Atro-s Aur* aur-m-n *Bapt* bar-c bar-m bar-s **Bell** berb *Bism* bol-la borx bov **Bry** cact caesal-b cain caj **Calc** calc-p calc-sil cann-i cann-s *Canth* caps *Carb-ac Carb-v* carbn-s *Card-m* caul caust *Cham Chel Chin* chinin-ar chinin-s chlol cic *Cimx Cina* cinnb clem cob coc-c *Coca Cocc* coch *Colch* coli coll *Coloc* cop cor-r corn croc crot-t cub cupr cupr-ar cupr-n cupr-s cycl der *Dig* dios dirc dulc echi elaps *Elat Enteroc* equis-h *Eup-per* euph **Ferr** ferr-ar ferr-p *Fl-ac Gels* get gins *Glon* gnaph *Graph* guaj ham *Hedeo* hell hep hipp hydr hydr-ac **Hyos** *Hyper* hypoth ign iod ip iris jug-r just *Kali-ar* **Kali-bi** kali-br kali-c *Kali-chl Kali-i Kali-m Kali-n Kali-p* kali-s kali-sil *Kalm Kreos* lac-ac lac-c *Lac-d Lach* lact lact-v lat-m laur lec lec-h lob *Lyc* lyss m-arct mag-c mag-m malar manc mand mang mangi **Merc** *Merc-c* merc-d *Merc-i-f* merc-sul merl *Mez* mill *Mur-ac Myric* myris naja *Nat-ar Nat-c Nat-m* nat-n *Nat-s* **Nit-ac** nuph *Nux-m Nux-v* nyct olnd *Op* oscilloc osm ox-ac par parathyr *Petr Ph-ac Phos* phys phyt plan *Plb Podo* prun *Psor* ptel **Puls** pyrog ran-b ran-s raph rheum *Rhus-t* rhus-v rob *Rumx* ruta *Sabad* sabin samb sang sars sec sel senec *Seneg Sep Sil* skat **Spig** *Stann* staph still stram strept-ent *Stront-c* sul-ac **Sulph** sumb *Syph* tab tanac **Tarax** tarent tell thuj trios tub vac valer verat verat-v verb vib viol-t zinc zinc-m zinc-p ziz
  : **morning**: agar *All-c* benz-ac calc-p cann-i carbn **Chin** cinnb dig echi elaps *Hell* hyper kali-c *Mag-m* mang mur-ac nat-c nat-p *Nit-ac* phos plan **Puls** ran-s sel seneg sil still sulph sumb zinc
  : **afternoon**: bism
  : **evening**: bism

Mouth

Discoloration – Tongue

- **white**: ...
  - **accompanied** by:
    - **bad** taste (See Taste - bad - accompanied - tongue - white)
    - **cholera** (See RECT - Cholera - accompanied - tongue - white)
    - **cholera**; morbus (See RECT - Cholera - morbus - accompanied - tongue - white)
    - **cholera**-infantum (See RECT - Cholera - infantum - accompanied - tongue)
    - **cholerine** (See RECT - Cholera - beginning - accompanied - tongue - white)
    - **chorea** (See GENE - Chorea - accompanied - tongue - white)
    - **coldness** of tongue (See Coldness - tongue - accompanied - tongue - white)
    - **colic** (See ABDO - Pain - cramping - accompanied - tongue - white)
    - **constipation** (See RECT - Constipation - accompanied - tongue - white)
    - **coryza** (See NOSE - Coryza - accompanied - tongue - white)
    - **delirium** tremens (See MIND - Delirium tremens - tongue - white)
    - **diabetes** (See GENE - Diabetes mellitus - accompanied - tongue - white)
    - **diarrhea** (See RECT - Diarrhea - accompanied - tongue - white)
    - **diphtheria** (See THRO - Diphtheria - accompanied - tongue - white)
    - **dryness** of tongue and endocarditis (See CHES - Inflammation - heart - endocardium - accompanied - tongue)
    - **dysentery** (See RECT - Dysentery - accompanied - tongue - white)
    - **endocarditis** and dry tongue (See CHES - Inflammation - heart - endocardium - accompanied - tongue)
    - **erysipelas** (See SKIN - Erysipelas - accompanied - tongue - white)
    - **flatulence** (See ABDO - Flatulence - accompanied - tongue - white)
    - **flatulent** indigestion (See ABDO - Flatulence - accompanied - tongue - white; STOM - Indigestion - accompanied - tongue - white)
    - **gastric** affections (See STOM - Complaints - accompanied - tongue - white)
    - **giddiness** (See VERT - Accompanied - tongue)
    - **greasy** sensation of tongue: *Iris*
    - **head**; pain in (See HEAD - Pain - accompanied - tongue - white discoloration)
    - **heartburn** (See STOM - Heartburn - accompanied - tongue)
    - **hemorrhoids** (See RECT - Hemorrhoids - accompanied - tongue - white)
    - **hiccough** (See STOM - Hiccough - accompanied - tongue - white)
    - **hysteria** (See MIND - Hysteria - tongue - white)

- **white – accompanied** by: ...
  - **indigestion** (See STOM - Indigestion - accompanied - tongue - white)
  - **influenza** (See GENE - Influenza - accompanied - tongue - white)
  - **insanity** (See MIND - Insanity - tongue - white)
  - **intussusception** (See ABDO - Intussusception - accompanied - tongue)
  - **jaundice** (See SKIN - Discoloration - yellow - accompanied - tongue - white)
  - **mania** (See MIND - Mania - tongue - white)
  - **metrorrhagia** (See FEMA - Metrorrhagia - accompanied - tongue - white)
  - **morbus** cholera (See RECT - Cholera - morbus - accompanied - tongue - white)
  - **nausea** and pain in head (See HEAD - Pain - accompanied - nausea and white)
  - **phthisis** (See CHES - Phthisis - accompanied - tongue - white)
  - **pneumonia** (See CHES - Inflammation - lungs - accompanied - tongue - white)
  - **sunstroke** (See HEAD - Sunstroke - accompanied - tongue - white)
  - **syphilis** (See GENE - Syphilis - accompanied - tongue - white)
  - **typhoid** fever (See FEVE - Typhoid - accompanied - tongue - white)
  - **typhus** fever (See FEVE - Typhus - accompanied - tongue - white)
  - **vertigo** (See VERT - Accompanied - tongue)
  - **worms** (See RECT - Worms - complaints - accompanied - tongue)
  - **Centre**:
    . **brown**: ail oci-sa
    . **dark**: ail nat-p
    . **clean**: diph rham-cal
    . **red**: anth sulph
    stripe down centre; red: caust cham coli *Verat-v*
  - **Edges**:
    . **clean**: arg-n **Mag-m**
    . **dark** streaks along edges: petr
    . **moist** and red: vip
  - **Glands**; swelling of (See GENE - Swelling - glands - accompanied - tongue - white)
  - **Head** and nausea; pain in (See HEAD - Pain - accompanied - nausea and white)
  - **Liver** complaints (See ABDO - Liver - accompanied - tongue; white)
  - **Papillae**; red: *All-s* ant-t ars *Bapt* bond *Med* merc-sul mez **Nux-m** ptel stram sulph tub vac verat
  - **Sides** | **dark** streaks along sides: petr
  - **Stomach**; complaints of (See STOM - Complaints - accompanied - tongue - white)
  - **Tip**:
    . **clean** and clean sides: **Mag-m**
    . **red** tip: hipp mangi streptoc sulph
    . **red** tip and red sides: rumx *Sulph Verat*

▽ extensions | O localizations | ● Künzli dot

Mouth

Discoloration – Tongue

- **white**: ...
  - **apyrexia**; during: *Ip*
  - **bleached**; as if: verat-v
  - **bluish** white: ars ars-h gymno
  - **headache**; during (See HEAD - Pain - accompanied - tongue - white discoloration - bluish)
  - **brownish** white: apoc sarr
  - **catarrh**; after: puls
  - **chalk**; as a layer of: ant-ar **Ars** bism *Merc* phos
  - **cheesy**: lac-c merc-i-f zinc
  - **creamy** white: merc-c
  - **Root** of tongue | **morning**: *Nat-p*
  - **deeply** coated (See heavily)
  - **diagonally**: rhus-t
  - **diarrhea** agg; after: *Kali-m*
  - **dinner**; after: nit-ac
  - **dirty**: cain chin dig dirc *Gels* laur myric nat-p olnd podo rhus-t
    - **accompanied** by | **scarlatina** (See SKIN - Eruptions - scarlatina - accompanied - tongue - white - dirty)
    - **elevated** papillae; with: olnd vac
    - **Centre**: sin-n
  - **fever**; during: *Acon Ant-c* ant-t apis arn **Ars** bell Bry *Cham* chin coloc *Guare* ign ip lach merc nux-m **Nux-v** op ph-ac **Phos** *Puls* rhus-t ruta sabad sep sil sulph verat
  - **fur**; like *(↗heavily; Furry - tongue):* acon aesc ail **Ant-c** *Ant-t* arg-n arn **Bapt** bell *Bism* Bry calc calc-p carb-v card-m *Chel* chin cocc *Cycl* ferr glon graph guaj hedeo *Hydr* ip kali-bi kali-c kali-chl kali-m lac-c lob lyc merc merc-c mez nat-m nux-v ox-ac par petr *Phos* Puls pyrog *Rhus-t Sep* sulph tarax verat-v
    - **morning**: **Merc**
  - **gray**-whitish: levo
    - **Base**: kali-m
  - **heavily** coated *(↗fur):* **Ant-c** ant-t asc-t **Bry** Canth chlol cupr-ar dios ferr-m *Gels Guaj Hydr* iod joan lac-ac lyss **Merc** merc-sul mez *Nat-c* nux-v nyct *Phos* **Puls Rhus-t** still valer
    - **accompanied** by:
      - **angina** (See THRO - Inflammation - accompanied - tongue - white - heavily)
      - **cough** (See COUG - Accompanied - tongue - white)
      - **diarrhea** (See RECT - Diarrhea - accompanied - tongue - white - heavily)
      - **diphtheria** (See THRO - Diphtheria - accompanied - tongue - white - heavily)
      - **typhus** (See FEVE - Typhus - accompanied - tongue - white - heavily)
    - **Brain** complaints (See HEAD - Complaints - accompanied - tongue - white - heavily)
    - **Centre** and liver disease; black streak down (See ABDO - Liver - accompanied - tongue - white)
    - **Centre**; black streak down: *Lept*

- **white – heavily** coated – **accompanied** by: ...
  - **Liver** disease (See ABDO - Liver - accompanied - tongue; white and)
  - **Liver** disease and black streak down tongue (See ABDO - Liver - accompanied - tongue white)
  - **Mouth**; soreness of (See Pain - sore - accompanied - tongue - white - heavily)
  - **Pharynx**; soreness of (See THRO - Pain - pharynx - accompanied - tongue - white - heavily)
  - **Stomach**; catarrh of (See STOM - Catarrh - accompanied - tongue - heavily)
  - **tea** agg: sel
  - **Root** of tongue: cupr-ar *Glon Phyt*
  - **diphtheria**; in (See THRO - Diphtheria - accompanied - tongue - white - heavily - root)
  - **Brain** complaints; with (See HEAD - Complaints - accompanied - root)
  - **melancholia**; after (See MIND - Sadness - tongue - white)
  - **milk** white without coating: *Glon*
  - **milky**: Ant-c *Bell Glon* kali-i merc-cy sul-ac
  - **moist**: arg-n
    - **accompanied** by | **pneumonia** (See CHES - Inflammation - lungs - accompanied - tongue - white - moist)
  - **painted**, as if: **Ars**
  - **pale**: acon aloe ambr anac ang ars berb kreos olnd phos
  - **patches**: *Am-caust* cham morb stict syph **Tarax**
    - **left** upper and under side of tongue: hydrc
    - **red**:
      - **dark** red patches, very sensitive to touch: tarax
    - **insular** patches; with red: morb **Nat-m**
  - **thick**: syph
  - **quartan** fever; in (See FEVE - Quartan - tongue - white)
  - **sadness**; after (See MIND - Sadness - tongue - white)
  - **silvery**, all over: arg-n **Ars** carb-ac glon kali-ar lac-c
  - **slightly** coated (See white)
  - **spots | clean**: am-m manc **Tarax**
  - **stripes**: bell phel
    - **two** white stripes at the margin: phos
  - **strongly** coated (See heavily)
  - **thick**: *Ant-c* iod kali-n puls sin-n
  - **yellowish** white: aloe *Arg-n Ars* ars-s-f cham *Cycl Gels Hydr Kali-bi* mand oci-sa v-a-b
    - **accompanied** by:
      - **diphtheria** (See THRO - Diphtheria - accompanied - tongue - white - yellowish)
      - **indigestion** (See STOM - Indigestion - accompanied - tongue - white - yellowish)

Discoloration – Tongue / Mouth / Discoloration – Tongue

- **white** – **yellowish** white – **accompanied** by: ...
  - meningitis (See HEAD - Inflammation - meninges - accompanied - tongue - white - yellowish)
  - **typhus** fever (See FEVE - Typhus - accompanied - tongue - white - yellowish)
  - **Root**: *Rhus-t*
  - **Back** (See root)
  - **Border** moist and red (See accompanied - edges - moist)
  - **Centre**: arg-n ars bell *Bry* canth card-m chin chinin-s *Croc* cupr gels helon *Ip Kali-chl Kali-m Merc-cy* nat-ar op *Petr Phos* rhus-v sabad sin-n stram sulph tub verat-v
  - **accompanied** by:
    - broad tongue (See Broad - sensation - accompanied - tongue - center)
    - down centre | red stripe (See accompanied - centre - red - stripe)
    - metrorrhagia (See FEMA - Metrorrhagia - accompanied - tongue - white - centre)
    - pneumonia (See CHES - Inflammation - lungs - accompanied - tongue - white - streak - centre)
    - **Sides**:
      - dark streaks along sides (See accompanied - edges - dark)
      - red: bell card-m *Gels Ip* rhus-t ziz
    - **Tip | red**: card-m ziz
  - dark brown (See accompanied - centre - brown - dark)
  - dark streaks along sides (See accompanied - edges - dark)
  - patch; yellowish white: ars-i
  - red stripe down centre (See accompanied - centre - red - stripe)
  - **Edges** (See sides)
  - **Root**: ange-s bell chim *Kali-m* med moni nat-m *Nat-p* pert-vc rhus-v sabad sep tub
  - one side: nux-v
  - **morning**: *Calc-p*
  - **accompanied** by:
    - cardialgia (See STOM - Heartburn - accompanied - tongue - white - root)
    - cholera infantum (See RECT - Cholera - infantum - accompanied - tongue - root)
    - clean tongue: *Nux-v*
    - **Brain** complaints (See HEAD - Brain; complaints of - accompanied - tongue - root - white)
    - **Tip**; clean: hyper
  - boys; in pining: aur
  - fur; with deep: *Nux-v*
  - **Sides**: ange-s bell **Caust** *Cham* hydrc iod *Iris Kali-s Lac-c* **Mur-ac** *Nux-v*
    - one: calc *Daph* irid-met laur lob mez **RHUS-T●** sil thuj

- **white – Sides**: ...
  - right: *Lob*
  - **accompanied** by:
    - neuropathy (See GENE - Neurological - accompanied - tongue - white - sides)
    - typhoid fever (See FEVE - Typhoid - accompanied - tongue - white - sides)
    - **Centre** of tongue and biliary colic; red streak on (See ABDO - Pain - liver - colic - accompanied - tongue)
    - **Centre** of tongue and red tip; red streak on: ars calad
    - **Centre**; brown (See brown - centre - accompanied - sides - white)
    - **Centre**; red streak on: ars caust *Iris* verat-v
  - patches: hydrc sang
  - **Tip**: arg-n canth chinin-s verat-v
- **yellow**: Acon *Adon Aesc* agar aloe alum ammc anan **Ant-c** ant-t *Apis* arg-n *Arn* ars ars-h ars-s-f asc-t *Aur-m* **Bapt** bell *Bol-la* bond bov bry calc-s *Camph* cann-s **Caps** *Carb-v* carl caust *Cham* **Chel** *Chin* chinin-ar chinin-s chion *Cocc* Colch coll *Coloc* com corn *Crot-h* cupr dios *Dulc* epiph *Eup-per* ferr-i *Gels* guat *Hell Hep* hydr hyos *Hyper* iod *Ip Kali-bi Kali-p Kali-s* lac-ac lac-c *Lach Lept Lob* lyc *Mag-c Mag-m* **Merc** merc-act *Merc-c Merc-i-f Merc-i-r Mez* myric *Nat-ar* nat-m *Nat-s* nit-ac **Nux-m** *Nux-v* oci-sa ol-j op ox-ac petr *Ph-ac Phos Phyt Plb Podo Psor* ptel *Puls* pyrog **Rhus-t** rumx sabad sabin *Sang* sanic sec seneg *Sep* **Spig** *Stann Sulph* thuj v-a-b vac vario *Verat Verat-v* verb vip xan yohim zinc zinc-m ziz
  - **morning**: sang
  - **accompanied** by:
    - typhoid fever (See FEVE - Typhoid - accompanied - tongue - yellow)
  - **Centre**:
    - gray: *Merc*
    - greenish: merc-sul
    - red: aur
  - **Root | pale**: *Merc-c*
  - **Sides**:
    - gray: *Merc*
    - indented: chel hydr
    - red: chel *Hell*
  - **Tip | red**: aur
  - bright: merc-i-f
  - shining: Apis
  - creamy: *Nat-p*
  - dirty: **Aesc** *Ars* **Bapt** *Bry Carb-v Cham* **Chel** *Chin Chion* com *Ferr* guat **Hydr** *Indol Kali-bi Kali-chl Kali-s Lach Lept* lyc *Mag-c* **Merc Merc-c Merc-d Merc-i-f** *Myric Nat-p* **Nat-s** *Nux-v Op Ost* phos *Podo* **Puls** *Sang Sep Sulph* vac vario verat-v **Yuc**

618 ▽ extensions | ○ localizations | ● Künzli dot

Discoloration – Tongue

- **yellow – dirty**: ...
  : **accompanied** by:
  . **ascites** (See ABDO - Dropsy - ascites - accompanied - tongue - yellow - dirty)
  . **diphtheria** (See THRO - Diphtheria - accompanied - tongue - yellow - dirty)
  . **indigestion** (See STOM - Indigestion - accompanied - tongue - yellow - dirty)
  . **stomatitis** (See Stomatitis - accompanied - tongue - yellow - dirty)
  : **fever**; during: polyp-p
  : **golden** yellow: *Nat-p*
  : **clay**; looks like half dried: calc-s
  : **grayish** yellow: *Ambr* ferr phyt puls
  : **Centre**:
  . **accompanied** by:
     Centre | red stripe in the centre: *Tub*
     Sides | black: tub
  : **greenish** yellow: *Calc-caust* chion guare kali-p merc-sul mosch
  : **accompanied** by | **schizophrenia** (See MIND - Schizophrenia - tongue - yellow - greenish)
  : **Root**: nat-s
  : **heavily** coated: *Carb-ac Colch* ferr-i nyct sabad
  : **moist**: hydr merc-i-f nat-p
  : **patches**: lil-t petr
  : **stripes**: *Hydr* nit-ac
  : **two** yellow stripes: kali-c
  : **white**: aloe alum *Arg-n Ars* ars-s-f bell *Cham Cocc Cupr* cycl dios *Gels Hydr Kali-bi* lac-c lyss merc-c mez nit-ac paro-i **Rhus-t** sabad sec seneg zinc
  : **thick**: acon *Ars* ars-s-f bac bapt carbn-s gels
  . **Base** (See root)
  . **Root**: ferr **Rhus-t** zinc
  : **Base**: agar arg-n ars bol-la calc-s chin chinin-s kali-bi kali-s *Merc* merc-c merc-cy **Merc-i-f** merc-sul **Nat-p Nat-s** *Nux-v Ost* phos rhus-t sabin sang *Sanic* sep *Sin-n* sul-i ter
  : **bright**: merc-i-f
  : **golden** yellow: *Nat-p*
  : **looks** like half dried clay: calc-s
  : **stripe** running along the center to tip; with a narrow, yellow: stict
  : **Centre**: ant-t *Bapt* bry carb-an chinin-s coll dulc fl-ac hell *Hep Lept* merc-cy *Phyt* puls stram verat-v
     : **accompanied** by:
     . **Centre | red** stripe: tub
     . **Sides | red**: *Chel* hell merc-i-f
  : **greenish** (See accompanied - centre - greenish)
  : **stripe** in centre; yellow: puls
  : **Edges** red (See accompanied - sides - red)
  : **Root**: ange-s gink-b merc-i-f *Nat-p* nat-s phyt tamrnd
  : **accompanied** by | **Tongue**; black discoloration of the (See black - accompanied - root - yellow)
  : **Sides**: ange-s *Mag-m* plb

Mouth

Discoloration – Tongue – yellow – Sides: ...
  : **left**: tamrnd
  : **accompanied** by gray centre: phos
  - **yellowish** brown (See brown - yellowish)
  - **yellowish** red (See red - yellowish)

DRAWN:
- **backward**:
  o **Tongue**: tarent
  : **preventing** speech: tarent
- **up**:
  o **Tongue**: chin

DROPPING:
- **food | left** corner: nux-v

DRYNESS:
abrom-a **Acon** aesc aeth agar agn all-c allox aloe *Alum* alum-p alum-sil alumn *Am-c* ambr anac ang *Ant-c Ant-t* anthraco aphis *Apis Arg-met* arg-n *Arn* **Ars** *Ars-h Ars-i Ars-met* **Ars-s-f** *Arum-t* asaf asar *Atro Aur* aur-m bapt **Bar-c Bar-m** bar-s **Bell** berb beryl **Borx** both-ax bov brom bros-gau **Bry** cadm-a cadm-met cadm-s calad *Calc* calc-p calc-s calc-sil *Camph* **Cann-i** *Cann-s Canth* **Caps** carb-an **Carb-v** *Carbn-s* caul *Caust* cedr *Cench* **Cham** *Chel* **Chin** chinin-ar chinin-s chlor chloram cic cimic *Cinnb* cist cob-n coc-c *Cocc* coff colch *Coloc* com con cop cor-r cortico cortiso croc **Crot-c** *Crot-h Cupr* cur cycl cyt-l dios dub dubo-m *Dulc* echi euph euphr *Ferr Ferr-ar* ferr-i ferr-p *Gamb Gels* ger glon *Graph* ham helia hell helon hipp hippoz hist **Hyos** *Hyper* **Ign** ind iod ip iris-t jab jac-c jatr-c *Kali-ar* **Kali-bi** kali-br *Kali-c Kali-chl Kali-i Kali-n Kali-p* kali-s kali-sil lac-ac lac-c lac-d **Lach** lact **Laur** lec led *Lil-t* lob **Lyc** lyss m-ambo m-arct *Mag-c* **Mag-m** mag-s manc mand mang med menis **Merc** merc-c merc-i-f merl *Mez* mill moni *Morph* mosch *Mur-ac* musa *Myric* **Naja** narc-ps (non: nat-act) **Nat-ar Nat-c Nat-m** nat-p **Nat-s** nicc *Nit-ac* **Nux-m Nux-v** oena ol-an olnd onos *Op* ox-ac oxyt par *Petr* **Ph-ac** phel **Phos** *Phyt* pic-ac plat *Plb Psor* ptel *Puls* pyrog *Rad-br* ran-b ran-s rat rauw rheum *Rhod* **Rhus-t** rumx ruta sabad sabin sal-ac samb sang sanic sarr *Sars* sec sel senec *Seneg* **Sep** ser-a-c **Sil** sin-n sol-ni spig *Squil Stann* staph *Stram Stront-c* sul-ac sul-i sulfonam **Sulph** tab *Tarent* tell ter thea ther thuj tub tub-m vac **Verat Verat-v** visc wye zinc zinc-p
- **morning**$_{\bullet}$: am-c ambr arg-n arn **Bar-c** bar-i bar-m bar-s berb bros-gau bry cann-s caps carb-an carb-v *Carbn-s Cham* chin cimic coff cop cortiso *Dios Ferr Graph* jac-c kali-c kali-n kali-p *Lyc Mag-c* mag-m manc mang **Mosch** mur-ac nat-c nat-s *Nit-ac Nux-v* ol-an op par petr ph-ac plb podo **Puls** *Rhus-t Sabad* sang sars sec senec seneg *Sep* spig **Sulph** thuj verat zing

Dryness – morning / Mouth / Dryness – Palate

- **waking**; on● (⤤*SLEE - Waking - dryness*): alum am-c ambr ammc apoc bell calc carb-v clem cob coca graph iris kali-c **Lac-c** *Lyc* m-arct mag-c mang naja ol-an *Par Phos Podo Rhus-t* sel sep spig stram stront-c tarax tub
  ○ **thirstless**: ambr
- **forenoon**: allox caust sars seneg
- **afternoon**: bung-fa laur mag-c ph-ac
- **evening**: aloe alum am-c bar-c bov bry cann-s cann-xyz cench cycl kali-c lyc merc-c mez naja nux-m phos plat *Senec* sulph verat
- **night●**: acon am-c *Ant-c* ars-i *Arum-t* bell bry calc *Carbn-s Caust Cench* cina *Cinnb Cocc* coff dios eupi gal-ac glon graph jatr-c kali-c **Lyc●** *Mag-c* mag-m nit-ac *Nux-m* **Nux-v●** phel **Phos●** *Pic-ac* ran-s *Rhus-t* rumx sel senec **Sep●** sil *Sulph* tarent tub
  - **waking**; on (⤤*SLEE - Waking - dryness*): ambr ars-i *Carbn-s* graph *Rat* **Rhus-t●**
  ○ **followed** by | **perspiration**: rein
  ○ **thirstless**: ambr
- **accompanied** by:
  - **saliva**; frothy: cocc
  - **Teeth**; pain in (See TEET - Pain - accompanied - mouth)
- **alternating** with | **salivation** (See Salivation - alternating - dry):
- **chewing** food agg: ferr thuj
- **chill**; during: acon apis *Arn* ars bar-c bell bry cham chin hyos ign kali-c lach lyc m-aust mag-m merc *Mez* mur-ac nit-ac nux-m *Nux-v* petr *Ph-ac Phos* ran-b *Rhus-t* sabad *Sep* staph stram *Sulph Thuj* verat
- **cold** water | **amel**: abrom-a cadm-met cortico ser-a-c
- **coryza**; during: alum *Nux-v*
- **diarrhea**; during (See RECT - Diarrhea - accompanied - mouth)
- **dinner**:
  - **after** | agg: kali-n
  - **before**: kali-n
- **drinking**; even after: chion
- **drinks** | **amel**: cortico
- **eating**; after: sulph
- **entering** the house amel: nux-m
- **exertion** agg: gins
- **fever**; during: *Ars Asar Bell* bry chin cocc coff lach lyc m-ambo m-aust mur-ac *Nit-ac* **Nux-m** *Nux-v* op petr *Ph-ac Phos* sabad sep spig stram sulph thuj valer verat zinc
- **menses**; during: *Cedr* **Nux-m**
- **moisten** food, cannot: ars merl
- **rinse**; must: cinnb
- **saliva** amel: acon

- **salivation**; with: alum aral colch kali-c lyc mag-m *Merc* nat-m plb
- **sand** in it, as if: ars bov cist gins rhus-r
- **sensation** of: acon aeth aloe apis arg-met ars asaf aur bell *Bry* calc-p *Cann-s* caul chin chion cic cina cocc *Colch* dios dros euph glon iod kali-c lyc m-aust malar nat-c **Nux-m** olnd phos plb rheum rhus-t spig stram stront-c sul-ac verat viol-o viol-t
  - **morning**: asaf stront-c
  - **moist** mouth; with: acon malar nux-m sulph viol-t
  - **mucus**; coated with: acon bell dios kali-c merl
  - **saliva**; with increased: calc kali-c malar *Merc*
- **sleep**:
  - **during**: nux-m
  - **preventing** sleep: apis calc caust kali-c lach *Nux-m Par* puls tarent
- **swallowing** agg: bell cortiso lyc
- **thirst**; with: abrom-a acon allox aloe alum am-c aphis arg-n arn ars *Bar-c* **Bell** berb *Bry Camph* cann-i canth carb-an *Carbn-s* caust cench cham chel *Chin* chinin-s cina cinnb coc-c cocc colch cycl dig *Ferr-p* graph kali-bi *Kali-br* kali-i kali-sil kreos *Lach* laur *Lec* lyc lyss mag-m *Merc-c* mez mill *Mosch Nat-c* **Nat-m** nat-s nit-ac *Nux-m* op petr *Phos* plat *Rhus-t* sars sec sil *Stram* sulfonam sulph tab thuj tub verat
  - **thirstless**: acon all-c aloe alumn *Ambr* ang apis arn ars asaf *Bell* **BRY** calad *Camph* cann-i cann-s caps carb-an carb-v caust *Cocc* coff dios dulc euph euphr gels glon guare hyos ign jatr-c kali-bi kali-c kali-n kali-sil lac-c lach lob *Lyc* m-arct m-aust mag-c *Mag-m* mez mosch nat-m nit-ac **NUX-M** *Nux-v* onos op *Par* ph-ac phos **Puls** pycnop-sa ran-s rheum ruta sabad sabin samb sanic sars *Sep Sil* spig *Stram Sulfonam Sulph* thuj tub valer verat
  - **water** in mouth to moisten it and then spits it out; desires to hold: nux-m
- **walking** in open air agg: sil
- **warm** drinks | **amel**: cadm-met cortiso
○ **Anterior** part: *Ars* bry nux-v
- **Forepart** (See anterior)
- **Gums**: bar-c con ther
- **Lips**; inner side of | **Lower** (⤤*FACE - Dryness - lips*): asar
- **Mucous** membrane: alum
  - **accompanied** by | **catarrh** (See NOSE - Catarrh - accompanied - mucous)
- **Palate**: acon aesc agar *All-c* allox ang *Apis* arg-met arg-n arn asar atro *Bell Bry* bufo *Calc Camph* cann-s *Carb-an* card-m chel chin chlor cina *Cist* coc-c cocc coloc cop cycl *Dros Fl-ac* glon graph grat hell *Hyos* lac-ac lach led mag-c mang meny *Merc* merc-sul merl mez myric *Nat-m* nit-ac **Nux-m** nux-v olnd op par ph-ac **Phos** phyt plb puls rauw samb *Seneg* sep staph *Stict Stram* stront-c **Sulph** thuj **Verat** viol-o zing

620   ▽ extensions | O localizations | ● Künzli dot

| Dryness – Palate | Mouth | Dryness – Tongue |

- **one**-sided: *Fl-ac*
- **morning**: cann-s phyt
  : **waking**; on: mez *Puls Sulph*
- **forenoon**: phos
- **evening**: chlor *Cycl* fl-ac staph
- **night**: *Calc Nux-m*
- **air** agg; in open: mang
- **eating**; after: bry
- **nausea**; with: dig
- **sensation** of: acon arn bry dros par plb viol-o
- **talking** agg: graph
- ○ Soft palate | **leather**; feels like: bell *Dros* nux-m *Stict*
- - **Posterior** part only: ars mez mosch thuj
- - **Tongue** (↗*Adheres):* abrom-a acet-ac achy-a **Acon** aeth **Agar Ail** aloe alumn ambr ant-c *Ant-t* **Apis** apoc arg-met *Arg-n* **Arn Ars** *Ars-h Ars-i Ars-s-f* art-v *Arum-t* atro atro-s aur aur-ar aur-i aur-m *Bapt* bar-c bar-i *Bar-m* bar-s **Bell** borx **Bry** bufo cact cain **Calc** calc-ar calc-i *Calc-p* calc-s **Camph** cann-s canth carb-ac *Carb-an Carb-v* **Carbn-s Caust** cench **Cham** *Chel* **Chin** chinin-ar chinin-s chlor chlorpr *Cic Cist* clem coc-c **Cocc** coff *Colch* com con cory croc *Crot-h Crot-t* **Cupr** cyt-l daph dios *Dulc* elaps emb-r ery-a eup-per ferr-m *Fl-ac* gamb gels glon graph guare **Hell** helon hippoz *Hydr* **Hyos** *Iod* **Ip** *Kali-ar* **Kali-bi** kali-br kali-p *Kali-i* kali-p *Kalm Kreos Lac-ac* **Lach** laur *Leon* lina luf-op *Lyc* lyss **Mag-m** mag-s manc mand **Merc** *Merc-c* merc-i-f *Merc-i-r* merc-sul merl mez moni **Morph** mosch **Mur-ac** musa mygal naja *Nat-ar Nat-c Nat-m* nat-p nep *Nit-ac* **Nux-m** *Nux-v* olnd op ox-ac pall par petr *Ph-ac Phos Phyt Pic-ac* plan-mi *Plb Podo* psil **Psor** ptel **Puls** *Pyrog* rauw **Rhus-t** rumx sang sarr *Sec* seneg *Sep* sin-n *Spong* staph stram *Stront-c Sul-ac* sul-i **Sulph** tab tarax tarent **Ter** thuj *Tub* vac *Verat* **Verat-v** vib *Vip* visc zinc
- **morning**: ambr arg-n *Bapt Bar-c* bar-s calc canth carbn-s *Cist* clem graph hell kali-c kali-p naja *Nit-ac* **Op** plb *Puls* sep *Sulph*
  : **waking**; on: arg-n bapt *Calc Clem* coc-c *Mez Nux-m* ol-an **Op** *Par Phos Podo* **Puls Rhus-t** sanic sep **Sulph** tarax
- **afternoon**: borx
- **evening**: aloe arg-n iod **Nux-m** petr senec tarent
- **night**: all-s ang ars-i *Calc Carbn-s* mez nat-c **Nux-m** nux-v *Pic-ac* rumx tarent
- **accompanied** by:
  : **black** discoloration of the tongue: *Ars Lach* **Lyc** merc merc-sul *Verat*
  : **brown** discoloration: *Ail* **Ant-t** *Ars* bapt bell *Bry* cact cocc *Hyos* kali-p **Lach** merc *Plb* **Rhus-t** *Spong* sulph *Tart-ac Vip*
  : **yellowish** brown: *Lachn*
  : **burning** pain: cyt-l

- **Tongue – accompanied** by: ...
  : **diabetes** (See GENE - Diabetes mellitus - accompanied - tongue - dry)
  : **diarrhea** (See RECT - Diarrhea - accompanied - tongue - dry)
  : **endocarditis** and white tongue (See CHES - Inflammation - heart - endocardium - accompanied - tongue)
  : **mucus** (See Mucus - tongue - accompanied - dryness)
  : **peritonitis** (See ABDO - Inflammation - peritoneum - accompanied - tongue - dryness)
  : **pleuritis** (See CHES - Inflammation - pleura - accompanied - tongue - dryness)
  : **pneumonia** (See CHES - Inflammation - lungs - accompanied - tongue - dryness)
  : **red** discoloration of the tongue: ant-t   *Merc-c* sulph
  : **rheumatism** (See EXTR - Pain - rheumatic - accompanied - tongue - dryness)
  : **roughness** of tongue: calc *Laur*
  : **scarlatina** (See SKIN - Eruptions - scarlatina - accompanied - tongue - dryness)
  : **sore** pain: rauw
  : **thirst** (See STOM - Thirst - accompanied - tongue - dryness)
  : **thirstlessness** (See STOM - Thirstless - accompanied - tongue)
  : **typhoid** fever (See FEVE - Typhoid - accompanied - tongue - dryness)
  : **white** tongue and endocarditis (See CHES - Inflammation - heart - endocardium - accompanied - tongue)
  - **Abdominal** tension: ter
- **fever**; during: ant-t apis **Ars** asaf *Bapt* **Bell** bry calc carb-an carb-v cham dulc hyos lach lyc mez mur-ac *Nat-m Nit-ac* **Op** par petr **Ph-ac Phos** rhus-t stram sulph verat
- **menses**; during: *Cedr* nux-m sul-ac tarent
- **powder**; as if tongue would fall into: **Nux-m**
- **sensation** of: *Acon* arg-met arn *Ars* ars-i bell brom *Calc* camph caps chin cimic *Cocc* coff colch con mang **Nat-m Nux-m** ph-ac puls rhus-t ruta sang staph valer
- **sleep**; during: nux-m tarent
- **thirst**; without: nat-c
- **waking** on (See morning - waking)
- ○ **Anterior** part: *Rumx*
- **Center**: *Acon* ant-c ant-t arg-met *Arum-t Bapt Colch Crot-h* hyos *Lach* **Phos** phyt rhus-t seneg *Stram* sul-ac verat
  : **Sides** moist: *Apis*
  : **Forepart** (See anterior)
- **Half**: bell sang
- **Root** of: all-c camph
- **Tip**: apis arn bell bry caps *Carb-v* cod *Ind* merc-c mez *Nux-m Nux-v* op ox-ac phos *Phyt* psor puls *Rhus-t Rumx Sec* term-c valer

Dryness – Tongue   **Mouth**   Eruptions – vesicles

- **Tip**: ...
  : **accompanied** by:
  : **tongue**; clean (See Clean - accompanied - dryness - tip)
  : **moist**: bry
  : **sensation** of: caps
- **DULLNESS** of tongue (= not smooth): *Sep*
- **EATING**:
- while:
  - **amel**: alum benz-ac carb-an croc *Lach* lyc staph zinc
- **ECCHYMOSES**:
- **dark** red, bloody: anthraci *Ter*
- o **Tongue**: *Phos* plb
- **ELONGATION**; sensation of:
- o **Gums**; of: *Nit-ac*
- **Palate**: stry
- **Tongue**; of: mur-ac
- **EMACIATION** (See Atrophy)
- **ENLARGED**:
- **sensation** as if: bell
- o **Tongue** (↗*Clumsy - tongue; Swelling - tongue*): acon ars ars-h ars-i aza colch crot-h cupr cupr-n dig glon graph hydr iod kali-bi kali-br kali-i *Kali-m* lac-c lyss merc merc-c merc-d nat-ar nat-m *Nit-ac* nux-v ox-ac par petr phos plb sanic sep
  - **accompanied** by:
    : **indented** tongue: iod *Kali-m*
    : **purple** discoloration of the tongue: *Kali-m*
  - **sensation** as if (↗*Broad - sensation*): *Absin* acon alum ars caj card-m caust colch crot-t cupr dig gels glon hydr kali-bi kali-i lac-ac merc-c nat-ar ox-ac par petr phos phys plb polyg-pe puls rat sep spig xan
- **EPULIS**: calc lac-c *Nat-m* plb plb-act *Sil Sulph Thuj*
- **soft** and painless: calc
- **EROSION** of tongue (See Mucous membrane - excoriation - tongue)
- **ERUPTIONS**: *Bell-p* cob-n hed merc
- **herpes**: bell-p hed
  - **sea** bathing; after: zinc
  - o **Tongue**; on: *Nat-m Zinc*
  - **Root**: zinc
- **pemphigus** (↗*SKIN - Eruptions - pemphigus*): phos
- **pimples**: caps dulc ferr-i hydr manc merc *Nat-p* ped verat
  - o **Cheeks**:
    : **left**: pert-vc
    : **followed** by | **right**: pert-vc
    : **Inner**: caps
    : **And** lips: berb
    . **red** and painful: berb
  - **Gums**: berb staph
  - **Lips**; inner side of: mag-m
  - **Palate**: bapt dulc mur-ac nux-v psil rumx thuj

Eruptions – **pimples**: ...
- **Tongue**: apis bell berb brom *Calc-p* caps hell lyc manc nat-p *Nux-v* plb *Sulph* tarax
  : **painful**: arg-n bell graph mang **Nit-ac** nux-v sulph
  : **bleeding**: graph
  : **Below**: nat-c
  : **Sides**: apis arg-n *Brom* hura nat-c **Nit-ac** osm sulph
  : **Tip**: *Bell* caps *Hell Kali-c* lyc *Nat-c* nat-p sep
  : **painful** when touched: bufo caps
- **psoriasis** | **Tongue**: *Castor-eq* graph kali-bi *Mur-ac Sep*
- **pustules**: bell-p
- **ringworm**: ran-s sanic tarax
  - o **Tongue**: nat-m sanic
  : **right** side: *Nat-m* sanic
- **scabs** | **Lip**; upper: borx
- **vesicles**: abel agar am-c am-m ambr *Anac* ant-t **Ars** ars-s-f aur aur-ar aur-s *Bar-c* borx *Calc* calc-s *Canth* caps *Carb-an Carb-v* cham *Chel* chim chin cinnb crot-t cund cupr fago gamb graph hell iod *Kali-ar* kali-bi kali-c kali-m lac-c m-ambo *Mag-c* manc med *Merc* mez moni nat-ar *Nat-c Nat-m* nat-p nat-s nit-ac nux-v oena ox-ac phos psor rhod rhus-t sep spig spong *Staph Sul-ac* sulph ter *Thuj*
  - **bathing** in the sea; from a: zinc
  - **biting**: nat-m rhod
  - **blood** vesicles: agar canth *Chel* led nat-m sec
  - **burning**: am-c *Am-m* ambr apis arg-met ars bar-c bar-s bry *Caps Carb-an* cycl gamb *Kali-c* kali-chl **Kali-i** kali-n *Lyc Mag-c* mang merl mez mur-ac nat-ar nat-c *Nat-m* nat-s phel psor seneg spong sulph thuj
  - **cold** things amel: *Nat-s*
  - **cutting**: mag-s
  - **gangrenous**: sec
  - **menses**; before: mag-c
  - **painful**: *Anac* apis berb caust kali-c *Nat-c* nux-v phos
  - **sore**, smarting: apis arg-met lyc sulph
  - **stinging**, stitches: **Apis** cham hell kali-chl nat-m spong
  - **suppurating**: mag-c phos
  - **ulcers**, becoming: calc *Carb-an* clem *Merc*
  - **whitish**: berb canth mez phos *Thuj*
  - **yellow**: agar cycl zinc
  - o **Cheeks**; inner side of: calc mag-c med
  - **Gums**: *Ars* bell berb canth *Carb-an Carb-v* daph *Dulc Iod* kali-c *Mag-c Merc* mez nat-s *Nux-v* petr rhus-v sep *Sil* staph **Sulph** zing
    : **black**: petr
    : **burning**: bell mag-c mez sep
  - **Lips**:
    : **Inner** side of: cob-n sep sil
    : **Lower** lip | **Inside**: phos
  - **Palate**: carb-v iod *Mag-c* manc nat-s nit-ac phos rhus-t sulph
  - **Tongue**: acon **Am-c** am-caust *Am-m* ant-c **Apis** *Arg-met* **Ars** *Bar-c Bell* berb *Borx* brom bry *Calc*

622   ▽ extensions | O localizations | ● Künzli dot

Eruptions   Mouth   Froth

- vesicles – Tongue: ...
  calc-p *Canth Caps Carb-an* carb-v *Caust* cham chim chin chinin-ar chlol chlor clem croc cund cupr *Graph Ham Hell* indg *Iod* kali-ar *Kali-c* kali-chl kali-i kali-n *Lac-ac Lacer Lach* Lyc *Mag-c* mag-m manc mang med *Merc* merl mez *Mur-ac Nat-ar* nat-c **Nat-m** nat-p nat-s **Nit-ac** *Nux-v* phel phos phyt plb psor puls ran-s rhod **Rhus-t** rhus-v sabad sal-ac sars *Sep* spig spong squil *Staph* stram *Sul-ac* **Sulph** *Thuj* tub verat vip zinc zinc-p zing
  : **bleeding** from slightest touch: *Mag-c*
  : **burning**: *Acon* am-c *Apis* arg-met ars bar-c bar-s bry *Calc* calc-p *Caps Carb-an Graph* kali-chl **Lyc** *Mag-c* mang mez *Mur-ac* nat-s *Nit-ac* sal-ac sep Spig spong *Sul-ac Sulph Thuj*
  : **fire**; like | **right** side: *Phel*
  : **eating**; after: phos
  : **painful**: *Ars Borx* canth **Caust** graph kali-c mag-c nux-v sal-ac sep zinc
  : **raw**: lyc
  : **red**: borx
  : **scalded**, as if: lyc plat
  : **stinging**: *Cham* kali-chl kali-m
  : **suppurating**: mag-c
  : **ulcers**, becoming: *Calc* clem *Lach* tub
    : **painful**: tub
    : **small**: tub
  : **Below**: am-c bar-c bell *Cham* chin graph *Ham* lacer *Lach* rhod rhus-v *Staph*
    : **burning**: nit-ac
  : **Frenum**: plb
  : **Sides**: am-c *Apis* arg-n berb-a *Calc* canth *Carb-an* carb-v caust ham lach mag-c mang merc-cy nat-c *Nat-m Nat-p* nat-s phos *Phyt* sep *Spong* sulph *Thuj*
  : **ulcers**; become: *Calc*
  : **white**: thuj
  : **Tip**: agar am-c *Am-m* aphis *Apis Bar-c Bell* berb *Calc-p* caps carb-an **Caust** cycl *Graph Hydr* indg kali-c *Kali-i* kali-n *Lach* **Lyc** merc-i-r mur-ac nat-c **Nat-m** *Nat-p* nat-s phos *Puls* sal-ac sep thuj
    : **burning**: am-c bar-c *Carb-an Cycl* kali-m mur-ac phos
    : **sensation** as if: bell sin-n
  ○ **Palate**: ars kali-bi merc
  - **Tongue**: nat-m sars zinc

EXCORIATION (See Mucous membrane - excoriation; Scorbutic)

EXCRESCENCES:
- **painful**: staph
○ **Gums**: calc caust nat-m ph-ac plb *Staph*
- **Tongue** | **Below**: *Ambr* dros staph

EXFOLIATION (See Mucous membrane - excoriation - scaling)

EXOSTOSIS at roof of mouth: asaf *Aur*

EXUDATION (See Mucous membrane - blood)

FETID BREATH (See Odor - putrid)

FILTHY Tongue (See Discoloration - tongue - dirty)

FINGERS in the mouth, children put● (↗*Put everything; MIND - Gestures - fingers - mouth; MIND - Gestures - tics)*: *Calc* calc-p *Cham* hell **Ip** lyc med nat-m nat-s nit-ac **Phos** sil sulph ther verat

FISSURED (See Cracked)

FIST in the mouth; children put: ip

FISTULA:
○ **Gums** (↗*Abscess - gums)*: *Aur Aur-m Bar-c Borx Calc Calc-f* canth **Caust** coch **Fl-ac** hecla hep *Kali-chl Lyc* mag-c *Nat-m* nit-ac petr ph-ac phos puls **Sil** *Staph Sulph*
○ **Canine**:
  : **Upper**; near (= near eyetooth)
  : **right**: fl-ac
- **Incisors** | **Upper**: canth
- **Palate**:
  ▽ **extending** to | **Antrum**: merc

FLABBY tongue: ant-t ars calc-s **Camph** cas-s chel chinin-s cimic *Cub* dig *Hydr* ign kali-bi kreos *Lycps-v Lyss Mag-m* med **Merc** merc-c *Merc-d* mur-ac nat-m nat-p nit-ac nux-v *Ph-ac* podo pyrog rhus-t sanic *Sep* stram ter term-c verat xan yuc
- **accompanied** by:
  • **diarrhea** (See RECT - Diarrhea - accompanied - tongue - flabby)
  • **dysenteria** (See RECT - Dysentery - accompanied - tongue - flabby)
  • **pale** tongue (See Discoloration - tongue - pale - accompanied - flabby)
  • **soft** tongue: ars-h
  • **stomatitis** (See Stomatitis - accompanied - tongue - flabby)
  ○ **Liver**; induration of (See ABDO - Hard - liver - accompanied - tongue - flabby)

FLAT:
○ **Tongue**:
  • **accompanied** by | **Sides**; raised: *Kali-bi*

FOAM (See Froth)

FOLDED tongue, like little bags on sides: anis
- **lead** colic; in: alumn

FOOD | **escapes** from mouth when chewing: *Arg-n*

FORMICATION (See Crawling)

FROTH, foam from mouth (↗*Saliva - soapy):* absin acet-ac acon aeth agar alet am-m aphis *Ars* ars-s-f art-v asaf *Bell* brom *Calc Camph* cann-i canth *Carb-ac* carb-v *Caust Cedr Cham Cic Cina* cocc *Colch* con cori-m *Crot-c Crot-h* **Cupr** cupr-act *Glon* hydr-ac **Hyos** *Ign* kreos *Lac-c Lac-d Lach* lact *Laur* **Lyc** lyss *Mag-m* mosch naja nux-m *Oena* olnd *Op* par ph-ac phos plb rhus-t *Sec Sil* stann *Stram* stry sul-ac *Tab* tart-ac teucr ther *Verat* verat-v
- **bloody**: absin bell canth *Crot-c* crot-h cupr *Hyos Ign* lach merc-c oena plb sec *Stram*
  • **morning**: crot-c

Mouth

- **coma**; with (See MIND - Coma - mouth)
- **convulsions**:
  - **after**: sil
  - **during** (↗GENE - Convulsions - epileptic - during - froth): aeth agar ars Art-v bell *Bufo* camph canth *Caust Cham Cic Cina* cocc colch *Cupr* gels *Glon* hydr-ac *Hyos* lyc lyss med *Oena Op* staph *Stry* sulph tax vip
- **eggs**; odor of rotten: bell
- **reddish**: bell canth hyos *Lach* sec stram
- **shaking** chill, during: ther
- **sleep** agg; during: sil stram
- **talking** agg: *Lac-d* plb
- **white**-milky: aeth
- **yellow**-green: *Sec*
○**Tongue**:
  - accompanied by bubbles on sides of tongue: nat-m
  ○ **Edges**: am-c apis iod *Nat-m* phos

FURRY: ther
○**Gums**: sul-ac
- **Tongue** (↗Discoloration - tongue - white - fur): allox ant-t ars *Bapt* bell bism both-ax canth *Card-m* chinin-ar chinin-s coca colch cycl ferr-pic gels guaj lyc merc myric nux-m *Nux-v* oci-sa phos puls rheum rumx ven-m
  ○ **Anterior** part: anh mand
  - **Root** of: guat

GAGGING (See STOM - Gagging)
GANGRENOUS: ars bapt bism chinin-s *Crot-h* ferr-ar hydr *Kali-chl* kali-p *Kreos Lach* merc merc-c merc-d *Mur-ac* sec sil sul-ac sulph
- accompanied by | measles: ars kali-chl lach
- **children**; in: **Ars** casc
○**Gums**: bism *Lach* **Merc-c** *Sec*
  - **scabs**: chin sulph
- **Tongue**: *Ars Bell* bism kali-c lach merc phos *Sec*

GINGIVAL FISTULA (See Fistula - gums)
GINGIVITIS (See Inflammation - gums)
GLANDULAR SWELLING (See Swelling - glands)
GLAZED:
○**Palate**: atro beryl *Hyos* lac-c
  ○ **Velum**: *Carb-ac*
  - **Tongue** (See Smooth)

GLISTENING tongue (See Smooth)
GLOSSITIS (See Inflammation - tongue)
GLOSSY Tongue (See Smooth)
GLUED up sensation: mur-ac
GLUTINOUS (See Mucus - ropy; Saliva - gluey)
GRASPING at mouth (↗MIND - Gestures - tics): dulc sil
GREASY sensation: card-m fl-ac iris ol-an sabin
○**Gums**: iris tril-p
  - **Palate**: asaf card-m iris kali-p ol-an
  - **Tongue**: *Iris* phys tril-p yuc

Greasy – Tongue: ...
  - accompanied by | **tongue**; white (See Discoloration - tongue - white - accompanied - greasy)

GROWTHS (See Excrescences)
GUMBOIL (See Boils)
HAIR; sensation of a: ther
○**Palate**; on: *Ars Kali-bi*
- **Tongue**: all-c all-s apis arg-n ars carbn-s coc-c *Kali-bi* lyc *Nat-m* nat-p nit-ac *Nux-v* puls ran-b **Sil** sulph
  - **reading** agg: all-s
  ▽ **extending** to | **Trachea**: sil
  ○ **Anterior** part: **Sil**
  - **Posterior** part (See root)
  - **Root** of: kali-bi
  - **Tip**: *Ars Lyc Nat-m* nat-p sil

HAIRY tongue (↗Roughness - tongue): chloram
HARD:
- **body** at palate; sensation of a: mang
- **spot**: caust
○**Palate**: bell borx calc hyos *Nit-ac* nux-v *Phos*
- **Tongue**: aur hyos hyosin *Kali-m*
○ **Edges**:
  : accompanied by:
  : **cracked** tongue | **Edges** (See Cracked - tongue - edges - accompanied - hard - edges)

HEAT: *Acon* aconin aeth agro aloe alum am-c anan ant-t *Apis* arg-n *Ars* ars-h asaf asar aur aur-s *Bad* **Bell** bond **Borx** bov brach brom *Calc Calc-s Camph* canth carb-an *Carb-v* caul **Cham** chel chin chinin-ar *Cimic* cinch cinnb clem *Colch* croc crot-t cupr cupr-s dor ferul fl-ac gels hyos *Hyper* jab *Jatr-c* kali-bi *Kali-chl Kali-i* kali-m kali-s kali-sula kreos lac-ac laur lyc mag-c mag-m manc merc merc-c merl mez mosch naja nat-c nat-m nat-s nit-ac petr **Phos** plat plb psor puls rhus-t sabad *Sal-ac Senec* seneg sep sil *Spig* spong squil stram *Stront-c* **Sulph** verat zinc
- **morning**: abrot nat-c
- **afternoon**, 17 h: hyper
- **night**: am-c cinnb phos *Sulph*
- **children**; in | **mother's** nipple; mouth of child feels hot to: borx
- **coryza**; during: mag-m
- **diarrhea**; during: *Borx*
○**Gums**: *Acon* anan ars *Bell* **Caps** carb-v *Cham* con *Dulc* eup-pur ferr-p *Kreos* lyc mag-c **Merc** merc-c mez mur-ac nat-s *Nux-v* par petr ph-ac phos puls rhus-t sep sil stront-c sulph
  - **cold** sensation in teeth; with: anan
- **Palate**: acon bol-la *Camph* canth carb-v cham cina dig dulc ign lach led mag-c *Mez* ran-b seneg squil
- **Tongue**: acon alum am-c ang *Apis* arn ars asar aur-m bar-c **Bell** bry calc canth caps carb-an carb-v caust cham chin cimic coff *Colch* con crot-t gels glon graph hep hyos ign kali-c lach m-aust mag-m manc mang **Merc**

Heat   Mouth   Inflammation

- **Tongue**: ...
merc-c *Mez* mur-ac nat-c nat-m *Nat-s* olnd op pana Ph-ac **Phos** *Phyt* plat plb puls ran-s rhod rhus-t *Sabad* sec *Seneg* spig stram stry sulph sumb tarax tax tere-ch thuj **Verat**
  - **Sides and tip**: sin-n
  - **Tip**: acon agar am-m arg-n bapt bar-c bell calad calc calc-p carb-an carb-v caust coloc cycl gamb graph kali-bi kali-c kali-i kali-n lyc mez nat-c nat-m nat-s phos rat rhus-t sabad

HEAVINESS:
- o **Palate** (↗*Motion - tongue - difficult*): thuj
- **Tongue**: *Anac* anh ars *Bell Carb-v* caust cimic *Colch* con *Gels* glon gua guare hyos kali-bi lach *Lyc* m-ambo merl *Mur-ac Nat-m* **Nat-m** *Nux-m Nux-v* pip-n *Plb* ruta sec stram *Verat*
  - **difficult** to move (↗*Motion - tongue - difficult*): aesc *Ars* calc *Carb-v* cic con gua **Lach** *Lyc* merc op *Stram*
- o **Anterior** part: anh

HEMORRHAGE from (See Bleeding)

HERPES on tongue (See Eruptions - herpes - tongue)

HYPERTROPHY | **Tongue** (See Enlarged - tongue)

IMPRINTED on the tongue; teeth are (See Indented - tongue)

INDENTED:
- o **Gums**: *Carb-v*
- **Lips**: sil
- **Tongue**: ant-t **Ars** ars-i ars-met atro bapt borx *Calc Carb-v* card-m *Chel* cic *Crot-t Dulc* get glon guat *Hydr* ign *Iod* kali-bi kali-i lac-f mag-m med **Merc** merc-c **Merc-d** merc-i-f **Merc-sul** morph *Nat-p* penic pert-vc phyt *Pip-m* pip-n plb *Podo Puls* pyrog **RHUS-T●** sanic **Sep●** stram sumb *Syph* tell vib yuc
  - **accompanied** by:
    : **enlarged** tongue (See Enlarged - tongue - accompanied - indented)
    : **epithelioma** (See GENE - Cancerous - epithelioma - accompanied - tongue - indented)
    : **stomatitis** (See Stomatitis - accompanied - tongue - indented)
  - o **Sides** indented (See tongue)

INDURATION:
- o **Cheek**; inside of: *Caust*
- **Gums**: brom
- **Palate**: calc *Mez Phyt*
- **Sublingual** glands (See FACE - Indurations - sublingual)
- **Tongue**: *Alum* alumn **Arg-n** ars *Atro Aur Aur-m Bar-c* **Bell** calc-f carb-an *Carb-v* con cupr gamb hydr **Hyos** kali-i lyc *Merc* merc-d mez mur-ac nit-ac **Nux-m** ph-ac *Semp* **Sil** sul-i
  - **accompanied** by | **typhus** fever (See FEVE - Typhus - accompanied - tongue - induration)
  - **certain** places: kali-chl *Sulph*
  - **glossitis**, after: aur-m calc-f *Carb-v*

Induration – Tongue: ...
- **knotty**: carb-an
- o **Center**: bar-c bry

INFLAMMATION (= stomatitis): *Acon* aloe *Alum* am-c anh ant-c apis apoc arg-n arn ars arum-t aur-m *Bapt* **Bar-c** *Bell* bism borx brom bufo calad *Calc* calc-s canth *Caps Carb-ac* carb-v *Cinnb* cob-n *Colch* corn crot-t dig guaj ham hippoz *Hydr Ign* ip *Iris* kali-chl kali-m *Kali-p* lac-f lach manc mand mang med **Merc** *Merc-c Merc-cy* mez *Mur-ac* nat-ar *Nat-c Nat-m Nit-ac Nux-v* oena ox-ac parathyr **Petr** psor ran-s rhus-t sacch sal-ac sep sin-n *Staph* sul-ac sulph *Ter* verat *Vesp*
- **accompanied** by:
  - o **Kidneys**; inflammation of | **parenchymatous** (See KIDN - Inflammation - parenchymatous - accompanied - stomatitis)
- **follicular**, ulcerative: anac anan canth *Caps Hydrin-m* **Kali-chl** mag-c *Mur-ac* myric nat-m *Rhus-t* sulph
- **nursing** women: *Bapt* caul *Helon Hydr*
- **sore** spots inside cheek: aloe
- **ulcerative** (See Stomatitis)
- o **Gums** (= gingivitis): acon *Alumn* am-c anan arg-n ars ars-i aur aur-m bell borx bov bufo *Calc-f* calc-s *Caps* carb-an *Cham* chinin-s cit-ac cob-n coff com eug ferr-p *Hecla Hep Iod* kali-bi kali-br kali-c *Kali-chl* kali-n kali-kali-p **Kreos** lach lyss *M-arct* mag-c *Merc Merc-c Moni Mur-ac* naja **Nat-m** *Nux-v* **Phos** *Phyt* plb *Puls* rhus-t sal-ac sarr *Sep* **Sil** strept-ent sulph thuj tub
  - **accompanied** by | **breath**: offensive (See Odor - offensive - accompanied - gums - inflammation)
  - **chronic** (↗*Pyorrhea*): merc-c phos sil
  - o **Lower** | **Incisors**; at: petr
  - **Upper** | **left**: *Kreos*
- **Lips**, inside of: *Mur-ac*
- **Palate**: *Acon* anan *Apis* arum-t *Aur* bar-c bar-m *Bell Calc* canth cham *Chin* cimic *Coc-c Colch Gels* kali-c kali-n *Lach* merc nit-ac *Nux-v Ran-b* seneg zinc
  - **suppurating** spots: sars
  - o **Arch**: bell berb kali-n
- **Velum**: *Acon* ang apis *Bell Calc Caps* carb-v *Coff* kali-c kali-n lac-c *Lach Lyss* **Merc** nat-m nux-v ph-ac phos stram sulph
- **Salivary** glands: anthraci bry *Hep Merc* mur-ac parathyr sil
- **Tongue**: *Acon* all-s am-c anan ang ant-c **Apis** apoc *Arg-n Arn Ars* ars-s-f arum-t aur-m bell *Benz-ac* borx brom calc *Calc-s Canth* carb-v caust cham chloram chlorpr cocc con *Crot-c Crot-h Cupr Cupr-act* dulc ferr-p kali-ar kali-chl kali-p kali-n kreos **Lach** lepr lyc m-arct *Mag-m* mand mang *Merc Merc-c* merc-d mez **Mur-ac** mygal nat-ar *Nat-m Nit-ac* nux-v ox-ac petr *Ph-ac* phos *Phyt Plb Prun Ran-b* ran-s sep *Sil* **Staph** streptoc *Sul-ac Sulph* syph tarax vinc **Vip**
  - **one** side: nux-v
  - **left** side: ars ars-s-r ruta sulph
  - **chronic**: *Cupr*
  - **gouty**: *Benz-ac Merc*

Inflammation / Mouth / Moist

- **Tongue**: ...
  - **induration**, with: ars *Aur-m* carb-v con *Cupr* lyc *Merc* mez sil
  - **mercury**; after abuse of: *Calc Cupr Hep Nit-ac* phyt staph *Sulph*
  - ○ **Center**: gels
  - **Papillae**: bell *Merc-c*
  - **Root** of: arum-t *Lach Phyt*
  - **right**: *Phyt*
  - **Sides** | scaling off: syph

INJURIES:
○ **Tongue**: anan hyper
- **convulsions**; after epileptic (See GENE - Convulsions - epileptic - after - injuries)
- **insects**; swelling after sting of (See Swelling - tongue - sting)
- **laceration**: Calen *Hyper*
- **penetration**: hyper
- **teeth**; by sharp sides of: aloe

INSENSIBLE:
○ **Palate**: hipp verat

ITCHING: am-c ambr anac apis *Arum-t* arund aur aur-m borx calc hep hist kali-bi mag-c *Merc* merc-i-f phyt psor rhus-t sul-ac
- **scarlatina**; during: **Arum-t**
○ **Cheeks**; inner side of: mag-c
- **Gums**: am-c bell calc camph caust cimx graph kali-c *Merc Nit-ac* phos rhod *Rhus-t* sulph zinc
  - **bleeding** when scratched: am-c
  - **pain** after scratching; with: cimx
  - ○ **Between** the teeth: caust
- **Lip**; inside upper: thuj
- **Palate**: anan antip apis *Arum-t* arund canth coca colch crot-h ferr-ma gels *Glon Kali-c* kali-p *Lac-c* lyss meph *Merc* nux-v *Phos* plat *Polyg-h* polyg-pe puls *Ran-b* rhus-t sabad sil stry sul-ac teucr upa *Wye*
  - **night**:
  - **lying** down agg: pert
  - **accompanied** by | **hay** fever (See NOSE - Hay - accompanied - palate)
  - **burning**: antip arund
  - **lying** agg; after: carbn-s
  - **rubbing** with tongue amel: *Wye*
  - ▽ **extending** to | **Ear**: teucr wye
- **Tongue**: alum apis cedr cinnb cist crot-c dulc lepi m-arct mez nux-v ph-ac phos rhus-t rhus-v spig sulph
  - ○ **Root** of: nux-v
  - **Tip**: aloe alum dulc ol-an ph-ac rat stann

LACERATED Tongue: anan art-v hyper

LAME tongue: calc *Dulc* euphr hydr-ac
- **as** if: aesc-g *Mur-ac*
- **fright**; after: hydr hyos

LARGE; tongue seems too (See Enlarged - tongue - sensation)

LEATHER:
○ **Palate** feels like leather; soft (See Dryness - palate - soft - leather)
- **Tongue**:
  - **feels** like leather: acon aur hyos sanic
  - **looks** like burnt leather: hyos

LEUKOPLAKIA (↗*Discoloration - white - patches)*: borx ign nit-ac

LICKS the lips (See FACE - Licking)

LIVID tongue (See Discoloration - tongue - blue)

LOLLING of tongue (See Protruding - tongue)

LONG, tongue feels too: acon aeth lyc *Mur-ac* sumb

LUMPS (See Nodosities)

MAPPED tongue●: agar alum am-m ant-c ant-t *Ars* **Bac** borx calc carb-v cham colch crot-h cupr dulc *Gins Graph* hydr *Kali-bi* kali-chl kali-i kali-m lac-c *Lach* lil-t lyc maland manc med merc *Merc-c* mur-ac *Nat-m* nit-ac ox-ac pert-vc *Phos* phyt pitu-a ran-b *Ran-s Rhus-t* sep sul-ac sulph syph tab **Tarax** *Ter* thuj tub
- **accompanied** by:
  - **amenorrhea** (See FEMA - Menses - absent - accompanied - tongue - mapped)
  - **diphtheria** (See THRO - Diphtheria - accompanied - tongue - mapped)
  - **excitement** (See MIND - Excitement - tongue - mapped)

MEMBRANE:
- **false**: ant-t ars **Arum-t** bism bry euph hippoz *Iod Lac-c Lach Merc-c Merc-cy Mur-ac* **Nit-ac** phos *Sul-ac*
- **grayish** white: *Mur-ac*
- **offensive**, stringy: cadm-s
- **silvery** white all over mouth: *Kali-chl Lac-c* sul-ac
- **white** coating; like: samb sul-ac
- **whitish** yellow: **Nit-ac** *Sul-ac*
○ **Palate** covered with a false: bism iod ip *Lac-c Lach Merc* merc-cy merc-i-f *Mur-ac Nit-ac* phos *Sang* sulph zinc
  - **evening**: **Nat-p**
  - **creamy**: nat-p
  - **white**: *Borx Hell Merc Sul-ac* zinc-m
  - **yellowish** gray: nit-ac
  ○ **Velum**: apis *Iod Lach Lyc* merc-cy merc-i-f *Mur-ac Sang* seneg
- **Tongue**: merc-i-f
  - **heavy** dirty coating: conv
  - **tough** and yellow: *Nit-ac*

MERCURIAL affections of gums (See Mercury)

MERCURY; after abuse of | **agg**: arg-met **Aur** bapt bar-m bell calc *Carb-v* chin **Hep** hydr *Iod* **Lach** *Lyc Merc* mur-ac *Nit-ac* phyt staph *Sulph* **Thuj**

MOIST:
○ **Tongue**: ars chel croc *Hydr* kali-bi *Merc* merc-c *Merc-d* nat-p *Podo* pyrog *Rhus-t* sanic stram verat yuc
○ **Sides**: ail merc nat-m

626   ▽ extensions | ○ localizations | ● Künzli dot

Moist   **Mouth**   Mucus

- **Tongue – Sides**: ...
  : accompanied by:
  : Centre | **brown** (See Discoloration - tongue - brown - centre - accompanied - sides - moist)

MOTION:
- **talking**; lips move as if (See MIND - Delirium - lips)
- ○ **Tongue** (*Protruding - tongue*):
  - **constant**: acon aral clem op stram
    : accompanied by | **chorea** (See GENE - Chorea - accompanied - tongue - motion)
  - **difficult** (*Heaviness - palate; Heaviness - tongue - difficult; Protruding - tongue - difficulty*): Aesc anac Ars Bell bufo cadm-s calc Carb-an carb-v Caust Cic Colch con dulc glon **Hyos** Kali-br **Lach** Lyc Merc Mur-ac Mygal Nat-c nat-m op **Phos** phys plb Puls sec Stram verat
    : **crusty** coat; on account of: myric
  - **disorderly**: merc
  - **hanging** out: acon Apis **Bell** crot-h gels Lach merc plb sil stram
  - **lapping** (*FACE - Licking - lips*): Bufo lyc
    : **to** and fro: Cupr Hyos Lach Sulph
  - **pain**, agg: aloe ant-t berb chin spig Sulph
  - **side** to side: Hell lach Lyc
  - **spring**; like a: colch
    : **withdrawing** the tongue; when: zinc-ar
  - **wanting**, immovable: ars-s-f Aur Carb-v cic con op Phos Stram
  - **wavelike** (See Trembling - wavelike)
  - **wire**; like a: colch

MUCOUS MEMBRANE:
- **blood** oozes from: am-caust ars-h carb-v
- **corrugated**: carb-ac
- **detached**:
  - **sensation** as if: asaf bell cupr mag-c par phos phys spig tarax
- **excoriation**: agar ail am-c am-caust am-m ambr ant-c apis ars ars-s-f **Arum-t** arund bapt bell berb borx bufo calc **Canth** caps Carb-an carb-v caust chinin-s chlor cina coc-c dig Dulc fl-ac graph hell hydr ip kali-ar kali-c kreos lac-c **Lach** mag-m med merc merc-c merc-sul mez mur-ac nat-m nit-ac nux-v op ph-ac Phos plb rhus-t sang sep spig spong staph stram sul-ac sulph thuj Tub
- **menses** agg: Kreos
- **places**, in: am-caust bell Lach med phos
- **scaling** off: Hell med spig
- **whitish**: bism
- ○ **Gums**: calc Carb-v chinin-s dig Merc merc-c Nit-ac nux-v phos Sep sil staph
  - **Palate**: am-c ant-c apis bell borx calc Canth caust cina euph graph lach lycps-v Mez mur-ac nit-ac nux-v par ph-ac phos phyt plb staph
    : **sensation** as if: agar am-c apis bell calc-caust carb-v Caust dig fl-ac graph ign lach mag-c mang merc merl mez mur-ac nit-ac nux-m Nux-v par phos plat puls rumx ruta seneg staph thuj viol-o
    : **shrivelled**, as if burnt: borx

Mucous membrane – **excoriation** – **Palate**: ...
  : **spot**: mur-ac
- **Tongue**: agar apis ars ars-s-f arum-t **Aur** aur-m bac bapt Calc Canth Carb-ac carb-v cic Cist dig Hell kali-ar kali-c Lach laur lyc **Merc** Merc-c mez Mur-ac nat-c nat-m Nit-ac Nux-v op ox-ac ph-ac Phos Ran-s rhus-t sabad Sep Sil spig sul-ac sulph syph tarax thuj
  : accompanied by | **dysentery** (See RECT - Dysentery - accompanied - tongue - excoriation)
  : **spots**; in: nat-m
  : **Center**: am-c
  : **Frenum**: kali-c
  : **Sides**: raja-s
  : **Tip**: kali-c
- **glossy**: apis nit-ac ter
- **inflamed**: canth colch Dulc ign merc-i-r
- **burns**; from: apis canth
- **irritation**: fuli
- **milky**: kali-i lac-c
- **pale**: acet-ac chinin-s Eup-per Ferr mang Merc morph Nat-m
- **purple**: Lach
- **red** | **dark**: Bapt lach morph Phyt
- **scalded**, as if (*Pain - burnt*): ham
- **spongy**: camph
- **swollen**:
- **red**:
  : accompanied by | **gray** based ulcers: kali-chl
- **thickened**: sul-ac
- **yellowish**:
  - **gray**: Nit-ac

MUCOUS PATCHES (See Patches)

MUCUS (*Sticky; Pasty; Saliva*): aloe alum alum-sil am-c ang ant-c ant-t aphis apoc arg-n arn ars ars-i asar aur aur-ar Bar-c Bar-m bar-s **Bell** borx brom bry Calc calc-s calc-sil caps Caust cedr **Chel** Chin chinin-s chlor cist colch Crot-h cupr cycl dulc echi euph Fl-ac graph hep hydr hyos Ign iod Ip Kali-ar Kali-c kali-chl kali-p kali-s kali-sil kreos Lac-c **Lach** laur lyc mag-c mag-m manc Merc Merc-c mur-ac nat-m **Nat-m** nat-s nit-ac **Nux-m** nux-v oena op ox-ac Petr Ph-ac phos plat plb Psor Puls Rheum Rhus-t sel sep Sil spig squil staph stram sul-ac sul-i Sulph tab teucr ther verat
- **morning**: agar alum arg-n ars-i **Bell** calc calc-s carb-an chin cupr dios Fl-ac Graph ign Iod kali-n lyc mag-c mag-m manc merc mur-ac **Nat-m** nicc Nux-v ph-ac plat plb Podo Puls rheum sars Sep sil spig Stront-c Sulph thuj til zinc zing
- **evening**: alum am-c ang calc
- **night**: sulph
- **acid** (*Taste - sour*): benz-ac
- **adhesive**: alum mag-c myric
- **bloody**: bism
- **burning**: graph
- **cotton**, like: **Puls**
- **eating**; after: hyper Lac-c plat verat
- **exertion** agg: chin

Mouth

- **flies** from mouth when coughing (➚EXPE - Flies): bad *Chel*
- **frothy** (See Froth)
- **greenish** expelled while sneezing: colch
- **offensive**: bar-i bry myric rheum zinc
- **putrid**: bar-i
- **ropy** (➚Saliva - ropy; Saliva - viscid): aesc ail ant-t chel ferr-m hydr **Kali-bi** kali-br *Lyc* med *Phyt* sul-ac
  - **epileptic** convulsions; during: kali-bi
- **salty**: graph
- **sleep**; after: rheum
- **thick**: *Aesc* aloe alum ant-t apis arg-n atro bar-c bell bufo ery-a ip *Mag-c* myric nat-s *Nux-m* pyrog verat verat-v
- **viscid**: *Aesc* agn ail ang apis arg-n *Arum-t Bar-c Bar-m* bell **Bry Caps** carb-ac *Carb-v* chel cinnb cop *Crot-h* cycl ery-a ferr-m hell *Hydr* **Kali-bi** *Lach* lyc lyss mag-c manc med *Mur-ac* myric *Nat-s* nit-ac pall ph-ac *Phyt* plat podo psor puls **Rhus-t** rhus-v ruta sel squil stann stram sul-ac sumb tab verat
- **white** | **milky**: kali-m
- **yellowish**: *Aesc* aq-mar hydr hyos oci-sa plb pyrog spig tab
- ○ **Palate** | **tough**: puls
- **Tongue**; collection of mucus on (➚Sticky - tongue): *Acon* agar all-c alum *Alumn* arg-n arn ars-h ars-met arum-d arum-t *Bar-c* bar-m **Bell** berb bov calc canth caps carb-ac carb-an *Cham* chel **Chin** chinin-ar chinin-s *Cina* **Cocc** colch cupr cupr-act cupr-n cycl *Dig* dulc eucal fl-ac grat *Hydr* **Ign** jug-r kali-bi kali-n kali-p kali-s kreos *Lach* lact m-arct mag-c mag-m *Merc* merc-c nat-c **Nat-m** *Nat-s* nux-m *Nux-v* **Petr** ph-ac *Phos* phyt plb **Puls** rhus-t sec seneg **Sep** sil stann stront-c *Sulph* thuj *Verb* viol-t zinc
  - **morning**: agar mag-m sang sulph verb
  - **evening**: ars-h arum-d
  - **accompanied** by:
    : **dryness** of tongue: *Calc*
    : **dysmenorrhea** (See FEMA - Menses - painful - accompanied - tongue - mucus)
    : **hemorrhoids** (See RECT - Hemorrhoids - accompanied - tongue - mucus)
    : **Throat**; sore (See THRO - Inflammation - accompanied - tongue - mucus)
    : **Uterus**; induration of (See FEMA - Induration - uterus - accompanied - tongue - mucus)
  - **brown**: **Rhus-t** *Sil*
    : **accompanied** by:
      : **typhoid** fever (See FEVE - Typhoid - accompanied - tongue - mucus - brown)
      : **Intestines**; complaints of (See ABDO - Complaints - intestines - accompanied - tongue)
    : **mustard**; like stale liquid: kali-p podo
    : **Sides**:
      : except on sides:
        . **morning** | **rising** agg: *Rhus-t*
  - **eating**; after: sep verb

Mucus – Tongue; collection of mucus on: ...
- **salty**: sulph
- **sensation** of mucus: chin
- **sticky**: bell ph-ac
- **string**; can be pulled off in a: bell
- **tough**: ant-t bell cupr dulc lach merc nux-v ph-ac puls sulph verb
- **white**: aq-mar cain viol-t zinc
  : **morning**: benz-ac
  : **accompanied** by:
    : **angina** (See THRO - Inflammation - accompanied - tongue - mucus - collection - white)
    : **cholera** (See RECT - Cholera - accompanied - tongue - mucus)
    : **gastritis** (See STOM - Inflammation - accompanied - tongue - mucus - white)
    : **jaundice** (See SKIN - Discoloration - yellow - accompanied - tongue - mucus)
    : **nausea** (See STOM - Nausea - accompanied - tongue - white mucus)
    : **ovaritis** (See FEMA - Inflammation - ovaries - accompanied - tongue - mucus)
    : **taste**; loss of (See Taste - wanting, loss - accompanied - tongue)
    : **thirst** (See STOM - Thirst - accompanied - tongue - mucus)
    : **typhoid** fever (See FEVE - Typhoid - accompanied - tongue - mucus)
    : **Stomach**; inflammation of (See STOM - Inflammation - accompanied - tongue - mucus - white)
    : **yellowish** white: *Bell*
- **yellow**: chinin-ar
  : **accompanied** by red sides of tongue: oci-sa
- ○ **Root**:
  : **accompanied** by | **clean** tongue: alum

NECROSIS | **Palate**; hard: *Aur* bar-c calc *Lach Merc* sil

NODOSITIES: antip ars-h *Aur* aur-m-n castm *Gali* iod lyss mag-c merc-i-r mur-ac nit-ac phos stront-c sulph syph *Thuj*
- **bleeding** and burning when touched: mag-c
- ○ **Gums**: berb *Calc* caust *Kreos* nat-c nat-s ph-ac plb *Staph* thuj
- **Palate**: *Asaf* carc mang mang-act
- **Tongue**: ambr *Ars-h* aur *Aur-m-n* **Carb-an** *Castor-eq* dros eupi (non: gal-ac) gali graph iod kali-i lyc mag-c mang mur-ac *Nit-ac* phos *Sil* sulph **Thuj**
  - **right** side:
    : **coming** to a point: ars-h
    : **Under**: ambr
  ○ **Below**: ambr sulph
  - **Edges**; along: nat-m
  - **Tip** of tongue; a hard forming vesicle on | **unclean** ulcer with hard sides; resulting in an: ph-ac

NOMA (See Stomatitis - gangrenous)

Numbness

NUMBNESS: *Acon* ambr bapt bar-c bell *Bov* carbn-s colch con **Gels** hyos indg jatr-c *Kali-br* kali-c kali-i lap-la lyc mag-c mag-m mag-s mand nat-p nat-s nit-ac stram stront-c ther
- **one** side: nat-m
  · **accompanied** by:
    ⁞ **Tongue** | **paralysis** of tongue (See Paralysis - tongue - accompanied - numbness)
  - **morning**: (non: ambr) bar-c bov kali-c kali-i mag-m stront-c
    · **waking**; on: ambr kali-i mag-c
  - **headache**; during: nit-ac
  - **menses**; during: mag-m
  ○ **Cheek**; spot inside: mag-c
- **Gums**: *Acon Apis* arn ign *Kali-br* m-arct
- **Lip**; inside upper: bar-c
- **Palate**: bapt bar-c lap-la mag-c verat
  · **morning** | **waking**; on: mag-c
- **Tongue**: *Acon* agar am-c ambr *Apis* **Ars** bapt bell borx bov brach *Calc-p* camph carbn-s *Colch* con crot-h crot-t echi *Eos* eup-pur ferr ferr-ar *Fl-ac* **Gels** *Glon* Hell *Hyos* ictod *Ign* jatr-c kali-ar lath *Laur* lith-m lyc mag-c mand mang meph merc merc-c merl nat-ar nat-c **Nat-m**● nat-p **Nux-m** nux-v olnd plat puls rad-br *Rheum* sabad sec sep sil sul-ac tab ther *Thuj* vip zinc
  · **one** side: gels **Nat-m**● nux-v puls
    ⁞ **accompanied** by | **vertigo**: agar
  · **morning** | **waking**; on: am-c bov kali-c mag-c
  · **accompanied** by | **Head**; pain in (See HEAD - Pain - accompanied - tongue - numbness)
  · **fright**; after a: hyos
  ○ **Posteriorly** (See root)
  · **Root** of: **Bov**
  · **Tip**: bell phos

ODOR (↗ *Mucus*):
- **acrid**: agar
- **alkaline**: *Kali-c*
- **bad**: *Arn* aur bapt *Carb-v* cham dros elaps lach *Merc* nit-ac *Nux-v* puls sep ser-a-c sulph verat-v
  · **morning**: ser-a-c
- **burnt** | **cough** agg; during: dros
- **cadaverous**: **Ars** caps *Carb-v Dulc Hyos Lach* **Nit-ac** phos pyrog
  · **morning** | **evening**; and: *Hyos*
- **cheesy**: *Aur Hep Kali-c* kali-p mez
- **chloroform** of ether; like: verat-v
- **cress**; like: par
- **earthy** | **morning**: mang
- **eating**; after: arn aur carb-v cham merc nux-v sil *Sulph* zinc
- **eggs**; like rotten: arn querc-r-g-s
- **fetid** (See putrid)
- **fish brine**:
  · **asthma** attack | **before**: **Sanic**
- **garlick**-radish: *Ars* kalag petr sin-n *Tell*
- **horse**-radish: agar
- **mercury**; ant-c bar-m merc sil
- **metallic**: berb *Merc-i-f* mez
- **musty**: *Alum Crot-h* eup-per nat-c rhus-t

Mouth

Odor: ...
- **nausea**: diph
- **offensive** (↗*TEET - Odor)*: abies-n acet-ac acon *Agar* ail *All-c* aloe alum alum-p alum-sil am-c *Ambr Anac* anan ang ant-c ant-t *Anthraci* apis arg-met *Arg-n* **Arn Ars Ars-i** ars-s-f *Arum-t* asar *Aur* aur-ar aur-s *Bapt Bar-c* bar-m bar-s *Bell* berb bism borx bov brom *Bry* bufo cact calag *Calc* calc-i calc-s calc-sil camph canth *Caps* **Carb-ac** carb-an **Carb-v** *Carbn-s Carl* cas-s castm *Caust Cham* **Chel** *Chin* chinin-ar chinin-m *Cimic* cina cist *Clem* coc-c cocc coch coff cop *Croc* crot-h cupr cupr-ar daph dig diosm *Diph* dros *Dulc* elaps ferr *Fl-ac Gels Graph* hell *Hep Hyos* ign indol *Iod* ip kali-ar *Kali-bi* kali-br **Kali-c** kali-chl *Kali-i* kali-m kali-n **Kali-p** kali-perm kali-s kali-sil *Kali-tel* **Kreos** *Lac-c Lac-d* **Lach** laur led *Lyc* m-ambo m-arct m-aust *Manc* mang med meph **Merc Merc-c** merc-cy *Merc-d Merc-i-f* mez *Mur-ac* nat-c **Nat-m** *Nat-s Nat-tel* nicc **Nit-ac** *Nux-m Nux-v* olnd *Petr Ph-ac* phos *Phyt* plan **Plb** podo psor *Puls Pyrog Querc* querc-r rheum rhus-t ruta sabin sal-ac sanic sars sec seneg *Sep* sil sin-n spig *Stann* staph stram stront-c *Sul-ac* sul-i **Sulph** syph ter teucr thea thuj **Tub** valer verat-v verb zinc
  · **morning**: acet-ac agar am-c ambr apis *Arg-n* arn *Aur* bapt bell cact *Camph* castm chin cimic cop fago grat hyos lyc mang **Nux-v**● phys **Puls** rheum sep sars *Sil* sulph thea verb
  · **evening**: aur puls sulph
    ⁞ **or** night: puls sulph
  · **night**: aur *Podo* puls sulph
  · **accompanied** by:
    ⁞ **cancer**: cit-ac kali-perm oxal-a sep
    ⁞ **constipation** (See RECT - Constipation - accompanied - mouth - odor)
    ⁞ **Gums** | **inflammation** of: kreos
    ⁞ **Head**; pain in (See HEAD - Pain - accompanied - breath)
    ⁞ **Teeth**; caries of: kreos
  · **cough**, during: all-s ambr arn **Caps** dros graph lach m-aust mag-c merc mez ph-ac sang sep stann sulph
  · **diphtheria**; during: *Diph* kreos merc-c
  · **eating**, after: cham *Nux-v* sulph
  · **menses**:
    ⁞ **before**: caul *Sep*
    ⁞ **during**: bar-m *Cedr Merc* ovi-p
  · **onions**; like: asaf kali-i lyc par petr sin-n tell
  · **pepper**, like: asc-t
  · **pitch**: canth
  · **puberty**, girls: aur
  · **putrid**: acon act-sp ail alum alum-p *Alumn* ambr *Anac Apis Arg-met Arg-n* **Arn Ars Ars-i** *Arum-t Aur* aur-ar aur-i *Aur-m-n* aur-s bac *Bapt* bar-c *Bar-m* bar-s *Bell* borx bov brom bry bufo bufo-ac calc calc-f calc-sil camph *Caps* **Carb-ac** carb-an *Carb-v* carbn-s cedr *Cham* chin chinin-ar *Chlol Chlor* cina cist coca *Crot-h* daph dig *Dulc* elaps gels *Graph* guat *Hell* hip-ac *Ign* iod *Kali-bi Kali-br* kali-c kali-chl kali-m **Kali-p Kreos** *Lac-c* **Lach** *Lyc Maland Mang* **Merc** *Merc-c* mez moni *Mur-ac* **Nat-m Nit-ac** *Nux-v* ol-j petr *Ph-ac* phos **Phyt**

Odor

- **putrid**: ...
  plan **Plb Psor** *Puls* pulx pyrog *Rhus-t* ruta sabin sal-ac sang sec seneg sep **Spig** stann staph stram sul-i sulph syph **Tub**
  - **morning**: ambr arg-n camph castm crot-h grat kali-p lyc med puls
  - **and** night: aur puls
  - **night**: syph
  - **accompanied** by:
    - **palpitations** (See CHES - Palpitation - accompanied - mouth)
    - **salivation** (See Salivation - accompanied - odor)
  - **anger**; after: arn
  - **eating**:
    - **after** | agg: cham nux-v
    - **while** | agg: chr-ac
  - **menses**; during: *Cedr*
  - **palpitations**; with (See CHES - Palpitation - accompanied - mouth)
- **sickening**: agar aloe *Arn* ars ars-h berb canth carbn-h chlol *Croc* gins kali-br merc nat-c *Nit-c*
- **sour**: agar aloe cham coc-c crot-h *Eup-per Graph* mag-c nat-m nicc *Nux-v* podo rheum sep *Sulph* verat
- **stool**; like: bapt bell indol querc
- **sulphurous**: nux-v sulph
- **sweetish**: carb-an *Merc* nit-ac nux-v (non: uran-met) uran-n
- **urine**, like: benz-ac canth *Coloc Graph* nat-m nit-ac ol-an sec urt-i

OPEN (↗*FACE* - Dropping; *FACE* - Dropping - jaw):
acon *Agra* ail *Ang* ant-t apis arn ars arum-t bapt **Bar-c** bell *Bry* bufo *Calad* camph *Canth* carb-an carb-v caust cocc colch crot-h cupr dulc gels glon *Hell* hydr-ac *Hyos* ign *Lac-c* **Lach** *Laur* **Lyc** m-ambo mag-m merc merc-c mez *Morph* mosch *Mur-ac* naja nat-c *Nux-v* **Op** ox-ac ph-ac *Phos* plb podo puls rhus-t samb sil squil *Stram* stry **Sulph** vip zinc
- **accompanied** by | **cough**: samb
- **children**; in: bar-m
- **convulsions**; epileptic:
  - **before**: *Bufo*
  - **during**: cupr
- **coryza**; during: mag-c mag-m nat-c zinc
- **difficult** to: ant-t anthraci ars *Caust* chinin-s cocc colch dig kali-c **Lach** *Merc-i* mosch nat-s nicc nit-ac nux-m nux-v *Phos* psor stry sul-ac upa
- **involuntarily**: ther
- **sleep** agg; during●: am-c anac brom bros-gau **Calc** caust cham chim dros dulc elaps hep ign *Lyc* m-ambo merc nat-c *Nux-v* **Op** plan *Rhus-t* samb *Stram* sul-ac sulph vario zinc
- **tension** in anterior throat, from: sil
- **unconsciousness** | **during**: bapt
- **yawning**; remains open after: *Ant-t*

Mouth

OSCILLATING tongue (See Protruding - tongue - oscillating)

PAIN: abrot acet-ac acon adon *Aesc* aeth agar ail all-c allox aloe alum alum-p alumn *Am-br* am-c am-caust am-m ambr anan ant-t apis arg-n arn **Ars** ars-met ars-s-f **Arum-t** arund asaf asar asim aur aur-m bad bar-c *Bar-m* bell bell-p berb **BISM** bism borx bov *Brom* bry bufo but-ac calad *Calc* calc-sil camph canth *Caps* carb-ac carb-an *Carb-v Carbn-s* carc caust cedr *Cham* chel chin chinin-ar chlol chlor *Cimx* cina cinnb clem cob cob-n coc-c coca cocc cocc-s colch coloc con cop corn cortico *Crot-h* crot-t cupr cupr-s cyt-l *Dig* dios dros eup-p euph ferr-ar ferr-i ferr-m ferr-p fl-ac gels glon graph guaj gymno hell *Helon* hep hist *Hydr* hydrin-m hyos hyper *Ign* iod ip **Iris** iris-fl jac-c jatr-c kali-ar kali-bi kali-br kali-c kali-chl kali-i kali-m kali-p kreos *Lac-ac Lach* lachn *Laur* lyc lyss mag-c *Mag-m* mag-s *Manc* mand mang med merc **Merc-c** merc-i-r *Merc-sul* merl mez mur-ac myric naja *Nat-ar* nat-c nat-f *Nat-m Nat-s Nit-ac* nit-m-ac nit-s-d nux-m nux-v oena op ox-ac par petr *Ph-ac* phos plan plat plb podo *Psor Puls* rad-br *Ran-b* rauw rhus-t rhus-v rumx *Sabad* sal-ac samb **Sang** sanic sec seneg *Sep* sin-n spig squil staph stict stram sul-ac sul-i sulfonam *Sulph* syph tab tarax *Tarent* ter *Thuj* upa verat *Verat-v* vesp wye xan zinc zing
- **morning**: *Am-br* **Arum-t** cupr-s dios kali-c mag-m mang mez sulph
  - **burning**: am-br **Arum-t** cupr-s kali-c sulph
  - **burnt**; as if: *Am-br* dios mag-m mez
- **menses**; during: mag-m
  - **burnt**; as if: mag-m
- **sore**: arum-t dios mang
- **waking**; on: bov nat-c
  - **burnt**; as if: bov nat-c
- **afternoon**: alum am-c ant-t arn bar-c bell borx canth cham chin cic croc dig dros dulc euph graph mag-m mang *Mez* nat-c nat-m nux-v phos plb ran-b rhus-t rhus-v sabin sel sul-ac sulph verb zinc
  - **burning**: *Mez* rhus-v
- **night**: alum am-c am-m ambr ant-c calc camph canth carb-an caust chinin-s cocc *Graph* kali-c kali-n lach lyc m-arct *Mag-c* mag-m *Merc* mez *Mur-ac* nat-c nat-m nit-ac nux-m nux-v petr ph-ac *Puls* ran-s rhus-t sars sep sul-ac *Sulph*
  - **burning**: merc nit-ac sulph
- **burning** (= raw and smarting): acet-ac *Acon Aesc* aeth agar ail all-c allox aloe alum alum-p alumn am-c am-m ambr ant-t *Apis* arn **Ars** ars-s-f **Arum-t** arund asaf asar aur aur-m bad *Bar-m* bell bell-p berb borx bov *Brom* bry bufo calad calc camph canth *Caps* carb-an *Carb-v Carbn-s Caust* cedr *Cham* chel chlol clem cob coc-c cocc colch coloc corn crot-t cupr cupr-s cyt-l *Dig* dios euph ferr-i ferr-p fl-ac gels glon guaj gymno hell hist *Hydr* hyper *Ign* **Ip** **Iris** iris-fl jatr-c kali-ar kali-bi kali-br kali-c kali-chl kali-i kali-m kali-p kreos lach laur lyc *Mag-m* mand mang med *Merc* **Merc-c** merc-i-r merc-sul merl **Mez** mur-ac *Nat-ar* nat-f *Nat-m Nat-s Nit-ac* nux-m nux-v oena op ox-ac

630 ▽ extensions | ○ localizations | ● Künzli dot

Mouth

Pain – burning

- **burning**: ...
  petr ph-ac *Phos* plat plb *Psor Ran-b* rhus-t rhus-v sabad sal-ac **Sang** sec seneg *Sep* spig *Spong* squil staph stict stram *Sul-ac* sul-i *Sulph* tab tarax ter *Verat* vesp xan zing
  - **accompanied** by:
    : **sneezing**: verat-v
    : **thirst**: hyper
    : **Tongue**; dryness of (See Dryness - tongue - accompanied - burning)
  - **hot** food in mouth; as from: sang
  - **pepper**; as from: arum-t coca dros mez *Nat-s* rad-br sulph verat
- **burnt**; as if (↗*Mucous membrane - scalded*): adon all-c allox aloe alum *Am-br* ambr *Apis* arg-n ars bad bar-c **Bell** berb bov calad camph caust chin chinin-ar *Cimx* cina coc-c dios ferr-m glon *Hydr* hyos **Iris** jac-c jatr-c kali-c *Laur* lyc *Mag-m* mand med merc *Merc-c* merc-i-r nat-c op plat psor *Puls* rhus-t rhus-v rumx sabad sal-ac sang seneg *Sep* sin-n stict stram sulfonam syph *Tarent Thuj Verat-v* wye zinc
- **chewing** agg: nat-c ph-ac
  - **burning**: ph-ac
  - **sore**: nat-c
- **children**; in: merc
  - **nursing** infants: borx eup-a mur-ac sil sul-ac sulph
    : **sore** (↗*Aphthae - children - nurslings*): borx eup-a mur-ac sil sul-ac sulph
- **chill**; during: ars cham lach mez *Petr* verat
- **cold**:
  - **water**:
    : **agg**: *Ars Bufo*
    : **burning**: *Ars Bufo*
  : **amel**: acon-f berb cham dros dulc merc-c
    : **burning**: acon-f berb cham dros dulc merc-c
  : **not** amel: merc
    : **burning**: merc
- **contracting**: aesc asar nit-ac
  - **spasmodic**: calc
- **cut** off; as if tongue was: anan
- **dinner**; after: alum
  - **burnt**; as if: alum
- **drawing** pain: gymno nux-v
- **eating**:
  - **after**:
    : **agg**: mez
    : **burning**: mez
  - **agg**: alumn borx
  - **solid** food agg: ph-ac
    : **rasping**: ph-ac
  - **warm** food agg: bros-gau
    : **burning**: bros-gau
  - **while**:
    : **agg**: alum helia nat-c
    : **burning | taste**; unusually hot: helia
    : **sore**: alum nat-c
- **eructations**:
  - **after**: kali-c
    : **burning**: kali-c

- **excoriated**; as if: aesc ambr asim bism oena
- **fever**; during: ars mez *Petr*
- **inspiration** agg: mez *Phos*
  - **burning**: mez *Phos*
- **menses**:
  - **before**:
    : **agg**: phos
    : **sore**: phos
  - **during**:
    : **agg**: but-ac phos
    : **sore**: but-ac phos
- **neuralgic**: cocc-s
- **nursing** mothers: borx hydr merc sin-a sul-ac sulph
  - **sore**: borx hydr sin-a sul-ac sulph
- **perspiration**; during: apis ars *Cham* mez *Petr*
- **plate**; from dental: alumn borx
- **pregnancy** agg; during: hydr sin-a
  - **sore**: hydr sin-a
- **rasping**: ambr asar
- **rawness** (See burnt)
- **salivation**; after | **amel**: arum-m
- **scalded**, sensation as if (See burnt)
- **scar**; in old:
  o **Tongue | left** side: muru
- **scraping** pain: arn dig gymno
- **sore**: abrot agar ail allox aloe alum am-c am-caust ambr apis *Ars* ars-met **Arum-t** asaf asar aur-m bell bism borx but-ac *Calc* carb-ac carc caust chin chlor cinnb cob-n coc-c con cortico *Crot-h* cupr dig dios eup-a ferr-ar glon graph *Helon Hep* hydr hydrin-m hyos *Ign* ip kali-ar kali-c kali-m kali-p *Lac-ac Lach* lachn lyc lyss mag-c mag-s *Manc* mang med **Merc Merc-c** merc-i-r *Merc-sul* mez naja nat-ar **Nat-m** *Nit-ac* nit-m-ac nit-s-d nux-v ox-ac petr ph-ac **Phos** plan plb podo psor rauw rhus-v *Sabad* samb sanic sec sin-n stram sul-ac verat
  - **accompanied** by:
    : **Tongue**:
      : **white** discoloration of the tongue | **heavily** coated: phos
- **splinter**; as from a: calc-sil *Nit-ac*
- **stinging**: ambr calc-sil *Ph-ac*
- **swallowing**; when not: ph-ac
  - **burning**: ph-ac
- **tearing** pain: *Bell* calc carb-v colch lyc
- **touch** agg: alumn borx nat-c
  - **burning**: nat-c
▽**extending** to
  o **Anus**: *Iris*
    : **burning**: *Iris*
  - **Bronchi**: ip
    : **burning**: ip
  - **Head** and down into neck; through: lyss
  - **Stomach**: aesc am-c am-caust brom chel gels iris iris-fl *Merc-c Mez* nit-ac sin-n sul-ac

Mouth

Pain – extending to

- **Stomach**: ...
  - **burning**: aesc am-c am-caust brom chel gels iris iris-fl *Merc-c Mez* nit-ac sin-n sul-ac
- o**Cheeks**: allox
  - **right** side:
    - **Spot**; in a: calc-p
    - **sore**: calc-p
  - **sore**: allox
  - o **Inner** side: bell calc-p carb-ac coloc dros nat-c
    - **biting** pain: coloc dros
    - **sore**: bell calc-p carb-ac nat-c
- **Gums**: acon act-sp aeth *Agar* allox alum alum-p alum-sil am-c am-m ambr anac ang antip apis arg-met arg-n Arn **Ars** Ars-i ars-met arum-t arund asaf asar aur aur-m bapt bar-c bar-i bar-m *Bell* bell-p berb bism borx *Bov* brom bry bufo but-ac *Calc* calc-i calc-s camph canth *Caps Carb-an Carb-v* carc carl castm *Caust Cham* chel *Chinin-ar* chinin-s *Cimx* clem cob cocc cocc-s *Colch* con cortico crot-c *Crot-h* cupr-ar daph dig dios *Dol Euph* eupi fuch gamb gels *Glon* graph *Ham Hep* hyos ign iod kali-ar *Kali-bi* kali-br kali-c kali-chl kali-i kali-n kiss kreos *Lach* laur lyc *Lyss* m-ambo m-arct mag-c *Mag-m* mang **Merc** merc-c merc-sul mez mur-ac *Myric* naja *Nat-ar* nat-c nat-m *Nat-s Nit-ac* nux-v par petr ph-ac phos plan *Plat* plb plect polyg-h prot ptel **Puls** ran-s raph rauw rhod rhus-t ruta sabad sabin sang **Sars** sec sep *Sil* sin-n sol-t-ae spig spong stann **Staph** strept-ent stront-c sulph *Ter* teucr ther **Thuj** valer wies zinc zinc-p
  - **morning**: ars brom caust
    - **aching**: brom
    - **sore**: caust
    - **stitching** pain: ars
  - **night**: lyc
    - **drawing** pain: lyc
  - **aching**: crot-c nit-ac
  - **biting** pain: asar carb-v *Zinc*
  - **boring**: *Calc* merc
  - **burning**: act-sp *Alum* antip *Ars* asar bell bufo *Caps* castm *Cham* con fuch *Graph* lyc m-arct mag-c **Merc** *Merc-c* mez mur-ac *Nat-s* nux-v petr ph-ac phos *Puls* rhus-t sang *Sep* sil stront-c sulph *Ter* ther **Thuj**
  - **burnt**; as if: ars ars-met bell *Cimx* ign merc nat-s nux-v par phos *Sep*
  - **chewing**:
    - **agg**: alum-sil arn **Carb-v** clem lach *Nit-ac* petr sil spong streptoc teucr zinc
    - **sore**: **Carb-v** clem *Nit-ac* petr sil teucr
    - **impossible**: zinc
  - **cold**:
    - **agg**: **Nat-m**
    - **sore**: Nat-m
    - **air** agg: alum-sil cob hyos *Mez* phos *Sil*
    - **sore**: cob
  - **drinks**:
    - **agg**: sars staph sulph
    - **amel**: bism bov cham laur

Pain – Gums

- **Gums – cold**: ...
  - **water**:
    - **agg**: Sil
    - **sore**: Sil
- **contracting**: caust staph
- **corrosive**: kali-c puls zinc
- **cutting** pain: iod mag-c nit-ac par
- **dentition**; during: berb bry dol strept-ent
  - **aching**: bry
  - **sore**: berb dol
- **drawing** pain: alum anac ang ars caps carb-an carb-v caust con iod lyss nat-m nux-v ruta sep staph
- **eating**:
  - **while**:
    - **agg**: aur caust *Clem* mag-c **Nat-m** *Phos* spong *Staph* wies zinc
    - **burning**: mag-c **Nat-m**
    - **sore**: aur caust *Clem* mag-c *Phos* spong wies zinc
    - **tearing** pain: *Staph*
- **extracted**; where tooth has been: graph
  - **corrosive**: graph
- **extraction** of teeth, after: arn canth fl-ac *Hecla* hyos *Hyper* **Nux-v** sep staph
  - **sore**: arn
- **gnawing**: bar-c *Euph* graph *Puls* raph
- **hacking**: thuj
- **jerking**: ars hep lyc thuj
- **neuralgic**: cocc-s
- **pressing** pain: arn ars aur carc hep nit-ac rhus-t *Sil* staph valer
- **pressure** agg: carc phel
  - **ulcerative**: phel
- **pulsating**: arn bell calc daph rauw sep thuj
- **salt** agg: carb-v
- **scratching** agg: cimx
- **sleep**; preventing: dol
- **smoking** agg: sars
- **sore**: agar alum alum-p alum-sil am-c ambr apis arg-met *Arg-n* **Arn** **Ars** ars-met arund asaf *Aur* aur-m bapt barc bar-i bar-m bell berb bism borx brom bry but-ac calc calc-s *Caps* carb-an **Carb-v** carc *Caust Cham Chinin-ar* clem cob cocc cortico cupr-ar dig dios *Dol* gamb gels *Glon Graph Ham Hep Iod* kali-ar *Kali-bi* kali-chl kali-i kiss *Kreos* lach m-ambo m-arct mag-c mang **Merc** *Merc-c* merc-sul mur-ac *Myric* naja *Nat-ar Nat-m Nit-ac* nux-v petr ph-ac *Phos* plan *Plat* plb plect polyg-h prot ptel *Puls* raph rhod rhus-t ruta sang sars *Sep Sil* sin-n *Staph* stront-c sulph ter ther thuj wies *Zinc* zinc-p
- **stitching** pain: aeth am-m ang ars asar *Bell Calc* camph con graph kali-c lyc merc nit-ac petr *Puls* sabad sabin sars sep spig stann staph stront-c *Sulph* thuj
- **tearing** pain: aeth alum *Ars* bell berb calc canth chinin-s *Colch* gamb *Hyos* kali-c laur lyc *Merc* nux-v *Ph-ac* sabin **Sars** sec staph sulph *Teucr*

▽ extensions | O localizations | ● Künzli dot

Pain – Gums | Mouth | Pain – Palate

- **touch**:
  : **agg**: arg-met (non: arg-n) ars ars-met aur *Bar-c* bell castm graph **Hell Hep** iod **Merc** nat-m petr ph-ac sil *Staph Ter*
    : **sore**: aur graph ph-ac
    : **stitching** pain: petr
  : **tongue** agg; when touched by the: mag-c
    : **burning**: mag-c
- **ulcerative**: acon alum bapt bell bism bry carb-an graph *Hep* mang merc nat-c nux-v plan puls rhus-t sars *Sil* **Staph** thuj zinc
- **warm**:
  : **water**:
    : **agg**: sil
    . **burning**: sil
- **warmth** agg: **Nat-m**
  : **sore**: **Nat-m**
▽ **extending** to:
  : **Temple**:
    : **left**: am-m
    . **stitching** pain: am-m
○ **Cheeks**; between gums and: hyos rhod
  : **sore**: hyos rhod
- **Inner**: agar alum arn carb-v chin colch graph ign kali-c merc nat-m nit-ac nux-m phos puls rhus-t ruta sep staph sulph zinc
  : **sore**: graph nit-ac phos puls ruta zinc
- **Lower**: anac arn canth carb-an caust cortico laur nat-c petr sars staph teucr thuj
  : **left**: am-m thuj
  : **stitching** pain: am-m
  : **pressing** pain | **leaden** bullet; like a: arn
  : **sore**: cortico
- **Outer**: rhus-t
- **Skin**; below: arn hyos
- **Spots**; in: aur-m ox-ac
- **Upper**: agar ag arn am-c ag-met arg-n aur bar-c calc canth carb-an **Carb-v** *Cist* colch dulc euph graph iod kali-c kreos mag-m **Merc** mez mur-ac nat-c nat-m nit-ac **Ph-ac** phos ruta sep stront-c sulph
  : **right**: am-c
  : **stitching** pain: am-c
  : **Inner**: am-c graph nat-m ruta
- **Lips**:
○ **Corners**: ant-c arum-t graph
  : **burnt**; as if: ant-c arum-t graph
- **Inner** side of: calc-s
  : **burning**: calc-s
  : **Lower**: anis chin *Ign* **Nux-v** vip-l-f
    : **burning** (↗*FACE - Pain - lips - lower - burning*): anis
    : **sore**: chin *Ign* **Nux-v** vip-l-f
  : **Upper**: bar-c
    : **burnt**; as if: bar-c
- **Palate**: *Aesc* aeth agar agro *All-c* alum alum-p alum-sil am-c ambr ant-c aphis apis arg-n arn arum-t arund aur bapt bar-c *Bell* benz-ac *Borx* brom bufo *Calc* calc-s *Camph* canth caps **Carb-v** carc *Caust* cham chel

- **Palate**: ...
chinin-s *Cimx* cina cinnb clem cob coc-c coca *Cocc* coff coloc crot-t dulc *Euph* eupi ferr-m ferr-s fl-ac gamb glon graph *Grat* gymno hell hura-c hydr ign iod iris *Kali-bi* kali-c lac-ac *Lac-c* lach laur lyc *Mag-c* mag-m manc *Mang* meny meph merc merc-c mez morph mur-ac naja nat-m *Nat-s Nit-ac* nux-m *Nux-v Par* petr ph-ac *Phos Phyt* plb plect podo polyg-h psil pycnop-sa ran-b ran-s rauw rein rheum *Rhus-t* ruta sabad *Sang* sanic sapin sars seneg sep sil spig *Squil* **Staph** *Stram* streptoc sul-ac tarent ther thuj verat viol-o zinc
- **right**: clem
  : **stitching** pain: clem
- **morning**: **Arum-t** coca lyc mang
  : **burning**: **Arum-t** coca lyc
  : **sore**: mang
- **evening** and night: mur-ac
  : **burning**: mur-ac
- **night**: *Aur Calc*
  : **burnt**; as if: *Calc*
- **aching**: alum bufo chel chinin-s eupi hydr *Kali-bi* merc morph *Nit-ac Phos* sars ther
- **biting** pain: canth carb-v *Kali-c* mez ran-s sep *Zinc*
- **boring**: *Aur*
- **bread**:
  : **amel**: mang
    : **sore**: mang
- **burning**: *Aesc* agro *All-c* ambr ant-c arn *Arum-t* arund bapt *Bell* benz-ac *Borx* calc *Camph Canth* carb-v *Caust Cimx* cina cinnb coc-c *Cocc* coloc crot-t dulc *Euph* glon *Grat* gymno hura-c ign iris lach laur *Mag-c* manc merc merc-c *Mez* mur-ac naja *Nat-s Nit-ac* nux-m *Nux-v Par* ph-ac *Phos* plect podo polyg-h *Ran-b* rein rheum sabad *Sang* sanic seneg sep spig *Squil* staph *Stram* sul-ac ther thuj zinc
  : **excoriated**; as if: mag-c
  : **pepper**; as from: coca crot-t *Mez*
- **burnt**; as if: arum-t bar-c bell *Borx Calc* caust cimx cina ferr-m iris lac-ac lach merc mez **Nit-ac** nux-v petr *Phos* phyt podo pycnop-sa sang sanic sep tarent verat
  : **chewing** agg: aloe borx zinc
  : **aching**: aloe
- **cold**:
  : **drinks**:
    : **amel**: carc
- **contracting**: arn cinnb glon
- **cough** agg; during: calc dig
  : **burning**: dig
- **dinner**; after: phos
  : **stitching** pain: phos
- **drawing** pain: hydr sars ther
  : **excoriated**; as if: par
- **menses**:
  : **during**:
    : **agg**: *Nat-s*
    . **burning**: *Nat-s*
    . **sore**: nat-s

633

- **nursing** the child agg; when: borx
- **pinching** pain: ant-c caps
- **pressing pain**: arum-t aur caps **Carb-v** cham iod meny ruta sars staph thuj
  : **ball** of cloth; as from a: psil
- **pricking**: arg-n calc caust cob
- **rasping**: aphis carb-v mez mur-ac ran-s
- **scraping** pain: camph hell meph sep
- **scratching**: ambr ant-c aphis hell mez
- **sneezing** agg: ictod
- **sore**: agar all-c alum alum-p alum-sil apis *Arum-t* bell benz-ac brom calc-s caps carc *Caust* cinnb eupi ferr-s gamb glon graph ign iris kali-bi *Lac-c* lach laur *Mang* merc *Mez* mur-ac nat-m nat-s **Nit-ac** *Nux-v* par phos *Phyt* plb rauw rhus-t sang sapin sil sin-n thuj
- **stitching** pain: *Aesc* aeth bar-c *Calc Camph* caust clem cob coc-c ign kali-c lach mag-m merc nit-ac ph-ac ran-s sabad *Staph* stram zinc
- **swallowing**:
  : **agg**: ant-c caps coc-c hell meny
  : **cutting** pain: hell
  : **pinching**: ant-c caps
  : **pressing** pain: caps
  : **stitching** pain: meny
  : **amel**: ruta staph
  : **aching**: ruta
  : **sore**: staph
- **saliva**:
  : **agg**: thuj
  : **sore**: thuj
- **talking** agg: coc-c
- **tearing** pain: ambr lach zinc
- **tobacco**: chin
  : **biting** pain: chin
- **touch** agg: iris merc nat-s
  : **sore**: iris merc nat-s
- **ulcerative**: agar alum am-c apis caps caust iris lach lyc mang merc mez mur-ac nat-m nit-ac nux-v phos *Rhus-t* ruta sil thuj
- **walking** agg: kali-bi
  : **sore**: kali-bi
- **warm** drinks agg: carc sanic
- **burning**: sanic
- **yawning** agg: zinc
  : **aching**: zinc
▽ **extending** to:
  : **Brain**: staph
  : **stitching** pain: staph
  : **Chin**: bov
  : **stitching** pain: bov
  : **Ear**: agar cob *Ign* thuj
  : **left**: ambr
  . **tearing** pain: ambr
  : **sore**: thuj
  : **stitching** pain: agar cob *Ign*
  : **Fauces**: cham merc
  : **drawing** pain | **convulsive**: cham merc

- **Palate** – **extending** to: ...
  : **Parotid** gland; to right: agar
  : **stitching** pain: agar
  : **Posterior**: dig
  : **stitching** pain: dig
  ○ **Arches**:
  : **swallowing** agg: coc-c
  : **drawing** pain: coc-c
- **Hard** palate: agar ant-c apis arn bar-c borx bov bufo *Camph* cann-s canth caps *Carb-v* caust cham cimic cocc coloc dulc euph ferr ign iod kali-bi kali-bi lach laur m-ambo mag-c mag-m meny merc merc-c mez mur-ac nit-ac nux-m *Nux-v Par Ph-ac* phos ran-s rhod rhus-t ruta sabad *Seneg* sep spig *Squil* staph stram thuj verat zinc
- **Sides**: nat-m
- **Soft** palate: ap-g aur *Bell* bufo calc canth carb-v caust *Cham* chin coff dig ham iod kali-c lyc merc nux-m phos ran-b ran-s rhod ruta sars staph thuj valer zinc
  : **sore**: ap-g
- **Spots**; in: *Caust* mur-ac
  : **burning**: mur-ac
  : **sore**: *Caust* mur-ac
- **Velum**: *Ambr* arg-n *Calc* Crot-c *Lach* nux-m ph-ac ran-b rhus-t ruta sil thuj zinc
  : **burning**: *Ambr* arg-n *Calc Crot-c Lach* nux-m ph-ac ran-b
  : **pressing** pain: (non: ruta) thuj
  : **sore**: ph-ac rhus-t ruta
  : **stitching** pain: coloc sil
- **Salivary** glands: acon bell merc
- **Spots**; in: phos
  : **sore**: phos
- **Sublingual** glands: arund calc iod
  : **pressing** pain: iod
  : **stitching** pain: iod
- **Tongue**: abrot absin acet-ac achy-a acon adon aesc agar all-c allox aloe alum alum-sil alumn am-br am-c am-caust *Am-m* ambr ang ant-c ant-t *Apis* aran arg-met arg-n arn ars *Ars-i* ars-s-f *Arum-m Arum-t* asar aspar astac aster *Aur* aur-ar aur-i aur-m bad *Bapt Bar-c* bar-s bell bell-p benz-ac berb bism borx *Bov* brach brom bry bung-fa cact *Calc* calc-i calc-p *Calc-s* calc-sil camph cann-i cann-xyz *Canth* caps carb-ac carb-an *Carb-v* Carbn-s castm caust cedr cerv *Cham* chel chim **Chin** chin-b chinin-ar chlor cic *Cimx* Cist clem coc-c cocc coch coff *Colch Coloc* Con conv cop cortico croc crot-c crot-h crot-t cund cupr cupr-ar cupr-s cycl daph der *Dig* dios *Dros* dys *Echi* elaps eos euon eup-pur eupi ferr ferr-ar ferr-i ferr-p fl-ac gamb gels *Glon* graph guare *Ham* hell hep hura *Hydr* hyos ictod ign indg iod ip *Iris* jac-c jal jatr-c kali-ar kali-bi kali-br *Kali-c* kali-chl kali-i kali-m kali-p kali-s kali-sil *Kalm* kreos lac-ac lac-f **Lach** *Laur* led lob-c lyc m-ambo m-arct m-aust mag-c *Mag-m* malar manc mand *Mang* meny *Merc Merc-c* merc-i-r merc-sul *Merl Mez* morg-g mur-ac murx naja nat-c nat-m nat-p nat-s nit-ac nit-s-d *Nux-v* oena ol-an olnd op osm ox-ac pall ped petr ph-ac phel phos *Phys Phyt Plat*

Mouth

Pain – Tongue

- **Tongue**: ...
  plb *Podo* prun *Psor* ptel *Puls* ran-s raph rat rauw rhod rhus-t *Rhus-v Rumx* ruta sabad sabin sang sanic sars sec sel semp seneg sep sil sin-n spig stann *Staph* stram stront-c stry *Sul-ac* sul-i sulph syph tarax *Ter* term-c teucr ther thuj *Tub* ust verat **Verat-v** *Vesp Vip* visc xan xanth zinc zinc-p zinc-s
  - **one** side: *Calc*
    : **burning**: *Calc*
  - **right** side: ars dros rosm sep spig
    : **boring**: ars
    : **stitching** pain: dros spig
  - **left** side: iris jac-c tarax
    : **burning**: iris jac-c tarax
  - **morning**: am-br cedr *Mag-m* mez nat-c stann sulph
    : **burning**: am-br *Mag-m* stann sulph
    : **burnt**; as if: mez nat-c
    : **stitching** pain: cedr
  - **afternoon**: mag-m mag-s
    : 16-22 h: bung-fa
    : **burning**: mag-m mag-s
  - **evening**: alum cycl dios kali-n sulph
    : **aching**: sulph
    : **burning**: alum cycl kali-n
    : **sore**: dios kali-n
  - **night**: con nat-m ph-ac *Phos*
    : **boring**: con
    : **burning**: nat-m ph-ac *Phos*
    : **stitching** pain: ph-ac
  - **aching**: all-c astac *Sang* sulph vesp
  - **asthma**, before: borx
    : **cutting** pain: borx
  - **biting** pain: absin acon arn ars asar bell carb-ac *Cham* chin coch coloc croc dios dros ign ip jal *M-ambo* mez nat-c nat-m ol-an op ran-s sep sulph teucr zinc
    : **pepper**; like: indg sep teucr
  - **bitten**, as if: caust chin-b plb
  - **boring**: ars clem con nat-s spig stann
  - **burning**: acet-ac achy-a **Acon** adon aesc all-c alum alumn am-c am-caust *Am-m* ang *Apis* arg-met arg-n arn **Ars** *Ars-i* ars-s-f *Arum-m* **Arum-t** asar *Aur* aur-ar aur-i bad *Bapt Bar-c* bar-i bar-s *Bell* bell-p benz-ac berb *Bov* bry *Calc* calc-i calc-p *Calc-s Canth* caps carb-ac *Carb-an Carb-v Carbn-s* castm *Caust* cedr *Cham* chel chim **Chin** chinin-ar chlor *Cimx* coc-c cocc coch coff *Colch Coloc* con croc crot-t cupr dios *Dros Echi* eos ferr ferr-ar ferr-i ferr-p gamb gels glon graph ham hep *Hydr* hyos ign indg iod *Ip Iris* jac-c jatr-c *Kali-ar* kali-bi kali-c kali-chl kali-i kali-m kali-p kali-s lac-ac lac-f *Lach Laur* led *Lyc* m-ambo mag-c *Mag-m* manc mand *Mang Merc Merc-c* merc-sul *Merl Mez* mur-ac naja nat-c nat-m nat-s nit-s-d ol-an olnd op *Ox-ac* pall petr ph-ac phel *Phos Phys Phyt Plat* plb *Podo* prun *Psor* ptel puls *Ran-s* raph rat rhod rhus-t rhus-v rumx *Sabad Sang* sanic sars sec seneg *Sep* sin-n spig spong stram *Sul-ac* sul-i *Sulph* syph tarax *Ter* ther thuj verat **Verat-v** vesp xan zinc zinc-p

Pain – Tongue

- **burning**: ...
  : **accompanied** by | **Tongue**; cracked: *Mag-m*
  : **pepper**; as from: agar ang arum-t cann-i cann-xyz chin con hell lach malar manc merl *Mez* nat-s op sanic sep teucr xanth
  - **burnt**; as if: adon aesc agar all-c alum am-br am-m apis *Arg-n* arn **Ars** arum-t asar bad bapt bar-c *Bell* bov cact calc caps carb-v *Caust* chin chlor *Cimx* colch *Coloc* conv cund cupr-s daph dios ferr glon *Ham* hep hydr hyos ign *Iris* kali-c kreos lac-ac lach *Laur Lyc Mag-m Merc* merc-i-r *Mez* nat-m *Nux-v* ol-an petr ph-ac *Phos* phys *Phyt Plat* plb podo prun psor ptel *Puls* ran-s rhod rhus-t *Rhus-v Rumx* sabad *Sang* seneg sep sil sin-n sul-ac term-c ther tub verat **Verat-v**
  - **chewing** agg: bung-fa calc lyc sep spig
  - **cold** drinks agg: osm
  - **contracting**: arum-t borx
  - **cutting** pain: *Bov Colch* euon guare thuj
  - **drawing** pain *(↗jerking)*: aster castm m-arct *Staph*
    : **string** to the hyoid bone; as if by a: castm
  - **eating**:
    : **after**:
      : **agg**: graph laur
      . **burning**: graph laur
    : **agg**: bell-p
    : **burning**: bell-p
    : **amel**: staph
    : **stitching** pain: staph
    : **not** eating or drinking agg; when: ferr
    : **burnt**; as if: ferr
    : **while**:
      : **agg**: *Ign Nat-m*
      . **burning**: *Ign Nat-m*
      . **burnt**; as if: ign
  - **excoriated**; as if: apis arum-m aur-m tarax
  - **fissures** in: mag-m
    : **burning**: mag-m
  - **jerking** *(↗drawing)*: aster castm cham m-arct
  - **lacerated** wounds, from: hyper
  - **sore**: hyper
  - **motion**:
    : **agg**: aloe ant-t berb chin kalm spig sulph
    : **stitching** pain: *Sulph*
    : **amel**: meny
    : **stitching** pain: meny
  - **neuralgic**: agar apis crot-h crot-t kali-ar kali-i mag-c mang
  - **pinching** pain: ang nux-v sabad
  - **pressing** pain: astac chin *Ham Merc* ust
  - **pressure** with teeth; from: arum-m croc
  - **pricking**:
    : **accompanied** by | **abscess** on tongue (See Abscess - tongue - accompanied - pricking)
  - **protrudes** it to cool it: sanic
    : **burning**: sanic
  - **salt** agg: *Nat-m* petr
    : **burning**: *Nat-m* petr

Mouth

Pain – Tongue

- **salt** agg: ...
  - sore: petr
- **scraping** pain: bapt camph caust graph
- **smoking** agg: sep
  - **burnt**; as if: sep
- **sore**: abrot acet-ac *Agar* allox aloe alum alum-sil am-c ant-c *Apis* arg-met arn ars ars-i *Arum-t* asar aur-ar *Bapt* bar-c bell benz-ac berb brach bung-fa *Calc* calc-sil canth caps *Carb-v* caust chel chim chin chinin-ar cic *Cist* cocc conv cop cortico *Crot-h* cupr-ar *Dig* eupi fl-ac gamb gels *Glon* graph hep ictod *Ign* ip kali-c kali-m kali-p kali-s kali-sil lac-ac *Lach* laur lob-c *Lyc* mag-c merc *Merc-c* *Mur-ac* nat-m **Nit-ac** nux-v oena osm ox-ac phel phys puls *Ran-s* rauw rhus-t rumx *Sabad* sang sec semp *Sep* sil sin-n spong staph stront-c stry syph *Ter* term-c teucr *Thuj* *Tub* visc zinc
- **sour** food, from: petr
  - **burning**: petr
  - sore: petr
- **spitting**: calc
- **splinter**; as from a: staph
- **stitching** pain: *Acon* agar aloe alum alumn ang ant-c *Apis* aran arg-n ars *Arum-m* *Arum-t* asar aspar aster bell berb brach brom calc canth carb-v cham *Chin* clem colch cycl dros elaps eup-pur ferr gamb *Glon* guare hell ign ip jal *Kali-bi* *Kali-c* kali-chl *Kalm* **Lach** led m-aust mag-m mang meny merc merc-sul merl mez murx nit-ac nux-v olnd ph-ac phos phys prun ran-s sabad sabin sars sep **Spig** spong staph *Sulph* tarax thuj zinc
  - **burning**: *Chin*
- **swallowing** agg: ars benz-ac calc *Calc-p* sulph
  - **fishbone**; sensation of: ars
  - sore: benz-ac
- **talking** agg: acet-ac bell-p *Fl-ac* *Kalm* lyc sep sulph
  - **burning**: bell-p
- **tearing** pain: ant-t bar-c carb-v cimx colch guare ign lach merc puls *Rhus-v* sep
- **tobacco**; from: anac nep
  - **biting** pain: anac nep
- **tubercles** under tongue sore: ambr
- **ulcerative**: arg-n arn *Calc* caust merc-c
- **warm**:
  - **drinks**:
    - agg: osm
- **warmth** | **amel**: *Sil*
- ▽ **extending** to:
  - **Abdomen**: crot-c
  - **Frenum**: phos
  - **Mouth**: tub
    - **burning**: tub
  - **Palate**: all-c phos
    - **burning**: phos
  - **Stomach**: apis ars brom gels *Mez* puls
    - **burning**: apis ars brom gels *Mez* puls
  - ○ **Across**: asar
    - **burning**: asar

Pain – Tongue

- **Anterior** part: ars *Coloc* gamb rumx sep
  - **right** side: ars-h
    - **contracting**: ars-h
  - **biting** pain: ars sep
  - **burning**: *Coloc* gamb
- **Below**: aloe mag-m thuj zinc
  - **biting** pain: zinc
  - **pressing** pain: mag-m
  - **stitching** pain: aloe thuj
  - **Skin**; below: arn
- **Border**:
  - **biting** pain (See sides - biting)
  - **stitching** pain (See right - stitching; sides - left - stitching; sides - right - stitching)
- **Center**: bar-c bry chin ferr hyos plat psor *Puls* sabad samb sep ter
  - **burning**: bar-c bry ferr *Puls* ter
  - **burnt**; as if: chin hyos plat psor puls sabad sep ter
  - **sore**: chin samb
  - **spot** toward tip: kali-ar
    - **burning**: kali-ar
- **Edges**: anan ant-c mag-s puls rumx
  - **right**: kalm
    - **cutting** pain: kalm
  - **left**: ant-c
    - **stitching** pain: ant-c
  - **burning** (See sides - burning)
  - **burnt**; as if (See sides - burnt)
  - **cutting** pain: anan mag-s
    - **cut**; as if: anan
  - **excoriated**; as if: ant-c puls rumx
- **Frenum**: all-c ign kali-c
  - **sore**: all-c kali-c
  - **stitching** pain: ign
- **Low** down in region of hyoid bone: *All-c*
  - **constricting**: *All-c*
- **Posterior** part: benz-ac form lyc *Nux-v* phyt
  - **sore**: benz-ac form lyc *Nux-v*
- **Root** of: acet-ac acon am-caust anan arn ars *Arum-t* bapt bell benz-ac *Calc-p* carb-v clem colch cortico *Crot-c* ferr-i hydrc kali-bi **Kali-i** lach lyss manc med mez *Nat-s* **Nit-ac** *Phyt* ptel rhus-v sel
  - **right**: phos
    - **burning**: phos
  - **night**:
    - **sleep**; going to | **before**: **Kali-i**
  - **accompanied** by | **Pharynx**; spasm in: **Kali-i**
    - **biting** pain: mez
    - **burning**: am-caust **Arum-t** bapt benz-ac *Calc-p* *Crot-c* manc med
    - **contracting**: acon bell carb-v hydrc lach
    - **pressing** pain: carb-v
    - **putting** out the tongue: cocc kali-bi kali-i *Phyt*
    - **rheumatic**: ambr
    - **sore**: bell cortico
    - **stitching** pain: arn ars clem ferr-i *Nat-s* *Nit-ac*
    - **swallowing** agg: ars bapt *Calc-p* cinnb cocc colch gels kali-bi *Phyt*

Pain – Tongue

- **Root** of – swallowing agg: ...
  : **stitching** pain: ars
  : **tearing** pain: carb-v
  : **turning** head agg: ars
  : **stitching** pain: ars
  : **yawning** agg: lach
  : **sore**: lach
  : **extending** to:
    : **Throat**; sides of: **Kali-i**
  : **Across**: acet-ac
  : **Below**: sel
- **Sides**: acon agar am-br ant-c apis bell *Calc Camph* canth carb-v caust coloc cycl dios graph ictod ip kali-i *Lach* laur mag-c merc mur-ac nat-s phel plat *Puls* rumx sep spong sulfonam zinc
  : **right**: carb-v merc ph-ac phos plat sabad
  : **sore**: carb-v merc phos plat sabad
  : **stitching** pain: ph-ac
  : **left**: graph *Kalm Lach* nat-s ox-ac phys sang
  : **burning**: *Lach* nat-s ox-ac
  : **putting** out tongue; on: *Graph*
  . **sore**: *Graph*
  : **sore**: graph *Kalm Lach* phys
  : **stitching** pain: sang
  : **biting** pain: coloc ip
  : **burning**: acon agar apis *Camph* caust cycl kali-i mag-c mur-ac nat-s phel plat
  : **burnt**; as if: ant-c apis canth caust dios puls spong sulfonam
  : **pressure** agg: staph
  : **stitching** pain: staph
  : **sore**: agar am-br ant-c apis bell calc carb-v coloc dios graph ictod *Lach* laur merc *Puls* rumx sep zinc
  : **Tip**; near: arum-t *Calc-p* chin dios *Hep Kali-c* sep
  : **sore**: arum-t *Calc-p* chin dios *Hep Kali-c* sep
- **Spots**; in: act-sp agar aloe ant-c *Ars* bar-c cinnb ind indg iod kali-i nit-ac nux-v ph-ac ran-s sil tarax
  : **burning**: act-sp *Ars* indg kali-i ph-ac ran-s
  : **burnt**; as if: aloe *Ars*
  : **sore**: agar aloe ant-c bar-c cinnb ind iod nit-ac nux-v ran-s sil tarax
- **Surface** of tongue; under: aur-m-n brom bros-gau
  : **burning**: aur-m-n brom bros-gau
- **Tip**: *Acon* aesc agar allox aloe alum alumn am-br am-c am-m ang ap-g arg-met **Arg-n** *Ars* asaf aur bapt *Bar-c* bell borx bov brom *Calc* calc-ar **Calc-p** *Camph* canth caps carb-ac *Carb-an* carb-v castor-eq caust chel **Chin** chin-b cinnb coc-c coff *Coloc Con* croc crot-c cycl dios *Dros* eup-per eup-pur form fum gamb ger glon *Hell* hep hydr-ac ictod ign indg iod ip *Iris* kali-bi *Kali-c Kali-i* kali-n lact lath laur led *Merc* merc-sul mez *Nat-c Nat-m* **Nat-s** nux-v ox-ac ph-ac phos *Phys Phyt* plb *Psor* puls rad-br ran-b rat rhus-t *Sabad* sabin sang *Sel* seneg *Sep* sil sin-n staph stront-c sul-ac sulfonam sulph *Ter* teucr thuj tub verat zinc
  : **evening**: cycl
  : **burning**: cycl

Mouth

Pain – Tongue – Tip: ...
 : **night**: hep
 : **biting** pain: ars dros ip nat-c puls
 : **burning**: *Acon* agar alum am-c am-m arg-met arg-n *Ars* aur bapt *Bar-c* bell borx bov *Calc* calc-ar **Calc-p** *Camph* caps carb-ac *Carb-an* carb-v castor-eq caust chin-b coff *Coloc* croc crot-c cycl *Dros* gamb ger glon hep hydr-ac indg iod *Iris* kali-bi *Kali-c Kali-i* kali-n lact lath laur led merc merc-sul mez *Nat-c Nat-m* **Nat-s** ox-ac *Phos Phys Phyt* plb psor ran-b rat rhus-t *Sabad* sang sel seneg sul-ac sulfonam sulph ter *Thuj* tub
 : **pepper**; as from: agar ang *Camph* caps **Chin** coc-c con mez *Nat-s* teucr
 : **burnt**; as if: am-br am-c calc calc-p caps carb-v caust chin coloc hep ign kali-c lact merc-sul mez nat-s *Phos* phys *Psor* sabad sang *Sep* staph stront-c ter thuj vip
 : **excoriated**; as if: bar-c
 : **pinching** pain: ang
 : **pricking**: rad-br sang
 : **sore**: aesc agar allox am-br am-c ap-g arg-n arum-t bell calc calc-p carb-an cinnb dios hep ictod kali-c kali-n merc-sul mez nat-c ox-ac phys **Rhus-t** sabad sang *Sel Sep Sil* sin-n *Ter Thuj* zinc
 : **stitching** pain: acon aesc agar aloe alumn ang arg-n *Asaf* aur brom canth chel chin *Con* cycl dios *Dros* eup-per eup-pur form glon *Hell* ign iod led *Merc* merc-sul nat-p *Nat-s* nux-v ph-ac phos ran-b sabad sabin staph verat zinc
 : **touch** agg: am-br bell nat-c nit-ac thuj
 : **burning**: am-c bar-c bell nit-ac
 : **sore**: nat-c
 : **ulcerative**: aesc calc
 : **waking**; on: bros-gau nat-m
 : **burning**: bros-gau nat-m

PAPILLAE of tongue:
- **absent**: all-s penic streptoc
  ○ **Back** part: streptoc
  • **Front** part: streptoc
  • **Sides**: penic
  • **Tip**; at: carc
- **enlarged**: *Agar aza Bell* cupr *Ign Kali-bi* lat-m phos ptel tub
  ○ **Root**, at: ham
  • **Tip**, at: **Ars** sulph
- **erect**: agar *Ant-t* apis **Arg-n** *Ars* arum-t *Arum-t* aza bac **Bell** bry caust chel croc cupr ham *Hydr* ictod *Ign* kali-bi kali-br *Lach* lyc *Merc Merc-c* merc-i-f *Merc-i-r* merc-sul mez *Nux-m* olnd *Phos* plb podo psil ptel *Rhus-t Sabad* sapin (non: sapo) sep stram stry *Tab Tarent* ter tere-ch zinc zinc-p
  • **accompanied** by | **roughness** of tongue: *Podo*
  • **strawberry** tongue: ant-t arg-n ars arum-t bac *Bell* caust *Frag* kali-bi lach merc-c phos ptel sapin sapo ter *Tub* verat-v
  ○ **Root**: agar *Kali-bi* nat-ar
  • **Tip**: sapin

All author references are available on the CD

637

- **hypertrophied** (See enlarged)
- **pronounced** (See erect)
- **reddened:** ant-t **Arg-n** ars **Bell** ign *Kali-bi Lyc* mez *Nux-m Ptel* **Ter** tub
  - **accompanied** by | **white** discoloration of the tongue (See Discoloration - tongue - white - accompanied - papillae)
  - **elevated**; and:
    : **accompanied** by:
    : **Tip** of tongue | **brown** discoloration: *Merc*
- **sore:** *Arg-n*

PARALYSIS:
○ **Palate:** diphtox *Gels Lach Plb Sil*
- **left** | **sensation** of: meny
- **hardness**; sensation of: anh
- **Tongue:** absin *Acon Acon-c* aesc-g agar anac anh *Apis Arn* ars aster bapt *Bar-c* bar-m **Bell Both** brom bufo *Cadm-s* **Calc** cann-i canth caps carb-v carbn-s **Caust** cic *Cocc* colch **Con** conin *Crot-c* crot-h *Cupr* cupr-s **Cur Dulc Euph** *Euphr* **Gels** glon graph *Gua* guare *Hell* hep hydr *Hydr-ac Hyos* ip lac-c *Lach* **Laur** linu-u *Lob-p* **Lyc** mang-o meph merc-c merl **Mez** *Mur-ac Naja* nat-m *Nux-m* nux-v olnd **Op Plb** plb-xyz pyrus *Rheum Rhus-t* ruta sec sil *Stram* syph tep verat vesp zinc zinc-s
  - **accompanied** by:
    : **aphasia** (See MIND - Aphasia - tongue - paralysis)
    : **meningitis** (See HEAD - Inflammation - meninges - accompanied - tongue - paralysis)
    : **numbness** of one side: *Nat-m*
    : **scarlatina** (See SKIN - Eruptions - scarlatina - accompanied - tongue - paralysis)
    : **typhoid** fever (See FEVE - Typhoid - accompanied - tongue - paralysis)
    : **Upper** limbs; paralysis of (See EXTR - Paralysis - upper limbs - accompanied - tongue)
  - **creeping:** kali-p
  - **drawn** to:
    : **right:** *Cur Nux-m* nux-v **Op**
    : **left:** *Bell Glon Op Plb*
  - **old** people: *Bar-c*
  - **sensation** of: *Coc-c Cocc* ip merl *phys* syph
    : **menses**; during: *Cedr*
  - **weather** agg; cold wet: *Dulc*

PARCHED tongue (See Dryness - tongue)

PASTY (↗*Mucus; Saliva; Taste - pasty*): nuph petr ser-a-c v-a-b
○**Tongue:** am-m bapt bufo nux-m paro-i *Prot* ser-a-c

PATCHES, syphilitic: arg-n hydrc *Kali-i* lach *Merc Merc-c* merc-i-f merc-i-r merc-n merc-pr-r *Nit-ac* phyt puls sang syph *Thuj*

PERIODONTOSIS (See Detached)

PICKING | Lips (See FACE - Picking - lips)

PIMPLES (See Eruptions - pimples)

PLUMMER-VINSON syndrome: cadm-met

POINTED Tongue: bond calc *Chel* cimic eup-per ip *Lach Petr* plb podo spig-m stram
- **abortion**; after: podo
- **accompanied** by:
  - **diphtheria** (See THRO - Diphtheria - accompanied - tongue - pointed)
  - **indigestion** (See STOM - Indigestion - accompanied - tongue - pointed)

PRESSING gums together (See GENE - Biting - teeth; TEET - Clenching)

PRICKLING: acon anac antip cedr colch fl-ac manc nat-p nit-ac psor sec seneg spig *Zinc*
○**Gums:** antip arn lyc puls
- **Palate:** arg-n carbn-s caust mez sang
  - **morning:** carc
  - **evening:** carc
  - **lying** agg: carbn-s
- **Tongue: Acon** acon-c agar *Alum* apis ars-h arum-m arum-t bapt bell borx brach bry cact carb-ac cedr chr-ac dios dros dulc echi elaps eup-pur *Fl-ac Glon* hell *Kali-bi* kali-n lach lath lina *Lyss* manc *Merc* merl muru nat-m nat-p nux-m phos plat ptel puls rhod rhus-t sang sec sin-n spig thuj *Ust* verat
  - **accompanied** by | **Head**; pain in (See HEAD - Pain - accompanied - tongue - numbness)
  - **menses**; during: *Cedr*
  ○ **Below:** *Lyss*
  - **Frenum:** phos
  - **Tip:** ars-h cact crot-c crot-t dulc elaps eup-pur nat-m phel phys rad-br sang sec
    : **needles;** like a hundred: arum-m carb-ac merc nux-v

PROTRUDING:
○**Gums** (↗*Detached; Scorbutic*): kreos lach
- **Tongue** (↗*Motion - tongue*): absin acet-ac acon *Apis* bell **Bufo** cina cocc *Crot-h* cupr ferr-m *Hell* hydr-ac hyos kali-c kara *Lach Lyc Merc-c* merc-n nux-v oena op **Phyt** plb sec stram stry sumb syph tab tep vario vip
  - **right:** crot-h lyc op
  - **accompanied** by:
    : **aphasia** (See MIND - Aphasia - tongue - protrusion)
    : **chorea** (See GENE - Chorea - accompanied - tongue - protruding)
    : **diphtheria** (See THRO - Diphtheria - accompanied - tongue - protruding)
    : **meningitis** (See HEAD - Inflammation - meninges - accompanied - tongue - protruding)
  - **agg**: cist cocc kali-bi *Phyt* syph
  - **alternating** with | **withdraw** (See rapidly)
  - **amel**: med
  - **brain** affections, in: apis hydr-ac
  - **cannot** be protruded: *Apis Bapt* brom carb-ac colch dulc gels hyos *Lach Lyc Merc-c* mur-ac *Nux-v Plb* sabad vesp
  - **cough:**
    : **during** (↗*COUG - Protruding*):
    : **agg** (↗*COUG - Protruding*): bell kali-c

- **Tongue**: ...
  - **difficulty**, with (↗ *Motion - tongue - difficult*): *Anac apis Ars Bapt Calc* caust colch *Crot-h Dulc* gels *Gua* **Guaj Hyos** **Lach** *Lyc Merc Mur-ac* mygal *Nat-m* phos *Plb Pyrog Stram* sulfon *Ter*
  - accompanied by:
    - **chorea** (See GENE - Chorea - accompanied - tongue - protruding - difficulty)
    - **jerking**: kali-br
    - **Throat**; sore: sabad
    - **catches** on the teeth: *Apis Hyos* **Lach** lyc sec
    - **draw** it in; can hardly: hyos vario
  - **headache**; during: lach
  - **oscillating** (↗ *rapidly*): Hell hyos lach *Lyc*
  - **rapidly**, darting in and out like a snake's (↗ *oscillating*): absin crot-h *Cupr* cupr-act elaps *Lach* lyc *Merc* merc-c sanic *Vip*
  - **sleep** agg; during: vario
  - **spasmodically**: cina cocc sec
  - **suffocation**, with: ars
  - **trembling** of tongue when protruding (See Trembling - protruding)

PROUD flesh on gums: alumn thuj

PTYALISM (See Salivation)

PUCKERED sensation: op par
○ **Palate**: am
- **Tongue**: ars

PULSATION:
○ **Gums**: ambr *Arn* bell bov brom *Calc* daph kali-m mag-m merc nit-ac nux-v phos puls rauw *Sep* staph *Sulph* thuj
  - **menses**; during: **Sep**
- **Palate**: glon rhus-t
- **Tongue**: vesp

PURPURA: *Crot-h Lach Phos Psor* ter

PUSTULES: ant-t ars-s-f bell-p berb caps crot-t hep hydr mur-ac phos
○ **Gums** (↗ *Abscess - gums*): aur calc *Carb-an Carb-v* nat-s petr psor puls
  ○ **Near** diseased molar: aloe
- **Palate**: ambr ant-t coc-c phos
  - **left**: psil
- **Tongue**: ant-t bell-p cund graph **Hep** lyc med mur-ac nat-m nat-p nat-s sep vario
  - **burning** and stinging: am-c
  ○ **Below**: am-c med nat-c
  - **Sides | right**: cund
  - **Tip**: cund med thuj

PUT everything in mouth; children (↗ *Fingers; MIND - Gestures - hands - grasping - mouth - everything*): lyc merc *Sulph*

PUTRID gums (↗ *Scorbutic*): am-c *Ambr* cist *Nat-n* nux-v *Staph*

PYORRHEA ALVEOLARIS (↗ *Discharge - putrid; Inflammation - gums - chronic; Suppuration - gums*): cal-ren emetin ham mag-c merc-c plan streptoc symph thuj tub

RAGGED:
○ **Gums**: *Merc*

RANULA (↗ *Swelling - tongue - below*): am-be   **Ambr** ars-i bell **Calc** *Canth* cham chr-o ferr-p fl-ac hippoz lac-c *Lach* lyc lyss *Merc Mez Nat-m Nit-ac Plb* psor sacch *Staph* syph thlas *Thuj* verat
- **chewing** agg: mez
- **gelatinous**: mez nit-ac staph *Thuj*
  - **bluish** red: *Thuj*
- **periodical**: chr-ac lyss
- **talking** agg: mez
○ **Sublingual** gland; in: thuj

RATTLING: bell lac-c

RAWNESS (See Mucous membrane - excoriation)

RECEDING gums (See Detached)

RETRACTED gums (See Detached)

RINGWORM: ran-s sanic tarax
○ **Tongue**: nat-m sanic
  - **right** side: *Nat-m* sanic

ROUGHNESS: am-c ang berb bov calc carb-an carb-v caust cina clem cocc cycl dig ip lyc merc mez musa nat-c *Nat-s* op ph-ac phos rhus-t sabad sep still sulph
○ **Gums**: ammc nat-c sul-ac
- **Lips**: anac apis calc mag-m *Merc* mur-ac plat sulph
  ○ **Upper** lip | **Inside**: mag-m
- **Palate**: ang ant-c apis ars *Calc* **Card-m** cina cocc dig *Dros* guare hell hyos iris kali-bi mag-c merc mez naja nux-v phos puls sabad sabin sep squil staph stram thuj
  - **forenoon**: phos
- **Tongue** (↗ *Hairy*): acon alum alumn anac ang *Apis Arg-n* **Ars Arum-t** *Aur* bar-c bell *Bry* caj calc cann-s *Canth* carb-v casc cere-b chel coc-c cocc coloc croc cupr cupr-s dulc graph *Grat* hyos *Kali-bi* laur lina merc mez musa **Nit-ac** olnd op ox-ac par phos phys *Phyt Podo* ptel **Ran-s** rhus-v sars sep still stram sul-ac *Sulph* sumb tanac *Tarax* thuj
  - **morning**: alum bar-c cocc lyc sars sep
  - accompanied by:
    - **chorea** (See GENE - Chorea - accompanied - tongue - roughness)
    - **dryness** of tongue (See Dryness - tongue - accompanied - roughness)
    - **Papillae | erected** (See Papillae - erect - accompanied - roughness)
  - **eating**; after: graph
  - **raising** to the palate | **agg**: rosm
  - **streaks**, in: *Calc*
  ○ **Centre | streaks** in: *Calc*
  - **Lower** part: rosm
  - **Sides**: osm
  - **Tip**: ammc carb-v mez phos

Mouth

SALIVA (↗*Mucus; Pasty; Sticky*): merc sulph
- **acid** (See sour)
- **acrid**: agar am-c ars arum-t asaf atro borx daph hydr ign kali-chl kalm kreos lac-c *Lach* lact *Merc* merc-c *Merc-i-f Nit-ac* ph-ac plb *Puls* sec stann staph sulph tarax tax verat zinc
- **albuminous**: am-caust calad *Stram*
- **alkaline**: jab plb sin-n
- **aromatic**: coca
- **astringent**: caps merc-c par sabad
- **bitter**: arg-n arn *Ars* atha bapt borx bry **Chel** coca cupr guat kali-bi kali-s kalm lyc mang merc nux-m phos ptel *Puls Staph* sulph tarax thuj ust valer
- **bloody**: acon alum am-c am-caust antip arg-met arn ars aspar bad *Bell* bism borx bry **Bufo** calad calc camph canth *Carb-v* carbn-s chin cic clem **Crot-c** *Crot-h* cupr *Dros* eug gels hep *Hyos* indg iod jatr-c *Kali-i* lyc **Mag-c** mag-m *Merc Merc-c Nat-m* **Nit-ac** *Nux-v* op *Phos* **Plb** *Rhus-t* sabin *Sec* sel *Sep* staph stram sul-ac *Sulph* thuj vip zinc zinc-p
  · **morning**: nit-ac
  · **night**: nat-m *Nux-v*
  · **accompanied** by:
    : **convulsions** (See GENE - Convulsions - accompanied - saliva - bloody)
    : **diphtheria** (See THRO - Diphtheria - accompanied - saliva - bloody)
  · **disgusting** taste; with: kali-i
  · **menses**; before: *Nat-m*
  · **sleep**; during: nat-m rhus-t
  · **sweetish**: *Kali-i*
- **bluish**: plb
  · **white**: carb-ac
- **brassy**: kali-chl
- **brownish**: bell bism crot-c plan raja-s
- **burning**: manc
- **clammy**: arg-met bell berb camph cann-s eug lob
- **cool**: asar bar-c bor-ac borx calad *Caust* chen-v cist merc-c phos phyt
- **copious** (See Salivation - profuse)
- **coppery**: merc ran-b
- **cotton**, like (↗*Velvet*): alet aq-mar bell *Berb* bry canth lyss *Nux-m Nux-v* ph-ac **Puls** sulph
- **dark**: merc-d
- **diminished** (See scanty)
- **dries** on palate and lips, becomes tough: lyc
- **egg**; like white of: calad jab
- **fetid**: alumn ang ars bell bov bry calc caps *Carb-v* cham chin *Dig Dulc Iod* kali-i *Lach* Manc **Merc** *Merc-cy Merc-d Merc-i-f Merc-i-r* **Nit-ac** *Petr* phos plb *Rhus-t* sep sulph valer zinc
  · **morning**: glon petr
  · **night**: merc
- **foul** water, like: phos
- **frothy** (↗*soapy*): acon *Alet* am-m ant-c *Apis* aq-mar ars asaf bac bart bell berb brom *Bry Bufo* camph cann-i cann-s canth carb-ac carb-an caul cham chlf cic cina cinnb clem cocc colch *Crot-h* cub *Cupr Dig* dulc eug

Saliva – frothy: ...
 gaul gels *Hyos* ign iod *Ip* irid-met kali-bi kali-m *Kreos* lac-c lach lyc lys lyss merc morph naja nat-c *Nat-m Nux-m Nux-v* ol-an op ph-ac phel phos phys pic-ac plb puls ran-s sabin sec sil sin-a spig stram stry sulph sumb ther verat
  · **accompanied** by:
    : **cough** (See COUG - Accompanied - saliva - frothy)
    : **dry** mouth (See Dryness - accompanied - saliva)
    : **typhoid** fever (See FEVE - Typhoid - accompanied - saliva - frothy)
  · **talking**:
    : **agg**: eug nat-c sabin
- **gluey**: agn apis arg-met *Arn* ars *Aur* bad bapt bell camph *Cann-s* cimic cinnb *Kali-bi* lach mag-p merc-c nat-c nux-m *Ph-ac Phos* plat podo raja-s ran-b samb seneg *Squil* tab
- **green**: carb-v cic colch *Dros* gins graph nat-c nat-m par plb sec zinc
- **gushing**: carb-v cop ign nat-m
- **hot**: asar daph manc mosch sabad tax
  · **nausea**; during: sabad tax
- **increased** (See Salivation - profuse)
- **jellylike**: arg-met kali-bi merc-c plb sabad
- **metallic** tasting (↗*Taste - metallic*): bism cedr *Cham* cimic cimx *Coc-c* cocc *Cupr* jatr-c kali-bi kali-chl lyc merc *Nit-ac Phyt* ran-b thuj zinc
- **milky**: *Phos* plb-o
- **musty**: kali-bi led
- **offensive**: alumn ars atro bapt bry *Caps* carb-v chin crot-h cupr *Dig Diph Dulc* ign *Iod* kali-c kreos *Lach* Manc **Merc** *Merc-c Merc-cy Merc-d Merc-i-r* **Nit-ac** *Petr* phos plb psor puls rheum rhus-t valer
  · **morning**: glon petr
  · **night**: merc
- **oily**: aesc cub
- **onions**, odor of: kali-i
- **pasty** (See gluey)
- **purulent**: kali-c
- **putrid**: merc-d petr
- **reddish**: sabin sec stram sul-ac
- **ropy** (↗*viscid; Mucus - ropy)*: am-m ant-c arg-m bell coc-c cuc-c dulc *Epiph* ferr hydr *Hydrin-p* iod iris **Kali-bi** kali-chl lach lyss *Merc* myric narc-ps nat-m phyt pilo *Puls* sabad sanic sulph tamrnd tarax
- **saltish** (↗*Taste - saltish; Taste - salty*): alum am-c ang *Ant-c* ant-t bov *Carb-an* chin colch **Cycl** dig elaps *Euph* graph *Hyos Ign* kali-bi *Kali-i* kali-p lac-ac *Lyc* mag-m *Merc Merc-c* mez nat-c *Nat-m* nux-v *Phos* rhus-t sanic *Sep* sil sin-a stram *Sulph Tarax* tax ther verat verb
  · **left**: euph
  · **morning**: rhus-t sul-ac sulph
  · **watery**: carb-an verb
- **scanty**: **Acon** agar agn aloe alum am-c am-m ambr anac ang ant-c ant-t arg-met ars asaf asar aspar aur *Bar-c* bell berb borx bov *Bry* calad *Calc* camph cann-s canth caps carb-an carb-v caust *Cham* chel chin cina clem coca *Cocc* coff colch con croc cupr cycl dulc euph

640   ▽ extensions | O localizations | ● Künzli dot

Saliva – scanty | Mouth | Salivation

- **scanty**: ...
 ferr graph hell hep hyos ign iod ip jab kali-bi kali-c kali-n *Lach* laur led *Lyc* m-ambo m-arct mag-c mag-m mang meny *Merc* Merc-c merl mez mosch mur-ac nat-c nat-m *Nit-ac* Nux-m nux-v olnd op *Par* petr ph-ac phos plat plb *Puls* ran-b ran-s rheum rhod **Rhus-t** ruta sabad sabin samb sars sec sel *Seneg Sep* sil spig spong squil stann staph stram *Stront-c* sul-ac sulph tarax tax thea thuj verat zinc
- **sharp** taste: ph-ac
- **slimy**: bell *Camph Caps* glon lach *Merc* nux-m petr plb rhus-t sars
- **soapy** (↗*frothy; Froth; Taste - soapy*): arg-n berb bry *Dulc* iod *Merc* ph-ac phos
  - **morning**: apis
- **sour** (↗*Taste - sour*): agar alum ang atro benz-ac bry *Calc Calc-p* carbn-s chin con crot-t **Ign** iris kali-bi *Kali-chl* lact laur lyc mag-m manc merc nat-c nat-m *Nit-ac* nux-v par petr ph-ac phos plb podo rhod sec stann staph *Sulph* tarax tax thuj upa (non: uran-met) uran-n
- **spoiled** taste: bell
- **sticky** (See thick)
- **stringy** (See ropy)
- **suppressed**: bell cain cann-s merc-c op phyt stram
  - **dentition**; during: kali-br
- **swallowing**:
  - **constantly** swallow saliva; obliged to (See THRO - Swallow, constant - saliva)
  - **impossible** (See THRO - Swallowing - impossible - saliva)
- **sweet** (↗*Taste - sweetish*): acon *All-s* alum alumn anac asar aspar aur *Canth Carb-an* **Cham** chin cop *Cupr Dig* hyos iris kali-bi *Kali-i* kreos laur lob merc mez nicc nit-ac *Phos* pic-ac *Plb* plb-act **Puls** *Sabad* sep stann sul-ac sulph sumb syph thuj
  - **night**: *All-s* cham *Sulph*
  - **disgustingly**: canth
  - **eating**; after: all-s
- **tenacious** (See viscid)
- **thick** (↗*viscid*): abel anan apis *Ars* bapt bell bism bros-gau calc cann-i carb-ac cedr cimic cocc crot-c *Dros* formal guat hoit iod kali-bi kali-p lach m-arct *Nux-m* op paro-i phyt plb *Psor* rhus-t rhus-v sulph tax
  - **morning**: glon
- **thin** (↗*watery*): jatr-c lyss manc
- **viscid** (↗*ropy; thick; Mucus - ropy*): acet-ac acon agn alum am-br am-m ambr anac anag anan ang ant-c apis arg-met arg-n *Arn Ars* asar bapt bell *Berb* bism *Borx* bry cain calad calc camph cann-i cann-s caps carb-v carbn-s cedr cham **Chel** cimic cinnb cocc coff con *Crot-c* cub *Cupr* cycl *Dulc* elaps eug euph ferr fl-ac glon hippoz ign iod iris jab jatr-c **Kali-bi** kali-br kali-c kali-chl kali-i kali-p lac-ac **Lach** lachn laur lob lyc **Lyss** *Mag-c* mag-m med **Merc** Merc-c merl mez nat-ar nat-c *Nat-m* nit-ac *Nux-m* Nux-v op par ph-ac phos phys *Phyt* pic-ac plb *Puls Ran-b* rhus-t rhus-v samb sanic sars sel seneg sep spig squil stann stram *Stram* sul-ac syph tab tarax tax thuj uran-n verat

Saliva – viscid: ...
- **night**: merc
- **accompanied** by:
  - **diphtheria** (See THRO - Diphtheria - accompanied - saliva - viscid)
  - **indigestion** (See STOM - Indigestion - accompanied - saliva - viscid)
  - **scarlatina** (See SKIN - Eruptions - scarlatina - accompanied - saliva - viscid)
- **dribbles**: stram
- **drinking** beer, lemonade, orangeade; after: **Sil**
- **nap**; after: euph
- **pregnancy** agg; during: *Kali-i*
- **strings**; drawn out in: agn
- **watery** (↗*thin*): acon am-c am-m *Ant-t* asar aur-m bell bism calc calc-ar camph canth carb-an cob *Colch* coloc *Cycl* dig dros hell iod ip jab jatr-c kreos lach laur led lob lyss m-aust mag-m manc mur-ac nat-m nux-v ox-ac par phos plb puls seneg staph *Sul-ac* thea thymol trif-r
- **nausea**; during: thymol
- **white**: ars bell borx calad cann-i crot-c ign ip m-arct ol-an par *Puls* ran-b sabin seneg spig stram tab
- **bluish**: carb-ac
- **yellow**: bell bry cycl *Dros Gels* kali-bi lyc lyss *Manc* merc *Merc-c* op paro-i *Phos Phyt* rhus-t sec *Spig*
- **blood**, as from: *Gels*

SALIVATION: abrom-a acet-ac acon acon-c act-sp adon aesc aeth agar alet all-s allox aloe *Alum* alum-p alum-sil alumn **Am-c** am-m ambr *Anac* anag anan ancis-p ang anh ant-c ant-t anthraci aphis apis apoc aran-sc arec arg-met arg-n arn ars ars-h *Ars-i* ars-met arum-m **Arum-t** arund asaf *Asar* aspar aster *Aur* aur-i *Aur-m* bapt **Bar-c** bar-i *Bar-m* bar-s *Bell* bism **Borx** both both-ax bov *Brom* bry bufo bung-fa but-ac buth-a cadm-met cadm-s cain calad *Calc Calc-act* calc-ar calc-i *Calc-p* calc-s *Camph Canth Caps* carb-ac carb-an *Carb-v* carbn-s card-m *Caust Cham Chel Chin* chinin-ar chinin-s chion chlor *Cic* cimic cina *Cinnb* cinnm *Clem* cob *Coc-c* cocc coch coff *Colch* coloc con cop croc *Crot-c* crot-h crot-t cuc-c *Cupr* cupr-ar cycl daph dendr-pol dig dios *Dros Dulc* elaps epil **Epiph** esin eucal eug eup-pur euph ferr ferr-ar ferr-i *Ferr-ma Ferr-p* **Fl-ac** fuch galv *Gamb* gins *Glon Gran Graph* grat guaj guat *Hell* hell-o helon *Hep* hipp hippoz hydr-ac hyos *Ign* **Iod Ip** *Iris* jab jatr-c kali-ar kali-bi *Kali-br* **Kali-c** *Kali-chl* Kali-i kali-m kali-n kali-p *Kali-perm* kali-s kali-sil kali-tel kalm *Kreos* lac-ac *Lac-c* lacer *Lach* lachn *Lact* lat-m laur led lil-t lina lob *Lyc* **Lyss** *M-ambo* m-arct m-aust mag-c mag-m mag-s *Manc* mand mang med meny *Merc* **Merc-c** Merc-cy Merc-d **Merc-i-r** merc-sul mez *Mur-ac Muscin Naja* narc-ps nat-ar *Nat-c* nat-f **Nat-m** nat-p *Nat-s* nicc **Nit-m-ac** nit-s-d *Nux-m* **Nux-v** oena *Ol-an* op opun-s *Ox-ac* par parth *Petr* ph-ac phel *Phos* phys *Phyt* **Pilo** pitu-p plan plat plat-m-n *Plb Podo* polyg-h ptel *Puls* ran-b ran-s rat rauw rheum rhod rhus-t ruta sabad sabin samb sang sars sec sel *Seneg Sep Sil* sin-a sin-n sphing spig spong squil stann staph *Stram* stront-c *Sul-ac* sul-i

Salivation   Mouth   Salivation – accompanied by

Salivation: ...
Sulph **Syph** *Tab* tarax tell ter teucr thea thuj thymol *Trif-p* trif-r tril-p (non: uran-met) uran-n ust valer verat verat-v verb vichy-g vinc viol-t wye xan xanth *Zinc* zinc-p
- **right** side of: hep
- **morning**: alum aur bapt **Graph** iod lac-ac *Lyc* mag-c mag-m merc-i-f plat rhus-t sars stann *Sulph* verat
  - **bed** agg; in: rhus-t
  - **rising** agg: verat
  - **sleep** agg; during: bar-c cench
  - **stooping** agg: graph
  - **waking**; on: stann
- **forenoon**: calc
- **afternoon**: alum am-c grat mag-c mag-m phos
  - **sleep** agg; during: rhus-t
- **evening**: am-c bapt bry lyc ox-ac sep sulph
  - **bed** agg; in: alum nat-m
- **night**: *Arg-n* bar-c canth cench cham crot-h culx dig gran graph ign lap-la menth-pu **Merc** *Merc-c* merc-d *Nat-m* nit-m-ac nux-v phos ptel puls rheum *Rhus-t* ruta sulph syph verat
  - **midnight**:
    - **after | 1** h: **Merc**
  - **bed** agg; in: **Merc**
  - **lying**:
    - agg: bell
  - **side**; on:
    - **right | agg**: mim-p
- **accompanied** by:
  - **angina** (See THRO - Inflammation - accompanied - salivation)
  - **aphthae** (See Aphthae - accompanied - salivation)
  - **apoplexy** (See GENE - Apoplexy - accompanied - salivation)
  - **appetite**; increased: lob
  - **asthma** (See RESP - Asthmatic - accompanied - salivation)
  - **back | pain** in back (See BACK - Pain - accompanied - salivation)
  - **breath**; fetid (See odor)
  - **burning** pain: nat-f
  - **cardialgia** (See STOM - Heartburn - accompanied - salivation)
  - **colic** (See ABDO - Pain - cramping - accompanied - salivation)
  - **complaints**; other: lob
  - **coryza** (See NOSE - Coryza - accompanied - salivation)
  - **cough** (See COUG - Accompanied - salivation)
  - **dentition** (See TEET - Dentition - difficult - accompanied - salivation)
  - **diarrhea** (See RECT - Diarrhea - accompanied - salivation)
  - **eructations**: calc-ar

- **accompanied** by: ...
  - **gonorrhea** (See URET - Discharge - gonorrheal - accompanied - salivation)
  - **headache** (See HEAD - Pain - accompanied - salivation)
  - **hoarseness** (See LARY - Voice - hoarseness - accompanied - salivation)
  - **hysteria** (See MIND - Hysteria - salivation)
  - **indigestion** (See STOM - Indigestion - accompanied - salivation)
  - **malignant** scarlet fever (See FEVE - Scarlet - malignant - accompanied - salivation)
  - **measles** (See SKIN - Eruptions - measles - accompanied - salivation)
  - **mumps** (See FACE - Inflammation - parotid - mumps - accompanied - salivation)
  - **nausea**: agar ant-t **Apom** ars asar bar-c brom bry calc *Camph* caps carb-v carbn-s *Card-m* carl *Cham Chin* cocc crot-t cub cupr-act cycl dig euph goss gran hep **Ip** kali-bi kali-c kreos *Lac-ac Lach* led **Lob** lyc mag-c mag-m mang meny merc mez nat-c nat-s *Nux-v* ol-an op *Petr* ph-ac phos pilo puls pycnop-sa ran-a rhus-t rob sabin *Sang* sep spong squil staph sul-ac *Sulph* thea thuj thymol valer verat zinc
  - **odor** from mouth; putrid: hell iod *Kali-br*
  - **pain** (See GENE - Pain - accompanied - salivation)
  - **paralysis**: mang
  - **prosopalgia** (See FACE - Pain - accompanied - salivation)
  - **rheumatic** pain (See EXTR - Pain - rheumatic - accompanied - salivation)
  - **scarlatina** (See SKIN - Eruptions - scarlatina - accompanied - salivation)
  - **scarlet** fever (See FEVE - Scarlet - accompanied - salivation)
  - **syphilis** (See GENE - Syphilis - accompanied - salivation)
  - **tapeworms** (See RECT - Worms - complaints - tapeworm - accompanied - salivation)
  - **taste**; nauseous (See Taste - nauseous - accompanied - salivation)
  - **typhus** fever (See FEVE - Typhus - accompanied - salivation)
  - **vertigo** (See VERT - Accompanied - salivation)
  - **whooping** cough (See COUG - Whooping - accompanied - salivation)
  - O **Face**; pain in (See FACE - Pain - accompanied - salivation)
  - **Larynx | compressed**; as if (See LARY - Pain - compressed - accompanied - salivation)
  - **Stomach**:
    - **complaints** of (See STOM - Complaints - accompanied - salivation)

Salivation – accompanied by

- **Stomach**: ...
  - **pain** (See STOM - Pain - accompanied - salivation)
- **Throat**:
  - **dryness** (See THRO - Dryness - accompanied - salivation)
  - **inflammation** of (See THRO - Inflammation - accompanied - salivation)
  - **pain** (See THRO - Pain - accompanied - salivation)
  - **swelling** of (See THRO - Swelling - accompanied - salivation)
- **Tongue**:
  - **clean**: hell-o
  - **cream**-like: mez
  - **green** discoloration of the tongue: *Nit-ac*
  - **swelling**: bism
- **Tonsils**; inflammation of (See THRO - Inflammation - tonsils - accompanied - salivation)
- **alternating** with | dry mouth: calc carb-v cent con gins ign *Kali-bi* phos verat
- **angina**; in (See THRO - Inflammation - accompanied - salivation)
- **apoplexy**, in: *Anac* ant-c **Nux-v**
- **apyrexia**; during: ip
- **children**; in: *Camph*
- **chill**:
  - **before**: ip rhus-t
  - **during**: acon *Alum* anac ars asaf bell brom calc *Caps* **Merc Mez** nat-m nit-ac nux-v phos *Rhus-t* sep sil *Stram* sulph verat
- **coffee** agg: rhus-t
- **convulsions**; with: bar-m caust kali-bi *Oena*
- **copious** (See profuse)
- **coryza**; during: *Arund Calc-p* cupr-ar hep kali-i merc
- **crawling** in throat, from: am-c carb-v
- **dentition**; during (See TEET - Dentition - difficult - accompanied - salivation)
- **diphtheria**; in (See THRO - Diphtheria - accompanied - saliva)
- **dribbling**: stram
- **dryness** | **sensation** of, with: abel agar alum aral asaf bell calad calc chion colch ind kali-c *Kali-m* laur lyc mag-m *Merc* mez nat-m nux-v plb psil rhod sep spig uran-n
- **eating**:
  - **after** | agg: *All-s* castor-eq *Caust* cham chin kali-p lyc mag-c *Nat-s Nux-v* petr *Rhus-t* staph sulph
  - **amel**: thymol
  - **while**:
    - **beginning** to eat: sulph
  - **excessive** (See profuse)
- **expectoration**; frequent: am-c cadm-s dig graph *Lyss Puls* rhus-t sabad spig
- **fever**; during: *Sulph*
- **headache**:
  - **before**: *Fl-ac*

Mouth

- **headache**: ...
  - **during** (See HEAD - Pain - accompanied - salivation)
- **heat**; during: acon alum arund bell brom carb-v cic *Dros* hell hep hyos ign ip lach lyc merc nat-m *Nit-ac Nux-v* op *Puls Rhus-t* seneg sep sil *Stram Sulph* verat
- **intermittent**: nit-m-ac
- **lying**:
  - **agg**: bell ip ptel rhus-t
- **measles**; in (See SKIN - Eruptions - measles - accompanied - salivation)
- **menopause**; during: jab
- **menses**:
  - **after** | agg: *Cedr*
  - **before** | agg: am-c cinnb nux-m *Puls* pulx
  - **during** | agg: agar cinnb eupi kali-n mag-c *Merc Nux-m* phyt *Puls* pulx
- **mental** work, during: merc *Merc-c* nit-ac
- **mercury**; after abuse of: alumn anan asaf bell **Chin** *Cupr* dig dulc *Hep Hydr* **Iod** *Iris Kali-chl* lach *Nat-m Nit-ac* op *Phyt* plb *Sulph*
- **mumps**; in (See FACE - Inflammation - parotid - mumps - accompanied - salivation)
- **pain**; during: cocc epiph gran helo helon kali-bi kali-c led mang merc *Phos* plan rheum sulph
  - **sciatic** nerve; in (See EXTR - Pain - lower limbs - sciatic - accompanied - salivation)
- **periodical**: *Culx*
- **pregnancy** agg; during: acet-ac ant-t ars *Coff* **Goss Gran** *Helon Iod* ip iris jab *Kali-i* **Kreos** *Lac-ac* lob *Merc Muscin Nat-m Nit-ac* pilo *Sep* sulph zinc-s
- **profuse**: abel *Acet-ac* acon adon agar all-s allox *Alum* am-c am-m *Ambr* anac ang *Ant-c* ant-t apis aran-sc *Arg-met* arn ars ars-s-f arum-t asaf asar aur bapt *Bar-c* **Bell** bism borx bov brom bry but-ac buth-a cadm-s *Calc* calc-sil camph canth caps carb-ac carb-an carb-v carbn-s *Caust* cench *Cham* chel *Chin* chion cic cina cocc coff *Colch* con croc crot-h cupr cycl cyn-d daph dig *Dros Dulc* epiph euph ferr ferr-ar fl-ac formal glon gran *Graph* guaj halo *Hell* hep hipp hydr-ac *Hyos Ign Iod Ip Iris* **Jab** *Kali-br Kali-c* kali-chl kali-i kali-n kali-perm kreos lac-ac *Lach* lat-m *Laur* led *Lob* lyc lyss *M-ambo* m-arct m-aust mag-c *Mag-m Manc* mand mang meny merc merc-c merc-cy merc-d merc-i-r mez mur-ac muru muscin naja narc-ps *Nat-c Nat-m* nicc-s *Nit-ac Nit-m-ac* nux-m **Nux-v** olnd op *Par* petr ph-ac phos phys phyt *Pilo* pitu-p plat plb podo ptel **Puls** *Ran-b* ran-s raph rheum rhod **Rhus-t** sabad sabin samb *Sang* sars scor sec sel *Seneg Sep Sil Spig* spong squil stann *Staph Stram* stront-c *Sul-ac Sulph* syph tab tarax tart-ac teucr thuj *Trif-p* valer *Verat* verat-v verb viol-t xan yohim *Zinc*
- **night**: merc syph
- **accompanied** by:
  - **vomiting**; violent (See STOM - Vomiting - violent - accompanied - salivation)
  - **waking** from: cocc-s
- **prosopalgia**; with (See FACE - Pain - accompanied - salivation)

Salivation – rage

- **rage**; during: canth
- **shuddering**; with: arg-met arg-n euph
- **sleep** (↗SLEE - Waking - salivation):
  - **during** | **agg•** (↗SLEE - Waking - salivation): aeth arg-n *Arn Aur* bar-c carb-an cench *Cham* chin chin-b cocc-s *Culx* cupr dios dros guat ign iod *Ip* kali-c lac-ac *Lac-c* lach **Lyc•** lys m-arct **Merc** merc-d nat-m nit-ac nux-v *Phos* plb ptel **Puls•** rheum **Rhus-t•** stram sul-ac *Sulph Syph*
  - **preventing** sleep: *Ign*
  - **siesta**:
    : **after** | **agg**: zinc
    : **during**: bung-fa
- **smoking** agg: bry kali-bi merc rhus-t sep
- **sneezing** agg: *Fl-ac*
- **spit**; with constant desire to: abrom-s am-c ars bar-c cadm-s coc-c cocc graph grat hell ign kreos lac-c *Lyss* mag-c nat-m nit-ac puls *Rhus-t* sang thuj
- **stool**:
  - **after** | **agg**: mag-m
  - **before**: *Fl-ac*
  - **during** | **agg**: colch *Rheum* vip
- **stooping** agg: **Graph** nux-v
- **sudden** attacks: carb-v dig ign nat-m visc
- **talking** agg: graph *Iris Lach* mang nat-c psor sabin
- **thirst**; with: con *Hell* merc mez sec (non: uran-met) uran-n
- **toothache**; during: bar-c calc caust **Cham** daph graph kali-m mag-c nat-m plan rheum sep
- **vomiting**; before: apom
- **walking** agg: bry caust petr
- ○**Anterior** part: lyc mez plb

SCABS | Gums; gangrenous scabs at (See Gangrenous - gums - scabs)

SCORBUTIC Gums (↗Detached; Bleeding - gums - scurvy; Putrid): Agav-a all-s alum *Alumn Am-c Am-m Anan Ant-c* ant-t arn **Ars Ars-i** ars-s-f **Astac** aur *Aur-m-n* bapt *Bov Brom* bry cal-ren *Calc Camph* canth **Caps** *Carb-an* **Carb-v** *Carbn-s* caust chinin-s chr-ac *Cic Cist* coch con *Dulc* echi fl-ac *Hep Iod* **Kali-c Kali-chl** *Kali-i Kali-m* kali-n **Kali-p Kreos** lac-ac lac-c lach *Lyc* mag-c **Merc** *Nat-m Nit-ac Nux-m Nux-v* olnd *Ph-ac Phos* phyt plb *Psor* sabin sacch sep sil sil-mar *Staph* sul-ac *Sulph* syph *Ter* thuj **Zinc** zinc-p
- **salt** eaters; in: coch

SCRAPING: alum am-c *Bell* caust cedr colch croc kali-i lyc phos sal-ac
○**Gums**: bell
- **Palate**: aphis cact *Camph* chin coc-c coloc dig *Dros* fago *Hell* hyos lyss meph *Mez* par phos ran-b sabad staph

SCRATCHING: alum bell caust chel coloc croc *Dig* mez nit-ac phos
○**Gums**: bell cham

Mouth

Scratching: ...
- **Palate**: acon ambr ant-c ars bell camph coloc dig hell squil staph
- **Tongue**: camph caust hyos seneg teucr thuj
  - **fingers**; with: stram

SENSITIVE: agar *Apis* bell bism borx *Cic Coc-c* graph iod ip lac-c lyc merc naja nit-ac phos **Phyt** semp sin-n sul-ac
- **air**, to: agar
- **food and drink** unbearable: sin-n
- **touch**; to: coc-c **Hep** *Nat-s*
○**Gums** (See Pain - gums - sore)
- **Palate**: camph glon graph nat-s phyt sin-n
- **Tongue**: am-caust bell-p borx *Carb-v* croc *Crot-t Fl-ac* gamb graph hep kali-i *Merc* merc-c merc-i-r *Nat-m Nit-ac* osm *Ox-ac* petr *Phyt* ran-s stront-c **Tarax** ter ziz
  - **soft** food; even to: *Nit-ac* osm
  ○ **Tip**: *Crot-t* phyt

SEPARATION of gums (See Detached)

SHINY tongue (See Smooth)

SHRIVELLED (↗Contraction; Wrinkled): plb
○**Gums**: carb-v merc par sul-ac
- **Palate**: ant-t arn borx cycl phos
- **Tongue**: ars carb-v mur-ac nat-hchls phos sul-ac verat zinc

SKIN; sensation of a new:
○**Tongue**: rhus-t

SLEEP:
- **after**:
  - **agg**: ambr ferr kali-i *Lach* op rheum sel

SLIMY tongue (See Mucus - tongue; Taste - slimy)

SMACKING tongue: bell·lyc

SMALL TONGUE | from imperfect development: cupr-s

SMOOTH tongue (↗Clean; Discoloration - tongue - red - glistening): *Apis Arg-n* arn *Ars* ars-s-f arum-t atro bell carb-ac carb-an cist colch *Crot-h* crot-t cupr dig eucal gamb *Glon* ip jal **Kali-bi** kali-br **Lach** mur-ac *Nat-m Nux-v Phos* pic-ac *Plb Pyrog* rhus-t rob *Sec* stram *Sul-ac* sul-i sumb *Ter* tub
- **accompanied** by:
  - **clean** tongue: *Nat-m*
  - **facial** erysipelas (See FACE - Erysipelas - accompanied - tongue - smooth)
  - **typhoid** fever (See FEVE - Typhoid - accompanied - tongue - smooth)
- **varnished**; tongue looks as if: apis *Canth* (non: jab) jal *Nit-ac Pyrog* rhus-t
○**Sides**: bapt
  - **accompanied** by:
    : **brown | yellowish** brown discoloration (See Discoloration - tongue - brown - yellowish - accompanied - sides)

SOFT:
○**Palate**: merc ptel

644   ▽ extensions | ○ localizations | ● Künzli dot

Soft   **Mouth**   Speech

- **Tongue**: ars-h kali-bi merc moni rhus-t stram syph
  - **accompanied** by | **flabby** tongue (See Flabby - accompanied - soft)
  - **sensation** as if: colch daph mez
SOFTENING of gums: arg-met cupr iod **Kreos Merc** ph-ac phos plb rhus-g *Ter*
SORDES (↗*TEET - Sordes):*
○ **Gums**: carb-ac iris kali-cy zinc-m
- **Lips** (↗*FACE - Sordes):* arn ars atro bapt carb-ac kali-cy merc-meth mur-ac naja plb
- **Tongue**: bapt carb-ac hyos naja sulph ter zinc-m
SPASMS: acon bell carb-v laur mosch naja sep
- **accompanied** by:
  - **froth** (See Froth - convulsions - during)
○ **Tongue**: acon agar *Arg-n* bell borx carb-v carbn cham cic cina *Cocc Con* crot-t glon ip laur *Lyc Merc-c* nux-v ruta sec syph
SPEECH (↗*MIND - Speech):*
- **broken**: camph cupr-n
- **crying** like a child; hoarse: cupr
- **defective**: nux-m
- **difficult**: abel acet-ac acon aesc aeth *Agar* alum am-c am-m ambr *Anac* anan ant-t arg-met arg-n *Arn* ars ars-i ars-s-f asim aster atro aur aur-ar aur-m aur-s *Bapt* bar-c bar-m bar-s **Bell** bism *Bry* bufo cact cadm-s *Calc* calc-s calc-sil *Camph* cann-s canth carb-an *Carb-v Carbn-s Caust* cedr *Cench* chel chin chlf chlor *Cic* cimic *Cocc* colch *Con* cop **Crot-c** *Crot-h* crot-t *Cupr* cupr-ar cycl **Dig Dros** *Dulc* **Euphr Ferr Gels** *Glon* **Graph** helia hep hippoz *Hyos* ign iod jab kali-bi *Kali-br* kali-c kiss lac-c **Lach** *Laur* lol *Lyc* lyss *M-aust* mag-c *Mag-p* medus *Merc* merc-c merl *Mez* morph mosch *Mur-ac* narcot *Nat-c* **Nat-m** nat-p nicc nit-ac nitro-o *Nux-m* nux-v olnd **Op** ox-ac petr ph-ac *Phos* pip-n *Plb Rhus-t* ruta sec sel seneg sep sil spig *Spong* **Stann Stram** stry sul-ac sulph tab tep verat vip zinc
  - **accompanied** by:
    : **bulbar** paralysis (See HEAD - Paralysis - medulla - accompanied - speech)
    : **Face**; paralysis of (See FACE - Paralysis - accompanied - speech - difficult)
    : **Tongue** | **aphthae**: *Nat-m*
  - **articulate**, unable to | **waking**, for some time; on: cot
  - **breath**, from want of: mez
  - **choking**; from: naja
  - **chorea**, from: *Agar* art-v asaf *Bufo* **Caust** cedr cic *Cupr Cupr-act Mag-p Morph* mygal sep *Stram* tarent
  - **eating**; after: am-c
  - **enlarged** tonsils (See THRO - Swelling - tonsils)
  - **heaviness** of tongue: *Anac Ars Carb-v* **Crot-c Gels** *Glon Lach Mag-p* mur-ac *Nat-m* nat-m nicc sol-t

Speech – difficult: ...
- **inarticulate** sounds (↗*MIND - Speech - inarticulate):* aesc anac bell *Dulc* hyos mur-ac tab vip
- **menses**; during: *Cedr* raph
- **names**, cannot pronounce: chinin-s
- **painful**: am-c
- **saliva**:
  : **viscid**; from: arg-met
  : **want** of; from: mez
- **spasms**; from:
  : **throat**, from: *Arg-n* cupr lyss stry
  : **tongue**, from: *Agar Arg-n* cupr lyc *Ruta* sec *Stram*
- **stiffness** of the tongue; from: calc-s
- **swelling** of tongue, from: anan ant-t bapt calc-s *Dulc* gels lyc mez morph phos
- **typhoid** fever; in: agar *Ars Lach*
- **viscid** saliva; from (See saliva - viscid)
- **walking** agg: petr
- **weakness**; from: (non: am-c) cocc lap-la manc
  : **chest**; of: *Stann*
  : **organs** of speech (↗*LARY - Voice - weak):* Glon Nat-m
  : **throat**; of: **Stann**
- **words**:
  : **certain**: *Lach*
  : **single** words:
    : **can** utter single words with great exertion: art-v cocc *Stram*
- **drawling**: carb-an tab
- **faltering** tongue (See stammering)
- **feeble** (See LARY - Voice - weak)
- **form** words rightly; cannot (See difficult - inarticulate)
- **high**: lach
- **impeded** (See difficult)
- **inarticulate** sounds (See difficult - inarticulate)
- **indistinct**: agar apis bar-c bry calc caust *Cocc Glon Lach Lyc* merc morph nit-ac phos sec sul-ac verat
  - **morning**: *Lyc*
  - **dryness**:
    : **Mouth**; of: lyc
    : **Throat**; of: bry seneg
  - **excitement** agg: laur
- **involuntary** (See MIND - Talking - himself)
- **lisping**: *Acon Ars* carbn-s con *Lach* nat-c nit-ac *Nux-v Verat*
- **painful**: bell
- **stammering**•: *Acon* aesc agar agar-ph agav-t agn alco amyg anac anan *Arg-n Arn* ars ars-i atro bar-c **Bell** ben-n both *Bov Bufo Cann-i* cann-s cann-xyz canth carb-an *Carbn-s* carc **Caust** cham cic cocc con cortico *Cupr* dig dulc *Euphr* gels *Glon* graph hell hyos ign iod *Kali-br* lac-c *Lach* laur lyc *Mag-c Mag-p* **Merc** morph mygal nat-ar *Nat-c* nat-m nat-sal nit-ac nitro-o nux-m *Nux-v* olnd op ped *Phos* phos-h *Plat* plb puls ruta *Sec Sel* sep sil sol-ni sol-t sphing *Spig* staph **Stram** sul-ac *Sulph* tab thuj verat vip

Speech | Mouth | Stomatitis

- **stammering**: ...
  - **accompanied** by | **Throat**; constriction of (See THRO - Constriction - accompanied - stammering)
  - **children**; in: bell bov bufo euphr lach mag-c merc nux-v op phos sulph
  - **coition**; after: *Cedr*
  - **dentition**; during: stram
  - **excitement**: *Agar Caust* dig
  - **exerts** himself a long time before he can utter a word: **Stram**
  - **last** words of the sentence: lyc
  - **letters** S, B, T, W; the: lach
  - **loudly**; pronouncing every word: hyos
  - **quick**, and: *Merc*
  - **singing** agg: euphr
  - **spasmodic**: mag-p
  - **strangers**; talking to (See MIND - Excitement - stammers)
  - **suddenly**: mag-c
  - **talking** rapidly; when: lac-c
  - **typhoid** fever; in: *Arg-n Lyc Verat*
  - **vexation** agg: *Caust*
- **subdued** and quick: tab
- **swallowing** his words: *Cic* staph thuj
  - **last** words of sentence: **Thuj**
- **thick** (= slurred): aesc-g agar bac bapt bell both both-ax botul bung-fa caust cocc coff con **Crot-c** crot-h dendr-pol dulc elaps **Gels** *Glon* hyos **Lach** lith-br *Mag-p* merc mur-ac naja *Nat-c Nat-m* **Nux-v** op phos *Plat* stram syph tub *Verat-v* vip
- **trembling** (See LARY - Voice - tremulous)
- **uncertain**: *Camph*
- **unintelligible** (↗*MIND - Muttering):* acon amyg ars art-v asaf *Bell* bufo calc chel euph *Fl-ac Hyos* lach lyc merc naja nux-v *Ph-ac* plb rhus-t *Sec* sil **Stram** tab thuj verat zinc
- **wanting** (↗*MIND - Taciturn):* acon agar-ph alum am-caust ant-t *Apis Arg-n Arn Ars* arum-m astac *Bar-c* **Bell Both Calc** camph cann-i carb-ac *Caust* chin chlf chlor *Cic* cimic cod colch *Con Crot-c Crot-h* cupr dulc ferr-m gels *Glon* hep hydr-ac *Hyos* ip *Kali-br Kali-chl* kali-cy kali-m kali-n kali-p lach *Laur* linu-c lol lyc *Mag-p* manc *Merc* merc-c merc-d mosch nat-p **Nit-ac** *Nux-m Nux-v* oena olnd op past *Phos Plb* sabad sol-t *Stram* stry sulph syph tab tarent tart-ac tep thuj *Verat* verat-v vesp vip visc zinc
  - **accompanied** by | **convulsions**; one-sided (See GENE - Convulsions - one - accompanied - speech)
  - **apoplexy**; after (↗*MIND - Aphasia - apoplexy - after):* Ars *Bar-c* crot-c *Crot-h Ip Laur* **Nux-v** oena
  - **cannot** speak a syllable though she makes the effort: calc cimic
  - **fright**; after: hyos
  - **heaviness** of whole body, with: thuj
  - **intelligence** unimpaired; but: kali-cy
  - **paralysis** of organs, from: *Anac Cadm-s* canth *Caust Crot-c* crot-h *Gels Glon Mur-ac* staph visc

Speech – wanting: ...
- **soreness** of lacerated tongue, from: hyper
- **spasms** in throat, from: cupr
- **typhus** fever; in: agar *Apis Ars Op* **Stront-c**
- **uterine** displacement: *Nit-ac*
- **waking**; on: ptel

SPITTING (See MIND - Spitting)

SPONGY:
○ **Gums**: alum *Alumn* **Am-c** am-m ant-c ant-t arg-met ars Bism brass bry *Canth Caps* carb-an *Carb-v Caust* chin chlol con cupr *Dulc* graph *Ham* iod kali-br kali-c *Kali-chl* kali-n **Kali-p Kreos Lach** mag-c **Merc Merc-c** merc-d mez mur-ac myric *Nat-m* **Nit-ac** *Nux-v* olnd plb psor rhus-g *Rob* sabin *Sang* sep sol-t-ae *Staph* **Sulph** *Ter* thuj zinc zinc-m
- **Tongue**: benz-ac camph hydr stram syph

STAMMERING (See Speech - stammering)

STICKS to roof of mouth; tongue (See Adheres)

STICKY, viscid (↗*Mucus; Saliva)*: *Aesc* bar-c bell *Berb* calad *Caps* carb-v chel hep **Kali-bi** kali-c lach merc mur-ac myric *Nat-m* ph-ac phos plat puls rhus-t ruta squil sulph tub *Verat*
- **morning**: *Berb Crot-h* graph phos plat *Sabad* sulph
- **eating** | **amel**: berb
- **feverish** feeling: *Gels*
○ **Tongue** (↗*Adheres; Mucus - tongue):* Acon agar *Am-m* ang ant-c ars bell berb *Bry* canth *Carb-v* cham *Chin* clem *Colch Con* cycl *Dros* ferr hell hoit ign *Lac-ac* led mag-m meny merc merc-i-f *Merc-i-r* mez nat-m Nit-ac Nux-m nux-v *Olnd Ph-ac Phos Prun* puls ran-b *Ran-s Sabad* sabin sin-n *Spig* spong *Staph* tarax thuj *Verat* zinc
- **Tip**: agar acon aesc agar ang asaf aur brom canth chel chin con dios dros eup-per glon hell ign iod led merc nat-m **Nux-v** ph-ac phos sabad staph verat zinc

STIFF:
○ **Palate**: crot-h grat nat-m
- **Tongue**: aloe am-c anac ant-t apis *Ars* ars-s-f arum-t aur-m bapt **Bell** *Berb* borx calc *Calc-p Carb-v* chim-m chin cinnb coc-c *Colch Con Crot-c Crot-h* cupr-s dulc euphr fl-ac gels *Hell* hydr-ac hyos ign kali-p lac-c *Lach Laur Lyc* med *Merc Merc-c* merc-i-r merl *Mez* mur-ac *Nat Nat-m* nat-s nicc nit-ac nux-m ox-ac phys **Rhus-t** ruta sec sep *Stram* vario *Zinc*
- **morning** | **waking**; on: nit-ac
- **accompanied** by:
  : **headache** (See HEAD - Pain - accompanied - tongue - stiffness)
  : **hysteria** (See MIND - Hysteria - tongue - stiffness)
- **spasmodic**: borx

STOMACACE (See Stomatitis)

STOMATITIS, ulcerative: agav-a allox aln *Alum Arg-n Ars* arum-t *Arund Asar* **Astac** *Aur Bapt* berb-a bism borx bry *Calc Canth Caps* carb-ac *Carb-v* chin *Chlol* chlor *Cinnb* corn cory *Crot-h* cund dig *Dulc Ferr*

646   ▽ extensions | ○ localizations | ● Künzli dot

Mouth

Stomatitis

Stomatitis, ulcerative: ...
gamb hell hep hydrin-m hyos iod iris-t *Kali-bi* kali-c *Kali-chl* kali-chr kali-cy **Kali-i** kali-p kali-perm kreos lac-ac *Lach* mag-c manc med mentho *Merc* Merc-c mez mill moni mur-ac myric nast-o nat-hchls *Nat-m* nit-ac nit-m-ac **Nux-v** oena ph-ac phos *Podo* psor ran-s rhus-g sal-ac semp *Sep Sil Staph Sul-ac Sulo-ac* **Sulph** syph tarax thuj tril-p uran-n vinc
- **accompanied** by:
  o **Tongue**:
    : **aphthae** on: sulph
    : **flabby** tongue: *Hydr*
    : **indented** tongue: *Hydr*
    : **yellow** discoloration of the tongue | dirty: *Kali-m*
- **cold**; after taking a: dulc
- **gangrenous** (↗*Aphthae - gangrenous*): alum alumn *Ars* calc *Carb-v Con* elat *Kali-chl Kali-p* merc *Merc-c* sil sol-t-ae sul-ac sulph tarent (non: tarent-c)
- **nursing** children: mur-ac
- **nursing** mothers: *Bapt*
- **scarlet** fever; after: arum-t mur-ac
- **syphilitic**: nit-ac

STRAWBERRY tongue (See Papillae - erect - strawberry)

SUPPURATION (↗*Abscess*):
o **Gums** (↗*Abscess - gums; Pyorrhea*): alum am-c arg-n *Borx* **Calc** canth carb-an carb-v caust cist fl-ac *Hep* kali-bi kali-c lach lyc *Merc* merc-i-f mez nat-m nat-s petr *Phos* plan puls **Sil** *Staph* sul-ac **Sulph**
- **Tongue**: canth carb-ac lach *Merc* merc-c

SWELLING: *Acon Am-c* ant-t *Anthraci* apis arg-met asaf bapt *Bell* bism bros-gau calad calc calc-s camph canth carb-ac carb-an carb-v *Caust* cop dulc glon *Hydr* ign **Kali-chl** kali-p lach lyc **Merc** *Merc-c* **Nit-ac** nux-v op par sep sil sul-ac verat vesp vip zinc
- **morning** | **waking**; on: nit-ac
- **edematous** | **Palate**; soft: apis bell hyos kali-bi kali-i lach
- **erysipelatous** after extraction of teeth: sil
- **sensation** of: am-c bell-p calc-f *Camph* chin cob-n convo-s glon samb
o **Cheeks**, inside of: am-c bism calc caust nat-hchls
- **Glands**: brom iod
- **Gums**: Acon *Agar* agav-a all-s *Alum* alum-p alum-sil am-c am-m ambr anac anan *Apis* arg-met *Arg-n* arn **Ars** *Ars-i* arund aur aur-ar auri-s *Bar-c* bar-i bar-m bar-s bell bism **Borx** bov brom bry **Calc** calc-i *Calc-s* calc-sil *Camph* canth **Caps** *Carb-an Carb-v* **Carbn-s** castm **Caust** cham **Chin** *Chinin-ar Cist* cob cocc con *Crot-h* crot-t daph *Dol* ferr ferr-ar ferr-p fuch *Gels Glon* **Graph** *Ham Hep* hydr hyos *Iod* jug-r kali-ar *Kali-bi* kali-br *Kali-c Kali-i* kali-m kali-n kali-p kali-sil kalm kreos lac-c *Lach Lyc* lyss m-ambo *M-arct* Mag-c *Mag-m* **Merc Merc-c** *Merc-cy* merc-d *Merc-i-f Merc-i-r* *Mur-ac* naja *Nat-c* **Nat-m** nat-s nicc **Nit-ac** nux-v osm

- **Swelling** – **Gums**: ...
Petr Ph-ac phel *Phos* **Plb** puls ran-s rhod rhus-t sabad sabin sal-ac sars **Sep** *Sil* sin-n spig spong stann *Staph Stront-c Sul-ac* sul-i **Sulph** tab ter thuj tub verat zinc zinc-p
- **right**: aur bell castm *Merc*
- **left**:
  : **extending** to | **right**: nat-m
- **morning**: merc mur-ac nat-m
- **accompanied** by | **indigestion**: kali-p
- **bluish red**: con
  : **spongy** swelling: nat-m
- **convulsions**; with: kreos stann
- **extraction** of teeth, after: sil
- **hard**, painful | **Socket** of a tooth that has been out for years; in: med
- **menses**:
  : **after** | **agg**: phos
  : **before** | **agg**: ars bar-c (non: kali-c) merc phos
  : **during** | **agg**: *Nit-ac* phos
  : **instead** of: kali-c
- **painful**: agar ambr aur bar-c bell borx *Bry* calc *Caps* carb-an crot-t dol graph kali-c kali-chl kali-i lyss *M-arct Mag-m Merc* nat-m nux-v par petr phel phos ran-s rhod sabin sars sep sil staph *Sulph* thuj zinc
  : **chewing** agg: ph-ac phos spong
  : **swallowing** agg: staph
  : **touch** agg: ph-ac
- **pale** red: *Bar-c*
- **reading** agg: *All-s*
- **sensation** of: am-c *Cham* chin lyss puls pyrog spong ior
- **warmth** | **amel**: *Kali-i*
- **white**: crot-h nit-ac nux-v sabin
  : **dirty**: kali-n
o **Above** incisors: lyc nit-ac
- **Between** gums and:
  : **Cheeks**: rhod
  : **Teeth**: nit-ac
- **Between** the lower incisors: nat-m
- **Decayed** tooth, around: anag bar-c calc calc-s carb-v cocc nat-m phos sabin
- **Inner**: agar ambr hep nat-m ph-ac ruta sep staph
  : **Incisors**: nat-m
  : **Upper**: dios
- **Lower**: am-c am-m mag-m rhod sul-ac sulph
- **Side** | **Lower** left, with stitches up to left temple: am-m
- **Upper**: agar aur bar-c bell graph lyc mag-m nat-m nit-ac *Phos* ruta
- **Lips**:
  o **Inner** side of:
    : **Lower**: dig
    : **sensation** of: vip-l-f
- **Palate**: acon aeth aloe *Apis* arg-met *Arg-n* ars arum-t aur aur-m-n bapt *Bar-c* bar-m bell *Calc Carb-an* chin cimic coff crot-t fl-ac *Kali-i* kali-p *Lach Merc* merc-c

Mouth

Swelling

- **Palate**: ...
  nat-s *Nux-v* par *Phyt* psor rumx seneg *Sil* staph *Sul-ac* **Sulph** syph *Zinc*
  - **sensation** of: aloe arg-n *Arum-t Camph* cycl glon ign nux-v puls sulph til
  - **suppuration**, with: *Bar-c* merc nux-v sil sulph
  - **tight**, almost painless, size of pigeon's egg: par
  o **Arch**: bell berb *Caust* chin merc *Nit-ac* seneg
  - **Soft** palate: apis arg-n bar-c **Bell** caust chin *Coff Dulc Lach Merc* nat-m nit-ac nux-v phos phyt seneg stram zinc
  - **Velum**: acon *Aeth Bapt* bell *Calc* carb-v cimic coff *Merc* **Merc-c** *Spong Verat*
- **Salivary** glands: bar-m *Brom* kali-n *Mur-ac* thuj
- **Tongue** (↗*Enlarged - tongue; Thick - tongue*): acet-ac **Acon** *Am-m* anac anan ant-t antip **Apis** arg-n *Ars* ars-h *Ars-i Ars-s-f* arum-m arum-t asaf aster *Aur* aur-ar *Bapt* **Bell** benz-ac berb *Bism* borx **Bry** *Caj* calad calc calc-i *Calc-p* calc-s calc-sil *Camph Canth* castm caust *Chin Chinin-ar* chlorpr cic *Cimic* coc-c cocc con cory **Crot-h** cupr-s *Dig Diph* diphtox dros *Dulc* elaps ferr-m ferr-p *Fl-ac Frag* glon guare *Hell Helo Helon* hippoz hoit *Hydr Iod* kali-ar kali-bi kali-br kali-c kali-chl kali-i kali-m kali-p kali-sil *Kali-tel Lach* laur *Lyc Lyss* m-aust mag-m *Mag-p* menis **Merc** *Merc-c Merc-cy* merc-sul mez mill moni **Mur-ac** *Naja* nat-ar *Nat-hchls Nat-m* nep nux-m oena *Op* ox-ac ph-ac *Phos* phyt *Plb Podo* polyg-h ptel puls *Ruta* sabad sec sil stram tell ter thuj vac verat vesp vesp-xyz **Vip** vip-t zinc
  - **one** side: apis bism calc lach laur merc *Sil* thuj
  - **right**: am-be apis calc mez thuj
  - **left**: lach laur zinc
  - **night**: merc
  - **accompanied** by:
    : **chorea** (See GENE - Chorea - accompanied - tongue - swelling)
    : **diphtheria** (See THRO - Diphtheria - accompanied - tongue - swelling)
    : **epileptic** convulsions (See GENE - Convulsions - epileptic - during - tongue - swelling)
    : **meningitis** (See HEAD - Inflammation - meninges - accompanied - tongue - swelling)
    : **salivation** (See Salivation - accompanied - tongue - swelling)
    : **scarlatina** (See SKIN - Eruptions - scarlatina - accompanied - tongue - swelling)
    : **syphilis** (See GENE - Syphilis - accompanied - tongue - swelling)
    : **Liver**; induration of (See ABDO - Hard - liver - accompanied - tongue - swelling)
  - **angioedema** (↗*SKIN - Eruptions - angioedema*): apis
  - **fills** whole mouth: apis arum-m calad cory crot-h *Kali-chl* merc-c sil stram vip
    : **sensation** as if: *Caj* itu
  - **glossitis**, after: sul-i
  - **mercury**; after abuse of: *Kali-i*

Swelling – Tongue: ...
  - **painful**: bell-p
    : **talking** agg: *Ph-ac*
    : **touch** agg: con ph-ac thuj
  - **painless**: mez
  - **sensation** of: absin acon aeth anac apis ars-i *Bapt* bell bell-p calc-f *Camph Cimx* cocc colch convo-s croc crot-h crot-t gels glon hyos kali-ar lach lyc m-aust merc-c merl *Mur-ac Nux-v* par petr *Phos* polyg-h ptel puls rat sep spig stram tab
    : **Root**; of tongue: calc cimic cocc spig
  - **sting** of insects, after: *Acon* apis arn bell *Carb-ac* crot-h gent-l merc nat-m
    : **Root**, at: spig
  o **Base**, externally and internally: **Ars**
  - **Below** (↗*Ranula*): **Ambr** bapt **Calc** con *Hep Lyc Merc* mez mosch *Nat-m* **Nit-ac** *Puls* staph **Thuj**
    : **stinging** pain; with: *Nat-m*
  - **Center**: *Phos*
    : **small**, round swelling: *Dros*
  - **Root** of: bapt caust chin cimic cocc ferr-i merc-c phos spig
    : **Sides**: chin
  - **Side** of: chin
  - **Tip**: *Nat-m* phos thuj

TASTE (↗*Mucus*):
- **acid** (See sour)
- **acrid**: agar all-c alum anthraco apoc ars asaf aur bell berb brom bry cact calc-s caps crot-t fl-ac glon hydr-ac iod kali-chl lac-ac laur *Lob* merc-c mur-ac nat-c osm pimp plan plat plb rhus-t sapin seneg *Sul-ac* thuj til verat
  - **saliva** tastes: agar
  - **tobacco** tastes: chin m-ambo spong stann staph
  - **wine** tastes: iod m-aust
  o **Roots** of teeth; from: fl-ac
- **acute** (↗*MIND - Senses - acute*): acon agar anth arn ars aur fer-c *Bell* calc *Camph* caps **Chin** cina cocc **Coff** colch con glon gran hep kali-bi *Lyc* lyss m-aust merl mur-ac nat-c nux-v staph thuj
  - **alkaline**: am-c calc-ar calc-sil cere-b kali-chl *Kalm* mez rhus-g zinc-m
- **almonds**:
  - **bitter**: coff dig laur
  - **smoking** agg; after: dig
  - **sweet**, like: apis coff crot-t dig
- **altered**: *Acon Aesc* agar agn alum am-c am-m ambr anac ang ant-t *Ant-t Arg-n Arn Ars Asaf* asar aur bar-c *Bell* bism *Borx* bov *Bry* cadm-s calad *Calc Camph* cann-s canth *Caps* carb-an carb-v caust cerv *Cham Chel Chin Cocc* coff colch coloc con croc *Cupr* cycl dig dros dulc euph euphr fago ferr graph guaj gymne hell hep hydr hyos *Ign* iod ip *Kali-c* kreos lach laur led *Lyc* m-ambo m-aust **Mag-c Mag-m** mang meny *Merc* **Merc-c** mez mosch mur-ac *Nat-c Nat-m Nit-ac* nux-m *Nux-v* olnd op par *Petr* ph-ac *Phos* plat plb podo **Puls** ran-b ran-s rheum rhod **Rhus-t** ruta sabad *Sabin Sars* sec sel seneg *Sep* sil spig spong *Squil* stann *Staph* stram

648   ▽ extensions | O localizations | ● Künzli dot

Mouth

Taste – altered

- **altered**: ...
stront-c sul-ac *Sulph* tarax teucr thuj valer *Verat* verb viol-t zinc zinc-m
  - **morning**: alum am-c am-m ambr arn ars bar-c bism *Brom* bry calc canth carb-an *Carb-v* cham chin coff dros euphr fago ferr graph hep hydr hyos ign kali-bi kali-c kreos lyc m-arct mag-c mang merc-c mosch nat-c nat-m nit-ac nux-m *Nux-v* petr ph-ac phos *Puls* ran-b rheum rhod *Rhus-t* sars seneg *Sep* sil stront-c sul-ac sulph valer verb zinc
  - **cigarette**; of his (her) usual: visc
  - **cough** agg; during: bell caps *Carb-v* cocc lach nit-ac nux-v rhus-t sang
  - **eating**:
    : **after**:
    : **agg**: alum *Am-c* ang ars bell bry *Carb-v* chin cocc graph ign kali-bi **Lyc** m-arct mag-c mang merc mez *Nat-m* nit-ac nux-v petr phos puls ran-b rhus-t sep sil squil *Sulph* teucr thuj valer verb zinc
    . **Throat**; in: hell
  - **hawking** up mucus: calc-p nux-v teucr
  - **sleep**; after: ferr rheum
- **aromatic**: bell cham coc-c glon pip-m
- **astringent**: acon acon-l agar *Alum Alumn* am-m arg-n ars *Arum-dru* aur bar-c brom calc-i caps card-m chion clem coc-c coloc euph gal-ac gels gent-c graph hydr-ac iod kali-bi kali-cy kali-i lach manc *Merc-c* merc-d mur-ac musa nat-m ox-ac *Phos* plb psor sal-p sang
- **bad**: acon agar *All-c* all-s allox alumn am-m anac *Ang* ant-t anthraci anthraco arn *Ars* ars-i ars-s-f asaf atro aur-ar aur-m bad *Bapt* bar-c bar-i bar-m bar-s bell bov brom *Bry* **Calc** calc-i *Calc-p Calc-s* calc-sil camph *Cann-s* canth caps carb-ac carbn-s caust cedr chel chin chinin-ar cimic cinnb cob *Coc-c* con corn *Crot-t* cycl dios echi erig ferr ferr-i fl-ac *Gels* gnaph *Graph* ham hell-o *Hydr* hyper ign ind iod iris *Kali-ar Kali-bi Kali-c* kali-chl kali-m kali-n kali-sil kalm kreos lac-ac led lem-m lob-c lyc lyss mag-m *Mang* med **Merc** *Merc-i-f Merc-i-r* mez myric naja *Nat-c* nat-m nat-p **Nat-s** nux-m **Nux-v** op **Petr** phos phys *Phyt* pic-ac podo psor **Puls** raph *Rheum* rhus-t sabad sang sarr *Sars* sel seneg sep sil sin-n spig squil stann staph stry *Sul-ac* sul-i **Sulph** syph tab tarent thuj trif-p tub valer vario vib zinc zinc-p
  - **morning**: am-c ars arum-d *Bar-c* bry *Calc Calc-p Camph* cann-i carb-an cob echi fago ferr-i hydr jac-c jac-g lyc mag-m med *Merc* narz **Nat-c** *Nat-m* **Nat-s** nux-m **Nux-v** phos **Puls** rhus-t sang *Sep* sulph tab wies zing
    : **accompanied** by:
    : **Tongue | white** discoloration of the: med
    : **waking**; on: *Calc-p* guaj *Merc Merc-i-f* merc-i-r nat-c nat-p nicc sang sul-ac **Valer** visc
    : **amel**: ars-s-f
  - **evening**: bad bry vinc
  - **night**: gal-ac
  - **accompanied** by:
    : **Tongue**:
    : **clean**: hell-o

Taste – bitter

- **bad** – **accompanied** by – **Tongue**: ...
  : **white** discoloration of the tongue: *All-s* **Kali-c** *Podo*
  - **bread** tastes bad: bell cham nux-v phos sil stann
  - **cough** agg; during: caps m-aust **Nux-v**
  - **drinking | amel**: psor
  - **eating**:
    : **after | agg**: agar ars cann-i cann-s con ign *Lyc* psor rhus-t sil
    : **amel**: lil-t sil
    : **overeating** agg; after: sulph
  - **epileptic** fit | **before**: syph
  - **everything**: podo
  - **meat** agg: puls zinc
  - **menses**; during: kali-c lyc mag-c
  - **milk** agg: aran
  - **smoking**; after: psor
  - **teeth**, from hollow: mez
  - **water**, tastes: *Acon* alum-sil apis ars arund aur bell chinin-ar colch *Ferr* ichth *Kali-bi Nat-m* puls samb *Sil* sumb thlas
  o **Tongue | Base** of: agar
- **banana**; like: mag-p
- **bilious**: bapt calc kali-c linu-c nat-m nat-s *Verat*
  - **fever**; during: cham
  - **biting**: cimic nat-c *Rhus-t* verat
- **bitter**: abrom-a **Acon** aesc aeth agar agn ail alco allox aloe *Alum* alum-p alumn *Am-c Am-m* ambr amyg anac anan *Ang Ant-c* ant-t *Apis* apoc aran *Arg-n* arist-m *Arn* **Ars** ars-h ars-i ars-s-f asaf asar *Atha* atro *Aur* aur-ar-m-n aur-s bapt *Bar-c* bar-i bar-m bar-s *Bell* benz-ac berb bism *Bol-la Borx Bov* brom **Bry** bufo cain *Calc* calc-p calc-s camph cann-s *Canth Carb-an* **Carb-v** **Carbn-s** *Card-m* casc castm *Caust* cench cetr *Cham* **Chel Chin** *Chinin-ar* chinin-s cimic cinnb clem *Coc-c* **Cocc** coff *Colch* coll **Coloc** **Con** convo-s *Corn* croc *Crot-h* crot-t cupr cupr-ar cupr-s cur cycl *Dig* digox dios dros *Dulc Elaps* elat epiph *Eup-per* eup-pur *Euph* euphr fago ferr ferr-ar ferr-i gamb gast gels gent-l glon *Graph Grat* guat *Hell* helon *Hep* hipp hydr hydr-ac hyos *Ign* iod iodof ip iris *Jab* jug-r *Kali-ar* kali-bi *Kali-c* kali-chl kali-i kali-m kali-p kali-sil kalm kreos *Lach* lact laur led *Lept* lil-s lob **Lyc** m-arct *Mag-c Mag-m Mag-p Mag-s* malar *Manc* mang menis meny **Merc** *Merc-c Merc-i-r* merl *Mez* morph mosch *Mur-ac Myric* myris naja narcot nat-ar *Nat-c* **Nat-m** nat-p **Nat-s** nicc *Nit-ac Nux-m* **Nux-v** olnd onos op ost *Par* paull *Petr* ph-ac *Phos* phyt pic-ac pimp pip-m *Plb Podo* polyg-h *Prun Psor Ptel* **Puls** ran-b *Raph Rheum* rhod *Rhus-t* ruta sabad *Sabin Sal-ac* sarr *Sars* sec *Sep Sil* solid sphing *Spong* squil stann staph *Stram* stront-c stry sul-ac sul-i sulfonam **Sulph** sym-r tab *Tarax* tarent tep tet teucr thuj til tub ust v-a-b valer *Verat* verat-v verb vichy-g viol-o viol-t vip vip-l-f zinc zinc-p ziz
  - **morning**: alum am-m *Am-m* arn ars *Bar-c Bry* cadm-met calc *Calc-p* calc-sil *Carb-an Carb-v* carbn-s castm **Cham** chin cinnb dios dros euphr *Hep* hyos ip kali-bi kali-c kali-i kali-p kali-sil kreos lach *Lyc* lyss *Mag-c* mag-m m-s mang merc

Mouth

Taste – bitter

- **morning**: ...
  mur-ac nat-ar nat-c nat-m nicc *Nux-v* petr ph-ac *Phos* psor **Puls** rhus-t rumx *Sars* sec *Sep Sil* still stront-c *Sulph* tab thuj zinc
  : **rising**; after | **amel**: carb-an nat-c
  : **waking**; on●: am-c ambr ars-s-r arund cench chin-b dios *Helon Kali-i* lyss mang merc-i-r nat-c *Sulph* zinc
- **forenoon**: *Bry* coc-c grat kali-bi nit-ac stram
- **noon**: bell coloc
- **afternoon**: iod nat-c nit-ac
- **evening**: alum *Am-c* arn bell bry dios kreos lyc petr phos **Puls** rhus-t stann vichy-g
- **night●**: *Ant-t Ars* lach **Lyc** rhus-t solid
- **accompanied** by:
  : **headache** (See HEAD - Pain - accompanied - taste - bitter)
  : **sadness** (See MIND - Sadness - taste - bitter)
  : **Tongue**:
    : **clean** | **women**; in old (See Clean - accompanied - bitter - women)
    : **coldness**: kali-m
- **air** agg; in open: psor
- **apples** taste: bell
  : **eating**; after: alum
- **apyrexia**, during: *Arn* bol-la
- **beer**:
  : after beer: coloc euph mez *Puls*
  : **tastes** bitter: alum ars chin ign mez puls stann
- **bread** tastes: anac ars asar bell *Calc-p* camph *Chin Chinin-s* cina dig dros ferr *Ign* led merc merl nux-v ph-ac phos puls *Rhus-t* sars squil sul-ac sulph thuj
- **breakfast**:
  : **after**:
    : agg: kali-chl lyc petr phos sulph
    : amel: *Kali-i* lyc mag-m mag-s
  : **tastes** bitter: phos
- **butter**: chin *Led Lyc* puls rhus-t
- **chewing** agg: dros *Puls*
- **chill**:
  : after: *Hep*
  : before: cina *Hep*
  : during: acon alum **Ant-c** arn ars *Bry Cham Chin* coloc *Hep* ign nat-m nux-v phos *Puls Sep Spong*
- **coffee**:
  : after: *Cham* puls
  : tastes: benz-ac chin merc puls sabin spong
- **drinking**:
  : **after**:
    : agg: acon *Arn Ars Bry Chin Gins* graph ign **Kreos** mang *Puls*
    : amel: **Bry** iod *Psor*
- **eating** (↗ *food*):
  : **after**:
    : agg: am-c ang **Ars** berb *Bry Carb-v* dros hell hep kreos lyc mang merc *Nat-m* nit-ac *Phos* **Puls** ran-b stann staph *Sulph* teucr valer
    : amel: am-m nat-c psor rhus-t sep sulph

Taste – bitter

- **eating**: ...
  : **before** | **agg**: *Carb-v Tarax*
  : **while** | **agg**: acon ang ars asar *Borx Bry Camph* cham *Chin* chinin-ar coloc dig dros ferr hell hep *Ign* kreos lyc merc *Nat-m* nit-ac nux-v ph-ac phos **Puls** ran-b rheum *Rhus-t Sabin* sars sep stann staph *Stram* sulph teucr valer
- **everything**:
  : **even** saliva: *Borx* kreos
  : **except**:
    : **water**: **Acon Stann**
- **food** tastes (↗ *eating*): acon *Arn* ars bell borx **Bry** camph **Cham Chin Coloc** con dros *Ferr* graph hell hep ign iod *Kali-bi* kreos lach led lyc mag-m merc merc-c *Nat-c Nat-m* **Nux-v** ph-ac puls rheum rhus-t sabin sars sep *Sil* squil stann staph stram sulph
  : **morning**: mang
  : **except** rye bread: anis
  : **fever**; during intermittent: *Ant-c Ars Ferr Nat-m*
  : **swallowing**:
    : after | agg: ars **Puls** *Sil* sulph
    : only when swallowing: chin kreos rheum
- **hawking** up mucus:
  : agg: sep
  : amel: sulph
- **meat** tastes: camph puls
- **menses**:
  : **during**:
    : **beginning** of menses | agg: *Calc-p Caul*
- **milk** tastes: benz-ac puls sabin
- **mortification**; from: puls
- **nausea**; with: bell chinin-s lyc menis sep
- **periodical**:
  : **day** | **alternate**: ars
- **plums** taste: iod
- **sadness**; with (See MIND - Sadness - taste - bitter)
- **sleep** agg; after: manc
- **smoking**:
  : **after**:
    : agg: anac ang cocc euphr **Puls**
    : amel: aran
  : agg: agar asar casc chin **Cocc Puls**
- **soup**: iod
- **sour** things taste: arg-n asar bry cupr lyc merc *Nux-v* phos rhus-t sep stann
- **sugar** tastes: sang
- **supper** agg; after: zinc
- **sweet** things taste: pycnop-sa rheum sang
  : **plums** (See plums)
- **tobacco**:
  : amel: calc-i
  : tastes: anac asar *Camph* **Chin** *Cocc Euphr* ign m-arct nat-m *Phos* puls *Spong*
- **vexation**; after: petr
- **water** tastes: ars calc-p chin chinin-ar coff sil verat
  : **except** (See everything - except - water)
- **wine** tastes: iod puls

650   ▽ extensions | O localizations | ● Künzli dot

Mouth

Taste – bitter

- **women**; in old:
  : **accompanied** by | **tongue**; clean (See Clean - accompanied - bitter - women)
  o **Lips**: allox merc
  - **Throat**; in: ars calc chin con croc dros hell hep kali-c kreos lyc nat-c nit-ac nux-v phos sep spong sulph
  : **and** in mouth: con nat-c sep sulph
  : **not** in mouth: ars calc dros phos podo ptel sep sil spong
  - **Tongue**;
    : **Root** of: cocc nux-v thuj
    : **accompanied** by | **metallic** taste: arum-dru
- **bitterish**-putrid: carb-an euph
- **bitterish**-saltish, bread: chin
- **bitterish**-sour aloe asar bell berb bism carb-an caust chin con crot-t ign kali-c kali-chl lyc *Merc* petr phos ran-b rhus-t sabad samb sep sil stann sulph
  - **milk**: ambr bell
- **bitter**-sweet: aesc arg-n aspar chim chinin-s crot-t dulc kali-i mag-c mag-s meny
- **bloody**: acon alum alum-sil *Am-c* anan *Ars* ars-s-f asc-t *Bell* bar-c berb bism bov bufo caes-met canth carb-v chel dios dol elaps *Ferr* ham hyper *Ip* jatr-c kali-bi kali-c kali-sil kalm *Lil-t* linu-c manc naja *Nat-c* nit-ac osm phos *Puls* rhus-t sabin sil sulph thuj trif-p zinc
  - **morning**: berb bism kali-bi *Sil*
  - **evening**: kali-bi zinc
  - **coition**; during: hura
  - **cough**;
    : **before**: elaps
    : **during** | **agg**: am-c **Bell** dol elaps ham *Kali-bi* nit-ac **Rhus-t**
  - **expiration** agg: nat-c
  - **pregnancy** agg; during: *Zinc*
  - **sleep** agg; after: *Manc*
- **burning**: all-c allox am-c crot-t kali-chl mez osm ox-ac pimp sabad
  - **meal**; after every: mez
- **burnt**: ars berb bry calad chinin-s cycl kali-chl laur nat-c *Nux-v* ph-ac **Puls** ran-b sabad sal-ac sars squil *Sulph* thuj
  - **morning**: berb
  - **dry** food; after: ran-b
  - **eating**; while: squil
- **carrot** tops, like: nux-v
- **catarrh**; like old: sep
- **catarrhal**: mez puls sabin sulph
- **chalky**: arg-n ign *Nux-m*
  - **quinine**; tastes: gymne
- **changeable**: puls
- **changed**; the taste of everything has (See altered)
- **cheesy**: aeth chin kali-c *Lyc* par phel phos sep zinc
- **cigarette** has changed; the usual taste of his (her) (See altered - cigarette; of his (her) usual)
- **clammy**: bell berb *Calad* chinin-s corn crot-t gels grat lyc *Nat-c* nux-m *Ph-ac Phos* plan plat prun **Puls** sil sulph sumb zinc
  - **morning**: nicc

Taste – food

- **clammy**: ...
  - **perspiration**; during: gels
- **clayish**: acon-l agar aloe ammc arg-n *Cann-s* caps *Carl Chin* euphr *Hep* ign merc phos **Puls** stann
  - **food** tastes like: chin sil
- **cool** (See peppermint)
- **coppery** (↗metallic): aesc agn arg-n ars bism brom cimic cocc conv **Cupr** *Cupr-ar* kali-bi lac-ac lach *Lob* med *Merc-c* myris nat-m nicc-s nit-m-ac nux-v psor ran-b *Rhus-t* sulph vario zinc
  - **gold** plate tastes: canth
- **different**; everything tastes (See altered)
- **diminished**: acon-c alum am-m anac *Ant-t* ant-t arg-met ars bar-c bell bry *Calc* cann-s canth caps carb-an carb-v caust chin cic cina cocc colch *Coloc* cupr cycl dros *Hell* hep hyos ign ip kali-c kali-n kreos lyc m-ambo m-arct m-aust mag-c mag-m mang merc mosch nat-c **Nat-m** *Nux-v* olnd op *Par Petr* ph-ac phos plb **Puls** rheum *Rhod* rhus-t ruta sars *Sec* seneg *Sil* spong *Squil* staph *Stram* stront-c sul-ac *Sulph* tarax thuj verat viol-t
- **disordered** stomach, as from: asaf asar calc caust *Ign* led nux-v olnd petr puls rhus-t
- **disturbed** (See altered)
- **dough**; bread tastes like: phos
- **dry**: ox-ac ptel
  - **bread** tastes: ferr ph-ac puls rhus-t rhus-v thuj
  - **food** tastes: ars bell bry calad chin ferr hell ign kali-c ox-ac *Puls* raph rhus-t ruta stront-c thuj
  - **tobacco**: stann
- **earthy**: aloe arg-n *Ars* cann-s caps chin chinin-ar chinin-s *Ferr* hep ign *Ip* merc *Nux-m Nux-v* phos pimp puls stann stront-c tell
- **eggs**, like rotten: acon ant-t **Arn** bar-m *Bell* bov *Bry* carb-v caust cham con cupr *Ferr* fl-ac gast goss graph hep kali-bi lyc **Merc** mez **Mur-ac** *Nat-m* **Nux-v** *Petr* ph-ac phos podo psor **Puls** *Rhus-t* sep *Sil* spig sul-ac **Sulph** thlas thuj *Verat* yuc
  - **morning**: acon am-c ant-t **Arn** goss **Graph** *Hep* ph-ac *Phos* sil thuj
  - **cough**; with: *Sep*
- **empyreumatic** (See burnt)
- **fatty**, greasy (↗rancid): aesc agar alum ambr arn *Asaf* asar bar-c bry bufo cain carb-v *Caust Cham* cycl euon euph fl-ac glon ign ip iris kali-bi *Kali-c Kali-i* kali-p lach laur *Lyc* lyss mag-m mang merc-c *Mur-ac* nat-m ol-an petr ph-ac phos phys *Psor Puls* ran-s rhod rhus-t sabad sabin sang sarr *Sil* sulph thuj tril-c tril-p tub valer verat
  - **afternoon**: psor
  - **coated** with fat or oil; as if: sabal
- **fishy**: acon astac calc graph lach med ol-an sanic sars sep tell thuj
- **flat** (See insipid)
- **flour**, in morning; like: lach nicc
  - **bread**, especially: zing
- **food**; of: agar am-c **Anac** benz-ac camph tell
  - **eaten**: ant-c caust dios nat-m ph-ac *Phos* puls sil

651

Taste – food · Mouth · Taste – nauseous

- **eaten**: ...
  : **long** time before: caust nat-m nit-ac ph-ac phos sil sulph
  : **several** hours before: am-br
- **foul** (See putrid)
- **game**; like spoiled (See spoiled - game)
- **garlic**, like: asaf calc-ar merl
- **good**:
  - **everything** tastes: cann-xyz
- **green** color; from looking at: anh
- **herby**: calad nat-m nux-v ph-ac ptel puls rhus-t *Sars* stann verat
  - **beer** tastes: nux-v stann
  - **food** tastes: stram
- **herring**; like | **pickle**: anac
- **honey**, everything tastes like: apoc-a
- **illusions**: cina podo *Sulph* valer
- **ink**, like: aloe arg-n *Calc* ferr-i fl-ac nat-m phos
- **insipid**: abrom-a acon aesc aeth agar ail *Alum* alum-p am-m ambr ammc **Anac** anan ang ant-c *Ant-t* arg-met arg-n arn ars ars-s-f arund asaf asar aspar *Aur* aur-m *Bapt* bar-c bell benz-ac berb bol-la *Borx Bry* bufo cain calad calc calc-ar calc-p cann-s canth *Caps* carb-an carb-v card-m carl caust cere-b cham chel *Chin* chinin-ar chinin-s clem cob *Cocc Colch* coloc con cor-r corn crot-t cupr cycl dig dios dulc elaps ery-a eup-per euph euph-a euphr *Ferr* ferr-ar ferr-i ferr-m ferr-p glyc gnaph gran *Guaj* ham hell hep hydr hydrc hyper ign ind *Ip* iris jac-c kali-ar kali-bi *Kali-c* kali-p kali-s kalm kiss kreos lac-d lact laur lob lyc lyss m-ambo m-arct mag-c mag-m mang **Merc** merc-sul mez mosch mur-ac naja narcot *Nat-c Nat-m* nit-ac nux-m nux-v ol-an olnd op par *Petr* ph-ac *Phos* pitu-p plat *Psor* **Puls** ran-b rat *Rheum* rhod rhus-g rhus-t ruta sabad sabin *Sanic* sapin sars sec sel seneg sep spig *Stann Staph* stram stront-c sul-ac *Sulph* sumb tab tanac tep *Thuj* valer verat verb vinc zinc zinc-m
  - **morning**: aeth alum cob ign nat-c nat-m phos puls rat *Sanic* sul-ac **Sulph** til valer verat verb
  : **rising** | **amel**: nat-c sul-ac
  - **evening**: *Alum* nat-m olnd thuj
  - **night**: nat-c
  - **beer**:
    : **after**: chin nat-c
    : **tastes**: anac ars ign ip m-ambo nat-m nux-v stann sumb
  - **bitter**: gymne
  - **breakfast** agg; after: euph
  - **butter**, tastes: caps
  - **drinking** agg; after: chin coloc mang
  - **eating**:
    : **after**:
      : **agg**: mang petr thuj verb
      : **amel**: nat-c phos
  - **everything**: mosch
  - **food** tastes: alum am-c anac ars arund calc chin colch cupr *Cycl* ferr ferr-m jac-c olnd ruta stram stront-c thuj vinc
  - **menses**; during: mag-c

- **insipid**: ...
  - **soup** tastes insipid, although it is salted as usual: card-m *Cocc* lyss *Thuj*
  - **sugar**: gymne
  - **sweet**: gymne
  - **water**, after drinking: acon ail benz-ac *Eup-per* vario
- **iron**: calc ferr
- **liver**; fried: podo
- **loss** of (See wanting, loss)
- **manure**, like: *Calc* carb-an hell-f *Merc Plb Sep* verat
- **mealy**: bry grat lach nicc
- **metallic** (✱coppery; Saliva - metallic): *Aesc* aeth agar *Agn* aloe alum alum-p alum-sil *Am-c* anh ant-t *Arg-n Ars* arum-d *Arum-dru* aspar aur aur-ar aur-m aur-m-n aur-s bell beryl bism bol-la bufo cadm-met cadm-s *Calc* calc-i calc-s calc-sil cann-i *Canth* carb-ac carb-an carbn-s card-m carl cedr cench cere-b cerv chel chin chinin-ar chr-ac cimic cimx *Cinnb Coc-c* **Cocc** coch *Coloc* colocin conv *Cupr Cupr-ar Cupr-s* echi ferr-i ham hep hist hydr-ac hyos indg iod iodof ip jatr-c jug-c kali-bi kali-chl kali-i kali-m kali-n keroso lac-ac *Lach* lap-la linu-c *Lyc* m-ambo m-aust manc med meph **Merc** *Merc-c* merc-i-r merc-n merc-sul mez myris naja *Nat-ar* **Nat-c** nat-hchls nat-m nat-n nat-p nit-m-ac *Nux-v* ost phos *Phyt* plat-m *Plb* psil psor puls pulx rad-br ran-b rauw *Rhus-t* rumx sars sec **Seneg** *Sep* sil stram *Sulph* tell thyr *Tub* ust vario yohim *Zinc* zinc-chr zinc-m zinc-p
  - **morning**: alum calc med sulph ust
  - **afternoon**: nat-c
  - **accompanied** by:
    : **appetite**; increased (See STOM - Appetite - increased - accompanied - metallic)
    : **bitter** taste | **Tongue**; root of (See bitter - tongue - root - accompanied - metallic)
  - **cough** agg: merc
  - **dinner**; before: chr-ac
  - **food** tastes: **Am-c**
  - **green** color; from looking at: anh
  - **pregnancy** agg; during: zinc
  - **stool**; before: kali-bi
  o **Tongue**:
    : **Tip**: coloc thyr zinc
- **milky**: *Aur* phos
- **burnt**, like: mez tab
- **musty**: bry kali-bi *Led Lyc M-ambo* ph-ac pimp rhus-t staph tab teucr
  - **cough** agg; during: led
  - **hawking** up mucus; after: *Teucr*
  - **tobacco**: rhus-t *Teucr* thuj
  o **Throat**, in: borx *Teucr*
- **nauseous**: acon acon-s agar *All-c* aloe anthraco aran *Bapt* bism bol-la bov bry canth *Carb-an* carbn-s chel chin coc-c cocc crot-t cycl gels gins gnaph graph guare hyos *Ign* iod *Ip* kali-bi kali-n lach linu-c lyc merc-br

652   ▽ extensions | O localizations | ● Künzli dot

Mouth

Taste – nauseous

- **nauseous**: ...
merl *Myric* nux-v pip-m psor **Puls** rheum sabad sapin sars sec sel seneg staph *Sulph* thuj valer verb wies zinc
  - **morning**: *Bry* chin cob dios graph kali-bi **Puls**
  - **accompanied** by:
    : salivation: sulph
  - **eating**; after: psor
  - **food** and meat taste: chinin-s olnd squil
    : flat, in evening: olnd
  - **smoking** agg: ip **Puls**
  - **stool** agg; during: *Crot-t*
- **offensive**: acet-ac agar alco allox am-c am-m **Anac** ang ant-t arg-met **Ars** asaf asar bapt bar-c bell bism brom *Bry* **Calc** calc-p cann-s canth caps carb-ac carb-an carb-v caust cham chel chin cina coc-c cocc *Coloc* croc cupr cycl dig dor dros euph ferr-i form guaj hydr-ac ign *Iod* kali-bi kali-c lach laur led linu-c lol m-ambo m-arct m-aust mang **Merc** merl mez myric nat-c nat-m nux-m nux-v par petr ph-ac phos plb puls rheum rhus-t *Sabad* sabin sars sec sel seneg *Sep* sil spig squil **Stann** staph stram sul-ac sul-i sulph tab teucr thuj *Valer* vario verat verb x-ray *Zinc*
  - **morning**: arn *Calc* dios plan sulph
    : rising agg: tril-p
  - **accompanied** by | **pneumonia** (See CHES - Inflammation - lungs - right - lower - accompanied - mouth)
  - **breakfast** agg; after: agar
  - **drinks** taste offensive: arn
  - **food** and drink: chinin-s *Coloc* squil
  - **milk** agg: aran nux-v
  - **tobacco** tastes: camph ip sel
- **oily** (See fatty)
- **onions**; like: aeth all-c asaf crot-c meph merl mosch par sin-n
- **pappy**: abrot acon agar ail aloe *Alum* am-m ambr ammc **ANAC** anan ang ant-t *Ant-t Arg-n Arn* ars ars-h arund asaf asar astac atro *Aur* aur-m *Bapt* bell benz-ac berb bol-la borx bruc *Bry* bufo cain calad calc calc-ar calc-p *Caps* carb-an carbn-s caust *Cham Chel* chim *Chin* chinin-ar chinin-s *Cocc Colch* cor-r corn crot-t cycl dig dios dulc elaps eup-per eup-pur euph-a euphr *Ferr* ferr-ar ferr-i ferr-m ferr-p gels glyc *Gnaph* graph grat *Guaj Ham* hell *Hep* hydr ign *Ip* iris jac-c kali-ar kali-bi *Kali-c* kali-p kali-s laur mag-c mag-m **MERC** *Nat-m* nux-m op pall par *Petr* ph-ac phel *Phos* plan plat prun psor *Puls* raph *Sanic Sec* sul-ac **SULPH VALER** verat verb visc zinc zing
  - **forenoon**: mag-c
- **pasty** (↗*Pasty*): bry clem crot-t *Cycl* ferr hep kali-bi lec mag-m merc nux-m *Raph Sulph* verat
  - **tobacco** tastes: staph
- **peas**, like raw: zinc
- **peppermint**; as from: ferr-i *Verat*
- **peppery**: acon *Ars* cain cann-xyz chin coca echi euph hydr iris kali-br lach lyss manc mez nux-v ol-an plat rad-br raph sulph tarax teucr verat xan xanth
- **perfume**: bell cham coc-c glon
  - **water** tastes: med

Taste – rancid

- **perverted**: guaj mag-m merc nat-c podo zinc-m
- **pitch**, like: agar *Cadm-s* canth coc-c cocc glon kali-bi sulph thuj
- **pungent**: acon-c agar am-c asaf carb-ac chel chim chlor coc-c cocc corn cupr-act euph euphr ferr glon hydr laur lob merc-c nat-c ph-ac pip-m puls rhus-t sabad stann tarent thuj verat
- **purulent**: carl dros hydr-ac (non: merc) (non: nat-c) nux-v *Puls* rhus-t tub
  - **cough** agg; during: hep pyrog tub
  - ○ **Throat**, in: merc *Nat-c*
- **putrid**: *Acon* agar allox **Anac** ang ant-t *Arn Ars Ars-i* ars-s-f asar asc-t *Aur* aur-ar aur-i aur-m aur-s bapt bar-c bar-m bell berb borx bov *Bry Calc* calc-p calc-sil **Caps** carb-an **Carb-v** carbn-s carc *Caust Cham* chel chin *Cinnb Cocc* coff coloc con *Crot-c* cycl *Dros* euph eupi *Ferr Ferr-ar* ferr-i ferr-p fl-ac gels glon graph ham *Hep* hydr-ac *Hyos Ign* indol *Iod* iris kali-ar *Kali-bi* kali-br *Kali-c Kali-i* kali-m kali-p kali-s kreos lac-ac *Lac-c* laur led lem-m lil-t lob-s lyc m-ambo mag-c mag-m *Merc* merc-c mosch *Mur-ac Nat-m* nat-s nux-m **Nux-v** olnd *Petr Ph-ac Phos* plan *Podo* **Psor Puls** pulx *Pyrog* rheum rhod *Rhus-t* ruta sabin sars seneg *Sep* sil skat stann *Staph* stict *Sul-ac* sul-i *Sulph* teucr thuj tub valer vario *Verat* yuc zinc
  - **morning**: **Ars** *Chin* fl-ac iod lem-m mag-m *Merc-c* nat-m nux-v rhod *Rhus-t* sil *Sulph*
  - **afternoon**: ferr
  - **night**: *Cham*
  - **beer** tastes: fl-ac *Ign*
    : drinking agg; after: euph (non: euphr) sep
  - **coition**; after: *Dig*
  - **cough**; after: caps nux-v
  - **eating**:
    : after | agg: bell rhus-t
    : while | agg: bell con
  - **epileptic** fit, before: bell syph
  - **fever**; during: acon arn ars bell calc carb-v cham con **Hyos** merc mur-ac nat-m nux-v petr ph-ac **Puls** *Rhus-t* sep *Staph* sulph
    : **intermittent**: **Arn** *Ars* **Puls**
  - **food** tastes: anac bar-m cop fl-ac ign mosch podo rhus-t
  - **hawking** up mucus agg: **Nux-v**
  - **meat**:
    : spoiled, as from: ars bell bry petr puls rhus-t
    : tastes: fl-ac **Puls**
  - **menses**:
    : during | agg: *Kali-c Sep*
  - **sleep** agg; after: rheum
  - **swallowing** agg: con
  - **sweets** agg: lac-c
  - **water** tastes: aur bell caps chin fl-ac nat-m
  - ○ **Pharynx**; low down in | **hawking** up mucus agg: nux-v
  - **Throat**; in: bry coloc merc *Nux-v*
- **rancid** (↗*fatty*): agar alum ambr asaf bry carb-v caust *Cham* euph hell ip kali-bi *Kali-i* lach *Mur-ac* petr phos puls rhod syph tab thuj tub *Valer*

Mouth

Taste – rancid
- **morning**: puls
- **food** or drink; after: *Kali-i*
- **swallowing** agg: ip
- **sweet** agg: lac-c
  ○ **Throat, in**: alum ip *Mur-ac* nat-c petr phos sulph
- **resinous** (See pitch)
- **rough**, bread tastes: rhus-t
- **saltish** (⚡*salty; Saliva - saltish*): agar alco allox alum alum-p am-c ambr anac ant-c ant-t aral arn **Ars** *Ars-i* ars-s-f atro bar-c bell benz-ac bov brom bry bufo cadm-met cadm-s caj *Calc* cann-s *Carb-v* Carbn-s *Carl* caust chin chinin-ar *Cocc* coff con croc crot-c cupr *Cycl* dig dros elaps euph fl-ac *Graph* hydr *Hyos* iod kali-bi kali-br kali-c *Kali-chl* kali-i kali-m lach lith-m lyc mag-c mag-m mang **Merc Merc-c** merl mez nat-ar nat-c nat-f **Nat-m** nat-p nit-ac nit-s-d *Nux-m Nux-v* op *Ph-ac Phos* prot *Puls Rheum* rhod rhus-t rhus-v *Sep* sphing stann stram sul-ac *Sulph Tarax* ther tub verat verb *Zinc* zinc-p
  - **forenoon**: brom cupr fl-ac *Puls*
  - **afternoon**: bar-c kali-bi
  - **blood** tastes salty: nat-m
  - **eating | amel**: sulph
  - **food** tastes: aeth *Ars* bell benz-ac cadm-s *Calc Carb-v* **Chin** cocc cup **Cycl** lac-c merc puls *Sep Sulph* tarax tarent thuj
    - **except** rye bread: anis
  - **water** tastes: ail brom bry merc merc-cy nit-ac *Puls* sul-ac
  ○ **Lips**: allox merc nat-m sulph
- **saltish** sour: alum bell cupr fl-ac lach mez sulph tarax
  - **butter** tastes: tarax
- **saltish** sweet: croc mez phos thuj
  - **water**: brom
- **salty** (⚡*saltish; Saliva - saltish*): ant-c ars *Bell* cadm-s *Carb-v* chin *Cycl Merc* merc-c *Puls Sep* sulph zinc
  - **enough**; food does not taste salty: alum ars *Calc* canth card-m cocc lyss sulph *Thuj*
  - **only** salty food tastes natural: **Lac-c**
  ○ **Lips**: merc nat-m streptoc sulph
- **sawdust**, food tastes like: cor-r nux-m
- **scratchy**: ars bar-c lyc nat-c staph
- **semen**; like odor of: verat-v
- **slimy**: abrot acon aesc aeth allox alum **Arn** ars ars-h asaf atro aur-m bar-c bell borx bov *Bry* cact calc carb-an *Carb-v Carl* cedr *Cham Chel* chim *Chin* cob cocc cupr dig ferr gels graph hell hep indol kali-bi kali-c laur led lem-m lyc *M-ambo* mag-c mag-m **Merc** *Merc-c* merc-i-r nat-c nat-m *Nat-s Nux-m Nux-v* ost pall par *Petr* ph-ac phel *Phos* plat podo polyp-p prun **Puls** *Pyrog Rheum* rhus-t sabin sang sars seneg *Sep* sil sulph tab thuj til ust **Valer** yuc zing
  - **morning**: hep jug-r lyc mag-c merc-i-r nat-c puls sars seneg sil tab **Valer** zing
  - **waking**; on: bov merc-i-r **Valer** zinc
  - **beer** tastes: asaf sang
  - **drinking** agg; after: chin
- **slimy**: ...
  - **eating**; after: thuj
- **smoky**: bry ph-ac
  - **bread** tastes: benz-ac nux-v
- **soapy** (⚡*Saliva - soapy*): arg-n benz-ac cact calc-s chlor dulc iod kali-i merc (non: merl) nat-f *Rhus-t* sil
  - **drinking** agg; after: benz-ac
- **sooty**: ars
- **sour** (⚡*Mucus - acid; Saliva - sour*): abrot acet-ac acon allox aloe *Alum* alum-sil *Alumn* am-c am-m ambr anan *Ant-c* ant-t **Arg-n** *Ars Ars-i* ars-s-f asar atro aur aur-ar aur-i aur-s *Bar-c* bar-i bar-m bar-s bell berb bism borx brom bry bufo **Calc** calc-ar calc-c calc-s *Calc-s* calc-sil cann-s canth *Caps Carb-an Carb-v Carbn-s* card-b *Caust* cedr *Cham Chel Chin Chinin-ar* cic cina clem cob *Cocc* con cot *Croc Crot-h* crot-c cupr cycl daph dig dirc dros euph ferr ferr-i fl-ac *Graph* hell *Hep Hydr* **Ign** iod ip iris jac-c kali-ar kali-bi kali-c *Kali-chl* kali-i kali-m kali-n kali-p kali-s kali-sil *Kalm* kreos lac-ac lac-d *Lach* laur lec lob **Lyc** m-ambo m-arct m-aust **Mag-c** *Mag-m* **Mang Merc** merc-c merl mez *Mur-ac* naja **Nat-ar Nat-c** *Nat-m Nat-p* Nit-ac *Nux-m* **Nux-v** ol-an olnd op opl *Ox-ac* pall par *Petr Ph-ac* **Phos** pic-ac plb podo *Puls* ran-b rans-t rheum rhod rhus-t rob sabad sabin *Sars* sec *Sep Sil* sin-a spig spira spong squil *Stann* staph stram sul-ac sul-i *Sulph* tab *Tarax* tep thuj upa verat zinc zinc-val
  - **morning**: alco am-m bar-c berb carb-an croc fago ferr kali-n *Lyc* mag-m mang merc-c nat-c nat-m nit-ac **Nux-v** ol-an ox-ac petr phos ptel *Puls* sars *Sep Sulph* tarent zinc-val
  - **afternoon**: cupr mag-m
  - **evening**: alum anac bar-c nat-m nit-ac stann sulph
  - **night**: kali-c mag-m
  - **accompanied** by:
    - **Gums**; bleeding (See Bleeding - gums - accompanied - sour)
  - **beer** tastes: merc puls stann
  - **bread** tastes: ang *Bell* cham chin cocc merl nit-ac nux-v puls staph
  - **breakfast**:
    - **after | agg**: con sars
    - **amel**: mang
  - **broth** tastes: caps
  - **butter** tastes: puls tarax
  - **coffee** tastes: chin vac
  - **cough** agg; during: cocc
  - **drinking** agg; after: berb chin graph lyc **Nux-v** phos sulph
  - **eating**:
    - **after**:
      - **agg**: am-m berb bry *Carb-v* chlor cocc con eupi graph lyc mag-m *Nat-m* nit-ac *Nux-v Phos* psor puls sabin sec *Sep Sil*
      - **amel**: phos
    - **before | agg**: bar-c *Nat-m*
  - **everything**: podo
  - **food** tastes: **Am-c** arn ars *Bell Calc Caps* cham chin iris jac-c lyc merc mur-ac nux-v podo puls rad-br squil sulph tab *Tarax* tarent

654 ▽ extensions | ○ localizations | ● Künzli dot

Taste – sour

- **meat** tastes: caps lappa puls tarax
- **milk**:
  : **agg**: am-c ambr calad carb-v lyc *Nux-v Phos* puls rhus-t *Sulph*
  : **tastes**: bell calad calc nux-v
- **pregnancy** agg; during: *Lac-ac Mag-c* ox-ac
- **putrid**; or: podo
- **sweets**:
  : **after** eating sweets: calc *Lach*
  : **taste** sour; sweets: aesc chin dulc sulph
- **tobacco**: staph
- o **Throat**, in: alum coc-c kali-bi kali-n mag-c mag-m phos sars
- − **sour**-bitter: **Asar** *Kali-chl* mang samb *Sep*
- − **spoiled**: asaf *Bar-c* bell gels ign *Kali-c* m-ambo m-arct nat-c nux-v petr sec stram
- **food**: stram
- **game**: *Aur*
- **meat** (See putrid - meat - spoiled)
- − **stale**: bry chinin-s petr puls staph thuj
- − **sticky** aftertaste: agar ars-h caust nat-m op *Psor* **Puls**
- − **straw**, like: *Ant-c* ant-t arg-n *Ars* bapt borx chin cor-r *Cycl* euph-a *Ferr* glyc ign kali-i kali-s kreos nux-m *Puls* rhod rhus-t *Stram Sulph*
- **dishes** made of flour: cor-r
- **tobacco** tastes: mez
- − **strong**; too: camph *Coff*
- − **styptic** (See astringent)
- − **sulphur**, like: *Cocc Ham* nux-v plb
- − **sweetish** (↗*Saliva - sweet*): *Acon* aesc aeth agar *All-c* allox *Alum* alum-p *Alumn* am-c anac anan ant-t *Apoc-a* aran-sc arg-n *Ars* ars-i ars-s-f arund asar aspar astac atro aur aur-ar aur-i aur-m-n aur-s bar-c bar-m *Bell* bism bol-la bov brom *Bry* bufo caj calad calc calc-i calc-p calc-s canth carb-ac carb-v carbn-s chel *Chin* chinin-ar chlf cob *Coc-c* cocc *Coff* colch croc crot-t **Cupr** cupr-s dig dios **Dulc** ferr ferr-ar ferr-i ferr-p fl-ac gamb glon glyc gnaph gran guare hep hydr-ac hyos iod ip iris kali-ar kali-bi *Kali-c Kali-i* kali-m kali-n kali-s kiss kreos lach laur lil-t linu-c *Lyc* m-aust mag-c **Merc** mez *Mur-ac* nat-ac nat-c nit-ac nuph nux-v op osm phel *Phos* pip-m plan *Plat Plb Podo* polyp-p psor **Puls** *Pyrog* ran-b ran-s rhus-t *Sabad* sabin samb sapin *Sars* sel seneg sep spira *Spong Squil Stann* sul-ac **Sulph** sumb *Thuj* til verat verat-v *Zinc* zinc-p
- **morning**: aeth alum *Ars* bufo lyc nit-ac polyp-p ran-s sulph til
  : **waking**; on: aeth cupr-s kali-c sulph
- **evening**: thuj
- **night**: fl-ac sulph
- **beer**:
  : **after**: nat-c
  : **tastes**; beer: cor-r *Mur-ac Puls*
- **bread** tastes: **Calc** cor-r **Merc** *Puls* sang squil
- **breakfast** agg; after: agar sulph
- **broth** tastes: indg

Mouth

- **sweetish**: ...
- **butter** tastes: mur-ac *Puls* ran-b sang squil
- **cough**; after: aeth astac chinin-ar phos
- **drinking** agg; after: lyc phel vario
- **eating**:
  : **after** | **agg**: thuj
  : **agg** | **bitter** afterwards; sweetish while eating: phos
- **everything**: mur-ac phel
- **followed** by:
  : **bitter** taste | **burning** and: cadm-s
- **food** tastes: *Calc* lyc mur-ac puls squil thuj
- **hunger**; with: nit-ac
- **meat** tastes: *Puls* sang squil
- **metallic**: coc-c
- **milk** tastes: *Puls* sang
- **smoking**:
  : **after** | **agg**: sel
  : **agg**: agar chin kali-bi sars
- **soup** tastes: squil
- **sweets** taste too sweet: ars-h
- **tobacco** tastes: chin dig kali-bi sang sars sel
- **water**: coc-c form kali-bi lyc ox-ac phel
- o **Lips**: allox sel
- **Posterior** part: lil-t thuj
- **Throat**: alum ars croc manc phos seneg stann sulph zinc
- **Tongue**:
  : **Below**: zinc
  : **Edges**: acon-s
  : **Forepart**: acon-s
  : **Tip**: acon-s *Aur* iod merc plat ran-b scroph-n zinc
- − **sweetish**-sour: bism chin crot-t kali-i mag-s meny
- − **tallow**; like: nat-m *Valer*
- − **tannic**: visc
- − **tar**, like: con
- − **tastelessness** (See wanting, tastelessness)
- − **tobacco**, juice, as from: nat-c
- − **unpleasant** (See bad)
- − **unsalted**; food tastes (See salty - enough)
- − **urinous**: calc psor seneg

Taste – wanting, loss of taste

- **wanting**, loss of taste (↗*NOSE - Smell - wanting)*: acon aeth all-c allox alum alum-p alumn-sil am-m amyg-p *Anac Ant-c Ant-t Apis* arg-met arg-n ars aster atro *Aur* aur-ar aur-m bar-c bar-m **Bell** berb beryl *Borx Bry* cact *Calc* calc-ar calc-f calc-sil cann-s *Canth* carb-ac carb-v card-m caust chin chlf chlor cina cocc coff *Crot-h* cupr *Cycl* dros form formal gins gymne hell helon *Hep Hyos* hyper ip just *Kali-bi* kali-br kali-c kali-chl kali-i kali-n kali-s kalm kreos lyc m-arct m-aust mag-c *Mag-m* **Merc** merl mez myris nat-c **Nat-m** nat-s *Nux-m Nux-v* op osteo-a ox-ac *Par* ph-ac *Phos* plan plb podo *Psor* ptel **Puls** ran-s rheum rhod rhus-t rhus-v ruta sabad sang sars sec seneg *Sep Sil* spig staph stram stront-c *Sul-ac Sulph* syph *Ther* thuj tub *Verat* zinc
- **morning**: coca kali-c *Nat-s*
- **accompanied** by | **Tongue**; white mucus on: ox-ac

Taste – wanting, loss of taste | Mouth | Tumors

- **coryza**:
  : *after*: mag-m
  : *during*: am-m ant-t *Cycl* mag-m **Nat-m Puls** rhod sabad *Sul-ac*
- **wanting**, tastelessness of food: *Alum* alum-sil anh ant-t apis arg-n ars aster aur aur-m bar-m bell borx bry *Cact Calc* camph canth caps carb-v caust **Chin** cocc *Colch Cor-r* cupr cycl dros eup-per ferr ferr-m **Hell** *Ign* kali-bi kali-i lap-la **Lyc** m-ambo m-arct m-aust *Mang* merc mosch **Nat-m** nux-v olnd ph-ac plan ptel **Puls** rhod rhus-t ruta sal-ac sars seneg sep sil squil staph stict *Stram* stront-c *Sulph Thuj Verat* viol-t
  - **beer**: m-ambo puls rhus-t stram
  - **bread**: alum puls rhus-t stram tarax
  - **butter**: puls stram tarax
  - **coffee**: nux-v
  - **coryza**; during●: alum *Ant-t Calc Cycl Eup-per Hep* mag-m *Nat-c* **NAT-M●** nux-v *Psor* **Puls** *Rhod Sep Sil Sul-ac Sulph*
  - **cough**; with: anac
  - **meat**: alum nux-v puls squil
  - **milk**: alum mosch nux-v puls
  - **salt**: *Calc* canth
  - **things** which formerly had strong taste: acon
  - **tobacco**: anac ant-t chin ign m-arct nux-v puls squil
- **water**, like putrid: caps phos
- **watery**: bell calc caps carb-v chin cupr form hyos ign kali-c lyc mag-m nat-m phos *Rhus-t Staph* verat
- **wine**:
  - **like**: canth seneg
  - **water** tastes like: tab
- **wood**; like: ars colch *Ign* ruta stram sulph thuj
  - **foul**, like: sulph
○**Throat**, not in mouth; in: nux-v podo ptel sil

TENSION:
○**Palate**:
  ○ **Arches** of: coc-c
  - **Soft**: clem
- **Tongue | Root** of: kali-i

THICK; sensation as if: lachn sul-i
○**Tongue** was (↗*Swelling - tongue*): absin ars *Bapt* **Camph** both both-ax bung-fa calc *Camph* cocc conv cory crot-c crot-h dendr-pol elaps **Gels** *Glon Hyos* kali-bi kali-p *Lach* laur lyc merc merc-c merl *Mur-ac* naja nux-v *Op* pert-vc *Phyt Plat* rhus-t *Stram* syph vip

THREAD (See Hair; sensation)

THRUSH (↗*Aphthae*): *Aeth* anan *Ant-t* arg-n *Ars* asaf *Bapt* **Borx** *Bry* but-ac cand carb-ac *Carb-v Caul* caust chlorpr *Eup-a* hep *Hydr* kali-bi **Kali-chl** kali-i *Kali-m* **Merc Merc-c Mur-ac** nat-c *Nat-m* nat-p *Nit-ac* nux-v phos psor *Rhus-g* **Sars Semp** sep staph **Sul-ac** sulo-ac **Sulph** thuj urin
▽**extending** to | **Gastrointestinal** tract (↗*Aphthae - extending - intestinal)*: caul

THUMB SUCKING (See MIND - Gestures - fingers - mouth)

TICKLING:
○**Tongue**: acon alum brom canth lach stann
  ○ **Root** of: rumx stann

TINGLING (See Prickling)
TONGUE-TIE: syph

TREMBLING of tongue: absin *Agar* **Agarin** *Agri* aloe *Apis* arn ars *Aur* bac *Bell* bry calc-hp **Camph** *Canth* caps carb-ac caust cham cimic colch *Crot-h* cupr cupr-ar *Gels Hell* hyos *Ign* **Lach** lat-m *Lyc* med **Merc** mur-ac nat-m oena *Op Ph-ac* phos pip-n *Plb* rhus-t sec sil stram sulph tab *Tarax* vip zinc
- **accompanied** by:
  - **chorea** (See GENE - Chorea - accompanied - tongue - trembling)
  - **erysipelas** (See SKIN - Erysipelas - accompanied - tongue - trembling)
  - **typhus** (See FEVE - Typhus - accompanied - tongue - trembling)
  ○ **Arm**; abscess on left (See EXTR - Abscess - upper limbs - left - accompanied - tongue)
  - **Brain** complaints: cimic
  - **Chin**; trembling of: nux-v
- **delivery**; after: *Crot-h*
- **protruding** it; when: apis bapt *Bell* crot-h ferr *Gels Hell Hyos* ign **Lach** merc *Plb* stram *Thuj*
  - **beginning** only; in the: sep
  - **long** time; if protruded for a: ph-ac
- **wavelike**: syph tub
○**Centre** of tongue: sep
- **Tip** of tongue: *Nat-m* sil

TUBERCLES:
○**Gums**, painful: ph-ac **Plb**
- **Tongue**: *Graph* lyc mang
  ○ **Below**: *Ambr*

TUMORS (↗*Cancer*): benz-ac calc *Lyc Nit-ac* thuj
- **left** side | **Last** molar; behind: benz-ac
- **malignant**: calc
- **painless**: calc *Nit-ac*
- **small**: lyc
- **spongy**: calc thuj
- **ulcerated**: benz-ac
○**Gums**:
  - **inflamed**: calc-f canth merc merc-c phos thuj
  - **painless**, movable, lower Gums: nat-s
  - **walnut**; size of a: *Nit-ac* staph
  : **place** of two bicuspids; in: **Sil**
- **Lip**; inside right side of: calc
- **Palate**:
  - **hard**: canth hydr
- **Tongue**: gali kali-m phos
  ○ **Centre**, size of pea, sensitive to touch; rounded elevation incastm
  : **drawing** sensation; with | **string** were pulling the centre of tongue toward the hyoid bone; as if a: castm

Tumors

- **Tongue**: ...
  - **Under | cystic**: ambr

TWITCHING: op
o **Gums**: hep lyc nux-v sabad sec thuj valer
- **Tongue**: agar **Castm** cham glon sec sulph vip

ULCERS (↗*Aphthae*): **Agn** allox aln *Alum* alumn **Anac** anan ant-t arg-met arg-n **Ars** ars-s-f arum-t *Aur* **Bapt** bar-act *Bell-p* beryl **Bism** *Borx* bry cadm-s calc calc-f calc-i calc-s calc-sil *Canth* **Caps** carb-ac carb-an carb-v carbn-s carc caust chlor *Cic* cinnb cop corn cory *Crot-c* crot-h cupr-s *Dulc* **Fl-ac** gamb gran *Graph* hell hep hippoz *Hydr* **Hydrin-m** **Iod** *Iris* jatr-c kali-ar *Kali-bi* kali-c *Kali-chl* **Kali-i** kali-m kreos **Lach** med **Merc** *Merc-c* *Merc-cy* *Merc-d* mez **Mur-ac** nat-ar *Nat-c* *Nat-m* **Nit-ac** *Nux-m* nux-v op ox-ac petr *Phos Phyt* pic-ac plb prot *Psor* ran-s rat rhus-g rumx sanic sep sil sin-a sin-n **Staph** *Sul-ac* sul-i syph tab tarent-c ter thuj (non: uran-met) uran-n zinc
- **biting**: nat-m
- **bleeding**: borx carb-v kreos merc sul-ac syph
  - **eating**; when: borx
  - **menses**:
    : **before | agg**: phos
    : **during | agg**: phos
  - **touching**; when: borx
- **bluish**: ars aur *Mur-ac*
- **burning**: alum alum-p **Ars** *Caps* **Carb-v** caust chin cic *Hydr* kali-ar kali-i *Kreos Merc Nat-c* nat-m ph-ac sep sin-n sulph tarent-b
- **canker** sore (↗*lips - canker; cheeks - inside - canker; tongue - sides - canker*): agav-a ant-t arg-n ars astac bapt *Borx* canth caps carb-v chinin-ar echi ham hydr kali-bi kali-c *Kali-chl* kali-m lac-ac lach lyc mag-p med merc *Merc-c* mur-ac nat-hchls *Nat-m Nit-ac* oxyg phyt pic-ac podo sal-ac sin-a sin-n staph *Sul-ac* sulph
  - **dentition**; during: calc
- **cold** water | **amel**: dulc
- **deep**: *Carb-v* gamb kali-bi merc-d *Mur-ac* sul-ac
- **dirty** looking: **Nit-ac** *Plb*
- **fetid**: **Bapt** *Merc* nit-ac nux-v plb
- **flat**: *Caps* merc mez *Nat-c* nat-m sul-ac
- **forming** rapidly: *Borx*
- **gangrenous**: *Ars* **Bapt** *Borx* caps **Lach** *Sul-ac* syph
- **grayish**: carb-v hell merc-c
- o **Base**:
  : **accompanied** by | **Mucous** membrane; red swelling of (See Mucous membrane - swollen - red - accompanied - gray)
- **herpetic**: ars-s-f
- **inflamed**: calc-sil
- **itching**: chin
- **malignant**: **Ars** *Lach Phos*
  - **menses**; during: chin
  o **Palate**; hard: scol
- **mercurial**: borx hep *Iod* kali-c *Nit-ac*
- **mothers**: bapt
- **painful**: *Ars* **Bism** calc-sil dulc *Fl-ac* kali-bi *Merc* mur-ac nat-m **Nit-ac** petr

Mouth

Ulcers

- **Ulcers – painful**: ...
  - **morning**: zinc
  - **biting** teeth together, when: petr
  - **sore**, smarting: alum *Arg-n* **Ars** ars-met *Arum-t Borx* bov caps *Hep* hydr *Hydrin-m* kali-chl **Merc** *Merc-c Mur-ac* nat-ar *Nit-ac* nux-m phyt *Ran-s Rhus-g* semp sin-n sul-ac tarax
  - **splinter**, like a: calc-sil *Nit-ac*
  - **stinging**, stitches: calc-sil *Nit-ac*
  - **touch**; to: calc-sil cic *Nat-c Nat-m*
- **painless**: bapt hell phos
  - **eruptions** on face; after suppressed brown herpetic: phos
  o **Lips**; inner side of | **Lower**: phos
- **perforating**: *Kali-chl* merc-cy
- **phagedenic** (↗*spreading*): ars ars-s-f **Caps** hydr merc *Merc-c* **Nit-ac** *Sul-ac* sulph
- **purple**: carb-v *Plb*
- **small**: *Alum* **Caps** chlor *Merc* zinc zinc-p
- **spreading** (↗*phagedenic*): *Alum* calc-sil *Lach* merc merc-pr-r sul-ac
- **syphilitic**: *Aur* aur-ar *Aur-m Cinnb Fl-ac* **Hep** hydr **Kali-bi** **Kali-i** kali-m *Lach* **Merc** *Merc-c* merc-cy *Merc-i-r* merc-n merc-pr-r nit-ac *Phyt* still **Syph** *Thuj*
- **white**: cic nit-ac *Sul-ac*
  - **coated** with milk; as if: *Kali-i*
  o **Lip**; inside lower | **left**: ars-met
  - **yellow**: aloe calc hell *Plb Sul-ac* zinc
  o **Orifice** of salivary glands, at: acon bell **Merc**
  ∇**extending** to | **Gastrointestinal** tract; whole: ars tarent-c ter
- **extending** from throat to roof of mouth: ars
  o **Base**:
  - **black**: *Mur-ac*
  - **lardaceous**: ant-t calc-sil caps *Hep* **Merc** **Nit-ac** phos syph
  - **milky**: **Kali-i**
  - **spongy**: ars
  - **swollen**: hell
- **Between** gums and lips | **canker** sore (↗*canker*): rham-cal
- **Cheeks**:
  - **perforating**: merc
  o **Inside**: merc petr
    : **canker** sore (↗*canker*): nat-p oxyg
    : **lichen** planus: borx fl-ac merc nit-ac
- **Edges**:
  - **elevated**: hell
  - **gray**: hell
  - **hard**: *Kali-bi* phos
  - **irregular**: ars **Kali-i** merc
  - **jagged**: ars merc
- **Gums** (↗*Abscess - gums*): acon **Agn** aloe alum alum-sil am-c anan ang ars aur aur-ar aur-m aur-s bapt bell berb **Bism** bond borx bov bufo *Calc* caps *Carb-an Carb-v* caust *Cist* corn *Crot-c Cupr* emetin *Hep* hippoz hydr *Iod Kali-bi* kali-c kali-chl *Kali-i* **Kreos** lac-c *Lach Lyc* mag-m **Merc** *Merc-c* merc-sul mill mur-ac **Nat-m** nat-p nat-s nicc nit-ac *Nux-v* ox-ac petr *Ph-ac* **Phos** phyt

657

Ulcers   **Mouth**   Wrinkled

- **Gums**: ...
  plan plb **Psor** raph ruta sabin sang *Sep Sil* stann *Staph Sul-ac* sul-i *Thuj* tub zinc zinc-p
  - **discharging** blood which tastes salty: alum
  - **exuding** blood on pressure: bov
  - **scorbutic**: acet-ac mur-ac
  - **sensation** of | **Root** of tooth; at: am-c
  - **sloughing**: *Merc Merc-c* merc-i-r (non: merc-pr-r) op staph
  - **yellowish**: hell sulph
  o **Base** lardaceous: *Hep*
  - **Lower**: phos sabin zinc
- **Lips**; inner side of: beryl *Carb-an Graph Mez*
  - **canker** sore (↗*canker*): ars carb-v chinin-ar med nat-p
  - **small**: tub
  o **Lower**: beryl borx *Ign*
- **Palate**: allox am-c ant-c *Apis Arum-t Aur Aur-m* calc *Caps Cinnb Dros* dulc hep *Kali-bi* kali-i *Kreos Lach Lyc* **Merc** *Merc-c* merc-cy *Merl Nat-m Nit-ac* nux-v op *Ph-ac Phos Phyt* plect *Sang* sanic sil *Sul-ac* syph tarax
  - **perforating**: *Kali-bi* mez *Sil*
  - **punched** out, looking: *Kali-bi*
  - **sloughing**: *Kali-bi Lach Merc-c Nit-ac Phos Sulph Syph*
  - **syphilitic**: **Aur** *Aur-m Hep* kali-bi *Kali-i Lach Merc Nit-ac Syph*
  o **Sides**; ulcers with hard: kali-bi
  - **Velum**, on: dros hippoz *Kali-i Merc Merc-cy Nit-ac Ph-ac Phyt* syph
- **Tongue**: agar aloe am-c ant-c ant-t antip *Apis Arg-n Ars* ars-h ars-s-f arum-d arum-t *Aur* aur-ar aur-m aur-s **Bapt** *Bar-c Bar-m* bell bell-p benz-ac beryl *Bism* bov *Brom Calc* calc-s canth *Caps* carb-v *Chin* chlol cic cina cinnb clem corn cupr *Dig* dros *Dulc Fl-ac* flor-p graph hell hir hydr *Kali-bi Kali-chl* **Kali-i** kali-m *Kreos* lac-v *Lach Lyc* med **Merc** *Merc-i-r* merl mez morg-p *Mur-ac Nat-m Nit-ac* **Nit-m-ac** nux-v oena op pert ph-ac *Phyt* Plb *Psor* sang sangin-n semp sil *Sin-n Staph* sul-ac *Sulph* syph tarent thuj tub verat
  - **right** side: bov cinnb sil thuj
  - **left** side: apis
    : followed by | **right** side: *Thuj*
  - **accompanied** by:
    : amebiasis (See GENE - Amebiasis - accompanied - tongue)
    : typhus fever (See FEVE - Typhus - accompanied - tongue - ulcers)
  - **black** base, with: mur-ac
  - **bleeding**: merc nat-hchls raja-s semp
  - **blue**: *Ars* mur-ac
  - **burning**: hydr
  - **children**; in: oci-sa
  - **deep**: ars-h ars kali-bi *Kali-chl* mur-ac *Nit-ac* phyt
  - **indurated**: merc *Merc-i-r* thuj
  - **lardaceous** base: caps
  - **painful**: agar bov *Calc* caps *Kali-chl* semp
    : **touch**; to: bov *Cic* thuj
  - **phagedenic**: *Agar* benz-ac *Caps Fl-ac* hydr sil

Ulcers – Tongue: ...
- **symmetrical**: kali-chl
- **syphilitic**: aur cinnb fl-ac *Kali-bi Kali-i* lach **Merc** mez **Nit-ac** *Phyt*
- **white**: graph
- **yellow**: aloe cupr *Hell* plb
o **Below**: calc *Fl-ac Graph* **Lyc** *Mag-m* nux-m plb *Sanic* thuj
  : canker sore (↗*canker*): med
- **Center**: cupr-s *Fl-ac*
  : **accompanied** by | **cracked** tongue in all directions (See Cracked - tongue - directions - accompanied - ulcer)
- **Edges**: ant-t ars bov cic cina kali-bi merc nit-ac oena
- **Frenum**: agar *Kali-c* naja nat-c nit-ac sep
- **Margins**, with undermined: mur-ac
- **Sides**: agar ars bov *Calc* carb-an caust *Cic* cupr *Kali-bi* kali-chl *Lach Merc* merc-cy mez **Nit-ac** oena sil *Thuj*
  : canker sore (↗*canker*): maland med
- **Tip**: am-c beryl cinnb cupr dros kali-i lyc merc plb raja-s *Sal-ac* thuj
  : **left**: thuj
  : canker sore (↗*canker*): ham med

VARICOSE veins: thuj
- **ulceration**: ambr thuj
o **Tongue**: ambr calc *Dig Fl-ac Ham Puls Thuj*

VARNISHED; tongue looks as if (See Smooth - varnished)

VELVET, sensation as if covered with (↗*Cotton; Saliva - cotton*): coc-c dig nux-m

VESICLES (See Eruptions - vesicles)

WARM:
- **feels** (See Heat)

WARMTH (See Heat)

WARTS: calc-p ph-ac thuj
o **Palate**: arg-n cupre-l
- **Tongue**: aur *Aur-m* aur-m-n cupre-l kali-s lyc mang mang-act phos staph thuj

WATER BRASH (See STOM - Eructations; type - water brash)

WATERY, gums look: **Apis**

WEAKNESS | **Tongue**: bar-c caust con mur-ac

WETTING lips constantly (↗*FACE - Dryness - lips - licks*): Culx

WITHERED Tongue: kreos verat

WOOD (See Numbness)

WRINKLED (↗*Contraction; Shrivelled*): aur phos
o **Palate**: Borx phos
- **Tongue**: calc-p merc-i-r nat-ar phos sul-ac
  - **morning**: calc-p

▽ extensions | O localizations | ● Künzli dot

Yawning

YAWNING:
- **agg**: aloe am-m arg-met arg-n hep mag-c meny nat-c nux-v rhus-t zinc
- **amel**: manc

Mouth

BUCCAL CAVITY (See Complaints)

GUMS; complaints of: agar agn alum am-c am-m ambr anac ant-c arg-met arn ars aur bar-c *Bell* bism **Borx** bov bry *Calc* canth caps *Carb-an Carb-v Caust* cham chin cic colch con *Graph* hep hyos iod kali-c kali-n kreos lach lyc m-ambo m-arct mag-c mag-m **Merc** mur-ac nat-c *Nat-m* nit-ac nux-m **Nux-v** par petr ph-ac *Phos* plb puls ran-s rhod rhus-t *Ruta* sabad sabin sars sec *Sep* sil spig spong stann **Staph** stront-c sul-ac sulph teucr thuj zinc
○ **Inner**: agar am-c ambr arn graph kali-c nat-c nat-m ph-ac phos puls rhus-t *Ruta* sep **Staph**
- **Lower**: am-c am-m anac canth carb-an caust laur mag-m *Nat-c Petr* phos rhod sabin **Sars** spong *Staph* sul-ac sulph teucr thuj zinc
- **Upper**: agar am-c ang aur *Bar-c* bell **Calc** canth carb-an colch graph kali-c *Kreos* lyc mag-m mur-ac nat-m nit-ac **Ruta** sep stront-c

TONGUE; complaints of: *Acon* agar alum am-c ambr anac ang ant-c arg-met arn **Ars** asar bar-c **Bell** bism borx bov *Bry* caj calc cann-s *Canth* carb-an carb-v *Caust Cham* chel *Chin* cic cimic cina clem cocc coff colch coloc con croc cupr cycl dig dros dulc ferr *Graph* hell hep *Hyos* ign iod ip kali-c kali-n kreos *Lach* laur led lyc m-ambo m-arct m-aust mag-c mag-m mang meny **Merc** mez mosch *Mur-ac* nat-c *Nat-m Nit-ac* nux-m *Nux-v* olnd op par petr *Ph-ac Phos* plat **Plb Puls** *Ran-s* rheum rhod rhus-t ruta *Sabad* sabin sars *Sec* sel seneg sep sil spig spong *Stann* staph stram stront-c sul-ac *Sulph* tarax teucr thuj *Verat* verb viol-t zinc
- **one** side: bell calc daph irid-met laur lob mez nat-m rhus-t sang sil thuj
- **diagonally**: rhus-t
○ **Across**: acet-ac asar cob kali-p **Lach** merc
- **Root**: bapt chinin-s clem kali-bi kali-i kali-p lach laur merc-i-f nat-s par phyt rumx teucr thuj
- **Sides**: ant-c *Apis* bapt bell bry canth card-m caust chin hydr kali-bi kali-i lach mag-c nat-m nit-ac phel phyt plb spong
- **Tip**: kali-c *Rhus-t* sulph thyr zinc
- **Under**: fl-ac graph *Lyc* nat-c *Sanic*

Mouth

Abscess

ABSCESS of roots•: am-c *Bar-c* bry calc calc-s canth caust euph fl-ac *Hecla* **Hep** iod kali-bi kreos lach *Lyc Merc* merc-i-f mez petr phos plb puls *Pyrog* sec **Sil** staph sulph thuj zinc
- recurrent (See GENE - History - abscesses - teeth)
▽extending to | **Jaw**: hecla

ACIDITY:
- agg: arg-n castm mur-ac
- amel: puls

ADHERE together (See Stick together)

AIR:
- blowing on; sensation of cold air: coc-c
- forced into them; sensation of: ambr cocc
- streaming from teeth; sensation of air: kali-n   nat-c (non: nat-s) rat

ALIVE; sensation of something: syph

BEER | amel: camph

BITING:
- agg: am-c *Bell* bry carb-an caust **Coff** euph graph hep hyos ip lach mag-m mez *Nux-v* petr **Puls** rhus-t sars sep staph sul-ac sulph *Thuj*
- amel: bell caust chin mur-ac ol-an *Phyt Podo* prun
- hands | sleep; during (See MIND - Biting - hands - sleep)
- hard which relieves pains; desire to bite on something | dentition; during: **Phyt**
- mouth empty; with: cocc
- nails (See MIND - Biting - nails)
- teeth together:
  • afraid to bite teeth together (See MIND - Fear - biting)
  • agg | shock through head, ear and nose; biting sends a: am-c
  • cannot bite teeth together | night: chim
  • desire to bite teeth together (See Clenching)
  • sudden involuntary: apis
- tumbler (See MIND - Biting - tumbler)

BLEEDING:
- sucking gums; on: rosm
○**Gums** (See MOUT - Bleeding - gums)
- Hollow teeth; of: graph *Merc* ph-ac tarax
- Molars:
  ○ Upper:
    : right: am-c rosm

BLOW; sensation as from a *(*Pain - blow; pain):* calc camph tarax

BLUNT (See Corroded)

BREAKING off: borx calc *Calc-f* euph fl-ac lach nat-hchls nat-m plb sil sul-ac
- clenching jaw; from chronic: syph

BRUSHING, cleaning the teeth:
- agg: bry carb-v coc-c graph lach lyc ph-ac ruta staph

Teeth

BRUXISM (See Grinding)

CARIES, decayed, hollow: abrot acon aloe alum alumn *Am-c Ambr* anac anan ang **Ant-c** arg-n ars asar aur aur-ar aur-s bac *Bar-c* **Bell** benz-ac **Borx** *Bov* bry *Calc* calc-f *Calc-p Calc-s* calc-sil carb-an *Carb-v* carbn-s carc caust *Cham Chin* clem coca cocc coff con euph **Fl-ac** *Glon* graph guaj *Hecla* **Hep** *Hyos* ip *Kali-bi Kali-c Kali-i* kali-n kali-p *Kreos Lach Lyc Mag-c* mag-m mang med meph **Merc Mez Nat-c** nat-m nat-p nat-s *Nit-ac Nux-v* ox-ac par petr *Ph-ac Phos* pip-n plan plat **Plb** *Puls* rheum *Rhod Rhus-t* ruta sabad sabin sang sel **Sep** *Sil* spig **Staph** sul-ac *Sulph* syph tab *Tarax* thuj tub verat zinc
- accompanied by | breath; offensive (See MOUT - Odor - offensive - accompanied - teeth)
- appear, as soon as they: *Kreos* staph
- children; premature in *(*Crumbling - children):* bac *Calc Calc-f Calc-p* carc cocc coff *Fl-ac* hecla **Kreos** merc *Mez* phos *Plan* sil **Staph** tub
  • syphilitic: merc
- diabetes mellitus: sul-ac
- painful *(*Pain - hollow):* kreos staph
- rapid: ars bar-c *Calc Calc-p Carb-v* **Fl-ac** *Kreos* med mez phos plan **Sep** staph syph
- sensation of: asar
○**Crown**: merc *Staph*
- **Gums**, at edge of: calc sil syph *Thuj*
- **Internal**: sel
- **Roots**, at: alum am-c fl-ac merc mez sil sulph syph **Thuj**
- Sides of teeth: mez staph thuj
  ○ **Outer** side: bac

CHATTERING: *Agar* alum am-c arg-n ars bar-c bell bov cact calc calc-caust camph caps carb-v chin cinch cocc coff colch gels hep ign ip kali-n kali-p lach merc nat-m nat-s nit-ac *Nux-v* phos plat plb rad-br rhus-t sabad sars sphing spig stann sulph visc *Zinc*
- morning | waking; on: phos
- accompanied by:
  ○ **Face**; pain in (See FACE - Pain - accompanied - teeth - chattering)
- **chill**:
  • with: am-c ars bov bry calc camph cann-xyz caps carb-v chin cupr hep ign ip kali-n **Lach** merc-c *Nat-m* nux-v phos plat puls rad-br ran-b sabad sars stann sulph thuj zinc
  • without: gels
- cold drinks agg; after: elaps
- fear; from: elaps **Gels**
- nervous: gels kali-p
- sleep | during: puls
- trembling; with internal: ant-t

Teeth

Clenching

CLENCHING teeth together (✎*MIND - Biting*):
- **agg** (See GENE - Biting - teeth - agg.)
- **amel** (See GENE - Biting - teeth - amel.)
- **desire** to clench teeth together; constant: acet-ac acon agar ambr anan bell bufo calc camph cann-i caust cob cocc cupr *Hyos* iod lach laur *Lyc* mang merc-i-f nux-v **Phyt** *Podo* scut stry tarent
  - **clenched** firmly: alum *Bell* camph caust *Cham* cic cimic fl-ac *Hyos* merc merc-i-f phyt podo *Stann* stram sulph
    : **night**: *Hydr-ac* sep *Ther*
    : **midnight** | **after**: chinin-s
  o **Molars**: sep
- **sleep**; during: cina nat-p

COATED (See Mucus; Sordes)

COITION:
- **after**: daph
- **amel**: camph

COLD:
- **air**:
  • **agg**: agar alum ant-c *Arn Ars* aur **Bell** borx *Bry Calc* caust cham chin chinin-s *Cina* fl-ac hell *Hyos* kali-c kali-n lyc *M-ambo* m-arct mag-c **Merc** mez *Nat-m* nit-ac nux-m nux-v par petr *Ph-ac* phos *Puls* rat sars sel seneg sep sil spig **Staph** sul-ac *Sulph* ther thuj tub
  • **amel**: ambr ang asar bism bry cham clem **Coff** crot-t ferr kali-c laur mag-c mag-m mez nat-s nux-v *Puls* rhus-t sel
- **applications**:
  • **agg**: agar ant-c arg-n bar-c **Calc** *Carb-v* cham con *Hell* hep *Hyos* kali-c kali-n lach mag-c mag-m *Merc* merc-i-f mez *Nat-m* nit-ac nux-m *Nux-v* par ph-ac plb puls rhod rhus-t sep sil spig *Staph* sul-ac sulph thuj
  • **amel**: bism *Bry* chim clem *Coff* ferr nat-s *Puls*
- **food**:
  • **agg**: agar ant-c arg-n *Bell* bov bry *Calc Carb-v Caust* cham con hell kali-c *Kali-n* lyc **Mag-c** mag-m *Merc* nat-m *Nit-ac Nux-v* par ph-ac *Phos* plb **Rhus-t** sep sil *Spig* sul-ac sulph thuj
- **hands** | **amel**: rhus-t
- **water**:
  • **amel**:
    : **ice** water: clem coff ferr
    : **rinsing**: rumx

COLD; AFTER TAKING A: Acon aran *Bar-c* bell *Bry* calc *Cham* chel chin *Dulc* gels hep *Hyos* **Ign** *M-arct* mag-c **Merc** nat-c nux-m **Nux-v** phos **Puls** Rhus-t sep staph sulph

COLDNESS: acon alum alumn anag anan apis aran arn asar astac *Carb-v* coc-c cocc cocc-s colch cop dros *Gamb* grat iris-foe kali-chl led *Mez* narcot nat-c

Complaints

Coldness: ...
Nit-ac ol-an ox-ac par petr *Ph-ac* phos rat rheum sel sep *Spig* spira
- **afternoon**: mez
- **touch** agg: spig
o **Edges**: gamb
- **Incisors**:
  o **Lower** | **right**: aran
- **Roots**: ph-ac
  • **morning**: ph-ac
  • **chewing** agg: ph-ac
- **Tips**: ol-an
- **Upper** teeth: spig

COMPLAINTS of teeth: Acon *Ant-c* bell bry *Calc* calc-p *Caust* **Cham** chin coff kreos *Lach* **Merc** *Mez* nux-v plan podo **Puls** *Rhus-t* sel **Sep** sil spig staph *Sulph* tub-m
- **alternating** sides: am-m ambr caps chel iod kali-n lyc psor *Puls* stram sulph *Zinc*
- **right** side: agar *Agn* alum *Am-c Ambr* anac *Ang* apis *Aur* bar-c **Bell** *Bov* brom *Bry Calc Camph Cann-s* canth carb-an carb-v *Caust* chel *Chin Coff* colch *Coloc* con *Fl-ac Graph Hell* iod kali-c *Kreos* lach laur *Lyc Mag-c Mang Merc* mez *Nat-m Nat-m Nux-v* olnd *Petr Ph-ac Plb Psor Puls Ran-b* ran-s rhod *Rhus-t Ruta Sabad Sars Sep Sil* spig spong **Staph** stront-c sulph *Tarax Teucr* thuj *Valer Verb* zinc
- **left** side: *Acon Agar Alum Am-c Am-m* ambr anac *Apis Arn Asaf Asar Aur Bar-c* bell *Borx* brom *Bry Calc* cann-s canth *Carb-an Carb-v* **Caust Cham Chel Chin Clem** *Coff* Colch Con *Croc Cycl* **Euph** fl-ac graph *Guaj Hyos* iod kali-c *Kali-n Kreos Laur Led* lyc *M-arct Merc* **Mez** mill nat-c nat-m *Nux-m Nux-v* Olnd *Phos Puls* ran-s *Rheum Rhod Rhus-t* sabad *Sabin Samb Sel Seneg* **Sep** *Sil* **Spig** spong *Staph* stront-c **Sulph** teucr **Thuj** *Verat* verb *Zinc*
- **accompanied** by:
  • **neurological** complaints | **children**; in (See GENE - Neurological - children - accompanied - teeth)
- **alternating** with:
  o **Ears**; complaints of (See EAR - Complaints - alternating with - teeth)
  • **Mammae**:
    : **left**: kali-c
    : **complaints** of (See CHES - Mammae - alternating with - teeth)
- **dentition** (See Dentition - difficult)
▽ **extending** to
  o **Ears**: alum ant-c cham kali-bi lach mang merc mez plan puls rhod
  • **Face**: alum ant-c cham *Cupr* kali-bi lach mang *Merc* mez plan puls rhod *Staph*
  • **Finger** tips: coff

▽ extensions | O localizations | ● Künzli dot

Teeth

- **extending** to: ...
  - **Temples**: merc mez
- o**Canines** (See Canines)
- **Hollow** teeth (= carious teeth): alum am-c ambr anac ang *Ant-c* asar *Bar-c* **Bell Borx** *Bov* bry *Calc* carb-an carb-v caust *Cham* chin clem cocc coff con graph hep *Hyos* ip kali-c kali-n kreos *Lach Lyc* m-ambo **M-arct** m-aust *Mag-c* mag-m mang *Merc* **Mez Nat-c** nat-m nit-ac *Nux-v* par petr ph-ac *Phos* **Plat Plb** puls rheum rhod *Rhus-t* ruta sabad *Sabin* sel *Sep* sil *Spig* **Staph** sul-ac sulph **Tarax** thuj verat zinc
- **Incisors** (See Incisors)
- **Lower teeth**: *Agar* alum *Am-c* am-m ambr anac ang ant-t arg-met am ars asar *Aur* bar-c bell borx bov *Bry* calc **Canth** carb-an *Carb-v* **Caust Cham** *Chin* clem cocc coff colch coloc con dros euph graph guaj hell hep hyos ign kali-c kali-n kreos **Laur** lyc m-ambo **M-arct** mag-c mag-m *Mang* merc mez mur-ac **Nat-c** nat-m nit-ac nux-m nux-v olnd par petr ph-ac *Phos* plat **Plb** puls ran-s rheum rhod *Rhus-t* ruta sabad *Sabin Sars* sel seneg sep *Sil* spig spong squil **Staph** stront-c sul-ac sulph teucr thuj *Verat* verb **Zinc**
- **Molars** (See Molars)
- **Roots**: am-c cann-xyz caust cham coloc graph indg iod kali-c lach lyc mag-c mang meph merc-i-f mez mur-ac nicc plan puls sep staph stram teucr zinc
- **Row**; in a whole: ars aur carb-v cham glon lach mag-p **Merc** nat-m *Nux-v* psor rhus-t sep spig **Staph** zinc
- **Sockets**: staph
- **Upper teeth**: acon *Agar* **Alum Am-c** am-m ambr ang aran arn asar *Aur* **Bell** borx bov bry *Calc* canth carb-an **Carb-v** caust cham **Chin** clem coff colch con cycl euph graph guaj hell hyos *Kali-c* kali-n **Kreos** lyc m-ambo m-arct m-aust mag-c *Mag-m* mang merc *Mez* mur-ac **Nat-c Nat-m Nit-ac** nux-m nux-v petr ph-ac *Phos* plat puls *Ran-s* rheum rhod rhus-t sabad sars seneg sep sil *Spig Spong* staph *Sul-ac* sulph teucr *Thuj* verat **Verb Zinc**
  - **alternating** with | **Lower teeth**: acon laur nat-m puls rat rhod

CORRODED SENSATION: acon agar **Am-c** amph ars asaf *Asar* atro *Aur* bell berb brom cain calc caps carbn-s caust cench chin chion colch coloc cop cor-r daph dig *Dulc* ferr ferr-ma fl-ac gad grat *Iod* iris kali-c kali-chl kali-m *Lach* lith-c lyc lys lyss merc merc-c merc-i-f *Mez Nat-m* nit-ac nux-m ox-ac parth petr ph-ac phos psor puls ran-s *Rob* ruta sedi *Sep* sil spong staph stront-c *Sul-ac Sulph Tarax* tart-ac thuj valer *Zinc*
- **left** side: cor-r
- **night**: mez
- **chewing** agg: spong tarax
- **covered** with lime; as if: nux-m
- **eructations** agg | **sour**: asar petr tarax
- **menses**; during: *Merc*

Corroded sensation: ...
- painful: lyc
- vomiting; from: chion rob
  - sour: nat-p psor puls rob sacch sul-ac

CRACKING when rubbing: sel squil

CRAWLING (↗*Formication; Itching*): acon arn bar-c borx castm *Cham* graph indg kali-i lach mag-m merc-i-f mur-ac nat-c ol-an rhus-t stront-c
- **cold**: nat-c
- o**Root**, at: sars

CRUMBLING: anan ant-c arg-n aur bell borx *Calc Calc-f Calc-p* crot-h epig *Euph Fl-ac* Kreos *Lach* med merc phos-h plan **Plb** *Sabad* sec spig **Staph** sul-ac syph *Thuj*
- **children**; in (↗*Caries - children*): staph thuj

CRUSTS, black (See Mucus - black - crusts)

CUPPED: staph *Syph* thuj vario
- **children**; in: syph

DARK spots (See Discoloration - dark - spots)

DECAYED (See Caries)

DEFORMED: sil syph
- **distorted**: sil syph

DENTAL FISTULA (See MOUT - Fistula - gums)

DENTITION (↗*GENE - Children*):
- **difficult** (↗*GENE - Convulsions - dentition; GENE - Weakness - dentition; MIND - Shrieking - dentition*): **Acon** Aeth agar am-c **Ant-c Ant-t** Arn **Ars** arund aster bac *Bell Bism* **Borx** *Bry* **Calc** calc-f **Calc-p Canth Caust Cham** cheir chlol chlor cic cimic *Cina* **Coff Colch Coloc** cypr dol *Dulc* **Ferr Ferr-p Gels** *Graph* **Hecla Hell** hep hyos *Ign* **Ip Kali-br Kreos Lyc Mag-c Mag-m** mag-p *Meli Merc Merc-c* mill nat-m nit-ac **Nux-m Nux-v** op passi phos *Phys Phyt* plat plect *Podo Psor* puls *Rheum Rhus-t* scut sec sep *Sil* sol-ni stann **Staph** stram sul-ac **Sulph** syph tarent *Ter* thuj til tub tub-k *Verat Zinc* zinc-br
  - **accompanied** by:
    - **diarrhea** (See RECT - Diarrhea - dentition)
    - **fever** (See FEVE - Dentition)
    - **salivation**: borx *Hell* helon **Merc Nat-m Sil**
    - **worms** in children; complaints of: *Cina* merc **Sil** stann
    - **Brain**; complaints of (See HEAD - Brain; complaints of - dentition)
  - o **Wisdom** teeth (↗*Wisdom*): *Calc* cheir ferr-pic *Fl-ac Mag-c* **Sil**
- **during** dentition; ailments (See difficult)
- **painful** (See difficult)
- **slow**: aster *Bac* **Calc** calc-f **Calc-p** cham *Ferr Fl-ac* mag-c *Mag-m* merc nep phos *Phyt Sil* sulfa sulph tarent thuj **Tub** *Zinc*

DESTRUCTION; ailments from (See Nerves)

DINNER:
- **during** | **amel**: rumx

Teeth

DIRTY looking: *All-c* aur-m-n caps merc pyrog
DISCHARGE from carious tooth: sulph
DISCOLORATION: *Bac* fl-ac
- black: ant-c *Arg-n* calc **Chin** *Chlor* **Con** fl-ac ign kreos **Merc** merc-c merl *Nit-ac* phos phos-h plb puls sep *Squil* **Staph** syph *Thuj*
  . after aching: sep
  . in streaks: staph
  . spots: kreos lyc squil
- brown, sooty: chlor
- dark: *Chin* **Fl-ac** sabin
  . spots: kreos
- gray: **Merc** phos plb
  . greenish gray: x-ray
- green: bac
  . greenish yellow: bac
- spotted: nat-f syph
- yellow: *All-c* allox aloe ars asc-t bell brom bry cadm-met *Iod* kali-c *Lyc* med **Merc** nit-ac ph-ac plb psor *Sil* sul-ac *Thuj*
  . eating; after: med
DRY; sensation as if: asaf chin ign merc-i-f rhus-t
DULL, feel (See Corroded)
DWARFED: bac staph *Syph*
EATING:
- while:
  . agg: alum am-c ant-c arn ars aur **Bell Bry** calc canth carb-an *Carb-v* caust *Cham* chim clem cocc colch con euph graph *Hep* ign iod *Kali-c* laur lyc m-arct mag-c mag-m **Merc** *Nat-c* nux-m petr ph-ac **Phos** *Puls* sabin sang sep sil squil **Staph** *Sulph* thuj
  . amel: bell bry cham ign ip m-arct nit-ac ph-ac plan *Rhod* sil sulph
EDGE; feel as if on (See Corroded)
EDGES feel sharp and hurt gums: aloe fl-ac lyc mez spig
ELONGATION; sensation of: agar all-c *Alum Am-c* amph anac **Ant-t** arg-n arn *Ars* ars-i *Aur* aur-ar aur-i aur-s bell berb *Borx* **Bry** bufo calad *Calc* calc-sil *Camph* caps carb-an *Carb-v* caul **Caust Cham** chel chinin-s chr-ac cinnb clem cob cocc *Colch* coloc com crot-h daph ferr form gamb *Glon* gran hell *Hep* hyos iod iris kali-c *Kali-i* kreos *Lach* lachn laur lil-t *Lyc* **Mag-c** mag-m *Merc Merc-c Merc-i-f Mez* mur-ac nat-c *Nat-m* nat-s nicc *Nit-ac* nux-m *Nux-v* pall parth petr *Phyt Plan* ptel rat rheum rhod *Rhus-t* sanic *Sep Sil* spig spira spong stann *Staph Sulph* vip wies *Zinc*
- morning: ars petr plan
- night | bed agg; in: anac mag-c
- air agg; in open: alum cob
- bed agg; in: lachn
- chewing agg: alum brom chel hyos
o **Canines**: petr
- Decayed teeth: bov brom carb-an *Clem Cob* cocc *Hep* hyos *Plb* rheum rhus-t

Elongation; sensation of: ...
- **Incisors**: agar bell gamb *Lyc* mag-m pall rat sep spig sulph tep
- **Lower teeth**: chel coc-c petr sabin
- **Molars**: all-c bond *Bry* mag-c phos rat sulph
ENAMEL deficient: *Calc-f* fl-ac merc sil tab
EXERTION | agg: chim
EXFOLIATION (↗*Looseness - falling*): arg-n lach staph
FALLING out (See Looseness - falling)
FISTULA (See MOUT - Fistula - gums)
FORMICATION (↗*Crawling; Itching*): bar-c graph nat-c rhus-t tarent
- evening: bar-c *Rhus-t*
- painful: bar-c rhus-t
FRUIT agg: nat-c nat-s tarax
FUZZY; as if: calc-caust hyper
GINGIVAL FISTULA (See MOUT - Fistula - gums)
GRINDING (↗*FACE - Chewing*): Acon agar alco aloe ant-c **Apis** arg-n *Arn Ars Art-v* asaf atro aur bac bar-c **Bell** borx bov *Bry* **Calc** camph cann-i cann-xyz *Canth Carb-ac* carc cass **Caust Cham** chin *Cic* cic-m *Cina* **Cocc** coff colch con *Crot-h Cupr* cycl ferr *Glon Grat* **Hell Hyos** ign kali-br kali-c *Laur Lyc* lyss **Merc** merc-i-f morph mygal nux-m nux-v op phos *Phys* phyt plan *Plb Podo* psor puls *Santin* sec *Sep* sil spig *Stram* **Sulph** syph tab thuj *Tub Verat* vip *Zinc*
- morning | awake; as soon as: ant-c conv kali-c
- accompanied by:
  o Head:
    : rolling of head (See HEAD - Motions of - rolling - accompanied - teeth)
- anger; after: agar aloe kali-c
- brain complaints, in: grat
- chill; during: ant-c apis bell *Calc* cham con hyos ign lyc phos stram
- convulsive: acon ars **Bell** bufo *Caust Coff* (non: ferr) ferr-m hyos lyc phos *Zinc*
- epilepsy: *Bufo* hyos plb sulph tarent
- fear; from: plb
  . children; in: kali-br
- maniacal rage, during: acon ars **Bell** *Hyos* lyc phos sec *Stram*
- menses:
  . close of; towards: verat
- sexual excitement; during: agn
- sitting agg: ant-c ars
- sleep agg; during: *Acon* agar aloe *Ant-c* apis **Ars** asaf aur-ar aur-s **Bac Bell** *Bry* bufo calc *Cann-i* cann-xyz carl caust cic **Cina** *Coff* colch con *Crot-h* gran **Hell** *Hyos Ign* Kali-br Kali-c kali-p lac-d **Lyc** Merc Mygal nat-p nux-v phos plan *Plb Podo* psor puls *Santin* sep spig *Stram* sulph thuj **TUB** *Verat Zinc* zinc-m
HEAT; sensation of: *Arn* **Bar-c** caust chel chin fl-ac graph *Kali-c* **Mag-c Merc** merc-c mez nat-m **Nux-v Ph-ac** sil spong sulph zinc

▽ extensions | ○ localizations | ● Künzli dot

Teeth

○ **Upper** teeth | **left**: *Fl-ac*
HEAVINESS: cham chel cocc fl-ac sabin sep verat
HOLLOW teeth (See Caries; Complaints - hollow)
INCRUSTATIONS: plb
INFLAMMATION:
○ Dentin: : **Merc**
- Pulp: bell
- Roots (See Abscess)
INJURY, dental work; complaints after (✒ *Nerves*): staph
IRREGULAR: bac syph
○ **Lower** teeth | **scrofulous** child with mesenteric disease; in: a: phos
ITCHING in (✒ *Crawling; Formication*): alum anac borx carbn-s castm caust cham clem *Kali-c* kali-n lach mag-c mur-ac par prun puls rhod spong zinc
- air agg; in open: anac mag-c
- supper agg; after: kali-c
JERKS: acon anac *Ars Bar-c* bell calc castm caust cham *Colch* cycl euph euphr hep hyper indg ip lyc m-ambo *M-arct* mang meph merc nat-s nux-m *Nux-v* petr plat *Puls* rhus-t sep sil spig *Sulph*
○ Hollow teeth (= carious teeth): bell kreos spig
LARGE and swollen; sensation as if: berb borx calc calc-caust caust cinnb nux-m sil spong vip
LOCATION of teeth has changed; as if (See Moved)
LONG; feel too (See Elongation)
LOOSENESS of: acon *Alumn Am-c Arg-n* arn *Ars Aur* aur-ar aur-m *Aur-m-n* aur-s bar-c bar-i bar-m *Bism* borx *Bry Bufo* calc calc-f calc-sil camph *Caps* **Carb-an Carb-s** *Carbn-s* **Caust** cham chel *Chin* cist cocc colch com *Con* cop crot-h dros elaps eupi *Flav* gels gran graph *Hep* **Hyos** ign iod *Kali-bi Kali-c* kali-m kali-n kali-p lac-c lach *Lyc* m-ambo *Mag-c* mag-s **Merc Merc-c** merc-d merl *Mur-ac* naja nat-ar nat-c nat-hchls *Nat-m* nat-p nat-s **Nit-ac** *Nux-m Nux-v* olnd op *Ph-ac Phos* phyt plan plat *Plb Psor* puls rat rheum *Rhod Rhus-t* sang *Sec Sep Sil* spong stann Staph *Sulph* tep thuj tub ust verat **Zinc** zinc-p
- morning: ars naja puls thuj
- bed agg; in: lachn
- falling out (✒ *Exfoliation*): *Am-c* ars bism bry bufo cupr *Merc Merc-c* nat-s nux-v *Plb Sec* thuj zinc
- · sensation of: acon caust *Con* eupi hyos mag-c *Nit-ac* stram
- painful: *Ars* aur bar-c camph **Caust** *Cocc* coloc con gels ign mag-c merc plat *Puls* thuj
- sensation: acon *Alum Am-c* arn *Ars* aur bar-c bism bry calc calc-f camph carb-an *Carb-v* **Caust** cham chin cocc com *Con* graph hep *Hyos* ign iod kali-c lach lachn lith-c *Lyc* m-arct mag-c *Merc Merc-c* nat-m nicc nit-ac *Nux-m Nux-v* olnd op ph-ac phos *Plan* plb **Puls** *Rhus-t* sang sec sep sil spig spong stann *Staph Sulph* syph tarent tub verat zinc

Looseness of – **sensation**: ...
- · evening: sulph
- · biting teeth together: calc
- · chewing agg: alum *Con* hyos spong
- ○ Lower teeth: graph merc sabin
- sudden paroxysm: aur
○ Incisors: caust lyc nat-m rhus-t
   ○ Lower: *Carb-an* graph phos *Rhus-t* sep
- Molars: *Bry* con kali-n nat-c rhus-t
- Sound teeth: *Am-c* bar-c **Merc** nux-v
LYING:
- agg: alum aran benz-ac clem graph *Ign* m-arct *Mez Nat-m* petr rat rhus-t sep sul-ac
- amel: alum am-m bry lyc merc nat-v nux-v spig
- side; on:
- · painful side:
- : amel: bry hyper ign puls
MAIDENS; complaints of young (✒ *Women*): **Acon** Bell calc
MENSES:
- before | agg: ant-c ars *Bar-c* mag-c nat-m phos sulph zinc
- during | agg: *Am-c* ars bar-c bov **Calc Carb-v** *Cham* coff **Graph** kali-c lach laur *Mag-c* merc nat-m nit-ac phos *Sep* staph sul-ac verat
MOVED to another location; as if teeth had: nux-v
MUCUS on teeth (✒ *Sordes*): ail alum ant-t arg-met arn bell bov *Bry Caps* cham chin cimic *Dulc* hydr hyos iod mag-c mag-m merc-c mez nat-m *Nux-v* petr *Ph-ac Phos* plb podo psor pyrog *Rhus-t* sel senec sulph *Syph Ther* tub
- morning: iod mag-c
- black: apis *Ars Chin* con
- · crusts: con
- brown: apis ars *Chel* chlol chlor *Colch Fl-ac Hyos Kali-p* nat-p sulph
- grayish green: x-ray
- offensive: alum *Dulc* mez
- sensation of: colch dios *Phos*
- slimy: hydr tub
- sticky: *Phos* tub verat
- stringy: kali-bi tub
- thick: alum cain cimic *Dulc* kali-bi vario
- yellow: *Apis* asc-t hyos iod *Plb Sul-ac*
MUSIC agg: ph-ac
NOISE:
- agg: ars calc coff plan ther
NOTCHED (See Serrated)
NUMBNESS: arn ars asaf aur-s bell *Chin Dulc* eupi graph ign lith-c mez nat-m petr phos plat *Rhus-t* ruta thuj

- **morning:**
  - **rising** agg; after: plat
  - **sexual** excitement; with: plat

NURSING women; in: *Chin*

ODOR from, offensive (↗*MOUT* - *Odor* - *offensive*): calc carb-v *Caust* graph iod kali-c **Kreos** merc mez phos *Plb Rhus-t*

OIL; sensation as if covered with: aesc

OPERATION; after dental: alumn *Arn* calen ham merc-i-f *Nux-v* staph thuj

PAIN (= toothache in general): abrot *Acet-ac* **Acon** act-sp aesc *Agar* agn *Ail* all-c all-s allox aloe alum alum-p alum-sil am-c am-m *Ambr* amph anac anag anan ang *Ant-c* ant-t antip ap-g aphis apis *Aran* arg-met *Arg-n* arn **Ars** ars-h *Ars-i* arum-t **Asaf** asar asc-t *Aspar* astac atro aur aur-ar aur-i aur-m aur-s bac bad *Bapt Bar-c* bar-i bar-m bar-s **Bell** *Benz-ac* berb bism *Borx* bov brom *Bry Bufo* caj calad *Calc* calc-caust calc-f calc-i calc-p calc-sil calo-l camph cann-i cann-s cann-xyz canth caps *Carb-ac* carb-an *Carb-v Carbn-s* carc card-b castm caul *Caust* cedr **Cham Chel** chen-a chim chim-m **Chin** chinin-ar chinin-s chlol chr-o cimic cimx cina cinnb cist clem coc-c cocc coc-s coch **Coff** colch coloc com con cor-r croc crot-h crot-t cub *Cupr* cupr-ar cycl daph dig dios dol dros dulc *Echi* elae euon *Euph* euphr eupi fago *Ferr* ferr-i ferr-p ferr-pic ferr-s *Fl-ac* form galv gamb gels **Glon** gran *Graph* grat guaj guare gymno haem ham hecla *Hell* **Hep** *Hyos* hyper ign ind indg inul *Iod* ip *Iris* itu kali-ar kali-bi *Kali-c* kali-chl *Kali-i* kali-m kali-n *Kali-p* kali-s *Kalm Kreos* lac-c **Lach** laur led lil-t lob *Lyc* lyss m-ambo m-arct m-aust *Mag-c Mag-m* mag-p *Mag-s* mang mang-act mang-s med mela meny meph **Merc** *Merc-c* merc-i-f merc-i-r merl *Mez* mosch mur-ac muru naja *Nat-ar* **Nat-c** nat-hchls *Nat-m Nat-p Nat-s* nicc *Nit-ac Nux-m Nux-v* ol-an olnd onis op ox-ac par parth *Petr* ph-ac phel *Phos Phyt* pip-m pip-n *Plan* plat plb plect prun psor ptel *Puls* ran-b ran-s raph rat rheum **Rhod** rhodi *Rhus-t* rob rumx ruta sabad sabin *Samb* sang sanic saroth *Sars* sass sec sel seneg **Sep** sil sphing spig spong squil stann **Staph** stram stront-c stry sul-ac sul-i *Sulph* syph tab tarax *Tarent* tep ter teucr ther thuj til tong trom tub-m urt-u *Valer* verat verb vinc viol-o wies xan **Zinc** zinc-act zinc-p
  - **alternating** sides: ambr chel clem coloc *Dulc* lac-c lycps-v psor zinc
  - **right:** aesc alum aphis astac bar-c **Bell** brach *Bry Calc* cann-s *Carb-ac* carb-an *Caust* chr-ac cinnb coff com *Cycl* dios dol echi **Fl-ac** gamb iod lach lyss *Mag-c* mag-m nat-m nit-m *Nux-v* oci-sa *Petr* phos *Psor* sars spig **Staph** teucr verb zinc
    - **stitching**, stinging: aesc bar-c *Caust* cycl echi gamb teucr zinc
  - **twitching:** mag-m spig

Pain – right: ...
  - ▽ extending to | **left: Acon** lyc
  - ○ One lower molar, with sensation as if headache came from that side: aeth
    : **grumbling** pain: aeth
  - **Upper:** arn
    : **stitching**, stinging: arn
- **left:** *Acon* agar ail am-m anac *Apis* apoc-a arg-n *Arn* arum-t *Aur* bar-c bell brom bry calc carb-an carb-v castm **Caust Cham** chel *Chin* **Clem** con *Form Guaj* hyos iod kali-bi *Kali-c* kali-i laur merc **Mez** *Nux-m Olnd Phos* rhus-t samb **Sep** *Sil* sul-ac **Sulph** syph **Thuj** *Zinc*
  - **lying** down agg: ail
    : **stitching**, stinging: ail
  - **pressure** amel; external: ail
    : **stitching**, stinging: ail
    : **stitching**, stinging: ail anac bell con iod phos samb sul-ac *Sulph* zinc
  - **tearing** pain: agar am-m arum-t bry kali-bi kali-i samb sul-ac
  - **twitching:** calc zinc
  - **walk;** compelled to: ail
    : **stitching**, stinging: ail
  - ▽ extending to | **right:** all-c gamb
- **daytime:** bar-c bell calc carb-an caust clem *Cocc-s* graph mag-c mez nux-v tarent ust
- **morning:** ant-t arg-n ars bar-c bry calad camph carb-v caust cham chel chin clem *Dros Ferr Hyos* hyper ign kali-n kreos lach mag-c mang merc mez nat-m nux-v ph-ac phos plat *Puls Ran-s* rhod *Rhus-t* staph sulph tarent
  - **bed:**
    : **in** bed:
    : **agg:** kali-c kreos lach mang mez nux-v phos ran-b *Staph*
    . **gnawing** pain: phos
    . **waking** him or her from sleep (↗*wakes*): calad coc-c nat-c
    : **waking**; in bed on: bell carb-v cham coc-c *Ign* kali-c *Lach* mag-c *Nux-v* sil
  - **carious** tooth, in; and in corresponding tooth of opposite side: *Staph*
    : **drawing** pain: *Staph*
  - **drawing** pain: chel chin mang phos *Ran-s* staph sulph
  - **jerking** pain: *Ran-s* sulph
  - **lying** agg: phos
  - **boring** pain: phos
  - **rising:**
    : **after:**
    : **agg:** bar-c gran mag-c plat sep
      . **jerking** pain: mag-c
      . **washing**; when: arg-n
      . **amel:** sil
  - **stitching**, stinging: *Camph Dros* sulph
  - **tearing** pain: arg-n caust hyos hyper kali-n mang
  - **waking**; on: bell kali-c
    : **stitching**, stinging: bell kali-c
  - **walking** agg; after: mag-m *Mez*

Teeth

Pain – morning

- **walking** agg; after: ...
  - **tearing** pain: mag-c *Mez*
- **washing**; after: arg-n
  - **tearing** pain: arg-n
- **forenoon**: all-s carb-v caust cham coc-c hyper kali-c kali-n kali-p mag-s mang nat-c nat-m nux-v puls staph sulph
- **9 h**: carbn-s
  - **jerking** pain: carbn-s
- **10 h**: anac
  - **drawing** pain: anac
- **stitching**, stinging: nat-m
- **tearing** pain: kali-n
- **noon**: cocc kali-c kali-n rhus-t
- **toward**: aphis zinc
  - **drawing** pain: aphis zinc
- **boring** pain: kali-n
- **afternoon**: agar amph anan calc canth carb-an carbn-s caust cham cocc coloc *Form* hyper ip mag-c merc merc-i-r mez nat-c *Nux-v* phos sep sulph ther thuj zinc
- **16 h**: lyc
- **17 h**: zing
  - **drawing** pain: zing
- **dinner**; after: berb lach *Nux-v* puls
- **drawing** pain: canth carb-an cocc coloc
- **jerking** pain: sep
- **tearing** pain: agar carbn-s caust sep thuj zinc
- **evening**: ail *Alum* alum-p **Am-c** am-m ambr amph anac *Ant-c* apis arum-t bar-c *Bell* borx bov bry bufo cain calad *Calc* calc-s canth carb-an *Carbn-s* caust cham chel clem ferr graph hep *Hyos* ign kali-c *Kali-i* kali-n kali-p kali-s *Kalm Lyc* mag-c mag-m *Mag-s* mang meph *Merc* mez nat-c nat-m nicc nit-ac nux-m *Nux-v* petr *Phos* ptel **Puls** *Rat Rhus-t* sabin sars sep *Staph* stry *Sul-ac Sulph* tab tarent ther thuj zinc
- **18 h**, lasting till 1 or 2 h: sep
- **21 h**: alum **Merc**
  - **gnawing** pain: alum
- **bed**:
  - **in** bed:
    - **agg**: alum **Am-c** ambr ang **Ant-c** aran bar-c bell bov *Bry Calc* carb-an *Cham* chr-ac graph *Ign Kali-c* kali-n led **Mag-c** mag-m *Merc* nat-c nit-ac phos *Puls* sel *Sul-ac* **Sulph** zinc
    - **drawing** pain: *Kali-c*
    - **jerking** pain: ant-c *Bry* zinc
    - **amel**: alum am-m mag-s
    - **tearing** pain: am-m
  - **boring** pain: alum borx clem nat-c
    - **tearing** and digging; with: alum
  - **digging** pain: alum clem ign nat-c
  - **drawing** pain: alum bov bry canth hep *Kali-c* puls sulph
  - **gnawing** pain: *Calc* phos **Puls**
  - **jerking** pain: mag-m petr sep
  - **lying**:
    - **agg**: phos
    - **boring** pain: phos

Pain – night

- **evening – lying**: ...
  - **bed**; in:
    - **agg**: alum
    - **cutting** pain: alum
- **lying** down on right side; going off after: alum
  - **drawing** pain: alum
- **pulsating** pain: carbn-s
- **sleep**; preventing: lyc
  - **drawing** pain: lyc
  - **stitching**, stinging: lyc
- **smoking** amel: spig
- **stitching**, stinging: bell borx bufo kali-c zinc
- **tearing** pain: ail alum am-m bell cain carb-an kali-n mag-c mag-s nat-c petr sep tab zinc
- **walking** agg: nat-c
  - **digging** pain: nat-c
- **Upper** molars, now in lower molars; now in:
  - **pressing** with tip of finger; when: *Bry*
  - **jerking** pain: *Bry*
- **night**: alum *Am-c* ambr anac *Ant-c* aran *Ars Aur* aur-ar bar-c *Bell* berb bov bry bufo calc calc-p calc-sil carb-an *Carb-v* **Carbn-s** caust *Cedr* **Cham** chin chinin-ar *Clem* coff *Colch* crot-c *Cycl* der *Glon* **Graph** grat hell *Hep* hyper ip kali-c kali-i kali-n *Kali-p* **Lyc Mag-c** mag-m mag-p **Merc** *Merc-c* merc-i-f *Mez* naja nat-ar nat-c nat-hchls *Nat-m Nat-s* nicc *Nit-ac* num-*Nux-v Olnd* par petr *Ph-ac Phos Psor Puls Rhod Rhus-t* rob sabad sabin *Sep Sil Spig* spira *Staph* stry sul-ac **Sulph** syph tarent
- **midnight**:
  - **before**: alum am-c bov bry *Cham* chin graph merc *Nat-m* petr puls rhus-t sep stry sul-ac sulph thuj zinc
  - **22 h**: rhus-t
  - **22-0 h**: mang
  - **tearing** pain: am-c merc petr sul-ac
  - **at**: kali-bi stry
  - **after**: alum am-c *Ars* bar-m bell bry carb-v cham chin hyper *Merc* nat-m puls rhus-t *Staph* sulph
  - **2 h**: calc-caust
  - **3 h**: bry cham kali-n
  - **jerking** pain: alum sulph
  - **rising**; after:
    - **amel**: alum
    - **stitching**, stinging: alum
    - **stitching**, stinging: alum bar-m sulph
    - **tearing** pain: alum *Bell Sulph*
- **boring** pain: phos
- **chilliness** when toothache disappears: merc
- **cold**:
  - **drinks**:
    - **agg**: kali-n
    - **pulsating** pain: kali-n
  - **food**:
    - **agg**: kali-n
    - **pulsating** pain: kali-n
- **drawing** pain: am-c ambr bell calc carb-an *Cham* clem *Hep* mag-c nat-c nat-m nit-ac sep sulph

Teeth

Pain – night

- gnawing pain: *Cham* coff mag-c
- jerking pain: *Cycl* mag-c **Merc** rhus-t sep
- lying:
  : agg: *Aran* ars graph phos
  : side; on:
    : painful side:
      . agg: ars
      tearing pain: ars
- lying down agg: canth olnd
  : drawing pain: canth olnd
- pulsating pain: carbn-s
- stitching, stinging: bufo clem hell kali-c nit-ac petr phos *Sil*
- tearing pain: alum *Ars Calc* calc-p carb-an hell mag-c *Merc* nat-c nat-m nicc nux-m sep sil sul-ac sulph
- waking him or her from sleep: calc
  : pricking pain: calc
  : waking; on: sulph
  : stitching, stinging: sulph
- accompanied by:
  - coldness of teeth: verat
  - cough: lyc *Sep*
  - exhaustion (See weakness)
  - faintness: cham
  - heat of body: cham lach sil verat
  - indigestion: tarent
  - restlessness (See MIND - Restlessness - teeth - pain)
  - sleeplessness: bar-c canth hell *Mag-c* mag-m merc-c rat **Sep** spig
  - thirst: cham
  - weakness: clem verat
- ○ Cheeks:
  : heat: ferr-p
  : swelling: am-c arn ars aur **Bell** borx **Bry Calc** caps caust cham *Hecla* hep **Lach** *Lyc* mag-c **Merc** nat-c *Nat-m* nit-ac nux-v petr ph-ac phos *Puls* sep *Sil* staph sulph
- Face:
  : heat: all-c ferr-p graph nat-m phos sil spig stann staph
- Fingers:
  : pain: mag-c sep
  : twitching: mag-c
- Head:
  : congestion: **Acon** *Aur* calc *Chin* hyos lyss mez *Puls* sulph
  : pain: antip sang
- Jaw; lower | complaints: sil
- Limbs; weakness of: clem
- Mouth:
  : heat: mag-c
- Stomach; complaints of (See STOM - Complaints - accompanied - teeth)
- Submaxillary glands; swelling of: clem
- aching: allox carc cham kreos merc mez staph

Pain – bed

- air:
  - drawing in air:
    : agg: acon alum *Am-c* ant-c arn *Aur Bell* berb *Bry* **Calc** *Calc-p* **Caust** chin cic cina clem cob fl-ac grat kali-c kali-n **Merc** *Mez* Nat-m nux-m *Nux-v Petr Rhod* rhus-t sabin sel *Sil* spig **Staph** *Sulph* thuj
    : sore: bell
    : stitching, stinging: am-c ant-c clem
    : amel: *Clem* mez nat-s nux-v *Puls* sars sel
- air agg; draft of: *Bell* **Calc** calc-p *Cham Chin* echi gymno *Mag-c* nat-m sars sep **Sulph**
- air; in open:
  - agg: *Acon* alum alum-p *Am-c* ambr anac ant-c bac bell carb-an carb-v castm caust *Cham Chin* con hyos kali-n mez nat-c nat-m nux-m *Nux-v* petr *Phos* rhus-t sabin sep spig **Staph Sulph**
  : cutting pain: alum
  : drawing pain: chin *Nux-v* sabin sep *Sulph*
  : tearing pain: caust kali-n phos
  : amel: all-c ant-c bov bry chin hep mag-m *Puls* sep stann *Sulph* thuj
  : boring pain: mag-m
  : drawing pain: chin hep puls
  : tearing pain: mag-m
- alternating with:
  - catarrh: all-c
  - dizziness (See VERT - Alternating - teeth)
  - vertigo (See VERT - Alternating - teeth)
  ○ Cervical region; stiffness in (See BACK - Stiffness - cervical - alternating)
  - Ear; itching in: agar
  - Head; pain in (See HEAD - Pain - alternating - teeth)
  - Heart; pain in (See CHES - Pain - heart - alternating - teeth)
  - Limbs; tearing in: merc
  - Mamma | pain in left; stitching: Kali-c
- anger; after: ant-t cham nux-v
- anxiety; with (⟶MIND - Anxiety): acon *Coff Merc-c*
- appearing:
  - suddenly and disappearing gradually: bac
  - suddenly and disappearing suddenly: *Bell* sanic
- autumn agg: aur bry chin colch merc nux-m nux-v rhod rhus-t verat
- beating (See pulsating)
- bed:
  - driving out of bed: mag-c petr spig
  - going to bed:
    : after: Acon
    : tearing pain: Acon
    : when: carb-an kali-c

668 ▽ extensions | ○ localizations | ● Künzli dot

Teeth

Pain – bed

- **in** bed:
  - **agg**: Ant-c *Aphis* Bar-c bell *Bov* bry *Carb-an Cham Clem* com *Graph Kali-c* lachn **Mag-c** *Mag-p* **Merc** nux-v olnd *Petr* ph-ac *Phos Puls* rhus-t sabin *Sul-ac* **Sulph**
  - drawing pain: aphis *Kali-c*
  - amel: am-m lyc
- **beer**: nux-v rhus-t sulph zinc
  - **amel**: camph
- **bending**:
  - **backward** | **agg**: calc
  - **forward**:
    - forehead on table; with:
      - **agg**: nit-ac
      - **amel**: mang
  - **side**; to | **agg**: calc
- **binding** tightly amel: kali-c sep
- **biting**:
  - **agg**: am-c calc caust cocc mang phel rhod sulph zinc
  - stitching, stinging: am-c caust mang sulph
  - **amel**:
    - elastic substance; on an: mang
  - **only** when biting: am-c
  - drawing pain: am-c
- **biting** pain: calc *Carb-v Cham* cocc con kali-c phel phos *Puls* rhod *Staph* sul-ac *Thuj* zinc
- **biting** teeth together: aesc *Alum* alum-sil **Am-c** amph ars *Aur* bell borx *Bry* calc carb-an caust chin chinin-ar coc-c colch fl-ac graph *Guaj* hell *Hep* hyos *Ip* lach lith-c lyc mag-c mag-m mang *Merc* **Mez** nux-v petr ph-ac phos *Puls Rhus-t* **Sep** *Sil* spong *Staph Sul-ac Sulph* tab *Verb* zinc-o
  - **afraid** to bite, for fear they would fall out: nit-ac
  - **agg**: aesc *Alum* alum-sil **Am-c** amph ars *Aur* bell borx *Bry* calc carb-an caust chin chinin-ar cinnb coc-c colch fl-ac graph *Guaj* hell *Hep* hyos *Ip* lach lith-c lyc mag-c mag-m mang *Merc* **Mez** nux-v petr ph-ac phos *Puls Rhus-t* **Sep** *Sil* spong *Staph Sul-ac Sulph* tab *Verb* zinc-o
  - fly to pieces; as if they would: cinnb
  - tearing pain: **Am-c** hell
- **amel**: ars bell brom bry *Chin* cocc coff euph ign mag-m mur-ac nat-m ol-an phos **Phyt** puls rhus-t sanic syph
  - tearing pain: mag-m
- **desire** to | **menses**; during: merc-i-f
- **menses**; during: am-c
- **bleeding** of gums amel (*picking teeth - amel. - bleed*): bell caust sanic sars sel
- **blow**; pain as from a (*Blow; sensation*): calc chin m-ambo nux-v ruta tarax
- **blowing** the nose:
  - **agg**: culx phos thuj

Pain – chronic

- **boring** pain: alum alum-p *Ant-c* arg-n *Bar-c* bar-s *Bell* borx *Bov* bufo calad calc *Calc-p* calc-sil camph cann-i castm *Caust* cham chel chin clem con *Cycl* daph euph grat *Ign* indg kali-bi *Kali-c* kali-i kali-n *Lach Laur* lyc mag-c mag-m merc *Mez* mur-ac *Nat-c Nat-m Nat-p* nicc *Nit-ac Nux-v* petr ph-ac *Phos* plan *Plat Puls* rhod ruta sang sel *Sil* spig sul-ac *Sulph* verat
- **bread** agg: carb-an
- **break** off; as if they would: bell ign kali-i nat-m sulph
- **breakfast** agg; after: borx petr
  - tingling pain: borx
- **breathing**:
  - **agg**: carb-v
  - **deep** | **agg**: *Nux-v*
- **bruised**, as if (See sore)
- **brushing** teeth | **agg**: *Bry* carb-v *Lach* lyc *Staph*
- **bubbling**: berb carb-v lyc nit-ac spig
- **burning**: ars bar-c bell carbn-s *Caust* cham chel chinin-s clem coc-c *Coloc* dig dulc fl-ac gels graph kali-c kali-i m-ambo *Mag-c* merc *Merc-c* mez *Nat-m* nit-ac *Nux-v Ph-ac* phel phos puls raph rhus-t rob sil spig spong *Staph* sulph ther urt-u zinc zinc-p
- **bursting** pain: bar-c chin *Hyos* ph-ac sabin thuj
- **buzzing**: hyos m-arct meny nux-v sep sulph teucr
- **catarrh** is better toothache is worse and vice versa; when: all-c
- **chamomile**:
  - **agg**: alum *Puls*
  - **amel**: carl
- **chewing**:
  - **after** chewing agg: nat-m sabin staph
  - **agg**: *Alum* alum-p *Am-c* anan ant-c arg-met arg-n *Arn* ars aur aur-ar bell *Bry* calc *Calc-p* calc-sil carb-an *Carb-v Carbn-s Caust* **Cham** chel *Chin* chinin-m *Cocc Coff* con crot-t *Euph* ferr-ma *Graph* hura *Hyos Ign* kali-ar *Kali-c* kali-p *Lach Lyc* mag-c *Mag-m* med *Merc* **Nat-m** *Nit-ac Nux-m Nux-v* olnd *Ph-ac Phos Puls* rhus-t sabin *Sang Sil* spig spong *Staph Sul-ac* sulph syph *Thuj* verat zinc zinc-o
  - **food**, not from empty chewing; only when: cocc
  - **only** when: calc lyc olnd sabin
  - pricking pain: am-c
  - sore: ars *Aur* calc-sil
  - **amel**: bry rhod seneg
- **children**; in: acon *Ant-c Bell* **Calc** **Cham** **Coff** ign *Merc* nux-m nux-v *Puls* rheum rhod *Sil*
- **chill**:
  - **after**: nux-m
  - **during**: agar apis bar-c calc *Carb-v Graph* hell kali-c led mag-c merc mez nat-m nit-ac puls **Rhus-t** sep staph
  - stitching, stinging: graph
- **chilliness**; with: daph euph hell lach *Merc* puls rhod rhus-t
- **chronic**: *Caust*

Teeth

Pain – clawing

- **clawing** pain: am-c ign stront-c
- **clenching** teeth | **desire** to clench teeth: chin lyc *Ol-an* **Phyt** staph
- **coffee** agg: anan *Bell Camph* carb-v **Cham** cocc *Ign* lachn merc *Nux-v Puls* rhus-t sil
- **coition**:
  - **agg**: daph
  - **amel**: camph
- **cold**:
  - **agg**: chin coc-c *Nux-v* **Sep**
  - **drawing** pain: chin coc-c *Nux-v* **Sep**
- **air**:
  - **agg**: *Acon Agar* all-c *Alum* alum-sil *Anan* ant-c bac *Bell* borx bry bufo **Calc** calc-sil camph carbn-s **Caust Cham** chin cina fl-ac *Hep* hyos *Mag-c Mag-p* **Merc** nat-m *Nux-m Nux-v Phos* plan plat *Puls Rhod Rhus-t* sabad *Sars* sel seneg *Sep Sil Spig Staph Sul-ac* **Sulph** *Ther* thuj trom tub
  - **tearing** pain: bufo carbn-s
  - **amel**: bry chel *Clem* kali-s mag-m mez *Nat-s Nux-v* **Puls** sars *Sel* thuj
  - **drawing** in cold air:
    - **agg**: camph *Rhus-t*
    - **gnawing** pain: *Rhus-t*
    - **stitching**, stinging: camph
    - **amel**: *Nux-v*
    - **gnawing** pain: *Nux-v*
- **amel**: ambr mag-m
- **boring** pain: mag-m
- **drawing** pain: ambr
- **tearing** pain: mag-m
- **anything** cold in mouth; from:
  - **agg**: agar anan ant-c arg-n *Ars Bar-c* bar-s bov *Calc* calc-p calc-sil *Carb-v* carbn-s castm coc-c *Colch Con* grat hell hyos **Kali-c** kali-i kali-n kali-p *Lyc Mag-c* mag-m *Mag-p* mag-s mang mang-act *Merc* **Nat-m** *Nit-ac* nux-m *Nux-v* par ph-ac *Phos Plan* plb psor puls **Rhus-t** rob *Sep* sil *Spig Staph Sul-ac* sulph syph ther thuj
  - **stitching**, stinging: *Nit-ac Sulph*
  - **warm** agg; or: carb-v carl lach
  - **amel**: *Ambr* bell bism bry calc caust cham chin *Coff Ferr-p Glon* mag-c mag-m merc nat-s nux-v phos *Puls* sep staph sulph
- **applications**:
  - **agg**: borx
  - **drawing** pain: borx
- **bathing** | **agg**: ant-c
- **drinks**:
  - **agg**: agar anan **Ant-c** arg-n *Ars* bar-c bar-s borx bry *Calc* carb-an *Carb-v* carbn-s castm caust cench *Cham* chinin-ar cina coc-c *Fl-ac* graph gymno **Hep**

Pain – contracting

- **drinks** – **agg**: ...
  kali-ar **Kali-c** kali-p **Lach** mag-p *Mang Merc Mur-ac* **Nat-m** *Nux-m Nux-v Phos Plan* puls rhod **Rhus-t** rumx sabad sang *Sars* sel sil spig **Staph** *Sulph Ther* thuj til
  - **pinching** pain: carb-an
  - **sore**: *Ars* bry
  - **amel**: *Bism Bry* cham chim *Coff* ferr ferr-p nat-s *Puls*
- **finger**:
  - **amel**: ang
  - **drawing** pain: ang
- **food**:
  - **agg**: agar bov bry *Calc* carb-v *Con Glon* hell lach mag-p merc nux-v par plb rhus-t rob sabad staph sulph
  - **tearing** pain: carb-v
- **food** and **drinks**:
  - **amel**: mag-m
  - **boring** pain: mag-m
- **hands** | **amel**: ang kali-p rhus-t
- **washing**:
  - **after**:
    - **agg**: calc cham graph kali-c merc nux-m nux-v puls sep *Spig* staph **Sulph**
    - **amel**: *All-c* asar bell bry cham clem kali-c laur *Puls*
- **water**:
  - **agg**: agar arg-n borx mag-c *Nux-m* phos *Sars* staph sulph
  - **tearing** pain: agar arg-n borx mag-c *Nux-m* phos *Sars* staph sulph
  - **amel**: *Aesc All-c Ambr* ap-g bell *Bism* **Bry** camph *Caust Cham* chel *Chim Chin* chinin-m *Clem* **Coff Ferr Ferr-p** fl-ac kali-c *Lac-c* laur *Mag-c* mag-m merc *Nat-s* nux-v phos **Puls** rhus-t sel sep sulph thuj
  - **held** in the mouth: cham clem coff
  - **icy** cold: ferr
  - **momentarily**: bry
  - **screwing** pain: bry
  - **neuralgic**: coff
  - **pulled** out; as if being: chim
- **cold**; after taking a: *Acon Bar-c* bell camph carb-v *Caust Cham* chin colch dulc *Gels* glon grat *Hyos* ign kali-c kali-p *Merc* mez nat-c nit-ac nux-m *Nux-v* phos *Puls* rhus-t staph sul-ac zinc
- **spring** agg: puls
- **cold** agg; becoming:
  - **head**: kali-c
- **overheating**; after: *Cham Glon* kali-c *Rhus-t*
- **cold** air; sensation as from: cedr coc-c par
- **forced** into teeth; were: ambr cocc-s
- **rushed** out of teeth: nat-c
- **and** in teeth: kali-n
- **concussion**; from (See jar)
- **contracting**: borx cann-s carb carb-an carb-v nit-ac petr stann staph stront-c

670   ▽ extensions | ○ localizations | ● Künzli dot

Pain – corrosive / Teeth / Pain – excitement

- **corrosive**: bar-c calc carb-v cham con kali-c *Lyc* mag-c merc nicc *Nux-v* op phos puls *Rhus-t* spig staph sul-ac thuj
- **coryza**; during: am-m chin lach sep tub
- **cough** agg; during: bry lyc sep
- **cramping** (See jerking)
- **crawling**: syph
- **crumbs** of bread, from: clem nux-v *Staph*
- **crushed**; as if: *Ign* lyc m-arct
- **cutting** pain: acon alum arn *Aur* aur-s bell benz-ac calc *Camph* daph graph ham iod kali-c *Lach Mez* olnd petr plan ran-b *Rhod* rhus-t rob sep *Staph* sulph zinc
  - **air**; as from a cold draft of: sulph
- **damp** places; from working in: *Ars*   **Calc**   *Dulc* **Rhus-t**
- **darting** (See stitching)
- **decreasing** suddenly | two or three hours; after: rhod
- **dental** work, after: acon arn hecla hep hyper merc-i-f staph
- **digging** pain: ambr anan ant-c arg-n bell berb borx *Bov* bry bufo calc calc-sil castm *Caust Cham* chin clem fl-ac *Glon* ign kali-c kali-i lyc mag-m mela *Nat-c* nux-v plan plat *Puls* rat rheum rhus-t ruta seneg sep sil spig sul-ac sulph
- **dinner**; after: ambr calc *Kali-c* mag-c nat-c
  - **boring** pain: kali-c
  - **pressing** pain: *Kali-c*
  - **stitching**, stinging: ambr calc nat-c
  - **tearing** pain: mag-c nat-c
- **diverted** amel; when: bar-c pip-m thuj
- **drawing** in air (See air - drawing - agg.)
- **drawing** pain: abrot agar all-c all-s alum alum-p *Am-c Ambr Anac* anan ang ant-c arg-n ars asaf astac aur aur-i aur-s bad bar-c bar-i bar-s *Bell* berb bism borx *Bov Bry* calad *Calc* calc-p calc-sil camph cann-s canth caps carb-an **Carb-v** *Carbn-s* card-b *Caust* **Cham** *Chel* chim chin *Clem Coc-c Cocc* cocc-s *Coff* colch *Coloc Con* crot-t *Cupr* cycl daph fl-ac *Glon* **Graph** guaj hep hyos hyper iod kali-bi kali-c kali-i kali-n kalm kreos *Lach* led lyc lyss m-ambo *Mag-c* mag-m mang meph **Merc** *Merc-c* merc-i-f mez mosch naja nat-c *Nat-m* nat-s nit-ac nux-m *Nux-v* ol-an olnd par petr ph-ac phos *Plat Prun Puls* ran-b *Ran-s Rhod* rhus-t sabad sabin sars *Sep* sil spig *Staph* **Sulph** tab tarax ter thuj valer verat zinc zinc-p
  - **biting** pain: carb-v
  - **bubbling**: berb
  - **intermittent**: calc sil
  - **jerking** pain: puls zinc
  - **lancinating | current** of air rushed into; as if a: ambr
  - **paroxysmal**: cocc-s kali-c
  - **pressing** pain: ars
  - **pulsating** pain: cocc-s hyos sep sulph zinc
  - **stretched**; as if nerves were: anac coloc **Puls**
  - **tearing** pain: abrot am-c
  - **twitching**: plat
  - **wandering** pain: ambr hyos

- **drinking**:
  - **agg**: bar-c *Caust Cham* con *Mag-p* sabin sil *Sulph*
    : **stitching**, stinging: con *Sulph*
  - **amel**: sel spig
  - **cold** water:
    : **agg**: agar
    : **jerking** pain: agar
  - **tea**: chin coff ferr ign lach *Sel Sep* thuj
- **dull** pain *(grumbling)*: aur borx bov caust chel chin clem cocc-s cycl daph dol euph hyos kali-i kalm lob lyc lyss nat-m *Nux-v* ox-ac sep sil thuj zinc
  - **griping** pain: *Borx*
  - **soft** and would bend on chewing; as if: coch
- **eating**:
  - **after**:
    : **agg**: *Alum* alum-sil am-c **Ant-c** arg-n ars-i bar-c bar-s *Bell* borx *Bry* Carb-v carbn-s carl *Cham* chel *Chim* chin coff euphr ferr-p *Graph Hep Ign* indg iod *Kali-c Kali-c Lyc Mag-c* mag-s *Merc* merc-i-r *Nat-c Nat-m Nux-c Nux-v* phos plan puls rhus-t *Sabin* sep *Sil* spig stann **Staph** sul-i *Sulph* zinc
    : **drawing** pain: bry *Cham Hep* kali-c nat-m rhus-t staph
    : **gnawing** pain: **Ant-c** staph
    : **grumbling** pain: lyc
    : **jerking** pain: ant-c *Bry* kali-c nat-c stann sulph
    : **stitching**, stinging: mag-c
    : **tearing** pain: sep
    : **amel**: am-c ambr arn calc carb-v ign ip ph-ac plan Rhod rhus-t sil *Spig*
  - **agg**: bry carb-an con psor sil
    : **stitching**, stinging: bry carb-an con psor sil
  - **amel**: am-c ambr calc *Cham Ign*
    : **drawing** pain: am-c ambr *Cham*
    : **sore**: *Ign*
    : **stitching**, stinging: calc
  - **before | agg**: nux-v sulph
  - **cold** food agg: *Con*
    : **drawing** pain: *Con*
  - **while**:
    : **agg**: *Am-c* anan ant-c aur bar-c bell *Bry Calc* calc-sil canth carb-an carb-v carbn-s *Castm Caust* cench *Cham* chim cocc cocc-s *Con* crot-h crot-t euph graph hep ign **Kali-c** *Lyc* m-arct *Mag-c Mag-m* mag-p mag-s *Merc* mez *Nat-c* nux-m nux-v phos psor puls sabin sep *Sil Spig Staph* sulph thuj trom verat zinc
    : **drawing** pain: am-c bry carb-an cocc-s con hep sabin sep verat
    : **only** while eating: calc kali-c
    : **tearing** pain: aur bry carb-an euph kali-c *Sep* sil *Staph*
    : **amel**: am-c bell *Cham* chin coff ign ip ph-ac sel sep sil *Spig*
    : **beginning** to eat: euph
    : **gnawing** pain: euph
- **eructations** agg: sulph
- **excitement**; emotional:
  - **agg**: *Acon* bell *Cham Coff Gels* hyos

All author references are available on the CD

671

Teeth

Pain – excitement

- **amel:** thuj
- **exertion** agg: chim nux-v
- **extraction** of teeth; after: arn **Hecla** staph
- **filling**, after●: **Arn** *Cham Hyper* merc *Merc-i-f* **Nux-v** sep *Staph*
- **forced** out (See pressing - outward)
- **foreign** body between; as from a (See pressing - wedged)
- **fruit** agg: nat-c nat-s
- **gnawing** pain: agar **Ant-c** bar-c berb **Calc** camph canth carb-v castm *Cham Con* daph euph indg kali-bi kali-c *Kali-i* lac-c laur mag-c mez naja nicc *Nux-v* op ph-ac phos plan **Puls** raph rhus-t sec sil **Staph** sul-ac *Thuj*
- **gout**; after suppressed: sabin
- **griping** pain: am-c ant-c *Borx* carb-an carb-v ign kali-c kali-i
- **grumbling** pain (↗dull): alum aur bar-c cann-s carb-an cham kali-i kali-n lil-t mag-s meny nit-ac nux-m ph-ac **Rhod** sep teucr
- **hacking** pain: aur cocc-s
- **heat**:
  - **stove**; of (↗warmth - external):
    : agg: graph
    : amel: **Ars**
- **heated**; when: phos zinc
- **increasing** gradually:
  - **decreasing**:
    : **gradually**: bell stann
    : **suddenly**: sul-ac
- **inspiration** agg: carb-v *Nux-v*
- **intermittent**: **Ant-t** ars-i astac *Bell Borx* bry calc *Cham Chin Coff* merc nux-v *Puls* rhod rhus-t sabad sil *Staph Sulph*
- **jar** agg: acon **Arn** *Nux-m*
- **jerking** pain: all-c all-s alum *Am-c* anac *Ant-c* apis ars aur-m *Bar-c* bar-m *Bell* benz-ac berb borx bov *Bry* **Calc** calc-sil cann-xyz *Carb-an* carb-v carbn-s *Caust* **Cham** *Chin* chinin-ar *Clem Coc-c* cocc-s *Coff Con* cycl **Euph** hep *Hyos* hyper indg kali-c kali-i kali-n kali-p kreos *Lach* laur *Lyc* mag-c mag-m mag-s mang meph *Merc* mez mur-ac nat-ar nat-c nat-s nit-ac nux-m *Nux-v* ox-ac par *Phos* plat plb prun *Puls Ran-s* rat *Rhus-t Sep* sil spig stann stront-c *Sulph* syph tarax zinc zinc-p
  - **stretch** and let loose; as if nerves were put on: **Puls**
  - **torn** out; as if:
    : **nerves** in teeth would be torn out; as if: ant-c coloc
    : **teeth** would be torn out; as if: berb bov calc cocc cocc-s cycl *Euph* ind ip prun rhus-t
- **joy**; from excessive: coff
- **knocking** pain: ars carb-an kali-c
- **lachrymation** (See MIND - Weeping - pains - with - teeth)
- **lancinating** (See tearing)
- **laying** forehead on table amel: mang
- **leaning** against pillow: nit-ac

Pain – music

- **lying**:
  - **after**:
    : agg | **immediately** after lying: *Aran* bell canth hell ign puls rat sanic
  - **agg:** alum aran ars bell bry *Cham Clem Graph Hyos* ign mag-c merc nat-s nux-v olnd *Petr Phos* puls *Rat Rhus-t* sep staph *Sul-ac* sulph trom
    : **cutting** pain: alum
  - **amel:** alum am-m *Bry* lyc nat-c *Nux-v* spig
  - **head** high; with the | agg: spig
  - **head** low; with the | agg: puls
  - **side**; on:
    : **painful** side:
      : agg: ars guare ign nux-v puls
      . **tearing** pain: **Ars**
      : amel: **Bry** chinin-s hyper ign kali-n mag-c puls
    : **painless** side:
      : agg: **Bry** *Cham* ign puls
      . **tearing** pain: puls
      : amel: nux-v
    : **right** | agg: spig
- **meals**, between: ign
- **sore**: ign
- **menses**:
  - **after** | **agg:** am-c bry *Calc* cham mag-c mag-p phos rhod sabin thuj
  - **before**:
    : **agg:** agar am-c *Ant-c* ars bar-c calc cham mag-c *Nat-m* phos **Puls** sep *Sulph* thuj zinc
    : **stitching**, stinging: sulph
    : **tearing** pain: **Ars**
  - **during**:
    : **agg:** agar *Am-c Ars* bar-c bell *Bov Calc* carb-v castm *Cedr Cham* chim cic *Coff* cycl glon *Graph* hyos kali-ar *Kali-c* kiss *Lach* laur mag-c mang **Merc** nat-c *Nat-m Nit-ac* phos **Puls** rhus-t **Sep** sil *Staph* sul-ac *Verat*
    : **drawing** pain: **Am-c** sep
    : **jerking** pain: graph
    : **menorrhagia**: *Ferr-s*
    : **stitching**, stinging: graph
    : **tearing** pain: ars mag-c nat-m sul-ac
    : **beginning** and end of menses agg: **Puls**
    : **beginning** of menses | **agg:** agar *Ars Nat-m Puls Sep*
    : **decreases**; when flow: **Lach**
  - **suppressed**; from: **Puls**
    : **stitching**, stinging: **Puls**
- **mental** exertion agg: bell *Ign Nux-v*
  - **drawing** pain: *Nux-v*
- **mercury**; after abuse of: carb-v colch *Hep Nit-ac Staph*
- **motion**:
  - **agg:** *Bry* chel *Chin* clem coff daph hyper kali-c merc *Mez Nux-v* sabin spig staph
  - **amel:** am-c *Mag-c* phos *Puls Rhus-t*
    : **tearing** pain: am-c
- **music** agg: ph-ac
  - **drawing** pain: ph-ac

672 ▽ extensions | O localizations | ● Künzli dot

Pain – nerve

- **nerve**; from injury of: *Hyper*
- **nerve** was exposed; as if: *Kalm*
- **nervous** patients: *Acon Ars Bell* **Cham Coff** *Gels Mag-p Puls* staph
- **neuralgic**: **Acon** agar ant-c apis aran ars asar **Bell** borx bry calc *Carbn-s* caust cedr *Cham Chel* chin chlol cimic clem cocc-s **Coff** *Coloc* dol ferr-pic gels guaj **Hyos** *Ign Iris Kali-p* kalm kreos lach mag-c **Mag-p** merc mez *Nux-m* **Nux-v** phos *Phyt Plan* plat puls rat rhod rhodi sep *Sil* **Spig** staph sulph tab thuj verat verb
- **noise** agg●: asar calc *Coff* tarent *Ther*
  - **shrill**; from: ther
- **nursing** mothers; in: acon ars bell *Calc* dulc merc nux-v phos staph sulph
  - **nurses**, while the infant: *Chin*
- **opening** the mouth agg: bry caust hep indg nux-v petr phos puls sabin
  - **tearing** pain: caust indg
- **operation**; after dental (See dental; filling)
- **paroxysmal**: all-s anac borx calc *Cham* gels glon hyper ip lac-c lyc merc *Nux-m* petr *Plat* rumx sep spig sulph
- **pears** agg: nat-c
- **periodical**: aran ars bry cham chel chinin-ar chinin-s cocc-s coff coloc lach
  - **day**:
    - **alternate**: *Cham* nat-m
    - **seven** days; every: ars calc-ar phos sulph
- **perspiration**:
  - **amel**: all-c aphis carb-ac carb-an cham *Chen-g*
  - **drawing** pain: aphis
  - **during**: bry *Carb-v Cham* **Chin** graph hyos kali-ar *Merc* nux-v puls **Rhus-t** *Sep* staph verat zinc
  - **feet**; after suppressed perspiration of: **Sil**
  - **suppressed** perspiration; from: cham
  - **tendency** to perspire: daph
- **picking** pain: chin cimic kali-c zinc
- **picking** teeth:
  - **amel** by picking teeth: *All-c* am-c bell ph-ac sanic
    - **bleed**; until the gums (➚*bleeding*): *Bell*
  - **excited** by: kali-c *Puls Sang*
- **piercing** pain: acon ant-c bell *Bry* calc calc-sil caust *Cham* chin *Lach Merc* nux-m nux-v ph-ac *Puls* rhus-t sil staph
- **pinching** pain: am-c ambr anac *Aran* carb-v cham iod kali-c lyc mag-c nux-m plat spig
- **pregnancy** agg; during: *Acon* alum apis *Bell* bry *Calc Calc-f Cham* chin coff *Hyos Kreos* **Lyss** *Mag-c Merc Nux-m* nux-v *Puls* raph *Rat* rhus-t *Sep Staph Tab*
  - **tearing** pain: nux-m sep
- **pressing** pain: acon *All-c* allox am-c anac aran *Arn* ars asaf bism borx bov bry *Calc* calc-sil carb-v caust cham chel chin clem *Coloc* con cor-r euph *Graph* guaj guare hyos ign iod *Kali-c* kali-p *Kalm* led lob m-ambo *Merc* merc-c mez *Nat-c Nat-m* nat-p nux-m nux-v olnd petr ph-ac phos *Puls Rhod Rhus-t* sabin sep *Sil* spig *Staph Sulph* tarax thuj *Valer* verat
  - **asunder**: anan kalm mur-ac nat-m ph-ac ran-b sabin spig spong thuj

Teeth

- **pressing** pain: ...
  - **blood** were forced into them; as if: arn calc chin
  - **close** together; as if: acon arn bell calc cham chin *Coff* hep hyos *Nux-v* puls
  - **held** in a grip; as if: nux-m *Sil*
  - **inward**: rhus-t staph sul-ac
  - **meat** were between the teeth; as if a shred of: *Caust Cor-r Lach* ptel
  - **outward**: arn bell berb caust coc-c *Phos Puls* spig zinc
  - **pressed**; as if:
    : **sockets**; into: alum am-c
    - **wedged** in between; as if something were: anan *Caust Cor-r Lach* ptel ran-b *Rhus-t* spong
- **pressure**:
  - **agg**: calc-p carb-an **Cham** hyos kali-bi mag-m nat-c nat-m phos sep spig sul-ac sulph zinc zinc-p
  - **amel**: *Alum* am-c am-m ars bell *Brom* bry cann-i chin clem cocc coloc com euph grat hist ign indg *Kali-c* kali-n laur *Mag-m Mag-p* merc-i-f mur-ac nat-c nat-m nat-p oci-sa ol-an *Phos* puls rhus-t sep *Staph* tab
    : **sore**: alum
    : **tearing** pain: mag-m
  - **cold** hand amel; of: rhus-t
- **pricking** pain: am-c ant-c bar-m calc caust hell mag-s nux-m phos prun
- **pulled** out; as if being: anan arn astac bell berb bov bry bufo *Calc* caust chim coc-c cocc cocc-s com con cycl euph indg ip laur lyc m-arct *Mag-c* mang *Mez* mur-ac nat-c nat-m nux-m nux-v ph-ac prun psor indg *Rhus-t* sabin sel *Spig* stront-c sulph zinc
  - **and** left in their sockets: sanic
- **pulsating** pain: *Acon* sabad agn *All-c* aloe alum am-c ang apis arg-n arn *Ars* aur bar-c bar-m **Bell** brom *Bry Calc* cann-i cann-s carb-an *Carb-v Carbn-s* **Caust Cham Chin** *Chinin-ar* coc-c cocc-s *Coff* colch *Coloc* daph elae *Euph* euphr eupi form *Glon* hep *Hyos* hyper kali-ar *Kali-c* kali-i kali-n kali-p *Lach Lyc* m-ambo m-arct *Mag-c* mag-m mag-s *Merc* merc-c mur-ac nat-ar *Nat-m Nat-s Nit-ac* nux-m nux-v nux-vom par phos pip-n plat psor *Puls* rat *Rhus-t* sabad sabin sel *Sep Sil Staph* stram **Sulph** tab *Tarent* thuj *Verat* zinc zinc-p
  - **synchronous** with pulse: clem
- **quinine**, from abuse of: *Hep Nit-ac* **Puls**
- **radiating**: ant-c arn ars cham coff ferr hyos kali-bi mang *Merc* mez nux-v plat puls rhus-t spig staph
  - **accompanied** by | **Glands**; swelling of: kali-bi
- **rapidly**: **Bry** *Caust* mang *Puls*
- **reading** agg: all-s calc ign *Nux-v* thuj
  - **drawing** pain: all-s
- **reflex** neuralgia of lids; with: plan
- **rheumatic**: acon ant-c **Ant-t** aran arn bell bry calc-p *Caust Cham* chel **Chin** chinin-s *Cimic* clem coch coff *Colch* cycl guaj indg lach lyc *M-arct Mag-c Mag-p* mang *Merc* mez mill nat-m nux-v phos *Phyt* **Puls** rhod rhus-t sabin sep sil spig staph **Sulph** verat wies
- **riding** in a carriage agg: calc *Mag-c*

673

Teeth

Pain – rising

- **rising:**
  - **bed**; from:
  - **after:**
    - **agg**: ign plat sep
    - **amel**: alum
    - **jerking** pain: alum
    - **amel**: alum clem mag-c olnd *Phos* sabin
    - **tearing** pain: alum
- **rubbing** cheek | **amel**: **Merc** *Phos*
- **saliva**, with involuntary flow of: bell *Cham* daph *Dulc* **Merc** merc-i-r nat-m plan *Staph*
- **salt:**
  - **agg**: carb-v
  - **tearing** pain: carb-v
  - **amel**: *Carb-an* mag-c
- **scraping** pain: arn *Bell* berb cham *Rhus-t*
- **screwing** pain: *Bry* **Euph** mag-c *Stront-c*
- **shocks** (See jerking)
- **shooting** (See stitching)
- **shooting** through gums to roots of incisors and canines: camph
  - **cutting** pain: camph
- **sitting:**
  - **agg**: am-c am-m ant-c cocc-s graph merc *Puls* rhus-t
  - **erect** | **agg**: mang
  - **still** | **amel**: spig
- **sitting** up in bed:
  - **amel**: acon alum *Ars* bar-m merc *Nat-m* petr rhus-t
  - **gnawing** pain: alum
  - **jerking** pain: *Ars*
- **sleep:**
  - **after:**
    - **agg**: bar-m bell bry calc calc-sil carb-v *Caust* con graph *Kali-c* kali-p *Lach* nux-v *Phos* sabin sil spig sulph zinc
    - **amel**: merc nux-v puls sanic
  - **going** to sleep; on | **agg**: ant-t ars *Merc* sulph zinc-p
- **smoking:**
  - **agg**: *Bry Caust Cham* chin clem *Ign Merc Nux-v* plan sabin sars **Spig** thuj
  - **jerking** pain: bry
  - **amel**: aran borx camph *Merc Nat-c Nat-s* sel spig
  - **jerking** pain: spig
  - **tingling** pain: borx
- **sneezing** agg: thuj
- **sore** (= bruised): alum apis *Arn* ars aur *Bapt* bar-c bell *Bry Calc* carb-an carb-v caul caust cham cina cinnb clem colch crot-h crot-t euph fago graph *Ign* iod kali-ar kali-c kali-p lach *Lyc M-ambo* mang med **Merc** mez *Nat-m Nux-v Phos* phyt *Plan* psor ptel *Puls* rhod *Rhus-t* sep sil *Staph* tab thuj *Zinc* zinc-p
- **soup**; warm: eupi
- **sour** things, from: arg-n cimic cupr dulc nat-m
  - **amel**: puls
- **splintered**; as if: sabin
- **sprained**; as if: *Arn*

Pain – tearing

- **spring**, in the: acon aur *Bell Bry Calc* carb-v *Dulc Lach* lyc *Nat-m* nux-v *Puls* rhod *Rhus-t* sep sil sulph verat
- **standing** up:
  - **after**: ign plat sep
  - **amel**: alum nux-v olnd phos sabin spig
- **sticking** inside; as from something: nat-m
- **stimulants** agg: acon
- **stitching**, stinging: acon aesc *Agar* all-c alum alum-p alum-sil *Am-c* am-m ambr ant-c *Apis Asaf* aur aur-s *Bar-c* bar-m bar-s bell benz-ac berb borx *Bov* **Bry** bufo *Calc* calc-p calc-sil canth *Carb-an* carb-v *Carbn-s* **Caust** *Cham* chin cist *Clem* coff colch con crot-h cub *Cycl* daph *Dros* echi *Euph* euphr gels **Graph** grat guaj haem hell hep iod *Iris* kali-bi *Kali-c* kali-chl kali-m kali-n kali-p kalm **Lach** laur led **Lyc** lyss *M-aust* mag-c *Mag-p* mang *Merc* merc-c *Mez* nat-c *Nat-m Nit-ac* nux-m *Nux-v* ol-an *Petr* ph-ac phel *Phos* prun psor *Puls* ran-s raph rat rhod *Rhus-t Sabad* sabin *Samb* sars **Sep** *Sil* spig spong squil *Staph Stront-c Stry Sulph* tab valer zinc zinc-p
  - **accompanied** by | **Head**; pain in: borx
  - **intermittent**: *Asaf* borx
  - **needles**; as from: con hyper nux-v
  - **outward**: *Asaf*
  - **rasping**: sang
  - **tickling**: carb-v staph
- **stooping:**
  - **agg**: sep spig
  - **amel**: arn
- **stroking** head amel: *Ars*
  - **jerking** pain: *Ars*
- **sucking:**
  - **teeth** (↗*MOUT - Bleeding - gums - sucking)*:
    - **agg**: bell *Bov Carb-v* castm kali-c mang *Nux-m* nux-v sil zinc
    - **amel**: all-c bov caust *Clem* mang sep
- **sudden**: carb-an coc-c
  - **drawing** pain: carb-an coc-c
- **summer** agg: ant-c bell bry calc carb-v cham lach lyc nat-c *Nat-m* nux-v puls sel
- **supper** agg; after: borx
  - **tingling** pain: borx
- **swallowing** agg: alum chinin-s phos staph
  - **pressing** pain: alum
- **sweets** agg: am-c menth *Nat-c* nat-m phos **Sep**•
- **swelling**; with:
  - ○ **Cheeks**; of (See accompanied - cheeks - swelling)
  - **Submaxillary** glands; of (See accompanied - submaxillary)
- **swollen** submaxillary gland, seems to originate in: camph
  - **cutting** pain: camph
- **talk** of others agg: ars bry
- **talking** agg: am-c ars bry *Cham* chel nux-m *Nux-v* phos sep trom
- **tearing** pain: abrot **Acon** act-sp aesc *Agar* agn ail alum alum-p alum-sil *Am-c* am-m ambr anac anag anan ang

▽ extensions | ○ localizations | ● Künzli dot

Pain – tearing   **Teeth**   **Pain – warm**

- **tearing** pain: ...
  ant-c ant-t aphis apis arg-n arn *Ars* ars-i arum-t *Aur* aur-ar aur-i aur-s bar-c bar-i bar-m bar-s *Bell* benz-ac berb borx *Bry* bufo calc calc-p calc-sil camph canth *Carb-an* **Carb-v** *Carbn-s* castm **Caust** *Cham* chel *Chin* chinin-ar clem *Coc-c* cocc-s *Coff Colch Coloc* con *Cupr* cupr-ar *Cycl* daph euon euph gamb gels *Graph* grat *Guaj* haem hell *Hyos* hyper indg iod ip kali-ar kali-bi *Kali-c* kali-i kali-n *Kali-p* kreos *Lach* laur *Lyc M-aust Mag-c Mag-m* mang meph **Merc** *Merc-c* merl *Mez* mur-ac nat-ar *Nat-c Nat-m* nat-s *Nicc* *Nit-ac Nux-m Nux-v* ol-an olnd petr *Ph-ac* phel *Phos* plb prun *Psor Puls* ran-b *Rat Rhod Rhus-t* sabin *Samb* **Sars** *Sep Sil* **Spig Staph** stront-c sul-ac sul-i *Sulph* tab tarent tep teucr *Thuj* til verb vinc viol-o wies zinc zinc-p
  - **air**; as from a draft of: ambr
  - **glowing**: sulph
  - **jerking** pain: nat-c ph-ac zinc
  - **paroxysmal**: anac calc
  - **pulsating** pain: agar agn bell
  - **wandering** pain: mag-c
- **thinking | other** things (See diverted)
- **thinking** of it agg: bar-c *Nux-v Spig* thuj
- **thunderstorm**:
  - **before**: **Rhod**
  - **cutting** pain: *Rhod*
  - **drawing** pain: rhod
  - **during**: rhod
- **tingling** pain: alum borx calc carb-v castm hyos ign indg lach merc-c mur-ac *Rhus-t* sulph zinc
- **tobacco**; from chewing: *Bry*
- **torn** out; as if being (See jerking - torn - teeth)
- **touch**:
  - **agg**: alum alum-p am-c anac anag ant-c *Arn* ars aur aur-ar aur-i aur-s bar-c *Bell* borx *Bry Calc* calc-f calc-p camph carb-an *Carb-v* carbn-s castm caust chel **Chin** chinin-ar clem coc-c coff daph *Euph Graph Hep* ign kali-c kali-n *Lyc* mag-c mag-m mag-s *Mang* merc *Merc-c Mez Nat-m Nux-v Ph-ac Phos* plan psor *Puls* rat rhod rhus-t sabin **Sep Staph Sulph** thuj
  - **drawing** pain: coc-c
  - **tearing** pain: aur borx
  - **amel**: bry nat-m nux-v sep
  - **cheek** agg; of: mag-m nat-c
  - **food**; of: bell camph kali-c *Mag-m* mag-s nit-ac rob sang
  - **slight** touch agg: *Chin*
  - **tongue** agg; when touched by the: am-c   anac Ant-c *Bry* calc carb-v castm chin ign mag-c *Merc Mez* nat-c nat-m merc phos *Nux-v* rhus-t sep thuj
  - **drawing** pain: borx
- **touching** decayed teeth: am-c
  - **pricking** pain: am-c
- **travelling**, while•: ars *Bry Cham* puls rhus-t staph sulph
- **twitching**: all-c am-c anac anag ant-c apis ars aur aur-m bell bov bry calc caust *Cham* chel chin cist *Clem* coff coloc con cupr-ar graph hep hyos kali-c kreos *Lach* laur

- **twitching**: ...
  m-ambo *M-aust* mag-c *Merc* merc-c *Mez* mur-ac nat-c nit-ac *Nux-v Phos* plb *Puls* ran-s *Rhus-t* sep **Sil Spig** stann stront-c sulph thuj zinc
- **ulcerative** pain: alum am-c am-m arn bell carb-v caust coc-c eupi graph hep kali-i kali-n lyc mag-c mang nat-c nux-v petr phos *Sil*
- **uncovering** body | **amel**: puls
- **vexation**; after: *Acon Cham* rhus-t *Staph*
- **vinegar** amel: puls tong
  - **stitching**, stinging: puls
- **wakes** from pain (⤴*morning - bed - in - agg. - waking*): ars bell calc *Carb-an* chel lach mag-c mez spig sulph zinc
- **walking**:
  - **agg**: camph guare nat-c nux-v *Phos*
  - **drawing** pain: camph
  - **air**; in open:
    - **agg**: agn cham con dros graph kali-c kali-n mag-s *Nat-c* nux-v phos sabad sabin staph
    - **drawing** pain: *Con*
    - **amel**: **Ant-c** bov bry calc clem hep *Kali-s* lyc m-arct mag-m *Nux-v* par **Puls** rhus-t sep
  - **amel**: *Mag-c Puls* rat *Rhus-t* spig
  - **wind**; in the | **agg**: graph
- **wandering** pain: ambr bell graph hep hyos iod mag-c mag-p mang nit-ac nux-v puls thuj til
- **warm**:
  - **applications**:
    - **agg**: ambr
    - **drawing** pain: ambr
    - **amel**: *Ars* rhus-t
    - **tearing** pain: **Ars** rhus-t
  - **bed**:
    - **agg**: ant-c bell bry **Cham** chel clem graph jug-r led *Mag-c* **Merc** *Ph-ac* phos **Puls** rhod sabin sulph
    - **tearing** pain: graph *Ph-ac*
    - **amel**: *Lyc* mag-s *Nux-v Sil* spig vinc
    - **stitching**, stinging: *Lyc*
    - **twitching**: spig
  - **drinks**:
    - **agg**: aesc agn *All-c* am-c am-m bism *Bry Carb-v* carbn-s cench **Cham** clem **Coff** *Dros* **Ferr-p** fl-ac *Lach Merc* mill *Nat-s Nit-ac* nux-v ph-ac **Puls** rhus-t sabad **Sep** sil syph trom
    - **drawing** pain: am-c nux-v **Sep**
    - **amel**: *Ars* bry castm *Lyc Mag-p* nux-m *Nux-v* puls *Rhus-t* sang sil staph sul-ac sulph trom
  - **food**:
    - **agg**: agn *Ambr Bar-c* bell *Bism Bry Calc* carb-v *Carbn-s* **Caust Cham Clem** *Coff Graph* guare *Hell* **Kali-c** m-arct m-aust mag-s merc *Nat-m* nit-ac *Nux-v* par ph-ac *Phos* **Puls** rhod sabad sep *Sil*
    - **hot** food: *Carb-v* **Coff Kali-c** ph-ac sabad sep
    - **stitching**, stinging: bar-c nit-ac
    - **tearing** pain: carb-v

All author references are available on the CD   675

Teeth

Pain – warm

- room:
  - agg: *All-c* ant-c apis bry *Cham* ham *Hep Iris Kali-s Mag-c* merc nicc nux-v ph-ac **Puls** rhod sep spig sulph thuj
  - drawing pain: hep **Puls**
  - gnawing pain: *Nux-v*
  - amel: *Ars* nux-v phel *Phos* sulph
  - entering a warm room; when: all-c
  - pressing pain: all-c
- things: agn am-c *Ambr* anac *Bar-c* bar-s *Bry* **Calc** calc-p *Carb-v* carbn-s **Cham** chel clem **Coff** colch *Ferr-p* glon *Graph* hell **Kali-c** lach lachn mag-m mag-s *Merc* mill nat-m nat-s *Nit-ac* par ph-ac *Phos Plan* prun **Puls** *Sep Sil* spig staph *Sulph*
  - amel: bov calc calc-sil *Com* kali-i *Lyc Mag-p* mur-ac nit-ac *Nux-m Nux-v* psor *Rhod Rhus-t Sil* sul-ac
- wrapping up head | amel: bac **Nux-v** phos **Sil**
- warmth:
  - external (*⁄heat - stove*):
    - agg: all-c *Ambr* arn *Bry* carb-v carbn-s cham chel **Coff** *Cor-r Ferr Ferr-p* graph hell helon hep lach mag-c mag-s nux-m ph-ac *Phos* **Puls** sabin *Sulph* syph
    - amel: am-c arg-n *Ars Ars-h* bov *Calc* calc-sil *Castm Chin Com Kali-ar Kali-c* lach *Lyc* mag-m **Mag-p** *Merc* merc-i-f *Mur-ac* nat-ar *Nat-c* nat-p **Nux-m Nux-v** phos *Psor* **Puls Rhod Rhus-t** sabad *Sil* staph *Sul-ac*
- washerwomen, in: *Phos*
- washing; after: ant-c bry *Calc* cham *Merc Nux-m* nux-v phos *Rhus-t* sil staph **Sulph**
- water:
  - hands in warm or cold water; from having: *Phos*
  - held in mouth agg: camph kali-c
- weather:
  - change of weather: am-c anan aran mag-c merc *Rhod*
  - cold agg: ars coff kali-c nux-m *Phos*
  - dry | agg: *Caust*
  - stormy (See windy)
  - wet | agg: acon all-c am-c aran *Borx Calc Dulc* **Merc** nat-c *Nat-s Nux-m Phos* Rhod **Rhus-t** seneg *Sil*
  - windy: rhod
- wedged; as if (See pressing - wedged)
- wet:
  - finger amel: cham
  - getting; from: bell *Calc* **Lach** rhus-t
- wind:
  - agg: camph mag-p sil
  - stitching, stinging: camph sil
  - amel: calc
  - cold:
    - dry | agg: **Acon** *Caust*
  - raw wind; in: **Acon** all-c *Graph* kali-c phos **Puls** *Rhod* rhus-t sil
- wine agg: *Acon* anan *Camph* ign nux-v

Pain – extending to

- winter: *Acon* **Ars** bell bry calc carb-v caust cham dulc **Hep** hyos ign **Merc** *Nux-m* **Nux-v** *Ph-ac Phos* puls **Rhus-t Sil** sulph
- wrapping (See warm - wrapping - amel.; warmth - external - agg.)
- wrenching: nux-v prun

▽extending to
- right side; other teeth at: aphis
  - drawing pain: aphis
  - ○ Another; from one tooth to: bry *Mang* nux-m prun puls rhod til
- Arms: mang sep
  - left: coloc
- Cheek: am-c bry cham sep
  - drawing pain: am-c sep
- Chest: kali-c
- Downward: ant-c calad carb-v caust coff crot-h
- Ear: alum am-c *Ammc* anac aphis *Arn* ars bar-c bell borx brach bry *Calc* calc-ar *Caust Cham* chel chin *Chr-ac* clem cocc-s coloc con gels hep indg iod kali-ar kali-c **Kreos** *Lach* lil-t lyss mag-c **Mang** meph **Merc** mez *Nat-m* nicc nux-m nux-v ol-an petr *Plan* puls ran-s rat **Rhod** rhus-t sabad sang **Sep** sil **Staph Sulph** thuj tub viol-o
  - right: glon *Mang* nicc spig
  - left ear; out through: sep
    - tearing pain: sep
  - drawing pain: alum am-c *Ammc* anac aphis bar-c cocc-s iod kali-c **Kreos** *Nat-m* sep
  - jerking pain: anac
  - stitching, stinging: borx bry calc gels lil-t mang *Nat-m* rhod **Sep** *Sulph* **Thuj**
  - tearing pain: am-c anac aphis lach nat-m nicc nux-m sep sil
  - twitching: hep
  - And eye: clem
    - twitching: clem
- Esophagus: nat-m
- Eyes: bar-c bell bov calc *Calc-p* camph **Caust** cham chel chim clem con hyos kali-c kreos lach *Mag-c* merc nat-m nicc nux-v puls rob samb sel spig staph sulph tarax
  - cold air; on going into: camph
  - drawing pain: chel kali-c nat-m
  - stitching, stinging: bov calc camph nat-m samb sulph
  - tearing pain: caust samb
  - Eyebrows: tarax
- Face: alum am-c *Bry* caust cham cocc coloc ferr-p gels glon *Hyos* kali-c kali-p kreos lyss mag-c **Merc** mez nux-v phos puls rhus-t sabad *Sil* staph sulph tarax
  - right side: clem kali-p
    - stitching, stinging: clem
  - left side: clem plan
  - menses; during: sep
- Fingers: coff sep
- Forehead: chr-ac *Hyos* kali-c phos rhus-t sil zinc

▽ extensions | ○ localizations | ● Künzli dot

Pain – extending to Teeth　　　　　　　　　Pain – Incisors

- **Head**: alum alum-sil **Ant-c** apis *Ars* aur bar-c **Bell** borx *Bry* calc caust *Cham* chinin-m clem cupr glon grat *Hyos* kali-ar kali-bi kali-c *Kreos Mag-c* merc mez nux-m nux-v *Ph-ac* phos psor puls rhus-t *Sang* staph sulph
  : **side**: alum apis borx
  : **right**: *Agar*
  . **stitching**, stinging: *Agar*
  : **drawing** pain: alum aphis apis
  : **tearing** pain: borx
  : **drawing** pain: borx
  : **jerking** pain: rhus-t
  : **tearing** pain: caust ph-ac
- **Larynx**: *Alum* com *Mang* nit-ac
  : **drawing** pain: alum nit-ac
- **Malar** bone: alum aphis caust chen-a con ham hyos kali-c mag-c mag-m *Mang* mez nux-v phos rob *Sil*
  : **and** temple; from lower incisors to malar bone: alum
  : **drawing** pain: alum
  : **drawing** pain: alum aphis con
  : **tearing** pain: alum
- **Maxillary** bones: calc cupr-ar gels sel
  : **Lower**: hyos
- **Neck**: *Alum Bry* chinin-m *Mang* spig thuj zinc
  : **drawing** pain: *Alum*
- **Nose**: bar-c calc **Caust** cham hyos rhus-t
  : **stitching**, stinging: calc
- **Occiput**: cocc-s
- **Orbital** arch: tarax
  : **drawing** pain: tarax
- **Other** parts: alum **Mang**
  : **drawing** pain: alum
- **Outward**: chin
- **Shoulders**: *Alum* rhus-t
  : **drawing** pain: alum
- **Side**, entire left: sep
- **Temple**: act-sp alum aphis ars bar-c calc cham chel clem con cupr daph gels glon hyos indg iod kali-ar kali-c **Kreos** mag-c mez nat-m nux-m phos puls rhus-t rob sel sil spig zinc
  : **right**: bar-c kreos
  : **drawing** pain: bar-c kreos
  : **drawing** pain: alum con
  : **jerking** pain: ars hyos
  : **tearing** pain: alum calc cupr indg mag-c mez nux-m zinc
- **Throat**: **Mang** *Nat-m*
  : **drawing** pain: nat-m
- **Tongue**: (non: cic) cit-v
- **Upward**: caps caust clem nat-c nit-ac ol-an syph thuj
- **Vertex**: clem
- **Zygoma**: **Caust** chinin-s gels mag-m mang phos
  : **stitching**, stinging: gels
  : **tearing** pain: caust mag-m phos

o **Bicuspids**:
　o **Lower**:
　　: First bicuspid: ars
　- **Upper**:
　　: **right**: cinnb
- **Canines**: am-c anac calc calc-p *Carb-an* laur mag-m mur-ac nat-c petr *Rhus-t* sep sphing squil staph stront-c sul-ac zinc
　- **right**: stront-c
　- **left**: am-c nat-c
　o **Hollow**: ser-a-c
　- **Lower**: crot-t
　　: **drawing** pain: crot-t
　: **Upper** (= eyeteeth): carb-an fl-ac med sep ther zinc
　　: **right**: mag-m
　　: **left**: laur mur-ac nat-c sul-ac zinc
　　: **jerking** pain: carb-an
　　: **sore**: med
　　: **stitching**, stinging: sep zinc
- **Decayed** teeth; in (⌐*hollow*): *Ant-c Cham Kreos* mag-c *Merc Mez* nux-v staph thuj
- **Filled** tooth; in a: chlol cic dios merc-i-f
　- **pressing** pain: chlol
- **Gums** until blood comes amel; pricking | **pricking** pain (See picking teeth - amel. - bleed)
- **Here** and there: graph
- **Hollow** teeth (⌐*decayed; Caries - painful*): alum ambr ang ant-c *Bar-c* bell *Borx* bov *Bry* calc carb-v caust *Cham Chin Cocc* coff con graph hep hyos *Ip* kali-c kali-n *Kreos Lach* lyc m-ambo *M-arct M-aust* merc *Mez* nat-c nat-m nit-ac nux-v par petr *Ph-ac* phos plat *Plb Puls* rheum *Rhod Rhus-t* ruta *Sabad Sabin* sel sep sil *Spig Staph* sulph tarax thuj *Verat*
　- **right**: mag-c phos plat tarax
　　: **Sound** teeth beside them; and: *Merc*
　- **food**; only if filled with a particle of: alum ph-ac
　- **gnawing** pain: bell carb-v *Rhus-t Staph Thuj*
　- **twitching**: *Ant-c* hyos kreos mez nit-ac rhus-t sabin sep spig thuj
　o **Sides** of: mez staph thuj
- **Incisors**: *Agar* alum am-c am-m ambr ang arg-met asaf asar aur aur-m bac bell borx bov calc carb carb-an carb-v carl caust cham chel chin cocc coff *Colch* dig dios dros fl-ac gran ign iod kali-ar *Kali-c* kalm kreos lach led lyc m-ambo m-arct mag-c *Mag-m Merc* mez mur-ac nat-a *Nat-m Nux-m Nux-v* petr ph-ac phos plat psor ran-s rat rhod *Rhus-t* samb sang sars seneg **Sep** sil sphing spig spong staph *Stront-c* sul-ac *Sulph* tarax tarent teucr thuj tub *Zinc*
　- **morning**: carb-v
　　: **tearing** pain: carb-v
　- **drawing** pain: ambr calc chin colch iod kali-c kreos m-arct merc nux-v petr ph-ac phos plat *Staph* stront-c sulph zinc
　- **stitching**, stinging: ambr chin *Kali-c* lach nat-m nux-m petr ran-s rhod samb sep thuj
　- **tearing** pain: carb-an carb-v colch samb stront-c
　o **Hollow**: petr

All author references are available on the CD　　　677

Pain – Incisors   Teeth   Pain – Molars

- **Lower**: agar alum arg-n asaf aur-m-n bac carb-v cham chin clem coc-c colch coloc kreos led *Lyc* M-ambo mez nat-m nat-s sep sil staph sulph *Teucr* thuj *Zinc*
  : **left**: canth lyc sulph zinc
  : **drawing** pain: agar alum arg-n asaf aur-m-n carb-v cham coc-c colch coloc kreos led nat-s sil sulph thuj *Zinc*
  : **motion** of lower lip agg: bac
  : **stitching**, stinging: agar mez
  : **tearing** pain: alum clem *Lyc* sep sulph *Teucr* zinc
  : **One**: anac
- **One**: alum ambr sul-ac
  : **drawing** pain: ambr
  : **pressing** pain: alum sul-ac
- **Roots**: mez
  : **stitching**, stinging: mez
- **Upper**: agar am-m ang bov camph canth carb-v *Caust* chel *Chin* form grat kali-n kreos m-arct *Mag-m* mez nat-m nit-s-d nux-v petr ph-ac phos sep spig spong sul-ac zinc
  : **right**: kali-c sul-ac
  : **left**: phos zinc
  : **drawing** pain: agar ang camph canth carb-v chel *Chin* grat kreos mez petr ph-ac sep spig zinc
  : **stitching**, stinging: am-m nux-v phos spong zinc
  : **tearing** pain: am-m *Caust Chin* form kali-n mag-m nit-s-d phos spig sul-ac
- Loose teeth, in: der
- **Lower** teeth: aesc *Agar* alum am-c am-m ambr anac ang antip apoc-a arg-n *Arn* arum-t asaf asar asc-t astac *Aur* bar-c **Bell** borx bov *Bry* calc camph cann-i **Canth** carb-an **Carb-v Caust Cham** chel *Chin* cic clem cocc coff colch coloc con dros euph euphr fl-ac graph guaj hell hep hyos ign kali-c kali-n kreos *Lach* **Laur** lyc m-arct mag-c mag-m *Mang* meph merc mez mur-ac **Nat-c** nat-m nit-ac nux-m nux-v olnd par petr ph-ac *Phos* plat *Plb* puls ran-s rheum rhod *Rhus-t* ruta sabad *Sabin Sars* sel seneg **Sep** *Sil* spig spong squil **Staph** stront-c sul-ac sulph teucr thuj *Verat* verb *Viol-o* **Zinc**
  - **right**: *Agar* am-c anac bov canth cham laur m-arct mang nat-c plat plb rhod sars stront-c sul-ac viol-o
  : **stitching**, stinging: *Agar*
  - **left**: alum arg-n bar-c cann-s caust *Cham* chel colch kali-c laur mag-p mur-ac *Nat-c* plat plb stront-c sul-ac
    : **grumbling** pain: arg-n
  - **drawing** pain: arg-n fl-ac
  - **stitching**, stinging: aesc *Carb-an* euph euphr puls
  o **Hollow**:
    : **left**: *Sulph*
- **Molars**: acon aesc agar all-c alum **Am-c** ambr anac anag ang ant-t antip apis arg-n arn asar asc-t aur bar-c bell benz-ac bism borx bov **Bry** calad calc camph canth carb-an *Carb-v* castm *Caust* cham chel **Chin** clem coc-c cocc coff colch coloc croc crot-h cycl dios euph *Gamb* graph grat guaj ham hell hyos ign indg iod kali-c kali-n **Kreos** laur lyc m-arct mag-c *Mag-m* mang merc *Merc-c* mez mur-ac *Nat-c* nat-m *Nit-ac* nux-m nux-v olnd par

- **Molars**: ... petr ph-ac *Phos* plat plb puls ran-s raph rheum *Rhod* rhus-t sabad sabin sars seneg **Sep** sil spig spong *Staph* stront-c sul-ac sulph teucr thuj verat verb **Zinc** zing
  - **right**: acon ambr ang bell cann-i canth carb-v castm caust chin cinnb graph hell iod kreos mang *Nicc* petr sulph teucr
    : **drawing** pain: ambr bell carb-v caust mang
    : **gnawing** pain: castm *Nicc*
    : **tearing** pain: acon canth hell kreos sulph teucr
  - **left**: arg-n calad carb-an carb-v castm chel con croc cycl kali-bi kali-c kreos nat-m olnd phos rheum rhod
    : **boring** pain: con phos
    : **drawing** pain: calad carb-an carb-v con croc kali-bi kali-c kreos olnd rhod
    : **gnawing** pain: phos
    : **tearing** pain:
      : **alternating** with:
        . **right** molars; tearing in: am-m
        . **Meatus**; itching in left: agar
- **night**: sep
  : **grumbling** pain: sep
- **boring** pain: calc mag-m sel
- **crushed**; as if: *Ign*
- **dinner**; during: mag-m
  : **tearing** pain: mag-m
- **drawing** pain: acon arg-n asar bism bry calad carb-an carb-v chel chin coc-c coff graph kali-c nux-v olnd petr plat ran-s rhod sep staph sulph teucr zinc
- **gnawing** pain: bar-c camph canth indg sep sul-ac
  : **alternating** with:
    : **itching** in ear: agar
    : **tearing**; violent:
      . **right** ear; in: nicc
      . **Behind** ear: alum
- **jerking** pain: crot-h sil zinc
- **pressing** pain: bism chin iod mez nux-m petr rhod sabad sep thuj zinc
- **pricking** pain: am-c
- **sore**: ign
- **stitching**, stinging: am-c borx calc carb-an *Kali-c* mag-m merc-c nat-m par puls rhod zinc
- **tearing** pain: alum am-c anag apis bar-c bell benz-ac borx calc *Carb-v* cycl *Gamb* grat hell indg kali-c mag-c mag-m mang merc *Merc-c* phos raph rhod sabin stront-c zinc
- **wet**; after getting: acon
  : **tearing** pain: acon
▽ **extending** to:
  : **Forehead**: sep
    : **drawing** pain: sep
  : **Temple**: caust
    . **drawing** pain: caust
o **Hollow**: agar am-c anac carb-an clem croc graph kali-c *M-arct* mag-m nat-m olnd par sel sep sul-ac
- **Lower**: aesc agar alum anac bar-c bell berb camph castm *Caust* coloc hell *Hyos* indg laur *M-arct* mag-c

678   ▽ extensions | O localizations | ● Künzli dot

Teeth

Pain – Molars

- **Lower**: ...
  mag-m *Nicc* phos plat rhus-t sabad sep spig staph stront-c *Verb* zinc
  : **right**: am-c ant-t canth carb-v coloc hell kreos lyc m-arct mag-c nat-c olnd phos plb ran-s sabad sars spong staph verb zinc
  : **only**; later in right lower molar: aesc
  . **stitching**, stinging: aesc
  : **tearing** pain: am-c ant-t canth hell mag-c nat-c plb ran-s sars verb zinc
  : **left**: alum ambr anac borx carb-an *Cham* colch euph kali-bi kreos laur lyc mang mez nat-c nat-m nux-m phos sabad sulph thuj verb zinc
  : **tearing** pain: colch kali-bi laur lyc mang nat-c sulph thuj verb zinc
  : **drawing** pain: anac camph mag-c phos plat sep zinc
  : **gnawing** pain: alum berb castm indg *Nicc*
  : **stitching**, stinging: aesc *Caust* coloc hell sabad staph zinc
  : **tearing** pain: aesc agar alum bell laur mag-c mag-m staph *Verb* zinc
  : **Hollow**: hyos
  : **right**: am-c kali-c
  : **left**: bov *Cham* zinc
  : **Roots**: sars
  : **stitching**, stinging: sars
  : **Second** molar: aesc
- **Under** left lower molars: ambr
  : **digging** pain: ambr
  : **pressing** pain: ambr
- **Upper**: agar ambr anag ang apis *Arn* bell *Calc* canth caust chin cycl hell kali-n kreos lyc mez mur-ac nat-s nit-ac plat *Ran-s* rhus-t sang senec **Sep** teucr zinc
  : **right**: all-s alum am-c ambr ang apis aur bell calc canth chin dios hell kali-i kreos lyc mez mur-ac ol-an ph-ac phos ran-s sabad sil spig *Staph*
  : **jerking** pain: all-s lyc
  : **sore**: alum
  : **stitching**, stinging: chin hell kreos lyc phos sabad
  : **tearing** pain: alum aur chin hell kali-i lyc mez mur-ac ol-an ph-ac phos
  : **extending** to:
  . **Temple**: mez
    tearing pain: mez
  : **left**: agar alum am-c apis *Arn* berb bry carb-an carb-v caust chin cupr-ar guaj kali-c kreos mag-c mez nat-m nux-m phos ran-s seneg spong staph sul-ac verat zinc
  : **sore**: carb-v
  : **stitching**, stinging: alum euph graph mez zinc
  : **tearing** pain: agar alum am-c arn berb carb-an caust chin cupr-ar guaj kali-c kreos mag-c nat-c phos staph zinc
  : **drawing** pain: ambr ang bell canth kali-n kreos mez plat *Ran-s* **Sep** teucr zinc

Pain – Roots

- **Molars – Upper**: ...
  : **dull** pain | **tearing** pain in malar bones; with: anag
  : **gnawing** pain: agar *Calc* sang
  : **mastication**; during: aur
  : **dull** pain: aur
  : **pulsating** pain: agar apis *Arn* kreos nat-s senec
  : **stitching**, stinging: bell caust cycl hell kali-n lyc mez nit-ac
  : **tearing** pain: mur-ac
  : **trembling** of heart; with: anag
  : **dull** pain: anag
  : **Hollow**: borx cycl mang mez
  : **right**: mez zinc
- **Points** of crowns in evening; in: bar-c
- **tingling** pain: bar-c
- **Roots**: alum am-m anac ant-t arn bac bell *Calc* camph cann-xyz caust *Cham* colch graph iod *Kali-c* lach mag-c mag-m mang meph *Merc* mez mur-ac ol-an sabin sep *Sil* **Staph** stront-c *Teucr* tong zinc zing
- **left** side posteriorly: ant-t cycl
  : **tearing** pain: ant-t cycl
- **boring** pain: *Cham* mur-ac
- **chewing** agg: alum *Sil*
  : **ulcerative** pain: alum *Sil*
- **cutting** pain: camph iod
- **dinner**:
  : **after**:
    : **amel**: arn
    . **tearing** pain: arn
  : **during**:
    : **agg**: arn
    . **tearing** pain: arn
  : **drawing** pain: anac caust iod staph
- **eating**:
  : **after**:
    : **agg**: ant-t sep
    . **tearing** pain: ant-t sep
  : **while**:
    : **agg**: sep *Staph*
    . **tearing** pain: sep *Staph*
- **jerking** pain: bell lach meph
- **pressing** pain: alum caust *Kali-c* staph zing
- **pressure** of finger amel: am-m
  : **tearing** pain: am-m
- **pulsating** pain: alum cann-xyz mag-m merc mez sep
- **scraping** pain | **scraped** with a knife; as if: arn
- **sore**: iod
- **stitching**, stinging: mag-c sep zinc
- **tearing** pain: am-m ant-t camph caust colch graph lach mag-c meph *Merc* ol-an sabin *Staph* stront-c *Teucr* tong zinc
  : **torn** out; as if being: *Calc*
- **touch** agg: mang sil
  : **ulcerative** pain: mang sil
- **ulcerative** pain: alum am-c merc *Sil*
o **Sound** teeth: ther

All author references are available on the CD

Teeth

- **Sound** teeth: ...
  - **drawing** pain: ther
- **Sockets**: chinin-s coc-c
- O **Absent** teeth: cob-n
- **Sound** teeth: **Acon** alum am-c arg-n arn ars bell bry carb-v caust *Cham Coff* con ham hyos kali-c *Mag-c* nux-v plan rhod rhus-t spig staph sulph zinc
  - **boring** pain: alum plan
- **Stumps**; old: alum
  - **pressing** pain:
    - pressed; as if | **sockets**; into: alum
- **Upper** molars and jaws; in right:
  - **forenoon**: all-s
    - pressing pain | **jerking**; transitory: all-s
- **Upper** teeth: acon *Agar Alum* alum-sil **Am-c** am-m ambr ang aran arn asar *Aur Bell* borx bov *Calc* cann-i canth carb-ac carb-an **Carb-v** *Caust Cham* chel **Chin** clem cocc coff colch con cycl dios euph fl-ac graph guaj hell hyos *Kali-c* kali-n **Kreos** lyc m-arct m-aust mag-c *Mag-m* malar mang meny merc *Mez* mur-ac *Nat-c Nat-m Nit-ac* nux-m nux-v ph-ac *Phos* plat puls ran-s rheum rhod rhus-t sabad sang sars seneg sep sil *Spig Spong* staph stry *Sul-ac* sulph teucr *Thuj* verat verb **Zinc**
  - **right**: arn bac *Bell* cench kali-i laur mur-ac nat-m sul-ac verb zinc
    - **night**; all: bell
    - **drawing** pain: bell
    - **stitching**, stinging: arn
  - **left**: acon agar am-c am-m arn chel rheum stront-c stry thuj
    - **grumbling** pain: agar
    - **Second** bicuspid: olnd
  - **cold** finger amel: ang
    - **drawing** pain: ang
  - **drawing** pain: ang bell chin
  - **pressing** pain: acon aran calc nat-m
  - O **Hollow**: bell
- **Wisdom** teeth: ph-ac

PARALYZED; sensation as if: sulph

PERIODONTOSIS (See MOUT - Detached)

PERIOSTITIS: agar *Phos Sil*

PICKING:
- **teeth**; picking:
  - **agg**: kali-c **Puls** sang
  - **amel**: all-c am-c bell ph-ac sars

PREGNANCY agg; during: alum am-c *Bell Bry Calc* cham chin *Con Hyos* kali-bi *Kreos* lyc lyss *Mag-c Merc* nux-m *Nux-v Puls* rat rhus-t **Sep** spig *Staph*

PRESSING together send a shock through head, ears and nose: am-c

PRESSURE:
- **hard** | **amel**: staph

PRICKLING: zinc

PROUD flesh, surrounded by: alumn

PULSATIONS: rauw

Pulsations: ...
- **painful** (See Pain - pulsating)
- **painless**: alum ars rauw sanic

REFLECTING agg: *Nux-v*

ROUGHNESS, sensation of: chinin-s fl-ac phys
- **tartar**, from: *Mez*

RUBBING:
- **cheek** | **amel**: *Merc* phos

SALT:
- **agg**: carb-v
- **amel**: *Carb-an* mag-c

SENSITIVE, tender: agar alum alum-sil *Am-c Ant-c* arg-n aur-m bar-c bell bol-la *Bry* calc carb-an card-m caust cham cina coc-c coff *Colch* ferr *Fl-ac* gad gels gymno hep *Ign* kali-bi kali-c *Kalm* **Lach** lipp *Lyc* lyss m-ambo *Mag-c Mag-p* manc mang *Merc* merc-c merc-i-r mez *Nat-c Nat-m* olnd opun-s (non: opun-v) ox-ac pall par puls ran-s sabin sars sedi senec seneg *Sep Sil* staph strept-ent sul-ac *Sulph* zinc
- **morning**: caust coc-c
- **evening**: agar
- **air**, to: *Acon* aran bac *Bell* berb bry **Calc** calc-p calc-s cina mag-p **Nat-m** ox-ac sin-n sulph tub
- **brushing**: nat-m
- **chewing** agg: *Acon Agar* ars aur bell *Calc-p Carb-an* carb-v cham clem *Coff Fl-ac* gymno merc olnd parth plan sars sil *Staph*
- **cold** air; to: bac cina
  - O **Filled** teeth; in: sin-n
- **cold**; to: *Acon* ars bell carb-v cham *Coff Fl-ac* gamb gymno merc parth plan *Staph*
  - **least**, the: *Carb-an* coc-c
- **cold** water; to: acon *Arg-n Ars* brom *Bry* **Calc** calc-s cina gymno hell **Lach** merc nat-m *Nux-v* sep *Sil Staph* sulph *Ther*
- **dental** operation; cannot bear•: **Ant-c** *Fl-ac Ign Mag-c Staph*
- **pressure**, to: agar ars *Hecla Kali-bi* sulph
- **sounds** reverberate painfully in•: *Ther*
- **touch**; to: *Acon* agar aloe ars bell berb carb-an carb-v cham coc-c *Coff Fl-ac* gymno **Lach** *Lyc* mag-c merc *Nat-m* parth plan staph sulph
- **warm** drinks:
  - **agg** | **Filled**; teeth in: sin-n
- **warmth**, to: **Lach** *Nat-m*
- O **Hollow** teeth (= carious teeth): aloe caps carb-an card-m *Cham* spig *Staph*
- **Incisors**: agar aur aur-m coff coloc *M-arct Mag-m* nux-m pall sars *Spig* thuj
- **Molars**: nux-m
  - **eating** agg: aloe
  - O **Decayed**: aeth aloe
  - **Lower**: nux-m
  - **Upper**: manc zinc
- **Points** of: carb-an sulph *Thuj*

SERRATED: bac lach med plb staph syph tub

Sharp

SHARP and hurt tongue; sides seem: aloe

SHOCKS, electric: aeth am-c aran nux-v tab thuj

SLIME on teeth (See Mucus)

SMOKING:
- **agg**: *Bry Chin* clem *Ign* sabin sars spig thuj
- **amel**: borx camph *Merc* nat-c sel spig

SMOOTH feeling: aesc carb-v colch dios phos sel sul-ac sul-i

SOFT, feel: alum calc-p *Caust* cinnb coch eupi ign lepi lyc med merc *Nit-ac* nux-m sul-i zinc

SORDES (*Mucus; MOUT - Sordes*): Ail alum *Apis* arn Ars asc-t bac **Bapt** *Bry Cact* cadm-s cal-ren calen Camph *Carb-ac Carb-v* carbn-s caust **Chin** chinin-s cub *Dig Echi* epiph frag *Gels* hippoz **Hyos** iod *Iris* kali-cy *Kali-p* lac-c lach *Merc Merc-c* merc-k-i merc-meth *Mur-ac* nit-ac ox-ac *Petr* **Ph-ac Phos** plan *Plb Pyrog* **Rhus-t** sec sil sil-mar *Stram Sul-ac* sulph tab thuj tub zinc-m
- black: bapt **Chin Con** *Fl-ac* lach
- bloody: plan sec
- brown: ail *Apis* arn bapt *Cact* carb-ac *Colch* cub dig *Kali-p* mur-ac *Vario* zinc-m
- dark: *Chin* **Fl-ac** tab
- slimy: rhus-t

SPONGY, feel: caust nit-ac

STICK together, as if glued: arg-met eupi *Psor* syph zinc zinc-o zinc-ox

STICKY: arg-met crot-h eupi iod lach psor rhus-t sang syph zinc

SUCKING:
- air | **amel**: clem *Mez*
- gums:
  • **agg**: bov carb-v chin kali-c mang nux-m nux-v *Sil* zinc
  • **amel**: all-c clem

SWEETS agg: am-c *Cham* merc-i-f mur-ac nat-c *Spig*

SWOLLEN sensation: spong

TARTAR (See Sordes)

TEA agg: ferr *Ign* sel thuj

TEETHING (See Dentition)

TENSION in: anac coloc hyper merc-i-f nat-m phos **Puls** sil ther
- right side: bar-c

TICKLING (See Itching)

TOOTHACHE (See Pain)

TORPOR, sensation of: chin petr

TOUCH:
- **agg**: anac ant-c arg-met *Arn* ars aur **Bell** borx bov *Bry* calc carb-v caust chel *Chin* clem coff euph graph *Hep* iod kali-c kali-n lyc m-ambo *M-arct Mag-f* mag-m mag-p mang **Merc** mez nat-c *Nat-m* nux-m *Nux-v* petr

Teeth

Touch – agg: ...
Ph-ac phos plan *Puls* rhod rhus-t ruta sabin sep sil *Staph* stront-c sul-ac
- food; of: mag-m
- tongue agg; when touched by the: *Ant-c* carb-v chin Ign mag-p *Merc* mez phos rhus-t

TRANSPARENT: calc

TREMBLING: phys

TWISTED; sensation as if: kali-i lact

TWITCHING in teeth: kali-c kali-n mur-ac nat-c phys
○ Carious teeth; in: rhus-t
- Molars | Upper: am-m *Glon* phos
- Tips, in: sulph

ULCERATION of roots: alum fl-ac mez

WARM:
- applications:
  • **agg**: *Arn* bry calc cham *Coloc* crot-t dros graph hell hep *M-arct* mag-c nux-m nux-v ph-ac phos *Puls* rhod sabin

WARMTH; sensation of (See Heat; sensation)

WATER coming from; sour, fetid: nicc

WEAKNESS in teeth: am-c merc sulph

WEDGE-SHAPED: *Kreos*

WISDOM teeth, ailments from eruption of (*Dentition - difficult - wisdom*): *Calc* **Cham●** chap cheir ferr-pic *Fl-ac Mag-c Sil*

WOMEN; complaints in (*Maidens*): *Acon* **Bell** calc *Cham* chin *Coff Hyos* ign plat **Puls** sabin *Sep Spig*

WORM; sensation of a: kali-i mag-m syph

YELLOW (See Discoloration - yellow)

Molars

CANINES; complaints of: am-c anac calc laur mag-m mur-ac nat-c nux-v petr *Rhus-t* sep squil staph stront-c sul-ac

INCISORS; complaints of: *Agar* alum am-c am-m ambr ang arg-met asar aur bell borx bov calc canth carb-v caust cham chin cocc coff **Colch** dros ign iod *Kali-c* kreos lyc m-ambo m-arct mag-p *Mag-m* merc mez mur-ac nat-c *Nat-m* nit-ac *Nux-m* nux-v petr ph-ac phos plat ran-s rhod *Rhus-t* sars seneg *Sep* sil spig spong staph *Stront-c* sul-ac **Sulph** tarax teucr thuj *Zinc*
○ Behind: *Phos*

MOLARS; complaints of: agar alum *Am-c* ambr anac ang ant-t arn ars asar aur bar-c bell bism borx bov **Bry** calad calc canth carb-an *Carb-v* caust cham **Chin** clem cocc coff colch coloc con croc cycl euph graph guaj hell hyos ign iod kali-c kali-n **Kreos** laur lyc m-arct mag-c *Mag-m* mang meph merc mez mur-ac *Nat-m* nit-ac nux-m nux-v olnd par petr ph-ac *Phos* plat plb puls *Ran-s* rheum *Rhod* rhus-t sabad sabin

Molars

Molars; complaints of: ...
sars seneg sep sil spig spong *Staph* stront-c sul-ac sulph teucr thuj verat verb **Zinc**

NERVES, injuries to dental *(➚Injury):* hyper

Throat

ABSCESS (See Suppuration)
ADENOIDS (See NOSE - Adenoids)
ADHESIVE, sticky; as if: aesc *Aur* bapt caust chel **Kali-bi** kali-n *Lach* myric ph-ac puls sec *Sep* sul-ac
ALIVE in; sensation of something: anan raph verat
ANESTHESIA (↗*Numbness*): Acon *All-c* arg-met *Gels* hyos *Kali-br* kali-c mag-s olnd verat-v
- **alcohol**; from: hyos kali-br
o **Fauces**: arg-met kali-br
- **Pharynx**: gels *Kali-br*
ANGINA (See Inflammation)
ANXIETY and apprehension in throat (↗*MIND - Fear - throat*): cann-s stram
- **oppression**; with | **Tonsils**; in: am-m
APHTHAE (↗*GENE - Aphthae*): Aeth ars arum-t *Bell* borx *Bry* **Canth** carb-v *Dros* **Gels** **Ign** *Kali-chl* kali-i lach med plb *Spong* staph sul-ac sulph
o **Pharynx**: *Canth* eucal *Hydrin-m* nit-ac
- **Tonsils**, on: *Bell* calc *Gels* **Myric**
APPLE core had lodged, sensation as if (See Foreign - apple)
ASTRINGENT sensation: ail arg-n brom kali-cy lach naja phyt podo
BALL; sensation of a (See Lump)
BITING sensation in back part of fauces between acts of swallowing: ambr
BLACK (See Discoloration - black)
BLISTERED: canth
BLOOD:
- **bleeding** easily (See oozing)
- **hawks** up dark clotted blood: zinc
- **oozing**: **Acon** *Adren* am-c *Arn* ars bapt *Bell* calc-sil *Canth Carb-v Chin* Crot-h cur dros *Ferr* Ferr-p Ham *Ip* kali-bi kreos *Lach* merc-c merc-cy *Mill Phos Sang Sec* sep sul-ac ter
- **sensation** of: zinc
o **Tonsils**: *Crot-h Lach Phos* sec ter
- **Uvula**: lac-c
BLOTCHES (See Mucous)
BONE in; sensation of a (↗*Foreign; Pain - splinter*): bapt *Calc* calc-caust **Hep** ign lach *Nit-ac* phys
BREAD crumbs, sensation of (↗*Foreign; COUG - Crumb; LARY - Crumb*): Coc-c dros **Lach Nit-ac** pall *Sabad* sanic santa
- **hawking** up mucus | amel: **Lach**
BUBBLING in esophagus: chel
CALCAREOUS deposit: *Calc*
CANCER: aur *Carb-an* led tarent
o **Esophagus**: carb-v lyc phos plat-m rumx-ab
- **Nasopharynx**: cist

CASEOUS deposits in tonsils•: *Chen-a* **Kali-chl** *Kali-m* mag-c morg-p nux-v phos psor vip
CATARRH: acon alum alumn am-m *Anemps* arg-n ars aur-m *Bad* bar-c *Bar-m* **Bell** brom *Calc* caps carb-v carbn-s *Cham* cist cub diphtox dulc euph *Fl-ac* formal *Graph* hep *Hippoz Hydr* kali-bi *Kali-chl* kali-i lac-f lach lem-m linu-c mand med *Merc Merc-i-r* myric **Nat-m** *Nux-v* petr *Phyt Puls* rhus-t *Rumx* sabad *Sang* seneg sil *Sulph* sumb visc
- **accompanied** by | **fullness** (See Fullness - accompanied - catarrh)
- **adherent**: ambr lac-h vip
- **dry**: sal-ac
- **smokers**, of: arg-n
o **Esophagus**: seneg
- **Pharynx**: anemps hepat kali-bi solid toxo-g
• **chronic**: am-br *Coll*
• **portal** congestion; from: coll
CHEESY:
- **lumps**; hawks up cheesy (See Hawks)
- **spots**; cheesy looking•: *Bell* bry *Kali-bi* nux-v *Psor*
- **tubercles**; hawks out cheesy (See Hawks)
CHOKING (↗*Narrow; Narrow - sensation; LARY - Constriction*): abies-n absin *Acon Aesc* aeth agar ail aloe *Alum* alum-p am-c am-m ambr aml-ns anan ant-t *Apis* arg-met *Arg-n* arn *Ars* ars-h ars-i ars-s-f arum-t asaf asar asar-c *Aur Bapt Bar-c* **Bell** benz-ac *Brom* bry *Bufo* buth-a **Cact** cadm-met *Calc* calc-p *Calc-s* cann-s *Canth Caps* carb-ac carb-an *Carb-v Carbn-s* castm **Caust** cedr *Cham* chel chin chin-b chinin-ar chinin-s chlor cic cimic *Cimx Cina* cinnb *Coc-c Cocc* coff colch con cop cot croc *Crot-c Crot-h Crot-t Cupr* cur cycl dig dios dros dulc elaps eup-per *Ferr* ferr-ar ferr-p *Fl-ac* gamb *Gels* gent-c *Glon Graph Hell Hep* hura **Hyos Ign** indg *Iod Ip* iris jac-c kali-ar kali-bi *Kali-c* kali-chl kali-i kali-m *Kali-n* kali-p *Kali-s* kreos lac-ac **Lac-c Lac-f Laur** lil-t **Lyc** lycps-v lyss m-arct mag-c *Mag-p Manc Meph* merc merc-c merc-i-r merc-sul merl *Mez Mosch* myric **Naja** nat-ar nat-c *Nat-m* nat-s nicc nit-ac nux-m *Nux-v* oena ol-an ol-j op ox-ac petr ph-ac phos phys *Phyt Plat* **Plb** prot ptel *Puls* ran-s raph rat *nat-m Rhod* rhus-t rumx sabad sabin sarcol-ac sars sec seneg *Sep Sil Spong* still *Stram* strept-ent streptoc stroph-h *Stry* sul-ac **Sulph** sumb syph *Tab* tarent ter *Thuj* thyr tub valer vario *Verat* vip vip-l-f visc *Zinc* zinc-p
- **daytime**: nat-s
- **morning**: agar aster cham *Fl-ac* gels naja ol-an stry
• **waking**; on: agar aster gels
- **forenoon**: fl-ac
- **afternoon**: nat-ar nicc sang stry
• **13 h | night**; until: abrom-a
• **15 h**: lyss
- **evening**: alum chinin-s **Ign** mag-c ol-an phys

Throat

Choking – night

- **night**: arg-n arum-t cop *Gad* glon kali-n nit-ac phos ran-s spig sul-ac *Tab*
  - **midnight**:
    : **after**:
      : 4 h: sumb
      : 5 h: raph
- **accompanied** by:
  - **croup** (See LARY - Croup - accompanied - choking)
  - **goitre**; exophthalmic (See EXTE - Goitre - exophthalmic - accompanied - choking)
  - **respiration**; asthmatic (See RESP - Asthmatic - accompanied - throat - choking)
  - **vertigo**: iber
- **alternating** with | **Fingers** and toes; contraction of: asaf
- **angina** pectoris: tab
- **bending**:
  - **head**:
    : **agg**: ph-ac
    : **backward** | **amel**: hep lach
- **bowing** the head: con
  - **amel**: cench
- **breathing** agg: chel
- **cardiac** pain, with: arg-n *Cact*
- **clearing** the throat; when (▼*STOM - Retching*): *Ambr Anac* **Arg-n** borx *Bry Calc-p* cench *Coc-c Ip* Kali-c **Nux-v** osm *Stann*
- **clothing** agg: agar ambr *Apis Bell Cact* cench chel elaps glon kali-bi kali-c **Lach** *Sep* vip-l-f
- **convulsive**: acon ars *Bell Calc Caps Carb-v Cic Con* Hyos ign *Mag-p* sars
- **cough**:
  - **during**:
    : **agg**: ars coc-c cocc kali-c lach tarent
- **dinner**:
  - **after** | **agg**: bar-c *Carl*
  - **during** | **agg**: *Bar-c*
- **distended**, as if throat were: mag-c
- **drinking** agg●: abies-n acon *Anac* caj *Cann-s* cimx glon **Hyos** ign iod kali-n manc meph *Merc-c* mur-ac **NAT-M●** nicc nit-ac phos *Phyt Pip-m* rhus-t santin sumb
  - **looked** at; if: *Ph-ac*
- **dryness** in larynx; from: ars-s-f
- **easily**: hyos kali-c morg-p syc
- **eating**:
  - **after** | **agg**: agar sil stram sulph zinc-val
  - **agg●** (▼*swallowing - agg.*): abies-n acon anac caj *Cann-s* glon kali-bi *Kali-c* kali-n **Lach●** *Meph Merc-c* mur-ac nicc nit-ac *Phyt Pip-m* santin sumb
  - **attempting** to eat; on: zinc-val
  - **bread** agg: ran-s
- **expectoration**; with: ambr
- **froth**; from: lyss
- **grasped**, as if: lach
- **hawking** up mucus agg: ambr *Arg-n* nux-v
  - **morning**: ambr
- **headache**; during: *Glon*

Choking – Esophagus

- **hysterical**: cact
- **lying** down agg: apis *Kali-bi* lach ol-j
- **lying** on back | **amel**: *Spong*
- **menses**; before: puls
- **mucus**; from:
  - **mouth**; in: sul-ac
  - **posterior nares**; in: spig
- **nervous**: mosch
- **palpitations**; from: iber lach lec naja
- **paroxysmal**: cocc verat
- **raising** arm agg: plb
- **rising** sensation: bell carb-an
- **sensation** of: aesc arg-n botul cit-v stry vario vip-l-f
- **sleep** (▼*LARY - Constriction - larynx - sleep - falling; LARY - Constriction - larynx - sleep - falling - when*):
  - **agg**: *Lach* spong valer
  - **during**: lach spong valer
  - **going** to sleep; on (▼*LARY - Constriction - larynx - sleep - falling - when*):
    : agg (▼*LARY - Constriction - larynx - sleep - falling*): **Bell** *Cench Crot-h* kali-c *Lac-c* **Lach** *Naja* **Nux-v** sep teucr valer
- **smoking** agg: sep
- **spasms** in epiglottis; from: med
- **speaking**, when: acon dros *Manc* meph
- **sudden**: samb
- **swallowing** (▼*STOM - Retching; STOM - Retching - swallowing - agg.*):
  - **agg** (▼*eating - agg.; STOM - Retching; STOM - Retching - swallowing*): acon ambr ant-t ars *Bar-c* bell *Bry* cann-s chen-a *Cic Cupr* dig gent-c *Graph Hyos* kali-c lach *Laur* **Lyc** mag-p manc meph *Merc* mur-ac nat-c *Nat-m* nat-s nit-ac onos par *Plb* **Puls** rhus-t *Stram* stry tarent verat zinc
  - **food** | **agg**: *Carb-v* lach **Puls**
  - **liquids** | **agg**: **Hyos** lyss *Mag-p* merc-c nat-s rhus-t
  - **must** swallow: borx cact *Lach Sep*
  - **pills** agg: lyss
- **thyroid** gland; from enlargement of the: graph merc-i-f spong
- **walking**:
  - **agg**: nat-s
  - **amel**: dros
  - **wind**; as from walking in: plat
- **warm**:
  - **drinks**:
    : **agg**: lach
    : **amel**: calc-f
  - **room** | **agg**: lach
- **water**:
  - **drinking** agg: bapt bell canth hyos lyss nat-m stram sumb
  - **sight** or thought of: anan *Lyss*
- **writing** agg: *Bar-c*
- ○**Esophagus**: acon *Aesc* agar *Alum Alumn* am-caust anac *Arg-met Ars* ars-s-f bar-c **Cact** cadm-s *Calc* canth *Carb-ac* cham chel chin *Cic Cimx* coc-c *Colch* crot-c *Cupr* dig dros graph *Hyos* **Ign** iod **Kali-c** kali-chl

Choking — Throat — Constriction

- **Esophagus**: ...
  lob lyc lyss **Merc-c** naja *Nat-ar Nat-m* nit-ac ox-ac *Phos Plb Sabad* spirae stram sul-ac sul-i zinc zinc-p
  - **morning** | **waking**; on: alum
  - **night**: alum
  - **below** upwards: *Lob Plb*
  - **inspiration** agg: zinc
  - **pressure** in larynx, from: chel
  - **swallowing**:
    : **agg**: *Alum* bar-c zinc
    : **food** | **agg**: caj
    : **liquids** | **agg**: hyos *Manc*
- **Hyoid** bone; region of: *All-c*

CLEARING throat (See Hawk; disposition)

CLUCKING sound, esophagus: *Cina*

COATED (✓*Membrane*): apis ars bapt bell canth chin kali-m lach lil-t lipp merc merc-cy petr phyt plb puls sep
o **Tonsils**: merc-c

COLD:
- **air**:
  - **agg**: *Fl-ac*
  - **amel**: diph
- **applications** | **agg**: alum *Ars* hep lac-c lob **Lyc** manc merc-i-r nux-m rhus-t sabad sil syph
- **sensitive** to (See air - agg.)

COLD; AFTER TAKING A: bell cist *Dulc* lach *Merc Nux-v*

COLDNESS, sensation of: acon agar *All-c* all-s *Arg-met* bism caj carb-n bar-c caust chel *Cist* cor-r form kali-bi kali-chl kali-n lach lact laur lyc lyss meny mez ol-an phos plan raph *Rhus-t* sanic sep spira spirae sulph tell ter vac verat
- **left** | **sensation** of cold wind: olnd
- **evening**: sep spirae
- **air** agg; in open: cadm-met
- **chilliness** beginning in throat: sep
- **cold**:
  - **air**; as from cold: *Aesc* coca cor-r ol-an
  - **water** were dropping down, as if: tarent
- **expiration** agg; during: rhus-t
- **icy** coldness: *Cist* coc-c cur
- **inspiration** agg: chlf *Cist* sulph
- **peppermint**; as from: agar form mez pycnop-sa sanic tell *Verat*
- **swallowing** agg: nat-m
- **warm** drinks seem cold (✓*GENE - Food and - warm drinks - aversion - hot - cold)*: nat-m
- **wind** agg; cold: lyc mez
o **Esophagus**: acon agar all-s anan cain lact lyss *Meny*
  - **icy**: anan
- **Pharynx**: Cist
  - **cold** air | **inspiration** agg: Cist
  - **inspiration** agg: Cist

COMPLAINTS of throat: agra *Apis* arg-n arum-t *Bar-c* **Bell** caust elaps gels *Hep* **Kali-bi** lac-c **Lach** Lyc

Complaints of throat: ...
Merc *Merc-c* merc-cy merc-i-f *Merc-i-r* nat-sal *Nit-ac* nux-v *Phos* phyt puls *Rhus-t* stram sulph wye
- **alternating** sides: *Alum* arn cocc coloc *Lac-c* podo puls sulph
- **right**: agar aloe am-c apis ars bar-c **Bell** bry carb-ac carb-v caust dios ign iod iris kali-m kali-p kreos lac-c lach **Lyc** meph merc merc-d merc-i-f nux-v phyt plat sang stann stict sulph syph tarent
  ▽ **extending** to | **left**: apis ars *Bell* calc caust kali-m **Lyc** *Merc-i-f* phos sabad sang sul-ac syph
- **left**: brom calc caust crot-h diph elaps ferr hep iod kali-c lac-c **Lach** manc merc-c *Merc-i-r* naja nit-ac petr ph-ac rhus-t *Sabad* sep sil teucr til verat
  - **forenoon**: cimic rhus-t
  ▽ **extending** to | **right**: calc **Lach** merc-i-r *Rhus-t* sabad stann
- **night**: flav
- **acute**: mangi
▽ **extending** to
  o **Back**: acon cocc kali-c laur *Merc* nit-ac rhus-t
  - **Ears**: ail **Bell** bry calad calc caust dios gels guaj **Hep** ign kali-bi kali-m kali-n **Lach** lith-c mag-p **Merc** merc-c merc-d nux-v petr phys *Phyt* podo sang staph sulph
    : **yawning** agg: hep
  - **Neck** and Shoulders: kali-bi
o **Nasopharynx**: acon *Aesc* agar ail all-c alum am-c am-m arg-n bar-c bry caps chin chr-ac cimic cinnb *Cist* coc-c colch cor-r dulc elaps euph fl-ac *Hep* hip-ac **Hydr Kali-bi** kali-c kali-i lach *Lyc* mag-c mag-m mentho **Merc** *Merc-c* merc-d *Merc-i-r* mez nat-c *Nat-m* nat-p nit-ac osm petr phos *Phyt* psor rumx sang sep *Sil* **Spig** staph sulph tell teucr ther thuj verat zinc zinc-i
- **Pharynx** (See Pharynx)
- **Throat**-pit: anac apis arg-met *Cham* chinin-s chlor hep kali-bi lach phos rumx sang *Sep* zinc zinc-chr
- **Tonsils** (See Tonsils)

CONCRETIONS in tonsils (See Hawks)

CONDYLOMATA: *Arg-n* cupre-l *Merc-c* nat-s *Nit-ac Thuj*

CONGESTION: arg-n phyt
o **Pharynx**: helia

CONSTRICTION (✓*Spasms; Tension)*: abrom-a acon agar *Alum* aml-ns ant-t antip apis aran-ix ars asaf *Bapt* bar-c **Bell** brom bufo *Cact* cadm-s calc calc-f cann-s canth caps carb-v caust *Chel Cic* coc-c cocc colch coloc con croc crot-h cupr cyt-l dig dros dulc elaps ferr fl-ac gent-l glon graph hed hep hydr-ac *Hyos* **Ign** iod ip kali-sula lac-ac **Lach** laur lina lob lyc manc med merc-c *Mez* naja nat-m nat-s *Nux-v* ol-an petr phos plat *Plb* rhod *Sabad* sars seneg sep sil smilcin

Constriction

Constriction: ...
spig spong **Stram** stry *Sulph* sumb tab tarax *Verat* vip visc zinc
- **afternoon**:
  - 13 h | **night**; until: abrom-a
- **night**: calc-f
- **accompanied** by:
  - **bulbar** paralysis (See HEAD - Paralysis - medulla - accompanied - throat)
  - **respiration**:
    : **difficult** (See RESP - Difficult - accompanied - throat)
    : **impeded** (See RESP - Difficult - accompanied - throat)
  - **stammering**: mag-p
- **cold** drinks agg: calc-f
- **painful**: cycl
- **spasmodic** | **Pharynx**: cham
- **talking** agg: dros
- **walking** | **amel**: dros
o **Esophagus**: abies-n alum am-m *Ars Asaf* bapt *Bell* cact cadm-met *Caj* caps chinin-s cic cortico cund gels hyos ign *Lyss* merc-c naja nat-ar *Phos* plat plb rheum rhus-t stram stront-c sulph verat-v
  - **intestinal** irritation, from: cic
- **Pharynx**: *Acon* aesc agar alum apis *Arg-n* ars arum-t asaf *Bapt Bell* both cact caj calc *Canth Caps Cic* cocain cupr elaps *Hyos Ign* lach *Merc-c* mez morph nux-v *Phyt* plb puls rat sang *Sangin-n* sarcol-ac *Stram Stry* sumb valer
- **Sides**:
  - **right**: nat-m
- **Uvula**: acon seneg

CONTRACTION (See Choking)

CONVULSIONS | epilepsy; during: bell

COTTON; sensation of: phos

COUGH agg; during: arg-met arum-t caps cist ol-an
o **Uvula**: ham

CRACKING in throat: caust ign lyc merc thuj

CRAMP: acon aeth ars bar-c bell canth carb-v chel *Gels Graph* hyos kali-c kali-i lach nat-m phos *Sars* sep sul-ac zinc
- **night**: sars
- **eructations** agg: coloc
- **swallowing** food, compelled to retch; on: graph
o **Esophagus**: arg-n zinc
  - **accompanied** by | **palpitation**: coloc
  - **eructations** agg: coloc
  - **swallowing** agg: op

CRAWLING (✗ *Tingling*): acon aesc am-m bry *Carb-v* cedr cist colch croc *Crot-c* dros glon grat hyper ign *Kali-c Lach* lob lyc merc mez nux-v pall paull petr

Crawling: ...
phos plb prun puls sabad sabin samb sec seneg sep spong stann sul-i sulph tab thuj
- **morning**: lach
  - **bed** agg; in: iod lach
- **evening**: nux-v
- **cough**:
  - **causing**: am-m bry *Carb-v* euph *Kali-c Lach* mag-m prun stann
  - **eating** agg: hepat
- **menses**; during: nux-v
- **nausea**; during: lyc
- **swallowing** agg: tab
- **worm** were squirming in; as if a: hyper kali-c merc *Puls*
o **Esophagus**: anan ign kali-c plb zinc

CRUMBS (See Bread)

CUTICLE (See Membrane)

DENUDED (See Erosion)

DIPHTHERIA (✗ *Membrane*): ail alum am-c apis arg-n *Ars* ars-i arum-t *Bapt Bell* borx brom calc-chln *Canth* carb-ac chin chr-ac *Crot-h* diph diphtox echi euph guaj hep hippoz iod kali-bi kali-chl *Kali-m* kali-perm kalm kreos lac-c lach lachn led lob *Lyc Merc-cy* merc-i-f merc-i-r mur-ac naja nat-s *Nit-ac Nux-v* phos phyt pyrog rhus-t sang spong **Sul-ac** *Sulph Tarent-c* vario vinc zinc
- **right** side first: lyc
  ▽ **extending** to | **left**: lyc
- **left** side first: lach
  ▽ **extending** to | **right**: lac-c *Lach* sabad
- **accompanied** by:
  - **ataxia**; locomotor (See GENE - Locomotor - accompanied - diphtheria)
  - **coryza** (See Membrane - accompanied - coryza)
  - **croup**: acet-ac *Brom* hep iod *Kali-bi* kali-m *Lach* merc-cy phos samb spong
  - **fetor** (See MOUT - Odor - offensive - diphtheria)
  - **fever**: ail
    : **intense**: tarent-c
  - **measles**: lach merc-cy
  - **restlessness**: rhus-t
  - **saliva**: lac-c merc-cy
    : **bloody**: *Merc-c*
    : **viscid**: *Kali-bi* kali-m
  - **sleep**; deep: diph
  - **stringy** discharge: kali-bi
  - **torticollis**: lachn
  - **urine**; scanty: apis ars canth lac-c merc-cy naja
  - **weakness** (See GENE - Weakness - diphtheria)
  o **Glottis**; spasm of: mosch samb
  - **Tongue**:
    : **aphthae**: merc-cy
    : **black** discoloration: merc-cy
    : **brown** discoloration: *Chinin-ar*
    : **yellowish** brown: bapt

▽ extensions | O localizations | ● Künzli dot

Diphtheria　　　　　　　　　　　　**Throat**　　　　　　　　　　　　Discoloration

- **accompanied** by – **Tongue**: ...
  : **gray** discoloration: *Merc*
  : **mapped** tongue: *Nat-m*
  : **pointed** tongue: *Lach*
  : **protruding**: **Phyt**
  : **purple** discoloration of the tongue: *Lach*
  : **red** discoloration of the tongue: *Merc-cy*
  : **Tip**: *Merc-cy*
  : **swelling**: *Merc-i-r*
  : **white** discoloration of the tongue: *Bapt* **Phyt**
  : **heavily** coated: *Chinin-ar* lac-c *Merc-i-r*
  . **Root** of tongue: *Merc-i-f*
  : **yellowish** white: lac-c
  : **yellow** discoloration of the tongue | **dirty** yellow: *Lach*
- **beginning** of; at the: ferr-p
- **children**; in | **fair** skin; with: brom
- **malignant**: *Ail* apis ars *Carb-ac* chinin-ar crot-h diph diphtox *Echi* kali-p lac-c *Lach* merc-cy mur-ac pyrog tarent
- **painless**: apis carb-ac *Diph*
- **passive**: diph
- **prolonged**: chinin-ar
- **prophylactic** (= to prevent this condition):　　apis diph *Lac-c* merc-cy
- **sleep**; after: am-c lach
▽**extending** to
  ○ **Downward**: iod *Kali-bi* lac-c merc-cy
  • **Upward**: brom
○**Lips** | **accompanied** by a pale tongue: rhus-t

DISCHARGE:
- **watery**:
  • **dripping** | **Uvula**; from: all-c　aral　hydr　kali-bi merc-c spig

DISCOLORATION:
- **black** (♂*Gangrene*): bism merc-sul
  • **spots**: carb-v psor
- **bluish**:
  ○ **Tonsils**: am-c
    diphtheria; during: phyt
    : **purple**: *Am-c*
- **brownish** red: kali-sula
  ○ **Fauces**: kali-sula
- **copper**-colored: *Kali-bi* **Merc**
- **dark**: *Aesc* ail arag arg-n *Bapt* carb-ac crot-h lach merc-cy **Phyt**
  ○ **Blood** vessels: thymu
- **gray**:
  • **dirty**: kali-m merc-cy phyt sang
  ○ **Tonsils**: kali-m merc-cy
- **livid**: ail alum caps
  ○ **Fauces**: *Gymno*
- **mottled**: ail am-br bapt caps kali-perm *Lach*
- **pale**: bar-c lac-d *Nat-m* phyt
- **purple**: aesc **Ail** am-c apis *Bapt* bell caps dros fl-ac *Kali-bi* kali-chl lac-c **Lach** *Merc Nat-ar* nit-ac *Nux-v* ox-ac *Puls Sanic* sulph tarent vario
  • **spots**: ail sars

Discoloration – **purple**: ...
  ○ **Pharynx**: pen
  • **Tonsils**: hep *Kali-br Lach Phyt*
- **redness**: absin **Acon** *Aesc* aeth *Ail* alco *Alum* am-br *Am-c* am-caust ant-t *Apis* **Arg-n** *Ars* ars-s-f asim atro aur-m bapt bar-c *Bar-m* **Bell** berb beryl brom bry calc calc-f *Calc-p Calc-s* calc-sil canth **Caps Carb-ac** carb-an carb-v carbn-s caust *Cham* chel chlol *Cist* clem coc-c coff colch cop cortiso crot-t cupr cycl dirc *Dros* dulc ery-a ferr-i ferr-p *Fl-ac* flav *Gels* gent-c gins *Graph Guaj* hep hippoz *Hyos* ign ind iod iris *Kali-bi Kali-chl* kali-i kali-m kali-n lac-ac lac-c *Lach* lat-m **Lyc** lyss mag-c mang *Merc Merc-c Merc-i-f* merc-i-r mez mill *Morb Mur-ac Nat-ar Nat-c* nat-m *Nit-ac* nux-m *Nux-v* op ox-ac *Petr* phos **Phyt** pic-ac psil puls ran-b rhus-v rhus-v sal-ac sang sec sep ser-a-c sil **Sin-n** spong staph **Stram** streptoc stry sul-ac *Sulph* tab tarent thuj verat
  • **right**: cench
  • **accompanied** by | **coryza**: caps
  • **bluish**: mur-ac
  • **bright**: acon am-c apis bell merc phyt **Sin-n** sulph
    : **Tonsils**: acon *Bell* phyt
  • **dark** red: acon *Aesc Ail* am-br **Arg-n Bapt** bell brom caps carb-v **Cham** *Crot-h* dros ham *Kali-bi Kali-br Kali-i* kali-p kali-s *Lach* merc merc-c *Merc-cy* merc-i-f *Merc-i-r Mez* mur-ac *Naja* nat-ar phos *Phyt Puls Rhus-t* sal-ac sang tarent vac
    : **accompanied** by | **scarlatina**; malignant: am-c
    : **Fauces**: bapt *Gymno*
    : **Tonsils**: aesc bapt carb-ac *Lach*
  • **network**: brom
  • **patches**: calc
  • **spots**, in: kali-chl merc
  ○ **Fauces**: asim *Bell* carb-ac ferr-p gymno mentho *Merc-cy Merc-i-r* mez naja puls stram
  • **Pharynx**: *Acon* aesc alumn ant-t **Apis** ars bell beryl bry calc-p calc-s chlor coc-c cop ferr-p gent-c gins *Ham* iod kali-n lyss *Merc Merc-c Merc-i-f* merc-i-r merc-n merl *Mez* nat-m *Nat-m* ox-ac phos sal-ac scarl stram strept-ent sul-ac *Sulph* ust verat yuc
    : **cough** agg; during: beryl
    : **dark** red: *Ail* alum *Am-c* am-caust amyg *Apis* arag *Arg-n* ars *Bapt* bell canth caps crot-h diph *Gymno* ip *Lach* lyss merc-c mur-ac *Naja* nat-ar *Nat-m* pen phyt puls sep vario wye zinc-c
    : **Back** part: am-caust gins *Hep Kali-bi Merc-i-f* nit-ac plect
  • **Tonsils**: *Acon Apis Aur* **Bapt Bell** *Cham* cop *Ferr-p* fl-ac gels gymno iris *Kali-bi* lac-c *Lach Merc Merc-i-f Nit-ac Phyt Puls* staph *Sulph*
    : **dark** red: ail amyg *Bapt* brom caps **Carb-ac** diph gymno *Lach* merc *Phyt*
  • **Uvula**: **Acon** *Apis* **Arg-n** ars **Bapt Bar-m Bell** calc *Calc-p* caust cimic colch cortiso *Crot-t* cupr der *Fl-ac* gent-c gins iris *Kali-bi* kali-chl *Lach* merc *Merc-i-f* nat-m petr *Puls* streptoc sulph
    : **dark** red: *Arg-n* **Bapt** *Calc* caust cupr-act *Lach* yuc

All author references are available on the CD　　　　687

Throat

Discoloration

- **white**: ars carb-an kreos sul-ac
  - spots: bry iod kali-p *Mur-ac* nit-ac
    - diphtheria; during: phyt
    - red halo, with: *Caps*
  - o Tonsils: cycl
  - Uvula: carb-ac cycl
- **yellow**: arist-cl
  - spots: lac-c lach lyc *Nit-ac*
    - diphtheria; during: phyt
  - o Tonsils: arist-cl

DISTENSION; sensation of: anac aur caust mag-c par phyt sulph upa verat
o Esophagus: aur hyper op phyt upa verat

DRAWN out sensation: mag-c

DRINKING:
- amel: tell
- sips; in | amel: cist

DRYNESS: abrom-a acet-ac **Acon** adox **Aesc** aeth *Agar* agav-t ail *All-c* allox aloe *Alum* alum-p alum-sil alumn am-c am-m ambr *Ammc* **Anac Anag** ang ant-c ant-t **Apis** *Arg-n* arist-cl arn *Ars* ars-i ars-s-f arum-d *Asaf* asar *Atro* **Aur** aur-m aur-m-n bac bapt *Bar-c* bar-m bar-s bart **Bell** berb beryl bol-s bond borx both *Bov* brach brom **Bry** *Bufo* cadm-met cadm-s cain **Calad Calc** calc-f calc-i calc-p calc-s calc-sil **Cann-i** cann-s **Canth** caps carb-ac carb-an *Carb-v* *Carbn-s* **Caust** cent cham *Chel* chin chinin-ar chinin-s chlf chlol chlor *Cic* cimic *Cimx* **Cinnb Cist** clem cob cob-n **Coc-c** coca cocain *Cocc* *Colch Coloc* Con convo-s cop *Cor-r* cortico cortiso *Crot-h* crot-t cub cupr cycl cyt-l der dig dios *Dros* dub dubo-m dulc erig erio ery-m eug eup-per euph eupi eys fago ferr ferr-i ferr-p franz gala gamb gast *Gels* gent-l gins glon graph guaj ham helia hell *Helon* Hep hip-ac hist hydr hydr-ac hydrobr-ac *Hyos* iber *Ign Iod Ip Iris* jac-c jatr-c jug-c just *Kali-ar* **Kali-bi** *Kali-br Kali-c Kali-chl Kali-i* kali-m kali-n kali-p kali-perm kali-pic *Kali-s* kali-sil kali-sula **Kalm** kreos lac-ac **Lac-c** *Lach* Lachn lat-m laur lem-m lil-s lob lob-c lobin **Lyc Mag-c** *Mag-m* mag-p mag-s *Manc* mand mang med menis meny **Merc** *Merc-c* merc-i-f merc-n merc-sul merl **Mez** mill morph mosch *Mur-ac* myric *Naja* narc-ps narcot narz *Nat-ar Nat-c* **Nat-m** nat-n *Nat-p Nat-s* nicot *Nit-ac* nit-s-d **Nux-m** *Nux-v* ol-an olnd onos *Op* ox-ac pall par petr ph-ac phel **Phos** *Phyt* plan *Plat* plb *Podo* polyp-p psil *Psor* ptel **Puls** quill raph rauw **Rhus-t** rhus-v rumx *Sabad Sabin* sacch-a sal-ac samb **Sang** sangin-n sanic sarcol-ac *Sars* sec sel *Senec* **Seneg Sep Sil** *Sin-n* sol-ni *Spong* squil *Stann* staph **Stict** still **Stram** stront-c stry sul-ac sul-i **Sulph** sumb tab tarax tell *Thuj* thyr tub upa uran-n ust valer **Verat Verat-v** verb visc voes wye xan *Zinc* zinc-p zing
- right: stann
- daytime: mez
- morning: agar *Ail* all-c alum am-c ambr *Ammc* ant-c ant-t arg-n berb bufo calc cann-s caust cortiso fago hep hyos lach lyc mag-c mag-m mag-s mang meny mez

Dryness

Dryness – morning: ... nat-ar ol-an petr phyt plan plb polyp-p **Puls** ran-s sars stann stram stront-c sulph tell ust zinc
- **waking**; on: *Alum* alum-sil am-c *Ambr* borx *Bov* cadm-met carb-ac coc-c kali-i lach mag-c ol-an phos **Puls** rauw sars *Seneg* sep zinc
- **walking** agg: zinc
- **forenoon**: anac genist jab
- **noon**: mag-m
- **afternoon**: am-c bart canth *Cist* mang phyt sang sep sulph
  - 17 h: phyt sulph tell
  - **waking**; on: sel
- **evening**: **Alum** alum-p am-c *Bar-c* brom chlor cist dirc dulc fago kali-p lyc ox-ac phos polyp-p sel senec sep stram tell *Zinc*
  - 18 h: mang
  - **sleep**; before: sep staph
- **night**: abrom-a acon alumn arg-n ars *Calc* calc-p caust cimic **Cinnb** *Cist* coc-c flav gal-ac glon graph kali-c *Lach* lyc mag-c menis nat-c nit-ac phel plat **Puls** rhus-t *Senec* Seneg sep sil *Sulph* Ust
  - **midnight**: *Arum-t* **Kali-bi** puls sul-ac
    - after: puls sul-ac
    - 2-3 h: kali-c
  - **waking**; on: lachn
- **accompanied** by:
  - **salivation**: agar *Colch* rhod
  - **thirst** (See STOM - Thirst - accompanied - throat)
- **air**; in open:
  - **agg**: ammc gins mang
- **bed** agg; in: phyt rhus-t
- **chill**; during: phos thuj
- **cold**; after taking a: nat-ar quill
- **cold** water | **amel** (➚ thirst - with - water - cold): abrom-a cadm-met cortico rauw
- **cough**:
  - **agg**: bell cadm-met calc-p *Cham* eug **Puls** rhus-t squil *Sulph* thuj
  - **during**:
    - **agg**:
      - honey | **amel**: cortiso
    - **amel**: stann
- **dinner**; after: zinc
- **diphtheria**; during: phyt
- **drinking** | not amel: acon-ac cladon colch eug lipp lob psil sang sarr sep stram sulph verat
- **eating**:
  - after | agg: aesc mag-c nat-m
  - **amel**: anac cadm-met *Cist* phos tell
- **hawking** agg: *Spong*
- **heat**; during: acon asar bell ign nit-ac *Nux-m* nux-v olnd op phos puls rhus-t sep stram sulph

▽ extensions | O localizations | ● Künzli dot

Throat

Dryness

- **honey**; warm | **amel**: cortiso
- **inspiration** agg: eupi ham ind nat-ar
- **itching**: mang
- **lying** agg: caust lyc
- **menses**; during: nux-m tarent
- **painful**: anac *Lach* tell
- **rest** agg: con
- **rising** agg: cob ham
- **roughness**: ang **Dros**
- **singing** agg: cortico sang
- **sleep**; during: nux-m seneg tarent
- **spots**: cist con lach phyt
- **swallowing**:
  • **agg**: carb-v caust lyc mag-c rauw
  • **amel**: cist cortico stann
  • **empty** | **agg**: cortiso
  • **saliva** | **amel**: *Cist* cub
- **talking** agg: alumn cadm-met graph merc-act sil
  • **difficult**; very: bry merc seneg xan
- **tea** | **amel**: cadm-met
- **thirst**:
  • **with**: *Bry* carb-an cimic stram
  ⁞ **water**; for:
  ⁞ **cold** (↗*cold water - amel.*): abrom-a allox
  ⁞ **warm**: abrom-a
  • **without**: ang *Apis* asaf *Calad* calc canth caps carb-an caust *Cocc* eupi hyos kali-bi *Lach* lyc mag-m mang meny nat-c nux-m op pall par ph-ac psor puls samb sep *Sin-n* stram
- **urination** agg; after: nit-ac
- **waking**; on: *Alum* alum-p alum-sil *Ambr* bov cadm-met *Cinnb Cist* coc-c *Lac-c* **Lach** *Lachn* lyc mag-c *Manc* morph naja nat-ar **Nux-m** ol-an par phos rauw sars sel sep sil sul-ac sulph zing
- **walking** in open air agg: nat-c tell
- **warm** drinks | **amel**: cortiso
- **weather**:
  • **cold** agg: sacch-a
  • **wet** | **agg**: sacch-a
○ **Esophagus**: acon adox alum ars bell bufo *Cocc* kali-br *Lach* merc-i-f *Mez* naja nat-m op ptel schin sec *Sep Sulph* sumb
- **Fauces**: acon *Aesc* bell canth caps cist gels jug-c kali-sula *Nux-m Phos Phyt Sabad* sal-ac senec stram xan
- **Nasopharynx**: adox beryl lem-m phyt
  • **morning**: cortiso
- **Pharynx**: bell cimic cortiso helia nux-m sin-n
  • **honey** | **amel**: cortiso
  • **swallowing** empty | **agg**: cortiso
  • **warm** drinks | **amel**: cortiso
- **Posterior** part: caust cimic **Dros** kali-c merc mez rhus-t
- **Soft** palate (See MOUT - Dryness - palate - soft)
- **Uvula**: cortiso nat-m sil
  • **honey** | **amel**: cortiso
  • **swallowing** empty | **agg**: cortiso
  • **warm** drinks | **amel**: cortiso

DUST in; as if: am-c bell calc chel coc-c crot-c flav verat

ELONGATED:
○ **Uvula**: acon alum *Alumn Apis* aur aur-s *Bapt* bar-c **Bar-m** bell brom calc calc-f *Cann-s* canth *Caps* carl chel clem *Coc-c* cocc-s *Coff Croc* **Crot-t** dulc fago get *Hep Hyos* ind *Iod* kali-bi *Kali-i* **Kali-i** lac-ac *Lac-c* **Lach** lyc lyss *Manc* med *Merc* merc-c merc-i-f merc-i-r mill nat-ar *Nat-m* nux-v ph-ac **Phos** phys phyt plat psor *Puls* rumx-act sabad sil sul-i **Sulph** thuj wye zinc
  • **sensation** as if: acon alum calc *Cann-s* cham chel coc-c cocc-s croc crot-h crot-t dulc iod kali-bi plat spig sulph thuj wye
  ⁞ **hawking**; from constant: coc-c
  ⁞ **pressing** on something hard: caps

EMPTINESS: calc-p chin cimic elat fl-ac iris lach lob lyc mur-ac nat-ar phyt ptel rumx sanic x-ray xan
- **swallowing** agg: lyc
○ **Pharynx** had disappeared; hollow feeling as if: lach phyt x-ray

ENLARGEMENT:
- **sensation** of: sanic
○ **Esophagus**:
  ○ **Upper** part | **sensation** of enlargement of: elat
- **Tonsils** (See Swelling - tonsils)

EROSION: *Aesc Apis* ars brom mez sumb
- **spots**: brom

ERUCTATIONS agg: phys

ERUPTIONS: merc phyt
- **angioneurotic** edema (↗*Swelling - edematous*): **Apis**
- **vesicles**: ant-t apis ars aur-m-n canth ph-ac *Rhus-t* rhus-v sep
  ○ **Pharynx**: ant-t canth
  • **Tonsils**: aur-m-n iris nit-ac
  • **Uvula**: calc carb-an *Sulph*
  ⁞ **Tip**: psor

ESOPHAGITIS (See Inflammation - esophagus)

EXCORIATION (↗*Pain - raw*): acon *Aesc* **Alum** am-m *Ambr* anac ant-c *Apis Arg-met* arg-n ars asaf bapt *Bar-c* bell borx bov brom bros-gau bry calc canth carb-v *Caust* chin dig dros fago ferr ferr-p *Graph* grat ham hell hep ign irid-met kali-bi kali-c kali-n kreos lach laur lyc lycps-v mag-c mag-m mag-p manc mang *Merc* merc-c mez mur-ac nat-c nat-m *Nit-ac Nux-v* ol-an ph-ac phos phyt puls sabad sang sep sil spong stann stront-c sul-ac sulph tab thuj zinc

EXUDATION (See Membrane)

FEATHER; sensation of a: flav *Pneu*

FISHBONE (See Pain - splinter)

FISSURED: arum-t bell elaps kali-bi
○ **Pharynx**: bar-c elaps kali-bi ph-ac phos
  • **left** side: kali-bi

FOOD:
- **lodges** in throat: acet-ac all-c arg-n arn ars bar-c *Bell* bry calc *Caust* chin croc crot-h ferr-i graph ign iris

Food — Throat — Hanging

- **lodges** in throat: ...
  kali-bi kali-c lac-ac **Lach** lyc nat-m **Nit-ac** op petr puls sabad sep sil sulph thuj *Zinc*
  - **bread** crumb: graph
  - **children**; in | **nurslings**: kali-c
  - **eating** fast; when: lach
  - **sensation** as if: pall
- **passes** into posterior nares (↗*Liquids; Paralysis*): Bell caust diph kali-perm *Lach* lyc merc **Merc-c** nit-ac petr phyt *Sil*
- **sensation** of: ambr arg-n arn *Calc* ferr-i zinc
- ○ **Epiglottis**, about: hepat
- ○ **Esophagus**:
  - **felt** until it enters the stomach; food is: alum ambr bry phos
  - **sensation** as if food lodged in: abies-c allox am-m *Ars Bar-c Calc Caust* cham *Chin* dig *Gels Kali-c* lac-ac m-arct *Puls* rhus-t
  - **length**; whole: alum
  - **turns** like a corkscrew on swallowing: elaps
  - **passes** over raw places: bar-c
- ○ **Cardia**: ign

FOREIGN body; sensation of a (↗*Bone; Bread; Lump*): Abies-n acon aesc agar ail am-c ambr *Ant-c Apis* aral *Arg-met* arg-n arn aur bar-c **Bell** brom bry bufo cadm-met calc carb-v chel chinin-s cic coloc **Con** cop croc *Crot-c Crot-t Dros* gels graph ham hep ign kali-bi kreos **Lach** led mag-c *Merc* mez mur-ac myric nat-s *Nit-ac Nux-m* ol-an phos phyt plan plb psil rhus-t *Ruta* sabad sabin *Sep* sol-t-ae sulph zinc
- **morning**: am-c cob
- **afternoon**: phos
- **evening**: am-c
- **apple** core: aral hep meny merc nit-ac pall phyt plan verat
- **bone** (See Bone)
- **bread** crumbs (See Bread)
- **skin** hanging loose in throat, and he must swallow over it: acon agn *Alum* ant-c ant-t bar-c berb ferr iod iris kreos *Lach* mang merc ol-an phos plat *Sabad* spong sulph valer
- ○ **Hyoid** bone; near: pall
- **smoking** agg: plb sep
- **sneezing** agg: bar-c plb
- **stone**: bufo stram
- **string**, as if a: sabad valer
- **swallowing**:
  - **agg**: graph ust
  - **must** swallow: ant-c
  - **not** amel: agar ant-c cadm-met *Crot-c Kali-bi* **Lach** *Sep*
- **walking** rapidly agg: nat-c
- ○ **Esophagus**: anac bell *Gels Lyc* nit-ac phos verat-v

FORMICATION (See Crawling)

FULLNESS: aesc ail aloe am-m ammc anan *Apis* arag arg-n arn arum-d atro bapt *Bell* brom carb-an carb-v carbn-s caul caust cench chinin-s cimic *Cinnb Con* cot *Eucal* eup-pur ferr-p gels glon *Iber* iod kali-p lac-ac

Fullness: ...
lac-c *Lach* mag-c phos phys *Phyt* puls raph *Sang Sil* sulph syph *Thuj* zinc
- **afternoon**: bapt
- **accompanied** by | **catarrh**: anemps
- **lying** down agg: apis
- **swallowing**:
  - **agg**: eucal *Sang*
  - **amel**: cench
- **turning** head | **left** agg; to: phyt
- **writing** agg: phyt

GANGRENE (↗*Discoloration - black*): **Ail** Am-c Anth arn **Ars** *Arum-t* bapt bell canth carb-ac *Carb-v Carbn-s Chin* chinin-ar con **Crot-h** echi euph kali-chl kali-n *Kali-p* kali-perm *Kreos Lach* merc *Merc-c* merc-cy *Mur-ac Nit-ac Phyt Sang Sec Sil* sul-ac *Sulph* tarent vario
○ **Uvula**: chinin-ar lac-c *Lach*

GLAZED appearance: **Apis** arag bell beryl *Carb-ac* cist *Hydr Hyos Kali-bi* **Lac-c** *Nat-ar Nat-m* petr *Phos* phyt stram
○ **Pharynx**: alum apis arag bell beryl cist hydr kali-bi *Lac-c* phos
- **Tonsils**: apis lac-c

GLISTENING (See Glazed)

GLOBUS hystericus (See Lump)

GLUEY: sep

GOUTY metastasis: colch merc

GRANULATED: alum bar-c calc-f calc-p hom-xyz *Hydr Kali-bi Kali-m Merc-d* mez *Phyt* yuc

GULPING UP (See STOM - Eructations; type - food)

GURGLING; esophagus is:
- **convulsions**; during: *Cina Oena*
- **cough**; after: *Cina* cupr mur-ac
- **drinking** agg: arn *Ars Cina Cupr Cupr-act Elaps Hell Hydr-ac Laur* phos sil thuj
- **sleep** agg; during: lyc
- **swallowing** agg: cina cupr thuj

HAIR; sensation of a (↗*Hanging in - thread*): aesc-g all-s ambr aq-mar *Arg-n* ars carbn-s caust coc-c dros hepat iod *Kali-bi* lach nat-m nit-ac nux-v pulx sabad sang scor *Sil Sulph* thuj uran-n valer yuc
- **afternoon**: *Sulph*
○ **Posterior** part: coc-c

HANGING in throat; sensation as if something were: acon agn alum ant-c kreos **Lach** ol-an *Phos* plat sabad thuj **Yuc**
- **cloth**; a piece of: agn
- **mucus** (↗*Mucus - hanging*): agn *Carb-an* lach *Merc-c* phos thuj **Yuc**
- **skin** hanging loose in throat (See Foreign - skin)
- **thread** (↗*Hair*): ars coc-c cocc *Kali-bi* nat-m pulx sabad *Sil* sulph urt-u *Valer*

Hanging — Throat — Induration

Hanging
- **thread**: ...
  · **accompanied** by:
    : **salivation**: valer
    : **vomiting**: valer

HANGING to one side:
○ **Uvula**: lach
· **right** side: apis nat-m

HARD, as if: *Cupr*

HAWK; disposition to *(↗LARY - Scraping):* aesc aeth *Ail* all-c *Alum* alum-p alum-sil am-c am-m ambr anac ang ant-c apis *Arg-met* **Arg-n** *Arum-t* asar aur *Bar-s Bell* berb beryl bism borx *Brom Bry* bufo cain calad calc calc-ar calc-f calc-p camph cann-s canth carb-ac *Carb-an Carb-v Carbn-s Caust* cench cham chel chin chinin-ar cimic *Cimx Cina Cist* cob-n *Coc-c* cocc colch con **Cor-r** croc *Crot-t* cycl dig *Dros Dulc* eucal eug ferr-i ferr-ma *Fl-ac Gels* gent-c *Graph* grat *Guaj* gymno *Hep* hepat *Hydr* hyos iber iod just *Kali-bi* **Kali-c** *Kali-chl Kali-m* kali-n kali-p kali-perm kali-s kreos lac-ac **Lach** laur *Lil-t* lob **Lyc** m-ambo mag-c *Mag-m Manc* mang **Med** meph merc *Merc-i-f Merc-i-r Mez* naja *Nat-ar* **Nat-c Nat-m** nat-p *Nat-s Nit-ac* nux-m **Nux-v** olnd onos ox-ac paeon pall par petr ph-ac **Phos** *Phyt* plat plb *Psor* ptel puls ran-b rhod rhus-t *Rumx Sabad* sabin samb sang sars *Sel* senec *Seneg* **Sep** *Sil* silphu spig spong *Stann Staph Stram Sulph Tab* tarax teucr *Thuj* thymol trif-p tub valer vinc viol-t wye xan *Zinc* zinc-p

- **morning**: *Ail* am-m ambr arn borx *Calc* **Caust** cench *Cist* cob fl-ac grat **Kali-bi** kali-n mag-m nat-c *Nat-m Petr Phos* phyt rhus-t sars *Sep*
  · **mucus**; from thick, postnasal: **Caps**
- **forenoon**: arg-n
  · **11** h: *Viol-t*
- **evening**: *Alum* caust hep kali-n stann
- **night**: aur sulph
- **air** agg; in open: *Carb-ac* nat-act nat-ar
- **breakfast** agg; after: calc-p
- **breathing** deep agg: sulph
- **constant**: **Caust Med** wye
- **dryness**, from: alum
- **ineffectual**: **Caust** cench mag-c *Mez* phos thuj
- **mucus** in throat and mouth; from thick: arg-n hepat kali-bi
- **roughness**, from: *Alum*
- **sitting** up in bed | **must** sit up: nat-p
- **sleep**:
  · **after** | **agg**: *Lach*
  · **during**: calc-p
- **talking**:
  · **agg**: arg-met calc-p
  · **before** being able to talk: carc
- **tickling**; from: sulph
- **walking** in open air agg: ant-c carb-ac

HAWKS up cheesy lumps●: *Agar* arg-n bry *Chen-a* coc-c *Hep* ign *Kali-bi* **Kali-chl** kali-m kali-p lyc *Mag-c* merc merc-c merc-i-f merc-i-r mez nat-s nit-ac **Phos●** *Psor* sanic sec sep sil tub

HEAT: *Acon* aesc aeth agar-ph alco aloe alum alumn am-c am-caust ant-c *Apis* apoc arg-met arg-n arn *Ars* ars-s-f *Arum-t Asaf* aster aur bapt bar-c *Bell* benz-ac bism bol-la borx bov brom *Bry* bufo cain calc camph cann-xyz canth *Caps* carb-an carb-v carl **Caust** cerv *Cham* chel chin chinin-ar cinch cinnb *Cist* clem cob coca cocc coff colch con cop crot-t cub cupr *Cycl* dros dulc *Euph* euphr *Ferr* ferr-ar ferr-p fl-ac *Gels Glon* graph guaj hell hep hura hydr-ac hyos hyper iber ign iod iris iris-fl jatr-c kali-ar kali-bi kali-c kali-chl kali-m kali-n kali-s kali-sula kreos lac-c *Lach* laur led lyc lyss manc mang *Merc* merc-c merc-i-f merc-sul merl **Mez** mosch naja nat-c nat-m nat-s *Nit-ac* nux-m **Nux-v** oena olnd ox-ac paeon par petr ph-ac phos *Phyt* pic-ac plat plb polyg-h ptel *Puls* quill ran-b ran-s raph *Rhod Rhus-t* **Sabad** samb *Sang Sec Senec* seneg sep spirae spong squil staph stram streptoc *Stront-c* stry sul-ac *Sulph* sumb tab tarax tarent ter teucr thuj ust verat verat-v vesp vip zinc

- **morning**: fl-ac sulph
- **forenoon**: carb-v
- **afternoon**: linu-c sep
  · **14** h: nat-c
- **evening**: nux-m ox-ac sumb
  · **18-19** h: sang
  · **21.30** h: rosm
- **night**: cinnb nit-ac
- **air** agg; in open: ant-c
- **breathing** agg: conv mang
- **cold**:
  · **air** | **amel**: *Sang*
- **coryza**; during: mag-m quill
- **cough**; after: aur-m rosm
- **sensation** of | **right**: rosm
- **swallowing** agg: ars *Bar-c* ferr hep tab
- **walking** in open air agg: led
▽**extending** to
  ○ **Stomach**: all-c crot-t iod manc merc naja tab
  ○**Esophagus**: aesc aeth aml-ns arg-n ars bell benz-ac brom *Camph* canth carb-ac *Colch* crot-t guare hydr-ac iod kali-chl kali-sula merc-c nat-s phos plb ptel rhus-t sul-ac wye
  · **rising** up after a fright, or with anxious feelings, heat: hyper
- **Fauces**: *Acon* aesc bapt bell *Canth Caps* carb-ac gels *Phos Phyt* sin-n still
  ▽ **extending** to | **Ears**: bapt
- **Pharynx**: phyt sang

HOLLOW feeling (See Emptiness)

HUNGER in; sensation of: mang

INDURATION: mez
○**Glands**; of: carc
- **Tonsils**; of: *Agar* alum alumn arg-n ars-i aur bac **Bar-c Bar-i Bar-m** brom calc calc-f *Calc-i Calc-p Cham* con cupr ferr-p *Graph* hep *Ign* iod kali-bi kali-m merc-i-f *Merc-i-r Nit-ac* petr phyt *Plb* plb-i sabad sil **Staph** sul-i thuj

Inflammation — Throat — Inflammation – Pharynx

INFLAMMATION: Acon aesc *Agar Ail* all-c all-s aloe *Alum* alum-p alum-sil *Am-c Am-m* anan ant-c *Apis Arg-met* **Arg-n** *Ars* ars-s-f arum-d *Arum-t Aur* aur-ar *Aur-m* aur-s bac bad *Bapt* **Bar-c** *Bar-m* **Bell** benz-ac berb bism brom *Bry* Bufo cadm-met cain calad *Calc Calc-p Calc-s* calc-sil canth **Caps** carb-v carbn carbn-s caust *Cham* chim-m **Chin** chinin-ar chlor cic cimic *Cinnb Cist* coc-c cocc *Coff Colch* coloc com con cop *Crot-c Crot-h* crot-t *Cupr* diphtox dol *Dulc* elae elaps euph euph-pe fago **Ferr-p** fl-ac flav *Gels* get *Graph* ham hell-v **Hep** hippoz hura-c ign ind *Iod* ip kali-ar *Kali-bi Kali-c* **Kali-i** kali-m kali-p *Kali-perm* kali-s kreos *Lac-c* **Lach** lachn lob-c **Lyc** *Lyss* mag-c mag-p manc mang med **Merc** *Merc-c Merc-cy* **Merc-d** *Merc-i-f Merc-i-r Mez Mucor Mur-ac Naja* nat-ar nat-c *Nat-m* nat-p *Nat-s* nicc **Nit-ac** nux-m *Nux-v* oena ol-an op ox-ac pall *Par* paull **Petr** ph-ac *Phos Phyt* plb plumbg psor ptel *Puls* ran-b *Rhus-t* ruta sabad sabin *Sang* sec seneg sep *Sil* sol-t-ae spig staph still strept-ent stront-c sul-ac *Sulph* syph tarent tell *Thuj* verat vip xan *Zinc* zinc-m zinc-p zinc-s ziz
- **alternating** sides: lac-c
- **right**: ars-met **Bell** gels ham *Lac-c* **Lyc** lyss *Merc Merc-i-f* phyt sars stront-c tarent xan
  ▽ extending to | **left**: lyc merc-i-f petr
- **left**: *Crot-h Elaps* form *Lac-ac Lac-c* **Lach** *Merc-i-r Naja* nicc psil sec *Sep* thuj
  ▽ extending to | **right**: lach sabad
- **forenoon**: jab
- **night**: *Cinnb* **Merc**
- **accompanied** by:
  • **influenza**: strept-ent
  • **salivation**: *Bar-m* merc
  • **Tongue**:
    ○ **dirty** discoloration: *Kali-m* merc
    ○ **mucus** on tongue:
    ○ **collection** of mucus: phyt
    ○ **white** mucus: *Ign*
    ○ **white** discoloration of the tongue | **heavily** coated: *Merc*
- **alternating** with | **Eyes**; sore: par
- **burning**, pressing: **Caps**
- **children**; in: cham
- **chronic** (🗡*Pain - chronic*): agar *Alum* **Arg-n Bar-c** bar-m bar-s bell brom *Calc Carb-v Carbn-s* chin *Cob* con dulc elaps *Fl-ac* graph *Ham Hep* ign iod *Jug-c* kali-bi kali-chl *Kali-i* kali-m *Lach* **Lyc** mang *Merc* mez *Nat-m Nit-ac* nux-v ol-j ox-ac *Phos Phyt* puls sabad seneg *Sep Sil* staph sul-i *Sulph* teucr *Thuj* tub
- **cold**; after: *Bar-c Bell* calc *Cham Dulc* kali-c petr
- **erysipelatous**: **Apis** bapt *Bell Canth Crot-h* euph *Lach* lyc *Merc* phyt *Rhus-t*
- **follicular**: aesc *Ail* **Bell** cop dros guaj **Hep** *Hydr* **Ign Iod** *Kali-bi Kali-chl Kali-i* kali-m *Lac-c Merc Merc-cy Merc-i-r Mur-ac* **Nat-m** *Nit-ac Phyt Sec* sul-ac
  • **chronic**: sangin-n
- **gangrenous**: hip-ac
- **malignant**: chinin-ar diphtox

- **menses**:
  • **before** | **agg**: lac-c *Mag-c* senec
  • **during** | **agg**: *Lac-c* senec
- **mercury**; after abuse of: *Arg-met* **Hep** *Nit-ac*
- **painful**: diph syph
- **painless**: **Bapt**
- **phlegmonous**: *Acon Alumn* bar-c *Bell* calc *Hep Lach Merc Nux-v Sulph* thuj
- **putrid**: arist-cl caps
- **recurrent** (See GENE - History - throat)
- **scarlet** fever: acon *Ail* apis ars *Asim* **Bar-c Bell** brom chinin-ar kali-perm lac-c *Lach* merc mur-ac *Phyt* rhus-t
- **tubercular**: bac
- **waking**; on: kali-bi *Lach*
- **warm** bed agg: apis coc-c
- **weather** agg; cold wet: kali-bi
- **winter**: kali-bi
▽**extending** to
  ○ **Downwards**: merc
  • **Larynx**: kali-bi
  • **Nose**: kali-bi *Nit-ac*
  • **Upward**: merc
  ○ **And** downward: *Merc*
○**Esophagus** (= esophagitis): acon alum am-caust arn **Ars** asaf bell bufo *Carb-v* cocc euph *Gels* influ *Iod* kali-sula laur merc mez naja *Nit-ac* oena *Phos* plb *Rhus-t* rob rumx-act sabad *Sang* sec streptoc sul-ac verat *Verat-v* vesp
  • **reflux** esophagitis: arg-n sang sulph
- **Fauces**: ail apis *Bell* cist ferr-p *Kali-bi* mentho merc merc-i-f sal-ac vario
  • **accompanied** by | **Tonsil**; mucus patches on right (See Mucous - tonsils - right - accompanied - fauces)
- **Nasopharynx**:
  • **acute**: *Acon* camph cist gels influ kali-bi kali-chl mentho *Merc-c* nat-ar sang **Merc**
  • **chronic**: am-br aur calc-f elaps fago *Hydr* influ *Kali-bi Kali-c* merc-c nat-i pen sep *Spig Stict* sulph thuj
- **Pharynx** (= pharyngitis): acon aesc allox *Alum* am-c ant-t *Apis* arg-met arg-n ars-i arum-d arum-m bapt bar-c bar-m bell brom bry calc canth caps carb-ac cinnm cortico crot-h dros dub dubo-m dys ferr-p guaj hed **Hep** hepat influ kali-bi kali-c kali-i *Lac-c* lach luf-op lyss mangi med mentho *Merc* merc-b morg-p nat-m nit-ac nux-v oxyte-chl parat-b parathyr phos *Phyt* polyg-h prot psor rhus-t sabad sabal salv sangin-n *Sil* sin-n sulph syph tub *Wye*
  • **right**: bar-c *Bell* guaj lyc mag-p merc merc-i-f nicc *Phyt* podo *Sang Sulph*
    ○ **extending** to | **right**: lyc
  ○ **left**: brom crot-h lach merc-i-r sabad
    ○ **extending** to | **right**: lac-c lach sabad
  • **afternoon**: lach
  • **acute**: *Acon Aesc* apis arg-n arum-t *Bell* bry canth **Caps** caust cist eucal ferr-p *Gels* glyc *Guaj* gymno **Hep** iod *Just Kali-bi* kali-c kali-m lach lachn led

▽ extensions | ○ localizations | ● Künzli dot

Inflammation – Pharynx **Throat** Irritation

- **acute**: ...
 mentho *Merc* merc-c merc-i-f merc-i-r naja nat-ar nat-i nux-v *Phyt* quill sal-ac *Sang* sangin-n *Sil* squil syph wye
- **atrophic**: sabal
- **bed** agg; in: *Merc* merc-i-f
- **chronic**: aesc alum am-br *Am-caust* arg-i *Arg-met Arg-n* ars arum-t aur bar-c bar-m brom *Calc* calc-p calc-sil cann-i carb-v caust cinnb cist *Coc-c* cub elaps ferr-p *Fl-ac* graph *Hep Hydr Iod Kali-bi* kali-c kali-chl kali-i *Lac-c* lach *Lyc* med *Merc* merc-c merc-i-f naja *Nat-c Nat-m Nux-v* ox-ac pen *Petr* phos *Phyt* puls *Rumx* sabad sabal *Sang* sec seneg *Sep* **Sil** stann sulph sumb tab toxo-g *Wye*
- **cold**:
  : **agg**: *Cist* fl-ac hep *Lyc*
  : **air**:
  : **agg**: sabad
  : **inspiration** | **amel**: sang
  : **drinks** | **amel**: apis
- **follicular**: wye
  : **acute**: aesc apis bell caps *Ferr-p* iod kali-bi *Kali-m* merc *Phyt* sangin-n wye
  : **chronic**: aesc *Alum* am-br *Arg-n* arn ars-i *Arum-t* calc-f calc-p caps caust cinnb cist dros *Hep Hydr* ign *Kali-bi* kali-m *Lach* merc-cy *Merc-i-f* nat-m nux-v phos *Phyt Sangin-n* stict still sulph *Wye*
- **gangrenous**: caps
- **herpetic**: *Apis* ars borx hydr jac-c *Kali-bi* kali-chl lach merc-i-f nat-s *Phyt* sal-ac
- **influenzal**: parat-b
- **menses**; during: lac-c
- **nasopharyngitis** (See nasopharynx)
- **perspiration** of feet; after suppressed: *Bar-c* psor sil
- **pressure** agg: lach merc-c
- **recurrent** (See GENE - History - pharynx)
- **rheumatic**: acon bry colch guaj phyt rhus-t
- **septic**: am-c *Hep* kreos mur-ac *Sil*
- **sleep** agg: *Lach* lyc
- **swallowing**:
  : **amel**: gels *Ign*
  : **empty** | **agg**: antip *Bar-c* crot-h dol *Hep Just* lac-c *Lach Merc* merc-i-f merc-i-r phyt sabad
  : **food**:
    : **agg**: bapt merc morph
    : **amel**: *Ign* lach
  : **liquids**:
    : **agg**: bell bry ign *Lach*
    : **amel**: cist
  : **not** swallowing; when: caps ign
- **sweets** agg: spong
- **talking** agg: kali-i
- **tubercular**: merc-i-r
- **warm**:
  : **agg**: coc-c iod lach *Merc*
  : **drinks**:
    : **agg**: *Lach* merc-i-f phyt
    : **amel**: *Alum Ars* calc-f *Lyc* morph rhus-t sabad

Inflammation: ...
- **Thyroid** gland (See EXTE - Inflammation - thyroid)
- **Tonsils** (= tonsillitis): *Acon* aesc *Ail* alum alum-sil **Alumn** *Am-c* aml-ns amyg anan ant-t anthraci *Apis* arg-n arist-cl arn *Ars* ars-s-f arum-t aur aur-s bac bacls-7 bad *Bapt* **Bar-c** bar-i *Bar-m* bar-s **Bell** benz-ac berb *Brom* bry bufo calc calc-f calc-i calc-p calc-s calc-sil *Canth* **Caps** carc cedr cent *Cham* chel *Chen-a* cist *Colch* con *Crot-h Cupr* cupr-ar cur dros *Dulc* dys ferr ferr-m ferr-p *Fl-ac* fuc *Gels* graph **Guaj** ham hed *Hep Ign Iod Kali-bi Kali-chl Kali-i* kali-m kali-p kali-perm **Lac-c** lach lat-m lyc mag-f mand mang **Merc** merc-c *Merc-cy* **Merc-d** *Merc-i-f* merc-i-r merc-k-i mez morph mucor naja *Nat-m Nat-s* **Nit-ac** nux-v phos *Phyt* phyt-b *Plb* **Psor** puls ran-s raph *Sabad Sang* sangin-n sep **Sil Staph** still streptoc *Sul-i* sulo-ac *Sulph* syph tarent teucr *Thuj* **Tub** tub v-a-b verat vesp vesp-xyz zinc zinc-m
- **alternating** sides: lac-c
- **right**: bell merc-i-f *Phyt*
- **left**: brom caps crot-h merc-i-r naja plb sabad sep still vcl
- **accompanied** by:
  : **hoarseness**: arist-cl
  : **salivation**: Bar-c
- **acute**: *Acon Ail* am-m amyg-p *Apis* arn *Bapt* bar-act *Bar-c* **Bar-m Bell** brom caps dulc eucal ferr-p gels gins *Guaj Gymno* hep *Ign* iod kali-bi *Kali-m* lac-c *Lach* lyc *Merc Merc-i-f Merc-i-r* naja nat-s *Phyt* rhus-t sabad *Sang Sil* sulph
- **alternating** with | **Head**; pain in: lac-d
- **chronic**: **Bar-c Bar-m** calc-p calc-s carc fuc gonotox hep ign lach lyc med nat-m nit-ac psor *Sil* strept-ent streptoc syph thuj tub v-a-b
- **follicular**: *Ail* ign kali-m nat-sal penic
- **followed** by | **rheumatism**: echi guaj kali-s lach phyt rhod
- **menses**; before: bar-c
- **painless**: **Bapt**
- **phlegmonous** | **acute**: acon apis *Bar-c* bar-i *Bell* caps cinnb guaj *Hep* lac-c lach lyc *Merc* merc-i-f merc-i-r *Phyt Psor* sang sangin-n sil *Tarent-c* vesp
- **recurrent** (See GENE - History - tonsillitis)
- **swelling**: calc-i thuj
- **weather**; at every spell of cold: bar-c *Dulc* hep
- **Uvula** (= uvulitis/staphylitis): *Acon* aeth agn *Alum* alumn amyg-p **Apis** ars **Bell** berb bism borx brom calc cann-s canth caps *Carb-v* caust chinin-s cimic cist **Coff** colch cortiso cupr-act *Gels* iod kali-bi kali-m *Kali-perm* **Lac-c** lyc lyss **Merc** merc-c *Merc-i-f Nat-m Nat-s* nit-ac nux-v *Phyt* plb ptel puls ruta sabad *Seneg* sil sul-i sulph thuj *Zinc*

INJURIES | **Esophagus**: cic

IRRITATION: *Ail* allox am-br aster atro **Bell** bov bros-gau carb-ac *Carb-v* chinin-s cimic **Con** *Crot-t* dros ferr-p gels *Glon Hep* hepat hura iod ip kali-br *Kali-i Kali-perm Lach Morb* morph nat-ar nat-s *Nux-v* puls rham-f rhus-t rhus-v sang sars sec ser-a-c sil stann sul-ac tab thev trif-p ust vanad wye

Irritation / Throat / Lump

- **morning**: chel dios nat-c *Sulph*
- **afternoon** | **14**.30-15 h: rosm
- **evening**: chel dios
- **night**: tab
- **agg**: coc-c
- ▽extending to | **Eustachian** tube: phyt
- ○**Esophagus**: *Coc-c Cocc* crot-t phos
- **Fauces**; deep in | **causes** cough: **Dros**
- **Pharynx**: aesc bov coch crot-t *Merc-i-f* olnd osm phyt ran-s trif-p verat

ITCHING: aeth agar alum am-m ambr anac ant-t *Apis* arg-met arum-t bry cain calc-s canth caust chel *Cist* colch con cop *Glon* kali-c kali-i nux-v petr *Plan* pycnop-sa sabad sal-ac samb spig *Spong* stront-c *Wye*
- **cough** agg; during (⬈*COUG - Itching - throat; COUG - Itching - throat; in)*: ambr zinc-i
- **laughing**; from: mang
- **periodical**: *Cist*
- **swallowing** agg: nux-v
- **talking** agg: mang
- ▽extending to | **Ear**: wye
- ○**Esophagus**: aeth cain
- **Fauces**: cist phyt rhus-t
- **Pharynx**: cain colch petr spig
  · **swallowing** agg: lachn stront-c
- **Posterior** nares (= choanae): ail
- **Uvula**: canth sabad

JERKING: cycl nat-m plat
▽extending to | **Pit** of stomach: sep

LEAF; sensation of a:
○**Pharynx**; in:
· as if a leaf lay before posterior nares | **morning** after waking: *Bar-c*

LIFTING agg: caust **Sil**

LIQUIDS taken are forced into nose (⬈*Food - passes; Paralysis; NOSE - Liquids - come*): anan **Arum-t** aur *Bar-c* bar-s bell bism canth *Carb-ac* caust cupr *Cur* diph gels hyos ign kali-bi *Kali-perm* **Lac-c** *Lach* **Lyc** *Lyss* Merc Merc-c *Merc-cy* Merc-i-f ol-an olnd par ph-ac phos phys *Phyt* **Plb** puls sil *Sul-ac* verat

LUMP; sensation of a (⬈*Foreign*): acon aesc agar ail *All-c* allox **Alum** alum-p alum-sil am-c *Ambr* Anac anan **Ant-c** apis aqui *Arg-n* arn ars ars-s-f arund **Asaf** aur aur-ar aur-m aur-s *Bar-c* bar-m bar-s bell benz-ac berb **Brom** bry bufo cact *Calc* calc-s calc-sil carb-v *Carbn-s* carc *Caust* cham chel chinin-s cic *Cina* cit-v *Coc-c* cocc coloc *Con* croc *Crot-c Crot-h* crot-t cur elaps *Ferr* ferr-ar *Ferr-p* flav *Gels Graph Hep* hipp hist *Hyos* **Ign** kali-ar *Kali-bi Kali-c* kali-n kali-p kali-s kali-sil kalm kreos lac-ac *Lac-c* lac-d **Lach** lact-v laur **Led** Lil-t **Lob** lyc lycps-v mag-c mag-m manc med merc *Merc-i-f Merc-i-r* mez *Mosch* mur-ac myric naja nat-ac nat-c nat-hchls **Nat-m** nat-p *Nit-ac* Nux-m *Nux-v* ol-an olnd par ph-ac phos phys *Phyt* plan plat **Plb** plb-act podo psil **Psor** *Puls* raph rumx ruta *Sabad* sabin saroth scut senec *Sep Sil*

Throat / Lump

Lump; sensation of a: ...
sol-t-ae still stram stry succ-xyz sul-ac *Sulph* tab *Thuj* tub ust *Valer* vario verat-v wye zinc zinc-p
- **right** side: sil vario
- **left** side: bar-c calc kali-c lach lyc sil
- **morning**: am-c cob hep
- **forenoon**: phos phyt
  · **riding** agg: phyt
- **afternoon**: *Bar-c*
- **evening**: am-c *Asaf* sep
  · **swallowing** agg: sep
- **night**: carc graph mag-m nat-m
- **bitter** lump: sul-ac
- **cold**:
  · **amel**: carc
- **cough**:
  · **agg**: lach
  · **during** | **amel**: kali-c
- **eating**:
  · **after** | **agg**: ambr
  · **agg**: sulph
- **eructations** | **amel**: kali-ar *Mag-m*
- **hard** lump: nux-m sul-ac
- **menopause**; during: aml-ns *Lach* valer zinc-val
- **painful**: alum gels **Lach** nat-m sil
- **rising** sensation (⬈*STOM - Ball - rising*): **Ars** **Asaf** aur **Bell** cact calc cann-i caust cham **Chel** cit-v *Coloc* **Con** **Gels** graph **Ign** kali-ar kali-c kali-p *Kalm* Lac-d lach **Lec** **Lob** **Lyc** mag-c *Mag-m* merc **Mosch** mur-ac **Nat-m** nit-ac *Nux-m* **Nux-v** petr phys *Plat* **Plb** **Puls** *Senec* **Sep** *Sil* spong *Stram* sul-ac **Sulph** tarent *Valer* verat-v zinc
  ○ **Brain**; to: plb
- **sleep** agg; during: *Crot-c* **Lach** **Nux-v** *Sep* valer
- **smoking** agg: plb sep
- **stone**: bufo
- **swallowing**:
  · **left** to right; lump from: xan
  · **agg**: *Bar-c* bros-gau calc *Gels Graph Lach* Merc Nat-m nat-s *Nux-v* pic-ac puls *Sep* sil ust xan
  · **empty**:
    agg: carc caust *Ferr* graph nit-ac *Nux-v* ruta sabad *Sulph*
  · **impeded**: lob
  · **impossible**: ign
  · **not** amel: agar ant-c bar-c bell crot-c gels hep *Kali-bi* lac-ac **Lach** **Nat-m** rumx *Sep*
  · **not** swallowing; when: ferr *Ign* Nat-m sulph
  · **returns** after: calc ign *Lac-c* **Lach** nat-m *Rumx*
  · **sensation**: phys
- **waking**; on: carc
- **warm**:
  · **agg**: carc valer
  ○**Esophagus**: *All-c* anac arg-met ars bar-c bell calc *Caust* chel *Chin* Coc-c *Con* Croc der dig fago *Gels* lac-ac *Lob* lob-s lyc **Merc-c** naja nit-ac phos *Plb* podo *Puls* raph rumx sabin sanic tab verat *Verat-v*
  · **eating**; after: elaps *Lac-ac*

Throat

- **Esophagus**: ...
  - **hard**: lyc
  - **periodical**: tab
  - **stomach**; rising from: asaf con
  - **swallowing** | **amel**: phos
  - o **Cardiac** opening: abies-n (non: tus-fa) tus-fr
  - **Inferior** esophagus (See cardiac)
  - **Middle** esophagus: (non: chin) *Puls*
  - **Superior** esophagus (See upper)
  - **Upper** esophagus: (non: calc-act) coc-c lob-s ust
- **Middle**: chin puls
- **Throat**-pit; in (See EXTE - Lumps)
- **Tonsils** | **right**: lycpr
- **Upper** throat: lac-c

LYING on back | **amel**: lach spong

MEMBRANE (↗*Coated; Diphtheria*): *Acet-ac* ail *Am-c* ant-t **Apis** arg-n **Ars** ars-i *Arum-t Bapt* bar-c bar-i bar-s bell bism **Brom** bry calc-p canth *Caps* **Carb-ac** caust chin chinin-ar chr-ac *Con Crot-c Crot-h* cupr-act *Echi Elaps* ferr-m hep ign *Iod* **Kali-bi Kali-chl** kali-i kali-m kali-p kali-perm *Kreos* **Lac-c Lach** *Lachn* **Lyc** mag-p manc *Merc Merc-c Merc-cy Merc-i-f Merc-i-r Mur-ac* naja *Nat-ar Nat-m Nit-ac* **Phos Phyt** plb puls **Rhus-t** sabad sal-ac *Sang Sec* **Sul-ac** sul-i **Sulph** tarent *Thuj* tub
- **right**: *Apis* ign lac-c **Lyc** *Merc Merc-i-f* phyt rhus-t
  ▽ **extending** to | **left**: lac-c **Lyc** *Sulph*
- **left**: bell brom crot-h lac-c **Lach** *Manc Merc-i-r*
  - **alternating** sides: **Lac-c**
  ▽ **extending** to | **right**: lac-c **Lach** naja petr xan
- **accompanied** by:
  - **coryza**: am-c *Ars Arum-t Carb-ac* chlor crot-h *Ign* **Kali-bi** kali-perm *Lac-c Lach Lyc Merc-c Merc-cy Merc-i-f Mur-ac* **Nit-ac**
  - o **Nose**; obstruction of: am-c hydr *Kali-m Lyc Merc-cy*
  - **blood**-streaked: kali-bi
  - **bluish**: carb-ac chinin-ar lach merc-cy merc-i-r
  - **brownish**: iod
  - **curdy**: elaps lac-c
  - **dark**: bapt chinin-ar diph phyt
  - **deep**-seated: ail apis kali-bi nit-ac
  - **degeneration**: kreos
  - **dirty**-looking: apis lac-c *Merc-c*
  - **dry** and shrivelled: *Ars*
  - **elastic**: kali-bi
  - **entire** throat: am-c ars kali-perm merc-cy
  - **gray**: alumn ant-t apis ars carb-ac *Con Iod* kali-bi kali-m lac-c lach lyc merc merc-cy merc-i-r *Mur-ac* naja nat-ar nit-ac **Phyt** sanic sul-ac sul-i
  - **greenish**: elaps *Kali-bi Merc-cy*
  - **irregular**: lac-c merc-i-f
  - **knotty**: kali-i
  - **leathery**: apis kali-n merc-cy
  - **loose**: lac-c merc-i-f merc-i-r
  - **migratory**: *Lac-c*
  - **patches**: canth *Kali-chl* kali-m merc-i-r *Mur-ac*
    - **isolated**: kali-bi

- **Membrane – patches**: ...
  - **small** specks: ail apis *Ars* canth iod kali-bi lac-c lach merc-i-r
  - **white**: lach *Mur-ac*
- **pearly**: kali-bi **Lac-c** *Sang*
- **prevent** this condition; to (= prophylaxis): apis diph merc-cy
- **profuse**: carb-ac lach lyc merc-c sul-ac
- **putrid**: ail ars ars-i arum-t bapt carb-ac kali-perm lach lyc merc merc-cy naja
- **scanty**: apis lach merc-i-f merc-i-r
- **sensation** of: bell carb-v *Puls*
- **thick**: ars ars-i diph hip-ac iod ip merc-cy sul-ac
- **thin**: lac-c merc-cy
- **transparent**: merc-i-f merc-i-r
- **varnished**, shining: *Lac-c*
- **wash** leather: bapt **Phyt**
- **white**: am-caust antip *Apis Ars* iod ip kali-bi **Kali-chl** kali-m kali-p kreos **Lac-c** *Lach* lyc *Merc Merc-c Merc-cy* merc-i-f *Mur-ac* nat-ar **Nit-ac** nux-m ox-ac petr **Phyt** stram *Sul-ac* zinc
- **wrinkled**: **Ars**
- **yellow**: apis kali-bi kali-s lac-c lach merc *Merc-cy Merc-i-f* **Nat-p** nit-ac rhus-t *Sul-ac Sulph* zinc
  - **greenish**-yellow: elaps merc-i-r
  ▽**extending** to
  - o **Bronchial** tubes: brom
  - **Larynx**: brom **Kali-bi**
  - **Nose**: kali-bi lyc merc *Merc-c* merc-cy **Nit-ac** sulph
  - o**Fauces**: caps hip-ac merc-cy
  - **Larynx**, extending upwards: brom
  - **Pharynx**, posterior wall: *Acet-ac* am-caust apis brom canth carb-ac *Kali-bi* kali-m kali-perm *Lac-c* lach med merc-cy merc-i-f mur-ac *Nit-ac* phyt *Sulph*
  - **Tonsils**: ail am-caust *Apis* bism carb-ac cupr-act hip-ac ign iod *Kali-bi* **Kali-br** *Kali-i* kali-p *Lac-c* **Lach Lyc** merc merc-i-f **Nit-ac Phyt** strept-ent
    - **right**: ign lac-c *Lyc* merc-i-f rhus-t
    - **left**: lac-c **Lach** merc-i-r
    - **diphtheria**; during: phyt
  - **Uvula**: *Apis* bism carb-ac *Kali-bi Kali-br* lac-c merc-c merc-i-f *Nit-ac* petr **Phyt**

MENSES: during: bar-c calc gels lac-c mag-c sulph
o**Tonsils**: lac-c

METASTASIS | gout: benz-ac merc

MUCOUS patches: ars-i *Fl-ac* kali-chl *Merc Mur-ac Nit-ac* phyt syph
- **gray** | **Tonsils**: kali-m
- o**Forepart** of throat: merc
- **Tonsils**: lat-m
  - **right**:
    - **accompanied** by | **Fauces**; inflammation of: merc-i-f
  - **white** or yellow shining patch: lac-c

MUCUS: acon aesc agar *Agra* ail **All-c Alum** alum-sil *Alumn* am-m *Ambr Anac* ang ant-c **Ant-t** aphis apoc **Arg-met Arg-n** arn ars *Ars-i* ars-s-f arum-d *Arum-t* asar aur aur-ar aur-i aur-s bapt bar-c bar-m bell

Throat

Mucus: ...
benz-ac *Berb* bism borx bov bry bufo cact *Calc* calc-ar calc-i calc-p *Calc-s* calo camph caps carb-ac *Carb-an Carb-v* carbn-s **Caust** cench *Cer-s Cere-b* cham chel chin cimic cina *Cinnb Cist* coc-c cocc coff colch con croc *Crot-h* crot-t cupr cur cycl diph dros dulc echi *Elaps* ery-a eucal eupi ferr-i ferr-p *Fl-ac* glon *Graph* grat guaj gymno hep hydr hyos *Ign* ind *Iod* jug-r kali-ar **Kali-bi Kali-c** kali-i kali-m *Kali-p* **Kali-s** kali-sil kalm kiss kreos lac-ac **Lach** lact laur lob lob-s *Lyc* lyss m-ambo mag-c mag-m mag-s mang med *Merc Merc-c Merc-i-f Merc-i-r Mez* mucor *Mur-ac* myric **Nat-ar Nat-c Nat-m** *Nat-p Nat-s Nit-ac* nit-s-d **Nux-v** ol-an op osm ox-ac par petr ph-ac phel *Phos* phys *Phyt* plan **Plat Plb** podo *Psor* ptel **Puls** pyrog *Ran-b* raph *Rhus-t Rumx* sabad samb sang sars *Sel Seneg* **Sep** *Sil* sol-t-ae *Spig* stann *Staph* stram sul-ac *Sulph* sumb tab tarax teucr *Thuj* til trif-p verat viol-t wildb xan *Zinc* zinc-p zing
- **morning**: all-s *Alum* am-m ambr apis **Arg-met** arg-n ars bad *Bar-c* borx bov *Calc* carbn-s *Caust* cench cer-s cimx cina *Cist* cob cupr eupi fl-ac gal-ac *Graph* hep **Kali-bi** *Kali-c* kali-p kali-s kreos lach lact laur lyc mag-c mag-m *Merc-i-f Nat-c Nat-m* nat-s nux-v *Petr* phos plat **Puls** rhus-t sabad sars *Sel* seneg *Sep Sil* spig stram sulph sumb tab tarax teucr *Thuj*
  • **waking**; on: *Alum* carb-an cench nat-c psil
- **forenoon** | **11 h**: *Viol-t*
- **afternoon** | **16 h**: nat-c
- **evening**: *Alum* ang bry calc-p cer-s hep merl stann
  • **18 h**: phys
- **night**: alum dulc nat-c nat-p *Nat-s* puls sep zing
  • **midnight**: arum-t
  • **waking**; on: alum
- **air** agg; in open: carb-ac
- **albuminous**: all-c am-m borx *Caust* cench merc-c **Nat-m** *Nat-s* sel spig sulph
- **bed** agg; in: iod
- **bitter**: arn ars *Cist* cupr ferr-ma grat merc nat-m tarax
- **black**: diphtox dubo-m elaps sulph
- **bloody**: alco alum am-br bad bapt bism borx cact carb-v cench chel fl-ac *Gels* hep **Kali-ar Kali-perm** *Lyc* mag-c mag-m merc-c phos sars sel sep *Stann* thuj
  • **breakfast**; before | **agg**: sabad
  • **breathing** | **hindering** breathing: aur
- **cheese**; tasting like old: psor
- **copious**: bapt cor-r hepat mang-act rumx
- **creamy**:
  o **Tonsils**:
    : **extending** to | **Uvula** and soft palate: nat-p
- **crusts** | **adherent**: elaps kali-bi kali-m
- **darkish**: abrom-a bapt
- **difficult** to detach (◆*tenacious*): *Alum* am-m *Ambr* cench cer-s *Merc-i-f*
- **dinner**; after: caust
- **drawn** from posterior nares: *Alum Alumn* anac ant-c *Arg-n* bell bry *Calc* calc-s canth carb-ac *Carb-v Caust* cench chin cinnb *Cor-r* cub *Elaps* euph euphr ferr-i gran graph *Hep* hydr kali-bi kali-c *Kali-chl* mag-c med merc merc-c merc-i-f merc-i-r mez *Nat-ar* **Nat-c Nat-m**

- **drawn** from posterior nares: ...
nat-p nat-s *Nit-ac* nux-v onos osm paeon ph-ac phyt **Plb** *Psor* rhus-t rumx sel sep sin-n **Spig** *Stict* sulph tell teucr thuj zinc zing
- **easily** discharged: *Arg-met* borx *Carb-v* nat-c
- **eating**:
  • **after** | **agg**: caust tub
  • **while** | **agg**: caust nux-v thuj verat
- **egg** white; like: nat-m
- **false** membrane, like: bell *Caust* diphtox puls
  o **Tonsils** and fauces; on: yellowish-red: merc
    : **dark** gangrenous; becoming: merc-cy
- **foul**: alum bry *Carb-v* nat-c petr *Phyt* scroph-n
- **frothy**: am-caust aphis brom bry kali-bi lach plat *Sil* urt-u
- **gelatinous**: *Arg-met* berb *Caust* cench coc-c **Kali-bi** *Nat-ar* nat-m verat
- **gluey** (See sticky)
- **grayish**: *Ambr* **Arg-met** ars kali-m merc merc-cy *Nat-ar* nat-s phos seneg stann sulph
  • **grayish** white:
    : **Tonsils** | **cavities**; grayish white mucus in: calc-i *Ign*
  • **grayish** yellow:
    : **Tonsils** | **left**: merc-i-r
  o **Tonsils**:
    : **dirty**, thick, with fiery red margins: apis
    : **thick** mucus with shred-like borders: merc
    : **extending** to:
      : **Posterior** nares and air passages | **purple**-black; and becoming: echi
- **greenish**: ail as borx cere-b *Colch* dros *Lyc* nat-m *Sil Stann* sumb zinc
- **hanging** down (◆*Hanging in - mucus*): *Carb-an* lach med *Merc-c* nat-s phos thuj
- **hindering** breathing: aur
- **lumps**: *Agar Alum* merc-i-f ol-an seneg sin-n teucr *Zinc*
  • **sensation**: ars
- **metallic** taste: calc kali-bi
- **offensive**: am-c bry *Carb-v* kali-bi *Lach* mag-c mur-ac psor *Sil* sulph thuj
- **plugs** of mucus:
  o **Tonsils** | **cavities**; plugs of mucus in: calc-f
- **putrid**: bapt *Carb-ac* cham kali-p
- **qualmishness**, during: *Graph*
- **rattling**: ambr *Ign Nux-v* par podo *Puls* sabad
- **red** as blood: thuj
- **ropy** (See stringy; tenacious)
- **saltish**: alum am-m anac ars *Calc Carbn-s* kali-i kali-p *Lach* merc *Nat-m Nat-s* nux-v phos sil sulph tell ther
- **sensation** of: cot eupi grat mez pen psil **Rhod** tub
- **sour**: crot-t laur mag-m mag-s phos plb tarax teucr
- **sticky**: bad *Caust* ol-an pall *Psor*
- **stringy** (◆*tenacious*): dubo-m *Get Kali-bi*
- **swallow**:
  • **must** be swallowed: *Caust* mag-c mur-ac zinc

Throat

Mycosis – swallow / **Pain**

- **neither** be swallowed nor hawked up; can: am-m kali-c mag-s
- **sweetish**: aesc all-c cop kali-bi lach laur mag-p sabad sumb
- **tenacious** (↗*difficult; stringy*): aesc agn alco *All-c* aloe *Alum* alum-p alum-sil am-br am-m ambr *Anac* ant-c ant-t *Apis* aq-pet **Arg-met Arg-n** arn arum-t asar bapt **Bar-c** bar-m *Bell* berb *Borx* bry bufo *Calc* calc-ar calc-sil canth caps carb-ac *Carb-v* carbn-s **Caust** cench cer-s chinin-s chr-ac chr-met cimic cimx *Cinnb Cist* clem coc-c coca cop cycl dulc euphr ferr-i ferr-m graph grat hom-xyz hydr iber ind iod **Kali-bi** *Kali-c* kali-m *Lach* lact laur lil-s lith-c lob lob-s lyc lyss *Mag-c Mag-m* mag-p *Mag-s* med merc merc-c *Merc-i-f* merc-i-r mez *Mur-ac Myric* naja nat-ar nat-c nat-m nat-p **Nat-s** *Nux-v* ol-an onos ox-ac paeon pall petr *Ph-ac* phos **Phyt** plan *Plb Psor* **Puls** ran-b raph *Rhus-t Rumx Sabad* sang sanic sars *Sel Seneg* sep **Sil** silphu *Stann* sul-ac sumb tab *Thuj* verat xan zinc
  - **morning**: *Alum Apis Arg-met* bar-c berb cupr **Kali-bi** kali-c lact mag-m petr **Puls** sars seneg sumb
  - **evening**: alum ran-b
  - **night**: dulc **Puls**
  - **thick** yellowish-brown like wash leather, pearly | **extending** to tonsils and soft palate: kali-bi
  - **white** | **Uvula**: am-caust
- **thick**: aesc aloe alum am-br *Anac* ant-c apis apoc *Arg-met* **Arg-n** bar-s *Bell* berb bry calc calc-s caps carb-ac **Caust** cench cimic *Cist* cur dulc ery-a fago *Glon* grat hydr ind **Kali-bi** kali-i kali-m lac-ac *Mag-c* mag-m merc *Nat-ar* **Nat-c** nat-m nat-p nat-s nicc nux-m petr *Phyt* plb prot psor ran-s sanic *Sil* sin-n stann sumb
  - **morning**: apoc mag-m petr *Sil*
  - **dark** gray or brownish-black | **Tonsils**: diph
- **tough** (See tenacious)
- **viscid** (See tenacious)
- **watery**: aesc chel hepat laur nat-m thuj
  - **morning**: spig thuj
- **weather** agg; wet: mang
- **white**: am-br am-m *Bell* berb *Borx* carb-ac **Caust** cob kali-chl lach mag-c merc-c *Merc-i-r* nat-ar **Nat-m** nat-p *Nat-s* nux-v raph sel seneg spig sul-i sulph
  - **morning**: chr-ac spig
  - **milk** white: kali-chl kali-m
- **yellow**: aesc alum ant-c apoc berb bry *Calc Calc-s* castm cench *Cist* cop dros eug hydr ind **Kali-bi** lac-ac lach *Nat-ar* nat-p nat-s nux-v ol-j rumx *Sil* spig stann sul-i sumb verat
  - **morning**: spig
  - **forenoon**: lyc
  ○ **Lower** part: alum alumn graph zinc
  - **Uvula**: sep
  ○**Anterior** part: merc
- **Fauces**: psor
  - **viscid**: psor

Mucus: ...
- **Forepart** (See anterior)

NARROW (↗*Choking*): acon *Alum Arg-met* arg-n arn ars asaf bapt **Bell** bry *Calc* caps carb-v *Caust* chel chin *Cic* cund *Dros* hyos lach lyc merc mez *Nat-m* nux-v phos *Puls Rhus-t* rumx sabad sang stram stront-c **Sulph** verat zinc
- **sensation** (↗*Choking*): acon *Alum* alumn arum-m arum-t **Bell** bry *Calc Carb-v Caust* chin cic *Dros* merc merc-c *Mez* nat-m *Nux-v* phos puls rhus-t sabad sin-a sulph zinc
  - **night**: phos
  - **cough** agg; during: calc coc-c
  - **swallowing** agg: **Bell** *Calc* lyc puls

NAUSEA in the throat (See STOM - Nausea - throat)

NECROSIS | **Fauces**: merc-cy

NUMBNESS (↗*Anesthesia*): acon all-c arg-met bapt bar-c bov gels *Kali-br* kali-cy mag-s nit-ac olnd sep verat-v
○**Tonsil** | **right**: sep

OBSTRUCTION: anan calc **Con** iod kali-bi kali-i merc-c mur-ac puls pyrus stict sumb visc
- **morning**: mag-c
- **chronic**: vip
- **swallowing** agg: arund *Calc* elaps nat-s
- **waking**; on: led
○**Tonsils**; from swelling of: **Bar-c**

PAIN (↗*fauces*): absin acal acon acon-f act-sp *Aesc Aeth* agar *Ail* alco all-c allox aloe *Alum* alum-p alum-sil *Alumn Am-br* am-c am-caust am-m ambr ammc *Anac Anan* ant-c ant-t anth (non: anthraci) anthraco antip *Apis* aq-mar arag arg-met *Arg-n* **Arn** ars ars-h ars-i ars-s-f arum-d arum-m **Arum-t** asaf *Asar* asc-c asc-t asim aspar astac aster atro aur aur-ar aur-i aur-m aur-s *Bac Bapt* bar-c bar-i bar-m bar-s **Bell** bell-p *Benz-ac* berb beryl *Bism* bol-la bol-s bond borx bov brach brom bros-gau bry *Bufo* cadm-met cadm-s cain caj *Calad Calc* calc-f calc-i calc-p *Calc-s* calc-sil *Camph* cann-i cann-s canth **Caps** carb-ac carb-an carb-v carbn-s carl castm caul *Caust* cedr celt cench ceph cham chel chin chin-b chinin-ar chinin-s chlf chlol chlor chr-o cic *Cimic* cinch cinnb *Cist* clem cob coc-c cocc coch cod *Coff* colch coloc *Con* cop corn cortico cortiso croc *Crot-c Crot-h* crot-t cub cund *Cupr* cupr-ac *Cupr-ar* cupr-s cur cycl delphin *Dig* digox dios cyt-l dirc dol dros *Dulc* echi epil erio eucal eug eup-per eup-pur **Euph** eupha-a fago ferr ferr-ar ferr-i ferr-m ferr-ma ferr-p ferul *Fl-ac* ferm fum gala gamb gels gent-c gent-l ger get gins glon graph grat *Guaj* gymno haem ham helia helio hell hell-o *Hep* hepat hera hip-ac hipp *Hom-xyz Hura* hura-c hydr hydr-ac hydrc hyos hyosin *Ign* ind iod ip iris iris-fl jab jac-c jac-g jal jatr-c jug-c kali-ar *Kali-bi* Kali-c *Kali-chl Kali-i* kali-m kali-n kali-ox kali-p kali-perm *Kali-s* kali-sil kali-sula kalm kreos lac-ac *Lac-c* lac-d lac-v-f **Lach** lachn laur *Led* lepi lil-s lil-t

| Pain | Throat | Pain – evening |

Pain: ...
lipp lob lob-c lob-s lol *Lyc* lycpr lyss m-arct m-aust *Mag-c Mag-m* mag-s manc mang med menth meny **Merc** merc-act merc-br *Merc-c Merc-cy* merc-d merc-i-f merc-i-r merc-n merc-sul merl mez mill morg-p mosch mur-ac myric myris naja nat-ar *Nat-c Nat-m* nat-p nat-s nicc *Nit-ac* nit-m-ac *Nux-m* nux-v nymph oena ol-an olnd onos op ovi-p ox-ac paeon pall par paull pen peti *Petr* ph-ac phel *Phos Phos-pchl* phys *Phyt* pic-ac plan plat plb plect plumbg podo polyp-p pop-cand prin prun-p psor ptel puls pycnop-sa quill rad-br ran-b ran-s raph rat rauw rhod **Rhus-t** rhus-v ric rob rosm rumx rumx-act ruta *Sabad* sabal sabin sacch-a sal-ac samb sang sangin-n sanic sapin *Sapo* sarcol-ac sars scarl *Sec* seneg *Sep* **Sil** sin-a sol-ni sol-t-ae solid spig spira spirae *Squil* stann *Staph* stict **Still** stram stront-c stry sul-ac sul-i *Sulph* sumb *Syph* **Tab** tarax tarent tart-ac tell tep ter teucr ther thuj thymu thyr til trif-p tub tus-p upa uran-n urt-u ust verat verat-v vesp vinc vip visc wye xan *Zinc* zinc-m zinc-p zinc-s zing ziz
- **alternating** sides: lac-c
  - **sore:** Lac-c
- **right:** am-c *Arg-n* ars arum-t *Bar-m* **Bell** calc-p carb-ac carb-v cench dol ferr-ma ferr-p gamb guaj ham helo hep ind iod jug-c kali-p *Lac-c Lach* lap-la lith-c **Lyc** lyss mag-c mag-p meph *Merc Merc-i-f* myric nat-p nicc phyt plat ptel sang sars sep sin-n sol-ni stann tarent ter ust v-a-b wye xan
  - **sore:** ars *Bell* calc-p carb-ac ham ind *Lac-c* lith-c **Lyc** lyss mag-c mag-p *Merc* merc-i-f nat-p nicc phyt plat ptel sars tarent ter xan
  - **stitching** pain: am-c cench ferr-ma *Gamb* sars stann tarent
- ▽ **extending** to:
  - left: all-c *Arum-t* bar-c **Lyc Merc-i-f** petr *Podo* sin-n *Sulph* syph
  - **sore:** *Arum-t* bar-c **Lyc** merc-i-f *Podo Sulph*
- **left:** allox antip arum-t atra-r bell brom bruc cench choc cimic *Crot-h* dios echi elaps form glon grat kali-bi kali-i kali-n kali-p *Lac-c* **Lach** mag-c mag-m manc merc-i-r naja nat-c nat-m nicc ph-ac plb psil psor ptel rumx sabad *Sec* sep sil staph sul-ac sulph teucr thyr tub verat zinc
  - **burning:** allox antip bruc
  - **sore:** *Crot-h* echi *Form* kali-bi *Lac-c* **Lach** manc merc-i-r *Naja* ph-ac rumx sabad *Sec Sul-ac*
  - **stitching** pain: arum-t bell cupr glon grat kali-bi kali-i kali-n mag-c mag-m nat-c nat-m psor sil staph sul-ac sulph tub
  - **tearing** pain: zinc
- ▽ **extending** to:
  - **right:** acon **Lach** plb sabad xan
    - **sore:** **Lach** plb *Sabad*
  - **Ear:** *Sec* tub
    - **sore:** *Sec*
  - **swallowing** agg: tub
- **daytime:** **Lach** lyss nit-ac ped
  - **amel:** sarcol-ac
  - **burning:** lyss

- **daytime:** ...
  - **pressing** pain: nit-ac
  - **sore:** **Lach** lyss ped
- **morning•:** all-c aloe alum alum-p alumn am-c am-m ambr arg-n arum-d *Arum-t* berb bov bry cadm-met calc-p *Carb-an* carb-v carc caust chel chinin-s cinnb cist cob coc-c dios fl-ac *Form* graph hep kali-bi kali-n kali-s *Lach* lyc mez mur-ac myric naja nat-c nat-m nicc nux-v ox-ac ph-ac phos phyt ptel puls *Rhus-t* sars sil spong stann sul-i sulph tong ust zinc
  - **7 h:** sep
    - **sore:** sep
  - **8-9 h:** aloe
    - **pressing** pain: aloe
    - **burning:** *Arum-t Carb-an* coc-c *Kali-bi* lyc mur-ac sulph
    - **pressing** pain: aloe am-c caust graph lach naja phos
    - **raw;** as if: all-c aloe alum am-m ambr arum-d bov *Carb-an* caust fl-ac mez mur-ac puls sars stann stront-c tong zinc
    - **rising** agg: graph kali-n ptel
    - **pressing** pain: graph
    - **stitching** pain: graph kali-n ptel
    - **sore:** alum arg-n bov bry cadm-met *Calc-p* carb-an carb-v carc chel cinnb *Cist* cob dios *Form* lyc myric nat-m nux-v ph-ac phos phyt puls sil sul-i ust
    - **stitching** pain: alum alumn hep kali-n nat-c nicc ph-ac ptel sars spong
  - **swallowing;** when not: puls
    - **sore:** puls
  - **tearing** pain: phos
  - **waking;** on•: arg-n aster bov cadm-met calc-p caust celt chel hydr kali-bi *Lach* rauw rhus-t
    - **burning:** rauw
    - **pressing** pain: caust
    - **sore:** arg-n aster bov cadm-met calc-p celt chel hydr
- **forenoon:** aesc bol-la cic jug-c led mag-c rhod spong
  - **10 h:** lyss
    - **sore:** lyss
  - **burning:** cic rhod spong
  - **raw;** as if: bol-la mag-c
  - **sore:** aesc jug-c
  - **stitching** pain: led
- **noon:** phos rhus-t
  - **burning:** rhus-t
- **afternoon:** chinin-s dios fago kali-p naja nat-c nux-v op opun-s phys ptel
  - **16 h:** *Arum-t*
    - **sore:** *Arum-t*
  - **17 h:** caust
    - **burning:** caust
    - **sore:** caust
  - **sore:** canth dios op opun-s phys ptel
  - **stitching** pain: kali-p nat-c nux-v
- **evening:** *Alum* am-c ars ars-s-f atra-r bar-c beryl bol-la bov brach calc-p *Carb-an Carb-v* carc caust chin chlor

▽ extensions | O localizations | ● Künzli dot

Pain – evening   **Throat**   Pain – burning

- **evening**: ...
  dig dios *Hep* hipp ind kali-bi kali-i kali-p lact lith-c mag-c mag-m mang mez mill nat-c nat-m nicc nit-ac ox-ac ped *Phos* plat puls raph rhus-t sabad sil spong stann sul-ac sulph tell viol-t zinc
  - **amel**: chinin-s
  - **burning**: alum beryl carb-an dig ox-ac rhus-t sulph
  - **pressing** pain: alum *Hep* nit-ac
  - **raw**; as if: alum bol-la bov brach chlor ham kali-bi mag-m mang nat-c *Phos* sulph zinc
  - **sore**: am-c beryl bov brach calc-p carb-an *Carb-v* carc dios ham ind kali-p lith-c mez nat-m ped podo stann *Sul-ac* tell viol-t zinc
  - **stitching** pain: alum bar-c *Carb-an* chin mag-c mag-m mill nat-c sil spong sul-ac sulph
- **night**: aloe *Alum* am-m *Anac* arg-n bac **Bar-c** bism calc-f camph canth carb-an carc cimic *Cinnb* crot-h cycl erig graph kali-n *Lach* mag-m mag-s manc *Merc* mur-ac nat-c nat-m nux-v phyt sarcol-ac sars sil spira sulph sumb zinc
  - **midnight**: *Arum-t* kali-bi
  - **after**:
    - 5 h: bros-gau
  - **burning**: *Arum-t* kali-bi
- **bed** agg; in: arg-n
  - **pressing** pain: arg-n
- **burning**: Bar-c calc-f carb-an mur-ac nux-v spira
- **cold** drinks agg: calc-f
  - **burning**: calc-f
- **drawing** pain: alum
- **drink** often; which causes him to: cinnb
- **pressing** pain: arg-n kali-n sars sulph
- **raw**; as if: *Anac* **Bar-c** mur-ac sumb
- **sore**: camph canth carb-an carc crot-h erig *Merc* nat-m zinc
- **stitching** pain: mag-m mag-s manc nat-c nat-m
- **accompanied** by:
  - **coryza** (↗*sore - accompanied - coryza*): sarcol-ac
  - **salivation**; increased: hipp
  - **thirst** for cold water: sulph
  - **Tibia**; pain in (See EXTR - Pain - legs - bones - tibia - accompanied - throat)
- **aching**: allox
- **air**:
  - **cold** | **sore** (See cold - air - agg. - sore)
- **air** agg; draft of: *Ambr* bell calc chin *Hep* kali-bi kali-c *Lach* merc-i-f *Nux-v*
  - **sore**: *Ambr Hep*
- **air**; in open:
  - **agg**: mez
  - **sore**: mez
  - **amel**: kali-bi
  - **sore**: kali-bi
- **alternating** with:
  O **Head**; pain in (See HEAD - Pain - alternating - throat)
- **apple** core; as from an: *Merc* phyt
- **ascending** stairs agg: nux-v

- **ascending** stairs agg: ...
  - **stitching** pain: nux-v
- **asthma**, before: *Bov*
  - **stitching** pain: *Bov*
- **awns** of barley in the pharynx; as from: berb kali-p mag-c ph-ac sars
- **bending** head forward agg: brom *Lach* phyt
- **biting** pain: ambr bar-c carb-v colch dros hyos merc mez mur-ac nat-m nux-v ph-ac phos plat puls ran-s sep tab teucr verat zinc
- **blowing** the nose agg: *Carb-v* merc
- **boring** pain: arg-met
  - **alternating** with | **Extremities**; pains in bones of: kali-bi
- **bread**:
  - **agg**: rhod
  - **burning**: rhod
- **breathing**:
  - **agg**: arg-met arg-n
  - **splinter**; as from a: arg-met arg-n
- **deep**:
  - **agg**: hep
  - **stitching** pain: hep
- **burning**: absin acal *Acon* acon-f *Aesc Aeth* agar alco all-c allox aloe *Alum* alum-p alum-sil alumn *Am-c* am-m ammc anan ant-c ant-t *Apis* arg-met *Arg-n Arn* **Ars** ars-h ars-i ars-s-f arum-m *Arum-t Asaf* asc-c aspar aster astra-m atro aur aur-i aur-s bapt bar-c bar-i bar-m bar-s *Bell* berb beryl bism bol-s borx *Bov* brom cain *Calad Calc* calc-f calc-p calc-s calc-sil *Camph* cann-i cann-s **Canth Caps** *Carb-ac Carb-an Carb-v Carbn-s* castm **Caust** cedr cham chel chin chin-b chinin-ar chinin-s chlf chlol cic *Cimic* cinch cist clem *Coc-c* cocc colch coloc con cop corn *Crot-c Crot-t* cub cupr cupr-act cupr-ar cupr-s cur cycl cyt-l delphin dig digox dios dros dulc echi erio eucal eup-per *Euph* ferr ferr-ar ferr-i ferr-m ferr-p fl-ac *Gels* glon *Graph Guaj* helio hell hell-o hep hom-xyz *Hura* hura-c hydr *Hyos* ign iod ip iris jatr-c jug-c kali-ar *Kali-bi Kali-c* kali-chl kali-i kali-m kali-n kali-ox kali-p kali-perm kali-s kali-sil kali-sula kreos lac-ac **Lac-c** *Lach Laur* lepi lil-s lob lob-c lol **Lyc** lyss m-aust mag-c manc mang *Merc* merc-br **Merc-c** *Merc-i-f Merc-i-r* merl **Mez** mosch *Mur-ac* myric myris nat-ar nat-c **Nat-m** nat-p *Nit-ac* nit-m-ac nux-m nux-v oena olnd ol-an *Ox-ac* paeon *Par Petr* ph-ac *Phos Phyt Plat* plb podo pop-cand *Psor* puls ran-b ran-s raph rauw *Rhod Rhus-t* rhus-v ric *Sabad* sal-ac **Sang** sangin-n *Sec Seneg Sep* sil solid spira *Spong Squil* still *Stram* stront-c sul-ac sul-i **Sulph** *Syph Tab* tarax tarent tart-ac tep ter thuj til tub upa urt-u *Verat* verat-v vesp vip visc zinc zinc-m zinc-p zinc-s
  - **accompanied** by | **coryza**: caps
  - **ball**; as from a | **hot** ball: phyt
  - **itching**, smarting pain: bar-c carb-v cist kali-bi merc mez mur-ac ph-ac phos puls teucr zinc
  - **peppery**; like: coloc crot-t euph *Mez* ol-an plat rad-br sal-ac
  - **vapor**; as from hot: merc

Throat

- **burnt**; as if: aesc *Apis* bov chin eup-per ferr iris mag-m merc merc-c mez phyt rhus-t sang sec seneg ther
- **children**; in:
  - nursing infants: bapt
  - sore: bapt
- **chill**:
  - **before**: eup-pur
  - **during**: bar-c bell borx bov brom *Bry* con dros hipp kali-c led mag-c nat-m **Nux-v** ph-ac phos puls *Rhus-t* **Sep** spig thuj zinc
  - sore: mag-c
- **chilliness**; with: cadm-s
  - **aching**: cadm-s
- **chronic** (↗*Inflammation - chronic*): am-c arg-met bar-c bov calc **Caps** dulc kali-n lach led *Lyc* **Mang** *Mur-ac* nat-m puls rhus-t *Sulph* **Zinc**
- **clawing** pain: alum grat
- **clearing** throat agg: alum seneg
  - **raw**; as if: seneg
  - **sore**: alum
- **cold**:
  - **air**:
    - agg: act-sp bell bufo calc chin cist *Coff* crot-h *Fl-ac* **Hep** Merc mez nux-v sabad
    - sore: act-sp **Bell** bufo *Cist Coff Fl-ac Hep* mez sabad
    - amel: all-c *Coff* ign kali-bi sang
  - **drawing** in cold air:
    - agg: *Bufo* **Nux-v**
    - raw; as if: *Bufo* **Nux-v**
  - **inspiration** agg: act-sp crot-h
    - tearing pain: act-sp crot-h
  - **anything** cold; from | agg: *Ars* **Hep Lyc** sabad *Sulph*
  - **drinks**:
    - **after**:
      - agg: *Ars* calc-f canth hep *Merc-c*
      - burning: *Ars* calc-f canth hep *Merc-c*
      - amel: coc-c
      - burning: coc-c
    - agg●: aq-mar arg-n ars atra-r calc-f canth lac-c *Lyc* manc merc-c pycnop-sa *Sabad Sulph* **Syph**
    - cutting pain: manc
    - amel: *Apis* arg-n bar-m beryl cadm-met carc coc-c ind iris lac-c *Lach* **Lyc** merc-i-f onos *Phyt* psor rauw
      - burning: *Apis* beryl iris rauw
      - sore: beryl
  - **food** | agg: *Ars* **Hep Lyc** sabad *Sulph*
- **cold**; after taking a: acon all-c alum alumn bar-c bell cham *Dulc* lach
  - sore: alumn lach
- **cold** agg; becoming●: *Ars Calc Calc-p* calc-sil *Dulc* **Hep Kali-c** *Lyc* **Merc Nit-ac Phos Phyt Sil**
- **cold** agg; becoming: ...
  - **splinter**; as from a: *Kali-c*
  - **stitching** pain: **Kali-c**
- **coryza**; during: ant-t cham *Laur* led nit-ac nux-v ph-ac phos puls
- **cough**:
  - **after**: atro beryl castm coc-c hep mag-m *Mur-ac* naja ph-ac phos sulph
  - **burning**: atro beryl castm coc-c hep mag-m *Mur-ac* ph-ac phos sulph
  - **during**:
    - agg: acon allox ambr anac ant-s-aur **Arg-met** ars *Arum-t Bell* beryl borx bry cadm-met calc calc-p calc-sil camph **Caps** carb-an *Carb-v* carbn-s caust chin chinin-s cist cob coc-c cycl ferr-p fl-ac hep iod kali-bi *Kali-c* kali-n kalm lac-c *Lach* lachn lyc mag-s **Merc** merc-i-r mez mur-ac nat-m nit-ac *Nux-v Phos* psil psor puls ran-s rumx sep sil spong stann stront-c sul-i sulph *Tarent*
    - cutting pain: calc lyc sulph
    - pressing pain: caps
    - raw; as if: *Ambr* anac **Arg-met** carb-v caust chin cob nat-m phos rumx sep sil **Spong** stront-c
    - sore: ambr ant-s-aur **Arg-met** beryl cadm-met calc-p carb-an carb-v fl-ac *Lach* lachn lyc phos ran-s sep spong stann tarent
    - stitching pain: borx bry cist hep kali-c lac-c lach lyc nit-ac nux-v phos sil
    - tearing pain: chinin-s *Cist*
    - amel: stann
    - stitching pain: stann
- **cramping**: zinc
- **cutting** pain: bell beryl bufo chinin-s grat kali-n lyc manc mang *Merc-c* merc-cy *Nit-ac* plan plb puls rob sep stann staph sul-ac sulph thuj uran-n ust
- **depressing** the tongue: merc-c
- **digging** pain: arg-met paull
- **dinner**; after: dig dros lyc sulph
  - burning: dig dros lyc
  - raw; as if: dros
- **diphtheria**:
  - **after**: phyt
  - **sore**: phyt
  - **during**: phyt
- **dragging** down: lil-t
- **drawing** pain: alum apis arg-met **Arg-n** aur aur-s bry calc-p caps croc cupr cycl kali-bi laur lepi merc-c mez nat-m plat plb sabad sabin stann staph *Stram* sulph teucr verat zinc
- **drinking**:
  - **after**:
    - agg: nit-ac
    - sore: nit-ac
    - tearing pain: nit-ac
    - amel: beryl
    - sore: beryl
  - agg: ambr *Arum-t* canth lyss par
  - burning: canth par
  - tearing pain: ambr

Pain – drinking • **Throat** • Pain – nervous

- **amel**: allox bros-gau bry carb-an ign kali-n tell
  - **burning**: bros-gau carb-an kali-n
- **water**:
  - **agg**: mez
- **dryness**; with: cub
  - **burning**: cub
- **eating**:
  - **after**:
    - **agg**: am-c ambr *Anac* ant-t ars *Calc* con kali-n *Lyc Nit-ac* par sep
    - **burning**: am-c ant-t *Calc* con *Lyc Nit-ac* par sep
    - **raw**; as if: *Anac*
    - **sore**: anac sep
    - **stitching pain**: kali-n
    - **amel**: beryl carb-an mez
    - **burning**: beryl carb-an mez
  - **agg**: kali-n sulph
    - **stitching pain**: kali-n sulph
  - **amel**: acon apis benz-ac beryl carb-an ferr gamb *Lach* onos phel pic-ac spong tell
    - **raw**; as if: onos
    - **sore**: apis beryl carb-an ferr pic-ac
    - **stitching** pain: gamb phel spong
  - **while**:
    - **agg**: aloe carb-v ferr phos psil
    - **sore**: carb-v ferr phos psil
- **eructations**; after: alum kali-c lac-ac sulph
  - **burning**: alum kali-c lac-ac *Sulph*
- **excoriated**; as if: bros-gau
- **exertion** agg: caust lac-c manc
  - **stitching pain**: manc
- **expectoration**:
  - **after**: arund
    - **sore**: arund
  - **agg**: bell
  - **amel**: allox
- **expiration**:
  - **agg**: crot-t iris mez
    - **burning**: crot-t iris mez
  - **during**:
    - **agg**: *Arg-met* ign ph-ac
    - **raw**; as if: *Arg-met* ph-ac
    - **sore**: *Arg-met*
- **fever**:
  - **during**:
    - **agg**: *Euph* merc
- **foreign** body; as from a: mag-c
- **gnawing** pain: ambr apis calc-s sep
- **hawking** up mucus:
  - **after**: cob thuj
    - **sore**: cob thuj
  - **agg**: arg-n *Bell* canth caust cench cob con *Kali-bi* kali-c **Lach** lyc *Mang Nat-c* nat-m *Phos* plat puls rhus-t sep thuj
    - **burning**: lyc sep
    - **cutting** pain: sep
    - **raw**; as if: cob *Mang*
    - **stitching** pain: plat

- **heat**; during: acon apis ars bell bov dros hist ign kali-c *Lach* merc mosch nit-ac nux-v ph-ac phos puls sep sulph
- **inspiration**:
  - **agg**: ail ap-g apis arg-n arum-t cann-i cist hep hura mag-m mez nat-n ran-b
    - **burning**: cann-i cist mez ran-b
    - **sore**: mez
    - **stitching pain**: hep mag-m
    - **tearing pain**: hura
  - **amel**: crot-t iris mez *Sang*
    - **burning**: crot-t iris mez *Sang*
  - **nose** agg; through: ap-g
- **lancinating**: am-caust ars aur-s bufo ferul manc sabin ust
- **lifting** agg: (non: calc) caust *Sil*
  - **tearing** pain: caust
- **lump**: arg-met calc caust cham ign laur nux-v *Sil*
  - **sore**: arg-met calc caust cham ign laur nux-v *Sil*
- **lying**:
  - **agg**: bell *Lach*
  - **amel**: calc canth lach
- **lying** down:
  - **agg**: puls
    - **burning**: puls
- **menses**:
  - **before**:
    - **agg**: bar-c calc canth con cupr dig gels iod lac-c *Mag-c Merc* nat-s sep sulph
      - **burning**: sulph
      - **sore**: canth *Lac-c Mag-c*
      - **stinging**: *Mag-c*
  - **during**:
    - **agg**: am-m arn bar-c cact *Calc* canth *Castm Chel* cic con cupr gels *Lac-c* laur mag-c mez mosch nat-s nux-m nux-v sul-ac *Sulph*
      - **burning**: calc nat-s sulph
      - **itching**, smarting pain: mez
    - **sore**: arn *Calc* canth gels **Lac-c** *Mag-c* sul-ac *Sulph*
- **mental** excitement; after: *Cist*
  - **stitching** pain: *Cist*
- **mental** exertion agg: caust
  - **tearing** pain: caust
- **milk** agg: ambr
- **motion**:
  - **agg**: arg-n *Bell* merc merl psor
  - **beginning** of:
    - **agg**: cortico
    - **splinter**; as from a: cortico
  - **head**; of:
    - **agg**: arg-n cham graph phos
    - **splinter**; as from a: arg-n
    - **stitching** pain: graph
  - **tongue**; of:
    - **agg**: alum ambr
    - **drawing** pain: alum
    - **stitching** pain: ambr
- **nervous** angina: mag-p

Throat

- **onions**; from: alum
  - **sore**: alum
- **opening** the mouth:
  - **agg**: aloe bros-gau *Kali-c*
  - **difficult**: kali-c
  - pressure agg: *Lach*
  - sore: *Lach*
  - sore: kali-c
- **operation**; after: ferr-p
  - **sore**: ferr-p
- **paroxysmal**: phos sep
- **perspiration**; during: acon apis *Ars* **Bell** bov *Cham* con *Dros* kali-c lach *Merc* mez nit-ac nux-v *Ph-ac Phos* puls rhus-t sabad **Sep** sulph thuj verat
- **pinching** pain: colch graph iod lach nat-m nit-ac sep
- **pressing** on larynx, when: kali-n
  - **stitching** pain: kali-n
- **pressing** pain: acon agar *Alum* alum-p alumn am-c am-m ambr ant-t apis arn ars asaf astac bar-c *Bell* berb brom bry calc calc-i calc-s *Camph* canth **Caps Carb-an** carb-v caust cham chel chin cinnb clem coc-c cop croc crot-t dulc ferr ferr-i ferr-ma gent-c *Graph* grat ham hell hep hera hyos ign iod kali-ar kali-bi kali-c kali-chl kali-i kali-m kali-n kali-p *Kalm* kreos lac-ac *Lach* led lob lyc m-arct mang *Merc Merc-c* merc-i-r merl *Mez* naja nat-c *Nat-m* nit-ac *Nux-v* par ph-ac phel phos plat *Puls* rat rhus-t ruta sabad sabin sars seneg sep sin-a spig spirae sul-ac sul-i sulph tab tarax teucr thuj verat zinc zinc-p
  - **asunder**: anac kali-ar
- **pressure** agg: kali-sula **Merc-c**
  - **burning**: **Merc-c**
- **pulsating** pain: rhus-t tarent
- **putting** out the tongue: cocc *Kali-bi Lach* **Phyt** sabad
- **raising** head from pillow agg: x-ray
  - **cramping**: x-ray
- **raw**; as if (↗*Excoriation*): acon *Aesc* all-c allox aloe *Alum* alum-p alum-sil alumn am-c am-m *Ambr Anac* anth apis **Arg-met Arg-n** ars arum-d *Arum-t* astac atro bapt **Bell** bell-p berb bol-la bov brach *Brom Bry* bufo cadm-met cain *Calc* calc-s canth *Carb-an Carb-v Carbn-s* **Caust** cench chel **Chin** chinin-ar chlol cimic cist cob *Coc-c* cod *Coloc* crot-h dig dirc dor dros dulc euph ferr *Gamb* gamb gent-c gent-l get *Graph* grat *Hep* hera *Hom-xyz* hydr ign ip iris *Kali-bi* kali-c kali-chl kali-i kali-m kali-n kali-p kali-perm kali-s kali-sil kalm kreos lac-ac *Lac-c* lach laur **Lyc** *Mag-c Mag-m* mang med *Merc* merc-br **Merc-c** merl *Mez Mur-ac Naja* nat-ar nat-c *Nat-m* nicc **Nit-ac** nux-m **Nux-v** ol-an onos op ox-ac pen petr ph-ac phel *Phos* **Phyt** plan **Plat** plb prin *Puls* pycnop-sa rad-br samb *Sang* sapin sars *Seneg* sep sil sol-ni *Spong Stann* stict **Still** stront-c *Sul-ac* **Sulph** sumb syph tab tarax *Thuj* til trif-p *Zinc* zinc-p
  - **respiration**: bell chin
  - **stitching** pain: bell chin
- **rest** agg: sabin
  - **stitching** pain: sabin
- **rheumatic**: ambr *Caust* cham gran ign mez *Par*
- **rising**:
  - **agg**: calc
  - **before**: ptel
  - **burning**: ptel
- **salivation**:
  - **after** | **amel**: arum-m
  - **agg**: beryl
  - **burning**: beryl
  - **sore**: beryl
- **scratching** pain: calc-f tub
- **seaside** agg; at the: iod
  - **burning**: iod
- **sharp**; as from something: glon rhus-t
- **shooting** (See stitching)
- **singers** | **sore** (See LARY - Pain - larynx - singers - sore)
- **singing** agg: allox
- **sitting** | **amel**: spong
- **sitting** up in bed:
  - **amel**: spong
  - **drawing** pain: spong
- **sleep**:
  - **after**:
    - **agg**: kali-bi lac-c lach merc-i-r
    - **raw**; as if: *Lach*
  - **amel**: crot-t
  - **burning**: crot-t
- **smokers**: caps
  - **sore**: caps
- **smoking**:
  - **after** | **agg**: coc-c psil
  - **agg**: bell coc-c nat-m ran-b tarax
  - **burning**: bell coc-c nat-m ran-b tarax
  - **raw**; as if: nat-m
- **sneezing**:
  - **agg**: hyper ictod led lyc mag-c *Phos*
  - **pressing** pain: led
  - **sore**: hyper mag-c
  - **stitching** pain: lyc mag-c
  - **tearing** pain: phos
  - **amel**: am-br
- **sore**: acon *Aesc Ail All-c* allox *Alum* alum-p alum-sil *Am-br Am-c* am-caust am-m ambr anac *Ant-c* antip *Apis* aq-mar arag **Arg-met Arg-n** *Ars* ars-s-f arum-d *Arum-t Asaf* asim atro aur *Bac* **Bapt Bar-c Bell** *Benz-ac* beryl brach brom bry *Bufo* cadm-met cadm-s caj *Calc Calc-p Calc-s* camph cann-s *Canth* **Caps Carb-ac** carb-an *Carb-v* carbn-s carc carl *Caust* celt cench ceph *Cham* chlor chr-o cimic *Cist* coc-c coch coff con cop **Crot-h** crot-h crot-t cund cupr cupr-ar cycl dig dios dor echi epil eug eup-per eup-pur euph-a fago ferr ferr-ar ferr-p *Fl-ac* form gala gamb *Gels* gent-c ger glon graph *Guaj* gymno haem ham helia hell *Hep* hepat hip-ac hipp hom-xyz hydr hydr-ac hyosin *Ign* ind *Ip* iris jab jac-c jac-g jatr-c jug-c kali-ar *Kali-bi* kali-c kali-chl kali-i kali-m kali-n kali-p kali-perm kali-s kali-sil kreos lac-ac lac-c lac-d lac-v-f **Lach** lachn *Led* lil-s lipp lob lob-c lob-s **Lyc** lycpr *Lyss* m-aust mag-c mag-m mag-s mang med menth **Merc** merc-act *Merc-c Merc-cy* merc-d *Merc-i-f Merc-i-r* merc-n *Mez Mur-ac* myric naja *Nat-ar*

Throat

Pain

- **sore**: ...
  nat-c nat-m nat-p nat-s nicc **Nit-ac** *Nux-m Nux-v* nymph oena onos ovi-p *Ox-ac* petr ph-ac phel phos phys *Phyt* pic-ac plan plat plect podo polyp-p prun-p *Psor* ptel puls pycnop-sa quill ran-b ran-s *Rhus-t* rhus-v rumx rumx-act ruta sabad sabal sabin sacch-a sal-ac samb sang sangin-n sanic sapin *Sapo* sarcol-ac seneg *Sep Sil* stann *Staph* stict still stry *Sul-ac Sulph* tarent tell tep ther thuj trif-p tus-p upa urt-u verat vesp vinc visc wye xan zinc zinc-m zinc-p zinc-s zing ziz
  - **accompanied** by:
    - chilliness: mag-p
    - coryza (*accompanied - coryza*): *Calc* Carb-an cimic coc-c lac-c *Lach* lap-la mag-m **Merc Nit-ac Nux-v Phos** *Phyt* sep
    - scarlatina; malignant: am-c
  - **alternating** with | Eye; inflammation of (See EYE - Inflammation - alternating - throat)
- **splinter**; as from a (*Bone*): acon allox *Alum* alum-sil *Apis* aq-mar **Arg-n** berb *Calc* calc-sil caust *Chel* cic cortico cortiso **Dol Hep** ign kali-bi **Kali-c** lac-c *Lach* mag-c merc *Nat-m Nit-ac* phys *Phyt Sil* sol-ni sulph thyr zinc-i
- **stinging**: *Acon* aesc **Apis** *Arum-t* asar *Aur Bell* caps *Ip* jal led lyss *Mag-c Merc* nat-c *Nit-ac* par *Spong* still stram
- **stitching** pain: **Acon** *Aesc Aeth* agar *Alum* am-c *Am-m* ambr anan apis arg-n arn ars ars-s-f arum-m asaf *Asar* asc-t aur aur-ar aur-s bapt *Bar-c* **Bell** berb bond *Bov* brom bros-gau *Bry* calad *Calc* calc-s *Camph* canth caps carb-ac carb-an *Carb-v* carbn-s carl caust cham chel *Chin* chinin-ar chinin-s cinch *Cist Coff* coloc cupr *Dig* dros euph ferr-i ferr-ma gamb gins glon *Graph* gymno hell **Hep** hydrc *Hyos Ign* iod *Ip* kali-ar kali-bi **Kali-c** kali-i *Kali-m* kali-p kali-s *Lach* laur *Led* lil-s *Lyc* mag-c mag-m mag-s manc mang meny *Merc* merc-c *Merc-i-r* mez mill nat-ar *Nat-m* nat-p nicc **Nit-ac** nux-m *Nux-v* par *Petr Ph-ac* phel phos phat podo psor **Puls** ran-s raph rat *Rhus-t Sabad* sabin *Sars* seneg *Sep Sil* spig *Spong Stann* staph stram stront-c *Sul-ac Sulph* tarax tarent teucr *Thuj* tub verat zinc
- **boring** pain: stann
- **stooping**
  - **after**:
    - **agg**: nat-c
    - **sore**: nat-c
  - **agg**: **Caust** nat-c
  - **rising**; and on: graph
    - **stitching** pain: graph
- **straining** throat, after: **Rhus-t**
  - **sore**: **Rhus-t**
- **streak**: ol-an
  - **sore**: ol-an
- **supper** agg; after: nit-ac
  - **burning**: nit-ac
- **swallowing**:
  - **after**:
    - **agg**: ambr arum-t bry *Calc Nux-v* phos puls rhus-t sulph zinc

Pain – swallowing

- **swallowing – after**: ...
  - **amel**: allox aq-mar bapt bell caps cist *Ign* kali-bi lac-c *Lach* merc sulph
  - **agg**: abrom-a acon adren aesc aeth *Agar Ail* all-c allox **Alum** alum-p alum-sil *Alumn* **Am-c** am-m ambr amyg-p anac *Anan* ang ant-c ant-t anth *Apis* aq-mar **Arg-met** arg-n arn **Ars** ars-s-f **Arum-t** asaf atro **Aur** aur-ar aur-s *Bad Bapt Bar-c* bar-m bar-s **Bell** bell-p bism borx both bov brom bros-gau *Bry* bufo *Caj Calc* calc-f calc-i *Calc-p* calc-s calc-sil camph *Canth* caps carb-ac *Carb-an Carb-v* carbn-s castm caust *Cham* chel **Chin** *Chinin-ar* chinin-s *Cic* cimic cinnb clem coc-c cocain cocc **Coff** colch coli con cor-r croc cupr-act cur cycl der dig dios dirc dol dros dub *Elaps* fago ferr ferr-ar ferr-p *Fl-ac* form gamb gels gins glon *Graph* grat ham hell **Hep** hist hydr hydr-ac hyos ign ind inul iod ip jug-c kali-ar *Kali-bi* kali-br *Kali Kali-chl* **Kali-i** kali-m kali-n kali-p kali-perm kali-s kali-sil kreos **Lac-c** lac-d *Lach* lat-m laur led lob **Lyc** lyss m-aust mag-c mag-m mag-s mang *Meny* **Merc** *Merc-c* merc-cy *Merc-i-f Merc-i-r* merl **Mez** mill mur-ac myric naja *Nat-ar Nat-c* nat-m *Nat-p Nat-s* nicc **Nit-ac** *Nux-v* oena *Onos* op ox-ac par *Petr Ph-ac Phos Phyt* pic-ac plb plect podo pop-cand psor puls ran-b rauw *Rhus-t* rumx ruta *Sabad* sabin *Sang* sangin-n *Sars* scarl senec seneg sep *Sil* spig spong **Stann** *Staph* stict stram *Stront-c Stry Sul-ac* sul-i *Sulph* sumb tab tarax *Tarent* tell *Thuj* tub v-a-b vario verat verb x-ray zinc zinc-p
  - **morning | waking**; on: abrom-a
  - **aching**: allox
  - **burning**: aesc allox arn *Ars* aur **Bar-c** calc-sil canth carbn-s caust coli *Hep* kali-bi kali-c lyc mag-c merc-c mez plect rauw sil sulph
  - **cutting** pain: anth nit-ac stann sul-ac
  - **drawing** pain: alum
  - **plug**; as from a: cham
  - **pressing** on swollen glands amel: spig
    - **stitching** pain: spig
  - **pressing** pain: alum am-m *Bar-c Calc Carb-an* ferr hell **Kali-i** mez **Nit-ac** nux-v par ph-ac puls rhus-t sabad sep sil sulph thuj
  - **raw**; as if: allox anth **Arg-met Arum-t Bar-c** bry der fago hep hydr nat-c nux-v petr **Stann** sumb zinc
  - **saliva** (See liquids - agg.)
  - **scratching** pain: mez sep stram
  - **splinter**; as from a: allox alum **Apis Arg-n** calc-sil **Hep** mag-c nat-m nit-ac petr
  - **stinging**: *Alum* am-m *Apis* arum-t *Aur Dros Kali-c* **Kali-i** *Lyss Mag-c Merc Puls* stram thuj
  - **stitching** pain: aeth alum alum-p alum-sil *Alumn* am-m **Apis** aur **Bar-c** bar-s **Bell** bov **Bry Calc** calc-sil carbn-s caust cham chel chin chinin-ar clem coff gamb graph **Hep** ind iod kali-bi kali-c kali-m kali-p kali-sil *Lach* led lob lyc mag-c mag-m mag-s mang meny **Merc** mez nat-m **Nit-ac** petr ph-ac rhus-t *Sabad* sars *Sep* **Sil** spig staph stram sul-ac **Sulph** thuj tub

Throat

Pain – swallowing … Pain – warm

- **agg**: ...
  : **Hyoid** bone; behind: **Calc**
- **amel**: cortico hep *Kali-bi* rhus-t stann
  : **splinter**; as from a: cortico hep
  : **stitching** pain: *Kali-bi* rhus-t stann
- **empty**:
  : **agg**: agar *Ail* allox alum ambr arg-n *Ars* **Bar-c** bar-i *Bell* berb bry calc calc-p carb-ac carbn-s carc *Cench Cinnb* cob *Cocc* con *Crot-h* ferr glon graph *Grat* ham hep hydr kali-bi **Kali-c** *Lac-c* **Lach** lyc mag-c mang *Merc* merc-c *Merc-i-f* merc-i-r nat-ar nux-v phel plat psor *Puls* rat *Rhus-t* ruta sep sulph tell thuj thymu vario vesp zinc
  : **burning**: **Bar-c** merc-i-f merc-i-r
  : **stitching** pain: alum con mag-c mang *Sep Sulph*
- **food**:
  : **agg**: bad bar-c bry cham dirc dros hep *Kali-bi Kali-c Lac-c* lach nat-s nit-ac nux-v petr ph-ac phos rhus-t sep *Sulph*
  : **amel**: *Ign* lach
- **head** forward and lift up knee; has to bend: bell
- **liquids**:
  : **agg**: **Bell** canth dirc ign **Lach** lyc **Merc-c** sul-ac
  : **amel**: lach
- **must** swallow: beryl stroph-h
  : **burning**: beryl stroph-h
- **neck** to get food or drinks down; has to turn: kali-m
- **not** swallowing; when: aeth alum ambr *Apis* arn **Caps** carc cina dig graph grat **Ign** iod lac-c lach laur led lyc mag-s mang *Mez* nux-v phel plat puls sabin sulph thuj *Zinc*
  : **burning**: ambr
  : **drawing** pain: *Caps*
  : **stinging**: aeth *Apis* arn dig *Ign* Led
  : **stitching** pain: aeth graph **Ign** *Puls Zinc*
- **saliva**:
  : **agg**: agar
  : **tearing** pain: agar
- **sore** (See agg.)
- sweets:
  - **agg**: lach sang **Spong**
  : **burning**: sang
  : **sore**: sang **Spong**
  : **amel**: ars
- swollen glands; as from: nat-m
- syphilitic: lach
- talking:
  - **after**: kali-bi
  : **stitching** pain: kali-bi
  - **agg**: acon act-sp allox am-c ambr arum-t atro bell berb calc coll dros *Fl-ac* graph hep **Kali-i** kali-n mag-c mag-m merc merl nat-s nicc nit-ac par ph-ac psil rhus-t spong staph tarent
  : **aching**: allox
  : **burning**: allox
  : **pressing** pain: **Kali-i**
  : **raw**; as if: arum-t

- talking – **agg**: ...
  : **sore**: act-sp atro coll dros kali-i mag-c nat-s nicc staph tarent
  : **stinging**: **Kali-i** mag-c
  : **stitching** pain: am-c graph kali-n mag-c mag-m nit-ac
  - **amel**: calc lyc
- **tearing** pain: acon act-sp *Aeth* agar am-c ambr ars *Bell Bism Camph Carb-v* caust cham cist *Colch* crot-h hura iod kali-bi kali-c lyc med nat-s nit-ac phyt sol-t-ae staph teucr *Zinc*
  - **jerking** pain: zinc
  - **upward**: lyc
  - **touch** agg: agar apis bar-c bell brom bry chinin-s cic elaps gamb hep ign lac-c **Lach** merc-c mez nicc phyt psil spong staph sulph teucr zinc
  - **drawing** pain: staph
  - **pressing** pain: merc-c
  - **stitching** pain: agar bell
- **turning** head agg: *Bell* brom bry chinin-s hep *Lach*
  - **stitching** pain: hep
- **ulcerative** pain: *Arg-n Caps* carb-an *Cham Graph Hep* merc petr ph-ac puls
- vomiting:
  - **after**: agar agar-ph arg-met phos puls ric sul-ac
  : **burning**: agar agar-ph arg-met phos puls ric sul-ac
  - **while**: anac
  : **pressing** pain: anac
- **waking**; on: arg-n aster beryl bov calc-p chel cimic *Crot-h* hydr *Kali-bi Lach* merc-i-r myric plan puls-n raph rauw
  - **burning**: puls-n rauw
  - **raw**; as if: plan
  - **sore**: arg-n aster beryl bov calc-p chel *Crot-h* hydr kali-bi *Lach* merc-i-r myric plan raph
- walking:
  - **agg**: lyc
  - **raw**; as if: lyc
  - **air** agg; in open: stann
  - **raw**; as if: stann
  - **rapidly**:
  : **agg**: bry
  : **stitching** pain: bry
- warm:
  - **bed**:
  : **agg**: *Coc-c* mag-c *Merc*
  : **burning**: coc-c
  - **drinks**:
  : **agg●**: allox ambr *Apis* beryl canth carc coc-c gels guaj **Lach** *Lyc* merc-i-f **Phyt** psor spong
  : **burning**: beryl coc-c gels
  : **raw**; as if: allox
  : **sore**: beryl
  : **splinter**; as from a: allox
  : **amel●**: allox *Alum* arg-n **Ars** bac calc-f calc-p cench *Cham* guare **Hep** kali-bi lac-c **Lyc** nat-m nux-v *Rhus-t* sabad *Sulph* visc
  : **aching**: allox
  : **burning**: allox alum *Ars* calc-f hep

704 ▽ extensions | O localizations | ● Künzli dot

Throat

- **food**:
  - **agg**: kali-c
  - **burning**: kali-c
- **room**:
  - **agg**: *Apis Bry*
  - **amel**: mag-c
- **warmth**:
  - **agg**●: carc *Coc-c* guaj **LACH**● merc phyt
  - **amel**: alum *Ars Cham* **Hep**● *Rhus-t* sabad
- **water**:
  - **from**: calc-caust
  - **burning**: calc-caust
- **weather**:
  - **change** of weather: **Calc**
  - **sore**: **Calc**
- **cold**:
  - **agg**: sacch-a
  - **sore**: sacch-a
  - **wet** | **agg**: *All-c*
- **wet**:
  - **agg**●: **Calc** *Dulc Hep* lach phos *Rhus-t* sacch-a
  - **raw**; as if: phos
  - **sore**: *Calc Dulc Hep Rhus-t* sacch-a
- **winter** agg: mez
- **yawning**:
  - **agg**: aloe am-m *Arg-met Arg-n* bry calc-p hep mag-c *Nat-c* nat-m nicc phos rhus-t sil tarent zinc
  - **stinging**: am-m nat-c
  - **stitching** pain: am-m mag-c nat-c rhus-t sil
  - **amel**: manc
- ▽**extending** to
  - ○ **Abdomen**: iod zinc
    - **burning**: iod
    - **pressing** pain: zinc
  - **Back**: sep
    - **pressing** pain: sep
  - **Cervical** region: stann
    - **stitching** pain: stann
  - **Chest**: agar all-c lac-c *Mez* nat-c sang **Stann** tarent
    - **burning**: agar *Mez* sang tarent
    - **raw**; as if: all-c
    - **sore**: lac-c nat-c **Stann**
  - **Ear**: agar all-c alum *Ambr* apis *Bell* berb bry *Calc* calc-p carb-ac carb-an carbn-o cham elaps form gels *Hep* ign ip iris kali-bi kali-m kali-n kali-p kali-perm *Lac-c Lach Lith-c Lyc* mag-m mang merc *Merc-cy* merc-d nat-m *Nit-ac* nux-v par ph-ac phys *Phyt Podo* sars sec sol-ni staph sul-ac sulph tarent tell thuj tub
    - **right**: all-c
    - **left**: psil
    - **sore**: psil
  - **cough** agg; during: bry mag-m
    - **stitching** pain: mag-m
  - **drawing** pain: all-c alum bry
  - **pressing** pain: alum bry carb-an nat-m
  - **sore**: bell carbn-o form lith-c ph-ac *Podo*

Pain – extending to

- **extending** to – **Ear**: ...
  - **stitching** pain: agar ambr berb bry calc **Hep** ign ip iris **Kali-bi** kali-p mag-m mang merc *Merc-cy* nit-ac nux-v sars sol-ni thuj tub
  - **swallowing** agg●: agar ail alum aq-mar *Arg-n* brom calc con dol *Elaps* ferr-i *Gels* guaj hep *Ign* kali-bi kali-c kali-n kali-perm *Lac-c* lach lyc mag-m mag-s merc **Nit-ac Nux-v** par petr ph-ac *Phyt* psor sil staph *Sulph* tarent tub
  - **left**: staph
  - **stitching** pain: staph
  - **stitching** pain●: agar alum *Arg-n* calc con dol ferr-i *Gels* guaj hep *Ign Kali-bi Kali-c Lac-c* lyc mag-m *Merc Nit-ac* **Nux-v** petr *Phyt* psor sil staph *Sulph*
  - **talking**; when: calc
  - **stitching** pain: calc
  - **turning** head agg: **Hep**
  - **splinter**; as from a: **Hep**
  - **stitching** pain: hep
  - **yawning** agg: agar alum *Arg-n* dol ferr-i gels guaj **Hep** *Kali-bi Kali-c Lac-c* nat-m *Nit-ac Phyt* psor sil staph
  - **splinter**; as from a: **Hep**
  - **stitching** pain: agar alum *Arg-n* dol ferr-i gels guaj hep *Kali-bi Kali-c Lac-c* nat-m *Nit-ac Phyt* psor sil staph
- **Esophagus**: acal *Acon* agar *Am-c* anan bapt carbn-s kali-perm phos
  - **burning**: acal *Acon* agar *Am-c* anan carbn-s kali-perm
- **Head**: hep merc-c plat
- **Larynx**: arg-met fl-ac *Lach* naja
  - **raw**; as if: arg-met
  - **sore**: arg-met fl-ac
- **Lips**: mez
  - **burning**: mez
- **Mouth**: ph-ac
  - **burning**: ph-ac
- **Nape**: *Lach*
  - **sore**: *Lach*
- **Neck**; glands of: sep
- **Nostrils**:
  - **left**: *Gels*
  - **burning**: *Gels*
- **Posterior** nares (= choanae): bapt
- **Root** of tongue: *Phyt*
  - **stitching** pain: *Phyt*
- **Stomach**: *Acon* alco anan ant-c *Apis Arn* ars calc carb-ac *Carb-an Carbn-s* cic crot-c cund dor euph iris *Kali-bi* lach mag-s mez *Nux-v* ol-an petr phos plb psor rhus-t sec still sul-ac
  - **burning**: *Acon* anan ant-c *Apis Arn* ars carb-ac *Carbn-s* cic dor euph iris *Kali-bi* mag-s mez ol-an psor rhus-t sec still sul-ac
  - **cutting** pain: plb
  - **pressing** pain: carb-an *Nux-v* phos
  - **raw**; as if: calc *Carb-an* petr

Throat

Pain – extending to

- **Stomach**: ...
  : sore: alco lach
- **Submaxillary** glands: *Merc*
○ **Back** of throat:
  - **inspiration** agg: ap-g conv
  : raw; as if: ap-g conv
- **Esophagus**: *Acon* aesc aeth agar *Alum* alumn *Am-c Am-caust* ammc anac ant-t *Arn Ars* arund *Asaf Aster Bar-c* bell bism bov brom cain caj *Calc* camph cann-i canth caps *Carb-ac Carb-an* carbn-s caust cedr chel chinin-s cimx coc-c coca cocc colch con crot-c crot-h crot-t cupr-ar *Cycl* dig diphtox *Euph* ferr-ma gels graph gymno *Hep* hydr-ac hydrc iod *Iris* kali-bi kali-c kali-chl kali-i kali-n kreos lac-ac lach laur lob lyc manc merc **Merc-c** *Mez* mur-ac nat-c *Nat-m* nit-ac *Nux-v Ol-an* ox-ac petr phos *Phyt Plb* ran-s raph rhus-t sabad **Sang** sars seneg sin-a spira spirae stry sul-ac sul-i syph tab *Tarent* ust verat verat-v vinc xan zinc
  - **morning**: cupr-s
  : **burning**: cupr-s
  - **forenoon**: carbn-s rhus-t
  : **burning**: carbn-s rhus-t
  - **noon**: rhus-t
  : **burning**: rhus-t
  - **afternoon**: nux-m
  : **burning**: nux-m
  - **evening**: sin-a
  : **burning**: sin-a
  - **accompanied** by | **thirst**: colch
  - **breath**; taking: ther
  : **pressing** pain: ther
  - **burning**: *Acon* aesc aeth agar *Alumn Am-c* am-caust ammc ant-t *Arn Ars* arund *Asaf Aster* bell bov brom cain camph cann-i canth caps *Carb-ac* carbn-s cedr chel chinin-s coc-c *Cocc* con *Crot-t* cupr-ar *Cycl* dig *Euph* gels gymno *Hep* hydrc iod *Iris* kali-bi kali-i kreos lac-ac laur lyc manc merc **Merc-c** *Mez* mur-ac nat-m *Nit-ac* nux-v *Ol-an* ox-ac petr *Phos Phyt Plb* ran-s raph rhus-t sabad **Sang** sars seneg sin-a spira spirae stry *Sul-ac* sul-i syph *Tarent* ust verat verat-v xan zinc
  : **accompanied** by:
    : **croup**; membranous (See LARY - Croup - membranous - accompanied - esophagus - pain - burning)
    : **fatty** taste: colch
    : **prickling** pain: hydrc
    : **upward**: *Cocc* crot-t mez
  - **cutting** pain: vinc
  - **drinking** agg: calc-caust canth mez
  : **burning**: calc-caust canth mez
  : **water** | **burning** (See swallowing - water - burning)
  - **eating**:
    : **after**:
      : **agg**: alum am-c ars bar-c con lyc nit-ac phos streptoc tarent zinc
        . **burning**: am-c con phos tarent
        . **pressing** pain: alum ars

Pain – Esophagus

  - **Esophagus** – **eating** – **after** – **agg**: ...
    . some hours after eating: *Plb*
    . **burning**: *Plb*
  : **while**:
    : **agg**: ars bar-c lyc nit-ac
    : **pressing** pain: ars
  - **eructations** agg: aeth calc-ar lac-ac ol-an
  : **burning**: aeth calc-ar lac-ac ol-an
  - **motion**:
    : **amel**: cycl
    : **burning**: cycl
  - **nausea**; with: xan
  : **stinging**: xan
  - **pregnancy** agg; during: hell
  : **burning**: hell
  - **pressing** pain: alum asaf bar-c brom cain calc caust cimx con crot-h ferr-ma graph kali-c lach lob merc nat-c *Nux-v* ol-an phos spirae tab verat
  : **ball**; as from a: anac con
  : **upon** the esophagus; as if the larynx was pressed (↗LARY - Pain - larynx - pressing): chel
  - **pressure**:
    : **agg: Merc-c**
    : **burning: Merc-c**
      : **neck**; on: kali-sula
    : **larynx** agg; on: iod
  - **raw**; as if: am-c am-caust *Calc Carb-an* merc **Merc-c**
  - **scratching** pain: ammc
  - **sore**: alum ars caj calc dig kali-n nit-ac sul-ac
  : **feels** food along whole length of esophagus: *Alum*
    : **swallowing** over a sore spot; as if: *Bar-c*   caj *Nat-m*
  - **splinter**; as from a: ars nat-m
  - **stinging**: ars xan
  - **stitching** pain: calc carbn-s kali-c merc-c
  : **bone** had lodged in it; as if a: carbn-s
  - **swallowing**:
    : **agg**: *Alum Ars Bar-c* carbn-s *Nat-m Nit-ac* ox-ac sang verat
      : **burning: Ars** carbn-s ox-ac
      : **pressing** pain: *Alum*
    : **food** | **agg**: caj
    : **water** agg: calc-caust mez
      : **burning**: calc-caust mez
  - **tearing** pain: kali-c
  : **flatus**; as if esophagus would be torn apart by force of rising: coca
  - **typhoid** fever; in: ars bell bry nux-v phos rhus-t sulph
  : **burning**: ars bell bry nux-v phos rhus-t sulph
  ▽ **extending** to:
    : **Back**: streptoc
    : **Stomach**: acon ars *Crot-c* euph *Gels* iris kali-bi lyc merc-c mur-ac nit-ac sul-ac
      : **burning**: acon ars euph *Gels* iris kali-bi lyc nit-ac sul-ac

▽ extensions | ○ localizations | ● Künzli dot

Throat

Pain – Esophagus

- **extending to – Stomach**: ...
  - **sneezing** agg: ictod
- O **Upper** part: caps
- **Fauces** (↗*Pain*): *Arg-met* kali-sula
  - **burning**: *Arg-met* kali-sula
  - **retching**; after: arg-met
  - **burning**: arg-met
- **Lymphatic** glands: sarcol-ac
  - **sore**: sarcol-ac
- **Pharynx**: acon *Aesc* alumn *Am-caust* anth apis ars ars-i *Arum-t* astac *Aur* bar-c bell camph canth *Caps* carb-ac carb-v *Caust* **Cist** cocain con cop cupr-act euph glyc guaj hydr *Iris* kali-bi kali-chl kali-n *Kali-perm* kreos lyc merc merc-c merc-i-f mez mur-ac nat-ar nit-ac ox-ac ph-ac *Phos Phyt* pop-cand quill ran-s rosm *Sang* sangin-n senec sulfonam sulph syph thymu tub wye
  - **left**: tub
  - **accompanied** by:
    - **Tongue**:
      - white discoloration of the tongue | **heavily coated**: phos
  - **burning**: acon *Aesc Am-caust* apis *Ars* ars-i *Arum-t Aur* bar-c bell camph **Canth** *Caps* carb-ac carb-v *Caust* **Cist** cocain con glyc guaj hydr *Iris* kali-bi *Kali-perm* kreos lyc merc merc-c merc-i-f *Mez* nat-ar nit-ac *Phos Phyt* pop-cand quill *Sang* sangin-n senec sulph syph thymu wye
  - **burnt**; as if: sulfonam
  - **cold** air:
    - **inspiration** agg: **Cist**
    - **burning**: **Cist**
  - **cough** agg; during: *Carb-v* caust mag-m ph-ac
  - **hawk**; causing to: acon
    - **burning**: acon
  - **inspiration** agg: **Cist**
    - **burning**: **Cist**
  - **menses**; during: nat-s
    - **burning**: nat-s
  - **raw**; as if: anth
  - **smokers**; of: aesc arg-n caps nat-m nux-v
    - **sore**: aesc arg-n caps nat-m nux-v
  - **sneezing** agg: ant-t
  - **sore**:
    - alternating with | **Face**; irritation of: *Prim-o*
  - **swallowing** (See swallowing - agg.)
  - **turning** head agg: *Bell*
  - ▽ **extending** to | **Ears**: alum tub
- O **Lower** part: caj iod kreos mur-ac
- **Posterior** part: nat-m v-a-b
- **Sides**: x-ray
  - **cramping**: x-ray
- **Spot**; in a dry: apis *Cimic* cist con crot-h hep *Hyos* lac-c lach lith-c merc-cy *Nat-m* nit-ac *Phos* phyt sil
  - **sore**: apis *Cimic* cist con crot-h hep *Hyos* lac-c lach lith-c merc-cy *Nat-m* nit-ac *Phos* phyt sil
- **Tonsils**: aesc alum am-c ars bar-c bell *Benz-ac* berb calc calc-p cann-i caps *Caust* cham cocc con crot-t dios graph guaj gymno *Hep* iod iris kali-c kali-p lach merc *Merc-i-f Merc-i-r* merl naja nat-m nit-ac nux-m

Pain – Uvula

- **Tonsils**: ...
  nux-v ox-ac par phos phys phyt psor *Ran-s* raph rhus-t sang sec sep sil staph sulph tarent tell ust vac zinc
  - **right**: anthraci aq-mar bapt cadm-met caps ferr-p kali-p lyc *Merc-i-f Phyt* rosm tarent
    - **scratching** pain: rosm
    - **sore**: cadm-met
    - **stitching** pain: bapt lyc
    - **swallowing** agg: v-a-b
  - **left**: aesc alum berb bry calc-p cupr dios gels grat hipp ipom-p kali-bi kali-p lac-c lach naja nat-m psil
    - **pressing** pain: alum bry
    - **stitching** pain: cupr grat kali-bi kali-p lach
    - **extending** to | **Ears**: *Calc* cench kali-bi
  - **morning**: bry cadm-met
    - **8 h**: naja
    - **sore**: cadm-met
    - **waking**; on: bry
  - **evening** and night: zinc
    - **pressing** pain: zinc
  - **air** agg; in open: kali-c
  - **biting** pain: iod ox-ac
  - **burning**: ars *Bell* caps dios iris merc phys phyt raph sang
  - **cold** air:
    - **amel**: iris
    - **burning**: iris
  - **drawing** pain: con gymno nat-m
  - **lancinating**: ust
  - **pinching** pain: sil
  - **pressing** pain: alum bell cann-i cham *Cocc* merl nux-v par sep tell zinc
  - **raw**; as if: phyt
  - **sore**: rhus-t
  - **stitching** pain: alum *Bell* kali-bi *Merc* naja nit-ac *Ran-s* raph sulph tarent
  - **swallowing** agg: arist-cl *Bell* rhus-t rosm zinc
    - **pressing** pain: zinc
    - **raw**; as if: rhus-t
    - **scratching** pain: rosm
    - **tearing** pain: *Bell*
  - **tearing** pain: *Bell*
  - **warm** room | **amel**: kali-c
  - **yawning** agg: calc-p zinc
    - **pressing** pain: zinc
  - ▽ **extending** to | **Ears**: psor
- **Uvula**: ambr *Apis* calc calc-p canth caps caust colch iod *Kali-bi* lact merc *Merc-c* mez nat-m nit-ac nux-v phyt rhod ruta sabad sabin sang seneg sep streptoc trif-p tus-p
  - **burning**: *Apis* caust colch iod lact mez sabad *Sang* tus-p
  - **raw**; as if: ambr calc caps caust
  - **sore**: calc canth caust nit-ac ruta sabin sang
  - **stitching** pain: caust nat-m nux-v rhod seneg sep
- O **Behind**:
  - **eating**:
    - **amel**: am-m
    - **sore**: am-m

Throat

PALENESS: *Ail Arum-t Bar-c* crot-h ox-ac plb *Sulph*

PARALYSIS (↗*Liquids; NOSE - Liquids - come; LARY - Paralysis - larynx)*: acon *Apis* arg-n **Ars** arum-t bapt bar-c bell both cadm-s calc canth caps carb-v *Caust* cocain *Cocc* con *Cupr* cur *Gels* hep hyos iod ip kali-c kali-p *Lac-c* **Lach** lact *Laur Lyc* merc nat-f *Nat-m Nux-m Op* ox-ac phos phys *Phyt Plb* pop-cand puls *Rhus-t* **Sec** sep *Sil* **Stram** sulph
- post diphtheritic: *Apis* **Arg-n Ars** *Caust Cocc* con cur diph *Gels* kali-p **Lac-c Lach** *Naja* **Nat-m** olnd *Phos* rhus-t **Sec** sil
○ **Esophagus**: *Alum Alumn* **Ars** arum-t *Bapt* bell calc caps *Caust* chlol cocc con crot-c elaps *Gels Hydr-ac* hyos *Kali-c* lach *Nux-m Op* petr *Plb Stram* tab *Verat*
· sensation of: **Ars** cocc ip kali-c *Lach* lact puls *Sil*
- **Pharynx**: *Alum* anac *Apis* **Ars** bar-c bar-m *Bell* caps *Caust Cocc Con* cur gels hep hyos *Ign* **Lach** lob lyc mang-o merc morph nat-c nit-ac nux-m nux-v olnd *Plb Pop-cand Rhus-t Sil Stram* sulph

PARCHED (See Dryness - thirst - with)

PERSPIRATION; after suppressed | **Feet**; of: *Bar-c* graph psor sanic sil

PHARYNGITIS (See Inflammation - pharynx)

PIMPLES:
○ **Pharynx**: hippoz iod
- **Uvula**: *Bapt* kali-bi rumx

PLUG; sensation of a (See Lump)

POWDER, sensation of a (See Dust)

PRICKLY: acon alumn calc-f cedr kali-bi lach manc merc sulph tell verat
- breathing deep agg: hipp
- swallowing; only on empty: cench
▽extending down esophagus cedr
○ **Tonsil** | **left**: psor

PROTRUDING tongue agg: kali-bi sabad

PULSATING: acon *Am-m* aran-ix arg-n *Bell* bufo cham chel coc-c euphr *Glon* **Hep** ind kali-bi kalm *Lach* nit-ac ph-ac rauw rhus-t tarent visc xan
- accompanied by palpitations of heart (See CHES - Palpitation - accompanied - throat)
- cough; after: coc-c
○ **Esophagus**: ferr
- **Tonsils**: *Am-m* bufo glon kalm nit-ac phyt
· **left**: nat-p

PUSTULES: *Aeth* ant-t ars psor sep vario
○ **Pharynx**: aeth
- **Tonsils, on**: *Sep* streptoc

PUTS finger in throat: bell prot

REFLUX esophagitis (See Inflammation - esophagus - reflux; STOM - Eructations; type - food)

RELAXATION:
- sensation of: *Alum* spong
  ○ **Pharynx**: pen
  · **Uvula**: alumn calc-f canth ham *Kali-bi*

Relaxation – sensation of – Uvula: ...
: **Larynx**; tickling referred to: calc-f
○ **Fauces**; of: coch
- **Pharynx**: aesc *Alum* alumn am-m bar-c *Calc-p* eucal pen
- **Uvula** | baglike: kali-bi

REVERSED peristaltic action of esophagus (↗ABDO - *Peristalsis - reversed)*: ambr *Asaf Canth* ferr-i

RHINOPHARYNGITIS (See Inflammation - nasopharynx)

RIGIDITY: chel lach

ROUGHNESS: Acon *Aesc* agar ail *Aloe Alum Am-c Am-caust* am-m *Ambr* ammc anac ang ant-c anth *Apis* **Arg-met** *Arg-n* ars *Arum-t* aspar astac aur-m bapt *Bar-c* bar-s *Bell* borx bov brom bry cain *Calc* calc-ar calc-p cann-i canth caps carb-an *Carb-v* carbn-s *Caust* chel chen-a **Chin** cimic *Cist* clem cob coc-c cocc colch *Coloc* com *Con* **Croc** cub dig **Dros** dulc erig eup-per euph fago ferr gels glon *Graph* grat hell *Hep Hepat* hom-xyz hydr *Hyos* hyper ign iod *Ip* iris kali-ar kali-bi *Kali-c* kali-n kreos lac-ac lach laur lipp *Lyc* lyss m-aust *Mag-c Mag-m* mang meny *Merc* merc-c merc-cy mez mosch mur-ac naja nat-ar *Nat-c* nat-m *Nat-s* nit-ac nux-m **Nux-v** onos par pen ph-ac *Phos Phyt Plat* plb podo *Pop-cand* ptel **Puls** ran-b *Ran-s* rat *Rhod* rhus-t rob *Rumx Sabad Sang* sangin-n sapin sars *Seneg Sep* sil spong squil stann staph stict stront-c *Sul-ac* **Sulph** sumb tab tanac tell teucr *Thuj* ust valer verat verb zinc
- daytime: mez
- morning: agar *Ail* alum ant-c ars borx caust erig kali-n mang rhod sars seneg sep sulph thuj zinc
  · rising agg: mang sulph
  · waking; on: alum sars seneg sulph
- forenoon: jug-c mag-c seneg
- evening: *Alum* kali-n mang nat-c *Phos Seneg* stann sulph
- night: alum arg-n sil
- catarrh; from: nux-v
- cough agg; during: (↗COUG - Roughness - throat): anac ang arn ars bar-c calc carb-an carb-v caust cob cop dig *Dros* euph gels hep kali-c kali-n kreos laur merc-c nat-s nicc phos rhod rhus-t sars seneg sep spong *Sulph*
- dinner | amel: am-m mag-c
- eating:
  · after | agg: anac
  · amel: am-m nat-c
- expiration agg; during: arg-met ph-ac
- hawking, from: sep thuj
- hiccough agg: borx
- sing; on attempting to: agar
- swallowing agg: ang *Arg-met Arg-n* calc-p cocc *Hep* lyc petr pic-ac *Staph* sulph
- talking:
  · agg: graph seneg sil *Staph*
  · impossible: ph-ac
- uncovering agg: kali-c
- weather agg; wet: phos

708 ▽ extensions | ○ localizations | ● Künzli dot

Roughness — Throat — Spasms

o**Esophagus**: calc hydrc iod *Nat-c* podo sulph
- **Fauces**: aesc coc-c dros *Nux-v* phos *Phyt*
- **Pharynx**: phyt
- **Uvula**: sulph

SAND in throat; sensation as if: berb cist thuj

SCAB at posterior wall; greenish: elaps

SCRAPING: abrot acon aesc agar agn aloe *Alum Am-c Am-m Ambr* ammc **Anac Anag** ang ant-c ant-t aq-pet arg-met *Arg-n* arn *Ars* ars-i ars-s-f arum-d asaf asar astac aur aur-ar aur-m aur-s bapt bar-c bart bell berb beryl bol-la bol-s bov brach *Brom* bry calc *Calc* calc-p calc-s calc-sil camph cann-i canth *Carb-an Carb-v* carbn-s carc carl *Caust* cench cer-s chel **Chin** chinin-ar chinin-s cic cimic *Coc-c* cocc colch *Coloc* con *Croc* crot-h crot-t cycl dig dros dulc elat euph ferr-i franz gent-c *Graph* guaj hell *Hep Hepat* hura hydr-ac hyos hyper iod kali-ar kali-bi *Kali-c* kali-chl kali-m kali-n kali-p *Kalm* kreos *Lach* lact laur lil-s lipp lob lyc m-arct m-aust mag-c mag-p mang med merc merc-br *Merc-c* **Mez** mosch mur-ac naja nat-ar nat-c nat-m nat-p nit-ac nux-m **Nux-v** ol-an op ox-ac *Par* paull ped petr ph-ac *Phos* phyt pic-ac plat podo *Psor Puls* ran-b ran-s raph rat *Rhod* rhus-t *Rumx Sabad* sal-ac sapin sars sel seneg sep sil sin-n spong squil stann staph stict stront-c stry sul-ac sul-i **Sulph** sumb *Tab* ter *Teucr* thuj til tub valer **Verat** zinc zinc-p
- **morning**: *Ail* berb bov calc-sil *Caust* cer-s chinin-s kali-n lyc mur-ac petr sars stann tong
- **forenoon**: sep sil
- **afternoon**: bol-la gins phos tab
- **evening**: **Alum** bol-la brom *Carb-an* carb-v caust dig kali-n led mez nat-c nat-m phos plan sep sil stann sulph zinc
  • **bed** agg; in: plat sulph
- **night**: calc *Carb-an* naja nat-m phyt sil
  • **lying** on side agg: sil
- **beer**; after: merc-c staph
- **bread** agg: *Lach* ph-ac rhus-t
- **clear** throat; desire to (See Hawk; disposition)
- **cough** agg; during: alum bell bov calc-s croc kreos mag-c nat-c pneu syph
- **dryness**, from: **Alum**
- **ices**, after: thuj
- **lying** | **amel**: nat-c
- **reading** aloud, after: nit-ac
- **sleep**; after long: hep
- **swallowing**:
  • **after** | **agg**: bar-c *Carb-an* caust fago hep hydr jab lach laur nux-m pic-ac stram
  • **empty** | **after**: *Ars*
- **talk**; before being able to: carc
- **tobacco**; from: osm
o**Pharynx**: mez sang
- **Posterior** part: v-a-b

SCRATCHING: acon agar agn alum ambr *Arg-met Arg-n* arn arum-t aur-m *Bar-c* bell bell-p benz-ac berb bol-s borx bov calad calc-p cann-s carb carbn-s chel

Scratching: ...
Cist cob-n con cyt-l ferul graph *Hep* hyos *Kali-bi Kali-c Kreos Lyc Mag-c* mang *Nit-ac Nux-m* **Nux-v** par petr *Phos Plat* puls *Rhod* rob *Seneg Sep* sil *Spong Sul-ac Sulph* sumb tab tell ter
- **morning**: cob nux-v
- **evening**: dig led par sin-a tell
- **night**: con
- **coughing**: *Alum* ambr anac bell borx *Bry* croc hep kreos laur
- **crumbs** of bread, like: dros *Lach* pall
- **dinner**, after: dig
- **sand**, as from: *Cist*

SEASONS | **winter** agg: mez

SENSITIVE: alum am-caust ant-t *Apis* arum-t *Coc-c* cocc cor-r crot-h fl-ac hep kali-i *Lach* merc-c naja ser-a-c sul-ac vario zinc zinc-s
- **air**; to: ail cor-r crot-h
o**Esophagus**: alum ant-t cocc ferr kali-c *Lach*
- **Pharynx**: *Acon Aesc* ail *Apis* arg-met *Arg-n* **Arn** *Arum-t* atro bar-c *Bell* brom bry calc-p *Canth Caps* carb-ac *Caust* dol fago ferr-p fl-ac graph gymno *Hep* hom-xyz hydr ign *Kali-bi* kali-c kali-i *Kali-perm Lac-c Lach* lachn led lyc mentho *Merc Merc-c Merc-cy Merc-i-f Merc-i-r* mur-ac naja nit-ac *Nux-v* ox-ac petr phos *Phyt* pop-cand quill rhus-t sabad *Sang* sangin-n spong sulph trif-p verb wye
- **Uvula**: clem sulph

SHOCKS on waking: manc

SHRIVELLED uvula: carb-ac cycl

SINGING agg: cortico dros

SMOKERS; complaints of: arg-n caps nat-m

SMOKING agg: caps coc-c tarax

SNEEZING agg: hyper ictod *Phos*

SORE THROAT (See Inflammation; Pain)

SPASMS (↗ *Constriction; Tension*): acon alum *Ant-c Arg-n* ars bar-c *Bell* brom cact cadm-s *Calc Canth* caps carb-v **Cham** chel chlol *Cic Cocc* coff coloc **Con** crot-c crot-h *Cupr* dig dros ferr ferr-p *Gels* glon *Graph Hyos* **Ign** ip *Iris* kali-ar *Kali-i* kali-s *Lach Laur Lyss* mag-p mosch naja nat-m nicc *Nux-v* op ox-ac *Phos* plat plb ran-b sabad samb sang sars seneg sep *Spong* staph **Stram Stry** sul-ac *Sulph* sumb tarent verat *Zinc*
- **afternoon**: sang
- **anger**; after: *Cham*
- **cold** applications | **amel**: lach
- **cough**:
  • **after**: cina
  • **during** | **agg**: bell
- **headache**; during: cadm-s
- **swallowing** agg: bell hyos *Iris* lyss merc-c *Mur-ac* nicc **Stram** stry *Sulph* tarent
  • **compelling** him to retch: **Graph Merc-c**

Throat

Spasms

- **warm**:
  - **applications | amel**: lyc
  - **drinks | amel**: lyc
- **water**, at sight or thought of: anan hyos *Lyss* ter
- o**Esophagus**: aconin *Alum Alumn* arg-cy *Arg-n* Ars *Asaf* **Bapt Bar-c Bell** cact caj *Calc* canth caps *Carb-ac* carb-v carbn-s cham chlol cic *Cimx* coc-c *Cocc* coloc Con Crot-c Crot-h Cupr Elaps Gels graph hydr-ac *Hyos Ign* iris kali-ar kali-bi kali-c **Lach Laur** *Lyss Manc* **Merc-c** mur-ac *Naja Nat-c* nat-m nicc nit-ac *Nux-v* ox-ac *Phos Plat Plb* ran-b rat rhus-t sars *Stram* stry Sulph verat *Verat-v* zinc
  - **evening**: Ars Asaf cham
  - **night**: Lach Nux-v
  - **eating** agg: cadm-s
  - **eructations** agg: coloc
  - **old** people can only swallow liquids: Bar-c
  - **periodical**: Lyss
  - **swallowing**:
    - agg•: Bapt Bar-c bar-s Hyos lyss Merc-c Phos Sulph zinc zinc-p
    - liquids:
      - agg: *Bell* coc-c elaps *Graph Manc Merc-c*
      - can only swallow liquids: Bapt Bar-c Plb
- **Fauces**: bell
- **Pharynx**: *Bell* canth *Sumb*
  - accompanied by | **Root** of tongue; pain in (See MOUT - Pain - tongue - root - accompanied - pharynx)
- **SPONGY** sensation: *Cist* elaps merc
- **SPOT**; sore in a dry (See Pain - spot; in a dry - sore)
- **SPOTS**: apis caust cimic *Cist* con crot-h *Hep Hyos* lac-c *Lach* lith-c merc-cy *Nat-m* nit-ac *Phos* phyt *Sil*
- o**Pharynx**; in: *Bufo Fl-ac Mur-ac* phys
- **STIFFNESS**: aesc *Bell* berb brom calc *Caust* chel croc ferr-p gels *Hydr* lac-c *Lach Lyss* mag-c mag-p med meny merc-i-r nit-ac *Nux-m* **Rhus-t** sep *Spong* stry
- o**Pharynx**: aesc kali-m mag-p mez nux-m phyt *Rhus-t*
  - **Uvula**: crot-h
- **STONE** (See Foreign - stone)
- **STOOPING** agg: caust
- **STRANGLE** easily (See Choking)
- **STRANGULATED** feeling (See Choking - sensation)
- **STRICTURE** of esophagus: acon alumn am-m **Ars Bapt Bar-c** *Bell Cact* caj *Calc* caps card-b cic cund gels indg *Kali-c Lyss* manc *Merc-c* merc-s-cy *Naja* **Nat-m** *Nux-v* oena *Ox-ac Phos* plat-m plb-xyz sabad seneg silphu spirae stront-c tab verat *Verat-v* verin zinc zinc-s
  - **old**: phos zinc
- **SUFFOCATIVE** sensation: act-sp anan *Apis* brom calc-f caust **Lach** lact lyss mangi nux-v phyt sang stry verat
  - **night**: calc-f
  - **close**; as if throat would: calc-f carb-v mangi
  - **cold** drinks agg: calc-f

Throat

Swallowing

- **Suffocative** sensation: ...
  - **warm** drinks | amel: calc-f
- **SULPHUR** vapor in throat; sensation of:
  - **cough** agg; during: *Brom* lyc *Puls*
  - **inspiration** agg: croc lyc
- **SUPPURATION**:
  - **cold**; after taking a: bar-c
  - o**Pharynx**: antip bell bry calc *Calc-i* ferr-p *Hep Kali-i* lach *Merc* nit-ac phos *Sil*
  - **Tonsils**: aesc *Alumn* am-m *Anac* anan *Apis* arg-n ars aur aur-s bapt *Bar-c* **Bar-m** bar-s *Bell* calc *Calc-s Canth Cham* cub cupr cur daph dros *Guaj* **Hep** hydr ign iod *Kali-bi Lac-c Lach Lyc Manc* **Merc** merc-c *Merc-i-f Merc-i-r* myris nat-m nit-ac phyt *Plb* psor *Sabad Sang Sep* **Sil** streptoc *Sulph Tarent* tub
    - **right**: bar-c bell *Lyc*
    - **left**: crot-h *Lach* sep
    - **acute**: Bell
    - **chronic**: Bar-c
- **SWALLOW**, constant disposition to: acon aesc aeth agar alum **Am-m** anth apis ars arum-t *Asaf* bapt *Bell* beryl borx *Bry* cact *Calc* caps carb-ac carbn-s **Caust** *Cedr* cench cham chin cimic *Cina Cinnb* cist cob *Coc-c Con* convo-s cop crot-h cub culx cur dios euph ferr fl-ac *Gels* glon **Graph** grat haem hell *Hep Ign* ip kali-bi kali-c lac-ac lac-c *Lach* lil-s *Lyc Lyss Merc* **Merc-c** merc-i-f mur-ac myric *Nat-m* nat-s *Nux-m* **Nux-v** ped *Phos* phyt plb *Puls* rosm *Sabad* sang senec seneg *Sep Spong* **Staph** stram sul-i sulph sumb thuj til verat *Verat-v* wye zinc
  - **evening**: Asaf
  - **night**: cimic glon naja
  - **anger**; after: anac
  - **bitter** taste, from: caul chin
  - **choking**, from•: cina **Graph** *Lyc* merc **Merc-c** *Sep*
  - **contraction** in larynx, from: coloc **Graph** plat
  - **drink**; must: bar-c *Bell Cact* calad guaj kali-c nat-c nat-m
  - **eating | amel**: *Caust* **Merc-c**
  - **excitement** agg: *Staph*
  - **fullness** in throat, from: *Cinnb* lac-ac **Lach**
  - **lump** in throat, from•: aesc agar all-c *Asaf* calc calc-f *Coc-c* coff *Con* ign lac-ac **Lac-c Lach** *Lyss Nat-m Phyt* psil *Sabad Sep* sulph
  - **mucus**, from thick•: *Alum* **Caust** sep
  - **pain** in larynx, from: all-c fl-ac
  - **saliva**; from: arg-met cina crot-h *Ip* lac-ac merc seneg
  - **spasm** in throat, from•: **Graph Merc-c**
  - **talking** agg•: *Cic* **Staph** thuj
  - **vertigo**; with: caul
  - **walking** in wind; while: *Con*

SWALLOWING:

- **constantly** swallowing (See Swallow, constant)
- **difficult**: acet-ac *Acon Aesc* aeth agar *Alum* alum-p alum-sil *Alumn* **Am-c** am-caust **Am-m** ambr amph ant-c ant-t anthraci *Apis* Arg-met *Arg-n* arn *Ars* ars-i ars-s-f

710 ▽ extensions | O localizations | ● Künzli dot

Throat

Swallowing – difficult

- **difficult**: ...
  arum-m arum-t asar aspar *Aur* aur-ar aur-i aur-m aur-s *Bapt* **Bar-c** bar-i bar-m bars-s *Bell* benz-ac beryl bism both-ax botul *Brom* bry bufo bung-fa buth-a *Cact* cadm-s caj calad *Calc* calc-p calc-s calc-sil camph cann-s *Canth* **Caps** carb-an *Carb-v* carbn-s card-b card-m *Caust* cedr cham *Chel* **Chin** chinin-ar chinin-s chlol chlor *Cic* cimic cimx cina cob-n *Coc-c Cocc* coch *Colch* coloc con conin convo-s cop cot *Crot-c* crot-h crot-t *Cupr* cur dendr-pol dig dios diphtox dros *Dulc Elaps* epil fago ferr ferr-ar fl-ac flav form gamb *Gels* gent-c glon graph grat guaj guare haem *Hell* helo helo-s *Hep* hip-ac **Hyos** *Ign* ind inul *Iod Ip* iris jac-c kali-ar kali-bi kali-br **Kali-c** kali-chl kali-m *Kali-n* kali-perm kali-s kali-sil *Kalm* kreos *Lac-ac* **Lac-c** lacer **Lach** lact laur *Lyc* **Lyss** manc med meli meny *Merc Merc-c* merc-cy merc-d merc-i-f *Merc-i-r* merl mez mit morph mur-ac myric *Naja* nat-ar nat-c nat-m nat-s nicc **Nit-ac** nitro-o nux-m **Nux-v** ol-an *Op* ox-ac paeon peti ph-ac phos phys *Phyt* pic-ac *Plb Psor* puls pycnop-sa raph **Rhus-t** rhus-v rumx *Sabad* sal-ac sang sapin sarcol-ac scarl sec *Sep Sil* spong stann stict **Stram** streptoc **Stry** *Sul-ac* sul-i sulfonam sulph sumb *Tab* tarax tarent tep teucr ther thuj trif-p tub ust vario verat-v vesp vinc vip visc *Wye* x-ray zinc zinc-m zinc-p
- **morning**: am-c arum-t canth cham mit
- **forenoon**: fl-ac
- **noon**: ferr-i phos
- **evening**: am-c coc-c fl-ac lyc
- **night**: *Alum* naja
- **accompanied** by:
  : **Face**; paralysis of (See FACE - Paralysis - accompanied - swallowing)
  : **Lips**; difficult motion of: abel
- **acrid** foods: **Lach**
- **breakfast**: merc-c
- **children**; in: kali-br kali-c
  : **newborns**: kali-c
  : **nurslings**: kali-c
- **choking**; with (↗*impossible - choking*): streptoc
- **chorea**, from: *Agar Art-v Verat-v*
- **cold** things; from (See drinks - cold; food - cold)
- **drink** in order to swallow; must: bar-c *Bell Cact* calad cur elaps *Guaj* kali-c *Nat-c* nat-m
- **drinks** | **cold** drinks; from: kali-c sabad
- **fluids** only, but solid food gags; can swallow: *Bapt* bar-c calad cench cham *Crot-c Crot-h* nat-m *Plb Sil*
- **food**:
  : **cold** food; from: sabad
  : **small** pieces at a time; can only swallow: alum
- **inertia** of esophagus; from: kali-c
- **liquids**: alumn anan anth bar-c bell bism both *Brom* bry cact *Canth* caust *Cic* cina coc-c con convo-s *Crot-c* crot-h *Cupr* gels grat *Hydr Hyos Ign Iod Kali-br* **Lach** *Lyc* **Lyss** mag-p *Merc* merc-c mez *Mur-ac* nat-m *Nit-ac* nux-v *Phos* psil pycnop-sa sil **Stram** sul-ac sul-i *Upa* zinc zinc-p

Swallowing – impossible

- **difficult – liquids**: ...
  : **more** difficult than solids: brom coc-c cocc hyos ign *Lach* merc-cy sanic stram
  : **regurgitate** through the nose (See Liquids)
- **menses**; during: calc
- **painless**; but: apis ars bell carb-ac carb-v op stram
- **paralysis**, from (See Liquids; Paralysis)
- **pills**; big: **Lyss**
- **saliva**: bar-c haem **Lach** meny myris spig
- **solids**: *Alum Alumn* ambr *Apis Arg-n* atro **Bapt Bar-c** bar-s *Bell* bry *Carb-v Cham* chin *Crot-c Crot-h Dros* hep ign *Kali-c* lac-ac *Lac-c Lach* lyc med merc *Nat-m* nat-p nit-ac *Nux-v* phos *Plb Rhus-t* sep *Sil* stram sulph tub zinc-p
  : **morning**: stram
- **sour** | **agg**: apis
- **sweets**:
  : **agg**: bad **Lach** sang *Spong*
  : **amel**: ars
- **waking**; on: *Alum* sul-ac sulph zing
- **warm** food agg: gels
- **fast** agg: anac
- **hindering** swallowing: *Acon* alum **Am-c** ambr ang ant-c apis *Arn Ars Bapt* bell bufo cact cadm-s caj *Calc* cann-s *Canth Carb-v Caust Cham Chel* chlor cic *Cina* cocc con crot-h cupr elaps hep **Hyos** iod kali-bi kali-c kali-n lach *Laur* lob lyc meny **Merc** merc-c naja *Nat-s Nux-v Op Plb Sabad* sil staph *Stram* sulph teucr vesp zinc
- **night**: alum
- **arrested**; food and drinks suddenly | **fall** heavily into stomach; then: elaps
- **children**; in | **nurslings**: kali-c
- **drink** at every mouthful to wash down the food; must: *Bell Cact* cur elaps kali-c *Nat-c* nat-m
- **food** (See solids)
- **liquids** only, least food gags; can swallow: **Bapt** bar-c *Crot-c Crot-h Plb Sil*
  : **solids** reach a certain point and are violently ejected: **Nat-m**
- **lying** agg: cham
- **pressure** on larynx, from: *Chel*
- **solids**: *Alum Apis Bry* con cur dros *Graph Ign Lyc* lyss mur-ac nit-ac rhus-t zinc
- ○ **Cardiac** orifice: con
- **impossible**: acet-ac acon aeth ail *Alum Alumn Am-caust* aml-ns amph amyg ant-c *Ant-t Apis Arum-m Arum-t* atro *Bapt* bar-c *Bell* bism calc *Camph* cann-i carb-ac *Carb-v* cham chlor *Cic Cina* cocc *Crot-c Crot-h* cupr cur dulc *Gels Graph* hydr-ac **Hyos** *Ign* ip iris kali-bi kali-br kreos **Lac-ac** *Lach* laur linu-c *Lyc* lyss manc med merc-c morph mur-ac naja **Nit-ac** *Nux-v* oena *Op* ph-ac *Phos* phys phyt *Plb* psor *Sabad* sabin sep spong stict **Stram** stry sul-ac *Sulph Tab* tanac ter thuj *Verat* vip visc zinc-m
- **noon**: epil

Swallowing – impossible Throat Swelling

- **accompanied** by | **bulbar** paralysis (See HEAD - Paralysis - medulla - accompanied - swallow)
- **choking**, from (✗*difficult - choking): Hyos Iod Kali-c* manc mur-ac visc
- **cold** things: kali-c lach
- **constriction** of esophagus: *Alum Alumn Bapt Bar-c* cact *Cic* dros gels *Hyos Kali-c* **Phos**
  : **night**: alum
  : **Cardiac** orifice: **Phos**
- **food**: *Bar-c* cham **Hep** *Iod Merc* merc-c *Nit-ac Petr Phos Plb Sep* **Sulph** tub
- **liquids**, anything but: bapt bar-c *Canth Cina* crot-c *Crot-h* cupr hyos ign *Kali-c* lach
  : **teaspoonful** of; even a: acet-ac *Lyc* **Nit-ac**
  : **nausea**; as from: arn
- **lying** agg: cham sec
- **menses**; during: petr
- **mucus** is hawked out, until: *Thuj*
- **paralysis**; from: *Alum Alumn Apis* ars arum-t bapt caps caust *Cocc* cur *Gels* lac-ac lac-c lach lact lyc *Nat-m Nux-m Nux-v* op phos phyt plb sec *Stram Tab* visc
- **saliva**: amph spig
- **swelling** of the tongue: apis
- **typhus** fever; in: bapt *Camph*
- **warm** soup: lyc
- **water**: epil
- **incomplete**: bell benz-ac calc cham merc petr *Sil*
- **involuntary**: *Cina* con m-aust merc mur-ac **Sep** *Staph*
  - **walking** in the wind, when: con
- **noisy**: arn *Ars* caust cic cina cocc *Cupr* elaps gels hell hydr-ac lach *Laur Phos* sil thuj
- **sleep**, in: aml-ns bry *Calc* cina ign

SWEETS:
- agg: bad lach sang spong
- amel: ars

SWELLING: acon aesc **Ail** alum am-c am-caust am-m anan ant-t ap-g *Apis* arag arg-met arn *Ars* ars-i arum-n asim atro aur aur-ar aur-i aur-s bapt bar-c **Bell** benz-ac berb *Brom Bry* bufo *Calc* calc-p *Calc-s Canth* caps carb-ac carb-an carb-v carbn-s carl caust cham *Chin* chinin-ar chlor cic coc-c crot-h crot-t cupr-act dios dros ery-a ferr gamb glon *Graph* hell **Hep** hippoz hyos *Ign* iod jug-c kali-ar *Kali-bi* kali-c kali-i kali-m kali-n kali-p kali-perm kali-s kali-si kalm **Lach** lachn led *Lyc* **Merc Merc-c** *Merc-cy* merc-d merc-sul *Mur-ac* nat-ar nat-c *Nat-m Nit-ac Nux-v* op ox-ac petr *Phos* **Phyt** plan *Plb* psor puls rhod *Rhus-t* rhus-v rumx sabad samb sars sec *Seneg Sep* sil sin-n spig **Spong** *Stann* stram stry sul-ac sul-i *Sulph Thuj* verat vesp vip *Wye* xan zinc zinc-m zinc-p zinc-s
- right: bell canth
- left: antip spig
- morning: bry epil myric
- evening: aesc mez stry
- night: inul merc **Spong**
- accompanied by:
  - **diphtheria**: apis

Swelling – accompanied by: ...
- **salivation**: *Anthraci*
- **angioedema**: **Apis**
- **edematous** (✗*Eruptions - angioneurotic):* Ail anthraci *Apis* arg-n ars bapt crot-t hyos kali-bi kali-i kali-perm lac-ac *Lac-c* lach mag-p mur-ac *Nat-ar Nit-ac* phos phyt rhus-t sul-ac
- **scarlet** fever: am-c
- **sensation** of: acon aloe am-c ambr ant-c apis arg-met *Arg-n* ars ars-s-f bapt bar-c bell benz-ac *Bry* calc carb-v casc *Caust* chin coff colch com dig fl-ac *Glon* graph *Hep* hyos ign iod ip iris jug-c kalm lac-c **Lach** lachn led lob lyc *Mang* merc merc-c merc-i-f mez nit-ac nux-v op petr phos *Plb* psor puls *Rhus-t* sabad *Sabin Sang* sep sil *Spig* stann stram *Sulph* tarax thuj tub verat *Wye* xan xanth zinc
- right side: tub
- waking; on: cadm-met
- **Tonsils**: cortico gels iod *Rhus-t*
- **Uvula** (See uvula - sensation)
- **warm** applications agg: apis
- **Adenoids** (See NOSE - Adenoids)
- **Blood** vessels; of: aloe aran arn *Ars Bell* calc canth con graph hep hydr-ac *Lach* lyc nux-v olnd *Op* puls rhus-t spong *Thuj* thymu
- **Fauces**: ap-g asim
- **Palate**; soft: ap-g arn
- **Pharynx**: *Acon* aesc ail *Apis* arg-n arum-t bapt *Bar-c Bell* canth *Caps* crot-h gymno *Hep* kali-bi *Kali-m Kali-perm* lac-c *Lach Merc* merc-c *Merc-cy Merc-i-f Merc-i-r* naja nat-ar *Phyt* sabad sang tub vesp wye
- **Tonsils**: acon *Agra* ail alum alum-p alum-sil *Alumn Am-c* am-m amph ant-t *Apis* arg-n ars-i arum-t asim *Aur* aur-s *Bac* **Bapt** bar-act **Bar-m** bar-s **Bell** benz-ac berb brom bufo **Calc** calc-f *Calc-i Calc-p Calc-s* calc-sil canth caps *Carb-ac* carbn-s carc caust *Cedr* **Cham** *Chel Chen-a* chin cinnb cist coc-c cocc *Colch* con cop *Crot-t* diph diphtox dros *Dulc* elaps fago *Ferr* ferr-p *Fl-ac Gels Graph Guaj* guare ham **Hep** hippoz ign *Iod Kali-bi Kali-c Kali-chl Kali-i* kali-m kali-p kali-s kali-sil **Lac-c Lach** led **Lyc** *Manc* med *Merc Merc-c Merc-cy Merc-i-f Merc-i-r Mez Mucor Mur-ac* nat-ar nat-c *Nat-m* nat-s nicc **Nit-ac** nux-v petr **Phos Phyt** plat *Plb* plb-i polyp-p psor puls *Ran-s* raph *Sabad* sang *Sangin-n* scarl *Sep* **Sil** sin-n sol-ni spong stann *Staph* streptoc sul-ac sul-i **Sulph** *Syph* tarent tep thuj **Tub** tub-m v-a-b vac verat vesp zinc zinc-p
- right: am-c apis ars-s-f bar-c bar-m *Bell* gels ham hep lac-c *Lyc* merc merc-c *Merc-i-f* naja nat-c nicc phos phyt plat sabad sin-n spong sulph tarent thuj
- left: aesc antip apis bar-c calc-f cist ind iod kali-c kali-p lac-c **Lach** lat-m lycpr maland merc-i-r nux-m phos sep sulph ust x-ray
- accompanied by:
  : cough: bar-c lach
  : swelling | **Blood** vessels on tonsils; of: brom
- **children**; in: *Bar-c* bufo calc-i calc-p graph lac-c phos sil syph

712 ▽ extensions | O localizations | ● Künzli dot

Swelling — Throat — Ulcers

- **Tonsils** – **children**; in: ...
  : **pale**, scrofulous children: chen-a
  • **chronic**: bar-m syph
  • **coryza**; after: sabad
  • **cough**; before: bar-c lach
  • **diarrhea**, with: asim
  • **diphtheria**; during: phyt
  • **opening** the mouth agg: calc-p
  • **sensation** of swelling: cortico
  o **Pharyngeal** tonsils (See NOSE - Adenoids)
- **Uvula**: acon aeth *Alumn* amyg **Apis** arg-n arn ars bar-m bell berb borx brom calad *Calc Calc-p* calc-sil canth *Carb-v Caust* chel chin *Coff* cop crot-t der dulc *Fl-ac Hep* hydr ind *Iod Kali-bi* kali-br **Kali-i** kali-m kali-perm lac-c *Lach* lyc *Merc* **Merc-c** merc-d *Mur-ac* nat-ar nat-s *Nit-ac Nux-v* par **Phos** *Phyt* puls raph rhus-t rumx sabad seneg *Sil* spong sul-ac sul-i *Sulph* tab tep zinc zinc-p
  • **edematous**: **Apis** ars caps crot-t **Kali-bi** *Kali-br Kali-i* kali-m kali-perm lach merc-c *Mur-ac* nat-ar *Nit-ac* nux-v phos phyt rhus-t *Sul-ac* tab
  • **sensation** of swelling: arg-n puls

SYPHILITIC affections: *Ars-i Asaf Aur* **Aur-m** bell borx calc-f carb-v *Cinnb Fl-ac* **Hep** hydr *Kali-bi* **Kali-i** *Kalm* lac-c *Lach Lyc* **Merc** *Merc-c* merc-d *Merc-i-f Merc-i-r* merc-n **Mez** *Nit-ac* ph-ac phos *Phyt* still sulph syph *Thuj*

TALKING:
- **agg**: acon alum bar-c bry dulc ign *Kali-i* mang merc phos rhus-t sulph
- **amel**: kali-bi

TENSION (⚔ *Constriction; Spasms)*: acon alum *Arg-met* asaf bell bov brom *Caust Cham* chel chin cimx cycl dig *Glon Ign* iod kali-n lyc meph **Merc** merc-c merc-i-f mez naja nat-m nux-m nux-v ph-ac phos puls rhus-t rosm sabad sec senec seneg sep stann tab *Verb*
- **right** side: alum **Arg-met** meph
- **afternoon**: tab
- **menses**; before: *Iod*
- **swallowing** agg: *Asaf* coc-c *Lyc* mez nat-m *Puls*
- **yawning** agg: *Arg-met*
o**Esophagus**: cham cortico cycl
- **Thyroid** (See EXTE - Tension - thyroid)

THICK sensation: ail both both-ax bung-fa crot-c crot-h dendr-pol elaps naja sep vip

THREAD hanging in, sensation of (See Hanging in - thread)

TICKLING (⚔*LARY* - Tickling; *LARY* - Tickling - larynx): Am-br arg-n bell calc-f *Caps* caust cham chinin-s cist crot-h dros grat hepat hist *Iod* kali-bi kali-br kali-n *Lach* lobin mag-c mez nat-c nit-ac petr seneg sep spig *Spong* stict
- **accompanied** by:
  • **lachrymation**: chel cocc

Tickling: ...
- **cold** air; from: *Rumx*
- **cough**; causing (See COUG - Tickling - throat; in)
- **hair** in throat; as from a (See Hair)
▽**extending** to
  o **Ear** | **swallowing** agg: petr
  • **Lungs**: verat
  o**Pharynx**: stict

TINGLING (⚔ *Crawling)*: acon antip arum-t carb-ac echi glon spig
o**Esophagus**: *Acon*
- **Fauces**: acon echi phyt

TONSILLITIS (See Inflammation - tonsils)
TURNING about in: lach
TWITCHING: *Arg-n* chel crot-t cycl sep
▽**extending** to | **Pit** of stomach: sep

ULCERS: acet-ac aesc ail all-s aln alum alum-sil *Alumn* am-c anac anan **Apis** arg-met ars-s ars-i *Arum-t* asaf *Aur* aur-i *Aur-m* aur-s *Bapt* bell borx cain *Calc* calc-f *Calc-s* calc-sil *Caps* carb-v carbn-s chel chlor *Cinnb* clem dros *Elaps* ery-a ferr *Fl-ac* graph **Hep** *Hippoz Hydr* ign ind *Iod* kali-ar **Kali-bi** *Kali-chl Kali-i* kali-m kali-perm kreos *Lac-c Lach Lyc Manc* **Merc** *Merc-cy Merc-d Merc-i-f Merc-i-r* mez mill *Mur-ac Nat-c* nat-m **Nit-ac** nux-v petr phos *Phyt Psor* ptel rhus-t rumx sal-ac *Sang* sanic sars *Sil* stann **Staph** sul-ac *Sulph* syph thuj vinc viol-t zinc
- **right**: lyc *Psor* ptel
- **left**: elaps *Lach*
- **accompanied** by:
  • **scarlet** fever: *Am-c* apis *Ars* arum-t bar-c crot-h hep *Lach Merc-cy* merc-i-f *Mur-ac* nit-ac
  o **Tongue** | **brown** discoloration: lyc
- **bleeding**: bell carb-v
- **bluish**: carb-v
- **burning**: ars *Caps* carb-v *Manc* merc-c
  • **eating**; preventing: ars
- **cold** agg: anan
- **corroding**: merc
- **deep**: *Apis* ars *Kali-bi Kali-i* lach
- **dirty**: nit-ac
- **eruptions**; after suppressed: mez
- **flat**: merc
- **menses**; before: *Mag-c*
- **mercury**; after abuse of: aur hep hydr *Iod Kali-i* lyc *Nit-ac*
- **offensive**: alum
- **painless**: bapt
- **perforating**: kali-i
- **phagedenic**: ars-s-f kali-i
- **scarlet** fever does not come out, when: apis cham
- **spreading**: apis *Ars* bapt *Kali-bi* lach merc **Merc-c** nit-ac sul-ac
- **stinging** in: kali-bi *Lac-c* **Merc** *Nit-ac*
- **syphilitic**: ars-s-f aur calc-f *Fl-ac* hippoz jac-g *Kali-i* kali-i lach lyc merc *Merc-c* merc-i-f merc-i-r *Nit-ac* phyt still

Ulcers

- **white**: nit-ac
- o **Esophagus**: *Iod*
- **Fauces**: *Ail* alum arum-t **Bapt** *Borx Canth* caps *Carb-v* chlor cory *Fl-ac* hippoz **Kali-bi** kali-br **Kali-i** lac-c **Lach Merc Merc-c** *Merc-i-r Myric Nat-s* **Nit-ac** *Phyt* psor sal-ac sang sars sol-t-ae
  - **burning**; with: *Caps*
  - **chronic**: alum
- **Mucous** membranes | **Margins**: lach
- **Pharynx**: ail am-c *Apis* aral ars-s-f bapt *Cinnb* hydr *Hydrin-m Kali-bi* kali-m lach merc *Merc-c* merc-cy merc-i-f *Merc-i-r Merl Mez* mur-ac *Nit-ac Phyt* sang *Sulph* vinc zinc
- **Tonsils**: **Ail** *Am-c Apis* ars *Aur Aur-m* aur-s bar-c bell *Calc* eberth echi *Fl-ac Hep* hippoz ign *Kali-bi* kali-c *Lac-c Lach Lyc Manc Merc Merc-c Merc-i-f Merc-i-r* merl *Mur-ac* nat-s **Nit-ac** *Phyt* sep *Sil* thuj zinc
  - **deep**: ail
  - **gangrenous**: am-c ars bapt crot-h *Lach Merc-cy* mur-ac
  - **small**: nit-ac
  - **yellow**: calc zinc
- o **Behind**: ars merc
- **Uvula**: ars *Aur* aur-s bism *Fl-ac* hep ind *Kali-bi* kali-i *Merc Merc-c Nit-ac* phos phyt sulph
  - **spreading**: bism *Kali-bi* **Merc-c**
  - **syphilitic**: *Aur* aur-s *Fl-ac Kali-bi Merc Merc-c Nit-ac* phyt

VAPOR, fumes, etc. rising in throat; sensation of: apis ars asaf brom bry carb-v chin colch ferr hep ign ip kali-chl lach lyc merc mosch nux-v ol-an op par puls rhus-t sabad sars sulph thuj zinc
- **coughing**; while: ol-an

VARICOSE: aesc *Alumn Bar-m* brom *Carb-v* cench *Fl-ac* guaj **Ham** kali-bi nat-c *Puls* thuj
o **Esophagus**: Ham
  - **portal** congestion; from: card-m
- **Pharynx**: **Aesc** aloe *Bar-m Carb-v* cench *Fl-ac* **Ham** *Kali-bi Lach Lyc Mang* nat-ar phyt *Puls* vesp
- **Tonsils**: *Bar-c Bar-m* brom cench *Ham Lach*

WARMTH; sensation of (See Heat - sensation)

WART like excrescences (See Condylomata)

WATER:
- **seems** to run outside, not going down esophagus: *Hep* verat

WEAKNESS: calc-p iod lac-c stann
- **talking** agg: *Stann*

WORM; sensation of a: bry calc hyper merc puls

PHARYNX; complaints of: *Acon* agar agn *Alum* am-c am-m ambr anac ang ant-c ant-t *Apis Arg-met* arn ars asaf asar aur bar-c **Bell** bism borx bov brom bry calad *Calc* camph cann-s *Canth* caps carb-an *Carb-v* caust

Throat

Pharynx; complaints of: ...
Cham chel chin cic cina cocc coff colch coloc con croc cupr cycl dig *Dros* dulc euph ferr flav graph guaj hell hep *Hyos Ign Iod* ip kali-c kali-n kreos *Lach* laur led lyc m-ambo m-arct m-aust mag-c mag-m mang meny *Merc* mez mosch mur-ac nat-c nat-m *Nit-ac* nux-m **Nux-v** olnd op par pen petr ph-ac **Phos** plat plb **Puls** ran-b ran-s rhod rhus-t ruta *Sabad* sabin samb sars sec sel *Seneg Sep* sil spig *Spong* squil stann staph *Stram* stront-c sul-ac *Sulph* tarax teucr thuj valer *Verat* verb zinc
- **chronic**: aesc cinnb rumx sep
- **nervous**: bapt cist

TONSILS; complaints of: alum *Am-c* arg-n bapt bar-c **Bell** calc *Calc-p Canth Cham* guaj *Hep Ign* lac-c **Lach** *Lyc* **Merc** merc-d **Merc-i-f Merc-i-r** *Nit-ac Nux-v Phos Phyt Puls* sep sil *Staph* sulph thuj tub
- **left** | **chronic**: calc

UVULA; complaints of: alum apis bell brom calc caps carb-v caust coff crot-t hyos iod kali-bi kali-c kali-i lach lyc merc merc-c mur-ac nat-m nux-v phyt plat puls sil

---

714   ▽ extensions | O localizations | ● Künzli dot

Abscess	**External throat**	Eruptions

ABSCESS: Cham Hep kali-c *Kali-i Lach* Lyc **Merc** *Nit-ac* phos psor sep *Sil* sul-ac sulph
○ **Cervical** glands: *Ars* **Bell** *Canth Hep* hyos kreos *Lach* psor sars *Sil* streptoc *Toxo-g*

AIR:
- **agg**: ail *Caust* crot-h crot-t *Fl-ac* Hep Merc *Sil* tub
- **passing** up and down; sensation as if air were | **Thyroid** and cervical glands; in: spong

ALIVE; sensation of something:
○ **Goitre**: spong

CLOTHING agg●: *Agar* ambr aml-ns ant-c *Apis* arg-n **Bell●** *Cact* calc-f carb-an carc caust **Cench** chel Crot-c Crot-h *Elaps* glon kali-bi *Kali-c* kreos lac-c **LACH●** lact *Mag-c* manc merc-c naja puls sars **Sep●** sulph *Tarent* tub
- **tight**; as if clothes too: aml-ns sep

COLDNESS: alum berb nat-s phos *Spong*
- **evening**: *Spong*
- **night**: lyc
- **wind** blowing on; as if: olnd
○ **Thyroid** gland; in region of: nat-ar

COMPLAINTS of external throat: acon agar agn alum am-c *Am-m* anac ang ant-t arg-met arn ars asaf *Asar* aur bar-c *Bell* bism borx bov *Bry* calc camph cann-s canth caps carb-an carb-v caust cham chel chin *Cic* cina clem *Cocc* coff colch coloc con croc cupr *Cycl* dig dulc euph ferr graph guaj hell *Hep* hyos *Ign* iod ip *Kali-c* kali-n kreos *Lach* laur led **Lyc** *M-ambo M-arct* mag-c mag-m mang meny merc mez mosch mur-ac nat-c nat-m nit-ac nux-v olnd op par petr ph-ac phos plat plb **Puls** ran-s rheum rhod rhus-t ruta sabin samb *Sars* sec sel sep sil spig spong *Squil* stann staph stront-c sul-ac sulph *Tarax* teucr thuj verat verb viol-o *Zinc*
- **right** side: agn *Alum Am-c* anac ang ant-c *Ant-t* apis *Arg-met* asaf aur *Bell* Bism bry *Calc Camph* canth *Caps* carb-v **Caust** *Chel Chin Cina* cocc *Colch* coloc *Con Cupr Dulc* **Fl-ac** guaj *Hep Iod Kali-c Kali-n Lach Laur Led Lyc M-aust Meny* **Merc** *Mez Nat-c Nat-m* **Nit-ac** *Nux-v* olnd *Petr* nit-ac *Plat Plb Puls* rhod sabin *Sars Seneg Sil Spig Spong* staph *Sul-ac Sulph Teucr* thuj zinc
- **left** side: *Acon* agn alum *Am-m Anac* ang *Ant-c Apis* arg-met *Arn* ars **Asaf** *Asar* aur *Bar-c* bell *Borx Bov* brom *Bry* **Calc** *Canth Carb-an Carb-v* caust *Cic* cocc colch *Coloc* con *Croc Cycl* fl-ac *Guaj Hyos Ign* kali-c lach laur *Lyc* merc mez *Mosch* nit-ac *Nux-v Olnd Par* ph-ac psor rhod *Rhus-t Sabin Sel Sep Sil* spig *Spong Squil Staph Stram Sul-ac* **Sulph** *Tarax* teucr *Thuj Verat Viol-t* zinc
○ **Glands**; of: am-m *Bar-c* bell brom calc calc-f calc-i calc-p *Cham* graph hep *Ign Iod* lach lyc nat-m rhus-t *Spong* staph sulph vip zinc-i
- **right**: ars kali-c *Merc* nit-ac sil zinc-i
- **malignant**: *Cist*
- **Thyroid** gland (See Thyroid)

CONGESTION: am-c bell *Glon* kali-c puls
- **pressing** on heart with the hand; when: am-c

CONSTRICTION: acon aloe arg-cy ars asar atro cench coff coffin fl-ac *Glon* iod **Lach** naja puls rat rosm *Sep* **Stram** *Stry* tab xan zinc
- **lying** agg: bros-gau glon
- **sleep** agg; during: lach
○ **Beneath** the lower jaw: sang
- **Throat**-pit: apis *Brom* ign olnd *Par* rhus-t staph valer zinc
  • **eating** | **amel**: rhus-t
  • **sleep** agg; on going to: valer
- **Thyroid** gland: *Calc-s* **Crot-c** elaps *Iod* nat-ar spong
  • **finger**; as from a: nat-ar
  ○ **Region** of: nat-ar

CRACKING in muscles: rheum

CRAMP:
○ **Sides**: bar-c cic graph mang plat sep spong

CRAWLING | **Cervical** glands: con

DISCOLORATION: kali-bi kali-s podo rhus-v
- **blue**: ars *Lach*
- **brown**: kali-s
  • **spots**; in: kali-bi *Sep*
- **itching**: kali-n
- **lividity**: *Ars*
- **purple**: tarent
- **redness**: am-c am-caust apis bell graph iod *Jab* op phos rhus-v stann sulph verat
  • **spots**; in●: am-c **BELL●** carb-v iod kali-n **Sep●** stann tarent
  • **stripe**; in: mang
- **white** spots: nat-c
- **yellow**: ars chel hydr
  • **spots**: *Iod*
○ **Glands**:
  • **purple**: carb-an

DISTENSION:
- **left** side: caust

DISTORTED (↗ *Torticollis)*: ars conin hyos

EMACIATION: calc-p iod kali-i lyc nat-m sars

ERUPTIONS: *Anac Ars* berb bov bry calc canth caust clem dig *Hep* kali-n lyc merc ph-ac raph sars sep squil thuj
- **blotches**: graph nat-m sars sep spong
- **boils** | **Neck**; side of: caust coloc graph **Kali-i** mag-c nat-m nit-ac phyt rhus-v sep
- **burning**: canth kali-n
- **crusts**: anac
- **herpes**: lac-d lyc **Psor** sars sep
  • **symmetrical**: lac-d
- **itching**: lyc mag-c merc
- **moist**: *Caust* merc
- **painful**: lyc
- **pimples**: agar alum ant-c arn berb borx bov canth *Cinnb* clem gels *Hep Jug-r* kali-n lyc mag-c mez mur-ac nat-m op pall ph-ac **Puls** raph spig spong stann staph sulph *Thuj* zinc
  • **row**, in a: thuj

All author references are available on the CD   715

| Eruptions | **External throat** | Inflammation |

- **pustules**: ant-c arn aur chel grin *Psor* sil sul-i sulph zinc-s
- **rash**: am-c chin
- **red**: chin lyc mez ph-ac sep spig thuj vesp
  • **spots**: caust hydrc
- **scratching** agg; after: mag-c
  • **spots**: mur-ac
- **stitching**: phos
- **tubercles**: am-c lach lyc mur-ac nicc ph-ac phos sec
- **urticaria**: bry kali-i
- **vesicles**: canth clem grin mag-c ph-ac sep vip
  ○ **Sides**: alum cob
  ◦ **discharge** of ear; from: **Tell**

EXCORIATION | **rubbing** of clothes; from: olnd squil

FISTULAE: *Phos Sil*

FORMICATION: arund rhus-v spong
○**Throat-pit** | **cough**; causing: *Sang*

FULLNESS:
○Jugular; in: *Crot-c*
- **Throat-pit**: cham con *Lach*

GOITRE (↗*Thyroid; Swelling - thyroid gland; GENE - Hypothyroidism)*: adren *Ail* aloe am-c am-m *Ambr Apis* ars-i *Aur Aur-i* aur-s *Bad* bell brass-o *Brom* **Calc** *Calc-f Calc-i Calc-s* calc-sil **Carb-an Carbn-s** *Caust Cist* con crot-c dig echi *Ferr Ferr-i Fl-ac* form fuc *Glon Graph* hall ham *Hep Hydr* **Ign Iod** iris jab kali-bi kali-c **Kali-i** lac-d *Lach* lap-a *Lyc Lycps-v* mag-c mag-p mang merc *Merc-i-f Merc-i-r Nat-c* **NAT-M●** *Nat-p Nat-s* nux-v ol-j petr *Phos* plat podo sec *Sep Sil* **Spong** staph stram stroph-h sul-i sulph tab *Tarent Thyr Thyroiod Tub* urt-u vip zinc-i
- **right**: ars aur-i caust hep iod kali-c *Lyc* mag-c merc-i-f nat-c nit-ac *Phos Sep* sil spong staph
- **left**: chel *Iod* Lach●
- **accompanied** by:
  • **choking**: meph
  • **obesity**: fuc
  • **respiration**; asthmatic (See RESP - Asthmatic - accompanied - goitre)
  • **constriction**: *Calc-s* **Crot-c** elaps *Iod Lyc Spong*
  • **cough** agg: *Psor*
  • **diffused**: sulfa
  • **exophthalmic●** (= Basedow's disease/Graves' disease/toxic goitre): acon adon adren **Aml-ns** anh antip aq-mar aran-ix ars ars-i atra-r *Aur* aur-ar *Aur-i* bad bar-c *Bell* brom bry bufo *Cact* cadm-i *Calc* calc-f calc-i cann-i chin chinin-ar chrs-s cimic colch con crot-h cupr cupr-act cyt-l diphtox dubo-m echi elaps ephe *Ferr Ferr-i* ferr-p ferr-s *Fl-ac* flor-p fuc *Glon* graph hall hed **Iod** *Jab* kali-c **Kali-i** lach **Lycps-eu** *Lycps-v* mag-c mag-f meph **Nat-m●** nux-v op **Phos●** *Pilo* pineal *Rauw* saroth scut sec sel sil spartin-s spig *Spong* stram stroph-h sulph sthal thala thym-gl *Thyr* thyreotr tub verat verat-v
    • **accompanied** by:
      ◦ **choking**: meph
      ◦ **trembling**: meph

Goitre – **exophthalmic** – **accompanied** by: ...
  ◦ **Head**; pain in: ephe
  ◦ **Heart** complaints: adon ars aur bell cact cadm-i calc calc-i ferr-p hep iod lach lycps-v nat-m phos spong stroph-h thyr
  ◦ **Intestines**; cancer of (See ABDO - Cancer - intestines - accompanied - goitre)
  • **consumptive** state: hippoz
  • **menses**; from suppressed: **Ferr** ferr-i
  • **tuberculosis** in family; with: dros
- **indurated**: brom bufo calc-f *Calc-i* fl-ac iod *Mag-c Nat-c* nat-p *Spong*
- **myxedema** (See GENE - Myxedema)
- **nodular**: graph phyt
- **painful**: **Iod** *Nat-c Plat* spong
  • **menses**:
    ◦ **before** | **agg**: cimic
    ◦ **during** | **agg**: iod
  • **swallowing** agg: spong
- **pregnancy** agg; during: calc-i *Hydr*
- **pressure** in goitre; with: nat-c spong
- **puberty**: calc-i flor-p *Hydr*
- **pulsating** (See Pulsation - goitre)
- **sensitive**: kali-i
- **tickling**: plat
- **toxic** goitre (See exophthalmic)
- **twitching**: lyc
- **vascular**: *Apis Calc*

GRASPING, sensation of (See Constriction)

HEAT: cycl ign lach sars sulph
- **flushes**:
  • **left**: lac-d
  • **excitement** agg: merc nat-m

HYPERTHYROIDISM (See GENE - Hyperthyroidism)
HYPOTHYROIDISM (See Goitre; GENE - Hypothyroidism)

INDURATION of glands: *Alum Alumn* am-c ant-c *Arg-n* bar-c *Bar-i* **Bar-m** bar-s **Bell** brom **Calc** calc-f *Calc-i Calc-p* calc-sil **Carb-an** *Carb-v* carbn-s *Cist* **Con** *Cupr Dulc Graph Hecla Hep* **Iod** *Kali-i* lap-a *Lyc Merc Nat-c* nat-m *Nit-ac* phyt puls *Rhus-t Sars* scir sep *Sil Spong* staph sul-i **Sulph** syph **Tab Tub** wies
- **cords**; like knotted: aeth bar-c **Bar-i Bar-m** berb *Calc Calc-i Cist Dulc* hecla hep *Iod* lyc *Merc* nit-ac *Psor* puls rhus-t *Sil Sul-i Sulph* **Tub**
○**Cervical**: *Brom Cham* cocc *Ferr Iod* phyt plb psor rhus-t scarl spig *Spong* staph streptoc *Toxo-g* tub

INFLAMMATION:
- **erysipelatous**: rhus-t
○**Cervical** glands: aur **Bar-c** *Bell* calc canth *Cham Kali-c Lach* m-aust merc *Nit-ac* petr phos plb psor *Rhus-t* sars streptoc sul-ac *Sulph* thuj *Toxo-g* verat
  • **chronic**: v-a-b
- **Thyroid** gland (= thyroiditis): am-c lach nat-m
  • **dentition**; during: *Mucor*
  • **Riedel's** thyroiditis: hed

716   ▽ extensions | ○ localizations | ● Künzli dot

Itching — External throat — Pain

ITCHING: **Alum** am-m ambr anac ant-c apis ars aur bov *Calc* canth carb-v caust chel *Cist* con fl-ac form *Glon* kali-i kali-n linu-c lyc mag-c mez *Nat-c* nit-ac paull plan rhus-v samb sep stront-c sulph tarent thuj verat-v
- **morning**: mag-c
  - **dressing**; while: mag-c
- **evening**: mez
  - **going** to sleep; before: mag-c
- **night**: kalm
- **menses**; during: mag-c
- **scratching**:
  - **amel**: chel mag-c nat-c squil
- **stitching**: carb-v sars
- **swallowing** agg: aur con
- **walking** in open air agg: nit-ac
▽**extending** to
  ○ **Chest**: fl-ac
  • **Eustachian** tubes: caust
  • **Larynx**: sil zinc
  ○**Thyroid** gland: ambr mag-c
  • **cough** agg; during: ambr

JERKS | left: mez

LUMPS:
○**Throat**-pit: lach *Lob*

MOTION:
- **larynx** agg; of: stram

NUMBNESS: *Carb-an* chel dig hell olnd petr plat sep spig *Spong*

PAIN: aeth alum am-m ammc *Anac* ant-c apis arg-met *Bar-c* bar-s *Bell* bov *Calc* caps *Carb-v* chel chin *Chinin-s* clem cob colch crot-h cupr cycl fago gels *Hep* jug-c kali-bi kali-chl kalm kreos **Lach** med *Merc* merc-i-f mosch *Nat-m* Nicc op par petr ph-ac phos phyt *Puls* rham-cal rhus-t rhus-v ruta sabin sars sep sul-ac tarent tep *Thuj* verat
- **right**: alum caust merc-i-f phyt rosm vesp
  • **burning**: alum caust merc-i-f vesp
- **left**: ang berb coloc *Con* form nat-s sars thuj
  • **burning**: berb coloc form nat-s
  • **cutting** pain: thuj
  • **sore**: ang
  • **sprained**; as if: *Con* sars
- **morning**: phos tub
- **forenoon**: iod
  • **sore**: iod
- **night**: phyt
  • **burning**: ammc
  • **crushed**; as if: sep
  • **cutting** pain: ruta
- **dinner**; after: grat
  • **burning**: grat
- **drawing** pain: nat-m
- **head** backwards and towards the left; when turning the: agar
  • **sprained**; as if: agar
- **jerking** pain: arg-met caps

Pain: ...
- **motion**:
  • **agg**: bry cic phos stront-c
  : **burning**: stront-c
  : **sore**: bry cic
  • **slight** motion | **agg**: phyt
- **pinching** pain: ph-ac phos
- **scratching** pain: ammc
- **sharp** (See cutting)
- **shooting** (See stitching)
- **sore**: *Bar-c Bell Calc* chel *Chinin-s* clem cob crot-h cycl fago gels *Hep* jug-c kali-bi kali-chl **Lach** med merc merc-i-f *Nicc* sabin sul-ac tarent verat
- **sprained**; as if: petr
- **stitching** pain: alum am-m *Anac* ant-c chin colch hep kalm nat-m rhus-t rhus-v sars tep *Thuj*
  • **intermittent**: cupr
- **tearing** pain: aeth am-m bov *Carb-v* par tep thuj
  • **intermittent**: cupr
- **touch** agg: cic phos
  • **sore**: cic
- **turning** head agg: calc hep
  • **sore**: calc
  • **stitching** pain: hep
▽**extending** to
  ○ **Ear**: alum hep phos tep
    : **stitching** pain: alum hep phos tep
  • **Foot**: lyc
    : **stitching** pain: lyc
  ○**Blood** vessels: phos
  • **tearing** pain: phos
- **Cervical** glands: aesc agn ail *Alum* am-c *Am-m* ambr ang ant-t arg-met arn ars *Aur* aur-i **Bell** borx bov bros-gau bry *Calc* calc-s calc-sil canth *Caps Carb-an Carb-v* caust chin cic cina *Clem* cocc con cupr cycl *Dulc* euph graph hell *Hep* hura ign iod kali-bi kali-c lach *Lyc* m-ambo merc m-arct mag-c *Merc* mez mur-ac nat-c *Nat-m Nit-ac* nux-v par *Ph-ac* phos *Phyt* plat psor puls ran-s *Rhus-t* sabad sapin sel seneg sep **Sil** spig spong squil stann *Staph* stram stry sul-ac sul-i thuj tub verat vesp wies
  • **night**: merc thuj
  • **air** agg; in open: kali-c
  • **burning**: bell carb-an **Merc** nit-ac
  • **cough** agg; during: nat-m
  • **drawing** pain: agn alum bell bov cycl ign puls seneg
  • **pressing** pain: alum ars aur *Bell* chin cina cocc cycl ign *Merc* nat-c par rhus-t stram
  • **sore**: aesc ail **Bell** canth clem *Hep* kali-bi merc mur-ac nat-m *Phyt Psor* rhus-t sapin sul-i vesp wies
  • **stitching** pain: alum *Am-m* ang arg-met bell borx carb-an colch con cupr euph hep ign kali-c lyc m-ambo merc mez nit-ac nux-v ph-ac ran-s rhus-t sabad sil spig stann sul-ac
  • **touch** agg: lach
  • **turning** head agg: kali-c
  • **warm** room | **amel**: kali-c

All author references are available on the CD 717

External throat

▽ **extending** to:
  : **Head**: psor
- **Muscles** of the throat; deep in the: cycl
  • **sore**: cycl
- **Sides**: abrot aeth alum alumn am-m anac ant-c arg-met arg-n asaf *Aur Bell* berb bism borx **Bry** calc calc-p *Caps Carb-v* caul caust cere-b *Chel* chin chinin-s cic cinnb clem cocc coloc crot-c crot-t cycl dig dulc eup-per form *Graph* grat guaj hell hep ign *Indg* iod jac-c kali-bi kali-c kali-i kali-n kalm lach led lyc lyss mag-c manc med meny *Merc* merc-i-f nat-c nat-s nit-ac *Nux-v* ol-an *Par* petr Ph-ac phos phys plat plumbg psil psor rat sabin sars sel *Seneg* sep sil spig spong squil staph stram stront-c stry sul-ac sulph tab tarax tarent teucr *Thuj* verat-v vesp zinc zinc-p
  • **right**: aeth anac ang carb-ac carb-v *Caust Chel* cocc con dulc grat indg kali-c mag-c mag-m nat-c nux-v ph-ac plat sars sil spig staph sul-ac thuj zinc
    : **drawing** pain: *Caust Chel* con dulc grat indg kali-c mag-c mag-m nux-v plat sars sil spong staph sul-ac thuj zinc
    : **pressing** pain: anac carb-v cocc kali-c thuj zinc
    : **stitching** pain: ang carb-ac nat-c sars spig
    : **tearing** pain: aeth kali-c mag-c nat-c
    : **extending** to:
      : **Jaw**; lower: indg
      . **drawing** pain: indg
  • **left**: bros-gau caul chel cic coloc cycl indg kali-c lyc mez nat-s phos sel sil spong sul-ac sulph verat
    : **drawing** pain: caul chel cic coloc cycl lyc nat-s spong sulph verat
      : **jerking** pain: indg
    : **pressing** pain: bros-gau sil sul-ac verat
    : **stitching** pain: kali-c phos
    : **tearing** pain: lyc mez phos *Sel* sulph
  • **morning**: sars tarent thuj zinc
    : **drawing** pain: thuj
    : **stitching** pain: thuj
    : **tearing** pain: zinc
    : **waking**; on: thuj
      . **drawing** pain: thuj
  • **forenoon**: fl-ac
  • **afternoon**: canth chel fl-ac iris-fl kalm
    : **drawing** pain: *Chel* fl-ac kalm
    : **stitching** pain: canth
  • **evening**: ant-c clem cycl mag-c merc-i-r olnd
    : **drawing** pain: ant-c clem cycl mag-c
    : **stitching** pain: clem merc-i-r
    : **tearing** pain: mag-c olnd
  • **night**: kalm olnd vesp
    : **stitching** pain: kalm
    : **tearing** pain: olnd
  • **bending**:
    : **head**:
      : **backward**:
        . **agg**: cycl
        drawing pain: cycl

- **Sides** – **bending** – **head**: ...
  : **forward**:
    . **agg**: staph
    drawing pain: staph
  : **right** agg; to: sulph
  • **blowing** the nose agg: merc
  • **burning**: alumn berb calc caust coloc eup-per form grat ign merc-i-f nat-s ol-an stram stront-c sulph tab vesp
  • **chewing** agg: zinc
    : **drawing** pain: zinc
  • **cutting** pain: thuj
  • **drawing** pain: alumn ant-c asaf bell *Bry* caul chel chin cic clem cocc coloc *Crot-c* cycl dulc grat hell indg kali-c lyc med nat-s nit-ac *Nux-v* petr ph-ac sars *Seneg* sep spong squil staph sulph teucr zinc zinc-p
    : **downward**: sil zinc
    : **lancinating**: *Indg*
    : **twitching**: plat
    : **upward**: lyc thuj
  • **holding** head erect: zinc
    : **drawing** pain: zinc
  • **motion**:
    : **agg**: asaf *Carb-v Chel* cimic *Colch* coloc cycl ham kali-c nux-v phys sars sulph verat
    : **cramping**: cimic
    : **drawing** pain: asaf *Chel* coloc cycl nux-v sulph
    : **pressing** pain: sars
    : **tearing** pain: *Carb-v* sulph verat
    : **amel**: led
    : **pressing** pain: led
    : **head**; of:
      : **agg**: am-m com dig graph sars tarax
      . **stitching** pain: am-m dig graph sars
      . **tearing** pain: am-m
    : **jaw**; of lower | **agg**: tarax
  • **paroxysmal**: *Sel*
  • **pinching** pain: hep iod lyc zinc
  • **pressing** pain: anac ant-c arg-n asaf aur bell bism cocc *Coloc* crot-c dig form kalm lach led mag-c *Merc* nat-s nit-ac *Ph-ac* phos psil sabin *Sars* spong squil staph tarax zinc zinc-p
    : **intermittent**: spong
    : **upward**: thuj
  • **pressure**:
    : **amel**: zinc
    : **tearing** pain: zinc
  • **pulsating** pain: manc
  • **rheumatic**: berb calc-s *Chel* cop cycl iod phys rhus-t staph
    : **tearing** pain: berb
  • **sitting** agg: ant-c *Chel*
    : **drawing** pain: ant-c *Chel*
  • **stitching** pain: alum aur berb borx chin clem form *Graph* guaj kali-bi kalm meny nat-c phos rat *Sars* spig spong staph stront-c stry sul-ac tarax *Thuj* zinc
    : **boring** pain: tarax

External throat

Pain – Sides
- **swallowing**:
  - **amel**: spong
  - **stitching** pain: spong
  - **hindering** swallowing: anac
  - **pressing** pain: anac
- **talking** agg: zinc
  - **pressing** pain: zinc
- **tearing** pain: aeth am-m anac *Aur* berb **Bry** calc Caps Carb-v grat indg iod kali-bi nat-c nat-s petr phos rat sabin *Sel* staph tarax teucr zinc
  - **paroxysmal**: *Sel*
- **touch** agg: bar-c nat-m sars sil sul-ac
  - **pressing** pain: sars
  - **stitching** pain: sars
- **turning**:
  - **head**:
    - **agg**: abel arg-met cinnb clem coc-c *Coloc Crot-c* dig nat-m ph-ac *Tarent* tub
    - **drawing** pain: clem *Crot-c* ph-ac
    - **pressing** pain: *Coloc*
    - **stitching** pain: coc-c dig
    - **painful** side agg; to: vesp
    - **right** agg; to: arg-met chinin-s psor *Tarent*
- **waking**; on: phys
- **walking**:
  - **agg**: canth
  - **tearing** pain: canth
  - **air**; in open:
    - **agg**: arg-met camph
    - **drawing** pain: camph
    - **pressing** pain: arg-met
  - **amel**:
    - **rapidly**; walking: caust
    - **pressing** pain: caust
- **yawning** agg: plat
- ▽ **extending** to:
  - **Arms**: *Berb*
    - **stitching** pain: *Berb*
  - **Axilla**: phos
    - **tearing** pain: phos
  - **Ear**: mez zinc
    - **tearing** pain: mez zinc
  - **Ear**; behind: nat-s rhod
    - **drawing** pain: rhod
    - **pressing** pain: nat-s
  - **Elbow**: lyc
    - **drawing** pain: lyc
  - **Eye**: ph-ac sel
    - **drawing** pain: ph-ac
  - **Limbs**, into: stram
    - **drawing** pain: stram
  - **Lower** jaw: indg
    - **drawing** pain: indg
  - **Occiput**: berb
    - **tearing** pain: berb
  - **Pectoral** muscles: ars
  - **Shoulder**: *Chel* con led lyc par rhod sul-ac zinc
    - **drawing** pain: *Chel* con led lyc rhod

Pain – Sides – extending to – **Shoulder**: ...
  - **pressing** pain: sul-ac
  - **Wrist**: chel
- **Sternocleidomastoid** muscles: *Gels* petr rhod tarax trif-p
  - **left**: elat
  - **Upper** part: gels
- **Submaxillary** glands: mez
  - **stitching** pain: mez
- **Throat**-pit: aesc ambr anac ant-t ars bell **Brom** calc calc-p *Caust* cham chel chin cic elaps graph iod *Lach* lob mag-c nit-ac nux-v olnd *Par* phos ran-s sarr sars spira spong *Staph* thuj *Verat* zinc
  - **morning**: elaps
  - **burning**: elaps
  - **anger**; after: *Staph*
  - **pressing** pain: *Staph*
  - **burning**: ars calc-p chel elaps lach spira verat
  - **drinking** agg: nit-ac
  - **hawking** of mucus: **Caust**
  - **inspiration** agg: caust thuj
    - **pressing** pain: caust
    - **stitching** pain: thuj
  - **pressing** pain: aesc ambr anac **Ant-t Brom** calc *Caust* chin cic graph **Lach** lob olnd *Par* phos sarr sars *Staph Verat*
    - **foreign** body; as from a: *Caust*
  - **stitching** pain: bell cham ran-s *Spong* thuj
  - **swallowing** agg: staph
    - **pressing** pain: staph
- **Thyroid** gland: ail am-c *Bar-c* **Bell** brom carb-v cupr iod *Kali-i* lyc *Merc* nat-ar nat-c nat-p nicc spig squil sulph zinc-i
  - **cough** agg; during: carb-v
  - **motion** of head agg: iod
  - **pinching** pain: nat-ar
  - **pressing** pain: **Bar-c** brom nat-c nat-p *Spong*
    - **inward**: bar-c brom zinc-i
  - **sore**: ail *Kali-i* nicc
  - **stitching** pain: am-c **Bell** iod *Merc* nat-c *Spong* squil sulph
  - **swallowing** agg: spong
    - **stitching** pain: spong
- **Upper** side: ruta
  - **blow**; as from a: ruta

PARALYSIS: gels spig
- **diphtheria**; after: *Lac-c*
- o**Sternocleidomastoid**: plb

PERSPIRATION: alum bell bros-gau cann-s cham clem coff euph ip kali-c lach **Mang** nux-v par petr **RHUS-T.** samb spig **Stann** sulph
- **one**-sided: nit-ac
- **evening**: chel
  - **18**-21 h: chel
- **night**: nit-ac
  - **midnight**: **Rhus-t.**
- **waking**; on: mang nit-ac

External throat

PRESSES throat with both hands: bell

PULSATION:
○ **Carotids**: : acon aml-ns arg-met arg-n *Aur* aur-m *Bad* **Bell** *Bry Cact Calc* calc-p cench chin cocc colch cupr dirc elaps fago *Gels Glon Hep* hyos hyper kali-br lac-ac lil-t meli nat-s olnd *Op* phos phys prun pyrog rauw rumx sabin sec sep sol-ni spig spong stram *Tarent* thuj usn verat-v
- **left**: sulph
- **chill**; during: bell
- **epistaxis** | **amel**: tarent
- **excitement** agg: *Bad*
- **fever**; during: bell
- **headache**; during: gels *Glon* sang
- **hemorrhage**; after: chin
- **pregnancy**: gels
- **visible**: aur
- **walking** rapid after dinner: carb-ac
- **Glands**: *Am-m* bell bov cham clem iod lach lyc
- **Goitre**: aur iod lyc
- **Sides**: cycl *Gent-c* hura lac-ac nat-m sars sulph sumb *Tarent*
  - **evening**: cycl sumb

SENSITIVE:
- **touch**; to slightest: ant-t apis bapt bell crot-h crot-t *Lac-c* **Lach** merc-c *Nicc* nux-v

SPASMS | **Sides** of neck (▽*Torticollis*): *Carb-ac Med* pall

SPOTS: ars bell bry carb-v cinnb cocc iod lach lyc mur-ac *Sep* stann vip

SPRAINED sensation: carb-an

STIFFNESS of sides●: aesc alum anac asc-t *Bell* benz-ac **Bry** calc camph carb-an *Caust* cham *Chel* coloc *Dig Guaj* hell hura kali-cy kreos *Lach* laur led *Lyc Mang* merc-i-f *Mez* nat-ar nat-m nat-s *Nux-v* petr ph-ac phys phyt pic-ac *Puls* rhus-t sec sep *Sil Spong* squil staph *Stront-c Stry* thuj zinc zing
- **right**: *Caust Chel* lyss mez nat-m nit-ac petr phyt
- **left**: asc-t *Bell* carb-an chel coloc hura kreos laur lyc ph-ac *Puls* spong *Stry* thuj
- **morning**: brom *Chel* phys zinc
- **night**: phyt
- **motion**:
  - **slight** motion | **agg**: phyt

STRAINING muscles: sep

STRETCHING OUT: sep

SWALLOWING agg: zinc

SWELLING: aesc *Ail Am-c* am-m anan *Apis* ars *Bell* calc-i calc-s cann-s caust chel cic *Crot-c* epil ferr glon hyper *Iod* kali-i kali-n **Lyc** *Merc* op **Rhus-t** rhus-v sars *Spong* sulph **Tarent** zinc
- **cough** agg; during: ars
- **cramp**, after: graph
- **goitre**; like: vip
- **menses**; before: iod

Swelling: ...
- **sensation** of: mang xan
- **talking** loudly agg: iod
○ **Carotid**:
  - **left** | **stooping** agg: ars
- **Cervical Glands**: acon acon-l aesc aeth *Agar Alum* alum-sil *Alumn Am-c Am-m* ambr ant-c ant-t *Apis* arg-met arn *Ars* ars-br *Arum-t Asaf* asar astac aur bac **Bar-c** bar-i **Bar-m** bar-s **Bell** borx bov brom *Bry* calad **Calc** calc-chln calc-f calc-i calc-p calc-s calc-sil camph canth *Carb-an Carb-v* carbn-s caust *Cham Chel Chin Cic* cinnb *Cist* clem cocc *Con* cupr *Dig* diph dros *Dulc* ferr ferr-i glon **Graph** hecla *Hell Hep* ign *Iod* kali-bi **Kali-c** *Kali-chl Kali-i* kali-m kali-sil kiss kreos *Lach Lap-a* led *Lith-c* **Lyc** *Mag-m* mag-p **Merc** *Merc-c* merc-cy *Merc-d Merc-i-f Merc-i-r* mez *Morb* mur-ac nabal *Nat-c Nat-m* Nat-s Nit-ac Nux-v *Petr Ph-ac Phos Phyt* plb *Psor Puls* ran-s rhus-r **Rhus-t** rhus-v sabad sal-mar sars scarl sel *Sep* **Sil** *Spig Spong* stann **Staph** stict *Still* streptoc sul-ac sul-i **Sulph** syph tarent tep *Thuj Toxo-g Tub* v-a-b verat vesp viol-t wies zinc
  - **evening**: *Kali-c*
  - **beads**; around neck like string of (See string)
  - **chronic**: nat-s
  - **hard**: am-c ars-br **Bar-m** *Calc* **Con** *Hep Iod* lyc merc phyt *Sars* sel **Sil** *Tub*
  - **knocking**: cist
  - **painful**: *Ant-c* phyt sil *Spig Staph*
    - **touch**; to: cupr *Staph*
  - **string** around the neck; glands are like a: aeth cist
  - **suppurative**: **Calc** *Cist Hep Lith-c* **Merc** *Nit-ac* **Sil** *Sulph Tub* v-a-b
  ▽ **extending** to | **Shoulder**: *Graph*
- **Sides**: *Ail* alum *Am-c Apis* **Bell** calc chel *Glon* hyos kali-perm *Lach Lyc* mang merc merc-c nat-m nit-ac **Rhus-t** *Sars* sil spig stry thuj vesp
  - **right**: sars sil
  - **sensation**: alum mang sep
  - **stripe**: mang
  - **suppurative**: hyos
- **Thyroid** cartilage (▽*Goitre; Thyroid; GENE - Hypothyroidism*): sil sulph
- **Thyroid** gland (▽*Goitre; Thyroid; GENE - Hypothyroidism*): agar ail *Am-c* ambr ars aur-i aur-s benz-ac brom *Dig Carb-an* carbn-s caust clem con dig dys gamb hed iod kali-br kali-i *Kali-i* lyc mag-c *Merc* morg-p nat-c *Nat-m* nit-ac ol-j petr phos plat psor sil spong sulph syc thuj thyr tub vip x-ray
  - **right**: merc
    - **sensation** of: mag-c spong
  - **puberty**; at: calc-i
- **Veins**: acon crot-c hyos nat-m op sil stry thuj
  - **pressure** on left side as if veins were swollen: sil

TENDERNESS | **Thyroid** gland: ail

TENSION: agar bar-s caust cic mag-c *Nux-m* rosm sep verb
- **menses**; before: iod

▽ extensions | ○ localizations | ● Künzli dot

Tension

o **Cervical** glands: ambr ang bov calc clem *Graph* iod m-ambo m-arct mur-ac phos puls spong
- **Sides**: agar arg-met bar-c bell berb bov *Calc Caust Chel Dig* iod kali-bi kreos laur mag-m *Med* meph nat-m ph-ac plb *Rhod* sars sep *Spong Sulph Zinc*
  · **right**: ang **Caust** mag-m rosm sars spong
  · **left**: cic sulph zinc
  · **morning**: coc-c
  · **evening**: rat
  : **standing** agg: rat
  · **night**: staph
  · **bending** head backward agg: cic
  · **convulsive**: agar raph
  · **lying** on side agg: thuj
  · **motion** of head agg: bov graph sars verat
  · **painful**: sulph
  · **rheumatic**: iod
  · **swallowing** agg: colch
  · **waking**; on: coc-c
  · **walking** agg; after: nat-m
- **Thyroid** gland: agar lat-m

TICKLING:
o **Gland**: kali-c
- **Goitre**: plat

TIGHT
around neck and waist; cannot bear anything: **Lach** *Sep*

TINGLING: acon calc

TORTICOLLIS, (↗*Distorted; Spasms - sides*):
achy *Acon* aesc-g agar ang arn ars asar atro bar-c bell bry bufo *Calc* cann-s caul *Caust* chin chin-b cic cimic cina cocc *Colch Cupr* des-ac dros dulc elaps eup-per eup-pur ferr-p glon *Graph* guaj halo hist hist-m hura *Hyos* ign kali-i kalm lac-ac lach **Lachn Lyc** mag-c mag-m mag-p merc mez mygal nat-m nat-p nep *Nux-v* op **Phos** plan *Ran-b Rhus-t* rhus-v sang sil stry sulfonam sulph tere-ch thiop thuj visc
- **accompanied** by:
  · **diphtheria** (See THRO - Diphtheria - accompanied - torticollis)
  · **Throat**; sore: lachn
- **chronic**: atro bar-c
- **left**; drawn to the: asar *Bell* caul chel coloc **Lyc** *Nux-v* **Phos**
  · **fright**; from: nux-v
- **right**, drawn to the: ang caust *Cupr Lachn Lyc* nat-m
  · **followed** by torticollis drawn to the left: ang
- **shock**; from: nux-v
- **spasmodic**: aesc-g ars *Caust* cic hist **Hyos** thiop
- **sternum**; chin drawn to: cann-i *Cann-s* med phyt
- **waking**; on: asc-t

TOUCH agg: apis brom bry lac-c *Lach* **Phyt**

TREMBLING: ang graph merc

TUMORS: ars bar-c brom **Calc** graph *Sil*
- **one** side: *Brom* nat-m

External throat

Tumors: ...
- **cystic**: *Brom*
- **fatty**: *Bar-c*
- **fibroid**, recurrent (See GENE - History - external)

TWITCHING: *Agar* arg-met asaf bism carb-ac crot-c gent-c graph mez phos spong tarax
o **Sides**: ang kali-c tarax
  · **right**: lyc
  · **left**: mez sars
  : **Neck** to the left side of the throat; from left side of the: agar

ULCERS: ars bros-gau lyc *Sil*

UNCOVERING throat:
- **agg**: alum berb **Hep** *Kali-ar* **Kali-c** *Merc Nat-m Nat-s* **Nux-v** *Phos* **Rhus-t** *Rumx* **Sil** *Spong* **Squil** *Thuj* **Zinc**

VICE; sensation as in a: xan

WARTS: nit-ac psil sil thuj

Thyroid

THYROID GLAND; complaints of (↗*Goitre; Swelling - thyroid gland; GENE - Hypothyroidism*): adren   am-c am-m apis aur-s bad *Bar-i* **Bell** *Brom* calc calc-f calc-i caust chr-s cist cortiso *Crot-c* des-ac diph-t-tpt diphtox ferr ferr-s *Fl-ac* flav *Fuc* glon hep *Hydr* hydr-ac influ **Iod** *Iris* jab kali-c kali-i *Lap-a* lycps-v mag-p *Merc-i-f* nat-i nat-m phos phyt pineal psor puls sil spong strept-ent sulph thal-met thyr *Thyroid* v-a-b
- **accompanied** by:
  · **cardiac** complications (See CHES - Heart; complaints - accompanied - thyroid)
  · **obesity** (See GENE - Obesity - children - thyroid)
  · **respiration**; asthmatic (See RESP - Asthmatic - accompanied - thyroid)
  o **Heart**; complaints of the (See CHES - Heart; complaints - accompanied - thyroid)

External throat

Acetonemia

ACETONEMIA (See GENE - Acetonemia)

ACIDITY (↗ *Eructations; type - sour; Heartburn; Hyperchlorhydria):* abrot alum am-m ambr anac anis Ant-t Arg-n **Ars** asar bar-c bell benz-ac borx bry *Calc* calc-ar caps carb-an *Carb-v* card-m caust cham chen-v **Chin** chlf chlol chlor cina cinnb cob cocc con cortico cub *Cuph* cycl daph dig elaps equis-h fago *Ferr* fl-ac gels *Graph* hall helic-p hep ign iod ip iris *Kali-c* kali-fcy lach lappa lith-c lob lob-s luna **Lyc** m-arct mag-c mag-m merc merc-sul myric naja nat-ar nat-c *Nat-m Nat-p* Nit-ac nux-m **Nux-v** ox-ac par *Petr Ph-ac* **Phos** plat plat-m plb podo prot prun-v psor **Puls** ran-s rob sabin sacch sal-ac sars *Sep Sil* spig spira *Stann* stram *Sul-ac* **Sulph** syph tab thea thuj uran-n verat vichy-g zinc zing
- accompanied by:
  · appetite; ravenous: graph
  · diarrhea (See RECT - Diarrhea - accompanied - stomach)
  · faint feeling in stomach (See Emptiness - accompanied - acidity)
  · indigestion (See Indigestion - accompanied - acidity)
  ○ Head; pain in (See HEAD - Pain - accompanied - stomach - acidity)

ACRIDITY: calc carb-v hep lyc nux-v

ADHESION sensation:
○ **Diaphragm:** : mez

AEROPHAGIA: med plat prot

AIR:
- filled with air; as if: bell phos
○ **Sternum;** below: bell
- Through stomach; as if air was forcing: bar-c cob crot-c

AIR; IN OPEN:
- amel: adon *Ars* Carb-v Croc lyc *Puls* tarax

AIRPLANE sickness (See Nausea - airplane)

ALIVE in; sensation as if something: anan chel chion coloc Croc manc *Nux-v* sabad sabin sang sep tarent thuj verat
○ **Epigastrium:** chel croc sang

ANXIETY (↗ *MIND - Anxiety):* abrot *Acon* agar agar-em am-m anac ant-t arg-met *Arg-n* **Ars** ars-s-f aster bar-m both-ax bry *Calc* calc-ar *Calc-p* **Cann-s Canth** Carb-v carc *Caust Cham Chel* chin cic cocc coff *Colch* coloc con crot-t *Cupr Dig* dros *Ferr* ferr-ar gran *Grat* guaj haem hydr hydr-ac hydr **Ign** *Ip Jatr-c Kali-i* kali-bi kali-br *Kali-c* kali-m kali-s kali-sil laur *Lyc* merc merc-c mez mosch mur-ac nat-m nit-ac *Nux-v Op* osm *Paeon* petr phos plb *Puls* ran-s rhus-t sabad sang *Sec* sep serp *Sil Spig* squil *Stann Stram* sul-ac sulph sumb tab **Tarent** ter teucr thuj tub *Verat* vesp
- morning:
  · waking; on | alcoholics; in: **Asar**
- night | rising up; on: **Ars**

Stomach

Anxiety: ...
- asthma, in: *Ferr*
- convulsions; after: aster
- diarrhea, before: mez
- eating:
  · after:
    : agg: chin osm petr
    : small quantity: osm petr
- excitement; after: dig *Kali-c* mez phos
- menses; during: sil
- people, on approach of: lyc
- rising agg: ars cupr nat-m
- sitting agg: calc calc-act chin
- standing:
  · agg: teucr
  · amel: calc
- stool; before (See MIND - Anxiety - stool - before)
- vexation; after: **Lyc**
- waking; on: **Asar** ferr
- walking | amel: calc
∇ extending to | Head: asar both-ax nat-m thuj
○ **Epigastrium:** acon ant-t arg-n arn **Ars** *Bry Calc* calc-p cann-s canth *Cham* chel chin cic cocc coff con crot-t cupr dig ferr *Graph* guaj hydr-ac ign ip jatr-c kali-bi **Kali-c** laur *Lyc* merc mez nat-m **Nux-v** *Ph-ac* phos plb **Puls** sabad sabin *Sec* sep stann stram sul-ac *Sulph* teucr thuj verat
  · excitement agg: kali-c

APPETITE:
- capricious appetite (= hunger, but knows not for what/refuses things when offered)(↗ *GENE - Food - many - desire; MIND - Capriciousness; MIND - Mood - changeable):* ail alum-sil arn ars arum-t aster bar-c bell **Bry** bufo calad calc *Carb-an* carbn-s carc cham **Chin** *Cimic* **Cina** *Coc-c* coca coli croc fago ferr gran graph *Hep* **Ign** *Iod Ip* kali-bi kreos *Lach* luna mag-c *Mag-m* merc merc-i-f nat-m nux-m nux-v petr *Phos* **Puls** rheum rhus-t sabal *Sang* sil staph sulph sumb sym-r symph syph tep *Ther Tub* zinc zinc-chl zinc-p
- changeable: alum am-m *Anac* **Ars** bar-s berb carc cimic **Cina** coc-c (non: cocc) coloc *Cur* cycl fl-ac gels (non: gran) grat iod lach *Mag-m* meph merc nat-m *Nit-ac* op phos podo syph
- complaints of: ant-c ars *Calc* **Chin** *Cina* graph iod *Lyc* merc *Nat-m* **Nux-v** petr phos **Puls** sil stroph-h **Sulph** verat
- constant: bov calc-p cocc fl-ac gran *Kali-bi* kali-p *Merc* myric *Nat-c Nat-m* psil rat tab
- desire for drinks, but refused; when offered: bell
- diminished (↗ *wanting):* abrom-a abrot acet-ac agar agav-a agn alf all-c aloe **Alum** alumn anh ant-c anti-t aran *Arg-n* arist-cl **Arn** ars asc-c *Aur* aur-m bac bad bar-c bar-i *Bar-m* bar-s bell berb beryl borx brom bros-gau bruc but-ac *Cact* calc calen canth carb-v carbn-s card-b *Caust* cedr cham chel chin chinin-ar chol *Cina* clem cob-n *Coc-c*

Appetite – diminished   **Stomach**   Appetite – increased

- **diminished**: ...
cocc *Coff* colch *Coloc Con* cop crot-t cupr *Cycl* delphin *Dig* digin dirc echi erio ery-a ery-m fago *Ferr* ferr-i ferr-p ferul fl-ac gal-ac gamb gast *Gels* gent-l grat guare hell hist hura *Hydr* hydr-ac hyos iber ign iod ip jal kali-bi kali-c kali-chl kali-m kali-n kali-s kiss kreos lac-ac *Lac-d Lach* lat-m laur linu-c *Lyc* mag-s med merc merc-c merc-i-f mez mit morph muru *Murx* myric nabal naja nat-c nat-m nat-p nux-v ol-an onos op opun-s (non: opun-v) ost petr phos **Pic-ac** pin-s pip-m plan plb psil *Psor* ptel puls *Pycnop-sa* rham-f rheum rhus-t *Rosm* rumx ruta *Sabad* sabin sang santin sars seneg sep sil spong stram sulph tab *Tarent* tell ter thuj til tub ust verat vichy-g x-ray yohim zinc zinc-p ziz
  - **daytime**: ars
  - **morning**: aloe asc-t calc-p cinnb lyss mag-m mit myric narcot sel sulph
  - **noon**: ant-t calc clem coloc indg mez nat-m ox-ac sulph
  - **evening**: borx chlor dig digin nux-m
  - **cancer**; in: iod
  - **children**; in: rheum
    - **accompanied** by | **Umbilicus**; eruption about (See ABDO - Eruptions - umbilicus - around - children - newborns - accompanied - appetite)
  - **desire** to eat little; but: mez
  - **drunkards**; in: kola
  - **eating**, when time for: *Chin* ign
  - **menses**:
    - **during | agg**: bung-fa mag-c pitu-a
  - **perspiration**, after: bell
  - **pregnancy** agg; during: sabad
- **easy satiety**: acon-l agar allox *Am-c* ant-t arg-met arg-n arn ars bar-c bar-s borx bry calad carb-an carb-v *Carbn-s Caust Cetr* cham *Chin Cic* cinch *Clem* coc-c coca coff *Colch* coloc con croc *Cycl Dig* dulc *Ferr Ferr-i* fl-ac *Gels* guare hep hydr hyper *Ign Iod* kali-bi kali-i kali-p kali-s lach led *Lyc M-ambo* m-arct mag-c mag-m mag-s mand mang meny merc mez nat-c *Nat-m* nit-ac *Nux-m Nux-v* olnd *Op* petr petros ph-ac *Phos* plan **Plat** *Podo* prun psor ptel pycnop-sa ran-b *Rheum Rhod* rhus-t ruta sabin *Sep* serp *Sil* spong sul-ac *Sulph* tarent thea *Thuj* tub vinc *Zinc*
  - **morning**: cycl
  - **evening**: phos
  - **sadness**; from: plat
  - **sudden**: sep
- **eat**; with inability to (See increased - eating - cannot)
- **eating**; even after: allox cic
  - **fullness**, with: *Rhus-t*
- **emptiness**; with (See Emptiness)
- **gnawing**: abies-c abrot adon arg-met arn bell chim chim-m chin colch iod kreos lach seneg sep sil
  - **prolapsus**; with: *Sep*
  - **satisfied**; seldom: sep
- **increased** (= hunger): **Abies-c** abrom-a abrot acal *Acon Agar* agn ail alf *All-c* all-s allox aloe *Alum* alum-p alum-sil *Alumn* **Am-c** am-m anac anan ang anh ant-c

- **increased**: ...
ant-t **Arg-met** arist-cl arn **Ars** *Ars-i* asaf asar *Aur* aur-i bac *Bapt-c* Bar-c Bar-i Bar-m *Bell* bell-p *Berb* beryl bism borx bov bros-gau bry bung-fa cadm-met calad **Calc** calc-i *Calc-p* **Calc-s** calc-sil camph **Cann-i** cann-s canth caps carb-ac **Carb-an** carb-v carbn-s caul *Caust* cham **Chin** *Chinin-s* cic **Cina Cinnb** clem cob-n coc-c *Cocc* coff colch coli coloc **Con** cop cortiso crot-c cub cupr cycl dig dios dros dulc *Elaps* equis-h eug euph euphr **Ferr** *Ferr-ar Ferr-i Fl-ac* gamb *Gels* gent-c gran **Graph** grat *Guaj Guare* hed hell hep hura *Hydr* hydr-ac hyos *Ign* ind **Iod** jug-c jug-r kali-ar kali-bi kali-br kali-c kali-chl kali-i kali-m kali-n kali-p *Kali-s* kreos *Lac-ac Lac-c Lach* lact laur led lept lil-t *Lyc* lyss m-ambo m-arct m-aust mag-c *Mag-m* mag-p mand mang med meny *Merc Merc-c* mez mosch *Mur-ac Myric Nat-ar Nat-c* **Nat-m** *Nat-p Nat-s* Nit-ac Nux-m **Nux-v Olnd** onos *Op* ox-ac par *Pert-vc* **Petr** *Ph-ac* **Phos** phys *Pic-ac* plat plb podo *Psor* ptel **Puls** pycnop-sa ran-b raph *Rat* rauw rein rheum rhod rhus-t ruta *Sabad* sars sec sel seneg *Sep Sil* skat spig spong squil *Stann Staph* stram stront-c sul-ac sul-i sulfonam **Sulph** sumb tab tarent tep ter *Teucr* ther thuj thymol ust valer **Verat** verb visc xan zinc zinc-p
  - **daytime**: cocc murx nat-m *Stann*
  - **morning**: act-sp agar am-c ant-c *Arg-met* asar aur bar-act bar-c borx bry calad *Calc* carb-an che chin cic cycl graph hyper lyc lyss m-aust merc mur-ac murx myric nat-c nat-m nit-ac nux-v *Petr* phos plat psor ran-b rhus-t sabad sang *Sel* seneg sep sil tet teucr zinc
    - **7 h**: aloe
    - **8 h**: chin
    - **stool** agg; after: aloe
    - **waking**; on: aeth aran
  - **forenoon**: alf aloe arg-met carb-v graph hell hep ind kali-n *Nat-m* nat-m nux-m nux-v phos rhod sulph zinc
    - **10 h**: iod kali-n lyc *Nat-m* sulph thuj
    - **11 h**: euphr hura hydr ign *Iod* lach *Nat-m* phos **Sulph** visc *Zinc*
  - **noon**: abies-n acon am-c clem coc-c colch coloc dig hyper lact lyc mag-c *Mez* nat-c *Nat-m Nux-m* pip-m stront-c sulfonam sulph
  - **afternoon**: arg-met bov calc cham chin coff colch guaj lyc nat-c nux-m nux-v psor sep zinc
    - **14 h**: chinin-s clem
    - **15 h**: bung-fa
    - **16 h**: calc-p tarent
    - **17 h**: bros-gau myric
  - **drinking** agg; after: nat-m
  - **evening**: agar aloe am-m arg-n arn benz-ac borx bov calad calc camph cann-s carb-an cham chin chinin-s colch cop croc crot-c cycl fl-ac *Guaj Ign* iod kali-c *Kali-n* lach lyc *M-ambo M-arct M-aust* mag-m mez nat-m *Nat-m* phos *Pic-ac* plat plb psil *Psor* puls sabad *Sep* sil sulfonam teucr thuj zinc

724   ▽ extensions | O localizations | ● Künzli dot

Stomach

Appetite – increased

- **evening**: ...
  - 18 h: sumb
  - 19-19.30 h: sulfonam
  - 21 h: form
  - **eating**; after: carc
- **night•**: abies-n anan bry calc canth **Chin** *Chinin-s Cina Ign* **Lyc** nat-c petr ph-ac **Phos Psor** puls sel sil sulph tarent tell teucr tub
  - **midnight**:
    - **before** | 23 h: nat-c ox-ac
    - **at**: *Med*
    - **after**:
      - 5 h: nat-c
- **accompanied** by:
  - **appetite** wanting (See wanting - hunger)
  - **aversion** to food (See GENE - Food - food - aversion - accompanied - hunger)
  - **fullness** of stomach: alumn ant-c arg-met arn asar beryl dig kreos meny myric puls rhus-t sulph
  - **indigestion**: *Merc*
  - **metallic** taste: cocc
  - **nausea** (*ravenous - accompanied - nausea*): arg-met bell *Berb-a* cadm-met caust chin chinin-s cocc cycl *Hell* ign mag-m nat-c olnd petr phos rhus-t spig valer verat
  - **pain** in stomach (See Pain - accompanied - hunger; Pain - eating - not)
  - **Head**; complaints of (See HEAD - Fasting)
- **air**; in open | **amel**: ant-t
- **alternating** with:
  - **loathing** of food (See Loathing - alternating)
  - **loss** of appetite: *Alum* am-m anac ars *Berb* Calc caps chin cina cupre-au cycl dros **Ferr** *Iod* lyc nat-m *Phos* puls sep sil sulph *Thuj*
  - **nausea** (See Nausea - alternating - hunger)
- **aversion** to food; with (See GENE - Food - food - aversion - accompanied - hunger)
- **beer**; after: nux-v
- **breakfast** agg; after: aloe bart tax
- **children**; in: cina
  - **nurslings**: lap-a
  - **sick**; when: cina
- **chill** (*intermittent*):
  - **after**: *Ars*
  - **before**: *Chin* **Cina** *Eup-per* **Staph**
  - **during**: ail ant-c **Ars** calc cham *Chin Chinin-s Cina Eup-per Lec* nux-v *Phos* puls **Sil** staph verat
- **convulsions**; after: hyos
- **coryza** and cough, with: hep sul-ac
- **cough** agg; during: nux-v
- **diarrhea**, with (*ravenous - diarrhea - during*): aloe ferr nux-v petr psor sec verat
- **disease**; before the onset of a: bry calc hyos nux-v *Phos Psor* sep
- **eating**:
  - **after**: acon agar *Alf* all-c alum alum-p alumn ang ant-t *Arg-met* asc-c aur bov *Calc* casc castor-eq

Appetite – increased

- **eating – after**: ...
  caust chin chinin-ar *Chinin-s Cic* cina coc-c colch corn dig fago gran grat hura indol iod kali-chl kali-n kali-p lac-c lach lepi **Lyc** med *Merc* murx myric nat-m nux-v olnd par **Phos** phyt plat plb *Psor* ran-s raph rheum ruta sang sars sep sil staph stront-c sulfonam sulph syph zinc
  - **fifteen** minutes: pert-vc
  - **only** while eating; appetite returns: anac bell calc carb-an cham **Chin** mag-c meny merc nat-m phos sabad sep *Sulph*
  - **ten** minutes: rauw
- **cannot** eat: allox bry chin elaps lyc *Sulph* tab
- **increases** the hunger (See after)
- **not** amel by (*insatiable*): cadm-met cina lac-c staph
- **vanishing** (See wanting - eating - attempting)
- **fever**:
  - **after**: *Chin Cimx Cina* dulc eup-per ign staph
  - **during** | **agg**: *Chin Cina* cur eup-pur hell **PHOS•** podo staph
- **headache**:
  - **after**: iod
  - **before**: *Calc* dulc epiph *Phos Psor* sep
    - **day** before; the: psor
  - **during** (*HEAD - Pain - accompanied - appetite*): allox anac ars asc-c bry cact crot-h elaps *Epiph* ign *Kali-c* kali-p kali-s lac-d lyc nat-m **Phos Psor** ptel sang sel *Sep* sil sulph syph thuj
- **intermittent**, in (*chill*): *Phos Staph*
- **knows** not for what; but (See capricious)
- **menses**:
  - **before** | **agg**: cimic croc mag-c puls sep spong
  - **during** | **agg**: iod kali-p spong
- **nausea**; with (See accompanied - nausea)
- **pain** in stomach, with (See Pain - accompanied - hunger)
- **perspiration**:
  - **after** | **agg**: cina
  - **during**: cimx *Cina* sanic
- **pregnancy** agg; during: calc-p chel *Mag-m* nat-m *Nux-v Petr* psor **Sep**
- **refuses** things when offered (See capricious)
- **sadness**; with (See MIND - Sadness - canine)
- **sitting**; after: rhus-t
- **sleep** | **siesta** agg; after: onos
- **stool**:
  - **after** | **agg**: abrom-a aloe fl-ac kali-p *Petr* verat
- **sudden**: sec sep sulph
- **tormenting**: arg-met bell crot-h *Iod Olnd* seneg
- **trembling** (See GENE - Trembling - externally - hungry)
- **unusual** time: carl chin **Cina** coc-c gins
- **vanishing**:
  - **attempting** to eat; on (See wanting - eating - attempting)
  - **sight** of food; at (See wanting - food - sight)
- **vomiting**:
  - **after**: aeth cina *Colch* olnd podo tab

Stomach

- **vomiting**: ...
  - **with**: asc-c bell caust chin chinin-s hell iod lob mag-m nat-c olnd phos sang spig valer verat
- **waking**; on: arn bell cadm-met chin dig digin ptel
  - **eating | amel**: cadm-met psor
- **weakness**; with: gels ign lach merc *Phos* sep spig **Sulph**
  - **too weak to eat**: ant-c
- **wine** agg: nat-m
- O **Spine**; as if coming from: lil-t
- **indifference** to food and drink: chin *M-aust* rhus-t valer
- **indistinct** desire (See capricious)
- **insatiable** (*⁄insatiable - eating - not; ravenous):* abel abies-c allox ang anh ant-c **Arg-met** arg-n arum-t asc-t aur bar-c **Bell** bell-p bung-fa cadm-met *Cic* cina *Ferr Ferr-i* ign **Iod** lil-t **Lyc** merc petr plat puls puls-n rauw *Sec Sep Spong* squil stann staph thuj tub v-a-b visc *Zinc*
  - **morning**: arg-n bros-gau sang
  - **noon**: asc-t petr zinc
  - **evening**: arg-n zinc
  - **night**: phos
- **know** for what; does not (See capricious)
- **lack** of (See wanting)
- **ravenous** (*⁄insatiable; MIND - Bulimia; MIND - Sensual):* abies-c abrot acet-ac acon *Agar* agn *Alf All-c* all-s allox *Alum* alum-p alum-sil **Am-c** am-m *Anac* anan ang ant-t **Arg-met** arn **Ars** ars-br **Ars-i** ars-s-f asaf *Aur* aur-ar aur-i aur-s bac bar-c *Bar-i* bar-m bar-s bell *Berb* bov brass *Bry* cact calad **Calc** calc-i **Calc-p Calc-s** calc-sil calen camph **Cann-i** cann-s cann-xyz caps carb-ac *Carb-an* carb-v **Carbn-s** carc card-m caul *Caust* cham chel **Chin** *Chinin-ar* chinin-s *Cic* cimic **Cina** clem *Coc-c* **Cocc Coff** Colch Coloc *Con* cop crot-c cupr dros *Elaps* equis-h *Eup-per* **Ferr** *Ferr-ar* Ferr-i ferr-p *Fl-ac* gamb gels glyc gran **Graph** *Guaj* guare hell hep hura *Hyos* ichth *Ign* ind **Iod** jug-c kali-ar kali-bi kali-c kali-chl kali-m *Kali-n* kali-p kali-s kali-sil kreos *Lac-ac* lac-c lach lap-a laur lil-t lob **Lyc** lyss m-ambo m-arct m-aust mag-c mag-m mag-p meny *Merc Merc-c Mez Mur-ac* myric *Nat-ar* Nat-c **Nat-m** *Nat-p* Nat-s *Nit-ac* Nux-m **Nux-v** *Ol-j* **Olnd** *Op* ox-ac par *Petr* petros *Ph-ac* **Phos** phys pime *Plat* plb *Podo* ptel **Psor Puls** pycnop-sa *Rat* Rhus-t rumx ruta *Sabad* sanic *Sec* sel seneg *Sep* **Sil** sphing spig *Spong* squil **Stann Staph** stront-c sul-ac sul-i **Sulph** tab tarent tep ter teucr ther *Thuj Thyr* tub *Uran-n* ust valer **Verat** visc zinc zinc-p
  - **morning**: acon-s ant-c **Arg-met** bry *Calc* hyper myric nat-c plat sabad sang sil sulph
  - **forenoon**: aloe kali-n *Nat-c* sulph
    - **10 h**: iod kali-n *Nat-m*
    - **11 h**: ign **Iod Sulph** Zinc
  - **noon**: abies-n acon coloc lyc *Mez* Nat-m *Nux-m* Zinc
  - **afternoon**: *Guaj* lyc nat-c nux-v
    - **14 h**: clem
    - **16 h**: *Calc-p*
    - **17 h**: myric
- **ravenous**: ...
  - **evening**: aconin agar aloe calc calen cann-s cham chinin-s crot-c fl-ac gent-l *Guaj* guare iod lyc mag-c *Mez* Nat-m sabad sil teucr zinc
    - **18 h**: sumb
    - **20 h**: pip-m
  - **night**●: abies-n anan bry **Chin** *Ign* Lyc petr *Ph-ac* **Phos** *Psor* sel sep sil sulph tarent tub visc
    - **midnight**:
      - **before | 23 h**: *Nat-c*
      - **after | 5 h**: *Nat-c*
    - **pregnancy** agg; during: *Par* psor
- **accompanied** by:
  - **acidity** in stomach (See Acidity - accompanied - appetite)
  - **emaciation** (See GENE - Emaciation - appetite)
  - **headache** (See HEAD - Pain - accompanied - appetite)
  - **marasmus** (See GENE - Emaciation - appetite - children - infants)
  - **nausea** (*⁄increased - accompanied - nausea):* spig valer
  - **thirstlessness**: all-s ars
  - **trembling** (*⁄GENE - Trembling - externally - hungry):* olnd
  - **wine**; desire for (See GENE - Food - wine - desire - accompanied - appetite)
- **ague**, after: eup-per *Staph*
- **alternating** with:
  - **loss** of appetite: *Alum* calc-hp *Caps Iod Lach* nat-m
- **anemic** babies: lap-a
- **apyrexia**, during: **Staph**
- **chill**; during: chin chinin-s *M-aust*
- **contempt**, during: plat
- **convulsions**:
  - **after**: coc-c
    - **epileptic**: calc
  - **before | epileptic**: *Calc* **Hyos**
- **diarrhea**:
  - **during** (*⁄increased - diarrhea):* aloe *Asaf Calc* coch *Fl-ac Iod* Lyc **Olnd** Petr sec *Stram* sul-i *Sulph Verat* zinc
  - **preceding**: psor
- **drinking** water amel, then loss of appetite: kali-chl
- **dysentery**; in: **Nux-v**
- **easy** satiety (See satiety)
- **eating**:
  - **after** eating:
    - **soon** after: acon agar allox *Arg-met* asc-c bov *Calc* **Chinin-s** *Cic* **Cina** coc-c corn fago fl-ac grat **Iod** kali-m kali-p lac-c lach **Lyc** *Med Merc* myric **Phos** phyt plb *Psor* sarr *Staph* stront-c *Sulph* zinc zinc-p
    - **increases** the hunger: **Lyc**
    - **three** hours after: calc-caust **Iod**

Appetite – ravenous

- **eating – after** eating: ...
  - **two hours after:** allox calc-hp tax
  - **hastily** (See MIND - Hurry - eating)
- **epilepsy;** after (See convulsions - after - epileptic)
- **followed** by:
  - **pain:**
    - **Stomach;** in: mag-c
  - **full** of food; while stomach is: asar staph
- **gastralgia,** in: *Lyc* Sil
- **headache;** with (See HEAD - Pain - accompanied - appetite)
- **lying** | *amel:* sil
- **menopause;** during: sulph
- **nausea:**
  - **after:** bry
  - **before:** mag-m
  - **with** (See accompanied - nausea)
- **neuralgia,** with: *Dulc*
- **perspiration;** with: agar ars bry bufo **Calc** *Caps* cham *Chin* **Cina** cocc ign iod *Lyc* nux-v phos puls rhus-t ruta sabad **Sil** staph *Verat*
- **sadness;** with (See MIND - Sadness - canine)
- **satiety;** easy: am-c arn ars ars-s-f bar-c carb-v *Chin* Cycl ferr lith-c *Lyc* Nat-m nux-v petros podo prun *Sep Sulph* zinc
- **sleep,** prevents (See SLEE - Sleeplessness - hunger)
- **stool** agg; after: olnd petr sulph
- **walking** agg: ant-t hell lyc phos
- **relish,** without: *Agar* allox alum alum-p alum-sil ang ant-c ars *Bar-c* bar-i bell borx *Bry* calad calc carb-v carbn-s caust cham *Chin* chinin-ar cic clem cocc coff colch cycl dig *Dulc* euphr *Ferr* ferr-ar ferr-i ferr-p hell hep ign iod kali-n *Kali-s* lach lyc mag-c *Mag-m* merc mez nat-c **Nat-m** nicc nux-v **Olnd Op** phos plat *Puls* **Rheum** rhod **Rhus-t** ruta sabad *Sil* staph *Sul-ac* sul-i sulph sumb thuj valer verat verb
  - **until** he begins to eat: chin **Lyc** sabad
- **thirst:**
  - **with:** *Arg-n* graph *Kali-bi* tarent verat
  - **without:** Arg-n
- **wanting** (*diminished*): *Abies-n* abrot absin acet-ac acetan *Acon* aesc aeth *Agar* agav-t ail alet alf *All-c* aloe *Alum* alum-p am-c am-m ambr *Anac* ang anh anil *Ant-c Ant-i* ant-t *Anthraci* apis apoc arg-met *Arg-n* arist-cl *Arn* **Ars** ars-br ars-h ars-i arum-t asaf *Asar* asc-t aster aur aur-m **Bac** *Bapt Bar-c* bar-i *Bar-m* bar-s bell ben *Berb* beryl bism *Bol-la Borx Bov* brach *Brom* bros-gau *Bry* but-ac *Cact* cadm-met calad **Calc** *Calc-ar* calc-i calc-p calc-s calc-sil camph cann-s canth caps *Carb-ac Carb-an Carb-v* carbn-s carc *Card-m Caust* cench **Cham Chel Chin** chinin-ar chinin-s chion *Chlor Cic* cimic *Cina* cinnb clem cob-n coca **Cocc** *Coff Colch* coloc *Con* convo-s cop cor-r cortico croc crot-t cund cupr cupr-ar cupr-n **Cycl** daph dig diphtox dros dulc echi echit elat enteroc eup-per euph euphr **Ferr** *Ferr-ar Ferr-i* ferr-p *Fl-ac* galeg gels gent-l glon glyc gran graph *Guaj* guat gymno hed hell hell-o helon **Hep** *Hydr* hydrc hyos hyper *Ign* ind indg *Iod Ip Iris* jatr-c jug-c

Stomach

Appetite – wanting

- **wanting:** ...
  jug-r kali-ar **Kali-bi** *Kali-br* kali-c kali-chl *Kali-i* kali-m *Kali-n* kali-p *Kali-s* kali-sil kreos lac-d lac-f lach lact lap-la laur *Lec* led lil-t lir-o lob **Lyc** lyss m-ambo m-arct m-aust *Mag-c* mag-m mag-s malar manc *Mang* med *Meph* **Merc** *Merc-c* merc-d *Mez* mosch *Mur-ac* muru murx myric naja nat-ar nat-c nat-f **Nat-m** nat-p nat-s nicc nit-ac *Nux-m* **Nux-v** oci-sa olnd op osm ox-ac parathyr *Petr Ph-ac* **Phos** phyt pic-ac pip-m pisc plat *Plb Podo* prun prun-v *Psor* ptel **Puls** ran-b ran-s raph rat rheum rhod **Rhus-t** *Ruta* sabad *Sabin* samb *Sang Sarr* sars sec sel senec *Seneg* **Sep Sil** sol-t-ae *Spig* spong squil stann staph stram stront-c stry-ar *Stry-p Sul-ac* sul-i sulfa **Sulph** sumb sym-r *Syph* tab tarax tarent tep *Ter* teucr *Thuj* trom *Tub* tub-a tub-m upa urt-u v-a-b vac valer vanad verat verb viol-t vip xan yohim zinc zing
  - **morning:** abies-n absin agar ail am-c ant-t arg-met arg-n asc-t bell benz-ac bov *Bry* calc canth carb-v *Casc* cass *Caust* chin chinin-ar chr-ac cic coc-c cocc con cycl dig dios dor ery-m euph-a euphr fago ferr *Ferr-m Guaj* gymno ham hydr ign ind kali-bi lach lec m-aust meph mez myric narcot nat-m nit-ac ost phos ptel sang sars sel *Seneg Sep* sil stram sulph tab tub zinc
    - **except** for breakfast: tarent-c
  - **noon:** agar anac ang ant-t arg-n borx carb-v chel chin chlor cic cimic clem ferr-p grat ign laur m-arct mang merc-sul mosch murx narcot nat-c nit-ac ol-j ost ox-ac phos pic-ac ran-s rhus-t ruta sabad sars sulph sumb zinc zinc-p
  - **evening:** aeth am-m arn ars ars-s-f borx bov calc-ar canth carb-v cinnb clem coc-c coff coloc croc cupr cycl dig ferr-p graph grat hyper lyss mag-m merc murx narcot nat-c nit-ac ox-ac pip-m ran-s rhus-t senec sil *Stann* sulph tarent zinc
  - **accompanied** by:
    - **emptiness:** tub
    - **hemorrhoids** (See RECT - Hemorrhoids - accompanied - appetite)
    - **nausea:** *Ant-c* beryl *Con* cupr dig *Hell Laur* pycnop-sa
    - **Brain;** complaints of (See HEAD - Brain; complaints of - accompanied - appetite)
    - **Mouth;** bad taste in: myric
  - **alternating** with:
    - **appetite;** ravenous (See ravenous - alternating - loss)
    - **hunger** (See increased - alternating - loss)
  - **children;** in: lyc
    - **newborns:** lyc
  - **chronic:** syph
  - **coition;** after: *Agar*
  - **diseases:**
    - **acute** disease; after: psor
    - **severe** disease; after: ant-c psor
  - **drinking:**
    - **after:**
      - **agg:** kali-m

Appetite – wanting

- **drinking** – after: ...
  : **water** | **agg**: kali-m
- **dryness** in mouth; after a sensation of: cic
- **eating** (⊅food):
  : **after** eating the appetite returns: cham
  : **mouthful**; eating a: anac *Calc* **Chin** mag-c Sabad
  : **attempting** to eat; on (⊅Loathing - eat on; GENE - Food and - food - aversion - eating - attempting): caust cycl lyc plat prun rheum *Sil*
  : **suddenly**: bar-c
- **exertion** agg; after: *Calc*
- **food** (⊅eating):
  : **sight** of; at: alum ars beryl caust cocc *Colch Crot-c* kali-p merc-i-f nux-v *Phos* sep **Sulph** tub *Vac*
  : **pregnancy** agg; during: caust
  : **smell** of: ars beryl carb-an caust cocc **Colch** ip nux-v sep tub *Vac*
  : **pregnancy** agg; during: caust
  : **thought** of: ars caust cocc colch sep
  : **appetite** returns after thinking of food: calc-p
- **fullness**; from sense of: *Chin* lyc phos rhus-t squil
- **habitual**: kali-m
- **headache**; during: *Ant-c*
- **hunger**; with: act-sp *Agar Alum* ang ant-c ant-t arg-met *Ars Bar-c* **bell** Borx bry calad calc canth carb-v carbn-s caust *Chin Chinin-s* cic clem **Cocc** coff colch coloc cycl dig dros *Dulc* euphr ferr *Hell* hep ign iod *Kali-n* **Lach** *Lyc* m-ambo mag-c *Mag-m* merc mez nat-m nicc **Nux-v** olnd op *Phos* plat psor *Puls* rheum rhod *Rhus-t* ruta sabad sang *Sil* staph *Sul-ac* **Sulph** tax thuj *Tub* valer verat verb
- **lifting** agg: sep
- **menses**:
  : **before** | **agg**: am-c ars bell brom calc-p ign lac-c mag-c phos puls
  : **during** | **agg**: alet aloe am-c ammc bell brom bry calc calc-p cupr cycl goss graph *Ign* kali-bi *Kreos* lac-c lach lyc mag-c nat-m plat puls
  : **suppressed** menses; during: *Cycl*
- **returns**:
  : **eating**; after (See eating - after)
  : **thinking** of food; after (See food - thought - appetite)
- **sadness**; from: plat
- **smoking** agg: bell sep
- **thirst**:
  : **with**●: aeth am-c ant-t ars bism borx *Calc* caust *Colch* coloc dig *Ferr Kali-n* kreos lyc mag-c merc-cy *Nit-ac* nux-v ox-ac *Phos* plb *Psor* rhus-t seneg sep sil *Spig* **SULPH**● zinc zinc-p
  : **without**: apis *Arg-n*
- **vexation**; after: nat-m petr phos sulph
- **weather**; in foggy: **Chin**
- **weeping**; from: cocc

Stomach

Appetite: ...
- **without** (See wanting)

APPREHENSION in (⊅MIND - Excitement; MIND - Fear - happen; MIND - Clairvoyance): asaf *Aur* both-ax bry calc *Cann-s* canth *Dig* kali-bi *Kali-c Lyc* **Mez** *Phos* thuj
- **mounting** to head and back again: thuj

ATONY (See Hanging)

ATROPHY: bell bism calc-ar kreos nux-v ox-ac

AURA EPILEPTICA felt at solar plexus (See Epileptic)

AVERSION (See GENE - Food)

BALANCED up and down, as if stomach were: ph-ac

BALL; sensation of a: abies-n arn *Bell* bov coc-c con kali-bi lach lob nux-m osm plb *Puls* sanic senec tong
- **burning**: *Bell*
- **rising** up into throat (⊅THRO - Lump - rising): asaf caust kali-ar *Lach* lyc lyss *Mag-m Senec*
  - **afternoon**: senec
  - **rolling** in: arn grat lil-t nat-s phos

BAR | **over** stomach; bar laid: *Haem Ric*

BELCHING (See Eructations)

BENDING:
- **backward**:
  - **amel**: bell bism caust chel *Kali-c*

BITTER in stomach; sensation of something: cupr

BLOWS in pit of stomach, sensation of: *Cic* crot-c nat-c nux-v plat

BREATHING:
- **deep**:
  - **agg**: arg-n *Asaf* bar-c caps carb-an caust dros puls zinc
  - **amel**: bar-c rumx ter

BUBBLING: caust kali-c lyss phos plat
○ **Pit** of stomach: rheum
○ **Below**: sabin

Cancer

CANCER (⊅Ulcers - malignant): Acet-ac act-sp am-m ant-s-aur arg-n **Ars** *Ars-i* ars-s-f ars-s-r aur aur-m-n bar-c bell **Bism** bism-sn brom bry bufo cadm-act cadm-ar cadm-br cadm-chl cadm-f cadm-gl cadm-i cadm-m cadm-met cadm-n cadm-o cadm-p *Cadm-s* cadm-sel calc-f calen *Caps* **Carb-ac Carb-an** *Carb-v* carc-st carc-st-ad carc-st-sc chel coloc *Con Crot-h* **Cund** dulc form-ac ger graph helic-p *Hydr Iris* kali-bi kali-c kali-m kali-perm kali-s *Kreos Lach* lob-e **Lyc** mag-p *Merc-c Mez Nat-m* nep nux-v orni **Phos** plat plat-m plb polyg-h sec *Sep Sil Staph Sulph Thuj Uran-n* uva verat
- **accompanied** by:
  - **hiccough**: *Carb-an*

---

728 ▽ extensions | ○ localizations | ● Künzli dot

Stomach

Cancer

- **accompanied** by: ...
  - vomiting blood: calen
  - vomiting; persistent: cadm-s carb-ac kreos
- **aluminium** poisoning; from (*GENE - Aluminium)*: Cadm-met
- ○ **Pylorus** (*Ulcers - pylorus - malignant)*: acet-ac bry *Carb-an* graph iris orni *Sulph Uran-n*

CARDIALGIA (See Heartburn)

CARRYING agg: cadm-s

CATARRH: abies-c abies-n alum anis ant-c *Ant-t Arg-n* arn ars bals-p *Bell Bism* calc calc-chln *Caps* carb-ac carb-an carb-v cham chel **Chin** cina *Colch* coll cory dig dulc eucal ger *Graph* grat hydr hydr-ac iod *Ip* kali-bi kali-c lyc mag-c **Merc** *Merc-c* nit-ac nit-m-ac *Nux-v* op ox-ac petr *Phos* plb podo **Puls** rheum rhus-t rumx sang sep sil spig **Sulph** verat zinc
- accompanied by:
  - ○ Skin; yellow discoloration of the (See SKIN - Discoloration - yellow - accompanied - catarrh)
  - Tongue; white discoloration of the | **heavily** coated: *Dulc*
- **chilling** stomach with ice water when heated; from: acon ars
- **chronic**: *Coll* cund euon-a
- **drunkards**; in: anis sang
- **portal** congestion; from: coll
- **purulent**: anis

CHILL:
- **during**: am-c *Ant-c* arg-n ars bol-la *Bry* canch eup-per *Ip* lyc *Nux-v* puls sil sulph

CLAWING in (See Pain - clawing)

CLOTHING:
- **disturbs**: am-c benz-ac *Bov Bry Calc* carb-v caust *Chin* coff *Crot-c Crot-h* cupr gins *Graph Hep Kali-bi* kreos *Lach* lith-c **Lyc** lyss *Nat-s* **Nux-v** *Petr Ph-ac* phos *Puls* rumx *Sep* spong sulph thuj
- **tight** clothes | amel (*Pain - tightening)*: fl-ac

CLUCKING: am-c anac carb-an mag-m phos rheum
- **eating**; after: zinc
- ○ **Pit** of stomach: rheum

COFFEE:
- **agg**: canth caps **Cham** *Cocc* ign **Nux-v** puls

COLD:
- **drinks**:
  - **agg** | **icy** cold: caust

COLDNESS: abrot absin acon agar alum alum-p *Am-br* am-c *Ambr* amph arg-n **Ars** ars-s-f arund bar-c bar-s *Bell* berb bol-la bov cadm-s cain *Calc* calc-sil **Camph** cann-i cann-s **Caps** *Carb-an Carb-v* carbn-s *Castm* cham chel **Chin** chinin-ar chinin-s *Cist* clem coc-c cocc *Colch* coloc con crot-c crot-h elaps graph grat helon *Hep Hipp* ign kali-ar *Kali-bi* kali-c kali-i kali-n

Complaints

- **Coldness**: ...
  kali-p kali-s kali-sil *Kreos Lach Lact* laur lepi lyc lyss mag-c mag-m mag-s meny *Nat-m* nit-ac nux-m ol-an op ox-ac *Petr* ph-ac *Phos* phyt pyrus rhus-t sabad sec sep *Sil* spig spong *Sul-ac* sulph tab *Tarax* tub verat verin vesp zinc
  - **morning** | **bed** agg; in: bov con mag-s
  - **forenoon**: nat-m
    - **eructations**, during and after: alum
    - **riding** agg: (non: puls) puls-n
  - **noon**: zinc
  - **evening**: alum nat-m
    - **bed**; in | **amel**: kali-n
  - **accompanied** by | **pain**; burning (See Pain - burning - accompanied - coldness)
  - **alternating** with | **heat** of stomach (See Heat - alternating - coldness)
  - **chilliness** in pit of: **Ars** bell calc cinch cist hipp
  - **cold** drinks agg; after: *Ars* caps **Chin Elaps** *Rhus-t Sul-ac*
  - **diarrhea**; during: nat-m ptel
  - **eating**:
    - **after** | **agg**: *Carb-an Cist Crot-c* graph nit-ac
    - **before** | **agg**: *Cist*
  - **fruit** agg: *Ars* elaps
  - **heat**; after: grat
  - **ice cream** agg: chinin-s
  - **ice**, with pain; like: *Bov* caust *Colch* ol-an
    - **cold** drinks agg; after: **Elaps**
  - **icy**: acon bov **Caps** caust *Colch* elaps *Hipp* kreos lachn lact ol-an *Phos*
    - **accompanied** by | **perspiration**: zinc-i
    - **lump**; as from: bov
    - **painful**: colch
    - **rubbing** | amel: carb-an
    ▽ **extending** to | **Esophagus**: meny
  - **loosening** clothing amel: chinin-s
  - **menses**; after: kali-c
  - **warm** drinks agg: sec
  - **water**:
    - **drinking** agg; after: sul-ac
    - **sensation** as from cold water: caps grat
  ▽ **extending** to
    ○ **Body**: sec
    - **Esophagus**: meny
  ○ **Epigastrium**: ant-t ars *Bell* berb bov camph caust colch elaps hep ign kreos laur nat-m nux-v phos sil spig spong
  - **Pit** of stomach | **burning** pain in stomach; after (See Pain - burning - followed - pit)

COMPLAINTS of the stomach: *Abies-c* abies-n *Acon* aeth agar agn alum am-c am-m ambr anac ang anil *Ant-c* ant-t anth arg-met arg-n arn **Ars** asaf asar aur *Bar-c* **Bell** bism borx bov *Bry Cadm-s* calad **Calc**

Complaints — Stomach — Constriction

Complaints of the stomach: ...
camph cann-s canth caps carb-ac carb-an **Car-v** *Caust* **Cham** cheir chel *Chin* cic cina *Cocc* coff colch coloc **Con** croc **Cupr** cycl dig dros dulc *Eup-per* euph ferr *Ferr-p* gent-l graph grat guaj helia *Hell* hep **Hyos Ign** iod ip iris kali-bi *Kali-c* kali-n kreos lach laur led lina lob *Lyc* m-ambo m-arct mag-c mag-m maland malar mang meny **Merc** mez micr mosch mur-ac *Nat-c Nat-m* nit-ac nux-m **Nux-v** olnd op par petr ph-ac **Phos** plat plb *Ptel* **Puls** ran-b ran-s rheum rhod *Rhus-t Ruta* sabad sabal sabin samb sars sec seneg *Sep Sil* skat spig spong squil *Stann* staph stram streptoc stront-c *Sul-ac* **Sulph** sym-r teucr thuj valer **Verat** verb zinc

- **accompanied** by:
  - **constipation** (See RECT - Constipation - accompanied - stomach)
  - **eczema**: ant-c iris lyc
  - **gout**: *Ant-c* ant-t
  - **herpes** zoster (See SKIN - Eruptions - herpes - accompanied - stomach)
  - **hiccough**: *Kali-bi*
  - **palpitations**: abies-c *Arg-n Cact Carb-v* hydr-ac lyc *Nat-m* nux-v *Puls* sep *Spig* tab
  - **respiration**; complaints of (See RESP - Complaints - accompanied - stomach)
  - **salivation**: caps *Kali-bi*
  - **sciatica** (See EXTR - Pain - lower limbs - sciatic - accompanied - stomach)
  - **sexual** desire; increased: gamb *Grat* lyc nux-v
  - **sleepiness**: aeth ant-c bism *Carb-v Chin Epiph Fel* graph grat kali-c *Lyc Nat-ch Nat-m Nux-v* nux-v *Ph-ac* phos sarr staph sulph
  - **typhoid** fever: *Bry* canth carb-v *Hydr* merc nux-v puls
  - **weakness**: *Asaf* cadm-s
    - nervous (See GENE - Weakness - nervous - accompanied - stomach)
- o **Abdomen**; cramping pain in (See ABDO - Pain - cramping - accompanied - stomach)
- **Kidneys**; inflammation of the (See KIDN - Inflammation - accompanied - stomach)
- **Mammae**; tumors of the (See CHES - Tumors - mammae - accompanied - stomach)
- **Teeth**; pain in: cham kali-c lyc nat-c nit-ac
- **Tongue**:
  - brown discoloration | **heavily** coated: verat
  - **white** discoloration of the tongue: *Ang*   Colch *Nat-s*
- **acute**: thiosin
- **allergic**: streptoc
- **alternating** with:
  - **respiration**; asthmatic (See RESP - Asthmatic - alternating - stomach)

Complaints of the stomach – **alternating** with: ...
- **rheumatic** pains (See EXTR - Pain - rheumatic - alternating - gastric)
- **Face**; complaints of: bism
- **Head**; complaints of (See HEAD - Complaints - alternating - stomach)
- **Joints**; pain in (See EXTR - Pain - joints - alternating with - stomach)
- **Skin**; complaints of: graph
- **bilious**: aesc aloe aq-mar *Bapt* berb *Bry* card-m cham *Chel Chin* chion crot-h dios *Euon* eup-per ferr gent-l *Hydr Iris* kali-c *Lept* lyc mag-m *Merc* myric *Nat-s* nit-m-ac *Nux-v Podo* ptel *Puls* sep *Sulph Tarax Trios*
- **chronic**: petr
- **nervous**: *Agar* bell coloc *Mag-p Nux-v* ol-an sang
- **sadness**; with (See MIND - Sadness - stomach)
- ▽**extending** to
  - o **Axilla**: am-m
  - **Backward**: berb bism con kali-c sulph
    - reverse; or: berb
  - **Head**: calc
  - **Limbs**: kali-c
  - **Shoulder**:
    - right: sang
    - Between: *Bell*
  - **Spine**: arn verat-v
  - **Upper** arm: am-m
  - **Upward**: kali-m phos
- o **Behind** stomach: arn cact ham kali-c stram
- **Epigastrium** (See Epigastrium)
- **Muscles**: merl
- **Pylorus**: orni tus-p

CONGESTION: nat-m verat-v
- **accompanied** by | **respiration**; difficult (See RESP - Difficult - accompanied - stomach)
- o **Mucous** membrane: acon grin

CONSTRICTION: *Aesc Agar* alco allox *Alum* alum-p am-c anan *Arg-n* arn *Ars* ars-i ars-s-f asaf bar-s borx cact calc calc-s camph canth carbn-s carc *Cham* **Chel** chin chinin-s clem coc-c *Cocc* colch *Coloc* Con crot-h crot-t dig dros elat *Euph Ferr Ferr-ar* fl-ac gent-l gins **Graph** *Guaj* **Guare** hyos ign (non: iod-h) *Kali-bi* kali-c kali-m kali-sil kreos lach lact laur lob *Lyc Mag-c* mag-m *Manc* meny merc merc-c merc-i-f *Mez* morph mur-ac nat-ar *Nat-c* nat-m nit-ac nux-v ol-an olnd *Op* petr phos pip-m plat plb puls ran-s rat rheum rhod rob sang saps sec sep sil sphing spig spong stront-c *Sul-ac* sul-i sulph tell thea thuj tub zinc zinc-p
- **morning**: *Kali-bi* kali-n nat-m
  - **rising** agg; after: mang
- **forenoon**: nicc osm
  - **before** eructations: thuj
- **afternoon**: bar-c
- **16 h**: bry
- **evening**: (non: nat-m) rat zinc

730   ▽ extensions | O localizations | ● Künzli dot

Constriction   Stomach   Digestion

- **evening**: ...
  - **bed** agg; in: nat-m
- **night**: mag-c rat
  - **midnight** | **before**: nat-m
- **convulsions**; before: *Aesc*
- **convulsive**: acon-c apoc cham kali-c lact nat-m nit-ac sec
- **dinner**; after: gamb nat-c
- **eating**:
  - after | **agg**: tab
  - amel: rat *Sep Thuj*
- **eructations** | **amel**: sep
- **fasting** agg: carl
- **inspiration**:
  - **agg**: viol-t
  - **deep** | **agg**: bry
- **menses**; before: sulph
- **periodical**: *Arg-n*
- **pressure**:
  - **finger** agg; of: carb-v
- **sitting** agg: all-c
- **string**; as from a tightly drawn: bac sphing
- ▽**extending** to
  - ○ **Chest**: alum anac kali-c sep
  - **Liver**: dig
  - **Pharynx**: plb
  - **Spine**: borx sec
  - **Throat**: alum coc-c jatr-c kali-c *Manc* sep
  - ○**Cardiac** opening: alum *Bar-m* bry cortico dat-a euph *Phos* plb
    - **paroxysmal**: nat-m
    - **swallowing** agg: all-c con led *Phos*
  - **Epigastrium**: agar alum *Am-c* asar calc *Camph Carb-v* dig dros guaj ign kali-bi kali-c merc nat-m par plat puls rhod rhus-t sul-ac sulph tarent zinc
    - **accompanied** by | **Abdomen**; cramping pain in: dig
    - **inspiration** agg: beryl
- **Pylorus**, of (*➚Induration - pylorus; Narrow; Contraction - pylorus*): acon aeth bry cann-i chin crot-h hep nux-v orni *Phos* sil
  - **congenital**: abrot

CONTRACTION (*➚Vomiting - spasmodic*): acon *Aeth* agar alum am-c anac arg-n *Arn* **Ars** *Ars-i* asaf atro bar-c bell borx *Bry* calc *Carb-an* **Carb-v** caust *Cham* chel coca *Cocc* coloc con **Cupr** cupr-act eup-per euph gamb gast gran *Graph* hydrc iod kali-bi kali-c kali-i *Kali-n Laur* lyc mag-c mang meny merc-c mez mur-ac nat-ar nat-c nat-m nit-ac *Nux-v* ol-an op orni osm ped petr *Phos* **Plat Plb** podo psor ptel rheum rhod sep sil spong stront-c *Sul-ac* sulph thuj tril-p zinc
- **morning**: alum carb-v ferr
  - **until** noon: borx
  - **wakes**: con

Contraction: ...
- **evening**: *Ars* hyper nat-c rhus-t zinc
- **night**: con kali-c mag-c merc nat-c
- **anxious**: sul-ac
- **bending** double | **must** bend double: nat-c
- **cough**; after: ars
- **dinner**; after: bar-c mag-c nat-c
- **eating**; after: bell bry osm
- **raising** arm agg: anac
- **sitting** agg: castm nat-c
- **spasmodic**: ambr *Asaf Carb-v* cocc iris mag-p
- **stimulants**, after: orni
- **stool** agg; after: mag-m
- **stooping**:
  - **agg**: nat-c
  - **amel**: anac
- **stretching** out: am-c
- **sudden**: cupr
- **turning** body agg: anac
- **vomiting**; while (*➚Vomiting - spasmodic*): crot-t dig
- **walking**:
  - **agg**: castm coloc
  - **amel**: nat-c
- **worm** was climbing upward to throat; as if (See Worm - upwards)
- ▽**extending** to
  - ○ **Back**: mag-m
  - **Hypochondria**: nat-c
  - **Spine**: borx
  - ○**Cardiac** opening: aeth *Agar* alum am-c ambr *Arg-n* ars *Bar-c* **Bell** bism bry calc carb-v caul cham chin colch *Con* euph hyos ign *Lyc* nat-m nit-ac nux-v *Petr Phos* puls ran-b *Rhus-t Sep* sil *Zinc*
- **Pylorus** (*➚Constriction - pylorus; Induration - pylorus; Narrow*): *Bar-m* mand
  - **accompanied** by | **Duodenum**; distention of: orni
  - **eating**; after | **immediately**: bar-m
  - **painful**: *Bar-m* orni

CRAMP (See Pain - cramping)

CRAWLING (*➚Worm*): agar alum apis *Ars Bry* caust *Cocc* colch *Graph* hyper kali-c lact lyc nat-c nux-m nux-v plat *Puls* raph rhod rhus-t sep *Thuj*
- ▽**extending** to throat; from pit of stomach nux-m
  - **worm** crawling; as if (See Worm - upwards)

CROAKING like frogs (*➚ABDO - Rumbling - croaking*): coloc nat-m
- **turning** in bed; on: nat-m

DEATHLIKE sensation: *Ars* **Cupr** mez pic-ac

DELICATE (See Disordered)

DESIRES (See GENE - Food)

DIGESTION:
- **impeded** | **children**; in: carc
- **rapid**; too | **albuminoid**: rob

Digestion — **Stomach** — **Distension**

- sadness; with (See MIND - Sadness - digestion)
- slow (See Slow)
- weakness of digestion (See Indigestion)

DILATATION | **Cardiac** opening: bism graph *Hydrin-m* kali-bi *Nux-v* phos puls xan

DISAGREEABLE, sensation: allox am-c bism coff croc kali-bi lob mur-ac nat-m phos sabad zinc
- stooping | amel: nat-m

DISCOLORATION:
- redness:
  ○ **Epigastrium** | **Spots**: lyc nat-m

DISORDERED (↗*Indigestion*; GENE - Food): acon aesc aeth agn alet alum-sil ambr amyg-p **Ant-c Ant-t Arg-n** arn **Ars Asaf** astac bar-c bell berb borx bov bros-gau **Bry** calc calc-ar calc-p *Caps* carb-an **Carb-v** *Caust Cham* **Chin** *Chinin-ar* cina *Coff* corn-f cortico crat cycl dig fel ferr gent-l *Graph* guat *Hep* hydr ign iod **Ip** kali-ar **Kali-bi** *Kali-c* kali-i kali-p kali-s lac-c lacer *Lach* laur *Lob* **Lyc** m-arct mag-c mag-m mand **Merc** *Mez* mosch mur-ac nat-ar **Nat-m Nat-p Nat-s Nux-v** op *Petr Phos* plb podo psil *Psor Ptel* **Puls** rauw rheum rhus-t rob ruta sabad sang *Sars Sep* sil squil stann *Staph Sul-ac* sul-i sulph *Tarax Tarent* teucr *Thuj* **Verat**
- evening: ambr
  · 18 h: rauw
  · 21 h: cortico
- night | sensation of disordered stomach: phos
- accompanied by:
  · coryza: carb-v nux-v
- acids, after: *Ant-c Caust* ferr *Sep*
- beer; after: aloe ferr kali-bi *Sulph*
- brain fag; in (See prostration)
- bread agg: bry calc **Caust** lyc **Merc** nat-m sars *Sep*
- cheese, moldy: *Ars*
- coition; after: *Dig*
- cold:
  · drinks:
    ┊ agg: ars calc-p
  · food | after: calc-ar
- cold; after taking a: *Ant-c Bry*
- coryza; during (See accompanied - coryza)
- dinner; after: mag-c
- eating; after | two hours: mand
- eggs: chinin-ar
- eructations | amel: cortico
- excitement agg: aeth *Bry Cham* chin cina coloc *Nux-v* ph-ac staph
- fat food; after●: *Caust Kali-m Nat-p Ptel* **Puls** *Sep Sulph*
- fish: chin chinin-ar
- fresh meat: *Caust*

Disordered: ...
- fruit agg: act-sp **Ars** *Bry* calc-p **Chin** *Lyc*
- heart failure, with: crat
- ice cream (↗*Indigestion - ice; Nausea - ice cream - after*): **Ars** *Calc-p* **Carb-v** **Puls**
- menses:
  · during | agg: cop
  · suppressed menses; from: bry
- mental exertion agg: arn calc cocc *Lach Nux-m Nux-v Puls Sulph* verat
- milk agg: alum ars ars-s-f *Bry* **Calc** calc-ar *Chin Iris* kali-c lac-d *Lyc* merc nat-ar *Nat-c* nat-p **Nit-ac** *Sep* sul-ac *Sulph* zinc
- oysters●: brom *Bry* **Lyc**
- pastries; after: puls
- peaches, after: *Psor*
- prostration of mind; during: aeth
- reprimands; after (↗*MIND - Sensitive - reprimands*): cina
- sauerkraut, after: *Bry* petr
- sour wine; from (See wine - sour)
- strawberries: ox-ac
- sweets: arg-n merc
- urticaria; after: cop
- vexation; after: **Cham** *Ip*
- warm:
  · drinks:
    ┊ after: fl-ac
    ┊ amel: bry
  · soup | amel: nat-m
- weather agg; stormy: petr
- wine; from: chin
  · sour: ant-c nat-m
  ○ **Epigastrium**: adox

DISTENSION (↗*ABDO - Distension; Flatulence of; Flatulence agg.*): abies-c abies-n abrot absin acet-ac acon aesc aeth agar ail aloe alum alumn am-c *Ambr* anac ange ant-c ant-t apis apoc **Arg-n** ars ars-i *Asaf* aur aur-ar aur-i aur-s bapt bar-m *Bell* berb *Borx* bov *Bry* bufo bufo-ac cadm-met *Caj* calad **Calc** *Calc-ar* calc-f *Calc-i Calc-p Calc-s* cann-i caps carb-ac carb-an **Carb-v** carc carl caust cedr *Cham* chel **Chin** *Chinin-s* **Cic** cimic clem coc-c *Cocc* coff *Colch* Con Croc cupr cycl daph *Dig* dios *Dulc* echi elaps euon eup-pur fel ferr ferr-ar ferr-i ferr-m ferr-ma ferr-p *Gels* gent-l gins gran *Graph* grat ham *Hell Hep* **Hydr** hydr-ac hydrc hydrinin-m hyos *Ign* indg indol iod ip jug-c kali-ar kali-bi **Kali-c** kali-p kali-s *Lac-d Lach* laur lec led lil-t lob **Lyc** mag-c *Manc* mang **Med** *Merc Merc-c* merl mez mosch nat-ar nat-c nat-hchls *Nat-m Nat-p Nat-s* nit-ac **Nux-m** *Nux-v* ol-an op orni oscilloc ox-ac par petr ph-ac *Phos* phys phyt plat plb pop pop-c-t *Prun* psor **Puls** raph **Rat** rhus-t rob sabad sabin sang sanic sars sec sep sil stann *Stram* sul-ac sul-i **Sulph** tarent thuj v-a-b xanrhi zinc
- morning: nux-v *Phos*
- forenoon: myric tong
- afternoon: nat-m petr sulph
- evening: calc dios eupi *Kali-bi* osm sang

732   ▽ extensions | ○ localizations | ● Künzli dot

Distension

- **evening**: ...
  - 21 h until midnight: phos
  - bed agg; in: bell
- **night**:
  - **midnight** | **after**: ambr
  - **waking**; on: asaf carb-an
- **accompanied** by:
  - **eructations** (See Eructations - accompanied - distension)
  - **headache** (See HEAD - Pain - accompanied - stomach - distension)
  - **palpitations** (See CHES - Palpitation - accompanied - stomach - distension)
- **asthma**; during: lac-d
- **chill**; during: Cocc
- **contradiction**, after: Nux-m
- **convulsions**; during: Cic
- **dinner**:
  - **after** | **agg**: alum ant-c dig kalm zinc
  - **before**: rat
- **drinking** agg; after: apoc calc manc nat-m tab
- **eating**:
  - **after**:
    : **agg**: agar alum alum-p Ambr Anac Apoc Arg-n aur-m bar-c **Borx** Bry calad Calc calc-s cann-i carb-an **Carb-v** carbn-s carc Caust cham **Chin** cimic coc-c **Colch** coli Cop dig dios dulc ferr ferr-p graph Grat Hep kali-c lac-f Lach Lyc mag-c nat-m Nat-s Nux-m Nux-v op Phos Puls rumx Sanic sars sin-a Stann sul-ac sulph tab
    : **amel**: cedr rat
    : **small** quantity: apoc
  - **impossible**: puls
  - **while** | **agg**: con
- **epilepsy**; during (See GENE - Convulsions - epileptic - during - stomach)
- **eructations** (↗ABDO - Distension - eructations):
  - **amel●**: Arg-n **CARB-V●** carc mag-c Nat-s
  - **not** amel: Arg-n **CHIN●** echi Lyc● phos
- **excitement**; after: Arg-n nux-m
- **exertion** agg: arg-n
- **fish** agg; pickled: arg-n calad
- **flatus**; passing | **amel**: rat
- **fruit**: verat
- **grief**; from: calc
- **lying** on abdomen | **amel**: con
- **menses**:
  - **before** | **agg**: zinc
  - **suppressed** menses; from: cham
- **mental** exertion agg: hep
- **milk** agg: Con
- **motion** | **amel**: cedr
- **oysters**, after: Bry Lyc
- **rising** agg; after: coc-c
- **sensation** of (↗Enlarged - sensation): ars Bry calc-p Carb-v Con hell ign kali-c m-ambo plat sabin Sep Stann

Stomach

Distension: ...
- **stool**:
  - **before**: ars
  - **during** | **amel**: corn
- **supper**:
  - **after** | **agg**: zinc
  - **before**: sang
- **walking** | **amel**: calad cedr
- ○**Epigastrium**: acon aloe alum ant-t Arg-n ars aur Bell bell-p **Bry** Calad **Calc** Caps Carb-v Cham chin **Cic** coff convo-s Daph ferr **Hell** Hep ign **Ip** kali-c Lyc manc Merc-c Mez nat-c Nat-m **Nux-m Nux-v** op Petr phos prun Puls sabin Sulph verat
  - **accompanied** by | **asthmatic** respiration (See RESP - Asthmatic - accompanied - epigastrium)
- **Pit** of stomach, painful: arg-n

DRINKING:
- **agg**: acon aloe ant-t apoc arg-n Arn **Ars** Bell Bry cham Chin cocc ferr ign kali-c lach merc Merc-c mez mosch nat-m nit-ac Nux-v ol-an ph-ac **Puls** rhod rhus-t sep Sil tarax teucr Verat
- **aversion** to drink (See GENE - Food - drinks - aversion)
- **desire** to drink (See Thirst)
- **not** drinking (See Thirstless)

DRUNKARDS; complaints in: ant-c ant-t **Ars** Asaf calc Carb-v coff ip kali-bi Lach led nat-n **Nux-v** Op puls Sulph

DRYNESS in stomach; sensation of: calad chin kali-i ox-ac raph sphing
○**Epigastrium**: allox
- **eating** | **amel**: allox

DYSPEPSIA (See Indigestion)

EATING:
- **after**:
  - **agg**: Acon agar agn alum Am-c am-m ambr anac ang Ant-c ant-t arg-met arg-n arn **Ars** asaf Bar-c bell bism borx bov **Bry Calc** calc-p canth caps carb-an **Carb-v** caust **Cham Chel Chin** chinin-s Cic cina cist cocc Coloc Con croc **Cycl** daph **Dig** dros dulc euph Ferr Ferr-p Graph grat hell hep Hyos ign iod ip kali-bi Kali-c Kreos **Lach** laur led Lyc m-arct mag-c mag-m **Merc** mez mosch nat-c **Nat-m** nicc Nit-ac Nux-m **Nux-v** olnd op par petr ph-ac **Phos** plat plb **Puls** ran-s rheum rhod rhus-t ruta sang Sars sec seneg Sep Sil spig spong stann Staph stront-c sul-ac **Sulph** tab thuj valer **Verat** zinc
  - **amel**: alum Anac ang arg-n asaf bar-c bov brom Calc calc-p cann-s carb-an cedr Chel chin dios fago ferr gamb Graph grat hep ign iod kali-bi kali-br kali-p kreos lach laur lith-c lol mang mez nat-c nat-s nicc nit-ac nux-v op ox-ac **Petr** phos polyg-h psor ptel puls rhus-t sabad sang Sep sil stront-c verat zinc

Stomach

Eating / **Emptiness**

- **aversion** to eat (See Appetite - diminished; Appetite - wanting; GENE - Food - food - aversion)
- **desire** to eat (See Appetite - increased; Appetite - ravenous)
- **hastily** (See MIND - Hurry - eating)
- **increases** the hunger (See Appetite - increased - eating - after)
- **late** agg: *Chin*
- **overeating** agg; after: acon alum **Ant-c** *Ant-t Arg-met* arn ars bell *Bry* carb-v chin coff cycl ferr hep **Ip** mag-c nat-c *Nux-v* **Puls** rheum rhus-t staph sulph

EGG; sensation as of an | **swallowed** a hard-boiled egg; sensation as if: **Abies-n**

EMOTIONS:
- **are** felt in: *Ant-c* calc cham coloc dig kali-c mez nux-v phos tub

EMPTINESS (↗ *Sinking; Hanging; Weakness*): abies-c abies-n abrot acon adon *Aesc Agar* agav-t ail *All-c* all-s allox aloe *Alst-s* alum alum-sil alumn am-c am-m *Ambr* anac ang **Ant-c** ant-t ap-g apoc *Aran Arg-met Arg-n* arn *Ars Ars-i* ars-s-f *Asaf* aster atro aur aur-ar aur-i aur-m aur-s *Bapt Bar-c* bar-i bar-m bar-s bell *Brom* bros-gau bry *Bufo* cact *Calad Calc Calc-p* calc-s calc-sil *Camph* cann-s canth *Caps* carb-ac *Carb-an* carb-v carbn-s card-m *Carl* castm *Caust* chel *Chin* chinin-ar chinin-s chlol *Cimic Cina* cinnb clem coc-c coca **Cocc** coff colch *Coloc* con cop corn *Croc Crot-h Crot-t* cupr cupr-ar *Dig* dios diosm *Elaps* ery-a euphr fago ferr *Fl-ac Gamb Gels* gent-l *Glon Graph Grat* **Hell** hep *Hipp* **Hydr** *Hydr-ac Hyos* **Ign** ind indg *Iod* ip jatr-c *Kali-ar* kali-bi *Kali-c Kali-chl Kali-fcy* kali-i kali-m kali-n *Kali-p Kali-s* kalm lac-ac **Lac-c** *Lach* lap-la lat-m *Laur* lil-t *Lob Lyc* lyss *Mag-c* manc med meny meph **Merc** merc-i-f merc-i-r merl mez morph *Mosch Mur-ac* **Murx** myric naja narc-ps nat-ar *Nat-c Nat-m Nat-p Nat-s* nicc nit-ac **Nux-v** *Olnd Op* orni ox-ac pert-vc *Petr* phel **Phos** phys phyt plan plat plb *Podo* psil ptel **Puls** rad-br rad-met raph rheum *Rhus-t* rumx ruta sabad *Sang* sarr sars sec seneg **Sep** sil spig squil **Stann** staph stram sul-ac *Sul-i* sulfonam **Sulph** sumb **Tab** *Tarent* tell *Teucr* thea thuj til tril-p *Tub* ust valer **Verat** verb vib vinc xan **Zinc** zinc-p
- **daytime**: nat-p stann
- **morning**: *Aesc* agar anac ant-c apoc arg-met bufo carb-v castm cimic coloc dios hell hydr kali-bi lac-c lyc mag-c mag-m mez mill nat-m nat-p nicc op phos plat sang sep tarent
  - **2 h** (See night - midnight - after - 2)
  - **anxiety** with: lyc nat-m
  - **menses**; during: castm
  - **rising**:
    - after | **agg**: phos
    - **agg**: nat-p phos
  - **waking**; on: alum ant-c apoc *Lac-c* mill
- **forenoon**: caust jatr-c mag-c *Nat-c* nat-m nicc puls sulph
  - **9-10 h**: hep
  - **10 h** | **evening**; until: mur-ac *Nat-c*

Emptiness – forenoon: ...
- **11 h**: alumn *Asaf* coloc hydr ign ind lach *Nat-c* nat-m nat-p op petr *Phos* sep **Sulph** visc *Zinc*
  - **dull** pain, with: hydr
- **noon**: fago nat-c nat-m
- **afternoon**: ambr borx calc caust fago lach puls sulph
  - **13 h**: fago
  - **14 h**: *Grat*
  - **15 h**: phys
- **evening**: am-br ambr calc-p lac-c olnd
  - **20 h**: kali-c kalm
  - **eating**; after | **amel**: Sep
- **sleep**; before: dig
- **supper**, before: graph
- **night**: dios lyc petr tarent
  - **midnight**: mag-c rhus-t
    - **before** | **23 h**: nat-c
    - **after**: mag-c
    - **2 h**: podo tell
    - **4 h**: raph
    - **5 h**: nat-c
- **accompanied** by:
  - **acidity** of stomach: elaps
  - **aversion** to food (See GENE - Food - food - aversion - accompanied - stomach)
  - **eructations** | **water** brash (See Eructations; type - water brash - accompanied - stomach)
  - **weakness**: *Alst-s*
  - ○ **Teeth**; pain in (See TEET - Pain - accompanied - faintness)
- **air**; in open | **amel**: bapt
- **amel**: dig
- **aversion** of food; with (See GENE - Food - food - aversion - accompanied - stomach)
- **brandy** | **amel**: olnd
- **breakfast**:
  - **after**:
    - **agg**: am-m coca colch *Dig* lyc mez puls thuj
    - **amel**: mag-m
  - **before** | **agg**: aesc alumn apoc arg-met calc-v carb-v cimic *Kali-bi* lac-c murx sulph
- **breathing** deep | **amel**: ign
- **chill**; during: ail *Ars*
- **convulsions**; before epileptic: **Hyos**
- **cough**; with: croc ign mur-ac stann
- **diarrhea**, with: *Fl-ac Lyc Petr Stram Sulph*
- **dinner**:
  - **after** | **agg**: ail eucal graph lyc ptel thea zinc
  - **amel**: mag-c
  - **before**: lyc mag-c nux-v phos **Sulph**
- **drinking**:
  - **water** | **amel**: kali-m
- **drowsiness**; during: corn
- **eating**:
  - **after**:
    - **agg**: agar alum arn bell bov calad calc carb-v chin chlol *Cina* coloc *Dig Grat Hydr* kali-p lach *Laur Lyc Myric* nat-p olnd op phos plan ptel puls raph sang sars sil *Stann* sul-ac thuj **Verat** zinc

734   ▽ extensions | ○ localizations | ● Künzli dot

Stomach

Emptiness

- **eating**: ...
  - **amel**: *Anac* ap-g *Chel* iod mag-c mur-ac nat-c petr phos *Sep* sulph verat
  - **before** | **agg**: alumn crot-t *Sulph*
  - **must** eat: graph lach petr
  - **not** amel by: abel abies-c agar alum alum-p alum-sil **Ant-c Arg-met Ars** asc-t aur calc calc-p calc-sil cann-i *Carb-an* castor-eq cic **Cina** coc-c coloc dig *Hydr* **Ign** kali-bi kali-c kali-i kali-m **Lac-c Lach Lyc** mag-m med *Merc* **Mur-ac** nat-m *Nux-m* olnd op par **Phos** phyt sang sars **Sep** sil *Staph* stront-c *Teucr* **Verat**
  - **while**:
    - **agg**: crot-t verat zinc
- **eructations**:
  - **after**: ambr
  - **amel**: *Sep*
- **fasting**; sensation as from prolonged: am-m anac ars bov bry carb-an caust chin cocc ign laur lyc mag-m mez nat-c phos plb puls sars sep stann teucr verat
- **fever**; during: zinc
- **fruit** agg: nat-c
- **headache**, during (See HEAD - Pain - accompanied - stomach - emptiness)
- **heart**; with weak or dilated: chlol
- **hunger**:
  - **without**: act-sp *Agar Alum* alum-p am-m ars *Bar-c* berb bry carb-an chin chinin-s cocc dulc grat hell kali-n **Lach Mur-ac** nat-c *Nat-m* nicc *Olnd* op phos psil psor raph *Rhus-t Sil Sul-ac Sulph* tax
- **inspiration**:
  - **agg**: calad
- **intermittent**: mur-ac
- **lying** down | **amel**: ambr ign sep
- **meeting** a friend, when: cimic
- **menopause**; during: *Crot-h Lach Tab*
- **menses**:
  - **before** | **agg**: *Ign* sep sulph
  - **during** | **agg**: kali-n kali-p spong tab
- **milk** amel; sips of: diph
- **motion** agg: dig
- **nausea**; during (↗*epigastrium - accompanied - nausea; Nausea - hunger; Nausea - hunger - with*): agar arg-n asaf bry calc-c caust chel cimic cocc *Cycl Hell* hep hydr *Ign* kali-bi kali-c kali-p lac-c lach lyc mag-m meph mosch nat-c olnd phel **Phos** rheum *Rhus-t Sep Sil* spig tab thymol *Valer* verat zinc
- **nursing** the child agg; after: *Carb-an* olnd
- **pain**; from: anac ars
- **paroxysmal**: arg-met glon
- **pressure**:
  - **agg**: **Merc**
  - **amel**: psil
- **rising** agg; after: coca
- **rumbling** below left ribs amel: verb
- **sighing**: **Ign**
- **sitting** agg: acon alumn
- **sleep**:
  - **before**: dig

Emptiness – sleep: ...
- **during** | **agg**: lyc ph-ac
- **siesta**:
  - **after** | **agg**: ang
- **stool** agg; after: *Aloe* ambr dios fl-ac mur-ac **Petr** *Ph-ac* puls *Sep* sul-ac sulph
- **talking** agg: *Rumx*
- **thinking** of food, when: **Sep**
- **throbbing**, with: ant-t *Asaf* calad hydr *Kali-c* mag-m nat-c nat-m sep sulph
- **trembling**: am-c cimic lyc zinc
- **vomiting**; after: ther
- **walking**:
  - **about** | **room** agg; in the: lyc
  - **after** | **agg**: coca ferr
  - **agg**: chel chinin-s rat sep
  - **rapidly** | **amel**: myric
- **wine** | **amel**: sep
- ▽**extending** to | **Heart**: Lob
- ○**Epigastrium**: agar ant-c ant-t apoc ars calc-p carb-an cimic cocc *Dig* fl-ac glon hydr hydr-ac *Ign* ip *Kali-ar* kali-bi kali-c lat-m lob mur-ac nat-m olnd *Op* podo rhus-t sep stann stroph-h sulph tab verb vib zinc
  - **accompanied** by:
    - **nausea** (↗*nausea*): lac-c
    - **vertigo**: adon
  - **eating** agg: myric
  - **fever**; during: polyp-p
  - **urination** agg; after: apoc
  - **walking** fast amel: myric

ENLARGED: bar-c kali-bi sil
- **sensation** of enlargement (↗*Distension - sensation*): rhus-t

EPILEPTIC aura (↗*GENE - Convulsions - epileptic - aura - stomach)*: art-v bell bism bufo *Calc Caust* **Cic** cupr **Hyos** *Indg* **Nux-v** *Sil* **Sulph**
- **rising** from stomach to head: **Calc**

ERUCTATIONS (↗*Flatulence agg.; Flatulence of; Flatulence of stomach - extending - head*): abies-c abies-n abrot absin acet-ac **Acon** acon-a acon-c acon-f *Aesc* aeth *Agar* agar-em agn *All-c* aloe alum alumn am-c am-caust am-m **Ambr** ammc anac anag ang *Ant-c Ant-t* ap-g apis apoc apom **Arg-n** arist-m **Arn** *Ars* ars-h ars-i arum-d *Asaf Asar* asc-t aspar astac aur aur-i aur-s bac bapt *Bar-c* bar-i bar-m bar-s bart **Bell** benz-ac berb berbin *Bism* bov brach brom **Bry** bufo but-ac cadm-met cain *Caj* calad *Calc* calc-p calc-s *Camph* canch cann-i cann-s *Canth* caps *Carb-ac Carb-an* **Carb-v Carbn-s** carc carl casc *Caust Cham Chel* chen-a **Chin** chin-b chinin-ar chlf cic *Cimic* cimx cina cinch *Cinnb* cinnm cist clem coc-c **Cocc** cod coff *Colch* colchin coloc com **Con** cop corn cortico *Croc* crot-c crot-t **Cupr** cupr-ar *Cycl* cyt-l del delphin dig digin *Dios* dros *Dulc* elat enteroc erio eucal *Eup-per* eup-pur euph euphr eupi fago fagu *Ferr* ferr-ar *Ferr-i* ferr-ma ferr-p ferr-s *Fl-ac* gast *Gels* gent-c gent-l gins glon glyc gran *Graph* grat **Guaj** gymno ham hell hell-o hell-v *Helon* **Hep** hip-ac

Stomach

Eructations – choking

Eructations: ...
hom-xyz *Hydr* hydr-ac hydrc hyos hyper *Ign* ind indg
Iod *Ip* **Iris** jab jatr-c jug-c *Jug-r* kali-ar **Kali-bi**
kali-br **Kali-c** kali-chl kali-i kali-m kali-n *Kali-p*
kali-pic *Kali-s* kali-sil *Kalm* kiss kreos *Lac-ac Lac-d*
lacer *Lach* lact lat-m *Laur Lec* led lepi lil-t lina linu-c
lipp lith-c lob lol lup **Lyc** lyss m-ambo m-arct m-aust
Mag-c *Mag-m* mand mang mang-m **Med** meny meph
Merc merc-br merc-c merc-i-r merc-n merl methyl
Mez mill mit morph mosch *Mur-ac* narz **Nat-ar** nat-c
Nat-m nat-n *Nat-p Nat-s* nicc nicot *Nit-ac* nit-s-d
nux-m **Nux-v** oci-sa oena ol-an olnd op oreo orni osm
Ox-ac oxyt pall par *Petr Ph-ac* **Phos** phys phyt pic-ac
picro pimp plat *Plb* plect pneu podo psil **Psor** ptel
Puls rad-br *Ran-b Ran-s* raph rat rauw rham-f rheum
rhod rhus-r **Rhus-t** rhus-v rob rumx *Ruta Sabad* sabin
sal-ac sang *Sars* sec sel *Seneg* **Sep** serp *Sil* sin-a sin-n
Skat sol-t-ae solin spig spira spirae spong *Squil Stann
Staph* stram stront-c stroph-s *Sul-ac* **Sulph** sumb *Syph*
tab *Tarax* **Tarent** tart-ac tep ter teucr *Thuj Thymol* til
trom tub-r tus-p upa uran-n ust *Valer* **Verat** *Verb* vesp
vichy-g vinc viol-t visc wies xan yohim *Zinc* zing
- **daytime**: bry carb-v graph **Iod** mag-s petr ran-b verat
- **morning**: agar all-c alum am-m anac arg-n arn aster
bar-c bov bry calc calc-s calc-sil cina cob coff coloc *Con*
croc dulc hep hyper ign *Kali-c Kalm* laur lyc mag-c
mang nat-m nit-ac nux-v *Petr* phos plat *Puls* ran-b ran-s
sars sep sil stann sul-ac *Sulph* tab thuj valer verat
  - **rising**:
    : **after | agg**: led mag-c nat-m ruta sep zinc
    : **agg**: cedr nicc ruta sep sin-a verat
  - **stool** agg; after: cob
  - **waking**; on: bar-c calc
- **forenoon**: agar alum am-m bry calc-p carl cocc colch
hep ign laur lyss mag-c mag-m mang myric naja nat-c
nicc par petr phos plb ran-b sars sulph zinc
  - **10**-11.30 h: lycps-v
- **noon**: indg ox-ac ran-b
  - **eating**; while: olnd
- **afternoon**: aeth agar alum am-m ambr ars ars-i bar-c
bry calc canth caps *Carb-v Caust* chel chinin-s *Cic* cina
coff con crot-h cupr fago fl-ac hydr lach laur led *Lyc*
mag-c mag-m merc nat-ar *Nat-c* nux-v op ox-ac petr
ph-ac phos plat puls ran-b sang squil thuj verat zinc
  - **16** h: coff nat-m valer
    : **until** night: bar-c
  - **eating**; after: nat-ar petr
- **evening**: abrot *Alum* alum-p am-c *Ambr* bell bry calc
carb-v *Caust* cocc-c coff con crot-h cupr cycl dros eucal
eupi fl-ac gels grat ham hyper ign kali-bi macro mag-c
mez nat-c nit-ac petr phos **Puls** *Ran-b* ran-s rhus-t rumx
sars sep sil sin-n sol-t-ae stram sulph thuj verat zinc zing
  - **until** midnight: phos
  - **eating**; while: cham
- **night**: ant-t bar-c calc calc-s canth *Carb-v* chel *Chin
Crot-h* graph ham kali-bi *Kali-c Lach* lyc mang *Merc*
mur-ac nat-c nat-m nit-ac *Nux-v* ox-ac phos pip-m *Psor*
Puls sil *Sul-ac* sulph tanac ther

- **night**: ...
  - **midnight**:
    : **before**:
      : **21 h until midnight**: phos
      : **23 h**: gels sumb
    : **waking**; on: ferr
  - **first half of**: nit-ac
  - **lying** agg: calc
  - **sleep** agg; during: sulph
  - **waking**; on: calc mur-ac sil
- **accompanied** by:
  - **cough**; barking (See COUGH - Barking - accompanied - eructations)
  - **distension**: gent-l
  - **dyspnea**: psor
  - **flatulence**: ant-c asaf caust lyc sang
  - **gallstones**: dios lyc
  - **hiccough** (See Hiccough - accompanied - eructations)
  - **salivation** (See MOUT - Salivation - accompanied - eructations)
  - O **Abdomen**; cramping pain in (See ABDO - Pain - cramping - accompanied - eructations)
  - **Chest**; pain in (↗CHES - Pain - eructations - agg.): zinc
  - **Head | pain** (See HEAD - Pain - accompanied - eructations)
  - **Stomach**; pain in (↗Pain - eructations - agg.): calad cham cocc mag-c *Phos* spong *Stann*
- **acids**, after: ph-ac staph
- **agg**: agar ant-c bar-c bry calad cann-s carb-an carb-v
Cham Chin *Cocc* jal *Kali-c Lach* nux-v phos puls
Rhus-t sep sil spong stann *Sulph* zinc
- **air** agg; in open: ambr kiss nat-m sul-ac
- **alternating** with:
  - **hiccough** (See Hiccough - alternating - eructations)
  - **yawning** agg: berb lyc
- **amel** (See GENE - Eructations - amel.)
- **apyrexia**, during: am-c ant-c sabad
- **asthma**; with: ambr
- **beer**; after: aur ferr sulph
- **bread**; agg: bry chin crot-h merc nat-m *Puls*
  - **milk**; and after: zinc
- **breakfast**:
  - **after | agg**: ars calc-p carb-ac carb-v cham con cycl
grat hell hyper kali-bi kali-br laur mag-c mang
phos pic-ac *Plat* plb sars sep sulph verat
  - **before | agg**: *Bov Ran-s*
  - **during**: ox-ac zinc
- **butter** agg: **Carb-v Puls**
- **cabbage**; after: **Mag-c**
- **chill**:
  - **after**: zinc
  - **during**: *Alum* am-c ant-c arg-n arn *Bry* carb-v chin
cina ip nux-v phos ran-b *Rhus-t Sabad* sars sep
sul-ac
- **chilliness**; with: *Sil*
- **choking**, after: caust chel op

Stomach

Eructations – chronic

- **chronic**: alum
- **coffee** agg: *Caust Coca* cycl *Puls*
- **constant**: ars carb-v *Chel Con* cupr euph graph **Lach** mur-ac nat-c nit-ac sars sulph
- **convulsions**:
  - after: kali-c
  - before: lach
    - epileptic: lach
- **convulsive**: ars-h asaf coc-c ham kali-bi nux-v phos sang til
- **cough**:
  - after: **Ambr** ang arn carb-v chin kali-bi lob rumx **Sang** *Sul-ac* verat
  - during | agg (↗COUG - Eructations - excite): ambr caps kali-bi lob puls ran-b *Sang* staph sul-ac verat
- **delivery**; during: borx
- **desire** to eructate: mang
- **difficult**: aeth **Arg-n** calc-p cent cocc *Con Graph Nux-v* spira
- **dinner**:
  - after:
    - agg: agar aloe am-c ang apis ars bar-c carb-v carl coca cycl dig fl-ac ham kreos lach lyc mag-m merc nat-m nicc nit-ac petr rat sars sul-ac *Sulph* zinc
      - rising from stooping agg: castm
      - walking agg: mag-m
  - amel: mang
  - before: ran-b
  - during | agg: grat mag-m ol-an sars
- **drinking**:
  - after:
    - agg: aeth aloe anac apis arg-n ars bism calc calc-p canth *Carb-v* coloc crot-h crot-t hyper *Kali-c* lyc merc mez *Nat-m* nux-v rhus-t ruta *Sep* spig sulph tarax zinc
    - amel: *Bry*
    - cold water:
      - agg: mez phos
      - amel: carl
    - water | agg: aloe apis aur-s bar-m bar-s bism bry hyper mez nat-m
- **drunkards**; in: *Ran-b Sul-ac*
- **eating**:
  - after:
    - agg: acon aesc agar all-s alum alum-sil am-m ambr *Anac* ang apis **Arg-n** ars asaf bar-m bar-s bell berb *Bry* bufo calc calc-ar calc-s calc-sil *Camph* canth caps carb-an **Carb-v Carbn-s** card-m *Caust* cham chel *Chin* chinin-ar chinin-s cic cina cob-n *Colch* coloc com con cop cortico cycl daph dig dulc echi **Ferr** ferr-ar ferr-i ferr-p grat gymno ham *Hep* hydr kali-ar kali-bi *Kali-c* kali-m kali-p kali-s kali-sil *Kreos Lach* lec led *Lyc* merc mur-ac nat-ar **Nat-c Nat-m** nat-p *Nat-s Nit-ac Nux-v* *Nux-v* onos *Ox-ac* petr ph-ac *Phos Pic-ac* plat *Podo* psil **Puls** ran-b *Ran-s* rat rhod rhus-t ruta sabin sang *Sars Sel Sep Sil Spig* spirae *Stann* staph sul-ac **Sulph** tarax thuj *Verat Zinc* zinc-p

Eructations – mental

- **eating**: ...
  - before | agg: carb-v croc nit-ac nux-v plat ran-b ran-s sel sulph valer
  - while | agg: alum calc cycl dulc grat merc mur-ac nat-c nit-ac olnd petr phos *Sars* thuj
- **excitement**: arg-n
- **faintness**; causing: *Arg-n* **Carb-v** nux-v
- **farinaceous** food, after: nat-c sulph
- **fasting** agg: acon bov cina croc kali-c *Nit-ac Nux-v* plat ran-b ran-s valer verat
- **fat**; after: *Asaf Carb-v Caust Cycl Ferr* ferr-m gran nat-m **Puls Sep** thuj
- **fever**:
  - during | agg: alum am-c ant-c **Bry** *Carb-v* chin cic con cub ign lach **Nux-v** phos ran-b rhus-t *Sabad* sep sulph thuj
- **forcible**: apis *Arg-n* arn bar-c bism carb-v caust ferr *Merc* mosch *Olnd* plb *Rhus-t Sep* verat
- **frequent**: ambr borx cycl mur-ac rhus-t
- **grief**; from: puls-n
- **gushing** out: psor
- **headache**: apis arg-n bry bufo *Calc* camph carb-v *Chel* cycl graph *Iod* lyc **Mag-m** nat-c nit-ac op phos sil
- **heat**; during: alum am-v **Ant-c Bry** *Carb-v* chin cic con ign *Lach* **Nux-v** phos rhus-t *Sabad* sep sulph thuj
- **hiccough**; after: ars
- **ineffectual** and incomplete: acon agar alum am-c *Am-m* ambr aml-ns anac ang *Arg-n* arn *Ars* arund *Asaf* asar bar-c **Bell** bry calad calc canth carb-ac carb-an *Carb-v* carbn-s *Carl Caust* chel **Chin** cic *Cocc* con cycl ferr ferr-ar ferr-m ferr-ma **Graph** grat hyos ign indg iod kali-bi kali-c kali-m kali-p lac-c *Lach* laur *Lyc* m-ambo mag-c *Manc* **Med** mez mosch mur-ac **Nat-m** *Nux-m* nux-v ol-an ox-ac petr ph-ac phel *Phos Phyt* pic-ac plat plb *Puls* rhus-t sabad sars seneg sep sin-n spig sul-ac sulph tab thymol verat zinc zinc-p zing
  - morning: ol-an
  - forenoon: sil
  - evening: dios
  - night: caust sulph
    - bed; when going to: sulph
    - menses; before: mang
  - accompanied by:
    - burning pain (See Pain - burning - accompanied - eructations)
  - breakfast agg; after: con
- **lean**, dry people; in: alum
- **lying**:
  - agg: verat
  - amel: aeth rhus-t
- **meat** agg: carb-an rumx ruta *Staph*
- **menses**:
  - before | agg: bry chin *Kali-c* kreos lach mag-c mang *Nat-m Nux-m* phos *Puls*
  - during | agg: ant-t ars bry carb-an caul cham chin *Graph* kali-c kali-i kreos *Lach* lyc mag-c mosch *Nit-ac* phos puls vib
- **mental** exertion agg: hep

Stomach

Eructations – milk

- **milk**; after: alum alum-p am-c ant-t *Calc* carb-ac *Carb-v* carbn-s *Chin Cupr* cycl iris lac-d lyc *Mag-c Nat-m* nat-s nit-ac nux-v petr phos *Sulph Zinc*
- **motion** agg: cann-i cann-xyz kreos
- **oppressive** gasses pass upward and downward: arn
- **oysters**, after: bry
- **paroxysmal**: *Arg-n* bell coff lyss mez *Nat-m* petr **Phos** sang sep sulph
- **peaches**, after: psor
- **periodical**: aesc ip
- **pork**, after: ham psor
- **potatoes** agg: *Alum* am-m gran mag-s
- **pregnancy** agg; during: carb-ac
- **pressing**:
  · **painful** parts; when pressing on: *Borx*
  · **stomach**; from pressing on: *Sulph*
- **relief**; without: carb-v *Chin* lyc
- **rich** food agg: *Bry* **Carb-v** ferr nat-m *Puls Sep* staph thuj
- **rising**:
  · **agg**: arg-n coloc *Rhus-t* verat
  · **lying**; from | **agg**: *Rhus-t*
- **sardines**, after: eupi
- **sensation** of: kali-i
- **shivering**:
  · **with**: carb-v dulc ip nux-v oreo rhus-t sabad
  · **shooting** pain, with: bry
- **sitting**:
  · **agg**: gels phos
  · **bent** forward | **agg**: rob sabin
- **sleep**:
  · **after**:
    : **agg**: *Bry* hep
  · **amel**: chel chin
- **smoking**:
  · **after** | **agg**: sel
  · **agg**: agar *Lac-ac* sel thuj
- **sneezing**; with: astac ham lob mag-c phos
- **soup** agg: alum anac carb-v mag-c phos sars
- **stool**:
  · **after** | **agg**: aesc anac *Ars* bar-c *Calc-s* cob *Coloc* merc nat-m sil
  · **before**: aesc bism caps petr sumb
  · **during** | **agg**: *Arg-n Ars* cham *Chin* con dulc *Kali-c Merc Petr* plb *Puls* ruta
- **stooping** agg: cic ip manc merl phos
- **sudden**: bar-c *Carb-an*
- **supper** agg; after: alum *Carb-v* chinin-s cot ferr ham lyc sars sep sil zinc
- **suppressed**: **Am-c** ang *Calc Con* hell
  · **followed** by | **Stomach**; pain in: *Con*
- **swallowing**:
  · **agg**: agar
  · **difficult**; with: ox-ac
  · **empty** | **after**: spig
- **sweets** agg: *Arg-n Caust* raph zinc
- **tobacco**; from: *Sel* thymol

Eructations; type of

- **Eructations**: ...
- **transferred** to the right side of the chest, as if settled there; which seemed to be*Rhus-t*
- **urination** agg; during: rhus-t
- **vexation**; after: petr
- **violent**; ammc **Arg-n** bism borx *Carb-v Kali-pic* lacer lycps-v rhus-t
  · **dinner**; after: ambr
- **vomiting**:
  · **after**: arg-n ars caust con mosch
  · **when**: acon ars caust chinin-s cimic cocc con diphtox ip mosch mur-ac nit-ac petr phos phyt sep spig sulph
- **waking**; on: bar-c calc con ferr mur-ac puls rumx sil sulph valer
- **walking**:
  · **agg**: caps carbn-s *Graph* lyc lycps-v *Mag-m* sulph
  · **air**; in open:
    : **agg**: grat phos stann sul-ac sulph
    · **amel**: lyc
- **wine** agg: lyc
- **yawning**; with: astac

ERUCTATIONS; TYPE OF:

- **acrid**: aloe alum *Ambr Apis* arg-met ars ars-s-f asaf bell bufo cact *Calc Calc-s Cann-s* caps *Carb-an* carb-v carbn-s *Caust* cham cocc con cop crot-h crot-t cupr *Dig* dios dor echi fago ferr *Fl-ac Graph* gymno kali-bi kali-c *Lac-ac* lac-c *Lach* lact lob **Lyc** mang *Merc* merc-c mez nat-m *Nit-ac Nuph* nux-m *Nux-v* ol-an ox-ac petr *Ph-ac* phos *Phyt* podo raph *Rhus-t* **Rob** *Sang Sep Sul-ac* ter ther thuj verat zinc zinc-p
  · **afternoon**: *Caust* chin
  · **evening**: alum *Ambr Caust*
  · **night**: merc
  · **accompanied** by | **respiration**; asthmatic (See RESP - Asthmatic - accompanied - eructations - acrid)
  · **bread** agg: crot-h
  · **dinner**; after: aloe petr
  · **drunkards**; in: *Sul-ac*
  · **eating**; after: all-s anac carbn-s helic-p nat-m nux-m spig
  · **fever**; during: cub
  · **sweets** agg: raph zinc
- **air**; of (See empty)
- **almonds**, tasting like: *Caust Laur*
- **apples**, tasting like: agar
- **audible** (See loud)
- **bad**:
  · **tasting**: arg-met
  · **ball** is moving up and down during; as if a: bar-c
  · **barley** water; tasting like: naja
  · **bedbugs**; smelling like: phel
  · **bilious**: **Acon** aloe ang ant-c ant-t arn ars asar berb bism *Bry* calc camph **Cham** *Chin Cocc* coloc daph dig dros ign ip kali-p lach lyc **Merc** nat-c nat-m nit-ac **Nux-v** *Puls* sec *Sep* spong staph sulph *Verat*
    · **afternoon**: lyc
    · **menses**; during: kali-c

738   ▽ extensions | O localizations | ● Künzli dot

Eructations; type of – bitter / Stomach / Eructations; type of – empty

- **bitter**: aesc *Aloe Alum* alum-p alum-sil *Am-c Am-m Ambr* ang ant-c ant-t *Apis* arg-met **Arn** ars ars-s-f aur aur-ar aur-s bar-c bar-m bar-s bell *Berb* bism *Bry* but-ac *Calc Calc-s Cann-s Carb-v* carbn-s *Carl* caul cham *Chel* **Chin** *Chinin-ar* chinin-s *Chion* cic cob *Cocc* coloc corn crot-t cupr *Dios* dros eup-per ferr ferr-ar ferr-i *Ferr-m* ferr-p graph *Grat* hell hep hyos hyper *Ign* indg kali-ar kali-c kali-i kali-m kali-n kali-p kali-s kali-sil kreos laur led *Lyc* **Mag-c** mag-m mag-s *Merc Merc-i-r* mur-ac nat-c nat-m **Nat-s** nicc nit-ac **Nux-v** op petr *Ph-ac* phos phys *Pic-ac* plb **Podo** ptel **Puls** raph rhod sabad sang *Sars Sep* sil spong squil *Stann* staph stict stry *Sul-ac* sulph tarax tarent teucr thuj upa verat verat-v verb zinc zinc-p
  · **morning**: am-m calc-s hyper lyc sars sil
  : **cough**; after: sul-ac
  : **rising** agg: cedr sep
  · **forenoon**: am-m ign nat-c nicc
  · **afternoon**: am-m kali-n
  · **evening**: bell castm dios kali-n *Puls* sars
  : **milk** soup, after: alum
  : **potatoes** agg: *Alum*
  · **night**: calc-s castm chel *Merc Nux-v* ox-ac **Puls**
  · **and** yellow on stooping: cic
  · **anger**; after: arn
  · **bread** and butter agg: chin
  · **breakfast** agg; after: pic-ac *Sep*
  · **cough**; after: sul-ac
  · **dinner**:
  : **after**:
  : agg: bar-c fl-ac sars sul-ac
  : **amel**: ferr
  : **before**: sars
  : **during** | agg: sars
  · **drinking**:
  : **after**:
  : agg: sars
  : **water** | agg: aloe chin
  · **eating**:
  : **after** | agg: ars bell *Bry Chin* cina kali-p kreos lach led *Lyc Nat-m Nat-s Sars Sep Stann* thuj verat
  : **amel**: am-m
  · **fasting** agg: *Nux-v*
  · **fat** food; after: *Ferr Ferr-m*
  · **food** comes up: *Lyc Nat-s*
  · **hysteria**; during: tarax
  · **menses**; during: *Sep* sulph
  · **milk** agg: chin sulph
  · **potatoes** agg: *Alum*
  · **rich** food agg: ferr *Ferr-m*
  · **soup** agg: sars
  · **sour** food agg: ph-ac
  · **stool** agg; during: cham
  · **stooping** agg: castm cic
  · **supper** agg; after: zinc
  · **walking** in open air agg: grat

- **bitter-sour**: caust **Chin** kali-c mag-m **Nux-v** sars **Sul-ac** *Sulph*
- **bitter-sweetish**: plat
- **bloody**: merc-c nux-v phos psor raph *Sep*
- **brown**: psor
- **burning** (⌐*sour; Heartburn*): acet-ac *All-s* anac ars aur bell *Bry* calc canth caps *Caust* chin coff crot-t cycl ferr fl-ac hep *Iod* kali-bi lac-ac lil-t lob *Lyc* manc mang mez naja *Nat-m ac Phos* puls rhod rhus-t sil *Sul-ac* sulph thymol tub tub-r valer zinc
  · **horn**: sec
- **burnt** tasting: bry cycl laur sabad
- **cold**:
  · agg: caust cist mag-c *Puls* verat
- **disgusting** (See foul)
- **egg**; tasting like:
  · **yolk** of the egg; like: apis
- **eggs**; like spoiled: acon *Agar* **Ant-c** ant-t apis **Arn** bell brom bufo *Carb-v* cham chin coff dios elaps fer **Hep** kali-bi kali-c *Lyc* mag-c *Mag-m* mag-s med petr phos plan podo *Psor* ptel **Puls** rhus-t *Sep* stann *Sulph Valer*
  · **morning**: stann
  : **rising** agg: **Arn** graph mag-c *Mag-s* petr sulph valer
  : **waking**; on: valer
  · **evening**: carl
  · **night**: *Ant-t* mag-c phos
  · **pregnancy** agg; during: mag-c
  · **smelling** like: arn *Cham* elaps elat ferr *Podo* psor rhus-t sulph
  : **night**: mag-c
- **empty**: abies-n acon *Aesc Aeth Agar* all-c aloe alum alum-p alum-sil am-br **Am-c** am-m *Ambr* anac anan ang **Ant-c** ant-t apis **Arg-n Arn Ars Ars-i** ars-s-f arund *Asaf Asar* bapt *Bar-c Bar-i* bar-s bell *Berb* **Bism** bov brom *Bry* but-ac *Calad Calc* calc-i calc-s calc-sil camph cann-i **Cann-s** canth **Carb-ac** *Carb-an* **Carb-v Carbn-s** card-m carl *Casc* castm caul **Caust** *Cham Chel Chin* chinin-ar chinin-s chlol cimx cina cinnb cist clem cob *coc-c* **Cocc** coff *Colch Coloc* **Con** cop corn *Croc* crot-t cycl *Daph Dios* dirc dulc elat erig eup-per euph eupi fago *Ferr* ferr-ar ferr-i ferr-p fl-ac gamb gent-c gins *Glon* gran **Graph** grat *Guaj* gymno ham hell helon hep *Hydr* hyos hyper ign indg **Iod Ip** *Iris* jatr-c *Kali-ar* **Kali-bi** kali-c kali-chl **Kali-i** kali-m kali-n kali-p kali-s kali-sil *Kalm Kreos Lac-c* lac-d *Lach* lact laur *Lec* led lob **Lyc** m-arct m-aust mag-c mag-m mag-s manc mang med *Meny* merc merc-c merc-i-f *Mez* mill mosch myric *Nat-ar Nat-c* nat-m nat-p *Nat-s* nicc *Nit-ac* nux-m **Nux-v** ol-an olnd ox-ac pall par petr ph-ac *Phos* phys phyt **Pic-ac** plan plat *Plb* podo ptel **Puls** ran-b ran-s raph rhod rhus-t rumx ruta sabad sabin sang sars sec senec *Seneg* sep sil sin-a sol-ni spig spong squil stann staph stront-c stry sul-ac sul-i **Sulph** sumb tab tarax **Tarent** thuj til *Valer Verat* verat-v verb vinc viol-t xan zinc zinc-p zing
  · **morning**: alum anac bar-c bov bry calc cedr cina cob coloc con croc dios kali-c mag-c nat-m *Pic-ac Plat* stann sul-ac *Sulph*

All author references are available on the CD

739

Stomach

Eructations; type of – empty

- **morning**: ...
  - 7 h: dios
  - **fasting**, after: bov cina croc nit-ac *Plat*
  - **rising**:
    - after | **agg**: nat-m
    - **agg**: cedr
  - **waking**; on: bar-c calc
- **forenoon**: castor-eq colch com *Con* hydr ign kali-c myric naja par *Pic-ac* sars zinc
  - 9 h: com
  - 10 h: castor-eq ign
  - 11 h: hydr
- **noon**: olnd ox-ac
  - **eating**; while: olnd
- **afternoon**: aeth ambr ars bar-c *Carb-v* crot-t dios hydr hyper iris lyc mag-m nat-m op ox-ac
  - 17 h: dios hyper ox-ac
  - **coffee agg**: nat-m
  - **stomach** is empty; while: op
- **evening**: abrot am-c coc-c dios hyper rumx sars sulph verat zinc
  - 18 h: iris
  - 19 h: dios phys
  - 21 h until midnight: phos
    - **walking** in open air **agg**: phos
  - 21.30 h: dirc
  - **hiccough**; during: sulph
  - **lying agg**: verat
- **night**: dios dirc kali-c mang mur-ac phos phys sumb tanac
  - 23 h: sumb
  - **menses**; before: mang
- **air** agg; in open: nat-m
- **alternating** with | **hiccough**: agar
- **beer**; after: vinc
- **breakfast**:
  - after | **agg**: ars grat hell sulph
  - before | **agg**: *Bov Ran-s*
- **coldness**; during: gamb
- **cough**; after: **Ambr** ang **Sang** sul-ac verat
- **dinner**; after: alum am-c ars cact cycl lyc mag-m *Sulph* zinc
- **drinking**:
  - after:
    - **agg**: bism carb-v coloc nat-m rhus-t tarax vinc zinc
  - **cold** water | **agg**: phos
- **eating**; after: *Acon* ang ars bry calc *Camph* carb-an card-m cench coloc cycl grat *Hydr* nat-c *Nat-m Ox-ac* ph-ac *Phos Plat Ran-s* rhus-t *Sep* spig **Sulph Verat**
- **fasting** agg: plat valer
- **headache**; during: aeth apis *Calc*
- **hot**: apis carb-v kali-bi
- **hysteria**; during: mang tarent
- **menses**:
  - before | **agg**: mang
  - **colic**, during menstrual: mang

Eructations; type of – food

- **empty**: ...
  - **mental** exertion agg: *Hep*
  - **nausea**; during: arn coc-c
  - **rising** up: coloc
  - **soup** agg: carb-v mag-c
  - **stool** agg; after: bar-c
  - **sugar** agg: raph
  - **supper** agg; after: alum lyc sep
  - **waking**; on: bar-c calc rumx
- **explosive** (↗loud): arg-n *Asaf* coca
  - **neurotic** persons; in: *Arg-n*
- **feces**: *Bry* plb
- **fishy**: carb-an
- **fluid**: abies-n agar all-c alum anac ant-c ant-t ars asaf aur aur-s *Calc* cann-s carbn-s carl caul cham chlol coc-c crot-h cycl dig fago form gent-c gran graph gymno ham hell kali-bi kali-c *Lac-ac* lyc mag-s mez mosch nicc nux-v *Plat* plb ptel **Puls** raph rhod rob sang sul-ac *Sulph* ust verat verb
  - **morning**: all-c verat verb
  - **forenoon**: *Carl*
  - **afternoon**: valer
    - 16 h: *Valer*
  - **night**: nux-v
  - **bread**; after white: *Crot-h*
  - **breakfast** agg; after: phos
  - **coffee** agg: puls
  - **dinner**; after: castm
  - **eating**; after: cina staph
  - **greenish**: ars graph sang
  - **milky** (See milk)
  - **preceded** by a quivering in stomach: mag-s
  - **yellow**: cic sang
- **food** (= regurgitation): acon *Aesc* aeth alum alum-sil am-m ant-t **Ant-t** arg-met *Arg-n Arn* ars ars-s-f *Arum-t* asaf bar-c **Bell** bros-gau *Bry* bufo *Calc Calc-s* camph cann-xyz canth carb-an *Carb-v* carbn-s *Caust Cham* **Chin** chinin-ar chlf cic cina coff *Con Cop* cortico cycl *Dig* diphtox dros dulc echi euph **Ferr** ferr-ar ferr-i **Ferr-p** ferr-s glon graph *Hep* hydr ign *Ip* iris kali-ar *Kali-bi* kali-c kali-m kali-p kali-s kalm *Lach* laur lob *Lyc* mag-c mag-m *Mag-p* mang *Mere* merc-c *Mez* mosch *Mur-ac* nat-c nat-m nat-p nit-ac *Nux-v* olnd par petr **Ph-ac Phos** pic-ac plat plb *Podo* **Puls** quas ran-b rauw rhod *Rhus-t* rob sabin sanic sars senec sep spig spong staph stront-c sul-ac *Sulph* tab tell teucr thuj tub-r ust valer vario verat verat-v verb zinc
  - **morning**: *Sulph*
  - **noon**: *Ferr*
  - **afternoon**: euphr ferr lyc nat-p sulph
  - **evening**: sulph
  - **night**: *Canth Phos* zinc
    - **midnight**, after: ferr sil
  - **food** eaten at noon; from: kali-c *Zinc*
  - **soup** eaten at noon: graph
- **bitter** tasting: am-c arg-met arn ars bar-c bry *Calc* cann-xyz cic dros graph grat ign **Lyc** merc *Nat-c* nux-v *Petr* ph-ac phos puls rhod sabad sars sul-ac sulph teucr verat

Stomach

Eructations; type of – food

- **burning**: tub-r
- **cough**; after: ferr *Raph* sul-ac
- **dinner**; after: lyc nat-p sars sulph
  : **walking** agg: mag-m
- **eating**:
  : **after** | **agg**: aesc am-c am-m ant-c ant-t arn asaf bell bry calc camph canth *Carb-v Cham Con* dulc **Ferr** graph *Ign Lach Lyc* mag-m mag-p med merc mez nat-c *Nat-m* nit-ac nux-v olnd par phos plb podo *Puls* sars sep sul-ac **Sulph** teucr thuj verat
  : **five** hours after: *Caust*
  : **immediately** after: ferr *Mag-p Phos*
  : **nauseous** taste: calc
  : **one** hour after: aesc aeth sulph
  : **two** hours after: ferr lyc sulph
  : **while** | **agg**: cupr-s ferr grat mag-p merc phos sars
- **empyreumatic** (See burnt)
- **mouthful**, by the•: aesc arg-n ars *Dig Ferr Hydr Hyos* lach lyc **Phos** sul-ac sulph
- **rancid**: merc puls valer
- **salty**: ant-t arn kali-c lyc *Sep* sul-ac verat
- **sitting** agg: bros-gau
- **sour**: alum ant-t *Apis* ars calc cann-s *Carb-an* carb-v con dig dros graph hep kali-c lyc m-ambo mag-c mag-m mang mur-ac nat-c nat-m nux-v petr *Phos* plb puls rhus-t sabin sars *Sep Spig* spong *Sulph* tub-r zinc
- **stooping** agg: cic ip *Phos*
- **supper** agg; after: phos
- **tea**; after: bros-gau
- **vexation**; after: ferr-p
- **walking** agg: *Mag-m*
- **food**; tasting like: aesc aeth agar aloe alum am-c am-m ambr anan **Ant-c** *Apis* arg-n arn ars aur-s bell bism bov **Bry** *Calc* calc-sil camph canth **Carb-an** carb-v carl castm **Caust** cham chel **Chin** cic cina cocc coff colch *Con* cop cortico croc crot-h cycl echi euphr **Ferr** *Ferr-ar* Graph *Grat* ham hep ign iod *Ip* kali-bi kali-c kali-i lac-ac lach laur lyc m-ambo mag-c mag-m mang nat-ar nat-c **Nat-m** nux-m olnd phel *Phos* phyt plb psil **Puls** *Ran-g* rat rauw rhus-t *Rumx* ruta sabad sabin sars sep *Sil* sin-a spig squil staph still *Sulph* sumb tab tell teucr *Thuj* til trom verat zinc zinc-p
- **morning**: agar mag-c
- **afternoon**: coff euphr petr
  : **13 h**: chel
  : **dinner**; after: canth cina sars squil
- **drinking** water agg: **Apis**
- **smoking** agg: thuj
- **foul**: acet-ac anan ant-c *Ant-t* **Arn** ars ars-s-f **Asaf** asar aur-m bapt *Berb Bism* bufo calc calc-ar calc-s carb-an *Carb-v* carbn-s caust cina *Cocc* con cop cortico cub *Dig Ferr* ferr-ac ferr-p *Fl-ac Graph Hep* hydr *Kali-bi* lact merc mosch mur-ac naja nat-m nat-s nit-ac nux-v olnd par ph-ac phos *Plb Psor Puls* raph sang sec *Sep* squil *Sul-ac Sulph* thuj thymol valer
- **morning**: *Nux-v*
- **forenoon**: cocc

Eructations; type of – moldy

- **foul**: ...
  - **evening**: nat-s phos stram thuj
  - **night**: merc
  - **drunkards**; in: sul-ac
  - **eating**; after: carb-v coenz-q
  - **fat** or rich food, after: **Asaf** *Caust* nat-m *Puls*
  - **milk** agg: nat-m
  - **pastry** or pork, after: *Puls*
  - **peaches**, after: psor
- **frequent**: ambr **Arg-n** borx **Carb-v** nat-c
- **frothy**: alet all-c *Canth* cimx kreos *Lach* lyc *Mag-m* sep verat
  - **morning**: all-c
  - **white**: mag-m
- **garlic**, like: aesc **Asaf** *Mag-m* mosch phos sul-ac sulph
  - **spasm**, after a: mag-m
- **greasy**: aesc alum ars asaf carb-v caust conv *Cycl* ferr-i grat hep iris kali-bi lyc **Mag-c** nux-v *Puls* sabad thuj valer zinc
- **greenish**: ars graph
- **hiccough**, like: agar ant-t bell calc canth carb-an *Cupr Cycl* ham *Ign* lach meph merc mez plat ran-b sars staph sulph
  - **dinner**; after: carb-an plat
- **hot**: acet-ac apis ars aur canth carb-v *Caust* cob cop *Hep* kali-bi *Lac-ac* naja *Petr Phos* phys *Podo* puls sang *Sep* sil sin-a *Sul-ac* valer zinc
  - **morning**: tab
  - **bitter**, and: fago gymno podo
  - **eating**; after: hep *Podo*
  - **offensive**; and: naja
  - **smoking** agg: lac-ac
- **large** quantities of wind: **Arg-n** asaf bapt *Carb-v* dios *Hep Lyc Phos*
- **lead**; tasting like: sulph
- **lime** water, tasting like: kali-c
- **liquid** (See fluid)
- **long** continued: glon sul-ac
- **loud** (↗*explosive)*: acon ambr ant-c **Arg-n** arn **Asaf** *Bism* borx *Calc* calc-p *Carb-v* carbn-s caust *Chin Coca Coloc* com con ferr-i gamb gran iris jug-r kali-bi kali-c kali-n kreos lach lact mag-c manc merc *Merc-i-r* mez mosch nux-m *Nux-v* par petr *Phos* **Plat** plb psor *Puls Sil* sin-n sulph sumb tab thuj til verat verb vib zinc
  - **afternoon**: carbn-s
  - **eating**; after: calc plat tab
  - **fasting** agg: **Plat**
  - **incontrollable**: *Sil*
  - **involuntary**: asaf
  - **milk** agg: sulph
  - **stooping** agg: manc
- **meat**; tasting like: mez zinc
  - **roasted**: nicc-c (non: nicot)
  - **spoiled**: alum-sil **Puls**
- **milk**; like: ant-t calc carb-ac carb-v cina lyc merc sep sulph zinc
  - **afternoon**: zinc
  - **walking** agg: mag-m
- **moldy**: cocc crot-h fl-ac ign

All author references are available on the CD 741

Eructations; type of – mucus · Stomach · Eructations; type of – sour

- **mucus**: aesc alum *Arn* ars bry calc *Canth* carb-v coca cupr graph hydr hyper *Kali-c Lach* lyc mag-s nat-s phos puls raph sabad staph stram sul-ac sulph verat
  - **morning**: all-c bry graph hyper
    cough; after: sul-ac
  - **evening**: bry hyper
  - **burning**: thymol
  - **like** mucus: sulph
  - **mouthful**: carb-v
  - **tenacious**: sep
  ○ **Throat**, from: opun-s staph
- **musk**, tasting like: *Caust* sumb
- **musk**-like odor: caust mosch
- **nauseous**: am-m ant-t arn asaf bapt bism calc *Carb-v* carbn-s chin fl-ac *Graph* grat helon kali-br nat-m ol-an onos oreo par ptel *Puls Sep* sulph thymol verat verb zinc zing
  - **rich** food agg: nat-m sep
- **nose**; through: diphtox lyc merc-c phos
- **offensive** (See foul)
- **oil**; olive:
  - **smelling** like: phos
- **onions**; like: asaf mag-m phos sul-ac *Sulph*
- **oranges**, like: phos
- **painful**: acon anan ant-c *Ant-t* bar-c *Bry* caps *Carb-an* caust **Cham** cocc coloc con lach lob nat-c nicc nux-v ox-ac *Par* petr phos plb rhus-t sabad sep
  - **forcible**, as if esophagus would split: coca
- **pepper**; tasting like red: caps
- **pungent**: acet-ac arn bism kreos petr plb psor sabad valer
  - **cough** agg; during: caps
- **putrid** (↗*rancid*): Acet-ac acon *Arn* asaf asar aur-m bell bism carb-an *Caust* cocc con ferr graph hell hep hydr kali-bi mag-c mag-s merc mur-ac nux-v olnd oscilloc petr phel phos *Psor* puls ruta sang sep *Sul-ac* sulph tab thuj til *Valer*
- **radish**, tasting like: osm
- **rancid** (↗*putrid; Rancidity*): aeth alum *Arn* **Asaf** bar-c bism but-ac cadm-s *Calc* calc-i *Carb-v* carbn-s *Cham Chin* Croc *Cycl* dios ferr-i *Graph* grat hydr kali-bi *Kali-c* laur lyc mag-s merc mez nux-m orni phos plb *Psor* **Puls** ran-s raph rhod sabad sang sanic sep sulph tell ter thuj *Valer* xero
  - **morning** | **soup**; after: alum
  - **afternoon**: crot-h
    16 h: *Valer*
  - **evening**: ran-s
    eating; after: mez
  - **night**: *Merc*
  - **dinner**; during: alum
  - **eating**; after: *Graph*
  - **rich** food agg: thuj
- **salty**: abrot agar ant-t arn cadm-s *Carb-an* caust cham *Kali-c* lyc mag-m nux-v sep sil staph sul-ac
  - **vomiting**; before: sul-ac
- **scratchy**: ambr ant-c carb-v cocc lyc nat-m nux-m petr stann staph sulph verat
- **sobbing**: ant-t bell chin coloc cycl manc meph staph

- **sour** (↗*Heartburn; water brash; Acidity*): abrot Acet-ac aesc aeth agar ail *All-c* aloe *Alum* alum-p alum-sil am-c am-m *Ambr* ant-c ant-t *Apis* aran-sc *Arg-n Ars* ars-i ars-s-f *Asaf* asar *Bar-c Bar-i* bar-s bell *Bry* bufo but-ac cact *Cadm-s* **Calc** calc-s *Calc-p Calc-s* calc-sil cann-s *Canth* caps *Carb-ac Carb-an* **Carb-v** *Carbn-s* caul *Caust Cham Chel* **Chin** *Chinin-ar Chion* chlol *Cimx* cina cob cob-n *Cocc* coff coloc com *Con* cop crot-h cub cupr-act *Cycl Dig Dios* dros echi elaps *Ferr Ferr-ar Ferr-i Ferr-m Ferr-p* fl-ac form *Gels* gent-c gins *Graph* guare gymno *Hep Hydr* hydrc hyos **Ign** indg *Iod* ip *Iris* kali-ar **Kali-bi** *Kali-c* kali-chl kali-m kali-p **Kali-s** kali-sil *Kreos* lac-ac *Lac-d Lach* lact-v laur lept **Lith-c** *Lob* **Lyc** **Mag-c** mag-m mang merc mez mur-ac **Nat-ar** **Nat-c** **Nat-m** nat-n **Nat-p** **Nat-s** nicc *Nit-ac* nit-m-ac **Nux-v** *Op* ox-ac pall *Petr Ph-ac* **Phos** phyt pic-ac pip-m plb *Podo Psor* ptel *Puls* ran-s raph *Rhus-t* **Rob** sabad sabal sabin sal-ac sang sanic sars sec *Sel* senec *Sep Sil* sin-n sol-t-ae spig spong squil stann staph stict stram stroph-s **Sul-ac** sul-i **Sulph** tab thuj tub-r ust verat verat-v verb xero *Zinc* zinc-p zing
  - **daytime**: *Nux-v* **Sulph**
  - **morning**: calc kali-c *Puls* sil tab tarent
    rising agg; after: mag-m
    walking agg; after: nux-v
  - **forenoon**: agar alum nicc
  - **afternoon**: am-m ammc carbn-s fl-ac kali-c lyss *Nat-c* podo sars
    dinner; after: nat-m
  - **evening**: calc chinin-s con dios nat-m ox-ac phos ran-s sars sil
    air agg; in open: carb-v
    bed agg; in: *Alum*
    eating; after: stann
    fluid: nat-m
  - **night**: calc-s *Con* kali-c lyc *Nux-v* tanac
  - **bitter**: iris nux-v
  - **bread** agg: crot-h *Hydr* merc zinc
  - **breakfast**:
    after | agg: petr sars
    during: ox-ac
  - **cabbage**; after: **Mag-c**
  - **coffee** agg: *Cycl Puls*
  - **cough**; after: raph sul-ac
  - **dinner**; after: ars fl-ac lyc mag-m petr rumx *Sulph* sumb *Zinc*
  - **drinking**:
    after:
      agg: canth zinc
      water | agg: psor
  - **drunkards**; in: *Sul-ac*
  - **eating**;
    after:
      agg: bar-c *Bry* caps carb-v cham chin cina *Con* dig dios *Ferr* ferr-m *Hydr* iber kali-c kali-s kreos lyc *Nat-ar* **Nat-m** *Nit-ac* petr ph-ac *Phos* podo puls-n sabin sars sel *Sil* spig sulph zinc zinc-p
      one to three hours after: *Puls*
      two hours after: com

742 ▽ extensions | ○ localizations | ● Künzli dot

Stomach

Eructations; type of – sour

- **eating**: ...
  - **before**:
    - **agg** | **one** hour before: pip-m
  - **farinaceous** food, after: *Caust Nux-v*
  - **fat** food agg: *Caust Nit-ac Rob*
  - **fever**; during intermittent: *Lyc*
  - **fruit** agg: **Chin**
  - **hot**: fago gymno podo
  - **lying** on back agg: carb-v
  - **menses**:
    - **before** | **agg**: *Kali-c*
    - **during** | **agg**: *Mag-c*
  - **milk** agg: am-c *Calc Carb-v Chin* iris *Lyc Mag-c* merc *Nux-v* phos *Sulph* zinc zinc-p
  - **nausea**; during: gamb
  - **pregnancy** agg; during: nux-v sul-ac
  - **rich** food agg: chin sulph zinc
  - **sitting** bent forward agg: *Rob* sabin
  - **sugar** agg: *Caust* sulph
  - **supper** agg; after: sep
  - **vertigo**; during: caul sars
  - **vomiting**:
    - after sour vomiting: caust
    - **with**: nit-ac
  - **waking**; on: rumx
  - **walking**:
    - agg: carb-v
    - **air** agg; in open: stann sul-ac sulph
- **sulfurated** hydrogen (See eggs)
- **sweetish**: acon alum bar-c carb-v dulc grat ind lachn laur merc plat *Plb Sul-ac* sulph *Thuj* zinc
  - **morning**: alum sul-ac sulph
  - **fluid**: *Acon* bar-c *Iris* lachn *Plb*
  - **menses**; before: *Nat-m*
  - **pregnancy** agg; during: nat-m *Zinc*
  - **water**: ars nat-c *Plb*
- **tallow**; tasting like rancid: **Puls**
- **tasteless** (See empty)
- **tea**, tasting like: lycps-v
- **two**: mez
- **urine**, like: agn ol-an phos
  - **smells** like old: agn ol-an
- **violent**: arg-n arn bism lach *Merc Mosch* plb verat
- **water brash** (↗*sour*): *Abies-n* acet-ac acon aesc alum alum-p alum-sil *Alumn Am-c Am-m* ambr anac ant-c *Ant-t Apis* arg-met arg-n arn **Ars** ars-i *Asaf* asar **Bar-c** *Bar-i* bar-m bar-s bell *Bism* bov **Bry Calc** calc-ar calc-i *Calc-p Calc-s* calc-sil camph cann-s canth *Caps Carb-an* **Carb-v** carbn-s *Caust* cham chel *Chin* chinin-ar *Cic Cina* clem cob *Cocc* coff colch con croc cupr cur cycl *Daph* dig dios *Dros* dulc euph fago ferr ferr-ar ferr-i ferr-p *Graph* grat hell *Hep* hydr *Ign* iod *Ip* kali-ar *Kali-bi Kali-c* kali-m kali-p kali-s kali-sil kreos *Lac-ac* lach laur *Led* lil-t *Lob* lol **Lyc** m-ambo m-arct m-aust mag-c *Mag-m* mang meny *Merc* **Mez** mosch mur-ac naja *Nat-ar Nat-c Nat-m* nat-p *Nat-s Nit-ac* nux-m **Nux-v** olnd *Par Petr* ph-ac *Phos* phys pic-ac plat plb podo psil psor **Puls** *Ran-b* ran-s rat *Rhod Rhus-t Rob* ruta **Sabad** sabin **Sang** *Sars* sec seneg *Sep* **Sil** spig

Eructations; type of – water brash

- **water** brash: ...
  spong squil stann **Staph** stram stront-c *Sul-ac* sul-i **Sulph** sym-r tab tarax ter *Teucr* thea thuj tub-r valer **Verat** verb viol-t zinc zinc-p
  - **morning**: mag-m sulph
    - **rinsing** mouth: sulph
  - **noon** | **eating**; after: sulph
  - **afternoon**: sep
    - 16 h: ars
    - **walking** agg: nat-s
  - **evening**: anac caust cycl nat-s petr podo still sulph ter
  - **night**: carb-an *Carb-v* genist graph kali-c
    - **midnight**, after: kali-c
    - **menses**; during: *Puls*
  - **accompanied** by:
    - **indigestion**: coll
    - **Tongue** | **brown** discoloration: sil
  - **acids** | **after**: phos
  - **bitter**:
    - **accompanied** by | **nausea** (See Nausea - accompanied - water)
  - **breakfast** agg; after: petr
  - **burning**: sumb
  - **convulsions**; before: hydr-ac
  - **cool** water: calc caust merc
  - **coryza**; during: nit-ac
  - **cough**:
    - **after**: abies-n
    - **during** | **agg**: am-m ambr ars bry mez spig staph
  - **dinner**:
    - **after** | **agg**: am-m
    - **before**: sulph
  - **drinking**:
    - **after**:
      - **agg**: nit-ac sep
  - **eating**:
    - **after**:
      - **agg**: alum am-c am-m asaf *Bry Calc* caps chin con croc dig ferr graph hep iod *Kali-c Lach* lyc *M-arct* mag-m merc nat-c nat-m *Nux-v* phos puls rhus-t sang sars *Sep Sil Spig Sulph* thuj *Verat*
      - **amel**: sep sulph
  - **fasting** agg: grat
  - **fresh** meat: *Caust*
  - **hawking** up mucus agg: sulph
  - **lying** agg: caust *Psor*
  - **menses**:
    - **before** | **agg**: am-c *Nux-m* nux-v *Puls* sulph
  - **milk** agg: *Calc Cupr* phos
  - **periodical**:
    - **day**; alternate: lyc
  - **pregnancy** agg; during: acet-ac dios *Lac-ac* lob *Nat-m Nux-m Tab*
  - **riding** in a carriage agg: *Nux-v*
  - **rising** agg: lac-d
  - **salty**: calc carb-an caust euph lyc mag-m merc *Phos* rhus-t sep sul-ac verb

Stomach

Eructations; type of – water brash

- **sour** | **food**; after sour: phos
- **stool**:
  : **after** | **agg**: caust
- **strong** food, after: *Mag-c* psil
- **supper** agg; after: am-m
- **sweetish**: acon alum ant-c asar *Dig* kreos nat-c phos plb sabad sul-ac
- **tobacco** | **amel**: ol-an
- **water**, of (↗*sour*): acon ant-c ant-t *Apis* arg-met arn aur-s bar-c bar-m bar-s bry *Calc* cann-i cann-s carl castm caust cina cob *Colch* crot-t cycl *Dros Graph* grat hep kali-bi kali-c kali-n laur *Mag-m* mag-s *Merc Merc-c Mez* mosch nat-c nat-s nux-v ol-an par petr phos plat *Plb* puls sars *Sep* sil spig stann stront-c sul-ac *Sulph* verat verb
  - **morning**: graph
  : **nausea**; during: *Mag-m* mag-s
  : **rising** agg; after: carb-an mag-m
  - **forenoon**: nicc
  - **afternoon**: am-m kali-n
  - **evening**: kali-n sars
  - **night**: mang **Merc**
  : **menses**; before: mang
  - **drinking** agg; after: graph
  - **eating**; after: graph
  - **green**: graph
  - **motion** agg: mez
  - **nausea**; during: gamb kali-n **Merc**
  - **potatoes** agg: mag-s
  - **sitting** agg: phos
  - **urine**, like: agn

ERUPTIONS (See ABDO - Eruptions)

FAINTNESS (See Emptiness; Sinking)

FALLING out; sensation of: hell mag-c

FALSE STEP; at a (↗*Pain - false*): aloe bry *Puls* rhus-t

FASTING:
- **agg**: *Bar-c* bry **Calc** *Carb-an* hell kreos *Nux-v* plat staph sulph
- **sensation** of (See Emptiness)

FEAR:
- **sensation** of: carc
○ **Pit** of the stomach: carc lyc mez phos

FERMENTATION: acet-ac anac apoc *Caust Chin* croc graph *Plat*
- **fruit** agg: **Chin**
○ **Epigastrium**; in: croc lyc plat

FEVER:
- **during** | **agg**: ars cocc eup-per ip nux-v puls rhus-t verat-v

FLABBINESS (↗*Emptiness; Hanging; Weakness*): ars-h aster calc-p euph **Ign** ip merc petr spong staph sul-ac tab thea

FLATULENCE agg (↗*Distension; Eructations*): arn nux-v

FLATULENCE of stomach (↗*Distension; Eructations*): arist-m *Asaf* chlf
- **accompanied** by | **Head**; pain in: asc-t

FLOATING in water; as if: abrot

FLUTTERING (See Trembling)

FOOD:
- **lodges** at cardia: allox phos

FOOD POISONING (See RECT - Diarrhea - food - rancid)

FOREIGN body: cupr grat hep nat-m phos raph

FORMICATION: aloe ant-t apis colch hydr-ac kali-c laur morph plat rhus-t sulph tub verat
- **dust**, as from: plat

FULLNESS, sensation of (↗*Heaviness*): acon acon-s aesc agar allox aloe alum alum-p alumn am-c am-m anac anan *Ant-c* ant-t apis *Arg-n* arn ars ars-i ars-s-f asaf asar astac aur-s bapt *Bar-c* bar-i bar-m *Bell* beryl borx *Bov* brach brom bros-gau *Bry* but-ac *Calc* calc-i *Calc-p* calc-s calc-sil camph canth carb-ac carb-an *Carb-v Carbn-s* casc *Castor-eq* **Caust** cedr cham *Chin* chinin-ar *Chinin-s* cob coc-c *Cocc* coff *Colch Coloc Con* corn crot-t *Cycl* daph dig *Dulc* eup-per eup-pur euphr *Ferr* ferr-ar ferr-i *Ferr-p Fl-ac* gent-c *Graph Grat* gymno *Hell* hep *Hydr* hyos hyper *Ign* ind iod ip iris jac-c kali-ar kali-bi kali-br **Kali-c** *Kali-n Kali-p* kali-s kali-sil *Kreos* lach lachn lap-la laur lec led lith-c *Lob* **Lyc** m-arct mag-c *Manc* mang *Merc* merl mez mill *Mosch* mur-ac myric naja nat-act *Nat-m* nat-p *Nat-s* nicc nit-ac **Nux-m** *Nux-v Ol-an Op* par petr ph-ac phel **Phos** plat plb *Prun Puls* ran-b ran-s raph rat *Rheum Rhus-t Rob* rumx sabad *Sabin Sars Sec* sep sil sphing spong squil *Stann* staph *Sul-ac* sul-i **Sulph** tarent tell tep tril-p valer xan zinc
- **morning**: am-m asaf nat-c phos ran-s rhod sep sulph
  - **fasting** agg: bar-c plat
- **waking**; on: sulph
- **noon**: ox-ac sep sulph
- **bread** and milk, after: arg-n
- **eating**; after: ox-ac
- **afternoon**: am-m calc chinin-s coca *Sulph*
- **evening**: ars dios eupi hyos nat-c phos
  - **bed** agg; in: *Nat-s*
  - **eating**:
    : **after** | **agg**: kali-bi
    : **agg**: cham
- **night**: sphing
  - **midnight**: crot-t
  - **going** to bed; on: rumx

744 ▽ extensions | ○ localizations | ● Künzli dot

Fullness   **Stomach**   **Gurgling**

- **accompanied** by:
  - **appetite**:
    - **increased** (See Appetite - increased - accompanied - fullness)
- **bread** agg: *Caust*
- **breakfast** agg; after: alum ars-s-f phos ptel sulph
  - **hunger**; with sensation of: am-m
- **chill**; during: cocc
- **clothing** agg: *Gels*
- **coffee** agg: canth
- **contradiction**, after: *Nux-m*
- **dinner**; after: agar alum ant-c castm *Clem* dig grat kalm nat-m petr zinc
- **drinking** agg; after: aloe arg-n aspar *Manc* nat-m sin-n tab
- **dry** food; as if filled with: cadm-s calad
- **eating**:
  - **after**:
    - agg: aesc agar alum alum-sil **Am-c** *Ambr Anac* ant-c *Apoc Arg-n* arn *Ars* ars-s-f aspar aur-m *Bar-c* bar-m *Bism Borx Bry Calad Calc* calc-s calc-sil carb-ac carb-an **Carb-v** carbn-s cham **Chin** chinin-a *Chinin-s* cimic cocc **Colch** *Cop* dig **Ferr** *Ferr-i* ferr-p *Grat Hep Hydr* kali-ar kali-bi *Kali-c* kali-s *Lac-ac Lach* lil-t **Lyc** mez mosch myric nat-ar nat-c *Nat-m* nat-p *Nat-s* nicc *Nit-ac Nux-m* **Nux-v** petr ph-ac *Phos Pic-ac* plb *Ptel Puls* rheum *Rhus-t Rosm* sanic sep *Sil Spong Stann* sul-ac *Sulph* tab verat zinc zinc-p
    - **ever** so little; after: (↗*GENE - Food and - food - aversion - eating - little*): adon agar alum alum-sil *Apoc* arg-n bar-c bar-s *Carb-an Chin* croc crot-t cycl *Dig* elaps **Ferr** *Ferr-i Kali-s* **Lyc** *Manc* mur-ac nat-ar *Nat-m* nit-ac *Nux-v* petr *Ptel* rhod rhus-t senec sep *Sil Sulph* thuj verat
    - **loosening** clothes amel: lyc sanic
    - **amel**: arg-n ferr mand mang
  - **before** | agg: beryl
  - **while** | agg: cham
- **eructations** | amel: *Carb-v* euphr iris mag-c *Nux-v* phos sil
- **food**, sight or smell of: dig
- **hunger**; during: am-c am-m arg-met asaf asar chin cycl gels lyc
- **menses**:
  - **during** | agg: am-c kali-c *Kali-p* zinc
- **oppression** of breathing, with: lac-d *Nat-s* nux-m *Nux-v* prun
- **pregnancy** agg; during: **Nux-m**
- **sleep** | amel: *Phos*
- **slow** digestion; from: puls
- **soup** agg: prun
- **supper** agg; after: carb-v chinin-s
- **vomiting** | amel: kali-c
- **waking**; on: myric sulph

Fullness, sensation of: ...
- **walking** agg; after: colch ferr
- **water**; after: aloe
- **weather** agg; wet: merc
- **wine** agg: rhus-t
- o **Epigastrium**: *Acon* arn asaf bar-c bell bov carb-v *Cham* con cycl *Dig Hell* hell-o kali-c lyc merc mosch nat-c phos plat *Puls* ran-s rhus-t sabin sep spong stann staph

GAGGING (↗*Nausea; Retching*): acon agar benz-ac borx bry cadm-s calc-p *Carb-v Chin* chinin-s colch cop *Kali-c* kali-chl *Lyc* nux-v par *Podo* stann
- **morning**: carb-v *Corn* kali-c
- **night**: *Arg-n*
- **accompanied** by:
  - **vertigo** (See VERT - Accompanied - stomach - gagging)
- **breakfast** agg; after: calc-p
- **children**; in | **dull** child: agar
- **continuous**: ip
- **cough** agg; during: *Agar* ambr ant-c *Arg-n* arn bell bry bufo calc carb-v carc caust cench cimx **Cina** coc-c cupr dirc ferr hell hep ip kali-c *Lach Lyss* merc-c nux-v sang sanic sarcol-ac sep sil sulph stann tarent
- **drinking** agg: *Cimic Cimx*
- **eating**; after: agar *Ambr Kali-c Lach*
- **expectoration**; during: *Arg-n Coc-c* par
- **mucus** in fauces, from: anac *Arg-n Carb-v* ip *Lyc*
- **touch**:
  - **mouth** inside agg; touching: coc-c
  - **throat** agg; touching: nux-v
- **x-rays** taken; on having dental:
  - **children**; in: agar
  - **women**; in: agar

GANGRENE: ars euph kali-bi phos sec

GASTRIC tonic; remedies which act as a (See Slow)

GASTRITIS (See Inflammation)

GASTROINTESTINAL complaints (See ABDO - Gastrointestinal)

GONENESS (See Emptiness)

GOUTY metastasis: **Ant-c** benz-ac cinnm colch hydr-ac *Nux-m* nux-v puls sang

GURGLING: agar **Aloe** am-c anac *Arn Ars* berb bov carb-an chel cic cina *Colch* croc crot-t **Cupr** cycl fl-ac *Gamb* hydr *Hydr-ac* ign jatr-c kali-bi kali-i kreos lact *Laur* lil-t lob *Lyc* lyss mag-m meny nux-v phos *Podo Puls* sacch squil sulph teucr thuj verb zinc
- **morning**: bov
  - **waking**; on: carb-an
  - **walking** agg: (non: carb-an)
- **drinking**:
  - **after** | agg: **Phos**
  - **agg**: arn *Ars* cina **Cupr** elaps **Hydr-ac** laur thuj
  - **eating**; while: bov
- **nausea**; with: aeth
- **yawning** agg: zinc

745

Stomach

Hacking

HACKING sensation (See Pain - cutting)

HANGING down relaxed; sensation of *(↗Emptiness; Flabbiness; Weakness)*: abrot *Acon* aesc agar alum ambr anac ant-t *Apoc* arg-met arg-n arn **Ars** bapt *Bar-c* bell *Bism* bov bry *Calc Calc-p* cann-xyz canth *Caps* carb-an *Carb-v* **Caust** *Cham* chel chin cic cina coff croc crot-t *Cycl* dig echi *Euph* euphr ferr-i graph *Hep* hydr **Ign Ip** kali-bi kali-c kali-n laur led lob *Lyc* m-arct mag-c *Mag-m* meny merc mez mosch mur-ac **Nat-c** nat-m nit-ac *Nux-v* olnd par petr phos plat podoin *Ptel* puls raph rhod rhus-t sabad sabin seneg sil spong *Staph* stront-c *Stry-p Sul-ac* **Sulph Tab** tarax tep teucr thea thuj verat zinc
- **morning**: *Sulph*
- **stool**:
  - after | agg: ambr bar-c *Sep*
- **walking** agg: hep
- **water**; in: abrot

HARD upon the stomach; sensation of something *(↗Pain - pressing)*: (non: *Cupr*) mag-m

HARDNESS: alco anil ars bapt *Bar-c Bar-m* carb-v chim cob con ferr ip *Kreos* lept mag-m merc-i-f *Mez* mosch mur-ac nat-m *Nux-v* phos plb puls rhus-t *Thuj*
- **eructations** | **amel**: carb-v

○ **Pylorus** *(↗Constriction - pylorus; Contraction - pylorus; Induration - pylorus)*: sep
- sensation of hardness in: kreos

HEARTBURN *(↗Acidity; Eructations; type - burning; Eructations; type - sour)*: absin acet-ac acon adon *Aesc* agar agav-t all-s allox *Alum* alum-p alum-sil alumn **Am-c Ambr** *Anac* ant-c ap-g *Apis* apom arg-met arg-n arn *Ars Ars-i* ars-s-f asaf asar aur bar-c bar-i bar-m bar-s bell *Berb Bism* borx bov bros-gau **Bry** cadm-br cadm-s caj **Calc** calc-i *Calc-s* calc-sil calen camph cann-s cann-xyz *Canth Caps* carb-ac *Carb-an* **Carb-v** carbn-s card-m carl *Caust* cham *Chel Chin* chinin-ar *Chinin-s* **Cic** cinch cit-v coc-c cocc coff colch **Con** cop corn corn-f **Croc** crot-h crot-t cupr daph dat-a dig *Dios* dulc echi emblc euph euphr fago ferr ferr-ar ferr-i **Ferr-p** *Fl-ac Gal-ac Graph* grat guaj helic-p hell *Hep* hom-xyz hydr-ac hyos ign *Iod Iris* kali-ar kali-bi *Kali-c Kali-i* kali-m kali-n kali-p kali-s kali-sil lac-ac *Lach* lact-v lath lith-m *Lob* **Lyc** m-arct m-aust **Mag-c** mag-m mag-s malar manc mang *Merc* merc-c merl mosch mur-ac myric narc-ps nat-ar *Nat-c Nat-m* nat-p *Nat-s* nit-ac nit-s-d nux-m **Nux-v** op orex-tann ox-ac par petr ph-ac *Phos* plat plb *Podo* prot prun-v **Puls** ran-s rauw *Rob Sabad Sabin* sang schin sec *Sep Sil* sin-a *Sin-n* sol-ni squil squill *Stann* stry-af-cit *Sul-ac* sul-i sulo-ac *Sulph* sumb *Syph* tab tarax tell tep ter thuj thymol tub-r ust *Valer Verat Verat-v* vichy-g visc *Zinc* zinc-s
- **daytime**: crot-h
- **morning**: arg-met canth graph ign nux-v par petr phos rhus-t sep sulph
  - **rising** agg: mang

Heartburn

Heartburn – morning: ...
- **smoking** agg: lyc
- **forenoon**: ars bry carb-v cic coc-c coloc colocin par sars sep sulph
- **afternoon**: ant-c ant-t ars asaf bry caps chel cina con croc crot-h cupr dig hydr lach lyc mag-m nat-m nux-v phos rhus-t sars sep sil sol-ni staph sulph valer
- **evening**: alum ambr anac bell bry caust con croc crot-h cycl dig ferr ign hell *M-arct* mang merc *Nat-m* Ox-ac *Petr* sars *Sep* sin-n sulph ter
  - **bed**; after going to: *Con* sol-ni
  - **smoking** agg; after: lach
  - **wine** agg: bry
- **night**: *Bry* calc canth carb-v coc-c graph kali-bi kali-c *Merc* nux-v phos ptel *Rob* ruta zinc
  - **midnight**: calc
  - **after**:
    - 1-3 h | **waking**; on: visc
- **lying** down agg: *Rob*
- **pregnancy** agg; during: *Merc*
- **accompanied** by:
  - **asthma** (See RESP - Asthmatic - accompanied - heartburn)
  - **distension**: nux-v
  - **helicobacter** pylori infection (See Inflammation - helicobacter - accompanied - heartburn)
  - **nausea**: *Lac-ac*
  - **salivation**: alum puls
  ○ **Stomach**; pain in (See Pain - accompanied - heartburn)
  - **Tongue**:
    - **pale**: stram
    - **red** discoloration of the tongue | **fiery red**: mag-m
    - **white** discoloration of the | **root**: stram
- **acids**, after: nux-v
- **air** agg; in open: ambr cic
- **bed** agg; in: rhus-t *Rob*
- **beer**; after: ferr lyc phos
- **breakfast**:
  - **before** | **agg**: *Nux-v*
- **coffee** agg: calc-p caps ferr-p *Lyc* puls rhus-t
- **constant**: corn-f emblc helic-p
- **diet**; errors in: sulph
- **dinner**; after: acon calc-p crot-h ham kali-bi lyc mag-m merc-i-r nat-m sol-ni sulph
- **drinking** agg; after: *Alum* bry *Canth* graph merc *Nit-ac* psor *Sep*
- **drunkards**; in: *Nux-v Sul-ac*
- **eating**:
  - **after**:
    - agg: *Aesc* agar allox *Am-c* anac *Calc Calc-p* caps carl caust *Chin* coc-c con croc *Graph Iod* kali-c lyc mag-s merc *Nat-m Nit-ac Nux-v* sep sil
    - amel: rauw sabad
  - **eggs**; after boiled: sulph
- **eructations**; after: bar-c *Calc* con hep mang phos valer

Heartburn   **Stomach**   **Heaviness**

- **fat** food; after: caust nat-c nat-m *Nat-p* nit-ac nux-v phos **Puls** *Sulph*
- **flatulent** food; after: kali-c
- **goose** flesh, with: cadm-s calen
- **hard**, dry food, after: calc
- **meat** agg: agar *Ferr-p*
- **menses**:
  · before | **agg**: nux-m nux-v *Sulph*
- **milk** agg: alum ambr ant-t calc carb-v *Chin* cupr lyc nux-v phos
- **nausea**; with: am-c *Calc* iod **Puls** *Sang*
- **pregnancy** agg; during: acet-ac anac apis calc canth *Caps* carb-ac con dios lac-ac *Merc* nat-m *Nux-v* ox-ac *Puls* tab zinc
- **rancid**: con graph m-arct merc nux-v petr valer
- **scraping**: carb-an staph
- **sitting** bent forward agg: sabin
- **smoking**:
  · **after** | **agg**: carbn-s coc-c lach lyc phos rhus-t staph tarax
  · **agg**: bell *Calc* lach lyc puls staph
- **soup** agg: anac
- **sour** things, after: ferr ferr-p nux-v phos
- **stool** agg; after: merc
- **stooping** agg: cic ip m-ambo phos pimp thuj
- **sugar** agg: *Puls* zinc
- **supper** agg; after: *Alum* caust crot-h kali-c puls
- **sweets**: zinc
- **tea**; after: *Abies-n* kali-bi lach
- **tobacco**; from: chel staph tarax thymol
- **violent**: corn-f
- **walking**:
  · **air** agg; in open: *Ambr* asar
- **wine** agg: bry coc-c lyc zinc

HEAT:
- **alternating** with | **coldness**: bufo *Lach* phos
- **sensation** of: abies-c acet-ac acon *Agar* ant-t apis arg-n ars asaf bism calo camph canth carb-ac *Carb-v* caust chel chin chinin-s cocc colch coloc con dig euph ferr glyc graph hell hep ign iod *Iris Lac-ac* laur lob mag-m *Mang Meny* merc-c mez mur-ac nat-c nat-m nit-ac nux-m phos plb sabad sang sars sec seneg sep sul-ac sulph tab ter
▽extending to | **Head**: alum mag-m
○**Epigastrium**: acon apis ars bov colch ferr iod iris kali-bi kreos laur mag-c mang merc mur-ac nat-c nat-m op *Phos* rhus-t sang sec valer verat-v zinc
  · **sensation** of heat: *Bry* chel convo-s sabad

HEAT, flushes of: abrot acet-ac *Acon* aesc aeth agar aloe alum *Alumn* am-c am-m *Anth* anthraci anthraco *Apis Arg-n* **Ars** ars-h ars-i asaf aur-s bapt bar-c bar-i bar-m bar-s bell benz-ac bism brom **Bry** *Calad Calc* calc-i *Calo Camph* cann-i cann-xyz *Canth Caps* carb-ac carb-an *Carb-v* carbn-s caust cedr cham chel chin chinin-s chlf *Cic* cimic cina cinnb coc-c coca cocc cod colch coloc con corn-f croc crot-t cub cupr cupre-au dig dulc eup-per euph fago ferr *Ferr-ar*

Heat, flushes of: ...
ferr-i ferr-p fl-ac gels *Glon Graph* grat gymno hell helon hydr-ac *Hydrc* hyos *Ign* iod ip iris jatr-c kali-ar kali-bi kali-c kali-chl kali-n kali-s kali-sula kalm *Lac-ac Lac-c* lach laur led *Lob* lyc mag-m *Manc* mang meny merc mez mosch mur-ac myric nat-ar nat-c *Nat-m* nat-p nat-s *Nit-ac Nux-m* **Nux-v** ol-an ol-j olnd op ox-ac par petr ph-ac *Phos* phyt plat plb *Podo* ptel puls ran-b raph rat *Rob* ruta **Sabad** sabin sang *Sars* sec seneg sep *Sil* squil stry sul-ac sulph sumb tab tarent *Ter Thuj* tril-p valer verat verat-v vesp zinc zinc-m
- **morning**: am-m apis lith-m mang
- **forenoon**: alum
- **noon**: fago
- **afternoon**: fago
- **evening**: coloc ferr-i hyper
- **night** | **bed** agg; in: cinnb
- **bread** agg: sars
- **cold**:
  · **water**:
    ⁞ **agg**: alum
    ⁞ **amel**: alumn hyper
  · **dinner**; during: hyper
- **eating**:
  · **after**:
    ⁞ **agg**: con *Ferr Sep*
    ⁞ **amel**: arg-n ferr
  · **before** | **agg**: fl-ac
- **empty**, when: naja
- **eructations**:
  · **after**: sumb
  · **amel**: fago
- **sitting** agg: phos
- **waking**; on: acon-f
▽extending to
○ **Abdomen**: am-c carl chin chinin-s verat
· **Arms** and fingers: con
· **Body**, over: ars *Camph* imp op
· **Chest**, over: bar-m chin chinin-s nat-m ol-an verat
· **Eyes**: stram
· **Fauces**: caps
· **Head**: alum bar-m *Calc* chin cinnb *Glon* hell indg *Lyc* mag-m mang sumb
· **Nose**: merl
· **Throat**: cinnb nit-ac sumb tarent
  ⁞ **Pit** of: plat
· **Upward**: ars asaf bapt *Calc* carb-ac cinnb *Ferr Glon* iris kali-bi laur *Manc* mang phos tril-p *Valer*
○**Pit** of stomach | **fever**; during: cub

HEAVINESS (⟋ *Fullness; Oppression; Stone*): abies-n acon aesc aeth *Agar* all-s allox aloe alum alum-p alum-sil am-c am-m ant-c *Ant-t Apis Apoc Arg-met Arg-n Arn Ars* asc-t *Aur* bapt *Bar-c* bar-m bell bism borx *Brom Bry Cact* cadm-met calad calc calc-s cann-i carb-ac *Carb-an Carb-v Carbn-s Carl* castm cham chel **Chin** chinin-ar chinin-s cimic cit-v clem coc-c coca cocc *Coff* colch coli com *Crot-c Crot-h Cycl* dig dirc fago ferr ferr-i ferr-p Fl-ac form *Gels*

Stomach

Heaviness

Heaviness: ...
gent-c gent-l *Graph* grat hell hep hura *Hydr* hyos ign iod *Kali-bi Kali-c* kali-chl kali-i kali-m kali-n kali-p *Kali-s* kali-sil kreos lac-ac lac-c lacer lach lath led lil-t *Lob* **Lyc** m-arct *Mag-m* manc merc merc-sul mur-ac nat-ar *Nat-c Nat-m* nat-p *Nat-s* nit-ac **Nux-v** *Op* osm ox-ac par passi petr *Ph-ac* phel *Phos* phys **Pic-ac** pilo *Plat* plat-m-n plb podo prun psil psor *Ptel* puls rat rauw *Rhus-t Rob* rumx sabad *Sang* sec seneg sep *Sil* sol-t-ae spig stann stram *Stry* sul-ac **Sulph** *Tab Tarent* teucr thea upa valer visc wye xan xero zinc zinc-p zing
- **alternating** sides: grat
- **morning**: am-c bar-c calc-s dios ery-a sang sulph
  · **waking**; on: *Carb-an Puls*
- **forenoon**: sulph
- **noon**: alum fago *Lyc* mur-ac
  · **eating**; after: *Lyc*
- **afternoon**: am-m fago **Lyc** *Sang* stront-c
  · **eating**; after: *Lyc*
- **evening**: alum bell hell kali-bi rhus-t sulph
  · 18 h: rauw
- **night**: *Aesc* cass *Chin* colch crot-t ery-a kali-m tarent
  · **waking**; on: sulph
- **accompanied** by | **pressure** (See Pain - pressing - accompanied - heaviness)
- **ascending** stairs agg: nux-m
- **beer**; after: acon **Kali-bi**
- **bread** agg: kali-c merc
- **breakfast**:
  · **after**:
    : **agg**: agar crot-h fago gels lyc petr ph-ac ptel sang
    : **amel**: bar-c
- **breathing** deep | **amel**: bar-c
- **carrying** agg: bar-c
- **chill**; during: sulph
- **cold** drinks agg; after: acet-ac *Ars* podo rhod
- **digestion**; during: hep
- **dinner**; after: grat lyc nat-ar ptel
- **drinking**:
  · **after**:
    : **water**:
      : **agg**: chel
      : **amel**: psil
- **eating**:
  · **after** | **agg**: *Abies-n* absin agar allox alum alum-p alum-sil alumn *Am-c Ant-c* apis arg-n *Ars* ars-i ars-s-f bar-c *Bar-i* bar-m bars-s bros-gau *Bry Cact* calc-ar carb-ac cent cham **Chin** chin-b chinin-ar *Chinin-s* cimic cycl *Elaps* ferr ferr-i fl-ac *Hep Hydr* ign *Iod* kali-ar **Kali-bi** *Kali-c Kali-p Lach* lob **Lyc** merc nat-ar **Nit-ac Nux-v** osm *Ph-ac Phos* phys plan plb *Psor Ptel Puls* rhus-t *Rumx* sang *Sil* sul-r **Sulph** *Tarent* tub-r vib zinc-p
  · **amel**: cadm-met
  · **while** | **agg**: cann-i
- **empty**, while; *Fl-ac*
- **eructations** | **amel**: aloe bros-gau chel fago par
- **leaning** backward, when: con

Hiccough

Heaviness: ...
- **loose**: grat
- **meat** agg: ferr *Kali-bi* sulph
- **menses**:
  · **before** | **agg**: tarent
  · **during** | **agg**: nat-p zinc
- **nausea**; during: lyc vesp
- **potatoes** agg: *Alum*
- **pressure**:
  · **agg**: gels phos ptel sin-a
  · **amel**: cadm-met
- **sleep** agg; after: *Lach*
- **spot**; in one: bism
- **standing** for a long time agg: hura
- **stones**; as from: par puls
- **stooping** agg; after: bar-c
- **supper** agg; after: chinin-s plan
- **trembling**; with: iod
- **waking**; on: carb-an ptel puls sulph
- **walking** in open air | **amel**: borx petr
- **weather** agg; wet: kali-c nat-s sil
○**Back** of stomach: ham
- **Epigastrium**: agar arn ars bar-c bell calad dig iod kali-bi *Nux-v* plb rumx sec sil sul-ac *Sulph*

HEMATEMESIS (See Vomiting; type - blood)

HEMORRHAGE (↗ *Vomiting; type - blood*):
○**Pylorus**, between the mucosa and muscular coat; at the: colch

HERNIA; HIATUS: abies-n carb-v rob sulph

HICCOUGH: acet-ac acon acon-l aeth aether *Agar* agar-ph agn alco all-c *Alum* alum-p alum-sil am-c **Am-m** ambr aml-ns amyg anac ang ant-c ant-t apom arg-met *Arg-n Arn* **Ars** ars-h **Ars-i** arund asaf asar aur aur-ar aur-i aur-s *Bar-c Bar-i* bar-m bar-s **Bell** benz-ac berb bism bond borx bov brom *Bry* bufo caj calad *Calc* calc-f calc-i calc-sil camph cann-s canth caps carb-an carb-v carbn-s card-b carl castm caust *Cham* chel *Chin* chinin-ar *Chinin-s Chlf* **Cic** cimx cina cinch cinnm cob cocain *Cocc Coff* colch coloc con convo-s crot-h crot-t cupr *Cupr-s* cur *Cycl* der dig *Dios Dros* dulc eug eup-per *Euph* euphr ferr-p *Gels Gins* gnaph graph grat ham hell hell-o hep hydr *Hydr-ac* **Hyos Ign** indg **Iod** *Ip* jab *Jatr-c* jug-r kali-ar kali-bi *Kali-br* kali-c kali-i kali-m kali-n kali-s kali-sil kali-sula *Kreos Lach Laur* led lob lob-s **Lyc** lyss mag-c *Mag-m* **Mag-p** mand *Marr-vg Med* meny **Merc** merc-c merc-cy merc-n mez mill mit morph *Mosch* mur-ac narc-ps narcot **Nat-m Nat-c Nat-m** nat-s **Nicc** nicc-met nicot nit-ac **Nux-m Nux-v** oci-sa oena ol-suc *Op* orig ox-ac papin *Par* passi petr *Phos* phys phyt plat plb plect *Psor Puls Ran-b* ran-s rat rhus-t *Ruta* sabad sabin samb sars scut **Sec** sel *Sep* sil sin-a *Spong Stann* Staph **Stram** *Stront-c* succ-xyz *Sul-ac* sul-i sulph sumb tab *Tarax* tarent **Teucr** thuj trif-p *Verat Verat-v Verb* wye zinc zinc-m zinc-o zinc-val
- **daytime**: nit-ac petr phos
- **morning**: acon all-c apoc cann-s kali-n verat
  · **fasting** agg: kali-n sulph

748 ▽ extensions | ○ localizations | ● Künzli dot

Stomach

- **rising** agg; after: gamb graph mag-c
- **forenoon**: am-c ars bar-c mag-c merc mur-ac nux-v phos zinc
  - **11 h**: ox-ac
  - **eating**; after: bar-c nat-s
- **noon**: kali-c sil sulph
- **afternoon**: agar alum am-c am-m ars bar-c bov canth carb-v graph hyos *Ign* lyc merc mur-ac nux-v phos sep staph sulph zinc
  - **13 h**: bov *Verat-v*
  - **14 h**: tarent *Verat-v*
  - **15 h**: ptel
- **evening**: aeth alum coff gels graph ign kali-bi *Kali-i* lach *Lob* mag-c nat-c nat-s **Nicc** petr rhus-t sars sep sil staph sulph *Zinc*
  - **17-20 h**: phys
  - **18 h**: ham nat-c sars
  - **18.30 h**: mag-c
  - **bed** agg; in: nat-m nicc sil sulph
  - **fasting** agg: sulph
  - **followed** by drowsiness: lob
- **night**: apoc ars bell carb-an **Hyos** merc merc-c puls sul-ac
  - **midnight**: bell hyos
  - **before**: kali-c
  - **accompanied** by | **restlessness** (See MIND - Restlessness - night - hiccough)
  - **sleep** agg; during: puls
  - **urination**, with involuntary: hyos
- **accompanied** by:
  - **biliary** colic in liver (See ABDO - Pain - liver - colic - accompanied - hiccough)
  - **cancer** in stomach (See Cancer - accompanied - hiccough)
  - **cholera** (See RECT - Cholera - accompanied - hiccough)
  - **concussion** of brain (See HEAD - Concussion - accompanied - hiccough)
  - **convulsions** (*EXTR - Convulsion - hiccough)*: bell Cic **Cupr Hyos** Ran-b Stram
  - **diarrhea** (See RECT - Diarrhea - accompanied - hiccough)
  - **eructations**: ant-c *Caj* chin cic cycl dios ign nux-v wye
  - **gastralgia** (See Pain - accompanied - hiccough)
  - **hepatitis** (See ABDO - Inflammation - liver - accompanied - hiccough)
  - **saliva**; profuse: *Lob*
  - **stretch**; impulse to: aml-ns
  - **Brain**; concussion of (See HEAD - Concussion - accompanied - hiccough)
  - **Head**; pain in (See HEAD - Pain - accompanied - hiccough)

- **accompanied** by: ...
  - **Meninges**; inflammation of (See HEAD - Inflammation - meninges - accompanied - hiccough)
  - **Peritoneum**; inflammation of (See ABDO - Inflammation - peritoneum - accompanied - hiccough)
  - **Spine**; complaints of: *Stram*
  - **Stomach**:
    - **complaints** of (See Complaints - accompanied - hiccough)
    - **inflammation** of (See Inflammation - accompanied - hiccough)
    - **pain** in (See Pain - accompanied - hiccough)
  - **Tongue** | **white** discoloration of the tongue: *Nicc*
- **alcoholic** drinks; after: **Ran-b** sul-ac
- **alternating** with:
  - **eructations**: agar bell *Bry* sep wye
  - **empty** eructations (See Eructations; type - empty - alternating - hiccough)
- **back**; with pain in: teucr
- **bed** agg; in: lachn nat-m nicc sil **Sulph**
- **bread** and butter agg: nat-s
- **breakfast** agg; after: carl tarent zinc
- **carried**; when: *Kreos*
- **children**; in: borx *Ign Ip*
- **chill**:
  - **after**: am-c ars
- **chronic**: stram *Zinc-val*
- **cold**; after taking a: phos
- **cold** drinks agg; after: ars puls
- **concussion** of brain; with (See HEAD - Concussion - accompanied - hiccough)
- **continued**: caust merc-cy verat-v
  - **pregnancy** agg; during: op
  - **two** years almost uninterrupted, eighteen to twenty times a minute; since: *Nicc*
- **convulsions**; with (See accompanied - convulsions)
- **convulsive**: aeth ars bell **Gels** *Mag-p* nux-v *Ran-b* stram tab wies
- **cough**:
  - **after**: ang **Tab** trif-p
  - **during** | **agg**: ang lach *Puls* tab
- **dinner**:
  - **after** | **agg**: alum am-m arn bov carb-ac carb-v cob graph grat hyos indg *Mag-m Mur-ac* nat-c *Phos* sars *Teucr* tong
  - **before**: mag-m *Mur-ac* nux-v
  - **during** | **agg**: cycl grat *Mag-m* nat-c
- **drinking**:
  - **after**:
    - **agg**: acon *Ign* lach merc-c *Nux-v Puls* sul-ac thuj
    - **cold** water | **agg**: thuj

- **drunkards**; in: *Hyos Ran-b* sul-ac
- **eating**:
  - **after | agg**: acon *Alum* alum-p am-m arn ars ars-s-f bar-c bell borx bov *Bry Carb-an* carb-v carl cob *Cocc* con cop *Cycl* fil *Graph* ham hep hura *Hyos Ign* lyc mag-m merc nat-ar nat-c nat-m nat-s *Nux-v Par* phos prot psor rat samb sars *Sep* sil stann staph sulph *Teucr* thuj verat zinc zinc-p
  - **before | agg**: bov *Phos* sil
  - **while | agg**: *Cycl* eug mag-m merc nat-c samb teucr
- **emotions**; after: *Ign*
- **eructations**:
  - **after**: *Agar* alum bry carb-an cycl ox-ac rhus-t sep til
  - **amel**: carb-an ham zinc
- **exertion** agg; after: calc carb-v
- **fever**:
  - **after**: ars lach
  - **during | agg**: ars crot-h *Mag-p*
  - **hour** when the fever ought to come; at the: **Ars**
  - **yellow** fever; during (See yellow)
- **followed by**:
  - **asthma**: cupr
  - **intussusception**: plb
  - **vomiting** (↗ *vomiting - ending*): jab
  - ○ **Extremities**; convulsions of (See EXTR - Convulsion - hiccough)
  - **Head**:
    : **convulsions** of head: bell
    : **dull** pain in (See HEAD - Pain - hiccough - after - dull)
  - **Limbs**; tension in all (See EXTR - Tension - hiccough)
  - **Stomach**; pain in: papin
- **frequent**: ars cina merc prot ran-b staph
- **fruit**; after cold: ars *Puls*
- **headache**; during (See HEAD - Pain - accompanied - hiccough)
- **hysterical**: gels *Ign* mosch nux-m zinc-val
- **incomplete**: arn caust dig mag-c
- **inspiration** agg: ang
- **intermittent**: caust
  - **after**: *Hyos*
- **lasting | seconds**; a few: prot
- **laughing** agg: calc
- **loud**: cic ign
- **motion** agg: carb-v merc-c
- **nursing** the child agg; after: borx **Hyos** stram teucr
- **operation**, after abdominal: *Hyos*
- **painful**: *Acon Am-m* borx carb-v *Cimx* hyos mag-m mag-p nat-c *Nicc Phos Rat* stront-c *Sul-ac* sulph tab teucr *Verat-v*
  - **crying**; with (See MIND - Weeping - hiccough)
- **paroxysmal**: ign

Hiccough: ...
- **periodical | once** a day; at least: prot
- **perspiration**, after: ars
- **pork**, after: ham
- **pregnancy** agg; during: *Cycl Op Puls*
- **quinine**; after: *Nat-m*
- **reading** aloud, while: cycl
- **retching**, with: jatr-c mag-p merc nux-v
- **sitting** up in bed agg: *Kreos*
- **sleep** agg; during: calc cina ign *Merc-c* puls
- **smoking**:
  - **after | agg**: ant-c arg-met calc calen *Ign* ip puls sel
  - **agg**: ambr ant-c arg-met calad *Ign* ip kali-br lach psor *Puls* ruta *Sang* scut sel sep stann *Staph* sul-ac verat
  : **eating**; before: sel
- **soup** agg: alum
- **spasmodic**: ars *Bell* cic *Nux-v* op *Puls* ran-b **Sec** *Stram* teucr *Verat*
- **spasms**:
  - **before**: bell cupr
  ○ **Esophagus**, of: verat-v
- **suffocative**:
  - **accompanied** by | **Abdomen**; cramping pain in: verat
- **supper**:
  - **after | agg**: alum cob coca con lyc sep staph
  - **beginning** of; at: con
- **thinking** about it, on: ox-ac
- **typhoid** fever; during: mag-p phos
- **unconscious**, when: cupr
- **violent**: am-c *Am-m* calc-f chinin-s *Cic Cycl* hyos lob *Lyc* mag-m *Mag-p Merc-c* mur-ac nat-c **Nat-m Nicc** *Nux-v* petr *Puls* ran-b rat **Stram** stront-c sul-ac teucr verat verat-v zinc
- **vomiting**:
  - **after**: bism bry jatr-c narcot op **Verat** verat-v
  - **before**: cupr jab jatr-c mag-m
  - **ending** in vomiting (↗ *followed - vomiting*): jab
  - **fever**: lach
  - **while**: bell *Bry* cupr jatr-c lach mag-p merc merc-c nux-v phos ruta **Verat**
- **warm**:
  - **drinks**:
    : **agg**: stram *Verat*
    : **amel**: mag-p
- **winter**: nit-ac
- **yawning**:
  - **agg**: aml-ns carl cocc cycl mag-c
  - **before**: caust
- **yellow** fever; during: ars-h

HICCUP (See Hiccough)

HOLLOW sensation (See Emptiness)

HORRIBLE sensation, in drunkards:
- **morning | waking**; on: **Asar**

HUNGER (See Appetite - increased)

▽ extensions | ○ localizations | ● Künzli dot

Stomach

Hyperchlorhydria | **Indigestion**

HYPERCHLORHYDRIA (↗*Acidity*): acet-ac anac ant-c *Arg-n* **Atro** bism calc calc-p *Carb-v* cham chin chinin-ar coffin con grin helic-p hydr ign *Iris* lob lyc mag-c mur-ac *Nat-c* nat-p *Nux-v* Orex-tann petr phos prun-v *Puls* rob sul-ac sulo-ac sulph
- accompanied by:
  - **diarrhea**: cham rheum rob
  - **respiration**; asthmatic (See RESP - Asthmatic - accompanied - stomach)
- alternating with | **hypochlorhydria**: calc-ar chinin-ar
- **nervous**: grin

INACTIVITY: ail aloe bell *Carb-v* **Hydr** manc *Op* ran-s *Sil* visc

INDIGESTION (↗*Disordered; Slow; GENE - Food*): abies-c *Abies-n* abrot acet-ac aesc aeth agar alet alf all-c all-s aln aloe alst-s **Alum** alum-p am-be am-c ambr ambro anac anemps ang ant-c ant-s-aur ant-t apoc arg-n arist-cl arist-m *Arn Ars Ars-i* ars-s-f asc-c asc-t atha atro aur bac bapt **Bar-c** *Bar-i* **Bar-m** bell bell-p berb **Bism** borx brom bry cact cadm-br cadm-s calad **Calc** calc-ar calc-chln *Calc-p* **Calc-s** canth caps *Carb-c Carb-an* **Carb-v** carc *Card-m* cas-s caust cent-cy *Cham* **Chel** chelo **Chin** cina cinnmd-c *Coca* coch coenz-q *Coff* colch coli **Coll** coloc con corn-f cund cupr cupr-act cycl dig dios dros erio euonin eup-per eup-pur fab fel ferr *Ferr-p* ferr-s flav frag fuc galan gent-l *Graph* haem hell-o **Hep** *Hom-xyz* **Hydr** hyos ign iod **Ip** iris jal kali-bi kali-c kali-m kali-p kreos lac-ac **Lac-d** *Lach* lepi lept *Lob* lob-d lob-e **Lyc** mag-c *Mag-m* mang *Meny* **Merc** mez mur-ac nat-ar **Nat-c** *Nat-m* nat-s nicc-met nicc-s nit-ac *Nux-m* **Nux-v** Olnd *Op* orni ox-ac par paraf peps **Petr** *Ph-ac* phos pic-ac plb pneu podo *Pop* prun prun-v psil *Ptel* **Puls** rhod *Rhus-t Rob* rumx ruta sabb sal-ac *Sang* sanic sars seneg *Sep* sil spong squil stann staph stry-af-cit succ-ac sul-ac sul-i sulfa **Sulph** *Tarent* tub-at uran-n vac valer vanad verat vesp-xyz vichy-g wies wildb wye xan xero zinc zing
- **morning**: bufo
- **evening**: ambr chin
- **abuse** of drugs, after•: **Nux-v**
- accompanied by:
  - **acidity** of stomach: equis-h *Pop*
  - **appetite** | **increased** (See Appetite - increased - accompanied - indigestion)
  - **diabetes** (See GENE - Diabetes mellitus - accompanied - indigestion)
  - **eructations**; excessive: orni
  - **flatulence**: *Arg-n Carb-v Pop Puls* vac
  - **gout** (See EXTR - Pain - joints - gouty - accompanied - indigestion)
  - **hemorrhoids** (See RECT - Hemorrhoids - accompanied - indigestion)
  - **malaria** (See GENE - Malaria - accompanied - indigestion)
  - **obesity**: all-s

Indigestion – accompanied by: ...
- **saliva**:
  - **saltish**: *Cycl*
  - **viscid**: *Nat-m*
- **salivation**: *Nat-c Nat-m*
- **swelling** | **eating**; after: *Kali-c*
- **tuberculosis** (See CHES - Phthisis - accompanied - indigestion)
- **urticaria**: *Ant-c* ars carb-v cop dulc nux-v *Puls* rob trios
- **water** brash (See Eructations; type - water brash - accompanied - indigestion)
- **Anus**; prolapsus of (See RECT - Prolapsus - accompanied - indigestion)
- **Gums**:
  - **bleeding** (See MOUT - Bleeding - gums - accompanied - indigestion)
  - **swelling** (See MOUT - Swelling - gums - accompanied - indigestion)
- **Head** pain (See HEAD - Pain - accompanied - indigestion)
- **Heart**:
  - **complaints** of the (See CHES - Heart; complaints - accompanied - indigestion)
  - **failure** (See CHES - Heart failure - accompanied - indigestion)
- **Kidneys**; complaints of (See KIDN - Complaints - accompanied - indigestion)
- **Liver** | **inactivity** (See ABDO - Inactivity - liver - accompanied - indigestion)
- **Tongue**:
  - **gray**: *Kali-c*
  - **pale**: *Kali-c*
  - **pointed** tongue: chel
  - **white** discoloration of tongue: arg-n *Lyc*
    - **yellowish** white: naja
  - **yellow** discoloration of the tongue | **dirty** yellow: arn
  - **Sides** of tongue | **clean**: arg-n
- **alcoholic** drinks; after: ran-b sul-ac
- **anxiety**; from: phos
- **atonic** (See Slow)
- **bathing**; from cold: ant-c
- **beer**; after: ant-t bapt bry chin *Kali-bi* lyc *Nux-v*
- **brain** fag; from: aeth calc-f
  - **children**; in: calc-f
- **bread**; after: ant-c bry lyc nat-m zinc
- **butter**; after eating: puls
- **cheese** agg: ars carb-v coloc nux-v ptel
- **children**; in: amyg-p bar-c **Calc** carc *Ip* merc *Nux-v Puls* **Sulph** syph
- **chronic**: cact carb-v cas-s chin hydr-ac *Nat-m* ptel *Sep* spig tab
- **coffee** agg: aeth carb-v *Cham Cocc* cycl *Ign* kali-c lyc merc **Nux-v** puls rhus-t sulph
- **coition**; agg: bar-c dig phos

Indigestion — Stomach — Induration

- **cold**:
  - **drinks**:
    - **after**:
      - **agg** | **ice** water: *Ars* carb-v elaps ip kali-c nat-c *Puls*
  - **food** | **after**: alum *Ph-ac*
- **cold**; after taking a: *Ant-c Bry* calc *Camph*
- **debauch**; after: ant-t *Carb-v Chin* nat-s *Nux-v*
- **diet**; from errors in: all-s *Ant-c Bry Carb-v* chin coff *Ip* lyc nat-c *Nux-v Puls* xan
- **digestion** stopped: kali-bi
- **drinking**:
  - **after**:
    - **much**: xan
    - **water** | **agg**: ars
- **drunkards**; in: caps kola
- **eating**:
  - **after**:
    - **agg**: flav
    - **fast**; eating and drinking too: anac coff *Olnd*
  - **agg**:
    - **constant**; from: aeth
    - **improper** food: **Ant-c** ars *Ip Nux-v* **Puls**
  - **overeating** agg; after: ant-c carb-v *Chin* iod kali-c *Nux-v* ruta sep xan
  - **just** a little bit: nux-m
- **eggs**: chinin-ar colch ferr ferr-m nux-v oscilloc
- **farinaceous** food, from: ant-c carb-v *Caust* ip kali-m lyc *Nat-c* **Nat-m** *Nat-s Nux-v Puls* rob *Sulph*
- **fat** food agg: ant-c *Calc* carb-v chel chin *Cycl* ip kali-m ptel puls tarax thuj
- **fear**; from: **Phos**
- **fever**; after | **acute**: chin quas
- **fish** agg: *Chinin-ar*
  - **spoiled**: ars carb-v
- **flatulent** food: chin lyc puls
- **followed** by:
  - **constipation**: mag-p
  - **respiration**; asthmatic: sang
- **food** | any kind of food: amyg-p
- **fruit** agg: act-sp ars *Chin* elaps *Ip Puls* verat
  - **unripe**: chinin-ar
- **gastric** juice; from imperfect secretion of: aln *Alum* lyc
- **grief**; from (↗*MIND - Ailments - grief*): **Ign** tarent
- **heavy** food: ars-s-f iod lyc puls
- **ice** cream (↗*Disordered - ice; Nausea - ice cream - after*): *Ars Carb-v* ip **Puls**
- **insensibility**; with: cic
- **irritability**; with: sang
- **lemon** | **amel**: ptel
- **meat**: *Caust Ferr Ferr-p* ip *Ptel* puls sil
  - **fat**: ptel
  - **spoiled**: ars carb-v
- **melons**; after: ars zing
- **menses**; during: arg-n cop sep sulph
- **mental** exertion; after: arn calc cocc *Lach* **Nux-v** *Puls Sulph* verat

- **Indigestion**: ...
  - **milk**:
    - **agg**: **Aeth** ambr *Ant-c Calc* carb-v **Chin** *Iris Mag-c* **Mag-m Nit-ac** *Nux-v* oscilloc sul-ac **Sulph** zinc
    - **children**; in: mag-m
    - **dentition**; during: aeth calc *Mag-m*
  - **nervous**: alf anac cham nux-m nux-v tub-m
    - **eating** | **amel**: anac
  - **nursing** mothers; in: *Chin* sin-a
  - **old** people●: *Abies-n* ant-c ars *Bar-c* caps carb-v chin *Chinin-s Cic* fl-ac *Hydr* juni-c kali-m nux-m nux-v pop
    - **obesity**; inclined to: kali-c
  - **onions** agg: *Lyc* **Puls** *Thuj*
  - **pears** agg: borx
  - **pork**, after: chin **Cycl** *Ip* **Puls**
  - **potatoes** agg: **Alum**
  - **pregnancy** agg; during: sabad *Sin-a* thea
  - **salt**; after | **abuse** of: phos
  - **salt meat**, after: act-sp
  - **sedentary** life; from: nux-v
  - **sleep** | **loss** of sleep; from: nux-v
  - **slow** (See Slow)
  - **sour** food agg: aloe anac anders **Ant-c** arg-n ars asim atro-pur caps carb-ac chin chinin-arn emb-r graph hom-xyz hydr hydr-ac mag-c mucot nat-m nat-p nit-ac *Nux-v* orex-tann orni phos prun-v rob stry-af-cit
  - **sprains**; from: ruta
  - **stooping** agg: merc
  - **straining**; from: ruta
  - **sweets**; from: ant-c *Arg-n* ip *Lyc* zinc
  - **tea**; after: abies-n *Chin Dios* puls thea thuj
    - **abuse** of tea; after: thea
  - **tobacco**; after: abies-n *Nux-v* sep
  - **veal**; after: zinc
  - **vegetables**; from: ars asc-t nat-c nux-v *Sep*
  - **vexation**; after●: *Cham Ip* tarent
  - **warm**:
    - **drinks** | **after**: ambr chin fl-ac
    - **food**:
      - **after**: am-c ign
  - **water**; after bad●: *All-s Ars Podo*
  - **weather**:
    - **cold** agg: *Dulc*
    - **warm** | **agg**: ant-c *Bry*
  - **wine**; after (↗*Wine; Wine - intolerance*): *Ant-c* caps carb-v coff nat-s *Nux-v* sul-ac sulph zinc
  - **women**; in: *Mag-m*
  - **yawning** | **amel**: *Castm*
  - **young** people; in | **masturbated** and have seminal emissions together with palpitations; who have bar-c

INDURATION:
- **chronic**: orni
- o**Pylorus** (↗*Constriction - pylorus; Contraction - pylorus; Hardness - pylorus*): bac bar-m bism *Cund* graph *Phos* sep *Sil Stry-p*
- **Walls**; of the: *Acet-ac* **Ars** bar-c con *Kreos Lyc Mez Nux-v* phos thuj verat

▽ extensions | O localizations | ● Künzli dot

Stomach

Inflammation

INFLAMMATION (= gastritis): abies-n acon *Aeth* agar-em agar-ph agro all-c alum alumn anac *Ant-c* **Ant-t** *Apis* apoc *Arg-n* arn **Ars** ars-i ars-s-r asaf asar aur aur-m bar-c bar-i *Bar-m* **Bell** bell-p benz-ac betu *Bism* brom **Bry** *Cact* cadm-s calam *Camph* cann-xyz *Canth* caps carb-ac carb-an carb-v chel *Chin* chinin-m chlor cic cob-n *Cocc* colch coloc *Con* cop cory cund cupr cycl cyt-l *Dig* elaps **Euph** euph-c euph-ip ferr ferr-p ferr-s gaul gels *Graph* grat guaj hell *Hydr* hydr-ac **Hyos** indg iod *Ip* kali-ar kali-bi kali-c kali-i kali-m kali-n kali-perm kali-s kali-sula kreos lac-ac *Lac-d* lach laur levist **Lyc** mag-s mang-s merc-c mez nat-c nat-m nat-s **Nux-v** orex-tann ox-ac **Phos** *Plb* puls ran-b ran-s rumx-act sabad *Sabin* sal-ac *Sang* sanic *Sec* sep sin-a spig squil stram sul-ac *Sulph* tab tarax *Ter* tub-d **Verat** *Verat-v* zinc zinc-act
- **accompanied** by:
  - **burning** pain: *Ars* canth
  - **hiccough**: hyos
  - **nausea**: *Phos*
  - **vomiting**: ip *Phos*
  - **weakness**: cadm-s
  o **Tongue**:
    : **mucus** on tongue; collection of | **white** mucus: *Cocc*
- **acute**: aco agar-em **Ant-t** *Ars* bell bism bry canth ferr-p hedeo *Hydr* hyos *Ip* iris *Kali-bi* kali-chl merc-c nat-ox-act nux-v *Ox-ac* phos puls santin sin-a *Verat* zinc
- **alcoholic**: arg-n med
- **chilliness**; with: cadm-s
- **chronic**: alum atro bism lyc perh-mal
- **cold**:
  - **anything** cold; from:
    : **agg**: **Acon**
    : **overheated**; when: *Acon* bry *Kali-c*
- **cold**; after taking a: bell *Bry Coloc*
- **drunkards**; in: arg-n *Ars* bism crot-h *Cupr Gaul* lach nux-v phos
- **gouty**: benz-ac
- **helicobacter** pylori infection:
  - **accompanied** by | **heartburn**: helic-p
- **toxic**: *Hyos*
o **Pylorus**: iod

INFLUENZA: *Bapt* oscilloc

INJURIES; after: nux-v

INSENSIBILITY, sensation: bell plat sars

IRRITATION: *Acon* all-c amyg-p ant-t *Arg-n Ars* aur-m **Bism** bry cadm-s carb-ac carb-an cob dros eucal *Ip* kali-ar kali-br kali-n kali-sula *Merc* merc-c ox-ac *Phos* plb *Podo* sang sec stram vanad verat-v
- **accompanied** by:
  - **dropsy** (See GENE - Dropsy - general - accompanied - stomach - irritation)
  - **vomiting**: ant-c *Ars* bism ferr ip nux-v phos puls verat
- **children**; in: amyg-p
- **diseases**; after long: cadm-s
- **meningitis**; after: cadm-s

Irritation: ...
- **spasmodic**: ip
- **worms**; from: santin

ITCHING in epigastrium: con kali-bi kali-c lach nat-m plat spong

JERKING: arn calc fago mez nat-c *Nat-m* nux-v phos plat puls sang *Stry*
- **opening** the mouth agg: stry
∇**extending** to
  o **Rectum**: ars
  : **Epigastrium** to rectum; from: ars
  • **Throat**: phos
  o**Diaphragm**: : asaf

JUMPING, sensation of: ars bry croc elaps sang

LIFTING agg: arn bar-c borx *Bry* calc *Caust* lyc **Rhus-t** sil

LIVING in, as if something were (See Alive)

LOATHING of food (*↗Nausea*): absin acon act-sp *Alet* aloe alum alum-sil alumn am-c anac ang **Ant-c** *Ant-t* apis arg-met *Arg-n* **Arn Ars** *Ars-i* ars-s-f asaf asar bar-c bar-i bar-m bar-s **Bell** benz-ac bism borx *Bry* bufo calc calc-sil *Canth Carb-v* carbn-s caust *Cham* chel **Chin** *Chinin-s* **Cocc Colch** con crot-t cupr cycl dig dios *Dros Dulc* euph *Ferr* ferr-i *Gamb Grat Guaj* hell hep *Hydr* hyos ign iod **Ip Kali-ar** kali-bi *Kali-br* **Kali-c** kali-i kali-m kali-p kali-s kali-sil *Kreos* lach *Laur* lyc **Mag-c** mag-m mag-s mang meny *Merc* merc-c merc-i-f merc-i *mosch Mur-ac* muru nat-ar nat-c nat-m *Nux-v Ol-an Olnd* op petr ph-ac phel *Phos* phyt *Plat* plb *Prun* psor *Puls* rat rheum rhod rhus-t ruta *Sabad* sars *Sec* seneg **Sep** *Sil* spig stann stram *Sul-ac Sulph* sumb tab tarent thuj valer zinc
- **morning | waking**; on: phyt
- **noon**: pic-ac
- **evening**: alumn *Hep* raph
- **night**: rat
- **alternating** with hunger: berb
- **beer**; after: mur-ac nux-v
- **eat**, on attempting to (*↗Appetite - wanting - eating - attempting*): ant-t cycl petros rheum ruta *Sil* sul-ac
- **eating**:
  • **after | agg**: alum ant-t cycl *Ip* kali-c nux-v ol-an sars
- **emotions**; after: *Kali-c*
- **fever**; during | **intermittent**: *Kali-c*
- **food**:
  • **odor** of: *Colch*
  • **sight** of: *Sep*
- **headache**; during: cench
- **pain**; during: aloe
- **pregnancy** agg; during: ant-t *Laur*
- **repletion**, with: arn
- **sudden** while eating: *Bar-c*
- **thought** of food (*↗Nausea - food - thought*): ant-t carb-v

753

Stomach

LUMP
LUMP; sensation of a (✗*Stone*): abies-n acon *Agar* anan **Ant-c** arg-n arn ars **Asaf** bar-c bell bov *Bry* calc chel con cupr dirc *Graph Hep* hip-ac *Hydr* hydr-ac *Kali-bi Kali-c Lach Lec* lil-t *Lob* manc med naja nat-c nat-m *Nux-m Nux-v* osm plb *Puls Rhus-t* rumx **Sanic** *Sep* sil spig stroph-s sulph
- **night**:
  - **midnight** | **after**: *Arg-n*
- **cold** drinks agg; after: acet-ac *Ars*
- **eating**; after: *Abies-n Ars* bry med nat-c nat-m *Nux-v Ph-ac* puls rhus-t rumx
  - **walking** | **amel**: puls
- **eructations** | **amel**: bar-c
- **fallen** to back on rising from seat; as if lump had: laur
- **flatulent** food; after: sil
- **hard**: mosch nux-m nux-v puls
- **ice lump**: bov
- **lying** on back agg: *Sulph*
- **painful**: abies-n
- **pulsating**: *Graph*
- **sharp**: hydr
- **supper** agg; after: calc
○**Cardia**; in: *Abies-n*
  - **lodges**; as if: *Acon*
- **Epigastrium**: abies-c **Abies-n** acon *Agar Arn* bry chel con cupr hep *Kali-c Lach* lob nat-m *Phos* plb puls *Sep* spig ter thuj
  ○ **Above**: nat-c nat-m phos puls

LYING
- **amel**: bell bry canth caust *Cham* chin graph *Lyc* nux-v ph-ac sabad spig stann *Sulph* ter
- **legs** drawn up; with | **amel**: chel
- **side**; on:
  - **amel**: bry lyc
  - **left**:
    amel: squil

MENSES
- **before** | **agg**: am-c arg-n ars *Bry* ign kali-c lach *Lyc* mag-c nat-m nux-m *Nux-v Puls* sep sulph
- **during** | **agg**: am-c arg-n ars borx bry caps kali-bi kali-c kali-n lach *Lyc* nux-m *Nux-v* puls sep *Sulph*

MILK
- **amel**: ars graph merc merc-cy mez ruta verat
- **cold** agg: kali-i

MOTION
- **agg** (✗*Pain - motion - agg.):* ang arn ars bar-c *Bry* bufo *Calc* camph carb-v caust chin con cupr dios ferr *Kali-bi* mang nit-ac nux-m ph-ac *Plb* podo *Puls* rhus-t staph stram ther thuj verat zinc

MOTION sickness (See Nausea - riding)

MOVEMENT
MOVEMENT in, sensation of: aeth arn chel *Cocc* colch coloc **Croc** cupr iod kali-n laur *Lyss* nat-m nicc ol-an ph-ac phos sul-ac tarent
- **animal** moving; of an | **Epigastrium**: chel

NARROW
NARROW, pylorus feels too● (✗*Constriction - pylorus; Contraction - pylorus; Obstruction):* bry calc chin ign lach **Lyc●** nux-v phos sulph

NAUSEA
NAUSEA (✗*Retching; Loathing; Uneasiness):* absin acet-ac *Acon* acon-l acon-s act-sp adon adren *Aesc Aeth* aether *Agar* agn ail alco all-c *All-s* Aloe *Alum* alum-p alum-sil alumn am-c *Am-m* am-p ambr aml-ns *Anac* anan ancis-p ang *Ango* anh **Ant-c Ant-t** anth apis apoc apoc-a apom aq-mar aral *Aran Arg-met* **Arg-n** arist-cl arn **Ars** ars-h ars-i arund asaf *Asar Asc-c* astac aster atro aur aur-i aur-m-n aur-s *Bapt Bar-c* bar-i bar-m bart **Bell** bell-p benz-ac *Berb Bism Bol-la* bol-s bomb-pr borx both both-ax *Bov* brach brom brucin *Bry* bufo bung-fa bux cact *Cadm-s* cain caj catal *Calc Calc-s Camph* cann-s canth **Caps Carb-ac Carb-an Carb-v Carbn-s** *Card-m* carl casc castm catal caul *Caust* cench cent **Cham** *Chel* chen-a chim-m **Chin** chinin-ar *Chinin-s Chion* chlf *Chr-ac* chrys-ac *Cic* cic-m *Cimic Cina* cinch *Cist* cit-v clem cloth cob-n **Cocc** *Cod* coff coff-t **Colch** *Coll Coloc* com *Con* convo-s cop cor-r cori-r *Corn* croc *Crot-c Crot-h Crot-t Cub* cund **Cupr** *Cupr-ar Cupr-s Cycl* daph delphin dendr-pol der **Dig** digin digox dios diosm diph-t-tpt dros dub *Dulc Echi* echit elaps *Elat* emetin enteroc erech erig erio eryth eug euon *Eup-per Euph* euphr eupi fago fagu *Ferr Ferr-ar* ferr-i ferr-m *Ferr-p* ferr-s *Fl-ac* Form gal-ac *Gamb* gast *Gels* genist gent-c gent-l gins glon *Gran Graph* grat grin *Guaj* haem ham hed helia **Hell** hell-o *Hep* hera home hura hura-c *Hydr* hydr-ac hydrc hyo hyper iber ichth *Ign* indg inul *Iod* **Ip Iris** *Iris-fl* jab jac-c jal jatr-c jug-r *Kali-ar Kali-bi* kali-br **Kali-c** kali-chl kali-cy kali-i kali-m kali-n kali-p *Kali-s* kali-tel kalm kiss kou kreos *Lac-ac Lac-c* lac-d lacer *Lach* lachn lact *Laur* lec led lepi lept lil-t lina linu-c lipp lith-c *Lob* lob-c lol luf-op lup *Lyc* lyss m-ambo m-arct m-aust mag-c *Mag-m Mag-p* mag-s maland malar manc mang med meny meph *Merc* merc-br merc-c merc-cy *Merc-i-f* merc-i-r merc-n merl *Mez* micr mit mom-ch morph *Mosch Mur-ac* mygal myric *Naja* narc-po narc-ps narcot *Nat-ar Nat-c* nat-f **Nat-m** *Nat-p* nat-s nux-ac *Nit-ac* nit-s-d nit-o nux-m **Nux-v** nyct oci-sa oena *Ol-an* ol-j olnd onis onos op opun-f opun-xyz ost *Ox-ac* paeon pall pana par parathyr paull pen *Petr Ph-ac* phel *Phos* phys *Phyt Pic-ac* picro pitu-p plan *Plat* plat-m-n *Plb* plb-tae plect plumbg *Podo* prin *Prun* psil *Psor* ptel **Puls** pulx quas rad-br ran-a *Ran-b Ran-s Raph* rat rauw rham-f *Rheum Rhod* **Rhus-t** *Rhus-v* **Rosm** rumx ruta *Sabad* sabin *Samb* **Sang** sangin-t sapin sarcol-ac *Sars* scol *Sec* sel senec *Seneg* senn **Sep Sil** sin-n sol-t-ae sphing spig spirae spong *Squil* stach *Stann* staph stram stront-c stry *Sul-ac* sul-h sul-i sulfa sulo-ac **Sulph** sumb sym-r syph **Tab** *Tarax* tarent tart-ac tax tep *Ter* teucr *Ther Thuj* thymol thyr til trach tub tus-p upa (non: uran-met) uran-n urt-u ust uva v-a-b **Valer Verat** *Verat-v* verb vesp vichy-g vinc viol-t vip wies wye x-ray xan yohim **Zinc** zinc-fcy zinc-p zing ziz

Stomach

Nausea – daytime

- **daytime**: alum ars aur cact *Carb-v* dig graph hep lyc mag-m merc mez mosch *Nit-ac* Petr phos pic-ac sep **Sil** sulph
- **morning**: absin acon agar *Alum* alum-p alum-sil alumn am-c *Am-m* ambr *Anac* ang ant-t apoc *Arn* Ars ars-met aur-m bac bar-c bar-s benz-ac berb borx *Bov* bry bufo Cact calad **Calc** calc-sil camph canth caps *Carb-ac* carb-an **Carb-v** carbn-s carc caust *Cham Chel Cic* cimic *Cina* cob-n cocc colch coloc *Con* convo-s crot-h cupr cupr-act *Cur* cycl *Dig* digin dios **Dros** dulc elaps euph euphr fago ferr form *Graph Guaj* hep hyos hyper inul iod jac-c *Kali-bi* kali-n **Kalm** kreos *Lac-ac Lac-c Lac-d Lach* laur led lob lyc m-aust *Mag-c* mag-m malar mang Med merc *Mez* mosch nat-c *Nat-m* nat-p nicc **Nux-v** onos ox-ac *Petr* phos plat podo *Psor* **Puls** ran-s rhus-t rumx sabad sabin *Sal-ac* sang sars senec **Sep** *Sil* spig squil staph sul-ac *Sulph* tab ter teucr ther thuj *Tub* verat zinc zinc-p zing
- **8-11 h**: cadm-met
- **bed** agg; **in**: alum ambr arg-met graph kali-n mag-s mur-ac **Nux-v** sabin zinc
- **lying** down | **amel**: rhus-t
- **menses**:
  : **before** | **agg**: *Am-m* borx *Cocc Cycl* graph ichth *Ip* kreos meli nat-m *Nux-v* puls *Sep* thlas verat
  : **during** | **agg**: *Am-m* borx *Cocc Cycl* graph ichth *Ip* kreos meli nat-m nux-v puls *Sep* thlas verat vib
- **rising**:
  : **after** | **agg**: cina mag-m nux-m rhus-t
  : **agg**: asc-t bry calc carb-an dios ferr-p graph hydr iod lac-ac *Lac-d* lyc mag-c mag-m mang nat-m nicc *Nux-v* phos pic-ac podo rhus-t senec *Sep* sil ther v-a-b valer verat-v
  : **amel**: sabin zinc
- **waking**; **on**: ail *Alum* ambr arg-n ars *Asar* borx bry *Con* euphr *Lac-ac Lach* nat-m *Petr* phyt psil sep sulph v-a-b
- **forenoon**: agar am-c am-m arg-n arn ars asaf bell borx bov bry calc canth carb-v caust cham chin dros fago ferr hep ign jug-c kali-bi kali-c kali-n lach lyc mag-c mag-m mosch naja nat-c nat-m nat-s nicc nux-m op par phos plat puls ran-b sabad sars sep sulph tong
- **10 h**: *Borx* corn sep
  : **10**-12 h: cadm-met
- **11 h**: **Ars** cadm-met calc clem hura ign ind jug-c lac-ac puls-n
- **noon**: agar ant-t arg-n ars-s-f asaf bell borx calc *Caust* chin coloc ery-a euph graph grat hyper ign kali-c mang phos pic-ac plat puls stry sul-ac sulph verat zinc zinc-p
- **afternoon**: aesc alum am-c am-m am-ct arg-met arg-n arn ars bism borx *Bry* calc calc-sil cann-s caps carbn-s caust *Cham* chin **Cocc** coff coloc con cycl dros fago ferr graph grat hep hyos indg *Iod* kali-c kali-n lach lyc m-aust mag-c merc merl mez mosch nat-ar nit-ac *Nux-v Phos* podo *Puls Ran-b* ran-s *Rhus-t* rob sang sars **Sec** seneg *Sil* squil *Sulph Verat*
- **13 h**: corn grat hura phys
- **14 h**: cadm-met grat hura nux-m phys sulph
  : **14**-18 h: cadm-met

Nausea – accompanied by

- **afternoon**: ...
- **15 h**: **Ars** cadm-met
  : **15**-22 h: lyc
  : **until** evening: borx
- **16 h**: anac calc-p lachn phys
- **17.30 h**: lec
- **sleep** | **siesta** agg; after: arn
- **evening**: *Alum* alum-p alum-sil alumn anac arg-n *Ars* asar bapt bell borx brach bry *Calc* calc-s calc-sil canth carb-an carb-v caust chel coff coloc con cycl echi eug fl-ac gent-l glon grat hell *Hep* ind kali-bi kali-c kali-n kalm kreos *Lach* lepi lyc lycps-v mag-c merc merc-i-r mosch naja nat-c nat-m nat-p nit-ac nux-m nux-v *Pall* petr ph-ac phos plan plb *Puls* ran-b raph rhus-t sang senec sep sil sin-n stram sulph tell teucr thuj
- **bed** agg; **in**: graph phos rhus-t
- **drinking** agg; **after**: *Nux-v*
- **eating**:
  : **after** | **amel**: tell
  : **while** | **agg**: caust cham phos
- **supper**, before: graph
- **walking** in open air agg: lycps-v phos *Sep*
- **night**: alum alum-p alum-sil alumn am-c ambr ant-c ant-t apis arg-met arg-n arn *Ars* bar-c bell bry calc calc-i calc-sil canth *Carb-an* carb-v carbn-s caust cham chel *Chin* cocc con cycl dig dros *Dulc* elaps eupi *Ferr* glon graph guaj haem hell hep ign iod jug-c kali-bi kali-c kali-n lach *Lob* lyc mag-c mag-s *Merc Merc-c* mur-ac naja nat-ar nat-m nit-ac **Nux-v** petr phos plat plb puls ran-s rat rhus-t ruta *Sep* sil *Spig* spong squil stram sul-i sulph tarent ther thuj valer *Verat* vib
- **midnight**: ambr bry calc crot-t eupi ferr phel ran-s sil
  : **after**: ambr ant-t bry calc ign mang mur-ac ran-s squil
  : **2 h**: indg sep
  : **3 h**: ars mur-ac
  : **4 h**: alum alumn
  : **5 h**: dios nat-m
  : **until** morning: dros
  : **rising** agg: ambr nat-m
- **lying** down:
  : **after**:
  :: **agg**: chel con dig ind kali-c naja nat-m nit-ac phos pic-ac sang *Tarent*
  :: **amel**: phos
  : **rising**:
  :: **amel**: kali-c
  : **sleep**; from (See waking)
- **waking**; **on**: alum alumn ambr hyper *Lob* lyc mez mur-ac op phyt ruta *Sep* spong sulph
- **abdomen**; from pain in (See pain - abdomen)
- **abdomen**; when compressing the (See compressing)
- **accompanied** by:
- **anorexia** (See MIND - Anorexia nervosa - nausea)

Stomach

- **appetite**:
  - **increased** (See Appetite - increased - accompanied - nausea)
  - **ravenous** (See Appetite - ravenous - accompanied - nausea)
  - **wanting** (See Appetite - wanting - accompanied - nausea)
- **asthma** (See RESP - Asthmatic - accompanied - nausea)
- **coldness** of body; icy: valer
- **collapse** and vertigo (See GENE - Collapse - accompanied - vertigo)
- **complaints**; all: *Ip*
- **congestion** (See GENE - Congestion - blood - accompanied - nausea)
- **diarrhea** (See RECT - Diarrhea - accompanied - nausea)
- **erections**: kali-bi
- **eructations** (⭕*eructations - during*): petr
- **faintness** (See GENE - Faintness - accompanied - nausea)
- **flatus**; passing: ant-t chinin-s grat
- **hemorrhage** (See GENE - Hemorrhage - accompanied - nausea)
- **inflammation** of stomach (See Inflammation - accompanied - nausea)
- **itching** of skin:
  - **must** scratch until he vomits: ip
  - **urticaria**; before: sang
- **menses**; painful (See FEMA - Menses - painful - accompanied - nausea)
- **metrorrhagia** (See FEMA - Metrorrhagia - accompanied - nausea)
- **perspiration**: acon **Ars Cham** *Dros* ip lob nux-v petr puls pyrog *Rhus-t* sabad **Sep** verat
  - **clammy**: tab
  - **cold** (See PERS - Cold - nausea)
- **pulse**; slow (See GENE - Pulse - slow - accompanied - nausea)
- **respiration**; complaints of (See RESP - Complaints - accompanied - nausea; RESP - Difficult - accompanied - nausea)
- **retching**: asc-t
- **saliva**; watery (See MOUT - Saliva - watery - nausea)
- **salivation** (See MOUT - Salivation - accompanied - nausea)
- **sleepiness** (See SLEE - Sleepiness - nausea - with)
- **taste**; bitter (See MOUT - Taste - bitter - nausea)
- **thirst**: *Ars* bell canth ip phos verat
- **vertigo** (See VERT - Nausea)
- **vomiting** (See Vomiting - nausea - with)
- **water** brash; bitter: am-m

- **accompanied** by: ...
  - **weakness** (See GENE - Weakness - accompanied - nausea)
  - **Arms**; burning pain in (See EXTR - Pain - upper limbs - burning - accompanied - nausea)
  - **Back**:
    - **pain** (See BACK - Pain - accompanied - nausea)
    - **pain**; piercing (See BACK - Pain - piercing - accompanied - nausea)
  - **Brain**; congestion to (See HEAD - Congestion - brain - accompanied - nausea)
  - **Ear**:
    - **noises** in (See EAR - Noises - accompanied - nausea)
    - **pain** (See EAR - Pain - nausea)
  - **Face**:
    - **pale** discoloration of: ant-t *Hep* petr
    - **twitching** of face; and: ip
  - **Forehead**:
    - **pressing** pain: alet
  - **Head** and gray tongue; pain in (See HEAD - Pain - accompanied - nausea and gray)
  - **Head** and white tongue; pain in (See HEAD - Pain - accompanied - nausea and white)
  - **Head**; pain in (See HEAD - Pain - accompanied - nausea)
  - **Heart** failure (See CHES - Heart failure - accompanied - nausea)
  - **Intestines**; downward pressing pain in (See ABDO - Pain - intestines - pressing - downward - accompanied - nausea)
  - **Kidneys**:
    - **colic**; stone (See KIDN - Pain - accompanied - nausea; KIDN - Pain - ureters - accompanied - nausea)
    - **inflammation** of (See KIDN - Inflammation - accompanied - nausea)
  - **Liver**; pain in (See ABDO - Pain - liver - accompanied - nausea)
  - **Lungs**; congestion to (See CHES - Congestion - lungs - accompanied - nausea)
  - **Skin**:
    - **coldness**: ant-t
    - **moist**: ant-t
    - **relaxed**: ant-t
  - **Tongue**:
    - **clean**: **Cina** *Dig Ip*
    - **gray** tongue and pain in head (See HEAD - Pain - accompanied - nausea and gray)
    - **white** mucus on tongue: chinin-s ox-ac petr
    - **white** tongue and pain in head (See HEAD - Pain - accompanied - nausea and white)
- **air** agg; draft of: ars hipp
- **air**; in open:
  - **agg**: acon ang arg-met ars bell bry carbn-s cocc coff crot-t grat hep kali-bi lyc **Nux-v** plat puls seneg tab tarax thuj

▽ extensions | O localizations | ● Künzli dot

Stomach

Nausea – air; in open
- **amel**: am-m ant-t anth ars bor-ac carb-v *Croc* dig glon goss grat hell kali-bi **Lyc** naja phos *Puls* pycnop-sa rhus-t **Tab** tarax
- **airplane**; in an (↗*riding - carriage - agg.; seasickness; GENE - Aviator's)*: ars bell borx coca cocc con *Petr* tab
- **alcohol**; from: calc-f cimic
- **alcoholics** (See drunkards)
- **alternating** with:
  • **diarrhea** (See RECT - Diarrhea - alternating - nausea)
  • **hunger**: berb nit-ac
  o **Head**; pain in (See HEAD - Pain - alternating - nausea)
- **amorous** caresses, from: ant-c sabad sabal
- **anger**; after: *Kali-c* nux-v
- **anxiety**:
  • after: ant-c ant-t bar-m *Bry* cann-s caust *Chel* chin cupr ign nux-v rhus-t tarax
  • with (↗*MIND - Anxiety - nausea; increases)*: acon agar ant-c **Ant-t Ars** asar bar-c bar-m **Bell** *Bry Calc* cann-s caust chin cocc *Crot-h* cupr dig dulc graph *Ign Ip* kali-bi **Kali-c** lach **Lob** lyc merc *Nit-ac* **Nux-v** plat plb puls rhus-t sabad sang seneg **Sep** squil *Tab* tarax
- **apyrexia**: *Ant-c Chinin-s Puls*
- **ascending**; when | **stairs** rapidly: aral glon
- **asthma**; with (See RESP - Asthmatic - accompanied - nausea)
- **bed**:
  • in bed:
    : **amel**: nat-c
- **beer**:
  • after: bry cadm-s kali-bi lach mur-ac nux-v
  • **agg**: ars bry cadm-s ferr kali-bi mez mur-ac nit-ac nux-v sil verat zinc
  • **smell** of (See food - smell - beer)
- **bending** forward agg: med
- **blowing** the nose agg: *Hell* sang sulph
- **brandy** | **amel**: ars
- **bread**; after: **Ant-c** bry nat-m nit-ac olnd puls sec *Sep* teucr zinc
  • **black** bread: ph-ac
- **breakfast**:
  • after:
    : **agg**: agar ambr bell borx calc-p *Cham* coca daph dig dios ferr gamb indg kali-bi mez nat-m nat-s nux-m onos par plb sabin *Sars Sel Sil* spig sulph verat zinc
    : **amel**: alum aur-m bar-c lac-ac sanic
  • **before** | **agg**: alum alumn anac arg-n aur-m bac bar-c *Berb Bov Calc* eupi fago goss *Lyc Nit-ac* nux-v petr phos **Sep** sin-n spig *Tub* visc

Nausea – cold
- **breakfast**: ...
  • **during**: agar *Carb-ac* carb-an ind kali-bi med naja plan psil sang zinc
- **breath**; at his own: sulph
- **breathing**:
  • **deep**:
    : **agg**: cadm-s diphtox
- **broth**, after: acon
- **brushing** the teeth; on: ars-i nat-m
- **burning** in anus, with: kali-bi
- **champagne** or aerated water agg: digox
- **chill**:
  • after: cocc *Elat Eup-per Ip Kali-c* lyc
    : **next** chill; lasting until: *Chinin-s*
  • **before**: *Ars Carb-v Chin Eup-per Ip* lyc nat-m puls vesp
  • **close** of: *Eup-per*
  • **during**: acon alum *Ant-c Apis* arg-n arn *Ars* asar *Aur* bell bov bry calc canth caps carb-v *Cham* chel *Chin* chinin-s cina cob *Cocc* coff con croc dros dulc echi **Eup-per** euph *Hep* hyper ign *Ip Kali-ar* kali-bi kali-c kali-m kali-s kreos lach laur *Lyc* mag-c merc mez mosch nat-c *Nat-m* nit-ac *Nux-v* op petr *Phos* plat puls raph rhus-t rumx sabad sang sec sep sil sul-ac sulph thuj valer verat xan zinc
    : **death**-like: xan
- **chilliness**:
  • after: *Camph* corn *Eup-per Kali-bi Kreos Lach Mag-s Puls* sabad sal-ac verat-v xan
  • **with**: alum am-c ant-t *Arg-n* arist-cl bov cadm-s con dulc echi eup-per hep iber *Ip* kali-m *Kreos* nit-ac puls sang sul-ac tab valer xan
- **chronic**: parathyr
- **closing** the eyes:
  • **agg**: *Lach* sabad tab *Ther* thuj
  • **amel**: arn con
- **coffee**:
  • after: alet *Ars* bry *Calc-p* cann-xyz canth *Caps Caust Cham* cocc cycl ign ip lil-t mag-c nat-m nit-ac *Nux-v* puls rhus-t *Sulph* vinc
  • **amel**: alet cann-s
  • **smell** of (See food - smell - coffee)
- **coition**:
  • after: kali-c kali-i mosch sil
  • **during**: sabad sil
  • **thought** of: sep
- **cold**:
  • **drinks**:
    : after:
      : **agg**: agar anac *Ars* ars-s-f *Calc* calc-p camph carb-ac *Cupr Dulc* ip *Kali-ar Kali-c* kali-i kali-s lac-d lach *Lyc Nat-ar Nat-m* nux-v puls **Rhus-t** sep *Sul-ac* teucr thor
      . **heated**; when: *Kali-c*
      . **not** after warm: lyc ther

All author references are available on the CD

757

- **drinks**: ...
  - **amel**: *Bism* calc caust cortico cupr euphr *Phos* **Puls** verat
    - **sips**: cortico
  - **water**:
    - **agg** | **icy** cold: lach laur
    - **amel** | **icy** cold: calc
- **cold** agg; becoming: cadm-s **Cocc** crot-t *Hep* kali-c rhus-t valer
- **coldness**:
  - ○ **Stomach**; in: kali-n
- **compressing** abdomen; when: asar
- **constant**: amyg-p *Ant-c Ant-t* arg-met arg-n ars asar cadm-s carb-v coloc cupr-ar *Dig* digox graph hep *Ip* iris jatr-c *Kreos Lac-ac Lac-c* lach lil-t *Lyc* mag-m merc-cy nat-ar *Nat-c* nat-m nat-s **Nux-v** petr phos plat ptel sars **Sil** stront-c verat vib
  - **cold** food or drink amel; only: phos
- **constipation**; during: **Cocc** coll cupr *Hyper* plb
- **conversation** | **animated**, after: borx
- **cough**:
  - **during**:
    - **agg**: acon ant-t arn ars aspar bell bry bufo caj *Calc* caps carb-v cham cina *Coc-c* coloc con cupr dig dros elaps ferr hep hydr *Hyos Ign* iod **Ip** kali-ar *Kali-bi* Kali-c kali-p kali-s lach lap-la lyc meph *Merc* merc-c mez nat-ar nat-m nat-p nit-ac **Nux-v** petr *Ph-ac Phos* pic-ac *Pneu* psil psor **Puls** *Rhus-t* ruta sabad sabin sars *Sep* sil squil sul-ac sulph thuj *Verat*
- **cramps**, with: trios
- **crowd**; in a: sabin
- **deathly**: **Aeth** all-c ant-c arg-n *Ars Cadm-s Camph* cocc **Crot-h** cupr *Dig* erio euph ferr-p hell **Ip** kali-c lac-d linu-c **Lob** *Med* morph podo ptel puls sang sep **Tab** vib
- **delivery**; during: ant-t caul cham *Cocc* **Ip** mag-m *Puls*
- **descending** agg: nat-s
- **diet**; errors in: ant-c
- **dinner**:
  - **after**:
    - **agg**: agar am-c am-m *Ant-t* arg-met *Arg-n* ars berb calc caps castm cench colch *Coloc* con *Cycl* grat ham kali-ar *Kali-c* kali-n lach lepi med nat-m **Nux-v** ol-an phos ptel sars seneg sphing squil verat zinc
    - **amel**: alet borx grat mang
  - **before**: ars carb-v nux-v sabad visc
  - **delayed**; if it is: sulph
  - **during** | **agg**: am-m ang bry calc colch grat hyper lyc mag-m merc-i-f *Nux-v* ol-an ox-ac thuj
- **disgusting** ideas, with: sang
- **draft** (See air agg.)

- **dreams**; from: arg-met arg-n
- **drinking**:
  - **after**:
    - **agg**: acon agar anac *Ant-c* ant-t apoc arn *Ars* bell *Bism* bry calc camph carb-an *Cham* chin cic *Cimx Cina* **Cocc** croc crot-t cycl dig digin dros *Eup-per* **Ferr** gamb ip kali-bi *Lach* lyc med merc-c mez nat-ar *Nat-m* nit-ac *Nux-v Phos* **Puls** rhus-t sec sil teucr **Verat** wies
    - **cold** water:
      - **amel**:
        - **lying** down; then: lach
        - **sips** of cold water: cortico
    - **water**:
      - **agg**: *Acon* anac apoc ars borx calc *Cocc* kali-bi med merc *Op* **Phos** rhod sel teucr verat
  - **agg**: bry
  - **amel**: *Bry Cupr* digox euphr *Lob Med Paeon Phos* samb
- **drinks**:
  - **lemonade** | **amel**: cycl puls
- **drunkards**: *Apom Ars Asar* cadm-s calc carbn-s graph **Kali-bi Lach** nux-v *Op Sul-ac* sulph verat
- **dryness** in pharynx, from: **Cocc**
- **eating**:
  - **after**:
    - **agg**: acon acon-l aesc *Agar* agn all-c *Alum* alum-p alum-sil **Am-c** am-m ambr anac ant-c ant-t anthraco apis aran aran-ix *Arg-n Arn* ars ars-i ars-s-f asar aur-m aur-s berb-a *Bism Borx Bov Bry* bufo *Calc* calc-i calc-sil cann-i cann-s *Canth* caps carb-an carb-v carbn-s castm *Caust Cham* chin chinin-ar *Chinin-s Cic* clem **Cocc** coff *Colch* coloc *Con* cuc-p cur cycl dig dios dros elaps euphr *Ferr Ferr-ar Ferr-i Ferr-p* flav gent-l graph grat gymno ham hell hep hera *Hyos* hyper ign iod ip jatr-c *Kali-ar* kali-bi *Kali-c* kali-i kali-p kali-s kali-sil *Kreos* lac-ac *Lach* led *Lyc* m-aust mag-c mang *Med* merc mosch nat-ar *Nat-m* nat-s *Nit-ac* **Nux-v** ol-an olnd *Op* ox-ac petr ph-ac *Phos* plb pneu podo prot psil *Ptel* **Puls** ran-s rheum *Rhus-t* rumx *Ruta* sabin sang sars sec sel seneg **Sep** *Sil* spira squil *Stann* stroph-s sul-ac sul-i *Sulph Tarent* ter thea verat *Zinc* zinc-p
    - **amel**: acon alum arg-n aur-m bell beryl brom bry cadm-met cham chel chin chinin-m chlor dig fago *Ferr* grat hed hell ign iod *Kali-bi* kali-n *Lac-ac* laur *Lob* mag-c mag-s mez *Nat-c* nux-v petr phos phyt pitu-a psor rad-br ran-b rhus-t sabad sang **Sep** sil spig tell thymol v-a-b valer verat verat-v
    - **immediately** after: *Cuc-p*
  - **amel**: arg-n fago **Lac-ac** mez phyt rad-br sang *Santin* sep vib
  - **before** | **agg**: acon allox anac ars bell berb cadm-met carb-v *Caust* chin cinch ferr ferr-ar graph lepi lyc med *Nat-s* nux-v *Ph-ac* puls ran-b sabad *Sulph* tell
  - **overeating** agg; after: nux-v
  - **small** quantities:
    - **agg**: xan

Nausea – eating | **Stomach** | Nausea – heat

- **while**:
  - **agg**: agar alum-sil am-c ambr ang ant-t arg-met ars aur *Bar-c* bell borx bov brom calc calc-sil cann-s canth carb-v *Caust* chin chinin-s *Cic Cocc* coff colch *Coloc* cycl dig erio *Ferr* graph hell iod *Jac-c* kali-bi kali-c kali-n *Lac-c* mag-c mag-m merc-i-r morph nux-v olnd phos ptel *Puls* rhus-t ruta sabad sep sil stann staph thuj verat
  - **amel**: acon anac dig rad-br v-a-b
- **eggs**:
  - **after**: colch *Ferr* lyss
  - **smell** of (See food - smell - eggs)
- **entering** a room, when: alum carbn-s
- **epileptic** convulsions; after (See GENE - Convulsions - epileptic - after - nausea)
- **eructations**:
  - **after**: alum bry caust cham chel *Cocc* fl-ac kali-bi phos plb puls sabin squil *Verb*
  - **amel**: agar all-c am-m ambr ant-t bapt calc-sil camph cann-xyz carbn-s *Caust* chel cinnb fago ferr glon grat kali-p lac-c laur lil-t lyc mag-c *Mag-m* nicc ol-an olnd op osm par phos rhod rumx sabad sul-ac verat-v
  - **during** (↗ *accompanied - eructations*): am-c cadm-met chinin-s cimic cob-n cocc coloc crot-t goss grat *Kali-c* nit-ac *Ol-an* ptel verat
  - **mucus**, of, amel: kali-n
- **excitement**; after: **Kali-c** mentho
- **exertion**:
  - **after** | **agg**: aspar bros-gau crot-h *Iris* lob rhus-t *Sil* spong
  - **agg**: aloe ars colch spong tab ther
- **exertion** of the eyes agg: con jab phys sapin *Sars Sep Ther*
- **expectoration**; after: ars diphtox stann
- **eye** symptoms; with: calc *Kalm* laur merc nat-m nat-s puls raph
- **faint**-like: alum alumn ang apis *Arg-n* borx calad calc carb-an carbn-s caust cham chel *Cocc* coff colch fago *Glon* graph hep hyper *Ip* kali-bi *Kali-c* **Lach** laur mag-m nat-m nit-ac **Nux-v** op petr phos pic-ac plan sil stict sul-ac sulph tab *Tub* valer verat vesp
- **false** teeth, from: cocc
- **fanned**; desires to be: tab
- **farinaceous** food; after: nat-s
- **fasting** agg: *Acon* alum anac aur-m bar-c bry *Calc* graph kreos lach **Lyc** meph nux-v puls sep sil *Spig Sul-ac* teucr
- **fat**; after eating: acon *Ars* carb-an cortiso cycl *Dros* euph ip kali-m lyss mez nit-ac puls sep tarax
- **fever**:
  - **after**: *Ars* dros *Fl-ac*
  - **before**:
    - **intermittent** fever | **night**: *Eup-per*
  - **close**, at: *Eup-per*

- **fever**: ...
  - **during** | **agg**: acon anac ant-c ant-t arg-met arg-n *Ars* asar bac bell borx *Bry* calc *Carb-v* cham *Chel* chin cic *Cimx* cina cocc con cupr cycl dig dros *Eup-per* eup-pur ferr fl-ac graph *Guare* hell hep ign *Ip* kali-c lyc *Merc* mosch nat-m **Nat-m** nit-ac *Nux-v* op par phos polyp-p ptel **Puls** rhus-t *Sabad Sang* sel sep sil squil stann sul-ac sulph thuj tub valer *Verat* vinc zinc
- **fish**:
  - **after**: nat-m
  - **smell** of (See food - smell - fish)
- **flatus**; passing:
  - **agg**: ant-t
  - **amel**: ant-t bell mur-ac ruta zinc
- **followed** by:
  - **diarrhea**: hydr narc-ps
  - **vomiting**: narc-ps valer
- **food**:
  - **looking** at; on: aeth alum-sil ant-t ars beryl calc cocc *Colch* dig eup-per gamb *Hell Kali-bi Kali-c Lyc* merc-i-f mosch nux-v *Ph-ac* puls sabad sep sil sphing squil stann *Sulph* sym-r tub xan
  - **relish** for; with: dig
  - **rich** (See rich)
  - **smell** of: aeth ant-c *Ars* beryl *Cocc* **Colch** *Dig* eup-per gamb *Ip* merc-i-f nux-v podo ptel puls *Sep* stann sym-r *Thuj* tub vario
    - **alcoholic** drinks; of: psil
    - **beer**: phos
    - **coffee**: arg-n *Thuj*
    - **eggs**: **Colch**
    - **fish**: **Colch**
    - **meat**: *Colch* eup-per
    - **mutton**: ov
    - **oranges**: *Cit-v*
    - **soup**: **Colch**
  - **thought** of (↗ *Loathing - thought*): alum-sil ant-c ant-t *Ars* borx bry carb-v *Chin* **Cocc Colch** dios dros eup-per graph mag-c mosch *Sars Sep* sulph *Thuj* zinc
    - **food** eaten: arg-met cann-s graph *Sars*
    - **soup**: **Colch**
- **fruit** agg: *Ant-t* bry *Ip* nat-c puls verat
- **hawking** up mucus agg: ambr anac bell calc-p *Caust* coc-c *Lac-ac* manc nux-v osm *Stann* tab tarent zinc
- **head**; from pain in (See HEAD - Pain - accompanied - nausea)
- **heat**:
  - **during**: arg-met ars bry cham *Chel* chin *Cic* cina cocc con *Dros* ip lach merc *Nux-v* par phos puls rhus-t sabad sep *Stram* verat

All author references are available on the CD

759

Stomach

- **sun**; of the | **agg**: *Carb-v*
- **hemorrhage**, with (See GENE - Hemorrhage - accompanied - nausea)
- **hiccough**; with: bry cupr lach merc-c ruta
- **hunger** (↗*Emptiness - nausea)*:
  - with (↗*Emptiness - nausea)*: hell ign petr *Spig* valer verat
- **hyacinths**, from the odor of: lyc
- **ice** | **amel**: cench
- **ice cream** | **after** (↗*Disordered - ice; Indigestion - ice)*: Ars **Ip** **Puls** rhus-t
- **inability** to vomit: *Nux-v* tub
- **intense**: ant-t ip
- **intermittent**: aesc *Ant-c* **Ant-t** atro *Cina Dros* elat eup-per hep iod mosch plat pycnop-sa sabad *Sep* **Tab**
  - **night** before paroxysm of (See fever - before - intermittent - night)
- **itching** of skin until he vomits; with (↗*SKIN - Itching - nausea - scratch)*: ip
- **jaundice**; with: bry lach
- **kneeling** agg: ther
- **leaning**:
  - **abdomen** on something agg: samb
  - **head** | **table** amel; on: plat
- **light**; from: lach petr
- **liquids** agg: merc-c
- **looking**:
  - **moving** objects, at (↗*VERT - Nausea - with - looking)*: asar cocc ip *Jab*
  - **steadily**: con *Sars Sep Ther*
- **lying**:
  - **abdomen**; on:
    : **amel**: m-aust
  - **agg**: ars calc cham coc-c ferr hep *Lac-d* mag-m merc mill nat-hchls nat-m olnd phos phys ptel puls raph rhus-t sil sin-a stram
  - **amel**: acon-f *Alum* alumn anh apis arn beryl bry *Calc* canth caust colch echi elat ferr hep *Kali-c* mill nat-m *Nux-v* olnd ph-ac phos phys puls *Rhus-t* sabad sep sil verat-v
  - **back**; on | **agg**: merc
  - **desire** to lie down; with: **Ars** asar cocc mosch *Ph-ac* verat
  - **side**; on:
    : **agg**: bry ferr ign ip
    : **amel**: ant-t nat-m
    : **left**:
      : **agg**: ant-t cann-s crot-t ferr iris kali-br lach puls sep sul-ac sulph verat-v
      : **amel**: cann-s
    : **right**:
      : **agg**: bry cann-s cann-xyz crot-h iris sang sul-ac
      : **amel**: *Ant-t* colch nat-m
  - **still** | **must** lie still: cadm-s
- **lying down**:
  - **after**:
    : **agg**: *Puls* rhus-t

- **meat**:
  - **after**: *Carb-an Caust* cupr ferr lyss merc *Puls* sulph ter
  - **smell** of (See food - smell - meat)
- **medicine**; after:
  - **allopathic**:
    : **chemotherapy**; after (↗*GENE - Convalescence - chemotherapy; GENE - Weakness - chemotherapy)*: okou sep tab
    : **narcotics**: cham
- **menopause**:
  - **after**: zinc
  - **during**: *Crot-h Ferr* gels *Glon* sang sars ther
- **menses**:
  - **after** | **agg**: canth chinin-s crot-h puls vib
  - **amel**: eupi
  - **before** | **agg**: am-c *Am-m* ant-t arn aur-s berb borx bufo caul cimic cocc crot-h cupr *Cycl* graph *Hyos* ichth *Ip* kreos *Lyc* mag-c mag-p mag-s mang meli mosch *Nat-m Nicc* nux-v phos *Puls* sep sulph thlas verat vib
  - **during**:
    : **agg**: am-c am-m ant-c apoc arn ars bell *Borx Bry Calc* canth *Caps* carb-v carc caul cham chel cocc *Colch* con cop crot-h cupr *Cycl* eupi fago gels *Graph Hyos* hyper ichth *Ign Ip* kali-ar *Kali-bi* **Kali-c** kali-i kali-p *Kreos* lach lob *Lyc Mag-c* mang meli mosch nat-ar nat-c nat-m *Nux-v* phos pic-ac *Puls* sep sym-r tarent thlas thuj verat *Vib*
    : **beginning** of menses | **agg**: carc *Graph* hyos lac-c phos
  - **suppressed**; from: agn alum ars caust cimic cocc croc cupr cycl *Ip* lob lyc nat-m nit-ac *Nux-v* petr phos **Puls** rhus-t sang sulph verat zinc
- **mental** exertion agg: alco arn asar *Aur Borx* cina cocc cupr-ar ign *Lach* nux-v puls
- **milk**:
  - **agg**: ant-t *Calc* cortiso crot-t lac-d lach nat-m **Nit-ac** *Puls*
  - **amel**: *Bry* chel nit-ac verat
- **mortification**; from: *Puls*
- **motion**:
  - **agg**: alum ambr anac anh *Arn* **Ars** bar-c bov *Bry* bufo calc-p *Camph Cann-s* carb-an chin **Cocc** colch crot-h dig *Eup-per* euph glon hep *Ip* Kali-bi **Kali-c** kali-s kalm *Lac-ac Lob* mag-c med narcot nat-s **Nux-v** *Op* pic-ac ptel puls sep sil sin-a spong staph stram stroph-s sulph *Sym-r* **Tab** ther trios *Verat Zinc*
  - **amel**: mez nit-ac
  - **eyes**; of | **agg**: con graph jab puls *Sep*
  - **head**; of | **agg**: bros-gau
- **mucus**; from:
  ○ **Chest**; in: sulph
  - **Throat**; in: *Anac Caust* guaj
- **music** agg: phys sulph
- **mutton**; smell of (See food - smell - mutton)
- **nervous**: lup
- **noise** agg: *Cocc Ther*

Stomach

- **odors**:
  - **agg**: cadm-met chin cimic **Colch** *Dig* eup-per nux-m *Ph-ac* seneg *Sep* stann vario
  - **alcoholic** drinks agg; of: psil
  - **body** agg; of his own: **Sulph**
  - **food** agg; of (See food - smell)
- **opening** the eyes: arn nux-v *Tab*
  - **after**: ther
  - **siesta**; after: arn
- **operation** on abdomen, after *(✗Vomiting - operation)*: aeth *All-c* ars **Bism** bry ip *Nux-v* phos staph stry tab
- **oranges**; smell of (See food - smell - oranges)
- **organ**, from sound of: phys
- **overheated**, after being: *Ant-c*
- **pain**; during: acon allox aloe ant-t ars *Asar Bry* cadm-s calc carb-v *Caust Chel* chim-m coloc crot-t graph hep *Ip* kalm lyc naja nat-m nux-v sep sphing spig ther
  - **increases** with the pain: ap-g
  o **Abdomen**, in: agar *Am-m* ant-t *Arg-n Arn* ars arund asar bell bism bry calc canth cham chel chin cocc **Coloc** crot-t *Cupr* cycl *Gran* graph grat haem hell hep hyos *Ip Kali-c Kreos* lat-m lyc m-arct merc mosch **Nux-v** *Ox-ac* petr *Ph-ac* plb polyg-h *Puls* rheum samb sep staph stram sulph ter valer verat zinc
  - **Back**, in: *Sep*
  - **Cervical** region, in: carb-v
  - **Chest**, in: croc
  - **Ear**; in: dulc
  - **Heart**, in: spig
  - **Sacrum**, in: glon
  - **Stomach**, in *(✗Pain - nausea - during)*: ant-t ars calad kali-n ost *Puls* rhod sec
  - **Throat**, in: arag
- **palpitations**:
  - **after**: brom nux-v
  - **causes**: *Arg-n* sil
  - **sick**; with faint-like nausea causing her to become (See CHES - Palpitation - nausea - faint-like)
  - **with**: alum arg-n bar-c bov brom bufo kali-c mygal nit-ac nux-v *Sil* thuj
- **paroxysmal**: dig hep iod mang nat-m
- **pastry** agg: ant-c
- **periodical**: ars ign *Ip* nat-m nux-v phos raph *Sang*
- **perspiration**:
  - **amel**: glon
  - **during**: acon *Ant-c* **Apom Ars** *Bry* camph **Cham** chin con *Corn Dros Ferr Graph Hep* hyos **Ign Ip** kali-c *Led Lob Lyc* merc nit-ac **Nux-v** *Phos* puls *Rhus-t* sabad *Sel Sep* sil sul-ac sulph **Thuj** *Verat* zinc
- **pessary**; from: nux-m
- **piano** playing, from: sulph
- **plums**, after: mag-c
- **pork**, after: ham *Ip* **Puls**
- **potatoes** agg: *Alum*

- **pregnancy**:
  - **during**: acet-ac acon ail alet *Alum Amyg-p* anac *Ant-c Ant-t Apom* arg-n *Ars* **Asar** *Bell Bry* cadm-s carb-ac *Carb-an* carb-v castm *Cer-ox* chel cimic *Cocc* cod *Colch* coll *Con Cuc-p* cupr-act *Cupr-ar* cycl dig ferr ferr-ar ferr-p gnaph *Goss Hell* ing *Ip Iris Jatr-c* kali-ar kali-bi kali-br *Kali-c* kali-m kali-p **Kreos Lac-ac** *Lac-c Lac-d* lac-v-c *Lach* laur *Lil-t* lob *Lyc Mag-c Mag-m* **Med** merc *Merc-i-f Nat-m* nat-p *Nux-m* **Nux-v** *Ox-ac Petr* ph-ac *Phos* pilo plat plb *Podo Psor* **Puls** sang sanic **Sep** *Sil* staph stry *Sul-ac* sulph *Sym-r* **Tab** tarent ther *Thyr* verat
- **pressure**:
  - **abdomen**; on:
    : **agg**: asar lac-c samb *Tub* zinc
    : **amel**: bros-gau
  - **neck** agg; on: cimic
  - **spine** agg; on: cimic
  - **spot**; from pressure on a painful: nat-m
  - **stomach** agg; on: ant-t ars bar-c euph gamb grat hell hyos kali-bi kali-c merc nat-m phys ptel (non: sars) sulph zinc
  - **throat** agg; on: *Lach*
- **prolonged**: bar-c sang
- **protracted** (See chronic)
- **putting** hands in warm water (See warm - water)
- **raising** head from pillow: *Ars Bry* colch **Nux-m** *Stram*
- **reading** agg: *Arg-met* arn con glon jab lyc ph-ac plan *Sep*
- **renal** origin: senec
- **rich** food agg: ant-c carb-an cycl dros *Ip Nit-ac* **Puls** sep *Tarax*
- **riding** *(✗airplane)*:
  - **agg**:
    : **breakfast**; before | **agg**: hura
  - **amel**: *Nit-ac*
  - **bus**; on a | **agg**: beryl cortico
  - **carriage**; in a *(✗GENE - Riding - streetcar; on - agg.; VERT - Riding - carriage; in a - agg.)*:
    : **agg●** *(✗GENE - Riding - streetcar; on - agg.; seasickness; Vomiting - riding)*: allox arn beryl bros-gau cadm-m cadm-met *Calc Calc-p* carc **Cocc** colch con cortico croc *Cycl* ferr *Hep* **Hyos** *Iris Lac-d Lyc Mag-c* naja *Nux-m Nux-v* **Op Petr** phos sanic sel **Sep** *Sil* staph sulph tab *Ther* zinc
  - **train**; in a: bros-gau
- **rinsing** the mouth, on: bry *Sep* sul-ac
- **rising**:
  - **after**:
    : **agg**: am-m arg-n bry graph led mag-m olnd podo rhus-t zinc
    : **amel**: mur-ac sabin zinc
  - **agg**: acon acon-c arg-n *Arn* ars asar bry caj caps carb-an cere-b chel cimic cina *Cocc* coloc cor-r ferr glon iber ind kreos led mosch nat-s nit-ac *Nux-v*

Nausea – rising — **Stomach** — Nausea – thinking

- **agg**: ...
  olnd phos plat ptel puls senec sil staph sym-r *Tab* trios *Verat* vib zing
- **room**:
  - **closed** room agg: lyc nat-c tab
- **salt**; from | **thought** of salt: *Nat-m*
- **scraping** the larynx; from: calc-p
- **seasickness**● (⌐*riding - carriage - agg.; airplane; VERT - Riding - boat - agg.*): aml-ns apom aq-mar arn ars borx **Bry** caps *Carb-ac* cer-ox chlf **Cocc** colch **Con** croc cuc-p **Euph Euph-c** ferr *Glon* hyos *Kali-bi Kreos* lac-ac *Lac-d* nat-m nicot nux-m **Nux-v Op Petr** sanic sec *Sep* sil *Staph* **Tab** ther
  - **closing** the eyes:
    : **agg**: ther
    : **amel**: cocc
- **sewing**; from: lac-d sep
- **shivering**:
  - **during**: asar bell chin cina euph kali-m merc *Mez* phos rhus-t *Sabad* sul-ac sulph
- **shuddering**; while: am-m ars asar calc chin cina dulc euph hyper kali-m mag-c mez nat-c nat-m phos sabad stann verat zinc
- **sickening** (See Nausea)
- **singing** agg: ptel
- **sitting**:
  - **agg**: acon alum ant-t ars bry calc-ar carb-an chin clem cor-r euphr ferr hep ign mag-c mag-m meny phos puls rhus-t rob ruta sabad tarax
  - **bent** forward | **amel**: zinc
  - **erect**:
    : **agg**: acon colch eupi
- **sitting** down agg: bry calc-ar zinc
- **sitting** up in bed agg: *Acon* Arn Ars asar **Bry** chin Cic **Cocc Colch** cor-r *Nux-m* olnd phos pic-ac plat rhus-t stram sulph verat zinc
- **sleep**:
  - **after** | **agg**: alum ambr apoc arund asar borx bry cadm-met caust *Cocc* cupr cupr-ar dig euphr ham kali-c *Lach Lob* lyc mur-ac olnd op paull rhus-t spong squil sulph tarent thuj v-a-b **Verat** zing
  - **amel**: nat-c rhus-t
  - **before**: apoc bry nat-m rhus-t sol-ni
    : **going** to sleep; before: lach
  - **during** | **agg**: apis arg-met ferr-p nux-m puls seneg
  - **inclination** to sleep; with: nux-m
  - **siesta**:
    : **after** | **agg**: zinc
- **smell** (See odors - agg.)
- **smoking**:
  - **after** | **agg**: agar brom *Calc Calc-p Clem* cycl euphr ign **Ip** *Kali-bi* lach *Lob* **Nux-v** op *Phos Puls* sars sep *Tab* thuj
  - **agg**: *Brom* bry caj calad calc camph *Carb-an* clem *Cocc* cycl euphr *Ign* **Ip** kali-bi kali-c lac-c *Lyc* merc nat-v **Nux-v** *Op* phos psil puls ran-b ruta sil spong *Staph* tab thuj
  - **amel**: *Eug* sanic

- **sneezing**:
  - **agg**: agar hell *Lach Petr* sang sulph
  - **before**: sulph
- **soup**: acon *Carb-v* chel stann
  - **amel**: castm kali-bi mag-c nat-c
  - **smell** of (See food - smell - soup)
  - **thought** of (See food - thought - soup)
- **sour** things:
  - **amel**: arg-n
- **spitting**, from: *Dig* led
  - **with**: sang
- **standing**:
  - **agg**: *Agn Alum* alumn arg-met arn colch crot-h dict hep *Ign* mag-m merc petr ph-ac puls tarax v-a-b
  - **amel**: ruta tarax
- **stool**:
  - **after**:
    : **agg**: acon ant-t apoc bufo cain *Caust* con crot-h hyper *Kali-bi* kalm lyss mag-c mag-m merc-c mur-ac *Nat-m* nit-ac ox-ac petr phos *Sil* sulph ter thuj verat zing
    : **loose** stool: acon
    : **amel** | **loose** stool: ter
  - **amel**: borx con ferr ip mur-ac raph sang thuj
  - **before**: acon ang ant-t apis bry calc chel chr-ac cimic *Colch* cycl dulc grat hell hydr ip m-aust *Merc* oena *Podo* puls *Rhus-t* rumx ruta *Sep* staph sulph *Verat*
  - **during** | **agg**: agar ant-t apis arg-met *Ars* ars-s-f asar bac *Bell* carb-v cham chel coll coloc crot-h crot-t cupr *Dulc* ferr *Glon* gnaph grat guaj hell hep **Ip** jatr-c *Kali-ar* kali-bi *Kali-c* lach *Merc* merc-i-f *Nit-ac* nux-v *Podo* prun *Puls Rhus-t* sang seneg *Sil Sul-ac Sulph Verat*
  - **urging** to | **during**: bac *Dulc*
- **stooping**:
  - **agg**: bar-c calc-p carbn-s cina dig digin haem *Ip* kali-bi lac-d lach m-aust mill olnd petr rhod rhus-t ruta sabad sang sapin seneg zinc
  - **amel**: hyos petr
- **sudden**: agar ars-h bol-s chinin-ar coloc cupr ferr-p *Hep* ind ip *Kali-bi Lyc* mosch narcot petr sul-ac sulph
  - **eating**; while: *Bar-c Ferr Hell Ruta*
- **supper** agg; after: alum am-m castm chr-ac cycl ferr-i gast graph hell-o nat-m psor
- **swallowing**:
  - **agg**: arn *Merc-c*
    : **empty**; on swallowing: colch
  - **amel**: cocc puls
  - **saliva** | **agg**: ant-t *Colch* dig dios lach lyc rhod spig sulph
- **sweets**: acon *Arg-n Bell* cycl ferr **Graph** *Ip* merc rhodi *Spig* tarax
- **swinging**, from: borx carb-v *Cocc* coff *Petr*
- **talking** agg: alum borx *Cocc* ptel *Puls* ther
- **tea**; after: *Aesc* lach
- **thinking** of it agg: arg-met borx calc dros graph lach mosch *Puls* sars *Sep*

762   ▽ extensions | ○ localizations | ● Künzli dot

Nausea – tobacco / Stomach / Oppression

- **tobacco**:
  - **odor** of: *Carb-an* phos
  - **thought** of: kali-br
- **touch**:
  - **abdomen** agg; of: rhus-t
  - **lips** agg; of: *Cadm-s* nux-m
- **travelling** (See riding - carriage - agg.; GENE - Travelling - ailments)
- **trembling**; with: ars borx nit-ac plat
- **uncovering**:
  - **amel**: *Tab*
  - **before | amel**: dig
- **urination**:
  - **after**:
    : **agg**: ant-c castm dig merc pareir
    : **copious**: dig
  - **amel**: nat-p
  - **during**:
    : **agg**: **Canth** dig ip merc tab
- **urine**, if he retains: cur dig
- **using** the eyes: con graph jab sep *Ther*
- **vaccination**; after: **Sil**
- **vertigo**; during (See VERT - Nausea)
- **vexation**; after: cham ign ip *Kali-c* nat-m petr phos
- **vomiting**:
  - **amel**: ant-t phyt pyrog visc
  - **before**: apom
  - **not** amel: *Dig* **Ip** sang tab
- **waking**, on (See sleep - after - agg.)
- **walking**:
  - **after | agg**: alum calc-s carb-an chin ferr graph plat *Puls* rhus-t sep
  - **agg**: acon alum am-c ang ant-t asar bar-c bell bry calc calc-sil carb-an chinin-s con euph ferr ferr-p gamb kali-bi *Kali-c* kali-n led lyc mag-m merc mez nat-s nux-v op petr ph-ac phos phyt plat ptel rhod seneg *Sep* sil sulph thuj
  - **air**, in open:
    : **after | agg**: alum graph nit-ac
    : **agg**: acon am-m ang bell bry *Gamb* graph lach led lycps-v mez nat-s nux-v petr phos plat seneg sep sil
    : **amel**: ars
  - **amel**: acon am-c dros ferr grat nit-ac ptel puls rhus-t tarax
  - **wind**; against the: plat
- **warm**:
  - **drinks**:
    : **agg**: *Bism Lach* **Phos Puls** ther
    : **amel**: pyrog ther
  - **food** agg: guat phos
  - **room**:
    : **agg**: agar alum bell carb-v croc euphr **Lyc** *Mez* **Nat-c** paeon *Phos Puls* sep **Tab** tarax verat vesp zing
    : **entering** a warm room; when | **air**; from open: *Alum Am-m* calc-s *Puls* sep
  - **stove**: *Laur*
  - **water**; putting hands in warm•: **Phos**
- **washing** agg: bry ther zinc

Stomach

Nausea: ...
- **washing** clothes; after: ther
- **water**:
  - **drinking**, after (See drinking - after - agg.)
  - **sight** of water, from: phos
  - **thinking** of: ars-h ham
- **waves**; in: ant-t *Ip*
- **weakness**; with (See GENE - Weakness - accompanied - nausea)
- **wine**:
  - **agg**: *Ant-c* bry carb-an nux-v phos ran-b sel **Zinc**
  - **amel**: bry coc-c
  - **sour**, from: *Ant-c*
- **work**; when thinking at: borx
- **yawning** agg: arn nat-c nat-m
- ○ **Abdomen**; in: agar agn ail aloe ant-c apis asar aur bell *Bry* cadm-s calc cic cimic coc-c cocc colch croc crot-t cupr cycl fago gels graph grat hell hep ip iris lach lact lact-v m-arct mang meny merc mur-ac nit-ac nux-m par *Phel* phyt pic-ac plan polyg-h **Puls** rheum ruta samb sep sil spig spong stann staph sumb tarax teucr thuj valer zing
- ○ **Lower** abdomen: cycl graph grat merc-i-f puls rhus-t sil
  - **Umbilical** region: tarax valer
  - **Upper** abdomen: apis puls samb
- **Chest**, in: acon anac ant-t arg-met asaf bry cadm-s calc *Calen Croc* glon lach mang *Merc* nux-v par ph-ac puls *Rhus-t* sec staph
- **Ear**; in: dios dulc
- **Head**, in: ang *Cocc* colch sep sulph zinc
- **Mouth**, in: aeth agar anac cadm-s *Cocc* ip *Mag-m* nit-s-d olnd ph-ac *Puls* rhod *Stann* staph sul-ac sulph
- **Palate**; in: cupr cycl merc ph-ac spig
- **Rectum**, felt in: rat ruta
- **Stomach**; in (See Nausea)
- **Throat**, in: acon alum anac ant-c ant-t aral arg-met arn *Ars* asar aur *Bell* cann-s carb-ac carb-an caust chin coc-c cocc *Coff* colch *Croc Cupr* **Cycl** ferr ferr-p hep lyc lycps-v merc *Mez* nit-ac olnd **Ph-ac** *Puls Rhus-T* ruta sars sil spig **Stann** staph sulph tarax valer *Squil*
  - **collar**; by tight fitting: hyos lach
  - **spasm** in throat; from: *Graph*
  - **worm** in; as if a: puls spig

NIBBLING (See MIND - Nibble)

OBSTRUCTION of pylorus; sensation of (➚Narrow): lach nux-v phos

OPEN; sensation as if stomach were: spong
- **air** is passing through: crot-c

OPERATION; after | hemorrhoids; of: croc

OPPRESSION (➚*Heaviness*): ant-c both-ax *Cycl* lacer *Mosch* mur-ac nat-c nat-m phos plat podo psor rhus-t zinc
- **dinner**; after: kali-br
- **leaning** backward: con
- **menses**; during: plat

Oppression — Stomach — Pain

○ **Epigastrium**: ant-c *Apoc* ars *Bell* bov *Bry* calc chin cic cina *Cocc* coff colch hyos kali-bi kreos lob mosch nat-m plat plb prun rhus-t sabad sec sep staph sulph teucr
- **cough**; during (See COUG - Oppression - epigastrium)

OVERLOADED; sensation as if (See Fullness; Heaviness)

PAIN: abies-c abies-n abrom-a *Abrot* acal *Acet-ac Acon* acon-c acon-f act-sp *Aesc* aesc-g *Aeth* agar agar-em *Agar-ph* agn ail alco all-c *All-s* aloe alum alum-p alum-sil alumn am-br am-c am-m ambr *Aml-ns* amph anac anan ang anis *Ant-c Ant-t Anthraci Apis* apoc aran *Arg-met* **Arg-n** arist-cl *Arn* **Ars** ars-h ars-i ars-s-f arum-m arum-t arund *Asaf* asar asc-c asc-t *Atro* aur aur-ar aur-i *Aur-m* aur-m-n aur-s bad bapt *Bar-c Bar-i Bar-m* bar-s **Bell** bell-p benz-ac *Berb* **Bism** bism-sn bol-la borx botul *Bov* brach *Brom* bros-gau **Bry** bufo bufo-s but-ac *Cact* cadm-br cadm-met cadm-s cain calad *Calc* calc-ar calc-f calc-m calc-p *Calc-s* calc-sil *Camph* cann-i cann-s cann-xyz *Canth* **Caps** *Carb-ac Carb-an* **Carb-v** carbn-h **Carbn-s Card-m** carl *Casc* castm castor-eq caul **Caust** cedr cench *Cham* **Chel** chim-m **Chin** chinin-ar *Chinin-s* chlf chlor chr-ac cic cimic *Cina* cinnb cit-v clem cob cob-n coc-c cocain **Cocc** cod coff **Colch** coll **Coloc** com *Con* cop cor-r *Corn* croc *Crot-c Crot-h* crot-t cub cund **Cupr** cupr-act *Cupr-ar* cupr-m *Cupr-s* cupre-l cur cycl cyt-l *Daph* dat-a *Dig Dios Diosm Dros* dulc echi elaps elat *Erig* eucal eug euon eup-a *Eup-per* eup-pur *Euph* euphr eupi fago *Ferr Ferr-ar* ferr-i ferr-p ferul *Fl-ac Form* gamb gast gaul *Gels Gent-c Gent-l Gins* glon *Gran* **Graph** *Grat Guaj Guare* guat gymno haem ham *Hed* hell hell-o helo *Helon* hep hom-xyz hura *Hydr Hydr-ac* hydrc *Hyos* hyper *Ign* ilx-a ind indg influ *Iod Ip Iris* jab jac-c *Jatr-c* jug-c jug-r *Kali-ar Kali-bi* kali-br *Kali-c* kali-chl kali-i kali-m *Kali-n* kali-p kali-pic *Kali-s* kali-sil kali-sula *Kalm Kreos* lac-ac *Lac-c* lac-d lac-h lacer *Lach* lachn *Lact* lap-a *Laur* lec led lepi *Lept* lil-s lil-t lina lith-c *Lob* lol **Lyc** lyss *M-ambo* m-aust *Mag-c Mag-m Mag-p* mag-s malar manc mang mang-m *Med* menth mentho *Meny* meph *Merc Merc-br* merc-c merc-i-f merc-sul merl mesl *Mill* morph mosch mur-ac *Myric* naja narcot narz **Nat-ar** *Nat-c* nat-f *Nat-m Nat-p Nat-s* nicc nicc-met *Nit-ac* nit-s-d *Nux-m* **Nux-v** nyct oena ol-an olnd *Op Osm* ost ox-ac paeon *Par* paraf *Petr Ph-ac* phel **Phos** phys *Phyt Pic-ac* picro pimp plan *Plat* **Plb** plect pneu podo polyg-h prot prun psil *Psor Ptel* **Puls** *Pycnop-sa* quas ran-b ran-s *Raph Rat* rham-cal rheum rhod rhus-t rob rumx ruta *Sabad* sabin *Samb Sang Sarr* sars scut *Sec* sel sem-t senec seneg *Sep* **Sil** sin-a sin-n sol-ni sol-t-ae sphing *Spig* spong squil **Stann** *Staph Stram* stront-c stroph-s *Stry Sul-ac* sul-i **Sulph** sumb symph sulph **Tab** tarax *Tarent Ter* teucr thal thal-met thal-s ther thuj thymol til tril-p tub (non: uran-met) *Uran-n* ust valer **Verat** *Verat-v* verb vichy-g visc wies xan *Zinc* zinc-m zinc-p zing ziz
- left side: arg-n

Pain – left side: ...
- **gnawing** pain: arg-n
- **daytime**: nat-m
- **stitching** pain: nat-m
- **morning**: aesc alum am-c anac ant-c asar borx calad carb-an carb-v carbn-s *Caust Chin Cina* colch con cupr cupr-s dig digin dios fago gran graph hyper iod *Kali-bi Kali-c* kiss *Lach* led lyc mag-c mag-s merc merc-c merc-i-f nat-c *Nat-m* nat-s **Nux-v** *Phos* plat puls ran-s rat sang sep staph *Sulph* tarent zinc zinc-p
- **5 h | gnawing** pain (See night - midnight - after - 5 - gnawing)
- **8 h**: bad
  : **lancinating**: bad
- **13 h**; until: sep
- **bed** agg; in: carb-an con kali-c kali-n phos phys plb staph
  : **cramping**: carb-an con phys
  : **pressing** pain: kali-c kali-n phos staph
  : **sore**: con
- **burning**: *Dios* hyper *Kali-bi* merc nat-s *Sulph* zinc
- **clawing** pain: petr puls
- **cramping**: borx con dig digin gran hyper kali-c nat-c *Nux-v* puls rat sep
- **cutting** pain: dios kali-c merc-i-f
- **drawing** pain: dig digin kali-c puls
- **eating**:
  : **after | agg**: nux-v tarent
  : **amel**: mag-c nat-s
- **fasting** agg: carb-v caust nit-ac petr
  : **gnawing** pain: carb-v nit-ac
- **gnawing** pain: aesc carb-v nat-c plat ruta
- **pressing** pain: am-c ant-c *Carb-an* caust *Chin* graph hyper kali-c kiss lach led nat-c *Nat-m Nux-v* petr puls ran-s ruta sep sulph zinc
- **rising**:
  : **after**:
    : **agg**: caust iod mang nat-s nit-ac
      : **cramping**: iod nat-s nit-ac
      : **gnawing** pain: nat-s
      : **pressing** pain: caust mang
  : **agg**: caust *Cina* crot-h nat-s zinc
    : **sore**: crot-h
- **sore**: alum chin dios fago **Phos** sang
- **standing** agg: sulph
  : **stitching** pain: sulph
- **stitching** pain: calad carb-an merc-c nat-m
- **stool** agg; after: con
  : **drawing** pain: con
- **tearing** pain: con sep
- **turning** in bed agg: con
  : **sore**: con
- **waking**; on: agar anac *Carb-an* caust con cycl hep kali-c *Lach* lyc nat-s nicc nit-ac petr phyt psil staph sulph til
  : **clawing** pain: sulph
  : **cramping**: caust lyc nat-m petr til

▽ extensions | O localizations | ● Künzli dot

Stomach

Pain – morning

- **waking**; on: ...
  - **pressing** pain: agar anac *Carb-an* cycl hep kali-c nicc nit-ac phyt staph
  - **stitching** pain: con
- **walking** agg: agar carb-an cycl nit-ac phos phyt
- **forenoon**: bapt calc carbn-s chel *Graph* helon indg kali-c lyc mag-m *Nat-c* nat-m nicc podo sep spong stann sulph thuj ust
- **8-9 h**: cocc
- **burning**: carbn-s kali-c
- **cramping**: graph podo thuj
- **cutting** pain: nat-c
- **gnawing** pain: *Nat-c* nicc
- **pressing** pain: calc *Graph* lyc mag-m *Nat-c* nat-m nicc sep spong stann sulph thuj
- **stitching** pain: indg nicc
- **stool** agg; after: calc sulph
- **noon**: agar alum alumn *Aur* mez nicc seneg zinc
- **burning**: nicc
- **cramping**: agar alumn
- **eating**; after: euphr
- **gnawing** pain: euphr
- **pressing** pain: alum *Aur* mez zinc
- **afternoon**: alum alumn am-m arg-n ars bar-c bry *Calc* calc-s canth *Chel* dig digin ferr *Iris* kali-bi kali-c kali-n *Lyc* merc-c nat-m nicc nux-v par petr ptel *Puls* sang *Sep* spong stront-c sulph tarent ust
- **13 h**: rhus-v
  - **stitching** pain: rhus-v
  - **yawning** agg: chel
  - **cutting** pain: chel
- **13-14 h**: con
  - **cramping**: con
- **14 h**: ferr
  - **pressing** pain: ferr
- **15 h**: nicc sulph
  - **stitching** pain: nicc sulph
- **16 h**: alumn
  - **cramping**: alumn
  - **cutting** pain: alumn
- **16-17 h**: bry
  - **pressing** pain: bry
- **17 h**: nat-m puls
  - **cramping**: nat-m
  - **cutting** pain: puls
- **17-19 h**: *Staph*
- **18 h**: lach
  - **cramping**: lach
- **burning**: alum am-m bar-c iris kali-bi lyc
- **cramping**: alum calc calc-s par puls
- **cutting** pain: alum ptel stront-c sulph
- **gnawing** pain: kali-c
- **lying** down agg: coc-c
  - **stitching** pain: coc-c
- **pressing** pain: alum am-m arg-n canth dig digin kali-c kali-n *Lyc* nicc petr spong
- **sore**: alum
- **stitching** pain: alum am-m nat-m nicc petr sep

Pain – night

- **afternoon**: ...
  - **stool** agg; after: fago
  - **burning**: fago
- **evening**: abrot agar alum alum-p alum-sil alumn ang ars bapt bar-c calad calc calc-s calc-sil carb-an *Carb-v* castor-eq chel cocc coloc con dig dios dulc euphr fago ferr-i form grat indg iris kali-bi kali-c kali-n led lob lyc mag-m mang merc mez nat-c nat-m nux-v petr phos plan **Puls** *Rhus-t* sang sars seneg sep sil sin-a spong *Sul-ac* sulph tarent thuj verat zinc zinc-p
- **17-19 h**: *Staph*
- **20 h**: calc-p
  - **burning**: calc-p
  - **walking** in open air agg: alumn
- **21 h**: lyc
  - **burning**: lyc
  - **until midnight**: phos
- **22 h**: phos
  - **stitching** pain: phos
- **bed**:
  - in bed:
    - **agg**: alum bell carb-an *Carb-v* kali-c *Lyc* phos ter thuj
  - **cramping**: alum phos
  - **pressing** pain: carb-an carb-v kali-c *Lyc* ter
  - **stitching** pain: thuj
  - **tearing** pain: thuj
  - **amel**: kali-n
- **burning**: abrot calad dios ferr-i iris sang sulph verat zinc
- **chill**; during: sulph
- **clawing** pain: petr sul-ac
- **cramping**: agar ang bapt coloc dulc form led merc nat-c petr sul-ac thuj zinc
- **cutting** pain: bar-c indg kali-c mang nat-m
- **eating** fish, on: thuj
  - **burning**: thuj
- **gnawing** pain: nat-m seneg
- **lying** agg: mag-m
  - **ulcerative** pain: mag-m
- **menses**; before: mag-c
- **pressing** pain: alum calc calc-sil carb-an carb-v chel dig euphr kali-bi mez nat-m phos sars sep sil spong sulph zinc
- **singing** agg: sars
- **sitting** agg: euphr
  - **stitching** pain: euphr
- **sore**: abrot alum dig dios fago phos sin-a thuj
- **stitching** pain: cocc con grat nux-v sulph zinc
- **night**: *Abrot* agar alum alum-p alum-sil *Am-c* ambr anac *Arg-n* ars *Ars-s-r* bapt bar-c *Bell* borx but-ac *Calc* calc-sil camph *Carb-v Carbn-s* caust cham cina cocc *Coloc* com con *Graph* ign kali-ar kali-bi *Kali-c* kali-sil lach lyc mag-m merc-sul nat-m nit-ac nux-v *Orni* ost ox-ac paeon phos podo prot puls rhod rhus-t rob seneg sep sil *Sulph* tarent thuj tub
- **midnight**: ambr *Chin* lyc
  - **before | 21 h, until midnight**: phos

765

Stomach

Pain – night

- **midnight**: ...
  : **after**: calad *Kali-c* mag-c puls sil *Sulph*
  : **1 h**: mag-m
  . **cutting** pain: mag-m
  : **1-2 h**: con
  . **cramping**: con
  : **1-3 h**:
  . **waking**; on: visc
  stitching pain: visc
  : **2 h**: *Ars* kali-bi *Kali-c* lyc **Med** nat-c
  . **cramping**: *Ars* nat-c
  . **cutting** pain: kali-bi
  . **pressing** pain: *Kali-c*
  : **3 h**: ox-ac podo
  . **cramping**: podo
  : **4 h till noon daily**: borx
  . **cramping**: borx
  : **5 h**: kali-p nat-c
  . **gnawing** pain: kali-p nat-c
  : **burning**: sil
  : **cutting** pain: calad *Kali-c*
  : **lancinating**: *Kali-c*
  : **pressing** pain: sulph
  : **cramping**: lyc
  : **pressing** pain: ambr
- **bed**:
  : **driving** out of bed: calc lach lyc
  : **cramping**: calc
  : **cutting** pain: lyc
  : **pressing** pain: calc lach
  : **in bed**:
    . **agg**: cocc mag-c nat-s ptel
    . **cramping**: ptel
    . **sore**: mag-c
- **burning**: *Abrot Ars Ars-s-r* kali-c paeon podo rob sulph
- **cramping**: abrot but-ac calc *Camph Carb-v Coloc Graph* kali-c nat-m nit-ac phos seneg sil sulph tub
- **cutting** pain: abrot bar-c lyc
- **drawing** pain: sep
- **gnawing** pain: abrot ruta
- **lancinating**: ars
- **lying** on back agg: lyc
  : **pressing** pain: lyc
- **pressing** pain: *Am-c* ambr *Calc* caust *Cina* graph kali-c *Lach* nit-ac ox-ac phos ruta sep sil *Sulph*
- **sleep** agg; during: nit-ac
- **sore**: ost sep
- **stitching** pain: abrot com mag-m
- **waking**; on: caust hyper sil
  : **amel**: nit-ac
  : **burning**: hyper
  : **cramping**: sil
- **accompanied** by:
- **gout**: colch urt-u

Pain – appearing

- **accompanied** by: ...
  . **heartburn**: am-c ant-c nux-v
  . **hiccough**: mag-m *Sil*
  . **hunger**: hura **Lach** *Lyc* meny *Petr* pneu prot *Psor* puls sang *Sil Stann* verat
  . **salivation**: gran lyc
  . **vertigo** (See VERT - Accompanied - stomach - pain)
  . **voice**; loss of (See LARY - Voice - lost - accompanied - stomach)
  o **Back**; pain in: nit-ac
  . **Face**:
    : **sallow**: nit-ac
  . **Head**:
    : **pain** in (See HEAD - Pain - accompanied - stomach - pain; HEAD - Pain - gastric)
  . **Spine**; pain:
    : **alternating** with | **Throat**; pain in (See BACK - Pain - spine - alternating - throat - accompanied - stomach)
  . **Spleen**; congestion of (See ABDO - Congestion - spleen - accompanied - stomach)
  . **Tongue** | **clean** tongue: *Mag-p*
  . **Uterus**; complaints of (See FEMA - Uterus - accompanied - stomach)
- **aching**: aesc anac bell-p *Hydr* ign nat-c nat-f puls ruta
- **acids**, after: *Ant-c* kreos sulph
- **air**; in open:
  . **agg**: lyc nux-v ol-an phos
  : **pressing** pain: ol-an
  . **amel**: naja
- **alcoholic** drinks agg: carb-v
  . **burning**: carb-v
- **alcoholics** and gluttons; of: calc *Carb-v* lach **Nux-v** sulph
- **alcoholics**; in (See drunkards)
- **alternating** with:
  o **Head**; pain in (See HEAD - Pain - alternating - stomach)
  . **Limbs**; pain in: *Kali-bi*
  . **Spine**; pain in (See BACK - Pain - spine - alternating - stomach)
  . **Throat**; pain in: paraf
- **anger**; after: *Coloc Nux-v* staph
  . **tearing** pain: *Coloc*
- **anxiety**; with: bar-m
  . **pressing** pain: bar-m
- **appearing**:
  . **gradually**:
    : **disappearing**; and:
    : **gradually**: *Stann*

▽ extensions | ○ localizations | ● Künzli dot

Pain – appearing / **Stomach** / Pain – burning

- **gradually** – **disappearing**; and: ...
  - **suddenly**: *Arg-met*
- **apples**:
  - **agg** | **sour**: merc-c
  - **amel**: guaj
- **apyrexia**, during: ant-c
- **ascending** stairs agg: chinin-s ph-ac
  - **cramping**: chinin-s
- **bandaging** abdomen amel: cupr nat-m
  - **pressing** pain: cupr
- **bed**; after going to: dios laur
  - **cramping**: dios laur
- **bedcovers**, from: sulph
- **beer**; after: bapt carb-v carbn-s *Kali-bi* lyc *Nux-v*
  - **pressing** pain: carb-v *Nux-v*
- **bending**:
  - **agg**: mag-m
  - **sore**: mag-m
  - **backward**:
    - **amel**: *Bell* bism bism-sn caust *Chel Dios* kali-c mand
    - **cramping**: bism-sn
    - **cutting** pain: *Bell*
    - **pressing** pain: kali-c
    - **must** bend backward: *Bell*
    - **stitching** pain: *Bell*
  - **body**:
    - **right**; to:
      - **agg**: thuj
      - **tearing** pain: thuj
      - **amel**: merc-c
      - **tearing** pain: merc-c
  - **forward**:
    - **agg**: bry mill plb
    - **burning**: bry mill
    - **gnawing** pain: plb
    - **pressing** pain: bry
    - **amel**: atro bell carb-v *Chel* coch **Coloc** *Lyc* verat-v
    - **cramping** (↗ *bending double - must - cramping*): atro bell carb-v *Chel* coch **Coloc** *Lyc* verat-v
  - **legs** | **agg**: med
  - **must** bend: mag-m
  - **right**; to:
    - **agg**: bry
    - **stitching** pain: bry
- **bending** double:
  - **agg**: kalm lyc
  - **amel**: alumn antip bell beryl carb-v cham *Chel* colch **Coloc** lach lyc mang nux-v psor ptel *Sil* sol-ni sulph *Verat-v*
  - **cutting** pain: **Coloc** sol-ni
  - **must** bend double: kali-c
  - **cramping** (↗ *bending - forward - amel. - cramping*): kali-c
- **biting** pain: arn hell mosch stram sulph
- **blowing** the nose agg: **Hep** kali-n

- **bread**:
  - **agg**: acon *Ant-c Bar-c* **Bry Caust** coff kali-c merc *Phos* puls rhus-t ruta sars sep staph sul-ac zinc zing
  - **burning**: sars
  - **pressing** pain: *Bar-c Bry* **Caust** *Phos* sep sul-ac zinc zing
  - **rye** bread: merc-c
  - **cramping**: merc-c
  - **amel**: nat-c
- **break** inside; as if something would: bism
- **breakfast**:
  - **after**:
    - **agg**: acon-f agar all-c aloe anac ars bufo calc-s caps carbn-s caust crot-h cycl dig kali-bi kali-c kali-n lyc myric *Nat-c* nux-v podo puls sabad sol-ni sulph verat
    - **burning**: agar caps dig lyc podo sabad sol-ni
    - **cramping**: bufo verat
    - **cutting** pain: kali-c kali-n
    - **pressing** pain: acon-f agar aloe anac ars carbn-s caust cycl kali-bi myric *Nat-c* nux-v puls sulph
    - **stitching** pain: kali-n
    - **amel**: am-m
    - **gnawing** pain: am-m
  - **amel**: *Kali-bi Nat-s* puls zinc
  - **burning**: *Kali-bi Nat-s* zinc
  - **clawing** pain: puls
  - **cramping**: nat-s
- **before** | **agg**: arg-n bufo *Iris*
- **during**: apoc
  - **burning**: apoc
- **breath**, taking away: cocc
  - **cramping**: cocc
- **breathing**:
  - **agg**: *Anac Ars* bar-c *Bell* calc caps coc-c euphr *Lyc* mang *Puls* rat spig *Sulph*
  - **cutting** pain: *Bell* rat
  - **stitching** pain: **Anac** calc *Caps* euphr lyc spig *Sulph*
  - **between** acts of breathing agg: caps
  - **stitching** pain: caps
  - **deep**:
    - **after**: nat-m
    - **pressing** pain: nat-m
    - **agg**: bry calad carb-an **Caust** kali-n merc zinc
    - **burning**: calad
    - **cramping**: zinc
    - **pressing** pain: carb-an
    - **sore**: *Merc*
- **burning** (↗ *corrosive*): abies-c abies-n abrot acal acet-ac acon *Aesc* aeth agar agar-em ail all-s alum alum-sil alumn am-c am-m ambr anac ant-c ant-t *Anthraci Apis* apoc arg-met arg-n arn **Ars** *Ars-h Ars-i* ars-s-f asaf asc-t aur aur-ar aur-i aur-m aur-s bapt bar-c bar-m *Bell Benz-ac Berb Bism* bol-la brom *Bry* bufo cact cadm-br *Cadm-s Calad* calc calc-ar calc-f calc-i *Calc-p* calc-s calc-sil *Camph* cann-i cann-s **Canth Caps** *Carb-an* **Carb-v** carbn-s *Card-m* casc caul caust cedr *Cham* chel chin chinin-ar chinin-s chlf chr-ac **Cic** cimic

767

Stomach

Pain – burning

- **burning**: ...
  cob-n coc-c cocc coff **Colch** *Coloc* **Con** cop cor-r *Corn* croc crot-h *Crot-t* cub cund *Cupr Cupr-ar* cyt-l daph dat-a *Dig Dios Dulc* elaps *Erig Euph* ferr ferr-ar ferr-i ferr-p fl-ac *Form* gels gent-c gran *Graph* grat guaj guat gymno ham hell hell-o helon *Hep* hura *Hydr* hyos *Ign* indg iod *Iris* jab *Jatr-c* jug-c jug-r *Kali-ar* kali-bi kali-br *Kali-c Kali-i* kali-m *Kali-n* kali-p kali-s kali-sil kali-sula *Kreos* lac-ac *Lac-c* lach lact lap-a *Laur* lec *Lept Lob Lyc* mag-c mag-m malar manc mang med *Merc Merc-c* merc-i-f *Mez Mill* mosch mur-ac myric *Nat-ar* nat-c *Nat-m* nat-p nat-s nicc *Nit-ac Nux-m* **Nux-v** nyct oena ol-an olnd *Ox-ac* paeon par petr ph-ac **Phos** phyt plat plb podo polyg-h *Ptel* puls *Pycnop-sa Ran-b Ran-s* raph rhus-t rob rumx ruta *Sabad Sabin Sang* sars **Sec** seneg *Sep Sil* sin-n sol-ni *Stram Stry Sul-ac* sul-i **Sulph** syph tab *Tarent Ter* thuj thymol til tril-p (non: uran-met) *Uran-n* ust valer verat verat-v visc *Zinc* zinc-p
  - **accompanied** by:
    : **coldness** of stomach: carb-v
    : **eructations**; incomplete: thymol
    : **gastritis** (See Inflammation - accompanied - burning)
  - **followed** by | **Pit** of stomach; coldness in: polyg-h
  - **paroxysmal**: *Bry* mez *Nat-m* plb
  - **upward**: alum-sil arg-n *Calc* dig hell mang nux-m nux-v ox-ac sabad *Sec* sep sol-ni sulph tril-p verat zinc
- **bursting** pain: arg-n bry kali-c
- **cancer** of stomach; in: cund
- **cheese**: ptel
  - **agg**:
    : **spoiled** cheese: *Ars*
    : **cramping**: *Ars*
- **children**; in | **school** children; in: *Calc-p*
- **chill**:
  - **after**: gins
    : **drawing** pain: gins
  - **before**: aran
    : **cutting** pain: aran
  - **during**: ant-c arn *Ars* ars-h *Bry Caust* cham chin cina **Cocc** *Eup-per* euph ferr ign ip lob lyc *M-ambo* merc merl *Nux-v* phos **Puls** rhus-t sabad sang sep sil sulph
    : **gnawing** pain: *Ars*
    : **pressing** pain: ars ars-h *M-ambo* sulph
- **chilliness**; during: sang
  - **burning**: sang
- **chilling**: caust
  - **pressing** pain: caust
- **circumscribed**: gymno
  - **burning**: gymno
- **clawing** pain: ambr anan arn *Bell* calc *Carb-an* carb-v **Caust** chin **Cocc** euph *Graph* lyc med *Nat-m* nit-ac **Nux-v** petr phos puls rhod sil *Stann Sul-ac* sulph tab zinc-m

Pain – contradiction

- **clothes**:
  - **agg**: *Am-c* bell *Bry* calc *Coloc Crot-h Hep* kali-bi **Lach** lyc nat-m **Nux-v** *Ph-ac* sep spong
    : **sore**: bell *Bry Calc Coloc Crot-h Hep* **Lach Lyc** *Nat-m* **Nux-v** *Ph-ac* spong
  - **tight** clothes agg: calc lyc
    : **cramping**: calc lyc
- **coffee**:
  - **after**: ambr canth **Cham** cocc dig ign lyc *Nux-v* ox-ac
  - **agg**: *Cham*
    : **pressing** pain: *Cham*
    : **amel**: brom coloc ol-an
- **coffee** drinkers, in: *Cham Nux-v*
  - **cramping**: *Cham Nux-v*
- **coition**; after: graph *Ph-ac*
  - **pressing** pain: ph-ac
- **cold**:
  - **agg**: caust
    : **pressing** pain: caust
  - **air**:
    : **blowing** on abdomen: caust
    : **pressing** pain: caust
    : **breathing**: rumx
    : **sore**: rumx
  - **drinks**:
    : **after**:
      : **agg**: **Acon** aloe am-br ant-c apoc arg-n **Ars** ars-s-f *Ars-s-r* bry calad calc *Calc-ar Calc-p* calc-sil carb-v carbn-s *Caust* elaps ferr *Ferr-ar Graph Iris* kali-ar kali-c lept lyc *Manc* nat-m nit-ac nux-v ol-an orni *Phos Plb* rhod *Rhus-t* sil *Sul-ac* tarent tep
      . **burning**: *Ars* ars-s-f *Ars-s-r* carb-v lept *Plb Rhus-t*
      . **cramping**: **Ars** *Calc* ferr *Graph Kali-c Rhus-t*
      . **cutting** pain: *Calc-p*
    : **agg**:
      : **overheated**; when: acon **Kali-c** nat-c
      : **amel**: alumn apis arg-n bism *Calc-s Caust* **Phos** *Puls* pycnop-sa tep
      : **burning**: alumn apis phos pycnop-sa
  - **food**:
    : **after**: *Ars* carb-v caust kali-c kreos *Lyc Mang Sul-ac*
    : **pressing** pain: *Mang*
    : **agg**: kali-c
    : **cramping**: kali-c
    : **amel**: *Phos*
  - **cold**; after taking a: acon dulc lyc nit-ac phos sep
    . **air**; in open: phos
    . **cutting** pain: phos
    . **burning**: sep
    . **cramping**: dulc nit-ac sep
    . **stitching** pain: phos
- **condiments** | **burning** (See spices - burning)
- **constipation**; during: bry graph nux-v phys *Plb*
- **constriction** | **amel**: bell-p
- **contradiction**, from: carb-v

▽ extensions | ○ localizations | ● Künzli dot

Stomach

Pain – convulsions

- **convulsions**:
  - *after*: *Kali-br*
  - *agg*: agar
- **corrosive** (⚹*burning*): arg-n ars calc caust *Con* cupr hep iod kreos *Lyc* nux-v pycnop-sa sabad **Sep Thuj**
- **cough**:
  - *after*: arund
  - *burning*: arund
  - *before*: ant-t arn bell cham
  - *during*:
    - *agg*: agar agar-em alum am-c ambr apoc *Arn Ars* arum-t arund asc-t bell **Bry** cadm-s calc calc-sil *Camph* carc *Chin* chinin-ar chlor cob cor-r dios *Dros Hell* hep hyos *Ip* kali-bi kreos *Lach* lob **Lyc** mang nit-ac *Nux-v Phos Podo* puls *Rhus-t* rumx ruta *Sabad Sep* sil squil **Stann** sulph tab thuj tub verat
    - *burning*: *Ars* hep
    - *cutting* pain: verat
    - *pressing* pain: calc cor-r lyc *Phos*
    - *sore*: agar agar-em alum am-c ambr *Arn Ars* arum-t arund asc-t bell **Bry** cob dios *Dros* hell hyos ip lach mang **Nux-v** *Phos* sep sil squil **Stann** thuj
    - *stitching* pain: am-c ars *Bry* phos *Podo* sep *Tab*
    - *ulcerative* pain: *Lach*
- **cramping** (⚹*pinching*): *Abies-n* abrot acet-ac acon act-sp aesc aesc-g *Aeth* agar *Agar-ph* agn *Alum* alum-p alum-sil alumn am-c ambr anac anan ang *Ant-c* ant-t apis aran *Arg-n* **Arn Ars** ars-i arum-m arum-t asaf asar asc-t atro *Aur-m* bapt *Bar-c* bar-i bar-m bar-s *Bell* **Bism** borx botul brom *Bry* bufo but-ac cact cadm-met *Cadm-s* calad **Calc** calc-i *Calc-p* calc-s calc-sil camph cann-s cann-xyz canth *Caps Carb-an* **Carb-v** carbn-h **Carbn-s** card-m castm *Caul* **Caust** cench *Cham* **Chel** *Chin* chinin-ar chinin-s *Cina* coc-c cocain **Cocc** coff *Colch* coll **Coloc Con** crot-h crot-t **Cupr** cupr-ar daph dat-a dig *Dios Dros* dulc eup-pur *Euph Ferr* ferr-ar ferr-i ferr-p fl-ac *Gels* gran **Graph** grat guaj ham hed hell *Helon* hep hydr-ac hydrc *Hyos* ign ilx-a iod **Ip** *Iris Jatr-c* kali-ar kali-bi kali-br *Kali-c Kali-n* kali-p kali-s *Kalm* kreos *Lac-d Lach* lact laur lith-c *Lob* **Lyc** m-ambo *Mag-c* **Mag-p** mang med meny merc merc-c merc-i-f mez mill mur-ac naja *Nat-ar Nat-c* nat-m *Nat-p* nat-s nicc nit-ac nux-m **Nux-v** ol-an *Op* ox-ac *Par* petr *Ph-ac Phos* phyt *Pic-ac* plat *Plb* pneu *Podo* psor *Ptel Puls* ran-s *Rat* rhod rhus-t sabad samb sang sarr sars sec sel seneg *Sep* **Sil Stann** staph stront-c stroph-s *Sul-ac* sul-i *Sulph* tab tarent ter teucr thuj tub valer **Verat** verat-v zinc zinc-p
  - *accompanied* by:
    - *uterine* irritation: caul
  - *cold*; as from becoming: nit-ac petr sul-ac
  - *downward*: sulph
  - *intermittent*: kali-c phos
  - *paroxysmal*: but-ac *Carb-v Coloc Kali-c* nit-ac sil
  - *transversely* across: *Arg-met*
  - *worm*; as from a: nat-m

Pain – dinner

- *cramp*-like (See cramping)
- **cutting** pain: *Abrot* acon act-sp aesc aloe alum alum-p alum-sil alumn am-br ambr anac ang ant-c apis *Arg-n Ars* ars-h ars-i ars-s-f asaf asar *Atro* aur aur-ar aur-i aur-m aur-s bar-c *Bell* bism bol-la bros-gau bry *Cadm-s* cain calad *Calc* calc-i *Calc-p* calc-s calc-sil camph cann-s canth carb-v card-m caust *Cham* chel chim-m *Chinin-ar* cimic colch coll *Coloc* con crot-t cupr *Cupr-act* cupr-ar cupr-m dig **Dios** ferul gamb glon grat *Hydr Ign* iod ip iris jatr-c *Kali-ar* kali-bi *Kali-c* kali-chl kali-m kali-p kali-s kali-sil laur lepi lil-s *Lyc* mag-m *Mag-p* mang *Merc Nat-ar Nat-c* nicc nit-s-d *Nux-v* nux-v *Op* ox-ac paeon petr *Phos Phyt* plb psor ptel puls raph rat rob rumx seneg sep *Sil* sol-ni stann stront-c sul-ac sul-i *Sulph* sumb ter thal thuj ust valer vichy-g zinc zinc-p
  - *intermittent*: verb
  - *paroxysmal*: ant-c *Asaf* kali-p *Phos* sul-ac
  - *stool* would come; as if: nat-c
- **darting** (See stitching)
- **deathly** feeling:
  - ⚬ **Sternum**; below: **Cupr**
    - *cramping*: **Cupr**
- **delivery**; during: borx
- **descending**, on: carl
  - *stitching* pain: carl
- **descending** stairs agg: bry
- **diarrhea**:
  - *agg*: ars
  - *suppressed* diarrhea; from: abrot
- **diet**; indiscretion of: bry
- **digestion**:
  - *after* | *amel*: anac nux-v
  - *during*: kali-i
    - *burning*: kali-i
- **digging** (See gnawing)
- **dinner**:
  - *after*:
    - *agg*: abrom-a acon agar alum am-c ang apoc arg-n ars calc **Calc-p** calc-s carbn-s castor-eq chin cinch clem cob coc-c coloc crot-h dig elaps graph ham hydr hyper *Kali-bi* kali-br kali-n laur lyc mag-c *Mez* mosch mur-ac myric naja *Nat-c* nat-m *Nux-m* petr phos podo rhod rhus-t sep sil sulph til trom verat zinc
    - *burning*: lyc podo zinc
    - *cramping*: graph ham *Nux-m* sil til
    - *cutting* pain: ang calc-s hydr
    - *drawing* pain: alum mur-ac sep
    - *gnawing* pain: alum apoc sep *Trom*
    - *pressing* pain: agar am-c ars carbn-s chin cinch *Clem* coc-c hyper kali-br kali-n mez *Nat-c* nat-m petr phos rhod rhus-t sulph verat
    - *sore*: calc-p mosch phos
    - *stitching* pain: calc dig *Kali-bi* mez naja
    - *tearing* pain: ang
    - *ulcerative* pain: *Arg-n*
    - *amel*: kali-c
    - *gnawing* pain: kali-c

Stomach

- **amel**: aesc caust **Chel** graph mang
  : **burning**: aesc
- **before**: graph lyc nat-m phos sulph
  : **cramping**: sulph
  : **gnawing** pain: *Graph*
  : **pressing** pain: lyc nat-m phos
- **during**:
  : **agg**: bell corn mag-m thuj zinc
  : **cramping**: bell thuj zinc
  : **sore**: mag-m
  : **amel**: **Anac**
- **disappointment**; after: carb-v
- **disposition** to: bell chin **Cupr** stann
  • **cramping**: bell chin **Cupr** stann
- **distended** abdomen, with: ant-c corn
- **dragging** down: arg-n euph ip lil-t merc
- **drawing** in abdomen, when: zinc
  • **pressing** pain: zinc
  • **stitching** pain: zinc
- **drawing** pain: *Abies-n* acon-f act-sp agar *Agar-ph* all-c *Alum* alum-p am-m *Anac* apis arg-met *Arg-n* ars aur-m bapt bar-c *Bell* **Bism** bry bufo but-ac cact calc calc-i canth *Carb-v* card-m cham chel cit-v cocain *Cocc Coloc* con croc cupr dat-a dig elaps ferr ferul gins gran *Graph* hell hep ign iod ip jatr-c kali-c kali-s lach lob lyc *Mag-p* manc mang merc *Nat-c* nit-ac *Nux-v* petr ph-ac *Phos* plat plb ptel puls ran-s rhod sem-t sep sil *Stram* verat verat-v zinc zing
  • **inward**: dros hell mur-ac
  • **lifting**: as from: plat
  • **paroxysmal**: aur-m
- **drawing** up legs:
  • **amel**: *Bry* chel med
  : **cramping**: chel med
- **drinking**:
  • **after**:
  : **agg**: acon aloe ant-t *Apis* **Apoc** arn bell canth chel *Chin Chinin-s Coloc* daph ferr hyos iris kali-bi kali-c kali-s lac-ac *Lac-c Lach Led* lept *Manc* merc-c nat-c *Nat-m* nit-ac nux-v ol-an ph-ac plb rhod rhus-t sep sil sul-ac sulph
    : **burning**: kali-c *Lach Led* lept merc-c rhus-t
    : **cramping**: **Apoc** bell ferr kali-c nat-c *Nux-v*
    : **pressing** pain: ant-t chel *Chinin-s* hyos ph-ac
    : **rapidly**: sil
    . **pressing** pain: sil
    : **sore**: nit-ac
    : **tearing** pain: nit-ac
  • **agg**: aur-m bell
    : **drawing** pain: aur-m
    : **gnawing** pain: bell
  • **amel**: graph
  • **cold** drinks: acet-ac ol-an rhod
    : **pressing** pain: acet-ac ol-an rhod
- **drunkards**, in: *Calc Carb-v* carbn-s graph *Lach Nux-v* sul-ac sulph
  • **burning**: *Sul-ac*
- **dull** pain: *Aesc*

- **eating**:
  • **after**:
    : **agg**: *Abies-n* acon acon-f aesc *Agar* alum alum-p alum-sil *Am-c* ambr *Anac* ang *Ant-c* ant-t *Apis Arg-n* arn **Ars** *Ars-i* ars-s-f *Asaf* aur-m **Bar-c** *Bar-i* bar-m bar-s *Bell* berb *Bism* borx bov *Bry* bufo cact *Calc* calc-i **Calc-p** calc-s calc-sil *Canth Caps* carb-ac carb-an *Carb-v* carbn-s *Caust Cham* chel **Chin** *Chinin-ar Chinin-s Cic Cina Cist Cob* coc-c *Cocc* colch *Coloc* con *Crot-h* cupr-ar *Cur* cycl daph dig dios equis-h *Eup-per* euph *Ferr* ferr-ar *Ferr-i* ferr-ma ferr-p fl-ac glon graph grat gymno ham helic-p *Hep* hura *Hydr* hyper *Iod* iris *Kali-ar Kali-bi Kali-c* kali-i kali-n kali-p kali-s kali-sil kreos *Lac-c* **Lach** *Led* lepi lob **Lyc** *Lyss* mag-c mag-m mang *Merc* merc-c mez mosch **Nat-ar** *Nat-c Nat-m* nat-p *Nat-s* nit-ac nit-s-d *Nux-m* **Nux-v** op osm ox-ac *Petr Ph-ac* **Phos** phys *Plat Plb* plect *Ptel* **Puls** rhod rhus-t *Rob* rumx *Sang* sec **Sep** *Sil* stann staph *Stront-c* sul-ac sul-i **Sulph** tab *Tarent* ter thuj til verat voes zinc zinc-p
    : **burning**: arg-n ars bufo *Calc* calc-s *Caps Carb-an Carb-v Daph* dios euph graph helic-p kali-ar kali-bi *Kali-c* kali-i kreos *Lach* mez nit-ac tarent
    : **clawing** pain: tab
    : **cramping**: bism bry *Calc* calc-s chel chin cic *Cina Cocc Coloc Crot-h* daph *Ferr* ferr-i graph grat ham iod *Kali-c Nat-m* **Nux-v** phos plb puls sil *Sulph* tab
    : **cutting** pain: ang bry caust chel cic con cupr-ar hydr *Kali-c* nit-s-d rhod
    : **first** mouthful: cic
    . **aching**: cic
    : **gnawing** pain: alum bell calc-s cocc graph *Grat Kali-bi*
    : **hours**; some: agar *Nat-m* phos *Plb*
    : **burning**: agar *Nat-m* phos *Plb*
    : **one** hour after: *Carb-v Mag-m* phos *Puls*
    : **pressing** pain: acon-f agar alum alum-sil **Am-c** ambr **Anac** ant-t ars ars-s-f *Asaf* bar-c bar-m bar-s *Bell* berb *Bism* borx bov *Bry* calc calc-s calc-sil *Canth* caps carb-ac carb-an *Carb-v* carbn-s *Cham* **Chin** *Chinin-s* cic *Cina* coc-c cocc colch coloc con dig equis-h euph *Ferr* ferr-ar ferr-i ferr-p fl-ac graph grat *Hep* hura hyper iod kali-ar *Kali-bi Kali-c* kali-p kali-sil *Lach* led *Lob* **Lyc** *Lyss* merc mez nat-ar *Nat-c Nat-m Nat-p* nit-ac **Nux-v** op *Ph-ac* **Phos** plat plb plect *Ptel Puls* rhod *Rhus-t* rumx *Sang* see *Sep Sil* staph *Stront-c Sulph Tarent* ter thuj til verat voes zinc
    : **several** hours: eucal
    : **soon** after eating: *Abies-n* arn ars calc *Carb-v* chin cocc *Kali-bi Kali-c* lach *Lyc Nux-m* phys rob
      . **gnawing** pain: lach
    : **sore**: bar-c *Calc-p* cocc crot-h nat-m *Sang*
    : **stitching** pain: calc lepi phos

770   ▽ extensions | ○ localizations | ● Künzli dot

Stomach

- **after – agg**: ...
  - two or three hours after: aesc *Agar* anac bry calc-hp *Con* kreos mag-m nat-p nux-v ox-ac phos puls
  - **amel**: aesc agar anac ang ap-g aur bell-p *Brom* cadm-met *Calc-p* cann-i cham *Chel* chinin-ar *Cina* con dios fago gamb **Graph** hed *Hep* hom-xyz hydr-ac *Ign Iod* iris *Kali-bi Kalm* kreos *Lach Lith-c Mag-m* mang *Med* mez *Nat-c* nat-m nat-s nicc ox-ac *Petr Phos* pneu puls raph sep verat visc
  - **cramping**: *Brom Chel Graph* hed *Ign* iod
  - **cutting** pain: ang visc
  - two or three hours later: anac nux-v
  - **not amel**: med
  - **cramping**: med
- **agg**:
  - **little**, after: cham **Chin** *Chinin-s Ferr Hep* hyper laur **Lyc**
  - **pressing** pain: cham **Chin** *Chinin-s Ferr Hep* hyper laur **Lyc**
  - **amel**: aesc anac cadm-met *Chel* chin gamb *Graph* hed *Hep Ign* iod *Kali-bi* kali-c kali-p *Lach* lec *Lith-c* lyc *Mag-m Mez Nat-c* nat-s nit-ac nux-v petr ptel pycnop-sa stront-c verat visc
  - **burning**: aesc *Graph Mez* nat-s pycnop-sa visc
  - **gnawing** pain: anac cadm-met *Chel Graph Hep Ign* iod *Kali-bi* kali-p *Lach Lith-c* lyc *Mag-m* mez *Nat-c* nat-s sep
  - **pressing** pain: anac chin hed hep kali-c *Nat-c* nit-ac petr ptel stront-c verat
  - **sore**: lec *Nat-c* nux-v
  - **ulcerative** pain: gamb
- **before**:
  - **agg**: *Graph* lyc *Mag-m* nit-ac ph-ac rhod seneg
  - **cramping**: lyc
  - **gnawing** pain: *Graph Mag-m* rhod seneg
  - **pressing** pain: nit-ac ph-ac
- **not amel by**: prot
- **overeating** agg; after: ant-c coff ip nux-v *Puls*
- **while**:
  - **agg**: acon alum-sil ang ant-t arn *Ars* aur-m bar-c bry *Calc-p* cic cocc coff con corn crot-c cupr-ar led lyc mang merc nit-ac op phos plb puls rhod sep thuj verat zinc
  - **cramping**: cocc
  - **cutting** pain: cupr-ar zinc
  - **drawing** pain: aur-m led merc
  - **every bite**: ars calc-p
  - **pressing** pain: acon *Bry* coff con led mang rhod sep thuj verat
  - **amel**: pneu
  - **beginning** to eat: ang
  - **cutting** pain: ang
- **electric** shocks; as from (↗*Shock*): thal-met
- **empty; when**: *Anac* cina hydr-ac petr
- **eructations**:
  - **after**: *Calc-p* kali-c sep sil sol-ni
  - **burning**: *Calc-p* kali-c sep sol-ni
  - **cramping**: sil

- **eructations**: ...
  - **agg** (↗*Eructations - accompanied - stomach*): ant-c *Cham* cocc phos sep
  - **sore**: cocc
  - **tearing** pain: phos sep
  - **Cardia**: phos
  - **tearing** pain: phos
  - **amel**: aloe alum alum-sil *Ambr Bar-c Bry Calc Calc-p* **Carb-v** cench *Chel* chin chinin-s cimic coloc cycl dig *Dios* euphr ferr gamb glon *Graph* helon hep iod kali-c kali-n lach *Lyc* mag-c mag-m *Mang* merl nat-c nicc nit-ac ol-an paeon par phos pitu-a plb pycnop-sa rat sep sul-i sulph *Tarent* vero-o zinc
  - **burning**: *Ambr* carb-v ferr pycnop-sa
  - **cramping**: ambr *Bar-c Calc* calc-p carb-v cench coloc kali-c kali-p par rat
  - **cutting** pain: ambr mag-m merl phos rat
  - **pressing** pain: aloe alum ambr *Bar-c* bry calc-p *Carb-v* chel chinin-s cycl euphr gamb *Graph* helon hep kali-c kali-n lach *Lyc* mag-c mag-m nat-c nicc ol-an par phos sulph zinc
  - **stitching** pain: phos
- **before**: staph
  - **pressing** pain: staph
- **during**: bry cocc rhus-t sep staph
  - **stitching** pain: bry cocc rhus-t sep staph
- **suppressed**, after: bar-c con
- **with**: sep
  - **cramping**: sep
- **excitement; after•**: *Ambr* ant-c **Cham Coloc** mill *Nux-v Staph* zinc
- **exertion** agg: ang bry calc cann-s carl caust cupr
  - **pressing** pain: carl
- **expanding**: calc mang
- **expiration**:
  - **agg**: *Aur*
  - **pressing** pain: *Aur*
- **during**:
  - **agg**: anac kali-c spig
  - **sore**: kali-c
  - **stitching** pain: anac spig
- **faintness; with**: *Ars Bism* cupr kali-n laur *Nux-v* ran-s
- **false** step; at a (↗*False*): aloe bar-c *Bry* puls rhus-t
  - **stitching** pain: *Bry* puls
- **fasting** agg: *Bar-c Calc* carb-an caust *Cocc* fago gran *Graph* hura *Ign Lach* lob nit-ac *Petr* psor puls rhod seneg sep zinc
  - **burning**: graph zinc
  - **cramping**: *Calc* gran
  - **pressing** pain: carb-an caust nit-ac *Petr* sep
- **fat** food:
  - **after**: ars caust **Puls**
  - **pressing** pain: **Puls**
  - **amel**: nit-ac
- **fermentation** amel: sep
  - **pressing** pain: sep
- **fever; during** (↗*FEVE - Pain - from - stomach*): acon am-c ant-c *Arn* **Ars** bar-c bell **Bry** calc *Carb-v* **Cham** *Chin Cina Cocc* coloc cupr *Ferr Ign Ip* kali-c *Lyc* merc

Stomach

- **fever**; during: ...
  Nat-m Nux-v ph-ac phos **Puls** *Rhus-t* sabad **Sep** sil sul-ac sulph verat verat-v
- **flatulence**; as from: ars bros-gau
- **flatulent** food; after: *Carb-v* sil
  - **pressing** pain: sil
- **flatus**; passing:
  - **amel**: agar asar carb-an carb-v chel dig gels *Hep* kali-c lact *Tarent*
  - **cramping**: carb-v
  - **cutting** pain: asar
  - **pressing** pain: carb-v hep
- **fluid** is passing through intestines; as if: mill
  - **cramping**: mill
- **fluids**, after (See liquids)
- **fluids**; after loss of: *Carb-v* **Chin**
  - **cramping**: *Chin*
- **food**: *Arg-n* bell *Bry* ign kali-bi *Nux-v*
  - **dry | agg**: bry
  o **Pylorus**, when food passes: orni
- **food**, unconnected with taking: dig
  - **neuralgic**: dig
- **forced** through; as if something was: bar-c
- **fright**:
  - **after**: *Acon*
  - **burning**: *Acon*
  - **agg**: carb-v *Ign*
- **fruit** agg: borx calc-p *Lyc*
  - **cramping**: *Lyc*
- **gnawing** pain: abies-c abies-n abrot acet-ac aesc agar alum alum-p alum-sil am-c **Am-m** *Anac* anan apis apoc **Arg-met** *Arg-n* arn **Ars** ars-i ars-s-f arum-m asar aur-m bapt bar-c bar-i bar-s bell bufo calad *Calc* calc-ar calc-p calc-s cann-i caps carb-an carb-v carbn-s *Caust Chel* chin *Cimic* **Cina** cocc colch coloc con corn *Cupr* eup-pur *Gamb Glon* graph grat hep ign iod *Kali-bi Kali-c* kali-n kali-p kalm *Kreos Lach* lith-c *Lyc Mag-m* Merc-c **Mez** mill nat-ar nat-c nat-p *Nat-s* nicc *Nit-ac* nux-v op ox-ac petr ph-ac phos plat plb ptel *Puls* rhod rhus-t *Ruta* sabad seneg **Sep** sil spig **Stann** staph sul-ac sul-i *Sulph* thuj (non: uran-met) *Uran-n* verat zinc zinc-m zinc-p
  - **accompanied** by:
    : **Temples**; complaints of | **left**: lith-c
  - **paroxysmal**: nat-m
  - **worm**; as from a: nat-c
- **grief**; from: *Ant-c* coloc ign nat-c nux-v rob staph
- **griping** (See cramping)
- **hawking** up mucus:
  - **agg**: *Caust*
  - **amel**: kali-c
  : **pressing** pain: kali-c
- **headache**:
  - **after**: aesc
  : **stitching** pain: aesc
  - **before**: sep
  : **pressing** pain: sep
  - **during**: *Sang*
  : **burning**: *Sang*

- **heat**:
  - **after**: grat
  - **pressing** pain: grat
  - **during**: abies-n ant-c **Ars** bell **Bry** carb-v *Cham* Cocc Eup-per Euph Lach Nat-m **Nux-v** *Puls Sep*
  : **burning**: *Ars Euph Lach* nux-v sep
  : **cramping**: bell carb-v *Cocc* nux-v puls
- **hiccough**, from incomplete: mag-c
  - **cramping**: mag-c
- **honey** agg: nat-c **Sulph**
- **hot** things (See warm - drinks - agg. - hot; warm - food - agg. - hot)
- **hunger**:
  - **during** (See accompanied - hunger)
- **hysterical**: asaf ign plat
- **ice cream**:
  - **after**: *Arg-n* **Ars** calc-p *Ip* rhus-t
  - **amel**: *Phos*
- **increasing** gradually | **ceasing** suddenly: sul-ac
- **inspiration**:
  - **agg**: anac ars asar *Bry* card-m *Caust* chin coc-c con cor-r dros ign kali-c lyc mag-m mez nat-m nit-s-d puls rat rumx sep sulph
  : **burning**: bry
  : **cramping**: *Caust* dros
  : **cutting** pain: nit-s-d rat
  : **pressing** pain: asar con cor-r ign lyc nat-m rumx
  : **sore**: ars kali-c
  : **stitching** pain: anac *Bry* card-m chin coc-c con mag-m puls sep sulph
  : **tearing** pain: mez
  - **deep**:
    : **agg**: *Arg-n* asar bad bry carb-an *Caust* cor-r dros ign kali-n nat-m op phyt *Puls* zinc
    : **lancinating**: bad
    : **pressing** pain: arg-n
- **intermittent** fever: *Aran*
  - **cutting** pain: *Aran*
- **jar** agg: zinc
  - **stitching** pain: zinc
- **jolting** in a carriage, from: **Bell** lob-s
- **knee** elbow position | **amel**: con med
- **labor**; during: borx
- **lactation**; from: *Carb-v* chin
- **lancinating**: all-s *Ars* aur-s bad bol-la bry cadm-s canth *Carb-v Gins* med plb psil sphing tarent thal thal-s
- **laughing** agg: lyc mang
  - **stitching** pain: mang
- **lifting**:
  - **after**: *Borx Calc* lyc *Rhus-t*
  - **pressing** pain: *Calc* lyc *Rhus-t*
  - **agg**: sil
  : **stitching** pain: sil
- **lifting**; as from: plat
- **liquids** agg: ars merc
- **lying**:
  - **abdomen**; on:
    : **agg**: ambr
    : **amel**: acet-ac ambr bell brom *Elaps* m-aust mag-m

772 ▽ extensions | O localizations | ● Künzli dot

Stomach

Pain – lying

- **abdomen**; on – **amel**: ...
  - **burning**: acet-ac
  - **pressing** pain: ambr
- **after**:
  - **agg**: nux-v sil
  - **stitching** pain: nux-v sil
- **agg**: bell-p calc-f *Carb-an Carb-v* chel coc-c cupr lach puls rhus-t rumx sang stann sulph
  - **cramping**: *Carb-v* chel
  - **cutting** pain: cupr
  - **pressing** pain: carb-an rumx stann sulph
- **amel**: am-c bell *Caust* chin *Graph* kali-i lach *Lyc* sil spig stann
  - **cramping**: graph *Lyc* sil
  - **gnawing** pain: sil
  - **stitching** pain: spig
- **back**; on:
  - **agg**: alumn caust *Lyc*
  - **pressing** pain: caust
  - **amel**: *Calc* chin laur lyc
  - **cramping**: laur
  - **pressing** pain: *Calc* chin lyc
- **legs** drawn up; with | **amel**: carb-ac sil
- **side**; on:
  - **agg**: bry carb-ac chin cupr laur puls
  - **cramping**: laur
  - **pressing** pain: chin
  - **stitching** pain: bry
  - **amel**: *Lyc*
  - **left**:
    - **agg**: com kali-br ter
    - **pressing** pain: ter
    - **stitching** pain: com
    - **amel**: *Chel* sang
    - **cramping**: *Chel* sang
  - **legs** drawn up; with | **amel**: *Carb-ac Chel*
  - **right**:
    - **agg**: *Arg-n* merc sang
    - **cramping**: sang
- **lying** down:
  - **agg**: puls sang
  - **burning**: puls sang
- **meat**:
  - **after**: calc ferr *Kali-bi* ptel
  - **agg**: ferr
  - **pressing** pain: ferr
- **boiled**, **after**: *Graph*
- **menses**:
  - **after**:
    - **agg**: ars *Bell* borx *Ign* kali-c lach nat-p puls sulph
    - **cramping**: *Bell* borx kali-c
    - **pressing** pain: borx nat-p
  - **before**:
    - **agg**: am-c aur-s *Bell* borx *Bry Calc* chin cupr ign kali-p lach mag-c *Nux-m Nux-v Puls* sep sulph tarent vib
    - **cramping**: *Bell* cupr lach *Puls Sep*
    - **pressing** pain: *Nux-m*

Pain – nausea

- **menses**: ...
  - **during**:
    - **agg**: am-c arg-n ars *Borx* bry calc caps *Carbn-s* caul *Caust Cham* chel cic *Cocc* coloc croc *Cupr* dios *Graph* hyos ign kali-c kali-i kali-n kali-p lac-c *Lach* lyc mag-c mang mosch nat-p nux-m *Nux-v* phos *Plat Puls Sars* sep **Sulph** tab tarent thuj verat zinc zinc-p
    - **burning**: tarent
    - **cramping**: ars *Cupr* kali-c phos *Sars*
    - **cutting** pain: ars cocc
    - **pressing** pain: am-c borx *Bry* caps *Caust Cham Cocc* ign nat-p nux-m *Nux-v Plat* puls **Sulph** thuj
    - **stitching** pain: ars
    - **tearing** pain: graph
    - **beginning** of menses | **agg**: arg-n
  - **instead** of: *Lach*
  - **suppressed**; from: cocc
- **mental** exertion:
  - **after**: anac
  - **pressing** pain: anac
  - **agg**: anac *Arg-n*
- **milk**:
  - **agg**: alum *Ars Ferr* hyper *Mag-c* **Mag-m** nat-c petr samb *Sulph*
  - **pressing** pain: alum *Ferr* hyper petr samb
  - **amel**: ars asar graph
  - **sweet**: ars merc mez
- **mortification**; from: nux-v
- **motion**:
  - **agg** (↗*Motion - agg.*): aloe ang **Bell Bry** bufo *Calc* calc-p caps *Caust* cham *Chel Colch* con cycl *Ip* kali-bi kalm mang nat-c nux-v ph-ac ptel *Puls* rhus-t rumx sep spig stann thuj zinc
  - **burning**: *Bry* kali-bi thuj
  - **cramping**: bufo *Ip Nux-v*
  - **cutting** pain: ang bry ptel
  - **drawing** pain: aloe
  - **pressing** pain: *Bry Calc Calc-p* caps *Chel* con ph-ac ptel rhus-t rumx zinc
  - **sore**: bry
  - **stitching** pain: *Bry* con *Puls* sep spig
  - **tearing**: cycl
  - **tearing** pain: ang kalm
  - **ulcerative** pain: stann
  - **amel**: **Chin** *Cycl* dios fago kali-c nat-c
  - **cramping**: dios
  - **pressing** pain: nat-c
  - **sore**: fago
- **arms**; of:
  - **agg**: arg-n calc-ar nux-v
  - **stitching** pain: calc-ar
- **motion** of fetus **agg**: ars
  - **burning**: ars
- **nausea**:
  - **before**: tarent
  - **cramping**: tarent

Stomach

Pain – nausea | Pain – pressure

- **during** (↗*Nausea - pain - stomach*): allox am-c ant-t Ars calad caps **Carb-v** coll croc Dig Glon grat *Ip* kali-bi mag-m mang meph merc *Nat-m* **Nux-v** puls sec *Stann* **Sulph** tab
- **neuralgic**: abies-n acet-ac aesc alum anac *Arg-n* Ars *Atro* Bell Bism Bry Carb-v Cham chel Chinin-ar cina Cocc cod colch *Coloc* cund *Cupr-ar* dig *Dios* ferr gels glon *Graph Hydr-ac* ign ip kali-c lob *Mag-p* mentho nicc-met nux-m *Nux-v* Ox-ac petr *Plb* ptel puls quas rham-cal ruta spig stann *Stry* sul-ac tab *Verat* zinc
- **nursing**, from: aeth carb-v
- **nursing** mothers: carb-v
  - **cramping**: carb-v
  - **pressing** pain: carb-v
- **nuts**; after: Sil
- **oysters**, after: brom
- **paroxysmal**: arg-n ars Bell *Carb-v* carl caul *Coloc Cupr Guaj Ign* ip mez *Nit-ac* **Nux-v** Phos Pic-ac Plb ruta
- **pears** agg: *Borx*
  - **pressing** pain: borx
- **pecking**: ars cocc
- **periodical**: *Arg-n* ars bell bism calc cupr *Graph* hyos ign *Iod* lyc paeon phos rhod sulph
  - **third** day, every: iod
  - **burning**: graph sulph
  - **cramping**: *Arg-n* ars cupr hyos phos rhod
  - **stitching** pain: paeon
- **pinching** pain (↗*cramping*): alum am-c arg-met arn asar bov *Bry* calc cann-s canth *Carb-v* chel *Cocc* con dig dulc graph hell kali-c meny merc-c nat-c nat-s nit-ac par *Phos* plat plb puls rhus-t ruta sep stann stront-c sulph thuj
- **pork**, after: ham
  - **cramping**: ham
- **potatoes** agg: *Alum Coloc*
  - **pressing** pain: alum
- **pregnancy**:
  - **during**:
    - agg: con dios ip *Petr*
    - **cramping**: *Con*
- **pressing** pain (↗*Hard upon*): Acon acon-c act-sp Aesc Agar alco all-c *All-s* aloe *Alum* alum-p alum-sil alumn Am-c am-m *Ambr Anac* anan ant-c *Ant-t* apis apoc arg-met arg-n *Arn* **Ars** ars-h ars-i ars-s-f *Asaf* asar atro Aur aur-ar aur-i aur-m aur-n aur-s bad bapt **Bar-c** bar-i bar-m *Bell* bell-p *Benz-ac* berb *Bism* borx *Bov* brom *Bry* cadm-s cain calad **Calc** calc-i *Calc-p* calc-s calc-sil *Camph* cann-i cann-s canth caps *Carb-an* **Carb-v Carbn-s Card-m** carl *Casc* **Caust Cham** *Chel* **Chin Chinin-ar** chinin-s chlf chr-ac *Cic Cina* clem coc-c cocc coff *Colch Coloc* Con cop cor-r crot-h crot-t cub **Cupr** *Cupr-s* cycl cyt-l daph *Dig* dulc elat eucal euph euphr *Ferr* ferr-ar ferr-p *Fl-ac* gast *Gent-c Gent-l* gins glon *Graph Grat* guaj guare haem ham hed hell helon *Hep* hydr-ac hyos hyper *Ign* ind indg *Iod* ip jab jac-c jatr-c jug-r kali-ar kali-bi kali-br *Kali-c* kali-chl kali-i kali-m *Kali-n* kali-p kali-s kali-sil *Kalm* kreos lac-ac lacer *Lach Lact Laur* Led lina lith-c lob lol **Lyc** lyss *M-ambo* mag-c mag-m mag-s mang mang-m *Meny*

- **pressing** pain: ...
meph *Merc Merc-br* merc-c merl *Mez* morph *Mosch* mur-ac *Myric* narz *Nat-ar Nat-c* **Nat-m** *Nat-p* nat-s nicc *Nit-ac* nit-s-d nux-m *Nux-v* ol-an olnd *Op Osm* ox-ac paeon par *Petr Ph-ac* phel **Phos** phys phyt *Pic-ac* picro pimp *Plat Plb* plect prun *Ptel* **Puls** ran-b *Ran-s Raph* rheum *Rhod Rhus-t Rob* ruta sabad sabin *Samb Sang Sarr* sars *Sec* sel *Seneg Sep* **Sil** sin-a sol-ni spig *Spong Squil Stann* staph stram *Stront-c Sul-ac* sul-i *Sulph* sumb tab tarent ter teucr *Thuj* til *Valer Verat* verb visc wies xan zinc ziz
  - **accompanied** by:
    - **cramping**: *Con*
    - **heaviness**: gent-l
  - **alternating** with | **Head**; pain in (See HEAD - Pain - alternating - stomach - pressing)
  - **crushed**; as if heart were being: ars carb-v cham nux-v
  - **downward**: nat-m plat
  - **flatulence**; as from: mag-m plat
  - **incarcerated** (See obstructed)
  - **obstructed**: nux-m
  - **hand**; as if pressed by a: arn
  - **jerking** pain: dig
  - **lifting**; as from: plat
  - **paroxysmal**: kali-c mez nat-m ph-ac sulph
  - **pulsating** pain: caust
  - **spot**, food pressing in one: bism
  - **stone**, like a (See Stone)
  - **upward**: nat-m
  - **weight**; as from a: abies-n *Acon* arn ars bar-c brom Bry cact *Calc* calc-sil *Carb-an Cham* dig elaps fl-ac grat hep kali-bi lob lyc merc *Nux-v Par Ph-ac* phos *Ptel* **Puls** *Rhus-t* sec *Sep* sil *Spig* spong squil staph zinc
- **pressure**:
  - **agg**: agar alum alum-sil am-c ant-c arg-n ars aur bar-c bism borx brom bry cadm-s *Calc* calc-s canth caps caust *Chel* chinin-s coch coloc dig dulc guaj ign indg iod kali-bi kali-c kali-n led **Lyc** mag-m mang mang-m merc-c mez mur-ac nat-m nit-ac *Op* ox-ac *Ph-ac* phos phys ran-s samb sep sil sul-ac sulph tarent vip zinc
    - **burning**: kali-c kali-n mez phos zinc
    - **pressing** pain: agar brom *Calc* caps caust chel dulc indg mang-m mez nit-ac *Ph-ac* ran-s
    - **sore**: cadm-s
    - **stitching** pain: aur calc merc-c samb
    - **tearing** pain: iod
  - **amel**: alumn *Am-c* bell-p bry carb-an *Coloc* cupr dios *Fl-ac* lac-v mag-p mang nat-m *Plb* podo puls sol-ni spig *Stann* stroph-s sulph
    - **cramping**: *Am-c* dios lac-v mag-p stroph-s
    - **cutting** pain: cupr dios sol-ni
    - **hard** pressure amel: chin

Stomach

Pain – pressure

- **amel**: ...
  - **pressing** pain: carb-an mang nat-m spig stann sulph
  - **stitching** pain: podo
- **clothes**; of | **agg**: *Am-c Hep Lyc Ph-ac* phos
- **clothes**; of tight:
  - **agg**: aur
    - **stitching** pain: aur
  - **amel**: cupr *Nat-m*
    - **cramping**: cupr *Nat-m*
- **spine** agg; on: *Bell* lach
- **stomach** agg; on: cadm-s
  - **sore**: cadm-s
- **pricking** (See stitching)
- **pulsating** pain: lachn
- **radiating**: arg-n ars bell bism con dios helo *Kali-c Plb* tab verat verat-v
- **raising** arm high: anac arg-n
- **raw**; as if: bar-c calc camph carb-v chin con dios hell kali-bi kali-c lyc *Nux-v* puls ran-b sulph
- **raw** food | **after**: ruta
- **reading**:
  - **agg**: arg-met bros-gau
  - **burning**: arg-met bros-gau
- **aloud**:
  - **agg**: caust
  - **pressing** pain: caust
- **recurrent** | **cramping** (See GENE - History - stomach - cramping)
- **rich** food agg: ars *Ip Ptel* **Puls**
- **riding**:
  - **agg**: lyc puls
  - **pressing** pain: lyc puls
- **air**; in open: rumx
  - **cutting** pain: rumx
  - **amel**: *Gels*
  - **cramping**: *Gels*
- **carriage**; in a:
  - **after**: phos
    - **drawing** pain: phos
  - **agg**: gels lyc puls
- **rising**:
  - **after** | **agg**: caust graph sulph zinc
  - **amel**: gels phys phyt sulph
    - **burning**: sulph
- **bed**; from:
  - **agg**: caust *Cina Graph* puls zinc
    - **clawing** pain: puls
    - **pressing** pain: caust graph zinc
- **stooping**; from:
  - **agg**: carb-an mang plat
    - **stitching** pain: carb-an mang plat
    - **tearing** pain: carb-an
- **rubbing**:
  - **amel**: *Lyc*
    - **pressing** pain: lyc
- **back** | **amel**: **Bism**
- **salad**, after: til

Pain – sore

- **salad**, after: ...
  - **cramping**: til
- **sausage**, spoiled: *Ars*
  - **cramping**: *Ars*
- **scraping** pain: alum **Ars** bell bry bufo carl *Chel* cic croc crot-t hell nat-c nat-m *Nux-v* plat **Puls** ter
- **screwing** together: alum borx kali-c sil sulph zinc
- **shooting** (See stitching)
- **sickening**: ost
- **singing** agg: sars
  - **pressing** pain: sars
- **sitting**:
  - **agg**: acon *All-c* alumn ambr ang *Ars* asaf borx bry calad calc caust chin coll dig dios dros elaps gels hell hep nat-c nat-s phos puls sang spig sul-ac sulph
    - **burning**: bry calc
    - **cramping**: *All-c* ang hell nat-c
    - **cutting** pain: alumn coll dios sul-ac
    - **pressing** pain: ambr borx caust chin dig nat-s phos
    - **stitching** pain: calad spig
  - **bent** forward:
    - **agg**: aeth agn bar-c borx caps *Kalm* **LYC•** sin-n
    - **cramping**: agn borx caps
    - **gnawing** pain: bar-c caps
    - **pressing** pain: bar-c borx *Kalm*
    - **stitching** pain: aeth
    - **amel**: bry *Coloc* kalm ox-ac staph sulph
    - **cramping**: staph
    - **pressing** pain: bry sulph
  - **erect**:
    - **after**: dig
      - **pressing** pain: dig
    - **agg**: gels nit-ac
    - **amel**: dios gels hell kalm
      - **cramping**: hell
      - **pressing** pain: *Kalm*
  - **still**:
    - **agg**: fago
    - **sore**: fago
- **sitting** up in bed:
  - **amel**: coc-c
    - **stitching** pain: coc-c
- **sleep**:
  - **after**:
    - **agg**: rheum
      - **pressing** pain: rheum
      - **sore**: rheum
  - **preventing**: rhus-t
    - **pressing** pain: rhus-t
- **smoking** amel: kali-bi
  - **pressing** pain: kali-bi
- **sore** (= bruised, beaten, tenderness): abies-n acet-ac *Acon* aesc *Agar* all-s aloe alum alum-p alumn am-br am-c am-m anac ang ant-c ant-t *Apis Arg-met* arg-n **Arn Ars** ars-s-f arund asaf **Bar-c Bar-i** bar-m bar-s **Bell** *Bov* brach brom **Bry** calad *Calc* calc-i *Calc-p* calc-s calc-sil *Camph* cann-s canth *Caps Carb-ac Carb-an* **Carb-v** *Carbn-s* card-m carl *Caust* cham *Chel* **Chin** *Chinin-ar*

Stomach

- **sore**: ...
  Chinin-s chlf chlor cina cinnb coc-c *Cocc* coff **Colch** *Coloc* Con *Cop Crot-c Crot-h Crot-t Cupr* cupr-act daph *Dig* dios dulc elat *Eup-per* euph eupi fago *Ferr Ferr-ar Ferr-i Ferr-p* fl-ac *Gamb Glon* grat *Guare* hell *Hep Hyos* ign ind *Iod Ip* **Kali-ar** *Kali-bi* **Kali-c** kali-m kali-n *Kali-p* kali-s *Kalm* kreos **Lach Lyc** m-aust mag-c **Mag-m** *Manc* mang *Merc* **Merc-c** merc-sul mosch mur-ac myric naja *Nat-ar* **Nat-c** *Nat-m Nat-p Nat-s* nit-ac *Nux-m* **Nux-v** ol-an op ox-ac paeon *Petr Ph-ac* **Phos** *Phyt* plan plb podo ptel *Puls* ran-b ran-s *Raph Ruta Sabad* sabin *Sang Sec Sep Sil Spig* spong stram stry *Sul-ac* sul-i *Sulph* tab tarent ter ther thuj *Verat Zinc* zinc-p zing
  - **soup** agg: alum ars indg merc-c stann zinc
    - **cramping**: zinc
    - **cutting** pain: indg
    - **pressing** pain: alum ars indg stann
    - **stitching** pain: merc-c
  - **spices** agg: guat
    - **burning**: guat
  - **spine**; pressure on (See pressure - agg.)
  - **squeezed**; as if: bell bism *Calc Cocc* dulc ferr kali-n lyc nux-v *Puls* rob sabin sil *Staph* stront-c
  - **standing**:
    - **agg**: acon agar arg-met bar-c beryl carb-v dig merc rhod **Sulph**
      - **burning**: arg-met *Sulph*
      - **gnawing** pain: bar-c
      - **pressing** pain: bar-c merc
      - **stitching** pain: dig sulph
    - **amel**: bell dig dios kalm
      - **pressing** pain: dig
    - **erect**:
      - **amel**: bry chinin-s phys
      - **cramping**: bry chinin-s phys
    - **still | amel**: alumn
  - **stepping**:
    - **agg**: aloe alumn anac *Bar-c* **Bell** bry chel hell kali-s mang-m *Puls Sep* zinc
      - **sore**: *Aloe Bar-c Bell* hell kali-s
      - **stitching** pain: *Bry Puls* zinc
    - **every** step; at: hell
      - **pressing** pain: hell
    - **hard | agg**: bar-c mag-m
  - **stitching** pain: abrot *Acon* aeth agar ail alum alum-p alum-sil am-c am-m ambr *Anac* anan ant-t apis arg-n *Arn* **Ars** ars-i ars-s-f arund asaf atro aur aur-ar aur-i aur-m aur-s bar-c bar-i bar-m bar-s *Bell Berb Bism* borx bov *Bry* bufo-s cain calad calc calc-ar calc-i calc-s calc-sil camph cann-i canth caps *Carb-an Carb-v* carbn-s card-m *Caust Cham Chel* chim-m chin chinin-ar cic cimic cob-n cocc-c cocc coff colch coloc con croc crot-h crot-t cupr cur cycl dig dros dulc eug euon euph *Gamb* gran graph grat hydr-ac hyper *Ign* iod ip jac-c *Kali-ar* kali-bi *Kali-c* kali-m *Kali-n* kali-p kali-s kreos lac-ac lach lap-a laur lepi lept *Lyc* m-ambo *Mag-c* mag-m med merc-c merl *Mur-ac* narcot *Nat-ar Nat-c* nat-m nat-p nicc *Nit-ac Nux-v* ol-an *Ph-ac Phos* phys

- **sitching** pain: ...
  phyt *Plat* podo *Psor Puls* ran-s raph rheum rhod *Rhus-t Rumx* ruta sabin samb senec *Sep* sil sphing spig spong squil staph stram *Stront-c* stry sul-ac sul-i *Sulph Tab* thuj *Zinc* zinc-p
  - **downward**: calc nat-m
  - **drawing** pain: mang
  - **intermittent**: verb
  - **inward**: stram
  - **jerking** pain: chin
  - **paroxysmal**: arg-met chin con cop manc plb
  - **transversely**: mag-m zinc
  - **upward**: phys
- **stool**:
  - **after**:
    - **agg**: alum calc *Calc-p* calc-s *Carbn-s* con crot-t ferr nat-s *Pic-ac Puls* samb sol-ni sulph
      - **burning**: *Calc-p Carbn-s* sol-ni
      - **cramping**: ferr
      - **pressing** pain: *Calc* carbn-s crot-t *Pic-ac Puls* samb sulph
      - **scraping** pain: alum
      - **stitching** pain: calc
    - **amel**: alum carb-an *Chel*
      - **pressing** pain: alum
  - **amel**: crot-h sulph
    - **burning**: crot-h sulph
  - **before**: alum ars calc-s *Coloc* fl-ac kali-c nat-c rhus-t
    - **burning**: fl-ac
    - **convulsive**: calc-s
      - **cutting** pain: calc-s
    - **cramping**: *Coloc* kali-c
    - **cutting** pain: calc-s
    - **pressing** pain: alum
  - **causing** urging to: **Nux-v**
    - **cramping**: Nux-v
  - **during**:
    - **agg**: agar bell bry caust con dios *Ferr* kali-c *Lyc* mag-m *Merc Nux-v* plb psil puls ran-b rhod sars
      - **cramping**: bell *Kali-c*
      - **pressing** pain: sars
  - **urging** to:
    - **during**: nux-v
    - **with**: petr
      - **cutting** pain: petr
- **stooping**:
  - **after**:
    - **agg**: bar-c
      - **tearing** pain: bar-c
  - **agg**: alum anac aur-m bar-c dios dros glon jatr-c *Kali-c* kalm meny nat-c rhod rhus-t sep
    - **cramping**: anac jatr-c nat-c
    - **cutting** pain: dios
    - **drawing** pain: aur-m
    - **pressing** pain: aur-m
    - **sore**: glon meny
    - **stitching** pain: sep

Stomach

Pain – stooping

- **amel**: anac
- **strain**, from: arn bry rhus-t
- **stretching**:
  - **amel**: dios mand nat-c
  - **cramping**: nat-c
- **stretching** out: mang
  - **stitching** pain: mang
- **sudden**: chinin-s cic con *Cupr* dios elaps nit-ac sul-ac
  - **burning**: nit-ac sul-ac
  - **cutting** pain: chinin-s con
  - **gnawing** pain: chinin-s
  - **tearing** pain: cic
- **sugar** agg: ox-ac
- **supper**:
  - **after**:
    - **agg**: am-c asc-t bry *Calc Carl* lyc nat-c phos ptel puls rhod seneg *Sep* zinc
    - **burning**: *Carl*
    - **cramping**: phos rhod
    - **pressing** pain: am-c *Calc* carl lyc nat-c puls seneg zinc
    - **amel**: am-c sep
  - **amel**: Sep
    - **gnawing** pain: **Sep**
  - **before**: phos
    - **cramping**: phos
  - **during**: am-c
- **swallowing**:
  - **agg**: bar-c *Calc-p* cor-r nit-ac sep
    - **pressing** pain: cor-r
    - **Cardiac** end of stomach; at: alum bry *Nit-ac Phos* sep
  - **food**:
    - **rapidly**: sep
    - **stitching** pain: sep
  - **morsel** agg; after swallowing a: **Bar-c**
    - **sore**: **Bar-c**
- **sweets** agg: guat zinc
  - **burning**: guat
  - **pressing** pain: zinc
- **talking** agg: ars caps caust hell kalm mag-m mang nat-c nat-m ptel *Rumx*
  - **cramping**: ptel
  - **drawing** pain: kalm
  - **pressing** pain: ars caust
  - **sore**: hell nat-c nat-m rumx
  - **stitching** pain: caps
  - **tearing** pain: kalm
- **tea**: abrom-a
  - **agg**: calad
    - **burning**: calad
- **tearing** pain: acon *Aeth* agar aloe alum alumn am-c *Anan Ars* bar-c chin chinin-ar cic *Cocc Colch Coloc* con *Cupr Daph* dig dios graph haem iod kali-bi kalm lyc m-ambo merc merc-c nux-v petr phos phyt plat plb rhus-t ruta sep *Tarent* thuj verat *Zinc*
  - **clucking**: lyc
  - **intermittent**: lyc

Pain – vomiting

- **tearing** pain: ...
  - **paroxysmal**: plb ruta
  - **transverse**: ars
- **throbbing**: arg-n cic ptel
- **tightening** clothes amel (↗*Clothing - tight clothes - amel.*): fl-ac nat-m
- **touch**:
  - **agg**: am-c ant-c apis ars bar-c bell calc *Camph Caps* carb-v chel chin cupr euph hell hyos ign kali-bi kali-c kali-n lyc mag-c mang merc merc-c **Nat-c** nat-m nux-v *Ox-ac* petr ph-ac phos plat puls ran-b sars sec sep *Spig* sulph thuj zinc
    - **cramping**: chel merc-c
    - **pressing** pain: carb-v chel cupr lyc mang ph-ac plat sars sep
    - **sore**: euph hell mag-c nat-m
    - **stitching** pain: *Caps*
    - **ulcerative** pain: nat-m
  - **slightest** touch agg: ign
    - **cramping**: ign
- **turning**:
  - **bed**; in:
    - **agg**: alum bapt
    - **sore**: alum
    - **ulcerative** pain: alum
  - **body** | **agg**: anac
- **ulcerative** pain: *Acet-ac* alum anan *Arg-n Ars* cann-s castor-eq gamb hell *Lach Mag-c Mag-m Med* merc merc-c *Nat-m Puls Rat Rhus-t* spong stann verat
  - **pressing** pain: bar-c
- **uncovering**:
  - **agg**: coc-c
    - **stitching** pain: coc-c
  - **must** uncover: mag-m
    - **cutting** pain: mag-m
- **urination**:
  - **amel**: carb-an *Phos*
    - **cutting** pain: *Phos*
  - **during** | **agg**: *Ip* laur
- **uterine** complaints; from: borx
- **vaccination**; after: **Thuj**
- **veal**; after: kali-n
- **vertigo**; during: cic ptel
  - **cramping**: ptel
- **vexation**:
  - **after**: acon ars cham ign phos **Staph**
    - **pressing** pain: cham ign phos
  - **agg**: lyc
    - **stitching** pain: lyc
- **violent**: *Acon* aeth anthraci arg-n *Arn Ars* aur aur-ar *Bell Bism* camph cocc coloc con *Cupr Cupr-ar* hell hydr-ac hyos *Iod Ip Iris* kali-sula *Lac-d* lach laur **Med** merc *Nux-v* phos *Plb Podo* ran-b ran-s rhus-t sec squil stann stram sul-ac *Verat*
- **vomiting**: bar-m jatr-c sang sul-ac
  - **agg**: *Acon* am-c ant-t arg-n ars asar bar-m *Bry* cadm-s calad calc caps croc **Cupr** *Dig* grat hyos **Ip** kali-bi kali-c lach mag-c mang merc mosch mur-ac

Stomach

- **agg**: ...
  nat-m **Nux-v** *Op* **Phos** plb *Puls* sabin sec sep stann *Sulph* **Verat**
- **amel**: ars hyos kali-c plb (non: sep) tarent
  : **burning**: ars tarent
  : **pressing pain**: kali-c
- **before**: apis hyos
  : **cramping**: apis hyos
- **burning**: bar-m jatr-c sang sul-ac
- **while**: ampe-qu ars podo
  : **cramping** (↗*Vomiting - spasmodic*): podo
  : **cutting pain**: ars
  : **tenesmus**: ampe-qu
- **waking**:
  - **after**:
    : **agg**: hyper sabad sulph
    : **burning**: hyper sabad sulph
  - **on**: agar alum am-c ambr ant-s-aur ars cadm-met calc caust con cycl graph hyper kali-c *Lach* mag-c nat-m nicc nit-ac phos phyt rumx seneg sep sil staph sulph valer
    : **amel**: nit-ac
    : **cramping**: con kali-c
    : **pressing pain**: agar ambr ant-s-aur caust cycl hyper *Lach* nicc nit-ac phyt sil
- **walking**:
  - **agg**: acon aesc alumn am-c anac ars bapt bar-c **Bell Bry** calc carb-v cocc grat hell hep kali-n kali-s mag-m mang myric nat-c nux-v *Phos Phyt* puls rumx sep spig stront-c sul-ac sulph til verat
    : **burning**: aesc bell sulph
    : **cramping**: cocc nat-c til verat
    : **cutting pain**: nat-c sul-ac
    : **gnawing pain**: bar-c
    : **pressing pain**: bar-c bell *Bry* mang nat-c *Nux-v* stront-c
    : **sore**: anac bar-c calc kali-s phos rumx *Sep*
    : **stitching pain**: anac bry grat myric puls spig til
    : **tearing pain**: ars
  - **air; in open**:
    : **agg**: anac bell bry calc-sil nit-ac sil
    :   20 h: alumn
    : **drawing pain**: anac
    : **pressing pain**: anac bry nit-ac sil
    : **amel**: ambr
    : **pressing pain**: ambr
  - **amel**: all-c ambr borx bov bry chin dios elaps fago hell kali-c lyc nat-c op *Stann*
    : **cramping**: *All-c* hell kali-c nat-c
    : **pressing pain**: ambr borx bov bry
    : **sore**: fago
  - **bent | amel**: verat
- **warm**:
  - **air agg**: sec
    : **prickling pain**: sec

- **warm**: ...
  - **applications**:
    : **agg**: phos
    : **amel**: bry chel kali-ar **Mag-p** nux-m *Nux-v Sil*
  - **bed**:
    : **amel**: carb-v graph lyc **Nux-v**
    : **cramping**: graph
    : **pressing pain**: graph
  - **drinks**:
    : **agg**: brom lach nat-ar phos
    : **burning**: nat-ar phos
    : **hot drinks**: brom chel *Graph* kali-c
    : **amel**: alum alum-p arg-n *Ars* bry *Graph* kali-c lyc mang nux-m **Nux-v** *Ph-ac* rhus-t *Spong* sulph verat verat-v
    : **burning**: *Ars*
    : **hot drinks**: lyc
    : **gnawing pain**: lyc
  - **food**:
    : **agg**: bar-c brom chin *Fl-ac* ign nat-ar **Phos Puls**
    : **burning**: nat-ar phos
    : **hot food**: chel
    : **amel**: chel orni ph-ac
    : **pressing pain**: ph-ac
  - **milk**:
    : **agg**: *Ang*
    : **cutting pain**: ang
    : **stitching pain**: *Ang*
    : **amel**: *Chel Graph*
  - **warm things | burning** (See warm - drinks - agg. - burning; warm - food - agg. - burning)
  - **warmth**:
    - **amel**: *Mag-p Nux-v*
      : **cramping**: *Mag-p Nux-v*
      : **heat amel**: **Ars** bry caust *Cham Chel Lyc* mag-p *Nux-v Sil*
  - **water; desire for**:
    - **sip water; desire to | burning** (See Thirst - small)
  - **weather**:
    - **warm | agg**: acon
    - **wet | agg**: *Kali-c* mang *Sulph*
  - **wine agg**: bry carb-v lyc
    - **burning**: carb-v
    - **cramping**: lyc
  - **worms; from**: *Cina* gran
  - **yawning**:
    : **agg**: **Ars** chel phyt
    : **cutting pain**: chel
    : **stitching pain**: phyt
    - **amel**: lyc nat-m
- ▽**extending to**
  - **left**: ph-ac
    : **burning**: ph-ac
  - ○ **Abdomen**: alum ant-t con *Par*
    : **cramping**: con
    : **sore**: alum
    : **stitching pain**: ant-t
    : **stretching agg**: mag-m

▽ extensions | ○ localizations | ● Künzli dot

- **gnawing** pain: agar arn ars bar-c bell cadm-met *Caust* cina coca cocc kali-bi kali-c kali-n *Lyc* nat-m nit-ac op phos plat ruta sabad seneg sep
- **inspiration** agg; deep: act-sp
  - stitching pain: act-sp
- **perspiration**; during: *Cham*
- **pressing** pain: *Acon* agar alum am-c ambr anac ant-c **Ant-t** apis arg-met arg-n *Arn* **Ars** asaf asar aur bar-c bell borx bov *Bry* **Calc** *Camph* cann-s canth **Caps** carb-an **Carb-v** caust **Cham** chel chinin-ar cic cina cocc coff coloc con croc **Cupr** cycl *Dig* dulc euph graph guaj hell hep hyos ign *Ip* kali-bi kali-c kali-n kreos led lyc m-arct m-aust mang *Merc* mez mosch nat-m **Nat-m** nux-m **Nux-v** petr ph-ac **Phos** plat plb prun psor **Puls** ran-b ran-s rheum rhod **Rhus-t** ruta sabin samb sars *Sec* seneg sep *Spig* spong squil stann *Staph* stram stront-c sul-ac **Sulph** tarax teucr thuj valer **Verat** zinc
  - outward: acon nux-v
- **pressure**:
  - agg: bell-p hed
- **sore**: acon aloe alum ant-t *Ars* bar-c *Bar-m* bell *Bry* calc camph carb-an *Carb-v* cham *Chin* cina cocc coloc con dig ferr glon hell hyos ign **Kali-ar** kali-bi **Kali-c** kreos *Lach* lob lyc mang mosch nat-c *Nat-m* **Nux-v** ph-ac phyt ran-s sabad sec stann sul-ac sulph tab thuj verat zinc
- **stitching** pain: acon am-m anac ant-t *Arn* aur bar-c bell borx bov **Bry** calad canth caps carb-an *Caust* cham chel chin cic cocc coff *Colch* coloc con croc cupr *Dig* dros dulc euphr graph *Ign* iod *Ip* kali-bi kali-c kali-n *Lach* laur lyc lycps-v mag-c mang *Nat-c* nat-m **Nit-ac** nux-v ph-ac phos plat plb **Puls** ran-s rheum rhod *Rhus-t* ruta sabad sabin samb *Sep* sil spig squil stann staph stram *Sulph* thuj *Verat* verb zinc
- **stool**:
  - after:
    - agg: abrom-a calc con ferr iris puls
  - amel: psor
  - pressing pain: psor
- **tearing** pain: act-sp agar alum ang bar-c carb-v cupr graph kali-bi merc merc-c ruta sep thuj zinc
- **torn** loose; as if: ars berb lach petr phos puls rhus-t
- **touch**:
  - agg: *Cupr*
  - pressing pain | **hard**; as from something: *Cupr*
- ▽ **extending** to:
  - Back: *Arn* dig *Lyc* mosch *Nux-v* Plb Sabin Sep
  - Intestines: arn hell-o
    - burning: hell-o
    - cramping: arn
  - Kidneys | right: guat
  - Side: *Dig*

Pain – Epigastrium: ...
  ○ **Skin**; below the: bry con *Nat-m* stann
- **Pit** of stomach: cimic cina corn vac
  - **accompanied** by | **Abdomen**; distention of: corn
  - **cramping**:
    - followed by | **palpitations**: but-ac
- **Pylorus**: all-c ars canth equis-h *Hep* lyc merc *Orni* sep tus-p *Uran-n*
- **Side** under ribs; left: arg-n
  - **ulcerative** pain: arg-n
- **Spot**; in a: gymno phos
  - **burning**: gymno
  - sore: phos
- **Spot**; in a small: bar-c bism *Kali-bi* kreos lach lyc ol-an sabad
- **Spots**; in: phos
  - **pressing** pain: phos
- **Umbilicus**; region of:
  ▽ **extending** to:
    Throat: acon

PARALYSIS: *Apoc*

PEPSIN; increased: cortico

PERSPIRATION: carb-v nat-m nit-ac sep
○ **Pit** of stomach; at: bell borx hyos kali-n m-aust nux-v ol-an sec

PLUG; sensation of a: chel

PREGNANCY agg; during: acon ars bell bry *Calc* canth *Con* ferr **Ip** kreos lach mag-m nat-m nux-m **Nux-v** *Petr* phos *Puls* rhus-t *Sep* verat

PRESSING against spine; feeling as if: arn plat plb verat-v

PRESSURE:
- **clothes** agg; of | **Pit** of stomach: lith-c
- **external** (See Pressure)

PRICKLING: merc-c nat-m

PULSATION: **Acon** agar alum alumn *Ant-c* **Ant-t** *Arg-n* ars ars-i ars-s-f *Asaf* asar *Bell* bov bry *Cact* calad **Calc** calc-i calc-s calc-sil cann-s carb-s carbn-s cench chel **Chin** chinin-ar **Cic** coloc cop *Corn* croc crot-h cupr *Dig* dros eucal eup-per **Ferr** ferr-ar *Ferr-i* gamb gins **Glon** *Graph* **Ham** hura *Hydr* hydr-ac hyos *Iod* ip jac-c kali-ar **Kali-c** kali-n kali-s kreos *Lac-c* lach lachn laur lyc **Mag-m** med *Meny* mez mosch mur-ac naja nat-ar nat-c *Nat-m* nat-s *Nit-ac* **Nux-v** ol-an olnd op **Phos** plat plb podo **Puls** rheum *Rhus-t* sel *Sep* **Sil** spig *Stann* sul-ac *Sulph* tab thuj
- **morning**: asaf kali-c kali-n *Sep*
- **noon**: sulph
- **evening**: alumn
  - **lying** on the back; while: alumn
- **night**: eup-per *Puls*
- **air**; in open | **amel**: naja
- **breakfast** agg; after: nat-s
- **cough**:
  - during | agg: ip

Pulsation

- **cough**: ...
  - **with**: acon asaf bell cact carb-v cic coloc dros ferr graph iod kali-c lyc nat-m puls sulph
- **dinner**; after: cact
- **eating**:
  - **after** | **agg**: alumn *Asaf* cact cop kali-c kali-sil lyc mez *Nat-m* phos *Sel Sep*
  - **while** | **agg**: nat-m *Sep*
- **empty**; when: kali-c
- **eructations** | **amel**: *Sep*
- **faintness**; with: sulph
- **gastric** and abdominal complaints; during: *Asar*
- **headache**; during: *Kali-c*
- **leaning** against anything: gamb
- **lying** on back agg: alumn *Dig Dios* op
- **menses**; after: ferr
- **nausea**; with: nat-c
- **reflecting** agg: raph
- **rising** | **amel**: op
- **sitting**:
  - **agg**: sulph
  - **erect** | **agg**: lycps-v
- **supper** agg; after: nux-v
- **trembling**: arg-n calc kali-c
- **visible** pulsation in pit of stomach: asaf
- **walking**:
  - **after** | **agg**: calad
  - **amel**: op
▽extending to | **Abdomen**; the whole: bruc
○**Back** of stomach: kali-c
- **Epigastrium**: acon agar ant-t arn ars *Asaf* bar-c bell bry calad calc cann-s carb-v cham chel chin *Cic* cupr dros eucal ferr graph *Hydr* iod ip kali-bi *Kali-c* kali-n lach lyc m-arct *Mag-m* merc nat-m nit-ac *Nux-v* olnd op phos plat plb podo *Puls* rheum rhus-t sel *Sep* sulph thuj verat-v zinc
  - **accompanied** by | **distention** like a fist: cic

PYROSIS (See Heartburn)

QUALMISH (See Nausea)

QUIVERING (See Trembling)

RANCIDITY (↗*Eructations; type - rancid)*: bry

REGURGITATION (See Eructations; type - food)

RELAXATION of pylorus: *Ferr-p Phos*

RELAXED; sensation as if (See Hanging)

REPUGNANCE (See Loathing)

RESTLESSNESS; allox *Canth* hep kali-c sil

RETCHING (↗*Nausea; Retching - ineffectual; THRO - Choking - swallowing - agg.)*: absin acet-ac *Acon Aesc* aeth *Agar* ail alum alum-p alum-sil alumn am-c am-caust ambr anac ant-c **Ant-t** apom arg-met *Arg-n* **Arn** Ars ars-h *Asar* atro aur aur-m *Bapt* bar-c bar-i bar-m bar-s **Bell** bism borx bov brom *Bry* cact *Cadm-s* cain calad camph cann-i cann-s canth caps carb-ac *Carb-v* carbn-o card-m **Cham Chel Chin** chinin-ar chinin-s chion chlor chr-ac cimic cimx coc-c *Cocc* coch coff coff-t **Colch** *Coloc* con conin crot-h crot-t

Stomach

Retching: ...
Cupr Dig digin digox *Dros* dulc **Eup-per** ferr fl-ac gels glon *Graph* grin *Hell Hep* hyos hyper ign indg iod **Ip** iris jab kali-bi kali-br *Kali-c* kali-cy kali-i kali-n kali-p kali-s kalm *Kreos* lac-ac *Lach* led lil-t *Lob* lobin *Lyc* mag-c mag-m med meny merc merc-c merl mez morph mosch myric naja *Nat-ar Nat-c* nat-m nat-p *Nat-s* nit-ac nux-m **Nux-v** oena olnd onis *Op* ox-ac petr phos phys **Phyt** plan **Plb** *Podo* psor ptel *Puls Raph* rhus-t sabad sabin sang sars *Sec* seneg *Sep* sil sin-a sol-ni *Spig* squil *Stann* stram stront-c **Stry** sul-ac *Sulph Tab* tarent tax tell ter ther thuj *Verat* viol-t vip zinc zinc-m zinc-p zinc-s

Retching

- **daytime**: *Stann*
- **morning**: alum dig digin graph hep kali-c kreos lipp *Nat-c* nat-m *Nux-v* phos psil sulph
  - **rinsing** mouth, when: sulph
  - **rising**:
    : after | **agg**: led
    : **agg**: mosch
  - **walking** agg: coc-c
- **noon** | **soup**; after: ant-t mag-c
- **afternoon**: raph
- **evening**: dig hyper kali-c nat-m phos stann stram
  - **walking** agg: raph
- **night**: arg-n *Arn* gamb graph *Merc* nat-m nux-v *Puls* ran-s rat rhus-t sulph ther
  - **midnight**: bell
    : after:
    : 1 h | **waking**; on: rat
- **accompanied** by:
  - **asthma** (See RESP - Asthmatic - accompanied - retching)
  - **influenza**: *Sarcol-ac*
  - **nausea** (See Nausea - accompanied - retching)
○ **Head**; pain in: glon ip
- **Lumbar** region; pain in: lath
- **air** agg; in open: graph
- **anxiety**:
  - **from**: chel
  - **with** (See MIND - Anxiety - retching)
- **chill**; before: ip
- **coffee** agg: caps cham
- **cold** drinks agg; after: anac ip *Nux-v* puls rhus-t teucr
- **convulsions**; before epileptic: *Cupr*
- **convulsive**: bac dig mag-c merc-c vip
- **cough**; with: agar *Ambr* anac ant-t *Apis* Arg-n ars-s-f aspar bapt bell *Borx* brom *Bry* bufo **Carb-v** carbn-s carc caust cench cham *Chin* chinin-ar chlor cimx **Cina** *Coc-c* con crot-h crot-t cupr *Daph* **Dros** dulc ferr ferr-m hell *Hep* *Hyos* ign *Iod* Ip *Kali-ar* kali-bi *Kali-c* **kali-i** *Kali-s* kali-sil *Kreos Lach* lob lyc mag-m mag-p

Retching	**Stomach**	Sick headache

- **cough**; with: ...
  meph *Merc* mez **Nat-m Nit-ac** *Nux-v Ol-j* petr phos plan psil **Puls** ruta sabad sang *Seneg Sep Sil Squil* stann *Sul-ac* sul-i sulph *Tab* tarent thuj verat
  - **amel**: lach
- **diarrhea**; during: **Arg-n** crot-t *Cupr Podo*
- **dinner**; before: carb-v
- **drinking** agg; after: anac ars-h gamb hep nat-m plb
- **drunkards**; in: *Ars* asar *Nux-v Op*
- **dyspnea** agg: am-c
- **eating**:
  - after | agg: agar am-c bism bry cann-i *Cham* chin cop cycl graph kali-c lac-ac lyc mag-c nat-s plb puls rhus-t
  - **amel**: *Ign* nat-c
  - while | agg: verat
- **emotions** agg: op
- **empty**: asar sec
- **eructations** agg: carb-v coloc sep sil tarent
- **excitement** agg: kali-c
- **fasting** agg: berb kali-c
- **food**; thought of: merc-y
- **happy** surprise: kali-bi kali-c
- **hawking** mucus from fauces: *Ambr Anac* **Arg-n** borx *Bry Calc-p Coc-c* ip *Kali-c Merc-i-f* nat-ar **Nux-v** osm *Stann* sulph
- **ineffectual** (↗*Retching*): ant-c **Ant-t** Arn Ars Asar bar-c bar-m **Bell** brom *Bry* chim-m chin crot-t cupr cyt-l dig dulc grat hell hyos ign ip kreos mosch mur-ac nat-ar nat-c *Nux-v* op phos phyt plb *Podo* puls rhus-t sabad sabin sec sil sul-ac sulph ther verat verat-v
  - **anxiety**; with (See MIND - Anxiety - retching - ineffectual)
- **liquids**; after: petr sul-ac sulph
- **menses**:
  - during | agg: cupr *Puls* thuj
- **milk** agg: *Calc*
- **motion**:
  - agg: ant-t bry cadm-s
  - **amel**: nat-c
- **painful**: card-m *Merc-c* sec tab
- **salivation**; with: ant-t hep lob
- **sitting** up in bed | **must** sit up: rhus-t
- **smoking** agg; after: *Ip* tab
- **soup** agg: ars
- **spasmodic**: *Merc-c* verat
- **stool**:
  - after | agg: kali-bi phos
  - during | agg: ars *Cupr Ip Nux-v* podo
- **swallowing** (↗*THRO - Choking - swallowing - agg.)*:
  - agg (↗*THRO - Choking - swallowing*): coc-c *Graph Kali-c Lach Merc-c* tab
  - empty | agg: *Graph*
- **touching** inside of throat: *Coc-c*
- **violent**: ant-t *Ars* asar brom cadm-s cham colch dig med phyt sang squil *Verat*
- **vomiting**: ant-t canth cupr kali-bi **Nux-v** sil *Verat*
  - after: ant-t *Apis* **Ars Colch** *Sep* stram
  - before: cham *Colch*

Retching: ...
- **waking** agg; after: rat sil
- **walking** in open air; during and after: graph
- **warm**:
  - drinks:
    - agg: *Coc-c* nat-m
    - amel: ther

RETRACTION: nat-c verat-v
- **sensation** of: agar calad dig *Dulc* hell *Kali-bi Kali-i* lach lact mosch mur-ac nat-c *Op* plb sulph

REVERSED ACTION: nux-v

RISING UP into throat; sensation of something:
- warm: *Plat* valer

ROUGHNESS, sensation of: hell mang

RUMBLING: abrom-a alum am-c anac arn carb-an cortico croc fl-ac graph ip kali-c laur mag-c malar meny musa narc-ps nat-c par ph-ac phos ran-b sep stann teucr verb zinc
- **eructations**; before: ph-ac

SAND in stomach; as if: ptel

SATIETY (See Appetite - easy)

SENSITIVENESS: acet-ac *Ant-c* ant-t *Apis* cann-s canth carb-v colch hell hep kali-bi kali-c kali-n m-arct mag-m *Nux-v* ol-an par stram sul-ac sulph *Verat*
- **bad** news (↗*MIND - Ailments - bad)*: *Dig* mez
- **menses**; during: kali-n
- **pressure**, to: *All-s* alum kali-n mag-c nat-c
- **stepping**, to hard: bar-c
- **talking**; to: caust chel hell kali-c *Nat-c*
- **tobacco**; to: asc-t ign
- **touch**; to: *Arg-n* ars bism carb-v chin chinin-ar dig *Nat-c* spig
  ○ **Epigastrium**: alum am-c am-m am-c *Ant-t Apis* arn **Ars** bar-c *Bry Calc Camph* canth carb-v caust chel chin coff colch coloc crot-t cupr dig ferr hell *Hep Hyos* ign kali-bi kali-c kreos *Lach Lyc* mag-m mag-p *Merc* merc-c nat-c nat-m **Nux-v** *Petr* phos podo *Sec Sil* spig spong stann *Sul-ac* **Sulph** *Verat*
  - spot; in a: phos
  - touch; to: ars verat
- **Pit** of stomach: phos

SHAKING: anac lyc mag-m mez
- **laughing**; from: cortico

SHOCK (↗*Pain - electric)*: **Cic** dig kali-c nat-c nux-v plat tab
- **convulsions**; before: **Cic**
- **eating** agg: teucr
- **lying** on side agg: camph
- **sleep** agg; during: tab
- **stitching**: plat
  ○ **Epigastrium**: dig

SHOOTING in epigastrium (See Pain - stitching)

SICK HEADACHE (See HEAD - Pain - accompanied - nausea)

SINKING (↗*Emptiness*): abrot *Acon* aesc agar ail alum alum-p alum-sil alumn ant-t apoc arund-d *Bapt* bar-c brom bufo cact calad calc calc-sil cann-i carb-ac chlol *Cimic Cina* clem *Cocc* colch conv cop croc *Crot-h Crot-t* cupr **Dig** dios elaps *Glon* **Hell** hep *Hydr Hydr-ac* ign jatr-c jug-c kali-ar *Kali-bi* kali-chl *Kali-fcy* kali-i lach laur **Lec** *Lept Lob Lyc* mag-c *Med Merc* merc-i-r mosch **Murx** myric naja narc-ps nat-ar *Nat-m* **Nux-v** olnd op orni *Petr* phos phys pic-ac plan podo ptel puls rad-br rhod sabad sang sec **Sep** sil *Stann Staph Sulph* **Tab** tell teucr thea til tril-p (non: uran-met) uran-n *Verat* zinc zinc-p
- **morning**: apoc cimic dios hydr *Kali-bi* lac-c
  • **waking**; on: apoc
- **forenoon**: jatr-c nat-m
  • **11 h**: phos sulph
  • **acids**, after: zinc
- **evening**: colch
- **night**: dios *Lyc* tarent
- **bad news**: *Dig*
- **breakfast**:
  • after | agg: colch
  • before:
    ● agg: *Kali-bi*
- **breathing** deep | amel: ign
- **deathly**: dig
- **eating**:
  • after | agg: ars calc cina dig *Iod* lyc *Petr* plan senn sil staph urt-u
  • amel: alumn *Bar-c*
  • before | agg: alumn *Sulph*
- **food**; smell of: dig
- **heart** symptoms, in: lepi
- **hemorrhages**; from: crot-h ip tril-p
- **inspiration** agg: calad
- **meeting** a friend, when: *Cimic*
- **menopause**; during: cimic crot-h dig hydr-ac *Ign Sep* tril-p
- **motion** agg: dig
- **painful**: orni
- **paroxysmal**: glon
- **pressure** agg: **Merc**
- **sitting** agg: acon
- **stool** agg; after: ambr dios *Ph-ac* **Podo**
- **waking**; on: apoc
- **walking** | amel: acon
▽**extending** to
 ○ **Heart**: Lob
○**Epigastrium**: acon apoc calad cham cimic croc dig glon hell hydr *Hydr-ac* jatr-c lob narc-ps sulph tab
  • **accompanied** by | **Heart**; complaints of the (See CHES - Heart; complaints - accompanied - stomach - epigastrium)
  • **fever**; during: polyp-p

SLAKING lime, sensation of: *Caust*

SLOW digestion (↗*Indigestion; GENE - Food and - diet - agg. - errors*): aesc alet alf alst alum *Anac* ang **Ant-c** *Arg-n* ars asaf aur-m aur-s bar-s berb bism *Bry* calc calc-sil caps carb-ac *Carb-an Carb-v* **Chin** coch coff colch coli *Corn* corn-f cycl *Dios* eucal ferr ferul flav gent-l gins gran *Graph* grin hep *Hydr Ign* ip jug-c kali-bi *Kali-p* kreos lob *Lyc* mag-c merc *Nat-c* nat-m nat-s nit-m-ac *Nuph Nux-v Op Par Phos* podo prun-v *Ptel* puls quas rat rob *Sabin* sanic *Sep* **Sil** sul-ac sulph *Tarent* v-a-b valer zing
- **accompanied** by:
  • **toothache** (See TEET - Pain - accompanied - indigestion)
  ○ **Face**; pain in (See FACE - Pain - accompanied - indigestion)
  • **Head**; pain in (See HEAD - Pain - accompanied - indigestion)

SOFTENING of: ant-c arg-n ars bar-c *Bism* **Calc** carb-v *Ign* kreos merc-d nux-v puls *Sec* **Sep** sulph *Thuj Verat*

SPITTING up food (See Eructations; Vomiting)

SPOT; complaints in a: arg-n bar-c bism kali-bi lyc

STAGNATION:
- **sensation** of stagnation | **Epigastrium**: guaj

STENOSIS (See Constriction)

STOMACHACHE (See Pain)

STONE; sensation of a (↗*Heaviness; Lump*): abies-n acon *Aesc* agar all-s alum alum-sil anac ant-t arg-n arn **Ars** ars-s-f *Aur* bapt **Bar-c** bell bism bov *Brom* **Bry** cact **Calc** calc-s calc-sil caps carb-an carb-v *Cham* chin coc-c cocc colch coloc dig dios elaps eup-per ferr fl-ac gent-c graph *Grat Hep* ign kali-ar *Kali-bi* kali-c kali-p *Lac-c* lach lob lyc manc mang *Merc* merl mez mill mosch naja nat-ar *Nat-c* nat-m nux-m **Nux-v** olnd op osm ox-ac par *Ph-ac* phos plb *Ptel* puls ran-b *Rhus-t* rumx sabad sec *Seneg* sep sil *Spig* spong squil staph sul-ac sulph *Tab* visc zing
- **morning**: par
  • **bed** agg; in: kali-c
  • **waking**; on: puls
- **bread** agg: sep
- **cold**: *Acon Rhus-t* sil
  • **vomiting**; after: *Acon* sil
- **dinner**; after: ptel
- **eating**:
  • after:
    ● agg: abies-n *Ars* **Bar-c** **Bry** naja nat-m **Nux-v** ptel *Puls* rhus-t sang sil
    ● amel: ptel
- **egg**; as if swallowed an (See Egg; sensation)
- **eructations** | amel: alum *Bar-c* nat-c par
- **hawking** up mucus | amel: kali-c
- **motion** agg: *Bry Calc Nux-v*
- **pressure**; as from: aesc brom cham squil
- **rising** sensation: sul-ac
- **rubbing** together: cocc
- **salivation** | amel: sul-ac
- **sharp**: hydr
- **supper** agg; after: alum *Calc*

STOOL:
- **during**:
  - **agg**: ambr puls sul-ac
  - **amel**: chel
- **urging** for stool, felt in stomach: alum kali-sula

STUFFED sensation | **eating**; after (See Fullness - eating - after - agg.)

SUMMER: *Guaj*

SWASHING: abrot arn carb-v kali-c lach lyc mez ol-an sabad
- **morning**: mez

SWELLING (See Distension)

TALKING agg: ars bry caps caust hell ign kali-c mag-m nat-c ptel rhus-t rumx

TENSION: acon aesc agar allox ambr anac ant-c *Ant-t* arg-n *Ars* ars-i asaf bar-c bar-i bar-m bell bry cain calc calc-sil **Caps Carb-v** carbn-s carl castm caust cham Chel cic clem cocc coff coff-t colch coloc cortico crot-t dros dulc ferr ferr-i gent-l grat guare helon *Hep* hura iod *Ip* kali-ar *Kali-c* kali-m kreos *Lact* Lob **Lyc** *Mag-m* merc merc-c mez mosch mur-ac nat-ar nat-c nat-m nit-ac **Nux-v** op ph-ac phos plat *Plb* **Puls** ran-s *Rheum* **Ruta** sabad sabin sel sep *Sil* **Stann** *Staph Stram* sul-ac sulph sumb tarax *Ter* verat zinc zinc-m
- **morning**: arn kali-n
- **bed** agg; in: arn staph
- **forenoon**: puls
- **noon**: euphr
- **evening**: hura mag-m sulph
- **night**:
  - **midnight**:
  - **after | 2 h**: ars
- **breathing**:
  - **agg**: lyc
  - **holding** breath | **agg**: dros
- **clothing** agg: *Hep* Kreos
- **dinner**; after: nit-ac phos sep
- **drinking** amel: ruta
- **eating**:
  - **after | agg**: anac coff-t *Iod* phos ruta sul-ac
  - **before | agg**: mez
- **erect** position agg: mag-m
- **inspiration** agg; deep: dros mez
- **menses**; during: zinc
- **milk | amel: Ruta**
- **motion**:
  - **agg**: caps sep
  - **amel**: *Puls*
- **riding** in a carriage agg: phos
- **sitting** agg: hep
- **stool**:
  - **after | agg**: dros sep
  - **before**: ars dros
- **stooping** agg: sep
- **walking** agg: cocc colch
- ▽**extending** to | **Back**: sulph

Tension: ...
- ○**Epigastrium**: acon anac ant-c ars asaf **Bell** bell-p *Bry* **Cham** clem cocc dig dros dulc hep *Kali-c Kreos* lyc mag-m *Merc* mez nat-c nux-v phos plb puls ran-s *Rheum* sabin samb sang sep stann staph sulph tarax tarent *Verat*

THIRST: abrom-a absin **Acet-ac Acon** acon-l aesc aeth agar agar-ph agn ail alco alf *All-c* all-s allox aloe alum alum-sil *Alumn* am-c am-caust *Am-m Anac* anan ancis-p ang **Ant-c** ant-t anth anthraci apis *Apoc* aran **Arg-n** *Arn* **Ars** ars-h *Ars-i* ars-s-f ars-s-r aspar atro aur aur-i aur-m aur-s *Bapt* **Bar-c** bar-i *Bar-m* **Bell** bell-p benz-ac *Berb* bism *Bol-la* bol-s *Borx* both both-ax bov brom **Bry** cact cadm-s cain caj calad **Calc** *Calc-ar* **Calc-s** *Camph* cann-i cann-s *Canth* **Caps** *Carb-ac* carb-an *Carb-v* carbn-s carl castm *Castn-v* caul **Caust** cedr cench cent **Cham** *Chel* chim *Chin Chinin-ar Chinin-s* chlol *Cic Cimic* Cimx *Cina* cinnb clem cloth *Coc-c* **Cocc** cod coff *Colch Coloc Con* conin convo-s cop cor-r cortico *Croc Crot-c Crot-h* cub *Cupr* cupr-ar cycl daph **Dig** dor *Dros Dulc* elaps eucal eug **Eup-per** euph eupi fago fagu ferr ferr-ar *Ferr-p* ferul *Fl-ac* form gamb gast gent-c get gins glon graph grat guaj guat ham helia **Hell** helon *Hep* hera hipp hydr-ac *Hyos* ichth *Ign* ind indol **Iod** ip jug-r kali-ar *Kali-bi* kali-br *Kali-c* kali-chl *Kali-i* kali-n kali-ox *Kali-p Kali-s* kali-sula kali-t *Kalm* kiss kreos lac-ac *Lach* lachn lact lat-m *Laur* lec lepi lil-t lyc m-aust *Mag-c* mag-m mag-p mag-s manc mang med menis **Merc** *Merc-c* merc-cy merc-d *Merc-i-f Mez* mill morph mosch mur-ac myris naja narz *Nat-ar* nat-br *Nat-c* nat-f **Nat-m** *Nat-n Nat-p* nat-s nicc **Nit-ac** nux-m *Nux-v* oena ol-j olnd onis **Op** ox-ac paeon petr petros ph-ac **Phos** phys phyt pic-ac pin-s plan plat *Plb* plect *Podo* psor ptel puls **Ran-b** ran-s *Raph* **Rat** rham-f rheum rhod rhus-a rhus-g **Rhus-t** ric rob rosm ruta sabad samb sang santin sapin sars **Sec** sel seneg sep **Sil** sin-a sol sol-ni sol-t-ae spig spira **Spong** *Squil* stann staph **Stram** stront-c stry sul-ac sul-i **Sulph** syph tab tanac *Tarax* **Tarent** tax tep ter thea *Ther Thuj* til tong trach trif-p upa uran-n ust vac valer *Verat Verat-v* verb vinc viol-t vip voes wies *Zinc* zinc-m zinc-s zing ziz
- **day** and night: bry
- **daytime**: *Bry* chin-b con hep kali-n led merc ol-an petr sep sulph thuj zinc
- **morning**: am-c am-m ant-c apoc ars ars-s-f arund bell borx bry calc carb-an carb-v carbn-s caust chin chin-b chinin-s coc-c coff dros eug fago glon *Graph* grat hep hyper jab kali-c kreos mag-m mag-s nat-ar nat-c nat-m nat-s **Nit-ac** nux-m *Nux-v* ox-ac ph-ac phel phos phyt plb psil puls rhus-t sabad sars sep spong *Stram* sulph tab thuj *Verat Verat-v* vip
- **milk** agg: nat-m
- **waking**:
  - **after | agg**: sep
  - **on**: am-c arund chlol der hyper jab mag-s nit-ac sel sep thuj

Stomach

Thirst – forenoon ... Thirst – chill

- **forenoon**: agar ang apis calc-s chin elaps hipp ign kali-c kali-n mag-c mag-m mag-s nat-c nat-s phel phos *Sep* thuj zinc
  - **10 h**: nat-ar *Nat-m*
- **noon**: alum am-c bell **Lyc** mag-c mag-m nat-c nit-ac phos zinc
- **afternoon**: aloe alum am-c am-m anac bell berb borx bov brom bry *Calc* calc-sil calen cann-s carl caust chel chin cic cinch clem colch con croc ferr graph ham ign kali-n laur mag-c mag-m mag-s *Nat-c* nat-m nat-s nicc nux-v petr ph-ac phos phys plb *Ran-b* rhus-t ruta *Samb* sars senec sep sil stann sulph verat *Zinc* zinc-p
  - **13-18 h**: *Phos*
  - **14 h**: **PULS**●
  - **15 h**: cench ferr lyc nicc staph
  - **16 h**: bung-fa chel *Lyc* sulph
  - **chill**; during: sulph
  - **sleep** agg; after: **Staph** ther
- **evening**: abrom-a acon *All-c* am-c am-m anac ang *Ant-c* arg-met ars ars-i ars-s-f bar-c bar-s bell benz-ac bism borx bov bry calad cann-s carl cench cham chin chinin-ar chinin-s clem coc-c *Croc* cur **Cycl** elaps euphr fago ferr ferr-i *Gamb* gran graph grat ham hep ign *Iod* jatr-c kali-bi kali-c kali-n kreos lach laur lyc *Mag-c Mag-m* mag-s merc merc-i-f mez mosch nat-ar nat-c *Nat-m Nat-s Nicc* nux-v ol-an ped phos phys plat plb podo puls ran-b rat *Rhus-t* rumx sabad sel seneg sep sin-a spig spong squil stann sul-i sulph tab *Thuj* verat vichy-g *Zinc* zinc-p zing
  - **18 h**: bar-c ham tab
- **night**: *Acon* acon-l aloe am-c ambr *Ant-c* ant-t aphis apis arn *Ars* ars-s-f bell borx bry cadm-s calad *Calc* calc-sil canth carb-an carb-v caust cedr cham chinin-s cina cinch cinnb *Coff* cur *Cycl* dros elaps eug *Eup-per* fago fl-ac gamb glon graph *Hep* ign *Kali-c Lach* led *Lyc Mag-c* mag-m mang *Merc* mez mur-ac nat-ar nat-c nat-m nat-s nicc nit-ac nux-v op orig *Phos* plan plat psil psor puls *Ran-s Rhus-t* sel sep **Sil** *Spong* sul-ac sulfonam *Sulph* tab *Thuj* tub wies zing
  - **midnight**: cann-i mag-m merc plat puls sul-ac sulph
  - **after**: bell mag-m mang puls
  - **3 h**: mag-m
  - **waking**; on: aloe *Apoc* berb calad carb-an *Coff Nat-s Stram*
- **accompanied** by:
  - **appetite**; ravenous (See Appetite - ravenous - accompanied - thirst)
  - **drinks**; aversion to (See GENE - Food and - drinks - aversion - accompanied - thirst)
  - **dropsy** (See GENE - Dropsy - general - accompanied - thirst)
  - **nausea** (See Nausea - accompanied - tongue)
  - **salivation** (See MOUT - Salivation - thirst)
  - **urinate**; urging to (See BLAD - Urination - urging - thirst)

- **accompanied** by: ...
  ○ **Abdomen**:
    pain (See ABDO - Pain - accompanied - thirst)
  - **Esophagus**; pain (See THRO - Pain - esophagus - accompanied - thirst)
  - **Lips**; dryness of: sulfonam verat
  - **cold** water; desire for large quantities of: abrom-a
  - **Mouth**:
    bitter taste: con pic-ac
    dryness (See MOUT - Dryness - thirst; with)
    heat: hyper
  - **Teeth**; pain in (See TEET - Pain - accompanied - thirst)
  - **Throat**; dryness of: abrom-a alum *Bell* cann-i cupr guaj kali-n kreos merc nat-n *Phyt* rhus-t
  - **Tongue**:
    dryness of tongue: **Bry** cham *Dulc*
    mucus; white: ox-ac
- **alternating** with:
  - **aversion** to drink (See GENE - Food - drinks - aversion - alternating - thirst)
  - **thirstlessness**: berb colch
- **anger**; after: bry nux-v
- **anxious**: bell
- **apoplexy**; after: xan
- **appetite**; with lost (See Appetite - wanting - thirst - with)
- **apyrexia**, during: ars *Cimx Ign Ip*
- **beer** agg; after: bry
- **breakfast**:
  - **after** | **agg**: mag-s
  - **before** | **agg**: con
- **burning**, vehement: **Acet-ac** *Acon* aeth *Agar Anac* anan apis *Ars* ars-s-f *Aur* aur-s *Bell* **Bry** bufo *Calc* calc-sil *Camph* **Cann-i** canth *Carb-v* carbn-s *Castm* caust cham chin colch *Coloc Crot-c Crot-h* cub cupr eberth elaps ferr graph hep hyos iod jatr-c kali-bi *Kali-n* kali-s kreos *Laur* lyc *Lycps-v* mag-m **Merc** merc-c merc-i-f mur-ac nat-ar nat-c nicc nit-ac nux-v op ph-ac **Phos** *Plb* puls raph *Rhus-t* sabad *Sec Sil* spong squil stann *Stram* sul-ac sul-i *Sulph* **Tarent** thuj verat verb vip zinc
  - **water**; only for: *Acet-ac*
  - **without** desire to drink: *Ars*
- **capricious**: arn
- **chill**:
  - **after**: all-c am-m **Ars** ars-s-f canth **Chin** *Cimx* **Dros** ferr hell hep kali-bi kreos mag-s mang *Nat-m* nat-s nux-v psor **Puls** *Sabad* sars *Sep* sulph thuj
  - **before**: am-c am-m ang arn **Ars** bell borx **Caps** carb-v **Chin** chinin-s *Cimx Cina* **Eup-per** *Eup-pur* gels *Hep* ign lach mag-c meny nat-m *Nux-v* nyct ol-an ol-j **Puls** rhus-t sep sulph

▽ extensions | ○ localizations | ● Künzli dot

- **cannot** drink, makes headache unbearable; yet: cimx
- **during**: Acon alum am-m anac ang ant-c **Apis** aran **Arn** ars asar bar-c bar-m bell borx bov Bry calad Calc camph cann-s canth **Caps Carb-an** Carb-v carbn-s cham chin Chinin-s cimx **Cina** conv croc dros Dulc **Eup-per** Eup-pur eupi Ferr gamb gels hep **Ign** Ip kali-ar Kali-c kali-i kali-m Kali-n kali-sil kreos Lach laur Lec Led m-arct m-aust mag-m mag-s med meny merc mez mur-ac nat-c **Nat-m** nat-s nux-m **Nux-v** nyct ol-j Op ph-ac phos Plb psor puls **Pyrog** ran-b ran-s Rhus-t ruta sabad sanic Sec **Sep Sil** spong squil stann staph Sulph tarent thuj **Tub** valer **Verat** wye
- **choking** sensation when drinking, with: squil
- **coition**; after: eug
- **cold**:
  - **water**: bros-gau pyrog
    amel: allox alumn sec verat
    short intervals: Acon ant-t **Ars** hyos onos sanic
- **constant** (See unquenchable)
- **convulsions**:
  - **after**: Ars bell ign
  - **during**: cic
- **coryza**; during: ars Cham graph hep lach lyc mag-m Merc nat-c Nux-v Samb
- **decreased**: anh bros-gau
- **delivery**; during: Caul
- **diarrhea**, with: acet-ac ars bry cham chin dulc rheum sul-ac
- **dinner**; after: aloe anac canth Castm cycl ferr gamb mag-c mag-m Nat-c nat-m plb sabad thuj zinc
- **dread** of liquids; with (See MIND - Fear - liquids - thirst)
- **drink**; without desire to (See GENE - Food - drinks - aversion - accompanied - thirst)
- **drinking**:
  - **cold** water | **agg**: Bism pyrog
  - **water** | **agg**: abrom-a convo-s
- **drinks**:
  - **cold** (See GENE - Food and - cold drink - desire)
  - **warm** (See GENE - Food and - warm drinks - desire)
- **dropsy**, with: acet-ac acon Apoc ars
- **eating**:
  - **after**:
    agg: aloe anac ars bell Bry calad caust cent coc-c cocc cycl elaps ferr graph guare lyc nat-c nit-ac nux-v phel phos plb podo sil sulph
  - **while** | **agg**: ail aloe Am-c ars-i bufo coc-c **Cocc** Lach Nat-c nit-ac psor puls
- **extreme**: **Acet-ac Acon** Aesc aeth agar All-c all-s alum alum-p alumn Am-m anac Ant-c Ant-t anthraci anthraco Apis apoc **Arg-n Arn Ars** ars-br Ars-h ars-i ars-s-f asar aspar aur aur-ar aur-i aur-m aur-s **Bapt** bar-c

- **extreme**: ...
bar-i bar-m Bell berb bism Borx botul Bov **Bry** bufo Cadm-s calad **Calc** calc-i **Calc-s** calc-sil Camph cann-s canth caps **Carb-ac** carb-an **Carb-v** carbn-s **Caust** Cedr cench **Cham Chel Chin** chlor cic cimic cina coc-c cocc coff Colch Coloc con Cop Croc Crot-c Crot-h Crot-t cub Cupr Cupr-ar cur **Cycl Dig** dros Dulc Elaps eucal **Eup-per** Eup-pur Ferr ferr-ar ferr-i ferr-m gamb Graph grat guaj ham **Hell** helo helo-s helon Hep hydr-ac hyos hyper ign Iod Ip jab jatr-c kali-ar kali-bi Kali-br Kali-c kali-chl Kali-i kali-m kali-n kali-ox Kali-p kali-sil **Kalm Kreos Lac-ac** lac-d lach lachn Laur Led lil-t Lyc Lycps-v Lyss Mag-c Mag-m manc Med **Merc Merc-c** merc-cy merc-d merc-i-f mez mill mosch mur-ac mygal nat-ar Nat-c **Nat-m** Nat-p Nat-s Nit-ac nux-m Nux-v Olnd Op ox-ac par Petr Ph-ac **Phos** Phyt plan plat plb Podo psil psor ptel puls **Pyrog** ran-b ran-s Raph rheum rhod Rhus-t **Rob** rosm ruta sabad sars sec sel seneg Sep **Sil** spig Spong squil stann staph **Stram** stront-c stry Sul-ac sul-i **Sulph** syph syzyg tab tarax tarent Tart-ac tell Ter **Ther** thuj tub (non: uran-met) uran-n valer **Verat** verb xan Zinc zinc-p
  - **fever**; with: alumn Phos
  - **more** than she should; drinks: ars
- **fear** to drink; with (See MIND - Fear - drinking - thirst)
- **fever**:
  - **before**: **Arn Ars** bell caps carb-v Chin cina ign Lach mag-c nat-m Nux-v Puls rhus-t sabad sep Sulph
  - **during** | **agg**: **Acon** agar All-c Aloe alumn am-m Anac Ang ant-c ant-t anthraci apis aran arn **Ars** ars-s-t arum-t asar **Bell** berb borx Bov **Bry** bufo cact calad **Calc Canth Caps** carb-an carb-v carbn-s Cedr Cham chel **Chin** chinin-ar Chinin-s **Cina** cist clem Cocc Coff colch Coloc Con cop cor-r Croc crot-h cur dig dros dulc Elat **Eup-per** ferr ferr-p Gels graph guaj hell Hep Hyos ign Ip Kali-ar Kali-c kali-p kali-sil **Kreos** Lach laur lyc mag-c mag-m mang-m med **Merc** mosch Nat-c **Nat-m** nat-s nit-ac nux-m **Nux-v** nyct op petr ph-ac Phos plat **Plb** Podo Psor Puls Pyrog Ran-s rhod Rhus-t ruta sabad sars sec sep Sil spig spong stann staph Stram Stront-c sul-ac Sulph tax Thuj **Tub** vac valer verat zinc
  - **stages** of fever; during all: acon bry eup-per nat-m
- **frequently**; drinking (See Thirst)
- **headache**:
  - **after**: nat-s
  - **during**: aeth agar cadm-s camph chinin-s Lac-d **Mag-m** Nat-m plat pulx stram Ter Verat zing
- **heat**:
  - **after**: agn am-m anac ant-c ant-t ars bry cact Chin coff cycl dros malar nux-v op puls pyrog rhus-t sep stann stram tub
  - **before**: **Am-m Arn** ars bry canth caps **Chin** dros Lach nat-c nux-v nyct **Puls Sabad** Sep
  - **during**: **Acon** agar All-c Aloe alumn am-m Anac Ang ant-c ant-t anthraci apis aran arn **Ars** ars-s-f arum-t asar bar-c **Bell** berb bism borx bov **Bry** bufo

Thirst – heat | **Stomach** | Thirstless

- **during**: ...
cact calad *Calc Canth* **Caps** carb-an carb-v carbn-s caust *Cedr Cham* chel *Chin* chinin-ar *Chinin-s* cic *Cina* cist clem *Cocc Coff* colch *Coloc* **Con** cop cor-r corh *Croc* crot-h cupr cur dig dros dulc *Elat* **Eup-per** ferr ferr-p *Gels* graph guaj hell *Hep Hyos* ign iod *Ip Kali-ar Kali-c* kali-p kali-sil **Kreos** *Lach* laur Lyc m-aust mag-c mag-m med **Merc** merc-c mez mosch *Nat-c* **Nat-m** nat-s nit-ac nux-m **Nux-v** nyct op petr ph-ac *Phos* plat **Plb** *Podo Psor* **Puls** *Pyrog Ran-s* rhod *Rhus-t* ruta sabad sars *Sec* sep *Sil* spig spong stann staph *Stram Stront-c* sul-ac *Sulph* tax ter *Thuj* **Tub** valer verat verb zinc
- **inability** to swallow, with: bell cic hyos ign lyss
- **know** for what; but does not (See capricious)
- **large** quantities; for•: abrom-a *Acon* allox **Ars** bac bad bapt bell bism **Bry** bung-fa calc camph canth carbn-s carc *Chin* coc-c *Cocc* cop cortiso *Eup-per Ferr-p* ham kali-i lac-c *Lac-d* lil-t lycpr *Lycps-v* merc **Merc-c Nat-m Phos** pic-ac sol-ni *Stram* sulfonam **Sulph** *Thyr* tub **Verat** vip xan
  - **evening**: abrom-a
  - **long** intervals, at: **Bry** hell podo sulfonam *Sulph* verat
  - **often**; and•: abrom-a ars bapt **Bry** cop lac-c lil-t *Nat-m* ruta samb *Thyr*
- **menses**:
  - **before** | **agg**: acon calc con cupr kali-c mag-c manc mang nat-m puls sil sulph
  - **during**:
    agg: am-c ant-t **Bell** bry castm *Cedr Cham* Coc-c cupr cycl dig kali-c kali-n lyc mag-c mag-s nat-m puls sep sul-ac **Sulph** verat wies *Zinc*
- **often** (See Thirst)
- **pain**:
  - **after**: *Acon* apis ars canth cham
  - **during**: acon aran canth **Cham** kali-n *Nat-c*
- **perspiration**:
  - **after** | **agg**: *Am-m* Ant-c Ant-t ars bell borx bov chin ign **Lyc** nat-m *Nux-v* pilo rhus-t sabad
  - **during**: *Acon* alum am-m anac ant-c apoc **Arn** ars ars-i bar-c *Bell* bism borx bov *Bry* cact calc canth caps carb-v caust cedr **Cham Chin** *Chinin-ar Chinin-s* cic cina cinch *Coff* colch con croc cupr dros dulc gels *Hep* hyos ign *Iod Ip* kali-ar kali-n kreos lach laur *Lyc* mag-m merc mez nat-c **Nat-m** nat-n nit-ac nux-v op *Ph-ac* plb puls ran-s *Rhus-t* ruta sabad sec *Sep* sil spong stann staph **Stram** stront-c sul-ac *Sulph* tarax *Thuj* valer **Verat** verb
- **pregnancy** agg; during: graph phos *Verat*
- **salivation**; with (See MOUT - Salivation - thirst)
- **shivering**:
  - **during**: acon ang caps *Cham* led nux-v rhus-t ruta staph
- **sleep**:
  - **after** | **agg**: ambr apoc bell borx ther
- **small** quantities, for• (↗GENE - Food and - cold drink - desire - small): anac ant-t apis **Ars** arum-t bell bry cact calc caps carb-v cench *Chin* chinin-ar cimic cupr cupr-ar

Thirst – small quantities, for: ...
gast *Hell* hep hyos lac-c *Lach* laur **Lyc** merc-i-r mez nat-m nux-v phos *Rhus-t* sanic *Sil* squil *Sulph* tab tub
- **often**; and: abrom-a acon ant-t apis **Ars** arum-t *Bell* bros-gau cact *Carb-v* **Chin** *Coloc Corn* croc eup-per hell hyos kali-i lac-c lach lyc *Nat-ar* puls rhus-t sanic *Squil* stram *Sulph* verat
- **smoking** agg; after: spong
- **stool**:
  - **after** | **agg**: acet-ac alum ant-t arg-n **Caps** chin dulc lyc mag-c ox-ac petr sulph trom
  - **before**: *Ars* bry cham chin dulc hell mag-c podo sulph
  - **during** | **agg**: ars bry caps cham chin dig dulc hell lil-t mag-c merc-c rheum *Sec* sul-ac sulph *Verat*
- **supper** agg; after: aloe carb-an phos plat
- **symptoms**, before severe: lil-t
- **unquenchable**: abrom-a *Acet-ac* **Acon** aeth agar aloe am-c anac anan anthraco *Apis* apoc **Ars** ars-i ars-s-f bapt *Bar-c* bar-i bar-s *Bell Bry* **Calc** calc-i *Camph Carbn-s* cent cham *Colch* coloc *Crot-h* cupr cupr-act cycl dig *Dulc* **Eup-per** *Ferr Hyos* iod jatr-c kali-n *Kali-p Lach* med *Merc* merc-c merc-i-r *Mur-ac* nat-m nat-c *Nat-m* nicc nit-ac nux-v *Op* petr ph-ac **Phos** psil pyrog *Rhus-t* ruta sabad sec sel sol-ni *Spig* spong stram sul-ac sul-i *Sulph* tarax *Tarent Verat* verb *Vip* zing
  - **cold** water amel; drinking (See cold - water)
  - **disgust** for drink, with: *Lach*
  - **fever**; during (↗FEVE - Burning - thirst - unquenchable): *Nat-m*
- **violent** (See unquenchable)
- **vomiting**:
  - **after**: acon dros olnd stram *Sul-ac*
  - **before**: **Eup-per**
  - **with**: acon ars canth
- **waking**; on: *Acon* apoc camph dros ferr hyper mag-c *Mag-m* nat-m rat stram
- **walking** agg; after: *Ferr-m* nat-c nat-m
- **weather** | **rainy**: carc
- **wine** agg: sil
- **without** desire to drink (See GENE - Food - drinks - aversion - accompanied - thirst)

THIRSTLESS: acet-ac acon *Aesc* aeth agar **Agn** all-p am-c *Am-m* ambr ang *Ant-c* **Ant-t Apis** arg-met *Arg-n* arn *Ars Asaf* asar asc-t aur bapt *Bell* berb *Bov* brom bry bufo caj calad calc *Calen Camph* cann-s canth caps carb-v caust cere-b chel chim-m **Chin** chlor cimic cina cocc coff **Colch** coloc *Con* cor-r crot-t *Cycl* dig digin *Dios* dirc dros dulc *Eup-per* euph *Ferr* ferr-ar ferr-m gamb **Gels** gins gran *Graph* ham **Hell** hep hydr *Hydr-ac* hyos ign indg *Ip* iris kali-ar *Kali-c* kali-n kali-p kreos lach lact led *Lyc* lyss m-ambo m-arct m-aust mag-c *Mang* **Meny** merc merc-c mez mosch mur-ac narcot nat-ar nat-m nat-s nit-ac **Nux-m** nux-v *Olnd* onos *Op* ox-ac petr **Ph-ac** phos plat plb ptel **Puls** *Pycnop-sa* rheum rhod rhus-t ruta *Sabad* sabin *Samb* sars sel *Sep* spig spong *Squil* **Staph** *Stram* sulph tab tarax *Tarent* thuj tub valer verat vichy-g

788 ▽ extensions | O localizations | • Künzli dot

Thirstless   **Stomach**   Twisting

- **daytime**: colch cycl ip
- **accompanied** by:
  o **Lips**; dryness of: abrom-a ang cadm-met canth caust cham chin cycl kreos meny *Nux-m* nux-v *Puls* rhus-t
  • **Mouth**; dryness of: nux-m puls
  • **Tongue**; dryness of: calc caps nat-c *Nat-m* pall par ph-ac phos **Puls**
- **alternating** with thirst (See Thirst - alternating - thirstlessness)
- **chill**; during: *Agar* **Agn** alum am-c am-m ang ant-c Ant-t **Ars** asar *Aur* bar-c bell borx bov bry calad calc camph *Canth* caps carb-v **Caust** chel **Chin** chinin-s cimx cina cocc coff coloc **Con** *Cycl* Dros dulc eup-per *Eup-pur* euph gels guaj **Hell** hep *Hyos* ip kali-c kali-n *Kreos* lach led *Lyc* m-aust mang meny merc merc-c **Mosch Mur-ac** nat-c nat-m nit-ac nux-m nux-v olnd op petr **Ph-ac Phos** puls rhod *Rhus-t* **Sabad** sabin *Samb* sars sep **Spig** spong squil **Staph** stram *Sulph* tarax **Thuj** verat zinc
- **days**; for: calad
- **desire** to drink; with (See GENE - Food - drinks - desire - accompanied - thirstlessness)
- **fever**; during: acet-ac acon *Aeth* agar **Agn** all-c *Alum* alum-p alum-sil am-m anac ang *Ant-c Ant-t* **Apis** arg-met arg-n arn **Ars** ars-h asaf *Bapt* bar-c bell bov brom bry **Calc** calc-p camph canth *Caps* carb-an *Carb-v* **Caust** cham **Chel** chim-m chin *Chinin-s Cimx* **Cina** cocc *Coff* coloc *Con* corh cycl dig *Dros* **Dulc** eup-per euph eupi **Ferr GELS•** gran graph guaj hell hep *Ign Ip Kali-c* kali-n kreos *Lach* laur lec **Led** lyc *M-ambo M-arct* m-aust mag-c mang med meny *Merc* Mur-ac nat-c nat-m nit-ac *Nux-m* **Nux-v** *Olnd* op *Ph-ac Phos* **Puls•** *Rheum Rhod* rhus-t **Ruta Sabad** sabin *Samb* sanic **SEP•** sil spig spong squil stann staph stram *Sulph Tarax* thuj valer vario verat *Viol-t*
- **heat**; during•: acet-ac acon *Aeth* agar **Agn** all-c *Alum* alum-p alum-sil am-m ambr anac ang *Ant-c Ant-t* **Apis** arg-met arg-n arn **Ars** ars-h asaf bar-c bell borx bov brom bry **Calad Calc** calc-p camph canth *Caps* carb-an *Carb-v* **Caust** cham **Chel** chim-m chin *Chinin-s Cimx* **Cina** *Coff* coloc *Con* corh cycl dig *Dros* **Dulc** eup-per euph eupi *Ferr* **GELS•** gran graph guaj hell hep *Ign Ip Kali-c* kali-n kreos *Lach* laur lec **Led** lyc m-ambo *M-aust* mag-c mang med meny *Merc* mosch *Mur-ac* nat-c nat-m *Nit-ac Nux-m* nux-v *Olnd* op *Ph-ac Phos* plb **Puls•** pycnop-sa *Rheum Rhod* rhus-t **Ruta Sabad** sabin *Samb* sanic sars **SEP•** sil spig spong squil stann staph stram *Sulph Tarax* thuj valer vario verat *Viol-t* wye

TICKLING: anac bry crot-t nat-m sang tarent thea
o**Epigastrium**: anac bar-c bry cham crot-t hep lach nat-m nit-ac ph-ac puls

TIGHT clothing disturbs (See Clothing - disturbs)
TINGLING: ant-t colch indg nat-c *Puls Rhus-t*

TOUCH agg: ant-c ant-t apis arg-n *Arn* **Ars** *Asaf* aur **Bar-c** bell bov *Bry* **Calc** calc-i *Camph* cann-s canth caps *Carb-v* card-m cham chel *Chin* cocc colch *Coloc* crot-t *Cupr* dig ferr ferr-p hell hyos ign kali-bi kali-c *Kreos Lach* lec lyc mag-m manc mang *Merc* merc-c *Nat-c* **Nat-m** nux-m **Nux-v** par petr ph-ac **Phos** puls ran-b rhod *Rhus-t* sabad sang sars sec sil *Spig* stann staph **Sulph** ter thuj *Verat*

TREMBLING: aesc aeth agar am-m arg-met *Arg-n* **Ars** ars-i both-ax brach bry cact calad **Calc** cann-s caps carb-v chin chinin-s cimic *Crot-h* **Elaps** ferr graph *Ham* hist *Ign* **Iod** *Lyc* mag-m mag-s med nat-c nat-m nat-s **Nux-v** *Phos* phys puls *Rhus-t* sang sul-i *Sulph Tab* verat xan
- **daytime**: calad
- **morning | waking**; on: agar
- **noon**: *Sulph*
- **breakfast** agg; after: cimic
- **chilly**, when: phos
- **conversation**, from: mag-m
- **cough** agg; during: aesc nux-v
- **eating**; while: elaps
- **heat**; during: caps ign **Iod** lyc
- **lying down** agg: agar cocc
- **menses**; during: am-c arg-n ferr
- **nausea**; with: aeth calad
- **noise** agg: agar
- **urination** agg; after: ars
- ▽**extending** to
  o **Body**; all over: iod *Lyc*
  o**Epigastrium**: agar ars bell calc cimic crot-h *Iod Lyc* nat-s nux-v phos sul-i sulph

TUMOR | Epigastrium: hydr

TURNING; as if: aeth agn am-m **Bell** hydr *Ign* kali-bi kali-c kali-chl kali-n lach nat-m nat-m **Nux-v** ol-an plb puls ruta sabad sil sulph tab tub
- **morning | rising** agg; after: kali-n
- **lying** on abdomen agg: hydr
- **motion** agg: bell
- **over**; seems to be turned: *Aeth*
  • **cough** agg; during: kali-c *Puls* ruta tab
- **turning** in bed; when: orni
- **swallowing** liquids, after: plb

TWISTING: agar *Alum* am-m *Arg-n* ars *Bar-c* bry calc chin cic *Cocc* crot-c dios gran grat ign iris kali-bi kali-c kali-chl kali-n *Lyc* mez nat-m *Nux-m* **Nux-v** ol-an ox-ac ph-ac phos plat *Plb* sars sep sil stry sulph tub zinc-m
- **morning**: *Cocc* plat sil
- **forenoon**: nat-c
- **night**: phos sulph
- **breakfast** agg; after: agar sars sol-t-ae
- **dinner**; after: ol-an sars sol-t-ae
- **eating** agg: grat
- **lying** on it, while: hydr
- **nausea**; before: ph-ac
- **paroxysmal**: nit-ac plb
- **sudden**: chin

Stomach

Twisting

▽extending to
○ **Abdomen**; into: *Arg-n*
• **Chest**: alum
• **Throat**: sep

TWITCHING: aesc aloe alumn ars bry cann-s chin chinin-s coloc *Hydr Ign* kali-c lyc mez petros phos plat puls rat sil stry tab
- **convulsive**: ars nux-v
- **eating** | **amel**: puls
- **sitting** agg: phos
- **walking** about | **amel**: alumn
▽extending to
○ **Larynx**: puls
• **Rectum** (See Jerking - extending - rectum)
• **Throat**: phos

TYMPANITIS (See ABDO - Distension - tympanitic)

ULCERS: abies-n acet-ac acetyls-ac acon aesc agav-a alum alum-p alumn anac ant-c ant-t *Arg-n Ars Atro* atro-s bapt bell berb bism brom cadm-met cadm-s calc *Calc-ar* calc-p canth carb-ac carb-an carb-v carc caust **Chel** chin chlorpr colch con cortico *Crot-h* cund *Cur Dys* elaps emblc erig euph ferr ferr-act fl-ac ger graph grat grin *Ham* hist-m **Hydr** iod *Ip* iris **Kali-bi** *Kali-c* kali-i kali-p *Kreos* lach **Lyc** mag-c med merc *Merc-c* merc-i-f *Mez* nat-c nat-m nat-p nat-s *Nit-ac Nux-v* op orni penic petr ph-ac **Phos** plb plb-act prot *Psor* ptel puls ran-b rat rob ruta sal-ac **Sep** sil sin-a staph sul-ac sulph symph syph tab thuj tub (non: uran-met) *Uran-n* vario verat
- **bleeding**: ant-t
- **grief**; after: nat-m staph
- **helicobacter** pylori infection: corn-f helic-p
- **hemorrhoids**; from suppressed: nux-v
- **malignant** (♂*Cancer*): helic-p hydr orni
- **menses**, with scanty: calc-ar
- **nursing** women, in: lac-c
- **painful**: arg-n
  • **burning**: Ars mez
  • **intolerable** pains; with: euph kali-cy
  • **radiating** pain; with: arg-n
- **painless**: carb-ac
- **quarrels**; from: nat-m
- **radiation** treatment for acne; after: phos
- **recurrent**: quinhydr
- **spring**: anac
- **workaholics**; in: nux-v
○ **Duodenal** (See ABDO - Ulcers - duodenum)
- **Gastroduodenal**: prot
- **Pylorus**; in | **malignant** (♂*Cancer - pylorus*): carc-st-ad corn-f dys helic-p rad-met

UNEASINESS (♂*Nausea*): acon-s aeth agar agn alumn am-c *Ars* asc-c atro bar-c bell bor-ac borx cadm-met *Canth* carb-ac **Chinin-s** cimic cina cinnb *Colch* cortico crot-t cycl dig dios dirc erech fago glon grat gymno hydr-ac iris kali-bi kali-i kalm lach lith-c lob lobin lyc mur-ac naja *Nux-m* **Nux-v** osm ph-ac phos plb podo prin ptel rhod ruta sabad sang sec sep sol-t-ae sulph tarent thuj tub-d verat-v zinc

Vomiting

Uneasiness: ...
- **accompanied** by:
  • **nausea**; sudden: tub-d
  • **pulse**; weak (See GENE - Pulse - weak - accompanied - stomach)
  • **vomiting**; sudden: tub-d
- **alcoholics**, in: alumn
- **flatus**; passing | **amel**: mur-ac
- **nausea**; with: ant-t tub-d
- **stooping** | **amel**: nat-m
- **urination** agg; during: hipp

URGING for stool (See Stool)

URINATION:
- **during** | agg: laur

VINEGAR, sensation as if she had taken a lot of: acet-

VOMITING: abrot absin acet-ac **Acon** acon-c acon-f aconin act-sp adren *Aesc* **Aeth** aether *Agar* agar-em agar-ph ail alco alet all-c alum-sil alumn am-c am-caust *Am-m* ambr amyg amyg-p anac ancis-p anh anis **Ant-c Ant-t** anth *Anthraci* **Apis** *Apoc* apoc-a **Apom** apom-h aran arg-cy arg-met **Arg-n** arist-cl *Arn* **Ars** ars-h ars-i ars-s-f ars-s-r arum-m *Asar* asc-c asc-t asim atro aur aur-m bapt *Bar-c* bar-i *Bar-m Bell* bell-p benz-ac *Bism* bol-s bor-ac **Borx** *Borx* both-ax bov *Brom* **Bry** bufo bung-fa *Cact* cadm-met **Cadm-s** calc *Calc* calc-m *Calc-p Calc-s* calth *Camph* camph-br camph-mbr cann-i cann-s *Canth* caps carb-ac carb-an *Carb-v* carbn-s carc card-m casc caust cench cer-s cer-s **Cham** *Chel* **Chin** chinin-ar *Chinin-s* chlf chlol chlor chr-ac chrys-ac cic cic-m *Cimic Cina* cinnb cit-v cloth cob-n **Coc-c** *Cocc* cod coff coffin **Colch** coll coloc *Con* conin cop cori-r *Crot-c* crot-h crot-t *Cub* cuc-p **Cupr** *Cupr-act Cupr-ar* cupr-m *Cupr-s Cycl* cyt-l dendr-pol der *Dig* digin digox *Dor Dros Dulc* echi elaps elat emetin euon *Eup-per* eup-pur *Euph* euph-ip euph-l **Ferr** *Ferr-ar Ferr-i Ferr-m* ferr-p ferr-s *Form* **Gamb** gaul gels gent-c ger glon *Gran Graph Grat* guaj helia *Hell* hell-f helon *Hep* hipp hist home *Hura-c* hydr hydr-ac *Hyos Ign* indg infllu *Iod* **Ip Iris** iris-t jab jal jatr-c jug-r kali-ar *Kali-bi Kali-br* kali-c kali-chl kali-chr kali-cy *Kali-i* kali-n kali-ox kali-p kali-s kali-t kaln kou **Kreos** lac-ac *Lac-d Lach* lact *Laur* led lept lim lina **Lob** lobin *Lol* lon-x lup *Lyc* lyss mag-c mag-m manc mand *Mang* med *Merc* merc-br *Merc-c* merc-cy *Merc-d* merc-n merc-sul *Mez* mill morph *Morph-s* mosch mur-ac muru naja narc-ps nat-ar nat-c nat-f *Nat-m* nat-p nicc-c *Nit-ac Nux-m* **Nux-v** oena olnd op *Ox-ac* paeon par *Parathyr* pert *Petr* ph-ac phal **Phos** phyt pic-ac pix **Plb** podo *Prot Psor* ptel **Puls** pulx rat rham-f rheum rhod rhus-t ric ruta sabad sabin sal-ac *Samb Sang* santin sarcol-ac saroth sars scarl schin scol *Sec* sel seneg *Sep* **Sil** sin-a sol-ni spartin spig squil stann stram stront-c stroph-h *Stry* stry-af-cit sul-ac sulfa **Sulph** *Sym-r* syph **Tab** tang *Tarent* tart-ac tep *Ter Ther* thev thuj thymol *Tub* (non: uran-met) uran-n uva *Valer* vario **Verat Verat-v** vesp viol-o wye x-ray xero *Zinc* zinc-fcy

▽ extensions | ○ localizations | ● Künzli dot

Stomach

Vomiting – morning

- **morning**: absin ambr ant-t arg-n ars bar-c bar-m bry calc calc-sil camph **Caps** carbn-s carc *Cocc* colch *Con* cupr *Cycl Dig Dros* dulc *Ferr* ferr-ar *Ferr-p* form graph *Guaj* **Hep** *Ign* jac-c kali-ar kali-bi *Kali-br Kali-c* kali-p kali-sil kreos *Lyc* mag-c merc-c mosch nat-c *Nat-m* nux-v *Petr* phos phyt plb psor sep *Sil Sul-ac Sulph* tab *Tarent* thuj *Verat* zinc zinc-p
  - **7 h**: elat
  - **alcohol**; after: ant-t ars caps carb-ac cupr *Cupr-ar* ip lob nux-v
  - **alcoholism**: **Caps**
  - **early**: alet kali-c *Mag-m* nux-v stann
  - **menses**; during: graph
  - **rising** agg: *Cocc* ferr-p mosch verat verat-v
- **forenoon**: chin elat nat-s nux-v op psor sang
  - **9 h | headache**; during: form
  - **10 h**: cur psor
  - **11 h**: chin cur
- **noon**: *Mag-c* mag-s phos *Verat*
- **afternoon**: bell chinin-s con graph hep kali-chl mag-s phyt *Sulph*
  - **14-15 h**: chinin-ar plb
  - **16 h**: sulph
- **evening**: agar anac bell bry *Carb-v* dig digox elaps eug kali-chl kali-n merc merc-c morph nat-s nux-v phos phyt psor **Puls** sec stram *Sulph* verat
- **night**: agar *Ant-t Arg-n Ars* ars-s-f bar-c bell bry **Calc** calc-s calc-sil *Chin* chinin-ar *Cocc Con* crot-t cupr-act cupr-ar cycl dig dros elat **Ferr** *Ferr-ar* hell hep *Ign* kali-ar kali-c kali-sil *Lach Lyc Lyss Merc* merc-c mur-ac nat-m nicc nit-ac *Nux-v* ox-ac ph-ac phos *Plb Podo* puls rat rhus-t sec seneg sep *Sil Stram Sulph* tab thea ther valer *Verat*
  - **midnight**: acet-ac agar *Arg-n* ferr lyc phos
  - **after**: **Ferr** nat-m
  - **1 h | waking**; on: *Rat*
  - **3 h | 3-4 h**: iris
- **accompanied** by:
  - **anemia** (See GENE - Anemia - accompanied - vomiting)
  - **appetite**; fickle: ign
  - **cholera** (See RECT - Cholera - accompanied - vomiting)
  - **coldness** of body; icy: valer
  - **congestion** (See GENE - Congestion - blood - accompanied - vomiting)
  - **constipation**: nux-v op plb
  - **hemorrhage** (See GENE - Hemorrhage - accompanied - vomiting)
  - **impaction** (See ABDO - Impaction - accompanied - vomiting)
  - **irritation** of stomach (See Irritation - accompanied - vomiting)
  - **jaundice** (See skin)
  - **lachrymation**: cupr
  - **loss** of fluids: aeth
  - **menses**; painful: **Verat**

Vomiting – alternating with

- **accompanied** by: ...
  - **metrorrhagia** (See FEMA - Metrorrhagia - accompanied - vomiting)
  - **neuralgic** pain: aran
  - **perspiration** (↗*perspiration - during)*: acon aeth bell ip kali-bi sulph *Tab*
    - **cold**: ars *Camph Cupr-ar* graph tab thea **Verat**
    - **Face**: cadm-s camph sulph
  - **pneumonia** (See CHES - Inflammation - lungs - accompanied - vomiting)
  - **respiration**; impeded (See RESP - Impeded - accompanied - vomiting)
  - **salivation**: ign
  - **scarlatina**: ail *Bell* cupr
  - **shivering**: dulc
  - **urine | lemon** colored: ign
  - **vertigo** (See VERT - Accompanied - vomiting)
  - **weakness** (See GENE - Weakness - accompanied - vomiting)
  - **Abdomen**:
    - **rumbling** in: podo
  - **Brain**:
    - **complaints** of (See HEAD - Brain; complaints of - accompanied - vomiting)
    - **congestion** to (See HEAD - Congestion - brain - accompanied - vomiting)
  - **Head**:
    - **congestion**: cic
    - **pain** in (See HEAD - Pain - accompanied - vomiting)
  - **Heart**; weakness of (See CHES - Weakness - heart - accompanied - vomiting)
  - **Ileus** (See ABDO - Ileus - accompanied - vomiting)
  - **Kidney**:
    - **disease** (See KIDN - Complaints - accompanied - vomiting)
    - **inflammation** of (See KIDN - Inflammation - accompanied - vomiting)
    - **stone** colic (See KIDN - Pain - accompanied - vomiting; KIDN - Pain - ureters - accompanied - vomiting)
  - **Lungs**; congestion to (See CHES - Congestion - lungs - accompanied - vomiting)
  - **Skin**; yellow discoloration of: hip-ac
  - **Stomach**:
    - **inflammation** (See Inflammation - accompanied - vomiting)
  - **Tongue**; clean: cina dig *Ip*
- **acids**, after: aloe brom ferr guare
- **after**:
  - **agg**: aeth *Ars* asar calc cupr *Dig* dros graph *Iod Ip* kali-c olnd *Phos Puls* ruta sil *Sulph*
  - **amel**: arg-n *Ars* asar hyos phos *Puls* sulph tab
- **alternating** with:
  - **coldness** and heat (See heat)
  - **convulsions**: *Cic*
  - **diarrhea**: ars carc
  - **gout**: ant-c

Stomach

Vomiting – alternating with

- heat and coldness: cadm-met
- respiration; asthmatic (See RESP - Asthmatic - alternating - vomiting)
- amel: ant-t coc-c dig eup-per kali-bi nux-v *Sang* sanic sec tab xan
- anger; after●: ars **Cham Coloc Nux-v** staph *Valer*
- anguish; with (See MIND - Anguish - vomiting)
- anticipation; from: carc
- apples; after: bell-p
- apyrexia, during: ant-c *Ip* verat
- asthma; during attacks of: *Ip*
- bed:
  - going to bed | after: **Tarent**
- beer; after: cupr ferr ip kali-bi kali-n *Mez* sulph
  - not after water; but: mez
- blood, at sight of: ph-ac
- brain tumors; from (⌐cerebral; HEAD - Tumors - brain): aml-ns apis apom bell coc-c cocc glon hell merc zinc
- bread agg: bry nit-ac
  - black bread: nit-ac ph-ac
- breakfast:
  - after | agg: agar *Borx Carb-v* colch cycl daph *Ferr* kali-c sars trom
  - before | agg: eupi *Kreos Nux-v* psor sel **Tab**
- bright light, from: stram
- brushing teeth, on (⌐rinsing): Coc-c
- cancer; from: carb-ac kreos
- carcinoma of stomach; in (See Cancer - accompanied - vomiting; persistent)
- cerebral tumors; from (⌐brain; HEAD - Tumors - brain): apom bell glon plb
- children; in: aeth ars calc-p camph ing
  - nurslings: aeth psor
  - after nursing; shortly: aeth ip sanic
- chill:
  - after: ant-t *Aran Bry Carb-v* **Eup-per** *Ip* kali-c *Lyc* **Nat-m** rhus-t *Verat*
  - before: ant-t apis arn *Ars* chin *Cina* cupr *Eup-per Ferr* lyc nat-m puls sec *Verat* vesp
  - during: ail alum am-c *Ant-c* arn *Ars* asar borx bry *Caps* carb-v *Cham Chin Cina* con *Dros* **Eup-per** ferr gamb hep *Ign* **Ip** kali-bi kali-c lach laur lyc nat-c *Nat-m* nux-v nyct phos *Puls* rhus-t sep stram sulph thuj valer *Verat*
- chloroform: iod *Phos*
- chronic: lob
  - accompanied by:
    : Tongue | brown discoloration: *Ip*
  - closing the eyes:
    - agg: aml-ns lach mosch nat-m *Ther*
    - amel: tab
- coffee agg: camph cann-s *Cham* glon sulph verat
- coition; after: mosch sabad sil
- cold food; from: ars
- cold; on becoming: cocc
- coldness of body; with icy: valer
- colic; during: op

Vomiting – drawing

- coma; with (See MIND - Coma - vomiting)
- congestion of head; with (See headache)
- constant: amyg-p ars hell ip merc plb pyrog syph
  - days; for: oena
- convulsions:
  - after: acon *Ars Calc* colch *Cupr* glon tanac
  - before (⌐GENE - Convulsions - epileptic - aura - vomiting): *Cupr* hydr-ac op
  - during: ant-c bac cic *Cupr Hyos* op
- convulsive (See spasmodic)
- cough:
  - after: *Cupr* dros *Kali-br* kali-c mez pert sul-ac
  - during:
    : agg (⌐expectoration; hawking): agar **Alum** alum-p alumn ambr *Anac* **Ant-t** *Arg-n Arn Ars Ars-i* ars-s-f *Bac* bell **BRY●** bufo calc calc-i calc-sil cann-s caps *Carb-v* carbn-s caust *Cham* chin chinin-ar *Cimx* cina *Coc-c* con cor-r *Cupr Cupr-act* cupr-ar cur *Daph Dig* **Dros** euph-l euphr *Ferr* ferr-ar ferr-i ferr-p *Form* gels **Hep** *Hyos* indg iod **IP●** *Kali-ar* kali-bi **Kali-c** *Kali-p* kali-s kali-sil kreos *Lach* lap-la laur lob *Meph* merc merc-c mez mill myos-a myos-s nat-ar nat-c *Nat-m* nat-p *Nit-ac Nux-v* pert *Ph-ac* phos plb psor *Puls* rhod rhus-t *Sabad* sang sarr seneg *Sep Sil* stann sul-ac sul-i *Sulph* syph *Tarent* thuj verat zinc
    : morning: kali-c sulph
    : whooping cough: all-c ant-t bell carb-v cer-ox *Coc-c* cupr *Dros* ferr ferr-p **Ip** kali-br lob verat
  - cyclical reappearance (See periodical)
- dentition; during: *Aeth Ant-c Ant-t Bism Bry* calc hyos *Ign* **Ip** *Kali-br* phyt thyr *Verat*
- dialysis; from: apom ars cupr-ar phos
- diarrhea:
  - before: anthraci ars colch crot-t dig lach phos phyt
  - during: *Aeth* ant-c *Ant-t Apis* arg-met **Arg-n Ars** ars-i asar asc-c bapt bell bism bry calc camph *Carb-ac* cham chin chr-ac *Colch* coloc crot-t *Cupr* cupr-ar cycl dios *Dulc* elaps fil **Gamb** *Gnaph* gran *Graph Grat Hell* indg ing *Iod Ip Iris Jatr-c* kali-n kali-n kali-p *Kreos* lach merc merc-c nit-ac nux-v opun-xyz phos *Phyt* plb *Podo Puls* pulx res rheum rob samb sang sec seneg sep stann stram sul-i sulph tab trios tub **Verat**
  : menses; during: verat
- difficult: **Ant-t** *Ars* asar borx bry cham cic clem (non: coff) coff-t cupr elat gent-c grat kali-n lol plb raph stram sul-h
- dinner:
  - after | agg: acon agar anac ant-t graph *Lach* mag-m nit-ac ol-an *Sel* tub
  - amel: chinin-m
  - before: dros sulph
  - during | agg: mag-c
- disposition to: diph-t-tpt hell-o kali-sula malar nux-v puls
- drawing catarrhal plugs from posterior nares●: *Sep*

Stomach

Vomiting – drinking

- **drinking**:
  - **after**:
    - **agg**: acet-ac *Acon* alum alum-p anac **Ant-c** *Ant-t* apoc *Arn* **Ars** ars-i ars-s-f bapt bar-c bell *Bism Borx* **Bry** bufo *Cadm-s* calc calc-m calc-sil camph canth cham chel chin *Chinin-ar Cina* cocc colch con crot-h crot-t *Cupr* dig dros *Dulc Eup-per* ferr ferr-ar ferr-i ferr-p hep *Hyos* iod *Ip* kali-ar kali-bi kali-c *Kreos* Lyc merc merc-c merc-cy mez nat-m nit-ac *Nux-v* olnd *Op* petr **Phos** plb puls rhod rhus-t sang sanic sars *Sec* sel *Sil Sul-ac* sul-i sulph **Tab Verat** *Verat-v* xan zinc zinc-p
  - **cold** water:
    - **agg**: anac apoc apom arn ars ars-i *Bry* bufo calad casc chel cina cocc crot-t *Cupr Dulc Eup-per* ferr gels ip *Jatr-c* kali-ar *Kali-c* kali-sil lach *Lyc* mez nux-v phos podo rhod sanic sarcol-ac sars *Sil Sul-ac Verat* **Verat-v**
    - **immediately** after: rhus-t
    - **amel**: *Cupr* phos puls
  - **immediately** after● (↗*rotavirus*): apoc apom **Ars** bapt **Bism Bry Cadm-s** cina crot-t *Eup-per* jatr-c *Nux-v* phos pyrog sanic sep verat verat-v *Zinc*
  - **food** is retained longer; but (See Vomiting; type - water - followed)
  - **amel**: anac nit-ac phos tab
  - **hot** water | **amel**: ars *Chel*
  - **more** than he drinks: kali-bi
  - **smallest** quantity●: ant-t **Apoc Ars** ars-h **Bism Bry Cadm-s** ip **Phos** plb
    - **not** after eating: sil
  - **warm** in stomach; as soon as water becomes● (↗*Vomiting; type - liquids - warm*): bism *Chlf* kali-bi **Phos** *Pyrog*
- **drunkards**; of: *Alumn* **Ars** *Cadm-s* calc *Caps Carb-ac Crot-h* ichth **Kali-bi** *Kali-br Lach Nux-v* op *Sang Sul-ac* sulph zing
- **during** | **agg**: cupr *Hyos* mosch *Op Plb* puls sabad sep verat
- **easy**: agar alum alumn ant-t *Apoc* **Ars** bapt bry *Calc-p* **Cham** chel colch dig *Ferr* graph *Ign* ip jatr-c *Kali-bi* lob merc-v *Nux* **Phos Phyt** *Ran-s* sec **Tab** verat verat-v zinc zinc-m
- **eating**:
  - **after**:
    - **agg**: acet-ac aeth alum-sil alumn *Am-c* anac *Ant-c Ant-t* apoc **Ars** ars-i ars-s-f aur-s bac bell bism brom **Bry** bufo *Calc* calc-ar calc-i calc-m calc-s calc-sil carb-an *Carb-v Carbn-s* cham **Chel Chin Chinin-ar** chinin-s *Cina* colch coloc crot-h crot-t cuc-c *Cupr* dig *Dros* **Ferr** *Ferr-ar* ferr-i ferr-m *Ferr-p Gamb Graph Hydr Hyos Ign* Iod **Ip** *Iris* kali-ar *Kali-bi Kali-br* kali-c kali-p kali-s kali-sil *Kreos* lach lob *Lyc* mag-c **Meph** merc nat-ar *Nat-m Nat-s Nit-ac Nux-v* olnd *Op Ph-ac* **Phos** plb psor *Puls* ruta *Sanic* sec **Sep Sil** *Stann* stram sul-ac sul-i **Sulph** tab **Tarent Verat** *Verat-v* **Zinc** zinc-p
    - **long** time after; a: chel *Ferr* kreos meph podo *Puls* sabin sulph
    - **only** after: *Ferr* sep

Vomiting – heat

- **eating – after**: ...
  - **amel**: anac ant-t ferr hed nux-v puls tab
  - **immediately** after: *Ars* sanic sec zinc
- **agg** | **sudden** vomiting: am-c *Ars* dig **Ferr** iod puls rhus-t sep sil stann verat
- **overeating** agg; after: mag-s
- **eggs**:
  - **after**: **Ferr** *Ferr-m* sulph
  - **smell** of: *Colch*
- **eruptions**:
  - **receding**; from: *Cupr*
  - **suppressed** eruptions; after: ip
- **excessive**: apoc cupr verat
- **excitement**; after: antip ferr *Kali-br* kali-c *Prot*
- **exertion** agg: apom colch crot-h ferr *Prot* stram tab ther verat zinc
- **exertion** of the eyes agg: apom
- **expectoration**; during (↗*cough - during - agg.; hawking*): calc-p *Coc-c* dig kali-c lach led *Sil*
- **fat** food; after: agn carb-an cycl dros mand nit-ac *Puls* sep sin-n tarax *Thuj*
- **fetus**, from movements of (↗*FEMA - Fetus - motions - nausea*): arn psor
- **fish**:
  - **fried**; after: kali-c
  - **smell** of: *Colch*
- **followed** by:
  - **diarrhea**: manc
  - o **Head**; pain in (See headache - before)
- **food**; from:
  - **chill**; during: borx
  - **colic**; during: op
  - **sight** of food; from: mosch
  - **smell** of food; from: colch stann
  - **thought** of food; from: colch
  - **type** of vomited food (See Vomiting; type - food)
- **food**; type of vomited (See Vomiting; type - food)
- **forcible** (↗*projectile*): acon aeth **Ant-t** apoc ars *Asar* bell *Colch Con* croc cupr glon iod ip kali-bi lach manc merc-c mez mosch *Nux-v Petr* phos *Plb* podo *Sanic* stry tab **Verat** verat-v
- **shortly** after eating: aeth *Sanic*
- **frequent**: **Ars** bar-c bism borx canth **Chin** colch *Con* cupr hyos lyc mez ph-ac phos sanic
- **fright**; from: op
- **hawking** up mucus agg● (↗*cough - during - agg.; expectoration*): *Ambr* **Anac** borx bry *Calc-p* caust *Coc-c* euphr kali-c lach **Nux-v** *Sep Sil* **Stann**
- **headache**:
  - **before**: iris
  - **during** (See HEAD - Pain - accompanied - vomiting)
- **heat**:
  - **after**: apom calc *Eup-per*
  - **before**: chin *Cina* **Ip** lyc nat-m phos puls sil
  - **during**: acon aeth all-s **Ant-c Ant-t** aran *Arn* **Ars** asar bac bapt bell borx *Bry* cact carb-v *Cham* chin cimic *Cina* **Cocc** con crot-h cupr dor *Elat* **Eup-per**

Stomach

Vomiting – heat

- **during**: ...
  eup-pur ferr ferr-ar ferr-p hep ign *Ip* kali-c lach *Lyc* nat-c **Nat-m** nat-p nux-v phos puls sil squil *Stram* sulph ther thuj tub *Verat*
- **hiccough**; after: cupr jatr-c
- **hot** water amel: ars *Chel* mag-p sul-ac
- **hysterical**: *Aqui* ign kali-br *Kreos* plat valer
- **ice cream** agg: **Ars** *Calc-p Ip Puls*
- **impossible**: bac bell lac-d
- **incessant**: acon ant-c ant-t **Arg-n Ars** ars-h ars-i bar-m borx *Cadm-s* carb-v cocc colch crot-t cupr dig eup-per grat *Hell Iod Ip* iris kali-bi kali-m *Kreos* lac-d lob mag-m meph *Merc Merc-c* mez *Nit-ac* nux-v op petr *Phos Plb* ruta sabin scol sec squil sym-r verat vip
- **inclination** to: alum ant-t ars asaf asar bell *Brom* carc cham cocc cupr dulc kali-bi kali-sula nat-c nat-m *Nit-ac* **Nux-v** phos plb sars sel sep sul-ac v-a-b
- **ineffectual** urging: acon kali-sula
- **influenza**; during: bapt sarcol-ac
- **intermittent**, in: **Ant-c Ant-t** *Cina Elat Ferr Lyc* scol
- **intoxication**; during: crot-h **Nux-v**
- **itching** of skin with nausea, must scratch until he vomits: *Ip*
- **larynx**, from irritation: tab
- **lifting**; after: sil
- **lying**:
  - **abdomen**; on:
    - agg | **pregnancy** agg; during: podo
  - **after** | **agg**: olnd puls
  - **amel**: bry colch nux-v sym-r
  - **back**; on:
    - **agg**: bry crot-h merc merc-c nux-v rhus-t
    - **amel**: sym-r
  - **side**; on:
    - **agg**: ferr
  - **left** | **agg**: ant-t sep sul-ac verat-v
  - **right**:
    - **agg**: crot-h
      liver complaints; in: bry crot-h
    - **amel**: ant-t colch
- **measles**; during: **Ant-c**
- **meat** agg: kreos
  - **fresh**: caust
- **medicine**; after:
  - **allopathic** | **narcotics** (↗*opium*): cham
- **menopause**; during: aqui
- **menses**:
  - **after** | **agg**: borx canth crot-h gels kreos nux-v puls
  - **before** | **agg**●: *Am-m* ant-t apoc borx bry *Calc* caul cham chin *Cocc Cupr Cycl* gels graph ichth *Ip Kreos* meli nat-m *Nux-v* phos *Puls Sep* sulph thlas verat
  - **during**:
    - **agg**●: *Am-c Am-m* ant-c ant-t **Apoc** arn ars bell borx bry *Calc* canth caps *Carb-v* carbn-s carc caul cham chel cimic cocc coff con *Cupr Cycl* gels *Graph* hyos ichth ign ip kali-bi *Kali-c* kali-i kali-p

Vomiting – persisting

- **menses** – **during** – **agg**: ...
  kali-s *Kreos Lach* lob *Lyc* mag-c meli mosch nat-c *Nat-m* nux-v *Phos Puls* sars sep *Sulph* tarent thlas *Verat Vib* zinc
  - **copious** (See FEMA - Menses - copious - accompanied - vomiting)
  - **suppressed** menses; from: ars bell bry cupr *Ip* nicc nux-v plb puls verat
- **mental** exertion agg: ferr nat-m tab
- **milk**; after: **Aeth** *Ant-c* ant-t apom *Ars* ars-i ars-s-f atro bar-c bell *Calc* calc-p calc-sil carb-v *Cham* ferr *Iod Iris* kali-bi kreos lac-d lach mag-c mag-m merc merc-c merc-d morph *Ph-ac* phos *Podo* puls samb *Sanic Sep* **Sil** spong sul-i sulph **Valer** vario vip zinc
  - **curd**: *Agar*
  - **infants**; in: but-ac
  - **mother's**: acet-ac *Ant-c* calc calc-p ip *Nat-c Ph-ac Sanic* **Sil** *Valer*
    - **anger** of mother; from: valer
- **motion** agg: *Ant-t* **Ars Bry** bufo **Cadm-s** cocc *Colch Cupr* dig eup-per *Ferr* iod kali-bi kalm *Lac-c Lach Lob Nux-v Petr* stram **Tab** ther *Verat* zinc
- **moving** from right side: ant-t
- **nausea**:
  - **with**: *Aeth* amyg-p ant-t *Apom* bry calc ferr **Ip** iris kali-bi *Lob* merc-c *Nux-v* petr *Puls* sang scol streptoc sul-ac sym-r *Tab* verat
  - **without**: ant-c apoc *Apom* apom-m arn ars bry chel ferr kali-bi lyc med merc-c phyt sabin tab verat-v zinc
- **odors**:
  - **agg**: **Colch**
  - **bad** odor; from: kreos
  - **food** agg; of (See food; from - smell)
- **operation**; after an (↗*Nausea - operation)*: aeth all-c bism ferr *Nux-v Phos* staph *Stry*
  - **abdomen**; on: all-c **Bism** *Nux-v Phos* staph
- **opium**; after (↗*medicine - allopathic - narcotics)*: **Cham**
- **overheated**, after: *Ant-c*
- **oysters**; from: brom
- **pain**; from: coloc spig
- **painful**: anac ant-t **Apis** arn **Ars** asar bapt *Cupr* cupr-s dig kali-bi kali-i kali-n merc-br ox-ac phos phyt ruta sul-ac verat verat-v
- **painless**: phyt sec *Sul-ac*
- **palpitations**; with: ars *Crot-h* **Lach Nux-v**
- **paroxysmal**: **Ars** bism bry kali-bi **Lob** *Nux-m* osm *Phos Plb* (non: uran-met) *Uran-n*
- **periodical**: ars carc *Chel Cupr Iris Lept Nat-s* nux-v plb sang sulph
  - **month**; every: crot-h
  - **alternating** with asthma (See RESP - Asthmatic - alternating - vomiting)
  - **children**; in | **infants**: cupr-ar ing iris kreos merc-d
- **persisting**: cadm-s *Ip* ptel
  - **milk**; after: calc-p ph-ac

794   ▽ extensions | ○ localizations | ● Künzli dot

| Vomiting – perspiration | **Stomach** | Vomiting – swallowing |

- **perspiration**:
  - **during** (↗*accompanied - perspiration*): ant-c *Arn* **Ars** *Bell* bry camph **Cham** chin cina *Con* dros *Eup-per* Ferr Hep Hyos ign ip kali-c lach *Lyc* merc nat-c nux-v puls *Sel* sep *Sil* stram sulph *Thuj Verat*
  - **fails**; when perspiration: *Cact*
- **pessary** in vagina; from: nux-m
- **phthisis**; from (See CHES - Phthisis - accompanied - vomiting)
- **plums**, after: ham
- **pregnancy** agg; during: acet-ac acon alet alst *Amyg Amyg-p* anac *Ant-c* ant-t *Apis* apom arg-n *Ars* **Asar** bism *Bry Cadm-s Calc* calc-p *Canth Caps Carb-ac* card-m castm cer-ox **Chel** *Cic Cimic* cinnm cocain cocc cod *Colch Con* conv cuc-p *Cupr-act* cupr-ar cycl dios *Ferr* ferr-ar *Ferr-p* gins gnaph goss graph hep ign ing *Ip Iris* jab *Jatr-c Kali-bi Kali-br* kali-c kali-m kali-p **Kreos Lac-ac** lac-c lac-d *Lach Lil-t* lob *Lyc Mag-c Mag-m* med merc merc-i-f *Nat-m* nat-p **Nat-s** *Nux-m Nux-v* onos *Op Ox-ac Petr Ph-ac Phos* pilo plat plb *Podo Psor* **Puls** sanic **Sep** *Sil* staph stront-br stry *Sul-ac Sulph* sym-r symph **Tab** tarent ther *Thyr Verat Verat-v* zinc zinc-p
  - **accompanied** by:
    - **cough**: nux-m
    - **Tongue**:
      - **brown** discoloration | **yellowish brown**: *Merc-i-f*
- **pressure**; from:
  - **abdomen**; on: zinc
  - **spine** and cervical region; on: cimic
- **profuse**: canth eup-per merc-c nux-v *Verat*
- **projectile**, like a (↗*forcible*): acon am-caust sanic *Verat*
- **prostration**; with (See GENE - Weakness - accompanied - vomiting)
- **purging**; with: aeth ant-t apis arg-n *Ars* asar borx camph cham colch cupr euph *Ip* iris jatr-c merc merc-c olnd phos *Podo* sec seneg sul-ac sulph *Verat* verat-v
- **putting** hands in warm water (See Nausea - warm - water)
- **raising** head agg: acon apom *Ars Bry* carb-ac cocc colch graph lept nux-m *Stram* verat zinc
- **recurrent** (See GENE - History - vomiting)
- **reflex** vomiting: apom cer-ox cocc *Ip* kreos *Valer*
- **relief**; without: ant-c ars ip *Iris*
- **rice**, after: tell
  - **water**: cupr kali-bi verat
- **rich** food agg: aeth *Ip Puls* samb spong sulph
- **riding** in a carriage agg• (↗*Nausea - riding - carriage - agg.; MIND - Riding - carriage - aversion*): *Apom* arn *Ars* bell borx **Carb-ac** cer-ox **Cocc** coff *Colch Ferr* ferr-p glon *Hyos* ip **Kreos** nicot nux-m *Nux-v* op *Petr* phos sanic sec sep *Sil* staph sulph **Tab** ther
- **rinsing** mouth, when (↗*brushing*): bry *Coc-c* sep
- **rising**:
  - **after** | **agg**: ambr ars
  - **bed**; from | **agg**: *Lac-d* sang verat-v

- **rotavirus**; from (↗*drinking - after - immediately*): aeth *Ant-c* ant-t apoc apom *Ars* ars-h *Bism Bry Cadm-s* chinin-ar cupr *Cupr-ar* eup-per ip *Jatr-c Phos* sec tab *Verat* verat-v
- **sadness**; with (See MIND - Sadness - vomiting)
- **saliva** running down the throat while sitting, from: am-m
- **salivation** agg: anac
- **scarlet** fever; after: ail asim *Bell* cupr
- **scratching**; when: ip
- **seasickness**; during: *Apom* ars borx carb-ac cer-ox cocc coff glon ip *Kreos* nicot *Nux-v* op *Petr* sep *Staph* tab ther
- **sensation** of:
  - **eructation**; during: goss
- **sitting** erect agg: colch sil zinc
- **sitting** up in bed agg: *Acon* ail ars *Colch* nat-m *Stram*
- **sleep** agg; during: apis merc-c
- **sleep**, followed by: aeth ant-t bell cupr cycl ip nat-m sanic
- **smoking** agg: agar brom bufo calad clem cocc *Ip* nat-s tab
- **soup** agg: ars *Mag-c*
- **spasmodic** (↗*Contraction; Contraction - vomiting; Pain - vomiting - while - cramping*): ant-t **Bism Caps** caul cer-ox cham *Cupr* dig hep kali-sula lach lyss merc-c plb podo scol sul-ac tab vip
  - **accompanied** by | **vertigo** (See VERT - Accompanied - vomiting)
  - **sudden**: cupr
- **spitting**, after: dig
- **standing** up, on: colch
- **starting** from sleep, after: petr
- **stool**:
  - **after** | **agg**: aeth arg-n colch cupr dig eug *Ip* iris *Nux-v* phos *Verat*
  - **before**: ant-t ars colch dig glon ip ox-ac petr podo sul-ac verat
  - **during** | **agg**: agar ant-c ant-t apis arg-met **Arg-n** *Ars* asar bell bism borx bry **Camph** cham *Cupr* colch coloc crot-t *Cupr* dulc elat euph hell *Ip Iris* jatr-c kali-bi *Merc* nit-ac nux-v ox-ac *Phos* phyt podo rheum samb *Sec* seneg stram sul-ac *Sulph Tab Verat*
  - **ineffectual** | **after**: bell sang
  - **straining** at | **after**: ther
  - **urging** to | **after**: bell sang
- **stooping** agg: *Cic* **Ip**
- **stupor**; during (See MIND - Stupor - vomiting - during)
- **sudden**: acon aeth agar am-c ant-t apoc *Apom Ars* bell cadm-s crot-h crot-t *Cupr* elaps ferr jab kali-bi kali-chl kali-m kali-sula *Op* pic-ac podo rhus-t sec sep sil stann verat verat-v zinc
  - **fever**; during: bapt
- **sugar** | **amel**: op
- **supper** agg; after: caul gast gaul ip jab rob
- **swallowing**:
  - **saliva** | **agg**: colch graph

Stomach

Vomiting – swallowing

- **trying** to swallow agg: kali-c *Merc-c*
- **swoon**, after: ars
- **sympathetic**: apom kreos
- **talking** loudly agg: *Coc-c* cocc
- **teething** children, in (See dentition)
- **tenderness** with: cadm-s
- **tenesmus**; with (See Pain - vomiting - while - tenesmus)
- **touching** the inside of the mouth: coc-c
- **unconsciousness**, during: ars ben-n
- **uncovering** abdomen | **amel**: *Tab*
- **urine**; after suppressed (See KIDN - Suppression - followed - vomiting)
- **urticaria**:
  · **during**: *Apis* cina
  · **suppression** of; from: *Urt-u*
- **vertigo**; during (See VERT - Accompanied - vomiting)
- **vexation**; after●: acon *Cham* ign *Ip* lyc nat-s *Verat*
- **violent**: acon aeth ail ant-c ant-t apoc arg-n **Ars** ars-i asc-c bell bism canth *Cic Cina* **Colch** con *Crot-t Cupr* cycl cyt-l dig *Elat Ferr* ferr-p geo hura-c *Iod Ip Jatr-c* kali-bi kali-n kali-sula kali-t lach lob med merc merc-sul mez mosch mur-ac narc-ps nux-v petr phal **Phos** phyt *Plb* puls raph sang *Sarcol-ac* scol stann **Tab Verat** verat-v vip
  · **accompanied** by:
    : **influenza**: *Sarcol-ac*
    : **salivation**; profuse: graph ign *Ip* iris kreos lac-ac *Lob* phal puls tab
- **waking**; on: acon aeth alum ambr ant-t apis apoc bell borx bry **Calc** cupr dig euphr form graph lach m-aust nit-ac *Nux-v* op rat rhus-t ruta sil spong squil sulph thuj *Verat*
- **walking**:
  · **agg**: am-c crot-h prin
  · **air** agg; in open: am-m
- **warm**:
  · **drinks**:
    : **after**: bry *Phos Puls* pyrog sanic
  · **room** | **agg**: phos vesp
  · **washing** the hands agg: phos
- **warm** food; from: brom guat phos
- **water**:
  · **sight** of; from: lyss *Phos*
    : **pregnancy** agg; during: phos
- **whooping** cough (See cough - during - agg. - whooping)
- **wine**: *Ant-c*
  · **amel**: kalm
  · **sour**: Ant-t

VOMITING; TYPE OF:
- **acrid**: *Apis* arg-met **Ars** bufo calad chion colch coloc con crot-t dor ferr gent-c *Hep* ip *Iris* kali-c kali-m **Kreos** lyc med merc-c phys phyt *Rob* **Sang** *Sec* sulph ther thuj zinc
  · **morning** | **coughing**; while: thuj
  · **night**: ther
- **albuminous**: ars ip *Jatr-c* kali-bi *Merc-c Plb Verat*

Vomiting; type of: ...
- **bile**: *Acon* aeth alum alum-p alum-sil ambr amyg anan *Ant-c* ant-t anthraci anthraco *Apis* apoc *Arg-n* arn **Ars** ars-h ars-i ars-s-f asar asc-t aspar aur aur-ar aur-i aur-s bar-c bar-i bar-m bar-s **Bell Bism** borx **Bry** bufo cadm-met *Cadm-s* cain *Calc* calc-i calc-s calc-sil camph cann-s canth carb-ac carb-v carbn-s card-m castm **Cham Chel** *Chin Chinin-ar Chion Cic* cina cocc coch *Coff* **Colch** *Coloc* con *Crot-c Crot-h* crot-t *Cupr* cupr-ar cur cycl *Dig* dros dulc elaps elat eup-a **Eup-per** fago *Ferr-p* fl-ac gels *Grat* hell hep hyos *Ign* **Iod Ip** *Iris* jab jatr-c *Kali-ar Kali-bi* kali-c kali-i kali-m kali-p kali-s kali-sil *Lac-d Lach Lept Lyc* lyss mag-c mang med **Merc Merc-c Merc-cy** meth-bchl mez *Morph* mur-ac *Nat-ar Nat-c Nat-m* nat-p **Nat-s** nit-ac **Nux-v** nyct olnd **Op** ox-ac *Petr* **Phos** phyt *Plb Podo* **Puls** *Pyrog* raph rhod rhus-t rob sabad *Sabin* samb **Sang** sars *Sec* **Sep** sil stann stram streptoc sul-ac sul-i *Sulph* sumb tarent tart-ac tax *Ter* ther thuj *Tub* valer **Verat** *Verat-v* zinc zinc-m zinc-p
  · **morning**: aspar dros hep merc-c **SEP●** tarent ther zinc
  : **waking**; on: stann
  · **forenoon** | 10-11 h: cur
  · **afternoon**: phyt
  · **evening**: phos stram
    : 21 h: tax
  · **night**: chin cur dros lyc *Merc* op phos *Podo*
  : **midnight**:
    : **after** | 3 h: mur-ac
    : **alternate** night: dros
  · **accompanied** by | **Liver**; cirrhosis of (See ABDO - Cirrhosis - accompanied - vomiting)
  · **anger**; after: cham nux-v
  · **chill**:
    : **after**: **Eup-per** kali-c **Nat-m**
    : **before**: cina *Eup-per*
    : **during**: *Ant-c* arn **Ars** borx *Cham* chin *Cina Dros* **Eup-per** ign ip lyc *Nux-v* **Puls** verat
  · **cold** water, after: *Eup-per Rhus-t*
  · **colic**; with: *Chin* coloc *Iod Nux-v* op
  · **cough** agg; during: anan cadm-s carb-v cham **Chin Puls** sabad sars sep stram sulph
  · **cramps**; with: cham
  · **diet** errors; from: fl-ac
  · **drunkards**; in: ant-t
  · **eating**; after: ant-c bism bry *Crot-h* merc stann
  · **exertion** agg; after: stram
  · **fever**; during: ant-c *Ars* bry *Cham Chin Cina* crot-h cupr dros **Eup-per** ign ip iris merc *Nat-m* **Nux-v** op phos psor *Puls* sec sep sulph thuj verat
  · **followed** by:
    : **blood**: agar carb-v verat
    : **food**, then: bry
  · **headache**; during (⤴HEAD - Pain - bilious): arg-n aur *Bry* cadm-s *Calc* carc card-m **Chel** chion crot-h cur eup-per ign **Ip Iris** kali-c *Lac-d Lept Lob* nat-m *Nat-s* nicc petr *Plb* podo *Puls* rhus-t **Sang** spig streptoc sulph verat zinc
    : **sweets** agg: *Iris*

796 ▽ extensions | O localizations | ● Künzli dot

Stomach

Vomiting; type of – bile

- **lying** on right side or back: *Croth*
- **mental** exertion; after: nat-m
- **motion**, on least: *Crot-h Stram*
- **perspiration**; during: ant-c *Ars* bry **Cham Chin** ign ip iris merc *Nux-v* puls sep verat
- **rising** agg: ars
- **sitting** up in bed agg: *Stram*
- **soup** agg: stann
- **stooping** agg: ip
- **tea** agg: sel
- **trembling** and great nausea, causing prostration: *Eup-per*
- **vexation**; after: *Nat-s*
- **bitter**: *Acon* agar ant-c ant-t apis arn *Ars* bar-c **Bell** benz-ac bol-la borx **Bry** bufo cadm-s calc calc-s calc-sil cann-s canth *Carbn-s* castm *Cham Chin* chion clem coc-c *Cocc* colch *Coloc* con *Crot-c Crot-h* crot-t cupr *Eup-per* form gent-c *Grat* hydr ip iris *Kali-bi* kali-c lac-d lyc mag-c manc med *Merc* merc-c mez *Nat-ar Nat-c Nat-m* nat-p *Nat-s* nit-ac **Nux-v** olnd op *Petr* Phos phyt pic-ac *Plb* ptel *Puls* raph rhod samb **Sang** *Sars Sec Sep* sil *Stann Sulph* tab thuj *Verat* vinc vip zinc zinc-p
- **morning**: borx *Bry* cham colch form tab thuj
  - **cough** agg; during: thuj
  - **waking**; on: form sil thuj
- **noon** | **soup** agg: mag-c
- **afternoon**: sulph
- **evening**: hell verat
  - **cough** in bed; during: *Sep*
- **night**: crot-t hell phyt sil
- **breakfast**; before | **agg**: tab
- **chill**; during: *Ant-c* arn **Ars** borx *Cham Chin* cina ign lyc *Nux-v Puls* verat
  - **close** of; at: ant-t *Eup-per*
- **coffee** agg: *Cham* verat
- **cough** agg; during: cham *Ip* mez *Sep* verat zinc
- **drinking**:
  - **after**:
  - **agg**: borx bufo eup-per
  - **cold** water | **agg**: podo
- **eating**; after: mag-c nat-m nit-ac stann
- **headache**; during: form nit-ac *Sang* sulph thuj
- **heat**; during: *Ars Eup-per* thuj
- **menses**:
  - **before** | **agg**: *Caul*
  - **during** | **agg**: *Sars*
- **mortification**; from: puls
- **soup** agg: *Mag-c* stann
- **standing** agg: colch
- **waking**; on: sil
- **watery**: lac-d mag-c
- **black**: acon alum ant-t *Arg-n* arn **Ars** ars-s-f bism **Cadm-s** *Calc* camph carb-ac card-m *Chin Chinin-ar* colch Con *Crot-h* cur dor hell hep hydr-ac *Hyos Ip* kali-i kali-n kali-ox *Kreos Lach* lat-m laur *Lyc* manc med merc-c *Mez Nat-s* nit-ac **Nux-v** op ox-ac *Petr* **Phos** phyt pix *Plb* puls raph *Sec* sil squil stram sul-ac *Sulph* **Verat** zinc zinc-p
- **menses**, on appearance of: sulph

Vomiting; type of – bluish

- **black**: ...
  - **pain** in stomach, with: *Pix*
  - **staining**: arg-n
- **blood** (↗*Hemorrhage*): acet-ac *Acon Adren* aeth agar aloe alum alum-p alumn *Am-c* am-caust anan ant-c ant-t arg-n **Arn** *Ars* ars-h ars-i asar aur-m bar-m bell borx both brom *Bry* bufo **Cact** cadm-s *Calc* calc-i calc-s camph cann-s *Canth* caps carb-ac **Carb-v** carbn-s card-m *Caust* cham **Chin** *Chinin-ar Cic* clem *Cocain* colch coloc con **Crot-h** *Cupr Cycl* dig dros elaps *Erig* **Ferr** *Ferr-ar* ferr-i *Ferr-p* fic-r ger guaj **Ham** hep *Hyos* ign iod **Ip** iris kali-bi kali-chl kali-i kali-m kali-p kali-sula *Kreos Lach* lath led lob lyc *Mangi* merc **Merc-c** mez *Mill* mosch mur-ac *Nat-ar* nat-f nat-m nat-s *Nit-ac Nux-v* olnd op orni ox-ac *Petr* **Phos** *Phyt Plb Podo* prot psor *Puls* pyrog rat rhus-t ruta **Sabin** sal-ac samb *Sang Sec Sep Sil Stann* stram sul-ac sul-i *Sulph* tab *Ter* thuj tril-p (non: uran-met) uran-n ust *Verat Verat-v* vip **Zinc** zinc-m
  - **morning**: dros
  - **evening**: guaj merc-c
  - **summer**; in: guaj
  - **night**: *Caust* phyt podo
  - **accompanied** by:
    - **cancer**; stomach (See Cancer - accompanied - vomiting blood)
    - **Spleen**; complaints of: card-m
  - **black**: acon alum-sil ars calc-sil canth card-m chin elaps *Ham* nux-v plb puls sep sul-ac
  - **blue**: ars kali-c
  - **bright**: arn bell carb-v ferr hyos ip phos plb sabin sulph
  - **children**; in | **newborns**; in: acon lyc
  - **clotted**: arn ars bell canth caust chin ferr ham hyos ip kali-sula lyc *Merc-c* nux-v phyt puls sabin sec sulph
  - **cough**; with: anan
  - **dark**: merc-cy
  - **drinking** agg; after: merc-c
  - **drunkards**; in: alumn ant-t *Ars*
  - **eating**; after: stram
  - **exertion** agg; after: *Phos*
  - **hemorrhoidal** flow; after suppressed: acon *Carb-v* **Nux-v** *Phos Sulph*
  - **lying**:
    - **agg**: *Stann*
    - **back**; on | **agg**: merc-c
  - **menses**:
    - **during**:
      - **agg**: sulph
      - **beginning** of menses | **agg**: sulph
    - **instead** of menses, in girls: *Ham*
    - **suppressed** menses; from: bell *Bry Ham* nat-m *Phos* puls sulph
  - **motion** agg: *Erig*
  - **pregnancy** agg; during: *Sep*
  - **thin**: *Erig*
- **bluish**: ars kali-c

Stomach

Vomiting; type of – brownish

- **brownish**: arg-n *Ars* bar-c bism bry carb-v colch cupr dig kali-bi kali-c merc-c *Mez* mur-ac *Nat-s* nit-ac op ox-ac phos phyt *Plb* rhus-t sec sul-ac sulph tab verat zinc zinc-p
  - **evening**:
    : **coffee** agg: verat
    : **milk** agg: mur-ac
- **burning**: mez phos podo puls sep sul-ac
- **cheesy**: aeth
- **chocolate** colored: bry *Con* kreos mez sec stann zinc
- **clear**: colch crot-t elat ferr fl-ac petr phyt sabad sul-ac sulph
- **coffee** grounds, like: *Arg-n* ars ars-h brom bry **Cadm-s** colch *Con* crot-h cund *Cupr* echi *Iris* lac-d lach lyc lyss med *Merc-c* mez mur-ac *Nat-m* nat-p op orni ox-ac **Phos** plb pyrog sec stry sul-ac uran-n
  - **gastric** cancer, in: phos
- **curdled** milk (See milk - curdled)
- **dark**: am-caust ant-t *Ars* cadm-c cupr dor merc-c nit-ac op ox-ac *Phos* raph sec stann sul-ac
  - **drinking** agg; after: mur-ac
- **drinks** (⤤*liquids)*: acon ant-c *Ant-t* arn **Ars** *Bry Cham* chin cic cocc con *Dulc* ferr *Ip* merc-c nat-m *Nux-v* puls rhus-t *Sil* sulph verat
- **everything**: acet-ac ant-t apoc **Ars** ars-h bar-m benz-ac cadm-s *Crot-h Eup-per Ip* merc-c merc-cy op sarcol-ac sec sul-ac
  - **drinks** | **warm**; except: chel
- **fecal**●: arn ars atro *Bell* bry cain *Colch* coloc cupr merc **Nux-v**● **OP**● **Plb**● pyrog raph rhus-t sulph tab thuj verat
  - **accompanied** by | **intussusception** (See ABDO - Intussusception - accompanied - vomiting - fecal)
- **filamentous**: iod ox-ac *Phos* sul-ac
- **food**: acet-ac acon aeth agar agar-ph ail alum alum-p alum-sil *Am-c* anac anan *Ant-c Ant-t* apis arg-n *Arn* **Ars** ars-i ars-s-f bac *Bell* berb bism borx bov brom **Bry** bufo *Cact* **Cadm-s** *Calc* calc-i calc-p calc-s calc-sil canth caps *Carb-v Carbn-s* caust *Cham Chel Chin* chinin-ar *Cic Cina Cocc* coff *Colch* coloc con *Crot-h* crot-t *Cund Cupr Cycl* dig *Dros* elaps **Eup-per Ferr Ferr-ar** *Ferr-i Ferr-p Graph* grat hep *Hydr* hydr-ac *Hyos Ign* indg iod *Ip Iris* jatr-c *Jug-r* kali-ar *Kali-bi Kali-c* kali-m *Kali-p* kali-s kali-sil **Kreos** *Lac-d Lach Laur* led lob **Lyc** lyss mag-c mag-s manc *Meph* merc merc-c merc-cy **Mez** mill mosch mur-ac nat-c *Nat-m* nit-ac **Nux-v** olnd *Op* oscilloc *Ph-ac* (non: phal) phel **Phos** phyt *Plb* podo psor **Puls** raph rat rhus-t ruta sabin samb **Sang** sars *Sec Sel Sep Sil* squil *Stann* sul-ac sul-i *Sulph* tab tarent tell ter thuj uran-n **Verat** *Verat-v* zinc *Zinc-m* zinc-p
  - **morning**: crot-h *Plb Sep* sil *Sulph*
  : **waking**; on: aspar
  - **afternoon**: calc mag-s
  - **evening**: carb-v kreos phos *Puls Sulph*
    : **sunset**, after: stram
  - **night**: crot-t kali-c lyc phyt rat sil
    : **midnight**: agar **Ferr** nat-m

Vomiting; type of – food

- **food – night – midnight**: ...
  : **after**:
  . **1 h** | **waking**; on: rat
  - **animal** food, all: phos
  - **bile**, then: ant-t ars bell *Bry Colch* dig lyc *Nat-m* phos podo samb zinc
  - **blood**, then: kali-n nux-v verat
  - **breakfast** agg; after: *Ferr* sel *Sil*
  - **chill**:
    : **after**: phos
    : **before**: *Ars Cina* eup-per **Ferr**
    : **during**: ail ars borx *Cina* ferr ign ip nux-v phos puls sulph
  - **cough** agg●: anac anan *Ant-t Ars* **Bry** *Coc-c* dig *Dros Ferr Ip Kali-c* laur *Mez Nat-m Nit-ac* **Nux-v** *Ph-ac Phos Puls* rhus-t sep stann *Sulph Verat*
  - **dark**-colored vomiting of food: mag-c
  - **dinner**; after: anac calc graph sel
  - **drinks**; not of: *Bry*
  - **eating**:
    : **after**:
    : **agg**: aeth am-c ant-t **Ars** *Calc* **Ferr** hyos *Lach* mag-c **Nux-v** *Phos Puls* ruta sulph
    . **days** after food has filled the stomach; some●: *Bism*
    . **five** or six hours after●: atro **Puls**●
    . **hours** after; some: meph **Puls**●
    . **long** after: aeth ars-i ferr kreos plat puls rat sabin sang
    . **one** day after●: cimx sabin
    . **seven** hours after●: sulph
    . **undigested** food two or three hours after: aeth **Kreos** sulph
    : **immediately** after●: ant-c ant-t *Apis Ars* ars-h *Bry* carb-an carb-v cupr dig *Ferr Ferr-p Graph Kali-bi* mosch olnd plb ruta sanic sil sulph verat zinc
    : **while** | **agg**: am-c ars ferr iod rhus-t ruta sep sil stann verat
  - **empty**; mouthful until stomach is: arg-n bac *Ferr* **Phos**
  - **fever**; during intermittent: *Ferr Ferr-p Nat-m*
  - **heat**; during: cina *Eup-per* ferr ferr-p ign nux-v thuj
  - **hot** food, after: lob
  - **lying**:
    : **agg**: olnd
    : **back**; on | **agg**: rhus-t
  - **milk**; except: hydr
  - **mucus**, then: acon ars dros mag-c nux-v psor puls *Sel* sil verat
  - **smallest** quantity: verat-v
  - **solid** food; of | **only**: bry cupr verat
  - **sour**: calc ferr ferr-ar hep *Kali-bi* nat-m *Nat-s* podo sars sulph thuj
  - **supper** agg; after: cupr-s
  - **undigested**: aeth ant-c apoc atro bals-p bell bism *Bry* calc calc-f cench cer-ox *Chin* colch cuph cupr *Ferr Ferr-m* ferr-p gels graph *Ip* iris *Kali-bi* **Kreos**

Stomach

Vomiting; type of – food

- **undigested**: ...
  lac-c *Lac-d* **Lyc●** merc nat-m nux-v petr phos *Puls* sabin sang *Sec* sep stann stry-af-cit verat
  : **children**; in: calc-f
  : **eaten** previous day: sabin
  : **eating**; hours after (See eating - after - agg. - undigested)
  : **milk**: mag-c
- **vexation**; after: acon cham ign ip lyc verat
- **waking**; on: jug-r
- **water**:
  : **except**: hydr
  : **then** water: ars ferr puls
    : **bitter** water: lac-d
- **whooping** cough; in: meph
  : **regaining** consciousness from whooping cough; after: cupr
- **frothy**: acet-ac acon *Aeth* all-c ant-t *Apis* arg-n ars arund aur cadm-s *Canth* cic coc-c *Con* crot-t cupr cupr-act ferr glon *Ip* kali-br kali-s kali-sula *Kreos Lach* led *Lyc* mag-c mag-m med *Merc-c* mur-ac nat-c nat-m nat-p *Nux-v* phos *Podo Puls* sil spig *Tub* urt-u *Verat* verat-v zinc
- **glairy**: alumn *Arg-n Ars* canth carbn-s cic crot-t cupr cupr-act (non: dig) digin *Iris Jatr-c Kali-bi* kali-n med mur-ac phos scol *Sil* sul-ac verat *Verat-v*
- **greasy**: ars *Iod* manc *Mez Nux-v* phos sabad thuj
- **green**: *Acon Aeth* ant-t aqui *Arg-n* arn *Ars* asar aur-m bell bry bufo cadm-s *Cann-s Canth* carb-ac carbn-s *Card-m Cham* **Chel** chin cimic *Cocc* colch *Coloc Crot-c Crot-h* cupr cupr-ar cur cycl dig *Dulc* elaps elat *Eup-per* ferr-p grat guare guat *Hell Hep* hyos *Ign* **Ip** jatr-c kali-bi kali-m *Lach Lyc* manc *Merc Merc-c* merc-d mez morph nat-p *Nat-s Nux-v* olnd *Op* ox-ac *Petr Phos* phyt *Plb* podo *Puls* raph rhod rhus-t rob sabad *Sabin* sec stann *Stram* sulph *Teucr* **Verat** vip zinc zinc-p
  - **morning**: *Aqui*
  - **evening**: stram
  - **night**: ars *Cur*
  - **blackish**: (non: cupr) cupr-act dulc hell osm petr phos plb sol-ni teucr verat
    : **colic**; with: hell
    : **cold** drinks; after: rhod
    : **curds**: ip
    : **dark**: carb-ac *Crot-h* op *Sec* stann verat
    : **fluid**: *Acon* asar *Aur-m Card-m Coloc Cupr Cycl Hep Lach Nat-s* olnd *Stram*
    : **headache**; during: carc
    : **menopause**; during: aqui
    : **olive** green: carb-ac
    : **yellowish**: *Ars* cadm-s colch convo-s crot-h (non: cupr) *Cupr-act Iris* nat-p *Nat-s* olnd phos plb sabin verat
- **lime** water, like: nat-s
- **liquids** (*drinks; water)*: abrot *Acon* ant-c ant-t aran arn ars *Bism* bry cham chin cic cina cocc con diph dulc ferr *Hyos* ip kreos nat-m nux-v phos psor puls ran-b rhus-t sec sil spong sul-ac sulph *Verat*
  - **drinking** agg | **followed** by faintness: lyss

Vomiting; type of – mucus

- **liquids**: ...
  - **followed** by food (See water - followed)
  - **warm** in stomach; as soon as they become *(↗Vomiting - drinking - warm)*: chlf **Phos** pyrog
- **membranes**: canth kali-sula merc-c mur-ac (non: nat-s) nat-sula nit-ac ox-ac phos sec sul-ac zinc
- **milk**: *Aeth* arn *Ars* borx bry *Calc Calc-p* carb-v *Cham Cina Iod* ip *Iris* kali-bi lach lyc merc-c *Merc-d* nux-v phyt *Podo* rheum samb sanic sep sil spong sulph vario
  - **curdled**: *Aeth Ant-c* ant-t *Calc* cuph ip *Mag-c* mag-m merc merc-c merc-d *Nat-m* nat-p podo sabin sanic **Sil** sul-ac *Sulph Valer*
    : **children**; in: calc cuph sanic sil
    : **nurslings**; in: *Aeth* ant-c
    : **large** curds choking the child: aeth **Valer**
    : **sour**: calc nat-p
  - **sour**: ant-c cina
    : **nursed**; soon after child has: ant-c
  - **swallowing**; immediately after: aeth
  - **undigested**: mag-c
  - **milky**: aeth arn ars kali-m ox-ac **Sep**
  - **pregnancy** agg; during: **Sep●**
- **mucus**: *Acon* aeth agar alum alum-p alum-sil alumn am-caust am-m *Am-c* ant-t anthraci *Apis* **Arg-n** arn *Ars* ars-s-f bals-p bar-c bar-m bar-s *Bell* borx bov brom bry cact cadm-s calad calc calc-s calc-sil cann-s canth caps *Carb-v* carbn-s card-m carl castm cench *Cham Chel Chin* chinin-ar *Chinin-s Cina* cinnb *Cocc-c Cocc Coff* colch *Con Cop* cor-r crot-t *Cupr* cupr-act cupr-ar cupr-s *Cycl Dig* **Dros** *Dulc* elaps elat ferr form glon graph grat *Guaj* hell *Hep* *Hyos Ign* indg iod *Ip Iris Jatr-c* kali-ar **Kali-bi** *Kali-c* kali-chl kali-m kali-n kali-p kali-s kali-sil kreos lac-d *Lach* lil-t *Lyc Mag-c* mag-s med *Merc Merc-c Mez* mosch mur-ac nat-ar nat-c *Nat-m* nat-p *Nat-s Nit-ac* **Nux-v** olnd *Op* osm ox-ac petr **Phos** *Phyt* plb *Podo* psor **Puls** raph rat **Rheum** rhus-t sabad samb sang *Sec* sel seneg *Sep Sil* sin-a sol-ni spig stann staph stram sul-ac *Sulph* tab tax *Ter* ther thuj *Tub* valer **Verat** verat-v vip zinc zinc-p
  - **morning**: ars camph *Dulc Guaj* kali-bi sec sulph tab thuj
    : **coffee** agg: *Cham*
    : **waking**; on: form thuj
  - **forenoon**: nux-v psor
    : **10 h**: psor
  - **afternoon**: bell con mag-s
    : **sleep | siesta** agg; after: lyc
  - **evening**: bry elaps nat-s psor stram
    : **18 h**: nat-s
    : **coffee** agg: nux-v
  - **night**: phos sil stram ther verat
    : **amel**: nat-m
  - **blood**: acon aeth ant-t ars brom dros hep hyos ign *Kali-bi* kali-n lach *Merc-c Nit-ac* phos zinc
  - **chill**:
    : **before**: *Puls* verat
  - **coffee** agg: cann-i *Cham* verat
  - **cough** agg●: ant-t coc-c con *Dros* hyos *Ip Nit-ac Puls Sil* thuj *Verat*

Stomach

Vomiting; type of – mucus

- diarrhea; during: **Arg-n**
- drinking agg; after: aloe
- drunkards; in: ant-t
- eating; after: crot-t ferr sul-ac
- green: kali-chl plb
- headache; during: con kali-c
- heat; during: acon ars bell **Cham** chin cina con dros dulc **Ign** ip lyc merc *Nux-v* **Puls** rheum sec sep sulph thuj verat
- jelly, like: indg *Ip* jatr-c *Kali-bi*
- pregnancy agg; during: sul-ac
- rinsing mouth, when: *Coc-c*
- ropy: ant-t iris kali-bi
- sour: kali-bi kali-c
- stool | going to; on: aloe
- stringy: coc-c colch kali-bi
- sudden: kali-bi
- sweetish: calc *Iris* psor
- tenacious: ant-t
- thick: *Ant-t* ars
- waking; on: sil
- water: guaj verat
- white: *Ant-t* ars dig
- offensive odor: abrot acon *Ant-t* arn **Ars** bar-m bell bism *Bry* calc *Canth Cocc* coff crot-t *Cupr* guaj *Ip Led* merc nat-c **Nux-v** *Op* ph-ac *Phos Plb* podo pyrog sec **Sep** *Stann Sulph* thuj valer verat
  - morning: bry
  - fluid: abrot
  - purulent: kali-bi kali-c (non: kali-s) kali-sula merc-c *Nit-c*
- oil; tasting like olive: phos
- rice water: colch *Cupr Kali-bi Verat*
- ropy (See stringy)
- sago-like matter: phos
- salty: benz-ac *Iod* mag-c merc-c *Nat-s* puls *Sep* sil sulph
- solids, only: arn *Ars* bry cupr ferr *Phos Puls* sep sulph verat
- soup: mag-c
- sour: abrom-a acet-ac act-sp aesc am-c anac ant-c *Ant-t Apis* arg-n *Ars* ars-s-f asar bar-c bar-s *Bell* bol-la *Borx* brom bry cact cadm-met cadm-s calad **Calc** calc-s *Camph* caps *Carb-v* carbn-s *Card-m* **Caust** *Cham Chel Chin Chinin-ar* chion *Cimic* cimx cina cocc con crot-t *Daph Ferr Ferr-ar Ferr-p* gels gent-c *Graph Grat Hep* hydr ign iod *Ip Iris* kali-ar *Kali-bi Kali-c* kali-p kali-s kreos lac-ac *Lac-d* **Lyc Mag-c** *Manc* med merc-c *Merc-d Mez* mur-ac *Nat-ar* nat-c *Nat-m* **Nat-p** *Nat-s* nit-ac **Nux-v** olnd *Op* osm petr *Ph-ac* **Phos** plb podo **Psor Puls** rheum **Rob** sabin sang sars sec sel sep sil spig stann stram **Sul-ac** sul-i **Sulph Tab** thuj *Tub* **Verat** zinc zinc-p
  - morning: camph graph kali-bi nux-v tab
    - stool agg; after: phos
  - forenoon: nux-v
  - afternoon: hep sulph
    - 16 h: sulph
  - evening: nux-v phos puls

Vomiting; type of – water

- sour: ...
  - night: *Calc* chin crot-t kali-c
- bitterish: ant-t bism castm chelo cic cina dros grat ip mag-m nux-v plat puls sars sul-ac sulph
- breakfast:
  - after | agg: borx sel
  - before | agg: psor
- chill:
  - after: lyc
  - during: ars cham **Lyc** nux-v phos *Puls* rob sulph
- coffee agg: cann-s
- convulsions; after epileptic: *Calc*
- corroding the teeth (See TEET - Corroded - vomiting - sour)
- cough agg; during: cimx nat-c phos thuj
- drinking agg; after: bufo
- eating; after: *Iris* nat-s nit-ac sel *Sul-ac*
- fasting; when | morning; in the: borx
- fever; during: alum **Arn Ars Bell** calc cham hep ip **Lyc** *Nux-v* phos **Puls** rob sep sulph verat
- fluid: card-m *Caust Ip* nat-c *Nat-m* nat-p *Nux-v* phos thuj
- headache; during: apis kali-c *Nat-p* nux-v op sars
- menses:
  - before | agg: *Calc* nux-v *Puls* sulph
  - during:
    - agg: am-c *Calc Carb-v* lyc nat-m *Nux-v Phos Puls* tarent
- motion agg: kali-bi
- smoking agg; after: calad
- stool agg; after: phos
- water: con
- sticky: merc-c psor
- stringy: alum *Arg-n* ars bar-m *Chel* colch **Cor-r** croc cupr *Dros* dulc hydr *Iris Kali-bi Kreos* lac-ac med *Merc-c Nat-m Nit-ac* plb *Sil* verat
- sweetish: calc cupr *Iris* kali-bi **Kreos** *Plb* psor *Tub*
- tenacious: alumn ant-t arg-n ars borx canth chel colch cupr dulc hep hyos *Kali-bi* kali-c lach *Merc-c* nit-ac osm phos rhus-t sec verat
- thick: acet-ac ars colch hydr merc-c ox-ac podo verat-v
  - morning: colch
  - rinsing the mouth, on: *Coc-c*
  - stool | going to; on: aloe
  - water, after a glass of: aloe
- urine; of: *Op*
- warm food agg: lob phos
- water (↗liquids): abrot *Acon Aeth* agar all-c alum alum-p alum-sil am-c anac ant-c ant-t apis apoc arg-met *Arn* **Ars** ars-i ars-s-f asar aur-m bar-c bar-i bar-m bar-s *Bell Bism* borx bov **Bry** calc calc-sil *Camph* **Cann-s** carb-ac *Carbn-s* card-m carl **Caust** *Chin* chinin-ar cina clem *Coc-c Cocc* colch *Coloc Con* crot-h crot-t *Cupr Cupr-ar* cupr-s cycl dig **Dros** dulc elat euph euph-c ferr fl-ac graph *Grat Guaj* hell hep hydr-ac hyos iod *Ip Iris Jatr-c* kali-ar *Kali-bi* kali-c kali-n kali-sil *Kreos* lac-ac lac-c laur lyc mag-c mag-m manc med merc merc-c mez mur-ac nat-ar nat-c *Nat-m* nat-s nit-ac *Nux-v* olnd op oscilloc osm ox-ac par petr phos phys *Phyt* plb

800 ▽ extensions | O localizations | ● Künzli dot

Vomiting; type of – water | **Stomach** | Epigastrium

- **water**: ...
podo puls pyrog raph rat rhus-t **Rob** sabad sang sars *Sec* sel seneg sep *Sil* sin-a sol-ni spig *Stann Stram* stront-c stry *Sul-ac* sul-i *Sulph Tab* ther *Thuj* **Verat** verat-v verb vinc vip zinc zinc-p
  - **morning**: ars bry elaps *Guaj* sil *Sulph* thuj
  - **waking**; on: eupi thuj
  - **forenoon**: nat-s
  - **afternoon**, 16 h: sulph
  - **evening**: merc-c
  - **night**: Calc crot-t ox-ac sul-ac ther
  - **midnight**:
  - **before** | 21-5 h: phyt
  - **breakfast**; before | **agg**: tab
  - **cold** water only: sil
  - **cough** agg; during: carb-v dros nat-c *Verat*
  - **dinner**; before: sulph
  - **eating**:
    - after | **agg**: crot-t ferr
    - while | **agg**: ferr nat-ar
  - **followed** by food: bism colch *Iod* ip mag-c nux-v sep sil sul-ac sulph zinc
  - **greenish**: olnd
  - **heat**; during: hep
  - **lying** on back agg: merc-c
  - **menses**; during: am-c sulph
  - **pregnancy** agg; during: sep
  - **soup** agg: *Mag-c*
  - **standing** agg: colch
  - **sweetish**: iris
  - **walking** in open air agg: kali-bi
  - **water** drunk then food (See water - followed)
- **white**: abrom-a aeth ars bell carb-ac castm cench colch crot-t cupr cupr-ar dig fl-ac kali-bi kali-m kali-s kali-sula *Merc-c* (non: nat-s) nat-sula ox-ac stram sul-ac tab verat verat-v
  - **morning**: ars colch
  - **noon**: *Verat*
  - **night**: verat
- **worms**: *Acon* anac ars bar-m calc *Cina* coff *Ferr* hyos merc nat-m *Phyt Sabad* **Sang** sec sil spig sulph verat
  - **lumbrici**: acon *Cina* sabad sec
  - **sensation** of (See Worm)
- **yeast**-like: nat-c nat-s
- **yellow**: acet-ac aeth apis arn *Ars* ars-i bry bufo cadm-s camph cann-s cina *Colch Coloc Con* crot-t *Dulc* form *Grat* guat *Iod* ip kali-bi kali-s lil-t merc merc-c merc-sul nat-p olnd osm ox-ac **Phos** phyt plb scol sin-a *Ter* **Verat** vip zinc zinc-p
  - **daytime**: merc-c
  - **morning**: form
  - **night**: ox-ac
  - **bright**: kali-bi
  - **headache**; during: form glon verat
  - **walking** in open air agg: kali-bi
- **yellowish** | **green**: acon ars bry *Dulc* ip olnd plb *Verat*

WALKING:
- **agg**: acon alum anac ang arn bar-c bell *Bry* calad *Calc* chin cocc hell hep ign kali-bi mag-m mang nux-v *Phos Puls* ran-b rhod sabad *Sep* sil spig stann staph stront-c sulph verat

WARMTH; sensation of (See Heat)

WATER:
- **sensation** as if:
  - **full** of: caps casc cic coc-c colch grat **Kali-c** laur mag-c mill *Ol-an* phel plat plb sul-ac
  - **swimming** in: abrot

WATER BRASH (See Eructations; type - water brash)

WEAKNESS (*Emptiness; Flabbiness; Hanging*):
abies-c act-sp agar alumn am-c ambr anan ant-c ant-t apoc arg-n *Ars* ars-i bar-c bism bov *Calc-p* cann-s canth caps carb-an carb-v caust chel chin cocc coch coloc cupr dig eup-per euph ferr fl-ac gal-ac gamb gels gent-l graph grat hep **Hydr** ign iod **Ip** kali-bi kali-br kali-c kreos lach laur lob lyc mag-c mag-m merc mur-ac nat-c nat-m nux-m nux-v olnd op par petr phos puls quas rhod senec sep sil spong squill stann staph sul-ac sulph tab tell valer verat zinc zing
- **accompanied** by | **Back**; weakness in: sep
- **eating**:
  - **after**:
    - **agg**: sil
  - **pain** in stomach; from: *Podo*
- **stool** agg; after: ambr dig
- **urination** agg; after: apoc ars
- **vertigo**; must lie down with (See VERT - Accompanied - stomach - weakness - lie)
○ **Epigastrium**: agar croc *Dig Ign Ip* kali-n *Lyc Petr* psor rhus-t
- **Pit** of stomach: lob

WEIGHT (See Heaviness)

WHIRLING: croc lyc

WINE (*Indigestion - wine*):
- **amel**: acon *Nux-v*
- **intolerance** of any; complete (*Indigestion - wine*): ars

WORM; sensation of a (*Crawling*): cina cocc lach
○ **Upwards** to the throat; climbing from pit of stomach: zinc
- **morning**: cocc

YAWNING:
- **agg**: all-c arg-n *Ars Caust* chel phyt *Rhus-t* sul-ac
- **amel**: lyc nat-m *Nux-v*

EPIGASTRIUM; complaints of: acon agar alum am-c anac ant-c *Ars* aur bar-c **Bell** *Bry Calc* caps caust cham chel chin *Cic Cocc* coff coloc con croc **Cupr** euph ferr graph *Hell* hep ign ip *Kali-bi* kali-c kali-n lach lob *Lyc* m-aust mang mez mosch nat-c **Nat-m** nux-v op petr phos plat plb *Puls* ran-b ran-s ruta sabad sabin sec sep sil spig spong stann **Sulph** tab thuj zinc

Epigastrium — **Stomach**

- **accompanied** by | **respiration**; complaints of (See RESP - Complaints - accompanied - epigastrium - complaints)
▽**extending** to
  ○ **All** directions: arg-n
  · **Axillae**: kali-n
  · **Back**: sabin
  · **Scapulae** or vertebrae: bad
  · **Throat**: *Acon* ars calc carb-v ferr kali-bi *Kali-c* lyc nat-m nux-v phos
  ○**Above**: nat-m **Phos** puls

Abscess   Abdomen   Boiling

ABSCESS:
- o **Diaphragm**; under the (= subphrenic): pyrog
- **Gallbladder**: eberth
- **Inguinal** region: ars aur **Hep** *Merc* nit-ac sil syph tarent-c
- o **Glands**: aur bac carb-an carb-v hep *Merc* nit-ac syph thuj
  - : **chronic**: syph
- **Liver**: ars bell bold bry bufo chinin-ar eberth fl-ac **Hep** *Kali-c Lach Lyc* med *Merc* **Merc-c** *Nux-v* phos puls pyrog raph rhus-t ruta sep **Sil** ther vip yers
  - **accompanied** by | **vertigo** and nausea: ther
  - **forming**; as if: laur
- **Pancreas**: eberth
- **Pelvis**: apis calc **Hep** merc-c pall *Sil*
- **Spleen**: cean *Hippoz*
- **Walls**: *Hep* rhus-t *Sil* sulph

ABSENT:
- o **Anterior** part of abdomen were absent; sensation as if: coloc

ADHESION:
- **sensation** of: dig mez **Sep•** verat verb
  - **painful** (See Pain - adhesions)
- o **Peritoneum**: suis-chord-umb

ALIVE; sensation of something (↗*Movements*): arn arund calc-p cann-s chel conv **Croc** cur *Cycl* hyos ign kali-c kali-i lac-d lyc merc nux-v op pall phos plb puls sabad sabin sang sep spong stram stront-c sulph tarent ther **Thuj** verat viol-t
- o **Iliac** region | **right**: **Thuj**
- **Sides** | **left** especially: croc

ANEURYSM: *Bar-m Sec*

ANGER agg:
- o **Liver**: cocc

ANXIETY in (↗*MIND - Anxiety*): acon acon-f agar aloe am-m ambr *Ant-t* arg-n **Ars** ars-s-f asaf aur *Bar-c* bell **Bry** calc carb-an carb-v carl cham *Chin* colch con *Cupr* euph gran ign inul *Kali-c* laur lyc m-ambo merc mez *Mosch* mur-ac nat-m nat-p nit-ac *Nux-v* olnd petr phos plat puls rhus-t seneg sep stram sul-ac *Sulph Tarent* tub *Verat* vesp
- **morning**: bry nat-m sul-ac
  - **bed** agg; in: sul-ac
- **forenoon**: castor-eq
- **evening**: cham tarent
- **night**: nat-m nit-ac
- **breakfast** agg; after: *Ign*
- **eating**; after: bar-c
- **flatus**; passing | **amel**: mur-ac
- **stool**:
  - **after**:
    - : agg: *Apoc* **Ars** ars-s-f carb-v dios **Hydr** lept mur-ac *Nat-p Petr Ph-ac* **Phos** *Pic-ac* plat **Podo** rhod *Sep Sul-ac Verat*
    - : **amel**: mur-ac
  - **before**: aloe calc merc

Anxiety in: ...
- o **Hypochondria**: acon anac anag *Arn* cham dig dros grat *Nux-v* ph-ac staph
  - **left**: phos
- ▽ **extending** to | **Head**; into: laur

APPENDICITIS (See Inflammation - appendix)

APPREHENSION in, sensation of (↗*MIND - Clairvoyance; MIND - Excitement; MIND - Fear - happen*): *Asaf* kali-bi merc-c rhus-t
- o **Lower** abdomen: merc-c

ASCITES (See Dropsy - ascites)

ATROPHY:
- o **Liver** (↗*Cirrhosis*): abies-c agar-ph apoc arg-n ars *Ars-i* **Aur** aur-ar aur-i *Aur-m Aur-m-n* aur-s *Bry* **Calc** calc-ar *Carb-v* card-m cas-s *Chel Chin Chion* crot-h *Cupr* diosm fel fl-ac graph *Hydr* iod kali-bi kali-i *Lach* laur lept *Lyc* mag-m *Merc* merc-d *Mur-ac Nast* nat-ch *Nat-m* nat-s nit-ac nit-m-ac *Nux-v* **Phos** *Plb* podo puls quas senec sep sul-i *Sulph*
  - **acute** yellow atrophy: dig *Phos* podo
- **Spleen**: agn eucal ign iod phos plb

BALL; sensation of a (↗*Hard body; Lump in*): *Brom Plat*
- **ascending** | **Throat**; to: *Arg-n* raph
- **rolling** in: aur-s inul jatr-c lach *Lyc* sabad sep
- o **Hypochondria**: brom cupr
  - **right**: cycl
  - **left**: brom calc-caust cupr
- **Liver**:
  - o **Below**: arn borx echi gels lach *Nat-s* thuj verat zinc
  - **In**: aesc bar-c op
  - : **hard**: nux-m

BAND around (↗*Constriction - band*): caust cench *Chel* chion crot-c *Lec* lyc nux-v plb *Puls Sulph*
- **cold** | **Lower** part of abdomen: lac-f
- o **Hypochondria**: acon card-m *Caust Con* dros ign *Lec Lyc* nat-m nux-v *Plat* sulph *Thuj*

BANDAGING | **amel**: cupr fl-ac nat-m nit-ac

BEARING down sensation (See Pain - dragging)

BELLYACHE (See Pain)

BILIARY COLIC (See Pain - liver - colic)

BLEEDING:
- o **Intestines** (↗*STOO - Bloody*): acon alum ant-c arn ars bac bell carb-v hydr ip nit-ac parathyr phos succ-ac yohim
  - **accompanied** by:
    - : **mucus** stool: canth
    - : **undigested** stool: acet-ac
- **Umbilicus**:
  - **children**; in | **infants**: abrot *Calc-p*

BLOATED (See Distension)

BOILING sensation | **lime**; as from boiling: caust

Abdomen

BORBORYGMUS (See Rumbling)
BREATHING:
- deep:
  - agg: *Arg-n* arn *Caust* ign kali-bi kreos mang nux-v puls ran-s sulph tab verb
  - Liver: *Bell* hep nat-s ptel sel ther
  - Spleen: card-m cob sulph
  - amel: card-m fl-ac thuj
  - Liver: ox-ac
- holding breath:
  - agg: dros spig

BUBBLING sensation, as if bubbles were moving about(↗*Clucking; Gurgling; Rumbling)*: ant-c cham croc hell **Lyc** merc nat-m ph-ac *Puls* rhus-t stann *Sul-ac* sulph tarax
- lying on back agg: *Sul-ac*
○ Inguinal region: aeth berb kali-c lyc
- Liver: laur lil-t
- Sides: arg-met cham cupr dios nux-v squil sul-ac
  - left: carb-v cupr lyc sumb
- Umbilicus: aeth berb hyper mez
  ○ About umbilicus: plb
  - Below: coloc

BUBO (↗*Swelling - inguinal region - glands)*: acon alum ang anthraci apis ars ars-i aur aur-m aur-m-n aur-s bad bar-m bell **Bufo** calc-s *Calen Carb-an* carb-v caust chel **Cinnb** clem crot-h dulc **Hep** iod jac-c kali-chl *Kali-i* kali-m lac-c lach lith-c lyc lyss *Merc* merc-i-r merc-pr-r *Nit-ac* oci pest ph-ac phyt *Sil* sulph syph tarent-c thuj zinc
- burning; with: *Ars* ars-i bell *Carb-an* dulc *Tarent-c*
- chancroidal: ars-i *Merc* merc-c *Merc-i-r* sil
- gonorrhea; after suppressed: *Aur* aur-m bar-m bufo hep med merc zinc
- indurated: alum bad *Carb-an* merc
- neglected: carb-an
- phagedenic: *Ars* graph hydr *Kali-i* lach *Merc Merc-i-r Nit-ac* sil sulph
- suppurating: anthraci ars *Aur* aur-ar bufo *Carb-an* chel **Hep** *Iod* kali-chl *Kali-i* **Lach** *Merc Merc-i-r* nit-ac *Sil* **Sulph** tarent-c
  - chronic: merc-i-r
  - refuses to heal; old bubo: *Carb-an Sulph*

CALCULI, biliary (See Gallstones)
CANCER:
- aluminum poisoning; from (↗*GENE - Aluminium)*: cadm-met **Cadm-o**
○ **Cecum**: *Orni*
- Colon (↗*Inflammation - colon - cancerous)*:
  ○ Transverse (↗*Inflammation - colon - cancerous; Inflammation - colon - ulcerative; RECT - Ulceration)*: anthraq cadm-i carc-col-ad cund hydr kali-m kali-perm lob-e orni polyg-h uva
  - Gall ducts: card-m mag-p mag-s nat-m nat-s phos
  - Gallbladder: chion
  - Glands; inguinal: syph
    - chronic: syph

- Cancer: ...
  - Intestines: cadm-act cadm-ar cadm-br cadm-chl cadm-f cadm-gl cadm-i cadm-m *Cadm-met* cadm-n cadm-o cadm-p cadm-s cadm-sel euph-c graph kreos methyl naphthoq orni phos ruta succ-ac
    - accompanied by:
      - goitre; toxic: cadm-met
      - Heart complaints: cadm-met
  - Liver: ars cadm-act *Cadm-ar* cadm-br cadm-chl cadm-f cadm-gl cadm-i cadm-m *Cadm-met* cadm-n cadm-o *Cadm-p Cadm-s* cadm-sel *Calc-ar* card-m **Cean Chel** chion chol *Con* euph hydr kali-m lach myric nit-ac phos podo solid ther
    - accompanied by | jaundice: myric
    - early: senec
    - metastasis: calen
  - Omentum: lob-e
  - Pancreas: cadm-i calc-ar **Cean**
  - Sigmoid flexure: spig
  - Spleen: ars borx cadm-i cadm-met **Cean**

CATARRH: petr
○ Duodenum: anac
- Gastrointestinal: card-m *Chin* hydr sang
- Intestinal: bism-n chel eucal mag-c
  - accompanied by pale tongue: *Chel*
  - chronic: euon-a

CHOLECYSTITIS (See Inflammation - gallbladder)
CHOLELITHIASIS (See Gallstones; Pain - liver - colic)
CHOLERA (See RECT - Cholera)
CIRRHOSIS of liver (↗*Atrophy - liver)*: am-be ars ars-i aur aur-m-n aur-m-n calc-ar *Card-m* cas-s chin chlorpr crot-h *Cupr* cur diosm dulc euon *Hep* Hydr hydrc iod kali-bi kali-i lact lyc mag-m merc merc-d *Mur-ac* nast-o nux-v *Phos* plb quas *Sulph* urea vip
- accompanied by:
  - ascites: apoc mur-ac
  - vomiting bile: cur
  - alcoholics; in: fl-ac perh-mal
  - chronic: hed
  - hemorrhoids; during: card-m
  - hypertrophic: merc-d
  - incipient: nit-m-ac senec
  - inflammation of liver; from: card-m crot-h phos

CLOTHES:
- tight:
  - agg: caust
  - amel: fl-ac nat-m nit-ac

CLOTHING; sensitive to●: *Apis* **Arg-n** benz-ac both-ax **Bov** brom *Bry* **Calc** caps *Carb-v Caust* cench cham *Chin* coff conv **Crot-c** *Crot-h* cupr dol eup-per ferr ferr-p *Graph* helo *Hep* kali-c *Kreos Lac-c* **Lach** lil-t **Lyc** merc-c mosch *Nat-s* **Nux-v** *Orni* phos plb podo ptel puls raph rhus-t *Sars Sep* sil spig *Spong* **Stann** sulph tell thuj
- eating; after: *Graph*
- wants to uncover: ferr tab

Clothing | **Abdomen** | Complotants

○ **Groins**, about: hydr
CLUCKING (↗*Bubbling; Gurgling; Rumbling*): bar-c calc chin dig graph kali-c mag-c merc plat rheum sars sep stann sulph verb
COBWEB sensation: rhus-t
COFFEE:
- **agg**: *Bell* Canth *Cham* cocc coloc *Ign* merc nat-m *Nux-v* sulph
COITION agg; after: caust ph-ac ther
COLD:
- **agg**: ars bov caust kali-c meph op phos *Puls* rhus-t ruta sabin samb sars stann staph *Verat*
- **drinks**:
  · **agg**:
    : **ice**-cold: calc-p nux-m rhus-t
  · **amel** | **ice**-cold: elaps
COLD; TAKING A:
- **after**: caust
- **agg**:
  ○ **Intestines**: dulc
COLDNESS (↗*Shivering*): acon *Aeth* agar aloe alum alum-p **Ambr** amyg ang anth *Apis* arg-n *Ars* asaf *Asar* aur bell berb bov cadm-s calad *Calc* calc-s *Camph* cann-s caps caust cham chel chin chinin-ar cic *Cist* coff colch coloc crot-h *Chel*-t *Crot-t* cupr-s dulc elaps eug *Grat* Hell hipp hydr-ac jatr-c kali-ar *Kali-bi Kali-br Kali-c* kali-n kali-p *Kali-s Kreos* Lach Laur lyc lyss m-arct mag-c mang **Meny** meph *Merc Merc-sul* merl mez nat-c nat-m nit-ac nux-v ol-j olnd op *Par* Petr ph-ac phel *Phos* phyt plan plb plect podo *Puls* rat ruta sabad *Sars Sec* seneg *Sep* spig staph sul-ac *Sulph Tab* tart-ac *Ter Teucr Tub Verat* zinc zinc-p
- **morning**: meny plect
- **afternoon**: alum chel lyc
  · **drinking** water; on: chel
- **evening**: ars zinc
- **night**: cupr-s sulph
  · **midnight**: calad
  · **bed** agg; in: sulph
- **air**; as from a draft of: sulph
- **alternating** with heat in abdomen (See Heat - alternating)
- **burning**; with: phos
- **chill**; during: *Aeth* apis ars ars-s-f **Calc** cham chel chin chinin-ar *Ign* **Meny** Merc Mez Ph-ac puls sec sep sulph verat zinc
- **cloth** of cold water wrung round his waist; as if he had a: lath
- **cold** drinks agg; after: *Ars Chel Rhus-t*
- **cold** water running through; as if: bufo cann-s *Kali-c*
- **dashed** with water, as if: mez
- **drinking** agg; after: asaf chel *Chin*
- **eating**; after: *Chel* chin **Puls** sulph
- **heat**; during: *Meny* zinc
- **icy**: colch crot-h
- **inspiration**, on every: *Chin*

Coldness: ...
- **menses**; during: kali-c
- **pain**; with: kali-c
- **pressure** agg: meny
- **spirituous** liquors, after: phel
- **stool**:
  · **after** | **agg**: coloc graph phel plect
  · **before**: cop graph
- **uncovered**, as if: *Lach* ter
- **walking** in open air | **amel**: dulc plect
- **warm** stove | **amel**: meph
- **warmth** | **amel**: kali-ar
- **water** running through; as if cold (See cold water)
- **wind** agg; cold: lyc
○ **External** abdomen: aeth *Ambr* apis calad camph cedr cham chel chin cic coloc crot-t grat kali-bi kali-s kreos mag-m med merc merc-c nat-m op *Par* puls *Sep* spig staph **Verat**
- **Hypochondria**: cadm-s nat-c nit-ac nux-v puls
- **Hypogastrium**: plb
▽ **extending** to | **Cheek**: coloc
- **Inguinal** region: plb
  · **burning**; becoming: berb
- **Inside** of abdomen: anth
- **Liver**; region of: bar-c kali-c med *Nat-c*
- **Sides**: all-c ambr merl olnd sulph
  · **one side only**: *Ambr*
  · **left**: *Ambr*
- **Umbilicus**: acon apis coloc ran-b rat ruta ter
  · **walking** agg: coloc
  ○ **Region** of umbilicus: coloc kreos phos rat ruta ter
    : **stool** agg; after: coloc
▽ **extending** to
○ **Across**: sep
  · **Back**: puls
  · **Chest**: camph
  · **Feet**: calad
  · **Knees**: anth
  · **Mouth**; rising up into: *Carb-an*
  · **Throat**: carb-an

COLIC (See Pain - cramping)
COLITIS (See Inflammation - colon)
COMPLAINTS of abdomen: acon aeth agar agn alum am-c am-m ambr anac ang ant-c ant-t arg-met arg-n arn *Ars Asaf* asar aur bar-c *Bell* bism borx bov *Bry* calad *Calc* camph cann-s *Canth* caps carb-an *Carb-v* catar caust cham chel **Chin** cic cina clem *Cocc* coff colch **Coloc** con croc cupr cycl dig *Dios* dros dulc euph euphr ferr graph guaj hell hep hyos *Ign* iod ip *Kali-c* kali-n kreos lach laur led *Lyc* m-ambo m-arct m-aust mag-c mag-m mang meny *Merc* mez mosch

Abdomen

Complaints

Complaints of abdomen: ...
mur-ac nat-c nat-m nit-ac nux-m **Nux-v** olnd op par petr ph-ac *Phos Plat* **Plb Puls** ran-b ran-s rheum rhod **Rhus-t** ruta sabad sabin samb sars sec sel seneg **Sep** sil spig spong squil stann *Staph* stram stront-c *Sul-ac* **Sulph** tarax teucr thuj valer *Verat* verb viol-t *Zinc*
- **accompanied** by:
  · **stretching** out: plb
  · **weakness**: nux-v psor
  · **Extremities**:
    ⁞ **complaints**: aeth
  · **Eyes**;
    ⁞ **complaints**: arg-n
  · **Hands**; yellow discoloration of: sil
  · **Heart**; complaints of (See CHES - Heart; complaints - accompanied - abdomen)
  · **Nails**; blue discoloration of: sil
- **alternating** complaints: arn *Puls* sulph
- **alternating** with:
  ○ **Chest**; complaints of: aesc rad-br ran-b
  · **Ear**; complaints of (See EAR - Complaints - alternating with - abdomen)
  · **Eyes**; complaints of (See EYE - Complaints - alternating with - abdomen - complaints)
  · **Head** | **complaints** of (See HEAD - Complaints - alternating - abdomen)
  · **Organs**; complaints of other: bry   coloc   nux-v rad-br ran-b
- **syphilitic**: *Ars* ars-i aur cean hep *Kali-bi* kali-i merc merc-aur *Merc-c* merc-i-r merc-tn *Nux-v*
○ **Diagonally**: lach
- **Duodenum** (See Duodenum)
- **External** abdomen: acon alum am-m *Ambr* anac ang ant-c apis arg-met arn ars asaf asar aur bar-c *Bell* bov **Bry** calc camph cann-s *Canth* caps carb-v caust cham chel chin cic cocc colch *Coloc* con croc cupr dig dros euph ferr graph guaj *Hyos* ign iod ip kali-c lach led lyc m-ambo m-arct mag-c mag-m mang meny **Merc** mosch mur-ac nat-m nit-ac **Nux-v** olnd op par petr ph-ac phos plat plb **Puls** ran-b ran-s rheum rhod *Rhus-t* ruta *Sabad* sabin samb sars *Sel* seneg **Sep** sil spig spong squil stann staph stram stront-c sul-ac *Sulph* tarax thuj valer verat viol-t zinc
- **Flora**; intestinal (See Flora)
- **Gallbladder** and ducts: am-m aran-ix bapt bell berb but-ac *Chel* chin dios fab gels guat *Hed* hydr iris lach lept mag-s merc merc-d nast-o nat-p *Nux-v* podo quas rheum sulph tarax ter
- **Gallstones** (See Gallstones)
- **Hypochondria** (See Hypochondria; complaints)
- **Intestines**: *Acal Chin* coli cupr cupr-ar *Eucal* ferr-ma kali-b kali-sula lina linu-u micr *Podo* skat
  · **accompanied** by:
    ⁞ **sleepiness**: ant-t

Complaints – extending to

- **Intestines** – **accompanied** by: ...
  ⁞ **Forehead**; cold perspiration on: ant-t verat
  ⁞ **Tongue**; brown mucus on: colch
  · **hysteria**; with (See MIND - Hysteria - intestinal)
  · **nervousness**; with | **children**; in (See MIND - Excitement - nervous - children; MIND - Excitement - nervous - children - intestinal)
  ○ **Muscles**: merl
- **Liver** (See Liver)
- **Mesenteric** glands: ars ars-i bac bar-c bar-m bell *Calc* calc-ar calc-f *Calc-i* chim chin cina con frag graph iod iodof lap-a lyc *Merc-c* mez *Nux-v* puls rhus-t sul-i **Sulph** tub
  · **accompanied** by | **Extremities**; emaciation of: sil
- **Muscles** (See Muscles)
- **Pancreas** (See Pancreas)
- **Pelvic** organs: cimic *Lil-t*
  · **accompanied** by | **vertigo**: aloe con
  · **chronic** | **women**; in: med
- **Pelvis**: med
  ○ **Around**: sabin sep vib
  ▽ **extending** to | **Thighs**: thyr vib
- **Peritoneum**: *Acon* ars asaf bell bov **Bry** cann-i carb-v cham *Chim* coff coloc *Cycl Hyos* kali-bi lyc mela merc *Nux-v Ol-an Paeon* rhus-t *Sanic* santal sel **Sulph** tell
  · **accompanied** by | **Ovaries**; inflammation of (See FEMA - Inflammation - ovaries - accompanied - peritoneum)
- **Pubic** region (See Pubic)
- **Sides** (See Sides)
- **Small** intestines: podo
- **Spleen** (See Spleen)
- **Transversely** across abdomen: *Chel*
- **Umbilicus** (See Umbilicus)
- **Upper** abdomen: *Acon* agar agn am-c am-m ambr anac ant-c ant-t *Arn* ars asaf asar aur bar-c bell borx bov bry *Calad Calc* camph cann-s *Canth* caps *Carb-v* **Caust Cham Chel Chin Cina Cocc** colch coloc con croc cupr cycl dig dros dulc euphr ferr guaj hell hep hyos *Ign Iod* ip kali-c kali-n lach laur *Lyc* m-ambo *M-arct* m-aust mag-m meny *Merc* merc-c mez mosch mur-ac nat-c *Nat-m* nux-m **Nux-v** olnd op par petr ph-ac *Phos* plat plb **Puls** ran-b ran-s rhod rhus-t ruta sabad sabin samb seneg sep sil spig spong stann *Staph* stram stront-c sul-ac sulph tarax teucr thuj valer verat verb viol-t zinc
  · **mental** exertion agg: arg-n
▽ **extending** to
  ○ **Backward**: arn **Ars Bell** borx carb-v chel con cupr ferr kali-p lyc nux-v **Phos** plb puls sep sulph *Tab*
  · **Chest**: aeth ars *Cham Chel* con ign lach mag-m nat-p plb spig tarent
  · **Forward**: thuj
  · **Groins**: puls
  · **Scrotum**: verat-v
  · **Thighs**: alum apis bry cact calc cham cimic coloc con gels lil-t mag-m mag-p nat-m nux-v plb podo sabal sabin sep spig staph thuj thyr vib xanth

806   ▽ extensions | ○ localizations | ● Künzli dot

Pain – extending to

- **Palate**: mang
  - **burning**: mang
  - **sore**: mang
- **Pharynx**: alum
  - **drawing** pain: alum
- **Sacrum**: anac
  - **stitching** pain: anac
- **Scapula**:
  - **right**: bad
  - **left**: *Arg-n*
- **Shoulders**: cot kali-bi kali-c nicc orni phos sang
  - **left**: sol-ni
- **Shoulders**; between: *Nux-v*
  - **cramping**: nux-v
- **Side**: dig
  - **left**: nat-c
    - **cramping**: nat-c
    - **cutting** pain: nat-c
    - **stitching** pain: dig
  - **Flank**: sulph
    - **stitching** pain: sulph
- **Sides**; around | **Back**; then to: colch
- **Spine**: bism-sn sep tab
  - **cramping**: bism-sn
  - **cutting** pain: sep
  - **stitching** pain: tab
- **Spleen**: borx
- **Sternum**: aur-m chin nat-m rheum rumx verat
  - **drawing** pain: aur-m
  - **pressing** pain: rheum rumx verat
  - **stitching** pain: chin nat-m
- **Throat**: acon aloe alum am-m anac ars berb bov cadm-s calc caps *Carb-v* caust chion cic coc-c con croc cupr cupr-act dig dios grat hell hep *Iris* kali-bi *Kali-c Lac-ac Lyc* mag-m mang nat-m nux-v ox-ac phos sabad sang sep sulph tep tub
  - **burning**: acon alum am-m anac ars berb bov cadm-s calc caps *Carb-v* caust cic croc cupr dig dios hell hep *Iris* kali-bi *Kali-c Lac-ac Lyc Nat-m* nux-v ox-ac phos sabad sang sep tep
  - **cramping**: kali-c sulph
  - **drawing** pain: con
  - **eating**; after: *Calc Kali-c*
  - **burning**: *Calc Kali-c*
  - **pressing** pain: con mag-m tub
  - **sore**: mang
- **Throat-pit**: sabad
  - **burning**: sabad
  - **cough**; with: *Caps*
  - **drawing** pain: *Caps*
- **Transversely**: arn **Chel** *Cina* ip
- **Umbilicus**: brom *Cina* jatr-c lach lyc nat-c nit-ac phos puls
  - **cutting** pain: nat-c phos
- **Upward**: ferr phos
- ○ **Below** the stomach: euphr
  - **stitching** pain: euphr

Pain – Epigastrium

- **Cardiac** opening (= Cardia): *Agar Arg-n* ars asaf bapt *Bar-c* bism bufo cann-i *Carb-v* caul *Cupr Ferr-cy* ferr-t form ign kali-n lyc mag-m *Merc-c* nat-m *Nit-ac Nux-v Onis* phos ran-b ran-s *Sep* stront-c thea zinc
  - **forced** through; as if something was: bufo
  - **pressing** pain: ars *Ign* lyc phos zinc
  - **swallowing** agg: nit-ac sep
- **Cardiac** region: bapt
  - **stitching** pain: bapt
- **Epigastrium**: *Abies-c Abies-n* abrom-a *Acon* act-sp aesc agar agn aloe *Alum* am-c am-m ambr aml-ns anac ang ant-t antip *Apis* arg-met *Arg-n* arn *Ars* asaf asar *Aur* bar-c bar-m bell bell-p berb bism borx bov *Bry* cadm-met calad calc calc-i camph cann-s canth *Caps* carb-ac carb-an carb-v *Caust* **Cham** chel *Chin* chinin-ar cic cina coca *Cocc* coff *Colch* coloc con croc crot-c *Cupr* cycl *Dig Dios* dros *Dulc* euph euphr ferr gels glon graph grat guaj hell hell-o hep *Hydr Hyos Ign* iod ip jatr-c *Kali-ar* kali-bi kali-c *Kali-n* kalm kreos lach laur led lob lyc lycps-v m-arct m-aust mag-c mang med *Merc* merc-c mez mosch mur-ac *Nat-c Nat-m* **Nit-ac** nux-m *Nux-v* op ox-ac paraf petr ph-ac *Phos* phyt plat plb prun psor *Puls* ran-b ran-s rheum rhod **Rhus-t** ruta sabad sabin samb sang sars *Sec* seneg *Sep* **Sil** *Spig* spong squil *Stann Staph* stram streptoc stront-c sul-ac sulph tab tarax ter teucr *Thuj* vac valer *Verat* verb vip zinc
  - **morning**:
    - **waking**; on: cadm-met
    - **gnawing** pain: cadm-met
  - **accompanied** by:
    - **smallpox** (See SKIN - Eruptions - smallpox - accompanied - epigastrium)
  - **aching**: ars bell-p graph kali-bi nux-v sil verat vip
  - **burning**: acon am-m ambr ant-c *Apis* arg-met **Ars** bell bov *Bry* calc caps carb-v *Cham* cocc colch dig *Dulc* euph ferr hell-o iod *Lach* laur mag-c mang med merc merc-c mez mosch mur-ac nat-c nat-m **Nux-v** *Phos* plat ran-b ran-s sec **Sep Sil** sulph ter thuj verat zinc
    - **coal**; as from hot: verat
    - **followed** by | **Stomach**; pressure in: hell-o
  - **cough** agg; during (↗COUG - Pain - epigastrium): alum am-c ambr ars **Bry** cham cina coff *Dros* ip lach led mang nux-v phos puls sep spong stann sulph thuj verat
  - **cramping**: agar alum aml-ns ang ant-c arn bell calc caust cocc gels hyos iod kali-c lach laur lyc merc mosch *Nat-m* nit-ac *Nux-v* op phos puls rhod rhus-t **Sil** *Stann Verat* vip zinc
  - **cutting** pain: anac ang ant-c ant-t ars *Bell* bry calad *Calc* cann-s canth caust chel dig kali-bi kali-c kali-n merc nux-v op phos phyt puls sil *Sulph* valer verb
  - **dull** pain: streptoc
- **eating**:
  - **after**:
    - **agg**: agar am-c anac bry caps caust cham cocc nat-c nat-m nux-v puls sil thuj

▽ extensions | ○ localizations | ● Künzli dot

Stomach

Pain – extending to

- **Abdomen – stretching** agg: ...
  - **cutting** pain: mag-m
  - **tearing** pain: alum
  - **Over** abdomen: arg-n **Arn** borx calc caust cocc colch cupr *Mang* nux-v phos podo puls
  - **Side** of: con
    - **left**: colch
    - **tearing** pain: con
- **All directions**: arg-n
- **Ankle**: kreos
  - **stitching** pain: kreos
- **Arm**; to right upper: am-m
  - **burning**: am-m
  - **pregnancy** agg; during: hell
    - **burning**: hell
  - **stitching** pain: am-m
- **Arms**: am-m con indg *Kali-c* phys plat
  - **right**: gels
- **Axilla**:
  - **right**: am-m
    - **burning**: am-m
    - **stitching** pain: am-m
  - **left** axilla and back: kali-c
    - **stitching** pain: kali-c
- **Back**: absin acon agar aloe alum am-c anac *Ars* bad bapt acon bar-c *Bell* bism borx calc canth *Carb-v* carbn-s chel *Con* cupr *Cycl* dig *Ferr* ferr-i grat helo hep hom-xyz ign indg kali-c laur lept **Lyc** mag-m merl mez mosch nat-m nicc nux-m *Nux-v* orni ph-ac phos plat plb puls ran-b rob rumx sabad sabin *Sep* sul-ac *Sulph* tab ter verat verat-v
  - **burning**: *Carb-v* mez
  - **cramping**: ferr-i nux-v
  - **cutting** pain: cupr
  - **gnawing** pain: sep
  - **lancinating**: sabin
  - **pressing** pain: mag-m sul-ac sulph
  - **stitching** pain: bar-c **Borx** carbn-s **Chel** dig kali-c laur *Lyc* nicc plb ran-b sabin *Sep* sulph tab
  - **tearing** pain: sep
  - **violent**: bad cupr
  - **Around** left side: con
    - **stitching** pain: con
  - **Lumbar** region: am-c *Borx* carb-v
  - **Shoulders**; between: **Bell**
  - **Sides** around to; through both: coch
    - **cramping**: coch
- **Bladder** and testes: *Kali-c*
- **Bowels**; down: arn
  - **cramping**: arn
- **Breasts** | **stitching** pain (See mammae; near - stitching)
- **Chest**: aeth aloe alum anan arg-met arg-n aur-m bar-c borx *Calc* carb-an coloc dulc grat hyos ign *Kali-c* lach lyc mag-c mag-m mang merl mill nat-m nux-v ol-an par petr phos phys plb puls raph rob rumx sep staph
  - **burning**: aeth arg-met mang mill ol-an *Phos*

Pain – extending to

- **Chest**: ...
  - **cough** agg; during: raph rhus-t
  - **cramping**: kali-c lyc phos
  - **cutting** pain: coloc sep
  - **dinner**; after: nat-m
  - **drawing** pain: aur-m *Phos*
  - **pressing** pain: alum dulc kali-c mag-c mag-m nat-m staph
  - **stitching** pain: alum anan *Calc* carb-an *Lach* mag-c nat-m *Rumx* sep staph
  - **tearing** pain: carb-an
- **Clavicle**; left: agar
  - **drawing** pain: agar
- **Digestive** tract; whole the: *Rob*
  - **burning**: *Rob*
- **Downward**: aesc brom calc colch cupr jatr-c nat-m phos plb puls sec *Sep* zinc-s
  - **burning**: sec
- **Ear**: mang
  - **stitching** pain: mang
- **Esophagus**: *Aeth* brom bros-gau cadm-s cimic dig hell hell-o ox-ac sabad sang tril-p zinc
  - **burning**: bros-gau cadm-s dig hell hell-o ox-ac sabad sang tril-p zinc
  - **tearing** pain: *Aeth*
- **Flank** | **stitching** pain (See side - flank - stitching)
- **Groins**: **Plb**
- **Head**: carb-v con plb
- **Heart**: *Arg-n* lach orni sol-ni stry
- **Hip joint**: sil
  - **stitching** pain: sil
- **Hypochondria**: *Aesc* nat-c phos verat
- **Hypogastrium**: ars
  - **cramping**: ars
  - **cutting** pain: ars
  - **stitching** pain: ars
- **Kidneys**: grat
- **Larynx**: kali-c
  - **burning**: kali-c
- **Limbs**: dios **Plb**
- **Liver**: arg-n asaf hyper mill nat-m rhus-t
  - **right** lower lobe: aesc
- **Lumbar** region: am-c borx carb-v nat-c ph-ac sars
  - **cramping**: nat-c sars
  - **cutting** pain: nat-c
  - **drawing** pain: ph-ac
- **Lungs** | **right** lung; base of: guat
- **Mammae**; near: lach
  - **stitching** pain: lach
- **Mouth**: *Acon* cadm-s *Caps* cupr-ar *Gels* kali-bi kali-c
  - **burning**: *Acon* cadm-s *Caps* cupr-ar *Gels* kali-bi kali-c
  - **sore**: kali-bi
- **Navel** (See umbilicus)
- **Neck**: arn mag-m
  - **pressing** pain: arn mag-m

Complaints – extending to   Abdomen   Contraction

- **Upward**: acon alum **Ars** bry calc *Carb-v* gels kali-bi kali-c lac-ac lach nux-v sabad
  - **right**: acon kali-c mag-m **Murx** seneg sep
  - **left**: alum ign *Naja Nat-s* spong zinc

CONGESTION *(↗GENE - Plethora)*: *Acon* aloe alum am-c ant-c ant-t *Apis Arn Ars Asaf* **Bell** brom **Bry** calad *Calc* cann-xyz canth caps carb-an carb-v cham **Chin** cic coloc crot-t dig dulc euph ferr *Fl-ac* graph hep hyos ign iod ip kali-c kali-n lach laur *Lyc Mag-m Merc* merc-c mez **Nux-v** op petr ph-ac *Phos* plat *Plb* **Puls Rhus-t** sabin sars sel **Sep** *Sil* spig spong squil stann stram sul-ac **Sulph** *Thuj* verat zinc
- **accompanied by | hemorrhoids**: aesc   *Aloe*   coll ham neg nux-v sep *Sulph*
- ○ **Hypochondria**; of: hep
- **Intestines**: canth
- **Liver**; of: abies-c *Aesc* aesc-g agar aloe anth *Apoc* ars *Asaf Aur-m-n Berb* berb-a brass *Bry* cact caps *Card-m* cham chel chelo chin chinin-s *Chol* cimx coll croc dig diph-t-tpt euon euon-a eup-per ham hep *Hydr Iris* kali-bi *Kali-chl Kali-m Lach Led* lept *Lyc Mag-m* merc merc-c *Merc-d* muc-u nat-s nit-ac nit-m-ac **Nux-v** phos pic-ac podo ptel quas sel senn sep stel still **Sulph** trom *Vip*
  - **accompanied** by:
    - **constipation**: aesc
    - **Kidney**; congestion in (See KIDN - Congestion - accompanied - liver)
    - **Skin**; yellow discoloration of: ptel
  - **acute**: cact
  - **chronic**: am-m cact *Chel* chin *Chol* con *Hep* hydr iod *Kali-c* lept *Lyc* mag-m merc merc-d nat-s *Podo* sel *Sep Sulph Vip*
- **Pelvis**: *Aloe Berb* card-m coll *Sep* sulph
  - **accompanied** by | **dropsy**: card-m
  - **women**; in: *Coll*
- **Portal** (See Portal)
- **Spleen**: grin
  - **accompanied** by | **Stomach**; pain in: grin

CONSTRICTION: aesc *Alum* alum-p alum-sil *Alumin* alumn ambr apis *Arg-n Arn* ars ars-s-f aur-m bell berb *Cact Calc* camph carb-an carb-v carc *Carl* caust cench chel chin clem coc-c cocc **Coloc** con crot-c cupr dig dros euph euphr ferr-ar ferr-m gent-c graph hydrc ign kali-bi kali-c kali-n kali-sil lach laur *Lim* lipp *Lyc Mag-c* mag-m merl mez mosch nat-m nat-s nit-ac nux-m *Nux-v* petr phos *Plat Plb* puls ruta sabad sabin sars *Sec* seneg *Sep* sil sul-ac sulph thuj tub verb zinc
- **morning**: ambr calc
- **forenoon**: kali-n
- **night**: phos sulph
  - **midnight**:
    - **after | 4 h**: nat-m
- **band** or hoop; as from a *(↗Band around):* plat
- **breathing** agg: caust
- **clothes** are too tight; sensation as if: mosch
- **cough** agg; during: lach
- **diarrhea**; before: laur

- **Constriction**: ...
  - **eating**; before: hep
  - **fasting** agg: carb-an hep
  - **flatus**; passing | **amel**: sars sil
  - **lying** agg: zinc
  - **menses**; during: cact cocc croc *Sulph*
  - **rhythmical**: caust
  - **rising** agg: zinc
  - **sensation** of: nat-m
  - **stool**:
    - **during | agg**: sulph
    - **urging** to | **during**: ars nat-m nat-s
  - **string**, as by a: caust cench **Chel** plat
  - ○ **Intestines**; as if: elaps verat
  - **walking**:
    - **agg**: nat-m
    - **air** agg; in open: nux-v
  - ○ **Hypochondria**: *Acon Arg-n* asaf asar **Cact** *Calc Chel* **Con Crot-c** dig *Dros* euph *Ign* kreos lil-s **Lyc** nat-m nux-m *Nux-v Plat* puls sep staph sulph tarent
    - **right**: *Lach*
    - **left**: cortico
    - **daytime**: cortico
    - **morning**: ign
    - **night | amel**: cortico
    - **bandage**; as if by a: alum ars *Cact Calc* carb-v chel **Cocc● CON●** graph **Lyc●** *Sec Sep* thuj
      - **supper** agg; after: *Sep*
    - **cough** agg; during: *Dros*
    - **excitement** agg: cortico
    - **laced**, as if: *Calc*
    - ▽ **extending** to | **Umbilicus**: mag-c
  - **Hypogastrium**: bar-c *Bell* carb-an *Chel* clem coloc euon *Hydr* hyos sars thuj verb
    - **forenoon**: sars
    - **evening**: sars
  - **Inguinal** region: bov cact gamb kali-n (non: mag-c) rat
    - **right**: mag-c
    - **stretching | amel**: bov
    - ▽ **extending** around pelvis: *Cact*
  - **Sides**: dros
  - ○ **Ribs**; below false:
    - **extending** to | **Abdomen**: camph
  - **Umbilicus**: bell **Coloc** mang plb puls sil verb
  - ○ **Region** of umbilicus: cench coloc mag-m nat-m nit-ac petr *Plat* plb thuj verb
  - ▽**extending** to
    - ○ **Bladder**: **Puls**
    - **Chest**: *Calc* mang sulph
    - **stool**; before: nat-s

CONTRACTION: acon aeth *Alum* am-c ant-t apis arg-met ars *Aur Bell Brom* calc carb-an carb-v caust *Cham* chel *Chin Cocc* colch **Coloc** con *Cupr* dig dros euph ferr graph hep hydrc ign *Ip* kali-bi kali-c kali-i kali-n kreos lach laur *Lyc* mag-c *Mag-m* mag-p mang

Contraction — Abdomen — Diarrhea

Contraction: ...
merc merc-c mez mosch mur-ac naja nat-c nat-m nat-s nit-ac *Nux-v Olnd Op* petr ph-ac phos plat *Plb* rheum rhus-t sabad sabin *Sars* sec sep sil spig squil *Staph* sul-ac sulph tab tarent thuj *Verat*
- **morning**: ph-ac
  - **bed** agg; in: nat-m
  - **rising** agg; after: mag-c
  - **waking**; on: colch
- **forenoon**: am-c
  - **walking** in open air agg: am-c
- **evening | bed** agg; in: dros
- **night**: sil
- **bed**; when going to: naja
- **cough** agg; during: *Chel* dros squil
- **diarrhea**, before: mag-c
- **expiration** agg; during: dros
- **hourglass**: rhus-t
- **lying**:
  - **abdomen**; on | **amel**: am-c
  - **amel**: am-c
- **menses**:
  - **after | agg**: con nat-m
  - **before | agg**: am-c eupi *Nat-m*
- **pressure | amel**: am-c
- **rhythmic**, with palpitation: caust
- **sitting** agg: dig
- **stool**:
  - **after | agg**: arg-met sulph
  - **during | agg**: ph-ac
- **touch** agg: colch
- **twitching**: nat-c nat-m
- **walking**:
  - **agg**: apis arg-met
  - **air**; in open | must walk in open air: con
- ○**External** abdomen: arg-met bry canth chin cupr *Ferr Hyos* m-arct olnd rhus-t sabad squil verat
- **Hypochondria**: *Alum* arn bufo camph chin *Con Dig Dros* ign ip led lyc mag-c mang *Nux-v* puls sep sil *Stann* staph sul-ac sulph zinc
  - **right**: sulph
  - **left**: bar-c
  - **menses**; during: bufo
- **Hypogastrium**:
  - **night**: phos sil
  - **menses**; during: sulph
    - extending to genitalia: nit-ac
- **Inguinal** region: arg-n carb-an laur rat rhus-t
  - **evening**: kali-n
  - **dinner**; after: laur
  - **menses**; during: arg-n
  - **stool**:
    - **amel**: kali-n
  - **stretching** out leg, on: carb-an
  - **urination** agg; during: ars
  - **walking** agg: kali-n
  - ▽ **extending** to | **Downward**: laur
- **Intestines**: arec arge bell chin coli

Contraction: ...
- **Lower** abdomen: apis bar-c bell calc caust chin cina clem *Cocc Coloc* con dros graph laur m-arct merc nat-m nit-ac nux-v phos *Plat* puls sabin sars sep *Sulph* thuj
- **Muscles**: arg-met cocc **Cupr** ferr hyos *Kali-br Kreos* mosch nat-m nat-n *Plb* sabad squil *Tab*
  - **exertion** agg: ferr
  - **hysterical** women; in: *Bry* cocc *Mosch*
  - **stooping** agg: ferr
  - **walking** agg: arg-met
- **Sides**:
  - **right**: sep
  - **left**: dulc phos
    - lying on right side agg: spong
    - sitting agg: spong
- **Trunk | painful**: *Cocc*
- **Umbilicus**: acon anac asaf *Bell Chel* cocc *Coloc* gamb graph kreos mag-m *Mang* merc-c mosch *Nat-c* nat-m *Ph-ac* phos *Plat* plb *Puls* ran-s rhus-t sulph thuj verb
  - **hard** twisted ball; as of a: kreos
  - **inspiration** agg: anac
  - **sleep** agg; during: *Plat*
  - ○ **Above**: rhus-t
  - **Below**: graph phos
  - **Region** of umbilicus: coloc
- ▽ **extending** to | **Chest**: con mang

CORD connecting anus and navel; sensation of | **cutting** pain when straightening up from bending forward; with: *Ferr-i*

COUGH:
- **agg**: anac ant-t bry dros lyc *Nux-v* pall phos
  - ○ **Hypochondria**: dros *Eup-per* kali-c nat-s
  - **Spleen**: bell card-m *Chinin-s* squil sul-ac sulph
- **during**:
  - **agg**:
    - Liver: bry chinin-s dros eup-per hep kali-c nat-s

COVERING:
- **agg**: camph lach lil-t phos *Sec Tab*
- **amel** (See Coldness)

CRACKING and crackling: caust coloc kali-bi

CRACKS on surface of abdomen: *Sil*

CRAMP (See Pain - cramping)

CRAWLING (See Formication)

CROAKING (See Rumbling - croaking)

CROHN'S Disease (See Inflammation - colon; Inflammation - intestines)

DIARRHEA:
- **accompanied** by nausea (See RECT - Diarrhea - accompanied - nausea)
- **after**:
  - **sensation** as after diarrhea: ant-c

▽ extensions | ○ localizations | ● Künzli dot

Abdomen

Diarrhea

- **alternating** with nausea (See RECT - Diarrhea - alternating - nausea)
- **eructations** amel (See RECT - Diarrhea - eructations)
- **flatus** passing; after (See RECT - Diarrhea - flatus)
- **sensation** as if diarrhea would come on (↗RECT - Diarrhea - sensation; RECT - Diarrhea - sensation as before): act-sp aeth agar ail *Aloe* alum-sil am-c am-m ant-c apis apoc *Asaf* bar-c *Bell* bol-la *Borx* bros-gau **Bry** calc *Camph* carb-an carb-v carbn-s caust cham cimic cob colch coloc *Con* Crot-t dig **Dulc** eupi ferr form graph hell helon **Hydr** hyos kali-bi *Kali-c Lach* laur led lil-t lith-c lob mag-m mag-s meny meph merc-i-f naja *Nat-s* nit-ac **Nux-v** olnd onos *Opun-v* ox-ac petr *Ph-ac Phos* phys phyt plan *Plat* prun ptel *Puls* **Ran-s** rhus-t rumx sabin sars *Seneg Sep Stry* sulph sumb ter verat zinc
  - **drinking** agg; after: *Caps*
- **set** in; as if diarrhea would come (See sensation)
- **stool**, after a normal (See RECT - Diarrhea - alternating - constipation - diarrhea)
- **tobacco**; after smoking: borx

DISCHARGE from umbilicus (↗*Inflammation - umbilicus*): Abrot ambro *Calc Calc-p Kali-c* **Lyc** med *Nat-m* nux-m stann
- **accompanied** by | **emaciation** (See GENE - Emaciation - children - newborns - accompanied - umbilicus - discharge)
- **bloody** fluid: abrot *Calc Calc-p Nux-m*
  - **children**; in | **newborns**: abrot calc-p
- **children**; in | **newborns**: abrot
- **urine**, oozing from: hyos
- **yellow**: nat-m

DISCOLORATION:
- **black**: vip
  - **bluish**: aeth
  - **spots**; in: vip
- **blotches**: aloe crot-t
- **blue**:
  - **spots**; in: *Ars* ars-s-f mosch
- **brown** spots: ars carb-v caul *Cob* hydr-ac kali-c *Lach* **Lyc** nit-ac *Phos* sabad *Sep Thuj* wies
- **greenish**: rob
- **inflamed** spots: arn ars bell canth *Kali-act Kali-c Lach* led lyc nat-m **Phos** sabad *Sep*
- **redness**: anac plb plb-chr *Rhus-t* sang
  - **spots**: bell caps crot-t hyos kali-bi *Lach* led manc *Merc* nat-m rhus-t sabad sep
  - **streak** | **Navel**; curved above: par
  - ○ **Umbilicus**: phys thuj
- **yellow**: phos thuj
  - **brown** spots: *Cob* **Lyc**
  - **spots**: ars berb canth carb-v cob *Kali-c Lach Phos* sabad sep *Thuj*
    ⁞ **old** spots around navel peeling off: berb

Distension

DISTENSION (↗*Enlarged; Flatulence; STOM - Distension*): abies-c *Abrot* absin acal acet-ac **Acon** acon-c aesc *Aeth* **Agar** *All-c* allox *Aloe Alum* alum-sil alumn am-c am-m ambr *Anac* anan anis **Ant-c Ant-t** anthraci *Apis Apoc* aran-ix *Arg-met* **Arg-n** arist-cl *Arn* **Ars** ars-i ars-s-f *Asaf* asar aur aur-ar aur-m aur-s bac *Bapt Bar-c Bar-i Bar-m* bar-s bell *Berb* beryl bism borx botul *Bov Brom Bry* bufo but-ac cact cadm-met cain calad **Calc** calc-ar calc-f calc-i calc-p calc-s cann-i cann-s *Canth Caps Carb-ac Carb-an* **Carb-v Carbn-s** card-m carl castm *Caust* cedr *Cham Chel* **Chin** *Chinin-ar Chinin-s* **Cic** cimic *Cina* cinnb *Cist* clem coc-c **Cocc** coff coff-t **Colch** coll **Coloc** *Con* cop *Corn Croc Crot-h Crot-t Cupr Cycl Dig Dios* dol dulc *Eup-per* euph euphr fago ferr ferr-ar ferr-i ferr-p fil *Gamb* gins gran **Graph** grat guat *Hell* **Hep** hydr *Hyos* hyper ictod ign *Iod* ip jal *Jatr-c* jug-r *Kali-ar Kali-bi* **Kali-c** kali-chl *Kali-i Kali-n Kali-p Kali-s Kreos Lac-c Lac-d* **Lach** lact laur led lept *Lil-t* lob **Lyc** m-ambo *M-arct* m-aust **Mag-c** *Mag-m* mag-p mag-s manc mand mang med *Meny* **Merc** *Merc-c Merc-d Mez* mill mosch *Mur-ac Murx* naja nat-ar **Nat-c Nat-m Nat-p** *Nat-s* nicc *Nit-ac* nux-m *Nux-v* oci-sa ol-an *Olnd Op* opun-s ox-ac pall par paraf *Petr* **Ph-ac Phos** pitu-p plan *Plat* plb podo prun psil *Psor* ptel *Puls* pulx pyrog **Raph** rauw rein rheum *Rhod Rhus-t* rhus-v rob *Ruta* sabin samb sang sanic saroth sars *Sec Sep Sil* sphing spig spong squil *Stann Staph Stram Stront-c* stroph-s sul-ac **Sulph** sumb tab tarent **Ter** *Thuj Til* tub (non: uran-met) uran-n vac *Valer* vario *Verat* verb vip visc yuc *Zinc* zinc-val zing
- **morning**: aloe ars asaf *Cham* chin chinin-ar grat mur-ac nat-c nat-s nit-ac *Nux-v* ol-an rhod *Sulph*
  - **fasting** agg: dulc
  - **waking**; on: bry mur-ac nat-c nit-ac plan raph sulph
- **forenoon**: croc lil-t
- **noon**: sulph
  - **sleep** agg; after: con
  - **walking** agg: coloc
- **afternoon**: *Calc* calc-s *Carb-v Castm* caust cham chinin-s con fago grat kali-n mag-c mag-m nat-c osm petr rat rein sep stann stront-c *Sulph*
  - **16** h: lyc sep
  ⁞ **16-20** h: **Lyc** *Sulph*
  - **eating**; after: bry
- **evening**: acon am-m *Ant-c Bry* calc carb-v caust cedr cham con crot-t grat *Hell* hyper kali-n lyc lyss mag-c mag-m mag-s mur-ac nat-c nat-m nux-m osm petr plat psil rhod ruta sang *Sep* stram *Sulph* zinc
  - **18** h: sulph
  - **19** h: caust
  - **lying**:
    ⁞ **agg**: hyos
    ⁞ **amel**: mur-ac
- **night**: alum arg-met haem hyper *Mag-c* merc-c nat-c ptel *Sulph* valer
  - **midnight**: bov (non: coc-c) **Cocc**
  ⁞ **after**: ambr phos

Abdomen

- **accompanied** by:
  - **pain** (See Pain - accompanied - distension)
  - **palpitations** (See CHES - Palpitation - accompanied - abdomen)
  - **respiration**; painful: but-ac
  - **Head**; pain in (See HEAD - Pain - accompanied - abdomen - distension)
  - **Heart**; pain in (See CHES - Pain - heart - accompanied - abdomen)
  - **Hypochondrium**; pain in | **right**: aran-ix
  - **Lips**; thick: syph
  - **Liver**; enlarged (See Enlarged - liver - accompanied - abdomen)
  - **Stomach**; pain in pit of (See STOM - Pain - pit - accompanied - abdomen)
- **alternating** with:
  - ○ **Chest**:
    - **constriction** (See CHES - Constriction - alternating - abdomen - distension)
    - **pressing** pain (See CHES - Pain - pressing - alternating)
- **anticipation**; from: lyc
- **beer**; after: *Nat-m*
- **breakfast**:
  - **after** | **agg**: agar chinin-ar nat-m sin-a
  - **during**: alum
- **breathing** | **hindering** breathing: *Caps* con
- **burst** through the mouth; as if everything would: asaf
- **children**; in● (⟶*emaciation - limbs - children*): **Bar-c** bell **Calc** calc-p **Caust** cham *Cina* cupr ferr graph kali-c lyc sil staph **SULPH**● thuj
  - **potbellied** children (⟶*GENE - Obesity - children*): sanic staph
- **chill**; during: ars ars-h cina Kali-c lach lyc mez nux-v puls rhus-t sil spig sulph
- **coffee** | **amel**: phos
- **constipation**; during: alum am-c bry ery-a graph hyos iod *Lach* mag-m nit-ac ph-ac phos sep ter
- **contradiction**; after: nux-m
- **convulsions**; before epileptic: cupr *Lach*
- **cough**:
  - **agg**: rauw
- **diarrhea** agg; after: mag-c
- **diarrhea**, with: acet-ac aloe cench mag-c sep sil
  - **amel**: nat-c
- **dinner**:
  - **after** | **agg**: alum anac calc carb-an **Carb-v** euphr grat hep iod lyc mag-c mag-m *Nat-m* nicc *Nux-m* phos *Sep* sulph *Thuj* til
  - **before**: all-c euphr sphing
- **drinking** agg; after: ambr ars calc *Carb-v* **Chin** coloc ferr-i hep merc mur-ac nat-m *Nux-v* petr

- **eating**:
  - **after** | **agg**: agar *Agn* aloe alum alum-sil ambr anac *Ant-c* arg-n arn ars ars-s-f asaf *Borx Bry* calc calc-s calc-sil caps carb-ac *Carb-an* **Carb-v** carbn-s caust **Cham Chin** chinin-ar *Colch* coli con cortiso dig dulc ferr-i *Graph* hep ign iod jug-r kali-ar **Kali-c** kali-m kali-p kali-s kali-sil *Kreos Lil-t* **Lyc** mag-c mag-m mag-s mand mur-ac nat-ar *Nat-c Nat-m* nat-p nat-s *Nux-m* **Nux-v** par petr ph-ac phos plat plb psor *Puls* raph rheum *Rhus-t Sep Sil* sin-a **Sulph** tarent ter *Thuj Zinc* zinc-p
  - **agg** | **flatus**; with: anthr
  - **small** quantities | **agg**: cench lil-t **Lyc** rauw
  - **while** | **agg**: con dulc graph ign mand nux-m
- **emaciation**; with:
  - ○ **Body**; of the: abrot bar-c calc iod nat-m sanic sil sulph
  - **Legs**; of the: abrot
  - **Limbs**; of the: calc sil sulph
  - **children**; in (⟶*children*): sil sulph
- **eructations** (⟶*STOM - Distension - eructations*):
  - **amel**: calc-f cann-i *Carb-v* hep **Lyc** sep thuj
  - **not** amel: **Chin** lyc phos
- **excessive**: arg-n asaf *Carb-v* chin colch coloc
- **fat** food; after: bell-p
- **flatulence**:
  - **from**: aloe alum ant-c cham lyc petr phos
  - **sensation** as if distended by flatulence: con graph hep
- **flatus**; passing:
  - **amel**: all-c am-c am-m ant-t bism bov bry calc *Carb-v* **Kali-i Lyc Mag-c** mag-m mang mur-ac nat-c nat-m *Ph-ac* saroth *Sulph*
  - **not** amel: arg-n **Chin** phos
  - **with**: ambr *Ango* arg-n *Carb-v* cham *Chin* cocc colch dys *Lyc* podo pycnop-sa
- **grief**; from: calc coloc
- **hard**: *Kali-c*
- **heat**; during: ars *Carb-v* chin colch cupr ferr nux-v rhus-t sec sep sil *Stram* sulph ter verat vip
- **here** and there: carb-an ign mag-m nat-c
- **hot**: merc-d
- **hysterical**: tarax
- **labor**:
  - **after**: *Lyc Sep*
  - **during**: kali-c
- **loosening** clothes amel: lyc mag-p onos
- **lying**:
  - **agg**: carb-v
  - **amel**: mur-ac
- **menses**:
  - **after** | **agg**: cham kreos lil-t mag-c rat
  - **before** | **agg**: am-m apoc aran arn berb carb-an carb-v cham chin *Cocc* con cycl hep kali-c kreos *Lach Lyc* mang nux-v *Puls* thuj *Zinc*
  - **during** | **agg**: aloe alum apoc aran berb brom carb-an cham *Chin* **Cocc** coff croc cycl graph ham hep ign *Kali-c* kali-p kreos lac-c lachn lyc mag-c *Nat-c* **Nicc** nit-ac nux-v puls rat **Sulph** zinc

Abdomen

Distension – menses

- **suppressed** menses; from: cham rat
- **mental** exertion; from: hep *Nux-m*
- **milk** agg: carb-v **Con**
- **mortification**; from: *Calc Coloc*
- **mothers**; in: iod kali-c nat-c **Sep**
- **motion | amel**: chin kali-c mand phos
- **operation**; after: carb-an hyper
- **pain** in pit of stomach, with (See STOM - Pain - pit - accompanied - abdomen)
- **painful** (*Flatulence - painful*): **Acon** *Aeth* alum ant-t arg-met **Ars** *Bar-c* bell **Bry** calad canth **Caust** cham chin cic croc *Euph* hedeo hell *Hyos* ign ip kali-bi kali-c kali-i kali-p **Lach** mag-p **Merc** merc-c mez nat-c nat-m nit-ac nux-v petr raph rhod **Rhus-t** sabin sep sphing spig stann stram stront-c sulph valer verat
  - **accompanied** by | **menses**; absent: castm
  - **bending** backward | **amel**: visc
  - **flatus**; passing | **amel**: visc
  - **pressure** agg: *Cina*
  - **touch** agg: hyos squil
- **painless**: *Ant-c Hyos*
- **pregnancy**:
  - **as** from pregnancy: vario
  - **during** | agg: calc-f
- **radishes**; after: mand
- **riding**, on: sep
- **rising** agg: sep
- **sensation** of: agar allox apis ars bar-c bell cann-xyz caps chel coch con dulc grat hell lach merc-c nat-m *Nux-v* petr phos phyt psor puls rhod rhus-t sep stram sulfa sulph tab thuj valer visc
- **sitting** agg: nat-s
- **soup** agg: mag-c sep
- **spots**, in: bell bov cocc coloc grat ign *Mag-m* manc nat-c plat plb *Puls* ruta til
- **stool**:
  - **after** | agg: agar ars asaf aur bell *Carb-v* caust con *Graph* hep lil-t **Lyc** nat-m petr phos samb sulph vinc
  - **amel**: alum am-m asaf calc-p corn hyper nat-c nat-m sulph
  - **before**: arn ars *Corn* fl-ac *Lyc* merc phyt sulph
  - **during** | agg: carb-an euph graph lyc *Mag-c Merc* sep stram sulph verat
- **stretching** lower limbs impossible: colch
- **sudden**: kali-i *Nat-m*
- **supper** agg; after: alum *Arg-n* arn borx calc *Chin* ol-an sep
- **tympanitic** (*Flatulence - obstructed*): acet-ac aeth agar ail alum-p ambr anan ant-c *Ant-t* anthraco apis **Arg-n** *Arn* **Ars** ars-i ars-s-f asaf aur-m bapt bell *Brom* bros-gau *Bry* cadm-s *Calc* calc-ar calc-i calc-p calc-sil **Canth Carb-v** carbn-s **Cham Chin** *Chinin-ar* **Cocc Colch** *Coloc Con* crot-h crot-t *Cupr Erig Eup-per* euph fago ferr *Graph* **Hyos** iod ip kali-ar *Kali-bi* kali-c *Kali-p* kali-s kreos **Lach** laur **Lyc** mang *Merc* merc-c mez *Morph* mosch *Mur-ac Nat-s Nux-v Op* pert-vc *Ph-ac* **Phos** *Podo* puls rham-cath rhus-t sabin *Sec* sep sil sol-ni *Stram* sul-i sulph *Sumb* **Ter** *Thuj* til tub verat xan

Distension – Umbilicus

- **tympanitic**: ...
  - **accompanied** by:
    - **diabetes** (See GENE - Diabetes mellitus - accompanied - abdomen - distention)
    - **fever**:
      - **continued** (See FEVE - Continued - accompanied - tympanites)
      - **typhoid** (See FEVE - Typhoid - accompanied - abdomen - distention)
  - **hysterical**: *Tarax*
  - ○ **Hypochondria** | **right**: pert-vc
- **urination** agg; before: chinin-s
- **vomiting** | **amel**: aeth
- **walking**:
  - **about** | **amel**: mag-p
  - **air** agg; in open: calc sep
- **warm** room | **amel**: cench
- **whooping** cough: kali-s
- ○**Cavity**: colch
- **Colon**; transverse: alum bell mit sabad
- **Duodenum**:
  - **accompanied** by | **Pylorus**; contraction of (See STOM - Contraction - pylorus - accompanied - duodenum)
- **Hypochondria**: aloe asaf aur bell calc *Carb-v* caust cham *Chin* ferr hep ign laur *Merc* nux-m nux-v pert-vc phos sil sulph ter
  - **right**: aloe but-ac *Chel* cycl laur lyc *Nat-m* nux-v *Phos* podo *Sep* sil
  - **left**: caust chinin-ar hep *Merc* mom-b nat-c nit-ac tub
  - **stool**:
    - **after** | agg: caust
    - **before**: ars
- **Hypogastrium**: aloe alum bell brom cann-s *Carb-v* caust chel grat *Hyos Ign* **Kali-c** kali-i lact laur *Lyc* mur-ac nat-m *Nat-s* nit-ac phos phys plb ptel *Raph* sep sil sul-ac tarent thuj
  - **morning**: aloe
  - **night**: alum
  - **painful**: alum chin
  - **stool**; before: ars
- **Ileocecal** region: *Colch* fago mag-m
- **Inguinal** region: am-c am-m cocc kali-c m-aust nat-s
  - **left**: calc
  - **sitting** agg: am-m kali-c
  - ○ **Hernia**: nit-ac
- **Sides**: am-c bry calc canth *Caust Ign* laur led **Nat-m** *Rhus-t* zinc
  - **right**: act-sp arn calc cycl pert-vc sil stann
  - **left**: aloe
- **Umbilicus**:
  - ○ **Below**: stroph-s
  - **Region** of umbilicus: acon bell bry calc caust chel coloc gran ign *Kali-i* laur lec lyc merc *Merc-i-r* nat-m nit-ac op phys plb prun puls rhus-t spig
    - **Above**: sil
    - **Under**: lyc

Distension – Upper

- **Upper** abdomen: acon bell *Bry* Carb-v *Cham Cocc Con* hell hyos iod nat-c nux-m nux-v puls rhod *Sil Stram*
▽**extending** to
 ○ **Groin** | **left**: sphing

DIVERTICULOSIS: thiop

DRAGGING: alum caust
○**Waist**; down: visc

DRAWING IN abdomen:
- **agg**: acon ambr ant-t asaf asar bar-c bell bov ign lyc nux-v valer zinc
- **amel** | **distending** abdomen agg; and: *Ign*

DRAWN:
- **upwards**; as if contents are drawn: antip spong

DRAWN IN (See Retraction)

DRINKING:
- **water** | **agg**: ars bad croc phos teucr zing

DROPSY (↗ *GENE - Dropsy - internal):*
- **ascites**: abrot acet-ac acon adon *Agn* alco all-c *Ambr Ant-c* **Apis Apoc** *Arg-n* **Ars** ars-s-f asaf *Aur Aur-m* aur-m-n aur-s bell blatta-a *Bry* cain *Calc* calc-sil camph cann-s *Canth* carb-an carbn-s *Card-m* caust *Chel Chim Chin Chinin-ar Chinin-s* cinnm coc-c *Colch* coloc **Con** cop crot-h cur *Dig Digin Dulc* euph ferr ferr-ar *Fl-ac Graph* guaj *Hell* helon hep iod iris kali-ar *Kali-br Kali-c Kali-chl* kali-i kali-m kali-p kali-s *Kalm* lach lact lact-v *Led* lept **Lyc** *Mag-m* med **Merc** merc-sul mill mur-ac myric nat-hchls nat-m nux-v oxyd *Ph-ac* **Phos** plb *Prun* ptel puls querc-r-g-s *Rhus-t* sabin sacch samb senec seneg sep sil sol-t-ae spong squil *Sulph* **Ter** *Uran-n*
 · **accompanied** by:
  : **diarrhea**; chronic: *Apoc* oena sil
  : **urine**; scanty: squil
  : **Heart**; complaints of the (See CHES - Heart; complaints - accompanied - ascites)
  : **Liver**:
   : **cirrhosis** of (See Cirrhosis - accompanied - ascites)
   : **complaints** of the: lyc querc-r-g-s
   : **induration** of: aur lact
  : **Pelvic** region; fold on: colch
  : **Peritoneum**; inflammation of: bry rhus-t
  : **tubercular**: abrot
  : **Skin**; dry: cain
  : **Spleen**; disease of: agn querc *Querc-r-g-s* squil verat
  : **Tongue**:
   : **yellow** | **dirty** yellow: *Ars*
 · **malignant**: rauw
 · **menses**; from suppressed: senec
 · **quinine**, after the abuse of: cann-s
 · **suffocation** lying on left side: *Apis*
- **edema**: anan *Apis Ars Graph* tarent thuj
 · **hepatic** origin: tarax

Abdomen

EATING:
- **amel**: anac bov *Chel Graph* hep ign kali-p lach mag-m med petr **Zinc**
- **overeating** agg; after: ant-c ars caps coff hep ip nux-v **Puls**

EDEMA (See Dropsy - edema)

EMACIATION of muscles of abdomen: calc plb sulph
- **accompanied** by | **swelling** of mesenteric glands: **Abrot**

Emptiness

EMPTINESS (= faintness): *Agar* ambr ant-c **Arg-n** arn arum-m bell *Calc-p Carb-v* carc caust *Cham Cina* cob **Cocc** *Coloc* croc *Crot-t Dig Dulc* euph euphr fl-ac *Gamb* gels guaj hep ip jab *Kali-c* kali-m kali-n kali-p *Lach* lil-t lyc mag-c *Merc* mez *Mur-ac* naja *Nat-p* nicc nux-v **Olnd** par *Petr Ph-ac* **Phos** phys phyt plan **Podo** *Psor* ptel **Puls** rhod rhus-t ruta sabad *Sars* sec seneg **Sep** squil **Stann** staph **Sul-ac** sulph **Tab** teucr tril-p tub *Verat* zinc
- **morning**: euph mez sars
 · **rising** agg; after: mag-c
 · **stool** agg; after: mur-ac
- **noon**: dios
 · **eating**; after: nat-p stann zinc
- **night**: puls
- **accompanied** by:
 · **nausea** (See STOM - Nausea - accompanied - abdomen)
 ○ **Intestines**; knotted sensation in: cham
- **breakfast** agg; after: arum-m arum-t phos sars
- **burning** between shoulders: **Phos**
- **dinner**:
 · **after** | **agg**: nat-p zinc
 · **amel**: dios
 · **before**: nux-v
- **eating**:
 · **after** | **agg**: arum-m kali-bi nat-p sars *Stann* zinc
 · **amel**: ant-c
- **eructations** | **amel**: ambr *Carb-v* nat-s *Sep*
- **flatus**; passing:
 · **after** | **agg**: phos
 · **amel**: ambr *Kali-s* nat-s
- **gnawing**: ox-ac
- **lying** on abdomen | **amel**: puls
- **menses**:
 · **during** | **agg**: *Phos* sulph
 · **painful**: *Cocc* hydr
 · **pressure** | **amel**: caust naja **Puls**
- **stool**:
 · **after** | **agg**: *Agar* ambr apoc *Arg-n Carb-v* caust cob coloc con jab *Kali-c Kali-s Lach Mur-ac Nat-p* **Olnd Petr** *Ph-ac* **Phos** *Pic-ac* **Podo** *Psor* **Puls** rhod *Sep* **Stann Sul-ac** sulph verat
 · **amel**: mur-ac
 · **before**: verat
- **tightening** clothing amel: *Fl-ac*
- **walking** agg: carb-v *Phos*
- **wrapping** up the abdomen amel: puls
○**Hypogastrium**: kali-s sec

▽ extensions | ○ localizations | ● Künzli dot

Abdomen

Emptiness — *Eruptions*

- **Hypogastrium**: ...
  · flatus; passing | **amel**: kali-s
- **Side** | **left**: sep
- **Umbilicus**:
  ○ **Region** of umbilicus: calc-p carc cob dios fl-ac ptel scir
    ⋮ **hunger** felt in: valer
  ▽**extending** to | **Vulva**: puls

ENLARGED (↗*Distension; Swelling*): Aloe alum *Ant-c* **Apis** arg-n ars *Bar-c Bar-i* bar-s bell *Calc* calc-i calc-p caps *Carb-v* caust chel chin chion cina colch *Coloc* ferr-i graph hep *Iod Iris* kali-bi kali-c laur *Lyc* mag-m mang nat-c nux-v ol-j *Olnd* op podo *Psor* puls rhus-t *Sabin* **Sanic** sec *Sep Sil* staph sul-i *Sulph* syph tab *Thuj* tril-p vario
- **children**; in•: aloe alum **Bar-c Calc** caust cupr mag-m med nat-m phos *Psor Sanic Sars* **Sil** staph *Sulph*
  · **marasmus**: abrot bar-c **Calc** iod nat-m plb *Sanic Sars* sil sulph
- **fat**: *Am-m* ant-c ars bar-c *Calc* caps lyc puls *Sulph*
- **maidens**; in young: calc *Graph* lach sulph
- **mothers**•: coloc *Iod* nat-c **SEP**•
- **Peyer's** patches: ars dros
- **sensation** as if:
  ○ **Intestines** | **cylindrical** enlargements: tann-ac
  ○**Glands**; inguinal: ars-i sil sul-i
- **Liver** (↗*Swelling - liver*): aconin aesc agar aloe anis ant-t *Ars* ars-i aur aur-ar aur-i *Aur-m* aur-s bar-m *Bry* bufo *Calc Calc-ar* calc-sil *Carb-v* carc card-m *Chel* **Chin** chinin-ar *Chion Cocc* coloc *Con Dig* eberth eup-per *Ferr* ferr-ar ferr-i ferr-p *Fl-ac* glyc graph *Hep Hippoz* hydr *Iod* kali-br *Kali-c* kali-s lach lact *Laur* luf-b **Lyc** mag-c **Mag-m** mang-act *Merc Merc-d* merc-i-r mur-ac *Nat-m* **Nat-s** *Nit-ac Nux-m* **Nux-v** *Phos* pin-s plb *Podo* pop-cand ptel sec sel senn sep sil stel sul-i *Sulph* tab tarax thuj toxo-g *Tub* urt-u vip *Zinc* zinc-p
  · **left lobe**: *Mag-c Mag-m*
  · **accompanied** by:
    ⋮ **apyrexia**: nat-m
    ⋮ **Abdomen**; distention of: mag-m
    ⋮ **Skin** | **discoloration**; yellow: dig
    ⋮ **Spleen**; enlargement of: iod
  · **anger**; after: *Cocc*
  · **children**; in: calc-ar mag-c mag-m nat-s *Nux-m* nux-v phos sep zinc
    ⋮ **infants**: calc-ar
  · **chronic**: chol mang
  · **drunkards**; in: absin am-m ars fl-ac lach nux-v sulph
  · **emaciation**; with: iod
  · **heart** disease; in: aur mag-m
  · **painful**: nat-s
- **Mesenterica**: *Ars Ars-i Aur Bar-c Bar-i* bar-m bar-s **Calc** calc-i *Carb-an Con Form Hep Iod* nat-c nat-s *Ol-j* sul-i sulph

Enlarged: ...
- **Spleen**: aconin agar agn *Anthraci Aran Ars* ars-br *Ars-i* ars-s-f *Aur-m* bell-p brom *Calc* calc-ar calc-i *Caps* carb-v card-m *Cean* cedr **Chin** chinin-ar *Chinin-s* chion cimx *Cit-v Cocc Con* dros *Ferr* ferr-act ferr-ar ferr-i *Ferr-m* ferr-p grin *Helia Hippoz* hydr *Ign* **Iod** kali-br kali-m *Lach* laur leucas-a luf-b mag-m malar merc-i-r *Nat-m Nit-ac* nux-m *Nux-v Op Ph-ac Phos* plb plb-i polyg-h *Polym* **Querc** *Ran-s* rhus-t rub-t ruta saroth squil staphycoc succ *Sul-ac* sul-i *Sulph* tab tinas toxo-g tub *Urt-u* xanrhi
  · **accompanied** by:
    ⋮ **apyrexia**: ars *Cean* chin chinin-s ferr nat-m
    ⋮ **malaria** (See GENE - Malaria - accompanied - spleen)
  · **children**; in: calc-ar
  · **emaciation**; with: iod

ENTERITIS (See Inflammation - small intestine)
ENTEROPTOSIS (See Hanging - intestines)
EPILEPSY, begins in: bufo
ERUCTATIONS:
- **amel**: ambr bar-c rat
- **not amel**: *Chin* lyc

ERUPTIONS: agar anac *Apis* ars ars-s-f bar-m bell bry calc *Graph* kali-ar kali-bi kali-c *Merc* merc-c *Nat-m* nat-m phos rhus-t *Sulph* tub
- **blotches**: crot-t merc nat-c
- **boils**: am-m phos rhus-t sec zinc
  ○ **Inguinal region**: ars merc *Nit-ac* phos rhus-t stram
    ⋮ **right**: osteo-a
- **crusts**: anac arn kali-c
- **desquamating**: merc vesp
- **eczema**:
  ○ **Inguinal region**: moni
  · **Umbilicus**; round: merc-pr-r scroph-n sulph
- **herpes**: *Sep*
  · **ringworm** (See ringworm)
  · **zona**•: *Ars Graph Merc Puls Rhus-t Sil Sulph Thuj*
    ⋮ **warm** bed agg: *Merc*
    ⋮ **Sides** | **right**: *Iris Thuj*
  ○ **Iliac region**: *Tell*
  · **Inguinal region**: **Graph**
- **itching**: agar calc merc nat-m rhus-t *Sulph*
- **itch-like**: merc *Nat-c*
- **moist**: merc
  ○ **Groin**; right | **menses**; before: sars
- **nodules**: nat-c
- **petechia**: phos
- **pimples**: agar aloe arn ars ars-h bar-m bry cham dulc fl-ac merc nat-c nat-m petr rhus-t sel staph
  · **burning** on touch: petr
  · **itching**: allox aloe bry dulc nat-c *Staph*
- **pustular**: *Ant-c* crot-c crot-t kali-bi merc nat-m puls squil
  ○ **Inguinal region**: puls sep
  · **Loins**: clem

All author references are available on the CD
813

Eruptions

- **rash**:
  - **fine**, over liver region: sel
  - **itching** violently: *Calc*
  - **menses**; before: *Apis* ars
    - Groins: *Apis* ars
  - **red** itching rash over the region of liver: *Sel*
- **ringworm**: nat-m tell tub
- **scales**: arn kali-c
  - **yellow** spots: kali-c
  - ○ **Inguinal** region: merc
- **urticaria**: merc nat-c tub
- **vesicles**: arn caust crot-t kali-bi *Merc* merc-c rhus-t
  - ○ **Inguinal** region: nat-c
  - ○ **Inguinal** region: alum cupr-ar *Graph Merc* sulph
- **Pubic** region | **Mons** pubis: sep sil
- **Umbilicus**: abrot dulc
  - ○ **Around**:
    - **children**; in:
      - **newborns**; in:
        - **accompanied by**:
          - **appetite**; diminished: abrot
          - **emaciation** (See GENE - Emaciation - children - newborns - accompanied - umbilicus - eruption)

ERYSIPELAS: cop graph *Merc*
- **contusion**; from: apis
○ **Umbilicus** | **newborns**; in:: apis

EXCORIATIONS:
○ **Inguinal** region: ambr *Ars* arum-t *Bov* bry *Graph* med nux-v ph-ac
- **menses**:
  - **during**:
    - **agg**: bov sars

EXCRESCENCE at umbilicus; moist: *Calc*

EXTENDING (See Stretching)

FAINT feeling in (See Emptiness)

FALLING; sensation of:
- **down**; intestines falling: abrot acet-ac agn laur m-arct *Nux-v* plb spig *Staph*
  - **exertion**; from: laur
  - **lying** on back agg: acet-ac
  - **talking** agg: laur
- **out** of abdomen; intestines falling: *Alum Bell* carb-an cocc coloc ferr *Kali-br* kali-c *Kreos* nat-c **Nat-m**● *Nux-v* plb ran-b **Sep**● staph tril-p
  - **cough** agg: carb-an
  - **dinner**; after: ran-b
  - **menses**; before: alum
  - **stool** agg; during: kali-br
  - **walking**:
    - **agg**: ferr nat-m
    - **carefully** | **must** walk carefully: *Nux-v*
○ **Side** to side; sensation as if intestines were falling down from | **turning** in bed agg: *Bar-c Merc Merc-c*

Abdomen

FASTING:
- **amel**: caust sil
- **sensation** (See STOM - Emptiness)

FAT: *Am-m* calc **Chel**
- **accompanied** by | **emaciation**; general: calc

FAT FOOD agg: carb-v chin colch nat-m *Puls*

FATTY DEGENERATION of liver: aur calc-f chel kali-bi kali-s lac-d *Lyc* lyss mang mang-act *Merc* phlor *Phos* pic-ac vanad

FERMENTATION (↗*Flatulence; Rumbling*): acon agar ambr ang aran arg-met asaf brom *Bry* calc carb-ac carb-an carb-v **Chin** coff croc *Ferr-i Gran* hell *Hep* kali-c kali-p *Lyc* mag-m merl mez mur-ac *Nat-m* nat-s *Phos* plb *Rhus-t Sars* seneg sep stram sulph vip
- **fruit** agg: **Chin**
- **menses**; during: lachn **Lyc** *Phos*
- **sensation** of: agar chin lyc rhus-t

FEVER:
- **during** | **agg**: ant-t chin cina ferr ip puls rhus-t verat

FIBROSIS | **Intestines**: penic

FISTULAE | **Inguinal** glands; of: hep *Lach Phos Sil* sulph

FLABBY: borx calc calc-p euph ign mag-m merc *Merc-d* phos rhus-t sanic sep
- **children**; in: borx calc-p

FLATTENED (See Retraction)

FLATULENCE (↗*Distension; Rumbling; RECT - Flatus*): *Abies-n Abrot* absin acal acet-ac acon adon aesc aeth *Agar* **Agn** alf all-c allox **Aloe** alum alum-p alumn am-c **Am-m** ambr ammc anac anemps ang anis *Ant-c* ant-t *Apis* apoc arg-met **Arg-n** arist-m arn **Ars** *Ars-i* ars-s-f asaf asar asc-c *Aur* aur-ar bapt bar-c bar-m bar-s bell bism borx bov brom *Bry* bufo bung-fa cain *Caj* calad **Calc** calc-f calc-i *Calc-p* **Calc-s** calc-sil camph cann-i cann-s canth *Caps* **Carb-ac Carb-an Carb-v Carbn-s** carc castm *Caust* **Cham Chel Chin** Chinin-ar Chinin-s chlf cic cina cinnb cinnm clem *Coca* **Cocc** coff **Colch** coli coli *Coloc* Con Cop croc *Crot-c Crot-t* cupr cycl dig *Dios* dirc dros dulc *Elaps* enteroc eup-per euph euphr fago fel ferr ferr-ar ferr-i ferr-ma ferr-p fl-ac *Form* fuc *Gels* gins glon gran **Graph** *Guaj* hell helon hep hom-xyz **Hydr** hyos hyper *Ictod* **Ign** indg indol *Iod* ip iris jug-r junc-e kali-bi kali-br *Kali-c* kali-chl kali-i kali-m *Kali-n* kali-p kali-s kalm kreos *Lac-ac Lac-c Lac-d Lach* lachn lact lec lilt-t *Lim* lob-e lob-s **Lyc M-ambo** m-arct **M-aust Mag-c** mag-m *Mag-p* mang meny meph *Merc* merc-c merl mez micr mom-b mosch *Mur-ac* myric naja napht naphtln *Nat-ar Nat-c* **Nat-m** nat-m nat-p **Nat-s Nit-ac** nit-s-d **Nux-m** *Nux-v* oci-sa **Olnd** onis **Op** *Opun-f* orig-d orni ox-ac pall par petr *Ph-ac* phel *Phos* phyt **Pic-ac Plat** plat-m-n plb *Podo* prun *Psor* ptel *Puls* rad-br ran-b ran-s *Raph* rham-f rheum rhod rhus-g rhus-t rob rumx ruta sabad sabin sal-ac samb sang sars scor scut sec *Sel Seneg* senn *Sep* serp **Sil** sin-a slag spig spong squil stann

814   ▽ extensions | ○ localizations | ● Künzli dot

Abdomen

Flatulence — **Flatulence – obstructed**

Flatulence: ... staph stram stront-c sul-ac sul-i **Sulph** sumb *Syph* tab tarax **Tarent** tep ter teucr thea *Thuj* til tril-p tub uran-n vac valer **Verat** verat-v verb vesp vib vinc viol-t xan *Zinc Zing*
- **daytime:** kali-m
- **morning:** ambr *Arg-n* ars calc camph cann-s cedr cist con croc (non: euph) graph hell hep hyos ign kali-c kalm *Lach* lyc m-ambo m-aust merc nat-c nat-m nit-ac nux-v petr *Plat* plb *Podo Puls* rheum rhod senec spong squil staph stront-c *Sulph* tarent *Verat* zinc
  - **bed** agg; in: euph nux-v spong
  - **rising** agg: cann-i
  - **waking**; on: *Arg-n* cist con rumx
- **forenoon:** cann-s carb-an chin guaj hipp mag-c nat-m phos *Puls* sars zinc
- **noon:** nat-s
- **afternoon:** alum am-c am-m *Ant-c* ant-t asaf aur-m *Calc-s* canth carb-v caust chin cycl guaj hell kali-m kali-n laur *Lyc* mag-c nat-c nux-v op phos sars staph zinc
  - **16 h:** *Lyc*
  - **eating**; after: fago
  - **stool** agg; during: fago
- **evening:** aloe alum *Am-c* ambr apoc *Bry* calc-f caps chin cist cocc con cycl glon ham hyos hyper *Ign* kali-n *Lyc M-arct* m-aust meny merc mez nat-m nat-s *Nit-ac* nux-m *Nux-v* petr pic-ac plan *Puls* rhod rhus-t sabin samb sang sars *Sep* sol-t-ae spig spong stront-c sulph valer verat zinc
  - **bed** agg; in: bry
- **night:** acon agar alum am-c ambr ammc arg-met arn *Aur* borx bry calc calc-s *Carb-v* cham cic cist cocc coff com ferr hep hyos hyper ign *Kali-ar* kali-c kali-m kali-n lyc m-arct m-aust merc nat-c nat-m *Nat-s* nux-m op puls sec sil stry *Sulph* thuj *Valer* zinc
  - **midnight:** aur **Cocc**
    - after: *Ambr* caps carb-v cham coff *Puls* ran-s
- **accompanied** by:
  - **anxiety** (See MIND - Anxiety - flatus - from)
  - **distension** (See Distension - flatus - with)
  - **eructations** (See STOM - Eructations - accompanied - flatulence)
  - **Skin**; yellow (See SKIN - Discoloration - yellow - accompanied - flatulence)
  - **Stomach**:
    - **pain** (See STOM - Pain - flatulence)
  - **Tongue** | **white** discoloration of the tongue: *Lyc*
- **acids**, after: ph-ac
- **back**, felt in: rhod
- **bathing**; after: calc-s
- **breakfast**:
  - after | **agg:** caust nat-p **Nat-s**
- **breakfast:** ...
  - before | **agg:** agar
- **children**; in: arg-n *Cham* chin lyc staph thuj
- **dinner**:
  - after | **agg:** agar calc-s myric naja nit-ac verat zinc
  - during | **agg:** ant-c
- **drinking**:
  - **after**:
    - **agg** | **accompanied** by distension: ambr
  - **tea**: *Chin* dios
- **eating**:
  - **after**:
    - **agg:** aloe alum ambr ant-c **Arg-n** asc-t aster *Aur* borx bry bufo calc carb-an *Carb-v* caust **Chin** coc-c cocc con cortico cycl *Dios* ferr ferr-m graph hell hyos *Ign Kali-c* kali-n lach **Lyc** m-ambo m-aust mag-c *Mag-m* nat-m nat-p nat-s nit-ac *Nux-m* **Nux-v** *Phos* plat puls rhod rhus-t rumx sars *Sep* stann staph **Sulph** thuj verat *Zinc*
    - **distension** of abdomen; with: ambr
    - **amel**: mosch squil
- **eructations**:
  - **amel** in general (See GENE - Eructations - amel.)
- **everything** turns to gas: carb-v kali-c nux-m nux-v plb
- **fever**; during: agar *Ars Carb-v* chin chinin-ar colch graph kali-c nit-ac **Nux-v** ph-ac phos rad-br teucr
- **fruit** agg: **Chin** pitu-a
- **headache**; during: asc-t calc-act calc-p cann-i *Carb-v* xan
- **here** and there: *Carb-v* cham chin cycl **Lyc** nat-m nat-s puls sil spig verat
- **hysterical**: alet *Ambr* arg-n asaf caj cham cocc colch ictod ign kali-p *Nux-m* plat puls raph *Sumb* tarax thea valer
- **incarcerated** (See obstructed)
- **lying**:
  - **agg:** ambr bry carb-v cinnb croc ign iod phos puls sep spong stann sul-ac zinc
  - **side**; on:
    - **left** | **agg:** coloc glon nat-p puls
- **malarial**: querc-r-g-s
- **menses**:
  - before | **agg:** *Con* lac-c ph-ac zinc
  - **during**:
    - **agg:** aloe alum am-m *Brom* carb-v cham *Cocc* graph kali-c kali-p kreos *Lyc* mag-c mang nat-c nit-ac nux-m phos thuj verb vesp vib *Zinc*
  - **dysmenorrhea**, with: vib
- **milk** agg: calc carb-an carb-v chel con hell merc merc-c *Nat-c Nat-s* sul-ac zinc
- **nausea**; during (See STOM - Nausea - accompanied - flatus)
- **obstructed** (↗*Distension - tympanitic):* acon agar agn ail all-s aloe *Alum* alum-sil am-c am-m *Ambr* anac ang ant-c ant-t **Arg-n** arn *Ars Ars-i Asaf* asar **Aur** aur-m aur-s bar-c bell borx *Calc* calc-i calc-p camph cann-s canth caps carb-ac *Carb-an* carb-v carbn-s *Caust Cham* **Chin** cic *Cocc* coff *Colch Coloc Con* dulc euph

Flatulence – obstructed   **Abdomen**   **Flatulence – Upper**

- **obstructed**: ...
  Graph guaj hell hep hyos ign *Iod Kali-ar Kali-c Kali-n Kali-p* kali-s kali-sil kalm *Lach* lim *Lyc M-ambo M-arct* m-aust mag-m meny mez *Mom-b* mosch naja nat-c *Nat-m* nat-p *Nat-s* **Nit-c** *Nux-m* nux-v op ox-ac pall petr *Ph-ac* phel *Phos Plat* plb prun psil **Puls Raph** rheum rhod rhus-g rhus-t rob ruta sabad sabin sars sel sep **Sil** spig spong squil stann staph stram stront-c stry sul-ac *Sulph* **Tarent** ter teucr *Thuj* til valer **Verat** verb **Zinc** zinc-p
  - **morning**: mang nit-ac sulph zinc
  - **afternoon**: kali-n
  - **evening**: nit-ac
  - **night**: nat-m sil sulph
    - **midnight**: coloc
  - **accompanied** by:
    - stools like shreds, watery, bloody: colch
    - Back; pain in (See BACK - Pain - lumbar - accompanied - flatulence)
  - **descending** colon, with constipation: *Aur Iod* **Lyc●** rhod **Sulph●**
  - **hard** stool; with: caust
  - **sitting** for a long time agg: lyc
  - **waking**; on: sil
  - ○ **Colon**; in | **Splenic** flexure: mom-b
  - **Hypogastrium**, in: graph staph
  - **Sides** | **left**: *Aur* carb-v lyc sulph
- **old** people: *Carb-ac Phos*
- **operation**; after (▷*painful - operation*): **Chin** raph
- **painful** (▷*Distension - painful*): acon agn all-c *All-s* alum am-c am-m *Ambr Anac* ant-c *Ant-t* arg-met *Arn Asaf* asar asc-t *Aur* bar-c *Bell* bism bry cadm-met calc calc-p camph cann-s canth caps carb-an **Carb-v** caust *Cham* chel chin cic coc-c *Cocc* coff colch coll coloc *Con* cycl dros euph ferr **Graph** guaj hell hep *Hyos* **Ign** iod ip iris kali-c kali-n *Lach* laur **Lyc** m-ambo *M-arct* mag-c mag-p meny mez naja nat-c *Nat-m* nat-s nit-ac *Nux-m* **Nux-v** op ox-ac par ph-ac *Phos* pip-m plat **Plb Puls** ran-b *Raph Rheum* **Rhod** rhus-t ruta sabin samb sel seneg sep *Sil* spig spong *Squil* stann staph sul-ac **Sulph** tarax *Teucr thuj* valer **Verat** verb zinc zinc-val
  - **children**; in | **nurslings**: *Senn*
  - **operation**; after (▷*operation*): **Raph**
- **potatoes**: alum
- **pregnancy** agg; during: *Calc-f*
- **pressure**:
  - **bladder** agg; pressure on: aloe carb-v coloc gamb gymno ign kali-c prun zinc
- **pushing** upward: arg-n asaf carb-v graph thuj
- **riding** in a carriage agg: calc-f ferr sep
- **rising**:
  - **agg**: aloe arg-n ars cann-i carb-v carbn-s coca hell nat-n nux-v psor rheum
  - **bed**; from:
    - **agg**: hyos m-aust sul-ac zinc
- **rumbling** (See Rumbling)
- **sitting**:
  - **agg**: ant-t canth mur-ac phos

- **sitting**: ...
  - **long** time agg; for a: lyc
- **sleep**:
  - **during** | **agg**: agn aur cupr kali-n m-aust nux-v
  - **preventing** (▷*SLEE - Disturbed - flatulence; SLEE - Sleeplessness - flatulence*): cocc coff kali-m nux-v
  - **siesta**:
    - **after** | **agg**: cycl
- **sour** food, from: carb-v nat-c *Ph-ac*
- **starch**; after: nat-c
- **stool**:
  - **after**:
    - **agg**: agar aloe apoc calc-s carb-v caust colch coloc con hep *Lyc* nux-v petr phos **Pic-ac** plb puls sulph thuj
  - **before**: *Aloe Am-m* ant-t apis apoc *Arg-n* arn bell borx brom caps carb-an castm *Cham* cocc crot-t dulc ferr *Fl-ac* gels hep **Lyc** mag-c mang merc mosch olnd *Op* ph-ac phel phos *Puls* rhod *Sabad* seneg sep spig spong stront-c sumb thuj valer viol-t
  - **during** | **agg**: acon agar aloe am-m ant-c apoc arg-n arn arum-d asaf borx **Calc-p Cham** chin cocc *Crot-t* dig fago hep hyos mang nat-m *Nat-s* olnd petr ph-ac phel podo rhod sabin sep spong squil staph thuj viol-t
- **supper** agg; after: coc-c hyos psor zinc
- **sweets**; from: arg-n
- **urination** agg; during: hyos merc
- **vegetables** agg: caps pitu-a
- **walking**:
  - **agg**: ign lyc mag-c sep sil squil
  - **air** agg; in open: sep
  - **amel**: phos sil
- **warm** drinks agg: fl-ac
- ○**Cecal** region: carbn-s nat-s
- **Hypochondria●**: acon **Aur Carb-v** *Cham Chin* cist colch *Cycl* euph hyos ign **Lyc** m-arct m-aust nux-v *Phos* podo puls sil sul-ac sulph tarent verat verb
  - **left**: *Aur* mez nat-m sulph
- **Hypogastrium**: mag-m pert-vc phos zinc zinc-val
- **Inguinal** rings: cham
- **Lower** abdomen: acon agar aloe ambr apoc aur carb-v cham chin cimic cocc com cycl euph glon graph hyos iris jatr-c kali-c lyc mag-m nat-m nux-m nux-v olnd par phos plan rat rhus-t ruta sil spig spong stann staph sul-ac sulph tarent zinc zinc-val
  - **right**: bism **Calc** graph lil-t *Nat-s* ox-ac *Phos* thuj
- **Sides**: phos
  - **right**: calc caps **Chin** graph jatr-c laur lil-t nat-s ox-ac phos sep thuj zinc
  - **left**: aloe am-m arg-n *Aur* carb-v cedr con crot-t dios euph lyc nat-m nux-v ph-ac seneg staph sulph
- **Upper** abdomen: aeth bry carb-v chin croc crot-t grat hydr kali-c lach nat-c nat-m nat-s ol-an ph-ac plat puls rat sulph valer

▽ extensions | ○ localizations | ● Künzli dot

Abdomen

Flatus; passing

FLATUS; PASSING:
- **agg**: aur canth *Con* fl-ac ox-ac plat *Puls* squil
- **amel**: carb-an hep kali-c kali-chl nat-m tarent
  ○ **Umbilicus**: mag-c

FLORA; intestinal:
- **complaints** of: all-s
- **destroyed**:
  · **antibiotics**; from: mucot
  · **chemotherapeutics**; from: chloram

FLUTTERING (See Trembling)

FOLDS:
○ Pelvic region:
  · **accompanied** by | **ascites** (See Dropsy - ascites - accompanied - pelvic)

FORMICATION: aloe ars calad calc calc-p camph carb-v caust colch coloc crot-t cycl *Dulc* mag-m *Nat-c* nux-v paeon pall petr pic-ac **Plat** puls stann zinc
- **night**: ars
- **voluptuous**: Plat
○ **Waist**: *Aesc* oena
▽ extending to | **Urethra**: zinc

FRUIT:
- **agg**: bry chin ign kreos lyc mag-m merc-c puls rheum *Sep* verat

FULLNESS, sensation of (✓ *Heaviness*): agar agn all-c **Aloe** alum alum-p alum-sil alumn am-c am-m ambr *Anac* ant-c ant-t *Apis* aran arg-n arn ars ars-s-f arum-t asaf asar *Aur* aur-ar aur-s *Bapt* bar-c bar-m bar-s bell bry cain calad calc calc-s calc-sil camph cann-s canth caps carb-ac **Carb-v Carbn-s** carl castm caust cham chel **Chin** chinin-ar *Cic* cimic cinnb clem coc-c cocc coff colch coloc com con corn croc *Crot-t* Cycl **Dig** dor dulc echi eup-per eup-pur fago ferr ferr-ar ferr-i ferr-p *Gels* glon **Graph** grat haem hell hep hyos hyper ign indg jug-r kali-ar kali-bi **Kali-c** kali-m kali-n kali-s kali-sil *Lach* lact laur lec led lil-t **Lyc** m-ambo m-aust mag-c mag-m mag-s *Meny* merc-c mez *Mosch Mur-ac* myric naja nat-ar nat-c nat-m nat-p *Nat-s* nux-m **Nux-v** ol-an olnd onos op petr **Ph-ac Phos** phys phyt pic-ac plan plat plb puls raph rein rheum rhod rhus-t rumx sarr sars *Sep* sil spig spong stann stram stront-c **Sulph** sumb tab ter thuj valer verb zinc
- **daytime**: nux-m
- **morning**: dios phos plat sulph
  · **waking**; on: con sulph
- **forenoon**: sulph
  · 11 h | **stool** agg; after: gels
- **noon**: dig
- **afternoon**: clem con mag-c phyt plb
  · **walking** in open air agg: plan
- **evening**: bry calc caust dios graph hyper mur-ac
  · **soup**; after: castm
- **night**: graph nat-m phos

Fullness

Fullness, sensation of: ...
- **accompanied** by:
  · **hypochondrium**; sensation of fullness in (See RESP - Painful - accompanied - hypochondrium)
  · **respiration**; impeded (See RESP - Impeded - fullness - abdomen)
- **anxiety**, as if abdomen would burst; during (See MIND - Anxiety - abdomen; with distension of - burst)
- **breakfast**:
  · **after** | **agg**: *Carb-v* carbn-s *Sulph*
  · **during**: alum
- **coffee** | **after**: canth
- **constipation**; during: bry dios ery-a graph hyos iod lach nit-ac nux-v phos ter
- **diarrhea**; during: nat-s
- **dinner**:
  · **after** | **agg**: alum cob petr thuj
  · **during** | **agg**: ant-c
- **drinking** agg; after: *Carb-v* caust nux-v sars
- **eating**:
  · **after** | **agg**: agar agn alum anac ant-c arn calc calc-s *Carb-v* caust cham chin *Cob Cocc* colch con croc graph hep ign iod kali-bi **Kali-c** kali-m kali-p kali-s lach lil-t *Lyc* mag-m mag-s *Mur-ac* myric nat-ar nat-hchls nat-m *Nit-ac* **Nux-v** par ph-ac *Phos Puls* rhod rhus-t sars *Sep* sil spig spong stann *Sulph Zinc* zinc-p
  · **amel**: rhus-t
  · **while** | **agg**: cham *Chin*
- **flatus**; passing | **amel**: alum graph grat hell rhod staph sulph
- **food**; at sight of: **Sulph**
- **hunger** | **during**: asar
- **lying** agg: rumx sphing
- **sitting** | **amel**: plan
- **smoking** agg: Meny
- **stones**; of (See Stone in - full)
- **stool**:
  · **copious**:
    : **amel**: rein
  · **before**: grat
- **supper** agg; after: agar *Arg-n* coff colch coloc tell
- **waking**; on: ferr myric sulph
- **walking** | **amel**: mag-c
○ **Hypochondria**: acon aesc ant-c apoc aran arg-n ars-s-f aur bell brom *Carb-v* card-m *Cham* chel chin coc-c colch con eup-per ferr glon grat ign *Led* m-ambo *Merc* merc-i-f merc-i-r nux-v phos *Podo* ptel rhus-t *Sep* sulph tell
  · **right**: aesc aloe *Chel* eup-per kali-c nat-m *Podo* sang thuj
  · **left**: grin rhus-t stict
  · **morning**: con
  · **accompanied** by palpitations (See CHES - Palpitation - accompanied - hypochondrium)
  · **eating**; after: nat-m
  · **stool** | **amel**: ferr

Fullness — **Abdomen** — **Gurgling**

- **Hypogastrium**: *Aesc* bar-c *Bell* carb-v mag-c sep sulph
  - **forenoon**:
    - 10 h | **evening**; until: sulph
  - **evening**: bell
  - **eating**; after: hep
- **Inguinal** region: am-c *Cocc* nat-s sep
- **Liver**: acon aesc aloe apoc arg-n bell berb bry chel *Ferr* gels kali-c kreos *Lach* lept mang myric nat-m nux-m *Nux-v* phos *Podo* ptel sang *Sep* sulph thuj
  - ○ **Gallbladder**: myric
  - **Region** of liver: iber
- **Sides**: am-c
  - **right**: bry
- **Spleen**: am-c apoc kali-i lec

GALLSTONE COLIC (See Pain - liver - colic)

GALLSTONES (↗ *Pain - liver - colic)*: **Ars** aur bapt bell berb bold *Bry* calc calc-f card-m *Cham* chel chin chion chlf chol coloc cupr dig dios eberth euon euon-a euonin fab fel ferr-s fuma-ac gels guat hed *Hydr* jug-c lach **Lept** lith-c lob lyc mag-p mag-s mand mang **Merc** merc-d myric nat-s nat-sal nit-s-d nux-v *Phos* podo ptel sang sulph tarax thlas verat vichy-g
- **accompanied** by | **constipation**: chion

GANGRENE: **Ars** cadm-s *Canth Merc-c Phos Plb Sec*
○**Liver**: *Sec*

GAS (↗ *Flatulence)*:
- **trapped** (See Flatulence - obstructed)

GASTROINTESTINAL complaints: *Acal* aeth casc cycl *Dulc* eucal gamb *Grat Iris* jatr-c *Lyc* nat-m *Nux-v* plb ric thuj vanad
- **accompanied** by:
  - **anemia** (See GENE - Anemia - accompanied - gastrointestinal)
  - **convulsions** (See GENE - Convulsions - accompanied - gastrointestinal)
  - **influenza**: cupr-ar
  - **typhoid** (See FEVE - Typhoid - accompanied - gastrointestinal)
  - **vertigo** (See VERT - Accompanied - gastrointestinal)
  ○ **Head**; pain in: agar aloe *Ant-c* arg-n ars *Bry* cann-i *Carb-v Chin* ip *Iris* nux-m *Nux-v* podo *Puls* rham-cal rob
- **alternating** with | **Skin**; complaints of (See SKIN - Complaints - alternating - gastrointestinal)
- **apyrexia**; during: chin hydr *Ip Nux-v* puls
- **catarrh**: bism-n
- **convulsions**; before (See GENE - Convulsions - gastrointestinal)
- **hypochondriasis**; with (See MIND - Hypochondriasis - gastrointestinal)
- **irritation**: bism-n borx
- **weather** agg; warm: *Acon*

GONENESS (See Emptiness)

GOOSE FLESH: sec sulph

GOUTY metastasis: ant-c colch

GRIPING (See Pain - cramping)

GURGLING (↗ *Bubbling; Clucking; Rumbling)*: acon acon-f *Agar* **Aloe** alum am-c ambr ang ant-c ant-t apoc arg-n *Ars* ars-s-f asaf asar bapt bell bov bry canth carb-an carb-v carbn-s cham chel *Chin* cina coc-c *Cocc Colch* coloc con conv croc **Crot-t** cupr-ar dig dios dros eupi ferr ferr-ar ferr-p franz *Gamb* gent-af glyc graph grat *Hell* hell-v hep hyos ign ip *Jatr-c* kali-bi kali-c kali-i lach laur *Lyc M-arct* mag-c merc mur-ac nat-ar nat-c *Nat-m* nat-p nat-s *Nux-m Nux-v* **Olnd** op par *Ph-ac* phel *Phos* phys pimp plat plb **Podo** *Psor* **Puls** *Raph* rhod rhus-t ric *Rumx* ruta sanic sars sep *Sil* sin-a spig squil stann staph stront-c sul-ac **Sulph** sumb tab ter thea thuj til valer verb vinc xero zinc zinc-p
- **morning**: ferr-i *Nux-v* plb ter
- **forenoon**: ferr mag-c
- **noon**: ox-ac
- **afternoon**: lyc ox-ac
  - 15 h: bry
- **evening**: lyc
- **night**: cycl *Raph* **Sulph**
- **breakfast** agg; after: agar
- **dinner**; after: grat *Laur*
- **drinking** agg; after: laur *Phos*
- **eating**:
  - **while**:
    - agg: nit-ac
    - amel: sul-ac
  - **inspiration**:
    - agg: mag-m sul-ac tab
    - **deep** | agg: conv
  - **lying**:
    - agg: sul-ac
  - **motion**:
    - agg: bar-c
    - amel: nat-m
  - **breathing** agg; of: sul-ac
  - **pressure** agg: plb
  - **stool**:
    - **after** | agg: bry *Crot-t* mag-m
    - **before**: acon **Aloe** bry coloc **Crot-t** ferr ferr-i *Gamb* jatr-c lach merc nat-s **Olnd** phos **Podo** puls rat sulph
      - **gushing** stool: aloe *Crot-t* **Gamb** iris jatr-c *Nat-s* phos podo sec *Sulph* thuj verat
    - **during** | agg: aloe calc-act jatr-c nat-s rham-f
  - **walking**:
    - agg: *Lyc*
    - amel: cycl
  - **water**, as if from: sul-ac
  - **bowels**; in: cortico
  ○ **Hip**, near the: sep
    - **left**: sep
- **Hypochondria**: cham kali-c laur lyc puls pyrog sabin sul-ac
  - **left**: *Lyc* mom-b verb
- **Intestines**: ser-a-c

▽ extensions | ○ localizations | ● Künzli dot

| Gurgling | **Abdomen** | Heat |

- **Pubic** region: squil
- **Sides**: calc con *Crot-t* graph kali-c *Lyc* meny nat-m
  - **right**: calc caps graph
  - **left**: con *Crot-t* jatr-c *Lyc* nux-v podo
  - **pressure** agg: kali-c
- **Spleen**: helo verb
- **Upper** abdomen: puls

GUSHING sensation: ars bell berb bry **Crot-t** elat *Gamb* grat ip *Jatr-c* kali-bi mag-m *Nat-c* nat-m *Nat-s* phos *Podo* rheum sabin squil stann *Thuj* tril-p *Verat*

HAMMERING (See Pulsation)

HANDS, supports abdomen during urination with: *Lyc*

HANGING down; sensation of (↗*Sinking)*: acet-ac laur nat-m phos podo *Sep*
- **walking**:
  - agg: nat-m
  - bent | must walk bent: carb-v
  - carefully | must walk carefully: nux-v
- o**Intestines** (↗*Sinking)*: *Agn* alum carb-v hep **Ign** ip lach *Opun-f* phos *Psor* **Staph Sulph** tab

HARD: abrot acon alum alum-sil *Anac Apis* arn *Ars* ars-i **Bar-c Bar-m** bar-s bell borx calad **Calc** calc-sil caps **Carb-v** *Carbn-s* caust cham **Chel** chim chin *Cina* clem coff colch *Coloc* con cupr cupr-ar del dig dirc dulc eup-pur *Ferr* ferr-ar ferr-p gels *Graph* grat guare hep hipp hyos hyper ign iod jug-r kali-ar *Kali-c* kali-p kali-s kali-sil kiss lac-c lach laur *Lyc Mag-m* mag-s **Merc** merc-c merc-i-f merc-i-r *Mez* nat-ar *Nat-c* nat-m nat-p *Nit-ac* nux-m nux-v oena *Olnd Op* paeon *Petr* phos plb *Plb-act* plb-chr puls quas *Raph* rat *Rhus-t* sars sec *Sep* **Sil** sul-t-ae spig spira spong stram sulph sumb tab tarax *Thuj* valer *Verat*
- **evening**: caust cedr cham con hyper *Lac-c* sep sulph
- **night**: graph mez
- **children**; in: calc ferr kali-c plb sil
- **chronic**: orni
- **eating**; after: calc con phos spira
- **flatus**; passing | amel: lact
- **menses**:
  - before | **agg**: mang
  - during | **agg**: ign nat-m puls *Sep*
- **sensation**: cupr grat hep hyos
- **stool** agg; after: carb-v
- o**Hypochondria**: bar-c borx bov brom bry chinin-s ferr **Iod** mag-c nux-v phos
  - **right**: *Calc-p* nux-v
  - **left**: *Iod*
  - **fever**; during intermittent: *Ars Iod*
- **Hypogastrium**: clem graph mang sep
- **Inguinal** region: ant-c dulc graph *Lith-c* nat-c sul-i
  - o **Glands**: carb-an clem dulc hep syph tub
    - **chronic**: syph
- **Liver**: abies-c am-c ant-c arn **Ars** ars-s-f aur aur-ar *Aur-m* bar-m bell brom *Bry* **Calc** calc-i calc-sil cann-s caps carb-an carb-v *Carbn-s* **Card-m** cham **Chel Chin**

Hard – Liver: ...
Chinin-ar clem *Con* **Dig** ferr *Fl-ac* **Graph** *Hydr* **Iod** kali-c *Kali-i* lach lact *Laur Lyc Mag-c* **Mag-m** *Merc* mez mur-ac nat-m *Nit-ac* nux-m *Nux-v* **Phos** plb podo puls **Rat** sep *Sil* sul-i *Sulph* tarax zinc
- **left** lobe: *Card-m*
- **accompanied** by:
  - Skin | discoloration; yellow: dig
  - **Tongue**:
    - **clean** | **Tip** and sides: *Mag-m*
    - **flabby** tongue: *Mag-m*
    - **swelling**: *Mag-m*
  - **sensation**; hard and small: abies-c
- **Mesenteric** glands: *Ars* aur *Bar-c Bar-m* borx **Calc** con *Lyc Nat-s*
- **Pancreas**: bar-m *Carb-an*
- **Sides**:
  - **right**: mag-m sil
  - **left**: cench
- **Spleen**: *Agn Ars* brom caps carb-v **Chin** *Ferr Ign* iod *Mez* nit-ac nux-m *Psor Ran-b* sep *Sil Sul-ac* sul-i sulph
- **Umbilicus**: bry *Merc* plb puls rhus-t spig
  - **sensation**: camph
  - o **Above**: sil

HARD body; sensation of a (↗*Ball; Lump in)*: borx
- **moving** in abdomen (↗*Movements)*: borx *Lyc*
  - **rapidly**: sabad
- **turning** to right side; when: *Lyc*
- o**Inguinal** region; sensation of walnut in left: myris

HEAT: abies-c abrot *Acon* agar all-c **Aloe** alst alum *Am-c* ant-c ant-t **Apis** arg-n *Ars* ars-h ars-i **Asaf** aur *Bell* bov brom bry bufo cact calc calc-p *Camph* cann-i *Canth* caps carb-an *Carb-v* caust **Cham Chin** cic cina coc-c cocc coff *Colch* coloc crot-h crot-t **Cupr** cycl dig dios euph euphr ferr ferr-ar ferr-i fl-ac form gels glon graph grat gymno hell hep hydr hyos iod **Ip** iris jatr-c kali-ar kali-bi kali-br **Kali-c** kali-i kali-p *Kali-s* kali-sil kreos lac-c lach lachn lact *Laur Lim* lyc m-arct m-aust mag-m malar manc mang meny merc-c *Mez* nat-m nat-s nux-v ox-ac par *Ph-ac* phos phys phyt *Plat* plb *Podo* ptel puls ran-b raph rheum *Rhus-t* ruta sabad sabin sang sars *Sec* seneg *Sep* **Sil** spig spong squil stann stram stry sul-ac *Sulph* sumb *Tab* tarent thuj *Verat* zinc
- **morning**: nux-v phos
- **forenoon**: am-c kali-c phys
- **afternoon**: all-c
- **night**: *Bry* fl-ac
- **alternating** with coldness: coff
- **ascending** to chest: bell sep
- **children**; in: sil
- **constipation**; during: plb
- **dinner**:
  - after | **agg**: grat
  - during | **agg**: hyper
- **eating**; after: hep **Kali-c** *Lyc*
- **eruptions**; before: nat-m
- **fever**; during: apis cact calad canth chin *Cic* cub ferr lach sel spig stann

819

Heat   **Abdomen**   **Heaviness**

- **flushes** of: *Cact* cinnb *Kali-c* ptel sumb yohim
  - **flowing** in abdomen; as of hot water (↗*water*): *Sumb*
  - **pouring** from chest into abdomen followed by diarrhea; as if hot water: sang
- **menses**:
  - **before** | **agg**: cycl graph
  - **during** | **agg**: *Graph*
- **smoking** agg: spong
- **soup** agg: ol-an
- **uncovering** | **amel**: camph *Sec Tab*
- **walking** in open air agg; after: stann
- **water** is running down in abdomen; sensation as if hot (↗*flushes - flowing*): chin
○ **External** abdomen: ars bell **Bry** canth carb-v lach lyc mag-m *Merc* nat-c *Nux-v* polyg-h puls **Rhus-t** *Sabad Sel* sep sil sul-ac *Sulph* viol-t
  - **clothes**; as from hot: nit-ac
- **Hypochondria**: aloe aur bapt bell dios kali-c kreos nat-m ox-ac plb podo sabad thuj
  - **right**: aur cench *Kali-c*
  - **left**: *Glon*
  - **flushes** rise from: cench glon
- **Hypogastrium**: aur-m bry camph ferr hydrc kali-i lil-t mang syph
  - **accompanied** by | **Back**; coldness in (See BACK - Coldness - accompanied - warmth)
  - **menses**; must have it uncovered during: kali-i
- **Inguinal** region (= groin): alum *Am-m* **Ars** arund aur calc-p canth graph *Ign* kali-c **Lyc** *Merc* mur-ac **Nux-v** rhus-t sep sil spig *Stront-c* sulph thuj zinc
- **Liver**: *Acon* **Aloe** alum am-c am-m apis arn *Ars* **Aur** bapt bell *Bry* gamb ign *Kali-c* lach laur **Lept** mag-c mag-m **Merc** mill mur-ac myric ph-ac phos plat plb podo *Sabad* sang *Sec* sep *Stann* sul-ac sulph tell ter ther thuj zinc
  - **sensation** of heat in: aloe bapt cench kali-c sabad
- **Lower** abdomen:
  - **accompanied** by coldness in back (See BACK - Coldness - accompanied - warmth)
- **Sides**: am-m chel graph petr ruta sep sulph
  - **left**: sulph
- **Spleen**: acon apis arn *Ars* **Asaf** bell borx bov *Bry* cann-xyz carb-v caust chel *Chin* coc-c graph grat *Ign* kali-i merc **Nat-c** nux-v plat podo puls *Ran-b Rhus-t* sars sec seneg spig sul-ac *Sulph* tab thuj
- **Umbilicus**: *Acon* aur-m bov calc canth carb-v chin crot-h crot-t ham hyos kali-c kali-sula lach lyc malar mang mosch nat-c nat-m nux-m ph-ac plat plb sabad sep sul-ac sulph
  ○ **Region** of umbilicus: sul-ac
  ▽ **extending** to | **Chest**: mang
▽**extending** to
  ○ **Chest**: alum *Bry* coloc ip lact *Lyc* mang spong stram
  - **Head**: alum carbn-o indg *Kali-c* lyc mag-m nat-s plb sumb
  - **Shoulders**: laur

HEAVINESS (↗*Fullness; Weight*): acon agar *Agn* **Aloe** alum alum-p alum-sil am-c am-m *Ambr* ant-t apis aran arg-n arn ars ars-s-f *Asaf* aur aur-s bell bov bry bufo *Calc* calc-s camph carb-an *Carb-v Carbn-s* carl *Cham* chel chin chinin-ar *Cimic* cop croc crot-t cupr cupr-s dios dor ferr ferr-ar ferr-p gels **Graph** *Hell* hyos ip kali-ar kali-bi *Kali-c* kali-p kali-s kali-sil lac-d *Lach* lact lept lil-t **Lyc** *Mag-c Mag-m* mag-s malar mang meny merc *Mez Murx* myric nat-ar nat-c *Nat-m Nux-m* nux-v *Op* phos plb *Podo* ptel puls rein *Rhod* rhus-t ruta sabin sec **Sep** sil *Spig* **Staph** *Sulph* sumb tab tep ter til trom zinc zinc-p
- **morning**: ambr dios *Sep*
- **forenoon**: trom
- **afternoon**: alum carl dios
- **evening**: bry
- **night**: mag-m nat-m zing
- **bending** double agg: verb
- **breakfast** agg; after: agar kali-c
- **dinner**; after: agar alum chinin-ar
- **drinking** agg; after: *Asaf*
- **eating**; after: kali-c lyc
- **flatus**; passing | **amel**: carb-an
- **inspiration** agg: spig
- **lying**:
  - **side**; on:
    - **left** | **amel**: *Pall*
- **menses**:
  - **before** | **agg**: aloe bell glyc kali-s **Puls** *Sep*
  - **during** | **agg**: aloe apis bell glyc graph kali-s nat-m *Puls Sep*
- **motion**:
  - **agg**: *Nat-m Sep*
  - **amel**: rein
- **rising** agg: **Sep**
- **rising** up into throat: calc
- **sitting** agg: bry rhus-t
- **stone**, as from a (↗*Stone in*): aran lac-d op *Puls* verb
  - **eating**; after: cinch
  - **menses**; before: carl puls
- **stool**:
  - **after**:
    - **agg**: agar *Mur-ac Sep*
- **supper** agg; after: *Arg-n* coloc
- **walking**:
  - **agg**: *Alum* bell ferr kali-c nat-m
  - **bent**; must walk bent: carb-v
○ **Hypochondria**: acon bell *Coc-c* kali-c lact merc-i-r nux-m ph-ac podo ptel sulph *Zinc* zinc-p
  - **right**: nat-s
  - **left**: verb
  - **night**: *Kali-c*
  - **walking** agg: ptel
- **Hypogastrium**: agar all-s aloe am-m *Ammc* apis aran ars bar-c coloc crot-c crot-t ferr graph kali-c lil-t med *Pall* ph-ac *Podo* **Sec** sep sulph tarent
  - **eating**; after: all-s
  - **lying** on left side amel: pall
  - **menses**; during: bar-c

820   ▽ extensions | ○ localizations | ● Künzli dot

| Heaviness | **Abdomen** | Inflammation |

- **Hypogastrium**: ...
  - standing agg: pall
  - stool agg; after: agar
  - walking agg: ferr kali-c
- **Inguinal** region: borx calc carb-an *Croc* dios
- **Intestines**: coli
- **Liver**: aloe ars bell berb *Bol-la* bry camph *Carb-v* gels graph hep kali-c *Lach* lact lept *Mag-m* myric nat-m nat-s nux-m nux-v ph-ac plb podo *Ptel Sil* sulph tab
  - lying on left side agg: *Ptel*
  - painful: phyt
- **Lower abdomen**: agar all-c *Aloe* ant-t arg-n **Bell** bry coli graph hyos kali-bi kali-c nat-m ph-ac sabin sep spig
- **Pelvic** region: aloe gnaph *Helon* lil-t pall tarent vib
- **Sides**: asaf lil-t **Lyc** nat-s rhus-t
  - right: calc camph tab
  - left: arg-n **Lyc**
- **Spleen**: acon ferr kali-i merc-i-r podo ptel sulph
  - walking agg: mag-m
- **Umbilicus**: agar camph canth carb-v graph nit-ac op ptel

HEAVY lying on left side of; as if something: **Lyc**
HEMORRHAGE (See Bleeding; STOO - Bloody)
HEPATITIS (See Inflammation - liver)
HEPATOMEGALY (See Enlarged - liver)
HERNIA; ABDOMINAL: aesc *Aesc-c* all-c alum am-c am-m amph aur bry *Calc* calc-p caps carbn-s castm cham cocc coff cot cub eug gent-c guaj guare hell iris-fa iris-foe itu lach lam lith-c lyc m-arct m-aust mag-c mag-s mez nat-m *Nux-v* osm ox-ac petr phase-xyz phos picro pitu-gl prun psor raph rhus-t sars sec *Sil* spong sul-ac sulph symph tab ter thuj verat zinc
- **children**; in: *Calc* lyc nit-ac **Nux-v** sil sulph
  - congenital: mag-m
- **inactivity** of rectum; from: cham
- **inclination** to: cocc nux-v
  - rising from sitting agg: cocc
- **strangulated**: acon alum aur bell calc caps cham coloc lach lob lyc *Mill* nit-ac nux-v op plb plb-xyz sil sul-ac sulph tab ter *Verat*
o**Femoral**: cub *Lyc* nux-v wies
- **Inguinal**: *Acon* aesc *All-c Alum* am-c *Am-m* anac ant-c *Apis* arg-met *Asar Aur* **Bell** berb *Bry Calc* calc-ar camph cann-s caps *Carb-an Carb-v* cham chin clem *Cocc* coff colch coloc dig euph gran graph *Guaj* hell ign ip kali-c kali-n lach **Lyc** m-ambo *M-arct* m-aust *Mag-c* merc mez *Mur-ac* nat-m *Nit-ac* **Nux-v** *Op* petr ph-ac phos plat *Plb* prun psor puls rheum *Rhus-t* sars sec sep *Sil Spig* spong stann staph stram stront-c *Sul-ac Sulph* ter teucr thuj *Verat* wies **Zinc**
  - left: cocc thuj
  - **children**; in: *Aur* **Bell** calc cham cina cocc lyc mag-m *Nit-ac* nux-v psor sil sul-ac sulph thuj verat
    : right: aur lyc
    : left: nux-v thuj
    : congenital: nux-v thuj

Hernia; abdominal – **Inguinal**: ...
  - **inflammation**: acon bar-c iod nux-v op sulph
    : **vomiting**; with: acon ars bell lach *Tab* verat
  - **old** people: nux-v sul-ac
  - **painful**: *Acon Alum* amph aur **Bell** calc cham chin cic clem cocc coff coloc con dig guaj lyc m-ambo m-arct m-aust mag-c nit-ac *Nux-v* phos plat rhus-t *Sil* spong stront-c sul-ac thuj *Verat* zinc
    : **pressure** | **amel**: thuj
  - **sensitive**: **Bell** *Lach Nux-v Sil*
  - **stitching**: sep
  - **strangulated**: acon *All-c* alum ars aur **Bell** calc caps *Carb-v* carbn-s cham *Cocc Coff* coloc *Dig* ip lach lob lyc mill nit-ac **Nux-v Op** *Plb Rhus-t* sil *Sul-ac Sulph Tab* verat
  - **tendency** to: nux-v ter
- **Umbilical**: amph *Aur* bry *Calc* cham cocc gran *Lach* lyc *Nux-m* **Nux-v Op** plb *Puls* rhus-t sep *Sulph* verat
  - **accompanied** by | **constipation**: cocc nux-v
  - **children**; in: *Aur* nux-v plb thuj
    : **newborns**: nux-m

HOLDING:
- **must** hold: agn carb-v lil-t merc plb rhus-t sep staph

HOLLOW (See Emptiness)
HORRIPILATION (See Goose)
ILEUS: ars bell bry castm cham cocc colch coloc lyc nit-ac nux-v op pitu-p plat plb raph rhus-t samb sil sol-ac sulph tann-ac *Thuj* verat zinc
- **accompanied** by | **vomiting**: op
- **operation**; after: carb-v op raph
- **spastic** ileus: kali-chl

IMMOBILE (See Rigidity)
IMPACTION (↗*RECT - Impacted*): *Caust* gels lac-d *Lach Op Plb* pyrog sel
- **accompanied** by | **vomiting**: op plb pyrog

INACTIVITY:
o**Intestines**; of(↗*Paralysis*): aeth alum am-c atro *Bry* camph cann-s caust cham chin *Cocc Colch* **Con** hep *Kali-c Lyc Mag-m* mosch *Nat-m Nux-v* **Op** phys plb *Rhus-t Ruta* sars staph thuj *Verat*
- **Liver**; of: aesc euon-a nit-m-ac podo still
  - **accompanied** by:
    : **constipation**: aesc still
    : **indigestion**: chelo
    : **Skin**; yellow discoloration of: still

INDURATION (See Hard)
INFANTILE liver: calc-ar
INFLAMMATION: *Acet-ac* **Acon** aloe alumn ant-c **Ant-t Apis** arg-n *Arn* **Ars** ars-i asc-c atro *Bapt* **Bell** brom **Bry** bufo *Cact* **Calc** calc-sil *Canth* **Carb-v** card-m *Cham* chin cic cocc coff **Colch** *Coloc* Crot-c Crot-h cupr *Echi* euph **Ferr** ferr-ar ferr-p gamb *Gels* graph guaj **Hyos** iod *Ip* kali-ar kali-bi *Kali-c Kali-chl*

All author references are available on the CD   821

Abdomen

Inflammation

Inflammation: ...
kali-i *Kali-n* kali-p **Lach Laur Lyc** med *Merc Merc-c Mez Nux-v Op Ox-ac* **Phos** plb podo *Puls* **Pyrog Rhus-t** sabin *Sec Sil* spong squil *Stram Sulph* **Ter** thuj tub (non: uran-met) *Uran-n* urt-u *Verat Verat-v* vip
- **children**, infants: calc
- **chronic**: pyrog
- **weather** agg; wet: gels
- c **Appendix**: abrot ammc **Arn Ars** bapt *Bell* bell-p **Bry** cadm-s calc-ar calc-caust *Calc-s* carb-v chel *Chin Cocc* colch **Coloc** con *Crot-c* crot-h dios dulc *Echi* gins graph *Hep Iris-t* lac-d *Lach Lyc Merc* **Merc-c** mur-ac nat-s *Nit-ac Nux-v Ph-ac* **Phos** *Plb* plb-xyz puls pyrog rham-cath rham-f rhus-r rhus-t sabal scroph-xyz **Sep Sil Sulph** ter **Thuj** tub tub-d
  - **acute**: bry echi lach rhus-t tub-d
  - **chronic**: bell-p but-ac coli coloc iris-t kali-c merc-c periproc plb pyrog sil streptoc *Sul-i Sulph* syc tub-k
  - **irregular**: tub-d
  - **lying** on back | amel: lach merc
- **Cecum** (= typhlitis): acon **Apis** arn *Ars* bapt **Bell Bry** *Calad* canth *Card-m Chin Colch* coll *Coloc Crot-h Dios Echi* ferr-p gamb gast gins hep iris-t kali-m **Lach** *Lyc* **Merc** *Merc-c Nat-s Nux-v Op Phos Plb* plb-xyz pyrog rham-cal rham-cath **Rhus-t** *Samb Sep Sil Stram* sulph **Thuj** tub-r verat
- **Region**: tub-r
- **Colon** (= Colitis): all-s **arg-n** ars asaf asar bism cadm-s calc-ar canth caps carc cench chin colch cop crot-t eberth enteroc **Ferr-i** *Gamb* guat hell hoit influ kali-bi kali-n kali-p lach lil-t lyc mag-c malar merc **Merc** nat-c nat-m nat-s nit-ac nux-v olnd parathyr petr ph-ac phos podo ptel raph rhus-t sulph syph ter tub tub-d verat zinc zinc-val
  - **accompanied** by:
    - **flatulence**: arg-n
    - **hemorrhage**: aran cyn-d ham merc merc-c streptoc syph
    - **respiration**; asthmatic (See RESP - Asthmatic - accompanied - colon)
    - **rheumatic** pains (See EXTR - Pain - rheumatic - accompanied - colon)
    - **sexual** desire; increased: gamb *Grat* lyc nabal
    - **weakness**: cadm-s
  - **acute**: achy-a podo
  - **amoebic**: ars atis kali-bi kali-c kurch lach merc merc-c nat-s nux-v sulph thuj
  - **cancerous** (↗*Cancer - colon; Cancer - colon - transverse)*: mag-c mag-m mag-s phos
  - **chilliness**; with: cadm-s
  - **chronic**: gaert lyc oxyte-chl podo sulph tub
  - **diarrhea** | amel: lach
  - **flora**; with pathological intestinal: all-s
  - **grief**; after: *Ign* mag-c mag-m mag-s nat-m nat-s *Staph*
  - **hemorrhagic**: parathyr
  - **membranous**: colch
  - **mucous**: aethi-a asar aur-m-n cop coxs graph hell hydr merc merc-c pot-e x-ray

Inflammation - Liver

- **Colon**: ...
  - **painful**: coloc merc merc-c moni rhus-t
  - **radiotherapy**; after: podo
  - **recurrent**: enteroc
  - **spasmodic**: coli moni
  - **summer** agg: ip kali-bi puls vac
  - **ulcerative** (↗*Cancer - colon - transverse; RECT - Ulceration)*: Chloram coloc **Hell** lil-t *Mag-s* merc *Nat-s* nit-ac nux-v podo *Streptoc* sulph ter zinc
- **Duodenum**: *Ars* aur berb cham chel *Chin Hydr Kali-bi* lyc merc merc-d nat-s nux-v *Podo* ric sang tub-r
  - **accompanied** by | **green** stool: merc-d
- **Enterocolitis**: cupr-ar
  - **acute**: yers
  - **chronic**: nuph tub
  - **summer**: vac
- **Gallbladder** (= cholecystitis): bell berb but-ac calc card-m chel chin coli coloc curc eberth fel guat *Hed* lach lyc mag-m mag-s malar mand *Nat-s* nux-v parathyr phos prot ptel tarax
  - **acute**: bell crot-h parathyr pyrog
  - **chronic**: beryl coli eberth hydroq parathyr quinhydr
  - **septic**: bry bufo lach *Phos*
  - **suppurated**: eberth
- **Gastroenteritis** (↗*RECT - Cholera - morbus)*: aeth aloe alumn ant-t anthraci antip apis apom *Arg-n* **Bapt** bism bry cadm-s canth colch coloc *Cupr* dios *Diosm* gamb iris kali-n kreos lac-ac lim merc merc-c nat-m nux-v ox-ac podo rhus-t santin ser-a-c **Verat** yers zinc
  - **accompanied** by:
    - **sexual** desire; increased: *Grat*
    - **weakness**: kali-n
    - **Ileum**; injury of: yers
  - **acute**: acon ars cupr-ar pot-e sal-p verat
  - **chronic**: coli
  - **ice cream**; after: parat
  - **summer**: parat-b yers
- **Glands**; inguinal: bac bell bufo carb-an clem dulc graph hep *Merc Merc-i-r* morb nit-ac *Puls Rhus-t Sil* syph
  - **chronic**: syph
- **Ileocecum**: lac-d
- **Intestines**: arist-cl but-ac canth *Chin* coli cyt-l influ lyc mag-s malar merc-c nat-m nit-ac nux-v phos *Podo* sulph syph tub tub-d verat-v
  - **spasmodic**: moni
- **Ileum** (= ileitis): but-ac toxo-g yers
  - **follicular**: toxo-g
  - **segmentary**: toxo-g
- **Large** intestine (See colon)
- **Liver** (= hepatitis): **Acon** act-sp adlu aloe alum am-c ambr anan androg-p ant-c apis arg-n **Arn Ars** ars-i *Aur* aur-m bapt **Bell** *Brom Bry* cael *Calc* calc-f *Camph* cann-xyz canth *Caps* carc *Card-m Cham* **Chel** *Chin* cic cocc coli *Corn* crot-h cupr dig *Diosm* dol eup-per flor-p graph guat *Hep Hippoz* ign iod kali-ar kali-bi *Kali-chl* kali-i kali-n kali-p **Lach Laur Lyc** mag-c *Mag-m* malar mand mang mang-s *Merc* merc-d nat-ar

▽ extensions | O localizations | ● Künzli dot

Inflammation – Liver

- **Liver**: ...
 nat-c *Nat-m* **Nat-s** *Nit-ac* nit-m-ac nux-m **Nux-v** p-benzq petr ph-ac *Phos* phyt *Podo Psor Ptel* puls ran-b ran-s sang scroph-xyz sec sel sep *Sil* stann staph stel sulfa *Sulph* tab toxo-g vip-a
 - **accompanied** by:
  : **hiccough**: *Bell*
  : **nausea**: chel
 - **alcohol**; from: med nux-v
 - **chronic**: *Arn* aur carc *Card-m Corn* crot-h *Lach* lact Lyc mag-m nat-c *Nat-m* **Nat-s** *Nit-ac* **Nux-v** *Phos Psor* ran-s sel *Sulph* tub
  : **vesicular** eruption, with: corn
 - **hepatitis** A (= catarrhal jaundice/epidemic catarrhal icterus/epidemic hepatitis): card-m chion hydr ip lept lob merc myric nat-s sulph toxo-g
 - **hepatitis** C: mag-m
 - **mortification**; from: *Lyc*
 - **subacute**: phos
 - **vexation**; after: *Cham*
- **Mesenteric** glands: *Brom* con *Merc* toxo-g
- **Pancreas** (= pancreatitis): achy *Atro* atro-s bar-m bell bol-la carb-an *Con* dios eberth fel *Iod Iris Kali-i* lept leptos-ih *Merc* mom-b mucot ourl pancr parathyr phos **Spong**
 - **acute**: con crot-h
 - **chronic**: parat
- **Peritoneum**: achil-n *Acon* anac *Ant-t Apis* arn *Ars* atro *Bell Bry Calc Canth* carb-v cham *Chin* chinin-a cimic colch *Coloc* con crot-h eberth echi euph ferr-p fl-ac gels *Hep* hyos *Ip* kali-chl kali-m kali-n kali laur lept *Lyc* merc *Merc-c* merc-d nux-v op pall **Phos** *Puls* pyrog rhus-t ric sabal sabin sangin-n sec *Sil Sin-n* sol-ni *Spig Sulph* ter til tub verat verat-v *Wye*
 - **accompanied** by:
  : **hiccough**: *Hyos Lyc*
  : **menses**; copious: ars ham sabin thlas
  : **typhoid** fever: ars *Bell* carb-v coloc *Merc-c* rhus-t ter
  : **vomiting**: op
  : **Tongue** | **dryness** of tongue: *Atro*
 - **chronic**: apis *Lyc* merc-d sulph
 - **cold** applications | **amel**: calc
 - **delivery**; after (*▶FEVE - Puerperal)*: acon bell bry *Merc-c* pyrog spig sulph ter ust verat-v
 - **hysterical**: bell coloc verat
 - **infection**; from: merc
 - **perforation**; before: atro-s
 - **puerperal** (See delivery)
 - **tubercular**: abrot *Ars* ars-i calc carb-v *Chin* iod psor sulph *Tub* tub-m
- **Perityphlitis**: ars bell *Iris-t Lach* merc-c **Pyrog** rhus-t
- **Small** intestine (= enteritis): acon aloe ant-t *Arg-n* cadm-s caps eberth enteroc levist nux-v parathyr pyrog santin tub
 - **accompanied** by | **weakness**: cadm-s
 - **chilliness**; with: cadm-s
 - **chronic**: tub
 - **infants**: mucor yers

Abdomen

Inflammation – Small intestine: ...
 : **newborns**: coli
 - **painful**: moni
 - **spasmodic**: moni
 - **summer**: parathyr
- **Small** intestine and stomach (See gastroenteritis)
- **Spleen** (= splenitis): acon *Agn Apis* aran *Arn* ars-i asaf bell *Bry* bufo calc *Caps Cean* **Chin** chinin-s cit-l con cupr daph diosm dros ferr ferr-p hell hura ign iod nat-ar nat-c *Nat-m Nit-ac Nux-v* plb plb-i *Polym* querc-r-g-s succ sul-i sulph syph urt-u verat-v
- **Typhlitis** (See cecum)
- **Umbilicus** (*▶Discharge*): kali-l phys sacch-l
 - **children**; in | **newborns**; ulceration of umbilicus in: abrot apis calc-p

INJURY: *Arn* bry carb-v lach rhus-t
- **bleeding** after injury; uncontrolled: crot-h
- **deep** tissue (*▶GENE - Injuries - operation - ailments - deeper)*: bell-p
○ **Ileum**:
 - **accompanied** by | **gastroenteritis** (See Inflammation - gastroenteritis - accompanied - ileum)
- **Pelvic** organs: bell-p
- **Spleen**: p-benzq

INSENSIBILITY | **Skin**; of: pop-cand

INTERTRIGO | **Inguinal** region: bov

INTUSSUSCEPTION: *Acon Arn* **Ars** atro **Bell** *Bry Colch Coloc Cupr* kali-bi kreos *Lach Lob Lyc Merc* merc-c *Nux-v* **Op** *Phos* **Plb** plb-xyz *Rhus-t Samb* sulph tab tarent thuj **Verat**
- **accompanied** by:
 - **vomiting** | **fecal**: cupr
 ○ **Tongue**; white discoloration of the: plb
- **hiccough**; after (See STOM - Hiccough - followed - intussusception)

IRRITABLE BOWEL SYNDROME (See Inflammation - colon)

IRRITATION:
- **accompanied** by | **convulsions** (See GENE - Convulsions - accompanied - abdomen - irritation)
- **Intestines**; of: bism-n cina eucal vanad
 - **chronic**: mangi
 - **worms**; from: santin

ITCHING: agar ambr anac *Arn* **Ars** ars-s-f asaf aur aur-ar bar-c bell *Bov* cann-s carb-ac carbn-s caust chel cist coc-c com con croc crot-t euph ferr-ar ferr-ma form *Graph* ign iod jug-r kali-ar kali-bi kali-c kali-s lac-ac lach laur led m-ambo mag-c mag-m *Merc* merc-c merc-i-f mez nat-c nat-m nit-ac nux-v ol-an petr phos pin-s plat puls rhus-t rhus-v *Sars Sep* spig stront-c *Sulph* tarax *Thuj* viol-t zinc
- **daytime**: nat-c
- **morning**: rat

Itching	Abdomen	Malformation

- **morning**: ...
  - **dressing**; while: nux-v
- **evening**: cact merc stront-c thuj
  - **undressing** agg: cact *Nux-v*
- **night**: agar crot-t *Nux-v* phos **Sulph** *Thuj* zinc
  - **going to bed**; on: thuj
- **accompanied** by | **Skin**; yellow discoloration of the (See SKIN - Discoloration - yellow - accompanied - abdomen)
- **burning**: sars
- **corrosive**: nat-c
- **dinner**; after: *Sulph*
- **scratching** | **amel**: arn ferr-ma mez sars
- **stinging**: alum
- **warm bed** agg: sulph
○ **Hips**; region of: mag-c
- **Hypochondria**: agar bov iod lyc mag-m mosch olnd sars sep tab
  - **night**: agar
- **Hypogastrium**: agar anac *Carb-ac* elaps indg kali-c merc nat-c nat-m ph-ac rhus-t rhus-v zinc
  - **afternoon**: nat-c
  - **scratching**:
    : **amel**: ph-ac
  - **walking** agg: elaps
- **Iliac** region: osm sulph *Tell*
  - **right**: stront-c
  - **evening**: zinc
- **Inguinal** region: agar agn ammc bar-c camph coc-c cycl form laur lyc mag-c mag-m merc ph-ac rhus-t rumx sep spig spong ter
  - **right**: ammc mag-c mag-m rhus-t ter
  - **left**: cycl pall spig
  - **evening**: pall sep
  - **bed** agg; in: sep verat-v
  - **rubbing** agg: sep
  - **scratching**:
    : **amel**: laur mag-c mag-s
    : **not** amel: mag-m
  - **tickling** amel: sep
  ○ **Gland**: nit-ac rheum
  ▽ **extending** to | **Knee**: ars-met
- **Internally**: bell cann-xyz kali-c mag-c mosch nat-c olnd petr phos sabad sulph thuj
- **Liver** region: lyc nat-s
- **Pubic** region | **Mons** pubis: acon eup-per lyc nat-m nit-ac rhus-t sep
- **Sides**: alum berb coloc hura led nat-c phos sars tarax
  - **scratching**:
    : **after**: olnd
    : **amel**: alum phos sars
  ○ **Flanks**: mag-c
- **Umbilicus**: agar aloe ars aur-m bell cann-xyz canth carb-v chin cist clem dros ign kali-c phos puls ran-b sars sep staph *Sulph*
  - **evening**: aloe
  - **scratching** agg; after: puls

JARRING agg | **Liver**: lach nat-s

JAUNDICE (See SKIN - Discoloration - yellow)
JERKING (See Twitching)
KNEADING abdomen | **amel**: nat-s
KNOTTED sensation: bell bufo mag-p nux-m plb *Verat*
○ **Intestines**: asaf elaps sabad sulph ust verat
  - **accompanied** by | **emptiness** in abdomen (See Emptiness - accompanied - intestines)
LAUGHING agg:
○ **Liver**: psor
LEAD colic (See Pain - lead poisoning - cramping)
LEUKORRHEA:
- **amel** | **Liver**: phyt
LIFTING agg: bry
LOOSE; as if intestines were: ail cann-s coloc cycl ictod *Lach* mag-m mang merc mez nat-m nat-s nux-v rhus-t
- **walking** agg: mang
LUMP in abdomen; sensation of a (↗**Ball**; **Hard body**): abrot agar *Aloe* anac ant-t ars asaf bism borx bry bufo calc carb-an carb-v *Cham* chin coloc grat ign kreos lyc merc nat-c nat-s nit-ac nux-m *Nux-v* plb puls ran-s rhus-t *Sabad Sec* sep **Spig** sulph *Thuj* ust verat verb zinc
- **hard**: abrot
- **rising** to throat on coughing: kali-c
○ **Liver**: arg-n arn bar-c brom croc cupr cycl hep lach mag-c nat-c nat-m nat-s nux-m op plb tab thuj verat zinc
- **Spleen**: *Brom* sulph verb
- **Umbilicus**: acon anac bell kali-bi kreos nat-c nux-m nux-v ran-s rhus-t sep *Spig* verb zinc
○ **Lumbar** region; extending from above umbilicus tolaur
LUMPS:
○ **Groins** | **hard**, painful lumps: puls
LYING:
- **abdomen**; on | **amel**: am-c *Calc Coloc* phos plb rhus-t sep
- **back**; on:
  - **amel**:
    : **knees drawn up**; with: bry lach rhus-t
    : **Liver**: hydr mag-m nat-s
- **side**; on:
  - **left**:
    : **agg**:
      : **Liver**: arn *Bry* card-m mag-m nat-s *Ptel* sep
      : **amel**: nat-s squil
    - **painful side**:
      : **amel**:
        : **Liver**: bry ptel sep
    - **right**:
      : **agg**:
        : **Liver**: chel dios hydr kali-c *Mag-m* Merc

MALFORMATION | **Intestines**; congenital malformation of: syph

▽ extensions | ○ localizations | ● Künzli dot

Abdomen

MEGACOLON: alum

MENSES:
- appear; sensation as if menses would (See Pain - menses would)
- during:
  · agg:
    : Liver: ph-ac

METASTASIS:
- gouty:
  ▽ extending to | Liver: benz-ac

METEORISM (See Distension)

MILK:
- amel: graph merc mez Nux-v ruta verat
- warm milk: bufo crot-t op

MOISTURE:
○Umbilicus | Region of umbilicus: calc-p

MONONUCLEOSIS (See Inflammation - liver)

MOTION:
- amel: am-c ant-t aur bov calc canth cham chin coloc con dulc kali-n meny op petr phos puls rhus-t sep sulph

MOVEMENTS in (↗Alive; Hard body - moving): aesc agn aloe am-c am-m anac ang ant-c ant-t arn ars arund asaf asar bell berb borx bov Bry calc Calc-p calc-sil cann-s canth caps Carb-an Carb-v Card-m castm caust cham chel chin chinin-s cina coff colch Coloc Croc crot-t cupr cur Cycl dig dulc euph ferr Gran grat hell hep hyos ign iod jatr-c kali-bi kali-c kali-chl kali-i kali-n lact laur led lob Lyc lyss m-arct m-aust Mag-c mag-m mag-s mang meny meph merc merc-c merl Nat-c nat-m nat-s nicc nit-ac Nux-m Nux-v ol-an op osm par ph-ac phel phos plat plb podo Puls Ran-b rat rhus-t ruta Sabad sabin sang Sars seneg sep sil stann staph stram stront-c sul-ac sulph tarax ter Thuj til valer verat Zinc zinc-p
- morning: nat-c nux-v rat rumx
  · bed agg; in: nat-c
  · waking; on: rumx
- forenoon: castm castor-eq grat mag-m sars
  · stool; before: mang
- afternoon: camph chel coloc grat laur mag-c
  · 13 h: grat mag-c
- evening: plb puls ran-b Zinc
  · lying agg: puls ran-b
- night: merc-i-r
- breakfast agg; after: cycl
- convulsive | convulsions; after general: bufo
- dinner; after: coloc
- eating:
  · after | agg: nat-m sil
  · while | agg: ferr-ma
- fetus (See FEMA - Fetus - motions)
- fist of fetus; like: conv Nat-c sil Sulph tarent Thuj
- flatus; from: agar calc-p calc-sil Thuj

Movements in: ...
- flatus; passing | amel: mag-m
- herring; after: nat-m
- jumping: arund brach bran Croc cycl nux-m Op sabad sulph Thuj
- menses:
  · before | agg: calc-p croc cycl ferr sabin
  · during | agg: Croc nicc
- stool:
  · after | agg: chel colch ol-an
  · before: aeth colch grat kali-i mag-c mang nat-c nat-s ol-an phos plb Puls sil thuj
- thread moving rapidly; as from a: sabad
- up and down, of something: croc Lyc sanic thuj
  ○ Chest, into: borx
- walking agg: castm
- water; as from: hell ph-ac
- worm, as from: dulc nat-c zinc
○Colon ascendens | flatus;: from: podo
- Hypochondria: bad
  · left: nit-ac phos
- Hypogastrium: coloc sabad thuj
  · dinner, after stool; after: coloc
- Inguinal region: kali-i
- Sides: meny rat
  · right: stann
  · left: kali-n stann
- Umbilicus | Region of umbilicus: aloe cham coloc crot-t hyos kali-i plb sul-ac zinc

NAUSEA in abdomen (See STOM - Nausea - abdomen; in)

NEURALGIA (See Pain - neuralgic)

NOISES: ant-t coloc dig kali-bi
- croaking (See Rumbling - croaking)
- rumbling (See Rumbling)
- squeaking (See Squeaking)

NUMBNESS: acon act-sp apis arn ars bry Calc-p carb-v dig euph ferr-i merc nux-v petr Plat Podo Puls sang sars sulph tarent tell
○Hypochondrium | left: dig
- Hypogastrium:
  ▽ extending to:
    : Thighs | sitting agg: petr
- Iliac fossa:
  · right | lying on iliac fossa amel: Apis
- Sacrum | And lower limb: Calc-p
- Sides | left side: sulph
- Wall; abdominal: calc-p

OBESITY (↗GENE - Obesity): pip-n

OBSTRUCTION:
○Gall ducts; of: fel
  ○ Duodenum; of the opening of the gall duct into the: astac
- Intestines:
  · operation; after: acon Arn bell merc-c
  · sensation as if: Op

Abdomen

OEDEMA (See Dropsy - edema)

OPERATION on abdomen; after: bism hep *Nux-v* op raph staph

OPPRESSION (See Constriction)

OVERACTIVITY of | Liver: jug-r

OVERLOADED; sensation as if (See Fullness)

PAIN (↗*FEMA - Pain - uterus*): Abrot acal acet-ac acon act-sp Adren Aesc Aeth agar agn ail alet *All-c All-s* allox *Aloe Alum* alum-p alum-sil alumn *Am-c Am-m* ambr ammc amn-l anac anan ang *Ango* anis ant-c ant-t anth anthraci aphis *Apis* apoc aran arg-cy arg-met arg-n arge arist-cl arn **Ars** ars-i ars-s-f ars-s-r arum-t arund *Asaf Asar* asc-t aster atro aur aur-ar aur-i aur-m aur-s bapt bar-c bar-i bar-m bar-s *Bell* bell-p benz-ac berb bism *Bol-la* borx bov *Brom* **Bry** bufo bung-fa but-ac cact cadm-s cain *Caj* calad *Calc* calc-i *Calc-p Calc-s* calc-sil calen calth camph cann-s **Canth** *Caps* carb-ac carb-an *Carb-v* **Carbn-s** carc card-b *Card-m Carl* casc cassia-s castm catar caul caust cedr cench cere-b *Cham* *Chel* chen-v *Chin* chinin-ar chinin-s chion chlor cic *Cimic* **Cina** cinch cinnb clem cloth cob cob-n coc-c coca *Coff* **Colch** coll *Coloc* colocin com con conv *Cop* corn *Croc* **Crot-c** *Crot-h* crot-t cub **Cupr** *Cupr-act* **Cupr-ar** cur cycl cyt-l dendr-pol dig digin *Dios* diosm diph-t-tpt dirc dor dros **Dulc** echi echit elaps *Elat* erech erig eryt-j eucal eug euon eup-per eup-pur *Euph* euphr eupi fago *Ferr* ferr-ar ferr-i ferr-m ferr-p fil fl-ac form fum gal-ac gamb gels gent-c gins glon gnaph *Gran* **Graph** grat guaj guat gymno *Ham Hedeo* hedy hell helon hep hist hom-xyz hura *Hydr* hydr-ac hydrc hyos hyper ign ind indg inul iod **Ip** *Iris Iris-t* jab jac-c *Jal* jatr-c jug-r **Kali-ar** kali-bi kali-br **Kali-c** kali-chl kali-i kali-m *Kali-n* kali-p *Kali-pic* kali-s kali-sil kalm kreos lac-ac lac-c lac-d lach lact lang *Laur Lec* **Led** lept liat lil-t *Lim* limen-b-c lith-c lob lyc lycps-v lyss *M-ambo M-arct* m-aust mag-c *Mag-m* mag-p mag-s malar manc mand mang *Med* mentho meny *Meph* merc *Merc-c* merc-i-f merc-i-r merc-pr-r merc-sul merl *Mez* micr morb morph mosch mur-ac murx myric naja nat-ar *Nat-c* nat-f **Nat-hchls** *Nat-m Nat-n* nat-p **Nat-s** nicc nit-ac *Nux-m Nux-v* oci-sa oena *Ol-an* ol-j olnd onis onos **Op** oreo oscilloc ouvi ovi-p *Ox-ac* paeon pall par paraf parathyr *Petr* ph-ac phel **Phos** *Phys* phyt pic-ac plan plat plb *Plb-act* plb-chr **Podo** polyg-h prun psil *Psor* ptel **Puls** *Pycnop-sa* pyrog *Ran-b* ran-s *Raph* rat rauw *Rheum* rhod *Rhus-t* rhus-v rob *Rumx* ruta sabad sabal *Sabin* samb sang saroth sars scarl scop *Sec* senec *Seneg* **Senn Sep** *Sil Sin-n* sol-t-ae spig spira spong squil *Stann* **Staph** stram stroph-s *Stry* sul-ac sulfa *Sulph* sumb tab tann-ac tarax *Tarent* tell *Ter Teucr* thal-met *Thuj* til toxo-g *Tril-p* trom tub urotrop urt-u ust v-a-b valer *Verat* verat-v *Verb* vero-o vesp vib *Viol-t* vip visc vit xan zinc zinc-fcy zinc-p zing
- **one** or both sides: ign
  - **cramping**: ign
- **right**: *Gins*

Pain – right: ...
- **lancinating**: *Gins*
- ▽ extending to:
  - left: **Lyc** nux-m
    - **cutting** pain: **Lyc**
    - **stitching** pain: nux-m
- **left**:
  - ▽ extending to:
    - right: *Ip* lyss
    - **cutting** pain: *Ip*
    - **tearing** pain: lyss
- **daytime**: nat-m plan sulph
  - **cutting** pain: nat-m
- **morning**: agar all-c aloe alum alum-p am-c ambr apis *Asaf* bar-c bar-m bar-s *Bell* berb borx bov *Calc* calc-s calc-sil camph canth carbn-s *Caust* cedr cham cob coc-c coloc con crot-t cupr dig *Dios* dor euphr ferr ferr-p gels glon graph ham hell *Hep* hyos kali-bi kali-c kali-i kali-n kreos lact lil-t lob *Lyc* **Mag-m** mang mur-ac naja nat-c nat-m *Nat-s* nicc nit-ac nux-m **Nux-v** op ox-ac petr *Phos* plan *Plat* plb *Podo* psor *Ptel* **Puls** ran-b ran-s raph rat rhus-t ruta sabin *Sars* **Sep** sil spong stann **Staph** stry *Sulph* tab tarent trom *Verat* xan zinc zinc-p
- **6 h**: *Coloc* dirc ox-ac
  - **cramping**: *Coloc*
- **7 h**: am-c gnaph
- **8 h**: dirc
- **9-18 h**: Sep
  - **dragging**, bearing down: Sep
- **bed** agg; in: acon agar ambr berb cham chin con dios euph ign kali-c lact lyc mag-c mang mez mur-ac nat-c nat-m nit-ac **Nux-v** pall phos plat psor ptel *Puls* sabin sep spig sulph
  - **cramping**: agar euph kali-c lact mag-c mang mur-ac **Nux-v** psor *Puls* sabin
  - **cutting** pain: nat-m **Nit-ac** spig sulph
  - **pressing** pain: chin
  - **sore**: ign nat-m **Nux-v**
  - **stitching** pain: chin
- **burning**: canth rat
- **cramping**: agar am-c calc carbn-s **Caust** coc-c colch coloc con cupr *Dios* dulc euphr graph hep kali-bi kali-c kali-n lob *Lyc* mag-m mang nat-c nat-m nat-s nit-ac **Nux-v** phos plan psor *Puls* rat rhus-t ruta sabin sars sep *Staph* sulph tarent xan zinc zinc-p
- **cutting** pain: alum ambr bov calc caust con *Dios* dulc graph kali-n lyc mag-m nat-c nat-m nicc **Nit-ac** nux-v ox-ac *Petr* puls sep spong stry zinc
- **dragging**, bearing down: *Bell* hyos mag-c
- **drawing** pain: calc
- **eating**; after: con grat nux-m
- **fasting** agg: dulc gran hell
  - **cramping**: dulc
- **menses** would appear; as if: ferr plat
- **pressing** pain: ambr bell camph caust mag-c nat-m sil

▽ extensions | O localizations | ● Künzli dot

Abdomen

Pain – morning

- **rising**:
  - **after**:
    - **agg**: am-m ars crot-t ferr lyc mag-c mag-m mang nat-m nit-ac ox-ac
    - **cramping**: am-m ars mag-m nit-ac
    - **cutting** pain: ars nat-m
    - **amel**: nat-m
    - **cramping**: nat-m
  - **agg**: calc-s caust lyc nat-m *Nat-s* phos plat ruta *Sep*
  - **cramping**: nat-m ruta
- **sore**: apis *Asaf* dios *Hep* lil-t lyc **Nux-v** raph *Sep* trom
- **stitching** pain: agar dig kali-n plat *Ran-b* sulph
- **stool**:
  - **after**:
    - **agg**: arg-met
    - **contracting**: arg-met
  - **during**:
    - **agg**: ambr
    - **cutting** pain: ambr
- **sunrise**: *Cham*
- **tearing** pain: alum con dig naja
- **uncovering** agg: rheum
  - **cramping**: rheum
- **waking**:
  - **after** | **agg**: verat
  - **on**: agar bros-gau bry *Calc* castor-eq cob coc-c colch coloc corn dios dirc hep kali-i lyc mang nat-c nat-m nux-m petr pic-ac *Puls* rheum xan
    - **cramping**: agar cob coc-c colch lyc mang nat-m petr rheum xan
    - **cutting** pain: calc petr
- **walking** agg: ran-b
  - **stitching** pain: ran-b
- **forenoon**: agar am-c am-m asc-t bapt bros-gau bry carb-an coloc cupr dios kali-bi kali-n lach lith-c lyc mag-c mag-m mag-s *Nat-m* nat-s paeon phos pic-ac ptel *Rhus-t* sars *Sep* sulph tell thuj xan
- **9 h**: dios mag-c pip-m **Sep**
  - **cramping**: mag-c
  - **pressing** pain: **Sep**
- **10 h**: carbn-s ptel
  - **cramping**: carbn-s
- **11 h**: corn pert-vc
  - **cramping**: corn
- **chill**; during: bov
- **cramping**: agar am-c am-m coloc **Dios** kali-bi kali-n lyc mag-c *Nat-c* paeon sars sulph tell xan
- **cutting** pain: agar carb-an lyc nat-c nat-m *Rhus-t*
- **dragging**, bearing down: sep
- **menses**; during: mag-c nicc
- **pressing** pain: bros-gau cupr lyc phos
- **sore**: nat-m sulph
- **stepping**:
  - **every** step; at: *Sulph*
  - **sore**: *Sulph*
- **stitching** pain: mag-s
- **tearing** pain: mag-m

Pain – afternoon

- **forenoon**: ...
  - **walking** in open air agg: am-c sulph thuj
- **noon**: alumn ars calc-s carb-v chin coloc kali-c lyc mag-c nat-s phos ran-b rhus-t sang sulph thuj
  - **burning**: ars
  - **cramping**: alumn carb-v kali-c mag-c sulph
  - **cutting** pain: mag-c sang
  - **eating**:
    - **after** | **agg**: coloc lyc
    - **before** | **agg**: chin
  - **soup** agg: ambr mag-c
    - **cutting** pain: ambr mag-c
  - **standing** agg: verat
  - **stitching** pain: lyc phos rhus-t
  - **walking** agg: *Coloc* nat-s ran-b verat
- **afternoon**: agar all-c *Alum* alum-p am-c am-m ammc *Ars* berb bism bov bry calc calc-s canth carb-v carbn-s castm caust cham chel chinin-s *Coloc* corn dios dirc fago gels grat hura *Iris* kali-c *Kali-n* laur **Lyc** mag-c mag-m myric nat-c nat-m nat-p nat-s nicc nux-v op osm pall par petr phos phyt plb rat sang sars senec sep sil spig stront-c sulph tell verat
- **13 h**: dios grat mag-m nux-v
  - **cramping**: mag-m
  - **cutting** pain: grat
  - **sore**: nux-v
- **13.30 h**: dirc
- **14 h**: chinin-s dirc
- **14-16 h**: laur
  - **cutting** pain: laur
- **15 h**: hura tell
- **15-22 h**: lyc
  - **cramping**: lyc
- **16 h**: caust coloc hell **Lyc** mag-m phys puls
- **16-17 h**: coloc kali-br *Lyc*
  - **cramping**: coloc kali-br *Lyc*
- **16-18 h**: carc
- **16-20 h**: carc nat-s
- **16-21 h**: *Coloc*
  - **cramping**: *Coloc*
  - **cramping**: caust coloc hell **Lyc** puls
- **16-23 h**: alum
  - **cutting** pain: alum
- **17 h**: aran elaps fago hura *Kali-br* nat-m sars spig sulph tell
  - **cramping**: aran *Kali-br* tell
  - **cutting** pain: sars
  - **pressing** pain: sulph
- **burning**: alum ars
- **cramping**: agar alum bism bry carb-v carbn-s coloc corn grat kali-n laur lyc mag-c nat-c nat-m nat-s nicc op pall par phyt senec sil spig sulph *Verat*
- **cutting** pain: agar berb calc-s chel coloc grat kali-n laur mag-m nat-c nat-m sars sep stront-c
- **dragging**, bearing down: mag-m **Sep**
- **drawing** pain: grat
- **eating**; after: puls-n
- **pressing** pain: caust chel spig

| Pain – afternoon | Abdomen | Pain – night |

- **short** sleep amel: borx
- **sore**: coloc fago lyc osm
- **stitching** pain: sep
- **tearing** pain: nux-v sep
- **walking** agg: lyc
- **evening**: acon agar aloe alum alumn am-c ambr ant-c ant-t aran bar-c *Bell* bism *Borx* bry calad *Calc* calc-p carb-v carbn-s castm *Caust Chin* cob coloc com con cop crot-t cycl dig dios dirc *Dulc* fago ferr ferr-p fl-ac gels grat ham hep hura hyper ign *Iris* kali-c kali-n kalm lach led *Lyc* mag-c *Mag-m* mag-s mang meph merc merc-i-r *Mez* murx myric naja nat-m nat-s nicc nit-ac nux-m nux-v ox-ac par *Petr* ph-ac *Phos* phys phyt plan plat plb psor ptel **Puls** rat *Rhus-t* rumx sabin sars sel senec *Seneg Sep* stann staph stram *Stront-c* stry sul-ac *Sulph* tarent ter thuj *Valer* verat *Zinc* zinc-p
- **17 h**:
  : night; lasting all: canth
  : **cutting** pain: canth
- **18 h**: mag-s
  : **stitching** pain: mag-s
- **19 h**: elaps stry sulph
  : **cutting** pain: elaps sulph
- **air**, in: *Merc*
- **bed**:
  : in bed:
  : **agg**: alum ars hyos ign nat-m par *Valer* zinc
  . **21 h**: *Sep*
    dragging, bearing down: *Sep*
  . **cramping**: alum ars hyos *Valer*
  . **cutting** pain: ars
  . **pressing** pain: nat-m
  : **amel**: plat
  . **menses** would appear; as if: plat
- **burning**: dirc rhus-t
- **coffee** agg: hyper
- **contracting**: nat-m
- **cramping**: alum am-c ambr bism calad **Calc** carb-v castm chin cycl dulc grat *Iris* kali-n led lyc mag-c mag-m mag-s meph merc nat-m petr ph-ac plan plb *Puls* sars senec stann sul-ac sulph tarent thuj *Valer* zinc
- **cutting** pain: agar aloe ambr ant-t bar-c bell calc carb-v dig *Dios* fago hep kali-n led mag-c mang merc mez nat-m nicc ox-ac *Petr* ph-ac phos puls rat rhus-t sel staph stront-c sulph thuj
- **drawing** pain: ambr borx bry kali-n mag-m
- **drinking** agg; after: *Puls*
- **eating**; after: alum ant-t chin coloc *Gran* phos
  : **pressing** pain: chin phos
- **ice** cream agg: calc-p
- **lying**:
  : agg: *Puls* zinc
  : amel: kali-i
- **lying** down agg: samb
  : **tearing** pain: samb
- **menses**:
  : before | agg: calc

- **evening – menses**: ...
  : during:
  : agg: castm
  . sore: castm
- **milk** agg: mag-s
- **pressing** pain: bar-c bell caust chin coloc ferr kali-c mez phos zinc
- **sitting** still agg: *Puls*
  : **cutting** pain: *Puls*
- **sore**: castm fago ferr ham mang sabin sep
- **stitching** pain: *Caust* kali-n *Plb* tarent
- **stool**:
  : before: mag-c stann tab
  : during:
  : agg: borx grat rhus-t zinc
  . pressing pain: *Zinc*
- **stooping** agg: plan
- **tearing** pain: alum bry dig mag-m
- **twisting** pain: calad
- **urination** agg; after: fago
- **walking** agg: verat
  : **drawing** pain: verat
  : **pressing** pain: verat
- **night**: abrot acon alum am-c am-m ambr *Arg-n* ars ars-s-f asc-t *Aur* aur-ar aur-s bar-c *Bell* borx bov bry but-ac **Calc** calc-s calc-sil camph canth carb-v carbn-s caust cedr cench cent cham *Chin* cist cob *Coc-c* cocc colch coloc cub cupr *Cycl* dig dulc euphr fago *Ferr* ferr-ar ferr-p gnaph *Graph* hell ign iris kali-br kali-c kali-n kali-p kali-s kali-sil kreos lach lyc mag-c *Mag-m* mag-s mang **Merc** merc-i-r mez mur-ac myric naja nat-ar nat-c nat-m nat-p *Nat-s* **Nit-ac** *Nux-m* osm ox-ac *Petr* ph-ac phos plan *Plb Podo* prun ptel *Puls* ran-s rhus-t sang sars senec senn *Sep Sil* sol-t-ae *Sul-ac Sulph* tab tarent thuj valer verat zinc zing
- **midnight**: alum ambr **Arg-n** aur aur-s bar-c canth *Chin* **Cocc** coloc gels lyc lyss nat-m *Nit-ac* nux-v petr phos rhus-t sep sulph *Zinc*
  : before: cham
  : **22 h**: dirc ferr-i
  : **stitching** pain: cham
  : after: am-m ambr *Ars* aur cocc elaps sars sep sulph zinc
  : **1 h**: *Mag-m* phos
  . **cramping**: *Mag-m*
  . **cutting** pain: phos
  . **uncovered** and crooked; had to lie: *Mag-m*
  : **2 h**: am-m fl-ac iris mag-m nat-s phos rhus-v sep
  . **2-3 h**: lyc nat-s
  . **cramping**: nat-s
  . **cramping**: nat-s phos
  . **cutting** pain: am-m mag-m sep
  : **3 h**: am-c carb-v iris ox-ac phos podo
  . **cramping**: carb-v
  . **cutting** pain: phos
  : **4 h**: cob *Petr* phos *Podo* sulph verat
  . **cutting** pain: *Petr* sulph verat
  : **5 h**: bov cob nat-m ox-ac

828   ▽ extensions | O localizations | • Künzli dot

Abdomen

Pain – night

- **midnight – after – 5 h**: ...
  - **cramping**: cob
  - **cutting** pain: nat-m ox-ac
  - **until**: nat-s
    cramping: nat-s
  - **bed** agg; in: ambr
    cramping: ambr
  - **contracting**: zinc
  - **cramping**: am-m *Ars* aur cocc sulph
  - **cutting** pain: ambr elaps sars sep sulph
  - **cramping**: alum chin **Cocc** coloc lyc **Nit-ac** petr rhus-t *Zinc*
  - **cutting** pain: ambr bar-c lyc nat-m sep sulph
  - **menses** would appear; as if: canth
  - **stitching** pain: sulph
  - **waking**; on: coloc sulph
  - **stitching** pain: coloc sulph
- **bed** agg; in: bry *Con* cub dig fago kali-c mag-c naja ptel rhus-t sulph zinc
  - **cramping**: cub dig rhus-t
  - **cutting** pain: fago zinc
  - **dragging**, bearing down: mag-c **Sulph**
- **cramping**: alum arg-n bry but-ac **Calc** calc-s carbn-s caust cent cham *Chin* cocc coloc cupr *Cycl* dig euphr ferr graph *Ign Iris* kali-br kali-c kali-s lyc mez mur-ac myric nat-c *Nat-s Nit-ac* osm ox-ac *Podo* Rhus-t senec senn sep stront-c sul-ac sulph *Sulph Valer*
- **cutting** pain: ambr bar-c calc camph canth fago kali-c kali-n lyc mag-c mag-m merc nat-c nat-m nit-ac ph-ac ran-s sars sep sil sul-ac sulph zinc
- **drawing** pain: graph *Mag-m* zing
- **menses** would appear; as if: sang
- **pressing** pain: ambr ign kali-c mez petr phos sep sulph
- **pressing** to urinate, when: graph
  - **cutting** pain: graph
- **sore**: mang *Nat-m* sep tab
- **stitching** pain: kali-c *Sulph*
- **tearing** pain: mag-m merc tab
- **uncovering** agg: bry
  - **cramping**: bry
- **violent**: rhus-t
- **waking**; on: but-ac coloc mag-m nat-c sulph zinc
  - **cramping**: but-ac
  - **cutting** pain: coloc sulph
  - **stitching** pain: coloc
- **warm** agg: cham
  - **cramping**: cham
- **accompanied** by:
- **chill**: buth-a

Pain – air

- **accompanied** by: ...
  - **distension**: gent-l
  - **dysentery** (See RECT - Dysentery - accompanied - abdomen)
  - **erections** (See accompanied; MALE - Erections - accompanied - abdomen)
  - **fear** (See MIND - Fear - pain - during - abdomen)
  - **heat**; sensation of: *Cocc* hydr
  - **nausea** (See STOM - Nausea - pain - abdomen)
  - **qualmishness** (See STOM - Nausea - pain - abdomen)
  - **respiration**:
    - **asthmatic** (See RESP - Asthmatic - accompanied - abdomen)
  - **restlessness** (See MIND - Restlessness - abdomen)
  - **screaming** (See MIND - Shrieking - pain - abdomen)
  - **thirst**: bism chin
  - **urination**:
    - **urging** to urinate: inul lach nit-ac nux-v puls staph
  - **urine**:
    - **bloody**: diosm
    - **dark**: diosm
  - **weeping** (See MIND - Weeping - pains - with - abdomen)
  - o **Back**; pain in (See BACK - Pain - accompanied - abdomen - pain)
  - **Calves**; cramps in: coloc *Cupr-act* plb podo
  - **Face**:
    - **bluish**: *Cina* fil
    - **pale**: phos
  - **Head**:
    - **pain** in (See HEAD - Pain - accompanied - abdomen - pain)
  - **Rectum**; constriction in (See RECT - Constriction - anus - pain)
  - **Thighs**; flexing of (See EXTR - Flexed - thigh - accompanied - abdomen)
- **aching** (See Pain)
- **acids**, from: aloe dros ph-ac
- **adhesions**; with sensation of: allox
- **agonizing**: *Coloc*
- **air** | **sensitive** to air: caust *Sulph*
- **air**; draft of | **every**: kali-bi *Sulph*
- **air**; in open:
  - **agg**: ign mang merc-c *Nux-v* puls
    - **cramping**: ign
    - **cutting** pain: mang merc-c
    - **pressing** pain: mang
  - **amel**: *Aloe* kali-i nat-c
    - **cramping**: nat-c
    - **cutting** pain: *Aloe* kali-i

Abdomen

- **alternating** with:
  o **Back**; pain in (See BACK - Pain - alternating with - abdomen)
  - **Chest**:
    : **constriction** (See CHES - Constriction - alternating - abdomen - pain)
    : **pain** in (See CHES - Pain - alternating - abdomen)
  - **Ear**; pain in (See EAR - Pain - alternating with - abdomen)
  - **Eyes | complaints** of the: *Euphr*
  - **Face**; pain in (See FACE - Pain - alternating with - coeliac)
  - **Fingers** or toes; pain in: dios
  - **Head**; pain in (See HEAD - Pain - alternating - abdomen - pain)
  - **Joints**; pain in: plb
  - **Limbs**:
    : **atrophy**: plb
    : **pain**: plb vip
- **anger**; after: *Cham* cocc *Coloc Nux-v Staph Sulph*
- **appears** (See increasing)
- **ascending**:
  - **agg**: merc
    : **cutting** pain: merc
  - **stairs**:
    : **agg**: asc-t hell
    : **cramping**: asc-t hell
- **babies**, colic | **cramping** (See children - nurslings - cramping)
- **back**; starting from: mom-b
  - **cramping**: mom-b
- **backache**, with: cham *Coch Lyc* morph puls samb sars
  - **cramping**: cham *Coch Lyc* morph puls samb sars
- **bearing** down (See dragging)
- **bed**:
  - **going** to bed | **when**: dios nat-m
  - **in** bed: alum cedr *Chin* dig dios kali-c lact mag-c nat-m nit-ac **Nux-v** psor rhus-t sulph valer
    : **agg**: alum dig dios kali-c lact nat-m **Nux-v** psor rhus-t sabin valer
    : **cramping**: alum dig dios kali-c lact nat-m **Nux-v** psor rhus-t sabin valer
    : **stitching** pain: nat-m
- **beer**; after | **warm**: sil
- **bending**:
  - **backward**:
    : **agg•**: anac sulph thuj
    : **cutting** pain: sulph
    : **amel**: *Alet Bell Chel* chin *Dios* kali-c *Lac-c* nux-v onos plb
    : **cramping**: *Alet* bell dios nux-v onos plb
    : **must** bend backward: kali-c
    : **cutting** pain: kali-c
  - **forward**:
    : **agg**: acon ant-t coloc *Dios* sep sin-n verb
    : **cramping**: acon ant-t *Dios* sin-n
    : **pressing** pain: coloc sep
    : **stitching** pain: verb

- **bending – forward**: ...
  : **amel**: *Acon* am-c bell borx carb-v carc *Caust Chin* coff *Colch* **Coloc** dios grat *Kali-c Lach Mag-p* phos *Plb* podo prun *Rhus-t* sars senec *Stann* stram zinc
  : **burrowing**: grat
  : **cramping** (*↗bending double - amel. - cramping*): *Acon* am-c bell borx carb-v carc *Caust Chin* coff *Colch* **Coloc** dios *Kali-c Lach Mag-p* phos *Plb* podo prun *Rhus-t* sars senec *Stann* stram zinc
  : **knees** drawn up; with: but-ac
  . **cramping**: but-ac
  : **must** bend forward: **Coloc**
    : **gnawing** pain: **Coloc**
- **bending** double:
  - **agg•**: (non: acon-c) am-c bell cocc dios dulc *Lac-c* lyc onos sulph
    : **lying** on side | **amel**: podo
  - **amel•**: aloe ars-h ars-i *Bell Borx* bov carc castm *Caust Chin* cimic *Colch* **Coloc** *Cop* cupr dirc euph eupi *Iris* **Kali-c** kali-n kali-p *Lach* lyc mag-c *Mag-p Mang* merc-c nux-v petr phos podo prun ptel **Puls** pycnop-sa *Rheum* rhus-t sars senec sep *Stann* staph stram sulph tarent verat verb zinc
    : **cramping** (*↗bending - forward - amel. - cramping*): bov caust chin coloc kali-c mag-c *Mag-p* petr podo rheum sep *Stann* sulph verat
    : **cutting** pain: **Coloc Kali-c** petr pycnop-sa rheum rhus-t staph
    : **sore**: mag-c
  - **must** bend double•: all-c aloe alum apis ars aur-m bar-c bell berb borx bov *Bry* calad calc *Caps Caust Cham* chel cimic colch **Coloc** crot-t eupi grat *Iris* kali-c kali-p mag-c *Mag-p* mang merc nat-m nit-ac nux-v op petr plb podo **Puls** *Rheum Rhus-t* sabad sec sep spong sulph ter thuj tril-p verat zinc
    : **agonizing**: *Coloc*
    : **cramping**: cham mag-c petr podo sec
- **biting** pain: alum am-c bov merc nat-c phos zinc
- **blowing** the nose agg: canth eupi stront-c
  - **burning**: canth
- **boring** pain: aloe ang apis arg-met ars asaf bry calen caust cina dig fl-ac m-arct manc ol-an *Par phyt Plb* polyg-l ruta sabad sars seneg *Sep* stann tarax
- **brandy**, after: ign
- **breakfast**:
  - **after**:
    : **agg**: agar am-c borx cain calc-s cycl eupi gels grat ham hydr kali-bi kali-c kali-p lyc mag-m nux-m nux-v phos raph spong stront-c thuj **Zinc**
    : **burning**: agar
    : **cramping**: agar eupi grat ham kali-bi lyc nux-m stront-c **Zinc**
    : **cutting** pain: borx cain hydr mag-m spong thuj **Zinc**
    : **pressing** pain: calc-s kali-c
  - **before**:
    : **agg**: *Nat-s*
    : **cramping**: nat-s
  - **during**: alum apoc

830 ▽ extensions | O localizations | ● Künzli dot

Abdomen

- **breathing**:
  - **agg**: *Anac* arg-met ars **Bell** berb *Bry* cench clem *Coloc* dig hyos kreos lyc mag-c mang mosch pyrog ran-b seneg *Stann* sulph *Thuj*
    - **lancinating**: clem
    - **pressing** pain: lyc
  - **deep**:
    - **agg**: bry calc caust con
    - **pressing** pain: caust
  - **hindering** breathing: til
    - **stitching** pain: til
  - **irregular** breathing agg: rumx
- **bruised** (See sore)
- **burning**: acal acet-ac **Acon** agar ail aloe alum alum-p alum-sil alumn am-c am-m ambr anac anan ant-t *Apis* arg-met arn **Ars** *Ars-i* ars-s-f asaf asc-t bar-m **Bell** berb *Bism Bov* bry cact calad *Calc* calc-i *Calc-p* calc-s calc-sil *Camph* cann-s *Canth* **Caps** carb-an **Carb-v** carbn-s card-m *Caust* cham chel chinin-ar cic cocc colch coloc *Con* cop crot-h crot-t cub cupr *Cupr-ar* cur dios dirc dor dulc *Euph* euphr gamb gels glon *Graph* grat guaj ham hydr-ac ign iod *Ip Iris* jatr-c jug-r *Kali-ar* kali-bi kali-c kali-i kali-n kali-p kali-s kali-sil *Kreos Lac-c* **Laur** *Lil-t* lyc lyss m-ambo mag-s malar *Manc* mand merc *Merc-c* merc-sul merl *Mez Nat-ar* nat-c nat-f *Nat-m* nat-p *Nat-s Nux-v* ol-an *Ox-ac Par* ph-ac phel **Phos** phyt plat plb puls *Ran-b* raph rat rhus-t rumx ruta *Sabad* sabin sang *Sars* **Sec** sel seneg *Sep* sil spig spong *Stann* stram stront-c sul-ac sulph tab tarent **Ter** thuj **Verat** viol-t vip visc
  - **coal**; as from hot: verat
  - **paroxysmal**: plb
  - **radiating**: *Graph*
  - **steam** passing through; as from: asc-t
  - **stream** of fire passing through; as from: asc-t
- **burrowing** (↗*digging*): agar alum am-m arn ars asaf *Bell* calad calc *Cina* coloc *Con* dig digin dulc graph grat hell kali-c led m-ambo mag-m nat nit-ac olnd *Ph-ac Phos* rheum rhod *Rhus-t* ruta *Sabad* sang seneg sep spig spong stann staph stront-c sulph valer
- **bursting** pain: aloe alum *Am-m* anac bar-c bell bry *Caps Carb-v* caust coff coloc con dulc euph hell hyos ign kali-c kali-i lac-c led lyc m-arct mosch nit-ac phos puls sep spig sulph valer
- **cancer**, in: calc-ar
  - **burning**: calc-ar
- **cheese**; after: coloc
  - **cramping**: coloc
- **cherries**, after: mag-m merc-c
- **chest**; with pain in: *Clem*
  - **dragging**, bearing down: *Clem*
- **childbed**; in (See delivery)
- **children**; in: all-c **Arg-n** bar-c bell bov *Carb-v Catar* caust *Cham* chin *Coloc Cupr Ign* jal lyc *Mag-c Mag-m Mag-p* nat-p *Nat-s* **Nux-v** rheum *Staph* sulph verat
  - **cramping**: all-c **Arg-n** bar-c bell bov *Carb-v Catar* caust *Cham* chin *Coloc Cupr Ign* jal lyc *Mag-c Mag-m Mag-p* nat-p *Nat-s* **Nux-v** rheum **Staph** sulph verat

- **children**; in: ...
  - **emaciated**: bar-c
    - **cramping**: bar-c
  - **newborns**: coloc mag-p
  - **nurslings**; in: aeth all-c *Anis* **Arg-n** asaf asim bar-c bell *Borx* bov calc-p *Carb-v* catar caust **Cham** chin *Cina Coloc Cupr* dios *Ign* jal kali-br *Lyc Mag-c Mag-m Mag-p* menth *Nat-s* nepet nux-m **Nux-v** rheum senn **Staph** sulph verat
    - **cramping**: aeth all-c *Anis* **Arg-n** asaf asim bar-c bell *Borx* bov calc-p *Carb-v* catar caust **Cham** chin *Cina Coloc Cupr* dios *Ign* jal kali-br *Lyc Mag-c Mag-m Mag-p* menth *Nat-s* nepet nux-m **Nux-v** rheum senn **Staph** sulph verat
    - **lying** on stomach:
      - **amel**: coloc
      - **cramping**: coloc
  - **school** children; in: *Calc-p*
- **chill**:
  - **after**: ars con
    - **cutting** pain: ars con
  - **before**: ars elat eup-per *Spong*
    - **cramping**: ars *Spong*
    - **cutting** pain: ars
  - **during**: aloe ant-c ant-t apis aran ars bar-c *Borx Bov* bry buth-a calad calc carb-v cham **Chin** chinin-ar cic *Cocc* coff **Coloc** croc eup-per ferr ign ip kali-c lach led m-aust meny meph merc merc-c mez nit-ac nux-m nux-v ph-ac phos podo puls ran-b *Rhus-t* rumx *Sep* spig *Stront-c* sulph
    - **cramping**: chin **Cocc** led
    - **cutting** pain: ars
    - **drawing** pain: bov
  - **with**:
    - **menses**; and suppressed: *Puls*
    - **Abdomen**; in: anth cupr-act
- **chilliness**; during: cop nat-c nux-v puls rhus-t sep
  - **burning**: nat-c
  - **cramping**: cop nux-v puls rhus-t sep
- **chronic**: lyc staph
  - **cramping**: lyc staph
- **clawing** pain: acon alum arn ars *Bell Calc* carb-an cham coloc con dros hep *Ip* kreos led lyc m-aust mag-c mosch nux-v petr phos puls sep *Sil* stann zinc
- **clothing** agg: apis *Ars Bell* benz-ac **Calc** *Caps Carb-v* coff diosm *Graph Kreos Lac-c* **Lach** *Lyc* merc-c *Nux-v* puls raph rhus-t *Spong* zinc
  - **sore**: apis *Ars* benz-ac **Calc** *Carb-v* coff *Graph Kreos Lac-c* **Lach** *Lyc* merc-c *Nux-v* puls raph rhus-t *Spong* zinc
- **clucking**: sul-ac
- **clutched** with nails of fingers; as if: bell carb-an *Coloc* hep ip mosch zinc
- **coffee**:
  - **after**: canth *Cham* ign merc-sul nat-m *Nux-v*
  - **agg**: *Cham* ign nat-m *Nux-v*
    - **cramping**: *Cham* ign nat-m *Nux-v*
  - **amel**: **Coloc**
    - **cramping**: coloc

831

Abdomen

Pain – coition

- **coition**:
  - **after**: caust
  - **during**: graph
    - **cramping**: graph
- **cold**:
  - **air**:
    - **agg**: *Am-c* lyc
    - **cramping**: *Am-c* lyc
    - **amel**: lyc
  - **drinks**:
    - **after** | **agg**: apoc calc *Calc-p* calc-s dulc elaps manc *Nux-m Rhus-t* trom
    - **agg**: manc
    - **cramping**: manc
    - **amel**: elaps
  - **food** | **agg**: mang sep
- **cold**; after taking a: acon all-c aloe alum alumn bell camph *Carb-v* **Cham Chin Coloc Dulc** graph *Hep* lyc meli *Merc* nat-c nit-ac *Nux-v* petr phos rhus-t ruta samb **Verat**
  - **cramping**: acon *All-c* alum alumn cham coloc *Dulc* meli nat-c nit-ac nux-v phos rhus-t samb
  - **cutting** pain: camph
- **cold** agg; becoming: acon alum **Ars** camph hell merc **Nux-v** *Phos* **Plb**
- **colic** (See cramping)
- **comes** and goes (See increasing)
- **constipation**:
  - **during**: alet all-s *Aloe Alum* am-m carc cocc coll *Cupr* glon grat lyc merc nux-m *Nux-v* Op Plb *Plb-act Podo* senn sil
  - **cramping**: alet all-s *Aloe Alum* carc cocc coll *Cupr* glon grat lyc merc nux-m *Nux-v* Op Plb *Plb-act Podo* senn sil
  - **cutting** pain: am-m
- **from**: ars bell carc con cupr kali-c merc op plb sil sul-ac thuj
- **constipation**; as from: cham
- **constricting** pain: allox cact carc sabin stroph-s
- **contracting**: calc zinc
- **conversation** agg: zinc
  - **cramping**: zinc
- **convulsions**; with: bell *Cic Cupr Sec*
  - **cramping**: bell *Cic Cupr Sec*
- **coryza**:
  - **after**: calc
  - **cutting** pain: calc
- **coryza**; after suppressed: calc
  - **cramping**: calc
- **cough** agg; during: acon aloe alum am-c am-m ambr *Anac* apis *Arn* ars ars-s-f *Asc-t* aur aur-ar aur-s **Bell** borx **Bry** calc camph canth caps *Carb-an* caust cench cham **Chel** chin clem cocc *Colch* coloc con croc crot-t **Dros** eupi *Ferr* ferr-ar ferr-p hell hep *Hyos* ip kali-ar kali-bi kali-c *Kali-n* kali-p kali-sil kreos *Lach* lact *Lyc Nat-m* nit-ac **Nux-v** pall ph-ac *Phos Pic-ac* plb psor *Puls Ran-b* rhus-t sabad samb *Sep* sil **Squil** stann staph sul-ac *Sulph* tarent thuj valer verat
  - **burning**: canth

Pain – cramping

- **cough** agg; during: ...
  - **bursting** pain: anac caust squil
  - **cramping**: ars bell *Bry* chel nat-m pall plb tarent
  - **cutting** pain: *Arn* cham chin valer **Verat**
  - **sore**: ars *Bry Carb-an Caust* cench crot-t *Ferr* hyos *Nux-v Pic-ac* plb *Puls* **Stann**
  - **stitching** pain: acon am-m ars *Bell* bry chin lach lyc nit-ac phos sabad samb sep staph sul-ac sulph
- **cramping** (*pinching*): *Abrot* acal acet-ac *Acon* adren aesc aeth **Agar** ail alet all-c **Aloe** *Alum* alum-p alum-sil **Alumn** *Am-c* **Am-m** ambr ammc *Anac* anan ang *Ango* anis *Ant-c Ant-t* anth aphis *Apis* apoc aran arg-cy arg-met *Arg-n* arge arist-cl arn *Ars* ars-i ars-s-f ars-s-f-h *Asaf Asar Aur* aur-ar aur-i aur-m aur-s bapt bar-c bar-i *Bar-m* bar-s **Bell** *Berb Bism Borx Bov* brom *Bry* bufo but-ac cact *Caj* calad **Calc** calc-i *Calc-p* calc-s calc-sil camph cann-s canth caps *Carb-ac Carb-an* **Carb-n-s** card-b card-m carl castm catar caul *Caust* cedr cere-b *Cham* **Chel** chen-v *Chin* chinin-ar *Cic Cina* cinch cinnb clem cob coc-c **Cocc** *Coff Colch* coll **Coloc** colocin *Con* conv *Cop* corn croc crot-h *Crot-t* cub **Cupr** *Cupr-act Cupr-ar Cycl* cyt-l *Dig* **Dios** dros **Dulc** echi echit elaps *Elat* erech erig eryt-j *Eup-per* eup-pur **Euph Euphr** eupi *Ferr* ferr-ar ferr-p fil gamb *Gels* gent-c glon gnaph *Gran* **Graph** *Grat* guaj guat *Ham* Hell *Hep* hist *Hydr* hydrc *Hyos* hyper **Ign** iod *Ip Iris Iris-t* jab *Jal* jatr-c jug-r kali-ar *Kali-bi Kali-br Kali-c* kali-i kali-m kali-n kali-p *Kali-pic Kali-s* kali-sil *Kreos Lac-c Lach* lact lap-la lat-m *Laur* lec *Led* lept liat *Lil-t Lim* lob **Lyc** lycps-v lyss *M-arct* m-aust *Mag-c* **Mag-m Mag-p** mag-s manc mand mang mentho meny *Merc* merc-c merl *Mez* micr *Morph Mosch Mur-ac* naja *Nat-ar Nat-c* nat-f *Nat-m* nat-p *Nat-s* nicc *Nit-ac Nux-m* **Nux-v** oci-sa ol-j olnd onis onos **Op** oreo oscilloc ox-ac paeon pall *Par* paraf *Petr* **Ph-ac** phel phos *Phyt Pic-ac* plan *Plat* **Plb** *Plb-act* plb-chr **Podo** polyg-h prun psor ptel **Puls** pyrog rad-br *Ran-b* ran-s *Raph* rat rauw *Rheum* rhod *Rhus-t* rhus-v rob *Rumx* ruta sabad sabin samb sang saroth sars *Sec* senec seneg **Senn** *Sep* **Sil** *Sin-n Spig* spira **Spong** squil **Stann** *Staph Stram Stront-c* **Stry** *Sul-ac* sulfa **Sulph** sumb tab tarax *Tarent* tell *Ter* teucr *Thuj* trom tub v-a-b *Valer* **Verat** verat-v verb vesp vib viol-t vip *Zinc* zinc-fcy zinc-p **Zing**
  - **accompanied** by:
    - **apyrexia**: verat
    - **cholera** (See RECT - Cholera - accompanied - cramps)
    - **coldness** of abdomen: calc kali-s
    - **collapse** (See GENE - Collapse - accompanied - abdomen)
    - **eructations**: hyos oxyt
    - **fainting**: coll
    - **flatulence**: absin acon aesc agar alf all-s *Aloe Anis Arg-n* asaf *Bell* but-ac *Caj* calc-p *Carb-v* carbn-s *Cham Chin* cina cocc coloc *Dios* hydr-ac ip iris *Lyc* mag-p mentho nat-s *Nux-v* op phos *Polyg-h* puls rad-br *Raph* rob sang *Senn* zinc
    - **children**; in: senn
  - **hemorrhoids**: *Aesc* all-c coloc *Nux-v* puls sulph
  - **hiccough**: hyos

832 ▽ extensions | O localizations | ● Künzli dot

Abdomen

Pain – cramping / *Pain – despair*

- **accompanied** by – **hiccough**: ...
  - **suffocative** (See STOM - Hiccough - suffocative - accompanied - abdomen)
  - **neuralgic** pain (See GENE - Pain - neuralgic - accompanied - colic)
  - **opisthotonos**: dios nux-v
  - **retching**: petr
  - **salivation**: led rheum
  - **sleepiness**: spira
  - **symptoms**; other: plb
  - **urine**:
    - **bloody** (See URIN - Bloody - accompanied - abdomen)
    - **suppressed** (See KIDN - Suppression - accompanied - abdomen)
  - **Aorta**; pulsating in abdominal (See Pulsation - aorta - accompanied - cramping)
  - **Back**:
    - **complaints** of (See BACK - Complaints - accompanied - abdomen - pain - cramping)
    - **pain** (See BACK - Pain - accompanied - abdomen - pain - cramping)
  - **Bladder**; pain in: lat-m
  - **Cheeks** and hot perspiration; red discoloration of: cham
  - **Epigastrium**; constriction in (See STOM - Constriction - epigastrium - accompanied - abdomen)
  - **Face**:
    - **pale**: *Cina* fil
  - **Hands**; yellow: sil
  - **Kidneys**; pain in (See KIDN - Pain - accompanied - colic)
  - **Lower** extremities; paralysis of lower: plb
  - **Nails**; blue: sil
  - **Nose**; itching of: *Cina* fil
  - **Scapulae**; complaints between: am-c
  - **Stomach**; complaints of: carb-v *Chin* coloc dios ip lyc *Nux-v Puls*
  - **Thighs**; pain in: coloc
  - **Tongue**:
    - black discoloration: *Alum*
    - white discoloration: *Mag-p* op
- **alternating** with:
  - **delirium** (See MIND - Delirium - alternating - abdomen)
  - **vertigo** (See VERT - Alternating - colic)
  - **Chest**; pain in: *Ran-b*
  - **Joints**; pain in (See EXTR - Pain - joints - alternating with - colic)
  - **Lumbar** region; pain in (See BACK - Pain - lumbar - alternating - abdomen)
- **cold**; as from taking a: hep petr stann
- **followed** by:
  - **beer**; desire for (See GENE - Food and - beer - desire - colic)
  - **diarrhea**; fetid: oscilloc

- **cramping – followed** by: ...
  - **Extremities**; painful contraction of: abrot
  - **jerking** pain: graph mur-ac plat
  - **paroxysmal**: coloc dios
  - **transversely**: guaj staph
  - **upward**: mag-m
  - **violent**; very: op
  - **wandering** pain: alum am-m bell colch cupr dios mur-ac nat-s op spig staph
- **crossing** limbs amel: **Lil-t** *Murx* **Sep** zinc
  - **dragging**, bearing down: **Lil-t** *Murx* **Sep** zinc
- **cucumber**; after: all-c
  - **cramping**: all-c
- **cut** off from chest; as if abdomen were: ars
- **cutting** pain: Acon aeth *Agar* agn all-c **Aloe** *Alum* alum-p alum-sil am-c am-m *Ambr* anac ang *Ant-c Ant-t Apis* arg-met *Arg-n* arn **Ars** *Ars-i* ars-s-f arum-t asaf asar asc-t aur aur-ar aur-s bapt *Bar-c* bar-i *Bar-m* bar-s bell berb *Bol-la Borx Bov Bry* bufo cact cadm-s cain calad *Calc* calc-i calc-p calc-s calc-sil camph cann-s **Canth** *Caps Carb-an* carb-v carbn-s card-m *Carl* castm caust *Cham Chel* **Chin** chinin-ar chinin-s chion cic cimic *Cina* clem coc-c **Cocc** coff *Colch* **Coloc** *Con Croc* crot-t cub *Cupr* cupr-ar cycl *Dig* **Dios** dros *Dulc* echi elaps *Elat* euon eupi ferr gels glon graph grat guaj hell *Hep* hydr **Hyos** hyper *Ign* indg *Iod* **Ip** *Iris* jatr-c *Kali-ar Kali-bi* **Kali-c** kali-i kali-m *Kali-n* kali-p **Kali-s** kali-sil kreos *Lach* lact *Laur Led* lept lil-t lob *Lyc* m-arct m-aust **Mag-c** *Mag-m* mag-p *Manc* mang meny *Merc Merc-c* merc-i-f merc-pr-r mez *Mur-ac* murx naja *Nat-ar Nat-m* nat-p **Nat-s** nicc **Nit-ac** nux-m **Nux-v** *Ol-an* **Op** *Ox-ac* paeon par *Petr* ph-ac phel *Phos* phyt plat plb podo polyg-h psor ptel **Puls** pyrog ran-b ran-s *Rheum Rhus-t* rob rumx ruta *Sabad* sabin sang *Sars Sec Sel Seneg Sep Sil* **Spig** spong squil stann *Staph Stront-c* **Stry** *Sul-ac* **Sulph** sumb ter *Teucr* thuj valer **Verat** verat-v verb *Viol-t* vip zinc
  - **alternating** with | **coryza**: calc
  - **backwards** and upwards during labor: *Gels*
  - **cold**; as from taking a: mur-ac petr
  - **electric** shock was darting through the anus; as if an: **Coloc**
  - **flatulence**; as from: caps sep
  - **labor** pains; as from false: kali-c
  - **menses** would appear; as if: laur
  - **paroxysmal**: calc coloc grat lyc ph-ac sep sil stann
  - **pieces** were in motion; as if hard, sharp: borx
  - **stones** being rubbed together; like sharp (↗ *squeezed - stones; Stone in*): apis **Cocc● Coloc●** staph
  - **transversely**: guaj ph-ac sep zinc
  - **wandering** pain: bell card-m dulc led stront-c
- **delivery**:
  - **after**: caul
  - **during**: phos puls
    - **cutting** pain: phos puls
- **despair**, driving to: *Coff* coloc

Abdomen

Pain – diarrhea / Pain – drawing in umbilicus agg

- **diarrhea**:
  - **after**:
    : **agg**: *Aloe Coloc* crot-t dios *Gamb* grat mag-c mag-m merc *Merc-c* rheum stann trom verat
    : **cutting** pain: mag-c mag-m
  - **amel**: agar *Alet* mand
    : **cramping**: *Alet* mand
    : **cutting** pain: agar
  - **before**: aeth *Aloe* alst ambr ars *Bell* bism borx bry camph casc *Cham Chin* cina coloc crot-t *Cupr-ar* cycl *Dios* dulc elat gamb *Ip* iris kali-br kali-n lept mag-c mag-m merc *Merc-c* merc-d nux-v petr phos *Rheum* sars senn sulph trom *Verat*
    : **cramping**: aeth *Aloe* alst ambr ars *Bell* borx camph casc *Cham Chin* cina *Coloc* crot-t *Cupr-ar* cycl *Dios* dulc elat gamb *Ip* iris kali-br kali-n lept mag-c mag-m merc *Merc-c* merc-d nux-v phos *Rheum* senn sulph trom *Verat*
    : **cutting** pain: ars bry kali-n mag-c petr phos sars sulph
  - **during**: *Aeth Agar* aloe alst alum am-c am-m ambr *Anac* ang ant-t apoc aran *Arg-n* arn *Ars* ars-i asaf asar bapt bar-c *Bell* bism borx bov bros-gau *Bry* cact calad calc calc-p camph canth caps carb-an carb-v carbn-s caust cean cench *Cham Chin* chinin-ar cimic cob cob-n *Cocc Colch* coli **Coloc** com con *Cop* croc *Crot-t* cupr cupr-ar cycl dig *Dios* dros dulc *Elat* euph ferr ferr-p fl-ac fuch *Gamb* gels *Gran* graph guat ham hell hep hura ign iod *Ip* iris *Jatr-c* jug-c jug-r kali-ar kali-bi *Kali-c* kali-m kali-n kali-p kali-s lach laur lept *Lyc* lycps-v m-arct m-aust *Mag-c* mag-m mag-p mang *Med* meny *Merc* **Merc-c** merc-d merc-i-r mez mur-ac nat-c nat-m *Nat-s* nit-ac *Nux-v* op ox-ac petr phos phys plb *Podo* polyg-h puls *Rheum* rhodi rhus-t rhus-v ric rumx sabad samb sanic sars sec senec seneg sep sil spig spong stann staph stram stront-c *Sulph* tab ter **Thuj** *Trios Trom Verat* viol-t zinc zinc-s zing
    : **cramping**: *Aloe* alst ars *Borx* bros-gau bry camph *Canth* caps cean *Cham Chin* coloc crot-t *Cupr Cupr-ar* dulc *Elat* gamb guat *Ip* iris *Jatr-c* lept mag-c mag-p *Merc Merc-c* merc-d petr phos podo polyg-h puls rheum rhodi ric samb sec sep sil sulph *Trios Trom Verat* zinc zing
    : **cutting** pain: ambr ars bov *Crot-t* ferr gamb jug-c kali-c kali-n mag-c mag-m *Merc* nit-ac petr sabad sep **Sulph**
- **diarrhea**; as from: agar agn *Aloe* am-m ambr ang ant-c ant-t apis arg-met asaf bar-c bell *Bism* borx *Bry* calad calc canth carb-an carb-v caust cham chin coff colch con crot-t cycl dig *Dulc* ferr gels glon graph hell ign kali-bi kali-c kali-n kreos lach led lyc m-ambo m-arct meny merc mez nat-ar nat-c nat-m nat-s nit-ac nux-m *Nux-v* olnd op petr ph-ac phos phyt plat plb *Puls* ran-s rhod rhus-t sabin sars sec sseng sep spig *Squil* staph stront-c sulph tab teucr verat zinc
- **diarrhea** would come on; as if: act-sp aeth agar ail *Aloe* alum alum-sil am-c am-m ang ant-c apis apoc arg-met ars-s-f *Asaf Bar-c Bell* bol-la *Borx* **Bry** calc *Camph* carb-an carb-v carbn-s caust cham chin cimic

- **diarrhea** would come on; as if: ... cob colch coloc *Con* crot-t cycl dig **Dulc** eupi ferr form graph hell helon **Hydr** kali-bi *Kali-c* kali-m kali-n *Lach* laur led lil-t lith-c lob mag-m mag-s meny meph merc-i-f merc-sul mez naja nat-ar nat-c *Nat-s* **Nux-v** olnd onos ox-ac *Ph-ac Phos Phys* phyt plan *Plat* prun ptel *Puls* **Ran-s** rhus-t rumx sabin *Seneg* squil stann staph *Stry* sulph sumb ter verat zinc zinc-p
- **digestion**; during: chin cupr-act
- **digging** pain (↗ *burrowing*): alum am-m bell bry bufo calc chel calc-k cina kreos mag-c mag-m nat-c nat-s *Nux-v* rheum rhod rhus-t sabad sep stann sul-ac
- **dinner**:
  - **after**:
    : **agg**: agar alum alumn asc-t bry cain castn-v cham cob coc-c cocc *Coloc* con crot-t gent-c grat hydr iod kali-bi kali-c lact lyc **Mag-c** naja nat-c nat-m *Nux-v* phos **Ran-b** rheum sars sil sulph thuj trom valer zinc
    : **cramping**: agar alum alumn coc-c cocc crot-t gent-c kali-c **Mag-c** naja nat-c phos *Ran-b* thuj trom valer **Zinc**
    : **cutting** pain: cain cham coloc grat hydr lact lyc mag-m nat-m par rheum sil sulph **Zinc**
    : **dragging**, bearing down: sulph
    : **drawing** pain: con
    : **gnawing** pain: *Coloc*
    : **pressing** pain: castn-v grat iod sulph
    : **stitching** pain: sars
  - **before**: hydr lyc
    : **cutting** pain: hydr lyc
    : **pressing** pain: lyc
  - **during**:
    : **agg**: am-c bry cedr kali-c lact mag-s seneg zinc
    : **cramping**: am-c kali-c mag-s zinc
    : **cutting** pain: lact zinc
- **distension** from flatulence; with: arg-n
  - **cramping**: arg-n
- **distention**; from (See Distension - painful)
- **doubling** up (See bending double - agg.)
- **dragging**, bearing down: acal aesc agn alet *All-s Aloe* am-c ant-c *Apis* arg-met *Arg-n* asaf **Bell** borx *Bry* calc calc-s *Canth* carb-ac carb-an *Carb-v* carbn-s caul caust cham chin chinin-ar coc-c *Cocc* colch coloc *Con* corn *Croc Crot-t* cycl dig dirc dulc *Ferr* ferr-p *Gels* gran *Graph Hedeo* hyos ign imul iod ip *Kali-c* kali-i kali-p kreos lac-ac *Lac-c* lac-d **Lil-t** lyc lyss mag-c mag-m mag-s merc merl mosch mur-ac *Murx Nat-c* **Nat-hchls** *Nat-m* nat-s *Nicc Nit-ac* Nux-m **Nux-v** *Op* ovi-p ox-ac *Pall* phos *Phyt Plat* plb podo psor **Puls** rhus-t sabin sars *Sec* seneg **Sep Stry Sulph** tarent teucr thuj *Tril-p* ust vib visc xan zinc zinc-p
- **menses** would appear; as if: nat-c plat
- **drawing** in abdomen agg: *Ambr* ant-t *Asaf* bell bov lyc valer zinc
  - **cutting** pain: valer
  - **pressing** pain: lyc
- **drawing** in umbilicus agg: bar-c chel plb

Pain – drawing pain   **Abdomen**   Pain – electric

- **drawing** pain: abrot acet-ac acon agar agn aloe alum alumn am-c am-m *Anac* ang ant-t apis arg-n ars ars-i asaf aur aur-i aur-m bar-c bar-i *Bell* berb borx bov bry *Calad Calc* calc-s camph cann-s **Caps** *Carb-v* carbn-s *Card-m* caust cham chel chin cic clem cocc colch *Coloc* con croc *Cupr* cupr-act dig dros ferr gels *Gran* graph grat hell *Hep* hyos *Ign* iod jug-r kali-ar kali-c kali-n kreos lach *Laur* led *Lyc* lyss m-ambo m-arct m-aust mag-c *Mag-m* mag-s mang meny merc merc-c mez mosch murx nat-ar *Nat-c* nat-m nat-s *Nit-ac* *Nux-v* op par petr phos *Plat* plb *Podo* ptel **Puls** ran-b rheum rhod rhus-t ruta sabin sang sars sec seneg **Sep** spig spong squil stann staph stram stront-c sulph sumb tarax teucr thuj valer verat verat-v zing
  - **cold**; as from taking a: sars
  - **flatulence**; as from: ars staph
  - **upward**: mag-m *Nux-v*
- **drawing** up feet amel: *Coloc*
  - **cutting** pain: *Coloc*
- **drinking**:
  - **after**:
    : **agg**: ars *Bell* bry *Calc-p* carb-v caust cham chin **Coloc** con croc dor ferr *Manc* nat-m nit-ac *Nux-m* nux-v *Podo Puls* rhus-t **Staph** sulph teucr
    : **bursting** pain: carb-v
    : **cramping**: coloc *Rhus-t* sulph
    : **cutting** pain: ars *Calc-p Nat-m* staph
    : **drawing** pain: caust con
    : **overheated**; when: ars **Coloc** kali-c
    : **pressing** pain: ars ferr
  - **water**:
    : **agg**: aloe cham **Coloc** *Crot-c* cupr *Manc* nat-m nit-ac nux-m *Nux-v Puls* raph *Rhus-t*
    : **cramping**: aloe cham **Coloc** *Crot-c* cupr *Manc* nat-m nit-ac nux-m *Nux-v Puls* raph *Rhus-t*
  - **agg**: kali-p
  : **dragging**, bearing down: kali-p
  - **amel**: aur-m
  : **drawing** pain: aur-m
  - **cold** water:
  : **agg**: calc-p
  : **cutting** pain: calc-p
  : **amel**: calc cann-s
  : **cutting** pain: calc cann-s
- **drinks**: staph
  - **cramping**: staph
- **dull** pain: apis ars coloc cupr lept *Nux-v* plb podo puls rhus-t sep verat verat-v
- **eating**:
  - **after**:
    : **agg**: aesc aeth agar *All-c* aloe *Alum* alum-p alum-sil am-m ambr anac ant-t arg-met arn *Ars* ars-i ars-s-f asc-t aur aur-ar aur-i aur-s bar-c bar-i bar-m bar-s bell borx bov bry bufo cain calc *Calc-p* **Caps** carb-an *Carb-v* carbn-s caust *Cham* chel *Chin* chinin-ar cic *Cina* cob coc-c *Cocc Colch Coloc* con crot-t cupr dig dor dulc euon *Ferr* ferr-ar ferr-i ferr-p gamb *Gran* **Graph** grat helic-p hell *Hydr-ac* ign iod kali-ar kali-bi *Kali-c* kali-m *Kali-p* kali-s

- **eating** – **after** – **agg**: ...
  kali-sil lach *Lyc* **Mag-c** merc merc-c mez mur-ac nat-ar *Nat-c Nat-m* nat-p nit-ac *Nux-m Nux-v* olnd par petr *Ph-ac Phos* pitu-a plb podo *Psor Puls* raph rheum *Rhod Rhus-t Sang Sars* sec sep sil spong Stann **Staph** *Stront-c Sul-ac* sul-i *Sulph Thuj* valer **Verat** *Zinc* zinc-p
  : **burning**: helic-p *Hydr-ac*
  : **bursting** pain: carb-v dulc kali-c
  : **cramping**: *All-c* aloe *Ant-t* aur-i bar-c bell *Calc-p* caps carb-v caust chin cic *Cina* coc-c cocc *Colch Coloc* con cupr gamb *Graph* grat hell kali-bi kali-c kali-p lyc *Nat-c* nux-m nux-v *Psor Puls Rhus-t* sars *Staph Sulph* valer *Verat* zinc
  : **cutting** pain: ant-t ars cain calc calc-p *Chel* **Coloc** ign *Kali-bi* lyc nat-m olnd *Petr* sil spong **Staph** sul-ac *Zinc*
  : **dragging**, bearing down: carb-v thuj
  : **drawing** pain: caust con
  : **one** hour after eating: nux-v
  . **cramping**: nux-v
  : **pressing** pain: agar alum ambr ars caps caust coloc dig *Ferr* kali-c lyc *Mag-c* mez *Nux-v* phos sep sil thuj zinc
  : **sore**: *Sang*
  : **stitching** pain: alum thuj
  : **ten** minutes after eating: rauw
  . **cramping**: rauw
  : **twinging**: sil
  : **two** hours after eating: allox brom nux-v ox-ac sil
  . **cramping**: nux-v sil
  : **amel**: *Bov* hom-xyz mang nat-s plan psor
  : **cramping**: *Bov* hom-xyz nat-s plan psor
  : **pressing** pain: mang
  - **agg**: mang
  : **drawing** pain: mang
  : **pressing** pain: mang
  - **amel**: aur-m *Bov* calc *Chel* graph hom-xyz iod mang mez *Nat-c* plan *Psor* sep
  : **cutting** pain: bov calc
  : **dragging**, bearing down: sep
  : **drawing** pain: aur-m mang
  - **attempting** to eat; on: *Calc-p*
  - **cold** agg; anything: mang sep
  : **pressing** pain: mang sep
  - **cold** food agg: mang
  : **cramping**: mang
  - **while**:
    : **agg**: aloe arg-met ars *Calc-p* carb-v caust colch coloc crot-t dulc grat kali-p mur-ac nux-v phos plan zinc
    : **burning**: phos
    : **cramping**: carb-v caust colch coloc dulc kali-p *Nux-v*
    : **cutting** pain: aloe caust grat zinc
    : **tearing** pain: crot-t
- **electric** shocks; as from (↗*Shocks*): thal-met

Abdomen

Pain – erections

- **erections**; with: zinc
  - **pressing** pain: zinc
- **eructations**:
  - **agg**: mag-p pall
    - **cramping**: mag-p pall
  - **amel**: ambr *Arg-n Bar-c* carb-v dios gels jug-r kali-c kali-n lach mez nat-s rat sep sil *Sulph* verat
    - **cramping**: ambr carb-v dios kali-c sep *Sulph* verat
    - **cutting** pain: rat
    - **pressing** pain: mez
  - **not** amel by: mag-p
    - **cramping**: mag-p
  - **with**: hyos
- **excitement**:
  - **after**: acon *Cham* **Coloc Ign** med *Staph*
  - **agg**: coloc
    - **cramping**: coloc
- **exertion**:
  - **after** | **agg**: cadm-s *Calc* cupr pall
  - **agg**: aloe arn berb *Calc* cocc cycl dig ip kali-n kreos nat-m nat-n nux-v ol-an *Pall* plb puls sep stram
    - **cutting** pain: sep
    - **pressing** pain: *Calc Pall*
  - **amel**: coloc
- **expiration**:
  - **agg**: dig
    - **cramping**: dig
  - **during**:
    - **agg**: brom coff dig nat-c
    - **stitching** pain: coff
- **farinaceous** food, after: coloc
- **fasting** agg: dulc
  - **cutting** pain: dulc
- **fat**; after: mag-m
- **fear**; from (See MIND - Fear - pain - during - abdomen)
- **fever**:
  - **during**:
    - **agg**: ambr caps carb-v cina coloc elat ign ph-ac rhus-t rob verat *Zinc*
    - **cramping**: caps carb-v cina elat rhus-t rob verat
- **fever**; in asthenic (= low fever): *Cact*
  - **dragging**, bearing down: *Cact*
- **flatulence**; during: *Acon* am-c am-m ambr *Anac Anis* ant-t *Arg-met Asaf Aur Bell Bism Bry* cann-s canth *Caps Carb-an Carb-v Cham* chel *Chin* cic *Cocc* coff **Colch** *Coloc* con *Cycl* dros *Euph* ferr graph guaj hell hep hyos *Ign Ip* laur *Lyc* m-ambo *M-arct* m-aust mag-c *Meny Mez* nat-c nat-m *Nit-ac* nux-m *Nux-v Op Par Phos* plat *Plb Puls Rhod* rhus-t ruta samb sel seneg sil spig spong squil *Staph Sul-ac* tarax teucr valer *Verat* verb zinc
  - **chill**; during: *Mez*
  - **coition**; during: graph
  - **menses**; during: *Cocc*
- **flatulence**; from (See Distension - painful)
- **flatus**; as from passing: kali-n mang nit-ac

Pain – flatus

- **flatus**; from: anac ant-t canth carb-v chin cina coloc con dros iod kali-c laur mag-c *Nat-m* nux-m nux-v plat plb puls *Rheum* ruta sep sil *Squil* staph thuj valer *Verat* verb zinc
  - **cutting** pain: anac ant-t canth chin coloc con dros iod kali-c laur mag-c *Nat-m* nux-m nux-v plat plb puls *Rheum* ruta sep sil *Squil* staph thuj valer *Verat* verb zinc
  - **stitching** pain: carb-v cina coloc laur nat-m thuj verb
- **flatus**; passing:
  - **after**:
    - **agg**: puls
    - **amel**: zinc
    - **dragging**, bearing down: zinc
  - **agg**: absin ambr apis arn asc-t aur calc canth cham *Chin* cocc con euph ferr ferr-ar fl-ac graph hep hyos ign kali-c m-ambo m-arct m-aust mag-p mang mill mur-ac nat-ar nat-m nit-ac nux-m *Nux-v* phos plat plb polyg-xyz *Puls* pycnop-xa rheum *Samb* seneg spig spong squil staph sulph thuj *Verat* zinc
    - **night**: ferr
    - **cramping**: absin asc-t aur canth cham *Chin* cocc euph ferr ferr-ar graph kali-c mag-p mang mill mur-ac nit-ac phos polyg-xyz *Samb* spig *Squil* staph sulph
    - **pressing** pain: ambr apis arn aur calc cham chin cocc hep hyos ign m-ambo m-arct m-aust nat-m nux-m *Nux-v* phos plat plb *Puls* rheum seneg spong sulph thuj *Verat* zinc
  - **amel**: *Acon* all-c aloe am-c anac arn ars-i asar bapt bism bov bry but-ac *Calc-p Carb-v* caust cham *Chin Cimx* cocc coloc *Con* corn crot-t dulc *Echi* euph eupi ferr gamb *Graph* grat *Guaj* hep *Hydr Iris* jatr-c kali-c kali-n laur *Lyc* mag-c mag-m meny merc-c **Nat-ar** nat-c nat-m *Nat-s* nux-m ol-an ox-ac phos phyt plat plb *Psor Rumx* sel *Sep* sil spig spong squil sulph *Tarent* til **Verat** viol-t zinc
    - **cramping**: *Acon* aloe *Am-c* but-ac carb-v caust *Chin* cimx cocc *Coloc Con* dulc *Echi* euph *Graph* grat *Hydr* kali-c lyc mag-c mag-m meny merc-c nat-ar nat-c *Nat-m* nat-s nux-m ol-an plat psor rumx sil spig spong squil sulph **Verat**
    - **cutting** pain: anac ars-i asar bapt bov bry calc-p caust *Con* eupi gamb *Hydr* kali-n laur mag-m plb psor sel sulph viol-t
    - **pressing** pain: hep meny phos spig
    - **stitching** pain: zinc
  - **before**: ars calc-p *Chin* con graph guaj kali-n lyc mez mur-ac nat-ar *Nit-ac* rheum sil spig sulph tarax zinc
    - **cramping**: ars graph guaj mez mur-ac rheum sil spig tarax
    - **cutting** pain: chin con lyc
    - **drawing** pain: nit-ac
    - **stitching** pain: spig sulph
    - **twinging**: zinc
  - **not** amel: *Cham* chin cina mag-p mang

836   ▽ extensions | ○ localizations | ● Künzli dot

Abdomen

Pain – flatus

- **not** amel: ...
  - **cramping**: mang
- **with**: iod kali-c petr spig
  - **cutting** pain: iod kali-c petr spig
- **flexing** limbs amel (↗ EXTR - Flexed - thigh - accompanied - abdomen): ap-g apis *Bell Bry* bufo chel **COLOC●** grat hydr nit-ac ph-ac *Podo* puls rheum rhus-t **Sep●** sulph
- **flexing** thighs amel: ap-g podo
  - **stitching** pain: ap-g podo
- **food**: staph
  - **cramping**: staph
  - **farinaceous**; from: coloc
  - **cramping**: coloc
- **forced** through; as if something was: bar-c carb-an stront-c
- **fright** agg: cham plat
  - **stitching** pain: cham
- **fruit** agg: borx *Calc-p Chin* **Coloc** mag-m *Merc-c Puls Verat*
  - **acid** fruit: cist
  - **cramping**: cist
  - **cramping**: borx calc-p *Chin Coloc Puls*
- **gnawing** pain: am-c am-m ars aur-m *Bell* berb calc canth *Carb-v* coca cocc colch *Coloc* cupr cycl dig dulc elat gal-ac *Gels* grat lach *Lyc* nat-m olnd phos plat plb ruta sabad seneg sep stry sulph teucr thuj
- **grasping** (See clawing)
- **grinding** pain: dios fl-ac plb polyg-h sars stann
- **griping** (See cramping)
- **headache** amel; pain abdomen amel. when: dirc
  - **dragging**, bearing down: dirc
- **headache**; during: aloe cocc
  - **cramping**: aloe cocc
- **heat**:
  - **after**: sil
  - **during**: acon Ant-c ant-t apis **Ars** bar-c bell *Bov Bry Calc* caps **Carb-v Cham Chin** cic *Cina* coff coloc elat *Ferr* hep ign *Kali-c* lyc merc *Mosch* nat-m *Nit-ac* nux-v op phos *Puls Ran-b* **Rhus-t** *Sep* sil spong stront-c sulph valer
  - **cutting** pain: rhus-t
- **hemorrhoidal** flow; suppressed: **NUX-V●**
  - **cramping**: Nux-v
- **hemorrhoids**; from●: *Aesc* caps carb-v coloc lach *Nux-v* puls *Sulph* valer
- **hiccough**, on: plb
  - **tearing** pain: plb
- **holding** abdomen amel: mang nux-m podo
  - **cramping**: mang podo
- **honey**, after: calc-p
  - **cutting** pain: calc-p
- **hot** milk amel | **cramping** (See warm - milk - amel. - hot - cramping)
- **hunger**; during: bar-c merc stram
  - **tearing** pain: stram
- **hysterical**: alet ars asaf bell bry caj *Caust Cocc Con Ign Ip Mag-m Mosch* nux-v *Phos* stann *Stram Valer*

Pain – leaning

- **hysterical**: ...
  - **cramping**: alet ars asaf bell bry caj *Caust Cocc Con Ign Ip Mag-m Mosch* nux-v *Phos Stann Stram Valer*
- **eating**; after: valer
- **ice** cream:
  - **after**: **Ars** bell-p calc-p *Puls* sep
  - **agg**: **Ars** *Calc-p Ip Puls*
  - **burning**: Ars
  - **cramping**: **Ars** *Calc-p Ip Puls*
- **increasing**:
  - **gradually**:
  - **decreasing** | **gradually**: bell plat *Stann*
  - **quickly**:
  - **decreasing** | **quickly**: **Bell** cycl vib
- **indignation**; after: coloc **Staph**
  - **cramping**: **Staph**
- **inspiration**:
  - **agg**: aesc agar am-m *Anac* bell-p brom *Bry* calc calc-p carbn-s caust chin ccm cocc dor guaj *Lyc Nux-v* rhus-t rumx *Sulph* tab thuj
  - **cramping**: aesc am-m brom guaj *Sulph*
  - **cutting** pain: cocc guaj *Lyc*
  - **drawing** pain: rhus-t
  - **stitching** pain: agar *Bry* calc calc-p chin clem tab
  - **tearing** pain: *Calc*
- **deep**:
  - **agg**: card-m conv
  - **amel**: Card-m
- **intermittent** (See paroxysmal)
- **jar** agg: acon aloe arg-met **Bell** *Bell-p* **Bry** chel colch ferr kali-c *Lach Lil-t* **Nux-v Phos** phyt plb prun raph
  - **cramping**: acon aloe *Bell* plb
  - **sore**: arg-met **Bell** *Bell-p* **Bry** chel colch ferr kali-s *Lach Lil-t* **Nux-v Phos** phyt prun raph
- **jarring** (See jar agg. - sore)
- **jerking** pain: bell carbn-s *Rhus-t* ruta
- **kneading** abdomen amel: *Nat-s*
  - **cramping**: *Nat-s*
- **labor** pain, during: *Sep*
- **labor**-like (See FEMA - Pain - labor-like)
- **lacerating** (See tearing)
- **laming** (See paralyzed)
- **lancinating**: anan ars aur-s bufo cadm-s *Carb-an Carb-v* clem con cur dirc elaps gels kali-i manc murx plat plb raph tril-p *Zinc*
- **laughing** agg: ars cench con nux-v
- **lead** colic: **Coloc**
  - **cutting** pain: **Coloc**
- **lead** poisoning; from: **Alum Alumn** *Ars* bell **Coloc** ferr hyos nat-s nux-m nux-v **Op** *Plat Plb* podo stram *Sul-ac* sulph verat *Zinc*
  - **cramping**: alum alumn *Ars* bell ferr hyos nat-s nux-m nux-v *Op* plat plb stram sulph verat
- **leaning**:
  - **abdomen** on something agg: samb
  - **pressing** pain: samb
- **sharp** edge agg; against a: ran-b samb
  - **cramping**: samb

837

Abdomen

- **sharp** edge agg; against a: ...
  : **ulcerative** pain: ran-b
- **side**; on the | **agg**: raph
- **leukorrhea**:
  - **before**: *Am-m* aral *Ars* bell calc con graph haem ham ign lyc mag-c mag-m nat-c nat-m *Sep* sil *Sulph* syph zinc
    : **cramping**: *Am-m* aral *Ars* bell calc con graph haem ham ign lyc mag-c mag-m nat-c *Sep* sil *Sulph* syph
    : **cutting** pain: nat-c sulph zinc
  - **cramping** | **followed** by: mag-m
  - **during**: *Lyc* nat-c sil sulph
  - **with**: alum am-m aral *Ars* bell calc caust con dros graph haem ham *Ign* kali-bi kali-c *Lyc Mag-c Mag-m* merc nat-c nat-m puls sec sep sil sulph syph zinc
    : **cramping**: *Am-m* aral *Ars* bell calc *Con Dros* graph haem ham ign lyc *Mag-m* nat-c *Sep* sil *Sulph* syph zinc
- **lifting**:
  - **after**: sil
    : **cutting** pain: sil
  - **agg**: arn bry *Calc* coloc kali-n nat-m sil
- **long**-lasting: bell
- **lying**:
  - **abdomen**; on:
    : **agg**:
      : **spasmodic** jerking of pelvis upward; with: cupr
        . **cramping**: cupr
      : **amel**: *Acet-ac* aloe am-c ambr ars-h **Bell** *Bry* bufo **Calc** chinin-ar chion *Coloc* cupr der elaps ind kali-p *Phos* plb puls rauw *Rhus-t Stann*
      : **burning**: *Acet-ac*
      : **cramping**: am-c bufo chion *Coloc* der phos rauw
      : **sore**: phos
      : **stitching** pain: phos
    . **agg**: acon apis bar-c **Bell** caust coloc dios mag-m nat-m *Phos Puls* spig
      : **cramping**: acon *Dios* mag-m nat-m *Phos Spig*
      : **cutting** pain: nat-m
    : **ground** and uncovering; on: jatr-c
      : **burning**: jatr-c
      : **pressing** pain: bar-c bell
      : **stitching** pain: caust
    - **amel**: *All-s* am-c bar-c bros-gau bry canth cupr dios ferr gran merc nux-v petr phos phys *Podo* rhus-t
      : **burning**: *Podo*
      : **cramping**: cupr ferr nux-v
      : **drawing** pain: phos
      : **pressing** pain: bar-c bros-gau petr rhus-t
    - **back**; on:
      : **agg**: ambr *Ars* dios lach mag-p phys plb podo ptel sulph
      : **cramping**: phys
      : **amel**: coloc *Kalm* mez onos puls
      : **cramping**: coloc puls
      : **knees** drawn up; with: lach *Rhus-t*

- **lying – back**; on – **amel – knees** drawn up; with: ...
  . **cramping**: lach *Rhus-t*
  : **pressing** pain: mez
- **crooked**:
  : **amel**: brom
    : **stitching** pain: brom
- **knees** and chest; on:
  : **amel**: cina
    : **cramping**: cina
- **side**; on:
  : **agg**: *Carb-v* coloc ign *Kalm* par phos
    : **cramping**: coloc ign
  : **amel**: bry cocc coloc nat-s
  : **cramping**: bry cocc coloc nat-s
  : **left**:
    : **agg**: kali-p *Ptel*
      . **dragging**, bearing down: kali-p
    : **amel**: pall sec
    . **legs** drawn up; with: *Chel*
    . **pressing** pain: *Pall*
  : **right**:
    : **agg**: acon caust *Merc* phos stann
    . **sore**: *Merc*
    : **amel**: nux-v phos phys *Ptel*
    . **cramping**: phys
- **melons** agg: **Zing**
  - **cramping**: **Zing**
- **menopause**, with sadness; during: *Psor*
- **menses**:
  - **after**:
    : **agg**: *Am-c* borx cham cocc con *Cycl* graph iod kali-p *Kreos Lach Lil-t* lyc mag-c merl *Nat-m Nit-ac* nux-v *Pall* plat *Puls Sep* ust
    : **cramping**: *Am-c* cocc kreos merl puls
    : **cutting** pain: con graph kali-c lyc *Sep*
    : **dragging**, bearing down: kreos
    : **drawing** pain: puls
    : **pressing** pain: nat-m
    : **sore**: cham *Cycl Lil-t Pall*
  - **as** for: nat-c
    . **sore**: nat-c
  - **before**:
    : **agg**: aloe *Alum* alum-p alum-sil *Am-c* am-m *Apis* arist-cl asar bar-c bar-i *Bell* brom *Bry* Calc **Calc-p** calc-sil carb-v carbn-s *Caust Cham* chin chinin-s cina cinnb *Cocc Coloc Con Croc Cupr* cycl eupi ferr *Gels* graph ham hep hyos hyper *Ign* iod ip **Kali-c** kali-n *Kali-p* kali-s kali-sil kreos lac-c *Lach Lil-t Lyc Mag-c* mag-m *Mag-p* manc mang merc mosch nat-c nat-m nux-m *Nux-v* ol-an petr ph-ac *Phos Plat* podo **Puls** ruta sabad sang sars sec *Sep Sil Spong* staph sul-ac sul-i sulph tarent tep thuj ust valer *Vib* zinc zinc-p
    : **clawing** pain: *Bell*
    : **cramping**: aloe alum *Am-c* asar bar-c *Bell* brom *Calc-p* carb-v *Caust Cham* chin chinin-s *Cinnb Cocc Coloc Croc Cupr* cycl hyper *Ign* **Kali-c**

838 ▽ extensions | ○ localizations | ● Künzli dot

Pain – menses | Abdomen | Pain – motion

- **before – agg – cramping**: ...
  Lach mag-c *Mag-p* manc nux-v ph-ac *Plat* podo *Puls Sep* spong
  - **cutting** pain: alum *Cham* lach *Lil-t* mag-c nat-c nat-m ol-an staph
  - **dragging**, bearing down: alum *Apis* **Bell** *Chin Cina Con* eupi *Gels* iod lac-c mag-c mosch *Phos Plat* sabad sec *Sep* sulph tarent ust *Vib* zinc
  - **drawing** pain: carb-v *Ign*
  - **pressing** pain: graph nux-m sep
  - **sore**: *Bell Bry* ham lac-c lach mang *Sep*
  - **stitching** pain: brom con *Kali-c* puls
  - **tearing** pain: *Cinnb* nat-m tep
  - **Hip** to hip; from: thuj ust
  - **cutting** pain: thuj ust
- **during**:
  - **agg**: acon agar alet aloe alum alum-sil *Am-c* am-m anac ap-g apis arg-n ars *Ars-i* ars-s-f aur aur-ar aur-i aur-s bapt *Bar-c Bar-i* **Bell** *Borx* bov *Brom* bry bufo cact **Calc** calc-i **Calc-p** carb-an carb-v **Carbn-s** carc castm caul *Caust* cench *Cham* chel *Chin Chinin-s* **Cimic** cina cinnb clem *Cocc Coff Coloc Con* croc crot-h *Cupr Cycl* eupi fago ferr ferr-ar ferr-i ferr-p form gran **Graph** hyos *Ign* inul iod ip kali-ar *Kali-c* kali-i *Kali-n* kali-p kali-s kali-sil kreos *Lac-c Lach* laur *Lil-t* lyc *Mag-c* mag-m *Mag-p* mag-s mang med merc *Mill* mom-b mosch mur-ac *Murx* nat-c *Nat-m Nat-s Nicc Nit-ac Nux-m* **Nux-v** ol-an *Op* pall petr ph-ac *Phos* phyt pic-ac *Plat* plb podo **Puls** rat rhus-t **Sabin** *Sars Sec Senec* **Sep** *Sil* stann staph *Stram* stront-c sul-ac sul-i **Sulph** tarent tep thuj ust verat **Vib** xan zinc zinc-p
  - **burning**: *Ars* bry canth carb-v caust merc nux-v ph-ac phos rhus-t sep sulph tarent
  - **contracting**: am-m cocc
  - **cramping**: acon alum *Am-c* anac ars aur-i bar-c *Bell Borx* brom calc castm *Caul Caust Cham* chel *Chin Cimic Cinnb* clem *Cocc Coff Coloc Con Cupr* ferr form gran *Graph* ign *Kali-c* kali-n kali-s *Mag-c* mag-m *Mag-p* mill mom-b mosch nat-*Nat-m* nat-s nicc *Nit-ac Nux-v Op Plat* podo *Puls* sabin sars *Sec Sep* stront-c **Sulph** vib zinc
  - **cutting** pain: alum am-c ars bar-c *Calc* carb-v *Caust* **Cocc** *Eupi* ferr graph iod ip **Kali-c** *Kreos Lach Lyc* mag-c nicc *Ol-an Phos Senec Sulph* zinc
  - **double** up; must: coloc mag-p op
  - **cramping**: coloc mag-p op
  - **dragging**, bearing down: am-c **Bell** borx *Calc-p* carc *Cham Chin Con Ferr* graph *Kali-c* kali-i **Lil-t** *Mag-c* mag-m med *Murx Nat-m Nat-m Nit-ac* nux-m *Nux-v* **Plat** *Podo* **Puls Sec Sep Sulph Vib** zinc
  - **drawing** pain: calc carb-v croc kreos mosch *Plat* plb sep staph *Stram Sulph*
  - **exertion | amel**: *Sulph*

- **menses – during – agg**: ...
  - **hard**, steady: *Ust*
  - **pressing** pain (➚*FEMA - Pain - bearing)*: alum am-m borx calc carb-an cham *Coff* con graph kali-c mag-c mag-m nit-ac nux-m nux-v plat **Puls** sec **Sep** sulph
  - **pressure**:
    - **amel**: castm
    - **sore**: castm
  - **rubbing** back amel: *Mag-m*
  - **sharp**: ap-g
  - **sore**: *Bell* brom bry castm *Cocc Ham* lac-d nat-m *Nux-v* pic-ac *Puls* sep sulph
  - **stitching** pain: ap-g ars borx brom calc kali-c mosch **Nux-v** sul-ac
  - **tearing** pain: agar am-c bov *Caust Chinin-s* cinnb **Graph Lach** *Merc* sec tep
  - **warmth**:
    - **amel | heat** amel: **Ars** coloc mag-p *Nux-m* *Nux-v* pall pop-cand puls rhus-t *Sil*
  - **beginning** of menses:
    - **agg**: **Apis** *Calc Caust* cham eupi gels graph *Kali-c* lach lap-a lyc mag-c mosch phos **Plat** *Sep* staph
    - **cutting** pain: *Caust* eupi gels graph lyc phos **Plat** *Sep* staph
    - **drawing** pain: *Mag-c*
    - **extending** to:
      - **Chest**: cupr graph
      - **Hip** to hip; from: thuj
    - **increases** amel; when flow: bell kali-c kali-p *Lach Lap-a* mag-p mosch sep sulph
  - **instead** of: spong
  - **suppressed** menses; from: acon agn *Cham* cocc coloc *Cupr* graph nux-m *Puls* sabad *Spong*
  - ▽ **extending** to:
    - **Hip** to hip; from: thuj
    - **cramping**: thuj
- **menses** would appear; as if: act-sp *Aloe* am-m ambr *Apis Aur* bry canth carb-an chin cina cocc *Croc* ferr ferr-p hep inul kali-c kali-m kreos lac-f laur *Lil-t Lyc Mag-c* mag-m *Med* mez mosch mur-ac *Murx Nat-m* nat-m onos phos *Plat Puls* raph rhus-t ruta sabad sang *Sep* stann staph sul-ac sulph ter til vib visc
- **milk**:
  - **agg**: ang bell bry bufo carb-v con cupr lac-d mag-c *Mag-m* mag-s pitu-a raph sil sul-ac sulph zinc
  - **cramping**: bufo cupr *Lac-d* mag-c mag-s raph sil sulph
  - **cutting** pain: ang zinc
- **mortification**; from: cham *Coloc* puls
  - **cramping**: cham *Coloc*
  - **cutting** pain: puls
- **motion**:
  - **on**: alum ant-t bar-c bar-s **Bell** brom **Bry** carb-an carbn-s card-m caust chin *Cocc* colch con dig eupi ferr *Gels* graph hyos **Ip** iris jug-r kali-c kali-s *Kalm* kreos mag-m mag-p mang merc nat-m *Nit-ac* **Nux-v**

Pain – motion · **Abdomen** · Pain – pressure

- **on**: ...
  ox-ac puls ran-b raph *Rhus-t* sep stann *Sulph* thuj zinc
  - **agg**: aloe alum arg-n bar-c **Bell** bov brom **Bry** calc-p caps **Cocc** corn-f cupr cycl dig **Ip** jug-r kali-bi kali-c kali-n *Kreos* mag-m mag-p merc-c *Mur-ac Nit-ac Nux-v* ox-ac ph-ac **Phos** phys podo puls ran-b raph rhus-t rob samb stann staph stram *Zinc*
    : **burning**: caps kali-n
    : **cramping**: alum brom bry **Cocc** corn-f cupr dig **Ip** mag-p *Mur-ac Nit-ac Nux-v* ox-ac phys ran-b raph rhus-t *Zinc*
    : **cutting** pain: aloe *Bry* caps *Cocc* merc-c puls rhus-t stann staph
      : **stones** being rubbed together; like sharp: cocc
    : **dragging**, bearing down: *Kreos* ph-ac
    : **drawing** pain: bry jug-r mag-m
    : **pressing** pain: bar-c kali-c zinc
    : **sore**: **Bell** bov **Bry** nux-v **Phos** podo rob stram
    : **stitching** pain: arg-n bry calc-p caps cycl kali-bi kali-c
    : **tearing** pain: *Bry* rhus-t samb
  - **amel**: aur-m bov coloc cub cycl *Gels* kali-n nicc *Petr* phos ptel *Puls* rhus-t sep stroph-s sulph
    : **cramping**: bov coloc cub *Gels* rhus-t
    : **cutting** pain: nicc *Puls* sep
    · **drawing** pain: aur-m
  · **continued** motion | **amel**: gels
- **nausea**; after: lat-m
- **neuralgic**: aran bell clem cocc *Coloc* cupr cupr-ar dios ham iris mag-p nux-v plb sel tab verat
- **noise** agg: zinc
  · **cramping**: zinc
- **operation**; after: bism hep nux-v raph staph
  · **cramping**: bism hep nux-v raph staph
- **paralyzed**; as if: cycl grat
- **paroxysmal**: *Alum* ant-t ars asaf *Bell* berb calad carb-v *Cham* chel chion *Cocc* coff colch **Coloc Cupr** *Cupr-ar Cycl* dig *Dios* ferr ferr-ar ferr-p *Gels* gent-c graph *Ign* ip kali-ar kali-c kali-p kalm lac-c lyc mag-c mag-m *Mag-p* merl nat-c nat-p *Nux-v* ol-an olnd ox-ac ph-ac plat *Plb* podo puls pycnop-sa ran-s *Raph* sabal samb sang sars sec *Stann* staph teucr thuj tril-p verb zinc zinc-p
- **peaches**, after: psor
  · **pressing** pain: psor
- **pecking**: cocc ruta
- **periodical**: anis aran *Arg-n Ars* cain *Calc* caust **Cham** *Chin Cimic Coloc* **Cupr** *Cupr-ar* dios *Gels* ign *Ip Iris* kali-br lac-c **Nux-v** samb sulph
  · **day**; every: aran arn nat-m
  · **hour** | **same** hour: anis
  · **cramping** (See periodical)
  · **stitching** pain: caust
- **piercing** (See stitching)
- **pinching** pain (⚹*cramping*): agar alum am-c am-m anac ant-c ant-t ars asaf aur bar-c *Bell* borx bov *Bry* **Calc** cann-s canth carb-an carb-v caust cham chel **Chin** **Cic** cina **Cocc** coff **Coloc** croc cupr cycl dig dros dulc

- **pinching** pain: ...
  euphr graph grat guaj hell hep hyos **Ign** iod *Ip* kali-c *Laur* **Lyc** m-ambo m-aust mag-c mag-m mang meny **Merc** merc-c mez mosch mur-ac nat-c nat-m nat-s *Nit-ac* **Nux-v** *Olnd* par petr ph-ac phos plat plb *Puls* ran-b ran-s rheum rhod **Rhus-t** *Ruta* sabad sabin *Samb* sars seneg sep sil *Spig Spong* squil stann **Staph** stront-c sul-ac **Sulph** tarax tell teucr valer *Verat* verb viol-t *Zinc*
- **plums**, after: rheum
- **pork**, after: acon acon-l
  · **cutting** pain: acon acon-l
- **potatoes** agg: alum *Coloc* mag-s merc-c
  · **cramping**: coloc
  · **stitching** pain: mag-s
- **pregnancy** agg; during●: arn *Ars* **Bell** bell-p *Bry Cham Coloc Con* gels ham hyos *Ip* **Kali-c** lach lil-t nux-m **Nux-v** plb puls sep *Verat* vib
  · **cramping**: gels vib
  · **dragging**, bearing down: *Kali-c* lil-t sep
  · **sore**: arn con ham *Nux-m* puls sep
- **pressing** feet against support amel: med
  · **cramping**: med
- **pressing** pain: acon agar *All-s* aloe alum am-c am-m *Ambr Anac* ant-c **Ant-t** apis ag-met *Arg-n* arn ars ars-i asaf asar *Aur* aur-s bar-c **Bell** **Bism** bry bufo calad **Calc** calc-i calc-p calc-s calc-sil camph *Caps* carb-an carb-v carbn-s *Carl* casc castm *Caust Chel* chin chinin-s *Cic* cimic cina **Cocc** coff colch *Coloc Con* croc crot-t *Cupr* dig elaps *Euph* euphr ferr ferr-p graph *Grat* hep hyper ign iod kali-bi kali-c kali-i kali-m *Kali-s* kali-sil kreos lac-c *Lach* **Lyc** lyss *M-arct* m-aust *Mag-c* mang meny meph *Merc* **Mez** mosch mur-ac nat-c **Nat-m** *Nat-n* nit-ac nux-m *Nux-v* *Op* paeon *Par* **Petr** phos **Plat** plb prun *Puls* rheum rhus-t ruta sabad sabin samb sars sec **Sep** *Sil Spig* stann staph stram **Sulph** tab tarax tarent tell *Ter* teucr thuj valer verat *Zinc*
  · **cold**; as from: petr sars
  · **downward**: agn bell chel *Colch Croc* dig dulc *Lach* merc *Nux-v Plat Sabin Sep Teucr*
  · **flatulence**; as from: ars camph iod lyc phos sep zinc
  · **outward**: acon all-s anac ang asaf bell cann-s carb-an colch *Con* dulc euph ign kali-c lyc m-arct m-aust merc nit-ac nux-v ph-ac rheum squil sulph teucr thuj zinc
  · **plug**; as from a: *Aloe* alum anac *Bell* bry *Cocc* hyos kali-c mez *Nux-v* oena *Plat* plb puls ran-s sabin *Sep*
  · **protrude**; as if something would: nit-ac
  · **stone**; as from a: all-c aloe *Am-m* ant-t ars bell borx calc chin cocc *Calc Cupr* hyos *M-ambo* m-arct *Merc* nat-m nit-ac nux-m **Nux-v** op *Par* **Puls** rhus-t sabad sep spig *Sulph* thuj valer *Verb*
  · **upward**: ars chel con ign nat-m rhus-t
- **pressure**:
  · **agg**: acon aloe anac ant-t *Arg-met* aur bapt bar-s **Bell** bry carb-v *Carbn-s* chinin-s cic cina *Coff* con

▽ extensions | ○ localizations | ● Künzli dot

Pain – pressure   **Abdomen**   **Pain – sitting**

- **agg**: ...
  cund cycl *Dios* dirc eup-per graph hyos jac-c kali-bi *Lac-c* lac-d *Lach Mez Nit-ac Nux-v* plb podo puls *Ran-b* rhus-t samb sars sil stann *Sulph* tann-ac xan Zinc
  - **cramping**: acon aloe *Bell* bry *Dios* plb
  - **pulse** beat agg; every: hep
  - **retching**; with: petr
  - **cramping**: petr
  - **sore**: podo rhus-t xan
  - **stitching** pain: aur nit-ac
  - **tearing** pain: cic
- **amel**: agar *All-s* aloe alumn am-c arg-n ars-s-f asaf *Bell* bov brom carc *Card-m* cassia-s castm chinin-ar cina **Coloc** dios dros dulc gamb graph grat *Hyos* kali-c kali-n mag-m *Mag-p* mang meny nat-c nat-m *Nat-s* nit-ac *Plb Podo* ptel rhus-t sec *Sep* **Stann** sul-ac sulph tarent thuj
  - **constricting** pain: carc
  - **cramping**: am-c brom chinin-ar cina **Coloc** *Mag-p* mang nit-ac plb *Podo* rhus-t *Stann*
  - **cutting** pain: ars-s-f kali-c
  - **stitching** pain: *Card-m*
  - **tearing** pain: plb
- **clothes**; of:
  - **agg**: *Nux-v* puls
- **not** amel: cham
  - **cramping**: cham
- **pulsating** pain: *Aeth Aloe* bar-m *Bell Berb* calc ign sang sel tarax
- **radiating**: *Acon* arge *Bell Bry* calc *Cham Cocc* coch *Coloc* cupr-act *Cupr-ar* dios graph *Ip* kali-c *Lyc* mag-m **Mag-p** merc morph *Nux-v* ox-ac paraf plat *Plb* podo puls sulph toxo-g
- **raising**:
  - **arm** | **agg**: carb-v
  - **arms**:
    - **agg**: cupr
    - **cramping**: cupr
- **reaching** high: alum *Rhus-t*
- **respiration** (See breathing - agg.)
- **rest**:
  - **amel**: grat
  - **burrowing**: grat
- **rheumatic**: carb-v caust coloc dios phyt verat
  - **cramping**: caust coloc dios phyt verat
- **riding**:
  - **agg**: caj carb-v cocc psor
  - **cramping**: caj carb-v cocc psor
  - **carriage**; in a:
    - **agg**: alum-sil *Arg-met* asaf calc-f *Carb-v Cocc* lach nat-m psor *Sep*
    - **dragging**, bearing down: asaf
    - **sore**: *Arg-met*
  - **horse**; a:
    - **agg**: nat-c
    - **sore**: nat-c
- **rigor**, during: sulph
- **bursting** pain: sulph

- **rising**:
  - **after**:
    - **agg**: chin coloc dig *Lyc* nit-ac
    - **cutting** pain: dig nit-ac
  - **agg**: bry senec
  - **bed**; from:
    - **agg**: zinc
    - **contracting**: zinc
  - **lying**; from | **amel**: arg-met bar-m
  - **sitting**; from:
    - **agg**: dig kali-c
    - **cramping**: kali-c
    - **tearing** pain: dig
    - **amel**: chin spong
    - **cramping**: chin spong
- **rolling** on floor amel: coloc
- **room** agg: kali-i
- **rubbing**:
  - **agg**: sulph
  - **cramping**: sulph
  - **amel**: aran coloc mag-p phos plb podo
  - **cramping**: plb
- **running**:
  - **after**: tub
  - **stitching** pain: tub
- **scapulae**; with pain between: am-c
  - **cramping**: am-c
- **scratching** pain: ruta
- **sexual** excitement, during: graph
- **shattered**; as if: carb-an kreos sil squil
- **shattering** pain: kreos
- **shooting** (See stitching)
- **singing** agg: puls
- **sitting**:
  - **after**: con
  - **drawing** pain: con
  - **agg**: all-c alum asaf bar-c bry *Calc* caust chin cina coloc *Con Dig* dios dros elaps ferr hell iod kali-c mur-ac nat-c *Nat-m* nat-s nicc **Nux-v** op par *Petr* ph-ac phos puls rhus-t ruta *Sep* spig spong staph stroph-s *Sulph Thuj*
    - **burning**: calc sep
    - **cramping**: all-c chin dig elaps ferr par rhus-t spong
    - **cutting** pain: alum asaf dros mur-ac nat-c nicc *Puls* spig staph
    - **drawing** pain: asaf chin con phos
    - **pressing** pain: chin coloc hell iod op rhus-t stront-c
    - **stitching** pain: bry caust chin cina nat-s **Nux-v** phos ruta *Thuj*
  - **amel**: alum apis astac bar-c bell ferr kali-p *Kalm* mur-ac nux-v
    - **cramping**: astac bell mur-ac nux-v
    - **cutting** pain: mur-ac
    - **dragging**, bearing down: kali-p
    - **pressing** pain: bar-c
  - **bent** forward:
    - **agg**: alum ant-t carb-v dulc kali-n **Lyc** sulph

All author references are available on the CD   841

Abdomen

Pain – sitting

- bent forward – agg: ...
  - burning: kali-n
  - cramping: carb-v dulc
  - cutting pain: alum
  - amel: *All-s* **Bell** *Coloc* merc sars sulph
  - pressing pain: *All-s*
  - must sit bent forward: kali-c
- erect:
  - agg: ptel
  - amel: dios *Gels* sin-n
  - cramping: dios sin-n
- head on knees; with:
  - amel: euph
  - cramping: euph
- sleep:
  - amel: alum am-m mag-m nat-c
  - cramping: alum mag-m nat-c
  - tearing pain: mag-m
- during:
  - agg: ant-t cina kali-n
  - cramping: kali-n
- going to sleep; before: sulph
- interrupting sleep: ferr mez tab
- smarting: *Ars* bell canth coloc hep nux-v ph-ac ran-b sep stann sulph
- smoking agg; after: brom bufo meny
  - cramping: brom bufo meny
- sneezing agg: bell canth carb-v cham eupi ind kali-p pall
  - burning: canth carb-v
  - stitching pain: carb-v
- sore (= bruised, tenderness, etc): acet-ac **Acon** *Aesc* aeth agn all-s aloe alum *Alumn* am-c am-m ambr ang ant-t anthraci **Apis** apoc *Arg-met Arg-n* **Arn Ars** ars-i ars-s-f arund asaf atro aur aur-ar aur-m **Bapt** bar-c **Bell** bell-p bism bol-la bov *Brom* **Bry** bufo cact cadm-s cain calad *Calc* calc-s camph cann-s *Canth* **Caps** *Carb-ac* **Carb-an** carb-v carbn-s card-m caust **Cham** *Chel* chin *Chinin-ar* cic cimic *Cina* cinnb *Cocc* **Colch** *Coloc* Con croc **Crot-h** *Crot-t* crot-t **Cupr** cupr-ar *Cycl Dios* eucal eup-pur euph fago **Ferr** *Ferr-ar* ferr-p *Gels* gnaph gran *Graph* grat gymno *Ham* hell *Hep Hydr Hyos* ign *Ip* iris jatr-c *Kali-ar* kali-bi *Kali-c* **Kali-chl** kali-i kali-m kali-n *Kali-p* kali-s *Kreos Lac-d* **Lach Lec** led *Lil-t* lob **Lyc** lyss m-ambo *M-arct* m-aust *Mag-m Manc* mang meny **Merc Merc-c** merc-i-r *Mez* murx nat-ar nat-c nat-m nat-p nat-s **Nit-ac** *Nux-m* **Nux-v** onos *Op* ox-ac paeon *Pall* petr ph-ac **Phos** phys phyt plb *Podo* ptel *Puls Pyrog Ran-b Raph* **Rhus-t** rhus-v ruta sabad sabin samb *Sang Sars* sec **Sep** sol-t-ae spong squil *Stann* staph stram stry sul-ac **Sulph** tab tarent *Ter* til *Ust* valer *Verat* xan zinc
- soup:
  - after: zinc
  - agg: zinc
  - cramping: zinc
  - amel: nat-c
- sour food agg: dros
  - cramping: dros

Pain – stitching

- spasmodic: caust kali-bi
- sprained; as if: am-m ambr anac *Apis* arn carb-v dulc hyos ign *Nux-v* plat rhus-t thuj valer
- squeezed; as if: *Ambr* anac ang ant-t apis arn ars bufo carb-v cocc *Coloc* con dig *Euphr* graph *Kali-c* led merc-c *Nux-v* ph-ac phos rhus-t ruta sars scop staph sulph teucr thuj zinc
  - stones; between two (↗*cutting - stones*): cocc *Coloc* nux-v
- standing:
  - agg: aloe **Bell** *Bry* chinin-s coloc *Con* gent-c graph lil-t mur-ac *Murx* nat-m pall ptel puls rheum rhus-t **Sep** sulph zinc
  - burning: *Sulph*
  - cramping: bell gent-c mur-ac rheum zinc
  - cutting pain: *Bry* mur-ac
  - dragging, bearing down: *Con* graph lil-t *Murx* nat-m pall puls rheum rhus-t **Sep** sulph
  - pressing pain: graph
  - amel: chin thuj
  - cramping: chin
  - pressing pain: chin
- bent:
  - amel: spong
  - cramping: spong
- stepping:
  - agg: *All-s* calc
  - dragging, bearing down: calc
  - pressing pain: *All-s*
  - every step; at: all-s *Arn* bry chel mur-ac *Sil*
  - cutting pain: *Arn Sil*
  - stitching pain: *Mur-ac*
  - tearing pain: all-s
- stinging: **Apis** asaf borx bry *Canth* chel chin ign kali-c *Lyc Phos Puls* sep spig verb
- stitching pain (= sticking, etc.): *Acon* aeth *Agar* agn all-c aloe *Alum* alum-p alum-sil am-c am-m anac ang ant-t apis arg-met *Arg-n* **Arn Ars** asaf bapt **Bell** berb *Bov* **Bry** *Calc* calc-p *Calc-s* calc-sil cann-s canth caps carb-ac carb-v *Carbn-s Card-m* **Caust** cedr *Cham* chel chin chinin-ar cic *Cimic* cina clem cocc *Colch Coloc* con *Croc* crot-t cupr *Cycl Dig* ferr ferr-i fl-ac graph *Grat* hell hep *Ign* **Ip** kali-ar kali-bi *Kali-c* kali-n *Kali-p Kali-s* kali-sil kreos lac-c lach lang laur led lyc lyss m-arct m-aust mag-m *Mag-s* med merc merc-c *mez* mosch mur-ac naja nat-ar nat-c nat-m nat-s nat-p nat-s nux-m *Nux-v* olnd op ox-ac pall *Ph-ac* **Phos** phys pic-ac plat **Plb** podo psor *Puls Pycnop-sa* ran-b rhod rhus-t ruta sabad samb sang sars sel sep *Sil Spig* stann staph stram **Sulph** sumb *Tarax* tarent *Ter* thuj trom verat *Verb* viol-t zinc zinc-p
  - alternating with | **Chest**; pain in (See CHES - Pain - alternating - abdomen - stitching)
  - burning: lyc spig zinc
  - downward: alumn aphis brom cench chin **Ip** kali-c puls ran-s samb til verb
  - electric shocks; as from: arg-n
  - inward: phos
  - paroxysmal: *Ip* pycnop-sa til

842 ▽ extensions | O localizations | ● Künzli dot

Abdomen

Pain – stitching | Pain – stool

- **stinging**: *Apis Ign Lach Sep Thuj*
- **upward**: aloe ars *Bry* naja ph-ac pycnop-sa ruta spong
- **stool**:
  - **after**:
    - **agg**: agar *Aloe* alum am-c am-m ambr anac arg-met ars ars-s-f asc-t aur bar-s borx bov *Canth* carb-an *Carb-v* carbn-s caust *Chin* colch *Coloc* con cop crot-t cupr cupr-ar cycl dig dios dros dulc eup-per fago gels glon graph grat hep iod ip jug-c kali-bi kali-c kali-n kali-sil lept lil-t lyc m-ambo mag-m mag-p *Merc* merc-c mez mur-ac nat-ar nat-c *Nat-m* **Nit-ac** *Nux-v* ol-an op osm ox-ac pall phos *Pic-ac* plat plb *Podo Puls Rheum* rhod sabad sep sil spig stann staph stront-c *Sul-ac* **Sulph** tab trom verat xan *Zinc* zinc-p
    - **burning**: cupr-ar jug-c kali-bi nat-ar sabad sep xan
    - **cramping**: agar *Aloe* **Am-c** *Ars* ars-s-f carb-an *Carb-v* carbn-s *Coloc* con cupr cycl eup-per glon graph grat kali-bi kali-c lil-t lyc mag-m mag-p nat-c *Nat-m* nit-ac *Op* plb rheum rhod sul-ac **Sulph**
    - **cutting** pain: *Am-c* ars *Canth* carb-v **Coloc** gels kali-bi kali-n lept *Merc* **Merc-c** ox-ac *Podo* puls rheum staph *Sulph*
    - **difficult** and scanty stool, after flatus amel; after: zinc
    - **dragging**, bearing down: zinc
    - **dragging**, bearing down: *Carb-v Graph*
    - **pressing** pain: ambr dulc grat *Iod* kali-c ol-an *Pic-ac* xan zinc
    - **sore**: am-m crot-t nat-m ol-an puls sul-ac *Sulph* tab
    - **stitching** pain: zinc
    - **tearing** pain: mag-m
  - **amel**: agar aloe alum am-c am-m apoc ars bapt borx bov bros-gau bry *Calc-p Carb-v* carbn-s caust chel chinin-s cimic cina cinnb coc-c **Colch Coloc** dig dios dirc ferr **Gamb** gels grat hell helon indg mag-c mag-m mang mur-ac naja nat-ar nat-c nat-m *Nat-s* **Nux-v** phos plb podo puls *Rheum Rhus-t* senec seneg sil sulph tanac thuj trom verat zinc
    - **burning**: ars
    - **cramping**: agar aloe bros-gau carbn-s cina cinnb coc-c **Coloc** ferr *Gamb Gels* indg *Mag-c* mang naja nat-ar nat-c **Nat-s Nux-v** podo puls rhus-t seneg sulph tanac *Verat*
    - **cutting** pain: am-c am-m bry *Calc-p* caust dig hell mag-m mur-ac nat-c nat-m **Nux-v** plb *Rhus-t* sil sulph
    - **sore**: *Podo*
  - **not** amel: nat-c
  - **cramping**: nat-c
- **amel**: aur-m dig meny sep *Spig*
  - **drawing** pain: aur-m
  - **pressing** pain: dig meny sep *Spig*
- **before**: acon aesc aeth agar ail *Aloe* alum **Am-c Am-m** ang ant-c ant-t apoc **Arg-n** arn ars ars-s-f

- **stool – before**: ...
arum-i *Asar* aur *Bapt Bar-c Bar-m* bar-s bell bism borx brom *Bry* cact cain calc *Calc-p* calc-s camph cann-s canth caps carb-an carb-v carbn-s caust cham chel *Chin* chinin-ar chinin-s cimx cina cob coc-c *Colch Coll Coloc* con convo-s cop croc *Crot-t* cupr cupr-s cycl *Dig* dros dulc fago ferr ferr-ar ferr-i ferr-p fl-ac form gamb gels glon gran graph grat guaj hell hep hydr hyper ign ind *Jatr-c* jug-r kali-ar kali-bi *Kali-c* kali-i kali-m *Kali-n* kali-p kalm lach lact laur *Lil-t Lyc* lycps-v m-arct *M-aust* mag-act **Mag-c** mag-m *Mag-p Manc Mang* meny merc *Merc-c* merc-i-f merc-i-r *Mez Mur-ac* naja nat-ar *Nat-c* nat-m nat-p *Nat-s* nicc *Nit-ac Nuph* nux-m *Nux-v Olnd Op* ox-ac petr ph-ac phel *Phos* phys plan plb *Podo* prun *Psor* **Puls** ran-b raph rat *Rheum* rhod *Rhus-t* rhus-v *Rumx* ruta sabad *Sang* sars sec seneg *Sep* sil spig *Stann* staph stram stront-c **Sulph** tab tax *Thuj Trom* valer verat viol-t zinc zing
  - **burning**: aloe sabad
  - **bursting** pain: spig
  - **cramping**: aesc *Agar* **Aloe** alum **Am-c** *Am-m* ang **Arg-n** *Ars* ars-s-f arum-i aur *Bapt* bell bism *Bry* calc *Calc-p* camph cann-s canth **Caps** carb-an carbn-s chel **Chin** *Chinin-s* cina coc-c *Colch Coll* **Coloc** *Crot-t* cupr cupr-s cycl dig dulc ferr ferr-ar ferr-i *Gamb* gels glon gran grat guaj hep hyper ign *Jatr-c* kali-ar kali-bi kali-c kali-n kali-s lact *Lil-t* lycps-v mag-act **Mag-c** mag-m *Mag-p* mang meny *Merc* merc-i-f *Mez Mur-ac* nat-ar nat-c nat-m nat-p nat-s nit-ac *Nux-v Op* petr phel *Phos* phys **Podo** puls rat rhod rhus-t rhus-v sep spig stram **Sulph** *Thuj Trom Verat* zinc
  - **cutting** pain: acon aesc aeth agar **Aloe** am-c am-m ang ant-c **Ant-t** arn *Ars* ars-s-f *Asar* bar-c bar-s bol-la borx brom *Bry* cain *Calc-p* calc-s caps carb-an carb-v carbn-s chel cina cob **Coloc** con crot-t dig *Dulc* gamb gels graph grat hell hep hydr ign kali-c kali-m kali-n kalm lact laur lyc *Mag-c* mag-m manc *Merc Merc-c* merc-i-f nat-ac *Nat-m* nicc *Nit-ac* nux-m nux-v op petr phos **Puls** rheum *Rhus-t* rumx sang sec sep *Staph* sulph *Thuj* valer verat viol-t zinc
  - **dragging**, bearing down: mag-m nat-c nit-ac
  - **drawing** pain: cact *Nit-ac* sang zing
  - **mucous** and chilliness: cop
    - **cramping**: cop
  - **pressing** pain: dig dulc grat kali-c lach nat-m nit-ac nux-v thuj zinc
  - **sore**: nat-m *Sulph* tab
  - **stitching** pain: aloe calc-s kali-n mang
  - **tearing** pain: dig dulc hep stram
  - **twisting** pain: ars caust mez
- **during**:
  - **agg**: acon aeth *Agar* agn **Aloe** alum *Am-c* am-m ambr anac *Ant-c Ant-t* apis *Aran* arg-met *Arg-n* arn *Ars* ars-i asaf asar asc-c asc-t aur bapt bar-c bell borx bov brom *Bry* bufo *Calad* calc-act calc-s camph *Cann-s Canth* caps *Carb-an Carb-v* carl caust cham chel chin cob coc-c colch *Coloc* Con

All author references are available on the CD

843

Abdomen

- **during – agg**: ...
  cop corn crot-t cupr cupr-ar cycl dig digin dios dros *Dulc* eug euph ferr *Graph* grat guaj guare hell hep hydr **Ign** indg iod ip iris jug-c kali-ar kali-bi *Kali-c* kali-n *Kali-n* kalm lach laur *Lil-t Lyc* lyss m-aust *Mag-c* **Mag-m** mang meny merc merc-c mez mosch *Mur-ac* naja nat-c nat-m *Nit-ac* nux-m nux-v olnd op osm par petr ph-ac phel phos phys plan plat plb *Podo* ptel puls ran-b *Rheum* rhodi *Rhus-t Rhus-v* sars sec sel senec senn *Sep* sil *Spig* spong *Stann* staph stram stront-c sul-ac sul-i **Sulph** *Tab* tarent thuj verat *Zinc*
  : **burning**: asc-t eug sul-ac
  : **cramping**: acon *Agar Aloe Am-c* ambr anac *Apis Ars* asc-c asc-t aur bapt *Borx* canth caust coc-c colch con corn crot-t cupr-ar cycl dig digin dulc ferr grat hep hydr iris kali-bi kali-c *Lil-t Mag-c* mang *Merc* merc-c *Mur-ac Nux-v* op petr phel phos plan podo puls *Rheum* rhodi rhus-t sec senn sep sul-ac **Sulph** zinc
  : **cutting** pain: acon agar **Aloe** alum am-c ambr ant-c *Arn* ars *Ars-i Asar* bov bry calc-act calc-s *Canth* caps caust cham chel cob coloc dig dulc ferr iod iris kali-c kali-n kalm laur mag-m merc *Merc-c* nit-ac plb puls rheum rhus-t sars sec staph sul-i **Sulph** tab verat
  : **dragging**, bearing down: arg-n *Bell* iod *Lil-t Podo* sars *Stann*
  : **drawing** pain: *Arg-n* chin
  : **pressing** pain: arn ars brom hep nat-m *Zinc*
  : **scanty** stool: cina
  : **slimy** stool: cham samb
  : **sore**: aloe *Arn* carl *Sulph*
  : **sour** stool: rheum
  . **cramping**: rheum
  : **tearing** pain: aloe cop
  : **watery** stool: cham polyg-h samb
- **hard** stool:
  : **after**:
  : **amel**: ust
  . **cramping**: ust
  : **before**: meny *Op*
  : **cramping**: meny *Op*
- **normal** stool:
  : **after**: ambr *Iod*
  : **pressing** pain: ambr *Iod*
- **straining** at:
  : **agg**: acon *Aloe* apis bell bry podo **Sil**
  : **sore**: **Sil**
- **urging** to: *Aloe* but-ac chin inul lept nat-s nux-v op staph
  : **after**: nit-ac
  : **amel**: alum
  : **cramping**: *Aloe* but-ac chin inul lept nax-v op staph
  : **during**: aloe apis bar-c dulc elaps hydr mag-m (non: nit-ac) *Nux-v Plb* staph verb
  : **with**: *Calc-p Con Corn* dig *Lept* **Nux-v** plat spig staph *Sulph*

- **stool – urging** to – **with**: ...
  : **cutting** pain: *Calc-p* dig *Lept Nux-v* staph *Sulph*
  : **dragging**, bearing down: *Con Corn* **Nux-v** plat
  : **stitching** pain: *Nux-v* spig
  : **tearing** pain: *Nux-v*
- **stool**; as after: alum
- **stooping**:
  • **agg**: alet am-c bov calc caps cocc dulc nux-v sep stann stront-c sulph verb
  : **burning**: caps
  : **cramping**: alet am-c dulc nux-v *Sulph*
  : **stitching** pain: am-c bov calc caps cocc
  • **amel**: puls
  : **cutting** pain: puls
- **straightening** up, while sitting: ph-ac
  • **stitching** pain: ph-ac
- **stretching**:
  • **agg**: aloe
  : **cutting** pain: aloe
  • **amel**: dios mez plb
  • **with**: *Cham*
- **stretching** out: mag-s rhus-t
- **sucklings**; in | **cramping** (See children - nurslings - cramping)
- **sudden**: sabal
  • **cramping**: sabal
- **sugar** agg: ign ox-ac *Sulph*
  • **cramping**: ox-ac
- **supper**:
  • **after**:
   : **agg**: alum bry calc *Chin* coff coloc ferr gels grat
   · **kali-n** ol-an ox-ac *Puls* sep zinc
   : **cramping**: alum calc coff gels grat ol-an *Zinc*
   : **cutting** pain: calc coloc ox-ac *Puls* sep
   : **drawing** pain: kali-n
   : **amel**: *Sep*
   : **dragging**, bearing down: *Sep*
- **swallowing** agg: calc-p
- **sweets**: fil
  • **cramping**: fil
- **swollen**; as if: stram
- **tabes** mesenterica; in: santin thiosin
  • **stitching** pain: santin thiosin
- **talking** agg: bell brom rumx
- **tea** agg: hyper
  • **cramping**: hyper
- **tearing** pain: all-c aloe alum alum-sil alumn *Am-c* am-m anan ant-c apis arn **Ars** *Asaf* aur bar-c bar-s bell benz-ac berb bov *Bry* bufo *Cact* calc calc-sil canth carb-an carb-v carbn-s caust **Cham** chel chin chinin-s cic cocc *Colch* **Coloc** con *Cop* crot-t cupr cupr-ar *Cycl Dig* dulc *Graph* hedy hell ign iod *Ip* kali-bi *Kali-c* kali-i kali-n kali-sil *Lach* laur *Lyc* lyss m-ambo m-aust mag-c *Mag-m* mez *Merc* merc-c *Mez* naja nat-m nat-s kali-n nux-m *Nux-v* op pall *Phos* plat plb *Puls Rhus-t* ruta samb sec *Sep* sil spig squil stram sulph tab tarent teucr thuj verat verb *Zinc* zinc-p
  • **cramping**: samb
  • **downward**: kali-i verb

844   ▽ extensions | O localizations | ● Künzli dot

Pain – tearing / **Abdomen** / Pain – walking

- **outward**: sep
- **upward**: *Chinin-s* mag-m
- **teeth** and with trembling; with chattering of: bov meph
  - **cramping**: bov meph
- **tenesmus** (See RECT - Pain - tenesmus)
- **thinking** of it agg: ox-ac
- **thrusts** through abdomen; sharp: arn
- **tobacco**; after: asc-t borx brom ign spig
  - **amel**: coloc
- **torn** apart; as if: *Alum Ars* caust dig nux-v *Sulph*
- **torn** asunder; as if (See torn apart)
- **torn** out or loose; as if: bell *Coloc* laur mag-c nat-m nux-v plb rhus-t ruta sep *Sulph* verb
- **tossing** about; with: *Cham* mag-p
- **touch**:
  - **agg**: aloe ars *Bell* bry carb-an *Cham* cund cupr ferr kali-c *Lach* lyc mag-m nat-c nit-ac nux-v petr phos puls stann sulph
    : **cramping**: bry nux-v
    : **pressing** pain: cupr lyc
    : **hard**; as from something: *Cupr*
    : **sore**: ferr phos stann sulph
    : **stitching** pain: nit-ac
  - **cold** things agg; touching: merc
  - **side** agg; of: stram
- **turning**:
  - **amel**: euph mag-c
    : **cramping**: euph mag-c
  - **body** | **agg**: ambr dros
- **twinging**: *Bov Carb-an* castm crot-t grat mag-c *Mag-m* merl mur-ac nat-c nit-ac sil sul-ac zinc
- **twisting** pain: *Agar* alum anac anan ant-t ars asaf aur bell bov **Bry** cact calad calc calc-sil *Caps* caust *Cham* chin chinin-s *Cina Coloc Con* cupr dig *Dios* dros dulc elaps eup-pur eupi grat hura ign kali-bi lyc mag-s merc *Mez* nat-c nit-ac nux-m *Nux-v* olnd pall *Plat* plb prun psor ran-b *Ran-s* rhus-t ruta **Sabad** sabin sang sars sep sil spong *Staph* stram sul-ac sumb valer **Verat**
- **ulcerative** pain: *Alum* arg-n *Bell* bov cann-s carb-an *Carb-v* cham chin *Cocc* coloc con *Cupr* dig ferr hell hep kali-bi kreos lyc mag-c mang merc nat-m *Nit-ac Phos Puls Ran-b* rhus-t sabad sec sep stann sulph valer
- **uncovering**:
  - **agg**: *Bry* nux-v rheum
    : **cramping**: nux-v rheum
  - **extremities**:
    : **agg**: rheum
    : **cramping**: rheum
- **urination**:
  - **after**:
    : **agg**: ars chel chin clem eup-per mag-c *Nux-v* ph-ac *Phos* stann staph sul-ac
    : **cutting** pain: chin stann staph
    : **pressing** pain: chin ph-ac
  - **amel**: carb-an merc
  - **urination**: ...
  - **before**: *Arn* cham *Coloc Lyc* mag-c plb *Puls* sul-ac sulph
    : **cutting** pain: *Arn* cham *Coloc Lyc* mag-c plb *Puls* sul-ac sulph
  - **close** of; pressing toward genitals at the: ph-ac
    : **pressing** pain: ph-ac
  - **during**:
    : **agg**: bar-c bry *Cham* chin clem eupi *Ip* lach lyc mag-c **Mag-m** *Merc* nat-m nit-ac pall ph-ac plb *Rhus-t* spig sul-ac til
    : **cramping**: bar-c *Cham Merc* pall sul-ac
    : **cutting** pain: chin eupi *Ip* lyc mag-c merc ph-ac til
    : **lancinating**: clem
    : **pressing** pain: chin nat-m
    : **stitching** pain: clem nit-ac ph-ac
    : **amel**: tarent
    : **cramping**: tarent
  - **impossible**: *Cham*
  - **retention** of urine; from: arn graph
  - **urging** to urinate:
    : **with**: carb-an *Clem* nux-v *Pall*
    : **dragging**, bearing down: *Clem* nux-v *Pall*
- **veal**; after: kali-n
- **vegetables** agg: cupr
  - **cramping**: cupr
- **vexation**; after: *Coloc* scroph-n *Staph*
  - **cramping**: *Coloc* scroph-n *Staph*
- **vinegar** agg: aloe
  - **cutting** pain: aloe
- **violent**; aloe *Ant-c* ant-t *Apis Ars* bell cact canth castm cham *Colch Coloc Cupr* cycl dig euph *Kali-ar* kali-br kali-c kali-s *Mag-c* merc-c *Nux-v* petr *Phos* **Plb** sang sil **Sul-ac**
- **vomiting**:
  - **after**: *Ant-t* lach
    : **amel**: dig nat-c
  - **before**: aeth
    : **cramping**: aeth
  - **food**; of: manc
    : **cramping**: manc
  - **during**: podo
  - **with**: *Bell* bism cadm-s cic coloc *Cupr Cupr-ar* hyos op pix plb plb-act sarr *Verat*
    : **cramping**: *Bell* bism cadm-s cic coloc *Cupr Cupr-ar* hyos op pix plb plb-act sarr *Verat*
- **waking**; on: aeth agar alum ambr arn ars bar-c calc coc-c colch colocin euphr ferr ign kali-c laur lyc m-arct mag-c mag-m mang merc-c merc-i-f mez morph nat-ar nat-c nat-m nit-ac phos pic-ac podo ptel rhus-t sars sep sil sol-t-ae stann stront-c sulph xan zinc
  - **cramping**: alum coc-c colch colocin euphr ferr lyc mez nat-m stann *Stront-c* xan *Zinc*
  - **stitching** pain: agar nat-m podo
- **walking**:
  - **after**:
    : **agg**: grat
    : **pressing** pain: grat

845

Abdomen

- **agg**: *All-s* alum alum-p alum-sil alumn ang arg-n ars-s-f asaf astac bar-c *Bell* bry cadm-s calc caps *Carb-ac* carb-an caust cham chin *Coloc* con crot-t cupr *Dios* ferr ferr-p gent-c graph grat hep hyos kali-bi kali-c kali-i kali-s lac-c lach laur lob lyc *Merc* mez mur-ac naja nat-c *Nat-m* nat-p *Nux-v* *Ph-ac* phos phyt prun ptel puls *Ran-b* rhus-t sel *Sep Sil* squil stann *Sulph* tarent *Thuj* **Tril-p** verat zinc zinc-p
  : **burning**: caps carb-an caust sulph
  : **cramping**: *All-s* alum ang astac bell chin *Coloc* cupr gent-c graph kali-bi mur-ac nat-p ph-ac phos prun *Ran-b* stann *Zinc*
  : **cutting** pain: asaf coloc *Dios* kali-c laur lyc mur-ac naja ph-ac phos rhus-t
  : **dragging**, bearing down: calc *Chin Con* kali-i *Nux-v* puls rhus-t **Sep Tril-p**
  : **drawing** pain: con squil
  : **eating**; after: zinc
  : **stitching** pain: zinc
  : **pressing** pain: bar-c chin cupr mez ph-ac zinc
  : **sore**: *Bell Carb-ac* coloc *Ferr* hep kali-s phos phyt puls ran-b sulph
  : **stitching** pain: arg-n caps cham mur-ac olnd ran-b sel thuj zinc
- **air** agg; in open: agar am-c ang bry calc graph ign jatr-c m-arct nux-v ph-ac rhus-t sep sil staph sulph
  : **burning**: agar sep
  : **cramping**: agar am-c bry jatr-c ph-ac rhus-t sil sulph
  : **cutting** pain: graph
- **amel**: all-c chin coloc *Con* cub *Cycl* dig dios elaps fago ferr mag-c mag-p nat-m par phos *Puls Rhus-t Sep* sulph verat
  : **contracting**: nat-m
  : **cramping**: all-c chin cub *Cycl* dig dios elaps ferr mag-p par puls *Rhus-t Sulph* verat
  : **dragging**, bearing down: *Sep*
  : **drawing** pain: phos
  : **pressing** pain: chin
- **bent** | **must** walk bent: aloe calc *Caust* cimic *Coloc Nit-ac* nux-v *Rhus-t* sulph
- **hindering** walking: am-c
  : **stitching** pain: am-c
- **must** walk: mag-p
- **rapidly** | **agg**: borx *Chin*
- **stone** pavement agg; on a: con
  : **sore**: con
- **wandering** pain: acon *Aesc* alum am-m arn ars arund bar-c *Bell* bism cain calc-s cimic colch cop dios dulc fl-ac ign iris *Manc* mur-ac nat-s phyt plb podo *Puls* sang staph stront-c
  : **shifts** suddenly to distant parts: **Dios**
- **warm**:
  - **applications**:
    : **amel**: cham mag-p nux-v
    : **cramping**: cham mag-p nux-v
  - **bed**:
    : **amel**: *Ars* coloc staph symph

- **warm** – **bed** – **amel**: ...
  : **cutting** pain: *Ars* coloc staph symph
- **drinks**:
  : **agg**: elaps
  : **pressing** pain: elaps
  : **amel** (↗ *milk - amel. - cramping*): acon carc *Chel* crot-t kali-c *Mag-p* nux-v *Spong*
  : **constricting** pain: carc
  : **cramping** (↗ *milk - amel. - cramping*): mag-p nux-v
- **food**:
  : **agg**: kali-c ol-an
  : **amel**: acon mag-c *Ph-ac*
- **milk**:
  : **agg**: *Ang*
  : **cutting** pain: *Ang*
  : **stitching** pain: *Ang*
  : **amel**: ars *Chel Crot-t* graph op
  : **cramping** (↗ *drinks - amel.; drinks - amel. - cramping*): *Crot-t* op
  : **hot** milk: *Crot-t*
  : **cramping**: *Crot-t*
- **room**:
  : **amel**: am-c sul-ac
  : **cramping**: am-c
- **soup** | **amel**: acon *Ph-ac*
- **wraps** amel: sulph
  : **cutting** pain: sulph
- **warmth**:
  - **amel**: *Aeth* alum alum-p alum-sil am-c **Ars** ars-i ars-s-f aur-ar *Bar-c* bry canth *Carb-v* castm caust **Cham** chel *Coloc* cupr cupr-s *Ferr* ferr-ar hydr kali-ar kali-c kali-sil kreos **Mag-p** mang meph nat-c **Nux-m Nux-v** pall phos plb *Podo* **Puls Rhus-t** *Sabin Sep* **Sil** *Staph* stront-c
    : **cramping**: alum am-c ars cham coloc cupr-s mag-p nux-v podo puls sil
    : **dragging**, bearing down: nat-c
    : **drawing** pain: **Mag-p**
    : **heat** amel: alum *Sulph*
    : **cutting** pain: *Sulph*
    : **tearing** pain: alum
    : **sore**: nat-c
    : **tearing** pain: alum
  - **wet** warmth | **amel**: aeth *Nux-m*
- **wavelike**: mez
- **weakness** of legs, with: lat-m
  - **cramping**: lat-m
- **weather**:
  - **wet**:
    : **agg**: ars *Dulc Mang Nat-s*
    : **cramping**: dulc mang
  - **weather**; as from cold wet: mez
  - **wet**, getting feet: *All-c* cham dol dulc meli
    - **cramping**: *All-c* cham dol dulc meli
- **wine** agg: lyc
  - **cramping**: lyc

Pain – worms / Abdomen / Pain – Hypochondria

- **worms**; from: art-v bism *Cina* fil gran *Indg* merc nat-p sabad spig
  - **cramping**: art-v bism *Cina* fil gran *Indg* merc nat-p sabad spig
- **yawning** agg: ruta spira zinc
  - **cramping**: spira zinc
  - **sore**: ruta
- o **Across** abdomen: cham
- **Anterior** part: ip pert-vc
- **Appendix**: diph-t-tpt eberth morb oscilloc streptoc
- **Back** and chest, to: *Caust*
  - **radiating**: *Caust*
- **Body**; to all parts of: **Plb** pyrog
  - **radiating**: **Plb** pyrog
- **Colon**: enteroc moni
  - **right**: enteroc
  - **left**: enteroc
  - **touch** agg: coloc merc merc-c rhus-t
- o **Ascendens**: carc *Iris-t Lyc* mag-c rhus-t
  - **burning**: carc
  - **cramping**: rhus-t
  - **Descendens**: enteroc merc naja nat-s spig
  - **Transverse**: *Bell* cham colch enteroc gels hell-o merc-c podo raph
  - **left**: hell-o
  - **cramping**: *Bell* cham colch merc-c raph
  - **gnawing** pain: gels
  - **Whole** length of the colon: *Ferr-m*
- **Diaphragm**: cocc graph mez *Nat-m* nux-v stront-c
  - **cramping**: cocc graph mez *Nat-m* nux-v stront-c
- **Digestive** tract: *Iris*
  - **burning**: *Iris*
- **Duodenum**: pert-vc
  - **sore**: pert-vc
- **External** abdomen: acon alum ambr **Apis** arg-met *Arn* ars asaf bar-c *Bell* bell-p bov brom bry calc canth carb-v cham chel chin cocc colch *Coloc* con dros ferr gels ham hell hyos kali-c *Lach* led lyc mag-m meny merc merc-c mur-ac *Nux-v* par ph-ac phos plb puls ran-b rhod *Rhus-t* ruta sabad sabin samb sars sel seneg sep spong squil stann staph sulph tarax ter thuj valer viol-t zinc
  - **sore**: acon ambr **Apis** *Arn* ars bar-c *Bell* bov bry carb-v cham chin ferr gels ham hell *Hyos Lach* lyc meny merc-c **Nux-v** plb puls ran-b *Rhus-t* sabin stann sulph ter valer zinc
- **Flank** | **jerking** pain (See sides - flanks - jerking)
- **Gallbladder**: bapt brom chel coli *Dios* kali-bi *Lept* myric sep verat verat-v
  - **sore**: *Bapt* lept myric
- o **Region** of gallbladder: *Lept* mand myric
  - **burning**: *Lept* mand myric
  - **stitching** pain: mand
- **Gallstones** | **cramping** (See liver - colic)
- **Glands**; lymphatic: calc
- **Hips**; above: phos
  - **sore**: phos
- **Hips**; region of: acon *Agar Agn* am-m ambr anac ant-c arn arum-t *Asaf* aur bar-c bell berb borx bov bry calc

- **Hips**; region of: ...
  camph cann-s canth carb-an carb-v caust chel *Chin* clem cocc *Colch Coloc* con dros fl-ac hep hyos ign iod kali-c kali-n kreos laur led *Lyc* m-arct mag-c meny *Mez* nat-c nit-ac olnd (non: phos) plb ran-b ran-s **Rheum** rhod ruta sabad sabin samb sars sec sep spong staph stront-c sulph tarax teucr thuj verat verb viol-t zinc
  - **burning**: bar-c ran-b sec sep
  - **cutting** pain: agn arn cann-s *Canth* chel clem lyc **Rheum**
  - **stitching** pain: *Agar Agn* am-m ambr anac arn *Asaf* berb borx bov bry calc camph *Canth* carb-an caust chel *Chin Coloc* dros hyos kali-c kali-n kreos laur led *Lyc* m-arct mag-c meny *Mez* nat-c *Plb Ran-b* rhod sabad samb sars sep spong staph stront-c sulph thuj verb zinc
  - **walking** agg: con
  - ▽ **extending** to:
    : **Hip**; from hip to | **menses**; before: thuj ust
    : **Lumbar** region:
    : **cough** agg; during: sulph
    . **stitching** pain: sulph
- **Hypochondria**: abrot acon act-sp aesc aeth *Agar* ail all-c *Aloe* alum am-c am-caust am-m ambr ammc anac ang ant-t **Apis** arg-met *Arg-n* arn **Ars** ars-i asaf asar asc-t aur aur-ar *Aur-m* aur-s bapt bar-c bar-i bar-m *Bell* berb bism borx bov brom *Bry* bufo *Cadm-s* cain calc calc-f calc-i *Calc-p Calc-s* camph cann-s *Canth* caps carb-ac carb-an *Carb-v* carbn-s carl castm caul caust cedr cench *Cham Chel Chin Chinin-s* cimic cina *Cinnb* cist clem coc-c cocc coff coff-t colch coloc *Con* cop *Corn* croc crot-h crot-t cupr cupr-s cycl *Dig Dios* dros echi elaps *Eup-per* euphr fago ferr ferr-ar ferr-i ferr-p form gamb gels glon goss *Graph* grat guaj hell *Hep Hydr Hyos* hyper ign indg *Iod Ip Iris* jatr-c jug-c *Kali-ar* kali-bi *Kali-c* kali-chl kali-i kali-m kali-n kali-p kalm kreos **Lach** lact laur led lept lil-s lil-t lob-c **Lyc** lycps-v lyss m-ambo m-arct m-aust mag-c mag-m mag-s manc mang meny meph **Merc** merc-c merc-i-f merc-i-r mosch mur-ac myrt-c naja nat-ar *Nat-c* nat-m **Nat-s** nicc nit-ac *Nux-m* nux-v ol-an ol-j op ox-ac par pert-vc petr *Ph-ac* phos phys phyt plan plat plb *Podo* prun psor *Ptel* Puls pyrus **Ran-b** *Ran-s* raph rat rhod *Rhus-t Rumx* ruta sabad samb sang sars sec sel senec seneg sep sil spig squil *Stann Staph* stram stront-c stry sul-ac *Sulph* sumb tab tarax tarent tep *Ter* teucr thuj trom valer verat verb vip visc *Zinc* zinc-p
  - **alternating** sides: aloe anac cham lach ph-ac staph thuj
  : **stitching** pain: thuj
  - **right**: acon act-sp *Aesc* aeth agar all-c *Aloe Alum* am-c am-m ambr anac ang ant-c anth aphis arn *Ars* aur aur-ar aur-i *Aur-m* aur-s bapt bar-c **Bell** berb bol-lu borx bov brom *Bry Bufo* but-ac cain calc calc-f calc-i *Calc-p* calc-sil *Carb-ac* carb-an carb-v *Card-m* caul **Caust** cedr cench cham **Chel** chen-a chim *Chin Chinin-s* chion cinnb clem *Cob* coc-c *Cocc Colch Coloc Con Crot-c* crot-h cycl **Dig** *Dios* dulc echi elaps elat eup-per euphr fago ferr *Fl-ac* form *Gamb* gins hep hydr hyper *Iod Iris* jac-c jal

847

Pain – Hypochondria — **Abdomen** — Pain – Hypochondria

- **right**: ...
  jatr-c *Kali-bi* kali-c *Kali-i* kali-m kali-sil kalm *Kreos Lac-c Lach* lact *Laur Lept* lil-t lim **Lyc** lyss mag-c *Mag-m* mag-p *Med* meph *Merc Merc-c* mez *Mur-ac* naja *Nat-c Nat-m* **Nat-s** *Nit-ac Nux-m* **Nux-v** *Ol-j* petr ph-ac *Phos* phyt plan plb **Podo** psil psor ptel pyrog quas ran-b ran-s rhus-t samb *Sang* sars scroph-n sec sel sep sil spig stann staph stram stry sul-ac *Sulph* sumb tab tarent tep ter *Ther* thuj trom verb wye *Zinc* zinc-p
  : **bending** to left agg: agar
  : **stitching** pain: agar
  : **boring** pain: nat-m
  : **breakfast** agg; after: borx
  : **cutting** pain: borx
  : **breathing** agg: guat
  : **burning**: am-m *Ars* aur *Aur-m* aur-s *Bry* chel *Crot-c Gamb* **Kali-c** kali-m *Lac-c Lach* laur mag-c mag-m *Med* mur-ac *Nit-ac* ph-ac phos plb sang stann sulph ter *Ther* thuj zinc
  : **clawing** pain: **Bell** *Nat-s*
  : **cough** agg; during: borx caps chinin-s cimx cocc kali-bi lach nux-v psor sep sulph
  : **cramping**: aur-i carb-an iod kali-c mag-c nat-m ph-ac phos rhus-t samb staph sulph verb zinc
  : **cutting** pain: ang *Aur* aur-ar borx bry *Carb-ac* chel crot-c dulc iod kali-c nat-c ptel stann stry
  : **dragging**, bearing down: calc cham coc-c podo ptel
  : **drawing** pain: agar alum aur bry calc carb-v caul cham con mag-m nat-m petr sep sulph zinc
  : **eating**:
    : **agg**: lyc
    : **amel**: *Chel* rhus-t
    : **satiety** agg; after eating to: **Lyc**
  : **exertion** agg; after: *Kali-i*
    : **sore**: *Kali-i*
  : **inspiration**:
    : **agg**: ran-b
    : **deep** | **agg**: lyc
  : **jerking** pain: con
  : **lancinating**: aeth aur-s bufo calc-f calc-i caust
  : **lying**:
    : **abdomen**; on:
      . **amel** | **can** only lie on abdomen: *Lept Phyt*
    : **side**; on:
      : **left**:
        agg: arn bry *Card-m Mag-m Nat-s Ptel*
          dragging, bearing down: arn bry *Card-m Mag-m Nat-s Ptel*
        pressure:
          amel: plat
            dragging, bearing down: plat
        painful side:
          agg: **Bell** *Lyc Mag-m Nat-m* phyt *Ptel* sil
          pressing pain: *Mag-m*

- **right – lying – side**; on – **painful** side: ...
  : **amel**: *Ambr* crot-h ptel sep
  . **painless side** | **amel**: calc-f
  . **right**:
    agg: *Mag-m Merc Sil*
    sore: *Mag-m Merc Sil*
  : **motion** agg: sep
  : **pressing** pain: acon agar all-c aloe ambr anac arn aur-i bar-c bell brom *Calc Calc-p* carb-ac *Chel Chin Cocc Con* elaps ferr hep iod kali-m *Laur* lil-t **Lyc** *Lyss* **Mag-m** merc mez *Nat-m* nit-ac ph-ac plb rhus-t sars sep *Sil* staph sul-ac sulph *Tarent* thuj zinc
  : **pressure** agg: chel
  : **screwing** together: nat-c sulph
  : **sitting** for a long time agg: **Calc-p**
  : **sore**: act-sp *Aesc Ambr* arn ars bapt **Bry** but-ac *Calc-p* carb-ac carb-v *Card-m Chel Chin* chion *Clem Con* **Dig** eup-per fago *Fl-ac Iod Kali-i* kali-m *Kreos* lact **Lyc** *Mag-m Mur-ac* **Nat-s** *Nux-v Ol-j Phos Phyt* **Ran-b** sang sec *Sep Sil* sulph tarent
  : **stitching** pain: acon *Aesc Agar* alum am-m anac brom *Bry* **Calc** *Calc-p* carb-an carb-v *Card-m* **Caust** cham **Chel** chin *Cob Cocc Coloc* **Con** *Crot-h* cycl dulc euphr fago form hyper iod *Kali-bi Kali-c Kreos* lact *Laur* lyc mag-c mag-m *Merc Merc-c* mez mur-ac naja *Nat-c* nat-m *Nat-s Nit-ac* nux-v ol-j ph-ac phos podo psil psor *Ptel* **Ran-b** *Ran-s* rhus-t sars scroph-n *Sep* spig spong staph sul-ac *Sulph* sumb tab tarent tep ter *Zinc* zinc-p
    : **accompanied** by | **Head**; pain in: aesc
  : **tearing** pain: alum chel *Con* kali-c mez *Nux-m* zinc
  : **twinging**: nux-v
  : **twisting** pain: podo
  : **extending** to:
    : **left**: brom *Nux-m*
      . **stitching** pain: brom
    . **Back**: *Aesc Chel* euphr *Iod* jug-c *Kali-c* **Lyc Mag-m** *Nat-m* pyrog yuc
      . **sitting** for a long time agg: calc-p
      . **stitching** pain: *Chel* euphr
    . **Chest**: mag-c
      . **stitching** pain: mag-c
    . **Heart**: zinc
      . **stitching** pain: zinc
    . **Inguinal** region and testis: ars
    . **Scapula**; left: *Lept*
    . **Scapula**; right: abel abies-c mag-m
      . **burning**: mag-m
    : **Thigh**: cob
      . **stitching** pain: cob

- **left**: aeth agar *All-s* allox *Alum* alum-sil am-c am-caust am-m anis *Apis* arg-met arg-n arn *Ars Asaf* aur *Bapt-c* bar-c bell berb borx bov brom *Cadm-s Calc Cann-s* canth carb-an carb-v carbn-s caust cean cench chel chin chin-b chinin-s chion cic cimic *Coc-c* colch coloc con crot-t **Cupr** dig dios dirc ferr gels glon gran *Graph* grat grin *Guaj* hep iod ip

Abdomen

Pain – Hypochondria

- **left**: ...
kali-bi kali-c kali-i kali-n kalm lac-c laur lil-t lyc lycps-v lyss mag-c *Mag-m* mag-s malar mang meph merc-i-f mez mur-ac nat-c nat-m nat-s nit-ac ox-ac pall parth petr ph-ac phos phyt *Plat* plb pneu polym psil *Puls* querc rat rheum rhod rhus-t ruta sang *Sars* sep sil spig squil stann *Sul-ac* sulph syph tab tarax tarent ter thuj urt-u verat verb *Zinc*
  - **evening**: mag-c
  - **blow**; pain as from a: kali-n
  - **boring** pain: nat-m
  - **breathing** deep agg: borx
    - **burning**: borx
    - **pressing** pain: borx
  - **burning**: am-c am-caust borx caust chel *Coc-c Graph* grat kali-i lac-c plat ruta sep sulph tab verat
  - **chill**; during: *Chinin-s*
  - **cough** agg; during: ambr *Caust* chinin-s grat sang sulph til
  - **cramping**: plat zinc
  - **cutting** pain: alum-sil arg-met *Arg-n* bar-c borx cench dulc kali-c mag-m sul-ac sulph ter
  - **dancing**: borx
    - **continued** amel: borx
    - **pressing** pain: borx
    - **pressing** pain: borx
  - **drawing** pain: *Ars* coc-c coloc **Cupr** gels plat *Rhus-t*
  - **dull** pain: grin
  - **eating | amel**: rhod
  - **flatulence**; from: mom-b
    - **cramping**: mom-b
  - **lancinating**: *Cadm-s* dirc malar
  - **lying**:
    - **amel**: *Sulph Tarent*
    - **side**; on:
      - **left**:
        agg: coc-c graph mag-c nat-m
        amel: sang
      - **painful side**:
        agg: *Coc-c Graph*
        burning: *Coc-c Graph*
      - **right | agg**: phos
  - **mortification**; from: ign
    - **sore**: ign
  - **motion** agg: sulph
  - **pressing** pain: aeth agar alum-sil arg-n *Aur Berb* borx bov carb-an carb-v con crot-t dig iod kali-c lyc nat-c nat-m nit-ac petr phyt *Plat* sep stann sulph tarax thuj *Zinc*
  - **pressure** agg: nat-c
  - **pulsating** pain: sul-ac
  - **sore**: *Apis Brom Calc* cupr *Iod* lycps-v nat-c nat-m sars stann zinc
  - **stitching** pain: aeth alum alum-sil am-c am-m arg-met arn ars *Asaf* aur bell *Cann-s* carb-c carb-v caust cench chel chin cic colch con dig ferr gels gran *Guaj* hep iod ip kali-bi kali-c kalm lil-t mag-c *Mag-m* mag-s mang mez mur-ac *Nat-c* nat-m nat-s

- **left – stitching** pain: ...
ph-ac phos puls rat rheum sang *Sars* sep sil spig squil stann *Sul-ac* sulph tarax verb zinc
  - **stooping** agg: phos
  - **tearing** pain: ars canth colch kali-c lyss plb sil
  - **twinging**: laur
  - **twisting** pain: dios
  - **walking** rapidly agg: borx
    - **cutting** pain: borx
  - **extending** to:
    - **right**: alum ip kali-p
      - **stitching** pain: alum
    - **Back**: coc-c nat-m
    - **Chest**:
      - **clearing** throat; when: ars
      - **drawing** pain: ars
      - **stitching** pain: ars
    - **Epigastrium**: nat-c
      - **stitching** pain: nat-c
    - **Hip**: Cupr
      - **drawing** pain: **Cupr**
    - **Stomach**: phos
      - **cramping**: phos
- **morning**: agar am-m ammc asar bov castm cist con dios graph hep kali-c lact mag-m merc-i-r nat-m nat-s sang sars staph stry sulph tarent teucr
  - **8 h**: kalm
    - **stitching** pain: kalm
  - **bed** agg; in: carb-v con
    - **stitching** pain: carb-v con
  - **burning**: dios sang
  - **cramping**: teucr
  - **cutting** pain: castm mag-m
  - **drawing** pain: merc-i-r
  - **pressing** pain: agar sars
  - **sore**: cist dios lact sulph
  - **stitching** pain: agar am-m ammc con graph hep kali-c nat-m nat-s stry tarent
- **forenoon**: alum calc fago nat-s ptel sars *Sulph* tell thuj
  - **10 h**: fago
    - **sore**: fago
  - **burning**: tell
  - **drawing** pain: sulph
  - **pressing** pain: alum
  - **stitching** pain: calc nat-s sars thuj
  - **tearing** pain: alum
- **noon**: plan
- **afternoon**: aeth alum am-m aur borx bov calc-s caust chinin-s kali-c laur **Lyc** mag-c mag-m nat-m phyt plb sil valer
  - **13 h**: sars
    - **burning**: sars
  - **14 h**: mag-c ptel valer
    - **stitching** pain: mag-c valer
  - **15 h**: dios lyc tarent
    - **stitching** pain: lyc
  - **burning**: alum am-m kali-c

849

Pain – Hypochondria   **Abdomen**   Pain – Hypochondria

- **afternoon**: ...
  - cutting pain: chinin-s
  - pressing pain: borx (non: bov)
  - sore: phyt
  - stitching pain: aeth alum am-m aur caust kali-c laur mag-c mag-m nat-m plb sil valer
- evening: all-c alum am-c ars calc calc-s *Carb-v* caust *Chinin-s* coloc dios kali-bi kali-c lact lyc mag-c mag-m mag-s mang mur-ac nat-m phyt plan ptel **Ran-b** rat rhod sep spig sumb thuj zinc
  - 18 h: *Tarent*
  - bed agg; in: ars
    - stitching pain: ars
  - burning: mur-ac nat-m
  - cramping: calc-s dios
  - drawing pain: ars *Carb-v*
  - pressing pain: all-c kali-c lact mang sep
  - sore: **Ran-b**
  - stitching pain: alum am-c calc kali-bi lyc mag-c mag-m mag-s mur-ac rat rhod sep spig sumb thuj zinc
  - tearing pain: ars caust
  - twisting pain: dios
- **night**: aur calc calc-s cedr coc-c coloc con fago kali-c *Mag-c* stry zing
  - midnight: phyt
    - after:
      - 3 h: sulph
        - pressing pain: sulph
    - while lying on side: phyt
  - bed agg; in: calc-s cedr cham *Coc-c* mag-c
  - cramping: calc-s
  - cutting pain: stry
  - drawing pain: *Coc-c*
  - lying on painful side agg: fago
    - sore: fago
  - pressing pain: calc
  - sore: mag-c
  - stitching pain: coloc con *Kali-c* zing
  - waking; on: *Coc-c* ruta
- air agg; in open: ol-an staph sulph
  - stitching pain: ol-an staph sulph
- air; draft of | amel: pneu
- alternating with:
  - respiration; difficult (See RESP - Difficult - alternating - hypochondria)
  - Chest; oppression of: zinc
- band; as from a: *Sep*
- bed:
  - in bed:
    - agg: cedr cham chinin-s coc-c dios ox-ac
      - drawing pain: cham
  - bending:
    - body:
      - amel: *Chin*

- bending – body – amel: ...
  - pressing pain: *Chin*
  - forward:
    - agg: cocc
    - pressing pain: *Cocc*
    - amel: *Aloe* chin
  - left; to:
    - agg: agar
    - pressing pain: agar
  - side; to: lyc
    - pressing pain: lyc
  - forward:
    - agg: agar dig *Lyc*
    - cramping: dig
    - stitching pain: agar *Lyc*
  - left; to:
    - agg: agar
    - stitching pain: agar
  - painful side; to | amel: nat-m
  - right; to:
    - agg: sars sul-ac
    - stitching pain: sars sul-ac
- blowing the nose; when: sulph
- boring pain: seneg sep stann
- breakfast: cench
  - after:
    - agg: borx carb-v graph
    - cutting pain: borx
    - pressing pain: carb-v
  - cutting pain: cench
  - stitching pain: cench
- breathing:
  - agg: asaf berb *Bry* ign kali-c **Lyc** *Lyss* pyrog ran-b ran-s staph sulph
  - pressing pain: **Lyc** *Lyss*
  - sore: sulph
  - deep:
    - agg: croc sel
    - cramping: croc
    - amel: spig
    - stitching pain: spig
- burning: acon aeth aloe *Am-c Apis* asaf aur aur-m bell borx bov *Bry* bufo cann-s carbn-s caust **Chel** euphr gamb *Graph* grat ign kali-c kali-i kali-n *Lach* laur lept merc *Mur-ac* myrt-c nat-c nat-m ox-ac plat seneg spig stann *Staph* sul-ac sulph tab *Ter* thuj zinc
- chill; during: phos podo ran-b sep
  - sore: phos
- clawing pain: **Bell** nat-m rhod
- cold drinks agg; after: *Nat-c*
  - stitching pain: *Nat-c*
- cough:
  - agg: am-c am-m ambr arn ars *Bell* borx *Bry* caps cench chinin-s cimx *Cocc Dros Eup-per* grat hell hep kali-bi kali-c lach *Lyc* nat-s nit-ac **Nux-v** *Phos* psor sang sep spong sul-ac sulph til valer zinc

850   ▽ extensions | O localizations | ● Künzli dot

Abdomen

- **cough**: ...
  - during:
    - agg: acon am-m ambr ars aur *Bell Bry* cann-s caps carb-v chin cimx *Cocc* lach lyc nat-s nux-v puls rhus-t rumx sep spong valer
    - cramping: lyc
    - cutting pain: bry
    - pressing pain: *Cocc* spong valer
    - sore: *Bry* carb-v cimx lach nux-v
    - stitching pain: acon am-m ars aur *Bell Bry* cann-s caps chin nat-s puls rhus-t rumx sep
    - tearing pain: ambr
- **cramping**: aesc aloe am-m arg-met aur-s bapt bar-c bell bry bufo calc *Calc-s* camph carb-v caust *Chin* croc cupr dios hep ign iod *Ip* kali-bi *Kali-c* kali-i *Lact Lyc* mag-c *Mur-ac* nat-c nat-m nit-ac nux-v ph-ac phos plan plat pyrus rhod sep sil stann sulph *Zinc*
  - alternating with | **Chest**; oppression of: zinc
  - downward: hell
  - intermittent: mag-c
  - paroxysmal: nit-ac sep sil
  - upward: mag-c
- **cutting** pain: acon ang arg-met arg-n ars ars-i asar *Aur* aur-s bar-c *Bell* borx brom *Bry* calc calc-f canth caust chel coc-c colch coloc crot-h dios *Dulc Graph* hydr iod kali-ar *Kali-bi Kali-c* kali-m lyc mag-c meny merc-i-r nat-m nat-p nicc *Nux-m* phos ptel puls *Ran-b* stann stry sulph trom
  - downward: borx cench
  - upward: bar-c
- **dancing**; after: anac aur cham **Lyc** ptel sulph zinc
- **diarrhea**; during: **Arg-n**
  - sore: **Arg-n**
- **dinner**; after: coloc grat kali-bi kali-c lact mag-c nat-m sars sulph thuj zinc
  - pressing pain: sulph
  - stitching pain: coloc grat kali-bi kali-c lact mag-c nat-m sars thuj zinc
- **doubling** up amel: calc-f
  - lancinating: calc-f
- **drawing** pain: agar all-c aur bapt *Berb Calc* camph *Carb-v* caul cham chin *Coc-c* coloc *Con* gels ign lact mag-m merc-i-r nat-ar nat-m petr *Puls* rhod rhus-t sil squil sulph teucr zinc
  - downward: nat-m
  - upward: *Rhus-t*
- **drinking** agg; after: aur nat-c
  - pressing pain: aur
- **eating**:
  - after:
    - agg: agar anac aur borx brom bry cham lact *Mag-m Nux-v* rhod stann sulph trom zinc
    - burning: stann
    - pressing pain: anac aur cham *Mag-m Nux-v Zinc*
    - sore: agar
    - stitching pain: brom lact
  - eating: ...
    - agg: *Podo*
    - stitching pain: *Podo*
    - amel: *Chel* nat-m
    - pressing pain: nat-m
- **eructations**:
  - agg: caps zinc
  - stitching pain: caps zinc
  - amel: mez pall sep
  - cramping: sep
  - stitching pain: sep
- **exertion**:
  - agg: nux-v petr sep zinc
  - stitching pain: petr
  - amel: nat-m
  - pressing pain: nat-m
- **expiration**:
  - agg: tarax
  - during:
    - agg: chin cic tarax
    - pressing pain: tarax
    - stitching pain: chin cic
- **flatus**; from: sulph
  - stitching pain: sulph
- **flatus**; passing:
  - amel: kali-m mur-ac nat-m *Sep*
  - cramping: mur-ac sep
  - pressing pain: kali-m nat-m
- **gnawing** pain: bufo lach *Ruta*
- **inspiration**:
  - agg: acon *Aesc Agar Anac* bar-c *Bell* calc calc-p cann-i carb-v cic cimic cocc con cupr cupr-s kali-bi kali-c **Lyc** mag-m mang *Merc* mosch nat-m *Nat-s* ph-ac **Ran-b** ran-s rhus-t *Rumx* sul-ac tab tarax zinc
  - pressing pain: bar-c cocc
  - stitching pain: acon agar anac *Bell* calc calc-p cann-i carb-v cic con kali-c lyc mag-m mang *Merc* mosch nat-m *Nat-s* ph-ac **Ran-b** ran-s rhus-t sul-ac tab tarax zinc
  - tearing pain: cupr cupr-s
  - deep:
    - agg: aur *Bell Calc-p* form nat-s sil
    - stitching pain: aur *Bell Calc-p* form nat-s sil
- **jar** agg: **Bell Bry** *Calc* colch hep *Lach* **Lyc** *Nat-s* **Nux-v** sil
  - sore: **Bell Bry** colch hep *Lach Nat-s* **Nux-v** sil
- **jumping**, on: spig
  - stitching pain: spig
- **lancinating**: aeth bad bufo *Cadm-s* calc-f chel coloc lach manc phys stann sulph tab tarent
- **laughing** agg: acon aesc
  - stitching pain: acon aesc
- **leaning** to right: sul-ac
  - stitching pain: sul-ac
- **lifting**; after: kali-n
  - stitching pain: kali-n

Abdomen

Pain – Hypochondria

- **lying**:
  : **amel**: *Lac-c* sep
  : **burning**: *Lac-c*
  : **pressing** pain: sep
  : **back**; on:
    : **agg**: caust
    : **amel**: mag-m mag-s
    . **stitching** pain: mag-s
  : **side**; on:
    : **agg**: ars *Bell*
    . **stitching** pain: ars *Bell*
  : **left**:
    . **agg**: arn coc-c colch mag-c **Mag-m** *Nat-s* Ptel
      sore: ptel
    . **amel**: sang
  : **painful side**:
    . **agg**: calc-f coc-c dios fago mag-c phos phyt sil
      lancinating: calc-f
      sore: fago phos
    . **amel**: bry pyrog sep tarent
  : **painless side**:
    . **amel**: calc-f
      lancinating: calc-f
  : **right**:
    . **agg**: calc-f *Lyc Mag-m Merc* nat-m sil
      pressing pain | **outward**: calc-f
- **lying** down; after:
  : **amel**: mag-s
  : **stitching** pain: mag-s
- **menses**:
  : **after**:
    : **agg**: borx
    . **pressing** pain: borx
  : **before**:
    : **agg**: puls sulph tarent
    . **cramping**: sulph
    . **stitching** pain: puls
  : **during**:
    : **agg**: graph mag-m nit-ac sul-ac
    . **pressing** pain: graph nit-ac
    . **stitching** pain: graph mag-m sul-ac
- **motion**:
  : **agg**: alum ang aur bar-c *Bry* bufo carb-ac cimic dios graph *Iris* mang *Nit-ac Nux-v* plan ptel pyrog ran-b sep sil sulph ter zinc
  : **cramping**: zinc
  : **cutting** pain: ang ter
  : **lancinating**: bufo
  : **pressing** pain: aur bar-c mang
  : **rapid** motion: ptel
  : **sore**: *Bry* carb-ac mang *Ran-b Sil* sulph
  : **stitching** pain: alum graph *Nit-ac Nux-v* ran-b sep
  : **amel**: *Graph* phys
  : **burning**: *Graph*
  : **sore**: phys
  : **beginning** of:
    : **agg**: Rhus-t

- **motion – beginning** of: ...
  . **sore**: Rhus-t
- **paralyzed**; as if: mag-c
- **paroxysmal**: alum am-m chel *Kali-bi Mur-ac Ph-ac* rhod *Stann* zinc
- **periodical**: ph-ac
  : **cramping**: ph-ac
- **pressing** pain: *Acon* aeth *Agar Aloe* alum am-c *Ambr* anac ant-t *Apis* arg-n arn ars asaf aur *Aur-m* aur-s bar-c *Berb Borx* bov brom *Bry* cain calc calc-p camph caps carb-v carl *Cham Chel Chin* chinin-s cocc *Con Crot-t* dig dios elaps ferr graph hep ign iod **Kali-c** kali-chl kali-m lil-t *Lyc* lyss m-ambo m-arct *Mang* meny merc *Mur-ac* nat-c nat-m nit-ac nux-v petr ph-ac plb *Podo* rhod rhus-t sec *Sep Sil* spong stann staph stront-c sulph tab tarax verat *Zinc*
  : **flatulence**; as from: kali-c zinc
  : **outward**: castm lyc
  : **upward**: agar rhus-t
- **pressure**:
  : **agg**: *Berb* brom bry carb-v clem *Crot-h* mez nat-c *Nux-v* phos ruta zinc
  : **stitching** pain: *Berb* carb-v *Crot-h Nux-v*
  : **amel**: bry dros mag-m mag-s meny mur-ac sang stann sul-ac
  : **burning**: mur-ac
  : **pressing** pain: stann
  : **sore**: bry
  : **stitching** pain: mag-m mag-s meny sul-ac
  : **clothes**; of | **agg**: am-c *Bry* calc carb-v caust *Chin* coff hep lach nat-s nux-v spong sulph
- **riding**:
  : **agg**: borx *Sep*
  : **pressing** pain: borx
- **carriage**; in a:
  : **agg**: caust
  . **stitching** pain: caust
- **rising**:
  : **agg**: cedr hydr ptel
  : **stooping**; from:
    : **agg**: alum mang
    . **stitching** pain: alum mang
- **rubbing**:
  : **amel**: arg-met phos
  : **burning**: phos
  : **cramping**: phos
  : **stitching** pain: arg-met
- **running**; after: tab
- **sitting**:
  : **agg**: alum ars bry calc calc-f carb-an carbn-s con dulc graph mag-s meny mur-ac nat-c ph-ac phos phyt rhus-t sul-ac tell ter thuj viol-t
  : **burning**: graph sul-ac tell
  : **cramping**: carb-an rhus-t
  : **cutting** pain: ter viol-t
  : **drawing** pain: alum ars
  : **lancinating**: calc-f
  : **pressing** pain: calc ph-ac phyt rhus-t

Abdomen

- **sitting – agg**: ...
  - **sore**: mur-ac
  - **stitching** pain: bry carb-an con dulc mag-s meny nat-c phos thuj
  - **tearing** pain: ars
  - **amel**: alum mag-m
  - **stitching** pain: alum mag-m
  - **bent** forward:
    - **agg**: agar bov brom calc-f mur-ac ph-ac rhus-t stann *Sulph*
    - **cutting** pain: stann
    - **stitching** pain: agar bov *Sulph*
- **sleeping | agg**: malar
- **sneezing agg**: grat
  - **stitching** pain: grat
- **sore**: act-sp aesc *Agar* ail alum am-c am-caust *Ambr* ant-t **Apis** *Arn Ars* ars-i bapt **Bell** brom **Bry** bufo **Calc** *Calc-p* camph cann-s carb-ac carb-an *Carb-v* carbn-s *Chel* chin clem *Cocc Corn* cupr cupr-s dros *Eup-per* ferr-i hell iod kali-ar kali-bi *Kali-c* kali-n kreos *Lach* lact **Lyc** lycps-v mag-c mang **Merc** mur-ac nat-ar nat-m *Nat-s* ol-j ox-ac *Phos* phyt plb ptel **Ran-b Rhus-t** ruta sec stann stront-c *Sulph* tab tarent vip visc zinc zinc-p
  - **pulsating** pain: zinc
- **spinning**; while: am-m
  - **stitching** pain: am-m
- **standing**:
  - **agg**: *Aloe* alum arn cham chin glon *Lac-c* ph-ac phos ran-b zinc
  - **burning**: *Lac-c*
  - **pressing** pain: *Chin* ph-ac
  - **stitching** pain: alum arn cham glon zinc
  - **amel**: hydr prun
  - **pressing** pain: prun
- **stepping**:
  - **agg**: caust
  - **cramping**: caust
  - **every** step; at: *Bell Calc Hep*
  - **pressing** pain: *Calc*
  - **sore**: *Bell Hep*
- **stitching** pain: *Acon* aesc *Aeth Agar* aloe *Alum* am-c am-m ammc anac apis arg-met arg-n arn ars ars-i asaf aur aur-ar aur-m bar-c bar-i bar-m *Berb* bism brom *Bry* calc calc-p cann-s canth caps *Carb-v Carbn-s* caust cedr cham *Chel* chin *Chinin-s* cina cist clem colch coloc *Con* cop cupr dig dulc euphr fago ferr ferr-i form *Glon* goss *Graph* guaj hep hyos hyper ign iod ip kali-ar *Kali-bi Kali-c* kali-i kali-n kreos *Lach* lact laur lob-c *Lyc* m-aust mag-c mag-m mag-s mang meny merc merc-c mosch mur-ac naja nat-ar *Nat-c Nat-m* nat-s nicc *Nit-ac* nux-v ol-an ox-ac par petr ph-ac phos plan plb podo psor ptel puls *Ran-b Ran-s* raph rat rhod rhus-t rumx sabad samb sars senec *Sep* **Sil** spig sul-ac sulph sumb tab tarent tep thuj valer verb zinc
  - **alternating** with | Head; pain in (See HEAD - Pain - alternating - hypochondria)
  - **burning**: mag-c
- **stitching** pain: ...
  - **downward**: ptel
  - **flatus**; as from obstructed: iod
  - **forward**: laur
  - **itching**: mag-c
  - **needles**; as from | **hot** needles: anac
  - **outward**: calc sulph
  - **pulsating** pain: dulc spig
  - **rhythmical**: kali-n
  - **tearing** pain: ars
  - **transverse**: sep
- **stool**:
  - **after**:
    - **agg**: caust mag-m zinc
    - **cramping**: caust
    - **stitching** pain: mag-m
    - **amel**: grat zinc
    - **pressing** pain: zinc
  - **before**: anac ars
  - **during**:
    - **agg**: anac *Calc* nat-m sul-ac
    - **cramping**: sul-ac
    - **stitching** pain: *Calc*
    - **twisting** pain: nat-m
- **stooping**:
  - **after**:
    - **agg**: **Calc**
    - **stitching** pain: **Calc**
  - **agg**: alum arg-met clem cocc fago lyc mag-c mur-ac rhod sep thuj
  - **cramping**: lyc
  - **cutting** pain: arg-met
  - **pressing** pain: cocc thuj
  - **sore**: alum
  - **stitching** pain: arg-met mag-c mur-ac sep
- **stretching**:
  - **agg**: lyc mang
  - **cutting** pain: lyc
  - **stitching** pain: mang
- **supper** agg; after: zinc
  - **stitching** pain: zinc
- **talking** amel: nat-m
  - **pressing** pain: nat-m
- **tearing** pain: alum bism canth carb-v chin colch *Con* cupr cupr-s kali-bi kali-c lyss nux-v plb teucr thuj *Zinc*
- **touch** agg: ars bar-c carb-an carb-v dros iod mag-c mang nat-c ran-b ther
  - **burning**: ther
  - **cutting** pain: ars
  - **pressing** pain: bar-c mang
  - **sore**: mag-c mang ran-b
  - **stitching** pain: nat-c
- **turning**:
  - **agg**: **Rhus-t**
  - **sore**: **Rhus-t**
  - **body**:
    - **agg**: lyc

Abdomen

- turning – body – agg: ...
  - cramping: lyc
- twinging: laur nux-v
- twisting pain: dios nat-m podo
- waking; on: *Cist* coc-c
- walking:
  - after:
    - agg: ph-ac
      - cramping: ph-ac
      - pressing pain: ph-ac
  - agg: *Aesc* alum am-m arg-n ars *Aur* bapt *Calc* cham hep iris *Kali-bi* lyss *Mag-m* manc nat-c nat-m **Nat-s** phos phyt ran-b *Rumx* sars sep *Sil* spig stann staph sulph sumb thuj *Zinc*
    - burning: am-m nat-c
    - cramping: sulph
    - cutting pain: phos
    - drawing pain: alum bapt phos
    - pressing pain: *Aur Calc Mag-m* nat-m *Zinc*
    - sore: **Nat-s** *Sil*
    - stitching pain: am-m arg-n cham hep mag-m nat-c nat-m *Nat-s* ran-b sep spig stann staph sulph sumb thuj zinc
  - air agg; in open: ars
    - pressing pain: ars
  - amel: brom calc-f carb-an grat mag-c malar plb sars
    - burning: grat
    - lancinating: calc-f
    - pressing pain: sars
    - stitching pain: carb-an mag-c plb
  - rapidly:
    - agg: borx
      - cutting pain: borx
  - slowly | amel: malar
- writing agg: chim
- yawning agg: aur
  - stitching pain: aur
- ○ Side lain on: **Rhus-t**
  - sore: **Rhus-t**
- Spots; in: kali-c
  - sore: kali-c
- ▽ extending to:
  - right side: stann
    - lancinating: stann
  - backward: acon *Aesc* agar *Berb* Borx calc *Calc-caust* camph carb-v **Chel** dios euphr graph *Hydr* kali-bi kali-c lact laur **Lyc** mag-m naja nat-m plb puls *Ran-b* sep sil
  - Abdomen: all-c carb-v euphr graph petr
    - left side: con
      - pressing pain: con
    - pressing pain: graph petr
    - stitching pain: carb-v euphr
  - Back: agar *Berb* calc camph chel euphr graph lact laur naja nat-m plb ran-b **Sil** sul-ac
    - clawing pain: nat-m
    - cramping: **Sil**

- Hypochondria – extending to – Back: ...
  - cutting pain: chel ran-b sul-ac
  - lancinating: chel
  - stitching pain: agar *Berb* calc camph chel euphr graph lact laur naja plb ran-b
  - tearing pain: chel
- Back, across the: sil
- Chest: aloe carb-v chinin-s
  - stitching pain: aloe carb-v chinin-s
- Downward: ars bapt *Chel* hell lil-t nat-m nux-v
- Forward: laur
- Front: fago
  - stitching pain: fago
- Genitals: calc carl
- Hip: alum cupr **Sil**
  - cramping: sil
  - drawing pain: **Cupr Sil**
  - stitching pain: sil
  - tearing pain: alum
- Ilium: alum lil-t
  - lancinating: lil-t
- Leg; left: malar
  - lancinating: malar
- Legs: *Carb-v*
  - drawing pain: *Carb-v*
- Lumbar region: carb-v laur plb puls
  - drawing pain: carb-v plb
- Lumbar vertebrae: camph
  - cramping: camph
- Outward: lyc sulph
- Sacrum: thuj
  - stitching pain: thuj
- Scapula: *Aesc* borx bov **Chel** hydr *Mag-m*
  - left scapula: *Lept*
  - pressing pain: borx bov
- Shoulder: crot-h cupr kali-bi laur nat-s *Nux-v* rhus-t
  - right: rhus-t
  - stitching pain: rhus-t
  - sore: laur *Nux-v*
- Spine: mag-m sil
  - drawing pain: sil
- Spleen: merl
  - pressing pain: merl
- Stomach: cupr nat-c
  - sore: nat-c
  - stitching pain: cupr nat-c
- Symphysis: calc
  - drawing pain: calc
- Thighs: nux-v
  - drawing pain: nux-v
- Umbilicus: aloe borx carl kali-chl ph-ac rhus-t
  - cramping: ph-ac rhus-t
  - cutting pain: borx
  - pressing pain: ph-ac
- Upward: agar *Apis* mur-ac *Rhus-t*

▽ extensions | ○ localizations | ● Künzli dot

- **Hypogastrium**: abrom-a acon aesc aeth *Agar* agn ail *All-c* aloe alum alumn am-c am-m ambr ammc *Anac* ang ant-t apis aran arg-met *Arg-n* arist-cl *Arn* **Ars** ars-i ars-s-f arund asaf asar asc-f aur aur-ar aur-s bapt *Bar-c* bar-i *Bell* bell-p bism bros-gau *Bry* but-ac *Cact* cadm-met calad calc calc-i *Calc-p Camph* cann-i canth caps carb-an *Carb-v* carbn-s *Card-m* caust cham *Chel* chin chinin-ar cimic cina clem coc-c *Cocc Colch* coll *Coloc* con cop *Croc* crot-h crot-t cupr cupr-ar cycl dict dig *Dios* dor elaps eucal euon *Euph* fago ferr ferr-ar ferr-i ferr-m gamb *Gels Gins* graph grat guaj ham hell *Helon* hep *Hydr* **Hyos** ign iod ip iris jac-c jug-r kali-ar kali-bi *Kali-c* kali-i kali-m kali-p kali-sil *Kreos* lac-ac lac-c lac-d **Lach** laur lec lept *Lil-t* lith-c *Lyc Lyss* mag-c mag-m mag-s mang *Med* meny *Merc* merc-c merc-i-f *Mez* mosch mur-ac murx nat-ar *Nat-c* nat-m *Nat-p* nicc nit-ac nux-m *Nux-v* ol-an onos *Op Pall* paraf *Ph-ac Phos* phys pic-ac **Plat** plb podo prun *Psor* ptel **Puls** pycnop-sa ran-b rhus-t rhus-v ruta sabad *Sabin* samb *Sars Sec* senec seneg **Sep** *Sil* sol-t-ae spig squil stann stram stry sul-ac sul-i sulfa **Sulph** sumb *Tab* tarax tarent tell ter teucr thuj til trom valer **Verat** verat-v *Verb* vib viol-t *Zinc* zinc-p
  - **right**: ambr *Carb-an Gins* graph lyc sep sulph *Sumb* zinc
    - **cramping**: ambr
    - **gnawing** pain: *Sumb*
    - **pressing** pain: lyc sep sulph zinc
    - **sore**: zinc
    - **extending** to | **left**: gins
  - **left**: all-c am-c graph lac-c lyc nat-m plat ptel ruta sep sulph zinc
    - **burning**: am-c graph lac-c plat ruta sep
    - **cramping**: lyc
    - **cutting** pain: zinc
    - **pressing** pain: lyc nat-m sulph
    - **stitching** pain: zinc
  - **daytime**: stram
    - **cramping**: stram
  - **morning**: alumn ambr ars bar-c *Bell* dios fago hyos mag-c nat-m phos *Plat* sars sep sol-t-ae
    - 9-18 h: **Sep**
    - **pressing** pain: **Sep**
    - **bed** agg; in: mag-c mag-m phos
      - **cutting** pain: mag-m
      - **pressing** pain: mag-c phos
    - **cramping**: ambr ars dios fago hyos
    - **cutting** pain: sars
    - **lying**:
      - **back**; on:
        - **agg**: bar-c
        - **pressing** pain: bar-c
    - **pressing** pain: bar-c *Bell* nat-m *Plat* sep
    - **stitching** pain: phos sep
    - **walking** agg: phos
      - **pressing** pain: phos
  - **forenoon**: agar bros-gau com *Phos* **Sep** thuj
    - **cramping**: agar
    - **pressing** pain: *Phos*
- **forenoon**: ...
  - **stitching** pain: thuj
  - **weight**, as from a: bros-gau
- **noon**: merc-i-f
  - **pressing** pain: merc-i-f
- **afternoon**: dios lyc mag-m plb rhus-t sep
  - 14 h: rhus-t
  - **cutting** pain: sep
  - **stitching** pain: lyc plb
- **evening**: agar dulc euphr kali-c kali-n lyc pall phos pic-ac sabad sec spig spong sumb
  - **amel**: Sep
  - **burning**: kali-n
  - **cramping**: dulc lyc
  - **cutting** pain: agar spong
  - **pressing** pain: euphr kali-c phos sec spig
  - **stitching** pain: lyc sabad
- **night**: *Aesc* bapt bell carb-an caust chel crot-h lyc mang ph-ac phos prun ruta *Sep* sil *Sulph*
  - 21 h: Sep
  - **pressing** pain: Sep
  - **midnight**:
    - **after**:
      - 1 h: mang
        - **cramping**: mang
      - 5 h: petr
  - **burning**: crot-h phos
  - **cramping**: chel
  - **cutting** pain: bapt lyc
  - **drawing** pain: ph-ac
  - **menses**; before: mang
    - **cramping**: mang
  - **pressing** pain: phos ruta sep *Sulph*
  - **sore**: sep
- **accompanied** by | **Portal** congestion (See Portal - accompanied - hypogastrium)
- **bending**:
  - **backward**:
    - **agg**: sulph
      - **cutting** pain: sulph
  - **forward**:
    - **agg**: calc-caust
      - **stitching** pain: calc-caust
  - **left**; to:
    - **agg**: bell
      - **cramping**: bell
- **bending** double:
  - **agg**: *Prun*
  - **amel**: puls
    - **cutting** pain: puls
  - **must** bend double: *Prun*
    - **cramping**: *Prun*
- **boring** pain: arg-met
- **breathing**:
  - **agg**: asaf **Bell** spong
  - **deep** | **agg**: nat-c

Abdomen

- **burning**: agar all-c alum alumn arund bar-c *Calad Camph* card-m crot-h grat helon hep kali-n *Kreos* lac-c *Lach Lil-t* ph-ac stann stram sulph tarax tarent
- **burrowing**: coc-c nit-ac rhus-t sep spig
- **changing** position, on: ph-ac
  : **stitching** pain: ph-ac
- **chill**; during: chin chinin-s podo
  : **pressing** pain: chin chinin-s
- **clawing** pain: Bell lyc puls
- **coition**; after: *All-c*
- **cold**:
  : **drinks**:
    : after | **agg**: crot-c
  : **colic**, during: *Thuj*
    : **pressing** pain: *Thuj*
- **coryza**; during: calc carb-v
- **cough**:
  : after: arund
  : **burning**: arund
  : **agg**: ars bry carb-an chin *Nux-v Puls* verat
    : **cutting** pain: bry chin verat
    : **sore**: ars carb-an *Nux-v Puls*
  : **during**:
    : **agg**: ars aur borx caps carb-an carb-v dros *Ip* lyc *Nat-m* nux-v ph-ac phos sep sil squil verat
    . **pressing** pain: aur
    . **stitching** pain: ars borx carb-v sep verat
- **cramping**: Acon aeth agar all-c aloe am-c am-m ambr *Ars* aur aur-s bapt *Bell* bism *Bry* but-ac calc carb-an *Carb-v* carbn-s *Chel* chin cimic *Cocc Coll* coloc *Con Cupr-ar* cycl dig *Dios* eucal *Gels* guaj ham helon kali-c kali-p kreos lil-t lyc mag-c mag-m meny mez *Nat-c* nat-m nit-ac *Nux-v* pall paraf plat *Prun* psor ran-b rhus-t ruta *Sabin* sep *Sil* spig spong squil stann *Stry* sul-ac **Sulph** trom verat-v vib zinc
  : **paroxysmal**: chin sep
  : **wandering** pain: chin
- **cutting** pain: acon aeth agar *All-c* am-c ang *Ars* asar aur-s *Bar-c* **Bell** bry cact calc carb-an carbn-s *Cimic* coc-c *Coll Coloc* Croc cycl elaps euon *Hydr* Hyos iris *Kali-bi* kali-c laur *Lept Lil-t Mag-m* mag-s mang med *Merc* mur-ac nat-ar nat-c nicc nux-v ol-an **Puls** senec sep *Sil* spig squil stann sulph ter *Thuj Verat* verat-v zinc
  : **transverse**: stann
- **diarrhea**, with: ars petr
  : **cramping**: ars petr
  : **cutting** pain: ars
- **dinner**:
  : after:
    : **agg**: cham kali-n lyc zinc
    . **burning**: kali-n
    . **cutting** pain: lyc zinc
    . **stitching** pain: kali-n
  : **during**:
    : **agg**: am-c
    . **pressing** pain: am-c
- **dragging**, bearing down: bell dict lil-t lyc nux-v plat puls *Sep Sulph*

- **drawing** in abdomen, when (See retraction)
- **drawing** pain: Agar aur bell canth carb-v *Card-m* chin coc-c coloc con lyc mang meny nit-ac plb sabad spig stann thuj valer
- **drawing** up leg:
  : **amel**: aur
  : **sore**: aur
- **eating**:
  : after:
    : **agg**: alum arn cic con phos ran-b sep sulph *Verat*
    . **cramping**: con ran-b
    . **cutting** pain: cic spong *Verat*
    . **pressing** pain: alum arn phos sep sulph
    . **stitching** pain: verat
    : **amel**: mag-c ran-b ter
    : **agg**: arg-met caust
    : **pressing** pain: arg-met
    : **amel**: mag-c
    : **pressing** pain: mag-c
- **exertion agg**: *Calc*
  : **pressing** pain: *Calc*
- **flatulence**; as from: caps
- **flatus**; passing:
  : after:
    : **agg**: zinc
    . **cutting** pain: zinc
    . **stitching** pain: zinc
    : **amel**: kali-c mag-m mez squil
    . **cramping**: kali-c mez squil
    . **cutting** pain: kali-c mag-m
    . **pressing** pain: kali-c
    . **stitching** pain: kali-c
  : **before**: nat-m
    : **sore**: nat-m
- **gnawing** pain: gamb kali-c seneg sumb
- **hemorrhage**; during: sec
  : **pressing** pain: sec
- **inspiration agg**: bry graph
- **jar agg**: am-c Bell
- **jar**; as from a: calc
- **lancinating**: aur-s elaps plb
- **leukorrhea**:
  : **before**: lyc sulph
    . **cramping**: sulph
    . **cutting** pain: lyc
  : **during**: *Lyc* nat-c *Sil*
  : **with**: sep
    . **drawing** pain: sep
- **lying**:
  : **abdomen**; on | **amel**: chel
  : **agg**: *Sep Sulph*
    . **cramping**: sulph
    . **pressing** pain: *Sulph*
  : **amel**: nux-v
    . **cutting** pain: nux-v
  : **back**; on:
    . **agg**: ambr bar-c
    . **cramping**: ambr

856 ▽ extensions | O localizations | ● Künzli dot

Pain – Hypogastrium

Abdomen

Pain – Hypogastrium

- **lying – back; on – agg**: ...
  - **pressing** pain: bar-c
  - **must** lie down: lyc
  - **pressing** pain: lyc
  - **side; on**:
    - **left | amel**: sang
    - **legs** drawn up; with | **amel**: *Sep*
- **menses**: *Kreos Lyc* plat *Puls*
  - **after**:
    - **agg**: ars cham iod kali-c kreos mag-c merc nat-m *Plat* puls
    - **cramping**: kreos
    - **cutting** pain: kali-c plat puls
    - **stitching** pain: ars
  - **before**:
    - **agg**: aloe ant-t carb-v *Caust* cimic *Cocc* com crot-h cupr **Kali-c Lach Lyc** *Mag-p* manc mang **Merc** nat-c **Nat-m** *Nit-ac Phos* plat raph sars senec **Sep Sulph** tep *Vib* zinc zinc-p
    - **cramping**: cimic *Cocc* **Kali-c** *Mag-p* manc *Nat-m Nit-ac* sars **Sulph** *Vib* zinc
    - **cutting** pain: *Caust* nat-c senec sulph
    - **pressing** pain: *Plat Sep*
    - **extending** to:
      - **Back**: carb-v vib
      - **Umbilicus**: lach lyc phos sep
  - **cutting** pain | **reappear**; as though menses would: *Kreos Lyc* plat *Puls*
  - **during**:
    - **agg**: abrom-a *Agar Am-c* arg-n arist-cl **Ars Bell** borx *Bov* bry **Calc** *Calc-p Carb-an Carb-v* caust *Cimic* **Cocc Con** crot-h graph kali-bi *Kali-c* kali-i lac-ac lac-d *Lach* lil-t lyc *Mag-c* mag-m *Mag-p* manc med merc mom-b mur-ac *Murx* nat-c *Nat-m* nit-ac *Nux-m Phos Plat* **Puls** *Sars* Sec sel senec **Sep** sil *Stront-c* sul-ac **Sulph** verat *Xan*
    - **burning**: nat-m
    - **cramping**: *Agar* **Am-c Ars Cocc Con Graph** *Mag-p* med nat-m sulph
    - **cutting** pain: arg-n calc carb-v *Caust* **Kali-c** lil-t nat-m *Senec* sulph
    - **pressing** feet against support: med
    - **cramping**: med
    - **pressing** pain: calc calc-p carb-an con *Kali-c* kali-i *Mag-c* mag-m *Murx Nat-c Nat-m Plat* **Puls Sec Sep**
    - **stitching** pain: borx nux-m
    - **tearing** pain: *Agar Am-c* lach *Manc*
  - **scanty**: asc-c
    - **pressing** pain: asc-c
- **menses**; as from: lac-ac
- **metrorrhagia**, with: mag-c
  - **cramping**: mag-c
- **milk** agg: ang
  - **cutting** pain: ang
- **motion**:
  - **agg**: **Bell** bry **Ferr** jug-r kali-n lil-t ph-ac sep sul-ac
  - **burning**: kali-n

- **motion – agg**: ...
  - **pressing** pain: sep
  - **stitching** pain: jug-r kali-n ph-ac sul-ac
  - **amel**: am-c bar-c kali-n nicc
  - **burning**: bar-c kali-n
  - **cutting** pain: nicc
  - **pressing** pain: am-c
  - **tearing** pain: kali-n
- **overlifting**, from: carb-v
- **paroxysmal**: am-c bry but-ac camph carb-v cham cocc con dig ferr hyos ign iod ip mur-ac nux-v **Puls** stann
- **pressing** pain: agar agn alum am-c am-m ambr ant-t *Apis* aran arg-met ars-i asaf *Aur* aur-s bar-c bar-i **Bell** bism bry *Calc* calc-i calc-p canth carb-v carbn-s caust cham chel chin cina cocc *Colch* coloc con croc cupr dig elaps gins *Helon* ign iod kali-c kali-i kali-s kreos **Lil-t** *Lyc* *Mag-m* med merc merc-i-f *Mez Nat-c Nat-m* nat-p nit-ac **Nux-v** pall *Ph-ac Phos* **Plat Puls** ruta *Sec* seneg **Sep** spig squil *Stann* sul-i *Sulph Tab* tarax tarent *Thuj* til valer verb *Zinc* zinc-p
  - **asunder**: spig
  - **cramping**: sulph
  - **downward**: aloe *Con* cupr lil-t merc *Pall Psor* **Puls** *Sars* **Sep** sulph
  - **genitals**, toward: **Bell** caust coloc dig **Lil-t** *Nat-c* nit-ac **Nux-v** *Plat* **Puls Sep** sulph
  - **groin**, toward: mag-s *Plat Sars* teucr
  - **inward**: cycl
  - **menses** would appear; as if: am-m ambr *Apis Aur* bry cina cocc *Croc* kali-c kreos *Lil-t Lyc Nat-c* nat-m phos **Plat Puls** ruta **Sep** stann til
  - **outward**: ang **Bell** *Carb-an* **Kali-c Lil-t** lyc *Nat-c Nat-m Plat* **Puls Sep**
- **paroxysmal**: iod kali-c *Tab*
- **pressure**:
  - **agg**: ambr stann sulph
  - **cutting** pain: sulph
  - **pressing** pain: stann
  - **stitching** pain: ambr
  - **amel**: fago sang
  - **cramping**: fago
- **retraction** of abdomen agg: ambr bell kali-c
  - **cramping**: bell kali-c
  - **cutting** pain: kali-c
  - **stitching** pain: ambr kali-c
- **riding** in a carriage agg: agar
- **rising** from sitting:
  - **amel**: aur
  - **sore**: aur
- **sitting**:
  - **agg**: all-c am-c ang card-m chin iod mur-ac nicc nux-m spig valer viol-t
  - **cramping**: chin
  - **cutting** pain: mur-ac nicc spig
  - **pressing** pain: am-c ang iod
  - **stitching** pain: nux-m viol-t

Abdomen

Pain – Hypogastrium

- **sitting**: ...
  - **bent** forward:
    - **agg**: *Bell* coloc
    - **pressing** pain: *Bell*
    - **sore**: coloc
    - **must** sit bent forward: kali-c mag-m
    - **cutting** pain: mag-m
    - **pressing** pain: kali-c
  - **erect**:
    - **agg**: glon
    - **amel**: sulph
    - **cramping**: sulph
    - **must** sit erect: sulph
    - **cramping**: sulph
- **sore**: *Acon Arg-n Ars* asc-t aur aur-ar calad **Calc** canth carb-v caust cycl euph fago ferr-ar ferr-m *Hyos* jac-c kali-n **Lach** *Lyss* mag-m mang merc *Nat-m* nit-ac onos *Op Pall Phos* phys pic-ac prun psor puls *Rhus-t* sabin *Sars* sep stann *Sulph* **Ter** *Valer* **Verat** verb
- **standing** agg: am-c arn chin lil-t mang mur-ac puls sulph
  - **cramping**: chin
  - **cutting** pain: mang mur-ac
  - **pressing**: arn lil-t sulph
  - **stitching** pain: am-c
- **stepping**:
  - **agg**: am-c calc
  - **cramping**: calc
  - **every** step; at: nux-v *Sil*
  - **cutting** pain: nux-v *Sil*
- **stitching** pain: acon all-c aloe am-c ambr ammc *Anac* ang ant-t arg-met *Ars* arund aur aur-ar *Bell Bry* calc cann-i carb-v carbn-s *Caust* cham chel chin cimic coloc elaps graph jug-r kali-bi *Kali-c* kali-n *Kali-p* lyc mang mez mur-ac nat-m nit-ac nux-m *Nux-v* pall *Ph-ac* phos plb podo ptel pycnop-sa ran-b sabad samb sep spig stann sul-ac sulph tarax tarent thuj verb viol-t zinc
  - **cramping**: graph
  - **transverse**: am-c
- **stool**:
  - **after**:
    - **agg**: agar ambr arg-met carb-v coloc iod lyc pall *Pic-ac* zinc
    - **cramping**: agar *Ars* lyc
    - **pressing** pain: ambr arg-met iod zinc
    - **stitching** pain: carb-v pall
    - **amel**: pall zinc
    - **cutting** pain: pall
    - **pressing** pain: zinc
  - **before**: *Ars Coll* gels haem mag-m mang nat-m spig stram tarent thuj
    - **cramping**: *Ars Coll Gels* stram
    - **pressing** pain: nat-m spig thuj
    - **sore**: nat-m
    - **stitching** pain: mang

- **stool**: ...
  - **during**:
    - **agg**: agar anac arg-met *Ars* calc **Lil-t** meny *Nat-m* nux-m *Podo* ptel rhus-v
    - **cramping**: agar anac *Ars* meny
    - **pressing** pain: arg-met calc **Lil-t** *Nat-m* nux-m *Podo*
  - **straining** at:
    - **agg**: sulph
    - **cutting** pain: sulph
  - **stooping** agg: am-c kali-c lyc sep
    - **cramping**: am-c
    - **pressing** pain: kali-c lyc sep
  - **stretching**:
    - **amel**: iod
    - **pressing** pain: iod
  - **supper**:
    - **after**:
      - **agg**: ran-b
      - **cramping**: ran-b
      - **amel**: Sep
      - **pressing** pain: *Sep*
  - **tearing** pain: anac canth carb-v chin *Colch* con iod kali-n lach nat-c spig verb zinc
  - **touch**:
    - **agg**: cupr cycl lyc nat-c nit-ac sulph *Thuj*
    - **cramping**: cycl
    - **pressing** pain: cupr cycl nat-c nit-ac thuj
    - **sore**: lyc
    - **stitching** pain: lyc nit-ac
  - **clothes** agg; of: lil-t
- **turning** to side in bed: sulph
  - **pressing** pain: sulph
- **ulcerative** pain: nit-ac
- **urination**:
  - **after**:
    - **agg**: ph-ac sul-ac
    - **cramping**: sul-ac
    - **pressing** pain: ph-ac
  - **amel**: dios *Sep*
  - **before**: *Chel* sul-ac sulph
    - **cramping**: *Chel* sul-ac
    - **cutting** pain: sulph
  - **delayed**; if desire to urinate is: *Lac-ac* lac-c phos prun puls ruta sep sul-ac
  - **during**:
    - **agg**: bar-c *Lil-t* nit-ac *Nux-v* sul-ac
    - **cramping**: bar-c sul-ac
    - **pressing** pain: *Lil-t Nux-v*
    - **stitching** pain: nit-ac
    - **amel**: carb-an
    - **stitching** pain: carb-an
  - **impossible**: phos
  - **urging** to; during: rhod spig
- **walking**:
  - **agg**: acon calc coloc graph kali-i *Lil-t* mang merc mur-ac nat-c nat-m *Prun Puls Sil* sulph zinc
  - **cramping**: sulph zinc

Pain – Hypogastrium   **Abdomen**   Pain – Iliac region

- **walking – agg**: ...
  - **cutting** pain: coloc mang mur-ac *Sil*
  - **pressing** pain: kali-i *Lil-t* merc nat-c
  - **sore**: *Prun*
  - **air**; in open:
    - **agg**: agar calc kali-c meny *Nux-v*
    - **cramping**: agar calc
    - **pressing** pain: kali-c meny *Nux-v*
    - **amel**: lil-t
    - **pressing** pain: lil-t
  - **amel**: am-c sep
    - **pressing** pain: am-c
  - **bent**:
    - **must** walk bent: *Lyc* sulph
    - **pressing** pain: *Lyc* sulph
  - **wind**; against the: sulph
    - **pressing** pain: sulph
- **wandering** pain: dig
- **warmth**:
  - **amel**: *Ars* nux-m *Nux-v*
  - **cramping**: *Ars*
- **weight**, as from a: bros-gau nat-m
- **yawning** agg: nat-c
○ **Across**: **Cimic** kali-p *Lil-t Mel-c-s*
  - **burning**: *Lil-t*
  - **sore**: *Mel-c-s*
  - **stitching** pain: Cimic kali-p
▽ **extending** to:
  - **Back**: carb-v *Croc* sabin vib
    - **cutting** pain: *Croc*
  - **Chest**; left: spong
    - **cutting** pain: spong
  - **Epigastrium**: elaps
    - **stitching** pain: elaps
  - **Groin**: *Gins* mag-s med nat-m
    - **stitching** pain: nat-m
  - **Hypochondrium**: ran-b
    - **stitching** pain: ran-b
  - **Ilium**: mez
    - **stitching** pain: mez
  - **Inguinal** region: zinc
    - **tearing** pain: zinc
  - **Legs**, down the: con
  - **Loins** (See lumbar)
  - **Lower** limbs with painful tingling: *Gins*
  - **Lumbar** region: carb-v
  - **Perineum** | **stitching** pain: bell phos
  - **Sacrum**: sep
  - **Sacrum** before menses: carb-v
    - **drawing** pain: carb-v
  - **Sides**: carb-v
  - **Spermatic** cord: med verat
    - **right**: med
    - **cutting** pain: med
    - **stitching** pain: verat
  - **Spine**: iod
  - **Stomach**: ars elaps
  - **Symphysis**: mang

- **extending** to: ...
  - **Thighs**: con nat-m nux-v sep
    - **drawing** pain: nat-m
  - **Umbilicus**: cadm-met carb-v lach lyc phos sep
    - **stitching** pain: carb-v
  - **Urethra**: lyc nat-c
    - **stitching** pain: lyc
    - **tearing** pain: nat-c
  - **Vagina**: ars
    - **stitching** pain: *Ars*
- **Ileocecal** region: agar aloe ammc **Apis** *Ars Bapt* bell **Bry** but-ac *Calad* camph *Carb-ac Carbn-s Card-m* chel **Chin** *Cocc* coff colch con cop *Crot-h* dulc *Echi* ferr-p *Gamb* gnaph hura *Hydr* iris-t *Kali-bi* kali-m lim **Lyc** mag-c *Merc* **Merc-c** nat-s *Nit-ac* **Phos** *Plb* pneu rad-met rhus-t *Ter Thuj* verat x-ray
  - **left**: naja
  - **evening**:
    - **and** night: lyc
    - **stitching** pain: lyc
  - **breathing** agg: lyc
    - **stitching** pain: lyc
  - **burning**: *Calad* camph
  - **cramping**: aloe bell bry but-ac coff ferr-p *Gamb* iris-t kali-m lim mag-c *Merc* **Merc-c** plb rad-met rhus-t
  - **drawing** pain: x-ray
  - **flatus**; from obstructed: verat
    - **pressing** pain: verat
  - **gnawing** pain: x-ray
  - **motion** agg: nit-ac
  - **pressure** agg: but-ac
  - **sore**: **Apis** *Ars Bapt* **Bell Bry** but-ac *Calad Carb-ac Cocc Colch* cop *Gamb Kali-bi* kali-c *Lach* **Lyc** *Merc Merc-c Nit-ac Phos* plb ter
  - **stitching** pain: agar ammc camph carbn-s *Card-m* hura lyc
  - **stool** agg; after: carbn-s
    - **stitching** pain: carbn-s
  - **touch** agg: bell
  - **turning**:
    - **body**:
      - **agg**: lyc
      - **stitching** pain: lyc
    - **side**; to | **right**: ammc
  - **walking** agg: hura
    - **stitching** pain: hura
- **Iliac fossa**: pert-vc
  - **right**: diph-t-tpt
    - **extending** to:
      - **left**: sang
      - **cutting** pain: sang
    - **sore**: pert-vc
  - ▽ **extending** to:
    - **Rectum**: sang
      - **cutting** pain: sang
- **Iliac region**: agar *Agn* alum anac aur berb brom bros-gau calc *Carb-ac* carb-an *Carb-v* cench cham cic

Abdomen

Pain – Iliac region

- **Iliac** region: ...
  cimic *Cocc* crot-t cupr dig dios dulc elaps euph eupi gels grat hep iod iris kali-chl kali-n kreos laur led lil-t lith-c lyc merc mez nat-ar nat-p ox-ac phos plan plat plb ptel sil spig spong stann staph *Ter* thuj zinc zing
  - **right**: bapt *Cocc* graph iris-t *Kali-c* lil-t phos phys phyt *Pic-ac* ptel sumb xan zinc
    : **cramping**: graph xan
    : **stitching** pain: zinc
  - **left**: ap-g *Caust* cimic *Coloc Con* crot-h cupr dios eupi gels naja nat-ar ox-ac pall puls-n spong **Thuj**
    : **boring** pain: coloc
    : **stitching** pain: *Con* pall spong
    : **extending** to | **right**: ap-g
  - **morning**: berb cench cina sumb
    : **cramping**: cina
    : **stitching** pain: berb
    : **stool**; before: sumb
  - **noon**: thuj
  - **evening**: borx dios lyc naja rhus-t zinc
    : **stitching** pain: lyc
    : **supper** agg; after: zinc
  - **night**: dios pic-ac
    : **midnight**:
      : before | 23 h: pic-ac
  - **bending** agg: puls-n
  - **breakfast** agg; after: zinc
  - **burrowing**: dulc
  - **cough** agg; during: *Caust* eupi
  - **cramping**: aur bros-gau euph
  - **cutting** pain: *Agn* nat-p thuj
  - **diarrhea**; during: bros-gau
    : **cramping**: bros-gau
  - **dinner**; after: phos
  - **drawing** up thigh amel: aur
    : **sore**: aur
  - **eating** | **amel**: phys
  - **expiration** agg; during: spong
    : **stitching** pain: spong
  - **lying** on left side agg: *Com* phys
  - **menses**; during: *Con*
    : **stitching** pain: *Con*
  - **motion** agg: ptel puls-n
  - **paroxysmal**: *Cocc*
  - **pressing** pain: hep iod led thuj
  - **pressure**:
    : **agg**: phos
      : **sore**: phos
      : **amel**: dulc phys
  - **raising** arm agg: eupi
  - **sitting** agg: agar aur kali-n
    : **sore**: aur
    : **stitching** pain: kali-n
  - **sore**: aur carb-an cic kreos staph
  - **standing**:
    : **amel**: aur
    : **sore**: aur

Pain – Ilium

- **Iliac** region: ...
  - **stitching** pain: agar alum anac *Berb* brom cham kali-chl kali-n laur led lyc merc mez sil spig spong thuj
    : **pulsating** pain: thuj
  - **stool**; before: sumb
  - **stooping** agg: spong zinc
    : **stitching** pain: spong zinc
  - **supper** agg; after: zinc
  - **tearing** pain: crot-t dig
  - **touch** agg: staph
    : **sore**: staph
  - **walking**:
    : **agg**: con eupi
    : **air**; in open | **amel**: phys
    : **room** agg; in a: thuj
  ○ **Above** | **right**: malar
  - **Muscles**: *All-s*
  - **Spots**; in small: caps
    : **stitching** pain: caps
  ▽ **extending** to:
    : **Ilium** to ilium; from: asar cimic lil-t sep
      : **stitching** pain: lil-t sep
    : **Knee**: *Kali-c*
    : **Leg**; down: kreos
      : **stitching** pain: kreos
    : **Testes**: hydr
      : **cutting** pain: hydr
    : **Thighs**, down: *Thuj*
- **Ilium**: alum chel cic nat-c plat sulph
  - **left**:
    : **stooping** agg: stann
      : **sprained**; as if: stann
  - **morning**: cina
    : **cutting** pain: cina
  - **pressing** pain: alum chel
  - **sore**: cic nat-c plat sulph
  ○ **Anterior** superior spinous process: sulph
    : **cutting** pain: sulph
  - **Crest** of ileum: alum ang bell berb brom calc calc-act camph cench cham cic eupi form ip *Iris Kali-c* kali-n kreos led lyc manc merc naja nat-m olnd plan plat rhus-t ruta sabad sang spig staph stront-c tell *Ter* thuj zinc
    : **left**: berb eupi stann
      : **cramping**: stann
      : **morning**: staph
      : **night**: sang
      : **breathing** agg: calc
      : **cough** agg; during: eupi
      : **cramping**: ang calc-act plat
      : **drawing** pain: cic lyc ruta thuj
      : **inspiration** agg: mill
      : **stitching** pain: mill
      : **motion** agg: *Ter*
      : **pressing** pain: carb-an led
      : **pressure** | **amel**: sabad
      : **raising** arm agg: eupi

▽ extensions | ○ localizations | ● Künzli dot

Pain – Ilium / Abdomen / Pain – Inguinal region

- **Crest** of ileum: ...
  - **rising** from sitting agg: bell
  - **sitting** agg: sabad zinc
  - **tearing** pain: zinc
  - **sore**: carb-an
  - **stitching** pain: ang berb brom eupi kali-n kreos manc merc naja nat-m olnd plan spig stront-c thuj
  - **downward**: zinc
  - **tearing** pain: alum *Berb* calc zinc
  - **upward**: berb
  - **walking**:
    - **agg**: calc eupi led
    - **stitching** pain: eupi
    - **amel**: sabad staph
  - **warmth | amel**: staph
  - **Above**: sulph
    - **cramping**: sulph
  - **extending** to:
    - **Chest**: lach
      - **stitching** pain: lach
    - **Gluteal muscles**: *Berb*
      - **stitching** pain: *Berb*
      - **tearing** pain: *Berb*
    - **Inguinal** region and thigh: sep
      - **stitching** pain: sep
      - **tearing** pain: sep
    - **Knee**: **Kali-c**
    - **Lumbar** region: mag-m
      - **stitching** pain: mag-m
    - **Thigh**: berb ruta staph thuj xanth
      - **drawing** pain: ruta thuj xanth
  - ▽ **extending** to:
    - **Scapula**: nat-m
      - **cutting** pain: nat-m
    - **Thigh**: nat-m
      - **cutting** pain: nat-m
- **Inguinal** and pubic region: agn alum am-c am-m ant-t arg-met *Ars* asaf asar aur bapt bar-c *Bell* bov bry calc calc-p cann-s canth carb-an carb-v caust chel chin cic clem cocc coff coloc con croc dig dros euph gamb gran *Graph* guaj ham hell hydr ign iod kali-c kali-i kali-n lach laur lyc m-ambo *M-arct* m-aust mag-m merc mez mur-ac nat-c nat-s *Nux-v* ol-an phos plat prun psor ran-b rhod rhus-t sabad sars sep sil spig spong stann staph stront-c sul-ac sulph thuj valer verat viol-t zinc
  - ○ **Skin**; below the: *Am-m*
- **Inguinal** region (= groin): acon aesc aeth **Agar** agn **All-c** aloe alum am-c am-m ammc anac ang ant-c ant-t *Apis* **Arg-met Arg-n Arn** ars ars-i arund asaf asc-c aspar aur aur-ar aur-i aur-s bapt bar-c bar-i bar-m bar-s **Bell Berb** borx *Bov* brach brom **Bry** cact cadm-met calc calc-ar calc-p calc-s calc-sil calen camph cann-s canth caps carb-ac **Carb-an** carb-v carbn-s carl castm castor-eq caul caust *Cham Chel* chin chinin-s cic cimic *Clem* cob coc-c *Cocc* coff *Coloc* Con cortico croc crot-t cub cupr *Cycl* dig dios dros dulc elaps euph euphr eupi ferr ferr-i fl-ac *Gamb* gent-c gins *Gran* graph grat guaj ham hell helon hep hura hydr *Ign* indg iod jatr-c kali-r

- **Inguinal** region: ...
  kali-bi kali-c kali-i kali-m kali-n kali-s kali-sil kreos *Lac-c* lac-d *Lach* laur lept *Lil-t Lyc* lycps-v lyss *M-arct* m-aust *Mag-c* mag-m mag-s manc mang *Med* meny *Merc* merc-c merl mez *Mur-ac* murx naja nat-ar *Nat-m* nat-s nicc nit-ac nux-m *Nux-v* pall par petr ph-ac phos phys phyt pic-ac *Plat* podo prun psor *Puls* ran-b ran-s raph rat rheum *Rhod* rhus-t sabad sars sec senec *Sep* sil spig spong stann staph *Stront-c* stry sul-ac sul-i *Sulph* tanac tarax *Tarent* tell ter teucr ther *Thuj Valer* verat verat-v *Vib* viol-t zinc zinc-p zing
  - **alternating** sides: ter
    - **dragging**, bearing down: ter
  - **right**: aesc agar aloe am-m ammc *Apis* ars aur bapt bar-c *Berb* bov **Bry** calc-p *Carb-an* carb-v card-m castm cham clem cocc cop dig dros ferr-i fl-ac gamb gent-c gran hell helon indg iod kali-bi kali-c kali-i kali-n laur lyc lyss mag-c mang **Merc** mez **Murx** nat-c nat-m nat-s podo prun psor pycnop-sa sabad sars sep sil stront-c sul-ac *Sulph* ter thuj zinc
    - **then** left: calc-p hydr lyc phys
    - **burning**: am-m *Berb* bry fl-ac kali-c kali-n mang stront-c
    - **cramping**: aloe bov carb-v dig gamb indg mag-c nat-c sul-ac zinc
    - **cutting** pain: *Bry* podo ter
    - **drawing** pain: agar aloe bapt bar-c bov card-m gran sil thuj
    - **flexing** the thigh: *Lyc*
    - **pressing** pain: aur carb-v clem hell iod lyc mez nat-s sep
    - **sore**: *Apis* calc-p iod sars *Sulph*
    - **stitching** pain: am-m ammc *Ars* bapt bar-c bov **Bry** cham cocc dros ferr-i hell kali-c kali-i kali-n laur lyc mang mez **Murx** nat-c nat-m prun pycnop-sa sabad sulph thuj
    - **tearing** pain: kali-c mez thuj
    - **extending** to:
      - **left**: lyc
        - **cutting** pain: lyc
      - **Mamma**; left: **Murx**
        - **stitching** pain: **Murx**
      - **Thigh**: alet podo
        - **stitching** pain: podo
  - **left**: aesc aeth *All-c* alum am-m ammc arg-met ars bapt bell berb brach brom *Bry* calc calc-s castor-eq *Chel* cimic cob coc-c crot-t *Cycl* dios dulc elaps euphr gamb graph kali-n *Lac-c Lach* lyc mag-m med merc nat-s nicc nit-ac pall phos *Pic-ac* plb sars sep stann sul-ac sulph tarent tell visc xan zinc
    - **then** right: dios lach
    - **morning**: *Bry*
    - **burning**: mag-m pall visc
    - **cramping**: chel kali-n sars stann xan
    - **cutting** pain: aesc tell
    - **drawing** pain: aeth alum ammc gamb lyc stann
    - **micturition**, during: ars
      - **drawing** pain: ars
    - **postoperative**: naja

Abdomen

Pain – Inguinal region

- left: ...
  - pressing pain: *All-c* berb calc sulph zinc
  - sore: dios elaps *Lach*
  - stitching pain: bell calc-s castor-eq cimic coc-c *Cycl* euphr graph kali-n mag-m merc nat-s nicc plb sep tarent tell
  - tearing pain: sul-ac
  - urinate be postponed; if desire to: *Lac-ac*
  - urination agg; during: ars
  - extending to:
    - Axilla: nat-s *Thuj*
    - stitching pain: nat-s
    - Glans: asar
    - Testes; into: sep
- morning: rat sul-ac zinc
  - cramping: rat
  - pressing pain: sul-ac
  - stitching pain: zinc
  - waking; on: sul-ac
  - hernia would protrude; as if a: sul-ac
- forenoon: alum calc thuj
  - 11 h: mag-c
  - cramping: mag-c
  - burning: alum
  - cutting pain: alum
  - stitching pain: calc thuj
- noon: thuj
  - drawing pain: thuj
- afternoon: all-c chin laur mag-c mag-m mag-s rat
  - 15 h: mag-c
  - cramping: mag-c
  - 16 h: nicc sulph
  - cramping: nicc
  - stitching pain: sulph
  - coffee agg: all-c
  - pressing pain: all-c
  - dragging, bearing down: mag-c mag-m
  - pressing pain: all-c
  - sore: mag-s
  - stitching pain: chin laur rat
  - walking in open air agg: nat-s
  - stitching pain: nat-s
- evening: alum am-m borx castm dios kali-c kali-n lyc mur-ac sil teucr
  - cutting pain: am-m dios lyc
  - dragging, bearing down: teucr
  - drawing pain: borx
  - pressing pain: alum
  - sore: dios
  - stitching pain: am-m castm kali-n mur-ac
  - tearing pain: kali-c sil
  - walking agg: hydr
- night: carb-an mag-c zinc
  - cutting pain: mag-c
  - dragging, bearing down: mag-c
  - drawing pain: zinc
  - stitching pain: carb-an
- afterpains: *Cimic*

Pain – Inguinal region

- ascending:
  - agg: alum pic-ac
  - stairs:
    - agg: alum
    - cramping: alum
    - stitching pain: alum
- bed agg; in: dios
  - sore: dios
- bending:
  - agg: mez
  - pressing pain: mez
  - sore: mez
  - backward:
    - amel: chin
    - tearing pain: chin
  - painful side; to:
    - agg: ptel
    - stitching pain: ptel
- breathing deep:
  - amel: carb-an
  - cutting pain: carb-an
- burning: alum *Arn* ars aur bar-c *Berb* bov bry canth clem fl-ac graph grat kali-c kali-i lil-t lyc mag-c mang mur-ac phos ruta sep stront-c sulph
- burrowing: am-m ars cimic coc-c spig spong
- clawing pain: hep kali-i
- coition; after: ther
- colic, during: phos
  - dragging, bearing down: phos
- contracting: rhus-t
- cough agg; during: *Alumn* ambr *Bell* borx brom *Calc* carb-an cocc lach m-arct m-aust *Nat-m* nux-v petr sil squil sulph tarent thuj **Verat**
  - hernia would protrude; as if a: carb-an cocc m-arct m-aust nat-m nux-v petr sil squil sulph tarent
  - stitching pain: ambr *Bell* lach m-aust thuj **Verat**
  - tearing pain: tarent
- cramping: *Aloe* am-c am-m ang arg-met ars aur aur-i bell bov *Bry* calc carb-v caust *Chel* chin cimic coloc dig *Gamb* graph *Ign* indg kali-c kali-i *Kreos* mag-c nat-s **Nux-v** petr phos rat sep spong stann sul-ac sulph thuj zinc
  - intermittent: nat-c
  - paroxysmal: nat-m
- cutting pain: aesc all-c alum am-m arg-met *Arg-n* aur bell berb *Bry* calc calc-p *Canth* carb-an caust *Coloc* cycl gamb iod kali-bi lyc m-arct mag-c merc nat-m par ph-ac *Puls* spig tell ter thuj valer
- dancing: alum
  - while: alum
  - drawing pain: alum
- delivery; during: cimic
- dinner:
  - after:
    - agg: nat-c
    - cramping: nat-c

862 ▽ extensions | O localizations | ● Künzli dot

Abdomen

Pain – Inguinal region

- **dinner**: ...
  - **during**:
    - **agg**: mur-ac
    - **stitching** pain: mur-ac
- **dislocated**; as if: agar am-m euph tarax
- **dragging**, bearing down: alum am-m *Apis* aur borx brom bry calc calen cann-s canth carb-an caust *Cham Chel* chin clem coc-c cocc *Con* cub dulc ferr gent-c gran graph ham helon kali-c kali-i kali-n lac-d *Lach Lil-t* lyc m-arct mag-c mag-m mag-s med *Merc* merl murx *Nat-c Nux-v* phos *Plat* rat rhus-t *Sep* stann sul-ac ter teucr
  - **alternating** with | **pressure** in genitals: plat
  - **forward**: caust
  - **outward**: con kali-c
- **drawing** in abdomen agg: kali-c
- **drawing** pain: aeth agar aloe alum ammc aspar aur bapt bov bry cact calc calc-p *Chel Clem* coc-c cocc gamb gran kali-c kali-i lil-t *Lyc Lyss Merc* mez nat-m *Plat* rat *Rhod* sil stann ter thuj valer zinc
  - **alternating** with | **prickling** pain: zinc
  - **convulsive**: chel
  - **menses** would appear; as if: cocc lyc *Plat*
  - **spasmodic**: agar *Chel*
- **drawing** up legs:
  - **agg**: sulph ther
  - **pressing** pain: sulph
  - **amel**: mez
  - **pressing** pain: mez
  - **must** draw up legs: aur
  - **cutting** pain: aur
- **drawing** up the knee; when | **amel**: *Coloc* mez pall
- **eating**; after: kali-bi
  - **stitching** pain: kali-bi
- **ejaculation**; after: petr
  - **stitching** pain: petr
- **expiration** agg: mez nat-c
  - **pressing** pain: mez
  - **sore**: mez
  - **stitching** pain: nat-c
- **face**; causing flushing of: cimic
  - **cramping**: cimic
- **fever**; during: borx *Cham*
- **flatus**; from: graph
- **flatus**; passing:
  - **amel**: kali-c
  - **pressing** pain: kali-c
- **hawking** after rising from seat: nat-c
  - **stitching** pain: nat-c
- **hernia**; as from a: all-c guaj kali-c lycps-v nit-ac spong tarent
- **hernia** would protrude; as if a: alum arn ars aur aur-s bar-c berb *Calc* calc-ar camph cann-s *Carb-an* caust cham chin *Clem* **Cocc** *Coloc* Con cupr dig gent-c *Gran* graph hell *Ign* kali-bi *Lyc* nit-ac **Nux-v** petr ph-ac phos *Phyt* prun rhus-t sil spong stann sul-ac *Sulph* ter verat zinc

- **inspiration**:
  - **agg**: *Bry* merc plat sulph
  - **cramping**: sulph
  - **cutting** pain: *Bry*
  - **drawing** pain: plat
  - **stitching** pain: *Bry* merc
  - **tearing** pain: plat
  - **deep** | **agg**: borx
- **lancinating**: ars aur elaps *Mag-c* manc spong
- **laughing** agg: sep
  - **pressing** pain: sep
- **lying**:
  - **agg**: **Clem Merc**
  - **back** with legs extended; on: nat-m
  - **amel**: gent-c stroph-s
  - **dragging**, bearing down: gent-c
- **menses**:
  - **after**:
    - **agg**: ars *Borx* brom kreos plan *Plat*
    - **cramping**: borx kreos plan
    - **lancinating**: *Borx*
    - **pressing** pain: plat
    - **stitching** pain: ars borx brom
  - **before**:
    - **agg**: *Ant-t Asar* borx bov calc-p *Carb-an* chin con phos plat *Sars* sul-ac tab
    - **cutting** pain: borx
    - **dragging**, bearing down: phos plat
  - **during**:
    - **agg**: am-m ant-t apis *Arg-n* arn *Borx* bov brom bry carb-an castm caul goss iod *Kali-c* kali-n kali-n kreos lyc mag-c mag-m mag-s nat-m phos *Plat* sars senec sep tanac
    - **burning**: kali-n nat-m
    - **cramping**: kali-c
    - **cutting** pain: *Arg-n* borx *Nat-m Senec*
    - **dislocated**; as if: am-m
    - **dragging**, bearing down: borx mag-c mag-m plat
    - **lancinating**: *Borx*
    - **pressing** pain: *Borx Carb-an* castm kali-c *Plat* sep
    - **sore**: bov kali-i sars
    - **stitching** pain: *Borx* brom goss
  - **menses** would appear; as if: cocc lyc plat
- **motion**:
  - **agg**: *Ars* bapt bar-c berb caust kali-c sep ther
  - **cutting** pain: caust
  - **pressing** pain: bar-c sep
  - **stitching** pain: *Ars* kali-c
  - **knees**; of | **agg**: cortico
- **paroxysmal**: aloe *Bell* caul chel dig ign nat-m
- **periodical**: aloe
  - **drawing** pain: aloe
- **pregnancy** agg; during: podo
  - **cutting** pain: podo
- **pressing** pain: agar *Alum* am-m ant-t arg-n ars asaf *Aur* bell berb borx bry *Calc* cann-s carb-v chin cocc

Abdomen

Pain – Inguinal region

- **pressing** pain: ...
  coloc croc dig euph graph hell iod kali-bi kali-c *Kali-i* kali-n lyc m-aust meny merc mez nat-c nat-m nat-s *Nux-v* petr *Plat* ran-s rhod ruta spong stann sul-ac sul-i sulph *Thuj* valer zinc
  : **downward**: *Plat*
  : **outward**: *Alum* am-m anac aur bar-c **Bell** *Calc* camph cann-s caust cham clem *Cocc* coff con dig euph gran graph guaj hell ign kali-c lyc *M-arct* mez nux-m *Nux-v* petr ph-ac phos rheum rhus-t sep stront-c sul-ac sulph ter teucr thuj
  : **wavelike**: sep
- **pressure**:
  : **agg**: ant-c caust mag-m ph-ac
    : **pressing** pain: ph-ac
  : **amel**: caust prun
    : **stitching** pain: caust prun
- **pulsating** pain: alum
- **retract** abdomen; must: aur
  : **cutting** pain: aur
- **riding** a horse; after: spig
  : **sore**: spig
- **rising**:
  : **agg**: con euphr
    : **stitching** pain: con euphr
  : **amel**: stann
    : **stitching** pain: stann
  : **sitting**; from:
    : **agg**: ang *Cocc* con euphr graph kali-c lyc nat-m stront-c sul-ac zinc
      . **burning**: kali-c
      . **cramping**: zinc
      . **tearing** pain: stront-c
- **rubbing**:
  : **agg**: *Sulph*
    : **cramping**: *Sulph*
  : **amel**: mag-c
    : **cramping**: mag-c
- **screwing** together: bov zinc
- **sitting**:
  : **agg**: alum am-m aur bar-c calc calc-ar carb-an caust chin chinin-s *Cocc* kali-c mag-s petr rhus-t spong sul-ac thuj zinc
    : **burning**: am-m bar-c
    : **cramping**: kali-c petr spong
    : **cutting** pain: carb-an
    : **dragging**, bearing down: caust
    : **drawing** pain: caust chin rhus-t thuj zinc
    : **hernia** would protrude; as if a: aur *Cocc*
    : **pressing** pain: aur caust chin petr spong
    : **stitching** pain: am-m chinin-s mag-s
    : **tearing** pain: calc spong sul-ac
  : **amel**: gent-c
    : **dragging**, bearing down: gent-c
  : **bent forward**:
    : **agg**: *Ars Bell* kali-n
      . **burning**: kali-n
      . **pressing** pain: *Bell*

- **sitting – bent** forward – agg: ...
  : **stitching** pain: *Ars*
- **sitting** down agg: thuj
  : **stitching** pain: thuj
- **sore**: acon alum am-c **Apis Arg-met Arn** bar-m calc calc-ar calc-p carl caust chin *Clem* coc-c cocc dig dios elaps ferr-i *Graph* iod kali-c kali-m mag-m mag-s mez mur-ac nicc nit-ac *Pall* ran-b rhus-t sars spig ther *Valer* zing
- **sprained**; as if: agar am-m calc euph hydr nat-m tarax
- **standing**:
  : **agg**: berb camph euph **Lil-t** mag-s mez nat-s thuj
    : **dragging**, bearing down: **Lil-t**
    : **drawing** pain: thuj
    : **pressing** pain: camph nat-s
    : **tearing** pain: euph
  : **amel**: aur thuj
    : **pressing** pain: aur
    : **stitching** pain: thuj
- **standing**; as from: (non: berb) (non: camph) (non: euph) (non: mag-s) (non: mez) (non: nat-s) (non: thuj)
- **stepping** agg: pall
- **stitching** pain: agn *Alum* am-m ammc arg-met *Ars* arund bar-c bar-m bar-s **Bell Berb Borx Bov Bry** calc calc-s *Canth* carb-an **Carb-an** carbn-s castor-eq caust cham chinin-s clem coc-c cocc con *Cycl* dros euphr ferr-i gamb graph grat hell indg kali-ar *Kali-c* kali-i kali-n kali-s laur lil-t lyc *Mag-m* mang *Merc* merl *Mez Mur-ac* nat-ar Nat-c nat-m *Nat-s* nicc pall prun psor rat sabad senec sep spig *Stann* staph *Stront-c* stry sul-ac *Sulph* tarent tell *Thuj Vib* viol-t zinc
  : **burning**: mur-ac sulph
  : **downward**: berb caust
  : **outward** through ilium: kali-n
  : **paroxysmal**: berb sabad
  : **pressing** pain: nat-c
  : **pulsating** pain: berb sabad
  : **upward**: sep
- **stool**:
  : **after**:
    : **agg**: gamb *Lyc* sul-ac
      . **hernia** would protrude; as if a: sul-ac
      . **stitching** pain: gamb
    : **amel**: *Lac-c*
  : **before**: agn carb-an kali-n nat-s phos rat *Trom*
    : **dragging**, bearing down: carb-an
    : **pressing** pain: *Trom*
    : **stitching** pain: kali-n
  : **during**:
    : **agg**: bar-c calc-s carb-an kali-c nicc rat sep
      . **cramping**: nicc
      . **dragging**, bearing down: kali-c rat
      . **pressing** pain: bar-c
      . **stitching** pain: calc-s carb-an kali-c nicc sep

▽ extensions | ○ localizations | ● Künzli dot

Abdomen

Pain – Inguinal region

- **stooping**:
  : **agg**: am-m ars kali-n laur meny plb sep stann sulph
  : **cramping**: sulph
  : **pressing** pain: meny sep
  : **sprained**; as if: ars
  : **stitching** pain: am-m laur plb stann
  : **amel**: graph
  : **burning**: graph
  : **hernia** would protrude; as if a: graph
  : **pressing** pain: graph
- **stretching**:
  : **agg**: am-c aur cocc graph kali-c merc-c mez nat-m
  : **burning**: graph
  : **cramping**: am-c
  : **pressing** pain: am-c aur graph mez
  : **stitching** pain: am-c kali-c
  : **amel**: bov
  : **drawing** pain: bov
  : **leg**:
    : **agg** | **sitting**; after: euph
- **stretching** out: coc-c merc-c nat-m
  : **drawing** pain: coc-c merc-c nat-m
- **swollen**; as if: con kali-c
- **talking** agg: calc
  : **cramping**: calc
- **tearing** pain: am-m *Ars* *Berb* calc chin crot-t cycl euph *Lach* *Lyc* mez pall *Plat* sep sil stront-c sul-ac tarent thuj
  : **jerking** pain: thuj
  : **upward**: thuj
- **touch** agg: am-m arg-n mang
  : **pressing** pain: arg-n
  : **sore**: am-m
- **twinging**: castm indg lyc
- **ulcerative** pain: am-m cic con
- **urination**:
  : **after**:
    : **agg**: euph lyc sul-ac
    . **dragging**, bearing down: sul-ac
    . **pressing** pain: euph lyc
  : **during**:
    : **agg**: agar ars card-m caust fl-ac merc mez *Nat-m* rhod
    . **burning**: merc *Nat-m*
    . **cutting** pain: nat-m
    . **drawing** pain: agar ars card-m caust
    . **pressing** pain: mez
  : **urging** to urinate: *Bell* carb-an nat-s rhod
  : **stitching** pain: nat-s
- **walking**:
  : **agg**: agar alum am-m arg-met bapt berb brom calc calc-act canth caust chel chin *Clem* con dig ferr-i helon kali-c kali-n *Lil-t* *Lyc* lycps-v mag-c med *Merc* merl nat-m nat-s nat-m ph-ac pic-ac psor rheum sep spig sulph thuj ust
  : **cramping**: kali-c kali-n mag-c *Sulph*
  : **cutting** pain: canth caust par
  : **dragging**, bearing down: *Lil-t* med

- **walking – agg**: ...
  : **drawing** pain: alum chel thuj
  : **hernia** would protrude; as if a: ph-ac rheum
  : **pressing** pain: dig ph-ac sep
  : **sore**: arg-met calc caust ferr-i
  : **stitching** pain: chin con dig ferr-i kali-n merl sep spig
  : **tearing** pain: am-m calc sep
  : **air** agg; in open: *Merc* nat-s thuj
  : **stitching** pain: *Merc* nat-s thuj
  : **amel**: carb-an mag-s nit-ac psor thuj
  : **cutting** pain: carb-an
  : **sore**: nit-ac
  : **stitching** pain: mag-s thuj
  : **bent**:
    : **must** walk bent: am-m **Arn** med
    . **sore**: **Arn**
- **wine**; after: calc-ar
- **yawning** agg: *Borx*
○ **Glands**: am-m ant-c *Ars* ars-i bell berb bov *Brom* *Calc* cann-s caps *Carb-an* **Clem** cop dig dulc gels graph gymno hell hep kreos lyc lyss m-ambo mag-m med meny *Merc* merc-c mez nit-ac psor ran-b rheum rhus-t *Sil* stann *Staph* sulph sumb tarent tarent-c ter thuj
  : **night** | **bed** agg; in: rhus-t
  : **burning**: *Ars* ars-i bell *Carb-an* tarent-c
  : **contracting**: nit-ac
  : **drawing** pain: calc cann-s dulc mez sulph thuj
  : **pressing** pain: dulc meny merc merc-c stann
  : **sore**: caps *Clem* gels hep lyc merc *Sil* sumb thuj
  : **stitching** pain: bell dulc hep nit-ac psor rheum *Thuj*
  : **tearing** pain: calc sulph
  : **walking** agg: bapt
- **Hernia**: *Lyc* nit-ac sulph
  : **sore**: sulph
  : **stitching** pain: *Lyc* nit-ac
  : **walking**:
    : **agg**: lycps-v
    : **amel**: nit-ac
- **Ring**: rhod
  : **cough** agg; during: arn *Bry* *Cocc* *Nat-m* nux-v *Sil* sulph verat
  : **extending** to | **Testes**; into: *Nat-m*
  : **drawing** pain: rhod
▽ **extending** to:
  : **Abdomen**: bar-c bry
  : **stitching** pain: bar-c
  : **Axilla**, left: nat-s
  : **stitching** pain: nat-s
  : **Back**: am-m sep *Sulph*
  : **cutting** pain: am-m
  : **Calf**: sec
  : **Chest**: indg
  : **twinging**: indg
  : **Crest** of ilium: lac-c
  : **Down** leg: aloe caust dios sec

Pain – Inguinal region — **Abdomen** — Pain – Liver

- **extending** to: ...
  : **Genitals**: *Alum Lach Plat*
  : **pressing** pain: *Alum Plat*
  : **Hip**: am-m murx
  : **Hip**, behind: am-m
  : **stitching** pain: am-m
  : **Hypogastrium**, across: *Ferr-i*
  : **Knee**: aloe kali-c podo thuj
  : **cramping**: aloe
  : **drawing** pain: thuj
  : **Lumbar** region: am-m
  : **stitching** pain: am-m
  : **Mamma**; left: **Murx**
  : **stitching** pain: **Murx**
  : **Nipple**, right: crot-t
  : **tearing** pain: crot-t
  : **Pelvis**; around: *Chel* coloc plat
  : **drawing** pain: coloc plat
  : **Perineum**: ars
  : **lancinating**: ars
  : **Pubic** region: elaps
  : **lancinating**: elaps
  : **Pubis**: lil-t
  : **drawing** pain: lil-t
  : **Scapulae** | **right**: borx
  : **Seminal** cord: ars
  : **lancinating**: ars
  : **Spermatic** cord; along: all-c *Nat-m* visc
  : **twinging**: visc
  : **Stomach**: phos
  : **cramping**: phos
  : **Testes**: arg-met calc *Dios* euphr ham *Hydr* kreos lept *Nat-m* ol-an phys sep staph sulph teucr
  : **burning**: staph
  : **cutting** pain: calc
  : **dragging**, bearing down: hydr teucr
  : **drawing** pain: arg-met ham nat-m staph
  : **stitching** pain: euphr phys staph
  : **Thigh**: aloe arg-met ars aur berb bry clem coloc laur lil-t lyc plat rhod sec sep thuj
  : **drawing** pain: aur plat rhod
  : **pressing** pain: sep
  : **stitching** pain: *Ars* laur lyc sep thuj
  : **tearing** pain: *Ars* lyc plat sep
  : **Urethra** to glans penis; through: asar lyc
  : **cutting** pain: asar lyc
  : **Vagina**: ars
  : **stitching** pain: ars
- **Intestines**: adren ail ars caps coli cupr cupr-ar *Dios* ilx-a influ lacer mag-c manc moni parathyr tab thal-met
  - **apyrexia**; during: ars
  - **boring** pain: ars
  - **burning**: ail caps manc parathyr
  - **contracting**: adren
  - **cramping**: cupr *Dios* ilx-a parathyr
  - **drawing** pain: coli
  - **neuralgic**: cupr-ar

- **Intestines**: ...
  - **pressing** pain:
    : **downward**:
    : **accompanied** by | **nausea**: agn
  - **sore**: manc
  - **torn** out or loose; as if: mag-c
  - **vinegar** | **amel**: lacer
  - **water** | **amel**: lacer
  o **Large**: ser-a-c
    : **spasmodic**: ser-a-c
  - **Upper** intestines:
    : **eating**; after | **several** hours: eucal
- **Liver•**: Acon Aesc aeth agar agn ail all-c allox *Aloe* alum alum-p alum-sil am-c am-m *Ambr* anac anan ang ant-c ant-t anth *Apis Arg-n* arn *Ars Ars-i* ars-s-f arund *Asaf* asar astac aur aur-i aur-m *Bapt* bar-c **Bell** bell-p benz-ac *Berb* bold *Bov* brom bros-gau *Bry* bufo *Cact* cadm-met cadm-s cain *Calc* calc-f calc-i *Calc-p Calc-s* calc-sil camph canth *Carb-ac Carb-an* carb-v *Carbn-s Carc Card-m Castm* caust *Cean* cedr *Cham* chap **Chel** chelo **Chin** *Chinin-ar Chinin-s Chion* chlf chol cimic *Cimx* clem cob cocc colch *Coloc* Con croc *Crot-c Crot-h Crot-t* cupr cycl dig dios eup-per euphr fago ferr ferr-ar ferr-i *Ferr-p* fl-ac *Form* gamb graph grin hell *Hep* hom-xyz hydr hyos hyper ign *Iod* ip iris jatr-c jug-c *Kali-ar* **Kali-bi** *Kali-br Kali-c* **Kali-i** kali-n kali-p *Kali-s* kali-sil kalm kreos *Lach* lact *Laur Lec Led* **Lept** *Lith-c* **Lyc** m-aust mag-c **Mag-m** malar mang *Med* meph **Merc** *Merc-c Merc-d Merc-i-f* merc-i-r merl mill mosch mur-ac *Myric* nat-c *Nat-m Nat-p* **Nat-s Nit-ac** **Nux-v** nyct ol-an ol-j op *Ox-ac* pall par parth petr ph-ac *Phos* phys phyt plat plb **Podo** prim-o *Prun* psor *Ptel Puls* puls-n quas ran-b ran-s raph rhod rhus-t ruta sabad sabin sang sanic sars scroph-xyz sec sel seneg senn **Sep** *Sil Spig Stann* staph stel stram stront-c *Sul-ac* sul-i *Sulph Tab Tarax* tarent ter teucr *Ther* thuj thyr trom trychs tub ust v-a-b vac valer verat verb xanth yuc *Zinc* zinc-p
  - **right**:
    : **extending** to:
      left: card-m *Merc-i-f*
        . **stitching** pain: card-m
    : **morning**: agar bry
    : **8 h**: calc-f
      : **stitching** pain: calc-f
    : **afternoon**:
    : **sitting** agg: nat-m
      : **stitching** pain: nat-m
    - **evening**: all-c caust *Chel Chinin-s* ran-b sep
      : **sitting** agg: am-c
      : **stitching** pain: am-c
      : **stitching** pain: sep
      : **tearing** pain: caust
    - **night**: bufo calc calc-f ind ther
      : **midnight**:
        : after | **4-9 h**: chel
    - **accompanied** by:
      : **hemorrhoids**: dios
      : **nausea**: hip-ac med petr

866   ▽ extensions | O localizations | ● Künzli dot

Abdomen

- **accompanied** by: ...
  - **urine**; burning: all-c
  - **Scapula**; fixed pain under lower angle of right: *Chel*
- **air** agg; in open: ars carb-v
- **anger**; after: *Cocc* nat-s
- **ascending** stairs agg: bapt
- **bending** forward | **amel**: *Aloe* calc-f nat-m
- **boring** pain: am-c carb-an nat-m sulph xanth
- **breakfast** agg; after: graph
- **breathing** agg: *Acon* agar allox aloe **Bell** *Berb Bry* calc *Calc-p* con *Crot-h* hed hep hip-ac lyc mag-s *Merc Nat-s* ox-ac **Ran-b** *Sel*
  - **stitching** pain: *Acon* agar aloe *Berb* **Bry** *Calc-p* con *Crot-h Merc Nat-s* ox-ac **Ran-b**
- **burning**: *Acon Agar* aloe alum am-c am-m anan aur-i aur-m bell berb bry carb-v carbn-s card-m crot-c dulc gamb ign *Kali-c Lach* laur **Lept** mag-c mag-m med merc mur-ac myric *Nit-ac* ph-ac phos plat plb *Sabad Sec* stann sul-ac sulph *Ther* thuj zinc
- **bursting** pain: bry calc chlf lept nat-s
- **cheese**; after: ptel
- **chill**:
  - **before**: tarent
  - **during**: acon all-c ant-c *Ars* borx bry caps carb-v cham **Chin** chinin-s cocc ign kali-c lyc mag-m merc *Nux-v* **Podo** puls ran-b *Sep* sulph thuj verat
- **clawing** pain: med
- **cold**:
  - **agg**: psil
  - **food** | **after**: mang
- **colic**; gallstone, (↗*Gallstones*): ars atro atro-s *Bapt* **Bell Berb** *Bry* cal-bil *Calc* **Card-m** *Cham Chel* **Chin** *Chion Chlf Chlol* colch *Coloc* cupr dig *Dios Fab* gels hep *Hydr Ip Iris* kali-ar *Kali-bi Kali-c Lach* laur **Lept** *Lith-c* **Lyc** mag-bcit *Mag-m Mag-s* mand mang menth merc *Merc-d* morph-act **Nat-s** *Nux-v* op podo puls rhus-t ric *Sep* sil staph sulph tab ter trios **Verat**
  - **accompanied** by:
    - **hiccough**: *Chin*
    - **Tongue** and white sides; red streak on centre of: *Iris*
  - **eating** agg: mag-m
  - **tearing** pain: sulph
- **cough** agg; during: borx brom *Bry* carb-v *Chinin-s* cimx cocc eup-per hep kali-c led merc *Nat-m* nux-v psor
  - **stitching** pain: **Bry** carb-v eup-per kali-c led merc *Nat-m*
- **cramping**: anth astac bell mag-m malar ph-ac phos phys
- **cutting** pain: alum-sil ang arg-n ars-i aur *Berb* bros-gau bufo calc calc-f *Carb-an* colch con crot-c *Dios* dulc hydr iod *Iris* kali-ar kali-bi kali-c *Lach* merc merc-c merc-i-r nat-c nat-m nux-m ph-ac ptel stann thyr

- **Liver**: ...
  - **dragging**, bearing down: calc card-m cham hyper podo
  - **drawing** pain: all-c alum *Bry* camph con ign kali-c mag-m malar nat-m plat *Puls* sabad sel sep sulph teucr
  - **eating**:
    - **after**:
      - **agg**: allox ambr bry calc-p graph lyc mag-m *Nat-m* psil *Ptel*
      - **2 h after eating**: podo
    - **agg**: allox
    - **amel**: allox *Chel*
    - **satiety** agg; after eating to: **Lyc**
  - **eructation**: merc
    - **stitching** pain: merc
  - **exertion** agg: agn ang iris merc nit-ac nux-v
  - **expiration** agg; during: chin
    - **stitching** pain: chin
  - **gnawing** pain: bufo laur puls ruta sil
  - **heat**; during: acon alum ant-c ant-t *Ars* aur bar-c *Borx* bov bry calc caps cham *Chin* cina elat *Ferr* graph kali-c lach lyc merc nat-c nit-ac nux-v nux-v phos puls ran-b *Rhus-t* sep stann stront-c sulph
  - **inspiration**:
    - **agg**: ran-b
    - **deep** | **agg**: card-m
  - **jar** agg: **Bell** *Bry* chin *Form* **Lach** *Nat-s* nit-ac ptel sel **Sil**
  - **lancinating**: berb
  - **laughing** agg: psor
  - **lying**:
    - **amel**: mag-m nat-s
    - **back**; on:
      - **agg**: caust
      - **amel**: *Mag-m* ptel
    - **liver**; on:
      - **amel**: card-m kali-c
      - **stitching** pain: card-m kali-c
    - **side**; on:
      - **left**:
        - **agg**: arn bry *Card-m Mag-m Nat-s Ptel*
        - **stitching** pain: *Card-m*
      - **painful side**:
        - **agg**: calc-f *Lyc Phyt*
        - **amel**: bry ptel sep sulph
      - **painless side** | **amel**: calc-f
      - **right**:
        - **agg**,: **Bell** calc-f chel dios kali-c *Lyc* **Mag-m** *Merc* nat-s phos *Phyt* psor rhus-t sep sil
        - **stitching** pain: merc
        - **amel**: ambr **Bry Mag-m** *Nat-s Ptel*
        - **legs** curled up; with | **amel**: *Nat-s*
  - **lying** down:
    - **agg**: malar
    - **amel**: v-a-b

Abdomen

Pain – Liver

- **lying** down – **amel**: ...
  - **pricking** pain: v-a-b
- **menses**:
  - **before**:
    - **agg**: con nux-m podo puls tarent
    - **stitching** pain: con
  - **during**:
    - **agg**: bufo *Nux-m* ph-ac
    - **cramping**: bufo
    - **sore**: ph-ac
- **mental** labor, after: mang *Merc* **Nat-s** *Nux-v Sulph*
- **mortification**; from: *Lyc*
- **motion**:
  - **agg**: *Bell Bry* bufo calc-p card-m chel clem iris *Kali-bi* kali-c phyt rhus-t sel *Sep*
  - **stitching** pain: bry chel clem kali-c sel
  - **amel**: calc-f
  - **cutting** pain: calc-f
- **noise** agg: ther
- **paroxysmal**: **Bell** *Berb Chel* ph-ac zinc
- **pressing** pain: *Acon* aesc agar agn all-c *Aloe* alum-sil am-c *Ambr* anac arg-n arn *Ars* ars-i *Asaf* bar-c *Bell* berb *Bry* cain *Calc Calc-p* calc-s camph *Carb-an* carb-v carbn-s *Card-m* cham **Chel** *Chin Cocc Con* dig *Graph* ign iod kali-ar kali-bi *Kali-c* kali-s kali-sil kreos lact *Laur* lith-c *Lyc* **Mag-m** *Merc* mur-ac nat-c *Nat-m* **Nat-s** nit-ac *Nux-m* **Nux-v** ol-an petr ph-ac *Phos* plb *Prun* quas ran-b raph *Ruta* sabad sabin seneg **Sep** *Sil Stann* staph sul-i *Sulph* tab tarax ter thuj verat *Zinc* zinc-p
  - **accompanied** by | **Spleen**; pressing pain in (See spleen - pressing - accompanied - liver)
- **pressure**:
  - **agg**: bell berb brom bry **Chin** chinin-s clem dig hip-ac podo psor ran-b rhus-t sabad sel tab
  - **stitching** pain: sel
  - **amel**: malar
- **pricking** pain: psor v-a-b
- **pulsating** pain: allox anan bufo nux-v
- **pulse**; with slow: dig
- **riding** in a carriage agg: brom caust sep
  - **stitching** pain: caust
- **rising** from stooping agg: alum
  - **stitching** pain: alum
- **rubbing** | **amel**: *Podo*
- **running** agg: spig
  - **stitching** pain: spig
- **scratching** pain: nat-m
- **sitting** agg: calc-f nat-m
  - **stitching** pain: calc-f nat-m
- **sneezing** agg: *Psor*
- **sore**: acon aesc ail *Alum* am-c ant-t anth *Apis Arg-n* arn ars-i aur-m **Bell** bry cadm-s *Calc Calc-p Calc-s* camph carb-an **Carb-v** *Carbn-s Card-m* caust chap *Chel Chin Chion* clem cocc *Con* cupr **Dig** *Eup-per Ferr Ferr-ar* fl-ac graph *Iod* iris kali-ar kali-c **Kali-i** *Kali-p* kali-s *Kreos* **Lach Lept** *Lyc Mag-m* merc mur-ac **Nat-s Nux-v** nyct *Ol-j* pall *Phos Podo* ptel

Pain – Liver

- **sore**: ...
  ran-b raph rhus-t ruta sabad sanic sel senn *Sep Sil Spig* sul-i *Sulph* tab *Tarent* zinc
- **standing** agg: aloe bros-gau
- **stepping** agg: calc nat-s ptel
- **stitching** pain: *Acon Aesc Agar* aloe *Alum* alum-p alum-sil am-c am-m anac arg-n arn *Asaf* asar bar-c *Bell* bell-p benz-ac **Berb** *Bov* **Bry** bufo *Cact* **Calc** calc-f *Calc-p Calc-s* calc-sil camph canth *Carb-v* carbn-s *Card-m Caust* cedr *Cham* **Chel** *Chin* clem *Cocc* colch *Coloc* **Con** *Crot-h* cupr cycl dios dulc fago form graph *Hep* hyos *Ign* iod jug-c kali-ar *Kali-bi Kali-c* kali-i kali-n kali-p kali-s kali-sil kreos *Lach* lact *Laur* **Lept** lyc mag-c **Mag-m** *Merc* merc-c merc-i-f mosch mur-ac *Nat-c Nat-m Nat-p* **Nat-s Nit-ac** nux-m **Nux-v** nyct ol-an *Ox-ac* par petr ph-ac phos plat plb *Podo* prun psor *Ptel Puls* quas *Ran-b Ran-s* raph rhod rhus-t sabad sars *Sel* **Sep** *Sil Spig* spong stann stel stront-c *Sul-ac* sul-i *Sulph* **Tab** tarax thuj tub v-a-b vac valer verb *Zinc* zinc-p
  - **accompanied** by | **Spleen**; stitching pain in (See spleen - stitching - accompanied - liver)
  - **outward**: chin
  - **upward**: *Ran-b*
- **stool**:
  - **after**:
    - **agg**: kali-bi lept *Lyc Stann*
    - **burning**: lept *Stann*
- **stooping**:
  - **after**:
    - **agg**: calc
    - **stitching** pain: calc
  - **agg**: aloe alum calc clem cocc kali-c lyc
    - **sprained**; as if: kali-c
    - **stitching** pain: calc
- **supper** agg; after: zinc
  - **stitching** pain: zinc
  - **tearing** pain: zinc
- **tearing** pain: acon alum berb calc-p carb-v caust clem colch *Con Dios* kali-bi kali-c kreos nat-m sep sulph teucr zinc
- **touch** agg: aeth agar agn bry calc carb-an carb-v chel **Chin** cimx clem hep iod kali-c **Lyc** *Mag-m Merc Nat-m Nat-s Nux-v* nyct podo ran-b **Sep** sulph ther valer
  - **sore**: iod kali-c nat-s
- **turning** in bed agg: arn
- **twinging**: berb
- **twitching**: calc kali-c m-aust nat-c **Puls**
- **urinate**; on urging to: all-c *Ferr*
- **urination** agg; after: malar
  - **cramping**: malar
  - **drawing** pain: malar
- **vexation**; after: bry *Cocc Nat-s*
- **walking**:
  - **agg**: *Bapt* con hep kali-bi kali-c lec **Mag-m** *Nat-s* psor *Puls Sep* thuj
    - **pressing** pain: sep
    - **sore**: nat-s

868 ▽ extensions | O localizations | ● Künzli dot

Pain – Liver   **Abdomen**   Pain – Pelvis

- **walking – agg**: ...
  : **stitching** pain: hep kali-bi *Nat-s Puls*
  : **amel**: calc-f
  : **stitching** pain: calc-f
- **warm**:
  : **drinks** | **amel**: *Graph*
  : **food** | **amel**: chel
- **yawning** agg: psor
○ **Below**:
  : **walking** agg: thuj
  : **pressing** pain: thuj
- **Lobe**:
  : **right**: chel
  : **lying** on it: mag-m
  : **left**: carbn-s *Card-m* chelo
  : **sore**: *Card-m* chelo
  : **extending** to | **Downward**: chelo
- **Region** of liver: acon am-c am-m apis bell **Bry** *Calc* carb-an chin chinin-s *Cocc* colch hell hyos iber ign kali-bi kali-c **Lach** *Laur* lyc malar mosch mur-ac nat-m nat-s *Nux-v* ol-an ol-j pall phos *Puls* rhus-t ruta sep *Sil* spong sulph teucr tub vac verb zinc
  : **accompanied** by | **Skin**; yellow discoloration of: nit-ac
  : **dull** pain: chinin-s hyos malar spong
  : **pulsating** pain: malar
  : **stitching** pain: vac
  : **Skin**; below the: chin ran-b
▽ **extending** to:
  : **Arms**: dios
  : **Back●**: *Aesc* **Chel** dios euphr *Iod* jug-c *Kali-c* **Lyc Mag-m** *Nat-m* podo yuc
  : **stitching** pain: **Chel**
  : **Spine**: lept mag-m
  : **Chest**: arg-n calc dios
  : **stitching** pain: calc
  : **walking** agg: arg-n
  . **stitching** pain: arg-n
  : **Arm**; and: *Dios*
  . **stitching** pain: *Dios*
  . **Nipple**; and: *Dios*
  : **stitching** pain: *Dios*
  : **Direction**; every: berb
  : **Downward**: *Chel* chelo ptel
  : **Elbow**: med
  : **Epigastrium**: bell berb kali-i *Lach* mag-m
  : **Hip**: alum
  : **tearing** pain: alum
  : **Nipple**; right: *Dios*
  : **Renal** region: sel
  : **Scapula**; right: aral
  : **Shoulder**; right: chel crot-h *Kali-bi Med* merc-c **Sep**
  : **stitching** pain: **Sep**
  : **Thigh**: cob
  : **stitching** pain: cob

- **Loins**:
  - **abortion**; during: cimic
  - **apyrexia**; during: verat
- **Lower** abdomen: *Acon* agar agn aloe alum am-c *Am-m* ambr anac ang ant-t *Apis* arg-met arn **Ars** asaf asar aur bar-c *Bell* bism borx bov *Bry* calc camph cann-s canth caps carb-an *Carb-v* caust chel chin cic cimic clem *Cocc* colch *Coloc* **Con** cupr cycl dig euphr guaj hell hyos *Ign* iod kali-c kali-n *Lach* laur *Lyc* m-arct m-aust mag-c mag-m mang *Meny* merc mez *Nat-c* nat-m *Nit-ac* nux-m *Nux-v* olnd par *Ph-ac* **Phos** plat plb puls **Ran-b** rheum *Rhus-t* ruta sabad sabin samb *Sec* seneg *Sep* sil spig spong squil *Stann* staph stront-c sul-ac sulph *Tarax* teucr thuj valer *Verat* verb viol-t *Zinc*
  - **right**: bapt
  - **left**: sep
  - **chill**; during: *Nux-v*
  - **cramping**: aloe bell carb-v con
  - **pressing** pain: am-c *Am-m* ambr anac ang ant-t *Apis* arg-met arn aur bar-c bell bism bry calc camph caps carb-v caust chin *Cocc* colch con cupr cycl dig euphr hell ign iod kali-c lyc m-arct mag-m mang merc mez nat-m *Nux-v Ph-ac* phos plat puls rheum ruta *Sep* spig stann staph stront-c sul-ac teucr thuj valer verat zinc
  - **stool** agg; after: sabad
  - **touch**:
    : **agg**: *Cupr*
    : **pressing** pain:
    . **drawing** | **hard**; as from something: *Cupr*
- **Mons** pubis (See pubic - mons)
- **Muscles**: acon ambr *Arn* bapt bell *Bell-p* cimic cupr dros ferr ham hyos lyc mag-m nat-m nat-n nux-v par plb pyrog *Rhus-t* sabin samb stram stry sulph tab valer
  - **night**: lyc
  : **cramping**: lyc
  - **cramping**: acon *Arn* bell *Bell-p* cupr dros ferr ham lyc mag-m nat-m nat-n nux-v par plb *Rhus-t* sabin samb stram stry sulph tab
  - **sore**: bapt cimic pyrog
  - **wound**; as from a: ambr
- **Pancreas**: *Iris*
  - **burning**: *Iris*
- **Pelvic** region: *Bell-p* helon verat-v
  - **sore**: *Bell-p* helon verat-v
  - **walking** erect is impossible: arn
  : **sore**: arn
○ **Bones**: *Aesc* arn bell-p lappa *Tril-p*
  - **sore**: *Aesc* arn bell-p lappa *Tril-p*
- **Pelvis**: *Helon* lil-t
  - **alternating** with | **Head**; pain in (See HEAD - Pain - alternating - pelvis)
  - **dragging**, bearing down: *Helon*
  : **come** out through vagina; as if everything would: lil-t
  - **menses**; during:
    : **amel**: vib
    : **cramping**: vib

All author references are available on the CD   869

Abdomen

- **pressing** pain:
  - accompanied by | **menses**; suppressed: ant-c bell
- o **Organs**; pelvic: vib
  - **cramping**: vib
- **Peritoneum**: pert-vc
  - **morning** | **until**: pert-vc
- **Pubic** region: diosm staph
  - **flatulence**; during: *Calc*
  - **menses**; during: rad-br
  - **pressing** pain: diosm
  - **sprained**; as if: staph
  - **urination**:
    - after:
      - agg: fl-ac rhod staph tarax
    - during:
      - agg: canth
- o **Mons** pubis (= Mons veneris): am-m anac ant-t arg-met arn asaf bell calc-p cann-xyz carb-an cic clem coff con dig hell hyos ign kali-c laur lyc meny mez nat-m nux-v ph-ac *Plat Rhus-t* ruta sabad stann staph sul-ac valer viol-t
- **Ribs**; below false: arn
  - **stitching** pain: arn
- ▽ **extending** to:
  - **Abdomen**: *Camph*
  - **constricting** pain: *Camph*
- **Sides**: abrot acon agar all-c *Aloe* alum alum-p am-c am-m ambr anac ang ant-c ant-t apis arg-met arg-n arn ars *Asaf* asar Aur bad bar-c bar-i bar-s bell berb *Borx* bov brom bry cadm-s calc calc-p calc-sil camph cann-s canth caps carb-an carb-v carbn-s castm **Caust** *Cham* chel chim chin cina cinch clem cocc coff colch coloc com con croc crot-t cupr cur cycl dig dios dros dulc elaps eup-pur euph eupi ferr ferr-ar ferr-i fl-ac graph grat haem hep hyos ign iod ip iris kali-bi kali-c kali-n kali-s kalm kreos lach *Led* lil-t lith-c lyc lyss m-ambo m-arct m-aust mag-c mag-m manc mang med meny merc merc-c mez mosch mur-ac murx naja nat-c nat-m *Nat-s Nit-ac* nux-m *Nux-v* olnd op par petr ph-ac phos phys plat plb podo prun psor puls *Ran-b* ran-s rat rheum rhod rhus-t rhus-v sabad sabin samb sang sars sec *Sel* seneg sep sil sphing spig spong *Stann* staph stram *Stront-c* sul-ac sulph tab *Tarax* tarent teucr thuj valer viol-t zinc zinc-p *Zinc-s* zing
  - **right**: acon agar ambr ang ant-c ars aur aur-i bar-c bell berb *Borx* bov cain calc camph carb-an carb-v *Card-m Caust* cham chel chin chol clem colch coloc con cupr cycl dros hell ign **Kali-c** kali-n *Lach* lec lith-c **Lyc** lyss mag-c manc med *Merc* mez nat-c nat-m nat-s nit-ac nux-m petr ph-ac *Phos* plat prun ptel pycnop-sa rhus-t sel sep sil sphing spig spong stann stront-c sulph tarent thuj zinc zing
    - **boring** pain: carb-an
    - **burning**: caust chol petr plat sep stann
    - **burrowing**: ars
    - **cramping**: acon ant-c bell carb-v caust hell ign lach **Lyc** mag-c manc mez nat-m *Nat-s* phos rhus-t sep zinc

- **Sides – right**: ...
  - **cutting** pain: aur-i clem colch con *Lach* nit-ac rhus-t stront-c
  - **drawing** pain: ang camph chin coloc cupr lach med nat-c plat rhus-t
  - **flatulence**; from: *Colch* **Nat-s**
  - **lancinating** pain: cain
  - **lying**:
    - side; on:
      - left:
        - agg: nat-m
          - cramping: nat-m
      - right:
        - agg: prun
          - pressing pain: prun
  - **menses**; during: oci-sa
  - **plugged**; as if: sphing
  - **pressing** pain: ambr ang ars bar-c cain calc *Card-m* con lyc *Merc* **Nat-s** prun rhus-t sep stann thuj zinc
  - **sore**: ang camph zing
  - **stitching** pain: agar bar-c bell berb bov camph *Caust* cham chel cycl dros **Kali-c** lyss mez nat-c nat-s nux-m petr ph-ac plat pycnop-sa rhus-t spig spong stann zinc
    - alternating with | **Chest**; stitching in right side of: zinc
  - **stool** agg; after: *Rhus-t*
  - **tearing** pain: aur *Lach* mez
  - **Ribs**:
    - **Below**: xan
    - **Edge** of ribs: allox oci-sa
    - **extending** to:
      - left: dros med nux-m plat sep
        - stitching pain: dros plat sep
      - **Back**: phos
        - cramping: phos
  - **left**: aloe alum am-c am-m anac ang ant-c ant-t *Arg-met Arg-n* ars *Asaf* asar asc-c bell *Berb* brom bry **Calc** calc-p camph canth carb-an *Carb-v Card-m* castm *Caust* chin cina cinch colch coloc con cupr dig dros dulc elat eup-per eup-pur *Eupi* ferr *Graph* grat hep hyos iod **Kali-n** *Lac-c* lach laur led lyc mag-c mag-m *Meny* meph mez naja *Nat-c* nat-m nicc *Nit-ac* nux-v op ph-ac phos *Plat* plb puls ran-b rhus-t samb *Sars* seneg *Sep* sil spong staph sul-ac *Sulph Tarax* thuj zinc
    - **boring** pain: coloc dig
    - **burning**: hep iod *Lac-c Plat*
    - **burrowing**: con spong
    - **cough** agg; during: *Caust*
    - **cramping**: ant-c bry calc-p canth chin cinch coloc cupr naja nat-m nux-m puls sars seneg staph sul-ac sulph thuj
    - **cutting** pain: calc **Kali-c** mag-c phos sars thuj
    - **dragging**, bearing down: dig
    - **drawing** pain: arg-met ars asaf nat-c rhus-t zinc
    - **pregnancy** agg; during: am-m
    - **sore**: am-m

Abdomen

- **left**: ...
  - **pressing** pain: am-c anac ant-t berb camph carb-an carb-v kali-c kali-n led lyc mag-m *Nat-c* nat-m *Nit-ac* sars sul-ac sulph tarax
  - **sore**: *Arg-met* colch eup-per
  - **stitching** pain: aloe alum am-c am-m ang *Arg-n* ars *Asaf* bell bry calc caust chin cina coloc dulc *Graph* hep hyos kali-n lach laur meny mez nicc op ph-ac plb ran-b samb *Sars Sep* sil staph sul-ac *Sulph Tarax* thuj zinc
  - **stool**; before: tarent
  - **tearing** pain: bry iod mag-c samb sulph
  - **yawning** agg: sphing
  - **Ilium**; crest of | **Above**: chel *Eupi*
  - **Lower**: meny
    - **stitching** pain: meny
  - **Ribs**:
    - **Below**: mur-ac
      - **cramping**: mur-ac
  - **extending** to:
    - **right**: asar carb-v ip kali-p lachn nicc stann *Ter*
    - **cramping**: asar carb-v
    - **cutting** pain: *Ip* lachn
    - **stitching** pain: Ip stann *Ter*
    - **Vagina**: borx
- **daytime**: sulph
  - **stitching** pain: sulph
- **morning**: am-c bar-c merc merc-c phos rhus-t sars sulph
  - **bed** agg; in: bell
    - **cutting** pain: bell
    - **pressing** pain: bell
  - **cramping**: rhus-t
  - **drawing** pain: phos
  - **pressing** pain: bar-c merc
  - **stitching** pain: sars
  - **waking**; on: sulph
- **forenoon**: nat-s *Ran-b*
  - **stitching** pain: nat-s *Ran-b*
- **noon**: ptel
- **afternoon**: am-m ant-c nit-ac ox-ac
  - **burning**: am-m
  - **cramping**: ant-c
- **evening**: am-c ant-c *Caust* chinin-s fl-ac kali-c lyc nicc sil *Sulph*
  - **bed** agg; in: ars
    - **stitching** pain: ars
  - **cramping**: ant-c nicc
  - **cutting** pain: lyc nicc
  - **lying** agg: sul-ac
    - **stitching** pain: sul-ac
  - **pressing** pain: fl-ac
  - **stitching** pain: am-c *Caust* sil *Sulph*
  - **tearing** pain: kali-c
- **night**: kali-c lyc nat-s prun sulph zinc
  - **midnight**: *Sulph*
    - **after**: thuj
      - **pressing** pain: thuj
  - **night**: ...
    - **cramping**: sulph
    - **cutting** pain: sulph
    - **drawing** pain: lyc
    - **stitching** pain: kali-c zinc
- **bending** body:
  - **left** agg; to: nat-c
    - **stitching** pain: nat-c
- **bending** double:
  - **amel**: kali-n
    - **stitching** pain: kali-n
  - **must** bend double: aur
    - **tearing** pain: aur
- **bind** abdomen; must: puls
  - **cramping**: puls
- **blowing** the nose agg: stront-c
  - **stitching** pain: stront-c
- **breathing** agg: calc raph
  - **stitching** pain (See respiration - stitching)
- **burning**: all-c am-c am-m apis ars carb-v chel graph grat olnd petr plat rat ruta sep stann
- **clawing** pain: hep petr
- **coffee** agg: *Cham*
- **contracting**: mang
- **cough**:
  - **during**:
    - **agg**: alum ambr arn ars bell *Borx* carb-an caust con eupi lyc nux-v sep spong squil stann sul-ac *Sulph*
      - **burning**: sul-ac
      - **pressing** pain: spong
      - **stitching** pain: alum arn ars bell borx carb-an sep stann *Sulph*
      - **amel**: carb-an
- **cramping**: acon alum ant-c bell bry calc-p canth carb-v caust chin cinch coloc cupr *Ign* kali-n lach laur *Led Lyc* mag-m manc mur-ac naja nat-c nat-m *Nat-s Nux-v* petr *Phos* plat puls rat rhod ruta sars seneg sul-ac sulph thuj zinc zinc-p
- **cutting** pain: alum ang apis arn ars bell calc canth carb-an caust clem colch con crot-t dulc ign ip kali-bi *Lach* laur mag-c merc mur-ac nat-c nit-ac ip podo rheum ruta sabad sars *Stront-c* thuj zinc *Zinc-s*
  - **paroxysmal**: kali-bi
- **dinner**:
  - **after**:
    - **agg**: bov phos zinc
      - **burning**: bov
      - **cutting** pain: phos
      - **drawing** pain: zinc
    - **during** | **agg**: am-c
- **dragging**, bearing down: dig phos
- **drawing** in abdomen agg: *Asaf* laur nat-m sulph
  - **pressing** pain: *Asaf* nat-m sulph
- **drawing** pain: am-m ant-t camph cupr cur lyc nat-c par phos ran-b sep staph
  - **menses**, as before: staph
  - **together**; drawing: zinc

Abdomen

Pain – Sides

- **eating**; after: alum asaf kali-n mez sep
  - **cramping**: mez
  - **pressing** pain: sep
  - **stitching** pain: asaf
- **exertion** agg: alum
  - **tearing** pain: alum
- **expiration** agg; during: dig mur-ac
  - **cramping**: mur-ac
  - **stitching** pain: dig
- **fever**; during: *Acon Bry*
- **flatus**; passing:
  - **amel**: kali-c laur plat
  - **cramping**: plat
  - **cutting** pain: laur
  - **stitching** pain: kali-c
- **hernia** would protrude; as if a: petr
- **hiccough** agg: bar-c
  - **stitching** pain: bar-c
- **holding** hand on side:
  - **must** hold hand on side: chol
  - **burning**: chol
- **inspiration**:
  - **agg**: carb-v con dulc mez mur-ac ph-ac phos **Ran-b** sel stann stront-c sul-ac sulph thuj
  - **cramping**: mur-ac
  - **cutting** pain: phos
  - **stitching** pain: carb-v dulc mez ph-ac **Ran-b** stann stront-c sul-ac sulph
  - **deep**:
    - **agg**: con sars thuj
    - **cramping**: sars
    - **pressing** pain: con sars thuj
- **kneading** amel: **Nat-s**
  - **pressing** pain: **Nat-s**
- **lancinating**: ign
- **laughing** agg: kali-c
  - **stitching** pain: kali-c
- **lying**:
  - **agg**: caust nat-m
  - **cramping**: nat-m
  - **stitching** pain: caust
  - **back**; on:
    - **agg**: sulph
    - **cutting** pain: sulph
  - **side**; on:
    - **agg**: sul-ac
    - **stitching** pain: sul-ac
  - **left**:
    - **agg**: plat
    - **stitching** pain: plat
    - **amel**: nicc
    - **stitching** pain: nicc
  - **right**:
    - **agg**: *Thuj*
    - **stitching** pain: *Thuj*
- **menses**; during: ars *Nux-v*
  - **cramping**: ars
  - **cutting** pain: ars

Pain – Sides

- **menses**; during: ...
  - **pressing** pain: *Nux-v*
  - **stitching** pain: ars
- **motion**:
  - **agg**: ant-c asar bry eupi *Kali-c* nat-s nux-v stront-c sul-ac zinc
  - **cramping**: ant-c zinc
  - **pressing** pain: asar
  - **stitching** pain: bry *Kali-c* nat-s nux-v sul-ac
  - **amel**: ars
  - **stitching** pain: ars
- **periodical**: ph-ac
  - **pressing** pain: ph-ac
- **pressing** pain: alum am-c am-m ambr anac ang arn ars *Asaf* asar *Aur* bar-c bell berb borx calc caps carb-v chin coff croc dios hep ign kali-c kalm laur led lyc mag-m merc mur-ac nat-c **Nat-m Nat-s** *Nit-ac Nux-v* par ph-ac *Phos* ran-b ran-s rhus-t sabad seneg Sep staph *Sulph* tarax *Thuj* zinc
  - **outward**: calc coloc lyc *Nux-v* sul-ac
- **pressure**:
  - **agg**: dulc mez zinc
  - **drawing** pain: zinc
  - **stitching** pain: dulc mez zinc
  - **amel**: *Asaf* bov mag-c **Nat-s** thuj
  - **stitching** pain: *Asaf* mag-c thuj
- **stomach** agg; on: bell
  - **pressing** pain: bell
- **raising** arms agg: eupi ferr-i
  - **stitching** pain: ferr-i
- **respiration**: alum bar-c caps carb-v nux-v stann *Sulph* zinc
  - **stitching** pain: alum bar-c caps carb-v nux-v stann *Sulph* zinc
- **riding** agg: card-m hep rumx
  - **pressing** pain: *Card-m* hep
- **sitting**:
  - **agg**: aeth am-c am-m asaf calc carb-an carb-v cina dros dulc grat laur meny nat-c nicc phos sabad samb sars sulph
  - **burning**: am-m
  - **cramping**: carb-an
  - **cutting** pain: carb-an
  - **pressing** pain: am-c calc
  - **stitching** pain: aeth am-m asaf carb-an cina dros dulc grat laur meny nat-c nicc phos sabad samb sars
  - **amel**: cinnb zinc
  - **drawing** pain: zinc
  - **stitching** pain: cinnb
  - **bent** forward:
    - **agg**: carb-v
    - **cramping**: carb-v
- **sore**: ang arg-met arn bad camph caust chim chin colch eup-pur ferr lil-t nux-v ran-b stront-c zing
- **standing** agg: alum arg-n kali-n meny nicc samb
  - **cramping**: kali-n
  - **drawing** pain: arg-n

872   ▽ extensions | ○ localizations | ● Künzli dot

Abdomen

Pain – Sides

- **standing** agg: ...
  - **stitching** pain: alum meny nicc samb
- **stitching** pain: abrot acon *Agar All-c* aloe alum alum-p am-c am-m ang arg-n arn **Ars** *Asaf* asar bar-c bar-i bar-s *Bell* berb borx bov bry calc calc-p calc-sil camph cann-s canth carb-an carb-v carbn-s **Caust** cham chin cina cocc coff coloc con croc crot-t cycl dig dros dulc ferr-i graph grat *Hep* hyos ign iod ip kali-c kali-n kali-s kreos laur led lyss m-ambo m-arct m-aust meny merc-c mez mosch naja nat-c nux-m nux-v olnd op petr ph-ac phos phys plat plb psor puls *Ran-b* rhus-t sabad samb sang *Sars Sel* seneg sep sil spig spong *Stann* staph stram stront-c sul-ac *Sulph* tab *Tarax* tarent thuj viol-t zinc zinc-p
  - **boring** pain: dros
  - **burning**: sulph
  - **downward**: plat
  - **outward**: asaf cann-s lach
  - **tearing** pain: ars
  - **upward**: bell
- **stool**:
  - **after** | **agg**: rhus-t
  - **amel**: calc
    - **cutting** pain: calc
  - **before**: mag-c mang
    - **cramping**: mag-c mang
  - **during**:
    - **agg**: mang nicc *Zinc-s*
    - **cramping**: mang nicc
    - **stitching** pain: nicc *Zinc-s*
  - **urging** to | **with**: bar-c
- **stooping**:
  - **agg**: alum am-c am-m calc kali-c sep stram
    - **cramping**: stram
    - **pressing** pain: kali-c
    - **stitching** pain: alum am-c am-m calc
  - **amel**: mag-c
    - **stitching** pain: mag-c
- **stretching** out: kali-c
  - **stitching** pain: kali-c
- **supper** agg; after: *Ran-b* sulph
  - **stitching** pain: *Ran-b*
- **synchronous** with pulse: ant-c
  - **cramping**: ant-c
- **tearing** pain: alum am-m ars aur bry calc crot-t cupr kali-c *Lach* lyc mag-c nat-c nat-m nit-ac plat plb *Sep*
  - **jerking** pain: calc
- **touch**:
  - **agg**: ars nat-c sil
    - **cutting** pain: ars
    - **pressing** pain: nat-c
  - **amel**: meny
    - **stitching** pain: meny
- **turning**:
  - **bed**; in:
    - **amel**: bell
    - **cutting** pain: bell

Pain – Sides

- **turning – bed – amel**: ...
  - **pressing** pain: bell
- **body**:
  - **agg**: bar-c calc
  - **stitching** pain: bar-c calc
- **ulcer** would form; as if an: alum
- **ulcerative** pain: petr valer
- **walking**:
  - **agg**: *Asaf* bell calc castm cham chin chol cinnb clem con dros eupi ferr-i kali-n led mag-c meny mez nat-c nat-m *Nat-s* phos ran-b sep sil spig squil sulph zinc
  - **burning**: chol sep
  - **cramping**: bell nat-m
  - **cutting** pain: clem phos
  - **drawing** pain: chin zinc
  - **pressing** pain: castm kali-n led nat-c zinc
  - **stitching** pain: *Asaf* cham cinnb dros ferr-i meny mez *Nat-s* ran-b sil spig sulph
  - **tearing** pain: mag-c
- **air** agg; in open: *Nat-s* sulph thuj
  - **stitching** pain: *Nat-s* sulph thuj
- **amel**: carb-an sars
  - **cutting** pain: carb-an
  - **stitching** pain: sars
- **wine** agg: borx
  - **stitching** pain: borx
- **yawning** agg: bar-c sphing
  - **stitching** pain: bar-c
- o **Flanks**: acon alum ambr ang *Arg-met* ars bar-c bell calc caps carb-v carbn-s card-m caust cham chin coc-c cocc coff colch **Coloc** croc crot-t dulc kali-c mag-c mag-m mez mur-ac nat-c *Nat-s* ph-ac plat puls rhus-t sabad sabin samb sars seneg *Sil* spong squil stann staph stram sulph
  - **right**: alum
    - **stitching** pain: alum
  - **burning**: mag-c plat seneg stann
  - **cramping**: ambr ang bell carb-v carbn-s cocc coff dulc mag-c mur-ac ph-ac sars stann
  - **cutting** pain: ang sulph
  - **drawing** pain: alum ambr ang calc carb-v card-m caust chin cocc coff colch crot-t kali-c plat puls sabad sabin samb sars seneg stann staph sulph
  - **flatus** and during stool; from: spong
    - **pressing** pain: spong
  - **hiccough**; during: borx
    - **stitching** pain: borx
  - **jerking** pain: chin
  - **pressing** pain: ambr coff colch sabad sars squil
  - **sneezing**; on: carb-v
    - **burning**: carb-v
  - **sore**: ang calc caust *Sil* staph
  - **stitching** pain: acon ambr *Arg-met* ars bar-c caps carb-v carbn-s caust cham chin coc-c cocc **Coloc** croc mag-m mez nat-c *Nat-s* rhus-t sabad spong squil stann stram sulph
  - **stool** agg; after: mag-m

Abdomen

- **Flanks** – stool agg; after: ...
  : **drawing** pain: mag-m
  : **tearing** pain: crot-t samb
  : **extending** to:
    : **Mamma**; left: alum
    : **stitching** pain: alum
- **Ribs**:
  : **Floating** ribs:
    : **Below**: mang *Sil*
    : **sore**: mang *Sil*
- **Side** lain on: bell
  : **cutting** pain: bell
  : **pressing** pain: bell
- **Side** not lain on: *Graph*
- **Spots**; in: graph hyos ox-ac plat
  : **burning**: graph hyos ox-ac plat
- ▽ **extending** to:
  : **Bladder**: plb
    : **tearing** pain: plb
  : **Chest**: alum
    : **stitching** pain: alum
  : **Downward**: med
  : **Groin**: naja
    : **stitching** pain: naja
  : **Lumbar** region: calc
    : **stitching** pain: calc
  : **Sacrum**: caust
    : **stitching** pain: caust
  : **Spermatic** cords: lac-ac
    : **stitching** pain: lac-ac
  : **Thighs**: alum
  : **Umbilicus**: aloe
    : **lying** on right side agg: plat
    : **stitching** pain: plat
    : **pressing** pain: aloe
- **Sigmoid** flexure: scroph-xyz
- **Skin**; below the: cocc *Kreos Ran-b* rhus-t sec valer
- **Solar** plexus: *Caust*
- **Spleen**: absin acon aesc *Agar* agn aloe alst alum am-c am-m ambr anac anan ant-c ant-t *Apis* arg-n arn ars ars-i ars-met ars-s-f arund *Asaf* asar astac aur bapt bapt-c bar-c bell bell-p berb bism borx bov brom bry bufo cadm-met cadm-s cain calad calc calc-p camph cann-s canth *Caps* carb-an *Carb-v Card-m* caust **Cean** cedr *Chel* chen-v **Chin** *Chinin-s* cimic clem cob *Coc-c Cocc* colch coloc con cot crot-h crot-t cupr dig dios diosm dor dulc euphr ferr ferr-i ferr-m *Fl-ac* form gels graph grin guaj gymno *Helia* helon hep hera hom-xyz *Hydr Ign* ilx-a iod ip jug-r kali-bi kali-c *Kali-i* kali-n kali-p kreos *Lach* laur lec led lith-c *Lob-c* lyc *Lyss* mag-c mag-m *Mag-s* mang med merc *Merc-c* merc-i-r *Merl Mez* mosch mur-ac nat-ar nat-c *Nat-m* nat-s nit-ac *Nux-m Nux-v* ol-an olnd opun-s pall paraf parth petr ph-ac phos phyt plan plat plb polyg-h *Polym* prim-o *Psor* ptel *Puls* quas querc ran-b *Ran-s* raph rheum rhod rhus-t ruta sabad sang sapin sars *Sec* sel seneg sep sil spig squil **Stann Stram Sul-ac** sul-i *Sulph Tab* tarax tarent teucr *Ther Thuj* tub urt-u vac valer verat verb vib viol-t visc *Zinc* zing

Pain – Spleen

- **Spleen**: ...
  - **morning**: am-m psor sang
    : **stitching** pain: psor
  - **afternoon** | **14** h: cedr sep
  - **evening**: agar arg-n colch crot-t mag-s *Sulph*
    : **stitching** pain: arg-n colch crot-t *Sulph*
  - **night**: agar squil
  - **accompanied** by:
    : **diarrhea**: cean
    : **dyspnea**: cean
    : **menses**:
      : **profuse**: cean
      : **suppressed**: cean
  - **alternating** with | **Heart**; pain in (See CHES - Pain - heart - alternating - spleen)
  - **breathing**:
    : **agg**: agar am-m
    : **deep**:
      : **agg**: bry *Card-m* chin cob mosch nat-c *Ran-s* sabad *Sulph*
      : **stitching** pain: bry *Card-m* chin cob mosch nat-c *Ran-s* sabad *Sulph*
  - **burning**: anan apis *Ars* bell borx cann-s carb-an chel *Coc-c* graph ign plat sec seneg spig
  - **chill**; during: acon ars asaf borx *Bry* caps carb-v cham chin **Chinin-s** eup-per kali-c nat-m nux-v **Podo** ran-b rhus-t *Sep* sul-ac sulph thuj
  - **clawing** pain: med
  - **cough** agg; during: bell carb-v *Chinin-s* con *Puls* sul-ac sulph valer zinc
    : **stitching** pain: bell carb-v con sulph zinc
  - **cramping**: agar aloe bell ferr stann sulph
  - **cutting** pain: ars bell borx cadm-s cain calc-p carb-v *Cean* chin coloc crot-h dulc grin kali-c lyc nat-m polyg-h ptel sulph tarent verb viol-t
  - **drinking** cold water agg: nat-c
    : **stitching** pain: nat-c
  - **eating**:
    : **after**:
      : **agg**: verat
      : **stitching** pain: verat
    : **agg**: thuj
      : **stitching** pain: thuj
    : **amel**: rhod
    : **while**:
      : **agg**: am-m
      : **stitching** pain: am-m
  - **eructations**; before: sulph
    : **pressing** pain: sulph
  - **exertion** agg: kali-bi ran-b
  - **flatulence**; with sensation of: *Diosm*
    : **stinging**: *Diosm*
  - **heat**; during: agn arn ars asaf borx brom caps **Carb-v** cham chin fl-ac ign mez *Nat-m* nit-ac *Nux-v* ran-b stann sulph
  - **inspiration** agg: cob mez
  - **lancinating**: anan bufo cain nat-m

874   ▽ extensions | O localizations | ● Künzli dot

Abdomen

Pain – Spleen

- **lying**:
  : **agg**: *Sulph*
  : **stitching** pain: *Sulph*
- **side**; on:
  : **left**:
  . **agg**: agar cean *Cocc* colch
  . **pressing** pain: agar
  . **amel**: phyt squil
- **menses**:
  : **before**:
  : **agg**: sulph
  : **during**:
  : **agg**: apis bufo pall
  . **stitching** pain: bufo
- **motion** agg: bry *Kali-bi* kali-p nit-ac
  : **stitching** pain: bry kali-bi kali-p nit-ac
- **pressing** pain: agar alum am-m *Arn Ars* asaf astac bell berb borx calad camph cann-s carb-an *Carb-v* chin chinin-s colch con crot-t dig *Fl-ac* graph *Ign* iod *Kreos* lyc lyss *Merl* mez mur-ac nat-c *Nat-m Nit-ac* ol-an olnd petr plat polyg-h polym puls *Ran-s* rheum rhod rhus-t sars sep stann sul-ac sulph tarax teucr *Thuj* valer zinc
  : **accompanied** by:
  : **Head**; pain in (See HEAD - Pain - accompanied - spleen)
  : **Liver**; pressing pain in: quas
- **pressure**:
  : **agg**: cean kali-bi zinc
  : **pressing** pain: cean zinc
  : **stitching** pain: kali-bi zinc
  : **clothes**; of:
  : **agg**: calad fl-ac kali-bi nat-m puls
- **pricking** pain: arund vac
- **pulsating** pain: *Lyss*
- **respiration**; difficult: squil
- **riding** in a carriage agg: borx lach
- **running** agg: agar squil tub
  : **stitching** pain: agar squil tub
- **sitting** agg: am-m psor
  : **stitching** pain: am-m psor
- **sneezing** agg: hera
  : **stitching** pain: hera
- **sore**: *Agn* alum arn *Ars* ars-i asaf asar bry calc camph *Caps* **Cean Chin** colch *Ferr* ferr-m kali-i kreos lec *Phos Ptel* ran-b **Rhus-t** sang sars stann zinc
- **standing** agg: mag-c
  : **stitching** pain: mag-c
- **stinging**: diosm ther
- **stitching** pain: acon agar aloe alst alum am-c am-m anac arg-n arn **Ars** asaf asar aur bar-c bell *Bell-p* berb bism bov bry cain calad camph cann-s canth carb-an *Carb-v Card-m* caust **Cean** cedr chel *Chin* clem cob *Coc-c* **Cocc** **Con** crot-t dulc euphr graph grin guaj hep ign iod ip *Kali-bi* kali-c kali-n kali-p *Lach* laur lec led lith-c lyc mag-c mag-m *Mag-s* mang *Merc-c* mez mosch mur-ac nat-ar *Nat-c Nat-m*

Pain – Umbilicus

- **stitching** pain: ...
nat-s nit-ac *Nux-m Nux-v* ol-an ph-ac phos plb *Psor* puls ran-b ran-s raph rheum rhod ruta sabad sang sars *Sec* sel sep sil spig squil stann *Sul-ac Sulph* tab tarax *Ther* thuj tub valer verat verb vib viol-t *Zinc*
  : **accompanied** by:
  : **Head**; pain in: urt-u
  : **Liver**; stitching pain in: quas
- **stool** agg; during: agar anac kali-bi
- **stooping** agg: card-m
  . **stitching** pain: card-m
- **tearing** pain: ambr ars cann-s chin con nat-m plb sil sul-ac *Sulph* teucr
- **touch** agg: ran-b sul-ac
- **turning** to right side amel: agar
- **walking**:
  : **agg**: acon *Arn* chin hep ign lach *Nat-c* nat-m psor rhod sel verat
  : **stitching** pain: acon arn chin hep *Lach Nat-c* nat-m psor rhod sel verat
  : **amel**: agar
  : **rapidly**:
  : **agg**: rhod
  . **stitching** pain: rhod
  : **slowly**:
  : **agg**: chin
  . **stitching** pain: chin
○ **Region** of spleen: alum arg-met arn bar-c chin laur mag-c mur-ac plat psor sars sul-ac thuj vac
  : **pricking** pain: psor vac
▽ **extending** to:
  : **Hips**: grin
  : **cutting** pain: grin
  : **sore**: grin
  : **Lumbar** region: kali-bi
  : **stitching** pain: kali-bi
- **Spots**; in: ant-t arg-n bar-c bism bry coloc *Kali-bi Ox-ac* phos *Rhus-t* thuj
  - **constipation**; with: *Aur-m-n*
  : **sore**: *Aur-m-n*
  - **cramping**: bry coloc *Ox-ac* thuj
  - **sore**: ant-t arg-n bar-c bism *Kali-bi* phos *Rhus-t*
- **Spots**; in small: bism rhus-t teucr
- **Symphysis**: dulc hell kali-c nit-ac stann thlas zinc
  - **cramping**: kali-c
  - **pressing** pain: hell
  - **stitching** pain: stann
- **Umbilicus**: acon *Aesc* aeth agar *All-c Aloe* alum ammc amph *Anac* ant-t *Apis Arn Ars* ars-i arund asaf bapt bar-c bar-i *Bell Benz-ac* berb bol-la bov bry cact cadm-met cain calad calc *Calc-p* calen canth carb-v carbn-s castm caul *Cham* **Chel** *Chin Chinin-s* chion cic cimic *Cina* cinnb clem coc-c cocc colch *Coloc* con crot-t *Cycl Dig Dios* dulc echi elaps eupi fago ferr-i fl-ac form *Gamb* gels genc-p *Gran* grat gymno hyos hyper ign indg iod *Ip* iris kali-bi kali-c kali-i kali-n kalm kreos lac-d lach laur lec *Lept* lyc mag-c mag-m mag-s mang merc merc-c merc-i-f merl mez mosch mur-ac nat-c nat-m nat-s nit-ac nux-m *Nux-v Ox-ac* pall paraf ph-ac phos phys phyt

Abdomen

- **Umbilicus**: ...
  pic-ac plan *Plat* plb *Ptel* puls puls-n ran-b raph rat *Rheum Rhus-t* rhus-v sabad senec sep sil *Spig* squil stann stram *Stront-c* sul-ac sul-i sulph sumb tab tarax ter thuj tub ust valer verat verat-v verb vip zinc
  - **left** side of: jac-c
    : **stitching** pain: jac-c
  - **morning**: agar aloe *Apis* con *Dios* mang nat-c nat-m verat-v
    : **drawing** pain: con mang nat-c
    : **stitching** pain: agar
  - **forenoon**: gymno *Rhus-t* sil
    : **cutting** pain: *Rhus-t* sil
  - **afternoon**: alum chel cimic plb sil
    : **14 h**: laur
    : **tearing** pain: laur
    : **cutting** pain: cimic
    : **stitching** pain: alum
  - **evening**: nux-m ptel
    : **cutting** pain: nux-m
  - **night**: nux-m
    : **cutting** pain: nux-m
  - **alternating** with | **Bladder**; pain in (See BLAD - Pain - night - alternating - umbilicus)
  - **bending**:
    : **body**:
      : **agg**: nit-ac
      . **drawing** pain: nit-ac
    : **forward**:
      : **amel**: bov calad *Rhus-t*
      . **cutting** pain: bov calad *Rhus-t*
  - **bending** double | **amel**: aloe **Coloc** echi
  - **boring** pain: sep tarax
  - **breakfast** agg; after: gels raph
  - **breathing** deep agg: mang
    : **cutting** pain: mang
  - **burning**: acon aesc ars bov *Canth* carb-v kali-c kali-i lach lyc merc-c nux-m nux-v ph-ac phyt plat plb sabad sep sul-ac sul-i
  - **contracting**: nit-ac
  - **cough** agg; during: ip *Lyc* sep
  - **cramping**: *Aloe Benz-ac* berb *Bov Bry* calc-p carb-v *Cham* chel *Cina* clem *Coloc Dios Dulc Gamb Gran* hyper indg *Ip Kali-bi* lept lyc mag-m *Nux-m* nux-v plat *Plb* puls raph *Rheum* senec *Spig Stann* sulph *Verat* verb vip
  - **cutting** pain: ant-t bol-la bov cact calad castm *Chinin-s* cimic coc-c colch *Coloc* crot-t dios dulc indg *Ip* laur *Nux-m Nux-v* plb puls-n rhus-t rhus-v sil ter **Verat** verat-v
  - **diarrhea**:
    : **before**: rhus-v verat
    : **during**: calc-p rhus-v tub
  - **dinner**; during: calc
  - **drawing** pain: acon aloe anac ars bar-c bell calc-p calen carbn-s *Chel* clem con eupi gamb gent-c grat ign kali-c mang mez mosch nat-c nit-ac nux-m nux-v nux-m phos plat *Plb* ran-b rat rhus-t ruta sep sulph tab zinc

- **drawing** pain: ...
  : **paroxysmal**: sep
- **eating**; after: calc-p cina cob con
  : **drawing** pain: con
  : **two hours after eating**: ox-ac
- **fasting** agg: indg
- **flatus**; passing | **amel**: cadm-met calc-p caul coloc
- **headache**; during: *Lac-d* lept
- **inspiration** agg; deep: bapt *Hyos* indg lyc sil verb
  : **stitching** pain: *Hyos* sil verb
- **lancinating**: amph elaps plb
- **lying** on back agg: *Ars* cadm-met
- **menses**:
  : **before** | **agg**: chinin-s ip ruta
  : **during**:
    : **agg**: nux-m
    . **drawing** pain: nux-m
- **motion** agg: cycl mag-s nit-ac phyt ptel
  : **drawing** pain: nit-ac
  : **stitching** pain: cycl mag-s
- **paroxysmal**: bell calad ph-ac verb zinc
- **pregnancy** agg; during: plb
- **pressure** | **amel**: cina coloc dios *Ptel*
- **radiating** from: *Dios Plb* senec
- **rising** agg; after: coloc con
  : **drawing** pain: con
- **sitting** agg: *All-c* indg kali-c
  : **drawing** pain: kali-c
- **sleep**:
  : **amel**: nux-m
  : **burning**: nux-m
- **sneezing** agg: aloe
  : **stitching** pain: aloe
- **sore**: aesc aeth *Aloe* anac calc *Calc-p* chin cina cinnb *Coloc* con crot-t dulc fago form iris kali-c nat-m nux-m ph-ac phys plan *Rhus-t* stront-c thuj verat
- **standing** agg: alum
  : **stitching** pain: alum
- **stitching** pain: acon **Agar** aloe alum ammc *Anac* ant-t asaf *Bell* cic cocc colch coloc *Cycl Dig* dulc grat gymno hyos **Ip** kreos laur mag-s merc-i-f nux-v pall pic-ac *Plat* **Plb** raph rhus-t sep sil sulph verb
  : **radiating**: *Plb*
- **stool**:
  : **after**:
    : **agg**: nat-c puls-n samb
    : **before**: aloe bry *Ham* mag-m nat-c plb ust
    : **drawing** pain: nat-c
  : **during** | **agg**: bell caps cupr iod kali-bi ox-ac
- **stooping** agg: sep *Verb*
  : **stitching** pain: verb
- **supper** agg; after: zinc
- **synchronous** with pulse: rhus-t
  : **stitching** pain: rhus-t
- **tearing** pain: amph chin crot-t cycl laur nux-v plb stram
- **torn** out or loose; as if: ip stram

Abdomen

Pain – Umbilicus

- **waking**; on: agar
  : **stitching** pain: agar
- **walking**:
  : **agg**: anac bry sulph
  : **drawing** pain: anac
  : **stitching** pain: sulph
  : **amel**: *All-c* kali-c
  : **drawing** pain: kali-c
  : **rapidly**:
    : **agg**: chin
    : **stitching** pain: chin
  o **Above**: aur bell chel dig grat kali-c kali-n mang nat-m rhus-t
  : **burning**: kali-n
  : **pressing** pain: kali-c mang
  : **pressure**:
    : **amel**: *Cina*
    . **boring** pain: *Cina*
  : **stitching** pain: aur bell chel dig grat kali-c nat-m rhus-t
- **Below**: bar-c calc chel chin coloc cortico hyos kali-bi kali-c kali-n mag-c mag-m mez nat-c nat-m olnd phos plb ruta stroph-s zinc
  : **morning**: calc
    : **pressing** pain: calc
  : **constricting** pain: stroph-s
  : **cramping**: cortico kali-c kali-n mag-c mag-m nat-c nat-m phos zinc
  : **cutting** pain: mez
  : **stitching** pain: bar-c calc chel chin coloc hyos kali-bi mag-c olnd plb ruta
  : **stool**:
    : **after**:
      . **agg**: nat-c
      cutting pain: nat-c
      . **amel**: cortico
      cramping: cortico
    : **before**: cortico
      . **cramping**: cortico
  : **supper** agg; after: calc
    : **cramping**: calc
  : **extending** to:
    : **Pudendum**: ruta
      . **stitching** pain: ruta
- **Region** of umbilicus: acon *Aesc* aeth agar *All-c* all-s *Aloe* alum am-c *Am-m* ambr aml-ns ammc **Anac** ang ant-c ant-t apis arg-n arn ars asaf aspar bapt bar-c *Bell* benz-ac berb bism bov brom *Bry* cact cadm-met calad calc *Calc-p* calen *Camph* canth caps *Carb-an* carb-v carbn-s carc castm caul caust cench *Cham* Chel Chin chinin-ar chinin-s chion cimic cina cinnb clem coc-c *Cocc* Colch coll **Coloc** con crot-h *Crot-t* cub cupr cycl dig **Dios** dirc dor dulc erig eucal euon euphr eupi fl-ac form *Gamb* gels gent-c gent-l gran graph grat guaj gymno *Ham* hell hep hydr hyos hyper ign indg *Iod Ip Iris* jatr-c jug-c kali-bi kali-br *Kali-c* kali-i kali-m kali-n kali-sula kreos lac-ac lac-c *Lach* lact *Laur* lec led *Lept* lyc mag-c mag-m mag-p mag-s malar mang meny merc

Pain – Umbilicus

- **Region** of umbilicus: ... merc-c merc-i-f merc-i-r merl mez mosch mur-ac myric naja nat-ar *Nat-c Nat-m* **Nat-s** nicc nit-ac nux-m *Nux-v* oci-sa ol-an olnd onos op ox-ac paeon par paraf pert-vc petr *Ph-ac* phel phos phys *Phyt* plan *Plat* **Plb** *Podo* prun psil psor *Ptel Puls* ran-b *Ran-s Raph* rat rauw *Rheum* rhod *Rhus-t* rhus-v sabad sabin samb sang sarr sars *Scir* senec seneg sep *Sil* sol-ni sphing sping squil stann staph *Stram* stront-c stroph-s *Sul-ac* sul-i *Sulph* sumb tab tarax tarent tax tep ter teucr *Thuj* til toxo-g tub ust valer *Verat* verat-v *Verb Zinc* zinc-p zing
  : **right**: kali-bi kali-c zinc
  : **daytime**: stann
    : **cutting** pain: stann
  : **morning**: aeth aloe ant-t bar-m borx bov bros-gau bry dig dios hell lach lyc mag-c mang nat-m *Nat-s* nux-v petr sars sulph
    : **6 h**: bry
    : **7 h**: scroph-n
    . **cutting** pain: scroph-n
    : **bed** agg; in: caust lyc
    . **cramping**: caust lyc
    . **cramping**: aeth borx bov lyc mag-c mang nat-m
    : **cutting** pain: bros-gau hell mang petr sars sulph
    : **pressing** pain: mang
    : **rising** agg; after: aeth
    . **cramping**: aeth
    . **tearing** pain: dig
    : **twisting** pain: hell
    : **waking**; on: bov
    . **cramping**: bov
  : **forenoon**: agar lyc nat-c sars verat-v
    : **10 h**: verat-v
    . **cutting** pain: verat-v
    . **cramping**: agar lyc nat-c
    : **cutting** pain: nat-c sars
    : **menses**; during: mag-c
    . **cutting** pain: mag-c
  : **noon**: colch dios mag-m sulph
    : **cramping**: mag-m *Sulph*
    : **cutting** pain: mag-m
  : **afternoon**: alum calc euphr lyc naja nat-c ox-ac plb ptel seneg spig **Sulph**
    : **14 h**: lyc verat-v
    : **15 h**: pert-vc
    . **15-16 h**: chel
    : **16 h**: lyc *Sulph*
    . **cramping**: sulph
    . **cutting** pain: lyc
    . **pressing** pain: *Sulph*
    : **17 h**: mag-c ptel sang
    . **17-18 h**: spig
    . **cramping**: mag-c sang
    : **burning**: calc
    : **cramping**: euphr nat-c plb **Sulph**
    : **cutting** pain: lyc naja ptel spig
    : **pressing** pain: alum

Abdomen

Pain – Umbilicus

- **Region** of umbilicus – **afternoon**: ...
  : **standing** agg: alum
  . **pressing** pain: alum
  : **evening**: alum bar-c bry calc-p caust chin coloc con fl-ac nat-m *Ox-ac* phos pic-ac plat spig staph **Sulph**
  : **bed** agg; in: chin nux-m staph valer
  . **cramping**: nux-m
  . **pressing** pain: chin valer
  . **stitching** pain: staph
  : **burning**: fl-ac
  : **cramping**: alum caust chin phos plat **Sulph**
  : **cutting** pain: bar-c bry nat-m staph
  : **pressing** pain: nat-m
  : **stool** agg; during: inul
  . **cramping**: inul
  : **night**: acon *Aesc* arn bar-c bros-gau bry *Calc* carb-v *Cham Chin* coc-c *Coloc* cycl graph hep lyc mag-m merc nux-m *Ox-ac* podo *Puls Rhus-t* sep sil *Sulph* zing
  : **midnight**: *Chin* fl-ac sulph
  . **after**: **Ars**
  . **4 h**: tanac
  . **cutting** pain: sulph
  . **stool** agg; during: fl-ac
  : **bed** agg; in: nux-m
  . **cramping**: nux-m
  : **cramping**: bros-gau bry cycl lyc nux-m *Podo*
  : **cutting** pain: sil
  : **pressing** pain: carb-v sep sulph
  : **twisting** pain: ruta
  : **waking**; on: cycl
  . **cramping**: cycl
  : **bed**; when going to: nat-m
  . **cutting** pain: nat-m
  : **bending**:
  : **backward**:
  . **agg**: lyc
  . **amel**: onos
  : **body**:
  . **agg**: nit-ac
  . **cramping**: nit-ac
  . **forward**:
  . **agg**: con dulc
  . **cramping**: con dulc
  . **amel**: *Aloe Coloc* rauw senec
  . **cramping**: *Aloe Coloc* rauw senec
  . **must bend body**: lyc
  . **cramping**: lyc
  : **bending double**:
  : **amel**: stroph-s
  : **biting** pain: petr
  : **breakfast**:
  : **after**:
  . **agg**: agar kali-bi
  . **cramping**: agar kali-bi
  . **before**:
  . **agg**: **Nat-s**

- **Region** of umbilicus – **breakfast** – **before** – **agg**: ...
  . **tearing** pain: **Nat-s**
  : **during**: alum
  . **cramping**: alum
  : **burning**: **Acon** ars berb bov calc calc-p camph canth carb-v cham chel clem cocc crot-h cub dios dirc dor dulc fl-ac gamb *Ham* iod kali-c kali-i lach lyc mag-s merc merc-i-f nat-ar nat-c nat-m ox-ac ph-ac *Phyt* plat plb raph sabad sang sep sul-ac til
  : **burrowing**: con dulc grat nit-ac
  : **clawing** pain: acon *Bell Hep* kreos petr stann
  : **paroxysmal**: petr
  : **cold**:
  : **drinks**:
  . **after**:
  . **agg**: calc-p
  . **cutting** pain: calc-p
  . **agg**: calc-p
  : **cold**; after taking a: *Bry*
  . **cramping**: *Bry*
  : **contracting**: coloc
  : **cough**:
  . **after**: nit-ac
  : **during**:
  . **agg**: ambr ip nit-ac *Nux-v Puls* sep stann verb
  . **pressing** pain: ambr
  : **cramping**: acon aeth agar all-c *Aloe* alum am-m aml-ns anac ant-c ant-t arg-n arn aspar bapt bar-c *Bell* berb *Bry* calad calc *Camph* caps *Carb-an* carbn-s caul caust cham *Chel Chin* chion cimic coc-c *Cocc Coloc Crot-t* cupr cycl **Dios** dulc euphr fl-ac *Gamb* gent-c gran graph grat guaj ham hyos ign *Iod* **Ip** jug-c kali-bi kali-br kali-i kali-n kreos *Laur* lec led lyc mag-c mag-m mag-p mang meny merc-c *Mez Merc-ac* merl mez mur-ac naja nat-c *Nat-m* nicc nit-ac nux-m *Nux-v* oci-sa op ox-ac petr *Ph-ac* phos *Phyt Plat Plb Podo* prun *Ptel Raph* rauw rheum rhod rhus-t sabad samb sang senec sep sil spig squil stann staph stront-c sul-i *Sulph* tab tarent thuj *Verat* verb *Zinc* zinc-p
  : **cold**; as from taking a: stann
  : **downward**: plat
  . **flatulence**; as from: plat zinc
  : **cutting** pain: aesc agar aloe (non: am-c) am-m ammc ant-t arn asaf bar-c bell bov brom cact calad calc-p camph canth caps castm cham chin chinin-s cimic cocc *Coloc* con crot-t *Cupr* **Dios** *Dulc* graph grat hell hyos hyper ign iod **Ip** kali-bi *Kali-c Kali-i* kali-m *Kali-n* kreos laur led lyc *Mag-c* mag-m *Mang Merc-c* merl mez mur-ac naja nat-c *Nat-m* nux-m **Nux-v** ol-an *Op* paeon petr phos plan plat plb psor ptel puls raph *Rheum* rhus-t rhus-v *Sars* senec sep *Sil* sol-ni spig *Stann* staph *Sul-ac* sulph tab ust valer verat verat-v verb zinc zinc-p zing
  : **flatulence**; as from: coloc plat
  : **menses** would appear; as if: ip
  : **paroxysmal**: mag-s
  : **delivery**; during: **Ip Nux-v**

878

▽ extensions | ○ localizations | ● Künzli dot

- **Region** of umbilicus – **delivery**; during: ...
  - **cutting** pain: *Ip Nux-v*
- **diarrhea**:
  - **after**:
    - **agg**: cupr nat-m
    - **cutting** pain: cupr nat-m
  - **before**: coloc gamb mag-c plat
  - **burning**: gamb
  - **cramping**: coloc mag-c plat
  - **stitching** pain: gamb
  - **during**: fl-ac ip iris kali-n lach
  - **cramping**: ip kali-n
- **digging** pain: carc dig mag-c *Scir* stann
- **dinner**:
  - **after**:
    - **agg**: all-c ant-t bry calc carbn-s cham **Coloc** crot-t ham lyc
    - **burning**: lyc
    - **cramping**: ant-t bry calc **Coloc** ham
    - **cutting** pain: cham
    - **tearing** pain: crot-t
  - **before**: mang
    - **cutting** pain: mang
  - **during**:
    - **agg**: kali-c
    - **burning**: kali-c
- **drawing** pain: rhus-t
- **eating**:
  - **after**:
    - **agg**: anac bell bov bry carb-v chin *Coloc* graph kali-n mag-m *Nux-v* plat sulph
    - **cramping**: bell carb-v graph kali-n mag-m *Nux-v* plat sulph
    - **cutting** pain: *Coloc*
    - **pressing** pain: anac chin *Coloc*
    - **stitching** pain: bov bry sulph
  - **agg**: bov bry carb-v cob *Coloc* con dig graph nux-v ox-ac plat *Sulph*
    - **eructations | amel**: ambr
    - **stitching** pain: dig
    - **not amel**: pert-vc
- **eructations**:
  - **amel**: ambr
  - **pressing** pain: ambr
- **expiration**:
  - **agg**: coloc
  - **tearing** pain: coloc
- **during**:
  - **agg**: rhus-t
  - **cutting** pain: rhus-t
- **flatus**; passing:
  - **amel**: bar-c carb-v *Mag-c* mag-m mez sars sulph
  - **cramping**: bar-c carb-v mag-m mez sulph
  - **cutting** pain: *Mag-c* sars
  - **twisting** pain: mez
  - **before**: clem
  - **cramping**: clem
- **fruit** agg: **Coloc**

- **Region** of umbilicus – **fruit** agg: ...
  - **cramping**: Coloc
- **gnawing** pain: ars berb cimic coloc dulc gamb grat kali-bi nat-m olnd ruta
- **headache**; after: gels
- **hernia** would protrude; as if a: dulc
- **ice cream** agg: calc-p
  - **cutting** pain: calc-p
- **increasing** and decreasing gradually: carc
- **inspiration**:
  - **agg**: anac arn cina coloc *Mang* spig
  - **cramping**: anac
  - **cutting** pain: arn coloc *Mang*
  - **pressing** pain: anac coloc
  - **stitching** pain: cina spig
- **deep | agg**: bapt
- **laughing** aloud agg: coloc
  - **tearing** pain: coloc
- **leukorrhea**: am-m
  - **before**: nat-c sil
  - **cramping**: sil
  - **twisting** pain: nat-c
  - **with**: am-m mag-c sil
  - **cramping**: mag-c
  - **cutting** pain: am-m sil
- **lying**:
  - **bent**; lying:
    - **amel**: hell
    - **cutting** pain: hell
- **menses**:
  - **before**:
    - **agg**: *Ip* kreos
    - **clawing** pain: kreos
    - **cramping**: *Kreos*
  - **during**:
    - **agg**: *Chinin-s* clem mag-c
    - **cramping**: *Chinin-s* clem
    - **cutting** pain: mag-c
- **menses** would appear; as if: sang
- **motion** agg: bar-c caps nit-ac ox-ac phyt ptel zinc
  - **cramping**: bar-c nit-ac
  - **cutting** pain: caps
  - **stitching** pain: zinc
- **paroxysmal**: nat-m *Plb*
- **periodical**: *Chel* ph-ac
  - **cramping**: ph-ac
  - **pressing** pain: *Chel* ph-ac
- **pressing** pain: acon alum am-c ambr **Anac** arn asaf bell bry calc camph carb-v chel *Chin* chinin-s cina cocc colch *Coloc* crot-h crot-t cupr dig *Dios* dulc grat hell hyos ign *Lach* lact lyc mang meny merc mosch *Nat-m* nit-ac olnd petr *Ph-ac Ran-s* raph rheum samb seneg sep sil *Spig* stann staph sul-ac *Sulph* tab teucr valer *Verb* zinc
  - **button**; as from a: am-c *Anac*
  - **flatulence**; as from: coloc zinc
  - **hernia** would protrude; as if a: dulc
  - **paroxysmal**: nat-m sep

Abdomen

- **Region** of umbilicus – **pressing** pain: ...
  : **plug**; as from a: *Anac Verb*
  : **pressure**:
  : **agg**: anac chel cina ip mag-c mang plb zinc
  . **cutting** pain: chel ip
  . **pressing** pain: anac cina zinc
  . **tearing** pain: plb
  : **amel**: cycl nat-m pert-vc plb *Stann*
  . **cramping**: cycl
  . **cutting** pain: nat-m *Stann*
  : **respiration**: anac
  : **pressing** pain: anac
  : **retraction** of abdomen agg: zinc
  : **pressing** pain: zinc
  : **rising**:
  : **after**:
  . **agg**: plat sulph
  . **cutting** pain: sulph
  : **agg**: ham
  : **stooping**; from:
  . **agg**: chin
  . **cramping**: chin
  : **sitting**:
  : **agg**: *All-c* chin nat-c nat-s ph-ac rhus-t sulph
  . **cramping**: *All-c* chin ph-ac sulph
  . **cutting** pain: nat-c rhus-t
  : **bent** forward:
  . **agg**: ant-t dulc
  . **cramping**: ant-t dulc
  : **sore**: aesc agar *Aloe* anac benz-ac *Bov* bry calc calc-p *Carb-v* caust *Cham* chel chion cina cinnb cocc *Coloc* con crot-t dig *Dulc* euon form *Gamb* gent-c gent-l *Gran* hep *Hydr* hyper **Ip** jatr-c kali-bi *Kali-c* kali-n lept lyc mag-c *Merc Merc-i-f* merc-i-r nat-ar nat-m *Nux-m Nux-v* olnd ox-ac paraf *Ph-ac* plat *Plb* psil *Puls* ran-s raph *Rheum* rhus-t senec sil *Spig* stann sulph tax thuj *Verat* verb zinc
  : **soup** agg: kali-n
  : **cramping**: kali-n
  : **sour** food agg: asaf
  : **cramping**: asaf
  : **standing** agg: alum bry gent-c
  : **cramping**: bry gent-c
  : **pressing** pain: alum
  : **stepping**:
  : **every** step; at: arn
  . **cutting** pain: arn
  : **stitching** pain: acon aesc am-m ambr anac ant-t arn asaf bell bov bry canth chin cina cocc colch *Coloc Cupr* cycl dig dulc eupi gamb gels grat hyos kali-c kreos lyc mag-c merc-c mosch mur-ac nat-m *Nux-v* olnd ph-ac plat plb rhus-t ruta sep sil spig spong staph sul-ac sulph verb zinc
  : **burning**: sulph
  : **pulsating** pain: staph
  : **upward**: con

- **Region** of umbilicus: ...
  : **stool**:
  : **after**:
  . **agg**: aesc *Aloe* anac cact **Coloc** plat
  . **cutting** pain: *Aloe* cact **Coloc**
  . **pressing** pain: anac
  : **amel**: benz-ac cycl meny
  . **cramping**: cycl meny
  . **cutting** pain: benz-ac
  : **before**: aloe **Am-m** ars caps clem *Coloc* crot-t dulc fl-ac gamb graph grat *Ham* kali-n lec mag-m mur-ac nat-c nux-v ox-ac phos plb psor
  . **burning**: ars
  . **cramping**: clem *Coloc* graph *Ham* kali-n lec mag-m mur-ac phos plb psor
  . **cutting** pain: *Gamb* graph grat nat-c **Nux-v**
  : **during**:
  . **agg**: acon anac cocc *Corn Dulc* fl-ac gamb indg iod *Kali-bi* nat-c nat-m phos
  . **cramping**: cocc *Corn Dulc* indg iod phos
  . **pressing** pain: anac
  : **stooping**:
  : **agg**: am-m caps phos sulph *Verb*
  . **cramping**: am-m phos
  . **cutting** pain: caps sulph
  . **pressing** pain: *Verb*
  : **supper** agg; after: gels
  : **cramping**: gels
  : **tearing** pain: agar arn ars carbn-s *Cham* chin coloc con crot-t cupr dig dios grat ip jatr-c mag-c mang merc-c *Nat-s Plb* psor stram tep ter verb zinc
  : **paroxysmal**: *Plb*
  : **touch** agg: ip kali-br kali-c lyc sep sil til zinc
  : **cutting** pain: ip
  : **stitching** pain: zinc
  : **tumor**; as from a: spig
  : **twisting** pain: all-s aloe ang berb bry calc caps cimic *Cina* **Coloc** con crot-t dulc hell ign kali-c mez naja nat-c nat-m nux-m ox-ac plat *Plb* ran-b ruta sil verb
  : **downward**: nux-m
  : **ulcerative** pain: mag-c
  : **urination**:
  : **after**:
  . **agg**: mag-c
  . **cramping**: mag-c
  : **during**:
  . **agg**: til
  . **burning**: til
  : **vexation**; after slight:
  : **Umbilicus**; below: scroph-n
  . **cramping**: scroph-n
  : **violent**: aloe *Bell* crot-t *Dios* ip jatr-c *Plb*
  : **waking**; on: sulph
  : **cutting** pain: sulph
  : **walking**:
  : **agg**: all-c anac arn bry caps *Coloc* dios gent-c ph-ac spig sul-ac zinc

Abdomen

- **Region** of umbilicus – **walking** – **agg**: ...
  - **burning**: ph-ac
  - **cramping**: *All-c* gent-c zinc
  - **cutting** pain: arn caps dios sul-ac
  - **pressing** pain: anac zinc
  - **stitching** pain: spig
- **air** agg; in open: bry
  - **pressing** pain: bry
- **amel**: bar-c
  - **cramping**: bar-c
- **rapidly**:
  - **agg**: chin
  - **pressing** pain: chin
- **warm** soup | **amel**: mag-c
- **weather**:
  - **cold**:
    - **agg**: *Dulc*
    - **cutting** pain: *Dulc*
  - **wet** | **agg**: *Dulc*
- **worms**; from: *Spig*
- **yawning**:
  - **agg**: sars
  - **cutting** pain: sars
- **with**: calc
  - **cramping**: calc
- **Above** umbilicus, comes and goes slowly: carc
- **Spot** beneath navel; in: calc
- **Transversely** across: **Chel** ip lach paeon *Prun*
- **extending** to:
  - **Abdomen**: calc coloc
    - **cramping**: calc
  - **All** directions:
    - **stool**:
      - **amel**: senec
        - **cramping**: senec
  - **Anus**: nat-m ox-ac
    - **cramping**: nat-m
    - **pressing** pain: ox-ac
  - **Back**: bapt plat
    - **cramping**: plat
  - **Bladder**: carbn-s
    - **tearing** pain: carbn-s
  - **Chest**: acon kali-n
    - **cramping**: kali-n
  - **Chest**, left: chel
    - **pressing** pain: chel
  - **Downward**: nat-m plat thuj
  - **Epigastrium**: crot-t
    - **pressing** pain: crot-t
  - **Genitals**: sep
  - **Groin**: thuj
    - **cramping**: thuj
  - **Hip**: mag-c
    - **cramping**: mag-c
  - **Lumbar** region: bell
    - **cutting** pain: bell
  - **Mons** pubis: rhus-t
    - **drawing** pain: rhus-t

- **Region** of umbilicus – **extending** to: ...
  - **Rectum**: aloe brom nat-m
    - **cutting** pain: aloe
  - **Sacrum**: mag-c
    - **cramping**: mag-c
  - **Stomach**: carb-v mag-c sulph
    - **cramping**: carb-v mag-c sulph
  - **Testes**: gels
  - **Thighs**; into: bar-c
  - **Throat**: kreos
    - **cramping**: kreos
  - **Uterus**: *Calc* elaps ind **Ip**
    - **stitching** pain: **Ip**
- **Sides**: crot-t dulc grat kali-c kali-i lyc psil psor raph spig
  - **right**: dulc grat kali-c lyc nat-m
    - **stitching** pain: dulc grat kali-c lyc nat-m
  - **left**: am-m anac cina con crot-t dulc kali-i **Raph** sul-ac
    - **stitching** pain: am-m anac cina con crot-t dulc kali-i sul-ac
  - **stitching** pain: crot-t dulc grat kali-c kali-i lyc psil psor raph spig
- ▽ **extending** to:
  - **Abdomen**: sul-ac
    - **stitching** pain: sul-ac
  - **Abdomen**; across: **Chel**
  - **Anus**: aloe **Crot-t** ip led nat-m nux-v
    - **drawing** pain: nat-m
  - **Back**: lyc plat ptel sil
    - **cutting** pain: sil
    - **stitching** pain: ptel
  - **Bladder**: brom cic
    - **stitching** pain: cic
  - **Chest**: *Ang* chinin-s
  - **Downward**: aloe crot-h **Crot-t** ferr-i nux-v plat plb sep
  - **Esophagus**: hydr-ac
    - **burning**: hydr-ac
  - **Heart**: rhus-t
    - **stitching** pain: rhus-t
  - **Ilium**: coc-c
  - **Inguinal** region: thuj
  - **Legs**: nux-m
    - **drawing** pain: nux-m
  - **Lumbar** region: plb
  - **Mammae**: *Pall*
    - **stitching** pain: *Pall*
    - **Region** of: kreos
      - **stitching** pain: kreos
  - **Pelvis**: pall
    - **stitching** pain: pall
  - **Pubis**: rhus-t
    - **drawing** pain: rhus-t
  - **Pudendum**: *Sep*
    - **cough** agg; during: sep
    - **stitching** pain: sep
  - **Rectum**: aloe brom nat-m

All author references are available on the CD

Abdomen

Pain – Umbilicus

- **extending to:** ...
  - **Spine:** lyc sil
  - **Sternum:** *Ang*
  - **Stomach:** crot-t
    - **cutting** pain: crot-t
  - **Stomach**, pit of: carb-v crot-t lyc ol-an sulph
  - **Thighs:** nat-m
    - **drawing** pain: nat-m
  - **Throat:** kali-bi kreos
  - **Uterus:** elaps *Ip*
    - **lancinating:** elaps
    - **stitching** pain: **Ip**
  - **Vagina:** calc-p
    - **drawing** pain: calc-p
- **Umbilicus**; about the:
  - **stool** agg; after: **Ph-ac**
  - **sickening:** *Ph-ac*
- **Upper** abdomen: *Acon* agar agn am-c am-m ambr anac ant-c ant-t arn *Ars* asaf asar aur bar-c **Bell** borx bov Bry calad *Calc* camph cann-s *Canth* caps *Carb-v Caust* cham chel *Chin* cina cocc colch coloc con croc cycl dig dulc euphr ferr graph hep hyos *Ign* iod ip *Kali-c* kali-n lach laur *Lyc* m-ambo m-arct mag-m *Merc* merc-c mez mosch mur-ac nat-c *Nat-m* nux-m nux-v par *Petr* ph-ac *Phos* plat plb puls rhod rhus-t sabad sabin samb seneg sep sil spong stann staph stram stront-c sul-ac sulph tarax teucr thuj valer verat verb viol-t zinc
  - **cough** agg; during: ambr *Dros Nux-v* sep
  - **menses**; during: cocc graph kreos
  - **must** walk bent: calc
    - **contracting:** calc
- **Wall**; abdominal: calc-p
- ▽**extending** to
  - **right:** fl-ac
    - **stitching** pain: fl-ac
  - **behind** forward, from: verat
- ○ **Across:** *Aloe* alum am-c arg-met *Arn* canth carb-v caust cham **Chel** chin colch cupr cupr-act euphr guaj ip kalm phos phys prun sep stann staph zinc
  - **stitching** pain: cupr
  - **Ilium** to ilium; from: asar cimic lil-t
- **All** parts of body: **Plb**
- **Ankles:** kali-n
- **Anus:** aloe *Coloc* **Crot-t** hydr *Ip* kali-bi led mag-m merc *Nat-m Nux-v* ox-ac rhus-t sang *Sulph*
  - **cutting** pain: *Coloc* nux-v
  - **pressing** pain: crot-t *Sulph*
  - **stitching** pain: rhus-t sulph
- **Anus**; toward: con crot-t lyc mag-m *Sulph*
  - **dragging**, bearing down: con crot-t lyc mag-m *Sulph*
- **Arms:** con dios
  - **drawing** pain: con
- **Around**; all way: acon
- **Axilla:** com

Pain – extending to

- **extending to:** ...
  - **Back:** acon aesc alum bell cact calc camph cann-xyz canth carb-v caust chel chin coc-c cocc colch dios elat graph ign iod jatr-c kali-bi kali-n kreos mag-p merc-c nat-s nux-m phos plb pycnop-sa sep sil sul-ac teucr
    - **menses:**
      - **before | agg:** *Am-c* am-m asar bell *Borx* calc *Calc-p* caust *Cham* cic *Cimic* cupr cycl *Gels* graph *Helon Kali-c* kreos mag-m nit-ac *Nux-v* phos plat podo *Puls* rad-br sabin *Senec Sep* spong vib *Xan*
      - **during | agg:** *Am-c* am-m asar bell *Borx* calc *Calc-p* caust *Cham* cic *Cimic* cupr cycl *Gels* graph *Helon Kali-c* kreos mag-m nit-ac *Nux-v* phos plat podo *Puls* rad-br sabin *Senec Sep* spong vib *Xan*
    - **stitching** pain: calc canth coc-c cocc kali-bi pycnop-sa
    - **tearing** pain: chel
  - **Back** and sacrum: calc
    - **contracting:** calc
  - **Bladder:** brom carb-v cham cic plb
    - **stitching** pain: brom cic
  - **Body**; into:
    - **stepping:**
      - **every** step; at: mur-ac
      - **stitching** pain: mur-ac
  - **Calves:** lyc
    - **drawing** pain: lyc
  - **Chest:** *Acon* alum calc-p *Caps* caust cham chel clem coloc con cupr dios ign kali-c *Lach* mang mill nat-c nat-m nat-p nat-s *Nux-v* phos plb sep spig spong tarent
    - **left:** kali-n
      - **cramping:** kali-n
      - **burning:** calc-p mill
      - **cutting** pain: phos
    - **menses:**
      - **before | agg:** caul cham cimic *Cupr*
      - **during | agg:** caul cham chinin-s cimic cupr mang
    - **pressing** pain: *Caps* nat-m
    - **stitching** pain: *Alum Cham* clem *Con* ign kali-c
    - **stool** agg; during: **Acon**
  - **Clavicle:** laur
    - **stitching** pain: laur
  - **Distant** parts: *Dios* plb
  - **Downward:** aloe alumn am-c bar-c brom calc-p chel chin coloc crot-h **Crot-t** elaps ferr-i guaj iod **Ip** kali-c kali-i nat-m nux-v phos plat plb puls ran-s ruta samb sep til verb zinc-s zing
  - **Esophagus:** plb
  - **Feet:** caul plb psil
  - **Fingers:** dios
  - **Front** to back: cupr
    - **cutting** pain: cupr
  - **Genitals:** alumn calc crot-t dig graph *Lyc* nat-s nux-m plb **Puls** rhus-t *Sep* tep teucr verat zinc

▽ extensions | ○ localizations | ● Künzli dot

Abdomen

Pain – extending to

- **Genitals**: ...
  - **dragging**, bearing down: graph
  - **pressing** pain: graph tep
  - **tearing** pain: calc
- **Groin**: am-m calc cham *Graph* plb sulph
  - **cutting** pain: am-m
  - **menses**:
    - before | **agg**: borx *Caul* kali-c lil-t plat tanac *Ust*
    - during | **agg**: borx *Caul* kali-c lil-t plat tanac *Ust*
- **Head**: ars mang
- **Hips**: kali-c lyc sul-ac
- **Hypochondria**: stann
- **Hypochondriac** region: coc-c
  - **stitching** pain: coc-c
- **Hypogastrium**: con
  - **drawing** pain: con
- **Inguinal** region: arg-n bar-c borx kali-i plat tarent thuj
  - **drawing** pain: borx plat
- **Kidney**: nux-m *Plb*
- **Leg**: Carb-v **Lil-t** lyc ter thuj
  - **burning**: **Lil-t**
- **Liver**:
  - **menses**:
    - before | **agg**: ph-ac
    - during | **agg**: ph-ac
- **Loins** (See lumbar)
- **Lower** limbs: bar-c **Carb-v** kali-i nux-m nux-v *Plb* sang *Sep* ter
  - **left**: Carb-v
  - **menses**:
    - before | **agg**: *Am-m* berb bry castm *Caul* cham *Cimic* coff coloc con *Gels* graph lil-t mag-c mag-m nit-ac plat *Sep* tril-p *Vib* xan
    - during | **agg**: *Am-m* berb bry castm *Caul* cham *Cimic* coff coloc con *Gels* graph lil-t mag-c mag-m nit-ac plat *Sep* tril-p *Vib* xan
  - **stitching** pain: sang ter
- **Lumbar** region: *Aesc* agar alum carb-v chel *Coloc* croc fago *Gels* guaj iod kali-bi kali-i kali-n laur lyc mag-m naja nat-m plb ptel sil
  - **burning**: kali-n
  - **cramping**: alum guaj kali-n nat-m
  - **cutting** pain: mag-m
  - **dragging**, bearing down: mag-m
  - **stitching** pain: kali-n
  - **tearing** pain: kali-i
- **Mamma**; right: coloc ferr-m
  - **tearing** pain: coloc
- **Ovaries**: sabal
  - **right**: podo
- **Pelvis**: alumn carb-v *Cimic* coloc puls til
  - **cramping**: cimic
  - **stitching** pain: alumn *Cimic* puls til

Pain – extending to

- **Pelvis**: ...
  - **Across**:
    - **menses**:
      - before | **agg**: bell
      - during | **agg**: bell
- **Penis**: alumn clem lyc puls
  - **stitching** pain: alumn
- **Perineum**: phos
  - **stitching** pain: phos
- **Pit** of stomach: nux-m
  - **pressing** pain: nux-m
- **Pubic** region: arg-met **Coloc** *Sep*
  - **cough** agg; during: *Sep*
  - **cramping**: coloc
  - **menses**:
    - before | **agg**: aln bov coloc cycl rad-br *Sabin* sep vib
    - during | **agg**: aln bov coloc cycl rad-br *Sabin* sep vib
- **Rectum**: *Aloe Ap-g* ars brom crot-t dios eupi guaj ign lyc mag-m meny nat-m *Nux-v* sang spong tarax
  - **menses**:
    - before | **agg**: *Aloe* xero
    - during | **agg**: *Aloe* xero
  - **pressing** pain: mag-m nat-m
  - **stitching** pain: brom
- **Sacral** region: sec
- **Sacrum**: am-m con phos
  - **cutting** pain: am-m
  - **dragging**, bearing down: con
  - **pressing** pain: phos
- **Scapulae** | **right**: chel
- **Scrotum**: verat
- **Shoulder**: lach
  - **right**: kali-c
- **Shoulders**: lach
  - **stitching** pain: lach
- **Sides**, to: ars coca *Ip Lach Lyc* sec stann tarent
  - **right**: *Ip Lach*
  - **left**: anth ars coca *Lyc*
- **Spermatic** cord: brom **Puls** verat
  - **cough** agg; during: verat
  - **stitching** pain: verat
  - **dragging**, bearing down: **Puls**
- **Along**: brom
  - **stitching** pain: brom
- **Spine**: iod lept lyc sil
- **Stomach**: *Carb-v* crot-t hep kali-c lyc nux-m ol-an podo stann sulph *Valer*
  - **cramping**: kali-n
  - **pressing** pain: hep *Valer*
- **Testes**: dig plb **Puls** sec sil teucr
  - **evening** | **eating**; while: sil
  - **cough** agg; during: sec
  - **stitching** pain: sec
  - **dragging**, bearing down: dig
- **Thighs**: *Aloe* alum apis bar-c bry cact calc cham cimic cob coloc con kali-i lil-t nat-m nit-ac

All author references are available on the CD

Pain – extending to · Abdomen · Pressure

- **Thighs**: ...
  nux-m nux-v plb podo sabal sabin *Sep* spig staph stram sul-ac ter thuj ust verat vib xan
  - **cramping**: cimic
  - **cutting pain**: *Coloc* ter
  - **dragging**, bearing down: nit-ac nux-v sabin vib
  - **drawing pain**: sul-ac
  - **stitching pain**: *Cimic*
- **Throat**: caust kali-bi kali-c kreos merc
  - **pressing pain**: caust kali-c
- **Toes**: dios
- **Transversely**: arn calc cham **Chel** cina colch ip phos sep
  - **stitching pain**: *Arn* calc cham colch ip phos sep
- **Umbilicus**: crot-c
  - **pressing pain**: crot-c
- **Upward**: aloe anac ars canth chel com ferr-m *Gels* lach merc naja plb ruta sep spong sulph
- **Urethra**: zinc
  - **drawing pain**: zinc
- **Uterus**: elaps *Ip*
- **Vagina**: *Ars* berb calc-p *Kreos* nit-ac
  - **stitching pain**: *Ars Kreos*

PAINTER'S colic (See Pain - lead poisoning - cramping)

PARALYSIS of intestines● (↗*Inactivity - intestines*): alum apoc bry con esin-sal lyc mag-m nux-v **Op** *Phos* **Plb** plb-act pyrog *Rhus-t* samb *Sec* tab thuj visc
- **operation** on abdomen; after: *Op*

PENDULOUS abdomen: bell **Calc-f** croc lil-t plat podo Sep● zinc
- accompanied by:
  - O **Glands**; swelling of | **children**; in: mez
- **children**; in | **girls** at puberty: calc *Graph* lach sulph
- **delivery**; after: podo
- **mothers**; of: aur aur-m bell frax *Helon* iod nat-c phos *Sep*

PERFORATION; sensation of:
O **Umbilicus** | **Region** of umbilicus: aloe

PERISTALSIS:
- **increased**: all-s ars chin fel hyos *Ign Phos* phys rhodi tab
- **reversed** (↗*THRO - Reversed*): Asaf bism cocc elaps ign lob mosch nux-v op rhus-t ter verat

PERITONITIS (See Inflammation - peritoneum)

PERSPIRATION: **Ambr Anac Arg-met** *Arg-n* asar canth *Caust* **Cic Cocc** *Dros* ip m-arct merc nux-v **Phos** plb rhus-t **Sel** staph sulph thuj
- **forenoon**: arg-met
- **night**: anac cic dros staph sulph
- **and chest**; on abdomen (↗*CHES - Perspiration - abdomen*): **Arg-met Cocc Phos Sel**
- **coition**; after: agar
- **cold**: ars *Dros* verat
- **exertion** agg: *Ambr*
- **heat**; during: arg-met

Perspiration: ...
- **walking** agg; after: caust
- O **Groins** | **offensive**: ambr canth *Sel* sep sulph *Thuj*
- **Hypochondria**: caust conv ign iris verat
- **Hypogastrium** | **sitting** agg: *Sel*
- **Inguinal** region: ambr canth iris sel sep thuj
- **Umbilicus**, spreading from: rhus-t

PIGMENTARY degeneration | **Liver**: arg-n

PLETHORA (See Congestion)

PLUG; sensation of a:
O **Intestines**; pressed in: anac
- **Sides**: sep
- **Umbilicus**:
  O **Behind**: ran-s

POLYPI:
O **Peritoneum**: med

PORTAL congestion (↗*Stasis; GENE - Stasis - portal*): aesc **Aloe** card-m coll *Nux-v* podo
- **accompanied** by:
  - **constipation**: aesc
  - **hemorrhoids** (See RECT - Hemorrhoids - congestion; from portal)
  - **menses**; painful: **Coll**
  - **venous** stasis: card-m podo
  O **Hypogastrium**; pain in: podo
  - **Skin**; yellow discoloration of: podo
- **women**; in: *Coll*

POTBELLY (See Distension - children - potbellied)

PREGNANCY:
- **during**:
  - **agg**:
    - **Gallbladder**: chel

PREGNANT; sensation of being (See Alive)

PRESSURE:
- **agg**: acon agar aloe ambr anac ant-c apis ars asaf *Bell Bry* calc chel cina clem cupr dulc graph hell ign ip kali-bi kali-c led lyc meny *Merc* merc-c mez nat-c mat-m nit-ac nux-v phos plat **Puls** ran-b ruta samb sars spong stann staph stront-c tab teucr valer zinc
  - O **Liver**: *Aesc Aloe* bapt bell *Berb* bry calc carb-v card-m chap *Chel* chelo chin *Chion Dig Eup-per* fl-ac graph hep hydr iod *Iris Kali-c* lach lept lyc *Mag-m Merc Merc-d* nat-s *Nux-v* nyct phos *Podo* ptel *Ran-b* sanic sel senn *Sep* stel sulph tarax zinc
  - **amel**: aloe alum am-c arg-n asaf bell borx bov brom *Bry* castm caust chin cina **Coloc** cupr dros graph hyos *Ign* kali-bi kali-c mag-m *Mag-p* mang meny mosch nux-m nux-v *Plb* podo *Puls Rhus-t* sec *Sep Stann* sulph thuj verat zinc
- **clothes**; of:
  - **agg**: arg-n bov calc *Lach Lyc Nux-v*
    - **Groins**: hydr
    - **Waist**: apis brom carb-v graph lach
- **external** (See Pressure)
- **hand**; of:
  - **agg**: lac-d nux-v psor zinc-chr

884 ▽ extensions | O localizations | ● Künzli dot

Abdomen

- **hand**; of – **agg**: ...
  - : **stomach** and left hand on lumbar region; right hand on | **amel**: med

PRICKLING: kreos verat zinc
○ Inguinal region: zinc
  - **alternating** with | **drawing** (See Pain - inguinal region - drawing pain - alternating - prickling)

PROLAPSUS | **Intestines** (↗RECT - Prolapsus): cupr-ar

PROTRUSION:
- **left** side; sensation of: dig
○ **Here** and there: croc nux-m sulph thuj
  - **hernia** would form; as if a: carb-an ign nat-m *Thuj*
- **Umbilicus**: amph asaf calc con dulc lyc nat-m sul-ac sulph
  - **children**; in:
    - : **nurslings**:
      - : **sycotic**: thuj
      - : **weeping**; when: thuj
  - **pregnancy**:
    - : **night** | **lying agg**: sulph

PROUD flesh | **Umbilicus**: **Calc** kali-c nat-m

PULSATION (= throbbing): **Acon** act-sp aesc aeth aloe *Alum* alum-sil **Ant-t** apis arn ars ars-i ars-s-f bar-c bar-m berb bruc cact cadm-s cain calad **Calc** calc-i calc-s cann-s canth caps card-m caust chin cina cinnb colch coloc con cycl dig dulc ferr-i fl-ac gels graph *Ign Iod* kali-ar *Kali-c* kali-s kreos *Lac-c* lach *Lyc* med merc naja nat-m nat-s nux-v op osm *Ph-ac* phos plat plb ptel **Puls** ran-b rauw rheum sabin *Sang* sec **Sel Sep** stront-c sul-ac sul-i sulph sumb tarent visc zinc
- **evening**: ferr-i ptel
- **night**: aloe
  - **midnight**:
    - : **after** | **5** h: kreos
  - **lying agg**: aloe
- **aneurysm**; from: bar-m
- **eating**; after: cain **Sel**
- **heat**; during: acon calc caps **Kali-c** lyc phos sep
- **lying agg**: aloe *Coloc* plb
- **menses**; during: aesc kreos
- **pregnancy agg**; during: sel
- **sleep**; preventing: sel
- **stool agg**; after: agar con *Ph-ac*
- **supper agg**; after: cain
○ **Aorta**: :
  - **accompanied** by | **cramping** pain in abdomen: dig
- **Arteries**: caps
- **Deep** in abdomen: aesc
- **Here** and there: cann-xyz
- **Hypochondria**: acon act-sp anan asc-t bell brach brom calc calc-p chel cimic cinnb graph kali-i laur lyss nux-v puls ran-b sars sep sil sulph
  - **right**: act-sp bell brach brom *Calc-p* cench *Chel* kali-i laur med nat-s nux-v ptel sarr sep sil sulph
  - **left**: agar asc-t calc cann-s cinnb gels ruta sars
  - **morning**: stry

Pulsation – Hypochondria: ...
- **evening**: apoc brom
- **night**: graph
- **eructations** | **amel**: calc-p
- **walking agg**: nat-s
- **Hypogastrium**: aesc ang cina
  - **female**: aesc calc-p
  - ▽ **extending** to heart: rauw
- **Ilium**; crest of: cic
- **Inguinal** region: alum brach lyc nat-c stann stront-c sul-ac
  - **morning**: brach
  - **evening**: lyc
  - **deep** in: stann
- **Liver**: act-sp bufo calc-p chel coloc crot-h lappa *Laur* nat-s *Nux-v* phos sep sil
  ○ **Region** of: allox
- **Lower** abdomen: ang calc-p cina
- **Pelvis**: aesc jab
- **Pubic** region:
  ○ **Behind**: aesc
- **Sides**: apis cadm-s chin graph hura kali-c nat-s sil
  - **right**: lyc
  - **night** | **waking**; on: graph
  - **walking agg**: cinnb nat-s
  ○ **Flank**; on inspiration in the: seneg
- **Spleen**: agar anan asc-t calc crot-t gels grat kali-i lyss nat-s ran-b ruta sars vib
- **Umbilicus**: acon aloe ars cench dulc kali-c kali-mag-m ptel puls sec zinc
  ○ **Region** of umbilicus: acon aloe ars calad cann-xyz dulc glon kali-c nux-m ptel
  ▽ **extending** to
  ○ **Head**: rheum

PUSHING in abdomen; sensation of: thuj

PUTREFACTION | **Intestines** (↗RECT - Flatus - offensive - putrid; STOO - Odor - eggs; STOO - Odor - putrid): indol irid-met

QUIVERING:
○ **Flank**; in | **right**: nat-c

RATTLING (See Rumbling)

RELAXED feeling: agar ail alum *Am-m* asar bar-c borx calc *Carb-v Castn-v Ign* ip lob lyc m-ambo mag-m mang *Merc* nux-m *Op* phos plat podo *Psor* ptel rhod rhus-t rumx *Sep* spong *Staph* sumb verat
- **lying** on back | **amel**: castn-v
- **stool agg**; after: mag-m *Phos Sep* sulph
- **walking agg**: alum *Nat-m* rhus-t
○ **Pelvis** | **Region** of: tril-p

RESTLESSNESS, uneasiness, etc.: agar agn alum am-c *Ant-t* apis apoc *Arg-n* **Ars** *Ars-i Asaf* asc-t aur *Bell* bism bov bry **Calc** carb-an chel cinnb cist colch com corn croc crot-t cycl dirc *Dulc* euph fago ferr ferr-ar ferr-ma fl-ac gran grat gymno hell iod **Ip** jatr-c kali-ar kali-bi *Kali-c* lach laur mang merc-c merc-i-r mez *Mur-ac* nat-ar nat-c *Nat-m Nat-s Nit-ac* nux-m olnd

Abdomen

Restlessness, uneasiness: ...
par **Phos** plan plat *Podo* **Puls** rhod ruta sabin **Sep** spig spong sul-ac vesp *Zinc* zinc-p
- **morning**: calc nit-ac sep
  • **waking**; on: calc
- **forenoon**: cimic
- **afternoon**: grat
- **evening**: am-br
- **night**: caust kali-i nit-ac plat
- **anxious**: alum
- **breakfast**:
  • **after | agg**: grat
  • **during**: plan
- **cold**; as from: plat
- **drinking** agg; after: caust sul-ac
- **eating**; after: aur caust kali-c sul-ac
- **rest** agg: ars
- **sleep** agg; after: sulph
- **smoking**, as after: mang
- **stool**:
  • **after | agg**: ars graph
  • **before**: borx calc ind merc nux-v
  • **during | agg**: ars ind kali-c
- **vomit** or pass stool; cannot tell if he is about to: podo
○ **Hypochondria**: aloe chin equis-h manc
  • **stool**; before: aloe
- **Hypogastrium**: cycl
- **Intestines**: cean
- **Liver**: aloe pneu
▽ **extending** to | **Head**: mang

RETRACTION; acon agar *Alum* am-c *Apis* arn ars *Bar-c* bell borx *Bry* calc-p camph canth *Carb-ac Carb-v* caust *Cocc* colch *Con* crot-t *Cupr* dig *Dros* elat euph gamb **Hydr** *Iod* iodof jatr-c kali-bi kali-br kali-c laur led lob lyc merc merc-i *mez* mosch mur-ac nat-c *Nat-m* nat-ph *Nux-v* op paeon phos plat **Plb** *Plb-act* plb-chr podo ptel puls quas sec sil staph stram sul-ac *Sulph Tab* ter thal-s thuj valer *Verat Zinc*
- **accompanied** by:
  • **cholera**: kali-br
  • **constipation**: carb-ac
  • **urine**; scanty: plb
- **children**; in: borx calc-p
- **drawn** by a string; as if: chel *Plb* podo tab
- **painful**: op
  • **vomiting**; from: verat
- **pressure** agg: alumn
- **sensation** of: abrot alum-p alumn carb-ac nux-v phos plat sabad sulph
- **stool** agg; during: agar arg-n
- **vomiting**: dros verat
○ **Intestines | attached** to spine; as if: plat plb ter
- **Lower** abdomen: *Acon Bell Bry* carb-v con lyc *Merc Nux-v* ran-b rhus-t *Sep* squil
- **Spots**: plat

Retractation: ...
- **Umbilicus**: acon aloe *Alum* alumn arn ars bar-c calc-p carbn-s *Chel* cina crot-t grat kali-bi kali-c mosch nat-c op **Plb** podo puls ran-b *Rhus-t* ruta stann tab ter thuj verat zinc zinc-s
  • **morning**: acon
  • **attached** to spine; as if: plat **Plb**
  • **colic**; during: chel nat-c
  • **lying** agg: ter
  • **sitting** agg: kali-c
  • **stool**; before: crot-t
  • **stooping** agg: tab
- **Upper** abdomen: thuj

RIGIDITY of muscles: lat-m lyss op
- **left**: nat-m

ROLLING (See Ball - rolling; Rumbling)
RUBBING:
- **agg**: aran kali-c mag-c nat-c *Phos* plb
- **amel**: alum cham kali-c mag-c nat-m nat-s pall phos *Podo* stront-c
  ○ **Liver**: *Podo*
- **gently** with warm hand | **amel**: lil-t

RUMBLING (⌐*Flatulence; Gurgling; Fermentation*):
acal acet-ac *Acon* aesc **Agar** agn ail all-c allox *Aloe Alum* alum-p alum-sil alumn am-c am-m ambr ammc ampe-qu **Anac** anag ang anis ant-c *Ant-t* aphis apis apoc aran *Arg-met Arg-n Arn Ars* ars-i ars-s-f arum-d arund asaf asar asc-t asim aur aur-ar aur-i aur-m aur-s bapt bar-c bar-i bar-m bar-s *Bell* bell-p berb *Bism* borx bov brom bros-gau *Bry* bufo cact cain *Calc* calc-f calc-p calc-s calc-sil cann-s *Canth* caps *Carb-ac Carb-an Carb-v* carbn-s card-m carl casc castm *Castn-v* **Caust** cedr *Cham Chel* **Chin** *Chinin-ar* chinin-s chr-ac *Cic* cimic *Cina* cinnb clem cob cob-n coc-c *Cocc* coff *Colch* coll *Coloc* con cop *Corn* cortico croc *Crot-c Crot-t* cub cupr cupr-ar *Cycl* cyt-l dig *Dios Dirc* dor *Dulc* echi elaps elat erig eug eup-pur euph euphr eupi *Ferr* ferr-ar ferr-i ferr-ma ferr-p fl-ac form **Gamb** *Gels Glon* gnaph *Graph* grat guaj **Hell** hell-o **Hep Hydr** hydr-ac hydrc hyos *Ign* ind indg iod iodof ip *Iris* jal **Jatr-c** jug-r *Kali-bi* kali-br kali-c kali-n kali-p kali-s kali-sil lach lachn lact laur led *Lept* lil-t lob lob-s *Lyc* **M-ambo** m-arct m-aust *Mag-c Mag-m* mag-s malar *Manc* mang mang-m meny *Merc* merc-c merc-i-f merc-i-r *Mez* mom-b mosch mur-ac musa myric naja nat-ar *Nat-m Nat-p* **Nat-s** nicc *Nit-ac* nit-s-d *Nux-m* **Nux-v** oci-sa ol-an *Olnd* onos *Op* osm ox-ac paeon par *Petr* **Ph-ac** phel **Phos** *Phyt* pic-ac plan plat plat-m plat-m-n *Plb Podo Psor* ptel **Puls** pyrog *Ran-b Ran-s* raph rheum rhod rhus-t rhus-v rob *Rumx* ruta *Sabad* sabin samb sang sangin-n sanic sarr *Sars* sec sel *Senec Seneg Sep* **Sil** sin-n *Spig* spong *Squil* stann *Staph* stram stront-c stry sul-ac sul-i **Sulph** sumb tab tarax *Tarent* ter teucr *Thuj* thyr tub val valer *Verat* verb vib vinc viol-t visc xan *Zinc* zinc-ph
- **daytime**: cench nit-ac ptel

886   ▽ extensions | ○ localizations | ● Künzli dot

Abdomen

Rumbling – morning | Rumbling – stool

- **morning**: agar all-c all-s am-m apis arg-n ars bov bufo coch coloc dios graph mag-c mag-m myric nat-m *Nux-v* plan plat plb *Podo* samb stront-c sumb ter *Zinc*
  - **coffee** agg: nat-m ox-ac
  - **rising** agg; after: plb
    - followed by | **stool**; sputtering: nat-s
  - **stool**; before: ferr-i hell nux-v
  - **waking**; on: all-s am-m arg-n ars form hell-o
    - 6 h: asc-t mez
    - 7 h: dios nat-m zing
- **forenoon**: agar all-s am-c ant-c bry coloc fl-ac nat-m stry tarent
  - 9 h: coloc dirc mag-c
  - 11 h: corn euphr nat-m
- **noon**: graph ox-ac phos
  - **eating**:
    - after | agg: phos
    - agg: graph
- **afternoon**: agar am-c am-m ammc carb-v grat ign iris lyc mag-s naja *Nat-s* nux-v ox-ac *Sulph* tab
  - 13 h: glon mag-c ptel
  - 14 h: ptel
  - 16 h: dirc iris-foe phys
  - 16-23 h: alum
  - 17 h: fago iris-foe
  - **walking** agg: tab
- **evening**: agar aran bov chin ferr ferr-i grat kali-n lyc mag-c merc mez nat-c nat-m *Nat-s* ox-ac petr plan plb *Puls* rumx sabin sars sep sul-ac sulph *Tarent* ter zinc
  - 18 h: nat-c
  - 19 h: dirc mag-c nicc stry
  - 21 h: sanic
  - **bed**:
    - in bed | agg: bry grat
  - **eating**; after: naja phos
  - **lying** agg: ran-b
  - **stool** agg; during: zinc
- **night**: acon ambr arg-met borx cann-i coc-c euphr jatr-c kali-p *Lyc* merc merc-c *Nuph* ox-ac raph *Sulph* tarent
  - **midnight**: alum
  - after: rhus-t
    - 1 h: caul ferr
    - 3 h: asc-t carb-v
    - 4 h: ferr
    - 5 h: ferr-i petr sulph
  - **stool**; before: Sulph
- **accompanied** by | **vomiting** (See STOM - Vomiting - accompanied - abdomen)
- **anxiety**; with: borx
- **bed** agg; in: bry glon grat
- **breakfast**:
  - **after**:
    - agg: all-c cycl grat sulph thuj
    - amel: mag-m
  - **during**: nat-m plan
- **colic**; after: ars
- **colitis** begins; for several days before: puls

- **croaking** like frogs (↗*STOM - Croaking*): arg-met caust coloc epig graph hell lyc nux-v sabad spig
- **diarrhea**:
  - **after** | agg: cain nat-c
  - **before**: *Aloe* ang ant-t ars asaf bry carb-v *Colch* coloc *Crot-t* cycl gamb hell-o iris kali-n mag-m mag-s nat-m *Nat-s* olnd podo puls *Sulph*
  - **during**: ars crot-t glon hyos iris kali-c podo
- **diarrhea** would come on; as if: allox apis *Cham* cob colch *Dulc* ferr graph **Hydr** kali-bi kali-c mag-m myric naja nat-ar phos ptel sars stann *Stry*
- **dinner**:
  - **after** | agg: alum ant-c borx coloc grat naja nat-m ox-ac staph *Sulph* ter
  - **before**: kali-c
- **drinking** agg; after: cham graph kali-p merc rhod
- **eating**:
  - **after** | agg: abies-c acon aloe alum ant-t *Arg-n* Ars bry calc *Carb-v* caust *Chin* coc-c *Cycl* dulc graph grat ign meny mez mur-ac naja nat-m nat-s nit-ac ox-ac phos pitu-a plan *Puls* rhod sars sep stann *Sulph* ter zinc
  - **amel**: graph mag-c mosch sanic squil sul-ac sulph
  - **before** | agg: mag-m sel
  - **while** | agg: calc ferr-ma graph
- **empty** feeling; with: *Mur-ac* sars
- **eructations** | amel: borx sars
- **expiration** agg; during: calc
- **fasting** agg: tax
- **flatus**; passing | amel: acon ant-t ars borx bov **Carb-v** caust coc-c hell *Iris* Lyc nat-c *Nat-s* ol-an
- **food enters cardia**; when: stann
- **frogs** croaking (See croaking)
- **inspiration** agg: calc mag-c mag-m manc tab
- **loud**: aloe ant-c aur *Lyc* nat-s
- **lying**:
  - **abdomen**; on | amel: am-c
  - **agg**: cann-i coloc ph-ac plan sep stann
  - **side**; on:
    - left | agg: coloc glon
    - right | agg: coc-c
- **menses**:
  - **before** | agg: aloe bell bry calc-p ferr kali-c lac-c lyc *Ph-ac* staph tarent *Zinc*
  - **during** | agg: aloe kali-c kali-p *Kreos* lyc puls sep
- **milk** agg: ang carb-an pitu-a
- **motion** agg: lyc mag-c *Manc* phos sil
- **painful**: allox phos polyg-h
- **pressure** agg: agar
- **rising** agg: *Bry* crot-t ferr
- **sitting** agg: canth caust mur-ac
- **sleep** agg; during: *Agn* cupr lyc puls
- **standing** agg: bism
- **stool**:
  - **after** | agg: agar chel coloc *Crot-t* dulc ferr-ma Jatr-c kali-bi *Lyc* mag-m mez nat-c nat-m ox-ac petr plb ptel sul-ac sulph thuj
  - **amel**: bell-p

Abdomen

- **before**: aloe ant-t ars ars-s-f *Asc-t* bapt brom bry cact carbn-s card-m *Castm* chel colch *Crot-t* cycl dulc ferr ferr-i form *Gamb* gnaph grat hell hell-o indg *Iris Jatr-c* kali-ar kali-c kali-m kali-n kali-s **Mag-c** mag-m merc *Mur-ac Nat-c Nat-m Nat-s* nux-v ol-an olnd ox-ac ph-ac *Phos* ptel puls rat rhod sabad spig spong stront-c sulfonam *Sulph* tax zinc
  - **during | agg**: arn ars borx calc carb-v chel coloc crot-t cycl elaps form gamb glon hep hyos *Iris* kali-bi kali-c lyc *Merc* merc-c mez olnd ph-ac phos plb ptel rat sars seneg stroph-h sul-ac thuj
- **stretching** agg: stann
- **supper** agg; after: *Aloe* ol-an phos
- **swallowing** agg; after: am-c
- **urination** agg; during: verat
- **waking**; on: ferr
- **walking**:
  - **agg**: *Lyc*
  - **air** agg; in open: am-c gamb jab *Lyc* ptel
- **yawning** agg: croc
- **yeast**; as if full of: stict
- O**Hypochondria**:
  - **right**: asc-t cycl
  - **left**: verb
- **Hypogastrium**: aesc aloe ang ant-c *Bism* carb-v card-m carl chin coloc con iris mur-ac rhus-t spig squil stann staph sulph tax
  - **morning**: ambr
  - **night**: com
    4 h: iris
  - **eating**; after: *Cycl*
  - **flatus** agg; after passing: cycl
  - **stool** agg; after: (non: cycl)
- **Ileocecal** region: plb
  - **right**: nat-s
- **Iliac fossa | right**: eberth
- **Inguinal** region: phos
- **Sides**:
  - **right**: bapt bism *Nat-s* podo zinc
  - **left**: arg-met bell cench con euph lyc ph-ac sep sulph tarax thuj zinc
  - **Upper**: staph
- **Umbilicus**:
  - O **Below**: mag-c phos
  - **Region** of umbilicus: anac olnd sul-ac sulph tarax
  - **vertigo**; during: ptel

SCAPHOID abdomen (See Retraction)
SEASONS | summer agg: guaj
SENSIBILITY (See Sensitive)
SENSITIVE:
- **pressure**; to: verat
- O**Liver**: acon aeth agar ambr ant-c ant-t bapt bell berb bry carb-v card-m *Coli* dig ferr-pic graph hep hydr lach lyc mag-m *Merc* myric nat-s **Nux-v** phos podo *Puls* sel sulph tab tarax
- **Skin**: acet-ac *Acon* aeth aloe *Apis Arg-n Arn* ars bapt bar-c bell bov bry cain calc camph cann-s canth *Carb-v* card-m chin coff coloc con conv crot-c crot-h cupr euon

Sensitive – Skin: ...
ferr gamb *Graph Ham* hed hell *Hyos* kali-bi kali-n lac-c lach **Lyc** m-arct mag-p mang *Merc-c* mur-ac nux-v pert-vc plb podo **Puls** pyrog *Ran-b* ran-s *Rhus-t* sars *Sep* sil stann sulph *Sumb Ter* thuj *Verat* vib
- **coldness**; to: *Aeth* kreos
- O **Hypogastrium**: mang
- **Iliac** region | **right**: **Bapt**
- **Inguinal** region: graph kali-c
- **Umbilicus**:
  Region of umbilicus | **Under**: coloc
- **Spleen**: eberth nat-m

SHAKING: am-c cann-s **Crot-t** mang merc nux-v rhus-t sil staph
- **morning**: mez
- **cough** agg: *Carb-an* hyos kali-c lact *Sil* (non: squil)
- **walking** agg: mang merc mez nux-v rhus-t

SHIVERING (↗*Coldness*):
O**Intestines**: arg-n

SHOCKS (↗*Pain - electric; Tingling; Tingling - internal*): Agar ant-t arg-n arn aur bell bry calc camph caust cic clem cur kali-c nat-m nux-v pert-vc pip-n plat puls squil tab thal
- **left**:
  ▽ **extending** to | **right**: stann
- **electric shocks**:
  ▽ **extending** to:
    Fingers: caust
    Limb: camph
- **fetus**, as from: con
- **lying** on side agg: camph
- **motion** agg: pip-n
- **paralysis** of lower limbs; with: thal
- **pressing** on right side agg: stann
- **tingling**: mag-m petr
- O**Flank** (See sides - flank)
- **Hypogastrium**: arn cann-s
  - **cough** agg; during: *Calc* carb-an *Kreos* nat-m *Puls* squil
- **Sides**:
  O **Flank | left**: stann
- **Umbilicus**, at left from: anac
- **Wall**; abdominal: calc-p

SHORT; as if too:
O**Muscles**: *Rhus-t* sulph
 O **Inguinal** region: zinc

SHORTENING of intestines; sensation of: anac

SHRIVELLED or wilted appearance: *Borx*

SHUDDERING in: cann-s *Coloc*
- **accompanied** by | **constipation** (See RECT - Constipation - accompanied - abdomen - shuddering)
  ▽**extending** to | **Body**: *Coloc*

SINGING:
- **agg**: puls

Abdomen

Sinking — Swelling

SINKING sensation *(↗Hanging; Hanging - intestines):* Alst-s phos
- **accompanied** by | **weakness**: Alst-s
- **stool**:
  • **after** | **agg**: Podo

SITTING:
- **agg**: alum am-c am-m ambr anac ang ant-t arg-met asaf aur calc canth carb-v caust *Chin* cina cocc coloc con crot-t dig dros dulc grat hell kali-c meny mur-ac nat-m op par petr ph-ac phos **Puls Rhus-t** ruta sabad samb sars seneg sep *Spong* stront-c sulph thuj valer viol-t
  o **Umbilicus | Region** of umbilicus: symph
- **bent** forward:
  • **amel**: aloe ars bell borx bry calad carb-v cham chel chin coloc *Kali-c* kreos lyc *Merc* mez mosch nux-m nux-v op puls rheum *Rhus-t* sabad sars spong staph sulph

SMALL liver; sensation of: abies-c

SMOKING | **amel**: coloc

SNEEZING agg: acon apis bell borx canth cham *Nux-v* puls
o **Liver**: psor

SOFT: borx

SPASMS (See Contraction)

SPLENOMEGALY (See Enlarged - spleen)

SPOILED FOOD agg: ars

SPONGE; sensation of:
o **Hypochondria** | **alternating** sides: lac-c

SPOTS (See Discoloration)

SPRING were unrolled in left hypochondrium; sensation as if a: sol-t-ae

SQUEAKING in abdomen: kali-i

STANDING:
- **agg**: arn asaf bell bry camph canth dig ign mur-ac nat-p plb rheum sulph thuj valer
- **amel**: ars chin cocc ruta tarax thuj

STASIS of the portal venous system *(↗Portal):* aesc bell bry caust dig lept nux-v oxyd puls sep sulph
- **accompanied** by | **constipation**: aesc

STIFFNESS: lil-t rhus-t sep
- **painful**: lach
o **Inguinal** region: aur
- **Liver | sensation** of: nat-m phys
- **Sides**:
  • **left**: nat-m
  • **sensation** as is sides of body are stiff: sep

STONE in abdomen; sensation of a *(↗Heaviness - stone; Pain - cutting - stones):* aloe ant-t aran ars-h *Calc* chim-m *Cocc* coloc hydr lac-d nux-m osm **Puls** scop sep
- **chill**; during: aran
- **full** of stones; seems: *Ant-t* **Calc** *Cocc*

Stone in abdomen; sensation of a — **full** of stones; seems: ...
  • **sitting**:
    ○ bent forward | **agg**: ant-t
    ○ long time agg; for a: ant-t
- **lying** on abdomen agg: aloe
o **Hypogastrium**; region of: cocc
- **Liver**; in the: **Nux-m**
- **Umbilicus**:
  o **About**: *Cocc* verb
  • **Below**: nux-v

STONES; pressure of | **Gallbladder**; in (See Gallstones)

STOOL
- **after**:
  • **agg**: agar alum am-m ambr anac arg-met ars bov *Canth* carb-v caust chin con dros dulc iod kali-c lyc m-ambo mag-m mez mur-ac nat-c nat-m *Nux-v* op petr *Phos Plat* plb podo puls *Rheum* sep spig stann staph sul-ac sulph verat zinc
  - **amel**: colch *Coloc Gamb* mag-m **Nux-v** stann verat
    o **Umbilicus | Region** of umbilicus: senec
- **during**:
  • **agg**:
    ○ **Umbilicus | Region** of umbilicus: lept
- **hard** stool | **amel**: ust

STOOPING:
- **agg**: am-m ant-t *Apis* arn *Ars* borx bov caps clem *Cocc* coloc dros ferr kali-bi kali-c lyc mang nat-c nat-m nux-v plb rhod sep spong stann staph *Sulph* Verb

STOPPAGE of spleen: nat-c

STOPPED sensation: bism bry cham chel *Chin* guaj meny nat-c *Nux-m* **Op** phos puls rhus-t sep spig spong verb

STRETCHING:
- **lower** limbs | **amel**: phys

STRICTURE of intestines: con

SUGAR agg: *Arg-n* ign merc-c ox-ac **Sulph**

SUNKEN (See Retraction)

SUPPURATION:
o **Glands**; inguinal: ars aur bar-m bufo *Carb-an* chel crot-h **Hep Iod Kali-i Lach Merc Nit-ac** phos *Sil* sul-i sulph thuj
- **Umbilicus | Region** of umbilicus: phos

SWASHING: acon *Aloe* bar-c cann-xyz **Crot-t** dulc hell kali-c mang merc mez nat-c *Nat-m* nux-v **Ph-ac** rhus-t sul-ac tub
- **bending** forward and backward: ph-ac
- **sensation** of: nux-v rheum rhus-t
- **touch** agg: ph-ac
- **walking** agg: mang

SWEETS agg: ign sulph zinc

SWELLING *(↗Enlarged):*
o **Abdomen**, of (See Distension)

Swelling | **Abdomen** | Tension

- **Gallbladder**: ser-a-c
- **Hips**:
  - **sensation** of swelling:
    - Left; above: chel
    - Right; above: phos
- **Hypochondria**:
  - left: pneu
- **Inguinal** region: am-c am-m ant-c *Apis* ars aur-ar *Clem* con gran *Graph* hep jac-c kali-c *Lyc* psor *Puls* rhus-t sil *Ther* thuj
  - **right**: *Apis* ars **Clem** con lyss pall
  - **left**: am-c sil
  - **afternoon** | **14** h: lyss
  - **evening** | **20** h: phys
  - **elastic**: am-c
  - **hard**: clem dulc puls
  - **painful**: clem puls
  - Glands, of (⚥*Bubo*): alum am-c anan ant-c *Apis* ars *Asaf Aur* aur-m aur-s bac **Bad** bapt *Bar-c Bar-m* **Bell** brom *Bufo* **Calc** calc-ar *Calc-p Carb-an* carb-v carc caust *Chel Chin* cinnb **Clem** cocc *Con* cop crot-h *Cupr* **Dulc** elaps eupi *Ferr* gels *Graph* **Hep** *Hippoz Iod Kali-c Kali-i* lac-c **Lach** lyc *Lyss* med **Merc Merc-c** *Merc-i-f Merc-i-r* nat-ar *Nat-c* nat-m **Nit-ac** nux-v oci pall ph-ac phos *Phyt* pin-s *Puls Rhus-t* sep *Sil* sin-n spong stann *Staph* stram sul-i **Sulph** sumb *Syph* tarent tarent-c tep *Thuj Tub* xero zinc
    - **chronic**: syph
    - **hard**: merc-i-f
    - **large**: merc-i-f tub
- **Liver** (⚥*Enlarged - liver*): absin acon *Aesc* agar aloe am-c ant-c ant-t anth apoc arg-n arn *Ars* asar aur bapt *Bar-m* **Bell** bry bufo cact calc cann-s caps carb-v *Card-m* cean *Chel* **Chin** chinin-s chion cocc *Coli* coloc *Con* crot-t cupr cur cycl dig dol eup-per *Ferr* ferr-ar fl-ac graph guaj guat hep hydr *Iod* iris kali-c kali-i *Lach* lact *Laur* lept lina **Lyc** *Mag-m* **Merc** nat-c nat-m **Nat-s** nux-m **Nux-v** parathyr *Phos Podo Ptel Puls* rhus-t sel *Sep* sil **Sulph** tarent zinc
  - **left lobe**: *Card-m*
  - **abuse** of quinine, after: nux-v
  - **anger**; after: cocc
  - **mental** exertion; from: nat-s
- **Mesenteric** | **Glands**: aesc anthraci *Ars Aur* aur-ar bar-c bar-m borx *Calc* calc-p cist *Con* dros *Grat Hep Iod* kreos lyc merc nat-s rhus-t sul-i sulph toxo-g
- **Sides**: tub
  - **running**; after: tub
- **Spleen**: absin agn anan aran ars ars-s-f *Asaf* brom *Bry* bufo caps *Cean Cham Chin* chinin-s cocc *Ferr Ferr-ar* grin ign *Iod* kali-i lina mag-m mez morb nash-m nit-ac *Nux-m* nux-v parathyr phos plb *Ran-s* ruta sec sul-ac *Sulph* verat
  - **heat**; during: agn *Ars* brom caps *Carb-v* cham ign *Nat-m* nit-ac sil sulph
  - **painful**: ruta
  - **quinine**; after: *Aran Caps*

Swelling: ...
- **Umbilicus**: bry caust plb prun ptel puls sang sep
  - Around | ring; like a: puls

SWOLLEN sensation:
 o **Lower** abdomen: bell hipp
- **Spleen**: laur

SYPHILIS | **Liver**: aur kali-i merc-i-r

TABES mesenterica: abrot am-c arg-met *Ars* ars-i *Aur* aur-i aur-m bac bapt *Bar-c Bar-i Bar-m* bell **Calc** calc-ar calc-chln calc-hp calc-i *Calc-p Calc-s Carb-an Carbn-s* caust chin cina cist *Con Hep Iod* kali-c *Kreos* lach *Lyc* mang merc *Merc-c* merc-i-f nat-n *Nat-s* nit-ac nux-v ol-j *Olnd* petr phos plb-act *Plb-xyz* puls pyrog rhus-t sacch santin saroth sil sulph thiosin *Tub*

TALKING agg: anac caust hell kali-c laur nat-c nux-v

TENSION: acon *Agar* aloe alum alum-sil am-c ambr anac ant-c ant-t *Apis* arg-met *Arg-n* arn *Ars* asaf **Bar-c** *Bar-i* bar-m bar-s bell *Bov* bry **Calc** calc-s calc-sil canth caps carb-ac carb-an **Carb-v** *Carbn-s* caust *Cham* chel chin *Chinin-ar* chinin-s clem *Cocc* **Colch** coloc con con cortico crot-h crot-t **Cupr** cycl dig fer ferr-ar ferr-p *Gamb* gins *Graph* **Hep** hyos hyper *Ictod* ign iod jatr-c jug-r *Kali-ar* kali-bi *Kali-c* kali-m kali-n kali-p kreos *Lac-c* lach lact laur lil-t **Lyc** m-ambo m-arct mag-c mag-m mag-s manc mang meny merc merl *Mez* mosch *Mur-ac* naja nat-ar nat-c *Nat-m* nat-p nat-s nit-ac nux-m *Nux-v* **Op** par petr ph-ac *Phos Plat Plb* ptel puls rauw *Rheum* rhod *Rhus-t* sabin samb scop sec **Sep** *Sil* spong squil stann **Staph** stram stront-c sul-ac **Sulph** tab tep *Ter Teucr Thuj* verat vip zinc zinc-p
- **morning**: cinnb sep *Sulph*
- **forenoon**: nat-m
- **afternoon**: bry calc carb-v mag-c petr stront-c sulph
  - 15 h until evening: mag-c
  - **eating**; after: bry
- **evening**: arg-n hyos lyc mag-c
- **night**: chin nat-c
- **breathing** deep agg: *Cocc* con
- **children**; in: sil
- **diarrhea**, with: mag-c
- **dinner**; after: cycl nit-ac plat sulph
- **drinking** agg; after: ambr *Cocc*
- **eating**:
  - **after** | **agg**: ambr ant-c asaf bry *Carb-v* ign lyc
  - **agg**: phos
- **emissions** agg; after: sep
- **eructations** | **amel**: nat-m
- **exertion** agg: calc
- **fever**; during: ars bell calc carb-v colch *Ferr* lyc merc *Nux-v* puls sil stront-c verat
- **flatus**; passing | **amel**: ant-c calc mang mez
- **lamb** agg; roasted: lyc
- **menses**:
  - **during** | **agg**: *Cocc* coloc *Graph* nicc **Nux-m**
- **motion** agg: clem phos
- **pressure** | **amel**: coloc

890 ▽ extensions | ○ localizations | ● Künzli dot

| Tension – reaching | **Abdomen** | Tension – Sides |

- **reaching** high, from: alum
- **sitting**:
  - **agg**: calc crot-t kali-c spong
  - **erect** | **agg**: dig
- **stool**:
  - **after** | **amel**: gent-c sulph
  - **during** | **agg**: apis grat plat
- **stooping** agg: nat-c spong stann
- **waking**; on: ferr
- **walking**:
  - **agg**: arg-met nat-c spong
  - **amel**: bry ferr *Kali-c Lyc* nat-c
- ○ **Hypochondria**: *Acon* agar *Aloe* ant-c ant-t ars asaf bell borx *Bry Calc Carb-v* caust cham chin *Chinin-s* cimx clem coc-c coff colch con dig eup-per *Ferr Graph* hell hyper ip *Lach* lact laur *Lyc* m-ambo m-arct mang mang-m mosch mur-ac murx nat-ar nat-c *Nat-m Nat-s* nit-ac *Nux-v* op puls sep staph stry *Sulph* verat vip
  - **right**: aloe ant-t bry calc *Carb-v* card-m chel *Ferr* hyper lact *Lyc* mag-m mur-ac nat-m *Nat-s* nit-ac sulph
    - **lying** on left side agg: *Card-m* mag-m nat-s ptel
  - **left**: *Ars* con cortico eup-per lyc nat-m nit-ac plat rhod
  - **daytime**: cortico
  - **morning** | **bed** agg; in: staph
  - **forenoon**: nat-m
  - **afternoon**: ars nat-m
    - **14 h**: ars
  - **evening**: murx
  - **night** | **amel**: cortico
  - **bending** backward agg: calc
  - **breathing** agg: led
  - **emissions** agg; after: agar
  - **excitement** agg: cortico
  - **flatus**; passing | **amel**: mur-ac
  - **fruit** agg: nat-c
  - **heat**; during: *Ars*
  - **lying**:
    - **back**; on | **agg**: *Caust*
    - **side**; on | **agg**: ars
  - **motion** agg: sep
  - **sitting** agg: mur-ac
  - **stool**:
    - **after** | **agg**: plat
    - **before**: ars
  - **stooping** agg: nat-c rhod sep
  - **waking**; on: *Carb-v*
  - **walking**:
    - **agg**: sep
    - **air** agg; in open: nat-c *Nat-s*
  - ▽ **extending** to:
    - **left** side of abdomen: con
    - **Back**: nat-m
    - **Upward**: mur-ac
- **Hypogastrium**: agar ars *Aur Bell* calc caps chin cimic coc-c gins kali-c merc nat-c *Nat-m Op* phos *Sep Stront-c* sumb thuj

- **Hypogastrium**: ...
  - **morning**: *Bell*
  - **bending** backward agg: calc
  - **coition**; after: sep
  - **eating**; after: phel
  - **inspiration** agg; deep: sumb thuj
  - **leukorrhea**; with: am-m graph
  - **rising** agg: dulc
  - **sitting** agg: ruta
  - **standing** erect agg: calc
  - **stool**; before: haem
  - ▽ **extending** to:
    - **Rectum**: spong
    - **Seminal cord**: sep
- **Iliac region**: arg-met chel grat
  - **left**: arg-met grat
- **Inguinal region**: **Agar** am-c am-m *Apis Arg-met* benz-ac berb calc canth carb-an *Clem* coc-c *Coloc* crot-t cycl dig *Dulc* gamb graph jatr-c kali-i kreos *Lac-c* mag-s mang merc nat-m nat-s nit-ac *Rhus-t* sars spig stront-c
  - **right**: am-m sars stront-c
  - **left**: arg-met calc lac-c merc merc-c nat-m
  - **morning**: coloc colocin
  - **afternoon**: cycl
    - **sleep** agg; after: cycl
  - **evening**: nat-m
  - **night**:
    - **midnight**:
      - **after** | **5 h**: merc-c
  - **ascending** stairs agg: coloc colocin
  - **bending** over: coloc colocin
  - **drawing** up limb amel: agar *Lac-c*
  - **motion** agg: nat-m
  - **pressure** agg: coloc
  - **raising** arms; on: *Apis*
  - **rising** from sitting agg: dulc
  - **sitting** agg: agar calc rhus-t
  - **standing** agg: gamb lac-c
  - **stool** | **amel**: nat-m
  - **stretching** out limb: agar carb-an
  - **tendon**, as from a swollen: mang
  - **touch** agg: spig
  - **walking**:
    - **agg**: am-m *Clem* graph kreos lac-c nat-m
    - **amel**: agar
  - ○ **Glands**: calc dulc nat-m spong
- **Liver**: aloe ars aur-m *Bry* calc carb-v caust chel con *Ferr* kali-c *Lyc* mag-m mur-ac nat-m nit-ac *Nux-v Puls* sulph *Verat*
- **Sides**: acon agar *Ars Aur* camph caps caust crot-t cycl *Lach* merc nat-c nat-m nit-ac rheum rhus-t spig sulph tarax zinc
  - **right**: con
  - **left** | **Lower**: phos rheum
  - **night**: kali-c nit-ac
  - **breathing** deep agg: con
  - **eructations** | **amel**: zinc

All author references are available on the CD

891

Tension – Spleen   **Abdomen**   Uneasiness

- **Spleen:** *Ars* *Asaf* camph con merc nat-m nit-ac rhod rhus-t sulph zinc
- **Umbilicus:** anac crot-t nat-m verat
  o **Below:** nat-c
  • **Region** of umbilicus: bry cham crot-t dulc kali-c mang merc-c nat-c rhus-t stront-c **Sulph** thuj *Verat* zinc
    : **midnight:** sulph
    : **lying** agg: crot-t
  ▽**extending** to
  o **Chest:** caps
  • **Sacrum:** stann
THRUSTS (See Shocks)
TINGLING (↗*Shocks*):
o**Internal** (↗*Shocks*): plat
- **Muscles:** calc-p mag-m petr
TORPOR (See Inactivity)
TOUCH:
- **agg:**
  o **Liver:** *Aesc* agar *Aloe* bapt *Bell* *Berb* bry calc carb-v *Card-m* chap *Chel* chelo chin *Chion* clem Dig Eup-per fl-ac graph hydr iod *Iris Kali-c Lach* lept lyc mag-m merc *Merc-d* nat-s nux-v nyct phos *Podo* ptel *Ran-b* sanic senn *Sep* stel sulph tarax valer zinc
TREMBLING: ant-t arg-n both-ax bov calc calc-p caust chel colch **Con** *Croc* grat guaj *Hydr* iod kali-c *Kali-s* kali-sil lil-t merc mosch **Nux-v** phos raph sabin staph **Sul-ac**
- **morning:** colch
- **eating;** after: arg-n
  • **lying** on back agg: *Sul-ac*
- **menses;** during: arg-n
- **stool** agg; after: carbn-s
o**Hypochondria | right:** sulph
- **Hypogastrium:** calc-p *Lil-t*
- **Inguinal** region: agar *Chel* guaj merc nat-c
- **Internal:** calc iod lil-t *Nit-ac* puls staph
- **Side | left:** agar
TUBERCULOSIS (See Tabes)
TUMORS: *Abrot Cadm-s Calc* calc-ar calc-i calc-p *Con Merc* nat-m staph
o**Sides:**
  • **right | sensation** as if: med
TURNING:
- **sensation** of turning: caps dig ign lact mag-c plb *Sabad Sep*
TWITCHING and jerking: acon **Agar** alum alumn ambr anac ant-t arn ars *Bry* cann-s caust chel con croc cupr dros graph guaj hyos kali-ar kali-c lyc m-arct manc merc murx nat-m nux-m *Nux-v* op phos plat ran-s rheum rhod rhus-t ruta sec sep stann sul-ac verat viol-t
- **evening | bed** agg; in: agar

Twitching and jerking: ...
- **night:** caust
- **flatus;** from: rhus-t
- **pulsating:** con
- **stool** agg; during: calc
o**External** abdomen: ambr ang bry calc caust guaj *Merc* nux-v ran-s rheum sec sep sul-ac verat
- **Hypochondria:** acon berb carbn-s con croc lact mag-c merc nat-c nux-v puls stann thuj valer
  • **right:** acon mag-c merc nat-c sep valer
    : **cough** agg; during: lyc
  • **left:** thuj
  • **evening:** nat-c
- **Hypogastrium:** arn nat-c phos sul-ac
- **Iliac** region: aur
- **Ilium** crest: *Cina* guaj
- **Inguinal** region: abrot alum ammc aur calc cann-s clem cycl ign ph-ac psor sulph zinc
  o **Glands** of: clem
  ▽ **extending** to:
    : **Back:** abrot
    : **Penis:** zinc
    : **Pubis:** rhus-t
  • **Sides:** alum clem fl-ac graph meny nat-c nicc sul-ac
  • **right:** kali-c sep
  • **left:** aur caust stann
  • **walking** agg: sul-ac
TYMPANITES (See Distension - tympanitic)
TYMPANITIC (See Distension - tympanitic)
TYPHLITIS (See Inflammation - cecum)
ULCERS: *Arg-n* **Ars** bar-m *Calc* calc-p **Carb-v** carc chin *Coloc* cupr *Hep* kali-ar *Kali-bi* lach *Lyc* merc **Nit-ac** *Phos* plb ran-b *Sil* sulph **Ter**
- **spreading:** *Ars*
o**Duodenum:** acetylch-m anac chlorpr *Graph* helic-p hist-m ip *Kali-bi* mand med nat-ox-act orni *Prot* symph uran-n
  • **perforating:** prot
  • **recurrent:** quinhydr
- **Inguinal** region: am-m anan ars bad bar-m *Carb-an Chel* cic *Hep* kali-c *Kali-i Lach* lyc *Merc* nat-m
- **Intestines:** arg-n cupr kali-bi merc-c podo sul-ac sulph ter *Uran-n*
  • **accompanied** by | **diarrhea:** kali-bi merc-c
- **Pancreas:** eberth
- **Umbilicus,** about: *Aesc* apis *Ars* ars-s-f **Calc** calc-p *Caust* lach lyc *Nux-m* petr *Rhus-t* sep sil sulph thuj
  • **children;** in: ars
    : **infants:** petr
    : **newborns:** apis
  o **Above:** *Ars*
UNCOVERING:
- **amel:** bell camph lac-c *Lach* lil-t med mphs sec staph tab vip
- **extremities | agg:** rheum
UNEASINESS (See Restlessness)

892   ▽ extensions | O localizations | • Künzli dot

Abdomen

URGING (See Dragging)
URINATION:
- after:
  - agg: ars chel chin clem eup-pur mag-c nat-m *Nux-v* *Phos* staph
- amel: carb-an dios *Sep* tarent
- during:
  - agg: bry calc-p card-m cham chin coloc hyos ip merc plb *Puls* spig til verat
  - Iliac region: berb

VEINS distended: berb calc ham sep
- varicose: *Ham Sulph*
○ Inguinal region: *Berb*

VOMITING:
- agg: asar colch cupr *Dros* graph merc *Plb* staph verat
○ **Liver**: podo
- amel: arg-n ars asar hyos plb tab tarent

WALKING:
- agg:
○ **Liver**: hep mag-m sep

WALNUT (See Hard body)

WARM:
- drinks | amel: lyc mag-p *Nux-v* sul-ac
- food:
  - amel: *Coloc* lyc mag-c mag-p *Nux-v Sep* sil sul-ac

WARMTH; sensation of (See Heat)

WARTS | **brown**: thuj

WATER:
- running water; sensation as from:
  - hot water: chin sang sumb

WATER, as if full of: acon cann-xyz casc cench crot-t hell *Kali-c* ol-an ph-ac sul-ac

WAXY liver: calc *Kali-i* phos sil

WEAKNESS, sense of: abrot acet-ac acon *Aloe* alst alum alum-p alumn ambr ant-c apoc **Arg-n** *Arn* ars bell borx cadm-s *Calc-p Carb-an* cham chlor *Cocc* colch dig euph ferr ferr-p gels glyc *Hydr* **Ign** *Ip* kali-c led lil-t mag-m *Merc* myric *Nat-m* olnd *Opun-f* ox-ac *Petr* **Phos** phys phyt *Plat* plb-act *Podo Psor* ptel quas rhod sapin *Sep* spong stann *Staph* **Sul-ac** sulfon *Sulph Verat* zinc
- morning: chel dios hell
- evening: anac carb-an
- accompanied by | constipation (See RECT - Constipation - accompanied - abdomen)
- diarrhea would come on; as if: **Aloe** ant-c ap-g borx crot-t eucal ferr form nux-v *Opun-f* ran-s
- drop, as if it would: **Staph**
- eructations:
  - after: ambr
  - amel: *Kali-m*
- flatus; passing | amel: ambr
- menses:
  - before | agg: phos
  - would come on; as if: **Sul-ac**

Weakness, sense of: ...
- paralytic weakness | **Intestines**: nux-m
- stool:
  - after | agg: ambr *Arg-n* carbn-s chin dios *Iod* lept mag-m *Nat-m Nat-p* **Petr** *Phos Pic-ac* plat **Podo** *Sep* stann **Sul-ac** sulph **Verat**
  - during | agg: form ip plat **Podo**
  - hard stool: *Plat Sep*
- walking agg; after: *Phos*
○ **Hypochondria**: carb-an carb-v *Rhus-t*
- **Hypogastrium**: am-c apoc calc chion phos plb sulph verat
- **Inguinal** region: aloe aur calc m-arct m-aust **Nux-v** osm phys raph sulph tab thuj
- **Intestines**: merc zing
  - accompanied by | diarrhea (See RECT - Diarrhea - accompanied - intestines)
- **Muscles**: ars cocc con sulph
- **Pelvis**: *Helon*
- **Ring**; abdominal: nux-v
- **Upper** abdomen | **urination** agg; after: ars

WEIGHT falling; sensation of (↗*Heaviness*):
○ **Hypogastrium** on inspiration: spig
- **Inguinal** region:
  - lifting agg: cub
  - riding agg: cub
  - walking agg: cub

WHIRLING sensation of: hep

WHISTLING: ferr-ma mur-ac sep

YAWNING:
- agg: *Ars* borx croc nat-c phyt puls sars zinc
- amel: lyc nat-m

CECUM; complaints of: ars *Lach* rhus-v verat-v

DUODENUM; complaints of: ars bry chin hydr kali-bi merc-d nat-p nat-s nux-v orni petr phos *Podo* ptel puls uran-n

HIP; complaints of the region of the (= loins): acon agar agn am-m ambr anac ang ant-c arg-met *Arn Asaf Aur* bell bov calc camph cann-s **Canth** carb-an carb-v caust cham *Chel* chin cina clem cocc colch *Coloc* dig dros euph hep hyos ign iod kali-c *Kali-n* kreos *Lach Laur* led *Lyc* m-arct mag-c meny merc *Mez* nat-c nit-ac nux-v olnd *Plb* puls *Ran-b* ran-s **Rheum** rhus-t ruta sabad sabin samb sars sec *Sep* spig spong *Staph* stront-c sulph tarax teucr **Thuj** valer verat verb viol-t **Zinc**

HYPOCHONDRIA; complaints of: **Acon** *Alum* am-m ang ant-c ant-t arg-n arn ars *Asaf* asar aur bell bism bov brom *Bry Calc Camph* cann-s canth caps carb-an *Carb-v* caust cean *Cham* chel **Chin** cocc coff colch *Con* cupr dig dros ferr graph hell hep *Ign* ip kali-n lach *Laur* led lyc m-ambo m-arct m-aust mag-c mag-m mang meny merc *Mosch* mur-ac nat-c nat-m nat-s nit-ac *Nux-v* op ph-ac phos plat plb *Puls* **Ran-b** ran-s *Rhod* rhus-t ruta sabad sars sec sel seneg *Sep* sil

Abdomen

Hypochondria

Hypochondria; complaints of: ...
spig spong *Stann Staph* stront-c sul-ac *Sulph* tarax teucr thuj valer verat verb *Zinc*
- **right**: **Acon** aesc *Agar Agn* aloe *Alum* **Am-c** *Am-m Ambr* Anac Ang Ant-c apis *Arn Ars Asaf* **Bar-c Bell** Berb borx **Bry** calad *Calc Canth Carb-an Carb-v Caust* Chel Chin Clem **Cocc Colch** Con Dig dulc euph *Ferr* fl-ac *Graph* Hep hydr *Hyos Ign Iod* iris **Kali-c** kreos Lach Laur Led **Lyc** M-arct M-aust **Mag-m** mang *Merc* mill *Mosch Nat-c Nat-m* nat-s nit-ac *Nux-m* **Nux-v** par Petr Ph-ac phos plat Plb podo psor ptel *Puls Ran-b Ran-s* rhod *Rhus-t Ruta Sabad Sabin Sec Sel Sep Sil Spig Stann* staph *Sul-ac Sulph Teucr* valer *Verat* verb zinc

ILIAC REGION; complaints of:
▽extending to | **Thighs**; down: berb

INGUINAL region; complaints of: acon aloe am-m aur bapt clem cocc coloc gran graph guaj kali-c lob lyc nux-v sul-ac tab verat
- alternating sides: arg-n coloc dulc ol-an phys
○**External**: alum am-c am-m ambr **Ars** aur bov calc camph cann-s canth chin cic cocc dig euph graph guaj ign kali-c *Lyc* m-ambo m-arct mag-m **Merc** mez mur-ac nat-c nit-ac nux-v ph-ac puls sars *Sel* sep *Sil* spig stront-c sul-ac sulph thuj
  - **right**: agn alum am-c *Am-m* apis *Ars Aur Bell* Borx **Calc** camph cann-s canth carb-an *Carb-v* cham Cic **Clem** *Cocc Coloc Con* dig *Dros* dulc ferr-pic *Fl-ac* graph *Hell Iod Ip* **Kali-c** Lach *Laur* **Lyc** Mang *Merc Mez* **Nux-v** Op *Petr Ph-ac* psor **Puls** *Ran-b* **Rhod Rhus-t** *Ruta Sabin* sars *Seneg Sep Sil* spig spong Staph *Staph Stront-c* **Sul-ac** sulph *Teucr* **Thuj** *Valer Verat* zinc
  - **left**: *Agar* agn *Alum Am-c* am-m *Ambr Ant-c Apis Arg-met* arn ars asar aur bell calc camph cann-s canth *Carb-an Chel* cocc *Carb-v Dig* dulc **Euph** fl-ac graph *Ign* kali-c laur lyc *M-arct M-aust* **Mag-c Mag-m Merc** mez mur-ac naja *Nit-ac* nux-m *Nux-v* Par Petr phos rhod rhus-t *Sabad* sabin sars *Sep* sil *Spig* spong *Stann* Staph *Sul-ac Sulph Tarax Verat* viol-t **Zinc**
- **Glands**: ant-c *Ars* asaf *Aur* bar-c *Bell* **Calc** cann-s carb-v **Clem** con *Dulc* graph **Hep** iod lyc m-ambo meny **Merc** mez nat-c *Nit-ac* nux-v oci ph-ac phos puls rheum *Sil Spong* stann staph stram *Sulph Thuj*
- **Internal**: agar agn *Alum* am-m **Am-m** anac ant-c ant-t arg-met ars asaf asar **Aur** bar-c bell bov **Calc** camph cann-s canth caps *Carb-an* carb-v caust *Cham* chel chin cic *Clem Cocc* coff *Coloc* con croc dig dros dulc euph graph guaj hell *Ign* iod kali-c kali-n kreos laur **Lyc** m-ambo *M-arct* m-aust mag-c mag-m meny *Merc* mez mur-ac nat-c nat-m nit-ac **Nux-v** op par petr ph-ac phos plat plb ran-b ran-s rheum *Rhod Rhus-t* sabad sars sep *Sil Spig* spong stann staph stram *Stront-c* **Sul-ac** *Sulph* tarax teucr *Thuj* valer *Verat* viol-t zinc

894

Liver

LIVER and region of liver; complaints of: abies-c abrot **Acon** aegle-f *Aesc Agar* agar-ph agn all-c *Aloe Alum* am-c *Am-m* ambr anac anag anders ang ant-t *Apoc Arg-n Arn Ars* ars-i asaf *Astac Aur* aur-ar aur-i aur-m *Aur-m-n Bapt* bar-c barbit **Bell** benz-ac **Berb** berb-a boerh-d bov brass **Bry Bufo** cadm-s calad **Calc** *Calc-f* **Calc-p** calc-sil camph cann-s canth *Caps Carb-an Carb-v* **Carbn-s** carbn-tm **Card-m** *Carl* caust cean *Cham* **Chel** chelo chen-a *Chin* chion chol cic *Cimx* cinnb clem cob *Cocc* coenz-a *Colch* coli **Coll** *Coloc* combr-r *Con* **Corn** *Croc Crot-c Crot-h Cupr* cyna dig dios *Dol* dros dulc euon *Euon-a Eup-per* fab ferr ferr-ar ferr-p *Ferr-pic Fl-ac* gels *Graph* grin hed hell *Hep* hip-ac *Hydr* hyos *Ign* **Iod** iodof ip *Iris Kali-bi* **Kali-c** kali-i kali-n kali-s kreos lac-d **Lach** lachn lact *Laur* **Lept** luf-b **Lyc** m-arct mag-c **Mag-m** mang mang-s marr **Merc** merc-c mez mosch mur-ac *Myric* nat-ar nat-c *Nat-m* nat-p **Nat-s** nat-sal **Nit-ac** nit-m-ac **Nux-m Nux-v** ol-j op orot-ac ost par petr *Ph-ac* **Phos** plat *Plb* pneu **Podo** *Prun Psor Ptel* puls querc ran-b ran-s raph rheum rhod rhus-t ruta sabad sabin *Sang* sars sec sel seneg **Sep** ser-ang sil spig spong stann staph stel sul-ac sul-i **Sulph** tab tarax teucr ther thlas thuj tinas trios uran-n ust valer vanad verat verb visc yuc *Zinc*
- **accompanied** by:
  - **anemia**: cean
  - **ascites** (See Dropsy - ascites - accompanied - liver - complaints)
  - **constipation** (See RECT - Constipation - accompanied - liver)
  - **cough**: am-m
  - **despair** (See MIND - Despair - liver)
  - **diabetes** (See GENE - Diabetes mellitus - accompanied - liver)
  - **dropsy** (See GENE - Dropsy - general - accompanied - liver)
  - **eczema** (See SKIN - Eruptions - eczema - accompanied - liver)
  - **epistaxis**: chel
  - **hemorrhage**: card-m
  - **influenza**: card-m
  - **vesicular** eruption: corn
  ○ **Eyes**; complaints of: con *Corn*
  - **Face**; neuralgic pain in the: **Chel**
  - **Head** :
    : **pain** (See HEAD - Pain - accompanied - liver)
    : **Occiput** (See HEAD - Pain - occiput - accompanied - liver)
  - **Heart**; complaints of the (See CHES - Heart; complaints - accompanied - liver)
  - **Heart**; hypertrophy of (See CHES - Hypertrophy - heart - accompanied - liver)
  - **Kidneys**; complaints of: berb

▽ extensions | ○ localizations | ● Künzli dot

Abdomen

Liver — *(continued)*

- **accompanied** by: ...
  - **Lungs**; inflammation of (See CHES - Inflammation - lungs - accompanied - liver)
  - **Spleen** diseases: chin mang-c mang-s
  - **Tongue** white, heavily coated and black streak down centre: *Lept*
  - **Tongue**; dirty: *Mag-m*
  - **Tongue**; white: podo
  - **Tongue**; white and heavily coated: *Lept*
  - **Upper** limbs; complaints of | **right**: bry iris
  - **Uterus**:
    - **atony** of the: nat-chl
    - **complaints** of: mag-m
    - **congestion** of the: nat-chl
- **alternating** with | **Head**; pain in (See HEAD - Pain - alternating - liver)
- **children**; in | **puny**, rickety children: mag-m
- **chronic**: anders card-m ins lact-v lina mag-m
  - **tubercular** patients; in: sep
- **coffee** agg: *Canth*
- **coma**; with (See MIND - Coma - liver)
- **degeneration**: uran-n vanad
- **eruptions**; after toxically treated skin: dol
- **functional**: lyc marr-vg
- **menopause**; during: card-m
- **periodical**: aur-m-n
- **pregnancy** agg; during: *Chel*
○ **Deep** in: lach
- **Posterior** part: arn borx calc echi kali-bi lept rhus-t thuj
▽ **extending** to
  ○ **Backward**:
    - **right**: acon aesc aral *Borx Calc* **Chel** dios graph *Hydr* kali-bi *Lyc* mag-m *Nat-m*
    - **left**: dios dulc *Lept* myric
  - **Downward**: chel
  - **Epigastrium**: lach mag-m
  - **Hip**: vip
  - **Mammae**:
    - **Nipple** | **right**: dios
  - **Occiput**: kali-c nux-v sep
  - **Scapula**: berb *Chel* dulc lept merc myric sep
  - **Shoulder**: kali-c nux-v sep vip
    - **right**: kali-bi med
  - **Spine**: lept mag-m sil
  - **Umbilicus**: berb dulc lept myric sep

MONS PUBIS; complaints of (See Pubic)

MONS VENERIS; complaints of (See Pubic)

MUSCLES of abdomen; complaints of: acon alum am-m *Ambr* anac ang ant-c **Apis** arg-met arn ars asaf asar aur bar-c *Bell* bell-p bov **Bry** calc camph cann-xyz *Canth* caps carb-v caust cham chel chin cic cimic cocc colch *Coloc* con croc cupr dig dros euph ferr gels graph guaj ham *Hyos* ign iod ip kali-c lach led lyc mag-c mag-m mang meny **Merc** mosch mur-ac nat-c nit-ac **Nux-v** olnd op par petr ph-ac phos plat plb **Puls** ran-b ran-s rheum rhod *Rhus-t* ruta *Sabad* sabin samb sars **Sel** seneg *Sep* sil spig spong squil stann staph stram stront-c sul-ac *Sulph* tarax thuj valer verat viol-t zinc

PANCREAS; complaints of: ars *Atro* bar-m bell calc-ar carb-an carb-v chion con *Iod Iris* jab kali-i merc merc-i-r nat-s nux-v ol-j pancr *Phos●* pilo puls *Spong* trif-p uran-n
- **accompanied** by:
  - **diabetes** (See GENE - Diabetes mellitus - pancreas)
  - **diarrhea**: iod
- **insulin** secretion decreased: cortico

PUBIC REGION; complaints of (= mons pubis/mons veneris): am-c anac ant-t arg-met aur bar-c bell berb bov brom calc camph caust con dig ferr hell hyos kali-c *Meny* nat-c nat-m nit-ac nux-v phos *Plat* plb **Rhus-t** ruta sabad sel sil staph sulph ter thuj *Valer* viol-t
▽ **extending** to | **Lumbar** region: calc phos sabin

SIDES; complaints of: agar agn alum am-c am-m ambr anac ang ant-c apis arn ars **Asaf** asar aur bar-c bell bism borx bov bry calad calc camph cann-s *Canth* caps carb-an **Carb-v** caust cham chel **Chin** cina clem *Cocc* coff colch coloc croc cycl dig dros dulc euph ferr graph guaj hell hep hyos **Ign** iod ip kali-c kali-n kreos *Laur Led Lyc* m-ambo m-arct m-aust mag-c mag-m mang meny merc merc-c mez mosch mur-ac *Nat-c* nat-m *Nit-ac* nux-m **Nux-v** olnd op par petr phos plat plb puls ran-b ran-s rheum rhod rhus-t ruta sabad sabin samb *Sars* sec seneg sep sil spig spong stann Staph stront-c *Sulph Tarax* teucr *Thuj* valer viol-t Zinc
- **right**: ars lach *Lyc Rhus-t*
  ▽ **extending** to:
    - **left**: sep
- **left**: alum arg-met asaf brom dulc fl-ac hep plb rheum *Sil Sulph* tarax
  ▽ **extending** to:
    - **right**: nux-v
○ **External**:
  - **right**: agar *Agn* am-m *Ambr* anac *Ang Ant-c* arg-met *Arn* **Ars** asaf aur *Bar-c* bell *Bism Bry Calad* calc camph cann-s *Canth* Carb-an *Carb-v Caust* chel chin *Cic Cen Colch Coloc* con *Croc* cupr *Cycl* dig *Dros* dulc graph guaj *Ign Ip* kali-c *Kali-n* kreos *Lach* laur *Lyc* m-aust *Mag-m* meny *Merc* mez *Mosch* nat-c nat-m nit-ac nux-m *Nux-v* olnd petr ph-ac *Phos* **Plat** plb *Puls* ran-b *Ran-s* rhod *Rhus-t* sabad *Sabin* samb *Seneg Sep* sil spig spong squil *Stann Stront-c* sulph tarax *Teucr Thuj* verb *Viol-t* zinc
  - **left**: *Acon* agar agn **Alum** *Am-c Am-m* ambr anac ang ant-c *Ant-t Arg-met* arn ars **Asaf** *Asar Aur* bar-c *Bell Bov Bry* calc camph *Cann-s* canth *Caps* carb-an carb-v caust *Cham* chel *Chin Cina* cocc colch coloc *Con* croc *Cupr Dig* **Dulc** *Euph Graph*

Sides

Abdomen

- **External – left**: ...
    Guaj **Hep** *Ign Iod Kali-c Kreos* laur *Led Lyc M-arct* m-aust mag-m *Mang Meny* merc *Mez Mur-ac Nat-c Nat-m* Nit-ac nux-m *Nux-v Olnd Op Par* petr *Ph-ac* plat **Plb** *Puls Ran-b* **Rheum** rhod rhus-t *Ruta Sabad* sabin *Samb Sars Sel* sep sil *Spig Spong* squil stann **Staph Sul-ac Sulph Tarax** teucr thuj *Valer Verb* viol-t zinc

SOLAR PLEXUS; complaints of: *Caust Ip Lyc* **Thuj**

SPLEEN; complaints of: abies-c abrot acon aegle-f *Agar Agn* aloe alum *Am-c* am-m anac anders ant-t aran arg-met arg-n arn **Ars** *Ars-i* **Asaf** asar aur bar-c bell bell-p berb berb-a bism boerh-d *Borx* bov *Bry* cadm-s calad calc-ar calc-caust calc-p camph *Cann-s Canth* caps carb-an carb-v card-m caust **Cean** cedr cham chel **Chin** chinin-s cimic coc-c colch con cot *Dios* dros *Dulc* eucal *Euon-a* euph-a *Ferr Ferr-m* ferr-p fl-ac gran graph grin guaj helia hep **Ign** *Iod* ip iris jug-r kali-bi kali-i kali-n kiss kreos lact-v *Laur* lina lith-c lob-s luf-b lyc mag-c mag-m malar mang menth-pu merc merl mez mosch *Mur-ac* naja *Nat-ar* nat-c *Nat-m* nat-s nit-ac nux-m *Nux-v* olnd parth petr ph-ac phos *Plat* **Plb** plb-xyz polyg-xyz polyp-p psor ptel puls querc-r querc-r-g-s **Ran-b** ran-s rheum rhod rhus-t *Ruta* sabad sacch sars sec sel seneg sep sil slag spig spong squil *Stann* succ succ-xyz **Sul-ac** sulph tarax teucr ther thuj tinas *Urt-u* valer verat verb vib viol-t *Zinc*
    - **accompanied** by:
        - **anemia**: cean
        - **dropsy** (See GENE - Dropsy - external - spleen; GENE - Dropsy - general - accompanied - spleen)
    - **animals**; in domestic: anthraci
    - **chronic**: querc-r-g-s
    - **epidemic**: *Anthraci*
    ▽**extending** to | **Chest**: borx

UMBILICUS; complaints of: *Acon Aloe* alum am-c *Am-m* ambr *Anac* ant-c ant-t apis arg-n arn asaf bapt bar-c *Bell* berb *Bov* **Bry** calad calc camph cann-s canth caps carb-an carb-v caust cham *Chel Chin Cina* cocc colch *Coloc* con crot-t dig dios *Dulc* graph guaj hell hep hyos *Ign* iod *Ip* kali-c kali-n **Kreos** lach laur lept m-ambo m-arct m-aust mag-c mag-m mang meny merc **Merc-c** mez *Mosch* mur-ac *Nat-c Nux-m* **Nux-v** *Olnd* op par **Ph-ac** phos *Plat* **Plb** ptel puls ran-b ran-s *Rheum* rhod **Rhus-t** ruta sabin sars seneg *Sep* sil *Spig* spong stann staph stram *Stront-c Sul-ac* **Sulph** tarax teucr thuj valer **Verat Verb** viol-t zinc
○**Region** of:
- **alternating** with | **Bladder**; complaints of: ter
▽ **extending** to:
    : **Back**: plat
    : **Groin**: verat-v
    : **Mammae**: pall
    : **Pelvis**: pall rumx sep
    : **Rectum**: aloe ars *Crot-t* dios ferr-i lyc mag-m nat-m rhus-t spong
    : **Uterus**: ip

▽ extensions | ○ localizations | ● Künzli dot

Abscess | Rectum | Coition

ABSCESS: alum-p arg-n ars ars-i bar-m berb *Calc* calc-p *Calc-s* carc *Hep* hydr *Merc* nit-ac rhus-t ruta sang *Sil* sulph syph thuj
- **painless**: calc-s
- ○ **Around**: calc-s
- **Below** the coccyx; just *(↗BACK - Abscess - coccyx):* Paeon
- **Circumanal** glands (See glands)
- **Glands**; perianal: calc-s myris tarent-c
- **Perineum**: ant-c ant-t *Caust* crot-h *Hep Merc* paeon *Sil*

APHTHOUS condition of anus *(↗GENE - Aphthae):* Bapt *Borx* bry *Kali-chl* Merc Merc-c Mur-ac Nit-ac **Sul-ac** *Sulph*

BALL in rectum; sensation of a (See Lump)

BLACK: merc merc-c

BLEEDING (See Hemorrhage)

BOILS:
○ **Anus**:
  ○ **In** (See Eruptions - anus - boils)
  · **Near** (See Eruptions - anus - boils)

BUBBLES:
○ **Anus**; feeling of bubbles in: coloc nat-m

CANCER: **Aloe** *Alum* alumn ars **Ars-i** calc-caust carb-an carb-v card-m cham coll graph grat hep hura hydr iod *Kali-c* kali-m laur lyc **Merc** merc-c mur-ac **Nat-s** Nit-ac orni paeon phyt polyg-h puls rat ruta salv sang scroph-n sed-ac sed-t sem-t sep sil sol-t-ae spig staph sulph syc thiosin toxi tub ur-ac vario
- **accompanied** by: | **respiration**; asthmatic: nat-s
▽ **extending** to | **Sigmoid**: alumn phyt spig

CATARRH of the rectum *(↗Moisture):* acon aloe alum *Arg-n* aur kali-ar kali-m *Nit-ac* petr

CAULIFLOWER excrescence: *Thuj*

CHILLINESS:
- **constipation**; during: lac-d
○ **Anus**; in | **stool** agg; after: kali-c
- **Rectum**; in | **stool**; before: *Lyc*

CHOLERA: acon agar-ph ampe-qu anil ant-t *Ars* aven bism cadm-s calc-ar **Camph** caps carb-ac *Carb-v* chinin-s cic colch crot-h *Cupr* cupr-act *Cupr-ar* dulc elat euon euonin euph-c euph-l gnaph *Grat* gua hell hell-f *Hydr-ac* ip iris jatr-c *Laur* lim mur-ac nux-m *Op* ph-ac *Phos* phyt plect *Podo Psor* ric *Salol Sec* sulph *Tab* thuj **Verat** xan zinc
- **accompanied** by:
  · **coldness**: *Camph Verat*
  · **collapse** (See GENE - Collapse - accompanied - cholera)
  · **convulsions**: cupr
  · **cramps**: *Cupr*
  · **hiccough**: *Aeth Arg-n Cic Cupr Mag-p Ph-ac* verat
  · **perspiration**; copious: verat
  · **vomiting**: ars camph
    ┆ **predominantly**: *Bism*

Cholera – **accompanied** by: ...
○ **Tongue**:
  ┆ **blue** discoloration: *Iris*
  ┆ **clean** tongue: *Phos*
  ┆ **mucus**; white: ant-t
  ┆ **pale**: ant-t *Cupr Verat*
  ┆ **white** discoloration of the: *Iris Ph-ac*
- **asiatica**; cholera: *Acon* agar-ph *Ars* bell bry *Camph Canth* carb-v chinin-s cic colch *Cupr Cupr-act* Cupr-ar dig euph-c gua *Hydr-ac* Ip jatr-c kali-bi lach merc-c naja nux-v op *Ph-ac* phos quas rhus-t *Sec* sulph tab ter verat zinc
- **beginning** (= cholerine): ant-c ars camph *Crot-t Cupr-ar* dios elat euph-c *Grat Ip* iris *Jatr-c* nuph *Ph-ac* sec *Verat*
  · **accompanied** by:
    ┆ **coldness**: camph
    ┆ **collapse**: camph
    ┆ **prostration**; sudden: camph
    ┆ **Tongue** | **white** discoloration of the tongue: *Asar*
- **cholera**-like symptoms: elat
  · **menses**:
    ┆ **before**:
      ┆ **agg**: am-c bov verat
      . **women**; in obese: am-c
    ┆ **during** | **agg**: am-c bov verat
- **convulsive**:
- **infantum**: acon **Aeth** ant-c ant-t *Apis* arg-n *Ars Bac Bell Bism* bism-sn bry cadm-s *Calc* calc-act calc-p camph camph-br canth carb-ac carb-v cham chin colch coloc colos corn *Crot-t* cuph cupr cupr-act cupr-ar dros *Dulc* echi elat euph-c *Ferr* ferr-p graph grat *Guaj* hydr-ac indol *Iodof Ip Iris* jatr-c kali-bi kali-br *Kreos Laur Mag-c* manc *Med* merc nat-m nux-m oeno *Op* ox-ac passi *Phos* phyt podo *Psor Puls* pyrog raph res *Rhus-t* ric sal-ac sars *Sec* sep *Sil Stram* sulph *Tab* thuj tub *Verat* zinc
  · **accompanied** by:
    ┆ **body**; warm: bism
    ┆ **opisthotonos**: med
    ┆ **stools**; green watery: aeth calc calc-p sal-ac
    ┆ **Tongue**; white discoloration of the | **Root**: verat
- **morbus** cholera *(↗ABDO - Inflammation - gastroenteritis; GENE - Food poisoning):* ant-c ant-t arg-n *Ars* bism camph caul chlol *Colch* coloc crot-h *Crot-t Cupr Cupr-ar* elat euon-a *Ferr Grat* **Guaj** hydr-ac *Ip Iris Jatr-c* kali-bi mag-p op oper ph-ac *Phos* **Podo** *Psor* raph *Sec Tab* thuj **Verat**
  · **accompanied** by:
    ┆ **Tongue** | **white** discoloration of the tongue: puls
- **old** people: aeth
- **prophylaxis** (= to prevent this condition):   ars cupr-act cupr-ar verat
- **spasmodic**: *Cupr*

COITION:
- **during** | **agg**: caust merc-c sil

Coldness — Rectum — Constipation

COLDNESS in anus: all-c con kali-bi nat-m sil sulph
- **afternoon**: kali-bi
- **drops, cold**: cann-s
- **flatus** and stool, during: Con
- **waking** agg; after: nat-m sulph
- **walking** in open air agg; after: sil

COMPLAINTS of rectum: acon Aesc aloe alum am-c am-m ambr anac ang ant-c ant-t arn ars asar aur bell borx bov bry **Calc** camph canth carb-an carb-v caust cham chin cic cina cocc colch Coll con cupr dulc euph ferr graph hell hep **Ign** iod kali-c kreos lach laur **Lyc** m-ambo m-arct m-aust mag-c mag-m mang meny merc Merc-c mez mur-ac nat-c **Nat-m** nit-ac nux-m **Nux-v** op Paeon petr ph-ac **Phos** plat plb **Podo** puls Rat rhod rhus-t ruta sabad sars **Sep** sil spig spong squil stann staph stram stront-c sul-ac **Sulph** teucr thuj valer verat zinc
- **accompanied** by:
  - menses; complaints of: erig
  ○ **Bladder**; complaints of: ambr Canth caps erig lil-t Merc-c pyrog sabin
- **acute**: thiosin
- **alternating** with | **Wrists**; complaints of: sulph
▽**extending** to
  ○ **Ankles**: alum
  - **Genitals**: chin lil-t rhus-t sil zinc
  - **Testes**: sil
  - **Thighs**: alumn
  - **Upward**: graph Ign lach phos Sep sulph
○**Anus** (See Anus)
- **Perineum** (See Perineum)
- **Rectum** and anus (See Rectum)

CONDYLOMATA: Arg-n aur Aur-m aur-s benz-ac carc castm Caust **Cinnb** Euphr jac-c kali-br Kreos Lyc med merc merc-c Merc-d Mill Nat-s **Nit-ac** petr phos sabin sep staph sulph syph **Thuj**
- **bleeding**, copious: Mill
- **cauliflower**: sabin
- **flat**: Euphr sulph **Thuj**
- **itching**: euphr
- **moist**: petr
- **sensitive**, extremely: **Staph**
- **sore**: benz-ac Thuj
- **stitching**: euphr thuj
  - **touch** agg: euphr

CONGESTION: Aesc Aloe alum chinin-s Coll hyper nat-m neg nit-ac sabin sep sul-ac Sulph
- **wine** agg: Fl-ac

CONSTIPATION (↗Inactivity): abies-c abies-n abrom-a Abrot acet-ac acon adeps-s **Aesc** Aesc-g Aeth Agar agav-a **Agn** ail alet allox **Aloe** **Alum** alum-p alum-sil **Alumin** Alumn Am-c Am-m Ambr ammc amph Anac anan Ang ant-c ant-t an Apis Arg-met Arg-n arist-cl arn **Ars** Ars-i arund asaf asar asc-c asc-t aster Aur aur-ar aur-i aur-m aur-s bad bapt Bar-c bar-i Bar-m bar-s bell Berb bol-la borx botul bov brach bros-gau **Bry** bung-fa Cact cadm-met calad **Calc** calc-f calc-i Calc-p Calc-s calc-sil camph cann-s canth caps Carb-ac Carb-an Carb-v **Carbn-s** carc Card-m carl cas-s casc caul **Caust** cham Chel Chim Chin chinin-ar chinin-s chion chr-ac cic cimx cina **Clem** cob-n Coca **Cocc Coff** colch coli **Coll** Coloc **Con** Cop cor-r cortiso **Croc** Crot-c Crot-h crot-t cub cuph cupr cycl Daph Dig Dios diphtox dol dros Dulc Elaps ery-a eug euon eup-per euph euphr fel Ferr Ferr-ar Ferr-p fic-c Fl-ac Form friedr gal-ac Gamb gels Glyc Graph Grat Guaj guat ham hed hedy Hell hep hippoz Hydr Hydrc hyos Hyper Ign Iod Iris jab jac-c Jatr-c Kali-ar Kali-bi Kali-br Kali-c Kali-chl Kali-i kali-m kali-n kali-p Kali-s kali-sil Kreos lac-ac **Lac-d** Lach lact-v Laur led Lept Lil-t **Lyc** lycps-v m-ambo m-arct Mag-c **Mag-m** mag-s malar Manc mand mang med meli Meny Merc merc-c Merc-i-f Mez Moni morph Mosch Mur-ac murx musa myric nabal naja Nat-ar Nat-c Nat-f **Nat-m** nat-p nat-s nicc nicc-met nicc-s **Nit-ac** nit-m-ac Nux-m **Nux-v** nyct oci-sa Oena olnd **Op** oscilloc osm Ox-ac paeon pall par paraf parathyr petr ph-ac **Phos** phys Phyt **Plat Plb** Plb-act pneu Podo Psor Ptel Puls Pyrog querc-r ran-b Raph Rat rham-cal rheum rhod rhus-t rob **Ruta** Sabad Sabin sang **Sanic** saroth Sars Sec secret Sel Seneg senn **Sep Sil** sil-mar silphu sol spig Spong squil Stann **Staph Stram** stront-c **Stry** Sul-ac suli-i sulfa **Sulph** sumb Sym-r syph **Tab** tann-ac Tarent tell Ter thal-s Ther **Thuj** tril-p Tub tub-m urt-u ust v-a-b vario **Verat** Verb vesp Vib viol-o viol-t visc **Zinc** zinc-fcy zinc-m zinc-p
- **daytime**: pneu
- **morning**: xan
- **accompanied** by:
  - **anemia** (See GENE - Anemia - accompanied - constipation)
  - **apyrexia**: nat-m
  - **diabetes** (See GENE - Diabetes mellitus - accompanied - constipation)
  - **epilepsy** (See GENE - Convulsions - epileptic - during - constipation)
  - **faintness** (See GENE - Faintness - accompanied - constipation)
  - **gallstones** (See ABDO - Gallstones - accompanied - constipation)
  - **headache | chronic** (See HEAD - Pain - accompanied - constipation)
  - **hemorrhage** from rectum (See Hemorrhage - accompanied - constipation)
  - **hemorrhoids**: aesc Aesc-g Aloe alumn am-m anac Calc-f caust coll euon glon graph hydr kali-s lyc nat-m nit-ac Nux-v paraf podo Rat sil Sulph verb wye
  - **neuralgia** (See GENE - Pain - neuralgic - accompanied - constipation)
  - **neurasthenia**: ign
  - **paralysis**; one-sided (See GENE - Paralysis - one - accompanied - constipation)
  - **straining**: alum chin coll nat-m Nux-v rat sep sil
  - **urging**:
    - **Lower** abdomen; felt in: aloe

898 ▽ extensions | ○ localizations | ● Künzli dot

Constipation – accompanied by

- **urging**: ...
  - **Upper** abdomen; felt in: anac *Ign* verat
- **frequent**: sars
  - **retention** of urine: canth
- **urine**:
  - **bloody**: lyc
  - **hot**: ferr
- **vomiting** (See STOM - Vomiting - accompanied - constipation)
- **worms**; complaints of (See Worms - complaints - accompanied - constipation; Worms - complaints - accompanied - constipation - children)
- ○ **shuddering** in: plat
  - **weakness** in: plat
- **Anus**:
  - **itching** of: tub
  - **pain** in; sore: graph nat-m nit-ac sil
  - **spasms** of (See Spasms - anus - accompanied - constipation)
- **Back**; pain in: *Aesc* euon *Ferr* kali-bi psor sulph
- **Heart**:
  - **complaints** of (See CHES - Heart; complaints - accompanied - constipation)
  - **weakness** of (See CHES - Weakness - heart - accompanied - constipation)
- **Liver**; complaints of: asar *Aesc* bry card-m chel coll kreos lyc *Mag-m* merc-d mez nat-s nux-v petr sulph
  - **congestion** (See ABDO - Congestion - liver - accompanied - constipation)
  - **inactivity** (See ABDO - Inactivity - liver - accompanied - constipation)
- **Mouth | odor**; offensive: carb-ac
- **Portal** system; complaints of:
  - **congestion** (See ABDO - Portal - accompanied - constipation)
  - **stasis** (See ABDO - Stasis - accompanied - constipation)
- **Prostate** gland; enlargement of (See PROS - Swelling - accompanied - constipation)
- **Rectum**; burning in: abies-c
- **Skin**:
  - **itching** of; intense: dol
  - **yellow** discoloration of (See SKIN - Discoloration - yellow - accompanied - constipation)
- **Stomach**; complaints of: *Bry* hydr *Nux-v* puls
- **Tongue**:
  - **black**: *Lach*
  - **clean** tongue: *Nat-m*
  - **white**: *Kali-s*

Rectum

Constipation – delivery

- **accompanied** by: ...
  - **Umbilicus**; hernia of (See ABDO - Hernia - umbilical - accompanied - constipation)
  - **Uterus**:
    - **complaints** of: coll con fl-ac graph lach mag-m mez plat sep sulph
    - **prolapsus** of (See FEMA - Prolapsus - uterus - accompanied - constipation)
- **alcoholism**; in (See MIND - Alcoholism - constipation)
- **alternating** with:
  - **diarrhea** (See Diarrhea - alternating - constipation)
  - **hemorrhoids** (See Hemorrhoids - alternating - constipation)
  - **stool**; mucous (See STOO - Mucous - alternating)
- **antibiotics**; after: moni
- **anxiety**; with (See MIND - Anxiety - constipation)
- **atonic** (See stool - remains)
- **babies** (See children - infants)
- **brain** congestion; with: apis
- **breath**; with offensive: carb-ac op psor
- **cancer** of rectum, uterus: alumn
- **cathartics**; worse after stool which is induced only with: **Coll**
- **cheese**; from: coloc
- **childbed**; in (See delivery)
- **children**; in: acon alum ambr ant-c bry **Calc** *Caust Cham* coll *Graph Hep Hydr* **Lyc** mag-m nat-m nit-ac **Nux-v** *Nyct* **Op** *Plat Plb Podo* psor sanic *Sep Sil* staph sulph tarent verat zinc
  - **infants**: aesc alum *Apis Bac* bell *Bry* calc caust coll croc hydr lyc mag-m *Nux-v* nyct **Op** *Paraf* plb podo psor sanic sel sep *Sil* sulph verat
    - **bottle** or artificial food; fed with: alum nux-m op
  - **newborns**: alum med nux-m **Nux-v Op** *Sulph* verat *Zinc*
- **chronic**; in: aesc aeth alet alum am-m anac append-xyz asc-t bac **Bry** cadm-met *Calc Carb-v* caust chin chinin-s cocc **Coll** con cuph cycl fuc *Graph* ham hep hydr ign *Kali-bi* kali-c kali-n lac-c *Lach Lyc Mag-m* nat-m **Nat-m** nux-m **Nux-v** *Op* pall petr phos plat **Plb** psor ruta sabad sars sel sep sil sul-ac sul-i *Sulph* syph tab tann-ac thuj v-a-b verat vip
  - **children**; in:
    - **infants**: croc
    - **nurslings**: verat
- **old** people; in: phyt
- **coffee** agg: *Mosch* **Nux-v**
- **cold**; after taking a: ign
- **cold** milk | **amel**: iod
- **company**, in (See presence)
- **constant** desire: aloe anac carb-v caust coloc *Con* ign kali-c lyc *Mag-c Mag-m* mez nat-m nat-p nit-ac **Nux-v** op *Plb Puls* rhus-t rob ruta sabad sang *Sil Sulph* tab vip
- **constriction** of intestines: nux-v
- **delivery**; after: alum ambr ant-c arn *Bry* **Coll** ham lil-t lyc mez **Nux-v** op plat sep verat zinc

Constipation – dentition / Rectum / Constipation – lean

- **dentition**; during: *Bry* dol kreos *Mag-m* **Nux-v** op sil
- **diarrhea** agg; after: asc-t
- **difficult** stool (▸*stool; Inactivity):* acon   *Aesc*   aesc-g agar agn alet *All-c* aloe **Alum** alum-p alum-sil **Alumn** *Am-c* **Am-m** ambr *Anac* **Ant-c** ant-t *Apis* aral arn ars-s-f asaf asar aster *Aur* aur-i *Aur-m* aur-s bapt *Bar-c* bar-i **Bar-m** bar-s bell *Berb* bov **Bry** *Cact* cadm-met calad *Calc* calc-i calc-p *Calc-s* calc-sil *Camph* canth carb-an *Carb-v* **Carbn-s** *Card-m* **Caust** cham chel chin chinin-s cimx cina *Clem* **Cocc** colch coll coloc **Con** cop crot-t cycl dig dulc euph *Ferr* ferr-i ferr-p gels glyc **Graph** grat *Hell* **Hep** hyos *Ign* Ind indol iod *Kali-bi* **Kali-s** kali-m kali-n *Kali-p* **Kali-s** kali-sil kalm kreos *Lac-c* **Lac-d** **Lach** lact laur lil-t *Lyc* lyss *M-arct* m-aust mag-c **Mag-m** mag-p mag-s mang med meli meny *Merc* merc-c *Mez* morph *Mur-ac* naja *Nat-c* **Nat-m** nat-p nat-s **Nit-ac Nux-m Nux-v** *Oena* ol-an olnd **Op** ox-ac par *Petr* ph-ac *Phos* **Plat Plb** *Podo* prun psil *Psor* **Puls** pycnop-sa pyrog ran-b ran-s *Rat* rheum *Rhod Rhus-t* **Ruta** sabad *Sabin* **Sanic Sars Sel** senec *Seneg* **Sep Sil** spig spong *Stann* staph *Stram* stront-c sul-ac sul-i **Sulph** sumb *Tarax* **Tarent Thuj** valer verat *Verb Vib* xero **Zinc** zinc-p
  - **hard** stool (See STOO - Hard)
  - **natural** stool: graph *Psor* **Sil**
  - **painful** stool: cop nux-v
  - **children**; in: nux-v
  - **recedes**; stool: agn colch cortiso eug hep kali-s *Lac-c* lac-f *Mag-m* med *Mur-ac* **Nat-m** nit-ac nux-v **Op** *Sanic* **Sil** sulph *Thuj*
  - **menses**; during: sil
  - **soft** stool: calc-f
- **soft** stool: agn aloe **Alum** alum-sil *Anac* **Arn Bry** calad *Calc-p* **Carb-v** chel *Chin* chion coff colch cortiso dulc gels graph *Hell* **Hep** *Ign* and *Kali-c* **Kali-s** kali-sil *Lac-c* lach lob lyc mag-c mag-m med mez *Nat-c* *Nat-m* **Nux-v** nicc nit-ac **Nux-m** olnd op petr ph-ac phos *Plat* podo *Psor* **Puls** rat *Rhod* **Ruta** sel **Sep** *Sil* spig **Stann** staph sul-ac **sulph** tab tarax ther verat verat-v verb zinc
  - **urinating**, can pass stool only when: aloe alum
- **drugs**, after abuse of (▸ *GENE - Anesthesia [=narcosis] - ailments):* agar ant-c *Bry* chin **Coloc** *Hydr* lach **Nux-v** *Op* ruta sulph
- **dryness** of rectum, from: *Aesc* aeth alet *Alum* alumn *Bry* coffin *Coll* ferr hydr *Lyc* meli mez *Nat-m* nux-v *Op* phys *Plat* **Plb-act** pyrog ruta sanic sel *Sulph* verat
- **dysentery**; before: silphu
- **eating | overeating** agg; after: mag-s
- **ejaculation**; after: sep thuj
- **emaciation**; with: kreos
- **enemas**; after abuse of: *Op*
- **eruptions**; after suppressed: mez
- **exhaustion**; with complete: ferr-ar
- **fever**; during: alum am-c **Ant-c Ant-t** *Apis* arn *Bell* bry calad calc cann-xyz canth carb-v caust chin *Cocc* con **Cupr** *Dulc* fl-ac graph guaj kali-c kreos lach laur **Lyc** mag-m meny merc mez nat-m nit-ac *Nux-v Op* phos plat plb polyp-p puls rhus-t sabad sars sel sep sil stann **Staph** sul-ac sulph thuj *Verat* verb zinc

- **fingers**; must assist the evacuation with the (See removed)
- **flatulence**; with: aesc **Coll** mag-c mag-p nat-m senn
  - **hemorrhoids**; and: bac **Coll**
- **fright**; after: op
- **fruitless** urging; with (See ineffectual)
- **gestation**; during: coll
- **gouty** subjects: grat
- **hard** stool; from (See STOO - Hard)
- **headache**; during (See HEAD - Pain - accompanied - constipation)
- **heart** weakness (See CHES - Weakness - heart - accompanied - constipation)
- **home | away** from home; when: ambr *Lyc* nat-m
- **inactivity** (See Inactivity)
- **ineffectual** urging and straining: acon   *Aesc*   agar *All-c* allox aloe *Alum* alum-p alum-sil alumn am-c am-m **Ambr Anac** ant-c ant-t aphis *Apis* arg-met *Arn Ars* ars-i asaf aster *Bar-c* bar-s *Bell* benz-ac berb bism bov brach *Bry Cact* cain *Calc* calc-i *Calc-s* calc-sil cann-i *Cann-s* canth **Caps** carb-ac *Carb-an Carb-v* carbn-s carc **Card-m** carl cass **Caust** cedr cench cere-b chel *Chim* chin chinin-ar chinin-s cic-m cimx clem coc-s *Cocc* colch **Coll** *Coloc* **Con** corn *Crot-h* crot-t cupr cycl dios dirc dros dulc elat eucal eup-pur euph eupi fago *Ferr* ferr-ar ferr-i *Ferr-ma* ferr-p fil fl-ac form franz ger glon gran *Graph* grat guaj ham hell hep hura **Hydr** hyos hyper *Ign Iod* ip kali-ar *Kali-bi Kali-c* kali-n kali-p *Kali-s* kali-sil *Kalm* kiss kreos *Lac-c Lac-d* **Lach** lachn laur **Lil-t** lipp lob-s **Lyc** m-ambo m-aust *Mag-c* **Mag-m** mag-s mang **Merc** merc-c mez mosch mur-ac murx myric nat-ar *Nat-c* **Nat-m** *Nat-p* nicc **Nit-ac** nux-m **Nux-v** *Oena* ol-an olnd *Op* ox-ac par petr ph-ac phel *Phos* phys phyt pic-ac **Plat** plb podo ppor ptel **Puls** pycnop-sa ran-b *Rat* rauw rheum rhod rhodi rhus-t rob **Ruta** sabad sabin *Sang Sanic* **Sars** sec **Sel** seneg **Sep Sil** sin-n sol-ni spig spira spong *Stann Staph* stict stram stront-c sul-ac sul-i **Sulph** sumb tab tarax **Tarent** ter **Thuj** til valer *Verat* vichy-g viol-o wies *Zinc* zinc-p
  - **evening**: bism *Sil*
  - **menses**; during: calc kreos puls
  - **plugged** up; as if: anac
  - **pregnancy** agg; during: *Sep*
- **infants** (See children - infants)
- **injuries**; after: arn ruta
- **insufficient** (= incomplete, unsatisfactory stools): abrom-a acon allox **Aloe** *Alum* alum-sil *Alumn Anac* ang apis arg-met arg-n *Arn* ars *Arn* bar-i bar-s bell *Benz-ac* bov bros-gau *Bry* calad calc calc-s canth caps *Carb-ac* carb-an carb-v carbn-s **Card-m** *Cham* **Chin** colch coloc cortiso *Daph* euphr *Gamb* gels glon graph hep hyos *Ign Iod* ip kali-bi **Kali-s** kali-sil *Lach* lact laur *Lyc* mag-c *Mag-m* mand mang merc merc-c mez mur-ac naja **Nat-c Nat-m Nit-ac** *Nux-m* **Nux-v** oci-sa *Oena* **Op** par petr plat *Plb* pasil *Pyrog* rhod ruta sabad *Sars* **Sel** seneg *Sep Sil* spong squil stann *Staph* sul-i **Sulph** ther *Thuj* visc *Zinc* zinc-p
- **inveterate** (See chronic)
- **lead** poisoning; from (▸ *painters):* op plat
- **lean** far back to pass a stool; must: *Med*

900   ▽ extensions | ○ localizations | ● Künzli dot

Constipation – mechanically

- **mechanically**, must remove stool (See removed)
- **menses**;
  - **after | agg**: dirc graph kali-c lac-c
  - **before | agg**: aloe alum am-c ant-c **Apis** bry coll *Graph* **Kali-c** lac-c *Lach* mag-c nat-m nat-s nux-v plat *Plb* sep **Sil** sulph thuj vesp
  - **during**:
    - **agg**: alet *Aloe* alum *Am-c* am-m ant-c **Apis** *Aur* aur-s bell bov bry calc chel coll cycl **Graph** iod **Kali-c** kali-s kali-sil kreos lach **Nat-m** *Nat-s Nux-v* op phos **Plat** plb puls **Sep Sil** sul-ac sulph thuj wies
    - **delayed**: graph
    - **amel**: aur
  - **instead** of: *Graph*
  - **suppressed** menses; from: *Cycl Graph Ham*
- **mental** shock, after: mag-c
- **newborns** (See children - newborns)
- **obstinate** (See chronic)
- **old** people: aloe alum alumn ambr *Ant-c* arn *Bar-c* Bry *Calc-p* Con hydr hyos *Lach* lyc **Nux-v** *Op Phos Phyt* rhus-t ruta *Sel Sulph*
  - **alternating** with diarrhea (See Diarrhea - alternating - constipation - old)
- **operation**; after: op
- **pain**; from: sil
- **painful**: *Aesc* alet *All-s* aloe alumn *Ars Asaf* asar bry caps carb-v caust *Cham* chin colch cupr hydr *Ign* lyc merc mur-ac nat-m nat-p **Nit-ac** *Nux-v* oci-sa petr plb puls rat *Rheum Rhus-t Sec* sep sulph thuj *Tub Verat*
- **painters**; of (➚*lead)*: plb
- **periodical**; anth *Kali-bi*
  - **day** agg; alternate: agar alum ambr ant-c calc carb-v **Cocc** con fl-ac kali-c lyc *Mag-c* merc *Nat-m* nit-ac plb sabad sul-ac *Sulph* verb
  - **weeks**; every three: *Kali-bi*
  - **Monday**: stann
- **peristaltic** action of intestines; from:
  - **irregular** peristaltic action: anac nux-v
  - **lack** of peristaltic action (See Inactivity)
- **portal** stasis, from: **Aesc** *Aloe* Croc **Nux-v** *Sulph*
- **pregnancy** agg; during: *Agar Alum Ambr Ant-c Ant-t Apis Bry Coll* coloc **Con Dol** graph ham *Hydr* lach *Lyc* nat-m **Nat-s** *Nux-m* **Nux-v** *Op* **Plat Plb** *Podo Puls* **Sep** stann *Sulph*
- **preoccupation** with bowels: *Mag-m*
- **presence** of company, such as a nurse; unable to pass stool in the (➚*MIND - Company - agg.):* **Ambr** bry graph hydr mag-m nat-m op
- **purgatives** or enemas; after: aloe *Hydr Nux-v* sulph
  - **amel**: lac-d
  - **not** amel: tarent
- **recedes**; stool (See difficult - recedes)
- **removed** mechanically; stools have to be: aloe alum bry calc con indol kali-bi lyc med nat-m *Nux-v* op plat *Plb* ruta sanic sel *Sep* sil sulph verat
- **rheumatic** people; in: mag-p
- **riding** in a carriage; from: ign

Rectum

- **Constipation**: ...
  - **sadness**; with (See MIND - Sadness - constipation)
  - **school**; at: ambr
  - **seaside**; at the:
    - **agg**: aq-mar bry lyc mag-m nat-m plat
  - **secretion** in intestines; from lack of: bry
  - **sedentary** habits agg: aloe *Ambr Bry* hydr *Lyc* **Nux-v** *Op* **Plat** *Podo Sep Sulph*
  - **severe** (See Constipation)
  - **shrieking**; with (See MIND - Shrieking - stool - during)
  - **spasmodic**: anac bell mag-p *Nux-v* op phos plat plb sil sulph tub-m urt-u zinc
  - **standing**; passing stool easier when: *Alum* **CAUST●**
  - **stool** (➚*difficult)*:
    - **difficult** (See difficult)
    - **hard** (See STOO - Hard)
    - **intermits**: cench
    - **natural** (See difficult - natural)
    - **painful** (See difficult - painful)
    - **recedes** (See difficult - recedes)
    - **remains** long in the rectum with no urging (➚*Inactivity):* alet aloe alum am-c bry *Calc* carb-an cocc coll **Graph** hydr *Lach* lyc mand med nat-m nux-v **Op** pneu prot psor pyrog sep ser-a-c **Sil** sulph thiop
      - **amel**; with general: psor
      - **anxiety**; with awful: **Tarent**
    - **soft** (See difficult - soft)
    - **straining**; stool passed after great (See difficult)
    - **unsatisfactory** (See insufficient)
    - **urging** to:
      - **constant**; with: aloe anac coloc *Con Mag-c Mag-m* nat-p **Nux-v Plb Puls** ruta *Sil Sulph*
      - **without** (See remains; Inactivity)
  - **strain**; after nervous: mag-c
  - **stubborn** (See chronic)
  - **tobacco**; from: tab
  - **travelling**, while: *Alum* ambr *Ign* lyc nat-m **Nux-v** *Op Plat Sep*
  - **urticaria**, with: cop
  - **vexation**; after: bry nux-v staph
  - **weak**, literary persons: nicc
  - **weather**;
    - **cloudy** weather | **agg**: aloe
    - **cold** agg: verat
  - **wine** agg: *Zinc*
  - **women**; in: *Aesc* alet *Alum* ambr anac arn *Asaf* bry calc coll con graph *Hydr* ign kali-c lach lyc mez *Nat-m* nux-v op *Plat* plb *Podo* puls sep sil sulph tab
  - **working**; while: ambr
  - **worries**, cares; from: mag-c

CONSTRICTION (➚*Stricture*): acon *Aesc* aesc-g aeth *Agar* alum alum-p alum-sil am-c am-m anac ang arg-n ars **Bell** benz-ac berb borx *Cact* **Calc** calc-s calc-sil *Camph Cann-s* carb-an carb-v carc **Caust** *Chel* chin

Rectum

Constriction

Constriction: ...
cic cimx *Cocc* coff *Colch* coll coloc cop crot-t der ferr ferr-ar ferr-i ferr-p *Fl-ac* *Form* gal-ac graph grat guare hell hipp hura hydr *Hyos* **Ign** kali-ar *Kali-bi* Kali-br kali-c kali-sil kreos **Lach** laur **Lyc** m-ambo m-aust mang *Med* meli merc merc-c mez nat-c *Nat-m* nat-p **Nit-ac** nit-m-ac **Nux-v** *Op* *Phos* **Plb** *Plb-act* pyrus rat rhod *Rhus-t* sanic sars sec *Sed-ac* *Sep* sil sol-t-ae staph stront-c *Sulph* sumb syph *Tab* ther thuj tub verb
- **morning**: nux-v
  - **bed** agg; in: phos
  - **rising** agg; after: nux-v
- **forenoon**: *Calc*
- **afternoon**: *Cocc* coloc franz
- **evening**: chin ign
  - **walking** agg: ign
- **night**: sec
- **alternating** with:
  - **itching** in rectum: *Chel*
  - **pressing** pain in rectum: bell
- **bending**:
  - **agg**: carc
  - **amel**: carc
- **breakfast** agg; after: calc-s
- **coition**:
  - **after**: caust
  - **during**: merc-c
- **flatus**; with passing of: fl-ac
- **lying** | **amel**: *Mang*
- **menses**; during: *Cocc* thuj
- **mental** exertion; after: nux-v
- **motion**:
  - **amel**: coloc
- **painful**: bell brach *Calc* carc *Caust Cocc* coloc **Ign** **Lach** *Lyc Mang Mez* **Nux-v Plb** sars *Sep Sil Thuj* tub
- **pressure** | **amel**: carc
- **rising** from sitting agg: thuj
- **sitting**:
  - **agg**: chin *Cocc Mang*
  - **amel**: *Ign*
- **spasmodic**: carl chel coff grat *Ham Hipp Kali-br Lach Lyc* merc-c nat-m **Nit-ac Nux-v Op** *Phos* **Plb Sil** ther verb
- **standing**:
  - **agg**: arn *Ign*
  - **amel**: sanic
- **stool**:
  - **after**:
    : **agg**: aesc chel colch elaps *Ferr* ferr-p form grat hell **Ign** kali-bi **Lach** m-ambo mag-art *Mez* **Nit-ac** nux-m nux-v *Phos* plat *Sep* spirae stront-c *Sulph* thuj
    : **amel**: nat-ar
    : **hours** after stool; a few: sed-ac
  - **before**: *Ham* lach *Nat-m Nux-v* phos plb sep
  - **during** | **agg**: *Alum* alum-p alum-sil *Ars* brach *Chel* chinin-s coloc ferr ferr-i glon hell *Kreos* mang mur-ac **Nat-m Nit-ac** nux-m *Nux-v* phos **Plb** rat sep **Sil** *Thuj*

Rectum

Constriction – stool: ...
- **hard** stool:
  : after | **agg**: ferr
- **impossible**: all-c *Berb Chel* **Lach Lyc** *Nat-m Nit-ac Nux-v*
- **urging** to | **during**: caust plb
- **stooping**:
  - **agg**: caust
- **urination**:
  - **during**:
    : **agg**: alum carbn-s caust nat-m
    : **end** of: *Cann-s*
- **uterine** cancer, from: kreos
- **walking** agg: *Caust* crot-t
- **warm** drinks | **amel**: carc
▽**extending** to
  ○ **Glans**: chin
  - **Perineum**: sep
  - **Rectum**; into: sil
  - **Testes**: chin sil
  - **Upward**: laur mur-ac sep sil
  - **Vagina**: sep
○**Anus**: acon aloe alum ang arn ars *Bell* borx calc camph cann-s caps carb-an caust cocc colch coloc con cupr fl-ac graph grat ham hep *Ign* ip iris kali-bi kali-c **Lach** laur lil-t *Lyc M-ambo* m-aust mang merc-c mez *Nat-m* **Nit-ac** nit-m-ac *Nux-v* op phos plat **Plb** prun rat rhus-t sars sec sep *Sil* staph *Sulph Syph* thuj verb vip
  - **pain** in abdomen; from: verb
  - **prolapsed** anus: *Lach Mez*
    : **Around**: bell coll ferr *Lach Mez* ruta
- **Perineum**: canth carb-an lyc *Sep* sil sulph thuj

CORD extending from anus to navel: ferr-i

COUGH agg; during: ign *Lach* nit-ac tub

CRACKS (See Fissure)

CRAMP (See Constriction)

CRAWLING in (See Formication; Itching)

DELIVERY; after: gels podo ruta

DIAPER rash (See Eruptions - anus - rash - children - newborns; Eruptions - perineum - children - newborns)

DIARRHEA: acal *Acet-ac Acon* acon-l aegle-f *Aesc* aeth **Agar** agar-ph agn agra *Ail* alet all-c all-s allox **Aloe** alst alst-s *Alum* alum-sil alumn am-c am-m **Ambro** ammc anac anan anemps ang *Ango Anis* ant-ar **Ant-c** ant-s-aur **Ant-t** anthraci aphis **Apis** apoc apoc-a aral *Aran* arg-met *Arg-n* arist-cl **Arn Ars** ars-i ars-met ars-s-f ars-s-r arum-m arum-t arund asaf *Asar* asc-t asim astac aster atis aur aur-m aur-s aza **Bapt Bar-m** bar-i bar-m bar-s *Bell* bell-p *Benz-ac* berb bism bol-la *Borx* both both-ax *Bov* brach *Brom* bros-gau **Bry** bufo buth-a cact cadm-met calad **Calc** *Calc-ar* calc-f calc-i *Calc-p* calc-s calc-sil calth camph cann-s *Canth Caps* carb-ac carb-an **Carb-v** *Carbn-s* carc carb-b cari *Casc* castm castn-v *Caust* cean cench cent cetr **Cham** chap chel chim chim-m **Chin** *Chinin-ar* chinin-s

▽ extensions | ○ localizations | ● Künzli dot

Diarrhea

Diarrhea: ...
chr-met chr-o cic cimic *Cina* cinch cinnm *Cist* cit-l clem cloth cob cob-n *Cocc Coff Colch* colchin *Coll Coloc* colocin colos *Con* conv convo-a *Cop* **Corn** cortiso *Coto* croc crot-c *Crot-h* **Crot-t** cub cucum-m *Cupr* cupr-act cupr-ar cupr-s cycl cyn-d cyt-l der *Dig* digin dios diosm diph-t-tpt dirc dor dros **Dulc** eberth *Echi* elae elaps elat emetin enteroc epiph erech ery-a eucal eug euon euonin eup-per euph euph-a euph-c euph-l fago fel **Ferr Ferr-ar Ferr-i** *Ferr-m* ferr-ma *Ferr-p Ferr-pern Ferr-s* ferul **Fl-ac** foen-an form franz fuch galv **Gamb** gast gels genist gent-c gent-l ger gnaph *Gran Graph Grat* gua guaj guar guat haem ham hed hedy **Hell** hell-o hell-v **Hep** heuch hip-ac hist hura-c *Hydr Hyos* hyper *Ign* ilx-a ind indg influ **Iod Ip Iris** iris-fl iris-g jab jac-g jal *Jatr-c* jug-c kali-act *Kali-ar* **Kali-bi** kali-br *Kali-c* kali-chl *Kali-i* kali-m kali-n kali-p *Kali-pic Kali-s* kiss kola kreos lac-ac *Lac-c Lac-d Lach* lact-v lat-m lath laur lec led *Lept* liat *Lil-t* lim lina linu-c lipp lith-c lob luf-am **Lyc** lycpr lyss m-ambo m-arct m-aust *Mag-c Mag-m Mag-p* mag-s maland malar manc mand mang mang-o med mela meli meph **Merc Merc-c** merc-d merc-sul mez mill morph morph-s mosch mur-ac nabal naja naphtin narc-ps *Nat-ar Nat-c* nat-f **Nat-m** *Nat-p* **Nat-s** nat-sulo nicc **Nit-ac** nit-s-d *Nuph* **Nux-m** *Nux-v* nymph oci *Oci-sa* oeno ol-an *Ol-j Olnd* onos op oper opun-f opun-xyz oreo ox-ac oxyte-chl pall pancr par *Parathyr* paull ped pen *Petr* **Ph-ac** phel **Phos** phos-h phys phyt pic-ac pin-s pitu-r pix plan plat *Plb* plb-chr plect **Podo** polyg-xyz pot-e prin prot prun *Psor Ptel* **Puls** puls-n pyrog querc-r ran-b ran-s raph rat *Rauw* rham-cath rham-f **Rheum** rhod rhus-g *Rhus-t* rhus-v ric rumx ruta sabad sabin sal-ac sal-n sal-p *Salol* samb *Sang Sanic* santin sapin saroth sarr sars scam schin **Sec** sel seneg *Sep* **Sil** *Sima* sin-n slag spartin sphing spig spong squil *Stann* staph stict stram stront-c stry *Sul-ac* sul-ac-ar sulfa **Sulph** sumb tab tarax *Tarent Ter* teucr thev **Thuj** thymol thyr toxo-g trad trios trom tub tub-d typh (non: uran-met) uran-n *Vacc-m Valer* vario **Verat** verb verin viol-t vip visc wies wye x-ray xan yuc *Zinc* zinc-act zinc-fcy zinc-p zinc-val *Zing*

- **day** and **night**: calc-p coloc hyos kali-c merc-c sil
- **daytime**: am-m ang arg-n ars-i bapt *Bry* **Calc** canth cina *Cocc Con* crot-t *Elaps* fl-ac *Form Gamb* glon *Hep* jab *Kali-c* kali-n mag-c nat-ar **Nat-m** nat-s *Nux-v* **Petr** phyt pilo squil sul-ac *Thuj Trom*
- **morning**: acet-ac aeth *Agar* all-c allox *Aloe* alum alum-p am-c am-m ang ant-c ant-t aphis *Apis Arg-n* **Ars** *Ars-i* aur aur-ar aur-i aur-s bac *Borx* **Bov** brom bros-gau **Bry** *Cact* cadm-met *Calc* calc-p calc-s carb-an carb-n-s caust chin chinin-ar chlor cimic cist cob-n *Coloc Cop* **Corn** cortiso crot-t *Dig Dios Dulc* enteroc eup-per *Ferr Ferr-ar* ferr-i ferr-p ferr-s *Fl-ac Gamb* gnaph graph *Grat Guaj* hep hura *Hydr Iod* iris kali-ar **Kali-bi** *Kali-c* kali-m kali-n kali-p kali-s kali-sil kalm lach *Lil-t Lith-c Lyc* lyss **Mag-c** mag-m mag-s malar manc *Merc Merc-c Mur-ac* nat-ar nat-c nat-m nat-p **Nat-s** nicc nit-ac nux-m *Nux-v* ol-j olnd onos osm ox-ac parathyr *Petr* **Ph-ac Phos** phyt plan **Podo** psil psor *Puls* rauw rhod rhodi

Rectum

- **morning**: ...
rhus-t **Rumx** sang sarr senec sil sol-t-ae squil staph sul-ac sul-i **Sulph** sumb *Tab Thuj* trom *Tub* valer *Verat Zinc* zing
  - **6 h**: aloe arg-n kali-p lach ox-ac petr *Sulph*
    - 6-9 h: allox
    - 6-10 h: chinin-ar
    - 6-12 h: *Rumx*
  - **7 h**: xan
  - **8 h**: ars-s-f **Ferr Nat-s**
    - 8-10 h: plan
  - **afternoon**, until: borx *Nat-m*
  - **accompanied** by | **weakness**: dios
  - **bed**; driving out of: allox *Aloe* alum-sil bell bov bros-gau bry cench chin cic dios hep hydr hyper *Kali-bi Lil-t* med nat-ar nat-s nuph petr *Phos* phyt *Podo* psil *Psor* rauw rhus-t *Rumx Sil* staph **Sulph** syph *Tub Zinc*
  - **children**; in: cimic iod
  - **early**; acet-ac *Aloe* ichth iris lil-t med merc-sul *Nat-s* nit-ac *Nuph Nux-v* petr phos *Podo Psor* rauw rhus-v *Rumx* stict *Sulph* thuj trom tub
  - **rising**:
    - **after**:
      - **agg**: aeth agar aloe ars ars-s-f bapt *Bry* cain calc *Cocc* fl-ac kali-bi lept lil-t lyc mag-s nat-c *Nat-m* **Nat-s** *Nux-v* ox-ac *Phos* plan *Psor* rumx staph *Sulph* verat
      - **and** moving about: ars-i **Bry** lept *Nat-m* **Nat-s**
      - **agg**: cortiso
  - **urination** | **urging** to urinate; with: cic
  - **waking** with urging. (↗*Urging - morning - early):* Cench cic enteroc form graph kali-bi kali-s lil-t lyc petr phos **Sulph** tub zinc
- **forenoon**: *Aloe* apis *Cact* carb-an *Gamb* kali-c lil-t mag-c mur-ac *Nat-m Nat-s* plan *Podo* sabad stann *Sulph Thuj Tub*
  - **9 h**: *Nat-s*
  - **10 h**: *Nat-m*
    - 10-22 h: aloe
- **noon**: alum ant-c borx carbn-s crot-t jab mag-m sulph
- **afternoon**: *Aloe* alum alum-p am-c *Ars* ars-s-f *Bell Borx* calc carb-an **Chin** *Chinin-ar* corn dulc *Ferr* ferr-ar ferr-p gent-l hell kali-ar kali-c laur lec lept lyc mag-c mag-s *Manc* merc-c mur-ac petr phos phyt *Psor* stann sul-ac sulph ter zinc zinc-p
  - **16 h**: puls
    - 16-18 h: carb-v rhus-t
    - 16-20 h: hell *Lyc*
  - **17 h**:
    - 17-18 h: dig
    - 17-19 h: Benz-ac
  - **periodical**: *Ferr*
- **evening**: *Aloe* alum atro borx *Bov* bry *Calc* calc-i calc-p calc-s canth carb-an caust colch cycl dig dulc gels ign iod ip *Kali-c* kali-m kali-n kali-p kali-s *Lach* lept lil-t mag-m mang merc mez mur-ac nat-ar nat-m nat-s nuph *Ph-ac* phel *Phos* pic-ac podo puls rhus-t *Sang Sars* senec stann sul-i sulph ter thuj valer verat zinc zinc-p

Rectum

Diarrhea – evening

- **night**; and: *Ars* bell-p bov calc chel *Chin* dulc *Ferr* iris *Merc* nat-n nux-m podo psor *Puls Rhus-t Stront-c* sulph wye
- **cold** air agg: colch **Merc** nat-s
- **sunset** until sunrise: colch
- **night**: abrot acon aeth aloe anac ang ant-c ant-t **Arg-n** *Arn* **Ars** ars-s-f arum-t asaf asc-t *Aur* aur-ar aur-m aur-s bar-c bar-s borx bov brom *Bry* caj canth *Caps* carb-v *Carbn-s Caust* cench *Cham Chel* **Chin Chinin-ar** *Chinin-s* chlol *Cinnb* cist colch *Con Crot-t* cub diosm **Dulc** *Ferr* **Ferr-ar** ferr-p fl-ac *Gamb* gnaph *Graph* Grat hep hipp *Hyos* ign ip **Iris** jal **Kali-ar** *Kali-bi Kali-c* kali-p kali-s kali-sil kreos **Lach** lith-c lyss *Mag-c* mag-m manc **Merc** merc-c *Mosch* **Nat-ar** *Nat-c* nat-m *Nat-p* **Nux-m** petr ph-ac *Phos* **Podo Psor Puls** *Rheum Rhus-t* sang sel senec *Sep Sil* stront-c *Stry* **Sul-ac Sulph** *Tab* ther *Tub* verat visc zinc
- **midnight**:
  - **before**: mag-c nux-m puls rhus-t
  - **after**: all-c aloe *Arg-n* **Ars** ars-s-f arum-t asc-t both-ax bry *Chin Chinin-ar* cic cist dros ferr **Ferr-ar** ferr-p fl-ac gamb hipp iris **Kali-ar** kali-c kali-s lyc manc merc-c nat-ar nat-m **Nux-v** rhus-t sec squil staph stront-c **Sulph** *Verat*
  - **1 h**:
  - **1-3 h**: asc-t
  - **1-4 h**: *Psor*
  - **2 h**: aran *Ars* cic phos rhus-v tab
  - **2-3 h**: *Iris* phos
  - **3 h**: cimic mag-c nat-c petr phos podo
  - **3-4 h**: aeth *Kali-c* lyc
  - **3-5 h**: tub
  - **3-11 h**: nat-m
  - **4 h**: fl-ac form mang *Petr* phos **Podo** *Rhus-t* sec
  - **4-6 h**: *All-c* phos
  - **4-7 h**: nuph
  - **5 h**: *Aloe* alum-sil carbn-s *Phos* podo rumx **Sulph** syph tub
  - **5-6 h**: *Nuph*
  - **12 h**; until: ars cist
- **alternating** with asthma (See RESP - Asthmatic - alternating - diarrhea)
- **lying** agg: *Lach*
- **accompanied** by:
  - **AIDS** (See GENE - Aids - accompanied - diarrhea)
  - **anasarca**: acet-ac *Apis* apoc hell
  - **convulsions**; tonic (See GENE - Convulsions - tonic - accompanied - diarrhea)
  - **coryza** (See NOSE - Coryza - accompanied - diarrhea)
  - **diabetes** (See GENE - Diabetes mellitus - accompanied - diarrhea)
  - **heat**; lack of vital: chin grat
    - **children**; in: chin
    - **old** people; in: bov
  - **hemorrhoids**: caps coll
  - **hiccough**: cinnm *Verat*

Diarrhea – accompanied by

- **accompanied** by: ...
  - **kidneys**; inflammation of (See KIDN - Inflammation - accompanied - diarrhea)
  - **leukorrhea** (See FEMA - Leukorrhea - accompanied - diarrhea)
  - **loss** of fluids: aeth
  - **malaria** (See GENE - Malaria - accompanied - diarrhea)
  - **menses**; painful: **Verat**
  - **nausea**: aeth Ant-t *Ars* bac *Bism* bry camph carb-c chr-ac cist *Colch* crot-t cupr fil *Ip Iris Jatr-c* merc opun-f opun-xyz phos *Podo* seneg tab *Trios Verat*
  - **rash**: ant-t
  - **restlessness** (See MIND - Restlessness - diarrhea - during)
  - **salivation**: *Ant-c* rheum
  - **urination**:
    - **copious**: mag-s
    - **frequent**: gels
    - **urging**: apis ars canth *Merc-c*
  - **weakness** (See GENE - Weakness - diarrhea - from)
  - o **Abdomen**:
    - **distension** (See ABDO - Distension - diarrhea, with)
    - **pain** (See ABDO - Pain - diarrhea - during)
  - **Back**:
    - **pain**:
      - **Lumbar** region: bar-c *Gua* kali-i
      - **Sacral** region: *Gua* liat
  - **Extremities**:
    - **complaints**: *Cupr* jatr-c sec
    - **cramps**: cupr
  - **Head**:
    - **complaints** (See HEAD - Complaints - accompanied - diarrhea)
  - **Hip**; pain in (See EXTR - Pain - hip - accompanied - diarrhea)
  - **Intestines**:
    - **ulceration** of (See ABDO - Ulcers - intestines - accompanied - diarrhea)
    - **weakness** of: *Arg-n* caps *Chin Ferr* malar oena oreo *Sec*
  - **Legs**; swelling of (See EXTR - Swelling - leg - accompanied - diarrhea)
  - **Liver** complaints: yuc
  - **Lumbar** region, as if menses would come on; pain in: kali-i
  - **Mouth**; dry: sulph
  - **Pupils**; dilated: chin
  - **Stomach**:
    - **acidity** in: zing
    - **disordered**: ant-c bry chin coff coloc ip lyc *Nux-v* puls
  - **Tongue**:
    - **brown** discoloration: *Bry* tart-ac

Rectum

- **Tongue**: ...
  - dry: tart-ac
  - **flabby** tongue: lyss
  - **white** discoloration of the: *Apis*
  - heavily coated: *Dulc*
- **acids**, after: *Aloe* am-c *Ant-c* apis ars *Brom* bry cist coloc lach nat-p nat-s nux-v *Ph-ac* sars *Sulph*
  - **amel**: arg-n
- **acute**: acal acet-ac *Acon Aeth* agar-ph *Aloe Alst* andr *Ant-c* ant-t *Apis* apoc *Arg-n Arn Ars* ars-i *Asaf Bapt Bell* benz-ac *Bism* bov *Bry* cadm-s *Calc* calc-act *Calc-p Camph Canth Caps Carb-ac Carb-v Cham Chel Chin Chinin-ar* cina colch coll *Coloc Corn Crot-t* cuph cupr-act cupr-ar *Cycl* dios *Dulc* echi *Elat* epil *Eucal Euph* ferr ferr-p fl-ac form *Gamb Gels Grat* hell hep hyos iod *Ip Iris* jal *Jatr-c Kali-bi* kali-chl kali-p lept *Mag-c Merc Merc-d* morph mur-ac nat-m *Nat-s* nit-ac *Nuph Nux-v* olnd op opun-f oreo paeon *Petr Ph-ac Phos* phys *Podo* polyg-h *Prun* psor *Puls Rheum Rhus-t* rhus-v ric *Rumx* santin *Sec Sep Sil* sul-ac *Sulph* tab ter *Thuj* valer *Verat* zinc zing
- **acute** diseases, after: *Carb-v Chin Psor Sulph*
- **air**:
  - **evening**: Merc
- **air** agg; draft of: *Acon* bry **Caps Nux-v** *Sil*
- **air**; in open:
  - **agg**: agar am-m coff cycl grat merc-c phos
  - **amel**: dios iod lyc nat-s **Puls**
- **alcoholic** drinks; after: ant-t ars lach **Nux-v** sulph
- **aloe**, after abuse of: mur-ac *Sulph*
- **alone** agg: stram
- **alternate** days; on (See periodical - day - alternate)
- **alternating** with:
  - **bronchitis** (See CHES - Inflammation - bronchial - alternating - diarrhea)
  - **constipation**: *Abrot* acet-ac agar ail aloe alum am-m **Ant-c** ant-t anth *Arg-n Ars* ars-i ars-s-f *Aur* aur-ar aur-i aur-m-n aur-s bac bell berb *Bry* but-ac calc calc-chln *Carb-ac* carbn-s *Card-m Casc* **Chel** *Cimic* cina *Cob* coff colch *Coll Con* cop cor-r crot-h *Cupr Dig* dios *Ferr* ferr-cy *Ferr-i* gamb gnaph *Graph* grat guat hell *Hep* hom-xyz *Hydr Ign Iod* kali-ar kali-bi *Kali-i* kali-s *Lac-d Lach Lact Lec* lil-t *Lyc* mag-s *Manc Mang* merc mez nat-ar nat-c *Nat-m* nat-p *Nat-s* **Nit-ac** *Nux-m* **Nux-v Op** *Phos* **Plb Podo** polyg-h prot psor *Ptel Puls* rad-br rhus-t *Ruta* sang saroth sars sep *Staph* stram sul-i *Sulph* sumb *Tab* thymol *Tub* verat vib visc zinc zinc-p
  - **diarrhea** after a normal stool: *Iod Kali-s* ph-ac *Sep Sulph*
  - **old** people; in: alum **Ant-c** bry cycl nux-v op *Phos*

- **alternating** with: ...
  - **cough**; dry (See COUG - Dry - alternating - diarrhea)
  - **dropsy** in general: apoc
  - **edema**: apoc
  - **eruptions**: calc-p crot-t
  - **gout** (See EXTR - Pain - joints - gouty - alternating - diarrhea)
  - **headache** (See HEAD - Pain - alternating - diarrhea)
  - **hemorrhoids**: aloe coll
  - **nausea**: squil
  - **other** complaints: podo *Rhus-t*
  - **physical** complaints: cimic
  - **rheumatism** (See EXTR - Pain - rheumatic - alternating - diarrhea)
  - **sadness** (See MIND - Sadness - alternating - diarrhea)
  - **spasms** (See GENE - Convulsions - alternating - diarrhea)
  - **vomiting** (See STOM - Vomiting - alternating - diarrhea)
  o **Brain** trouble: mag-p
  - **Chest**; catarrh of (See CHES - Catarrh - alternating)
  - **Head**:
    - complaints: aloe podo
    - heat (See HEAD - Heat - alternating - diarrhea)
    - pain (See HEAD - Pain - alternating - diarrhea)
- **amel** all symptoms (See GENE - Diarrhea)
- **anger**; after (*MIND - Ailments - anticipation; MIND - Anger; MIND - Anger - diarrhea):* acon *Aloe* ars bar-c bry *Calc-p Cham* **Coloc** ip kali-bi nit-ac *Nux-v Staph*
- **anticipation**, after (*MIND - Ailments - anticipation):* aeth *Arg-n* **Gels** med *Ph-ac*
- **anxiety**, after (*MIND - Anxiety):* arg-n *Ars* camph phos *Puls* raph sil tab verat
- **appearing**:
  - **gradually**: chin
- **apyrexia**, during: ars *Iod* puls
- **autumn** agg: *Ars* asc-t bapt bry carb-v chin **Colch** dulc ip *Iris* kali-bi merc *Merc-c Nux-m* puls sulph *Verat*
- **bad** drainage: bapt *Carb-ac* **Carb-v** *Pyrog*
- **bad** news; after (*MIND - Ailments - bad):* Gels
- **bathing** | **after**: *Ant-c* calc nux-m *Podo* rhus-t sars
- **battle**, on going into: **GELS**●
- **beer**:
  - **after**: *Aloe Chin* chinin-m ferr *Gamb* ind ip *Kali-bi Lyc Mur-ac* puls rhus-t **SULPH**● teucr
  - **amel**: phos
  - **stopping**; after: aloe
- **bilious** (*STOO - Bilious):* Acon agar ammc apis apoc-a *Asc-t* aspar *Bry* cact cham colch *Con* corn eup-pur *Fl-ac* gels *Ip Iris* jugin lil-t med *Merc Merc-c Mur-ac* **Nat-s** *Nit-ac Ph-ac* **Podo** *Psor Ptel* tarax tarent ter
- **black**:
  - **accompanied** by | **hemorrhoids**: brom
- **blood**; from loss of: colch eucal
- **boils** begin to heal, as soon as: rhus-v

Diarrhea – bread

- **bread** agg: ant-c
- **breakfast**:
  - **after** | **agg**: aeth agar aloe alum alum-p *Arg-n* borx calc carb-v carbn-s cortiso cycl helon iris kali-p kalm led lyc mag-c mag-p mez nat-m **Nat-s** nit-m-ac nuph nux-v ox-ac phos podo psor *Rhod* **Thuj** zing
  - **amel**: bov nat-s trom
  - **before** | **agg**: bac cycl tab zing
- **burns**; after: ars calc
- **buttermilk** agg: podo
- **cabbage**; after: bry petr podo
- **camping**, from: *Alst* jug-c podo septi
- **cancer** of rectum; due to: card-m
- **castor** oil, after: bry
- **catarrh** or coryza, after: *Sang* sel
- **cathartics**, after: carb-v *Chin Hep* nit-ac **Nux-v**
- **cerebral** symptoms; after sudden cessation of (See HEAD - Brain; complaints of - diarrhea)
- **chagrin** (See mortification)
- **chamomile**, after abuse of: *Coff* valer
- **chest**, after pains in the: sang
- **children**; in: *Acon* **Aeth** *Agar Agn* aloe ant-c apis *Arg-n Ars* arund *Bac* bar-c *Benz-ac Borx* **Calc** *Calc-p* **Calc-s** carb-v carc **Cham** chin cimic *Cina* coli *Crot-t Dulc* elat *Ferr Form* gamb gnaph hell *Hep* hyos ing iod iodof **Ip** *Iris* jal kreos *Mag-c* **Mag-m** mag-s med **Merc** *Mez Mur-ac Nat-m Nux-v* olnd ph-ac **Phos Podo Psor Puls Rheum** rubu sabad samb senn sep **Sil** stann *Staph* **Stram** sul-ac **Sulph** tub *Valer Verat* zinc
  - **night**: bac
  - **dentition**; during (See dentition)
  - **emaciated**: acet-ac iod rheum sil tub
  - **infants**: *Acon Aeth* apis *Arg-n Ars* arund bapt *Bell* benz-ac bism *Borx Calc* calc-act *Calc-p* camph *Cham* chin cina *Coloc* colos *Crot-t* dulc ferr grat *Hell* hep *Ip* jal kali-br *Kreos* laur lyc lyss *Mag-c* merc *Merc-c Merc-d* nit-ac *Nux-v* paull *Ph-ac* phos *Podo Psor Rheum* sabad sep *Sil* sulph valer *Verat*
  - **mother's** milk; after drinking (See nursing; after - child)
  - **newborns**: *Aeth* coli
  - **nurslings**: arund calc-p calc-s cham coli psor sep *Sulph* verat
  - **asthmatic** mothers; with: nat-s
  - **school** girls: calc-p ph-ac
  - **tubercular**: iod
- **chill**:
  - **after**: nux-m sec
  - **before**: verat
  - **during**: aloe alum *Ant-c* apis arn ars bry *Calad* caps cham chin cina coff coloc con elat ferr hyos *Ip* laur m-arct merc nux-m nux-v ph-ac **Phos** puls rhus-t *Spig* stront-c sulph **Verat**
- **chocolate**, after: borx *Lith-c*
- **cholera**:
  - **attack** of; after an: sec
  - **epidemic**; during: camph cupr **Ip** *Phos* podo psor puls verat

Rectum

- **chronic**: *Abrot* acet-ac all-s aloe anac ang ant-c *Arg-n* arn **Ars** ars-i asaf **Bac** bapt bry **Calc** calc-p canth carbn-s cetr chap chin cist *Coto* crot-t *Cupr-ar* dulc elaps *Ferr* gamb **Graph** hep hydr ign iod iodof *Ip* kali-bi kali-c *Kreos* lac-ac lac-d lach *Liat* lyc m-ambo *Mag-m* **Merc** merc-d nabal nat-m nat-s *Nit-ac* nux-m olnd parat-b petr ph-ac **Phos** *Plb* podo psor puls rheum rhus-a *Rhus-t* rumx sec sep sil *Staph* stry-ar sul-ac *Sulph Thuj* thyr tril-p *Tub* urt-u verat
  - **accompanied** by:
    - food; aversion to (See GENE - Food and - food - aversion - accompanied - diarrhea)
    - **Tongue** | **pale**: *Lyss*
  - **children**; in: chin coll iodof tub
- **cider**, after: *Ant-c Calc-p Podo*
- **coffee**:
  - **after**: canth caust *Cist* coloc corn *Cycl* fl-ac hyper ign lyc mosch nat-m osm ox-ac phos podo *Thuj*
  - **amel**: brom *Coloc* corn phos
  - **smell** of, after: sul-ac
- **cold**:
  - **nights**: acon *Dulc*
  - **agg**: agra calc dulc nux-m nux-v rumx tub
  - **air**:
    - abdomen agg; on: *Caust*
    - **agg**: ars caust merc nat-s *Sil*
  - **applications** | **amel**: cycl lyc *Puls*
  - **bathing** | **after**: *Ant-c*
  - **drinks**:
    - after | agg•: *Acon* agra ant-c **Ars** bell *Bry* calc-ar calc-p camph *Caps Carb-v* caust cham chin chinin-ar cocc *Dulc Ferr Ferr-ar* grat *Hep* kali-ar lept *Lyc* manc nat-ar nat-c *Nat-s* nit-ac *Nux-m Ph-ac* **Puls** *Rhus-t* sep *Sil Staph Sul-ac* trom verat
    - **agg** | **summer** agg: *Bry Carb-v Nat-s* **Nux-m** verat
    - **amel**: *Phos*
  - **food** (↗ice):
    - agg: acon **Ars** bry *Carb-v* cocc coloc **Dulc** hep *Lyc Nat-s Nit-ac* nux-m *Nux-v Ph-ac Puls Rhus-t* sep sul-ac
    - **amel**: *Phos*
  - **room** | **amel**: *Puls*
  - **cold**; after taking a: acon *Aloe* ant-t ars bar-c bar-s *Bell Bry Calc* camph *Caust Cham* chin chinin-ar coff coloc con cop **Dulc** elat *Ferr* gamb graph *Hyos Ip Jatr-c* kali-c kreos laur lil-t merc *Nat-c* nat-m nat-s nit-ac **Nux-m** *Nux-v* op *Ph-ac* podo puls *Rhod Rhus-t* sabin samb sang sel sep *Sulph* verat zing
  - **summer** agg: aloe ant-t bry *Dulc* **Ph-ac**
  - **cold** agg; after becoming: arg-n *Cocc Dulc* nat-ar *Ph-ac*
- **colic**; after: cortiso
- **consumption**, of: arn elaps
- **coryza**:
  - **after**: *Sang Sel* tub
  - **during** (See NOSE - Coryza - accompanied - diarrhea)
  - **suppressed** coryza; from: agra sang

906 ▽ extensions | O localizations | ● Künzli dot

Rectum

Diarrhea – cough

- **cough**; with: phos sang
- **cucumbers**, after: verat
- **dark**, bilious, offensive | **sallow** complexion, with: corn
- **darkness** agg: *Stram*
- **debauch**, after a: ant-c *Carb-v* **Nux-v**
- **delivery**:
  - **after**: *Ant-c Cham* coll dulc hyos psor puls **Rheum** *Sec* stram
- **dentition**; during●: acet-ac *Acon Aeth* ant-c *Apis* apoc *Arg-n Ars* arund *Bell* benz-ac *Borx* bry **Calc** calc-act *Calc-p* canth carb-v **Cham** chin *Cina Coff* colch *Coloc* corn cund cupr **Dulc** enteroc **Ferr** ferr-ar ferr-p *Gels* graph hell **Hep** ign *Ip* jal *Kali-br Kreos Mag-c* med *Merc Nit-ac* nux-m nux-v olnd ph-ac phos *Phyt Podo Psor* puls **Rheum** *Sep* **Sil** sul-ac *Sulph* zinc
- **diet**:
  - **change** of diet; least: all-s nux-v ph-ac
  - **trivial** errors in diet; after (See indiscretion)
- **dinner**; after: alum am-m ars-s-f bond borx caps carbn-s chin coloc corn ferr-ma **Grat** *Lil-t* **Mag-c** nat-m nit-ac nux-v trom verat
- **disorganization**, from: ars
- **domestic** cares; from: *Coff*
- **draft**, after (See air agg.)
- **drinking**:
  - **after**:
    - **agg**: *Arg-n* ars caps cina **Crot-t** ferr nux-v phos rhus-t
    - **immediately** after: *Aloe* arg-n cina **Crot-t**
    - **water** | **immediately** after: **Arg-n** cina *Crot-t Podo*
  - **agg**: *Aloe Alst Apis* apoc *Arg-n Ars* bry canth *Chin Coloc Crot-t Ferr* kali-p lyc nux-v *Phos* podo puls rheum sanic sulph tanac thuj *Trom Verat*
  - **fluids** go right through him after drinking: **Arg-n**
- **drugs**; after: *Nux-v*
- **drunkards** | **old** drunkards: ant-t *Apis Ars* chin *Lach* nux-v *Phos*
- **dysenteric** (See Dysentery)
- **eating**:
  - **after**:
    - **agg** (↗ *Urging - eating - after - agg.*): aesc aeth *Agar Aloe Alst* alum alum-p am-m am-c *Apis* apoc *Arg-n Ars* ars-i ars-s-f *Asaf* asar asim aur-m aur-m-n borx *Brom Bry Calc* calc-i calc-p calc-s canth caps *Carb-v* carbn-s caust cedr *Cham* **Chin Chinin-ar** *Cina* cist **Coloc** con *Corn* cortiso **Crot-t** cub *Dulc Ferr Ferr-ar Ferr-i* ferr-ma ferr-p *Fl-ac* Form *Gamb* graph hep hyper ign *Iod Kali-ar* kali-p *kreos Lach* laur **Lyc** mag-c mur-ac **Nat-ar** *Nat-c* nat-p *Nat-s* nit-ac nux-m *Nux-v* parathyr *Petr Ph-ac Phos* **Podo Puls** raph *Rheum* rhod rhus-t sanic sars sec *Staph Sul-ac* sulph tab tanac *Thuj* **Trom** verat zinc
    - **immediately** after: apoc arg-n cina **Crot-t** tanac
  - **amel**: arg-n *Brom Chel* dios grat *Hep* iod jab *Lith-c Lyc* nat-c nicc nit-ac *Petr* plan sang sul-i
  - **attempting** to eat; on: ferr

Diarrhea – followed by

- **eating**: ...
  - **while** | **agg**: *Aloe* ars chin *Crot-t* **Ferr** *Kali-p* podo puls rad-br trom
- **effluvia**; from noxious: bapt carb-ac *Crot-h Pyrog*
- **eggs**; after: chinin-ar *Lyc*
- **emaciated** people, in: *Calc Calc-p* iod nat-m phos *Rheum* **Sil** *Sul-ac* sul-i sulph
- **eructations** | **amel**: *Arg-n* carb-v grat hep lyc sep *Sulph*
- **eruptions**:
  - **during**: ant-t ars chin dulc squil
  - **suppressed** eruptions; after: ant-t apis *Bry* dulc graph *Hep Lyc* merc mez petr *Psor* **Sulph** *Urt-u*
- **exanthema** (See eruptions)
- **excitement** agg (↗ *MIND - Ailments - joy - excessive; MIND - Ailments - surprises - pleasant*): *Acon Aloe* ant-c *Arg-n Arn Bry Calc-p Cham* chin *Cina* coch *Coloc* enteroc *Gels* hyos ign ip kali-bi *Kali-p* lyc mag-m nux-v **Op** petr ph-ac phos podo puls sep sil *Staph Thuj* verat zinc
  - **fear**; with: acon
  - **theater**; as before: **Arg-n**
- **exciting** news, from (↗ *MIND - Ailments - joy; MIND - Ailments - surprises - pleasant*): **Gels**
- **exertion**:
  - **after** | **agg**: aloe ars *Calc* ferr nat-s podo *Puls Rhus-t*
  - **agg**: *Rheum*
- **fat**; after (See food - fat)
- **fat**, flabby people: caps
- **fear**; with (See MIND - Fear - diarrhea - fear)
- **fever**:
  - **after**: phos
  - **during** | **agg**: *Acon* am-c *Ant-c* ant-t *Apis* arn ars asaf **Bapt** borx brom *Bry* calad calc caps **Cham** chin cina *Coff* coli coloc **Con** dig dulc ferr hyos ip *Lach* **Merc Mur-ac** nat-m nit-ac nux-m nux-v op petr *Ph-ac* phos puls rheum **Rhus-t** ruta sec sep **Sil** squil stann sul-ac *Sulph* **Verat**
  - **hectic**, during: aesc bac
  - **intermittent**, during: ant-c ars bapt chinin-ar **Cina** cocc con gels nux-v puls *Rhus-t* thuj (non: tub)
  - **paroxysmal**; during: bapt
  - **pernicious**: camph cupr pyrog
  - **puerperal**: carb-ac *Pyrog* sulph
  - **typhoid** fever: *Agar Apis* arg-n arn *Ars Bapt Bry Calc* crot-h *Cupr-ar* echi *Epil* eucal **Hyos** *Lach* lyss *Merc Mur-ac Nit-ac* nuph *Op Ph-ac* **Phos** *Rhus-t* sec *Stram Sul-ac* ter verat
- **fish** agg: chin chinin-ar
- **flatus**; passing:
  - **after**:
    - **agg**: kali-ar nat-m plat
    - **amel**: plat sep *Sulph*
- **fluids**; after loss of: *Carb-v Chin* ph-ac
- **followed** by:
  - **cough**; dry: abrot
  - **hammering** in anus: lach
  - **perspiration**: tub

Diarrhea – followed by

- **respiration**; asthmatic: nat-s
- **rheumatism**: abrot cimic dulc iod *Kali-bi*
- **food**:
  - **acid** (See acids)
  - **artificial**, after: alum calc mag-c sulph
  - **aversion** to, with: ant-c ars chin nux-m phos puls
  - **boiled**; after: podo
  - **change** of, after: all-s nux-v
  - **crude**, after: cham
  - **farinaceous**, after: lyc nat-c **Nat-m Nat-s**
  - **fat**, after (↗*rich*): ant-c calc-f carb-v cycl *Kali-chl* kali-m mag-m mag-s *Puls* thuj
  - **fried**: mag-s
  - **rancid**, after: *Ars* carb-v
  - **solid**, after: bapt *Olnd* **Ph-ac** *Podo*
  - **sour**:
    : amel: arg-n
- **fright**; after: acon ***Arg-n* Gels** ign *Kali-p* **Op** ph-ac phos *Puls* verat
- **fruit**:
  - **agg**: acon *Aloe* alum-sil ant-t **Ars** ars-s-f *Borx* **Bry** calc *Calc-p Carb-v* **Chin** *Chinin-ar Cist* **Coloc** *Crot-t* **Ferr** *Ip Iris* lach lith-c *Lyc* mag-c mag-m **Merc** *Merc-c Mur-ac* **Nat-s** *Olnd Ph-ac* phos *Podo* **Puls** rheum *Rhod* sul-ac trom **Verat** zing
  - **canned**: podo
  - **juicy**: calc-p
  - **sour**:
    : after: *Ant-c Cist Ip Lach Ph-ac* podo
    : with milk, after: *Podo*
  - **stewed**, after: bry
  - **unripe** fruit, after: aloe *Ip* ph-ac rheum *Sul-ac*
- **game**; after high: **Ars** *Carb-v Crot-h Lach* pyrog
- **ginger**, after: *Nux-v*
- **glistening** objects, looking at: *Stram*
- **goitre**, with: cist
- **gonorrhea**; after suppressed: **Med**
- **gouty** subjects: benz-ac calc-f iod
- **grief**; from (↗*MIND - Ailments - grief*): calc-p *Coloc* Gels Ign *Kali-br* merc op *Ph-ac* sulph
- **hair** cutting, after: *Bell*
- **headache**:
  - **during** (↗*HEAD - Pain - diarrhea - during*): *Prot* zinc
- **heat**:
  - **external** | **amel**: *Ars Hep*
  - **moist** external, amel: *Nux-m*
  - **sun**; of the | **agg**: agar camph carb-v
- **hydrocephalus** acutus, during: *Apis* bell *Calc Carb-ac Hell Zinc*
- **hyperacidity**; from (See STOM - Hyperchlorhydria - accompanied - diarrhea)
- **ice cream** (↗*cold - food*):
  - after: arg-n **Ars** bry calc-p *Carb-v* dulc nat-s *Puls*
  - amel: *Phos*
- **imagination**, from exalted: *Arg-n*
- **indignation**; from: *Coloc Gels Ip Staph*

Rectum

- **indiscretion** in eating, after the slightest (↗*GENE - Food - diet - agg. - errors*): aesc *Aloe Ant-c* arg-met *Ars Asaf* brach *Bry* calc-p *Carb-v Chin* cimic *Colch* fl-ac *Gamb* graph *Iod Ip* kali-chl naja nat-m *Nux-v Petr Ph-ac* **Phos** *Podo Psor* ptel **Puls** sul-ac *Sulph* zing
- **influenza**; during: bapt influ
- **injuries**; after: *Arn* nat-s
- **interrupted**: cench
- **involuntary**: arn ars bapt bell bry carb-v colch crot-h gels hell hyos lach laur mur-ac op ph-ac phos rhus-t sec stram sul-ac sulph verat
  - **typhoid** fever; during: apis *Arn* ars hyos mur-ac *Ph-ac*
  - **urination**; with simultaneous: arn ars carb-v colch hyos laur mur-ac ph-ac phos rhus-t sec stram
- **jaundice**; during: *Chion Dig Lycps-v Merc Nat-s Nux-v* puls rheum sep *Sulph*
- **joy**; from sudden: *Coff* **Op**
- **lemonade** agg: ant-c *Cit-ac Phyt*
- **light**; from bright: *Bell* colch *Stram*
- **lumbar** pain, with: bar-c kali-i
- **lying**:
  - **abdomen**; on | **amel**: aloe alum calc coloc phos rhus-t
  - **agg**: *Dios* mag-m ox-ac raph
  - **amel**: *Bry* merc podo sabad
  - **back**; on:
    : agg: kali-bi phos podo
    : amel: *Bry*
  - **side**; on:
    : agg: *Bry* nit-ac
    : amel: podo
    : left | agg: *Arg-n* arn *Phos*
    : right:
      : agg: ph-ac
      : amel: phos
- **magnesia**, after: bry *Nux-v* puls rheum
- **measles**:
  - after: *Carb-v* chin elat merc *Puls* squil
  - during: ars chin *Ip* merc *Puls* squil *Sulph* verat
- **meat**:
  - **calf** (See veal)
  - **from**: *Calc Caust* ferr lept sep
  - **smoked**, from: calc
  - **spoiled** meat; from: ars crot-h
- **melons** agg: *Ars Bry* petr *Zing*
- **menopause**; during: apis **Lach** lil-t sulph tab
- **morning**: rumx
- **menses**:
  - after | agg: am-m *Ars* borx bov caust coloc graph kreos *Lach* mag-m nat-m nat-s ph-ac *Phos* puls sec sulph *Tub* verat vib
  - before | agg●: aloe alum *Am-c Am-m* apis ars **Bov** cham *Cinnb* cocc elaps *Hyos* hyper kali-bi kreos **Lach** mang merc *Nat-s* phos *Puls Sil* thuj tub *Verat*
  - during:
    : agg●: aloe alum alum-p am-c *Am-m* ant-c ars ars-s-f **Bov** bry calc calc-p castm *Caust* cham chel cinnb clem enteroc ferr glon graph kali-c kali-i

▽ extensions | O localizations | ● Künzli dot

Rectum

Diarrhea – menses | Diarrhea – rhubarb

- **during** – **agg**: ...
  kali-p kali-s kali-sil *Kreos* lac-c lach mag-c mag-m merc nat-ar nat-c nat-m *Nat-p* nat-s nicc nux-v ol-an *Phos* plat podo *Puls Sars* sil stram stront-c sul-ac sulph *Tab* tub **Verat** *Vib* zinc
  : **beginning** of menses | **agg: Am-c**
  - **suppressed** menses; from: glon
- **mental** exertion:
  - **after**: *Arg-n Nux-v Pic-ac Prot* sabad
  - **amel**: kali-p
- **mercury**; after abuse of: asaf *Hep Kali-i* lach *Nit-ac* sars staph *Sulph*
- **milk**:
  - **agg** (↗*GENE* - Food and - milk - agg.): aeth arist-cl ars bry **Calc** chin con iod *Kali-ar Kali-c* lac-d *Lyc Mag-c* **Mag-m** med *Nat-ar Nat-m Nicc* nit-ac *Nux-m* pitu-a podo *Sep Sil Sulph* valer
  : **sour**: *Podo*
  - **boiled**, after: *Nux-m* nux-v *Sep*
- **mortification**; after: aloe bry cham coloc *Staph*
- **motion**:
  - **agg**: aloe **Apis** arn ars *Bell* **Bry** cadm-s calc chin *Colch* coloc *Crot-t* **Ferr** *Ferr-ar* hura ip merc-c mur-ac *Nat-m* nat-s *Nux-v* ox-ac phos *Podo* puls rheum rumx tab *Tub* **Verat**
  - **amel**: coloc cub cycl *Dios* nit-ac plan puls rhod *Rhus-t* zinc
  - **downward** motion agg: borx cham sanic
- **nervous**, emotions agg: acon **Arg-n** *Cham* coch *Coff* ferr *Gels* hyos ign *Kali-p* mag-m nat-s *Op* phos podo *Puls Verat* zinc
- **noise** agg: colch *Nit-ac Nux-v*
  - **sudden**, from: bell *Borx*
- **noisy**: lem-m
- **nursing**; after | **child**; in the: ant-c arg-n *Crot-t* nat-c *Nux-v* sil
- **nursing** the child agg: after: *Chin* phos *Rheum*
- **nurslings** (See children - nurslings)
- **old** people: **Ant-c** ant-t **Ars** ars-i bapt bar-c bov *Bry Carb-v Chin* coff con *Fl-ac* **Gamb** iod kreos lach nat-m nat-s **Nit-ac** nux-v op phos rhus-t ruta sec sul-i sulph
  - **painful**: carb-v
  - **prematurely**, with syphilitic mercurial dyscrasia: *Fl-ac*
  - **women**; old: kreos nat-s
- **onions** agg: lyc nux-v *Puls Thuj*
- **opium**; after: *Mur-ac Nat-m* nux-v **Puls**
- **oranges** agg: *Olnd Ph-ac*
- **overheated**, after being: acon aloe **Ant-c** *Bry* caps *Coff* elat *Ign* ip *Nux-v* **Puls**
- **oysters**, after: *Aloe Brom Lyc Podo* rosm *Sul-ac*
- **pain**; from: ars bry cham coloc merc merc-c rheum rhus-t sulph
- **painless**: acon agar alf *Aloe Alst* ambr anac ant-t anthraci *Apis* arg-n arn **Ars** ars-i ars-s-f arum-t aur **Bapt** bar-c bar-m bell bell-p berb **Bism Borx** both-ax bov bry *Calc* calc-s calc-sil *Camph* cann-i canth carb-an carb-v carbn-s cench *Cham* chap *Chel Chin* cic cinnb clem *Cocc* coch *Coff* colch coloc con croc *Crot-t* cupr dig

- **painless**: ...
  Dulc **Ferr** *Ferr-ar Ferr-p* gamb *Gels* graph *Grat* hell **Hep Hyos** *Ign* ip iris jab *Jatr-c Kali-ar* kali-bi kali-br *Kali-c* kali-n kali-p kali-s *Lach* laur led *Lyc* m-ambo m-aust *Mag-c* mag-m malar merc mur-ac nat-ar **Nat-m** *Nat-p Nat-s* nit-ac *Nuph* nux-m nux-v *Olnd* op petr *Ph-ac* **Phos** plat **Podo** *Psor* puls *Pyrog* ran-b rhod *Rhus-t* ric rumx sabin sars sec sep *Sil* spig spong **Squil** stann staph stram stront-c *Sul-ac* **Sulph** syph tab thuj tril-p **Tub** valer *Verat* zinc zinc-p
  - **night**; ars borx bry canth cham *Chin* dulc merc puls rhus-t sulph verat
  : **only** after eating in daytime: **Chin**
  - **accompanied** by | **urination**; frequent: bism
- **pancakes**; after: mag-s
- **pancreatic** affections; from (See ABDO - Pancreas - accompanied - diarrhea)
- **paroxysmal** (See sudden)
- **pastry** agg: arg-n *Ip Kali-chl* kali-m *Lyc Nat-s Ph-ac* phos **Puls**
- **pears** agg: borx bry *Verat*
- **periodical** (↗*GENE - History - diarrhea*): apis ars chin euph-c iris *Kali-bi* mag-c podo stront-c thuj
  - **day**:
    : **alternate**: *Alum Carb-ac* **Chin** dig fl-ac *Iris* nit-ac
    : **fourth**; every: sabad
    : **every**: petr
  - **night** | **every** night: iris
  - **summer**: *Kali-bi*
  - **hour**:
    : **same**; at the: apis sabad sel thuj
    : **later** every day; an hour: fl-ac
  - **week**:
    : **four** to six weeks; every: carbn-s
    : **three** weeks; every: mag-c
- **perspiration**:
  - **suppressed** perspiration; from: acon
- **phthisis**, in: acet-ac ars bry carb-v chin ferr *Ferr-pern* hep kali-bi nit-ac ph-ac phos puls rumx sulph
  - **first** stage: ferr kali-i
- **pneumonia**; in: ant-t apis ars chel cupr *Elaps* ferr-p *Phos* rhus-t
- **pork**, after: acon-l ant-c cycl nux-m *Puls*
- **potatoes**:
  - **after**: *Alum* coloc sep verat
  - **sweet**, after: *Calc-ar*
- **pregnancy**:
  - **after**: *Phos*
  - **during**: alum am-m *Ant-c* apis *Caps* cham *Chel Chin* dulc ferr hell hyos lac-ac *Lyc* merc *Nux-m* nux-v petr *Ph-ac* **Phos** podo *Puls* rheum sec *Sep Sulph* thuj
- **quinine**, after abuse of: ferr hep lach nat-m pall **Puls**
- **recurrent** (See periodical; GENE - History - diarrhea)
- **reprimand**; after: staph
- **rheumatism**:
  - **during**: dulc stront-c
- **rhubarb** agg: *Cham Coloc* merc nux-v puls

Diarrhea – rich — Rectum — Diarrhea – weaning

- **rich** food agg (↗*food - fat)*: arg-n   Ip   kali-chl   *Nat-s*   phos podo **Puls**
- **riding**:
  · agg: **Cocc** nux-m *Petr* psor
  · **amel**: *Nit-ac*
  · **train**; in a: med
- **rising**:
  · after | agg: nat-s
  · agg: acon beryl *Bry* cocc colch op trom
  · **bed**; from | **amel**: cub dios mez
- **rubbing** | **amel**: dios lyc
- **sadness**; with (See MIND - Sadness - diarrhea - during)
- **salmon**, after eating: *Fl-ac*
- **sauerkraut**, after: *Bry* nux-v *Petr*
- **school** girls; in (See children - school)
- **sea** bathing from: sep
- **seaside** agg; at the: *Ars* bry syph
- **sensation** as after diarrhea (↗*ABDO - Diarrhea - sensation)*: ant-c
- **sensation** as before diarrhea (↗*ABDO - Diarrhea - sensation)*: agar apoc carl colch crot-t dig dros **Dulc** eupi form gels glon grat ind iris kali-n lyc merc-i-f mez nat-m *Nit-ac* *Nux-v* phos pip-m plan plb puls sulph
  · **drinking** agg; after: *Caps*
  · **smoking** agg: borx
  · **walking** agg: nat-m
- **septic** conditions, from: **Ars** *Carb-ac Carb-v Crot-h Lach Pyrog Sulph*
- **shellfish**, from: carb-v
- **shining** objects agg: *Stram*
- **sitting**:
  · agg: crot-t dios
  · **amel**: cocc
  · **erect** | agg: *Bry*
- **sleep**:
  · after | agg: bell **Lach** pic-ac *Sulph* zing
  · **amel**: alum crot-t *Phos*
  · **during** | agg: bry *Sulph Tub*
- **smallpox**; during: ant-t *Ars* **Chin** thuj
- **smoking** agg: borx brom cham
- **soup** agg: mag-c
- **spices**, from: phos
- **spirits** (See alcoholic)
- **spring** agg: *Bry* chin *Ip* iris *Lach* sars
- **standing**:
  · agg: *Aloe* ars bry *Cocc* ign lil-t rheum **Sulph**
  · **amel**: merc
- **strain**, after a: *Rhus-t*
- **sudden** (↗*STOO - Forcible; STOO - Shooting)*:   abrot arist-cl bac camph **Crot-t** nat-s phos psor syph thuj
- **sugar**:
  · after: **Arg-n** calc crot-t *Merc* ox-ac *Sulph* trom
  · **maple** sugar: calc-s
- **summer** (↗*weather - warm - agg.)*: acon   *Ambro*   *Bry* camph castm *Chin* crot-t cyn-d ferr ferr-p gamb gnaph grat iris kali-bi kreos nux-m olnd *Podo* psor sil *Sul-ac*
  · **accompanied** by | **eruptions**: *Hyper*

- **summer**: ...
  · **alternating** with | **winter** headaches (See HEAD - Pain - winter - alternating - diarrhea)
  · **children**; in: cupr
- **supper** agg; after: hyper iris kali-p rob senec trom
- **suppressed** diarrhea; from: abrot mag-p zinc
  · **perspiration**; from suppressed: *Acon* cham ferr-p
- **sweets** agg: *Arg-n* calc-s crot-t *Gamb* merc
- **teething** (See dentition)
- **thinking** of it agg: ox-ac
- **thunderstorm**:
  · **before**: rhod
  · **during**: nat-c phos rhod
- **tobacco**; from: borx brom cham ign puls tab
- **tuberculosis**:
  · **during**: acet-ac arg-n *Arn* ars ars-i *Bapt* bism *Calc Chin* cist *Coto Cupr-ar* elaps ferr iod iodof kreos ph-ac **Phos** puls rumx tub
  · **family** history of tuberculosis: dros
- **urination**:
  · agg: *Aloe* **Alum** apis canth *Hyos* squil
- **vaccination**; after: ant-t sil *Thuj*
- **veal** agg: *Kali-n*
- **vegetables** agg: ars bry cist cupr hell lept *Lyc* nat-ar nat-c *Nat-m Nat-s* petr podo verat zing
- **vexation** agg: aloe *Calc-p* cham *Coloc Petr* **Staph** sulph
- **vinegar** agg: *Ant-c*
- **vomiting**, with (See STOM - Vomiting - diarrhea - during)
- **walking**:
  · agg: *Aloe* alum *Calc Gels* merc
  · **must** walk: rheum
- **warm**:
  · **applications** | **amel**: alum *Nux-m* podo rhus-t
  · **bathing**:
    : **amel** | **hot** bath: sec
  · **bed** | **amel**: coloc *Nux-v* **Sil**
  · **drinks** agg: *Fl-ac*
  · **food** agg: *Phos*
  · **milk**:
    : **amel** | **hot** milk: chel crot-t
  · **room** | agg: apis *Iod* nat-s **Puls**
- **warmth**:
  · agg: podo *Puls* sec
  · **dry** warmth:
    : **amel** | **dry** heat amel: sulph
- **washing** the head agg; after: podo tarent
- **water**:
  · **bad** water; from: *Alst* camph *Chin* zing
  · **drinking** agg: *Aloe* ant-c ant-t *Apis* **Arg-n** *Ars* ars-s-f *Asaf* bry calc-ar caps *Cina* coloc *Crot-t* cub *Elat* **Ferr** Ferr-ar calc-ar kali-n lach laur manc nux-m **Nux-v** *Podo* rhod sec sep staph *Sul-ac* sulph *Trom* verat
  · **hearing** running water agg: **Lyss**
  · **weakness**, without: apis calc calc-act graph **Ph-ac** puls rhod *Sulph Tub*
- **weaning**, after: arg-n **Chin**

- **weather**:
  - **change** of weather: *Acon Bry* calc calc-s *Caps* colch *Dulc* ip *Merc Nat-s* nit-ac *Ph-ac Psor* rhus-t sil
  - **cold**:
    - **agg**: asc-t *Calc* **Dulc** ip merc nat-s *Nit-ac Nux-v Polyg-h* polyg-pe rhod *Rhus-t*
    - **wet** | **agg**: asc-t *Calc* **Dulc** *Merc* nux-m rhod rhus-t zing
  - **dry** | **agg**: alum asar
  - **stormy** | **agg**: petr
  - **warm** | **agg** (*✔summer*): *Acon Aeth Aloe* ambro Ant-c *Ars* bapt *Bell* benz-ac *Bism Borx* **Bry** calc **Camph** caps *Carb-v* castm *Cham* **Chin** chinin-ar cina coff colch *Crot-h* **Crot-t** *Cuph Cupr Cupr-ar* Ferr ferr-p **Gamb** *Hyper Iod Ip* iris *Jatr-c Kali-bi* kreos lach mag-c mag-s merc *Mez* mur-ac *Nat-m* nat-p **Nux-m** Olnd *Ph-ac Phos* **Podo** *Psor* rheum Sec sil *Sul-ac* verat verb
  - **wet**:
    - **agg**: agar aloe ars *Calc* cist colch *Dulc* lach *Lept Nat-s* puls *Rhod* rhus-t sulph
    - **amel**: alum asar
- **wet**:
  - **getting**:
    - **after**: *Acon Calc* **Dulc Rhus-t** *Verat*
    - **feet**: acon nux-m **Rhus-t**
  - **ground**; after standing on: **Dulc** elat *Rhus-t*
  - **whooping** cough; during: ant-t castn-v *Cupr-ar* euph-l ip *Rumx* verat
- **wind**:
  - **after** exposure to cold: *Acon Dulc*
  - **east**: psor
- **wine**:
  - **agg**: lach lyc *Zinc*
  - **amel**: chel dios
  - **sour**: **Ant-c**
- **winter**: asc-t nat-s *Nit-ac Ph-ac*
- **worms**; from | **infection**: anth
- **wrapping** up warmly | **amel**: **Sil**

DIFFICULT stool (See Constipation - difficult)

DISCHARGE (See Moisture)

DISCOLORATION:
○ Anus:
  - **purple**: paeon
  - **red**: aloe ars bac cham *Med* merc-cy nat-m paeon *Petr* **Sulph** valer *Zing*
  - **fiery red**: med

DISTENSION: agar linu-c merc op staph sulph

DRAGGING, heaviness, weight (*✔Fullness; Weight*): acon **Aesc** agar **Aloe** ambr ang ant-c arn bar-c bell berb bry *Cact* calc cann-s *Carb-v* caust chel *Cocc* coll con *Crot-h* cycl euph graph hell hep hyos ind *Ip* kali-bi kali-c kali-p kali-s kreos lach lact laur led lil-t lob lyc mag-m manc merc *Nit-ac* nux-m *Nux-v* phos plan plat plb podo puls rhus-t sabin sacch sep spig staph *Stram* sulph sumb ther thuj verat *Zinc*

Dragging, heaviness, weight: ...
- **morning**: lyc
  - **stool** agg; after: lyc
- **afternoon**: cycl
  - **dinner**; after: cycl
  - **sleep** agg; after: cycl
- **evening** | **loose** stool; during: op
- **flatus**; passing | **amel**: zinc
- **menses**:
  - **before** | **agg**: phos
  - **during** | **agg**: *Aloe*
- **standing** agg: *Zinc*
- **stool**:
  - **after**:
    - **agg**: am-m apis bell canth caps cocc euph euphr hell ip kali-bi merc nat-m *Nux-v* ph-ac phos podo rheum rhod rhus-t ruta spong stront-c sulph valer zinc
    - **amel**: kreos
  - **before**: hell merc
  - **during** | **agg**: *Acon* agar alum am-c apis *Ars* bov brom *Calc* canth *Caps Coloc* euph hell hep ip kali-bi kali-n laur merc **Merc-c** mez nat-c *Nit-ac* nux-m *Nux-v* olnd op phos *Rheum* rhus-t sel seneg sep spong stront-c sulph tab zinc
○ **Perineum** (*✔Weight - perineum*): aloe *Ant-t* cann-s chim con graph med mez nat-ar puls sep ther
  - **stepping** agg: ther

DRAW in anus; desire to: agar

DRIPPING from anus; sensation as if cold water was: cann-s ferr-i sulph

DRYNESS (*✔GENE - Dropsy - internal*): **Aesc** aeth agar alum *Alumn* bell bry calc carb-v *Graph* hyper *Kali-chl* kiss *Nat-m* sulph sumb
- **sensation** of: aesc agar aloe alum bry calc carb-v coll nat-m sulph thuj
○ **Anus**: **Aesc** rat

DYSENTERY: *Acon* aegle-f *Aeth* agar ail **Aloe** alst alst-s alum alumn am-m ambro anac ango ant-t *Apis* Arg-n *Arn* **Ars** ars-i ars-s-f asc-t atis-r *Bapt* bar-c bar-m *Bell* ben bol-la bol-s *Bry* **Bufo** calc calc-s calc-sil **Canth Caps** *Carb-ac* **Carb-v Carbn-s** caust cean *Cham* chap *Chin* chinin-ar cina *Cinnb* cist cit-l clem **Colch Coll Coloc** *Con* cop *Corn* croc *Crot-h* Crot-h crot-t cub cuph cupr cupr-ar cupr-s cyn-d der dig dios *Dirc* dor *Dulc* elat emetin enteroc erig eucal euonin eup euph-a euph-l ferr-m ferr-p gamb **Gels** ger *Gua* guare **Ham** *Hell Hep Hipp Ign Iod* **Ip** *Iris Kali-bi Kali-chl* kali-m kali-n kali-p kali-sil kreos kurch *Kali-p* leon lept *Lil-t Lyc* **Lyss Mag-c** mag-m *Mag-p* mag-s manc **Merc Merc-c** *Merc-cy Merc-d Mill* mons mur-ac narc-ps *Nit-ac Nux-m* **Nux-v** *Op* Oper *Ox-ac* pelarg *Petr* ph-ac **Phos** *Phyt* plan plb plb-act podo polyg-xyz prune *Psor* ptel *Puls* pyre-p pyrog ran-b raph rat rheum rhod rhus-g **Rhus-t** ric *Salol* sec septi silphu *Sima* staph *Sul-ac* sul-i **Sulph** tab tanac *Ter* term-c thlas tril-p *Trom* typh urt-u vac

Dysentery / Rectum / Eruptions

Dysentery: ...
Vacc-m vario verat verb verin xan zinc zinc-m zinc-s *Zing*
- **daytime** | **agg**: petr
- **morning**; early: sulph
- **night**: *Merc* sulph trom
- **accompanied** by:
  - **collapse**: camph
  - **cramps**; violent: mag-p
  - **fever**: bapt ferr-p nux-v
  - **malaria** (See GENE - Malaria - accompanied - dysentery)
  - **rheumatic** pain: asc-t
  - **stool**:
    : **dark**: rhus-t
    : **desire** for; no: nux-v
    : **small** and unsatisfactory: nux-v
  - **thirstlessness**: ip
- O **Abdomen**; muscular pain in: *Arn*
  - **Back**:
    : **pain**:
      : **Lumbar** region: *Gua*
      : **Sacral** region: *Caps Gua* liat *Nux-v*
  - **Bladder**:
    : **pain**:
      : **burning**: erig
      : **sore**: erig
  - **Head** and coldness of limbs; heat of: ip
  - **Limbs** and heat of head; coldness of (See head)
  - **Thigh**; tearing pain down: rhus-t
  - **stool** agg; during: rhus-t
  - **Tongue**:
    : **black** discoloration: *Lach*
    : **bleeding** of tongue: lach
    : **blue** discoloration: **Ars**
    : **brown** discoloration: *Ars Ham*
    : **cracked**: kali-bi *Phos*
    : **excoriation** of tongue: **Canth**
    : **flabby** tongue: cub
    : **white** discoloration of the tongue: *Merc Trom*
- **acute**: calo
- **alternating** with:
  - **eruptions**: rhus-t
  - **herpes**: rhus-t
  - **rheumatism**: abrot kali-bi
- **amoebic**: **Ip**
- **autumn**: acon arn asc-t bapt colch dulc *Ip Merc Merc-c* sulph
- **bacillary**: tub
- **beginning** stage: ferr-p
- **children**; in:
  - **emaciated**, undersized: *Bar-m*
  - **weak**, potbellied: calc staph
- **chronic**: aloe arg-n *Ars* chin cist cop *Dulc* hep *Merc-c Nit-ac Nux-v* ph-ac podo rhus-a *Sulph*
- **cold** feet to knees in dysentery: aloe
- **distension** of abdomen; with tympanitic: canth colch merc

Dysentery: ...
- **emaciated** undersized children (See children - emaciated)
- **food** or drinks agg; least: staph trom
- **hemorrhagic**: streptoc
- **hemorrhoidal**: aloe coll ham sulph
- **high** altitudes; at: coca
- **menopause**; during: lil-t
- **old** people; in: bapt
- **periodical** | **long** intervals; with: *Arn* chin
- **seasons**:
  - **spring**; in | **summer**; or early: kali-bi
  - **summer**; in: arn kali-bi
- **septic** origin, of: crot-h
- **spring** dysentery: vario
- **stool**; after | **amel**: nux-v
- **thirst**, with great: acon
- **thunderstorm** agg: rhod
- **treatment**; from abuse of local: nit-ac
- **weather** agg; cold wet: dulc rhod
- **women** during menopause; in plethoric, nervous: lil-t

EMPTINESS:
- **sensation** of: podo
  - **alternating** with sensation of fullness (See Fullness - alternating)

EMPTY after stool; as if rectum is not (See Constipation - insufficient)

ENCOPRESIS (See MIND - Dirty - urinating and)

ERECTION; during | **Perineum**: alum

ERUPTIONS:
O **Anus**; about: *Agar* am-c am-m ant-c ars berb *Calc* carb-an carb-v carbn-s *Caust* chel cimic *Graph Hep* ign ip kali-c *Led* lyc med merc **Nat-m** *Nat-s* **Nit-ac Petr** polyg-h psor *Rhus-t* sars sep stann *Staph Sulph* thuj tub
- **blotches**: carb-v stann *Staph Thuj*
- **boils**: ant-c calc-p carb-an caust nit-ac petr prot
- **burning**: ars calc petr
- **carbuncle**: nit-ac
- **children**; in:
  : **infants**: ars benz-ac canth caust *Coli* cycl *Graph* iod **Kreos Med** merc *Nat-c* nit-ac rheum rhus-t sep sulph
  : **newborns**: med
  : **washing** agg: med
- **crust**: berb paeon petr
- **discharging**:
  : **blood**: calc-p
  : **pus**: calc-p
- **eczema**: aethi-a ars bac berb enterob-v graph ign *Merc-pr-r* moni nat-m petr
  : **children**; in: med
  : **itching**: nit-ac
- **herpetic**: *Berb Graph* lyc *Nat-m* **Petr**
- **itching**: ars cimic cinnb lyc med nit-ac **Petr** staph sulph

Eruptions

- **Anus**: ...
  - **pimples**: *Agar* brom carb-v *Cinnb* kali-c kali-i nit-ac staph
  - **itching**: polyg-h
  - **pustules**: am-m calc caust
  - **hard**: caust
  - **small**: caust
  - **rash**:
    - **children; in | newborns**: Med
  - **scurfy**: berb graph *Petr*
  - **stinging**: kali-c nit-ac
  - **ulcerous**: kali-c
  - **vesicular**: apis brom carb-an carb-v nat-m
  - **warm** bed agg: *Petr*
- **Perineum**: brom graph med *Petr* sars *Sulph* tell tep
  - **boil**: alum ant-c
  - **children; in | newborns**: med
  - **dry**: *Petr*
  - **furuncles** (See boil)
  - **herpes**: kali-c **Petr** *Sep* tell
  - **pimples**: agar caust graph nat-m nit-ac sars sep sul-ac sulph thuj

EVACUATED; as if not fully (See Constipation - insufficient)

EXCORIATION: *Aesc Agar* agn all-c aloe alum am-c am-m ant-c *Apis* arg-met Ars ars-s-f asc-c aur-m *Bar-c* bell Berb **Calc** calc-s **Caps** carb-an **Carb-v Carbn-s Caust** *Cham* coloc dirc ferr *Gamb* gels **Graph** grat hep *Hydr* **Ign** kali-ar kali-bi kali-c kali-s lach **Lyc** mag-c med *Merc* **Merc-c** mur-ac nat-ar *Nat-m Nat-p* **Nit-ac** nux-v *Petr* phos *Plan Podo* psor **Puls** rat rhus-t *Sanic Sep* **Sulph** sumb *Syph* **Thuj** *Tub* urt-u verat zinc
- **acrid** moisture, from: carb-v *Merc-c Thuj* zinc
- **riding**:
  - **horse**; a | agg: carb-an
  - **wagon**; in a: psor
- **rub** anus until raw; must: *Agar* alum am-c *Arg-n Bar-c* **Calc Carb-v Carbn-s Caust Graph** kali-c **Lyc** *Merc* **Petr** phos *Puls Sep* **Sulph**
- **sensation** of: alum lyc
- **stools**; from the: allox **Aloe** ang *Apis* Ars arum-t asc-c *Bapt* cham coloc dirc ferr *Kreos* mag-m *Merc* mur-ac **Nit-ac** nux-m *Nux-v* rheum sang *Sulph Tub*
- O**Anus**: carb-v caust graph lyc sulph
- **Nates**, between: arg-met arum-t *Berb* calc carb-v *Carbn-s* Graph *Kreos* nat-m *Nit-ac* puls sang *Sep Sulph*
  - **walking** agg: arg-met **Caust** graph nat-m *Nit-ac*
- **Perineum**; of: alum alum-p alum-sil am-m *Calc* carb-an *Carb-v Caust Cham* Graph *Hep* ign **Lyc** med *Merc* petr psor puls rhod sep *Sulph* thuj

FECES remained in, as if•: alum carb-an equis-h Graph **Lyc•** nat-c **NAT-M•** *Nit-ac* nux-v **SEP•** stann *Verat*

FISSURE: acon-l aesc *Agn* **All-c** aloe alum anac ant-c apis arg-met arg-n Ars ars-s-f arum-t berb bry calc calc-f *Calc-p* caps carb-an **Carb-v** carc *Caust* **Cham** cimx colch coll *Cund* cur *Fl-ac* **Graph** grat ham *Hydr* Ign iris kali-br kali-c kali-i *Lach* led med *Merc*

Rectum

Fissure: ...
Merc-d merc-i-r mez morph **Mur-ac** *Nat-m* **Nit-ac** nit-m-ac *Nux-v Paeon Petr Phos Phyt* pip-n plat *Plb Podo* ptel **Rat** rhus-t sangin-n sanic sed-ac **Sep** *Sil* stront-c suis-chord-umb sul-ac *Sulph* syph **Thuj** v-a-b vib
- **bleeding**: graph syph
- **children**; in:
  - **infants**; in: kali-i
  - **tall** children; in: calc-p
- **deep**: arn
- **hemorrhoids**; from: caps caust cham *Nit-ac* rat *Sed-ac*
  - **bleeding**: nit-ac
- **purulent**: syph
- **sensation** of hammers in: *Lach*
- **ulcerated**: graph
- O**Perineum**: : am-c v-a-b

FISTULA: *Aloe* **Alum** alum-p anan ant-c ars *Arund-d* aur **Aur-m** aur-s *Bac* bar-m bell benz-ac **Berb** bond both bry cact **Calc** calc-f *Calc-hp* **Calc-p** calc-s calc-sil *Calen* **Carb-v** carbn-s carc **Caust** con crot-h *Echi* elaps euph-l *Fl-ac Graph Gunp Hep Hippoz Hydr* ign **Kali-c** kali-sil *Kreos Lach* lat-m *Lyc Merc* myris **Nit-ac** nux-v paeon periproc *Petr Phos* psor puls pyrog querc rat rhus-t *Sep* **Sil** silphu *Staph Staphycoc Sulph Syph Tarent-c Thuj Vitr-an Vitr-cor*
- **accompanied** by:
  - **palpitations** (See CHES - Palpitation - accompanied - anus)
  - O **Chest**; complaints of (See CHES - Complaints - accompanied - rectum)
- **alternating** with | **Chest**; complaints of (See CHES - Complaints - alternating - rectum)
- **itching**: berb
- **pulsating**: *Caust* lach
- O**Glands | Anal**: calc-p kali-c lach sil
- **Perineum**: caust paeon thuj
- **Vagina**, and: thuj

FLATUS (↗*ABDO - Flatulence*): *Aesc* **Agar** agn **All-c** allox **Aloe** *Alum* am-c **Am-m** ant-c *Ant-t Apoc* arg-met **Arg-n Arn** *Ars Ars-i Asaf* asar *Aur* aur-i aur-m aur-s **Bar-c** bar-i bar-m bart **Bell** bell-p *Bism* borx both-ax bov brom bros-gau *Bry But-ac* cadm-met calad calc camph canth carb-ac carb-an **Carb-v Carbn-s** card-m casc *Caust* **Cham Chel Chin** *Chinin-ar* chinin-s chlor cic cob-n *Coc-c* **Cocc** *Coff Colch* **Coloc** *Con* cop **Corn** *Crot-h Crot-t* cund cycl cyt-t dict dig **Dios** *Dulc* elat euph fago **Ferr Ferr-ar** ferr-i **Ferr-p** fl-ac *Gels* gent-l get gins gnaph **Graph** guaj ham hell *Hep* hyos **Ign** Indg iod iris jal *Kali-ar* kali-bi *Kali-c* kali-i kali-n *Kali-p Kali-s* kreos *Lach* lact laur led *Lil-t* **Lyc** m-aust mag-c **Mag-m** mand *Mang* meny **Merc** *Merc-c* merl mez mosch mur-ac musa *Nat-ar Nat-c Nat-m Nat-p* **Nat-s** nit-ac nit-m-ac **Nux-v** oci-sa **Olnd Op** ox-ac pall par petr **Ph-ac Phos** phys **Pic-ac** pimp plat **Plb** *Podo* psil *Psor* **Puls** ran-b **Raph** *Rhod* rhodi rhus-t ruta sabad samb *Sang* saroth sars *Sec Sel* seneg *Sep* **Sil** spig spong squil **Staph** stram stront-c sul-ac

Flatus — Rectum — Flatus – offensive

Flatus: ...
Sulph tarax tell tep ter **Teucr** *Thuj* **Verat** viol-t wies yuc *Zinc* zinc-p zinc-val
- **daytime**: aloe nat-m ox-ac plat **Sulph**
- **morning**: **All-c** aloe bov bufo caust cedr fl-ac hell hep lyc mag-m mag-s **Nat-s** nit-ac plb *Puls*
  • **stool**, during: chel
  • **waking**, on: *Carb-v* cund merc-i-f rheum
- **forenoon**: calc-p carb-an nat-m
  • **10 h**: fl-ac
  • **stool**, before: fl-ac
- **noon**: ox-ac sulph
- **afternoon**: am-c aur-m benz-ac carb-v castm cham cund dig fl-ac iod mag-c myric nat-c nat-s nicc osm phos plb stront-c vichy-g zinc
- **evening**: aesc aloe alum am-c carb-an castm chel chinin-s *Colch* crot-t fago *Gamb* kali-n lyc nat-m nat-p nat-s nicc *Ph-ac* phos sarr sol-t-ae stront-c **Sulph** thuj zinc
  • **stool**, during: gels
- **night**: all-c alum am-c arg-met bry carb-v castm coloc hep hom-xyz ign kali-n lyc mag-c ox-ac psil pycnop-sa sep sol-t-ae **Sulph** verat
  • **menses**, before: mang
  • **stool**, during: psor
  • **turning** in bed: ammc
- **acids**, after: *Ph-ac*
- **agg** (See GENE - Flatus - agg.)
- **amel** (See GENE - Flatus - amel.)
- **back**, felt in: rhod
- **burning**: asc-t mag-m
- **cold**: *Con*
- **come**, but stool comes; as if flatus would: mag-m
- **copious**: *Acon* agar am-c *Ant-c* ant-t *Arg-n* ars-s-f aur *Bar-c* bell calc-p camph canth caps carb-ac **Carb-an Carb-v** carbn-s caust *Cham* **Chin** cic coff *Colch* fl-ac **Graph** ign *Kali-c Lyc* *M-ambo* m-arct mag-m mang merc mez nat-ar *Nat-c* nat-m *Nit-ac* nux-m *Nux-v* olnd op *Ph-ac Phos* plat plb rhus-t spig squil stann thuj verat zinc zinc-p
- **coughing**, on: cocc graph *Nux-v* sang *Sulph*
- **diarrhea**, during: *Agar* **Aloe** alum-sil am-m *Arg-n* ars asaf borx both-ax bov bros-gau *Bry* calc-i *Calc-p* **Carb-v** *Chin* Colch Coloc cub cupr (non: cupr-m) *Dios* **Ferr** ign jatr-c *Kali-c* kali-m kali-n *Lach Lyc* mag-m *Manc Mur-ac* nat-p **Nat-s** *Nicc* nit-ac nux-v *Olnd* ph-ac *Phos* plan plat podo psil ptel rhus-t sabin samb sang sars sep sil squil tab thuj zing
  • **flatus**; the first: kali-ar
- **difficult**: all-c anac calc-p camph cocc coff hep hyos ign kali-c lyc lyss m-arct m-aust mez nat-s nux-v op ox-ac phos plat plb puls rhus-t sil sul-ac verat
- **dinner**, after: alum ant-c *Arg-n Cycl* grat hell nat-m nit-ac sulph verat
- **eating**, after: *Aloe* ant-c con ferr-m ign op plat ran-s sep tab
- **forcible**: acal aesc aloe ant-c ant-t arg-n berb calc-p choc colch con form gran graph kali-c ketogl-ac still verat

- **hot**: acon *Agar* **Aloe** ant-t asc-t bapt *Carb-v* cham cocc dios ferr-p *M-ambo* mag-m nux-v ol-an phos plb *Psor Puls* Staph **Sulph** sumb *Teucr* vichy-g *Zinc*
- **inspiration**, during: caust
- **involuntary**: asaf phos pyrog
  • **almost**: graph
- **loud**: acal agn **Aloe** alum am-m **Arg-n** bac berb calad canth carb-v **Caust** coloc con ferr fl-ac hydr kali-n kali-p *Lach* laur lipp m-ambo mag-c merc *Mez* **Nat-s** ox-ac phos plan sin-a squil *Teucr* verat *Zinc*
  • **night**: **Arg-n**
  • **pneumonia**; in: sulph
  • **stool**:
    : **after**: cench dios ox-ac
    : **sputtering** stool, after: aloe ox-ac
    : **during**: *Aloe* alum-sil mur-ac **Nat-s** *Ph-ac* thuj
    : **sputtering** stool, after: **Aloe** eug **Nat-s** *Thuj*
  • **sugar**, after: **Arg-n**
- **menses**, during: clem kali-c mag-c nicc
- **moist**: *All-c Ant-c Carb-v* sulph *Zinc*
- **nursing** children: arg-n
- **odorless**: *Agar* ambr agn-a arn *Bell* cann-s carb-v *Coff* lyc mang merc nicc op *Phos Plat* **Sulph** teucr *Thuj Verat* yuc zinc
- **offensive (↗putrid)**: acon *Aesc* agar *All-c* **Aloe** alum alum-p alum-sil am-m ambr ammc ang ant-c ant-t **Arn Ars** ars-i ars-s-f **Asaf** asar asc-t *Aur* aur-ar aur-s bac bapt bar-c bar-m bar-s bell bism *Borx Bov* **Bry** calad *Calc Calc-p* calc-sil camph canth carb-ac *Carb-an* **Carb-v Carbn-s Caust** cedr cer-s cham *Chin* chinin-ar cob-n *Cocc Coff Colch* coli *Coloc* con cop *Corn* crot-t cund *Dios* dirc dros *Dulc* ferr-ma form gent-l glon *Graph* guaj hell hep hipp *Hydr Ign* iod ip iris kali-c kali-m kali-n *Kali-p* kali-s kreos *Lach* lact lec lipp lith-c lyc *M-ambo* m-arct mag-c med merc *Mez* mill mur-ac nat-ar *Nat-c* **Nat-m Nat-s** nicc **Nit-ac** nux-m *Nux-v Olnd* op par petr *Ph-ac Phos* phys *Plb Podo Psor* **Puls** pycnop-sa ran-b ran-s rheum rhod *Rhus-g* rhus-t rumx ruta sabin sang *Sanic* sarr sars sec sep *Sil* spig squil stann **Staph Stram** stront-c sul-ac **Sulph** sumb tell *Teucr* til *Valer* verat visc wies *Zinc* zinc-p
  • **morning** | **rising**; after: ferr
  • **night**: kali-c lyc op sep
  • **ammoniacal** odor: agn
  • **cheese**-like: *Sanic*
  • **eating**, after: puls
  • **eggs**; spoiled: ant-t **Arn** bros-gau *Cham* coff *Ferr-ma Hep* iod kreos nat-c nat-m olnd *Psor* sep spig stann **Staph Sulph** *Tell Teucr* valer
  • **garlicky** odor: agar agn asaf mosch ph-ac phos
  • **putrid (↗ABDO - Putrefaction - intestines; STOO - Odor - eggs; STOO - Odor - putrid)**: bac coli
  • **sour**: ammc arn bell **Calc** cham coloc dulc *Graph* hep m-aust **Mag-c** *Merc* nat-c nat-m petr phos *Rheum* sep *Sulph*
  • **spoiled** eggs (See eggs)
  • **urine**; like: agn
  • **writing**; while: ant-c

914 ▽ extensions | O localizations | ● Künzli dot

Flatus – only

- **only** flatus is passed; during urging for stool (See stool - urging)
- **pressing** against coccyx: zinc
- **putrid**, foul (*offensive*): acon alum ant-t *Arn* **Ars** asar aur bell bov bry calad calc **Carb-v** cham chin *Cocc* coff coloc *Dulc* graph hep ign iod ip kreos lyc m-ambo merc nat-c nat-m *Nit-ac* nux-m *Nux-v* Olnd par *Puls* ruta sabin sars sec sep sil spig staph stram *Sulph* teucr *Valer* zinc
- **rumbling** in rectum: hep nux-v sep
- **short**: calad m-ambo m-aust mez plat plb puls sabad squil sul-ac
- **stool**:
  · **after**: aloe am-m cench colch *Coloc* con gamb hep ox-ac
  · **before**: aesc aloe am-m *Apis* arg-n asaf bapt bism calad camph cocc colch *Crot-t* dig digin ferr ferr-m fl-ac gels hell hydr mag-c mez mosch nat-c nat-m ol-an petr phos phys plan plat sabad sang sulph
  · **during** (*STOO - Flatulent*): *Agar* **Aloe** alum-sil am-m *Arg-n* arn ars arum-i asaf bapt bell borx bov brom *Bry* but-ac calc-p carb-v caust cham *Chin* coc-c cocc colch **Coll** *Coloc* Con *Corn* **Crot-t** cub dulc erig eug **Ferr** *Ferr-m* fl-ac gamb gels glon gran hell hipp *Hydr* Ind Indg *Ip Iris* jatr-c kali-bi kali-n kreos lyc m-ambo mag-c mag-m mang merc merc-i-f mur-ac nat-m nat-n **Nat-s** *Nit-ac* Olnd osm pall petr *Ph-ac* plat **Podo** *Psor* ruta sabin samb sang **Sec** spong squil *Staph* sul-ac *Sulph* tab **Thuj** vichy-g viol-t zinc zing
  · **urging** for stool, but only flatus is passed: all-c *Aloe* ant-c but-ac cain calc-f *Carb-an Carb-v* caust chin *Colch* kali-n *Lac-c* laur mag-c mag-m mez myric nat-c **Nat-s** osm pall phos rob ruta *Sang* sep
- **sugar**, after: **Arg-n**
- **touching** abdomen: squil
- **violent**: graph
- **walking**: camph carbn-s coloc com crot-t mag-c sep thuj

FOOD POISONING (See Diarrhea - food - rancid)

FOREIGN body; sensation of a (*Lump*): gran lil-t nat-m rumx sep sulph
- **hard**, something: caust sin-a
- **knife**: ign
- **poker**: ign

FORMICATION:

○ **Anus**: *Aesc* agar ail all-c aloe alum alum-p alum-sil ambr ant-c ant-t arg-met arg-n *Bar-c* bar-s benz-ac *Berb* bov brom **Calc** calc-caust **Calc-s** calc-sil canth *Carb-v* carbn-s caust chel chin *Cina Cinnb* coc-c colch *Croc* elaps fago ferr-i ferr-ma gran grat hep *Ign* ip **Kali-c** kali-m kali-p kali-sil kreos m-aust *Mag-c* mez mosch *Mur-ac Nat-c* nat-m nux-v ol-an phos *Plat* plb rhod rhus-t *Sabad* sabin *Sep* sil spig spong **Sulph** ter *Teucr* verat-v *Zinc*
  · **evening**: euphr kali-c plat spong *Sulph* teucr zinc-p

Rectum

Formication – Anus – evening: ...
  : **bed** agg; in: plat *Teucr*
  · **night**: *Nux-v*
  · **bug**; as from a: aesc ferr-i sulph
  : **stool** agg; after: kali-m
  · **sitting** agg: **Sulph**
  · **stool**:
    : **after** | **agg**: aloe alum berb chin mez phos teucr
    : **before**: kali-c mez phos
  · **walking**:
    : **after** | **agg**: phos
    : **agg**: phos
  · **worm**; as from: cinnb
- **Perineum**: acon chel petros rhod
- **Rectum**: alum *Ambr* ant-t bell *Calc* canth caust chel chin cocc hep **Ign** laur *Mag-c* nux-v phos plb rhod rhus-t *Sabad Sep* sil *Spig* spong sulph

FULLNESS (*Dragging; Weight*): acon **Aesc** agar allox **Aloe** alum anac apis ars bell berb bry carb-v caust chion colch crot-t cycl ferr **Ham** kali-bi *Lach* lil-t lyc mag-p manc med meli **Nit-ac** phos plan podo sabin sec sep stram **Sulph** thuj
- **alternating** with sensation of emptiness: thuj
- **constipation**; without: aesc
- **stool** agg; after: **Aesc** alum alumn *Lyc* podo *Sep*
- **urination**; with frequent: ferr-pic
- **walking** agg; after: aesc
○ **Perineum**: : alum berb bry *Chin* cycl musa nux-v

GRUMBLING: arn hep mang

GURGLING in rectum: aloe calc carb-an hep laur stry *Sulph*

HEAT: **Aesc** agar all-c all-s **Aloe** apis ars aster berb bry calc-p clem colch *Con* cycl *Eup-per* glon iod jac-c *Lach* lil-t *Merc Merc-c* naja nat-m nit-ac paeon phyt podo *Rat Rumx* sep sul-i sulph
- **morning**: glon
  · **rising** agg: glon
- **noon**: agar
- **afternoon**: cycl
- **hemorrhoids**; in: acon
- **stool**:
  · **after** | **agg**: calc calc-s caps euphr sol-t-ae zinc
  · **during** | **agg**: *Aloe* ant-t *Con* form *Glon* nat-m **Podo** sulph
- **urination** agg; after: rhus-t
○ **Perineum**: : alum ant-c ant-t asaf aur **Carb-an** *Cycl* lyc mur-ac *Nux-v* plb polyg-h rhod sep sil spig **Sulph** tarax

HEAVINESS (See Dragging)

HEMORRHAGE from anus (*STOO - Bloody*): acal acet-ac **Acon** *Adren Aesc* agar all-c **Aloe** alum alum-p alumn-sil *Alumn Am-c* am-caust am-m ambr anac *Ant-c Apis* arist-cl arn **Ars** asar aur aur-ar aur-s bac *Bapt* **Bar-c** bar-m bar-s *Bell* berb *Bism* blum-o *Borx* bufo **Cact** cadm-met **Calc** calc-f *Calc-p Calc-s* calc-sil camph *Canth* **Caps** carb-an *Carb-v* **Carbn-s** carc card-m carl **Casc** caust *Cham Chin* chinin-ar

915

Rectum

Hemorrhage from anus: ...
chinin-s chlor chr-ac cinnm cob cocain *Cocc* colch **Coll** coloc con crat **Crot-h** cupr *Cycl* dios elaps *Erig Eug Ferr* ferr-ar ferr-m ferr-p *Fic-r Fl-ac Graph* **Ham Hep Hir** hydr *Hyos Hyper Ign Ip Kali-ar Kali-bi Kali-c Kali-chl* kali-i kali-m kali-n kali-p *Kali-s* kali-sil kreos **Lach** led *Lept* lob **Lyc** lycps-v lyss m-ambo malar manc mand mangi med meny *Merc Merc-c* merc-cy *Mill Mur-ac* musa **Nat-m** *Nat-s* **Nit-ac** *Nux-m* **Nux-v** oper paeon parathyr petr ph-ac **Phos** *Phyt* plat *Podo* prot **Psor** *Puls* pyrog ran-b *Rat* rhus-t rhus-v *Ruta* sabin sars scroph-n sec sed-ac *Sep* sil stram sul-ac **Sulph** syph ter thlas thuj tril-p tub valer verat visc yohim zinc zinc-p
- **morning**: acal con mur-ac plan
  - **stool** agg; after: puls
- **afternoon**: sulph
- **evening**: alum sulph
  - **stool** agg; during: calc
- **night**: Nit-ac
- **accompanied** by:
  - **constipation**: alum am-m anac calc-p **Coll** lac-d lam morph nat-m *Nit-ac Nux-v* phos psor sep vib
  ○ **Abdomen**; congestion of (See ABDO - Congestion - accompanied - hemorrhoids)
- **alternating** with | **rheumatism** (See EXTR - Pain - rheumatic - alternating - hemorrhoids)
- **amel**: aesc
- **black** (↗*dark)*: alumn am-c ant-c ars colch crot-h *Ham* merc-c *Rhus-t Sec*
  - **liquid**: elaps
- **bright** (See red)
- **children**; in: lach
  - **infants**; in: all-c
- **clotted**: am-m bism nat-m stram
  - **large clots**: alum alumn
- **congestion** to head, with: calc
- **copious**: bac
- **coryza**; during: *Calc*
- **dark** (↗*black)*: aloe alum *Ham* hydr kali-m *Sulph*
- **dripping** constantly | **stool** amel; during: cob puls
- **exertion**:
  - **after** | **agg**: berb mill
  - **agg**: bry
- **exhaustion**; from slight: hydr
- **flatus** agg; passing: *Phos*
- **heart** complaints; with: cact
- **hemorrhoids**; after removal of: nit-ac
- **injuries**: bac mill
- **malarial** fevers, in: cact
- **meat** scrapings, as if: am-m
- **menopause**; at: **Lach**
- **menses**:
  - **after** | **agg**: graph
  - **before** | **agg**: am-c
  - **during** | **agg**: am-c *Am-m* ars-met *Graph* **Lach** lyss
  - **scanty**, during: lach
  - **suppressed** menses; from: abrot acet-ac graph ham zinc

Hemorrhage from anus: ...
- **old** people; in | **women**; old: psor
- **periodical**: bac merc *Mur-ac Nit-ac*
- **red**; bright: acon caust visc
- **rubbing** agg: aesc
- **standing** agg: crot-h
- **stool**:
  - **after** | **agg**: *Agar Aloe Alum* **Am-c** borx cact calad calc-f *Calc-p Carb-v* carbn-s chel cycl echi fl-ac grat *Ign Kali-c* kali-n lac-d *Lach* lob lyc merc *Merc-c* mez nat-m nit-ac *Nux-v Phos* rhus-v sabin sel sep spong sulph
  - **difficult** | **from**: petr
  - **during** | **agg**: aloe *Alum* alumn **Am-c** am-m *Ambr Anac* arn **Ars** asar aur aur-m bufo *Calc Calc-p* calc-sil *Carb-an Carb-v* carbn-s caust cch ferr graph **Ham** *Hep* ign iod *Ip Kali-p* lyc **Merc Merc-c** mez mur-ac *Nat-c* **Nat-m** *Nit-ac* nux-v *Petr* **Phos** plan plat prun psor *Puls* rheum ruta sars sel sep sul-ac sulph tarent **Thuj** *Tub* zinc
  - **hard** stool | **agg**: *Fl-ac Kali-c* kali-n lam **Nat-m** prun sabin *Tub*
- **tendency** to: ferr
- **typhoid**; during: alumn
- **urination** agg; during: kali-c merc
  - **stools**; not from the: cob
- **vicarious**: abrot ham mill nux-v sulph
- **walking** agg: alum crot-h sep
- **weather**:
  - **autumnal**: colch
  - **cold** damp: colch

HEMORRHOIDS: abrot acet-ac acon **Aesc** aesc-g aeth **Agar** agn ail alet all-s **Aloe** alum alum-p alumn am-br *Am-c* am-m ambr ambro anac anag anan ang *Ant-c* ant-t **Apis** apoc aral arg-n *Arist-cl* arn **Ars** *Ars-i* ars-met arum-t arund aur aur-m aur-m-n *Bac* bad bapt *Bar-c* bar-s *Bell* berb beta blum-o borx bov *Brom* bry *Bufo* **Cact** cadm-met **Calc** calc-caust calc-f calc-i *Calc-p Calc-s* cann-s canth *Caps* carb-ac **Carb-an Carb-v** carbn-s carc *Card-m* carl cas-s casc **Caust** cham *Chel* chim chin chinin-ar chr-ac chr-met chr-o cic cimic *Cimx* clem cnic-ar *Coca* cocc *Coff* colch **Coll** *Coloc* con cop croc crot-h cupr *Cycl Dios* dol dulc echi elaps *Erig* ery-a *Eug* euph-a euphr *Ferr Ferr-ar* ferr-m ferr-p ferul *Fl-ac* galv gast gels *Gran* **Graph** grat **Ham** helia *Hell* **Hep** *Hydr Hyos* hyper *Ign Iod Ip* **Kali-ar** kali-act *Kali-bi* kali-br **Kali-c** kali-chl kali-m kali-n kali-p **Kali-s** kiss kreos **Lach** lact lam laps led *Lept* lil-t lim lina linu-c lipp lob **Lyc** lycps-v *M-ambo* m-aust mag-c **Mag-m** mag-p manc mand med *Meli* **Merc Merc-i-r** mez mill mosch muc-u **Mur-ac** musa *Nat-m Nat-s* neg **Nit-ac Nux-v Paeon** pen *Petr* petros ph-ac **Phos** phys *Phyt* pin-s pip-n plan plat plb plb-xyz *Podo* polyg-h polyg-xyz polyp-p prot *Psor* **Puls** querc-r-g-s rad-br ran-b ran-fi ran-s *Rat* rauw rein rhod rhodi-o-n *Rhus-t* rhus-v rumx rusc-a *Ruta Sabin Sacch Sang* sars saxon *Scroph-n* sec sed-ac semp *Sep Sil* sin-n slag spig stann **Staph** still stram stront-c *Sul-ac* sul-i **Sulph** sumb syph tep *Ter*

Rectum

Hemorrhoids: ...
ther *Thuj Tub* ulm-c valer verat verat-v verb visc wies wye zinc zinc-val *Zing*
- **morning:**
  - **agg:** aloe **Dios** mur-ac sabin sulph sumb thuj
  - **amel:** alum coll
  - **bed** agg; in: graph rumx
  - **waking** him or her from sleep: aloe kali-bi petr sulph
- **afternoon:** bapt
- **evening:** coll
- **night:** aesc aloe alum am-c ant-c ars ars-s-f carb-an carb-v coll euphr ferr graph kali-c *Merc* phys *Puls* rhus-t **Sulph**
- **accompanied** by:
  - **appetite;** loss of: coll
  - **constipation** (See Constipation - accompanied - hemorrhoids)
  - **diarrhea** (See Diarrhea - accompanied - hemorrhoids)
  - **epistaxis:** carb-v **Ham Sep**
  - **indigestion:** coll
  - **palpitations** (See CHES - Palpitation - accompanied - hemorrhoids)
  - **respiration;** asthmatic (See RESP - Asthmatic - accompanied - hemorrhoids)
  - **rheumatic** complaints (See GENE - Pain - rheumatic - accompanied - hemorrhoids)
  - **sciatica** (See EXTR - Pain - lower limbs - sciatic - accompanied - hemorrhoids)
  - **stool;** bloody mucous: caps
  - **uneasiness:** malar
  - **weakness:** ars chin ham hydr mur-ac
- ○ **Abdomen:**
  - **cramping** pain (See ABDO - Pain - cramping - accompanied - hemorrhoids)
  - **pain** (See ABDO - Pain - hemorrhoids)
- **Back;**
  - **break;** as if back would (See BACK - Pain - break; as if it would - accompanied - hemorrhoids)
  - **pain** in: *Aesc* aesc-g *Bell* calc-f caps chr-ac euon ham ign kali-b *Nux-v* sulph
- **Head;** pain in: coll nux-v
- **Heart;** complaints of (See CHES - Heart; complaints - accompanied - hemorrhoids)
- **Liver;** stitching pains extending to (See Pain - extending - liver - stitching - accompanied - hemorrhoids)
- **Portal** congestion (See congestion; from pelvic; congestion; from portal)
- **Prostate** gland; enlarged: staph
- **Sacrum;** pain in: abrot
- **Skin;** itching: coll
- **Sphincter;** spasms in: lach sil
- **Tongue;**
  - **mucus** on tongue; collection of: *Berb*

Hemorrhoids – cold

- **accompanied** by – Tongue: ...
  - **white** discoloration of the tongue: *Aesc*
  - **Veins;** relaxation of: calc
- **alternating** with: abrot coll sabin
  - **constipation:** coll
  - **cough** (See COUG - Alternating - hemorrhoids)
  - **diarrhea** (See Diarrhea - alternating - hemorrhoids)
  - **lumbago** (See BACK - Pain - lumbar - alternating - hemorrhoids)
  - **palpitation** (See CHES - Palpitation - alternating - hemorrhoids; CHES - Palpitation - alternating - lower)
  - **rheumatism** (See EXTR - Pain - rheumatic - alternating - hemorrhoids)
  - ○ **Head;** pain in (See HEAD - Pain - alternating - hemorrhoids)
  - **Heart;** complaints of (See CHES - Heart; complaints - alternating - hemorrhoids)
- **appearing** suddenly: mur-ac
- **bathing** | **warm** agg: brom
- **beer** agg: *Aloe* bry ferr nux-v rhus-t **Sulph**
- **bleeding** (See Hemorrhage)
- **blind: Aesc** anac ant-c *Arg-n* arn ars asc-t brom calc-f *Calc-p* caps *Coll* coloc ferr grat *Ign* Kali-br m-ambo med muc-u nit-ac *Nux-v* ph-ac podo *Puls* rhod *Rhus-t Sulph* verat wye
- **smarting:** led
- **bluish: Aesc** *Aesc-g* aeth *Aloe* ars caps **Carb-v** carbn-s dios fl-ac *Ham Lach Lyc* manc **Mur-ac Nit-ac** phys *Sulph* verat-v
- **bunch;** like a (See grapes)
- **burning** (↗*Pain - burning):* Acon aesc aloe alum am-m ang ant-c ars *Calc* caps carb-an carb-v caust euphr *Fl-ac* graph *Ign* kali-c lach lil-t mag-m med *Muc-u* mur-ac neg nit-ac *Nux-v Phos* psor *Rat* sul-ac sulph syph
  - **stool** agg; during: abrot
  - **touch** agg: abrot
- **bursting:** ham
- **children;** in: **Mur-ac**
  - **emaciated:** mur-ac
- **chill;** during: caps
- **chronic: Aesc** *Aloe* am-c calc carb-v *Carbn-s* caust **Coll** dios graph *Lach Lyc* **Merc-i-r** *Nit-ac* **Nux-v** petr *Phos* phyt *Podo* **Sulph** *Tub*
- **cirrhosis,** with (See ABDO - Cirrhosis - hemorrhoids)
- **cold:**
  - **applications** | **amel** (↗*bathing - amel.):* aloe brom kali-c nux-v rat
  - **bathing:**
    - **agg:** ant-c
    - **amel** (↗*applications - amel.):* aloe brom kali-c nux-v rat
  - **water** | **amel:** aloe

Hemorrhoids – congested / Rectum / Hemorrhoids – protrude

- **congested**: abrot *Acon* aesc agar *Aloe* alum ant-c apoc arg-n ars *Bell* carb-v *Carbn-s Caust Cham* cop ferr-p graph ham *Hep* **Kali-c** kali-m kali-n kali-p lach *Merc Mur-ac* **Nux-v Paeon** podo *Puls Rhus-t* sil *Sulph* verat-v verb zing
- **congestion**; from pelvic: *Aloe* coll ham hep muc-u nux-v podo sep *Sulph*
  • women; in: *Coll*
- **congestion**; from portal: coll podo
  • women; in: *Coll*
- **constipation**:
  • with (See Constipation - accompanied - hemorrhoids)
  • without: aesc
- **cough** agg: bac caust ign *Kali-c* lach
- **delivery**; after: aloe apis kali-c lil-t
- **diarrhea**:
  • after | agg: *Aloe* ham mur-ac sulph
  • suppressed diarrhea; from: abrot
- **discharging | mucus**: *Aloe* am-m ant-c *Borx* caps carb-v caust ign lach merc puls sep sul-ac sulph
- **drunkards**; in: aesc-g *Ars Carb-v Lach* **Nux-v** *Sul-ac*
- **excitement**: arg-n gels hyos nat-c nux-v sumb
- **exertion** agg: bry
- **external**: abrot **Aesc** all-c *Aloe* alum alum-sil *Am-c* anac *Ang* ant-c apis apoc arn ars ars-i ars-s-f aur aur-ar aur-i aur-s *Bar-c* bar-i *Bar-m* bar-s berb *Brom* bry cact *Calc Calc-p* calc-s caps carb-ac carb-an carb-v *Carbn-s Caust Coll* coloc dios *Ferr Ferr-ar* ferr-i ferr-p fl-ac *Gran Graph* grat **Ham** *Hep* hyper *Iod* kali-ar kali-c kali-m kali-n kali-p kali-s kali-sil *Lach Lyc* med *Merc* **Mur-ac** nat-m *Nit-ac* nux-v *Paeon* ph-ac *Phos* phys *Plat Podo Puls Rat Rhus-t* rumx *Sep Sil* sul-ac **Sulph** *Ter* thuj *Tub* verat zinc zinc-p
- **flatulence**; from: caust zinc
- **flatus**, protrude when passing: *Bar-c Mur-ac Phos*
- **grapes**, like: aesc aloe *Am-c* calc caps *Carb-v Caust Coll* dios graph ham kali-c lach mur-ac nux-m *Nux-v* rat scroph-n sep sulph thuj
- **hard**: ail alum am-br ambr *Caust Lach Lyc* mur-ac phys *Sep*
- **heart** complaints relieved; after: coll
- **inflamed** (See congested)
- **internal**: *Aesc Alum* ant-c arn **Ars** borx **Brom** *Calc Caps* caust **Cham** cimic **Coloc** hep **Ign** kali-ar kali-c kali-p kali-s *Lach* lyc meli nit-ac **Nux-v** *Petr Ph-ac Phos* **Plan** *Podo* polyg-h **Puls** *Rhus-t* sep stront-c **Sulph** *Ter* verat
- **large**: **Aesc** agar **Aloe** alum anan ang arn ars ars-s-f bry *Cact Calc* caps *Carb-an Carb-v Carbn-s Caust* clem *Coloc* cycl *Dios* euphr *Ferr* ferr-ar gal-ac *Graph* **Ham** kali-ar **Kali-c** kali-m kali-n kali-s *Lach* lyc manc *Merc Mur-ac* nat-m **Nit-ac Nux-v** paeon *Podo Puls* sep spig sul-ac **Sulph** thuj *Tub*
- **leukorrhea**; from suppressed: am-m
- **lifting** agg: rhus-t
- **lying** agg: aesc puls
- **lying down | amel**: am-c
- **menopause**; during: aesc **Lach**

- **menses**:
  • after:
    : agg: cocc
    : painful: cocc
  • before | agg: cocc phos puls
  • during, agg: *Aloe* am-c calc *Carb-v Carbn-s* cocc *Coll Graph Ign Lach* lyss phos podo *Puls Sulph*
  • suppressed menses; from: phos *Sulph*
- **mental** exertion agg: *Caust* nat-c
- **mercury**; after abuse of: *Hep Sul-ac*
- **milk** agg: *Sep*
- **moisture**; oozing: alum am-c bar-c calc-p caust nat-m sep sul-ac sulph
- **motion** agg: apis carb-an euphr merc *Mur-ac* nat-m puls
- **offensive** (= fetid): carb-v manc med podo
- **operation**; after: coll croc
- **painful** (↗ *Pain - hemorrhoids*): aesc aesc-g *Aloe* alum am-c anac **Ars** bac *Bar-c* bell *Brom* cact calc caps *Carb-v Caust* cham chin *Coll* coloc dios ferr-p **Graph** *Ham* hyper ign iod *Kali-c* kali-n *Lach* lyc m-ambo mag-c mag-m mur-ac *Nat-m* nit-ac nux-v paeon *Ph-ac* phos plan puls rat ruta sabin *Scroph-n* sed-ac sep sil staph stront-c sulph thuj verb zinc zing
  • bleeding; much pain but little: aesc
  • kneeling | amel: aesc
  • sore: *Aloe* am-c caust euphr graph *Ham* kali-c m-ambo merc mur-ac phos *Puls* rhus-t stann sulph zinc
  • standing agg: plan
  • stool:
    : after | agg: alumn am-c calc graph ign iod m-ambo rhus-t
- **parturition** agg: acon *Aloe* bell ham *Ign* **Kali-c** *Lil-t Mur-ac Podo Puls* sep *Sulph*
- **pendulous**: nit-ac
- **pneumonia**; with: hyper
  • tendency to pneumonia; with: hyper
- **pregnancy** agg; during: *Aesc Am-m* ant-c ars *Caps* carb-v *Coll* ham *Lach Lyc* mur-ac *Nat-m Nux-v* podo puls sep *Sulph*
- **pressure** of nates agg: kali-c mur-ac
- **pricking**: syph
- **protrude**: abrot *Aloe* am-c brom *Calc Carb-v* caust coll *Ferr Graph* hell *Hep* kali-c lil-t lyc merc mur-ac nit-ac *Nux-v* ph-ac phos puls rhus-t *Sep Sil* **Sulph** zinc
  • bleeding: lach lept
  • lying agg: puls
  • menses; during: puls
  • stool:
    : after | agg: am-c dios fl-ac rhus-t
    : during | agg: abrot aesc agar aloe alum alum-p alumn *Am-c* ang ars *Bar-c* brom *Calc* **Calc-p** calc-sil fl-ac *Kali-bi Kali-c Lach* lil-t lyc merc *Mur-ac* nat-c *Nit-ac* ph-ac phos plat *Rat Rhus-t* sep *Sil*
  • urination:
    : after | agg: bar-c merc

▽ extensions | ○ localizations | ● Künzli dot

Hemorrhoids – protrude / Rectum / Involuntary stool

- **urination**: ...
  - during | **agg**: aloe **Bar-c** *Bar-m* canth *Kali-c* merc *Mur-ac* nit-ac
- **walking** agg: am-c sep
- **pulsating**: caps ham lach mur-ac
- **purgatives**; after: aloe *Nux-v*
- **purple**: aesc lach med mur-ac
- **rheumatism** abates; after: abrot
- **riding** amel: *Kali-c*
- **sedentary** persons; in: aesc-g nux-v
- **sitting**:
  - **agg**: caust graph ign *Thuj*
  - **amel**: ars calc ign lach
- **sneezing** agg: caust *Kali-c* lach
- **standing** agg: *Aesc* Am-c *Caust* Sulph
- **stepping** agg; wide: graph
- **sticking**: sep
  - **cough** agg; during: ign *Kali-c* lach nit-ac
- **stool**:
  - after:
    - **agg** | **hours**; for: aesc am-m ign rat sulph
  - **hard** stool:
    - after | **agg**: coll
  - **impossible**: *Aesc* caust *Lach Paeon* sul-ac *Thuj*
- **strangulated**: acon *Aesc* **Aloe** ars bart **Bell** *Canth* **Caps** colch *Coloc Ign Lach Merc* mez *Nux-v* **Paeon** rat *Sil Sulph*
- **suppressed** (↗COUG - Hemorrhoids - disappearance): abrot aloe am-m apis ars **Calc Caps** carb-v *Coll* cupr euphr *Ign* kali-bi lycps-v *Mill* **Nat-m Nux-v Op** phos puls ran-b rat **Sulph**
- **suppurating**: anan *Carb-v Hep Ign Merc* **Sil**
- **tendency** to: caps dol
- **thinking** of them agg: *Caust*
- **thrombotic**: paeon
- **touch** agg: abrot aloe **Bell** berb calc calc-sil carb-an *Carbn-s* **Caust** graph *Hep Kali-c* lil-t lyc merc **Mur-ac** nit-ac nux-v paeon phos **Rat** sep sil stann sul-ac **Sulph** syph **Thuj**
  - **nates** apart; must hold: bell paeon
- **ulcerating**: aesc alumn carb-v *Cham Hep* **Ign** kali-c kali-sil *Lach* nit-ac nux-v *Paeon* ph-ac phos **Puls Sil** staph *Sulph* syph zinc
- **urination** agg: kali-c
- **voice**; from straining: caust
- **walking**:
  - **agg**: *Aesc* agn alum alum-p ars ars-s-f **Brom** calc calc-sil **Carb-an Caust** cycl kali-ar kali-c kali-m **Mur-ac** nit-ac phos phys rumx sep sil **Sulph** sumb ther thuj zinc
  - **amel**: *Ign*
- **warmth**; external: ars
  - **amel**: *Ars* ign lyc *Mur-ac* nux-v petr phos *Sep* zinc
- **weather**:
  - **warm**:
    - **agg**: nit-ac
    - **amel**: *Aesc*
- **white**: carb-v
- **wine** | **sour** agg: ant-c

Rectum

Hemorrhoids: ...
- **wiping** after stool agg: **Aesc** aloe **Graph Mur-ac Paeon** puls *Sulph*

IMPACTED; stool (↗ABDO - Impaction): alum calc nat-m sanic sel sep sil

INACTIVITY of rectum (↗Constipation; Constipation - difficult; Paralysis): abrom-a acon aesc aeth agar agn *Aloe* **Alum** alum-sil **Alumn** am-c am-m ambr **Anac** ang ant-c ant-t apis arg-n arist-cl **Arn** asaf asim aur aur-i aur-s bac *Bapt* **Bar-c** bar-i bar-m bar-s bell bov **Bry** caj **Calc** calc-i *Calc-s* calc-sil *Camph* canth *Carb-an* **Carb-v Carbn-s** carc caust **Cham Chin** chinin-s **Coca Cocc** coff colch **Coll** con crot-h dulc euphr ferr fl-ac **Gels Graph** guat hell **Hep Hydr** hyos *Ign* indol iod kali-bi *Kali-br* **Kali-c** kali-m kali-n *Kali-p* kali-s kali-sil kreos lac-d *Lach* **Lap-a** linu-c lipp *Lyc* m-arct mag-c *Mag-m* mang med meli merc mez mosch mur-ac *Nat-m* **Nat-m** *Nat-p* nit-ac **Nux-m Nux-v Oena** olnd **Op** par *Petr Ph-ac* **Phos** *Phyt Plat* **Plb** podo *Psor* ptel **Puls Pyrog** ran-b ran-s *Rat* rheum rhod rhus-t **Ruta** sabad **Sanic** sars sec **Sel** seneg *Sep* **Sil** spig spong squil stann *Staph* stram stront-c sul-ac *Sulph* sumb **Tab** tarax **Tarent** *Thuj* til tub-m valer *Verat* verb vib visc zinc zinc-p
- **morning**: staph
- **bending backward** | **amel**: med

INDURATION:
○ **Rectum**: alumn *Ars Sep*

INEFFECTUAL urging (See Constipation - ineffectual)

INFLAMMATION: *Aesc* aloe alum ambr ant-c bell-p borx calc-p canth carb-an colch coll cupr enteroc ferr-p gamb gels *Hep* hydr ip kali-bi kali-c kali-i *Merc* merc-c nat-s *Nit-ac Op* paeon parathyr phos podo rat ric sabal sabin sil *Sulph* syph thuj zing
- **chronic**: sil
- **syphilitic**: bell merc *Nit-ac* sulph

INSECURITY (See Weakness)

INSENSIBILITY (↗Unnoticed): aloe phos

INVOLUNTARY stool (↗EXTR - Paralysis - lower - accompanied - stool): acon agar agar-ph alco all-s **Aloe** alum am-c am-caust amyg ant-c ant-t *Apis* apoc arg-met arg-n **Arn** *Ars* arum-t atro *Bapt* **Bar-m** bar-s **Bell** bism borx *Bry* bufo **Calc** calc-p calc-s *Camph* **Carb-ac Carb-v Caust** *Cedr* cench **Chel Chin** chinin-ar chinin-s chlf *Cina* cocc **Colch Coll Coloc** con *Cop Crot-h* crot-t *Cub* **Cupr** cupr-ar cycl cyt-l *Dig* **Dulc** euon ferr ferr-ar ferr-p gamb gels glon grat *Hell* hippoz hydr-ac **Hyos** ign ind iris kali-ar kali-bi **Kali-c** kali-cy kali-m kali-p kali-s lac-c *Lach Laur* lyss m-aust manc med merc merc-c mosch *Mur-ac* **Nat-m Nat-p** nat-s *Nux-v* oena **Olnd Op** *Ox-ac* oxyt petr **Ph-ac Phos** phyt *Plb Podo Psor* **Puls Pyrog** *Rhus-t* rob ruta *Sanic* sapin **Sec** sep spong squil staph stram stront-c stry sul-ac **Sulph** tab tarent thuj trom *Tub* **Verat** vip zinc zinc-p
- **daytime** | **eating**; after: chin

Involuntary stool — Rectum — Itching

- **morning**: spong *Zinc*
- **night**: arn bry carb-ac carb-an *Chin* colch con der hyos mosch nat-m op psor puls *Rhus-t* stram
  - bed agg; in: carb-ac *Plb* Sulph zinc
  - hard stool: **Aloe Bell**
- **bending** over, on: *Ruta*
- **bloody** stool: hyos
- **brain** affections; in: zinc-p
- **coition**; after: cedr
- **coma**; with (See MIND - Coma - stool)
- **convulsions**; during: anan bufo cupr lach *Oena* stry tarent
- **coughing** or sneezing, on (▸*sneezing*): bell merc ph-ac *Phos* rumx spong *Squil* Sulph verat
- **delivery**; after: hyos
- **eating**:
  - after | agg: *Aloe* chin
  - while | agg: ferr
- **excitement** agg: *Hyos*
- **fever**; with: gels hyos
- **flatulence**; as from: ars sulph
- **flatus** agg; passing: acon **Aloe** *Apoc* ars bell calc cann-xyz *Carb-v Caust* cench ferr-ma graph ign iod jatr-c kali-c kali-m mur-ac *Nat-c Nat-m* **Nat-p** *Nat-s* nux-v **Olnd Ph-ac Podo** pyrog *Rhus-t* sanic staph sulph thuj *Tub* **Verat**
- **formed** stool (▸*hard*): *Aloe* ars *Bell* caust *Coloc* hyos
- **fright**; after: gels **Op** *Phos Verat*
- **grief**; from: op
- **hard** stools (▸*formed*): bell caust coloc
- **headache**; during: mosch
- **laughing** agg: *Sulph*
- **lumps** of: *Aloe Coloc*
- **lying** agg: ox-ac
- **motion**:
  - agg: apis bry *Ph-ac Phos*
  - children; in: ph-ac
  - beginning of | agg: **Apis** *Rhus-t*
- **mucus** on passing flatus: spig
- **paralysis**; from (▸*EXTR - Paralysis - lower - accompanied - stool)*: *Alum* bell *Gels* hyos laur *Nux-v* op **Sec**
- **physical** causes rather than from emotional causes; from: aloe
- **sleep** agg; during: aloe *Arn Ars* arum-t bell *Bry* cench chin colch *Con Hyos* lach laur lyss merc mosch *Mur-ac* nat-m nat-s *Ph-ac Phos* **Podo Psor** *Puls Rhus-t* Sulph thuj *Tub* verat zinc
- **sneezing** agg (▸*coughing*): *Sulph*
- **solid**, although (See formed)
- **sphincter**; must keep attention on: aloe
- **standing** agg: aloe ars caust *Coloc*
- **stooping** agg: *Ruta*
- **straining** for stool anymore; when not: agar arg-n
- **urination**:
  - **and** stool: acon ail apis *Arg-n Arn Ars* atro aur bar-c bell bry calc camph carb-v *Chin* chinin-ar cina colch con dig *Hyos Laur* mosch **Mur-ac** nat-m *Olnd*

Involuntary stool — **urination** — **and** stool: ... *Ph-ac* Phos puls pyrog rhus-t sec stram sulph verat zinc
  - during | agg: ail *Aloe* alum apis arg-n bell *Carb-ac* carbn-s cic *Hyos* ind *Mur-ac* nat-s phos squil *Sulph* verat wies
- **voluntary** defecation is difficult or impossible; when (See straining)
- **vomiting**; while: amyg arg-n ars tab
- **walking** agg: aloe
- **yellow**, watery: hyos

IRRITATION: *Ambr Ant-c* arist-m canth *Cina* erig med
- **night**: aral
- **menses**:
  - before | agg: sabin
  - during | agg: sabin
- **newborns**; in: med

ITCHING: acon acon-l **Aesc Agar** agn *All-c* **Aloe** *Alum* alum-p alum-sil alumn **Am-c** *Am-m Ambr* anac anag anan ang *Ant-c* ant-t apis apoc arg-met *Arg-n Ars Ars-i* ars-s-f *Asar* aur-s bapt bar-c bar-i bar-m bar-s *Bell Berb* borx bov brom bry bufo cact cadm-i calc *Calc* calc-act *Calc-ar Calc-f Calc-i Calc-p* **Calc-s** calc-sil cann-s *Caps* carb-ac **Carb-v Carbn-s** carc card-m *Carl* casc **Caust** cench cham *Chel* chin chinin-ar chinin-s *Cic Cina* cinnb cist *Clem* coc-c cocc coff *Colch Coll* coloc con cop *Croc* crot-t cub cupr del dict dios *Dulc* elaps elat *Euph* eupi ferr ferr-ar ferr-i ferr-m ferr-ma ferr-p ferul **Fl-ac** *Gran* **Graph** grat *Ham* hep hom-xyz hydrc *Ign Indg Iod Ip* jac-c jug-r *Kali-ar* kali-bi **Kali-c** kali-m kali-n kali-p **Kali-s** *Lach* laur led lil-t lipp lith-c **Lyc** mag-c *Mag-m* med meny *Merc* merc-c merl *Mez Mill* morph *Mur-ac* naja *Nat-ar* **Nat-c** *Nat-m Nat-p* nat-s **Nit-ac Nux-v** op ox-ac *Paeon Petr* ph-ac phel phos pin-s *Plat* plb polyg-h prot prun psor **Puls** rad-br ran-s *Rat* rhodi rhus-t *Rhus-v Rumx Ruta Sabad* sabin *Sacch* sangin-n sapin *Sars* sec *Sep* serp *Sil* sin-a *Spig* spira *Spong* squil *Stann Staph Sul-ac Sul-i* **Sulph** symph syph tab tell ter *Teucr Thuj Tub* uran-n urt-u valer verb visc wye *Zinc* zing

- **daytime**: *Sulph*
- **morning**: agar carb-v carbn-s cench jac-c lach laur nat-m *Sulph*
  - bed agg; in: carb-v
- **forenoon**: dios paeon
- **evening**: alumn borx *Calc-p* cham croc *Iod* kali-bi kali-c lyc nux-v phos **Plat** *Puls* ran-s sil sin-a *Sulph* thuj zinc zinc-p
  - bed agg; in: ant-c cain calc-f cinnb *Ign Lyc Nat-m* petr plat sin-a *Sulph Teucr*
- **night**: agar aloe alum alumn ant-c calc-f carbn-s con *Ferr* fl-ac *Ign* indg kali-i mosch *Nat-p* petr phos pitu-a rhus-v sapin *Sulph*
  - midnight | before: thuj

920

Rectum

Itching
- **alternating** with:
  - **constriction** of rectum (See Constriction - alternating - itching)
  - **Ear**; itching in (See EAR - Itching - meatus - alternating with - anus)
  - **Nose**; itching in (See NOSE - Itching - alternating - anus)
- **ascarides**, from: anth *Calc* calc-f chin *Ferr* graph ign indg laur med mez *Nat-p* nit-ac psor *Sabad* sacch sin-a sulph *Teucr Urt-u*
- **burning**: *Agar* aloe *Alum* ant-c ars *Berb* bufo calc carbn-s chin cocc cop *Dulc* euph gran *Iod* jug-r kali-c lyc merl mur-ac nat-c *Olnd* paeon rhus-v sars **Sulph** *Thuj*
  - **friction**; after: cic
- **coition**; after: anac
- **cold** bathing amel: aloe caust fl-ac petr **Sulph**
- **dinner**; after: caust
- **discharge** of moisture, after: *Sulph*
- **dreadful**: slag
- **hemorrhoids**; from: *Acon Aesc Aloe* ars caps carb-v caust cina cop euphr *Fl-ac* glon *Graph Ham* ign iod *Lyc M-ambo* m-aust mur-ac nit-ac *Nux-v Petros* phos plan plb polyg-h prot puls rhus-t sep sil sul-ac **Sulph**
- **leukorrhea** agg: cop
- **menses**:
  - **before** | **agg**: graph
  - **during** | **agg**: carb-v phos
- **pain**, ending in: *Zinc*
- **painful**: bell
- **riding** agg: bov
- **rubbing** agg: *Alum* petr
- **scratching** agg: *Agar Alum* alum-sil arg-met ars bar-c calc *Caps* carb-v carc *Caust* chel con merc *Mez* mur-ac nat-c petr ph-ac phos *Puls* rhus-t rhus-v sep *Sil* stann *Staph* **Sulph**
- **sitting** agg: jac-c *Staph* sulph
- **sleep**:
  - **after** | **agg**: carb-v *Lach*
  - **going** to sleep; on | **agg**: petr
  - **preventing**: merc teucr
- **stool**:
  - **after**:
    - **agg**: agar aloe alum berb bov cain calc carb-v carbn-s clem *Euph* eupi glech *Kali-s* kali-m kali-sil kalm lyc mag-m *Merc Mur-ac Nat-m* nicc nit-ac pic-ac plat ptel pycnop-sa sec *Sil* sin-a spira *Staph* sulph tell ter *Teucr* thuj visc zinc
    - **amel**: clem
  - **before**: euph sin-a *Spong*
  - **during**:
    - **agg**: kali-c merc mur-ac nat-m phos pic-ac sil spira *Sulph* teucr zinc
  - **urging** to: euph
- **stooping** agg: arg-met
- **supper** agg; after: kali-c
- **violent**: aloe

Itching: ...
- **voluptuous**: *Agar Alum* ambr arg-met *Carb-v* cina merc mur-ac petr plat *Puls* sep *Sil* spig **Sulph**
- **walking**:
  - **agg**: aesc kali-bi nat-m nit-ac nux-v phos rhus-t
  - **air** agg; in open: arg-met bell nit-ac
  - **warm** bed agg: *Alum* cain calc-p carb-v *Ign Lyc Nat-p Petr Sulph Teucr*
- **worms**; from (See ascarides)
- **worms**; like: arg-met sulph
- ▽**extending** to
  - **Urethra**; into | **stool** agg; during: thuj
  - **Anus**; around: abrom-a **Acon** aesc agar agn *Aloe Alum* am-c am-m *Ambr Anac* ant-c *Apis* arg-n *Ars* aur **Bar-c** bell *Berb* borx bry bufo-s **Calc** calc-act caps carb-v *Caust* cham chin *Cina* cocc colch coll coloc con cop cortiso croc des-ac euph *Ferr Fl-ac Graph* grat *Ign* iod kali-bi *Kali-c* lyc m-ambo m-aust *Mag-c* med meny **Merc** merc-c *Mez* mur-ac nat-c nat-m nat-p nat-s **Nit-ac** *Nux-v* op paeon pen **Petr** ph-ac phos pin-s plat prot psor puls ran-s rham-f rhodi-o-n *Rhus-t Sabad Sacch* sars seneg *Sep* serp sil sin-a slag spig spong squil stann staph **Sulph** symph tab tarax *Teucr* **Thuj** tub uran-n *Verb* viol-o **Zinc**
  - **night** | **aroused** at: indg
  - **bathing**: abrom-a
  - **stick**; as from a: rumx
  - **stool**:
    - **after** | **agg**: agar clem euph lyc *Mag-m* nat-m nit-ac sec sil teucr thuj visc zinc
    - **warm** bed agg: *Petr*
  - **Vulva**; and (See FEMA - Itching - vulva - and)
- **Perineum**: agar agn *Alum* ang ant-c ant-t ars bell cann-s canth carb-v *Chel* cina con *Fl-ac* gran ign kali-c mur-ac nat-c *Nat-s* nux-v *Petr* plb *Sars* seneg **Sulph** tarax tep thuj
  - **forenoon**: thuj
  - **night**: *Carb-v* con kali-c petr
  - **scratching** agg: alum
    - **after**, pain: alum tarax
  - **stool**:
    - **after** | **agg**: tell
    - **during** | **agg**: *Sulph*
  - **touch** agg: *Carb-v*
  - **walking** agg: ign

LAUGHING agg: lach

LUMP; sensation of a (↗*Foreign; Plug; Weight*): aloe anac apoc bry cann-i cann-xyz *Caust* chin coll crot-h *Crot-t* gamb hell *Kali-br* kali-br *Lach* lil-t med nat-c *Nat-m* phos plat rumx sacch sang sarr seneg *Sep Sil* sul-ac sulph ther thuj
- **lying** on back agg: ars-i
- **menses**; during: *Sil*
- **pregnancy** agg; during: sep
- **sitting** agg: cann-i cann-xyz kali-bi lach nat-m
- **standing** agg: *Lil-t*
- **stool**:
  - **before**: *Lach*

921

Lump

- **stool**
  - not amel by stool: **Sep**
- urging for urination, with: lil-t
- ○**Anus**: *Sep*
- **Perineum**: arg-n cann-xyz **Chim** (non: chin) kali-m *Ther* thuj
  - sitting agg: chim
- **Sphincter**; posterior side of: med

MOISTURE (↗*Catarrh*): acon *Aesc* agar *Aloe Alum* alum-p alum-sil am-c am-m anac **Ant-c** apis ars aur aur-ar aur-m aur-s bapt *Bar-c Bar-m* bar-s bell *Borx* bry *Calc* calc-p *Calc-s* calc-sil *Canth Caps Carb-an* **Carb-v Carbn-s** carl **Caust** chel chin chinin-ar clem coc-c coff *Colch* coloc cor-r *Dios* dulc ferr ferr-ar ferr-p *Graph Hell* **Hep** ign kali-p *Lach* led lyc med meli *Merc Merc-c* mill *Mur-ac Nat-m* **Nit-ac** nit-m-ac *Nux-v Op Paeon Petr Phos Phyt* podo *Puls* ran-s *Rat* rhod rhus-t **Sep Sil** spig stann sul-ac sul-i **Sulph** syph *Thuj* zinc zinc-p
- **evening**: carb-an dios
- **night**: *Carb-v* nat-m sulph
- **acrid**: ars-s-f *Carb-v* chin lach *Merc-c Nit-ac* sulph *Thuj* zinc
- **black**: merc-i-f
- **bloody**: alum apis *Carl* op puls sabad *Sil* thuj
- **burning**: sulph
- **cadaverous** odor: sil
- **colored**:
  - **dark**: med
  - **orange**: kali-p
- **constant**: sep
- **fetid**: *Calc* kali-p med paeon sep
- **fishy** odor: med
- **flatus**; from: all-c *Ant-c Carb-v* sulph zinc
- **glutinous**: carb-an *Carb-v* **Graph** kali-bi
- **herring** brine, smelling like: *Calc Med*
- **ichorous**: *Ferr*
- **menses**; during: **Lach**
  - **orange**-colored: kali-p
- **mucus**:
  - **bloody**: op
  - **offensive**: hep
  - **urination** agg; during: carb-ac
- **musty** odor: *Carb-v*
- **offensive**: *Ant-c* hep paeon sul-i
- ○ **Glands**; anal: nit-ac paeon sil
- **scratching** agg: *Alum* **Carb-v** *Caust* dulc **Graph** *Lyc Merc Nat-m Nit-ac Petr* rhus-t *Sep* sil sul-ac **Sulph** *Thuj*
- **stool**:
  - **after | agg**: bar-c borx *Graph* hep *Sep* stann sumb zinc
  - **before**: kali-c
- **warm**: *Acon*
- **wine** agg; sour: ant-c
- **yellow | staining**: ant-c
- ○**Perineum**: : carb-an *Carb-v* paeon thuj
  - **night**: *Carb-v*

NO DESIRE FOR STOOL (See Inactivity)

Rectum

NUMBNESS:
○**Anus**: acon aloe carb-ac caust phos

OPEN anus (↗*Relaxed*): aesc ail **Aloe** alum apis gels ign kali-c op **Phos●** *Sec* sol-t-ae
- **accompanied** by | **stool**; involuntary: apoc
- **involuntary** stool; after: apis chin phos
- **sensation** of: ail aloe *Apis* apoc **Phos●** puls sec sol-t sumb trom
  - **stool** agg; after: apoc sumb

PAIN: abies-c acal acon acon-l **Aesc** aeth agar agar-ph agn agro alet all-c allox *Aloe Alum* alum-p alum-sil *Alumn* am-br **Am-c** am-m ambr anac anan ancis-p ang *Ango* ant-c ant-s-aur ant-t aphis **Apis** apoc *Arg-met* **Arg-n** arist-cl arist-m arn *Ars* ars-i ars-s-f arum-d arum-t arund asaf asar asc-t aspar *Atro* aur aur-ar aur-i aur-m aur-s bac bapt bar-c bar-i bar-m bar-s bell *Benz-ac* berb bond borx bov **Brom** bry *Bufo* cact cadm-met cain calad calc calc-f calc-p calc-s calc-sil camph cann-i cann-s canth *Caps* carb-ac **Carb-an Carb-v Carbn-s** carc *Card-m* carl *Castm* **Caust** cean cedr cench cham chel chin chin-b chinin-ar chinin-s chlf chr-ac cic cimic cina cinnb clem cob cob-n coc-c cocc *Coch* coff colch **Coll** *Coloc* colocin con convo-s *Cop Corn* cortiso *Croc Crot-h* **Crot-t** cub cuph cupr cupr-ar cycl cyt-l der dig dios dirc dol dor dros dulc elaps elat enteroc erig ery-a eucal eug euon *Eup-per* eup-pur *Euph* euphr eupi fago ferr ferr-ar ferr-i ferr-m ferr-ma ferr-p ferul form gal-ac **Gamb** gels gent-l gins gran **Graph** grat guat ham hell *Hep* hist hydr hydrc hyos hyper **Ign** indg inul iod *Ip* iris jac-c jal jatr-c *Jug-c* jug-r *Kali-ar* kali-bi *Kali-br* **Kali-c** kali-chl *Kali-i* kali-m *Kali-n* kali-p kali-s kali-sil kiss kreos lac-ac lac-c lach lachn lact laur led lepi *Lept* liat lil-t *Lil-t* lim linu-c lipp lith-c lob *Lyc* lycps-v *Lyss* m-arct mag-c mag-m mag-p mag-s *Manc* mand mang med mela *Meli* menis *Merc* merc-br merc-c merc-cy merc-d merc-i-f merc-n merc-sul merl mez mill mit morph morph-s mosch *Mur-ac Murx* naja nat-ar nat-c nat-hchls nat-m nat-p nat-s nicc *Nit-ac* nuph *Nux-m Nux-v* oena ol-an *Olnd* onis onos *Op* ost ox-ac **Paeon** pall pen *Petr* petros ph-ac phel *Phos* phys phyt pic-ac pin-s pip-m plan plat plb plb-chr *Podo Prun* prun-p *Psor* ptel **Puls** pyrog rad-br ran-b *Ran-s Rat* rauw rham-f rheum rhod rhus-t rhus-v *Rob* rumx *Ruta* sabad sabin sang sangin-n sanic saroth sarr sars sec sel senec seneg senn *Sep* sil sin-a sin-n sol-ni sol-t sol-t-ae sig spira spirea squil stann staph stict still stram stront-c stry sul-ac sul-i **Sulph** sumb syph tab tarent tax tep *Ter Teucr* ther **Thuj** til tong trom tub urt-u valer verat verat-v verb vib vichy-g vip visc voes wies xan xero zinc zinc-p zinc-s zing
- **daytime**:
  - **walking** agg: nat-m
  - **burning**: nat-m
- **morning**: aeth agar **Calc** calc-p carb-ac colch corn dios dor graph hyper *Kali-bi* lyc mag-c mag-m mang **Mur-ac** nat-m nicc **Nit-ac** ost ph-ac podo *Sulph* thuj vichy-g zinc
  - **7 h**: nat-m

▽ extensions | ○ localizations | ● Künzli dot

Rectum

- **tearing** pain: ant-t mang
  - **tenesmus**: alum nat-m
- **drawing** in anus agg: sep sulph
  - **stitching** pain: sep sulph
- **drawing** pain: ambr ant-c aur-s calc cann-s carb-v chel chin *Cycl* eupi kreos lach lact mang mez phos rhod zinc
  - **downward**: phos
  - **upward**: mez plb thuj
- **driving**; while: glon
  - **griping** pain: glon
- **dysentery**:
  - **after** dysentery: calc
    - **tenesmus**: calc
  - **during** dysentery: acon aloe **Apis** arn *Ars* ars-i ars-s-f calc **Caps** Carb-ac Carb-v **Colch Coll** *Coloc* con cop dios erig ip *Kali-bi Lach* Merc **Merc-c** *Nit-ac* rheum sulph ter tub *Urt-u* xan
    - **burning**: aloe *Ars* **Caps** Carb-v Coloc Lach *Urt-u*
    - **cutting** pain: Merc-c
    - **tenesmus**: acon **Apis** arn ars-i ars-s-f calc **Caps** Carb-ac **Colch Coll** con cop dios erig ip *Kali-bi* Merc **Merc-c** *Nit-ac* rheum sulph ter tub xan
- **eating**:
  - **after**:
    - **agg**: aesc arist-cl *Coloc* crot-t lyc mang nux-v
      - **stitching** pain: Nux-v
      - **tenesmus**: arist-cl *Coloc* crot-t
  - **before**:
    - **agg**: *Caust*
      - **stitching** pain: *Caust*
  - **while**:
    - **agg**: coloc crot-t
      - **tenesmus**: coloc crot-t
- **erect**, when body is: **Petr**
  - **stitching** pain: Petr
- **exertion** agg; after: coc-c rosm sulph
  - **burning**: sulph
  - **twinging**: coc-c
- **fever**; during: ferr-p nux-v
  - **tenesmus**: nux-v
- **fissure**, in: **Graph**
  - **burning**: **Graph**
- **flatus**:
  - **attempting** to suppress flatus; on: acon
    - **tenesmus**: acon
  - **from**: calc ign nat-s zinc
    - **pressing** pain: calc ign nat-s zinc
- **flatus**; passing:
  - **after**:
    - **agg**: *Agar* **Aloe** ant-t bapt *Carb-v* cham cocc dios mag-m phos plb psor *Puls Staph Sulph* sumb *Teucr Zinc*
      - **burning**: *Agar* **Aloe** ant-t bapt *Carb-v* cham cocc dios mag-m phos plb psor *Puls Staph Sulph* sumb *Teucr Zinc*
  - **agg**: agar arn bry calc camph *Carb-v* con graph ign kali-c nat-c nat-m nat-s phos puls sulph zinc
    - **biting** pain: agar
    - **burning**: sulph
- **flatus**; passing – **agg**: ...
  - **pressing** pain: calc *Carb-v* ign nat-s zinc
  - **stitching** pain: bry phos
  - **amel**: ant-c coloc kali-bi *Mag-c* vichy-g
    - **pressing** pain: ant-c mag-c
    - **sticking** pain: coloc *Mag-c*
    - **stitching** pain: coloc *Mag-c* vichy-g
    - **twinging**: kali-bi
  - **before**: kali-c
    - **pressing** pain: kali-c
- **glass**; as from broken: rat
- **gnawing** pain: *Carb-v* elaps ferr merc phos stann
- **griping** pain: *Calc* carb-v **Cocc** **Ign** kali-c mur-ac nat-c nat-m nit-ac ox-ac thuj verb
- **hemorrhoids**; from (↗*Hemorrhoids - painful*): aesc aloe bac caust coll led lyc med nux-v rosm
  - **aching**: aesc coll med
  - **cutting** pain: nux-v
  - **dull**: coll lyc
  - **raw**: aesc aloe caust
  - **stitching** pain: bac
- ▽ **extending** to | **Back**: *Aesc*
- **hot** water amel: rat
  - **burning**: rat
- **kneeling** | **amel**: *Aesc*
- **knots**; as from hard: nat-c
- **lancinating** (See cutting)
- **lying**:
  - **abdomen**; on | **amel**: nux-v
  - **agg**: aesc **Ars** chel crot-t ign nat-c nux-v phos ptel *Puls* sep sulph visc zinc
    - **burning**: *Puls*
    - **pressing** pain: crot-t nux-v ptel
    - **stitching** pain: nat-c **Sulph** visc
  - **amel**: mang rat
    - **tenesmus**: mang
  - **back**; on:
    - **agg**: chel sulph
      - **sore**: chel sulph
    - **amel**: alumn *Am-c* mang puls
      - **tearing** pain: alumn
  - **side**; on | **agg**: puls
- **menses**:
  - **after**:
    - **agg**: graph
      - **burning**: graph
  - **before**:
    - **agg**: ars ign *Mur-ac* petr thuj
      - **pressing** pain: ign petr
      - **sore**: ars *Mur-ac*
      - **tenesmus**: thuj
  - **during**:
    - **agg**: *Aloe Am-c* ars berb *Calc* carb-v cocc kreos *Mur-ac* nat-s phos *Puls* zinc
      - **burning**: berb carb-v zinc
      - **pressing** pain: *Aloe*
      - **sore**: ars *Berb* carb-v *Mur-ac*

Rectum

- **during** – agg: ...
  - sticking pain: ars
  - stinging: phos
  - stitching pain: aloe *Ars Calc* kreos phos
  - tenesmus: *Am-c* nat-s
- mental exertion:
  - **after**: *Caust* nux-v
    - stitching pain: **Nux-v**
  - **agg**: caust
    - pressing pain: caust
- milk agg: nicc
  - tenesmus: nicc
- motion:
  - **after**:
    - agg: crot-t kali-n *Puls*
    - burning: crot-t kali-n
    - sore: crot-t *Puls*
  - **agg**: bell kali-n *Nux-v Thuj* valer
    - pressing pain: *Nux-v*
    - stitching pain: bell kali-n
    - tearing pain: valer
  - **amel**: *Puls*
- neuralgic: *Atro* bar-m *Bell* colch *Crot-t* ign kali-c lach lyc ox-ac phos *Plb Stry* tarent
- periodical: agar *Ign*
  - day; every: *Ign* rosm
    - stitching pain: agar *Ign*
- pinching pain: calc eug kali-c lyc mag-c merc nat-m *Nit-ac* sep
- pregnancy agg; during: *Caps Kali-c*
  - burning: *Caps*
  - stitching pain: *Kali-c*
- pressing pain (= pressure): acon **Aesc** allox *Aloe* alum alum-p alum-sil ambr ang ant-c aphis apoc arg-met *Arn Ars* asaf *Bar-c* bar-m bar-s *Bell Berb* bry cact cain calc *Calc-s* calc-sil carb-an carb-v carbn-s carl **Caust** cean chel *Chin* chinin-ar cob coll coloc con cop *Crot-t Cycl* dulc eug eup-pur euphr ferr-i form gran *Graph* hell hydr hyper **Ign** iod *Iris* kali-ar *Kali-bi* kali-c kali-m *Kali-n* kali-p kali-s kali-sil kreos *Lach* lact laur *Lil-t Lyc* m-arct mag-c *Mag-m* med **Merc** merc-i-f merl mez mur-ac *Murx* nat-c nat-m **Nit-ac Nux-v** op ox-ac *Petr* phel *Phos* plat pru ptel rhus-t *Sars* seneg *Sep* sil spig *Stann* staph stry sul-ac **Sulph** tub *Valer* verat verb xero zinc zinc-p
  - alternating with | contraction (See Constriction - alternating - pressing)
  - diarrhea; as from: calc nat-m
  - diarrhea would come on; as if: calc *Crot-t* mag-c
  - downward, outward, etc: agar *Aloe* bell berb bry calc-p cann-s *Carb-v* carbn-s cimic cob *Corn* **Crot-t** dios dros inul *Ip* kali-n *Lach* lil-t lyc mag-c *Nit-ac* Nux-m nux-v ox-ac pic-ac **Podo Puls** sep **Sulph** til verat
  - sharp instrument; as from a: ign
  - feces were lodged in rectum; as if: *Caust*

- pressing pain: ...
  - not for stool; pressing but (See stool - not - pressing)
- pressure:
  - abdomen; on:
    - agg: carb-v
    - sore: carb-v
  - agg: sep
    - stitching pain: sep
  - amel: carc kali-c
    - burning: kali-c
  - stomach agg; on: ferr-p
  - umbilicus agg; on: **Crot-t**
- prolapsed, in the: *Apis*
  - burning: *Apis*
- prolapsus; from: arist-cl
  - tenesmus: arist-cl
- pulsating pain: aloe ancis-p *Bell* caps ham lach *Meli* merc nat-m *Sulph*
- rasping: ant-c grat nat-m verat
- rest | amel: rosm
- retention and pain in bladder, with: cop
- rhagades: **Graph**
  - burning: **Graph**
- rising from sitting agg: phos
  - pressing pain: phos
  - stitching pain: phos
- rubbing; after: carb-v cic phel *Sabad*
  - burning: carb-v cic phel *Sabad*
- scraping pain: agar am-c ant-c calc-p carb-an crot-t grat kali-n lob lyc nat-m puls sep verat
- scratching pain: ars kali-n sep
- shooting (See stitching)
- sitting:
  - agg: **Aesc Aloe** am-m ammc ars bar-c berb calc cann-s caust chel chin cocc coloc crot-t cycl euphr gran iod ip kali-c **Lyc** mag-c *Mang* merc-cy *Mur-ac* nat-c *Ph-ac* phos **Rat** *Ruta* sars **Sep** sin-a staph sulph ther thuj
    - burning: ip **Sulph** thuj
    - cutting pain: **Rat**
    - drawing pain: chin *Cycl*
    - griping pain: *Calc Cocc*
    - pressing pain: ammc calc *Cann-s Cycl* euphr staph sulph thuj
    - sore: *Am-m Berb* **Caust** chel *Cycl* mag-c *Mur-ac* **Rat** *Sulph*
    - stitching pain: *Ars Calc* gran iod kali-c nat-c *Ruta* sin-a **Sulph** *Thuj*
    - tearing pain: *Ruta*
    - tenesmus: crot-t mang staph *Sulph*
  - amel: ars *Ign* lach
- sleep:
  - during | agg: kali-c
  - preventing sleep: kali-c
    - burning: kali-c
- smarting (See burning)
- sneezing agg: bac *Lach*
  - stitching pain: *Lach*

Rectum

Pain – sore

- **sore** (✒*Sensitive*): **Aesc** *Agar* agn **Aloe** alum alum-sil am-br am-c am-m ambr ant-c ant-s-aur ant-t **Apis** arn *Ars* ars-s-f aspar aur aur-ar aur-s *Bar-c* **Bar-m** bar-s **Bell Berb** *Bry* cadm-met *Calc Calc-p* calc-s calc-sil *Caps Carb-an Carb-v Carbn-s* **Caust** cench coloc crot-t *Cycl* dios dirc elaps elat euph gal-ac **Gamb Graph** grat **Ham** hep **Ign Iris** jal **Kali-ar** kali-bi **Kali-c** kali-m *Kali-p* **Kali-s** kali-sil **Lach** lact lil-t lim **Lyc Merc** *Merc-c* merc-cy merc-i-f merc-sul mez **Mur-ac** nat-ar nat-c *Nat-m* nat-p nat-s **Nit-ac** nux-m *Nux-v* onos **Paeon** petr ph-ac phos phys **Podo** prun psor **Puls** rad-br **Rat** *Rhus-t* sars *Sep* **Sil** sol-t-ae spong stann staph sul-ac **Sulph** syph tab thuj verat vib *Zinc* zinc-p zing
  - **jerking** pain: sep
- **splinter**; as from a: acon *Aesc* agar all-c *Alum* am-m *Arg-n Bar-c* bell *Carb-v* carc caust coll hell *Ign* iris *Kali-c Lach* lyc merc mez *Nat-m* nat-p **Nit-ac** plat **Rat** ruta sanic *Sep Sil* sulph thuj
- **stabbing** pain: calc-f visc
- **standing** agg: *Aesc* arn calc-p crot-h ferr *Ign Lach Sulph* ter valer
  - **burning**: crot-h *Lach* ter
  - **cutting** pain: *Lach*
  - **pressing** pain: arn *Ferr*
  - **stitching** pain: *Sulph* valer
- **sticking** pain: acon **Aesc** aloe ant-c *Ars* cact calc *Carb-v* **Caust** chel *Coll Coloc* ferr-i **Graph** grat hell **Iris** jac-c kali-c kali-n kali-sil lact lyc nat-ar **Nit-ac Nux-v** phos prun-p puls *Rat* rumx sanic *Sil* sin-a **Sulph** sumb *Teucr Thuj*
- **sticks**; as if full of: **Aesc** coll
- **stinging**: acon **Aesc** alum *Am-m* ambr *Apis Ars Caps* carb-an *Caust* coch grat lyc mag-m *Nat-m* nit-ac **Nux-v** *Phos* **Puls** sul **Staph** sulph
- **stitching** pain: *Acon* **Aesc** agar *All-c Aloe* alum alum-p alum-sil alumn am-m ambr ang ant-t *Apis* arg-n arn **Ars** ars-s-f arund asaf asar aur aur-ar aur-s bac *Bar-c Bar-m* bar-s bell *Benz-ac* **Berb** bond borx bov brom bry cact cadm-met calad **Calc** *Calc-p* calc-s calc-sil cann-i cann-s canth *Caps* **Carb-an** *Carb-s Carbn-s* carl **Caust** cham chel chin chinin-ar cina coc-c colch coloc **Con** *Cop Croc* crot-t cupr cycl dirc euphr ferr-ar ferr-i ferr-ma ferul gins *Graph* grat hell **Ign** indg ip jac-c jatr-c jug-r *Kali-ar* **Kali-c** kali-n kali-p **Kali-s** kali-sil kiss kreos **Lach** lachn led **Lyc** lyss m-arct mag-c **Mag-m** *Mag-p Med* meli **Merc** merc-c merc-i-f *Mez* mosch *Mur-ac* nat-c *Nat-m* **Nit-ac** nuph nux-m nux-v ol-an paeon petr *Ph-ac* phel *Phos* **Phyt** plat plb prun-p *Puls* ran-b ran-s *Rat* rhod *Rhus-t Ruta* Sabad **Sep Sil** sin-a sin-n spirae spong stann stram stry *Sul-ac* **Sulph** tarent teucr *Thuj* til valer vichy-g visc zinc zinc-p
  - **alternating** with:
    - Glans penis; itching in: thuj
    - Prepuce; burning in: thuj
  - **downwards** and outwards: asar *Carb-v* (non: carbn-s) lith-c
  - **inward**: zinc
  - **itching**: alum bry coloc nat-m ph-ac puls stann sulph
  - **outward**: *Carb-v* lith-c

Pain – stool

- **stitching** pain: ...
  - **tearing** pain: graph nat-m
  - **twitching**: zinc
  - **upward**: aesc *Graph* hell **Ign** *Lach* mag-c *Mez Rhus-t Sep* thuj
- **stool**:
  - **after**:
    : **agg**: abrom-a **Aesc** *Aeth* agar **Aloe** alum *Alumn Am-c Am-m* ambr ant-c ant-t aphis **Apis** apoc arist-cl **Ars** *Ars-i* ars-s-f arund asaf asar asc-t aster aur aur-ar *Bac* bapt bar-c bar-i bar-m bar-s bell *Berb* bov **Brom Bry** cact calad calc calc-i calc-p calc-s calc-sil cann-s canth *Caps* carb-an *Carb-v* carbn-s carc carl casc *Castm* caust cham chel chin cic clem cob coc-c cocc **Colch** coll *Coloc* cop *Corn* crot-t *Cub* cupr cupr-act dios dirc dros elaps erig euphr fago *Ferr* ferr-ar ferr-i ferr-p fl-ac franz **Gamb** gins *Graph* grat guat hell hep hydr **Ign** ind indg iod ip *Iris* jug-c jug-r *Kali-ar* kali-bi kali-c kali-m kali-n kali-p kali-s kali-sil *Kalm Lach* laur lil-t lim lipp lob *Lyc* lyss *Mag-c* mag-m mag-s manc mand **Merc** merc-c *Merc-d* merc-i-r mez mill **Mur-ac** *Nat-ar Nat-c* nat-m nat-p *Nat-s* nicc **Nit-ac** nuph nux-m nux-v ol-an *Olnd* osm paeon petr ph-ac phel phos phys *Pic-ac* **Plat** plb *Podo* prun *Psor* ptel puls *Rat Rheum* rhod rhodi rhus-t rhus-v *Ruta* sabad sabin sapin saroth sars sec seneg senn *Sep* sil sin-a sin-n sol-t-ae spirae stann staph stront-c *Sul-ac* sul-i **Sulph** sumb tab tarent ter thuj *Trom* urt-u verat-v yuc *Zinc* zinc-p
    : **biting** pain: agar alum canth caust colch hell lach mez nat-c nat-m ph-ac phos sep sil sin-a
    : **burning**: abrom-a **Aesc** agar **Aloe** alum alumn am-c *Am-m* ant-t aphis **Apis Ars** *Ars-i* ars-s-f arund asc-t aster aur aur-ar bar-c bar-i bar-m *Berb* bov **Bry** *Calc* calc-i calc-s calc-sil *Canth* caps *Carb-v Carbn-s* Carl *Castm* **Caust** cic clem cob coc-c colch *Coloc* cop *Corn* crot-t dirc dulc euphr fago *Ferr* ferr-ar ferr-i ferr-p **Gamb** *Graph* grat guat hell hep *Hydr* ign ind iod *Iris* jug-c jug-r *Kali-ar Kali-bi Kali-c* kali-m kali-n kali-p kali-s kali-sil kalm *Lach* laur *Lil-t Lyc Mag-c Mag-m Merc Merc-c* mill *Mur-ac Nat-ar Nat-c* Nat-m nat-p *Nat-s* nicc **Nit-ac** nuph nux-m *Nux-v* ol-an *Olnd* osm paeon *Petr* phel *Phos Pic-ac* prun ptel **Puls Rat** rheum rhod rhodi rhus-t rhus-v sabad sapin sars sec sep *Sil* sin-a sin-n sol-t-ae spirae stann **Staph** *Stront-c* sul-i **Sulph** sumb tab tarent ter *Thuj Trom* urt-u *Zinc* zinc-p
    : **cutting** pain: *Aesc* agar *Aloe* calc chel hell kali-bi **Nit-ac Nux-v** pic-ac *Puls* **Rat** sin-a sin-n staph sumb
    : **pressing** pain: alum apoc bar-c *Calc* caust hell *Ign* jug-r *Kali-bi Kalm* lipp mag-m *Merc* nit-ac nux-v ph-ac phos plat *Podo Puls* seneg sil stann sul-ac *Sulph*
    : **scraping** pain: nit-ac phos

Pain – stool · **Rectum** · Pain – stool

- **after – agg**: ...
  - **sore**: *Aesc* **Aloe** *Alum* ant-c **Apis** apoc calc-s *Carbn-s Cham* chel colch crot-t gamb **Graph** hep **Ign** iod kali-bi kali-c kali-n kali-p mag-m **Merc** mez *Mur-ac Nat-m* **Nit-ac** nux-m nux-v phos *Podo* puls **Rat** spirae stann *Staph* **Sulph**
  - **splinter**; as from a: carc saroth
  - **sticking** pain: **Nux-v Rat**
  - **stinging**: aloe berb *Canth* kali-n **Nit-ac** *Puls Sulph*
  - **stitching** pain: *Aloe* am-m *Berb* calad *Calc* canth cham chin hell kali-n laur *Lyc* mag-m *Mez* nat-m nicc **Nit-ac** pic-ac *Plat Rat* sep stann *Thuj*
  - **upward**: alumn *Mez* sulph
  - **tearing** pain: aesc alumn *Kali-c* lyc *Nat-m* **Nit-ac**
  - **tenesmus**: *Aeth* **Agar** aloe am-m ambr ant-t *Apis* apoc arist-cl ars ars-s-f aster bapt *Bell* berb bov calc-i calc-p calc-s *Canth Caps* carb-an cob *Cocc Colch* coll corn *Cub* cupr cupr-act dios dros dulc erig fago fl-ac gamb gins grat guat hell hep *Ign* ind indg ip jug-c kali-ar *Kali-bi* kali-c kali-n kali-p *Kali-s* lach laur lil-t lim lyc lyss *Mag-c Mag-m* mag-s manc mand **Merc Merc-c** *Merc-d* merc-i-r *Mez* nat-m *Nat-m* nicc nit-ac nux-v ph-ac phel phos phys plat plb *Podo* ptel **Puls** *Rheum* rhodi *Rhus-t* ruta sabin saroth sars senn sil *Staph* **Sulph** tab *Trom* yuc zinc zinc-p
  - **twinging**: canth franz grat
  - **Rectum and Anus**: alum ant-t bov calc caps caust cham coll crot-t graph hell hep ign ip kali-c lach lyc merc mez nat-c nat-m nit-ac nux-v olnd petr ph-ac phos rheum sabad seneg staph stront-c sul-ac sulph teucr thuj
  - **amel**: acon aesc aloe alum ant-t arn ars asaf bapt bov bry cain calc-p canth cham clem colch *Coloc* corn dulc *Gamb* hell lept nat-ar nat-s nuph **Nux-v** pall **Rhus-t** sanic tarent verat-v
  - **burning**: clem verat-v
  - **cutting** pain: canth
  - **tenesmus**: acon aesc aloe alum ant-t arn ars asaf bapt bov bry cain calc-p canth cham colch *Coloc* corn dulc **Gamb** hell lept nat-ar nat-s nuph **Nux-v Rhus-t** sanic tarent verat-v
  - **long**-lasting: aesc agar aloe alumn am-c am-m calc *Colch* **Graph** *Hydr* **Ign** merc-cy mur-ac *Nat-m* **Nit-ac** *Paeon* **Rat** *Sed-ac* sep sil stront-c sulph thuj vib
  - **not** amel: merc-c
  - **tenesmus**: *Merc-c*
  - **Rectum** and anus: ol-an
- **amel**: *Nat-ar*
  - **griping** pain: *Nat-ar*
- **before**: acon aeth **Agar** aloe alum am-m am-c ant-c arn ars asar *Berb* **Caps** *Carb-an* cench cham cob coll *Coloc Con* crot-t dios dirc *Dulc* fago gamb grat *Hell Hydr* iod *Iris* jug-c kali-bi *Kali-c* kali-n lach lec lil-t *Lyc* mag-c mag-m merc **Merc-c** mez mur-ac nat-ar nat-m nat-s nit-ac *Nux-v* ol-an *Olnd* **Op** ost pall *Phos*

- **before**: ...
  phys phyt **Plat** plb podo puls *Rat Rheum* rhus-t ruta sabad sep spira spong **Staph** sul-ac sulph tarent til valer verat verat-v
  - **burning**: aloe am-m ars *Berb* coloc con dios *Hydr* iod *Iris* jug-c merc *Nat-m* ol-an *Olnd Rat* rheum rhus-t sabad *Sulph* verat
  - **cutting** pain: *Asar* grat kali-bi mag-c mur-ac nat-ar nit-ac sep *Staph* sulph verat-v
  - **drawing** pain: nit-ac
  - **pressing** pain: ant-c cob hell *Nat-m* **Nit-ac** *Nux-v* phos **Plat** sul-ac til
  - **stitching** pain: asar *Berb Con* gamb *Kali-c* kali-n pall phos *Plat* spira spong sul-ac
  - **tenesmus**: acon aeth **Agar** alum arn berb *Caps* cham coll *Coloc* crot-c dirc *Dulc* fago grat *Hell* mag-m *Merc* **Merc-c** mez *Nux-v* ost phys phyt plat plb *Rheum Rhus-t* sep spong **Sulph** tarent valer verat
  - **Rectum** and anus: asar chin kali-c mag-m nux-v olnd sabad sep tab
- **difficult**:
  - **after**: alum *Plat Rat*
  - **stitching** pain: alum *Plat Rat*
- **during**:
  - **agg**: abrom-a **Acon** aesc aeth **Agar** all-c aloe *Alum* alum-p alum-sil alumn am-c am-caust am-m ambr anac ang *Ant-c* ant-t apis apoc arg-n *Arn* **Ars** ars-s-f arum-d arum-i arum-t asaf *Asar* asc-t aster aur aur-ar aur-s bapt bar-c bar-m bar-s bell *Berb* **Borx** bov brach brom bros-gau **Bry** cadm-met **Calc** calc-caust calc-p calc-s calc-sil cann-s canth caps carb-ac carb-an *Carb-v Carbn-s* carl casc castm *Caust Cedr* cham **Chel** chin chinin-ar chion cimx clem cob coc-c cocc cofff-t **Colch** colchin **Coll** coloc colocin con cop **Corn** crot-t cub cuph *Cupr* cupr-s cycl dios dros ery-a fago ferr ferr-ar ferr-i ferr-m ferr-p ferul *Fl-ac* form franz gamb gran **Graph** grat hell hell-v hep hipp *Hydr* hyos hyper *Ign* **Ip Iris** jug-c *Kali-ar Kali-bi* kali-c kali-chl kali-i kali-m kali-n kali-p kali-s kali-sil kalm kreos *Lac-c* lac-d *Lach* lat-m laur lil-s *Lil-t* lipp lob-s **Lyc** lyss *Mag-c* mag-m manc mang med *Merc* **Merc-c** merc-i-r *Merc-sul* mez *Morph* mur-ac myric *Nat-m* nat-c nat-m nat-p nat-s nicc **Nit-ac** nux-m nux-v oci-sa ol-an **Op** osm ost *Ox-ac Paeon* petr ph-ac phel phos phys phyt *Pic-ac* plan plat *Plb* **Podo** psil ptel puls pycnop-sa pyre-p **Rat** rheum rhod rhus-t rob *Ruta* sabad sabin *Sanic* saroth *Sars Sel* senec *Sep* **Sil** sin-a spira spirae *Spong* squil stann **Staph** still stram sul-ac **Sulph** sumb *Syph* tab tarent tep ter ther *Thuj Trom Tub* urt-u verat vib vinc xan *Zinc* zinc-p
  - **biting** pain: agar kali-c phos sumb thuj
  - **burning**: agar *Aloe* **Alum** alum-p alum-sil am-c am-caust am-m ang **Ars** ars-s-f arum-d arum-i asc-t *Bar-c* bar-m *Berb* **Borx** bros-gau **Bry Calc** calc-s calc-sil cann-s *Canth* caps carb-an carb-v *Carbn-s* castm caust cham chin chinin-ar chion clem cob cocc coloc **Con** corn crot-t cycl dios

▽ extensions | ○ localizations | ● Künzli dot

Rectum

- **during – agg – burning**: ...
  ferr ferr-ar ferr-p ferul *Fl-ac* gamb *Graph* grat hell hep *Hydr* **Iris** jug-c kali-ar kali-bi kali-c kali-m kali-p kali-s kali-sil *Lach* lil-t lipp *Lyc* mag-m *Merc Merc-c Merc-sul* morph *Mur-ac* nat-ar nat-c *Nat-m* nat-p *Nat-s* nicc nit-ac ol-an **Op** osm *Phos* phys pic-ac *Plat* plb *Puls* pycnop-sa *Rat* rheum rhus-t sabad sep *Sil* sin-a spira *Staph* still stram *Stront-c Sul-ac* **Sulph** tab tep ter *Verat* vinc *Zinc* zinc-p
- **clawing** pain: aeth calc-caust *Thuj* zinc
- **cutting** pain: agar all-c alum alum-p am-c ant-t ars ars-s-f asar canth carb-an carb-v caust dios hell kali-bi mag-c mang *Mur-ac* nat-ar nat-c *Nat-m* nat-p **Nit-ac** *Phos Pic-ac Plat* plb *Puls Rhus-t Sars* sep stann staph **Sulph** sumb vib
- **lumps** in rectum; sensation of: nat-c
- **pressing** pain: alum ant-c asaf corn dulc *Kali-bi* kali-n *Lil-t* **Lyc** nat-m ox-ac phos *Podo* sin-a staph sul-ac **Sulph** sumb *Zinc*
- **sore**: *Aesc Agar* **Aloe Alum** alum-p *Ant-c* brach cadm-met caust coloc *Graph Grat* lob-s nat-c *Nat-m* phos spirae spong still *Sulph*
- **sticking** pain: ferr-i **Nit-ac**
- **stinging**: alum berb caps caust coc-c ip *Lyc* mag-m nat-c nat-m nicc **Nit-ac** *Sil* sulph
- **stitching** pain: am-c am-m *Berb* calc-s carb-an *Carb-v* carbn-s caust chin coc-c ferr-i **Graph** *Ign* ip lau lipp lyc *Mag-c* mur-ac *Nat-c* nat-m **Nit-ac** nux-m *Nux-v* pic-ac *Sep* sil sin-a *Staph* sul-ac sulph
- **tearing** pain: agar arn arum-i *Calc* colch ferr *Lach* nat-ar **Nat-m** *Nit-ac Sars Sel Sep Sul-ac*
- **asunder**; as if something would be torn: nit-ac plb
- **tenesmus**: Acon aesc *Aeth* **Agar Aloe** alum am-c am-m ang ant-t apis apoc arg-n *Arn Ars* arum-t asc-t aster bapt *Bell* bov *Calc* calc-s canth *Caps* carb-ac carbn-s *Caust Cedr* cob coff-t *Colch* colchin *Coll Coloc* colocin con cop *Corn* crot-t cub cuph *Cupr* cupr-s cycl dios ery-a fago ferr ferr-ar ferr-p fl-ac form gamb gran graph grat hell hell-v hep hipp hydr hyper **Ip** iris kali-ar *Kali-bi* kali-c kali-i kali-n kalm *Lac-c* lach laur lil-s *Lil-t* lob-s lyc lyss *Mag-c* mag-m mang **Merc Merc-c** *Morph* myric *Nat-ar Nat-c Nat-m Nat-s* nicc **Nit-ac Nux-v Op** ost ox-ac petr phel phos phys phyt pic-ac plan plat plb *Podo* psil ptel pyre-p rhod *Rhus-t* rob ruta saroth sars senec sep sil *Spong* squil staph still *Sulph* tab ther thuj *Trom* urt-u verat xan zinc
- **twinging**: carl franz spong
- **Rectum** and anus: kali-bi merc staph
- **amel**: verat-v
- **tenesmus**: verat-v
- **Rectum** and anus: asc-t **Iris** lyc *Mag-m* nit-ac

- **stool**: ...
  - **hard** stool:
    - **after**:
      - **agg**: aesc agar *Aloe* alumn am-m *Ars* coc-c *Kali-bi* kali-c kali-sil lil-t lyc mag-c mag-m nat-c *Nat-m* nit-ac phos *Rat* sabad sec **Sil** *Sulph* ter *Thuj* til
      - **burning**: aesc agar *Aloe* alumn am-m *Ars* coc-c *Kali-bi* kali-c kali-sil lil-t lyc mag-c mag-m nat-c *Nat-m* nit-ac phos *Rat* sabad sec **Sil** *Sulph* ter *Thuj* til
      - **tearing** pain: lyc
      - **amel**: ars
      - **burning**: ars
    - **during**: bar-c bell ferr-i hell *Nat-m* prun sul-ac *Sulph*
    - **sore**: *Nat-m Sulph*
    - **stitching** pain: bar-c bell ferr-i hell prun sul-ac sulph
    - **with**: *Con*
      - **tenesmus**: *Con*
  - **not** at stool; when: carb-v *Dros* kali-n **Lach** mez
    - **griping** pain: carb-v
    - **pressing** pain: *Dros* kali-n **Lach** mez
  - **straining** at | **after**: *Aesc* ars-s-f lach med nux-v phos plb ruta *Sil Thuj*
  - **urging** to:
    - **during**: mag-c
    - **stitching** pain: mag-c
  - **stool**; as from too long retained: pall
  - **tearing** pain: acon-l aesc *All-c* alumn ant-t aur aur-s *Berb* calc calc-sil carb-v carbn-s carl chin *Colch* erig eupi ferr grat ign *Kali-c* kreos lach laur led *Lyc* mang *Mez* nat-m **Nit-ac Nux-v** ph-ac phos *Ruta* sabad sars sep sul-ac sulph thuj tub zinc zinc-p
  - **jerking** pain: thuj
  - **twitching**: carl thuj
  - **upward**: *Lach* sep
- **tenesmus** (↗*Straining; Urging)*: acal acon **Aesc** aeth agar agar-ph agro **Aloe** alum alum-p alum-sil am-c ambr *Anac* ang *Ango* ant-c aphis **Apis** apoc *Arg-met* **Arg-n** arist-cl *Arn Ars* ars-i ars-s-f arum-t asaf asc-t atro aur-m bar-c bar-i bar-m bar-s *Bell* ben berb *Bov* brom bry cact cadm-met *Calc* calc-s calc-sil cann-i cann-s *Canth* **Caps** carb-ac carb-an *Carb-v* carbn-s *Caust* cedr cham chinin-s chlf cinnb cob cob-n cocc **Colch** *Coll Coloc* colocin con convo-s *Corn* cortiso *Crot-h Crot-t* cuph cupr cupr-ar *Cycl* cyt-t der dig dios dirc enteroc erig ery-a eug eup-per *Euph* eupi fago ferr ferr-ar ferr-i ferr-m ferr-p gamb gels gent-t graph grat guat *Ham* hep hist hyos ign iod *Ip Iris Jug-c* kali-ar *Kali-bi Kali-br* kali-c *Kali-i* kali-n *Kali-n* kali-sil kreos lac-ac lac-c *Lach* lact laur lepi *Lept* liat **Lil-t** linu-c *Lyc* lycps-v *Lyss* mag-c mag-s manc mand mang mela menis **Merc** merc-br **Merc-c** merc-cy merc-d merc-n *Mez* mill mit morph morph-s mur-ac *Nat-ar Nat-c Nat-m* nat-p nicc **Nit-ac** nux-m *Nux-v* oena ol-an onis op ost ox-ac petr ph-ac phel phos phys *Phyt* pic-ac *Plat* plb plb-chr podo psor ptel puls pyrog rat rauw rham-f rheum rhod *Rhus-t*

Rectum

Pain – tenesmus

- **tenesmus**: ...
  Rob rumx ruta sang saroth sarr sel senec *Sep Sil* sol-ni sol-t sol-t-ae spig spong squil stann **Staph** still *Stront-c* sul-i **Sulph** sumb tab *Tarent* tax ter thuj til tong trom tub valer verat verat-v vib vip visc voes xan zinc zinc-p zinc-s
  - **accompanied** by | **menses; suppressed**: podo
  - **jerking** pain: sep
- **thinking** of it agg: caust
  - **sore**: caust
- **touch** agg: ars calc-p rat
  - **sore**: ars
- **twinging**: caust kali-c lact lyc mag-c nat-c stry zinc
- **ulcerative** pain: mag-c mez sulph
- **urination**:
  - **after**:
    : **agg**: alum colch coloc colocin mur-ac *Nit-ac* phos *Prun* rhus-t
    : **burning**: colch *Nit-ac* rhus-t
    : **tenesmus**: alum coloc colocin mur-ac phos *Prun*
  - **during**:
    : **agg**: ars-s-f carb-v carbn-s ferr hipp med merc-c *Prun* rhus-t *Ruta* sulph
    : **drawing** pain: hipp
    : **stitching** pain: carbn-s sulph
    : **tearing** pain: *Ruta*
    : **tenesmus**: carb-v carbn-s ferr med merc-c *Prun*
  - **not** urinating; when: ruta
    : **tearing** pain: ruta
- **vexation** agg: *Cham* nat-m
  - **burning**: *Cham* nat-m
- **vomiting**:
  - **after**: kali-c
  - **while**: agar
    : **sticking** pain: agar
- **walking**:
  - **after**:
    : **agg**: mag-c thuj
    : **stitching** pain: mag-c thuj
  - **agg**: aloe arg-met *Ars* calc-p **Carb-an Caust** coc-c coloc crot-t cycl *Ign Kali-bi* kali-c mag-c meli *Mez* nat-m nat-p *Nit-ac* petr phos ran-s sep *Sil* squil sulph sumb *Thuj* zinc
    : **burning**: *Carb-an Mez* nat-m sulph *Thuj* zinc
    : **cutting** pain: mag-c meli *Sulph*
    : **drawing** pain: *Cycl*
    : **pressing** pain: *Cycl Ran-s* sulph
    : **sore**: arg-met **Caust** cycl *Kali-bi* mag-c *Mez Nit-ac*
    : **stinging**: carb-an
    : **stitching** pain: *Ars* coc-c crot-t kali-c meli nat-p petr phos *Sil* squil sulph zinc
    : **tenesmus**: *Sulph*
  - **air**; in open:
    : **amel**: thuj
    : **stitching** pain: thuj
  - **slowly** | **amel**: rat

Pain – extending to

- **warm**:
  - **applications**:
    : **amel**: mur-ac
    : **cutting** pain: mur-ac
  - **bathing**:
    : **agg**: brom
    : **amel**: *Ars* calc-p *Ign Lach Mur-ac* phos *Rat*
  - **drinks** | **amel**: carc
- **warm** clothing:
  - **amel**: phos
  : **tearing** pain: phos
- **warmth**:
  - **agg**:
    : **heat** agg: *Iod*
    : **burning**: *Iod*
  - **amel**: coloc nux-v sulph
    : **heat** amel: *Ars*
    : **burning**: *Ars*
    : **tenesmus**: coloc sulph
- **water**, on hearing running: **Lyss**
  - **tenesmus**: Lyss
- **weather** agg; cold: calc-p
- **wiping** anus agg: aloe graph lach mur-ac paeon
  - **burning**: graph
  - **sore**: graph
- ▽**extending** to
  - ○ **Abdomen**: aloe mag-c mag-m *Mez* mur-ac phos *Sep* zinc
    : **drawing** pain: aloe zinc
    : **griping** pain: mez mur-ac
    : **pressing** pain: zinc
    : **stitching** pain: aloe mag-m *Sep*
    : **stool** agg; during: mag-c
    : **tearing** pain: mag-c
    : **tearing** pain: mag-c
  - **Back**: *Aesc* carl
    : **stitching** pain: *Aesc* carl
  - **Bladder**: canth *Caps Med* merc-c mosch *Nux-v* thuj
    : **stitching** pain: mosch thuj
    : **tenesmus**: canth *Caps Med* merc-c *Nux-v*
  - **Coccyx**; through: carb-an
    : **cutting** pain: carb-an
    : **drawing** pain: carb-an
  - **Genitals**: carb-an chin phyt rhod *Sep* sil zinc
    : **drawing** pain: carb-an rhod
    : **stool**; before: carb-an
    : **drawing** pain: carb-an
    : **walking** agg: sil
    : **stitching** pain: sil
  - **Hips**: *Aesc*
  - **Ilium** and glans penis: petr *Thuj*
    : **stitching** pain: petr *Thuj*
  - **Inguinal** region:
    : **left**: croc kreos
    : **stitching** pain: croc kreos
  - **Legs**; down back of: rhus-t
    : **tearing** pain: rhus-t
  - **Liver**: *Dios*

▽ extensions | ○ localizations | ● Künzli dot

Pain – extending to / Rectum / Pain – Anus

- **Liver**: ...
  - **stitching** pain: *Dios*
    - **accompanied** by | **hemorrhoids**: dios
- **Loins** | **stitching** pain (See lumbar - stitching)
- **Lumbar** region: **Aesc** aloe
  - **stitching** pain: aloe
- **Penis**: carl petr zinc
  - **stitching** pain: carl petr
- **Perineum**: mez
  - **tenesmus**: mez
- **Pudendum**:
  - **menses**; during: aloe ars
    - **stitching** pain: aloe ars
  - **stool** agg; after: castm
    - **stitching** pain: castm
- **Rectum**; up: hell mur-ac *Sep Sulph*
  - **cutting** pain: hell mur-ac *Sep Sulph*
- **Root** of penis: zinc
  - **stitching** pain: zinc
- **Sacroiliac** region: **Aesc**
- **Thigh**; to inner side of: alumn
  - **stitching** pain: alumn
- **Umbilicus**: cadm-met ign *Lach*
  - **drawing** pain: *Lach*
- **Upward**: aesc alum aral graph hell *Ign* lach mag-c merc mez nat-m nux-v phos sep sulph thuj zinc
- **Urethra**: bry carbn-s cocc hipp mez *Staph* thuj
  - **stitching** pain: carbn-s cocc thuj
  - **tearing** pain: mez
  - **tenesmus**: mez
- **Vulva**: ars
- o**Anus**: *Acon* **Aesc** agar *Aloe* alum am-c am-m ambr ang ant-c ant-t *Apis* arg-n arn **Ars** asaf aur *Bar-c* bell berb borx bov bry cact cain *Calc* calc-p cann-s canth caps carb-an *Carb-v* **Caust** *Chin* cocc colch coloc con *Croc* crot-t cycl dros *Dulc* elaps euph euphr ferr *Gamb* glon graph grat hell *Hep* ign iod *Ip Iris* kali-ar kali-bi kali-c kali-m kali-n kreos *Lach* laur lil-t *Lyc* m-ambo m-arct mag-c mag-m mag-p mang med merc *Merc-c* mez mosch mur-ac nat-c nat-m nat-p nat-s *Nit-ac* nux-m *Nux-v* olnd op petr ph-ac phos plat plb podo psor *Puls* pyrog ran-b ran-s rat rheum rhus-t sabad sabin sars scop seneg sep sil spig spong squil stann staph stront-c *Sul-ac* **Sulph** tab teucr *Thuj* valer verat verb zinc
  - **burning**: acon *Aesc Aloe* alum am-c am-m ang ant-c ant-t apis arg-n **Ars** aur bar-c bell berb bov bry calc cann-s **Canth** caps carb-an *Carb-v* caust chin cocc colch coloc con crot-t dulc euph ferr *Gamb* glon graph grat hell hep ign iod ip *Iris* kali-ar kali-c kreos lach laur lil-t lyc m-ambo merc **Merc** merc-c mez mur-ac nat-c nat-m nat-s nit-ac *Nux-v* olnd op petr ph-ac **Phos** plb podo psor *Puls* ran-b ran-s rat rheum rhus-t sabad sars scop *Sep* sil spig spong stann staph stront-c sul-ac **Sulph** tab thuj verat zinc

- **Anus**: ...
  - **coition**; after: calc
  - **hammering**: lach
  - **leukorrhea** agg: alum
  - **menses**; during: am-m lach mur-ac zinc
    - **hammering**: lach
    - **sore**: mur-ac
  - **mental** exertion; after: nux-v
  - **pricking**: cact med
  - **raw**: am-c arn ars bar-c calc *Carb-an* carb-v ferr grat *Hep* kali-c lach *Merc* nat-m nat-p *Nit-ac* nux-v phos sep *Sulph* zinc
  - **sitting** agg: lach
  - **sore**: *Aloe* alum *Am-c* am-m ant-c apis *Ars* bell berb calc calc-p carb-v caust crot-t dulc graph grat hep ign kali-bi kali-c kali-m lyc m-ambo merc mez mur-ac nat-m nat-p nux-v petr ph-ac phos podo *Puls* pyrog rhus-t sabin sars sep spong stann staph *Sulph Thuj* verat zinc
    - **accompanied** by | **constipation** (See Constipation - accompanied - anus - pain)
  - **stitching** pain: acon **Aesc** aloe alum am-m ambr *Apis Ars* aur borx bov bry canth caps carb-an carb-v **Caust** chin colch coloc con *Croc* crot-t graph grat ign iod *Ip* kali-bi kali-c **Lach** laur lyc mag-c merc merc-c mosch mur-ac nat-c *Nat-m* nit-ac nux-v ph-ac phos plat ran-b sabin **Sep** sil spong squil stann sulph teucr zinc
    - **itching**: *Acon*
  - **stool**:
    - **after**:
      - **agg**: aesc aloe *Alum* am-c am-m ant-t apoc ars bell bov bry **Calc** *Canth* **Caps** carb-v caust cham chel *Chin Cocc* colch coloc crot-t cupr euph *Gamb Graph* grat hell *Hep Ign* iod *Iris* kali-bi kali-c kali-m kali-n lach laur lil-t lyc m-ambo mag-c mag-m merc *Merc-c* merc-d mez mur-ac nat-c nat-m nit-ac *Nux-v* ol-an olnd op petr ph-ac phos plat prun puls *Rat* rheum rhod rhus-t ruta sars sec sel seneg sep *Sil* stann staph stront-c sul-ac *Sulph* thuj trom verat zinc
      - **burning**: aesc aloe alum am-c am-m ant-t apoc ars bell bov bry **Calc** *Canth* **Caps** carb-v caust chel *Chin Cocc* colch coloc crot-t cupr euph *Gamb* grat hell *Hep Ign* iod *Iris* kali-bi kali-c kali-n lach lil-t lyc m-ambo mag-c mag-m merc *Merc-c* mez mur-ac nat-c nat-m nit-ac nux-v ol-an olnd op petr phos prun puls *Rat* rheum rhod rhus-t ruta sars sec sep *Sil* stann staph stront-c sul-ac *Sulph* thuj trom verat zinc
      - **sore**: alum *Graph Ign* kali-m m-ambo merc-d nux-v puls sel staph
    - **before**: apis asar bell carb-an carb-v colch euph ferr kali-c lach mang merc mur-ac *Nux-v* olnd op *Phos* plat rhus-t sabad spong sul-ac valer
    - **during**:
      - **agg**: acon agar *Aloe Alum* am-m ang ant-t apis **Ars** asaf asar aur bapt bar-c borx bov *Brom* bry calc calc-p cann-s canth **Caps** carb-an

Pain – Anus

- **stool – during – agg**: ...
  carb-v caust *Cham* chel *Chin* cic *Cocc* colch *Coloc* con crot-t cycl dulc euph ferr **Gamb** graph grat hell hep hyos ign iod ip **Iris** kali-bi kali-c kali-n lach laur lyc mag-c *Mag-m* **Merc** *Merc-c* mez mur-ac nat-c *Nat-m* nit-ac nux-m *Nux-v* Olnd op petr ph-ac *Phos* plat plb podo *Puls* rat rhod rhus-t sabad sabin sars sel sep sil spig spong squil stann *Staph* stront-c *Sul-ac* **Sulph** tab tarax ter thuj *Verat* verb zinc
  - soft stool: nit-ac
  - tearing pain: nit-ac
  - tearing pain: mez nat-m
- **urination** agg; during: colch
- **walking** agg: kali-m
  - sore: kali-m
- **writhing**: *Croc*
- ▽ **extending** to:
  - Urethra; through: hipp mez
  - drawing pain: hipp mez
- ○ **Skin**; below the: agn cycl sulph
- **Perineum**: agn aloe alum am-m ant-c ant-t *Asaf* aur bell *Berb* bov bry calc-p *Canth* carb-an carb-v *Carl* **Caust** chel chin cupr-ar *Cycl* echi kali-bi laur *Lyc* mag-m mela merc mez mur-ac nat-c nit-ac nux-v ol-an phos plb *Puls Rhod* sanic sel sep sil spig sulph thuj
  - **morning**: lyc
    - cutting pain: lyc
  - **evening**: am-m sep
    - cutting pain: am-m
    - stitching pain: am-m sep
  - **biting** pain: agn carb-an
  - **blowing** the nose agg: alum
    - pressing pain: alum
  - **burning**: alum ant-c ant-t aur cycl mur-ac nit-ac nux-v plb *Rhod* sil thuj
  - **burrowing**: carb-an
  - **bursting** pain: sanic
  - **coition**:
    - after: alum sil
    - burning: sil
    - during: alum
  - **cutting** pain: am-m aur bov lyc nux-v thuj
  - **drawing** pain: berb *Cycl Kali-bi* mez sulph
  - **erection**; during: alum
  - **pinching** pain: carb-an lyc *Puls*
  - **pressing** pain: *Alum Asaf* berb bry cycl laur *Lyc* mez nux-v ol-an sulph thuj
  - **rising** from sitting agg: alum
  - **sitting** agg: alum *Cycl* lyc
    - drawing pain: *Cycl*
  - **sore**: aloe alum carb-v echi rhod sep spig sulph thuj
  - **standing** agg: alum
  - **sticking** pain: alum bell bov carb-v mag-m merc sep thuj
  - **stinging**: aur

Rectum

Pain – Perineum: ...
- **stitching** pain: agn alum am-m aur bell berb bov bry Calc-p carb-an carb-v chel chin mag-m merc nat-c nit-ac nux-v sep spig sulph thuj
- **stool**:
  - after:
    - agg: lyc nit-ac sanic
    - burning: nit-ac sanic
    - bursting pain: sanic
    - sore: nit-ac sanic
  - during | agg: sanic
- **tearing** pain: am-m mez
- **urination**:
  - after:
    - agg: am-m lyc
    - pressing pain: am-m lyc
  - during:
    - agg: lyc phos
    - urging to urinate: ant-t aran cop lyc sep
- **walking** agg: am-m cycl
  - drawing pain: cycl
- **walking** or sitting; when: cycl
- **ulcerative** pain: cycl
- ▽ **extending** to:
  - Anus: mela nit-ac
    - drawing pain: mela
    - stitching pain: nit-ac
  - Penis: *Calc-p*
    - stitching pain: *Calc-p*
  - Urethra: kali-bi
    - drawing pain: kali-bi
  - Uterus: berb
    - stitching pain: berb
- ○ **Skin**; below the: cycl
- **Rectum** and anus: acon arn bell caust con iris nux-v seneg thuj

PARALYSIS (↗ *Inactivity*): acon aeth agar aloe *Alum* alum-p alum-sil alumn arn ars ars-i ars-s-f atro *Bar-m* **Bell** bry **Calc** caust chin chinin-ar cocc coll coloc con cupr *Erig* ferr ferr-ar *Gels Graph* hydr *Hyos* kali-ar kali-c kali-m kali-p lac-d *Laur* mag-c manc **Mur-ac** nat-c nat-m nux-v op oxyt ph-ac **Phos Plb** puls rhus-t **Sec** sel **Sil** stann sulfon sulph syph *Tab* tarent thuj verat
- **hemorrhoids**, after removal of: kali-p
- **sensation** of: **Aloe** alum calc-sil coll graph kali-c petr ph-ac rhod sabad
- ○**Sphincter** ani: acon agar **Aloe** *Alum* anac *Apis* apoc bell carb-v *Caust* chin *Coloc Dulc Erig* ferr gels graph *Hep Hyos* kali-c laur merc **Mur-ac** *Nat-m* nux-m *Nux-v Olnd* op oxyt petr ph-ac **Phos** plb sanic **Sec** sel sep sil stann stram sulfon sumb tab

PARASITES | **worms** (See Worms)

PERSPIRATION about the anus and perineum: agar *Alum Aur* bell bond calc carb-an carb-v chin-b coloc con *Hep* kali-c nux-v psor rhus-t *Sep* thuj
- **morning**: *Thuj*
- **night**: kali-c

▽ extensions | ○ localizations | ● Künzli dot

Rectum

- **acrid**: arum-t
- **stool**, before and during: sep

PLUG; sensation of a (↗*Lump*): Aloe   Anac   apoc cann-i cann-xyz crot-t kali-bi *Lach* lil-t med nat-m *Plat* plb **Sep** sul-ac
- **pressing** out: bry *Crot-t* kali-bi *Lach* lil-t *Sep Sil*
- **wedged** between pubis and coccyx: aloe

POLYPI: am-m calc *Calc-p* form hydr *Kali-br Nat-s Nit-ac* nux-v **Phos** psor ruta sang teucr
- **accompanied** by | **respiration**; asthmatic (See RESP - Asthmatic - accompanied - rectum - polypi)

PRESSURE:
- **umbilicus**; on:
  · **agg**: *Crot-t*
  · **amel**: kali-c

PRICKLING: agar ars bapt bry cact calc-p colch grat lact lith-m *Mag-m* **Nit-ac** spirae *Ter*
- **stool**:
  · **after** | **agg**: grat sin-a spira spirae
  · **during** | **agg**: cact

PROCTITIS (See Inflammation)

PROLAPSUS (↗*ABDO - Prolapsus - intestines*):   Aesc Aesc-g all-c all-s **Aloe** alum alumn *Am-m* anac ant-c **Apis** apoc aral arg-n arist-cl arn *Ars* ars-s-f arum-m arund *Asar* aur aur-ar aur-s *Bell* bry bufo **Calc** calc-f calc-p *Calc-s* canth carb-v *Carbn-s* carc card-m caust chinin-s cic cocc *Colch Coll Crot-c* crot-t *Dig* dios *Dulc* elaps ery-a euph-a euphr *Ferr* ferr-ar *Ferr-i* ferr-p fl-ac *Gamb Gels* gran *Graph* ham *Hep Hydr* hyper **Ign** indg *Iris Kali-bi* kali-c kali-n *Lach* lept *Lyc* m-ambo *Mag-m* mag-p *Mang* med **Merc** *Merc-c* mez **Mur-ac** *Nat-m Nat-s Nit-ac* nux-m **Nux-v** *Phos* phyt pip-m *Plb* plb-xyz **Podo** polyp-x psor rad-br rat rhus-t *Ruta* sec **Sep Sil** sol-t sol-t-ae stram *Sulph* sumb syph tab ther thuj trom valer zinc zinc-p
- **morning**: podo
- **forenoon**: rhus-t
- **evening**: *Ign*
- **night**: *Aesc*
- **accompanied** by:
  · **indigestion**: arn
  · **urging**: ruta
- **acute**: ars bell
- **alternating** with:
  ○ **Head**; pain in (See HEAD - Pain - alternating - prolapsus)
- **burning**; with: *Alum*
- **children**; in: bell carc chinin-s *Ferr Ferr-p Hydr* ign ind med merc mur-ac *Nux-v* plb **Podo**
  · **infants**: podo
- **convulsive**: *Ars*
- **cough** agg; during: caust
- **delivery**; after: gels *Podo Ruta*
- **diarrhea**; during: aesc *Aloe Calc* carb-v colch crot-t **Dulc** fl-ac gamb ham *Ign* kali-c mang-m **Merc** *Mur-ac* nux-v phos **Podo** *Ruta Sulph*
- **Prolapsus**: ...
- **drunkards** leading sedentary life; in: aesc-g
- **flatus**, when passing: *Mur-ac* valer
- **hemorrhage** of rectum; after: *Ars*
- **hemorrhoids**; during: aesc aesc-g lept podo
- **kneeling** agg: ail
- **menses**; during: aur podo
- **mental** excitement; from: podo
- **painful**: *Ars Nit-ac* ther
- **paralysis**; with: plb
- **pregnancy** agg; during: podo
- **replacing** difficult: mez
- **sensation** of: *Aesc* asc-t chel dios iris til
- **sitting** agg: ther
- **smoking** agg: *Sep*
- **sneezing**; after: podo
- **squatting**: ruta
- **standing** agg: *Ferr-i*
- **stool**:
  · **after** | **agg**: *Aesc* **Aloe** alum ant-c apoc ars asar calc-act canth carb-v *Cocc* crot-t cench ham *Hep Ign Indg* iris kali-bi *Lach Merc* mez mur-ac *Nat-m Nit-ac Phos* pip-m plat **Podo** rat ruta *Sep* sol-t-ae stann *Sulph Trom*
  · **before**: *Podo Ruta*
  · **during** | **agg**: aesc ail aloe Ant-c ars asar bell bry *Calc* calc-p *Canth* cic *Cinnb* colch crot-t dulc ferr ferr-ar ferr-p *Fl-ac Gamb* **Ign** kali-bi kali-n lach **Lyc** *M-ambo* mag-m *Merc* mez mur-ac nat-c nat-m nit-ac *Nux-v* plan **Podo** *Rhus-t Ruta* **Sep** *Sulph Trom*
  · **straining** at:
    ¦ **agg**: *Aesc* alum cench ferr *Ign* lyc med nit-ac *Podo* ruta sep sulph
    ¦ **without**: *Graph*
  · **urging** to | **with**: ruta
- **stooping** agg: ruta
- **urination**:
  · **difficult**: mur-ac *Sep*
  · **during** | **agg**: ant-c graph kali-bi **Mur-ac** nat-s phos *Valer*
- **vomiting**; while: *Mur-ac Podo*
- **walking** agg; after: arn
- **washing** | **amel**: arn
- **weakness**; from: podo

PROTOZOA; complaints of (See Parasites)

PULSATION: aloe alum alumn am-m apis ben berb calc-p caps carc caust cench crot-t cycl grat *Ham* **Lach** lyss manc meli *Nat-m* rhod seneg sil *Sulph*
- **evening**: am-m *Lach*
  · **sitting** up in bed | **amel**: am-m
- **eating**; after: aloe
- **menses**; during: lach *Lyss*
- **sitting** agg: *Aloe* am-m
  · **hammers**; like little: **Lach**

Rectum

Pulsation — Ulceration

- **stool**:
  - **after**:
    - **agg**: aloe alumn apis berb caps *Lach* manc sang seneg *Sulph*
  - **during** | **agg**: nat-m
- **Anus**:
  - **walking** agg: cench
- **Perineum**: bov *Caust* polyg-h

RECEDES, stool (See Constipation - difficult - recedes)

REDNESS of anus (See Discoloration - anus - red)

RELAXED anus (*Open*): **Aloe Apis** apoc ars ars-h Carb-v chin hydr kali-c kali-p mur-ac narc-ps oxyt Petr **Phos** puls rhod *Sec* zing
- sensation of, after stool: lept podo

RETENTION OF STOOL (See Constipation)

RETRACTION: agar bapt bry *Kali-bi* lach nat-p *Op* phos plb tell thuj
- **painful**: Kali-bi
- **stool** agg; after: *Kali-bi* thuj

REVERSED ACTION: nux-v

RUBBING | **Perineum**: *Cina*

RUMBLING (See Grumbling)

SALMONELLOSIS (See FEVE - Typhoid)

SENSITIVE (*Pain - sore*): Aloe Bell berb calc *Caust* cupr *Graph Hep Lach* lil-t *Lyc* **Mag-m Mur-ac Nit-ac** nux-v *Podo* rat *Sep* sil sul-ac syph thuj
- **stool** agg; after: *Alum* mag-m phos

SHOCK, electric-like: apis stry
- **stool**; before: apis

SITTING:
- agg:
  - **Perineum**: cycl

SLIP back; stools (See Constipation - difficult - recedes)

SLOW action of rectum (See Inactivity)

SNEEZING agg: lach

SPASMS in: *Caust* Colch euph-a *Ferr* ign nux-v paeon *Tab*
- **coition**:
  - **during**: merc-c nux-v
- **urination** | **urging** to urinate; with: *Caust*
- **walking** agg: caust
- **Anus**:
  - **accompanied** by | **constipation**: caust *Lach Lyc Nat-m* nit-ac plb plb-act sil

STANDING:
- **agg**: *Petr*
- **stool** passes better when (See Constipation - standing)

STOOL:
- **after**:
  - **agg**:
    - **long after**:
      - **Anus**: nit-ac paeon
  - **during**:
    - **agg** | **Perineum**: sanic

STOOPING:
- **agg**: caust ruta
- **amel**: chel

STRAINING (*Pain - tenesmus*):
- **impossible**: bell
- **ordinary** stool; to pass: alum
- **stool** agg; after: agar merc-c

STRICTURE (*Constriction*): aesc agar *Aloe* alum alum-p ang bapt *Bar-m* bell *Borx* calc *Calc-sil Camph Cann-s* coff colch con crot-t elaps fl-ac hep hydr ign *Kali-br* kreos *Lach Lyc* m-ambo med mez *Nat-m* nit-ac op phos plb *Ruta* sec *Sil* syph tab *Thiosin* thuj
- **hemorrhoids**; from: bapt

SWELLING of anus: *Aesc Apis* ars aur bell borx bufo calc camph cham *Coll* con crot-t cur *Graph Hep* ign kali-i kali-p lach med *Merc* mur-ac nat-m nux-v *Paeon* phys *Podo* sarr sep *Sulph* teucr
- **black**: Carb-v Mur-ac
- **hemorrhoids**; from: caps mur-ac
- **menses**; during: sep
- **sensation** of: *Aesc* cact camph crot-t graph hep nat-m nux-m sulph teucr
  - **constipation**; without: aesc
- **stool** agg; during: ant-c ign
- **Perineum** | **Raphe**: thuj

TENESMUS (See Pain - tenesmus)

TENSION: *Calc* chin euphr graph *Ign Lyc Nux-v* rhus-t *Sep* **Sil**
- **convulsive**: ign
- **stool** agg; after: berb sep
- **Perineum**: : ant-t echi

TICKLING (See Itching)

TINGLING: ambr *Carb-v Colch* ferr-ma plat rhus-t sabin ter
- **evening**: plat
- **night**: acon
- **stool** agg; during: *Carb-v*

TREMBLING in anus: agn con

TUBERCLE on Perineum: bac *Thuj*

TWITCHING: agn ars bry calc carb-ac colch *Coloc* iod meny *Merc* nat-m *Sil Staph*
- **afternoon**: coloc franz
- **bed** agg; in: chin

ULCERATION (*ABDO - Cancer - colon - transverse; ABDO - Inflammation - colon - ulcerative*): alum **Alumn** aur-m bapt *Calc* caust **Cham** cub ham *Hep Hydr* kali-c *Kali-i Nat-s* nit-ac *Paeon Petr* phos *Phyt* puls ruta sars *Sil* staph sulph syph

▽ extensions | ○ localizations | ● Künzli dot

Ulceration   **Rectum**   **Urging**

○ **Anus**: *Aesc* aloe *Ars* bell bry canth carb-an *Carb-v* caust cham cycl *Hep* kali-bi kali-c mag-c **Merc** merc-c *Nit-ac* paeon petr phos puls sars *Sil Sulph*
- **Perineum**; on | **Anus**; near: paeon syph

UNNOTICED stool (⇒*Insensibility*): acon *Aloe Arg-n* **Arn** ars carl *Caust* colch coloc con cur *Cycl* ferr-ma grat *Hyos* lach m-aust *Mur-ac* op ph-ac *Plb Staph* sulph tab verat
- **hard** stool: *Aloe Caust Coloc*
- **physical** causes rather than from emotional causes; from: aloe
- **thin** watery, passes while urinating: *Mur-ac*

URGING (⇒*Pain - tenesmus*): abrot acon **Aesc** aeth **Agar** all-c allox *Aloe Alum* alum-sil alumn am-c ambr *Anac* ang ant-c ant-t *Apis* apoc arg-met *Arg-n Arn Ars* ars-h ars-i arum-t asaf *Asar* asc-t atro aur aur-ar aur-m aur-s bar-c *Bell* bell-p benz-ac *Berb Bism* borx bov *Bry* bufo but-ac cadm-s cain calad calc calc-p calc-sil camph cann-s cann-xyz canth caps carb-an carb-v carbn-s castm castn-v castor-eq caust cench cham *Chel* chin chinin-s cic cimic *Cimx* cist clem cob cob-n coc-c cocc coff *Colch Coloc* com *Con* convo-s cop *Corn* croc crot-c crot-t cupr cycl dig dios *Dulc* elaps eug euph fago ferr ferr-ar ferr-i ferr-ma ferr-p gamb gent-l glon gran *Graph* grat ham *Hell Hep* hydr hyos hyper **Ign** indg iod ip iris kali-ar kali-bi *Kali-c* kali-chl kali-m *Kali-n* kali-s kalm kreos lach lact lept **Lil-t** lyc m-ambo m-arct m-aust mag-c *Mag-m* mag-s malar manc mand meny **Merc** *Merc-c* merc-i-f merc-i-r mez mosch *Mur-ac* murx naja *Nat-ar Nat-c* nat-m nat-p nat-s nit-ac nux-m **Nux-v** oena *Op* osm ox-ac pall petr ph-ac phel *Phos* phys **Pip-m** plan *Plat* **Plb** *Podo* prun psil ptel **Puls** ran-b *Ran-s* rat rauw *Rheum Rhod* rhus-t rob *Ruta* sabad sabin sars sec sel senec seneg *Sep* serp *Sil* sol-t-ae spig spong squil stann *Staph* stram stront-c sul-ac **Sulph** sumb *Tab* tarax tarent tell teucr thuj *Thuj* trom uran-n ust verat verb vib vinc viol-o viol-t zinc
- **morning**: **Apis** bac borx
  - **early** (⇒*Diarrhea - morning - waking*): lil-t
- **evening**: bism carb-v lyc sep stann sulph
  - **asleep**; when: phyt
  - **sleep** agg; during: phyt
- **night**: *Aloe* am-c carl coloc graph kali-c lyc mag-c merc-i-r nat-m nat-s phys sil sul-ac **Sulph** thuj zinc
  - **midnight**: dios lach
  - **before**:
    - 23 h: gels mag-c merc-i-r pip-m
  - **after**:
    - 3 h | **3-5** h: tub
  - **menses**; before: mang
  - **waking**; on (⇒*SLEE - Waking - stool*): (non: aloe) (non: ferr-i) sil
- **abortion**, during: calc *Nux-v*
- **absent** (See Constipation - presence; Inactivity)
- **accompanied** by:
  - **prolapsus** (See Prolapsus - accompanied - urging)
  - **urination**: *Nux-v*

- **Urging – accompanied** by: ...
  ○ **Uterus**; labor-like pain in (See FEMA - Pain - labor-like - accompanied - stool)
- **anxious**: acon *Merc Nux-v* ol-an sulph
- **as** if it would never end (See constant)
- **ball**; from sensation of a (See Lump)
- **breakfast**:
  - after | agg: aeth carbn-s grat mag-c mag-m spong
  - during: dios
- **chilliness** in hand and thighs; with: **Bar-c**
- **clothing**, on tightening: bry
- **coffee** agg: nat-m
- **coition**; after: nat-p
- **cold**; from getting: dulc
- **colic**, during: alum-sil anac coloc elaps ind indg kali-n nat-c nat-p **Nux-v** op sec
- **constant**: aesc anac ant-s-aur arn ars asaf bar-c bar-s bell *Berb* bry calc cob cob-n con cop **Crot-t** ger ham hyos *Ign* ip kali-act kali-ar kali-bi kali-m lach *Lil-t* mag-c *Mag-m* **Merc** *Merc-c Merc-d* nat-ar nat-m nat-p *Nat-s* Nux-v phyt *Pip-m* plat ptel rhus-t ruta sec sep sin-a sin-n *Sulph* sumb wies yuc zinc-s
- **convulsions**; before: calc-ar
- **diarrhea**
  - **during**: bros-gau enteroc liat mag-c merc nat-m nit-ac podo
- **dinner**:
  - **after** | **agg**: ant-c cann-s caps caust colch coloc *Ferr-ma* kali-bi mag-m nat-m par phel ran-s sulph
  - **during** | **agg**: dios
- **distress** in stomach and abdomen, with: lept
- **drinking** agg; after: aloe caps
- **eating**:
  - **after** | **agg** (⇒*Diarrhea - eating - after - agg.*): **Aloe** alum *Anac* ant-c apoc aur bar-c caust cham clem **Coloc** ferr-ma fl-ac phos *Rheum* rhus-t sep sulph zinc
  - **while** | **agg**: sanic
- **effort**, great desire passes away with: **Anac**
- **erections**; with: ign thuj
- **eructation**, on each: aesc
- **exciting** news, after: gels
- **flatus**; for: alum carb-an caust kali-c mag-c mag-m meny mez osm phos sep
- **flatus**; passing:
  - **agg**: **Aloe** carb-v mag-c myric nat-c nat-s phos ruta sep spig
  - **amel**: acon caps carb-v *Colch* kali-c kali-n mag-c mez nat-ar ruta
- **frequent**: abrot aloe alumn *Ambr Anac Apis Arg-met* arn asaf aster **Bar-c** bar-s bell berb borx brom cain calc-p carb-an carb-v *Caust Coloc* **Con Corn** dios dulc ferr glyc *Gran* ham *Hep* hura *Hyos Ign* iod kreos lac-c lac-d **Lil-t** *Lyc* **Merc Merc-c** nat-c *Nat-m* nat-s nit-ac nit-m-ac **Nux-v** ox-ac paraf petr *Ph-ac* phos **Plat** podo *Puls Ran-s* rauw *Rheum* rhus-t rob ruta sabin sapin sars *Sep* serp **Sil** spig stann staph stram sulph tab
- **fright** agg (⇒*MIND - Ailments - fright*): *Caust*
- **hang** down, letting feet: rhus-t

Rectum

Urging
- **ineffectual** (See Constipation - ineffectual)
- **irresistible**: aloe nat-c
- **labor** pain, with every: nux-v plat
- **lying**:
  - back; on | **amel**: puls
  - double; bent | **amel**: staph
  - side; on:
    ○ left | **agg**: puls
  - while (See Diarrhea - lying - agg.)
- **marked**: but-ac
- **menses**:
  - before | **agg**: eupi nux-v
  - during | **agg**: calc mang nux-v puls sep
- **motion** agg: apis ars-i astac *Bry Crot-t Mur-ac Rheum*
- **mucus**; bloody | passing: nat-s
- **neuralgia**, with: iris
- **painful**: *Aloe* arn *Ars Bell* bov calc camph canth caust chel cist colch *Coloc* con *Crot-t* form gamb grat hep *Ign* kali-bi lept mag-c merc merc-c *Merc-d* nat-s *Nux-v* olnd phos podo rheum sil *Stront-c* sulph *Verat*
- **passes** away before closet can be reached: cench
- **rising** agg: *Aloe*
- **sitting** agg: crot-t
- **sleep**; during: phyt
- **smoking** agg: calad thuj
- **standing** agg: aloe bry cob lil-t
- **startled**, when: *Gels*
- **stomach**; urging for stool felt in (See STOM - Stool)
- **stool**:
  - after:
    ○ **agg**: aesc *Aeth* agar **Aloe** alum ambr apis arg-n ars ars-i *Asar* bar-c bell berb bry calc calc-p camph canth caps carb-v chin cic cocc colch crot-t cycl dios dros ferr ferr-ar ferr-i form franz grat ign iod *Ip* iris kali-c kali-p *Lach* lyc m-arct mag-c *Mag-m* **Merc Merc-c** merc-i-r mez naja nat-ar nat-c nat-m *Nat-p* nicc *Nit-ac* nux-m nux-v petr ph-ac phos plat psor **Rheum** ruta samb sars *Sec Sel* sol-t-ae spig stann staph **Sulph** tab tarax til verat zinc
    ○ **amel**: acon aesc aloe alum ant-t ars asaf bapt bry calc-p canth cham cocc *Coloc* corn dulc **Gamb** gels hell lept nat-s nuph **Nux-v Rhus-t** sanic tarent
    ○ **small** amount of stool; after a: nux-v
  - **before**: agar all-s *Aloe* alum anac bell berb calc-f carb-v cocc euphr ferr-i fl-ac gent-c grat hell kali-n lach lact lyc *Merc* **Merc-c** mez nat-c nat-m **Nux-v** *Op* osm phos plat *Podo* psor *Rheum Rhod Rhus-t* rumx sec *Staph* stront-c **Sulph** verat viol-o
  - **difficult** stool and pain; with: cop
  - **during**:
    ○ **agg**: abrot *Acon Aesc* aeth agar alum am-m anac *Ant-c* arg-met **Ars** ars-i astac bar-c bell bov brom bry calad calc calc-s calc-sil *Carb-an Carb-v* carbn-s carl coca *Colch Coll* con cupr cycl dios dirc dros dulc euph eupi ferr form franz gamb graph grat hep inul ip iris kali-bi kali lach *Laur* lycps-v mag-m **Merc** merc-c merl mez muru nat-c nat-p nicc nit-ac **Nux-v** op ox-ac phys phyt pic-ac pip-m

Urging – stool – during – agg: ...
plan plat podo ptel ran-s rat *Rhus-t* sars sel sep sil spong stann stram sul-ac **Sulph** sumb tab tarent verb
  ○ **yellow**: mag-c
- **hard** stool | **during**: mag-c
- **not** for stool; but: **Lach**
- **rising** after stool: rheum rumx
- **sudden**: aesc agar *Aloe* ant-c ant-s-aur bar-c bry carb-v chin cic cist cocc **Crot-t** cycl dig dirc *Ferr* ferr-ma *Gamb* gent-l graph ign jug-r kali-bi kali-c kali-n lac-ac *Lach* lil-t lyss mag-m manc naja *Nat-c* nat-m *Nat-p Nat-s* onis paeon plat *Podo Psor* ptel rhus-t rob *Rumx* sep **Sulph** sumb tab til trom tub verat viol-t zinc
  - **morning**: arg-n dios manc **Sulph**
  - **evening**: gent-l
  - **night**: nux-v
- **supper** agg; after: calc-p ox-ac podo
- **thinking** about it, on: iris *Ox-ac*
- **tormenting**, but not for stool: *Lach*
- **urination**:
  - after | **agg**: alum *Cann-s*
  - **before**: *Borx*
  - **during**:
    ○ **agg**: **Aloe** alum aphis cann-s *Canth* carb-v caust crot-h cycl dig merc *Mur-ac* **Nux-v** prun *Puls* squil staph sumb thuj wies
    ○ **amel**: lil-t nat-m
  - **urging** to urinate | **with**: merc-c
- **urine** is discharged, but only: lil-t
- **vertigo**; during: merc-c spig zinc
- **waking**; on: alum
- **walking** agg: cob coloc laur pall rheum
- **water**; running:
  - **hearing** of: **Lyss**
  - **seeing**: lyss

URINATION agg: *Mur-ac* valer

VARICOSE: aesc

VERMINOSIS (See Itching - ascarides; Worms - complaints)

VOMITING agg: mur-ac podo

WALKING:
- **agg**:
  ○ Perineum: cycl

WARM APPLICATIONS:
- **amel**: rat

WARTS (See Condylomata)

WEAKNESS, weak feeling: *Agar* agn ail *Aloe* alum alumn anac apis apoc bry *Calc* coloc kali-c nux-v *Petr Phos Sep* sulph tab
- **stool**:
  - after | **agg**: con lept *Podo*
  - **before**: nat-p
- **urination** agg; during: inul

○**Sphincter**; of: influ mur-ac

WEIGHT

WEIGHT (*Dragging; Fullness; Lump*):
- **and** a feeling as if a plug were wedged between the pubis and coccyx: *Aloe* **Cact** caust hep **Sep** sil thuj
○ **Perineum** (*Dragging - perineum*): cact chim **Con** cop graph hydrc puls sep

WIPING agg | **Rectum** and anus: aloe   *Graph*   lach mur-ac

WORMS:
- **complaints** of worms: abrot acon aesc all-c all-s alum am-c ambr ambro anac ant-c ant-t apoc apoc-a arec arg-n *Ars* art-v asar *Bapt* bar-c bar-m bell borx calad **Calc** carb-an carb-v carbn-s carc caust cham chelo chim chin *Cic* **Cina** cinnb coff colch *Coli* coloc croc crot-h cupr cupr-act cupr-o cupr-ox dig dol dulc emb-r eucal *Ferr* ferr-i *Ferr-m* ferr-s fil gran graph hed helm hyos ichth ign indg iod *Ip* jab jatr-c kali-c kali-m *Kou* lach laur lipp luna *Lyc* mag-c mag-m med *Merc* merc-c naphtin nat-c *Nat-m Nat-p* nat-s nit-ac *Nux-m* nux-v passi peti-a petr ph-ac phos plan *Plat* podo ptel puls quas rat rhus-t ruta sabad sabin santin *Scir* sec sep ser-a-c *Sil* sin-a *Sin-n* **Spig** spong squil *Stann* **Sulph** sumb tab tell **Ter** teucr thymol urt-u *Valer* verat viol-o *Viol-t* zinc
  - **accompanied** by:
    : **biting** (See MIND - Biting - worm)
    : **constipation**: fil
    : **children**; in: **Dol**
    : **convulsions**; during (See GENE - Convulsions - worms)
    : **diarrhea** (See Diarrhea - worms)
    : **strabismus** (See EYE - Strabismus - accompanied - worms)
    : **vertigo** (See VERT - Accompanied - worms)
    : **Eyes**; complaints of (See EYE - Complaints - accompanied - worms)
    : **Nerves**; complaints of (See GENE - Neurological - accompanied - worms)
    : **Tongue**; white: fil
  - **children**; in: abrot calc cic **Cina** coli cupr *Gaert Ign Nux-m Ruta* sil **Spig** sulph teucr *Viol-o*
  - **dentition** in children; difficult (See TEET - Dentition - difficult - accompanied - worms)
  - **hookworm** (= necator americanus; ankylostoma americanum; uncinaria americana): carbn-tm card-m chen-a thymol
  - **itching** (See Itching - ascarides)
  - **pinworms** (= threadworms, oxyuris, enterobius vermicularis; = old rubric "ascarides "): abrot acet-ac acon agn alum ambr ant-t aq-calc arg-n *Ars* asar asc-t *Bapt* **Bar-c** bar-m bar-s *Calc* carb-v carbn-s chelo chin cina colch croc crot-t cupr dig dol *Ferr* ferr-m graph grat hyos *Ign* indg kali-c lyc mag-c *Mag-s* med merc *Merc-d* mill napht nat-c **Nat-m** *Nat-p* nux-m nux-v petr phos plat *Ptel Rat* rhus-t **Sabad** sabin santin *Scir Sep* sil sin-a *Sin-n Spig Spong* squil *Sulph* tell **Ter** *Teucr* thuj urt-u *Valer* vern-a zinc

Worms – **complaints** of worms: ...
  - **roundworm** (= eelworm, ascaris lumbricoides; = old rubric "lumbricoides"): *Abrot* acon aesc *Agn* all-s anac ant-c arg-n *Ars* asaf asar bar-c bell borx calc carbn-s caust cham *Chel* chelo *Chen-a* chen-vg chin cic **Cina** clerod-g coloc cupr emb-r ferr *Ferr-s Gran* graph helm hyos ign indg iod kali-c kali-chl lyc mag-c mag-m merc merc-c merc-d napht nat-m nat-p nux-m nux-v petr phos pin-s plect psor rhus-t ruta *Sabad* santin sec *Sil* **Spig** stann staph **Sulph** ter teucr *Thuj* urt-u valer viol-o
  - **schistosome** (= schistosoma haematobium/bilharzia haematobia): *Ant-t*
  - **tapeworm** (= taenia; = old rubric "taeniae"): agn *Ail* alum ambr anac arec *Arg-n* arge ars **Calc** calc-caust *Carb-an Carb-v* carbn-s carli-a caust chin cina cinnb coff colch croc cuc-p cupr cupr-act cupr-o cupr-ox *Fil Form* frag gran *Graph* grat ign kali-c kali-i kam kou laur lyc *Mag-m* merc *Nat-c* nat-m nat-p nat-s nit-ac nux-v pann pellin petr phos *Plat* psor *Puls* rhus-t *Sabad* sabin sal-ac santin *Sep Sil* spig spong **Stann** stry sulph ter teucr thuj thymol valer *Verat* zinc
    : **accompanied** by | **salivation**: sabad
  - **trichinae** (= trichinella spiralis): ars bapt cupr-ox
  - **whipworm** (= trichuriasis): podo
- **sensation** of worms (See Formication; Itching)

ANUS;
complaints of: acon aesc agar agn alum am-c am-m ambr anac ang *Ant-t* ant-t arn ars asar aur bar-c bell borx bov bry calc camph cann-s canth caps carb-an **Carb-v** caust cham chin cic cina cocc colch coloc con croc cupr cycl dulc euph euphr ferr **Graph** hell hep hyos ign iod ip **Kali-c** kali-n kreos lach laur led lyc m-ambo m-arct m-aust mag-c mag-m mang meny merc mez mosch *Mur-ac* nat-c nat-m nit-ac nux-m **Nux-v** olnd op *Paeon* petr ph-ac **Phos** plat plb puls ran-b ran-s rheum rhod rhus-t ruta sabad sabin sars seneg **Sep** sil spig spong squil stann staph stront-c sul-ac **Sulph** teucr thuj valer verat verb zinc
▽ **extending** to
  ○ **Liver**: *Dios* lach
  • **Umbilicus**: coloc lach

PERIANAL GLANDS (= Circumanal glands):
- **abscess** (See Abscess - glands)

PERINEUM;
complaints of: **Agn Alum** am-m *Ant-c Ant-t* ars asaf bell bov bry calc cann-s **Carb-an Carb-v** *Caust* cham chim chin **Cycl** graph hep ign *Lyc* mag-m merc mez mur-ac *Nux-v* ol-an *Paeon Petr* phos *Plb Rhod* rhus-t sanic seneg sep spig **Sulph** *Tarax* thuj
▽ **extending** to
  ○ **Genitals**: bov
  • **Penis**: phyt
  • **Rectum**: bov

RECTUM and anus; complaints of:
- **accompanied** by | **Bladder**; complaints of (See BLAD - Complaints of bladder - accompanied - rectum)

Stool

ACRID (= corrosive, excoriating): acon allox *Aloe* alum am-c ang *Ant-c Arn* **Ars** ars-i ars-s-f arum-t **Bapt** bar-c bros-gau bry calc cann-s canth caps carb-an carb-v carbn-s caust *Cham Chin* colch *Coloc* colos cuph *Dulc Ferr* ferr-ar ferr-p *Gamb Graph* hell *Hep Hydr* ign **Iris** kali-ar kali-c kali-m kali-n kali-p kali-s kreos *Lach* lept lyc m-ambo mag-s **Merc** *Merc-c Merc-d Merc-sul Mur-ac* nat-c **Nat-m** *Nit-ac* nux-m *Nux-v* petr ph-ac *Phos* plan podo psil **Puls** rheum sabin sang sars scop sel sep spong stann *Staph* sul-ac *Sulph* syph tab ter *Tub* **Verat** zinc
- destroying:
  • hair: coll

ALBUMINOUS: aloe asc-t **Borx** carb-an crot-t *Dios* grat merc merc-c *Nat-m* podo
- coagulated: carb-an merc-c

ASH-COLORED (See Gray)

BALLS, like (↗*Sheep*): abrom-a aesc aesc-g **Alum Alumn** am-c aster bar-c brach calc *Calc-p* carb-v *Card-m* caust *Cha* hell *Cimx* cob coll cop euphr form glyc *Graph* hell hipp hydr indol *Lyc* **Mag-m** mag-p *Med* **Merc** *Mez* morph **Nat-m Nit-ac** *Nux-v* **Op** petr phos *Plat* **Plb** psor ptel pyrog sanic *Sep Sil* sul-ac **Sulph** thlas thuj verat verb vib xero zinc
- black: **Alumn Op** *Plat* **Plb** *Pyrog* **Verat** vib
- brown: *Nux-v* thuj
- light colored: coll
- sheep (See Sheep)
- small: alum carb-v cimx hell mag-p mand op plb psor pyrog sanic sil thlas
  • dry: sanic

BILIOUS (↗*RECT - Diarrhea - bilious*): acon aeth *Agar* agar-ph alco *Aloe* ant-t apoc apoc-a *Ars* ars-h ars-s-f ars-s-r arum-d aspar bism *Bry* cact calc-p carb-ac card-m carl *Cham Chin* chinin-ar cina *Colch* coll *Coloc Corn* cot **Crot-h** crot-t cub cupr cupr-ar dig dios *Dulc* elaps elat *Fl-ac* gamb gast gels gent-l grat hyper ille *Ip Iris* jug-c kali-i kiss lept *Lil-t* linu-c lyc med *Merc Merc-c* **Merc-d** mez naja narz **Nat-s** *Nux-v* nyct olnd op osm ost *Phos* phys phyt pin-s **Podo** polyp-p pop pop **Puls** *Sang* sangin-t sec sel sep serp still *Sulph* tarax **Verat** vip wies yohim yuc zinc zinc-s
- daytime | warm drinks agg: fl-ac

BLACK: acet-ac acon aesc aeth agar agar-ph alco aloe alum alum-p *Alumn* ant-c ant-t apis **Arg-n** arn **Ars** *Ars-i* ars-s-f asaf asc-t bac bapt *Berb* bol-la *Brom Bry* cact cadm-met cadm-s **Calc** calc-s camph canth *Caps* carb-ac carb-v carbn-s *Card-m* caust cench chin *Chinin-ar* chinin-s *Chion* cic cinnb *Coff* **Coll** coloc *Crot-h* cub *Cupr* dios dulc echi elae elaps elat fago *Ferr* ferr-i ferr-m ferr-p glon graph ham helia hell *Hep* hist iod ip iris jac-c kali-ar kali-br kali-c *Kali-s* kiss *Lac-ac Lac-c Lach* lat-m **Lept** lipp manc med *Merc* **Merc-c** merc-cy *Merc-d* merc-i-f mez morph *Nat-m Nit-ac* nux-m *Nux-v* **Op** osm ost ph-ac *Phos* phys *Plat* **Plb** *Podo* psor ptel *Pyrog* rhod rhus-t rhus-v rob *Rumx* sec sep sin-a sol-t-ae squil
- Black: ... stann *Stram* sul-ac sul-i sulph tab tarent tell ter thuj ust **Verat** vip wies yohim zinc
- clots; in: cadm-s
- fecal (↗*Fecal)*: ant-t **Brom** camph cic coll crot-h cub *Ferr* hipp iris **Lept** med sulph tab
  • alternating with white stool (See White - fecal - alternating)
- foul: chion crot-h lept
- hard followed by white, normal stool; and: aesc

BLOODY (↗*Reddish*; ABDO - Bleeding - intestines; RECT - Hemorrhage): abrot acet-ac *Acon* aesc aeth agar agar-ph ail alco all-c allox *Aloe* **Alum** alum-p alum-sil *Alumn* am-c am-caust *Am-m* ambr anac anan ant-c ant-t anthraci *Apis* apoc **Arg-n** *Arn* **Ars** ars-i ars-s-f arund asar atis bac *Bapt* bar-c *Bar-m* bart *Bell* benz-ac bism bol-la bol-s borx both *Bry Bufo* cadm-met cadm-s calad *Calc* calc-f calc-p calc-s calc-sil **Canth Caps** *Carb-ac* carb-an carb-v carbn-s *Casc Caust Cham* chel chim *Chin* chinin-ar chlf cina cinnb cinnm clem *Cob* coff-t **Colch Coll Coloc Con** cop cortico croc *Crot-c Crot-h* cub cupr cupr-ar cupr-s cycl cyn-d der dios diph-t-tpt dor dros *Dulc* eberth elaps elat enteroc erig eucal euon euph-a euph-l eupi ferr ferr-ar ferr-i ferr-m *Ferr-p* fic-v *Gamb* gast genist *Graph* **Ham** hed hep hipp *Hydr* hyos ign ind iod *Ip* iris jal jug-c *Kali-ar* **Kali-bi** *Kali-br* *Kali-chl* kali-chr kali-i kali-m kali-n *Kali-p* kali-s kali-sil kiss *Kreos Lac-d* lach laur led *Lept* lil-t lipp lob lon-x *Lyc* lyss mag-c *Mag-m* **Manc** *Mangi Med* merc **Merc-c** merc-cy **Merc-d** *Merc-i-f* merc-i-r merc-n merc-sul mez mill *Mur-ac Nat-ar Nat-c* nat-f nat-m nat-p nat-s *Nit-ac* **Nux-m Nux-v** olnd osm ox-ac petr ph-ac *Phos Phyt* pic-ac plan plat *Plb Podo* psor **Puls** pyre-p pyrog raph rat rein *Rhus-t* ric *Ruta* sabad sabin sarr *Sars* sec sel senec *Sep Sil* sin-a squil stann staph stram *Sul-ac Sulph* tab tarax tarent tell tep **Ter** thal *Thuj* tril-p trom urt-u valer vario *Verat Verat-v* vip wies zinc zinc-p *Zinc-s*
- bright red: dros
- charred straw, like: *Lach*
- children; in:
  • infants: calc-s
  • newborns: acon
- clots: cadm-s
  • black, offensive: alum cadm-s
  • bright: alum
- followed by | shivering: med
- frothy: zinc
- last part: daph
- menses:
  • during | agg: am-m ars-met
- putrid: nit-ac
- spots, in: nat-c
- streaks, in: agar aloe am-c ant-t apis arg-n arn arund bell bry calc canth *Caps* carb-an cina colch *Coloc* con cupr *Cupr-ar* cycl *Elat* erig euph *Ip Kali-bi* kali-c kreos led lil-t mag-m mag-m **Merc** merc-c merc-d mez nat-c

Bloody — **Stool** — **Curdled**

- **streaks, in**: ... nat-m *Nat-s* **Nit-ac Nux-v** ox-ac phos plb **Podo** *Psor* puls pyrog rhus-t sel squil sul-ac *Sulph* thuj tril-p *Trom*
- **tarry**: ham
  - **frothy**: elaps

BLUISH: bapt colch kali-bi merc-c phos
- **clayish** (↗*Clayish*): indg
- **green** on standing; becomes: phos

BREAKFAST agg: nat-s thuj

BRIGHT COLORED (See Light)

BROWN: acon adel *Aesc* aloe ambr amme anac ant-t *Apis* apoc **Arg-n** *Arn* Ars ars-i arum-d asaf asc-c asc-t astac aster bapt bell borx brom *Bry* calc *Camph* canth carb-ac carb-v carbn-s card-m carl casc *Chel Chin Chion* coloc cop corn *Crot-h* Crot-t cupr cupr-act cupr-ar dulc erya-a euph-a fago *Ferr Ferr-ar* ferr-i ferr-m ferr-p fl-ac franz gamb gran *Graph* grat helon hep hydr ind inul iod ip *Iris* jab jug-c kali-ar kali-bi kali-c kali-p kreos *Lach* Lept Lil-t lim lipp **Lyc** *Mag-c* mag-m **Merc** merc-c merc-i-f merc-i-r merc-sul *Mez Mur-ac* nat-m nat-p *Nat-s* nit-ac nux-v ol-an *Op* ox-ac petr *Phos* phys phyt *Plan* podo psil *Psor* ptel *Pyrog* ran-b raph *Rheum Rhod* rhus-t rhus-v *Rumx Sabad Sec Senec* sep sin-a squil stram *Sul-ac* sul-i sulph sumb tarent ter thuj trom tub upa urt-u vario **Verat** wies xan yuc zinc zinc-p zing
- **dark brown**: but-ac squil tub
- **fecal** (↗*Fecal*): aesc aloe ant-t asaf bapt borx *Bry* coloc dulc *Ferr* fl-ac graph kali-c lil-t lyc mez ox-ac petr rheum rhod rumx sulph trom
- **light**: ambr cham verat
- **yellowish**: rhus-t

CALCIUM increased: cortico

CHALKY (See White - chalk)

CHANGEABLE: aesc am-m berb cham colch *Dulc* euon merc mur-ac nat-m *Podo* **Puls** sanic sil *Sulph* tab

CHOPPED: *Acon* arg-n ars bar-m cadm-met **Calc** *Cham* chin ferr *Ferr-p Ip Kreos Mag-c* med *Merc* **Merc-d** nat-p **Nux-m** Puls rhus-t sul-ac *Sulph* viol-t
- **beets**: *Apis*
- **eggs**: *Cham* chinin-s cur lach **Merc** *Merc-d Nux-m* **Puls** *Rhus-t Sul-ac Sulph* viol-t
- **spinach**: **Acon** *Arg-n Cham* Merc

CLAY COLORED (↗*Light*): acon aloe ars aur-m-n bell benz-ac *Berb Calc* carb-v **Card-m** *Chel* chinin-ar *Chion* cop *Dig* euph *Gels Hep* ign *Iod Kali-bi* kali-c kali-m kali-p *Lach* lept mag-m *Merc* merc-c **Merc-d** mez myric **Nat-s** *Nit-ac* petros *Ph-ac* phos plat *Podo* pycnop-sa sep *Sil* tab

CLAYISH (↗*Bluish - clayish; Light; Watery - clay*): **Calc** crot-h dig euph hep *Lac-c* lach lob lycps-v mag-c med merc-c phos *Podo Sil* thuj zinc zinc-m
- **connected**; tough: plat

COFFEE:
- **grounds**; like coffee: ant-t camph cench *Crot-h Dig* ferr-m kali-t *Lach* phos *Podo* tart-ac ter zinc-m

COLD agg; taking a: calc rumx tub

COLD stool: con cub lyc

COLORLESS (See White)

COLORS; several: aesc colch euon kali-p menis sulph zinc-cy

CONSTANT discharge: *Apis* ip ox-ac *Phos* sep *Trom*

COPIOUS: acet-ac acon aeth agar agar-ph all-c *Aloe* alum-sil alumn am-c am-caust am-m ambr amme amyg ang ant-c *Ant-t Apis Apoc* apoc-a arg-n arn **Ars** ars-h ars-i arum-d *Asaf* asar asc-c asc-t aur aur-ar aur-i **Bapt** *Benz-ac* berb bism bov bry cact cain **Calc** calc-act calc-i *Calc-p* calc-sil **Camph** canth **Carb-v** caul *Cench* chel **Chin** chinin-ar chinin-s cimic cob cob-n coc-c cock *Coff* coff-t *Colch* coll coloc colos con cop *Cor-r* corn cortiso coto **Crot-t** cub cupr cupr-s cycl dios dor *Dulc* eberth **Elat** *Euon* eup-per euph euph-c *Ferr Ferr-ar* fuch gal-ac **Gamb** glon gnaph *Gran Grat* guar hed hell hep hydr hyos *Ign Iod Ip Iris* jal *Jatr-c* kali-ar kali-bi kali-c *Kali-chl* kali-m *Kali-p* kali-sula *Kreos Lach Lept* lil-t *Lyc* lycpr *Lyss* mag-c *Mag-s* manc med *Merc* merc-c *Merc-d* merc-i-f merc-i-r *Mez* mosch *Mur-ac* narc-ps nat-ar nat-m nat-n **Nat-s** nit-ac *Nux-m* nyct **Olnd** op oper *Ox-ac* olnd petr **Ph-ac** *Phos* phys phyt pic-ac pip-m plat **plb** *Podo* prun *Psor* ptel pyrog ran-a *Ran-b* raph rhod rhus-t *Rumx* sabad sapin sarr sars **Sec** sel senec seneg *Sep Sil* sin-a sol-t-ae staph stict still stram stry *Sul-ac Sulph* sumb tab tarax *Tarent* tax tell *Ter* teucr *Thuj* trich tub-r **Verat** *Verat-v* verin *Vib* vichy-g vip visc wies yuc zinc zinc-p
- **evening**: aur lyss
- **night**: chel chin *Crot-t* gnaph graph *Ign* mosch ox-ac plb sol-t-ae stry sulph verat-v
- **exhaust**; does not: **Ph-ac**

COW-DUNG; like: enteroc

CREAM COLORED: aloe arg-met arg-n calc *Gels Ph-ac*

CRUMBLING: agar aloe alum **Am-m** apis ars astac bapt bell bry calc cann-s cann-xyz carb-an carb-v caust chel chinin-s coll crot-t cycl *Guaj* hipp ich kali-c lach lyc **Mag-c Mag-m** Merc nat-c **Nat-p** *Nit-ac* nux-v olnd *Op* ph-ac phos *Plat* plb *Podo* ruta sanic sel sin-a spirae *Sulph Tell* verb *Zinc* zinc-m

CURDLED: ars bell bufo *Calc* calen cham iod mag-c med merc murx nat-m nat-p *Nit-ac* nux-m phos puls *Rheum* sanic *Stann* sul-ac sulph tab **Valer** viol-t
- **milk**, forcibly expelled; like: aeth *Gamb*

940   ▽ extensions | ○ localizations | ● Künzli dot

Stool

DARK: acon-f *Aesc* agar aloe **Alum** alum-sil anis anth arg-n *Arn Ars* ars-i arum-i asaf astac *Bapt* bell *Berb* bol-la *Bry* but-ac calc-s carb-v carl caul cench cham chel *Bry* chin chinin-s *Chion* cimic colch coloc convo-s *Corn* crot-h cupr cyt-l dios dirc elat erig fago *Ferr* ferr-i ferr-m *Glon* gnaph gran **Graph** grat ham hipp hist ind iod jab jug-c kali-ar kali-bi kali-c kali-i kali-n kali-p *Lach* lil-t lipp lyc lyss mag-p maland merc-c merc-cy mez mur-ac *Nat-ar* nat-c *Nat-s* nit-ac *Nux-v* op ost peti phos phys phyt pip-m *Plb* polyp-p **Psor** ptel puls *Rhus-t* rhus-v sarr *Sec* senec sol-t-ae squil stram sulph tab tarent tub verat *Verat-v* wies wye zinc
- **fecal** (↗*Fecal*): *Bapt* carb-v chin *Ferr* hipp mur-ac nux-v podo ptel tarent

DIFFICULT (See RECT - Constipation)

DOG'S, like a: *Cimx* **Phos** prun staph

DRY: adeps-s aesc aesc-g alum alum-p alum-sil alumn *Am-c* am-m *Ango Ant-c Arg-met Arg-n* ars asaf asar aster aur bapt bar-c bell brach **Bry** cact *Calc* calc-s calc-sil carb-an carc *Card-m* caust cham chel cimic *Cimx* cob coc-c coll *Coloc Con* cop corn cund *Cupr* dig dios dirc dulc ery-a euphr eupi ferr glyc *Graph Guaj Ham* hell *Hep* hyos hyper iris kali-ar *Kali-bi* kali-br *Kali-c* kali-chl kali-m kali-n *Kali-s* kali-sil kreos **Lac-d** lact laur linu-c **Lyc** lycps-v mag-c mag-m mag-p mang med merc-c mez morph mosch **Nat-m** nit-ac **Nux-v** oci-sa ol-an *Op* osm ost petr **Phos Plat Plb** *Podo* polyp-p *Prun* puls pyrog rhus-g *Rhus-t* rhus-v ruta sal-ac *Sanic* sel seneg sep **Sil** sol-t-ae staph stram stry sul-i *Sulph* ter thuj tril-p tub tub-m ust verat verb vib vip xero **Zinc** zinc-m zinc-p
- **hard**; and: asc-t
- **sand**; like: *Arg-met* mang

EARLIER, every day: acon am-c croc hyos tarax

EARTHY: med

EGGS; like whipped (See Chopped - eggs)

EXCORIATING (See Acrid)

EXPLOSIVE (See Forcible)

FALLING out: *Aloe*

FATTY, greasy: agar allox aloe alum ars asaf asar asc-t bell brom *Bry* calc caps *Chel* colch coloc crot-h dulc fago ferr hell hep hyos *Iod* **Iris** *Kali-bi* kali-n kalm kreos lac-c lach lil-t lyc lycps-v mag-c merc-c merc-i-f mez nat-c nat-m nux-m onos op pert-vc ph-ac phel **Phos•** pic-ac **Plat** *Rheum* sars sil stann sul-ac sulph tab tarax tarent thuj valer verat zinc
- **oily**-looking fecal: aloe ars asc-t bol-la caust colch fago *Iod Iris* nat-m **Phos** pic-ac sulph tarent thuj
- **particles**: cina mez phos

FECAL stool (↗*Thin - fecal; Yellow - fecal; Brown - fecal)*: am-c **Ars** brom canth **Cham Cina** coloc cupr hep lach led m-ambo *Merc* mosch *Mur-ac Ph-ac Phos* plb prun **Puls** *Rheum Rhus-t* spig *Sulph* verat zinc

FERMENTED: *Acal* Agar Alf *Aloe* Ant-T Apoc *Arg-N* Arn Benz-Ac Borx *Calc* Calc-P *Cham Chin* Coloc Corn *Crot-T* Dirc *Elat* Euph Gamb *Gels* Graph *Grat* Iod **Ip•** *Jatr-C* Kali-Bi *Mag-C Merc* Mez *Nat-S* Nat-Sulo Op *Ph-Ac* Phos Plan Podo Puls Rheum Rhod Rhus-T Sabad Sanic Sec Stict Sul-Ac *Sulph Thuj* Trios *Verat* Yuc

FILAMENTS like hair in feces: bros-gau calc-p cupr nux-v *Sel* squil verat

FLAKY: amyg *Arg-n Ars* asc-t bell calc-p cham *Chel* cina colch crot-t cupr *Dulc* ferr guaj guar iod *Ip* lac-c merc-c merc-cy merc-d *Nit-ac* Phos sec squil sulph **Verat**

FLAT: aesc arg-n arn asar carb-ac chel dig lach mag-p *Merc* phos **PULS•** sep sulph verat

FLATULENT (↗*Noisy; Sputtering; RECT - Flatus - stool - during)*: agar aloe apoc arg-n *Calc* coloc crot-t ferr gamb *Ign* nat-c *Nat-s* nux-m olnd **Podo** psor stroph-h thuj thyr tub

FLATUS passing; when: *Aloe* ars-i carb-an caust kali-c lach mag-c mag-m mur-ac nat-p olnd ph-ac podo sep sulph verat

FLOATING in water: aloe chel merc nat-p sabad

FLOCCULI: cop dulc kali-m sec

FORCIBLE, sudden, gushing (↗*Shooting; Thin - pouring; RECT - Diarrhea - sudden)*: *Acal* acon ail aloe am-c ant-c *Apis Apoc* aran *Arg-N* arn **Ars** aster aur-fu bar-c bell bros-gau **Bry** calc-f calc-p canth cench cic cist cob cocc *Colch* coloc *Crot-h* **Crot-t** *Cupr* cycl dig dios dirc *Dulc* **Elat** fago *Ferr Gamb* graph **Grat** *Ign Iod* ip *Iris* jal *Jatr-c Kali-bi* kali-n lac-c lach lyc lycps-v mag *Mag-m* mag-p *Merc* merc-sul mez naja **Nat-c Nat-m** *Nat-s* nicc nux-v op *Ox-ac* Petr *Phos* pic-ac plat **Podo** psor puls pycnop-sa *Ran-b* Raph rheum rhod rhus-t rhus-v rumx sang sars **Sec** seneg *Sep* sil sulfonam *Sulph* tab *Thuj* trom tub **Verat** verb viol-t zinc
- **explosion**; like an: **Podo** thuj visc

FREQUENT: abrot acet-ac acon agar ail allox aloe alum alumn *Am-m* ambr anac ang ant-c *Ant-t* apis arg-n *Arn* **Ars** ars-i asar asc-t aur aur-m bapt bar-c bar-m *Bell* bism *Borx* bov **Bry** cact cadm-s calad *Calc* calc-act calc-p *Canth* **Caps** carb-ac carb-an *Carb-v* carbn-s *Caust* cench **Cham** chel *Chin Chinin-ar* chinin-s cic *Cimic* **Cina** *Clem* coc-c *Cocc* coch *coff Colch Coll Coloc* Con corn croc *Crot-t* cub cuph *Cupr Cupr-ar* cycl dig diosm dros *Dulc* **Elat** *Euph Ferr* ferr-ar ferr-i ferr-p *Fl-ac Gamb Graph* grat *Ham* hell hep *Hydr* hyos ign iod

Frequent   **Stool**   **Hard**

Frequent: ...
Ip iris jug-r kali-ar *Kali-bi* kali-br *Kali-c* **Kali-hl** kali-i kali-p kali-s kali-sil kreos *Lach Lept* lil-t lob *Lyc* **Mag-c** malar *Manc* mang **Merc Merc-c** *Merc-d* mez nat-ae-s nat-ar nat-c *Nat-m* nat-p nat-s *Nit-ac Nuph* **Nux-v** olnd op opun-f pall par *Petr Ph-ac* **Phos** plan plat plb **Podo** *Psor* puls pycnop-sa *Ran-b Ran-s* rheum rhod rhus-t rob sabad sabin samb sang sec seneg *Sep Sil* spig stann sul-ac sul-i *Sulph* tab tarax tarent *Ter Thuj* trom valer **Verat** verb yohim zinc zinc-p zing
- **morning**: *Sulph*
- **night**: diosm
- **midnight**:
  - after | 4-9 h: enteroc
- **bloody** water: *Ferr-p*
- **normal** stool: psor
- **scanty**; but: ars bism merc nat-c nux-v
- **unfitness** for work; causing: asc-t

FROG spawn (See Green - scum)

FROTHY: *Acon Aloe* ant-t apoc *Arn* ars arum-i asc-t *Benz-ac* bol-la *Borx* **Calc** canth *Caps* carbn-s cedr cench cham chin chion cimic cocn *Coloc* crot-t der elaps elat euph ferr fl-ac form glon *Graph* **Grat** hell *Hep* **Iod** ip jug-c *Kali-ar* **Kali-bi** *Lach* **Mag-c** mag-m **Merc** merc-c merc-i-f mez *Nat-m* nat-s *Op Plan* **Podo** polyp-p ran-b *Raph* **Rheum** rhod *Rhus-t* ruta sabad saroth *Sil* **Squil** stict still stram sul-ac sul-i **Sulph** tep tub-d verat visc zinc
- **morning**: stict
- **accompanied** by | **coryza** with discharge: calc canth cham chin coloc iod lach mag-c merc op rhus-t ruta sul-ac sulph
- **bloody**, black: elaps
- **gushing**: chin crot-t elat
- **mucous**: dirc

GELATINOUS (See Mucous)

GRANULAR: apis arg-met arg-n bar-c bell cupr eug hydr *Lac-c* lyc mang *Mez* nat-m *Phos* plb **Podo** sars *Zinc*

GRAY: *Acon* alco aloe alumn am-m apis arn **Ars** asar *Aur* aur-m aur-s bapt bell benz-ac bros-gau *Calc* canth *Carb-v* caust cench cham *Chel* chim chim-m chin chion cina cist cocc colch coll crot-t cupr *Dig* dol dros dulc hep *Hydr* iber ign indol iod kali-bi *Kali-c* kali-m kreos *Lach* lycps-v mag-m mag-s malar mand **Merc** *Merc-d* merc-sul mez myric *Nat-m* nat-s nux-m nux-v *Op Ph-ac* **Phos** pic-ac plb *Podo* psor ptel puls rheum rhus-t sanic sec sep spig *Spong* stel still stront-c sul-ac sulph tarax thuj urt-u verat wies
- **whitish**, in part: nat-m **Phos** plb

GREASY (See Fatty)

GREEN: *Acon* aesc *Aeth Agar* aloe alum alum-p *Am-m* **Ant-c** ant-t *Apis* **Arg-n** *Ars* ars-s-f arund *Asaf* asc-t aur aur-ar bar-m *Bell* bond *Borx Bov* brom bry *Calc* calc-act **Calc-p** *Canth* **Caps** carb-an carb-v cass **Cham** chel *Chin Chion* cinnb colch **Coloc** Con *Cop Corn* **Crot-t** cuph *Cupr* cyt-l dig *Dulc Elat Eup-per* ferr **Gamb** gast gels glon **Grat** guar *Hep Hydr* iod Ip *Iris Kali-ar* kali-bi *Kali-br* kali-ch kali-i kali-m kreos lac-ac lac-c *Laur Lept Lyc* **Mag-c** *Mag-m* manc **Merc Merc-c** merc-cy *Merc-d* merc-i-f *Mez Mur-ac* naja **Nat-m** *Nat-p* **Nat-s** *Nit-ac Nux-v* oci-sa ox-ac *Paull* petr *Ph-ac* **Phos** phyt **Plb Podo** *Psor* **Puls** *Raph* rheum *Rhus-t* rob sal-ac *Sanic* **Sec** sel *Sep* sin-a *Stann Sul-ac* **Sulph** tab *Ter* thuj valer **Verat** wies x-ray zinc zinc-m zinc-p
- **accompanied** by:
  - **cholera** infantum (See RECT - Cholera - infantum - accompanied - stools)
  - **small intestines**; inflammation of (See ABDO - Inflammation - duodenum - accompanied - green)
- **alternating** with | **yellowish**: dulc
- **blackish**: ars kiss merc op phos sin-a sul-ac verat
- **blue**; turning to: calc-p phos
- **brownish**: ars calc crot-t dulc iris mag-c mag-m merc sin-a sulph verat
- **dark**: ars bac coloc merc-c
- **fecal** (➚*Fecal*): ars mag-m podo valer
- **grass**; like cut: *Acon* **Ant-t Arg-n** calc-p **Cham** ip iris *Mag-c* merc merc-d thuj
- **hard**: *Agar Chin* cupr kreos *Stann*
- **mucus** (See Mucous - green)
- **olive green**: *Apis* ars *Elat* **Sec**
- **scum** on a frog-pond; like (➚*Mucous - jellylike - frog*): asc-t *Bry* colch grat hell *Mag-c* merc *Phos* sabad sal-ac *Sanic*
- **spinach** in flakes; like: **Arg-n** cham
- **tea**; like: gels
- **turns** green: arg-n borx calc-f nat-s psor rheum sanic
- **yellowish**: cadm-s cham **Grat** lil-s sin-a **Sulph** tab verat
  - **turning** yellow: ip

GRUMOUS (See Lumpy)

GUSHING (See Forcible)

HAIR (See Filaments)

HARD (➚*Stone*): abies-n abrom-a acon adeps-s *Aesc* aesc-g aeth *Agar Agn* alco alet aloe **Alum** alum-sil **Alumn Am-c** am-caust **Am-m** ammc anac anan ang *Ango* anis **Ant-c** ant-t aphis *Apis* arg-met *Arg-n Ars* ars-i ars-s-f arund asaf asar aspar *Aur* aur-m aur-i *Aur-m-n* aur-s *Bar-c* bar-i *Bar-m* bar-s bart *Bell* berb bond borx *Bov* brach brom **Bry** bufo bung-fa cact **Calc** calc-i *Calc-p Calc-s* calci-ren-s camph cann-s canth caps *Carb-an Carb-v* **Carbn-s** carc **Card-m** carl caul *Caust* cere-b cham *Chel* chin chinin-ar chinin-s cimic *Cimx Cina* cinnb **Clem** cob cob-n coc-c *Cocc* coff colch **Coll** *Coloc Con* cop corn cortiso crot-h crot-t

Hard   **Stool**   **Light**

Hard: ...
cub *Cycl* daph digin dios dros dulc erig ery-a eug euph euph-a euph-m euphr eupi *Ferr* ferr-ar *Ferr-i* ferr-p fl-ac form *Gamb* gast gent-l gins glon glyc **Graph** *Grat Guaj* guat *Ham* hell *Hep* hipp *Hydr* hyos hyper *Ign* ind indg indol inul *Iod* jab jug-c jug-r *Kali-ar Kali-bi* **Kali-br** *Kali-c* kali-chl *Kali-i* kali-m *Kali-n* kali-p *Kali-s* kali-sil *Kalm* kreos *Lac-c* **Lac-d** **Lach** lact lam *Laur* led **Lept** lil-t lim linu-c *Lipp* **Lyc** lycps-v *M-arct Mag-c* **Mag-m** mag-p mag-s mand mang med meny *Merc* merc-c merc-cy merc-i-f merc-sul **Mez** mill mit mosch mur-ac nabal naja nat-ar nat-c **Nat-m** nat-p *Nat-s* nicc **Nit-ac** nux-m **Nux-v** oci-sa *Oena* ol-an olnd **Op** ox-ac pall par ped peti *Petr Ph-ac* phel **Phos** phys phyt pic-ac pip-m *Plat* **Plb** plumbg *Podo* polyp-p prun ptel **Puls** pycnop-sa pyrog ran-b raph *Rat* rheum rhod rhus-g rhus-t rhus-v rumx *Ruta* sabad *Sabin* sal-ac sang *Sanic* sapin sarr sars **Sel** senec *Seneg* **Sep** serp **Sil** sin-a sol-ni sol-t-ae spig spirae spong squil *Stann* staph stram **Stront-c** stroph-s sul-ac sul-i **Sulph** sumb tab *Tarent* tax tep ter thuj tong tril-p trom *Tub* tub-m **Verat Verb** vib viol-t visc wies **Zinc** zinc-p zinc-s

- **alternating** hard and soft: ant-c ant-t ars borx *Bry* con gamb iod *Kali-n* lach mag-s nit-ac phos **Puls Staph**
- **blood**, with: lam
- **burnt**, as if: alum **Bry** *Plat* plb sul-ac **Sulph**
- **followed by:**
  - **fluid** stool: agar aloe alum am-c am-m ang arund asaf bar-c borx **Bov Calc** calc-f calc-p canth carb-an carbn-s chin coff coloc euph graph grat ign kali-bi kali-n lact **Lyc** mag-c mag-m mosch mur-ac nat-c **Nat-m** nat-s nux-m nux-v olnd op ph-ac phos plat plb rheum rhus-t sars sep spig spong stann staph *Sul-ac* sulph tarent zinc
  - **pasty** stool: calc lyc pall *Ph-ac* stann
  - **soft** stool: abrom-a aeth alumn am-m berb bov bung-fa calc carb-an carb-v caust graph kali-c *Lept* **Lyc** mag-c mag-m mez mur-ac nat-c ph-ac sars sep spong staph sul-ac zinc
  - **thin** stool: lyc nat-m stann
- **menses**, during: *Am-c* am-m **Apis** kali-c kreos *Nat-m* nat-s nux-v sil sul-ac sulph
  - **yellow** moisture, with: hep
- **tough** and greasy: alum-p *Caust*

HAZELNUTS, like: cob

HEAVY: nat-m sanic

HOT: all-s *Aloe* **Ars** asc-t bell bry *Calc-p* caps **Cham** cist clem dios **Ferr** gamb **Iris** kali-p lec med *Merc* **Merc-c** merc-sul nux-v phos pic-ac podo puls rat sabad scop **Staph** stroph-h *Sulph*

INSUFFICIENT (See RECT - Constipation - insufficient)

INTESTINES, like: ant-c

JELLYLIKE (See Mucous - jellylike)

KNOTTY, nodular, lumpy *(➚Lumpy; Sheep):*   Aesc aesc-g agar aloe **Alum** alum-p alum-sil **Alumn** am-c am-m anag anan ang *Ant-c* aphis apis arg-n arn ars ars-i asar aster *Aur* aur-ar aur-i aur-s bapt *Bar-c* bar-i bar-s bell berb borx brach bry **Calc** calc-p *Calc-s* calc-sil carb-an **Carbn-s** card-m *Caust* **Chel** chinin-ar chlol cic coc-c **Coll Con** *Cycl* dios euph euphr fl-ac *Glon* glyc **Graph** grat guaj *Hydr* indol *Iod* ip kali-ar *Kali-bi Kali-c* kali-p *Kali-s* kali-sil kalm *Lach* led *Lept Lil-t* **Lyc** mag-c **Mag-m** mang *Merc* merc-c mez morph nat-c nat-m *Nat-s* nit-ac *Nux-v* olnd op petr *Ph-ac* phos puls *Plat* **Plb** polyg-h prun ptel pyrog rhus-v ruta sang sanic senec *Sep* **Sil** spig *Stann* staph stront-c sul-ac sul-i **Sulph** sumb *Thuj* ust verat verb viol-o xero *Zinc*

- **black**: calc-f
- **first** knotty, then soft: *Lyc*
- **green**: *Chin Stann*
- **liquid**, and (See Lumpy - liquid)
- **mucus**, covered with: *Alum* caust *Graph Mag-m* nux-v *Plb* sep *Spig*
- **united** by threads of mucus: cham **GRAPH●**

LARGE: *Aesc Agn* alet all-c allox aloe *Alum* alum-p alum-sil **Alumn** ambr *Ant-c Apis* apoc *Arg-n* ars ars-i *Asaf* aster *Aur* aur-ar aur-s *Bapt* bart berb borx **Bry** cadm-met **Calc** calc-s calc-sil caust chel cinnb *Cob* coch *Coloc* cop corn cot crot-t cupr dios dirc *Dulc* **Elat** euphr fago fl-ac gamb gels glyc gnaph **Graph** grat ham hell hipp hydr hyos iber *Ign* inul *Iod* jab jal jug-c jug-r kali-ar *Kali-bi* **Kali-c** kali-m kali-p **Kali-s** kali-sil *Kalm* lac-c **Lac-d** lach *Lept* lyc *M-arct* macro mag-c **Mag-m** meli merc merc-d merc-i-r **Mez** naja *Nat-m* nat-n nat-p nat-s *Nux-m* **Nux-v** *Oena* op ox-ac *Petr Phos* phys pip-m *Podo* puls pyrog ran-b *Raph Rhus-t Rhus-v* ruta sabad *Sanic* sarr **Sel** seneg **Sep** serp **Sil** sin-a sol-t-ae stann staph sul-ac **Sulph** sumb *Thuj* tong tub **Verat Vib** *Zinc* zinc-p

- **burnt**; as if: bry
- **hard**: bry lac-d

LATER, every day: carb-v fl-ac hyos kali-c lach ruta sul-ac

LIENTERIC (See Undigested)

LIGHT COLORED *(➚Clay colored; Clayish):* acon *Aesc Agar* aloe alum alumn ambr anac anan *Ars* ars-i *Aur-m-n Bar-c* bell benz-ac **Berb Borx Calc** calc-s calc-sil carb-an **Carb-v** carbn-s **Card-m** cass caust cham **Chel Chin** *Chinin-ar Chion* cocc *Coll* **Dig** dios dol eup-pe ferr-i franz *Gels* gnaph *Hep* **Hydr** iber indol *Iod* iris kali-ar *Kali-bi Kali-c* kali-chl kali-m *Kali-p Kali-s* kali-sil linu-c **Lyc** lycps-v mag-m *Merc* merc-c *Merc-d* merc-i-f merc-sul *Myric* naja nat-p *Nat-s* **Nit-ac** nux-m on petr *Ph-ac Phos* phys pic-ac pip-m plb *Podo* polyp-p psil pycnop-sa rhus-v **Sanic** sep **Sil** skat stel sul-ac sul-i sulph **Tab** *Tub* ust verat verat-v zinc zinc-m zinc-p zing

- **morning**; early: mand

Liquid / Stool / Mucous

LIQUID (See Thin)

LONG, narrow (↗*Small; Worm-like*): Alum alum-p arn asar bell Borx calc-sil *Caust* chel chin *Graph* hyos kali-bi lyc merc merc-c *Mur-ac* nat-c nux-m nux-v **Phos** psil *Psor* puls pycnop-sa pyrog sep skat stann staph sul-ac sulph verat

LOOSE (See Copious; Curdled; Fatty; Mushy; Pasty; Soft)

LUMPS like chalk (↗*White*): ars-s-f bell **Calc** dig hep lach med **Podo Sanic** spong

LUMPY (↗*Knotty; Sheep*): ars merc-c phos
- liquid; and: aloe **Ant-c** apis **Ars** calc *Con* graph ip kali-bi **Lyc** mag-c nat-ar nux-v *Pic-ac* sanic sec sil sul-ac sulph thuj trom
  - black lumps: thuj
- soft; and: euph lyc

MEALY sediment, with: bry chinin-ar crot-t ph-ac **Podo** sec stront-c

MEMBRANOUS: aloe *Arg-n* ars *Brom* bry calc **Canth** *Carb-ac* **Colch Coloc** cupr *Ferr* ferr-m iod kali-bi kali-c kali-n *Lach Lept* merc merc-c *Nit-ac* petr phos phyt sec sil thymol zinc

MILK:
- agg: *Bry* **Lyc** *Mag-c* nat-c nicc nux-m podo sep **Sulph**

MOSS; like: asc-t

MUCOUS (= slimy): acon aesc *Aeth* agar agra allox aloe alum am-c *Am-m* ang ant-c ant-t *Apis* **Arg-n** arist-cl *Arn* **Ars** ars-i *Asar* asc-t aur-m-n bac *Bapt* bar-c *Bell Berb Borx Brom Bry* cact cadm-s calc calc-ac *Calc-p* **Canth Caps** *Carb-ac* carb-an *Carb-v* carbn-s castm *Caust Cham* chap *Chel Chin* cic cimic cina cinnb *Cocc* **Colch Coll** *Coloc* con *Cop Corn* cortiso *Crot-c Crot-t* cupr cycl dig dios dirc dros *Dulc* elat enteroc euph ferr ferr-ar ferr-i ferr-p gal-ac **Gamb** geo **Graph** grat guaj guat ham **Hell Hep** hydr *Hyos* ign *Iod Ip* **Kali-bi Kali-c** *Kali-chl* kali-i kali-m kali-n kali-p **Kali-s** kali-sil lach laur led lil-t lyc lycps-v m-aust *Mag-c* mag-m mag-s **Merc Merc-c** merc-d *Mur-ac* naja nat-ar nat-c nat-m nat-p *Nat-s* nicc *Nit-ac* nux-m **Nux-v** ox-ac oxyt pet petr *Ph-ac* **Phos** *Phyt* **Plb** *Podo* prun *Psor* **Puls** raph *Rheum* rhod *Rhus-t* ric *Ruta* sabad sabin samb *Sec* sel seneg sep *Sil* solid spig *Squil Stann* **Staph** stict *Sul-ac* **Sulph** tab ter trom tub urt-u vario **Verat** viol-t
- acrid: phos
- alternating with constipation: acon ruta
- balls; like: ip
- black: ars cic cocc cortiso elat
- bloody: Acon Aeth ail *Aloe* alum Anan ant-t apis arg-n arn *Ars* ars-i ars-s-f asar bapt bar-c *Bar-m* bell bol-la borx *Bry* calad *Calc* **Canth Caps** *Carb-ac Carb-v* carbn-s caust cham chim *Cinnb* **Colch** coll *Coloc* cub cupr daph dros *Dulc* elaps elat erig ferr ferr-p *Gamb* graph ham hep ign *Iod Ip* iris kali-bi *Kali-chl* kali-i kali-m kali-p *Lach* led lept lil-t lyc lyss mag-c *Mag-m* mag-p malar **Merc Merc-c** *Merc-d* mez **Nat-c** nit-ac **Nux-v** ox-ac

Mucous – bloody: ... petr phyt plb **Podo** *Psor* **Puls** rhus-t sabad sabin sars sep sil sul-ac sul-i *Sulph* tril-p trom *Urt-u*
  - **black: Caps**
  - **chronic:** tril-p
- **boiled starch, like:** arg-n borx phos
- **brown:** **Ars** bapt borx *Carb-v Dulc* grat *Nux-v* rheum spig zing
- **cheesy:** iod phos
- **chopped eggs and spinach:** cham
- **colic** and chilliness; with: cop
- **colorless** (↗*transparent*): **Hell**
- **copious:** ter
- **covered** with mucus: *Alum Am-m* ars *Asar* bar-m bell calc-p calen caps *Carb-v* casc caust cham coc-c coll con cop *Crot-t* cycl dig **Graph** *Ham* hep *Hydr* hyos ip kali-n led mag-c *Mag-m* merc *Merc-c* merc-i-r nat-m nit-ac nux-v petr phos *Plb* podo ptel *Puls* rheum rhus-t sarr sep sil *Spig* sulph tell thuj verat viol-t
- **cream**-colored: aloe
- **dark:** arg-n *Ars* bol-la colch ip lil-t mur-ac tarent
  - **molasses,** like frothy: -
- **fetid:** arg-n colch con lach merc-c sul-ac sulph
- **granular:** bell *Phos*
- **gray:** rheum thuj thymol
- **grayish:** rheum
- **green: Acon** aesc *Aeth* agar am-m *Ant-t* **Apis Arg-n Ars** aur aur-ar aur-s *Bell Borx Bry* **Calc-p** *Canth* caps carb-v *Castm* **Cham** *Chel* cina *Cinnb* colch *Coloc* corn *Dulc* elat eup-per ferr-p **Gamb** guar hep *Ip* iris kreos *Laur* lyc **Mag-c** med **Merc Merc-c** merc-d mur-ac naja nit-ac *Nux-v* petr ph-ac *Phos* podo psor **Puls** *Rheum* rhus-t sanic sec stann sul-ac *Sulph* tab urt-u
  - **staining** skin about anus coppery: cinnb
- **involuntary:** solid
- **jellylike:** *Aloe Apis Arn Asar* asc-t *Bar-m Cadm-s* calc caust *Chel* **Colch** *Coloc* dios dulc graph *Hell Jatr-c Kali-bi* kali-c mur-ac nat-c oxyt *Plat* podo *Rhus-t* sep
  - **frog** spawn, like (↗*Green - scum*): hell
- **liquid:** alum borx carb-v laur malar ter
- **lumpy** mucus: aloe apis ars asar calc-i carb-an cop graph hydr ip mag-c merc-c phos *Rhus-t* spig
  - **pea**-like lumps: nat-c
- **offensive:** sep
- **only:** ant-c asaf
- **red:** arg-n *Asar* bell borx canth *Cina* colch graph **Lyc** merc *Rhus-t* sil sulph
- **shaggy** masses: arg-n *Asar* caps lyc
- **shredded** (= shreddy): apis arg-n asar brom canth carb-ac colch coloc cupr graph merc *Merc-c* petr phos phyt sec squil sulph verat
- **stool:**
  - **after | agg:** asar borx bry calc-p graph hep kali-c mag-m *Merc Phos* sel sep stann thuj
  - **instead** of: arist-cl
- **tenacious: Asar** borx **Canth Caps** *Crot-t* **Hell** hydr *Kali-bi* spig
- **thick:** mag-m nat-c spig

944   ▽ extensions | ○ localizations | ● Künzli dot

Stool

Mucous

- **transparent** (*colorless*): aloe am-m apis asc-t **Borx** carb-an **Colch** *Crot-t* cub dios **Hell** merc merc-c *Nat-m* phos *Podo Rhus-t*
- **watery**: arg-n cham coloc *Ferr Iod* lept *Merc* merc-c puls ter
- **white**: *Aloe Ars* asc-t bell **Borx** canth carb-an caust *Cham* cina cocc colch dios *Dulc* elat *Graph* **Hell** *Iod* ip kali-c **Kali-chl** kali-m mag-m merc merc-c *Nat-m Ph-ac Phos* podo puls rheum silphu *Sulph*
  • **corn**; like little pieces of popped: **Cina**
  • **dysentery**; before: silphu
  • **masses**: cop
  • **milk**-white: **Kali-chl**
- **worm**, like a: stann
- **yellow**: aeth agar aloe ant-c *Apis* **Asar** bell **Borx** brom *Carb-v Cham* chin *Colch Cub Dulc Hydr* ign kali-p **Kali-s** lept mag-c mag-m nicc osm podo puls pycnop-sa *Rhus-t* spig staph *Sul-ac* sulph
  • **yellow**-white: sep

MUDDY: ars ferr-p lept
- **morning**: lept

MUSHY: acon aesc agar am-m anac ang ant-t anth ars ars-s-f ars-s-r *Bapt* **Berb** borx both-ax **Bry** cact calad **Calc** calc-p carb-an carb-v chin chinin-s cic cinnb *Cur* cycl dros *Dulc* erig **Graph** *Hydr Hyos* iris *Kalm Kreos* lac-ac lac-c lept mang mez myric *Nat-m Nit-ac* onos par petr ph-ac **Phos** *Pic-ac* podo puls ran-b ran-s rhodi **Rhus-t** sang sars seneg *Sep Sil Spig Sul-ac* **Sulph** ter verat-v
- **black**: cadm-met
- **brown**: aesc
- **white**: *Calc-p* podo *Rhus-t* sep spig
- **yellow**: ant-t ars-s-f *Arum-t Bapt* **Berb** **Bry** carb-v *Hydr Hyos* iris lept ph-ac *Pic-ac* **Podo** rhus-t

NARROW (See Long)

NOISY (*Flatulent; Sputtering): Acal* agar aloe apoc arg-n coloc crot-t ferr gamb *Ign* **Nat-s** nux-m plat stroph-h thuj thyr tub

OCHRE (See Yellow - ochre)

ODOR:
- **acid** (See sour)
- **blotting paper**; like burning: *Coloc*
- **brassy**: apis
- **cadaverous** (= cadaveric): ail ant-c ant-t apis arg-n *Arn* **Ars** *Asaf* asc-t bapt bell *Benz-ac Bism* borx brom *Bry* calc calc-p carb-ac **Carb-v** *Cham* **Chin** coloc corn crot-h *Dulc* fago *Graph* **Hep** **Kali-p** kreos *Lach Lept* merc *Merc-c* **Merc-s** mur-ac nit-ac nux-m op petr ph-ac *Phos Podo* psor *Ptel* pyrog *Rheum Rhus-t* rumx sanic *Sec Sil* **Squil** stram sul-ac sulph *Ter* tub
- **camphor**, like: petr
- **carrion**; like (See putrid)
- **cheese**; like rotten: **Bry** **Hep** *Sanic* tub
- **coppery**: *Iris*
- **eggs**, like rotten (*putrid; ABDO - Putrefaction - intestines; RECT - Flatus - offensive - putrid*): arg-n *Arn Ars* asc-t bros-gau *Calc Carb-ac* carl **Cham** fago graph

- **Odor** – **eggs**, like rotten: ...
  hep med nat-c olnd phos (non: podo) **Psor** squil *Staph* sul-ac sulph wies
- **fish-brine**: med *Sanic*
- **fruity**: stroph-s
- **meat**; like burnt: carb-an
- **musty**: cina *Coloc* op phos sarr sulph
- **offensive**: abrom-a acet-ac acon *Agar* agar-ph ail *Aloe* alum alum-sil alumn am-caust am-m ambr anan ang ant-c ant-t anthraci *Apis* apoc arg-met **Arg-n** arn **Ars** ars-h *Ars-i* ars-s-f **Asaf** asar asc-t astac *Aur* aur-ac aur-i bac **Bapt** bar-c *Bar-m* bell **Benz-ac** *Bism* borx bov brom bros-gau **Bry** bung-fa but-ac cadm-met cadm-s calad *Calc Calc-p* calc-sil canth *Carb-ac* carb-an **Carb-v Carbn-s** casc caust cham chin chinin-ar chinin-s chlol cic cimic coca cocc coff *Colch* coloc con cop *Corn* **Crot-h** crot-t cupr cupr-ar dig dios dros dulc eberth eug euph-a fago fl-ac **Gamb** gnaph **Graph** grat *Guaj* guat hell hep hip-ac hipp *Hura* hyos ign ind iod *Ip* iris **Kali-ar** kali-c kali-m kali-n **Kali-p** kali-s kali-sil kreos *Lach* lap-la *Lept* lil-t lith-c lob lob-c lyc lycps-v *M-ambo* m-arct mag-c manc med *Meph* merc **Merc-c** merc-cy merc-i-f mez mur-ac nat-c nat-m *Nat-p* **Nat-s** nat-sal *Nit-ac* **Nux-m** *Nux-v* oci-sa olnd **Op** oscilloc ost par petr **Ph-ac** **Phos** phys picro plb pneu *Podo* psil **Psor** ptel *Puls* pulx *Pyrog* ran-b ran-s rat rheum rhod rhus-g rhus-t rumx ruta sabin sal-ac sanic santin sarr sars sec sep serp *Sil* sin-n *Skat* sol-t-ae sep **Squil** stann staph stram stront-c stroph-s *Sul-ac* sul-i **Sulph** sumb tab *Tarent Ter* teucr thuj til tril-p **Tub** valer vario verat vip visc zinc zinc-m zinc-p
  • **morning**: graph
  • **night** only: *Psor Sulph*
  • **permeates** the whole house: psor
  • **sticking** to the patient | **very** offensive: pyrog
- **penetrating**: bapt *Podo Psor* stram
- **putrid** (*eggs; ABDO - Putrefaction - intestines; RECT - Flatus - offensive - putrid*): acet-ac agar aloe alum-sil *Alumn Apis* arn **Ars Asaf Bapt Benz-ac** *Borx Bry* calc calc-f calc-sil *Carb-ac* **Carb-v** cham *Chin* cic cocc colch *Coloc* crot-h elat graph ip **Kali-p** kreos *Lach Mag-c* merc **Merc-c** merc-cy mur-ac *Nat-s* nit-ac nux-m nux-v **Olnd** par phos **Podo Psor** ptel puls pulx *Pyrog* rhus-t rhus-v sanic sep **Sil** *Stram* sul-ac *Sulph* tarent **Tub**
  • **old** people; in: bapt
- **sour**: aeth arg-n *Arn* bell **Calc** calc-act calc-sil camph carbn-s cham chin colch *Coloc Colos* con cop cuph del *Dulc Graph* **Hep** iris *Jal* kali-bi lyc m-aust *Mag-c* **Merc** mez *Nat-c Nat-p Nit-ac Nuph* olnd petr *Phos* phys podo **Rheum** rob sal-ac sep sil sin-a spirae **Sulph** ter verat
  • **children**; in: rheum
  • **milk**:
    : like: tab
- **sulphur**; of: *Cham*
- **sweetish**: ars mosch petr pic-ac
- **urine**, like: benz-ac
  • **horse** urine: stroph-s

ODORLESS: aeth apis *Arn* ars *Asar* camph chin coca *Cur* cycl ferr ferr-s fl-ac gamb guar *Ham* Hell *Hyos Ip* jatr-c *Kali-bi* lyc merc op ph-ac phos plumbg *Rhus-t* **Verat** xan xanth

PAINFUL (See RECT - Pain - stool - during - agg.)

PAINLESS: **Ars** bar-m both-ax *Chin* cina clem *Ferr Hyos* kali-n *Ph-ac* **Podo Puls** *Sulph Verat*

PASTY, papescent (↗*Soft*): acon aesc *Agar* alf *Aloe* alumn ammc anag ant-c ant-t anthraci *Apis* apoc arg-met arg-n *Arn* ars ars-i *Asaf Asar* asim astac *Bapt* bar-c bart bell *Berb* bism bor-ac borx brom bros-gau **Bry** cact calad *Calc* calc-p calc-sil cann-s canth carb-v carbn-s *Card-m Carl* cedr **Chel** chin chinin-s chion cimic cina cist clem coc-c colch coll **Coloc** con cop con-r crot-h **Crot-t** cund cupr *Cupr-s* cycl dig digin dios dirc dros erig eug *Euph* euphr fago ferr fil fl-ac form gamb gels gent-c *Graph* grat hell helon *Hep* hydr hyos iber ign ind inul iod ip iris jab kali-bi *Kali-n* kalm kiss kreos lac-ac *Lach* lact lap-la laur led *Lept* lil-s lim lipp lob lyc lycps-v macro mag-m *Mag-m* mang **Merc** merc-br **Merc-c** merc-cy **Merc-d** *Mez* myric nat-ar nat-c *Nat-m* nat-p nit-ac nit-m-ac nux-m nux-v ol-an *Op* osm ost ox-ac paeon par petr *Ph-ac* phos phyt *Plan Plat* **Podo** polyp-p *Psor Ptel* **Puls Rheum** rhod rhus-t rhus-v sabad sabin saroth sec sel seneg sep sil sin-a spig squil stann still stram *Sul-ac* **Sulph** sumb tab tanac tarax tax ter tet teucr ther thuj til trom ust valer verat verat-v vichy-g visc wies zinc zinc-m

PITCH-LIKE: asar hep *Ip Lach Lept Merc Nux-v* sars

PURULENT: *Apis* **Arn** *Ars* bac bell calc *Calc-p Calc-s* cann-s canth carb-v chin clem cocc *Coloc* con dulc *Hep* ign *Iod* ip kali-ar kali-c *Kali-p* kali-s kali-sil *Lach Lyc* **Merc** merc-c merc-cy nit-ac nux-v petr *Phos* **Puls** sabin *Sec* sep *Sil* sul-i *Sulph* trom

RECEDING (See RECT - Constipation - difficult - recedes)

REDDISH (↗*Bloody*): apis ars bell borx cadm-met *Canth* caps chel cina colch fuch graph iod jal lyc **Merc** merc-c nat-s phos rhus-t *Sil* sulph verat
- **tomato** sauce; like: apis

SAND or gravel in: arg-met arg-n cina *Dulc* hydr lyc mang rhus-t urt-u

SCANTY: abrom-a acon aesc aesc-g aeth agar aloe *Alum* alum-sil alumn **Am-m** ambr ammc anac ang ant-c apis *Apoc* aral arg-met arg-n arn *Ars* ars-i ars-s-f arum-d arum-i *Asar* asc-t asim aspar astac aster bar-c *Bell* benz-ac berb bor-ac borx bov *Bry* cain *Calad* calc calc-p calc-s calc-sil camph cann-s canth caps carb-ac *Carb-an Carb-v* **Carbn-s** *Card-m* carl caust cere-b **Cham** chel chin chin-b chinin-s chr-ac cimic cimx coc-c *Cocc Colch* coll *Coloc* con cop corn *Crot-h* crot-t cupr dig digin dirc dros *Dulc* eug *Euph* euph-c euphr ferr ferr-i *Ferr-p* fl-ac franz *Gamb* gels genist gent-c *Glon* glyc gran graph grat hell hep hura hydr hyos hyper *Ign* indg indol inul iod *Ip* jug-r kali-ar *Kali-bi* Kali-c *Kali-i* kali-m kali-s kali-sil kalm lach

Scanty: ...
lact laur led lim linu-c lipp lyc lycps-v mag-c *Mag-m* mag-s mang **Merc** *Merc-c* merc-cy merc-d merc-i-f merc-sul mez mit morph *Nat-ar Nat-c Nat-m* nat-p nat-s Nit-ac nux-m **Nux-v** ol-an olnd *Op* ox-ac par petr phos pic-ac *Plat* **Plb** podo psil puls pyrog ran-b rat rhod rhus-t rumx ruta *Sabad* sabin sang sanic sapin sars seneg sep serp **Sil** sin-n sol-t-ae spirae spong squil *Stann* staph stront-c sul-i **Sulph** sumb tab tarent tax ter tet ther thuj til trom tus-p valer verat verb wies xero *Zinc*

SCRAPINGS:
- **intestines**; like scrapings of: asc-t brom *Bry* **Canth** *Carb-ac* **Colch Coloc** *Ferr Merc* nux-v petr phos phyt1:

- **meat**; like scrapings of: am-m

SEMISOLID (See Soft)

SHEEP dung, like (↗*Balls; Knotty; Lumpy*): abrom-a agar aloe **Alum Alumn** am-c am-m ang anth arn *Ars* asar aur bapt *Bar-c* bell *Berb* borx bry cadm-met calc-f *Carb-an* carbn-s *Caust* **Chel** chin chinin-s cob cob-n *Coll* cop *Graph* guaj hydr iod *Kali-c* kali-n *Kali-s* lac-ac *Lach* led lyc mag-c **Mag-m** mand mang **Merc** nat-c **Nat-m** *Nat-s* **Nit-ac** *Nux-v* olnd *Op* petr ph-ac plat **Plb** psor pyrog ruta sanic saroth *Sep Sil Spig* stann staph stront-c *Sul-ac* **Sulph** syph tab thuj *Verat Verb* viol-o
- **green**: chin stann

SHINING (See Fatty)

SHOOTING out (↗*Forcible; RECT - Diarrhea - sudden*): acon aloe *Apis* arn ars aster bell calc-p canth cist cob **Crot-t** cycl eug *Gamb Grat* iod jab **Jatr-c** kali-bi lach lept lyc mag-m merc naja *Nat-c* nat-p *Nat-s* phys **Podo** psor puls rhod sars *Sec* seneg sil sulph thuj
- **all** at once in a somewhat prolonged effort: **Gamb**
- **torrent**, in a: *Nat-c*

SHREDDED (See Mucous - shredded)

SLATE COLORED: *Bapt* ferr-p kali-bi phos rad-br

SLIMY (See Mucous)

SLIPPERY (See Fatty)

SMALL quantity (↗*Long*): acon agar aloe **Alum** am-c **Ant-c Arg-met** arg-n **Arn Ars** asaf asar *Bapt* **Bell** bros-gau calad calc-p canth **Caps** carb-v carbn-s *Cham* **Cocc Colch Coloc Con** corn **Crot-t** *Dig* dulc erig eug ferr-p fl-ac form hell hyos ign iod *Ip* kali-ar kali-c kali-s *Lyc* **Mag-m Merc Merc-c** merc-i-f mez mur-ac naja nat-c nat-m nit-ac **Nux-v** olnd op osm phos podo puls rhus-t *Ruta Sars* sec sil stann staph sulph tab trom urt-u valer sip zinc

SOAPSUDS; like: benz-ac colch elat glon iod sulph

SOFT (↗*Pasty*): abrot acon aesc aeth agar *Agn* ail all-c all-s allox *Aloe* **Alum** alum-p alum-sil am-c **Am-m** ambr ammc *Anac* anag ang ant-c ant-t anth *Apis* apoc aral *Arg-met* arg-n arist-m arn *Ars* ars-i arum-i arum-t asaf asar asc-c asc-t asim astac aster aur *Bapt* Bar-c

Stool

Soft: ...
bar-m bart bell ben berb bism borx both-ax bov brach brom bry bufo cact cadm-met cain *Calad* **Calc** Calc-p calc-s calc-sil camph canth caps carb-an **Carb-v** carl *Castn-v* caul caust chel chen-v *Chin* **Chinin-ar** chinin-s chion chlol chr-ac cic cimx cina cinch cinnb cob cob-n coc-c coca *Cocc* coff colch *Coloc* con cop crot-t cupr cycl delphin dema *Dig* digin dios dros dulc epiph erig *Euph* euphr fago ferr-i ferr-ma ferr-p fl-ac form gad gamb gels genist gent-l gins glon gran *Graph* grat *Guaj* haem ham helia hell **Hep** hipp hydr hyos hyper iber ictod *Ign* indg inul iod ip iris jac-c jatr-c jug-c jug-r kali-bi kali-br kali-c kali-chl kali-i *Kali-n* kali-s kalm kreos lac-ac *Lac-c Lac-d Lach* lact lap-la laur lept lim linu-c lipp lith-c lob lup lyc lyss *M-aust* mag-c mag-m mag-s malar mang med **Merc** *Merc-c* merc-cy merc-i-f merc-i-r merc-sul merl *Mez* mill morph mosch mur-ac muru myric narc-ps nat-ar nat-c nat-m *Nat-s* nicc **Nit-ac** nuph *Nux-m* nux-v ol-an *Olnd* op opun-f opun-s (non: opun-v) osm ost paeon pall par ped petr *Ph-ac* phel **Phos** phys phyt pic-ac pip-m *Plat Psor* ptel **Puls** pycnop-sa ran-b *Ran-s* raph *Rat Rheum Rhod* rhus-t rhus-v ruta sabin sang sapin sars sel seneg *Sep* serp sil sin-a spig spong stann staph stront-c **Sul-ac** sulfonam **Sulph** sumb tab tanac tarent tax tell tet *Thuj* til tong trom tub-d tus-p upa ust verat verat-v verb verin vichy-g *Viol-t* wye zinc zing
- **morning**: Sulph
- **night**: caust tab zinc
- **breakfast** agg; after: prot
- **dinner**; after: coloc kali-n nat-m zinc
- **motion**; after firm: cortiso
- **then** hard: alum anac ant-c dig euph nux-v olnd plat rheum sabin

SPUTTERING (*Flatulent; Noisy*): *Acal* agar *Aloe* apoc arg-n bros-gau cench coloc crot-t eug ferr gamb *Ign* nat-c **Nat-s** nux-m plat podo stroph-h thuj thyr tub

SQUARE: nat-m plb sanic sel sep

STANDING:
- **amel**: alum caust sul-ac

STARCH; like: colch phos
- **boiled**: arg-n borx

STICKING to toilet (See Fatty)

STONE; like a (*Hard*): coloc

STRINGY: aloe *Arg-n* ars *Asar* bol-la *Canth Carb-ac Carb-v* colch ferr-i *Graph* **Grat** kali-bi kali-n lept merc *Merc-c* mur-ac *Nit-ac* ox-ac *Phos* podo puls sel **Sul-ac** verat verat-v wies

SUDDEN (See Forcible; RECT - Urging)

SUPPRESSED: agar bell bufo *Carb-v* dulc *Stram* verat

TALLOW, like: ars mag-c *Phos*

TARRY-LOOKING: asar canth *Chion* cortico *Lept* nit-ac nux-v phys plat ptel verat vero-o

TENACIOUS: agar allox aloe alum am-m arn ars *Asar* bar-c bart borx brom calc canth caps carb-v *Caust* chel chion coloc crot-t **Hell** hep ign inul *Kali-bi* kali-s kiss *Lac-c* **Lach** lipp mag-s mang med *Merc* **Merc-c** mez nat-c nat-m nux-v op ox-ac **Plat** plb sars serp sin-a spig *Sulph* verat *Zinc*

TENDINOUS parts: ars

THIN (*Watery*): abrom-a acet-ac *Aeth* agar agn allox *Aloe* **Alum** alum-p alum-sil ammc anan ang **Ant-c** ant-t anthraci *Apoc Aran* arg-n *Arn Ars* ars-s-f arum-t **Asaf** asar asc-t aster aur aur-ar aur-s bapt bar-m *Bell* **Benz-ac** bism borx *Bov* brom bros-gau *Bry* cadm-met cain calad **Calc** calc-p calc-sil camph cann-xyz canth *Carb-ac* carb-an **Carb-v** carbn-o **Carbn-s** castor-eq *Caust Cedr Cham* Chel *Chin Chinin-ar Cic* cist *Clem Cocc Coff* **Colch** *Coloc Con* cop corn cortiso **Crot-c** cupr cycl dig dios dros dulc epil euph ferr ferr-p **Gamb** *Graph* **Grat** guaj guat hell *Hep* hip-ac *Hydr* hyos ign ind ip iris jal *Jatr-c Kali-bi* kali-c kali-n kali-s *Lac-ac Lac-c Lach* laur lept lyc m-aust *Mag-c* mag-m mang-m med meph *Merc* merc-c merc-i-f mez *Mur-ac* narc-ps nat-ar nat-c nat-m *Nat-p* **Nat-s** nicc nit-ac *Nuph Nux-v* oci-sa **Olnd** *Op* opun-s osm par petr **Ph-ac Phos** phyt **Pic-ac** plat *Podo Psor* ptel puls pycnop-sa pyrog ran-s rat rheum rhod *Rhus-t* rhus-v rumx sabad sabin samb sang saroth sec sel senec *Sep Sil* sphing *Spig* **Spong Squil** stann staph stront-c sulfonam **Sulph** tab *Tarent* **Thuj** trom vario **Verat** visc yohim zinc
- **morning**: cortiso
- **accompanied** by | **respiration**; difficult (See RESP - Difficult - accompanied - stool)
- **black**: acon *Apis* **Ars** asc-t brom *Carb-ac Carb-v Cocc Crot-h Kali-s Lept Squil Stram*
- **breakfast** agg; after: cortiso
- **brown**: *Apoc* arg-n arn *Ars* asaf aster bros-gau *Bry Graph* mag-c mag-m *Nat-s* nux-v *Phos Psor Raph Squil*
- **dark**: *Ars Crot-h Nat-s* op psor squil
- **fecal** (*Fecal*): acon **Alum** alum ant-c ant-t arg-n *Arn Ars Bapt* bar-c borx *Bov Bry* carb-v *Caust Cedr Chel* cist *Colch Coloc* con dios *Dulc* **Gamb** *Hep Hydr* ign *Iris* kali-n *Lept Lil-t* lyc **Nat-s** nicc *Nux-v* **Olnd** osm phos **Pic-ac Podo** psor ptel *Rheum* rhod *Rhus-t Rumx* sang sars *Sel* **Sulph** sumb trom *Verat* zinc
- **followed** by:
  · **hard** stool: *Agar* alum am-c bar-c calc carb-an euph graph *Lyc* mag-c mag-m mur-ac nat-c ph-ac plat plb psil sars sep sul-ac sulph zinc
  · **watery** stool: rauw
- **formed** then thin: agar aloe **Bov Calc** calc-f lact **Lyc** nat-s *Ph-ac* phos *Stann*
- **green**: aeth agar ant-c *Apis Chin* crot-h crot-t **Grat** *Podo* raph
- **liver**-colored: mag-c
- **lumpy** and liquid: aloe **Ant-c** apis *Ars* calc *Con* graph ip iris kali-bi **Lyc** *Nat-s Nux-v Pic-ac* sil sul-ac sulph trom

Thin — **Stool** — **Watery**

- **pouring** out (*Forcible*): *Apis* Arn ars Benz-ac bros-gau *Calc-p* canth **Crot-t Gamb** *Grat* iod lach lyc merc **Nat-s Olnd Ph-ac Podo** puls Sec sil **Sulph**
- **red**: kali-i rhus-t
- **rising** agg; after: cortiso
- **urine**; semi fluid with suppression of: cadm-s
- **yellow**: aeth agar *Aloe* arg-n *Bapt Bov* bufo *Cocc* coloc cop *Crot-t* **Dulc Gamb** *Hydr* iris lyc merc nat-c **Nat-s** nit-ac nux-m **Olnd Pic-ac Podo** raph rhus-t

TOUGH: agar *Am-m* arn asar bar-c brom *Canth Caps Caust* merc-i-f phos **Sulph**

TRANSPARENT (See Mucous - transparent)

UNDIGESTED: abrot acet-ac aesc *Aeth* aloe alum-sil am-m **Ant-c** *Apoc* arg-met **Arg-n** *Arn* **Ars** ars-s-f asar bar-c borx bros-gau **Bry** cain **Calc** *Calc-p* calc-s calc-sil *Carbn-s* cham **Chin Chinin-ar** *Chion* cimic *Cina Coloc Con* cop crot-t der dulc *Elaps* erig **Ferr** ferr-act **Ferr-ar** *Ferr-p* Ferr-pern *Gamb* **Graph** hell *Hep* ind iod iodof ip *Iris* jab kali-c kali-p kreos lach laur *Lept Lyc* lyss *Mag-c* **Mag-m** mag-p med *Meny Merc* merc-c mez nat-c nat-s *Nit-ac* **Nux-m** nux-v ol-j **Olnd** ox-ac *Petr* **Ph-ac Phos** phys phyt *Plat* **Podo** *Psor* puls *Raph* rheum *Rhod* **Rhus-t** rhus-v *Sang Sec Sil* sin-a squil stann staph stram sul-ac **Sulph** thuj *Tub* valer verat
- **morning**: *Chin* olnd
- **night**: *Aeth* am-m borx bry **Chin** coloc **Ferr** verat
- **brown**: kreos psor
- **food** of the previous day: *Olnd*
- **fruit** agg: alum-sil **Chin**
- **hard**: *Calc*
- **milk** agg: *Mag-c* **Mag-m**
  - **children**; in | **nurslings**: mag-c

VOLUMINOUS (See Copious)

WAKING agg: aloe bry

WATERY (*Thin*): abrom-a acet-ac *Acon* acon-f adel aesc *Aeth* **Agar** agar-cps agar-ph ail *All-s Aloe Alst* alum alum-sil am-c am-caust am-m ammc amyg anac anag **Ant-c** ant-t **Apis Apoc** *Aran* **Arg-n** arn *Ars* ars-br *Ars-i* ars-s-f arum-d arum-i *Arum-t* **Asaf** asar asc-c atro aur-m bac bapt bar-c bar-i *Bar-m* bar-s bart bell **Benz-ac** berb *Bism* bol-s bond *Borx* both-ax bov bros-gau *Bry Bufo Cact* cain caj calad **Calc** calc-act calc-i *Calc-p* calc-sil camph cann-i canth *Caps* carb-ac **Carb-v Carbn-s** carl castm castor-eq caul caust cench **Cham** *Chel* **Chin** Chinin-ar chinin-s chlol *Chr-ac Cina* cist cob coc-c *Cocc Coff* **Colch Coll** *Coloc* **Con** cop *Corn* cot croc crot-h *Crot-t* cuph cupr cupr-ar cur cycl cyt-l *Dig* dios dirc **Dulc** elaps **Elat** eup-per euph euph-a fago *Ferr* ferr-ar ferr-p ferr-ma ferr-p ferul fl-ac franz **Gamb** gent-c gnaph gran **Graph Grat** guaj *Hell* **Hep** hipp *Hydr* **Hyos** indg *Iod* iodof ip **Iris** jab *Jal* **Jatr-c** jug-r *Kali-bi* **Kali-bi** kali-br kali-c kali-chl *Kali-i* kali-m kali-n kali-p **Kali-s** kali-sil kreos *Lac-c Lach* laur *Lec Led Lept* linu-c lipp *Lob* lob-s lycpr lyss **Mag-c** mag-m *Mag-p* mag-s manc med **Merc** merc-br merc-c merc-cy *Merc-d* merc-i-r *Merc-sul Mez* morph mosch *Mur-ac*

Watery: ... narc-ps nat-ar *Nat-c* **Nat-m** *Nat-p* **Nat-s** *Nit-ac* nux-m **Nux-v** ol-an **Olnd Op** oper osm ox-ac petr *Ph-ac* phel **Phos** phys **Pic-ac** plan plb **Podo** polyp-p psil **Psor Puls** pyrog ran-a ran-b ran-s *Raph* rat *Rheum* rhus-t *Rhus-v Ric* rob *Rumx* sabin sal-ac samb sang sapin sars **Sec** sel senec seneg *Senn* sep serp *Sil* sol-t-ae spig squil stram stront-c stry sul-ac sul-i **Sulph** sumb tab ter **Thuj** til tril-p trom tub tub-d valer **Verat Verat-v** vib wies zinc zinc-m zinc-p zing
- **morning**: agar ant-c ant-t cact caust coloc cop der dios eucal *Fl-ac* glon gnaph hep iod kali-bi kali-c kali-n mag-c mur-ac nat-m **Nat-s** nux-m nux-v olnd ox-ac pen petr phos **Podo** *Rumx* squil **Sulph** tab thuj
- **afternoon**: ferr
- **night**: acet-ac agar ant-t **Arg-n** ars castm chel *Chin* gnaph merc-c merc-cy mosch nat-m psor puls senec sulph
- **black**: *Apis* arn **Ars** asc-t bapt camph carb-ac *Chin* chinin-s *Crot-h* **Cupr** *Iod* **Kali-i Lept** nat-s *Psor* rumx sec stann *Stram* **Verat**
- **bloody**: aloe am-m apis ars *Canth* **Carb-v** ferr-p lach merc-c petr *Phos* **Rhus-t** sabad sec
  - **meat** washings, like: canth merc-d *Phos* **Podo Rhus-t**
- **brown**: ant-t apis *Apoc* **Ars** arum-t aster *Bapt* camph canth carb-v cench *Chel* chin dulc ferr ferr-p *Gamb* gels **Graph** *Kali-bi* kreos mag-c op petr *Phos* plan podo *Rumx* staph sulph *Verat*
- **clay** colored (*Clayish*): *Kali-bi* kali-p
- **clear**: alum-sil apis *Benz-ac* coloc *Merc* sec tab
- **dirty**: *Ars* brom bry *Cact* ferr-p jal lept ox-ac ph-ac podo
- **flakes**; with: cupr paull *Verat*
- **frothy**: benz-ac *Elat* **Graph Grat** *Kali-ar* kali-bi *Mag-p* ran-b
- **gelatinous** on standing: podo
- **green**: acon aeth am-m ars bell bry **Cham** *Chion* colos cupr dulc *Elat* eup-per ferr-p gamb *Gels* **Grat** hep ip iris *Kali-br* kali-c kreos *Laur* lept *Mag-c* med *Merc-d* nat-m nat-s *Nit-ac* **Phos Podo Puls** rob sanic sec sul-ac sulph ter *Verat*
  - **accompanied** by | **cholera** infantum (See RECT - Cholera - infantum - accompanied - stools)
  - **scum**, with: **Mag-c** *Merc*
- **hard**; although: hyos
- **pale** on standing; becomes: sanic
- **perspiration**, after: bell
- **prune** juice, like: ars ter
- **rice** water, like: ant-t apis *Ars* **Camph** carb-ac cham chel colch coloc **Cupr** cupr-ar *Ferr* iris *Jatr-c* kali-br kali-i *Kali-p* merc merc-sul *Nat-m* **Ph-ac** *Phos* ran-b ric *Sec* **Verat**
- **white**: ang ars-i **Benz-ac** *Calc Camph Castm Caust Chel Cina Cop* dulc kali-ar *Kali-bi* kreos merc naja nat-m **Ph-ac** *Phos* ran-b sec
- **yellow**: aesc *Aloe* am-m **Apis** *Apoc* ars-i *Bapt* borx cain **Calc** canth cham *Chel* **Chin Cocc Colch** colos cop crot-h *Crot-t* cycl **Dulc** elaps *Eucal* ferr-p **Gamb Grat** *Hydr* **Hyos** ip *Iris* jab kali-c kali-i lach *Lec* merc-sul

948   ▽ extensions | O localizations | ● Künzli dot

Watery   **Stool**   **Yellow**

- **yellow**: ...
nat-ar *Nat-c* *Nat-s* nuph **Olnd** *Ph-ac* phos pic-ac plb **Podo** puls *Rhus-t* sanic sec *Stront-c* **Thuj** trom
- **WAXY**: kali-bi lept1:
- **WHEY** like: cupr iod phos
- **WHITE** (↗*Lumps*): acon acon-l aesc *Agar-ph* am-m anan ang **Ant-c** anth anthraci *Apis* *Arg-n* arn ars *Ars-i* asar asc-t astac aur aur-m *Aur-m-n* *Bar-c* bar-m **Bell** **Benz-ac** berb *Borx* bry bufo *Calc* calc-i calc-p calc-s **Canth** carbn-s *Castm* caul *Caust* cedr **Cham** *Chel* chin *Cimx* *Cina* cocc *Colch* coloc *Cop* *Crot-h* *Cub* der *Dig* dios dol dros *Dulc* elat eup-per *Ferr-i* *Ferr-p* *Form* gels **Graph** *Hell* **Hep** hydr iber ign *Iod* ip *Kali-ar* *Kali-bi* *Kali-c* *Kali-chl* kali-m kreos lac-c lach lob lyc mag-c mag-m manc mand mang med merc *Merc-d* mez naja nat-m nat-p nat-s nicc **Nux-m** *Nux-v* op pall petr petros **Ph-ac** *Phos* plb podo **Puls** ran-b *Rheum* *Rhus-t* rhus-v rob *Sang* **Sanic** sapin sec *Sep* spig **Spong** still stront-c sul-ac sul-i sulph tab tarax thuj trom urt-u verat wies
- **chalk**, like: acon alumn ant-c aur-m-n bell **Calc** *Chel* **Chin** chion cimx coll *Dig* dol hep hydr iber indol kali-m lach *Merc-d* mez **Podo** rhus-t **Sanic** *Sil* spong stel
  - **curdy**: calen
- **dentition**; during: *Calc*
- **fecal** (↗*Fecal*): aesc aur-m-n bar-m **Calc** *Calc-p* *Chel* cop *Crot-h* *Dig* *Hep* kali-bi *Lyc* *Pall* **Podo** rhus-t sanic *Sil*
  - **alternating** with black stool: aur-m-n
- **glassy**: ars-i
- **grains** or particles: *Cina* cub dulc mez *Phos*
- **gray**: ars asar aur-m *Benz-ac* calc chel dig kali-c lach *Merc* op **Ph-ac** *Phos*
  - **eggs**; like boiled: urt-u
  - **streaked** with blood: *Calc*
- **greenish** white: *Ph-ac*
- **hard**: bar-m berb *Chel* eup-per *Hydr* iod *Mag-c* *Mag-m* sulph
- **jellylike**: *Hell*
- **milky**, chylous: **Aesc** arg-n arn bell berb bufo **Calc** carb-ac carb-v *Card-m* **Chel** **Chin** coloc cop cur **Dig** dulc gels hell *Hep* iod *Kali-bi* *Kali-c* lept *Mag-c* **Merc** myric nux-v petr **Podo** rheum **Sanic** stront-c sulph tab valer
- **parts**; in: phos
- **putty**; like: dig mag-c plat
- **shredded** particles: **Colch**
- **tallow**; masses like: dulc *Mag-c* phos

WORM-like (↗*Long*): graph stann

YEAST | **brown**, like: arn

YELLOW: abrom-a aesc **Aeth** agar alf *Aloe* alum alum-sil *Alumn* am-m ambr ang ant-c ant-t anth *Apis* *Apoc* aral *Arg-n* arn *Ars* *Ars-i* ars-s-r arum-i arum-t asaf *Asar* asc-c asc-t asim astac aur aur-m-n bapt bar-c bar-i bar-m bar-s bell *Berb* bol-la bond borx both-ax bov brom bros-gau *Bry* bufo but-ac caj calad *Calc* calc-i calc-p cann-i cann-s cann-xyz canth carb-v carbn-s card-m cedr cham **Chel** *Chin* chlol cist cob-n

Yellow: ...
cocc *Colch* coll *Coloc* colos convo-s cop crot-c crot-h *Crot-t* cub cupr-ar *Cupr-s* cycl der dig dios diosm dirc **Dulc** *Echi* elaps erech eucal euph ferr ferr-i ferr-p fl-ac **Gamb** *Gels* **Grat** guat helon *Hep* hydr hyos hyper ign ind inul iod ip *Iris* jab jug-c *Kali-ar* *Kali-bi* *Kali-c* *Kali-i* kali-n kali-p kali-s kiss *Lach* laur lept lil-s lil-t linu-c lipp lith-c **Lyc** mag-c mag-m malar mand mang **Merc** **Merc-c** merc-cy *Merc-sul* myric *Nat-ar* *Nat-m* nat-m-m nat-p *Nat-s* nicc nit-ac nit-m-s nuph *Nux-m* nux-v oci-sa olnd osm ox-ac *Petr* **Ph-ac** *Phos* phys phyt **Pic-ac** *Plb* **Podo** puls raph rat rheum rhod **Rhus-t** rob sabad sal-ac samb *Sang* sanic saroth **Sec** senn sep skat staph stront-c **Sul-ac** sul-i sulph tab ter **Thuj** trom urt-u verat yuc zinc zinc-s
- **forenoon**: mag-c
- **alternating** with | **greenish** (See Green - alternating - yellowish)
- **breakfast** agg; after: prot
- **bright**: aeth aloe apis *Arg-n* asar borx brom but-ac *Calc* **Chel** colch coloc dios fl-ac gels grat *Hep* ip kali-c *Kali-chl* kali-p lach mand merc myric nat-m *Nuph* nux-m *Nux-v* *Petr* **Ph-ac** *Phos* podo sabad *Sang* sul-ac sul-i thuj
- **brownish**: anan *Ant-t* apis asar coloc cycl ferr fl-ac ind *Lach* merc-i-r nat-p petr raph **Rhus-t** stann verat
- **corn** meal; like: arum-t
- **fecal** (↗*Fecal*): *Agar* *Aloe* *Alumn* am-m ant-t *Apis* arum-t asaf bapt bol-la borx bov *Calc* **Chel** cist cocc colch coloc crot-t cub dig dios fl-ac **Gamb** gels *Hep* iris kali-c lach laur lith-c myric nat-c *Nat-p* *Nat-s* **Olnd** *Ph-ac* **Pic-ac** plb **Podo** **Rhus-t** samb *Sulph*
  - **painless**:
    - eating; after | **immediately**: calc
- **granular**: bell mang
- **green** on standing, turning: arg-n borx rheum
- **greenish**: aeth aloe apis brom cadm-s coloc crot-t cupr-s *Dulc* **Gamb** **Grat** jug-c kali-bi kali-p lac-ac *Mag-c* med merc *Merc-c* nat-p nat-s **Podo** puls sec **Sulph** tab ter verat zinc-s
- **hard**: agar
- **ochre**: eberth *Sima*
- **orange**: aeth apis chel cocc *Colch* coloc convo-s dios gels ip kali-bi *Lach* merc nat-m nuph osm phos **Sul-ac** syph
- **orange**; like pulp of an: apis *Nat-c*
- **pale**: anth apoc asaf chlol crot-t cycl ferr-i ferul gent-l *Kali-chl* kali-n lipp mang tet zinc
- **saffron**, like: coloc croc merc merc-c **Sul-ac**
- **salmon**: lac-c
- **whitish**: acon aur cham *Chel* cocc dig ign lyc nit-ac **Ph-ac** phos puls rhus-t sul-ac *Sulph*

Stool

Air | Bladder | Crawling

AIR passes (See Gas)
APPREHENSION in region of (↗MIND - Clairvoyance; MIND - Excitement; MIND - Fear): merc-c
ATONY of: ars **Caust** dulc hep *M-aust* mur-ac *Op* plb rhus-a rhus-t squil stann ter
- **laparotomy**; after: op
- **old age**: ars stram
- **retention**; from long: canth

BALL in; sensation of a: anac crot-h kali-br kreos *Lach* naja santa
- **forced** from behind neck of bladder: kali-br phos

BAND (See Constriction)
BED-WETTING (See Urination - involuntary - night)
CALCULI (See Stones)
CANCER: *Anil* arg-n ars blatta-o chim clem con congo-r crot-h equis-h gamb hydr mal-ac sabal sars staph tarax thuj tor
- **painful**; tormenting: naphthoq

CARTILAGINOUS induration (See Induration - cartilaginous)
CATARRH, mucopus (↗URIN - Sediment - purulent): alum alumn *Ant-c* ant-t *Apis* arb arbin arg-met arg-n aspar baros **Benz-ac** berb *Borx* **Calc** calc-p calc-s calc-sil cann-s *Canth* carb-ac *Carb-v* **Carbn-s** *Caust Chim* chinin-s coc-c coff coll **Coloc** *Con* Cop cub dam **Dulc** *Equis-h* erig eucal *Eup-pur* fab **Ferr** *Gels* ham hep *Hydr* hydrang indg kali-c *Kali-chl* kali-p kali-s kali-sil *Lach* **Lyc** med mill nat-m **Nux-v** pareir *Petr Ph-ac Phos* plb pop **Puls** rhod rhus-t sabin *Sars Senec Seneg Sil* silphu **Sulph** *Ter* thuj tril-p **Uva** vichy-g
- **accompanied** by:
  ○ **Tongue**:
    : **brown** discoloration | **heavily** coated: uva
- **acute**: chim
- **chronic**: *Chim*
- **gonorrhea**; after suppressed: benz-ac cub *Med Puls* sil *Thuj*
- **hemorrhoidal** subjects, in: coll
- **old people**; in: *Alumn Carb-v* kali-p pop sulph *Ter*

CHILLS spread from the neck of the bladder after urinating: *Sars*
COITION agg; after: all-c
COLD agg: caust dulc puls sulph
COLD sensation in: lach lyss sabal syzyg
- **alternating** with heat in bladder: coc-c
▽**extending** to | **Genitals**: sabal
COMPLAINTS of bladder: acon alum am-c am-m ambr ang ant-c ant-t apis arb arn ars asaf asar aur bell benz-ac *Berb Borx* brach bry calad *Calc* camph cann-s **Canth** caps carb-an carb-v caust cham chim chin cic clem coff colch coloc con dig *Dulc* equis-h *Graph* guaj hell hep *Hyos* ign ip junc-e kali-c lach laur led **Lyc** m-ambo *M-aust* mag-m mang meny *Merc Merc-c* mez mosch mur-ac nat-m nit-ac *Nux-v* oci op petr *Ph-ac* phos plb **Puls** ran-b rheum rhod rhus-t *Ruta* sabad *Sabal* sabin sars seneg sep sil spig squil stann staph sul-ac **Sulph** thuj uva valer verat verb zinc
- **accompanied** by:
  · **menses**; complaints of: canth erig sabal
  · **stool**; complaints of: merc-c
  ○ **Rectum**; complaints of: ambr
  · **Skin**; complaints of: sars
- **acute**: thiosin
- **alternating** with | **Umbilicus**; complaints of: ter
- **extending** to:
  ○ **Back**: sars
  · **Pelvis** and thighs | **urination** agg; after: puls
  · **Spermatic** cords: lith-c
- **operation**; after: pop
  ○**Muscles**: merl
- **Neck** of bladder: bell canth merc-c *Petr*

CONSTRICTION (↗Contraction): alum *Berb* **Cact** caps caust chel cocc cub dig hydrc lyc petr ph-ac **Puls Sars** tab thuj verat
- **afternoon**: *Chel*
- **urination**:
  · **after** | agg: cub *Nat-m*
  · **before**: *Chel*
  · **during** | agg: berb bry dig petr polyg-pe thuj
- **Neck** of bladder: ant-c **Cact** canth caps colch con elaps kali-i mag-p *Op* paeon petr phos plb polyg-h puls *Ruta* sulph
  · **morning**: caps
  · **spasmodic**:
    : **accompanied** by | **retention** of urine: *Bell* cact camph canth *Hyos* lyc *Nux-v* op puls rhus-t stram thlas
  · **urination**:
    : **after** | agg: bry *Cann-s* cub sulph
    : **during** | agg: colch kali-i petr polyg-h polyg-pe

CONTRACTION, sensation of (↗Constriction): ant-c *Berb* bry canth caps carbn-s cic coc-c hyos kali-i *Lyc* merc-c *Mez* op petr ph-ac puls pyrog ruta sars verat
COUGH agg; during: caps ip
CRAMP in: *Berb* **Caps Carb-v** carbn-s chin-b coc-c mag-p mez *Nux-v Op* ph-ac plb prun puls ruta *Sars* sep zinc
- **night**: prun
- **bending** double | **must** bend double: *Prun*
- **operation**; after: coloc hyper
- **urination**:
  · **after** | agg: asaf bry **Cann-s** caust med *Nat-m* **Puls**
  · **during** | agg: carbn-s

CRAWLING: sep
- **urination** agg; after: *Lyc*

Distended   **Bladder**   **Inflammation**

DISTENDED feeling (*Swollen):* anth *Apoc* ars berb bros-gau *Con* conv dig *Equis-h* eup-per fab gels *Hyos* mel-c-s pareir *Puls* ruta santin *Sars* sep staph stict *Sulph* uva
- **painful**: pareir

DROPS came out of bladder, rest agg; sensation as if: sep

DYSURIA (See Urination - dysuria)

EMPTINESS, sensation of: colch dig *Stram* sumb
- **distended**; when: lycps-v
- **pain**; with: calc-p
- **urination**; after involuntary (*Urination - involuntary - empty):* helon

ENURESIS (See Urination - involuntary)

ENURESIS NOCTURNA (See Urination - involuntary - night)

FALLS:
- **side** lain on; sensation as if falls to: puls sep

FULLNESS, sensation of: abrot all-c allox *Apis* **Arg-n** *Arn* **Ars** ars-s-f bell bros-gau *Calad* chel *Chim* coc-c conv cub **Dig** **Equis-h** eup-pur gels gnaph guaj *Hell* hep *Kali-i* lac-ac lyc lycps-v med mel-c-s merc merc-c *Nux-v* *Op* ox-ac pall petr phys plb plect *Puls* *Ruta* *Sep* stann *Staph* *Stram* *Sulph* tarent ter thuj *Zinc*
- **moving** up and down while walking; sensation of bladder: ruta
- **pregnancy** agg; during: equis-h
- **sensation**; without: lac-d
- **urination**:
  - **after**:
    : **agg** (*Urination - incomplete; Urination - unsatisfactory):* alumn calc con conv **Dig** equis-h *Eup-pur* gnaph **Hep** kali-sil lac-c *Lycps-v* merc merc-c nat-m *Ruta* sars staph sulph
    : **scanty** urination: pall
  - **urging** to urinate | **without**: **Ars** calad **Caust** fl-ac hell lac-d *Op* pall *Phos* plb stann *Stram* verat

FUNGOID growths: *Calc*

GANGRENE: canth

GAS passes from: **Sars**● *Thuj*

HEAT in: **Acon** *All-c* canth dig elat *Puls* *Senec* sulph
- **alternating** with coldness (See Cold sensation in - alternating)

HEAVINESS (*Stones - sensation):* astac bell cann-s *Canth* coc-c dig eup-pur kali-i lepi *Lyc* *Nat-m* plect puls sabal *Sep*

HEMATURIA (See Hemorrhage; URIN - Bloody)

HEMORRHAGE (*URIN - Bloody):* Adren   am-c amyg-p arg-n ars bell cact calc canth carb-v crot-h *Erig* **Ferr-p** form *Ham* **Ip** lyc mill *Nit-ac* *Phos* rhus-a sabin sars *Sec* senec stigm ter thlas thuj
- **menses**; during: nat-m

HEMORRHOIDS of: acon ant-c borx *Canth* carb-v euph *Ham* *Nux-v* *Puls* staph sulph thuj wies

Hemorrhoids of: ...
- **bleeding**: *Acon* ars **Calc** carb-v ferr *Ham* lyc merc *Nit-ac* nux-v

INACTIVITY of: *Ars* **Caust** med *Op* plb

INCONTINENCE (See Urination - involuntary)

INDURATION | **cartilaginous**: pareir

INFLAMMATION (= cystitis) (*URIN - Sediment - purulent):* **Acon** all-c alth am-c Ant-t **Apis** arbin **Arg-n** arist-cl *Arn* **Ars** ars-s-f aspar *Bar-m* **Bell** *Berb* bism bov cact *Calad* **Calc** camph *Cann-i* cann-s **Canth** *Caps* carb-ac *Caust* *Chim* *Chinin-s* cinnb clem colch coleus-a coli coloc *Con* *Cop* *Cub* **Dig** *Dulc* **Equis-h** *Ery-a* *Eup-pur* *Fab* ferr ferr-p gali *Gels* gonotox graph *Hell* helon *Hydr* *Hyos* kali-ar kali-bi kali-chl kali-m **Lach** lil-t linu-u lith-c **Lyc** lyss *Med Merc* *Merc-c* methyl mez murx musa myrt-c nat-c *Nit-ac* **Nux-v** oci-sa parathyr pareir petr petros ph-ac phos phys pip-m plb-xyz polyg-h pop prot prun psor **Puls** rhus-a *Rhus-t* ruta sabal **Sabin** **Sars** senec seneg *Sep* solid squil staph stigm stram *Sulph* tarent tax **Ter** thuj tritic uva vacc-m verat-v vesi xanrhoe
- **accompanied** by:
  - **emission** of prostatic fluid (See PROS - Emission - accompanied - bladder)
  - **fever**: *Acon* bell *Canth* gels hydrang stigm
  - **swelling**: calc
  - **urination**:
    : **dribbling**: canth
    : **involuntary**: canth
    : **painful**: *Acon* bell *Canth* gels hydrang stigm
  - **urine**:
    : **bloody**: *Chim* uva
    : **burning**: *Canth*
  ○ **Female** genitalia; inflammation of: canth
  - **Male** genitalia; inflammation of: canth
  - **Prostate** gland; swelling of: sabal
- **acute**: acon ant-t apis ars aspar *Bell* benz-ac berb *Camph* camph-ac *Cann-s* **Canth** caps chim con *Cop Cub* dig *Dulc* elat *Equis-h* erig *Eucal* *Eup-pur* fab ferr-act *Ferr-p* **Gels** hell hydrang hyos lach *Merc-c* methyl mez nit-ac nux-v *Ol-sant* *Pareir* petros pip-m *Pop* prun *Puls* sabal *Sabin* sars *Saur* sep *Stigm* sulph *Ter* tritic uva vesi
- **accompanied** by:
  : **urination** | **urging** to urinate: mez
- **cantharis**; from abuse of: apis camph
- **catheterization**; after (*Urination - involuntary - catheterization; GENE - Catheterism):* arn camph-ac pop staph
- **chronic** cystitis: ars bals-p *Baros* *Benz-ac* berb *Cann-s Canth* carb-v *Caust* *Chim* coc-c coll coloc *Cop* cub *Dulc* *Epig* ery-a eucal eup-pur *Fab* grin *Hydr* iod juni-c *Kali-m* lith-c lyc *Med* *Merc-c* nat-c nit-ac otit-m-xyz

▽ extensions | ○ localizations | ● Künzli dot

Bladder

Inflammation

- **chronic** cystitis: ...
  Pareir pip-m *Pop* prun *Puls* rhus-a *Sabal* santin seneg *Sep* silphu *Stigm Sulph Ter* thlas thuj tritic *Tub Uva* vesi
  - **accompanied** by:
    - **urination**; dribbling: hyper
    - **Urethra**; inflammation of: hydr med
- **coition**; after: sabad **Staph**
  - **first** intercourse: **Staph**
  - **new** sexual relationship; since: *Med*
- **cold**; after taking a: **Dulc** *Sulph*
- **gonorrheal**: bell benz-ac *Canth Cop* cub merc-c methyl puls sabal
- **headache**; during: rhus-t
- **hemorrhagic**: **Canth**
- **hemorrhoids | suppression** of; after: *Nux-v*
- **injuries**; after: *Arn* **Staph**
- **interstitial**: med
- **married** women; newly (See coition - first)
- **menses**:
  - **before | agg**: senec
  - **during | agg**: senec
  - **suppressed** menses; from: *Nux-v*
- **operation**; after: pop
  - **abdomen**; on: pop
  - **ovaries**; after removing (= ovariectomy): pop
  - **uterus**; after removing (= hysterectomy): pop
- **pain** and almost clear blood; with violent: *Nit-ac*
- **pregnancy** agg; during: eup-pur pop
- **pus**-like discharge after lithotomy, with: mill
- **recurrent** (See GENE - History - cystitis)
- **scarlatina**; after: *Canth*
- **throbbing** all over; with: sabin
- **women**; in: mit

○ **Neck** of bladder: *Acon Apis* aspar camph *Cann-xyz* **Canth** *Caps* cham *Chim Clem* con *Cop Dig* elat guaj hyos ign lyc *Merc-c Merc-i-r Nux-v* petr *Petros* plb *Puls* ruta *Sars Senec* staph sul-ac sulph

INJURY, operations after: arn calen *Staph*

INSENSIBILITY: ham *Hyos M-aust* mag-m plb sars stann

INVOLUNTARY urination (See Urination - involuntary)

IRRITABLE BLADDER (See Urination - urging - constant)

ITCHING: berb ign nux-v petros plb sep
- **region** of bladder with urging to urinate, agg night; in: *Sep*
○ **Neck** of bladder: ign plb
  - **morning | bed** agg; in: *Nux-v*

JAR, sensitive to: *Bell*

LYING on abdomen | **amel**: chel

MENSES:
- **before | agg**: sabin
- **during | agg**: sabin

MOTION in: alum bell lach ruta sep

Motion in: ...
- **up** and down (See Pain - motion - upward - step)

MOVEMENTS bring up urinary troubles: berb

NERVOUS BLADDER (See Urination - urging - ineffectual)

NUMBNESS (See Fullness; Urination - urging - absent)

OBSTRUCTION of neck, while urinating; sensation of: sulph

Pain

PAIN: acon aeth agar agn all-c aloe alum alum-p alumn am-c am-m ambr ang *Ant-c* ant-t anth aphis *Apis Arist-cl* arn ars ars-s-f asar *Aur* aur-s bapt baros **Bell** benz-ac *Berb* borx brach brom bry *Cact* calad calc calc-f *Calc-p* calc-sil camph cann-i cann-s cann-xyz **Canth** *Caps* carb-an *Carb-v Carbn-s Card-m* caul *Caust* cham *Chel Chim* chin chinin-ar *Clem* coc-c coff coff-t colch *Coloc Con* conv cop crot-t cub cycl der dig dirc dulc elat **Equis-h** erig *Ery-a* eup-per *Eup-pur* fab *Ferr* ferr-ar ferr-p *Ferr-pic* fil *Fl-ac* gal-ac gamb graph guaj *Hell* hep hist hydrang hyos ign indg ip jal kali-bi kali-br *Kali-c* kali-cy kali-p kali-s kali-sil kreos lac-ac lac-d lach lachn lact lat-m laur *Led* lil-t *Lith-c Lyc* lycps-v lys lyss m-ambo mang med mel-c-s merc merc-c merc-i-r *Mez* morph mosch *Musa* napht nat-ar nat-c *Nat-m* nat-p nit-ac nux-m nux-v ol-an op ox-ac pall par parathyr pareir petr petros ph-ac phos phyt pic-ac pilo pip-n *Plb* polyg-h *Pop* prun psor ptel *Puls* pulx ptel rheum rhod *Rhus-a* rhus-t ruta sabad sabin sang sanic *Sars Sec* senec sep sil spig squil stann *Staph* stict stigm stry sul-ac sul-i sulph tarent ter thuj tritic uran-n *Uva* valer verat verb *Zinc* zinc-ar zinc-p
- **morning**: alum alumn berb cop morph *Nux-v* puls *Sep* sin-n sulph
  - **night**; until: abrom-a
    - **burning**: abrom-a
  - **burning**: berb *Nux-v*
  - **cramping**: alum
  - **dragging**: sep sulph
  - **pressing** pain: puls *Sep*
  - **spasmodic**: *Cop*
- **forenoon**:
  - **10 h**: all-c
    - **burning**: all-c
    - **pressing** pain: all-c
- **evening**: ip lyss morph nux-v pall pic-ac puls *Sep* uva
  - **burning**: lyss nux-v puls
  - **pressing** pain: puls *Sep*
  - **urination** agg; after: sep
- **night**: bell carb-an fl-ac kreos lyc phos prun sulph
  - **alternating** with | **Umbilicus**; pain in: ter
  - **burning**: bell
  - **lying** down; while: *Lyc*
    - **dragging**: *Lyc*
  - **pressing** pain: *Bell* carb-an fl-ac kreos *Lyc* phos sulph
  - **spasmodic**: prun

Bladder

Pain – aching ... **Pain – riding**

- **aching**: *All-c* arn bell *Berb* calc-p **Caps** carb-v *Carbn-s* chel conv cop crot-t *Equis-h* erig *Eup-pur Fl-ac Hell* lach lyc *Nux-v* pall phos pop *Puls* sabin *Sep* stict sulph ter
- **alternating** between bladder and rectum: coloc
  - **stitching** pain: coloc
- **breathing** agg: aur
  - **stitching** pain: aur
- **burning**: *Acon All-c* ant-c *Apis* arn *Ars* baros bell **Berb** calc camph cann-i cann-xyz **Canth Caps** card-m caust cham chel chim chin clem coff coff-t colch coloc cop dulc eup-per *Eup-pur Ferr-pic* fl-ac graph hep hist hydrang hyos ign indg lach lyc lys lyss m-ambo merc merc-c mez nit-ac nux-v par petr ph-ac phos pip-n plb *Prun Puls* rheum rhus-t ruta sabin sars senec *Sep* sil squil staph *Sulph* **Ter** thuj uva zinc-ar
  - **accompanied by | dysentery** (See RECT - Dysentery - accompanied - bladder - pain - burning)
- **bursting** pain: pareir *Ruta* sanic zinc
- **chronic**: parathyr
- **clawing** pain: led mez valer
- **coition**; after: *All-c* sabad **Staph**
  - **aching**: all-c
- **cold**; after taking a: *Dulc Eup-pur Sars*
- **colic**; with (See ABDO - Pain - cramping - accompanied - bladder)
- **constricting** pain: *Berb* calad calc-p coc-c con lach Led lyc Mez nit-ac ph-ac plb prun *Sars* valer zinc
- **convulsive** (See spasmodic)
- **cough** agg; during: caps colch ip kreos *Squil*
  - **pressing** pain: caps colch ip kreos *Squil*
  - **stitching** pain: *Caps*
- **cramping**: Bell Berb *Cact* cann-s canth **Caps** lyc op *Polyg-h* prun *Sars* ter
  - **accompanied by | urine**; bloody: mez
- **intermittent**: caul
- **cries** out and twists about (See MIND - Shrieking - pain - bladder)
- **cutting** pain: acon *Aeth* am-c *Bell Berb* calc-p *Canth* caps coc-c *Coloc* con dig eup-pur *Kali-c* lach *Lyc* mang mez nat-c nux-m nux-v op pall petr phos *Puls* **Ter** thuj
- **cystitis**, in: **Lyc**
  - **pressing** pain: **Lyc**
- **dinner**; after: nux-v
  - **stitching** pain: nux-v
- **distension**; as from: anth
- **dragging**: calc *Canth Chel* cop cycl fl-ac hyos lact *Lyc* mosch nat-c psor rheum ruta sep sulph
- **drawing** pain: alum aphis *Berb* calad calc-p card-m coc-c dig rhod sil
  - **upward**: calc-p *Phyt*
- **drinking** agg: *Canth*
- **eating**; after: arn cycl
  - **pressing** pain: arn cycl
- **flatus**; from: kali-c
- **griping** pain: calc canth coloc
- **jar** agg: **Bell**

- **lancinating** (See stitching)
- **lithotomy**, after: **Staph**
- **lying**:
  - **abdomen**; on | *amel*: chel
  - **agg**: am-m fl-ac *Lyc Nux-v*
    - **aching**: *Nux-v*
    - **burning**: fl-ac
    - **pinching** pain | **stitching**; with: am-m
    - **pressing** pain: *Lyc*
    - **riding** a horse:
      - *amel*: *Lyc*
      - **dragging**: *Lyc*
    - **stitching** pain: am-m
  - **back**; on:
    - **agg**: kreos **Puls** thuj
    - *amel*: uva
- **menses**; during: *Nux-v* **Sep**
  - **aching**: sep
  - **burning**: sep
- **motion**:
  - **agg**: Bell **Berb** *Canth* nux-v
  - **pressing** pain: nux-v
  - **sore**: *Bell* berb *Canth*
  - **upward** and downward motion | **step** after urination; at every: ruta
- **paroxysmal**: *Caul* chel *Cop* **Puls**
- **piercing** (See stitching)
- **pinching** pain: am-m *Berb* lyc mez sabad sep
- **position** on all fours; takes (See Urination - dysuria - knee-elbow)
- **pressing** pain (↗*Plug; Stones - sensation*): *Acon* all-c aloe alum alum-p am-c am-m ang ant-t aphis **Apis** arn asar *Aur* aur-s bell berb borx brach bry *Cact Calc Calc-p* calc-sil *Camph* cann-s *Canth* caps carb-an *Carb-v* carbn-s *Card-m* chel *Chim* chin chinin-ar coc-c coff colch *Coloc Con* cop cub cycl dig *Dulc Equis-h Eup-pur* fl-ac graph hep hyos ign *Kali-c* kali-p kali-s kali-sil kreos lach lachn lact laur *Lil-t* **Lyc** med mel-c-s merc-i-r mosch nat-c *Nat-m* nat-p *Nit-ac* **Nux-v** ol-an pall petr *Ph-ac* pop *Puls* pulx raph rhus-t *Ruta Sars* **Sep** sil spig squil stann *Staph Sulph* tarent ter thuj til verat verb zinc zinc-p
  - **cramping**: con
- **pressure** agg: bell
- **pulsating** pain: *Dig*
- **rectum**, with pain in: ambr
- **rest**:
  - **agg**: ter
  - *amel*: con
- **retention**, with: aur *Borx Hyos Sars*
  - **pressing** pain: aur *Borx Hyos Sars*
- **riding**:
  - **carriage**; in a:
    - **agg**: agar
    - **drawing** pain: agar
  - **horse**; a:
    - *amel*: lyc
    - **pressing** pain: lyc

954 ▽ extensions | ○ localizations | ● Künzli dot

Bladder

Pain – shooting

- **shooting** (See stitching)
- **short**: caul
  - **cramping**: caul
- **sitting**:
  - **agg**: card-m con mang
    - **cutting** pain: mang
    - **drawing** pain: card-m
  - **amel**: bry con ign
    - **pressing** pain: bry con ign
    - **stitching** pain: con
  - **crossed** legs; with:
    - **amel**: sep zinc
      - **pressing** pain: sep zinc
- **sleep**:
  - **siesta** agg; after: cycl
    - **dragging**: cycl
- **smarting**: apis berb *Canth* eup-per eup-pur phos
- **sore** (= tender): acon *All-c* apis arn *Ars Bell Benz-ac* berb brach *Calad Calc-p* cann-s **Canth** *Carb-v Chim* coff dirc **Equis-h** eup-pur lac-ac lac-d *Lith-c* lyc lycps-v *Merc* nat-ar ox-ac *Puls Sars Sec Sep* squil sulph **Ter** thuj (non: uran-met) uran-n
  - **accompanied** by | **dysentery** (See RECT - Dysentery - accompanied - bladder - pain - sore)
- **spasmodic**: alum *Bell Berb Canth* caps *Caul Chel* coc-c cop lith-c *Lyc* merc-p *Pareir* ph-ac prun puls *Staph* ter uva
- **standing** agg: arn *Eup-pur* ferr-p mang puls
  - **burning**: *Eup-pur*
  - **cutting** pain: mang
  - **pressing** pain: arn
  - **smarting**: *Eup-pur*
- **stitching** pain: acon am-m ant-t aur *Berb* calad canth caps carbn-s cham *Chel Clem* coc-c coloc *Con* gamb guaj *Kali-c* kali-p kali-s *Lith-c Lyc* mosch *Nat-m* nux-v pall puls rhus-t sabad *Sulph* thuj
- **stool**:
  - **after**:
    - **agg**: canth coloc
  - **amel**: pall
    - **cutting** pain: pall
  - **before**: alum carb-v nat-m sulph
    - **pressing** pain: *Carb-v Nat-m* sulph
  - **during**:
    - **agg** | **stitching** pain: gamb
  - **urging** to:
    - **after**: chin
      - **pressing** pain: chin
    - **with** ineffectual urging: aphis
      - **pressing** pain: aphis
- **straining**; while: phos
- **tearing** pain: acon berb bry *Kali-c* kali-cy nux-v
- **tenesmus** (See Tenesmus)
- **turning** over in bed: puls
  - **fall** to side lain on; as if bladder would: puls
- **twinging**: lact ter
- **twitching**: agar lith-c op

Pain – urination

- **urination**:
  - **after**:
    - **agg**: abrom-a *Acon* alum anac apis *Arg-n* arund asar bell berb bov *Brach* bry bufo *Calc-p Camph Cann-s Canth* caps **Caust** chim chin coch coli con conv cub *Dig* dulc echi epig equis-h fab *Fl-ac* guaj *Kreos* lac-c lith-c *Lyc* m-ambo mag-s med merc merc-act **Merc-c Nat-c** *Nat-m* nux-v petr petros ph-ac phos polyg-h polyg-pe prun puls rhus-t ruta sars seneg sep sil stann staph sulph *Thuj* uva zinc
    - **aching**: berb calc-p **Canth** conv equis-h *Fl-ac* lith-c sulph
    - **burning**: abrom-a *Acon* alum anac apis *Arg-n* bell *Berb* calc-p camph *Cann-s* canth *Caps* chim coch coli cub fab *Fl-ac Kreos Lyc* m-ambo mag-s *Merc-c* **Nat-c** *Nat-m* ph-ac puls rhus-t seneg sep sil sulph thuj *Uva*
    - **cutting** pain: *Berb* bov calc-p camph *Cann-s Canth Caps* coch cub dig guaj mag-s merc-act nat-c *Nat-m* nux-v petr petros phos polyg-h polyg-pe prun *Puls* ruta sep sulph
    - **dragging**: arund bry ruta sulph
    - **empty** bladder; on: calc-p equis-h
    - **pressing** pain: asar berb brach bry *Calc-p Camph* canth chin con *Dig* dulc **Equis-h** lac-c lith-c merc nat-m nux-v ruta sep stann sulph *Uva* zinc
    - **deep** in left side: calc-p
    - **stitching** pain: bufo guaj
    - **urine**; of slimy: *Uva*
    - **burning**: *Uva*
  - **amel**: coc-c hed nat-ar spig
    - **pressing** pain: spig
    - **sore**: nat-ar
  - **before**: *Acon* ang ant-t *Apis* arn ars berb *Borx* bry calc calc-p *Camph* cann-i cann-s *Canth Caps* cham chel chim *Chin* clem coch coff colch con cop dig erig *Fl-ac* graph hyos kali-c *Kali-s* lach *Lith-c Lyc* mag-p manc nat-c nat-p *Nux-v* pall petr ph-ac *Phyt* pilo prun *Puls* rheum *Rhod Rhus-a* rhus-t ruta sanic *Sars* seneg sep spig sulph thuj zinc
    - **aching**: berb *Fl-ac Nux-v* pall
    - **burning**: *Apis* ars *Berb* borx bry calc *Camph* cann-i *Cann-s Canth Caps* chel clem coch colch cop *Fl-ac* lach nat-c rheum rhod seneg thuj zinc
    - **cutting** pain: bry calc-p dig mag-p *Manc* ph-ac phyt sulph thuj
    - **pressing** pain: ang apis arn calc-p chim *Chin* coff con graph hyos *Kali-s* nat-p *Nux-v* petr phyt *Puls* ruta *Sep* spig
    - **stitching** pain: apis canth *Lith-c Manc* puls rhus-a rhus-t sep
  - **copious**:
    - **with**: stict
    - **sore**: stict
  - **delayed**; if desire to urinate is: calc-p *Lac-ac Lac-c* phos prun *Puls* ruta sep *Sul-ac* tub

Bladder

Pain – urination | Pain – Neck

- **delayed**; if desire to urinate is: ...
  : **dragging**: calc-p lac-c
  : **pressing** pain: sep
- **during**:
  : **agg**: abrom-a *Acon* agn all-c allox aloe alum-sil ambr anac anag ant-c ant-t apis apoc *Arg-n Ars* asar *Berb* berb-a blatta-a bor-ac *Borx* brach cadm-met calc calc-f calc-p camph cann-i *Cann-s Canth* caps carb-v carbn-s caust cham *Chim Clem* coch *Coloc* con *Cop* cub cuc-c cycl dig dor epig *Equis-h* erig ery-a eup-pur fl-ac gels glyc gonotox graph hed hell helon *Hep* hydrang hyos indg ip kali-bi kali-c *Kreos Lach* lachn lact lil-t *Lith-c Lyc Manc* med merc *Merc-c* nat-ar *Nat-c Nat-m* nit-ac nux-m *Nux-v* oci *Ol-sant* op ox-ac par pareir *Petr* ph-ac phos *Phyt* polyg-h polyg-pe prun *Puls* rheum rhod rhus-a ruta sabal *Sars* sec *Sep Sil* spig *Squil* staph sul-ac *Sulph Ter* thuj uva verat verb *Vesp* zinc
  : **aching**: carb-v fl-ac
  : **burning**: abrom-a *Acon* all-c allox aloe ambr anac anag *Apis* apoc *Arg-n Ars Berb* bor-ac *Borx* camph cann-i *Cann-s Canth* caps carb-v cham chim *Cop* cub dig epig *Equis-h* erig ery-a eup-pur hell kali-bi kali-c *Kreos* lyc merc *Merc-c* nit-ac nux-m nux-v oci *Ol-sant* ox-ac par *Pareir* phos prun puls rheum rhus-a sars *Sep* staph *Sulph Ter* thuj uva verb *Vesp*
  : **constricting** pain: cuc-c
  : **cutting** pain: *Acon* ant-c apis *Berb* berb-a borx calc camph *Cann-s* canth coch coloc con dig eup-pur hydrang kali-c *Nat-c* nux-v *Pareir* petr polyg-h polyg-pe puls sec *Ter* thuj
    . **accompanied** by | **Lumbar** region; swelling (See BACK - Swelling - lumbar - accompanied - bladder)
  : **dragging**: apis arg-n cycl op rheum ruta
  : **drawing** pain: calc-p dig phyt rhus-a
  : **few** drops pass; after a: berb calc-p **Canth** *Caust* fl-ac lith-c
  : **menses**:
    . **during** | **agg**: erig
    . **pressing** pain: acon asar berb calc-p *Camph Chim* con cop dig dulc *Hep* hyos *Lach* lachn lact lyc nat-c *Nat-m* **Nux-v** op ph-ac *Sep Sil* spig staph verat zinc
    : **sore**: kali-c nat-ar puls
    : **stitching** pain: carbn-s *Nat-m* sep
  : **amel**: berb
  : **beginning** of:
    . **agg**: acon *Apis Ars* cann-s **Canth** *Caust* **Clem** cop manc **Merc**
    . **stitching** pain: *Manc*
    . **amel**: prun
  : **end** of: *Abel* apis *Berb* cann-s canth echi equis-h *Lith-c* mag-p med merc-act nat-c *Nat-m* petr petros prun *Puls* ruta **Sars** staph *Thuj*
    . **cutting** pain: nat-c petr sars thuj
- **not** urinating; when: graph
  : **burning**: graph

- **urging** to urinate: berb calc-p canth eup-pur fl-ac hell *Nux-v* pareir *Phyt* puls pycnop-sa rhod rhus-t ruta squil sul-ac zinc
  : **stitching** pain: canth pycnop-sa rhus-t
  : **with** ineffectual urging: *Guaj*
    . **stitching** pain: *Guaj*
- **urine**; with suppression of: hyos
- **dragging**: hyos
- **walking**:
  . **agg**: acon berb bry con ign mang nat-m phos prun *Puls* thuj
    : **cutting** pain: mang thuj
    : **pressing** pain: bry con ign phos puls
    : **smarting**: phos
    : **stitching** pain: con nat-m
  . **air**; in open:
    . **amel**: ter
      . **burning**: Ter
      . **rest** agg: Ter
      . **cutting** pain: Ter
  . **amel**: ign ter
  - **warmth** | **amel**: nux-v
∇ extending to
  o **Back**: caul
  . **Chest**: alum caul murx
    . **spasmodic**: alum caul
  . **Coccyx**: graph
  . **Kidney**: *Aesc* apis *Canth* coc-c oci
    : **stitching** pain: coc-c oci
  . **Kidney** to bladder; from | **stitching** pain (See KIDN - Pain - extending - bladder - stitching)
  . **Legs**: pareir
  . **Mammae**: murx
  . **Meatus**: *Chim*
    : **smarting**: *Chim*
  . **Sacral** region: graph
  . **Spermatic** cords: anth clem lith-c puls spong
  . **Testes**: berb cain erig
  . **Thighs**: berb fl-ac *Pareir* phos *Puls* stry
  . **Upward**: *Murx*
  . **Urethra**: am-m berb canth carbn-s cycl dig eup-pur phos thuj
    : **cutting** pain: *Berb*
    : **stitching** pain: am-m berb carbn-s cycl dig phos thuj
    : **urination** agg; during: cycl
  . **Uterus**: merl tarent
o**Neck** of bladder: acon alum ant-c ant-o ant-t apis arn ars *Atro* **Bell** *Berb* brach cact calc-i *Calc-p Camph Cann-s* **Cann-xyz** *Canth* caps *Carb-v Carbn-s* carl cham chel coc-c con *Cop Dig Elat* eup-pur *Ferr-p* graph guaj hyos ign jatr-c kali-br *Kali-c* lach lith-c lyc lyss mez mit *Nux-v* op petr ph-ac phos pic-ac plb polyg-h pop *Prun* puls ran-b rhod ruta sabal sars senec sep spong stann *Staph Stry* sul-ac sulph ter *Thuj Zinc* zinc-ar
  . **morning**: sulph
    : **bed** agg; in: caps
      . **cutting** pain: caps

∇ extensions | O localizations | ● Künzli dot

Pain – Neck

- **morning**: ...
  - stitching pain: sulph
- **forenoon**:
  - 11 h: sulph
    - aching: sulph
- **afternoon**: sulph
  - 15 h: sulph
    - aching: sulph
    - stitching pain: sulph
- **evening**: lyss phos
  - stitching pain: phos
- **accompanied** by | dysuria: *Agar*
- **aching**: acon calc-p con cop ign puls sep sulph
- **burning**: acon *Berb* calc-i **Canth** *Cham* con *Cop Elat* graph ign mit *Nux-v* op petr ph-ac plb *Prun Puls* ran-b *Staph* zinc-ar
- **closure; at**: cann-s caust con dig med *Puls* ruta *Sars*
  - **spasmodic**: cann-s caust con dig med *Puls* ruta *Sars*
- **coition**:
  - amel: sul-ac
    - pressing pain: sul-ac
- **constricting** pain: ant-c carbn-s coc-c *Lyc Mez* op petr
- **cough** agg; during: *Caps*
  - stitching pain: *Caps*
- **cutting** pain: berb **Canth** caps *Con* dig *Kali-c* lach lyc mez nux-v op petr polyg-h puls ter
- **drawing** pain: alum berb cop jatr-c mez rhod
- **ineffectual** effort to urinate, after: *Guaj*
  - stitching pain: *Guaj*
- **lying**:
  - bent; lying:
    - amel: staph
    - burning: staph
  - face; on the:
    - amel: chel
    - stitching pain: chel
- **neuralgic**: kali-br
- **pressing** during urination, when: *Kali-c*
  - tearing pain: *Kali-c*
- **pressing** pain: alum apis brach *Canth* carl coc-c jatr-c *Nux-v* sul-ac ter thuj
- **rectum**; with pain in: ambr
- **sitting**:
  - agg: ter
    - pressing pain: ter
  - amel: *Con*
    - stitching pain: *Con*
- **sore**: *Atro* brach *Calc-p Carb-v Nux-v Puls*
- **spasmodic**: jatr-c phos
- **stitching** pain: acon ant-t *Bell* berb *Calc-p Canth* caps *Carbn-s Cham* chel con dig *Guaj* jatr-c *Lith-c Lyc Op Puls Stry* sulph *Thuj*
- **tearing** pain: canth *Kali-c Nux-v*
- **thighs** together, must press: sul-ac
- **pressing** pain: sul-ac

Bladder

- **twisting**: coc-c
- **urination**:
  - after:
    - agg: *Apis* apoc calc-p cann-s canth con dig fl-ac guaj merc nat-m nux-v petr *Puls* ruta sars sep stann sulph uva
    - aching: apoc fl-ac *Sep* stann
    - burning: *Apis* canth merc *Puls Sars*
    - constricting pain: sulph
    - last drops are voided; when: med sars
    - pressing pain: con nat-m ruta stann uva
    - sore: calc-p
    - stitching pain: con dig guaj
  - agg: petr
    - constricting pain: petr
  - amel: ferr-p
  - attempting to urinate, on: *Cop*
  - before: apis arn calc-p canth chim dig *Lith-c Nux-v* ph-ac *Phyt Puls*
    - cutting pain: *Canth* ph-ac
    - pressing pain: apis arn calc-p chim *Nux-v Phyt Puls*
    - stitching pain: apis *Canth* dig
  - delayed; if desire to urinate is: lac-ac prun
    - pressing pain: lac-ac
    - stitching pain: prun
  - during:
    - agg: acon *Aloe Apis* berb *Cann-s* **Canth** carbn-s *Cham* chin *Cop* epig ign kali-c nux-v petr ph-ac polyg-h prun puls *Ran-b* rhus-a stann staph sul-ac sulph thuj
    - burning: acon *Aloe Apis* berb *Cann-s* **Canth** *Cham* chin *Cop* epig **Nux-v** petr ph-ac prun puls *Ran-b* staph sul-ac thuj
    - cutting pain: canth kali-c polyg-h
    - pressing pain: ign rhus-a stann thuj
    - stitching pain: carbn-s sulph
    - tearing pain: kali-c *Nux-v*
  - beginning of:
    - agg: *Clem* kali-i manc petr
    - constricting pain: kali-i
    - cutting pain: manc petr
  - end of: *Cann-s* caust con dig med *Nat-c* petr *Puls* ruta *Sars* sulph thuj
    - cutting pain: **Nat-c** petr sars sulph thuj
  - not urinating; when: acon berb canth *Cham* lith-c
    - burning: acon berb canth
    - stitching pain: *Cham*
  - urging to urinate: anth bell berb *Calc-p* canth dig ferr-p guaj sep spong
- **walking**:
  - agg: con ign
    - sitting amel; and: con ign
    - pressing pain | stitches; with: con ign
    - stitching pain: con
  - air agg; in open: con ign mez nux-v puls thuj
    - cutting pain: mez thuj
    - pressing pain: con ign nux-v puls

Bladder

▽ extending to:
: **Penis**; end of: dig phos stry
: **stitching** pain: dig phos stry
: **Thighs**:
  : urination agg; after: *Puls*
  : spasmodic: puls2:
: **Urethra**; through: **Canth**
  : burning: **Canth**
  : cutting pain: **Canth**
o **And** anus: lyc
  : stitching pain: lyc
- **Region** of bladder: *Chel* thuj
  • boring pain: thuj
  • stabbing: *Chel*

PARALYSIS: acon agar *Alum* alum-p alum-sil **Ant-c** apoc arg-n **Arn Ars** ars-s-f aur *Bell Cact Camph* cann-i **Cann-s Canth Carb-an** carb-v carbn-s **Caust** *Cic* coloc con *Cupr* dig **Dulc** *Equis-h* eucal *Ferr Ferr-p* form **Gels** hell helon hep *Hyos* kali-p *Lach Laur* lyc m-aust mag-m *Merc* morph mur-ac narcot *Nat-m* nat-p **Nux-v Op** *Petr* phos *Plb* psor *Puls Rheum Rhus-t Sec Sil* staph *Stram* Stry stry-xyz *Sulph* tab thuj **Zinc** zinc-p
- daytime: thuj
- delivery; no desire after•: **Ars** canth **CAUST•** ferr *Hyos* kreos nux-v phos zinc
- **forcible** retention seems to paralyze the bladder: *Ars Canth* **Caust** *Gels* hell hyos *Rhus-t Ruta*
- hysterical subjects, in: **Zinc**
- laparotomy, after: op
- old people; in: **Ars** bell camph **Cann-s** canth *Caust Cic* con *Equis-h Gels* kali-p lach lyc mur-ac nat-m nux-v op phos *Sec* sil *Sulph* thuj
- **over**-distension, after: ars *Canth* **Caust** hell hyos *Nux-v Rhus-t Ruta* stry *Sulph*
- sensation of | **urination** agg; during: visc
o**Sphincter**: ars *Bell* canth *Caust Chin* cic *Dig* dulc *Hyos* ign lach laur *Merc* nat-m op *Petr Puls Sec Seneg Spig* sulph thuj *Zinc*

PARALYTIC weakness (↗*Weakness*): cod *Morph* op phys **Sulph**
- sensation of, so that he fears he will wet the bed | **evening**: alum
o**Neck** of bladder: agar atro bar-c cadm-s canth cub op stram
- **Sphincter**: agar apoc **Bell** canth chlf *Gels* jug-r *Phos* plan puls *Tab*

PLUG; sensation of a (↗*Pain - pressing)*: anac

POLYPI: ant-c ars **Calc** con graph lyc merc phos puls sil staph **Teucr** thuj

PREGNANCY agg; during: *Bell Canth Caust* equis-h ferr nux-v pop *Puls* staph

PRESSURE on bladder; feeling of (See Heaviness)

PROLAPSUS: bell-p chim hyos puls pyrus ruta staph
- sensation of: pyrus
o**Vagina**; into (= cystocele): staph

PULSATION: berb canth *Dig* dulc sabin
- urination agg; before: *Dig*

RELAXATION: ferr mur-ac tub

RETENTION of urine (↗*Urination - retarded*; *KIDN - Suppression*): **Acon** aesc agar agar-ph ail all-c allox alum alum-p alum-sil **Am-c** amyg-p anis ant-t anthraco ap-g **Apis** *Apoc* arbin arg-met **Arn Ars** *Ars-i* ars-s-f arum-t aspar atro aur aur-i aur-s *Bar-c* bar-i bar-m bar-s **Bell** bism *Borx* botul **Bry** bufo *Cact Calc* calc-i calc-s calc-sil *Camph Cann-i* **Cann-s Canth Caps** carb-v carbn-s card-m **Caust** chel *Chim* chin chinin-ar *Cic* cimic **Cina** cinnb *Clem* coc-c cocc coch *Colch* coleus-a *Coloc* **Con** cop *Crot-h Cupr* cycl *Dig* dios *Dulc* elaps ephin-m equis-h eup-per *Euph* ferr-m **Gels** graph *Hell* helon *Hep Hyos* hyper ign *Iod Ip* iris kali-ar kali-bi *Kali-chl* kali-i kali-m kreos lach *Laur* led **Lyc** m-arct mag-m **Mag-p** mag-s medus *Meny* merc merc-c merc-cy mez morph mur-ac *Nit-ac* nux-m **Nux-v Op** ox-ac **Pareir** petr ph-ac phos phys *Phyt Plb Polyg-h Prun Puls* ran-s *Rhus-t* ruta sabal *Sabin Sars Sec* **Sel** sep sil solid squil stann *Staph* stigm *Stram* stry sul-ac sul-i *Sulph* **Tarent Ter** *Thuj* tub urt-u *Verat Zinc* zinc-p zing
- evening: borx
- night:
  • midnight | after, 3-6 h: pareir
- accompanied by:
  • constipation (See RECT - Constipation - accompanied - urination - retention)
  • paraplegia (See GENE - Paralysis - paraplegia - accompanied - urine)
  • sleepiness: ter
o **Prostate** gland; swelling of (See enlarged)
- **Tongue | dirty** discoloration: *Camph*
- beer; after: *Nux-v*
- children; in: *Acon Apis Art-v* bell *Benz-ac* calc *Caust Cop Dulc* eup-pur ferr-p *Gels* ip *Lyc Op*
  • cold; every time child takes a: **Acon** cop *Dulc* puls sulph
  • cries all night from retention; child: acon
- infants: benz-ac
- newborns: **Acon** *Apis Ars* benz-ac *Camph Canth Caust* erig hyos *Lyc* nux-v puls
  : passion of the nurse; after: *Op*
  • nurslings | fright of the mother; after: op
- chill; during: apis arn canth hyos lyc op puls stram
- cholera; during: *Camph Canth* carb-v lach op **Verat**
- chronic: *Calc Iod*
- clots; from:
  o Bladder; in the: cact caust
  • Vagina; in the: cact coc-c
- cold:
  • air agg: acon *Caust Dulc* gels rhus-t
  • pavement agg; standing on a cold: *Calc* carb-v
- cold; after taking a: *Acon Caust* cob *Cop Dulc* ign olnd *Puls* sulph
  • colic: arn *Coloc* **Plb** thuj

Retention   **Bladder**   **Stones**

- **company**; unable to pass urine in presence of (*Urination - retarded - long - others; MIND - Company - aversion - strangers - urination):* acon dulc **Nat-m** tarent
- **concussion**; from (*jar):* arn
- **congestion** of brain: bell
- **delivery**:
  · **after**; immediately: **Acon** Apis Arn **Ars** Bell canth Caust Equis-h Hyos ign lyc Nux-v Op Puls rhus-t sec sep stann Staph stram
  · **during**: plb
- **discharges**; from suppressed | or eruptions: camph caust
- **dribbling**, with (See Urination - dribbling)
- **dysentery**: **Arn** merc
- **enlarged** prostate, from: Apis bell benz-ac Cact canth Chim Chin con **Dig** ferr hyos kali-i merc-d morph pareir Puls Sabal sep **Staph** stram Tritic zinc
- **exertion** agg; after: **Arn Caps Rhus-t**
- **fever**; during: ferr-p Op puls
- **fright**; after: acon bell **Op**
- **headache**; during: con
- **hysteria**; during: ign **Zinc**
- **illness**; in acute: ferr-p lyc op
- **infants**; in newborn (See children - newborns)
- **inflammatory**: Acon bell cann-i **Cann-xyz Canth** cop dig dulc Merc **Nux-v** Puls sabin sars sulph
- **injuries**; after: arn
- **jar** agg (*concussion):* arn
- **locomotor** ataxia: Arg-n
- **menses**; during: ham kali-bi
- **music** | **amel**: tarent
- **newborns** (See children - newborns)
- **old** people; in | **men**; old: Caust Con lyc op pareir plb Puls sars sep sil Solid staph sulph Ter Zinc
- **operation**; after: **Caust**
- **over**-distension, after (See Paralysis - over-distension)
- **pain**; during: con
- **painful** (*Tenesmus):* acon Arn ars Aur bell borx calc-p **Canth** caps **Caust** cop crot-h cupr Dulc Lyc Nit-ac **Nux-v** Op Pareir psor Puls sabin Sars sul-ac Ter
  · **abdomen**; when pain in: cham
  · **urging**, while lying on the back; with: Puls
  o **Rectum** and anus; with pain in: cop
- **painless**: nit-ac
- **paralytic**: acon **Ars** bell caust cic cina Dulc Hyos lach laur nux-v Op Plb stry
- **perspiration**; from suppressed: acon Apis arn ars camph **Canth** colch dulc hyos Lyc **Op** Puls stram sulph
- **pregnancy** agg; during: equis-h hep
- **sensation** of retention:
  · **contraction** of sphincter; by: sulph
  · **coughing**; with urging on: ip
  · **urination** agg; after: berb hep
- **sitting** bent backwards amel (*Urination - retarded - sitting - only; Urination - retarded - sitting - only - backward):* carb-v kreos mag-m Zinc
- **spasmodic**: bell **Canth** caps caust cina coloc ign lach lyc **Nux-v** Op Puls rhus-t ter verat

Retention of urine: ...
- **spastic** (See spasmodic)
- **standing**; cannot pass urine while: zinc
  · **cold** pavement; on (See cold - pavement)
- **urging**; without: Ars Caust phos plb
- **urination** agg; after: kali-bi mag-m
- **urine** passed by drops (See Urination - dribbling)
- **walking** | **amel**: mag-m
- **water**; noise of | **amel**: hyos lyss tarent zinc
- **weakness**; from: ter
- **weather** | **cold**, wet: Acon Dulc gels rhus-t
- **wet** | **feet**; after getting wet: All-c Rhus-t
- **whistling** | **amel**: cycl tarent

RHEUMATIC affections: clem dulc merl

SENSATION absent (See Urination - urging - absent)

SENSITIVE: Acon Bell berb Calad Canth coc-c con Equis-h eup-pur merc-c Puls sars Squil stict Ter

SHOCKS; electric:
▽extending to | **Thigh**; right: fl-ac

SITTING:
- **agg**: card-m
- **amel**: con

SPASM: Ant-t arn asaf Bell berb borx calad Calc Camph Cann-s Canth Caps caul caust chim chin clem Coc-c Colch con Cop dig eup-pur **Gels** guar hell hydr hyos Ip laur merc Nux-v op petr Ph-ac phos phys Prun Puls Sars Sep stry tarent ter uva Vib zinc
- **urination**:
  · **after** | **agg**: asaf Prun puls sars sec
  · **before**: manc uva
  · **during** | **agg**: Asaf cann-s carbn-s colch op plb
  o **Neck** of bladder: arg-n **Arn** bell cact cann-s Colch cop hyos kali-br mag-p polyg-h Prun puls ruta
  · **night**: prun
  · **anxiety**; from: bell
  · **operations** for polypi; after: Bell coloc Hyper
  · **sexual** excesses; after: Nux-v
  · **shock**; from: bell
  · **stricture**, spasmodic: mag-p ruta
  · **urination**; during | **end** of: cann-s

SPASMODIC action of: calc-p tarent zinc-p

STONES in bladder: all-s Ambr ant-c ant-t apoc arg-n ars aspar bell **Benz-ac Berb** bry cact cal-ren **Calc Cann-s Canth** carb-v card-m Chin Coc-c Coch coff-t colch coloc cupr dig epig equis-h Eup-per graph hydrang kali-c Kalm kreos Lach lipp Lith-c **Lyc** Meny merc Merc-c mez Mill naja nat-m nat-s Nit-ac Nux-m Nux-v oxyd pall Pareir Petr Phos Puls Raph rhod Ruta Sars Sep Sil sul-ac sulph tarent thuj zinc
- **gravel** (See URIN - Sediment - sand - gravel)
- **operation**; after: Arn Calen cham chin cupr mill nux-v **Staph** verat
- **sensation** of a stone (*Heaviness; Pain - pressing):* puls Sep

Bladder

STRESS INCONTINENCE (See Urination - involuntary)

SUPPURATION (*URIN - Sediment - purulent):* Acon Canth sars Staph ter

SWOLLEN (*Distended):* apoc atro bell chlor dig gad Hell kali-bi *Kali-i* merc-c op ox-ac petr plb **Puls** tarent
- **sensation** of | **urination**; without: allox bufo
○ **Neck**; region of: **Puls**

TENESMUS (*Retention - painful):* Acon **Agar** *Alum* alum-p alum-sil am-c am-m anac *Ang* anil *Ant-c* **Apis** *Arn* **Ars** aur-m **Bell** benz-ac calc calc-sil *Camph Cann-s* **Canth** **Caps** carbn-s caust cham *Chim Clem* cob-n Coc-c colch *Coloc Con* cop *Croc* crot-h cub *Cupr* cupr-ar **Dig** dulc elaps epig equis-h ery-a eug *Eup-pur* fab ferr ferr-ar ferr-i ferr-p fil *Gels* hydrang hyos hyper *Ip Lach* **Lil-t** *Lith-c Lyc* mand *Med Merc* **Merc-c** *Mez* morph *Mur-ac* nat-c *Nit-c Nux-m* **Nux-v** oci-sa ol-an *Onis* op par **Pareir** phos phys plan **Plb** *Podo* polyg-h pop **Prun** psor **Puls** pyrog rham-cal rheum *Rhus-t* sabad *Sabal* sabin sarr *Sars Senec* sep *Sil* squil staph *Stigm* sul-ac sulph tarent tax **Ter** teucr **Thuj** *Tub* ust uva verat vesi viol-t x-ray
- **morning**: par *Senec*
- **forenoon**: agar phos
- **evening** | **walking** in open air agg: *Lith-c*
- **night**: ant-c lith-c *Merc*
  · **midnight**:
    : **after** | **4 h**: am-m
  · **lying** down agg: lyc
- **fever**; during: nux-v
- **ice-cold feet**; with: *Elaps*
- **menses**; during: **Tarent**
- **sitting** agg: ter
- **stool**:
  · **after** | **agg**: canth
  · **during** | **agg**: *Alum* canth **Caps** lil-t *Merc* **Merc-c** **Nux-v** *Rhus-t Staph*
  · **urging** to stool; with (See Urination - urging - painful - stool - urging)
- **urination**:
  · **after** | **agg**: alum ang arg-n *Camph* **Canth** chim colch cub epig *Equis-h* ery-a fab ferr guaj lith-c mur-ac nit-ac par *Pop* **Puls** ruta sabal sars squil *Staph* stigm sulph trif-p
  · **during**:
    : **agg**: ang arn chin-b *Clem* coc-c colch med op phys *Tub*
    : **painful**: arn
  · **urging** to urinate | **with**: mur-ac
- **vomiting**, purging and micturition: **Crot-h**
▽ **extending** to | **Rectum**: canth caps erig merc-c
○ **Neck** of bladder: acon arn **Canth**

TENSION: Acon ant-c coc-c eup-pur nux-v phos

THICKENING of walls of: dulc pareir

TUMORS: *Anil Calc* tarax thuj

TWISTING sensation: agar bell

TWITCHING in neck, during urination: op

ULCERATION: all-s arg-n canth *Eup-pur* hep **Merc-c** merc-i-r petr puls ran-b sep **Staph** sulph
- **calculi**, caused by: all-s
- **symptoms** of: *Hydr*

UNEASINESS: cedr verat-v

URINARY complaints: asc-c *Cain Cann-s Canth* chim clem coli con *Cop Cub* cycl dor ery-a eucal gali jac-c lam **Lyc** *Mag-s* naphtin ol-sant pareir *Petros* physal-al pip-m *Prun* pulx rhus-a sabal santin sars *Sel* senec spirae staph stigm **Ter** *Thuj* thymol trib tus-p uva
- **accompanied** by:
  · **anemia** (See GENE - Anemia - accompanied - urinary)
  · **impotency** (See MALE - Erections - wanting - accompanied - urinary)
  ○ **Heart** complaints and difficult respiration: **Laur** *Lycps-v*
- **gonorrhea**; after: fab
- **pregnancy** agg; during: kali-chl

URINATION:
- **abortion** agg; after: rheum
- **difficult** (See dysuria)
- **dribbling** (= by drops): abel acon aesc *Agar* **All-c** all-s alum am-m anan ang ant-c ant-t apis *Arg-n* **Arn** ars ars-i ars-s-f atro aur-ar aur-m aur-s *Bell* borx bov brom bry **Cact** cadm-met calc *Camph* cann-i *Cann-s* **Canth** caps carb-an carbn-s *Caust* cham chel chim chin cic *Clem* coff colch coloc *Con Cop Dig Dros Dulc* equis-h *Ery-a* euph gamb *Gels* graph guaj ham hell hep *Hyos* inul iod kali-ar kali-c *Kali-chl* kali-m kali-p kali-s kali-sil kreos *Lac-d* lach led **Lil-t** *Lyc* **M-aust** *Mag-m* mag-s med **Merc Merc-c** nat-m nit-ac **Nux-m** **Nux-v** op ox-ac *Pareir* petr ph-ac phos pic-ac **Plb** polyg-h prun psor **Puls** rheum *Rhus-t* ruta *Sabal Sabin* samb *Sars* sec sel sil spig spong **Staph** *Stram* sul-ac **Sulph** tab tarent **Ter** thuj tril-p *Verb* vip zinc zinc-p
  · **morning**: coff
  · **afternoon**:
    : **16 h**: **Lyc**
    : **rising** from sitting agg: spig
  · **evening**: lyc zinc
  · **lying** agg: lyc
  · **night**: caust lyc ox-ac
  · **staining** shirt red; drops flow from urethra: lachn
  · **accompanied** by | **cystitis** (See Inflammation - accompanied - urination - dribbling)
  · **air** agg; in open: lycpr
  · **angry**; when: puls
  · **children**; in: ferr
  · **delivery**; after: *Arn* tril-p
    : **forceps** delivery: thlas

▽ extensions | ○ localizations | ● Künzli dot

Bladder

Urination – dribbling

- **enlarged** prostate, with: *Aloe* arn bar-c bell cop *Dig* mur-ac *Nux-v* pareir petr *Puls* sabal sel sep *Staph*
- **involuntary**: *Agar* **All-c** alum apis *Arg-n* **Arn** *Ars* ars-i bar-c *Bell* brom bry *Camph* **Canth Caust** chinin-ar **Clem** coc-c *Dig Dulc Erig Gels Hyos* iod jug-r *M-aust* mag-m mag-p *Mur-ac Nux-v* op *Petr* plat *Puls Rhus-t* santin *Sel Spig Staph Stram Sulph Tab* thuj uran-n *Verb* zinc
  - **day** and night: *Arg-n* ars gels iod *Nux-v* petr *Verb*
  - **angry**; when: puls
  - **boys**, in: *Rhus-t*
  - **delayed**, if: plan
  - **delivery**; after: *Arn*
  - **drop** flows on making the greatest effort; bladder distended and no pain, but not agels
  - **menses**; during: cact *Canth*
  - **stool** agg; after: chinin-ar
- **old** persons; in: all-c bar-c cic con equis-h nux-v
- **perpendicularly**, urine drops out: agar alumn arg-n bell caust gels Hep kreos mur-ac nat-m sel sep staph sulph
- **retention**, with: acon alum *Arg-n* arn bell canth **Caust** chim ery-a *Gels* **Nux-v** op *Pareir* sabin sep staph sulph
- **rising** from sitting agg: spig
- **scalding** water; as if drops of: **Canth**
- **season** | **winter**: rhus-t
- **sensation** of:
  - **rest** agg: sep
- **sitting**:
  - agg: merc-c *Puls Sars*
  - **standing** urine passes freely; when: *Sars*
- **spurts**; then: caps thlas
- **stitching** in glans penis, with: pareir thuj
- **stool**:
  - after | agg: caust kali-br laur nat-c nat-m petr *Sel* stram sumb
  - **during** | **agg**: coloc *Kali-br*
  - **pressure** in rectum; with: nat-m
- **urination**:
  - after | agg (↗ *involuntary – urination – after – agg.*): agar ammc ant-c apoc arg-n bar-c benz-ac brom bry calc calc-p camph **Cann-i** cann-s *Cann-xyz* canth *Caust Chinin-s* **Clem** *Con* dg *Graph Helon* **Hep** *Kali-c* kali-p lac-c lac-d *Lach* lyc nat-m *Nat-m Pareir Petr Petros* phos pic-ac psor ran-s rhod *Sel Sep* sil *Staph* stram *Thuj* verb zing
  - **during**:
    - **beginning** of:
      - agg: clem euph kali-n sulph
    - then free with stool: all-s am-m
- **walking**, while (See involuntary – walking)
- **women**; in: rhus-t
- **drinking**:
  - after | agg: apis arg-n caps *Ferr-p* phos *Samb* sars seneg
- **dysuria**: Acon aesc aeth *Agar* alet *All-c* all-s aloe *Alum* ang ant-c ant-t anth *Apis Apoc* **Arg-n** *Arn* **Ars** ars-s-f atro aur aur-ar aur-m bar-c bar-m bar-s **Bell** *Benz-ac*

Urination – dysuria

- **dysuria**: ...
Berb cact calc *Calc-p* calth *Camph Cann-i* **Cann-s** *Cann-xyz* **Canth** *Caps* carbn-s casc caul *Caust Cham* chel *Chim* cic *Clem* Coc-c coff colch coli *Coloc* Con **Cop** corn cub cuc-c *Cupr* **Dig** *Dor* dros *Dulc* epig equis-h erig eucal *Eup-pur* euph *Fab* ferr-p gali *Gamb Gels Hell Hep Hydr* hydrang *Hyos* hyper ind jatr-c junc-e *Kali-ar Kali-c* kali-chl kali-n kali-p kali-s *Kreos Lac-c Laur* led **Lil-t** *Lith-c* lup **Lyc** lyss mag-m malar med meph *Merc* merc-act **Merc-c** merc-sul mit morph mur-ac nat-ar nat-c *Nat-m* nat-p **Nit-ac** nux-m **Nux-v** oci *Ol-sant* **Op** oscilloc *Pareir* petr *Petros* ph-ac phos pin-s pip-m pip-n plat plat-m **Plb** plb-xyz podo *Polyg-h* polyg-xyz pop prun psor **Puls** rad-br ran-b *Rheum Rhus-a Rhus-t* ros-ca ruta sabal *Sabin* sang santin sars sec sel *Senec Sep* skat solid spig stann staph stigm stram **Sulph** sumb syph tab *Tarent* tax **Ter** thlas *Thuj Tritic* tub *Uva Verat* verb verin vib zinc zinc-p
- **morning**: corn *Sep*
  - **old** men, in: *Benz-ac Corn*
- **afternoon**:
  - **walking** | **amel**: lith-c
- **night**: allox *Cic Merc* spig
  - **midnight**:
    - **after** | **3-5 h**: pareir
  - **accompanied** by | **respiration**; asthmatic (See RESP – Asthmatic – accompanied – urination – dysuria – night)
- **accompanied** by:
  - **dribbling**: thlas
  - **typhoid** fever: apis ars *Canth*
  - **Head**; pain in | **children**; in: con senec
  - **Heel**; coldness in the left: *Agar*
  - **Kidneys**; pain in region of (See KIDN – Pain – region – accompanied – dysuria)
  - **Prostate** gland; swelling of: apis med petros
  - **Sciatic** nerve; left: *Agar*
    - **coldness** over the course of the nerve: *Agar*
    - **hyperesthesia** of the skin down the course of the left sciatic nerve (See EXTR – Sensitive – lower – sciatic – left – accompanied – dysuria)
    - **knee**; pain in hollow of left (See EXTR – Pain – knees – hollow – left – accompanied – dysuria)
    - **pain** along the left sciatic nerve (See EXTR – Pain – lower limbs – sciatic – left – accompanied – dysuria)
  - **Uterus**; complaints of (See FEMA – Uterus – accompanied – dysuria)
- **aching** in back, with: vesp
- **alternating** with:
  - **enuresis**: *Gels*
  - **involuntary** urination (See enuresis)
- **apyrexia**, during: caps caust dig staph
- **bending** double | **amel**: prun
- **children**; in: apis bell *Borx* lyc sars
- **chill**; during: canth *Cham* lyc merc nux-v ph-ac puls sulph thuj
- **company**; in: *Ambr* hep mur-ac nat-m tarent

Bladder

Urination – dysuria / Urination – frequent

- **delivery:**
  - **after:** apis equis-h rheum
  - **forceps** delivery: thlas
- **dentition;** during: erig
- **difficult** (See dysuria)
- **dysentery;** in: arn
- **dysmenorrhea,** during: nux-m senec verat-v
- **fever;** during: ant-c cann-s cann-xyz canth *Cham* colch dulc nit-ac nux-v staph sulph
- **first** portion: chim
- **followed** by | **erections:** rad-br
- **hysterical:** nux-m
- **irritability;** with nervous (See MIND - Irritability - nervousness - urination)
- **knee**-elbow position; can pass only in: *Med Par*
- **last** portion: arg-n
- **lying** | **amel:** kreos
- **married** women, newly: cann-s ery-a **Staph**
- **menses:**
  - **before** | **agg:** sars
  - **suppressed** and drawing pains in abdomen; with: *Puls*
- **neuralgic:** prun
- **painful:** *Acon* acon-l agav-a ant-t **Apis** *Apoc* **Arn** ars aur bar-c bar-m **Bell** borx calc calc-p *Camph* **Cann-s Cann-xyz** *Canth* caps caust *Cham* clem coch colch coleus-a coloc con *Cop* cuc-c dig **Dulc** epig ery-a eup-pur *Gels* graph hell hep hydrang hyos junc-e juni-c juni-v kali-c lach laur linu-u lyc **Merc Merc-c** morph mur-ac nat-m *Nit-ac* nux-m **Nux-v** onis op *Pareir Petros* ph-ac phos plb polyg-xyz prun **Puls** ran-b rhus-t ruta sabal sabin santin sars senn sep sil stann *Staph* stigm stram **Sulph** tax ter thlas thuj trib *Tritic Urt-u* uva verat verb zinc zing
  - **accompanied** by:
    - **erections;** wanting: trib
    - **metrorrhagia:** erig
    - **Back;** pain in the: cuc-c
  - **alcohol;** from: ars bell calc hep lach merc nux-m **Nux-v** **Puls Sulph**
  - **coldness,** numbness and twitching down left leg; with: agar
  - **cry** before urine starts; children (↗MIND - Shrieking - urination - before; MIND - Weeping - urination - before): acon **Borx** canth crot-h lach *Lyc Nux-v* plb sanic **Sars**
  - **dances** around the room in agony, so that he: **Apis** *Cann-s* cann-xyz **Canth** *Petros*
  - **dinner** and supper, after: nux-m
  - **effort** to urinate agg: plb
  - **nervous:** apis *Bell* caps *Ery-a* morph petros
  - **spasm** of the bladder; from: bell canth caps caust cina colch coloc ign lach lyc **Nux-v** *Op* **Puls** rhus-t verat
  - **spasmodic:** vib
    - **closure** of the sphincter while finishing: *Cann-s*
  - **thinking** of it agg: *Hell* nux-m

- **dysuria – painful:** ...
  - **urination:**
    - **after** | **agg: Equis-h**
    - **during** | **end** of: sars
- **perspiration;** during: **Canth Cham** hep lyc *Merc* nit-ac puls sulph *Thuj*
- **pregnancy;** in: *Cocc* con equis-h eup-pur nux-v *Ph-ac* plb **Puls** staph sulph
- **profuse** urine; with: equis-h
- **riding** on rough ground; from: eup-pur
- **sleep** agg; after: op
- **stool;** with urging to (See urging - painful - stool - urging)
- **tenesmus** of rectum; evening with: ferr
  - **spasm** of urethra; and: *Prun*
- **weather;** wet cold: coli
- **wet** feet; from: all-c
- **women;** in: apis caps *Cop* dig *Eup-pur* lil-t meny *Sabin* staph verat-v vib1:
  - **plethoric** women: chim
○ **Sphincter** vesicae; with pain in (See Pain - neck - accompanied - dysuria)

- **feeble** stream (= slow): agar **Alum** alum-p alum-sil alumn am-m *Apis* apoc **Arg-n Arn** atro *Bell Berb Calc-p Camph* cann-i canth carb-v carbn-s *Caust* cham chim chin chinin-s **Clem** coc-c *Coloc* cop *Dig* dulc *Gels* graph *Hell* **Hep** hipp hura iris *Kali-bi Kali-c* kali-m kali-n *Kali-p* kali-sil kreos lath *Laur* lyc *M-arist Med* **Merc Merc-c** Mur-ac nat-m *Nit-ac* olnd *Op* par *Petr Ph-ac* phos plat plb *Prun* psor puls raph rheum *Rhus-t* **Sars** sec sel *Sep* sil spong staph *Stram* sul-ac **Sulph** syph thuj zinc zinc-p
  - **morning** | **waking;** on: **Alum** arn hep *Sep*
  - **night:** kali-c *Sulph*
  - **breathing** and heart symptoms; with difficulty of: **Laur**
  - **copious;** but: plb
  - **dribbling** after stool; only slow: sel
  - **pain** in the bladder, with violent: calc-p
  - **retention,** from long: calc-p *Caust* rhus-t ruta sulph
  - **rising** agg; after: merc-act mez sal-ac *Sulph*
  - **sleep** agg; after: op
  - **vertically;** drops: arg-n caust gels *Hep*
- **fever;** during | **night:** visc
- **flatus;** with (See ABDO - Flatulence - urination)
- **forcible** stream: agn ant-c **Cann-s** carb-an chel *Cic* coc-c cycl *Nux-v* op prun spig staph sulph verat-v
- **forked** stream: anag arg-n *Cann-s Canth Caust* chim chin-b clem *Merc* **Merc-c** petr prun *Rhus-t* **Thuj**
- **frequent** (↗urging - frequent): abies-n *Alum* acon *Aesc* aeth agar agn *All-c* allox *Alum Alumn* **Am-c** am-m *Ambr* anac ang anh *Ant-c* ant-t aphis **Apis Arg-met Arg-n** *Arist-cl* arn ars ars-i arum-t asc-t aspar aster aur aur-i aur-m aur-s bapt **Bar-c** *Bar-m Bell* benz-ac *Bism Borx* bov brom *Bry* bufo *Cact* cadm-met cain **Calc Calc-ar** calc-p calen *Camph* **Cann-i Cann-s Canth Caps Carb-ac** carb-an *Carb-v* carbn-s casc **Castm Caust** cedr cham chel *Chim* chin chin-b chlol *Cic* cimic

962   ▽ extensions | ○ localizations | ● Künzli dot

Bladder

Urination – frequent

- **frequent**: ...
Cina cinnb *Clem* cob coc-c cocc coch *Coff Colch* coli *Coloc* con conv cop cortico cortiso crot-c crot-h crot-t *Cupr* cur *Cycl Daph Dig* dros dulc equis-h *Ery-a Eup-pur* euph **Euphr** eys *Ferr* ferr-i *Ferr-p Fl-ac* **Gels** glon **Graph** grat gua guaj ham hed hell hipp hydr *Hyos* **Ign** indg *Iod Ip* iris jatr-c *Kali-bi* kali-br *Kali-c* kali-chl kali-i kali-m kali-n kali-p kali-s *Kalm* kreos **Lac-ac** lac-c *Lac-d* **Lach** lact lappa lath laur *Led Lil-t Lith-c* **Lyc** lycpr lyss m-ambo m-arct m-aust *Mag-c* mag-m *Mag-p* mand mang med meli meph **Merc Merc-c** *Mez* mosch *Mur-ac* **Murx** nat-ar *Nat-c Nat-m* nat-p *Nat-s* nicc nit-ac **Nux-v** ol-an *Olnd* **Op** ox-ac pall par pareir *Petr Ph-ac* phos pitu-p *Plan* plat plat-m-n plb *Podo Psor* **Puls** pycnop-sa rauw rheum **Rhus-r** *Rhus-t* ruta sabad sabal *Sabin* samb *Sang* santin saroth *Sars Sec Sel Seneg Sep* ser-a-c sil sin-n skat *Spig* spong **Squil** *Stann* **Staph** stict stram stroph-s sul-ac sul-i sulfonam **Sulph** syph tab tarax *Ter Thuj Thymol* tritic tub *Uva Valer* verat verb vesp vib *Viol-t* visc zinc zinc-p
  - **daytime**: allox ham kreos *Mag-m* nat-m *Psor* **Rhus-t** staph (non: uran-met) uran-n
    - **and night**: *Alum* apis aur-m cain *Calc Canth Caust Colch* hyos jug-r kali-c lac-ac mag-m **Merc** nat-ar *Nat-m* phos *Plan Rhus-t* sars
  - **morning**: allox am-m ambr anac bar-act bell calc-p caust coca con kreos *Mez Phos* pic-ac sil *Sul-i*
    - **rising** agg; after: ambr phos
  - **forenoon**: ant-t arg-n *Kreos* lyc *Mez* nat-m sulph
  - **afternoon**: alum alumn bov chlol coc-c ol-an petr sars sep sulph
    - 17.30-20 h: abrom-a
  - **evening**: *All-c* alum am-c calc-p cann-i cic euphr ferr-i grat kreos lyc ox-ac sabad sep sulph zinc
  - **night**: agar agn ail allox aloe *Alum* alum-p alum-sil *Alumn Am-c Am-m* ambr *Anac* ant-c ant-t anth *Apis Arg-met* arg-n arn ars ars-i atro aur-m bac **Bar-c** bar-i *Bar-m* bar-s **Bell Borx** bov bry bufo *Cact* **Calc** *Calc-f* calc-i calc-p calc-sil calen cann-i *Canth* Carb-ac **Carb-an** carb-v *Carbn-s Caust* chin chlol *Cina* cinnb chem cob coca coff coloc *Con* cop croc *Cupr Cycl* daph dig dros *Equis-h Eug* fl-ac *Glon* **Graph** hell hep *Hyos* hyper iod kali-ar *Kali-bi Kali-c* kali-m **Kali-n** kali-p kali-s kali-sil **Kreos** *Lac-c Lach* lil-t *Lith-c* **Lyc** *M-aust* mag-c mag-m mag-p **Med** *Meph* **Merc** merc-c mur-ac **Murx** nat-ar *Nat-c Nat-m Nat-p Nat-s* nicc *Nit-ac* **Nux-v** op petr *Ph-ac* phos plan plb *Podo* prun psor *Puls* rat-h *Rhus-t* **Rumx** ruta sabin samb *Sang* saroth *Sars* sel *Senec* **Sep Sil** spig *Squil* stann staph stict stram stront-c sul-ac sul-i sulfonam **Sulph** tab **Ter** ther *Thuj* thymol tub (non: uran-met) *Uran-n* vinc zinc zinc-p
    - **midnight**:
      - **after**: zinc
      - 4-11 h: abrom-a
  - **cries** before urine passes: *Borx*
  - **pregnancy** agg; during: podo
  - **seldom** during the day: *Borx Ther*

- **accompanied** by:
  - **diarrhea** (See RECT - Diarrhea - accompanied - urination)
  - **diarrhea**; painless (See RECT - Diarrhea - painless - accompanied - urination)
  - **urine**:
    - **bloody** (See URIN - Bloody - accompanied - urination)
    - **milky** (See URIN - Milky - accompanied - urination)
  - **Head**; complaints of (See HEAD - Complaints - accompanied - urination)
- **anticipation**; from: sil
- **chill**; during: **Ars** bell canth dulc hyper lec *Lyc* meph **Merc** petros ph-ac phos spig staph sulph
- **coffee** agg: cain cob ign olnd
- **delivery**; during: cham
- **dinner**; after: cycl nat-m
- **drinking** agg; after: podo
- **exertion** agg; after: aeth
- **exposure** to cold and wet: alum *Calc* calc-p cop **Puls Sars** sulph
- **fever**:
  - **drinking** agg; after: cimx eup-pur
  - **during | agg**: arg-met bell *Kreos* lyc merc ph-ac pyrog rhus-t squil staph stram sulph
- **headache**; during: asc-c **Bell Gels** *Ign Lac-d* meli *Sang* scut sel sil *Verat* vib
- **hour**:
  - **every**: calc-ar
  - **two hours; every**: allox
- **hysterical**: gels
- **menses**:
  - **before | agg**: *Alum Apis* asar canth dig kali-c kali-i nux-v phos puls *Sars Sulph*
  - **during | agg**: alum alumn apis aur canth caust hyos *Kali-i* nux-v plat puls *Sars* sulph vib
- **mental** exertion; after: cench
- **minutes**; every 10 to 15: borx
- **nervous** origin: cimic cub dig *Ign* vib
- **occupied**, must run and pass a little urine; when busily (*urging - sudden - occupied*): calc calc-i kali-c
- **old** people: *Bar-c*
- **pain**; with: rhod thuj
  - **face**; in: *Calc*
- **periodical | day**; alternate: bar-c
- **perspiration**; during: ant-c bar-c bar-m **Calc** *Caust* ign kali-c lach **Lyc** *Merc* mur-ac nat-c nat-m nat-n nat-p *Ph-ac* **Phos Rhus-t** *Sel* squil staph **Sulph** thuj
- **pregnancy** agg; during: podo
- **riding**:
  - **carriage**; in a:
    - **agg**: phos

Bladder

Urination – frequent

- riding – carriage; in a: ...
  - amel: lyc
- sadness; after: mand
- scanty; but: hell
- sleep; before going to: nat-m
- travelling: cain
- water-colored urine in small quantity; emission: Dig
- weather | change of weather: tub
- hasty (See urging - sudden)
- imperious: ser-a-c
- incomplete (↗unsatisfactory; Fullness - urination - after - agg.): alumn am-m Berb bry Calc cann-i carl Caust Clem cub Gels Helon Hep Kali-c kali-chl kali-sil lac-c Lach Lyc Mag-m Nat-c Nat-p nux-v petr phos Sel sil Staph stram Thuj
  - bladder full, urging to urinate but scanty urine: abrot
  - obliged to urinate five or six times before the bladder is empty: Thuj
- infrequent (See seldom)
- interrupted (= intermittent): Agar aloe ammc ant-c ant-t apis arg-n bapt bell bov cann-i cann-s caps Carb-an Caust chinin-s Clem Con Dulc gamb Gels Graph hep Iod Kali-c kali-p Led Lyc M-aust mag-s med meph nux-v Op pareir Ph-ac phos Puls pulx rhus-t sabal sabin sars sed-ac Sulph Thuj vesp zinc zinc-p
  - evening: Caust
  - burning in urethra, by: ph-ac
  - coition; after: Ph-ac
  - contraction in region of bladder; by violent: petr
  - erections; with painful: Ant-c
  - followed by | pain: pulx
  - spurts and with each spurt cutting pain in swollen prostate; in: Puls
  - standing; urine flows better when: Con
  - straining, then flows easily after he relaxes; despite: clem con
  - stream, after which the urine flows out drop by drop: mag-s rheum
  - sudden:
    - followed by | pain: pulx
  - thick, with cheesy masses like curdled milk; urine so: Ph-ac
  - travelling; while: cain
- involuntary (↗EXTR - Paralysis - lower - accompanied - urination): acet-ac Acon agar Ail alco allox Aloe Alum alum-sil alumn am-c am-m anac anan ant-c ant-t antip Apis apoc arbin Arg-met Arg-n arist-cl Arn Ars Ars-i asthm-r atro aur-m aur-s bapt Bar-act Bar-c bar-i bar-m Bell benz-ac borx brach Bry Bufo cact calc calc-i Calc-p calc-sil Camph cann-i cann-s Canth caps carb-an Carb-v carbn-s carc casc Caust Cedr cere-s cham chen-a chen-v Chin chinin-ar chlol Cic cimic Cimx Cina clem cob-n cocc Colch coloc Con crot-h cub cupr cycl dam daph der Dig dios dros Dulc Echi epig Equis-h ery-a eucal eup-per Eup-pur ferr ferr-ar ferr-i Ferr-p Fl-ac Gels graph grat guaj Guare Hell Hep Hydr Hydr-ac hydrang

Urination – involuntary

- involuntary: ...
  Hyos Ign Iod kali-ar kali-br kali-c kali-cy kali-m kali-n Kali-p Kreos Lac-c lac-d Lach lath Laur led lina Lup Lyc lycpr lyss m-arct m-aust mag-c mag-m mag-p mag-s mand med meny Merc merc-c mill Mosch Mur-ac Nat-ar Nat-c Nat-m nat-p nat-s Nit-ac nitro-o Nux-m Nux-v oena ol-j Olnd Op ox-ac pareir Petr Ph-ac Phos phys pic-ac pix Plan plb Podo Psor Puls pyrog rad-br rat rheum rhus-a Rhus-t rumx russ Ruta sabal sang Sanic santin sapin sars scroph-xyz Sec Sel senec-j seneg Sep sil Spig Spong Squil Staph still Stram stront-c stry stry-xyz sul-ac sul-i sulfonam Sulph syph tab Tarax tarent Ter Thuj thyr til tritic tub uran-n urt-u ust Uva Verat Verb vesp vesp-xyz vib viol-t visc xero zinc zinc-p
  - daytime: apis Arg-n Bell caust equis-h Ferr Ferr-p Fl-ac sec ter thuj
  - and night: Arg-n Ars bell Caust Gels Hyos iod Nux-v petr Rhus-a ruta Verb
  - sleep agg; during: Bell
  - walking agg: ferr thuj
  - morning: am-c carb-v cina phos phys til
  - toward: am-c chlol
  - forenoon: bros-gau phys
  - night (= incontinence in bed): acon Aeth alet Aloe Am-c anac anan ant-c ant-t Apis Apoc Arg-met Arg-n Arn Ars ars-s-f Aur aur-ar aur-m aur-s bac bac-t bar-c bar-m bar-s Bell Benz-ac borx bry cact Calc calc-sil camph cann-s canth caps carb-an Carb-v Carbn-s carc Caust Cham chin chinin-ar Chlol cic cimx Cina clem coca cocc colch coloc con Crot-c cub cupr cycl dig dulc enterob-v Equis-h Eup-pur Ferr Ferr-ar ferr-i ferr-p Fl-ac gels Graph guaj Hep hyos ign kali-br kali-c kali-m Kali-n Kali-p kali-sil Kreos Lac-c lac-d lach laur led lina lyc m-aust mag-c Mag-m Mag-p mag-s mand Med meny Merc mur-ac Nat-ar Nat-c Nat-m Nat-p Nit-ac nux-v Op ox-ac Petr ph-ac Phos phys Plan plb Podo Psor Puls quas rheum rhus-a Rhus-t Ruta Sabal Sanic santin Sars sec sel Seneg Sep Sil spig spong squil staph Stram sul-ac Sulph Syc syph tab ter Thuj Thyr tritic Tub (non: uran-met) Uran-n uva verat Verb Viol-t zinc zinc-p
  - midnight:
    - after | 5 h: cact
    - morning; until: plan
  - morning, toward: am-c cact Calc Caust chlol cina con Hep petr phos Sep Sil stann Sulph zinc
  - accompanied by | eczema; history of: psor
  - adolescence: caust kali-c Lac-c
  - catheterization, after: mag-p
  - children; in: acon aesc Carb-v cina lac-c mag-m med nat-p psor puls santin sil syph thuj
  - fright; after (See fright)
  - cough agg; during: colch
  - dreaming of urinating, while●: equis-h Kreos lac-c lyc merc-i-f Ph-ac Seneg Sep● Sulph●

964 ▽ extensions | O localizations | ● Künzli dot

Bladder

Urination – involuntary

- night: ...
  - first sleep•: benz-ac *Bry* calc *Carb-v* **CAUST•** cina *Graph Kreos* mag-c merc *Ph-ac* phos puls **SEP• Sil** sulph zinc
  - fright; after (↗*fright*): op stram
  - habit; when there is no tangible cause except: **Equis-h**
  - hysteria; with (See MIND - Hysteria - enuresis)
  - injuries of head; after: sil
  - menses; during: hyos
  - moon; full: cina psor
  - old people: apoc benz-ac kali-p sec
  - pregnancy agg; during: podo
  - sleep | deep: *Kreos*
  - spasmodic enuresis: **Arg-met** bell canth caps castm caust cina coloc *Gels* hyos ign lach lyc *Nux-v* op puls rhus-t verat
  - waken the child; difficult to: *Bell* chlol **Kreos**
  - weakly children, in: *Chin* kali-p thyr
  - women; in: *Sil*
  - worms; from: cina *Santin* sil sulph
- accompanied by:
  - cystitis (See Inflammation - accompanied - urination - involuntary)
  - erections; wanting: trib
  - indigestion: benz-ac *Nux-v* puls
  - locomotor ataxia: bell berb equis-h ferr-p
  - sleepiness: bell
  - smelling urine; strong: med
  - weakness; general: calc-p
  - Prostate gland; swelling of: iod pareir
  - Sphincter; weakness: apoc *Bell Caust* coenz-a con ferr-p *Gels* nux-v rhus-a *Sabal* sec *Stry*
- alternating with dysuria - alternating - enuresis)
- blowing the nose, when: *Caust* nat-m puls zinc
- boys, in: *Rhus-t* sil
- catheterization, after (↗*Inflammation - catheterization; GENE - Catheterism*): mag-p
- children; in: allox aloe arg-met ferr ferr-i kali-p lac-c lyc mag-m nat-m nux-v op psor puls sep
  - anemia; in: ferr-i
  - nervous: gels
  - weakly: *Chin*
- chill:
  - before: *Gels*
  - during: caust dulc puls rhus-t sulph
- coition; after: cedr lyc
- cold agg; becoming: *Alet* bell *Calc* **Caust** *Dulc* med orig *Rhus-t*
- constipation; with: caust tarent
- convulsions; during: art-v *Bufo Caust* cic cocc cupr *Hyos* lach lyc nat-m nux-v *Oena Plb* stry *Zinc*
- cough agg; during•: *Alet Alum* alum-p anan *Anemps Ant-c* **Apis** ars bac *Bell Bry Calc* canth *Caps* carb-an **CAUST•** *Cench Colch* con dros dulc ferr *Ferr-m Ferr-p* gels hyos ign kali-c *Kreos* lach laur *Lyc* mag-c mur-ac murx **NAT-M•** nit-ac

- cough agg; during: ...
  - Nux-v• *Ph-ac* **Phos** pneu psor **PULS•** rhod rhus-t *Rumx* ruta sel seneg **Sep•** *Spong* **Squil** staph sulph tarent *Thuj Verat* verb vib visc xero *Zinc* zinc-p
  - pregnancy agg; during: cocc
- delayed, if: *Lach* phos plan pulx *Sep* squil sulph thuj
- delivery; after: *Arn* **Ars** bell caust hyos tril-p
- effort; no urine flows during: *Gels*
- ejaculation; with: verb
- empty; after the bladder feels (↗*Emptiness - urination*): (non: helo) helon
- epilepsy; during (See GENE - Convulsions - epileptic - during - enuresis)
- excitement agg: agar caust *Gels* puls
- exertion agg: *Bry* caust *Nux-v* ph-ac rhus-t sabal tarent
- fever; during: gels
- flatus; when expelling: mur-ac *Puls* sulph
- fright (↗*night - fright*): lyc op sep
- hurry; when in a: lac-d
- inattention, from: sep
- injuries; after: arist-cl
- jar; by: caust
- laughing agg: bell calc canth caps **CAUST•** ferr ferr-m *Ferr-p* ign kali-c **Nat-m• Nux-v•** psor **Puls•** sabal sel **SEP•** **Squil** sulph tarent vib xero *Zinc*
- lying:
  - agg: bell-p ham kreos lach lyc pic-ac *Puls* uva
  - amel: ferr-p
- mania, during: *Cupr*
- menses; during: cact calc *Canth* hell *Hyos*
- moon; full: cina *Psor*
- motion:
  - agg: *Bell Bry* calc ferr *Ph-ac* **Phos** ruta staph tarent
  - sudden movement, from: ferr
  - amel: *Rhus-t*
- must keep her mind on it: puls sep
- noise, sudden: caust puls sep
- old people; in: *All-c* aloe am-be apis arg-n *Ars Aur-m* bar-c *Benz-ac* bry cann-s canth carb-ac chlorpr *Cic* con dam equis-h gels *Iod* kali-p nit-ac phos psor *Rhus-a Sec* seneg *Thuj*
  - men with enlarged prostate: *All-s Aloe* apoc *Cic* dig *Iod* kali-p nux-v *Pareir Sec Thuj*
  - women: *Caust*
- onanists, in: sep
- pregnancy agg; during: **Ars** bell canth caust clem kreos *Nat-m* podo **Puls** *Sep Syph*
  - cough agg; during: cocc
- prostration; in nervous: kali-p
- putting hands in cold water: *Kreos*
- retain, great pain on attempting to: (non: uran-met) uran-n
- riding:
  - agg: lac-d thuj
  - amel: lyc

Bladder

Urination – involuntary

- **rising**:
  : **sitting**; from | **agg**: *Mag-c* petr pitu-a spig
- **running** agg: *Arn Bry Lac-d*
- **sitting**:
  : **agg**: *Caust Nat-m* **Puls** *Rhus-t Sars* sil spig stram
  : **retention** while standing: *Caust*
  : **swing** her foot constantly or the urine will escape; she must: zinc
  : **amel**: zinc
- **sneezing** agg: alet allox alum ant-c apis bell bry *Calc* canth caps **Caust** colch con dros *Ferr* ferr-m ferr-p gels ign *Kali-c* kreos *Lac-c* mag-c *Nat-m Nux-v* orig petr *Ph-ac* phos *Psor Puls* ruta sel seneg sep spong *Squil* staph sulph tarent thuj *Verat* vib xero zinc
- **standing** agg: bell caust ferr lyc *Nat-m Puls Rhus-t* sep
- **stool**:
  : **after** | **agg**: acon alum apis *Arg-n Arn Ars* atro aur bar-c bell bry calc camph carb-v caust chin chinin-ar cina colch con dig *Hyos* kali-br *Laur* mosch **Mur-ac** nat-m petr *Ph-ac Phos* puls rhus-t sec *Sel* stram sulph verat *Zinc* zinc-p
  : **conscious**, supposing it to be flatus; while fully: *Ars*
  : **dysenteric** | **every**: alum
  : **straining** at | agg: *Alum Lil-t*
- **surprise**, pleasurable agg: puls
- **sycosis**; history of: med
- **thirst** and fear, with: **Acon**
- **train**; while catching a: lac-d
- **turpentine**; from drinking: ter
- **typhoid** fever: *Arg-n* arn *Ars Colch Hell* **Hyos** kali-p *Lach Lyc Mosch Mur-ac* op *Ph-ac Phos* psor *Rhus-t Stram* sulph *Verat Verat-v*
- **unconscious** (See unconscious)
- **urination**:
  : **after** | **agg** (↗*dribbling - urination - after - agg.*): agar cann-i clem helon sel sil staph
  : **delayed**; if desire to urinate is●: calc dig kreos merc nat-m **Puls●** Sep● squil **Sulph●** *Thuj*
  : **urging** to urinate | **with**: aloe chin
- **vomiting**; while: ars *Canth* crot-h merc-sul *Par*
- **waking**; on: sel
- **walking**:
  : **agg**: alet alum-sil anan *Arg-n* arn bell *Bry* Calc canth caps *Caust* **Ferr** ferr-m ferr-p ign kali-c kali-s *Lac-d Mag-c* mag-m **Nat-m** *Ph-ac* phos psor **Puls** ruta sapin *Sel* sep *Squil* stram sulph tarent thuj vib xero *Zinc*
  : **standing** still, nothing passed; yet, on attempting to urinate when: mag-m
  : **amel**: *Rhus-t*
  : **rapidly** | **agg**: alet
- **water** running from a hydrant, on seeing: *Lyss* sulph
- **menses**:
  - **before** | **agg**: kali-i

Urination – retarded

- **nervous** (See frequent - nervous)
- **painful** (See dysuria - painful)
- **paroxysmal**: chel cycl merc-i-f nux-v
- **press** a long time; must (See retarded - press)
- **pressing**, with: hyos lyc
- **residuary** (See dribbling - urination - after - agg.)
- **retarded**, must wait for urine to start (↗*Retention*): Acon agar *Alum* alum-p alum-sil alumn am-c am-m *Apis* aran arg-n **Arn** *Ars* ars-s-f aur-s *Bell Cact* cadm-s calc camph *Cann-i* cann-xyz canth *Caps* **Caust** cham chel *Clem* coc-c *Coloc* con **Cop** *Dig Dulc* erig eucal eys gels hed hell **Hep** hydr-ac hydrang *Hyos* ip kali-br *Kali-c Kali-n* kali-sil kali-sula lath laur **Lyc** *M-aust* mand med merc-c *Mur-ac* nat-ar nat-c *Nat-m* nat-p *Nit-ac* nux-v *Op* par *Pareir Petr Ph-ac Phos* pitu-p plan plb *Prun* puls *Raph* **Rhus-t** *Sars* sec *Sel Sep Sil* staph *Stram* sul-ac sulfa sulph tarent tax ter *Thuj* visc *Zinc*
- **daytime**: sars
- **alone**, can only pass urine when: *Ambr* hep *Lyc* mur-ac *Nat-m* tarent
- **cold** | **pavement** agg; standing on a cold: carb-v
- **drops** of urine pass; after great straining a few:
  : **followed** by:
    : **full** stream, with pain; a | **dribbling** urine; after this sometimes: clem
- **knees** and pressing head against floor; can pass urine only when on the: pareir
- **last** few drops: caust mand
- **long** while, and then only a little urine passes: caust
  : **others** are near him; especially if (↗*Retention - company*; MIND - Company - aversion - strangers - urination): Nat-m
- **lying**; can only pass urine while: kreos
- **music**; can pass urine only when listening to: *Tarent*
- **pain** in the fundus of bladder; by: phos
- **press** a long time before he can begin; must: abies-n *Acon* agar aloe **Alum** alum-p anag *Apis Arn* asim *Bell Cact* cann-i cann-xyz **Caust** cench chin *Coc-c* cycl equis-h **Hep** hydrang *Hyos Kali-c* kali-m *Kreos Laur* lil-t lyc **Mag-m** *Mur-ac* nat-c nat-p *Nit-ac* nux-v *Op* pareir plb *Prun* raph rheum *Rhus-t* sabal sars sec *stram* syph tax thuj tub zinc
  : **morning**: **Alum** *Arn* **Hep** *Op Sep* syph
  : **abdominal** muscles: *Mag-m* (non: mag-p)
  : **continue**; must:
    : **breathe** the urine ceases to flow until he strains again; if he stops to: nat-p *Stram*
    : **last** part; to pass the: rheum
  : **frequent** pressing to urinate with small discharges: thuj
  : **long** pressing, urine passes guttatim; after: bell plb
  : **painful** and frequent urination | **sit** and strain a long time after which a few drops fall; with disposition to: abies-n

966 ▽ extensions | O localizations | ● Künzli dot

Bladder

Urination – retarded

- **press** a long time before he can begin; must: ...
- **pressure**, the less it flows; the more: alum *Kali-c*
- **protrudes**; so hard to start the urine that anus: **Mur-ac**
- **stand** and press a long time, before urine will start; must: nit-ac
- **sitting** agg: puls sars
  - **only** pass urine while sitting; can (⌕*Retention - sitting)*: caust **Zinc**
    - **backward**; bent (⌕*Retention - sitting)*: alum zinc
    - **forward**; bent: canth pareir prun sulph
- **spasm** of sphincter, on account of: **Op** sars
- **standing**:
  - **agg**:
    - **sitting**; flows involuntarily while: *Caust*
    - **walking**; but passes involuntary while: mag-m
  - **amel**: con puls
  - **only** pass urine while standing; can: alum caust con hyper *Sars* syph
  - **feet** are wide apart and body inclined forward; while: *Chim*
- **stool**; can pass urine only while pressing at: aloe *Alum* am-m caust hep laur lil-t mag-m mur-ac nat-p op puls sel stram tub
- **stooping** | **amel**: canth pareir prun
- **strange** positions amel; taking: zinc
- **urination**:
  - **urging** to urinate:
    - **with**:
      - **pass** no urine; but can | **blood** has passed the vagina; until an enormous clot of black: *Coc-c*
- **urination**; a cutting with ineffectual straining, that stops the flow before: ph-ac
- **water** running; can pass urine only when listening to: lyss tarent zinc
- **whistling**; can pass urine only when: cycl tarent
- **seldom**: acon agar aloe alum alumn am-c am-m apis *Arg-n Arn* ars *Aur* aur-ar bar-c bell bism bry calc camph cann-s **Canth** caps carb-v castm caust chel chin cic clem coc-c *Colch* coloc con cupr *Cycl* dig dulc euph fl-ac graph grat hell *Hep* hyos iod ip iris kali-c lac-c lach *Laur* led lob *Lyc* m-arct m-aust mag-m **Merc** merc-c mez mur-ac nat-s nicc nit-ac *Nux-v Op* par petr ph-ac phos pitu-p *Plb* prun psor **Puls** pycnop-sa *Ruta* sabin sars sec sep squil stann staph *Stram* stront-c sul-ac sulfa sulph *Syph* thuj thymol verat x-ray zinc
- **daytime**: borx *Lyc* ther
  - **once**:
    - **profuse**; but: lac-c syph
    - **difficult**: lac-c
  - **twice**: pyrog
  - **scanty**; but: pyrog
- **profuse**; but | **children**; in: syph

Urination – urging

- **slow** (See feeble; retarded; thin stream)
- **small** quantities; of (See URIN - Scanty)
- **small** stream (See thin stream)
- **spurting** stream: calc-p *Cann-xyz* canth cic clem con helon kreos puls rhus-t spig thlas tub
  - **cough** agg; during: caust colch kreos *Squil* staph
  - **urination** agg; after: helo helon *Sil*
- **stool**:
  - **during**:
    - **agg** | **only** during stool: aloe alum apis mur-ac
- **strangury** (See dysuria - painful)
- **suppressed** (See Retention)
- **thin** stream: agar alum apis bell *Camph Canth* chim chin **Clem Cop** eup-pur gins *Graph* gymno hedy hell led med *Merc Nit-ac* ol-an *Petr* ph-ac plat prun **Puls** samb *Sars Spong* **Staph** stram *Sulph* tax *Thuj* trad *Zinc*
  - **thread**; like: prun
- **twisted** stream: sul-i
- **unconscious**, urethra insensible (⌕*URET - Sensation - absent)*: ail alum *Apis* apoc **Arg-n** arn bell *Caust* cedr chlol *Cupr* grat hell kali-br **Mag-m** mag-s merc mur-ac nux-v op *Sars*
  - **mania**, in: *Cupr*
  - **urine** and stool: arn bell *Mur-ac* psor *Rhus-t* sulph
- **unsatisfactory** (⌕*incomplete; Fullness - urination - after - agg.)*: *Alum* alum-p alum-sil *Arg-n* arn **Ars** ars-s-f aspar aur aur-ar aur-s bell *Berb* brach bry cact *Calc* calc-sil camph canth *Caust* **Cic Clem** cocc colch con *Cub* dig *Gels* gins **Hep** *Hyos* kali-ar *Kali-c* kali-p lach *Laur* lyc *Mag-m* merc nat-ar nat-p *Nux-v* op petr *Ph-ac* phos plb psor puls rhod rhus-t ruta *Sars* sec *Sel* sil stann *Staph* stram *Sulph Thuj* verat
  - **emptied**, with dribbling; as if bladder were not: *Staph*
  - **remained** in urethra; as if urine (⌕*URET - Urine - remained)*: agar all-c alum ambr *Arg-n* aspar cedr clem dig ery-a hep *Kali-bi* petr rhus-t *Sel Sep Thuj*
- **urgent** (See imperious)
- **urging** to urinate: *Acon* aesc agar agn allox aloe alum **Alumn** *Am-c* am-m ambr anac ang ant-c **Ant-t Apis** arg-met **Arg-n** *Arist-cl* **Arn** ars ars-i ars-s-f asar aspar aur *Aur-m Bar-c* bar-m bar-s **Bell** *Benz-ac* **Berb** bism borx both-ax bov **Bry** but-ac *Cact Calc* calc-p calc-sil **Camph Cann-i Cann-s** cann-xyz **Canth** *Caps* carb-an carb-v carbn-s **Card-m** *Carl* castm **Caust** *Cham* chel **Chim** *Chin* chinin-ar chinin-s chlor cic cimic cina *Clem* cob-n *Coc-c* **Cocc** coch coff *Colch* Coloc *Con* Cop cortiso croc crot-t *Cub* cupr cycl *Dig Dros Dulc* equis-h ery-a *Eup-pur* euph *Ferr* ferr-p *Graph Guaj* ham *Hell* hep hist hydr *Hyos Ign* iod *Ip* kali-ar *Kali-bi* **Kali-chl** kali-i kali-m *Kali-n* kali-p kali-s kali-sil *Kreos* lac-c lach laur led **Lil-t** *Lyc Lyss* m-arct m-aust mag-c mag-m mang meny meph *Merc* **Merc-c** mez mit morph mosch *Mur-ac* nat-c **Nat-m** nat-p nat-s *Nit-ac* nux-m **Nux-v** olnd par petr *Petros* **Ph-ac** *Phos Plan* plb *Podo* prun **Puls** pulx ran-b rhod *Rhus-t* ruta sabad **Sabin** samb sang sarr **Sars** *Sec* sel *Senec Seneg* **Sep** sil *Spig* spong

Urination – urging — **Bladder** — Urination – urging

- **urging** to urinate: ...
  Squil stann **Staph** stram stront-c **Sulph** tarax **Thuj** thymol valer verat verb *Vesp* vib *Viol-t* visc *Zinc* zinc-p
  - **day** and night: *Apis* arg-met cact *Carb-v* castm kali-c kali-i mag-c mag-m merc nat-c nat-m *Rhus-t* sars sil sulph thuj
  - **daytime**: ferr-p kali-bi led mag-m *Mang* phos
  - **morning**: *Alum* am-m ambr arn berb coc-c coff graph lil-t ruta senec *Sep* **Sulph** thuj
    : 8 h: (non: puls) puls-n
    : 8-9 h: ferr
    : **early**: ambr carb-v
    : **rising** agg: berb mez plan **Sulph**
    : **waking**; on: allox ant-c ant-t apoc borx carb-v caust chinin-s croc dig hep mag-c merc mez *Sars* sil tarax
  - **forenoon**: aloe bros-gau mez
    : 10 h: am-m *Equis-h*
  - **afternoon**: bell chinin-s cic equis-h ferr hyper indg lil-t merc merc-sul *Nux-v* petr sabad *Sulph*
  - **evening**: aloe alum am-c *Bell Coloc* guar guare kreos *Lyc* nat-m nux-m pall *Puls Sabad Sep Sulph* thuj *Zinc*
    : 21 h | **waking**; on: mag-c
    : **lying** agg: lyc zinc
  - **night**: agar *Alum* alum-sil am-c am-m anac ant-c ant-t apis arg-n *Arn Ars Ars-i* ars-s-f *Aur-m* bar-c *Bell Borx* bov bry *Calc* calc-i calc-p calc-sil *Cann-s* carb-an carb-v carbn-s caust cench chim cina clem coff *Con* croc cupr daph **Dig** dros equis-h *Ery-a* euphr *Graph* hep hyper iod kali-ar *Kali-bi* kali-c kali-m kali-s kali-sil *Kreos* lac-c *Lach* **Lyc** mag-c *Mag-m* med meph *Merc* mez mur-ac nat-ar nat-c *Nat-m* nat-p nicc *Nit-ac* nux-m *Nux-v* op petr ph-ac *Phos* prun puls *Rhus-t* ruta sabal sabin *Samb* sang sars sec sep **Sil** spig squil stram stry sul-ac sul-i sulfonam **Sulph** syph tab *Thuj* thymol wies zinc zinc-p
    : **midnight**: ant-t nat-c sulph
    : **at** | 0-3 h: acon
    : **after**:
    . 2 h: anth con hyper (non: puls) puls-n (non: uran-met) uran-n
    . 3 h: *Dig* sarr
    . 3.30 h: canth
    . 4 h: mag-c merc
    : **coition**; after: *Nat-p*
    : **waking**; on: ant-c ant-t caust dig euph hep mag-m murx sil staph
  - **abdomen**, on touching: acon
  - **absent**: Ars bell both-ax calad **Caust** ferr hell *Hyos Lac-c* mag-m op *Ox-ac* pall *Phos Plb* stann verat
    : **distended** bladder, with: **Ars** *Calad* **Caust** fl-ac hell *Hyos* op pall *Phos Plb* stann verat
    : **urine** flows without trouble; if desired: phos
    : **pregnancy** agg; during: hyos

- **accompanied** by:
  : **diarrhea** (See RECT - Diarrhea - accompanied - urination - urging)
  : **pain** (See Pain - urination - urging)
  : **urine**; bloody (See URIN - Bloody - accompanied - urination - urging)
  : **Abdomen**; pain in (See ABDO - Pain - accompanied - urination - urging)
  : **Hypogastrium**; pain in (See ABDO - Pain - hypogastrium - urination - urging)
  : **Lumbar region**; pain in (See BACK - Pain - lumbar - urination - urging)
  : **Perineum**; pain in (See RECT - Pain - perineum - urination - urging)
- **anxious** (▸*MIND - Anxiety)*: **Acon** agn arn *Ars* canth **Carb-v** caust *Cham* coloc cur **Dig** graph ign ph-ac phyt sanic sep staph til
  : **urinate**, on beginning to: **Acon**
- **apples**, after: mang
- **apyrexia**: ant-t dros hell hyos lyc ph-ac phos thuj
- **chill**; during: *Ant-t* bry chin dulc lyc meph nux-v ph-ac phos puls sulph
- **coffee** agg: cain cob ign *Olnd*
- **coition**; after: *Nat-p* staph
- **constant**: absin *Acon* agar alf all-s aloe am-c am-m anac anan ant-c **Apis** apoc aran *Arn* ars ars-i ars-s-f asar aur aur-ar *Aur-m* aur-s bar-c bar-i bar-m bar-s baros *Bell* Benz-ac Berb both-ax brach brom *Cact* cain calc *Camph* cann-i cann-s **Canth** caps carb-v carbn-s *Caust* cean chel *Chim* cimic clem coc-c **Colch Con** Cop crot-t cub *Cycl* Dig *Dios* Dulc **Equis-h** erig *Ery-a Eup-per* eup-pur **Ferr** ferr-act ferr-ar *Ferr-m* ferr-p gali gaul gels graph *Guaj* ham Hell hep hyos ign indg iod kali-ar *Kali-bi* kali-br *Kali-c* kali-m kali-p kali-s kali-sil kreos **Lac-c Lil-t** *Lyc* lyss **Merc Merc-c** merc-i-r methyl mill mit morph mur-ac *Murx* nat-ar nat-c nat-m nat-p nit-m-ac *Nux-m Nux-v* onos op oxyd oxyt **Pareir** petr *Petros* ph-ac phos phys plan *Prun Puls* pyrus rhus-a rumx ruta sabad sabal sabin sang sec *Senec Seneg Sep Sil* spirae *Squil Staph Stigm* **Stry** sul-ac sulfon **Sulph** sumb tab tarent *Ter* thlas *Thuj* tritic uva valer verat verb vesi viol-t zinc zing
  : **daytime**: kali-bi
  : **evening** | **lying** agg: lyc
  : **night**: *Apis* **Dig** *Ery-a* Lil-t *Merc Sabal* thuj
  : **erections**; with: mosch *Rhus-t*
  : **every** other: bar-c
  : **accompanied** by:
   Heart:
    . **inflammation** of | **Pericardium** (See CHES - Inflammation - heart - pericardium - accompanied - bladder)
   Meninges; inflammation of (See HEAD - Inflammation - meninges - accompanied - bladder)

968 ▽ extensions | O localizations | ● Künzli dot

Bladder

- **constant – accompanied** by: ...
  : **Ovaries**; inflammation of (See FEMA - Inflammation - ovaries - accompanied - bladder)
  : **Pleura**; inflammation of (See CHES - Inflammation - pleura - accompanied - bladder)
  : **cold** agg; becoming: *Dulc* lyc
  : **delivery**; after: op *Staph*
  : **distended** bladder, with passing only a few drops: all-s
  : **pain** in liver, chest and kidneys; with: *Ferr*
  : **prolapsus** of uterus, during: **Lil-t SEP●** uva
  : **running** water; at sight of: canth lyss sulph
  : **sitting** agg: caps chim
  : **warmth | amel**: **Nux-v**
  : **women**, in: berb cop cub *Eup-pur* gels hed kreos senec *Sep* staph
- **cough** agg; during: *Caps* ip *Samb*
- **delivery**; during: *Kreos* nux-v
- **dragging** down in pelvis, with: lac-c *Lil-t* **Sep**
- **drinking** agg; after: podo
- **drops** pass until the next stool, when it flows freely; only a few: all-s am-m
- **dyspnea**; during: sul-ac
- **eating**:
  : **after | agg**: bar-c lyc nat-p
  : **while | agg**: mang
- **erections**:
  : **before**: pyrog
  : **with**: hep kali-p mosch nat-c *Rhus-t* sil
- **fever**; during: acon Ant-t **Apis Bell** bry canth caust dulc graph hell hyos kali-c lyc nux-v ph-ac **Puls** rhus-t sabin sars squil staph sulph
- **frequent** (↗*frequent*): Acon act-sp **Aesc** aeth agar agn alf *Aloe* **Alum** alum-sil alumn am-c am-m anac ang ant-c **Ant-t Apis** aran **Arg-met** Arg-n **Arn** ars Ars-i Aspar *Aur-m* **Bar-c Bar-m** bar-s **Bell** Benz-ac Berb bor-ac Borx Bov Bry Cact Calc calc-ar calc-i *Calc-p* camph *Cann-s* **Canth Caps Carb-an** Carb-v carbn-s carl **Caust** cedr *Cham* Chel **Chim** Chin chinin-ar chinin-s *Chlol* chlor cic *Cimic* **Cina Clem** cob **Coc-c Cocc** coff *Colch* **Coloc** Con conv *Cop* corn **Cub** Cupr cur *Cycl* daph **Dig** *Dios* Dros dulc echi *Equis-h* erig *Ery-a Eup-pur* euph euphr ferr-p *Ferr-pic* **Fl-ac** form *Gels* glyc *Guaj* Guare ham **Hell** *Hep* hydrang *Hyos* **Ign** Indg indol inul iod ip jatr-c kali-ar kali-bi *Kali-c Kali-i* kali-m **Kali-n** *Kali-p* kali-s kali-sil kalm *Kreos* **Lac-ac Lac-c** lac-d *Lach* **Led Lil-t** lith-be *Lith-c* **Lyc Mag-m Mang** med *Meny* meph **Merc Merc-c** *Merc-i-r* mez morph *Mur-ac* murx nat-ar **Nat-c Nat-m** nat-p **Nit-ac** nux-m **Nux-v** oci ol-an *Ol-sant* Olnd ox-ac pall par *Pareir* Petr *Petros* Ph-ac *Phos* pilo plb podo prun *Psor* **Puls** pulx ran-b raph rat rhod *Rhus-r* **Rhus-t** Rumx ruta *Sabad* sabal *Sabin* **Samb** santin *Sars* sec *Sel Sep* sil *Spig* **Spong Squil** *Stann* **Staph** stram sul-ac sul-i **Sulph** sumb syph tab *Tarax* **Ter Thuj** *Tril-p* tritic tub *Uva* verat **verb** *Vesp* viol-t zinc zing

- **frequent**: ...
  : **daytime**: allox
  : **afternoon**: aloe *Chel* equis-h
  : **evening**: guare kreos *Lyc* sabad sep *Sulph Thuj* zinc
  : **night**: alum *Aur-m* borx calc carb-ac *Caust* coc-c *Con* ferr *Ferr-pic* glyc *Graph* Kali-c *Kreos* lina lycpr mag-s murx nat-c nat-m *Ph-ac* phys pic-ac *Puls* sang sars sep squil *Sulph* ter thuj wies xero
  : **and** day: aloe apis *Aur-m* carb-v chim *Ery-a Lyc* mag-m nit-ac *Rhus-t* senec
  : **accompanied** by:
    : **discharge**:
      . **copious**: *Agn Alum* ang ant-c *Apis Arg-met* ars Bar-c **Bell** Bism **Cann-s Caust** chel cina cocc coff colch cupr cycl *Euphr* guaj **Hell** hyos ign iod **Kali-n** *Kreos* lach *Led* m-arct m-aust *Merc Mur-ac* **Nat-m** olnd *Ph-ac* rheum *Rhus-t* ruta sabin **Samb** *Sars Sel* seneg *Spig* **Squil** stann staph *Sulph Tarax Valer* **Verb** *Viol-t*
  : **Ureters**; pain in (See KIDN - Pain - ureters - accompanied - urination - urging - frequent)
  : **alternating** with suppression of urine (See KIDN - Suppression - alternating)
  : **children**, infants scream before the urine passes: *Borx* lach *Lyc* nux-v *Sars*
  : **cold**; after taking a: *Dulc Eup-pur Ip Lyc* puls
  : **air**; in dry cold: acon
  : **cutting** pain from umbilical to ovarian region: coloc
  : **desire** increases as the quantity of urine diminishes: *Equis-h* scut
  : **flatus**:
    : **passing**; when: *Puls*
    : **upward** and downward; with: cycl
  : **immediately**; if he does not urinate | **involuntary**; he feels as if urine passed: bry
  : **menopause**; during: sars
  : **menses**:
    : **after | agg**: cham puls sars
    : **before | agg**: *Alum* apis asar kali-c **Kali-i** nux-v phos *Puls Sars Sulph*
    : **during | agg**: calc nux-m
    : **suppressed** menses; from: *Canth* cham *Dig* dros *Gels* ign nat-m **Puls** sulph
  : **minutes | thirty** minutes; every: allox
  : **motion** agg; the slightest: **Berb**
  : **prolapsus**, with: alum aur lac-c **Lil-t SEP●** uva
  : **sitting | amel**: phos
  : **standing** agg: phos
  : **tone** of sphincter; from loss of: apoc jug-r
  : **urine**; for large amounts of: equis-h
  : **without** passing any, then while sitting involuntary flow: *Caust*
- **frosty** weather; after: arist-cl
- **hysterical**: gels
- **ineffectual**: *Acon* agar all-c alum alum-sil am-c am-m anac anan ang ant-c ant-t *Apis* **Apoc** aran arg-n **Arn Ars** ars-s-f atro aur aur-ar aur-m aur-s

Bladder

Urination – urging

- **ineffectual**: ...
bar-c bar-m *Bell* bism *Borx* both-ax bov brom bry *Cact* **Calc** calc-sil *Camph* **Cann-i Cann-s Canth Caps** carb-ac *Carb-an Carb-v* carbn-s **Caust** cedr *Cham* chel **Chim** *Chin* chinin-ar cic *Cimx* **Clem** coc-c coff coff-t colch *Coloc* **Con** *Cop* croc crot-h *Cupr Cycl* der **Dig** dol dros dulc **Eup-pur** euph ferr-i fl-ac gels graph *Guaj* **Hell** hep **Hyos** iod *Ip Kali-ar Kali-c* kali-chl kali-m kali-n *Kali-p* kali-s kali-sil kreos *Lach Laur* led *Lyc* mag-m malar mang meny merc merc-c morph mur-ac myric nat-c nat-m **Nit-ac** nux-m **Nux-v Op** par *Pareir* paull petr *Petros* **Ph-ac** phel **Phos** *Plb* podo prun **Puls** rhus-t ruta sabad sabin *Samb* **Sars** scut sec senec *Sep* sil spong squil stann staph **Stram** stront-c sulph sumb tarent ter thuj uran-n verat verb viol-t vip zinc zinc-p
  - **night**: alum-p coc-c nat-m *Sep*
  - **children**; in: **Acon** *Apis* camph eup-pur *Lyc*
  - **chill**; during: arn ars canth nux-v phos puls sulph
  - **cramps** in rectum, with: *Caust*
  - **diarrhea**, with: cupr
  - **fever**; during: ars canth dig hyos nux-v *Puls* rat sars sulph
  - **headache**; during: **Con**
  - **menses**; during: *Aur*
  - **perspiration**; during: **Ars** camph *Canth* caps caust cocc dig dulc hyos *Merc Nux-v Puls* rheum *Rhus-t* sulph
  - **pregnancy** agg; during: *Lyc*
  - **standing** agg: *Caust* phos
    - **sitting**, urine flows involuntary; then while: *Caust*
  - **stool | urging** to; with: alum *Canth Dig* nat-m *Nux-v* sumb
  - **strain**, stool and urine pass involuntarily; but as soon as he ceases to: *Arg-n*
- **irresistible** (See sudden)
- **lifting**; after: *Bry*
- **lying**:
  - agg: calc-sil ham lyc nux-v
  - **back**; on:
    - agg: prun *Puls*
    - amel: dig
  - **side**; on:
    - **right | agg**: phos prun
- **married** women, newly: **Staph**
- **menses**:
  - **after | agg**: cham puls
  - **before | agg**: alum am-m apis asar aur canth kali-c **Kali-i** lac-c nux-v phos *Puls* pulx sars *Sulph*
  - **during**:
    - agg: alum ant-t apis calc cham chin kali-i nux-m nux-v phos puls rat sabin *Sars* sep sulph
- **mental** exertion agg: calc kali-c
- **motion** agg: berb bry calc-sil
- **old** people; in | **women**; old: cop

- **painful**: **Acon** *Agar* alumn ant-t anth *Apis* arn *Bell* berb borx bov *Cann-s* **Canth** *Carb-an* carbn-s *Chim* cocc *Colch Coloc* con *Dig* **Dulc** *Eup-pur* graph hell hep ip kali-i *Lac-c* laur *Lil-t Lyc* **Nux-v Pareir** *Phyt* plb *Prun Puls* raph *Rhus-a* rhus-r ruta sabin sec spig *Staph Sulph* ter thuj *Uva* verat
  - **children**; in:
    - **cry**: apis **Borx** lach **Lyc** *Nux-v* **Sars**
    - **urination**; before (See MIND - Weeping - urination - before - children)
    - **grasp** the genitals and cry out: **Acon** merc
    - **jump** up and down with pain, if urging cannot be gratified: *Petros*
  - **menstrual** flow starts; disappears when: *Kali-i*
  - **stool | urging** to; with: aloe *Alum Aphis* canth caps cic cub cupr-ar cycl *Dig* erig kreos merc-c nat-m **Nux-v** *Prun Rhus-t Staph* sumb tub
- **perspiration**; during: *Ant-t* apis arn **Bry** canth *Caust* dulc graph hell hyos lyc **Merc** mur-ac *Nux-v Ph-ac* phos puls rhus-t squil staph sulph **Thuj**
- **pregnancy** agg; during: acon bell cham *Cocc* con nux-v *Ph-ac* **Puls** sulph thuj
- **pressure** in rectum, with: nat-m nat-n
- **prolapsus**; with: uva
- **riding** a horse | **amel**: lyc
- **seminal** emission, after: borx sulph
- **shuddering**; with: hyper
- **sitting**:
  - agg: caps caust chim clem phos
  - amel: bar-c canth puls
- **standing**:
  - agg: canth cop ferr-p phos sars
- **stool**:
  - **after**:
    - agg: abrot canth carb-an *Cic* fl-ac lach merc-c phos sel
  - **amel**: alum am-m
  - **before**: alum *Cham Colch* rheum sars
  - **urging** to | **with**: *Colch* ferr
- **sudden**: acon agar allox *Aloe* ambr *Apis Arg-n* arn ars-s-f arum-d *Bar-c* bar-s bell *Borx* bov *Bry Calc* calc-sil *Cann-s* canth carb-an carbn-s carl caust chel clem coc-c cortiso equis-h *Ferr Ferr-p* graph hed *Ign* kali-br **Kreos** lath *Lil-t* med *Merc Merc-c* murx naphtin nat-c *Nat-m* **Nit-ac** nux-v ol-an ox-ac pareir petr *Petros* **Ph-ac** *Phos Pop Prun Puls* quas *Rhus-t Rumx Ruta* sabin sanic santin scut **Sep** ser-a-c spong *Squil* sulfonam **Sulph** *Thuj* zinc-p
  - **morning**: phos
    - **waking**; on: hep sulph
  - **night**: caust *Sulph*
    - **child** wakes but cannot get out of bed soon enough: kreos
  - **attended** to; if the desire is not | **escaped**, which is not so; feels as if urine had: *Bry*
  - **hasten** to urinate or urine will escape; must: *Agar* allox aloe ambr ant-c ant-t apis *Arg-n* **Arn** ars ars-s-f bar-c bar-s bell borx brom *Bry* calc *Camph* **Canth** carb-an *Caust Chin* cic **Clem** *Coc-c Colch*

Urination – urging | **Bladder** | Worm

- **sudden** – **hasten** to urinate or urine will escape; must: ...
  con cortiso dig dulc *Ferr-p Hyos* **Ign** kali-br kali-c **Kreos** lath *Lyc M-aust* mag-c *Merc* nat-m **Nit-ac Nux-v** petr *Petros* **Ph-ac** *Phos* plan plb prun **Puls** pulx **Rhus-t** *Ruta* sabin **Sep** spong *Squil* staph *Stram* **Sulph** *Thuj* verat zinc zinc-p
  : **menses**; during: borx nat-m
  : **occupied**, she has to run and pass a few drops of urine; when busily (↗*frequent - occupied*): *Calc Kali-c*
  : **running** water; at sight of: *Canth* kreos **Lyss** sulph
  : **sticking** forward in urethra, with: nat-c
  : **urine** was passing into glans; as if | **returning** and causing pain in urethra; then: *Prun*
  : **women**; in: but-ac
- **thinking** of it, when: hell *Ox-ac* oxyt sanic
- **thirst**; with: ant-t castm caust nat-m ph-ac verat
- **urination** agg; after: am-m anac ang apis arn aur bar-c bell *Berb* both-ax *Bov* bry cact *Calc Cann-i Cann-xyz* canth caps carb-an caust *Chim* colch *Coli* con cop crot-t dig *Equis-h* graph *Guaj Hep* iod kali-c kali-sil lac-c lach laur merc **Merc-c** mur-ac nat-c *Nux-v* pareir phos plb prun *Puls Ruta* sabad sabin sars *Seneg* sil squil *Stann Staph* sulph sumb thuj verat viol-t zinc zinc-p
  : **immediately** after: *Coli*
- **violent**: *Acon* ant-c arg-n *Arn* bar-m berb borx *Canth* **Dig** kreos led merc merc-c *Nat-m Petros* phos phyt *Sabin* sep ser-a-c *Squil* sulph zinc
  : **night**: borx *Sulph*
  : **menses**; during: ant-t chin kali-i nux-v rat sars *Sep*
  : **urination** agg; after: berb
- **walking** agg: *Alum* apis bry calc *Canth* caust ferr lith-c nat-m nat-s *Phos* puls ruta *Sep* zinc
- **water**:
  : **hearing** running water or putting hands in water: asim canth kreos **Lyss Sulph•** syzyg
  : **pouring** out medicine or anything liquid; when: ham

WALKING:
- agg: con prun puls
- air; in open | amel: *Ter*
- amel: ign ter

WEAKNESS (↗*Paralytic*): All-c aloe *Alum* alum-p alum-sil *Alumn* anan *Apoc Ars* aur aur-m *Bell Benz-ac* brach cact calc calc-p *Camph Cann-i Canth* carl **Caust** *Cham* clem con *Equis-h* erig eucal euphr gels hell helon **Hep** *Hyos* ipom-p kali-c kreos laur *Lyc* lycpr *M-aust* **Mag-m** med mill **Mur-ac** nat-p *Nux-v* **Op** pall petr *Ph-ac* phyt pic-ac plb pneu puls pulx rheum *Rhus-a Rhus-t* sabal santin *Sars* sel *Sil Stann* **Staph** stram ter thuj thymol trib uva *Verb* vesi vib xero zinc zinc-p
- **evening**: *Alum* con
- **delivery**; after: **Ars** caust
- **old** people; in: *Ars Gels*

Weakness – **old** people; in: ...
- **men**; old: alum *Benz-ac* carb-ac clem con *Pop* sel *Staph*
- **paralytic**: con
- **press** to void completely; must: rheum
○**Sphincter**: agar alumn apoc bell *Caust* ferr jug-r mur-ac pall sil squil zinc
  - **accompanied** by | **involuntary** urination (See Urination - involuntary - accompanied - sphincter)

WORM in; sensation of a: bell sep

Inflammation — Kidneys — Pain

- **Glomeruli** (= glomerulonephritis): **Apis** eberth streptoc
  - **acute**: streptoc
  - **membranoproliferative** (↗*Nephrotic*): phos
- **Pelvis** (= pyelitis): acon ars atro aur bell benz-ac berb borx bry calc-s *Cann-s* cann-xyz **Canth** chin *Cop Cupr-ar* epig ferr *Ferr-m* hecla hep hydr kali-bi kali-s *Lyc* Merc merc-c myrt-c nit-ac **Puls** rhus-t sep *Sil* solid stigm sul-i *Sulph* ter thuj *Tritic* uran-n *Uva Verat-v*
  - **calculi**; from: hep *Hydrang* lyc *Pipe* sil uva
  - **chronic**: ars *Baros Benz-ac* berb *Chim* chin chinin-s *Cop* hep hydrin-m hydrin-s juni-c *Kali-bi* lyc *Ol-sant* pareir puls sep sil stigm sulph *Uva*
  - **suppurative** | **chronic**: chin
- **Pelvis** and bladder (= pyelocystitis): parathyr
- **Pelvis** and kidneys (= pyelonephritis): apis   bals-p benz-ac berb bry coc-c coli ferr-m kali-sula lyc naphtin nux-v podo puls sars ter
  - **recurrent**: hep
- **Region**; renal: acon bry chinin-s hep merc sil
- **Ureters**: arn *Canth* ter

INJURIES: acon *Arn* bell verat-v

INSUFFICIENCY; RENAL (See Renal)

IRRITATION: chel coff thlas
○**Ureters**: spirae

LAMENESS, region of: agar berb cimic phys *Solid*
- **left**, with cramp | **extending** into thighs: agar
- **accompanied** by | **Head**; pain in: phys
- **waking**; on: ptel

LIFTING agg: calc-p

LYING:
- **agg**: berb
- **back**; on:
  - **amel**: cain
  - **legs** drawn up | **amel**: colch

LYING DOWN agg: conv

MOTION agg: *Berb Canth* chel kali-i

NEPHRITIS (See Inflammation)

NEPHROCALCINOSIS (See Stones)

NEPHROSIS: bar-ox-suc calc-ar ferr-ar phos solid
- **accompanied** by:
  - **hypertension**: fuma-ac
  ○ **Head**; pain in: zinc-pic
  - **chronic**: kali-ar

NEPHROTIC SYNDROME (↗*URIN - Albuminous; GENE - Dropsy - external - kidney; GENE - Hyperlipidemia)*: apis apoc aran arg-n *Ars Aur* aur-m *Aur-m-n Calc-ar* cann-s *Canth Carb-ac* carb-v chinin-s cortiso *Dig Ferr* ferr-ar ferr-i ferr-p *Form* gels hell helon kali-bi *Kali-c Kali-chl Kali-i* kali-m *Lyc* merc merc-c merc-i-r *Nat-ar Nat-c* nat-m *Nat-s* nit-ac nux-v *Phos Plb* rhus-t *Sec Sulph Syc* tarent *Ter* urea

NUMBNESS, region of: alum **Berb** cann-xyz cocc colch nux-v plb

OPERATION to kidneys; after: methyl

PAIN (= nephralgia): acon act-sp *Aesc* aeth agar *Agn All-c* allox aloe *Alum* alum-p am-br ambr anan ant-t aphis *Apis* apoc aran *Arg-n Arist-cl Arn* ars *Ars-h* arund *Asaf* asar astac atro aur aur-m bad bapt *Bell Benz-ac* **Berb** borx bov brach *Bry* bufo but-ac *Cact* cadm-s cain *Calc Calc-ar* calc-f *Calc-p Cann-i Cann-s* cann-xyz **Canth Caps** carb-an *Carl* **Caust** cedr cere-b *Chel Chen-a Chim* chin chinin-s chlf cimic cina *Cinnb* cit-v *Clem* cob-n coc-c *Cocc Cocc-s* cod **Colch** coloc con conv cop cortiso *Crot-h Crot-h* crot-t cund cur cycl daph dig *Dios Dulc* equis-h erig ery-a eup-per *Eup-pur Ferr* ferr-ar ferr-i ferr-m ferr-p gad gal-ac galeg gamb *Gels* gnaph **Graph** grat guare guat ham *Hed* hell helo *Helon Hep* hydr *Hydrang* hyper iod *Ip Ipom-p* iris juni-c kali-ar *Kali-bi* kali-br *Kali-c Kali-chl* kali-i kali-m kali-n kali-p lac-ac lac-d lach lapa laur lec lept *Lith-c* lob lob-s *Lyc* lycps-v lyss mag-m mag-p manc mang *Med* meny meph *Merc* merc-c mez *Mill* mit nabal nat-ar nat-ch *Nat-m* nat-p nat-s *Nit-ac* nux-m *Nux-v* oci oci-sa ol-sant ox-ac oxyt par *Pareir* pen petr *Ph-ac* Phos phys *Phyt Pic-ac* pin-s *Plb* plumbg polyg-h ptel *Puls* ran-s raph rat rheum *Rhus-t* ruta sabad *Sabin* sang sarcol-ac saroth **Sars** scroph-n scut *Sel Senec Sep* sil solid spira stann **Staph** stel still sul-i **Sulph** tab *Tarent* tell *Ter* thlas *Thuj* thymol tub upa urt-u ust *Uva* valer vario verat vesi *Vesp* vip visc xero *Zinc* zinc-p zing
  - **right**: *Colch* equis-h guat *Helon* iris kali-n lyc lyss nat-m nux-v oci phyt sars sel *Senec* tub
    - **5 h**: coc-c
    - **drawing** pain: coc-c
    - **cramping**: lyc oci
    - **sore**: *Helon Nux-v* phyt
    - **stitching** pain: kali-n nat-m
  - **left**: all-c *Benz-ac* berb canth chin-b chlf ferr-i grat kali-c lachn *Lyc* mang tab zinc zing
    - **burning**: benz-ac lachn zing
    - **cutting** pain: allox
    - **drawing** pain: *Benz-ac* kali-c
    - **sore**: benz-ac zinc
    - **stitching** pain: kali-c lyc mang zinc
    ▽ **extending** to:
    - **right**: lachn
    - **burning**: lachn
  - **morning**: alum bell *Cain* chel cocc ham kali-c tarent *Ter*
    - **pressing** pain: cocc kali-c *Ter*
    - **rising** agg; after: *Berb*
    - **tearing** pain: *Berb*
    - **stitching** pain: chel
    - **waking**; on: ox-ac plan
  - **afternoon**: bad chinin-s crot-t kali-c sang *Tarent*
    - **16 h**:
    - **16-20 h**: **Lyc**
    - **16-21 h**: *Chel*

Kidneys

Pain – afternoon | Pain – motion

- 16 h – 16-21 h: ...
  - cramping: *Chel*
- sore: kali-c
- stitching pain: crot-t *Tarent*
- evening: canth cot helon meny ox-ac sil tarent upa zinc
  - aching: *Canth* cot helon
  - bed agg; in: coc-c
    - stitching pain: coc-c
  - sore: meny
  - stitching pain: upa zinc
- night: ars-h astac calc cann-i chel cinnb spira tarent upa
  - midnight:
    - after:
      - 4 h: cinnb
        - stitching pain: cinnb
  - aching: calc *Cann-i*
  - pressing pain: calc
  - stitching pain: astac *Tarent*
  - undressing agg: helon
- accompanied by:
  - bloody urine: ip
  - colic: *Berb* calc dios ery-a *Lyc Morph-act* oci saroth sars *Tab Ter*
  - cough: guat
  - nausea: *Oci*
  - vomiting: OCl●
- ○ Dorsal pain: vario
  - Extremities; pain in: dios
- aching: acon agar alum am-br ambr apis apoc *Arg-n* bell benz-ac *Berb Calc Cann-i Canth* caust chel cina cinnb coc-c conv cop *Crot-h* cund equis-h eup-per *Eup-pur* ferr-p galeg *Hed* helo *Helon* hydrang juni-c kali-bi *Lyc* med merc-c *Nat-ar* nat-ch *Nux-v* ol-sant pen phos phyt *Pic-ac* pin-s sabad *Sabin* sang sarcol-ac scut sep solid stel tab tarent *Ter* thymol ust *Uva* vesi vesp zing
- alternating with:
  - cloudy and drunken feeling: alum
  - rheumatism: benz-ac
  - vertigo: alum
- ○ Penis; pain in: canth
- apyrexia, during: bell chin hep lyc staph
- ascending agg: aesc apis
  - stitching pain: aesc apis
- bending:
  - body:
    - agg: chin
- blowing the nose agg: *Calc-p*
- breathing deep agg: aeth arg-n astac *Benz-ac* sel
- burning: *Acon* apis ars *Ars-h* arund aur *Bell Benz-ac Berb* bufo but-ac cann-i *Canth* hed *Helon* hep *Ip Kali-bi Kali-c Kali-i* kali-n lach *Lyc* merc-c nat-ar nat-m *Nux-v* ph-ac phos phyt pin-s *Puls* rheum sabin sars sep spira *Sulph* **Ter** zinc
- chill; during: ars canth kali-c lyc nux-v puls zinc
- cold agg; becoming: *Staph*
  - stitching pain: *Staph*
- constricting pain: clem mang nit-ac
- contracting: clem mang nit-ac

- cough agg; during: *Bell*
- cramping: agar berb cadm-s canth **Caust** *Chel* chlf coc-c colch coloc cur cycl kali-i lyc nat-m *Nit-ac Nux-m* nux-v oci oci-sa pareir polyg-h sars spira sulph tab ter
  - accompanied by | dysuria: coc-c
  - tenesmus: berb
- cutting pain: acon apis arg-n *Arn* bad bell *Berb* bufo cadm-s cann-i **Canth** clem coc-c *Colch* coloc cycl daph eup-per eup-pur *Graph* helon ip kali-ar **Kali-bi** *Kali-i Lyc Merc* merc-c mez *Nux-m* plb rhus-t *Staph* tab ter zinc
  - downward: **Berb**
  - outward: **Berb**
  - paroxysmal, and burning: **Canth**
- dancing; while: alum
- digging pain: cur kali-i thuj
- dinner; after: zinc
  - stitching pain: zinc
- drawing pain: aloe berb *Cann-s Canth* chel **Clem** coc-c *Colch* dulc iod kali-n lach *Lyc* meny nit-ac *Nux-m* ruta saroth solid **Ter** thuj zinc
- dull pain: sulph thymol
- eating; after: con
  - stitching pain: con
- exertion of muscles; during: apoc
  - sore: apoc
- expiration agg: kali-c
  - stitching pain: kali-c
- fever; with: ferr-p
- gnawing pain: *Berb Tarent*
- gonorrhea; after: benz-ac
- hematuria; with: ip
- inspiration agg; deep: *Ars* astac crot-t cycl laur
  - stitching pain: *Ars* astac crot-t cycl laur
- jar agg: aeth alum *Bell Berb* calc-p *Cann-i* cann-s
  - sore: aeth alum *Bell Berb* calc-p *Cann-i*
- jerking pain: mang ran-s
- lancinating (See cutting)
- laughing agg: *Cann-i* cann-s
- lifting agg: *Calc-p*
- lying:
  - abdomen; on | amel: chel
  - agg: aeth berb colch coloc cortiso lac-d nux-v rhus-t
    - burning: lac-d
  - back; on:
    - agg: chel
    - amel: nux-v
  - backward; bent | amel: cain
  - face; on the:
    - amel: chel
    - stitching pain: chel
- menses:
  - during:
    - agg: berb cur
    - beginning of menses | agg: *Berb* raph *Verat*
- motion:
  - agg: aesc alum arg-n *Berb* bry cain coc-c *Colch* dor *Gels Ham* kali-bi *Nux-v*

976   ▽ extensions | ○ localizations | ● Künzli dot

Kidneys

- **agg**: ...
  - stitching pain: coc-c kali-bi
- **amel**: ter
  - pressing pain: ter
- **arms**; of:
  - **agg**: ant-t
    - stitching pain: ant-t
- nausea; with: cimic senec
- oppressed breathing and faintness, with: bufo
  - burning: bufo
- overlifting agg: bry
- paroxysmal: aran *Bell Berb Calc Chel* chinin-s *Coc-c* hydrang *Lyc* nux-v *Sep* sulph urt-u
- pinching pain: zinc
- pressing pain: am-br aphis arg-n *Arn* aur-m *Berb* borx *Calc Canth Carl* chinin-s cimic clem coc-c *Gels* hyper *Kali-c* lapa *Lyc* Nit-ac *Nux-v Oci* petr *Ph-ac* ran-s *Sep* ter *Thuj* uva xero zinc
- pressure:
  - **agg**: *Berb* canth dor ferr helo sel *Solid*
- pulsating pain: berb bufo
- radiating: *Arg-n* arn *Bell Berb* calc *Canth* chel chinin-s *Coc-c Cocc-s Dios* ery-a ferr-m *Hed Hydrang* kali-i lach *Lyc* nit-ac *Nux-v Oci* oxyt pareir phos sabin *Sars* scroph-n *Solid Tab* ter thlas vesp
- riding:
  - **agg**: agar alum berb *Calc*
  - aching: *Calc*
  - drawing pain | tensive: agar
- rubbing:
  - **amel**: kali-c
  - stitching pain: kali-c
- shooting (See stitching)
- sitting agg: *Berb* carl cortiso dig kali-c meny *Pall* ruta ter thuj valer
  - pressing pain: carl pall ruta *Ter* thuj
  - sore: kali-c meny
  - stitching pain: *Berb* dig valer
- sneezing agg: *Aeth* ars *Bell*
  - stitching pain: ars
- sore (= bruised): acon agar alum *Apis* apoc *Arg-n* ars *Asaf* asar benz-ac *Berb* brach *Cact* cadm-s calc *Calc-ar* cann-i *Cann-s* cann-xyz *Canth Chel* chin cinnb clem *Coc-c* cocc colch equis-h ferr-i **Graph** hell *Helon Hep* hydr kali-c kali-i *Manc* meny merc merc-c *Nat-s Nux-v* ox-ac *Pareir* phos phys phyt plb **Puls** *Rat* rhus-t sel senec solid tab tarent tell *Ter* thymol *Vesp* visc zinc
- spasmodic: coc-c
- standing:
  - **agg**: zinc
  - stitching pain: zinc
  - **amel**: berb
  - stitching pain: berb
  - tearing pain: berb
- stitching pain (= stinging, sticking): Acon aesc aeth agar alum anan ant-t apis *Arn* Ars astac bapt *Bell* **Berb** borx bov calc-f cann-i *Canth* carb-an *Chel* chin *Coc-c* colch *Coloc* con crot-t cycl dig erig gamb grat hep *Ip* kali-ar **Kali-bi** *Kali-c* kali-i *Kali-n* kali-p kali-s *Lach*

- stitching pain: ...
  laur lob *Lyc* mag-m mang *Mez* Nat-m nat-p *Nux-v* pareir ph-ac phos *Plb* ran-s sep stann *Staph* sulph *Tarent Ter* thuj upa valer vip zinc zinc-p
  - intermittent: zinc
  - itching: staph
  - pulsating pain: bufo
  - radiating: **Berb**
- stool:
  - urging to: nux-v
- stooping:
  - after:
    - **agg** | long time; stooping for a: sulph
  - **agg**: alum apis *Benz-ac Berb* chin raph *Sulph*
    - drawing pain: *Benz-ac*
    - tearing pain: berb raph
- straightening out legs agg: colch
- swelling of right knee, with: benz-ac
- tearing pain: aesc astac **Berb Canth** kali-c *Lyc Mez* raph *Rhus-t* zinc
  - calculus; agonizing in back and hips as from passing a: arn
  - downward: arg-n bell sars
  - pulsating pain: *Berb*
  - radiating: **Berb**
- throbbing: act-sp *Berb* chim med sabin
- touch agg: nux-v
- twitching: *Canth*
- ulcerative pain: bry cann-s *Canth*
- urination:
  - after:
    - **agg**: ambr bufo lyc
    - stitching pain: bufo
    - **amel**: **Lyc** *Med* tarent
    - **amel**: **Lyc** tarent
    - aching: **Lyc** tarent
  - before: colch graph *Lyc* rheum thuj
    - burning: rheum thuj
    - cutting pain: graph
    - pressing pain: graph
  - delayed; if desire to urinate is: con pall rhus-t
  - during:
    - **agg**: *Acon* aesc agn ant-c berb *Canth* Colch helon kali-bi lach *Ph-ac* phos **Puls** rheum *Senec Zinc*
    - aching: aesc agn ant-c berb
    - burning: rheum
  - suppression of: kali-bi
  - urging to urinate: *Ars-h Canth* coc-c *Ferr* graph hep kali-bi *Kreos* merc-c ruta
- walking agg: alum carb-an clem ham nit-ac *Nux-v* sapin zinc
  - stitching pain: zinc
- warm:
  - bed:
    - **amel**: *Staph*
    - stitching pain: *Staph*
  - warmth:
    - **agg**: canth staph
    - **amel**: nux-v

Kidneys

Pain – weather

- **weather** agg; wet: *Rhus-t*
  - tearing pain: *Rhus-t*
- ▽**extending** to
  - ○ **Abdomen**: berb canth kali-bi *Nux-v*
  - **Arms**: dios
  - **Back**: dios
  - **Bladder**: arg-n ars aur bell berb canth chel coc-c cupr-act cupre-au **Kali-bi** kali-i *Lach Lyc* nit-ac oci op petr phyt *Sars* tab *Ter*
    : **burning**: bell *Ter*
    : **constricting** pain: nit-ac
    : **stitching** pain: arg-n bell **Berb** coc-c cupr-act **Kali-bi** *Lach* oci
  - **Buttocks** (See nates)
  - **Chest**: dios zinc
    : **stitching** pain: zinc
  - **Epigastrium | spreading** over the whole abdomen; then: hydr-ac
  - **Extremities**: dios
  - **Hip**: arn berb lyc *Nux-m Nux-v* ox-ac ter
    : **right**: *Ter*
    : **drawing** pain: *Ter*
  - **Ilium** to pubis, in women; through left: arund
    : **burning**: arund
  - **Ilium**, right: sang
  - **Knee**: berb ip kali-bi
    : **stitching** pain: berb ip kali-bi
  - **Leg**: coc-c saroth
    : **drawing** pain: saroth
    : **stitching** pain: coc-c
  - **Nates**: thymol
  - **Penis**; down ureters to: **Canth**
    : **contracting**: **Canth**
  - **Rectum**: nux-v
  - **Testes**: bell dios equis-h *Lyc* nux-v op puls syph
  - **Thighs**: *Berb Nux-v*
    : **sore**: *Berb*
    : **stiffness**; with: *Berb*
    : **tearing** pain: *Berb*
  - **Ureters** to penis; down:
    : **pressure** on glans amel:
      :: **upwards**; at times pain is extending: canth
      :: **constricting** pain: canth
  - **Ureters**; down: apis arg-n bell **Berb** calad cedr *Chel* coc-c cupr-act **Kali-bi** *Lach Lyc* pareir pin-s tab ter
    : **burning**: cedr pin-s
    : **stitching** pain: apis arg-n bell **Berb** calad *Chel* coc-c cupr-act **Kali-bi** *Lach Lyc* pareir tab ter
  - **Urethra**: *Berb* coc-c
    : **stitching** pain: *Berb* coc-c
  - **Uterus**: nat-m
    : **stitching** pain: nat-m
- ○**Region** of: abrot acon agar all-c all-s aloe alum alumn ambr ant-c apis apoc arn ars ars-h bac bell benz-ac berb bond borx bov brach cadm-s cain *Calc* calc-act *Calc-p Cann-s* cann-xyz canth carb-an carl caust cean cedr cer-s chel chen-a *Chinin-ar* chlf cimic cinnb clem

Pain – Region

- **Region** of: ...
Coc-c cod colch coli *Coloc* cop cupr dirc elat equis-h erig *Ferr* fl-ac ham helo helon hydr iod ip kali-bi kali-br kali-c kali-n kreos lac-ac *Lac-d* lach lachn lob lyc manc mang med meny merc-c mez mit myric nat-ar nat-m nit-ac nux-v ox-ac pall ph-ac phos phys phyt plb podo prot **Puls** rhus-t ruta sabad sabin samb sang sars *Senec* sep sil solid *Staph* still *Sulph* syph tab tarent tell *Ter* thuj uran-n wies zinc zing
  - **right**: cann-i equis-h
    : **dull** pain: equis-h
  - **left**: berb cench
  - **morning**: cain
  - **afternoon**: *Chinin-s* sang
    : **aching**: *Chinin-s* sang
  - **evening**: *Canth*
    : **aching**: *Canth*
    : **sitting** agg: meny ruta
    : **drawing** pain: meny ruta
  - **night**, 22 h: iris-fl
    : **aching**: iris-fl
  - **accompanied** by:
    : **dysuria**: solid
    : **nausea**: cimic
  - **aching**: acon agar all-c ambr ant-c apoc **Berb** brach calc carl caust chlf coc-c dirc elat equis-h ham helon *Hydr Kali-bi* lyc merc-c mit nat-ar pall phos phys sabad sep still tab
  - **bands** of clothing, from: chel
  - **burning**: *Berb Coloc* kali-n *Lac-d* lachn nat-m phyt sabin *Ter*
  - **cutting** pain: bond dirc plb *Staph* zinc
  - **digging**, when: calc-p
  - **drawing** pain: aloe alumn benz-ac berb *Cann-s* carl cinnb *Iod* kali-n lach meny ruta *Ter Zinc*
  - **drawing** up legs amel: cench
  - **gnawing** pain: brach
  - **heat** amel, cold agg: *Staph*
    : **cutting** pain: *Staph*
  - **lying**:
    : **back**; on:
      :: **amel | can** only lie on the back: colch
    : **side**; on:
      :: **left | agg**: cench
  - **pressing** pain: agar ars-h *Berb* borx calc cimic coc-c ham hydr iod kali-c lyc nat-m nit-ac pall ruta samb *Ter* thuj wies zinc
  - **pressure** agg: **Berb**
  - **digging** pain: **Berb**
  - **pressure** and friction amel: plb
    : **cutting** pain: plb
  - **sore**: abrot benz-ac **Berb** brach cann-s *Chel Coc-c* equis-h helon hydr kali-c mang merc-c nat-ar *Nux-v* phos phys phyt *Rhus-t* tell ter zinc
  - **stabbing**: arn erig
    : **stitching** pain: borx
  - **stretching**, after: calc
  - **turning** agg: borx

▽ extensions | ○ localizations | ● Künzli dot

Pain – Region — **Kidneys** — Standing

  : **stitching** pain: borx
- **urination**:
  : **after** | **agg**: ambr
  : **agg**: syph
  : **before**: tab
  : **aching**: tab
- **waking**; on: still
  : **aching**: still
▽ **extending** to:
  : **Bladder**: berb petr
  : **Calves**: *Berb*
  : **Chest**: benz-ac
  : **Colon**, ascending: kali-br
  : **Downward**: berb *Sars*
  : **Genitalia**, anus and thighs: kreos
  : **Groin**: kali-bi pareir petr
  . **nausea**; with anxious: cann-s
  : **Hip**, right: ter
  : **drawing** pain: ter
  : **Inguinal** region; into: cann-s
  : **drawing** pain: cann-s
  : **Lumbar** Region: scut
  : **Prostate** gland: graph sel
  : **Thighs**: agar **Berb** hep ip kali-bi nux-v
  : **Ureters**: berb canth chel oci phyt
- **Ureters**: acon aesc *Apis* arg-n arn **Ars** aspar bell *Benz-ac* berb bor-ac cann-s canth **Carb-an** cedr cham chlol coc-c colch *Coloc* con *Dios* equis-h erig eup-pur *Hedeo* helo indg kali-ar *Kali-c Lach* **Lyc** *Med* mel-c-s *Nat-m* nat-s nit-ac *Nux-m* nux-v oci *Op* **Pareir** *Phos* pin-s polyg-h psor **Sars** scroph-xyz senec sep sil sulph tab ter thuj **Verat** verat-v zinc zinc-p
- **right**: apis astac **Berb•** cann-s canth *Dios* indg **LYC•** *Nux-v Oci Sars* tab tarent
  : **cramping**: lyc
  : **drawing** pain: astac
- **left**: aesc agar aloe benz-ac **Berb•** calad cann-s canth coc-c epig grat *Ipom-p* kali-c *Lyc Pareir*
  : **drawing** pain: calad coc-c
- **accompanied** by:
  : **nausea**: *Oci*
  : **urination**:
    : **urging** to urinate | **frequent**: bor-ac
  . **vomiting**: *Berb* canth nux-v *Oci•*
- **burning**: cedr pin-s ter
- **cramping**: *Coloc* lyc nit-ac oci polyg-h sars
- **cutting** pain: aesc *Apis Arg-n Arn Ars* aspar **Bell** *Benz-ac* **Berb** cann-s *Canth* **Carb-an** chlol coc-c colch con *Dios* equis-h erig eup-pur indg kali-ar *Kali-c Lach* **Lyc** *Med* nat-s *Nux-m Nux-v Oci Op Pareir Phos* polyg-h psor **Sars** senec sep sil sulph *Tab* **Verat** verat-v zinc zinc-p
  : **accompanied** by | **vomiting**: Oci
  : **alternating** with | **Glans** penis; pain in: canth
- **drawing** pain: berb cham *Nat-m* sulph thuj
- **radiating** from renal region: **Berb** *Ipom-p* pareir
- **sore**: apis berb oci
- **touch**, motion and inspiration agg: arg-n bell

- **Ureters** – **touch**, motion and inspiration agg: ...
  : **tearing** pain | **downward**: arg-n bell
- **urination**:
  : **after**:
    : **agg**: apis
    . **cutting** pain: apis
  : **urging** to urinate:
    : **with**: *Cham* nat-s
    . **dragging**, like labor pain: *Cham*
    . **piercing**: nat-s
- **vomiting**; with (See accompanied - vomiting)
▽ **extending** to:
  : **Bladder**: gal-ac
  : **Penis**: cann-i canth con *Dios* **Nux-v•**
  : **Spermatic** cords: berb
  : **Testes**: berb cann-i canth con *Dios* **Nux-v•**
  : **Thighs**: **Berb**
  : **right**: nux-v
  : **And** feet: pareir
  : **Urethra**, into: **Berb** canth coc-c
    : **Seminal** cords, and: clem dios

POLYCYSTIC kidneys: kres
- **high**: naphthoq

PRESSURE agg: aloe **Berb** borx calc canth clem colch iod kali-c lyc nat-m nit-ac ran-s *Solid* thuj zinc

PULSATION: act-sp *Berb* bufo canth chel kali-i med pic-ac sabin sulph
- **restless** sensation: puls-n
- **sensitive**, area of: *Solid*
- **suprarenal** gland: med
▽ **extending** to | **Abdomen**; into: kali-i

RENAL FAILURE: am-be benz-ac berb cupr-ar fuma-ac helon juni-c nat-ox-act solid
- **accompanied** by | **pleural** effusion: apoc
- **acute** (↗*Suppression*): am-c anthraci *Apis Aral-h* bapt canth *Carb-ac Crot-h* cupr *Cupr-act* cupr-ar dig *Hydr-ac Hyos Lach Laur Morph Op* pic-ac plb sec *Stram*
- **chronic** (↗*GENE - Uremia; GENE - Dropsy - external - kidney; GENE - Kimmelstiel-wilson*): aesc-c allox am-c apis apoc arg-n ars arum-t aspidin aur aur-m-n aur-s benz-ac chloram creat crot-h juni-v kali-c kres lach lob-e *Lyc* mag-c *Mag-m Mag-s* merc merc-c nat-c nat-m op ph-ac *Phos* pip-m pitu-p plb sep *Ser-ang* solid stram streptom *Sulph* ter thuj *Urea* urt-u
- **coma**; with (See MIND - Coma - renal)

SCLEROSIS (↗*Nephrotic*):
- **glomerulosclerosis** (↗*GENE - Kimmelstiel-wilson*):
  - **focal** segmental glomerulosclerosis: syc

SENSITIVENESS: *Acon* apis *Berb* calc-ar cann-s *Canth* equis-h *Helon* phyt *Solid Ter*

SITTING agg: *Berb* ferr-m

STANDING | **amel**: berb

Stones

STONES. (↗*URIN - Sediment; URIN - Sediment - sand - gravel*): act-sp alum am-c am-m ambr *Ant-c* apoc *Arg-n* arn baros bell bell-p **Benz-ac** *Berb* cact cal-ren **Calc** *Cann-xyz* **Canth** cham chin chinin-s *Chlf* cimic coc-c coli coloc *Dios* epig equis-h erig ery-a eup-pur fab frag gali guat hed hedeo hep hydrang ipom-p kali-bi kali-c kali-i lach lipp **Lith-c Lyc** mag-p med mill nat-m *Nit-ac* nux-m nux-v oci onis op oxyd **Pareir** *Petr Phos* pipe polyg-h rub-t *Ruta* saroth **Sars** *Sep Sil* solid *Stigm* sulfa sulph *Tab* ter thlas thuj urt-u uva vesi *Zinc*
- **right**: lyc
- **left**: saxi
- **accompanied** by | **inflammation** of kidneys (See Inflammation - accompanied - stones)
- **bilious**: ser-a-c
- **recurrent**: cal-ren
- **urate** (See GENE - Uric - diathesis)

STOOPING agg: berb

STRETCHING LEGS agg: colch

SUPPRESSION of urine (↗*Renal - acute; BLAD - Retention*): Acon *Aeth* agar-ph *Ail* alf am-caust Anthraci **Apis** apoc aral-h aran *Arg-n* **Arn Ars Ars-h** *Ars-i* ars-s-f *Arum-t* asc-c aur aur-ar aur-m-n aur-s *Bell* bism bry bufo *Cact* calc calc-i calen *Camph* **Canth Carb-ac Carb-v** carbn-s caust *Cic* coc-c coff **Colch** con *Crot-h* **Cupr** *Cupr-act* cupr-s *Dig* dulc elaps *Elat Erig* eucal *Eup-pur* form *Hell* hep *Hydr Hyos* **Ign** iod juni-v *Kali-bi* kali-br kali-c kali-chl kali-m *Lac-c* **Lach** *Laur* liat lil-t lob **Lyc** merc *Merc-c* merc-cy *Morph* nat-m nit-ac nux-v *Op* osm oxyd petr *Phos* phyt pic-ac *Plb Podo* puls pyrog *Rob* **Sec** sep *Ser-ang* **Sil** solid stigm **Stram** *Stront-c* sul-ac **Sulph** tab tarax *Tarent Ter Urt-u* **Verat** vip zinc zinc-p zing
- **accompanied** by:
  • **neuralgic** pain of the whole right side: elat
  ○ **Abdomen**; cramping pain in: acon plb-act
- **alternating** with frequent urging: sep
- **children**; in | **infants**; in: chim
- **cholera**; during: **Ars** camph **Carb-v** crot-h *Cupr* kali-br *Laur* sec verat
- **concussion** of spinal column, from: *Arn* rhus-t *Tarent*
- **convulsions**; with: **Cupr** dig hyos *Stram*
- **dentition**; during: ter
- **diarrhea**; during: sulph
- **dropsy**, and: apoc aral aral-h hell kali-c
- **fever**; with: *Arn Ars Bell Cact Canth* colch crot-h *Hyos Op Plb Sec Stram*
- **followed** by | **vomiting**: ars-h
- **gonorrhea**; from suppressed: **Camph Canth**
- **grief**; from: ign
- **menses**; during: kali-bi
- **perspiration**; with: acon *Apis* arn ars bell camph *Canth* dulc hyos *Lyc* **Op** puls stram sulph
- **stupor**, with: dig plb
- **typhoid** fever:
  • **after**: zing

Kidneys

Suppression of urine – **typhoid** fever: ...
  • **during**: stram
- **violent**: cic *Cupr* cycl sulph

SUPPURATION (See Inflammation)

SWELLING: **Apis** ars berb hell helon kali-c kali-i lyc phos plb rhus-t solid ter vesp

TENSION: clem colch nat-m

TUMORS | **Ureters**: *Anil*

TWITCHING, region of: acon canth mang

UREMIA (See GENE - Uremia)

URIC ACID increased: chel

URINATION; after | **amel**: lyc med

WALKING | **amel**: ferr-m

WARMTH (See Heat)

WEAKNESS: *Psor*

WEARINESS, region of: arg-n benz-ac berb carb-an cham cimic helon manc phyt tarent

WINE agg: benz-ac

▽ extensions | O localizations | ● Künzli dot

Prostate gland

ABSCESS: hep med merc sil staphycoc

BALL; sensation of sitting on a (↗*Pain - pressing)*: cann-i *Chim* **Sep** sil

CANCER of prostate: bar-ox-suc chim **Con** crot-h kali-cy naphthoq staph sulfonam thymol

CATARRHAL discharge: aur ign

COITION agg: all-c alum psor

COMPLAINTS of prostate: aesc aloe am-m apis aur bar-c baros bell benz-ac calc caps carb-v caust chel chim clem con crot-h dam dig fab ferr-pic gnaph hep *Hydrang* iod kali-i lyc mag-m med *Mela* merc nat-s nit-ac nux-v pareir petr phos phyt pic-ac polyg-h pop puls sabad sabal sel senec sep solid spirae staph sul-i sulph thuj zinc-pic
- **accompanied** by:
  • **dysuria**: con staph
  • **urination**; frequent: apis ferr-pic sabal staph
  ○ **Rectum**; complaints of: podo
  ▽**extending** to | **Urethra**: staph

CONGESTION: *Acon Aloe* arn bell *Canth* con cop cub ferr-p gels gonotox kali-br kali-i lith-c *Ol-sant* puls *Sabal* thuj

EMISSION of prostatic fluid (↗*Emission - accompanied - impotency; MALE - Pollutions; MALE - Semen)*: acet-ac aesc agar *Agn* alum am-c *Anac Apis Arg-n* ars *Aur* aur-s bell *Calc* cann-s canth carb-v casc caust chim *Con* cub *Dam* daph dig *Elaps Ery-a Euph* gels *Hep* ign iod juni-c kali-bi kali-c *Lyc* lyss m-ambo *Mag-c* mang *Nat-c Nat-m Nit-ac* nuph nux-m nux-v *Petr* **Ph-ac** *Phos* pic-ac plat plb *Psor Puls* sabal **Sel Sep** *Sil Spig* spirae **Staph** *Sulph* tab tarent ter *Thuj* thymol trib *Zinc*
- **morning**: ran-b
- **accompanied** by:
  • **impotency** (↗*Emission; MALE - Pollutions - impotence)*: sel
  ○ **Bladder**; inflammation of: aspar
- **causeless**: zinc
- **chronic**: dam
- **dribbling**: ilx-a *Phos* **Sel**
- **easily** discharged, so that even an emission of flatus causes: mag-c
- **emotion**, with every: **Con** hep puls sel zinc
- **erections**:
  • **during**: ichth nit-ac **Ph-ac** *Puls*
  • **without**: aur bell cann-s con euph *Lyc* lyss *Nat-m Phos* **Sel** thuj
- **flatus** agg; passing: con *Mag-c*
- **fondling** women, while: agn **Con**
- **involuntary**: sel
- **itching** of prepuce; with: con
- **lascivious** thoughts, during: **Con** *Lyc Nat-m* **Nit-ac** *Ph-ac Phos* pic-ac
- **sitting** agg: *Sel*
- **sleep** | **during**: sel

Emission of prostatic fluid: ...
- **stool**:
  • **after** | **agg**: agn am-c anac aur *Calc Caust* cur *Hep Iod Kali-c* lyss *Nat-c Nit-ac* phos *Sel Sep Sil* **Sulph** zinc
  • **before**: agn sel
  • **difficult** | **with**: *Agn* alum am-c anac arn cann-i *Carb-v* con gels *Hep Nat-c* nat-sil **Nit-ac Ph-ac** *Phos* psor *Sep* **Sil** *Staph* **Sulph** zinc zinc-p
  • **soft** stool:
    ⸰ **with**: anac ars *Sel*
    ⸰ **diarrheic** stools; during soft: ars
  • **with**: acet-ac agar *Agn* alum alum-p alum-sil am-c anac ars aur-m *Calc* calc-sil carb-v carl *Caust* **Con** cor-r elaps *Hep Ign Iod Kali-bi Nat-c Nat-m* nat-p *Nit-ac* **Nux-v** *Petr* **Ph-ac** *Phos* sabal **Sel Sep** *Sil* staph sulph thuj zinc
- **talking** to a young lady, while: *Nat-m Phos*
- **thinking** of it agg: nat-m
- **tobacco** agg: daph
- **urination**:
  • **after** | **agg**: am-c anac calc *Caust* cur *Daph Hep* hipp *Kali-c* lach lyc lyss *Nat-c* nat-m nit-ac phos sel *Sep Sil* **Sulph**
  • **before**: psor sel
  • **during** | **agg**: agn anac calc hep lach nat-c nit-ac ph-ac sep sulph
- **walking** agg: agn **Sel** sil

ENLARGEMENT (See Swelling)

FESTERING sensation: cycl

FULLNESS: alum berb bry *Chim Cycl* nux-v

GURGLING sensation: phyt

HARDNESS: *Cadm-p* **Con** *Cop* iod med *Phos* plb senec *Sil Thuj*
- **enlargement**, without: cop
- **sensation** of: senec

HEAT: ptel *Puls*

HEAVINESS: cact caust **Con** cop graph hydrc *Med* puls sulph
- **lascivious** thoughts, during: graph
- **men**; in: hipp

INDURATION (↗*Swelling)*: am-m bar-c *Cadm-p* **Con** *Cop* crot-h *Iod Phos* plb *Psor Sel* senec *Sil Sulph* **Thuj**
- **accompanied** by:
  • **cancer** of prostate (See Cancer)
  ○ **Tongue** | **brown** discolouration: *Iod*
- **chronic**: aur brach

INFLAMMATION (= prostatitis): acon aesc agn aloe alum alum-sil anac apis arg-met arist-cl arn *Aur* bar-c bell bov bry cact cann-i cann-s cann-xyz canth *Caps* caust chim cic clem *Colch* coli **Con** cop cub cycl *Dig Dulc Fab* ferr-p ferr-pic *Gels* gonotox *Hep* hipp iod *Kali-bi* kali-br kali-c kali-i kali-n lach lil-t lith-c *Lyc* med *Merc* merc-c merc-d naphthoq *Nit-ac Nux-v* ol-sant pareir petr *Ph-ac* pic-ac pitu-gl podo polyg-h

Inflammation / Prostate gland / Swelling

Inflammation
polyg-s psor **Puls** pyrog sabad sabal sal-n sars sec *Sel* senec *Sep Sil* solid spong *Staph* staphycoc sul-ac *Sulph Thuj Trib* tritic *Verat-v* vesi zinc
- **accompanied** by | **urine**; blood in: *Chim*
- **chronic**: alum *Aur* bar-c brach calad carbn-s caust clem *Con Ferr-pic* graph hep hydrc iod *Lyc Merc Merc-c Nit-ac Nux-v* phyt *Puls* pyrog sabad *Sabal Sel Sep* sil solid *Staph* sulph *Thuj Trib*
- **discharge**; with thick yellow: cub
- **gonorrhea**; from suppressed (↗URET - Discharge - gonorrheal): bell caps *Cop* cub cupr *Dig Med Merc* merc-d **Nit-ac** *Nux-v* pareir *Petr Puls Sep* staph *Sulph* **Thuj**
- **old** people; in: dig *Sel*

IRRITATION in: cact *Dig* gaul gnaph

JERKING in region of: form

LUMP; sensation of a (See Ball; Fullness)

MASTURBATION, complaints after: tarent

PAIN: acon *All-c* **Alum** alum-sil ambr apis asaf *Bell* berb bov brom cact calc-p calc-sil canth *Caps* carb-an *Caust Chim* clem *Con* cop **Cub** cupr-ar *Cycl* dig gnaph graph kali-bi kali-c kali-n laur *Lyc* lyss med merc mez nat-ar nit-ac ol-an pareir ph-ac *Phos* podo polyg-h *Puls Rhus-t* sabal sel *Sil Staph* sul-ac sul-i sulph tarent thuj visc
- **afternoon**: aur kali-bi
  · **stitching** pain: aur kali-bi
- **aching**: med sabal thuj
- **biting** pain: carb-an con
- **bladder**, deep in pelvis, morning and forenoon after coition; and: all-c
  · **aching**: all-c
- **blowing** the nose agg: alum
- **burning**: all-c ambr caps cop lyss ph-ac sulph
- **cancer**, in: cadm-f crot-h
- **coition**:
  · **after**: *All-c* alum caps *Psor* sel
  · **during**: *Alum*
    : **pressing** pain: *Alum*
- **constricting** pain: canth *Caust* puls sulph
- **cramping**: visc
- **dragging**: nat-ar sil
- **drawing** pain: clem *Cycl* kali-bi mez
- **ejaculation**; during: agar
  · **burning**: agar
- **erections**; during: alum
  · **beginning** of erection: *Alum*
    : **pressing** pain: *Alum*
- **gonorrhea**; during: *Caps* cub
- **jar** agg: **Bell**
- **motion** | **amel**: rhus-t
- **nose**, on blowing: alum
  · **pressing** pain: alum
- **pressing** pain (↗Ball): all-c *Alum* apis asaf berb brom cact *Caust* chim *Con Cycl* laur *Lyc* merc ol-an *Phos Puls Sel* sil sulph thuj

Pain: ...
- **pulsating** pain: caust polyg-h
- **riding** agg: staph
- **shooting** (See stitching)
- **sitting** agg: *Chim Cycl* dig rhus-t
- **sitting** or walking: *Cycl*
  · **aching**: cycl
  · **drawing** pain: *Cycl*
- **sore**: alum alum-sil calc-sil **Chim** *Cycl Rhus-t* sul-ac
- **standing** agg: cycl
  · **pressing** pain: cycl
- **sticking** pain: nit-ac
- **stitching** pain: bov calc-p *Con Cycl Dig* kali-bi kali-c kali-n lyc *Puls* sel
  · **forward**: sil
- **stool**:
  · **after** | **agg**: phos
  · **urging** to: *Cycl* rhus-t
- **urging** for urination or stool; when: cycl
  · **stitching** pain: cycl
- **urination**:
  · **after**:
    : agg: bell lyc polyg-pe **Puls**
    : **pressing** pain: lyc **Puls**
  · **during**:
    : agg: *Apis* cact caust cop cycl kali-n lyc med merc-d pareir sel
    : **pressing** pain: *Lyc*
    : **stitching** pain: cact caust cop cycl kali-n merc-d pareir sel
  · **end** of: coca
  · **urging** to urinate: *Cycl Rhus-t*
- **walking**:
  · **agg**: all-c brom *Cycl Kali-bi* staph
  · **pressing** pain: all-c brom *Cycl*
  · **stitching** pain: *Kali-bi*
  · **amel**: *Rhus-t*
▽**extending** to
○ **Genitals**: bov
  : **stitching** pain: bov
○ **Region** of: bov
  · **pulsating** pain: bov
  · **urinate**; while straining to: dig
    : **pulsating** pain: dig

PROSTATITIS (See Inflammation)

PROSTATORRHEA (See Catarrhal)

QUIVERING, nervous: form

SUPPURATION: fab hep **Sil**

SWELLING (↗*Induration*): alf aloe alum alum-p alum-sil *Am-m Apis* apoc *Arg-n* asar aspar *Aur-m* **Bar-c** bar-i *Benz-ac Berb* cact **Calc** calc-f calc-i calc-sil cann-s cann-xyz canth chel **Chim** chr-s cic *Cimic* clem **Con** cop cub cuc-p dam *Dig Dulc* eup-pur *Fab Ferr-m* ferr-pic fl-ac *Gels* graph hed hep hipp hydrang *Hyos Iod* kali-bi kali-br kali-c *Kali-i* kali-p kreos lith-c *Lyc* mag-s *Med Merc* merc-d *Nat-c* nat-p *Nat-s Nit-ac* nux-v ol-an ol-sant oxyd *Pareir* petr

982   ▽ extensions | ○ localizations | ● Künzli dot

Swelling

Prostate gland

Swelling: ...
Phos pic-ac pip-m polytr-c *Pop Psor* **Puls** rhus-a sabal sars *Sec Sel* senec sep *Sil* solid *Spong Staph* stigm sul-ac sul-i *Sulph* ther *Thiosin Thuj* thymol thyr trib tritic tub uva x-ray *Zinc*
- **accompanied** by:
  - **constipation**: arn sil
  - **urination**; involuntary (See BLAD - Urination - involuntary - accompanied - prostate)
  - **urine**; retention of (See BLAD - Retention - enlarged)
  o **Eyes**; red discoloration of: sabal solid
  - **Perineum**; pressure in: berb
- **cancerous** (See Cancer)
- **dribbling** urine after stool and after urination: **Sel**
- **old** people; in: aloe **Bar-c** *Benz-ac* **Con Dig** ferr-pic *Iod* nux-v prost *Sabal* **Sel** *Staph* sulph
- **sensation** of: alum berb bry chim cycl nux-v senec *Ther*
- **sexual** excesses; after: thymol

TENSION: clem lyc thuj

TWITCHING: form

UNEASINESS: ptel

URINATION agg: lyc polyg-h *Puls*

WALKING agg: cycl kali-bi

WARMTH (See Heat)

Prostate gland

Discharge – mucous | **Urethra** | Dropping

- **mucous**: ...
  Cub dig dulc **Elaps** *Ferr* ferr-p fl-ac *Graph Hep* hydr jac-c kali-bi kali-i kali-s lyc mag-p *Merc Merc-c* merc-i-f *Mez* nat-c *Nat-m Nat-s Nit-ac Nux-v* ol-sant *Pareir* petr petros phos **Puls** rhod sabin sars **Sep** sil *Sulph Thuj* tus-p zing
  - **evening**:
    - chill, after a: ferr
    - urination agg; after: nat-m nit-ac nux-v *Ph-ac*
  - **bloody**: canth *Merc* **Nit-ac** puls
  - **gelatinous**, after urination: nat-m
  - **glutinous**: *Agar* thuj
  - **milky** white: cann-s *Kali-chl* puls
  - **moving** about, on: mez
  - **relaxation** of genitals, during: *Phos*
  - **urinating**: calc merc phos
  - **urination**:
    - after | agg: con **Merc-c** nat-m nit-ac
    - during:
      - end of: nit-ac
  - **viscid**, after urination: nit-ac
  - and purulent: nux-v
- **orgasm**; during: *Ign* nat-m *Phos*
- **painless**: cann-s ferr kali-i **Merc** nat-s *Nit-ac* **Sulph** thuj
- **persistent**: alum arg-met kali-bi phos sulph
- **profuse**: apis arg-met arg-n ars-s-f bufo calc-s *Cann-i* chim *Cop Cub* cur *Ferr Hydr Kali-bi Med Petros* sabin *Sep Thuj*
  - **morning**: med
- **purulent**: agn alum alum-sil arg-n *Arn Bar-c* bar-s *Baros* bov *Calc* **Calc-s** calc-sil *Cann-s Canth Caps Carb-v Chel* chim *Clem* cob *Con Cop Cub* cupr-ar dig graph *Hep Hydr* ip jac-c *Kali-i Kali-s Led Lyc Med Merc Merc-c* mez nat-c nat-m *Nat-s* **Nit-ac** nux-v ol-sant *Ph-ac* phos psor *Puls* sabad *Sabin* sars sep *Sil* sulph *Thuj* tus-p zing
  - **drop** of pus before urinating: tus-p
- **recurrent** (See GENE - History - urethra)
- **scanty**: ferr-p
- **semen**, like: puls
- **slimy** (See mucous)
- **staining** linen: canth *Nat-m*
- **stringy**: agar hydr kali-bi nat-c nat-m nux-v sel thuj
- **thick**: *Alum* anan *Arg-met* arg-n *Cann-s* caps *Clem Cub* ferr *Hep Hydr Kali-i* med *Merc Merc-c* nat-m *Nat-s* nux-v *Psor Puls* sil *Sulph* **Thuj**
- **thin**: apis caps cinnb fl-ac *Kali-s* lyc med merc-c mez *Nat-m* nit-ac nux-v petr petros psor sabin sep sulph *Thuj*
  - **gleety**, with formication over body: cedr
- **transparent**: cann-s mez petros phos
- **urination**:
  - after | agg: anac calc con kali-c lach nat-m nit-ac nux-v ph-ac phos sars sep
  - **before**: berb

Discharge: ...
- **viscid**: agar agn bov dig graph ham kali-bi kali-s nit-ac *Nux-v* ph-ac phos
- **watery**: apoc cann-s canth ferr-p *Fl-ac Hydr Kali-s* lyc merc merc-c *Mez* mill *Mur-ac Nat-m* ph-ac phos sep *Sulph* sumb **Thuj**
  - **glued** up in morning with a watery drop; meatus: *Phos*
  - **moving** about, on: mez
  - **nitrate** of silver, after injections of: nat-m
  - **painless**: cann-s
- **white**: ant-o arg-n cann-i *Cann-s* canth *Caps* chim cinnb cob *Cop* cupr-ar *Ferr Gels* hep *Iod Kali-c Kali-chl* lach med merc *Mez* **Nat-m** nit-ac petr *Petros* ph-ac psor sars *Sep* sulph thuj trad zinc
  - **morning** | **prostatic** discharge evening; and: *Ph-ac*
  - **chronic**: caps chim cinnb cob ferr merc merc-c *Mez Nat-m* nit-ac *Sel Sep* sulph thuj zinc
    - anemic subjects, in: **Calc-p**
    - impotence, with: *Agn Calad* cob
    - and fetid urine: calad
    - nitrate of silver, after injection of: *Nat-m*
    - urination agg; after: cop lach petros sep
- **yellow**: agar **Agn Alum** alum-p alumn anan **Arg-met** arg-n ars-s-f *Bar-c* bell *Calc Calc-s* calc-sil cann-i cann-s *Canth Caps* con *Cop Cub* cur *Fl-ac* gonotox hedy *Hep Hydr* kali-bi *Kali-s* lyc *Med* **Merc** nat-c *Nat-m* **Nit-ac** petr petros *Psor* **Puls** sars *Sel Sep* sil sulph sumb **Thuj** tus-p zing
  - **morning**, drop: fl-ac *Med*
  - **evening**: lyc
  - **night**: *Merc* zinc zing
  - **chronic**: **Alum** *Alumn* **Arg-met** *Calc-s Fl-ac* hep hydr lyc *Med* merc *Nat-m Psor* **Puls** *Sel Sil*
  - **staining** linen: *Alum Nat-m Psor*
- **yellow**-green: agn alum arg-n baros *Cann-s* **Cann-xyz** canth caps cinnb cob cop *Cub* dig *Hep Hydr* jac-c kali-bi kali-i *Kali-s Merc Merc-c* nat-m *Nat-s* ol-sant *Puls* sabin sep sil sulph thuj tus-p zing
  - **obstruction** of urethra; with frequent: cub
- **yellowish** white: cann-i sulph *Thuj*
  - **painless**: cann-i

DISCOLORATION:
- **blue**:
  - **spots** | **Meatus**: borx

DROP; sensation of a:
- **burning** drops run along; after urination: arg-n *Thuj*
- **cold** drop of urine passing; as if a: agar
- **few** drops passed; as if a: ambr aspar cedr lact petros sel sep vib
- **remains**; as if a drop (See Urine - remained)
- **rolling** continuously along (↗*Ball*): lact sel staph
- **water** flowing through it; as if a drop of: lam

DROPPING from:
- **sensation** of: agar ambr cedr lact **Sel** sep thuj
- **urination** agg; after: *Thuj*

Urethra

DRYNESS, sensation of: alum cop
ERUPTIONS:
- vesicles: stann
  · large blebs: rhus-t
  · small blebs: petr
  · ulcers, forming: *Nit-ac*
  ○ **Meatus**: stann
  ○**Meatus**; around: caps

EVERTED meatus: caps
EXCORIATION:
  ○**Meatus**; of: stann
EXCRESCENCES: teucr
FLATUS | passing agg: mang
FUNGOID growth: calc con graph lyc thuj
GLEET (See Discharge - gleety)
GNAWING, when not urinating: bart bov
GONORRHEA:
- acute gonorrhea (See Discharge - gonorrheal)
- chronic gonorrhea (See Discharge - gleety)
- suppressed (See GENE - Gonorrhea)

HARD (↗*Induration*):
- body; as if round: cann-i
- node: alum bov lach

HARDNESS: *Arg-n Clem Hyper* nit-ac
  ○**Meatus**, of: cann-s cann-xyz
HEAT: acon all-c alum ambr ant-c ant-t apis arn ars aster aur-m bar-c bell borx *Bry* cact *Calc* **Cann-xyz** canth caps cass *Caust Cham* chel *Chin* clem **Colch** coloc con cupr dulc ferr-p hep ign *Ip* kali-bi kali-c lach laur *Lyc* merc **Merc-c** *Mez* mur-ac nat-c nat-m nit-ac **Nux-v** par petr **Ph-ac Phos** *Puls* rheum rhus-t *Ros-ca* sabad sabin sars seneg *Sep* sil spig **Staph** sul-ac sulph ter teucr **Thuj** verat zinc
- emission of semen, during: tarent
- hot wire in urethra; as if a: nit-ac
- voluptuous: canth

HEAVINESS: eup-per sabad til
HEMORRHAGE: aloe alumn am-c ambr anan ant-c ant-t *Arg-n* ars arum-m bell bry *Cact Calc Camph Cann-s Canth Caps* carbn-s *Caust Chel Chin Chinin-s Con Crot-h* cur erig euph *Euphr Ferr-m* ferr-p graph *Ham* hell *Hep Ip* kali-ar kali-c *Kali-i* kali-s lac-c lach *Lyc Merc* **Merc-c** mez *Mill* mur-ac murx nat-m *Nit-ac Nux-v Phos* plb *Puls* sars *Sec* senec seneg sep squil *Sul-ac Sulph* ter thuj zinc zinc-p
- evening | **22 h**: lac-c
- burning; with: ambr chin coch graph kali-c kali-i merc *Nux-v* puls seneg *Sulph* ter
- coition; during: *Caust*
- constipation; during: lyc
- cut, from a, hemorrhagic diathesis: ter
- erections; during: *Canth*
- gonorrhea; after suppressed: **Puls**
- menses, suppressed: zinc

Hemorrhage: ...
- pain, with:
  ○ **Kidneys** and bladder; in: ant-t ip puls
    · **Stomach** and vomiting; in: ip
- painful: merc zinc
- painless: ars-h lyc merc psor sec
- paralysis of legs, with: lyc
- pure blood: bry *Canth* caps ham hell mez
  · clotted: cact *Caust Chin Coc-c Nux-v*
  · urination | not urinating; when: bry
- stool agg; during: *Lyc* puls
- urination: alum
  · after | agg: *Caps* dulc **Hep** merc-c mez puls sars sulph *Thuj* zinc
  · during:
    : beginning of | agg: *Con*
- vicarious: *Phos* zinc

INDURATION (↗*Hard*): arg-n arn calc camph canth carb-v cic *Clem* con dig dulc graph hyper lyc mag-m merc merc-i-r **Petr** phos puls rhus-t sil spong sulph
- cartilaginous: pareir
- chronic: alumn *Arg-n* bov calc-p merc-i-r nit-ac
- whipcord; like a: clem

INFLAMMATION (= urethritis): Acon agar agn anemps apis *Arg-n Ars Aur* aur-ar bell bov *Cact* camph cann-i **Cann-s Canth** caps carb-ac caust *Chim Clem Cop Cub* cycl dig dor dulc ferr-p *Gels* gonotox gran *Hep* hydr kali-bi **Kali-i** lith-c lyc lyss med *Merc* **Merc-c** napht nat-c nit-ac **Nux-v** oci-sa pareir *Petr Petros* phys pip-m psor puls rham-f *Sabin* sars staph *Sulph* sumb tab **Ter** teucr *Thuj* yohim
- accompanied by:
  · urine; blood in: *Chim*
  ○ **Bladder**; chronic inflammation of (See BLAD - Inflammation - chronic - accompanied - urethra)
- burning, shooting pain and increased gonorrhea, with: *Arg-n* cann-s
- cartilaginous; becomes: pareir
- children; in: dor
- chronic: arg-met cann-i caps gonotox kali-i *Med*
  · new sexual relationship; since: *Med*
- mucus, especially in woman; with much: cub
  ○**Cowper's** glands: acon *Cann-s* fab gels *Hep* merc-c petros *Sabal* sil
  · **Meatus**: alum bov *Calc* calc-p cann-i **Cann-s** canth *Cop* erig eup-pur *Hep* jac-c kali-bi led med nat-m *Nit-ac* pareir ph-ac rhus-t **Sulph** tab thuj

IRRITATION: bell cact cann-s chim *Clem* cub dor *Ham* helon hydrc kali-br *Lil-t* mit cub onos pop pyrus spirae **Staph** still stram
- children; in: dor
  ○**Meatus**: kali-bi sulph

ITCHING: acon *Agar* alum ambr anac anag ang ant-t apis arg-n arn aur-m bell *Berb* bov bry calc *Cann-s* canth carb-an carbn-s caust *Chim* chin clem coc-c cocc coff colch coloc con cop cub euph *Ferr* ferr-p fl-ac gins graph hydr ign indg kali-bi kali-c kali-chl kali-m kiss laur *Led* linu-c lith-c *Lyc* lyss merc *Merc-c*

▽ extensions | ○ localizations | ● Künzli dot

Urethra

Itching: ...
Mez Nat-m Nit-ac Nux-v ol-an pareir *Petr Petros* ptel rheum rhus-t samb sars sel sep sil staph *Sul-i* **Sulph** tab *Thuj* tus-p vesp zinc
- **morning**: arg-n
- **afternoon**: ferr
- **evening**: hydr mez sulph
- **erections**; during: chlf nux-v *Sel*
- **gleet**, with: agar *Nat-m Nit-ac Nux-v* **Petr**
- **gonorrhea**, with: *Agar* **Merc-c** *Nat-m Petr* **Petros**
  - **following**: *Nit-ac*
- **pus**; preceding discharge of: con
- **urination**:
  - **after | agg**: arg-n arund bell canth carb-an clem colch cop lyc lyss **Merc** *Nat-m* nux-v petr sars tab *Thuj* verat
  - **before**: cop ferr nux-v tab
  - **during | agg**: agar *Ambr* arg-n cop *Ferr* graph *Lyc* Merc *Mez* nat-m *Nux-v* ol-an pareir petr rheum sars tab thuj
  - **urging** to urinate | **with**: chlf coloc petros
- **voluptuous**: alum *Ambr* arg-n carb-an colch *Thuj*
▽**extending** to | **Bladder**: ferr
○**Anterior** part: *Arn* **Cann-s** cocc ferr-i *Ign Laur* lob merc-c nux-v *Thuj*
  - **urination | not** urinating; when: arn euph *Sulph*
- **Female** urethra: **Calad** canth *Coff Kreos Nat-m* petr Puls *Sep* thuj
- **Fossa** navicularis: agar cic *Clem* cocc colch cub ferr gins **Petros** *Thuj* vichy-g
  - **shooting** evening; and: sulph
  - **urination** agg; after: *Colch*
  - **voluptuous**: *Petros Thuj*
- **Meatus**: agar *Agn* alum alumn *Ambr* arum-t brom cann-i cann-xyz canth **Caust** chel *Chim* cic *Clem* **Coc-c** colch coloc conv cop cupr-act equis-h gins hydr iod kali-c kali-m kali-n kreos lach led merc-c *Nat-m* petr *Petros* plan polyg-h ran-s samb *Sulph* syph verat vichy-g
  - **evening**: alumn hydr nat-m
  - **coition**; after: nat-p
  - **female**: conv
  - **scratching** agg: equis-h
  - **stool** agg; after: nat-p
  - **touch** agg: jac-c jac-g
  - **urination**:
    : **urging** to urinate:
    : **after**: clem *Merc* plan verat
    : **as if** urging to urinate: chel
    : **before**: nat-m
    : **constant** urging: brom
    : **during**: ambr anthraco cop lyc nux-v petr
  - **voluptuous**: chlf chlol gins led
  - **walking** agg: nat-m nat-n

JERKING: *Alum* ambr cann-i *Cann-s* cann-xyz *Lyc* nat-c nat-m nux-v *Petr Phos* pic-ac *Sars Thuj*
- **standing** agg: cann-s
- **urination** agg; after: *Lyc*

Jerking: ...
- **voluptuous** formication | **Fossa** navicularis; in: *Thuj*

KNOTTY sensation: alumn *Arg-n* bov cann-s

MOISTURE at meatus: nat-m phos
- **glutinous**: dig
- **remains** a long time: agar petr
- **yellow**, staining: phos

MUCUS; clogged up with coagulated (See Clogged)

NARROW; sensation as if (↗*Swelling*): anan *Arg-n* bry coc-c dig gonotox graph stram thuj

NODE, hard (See Hard - node)

NUMBNESS (↗*Sensation - absent*): apoc arg-n **Caust** *Cedr* kali-br **Mag-m** nux-v sars
- **uneasy** feeling: *Cedr*

OPEN; sensation of being: cop

PAIN: acon aesc *Agar* agn *All-c* all-s allox aloe alum am-c am-m ambr ammc anag ang *Ant-c Ant-t* aphis *Apis* aran arg-met *Arg-n* arist-cl arn **Ars** ars-s-f asaf asar asc-t aspar aur aur-ar aur-m aur-s bar-c *Bell* benz-ac berb bond borx bov brach brom bry bufo cact cadm-s cain *Calad* calc calc-f calc-p calc-s **Camph** cann-i cann-s cann-xyz *Canth* caps carb-an carb-v carbn-s *Card-m Carl* caust cedr cham chel chim *Chin* chinin-s chlf cic cimic cinnb clem cob coc-c cocc coff *Colch* coli coloc con convo-s *Cop* crot-t cub cupr cupr-ar cycl der *Dig Dulc Equis-h* erig *Ery-a* eup-pur euph fago *Ferr* ferr-ar *Ferr-i* ferr-pic *Fl-ac* gaert gels gins gran *Graph* guaj hell *Hep* hipp hura *Hydrang Hyper* ign indg iod *Ip* iris jab jatr-c kali-ar kali-bi *Kali-c Kali-i* kali-n kali-p kali-s kiss kreos lac-c *Lach* lat-m laur led lil-t lith-c lob lup lyc lyss m-ambo m-aust mag-c mag-m mag-s manc mang *Med* mela **Merc Merc-c** merl *Mez* mosch mur-ac mygal *Nat-m Nat-m* nat-p nit-ac nux-m **Nux-v** oci-sa ol-sant *Onis Op* ox-ac pall par *Petr Petros Ph-ac* phos phys pic-ac plan plb polyg-h prot *Prun* psor ptel *Puls* pulx rauw *Rhod* rhus-t *Rhus-v Ruta* sabad sabal sabin *Sars* sec *Sel* senec seneg *Sep* **Sil** spig squil stann *Staph* still stry sul-ac *Sulph* sumb tarent tep *Ter* teucr *Thuj* thymol til tus-p uran-n verat viol-t zinc zinc-act zinc-p zing
- **midnight**: equis-h
  - **cutting** pain: equis-h
- **daytime**: still
- **morning**: alum cimic graph merc rhus-t seneg *Sulph* sumb
  - **biting** pain: rhus-t
  - **cutting** pain: alum graph merc
  - **erections**; after: *Nat-m*
    - **burning**: *Nat-m*
  - **stitching** pain: cimic seneg *Sulph* sumb
  - **urination**:
    : **after**:
    : **agg**: carb-v con *Fl-ac* thuj
    . **burning**: con *Fl-ac* thuj

Urethra

Pain – morning

- **urination – after – agg**: ...
  : **drawing** pain: carb-v
  . **tearing** pain: carb-v
  : **during**:
  :: **agg**: anag con *Fl-ac* ign seneg teucr thuj
  . **burning**: anag con *Fl-ac* ign seneg teucr thuj
- **waking**; on: alum carb-v sep
  : **biting** pain: alum sep
  : **drawing** pain: alum carb-v sep
  : **emissions**; after: carb-an
  : **burning**: carb-an
- **forenoon**: caps
  - **cutting** pain: caps
  : **stitching** pain: caps
- **afternoon**: sulph thuj
  - **seated**; when: ign thuj
  : **tearing** pain: ign thuj
  - **stitching** pain: sulph thuj
- **evening**: *Calad* canth caust chin lyc mez nat-c nit-ac ox-ac petr phos seneg sulph thuj
  - **burning**: chin lyc nat-c ox-ac petr phos sulph
  : **acrid** urine would pass; as if a drop of: ox-ac
  - **lying** down agg; after: fago gran
  : **cutting** pain: fago gran
  - **stitching** pain: *Calad* canth mez nit-ac sulph thuj
  - **urination**:
  : **after**:
  :: **agg**: am-c tarent
  . **drawing** pain: am-c tarent
  : **during**:
  :: **agg**: seneg
  . **pressing** pain: seneg
- **night**: berb canth caust cinnb *Merc*
  - **burning**: berb canth caust cinnb *Merc*
  - **erections**; during: thuj
  : **stitching** pain: thuj
- **aching**: bry cain canth eup-pur lob sulph
- **all** times, at: ars-s-f calad canth
  - **burning**: ars-s-f calad canth
- **and** itching, before urination: cop tab
  - **biting** pain: cop tab
- **biting** pain: alum ambr apis arn ars berb camph cann-s canth caps carb-v cham chin *Clem* equis-h *Graph* guaj ign ip kali-c kali-n m-aust merc merc-c mur-ac nat-m prun rhus-t sabin sel sep staph teucr thuj zinc zinc-act
  - **evening** | **burning**: chin
- **burning**: acon aesc agar agn *All-c* all-s aloe alum am-c ambr ammc anac ang *Ant-c* *Ant-t* *Apis* *Arg-n* arn **Ars** ars-s-f asar aspar aur aur-ar aur-m bar-c bell benz-ac **Berb** borx bov brom *Bry* cact cain calad *Calc* calc-f calc-s **Camph** cann-i **Cann-s** cann-xyz **Canth** *Caps* carb-an carb-v carbn-s *Card-m* *Carl* *Caust* cedr cham chel chim *Chin* chinin-s cimic cinnb clem cob coc-c coff *Colch* coloc con *Cop* crot-t cub cupr cupr-ar der dig dulc *Ery-a* eup-pur ferr ferr-ar ferr-i *Fl-ac* gels graph grat *graph* hell hep hipp *Hydrang* *Hyper* ign ip jab kali-ar kali-bi kali-c *Kali-i* kali-n kali-p kreos lac-c laur led lil-t *Lith-c* lup *Lyc* lyss m-ambo mag-c mag-m manc **Merc** **Merc-c** merl mez mosch *Nat-c* nat-m nat-p *Nit-ac*

Pain – ejaculation

- **burning**: ...
  nit-m-ac nux-m **Nux-v** onis op ox-ac par *Petr* *Petros* *Ph-ac* *Phos* plb polyg-h prot **Prun** ptel *Puls* pulx *Rhod* rhus-t *Rhus-v* ruta sabad sabin *Sars* sec sel senec seneg *Sep* **Sil** spig stann *Staph* still stry sul-ac **Sulph** *Tarent* *Ter* teucr **Thuj** (non: uran-met) uran-n verat viol-t zinc zinc-p zing
  - **urine** were passing; as if drops of: ambr ox-ac
  - **chill**; during: calen
  - **tearing** pain: calen
- **clots** of blood passing; from: canth
  - **agonizing**: canth
- **coition**:
  - **after**: berb calc canth coli merc merc-c nat-m nat-p *Sep* sul-ac **Sulph**
  : **burning**: berb *Canth* coli merc merc-c nat-p *Sep* sul-ac **Sulph**
  : **stitching** pain: calc nat-m
  : **urination** agg; during: *Caust*
  : **burning**: *Caust*
  - **during**: agar ant-c calc *Canth* clem kreos merc sep sulph thuj
  : **burning**: agar ant-c calc *Canth* clem kreos merc sep sulph thuj
  : **stitching** pain | **stinging**: calc
- **contracting**: *Arg-n* bry *Cann-s* *Canth* caps *Chin* *Clem* dig ferr-i indg ol-sant *Petros*
- **cough** agg; during: caps
- **cutting** pain: alum anac ant-c arg-n arn asc-t aspar *Berb* bry bufo *Calc* **Calc-p** cann-s **Canth** *Caps* carb-v caust *Chel* colch **Con** cupr *Dig* *Equis-h* eup-pur fago gran graph guaj hura iod *Ip* *Kali-c* kali-s *Lach* *Lyc* mang *Merc* mur-ac nat-m *Nit-am* nux-m nux-v *Onis* *Op* *Petros* ph-ac *Phos* psor puls sars *Sep* staph *Sulph* ter thuj zinc zinc-p
  - **backward**: arg-n caps
  - **biting**, getting worse towards end of urination, even to last drop; and: *Merc*
  - **outward**: plan
  - **paroxysmal**: eup-pur kali-c
- **darting** (See stitching)
- **discharged**, when semen is | **burning** (See ejaculation - during - burning)
- **dragging**: arg-n eup-pur *Lyc* ph-ac sabad sel ter til
- **drawing** pain: alum arg-n asar *Berb* bry *Cann-s* caps carb-v cic colch con cop fl-ac gran hipp iod *Kali-bi* kali-c lyc *Merc* *Mez* nat-m *Petros* ph-ac phos pic-ac puls sabad sep sulph tarent *Thuj* zinc
- **ejaculation**:
  - **after**: carb-an carb-v caust cob dig merc nat-m sep sulph thuj
  : **burning**: carb-an carb-v caust cob dig merc sep sulph thuj
  : **cutting** pain: nat-m
  : **stricture**, during coition; in: *Clem*
  :: **burning**: *Clem*
  - **agg**: cob pip-m sars ser-a-c
  : **morning** | **waking**; on: carb-v

990 ▽ extensions | O localizations | ● Künzli dot

Urethra

Pain – ejaculation ... Pain – stitching

- **during**: *Agar* Ant-c arg-n *Berb* borx *Calc Canth* clem con *Kreos* merc nat-m *Nit-ac* sars sep sul-ac **Sulph** tarent thuj
  - **burning**: *Agar* Ant-c arg-n *Berb* borx *Calc Canth* clem *Kreos* merc nat-m *Nit-ac* sars sep sul-ac **Sulph** tarent thuj
  - **cutting** pain: borx con nat-m
- **erections**: cann-s clem *Nit-ac* thuj
  - **after**: ambr cann-s thymol
    - **burning**: thymol
  - **ceases** during coition: anag
    - **burning**: anag
  - **during**: agar anag cain calc-p cann-s *Canth* carbn-s ferr-i mag-m mosch mur-ac nat-m nit-ac
    - **burning**: anag cain calc-p *Canth* carbn-s ferr-i mag-m mosch nat-m *Nit-ac*
    - **sore**: canth
    - **tearing** pain: agar cann-s canth mur-ac
  - **stitching** pain: cann-s clem *Nit-ac* thuj
- **exertion** agg: alum
  - **burning**: alum
- **flatus**; passing:
  - **after**:
    - **agg**: lyc
    - **stitching** pain: lyc
  - **agg**: lyc *Mang*
    - **burning**: lyc mang
    - **cutting** pain: lyc mang
  - **quietly**; passing flatus: mang
    - **stitching** pain | **dull** pain: mang
    - **stitching** pain: *Mang*
- **gonorrhea**, with: **Merc** *Mez*
  - **stitching** pain | **stinging**: **Merc** *Mez*
- **ineffectual** desire to urinate, with (See urination - urging - with ineffectual)
- **itching**; with:
  - **urination**:
    - **not** urinating; when: euph
    - **stitching** pain: euph
- **menopause**: berb
  - **burning**: berb
  - **during**: *Berb*
- **menses**:
  - **before**:
    - **agg**:
      - **urination** agg; during: canth
        - **cutting** pain: canth
      - **burning** (See URIN - Burning - menses - before)
  - **during**:
    - **agg**: *Nat-m*
    - **burning**: *Nat-m*
- **motion** agg: alum bell chel
  - **burning**: alum
  - **cutting** pain: chel
  - **stitching** pain: bell chel
- **nephritic** colic, with: coc-c
  - **aching**: coc-c
- **paroxysmal**: eup-pur kali-c op prun

- **pinching** pain: am-m carb-v caust cinnb coc-c kali-c lyc sep thuj verat
- **pressing** pain: agn ang aphis arn bry cann-s canth cocc colch coloc cop *Dulc* graph *Lach* lyss nux-v petros Ph-ac puls sabad sel seneg stann teucr thuj til zinc
- **pressure**:
  - **agg**: *Clem* mez nat-m
    - **sore**: mez nat-m
  - **penis**; on glans:
    - **amel**: canth
      - **cutting** pain: canth
- **pricking** pain: cann-i iris psor
- **raw**; as if: bar-c cadm-s cop lach merc mez nat-m phos sep sulph
- **riding**; after: staph
- **rigors**, with: sulph
  - **stitching** pain: sulph
- **rising** agg; after: thuj
  - **burning**: thuj
- **scalding** (See burning)
- **scraping** pain: ign sars
- **shooting** (See stitching)
- **shooting** and increased gonorrhea: arg-n cann-s
  - **burning**: arg-n cann-s
- **sitting** agg: *Card-m* par plan thuj
  - **burning**: *Card-m* par
  - **flatus** agg; passing: *Mang*
    - **stitching** pain: *Mang*
  - **stitching** pain: plan thuj
- **smarting** (See burning)
- **sore**: agn anag apis *Arg-n Berb* borx bov brach cadm-s calc *Cann-s Canth Caps* caust cic *Clem* colch cop cub cupr *Ferr* ferr-pic gels *Hep Hyper* ign kali-i *Lach Med* merc mez *Nat-m Nit-ac* nux-v ox-ac phys *Prun* ptel sep stann staph teucr thuj til tus-p zinc
- **splinter**; as from a: nit-ac
- **standing** agg: aur-m cann-s clem cob
  - **stitching** pain: aur-m cann-s
  - **twinging**: clem
- **stinging**: *Apis* bov brach cann-i cann-s *Caps* erig *Merc* nat-c par sabal sars staph sulph thuj
- **stitching** pain: acon agar alum am-m ant-t *Apis* arg-met *Arg-n* arn asaf asar asc-t aspar aur aur-s *Bell Berb* bond borx bov brach brom bry *Calad Calc* calc-p *Cann-i* cann-s *Canth Caps* carb-v chel *Chin* chlf cic *Clem* coc-c cocc colch coloc con crot-t cupr cycl dulc equis-h euph gran graph *Hep* ign indg iod jatr-c kali-i kali-p kiss *Lach* led *Lyc* mag-c mang mela *Merc Merc-c* mez mur-ac mygal nat-c nat-m nit-ac nux-v pall par petr petros Ph-ac phos plan psor rhod *Sars* seneg *Sep* sil spig squil stry **Sulph** sumb tep *Thuj* til verat viol-t zinc zinc-p
  - **backward**: berb canth con **Merc-c** *Nux-v* plan psor squil sulph sumb zinc
  - **burning**: agar cann-s merc merc-c nit-ac spig
  - **cutting** pain: *Calc* coc-c *Lach* lyc sars
  - **dull** pain: cic merc
  - **fine**: agar bry nat-m par

Urethra

- **forward**: arg-met arg-n aspar bell berb clem dulc jab nat-c nat-m plan sars thuj zinc
- **jerking** pain: con
- **needles**; as from: nit-ac
- **splinter**; as from a: *Arg-n* coloc *Nit-ac*
- **straw** was being thrust back and forth; as if a: dig
- **tickling**: calc
- **twinging** like lightning, from before backward: *Berb* zinc
- **stool**:
  - **after**:
    : **agg**: *Nat-c* staph
    : **burning**: *Nat-c*
    : **cutting** pain: staph
  - **before**: mur-ac sulph
    : **cutting** pain: mur-ac sulph
  - **during**:
    : **agg**: carbn-s *Coloc* mur-ac *Nat-c* ol-j squil *Sulph*
    : **burning**: carbn-s *Coloc* ol-j
    : **cutting** pain: mur-ac *Sulph*
    : **stitching** pain: coloc *Nat-c* ol-j squil
- **stream** is interrupted, when: clem
  - **burning**: clem
- **sudden**, sitting agg: plan
  - **stitching** pain: plan
- **synchronous** with pulse: con dulc
  - **stitching** pain: con dulc
- **tearing** pain: alum ant-t arg-n ars aur aur-s *Bry* calc **Cann-s** carb-v clem coff *Colch* coloc ign *Kali-c* kali-i lyc *Mez* Nat-c *Nux-v* phos *Ruta Sars* sep *Sulph* thuj zinc
  - **forward**: zinc
- **touch** agg: berb borx caps clem merc nit-ac
  - **burning**: berb borx merc
  - **sore**: borx
- **twinging**: arg-n *Cann-s* carb-v clem lyc *Sel* zinc
  - **forward**; from behind: sel
- **ulcerative** pain (= as from subcutaneous ulceration): arg-n cinnb lac-c *Nit-ac Rhod*
- **urination**: phos
  - **after**:
    : **agg**: agn alum alumn anac ang ant-t apis apoc aq-pet *Arg-n* arn ars arum-d arund aspar *Bell* benz-ac *Berb* borx bov brach brom bufo calc calc-p camph **Cann-i Cann-s Canth** caps *Carb-an* carb-v *Card-m* caust cent *Chel* chin *Chinin-s* cinch *Clem* cob coc-c colch coli coloc *Con* convo-s cop cub dig digin *Equis-h Fl-ac* gran graph grat hep iris *Kali-bi Kali-c* kali-p kreos laur led *Lil-t* lob *Lyc* lyss mag-c *Mag-m* Merc *Merc-c* Mez mur-ac **Nat-c Nat-m** nat-s *Nit-ac Nux-m* nux-v par *Petros Ph-ac* phel *Phos* pic-ac plb ptel **Puls** rauw *Sars* sel seneg sep sphing spig stann *Staph* sulph tab tarent teucr *Thuj* thymol verat zinc
    : **aching**: apoc lob puls
    : **biting** pain: arn *Bell* borx cann-s *Caps Chinin-s Clem* con cop *Equis-h* kali-c mur-ac petros rhus-t thuj zinc
    : **forcing** its way out; as if a drop was: sel

- **urination – after – agg**: ...
  : **burning**: alum alumn ang ant-t apis apoc aq-pet arg-n arn arum-d arund aspar bell benz-ac *Berb* Borx bov brom bufo calc calc-p **Cann-i** *Cann-s* **Canth** *Caps Carb-an Card-m Caust* cent *Chel* chin cinch *Clem* cob coc-c colch coli coloc *Con* convo-s cop dig digin *Fl-ac* graph grat iris *Kali-bi Kali-c* kali-p laur led *Lil-t Lyc* lyss mag-c *Mag-m* Merc *Mez* mur-ac **Nat-m** nat-s *Nit-ac* nux-v *Ph-ac* phel *Phos* pic-ac plb ptel **Puls** rauw rhod rhus-t ruta sars seneg sep spig *Staph* sulph tab tarent teucr *Thuj* thymol zinc
  : **coition**, and after: nat-m
  . **stitching** pain: nat-m
  : **contracting**: camph
  : **cutting** pain: alum arn *Berb* calc-p **Canth** chel coc-c con cub dig gran *Lyc* merc **Nat-m** *Petros* rhus-t staph *Sulph*
  : **drawing** pain: nat-m par sabad
  : **liquid**; from discharge of thin: *Nat-m*
  . **burning**: *Nat-m*
  : **pressing** pain: brach chinin-s cop *Puls* stann
  : **sore**: *Arg-n* borx **Cann-s** hep kreos lil-t nux-v thuj
  : **stitching** pain: anac apis arn *Berb* **Cann-i** *Cann-s* caps con kali-bi led merc *Merc-c* mur-ac nat-c nat-m phos rhod seneg *Sulph Thuj* verat
  . **forward**: sars
  : **tearing** pain: ars carb-v kali-c lyc sars tarent
  : **Root** of penis to glans; from: sars
  . **tearing** pain: sars
- **amel**: berb bry coc-c *Merc* sep spig staph
  : **burning**: berb bry coc-c *Merc* sep spig staph
- **before**: alum ant-t *Apis* arn aspar *Berb* **Borx** *Bry Calc* calc-p **Cann-i Cann-s**-xyz **Canth** caps chel coc-c cocc colch cop dig ery-a fl-ac *Merc Merc-c Nat-c* nat-m *Nit-ac Nux-v* ph-ac phos *Prun Puls* rhod sabad sel senec seneg *Sulph* thuj zinc
  : **burning**: alum ant-t *Apis* arn aspar *Berb* **Borx** *Bry Calc* **Cann-i** cann-s cann-xyz **Canth** caps chel coc-c colch cop dig ery-a fl-ac *Merc Merc-c Nat-c Nit-ac Nux-v* ph-ac phos *Prun Puls* rhod sabad senec seneg *Sulph* zinc
  : **cutting** pain: bry calc-p **Canth** dig merc ph-ac sel
  : **pinching** pain: nat-m
  : **pricking** pain: *Nux-v*
  : **stinging**: cann-i
  : **stitching** pain: aspar calc *Cann-i* **Cann-s** coc-c nat-c nux-v thuj
- **between** acts of urination agg: *Arg-n* nux-v *Prun*
  : **pressing** pain: nux-v
  : **ulcerative** pain: *Arg-n Prun*
- **biting** pain:
  : **backward**: phos
- **during**:
  : **agg**: *Acon* act-sp *Aesc Agar* **Agn** allox aloe alum alum-p alum-sil am-c *Ambr Anac* anag ang **Ant-c** *Ant-t* anth aphis *Apis* apoc aran **Arg-n** arist-cl *Arn* ars ars-s-f arum-d asc-c aur aur-m aur-s *Bapt Bar*-

Urethra

Pain – urination

- **during – agg**: ...
  bar-m bart **Bell** benz-ac *Berb* blatta-a borx bov brach *Bry* cact cain *Calad* **Calc** calc-f *Calc-p* calc-s calc-sil **Camph Cann-i Cann-s Canth Caps Carb-an Carb-v** carbn-s **Caust** cedr *Cham* chel *Chim* chin chinin-s *Cinnb Cinnm* **Clem** cob coc-c colch coloc *Con* **Cop** crot-t **Cub** cupr cupr-ar cur cycl daph dig *Dor* dulc *Echi* elaps *Equis-h* erig *Ery-a* eug *Eup-pur* euph *Ferr* ferr-ar ferr-i ferr-p fl-ac *Gels* glon *Graph* grat *Guaj* hell *Helon* hep hydr-ac *Ign Ip* iris kali-ar *Kali-bi Kali-c* kali-m *Kali-n* kali-p kali-s kali-sil kalm *Kreos* lach lact lat-m laur led **Lil-t** lipp lob lup lyc m-aust *Mag-c* mag-m mag-s *Mang* med merc **Merc-c** *Mez Mur-ac* mygal *Nat-ar* **Nat-c** *Nat-m* nat-p *Nat-s* **Nit-ac** *Nux-m* **Nux-v** oci-sa ol-an *Op* ox-ac par pareir pen petr *Petros* ph-ac phos pic-ac pin-s pip-m plat-m plb prun *Psor* ptel **Puls** ran-b raph rat rham-f rheum rhod rhus-t *Ruta* sabad sabin sapin *Sars* sec *Sel* senec seneg *Sep Sil* spig stann *Staph* still *Sul-ac* **Sulph** tab tarent tep **Ter** teucr **Thuj** thymol til tril-p *Uran-n* **Uva** verat viol-t yuc zinc zinc-p zing
  - **acute**: hep
  - **biting** pain: act-sp ambr ars borx camph cann-s **Canth** carb-v cham chin clem *Equis-h Graph* guaj *Hep* ign kali-bi kali-c kali-n lyc m-aust mag-c *Merc* **Merc-c** nat-m nit-ac phos rhus-t sabin sep thuj
  - **burning**: *Acon Aesc Agar* **Agn** allox aloe alum alum-p alum-sil am-c *Ambr Anac* anag ang **Ant-c Ant-t** anth aphis apis apoc **Arg-n** ars ars-s-f arum-d asc-c aur-m aur-s-f *Bapt Bar-c* bart **Bell** benz-ac *Berb* bov **Bry** cact cain calad **Calc** calc-p calc-s calc-sil **Camph Cann-i Cann-s Canth Caps Carb-an Carb-v** carbn-s **Caust** cedr *Cham Chel Chim* chin chinin-s **Clem** cob coc-c **Colch** coloc *Con* **Cop** crot-t **Cub** cupr cupr-ar cur dig dulc *Echi Equis-h* erig *Ery-a* eug *Eup-pur Ferr* ferr-ar ferr-i ferr-p fl-ac *Gels* glon graph grat hell helon *Hep* hydr-ac *Ign Ip* kali-ar kali-bi *Kali-c* kali-m *Kali-n* kali-p kali-s kali-sil kalm *Kreos* lach lact lat-m laur **Lil-t** lob lup *Lyc Mag-c* mag-m mag-s *Mang* med merc **Merc-c** mez *Mur-ac Nat-ar* **Nat-c** *Nat-m* nat-p *Nat-s* **Nit-ac** *Nux-m* **Nux-v** oci-sa ol-an op ox-ac par pareir pen petr *Petros* ph-ac *Phos* pic-ac pin-s pip-m plat-m prun *Psor* **Puls** ran-b raph rat rham-f rheum rhod rhus-t ruta sabad sabin sapin *Sars* sec *Sel Seneg Sep Sil* spig stann *Staph Sul-ac* **Sulph** tab tarent tep **Ter** teucr **Thuj** thymol (non: uran-met) *Uran-n* **Uva** verat viol-t yuc zinc zinc-p
  - **cutting** pain: alum alum-p alum-sil ant-c ant-t arg-n *Arn* bell borx bry calc calc-sil *Cann-s* **Canth** caps carb-v cann-s caust chel colch **Con** cub cupr graph *Guaj* hell hep *Ip* iris kali-m led lipp *Lyc* **Merc** mur-ac *Nat-m* nat-s *Nux-m* op ph-ac *Phos Psor* **Puls** rhus-t sars sil *Staph* sul-ac *Sulph Thuj* tril-p
  - **drawing** pain: con

- **during – agg**: ...
  - **menses**:
    - **during**:
      - **agg | burning**: zinc
  - **not** urinating amel: thuj
    - **stitching** pain | **forward**: thuj
  - **pressing** pain: canth dig seneg
  - **pressure** in rectum, with: ph-ac
  - **cutting** pain: ph-ac
  - **pricking** pain: cycl kali-bi
  - **rasping**: carb-v lyc mag-c nit-ac phos sep
  - **sore**: *Apis* arg-n bov brach calc canth carb-an carb-v cinnb *Cinnm* clem colch daph *Ferr* ferr-i hep ign kali-c *Lyc* mag-c merc-c *Mez* nit-ac nux-v ox-ac *Phos Sep* sil staph thuj
  - **splinter**; as from a: hep nit-ac
  - **sticking**: camph cann-s caps chel clem iris nat-c *Nux-v*
  - **stitching** pain: acon bell calc-p **Cann-i Cann-s** caps carbn-s chel chin *Clem* coc-c coloc cupr cycl equis-h euph *Graph* ign iris *Kali-bi* lyc mag-c merc merc-c mez mygal nat-c nat-m nux-v petr *Puls* seneg *Sulph* thuj
  - **burning**: cop cupr
  - **stool** | **urging** to; with: aloe alum aphis canth cycl dig **Nux-v** prun staph sumb
  - **stool**, and: mur-ac
  - **cutting** pain: mur-ac
  - **tearing** pain: ars aur *Carb-v* clem cur *Helon* nat-c **Nux-v** *Ruta* sars sulph
  - **ulcerative** pain: arg-n nat-c
  - **warm** bath; after: clem
  - **burning**: clem
  - **extending** to:
    - **Bladder**: lyc
    - **burning**: lyc
    - **Chest** and shoulders: glyc
  - **Meatus**:
    - **Prepuce**; and: calad calc *Cann-s* gels menth *Merc-c* puls
    - **burning**: calad calc *Cann-s* gels menth *Merc-c* puls
  - **beginning** of:
    - **agg**: apis ars *Cann-s* canth caust *Clem* iris **Merc** nat-ar petr plb *Prun* sec teucr
    - **morning**:
      - **burning**: ars
    - **burning**: apis ars *Cann-s* canth caust *Clem* **Merc** nat-ar plb *Prun* teucr
    - **cutting** pain: iris merc petr sec
  - **end** of: arg-n cann-s canth carb-v clem kali-n limen-b-c lyc med merc-act *Mez* **Nat-c** *Nat-m* nit-ac petr ph-ac phys pic-ac **Sars** spig sul-ac sulph thuj
    - **burning**: *Cann-s* clem kali-n *Mez* **Nat-c** ph-ac
    - **cutting** pain: arg-n canth clem med merc-act *Nat-m* nit-ac petr sul-ac *Sulph* thuj
    - **stitching** pain: ph-ac

Urethra

- **during**: ...
  - extending to:
    - **Bladder**: lyc
    - **constricting**: lyc
- **impossible**: ph-ac
- **burning**: ph-ac
- **last** drops cause: arg-n atra-r carb-v *Clem* colch coli coloc lyc *Merc Mez* nux-m **Sars** sel tell
  - **burning** | **violent** burning: arg-n carb-v *Clem* colch coli coloc lyc *Merc Mez* nux-m **Sars** sel tell
- **not** urinating; when: asaf bell **Benz-ac** *Berb* bov bry calad *Calc-p Cann-s Caps* cedr *Cham Clem* cocc coff cop euph *Graph Helon* ign kali-c mag-s mang **Merc** *Merc-c Nat-c Nat-m* nit-ac nux-v ph-ac ruta sabad sep *Staph Sulph* teucr thuj til verat viol-t zinc
  - **biting** pain: cann-s teucr zinc
  - **burning**: asaf *Berb* bov *Bry* calad cann-s cedr clem *Graph* **Merc** *Merc-c Nat-c* nit-ac sabad *Staph Sulph* teucr thuj
  - **cutting** pain: berb calc-p caps kali-c mag-s mang nux-v staph thuj
  - **pinching** pain: verat
  - **pulsating**: cop
  - **sore**: teucr zinc
  - **stitching** pain: bell bry *Calc-p Cann-s Caps Cham* coff cop euph **Merc** *Nat-m Nux-v* ph-ac sep *Sulph* teucr thuj til viol-t
    - **cutting** pain | **twitching**: thuj
    - **drawing**: merc
    - **dull** pain: viol-t
  - **tearing** pain: bry *Clem Helon* ign kali-c nux-v ruta zinc
- **urging** to urinate: *Agar* ant-c ant-t **Canth** cocc con hyper *Nit-ac* phos *Prun* sabad *Sulph*
  - **burning**: ant-c ant-t **Canth** con *Nit-ac* phos *Prun* sabad *Sulph*
  - **during**: nux-v thuj
    - **stitching** pain: nux-v thuj
  - **effort** is made to pass urine; when: calad prun
    - **burning**: calad prun
  - **with**: agar cain calc-p cann-i *Canth Caps* cic *Phos* spig sulph
    - **sore**: cic
    - **stitching** pain: agar cain calc-p cann-i *Canth Caps Phos* spig sulph
  - **with** ineffectual urging: *Calc* puls
    - **cutting** pain: puls
    - **stitching** pain | **cutting** pain: *Calc*
- **voluptuous**:
  - ▽ extending to:
    - **Anus**: sulph
      - **pressing** pain: sulph
- **waking**; on: carb-an *Card-m* sars
- **walking**:
  - **agg**: acon bell chel ign stry thuj
    - **burning**: stry
    - **cutting** pain: thuj
    - **drawing** pain: thuj

- **walking – agg**: ...
  - **stitching** pain: acon bell chel ign
- **air**; in open:
  - **agg**: alum merc-c mez
    - **drawing** pain: mez
    - **stitching** pain: alum merc-c
    - **tearing** pain: alum
    - **shooting** and ascending through hypogastrium: alum
- **wet**; after getting: calc
- **zigzags**: *Cann-s Sars*
  - **tearing** pain: *Cann-s Sars*
  - ○ **Hypogastrium**, when walking in open air; toward: alum
    - **tearing** pain: alum
- ▽ extending to
  - ○ **Abdomen**, evening: merc
    - **stitching** pain: merc
  - **Anus**: arg-n canth nux-v ph-ac
    - **morning**:
      - **urination** agg; after: thuj
      - **stitching** pain: thuj
    - **drawing** pain: ph-ac
    - **stitching** pain: arg-n canth nux-v
    - **through** urethra; from anus | **drawing** pain (See RECT - Pain - anus - extending - urethra - drawing)
  - **Anus** when passing last drops: arg-n thuj
    - **cutting** pain: arg-n thuj
  - **Backward** along: arg-n berb canth caps fl-ac merc-c nux-v phos plan psor sumb thuj zinc
  - **Bladder**: berb
    - **stitching** pain: berb
    - **urination** agg; after: lyc
      - **burning**: lyc
      - **dragging**: lyc
  - **Body**:
    - **urination** agg; during: jac-g
    - **tearing** pain: jac-g
  - **Glans**: asar equis-h lyc pall
    - **stitching** pain: asar equis-h lyc pall
  - **Hypogastrium**: alum sulph
    - **stitching** pain: alum sulph
  - **Meatus**: bell brom con
    - **stitching** pain: bell brom con
  - **Root** of penis after urination; from: sars
    - **stitching** pain: sars
  - **Perineum** into urethra; from | **drawing** pain (See RECT - Pain - perineum - extending - urethra - drawing)
  - **Tip**; as far as the:
    - **evening**:
      - **urination** agg; during: sabad
      - **dragging**: sabad
  - ○**Anterior** part: alum ambr ant-t bell bry cann-s canth *Caps* chel cic clem coc-c coff colch cycl euph ign *Kali-c Lach Lyc* mag-c *Merc* merc-c *Mez Nit-ac* nux-v pall *Par Petros* phos puls rhus-t *Sep* sil stann **Sulph** tep thuj zinc

Pain – Anterior / Urethra / Pain – Meatus

- **evening**:
  - urination agg; after: am-c
  - drawing pain: am-c
- **biting** pain: *Petros* rhus-t sep zinc
- **burning**: canth coff *Nit-ac* puls *Sep* stann tep thuj
- **cutting** pain: alum colch lach lyc nux-v thuj zinc
- **drawing** pain: bry *Kali-c Lyc* par zinc
- **emission**, after an: carb-v *Sep*
  - burning: carb-v *Sep*
- **rest** agg, walking amel: rhus-t
  - biting pain: rhus-t
- **stitching** pain: bell bry cann-s *Caps* chel cic coc-c cycl euph ign *Lach* lyc mag-c *Merc* merc-c nit-ac pall *Par* phos sil **Sulph** thuj
- **tearing** pain: ambr ant-t clem coff kali-c sep thuj zinc
- **urination**:
  - **after**:
    - agg: alum cann-s coc-c kali-bi lyc mez nit-ac puls ran-s rhus-t
    - burning: cann-s kali-bi lyc mez nit-ac puls
    - cutting pain: alum coc-c mez rhus-t
    - lancinating, and: coc-c
    - stitching pain: coc-c
  - **during**:
    - agg: alum ars aur calc *Cann-s* caps carb-v coch colch ery-a ign kali-bi kali-n *Merc* nat-c nat-s nux-v phos raph rhus-t seneg stann *Sulph* teucr verat
    - burning: ars calc *Cann-s* caps carb-v coch ery-a ign kali-bi kali-n *Merc* nat-c nux-v *Phos* raph rhus-t seneg stann *Sulph* teucr verat
    - cutting pain: alum cann-s colch nat-s rhus-t
    - tearing pain: aur
  - **not** urinating; when: asaf berb bry *Cann-s Caps* euph kali-bi *Merc* nux-v puls *Stann Sulph* teucr thuj zinc zing
    - burning: asaf bry *Cann-s* caps kali-bi nux-v *Stann Sulph* zinc zing
    - drawing pain: bry puls zinc
    - stitching pain: asaf bry cann-s *Caps* euph *Merc* teucr thuj
    - tearing pain: bry zinc
- **Fossa** navicularis: acon ammc cann-s *Caps* chel *Cic* coc-c cub gins merc nat-m nux-v *Petros Psor* squil sulph thuj
  - biting pain: **Petros**
  - burning: acon cann-s cub *Petros Psor*
  - drops, burning: thuj
  - drawing pain: cic *Petros*
  - sore: nux-v
  - stitching pain: acon ammc *Caps* chel *Cic* coc-c gins merc nat-m *Petros* squil sulph thuj
  - urination:
    - after:
      - agg: **Petros** thuj
      - cutting pain: **Petros** thuj
    - before: bar-c senec

- Fossa navicularis – urination – before: ...
  - burning: senec
  - during:
    - agg: acon clem *Kali-bi* mez nat-m petros thuj
    - burning: clem *Kali-bi* mez nat-m petros thuj
    - stitching pain: acon
  - beginning of:
    - agg: psor
    - burning: psor
- **Glandular** portion:
  - urination agg; during: apis cain camph dig kali-bi nux-v rhus-t
    - and for long time after: apis dig *Kali-bi*
    - burning: apis dig *Kali-bi*
    - burning: apis cain camph dig kali-bi nux-v rhus-t
- **Lumbar** region:
  - urination agg; during: *Clem*
  - aching: *Clem*
- **Meatus**: *Acon* aesc agar am-c ambr ammc aphis apis *Arg-n* arn arum-d asc-t **Aspar** aur-m-n bad berb *Borx* brom bry *Calc* calc-f cann-i *Cann-s* **Cann-xyz Canth** *Caps* chel *Chin* cic cinnb clem cob coc-c coch coff coff-t coloc con cop cupr cupr-ar cycl *Dulc* equis-h franz gamb gels graph ichth iod kali-bi kali-n *Kali-s* kreos lact led lyc mag-s mang med menth *Merc-c* mez mur-ac *Nat-m* nat-s nicc **Nit-ac** nit-s-d nux-v par pareir *Petros* ph-ac phos psor puls puls-n ran-s rhod *Sars* sel seneg sep ser-a-c *Spig* squil stann staph **Sulph** *Thuj* verat *Zinc* zing
  - morning: kali-c petros
    - biting pain: kali-c petros
    - burning: kali-c
    - waking; on: alum
    - biting pain: alum
  - evening: canth coc-c kali-c nat-m petros rhod
    - biting pain: coc-c kali-c petros
    - burning: nat-m
    - stitching pain: canth rhod
    - urination:
      - after:
        - agg: chinin-s
        - contracting: chinin-s
      - during:
        - agg: seneg
        - drawing pain: seneg
  - night: *Agar* calc canth ichth
    - burning: *Agar* calc ichth
    - stitching pain: canth
  - bath, during a: bart
    - twinging: bart
  - biting pain: merc-c mur-ac sep staph
  - burning: *Acon* agar am-c ambr ammc aphis apis arum-d *Berb* borx bry *Calc* calc-f *Cann-s* canth *Caps* chel *Chin* cic clem cob coch coff coff-t cupr cupr-ar *Dulc* gamb gels graph ichth iod kali-c *Kali-s* kreos lact lyc mag-s med menth *Merc-c Nat-m* nicc nit-ac par *Petros* ph-ac phos puls ran-s sel seneg sep ser-a-c *Spig* staph **Sulph** *Thuj* verat zing
    - backward: cann-s phos

Pain – Meatus | **Urethra** | Sensation

- burning: ...
  : violent, most: *Berb*
- coition; after: *Borx Calc* casc nat-p
  : burning: *Calc* nat-p
  : sore: *Borx* casc
- copious urine, with: agar
  : stitching pain: agar
- cutting pain: arn bad chel cupr iod mez nit-ac nit-s-d par *Zinc* zing
- drawing pain: arg-n cop phos
- pinching pain: cinnb thuj
- pressing pain: chel nux-v puls
- pricking pain: coloc cycl *Nit-ac* rhod
- quiet, when: canth par
  : burning: canth par
- rubbing of clothes: chin
  : burning: chin
- sitting agg: par zinc
  : burning: par
  : cutting pain: zinc
- sore: *Arg-n* arum-d *Borx* bry *Chin* clem cop equis-h nux-v puls stann
- stitching pain: acon aesc agar asc-t **Aspar** aur-m-n bad *Berb* brom cann-i cann-s caps chel cic clem coc-c con cupr franz iod kali-n led mang mez nat-m nat-s **Nit-ac** nit-s-d pareir ph-ac psor rhod squil sulph thuj zinc
  : fine: aspar
- stool agg; after: nat-p
  : burning: nat-p
- tearing pain: kali-c lyc pareir zinc
- twinging: berb zinc
- urination:
  : after:
    : agg: arg-n *Borx* *Cann-i* caps card-m casc chin coc-c coloc **Cub** cupr-ar graph kali-c *Lac-c* **Laur** lyss mez mur-ac nat-s pareir puls *Sars* tell verat zinc
    . aching: puls
    . biting pain: kali-c zinc
      sticking pain: mur-ac
    . burning: *Cann-i* caps card-m casc chin coloc cupr-ar graph kali-c lyss nat-s puls tell
    . cutting pain: arg-n coc-c mez nat-s
    . sore: borx
    . stitching pain: caps mur-ac pareir verat
    . women; in: cann-s
      pressing pain: cann-s
  : before: *Caps*
  : burning: *Caps*
  : during:
    : agg: acon *Agar* aphis arum-m aur-m-n borx *Calc* cann-i **Cann-s** canth caps *Chin* cob con cupr cupr-ar *Dulc* echi erech gamb kali-n merc merc-c merl nat-ar nat-s nicc *Nux-v* ph-ac *Puls* spig spirae *Sulph* thuj
    . aching: canth
    . biting pain: borx **Cann-s** echi merc-c

Pain – Meatus – urination – during – agg: ...
  . burning: acon *Agar* aphis arum-d *Calc* cann-i *Cann-s* canth caps *Chin* cob cupr cupr-ar *Dulc* erech gamb kali-n merc merl nat-s nicc *Nux-v* ph-ac *Puls* spig spirae *Sulph* thuj
  . cutting pain: aur-m-n con cupr nat-ar nat-s
  . stitching pain: *Cann-s* cupr
  : end of: arn nat-s zing
  . cutting pain: arn nat-s zing
  : not urinating; when: cann-s *Caps* cocc mang *Nux-v* thuj
  : aching: cocc *Nux-v*
  : pressing pain: nux-v
  : stitching pain: cann-s *Caps* mang thuj
- walking agg: nat-m
  : burning: nat-m
- women; in: berb *Lac-c Sars*
  : tearing pain: berb
▽ extending to | **Backward**: *Cann-s* thuj
- Posterior part: *Camph* cann-s carb-an kali-bi lyc med mur-ac *Petros* staph
  - biting pain: *Camph Petros*
  - burning: cann-s carb-an kali-bi staph
  - cutting pain: med mur-ac
  - drawing pain: lyc
  - ejaculation; after: carb-an
    : burning: carb-an
    : sitting agg: staph
    : burning: staph
  - urination agg; during: *Cann-s*
    : burning: *Cann-s*
  ▽ extending to:
    : Abdomen: lyc
    : cutting pain: lyc
- Root of penis; at: caust
  - burning: caust
  - urination agg; during: rhus-t
    : burning: rhus-t
- Spots; in: bov

POUTING meatus (See Swelling)

PULSATION: ben brom canth chin cop dulc merc **Merc-c** petr thuj
○**Fossa** navicularis | stitching and beating: thuj

RAW sensation: ph-ac

REDNESS:
- spots: bry
○**Meatus**: *Cact* cann-s cinnb cub cupr-ar *Gels Hep Led* nit-ac nit-s-d petr *Sulph* thuj yuc

RIDING agg: staph

SENSATION:
- absent, when urinating (↗*Numbness*; *BLAD - Urination - unconscious*): ail alum *Apis* apoc **Arg-n Caust** cedr chlol *Cupr* grat hell kali-br *M-aust* **Mag-m** mag-s merc nux-v *Sars*

996   ▽ extensions | ○ localizations | ● Künzli dot

Urethra

- **flowing** along; urine (See Urine - flowing)
- **narrow**, as if too (See Narrow)

SENSITIVE: canth caps chin nat-m nit-ac

SPASM: acon arg-n camph canth carb-an chel chin cic *Clem* cocc nit-ac *Nux-v* op phos prun **Puls**
- **fissure** of rectum; with: nit-ac
- **urination** | **end** of; toward: *Arg-n* bor-ac puls

STONE in; as of a (↗*Ball*): coc-c

STRICTURE: acon agar alumn am-m ant-t *Apis* **Arg-n** arn bell *Berb Calc* calc-i calc-sil camph *Cann-s* **Canth** caps carb-v *Chim* chin cic cinnb **Clem Con** cop *Dig Dulc* eucal fl-ac *Graph* guaj hep *Indg Iod Kali-i* lob lyc mag-m med *Merc* merc-pr-r *Nat-m* nat-s **Nit-ac** nux-v *Op* pareir **Petr** *Petros Phos* **Puls** rhus-t sep **Sil** spong sul-i *Sulph* tarent *Thiosin* thuj
- **accompanied** by:
  ○ **Tongue** | **brown** discoloration: *Iod*
- **dilatation**, after: con mag-m
- **drunkards**; in: op
- **gonorrhea**; after: sul-i
- **sensation** of: bry coc-c dig graph sabal thuj
- **spasmodic**: *Acon* apis *Bell* berb camph **Canth** carb-v *Cic Clem* con cop *Dios* ery-a eucal *Gels* hydrang indg **Nit-ac** *Nux-v Op* petros ph-ac *Plb Prun Sec* stram
  · **morning**: carb-v

SUPPURATION (See Discharge - purulent)

SWELLING (↗*Narrow*): alum alum-p apis *Arg-n* cann-s *Canth Cop* gran led *Merc Merc-c* **Mit** nit-ac op ph-ac *Puls Rhus-t Sulph* **Thuj**
- **sensation** of: *Arg-n* cann-s card-m led nit-ac ph-ac rhus-t til
  ○ **Anterior** part: merc
- **Meatus**: acon alum arg-n **Cann-s** cann-xyz canth *Cop* gels hep jac-g led *Merc Nit-ac Ol-sant* ph-ac phos **Sulph Thuj**
  · **women**; in: gonotox
- **Region** of neck of bladder: puls

TENESMUS: ery-a
- **accompanied** by | **discharge**; gonorrheal (See Discharge - gonorrheal - accompanied - tenesmus)

TENSION: borx canth croc junc-e lyc phos
- **erections**; during: anag arg-n **Cann-s Canth**

TICKLING (See Itching)

TINGLING: agar apis apoc cann-s *Clem* cupr-ar equis-h *Petros* sep staph
- **sitting** agg: staph
- **urination**:
  · **after** | **Meatus** and urethra: clem thuj
  · **during** | **agg**: petros
  ○ **Frenum**; culmination at: *Clem*
- **Meatus**: agar anag cann-i clem coc-c plan sep staph

TUMOR: *Anil* lach

TWITCHING (↗*Twitching - burning*): alum ambr ant-s-aur *Cann-s* cann-xyz *Canth* clem coc-c con kali-chl nat-c nux-v petr *Phos*

Twitching: ...
- **burning** in seminal vesicles to glans penis
  (↗*Twitching; MALE - Twitching - burning*): Mang
- **ejaculation** of semen; like: petr
- **urination**:
  · **not** urinating; when: phos thuj
  ○ **Anterior** part: coc-c

ULCERATION: alumn arg-n canth hep kali-bi merc merc-c **Nit-ac** sulph thuj
- **chancres** (↗*GENE - Chancre*): *Arg-n* **Nit-ac**
  ○ **Meatus**: abrot eucal lac-c **Merc-c Nit-ac**
  · **retained**; with sensation as if urine was: canth
  · **sticking**, with: **Nit-ac**

URETHRITIS (See Inflammation)

URGING: nat-c ph-ac
- **urination** agg; after: *Mur-ac*

URINATION; during | **amel**: *Merc* staph

URINE:
- **cold**; as if urine were: nit-ac
- **flowing**; sensation as if urine was still: aspar kali-bi petros thuj vib
- **remained**, after urinating; as if some (↗*BLAD - Urination - unsatisfactory - remained*): agar all-c alum ambr *Arg-n* aspar *Berb* carbn-s cedr clem dig ery-a eup-pur gels *Hep Kali-bi* lact med petr rhus-t ruta sec *Sel Sep* sil staph tell *Thuj*
- **stops** at fossa navicularis: ferr-i prun
  ○ **Fossa** navicularis; as if urine in | **urination** agg; after: all-c ferr-i *Thuj*

VESICLES (See Eruptions - vesicles)

VOLUPTUOUS sensation: anag lith-c nat-c ox-ac thuj
- **urination**:
  · **after** | **agg**: fl-ac thuj
  · **during** | **agg**: ox-ac thuj

WALKING agg: staph

WARMTH (See Heat)

Urethra

Urine

11-OXYSTEROIDS increased: cortiso

17-KETOSTEROIDS:
- **decreased**: cortiso
- **increased**: cortico

ACETONURIA: acet-ac ars aur-m *Calc-m* carb-ac carc *Caust* colch cupr-ar *Euon* glyc *Ins* nat-sal phos senn sul-ac sulfa

ACID: acon arn benz-ac canth chinin-s euon hip-ac lith-c *Lyc* merc-c mur-ac *Nit-ac* nit-m-ac nux-v oci puls *Sars* sep *Sulph Uva*
- **amino** acids increased in women: cortico
- **ascorbic** acid increased: cortiso
- **indole** acetic acid increased: rauw
- **uric** acid increased: cortico cortiso maland

ACRID: acet-ac ail alum alum-p alumn ambr ant-t anthraco apoc arg-n **Arn** ars arund asaf astac atro aur-m *Bell* **Benz-ac** *Borx* brach *Calc* calc-i camph *Cann-s* canth caps carb-ac carb-v carbn-s *Card-m Caust* cham *Chel* chin cimic cinch *Clem Coc-c* colch coloc cop *Cupr Cycl* dig *Dulc* elat erig ery-a fab fago ferr-m *Fl-ac Graph* guaj helon *Hep* ign *Iod Kali-bi* kali-br *Kali-c* kali-chl *Kreos* **Laur** lept *Lith-c* lyc m-aust med **Merc Merc-c** merc-sul mit *Nat-m Nat-s Nit-ac* par petr *Phos Plan* plb prun puls rhus-t sabin sang *Sars* senec *Seneg Sep* sin-n stann *Staph* sul-ac **Sulph** tell *Thuj* (non: uran-met) *Uran-n* urt-u verat zinc
- **children**; in: *Ign* med nat-s puls sulph zinc
  - **newborns**: med
- **menses**; during: *Alum* apis nat-m

ALBUMINOUS (↗*GENE - Dropsy - external - albuminuria; KIDN - Nephrotic*): absin acetan acon adon alco all-c all-s allox alum alum-p alumn am-be *Am-c* am-caust ant-c **Ant-t** antip **Apis** apoc arg-met *Arg-n* arist-cl **Ars Ars-i** ars-s-f astac *Aur* aur-ar aur-i **Aur-m** *Aur-m-n* aur-s bapt bell berb bism borx *Brach* bry cain *Calc* **Calc-ar** calc-i calc-p *Cann-s* cann-xyz *Canth* **Carb-ac Carb-v Carbn-s** carc caul chel *Chim Chin Chinin-ar* chinin-s chlol cinnb cob coc-c coch **Colch** conv cop cortiso *Crot-c* **Crot-h** cub *Cupr* cupr-act cupr-ar cupr-s *Dig* diph-t-tpt *Dulc* equis-h *Euon* euon-a euonin eup-pur faec *Ferr Ferr-ar Ferr-i Ferr-m* ferr-p ferr-pic form fuch *Gels* **Glon Hell** helo *Helon Hep Hippoz Iod* kali-ar *Kali-bi* kali-br *Kali-c Kali-chl Kali-i* kali-m kali-n kali-p kali-s *Kalm* kiss kreos **Lac-d** lac-v *Lach* lat-m lec *Leptos-ih* lith-c lon-x **Lyc** lycps-v mag-m mang-act med mela *Merc* **Merc-c** *Merc-cy Merc-i-r* methyl mez morph mur-ac myric naphtin **Nat-ar Nat-c** nat-f nat-hchls *Nat-m* **Nat-p** *Nat-s* nat-sal *Nux-v* nccx oci oena ol-j ol-sant op osm osm-ac ourl *Petr* **Ph-ac** phase-xyz *Phos Phyt Pic-ac* pilo pip-m pitu-p **Plb** *Plb-c* polyg-h puls *Pyrog* rad-br rad-met **Rhus-t** ric *Sabin* sal-ac samb-c sars scarl *Sec Ser-ang* sil solid spartin-s squil stann stigm *Stroph-h* strych-g sul-ac sul-i sulfon *Sulph* tab *Tarent* tax **Ter** thuj thymol thyr tub tub-m (non: uran-met) *Uran-n* urea vac valer vanad vesi visc zinc zinc-p zing

---

Alkaline

Albuminous: ...
- **accompanied** by:
  - **apyrexia**: ars
  - **gout**: am-be
  - **hypertension** (See GENE - Hypertension - accompanied - urine)
  - **respiration**; difficult: cain
  ○ **Heart**; complaints of the (See CHES - Heart; complaints - accompanied - urine - albuminous)
  - **Kidneys**; inflammation of | **chronic** (See KIDN - Inflammation - chronic - accompanied - urine)
  - **Retina**; inflammation of the (See EYE - Inflammation - retina - albuminuria)
  - **Tongue**:
    : **red** discoloration of the tongue | **Tip**: *Apis*
- **alcohol**, after abuse of: **Ars** aur bell *Berb* **Calc-ar Carb-v** *Chin Crot-h* cupr ferr *Lach* led merc *Merc-c Nat-c Nux-v* sulph
- **amaurosis**: *Apis Ars* cann-i colch *Gels Hep* kalm *Merc-c* ph-ac phos plb
- **chronic**: *Atro Cedr* diph-t-tpt glon helon kali-c *Petr* phos *Plb* sep
- **cold** and dampness, from exposure to: *Calc Colch Dulc* kali-c merc-c nux-v *Rhus-t* sep
- **diphtheria**; after: *Apis Ars Carb-ac* hell hep kali-chl lach lyc *Merc-c* merc-cy phyt
- **fever**; after intermittent: aur-m
- **heart** disease, consecutive to: apis *Ars* ars-i *Aur Calc-ar* coc-c *Colch Crot-h Cupr Dig* glon kali-bi kali-p *Kalm Lach* lyc *Lycps-v* petr ph-ac *Ter* (non: uran-met) uran-n
- **insanity**, during: phyt
- **menses**; during: helon
- **periodical**: phos
- **pregnancy**:
  - **during**●: *Apis* apoc *Ars* ars-i *Aur-m* benz-ac berb bry cact *Calc-ar Canth Chin* cinnb *Colch* crot-h cupr-ar dig dulc ferr *Gels* glon hell *Helon* ind *Kali-ar* kali-br *Kali-c Kali-chl* kalm *Lach* led *Lyc Merc* **Merc-c** *Nat-m Ph-ac Phos* rhus-t sabin senec **Sep**● sulph *Ter* thlas thyr (non: uran-met) uran-n *Verat-v*
    : **beginning** of: merc-c
    : **delivery**; and after: *Merc-c* ph-ac *Pyrog*
    : **later** in pregnancy: phos
- **scarlet** fever; after: acon am-c **Apis** apoc *Ars* asc-c asc-t *Aur-m* bar-m bell bry *Canth* carb-ac coc-c coch *Colch Con* cop crot-h dig dulc *Glon Hell* hep kali-c *Kali-chl Kali-s Lach* **Lyc** *Merc-c* nat-m **Nat-s** *Phos* phyt rhus-t *Sec* senec *Stram Ter* (non: uran-met) uran-n
- **septic**: carb-v
- **syphilitics**; in: *Aur* aur-i **Aur-m** *Aur-m-n* kali-bi kali-i *Merc-c* nit-ac sars

ALBUMINURIA (See Albuminous)

ALKALINE: am-c am-caust **Bapt** *Benz-ac Canth* **Carb-ac** chinin-s chlor cina *Ferr Fl-ac Hyos Hyosin Kali-act Kali-bi Kali-c* kreos mag-p med morph

Urine

Alkaline: ...
Nat-m Ph-ac plb ser-a-c stram (non: uran-met) uran-n wies xan

ALTERED in general: puls sep sulph

BILE, containing: *Acon* astac *Card-m* cean *Chel Chion Con Crot-h* cupr-s kali-chl kali-i lept *Mag-m Merc Myric Nat-s Nit-ac* osm phos *Sang Sep* ser-a-c sulph (non: uran-met) uran-n valer

BITING: sel

BLOODY (▸*Sediment - bloody; BLAD - Hemorrhage*): abrot *Acon* alco aloe alumn am-c ambr amyg-p ant-c *Ant-t* antip **Apis Arg-n Arn Ars** ars-h ars-s-f asc-t aspar *Aur* aur-ar aur-s *Bell* bell-p benz-ac *Berb* borx **Both** bufo **Cact** cadm-met cadm-s **Calc** *Camph* **Cann-s Canth Caps Carb-ac Carb-v** carbn-s carc *Caust* chel *Chim* chin *Chinin-ar* chinin-s cimic cina **Coc-c** coch *Colch* coli coloc *Con Cop* crot-c **Crot-h** cub cupr cupr-s dig diosm diph-t-tpt dulc epig equis-h *Erig* eucal euph fab ferr **Ferr-ar** ferr-m ferr-p fic-r gal-ac ger graph guat **Ham** *Hell* hep hydrang *Hyper* **Ip** jatr-c *Kali-ar* kali-bi *Kali-chl* kali-i kali-m kali-n kalm *Kreos Lach* lat-m led *Lyc Mangi Merc* **Merc-c** *Mez* **Mill** murx *Nat-m* nat-n *Nit-ac Nux-v* oci ol-sant *Op* opun-v ox-ac pall pareir petr *Ph-ac* **Phos** pic-ac **Plb** psor **Puls** rhod *Rhus-a Rhus-t* sabad *Sabin* sal-ac santin *Sars* scarl **Sec Senec Sep** ser-ang **Solid Squil** stigm *Sul-ac* **Sulph** tab tann-ac tarent **Ter** *Thlas* thuj tril-p tub uva vac vanad vesp vip *Zinc* zinc-p
- **night**: *Caust*
- **accompanied** by:
  · **gonorrhea**: mez
  · **paraplegia**: lyc
  · **urination**:
    ▸ **frequent**: ham
    ▸ **urging** to urinate: sabin
  ○ **Abdomen**:
    ▸ **cramping** pain: bov *Lyc*
    ▸ **cutting** pain: ip
  · **Back**; pain in (See BACK - Pain - accompanied - urine - bloody)
  · **Bladder**; inflammation of (See BLAD - Inflammation - accompanied - urine - bloody)
  · **Ovaries**; complaints of (See FEMA - Ovaries - accompanied - urine)
  · **Spine**; shivering along: nit-ac
  · **Urethra**; cutting pain in: ip
  · **Uterus**; complaints of (See FEMA - Uterus - accompanied - urine)
- **children**; in: arg-n bell **Bufo** carb-v graph sulph zinc
- **chronic**: *Erig* petr
- **clots**: *Alumn* apis ars bell *Cact* canth *Chim* coc-c colch *Ip* kreos *Lyc* mela *Mill Ph-ac Plat* puls
  · **large**: canth
  · **putrid**, decomposed blood, of: colch
- **delivery**; during: bufo
- **diarrhea**; from suppressed: abrot
- **dysentery**; in: cop *Ip Merc-c*
- **excitement**; after: petr phos

Bloody: ...
- **first part**: con
- **hemorrhoidal** flow or menses, after sudden stopping of: *Nux-v*
- **last part**: *Ant-t* canth ferr-p **Hep** lyc *Mez* **Puls Sars** thuj zinc
  · **pain** in the bladder; with violent: ant-t *Sars*
  · **pus**; mixed with blood and: *Sars*
- **menses**; from suppressed: laur lyc mez mill nux-v senec
- **sexual** excesses; after: *Phos*
- **urination**, blood flows from urethra; after: **Hep** mez puls sars sulph *Thuj*
- **water**, like: pall

BRICK-DUST (See Sediment - sand - red)

BURNING: Acon Aesc agar agn all-c *Aloe* alum alum-p alum-sil alumn am-c am-m *Ambr* anan ang **Ant-c Ant-t Apis** apoc arg-met **Arg-n** arn **Ars** ars-s-f *Asaf* asc-c aspar aur aur-ar aur-s aur-m aur-s bapt bar-c bar-m **Bell Benz-ac Berb Borx** bov **Bry** cact cain calad calc calc-ar calc-f *Calc-p* calc-sil **Camph Cann-i Cann-s Cann-xyz Canth Caps** carb-an carb-v carbn-s caust *Cham Chel Chim* chin chinin-ar chinin-s cimic *Clem* cob coc-c *Colch* coloc *Con* conv *Cop* cor-r crot-t **Cub** cupr cur *Dig* dulc equis-h ery-a eug *Eup-pur* eupi fab **Ferr** ferr-ar ferr-p *Fl-ac* glon grat helon **Hep** hydr-ac ign indg **Ip** *Kali-ar* kali-bi **Kali-c Kali-i** kali-m *Kali-n* kali-p kali-s kalm kreos *Lach* lact laur led *Lil-t* **Lyc** mag-c med **Merc Merc-c** *Mez* mur-ac mygal **Nat-ar Nat-c** nat-m nat-p **Nat-s** nicc **Nit-ac** nux-m **Nux-v** olnd op ox-ac par pareir petr *Petros Ph-ac* phos pic-ac plb pop prun psor ptel **Puls** ran-b ran-s rhod *Rhus-r Rhus-t* sabad sang *Sars* sec senec seneg sep sil skat spig squil **Staph** stram sul-ac **Sulph** tab *Tarent* **Ter Thuj Uva** verat vesp viol-t zinc zinc-p
- **accompanied** by:
  · **constipation** (See RECT - Constipation - accompanied - urine - hot)
  ○ **Back**; pain in (See BACK - Pain - accompanied - urine - burning)
- **acid**, as from: arn ox-ac
- **children**; in (▸*urination - after - agg. - children*): borx
- **menses**:
  · **before** | **agg**: apis *Canth* verat zinc
  · **during** | **agg**: nux-v zinc
- **urination**:
  · **after**:
    ▸ **agg** | **children**; in (▸*children*): merc
  · **before** | **after**; and: seneg

CALCIUM increased: cortico

CASTS, containing: *Apis* **Ars** aur-m borx brach calc-ar *Canth* **Carb-ac** carc chel cortiso crot-h fab guat kali-chl lat-m nat-ar nat-m phos pic-ac plb puls-n pyrog rad-br ser-ang sul-ac sulfon ter (non: uran-met) uran-n vanad
- **blood**: *Plb Ter*
- **children**, infants; in: borx
- **cylindroids**: lat-m

▽ extensions | ○ localizations | ● Künzli dot

Casts

- **epithelial**: ant-t *Apis* arg-n **Ars** bell brach canth carb-ac lycps-v **Merc-c** ph-ac *Phos* **Plb** *Ptel* sul-ac
- **fat** drops, with: *Merc-c* ph-ac **Phos**
- **fibrous**: cann-s cimic *Kalm* ph-ac phos sul-ac
- **granular**: canth carb-ac carc coc-c *Merc-c* nat-hchls *Petr* phos pic-ac *Plb* rad-br sul-ac tub
- **hyaline**: brach carb-ac cortiso med *Petr Phos* **Plb** rad-br tub
- **mucous**: brach cann-s cimic
- **pale**: sul-ac
- **tubes**, of: ant-c *Apis* bism *Canth Cimic* cortiso *Hep Merc-c* phos pic-ac **Plb** sulph *Ter*
- **urate**: benz-ac berb chinin-s coc-c *Kali-c* kali-pic lith-c *Lyc* sars *Senn Sep* urt-u
- **waxy**: brach morph *Phos*
- **yellowish**: sul-ac

CHLORIDES:
- **decreased**: bar-m chel coloc
- **increased**: chinin-s guat pitu-p rad-br senn

CLOUDY: acet-ac *Acon* acon-l *Aesc* agar agn aloe alum alum-sil alumn am-c am-m *Ambr* amm-fml *Anac* anan ang **Ant-c Ant-t** *Apis* apoc arb arg-met *Arn Ars* ars-h ars-i aspar atro *Aur* aur-i aur-m aur-m-n *Bell* benz-ac **Berb** bond bov brom **Bry Cact** calad **Calc** calc-f calc-i calc-sil camph *Cann-s* **Canth** carb-an **Carb-v Carbn-s** *Card-m Caust* **Cham Chel** *Chim* chim-m **Chin** chin-b chinin-ar *Chinin-s* **Cina** cinch cinnb clem coc-c coca *Colch* colchin coli *Coloc* com **Con** cop crot-h crot-t *Cupr* cur cycl *Daph Dig Dulc* elaps ferr ferr-ac gast *Gels* get **Graph** *Grat* hell helon *Hep* hydr-ac hydrc hyos hyper iber ign indg iod *Ip* kali-act kali-ar kali-bi *Kali-c* kali-chl kali-i kali-m *Kali-n Kali-p* kali-s kali-sil kreos lac-ac *Lac-c Lach* laur lith-c *Lyc* lyss mag-c *Mag-m* mang mela menis meph **Merc** *Merc-c* mez morph mosch mur-ac **Myric** nat-c *Nat-m* nat-n nat-p *Nat-ac* nit-m-ac *Nux-v* oci oena ol-an olnd *Op* pall par pen *Petr* **Ph-ac Phos** plat **Plb Psor Puls** ran-b raph rat rhod rhus-t rob rumx ruta **Sabad** sabin *Sang* sarr *Sars* sec sel *Seneg* **Sep** sil sin-a sin-n sol-t-ae solid spirae stram sul-ac sul-i **Sulph** sumb **Ter** *Thuj* uva valer vario verat *Verat-v* viol-t zinc zinc-m zing

- **morning**: berb cann-s chel lyss meph zinc
  · **left** standing for a while; when: chel chinin-ar dig
- **night**: alum kali-bi ol-an phos sulph zinc
- **brown**: petr
- **chalk** had been stirred into it, as if: alum *Ph-ac Sulph*
- **fever**; with: ars bell berb bry lyc ph-ac *Phos* puls rhus-t sabad sars sep
- **gray** clouds: lyc
- **left** standing for a while; when: acet-ac agar aloe alum alum-p alumn am-c am-m ambr ang ant-c *Apis* arg-n arn *Ars* ars-s-f arum-m aur aur-ac aur-s bar-c **Bell** *Berb* bov brom **Bry** *Calc Carbn-s Caust* **Cham Chel Chin** chinin-ar *Chinin-s* cimic *Cina* coc-c cocc *Coloc* colocin *Con* crot-t *Cupr Dig Dulc* equis-h ery-a ferr ferr-act ferr-ar ferr-p **Graph** *Grat* hell *Hep* iod kali-n kreos lach *Laur* lob **Lyc** mag-m manc mang *Meph Merc*

Urine

- **Cloudy** – **left** standing for a while; when: ...
  Mez nat-c *Nit-ac* ol-an olnd *Par Petr* **Ph-ac** phos *Plat* rat rhod *Rhus-t* sabad sabin sang *Sars Seneg* sep sil squil sul-ac *Sulph* **Ter** *Thuj Valer* verat verat-v visc *Zinc* zinc-p
- **limewater**: anac calc canth colch *Ign* kali-c sabad sars sep sul-ac **Zinc**
- **passing**, soon after: ang aspar bar-c **Berb Cham Chel** coloc *Lyc* nat-c rhus-t seneg sil
- **perspiration**; with: chin cina con dulc ign **Ip Merc Phos** puls rhus-t sabad sep
- **reddish** clouds: ambr kali-n
- **rest**; even after: coli
- **turning** agg: bell berb **Bry** *Cham* chel chin graph lyc *Ph-ac* ter
- **urination** agg; during: *Ambr* anac *Ars* aspar **Canth** carb-an **Chel** colch dulc *Hep* hyos *Merc* mur-ac nat-ar *Rhus-t* sabin santin *Sars Sep* sulph **Ter** verat zinc
- **white** clouds: cann-xyz chin cina *Con* cycl dulc gonotox graph maland mur-ac nat-m nit-ac oscilloc ph-ac plat *Prot* rhus-t *Sars* ser-a-c tub
  · **turbid**, which becomes more so as the emission continues: oscilloc tub
  · **flocks**; so that the last drops look like: rhus-t *Sars Sep*

COLD urine: agar *Nit-ac*

COLOR:
- **black**: ang apis arn *Ars Ars-h* ben-d *Canth* **Carb-ac** chion cina **Colch** *Dig* erig *Hell* kali-ar *Kali-c Kali-chl* kali-m kreos **Lach** merc-c *Nat-m Pareir Phos* sec **Ter** verat
  · **dung**; as if mixed with: ars
- **ink**, like: *Apis* arn *Ben-d Benz-ac* canth *Carb-ac* **Colch** crot-h dig *Hell* kreos lach merc-c naphtin nit-ac pareir sec *Ter*
- **left** standing for a while; when: thymol
- **blackish**: kali-c
- **bluish**: nit-ac
  · **indican**, containing: alf indol nit-ac nux-m pic-ac
- **brown**: *Acon* alum alumn *Ambr* ant-c ant-t apis **Arn Ars** ars-h *Asaf* atro *Aur* bar-c bell **Benz-ac** brom **Bry** bufo cadm-met calc camph canth *Carb-ac Card-m* carl *Caust* cere-b **Chel Chin** *Cimx* coc-c *Colch* coloc *Con* cupr *Dig* digin dros frax graph *Hell* hp kali-bi kali-i *Kreos* lach lact lil-t lyc lyss *Manc* med merc **Merc-c** *Myric Nat-c* nat-m *Nit-ac* olnd op osm petr *Ph-ac Phos* plb prun *Puls* rhod sal-ac *Sec* sep serp squil stann stram sul-ac sulph tarent thuj valer zinc
  · **beer**, like: *Ars Aspar Benz-ac Bry* **Chel** *Coloc Hyper Myric* phos puls stry **Sulph**
  · **chestnut**: eupi *Kreos*
  · **cow-dung** with water, like: **Ars**
  · **dark**: *Acon* aesc all-c *All-s Ambr* ant-c ant-t *Apis* apoc arg-n *Arn Ars* asaf *Bar-c* **Bell** *Benz-ac Bry Calc* camph *Canth Carb-ac* carb-v *Caust* **Chel** chinin-s coc-c *Colch* crot-h *Dig Eup-per Eup-pur* fl-ac *Graph* hell jatr-c kali-c kali-chl *Lach Lept* lup *Lyc* lyss *Merc* merc-c myric *Nat-c* nat-hchls nit-ac nux-m *Nux-v Op* osm petr ph-ac phos phyt pic-ac

Urine

Color – brown

- **dark**: ...
  Plb Podo prun Psor puls rhod rhus-t Sec **Sep** sin-a solid spirae staph sul-ac sulfon sulph tab Ter valer Verat zing
  ▽ **prune** juice or prune colored; like: sec
- **fever**; during: Acon arn Bell bry carb-v ip lyc Nux-v puls rhus-t Sep Verat
- **menses**; during: eupi nat-m
- **perspiration**; during: acon ant-t arn **Ars** bell bry Calc canth carb-v hep ip Merc puls Sel **Sep** staph Sulph thuj Verat
- **reddish**: ant-c bell **Benz-ac** Canth **Chel** dig digin iod lyc nat-ar phos plb puls sep sul-ac sumb thuj tub verat
- **wash** off; difficult to: cadm-met
- **yellowish**: Ambr card-m Dig lyss squil
- **clay**-colored: agar anac berb cor-r laur nat-m sabad samb sars **Sep** sul-ac zinc
- **left** standing for a while; when: cham ferr-ma laur
- **shaking**; while: anac
- **coffee**, like: apis berb cob kali-n lac-c Lach malar Nat-m phyt
- **blood**; from admixture with: kali-n
- **dark**: Acon acon-f Aesc agar agn all-s aloe alum alum-p am-c am-caust am-m ambr anag ang anil Ant-c **Ant-t Apis** apoc aran arg-mur **Arg-n Arn Ars** Ars-i arum-d asaf asc-t astac aur bad Bapt bar-c **Bell Benz-ac** berb bov brach brom **Bry** cadm-met **Calc** calc-f calc-i Calc-p camph cann-i cann-s Canth caps Carb-ac Carb-v carbn-s card-m carl caust cedr cer-s cere-b **Chel** chim Chin Chinin-ar chinin-s chlf chlol cic cimic cinch clem cob cob-n coc-c coff **Colch** coll coloc con conch conv cop **Crot-h** crot-t cub cund cupr cur cycl Dig digin diosm dirc dros dulc eberth echi Elat **Equis-h** erig ery-a eug Eup-per ferr ferr-ar ferr-i ferr-p form fuc gast gels get gins glon graph **Hell Hep Hydr** hyos hyper ign Iod Ip iris Jab kali-ar kali-bi kali-br kali-c Kali-i kali-m kali-n kali-p kreos **Lac-ac** Lac-d **Lach** led lepi leptos-ih Lil-t lina Lith-c Lyc lyss m-arct malar med menis **Merc Merc-c** Merc-i-f Merc-i-r merc-n mez mill mit morph Mur-ac Myric Nat-ar Nat-c Nat-m nat-p nat-s nit-ac Nux-m Nux-v oena olnd op oscilloc osm pall par petr ph-ac Phos pic-ac plat **Plb** plect Podo polyp-p **Ptel Puls** pyrog rheum rhod rhus-g Rhus-t ric sabad sabin samb sang sapin sars Sec **Sel** senec seneg **Sep** serp sil sin-a sin-n sol-t-ae solid spig squil stach stann Staph still stram stront-c sul-ac sul-i Sulph tab tanac tarax tell **Ter** thuj thymol trif-p (non: uran-met) uran-n ust vac valer **Verat** Verat-v vip wies xan zinc zinc-p zing
- **morning**: **Chel** mez sang seneg
- **evening**: digin osm ruta sang thuj
- **flecks**; in: hell
- **menses**; during: nat-m sars
- **greenish**: anac apis **Ars Aur** bapt bell berb bor-ac bov calc **Camph** cann-i Carb-ac cean cer-s **Chel Chim Chin** Chinin-ar chinin-s Cina Colch Cop crot-h cupr cyt-l dig hura hyos Iod iris kali-ar Kali-c Mag-c mag-s mang merc **Merc-c** methyl nat-m Nit-ac ol-an ped phel phos puls **Rheum Rhod Ruta** sal-ac Santin saroth seneg **Sep** sul-ac sulph thymol (non: uran-met) uran-n uva Verat

Color – red

- **greenish**: ...
  - **afternoon**: mag-c
  - **black**: kali-chl kali-m
  - **dark**: anac Carb-ac nat-m Santin
  - **light**: bapt cina
  - **red** sediments; with: mag-s
- **high**-colored [=bright] (See red - bright / yellow - bright)
- **high**-colored [=dark] (See dark)
- **mahogany**: aesc Eup-per phyt plb
- **milky** (See Milky)
- **ochre** (See yellow)
- **olive**-hue, milky: pic-ac
- **orange** (See yellow - orange)
- **pale**: acet-ac acon aeth Agar alco Alum alum-p Am-c ambr anac Ang ant-t anthraci apis apoc aq-pet Arg-met arg-n Arn Ars ars-h Arum-t asaf asc-c astac atro aur bac Bell Berb bism brach Bry bufo cadm-met caj calad calc Calc-f calc-i calc-s camph Cann-i **Cann-s** cann-xyz canth caps carb-ac Carb-v carbn-s carl Caul caust cedr Cham Chel Chin chinin-ar chinin-s cimic cina cinch Clem cob coc-c cocc coch cod coff coff-t Colch Coloc **Con** cop Croc crot-t cund cycl dig dros dulc echi elat equis-h erig eup-per eup-pur euphr fago ferr ferr-i ferr-p fl-ac gast gels glon gnaph ham hell hell-o hell-v helon Hep hydr hyos Ign iod jac-c kali-ar Kali-br kali-c kali-i kali-m Kali-n Kreos lac-d **Lach** lach laur **Led** lil-t linu-c Lyc lycps-v m-aust macro Mag-c mag-s mag-s med mela merc **Merc-c** mez morph mosch Mur-ac nat-ar nat-c **Nat-m** nat-n nat-p Nux-v Nit-ac nit-m-ac nux-m Nux-v oena ol-an olnd op ox-ac par ped peti **Ph-ac** phel Phos phys phyt pic-ac Plan plat plb podo **Puls** ran-s raph rat rheum Rhod Rhus-t samb sang sapin sarr **Sars** sec seneg sep sil sin-n sol-t-ae spig spong squil stann Staph Stram Stront-c stroph-s sul-ac sulph tab tanac tarax ter teucr thuj til trif-p ust verat verat-v vib vinc visc wies zinc zing
  - **afternoon**: sars
  - **evening**: mag-c
  - **fever**; during: cedr cham
  - **headache** and cardialgia, in: kali-c
  - **perspiration**; during: arn Bell chin con ign **Ph-ac** phos puls rhus-t stram thuj
  - **pink**: nat-s sulfon
- **red**: absin Acon Aesc aeth agar agn All-c aloe Alum alumn am-c am-caust am-m anan Ant-c Ant-t Apis Arg-n Arn ars ars-h ars-i art-v arund asc-t aur aur-ar aur-m aur-s bad Bapt Bell **Benz-ac** Berb bond Bov **Bry** bufo Cact calad calc calc-i Camph cann-i cann-s **Canth** caps carb-ac Carb-an Carb-v carbn-s caust cedr Chel chin clem coc-c cocc coff Colch coloc con Cop corn Crot-h crot-t cupr cycl daph dig digin dros Dulc elaps epil equis-h ery-m ferr ferr-ar ferr-i ferr-ma ferr-p gnaph Grat haem hell Hep Iod ip iris kali-ar Kali-bi Kali-c kali-i kali-m kali-n kali-s kali-sil kreos lac-ac lach lachn laur led Lept lil-t Lith-c lob Lyc medus **Merc** merc-c merc-i-f merc-i-r mez mill Mur-ac nat-m nat-p Nux-m Nux-v **Oci** oena ol-j Op par ped petr phos phyt pic-ac Plat plb plumbg podo ptel puls rheum rhod rhus-r Rhus-t sabin sang Sars Sel senec seneg Sep Sil sol-t-ae

1002 ▽ extensions | ○ localizations | ● Künzli dot

Urine

Color

- **red**: ...
  spira squil staph **Stram** sul-ac sul-i *Sulph* sumb tab tax *Ter* thuj tong tub ust valer verat verin vesp voes zinc
  - **evening**: **Sel** sulph
  - **blood**-red: aesc apis bell *Berb Calc Carb-v Cham* coff *Crot-h* crot-t ferr *Hell Hep Kali-i* merc petr pic-ac rhus-t *Sep*
  - **bluish**-red: rhus-t
  - **bright** red: am-m bov sumb upa
  - **brownish** red: *Ant-c Ant-t* apis apoc bell *Chel* coc-c *Hep Kali-pic Lac-ac* lyc merc plb puls rhod sul-ac sulph sumb thuj til
  - **children**; in: lyc sanic
  - **clear**, and: *Acon* chel
  - **cloud**; like a red: ambr kali-n
  - **dark**-red: *Acon* aesc aloe ant-c ant-t *Apis Arg-n Arn Ars* ars-h asc-t *Bapt* bell *Benz-ac Bry* caj *Canth Carb-v* cedr *Chel* clem cob coc-c *Coloc Cop Crot-h* crot-t *Cupr* cupr-act cupr-ar *Cycl Dig* dor *Ferr* grat *Hep* ip jug-r *Kali-bi Kali-c Lob Lyc Merc* merc-c merc-d merc-i-f merc-i-r nat-p nat-s nux-m nux-v op *Pareir* petr phos phyt pic-ac *Plan* plb polyg-h puls rheum *Rhus-t* sec sel *Sep* solid *Squil* staph sul-ac tab tarent tell ter thuj valer
  - **night**: crot-t mosch
  - **deep**-red: alco ant-c ant-t *Bell* benz-ac carb-v cedr cob cupr fuch hep lob *Merc* phal phyt plb *Rhus-r* sul-ac sumb tell
  - **fever**; with: *Nux-v*
  - **fiery** red: *Acon* agar all-c ant-c ant-t *Apis* apoc arg-n ars bell *Benz-ac Berb Bry* camph *Cann-s Canth* carb-ac chel chim chin colch crot-t cupr-act *Equis-h* euon glon *Hell Hep* kali-bi *Kali-c Lith-c Lyc* merc merc-d *Myric* nit-ac oci par phyt pic-ac plb puls rheum *Rhus-t* sabin sars sel senec sul-ac sulph *Ter* thuj uva verat-v
  - **left** standing for a while; when: dig
  - **perspiration**; with: cedr
- **sherry**: apoc squil sulph
- **smoke**-color: am-be *Benz-ac* carb-ac crot-h hell nat-hchls **Ter**
- **violet**: apis indg *Mur-ac* nux-m
- **white**: *All-s* alum alumn am-c ambr ang *Apis* arn aur bapt bell berb bry cann-s canth carb-v *Caust* cham *Chel Chin* cina *Coloc* con chel curd *Dulc* elae ferr ferr-i hep iod lac-ac lepi lyc *Manc* merc mur-ac nat-m nit-ac *Nux-v* **Ph-ac** phos plan *Psor Rhus-t* sars sec *Spong Sulph*
  - **morning**: lac-ac
  - **chalk**; as if mixed with: merc *Ph-ac* **Phos**
  - **jellylike**: cina *Coloc*
  - **left** standing for a while; when: nit-ac
  - **close**; at: ph-ac sars
- **yellow**: absin alum am-c ang ant-c *Arn* ars aur *Bell* berb bov *Bry* canth carb-an carb-v card-m cean *Cham* chel chin daph hydr hyos ign iod *Ip* kalm lac-ac *Lach* laur led *Lyc* mag-m mang mez muru nat-c oci op petr plb prun rheum sabad sabin samb *Sars* seneg *Sep* solid sulph trad uva verat *Zinc*

Color – yellow: ...
- **bright**: agar alum ambr anac *Ang* bell carb-v card-m cham chel chin colch *Coloc* **Con** dig dulc hep kali-n mang merc nat-c *Nat-m* par ph-ac plat *Rheum* rhod samb sars sec *Sep* spong verat *Zinc*
- **dark**: absin *Aesc* agar am-caust am-m ambr ang *Arg-n* **Ars** astac berb bov bry bufo camph *Cedr* **Chel** chen-a chlf clem *Con* crot-t ferr *Hep Iod Kali-c* kali-p med myric *Nat-c* petr *Pic-ac* podo samb *Sang* spong staph
- **golden**: mang phos
- **greenish**-yellow: camph chin iod
- **lemon**: agar ambr *Ang* bell cham *Chel* coc-c eupi gins ign lac-ac lyc nat-c op plb samb santin syph tab verat zinc
- **light**: acon *Agar Aloe Am-m* ang *Ant-c* apis apoc arg-n ars *Aur* bar-m *Bell* berb bufo cact camph *Cann-s* carb-an carb-v *Cham* chel chin colch *Crot-t Daph* hydr-ac *Hyos* iod jatr-c kali-bi kali-n kalm **Lach** *Lact* laur led mag-m *Nat-c* nat-s nit-ac phos plb raph samb sarr *Sep* sin-n thuj verat vinc zinc
- **orange**: absin am-m ang ars-h *Canth* carb-an *Cina* coloc crot-t cupr-ar *Lept* **Lyc** nit-ac ol-an phos plan plb santin seneg til zinc
- **reddish**-yellow: acon berb cycl daph myris nat-m ptel *Staph* sumb tab *Thuj* tong
- **saffron**: aloe ars-s-r *Cina* form kali-p oci santin
- **straw**: alum
- **thick** and turbid like rotten eggs: con daph rhus-t
- **wine**: mez

COLORLESS: acon-l *Agar* alum anac ang anthraco apis *Apoc* arum-m atro bar-c bell berb calen camph **Cann-i** carb-ac *Caust Cham* coc-c cod *Coff* coff-t con crot-h *Dig* digin *Ferr* **Gels** hyos hyosin indg kali-n *Kreos Lac-d* laur lil-t lith-c *Lyc Lycps-v* lyss *Mag-p* med mosch *Murx* nat-ar **Nat-m** *Nux-v* ol-an *Ph-ac Phos Plan Puls* rhus-t rumx *Sang* sarr *Sars* **Sep Sil** squil stram *Sulph* ust verat zing
- **morning**: kreos
- **menses**; during: *Cham* ph-ac vib
- **pain**; with paroxysms of: phos

CONSTITUENTS, where there is diminution of, there is increase of stools: colch

COPIOUS (= increased): abrom-a **Acet-ac** *Acon* adon aesc *Aeth Agar* agn all-c all-s allox **Aloe** *Alum* alum-p alum-sil alumn am-c *Am-m* am-n *Ambr* anac anan ang *Ant-c* ant-t *Anthraci* anthraco *Apis Apoc* aran-sc **Arg-met Arg-n** arn *Ars* ars-br ars-i ars-s-f *Arum-t* asc-c **Aspar** aster atro *Aur* aur-ar aur-i *Aur-m Aur-m-n* aur-s bac *Bar-c* bar-i bar-m *Bell* benz-ac berb *Bism* bov brach brom bry bufo *Cact* cadm-met *Cain Calc* calc-f calc-i *Calc-p* calc-sil *Camph* **Cann-i** cann-xyz *Canth* caps carb-ac *Carb-an* carb-v carbn-s card-m caru caul caust *Cedr* cench cham *Chel Chim Chin* chinin-ar chinin-s *Chlol* chlor cic *Cimic Cina* cinnb *Clem* cob cob-n coc-c cocc coch *Coff Colch Coloc Con* conv cop *Crot-c Crot-h* crot-t cub *Cupr* cur *Cycl* cyt-l *Daph Dig* dros dulc *Echi* elaps elat

All author references are available on the CD

1003

Urine

Copious: ...
Equis-h erig ery-a eucal eup-per *Eup-pur* euph euphr eupi fab fago *Ferr* ferr-ar ferr-i ferr-m ferr-ma ferr-p *Fl-ac* foen-an form gal-ac gali gamb **Gels** gins glon gnaph graph grat guaj ham hed hedy hell hell-o *Helon* hep hyos *Ign* ins *Iod* ip *Iris* jatr-c junc-e kali-ar *Kali-bi* kali-br *Kali-c* kali-chl *Kali-i Kali-n Kali-p Kali-s* kali-sil *Kalm* kola **Kreos** lac-ac **Lac-c** *Lac-d Lach* lact lappa laur *Lec* **Led** *Lil-t Lith-c* lob *Lyc Lycps-v* lyss m-arct m-aust *Mag-c* mag-p *Mag-s* mang med *Meli* **Merc** *Merc-c* merc-i-f *Merc-i-r* mez morph **Mosch Mur-ac** *Murx* mygal *Nat-ar* **Nat-c** nat-m *Nat-p* **Nat-s** nicc nicc-s nit-ac nux-m *Nux-v* oci-sa *Ol-an* olnd op opun-s *Ox-ac* oxyt pall par petr *Petros* **Ph-ac** *Phos* **Phyt** pic-ac pin-s pitu-p *Plan* **Plb** *Podo Prun* psor ptel **Puls** *Raph* rat rauw rheum *Rhod* rhodi **Rhus-r Rhus-t** *Ros-ca* rumx ruta sabad *Sabin* samb sang sanic santin saroth sarr *Sars* scop sec sel *Senec Seneg* sep sil spartin spartin-s **Spig** spong **Squil** stann **Staph** stict stram stront-c stroph-s sul-ac sul-i sulfonam **Sulph** *Syzyg* tab *Tarax Tarent* tax tell *Ter Teucr Ther* thiosin *Thuj* thymol *Thyroid* trad tril-p (non: uran-met) **Uran-n** valer *Verat* verat-v **Verb** vib *Viol-t* vip vip visc yohim zinc zinc-p zing

- **daytime:** cina ham opun-s (non: opun-v) phys pic-ac *Sulph*
- **morning:** am-m ambr asc-c bar-act cain carb-an equis-h laur lyc mag-s merc *Mez* nat-c *Nat-p Op* peti plect *Sars* sul-ac vichy-g
  - **6 h:** nat-ar
- **forenoon:** arg-n jug-r lyc *Mez* phel phys
- **noon:** op
- **afternoon:** *All-c* aloe alum am-c borx bov dig indg laur nat-m nat-p nicc ol-an op plect rumx thuj
  - **sleep | siesta** agg; after: cycl
- **evening:** am-c ars-h coloc euphr fl-ac helon kali-chl laur **Lyc** lyss op ox-ac pall plect sang sulph thuj zinc
  - **18-19 h:** bry
  - **19 h:** cic pic-ac
  - **20 h:** cic
  - **22 h:** phos
- **night:** agar allox aloe alum am-c *Am-m* ambr *Ant-c* ant-t *Apis Arg-met* arg-n ars *Bapt* bar-c bar-s **Bell** bov bros-gau bry *Cact* calc **Calc-f** *Carb-ac Carb-an* caust chim chin chinin-ar chlol coloc cop cupr cycl *Dig* euphr *Gels* graph hep hyper kali-c kali-chl kali-i kali-m kali-n kali-p **Kreos** *Lac-c* **Led** *Lith-c* **Lyc** mag-c mag-p *Med Merc* mez *Murx* nat-ar nat-c *Nat-m* nat-p *Nat-s* nicc nux-v op paeon petr *Ph-ac* phos phys phyt plan plect prun quas rhus-r rhus-t ruta sabad *Sabin* samb *Sang Sars* seneg *Sil* sin-n **Spig** squil *Stram* **Sulph** *Thuj* (non: uran-met) **Uran-n** vichy-g zinc
  - **midnight:** coff op
  - **after:** carb-ac ox-ac plb **Sulph**
  - **4 h:** plb
  - **5 h:** carb-ac ox-ac

- **night:** ...
  - **lying** agg: bell
  - **menses:**
    - **before | agg:** am-m cann-s hyos
    - **during | agg:** ph-ac
  - **stool** agg; during: am-c sulph
- **accompanied** by:
  - **anemia** (See GENE - Anemia - accompanied - urine)
  - **cough** (See COUG - Accompanied - urination - copious)
  - **offensive** urine (See Odor - offensive - accompanied - urination)
  - **Back;** pain in the | **urination** amel (See BACK - Pain - urination - copious - amel.)
- **alternating** with:
  - **scanty** urine: bell benz-ac *Berb Dig* eup-per gels nit-ac sang senec
  - **amel;** copious urine does: benz-ac
- **amenorrhea,** with: alum calc caul *Cham* gels nat-m sulph
- **apyrexia,** during: ars calc chin ferr graph nux-v samb valer
- **chill:**
  - **after:** syph
  - **during:** ars gels lec *Merc* spig sulph
- **coffee** agg: cain olnd wies
- **convulsions;** after epileptic: caust *Cupr* lach
- **coryza;** during: *All-c* calc sep verat
- **delirium;** after: *Stram*
- **diarrhea,** with: acon agar anthraco bell con fl-ac puls spig
- **drunk,** more than is: ambr apis aur aur-m-n *Bell* carb-v caust coc-c *Coloc* ferr kali-i kali-n *Lac-ac* lac-c lach lyc *Merc* mur-ac nat-c *Nux-v* ph-ac raph sars sep zinc
- **eating;** after: puls
- **exhaustion,** attended with: acet-ac benz-ac *Calc-p* carb-ac chinin-s *Cimic* dig ferr lyc med
  - **and** much thirst: chinin-s
- **fever;** during: ant-c arg-met ars *Aur-m-n* cedr *Cham Colch* dulc *Eup-pur Lyc* med *Mur-ac* ph-ac *Phos* pyrog samb squil *Stram*
  - **scarlatina;** during: arum-t
- **headache:**
  - **after:** asc-c gels ign *Iris* nux-v sang
  - **during:** acon *Bell* bov *Canth Chinin-s Cinnb* coloc cupr eug ferr-p *Gels Glon Ign* iris kalm lac-c **Lac-d** *Lil-t Mosch Ol-an* sang *Sel* sep sil (non: uran-met) uran-n *Verat* vib vip
  - **followed** by copious limpid urine and vomiting: iris
- **hunger;** with: bell verat
- **hysterical:** ol-an
- **menses:**
  - **before | agg:** cinnb hyos
  - **during:**
    - **agg:** canth *Cham Hyos* kali-bi lac-c med **Ph-ac** *Phyt* sars sulph vib

Copious – menses / Urine / Milky

- **during**: ...
  - **beginning** of menses | **agg**: bell
- **nervous**: acon bism ferr *Ign* mosch sel
  - **women**: *Ign* valer xan
- **pain**:
  - **during**: arg-met coloc lac-d phos vib
  - **paroxysms** of: phos
- **perspiration**; with: **Acon** ant-c ant-t ars bell cham **Dulc** ign lach lyc mag-c *Mur-ac* nat-c nat-m *Ph-ac* **Phos Rhus-t** samb seneg spig squil stann stram thuj
- **puberty**, in: ferr-m
- **then** scanty: sul-ac
- **thirst**; with: bell verat
- **travelling**: cain
- **vomiting**; with: acon ign lach verat

CREATININE increased (See GENE - Laboratory - creatinine)

CUTICLE forming on the surface of the urine: agar *All-c* alum alum-p *Alumn* **Apis** arg-n aspar bell bor-ac calad *Calc* calc-i canth chin chinin-s cob *Coloc* com crot-t *Dulc Graph Hep* iod kali-ar kali-bi lac-ac laur *Lyc Med* merc-c op **Par** *Petr* ph-ac *Phos* pic-ac plb *Psor* puls rumx *Sars* **Sep** sin-a sol-t-ae sul-ac *Sulph Sumb* thuj verat verat-v zinc
- **iridescent**: agar **All-c** alumn bapt bell calc canth chin coca coloc *Cycl Graph Hep Iod* op **Par** *Petr* **Phos** psor *Puls Sars* sep sin-a *Sulph* thuj
  - **bluish**: alumn
- **oily**: adon crot-t iod med phos sumb
- **red**: mez
- **thick**: med
- **whitish**: arg-n kali-bi merc-c plb sep
  - **morning**: arg-n

CYLINDERS; with (See Casts)

DIABETES (See Sugar)

DIMINISHED (See Scanty)

EXCORIATING; slightly (See Acrid)

FATTY cuticle (See Cuticle)

FLAKY, flocculent (See Sediment - flocculent)

FOAMY (See Frothy)

FREQUENT | scanty (See Scanty - frequent)

FROTHY: acon **All-c** allox aloe aphis *Apis* arn ars aur *Berb* carb-v cean *Chel Chin* chinin-s clem con cop crot-t cub dig glon guat iris jatr-c kali-c **Lach** laur lina lith-c **Lyc** mela merc myric nat-m *Nat-s* op *Pareir Phos* puls raph rhus-t sars scop **Sel Seneg** sol-t-ae **Spong** squil still syph thuj tub verat-v yohim
- **morning**: ars-h crot-t hyper
- **afternoon**: chel
- **night**: allox crot-t vichy-g
- **greenish** yellow: phos

Frothy: ...
- **violet** ring: puls

GASSY: sars

GELATINOUS, lumpy: berb cina *Coloc* crot-h ph-ac *Puls*
- **left** standing for a while; when: *Ars*   cina   *Coloc* crot-h dig ph-ac

GONADOTROPHIC HORMONE increased: cortico

GRAVITY; specific (See Specific)

HEAVY feeling: coc-c thlas

HEMATURIA (See Bloody)

HOT (See Burning)

INDICAN, containing (See Color - bluish - indican)

INVOLUNTARY (See BLAD - Urination - involuntary)

IODINE, RADIOACTIVE increased: cortico

IRRITATING (See Acrid)

LIMPID: bell carb-ac chim chin cina coc-c dig dulc elat eup-per **Gels** hydr iris kali-i merc plan sarr thuj

MILKY: *Agar Alum* ambr ant-t **Apis** arn **Aur** *Aur-m* berb bov caj **Calc** cann-s caps **Carb-v** card-m caust chel chin chinin-s *Cina* clem *Coloc* con cop cycl *Dulc* eup-pur **Ferr** *Ferr-i* gels **Hep** *Iod* kali-p lappa *Lil-t* **Lyc** merc merc-c *Mur-ac* nat-m *Nit-ac* nux-v petros **Ph-ac** *Phos* plb raph rhus-t *Sep* spirae stann still sul-i *Sulph* (non: uran-met) *Uran-n* uva viol-o visc
- **morning**: lil-t nat-m
- **afternoon**: Agar
- **accompanied** by | **urination**; frequent: iod
- **blood**; with: kali-bi
- **chalk** had been stirred in it, as if: alum *Ph-ac* sulph
  - **emotion**; after every: *Ph-ac*
- **cheesy** milk had been stirred in, as if: alumn *Ph-ac*
- **curdled**, like: **Ph-ac** phos
- **flour**, as if mixed with: *Merc Ph-ac Sulph*
- **hydrocephalus**; in: *Apis*
  - **little** but frequent discharges of milky urine; with very | **unconsciousness** and delirium; with: **Apis**
- **left** standing for a while; when: *Cina* erech *Ph-ac* stann visc
- **menses**:
  - **after** | **agg**: *Nat-m*
  - **before** | **agg**: *Ph-ac*
  - **during** | **agg**: berb nat-m
- **perspiration**; during: phos
- **stool** agg; after: iod
- **turbid**, and: bry calc cann-s chin *Cina* con cycl dulc *Hep* psor rhus-t
- **turns** (See left)
- **urination**:
  - **after** | **agg**: mur-ac
  - **during** | **end** of: *Carb-v* coff ph-ac rhus-t sars *Sep*

All author references are available on the CD

1005

Urine

MUCUS in urine (See Sediment - mucous)

MUDDY: *Aesc* alumn guat hyper *Kali-c* lyc *Nat-m* pall *Rhus-t* sabad uva zinc

NEUTRAL: arn bapt canth dig eup-per eup-pur helon hydr hyos kali-c lept phos plb

NITROGEN increased: allox

ODOR:
- **acrid**, pungent: am-c ant-t *Asaf* bar-c bell benz-ac Borx *Calc* calc-f camph cann-s caust clem *Cob* cop dig Fl-ac graph hep kreos lith-c *Lyc* merc mosch nit-ac par pareir phos rhod *Rhus-t* sep stram thuj trad viol-t
- **ammoniacal**: aloe am-caust am-m ant-t **Asaf** *Aur* bell benz-ac borx brom bufo cain *Calc* carb-ac carb-an *Carb-v* chel chinin-s coc-c cop dig *Dulc* equis-h *Ferr* ferr-p graph *Iod* kreos *Lach* lyc malar med *Merc* merc-c *Mosch* naphtin *Nit-ac* pareir *Petr Phos* pic-ac puls rhod sil solid stach stigm stront-c sumb tab *Tub* viol-t Zinc
  · **children**: med
  : **infants**: *Calc Iod*
  · **menses**; during: nit-ac
- **aromatic**: benz-ac bor-ac carb-ac eup-pur ferr-i onos ter
- **asparagus**-like | **eating**; after: but-ac
- **cat's** urine: aspar borx caj vib *Viol-t*
- **chamomile** tea: sulph
- **changeable**: *Benz-ac*
- **coffee**: berb
- **eggs**; like rotten: *Daph* merc
- **fish-brine**: bufo ol-an sanic uran-n
- **fishy**: astac conv *Nat-c* ol-an sanic (non: uran-met) *Uran-n*
- **garlic**, like: bell cob-n cupr-ar kalag phos
- **haricots**; like cooked: tub
- **horn**; like burnt: arum-m aur-m
- **horrible** | **left** standing for a while; when: **Ind**
- **horse's** urine, like: absin aloe *Benz-ac Nat-c* **Nit-ac** phos stroph-s
- **leather**; like Russian: clem
- **meat**; like raw: ph-ac
- **moldy**: am-m camph phys sulph
- **musk**: oci
- **nutmeg**: nux-m
- **offensive**: agar aloe *Am-be* am-c ambr ant-c ant-t *Apis Arg-met* **Arn** *Ars* ars-i ars-s-f asaf *Asar Aspar Aur* aur-ar aur-i aur-m aur-s **Bapt** *Bar-m Benz-ac* berb *Borx* bufo caj *Calad* **Calc** calc-i camph *Carb-ac Carb-an Carb-v Carbn-s Caust* chen-v *Chim* chin chinin-ar clem colch coli coloc conv cupr cupr-ar daph der dig dros *Dulc* fl-ac *Graph Guaj* hell hep hydr hyper *Ind* iod iris kali-ar kali-bi kali-br *Kali-c Kali-i Kali-p Kali-s Kreos* lac-c lach *Lyc* med *Meph Merc* mosch *Murx* naphtin *Nat-ar Nat-c* nat-m nat-p nat-s **Nit-ac** *Nux-v* oci op *Petr Ph-ac Phos* phys plb *Prot Puls* pulx pyrog *Rhod* sal-ac sec seneg *Sep* solid stann stram stront-br sul-i **Sulph** tab tarent *Ter* thuj tril-p trop tub-r (non: uran-met) uran-n urin vario *Verat-v* **Viol-t**
  · **accompanied** by | **urination**; profuse: rhod

Odor – offensive: ...
  · **alternating** with | **Joints**; pain in (See EXTR - Pain - joints - alternating with - urine)
  · **fever**, during: arg-met kreos *Lyc Merc Ph-ac* rhus-t sep squil staph sulph
  · **menses**, during: *Nit-ac* sep
  · **perspiration**:
    : **during**: ars carb-v dulc nit-ac ph-ac puls *Sep* thuj viol-t
    : **feet**; like perspiration of: sulph
- **onions**: cupr-ar gamb phos
- **putrid**: aloe ars aur *Aur-m* bapt bar-m *Benz-ac Calad* **Calc** carb-ac carb-v coc-c coloc daph hell hydr lach mur-ac muru nat-c *Ph-ac* pulx pyrog *Sep* spirae tarent trop
  · **evening**: *Calad*
  · **fever**, during: ars carb-v dulc nit-ac ph-ac puls *Sep* viol-t
  · **menopause**, during: **Sep**
- **raspberries**: sul-i
- **sourish**: *Ambr* benz-ac *Calc* canth chel coc-c colch *Graph* hep lyc m-aust *Merc Nat-c* nit-ac ox-ac petr plb sars *Sep* solid trad
  · **whooping** cough; during: ambr
- **strong**: absin aesc aloe am-m ambr *Ant-t* arg-n *Asaf Aspar Aur* bar-m **Benz-ac** bond *Borx* bufo calad *Calc* calc-f calc-p calo carb-ac carb-an *Carb-v* cere-b chel **Chin** chin-b **Chinin-s** cob conv cupr-ar dig digin dros *Dulc* erig *Ferr Fl-ac* fuc hydr hyper **Iod** iris kali-bi kreos *Lach* lil-t linu-c *Lyc* med *Merc* merc-c mez *Mosch* nat-m **Nit-ac** nux-m osm ped *Petr Phos* phys pic-ac pin-s plan *Sep* stach stram sulph *Sumb* ter *Thuj* til tub tub-r valer zinc zing
  · **menses**:
    : **before**: merc
    : **during**: *Nit-ac*
  · **urinous**, intensely: *Absin Am-be* arg-n **Benz-ac** *Borx Calc* carb-v *Chinin-s* erig *Lyc* pic-ac pin-s *Sulph* viol-o zing
- **sulphur**; like: phos rhus-t
- **sweetish**: aeth *Arg-met* arg-n *Cop* cub eucal eup-pur ferr-i hyper inul juni-c kali-act kali-c *Lact* **Lact-v** *Nux-m Phos* prim-o salol *Ter* thyr
- **tobacco**, like: nit-ac tab
- **valerian**; like: mosch murx
- **violets**, like: camph clem cop cub eucal inul lact lipp nux-m osm phos salol *Sec* sel sulph ter thyr viol-o
  · **evening**: osm
- **without** (See Odorless)

ODORLESS: ambr bell camph *Cedr* chlol coc-c dros gast gnaph kali-cy mela senec *Spong* til

OILY: adon chinin-s *Crot-t* hep *Iod* lyc *Merc* petr *Phos* sumb

PHOSPHOROUS increased: alf benz-ac calc-p cortico lappa nit-ac *Ph-ac* phos pic-ac solid stann

POLYPOUS formation in: calc

PORPHYRINS increased: beryl *Sulfon* trion

POTASSIUM increased: pitu-p

▽ extensions | ○ localizations | ● Künzli dot

Urine

Purulent   **Sediment**

PURULENT (See Sediment - purulent)
RECEDING: prun
SALTS; deficient in: led
SCANTY: abrot *Acon* adon *Aesc* aeth *Agar Ail Alf* all-s allox *Aloe* alum alum-p alum-sil alumn am-be am-c am-caust am-m ambr amyg anac anemps ang ant-c *Ant-t* anth anthraci antip **Apis** *Apoc* arg-met *Arg-n Arn* **Ars** ars-h *Ars-i* ars-s-f arum-d **Arum-t** asaf asc-c *Aspar Astac* atro *Aur* aur-ar *Aur-m* aur-s *Bapt* bar-c bar-m **Bell** benz-ac *Berb* bism bov brach brom *Bry* bufo cact caj calad calc calc-ar calc-f calc-sil *Camph* cann-i cann-s **Canth** caps *Carb-ac* carb-an carb-v **Carbn-s** *Card-m* carl castm *Caust* cedr cent cere-b *Cham* chel chim *Chin Chinin-ar Chinin-s* cic cimic cimx cina *Clem Cob* cocc-c *Cocc* coch coch-o cod coff coff-t coffin **Colch** coloc com **Con** conv convo-s cop *Corn Croc Crot-h* cund *Cupr* cupr-ar cupr-s cur *Cycl* **Dig** *Digin* diph-t-tpt dirc *Dros Dulc* echi elat **Equis-h** erech erig ery-a eug eup-per *Eup-pur* euph eupi eys *Ferr Ferr-ar* ferr-i ferr-m ferr-p ferul *Fl-ac* frax fuma-ac galeg gamb gast gins gnaph **Graph Grat** guaj guat haem *Ham* **Hell** helon *Hep* hydr *Hyos* hyper iber ign indg inul iod *Ip* iris jab jatr-c jug-r *Juni-c* **Kali-ar** **Kali-bi** **Kali-br** **Kali-c** **Kali-chl** kali-i kali-m **Kali-n** kali-p *Kali-s* kali-sil *Kalm* kola kou *Kreos* **Lac-ac** **Lac-c** *Lac-d Lach* lact lat-m *Laur* lec **Led** lept *Leptos-ih* **Lil-t** lina lipp *Lith-c* lob lob-s lup *Lyc* lyss m-arct m-aust mag-c *Mag-m* mag-s manc mang med menis menth menth-v *Meny* **Merc Merc-c** **Merc-cy** **Merc-d** *Merc-i-f* merc-sul *Mez* mill morph mosch mur-ac myris nabal *Naja* narcot *Nat-ar Nat-c* nat-f nat-m nat-p **Nat-s** nicc **Nit-ac** nit-s-d *Nux-m* **Nux-v** ol-an olnd onis **Op** oscilloc osm ox-ac paeon pall par *Pareir* pert-vc *Petr* ph-ac phel *Phos Phys* physal-al *Phyt Pic-ac* pilo pitu-p **Plb** *Podo* polyg-h polyp-p prun *Psor Ptel Puls* pulx pyrog quas ran-b *Rat* rein rhod rhus-g rhus-r *Rhus-t* ric rob *Ruta* sabad sabin sacch sal-ac samb sang sanic sarr **Sars** scut sec **Sel** senec *Seneg* **Sep** *Ser-ang* serp sil skat sol-t-ae solid spong *Squil* stach stann **Staph** stigm *Stram* stront-c stroph-h stry sul-ac sul-i sulfon **Sulph Sumb Syph** tab tarax tell tep **Ter** ther thuj til tong tub tub-r upa *Urin* ust *Uva Verat* verat-v *Verb* verin vib vinc viol-t wies xan zinc zing
- **daytime**: aesc *Lyc* ther
- **morning**: alum ars-h coff dig fl-ac graph mez oena osm ox-ac pip-m sang sars sul-ac xan zinc
- **afternoon**: hell plect rumx sumb *Thuj*
- **evening**: arg-n ferr-i fl-ac mag-c nat-m phel sel sumb zinc
- **night**: ant-c carb-an cic coc-c lyc *Morph* ol-an xan
- **accompanied** by:
  - **diphtheria** (See THRO - Diphtheria - accompanied - urine)
  ○ **Abdomen**; retraction of (See ABDO - Retraction - accompanied - urine)
  - **Brain**; complaints of the (See HEAD - Brain; complaints of - accompanied - urine)

Scanty – accompanied by: ...
  - **Heart**; complaints of the (See CHES - Heart; complaints - accompanied - urine - scanty)
- **alternating** with | **copious** urine (See Copious - alternating - scanty)
- **amenorrhea**, with: acon apis chin cocc ham hell laur lil-t nux-m xan
- **apyrexia**; during: apis
- **drinks**; less than: kreos lith-c raph
- **exertion** agg; after: bry
- **fever**; during: *Apis* ars *Arum-t* bapt cann-s cann-xyz canth cocc colch *Eup-per* eup-pur lyc merc-sul nat-m nit-ac nux-v op *Puls* ruta staph
- **frequent**; and: *Acon* allox *Ant-t Apis* arn *Bry* Cann-s *Colch Coli Dig* hipp *Kreos* laur *Led* meny merc nat-m ol-an phos *Squil* staph *Stram Verat*
- **headache**, afterwards copious; during: asc-c   iod ol-an sang
- **menses**:
  - **before** | **agg**: *Apis* sil
  - **during** | **agg**: nat-m sabin
- **nervous** women: *Agar*
- **old** people; in: juni-c
- **perspiration**; during: ant-t apis arn bell bry **Calc** *Canth* carb-v caust cedr chin dig dulc *Graph* **Hell** hep hyos *Merc* nit-ac *Nux-v* **Op** puls rhus-t *Staph* **Sulph** verat
- **thirst**; with: lith-c sep *Til*
- **weather** agg; wet: colch

SEDIMENT (↗KIDN - Stones): *Acon* aesc agar alco alum am-c am-caust am-m ambr anac anan ant-c ant-t apis arist-cl arn *Ars* arund astac aur bar-c bell *Benz-ac Berb* betu bov bry but-ac calad calc *Camph* cann-s **Canth** caps carb-an carb-v carbn-s card-m caust cedr cham *Chim* chin chinin-ar chinin-s cimx cina cinch clem cob-n *Colch* **Coloc** con conch convo-s *Cop* cupr cycl daph dig dulc elem euph ferr ferr-p gast gins graph grat guat hep hyos ign iod ip *Kali-ar* **Kali-bi** kali-c kali-i kali-n *Kali-p* kali-s kreos *Lach* laur led lith-c **Lyc** mag-m *Mang* **Merc** *Mez Naja* nat-ac nat-m nat-m nit-ac *Nit-ac* nux nux-m nux-v ol-an olnd op par pareir *Petr* **Ph-ac** phal *Phos* plat plb **Puls** rheum rhod rhus-t ruta sal-ac **Sars** sec sel **Seneg Sep** *Sil* spig spirae spong *Squil* **Staph** sul-ac *Sulph* sumb *Tarent* ter thuj tong *Valer* wies **Zinc**
- **accompanied** by | **respiration**; asthmatic (See RESP - Asthmatic - accompanied - urine - sediment)
- **adherent**: apis aspar berb brom canth chim chin *Chinin-s Cimx* coc-c coca *Coloc* crot-t *Cupr Daph Ferr* kali-m *Lac-c* nat-c nat-m nit-ac nuph osm *Petr* phos phyt plat polyg-h *Puls* pyrog rad-br rumx sapin sec **Sep** stann sumb thlas tub
- **agg** when discharge of sediment in urine is decreased: **Benz-ac**
- **albuminous**: adon apoc **Ars Aur** *Bell* Kali-c merc-c oci sul-ac

Sediment – alternating with | Urine | Sediment – mucous

- **alternating** with:
  - rheumatic complaints (See EXTR - Pain - rheumatic - alternating - urine)
  - o **Heart**; complaints of (See CHES - Heart; complaints - alternating - urine)
- **amel** when discharge of sediment in urine is increased: **Benz-ac**
- **amorphous**: ang *Hydrang* iod
- **black**: colch **Lach** ter
- **bloody** (↗*Bloody*): *Acon* ant-t apis **Arn** ars *Ars-h* **Berb** **Cact** cadm-s calc cann-s **Canth** caps *Carb-ac Carb-v* cham **Chim** chin chinin-ar chinin-s colch coloc con crot-h *Dulc* ferr-p *Ham* hell hep ip kali-bi *Kali-chl* lyc merc sec nat-m *Nit-ac* pareir **Ph-ac** phos pic-ac **Puls** santin sec **Sep** sul-ac sulph *Ter* uva *Zinc*
- **bluish**: pic-ac prun
- **bran**-like: aloe ambr *Ant-t* berb cedr *Merc Phos* **Valer**
- **bright**: am-c *Coloc* nat-m nit-ac
- **brown**: acon **Ambr** *Apis Arn* chinin-s coloc crot-h dig epig *Lach* lob plb thuj valer
  - **dark**: *Aesc All-s* plb spig
  - **dirty**: acon
  - **light**: *Coloc* puls
  - **pinkish**: myric
  - **reddish**: lith-c
  - **white**; and: coloc
- **burnt** on; adheres to vessel as if: sep
- **chalk** meal, like: alum anan ant-t bufo calc chel eup-per graph led *Merc* nat-m *Ph-ac* phos phyt ruta sars sulph
- **cheesy**: alumn *Ph-ac* **Phos** *Sars* Sec
- **chocolate**-colored: chinin-s
- **circles**: chinin-s lac-c sulph
- **clay**-colored: alum alumn *Am-c Am-m* Anac **Berb** canth chinin-s cor-r eup-per ign kali-c mang ol-an phos *Sars* **Sep** sul-ac *Sulph Ter* thuj **Zinc**
  - **adhesive**: *Sep*
  - **menses**, difficult to wash off; during: *Sep*
- **clots** | **yellow**-red: cob
- **cloudy**: alum alumn am-m ambr anac ant-c **Ars** **Berb** bov bry calc-sil carb-v caust cer-s cham chin crot-t elaps fagu grat hydr-ac ip kali-c *Kali-n* lach laur **Lyc** mag-m menis merc ol-an olnd par petr *Ph-ac* phos plat ptel rat rhod sars *Seneg* sumb ter *Thuj* tong valer zinc zinc-p
- **coffee** grounds, like: *Ambr* **Apis** dig **Hell** *Lach Ter*
- **copious**: agar all-s am-c arn *Ars* bell **Berb** calc carb-an card-m cham *Chim* chin cinch *Coloc* con *Cop* crot-t cycl kali-ar kali-bi kali-c laur lyc mit nat-n oena op *Phos* **Puls** sal-ac sulph *Tarent* thuj trad
- **crusty**: agar calc caust daph merc *Nat-c Phos Sars Sep* zinc
- **crystals**: ant-c arg-n berb bry chinin-s coloc crot-t ferr-m ferr-p *Lyc* sal-ac sel
- **cylindrical** casts: apis arg-n ars canth merc-c phos plb
- **dark**: asc-t carb-ac *Crot-h* Hell iod phos puls
- **dirty**: anac chin dor
- **earthy**: *Ant-t* berb mang rhus-t sul-ac zinc
- **fine** deposit (↗*fine; sand - fine)*: sep

- **flocculent**: acon agar *Alum* ambr ant-t aspar *Benz-ac* **Berb** brom calc calc-p *Cann-s* **Canth** caust cent *Cham* **Chel** chin cina cinch *Clem* cob coc-c coca coloc crot-t cycl **Dulc** ery-a eup-pur gonotox grat hell *Hep* iod kali-c kali-i kali-n kali-p laur lith-c merc merc-c **Mez** mit morph nit-ac ol-an par pareir *Petr Ph-ac Phos Plb* prun **Puls** rhus-t rumx **Sars** seneg sin-a spirae squil still sumb thuj (non: uran-met) uran-n valer zinc zinc-p
  - **red**: mez sep
  - **white**: ambr calc kali-bi merc phos
    - **left** standing for a while; when: zinc
- **gelatinous**: ars-h **Berb** calad *Chim Cina* coc-c *Coca* **Coloc** crot-h *Dulc* hydr kali-m *Oci Pareir* ph-ac *Puls* spira
- **granular**: aloe berb chinin-s coloc lyc
- **gravel** (See sand - gravel)
- **gravity**; specific (See Specific)
- **gray**: agar ant-t **Berb** chin *Con* hyos kali-i led lyc mang merc-c ph-ac *Phos* psor puls spong trad
  - **brownish** gray: chin
  - **whitish** gray: **Berb** calc canth *Graph* hyos merc-c sars sep spong
- **leukocytes**: carc
- **limestone**; like: bufo calc coloc graph led lyc nat-m *Ph-ac* phyt sabal
- **loose**: alum calc carb-an *Chin*
- **mealy**: *Agar* ant-t apis **Berb** *Calc Canth Cedr Chin* chinin-s cor-r gast *Graph Hyos* kali-c merc *Nat-m* ph-ac phos *Sep* sulph valer zinc
- **meat**, like: merc
- **milky**: ant-t coloc ferr-i lyc merc ox-ac *Ph-ac* phos sep
- **mucous**: aesc *Aloe Alumn* ammc *Ant-c* apoc *Arg-n* ars asc-t aspar *Aur* aur-ar aur-s bals-p bar-c *Baros* bell *Benz-ac* **Berb** brach brom bry calc calc-sil camph cann-i cann-s *Canth Carb-v* carbn-s carl caust cent cham *Chel* **Chim** chin chinin-s *Cimic* cina *Clem* Coc-c *Colch* *Coloc* con cop crot-t *Cub* cupr dig *Dulc Epig* **Equis-h** *Eucal* eup-pur fab **Ferr** ferr-ar ferr-p *Glon* grat hep *Hydr* hydrang hyos indg ip kali-ar *Kali-bi Kali-c Kali-chl* kali-m kali-n kali-p kali-s kali-sil *Lach* lith-c lyc lycps-v med menth *Merc* **Merc-c** mez morph mosch musa naja nat-ar *Nat-c* **Nat-m** nat-n nat-p *Nat-s Nit-ac Nux-v* op **Pareir** *Petr* ph-ac phos phys *Pop* **Puls** rheum sal-ac **Sars** *Senec* seng **Sep** sol-t-ae *Solid* spirae stigm sul-ac sulph tab *Ter Thuj Til* tong *Tritic* tub (non: uran-met) uran-n *Uva* valer verat wies
  - **accompanied** by | **Uterus**; displacement of (See FEMA - Displacement - accompanied - urine)
  - **left** standing for a while; when: crot-t
  - **menses**; before: *Lach*
  - **milky** white: *Kali-chl*
  - **tenacious**: caust *Coloc* con *Dulc* hydr nat-c *Nux-v Puls* sil tong
  - **thick**: gal-ac
    - **ropy**, bloody mucous; great quantity of: **Chim** *Dulc*
  - **white**: phos
  - **yellow**: nat-c

1008 ▽ extensions | O localizations | ● Künzli dot

Urine

Sediment – muddy / Sediment – sugar

- **muddy**: ter
- **offensive**: chinin-s cupr fl-ac lyc sep
- **orange**-colored: chinin-s nit-ac
- **oxalate** of calcium, lime: berb brach *Caust* coca guat *Kali*-s lyc lycps-v lysd *Nat-p* nat-s **Nit-ac** nit-m-ac ox-ac plb rhus-t senn *Ter* zinc
- **pasty**: ars **Sep**
- **phosphates**: agar alf arn aspar aven bell *Benz-ac* brach calc *Calc-p* cann-s canth chel chinin-s colch *Ferr-m* graph gua guaj helon hydrang kali-br kali-chl kalm lec mag-p med nat-ar nat-s nit-ac **Ph-ac** *Phos* pic-ac *Ptel* Raph sang *Sarr* senn *Solid Stann* ter thlas uran-n
  - **headache**; during: aven
- **pink**: am-p apis *Berb Bry Chin* lith-c lob myric ol-j phyt rheum rhus-r *Sep Sumb* visc
- **protein**: diph-t-tpt
- **purple**: ant-c ant-t bov *Fl-ac* mang ptel
- **purulent** (*↗BLAD - Inflammation; BLAD - Catarrh; KIDN - Inflammation - suppurative)*: acon **Apis Arn Ars** ars-s-f aspar bapt *Baros Benz-ac* berb bry cadm-s calc calc-s calc-sil *Cann-s* **Canth** caps carb-ac carb-v carbn-s cham chim **Clem Con** cop *Daph Dulc Epig* eucal eup-pur fab ham *Hell* hep hyos ip kali-ar kali-bi kali-c *Kali-s* lith-c *Lyc Merc Merc-c Nat-s Nit-ac Nux-v* oci petr phos polyg-h *Pop Puls* sabad sabin sal-ac *Sars* sep *Sil* staph staphycoc stigm sul-i *Sulph* ter thlas tritic (non: uran-met) uran-n *Uva*
  - **urination** agg; after: hep
- O **Kidney**; after operation to: methyl
- **red**: *Acon* agar *Alum* alum-p alum-sil am-c am-m ambr *Ant-c* ant-t *Apis Arg-n Arn* ars ars-h arund aspar astac aur-m bapt *Bell Berb* borx bov brom bry bufo cact calc calc-sil camph cann-s **Canth** carb-v cham *Chel* chim *Chin* chinin-ar *Chinin-s* cimex cob coc-c coch colch *Coloc* con *Cop* cupr *Daph* **Dig** dirc dulc *Elaps* gal-ac gast get gins *Glon Graph* hydr-ac iod ip kali-ar kali-c kali-n kali-p kali-s kreos lac-ac *Lac-c Lach Laur* led lil-t *Lith-c Lob Lyc* lyss mag-s mang **Nat-m** naja *Nat-m* nat-s *Nit-ac* nux-m *Nux-v* op pall par *Petr* ph-ac phos plat plb *Psor* ptel **Puls** pyrog rhod ruta sang sars *Sec* sel seneg **Sep** sil spira squil stann stry sul-ac sul-i sulph tep *Ter* thuj **Valer** verat-v zinc
  - **blood**-color: am-c bell *Calc* carb-v coff hep merc petr rhus-t sep sul-ac
  - **brick**-color: acon am-c am-m apis **Arn** ars bell bry camph *Canth* carl **Chin** chinin-s daph dig graph ip kali-c kreos *Lach* laur lob **Lyc** merc-c mez *Nat-m* nat-s nux-v *Oci* op pall par pareir petr phos plat plb puls sars sel senec sep *Squil* sulph tarent thuj *Valer* verat
  - **dark**: arn
  - **bright**: **Berb** ferr-m *Lyc* nit-ac osm phos
  - **brownish**: sul-ac
  - **circles**, in: lac-c
  - **dark**: carl chin cinch dor phyt
  - **dirty**: *Berb* dor
  - **filaments**, fibres: ant-c ant-t *Canth*
  - **flocculent** or powdery: agar ambr cob kali-n
  - **grainy**: ant-c chinin-s sel
  - **mahogany**-colored: chin laur phyt
- **red**: ...
  - **pepper**-like: benz-ac iod pyrog
  - **threads** (See filaments)
  - **wash** off; difficult to: ars-i aspar brom *Cimx Cupr Daph Lac-c Phyt* pyrog **Sep**
  - **white**: ter
- **renal** calculi (See KIDN - Stones)
- **rings**: apis aspar *Lac-c* pyrog
- **ropy**: *Chim* coloc *Hydr Kali-bi Lyc Ph-ac* puls
- **rose** (See pink)
- **sand**: acon all-c alum **Am-c** ambr *Ant-c* ant-t arn ars arund aspar aur aur-ar aur-m aur-s bell **Benz-ac** berb *Calc* calc-sil cann-s canth carb-v *Chel* chim chin chinin-ar *Chinin-s* coc-c eup-pur ferr-m gast get graph ip kali-c kali-p kiss *Lach* **Led Lyc** mang meny merc *Nat-m Nat-s Nit-ac* nux-m nux-v op petr ph-ac **Phos Puls** raph rhod *Ruta* **Sars** *Sec* **Sep Sil** sul-ac sul-i sulph tarent thuj *Tub* valer **Zinc** zinc-p
  - **adherent**: *Puls* sep
  - **bright** colored in concentric layers: chinin-s
  - **brown**: *Epig* sul-i
  - **fine** (*↗fine)*: epig
  - **gravel** (*↗KIDN - Stones)*: acon alum am-c ambr *Ant-c* ant-t arbin *Arg-n* arn *Ars* aspar *Bar-m* baros bell *Benz-ac Berb* borx brach cact cal-ren *Calc* cann-s *Cann-xyz* canth *Carb-ac* carb-v caust chel chin *Chinin-s* cimic coc-c cocc-s coch colch coloc con crot-h dig dios epig equis-h ery-a eup-a eup-pur fab ferr-m gali *Graph Hed* hep hydrang ip kali-c kali-i kreos lach led *Lith-be* lith-c lob **Lyc** mang meny *Merc-c* nat-m nat-s nit-ac *Nit-m-ac* nux-m *Nux-v* oci op *Ox-ac* pareir pariet *Petr* petros *Ph-ac* phos phys physal-al pic-ac pipe plb-i podo polyg-h polyg-xyz puls rhod *Ruta* sanic **Sars** *Sel* senn *Sep Sil* skook *Solid* stigm stront-br sul-ac sulph ter *Thlas* thuj tritic urt-u valer vesi vichy-g zinc
  - **gray**: phos
  - **pale**: *Sars*
  - **red** (= brick-dust): acon act-sp agar all-c alum *Am-c* am-caust ant-c ant-t apis arg-n **Arn Ars** Arund *Aspar* aur-m bapt bell *Benz-ac Berb* bry *Cact Camph Carb-v Caust* chel *Chim* chin chinin-ar *Chinin-s Cimic* cob coc-c colch *Coloc* con *Cop* **Dig** *Elaps* get *Glon* grat hedeo *Hyos Ip Kali-c* kali-n *Lach Led* **Lob Lyc Meph Merc-c** *Mez Nat-m Nat-s* nit-ac nux-m *Nux-v Oci* op ox-ac pall *Pareir Petr* **Phos** pic-ac **Plan** *Psor* puls pyrog rumx *Sel* **Senec Sep** *Sil* sumb **Tarent** ter thuj valer zinc zinc-p
    - **alternating** with | **Head**; pain in (See HEAD - Pain - alternating - red)
    - **fever**; during: *Lyc* phos
    - **yellowish** red crystals: berb chel chinin-s *Lyc*
  - **sticky**: pyrog tub
  - **white**: *Am-c* nat-ar nat-hchls phos sars zinc-p
    - **precipitated** by heat: nat-ar
  - **yellow**: canth chinin-s cimic lach santin **Sil** thuj
- **straw** colored: *Chinin-s*
- **sugar**, like a conglomerate of candied: chinin-s

Urine

Sediment – thick / **Thick**

- **thick**: aesc *Alum* alum-p apoc *Arn* ars-s-f asc-t aur-ar aur-s bell **Berb** *Camph* carl *Coloc Cop* dig ferr-i hydr-ac iod kali-bi kali-c lach laur lob merc oena ph-ac phos psor sabad sec seneg sep *Spong* sulph *Sumb* ter tong tub valer
  - **left** standing over night; when: bry crot-t
- **thready**: acon ant-t brach cann-s cann-xyz canth coc-c merc mez nit-ac prot seneg
- **translucent**: *Berb Coloc*
- **turbid**: alum am-c carb-an chim con mang rhus-t valer zinc
- **urate** cast (See Casts - urate)
- **uroxanthine**; increased: cub
- **violet** colored: *Ant-t* bov fl-ac *Mang* puls thuj
- **white**: acon acon-l act-sp aesc aeth agar aloe *Alum* alum-p alumn am-c ant-t arist-cl aspar bac bar-c bar-m bell *Benz-ac* **Berb** brach brom bry *Calc* camph *Canth* caps carb-v carbn-s carl *Chin* chinin-s cinch cob-n coc-c colch *Coloc* con conv cot crot-t dig dirc *Dulc* ery-a eup-per eup-pur euph ferr fl-ac gast **Graph** *Hep* hyos ign kali-bi **Kreos** laur led lil-t *Lyc* lyss mag-c mela menis *Merc* mit murx nat-m *Nat-s Nit-ac* oci oena *Olnd* ox-ac *Petr Ph-ac* phos phyt plan prun ptel *Rhus-t* sal-ac *Sars* sec seneg **Sep** sol-t-ae spig spong still sul-ac *Sulph* sumb tep ter tong *Valer* zinc
  - **adhesive**: brom Sep
  - **cloudy**: aspar benz-ac con ph-ac phos plat rhus-t sumb *Valer*
  - **fever**; during: phos sep
  - **filmy**, very difficult to wash off: Sep
  - **pearly**: kali-bi
  - **snow**-white: rhus-t
  - **yellowish** (See yellow - white)
- **yeast**-like: caust mag-m mosch raph
- **yellow**: aesc *Aloe* am-c am-m anac aur-s *Bar-c* bry bufo canth *Cham Chin* chinin-s cimic cob coca *Cupr* daph dulc *Kali-chl Kali-i* kali-n *Lach Lyc* mang *Nat-s* ph-ac **Phos** sars seneg **Sep** sil sol-t-ae spong sul-ac ter thuj zinc
  - **adhesive**: *Ferr*
  - **dirty**: chin *Kali-chl Kali-i* nux-v *Raph*
  - **grayish**: chel
  - **pasty**: Sep
  - **reddish**: all-c chel chin chinin-s cinch cob coca *Crot-h Nat-s* plect *Sep*
  - **sand** (See sand - yellow)
  - **white**: am-c *Carb-an* chinin-s coca **Dulc** lyss nat-s phos raph sars ter

SLIMY (See Sediment - mucous)

SODIUM increased: cortico pitu-p

SPECIFIC gravity:
- **decreased**: alco apoc ars-s-f asc-c brach chlf cimic coff colch dig digin equis-h ery-a ferr-i helon jab kali-ar merc *Merc-c* morph murx nat-ar nat-m *Phos* **Plb** quas sapin sulph (non: uran-met) uran-n urea verat-v vib
  - **alternating** with increased (See increased - alternating)

Specific gravity: ...
- **increased**: apoc **Arn** ars-s-f asc-c aur-m bapt *Benz-ac* brach calc *Calc-p* canth chim chion coc-c **Colch** coloc dig elat erech *Eup-pur* **Ferr** ferr-p guat *Helon* iod jab *Kali-act* kali-br *Kali-p* lac-d led *Merc* merc-n mit morph mur-ac myric nat-ar nat-n *Nat-s* nit-ac onos ph-ac *Phos Phyt* pic-ac ptel *Puls* sapin sarr senec sep sul-ac syzyg tab tell trif-p tub (non: uran-met) uran-n yuc zinc zinc-m
  - **alternating** with decreased: benz-ac

STAINING:
- **chamber** pot, vessel, etc. (See Sediment)
- **linen**, sheets, diapers, etc.: carbn-s chlf dulc elat merc sel
  - **brown**: benz-ac med nit-ac
  - **yellowish** brown: arn med
  - **dark stain**: benz-ac ferr
  - **red**: lyc merc *Puls* sanic sep
  - **dark red wine**; like stain made by: carb-ac
  - **rose** tea color: vario
  - **yellow**: dulc lac-v lach phyt sep
  - **dark** yellow: carl chel sacch-l

STONES (See BLAD - Stones; KIDN - Stones)

SUGAR (↗GENE - Diabetes mellitus): Acet-ac Adren alf all-s alumn am-act am-c aml-ns ant-c ant-t anthraco arg-met arg-n arist-m arn ars *Ars-br* ars-i aur aur-m bar-c bell benz-ac berb *Bor-ac* bov bry calc calc-p calc-sil camph caps *Carb-ac Carb-v* carc cean *Cham Chel Chim Chin* chinin-ar *Chion* chlol *Coca Cod* coff coff-t *Colch Coloc* con conv cop crat *Crot-h* cupr cupr-ar *Cur Elaps* eup-pur fel ferr ferr-i *Ferr-m* ferr-p fl-ac glon glyc grin *Hell* helo **Helon Hep** Hydr ign ins iod *Iris* kali-act kali-bi kali-c *Kali-chl* kali-m kali-n *Kali-p* **Kreos** *Lac-ac* Lac-d Lach Lec led lith-c *Lyc* lycpr *Lycps-v* lyss mag-c mag-s *Med* meph merc morph mosch mur-ac murx nat-m *Nat-s Nit-ac Nux-v* ov ourl *Pancr* petr **Ph-ac** phase *Phlor* **Phos** *Pic-ac* **Plb** plb-i *Podo* ran-b *Rat Rhus-a* sal-ac sec sep *Sil* squil stry-ar *Sul-ac Sulph* **Syzyg** tarax **Tarent Ter** *Thuj* (non: uran-met) **Uran-n** urea vanad vinc-r vince zinc zinc-p
- **accompanied** by:
  - **paralysis** (See GENE - Paralysis - accompanied - urine)
  - **respiration**; asthmatic (See GENE - Diabetes mellitus - accompanied - respiration)
- **children**; in: ars calc-p chin crat lach lyc med nat-s plb thuj

SUPPRESSED (See KIDN - Suppression)

THICK: acon am-be am-caust anan *Apis* apoc *Arn* **Ars** ars-s-f aster aur aur-ar aur-m aur-s bell *Benz-ac* berb bufo camph canth *Carb-v* castn-v caust *Chim* cina clem coc-c coch coloc *Con Cop* crot-t cur *Daph Dig* dulc elaps gast *Hep Iod Ip* iris kali-m *Lac-d* laur lil-c *Lyc Merc* **Merc-c** *Merc-i-r* mosch **Nux-v** oci oena *Ph-ac Phos* plb *Psor* raph rheum rhus-t ric *Sabad* seneg **Sep** sol-t-ae spong still stram sul-ac sulph urin verat vesp zing

1010   ▽ extensions | ○ localizations | ● Künzli dot

Thick

Urine

- **left** standing for a while; when: *Alum* *Berb* *Bry* camph *Cham Cina* **Coloc** ery-m *Hep Merc* seneg sulph sumb ter thuj

TURBID (See Cloudy - white - turbid)

UREA:
- **decreased**: guat lat-m
- **increased**: eucal senn

VISCID: arg-met arg-n aster canth **Coloc** cop *Cot* cupr cur der dulc kreos *Nat-s* pareir ph-ac *Sep* tub

WATERY, clear as water: *Acet-ac* acon acon-s aeth agar alum alumn am-m anac ant-ar ant-c ant-t anthraci apis arb arn ars arum-m aster aur aur-ar bapt bar-c *Bar-m* bell benz-ac berb *Bism* bry calc calc-f calc-p cann-s canth *Caust* cedr cench cham chin chinin-ar chinin-s *Cimic* cinnb coc-c *Cocc* colch *Coloc Con Cycl Dig* dros dulc euphr *Ferr Fl-ac* **Gels** grat hell hipp hydr-ac hyos **Ign** iod kali-act kali-ar kali-bi kali-i kali-n kali-p *Kali-pic* kalm *Kreos Lac-d* lach lact laur led *Lyc Lycps-v Mag-c* med meph merc **Merc-c** merc-sul mez *Mosch* **Mur-ac** murx nat-ar nat-c *Nat-m Nat-s* nux-m nux-v op *Ph-ac Phos* plat plb *Puls* rhus-t sang sars *Sec* **Sep** spig **Squil** stann *Staph* stram *Stront-c* sul-ac sulph tab *Ter Teucr Thuj* urea yohim zinc zinc-p
- **fever**; during: bell hyos lach phos
- **odorless**, with fetid mucous stool: dros
- **pain**; paroxysms of: phos
- **scanty**, and: merc-sul
- **scarlatina**; during: arum-t
- **typhus** fever; in: **Mur-ac**

WHEY LIKE: agar ambr *Apis Arg-met* card-m *Cina* hyos hyosin nat-s op *Ph-ac Puls*
- **morning**: cann-s
- **left** standing for a while; when: agar
- **menses**; before: ph-ac

YEAST-LIKE: *Caust* mag-m mosch *Raph*

Urine

Male genitalia/sex

ABSCESS: aur
o **Penis**: bov hippoz sil
- **Testes**: hep kali-i merc sil still

ABSENT, sensation as if penis were: *Coca Cocain*

ADHERE to scrotum, testes: tarent

APHRODISIAC (See Sexual desire - diminished)

APHTHAE (↗ *GENE - Aphthae*): borx

ASLEEP, as if: form
- ascending stairs agg: form
o **Penis**: merc

ATROPHY: ant-c arg-n **Bar-c** bufo carb-an cer-s cere-s iod kali-i lyc phos staph
o **Penis**: agar aloe amyg ant-c arg-met *Arg-n Berb* caj *Cann-i* carbn-s **Ign Lyc** merc merc-sul op pic-ac plb staph
- **Testes**: agn ant-c ant-o antho *Arg-n Aur* aur-i bar-c bufo *Caps Carb-an* carbn-s cerc-s chim con *Gels* ign *Iod* kali-br **Kali-i** *Lyss* meph plb *Rhod* sabal staph testis x-ray zinc
  . **children**; in: aur
  . **enlargement**; after: iod
  . **sexual** excesses; after: **Staph**

AVERSION to sex (See Sexual desire - wanting)

BALANITIS (See Inflammation - penis - glans)

BEARING down: asaf coloc

BENDING:
- **upward** | **Penis**: berb

BLEEDING, from:
o **Penis** | **Prepuce**: ars-h kreos
- **Scrotum**: petr

BLENNORRHEA of glans: abies-c alum alumn *Bry* calad cann-s caust *Cinnb* cor-r dig *Jac-c* lach *Lyc Merc* mez muru nat-c *Nat-m Nit-ac Nux-v* petr psor *Sep Sulph Thuj*

BLUENESS (See Discoloration - blue)

BUBBLING sensation, as if bubbles were moving about:
- **Penis**: graph kali-c
  . **erections**; during: graph kali-c
- **Scrotum**: staph

CANCER: ars aur bell *Carb-an* carbn-s **Con** ox-ac phos phyt plat sil spong sulph thuj zinc-s
o **Penis**: carbn-s chion ox-ac phos phyt sil spong stigm still thuj zinc-s
o **Glans**: arg-n ars con thuj
- **Scrotum** (= epithelioma): ars aur aur-m carb-an fuli ph-ac spong thuj
  . **scirrhus**: alum carb-an *Clem*
- **Testes**: arg-met arg-n ars aur bell brom *Carb-an* **Con** med ox-ac plat psor puls spong syph

CELIBACY agg (See GENE - Sexual desire - suppression - agg.)

CHORDEE (See URET - Chordee)

COITION (↗ *GENE - Coition*):
- **agg**:
  o **Spermatic** cords: mag-m nat-p sars ther
  . **Testes**: mag-m ph-ac
- **aversion** to: aeth aether agar agn alum am-c *Ant-c* arn astac borx bufo calad cann-s caust chlor clem coff cub ferr ferr-ma franz **Graph** hell *Ign* kali-br kali-c kali-n kreos lach **LYC●** m-ambo moly-met nat-m nux-m op petr ph-ac phos plat *Psor Rhod* sabad sabin sep spira spirae stann staph stram sulph tarent teucr thuj
  . **masturbation**; from: kali-br
  . **pain**; from: sep
- **enjoyment**:
  . **absent**: *Agar Anac* anan arg-n bart berb bufo *Calad* calc cann-i cann-s canna carb-v cur *Dios* eug ferr *Graph* ind lyc lyss nat-c *Nat-m* nat-p nit-ac nux-m onos phos *Plat* psor rhodi sal-ac sanic *Sep* sul-ac tab tarent thala
  . **burning**; with: cann-i
  . **diminished**: bart berb plat sep tarent
  . **extreme**: agn ambr *Fl-ac* lach nat-m nit-ac stann sulph
  . **feeble** (See diminished)
  . **increased**: agn ambr calc-p lach nat-c *Nat-m* stann sulph
  . **insupportable**: stann
  . **prolonged**: cann-i
  . **short**: plat
- **interrupted** coition agg (See GENE - Coition - interrupted)
- **involuntary** in a half waking state; almost: kali-fcy
- **painful**: arg-n borx calc ferr kali-c kreos lyss merc-c nat-m plat sabal sep sulph thala
- **relief**; without: canth
- **sensation** as from coition: am-m lach
  . **night**:
    : **midnight** | **after**: lyc
  . **bathing** agg: nat-c
  . **pollution**, in: lach
  . **sleeping** and waking; between: kreos
  o **Inner** parts, in: ambr

COLDNESS: agar **Agn** aloe anh berb brom calad camph cann-s caps carb-v carbn-s caust *Dios Gels* hell ind *Iris* lyc merc pic-ac psor sabad sabal *Sulph* (non: uran-met) uran-n
- **morning**: sulph
- **evening**: *Dios*
- **touch**; to: sep
- **urination** agg; during: iris
o **Penis**: agar **Agn** aloe bar-c berb caps dios helo helo-s indg **Lyc** med merc *Onos Sulph*
  . **small**; and: agn lyc

All author references are available on the CD

Coldness — **Male genitalia/sex** — **Cryptorchism**

- **Penis**: ...
  - ○ **Glans**: berb *Caust* helo helo-s indg merc *Onos* Sulph
  - • **Prepuce**: berb indg *Sulph* zinc zing
- **Scrotum**: agn aloe *Berb* brom calad calc *Caps* dios gels iris lyc *Merc* ph-ac sabad sep staph sulph
  - • **morning** | **waking**; on: *Caps*
  - • **impotence**; with: caps
- **Testes**: *Agn* aloe berb brom camph caps cer-s cere-s *Dios* gels helo helo-s *Merc* sil zinc
  - • **left**: brom
  - • **evening**: aloe *Merc*
  - • **night**: *Agn* aloe

COMPLAINTS of male genitalia: acon agar *Agn* alum am-c am-m ambr anac ang ant-c ant-t arg-met arg-n **Arn** ars asaf asar aur bac bar-c bell bism borx bov bry calad calc camph *Cann-s* cann-xyz *Canth* caps carb-an carb-v caust cham chel chim chin cic cinnb clem cob cocc coff colch coloc con croc cupr cycl dig dros dulc eucal euph euphr ferr graph guaj hell hep hyos ign iod ip kali-c kali-n kreos lach laur led lyc m-ambo m-arct m-aust mag-c mag-m mang meny **Merc** mez mosch mur-ac nat-c nat-m **Nit-ac** nux-m **Nux-v** op par petr ph-ac phos plat plb **Puls** ran-s rhod rhus-t ruta sabad sabin sal-n samb sars sec *Sel* seneg sep sil spig spong squil stann staph stram sul-ac **Sulph** tarax teucr thuj thymol valer verat viol-t zinc
- **right** side: *Acon* alumn **Arn** *Aur Bism* **Calc** *Cann-s Canth* **Caust** *Clem Coff Coloc Con Croc* graph **Hep** *Iod Lach Lyc* m-arct *Meny Merc* mez *Mur-ac* nit-ac **Nux-v** petr *Puls Rhod Sabin Sec Sel* sil *Spig* **Spong** *Staph* **Sul-ac** *Sulph* tarax teucr *Valer* **Verat** *Zinc*
- **left** side: *Agar* alum *Am-m* ambr *Ang Ant-c Arg-met Aur Bar-c Bry* calc cann-s *Chin* clem *Colch Con Euph* graph *Kali-c* lyc m-arct *Mag-c* meny *Merc* mez *Nat-c Nit-ac* petr *Plb Puls Rhod Rhus-t Sabad* sel *Sep* sil spig staph tarax teucr **Thuj** zinc
- **accompanied** by:
  - • **anemia** (See GENE - Anemia - accompanied - genital)
  - ○ **Glans** (See Penis - glans)
- **Penis** (See Penis)
- **Prepuce** (See Penis - prepuce)
- **Scrotum** (See Scrotum)
- **Spermatic** cords (See Spermatic)
- **Testes** (See Testes)

CONDYLOMATA: aethi-m alumn apis *Arg-n* ars aur *Aur-m* aur-m-n aur-s *Calc Caust* cham *Cinnb* cupr euphr *Fl-ac* **Hep Iod** kali-i *Lyc Med Merc* merc-act merc-aur merc-br merc-c merc-cy *Merc-d* merc-i-f merc-i-r merc-ns merc-p merc-pr-r merc-tn *Mill* **Nat-s Nit-ac** nux-v *Ph-ac Phos* plat-m psor *Sabin* sanic *Sars* sec *Sep* sil *Staph* sulph **Thuj**
- **bleed** easily: *Calc Cinnb* med *Mill* **Nit-ac** sulph *Thuj*
- **cheese**; smelling like stale: *Calc Hep Sanic* thuj
- **coxcomb**; like a (= cockscomb): lyc *Nit-ac* **Thuj**
- **fetid**, bleeding when touched: *Cinnb* **Nit-ac** thuj

Condylomata: ...
- **hot**: ph-ac
- **itching**: euphr lyc psor *Sabin* staph thuj
- **offensive**: sanic
- **painful** (See sensitive)
- **sensitive**: euphr nit-ac sabin *Staph*
- **soft**: calc *Nat-s Sep*
- **sticking** pain: nit-ac
- ○**And** around anus: nit-ac
- **Penis**: alumn ant-t *Apis* aur aur-m bell *Calc* **Cinnb** euphr *Hep Kali-i* lac-c *Lyc* med *Merc* merc-c *Mill Nat-s* **Nit-ac** nux-v *Ph-ac* **Psor** *Sabin Sanic Sep Staph Sulph* **Thuj**
  - • **bleeding**: *Cinnb* **Nit-ac** sulph *Thuj*
  - • **burning**: apis *Cinnb* **Nit-ac** ph-ac *Psor Sabin Thuj*
  - • **butternut**-shaped hard growth on the dorsum of the Penis: **Sabin**
  - • **cauliflower**, like: lac-c **Nit-ac**
  - • **fan** shaped: **Cinnb** *Thuj*
  - • **itching**: *Psor Sabin*
  - • **oozing**: aur-m *Cinnb Lyc Nit-ac Psor Thuj*
    - **offensive**: *Nit-ac*
  - • **soreness**: euphr **Nit-ac** ph-ac *Sabin* thuj
    - **itching**; and: *Psor Sabin*
  - ○ **Glans**: *Ant-t Aur Aur-m* aur-s *Cinnb Kali-chl Kali-i Lac-c* lyc m-aust *Med Merc Nit-ac Ph-ac* psor *Sabin Sep Staph Sulph* **Thuj**
  - • **Prepuce**: apis *Aur Aur-m* aur-m-n caust **Cinnb** cub hep kreos *Lyc Med* merc merc-c nat-m *Nit-ac* ph-ac **Psor** *Sabin* sep staph **Thuj**
    - **Edge** of, itching and burning: psor
    - **Frenum**: *Cinnb*
- **Scrotum**: *Aur Aur-m Med* sil **Thuj**

CONGESTION: yohim
○**Scrotum**: (non: coloc) colocin

CONSTRICTION:
○**Penis**: kali-bi
- ○ **Glans**, behind: coloc plb puls
  - **coition**; after: calad
  - • **Prepuce**: acon *Apis* arn bell cann-s *Canth* caps *Coloc* dig euphr ham merc *Merc-c* nit-ac ol-sant ph-ac rhus-t sabin sulph *Thuj*

CONSTRINGING sensation: arn asar kali-c mosch

CONTRACTION: nit-ac phos plat sulph
○**Scrotum**: acon arn berb cann-s clem ferr ferr-m op petr plb zinc
- **Testes**: arg-met *Aur* camph chin phos plb

CRAB LICE (↗HEAD - Lice; SKIN - Lousiness): cocc sabad staph

CRACKS: ars merc *Sulph*
○**Penis**:
  - ○ **Glans**: *Ars* graph kali-c mosch rhus-t
  - • **Prepuce**: hep merc sep sul-i *Sulph*●

CRAWLING (See Formication)

CRYPTORCHISM (↗Retraction - testes): aloe aur bufo iod psor syph *Thyr* tub

1014 ▽ extensions | ○ localizations | ● Künzli dot

Male genitalia/sex

Cryptorchism   **Ejaculation**

o **Abdominal**: aur bar-c bar-m calc con cupr lyc pitu-gl test thyr zinc
- **Prepubic** (*Retraction - testes*): aur aur-m *Bar-c* calc calc-f calc-p caust *Con Fl-ac Syph* thyr

DESIRE (See Sexual desire)

DESIRE for ejaculation (See Ejaculation - desire)

DISCHARGE (See URET - Discharge)

DISCOLORATION:
- blue:
  · spots; blue: ars
  o Penis:
    : Glans: apis ars
  · Scrotum: amyg *Arn Ars* con merc-cy *Mur-ac* puls
    : eruption, after: tep
- red:
  o Penis: arn cann-xyz hedy
    · purple-red: arn
    : spots: calc caust sil
    : Glans: alum-sil *Ars* calad calc-sil cann-s *Cor-r* crot-t *Dor* iris m-aust merc nat-m rhus-t sabad sabin sars
    : spots; in: arn carb-v *Lach* nat-m petr sep sil
    : Tip: nat-m
    : Prepuce: calc cann-s caust **Cinnb** *Cor-r* lach lyc **Merc** nit-ac prun rhus-v rumx sil *Sulph* sumb
    : spots: aloe nit-ac rhus-t
  · Scrotum: anac ant-s-aur apis arn **Chel** cop **Crot-t Merc Petr** puls rhus-t rhus-v sulph trad
    : bluish: *Mur-ac*
    : spots, in: lac-ac
    : Sides: agar ars petr
  · Scrotum; between thighs and: ambr cop **Petr** thuj
  · Testes | purple-red: arn
  · Thighs; between: petr

DRAWING Scrotum: am-c clem meny

DRAWN up and painful; testes (See Retraction - testes - painful)

DRIBBLING of semen (See Semen)

DRYNESS:
o Penis:
  o Glans: *Calad* lyss

DYSPAREUNIA (See Coition - painful)

ECTOPIA testis (See Cryptorchism)

EJACULATION:
- night (See Pollutions - night)
- absent: agar *Bar-c* calad *Calc* coff graph *Kali-c Lach Lyc M-aust* mill nat-m nux-v
- bloody: ambr cann-s *Canth Caust* fl-ac led **Lyc Merc** *Petr* puls *Sars* sulph tarent wies
  · night: **Merc**
- burning | coition; during: cann-i
- cold, during coition: *Nat-m*
- copious: agar bell bros-gau carb-v carbn-s carl iod kali-c merc-i-f nat-m par petr ph-ac *Pic-ac* sep sil staph sulph ther zinc

- **Ejaculation – copious**: ...
  · night: aur carb-an *Dig* hipp ign ol-an
  : midnight:
    : after | 3 h: pip-m
  · coition; after: bar-c
  · dreams, with: kali-c pip-m sars
  · longer; and: osm
- desire for: ign *M-arct* nux-v
  · morning:
    : bed agg; in: puls
    : rising agg; after: nux-v
    : waking agg; after: petr rhus-t
  · evening and after dinner, without sexual desire for: nat-c
  · erection, without: sulph
- difficult: anan carbn-s cimic lach lim *Zinc*
- early (See quick)
- erection:
  · feeble erection; with: sel
  · without: cob dios gels graph
  · excessive: carb-v iod sulph zing
  · failing during coition: agn bar-c bufo *Calad* calc carbn-s coff *Eug* gast **Graph** hipp hydr kali-c kali-i *Lach* lim *Lyc Lyss* med mill nat-m nux-v ph-ac *Psor* syph yohim zinc
  · orgasm is present; though the: cann-i graph
- fast (See quick)
- frothy: mur-ac
- hot: agar calc tarent
- incomplete: *Agar* agn aloe anan arg-met bar-c berb calad calc *Camph* canth carbn-s coff *Con* dig *Form* hydr ign *Kali-c* lach *Lyc* lyss nat-m nux-m *Phos* plb sel sep sul-ac sulph zinc zing
  · erections:
    : incomplete erections; with: sel
- larger and continues longer: osm
- late, too: *Agar* bar-c berb borx **Calc** erig eug *Fl-ac* hydr lach lyc *Lyss* merc-c *Nat-m* petr sel *Zinc*
  · orgasm (*Orgasm - subsides*):
    : after orgasm; some time: calc
    : subsides (See Orgasm - subsides)
- lemon-colored: hura
- lumpy: alum cere-s
- milky: lach
- mortification, followed by: staph
- odorless: agn *Sel* sulph
- odors:
  · little: agn
  · strong odors agg: *Lach* thuj
  · urine; like stale: *Nat-p*
- painful: *Agar* arg-n *Berb Calc Cann-s* cann-xyz *Canth* clem coli *Con Kali-c* kali-i *Kreos* merc mosch nat-act nat-c *Nit-ac* ran-s sabad sabal sars *Sep* sul-ac **Sulph** thuj
- pale: bell
- pleasure; without: agar
- premature (See quick)
- quick, too (= premature): adlu agar agn aloe arn bar-c *Berb* borx brom bros-gau bufo *Calad* **Calc** canna canth carb-an *Carb-v* carbn-s *Chin Con* Ery-a eug *Gels*

Ejaculation

- **quick**, too: ...
  Graph ind **Lyc** merc *Nat-c* **Nat-m** nux-v ol-an onos petr *Ph-ac* **Phos** pic-ac *Plat Sel Sep* staph sul-ac *Sulph* thala *Titan* ust **Zinc**
  - **coition**; during:
    : followed by | **Head**; roaring in: carb-v
  - **dream** of coition; during: sumb
  - **enjoyment**; without: calc canna sul-ac
  - **erection**:
    : after; shortly: *Ph-ac Sulph*
    : before erection is complete: *Sulph*
  - **excitement**; almost without: bufo
  - **intromission**, before: *Sulph*
- **reddish** brown: fl-ac
- **short**: sep
- **sticky**: plat
- **stream**; running in a: agn
- **sudden**: phos
- **thick**: alum alumn sabal
- **thrill** prolonged: cann-i sel
- **voluptuous** sensation; without: calc
- **watery**: agn bart borx led mez mur-ac *Nat-p Sel Sep* sulph
- **weak**: agn bell calc canth *Con* ign merc-c nat-m nux-m *Ph-ac* **Phos** sel sep sul-ac

ELEPHANTIASIS scrotum *(▸ Swelling - scrotum - inflammatory):* calo sil

EMPYOCELE *(▸ Suppuration):* Ars-i Calc **Calc-sil** Hep **Kali-s** *Psor* **Puls** *Sil* **Sulph**

ENJOYMENT (See Coition - enjoyment)

ENLARGED:
o **Spermatic** cords: fl-ac kali-i
- **Testes**: arg-n ars aur bar-c bar-m *Berb* brom cinnb *Clem* con dulc *Ham Iod Merc* merc-i-r mez *Puls* rhod spong stigm
  - **right**: arg-n **Aur**
  - **left**: *Alum* spong
    : two years; for: spong
  - **walking** agg: *Clem*

ERECTIONS: *Canth* graph merc nat-c nat-m *Nux-v Phos* pic-ac plat puls thuj
- **daytime**: anac cann-i cann-s *Chel Clem* kali-c lach lyc mez nat-c *Phos* puls sabin sil sul-ac valer
- **morning**: agar *Agn* all-c aloe **Am-c** ambr ars ars-h ars-i asc-t aster bar-c bond brom calad calc canth caps carb-an caust cham *Cimx* coc-c cop dig form *Graph* guaj kali-ar kali-c kali-n kali-p kali-sil lac-ac *Lach* lact m-arct *Mag-m* mur-ac nat-ar nat-c nat-m nat-p nat-s nicc nit-ac *Nux-v* ol-an osm pall *Ph-ac* phos plat plb psor *Puls* ran-b *Rhod* rhus-t *Sel Sil* tab tet ther thuj valer viol-t
  - **only** morning: *Bar-c* pall
  - **bed** agg; in: *Caps* cham kali-n *Mag-m* mur-ac nit-ac *Nux-v* ph-ac phos *Puls* sabad
    : dreaming; while: colch
  - **riding**; after: aur calc
  - **rising** agg: bar-c calc canth caps dig osm

Male genitalia/sex

Erections – morning: ...
- **standing** agg: *Ph-ac*
- **waking**; on: nat-c petr
  : 6 h: guaj
  : **and** after: anac arn borx nat-c ox-ac petr ph-ac phos pic-ac plat *Sil* sulph thuj
- **forenoon**: caps caust lach nicc ol-an ox-ac phys
  - **lying** down, when: ox-ac
  - **riding** in a carriage, when: form
- **noon**: kali-n *Nux-v*
  - **afternoon**; and: par
- **afternoon**: alum caps carbn-s cham eug lyss *Nux-v* pip-m thuj ust
  - **14 h**: alumn mag-s
  - **15 h**: equis-h
  - **16 h**: ust
  - **17 h**: equis-h
  - **micturition**, after: nat-c
  - **sitting** agg: alum
  - **sleep** | **siesta** agg; after: *Nux-v* sep
  - **walking** agg: hyper
- **evening**: alum alumn bar-c cact caps cerv cinnb fago lach laur nat-s phos sil
  - **18 h**: equis-h
  - **bed** agg; in: cinnb con nit-ac
  - **lying** down agg; after: nit-ac
  - **shivering** and great desire; with: bar-c
- **night**: agar aloe alum alum-p alum-sil ambr **Aur** aur-i bar-c bell brom bry cain calad calc calc-sil **Canth** *Caps* carb-v *Caust* cent con cycl *Dios* euph ferr ferr-i ferr-p **Fl-ac** gins gymno hep *Kali-br* kali-c kali-p kali-sil *Lach* laur *Merc* merc-c mez *Nat-c* nat-m nat-p nicc **Nit-ac** ol-an *Op* osm ox-ac par petr ph-ac **Phos Pic-ac** pip-m **Plat** plb *Puls* rhod rhus-t sabin seneg sep *Sil* sin-n stann staph sul-i sumb tell thuj yuc zinc zinc-p
  - **midnight**: ambr nit-ac osm
    : after:
    : 2 h: aloe
    : 3-4 h: osm
    : 3-8 h: brom
    : 4 h: calad pic-ac pip-m
    : **waking**; on: ambr
  - **bed**, when becoming warm in: ant-c
  - **pollution**, after: nit-ac
  - **rising** agg; after: caj
  - **sleep** agg; during: *Fl-ac* op rhod ther
    : **half** asleep, cease when fully awake: calad
  - **urination**:
    : after | agg: aloe
    : before: sin-n
    : during | agg: staph
  - **waking**; on: dig guare nit-ac yuc
- **accompanied** by:
  - **nausea** (See STOM - Nausea - accompanied - erections)
  o **Abdomen**; pain in: zinc

Erections – accompanied by   **Male genitalia/sex**   **Erections – incomplete**

- **Urethra**:
  - **bleeding** (See URET - Discharge - bloody - accompanied - erections)
  - **discharge** from (See URET - Discharge - accompanied - erections)
- **bed** agg; in: ant-c kali-bi upa
- **causeless**: *Am-c* carl euph ferr nat-m ox-ac sil tarax
  - **lying** down agg: ox-ac
- **children**; in: aloe ambr *Calc-p Cann-i* canth carc *Fl-ac* **Hyos** lac-c *Lach* lyss med *Merc Mosch* ph-ac **Phos** staph stram *Tub* Zinc
- **chordee** (See URET - Chordee)
- **coition**; after: agn aur-s bry calad cann-i cann-s caust graph grat nat-c rhod sec *Sep* tarent
- **continued** (= priapism): agar agn *Am-c* anthraco apis arg-n arn bell *Calc* camph *Cann-i Cann-s* **Canth** carb-v carbn-s caust cinnb clem *Coloc* dig *Dios* euph fl-ac *Gins* gonotox *Graph* hyos ign iod *Kali-br* kali-c kali-chl lat-m *Laur* led lyss *M-arct Med* merc mur-ac *Nat-c* nat-m nat-hchls *Nat-m* nat-p nit-ac nux-v oena op opun-s (non: opun-v) ped *Petros* ph-ac *Phos Pic-ac* pip-n *Plat* **Puls** raph rhod *Rhus-t* sabin sel sep sil sin-n spirae staph tarax *Thuj* thymol verat visc yohim zinc zinc-pic zinc-val
  - **daytime**: clem
  - **morning**: asc-t canth dig erech nat-c *Puls* yohim
  - **waking**; on: nat-c
  - **night**: carb-v corn *Dios Fl-ac Kali-br Lach* nat-m nit-ac pic-ac plat sep sin-n staph thuj
  - **accompanied** by | **Spine**; disorders of (See BACK - Pain - spine - accompanied - priapism)
- **coition**; after: agn cann-i rhod sep
- **curvature** of penis, with: canth
- **eating**; after: hyos
- **nausea**; with: kali-bi
- **painful** (↗*URET - Chordee*): **Arg-n** aur-m bry *Camph Cann-i* **Cann-s Canth Caps** chlol *Colch* con cop *Cub* cur dig ery-a fl-ac hep kali-br **Kali-chl** kali-i *Merc* merc-c *Mygal* nat-c *Nit-ac Nux-v Petros* phos pip-n **Puls** sabad sep **Ter** *Thuj* zing
  - **burning** in urethra, with: calc-p
  - **sensitiveness** in urethra; with extreme: *Caps*
- **pollutions**:
  - with: lyss
- **spinal** disease, with: *Pic-ac*
- **convulsive**: nit-ac
- **cough** agg; during: cann-s cann-xyz canth
- **delayed**: *Bar-c Calc* canth carbn-s iod kali-i mag-c merc-c nit-ac osm par pic-ac *Sel* ser-a-c sil
- **difficult**: canth pers ser-a-c tere-ch
- **dinner**; during: alumn nicc
- **disturbing** sleep: alum ambr ant-c aur carb-v coloc dig hep kali-c lach led merc merc-act *Nat-c* nat-m ol-an op par ph-ac pic-ac plat plb ran-b sep *Sil Stann* thuj

- **dreams**, with amorous: aur cact camph *Cann-i* clem coloc kreos lac-ac led merc mur-ac *Nat-c* nat-m par *Ph-ac* pic-ac plat plb ran-b rhod *Sars* sep sil sin-n *Spig* stann thuj
- **easy**, too (↗*MIND - Ailments - sexual excesses*): *Con* (non: ferr) ferr-i kali-c lyc nux-v *Phos Pic-ac Plat Plb* rhod sabin sumb wildb
- **eating**; after: alumn nicc
- **enjoyment**, without: ambr canth carb-v mag-m nat-c sel tab
- **excessive** (↗*MIND - Ailments - sexual excesses*): *A u r - m* **Canth** cop **Fl-ac** *Graph* nat-m op *Ph-ac Phos Pic-ac* plat sabin staph
  - **night**: staph
  - **thoughts**, during sexual: cop **Pic-ac**
- **exhausting**: aur-m
- **frequent** (↗*MIND - Ailments - sexual excesses*): acon agar *Agn* alum alum-p alumn am-m anth anthraco apis arund aster *Aur Aur-m* aur-s bell berb cann-i cann-s *Cann-xyz Canth Caps* carb-v caust cham *Chel* chin cic cimx clem *Coc-c* cod coloc corn cyna cyt-l *Dig Dios* erig *Ferr* fl-ac graph ham helon jug-r kali-c kali-n kalm lach lat-m *Laur* lyc *Mag-m Med* merc merc-c mez mur-ac nat-c *Nat-m* nat-p nit-ac nux-v onis petr ph-ac *Phos* pic-ac plb *Puls* ran-b rhus-t sabad sabin sec sep sil sin-n *Spig* sumb *Tab* ther ust valer visc zinc
  - **daytime**: cann-i cann-s *Chel* jug-r lyc mez nat-c
  - **morning**: *Cimx Mag-m* ran-b valer
  - **night**: *Alum* calc corn helon jug-r *Merc* nat-m *Nit-ac* op phos sin-n
  - **children**; in: ambr *Calc-p Cann-i* carc *Fl-ac* **Hyos Lach** lyss med **Merc** *Mosch* ph-ac *Phos* staph tub *Zinc*
  - **coition**; after: sec
  - **eating**; after: hyos
  - **nausea**; with: kali-bi
  - **old** people; in | **men**; old: caust
  - **prostatic** fluid, with loss of: *Puls*
- **fruitless**: con gins *Phos* plat *Sep*
- **impetuous** (↗*violent*): kali-c
- **incomplete**: achy *Agar* agav-t **Agn** aq-mar aran-ix arg-n ars ars-i *Bar-c* berb bros-gau *Calad Calc* calc-s *Camph* carb-v caust chen-v chin chinin-ar *Cob* coc-c **Con** cub dig ferr-p form **Graph** *Hep* ign ind iod kali-ar kali-br kali-fcy kali-i lach lact-sa linu-c **Lyc** lyss mang med merc merc-cy moly-met morph mur-ac naja nat-ar *Nat-c Nat-m Nat-p* nit-ac *Nuph Nux-m Nux-v* oena pall pers *Petr Ph-ac Phos* pic-ac rhod rhodi sars *Sel Sep* stann sul-i **Sulph** tab tarent ther zinc
  - **morning**: caust nat-c
  - **coition**; after: caust
  - **forenoon**: caust
  - **night**: calc caust
  - **coition**; during (↗*penis; wanting - coition*): Arg-n *Camph Con* cyna *Form* **Graph** hep **Lyc** lyss nux-v *Ph-ac Phos* sel *Sep* **Sulph** ther
  - **constant**: *Kali-i*
- **desire**:
  - without: agn

Erections – incomplete | **Male genitalia/sex** | Erections – troublesome

- **excitement**, during sexual: coc-c sel
- ○ **Penis** becomes relaxed *(♂coition; wanting - coition; wanting - penis - relaxed)*: agn arg-n *Nux-v* ph-ac sel
- **intolerable**: hura
- **involuntary**: am-c anac bell clem tarax
- **lying**:
  - agg: alum ox-ac
  - back; on | agg: onos
- **old** people; in | **men**; old: arn fl-ac phos
- **painful**: agn alum alum-p alum-sil ant-c anthraco *Arg-n* aur borx bry cact *Calad* calc-p *Camph* Camph-br *Cann-i* **Cann-s** *Cann-xyz* **Canth Caps** chin clem *Colch* coli con cop crot-t *Cub* cur *Dig* erig ery-a eug ferr-i fl-ac graph grat hep ign *Kali-br* kali-c *Kali-chl* kali-p kali-sil lact lupin lyc mag-m merc merc-c mosch mur-ac mygal nat-c nat-m nat-p nat-sil *Nit-ac Nux-v* oena *Petros Phos* pic-ac plb **Puls** sabad sabal sel seneg sep *Sil* staph sulph sumb tab **Ter** *Thuj* zinc zing
  - **day** and night: *Dig* phos
  - **morning**: agn all-c borx calad lact nat-c *Nux-v* sabad sep sil
    : coition; after: bry grat
    : sitting agg: sep
  - **evening**: calc-p cann-s con
    : sleep; before: con
  - **night**: alum ant-c *Cact* cann-s *Caps* dig ferr-i *Hep Kali-c Merc* nat-m nit-ac *Phos Staph Thuj* zinc-p
    : coition:
      : after: bry calad grat
      : during: hep
    : dream; during an erotic: camph chin chinin-s
- **accompanied** by | **Urethra**; discharge of (See URET - Discharge - accompanied - erections)
- **children**; in: *Tub*
- **chordee** (See URET - Chordee)
- **coition**; during: hep
- **desire**, without: all-c *Calad*
- **gonorrhea**; in: agav-a
- **pollutions**, after: grat kali-c
- **sitting** agg: gins
- **sleep**:
  : during | agg: merc-c
- **spasmodic**: *Nit-ac*
- **swelling**; from:
  : **Prepuce**; of: jac-c
- **waking**; on: wildb
- **pollutions**:
  - after: aloe ars grat kali-c kali-i mez nit-ac **Ph-ac** plb rhod sabad sep
  - during *(♂Pollutions - erections - with)*: agar anac aur *Calc* cann-i cann-s *Canth* carb-ac carb-an caust chin dig dios ery-a form *Gins Iod* kali-chl kali-p led lyc *Merc* nat-m *Nux-m Nux-v* par phos pic-ac pip-m puls sil staph sulph ther viol-t
  - without: *Aur Gins* plat
- **riding** agg: *Bar-c Calc-p Cann-i* form
  - impotence at all other times, with: bar-c
- **rising** agg; after: aur caj
- **rubbing** scrotum, by: crot-t

- **seldom**: achy ars carbn-s kali-br lyc merc-c nat-m *Nuph* sil sumb
  - enjoyment, without: sel tab
  - opposite sex, when with: cere-b
- **sexual** desire:
  - **without**: agn *Am-c* ambr anac arn asc-t borx bry bufo *Calad Calc-p Cann-i* cann-s *Canth* carb-v caust cic eug euph fl-ac *Graph* ham hyos iod kali-c kali-n kali-p kali-sil kalm *Laur* lyss mag-m mag-s nat-c *Nat-m* nat-p *Nit-ac Nux-v* ol-an petr *Ph-ac* phos *Pic-ac* Plb psor rhus-t sabad *Sel* sil *Spig* sul-ac sul-i sulph tab tarent ther thiop
    : morning: am-c ambr calad (non: chin) chin-b *Nat-m* sel
    : waking; after: arn
- **short**; too: **Agn** ambr *Ant-c* arg-n berb calad calc camph carb-v *Con* fl-ac *Graph* ign laur lyc m-ambo m-aust *Nat-m Nux-m Nux-v Ph-ac* plb *Sel* sep zinc
- **sitting** agg: alum *Cann-i* cann-s euph gins sep
- **sleep**:
  - after | agg: *Lach*
  - during:
    : agg: aster clem dig *Fl-ac* kali-c merc-c mur-ac *Nat-c* nat-m nux-v *Op* par pic-ac plat rhod rhus-t *Ther*
    : impotence when awake; with: calad op
  - falling asleep | **when**: pic-ac
- **sleeplessness**; during: ant-c m-aust sep
- **slow** (See delayed)
- **standing** agg: sul-ac
- **stool**:
  - before: kali-bi thuj
  - during | agg: calc carl *Con Ign* sumb *Thuj*
  - urging to | with ineffectual urging: thuj
- **strong**: *Agn* agn-sil alumn ars-i *Aur* calad **Canth** cedr cham chinin-m cinnb clem corn cyt-l **Fl-ac** *Graph* helon kali-chl *Lach Laur* mag-m merc-c mez *Nat-m* nux-v par **Phos Pic-ac** *Puls* sabin sep sil tarax ther yohim zinc zinc-p
  - morning: bart cedr lach nux-v ther
    : sitting agg: sep
    : waking; on: all-c borx
  - night: aur bry cedr corn lach
  - pain in abdomen, with: zinc
  - undressing in a cold room, while: *Lyss*
- **sudden**: bar-c nux-v
- **supper**; during: nicc
- **thoughts**, without sexual: arn carb-v ol-an petr ph-ac phos sabad sul-ac
- **toothache**; with: daph
- **troublesome**: *Agar* agn aloe alum alum-p alum-sil alumn *Am-c* am-m ambr anac ant-c anthraco arn ars *Aur* aur-i aur-m bar-c berb borx bruc caj calad calc calc-p camph *Cann-i Cann-s* **Canth Caps** carb-an carb-v *Caust* cench cham chin chinin-s chlor cinch cinnb *Clem* cocc coff coffin *Coloc* colocin *Con* crot-t cyt-l daph del dig dios *Eug Euph* ferr ferr-i ferr-p *Fl-ac* gins graph ham hep hyos ign *Iod* jug-r kali-bi kali-br *Kali-c* kali-chl *Kali-i* kali-m kali-n kali-sil *Kreos Lach* lact lat-m laur

1018   ▽ extensions | ○ localizations | ● Künzli dot

Male genitalia/sex

Erections – troublesome

- **troublesome**: ...
  led lith-c lyc m-ambo m-arct mag-c mag-m mag-s med **Merc** mez morph mosch mur-ac *Nat-c Nat-m* nat-p nat-s nat-sil nicc nit-ac **Nux-v** ol-an onis *Op* osm ox-ac par petr *Ph-ac* **Phos Pic-ac** pip-m **Plat** *Plb* plect *Puls* puls-n ran-b rhod rhus-t sabad sabin sars seneg *Sep Sil* spig stann *Staph Stram* sul-ac sul-i sulph tab tarax tarent teucr thea ther **Thuj** tus-p upa ust valer verat viol-t voes *Zinc* zinc-p
  - **continued** (See continued)
  - **painful** (See painful)
  - **violent** (See violent)
- **urination**:
  - **after**:
    - agg: aloe digin form lil-t lith-c nat-c rhus-t
    - **morning**: form
    - **copious** urination: lith-c
  - **during**:
    - agg: cain canth digin mag-m staph1:
  - **urging** to urinate | **with**: aspar canth dig digin mosch rhus-t
- **violent** (↗*impetuous*): agar agn *Alum* alum-p am-c am-m ambr anac *Anan* anis ant-c arn ars aur bar-c bry calad calc calc-p camph cann-i cann-s *Canth* caps carb-an carb-v carbn-s caust *Cham* chin cinnb *Clem* coloc con cop dig eug euph ferr **Fl-ac** *Gels Graph* hep *Hyos* ign iod *Kali-br* kali-c *Kali-chl Kali-m* kali-sil kreos lach led lyc lyss m-ambo m-arct mag-m med **Merc** merc-c *Mez* mosch mur-ac mygal *Nat-c* nat-m nat-p nat-sil *Nit-ac* **Nux-v** *Op* osm par petr ph-ac **Phos Pic-ac Plat** *Plb* psor **Puls** ran-b rhod rhus-t sabad sabin sars sel seneg *Sep Sil* spig stann staph *Stram* sul-ac sulph tarax **Thuj** valer verat viol-t zinc zinc-p
  - **daytime**: anan-s canth caps ferr hyos lach m-ambo phos puls sabin sil *Zinc*
  - **morning**: agn am-m ambr arn *Canth* caps cham **Con** dig *Graph Kali-p* lach *Lyc* m-ambo m-arct merc-c nat-c nat-m nit-ac **Nux-v** phos plb psor puls ran-b rhus-t sabad sel *Tab* tet thuj viol-t
    - **rising** agg: agn
    - **waking**; on: nat-c sel
  - **evening**: cinnb clem con led mez nat-c nux-v *Phos* staph tarax
  - **night**: *Fl-ac* kali-c merc-c nat-m nat-m nit-ac *Pic-ac Plat* sep *Sil* sin-n zinc-p
  - **headache**; during: *Pic-ac*
  - **old** people; in | **men**; old: *Fl-ac*
  - **sensation** as after a violent erection: chel
  - **sleep**:
    - **during** | agg: calad *Dios Fl-ac Merc-c Nat-c Pic-ac*
    - **siesta**:
    - **after** | agg: eug
  - **thoughts**, without sexual: lyss sil
  - **urine**, before the passage of large quantities of: sin-n
  - **waking** and after; on: ambr anac arn borx carb-v ferr kali-c lach nat-m nat-m op ox-ac petr ph-ac phos pic-ac plat puls *Sil* stann sulph tarent thuj

Erections – wanting

- **walking** agg: cann-i
- **wanting**: aegle-f *Agar* **Agn** alco *Alum* alum-p am-c ambr amyg-p anil *Ant-c* ant-o arg-met *Arg-n* **Arn** ars ars-i arum-d aur aur-i aur-s aven **Bar-c** bar-i bar-s bart bell-p ben-d berb borx *Bufo* buth-a **Calad Calc** calc-i **Calc-s** *Camph* cann-s caps carb-an carb-v carbn-s carc *Caust* cere-s **Chin** chinin-s chlf chlor *Cob Coc-c* coca coch cod coff coloc **Con** corn cortico cot crot-h crot-t dam dig dios *Dulc* elaps ery-a ery-m eug eup-pur euph *Ferr* ferr-i ferr-p *Fl-ac* gast gels gins *Graph* halo *Ham Hell* helon *Hep* hipp hydrc hyos *Hyper* ign *Iod* kali-bi *Kali-br* kali-c kali-p kali-s kreos *Lach* lact lact-v lappa lath *Lec* **Lyc** m-ambo m-aust *Mag-c* **Med** meny *Merc* merc-ns morph *Mosch Mur-ac* nat-c *Nat-m Nat-p Nit-ac Nuph Nux-m* **Nux-v** oci-sa *Onos Op* orch ox-ac oxyt pall perh petr *Ph-ac* phase **Phos** *Phyt Pic-ac* plan *Plb Psor* **Puls** rhod rhodi rhodi-o-n ruta sabad *Sabal* sabin *Sal-n* saroth sec **Sel Sep** sil spong *Stann Staph* stram sul-ac sul-i **Sulph** sumb *Syph* tab teucr thal thala ther *Thuj* tus-p *Uran-n* ust *Yohim* zinc zinc-p
  - **morning**: **Agn** carb-an crot-t eug graph lact
  - **afternoon**: lyss
  - **evening** and night: *Agar* kali-p pall
  - **accompanied** by:
    - **boils** (See SKIN - Eruptions - boils - accompanied - impotence)
    - **diabetes** (See diabetes)
    - **prostatic** dribbling (See PROS - Emission - accompanied - impotence)
    - **sadness** (See MIND - Sadness - impotence)
    - **tobacco**; desire for: **Calad**
    - **urinary** complaints: trib
    - **urination**:
      - **involuntary** (See BLAD - Urination involuntary - accompanied - erections)
      - **painful** (See BLAD - Urination - dysuria - painful - accompanied - erections)
  - **celibacy**; from: **Phos**
  - **chronic**: lyc
  - **coition**; during (↗*incomplete - coition; incomplete - penis*): aur-s **Graph** kreos nat-c nux-v ph-ac
  - **cold**, from a: mosch
  - **constant** erection, after: carbn-s
  - **continence**, from: **Con** *Phos*
  - **diabetes**, with: acon coca eup-pur *Helon* mosch ph-ac sulph
  - **disappearing** | **coition**; during: ambr fl-ac m-aust nux-v
  - **excitement**, from excessive: phos
  - **fancies**; with lascivious: sel
  - **fright**:
    - **during** coition, from: *Sin-n*
  - **gonorrhea**:
    - **after**: *Agn Calad* cob cub hydr med sulph *Thuj*
    - **suppressed** gonorrhea, from: calad med
  - **masturbation**; from: arg-n aven *Gels* graph kali-c kali-p lyc phos sal-n stram trib
  - **memory**, with loss of: **Kali-br**
  - **old** people; in: **Lyc**

Erections – wanting / Male genitalia/sex / Eruptions

- **perspiration**, after: **Lyc Phos** stram
- **sadness**, with (See MIND - Sadness - impotence)
- **salt**; excessive use of: phos
- **seminal losses** during sleep, stool, urination; with: *Nuph*
- **sexual desire**:
  : with: acon *Agar Agn Am-c* carb-v **Con** euph *Graph* iod kali-c **Lyc** *Mur-ac* nat-c *Nat-m Onos Ph-ac* sal-n *Sep Sil* stann sulph thuj zinc
- **sexual excesses**; after: agn alum arn aven **Chin** *Eup-pur* fl-ac graph *Kali-br* kali-c kali-p **Lyc Phos Staph**
- **stultified** by sudden laxness of penis: arg-n camph
- **suddenly**: chlor *Fl-ac*
- **syphilis**; from: merc
- **thinking** about his impotence agg (➚MIND - Thinking - complaints - agg.): **Arg-n**
- **tobacco**; from abuse of: calad lyc
- **waking**; on: *Card-m* op
- **wife**; with his: lyc
- **work**; with aversion to: onis
- ○ **Penis**:
  : **relaxed** (➚incomplete - penis): gels
  : **excited**, when: aur-s **Calad**
  : **small** and cold: *Agn Bar-c* berb caps **Lyc** *Sulph*

ERUPTIONS: agar ambr anan ant-c ant-t apis arn bry calad calc calc-sil cann-xyz carb-v caust chel chinin-s cinnb clem crot-h *Crot-t Dulc Graph Hep* iod kali-bi kali-c *Lach* lyc *Merc* nat-c nat-m nat-p *Nit-ac* nux-v *Petr* ph-ac phos psor rad-br **Rhus-t Rhus-v** sabin sars *Sep* sil spong sulph tell thuj urt-u
- **blotches**: bell bov bry crot-t *Merc* nat-c sep
- **boils** on pubes: apis
- **burning**: ars calc kali-c *Merc* nit-ac petr phos *Rhus-t* spong sulph
- **copper** colored: calc
- **crusts**: caust **Nit-ac** sars thuj
- **dry**: *Dulc Petr Sep*
  · **scaly**: calc merc-i-f sars
- **eczema**: alumn ant-c arg-n ars aur canth caust chel *Crot-t Dulc Graph* hep *Lyc* merc nat-c nat-m nit-ac olnd petr *Ph-ac* rhus-t sanic sars sep sil sulph thuj
  ○ **Penis** | **Back**: alumn rad-br
- **elevated**: lyc merc
- **erosion**:
  · **spots**; in: bar-c
  ○ **Penis**:
  : **Glans** | **red**: thuj
- **hard**: bov kreos
- **herpetic**: anan ars crot-h *Crot-t Dulc Graph Hep Lyc* med nat-c nat-m nit-ac *Petr* ph-ac plat *Rhus-t* sars *Sep* sil sulph syph *Tell Thuj*
  · **right**: *Lyc*
  ○ **Thighs**; between: lyc nat-c **Nat-m●** *Petr●*
- **itching**: agar ambr arn bry calad crot-t graph hep lach nat-m *Nit-ac* **Petr Rhus-t** sabin *Sep Sil* spong sulph *Til* urt-u

Eruptions – **itching**: ...
· **moist** spots on: *Sil*
- **miliary**: bry **Rhus-r** *Rhus-t Sars Sil*
- **moist**: *Carb-v* **Graph Hep** merc nat-m *Petr* ph-ac **Rhus-t** *Sars* sep sil
· **pimples**: agar ambr ant-c calad chel graph kali-bi lach lyc *Merc* nat-m *Nit-ac* sil thuj til
· **pustules**: *Ant-c* ant-o ant-t bell-p cupr-ar kali-bi lyc *Podo*
  · **red**: ant-t
- **rash**: bry dulc rhus-t
  · **children**:
  : **newborns** | **extending** through perineum: *Med*
- **red**: bry *Dulc* merc nit-ac *Petr* ph-ac rhus-v sep *Thuj* zinc
- **rhus** poisoning (= poison oak poisoning): crot-t
- **syphilitic**: *Ars-i* merc **Nit-ac**
  · **mucous** patches: *Asaf* aur calc-f calo *Cinnb Cund* fl-ac *Hep* iod *Kali-bi* kali-i kali-m *Merc Merc-c* merc-d *Merc-n Merc-pr-r Nit-ac* phyt sang staph still *Thuj*
- **urticaria**: clem cop merc nat-c
- **vesicular**: ant-t ars carb-v chinin-s **Crot-t** cupr-ar *Merc Nat-c* nat-m nat-p **Nit-ac** petr ph-ac **Rhus-t** *Rhus-v* sep
○ **Hairy** parts, on: calad kali-bi *Lach* nat-m sil
- **Penis**: *Ars* bufo *Crot-t* graph petr ph-ac *Rhus-t* sep tep
  · **copper**-colored: calc
  · **erythematous** (➚SKIN - Eruptions - erythema): petr samb sumb tub
  · **herpetic**: *Graph* phlor
  · **nodules**, hard, painful, suppurating: bov
  · **pimples**: ambr anac anan ant-t bell graph jac-c jac-g lach lyc *Nit-ac* ph-ac sil sulph
  : **itching**: jac-c
  · **pustules**: ant-t *Ars-h* bov coc-c *Hep Kali-bi* merc muru murx
  · **red**:
  : **rash**: antip *Bell* bry calad cann-s caust *Cinnb* gels lach *Merc* nat-m *Petr Rhus-t* samb sep *Sulph* thuj
  · **scabs**: *Kali-bi Nit-ac*
  · **vesicles**: aloe ars-h *Calc* carb-v *Caust* **Crot-t** *Graph Hep Merc* **Nit-ac** *Ph-ac Rhus-t Rhus-v Sep* tep thuj
  : **burning**: caust *Merc*
  : **itching**: calc *Hep* **Nit-ac** ph-ac
  : **ulcers**, becoming: caust **Merc Nit-ac** thuj
  : **meatus**; at: merc-c *Nit-ac*
  : **white**: merc
  ○ **Glans**: *Ars-h Bry* calad *Carb-v Cinnb* cor-r jac-c *Kali-bi Lach* **Lyc** m-aust *Merc Merc-c Petr Ph-ac Rhus-t* sel sep stann *Sulph* tep
  : **pimples**: cinnb jac-c jac-g lach nit-ac ph-ac
  : **pustules**: ars-h
  : **shining** red points: *Cinnb*
  : **vesicles**: *Ars-h* caust *Merc* nit-ac *Ph-ac* rhus-t stann tep thuj
  · **Prepuce**: anan *Ars* aur *Calc* calc-sil carb-v *Caust* cinnb dulc *Graph* hep *Merc* **Nit-ac** *Petr* ph-ac *Rhus-t* sang sars sep sil *Sulph Thuj*

1020 ▽ extensions | ○ localizations | ● Künzli dot

Male genitalia/sex

Eruptions

- **Penis – Prepuce**: ...
  - **blotches**: sep
  - **burning**: caust *Merc* nit-ac
  - **herpetic**: ars carb-v caust *Crot-t Dulc Graph Hep* jug-r kali-i kali-n *Merc* mez *Nat-c Nit-ac Petr Ph-ac* phlor phys *Rhus-t Sars Sep* sulph syph *Thuj*
  - **pimples**: arn m-aust nit-ac plan sil
  - **psoriasis**: graph *Sep*
  - **pustules**: ars-h
  - **vesicles**: ars-h carb-v caust graph med merc nit-ac rhus-t thuj
  - **Under** part: carb-v caust *Merc* **Nit-ac** *Rhus-t* sep thuj
- **Scrotum** (*testes*): acon anac ant-c ant-t ars *Ars-i* bufo *Calad* calc cann-xyz chel *Crot-t* cupr-ar **Graph Hep** jug-c kali-c nat-m *Petr* ph-ac pic-ac *Rhus-t Rhus-v* sars staph syph thuj
  - **blotches**: arn
  - **crusts**: anac chel
  - **desquamative**: ars crot-t rhus-v
  - **dry**: calad chel *Merc-i-f*
  - **eczema**: alumn calc *Crot-t Graph* nat-m *Petr* ph-ac
  - **rubrum**: chel
  - **furuncle**: osteo-a
  - **herpetic**: anan *Calc* cinnb crot-h *Crot-t* **Dulc** *Graph Kali-c* **Petr** tell
  - **Thighs**; between scrotum and: eup-per graph **Lyc** *Nat-c* **Nat-m** *Petr*
  - **itching**: ars *Calad Crot-t* **Graph** nat-m *Nat-s* **Petr** *Rhus-t*
  - **night**: *Calad Crot-t*
  - **moist** spots: *Sil*
  - **moist**: **Graph** hep **NAT-M** *Petr Rhus-t* sars *Sil Thuj*
  - **Thighs**; between scrotum and: graph hep **Rhus-t** *Sars*
  - **papular**: anthraco
  - **pimples**: *Calc-p* kali-ar ph-ac sars *Thuj* zinc
  - **Thighs**; between scrotum and: *Petr*
  - **psoriasis**: *Nit-ac Petr* thuj
  - **pustules**: anac *Ant-c* ant-o ant-s-aur ant-t ars crot-t cupr-ar podo tep
  - **rash**: *Petr* puls *Rhus-t*
  - **red**: chel petr
  - **rhagades**: *Petr*
  - **scaly**: *Calad* calc *Merc-i-f*
  - **scurfs**; cracked, dry and red: chel
  - **tubercles**: bufo
  - **vesicles**: ars bell *Chel* **Crot-t** cupr-ar *Petr* psor *Rhus-t Rhus-v* thuj
    - **painful**: chel psor
    - **purulent**: psor
    - **yellowish**: chel *Rhus-t*
    - **Raphe**, along: *Nit-ac*
  - **Thighs**; between scrotum and: dulc
- **Testes** (See scrotum)
- **Thighs**; between: calc *Graph* hep *Nat-c* nat-m *Petr* puls *Rhus-t*

EXCITABILITY of genitals (*Sexual desire - increased*): agar aloe ang ant-t ars aur aza bufo cann-i canth carb-v cer-s cere-s chin cocc coff *Dios* erech gins *Graph* hep hyos *Lyc* lyss meny mygal naja *Nat-m* nux-v op **Phos** plat *Sil* staph stram *Sulph* thea verat wies yohim
- **morning** | **sunrise**, at: cedr
- **noon**: thuj
- **dreams**, during erotic: hyos

EXCITEMENT (See Sexual desire - increased)

EXCORIATION: alum am-c ambr arn ars aur bar-c calad calc **Carb-v Caust** *Cham* chin coff **Graph Hep** hyos ign iod *Lyc* meph **Merc Nux-v** petr phos plat plb *Podo* rhod sars **Sep** sil *Sulph* verat zinc
○ **Penis**: *Ars* cann-s *Caust* cop *Cor-r* crot-t *Hep* kali-i *Merc Merc-c* mez nat-c **Nit-ac** osm sep *Thuj*
  ○ **Glans**: alum-sil anan ars asc-t cor-r graph **Merc** merc-i-r *Nat-c Nat-m Nit-ac* sep *Sulph* **Thuj** zinc
  • **Prepuce**: alum anan *Ars Calad* cann-s carb-v *Caust* cham chin chin-b cop *Cor-r* hep ign **Merc** *Mez* mur-ac nat-c **Nit-ac** nux-v ph-ac phyt *Psor* sep sil thuj verat
    ◦ **coition**; after: calen
    ◦ **easy**: *Nat-c*
    ◦ **Margin**, on the: cann-s cham **Ign** *Mur-ac* nit-ac nux-v rumx
- **Scrotum**: arn **Ars Bar-c** calc **Calc-p** chel **Hep** kali-c lyc nat-c nat-m nit-ac petr ph-ac plb polyg-h sil **Sulph** sumb *Thuj* zinc
  ○ **Sides**: berb petr sumb *Thuj*
  • **Thighs**; between scrotum and: bar-c caust *Graph* hep **Lyc Merc Nat-c** *Nat-m Nit-ac* **Petr** rhus-t *Sulph Thuj*

EXCRESCENCES:
○ **Penis** | **Glans**: staph *Sulph*
- **Testes**: bar-c mill

FIRMNESS | **increased** testes: brom

FISTULOUS openings at scrotum: *Con Iod* phyt spong

FLACCIDITY: acet-ac **Agn** ant-t asc-t bar-c *Calad* camph carb-ac carb-an carbn-s cocc coff crot-h cyd dig *Dios Gels* graph hell ign lyc m-arct mag-p merc-c nux-m nux-v *Ph-ac* phos phyt psor sel sil staph sulph sumb tab ust
- **coition**; during: nux-v ph-ac sulph
- **sudden**: graph lyc nux-v
○ **Penis**: agar **Agn** ant-o arum-d aur *Bar-c Calad Cann-i* canth carb-ac crot-h eug euph gels hell jac-c lach **Lyc** mag-m merc *Mur-ac* nat-c *Nux-m Nux-v* ph-ac pic-ac plb prun psor
  ○ **Glans**: calad

FORMICATION (*Tingling*): acon alum ant-t berb calc-p clem euphr merc mosch ph-ac **Plat Sec** sel spig *Tarent*
- **emissions** agg; after: ph-ac
○ **Penis**: acon alum carl coloc ph-ac puls **Sec** tab valer
  ○ **Frenum**: *Ph-ac*

Formication

- **Penis**: ...
  - **Glans**: alum ant-t chel m-aust merc mez *Nat-m* ph-ac puls spig valer
  - **urination** agg; after: *Puls*
  - **Prepuce**: croc merc merl ph-ac
- **Scrotum**: acon ang carb-v carl *Chel* chin com lachn merc nit-ac ph-ac plat rhus-t rhus-v **Sec** sel sil *Staph* thuj
  - **evening | bed** agg; in: chin
  - **worms**; as from: staph
- **Testes**: agn berb carb-v euphr hipp merc psil rhod thuj zinc

FRETTING sensation (= corrosion):
○ **Testes**: ph-ac plat

FULLNESS; sense of | Spermatic cords: anth fl-ac

GANGRENE: ars *Canth* crot-h kali-i laur plb rhus-t
○ **Penis**: *Ars Canth* Kali-i Kreos **Lach** *Laur*
- **paraphimosis**, from: ars canth *Lach* merc *Merc-i-r* sec tarent
- **threatening**: *Fl-ac Lach*
○ **Prepuce**: kreos
- **Scrotum**: *Chin* fl-ac

GLEET (See URET - Discharge - gleety)

GURGLING in testes:
- **17 h | sitting** agg: valer

HAIR falling off (↗ SKIN - Hair - falling): alum bell hell merc nat-c **Nat-m** *Nit-ac Ph-ac* rhus-t sars *Sel* thal *Zinc*
- **offensive | perspiration**; from: **Sulph**

HANDLING GENITALS (↗ MIND - Gestures - tics): Acon agar bell bufo canth colch *Hyos* maland med *Merc Puls Stram* tab thuj *Zinc*
- **child**: *Acon* bell bufo hyos med *Merc* puls *Stram* tub *Zinc*
  - **convulsions**; with: *Hyos* sec stram
  - **cough** agg; during: zinc
- **cough** agg; during: *Zinc*
- **public**; in (↗ MIND - Naked; MIND - Naked - exhibitionism): **Hyos**
- **tearing** at genitals (↗ MIND - Shrieking - genitals; MIND - Tearing - himself - genitals): tab

HANGING:
- **right | Testes**: crot-t
- **down | Testes** (See Relaxed - scrotum)

HARDNESS:
○ **Penis | Prepuce**: sulph
- **Testes** (See Induration - testes)

HEAT: ambr ant-t *Arn Ars* calc cann-s cann-xyz canth caps carb-v carbn-o caust con dulc graph ign **Kali-c** *Lyc* m-aust meph **Merc** mez nat-c nat-m nit-ac **Nux-v** petr *Ph-ac* phos plat plb prun **Puls Rhus-t** sabin sel sep sil spong staph *Sul-ac* **Sulph** sumb tarent *Thuj* tub
- **night**: meph
○ **Penis**: ant-t *Arn* ars aur bell calc *Cann-xyz* canth caps **Caust** clem coc-c euphr ferr hep jac-c *Lyc* **Merc** *Mez*

Male genitalia/sex

Heat – Penis: ...
mosch mur-ac nit-ac *Nux-v* ph-ac phos plat plb puls rhus-v sabin sep spig *Spong* staph **Sulph** *Thuj*
○ **Glans**: ant-t arn *Ars* calc *Cann-s Cann-xyz* chin cupr led *Lyc* mang **Merc Merc-c** *Mez* **Nit-ac** *Nux-v Ph-ac Rhus-t* sabin sars sep stann staph sulph **Thuj** viol-t
- **Prepuce**: calad calc cann-s *Cann-xyz* ign merc merc-c mez nat-m *Nit-ac Nux-v* ph-ac plat-m *Rhus-t* sep **Sulph Thuj**
- **Scrotum**: **Arn Ars** berb calc **Caps** *Chel* chin clem cocc crot-t dulc euph graph hep nit-ac *Petr* ph-ac plat plb puls rhod **Rhus-t** sep sil *Spong* **Staph** sul-ac **Sulph** *Thuj* viol-t
  - **spots**, in: coloc
○ **Sides**, in: sumb
- **Spermatic** cords: ambr ant-c apis *Arn* clem kali-c *Mang* nit-ac nux-v **Puls** sabal *Spong* **Staph** sulph *Thuj*
- **Testes**: acon **Arn** bar-c caps chin clem coc-c ham iod kali-c merc nat-m nit-ac *Nux-v* oci ph-ac *Plat Puls* sabal sep sil spig spong *Staph* sul-ac *Sulph* sumb tarax thuj zinc

HEAVINESS: agar am-c clem con cupr cupre-au elaps hura lob *Nat-v* nux-v ox-ac ph-ac *Psor* tarent thuj
- **urination** agg; during: ph-ac
- **walking**; during: hura

HEMATOCELE: arn con erig *Ham* ruta
○ **Scrotum**: acon *Arn* con erig *Ham* nux-v *Puls Sulph*
- **chronic**: iod *Kali-i* sulph

HERNIA: ars *Bar-c* calc carb-v hep *Merc* nit-ac *Sil* thuj
○ **Scrotum**: **Bell Calc** mag-c mag-m nux-v *Phos*
- **Testes**: lach *Mag-m* **Nux-v**

HYDROCELE: abrot alting-e ambro ammc ampe-qu ampe-tr **Apis** *Arn* ars ars-i aur aur-i *Bry* calad *Calc* calc-f *Calc-sil* canth *Carbn-s Chel* chin cimic clem con *Dig* dulc *Fl-ac* **Graph** *Hell Hep* **Iod** *Kali-i Lyc Lyss* merc *Merl Nat-m Nux-v* phos *Psor* **Puls** ran-b **Rhod** rhus-t sam-ox samb *Sel* **Sil** *Spong* squil sul-ac sul-i *Sulph* tub
- **left side**: *Dig* graph **Rhod**
- **bruise**, caused by a: *Arn* samb
- **children**; of: *Abrot Ars Aur* aur-s *Calc Calc-s Graph* iod *Kali-chl* **Puls** *Rhod* **Sil** sul-i *Sulph*
  - **congenital**: rhod
- **congenital**: puls
- **cysts**; in multilocular: apis
- **eruptions**; after suppressed: *Abrot Calc* hell
- **gonorrheal** orchitis, after: *Phos*
- **herpetic** eruptions, with: **Graph**
- **overlifting**, from: rhus-t

IMPOTENCE (See Erections - wanting; Sexual desire - wanting)

INCLINATION to coitus during restless sleep (See Coition - involuntary)

INDURATION:
○ **Penis**: *Berb* hep sep
- **erection**, without: mela

1022   ▽ extensions | ○ localizations | ● Künzli dot

Induration — **Male genitalia/sex** — **Injuries**

- **Penis**: ...
  - **old** people; in | **men**; old: *Berb*
  o **Prepuce**: *Lach* **Merc** merc-i-r sep *Sulph*
- **Scrotum**: calad **Rhus-t Sulph** syph
- **Spermatic** cords: *Con* iod ph-ac *Puls* spong *Syph*
- **Testes**: acon agn alum alum-sil *Arg-met* arg-n arn ars ars-i *Aur* aur-i aur-m aur-p aur-s *Bar-c* bar-i bar-m bar-s bell brom *Calc Calc-f* calc-i calc-p calc-sil *Carb-an* carb-v *Cinnb* **Clem Con** *Cop Graph* hep ign *Iod* kali-ar kali-c kali-chl *Kali-i* kali-m kali-s kali-sil lach lyc **Med** *Merc* Merc-i-r merl nit-ac *Nux-v* ox-ac phos *Phyt* plb psor *Puls* **Rhod** sel **Sil Spong Staph** stry sul-i *Sulph* syph thuj ust *Viol-t*
  - **right**: arg-met arg-n arn ars *Aur Clem Con* lach merc *Nit-ac Ox-ac* ph-ac *Rhod* sil thuj
  - **left**: *Brom* kali-chl mez oci *Rhod Thuj*
  - **chronic**: *Aur* bar-c clem psor *Rhod* thuj
  - **gonorrhea**, after: *Alum Clem Con* cop *Med* **Rhod** sulph
  - **jarring** agg; slight: brom
  - **old** people; in: bar-c
  - **painless**: brom
  - **small**: iod puls sil spong tub
  - **swollen**: *Merc*
  o **Epididymis**: ars *Aur Med* merc nit-ac **Rhod Spong**

INFERTILITY (See Sterility)

INFLAMMATION: *Acon* alum-p *Ambr* apis *Ars* calc cann-s **Canth** carbn-s castm con *Merc* merc-c mur-ac nat-c nat-m nit-ac nux-v ph-ac plb puls *Rhus-t* sabin sep sil *Spong* staph thuj
- **erysipelatous**: rhus-t
- **genitourinary** (See BLAD - Inflammation - accompanied - male)
o **Hairy** parts | **follicles**: caps hep merc sep sil
- **Lymphatic** glands: alum-p merc
- **Penis**: *Arn Ars* cann-s canth caps cor-t cub hedy iris jac-c *Kali-i* led merc nat-c plb *Psor* sabin sars sep *Sulph* thuj
  - **erysipelatous**: hedy
  - **warm** bed agg: jac-c
o **Frenum**: *Calc Nit-ac* sumb
- **Glans**: *Acon* alum Alumn antip *Apis Arg-n* arn ars *Aur* aur-ar aur-s benz-ac bry *Calad Calc Calc* cand cann-s canth carbn-s caust **Cinnb** *Cop Cor-r Cub* cupr *Dig* gels graph ham hep iris *Jac-c* **Kali-chl** kali-m kali-p *Kali-s* lach led *Lyc* lyss m-aust *Merc* Merc-c mez napht nat-ar nat-c *Nat-m Nit-ac* nux-v petr ph-ac prot *Psor Rhod* rhus-t sars sep sil *Sulph Thuj*
  - **pus**; with | **Prepuce**; under: *Jac-c*
  - **Prepuce**: *Acon Apis Ars* calad *Calc* cann-s *Canth* **Cinnb** coc-c con cor-r crot-t dig elaps *Gels* graph hep *Jac-c* lach lyc **Merc** merc-c mez mur-ac nat-ar *Nat-c Nit-ac* ol-sant *Rhus-t* sabin sep sil *Sulph Sumb Thuj* viol-t
    - **erysipelatous**: *Apis* **Ars Lach** *Puls* **Rhus-t**
    - **Inner** surface: crot-t merc *Nit-ac*

Inflammation: ...
- **Prostate** gland (See PROS - Inflammation)
- **Scrotum**: anac *Apis Ars* crot-t euph-l *Ham* jac-c mur-ac nat-m ph-ac plb podo *Rhus-t Rhus-v* trad verat-v
  - **erysipelatous**: *Ant-c Apis Arn Ars* aur canth crot-t graph merc mur-ac nat-m nat-s *Nit-ac* nux-v op ph-ac plb *Puls* **Rhus-t** *Rhus-v* staph
- **Spermatic** cords: *Acon* aesc aloe arn *Bell Berb* calc canth cub *Ferr-p* fluor ham hep kali-br *Lyc* merc *Nux-v Ox-ac Ph-ac* phyt plb psor **Puls** *Rhod* sel sil *Spong Syph* verat-v
  - **chronic**: *Agn Arg-n* aur bar-c calad *Cann-s* chin clem *Con* Cub ferr-pic graph *Hep Iod* kali-br *Lyc* merc *Nux-v Ox-ac Ph-ac* phyt *Puls Sel* sep *Sil* staph sulph trib zinc
- **Testes** (= orchitis): **Acon** am-c anan ant-t arg-met *Arg-n* **Arn** *Ars Aur* aur-ar aur-s **Bapt** bar-m *Bell Berb* botul brom bufo carb-v cham chel *Chin* chinin-s **Clem Con** cub der erech fuma-ac gels gonotox *Ham* hippoz iod kali-ar kali-c *Kali-i* kali-m kali-s *Lyc* m-ambo med *Merc* merc-i-r mez nat-ar nat-c *Nat-m Nit-ac Nux-v* phos *Phyt* pip-m *Plb* podo polyg-xyz **Puls Rhod Rhus-t** sil **Spong** *Staph* sul-ac teucr-s trad ust verat-v viol-t visc zinc
  - **right**: arg-met *Arg-n* chel **Clem** *Puls* **Rhod**
    extending to | **left**: spong
  - **left**: brom mez oci **Puls** *Rhod* staph
  - **night**: **Clem**
  - **accompanied** by:
    Skin; complaints of: clem
  - **chronic**: agn arg-met *Aur* bar-c *Calc-i* chin *Clem Con* gels *Hep* hyper iod *Kali-i* lyc merc nit-ac phyt *Puls* **Rhod** *Rhus-t Spong* sulph ust
  - **cold** agg; becoming: acon rhod
  - **cold**; exposure to: puls
  - **cold**; taking a:
    after | **dancing**; while: rhod
  - **contusion**; from: ant-t **Arn** bar-m *Con Ham Puls* zinc
  - **gonorrhea** agg; suppressed (⇒URET - Discharge - gonorrheal): *Agn* ant-t arg-n aur bar-m bell brom canth chel **Clem** *Con* gels *Ham* kali-chl *Kali-s* **Med** *Merc Mez* nat-c nat-m *Nit-ac* **Puls** *Rhod* rhus-t sel *Spong*
  - **mumps**; from (See FACE - Inflammation - parotid - metastasis - testes)
  - **painful**: phyt
  - **sitting** on a damp ground: puls
  - **syphilitic**: aur *Kali-i* merc-i-r
  - **viral**: ourl
  - **warm** bed agg: **Clem**
  o **Epididymis** (= epididymitis): *Acon* apis arg-n arist-cl ars *Aur* aur-s bell berb botul cann-s *Chin* clem *Gels* gonotox ham kali-n *Med* merc merc-i-r nit-ac phyt **Puls** *Rhod Sabal* **Spong** sulph teucr-s thuj tub
    recurrent: coli

INJURIES: *Arn Calen* con *Hyper* mill *Rhus-t* **Staph**
o **Penis**: mill

Irritation

IRRITATION: sabal sal-n
○**Scrotum**: kali-c

ITCHING: acon agar agn *Alum* alum-p am-c *Ambr* anac *Ang* ars benz-ac berb borx calad **Calc** cann-s cann-xyz canth carb-ac carb-an *Carb-v* carbn-s carl **Caust** *Chel* chinin-s clem cocc coff com con cortico crot-t dulc *Eup-per* euphr *Fago* fl-ac *Graph* grat hep ictod *Ign Iris Kali-bi* kali-c kali-i kali-s kreos lat-m lyc mag-c *Mag-m* **Merc** nat-ar nat-c nat-m *Nat-s Nit-ac* nux-v *Petr* plan **Plat** *Podo* puls rhus-d *Rhus-t* rhus-v *Sars* scroph-n sel *Sep* sil sphing *Sulph* sumb *Tarent-c* thuj urt-u wies
- **morning**:
  - **waking**; on: sulph
    : **red**, raw spot; in a: graph
- **night**: agar rhus-v
  - **bed** agg; in: ign *Merc*
- **body**, especially on genitals, after emission; all over: ph-ac
- **burning** and: **Calc** carb-ac nat-c
- **hot** applications amel: rhus-v
- **hurriedness**; with (See MIND - Hurry - itching - genital)
- **painful**: ictod
- **scratching**:
  - **agg**: iris tril-p
  - **amel**: ign
- **spots**, in: bar-c
- **stitching** as from vermin: nat-c
- **urination** agg; during: am-c ambr arg-n carb-v sil
- **voluptuous**: ang berb **Plat** sumb
- **warmth** of bed, agg: sulph
○**Hairy** parts: agar ammc calc carb-an carb-v eup-per gran kali-bi kali-c lyss nat-m *Rhus-t* sep sulph thuj
- **Penis**: *Acon* agar agn alum ambr ang *Ant-c* ant-t ars ars-i aur-m bell benz-ac berb *Calad* calc calc-sil cann-i cann-s canth caps carb-ac carl **Caust** cham chin cinnb coc-c com con cop cor-r cortico *Crot-t* cupr cupr-ar der dig graph ham hedy *Hep Ign* indg iod kali-ar kali-bi kali-c kali-n lach lachn led lyc mag-m merc merc-c *Mez* nat-c nat-m *Nat-s* nit-ac nux-v ol-an petr ph-ac phos **Plat** *Puls* rhus-v sabad sel sep spig spong staph sul-i *Sulph* sumb thuj viol-t
  - **evening** | **bed** agg; in: chin *Ign* mag-m nux-v phos sumb
  - **alternating** with stitching in anus: *Thuj*
  - **coition**; during: sep
  - **rubbing** agg: con
  - **voluptuous**: caust mang sep spong
    : **increasing** the excitement during coition: sep
○ **Frenum**: cann-s caust *Hep* merc *Ph-ac*
  - **Glans**: acon agn alum *Ambr* ang ant-c ant-t aphis arn *Ars* ars-i *Aur-m* bell (non: ben) *Benz-ac* bry calc cann-i cann-s canth caps carb-ac *Carb-v* caust *Chel* chin **Cinnb** coff colch con **Crot-t** cupre-au dig *Dor* dros euphr ferr-ma franz gymno hell hep ictod ign ind indg iod ip *Kali-bi* kali-c kali-n lach led *Lyc* lyss m-aust mag-m mang merc *Mez* nat-c nat-m *Nat-s*

Male genitalia/sex

Itching – Penis – Glans: ...
Nit-ac *Nux-v* petr *Ph-ac* polyg-h psor puls sabin senec seneg sep *Sil* spong sul-ac **Sulph** *Thuj*
: **alternating** with | **Rectum**; stitching pain in (See RECT - Pain - stitching - alternating - glans)
: **voluptuous**: acon aphis euphr merc
- **Prepuce**: acon agar agn aloe ang ars berb bond bry calad calc camph cann-s canth **Caps** carb-v **Caust** *Cham* **Cinnb** coc-c colch **Con** cortico euph euphr graph gymno *Hep* **Ign** jac-c *Lyc* m-ambo m-arct *Merc* mez nat-ar nat-c nat-m nat-p **Nit-ac** *Nux-v Petr* ph-ac phel phos plat-m polyg-h *Puls* rhod **Rhus-r Rhus-t** rhus-v seneg *Sep Sil* **Sulph** sumb tarax *Thuj Viol-t* zinc zing
  : **stool** agg; after: aloe
  : **urination** agg; after: mez
  : **Raphe**: euphr
  : **Tip**: ars
  : **Underside**: camph carb-v caust com **Lyc** *Nit-ac Nux-v Puls Rhus-t* sil *Thuj*
- **Root**: ars lyss *Rhus-t*
- **Tip**: ant-c nat-m
  : **urination** agg; during: thuj
  : **walking** in open air agg: ang
- **Scrotum**: acon agar alum alum-sil alumn am-c *Ambr* anac ang ant-c ant-s-aur ant-t **Apis** arg-met ars-met *Arum-d* **Aur** ars-i *Bar-c* benzol berb calad *Calc Calc-f* calc-sil cann-i *Carb-ac* carb-v **Carbn-s** carl **Caust** cham *Chel* chin *Cist* coc-c *Cocc* coff com con **Crot-t** euph-l ferr ferr-ma fenn gran **Graph** hep hipp ign indg jatr-c **Kali-c** *Kali-chl Kali-s* kali-sil lac-ac lachn *Lyc* m-aust **Mag-m** manc *Mang* meph **Merc** mez **Mur-ac** nat-ar nat-c **Nat-m** nat-p nat-s **Nit-ac** *Nuph Nux-v* **Petr** ph-ac pic-ac plat prun puls ran-s rat **Rhod Rhus-t** rhus-v *Sars Sel Sil* spira spong **Staph Sulph** thuj **Urt-u** vichy-g *Viol-t Zinc*
- **morning**, ant-s-aur coc-c puls sulph
- **noon**: com *Sulph*
- **afternoon**: tell
- **evening**: alum alumn sulph thuj *Zinc*
  : **bed** agg; in: calc
- **night**: calad com crot-t kali-c lyc **Nat-m**
- **burning**: berb carb-ac cocc gran plat rhus-r rhus-t rhus-v spong
  : **rubbing**; after: thuj
  : **scratching**; after: carl *Nat-s* rhus-v
- **corrosion**, painful: **Crot-t**
- **friction** (See rubbing)
- **rubbing** | **amel**: junc-e mag-m rhus-v staph
- **scratching**:
  : **agg**: rhus-v
  : **amel**: alum carb-ac *Crot-t* viol-t
  : **not** amel: *Mur-ac* nat-c *Zinc*
- **spots**, in: franz nicc sil
- **voluptuous**: *Ambr Anac* cocc *Crot-t* euphr mur-ac spong *Staph*
  : **rubbing** agg: staph

1024 ▽ extensions | ○ localizations | ● Künzli dot

Itching   **Male genitalia/sex**   **Pain**

- **Scrotum – voluptuous**: ...
  : **sexual excesses; after: Staph**
  · **walking** agg: *Crot-t*
  · **warm**, agg; when: rhus-v
  ▽ **extending** to | **Perineum**: rhus-t *Sars*
  o **Sides**: agar ant-c camph coff croc petr thuj
- **Spermatic** cords: mang ox-ac
- **Testes**: caust ign iod merc nux-v petr sel spig
- **Thighs**, between: carb-v nat-m *Petr*
  o **Scrotum**; and: carb-v *Nat-m* petr viol-t

JERKING in penis: cinnb form mez nat-m *Thuj* zinc
- **sleep** agg; during: cinnb
o**Glans**: bar-c

MASTURBATION; disposition to: agar agn *Alum* alumn ambr *Anac Anan Apis* arg-met arg-n *Aur Bar-c* bell **Bell-p Bufo** calad calc *Calc-p* cann-i cann-xyz **Canth Carb-v** carc *Caust Chin* cocc *Coff Con Dig* dios dros **Ferr Gels** grat hyos *Kali-br Kali-c* kali-p **Lach** *Lyc Med Meph* merc mosch nat-m *Nux-v Op* **Orig Ph-ac Phos Pic-ac PLAT** *Plb Puls* sal-n sec sel **Sep** sil *Stann* **Staph** stict stram *Sulph* tarent thuj *Tub Ust* zinc
- **morning** | **waking**; on: agar
- **accompanied** by:
  · **palpitations** | **young** people; in (See CHES - Palpitation - accompanied - masturbation - young)
- **adolescents**: aven
- **childhood**, since: *Hyos*
- **children**; in: aloe ambr aur bell bell-p bufo *Calc-p Cann-i* canth *Carc Fl-ac* **Hyos** lac-c **Lach** lyss *Med* **Merc** *Mosch* ph-ac **Phos** plat *Scir* staph stram tub *Zinc*
- **convulsions**; during epileptic: **Calc** *Lach Plat Stram*
- **depressed**, when: *Ust*
- **excessive**: *Alum* bell **Calc Carb-v** *Chin Onos Stram* tub
- **involuntary**: camph
- **irresistible** tendency: arg-met thuj *Ust*
- **itching**; from: *Staph*
- **mania**, in: bell
- **public**; in (↗MIND - Naked - exhibitionism): **Hyos**
- **relief**; without: canth
- **sexual** excesses; after: (non: aur-ar) carb-v phos *Staph*
- **sleep** agg; during: camph carb-v hyos *Plat* thuj
- **solitude**, seeks: *Bufo* ust
- **worms**; from: calad
- **young** people: bar-c carc

METASTASIS (↗*Swelling*): *Abrot Carb-v* parot *Puls*

MOISTURE: **Hep** *Petr*
o**Scrotum**: *Ars* **Bar-c** *Calc-p* carb-v chel cinnb cop *Graph* **Hep** nat-c *Petr* pic-ac rhod *Rhus-t* sars *Sil* **Sulph Thuj** zinc
  · **acrid**: bar-c cop
  · **purulent**: jac-c jac-g
  · **serum**; with copious discharge of: bell   *Calc-p* hep kali-i rhus-t
  · **spots**; on: sil

Moisture: ...
- **Thighs**; between scrotum and: *Bar-c* carb-v **Hep** lyc merc nat-c nat-m petr rhod *Sulph*

MOTION in testes; sensation as if: sabad thuj valer

NODULES:
o**Penis**:
  o **Glans**: bell
- **Scrotum**: arn nit-ac
  · **hard** brown: *Nit-ac* syph
- **Spermatic** cords: syph
- **Testes**: calc-f *Psor* syph

NUMBNESS: ambr bar-c dig form *Graph* kali-bi *Kali-br* plat sulph
o**Penis**: bar-c *Merc* plat sil
  · **morning** | **erections**, with violent: ambr
  o **Glans**: berb *Caust*
  : **Prepuce**; and: berb
- **Scrotum**: am-c *Ambr* sep
  ▽ **extending** to | **Knees**: bar-c
- **Testes**: caps carbn-s nat-c

ODOR (See Perspiration; Perspiration - offensive)

ONANISM (See Masturbation)

ORCHITIS (See Inflammation - testes)

ORGASM:
- **easy**: *Plat*
- **subsides** (↗*Ejaculation - late - orgasm*):
  · **ejaculation**; several times before it leads to: eug
- **wanting**: calad calc sel

PAIN: acon agar alum ambr anac ant-s-aur ant-t apis arg-met **Arg-n** arn ars arum-t asaf aur-i bart *Bell* benz-ac berb borx bov **Calc** cann-s **Canth** carb-ac carb-v castm caust chin cinch cinnb clem cocc colch coloc colocin con croc dig euph euphr eupi graph hep ign inul iod jac-c jatr-c kali-bi *Kali-n Kreos* lil-t lyc m-ambo mag-m merc mez mur-ac nat-ar *Nat-c* nat-m *Nit-ac* nux-v petr *Phos* phyt plat plb prun psor puls ran-s *Rhod* rhus-t *Sep* sil spong stann staph sul-ac *Sulph* sumb syph tarent thuj verat viol-t zinc
- **morning**:
  · **bed**:
    : **in bed**:
      : agg: nux-v phos
      . **pressing** pain:
      cramping: phos
      outward: nux-v
- **night**: agar
  · **burning**: agar
- **aching**: **Arn** aur-i chin cinch jatr-c syph
- **biting** pain: ambr graph hep plat *Puls* ran-s staph thuj
- **burning**: agar ambr am-t ars bart bov **Calc** cann-s **Canth** carb-ac carb-v caust con graph iod jac-c *Kali-c Kreos* lyc m-ambo mag-m merc *Nat-c* nat-m nit-ac petr *Phos* plat plb prun puls rhus-t sep sil stann staph sul-ac sulph sumb viol-t

Male genitalia/sex

Pain – burning

- **burning** from vesiculae seminales to glans | **dragging** (See dragging - vesiculae - extending - glans - burning)
- **clawing** pain: clem
- **coition**:
  - **after**: carb-v merc
  - **during**: *Kreos*
  - **burning**: *Kreos*
- **constricting** pain: kali-bi puls
- **cramping**: castm graph
- **cutting** pain: borx lyc sil
- **darting** (See stitching)
- **dragging**:
  - Vesiculae seminales:
    - **extending** to:
      - **Glans**: mang
      - **burning**: mang
- **drawing** pain: psor rhod
- **lancinating** (See cutting)
- **pressing** pain: alum asaf benz-ac cocc graph iod kali-c kali-n mag-m merc *Plat* spong
  - **alternating** with:
    - **Anus**; contraction of: *Bell*
    - **Inguinal** region | **dragging**, bearing down in (See ABDO - Pain - inguinal region - dragging - alternating - pressure)
  - **downward**: bell cinnb lil-t *Plat*
- **pricking** pain: *Nit-ac*
- **scratching** agg; after: nat-s
  - **burning**: nat-s
- **shooting** (See stitching)
- **sit**; must move and cannot: syph
  - **aching**: syph
- **sore** (= bruised): acon ant-s-aur arg-met arg-n arn ars arum-t calc cocc con dig kali-c lil-t nit-ac phos *Plat Rhod Sulph* syph verat
- **sticking** pain: croc lyc merc mur-ac petr phos *Rhod Sulph Thuj* zinc
- **stitching** pain: berb borx bov *Calc* clem croc euphr inul nat-ar rhus-t sil
  - **lancinating**: croc
- **stool**:
  - **before**: nat-c
    - **pressing** pain: nat-c
  - **during**:
    - **agg**: *Kali-c*
    - **pressing** pain: *Kali-c*
- **urination**:
  - **after**:
    - **agg**: alum arg-n caust kali-c **Kreos**
    - **burning**: alum arg-n caust kali-c **Kreos**
    - **sore** | **smarting**, as from salt: caust
  - **before**: nat-c tarax
    - **burning**: nat-c tarax
  - **during**:
    - **agg**: arg-n caps carbn-s clem kali-bi kali-c **Kreos** petr psor sul-ac tarax tarent thuj

Pain – Penis

- **urination** – **during** – **agg**: ...
  - **burning**: arg-n caps carbn-s clem kali-bi kali-c **Kreos** petr psor sul-ac tarax tarent thuj
  - **sore**: kreos
  - **beginning** of:
    - **agg**: iris *Manc* merc petr sec
    - **cutting** pain: iris *Manc* merc petr sec
- **walking** agg; after: ambr
  - **burning**: ambr
- O**Mons** pubis (See ABDO - Pain - pubic - mons)
- **Mons** veneris (See ABDO - Pain - pubic - mons)
- **Penis**: *Acon* aesc agn *All-c* alum alumn ambr ammc anac anan anil ant-t ant-o ant-t apis *Arg-n Arn Ars* asaf asar asc-t asim aspar aur-s bell berb borx brach brom calad calc calc-sil *Cann-i* cann-s canth *Caps* caul caust chel *Chim* chin cic *Cinnb* clem coc-c cocc *Coch* colch coloc con cop cor-r crot-h crot-t cycl dig *Dros* elaps euon franz *Gels* geum graph grat guaj ham hedy *Hep* hera *Ign* **Iod** jac-c kali-bi kali-c kali-i kali-n lac-c lach lact lith-c lyc *M-ambo* m-aust mag-s *Merc Merc-c* merc-i-f mez mosch mur-ac naja naphtin narz nat-ar nat-c nat-m *Nit-ac* nuph nux-m nux-v ol-an osm *Par Pareir* petr ph-ac phos *Phyt* pilo plat plb plect prun psor puls puls-n ran-s rhod rhus-t rhus-v sabad sabin sang *Sars* sep sil spig spong stann staph still stry *Sulph* sumb tab tarax tep teucr thuj valer *Viol-t* Zinc
  - **morning**:
    - **bed** agg; in: mag-m
    - **burning**: mag-m
  - **afternoon**: asaf
    - **drawing** pain: asaf
  - **evening**: ol-an puls
  - **coition**; after: lyc
    - **burning**: lyc
    - **drawing** pain: ol-an puls
  - **alternating** with | **Kidneys**; pain in (See KIDN - Pain - alternating - penis)
  - **biting** pain: cocc ign narz nat-c nat-m nux-v phos viol-t
  - **burning**: *All-c* anac ant-t ant-o ant-t *Ars* bell calad calc *Cann-i* cann-s canth *Caps* caust chin *Cinnb* clem *Coch* con cop cor-r crot-t *Gels* ign kali-i lyc *M-ambo* **Merc** *Merc-c Mez* mosch mur-ac naja *Nit-ac* nuph nux-v plb puls rhus-t rhus-v sang sep spig spong stann sulph thuj *Viol-t*
  - **coition**; during: arg-n canth clem jug-r *Kreos* sep
    - **burning**: clem jug-r *Kreos* sep
  - **cough** agg; during: ign
    - **stitching** pain: ign
  - **cramping**: graph hep nux-m
  - **cutting** pain: *Acon* alumn anac apis *Arg-n* asim aur-s calad *Cann-s Canth Caps* cic con crot-h euon *Hep* lyc naphtin nat-c nat-m *Nit-ac* ol-an *Pareir* petr ph-ac *Phyt* prun *Sars* staph still sulph thuj
    - **burning** pain: ph-ac
  - **drawing** pain: alum ammc asaf asar canth cic coc-c franz graph grat hera **Iod** *Kali-c* lact lyc merc mez ol-an plect psor puls-n ran-s rhod sabad sil teucr valer *Zinc*

Male genitalia/sex

Pain – Penis

- **erections**:
  - **during**: alum arg-n *Mag-m*
  - **burning**: *Mag-m*
  - **cutting** pain: arg-n
  - **stitching** pain: alum
- **motion** agg: berb
- **neuralgic**: tab
- **pinching**: acon alum berb brom chel graph hep osm
- **pressing** pain: *Canth* caps graph ign iod kali-bi *Nit-ac* puls *Rhod* sabin viol-t
- **pulsating**: coc-c ham lith-c nat-m *Nit-ac*
- **scratching** agg; after: carl
  - **burning**: carl
- **sitting** and walking: mag-s
  - **stitching** pain: mag-s
- **smarting**: asar aur-s berb *Chim* crot-h hedy sulph
- **sore**: *Arn* asar borx calad *Cann-s* canth cic cop hep *Ign* lach nat-c rhus-t rhus-v sabad sulph tep *Thuj*
- **spasmodic**: nux-m
- **stitching** pain: acon aesc anan arn asaf asar asc-t aspar aur berb borx brach brom calad calc calc-sil cann-s caps caul chel cinnb clem coc-c coloc con crot-t *Dros* elaps guaj ham ign kali-n *Lith-c* lyc mag-s merc merc-i-f *Mez* mur-ac naja nat-ar nat-m osm petr ph-ac phos plat puls ran-s sabad sabin sep sil spig stann staph *Sulph* sumb *Thuj Viol-t* zinc
  - **backward**: aur
  - **forward**: asar spig
  - **itching** pain: kali-n ph-ac spig
  - **needles**; as if: asaf
- **stool** agg; during: hydr
- **swelling** of prepuce; from: *Rhus-t*
- **tearing** pain: ambr aur calc colch coloc con ign iod kali-c kali-i m-aust merc mez petr ph-ac tab thuj
- **touch** agg: sumb
- **urination**:
  - **after**:
    - **agg**:
      - **spasms** of urethra and tenesmus of rectum; with: *Prun*
      - **stitching** pain: *Prun*
  - **before**: chin cic
    - **pressing** pain: chin
  - **during**:
    - **agg**: aur *Canth* ferr-i *Merc* nat-m ox-ac petr phos prun sulph
    - **stitching** pain: aur *Merc* nat-m petr prun sulph
- **walking** agg: cann-s ign puls-n thuj
  - **burning**: cann-s
- ▽ **extending** to:
  - **Anus**: merc thlas
    - **stitching** pain: merc thlas
  - **Glans**: asar brom spong
    - **stitching** pain: asar brom spong
  - **Testes**: carbn-s thuj
    - **stitching** pain: carbn-s thuj
- ○ **Frenum**: hep phos sabin

- **Glans**: acon all-c alum ambr ant-c ant-t arn ars ars-s-f asaf asar aur berb borx brom calc cann-i cann-s **Canth** caps carb-ac card-m *Caul Chel* chin cic cinnb clem coc-c *Coch* colch coloc con *Cop* cor-r crot-t culx cupr cycl *Dor* dros *Euph* euphr ferr-ma *Ferr-p* graph hell hep ign iod kali-bi kali-c lach lact lyc lyss mang med *Merc* merc-c mez narz nat-c nat-m *Nit-ac* nux-v ol-an osm ox-ac *Par Pareir* petr ph-ac phos *Prun* puls ran-s rhod rhus-t sabin samb sang seneg sep spong squil stann staph *Sulph* sumb tarax *Thuj* valer viol-t zinc zinc-p
  - **aching**: chel osm
  - **alternating** with | **Ureters**; cutting pain in (See KIDN - Pain - ureters - cutting - alternating - glans)
  - **biting** pain: ign kali-c narz nat-m nux-v phos
  - **burning**: *All-c* ant-c ant-t arn berb calc cann-s chin cinnb clem *Coch* crot-t culx cupr *Dor* lyc lyss mang merc merc-c nux-v *Par Pareir* ph-ac sabin sang sep stann **Thuj** *Viol-t*
    - **itching** pain: cinnb
  - **coition**; after: eug
  - **cutting** pain: con euph iod lyc ph-ac thuj
  - **drawing** pain: alum asaf cic graph iod kali-c lact lyc mez ol-an spong thuj valer
  - **ejaculation**, during: clem
    - **burning**: clem
  - **groins**, with an out-pressing pain; in both: ph-ac
    - **burning**: ph-ac
  - **pinching**: acon chel kali-bi mez ph-ac rhod
  - **pressing** on glans penis agg: thuj
    - **stitching** pain: thuj
  - **pressing** pain: alum caps card-m chin lyc nit-ac puls sabin seneg viol-t
  - **pricking** pain: ars aur carb-ac ph-ac
  - **rubbing**; slight: cycl nat-c
    - **sore**: cycl nat-c
  - **smarting**: ars *Asar* berb nux-v
  - **sore**: asar caps chel cic cor-r cycl lach merc nat-c nux-v rhus-t sabin thuj
  - **stitching** pain: acon arn ars ars-s-f aur berb borx brom calc cann-i caps carb-ac *Caul* chel chin cinnb clem coc-c crot-t cupr dros *Euph* euphr ferr-ma hell hep *Kali-bi* kali-c lyc *Merc* mez nat-c nat-m *Nit-ac* petr ph-ac phos *Prun* ran-s rhod sabin samb spong squil stann staph *Sulph* sumb *Thuj* zinc zinc-p
  - **tearing** pain: ambr aur cinnb *Colch* coloc euph kali-c lyc merc *Mez Par Pareir* petr thuj zinc
  - **ulcerative** pain: ambr
  - **urination**:
    - **after**:
      - **agg**: anac coc-c coch lyc phos *Prun Puls Sars*
      - **aching**: puls
      - **burning**: anac coc-c coch *Sars*
      - **cutting** pain: coc-c coch
      - **stitching** pain: *Prun*

Male genitalia/sex

- **Glans** – **urination**: ...
  - **and** dragging in vesiculae seminales to glans: *Mang*
  - **burning**: *Mang*
  - **before**: anac asaf aur *Canth* chin coch dulc lyc *Stann*
  - **burning**: anac coch dulc *Stann*
  - **cutting** pain: coch
  - **stitching** pain: aur
  - **tearing** pain: asaf aur
  - **during**:
    - **agg**: acon act-sp anac *Ars* asaf casc coch crot-t dig euph lyc mez nit-ac ox-ac *Par Pareir* petr prun *Sars* sulph thuj
    - **burning**: anac *Ars* coch crot-t dig *Lyc* mez *Par Pareir* thuj
    - **cutting** pain: coch *Lyc*
    - **sore**: *Lyc* nit-ac
    - **stitching** pain: acon euph sulph thuj
    - **tearing** pain: *Par Pareir* petr *Sars*
  - **beginning** of:
    - **agg**: psor
    - **burning**: psor
  - **end** of: kali-bi phos
  - **urging** to; with: aran aur ferr-p lyc pareir thuj
  - **extending** to:
    - **Root** of penis: sars
    - **tearing** pain: sars
- **Behind**:
  - **urination** agg; during: ery-a
  - **burning**: ery-a
- **Prepuce**: *Acon* ail ang ars bell benz-ac *Berb* bry bufo calad calc camph **Cann-s Cann-xyz** *Canth* carb-v cham chin cinnb coc-c cocc con *Cop* cor-r cycl euph euphr *Hep* ign jac-c jac-g kali-c lob *Lyc* m-ambo m-arct *Mang* **Merc** merc-c mur-ac *Nit-ac* nux-v osm plat-m plb polyg-h **Puls** rhus-t rhus-v sabin sep sil **Sulph** sumb thuj verat
  - **evening**: cycl
  - **sore**: cycl
  - **biting** pain: bell calad coc-c ign m-ambo m-arct merc *Nux-v* puls thuj
  - **burning**: ars berb bry bufo calad calc camph cann-s kali-c m-ambo *Merc* merc-c *Nit-ac* nux-v *Puls* rhus-t rhus-v sep sil *Sulph Thuj*
  - **alternating** with | **Rectum**; stitching pain in (See RECT - Pain - stitching - alternating - prepuce)
  - **coition**; after: calad kreos lyc plb
  - **burning**: kreos lyc
  - **drawing** pain: coc-c
  - **pinching**: jac-c
  - **rubbing**; after slight: cycl
  - **sore**: cycl
  - **smarting**: (non: ail) bell benz-ac (non: calad) cann-s (non: carb-v) lob merc nux-v puls (non: sep) sulph (non: verat)
  - **sore**: ail calad cann-s carb-v chin ign nux-v sep verat

- **Prepuce**: ...
  - **stitching** pain: acon ang ars bry camph cann-s cham cocc euph euphr *Hep* jac-c *Mang* merc *Nit-ac* plat-m polyg-h puls rhus-t sep sumb thuj
  - **stool** agg; after: sil
  - **burning**: sil
  - **tearing** pain: chin jac-c jac-g mur-ac
  - **urination**:
    - **after**:
      - **agg**: bell berb borx calad cann-s canth chinin-s clem coloc con cop dig grat *Hep* kali-bi kali-c led m-arct mag-m *Merc Nat-c* nat-m nat-s seneg teucr thuj zinc
      - **biting** pain: bell berb calad chinin-s cop *Hep* m-arct
      - **burning**: berb cann-s canth clem coloc con grat kali-bi kali-c led mag-m *Merc Nat-c* nat-m nat-s seneg teucr thuj zinc
      - **cutting** pain: berb canth dig nat-m
      - **stitching** pain: berb con kali-bi merc
    - **during**:
      - **agg**: calad phos
  - **walking** agg: **Merc**
  - **sore**: **Merc**
  - **warm** bath; after: clem
  - **burning**: clem
- **Margin** of prepuce: **Ign** *Mur-ac Nit-ac*
  - **sore**: **Ign** *Mur-ac Nit-ac*
- **Under** side: carb-v
  - **smarting**: carb-v
- **Root**: ammc calc-p chel equis-h hydr ign lact ol-an *Petros* rat rhus-t zinc
  - **morning**:
    - **waking**; on: *Kali-bi*
    - **constricting** pain: *Kali-bi*
  - **burning**: ol-an rat rhus-t
  - **dragging**: chel
  - **drawing** pain: lact zinc
  - **leaning** against lumbar region while standing amel: ign
  - **tearing** pain: ign
  - **stitching** pain: ammc calc-p zinc
  - **walking** agg: ign zinc
  - **tearing** pain: ign zinc
  - **extending** to:
    - **Glans**:
      - **urination** agg; after: sars
      - **tearing** pain: sars
- **Tip**: arum-t aur calc camph euph euphr ferr-m hell hipp kali-n mez nuph osm ph-ac phos psor thuj zinc
  - **cutting** pain: calc
  - **smarting**: arum-t kali-n
  - **stitching** pain: aur euph euphr ferr-m hell mez ph-ac thuj
  - **tearing** pain: zinc
  - **urination**; during | **beginning** of urination agg: psor

▽ extensions | ○ localizations | ● Künzli dot

Male genitalia/sex

Pain – Scrotum

- **Scrotum**: acon am-c *Ambr* anac anan anil *Arn* ars ars-s-f bell berb *Calc Calc-p* cann-i *Caps* carb-an carbn-s carl chin cic *Clem* cocc coff con cop cupr-ar euph hera ign iod kali-c kali-m lachn lyc meny *Merc* mez narz nat-ar nat-c nux-v ourl petr ph-ac plat prun ran-s rhod rhus-v sil spig spong staph sulph teucr *Thuj* trad viol-t zinc
  - **left**:
    - extending to:
    - **right**: lachn
    - **burning**: lachn
  - **biting** pain: hera narz plat ran-s
  - **burning**: ars *Calc* cann-i *Caps* carl *Clem* cocc cop euph lachn meny mez petr plat rhod rhus-v sil spong sulph
    - **itching** pain: cocc
  - **crushed**: kali-c
  - **cutting** pain: bell con meny
  - **drawing** pain: clem meny petr teucr
  - **oozing** fluid: calc-p cop
    - **sore**: calc-p cop
  - **perspiration** agg; after: plb
    - **sore**: plb
  - **pinching**: clem euph meny mez nux-v prun
  - **pressing** pain: cic meny merc mez thuj
  - **rubbing**; after: rhus-t rhus-v thuj
    - **burning**: rhus-t rhus-v thuj
  - **scratching** agg; after: carl *Nat-s* rhus-v thuj
    - **burning**: carl *Nat-s* rhus-v thuj
  - **smarting**: berb carbn-s ran-s
  - **sore**: acon am-c *Ambr* anac *Arn* berb *Calc-p* chin coff cupr-ar kali-c ph-ac plat staph zinc
  - **stitching** pain: anan arn ars-s-f berb carb-an chin clem ign kali-m lyc meny merc mez nat-ar nat-c ph-ac plat rhus-v spig sulph **Thuj** viol-t zinc
  - ○ **Sides**: euph lach meny stry tarent
    - **aching**: lach meny
    - **burning**: euph stry tarent
  - **Spots**; in: nit-ac
    - **sore**: nit-ac
  - **Thighs**; between: *Caust* hep rhod sulph
    - **sore**: *Caust* hep rhod sulph
  - **Thighs**; between scrotum and: *Bar-c* **Graph** hep **Lyc** *Merc Nat-c Nat-m* **Petr** rhod *Rhus-t Sulph*
    - **burning**: bar-c
    - **smarting**: hep nat-c
    - **sore**: *Bar-c Graph* **Lyc** *Merc Nat-c Nat-m* **Petr** rhod *Rhus-t Sulph*
- **Sides** of: petr thuj zinc
  - **sore**: petr thuj zinc
- **Spermatic** cords: *Agar* agn all-c aloe alum am-c am-m ambr ammc anag ang *Ant-c* anth apis arg-met arg-n arn arum-d arum-t arund aur aur-m *Bell Berb* brach brom *Bry* cain *Calc* calc-ar calc-s camph *Cann-s* canth caps carbn-s chel chin chinin-ar chinin-s cimic *Clem* cocc *Colch* coloc con crot-t *Dios* echi equis-h goss grat **Ham** hydr hydrc ind *Iod* kali-c kali-n lact lith-c *M-ambo* m-aust mang med mentho meny *Merc Merc-i-r* mez morph narz nat-c nat-m nat-p *Nit-ac* nux-m nux-v

Pain – Spermatic

- **Spermatic** cords: ...
Ol-an osm *Ox-ac* oxyt petr ph-ac *Phos* phyt pic-ac plb podo polyg-h polyg-xyz psor puls rhod sabad sabin *Sars* sec senec sil spira *Spong* staph stry sulph sumb tarent tep ter teucr *Thlas Thuj* tub tus-p verat verat-v *Zinc* zinc-val
  - **right**: all-c ammc anag arg-met aur cimic *Clem* echi lact morph ox-ac rhod sabin sulph tep
    - **afternoon**:
      - 16 h: arg-met
      - **tearing** pain: arg-met
    - **burning**: clem
    - **drawing** pain: all-c ammc anag arg-met lact rhod sabin sulph tep
    - **sore**: *Clem*
  - **left**: agar ammc ang ars ars-s-f ars-s-r berb calc con crot-t fl-ac ham hydrc kali-br med nat-p plb stry sumb tarent ter tub
    - **then** right: calc staph
    - **stitching** pain: calc staph
    - **burning**: berb
    - **drawing** pain: agar ammc ang ars ars-s-f ars-s-r *Berb* con crot-t fl-ac ham hydrc tarent ter tub
    - **sitting** and standing: berb
    - **tearing** pain: sumb
    - **urination** agg; after: lith-c
  - **morning**: calc-s clem nat-c phyt sars
    - **aching**: sars
    - **drawing** pain: calc-s nat-c
    - **grinding** pain | **upward**: phyt
  - **afternoon**:
    - 16 h: arg-met
    - **drawing** pain: arg-met
  - **evening**: ammc bell
    - **bed** agg; in: bell
    - **tearing** pain: bell
    - **drawing** pain: ammc
    - **stitching** pain: ammc
    - **tearing** pain: bell
  - **night**: clem
  - **aching**: all-c chel chinin-s *Clem* mang nux-v *Sars* senec
  - **burning**: ambr *Berb* carbn-s clem *M-ambo* mang puls spong *Staph* thuj
  - **coition**; after: arund ther
  - **constricting** pain: am-c berb nux-v
  - **contracting**: alum berb calc **Nux-v**
  - **cough** agg; during: *Nat-m* verat
  - **cramping**: arg-met dios kali-c **Nux-v** petr plb
  - **cutting** pain: bell berb
  - **dragging**: berb camph chinin-ar chinin-s *Iod* sars sec spong sumb teucr
  - **drawing** pain: *Agar* agn *All-c* aloe alum am-c ammc anag ang ant-c arg-met aur-m *Bell Berb* bry cain calc calc-s cann-s canth caps *Chel* cimic *Clem Con* crot-t *Ham* hydr hydrc *Ind* lact *M-aust Mang* med *Merc* mez nat-c nat-m nat-p nit-ac nux-m *Nux-v Ol-an Ox-ac* ph-ac *Phos* plb psor *Puls* rhod sabad

Male genitalia/sex

Pain – Spermatic   **Pain – Testes**

- **drawing** pain: ...
  sabin sec senec spong *Staph* sulph *Tarent* tep ter *Zinc*
  : **forward**: *Ol-an*
  : **paroxysmal**: merc
  : **spasmodic**: agar
  : **upward**: *Bell Ol-an*
- **emissions** agg; after: *Nat-p*
- **erections**; after: mag-m nux-m *Sars*
  : **coition**; without: mag-m nux-m *Sars*
  : **aching**: mag-m nux-m *Sars*
- **exertion** agg; after: calc-ar ox-ac
- **grinding** pain | **upward**: phyt
- **jerking**: ang mang ox-ac plb
- **motion**:
  : **agg**: ox-ac
  : **tearing** pain: ox-ac
  : **amel**: arg-met rhod
  : **drawing** pain: arg-met rhod
- **neuralgic**: *Arg-n* aur *Bell Berb Clem* cocc coloc ham hydr mentho meny mez nit-ac nux-v ol-an ox-ac petr phyt rhod *Spong* zinc-val
- **pressing** pain: anth berb brom *Clem* kali-n mang meny mez nat-c nux-m *Puls* sabin sil spong sulph teucr thuj
  : **downward**: *Iod* nux-m
- **rest** agg: arg-met
  : **tearing** pain: arg-met
- **sitting** agg: berb
  : **drawing** pain: berb
- **sore**: brach *Clem* equis-h phos **Phyt** *Sars*
- **standing** agg: ant-c nux-v
  : **constricting** pain: nux-v
  : **drawing** pain: ant-c
- **stitching** pain: all-c am-m ammc *Arn* arum-d *Bell Berb Bry* calc carbn-s clem goss grat *Merc* nat-m *Nux-v* ox-ac petr phos plb podo polyg-h *Puls* rhod spira spong *Staph* sulph sumb *Thuj* tub verat
  : **downward**: *Berb* calc
  : **upward**: bell thuj
- **stool** agg; during: coca phos
- **tearing** pain: anag *Arg-met* arum-t bell *Berb* brom *Calc Colch Iod* m-aust nat-m nit-ac nux-m ol-an *Ox-ac Puls Staph* sumb
  : **downward**: calc staph
  : **upward** in left: bell
- **touch** agg: chin clem meny merc-i-r sars
  : **sore**: chin clem meny merc-i-r sars
- **urination** agg; during: agar *Apis* bell cain canth caps clem polyg-h polyg-pe stront-c
  : **aching**: stront-c
  : **after**; and: caps
  :: **drawing** pain: caps
  : **drawing** pain: agar bell cain *Canth* caps clem
- **walking** agg: ammc *Berb* clem crot-t nux-v ox-ac
  : **burning**: *Berb*
  : **constricting** pain: nux-v
  : **drawing** pain: *Berb* crot-t

- **Spermatic** cords – **walking** agg: ...
  : **stitching** pain: ammc ox-ac
  : **tearing** pain: *Berb*
- **warm**:
  : **applications**:
  :: **amel**: rhod
  :: **drawing** pain: rhod
  : **bed** | agg: clem
- **wine** agg: calc-ar
- ▽ **extending** to:
  : **Abdomen**: *Grat Staph*
  : **stitching** pain: *Grat Staph*
  : **urination** agg; during: clem
  :: **drawing** pain: clem
  : **Abdominal** ring; into: *Berb* bry
  :: **drawing** pain: *Berb* bry
  : **Chest**: grat
  : **stitching** pain: grat
  : **Downward**: sars
  : **Epididymis**; into: *Berb* senec
  : **Penis**: puls
  : **stitching** pain: puls
  : **Testes**: all-c *Berb* dios **Ham** lith-c merc nux-v osm plb puls senec teucr visc
  : **aching**: dios senec
  : **cramping**: dios
  : **drawing** pain: *Berb* nux-v *Puls* teucr
  : **Rectum** to testes; from: sil
  :: **cramping**: sil
  : **Upward**: clem osm phyt visc
- **Testes** (= testalgia): abrot acon aesc agar agn alum alum-p alumn am-c ammc *Ant-c* ant-o ant-t *Apis* **Arg-met** *Arg-n* arist-m *Arn* ars arum-t asaf asim **Aur** aur-ar aur-i aur-m aur-s bapt bar-c *Bar-m* **Bell** benzol *Berb* bism *Brom* bry bufo cain *Calc* calc-act calc-i calc-s camph cann-s canth caps carb-v carbn-s card-m carl *Caust* cer-s cere-b cham chel chin cimic **Clem** coc-c cocc coff *Coloc* *Con* cop croc der dig dios echi equis-h erio euph euphr ferr-p *Gels* gins graph *Ham* hep hipp hydr hyos ign ind indg *Iod* ip jatr-c kali-ar kali-bi kali-br kali-c kali-i kali-m kali-n kali-s kalm lach *Lith-c* lyc lycps-v lyss m-ambo m-arct *M-aust* mag-p mang med meny *Merc* merc-act merc-c merc-i-r mez mur-ac nat-ar nat-c *Nat-m* nat-p nit-ac nuph nux-v oci ol-an op osm ox-ac oxyt *Pall* petr ph-ac phos pic-ac pip-m plat *Plb* polyg-h psor **Puls Rhod** rhus-t sabad sabin sal-n sars sel **Sep** ser-a-c sil spig **Spong** squil **Staph** still sulph sumb tarax tarent ter teucr thuj tub tus-p ust verat verat-v *Zinc* zinc-p
  : **alternating** sides: lycps-v ol-an rhod
- **right**: acon act-sp alum anag **Arg-met** arg-n arum-t **Aur** bapt bism bry calc *Caust* chel chinin-s cob coc-c coloc dig graph ind jac-c lat-m mit morph nat-ar nat-m nat-p opun-s osm phos **Rhod** sabin sel spig *Staph* sulph tub *Zinc*
  : **aching**: *Bism* calc *Caust* chinin-s nat-m
  : **compressing**: (non: arg-met) staph
  : **contracting**: arg-met
  : **cramping**: arg-met phos

1030   ▽ extensions | O localizations | ● Künzli dot

Male genitalia/sex

Pain – Testes

- **right**: ...
  - **drawing** pain: acon anag **Aur** bapt bry coc-c mit opun-s **Rhod** sulph *Zinc*
  - **pressing** pain: *Aur* bism *Caust* Staph
  - **sore**: acon **Arg-met** arg-n **Aur** *Caust* dig *Rhod* sabin
  - **stitching** pain: act-sp bry *Caust* coc-c graph rhod sel spig staph
  - **tearing** pain: arum-t
  - **urination**:
    - after | **amel**: cob
    - before: equis-h
  - **walking** agg: **Arg-met**
  - **crushed**: **Arg-met**
  - **extending** to:
    - **left**: kalm
    - **Abdomen**: arum-t
    - **tearing** pain: arum-t
- **left**: aesc agar alum ang *Arg-met* aur-m bapt calc calc-s carbn-s chin coloc con der dios *Fl-ac* jatr-c kali-br kali-c lycps-v med merc-c nat-ar nat-c *Nit-ac* nuph plb polyg-h puls *Rhod* sabad sabin sil **Staph** still sumb ter thuj tub verat-v zinc
  - **then right**: *Zinc*
  - **drawing** pain: *Zinc*
  - **aching**: con jatr-c nuph still sumb
  - **drawing** pain: aesc agar ang aur-m calc-s chin coloc *Con* fl-ac kali-c *Rhod* ter *Thuj* zinc
  - **pressing** pain: bapt *Con* sabad sabin sil zinc
  - **sore**: *Arg-met* calc nat-ar *Nit-ac* polyg-h sabad *Thuj*
  - **stitching** pain: carbn-s *Fl-ac* merc-c puls staph *Thuj* zinc
  - **extending** to:
    - **Spermatic cord**: polyg-h
    - **sore**: polyg-h
- **morning**: aur calc-s *Clem* kalm nat-c sars verat-v
  - **aching**: sars
  - **drawing** pain: calc-s nat-c
  - **sore**: aur sars
- **noon**: *Caust* ust
  - **aching**: *Caust* ust
  - **pressing** pain: caust
- **afternoon**: calc-s caps chin dios kalm
  - **14 h**: ery-a
  - **cramping**: chin
  - **pinching**: caps
  - **sore**: calc-s
  - **extending** to:
    - **Groins**: gels
    - **dragging**: gels
- **evening**: agar chinin-s con lycps-v ox-ac **Puls** rhod sabad sel sulph ust verat-v
  - **18-23 h**: **Aur**
  - **sore**: Aur
  - **aching**: chinin-s
  - **bed** agg; in: *Arg-met*
  - **sore**: arg-met2:

- **evening**: ...
  - **cramping**: con
  - **drawing** pain: agar sulph
  - **sore**: **Puls** sabad
  - **stitching** pain: ox-ac rhod *Sel*
  - **urination** agg; before: equis-h
- **night**: cer-s cere-s ham osm sil
  - **bed** agg; in: coc-c
  - **cutting** pain: coc-c
  - **stitching** pain: ham
- **accompanied** by:
  - **cough** (See COUG - Accompanied - testes)
  - **respiratory** complaints (See RESP - Asthmatic - accompanied - testes)
  - **Back**; pain in: abrot
- **aching**: apis asaf **Aur** aur-s berb bism *Calc* cann-s carl *Caust* chel *Clem* con cop *Ham Iod* jatr-c lyss *Nat-m* nit-ac nuph nux-v ph-ac **Puls** *Spong Staph* still sulph sumb thuj ust
- **back**; and (See accompanied - back)
- **boring**: mur-ac plb sep sil
- **burning**: apis arg-met bar-c berb canth caps coff iod nat-m *Nit-ac* ph-ac plat **Puls** spig staph sumb tarax ter
- **burrowing**: clem
- **coition**; during: kali-i
  - **cutting** pain: kali-i
- **compressing**: am-c petr sil squil staph thuj zinc
- **constricting** pain: **Am-c** berb bufo merc-act nux-v ol-an *Plb* sulph
- **contracting**: alum arg-met camph *Chin* merc-act nux-v plb
- **cough** agg; during: am-c nat-m osm zinc
- **cramping**: agn am-c arg-met bapt caps chin con ign lyc *M-aust* nux-v petr phos plb psor spong
- **crushed**: acon **Arg-met** *Arg-n Aur* calc carb-v *Caust* cham clem con dig gins *Ham* kali-c nat-ac nit-ac *Ol-an* ox-ac **Puls** **Rhod** sabad sabin sep spong staph teucr thuj
- **cutting** pain: aur bell berb cain calc coc-c *Con* lyc m-arct nuph ph-ac rhus-t *Sep* ter
- **dragging**: cann-s *Gels* iod *Kali-c* lach *Med* sumb
- **drawing**: acon aesc agar am-c ammc apis **Aur** *Aur-m* bapt bell berb cain calc-act calc-s canth carbn-s card-m *Chel Chin Clem* coc-c *Cocc* coloc *Con* cop graph *Ham* hipp hyos ip kali-c kali-m kali-n kali-s m-arct mang *Merc* mur-ac *Nat-m* nat-c nat-p nit-ac *Nux-v* ol-an op ox-ac ph-ac phos plb psor **Rhod** rhus-t sabad sep sil *Staph Sulph* ter *Thuj* tus-p verat *Zinc* zinc-p
  - **paroxysmal**: aur-m
- **ejaculation**; after: caps
  - **cramping**: caps
- **emissions**:
  - **after**:
    - **agg**: caps mag-m ox-ac *Ph-ac*
    - **aching**: *Ph-ac*
    - **dragging**: *Ph-ac*
  - **agg**: caps

Male genitalia/sex

Pain – Testes

- **erections**; after: con mag-m ox-ac
  : **cramping**: con
- **gnawing**: ph-ac plat
- **gonorrhea**; after suppressed: ant-t
- **griping**:
  : **accompanied** by | **swelling**: dulc
- **jar**, from a: colch
  : **crushed**: colch
- **lying**:
  : **agg**: sil
- **motion**:
  : **agg**: asaf berb ery-a lat-m mag-m ox-ac
  : **amel**: arg-met carbn-s *Rhod*
  : **drawing** pain: *Rhod*
- **nauseating** as from a blow: nat-ar
- **neuralgic**: arg-n *Aur* bell berb cimic *Clem Coloc* con euphr ham ign mag-p merc nux-v ol-an *Ox-ac* oxyt *Puls* spong verat-v zinc
  : **accompanied** by | **nausea**: ham
- **paroxysmal**: spong
- **pinching**: caps *Clem* con kali-c nat-m sep **Spong**
- **pressing** pain: am-c *Aur* aur-s berb *Bism* calc *Cann-s* carb-v **Caust** clem *Con* gins ign kali-n lach mang merc nat-c nat-m nat-p ph-ac **Puls** *Rhod* sabad *Sil* spong squil *Staph Sulph* teucr thuj **Zinc**
- **pressure** of clothes agg: **Arg-met**
- **pulsating**: ox-ac spong
- **rest** agg: arg-met rhod zinc
  : **cramping**: arg-met
  : **stitching** pain: rhod zinc
- **rising** agg; after: mag-m
- **sexual** excitement:
  : **after**: *Iod* kali-n lyss staph
  : **agg**: *Iod Staph*
  : **aching**: *Iod Staph*
- **sitting** agg: aur bry **Puls** rhod ter zinc
  : **drawing** pain: ter zinc
  : **sore**: **Puls**
  : **stitching** pain: bry rhod
- **smarting**: berb calc coff ph-ac
- **sore**: *Acon* aesc alum alum-p am-c apis **Arg-met** *Arg-n* arn ars *Aur* aur-ar bell berb *Brom Calc Caust* chel cimic **Clem** *Cocc* coff coloc con cop *Dig* echi equis-h *Ham* hep ind indg kali-bi kali-br kali-c kali-n lith-c med *Merc* merc-i-r mez nat-ar nat-c *Nat-m* **Nit-ac** oci ol-an ox-ac *Pall* ph-ac *Phos* polyg-h psor **Puls Rhod** sabad sars sep **Spong** staph tarent teucr *Thuj* zinc
- **squeezed**; as if: acon arg-met calc caps clem con *Dig* meny nat-c nit-ac pall petr puls *Rhod* sabad sabin *Sil* **Spong** squil staph teucr *Thuj*
- **standing** agg: *Cann-s* nux-v puls rhod staph stry
  : **pressing** pain: *Cann-s* puls
- **stepping** hard agg: colch coloc
- **stitching** pain: aesc arist-m arn *Bar-m* **Bell** berb brom bry calc carbn-s **Caust** clem cocc graph *Ham* hyos ip lyc *Lycps-v* m-arct merc merc-c mez nat-m

Pain – Testes

- **stitching** pain: ...
  Nux-v op ox-ac polyg-h *Puls Rhod* sel spig *Spong Staph* sulph sumb tarax *Thuj* tub verat zinc zinc-p
- **stool**:
  : **during** | **agg**: bell coca phos trom
- **swelling**, without: **Puls**
  : **burning**: **Puls**
- **tearing** pain: ant-t arum-t caust *Chin Con* euph hyos m-aust merc-c nat-c ph-ac phos **Puls** *Rhod* sep staph ust
- **touch** agg: aloe alum aur bism *Clem* coca cocc mag-m nit-ac ph-ac rhod spong staph tarent zinc
  : **pressing** pain: aur bism ph-ac *Staph*
  : **sore**: coca
  : **tearing** pain: cocc
- **twinging**: coloc
- **urination**:
  : **during**:
    : **agg**: cain caps polyg-h polyg-pe thuj
    : **drawing** pain: cain
    : **pinching**: caps
    : **stitching** pain: thuj
- **walking**:
  : **agg**: **Arg-met** berb clem coloc jac-c *Lyc* ox-ac ph-ac *Staph* sumb thuj zinc
  : **aching**: *Staph* sumb thuj
  : **pressing** pain: ph-ac staph
  : **sore**: **Arg-met** *Clem* ox-ac staph thuj
  : **stitching** pain: ox-ac
  : **amel**: *Rhod* thuj
  : **drawing** pain: thuj
  : **stitching** pain: *Rhod*
- **weather**:
  : **change** of weather: rhod
  : **windy** and stormy | **before**: rhod
- **wine** agg: thuj
  : **sore**: thuj
- ▽ **extending** to:
  : **left**: polyg-h
  : **sore**: polyg-h
  : **Abdomen**: calc ham iod kali-n rhod
  : **drawing** pain: calc *Iod* kali-n **Rhod**
  : **Through**: fago
  : **Hip**: chel
  : **drawing** pain: chel
  : **Inguinal** ring: aur-m bry
  : **drawing** pain: aur-m bry
  : **Penis**: mur-ac
  : **Spermatic** cord: aesc arum-t berb bry *Clem* coc-c equis-h fl-ac ox-ac oxyt plb polyg-h puls **Rhod** spong staph *Zinc*
  : **drawing** pain: aesc berb bry *Clem* fl-ac *Zinc*
  : **sore**: *Equis-h* polyg-h puls **Rhod**
  : **stitching** pain: coc-c fl-ac ox-ac *Spong*
  : **suddenly** shifting to bowels causing nausea: ham
  : **Stomach**: ham
  : **stitching** pain: *Ham*

1032   ▽ extensions | O localizations | ● Künzli dot

Male genitalia/sex

- **extending** to: ...
  : Testes; from rectum to | **cramping** (See RECT - Constriction - extending - testes)
  : Thighs: aur oxyt rhod sep
  : **drawing** pain: aur rhod sep
- **extending**:
  : Lumbar region; from:
    : **cough** agg; during: osm
    : **pressing** pain: osm
  o **Epididymis**: *Clem Spong*
  : **touch** agg: rhod
- **Vesiculae** seminales: ambr

PARAPHIMOSIS (See Phimosis - paraphimosis)

PERSPIRATION: acet-ac agn alum alum-p am-c ars ars-i ars-s-f asc-t **Aur** aur-ar aur-i aur-s bar-c *Bell Calad Calc Canth* carb-an *Carb-v* carbn-s carl con *Cor-r* dios **Fl-ac** *Gels* hep *Hydr* ign iod lachn lyc mag-m *Merc* merc-i-f mez *Petr* ph-ac *Puls* rhod **Sel Sep** sil staph ***Sulph* Thuj**
- **morning**: *Aur*
- **evening**: carbn-s
- **night**: bell staph
- **briny** odor | **coition**; after: sanic
- **burnt**; smells as if: thuj
- **cold**: *Carb-v* sanic
- **offensive**: aloe ars-met calc-sil fago *Fl-ac Hydr Iod Nat-m* psor *Sars Sep* **Sulph** thuj
- **profuse**: thuj
- **pungent**; smells as if: *Dios Fl-ac*
- **sweetish**; smells as if: *Thuj*
o **Penis**: lachn nat-m nit-ac thuj
- **Scrotum**: acon agn alum-sil am-c *Aur* aur-s bar-c bar-s bell calad *Calc Calc-p* calc-sil carb-an carb-v carbn-s cass caust *Con* cor-r cupr-act cupr-ar daph *Dios* fago gels *Ham* hep hydr *Ign Iod* lachn *Lyc Mag-m Merc* mez nat-m *Nat-s Petr Psor Rhod* sars *Sel Sep Sil* staph sul-i **Sulph Thuj** uran-n ust
  - **one** side: thuj
  - **morning**: thuj ust
  - **evening**: nat-s sil
  - **night**: ham mag-m
  - **cold**: plan
  - **profuse**: gels
  - **strong** odor: *Dios*
  - **sweetish** odor: *Thuj*
  o **Thighs**, between: cinnb

PHIMOSIS: acon apis *Arn* bufo calad *Calc Cann-s Canth Cinnb* coloc cycl *Dig* guaj *Ham Hep* jac-c jac-g *Lyc* **Merc** merc-c narz nat-m **Nit-ac** *Rhus-t* rumx sabin sep sil **Sulph** sumb thuj
- **congenital**: arn
- **friction**; from: arn
- **gangrene** threatening: *Ars* canth *Cinnb Lach Merc-i-r*
- **suppuration**, with: *Caps Cinnb* Hep *Merc* **Nit-ac** *Sulph*
o **Paraphimosis**: apis bell canth *Coloc* dig guaj kali-i *Lach* m-ambo **Merc** *Merc-c* nat-m **Nit-ac** nux-v *Rhus-t* sep *Sulph* thuj

Phimosis – **Paraphimosis**: ...
- **extensive** swelling of glans: *Kali-i*

PHTHISIS: *Aur* bac-t carbn-s *Merc* scroph-n spong *Teucr-s*
o **Testes**: sul-i

PLEASANT sensation *(↗Voluptuous):* ambr ang graph plat

POLLUTIONS *(↗Pollutions - night; Semen; PROS - Emission):* abrot acet-ac acon acon-c aesc *Agar Agn* aloe *Alum* alum-sil *Am-c* ambr *Anac* anan ang anis ant-c aphis aq-mar *Arg-met Arg-n* arn ars ars-i ars-s-f *Aur Aur-s* aven **Bar-c** bar-i *Bar-m* bar-s *Bell Berb Bism* **Borx** *Bov* brom bry *Bufo* cadm-s *Calad* **Calc** calc-act calc-ar calc-caust calc-i *Calc-p* calc-s *Calc-sil* calen camph camph-br cann-i cann-s canth caps carb-ac *Carb-an Carb-v* carbn-s *Carl Castm Caust* cere-s *Cham* **Chin** chinin-ar chinin-s chlol *Cic Cimx* clem *Cob* coc-c coca *Cocc* cod coff coff-t coloc colocin *Con* cop *Cor-r* crot-t *Cupr Cycl* **Cypr** dam **Dig** *Digin* **Dios** dros erech erig *Ery-a Eug* euph *Euph-a* **Ferr** ferr-ar *Ferr-br* ferr-i ferr-p *Form* gast *Gels Gins Graph* grat guaj ham *Hep* hera hura hydr-ac ign ind iod iris jac-c kali-ar **Kali-br** *Kali-c* kali-chl kali-i kali-m **Kali-p** *Kali-sil* kiss lac-ac *Lach Lact* lath led linu-c lipp *Lup Lyc* m-ambo *M-arct* m-aust mag-c **Mag-m** mag-p med *Merc* merc-c merc-i-f merc-sul *Mosch* mur-ac naja *Nat-ar* **Nat-c Nat-m Nat-p** nat-sil *Nit-ac* **Nuph** *Nux-m* **Nux-v** ol-an *Onos* op opun-s (non: opun-v) *Orig* osm ox-ac paeon par ped petr petros **Ph-ac Phos** phys *Pic-ac* pip-m plan *Plat* plb *Psor Puls* puls-n ran-b ran-s rheum rhod rhus-t ruta *Sabad Sabal* sacch *Sal-n* samb sang *Sars* **Sel Sep Sil** sin-n *Sol-o* spirae stann **Staph** stict *Stram* sul-ac sul-i **Sulph** sumb tab tarax *Tarent* tax *Ter* ther *Thuj Thymol* trib *Tub* uran-n *Ust* verb vib viol-o *Viol-t* visc voes wies zinc *Zinc-p Zinc-pic* zinc-val zing ziz
- **daytime**: arn canth cyna ery-a gels graph lach **Nux-v** ust
  - **sleep** agg; during: par staph thuj
- **morning**: acon aloe cain carb-v cham chinin-s coc-c eug grat lact lil-t merc-i-f merc-i-r nat-m nat-p nux-v petr petros phys pip-m plb psor puls ran-b rhus-t sabad spig thuj
  - **bed**, penis relaxed; in: canth coc-c
  - **falling** asleep again; on: ol-an
  - **sleep** agg; during: lact
  - **stool**:
    : **during** | **agg**: amyg-p helio nat-m
    : **straining** at | **agg**: *Ph-ac*
  - **waking**; on: petr
- **forenoon**: caust
  - **sitting** agg: sulph
- **noon**: cact
- **afternoon**: carb-an
- **16 h**: carb-an
- **catalepsy**; after: grat
- **relaxed** penis, with: cor-r

Male genitalia/sex

- **sleep | siesta**; during: aloe *Alum* carb-an caust clem cor-r lach merc par *Alum* phos staph stict sulph ther
- **evening**: carb-an nat-c
- **night** (↗*Pollutions*): bar-c borx calad calc camph-br caps *Chin* **Cob** **Con** dig dios ferr *Gels* iris kali-p lyc mag-m med merc nat-c nat-m **Nat-p** nit-ac nux-v onos petr **Ph-ac** **Phos** plb *Sel* sep stann staph sulph ther thuj *Thymol* visc
  - **midnight**:
    : **before**: coloc
    : **at**: goss
    : **after**: *Nux-v* ran-s samb sil
    : 1 h: calc-p dig sulfonam
    : 3 h: aloe
    : 4 h: anth cob pip-m
    : 5 h: coc-c
    : **morning**; towards: erech
  - **accompanied** by:
    : **Back**; pain in (See BACK - Pain - accompanied - pollutions)
    : **Lower** limbs; sciatic pain in (See EXTR - Pain - lower limbs - sciatic - accompanied - pollutions)
    : **Sacral** region (See BACK - Pain - sacral - accompanied - pollutions)
  - **followed** by:
    : **impotence**: med
    : **weakness**; great: med
  - **involuntary**: calc
  - **lying** on back agg: stann
  - **recurrent** (= several nights): alum am-c aur bov *Calc* carb-an caust con *Graph* kali-c m-aust plb sars *Staph* *Sulph* ust zinc
- **accompanied** by:
  - **palpitations | young** people; in (See CHES - Palpitation - accompanied - masturbation - young)
  - **vision**; weak: kali-c
  O **Testes**; wasting: *Iod* sabal
- **agg** in general (See GENE - Emissions - agg.)
- **amel** in general: agn calc *Calc-p* elaps *Lach* naja phos sang sil zinc
- **bed** agg; in: kali-br
- **caresses**, during: *Arn* canth **Con** ery-a *Gels* **Nat-c** *Nux-v* petr *Phos* *Sars* *Sel* sulph ust
- **coition**:
  - **after**: acon **Agn** am-c bar-c bry *Calc* *Dig* gels *Graph* kali-c lyss **Nat-m** *Nat-p* *Ph-ac* *Phos* *Rhod* sep *Sil*
  - **desire** for coition, during: ham sars
- **colic**, during: plb
- **convulsions**:
  - **during**: anan
  - **with**: art-v grat **Nat-p**
- **copious**: bell bros-gau carbn-s carl ferr-m merc-i-f nat-m par petr **Ph-ac** *Pic-ac* sil thymol
  - **night**: **Canth** *Caps* carb-an chin *Dig* hipp ign kali-chl ol-an par plb rhus-t sars staph

- **copious – night**: ...
  : **midnight**:
    : **after | 3 h**: pip-m
    : **coition**; after: bar-c
- **desire** for coition, during (See coition - desire)
- **diarrhea**; during: ars
- **dinner**; after: agar nat-c
- **disturbing** sleep: arn camph cann-s carb-an chel coloc con crot-t cycl dig ferr kali-chl lach lact nat-c nat-m *Nux-v* par petr *Ph-ac* phos plat plb *Puls* ran-b samb sars *Sep* *Sil* spig stann staph stram *Sulph* *Thuj*
- **dreams**:
  - **with** (↗*DREA - Amorous - pollutions*): Acon aloe *Alum* ang *Ant-c* aphis arist-m arn ars ars-s-f aur bar-c bell bism borx bov cain *Calc* calc-act calc-p *Camph* cann-i cann-s canth carb-ac cann-s caust chin *Cob* coloc **Con** cycl *Dig* dios euph ferr form *Graph* grat ham hura hydr ind iod *Iris* *Kali-br* *Kali-c* kali-chl *Kali-m* kali-s lach lact led *Lil-t* lipp lyc lyss meli merc merc-i-f merc-sul myric *Nat-c* nat-m nat-p **Nux-v** *Olnd* op paeon par *Ph-ac* *Phos* *Pic-ac* plb *Puls* ran-b ran-s rhod ruta sabad samb *Sars* sel senec *Sep* *Sil* sin-n *Spig* spira stann staph stram sulph thuj thymol ust *Viol-t* zinc-p
    : **morning**: plb spig
    : **evening**: cob
    : **coition**, of: borx
    : **lying** on back agg: coloc
    : **perverted**: thymol
    : **unpleasant** dreams: lach sil
    : **urinate**; after a dream that he must: merc-i-f
  - **without** dreams: agar aloe *Anac* anan ant-c arg-met arg-n ars aur bar-c bell bism calad calc *Camph* carb-v cic **Con** *Cor-r* dig *Dios* gels *Graph* guaj *Ham* hep ind kali-c mag-m merc merc-i-f nat-c nat-p phos *Pic-ac* pip-m puls ran-s ruta sep sin-a *Stann* staph sulfonam verb vib *Zinc* *Zinc-p*
    : **lascivious**: ph-ac
    : **vivid**: viol-t
- **easy**; too: *Con* *Ery-a* nux-v sabin
- **enjoyment**, without: anac calad nat-c nat-p plan plat sul-ac tab
- **erections**:
  - **with** (↗*Erections - pollutions - during*): agar anac aur bov *Calc* cann-i cann-s *Canth* carb-ac carb-an caust chin dig dios ery-a form *Gins* goss *Iod* kali-chl kali-p led lyc *Merc* **Nux-v** par phos pic-ac pip-m puls sal-n sil staph sulph ther trios viol-t
    : **painful**: cann-i *Canth* grat ign kali-c merc mosch *Nit-ac* nux-v pic-ac puls sabad thuj
  - **without**: abrot absin agar *Agn* alum *Am-c* anac arg-met *Arg-n* ars aur *Bar-c* bell bism bov brom calad *Calc* calc-p canth carb-an **Carb-v** *Caust* *Chin* cic **Cob** coff coloc con cor-r dig *Dios* *Ery-a* ferr fl-ac form *Gels* gins goss *Graph* ham hep ign kali-br *Kali-c* kali-p led lup *Lyc* m-arct mag-c mag-m merc mosch *Nat-c* nat-m *Nat-p* *Nit-ac* *Nuph* *Nux-m* nux-v op par *Petr* *Ph-ac* phos pic-ac plan plat plb puls ran-b ran-s rhus-t ruta sabad sabal sal-n

1034 ▽ extensions | O localizations | ● Künzli dot

Pollutions – erections

- **without**: ...
  sang *Sars* *Sel* sep sil spig stann staph sul-ac sulph thuj trios verb vib viol-o viol-t visc *Zinc* zinc-pic
  - **morning**: coc-c
- **excitement**; from the least (See easy)
- **exertion**; from: ferr
- **falls** asleep, as soon as he: *Pic-ac*
- **fancy**:
  - **without**: dios phos
- **fast**: bros-gau
- **frequent**: acon *Alum* alum-sil *Am-c* ang arg-met arg-n arn aur bar-m *Borx* bov *Calc* calc-act canth carb-an carb-v caust **Chin** cic cob *Con* cor-r dig ferr *Graph* *Kali-c* kali-p lach lact lyc lyss m-aust mag-c mag-m *Nat-c* nat-m *Nat-p* nit-ac **Nux-v** op petr **Ph-ac** phos *Plb* *Puls* sacch sars sel *Sep* sil stann **Staph** sulph tarax zinc
  - **following** each other quickly: bar-c
  - **old** people; in | **men**; old: bar-c caust nat-c sulph
  - **sleep**:
    - **siesta** | **during**: alum carb-an caust clem merc staph **Sulph** ther
- **hot**: sabal
- **impotence**, with (↗ PROS - Emission - accompanied - impotency): sel
- **indigestion**; from: sang
- **interrupted** by waking: ox-ac sep
- **involuntary**: calc dios ham nat-p sel sep sulph
  - **urination** agg; after: hipp
- **leaning** the back against anything; as if pollution would come when: ant-c
- **linen**; causing no stiffness of: med
- **looking** at passing girls; when (See women - looking)
- **lying** on back agg: cob coloc hyper
- **masturbation**; after: agn *Alum* arg-met bar-c **Chin** *Dig* *Gels* *Graph* lup **Nux-v** **Ph-ac** phos *Puls* sal-n *Sars* *Sep* **Staph** *Tarent* ust
- **offensive**: thuj
- **painful**: borx calc canns canth clem *Kali-c* merc mosch nat-c sabal *Sars* *Thuj*
- **periodical**:
  - **night**:
    - **alternate**: nat-p *Pic-ac* tarax
    - **every**: arg-met mag-c *Nat-m* **Nat-p** *Pic-ac* tarax
- **perspiration**; with: *Lach*
- **premature**: *Agn* (non: bar-c) *Calad* *Calc* carb-v *Chin* *Cob* con *Graph* *Lyc* ol-an onos *Ph-ac* phos *Sel* sep sulph titan zinc
- **puberty**, in: ferr-m
- **seldom**: *Kali-c*
- **sensation** of: cere-s *Mez*
  - **before** a pollution; as: dig mur-ac
  - **suppressed**; as if a pollution had been: clem
  - **waking**; on: am-c
- **sexual**:
  - **excesses**; after: *Agn* alum *Nat-m*
  - **excitement** agg: stann
- **sitting** agg: sel sulph

Male genitalia/sex

Pollutions: ...
- **sleep** agg; during: arn cann-s clem crot-t dig digin *Dios* lact lyss nat-ar nat-c ol-an par pers puls ran-b rhod sel stann *Stram* thymol
  - **coition**; after: nat-m
  - **dinner**; after: agar
  - **erection**, without: nat-m trios
- **stool**:
  - **difficult** | **during**: agn alum am-c anac con hep nat-c nit-ac *Petr* ph-ac sep staph
  - **during** | **agg**: acet-ac *Alum* anac ars carb-v caust cimic con *Gels* nat-m *Nuph* ol-an *Petr* *Ph-ac* plb *Sel* sep sil sulph thymol viol-t
  - **straining** at | **agg**: *Alum* canth *Chin* cimic digin gels kali-br *Nuph* ol-an ph-ac phos pic-ac *Sel* trib
- **sudden**, during dream of coition: sumb1:
- **unconscious**: caust *Dios* *Ham* ind lach lact merc-i-f nat-c *Nat-p* plan plb *Sel* *Sep* uran-n
- **urination**:
  - **after** | **agg**: calad daph hep kali-c merc-i-f ph-ac
  - **before**: psor
  - **during** | **agg**: *Ery-a* gels *Nuph* *Viol-t*
- **vertigo**; with: *Sars*
- **voluptuous**: viol-t
- **waking**; on: acon acon-c aloe arn ars cain crot-t cycl dig gast naja petr phos pic-ac sil *Thuj*
- **weakness**; from: dig sul-ac
- **wine** agg: plb
- **women**:
  - **frolicking** with a woman; while (See caresses)
  - **looking** at passing girls; when: calad pic-ac sel
  - **presence** of a woman; when in: **Nux-v** sal-n ust zinc
  - **talking** with women; when: am-c clem
  - **touched** | **being** touched by a woman; on: *Nux-v*
  - **touching** a woman; when: borx graph nat-c
- **young** people; in: bar-c

PRESSURE:
- **clothes** agg; of | **Testes**: arg-n

PRIAPISM (See Erections - continued)

PRICKLING (See Tingling)

PROSTATITIS (See PROS - Inflammation)

PUBERTY | **never** well since (See GENE - Convalescence - puberty)

Pulsation

PULSATION: berb calc-p
- **coition**; after: nat-c
- ○ **Penis**: berb brach *Cop* ham ign lith-c nit-ac rhod sabad thuj
  - **left** side: osm
  - ○ **Glans**: coc-c ferr ham nat-m nit-ac osm prun ptel rhod
    - **urination** agg; during: ferr
  - **Root**: thuj
- **Scrotum**: hep nat-c
  - **coition**; after: kali-i
- **Spermatic** cords: *Am-m* sumb
  - **walking** agg: sumb

All author references are available on the CD

1035

| Redness | Male genitalia/sex | Sexual desire |

REDNESS (See Discoloration - red)
RELAXED: absin *Agn* ambr arn borx *Calad* cann-xyz caps cham *Chin* cic coff *Con Dios* ferr *Gels* ham hep kali-c kreos lach *Lyc* nuph nux-v ph-ac phos psor puls ran-s rhod rhus-t sabin *Sel* sep staph sulph uran-n *Zinc*
o **Scrotum**: acet-ac *Agn* aloe am-c arn astac aur bell cain calad *Calc* calc-p camph caps carb-ac carb-an carb-v carbn-s chin chinin-s **Clem** *Coff Con Dios Ferr* ferr-i *Gels* **Hell** hep hydr hydrc iod iris lach *Lec* **Lyc** mag-c *Mag-m* Merc *Nat-m* nit-ac *Nuph* ol-an op *Ph-ac* phos pic-ac *Psor* **Puls** pyrog *Rhus-t* sanic *Sel* **Sil Staph** sul-ac sul-i **Sulph** sumb tab tarent *Tub* (non: uran-met) *Uran-n* ust
• evening | bed agg; in: *Sulph*
RETRACTION:
o **Penis**: berb euphr **Ign** mosch *Nuph* plb puls
  o **Prepuce**: bell *Calad* cocc coloc cycl ign m-ambo Merc nat-c **Nat-m** nit-ac nux-m nux-v prun sulph **Thuj**
    : night: cocc coloc
    : air, only in open: cycl
    : coition; after: *Calad*
    : difficult: sabin
    : drawn back every time after bringing it forwards; was: coloc
- **Scrotum**: acon lyss petr plb
- **Testes** (♂ *Cryptorchism; Cryptorchism - prepubic):* agar *Agn* alum alumn arg-n aur *Bar-c* bell *Berb* brom bufo *Calc* calc-act camph *Cann-s Canth* chin cic **Clem** coloc crot-t euphr iod *M-aust* meny *Merc* nit-ac *Nux-v* ol-an op (non: par) pareir phos pitu-a *Plb* psor puls *Rhod* sabal sec sil *Stram* sulph syph thuj thyr tub *Zinc*
  • right: aeth alum clem puls
    : sensation as if drawn upwards: antip
  • left: calc calc-act crot-t (non: par) pareir thuj
  • painful: agar antip arg-n berb calc calc-act cic **Clem** plb sabal **Zinc**
  • sensation as if: ol-an
  • walking agg: *Rhod*
  o **Abdomen**; into the: iod
  • **Inguinal** canal; into the: agar cic gast plb trad
  • **Ring**; to external: cic
RIDING:
- **carriage**; in a:
  • amel | **Spermatic** cords: tarent
RUBBING:
- agg:
  o **Penis** | **Prepuce**: cycl
RUPTURE (See Hernia)
SARCOCELE: **Aur** calc clem iod *Merc-i-r Puls Rhod* sil spong sulph tub
- **indolent**: tarent
SATYRIASIS (See MIND - Satyriasis)
SCIRRHUS (See Cancer - scrotum - scirrhus)
SCURF:
- spots | **Corona**; red scurfy spots on: cor-r nit-ac

o **Prepuce**; inside of: caust
SEMEN dribbling (♂ *Pollutions; PROS - Emission):* calad canth gels pic-ac *Sel*
- **sleep** agg; during: plb *Sel* sil tax
- **stool** agg; during: *Sel* zinc
- **unnoticed**: sel
SEMINAL discharge:
- **coition**; during (See Ejaculation)
- **coition**; without (See Pollutions)
SEMINAL emission:
- **coition**; during (See Ejaculation)
- **coition**; without (See Pollutions)
SENSITIVENESS: aur *Canth Cocc* coff franz *Ph-ac* **Plat** tarent verat
- **suffering** unbearable; a little: coff
o **Penis**: cocc corn crot-t franz tab thuj verat zinc
  o **Glans**: arg-n canth *Cor-r* **Merc-c** *Prun* rhus-t thuj
    : coition; after: eug
  • **Prepuce**: cann-s *Cor-r Merc* sabin
- **Scrotum**: kali-c nat-m ph-ac plat **Staph** zinc
- **Spermatic** cords: *Bell* chin clem equis-h ham meny merc-i-r nat-m *Ox-ac Phyt* rhod sars *Spong* tus-p
- **Testes**: acon adel alum am-c ant-t am aur cann-s cann-xyz cimic clem cocc coloc con cop erio ham ign ind kali-bi kali-c kali-n merc-i-r nat-m nit-ac oci ph-ac phos *Rhod* sabal sel **Sep** sil *Spong* **Staph** zinc
SEXUAL AVERSION (See Sexual desire - wanting)
SEXUAL DESIRE:
- **diminished**: acon adlu aeth agar agav-t **Agn** *Alum* am-c ambr amyg-p anac ange-s *Anh* ant-c ant-o anthraci apis aran-ix arg-met arg-n arn *Asar* aur aza bar-act **Bar-c** bar-s bell berb borx *Brom* bros-gau *Calad* calc calc-p *Camph* cann-s canth caps carb-ac carb-an carb-v carbn-s carc carl **Caust** chin chinin-s chlorpr clem coca *Cocc Coff* coloc con cortico cortiso cund cycl dam des-ac *Dios* dig erig ery-a eryn-m euph *Ferr* ferr-m fl-ac franz gast gink-b **Graph** halo hell *Hep* hyos *Ign* ind indg iod kali-bi kali-br *Kali-c* kali-chl *Kali-i Kali-p* kali-s kali-sil lac-c *Lach Lact* laur lec levo lil-s lir-o lup **Lyc** m-ambo m-arct *Mag-c* mag-m mand meny merc-c moly-met morph *Mur-ac Nat-m* nat-ph *Nit-ac Nuph* nux-m oci-sa *Onos* op orch oxyt pall petr *Ph-ac Phos* pic-ac plan plat *Plb Psor* rauw *Rhod* rhodi rumx sabal *Sabal* sabin sel seneg *Sep* ser-a-c sieg **Sil** spig spong stann **Staph** sul-ac sul-i *Sulph* teucr thala ther thiop thuj upa ust vanil vichy-g visc x-ray yohim
  • **evening**: dios
  • **night**: cocc
  • **apathy**, with: kali-chl
    : **chilliness**; and: kali-chl
  • **chilliness**; with: kali-chl
  • **erections**:
    : without: caust *Coff*
  • **gonorrhea**; after dragging: med
  • **relaxed** genitals; with: acon coff
  • **sexual** excesses; after: agn aven upa

1036 ▽ extensions | O localizations | ● Künzli dot

Sexual desire – diminished

- **excessive** (↗MIND - Ailments - sexual excesses; MIND - Satyriasis): **Agar** *Alum* aur-ar calad **Calc** *Calc-p* camph **Cann-i Canth** colch coloc con *Fl-ac* gaul *Gels Graph* ham *Hyos Kali-br Kali-c Lach Lyc* lyss *Med* **Merc** mosch *Nat-c Nat-m* nit-ac **Nux-v** op *Orig* **Phos** phys *Pic-ac Plat Plb* psor *Puls* sabin sal-n *Sil* **Staph Stram** *Tarent* ther *Tub Ust Verat* **Zinc** zinc-pic
- **ailments** from: **Lyss**
- **ungovernable** (See violent)
- **excited**; easy (See increased)
- **increased** (↗Excitability; MIND - Ailments - sexual excesses; MIND - Sensual): abrom-a acon *Agar* agn alco *All-c* aloe alum alum-sil *Am-c* ambr *Anac* anag **Anan** ang **Ant-c Ant-s-aur** ant-t apis aran-ix arg-n arn ars arund asaf aspar aster *Aur* aur-i aur-m aur-s bar-c **Bar-m** bell berb borx bov brom bry *Bufo* cact cain caj *Calad* **Calc Calc-p** calc-sil *Camph* **Cann-i** *Cann-s* **Canth** caps carb-ac carb-v carbn-s carc carl *Castm* caust cedr cench cent cere-s cham chen-v chim-m *Chin* chinin-s cinch *Cinnb* clem *Coc-c* coca *Cocc* cod *Coff* colch *Coloc* colocin **Con** cop *Croc* crot-h *Cub* del dema der des-ac dig *Dios Dulc* erig ery-a eucal *Ferr* ferr-i ferr-m ferr-ma ferr-p ferr-pic *Fl-ac* form *Gamb Gels* gins goss gran *Graph* grat gymno *Ham* hell helon *Hep* hipp hydr hydr-ac *Hyos* hyper *Ign Ind* indg *Iod Kali-bi* kali-br *Kali-c Kali-i Kali-n* kali-p kali-sil kreos *Lac-c Lach* lact *Laur* led lil-t lim *Lyc* **Lyss** m-ambo m-arct m-aust mag-c mag-m manc mand mang **Med** meny *Merc* merc-i-r merl *Mez* mim-p morph *Mosch* mur-ac murx naja *Nat-c Nat-hchls Nat-m Nat-p Nat-s* nat-sil *Nit-ac* nitro-o nuph nux-m **Nux-v** nymph oci-sa ol-an onop onos *Op* opun-s (non: opun-v) *Orig* osteo-a ox-ac par pen pers petr *Ph-ac* **Phos Pic-ac** pip-m **Plat** *Plb* psil psor ptel **Puls** raph rhod rhus-t rib-ac rob rosm ruta sabad *Sabin* sacch *Sal-n* sang saroth sars *Sec* **Sel** seneg *Sep* **Sil** sin-n spig spira spong *Stann* **Staph** stict *Stram* sul-ac sulph sumb *Tarent* tell tep teucr *Thuj* thymol **Tub** upa *Ust* vanil verat verb visc yohim yuc **Zinc** *Zinc-p Zinc-pic* zing ziz
- **daytime**: crot-h hyos lach sil
- **morning**: agar anac aur bar-c calc calc-p carb-v cob coc-c coca form kreos lach nat-s ox-ac petr plat puls rhus-t sil
  : **bed** agg; in: aster kali-cy lach sil spirae
  : **beer**; after: nat-c
  : **rising** agg; after: aur calc
  : **sleep** agg; during: cann-s
  : **waking**:
    : after | **agg**: anac aur
    : **on**: aeth agar carb-ac coc-c nat-c ptel *Puls* thuj
- **forenoon**: calc hipp phos plumbg
  : **walking** agg: calc
- **afternoon**: hyper lyss rhodi
  : **14.30 h**: cinnb

Male genitalia/sex

- **increased** – **afternoon**: ...
  : **sleep** | **siesta** agg; after: eug lach m-aust
  - **evening**: acon *Aloe* alum-sil calc hipp nat-c thuj
    : **bed** agg; in: cic nat-m
    : **lying** agg: nat-c
  - **night**: alum-sil aur camph *Canth* cere-b cinnb gnaph guare lach *Lyc* mez nat-c nymph ox-ac sil *Sulph* thuj zinc
    : **midnight**:
      : after | **3 h**: calc
      : **waking**; after: ant-s-aur
  - **abdomen**; during distension of: ign
  - **ability** decreased: *Sel*
  - **accompanied** by:
    : **delicacies**; desire for (See GENE - Food and - delicacies - desire - sexual)
    : **Colon**; inflammation of the (See ABDO - Inflammation - colon - accompanied - sexual)
    : **Urethra**:
      : **bleeding** (See URET - Discharge - bloody - accompanied - sexual)
      : **discharge** from (See URET - Discharge - accompanied - sexual)
  - **agg** | **Testes**: mag-m
  - **alternating** with:
    : **despair** of salvation; religious (See MIND - Despair - religious - alternating - sexual)
    : **moral** obliquity; fear of (See MIND - Fear - moral - alternating - sexual)
    : **religious** affections (See MIND - Religious - too - alternating - sexual)
    : **sadness** (See MIND - Sadness - alternating - sexual)
  - **appetite**, with increased: cinnb
  - **attacks** of: acon *Ant-c* apis cann-i canth caps fl-ac *Hyos Ign* lach *Op* phos *Plat* puls sel sil staph stram *Verat*
    : **moonlight**, in the: *Ant-c*
  - **attempts** to satisfy it, until it drives him to masturbation and madness: anan
  - **bed**:
    : **going** to bed, on: naja
    : **in** bed | **agg**: kali-br
  - **children**; in: aloe ambr *Bar-c Calc-p Cann-i* carc *Fl-ac* graph **Hyos Lach** lyss med **Merc** *Mosch* ph-ac **Phos** plat staph tub *Zinc*
  - **coition**:
    : **after**: mez
    : **desire** for; without: borx
  - **continued**: *Nit-ac*
  - **days**, several: sars
  - **delirium**; during: **Stram**
  - **driving**, when: apis
  - **easily** excited: cinnb con *Graph* kali-c *Lyc* nat-c *Nux-v* **Phos** *Pic-ac* plat *Plb* **Zinc**
    : **discharge** of prostatic fluid, with: nit-ac
  - **eating**: after: aloe colch lyss

Sexual desire – increased

All author references are available on the CD   1037

Sexual desire – increased   **Male genitalia/sex**   Sexual passion

- **erections**:
  - with: aloe am-m arn aur calc **Canth** coloc *Dig* ferr ferr-ma hyos lach *Nux-v* op par *Plb* puls rhod sabin *Sil* spig staph
    - incomplete: aran-ix con
  - without: acon *Agar* Agn *Alum Am-c Anan* aq-mar aran-ix *Arg-met Arg-n Aur* aur-s bar-c *Calad Calc* calc-i calc-sil *Camph* carbn-s *Chin* cob *Con* corn crot-h *Dig* ferr-ma **Graph** hep ign kali-c lach **Lyc** meny naja *Nat-m Nat-p* nuph *Nux-m Nux-v* op pers *Ph-ac Phos* pic-ac *Psor* puls sabad sal-n *Sel Sep Sil* stann *Staph* sulph
- **fancies**:
  - with: *Ign* sil
  - without: hep hyos meny
- **headache**, with throbbing (See HEAD - Pain - accompanied - sexual)
- **legs** were crossed, while: nat-c
- **old** people; in:
  - men; old: arn *Fl-ac* lyc mosch sel staph sulph
    - impotent; but: lyc sel
- **paralytic** disease, in: *Sil*
- **pollution**:
  - after a: aloe ars grat kali-c mez *Nat-m* nit-ac *Ph-ac* rhod sep
  - with: ferr *Nux-v Op Plb* sars
  - without: *Coff*
- **priapism**; like: **Cann-s** cann-xyz **Canth** coloc *Graph* ign kali-c *Nat-c* **Nat-m** nit-ac **Nux-v** op ph-ac *Phos* plat *Puls Rhus-t Sil* staph thuj
- **relaxed** genitals; with: acon aur-s crot-h
- **restlessness**; with: ant-c
- **rising** agg; after: aur
- **sadness**; with (See MIND - Sadness - sexual excitement - with)
- **sight** of erotic things, at: tarent
- **sleep**:
  - after | agg: *Agar*
  - disturbing sleep (↗SLEE - Restless - sexual): sars
  - falling asleep | when: kali-br merc merc-i-r
- **waking**; on: aeth carb-ac coc-c ptel
- **warm**:
  - bath; in a warm: nat-c
  - and on leaving it: nat-c
  - bed; when getting warm in: ant-c
- **weakness**, with physical (↗MIND - Fancies - lascivious - impotence; MIND - Lascivious - impotence; MIND - Thoughts - sexual - impotence): aq-mar aran-ix calad calc calc-i calc-sil con ferr-ma graph *Kali-c Lyc* nat-m *Onos Phos* sel
- **women**:
  - company of women; in: zinc
  - talking with women; when: am-c clem
  - touching a woman; when: borx graph nat-c
- suppressed:
  - agg (↗FEMA - Sexual desire - suppressed - agg.; GENE - Sexual desire - suppression - agg.): Aeth **Con**

Sexual desire – suppressed: ...
- **ailments** from (See GENE - Sexual desire - suppression - agg.)
- **amel**: calad
- ungovernable (See violent)
- **violent** (↗MIND - Ailments - sexual excesses; MIND - Impulse - sexual; MIND - Satyriasis): acon agar agn *Alum* am-c *Anac* **Anan** ant-c arn ars *Aur Bar-c* bar-m *Bufo* calad camph **Cann-i Canth** cench *Coloc* con cop crot-h dig ferr *Fl-ac Graph* grat *Hyos* ign *Kali-br* kali-c *Lach Lyc Lyss* m-arct *M-aust* merc mosch mygal *Nat-c Nat-hchls* **Nat-m** nat-s nux-v op orig **Phos Pic-ac Plat** *Plb* Puls *Rhus-t* ruta sabin seneg sep *Sil* spig stann staph *Stram* sulph *Tarent* **Tub** verat **Zinc** zinc-pl:
  - **sexual** mania, in: apis **Phos** *Tarent*
  - **suicidal** disposition; with (See MIND - Suicidal - sexual)
  - **trembling**; with: am-c graph **Plat**
  - **yearning** for sex (See violent)
- **wanting**: achy aeth **Agn** alco alum am-c amyg-p anac anan *Anh* ant-c ant-o anthraci *Arg-met Arg-n* arn ars arum-d asar aven bar-act bar-c bar-s bart bell *Berb* borx *Bufo* caj calad calc calc-f *Camph* canth *Caps* carb-ac carb-an *Carb-v* **Carbn-s** carc carl caust cench chen-v *Chin* chinin-s chlf chlor cinnb *Cob* cob-n coca coff con cop cortico cub dam dig dios elaps equis-h ery-a ery-m ferr ferr-ma ferr-p fl-ac franz gast *Gels* get glyc *Graph Hell* hep hipp hydrc hyper *Ign* indg *Iod* jac-c **Kali-bi Kali-br** *Kali-c* kali-chl kali-i kali-p kali-s kali-sil lac-c lach lec lil-s *Lyc* lyss mag-c med meph *Merc-c* morph mur-ac myric napht *Nat-m* nat-p *Nit-ac Nuph* nux-m *Nux-v Onos* op osm pen pers *Ph-ac* phos *Pic-ac Plb Psor* ptel rhod rumx sabad *Sabal Sal-n* saroth sel sep sil spira spong *Stann* staph *Stry* sul-i *Sulph Sumb* syph tab teucr ther thuj trib upa ust v-a-b yohim zinc zinc-p
  - **morning**: carb-v
  - **forenoon**: phys
  - **evening**: dios
  - **night**: bufo
  - **coition**; during: lyss
  - **cold** agg: achy
  - **continued**: lach
  - **emission**; during: psor
  - **erections**:
    - with: agn *Alum Ambr* arn *Calad* cann-xyz *Caps* carb-v *Euph* ferr-ma fl-ac graph hyos lach laur m-ambo mag-m nat-m petr ph-ac *Phos* plat sabad sabin sel **Sep** sil spig staph sul-ac
    - without: graph
  - **fleshy** people, in: **Kali-bi**
  - **pollution**; after nocturnal: med
  - **waking** agg; after: anac *Puls*
  - **work** | aversion to work; with: caust

SEXUAL EXCESSES (See GENE - Sexual excesses)

SEXUAL EXCITEMENT (See Sexual desire)

SEXUAL NEURASTHENIA (See Sexual desire - diminished)

SEXUAL PASSION (See Sexual desire)

1038   ▽ extensions | ○ localizations | ● Künzli dot

| Shining | Male genitalia/sex | Swelling |

SHINING Scrotum: *Graph Merc*
SHIVERING: ang coloc zinc
SHRIVELLED: agar *Agn Arg-n* carbn-s **Ign Lyc** merc
○**Penis**: agn aloe bell berb
 ○ **Glans**: calad merc
 - **Scrotum**: arg-n bell berb caps carbn-s *Crot-t* rhod ther zinc
 - **Spermatic** cords: *Caps*
SMALL:
○**Testes**: ser-a-c
SMEGMA:
 - **increased**: alum anan bry *Canth* **Caust** cub hep lipp nat-c *Nux-v* sang sep sulph sumb thuj
 - **odors** | **offensive**: sulph
SODOMY: *Plat*
SOFTENING of testes: caps *Psor* ser-a-c sul-i
SPOTS:
 - **yellow brown**: cob
○**Penis**: antip **Bell** bry calad calc cann-s caust *Cinnb* gels lach *Merc* nat-m petr *Rhus-t* sep *Sulph* thuj
 • **granular**: cinnb thuj
 • **red**: arn *Carb-v* caust cinnb con lach nat-m *Nit-ac* petr sep *Sil* ther thuj
 ○ **Glans**: arn cann-s *Carb-v* cinnb lach nat-m *Nit-ac* petr sep *Sil* ther thuj
 • **Prepuce**: lach nit-ac rhus-t thuj
 - **Scrotum**: calc *Sil*
 • **brown**: con
 • **white**: *Merc* thuj
STERILITY: agn alet apis aur-m bar-m *Borx* caul *Con* dam ferr fil form goss helon *Iod* lappa mand mill nat-c *Nat-m* nat-p phos sabal sul-ac sulfa ther trib wies x-ray
 - **self**-reproaching; with (See MIND - Reproaching oneself - sterility)
SUPPURATION (↗*Empyocele*):
○**Prepuce**, under the: caps **Cinnb** *Cor-r* dig *Hep* jac-c jac-g jug-r lyc *Merc* **Merc-c** *Nit-ac* rhus-t sep sulph
 - **Testes**: aur calc-s hep nit-ac ph-ac phyt sil teucr-s
SWELLING (↗*Metastasis*): aloe ang *Apis* **Arn** *Ars* **Bry** calad *Canth* carbn-o coc-c *Dig* graph kali-bi *Lach Lyc Merc* merc-c plb pyrog **Rhus-t** ruta sacch urt-u wies
 - **dropsical** (↗*GENE - Dropsy - internal*): *Apis* apoc ars *Dig* **Graph** rhus-t
 - **painful**: *Ars Canth* plb rhus-t
○**Penis**: anac anil apoc **Arn** *Ars* aspar bufo calc-p *Cann-s Canth Cinnb* cop cor-r cupr fl-ac graph hedy iris *Kali-bi Kali-c Kreos Lac-c Led Merc Merc-c Mez Mill* nat-ar nat-c nat-p *Nat-s* ph-ac phos plb *Rhus-t* rhus-v sabin *Sil* sol-ni spig sumb tarent thuj *Vesp*
 • **bluish red**: arn ars
 • **edematous**: *Apis Apoc* arn ars *Cann-s Canth Dig Fl-ac* **Graph** *Lyc Merc Nat-s Nit-ac Nux-v* puls *Rhod* **Rhus-t** sil sulph *Vesp*
 • **hard**: arn merc nux-v ph-ac sabin spong

Swelling – Penis: ...
 • **hot**: arn form kali-c puls
 • **painful**: arn ars calad cann-s canth caps graph hedy lact *Merc* nit-ac nux-v plb puls rhus-t sabin sulph thuj
 • **painless**: mez
 ○ **Dorsum**: sabin
 • **Glans**: *Acon* antip *Apis Arg-n* arn *Ars* calad cann-s *Canth Cinnb Cop Cor-r Cub* dig dor gels ham iris *Kali-i Led Merc Merc-c Nat-c Nit-ac* ph-ac plb **Rhus-t** sacch sars spig sulph sumb thuj
 ⁚ **one side**: spig
 • **Lymphatics**: lact *Merc*
 • **Prepuce**: *Apis* **Calad** cann-s canth *Caps* carbn-s cham **Cinnb** *Cor-r Dig Fl-ac* form *Graph Jac-c Jac-g* lac-c *Lach* **Merc** *Merc-i-f Merc-i-r* mez mill *Nat-c Nat-s* **Nit-ac** puls **RHUS-T**● *Rhus-v* sabin sep sil *Sulph Sumb Thuj* **Vesp** *Viol-t*
 ⁚ **edematous**: *Apis* cann-xyz caps fl-ac nit-ac puls
 ⁚ **gonorrhea**, from: cann-i fl-ac
 ⁚ **Frenum**, on: cann-s canth sabin
 - **Scrotum**: anac anan anil apis apoc *Arg-met* **Arn** *Ars* asaf bar-m *Bell* brom calc *Canth* **Carbn-s** *Caust* **Chel** chin clem colch con cupr-ar *Graph* **Hell** *Hep* ign jac-c jac-g kali-c *Lach* mez *Nat-m* nit-ac ourl ph-ac plb **Puls** rhus-d **Rhus-t** *Rhus-v* sacch samb *Sep* sol-ni stram syph *Vesp*
 • **edematous**: abrot ampe-tr anan **Apis** *Apoc Arg-met* **Ars** *Aur* bry calad *Calc* calc-f calc-p *Canth* chel chin *Colch Con Dig* dulc ferr ferr-s fl-ac **Graph** hell *Iod Kali-c Kali-i Lach Lyc* merc *Nat-m Nat-s Phos Puls Rhod* **Rhus-t** samb *Sel* sep *Sil Spong* squil *Sulph* vip zinc
 • **gonorrhea**; with chronic: brom
 • **inflammatory** (↗*Elephantiasis*): mim-h ph-ac plb *Rhus-t*
 • **painless**: bar-m mez
 ○ **Sides**: agar **Clem** mez puls
 - **Spermatic** cords: anth arn *Berb* **Calc** *Cann-s* cann-xyz *Chin* coll coloc ham iod *Kali-c Kali-i* nit-ac ph-ac *Phos* **Puls** *Sars* **Spong** tarent *Thuj*
 • **right**: **Clem** puls
 • **left**: berb kali-br
 • **accompanied** by | **Inguinal** glands; complaints of: clem
 • **sexual** excitement; after: *Sars*
 • **walking** agg: *Berb*
 - **Testes**: *Acon Agn* alum alum-p alum-sil anan ant-t apis arg-met arg-n *Arn* **Ars** *Ars-i Aur* aur-ar aur-i aur-m aur-m-n aur-s *Bapt* bar-c *Bar-m* **Bell** borx *Brom* bry calc calc-f calc-p calc-s calc-sil cann-xyz canth carb-an *Carb-v* carbn-s *Carl* chel *Chin* **Clem** coloc colocin *Con Cop* cub *Dig* elaps *Graph Ham* **Hep** hippoz hyos ign ind *Iod* jab jac-c kali-ar *Kali-c Kali-i Kali-n* kali-s kali-sil *Lach* lyc m-ambo m-aust *Med Merc Merc-c Merc-i-r* merc-sul *Mez* mill nat-ar nat-c *Nat-m* nat-p *Nit-ac Nux-v* oci *Ol-an* ourl *Ph-ac* phos phyt *Plb Psor* **Puls** *Rhod* rhus-t ruta sabin sel *Sil* **Spong** stann

Swelling

- **Testes**: ...
  staph stry sul-i sulph tarax tarent tep thuj tus-p vario *Verat-v* vib *Zinc* zinc-p
  - **right**: apis arg-n **Aur** aur-s benzol chel **Clem** colocin graph *Ham* iod *Merc* nit-ac *Puls* **Rhod** sul-ac tarent tub
  - **left**: alum brom *Clem* cop mez nux-v oci ph-ac podo **Puls** *Rhod* sel *Spong* staph stry vario vib
  : **hard**, painless: brom
  - **night**: clem
  - **gonorrhea**; from suppressed (See Inflammation - testes - gonorrhea)
  - **hard**: clem
  - **injuries**; after: **Arn** con *Puls* vario zinc
  - **mumps**, from: abrot ars *Carb-ac Carb-v Jab Merc* nat-m nux-v phos **PULS● Rhus-t●** staph
  - **painful**: clem ourl tub
  : **driving**; when: *Brom*
  - **thickening** of epididymis, with: carbn-s spong sulph
  - **unrequited** sexual passion: *Iod*

TENSION: arn caust graph kali-c nat-m rhus-t sulph
- **touched** by clothing, when: graph
○ **Penis**: anac ant-s-aur *Arn* borx calc-p calc-s graph kali-c kali-i mosch mur-ac nat-m psor sabin
- **Scrotum**: arn *Clem* com
- **Spermatic** cords: cann-s chel *Clem* kali-n m-aust med ol-an ph-ac phos *Puls Sulph*
- **Testes**: aur aur-m bry bufo canth chel hipp ip kali-c kali-n mur-ac nat-c plb *Puls* sabin sulph valer

THICKENING:
○ **Penis** | **Prepuce**: elaps lach sulph
- **Scrotum**: calad *Rhus-t* rhus-r *Sulph*
- **Spermatic** cords: calad carb-v **Clem** rhus-r *Rhus-t Sulph*
▽ **extending** to | **Abdomen**: kali-n

THIN:
○ **Scrotum**: pyrog

THRILL:
- **prolonged**: cann-i *Sel*

TICKLING:
- **coition**; during | **withdrawal**; obliging: calc
○ **Penis**:
  ○ **Glans**: asc-c bell benz-ac franz iod lyss puls
  - **Tip**: asc-c
- **Scrotum**: sel

TIED with a cord; sensation as if penis was: plb

TINGLING *(↗Formication): Alum* ang mosch sel sulph
○ **Penis**: ant-t bell berb cop ferr ham iod laur puls seneg sumb thuj
  ○ **Glans**: acon ant-t bell calc caps carb-ac carb-v iod kali-bi kali-n lyc lyss merc mez ph-ac puls seneg spig sumb thuj
  - **Prepuce**: jac-c jac-g merc ph-ac rhus-t seneg tarax
  - **Root**: rhus-t

Male genitalia/sex

Tingling: ...
- **Scrotum**: acon arn com kali-n lachn plat sel
- **Testes**: agn carb-v euphr merc rhod sulph thuj zinc

TUBERCLES: *Hydrc* Staph Thuj
○ **Penis**: bov thuj
  ○ **Glans**: hippoz thuj
- **Scrotum**: con *Iod* sil sulph teucr
- **Spermatic** cords: ambr *Graph Iod Kali-c* mang *Merc Nit-ac* ph-ac *Phos* plb **Puls** sars **Sil Spong** staph sulph thuj zinc
- **Testes**: ambr *Arg-met* bac-t calc carb-v carbn-s caust graph hep hippoz **Iod** kali-c lyc **Merc** nat-m *Nit-ac Petr Ph-ac* phos plb psor **Puls** scroph-n sep **Sil Spong** *Staph* sulph **Tub** *Zinc*

TUMOR:
○ **Testes**: arg-met tarent
  - **cysts**: *Apis* con *Graph* sep sulph
  - **indolent**: staph tarent

TWITCHING:
- **burning** in seminal vesicles to glans penis *(↗URET - Twitching - burning)*: Mang
○ **Penis** *(↗MIND - Gestures - tics)*: aur bar-c *Calc* carl caust *Cinnb* graph lach lyc mez nat-m nit-ac rhod stann **Thuj** viol-t zinc
  ○ **Glans**: chin mez rhod
  - **Root**: zinc
- **Scrotum**: graph
- **Spermatic** cords: ang graph *M-aust Mang* plb
- **Testes**: ambr coloc lyc meny sil

ULCERS: *Ars* bell-p chel cupr-ar hep kali-bi *Lach* Merc Merc-d merc-i-r nit-ac *Phyt Syph Thuj*
- **burning**: **Ars** hep
- **cancer**-like: arg-n
- **crural**: arist-cl
- **deep**: *Merc*
- **gangrenous**: *Merc-c*
- **spreading**: **Ars Merc-c** nit-ac
○ **Groin**, from incised bubos: *Carb-an* chel
- **Penis**: ail anan apis arg-n ars ars-h *Ars-i* ars-met aur aur-ar aur-m aur-m-n bov calc cann-s caust *Cinnb* cop Cor-r crot-t *Hep* Kali-bi kali-chl kali-m lac-c lyc **Merc Merc-c Merc-i-f** mez nat-c *Nit-ac Nux-v* osm *Ph-ac* phyt psor sep **Thuj**
  - **bleeding**: cor-r hep **Merc** *Nit-ac* Staph
  - **chancres** *(↗GENE - Chancre)*: apis arg-n ars ars-i ars-met *Aur* aur-ar **Aur-m** *Aur-m-n* aur-s borx caust **Cinnb** *Con* Cor-r dulc graph *Hep* iod *Jac-c Kali-bi* kali-chl kali-i kali-m *Lac-c Lach* lyc **Merc Merc-c** *Merc-i-f* merc-i-r merc-pr-r mygal **Nit-ac** *Ph-ac Phyt* rhus-t sars *Sep* sil *Staph* still *Sulph* syph *Thuj* viol-t
  : **bleeding**: merc
  : **burning**: ars *Ars-met* hep
  : **elevated** margins: *Ars Cinnb* hep kali-bi **Lyc** *Merc Nit-ac Ph-ac*
  - **gangrenous**: ars lach
  - **hard**: carb-an kali-i merc merc-i-f *Merc-i-r*

Male genitalia/sex

Ulcers
- **Penis – chancres**: ...
  - phagedenic: Ars *Aur-m-n* caust *Cinnb* hydr kali-p *Lach Merc-c Nit-ac* sil sulph
  - soft: cor-r merc nit-ac thuj
  - cheesy base: hep kali-bi *Merc*
  - deep: aur-m-n *Kali-bi Kali-i* merc nit-ac *Sulph*
  - discharging | yellow ichor: cor-r
  - elevated: *Cinnb Hep* merc
  - lead-colored, sensitive edges: nit-ac *Sil*
  - flat: aur-m *Cor-r* merc *Nit-ac* thuj
  - painful: cor-r
  - hard: aur **Cinnb Con** jug-r kali-bi kali-chl **Merc Merc-c Merc-i-f Merc-i-r**
    - Edges: *Kali-i*
  - indolent: ars sep sil
  - indurated: cinnb
  - inflamed: cinnb
  - itching: benz-ac lyc merc merc-i-f merc-i-r sep *Sulph Thuj*
  - lardaceous base: arg-n cor-r *Hep* **Merc** *Staph*
  - mercurio-syphilitic: aur **Hep** kali-chl *Lach* **Nit-ac** *Sil Staph* still *Sulph*
  - offensive: ars hep merc **Nit-ac**
  - painful: *Cor-r Sil*
  - painless: bapt merc-i-r nit-ac op syph
  - ragged edges: nit-ac
  - recurrent (See GENE - History - penis)
  - red: cor-r thuj
  - serpiginous: **Ars**
  - sore: *Merc* osm
  - splinters; sticking pains as from: arg-n   hep **Nit-ac** *Thuj*
  - swollen: cinnb
  - ○ Frenum | destroying: *Nit-ac*
  - Glans: apis m *Ars-h* ars-i *Aur-m-n* benz-ac *Cinnb* cor-r kali-i *Lac-c* lyc **Merc Merc-c Nit-ac** *Psor* sep *Sulph* syph *Thuj*
    - superficial round ulcers: ars-h
  - Prepuce: ail arg-met *Arg-n* ars *Ars-h* ars-s-f **Aur Aur-m** aur-m-n borx cann-s caust *Cinnb* cop *Cor-r* dulc graph *Hep* ign kali-bi **Merc Merc-c** merc-i-r *Nit-ac* nux-v ph-ac *Phos* phyt rhus-t sars *Sep Sil* staph *Sulph Thuj* viol-t
    - chancres: arg-n *Borx* cor-r *Hep Jac-c* kali-bi *Merc* merc-pr-r *Nit-ac* thuj
    - superficial round ulcers: ars-h
    - Surface of; under: cor-r lyc nit-ac
  - Tip: *Merc Merc-c Nit-ac*
- Scrotum: am-c aur *Aur-m-n* cupr-ar *Fl-ac Kali-bi Kali-i* nit-ac sep
  - chancres (↗ GENE - Chancre): aur-m cor-r *Jac-c* kali-bi *Merc* merc-pr-r *Nit-ac* thuj
  - ○ Sides: crot-t

UNDESCENDED testes (See Cryptorchism)
UNDEVELOPED testes in puny boys: aur
UNREQUITED SEXUAL PASSION agg | Testes: mag-m

URINATION:
- agg:
  - ○ Spermatic cords: polyg-t
  - Testes: polyg-h
  - amel | Testes: cob

VARICOCELE: acon aesc arist-cl arn *Aur* bell *Calc* carb-v colch *Coll* crot-h ferr-p fl-ac *Ham Lach Lyc Merc-i-r Nux-v* osm pen *Ph-ac* plb *Podo Puls* ruta sep *Sil Sulph* tab
- accompanied by | constipation; extreme: coll
- strain; following a: ruta
- ○ Penis | Prepuce: ham lach

VIBRATION; sensation of | Testes: sabad sulph

VOLUPTUOUS sensation (↗ Pleasant): ambr ang bov euphr euphr plat stann
- scratching; from: *Crot-t*

WALKING:
- agg | Testes: zinc

WARMTH (See Heat)

WARTS (See Condylomata)

WEAKNESS: absin agn alum amyg-p *Anac Ant-c* apis arg-met *Arg-n* arn ars asc-t aur *Aven* bar-c bell *Calad Calc* calc-p camph camph-mbr cann-i canth carb-an carb-v carbn-s *Chin* chlor cimic *Cob* coca cocc con cupr dam dig *Digin Dios* ery-a *Ferr-br* form *Gels Gins Graph* hey hyper ign iod iris kali-br *Kali-c Kali-p Lup* lyc lyss mang *Med* mosch mur-ac nat-m nit-ac *Nuph Nux-v Onos* op orch *Ph-ac* phos *Pic-ac* plb plb-p sabal *Sal-n* scut *Sel* sep *Sil Staph Stry* sul-ac sulph sumb thuj thymol titan trib upa ust viol-t *Yohim Zinc-pic* zing
- coition; after: *Berb*
- nervous: dam
- sensation of: arn canth carb-an carb-v lyc lyss mang mur-ac *Nat-m* staph
- stool agg; after: *Calc Calc-p*
- urination agg; after | emission; as if he would have an: berb

WRINKLED | Scrotum: rhod

GLANS; complaints of (See Penis - glans)

PENIS; complaints of: acon agar agn *Alum* am-c am-m ambr anac ang ant-c ant-t **Arn** ars asaf asar aur bar-c bell borx bov bry calc camph **Cann-s** *Cann-xyz* **Canth** *Caps* carb-an *Carb-v* caust cham chel chin cic **Clem** cocc coff colch coloc *Con* croc cupr cycl dig dros dulc euph ferr *Graph* guaj hell hep ign iod ip kali-c kali-n kreos lach laur led *Lyc* m-ambo m-aust mag-c mag-m mang **Merc** mez mosch mur-ac nat-m nat-m *Nit-ac* nux-m **Nux-v** op par petr ph-ac *Phos* plb **Puls** ran-s rhod rhus-t ruta sabad sabin samb sars sec sel seneg **Sep** sil spig spong squil stann *Staph* stram **Sulph** teucr **Thuj** verat viol-t *Zinc*
- ○ Glans: acon alum ambr ang ant-c ant-t arn ars asaf aur bell borx bry *Calad* calc cann-s canth caps carb-v caust *Chin* cinnb coff colch con cupr dros euph euphr graph hell hep ign iod ip kali-c lach led *Lyc* m-aust

Penis

1041

Penis   Male genitalia/sex

- **Glans**: ...
  mag-m mang **Merc** *Mez* nat-c nat-m **Nit-ac** nux-v petr ph-ac phos *Prun* puls ran-s rhod rhus-t sabin sars sel seneg *Sep* sil spig spong squil stann staph sul-ac *Sulph* tarax **Thuj** valer viol-t zinc
- **Prepuce**: acon agar alum ang apis arn ars bell bry **Calad** calc camph *Cann-s* canth carb-v caust cham chin cocc coloc con croc dig euph euphr fl-ac graph hep ign kreos lach lyc m-ambo m-arct m-aust mang **Merc** *Merc-c* mez mur-ac nat-c nat-m *Nit-ac* nux-v **Ph-ac** phos plb puls rhod rhus-t sabin sars sep sil **Sulph** tarax thuj verat viol-t

SCROTUM; complaints of: acon agar agn alum am-c ambr anac ang ant-c ant-t **Arn** *Ars* aur bar-c bell calc camph cann-s canth caps carb-an carb-v caust cham *Chin* **Clem** cocc coff con *Crot-t* dig dulc euph *Graph* hell *Hep* ign iod kali-c lach lyc m-aust mag-m meny merc mez mur-ac nat-c *Nat-m* nit-ac nux-v **Petr** ph-ac plat plb *Puls* ran-s rhod **Rhus-t** samb sel sep *Sil* spig spong staph **Sulph** teucr **Thuj** viol-t zinc

SPERMATIC CORDS; complaints of: agn alum am-c am-m ambr ang ant-c arn bell berb cann-s canth caps chin clem colch graph ham iod kali-c kali-n m-ambo *M-aust* mang meny merc nat-c nit-ac nux-m nux-v ph-ac phos plb **Puls** rhod sabad sabin sil **Spong** staph sulph teucr thuj verat zinc
▽**extending** to
   ○ **Abdomen**: rhod
   • **Thighs**: rhod

TESTES; complaints of: acon agar *Agn* alum am-c ambr ant-c ant-t arg-met **Arn** ars asaf **Aur** bar-c bell bism bry calc camph cann-s canth caps carb-v caust chin *Clem* cocc coff con dig euph euphr graph hep hyos ign iod ip kali-c kali-n lyc m-ambo m-arct m-aust mang meny **Merc** mez nat-c nat-m *Nit-ac* **Nux-v** petr ph-ac phos plat plb **Puls** rhod rhus-t ruta sabad sabin sel sep sil spig **Spong** squil staph sul-ac *Sulph* tarax teucr thuj valer verat zinc
- **alternating** sides: berb rhod

1042   ▽ extensions | ○ localizations | ● Künzli dot

Childbed | Female genitalia/sex | Complaints

CHILDBED (See Delivery - after)
CHILDBIRTH (See Delivery)
CLUTCHING and relaxing sensation of uterus: sep
COITION:
- after:
  - agg | **Ovaries**: apis plat staph syph
- agg: apis *Arg-n* ferr ferr-p hep kreos lyc lyss nat-m puls sep sulph tarent thuj
- aversion to (↗*Sexual desire - wanting*): aether agar *Agn* alum alum-p am-c *Ant-c* arund bar-c bell berb borx bov cann-s carb-an carbn-s *Caust* chlor *Clem* coff cub dam ferr *Ferr-m* ferr-ma ferr-p fl-ac franz *Graph* hell *Hydr* ign *Kali-br* kali-c kali-n kali-p kali-s kreos *Lach* Lyc m-ambo mag-c *Med* **Nat-m** nep onos op *Petr* ph-ac *Phos* plat plb pneu podo polyg-h *Psor* ran-s *Rhod* sabad sabin **Sep** spirae stann staph stram sul-ac sulph syph tarent teucr ther thuj
- **delivery**; since last: *Lyss*
- **grief**; after: nat-m
- **menopause**; during: *Con*
- **menses**; after: arund bart berb *Caust* kali-c nat-m *Phos* sep sul-ac
- **pregnancy** agg; during: sep
- **vaginitis**, in: *Cur*
- enjoyment:
  - **absent** (↗*Insensibility; Vaginismus*): agn alum alum-p anac arg-met *Berb Brom* cael calad calc cann-i cann-s **Caust** *Ferr* ferr-ma *Graph Kali-br Lyc* lyss *Med Nat-m* nep nit-ac onos *Phos* plat pneu psor puls rhodi **Sep** *Sulph* thala thiop
  - **diminished**: bart ferr-p plat sep tarent
  - **increased**: agn ambr cann-s lach nat-m pycnop-sa stann sulph
- **frequent**; too: calc
- **interruptus**, ailments from coitus (See GENE - Coition - interrupted)
- **orgasm** (See Orgasm)
- **painful** (↗*Pain - vagina - coition; Pain - vagina - coition - during*): alumn ange-s apis **Arg-n** bell *Berb* borx calc *Calc-p* coff *Ferr Ferr-m Ferr-p* ham *Hep Hydr* lyc *Kali-bi Kali-c Kreos Lyc* **Lyss** merc-c **Nat-m Plat** *Rhus-t Sabin* **Sep** sil *Staph Sulph Thuj*
- **dryness**, from: ferr *Nat-m* sep
- **pleasure**; loss of (See enjoyment - absent)
- **relief**; without: canth
- **sensation** as from coition:
  - **midnight**, after: lyc
  - **coition**; after: lach
  - **sleeping** and waking, between: kreos
- **voluptuous** sensation, like coition (See Tingling)

COLD:
- **drinks** | **amel**: kreos

COLD; AFTER TAKING A | **Uterus**: hyos

COLDNESS: anh carb-v graph plat puls sulph *Verat*
- **menses**; during: plat verat
- **touch**; to: sep

Coldness: ...
- o**Ovaries**:
  - **left** | **sensation** of coldness: ferr-i
- **Uterus**: petr
- **Vagina**: bor-ac *Graph Nat-m Sec*
  - **icy**: bor-ac

COMPLAINTS of female genitalia: acon agar agn alum am-c am-m **Ambr** ang ant-c ant-t apis arn ars *Asaf Aur* aur-m-n bac **Bell** borx bov bry **Calc** camph *Cann-s* canth **Caps Carb-an Carb-v** castor-eq caul caust **Cham** chel chim *Chin* cic cimic cina clem **Cocc** coff colch coloc *Con* croc cupr cycl dig dros dulc eucal *Eupi Ferr* fl-ac *Graph* gua hedeo hell hep hyos *Ign* iod ip *Joan Kali-c* kali-n **Kreos** lach lam laur led *Lil-t* lyc m-aust mag-c mag-m mag-s mang *Merc* merc-c mez *Mosch* mur-ac *Murx* nat-c nat-m *Nit-ac Nux-m* **Nux-v** onos op perh petr ph-ac phos **Plat** plb **Puls** pulx ran-b ran-s rheum *Rhus-t* ruta sabad **Sabin** sal-n sars **Sec** *Sel* senec seneg **Sep** sil spig spong stann staph stram sul-ac sulph **Sulph** thuj thymol til tril-p ust *Valer* verat vesp *Vib* viol-o vip visc zinc
- **right** side: *Acon* alum *Arn Aur Bism* **Calc** *Cann-s Canth* **Caust** *Clem Coff Coloc Con Croc* graph **Hep** *Iod Lach Lyc* m-arct *Meny Merc* mez *Mur-ac* nit-ac **Nux-v** petr **Puls** *Rhod Sabin Sec Sel* sil *Spig* **Spong** *Staph Sul-ac Sulph* tarax teucr *Valer* **Verat** *Zinc*
- **left** side: *Agar* alum *Am-m* ambr *Ang Ant-c Arg-met Aur Bar-c Bry* calc cann-s *Chin* clem *Colch Con Euph* graph *Kali-c* lyc m-arct *Mag-c* meny *Merc* mez *Nat-c Nit-ac* petr *Ph-ac Plb Puls Rhod Rhus-t Sabad* sel *Sep* sil spig staph tarax teucr **Thuj** zinc
- **accompanied** by:
  - **anemia** (See GENE - Anemia - accompanied - genital)
  - **palpitations** (See CHES - Palpitation - accompanied - female)
  - **vertigo**: con cycl lach lil-t puls stann
- **hormonal** complaints: *Sep*
- **menses** | **of**: aqui
- **nervous**: hedeo
- o**Ovaries** (See Ovaries)
- **Uterus**: acon ant-c ant-t arn asaf aur **Bell** bov bry bufo calc camph *Carb-an* carb-v castm *Caul* caust **Cham** chin *Cimic Cocc* coff **Con** *Croc* cupr cycl dros *Ferr Goss Graph Hyos Ign* iod ip *Kali-c Kreos* lach *Lil-t* lyc mag-c *Mag-m* merc mosch mur-ac nat-c *Nat-m* nux-m **Nux-v** op pall paraf ph-ac phos **Plat Puls** *Rhus-t* ruta sabad **Sabin Sec Sep** stann stram sul-ac *Sulph* thuj ust verat *Vib Xan* zinc
- **accompanied** by:
  - **arthritis**; chronic: caul *Cimic Puls* sabin

All author references are available on the CD 1045

Complaints / Female genitalia/sex / Contractions

- **Uterus** – **accompanied** by: ...
  - **congestion** (See GENE - Congestion - blood - accompanied - uterus)
  - **constipation** (See RECT - Constipation - accompanied - uterus)
  - **convulsions** (See GENE - Convulsions - accompanied - ovaries)
  - **epistaxis**: sabin
  - **urine**; bloody: diosm
  - **weakness**: helon mag-c
  - **Back**; pain in: sabin
  - **Head**; complaints of (See HEAD - Complaints - accompanied - uterus)
  - **Lower** limbs; paralysis of (See EXTR - Paralysis - lower - accompanied - uterus)
  - **Spine**; pain in (See BACK - Pain - spine - accompanied - uterus)
- **alternating** with | **Head**; pain in (See HEAD - Pain - alternating - abdomen - complaints)
- **hysteria**; with (See MIND - Hysteria - uterus - complaints)
- **suppression** of uterine diseases: thlas
- **tubercular** patients; in: sep

CONCEPTION:
- **easy**: *Borx* calc canth lyc merc nat-c nat-m *Sulph*
- **impossible** (See Sterility)

CONDYLOMATA *(Excrescences)*: arg-n *Calc* cinnb euphr *Lyc* med *Merc* **Nat-s Nit-ac** phos *Sabin* sanic *Sars Sep* Staph **Thuj**
- **bleeding** easily: nit-ac
- **cauliflower**, like: graph kreos **Nit-ac** phos thuj
- **dry**: *Lyc*
- **itching**: euphr *Lyc Sabin*
- **sore**, burning: sabin
- **offensive**: sanic
- **painful** (See sensitive)
- **pediculated**: *Lyc*
- **sensitive**: nit-ac staph
- **soft**, red and fleshy: **Nat-s**
- O**Cervix** (See uterus - cervix)
- **Uterus**: *Calc Calen* cub graph *Kreos Merc Nit-ac* sec tarent **Thuj**
  - O **Cervix**: calen graph kali-ar med sec *Thuj*
- **Vagina**: lyc *Nit-ac Phos* sel sep *Staph* tarent **Thuj**
  - **bleed** easily: *Phos*
- **Vulva**: aur-m med thuj

CONFINEMENT (See Delivery - after)

CONGESTION: alet aloe ambr bell bry *Chin Croc* fl-ac gamb *Hep* kali-c lac-c lach *Merc* nux-v *Phos* plat sabin sec sulph tarent yohim
- **accompanied** by | **subinvolution** (See Subinvolution - accompanied - congestion)
- O**Ovaries**: acon aesc alet aloe am-br *Apis* arg-n *Bell Bry* canth *Cimic* coloc con *Gels* ham *Hep Iod Kali-i* lac-c lach *Lil-t* meli *Merc* moni naja *Nat-m* pall plat podo

- **Congestion** – **Ovaries**: ...
  polyg-h puls rhus-t sabin sec *Sep* staph sulph *Syph* tarent *Thuj* ust *Vib Zinc*
  - **continence**, from: apis
  - **menses**:
    - before | **agg**: lac-c
    - **suppressed** menses; from: *Apis*
  - **motion** agg: lac-c
- **Uterus**: acon aloe anan arg-n aur **Bell** bell-p borx cact calc-i caul cham *Chin* cimic *Coll* con croc ferr *Frax Gels Hep* iod *Lac-C* **Lach** lil-t mag-p mit moni murx *Nat-c* nat-chl nat-m *Nux-v* **Puls** sabal sabin *Sec* senec *Sep* stroph-h sulph tarent ter *Verat-v*
  - **accompanied** by:
    - **metrorrhagia**; profuse (See Metrorrhagia - profuse - accompanied - uterus)
    - **neuralgia**: sep
    - **salivation**: sep
    - **Head**; pain in: sep
    - **Heart**; complaints of: cimic lil-t
    - **Liver**; complaints of the (See ABDO - Liver - accompanied - uterus - congestion)
    - **Teeth**; pain in: sep
  - **chronic**: aesc *Aur* calc cimic *Coll Helon* lach *Polym* sep stann sulph *Ust*
  - **hemorrhage**; after: *Chin*
  - **irritation** of bladder, with: mit
  - **menses**:
    - before | **agg**: *Chin* **Lach**
    - **during** | **agg**: acon alet **Bell** cact caul cham *Chin* cimic coll gels **Lach** nux-v **Puls** *Sabin* sec senec *Sep* verat-v
  - **sensation** of: *Caul*
  - O **Cervix**: arg-met
  - **Ligaments**: nat-chl
- **Vagina** | **Bartholin's** glands: gonotox

CONSCIOUS of the uterus: aesc bell-p *Helon* lyc *Lyss Med Murx* vib
- **move**; feels uterus: **Helon**

CONSTRICTION of:
O**Ovaries**: cact
- **Uterus**: bell cact cham *Gels* ign kali-i murx mygal nux-v plat sec sep tarent
  - **band**; like a: cact sec
  - O **Os** uteri: bell
- **Vagina**: **Cact** kreos plat *Puls*
  - **coition**; during: **Cact**
  - **introitus**: bell
  - **touch** agg: **Cact**

CONTRACTIONS: *Cocc* ign kreos *Lac-c* lob murx nux-v puls sabin thuj
O**Uterus**: **Bell** cact *Calc-p* caul chinin-s cimic cocc hist ign lac-c murx nat-m nux-v pitu-p *Puls* sabin sep staph thuj visc
- **hourglass**: **Bell** *Cham Cocc* con cupr hyos *Kali-i* nux-v *Plat* puls rhus-t *Sec Sep* sulph
- **menses**:
  - before | **agg**: caul chin cimic cocc cur

1046 ▽ extensions | O localizations | ● Künzli dot

Contractions   **Female genitalia/sex**   **Endometriosis**

- **Ueterus – menses**: ...
  : **during** | **agg**: art-v *Bell* **Cact** *Puls Staph*
  ○ **Os** uteri | **labor**; spasmodic contraction during: acon aml-ns **Bell** cact **Caul** *Cham* **Cimic** con *Gels* hyos lach lyc sec verat-v vib xan
- **Vagina**: ham *Kreos Plb Sep*
  • **accompanied** by | **leukorrhea**: aur-m-n
  • **rising** from sitting agg: kreos

COTTON in vagina; as if: pulx

CRACKS: carb-v graph *Nit-ac* urt-u
○ **Labia**: v-a-b

CRAWLING (See Formication)

CROSSING LEGS:
- **amel**: lil-t *Sep*

CURETTAGE agg | **Uterus**: kali-c nit-ac thlas

CYSTS: *Apis* aur *Sabin*
○ **Ovaries** (See Tumors - ovaries - cysts)
- **Vagina** (See Tumors - vagina - cysts)

DELIVERY:
- **after**; complaints (↗*during; Pain - afterpains; Placenta - retained)*: acon agn ant-c ant-t *Arn* asaf asar aur **Bell** borx bov *Bry Calc* calc-f calen camph canth *Carb-an* carb-v caust **Cham** chin cic cimic cina cocc *Coff* colch coloc con *Croc* cupr cycl dros dulc equis-h *Ferr* gels glon graph helon hep *Hyos* ign iod *Ip Kali-c* kreos lach lyc mag-m merc mosch mur-ac nat-c nat-m nit-ac nux-m *Nux-v* op ph-ac phos **Plat** puls rheum rhod **Rhus-t** ruta sabad **Sabin Sec Sep** sil stann stram sul-ac *Sulph* thuj verat verat-v zinc
  • **injuries** of parts: arn
  • **instrumental** delivery: hyper thlas
  • **retentio** secundinarum (See Placenta - retained)
  • **urine**; retention of (See BLAD - Retention - delivery - after)
  ○ **Ovaries**: lach
- **during**; complaints (↗*after; Pain - afterpains; Pain - labor pains)*: Acon arist-cl *Arn Aur Bell* borx calc calc-f *Calen* carb-v **Caul Caust Cham** *Chin Cic Cimic* cocc *Coff Coff-t Coll* cupr ferr *Gels* goss graph hyos hyper ign ip *Kali-c Lyc* mag-m mill mosch nat-c nat-m *Nux-m Nux-v Op* plat **Puls** *Pyrog Rhod* rhus-t ruta sabin **Sec** sep stann stram sulph verat vib visc
  • **delayed** delivery: kali-p
  • **grief**; from: *Caust*
  • **long** (↗*Pain - labor pains - prolonged)*: *Cupr-act*
  • **premature**: nux-v
  • **rapid**, too: cham
  • **sadness**; with (See MIND - Sadness - delivery - during)
  • **slow**: *Caul* **Nat-m** visc

DESIRE (See Sexual desire)

DEVELOPMENT of genitalia:
- **delayed**: calc-p lyc
  ○ **Uterus**: plb

Development of genitalia: ...
- **infantile** (See Infantilism)

DIPHTHERITIC exudations: apis   *Kali-bi*   *Lac-c* merc-cy sep

DISCHARGE (See Leukorrhea; Lochia; Metrorrhagia; URET - Discharge)

DISCOLORATION:
- **red**: ars aur-m *Bell* calc *Carb-v Helon* hydrc kali-bi *Lach* led merc *Sep Sulph* til
  ○ **Vagina** reddened: rad-br
  : **accompanied** by | **Uterus** sunken: berb
  ○ **Uterus**:
  ○ **Cervix**: hydrc mit
  : **purple**: carb-an

DISPLACEMENT of uterus: abies-c aesc alet *Am-m* anan *Aster* aur aur-m **Bell Calc** *Calc-p* carb-ac *Caul Cimic* eup-pur eupi ferr *Ferr-i* frax graph helio hel helon ign kali-c *Lach* lappa led **Lil-t** lyss *Mag-m* mel-c-s *Merc Murx* **Nat-m** *Nit-ac Nux-m Nux-v* ovi-p pall phos *Plat Podo Puls* sabal sec senec **Sep** stann sulph *Tarent Thuj* tril-p *Ust*
- **accompanied** by:
  • **dysuria**: senec
  • **respiration**; difficult: nit-ac
  • **urine**; sediment of mucous in: senec
- **anteposition**: graph lil-t nux-m phos
- **defective** nutrition, with weakness; from: abies-c
- **dysuria**; with: senec
- **left**; to: sep
- **right**; to: murx puls

DISTENDED; sensation as if:
○ **Clitoris**: : borx
- **Uterus** | **wind**; as if filled with: nux-m ph-ac
- **Vagina**: sanic

DROPSY (See Swollen - ovaries - dropsical; Swollen - uterus - dropsical)

DRYNESS: acon bell berb ferr-p lyc *Nat-m* **Sep**
○ **Vagina**: *Acon* apis *Ars Bell Berb* bros-gau calc cent cimic *Ferr* ferr-p *Graph* iod **Lyc●** lycps-v lyss mez **NAT-M●** puls **Sep●** spira sulph tarent thuj zinc-chr
  • **menses**:
  : **after** | **agg**: berb *Lyc* nat-m *Sep*
  : **during** | **agg**: *Graph*
  • **uneasy** sensation; with: zinc-chr

DWARFISHNESS (See Infantilism)

DYSMENORRHEA (See Menses - painful)

DYSPAREUNIA (See Coition - enjoyment - absent; Coition - painful; Vaginismus)

ECLAMPSIA (See GENE - Convulsions - pregnancy)

ENDOMETRIOSIS: apis lach malatox med nux-v puls pyrog sec sep *Xan*

All author references are available on the CD   1047

Enjoyment — Female genitalia/sex — Excoriation

ENJOYMENT (See Coition - enjoyment)

ENLARGED:
o **Ovaries** (↗ *Swollen - ovaries*): **Apis** arg-met ars-i aur-m-n **Bell** *Carb-an* **Con** *Graph* hep *Iod* kali-br lac-c lach lil-t *Lyc Med* meli spong tarent *Ust*
- **right**: **Apis** *Bell Lach* **Lyc** *Mag-m Pall*
- **left**: *Apis* graph lac-c *Lil-t Med* ust
- **cold** agg; every: *Graph*
- **sensation** as if: arg-met arg-n cur med *Sep Sil*
  : **right**: arg-n
  : **left**: arg-met
  : **menses**; before: *Sil*
- **Uterus**: aesc *Am-m* apis arg-met *Aur Aur-m* aur-m-n *Bell* bell-p *Calc* calc-chln calc-i calen *Carb-an* **Con** frax *Ham* helo helon *Hep* kali-br *Kali-i* lac-c *Lach* lyc lyss mag-m merc-i-r *Murx Nat-c Nat-m* nux-v *Phyt* plat plb podo sabin sec **Sep** sil **Thuj** tub *Ust* visc
- **Vagina** | **sensation** as if: sanic
- **Vulva** | **sensation** as if: sep

EPILEPTIC aura (See GENE - Convulsions - epileptic - aura)

EROSION of cervix: aln ant-t apis arg-met bell-p carb-an eup-per hydr hydrc kali-bi murx *Nat-m* phyt psor sul-ac thuj vesp
- **bleeding** easily, with leukorrhea: *Aln* alum arg-n dict *Hydr* hydrc *Kali-bi*

ERUPTIONS: aeth agar alum *Anan* ang *Ant-t Apis* ars aur-ar aur-m aur-m-n bry bufo calad *Calc* calc-sil canth carb-v carbn-s caust *Coff* con cop crot-t *Dulc* ferr *Graph* ham helon kali-c *Kali-i* kali-sil kreos *Lil-t Lyc Merc* nat-c nat-m nat-s nit-ac *Nux-v* **Petr** plat psor rad-br **Rhus-t** *Rhus-v* rob sarr sars *Sep* sil staph sulph *Thuj* urt-u viol-t zinc
- **night**: *Merc*
- **burning**: ars
- **eczema**: borx caust *Dulc* petr rhus-t
- **erysipelatous**: **Rhus-t**
- **hard** black pustules (See pustules - black)
- **herpetic**: ars borx bufo carb-v caust cench *Dulc Graph* kali-c kreos lyc med merc nat-c nat-m nit-ac nux-v **Petr** plat puls *Rhus-t* rob **Sep** sulph thuj
  - **right**: *Lyc*
  - **cold**; after taking a: *Dulc*
  - **menses**; before: dulc
  o **Thighs**; between: lyc nat-c **Petr**
- **itching**: ambr calc-sil graph lach *Nit-ac* nux-v petr *Sep* sil *Sulph* Urt-u
  - **warm**; when: aeth
- **leukorrhea** agg: phos
- **menses**:
  - **before** | **agg**: aur-m *Dulc* verat
  - **during** | **agg**: agar aur-m bry calc caust con *Dulc Graph* kali-c *Merc* nux-v petr *Sep* staph
- **moist**: petr sep
- **nodosities**: merc
- **painful**: sil viol-t

Eruptions: ...
- **pimples**: aeth agar alum ambr ang ant-c ant-t aur-m *Calad* calc con *Graph* kali-c lach *Merc* nat-m nit-ac ph-ac phos *Sep* sil *Sulph Thuj* verat zinc
  - **burning**: alum calc kali-c
  : **small**: cub
  - **menses**:
  : **before** | **agg**: aur-m verat
  : **during** | **agg**: all-s ant-t caust con hep kali-c lyc merc nat-m petr
  - **painful**: sil thuj
  o **Nymphae**, on: graph
- **pustules**: *Anan* ant-c aur-m *Aur-m-n* bell-p bry carb-ac merc nat-s nit-ac
  - **black**: bry
  - **menses**; before: aur-m
- **rash**: *Anan*
- **children**:
  : **newborns** | **extending** through perineum: *Med*
- **scabby**: kali-i maland sars
- **syphilitic**: *Sil*
- **vesicles**: ars crot-t *Graph* lyc nat-m nat-s nit-ac petr *Rhus-t Sep* staph sulph
o **Labia**: helo *Lac-c* sep
  - **eczema**: rhus-t
  - **herpetic**: ars crot-t *Dulc* graph helo kreos merc nat-m rob sep spira thuj *Xero*
  - **pustules**: bry *Carb-ac* graph kali-bi *Sep Sulph*
  - **sensitive**: hep merc plat staph zinc
- **Pudendum** | **eczema**: am-c ant-c ars canth *Crot-t* hep plb rhus-t sanic sep
- **Thighs**; between: *Graph Rhus-t*
- **Vagina**; in:
  - **eczema**; watery: arist-cl
  - **lichen**: moni
  - **oozing**: moni
  - **pustules**: moni
  - **vesicles**: moni
- **Vulva**: sep
  - **boils**: prot
  - **eczema**: graph rhus-t
  - **herpetic**: nat-s
  - **oozing**: moni

ERYSIPELAS: phos
o **Labia**: *Apis*
- **Vulva**: *Apis*

EXCITABILITY of genitals (↗ *Sexual desire - increased)*: foll phos yohim
o **Clitoris**; erection of:
- **urination** agg; after | **sexual** desire, with: calc-p

EXCITEMENT agg: *Calc Sulph* tub

EXCORIATION: agar *Alum* am-c *Ambr* ars berb *Bov Calc* calc-s *Carb-v* carbn-s *Caust* Con fl-ac *Graph Hep* hyos *Kali-c* kali-s *Kreos* lac-c lil-t lyc mag-p meph *Merc Murx* nat-c *Nat-m Nit-ac Petr* ph-ac rhus-t sabin sars *Sep* sil staph sulph **Thuj** til

1048 ∇ extensions | O localizations | ● Künzli dot

Excoriation | **Female genitalia/sex** | Heat

- **leukorrhea**, from (See Leukorrhea - acrid)
- **menses**:
  - **during | agg**: all-c *Am-c* bov carb-v *Caust Graph* hep *Kali-c* kreos *Nat-m* nat-s rhus-t *Sars* sil *Sulph*
- **old** people; in | **women**; old: merc
- ○**Perineum** (See RECT - Excoriation - perineum)
- **Vagina**: alum hydr hyos *Kali-bi* kali-c merc nit-ac
- ○ **Around**: ign

EXCRESCENCES (↗*Condylomata*): arg-n ars calc cinnb crot-h cub graph *Kreos* lac-c merc nat-s **Nit-ac** phos sabin sec *Sep* staph sulph **Thuj**
- **bleeding**: calc
- ○ **Uterus**:
  - ○ **Cervix**: cub *Kreos* merc **Nit-ac** sec tarent **Thuj**
    : **bleeding**: merc thuj
    : **cauliflower**: crot-h *Graph* kali-ar *Kreos* lac-c nat-s *Phos* **Thuj**
    : **wart**-shaped: sabin *Thuj*
    : **watery**: sec thuj

FETUS:
- **arrest** of development of the (↗*Abortion; Delivery - during*): sec
- **dead**:
  - **expelled**: *Canth* ruta
  - **retained**: arist-cl mand
- **motions**:
  - **decrease** suddenly a lot: caul
  - **excessive** movements (See violent)
  - **fist** of a fetus, like the (See ABDO - Movements - fist)
  - **music**; with: carc
  - **nausea** and vomiting from the motions (↗*STOM - Vomiting - fetus*): arn
  - **painful**: arn con croc op puls Sil
  - **palpitation** from first movement of fetus (See CHES - Palpitation - motion of)
  - **rawness**; produce: sep
  - **sensation** of: nat-c tarent
  - **sleep**; disturbing: arn con
  - **somersaults**; as if: *Lyc*
  - **tympanitic** abdomen, with: psor
  - **urinate**; cutting pain with pain in bladder and desire to: thuj
  - **violent**: croc *Lyc* med op psor *Sil Thuj*
  : **vomiting**; with (See STOM - Vomiting - fetus)
- **position**, abnormal (↗*Delivery - during*): *Acon* cimic med **Puls** sep
- **breech** presentation: *Puls*
- **crosswise**, as if lying: *Arn*

FISTULA at vagina: *Asar* **Calc** *Carb-v* caust *Lach Lyc* **Nit-ac** *Puls* **Sil**

FLATUS from vagina: apis *Bell* **Brom** bry *Calc* carc chin hyos *Lac-c* luna **Lyc** *Mag-c Nat-c Nux-m Nux-v* orig **Ph-ac** *Phos Sang Sep* sulph tarent
- **accompanied** by | **Abdomen**; distension of: sang
- **menses**; during: brom kreos nicc

FLUSHES OF HEAT (See GENE - Heat - flushes)

FOETUS (See Fetus)

FORMICATION (↗*Tingling*): alum-sil *Coff* elaps *Plat* sec staph

FRIGIDITY (See Coition - aversion / Sexual desire - wanting)

FULLNESS: calc calc-p chin puls
- **sensation** of fullness during menses: *Puls*
- ○ **Uterus**: aesc alet aloe apis *Bell Caul* chin conv helo helon spig
  - **standing** agg: aloe
  - **walking** agg: chin merc
- **Vagina**: ham lil-t

GANGRENE: ars *Sec*
- ○ **Uterus**: apis *Ars* bell *Calen* carb-ac carb-an carb-v chin cur *Kreos* **Sec**
- **Vagina**: apis ars bell calc chin kreos lach sec sul-ac
  - **accompanied** by | **measles**: ars kali-chl lach

GESTATION (See Pregnancy)

GRANULATION:
- ○ **Uterus** | **Cervix**: *Arg-n*
- **Vagina**: *Alum* alumn **Nit-ac** staph tarent

HAIR falling out (↗*SKIN - Hair - falling*): alum bell hell merc nat-c **Nat-m** *Nit-ac* ph-ac rhus-t *Sel* sulph *Zinc*
- **delivery**; after: nat-m ph-ac

HANDLING genitals (See Masturbation)

HARDNESS: *Con* **Kreos** *Merc*
- ○ **Ovaries**: *Apis* arg-met *Brom* graph lach staph ust
  - **right**: Apis
  - **left**: arg-met *Brom Graph* lach *Ust*
- **Uterus**: am-m apoc aur aur-m calc-f sil

HEAT: acon am-c ambr **Apis** ars asaf aur aur-m aur-s bell bry **Calc** calc-p canth carb-an carb-v caust cent cham chin *Cimx* con *Dulc* ferr ham *Helon* hydrc hyos kali-br *Kali-c* kali-n *Kreos* lil-t **Lyc** m-aust merc merc-c nat-m nit-ac nux-v petr puls rhus-t ruta sabin sarr sec sep sil spig staph sul-ac **Sulph** *Thuj* tub
- **menses**:
  - **after | agg**: kali-br
  - **during | agg**: chin kreos
- ○ **Ovaries**: bufo lac-c med
- **Uterus**: apis ars-met bell bufo camph lac-c *Lach Nux-v* raph sarr sec
  - **flushes**:
    : **extending** to | **Head**: raph
    - **menses**; during: lac-c
- **Vagina**: *Acon* ars-met aur aur-m *Bell* berb bond borx carb-v cham coff coloc ferr-p *Graph* ham helo hydr hydrc hyos iod kreos lyc lycps-v merc merc-c mez nat-m nit-ac psil rhus-t sep sulph tarent thuj
  - **menses**:
    : **before | agg**: *Ign*
    : **during | agg**: aur

1049

Heat; flushes of   **Female genitalia/sex**   **Inflammation**

HEAT; FLUSHES OF (See GENE - Heat - flushes)
HEAVINESS: aloe alum carb-v chin lob murx *Nux-v* pall *Plat*
- **menses**; during: lob murx *Plat Sep*
o**Ovaries**: Apis carb-an con eup-pur helon kali-c lil-t meli onos *Plat Sep*
  · **right**: carb-an
  · **left**: *Lac-c Lac-d* lach
- **Uterus**: *Alet* aloe alumn *Apis* aur-m *Bell* **Calc** calc-p calc-sil carb-v *Caul* **Chin** *Cimic* con elaps *Gels* helo helon hydrc lac-c **Lil-t** *Murx Nux-v* pall *Pneu Puls* sabin senec *Sep* sil tril-p tub
  · **accompanied** by | **leukorrhea**: cimic
  · **hysteria**; after: elaps
  · **menses**; during: chin nux-v
  · **standing** agg: aloe
  · **walking** agg: *Chin*
- **Vagina**: murx sil
  · **hysteria**; in: elaps
- **Vulva**: psil

HEMATOCELE | **Pelvis**: acon apis *Arn* ars bell canth chin coloc dig *Ferr Ham* ip *Kali-i* lach *Merc* mill nit-ac phos sabin *Sec Sulph* ter thlas
HEMORRHAGE (See Metrorrhagia)
HYDROMETRA (See Swollen - uterus - dropsical)
HYDROSALPINGITIS (See Inflammation - oviduct)
HYDROSALPINX (↗*Inflammation - oviduct - hydrosalpingitis*): sil
INDURATION: aml-ns ars *Aur* **Bell Carb-an** *Chin* clem cocc *Con* ferr iod **Kreos** lach *Mag-m* **Merc** phos plat puls rhus-t sabin sars sec sep sil **Staph** thuj
- **injuries**; after: *Con*
o**Ovaries**: alum alumn am-br *Apis* **Arg-met** ars *Ars-i Aur* aur-i aur-m-n *Bar-i Bar-m* bell **Brom** carb-an **Con Graph** iod kreos **Lach Pall** plat *Psor* sabal *Sep* spong staph tarent *Thuj* ust zinc
  · **right**: *Apis* **Carb-an Pall Podo**
  · **left**: arg-met *Brom Graph* **Lach** psor ust
- **Uterus**: aesc *Alum Alumn* **Aur** aur-i *Aur-m* aur-m-k aur-m-n Bell *Calen Carb-an* cham *Chin* **Con** helon *Iod Kali-br* lyss mag-m pall *Plat* sep syph tarent
  · **abortions**; after recurrent: aur
  · **accompanied** by:
    : **Tongue** | **mucus** on tongue; collection of: *Carb-an*
o **Cervix**: alumn anan arg-met **Aur** aur-i *Aur-m Aur-m-n* Bell *Carb-ac* **Carb-an** chin **Con** helon hydr *Iod Kali-cy* kalm *Kreos* lac-c *Mag-m Nat-c Plat Sep Sil* staph syph tarent verat
  : **cancerous**: aur carb-an con nat-c sep
  : **pessary**; after use of: *Con*
  · **Os**: *Aur* **Carb-an** hydr **Lil-t** mag-m nux-v plat *Podo Ust*
- **Vagina**: bell calc *Chin* clem con *Ferr Lyc* mag-m merc petr *Puls* sep *Sil* sulph
  · **painful**: chin

INERTIA of uterus (See Atony)
INFANTILISM; genital (↗*Atrophy - ovaries; Sterility*): bar-c calc-hp calc-p chim con ferr helon iod *Ov* phos senec
INFERTILITY (See Sterility)
INFLAMMATION: *Acon* ambr anan *Apis Arn* **Ars** *Asaf* aur-m *Bell* borx bry *Calc* calc-s cann-s canth carb-v *Coc-c* coll con ferr ferr-ar *Ferr-p* ign *Kali-c* **Kreos** *Lyc* med **Merc** *Merc-c Nat-m* nat-s *Nit-ac* nux-v *Petr* podo **Rhus-t** *Sec Sep* staph sulph tarent *Thuj*
- **erysipelatous**: *Apis* **Rhus-t**
- **menses**; during: acon bell calc merc nit-ac nux-v sep sulph
- **urine**, from: canth
o**Cervix** (See uterus - cervix)
- **Genitourinary** (See BLAD - Inflammation - accompanied - female)
- **Labia**: acon *Apis* ars canth *Coc-c* crot-t *Dulc* merc nat-m nux-v rob *Sep* spira sulph thuj *Xero*
- **Ovaries** (= ovaritis/oophoritis): **Acon** aesc am-br ambr *Ant-c* **Apis** arg-met arg-n arn ars ars-i aur aur-ar aur-i aur-m **Bell** berb brom *Bry Cact Canth* caps castm *Chin* cimic cod coli coloc *Con* crot-h cub dulc euph ferr-p gels graph *Guaj* ham hep ign *Iod Lac-c Lach Lil-t* Lyc mag-p *Med* **Merc** *Merc-c* moni nat-ox-act nit-ac *Nux-v* **Pall** Ph-ac **Phos** *Phyt Plat* **Podo** *Puls* pyrog rhus-t sabad **Sabin** sec staph *Syph Thuj* ust *Verat-v* visc zinc zinc-p
  · **alternating** sides: lac-c
  · **right**: aesc *Apis* **Arg-met** *Bell Bry* iod lac-c **Lyc Pall Podo**
  · **left**: arg-met caps graph *Ham Lach* lil-t med *Thuj* vesp *Podo*
  · **abortion**; after: sabin
  · **accompanied** by:
    : **Bladder** irritation: canth
    : **Peritoneum**; complaints of: *Acon* apis ars *Bell* bry canth chin chinin-s coloc *Hep Merc-c* sil
    : **Tongue** | **mucus**; white: *Ham*
  · **chronic**: *Con* graph *Iod* lach pall plat sabal sep *Thuj*
  · **discharge**; after suppressed: canth
  · **fear**; from: acon
  · **gonorrhea**; after suppressed (↗*URET - Discharge - gonorrheal)*: **Canth Med**
  · **hemorrhage**; after: *Chin Plat*
  · **menstrual** flow; from a suddenly suppressed: **Acon** cimic *Puls*
  · **sexual** excesses; after: *Chin Ham Plat Staph*
  · **wet** feet; after: *Puls*
- **Oviduct** (= salpingitis): acon apis ars bac bry canth chinin-s coli coll *Coloc* eupi gonotox hep lach med merc *Merc-c* prot *Puls* sabal *Sep* sil staph
  · **chronic**: tub-r
  · **hydrosalpingitis** (↗*Hydrosalpinx*): gels
- **Pelvis** | **cellulitis**: acon *Apis* ars bell *Bry* calc canth *Cimic* hep med merc *Merc-i-r* pyrog *Rhus-t* sil ter til *Verat-v*

1050   ▽ extensions | O localizations | ● Künzli dot

Female genitalia/sex

Inflammation

- **Uterus** (= metritis): *Acon Agn* alum ant-c ant-i **Apis** arg-n *Arn* **Ars** *Aur* aur-ar aur-i *Aur-m* aur-s **Bell** berb *Bry* bufo *Cact* calc calen **Canth** *Carb-an* carbn-s castm caul *Cham* chin *Cimic* coc-c cocc *Coff* coli coloc con croc ferr ferr-ar gels gonotox graph *Ham Hep* hydr *Hyos* hyper ign inul *Iod* ip iris kali-c kali-i kali-p kreos **Lac-c Lach** lil-t **Lyc** *Lyss* mag-m med *Mel-c-s* **Merc** *Merc-c* mosch murx nat-m *Nux-v* op ph-ac *Phos* plat prot psor **Puls** pyrog *Rhus-t Sabad* **Sabin Sec** *Sep Sil Stram* **Sulph Ter** thuj til tub *Verat Verat-v* vib visc zinc
  - **abortion**; after (↗*Abortion*): sabin
  - **accompanied by | congestion**: aloe bell *Coll* lil-t mag-m murx **Sabin Sep**
  - **anger**; after: *Cham*
  - **cellulitis**: acon *Bell* canth coloc hep *Merc-c* sil
  - **chronic**: alet aloe *Ars Aur* aur-m-n borx *Calc Carb-ac* caul chinin-ar *Cimic Con* graph *Helon Hydr* hydrc inul *Iod Kali-bi* kali-c kali-s kreos lach *Mag-m* mel-c-s merc *Murx* nat-m nit-ac *Nux-v Ph-ac* phos plb *Puls* rhus-t *Sabin Sec Sep* sil stram *Sulph* tub tub-r
  - **delivery**; after: bell *Canth Cham* lach *Nux-v* oci-sa *Sabin Sec* til
  - **emotional excitement, from**: *Hyos Ph-ac*
  - **endometritis**: bell flav
  - **fear; from**: acon
  - **follicular**: *Hydr* hydrc iod merc
  - **hemorrhage**; after: ars *Chin* ham led mill phos *Sec Thlas*
  - **incipient**: mel-c-s
  - **indignation; from**: *Coloc*
  - **joy, excessive**: *Coff*
  - **menses**; during: phos
  - **perimetritis**: acon *Bell* canth coloc hep *Merc-c* sil
  - **pregnancy** agg; during: phos
  - **pyometra**: lach merc **Puls** *Sep*
  - **sexual excesses**; after: *Chin*
- o **Cervix** (= cervicitis): ant-t arg-n *Ars Bell* calen carb-an con gonotox hydr kreos lyc mel-c-s merc *Merc-c* murx nit-ac prot sep syph tub
  - **endocervicitis**: med
  - **chronic**: hydroph tub
- **Vagina** (= colpitis/vaginitis): *Acon* alum apis arn ars aur-m bell borx bov calad calc cann-s canth carb-an caul caust chin cimic *Coc-c* coli con *Crot-t Cur* cycl gels graph *Ham* helon hydr hyper kali-c kali-m kali-p kreos lyc lyss *Merc Merc-c* moni murx *Nat-act* nat-m nit-ac *Nux-v* prot rhus-t *Sanic* sep sil stann sulph syph tarent thuj
  - **aphthae** (See Aphthae - vagina)
  - **chronic**: ars borx *Calc* grin hydr iod kali-m *Kreos Med Merc* nit-ac *Puls Sep* sulph syph
  - **new** sexual relationship; since: *Med*
  - **coition**; during: *Cact Ferr* ferr-p *Ign* nit-ac *Plat Thuj*
  - **lichenoid**: moni
  - **pregnancy** agg; during: *Sep*
- o **Bartholin's** glands: gonotox

Inflammation: ...

- **Vulva** (= vulvitis): acon ambr *Apis* ars bell brom calc *Canth Carb-v* chim coc-c coll *Cop* crot-t *Dulc* eupi goss *Graph* ham *Helon Hydr Kreos* lyc mag-p *Merc Merc-c Moni* nat-m nit-ac *Nux-v* oci plat prot puls rhus-d *Rhus-t* rob *Sep* sil spira sulph *Thuj Xero*

INJURIES: hyper
o**Ovaries**: arn *Ham* psor

INSENSIBILITY of vagina (↗*Coition - enjoyment - absent; Numbness)*: alum *Berb Brom* cann-s *Ferr Ferr-m* kali-br *Phos* **Sep**•
- **coition**; during: *Berb* brom *Cact Ferr Ferr-m Ferr-p Ign Phos Plat Thuj*

INVOLUNTARY orgasm (See Orgasm - involuntary)

IRRITATION: *Agar Am-c* bry *Calc Canth Carb-v Con* dulc *Graph* hep ign kali-br *Kreos* lac-c lyc merc nat-m nit-ac nux-v *Orig* phos plat puls sabal sal-n *Sep Sil* sulph
o**Clitoris**: : *Am-c*
- **Ovaries**: am-br *Apis* ars carb-ac cimic *Gels* ham hep kali-br lil-t nux-v phyt plat rhus-t thuj Ust *Vib*
  - **accompanied by | rheumatism** (See GENE - Pain - rheumatic - accompanied - ovaries)
  - **nervous** persons; in (See MIND - Excitement - nervous - ovaries)
- **Uterus**: ars *Bell Caul Cimic Hyos* ign *Kali-br* lil-t *Mag-m* murx ph-ac *Senec* tarent *Vib*
- **Vagina**: caul *Cocc* cypr helon nit-ac

ITCHING: acon aeth *Agar* alum alum-sil alumn **Am-c** *Ambr Anac* anan ang ant-t *Ant-t Apis* ars ars-s-f aspar aur aur-ar *Aur-m Aur-s* bell berb borx bufo **Calad Calc** calc-s *Canth Carb-v Carbn-s Caust Chin* chinin-ar cit-l *Coff* colch *Coll Con Cop* cortico *Crot-t* cub *Dol Dulc* elaps euph eupi fago *Ferr* ferr-ar *Ferr-i Fl-ac Graph* grin guare ham heb **Helon** hydr hydrc ign kali-ar *Kali-bi Kali-br Kali-c* kali-i *Kali-s* kali-sil **Kreos** lac-ac *Lac-c* lach *Lap-a* lat-m lil-t **Lyc** *Mag-m* mag-m *Med* menth **Merc** mosch mur-ac murx nat-c *Nat-hchls* **Nat-m** nat-s nicc **Nit-ac** *Nux-v Onos Orig* Petr ph-ac **Plat** raph **Rhus-t** sabin senec **Sep Sil** sol-t-ae sphing *Staph Sul-ac* **Sulph** syph **Tarent** *Tarent-c Thuj Urt-u Zinc*
- **morning**: syph
- **afternoon**: sol-t-ae
- **evening**: calc eupi *Nit-ac*
- **night**: *Lac-c Nit-ac* tarent
- **midnight**:
  : **after**:
  : **1 h**:
  . **Labia majora | waking** from itching: sabal
- **bed** agg; in: *Calc* raph
- **burning**: **Am-c** anan *Aur-m* berb calad **Calc** *Kali-i* nit-ac senec sulph *Urt-u*
- **menses**; during: kali-br

Itching	Female genitalia/sex	Leukorrhea

- **burning**: ...
  - O **Labia**: agar alum am-c ambr bar-c bry **Calc** canth carb-v caust **Con** dulc graph hep kali-c kreos lyc mag-c meph nat-c **Nat-m** nit-ac *Nux-v* phos puls **Sep Sil** staph sulph *Thuj*
    - **urination** agg: canth
    - **Vulva**: calad *Kali-i* senec sulph urt-u
- **cold** agg; becoming: *Nit-ac*
- **cold** applications | **amel**: alum-sil calad
- **hurriedness**; with (See MIND - Hurry - itching - genital)
- **intolerable**: *Agar Am-c* **Ambr** calad *Calc*
- **leukorrhea**; from: agar agn alum *Ambr Anac* ars **Calc** *Calc-s* carb-ac *Carb-v Caust* cham chin coff *Coll* con cub cur *Fago* ferr *Fl-ac* hedeo helin helon hoit hydr *Kali-bi* kali-c kali-p **Kreos** lach med *Merc* Nat-m **Nit-ac** *Onos* ph-ac phos plat puls *Sabin* **Sep** sil staph *Sulph* syph zinc
  - **menses**; after: kreos *Ph-ac*
- **lying** | **amel**: berb
- **menses**:
  - **after** | **agg**: calc calc-s colch *Con* cur elaps *Ferr* graph kali-br kali-c kreos lyc *Mag-c Nat-m* **Nit-ac** *Ph-ac Sil* sulph **Tarent** *Zinc*
  - **before** | **agg**: bufo *Calc* carb-v caust colch **Graph** *Kali-c* lac-c *Lil-t* Merc *Sulph* tarent zinc
  - **during** | **agg**: agar *Am-c Ambr* bufo calc calc-s *Carb-v Caust Coff Con* graph hep *Kali-bi Kali-br Kali-c Kreos* lac-ac lac-c lach *Lyc* merc nat-m nux-v *Petr* plat sep *Sil* sul-ac sulph tarent *Zinc*
- **pregnancy** agg; during: ambr *Calad* calc chlol *Coll Fl-ac Helon Merc* sabin **SEP●** tab urt-u
- **scratching**:
  - **agg**: alum-sil am-c onos
  - **amel**: crot-t sep
- **sitting** agg: berb eupi
- **urination**:
  - **after** | **agg**: alum-sil *Thuj*
  - **during** | **agg**: am-c ambr carb-v kreos **Merc** sil *Thuj*
- **voluptuous**: *Agar* arist-cl arund bov *Bufo Calad Calc Canth Coff Dulc* elaps kali-bi *Kali-br* kreos lac-f *Lach Lil-t Orig Plat Zinc*
- **walking** agg: berb colch **Nit-ac** *Thuj*
- **warmth** of bed, agg: *Merc* sulph
- **weather** agg; cold: *Dulc*
- **worms**; from | **pinworms**: calad
- O **Labia**; between: kali-bi **Kreos** *Sulph*
- **Pudendum**: acon alum am-c ambr ang bell **Calad Calc** *Canth* **Carb-v** caust coff colch **Con** fago *Graph* helo hydr **Kali-c** *Kreos* lach lyc mag-m merc nat-c **Nat-m** nit-ac petr plat sabin **Sep Sil** staph **Sulph** tarent thuj zinc
  - **menses**:
    - **before** | **agg**: graph *Merc Sulph*
    - **during** | **agg**: caust hep lyc sep
  - **urinating**; even when not: ambr
- **Uterus**: bell-p kreos plat

Itching: ...
- **Vagina**: agar agn alum alumn antip apis arund aur *Aur-m* aur-s borx *Brom* **Calad** *Calc Calc-s Canth* carb-ac caust chel coff coll *Con* cop cub elaps *Ferr-i* graph grat grin helo helon hydr *Hydrc* ign kali-bi kali-br **Kreos** *Lil-t Lyc Med* menth *Merc* moni **Nit-ac** petr plat rhus-t scroph-n **Sep** sil stann staph sul-ac *Sulph Tarent* thlas thuj urt-u zinc
  - **evening**: *Kreos*
  - **coition**; after: agar **Nit-ac**
  - **menses**:
    - **after** | **agg**: canth *Caust* con elaps *Kreos* lyc mez nit-ac sulph tarent
    - **before** | **agg**: calc elaps *Graph* nit-ac
    - **during** | **agg**: agar am-c ambr bufo carb-v caust coff *Con* elaps graph helon hep kali-bi kali-br *Kali-c* kreos lac-c lyc merc nat-m nux-v **Petr** sulph zinc
  - **pregnancy** agg; during: acon *Ambr* ant-c borx **Calad** *Coll* ichth sabin *Sep* tab
  - **rubbing** agg: med
  - **sexual** excitement; with: canth
  - **urination** agg; during: kreos
  - **voluptuous**: *Calad* **Kreos** *Lil-t* nit-ac sec
  - **warm** bathing | **amel**: med
  - O **Deep** in: con
  - **Orifice**: conv
- **Vulva**: agar ambr anthraq apis *Ars* arund aur-s berb borx bov *Calad Calc Canth* carb-ac carb-v caust chinin-s cod coff coll *Con* conv cop corn crot-t dulc *Fago* ferr-i ferul fuli *Graph* grin gua helon hydr ichth kali-bi kali-br kali-c *Kreos* Lil-t *Lyc* med menth mentho *Merc* mez moni nat-m nit-ac *Orig* ovi-p petr pic-ac plat prot rad-br rhus-d rhus-t rhus-v scroph-n senec *Sep* sil sol-t-ae spira staph sulph syph tarent tarent-c thuj *Urt-u* xero zinc
  - **accompanied** by | **hemorrhoids**: coll tarent
  - **and** anus: cop des-ac
  - **leukorrhea**; from: agar alum *Ambr Anac* calc cop fago *Helon* hydr *Kreos* merc *Sep* sulph
  - **menses**:
    - **after** | **agg**: tarent
    - **during** | **agg**: agar am-c ambr bufo carb-v caust coff con graph hep kali-bi kali-br *Kali-c Kreos* lac-c lyc merc nat-m nux-v **Petr** sulph zinc
  - **urination** agg; during: ambr kreos

JERKING upwards in vagina | **morning**: sep

KNOTTED; as if | **Uterus**: ust

KRAUROSIS VULVAE (= lichen sclerosus et atrophicus): moni

LABOR (See Delivery)

LABOR PAINS (See Pain - labor pains)

LACTATION (See GENE - Lactation)

LEUKORRHEA: abrom-a acon acon-l adren *Aesc* agar agn *Alet* allox aln alst **Alum** alum-p alumn **Am-c** *Am-m* ambr anac ant-t apis aral *Arg-n Arist-cl*

1052 ▽ extensions | O localizations | ● Künzli dot

Leukorrhea | Female genitalia/sex | Leukorrhea – albuminous

Leukorrhea: ...
Ars Ars-i *Ars-s-f* arund asaf asc-i aur aur-ar aur-i *Aur-m* aur-m-n aur-s bad *Bar-c Bar-m Bar-s* baros bell bell-p berb berb-a bond *Borx Bov* bry but-ac *Calad* **Calc** *Calc-f* calc-i calc-o-t *Calc-p* **Calc-s** cann-s canth caps *Carb-ac* **Carb-an** *Carb-v* **Carbn-s** card-m carl *Castm* caul **Caust** cean cedr cench cham chel chen-a chim **Chin** chinin-ar chlol *Cimic Cina Cinnb* cinnm coc-c *Cocc* coch coff colch *Coll* **Con** *Cop Corn* croc crot-c cub cur cycl cyt-l dam der *Dict* dig dros dulc erig *Ery-a Eucal* eup-pur euph-pi *Eupi* fago *Ferr* ferr-ar ferr-br *Ferr-i* ferr-p *Ferr-s* fl-ac *Frax* fuma-ac gamb **Gels** ger gink-b gran **Graph** grat gua guaj guat ham hed hedeo helin helio *Hell* helon *Hep* hir hura *Hydr* hydrc hyper ign inul **Iod** *Ip* iris jab jac-c jac-g joan **Kali-ar** *Kali-bi* **Kali-c** *Kali-chl* kali-fcy *Kali-i* kali-m kali-n *Kali-p Kali-s* kali-sil kalm **Kreos** *Lac-ac Lac-c* lac-d lac-v-f *Lach* **Lam** *Lap-a* lapa lappa laur lil-t lipp *Lyc* lycpr *Lyss* mag-c *Mag-m* mag-s mand mang **Med** meli *Meli-xyz* **Merc** *Merc-c* merc-i-f merc-i-r merc-pr-r mez mill mom-b *Mucor* **Mur-ac** murx myric naja *Nat-ar* **Nat-c** nat-hchls **Nat-m** *Nat-p* nat-s nicc **Nit-ac** *Nux-m* nux-v *Oci-sa* ol-an *Ol-j* **Op** *Orig* orig-d ovi-p *Pall* paraf pareir ped penic *Petr* **Ph-ac** *Phos Phys Phyt* pic-ac **Plat** plb *Podo* prot prun *Psor* pulm-a **Puls** puls-n pulx ran-b rat rhus-t ruta *Sabin* sang sanic sapin sarr *Sars* sec senec seneg **Sep Sil** sol-o solid spira squil **Stann** stront-c *Sul-ac* sulfonam **Sulph** syph tab *Tarent* tep thlas *Thuj Thymol* til *Tong* tril-p *Tub* urt-u ust vib viol-t voes wies wye xan **Zinc** *Zinc-p* zing ziz
- **daytime**: alum murx plat *Sep*
- **agg**: alum calc murx *Sep*
- **only**: *Alum Lac-c* plat sep
- **morning**: *Aur Aur-m* aur-s *Bell Calc-p Carb-v Graph* **Kreos** *Mag-m* murx nat-m phos plat **Sep** *Sulph Zinc*
- **girls**; in: *Puls*
- **rising** agg: calc-p carb-v graph kreos *Sulph*
- **urination** agg; after: *Mag-m*
- **walking** agg: phos
- **afternoon**: alum calc-p iod lil-t mag-c naja
- **evening**: bufo echi eupi lil-t merc phys sil tarent *Zinc*
- **night**: alum ambr *Carb-v Caust Con* **Merc** *Nat-m* nit-ac ruta *Sulph Syph*
- **abortion**, with history of (↗*Abortion*): alet caul *Sabin* sep
- **accompanied** by:
  - **bearing** down pains: caul
  - **constipation**: hydr *Nat-m*
  - **diarrhea**: nat-m puls
  - **fullness**; sensation of:
    : **cold** water | **amel**: acon
  - **hoarseness** (See LARY - Voice - hoarseness - accompanied - leukorrhea)
- o **Abdomen**:
  : **pain** (See ABDO - Pain - leukorrhea - with)
  - **Back**; pain in: alet
  - **Cervical** canal; burning in: calc

- **accompanied** by: ...
  - **Forehead**; brown spots on: caul sep
  - **Genitals**:
    : **relaxation**: agn *Caul* sec sep
  - **Head** | **pain**: nat-m plat
  - **Hypogastrium**:
    : **tension** (See ABDO - Tension - hypogastrium - leukorrhea)
  - **Lids**; heaviness of: caul
  - **Liver**; complaints of: hydr
  - **Lumbar** pain: bar-c caust con gels graph kali-bi kali-c kali-n kreos lac-c *Mag-m* nat-c syph
    : **sore**: caust kali-n syph
  - **Sacrum**:
    : **pain**:
    : **violent** (See BACK - Pain - sacral - leukorrhea)
  - **Urinary** organs:
    : **complaints** of: berb erig
    : **irritation** of: berb *Erig* kreos sep
  - **Vagina**:
    : **contractions** (See Contractions - vagina - accompanied - leukorrhea)
    : **pain** in; stinging (See Pain - vagina - stinging - accompanied - leukorrhea)
- **acid** food, after: *Sil*
- **acrid**, excoriating: abrom-a aesc *Agar* **Alum** *Alum-p* alum-sil alumn *Am-c* am-m amor-r anac ange-s ant-c apis aral *Arg-met Arg-n* **Ars** *Ars-i Ars-s-f* aur aur-ar aur-i *Aur-m* aur-s bapt bar-s *Bell-p* berb **Borx** *Bov* buni-o *Calc* calc-ar calc-i *Calc-s* calc-sil cann-s canth carb-ac *Carb-an Carb-v* **Carbn-s Caul** *Caust* **Cham Chel** chin chinin-ar *Clem* **Con** cop cub eucal eup-pur **Ferr Ferr-ar** ferr-br *Ferr-i Ferr-p* **Fl-ac Graph** *Gua* guat *Hed Helin* helon *Hep Hydr* ign *Iod* kali-ar kali-bi *Kali-c* kali-chl *Kali-i* **Kali-m** *Kali-p Kali-s* kali-sil *Kreos Lach Lam* laur *Lil-t* lipp *Lob* **Lyc** *Mag-c* mag-m mag-s med **Merc** *Merc-c* merc-i-f mez *Murx Nat-m Nat-p* nat-s **Nit-ac** nux-m *Onos Petr* ph-ac **Phos** phyt prun psor **Puls** ran-b rhus-t ruta *Sabin* sang sec **Sep Sil** *Sul-ac* sul-i *Sulph* syph thuj *Tub* urt-u vib zinc zinc-p ziz
  - **children**; in: cub
  - **dinner**; after: *Cham*
  - **eats** holes in linen: *Iod*
  - **menses**:
    : **after** | **agg**: mag-c ziz
    : **before** | **agg**: **Graph** lach *Sep*
    : **during** | **agg**: lach sep
- **albuminous**: aesc agn *Alum* am-c **Am-m** *Ambr* arist-cl aur bell berb **Borx** *Bov* but-ac calc *Calc-p* carb-v coc-c elaps ferr-i graph haem **Hydr** inul iod kali-m *Kali-s* kreos lil-t mag-c med *Mez* **Nat-m** pall *Petr* **Plat** *Podo* **Puls Sep Stann** stram *Sul-ac Thuj* til ust
  - **hot**: *Borx*
  - **pregnancy** agg; during: petr

Leukorrhea – albuminous   Female genitalia/sex   Leukorrhea – copious

- **walking** agg: aesc
- alternating with:
  - **bloody** discharge: ambr oci-sa tarent
  - **cough**: *Iod*
  - **mental** symptoms (See MIND - Mental symptoms - alternating - leukorrhea)
  - **nasal** catarrh: kali-c
  - ○ Back; pain in (See BACK - Pain - alternating with - leukorrhea)
  - **Head**; pain in | **neuralgic** (See HEAD - Pain - neuralgic - alternating - leukorrhea)
- amber-colored: sep
- **amel**: borx
- **anemia**, with: senec
- **atony**, from: *Alet Caul* cimic *Helon* mill puls sec sep ust
- **black**: *Chin* croc kreos *Rhus-t Sec* thlas
- **bland**: allox *Alum Am-m* borx *Brom* calc calc-p carb-v *Caul* cycl eupi fago ferr *Frax* kali-c kali-chl *Kali-m Kali-s* kreos laur lil-t *Merc* nat-m nux-v penic ph-ac plat *Puls* puls-n ran-b ruta sep sil stann staph *Sulph Thuj* ust ziz
  - **morning**: phyt
  - **menses**, before and after: *Puls*
  - **painless**: *Am-m Nux-v* **Puls**
  - **rest** agg: fago
  - **urination** agg; before: *Kreos*
- **blisters**; causing: am-c kreos med *Phos*
- **bloody**: acon agar aloe *Alum* alum-p alum-sil alumn am-m *Ant-t Arg-met Arg-n* arist-cl *Ars Ars-i Ars-s-f Bar-c* bar-i *Bell* bufo calc calc-ar calc-i **Calc-s** calc-sil canth carb-an *Carb-v* carbn-s caust **Chin** chinin-ar chinin-s *Chlor* chr-ac cimic cinnb **Cocc** coff *Con* cop crot-h dict foll graph ham hep *Hydr* hydroph *Iod* kali-i *Kreos Lac-c Lach Lyc* mag-m *Merc Merc-c* murx **Nit-ac** nux-m petr *Phos* phys podo prot pyrog raph rob sabin *Sep Sil Spira Sul-ac* sul-i tarent *Ter* thlas thymol *Tril-p* zinc zinc-p
  - **morning**: kreos
  - **forenoon**: sep
  - **night**: raph
  - **menses**:
    - after | agg: ars canth caust *Chin Lac-c* pyrog rad-br sil *Tarent Zinc*
    - before | agg: aran-ix prot
  - **instead** of: chin
  - **old** women, in: arist-cl *Phos*
  - **pregnancy** agg; during: cocc *Nux-m* sep
  - **stool** agg; during: murx *Vib*
  - **watery** (↗*meat*; *thin*): alum calc kreos mang nit-ac
- **bluish**: ambr
- **brown**: *Aesc Am-m* arg-met arist-cl berb buni-o cocc dict foll hir iod kreos lac-c **Lil-t** mand **Nit-ac** prot *Sec Sep Sil* spig thlas *Thymol* ust

- **brown**: ...
  - **menses**:
    - after | agg: *Lac-c Nit-ac*
    - before | agg: arist-cl bros-gau hir prot
    - during | agg: pic-ac
  - **stains** linen: *Lil-t* **Nit-ac**
  - **yellow**: lac-d
  - **urination** agg; after: *Am-m*
- **burning**: alum alum-p *Am-c* ant-c *Ars* ars-i ars-s-f bar-c bar-s **Borx Calc Calc-s** canth carb-ac *Carb-an Carb-v* carbn-s castm cham *Con* ferr-i *Fl-ac* graph hed hep hoit hydr iod kali-ar kali-c *Kali-p* kali-s **Kreos** *Lach* lept lil-t mag-c mag-s meph *Merc Nit-ac Phos* **Puls** *Sep Sul-ac Sul-i* **Sulph** tarent thuj urt-u zinc
  - **menses**; after: *Phos*
  - **motion** agg: *Mag-s*
  - **pain**; after | **Abdomen**; in: calc-p
- **childbed**, in (See delivery)
- **children**; in: bar-c *Calc* calc-p *Cann-s* carb-ac carb-v caul *Cub* kali-p *Med* **Merc** *Merc-i-f* mill **Puls** senec **SEP●** *Syph*
  - **girls**; little●: *Asper* bar-c *Calc* calc-p *Cann-s* cann-xyz carb-ac carb-v caul *Cina Cub* hydr kali-p mang *Med* **Merc** *Merc-i-f* mill **Puls** senec **SEP●** *Syph*
- **chilliness**; with: *Cycl Puls*
  - **night**: lach
- **chronic** (See constant)
- **clots**; in: ambr bov
- **coition**; after: cann-s mag-c nat-c *Sep*
  - **amel**: merc
- **cold**:
  - **washing** | **amel**: *Alum*
  - **colic**; after: am-m calc con lyc mag-c mag-m sil *Sulph*
  - **colors** the clothes, difficult to wash out (See staining - wash)
- **constant**, chronic: *Aesc Alum Am-m* aur bell-p *Borx* calc cand cimic *Graph* hydr iod *Mag-m Mez* nat-c nat-m *Nux-v* podo sec *Senec* thuj
- **convulsions**; after hysterical: bell ign mag-c *Mag-m*
- **copious**: acon aesc *Agar* agn aloe *Alum* alum-p alum-sil alumn *Am-c* am-m ambr ange-s *Ant-c* apis arg-met *Arg-n Ars Ars-i Ars-s-f Asaf Aur* aur-ar aur-i aur-m *Aur-s* aza bapt *Bar-c Bar-s* bell borx bov bry bufo cact **Calc** calc-f calc-i calc-p calc-s *Calc-sil Calen Carb-ac* carb-an carb-v carbn-s castm caul *Caust Cean* chel chin chinin-ar chlorpr cinnb coc-c *Cocc* coff *Con* cub *Cur* cyt-l dict *Dig Erig* eup-pur *Eupi* ferr-i *Fl-ac Graph* gua guaj *Ham* helin *Helon* hep hydr *Hydrc* iod kali-p *Kreos* lac-c *Lac-d Lach* laur *Led Lil-t Lob* lup lyc lycps-v lyss mag-c mag-m mag-s *Med Merc Merc-c Merc-i-f* merc-i-r *Nat-ar Nat-c Nat-m Nat-p Nat-s* nat-sil nicc nit-ac oci-sa *Onos Ovi-p Petr Ph-ac Phos Phys Phyt Plat* prot puls puls-n pulx raja-s ran-b *Sabin* sars *Sec* **Sep Sil Stann** *Still* **Sul-i** *Sulph Syph Thuj* til tril-p *Tub* ust ziz
  - **daytime**: *Alum Alumn Lac-c*
  - **morning**: phyt

1054   ▽ extensions | ○ localizations | ● Künzli dot

Female genitalia/sex

Leukorrhea – copious

- menses:
  : after | agg: alum ferr-i *Lac-c* mag-s *Merc Nux-v*
  : before | agg: alum *Lach Nux-v*
  : between: *Plat*
  : like the menses: *Alum Caust Kreos* mag-s
- ovulation; during: prot
- serum-like discharge from anus and vagina: **Lob**
- thighs; down: alum caust lept lyc lyss onos senec syph tub zinc
- urination agg; after: sep
- vomit, after efforts to: **Sep**
- walking agg: phos
- cough:
  - after: con
  - during | agg: *Nat-m*
- cream-like: alum bufo calc *Calc-p Nat-p* **Puls** *Sec* sep *Staph Tril-p*
  - afternoon: calc-p
  - painless: **Puls**
  - weakness; from: *Sec*
- dark: *Aesc* agar croc *Helon Kreos* nux-m sec *Thlas*
- delivery; after: bell-p
- dirty: arg-met helo kreos nit-ac *Sec*
- dreams, with amorous (See DREA - Amorous - leukorrhea)
- dropping: ars
- eating; after: cham
- exertion agg: calc calc-o-t helon mag-m mag-s tong
- flatus; passing:
  - after | agg: caust
  - agg: ars
- flesh-colored: *Alum* bar-c bell bufo canth chin cocc kali-i kreos lyc *Nit-ac* sabin sep *Tab*
  - afternoon | open air; in: alum
  - menses; after: *Nit-ac*
- frothy: but-ac
- gonorrheal: acon alumn apis arg-n *Aur-m Cann-s Canth* cop *Cub* jac-c kreos med *Merc* merc-c mez *Nit-ac Ol-sant* petros *Plat* **Puls** sabin *Sep* sulph *Thuj*
  - pregnancy agg; during: borx
- gray: *Arg-met* berb helon kreos nit-ac *Sec*
- greenish: amor-r anan apis arg-met *Arg-n Asaf Bov* calc-sil *Carb-ac Carb-an* **Carb-v** cop cub flor-p kali-chl *Kali-i Kali-p Kali-s Lach* med **Merc** merc-i-r *Murx Nat-c* **Nat-m** *Nat-s Nit-ac* phos puls pulx rob *Sec* **Sep** stann sulph syph thuj x-ray
  - morning: murx
  - acrid: merc-i-r
  - menses; after: *Nit-ac*
  - stains linen: bov kali-chl lach thuj
  - watery: *Sep*
- greenish yellow: arg-met *Bov* calc-sil nat-s pulx ruta syph
- gushing: **Calc** *Cocc* eupi **Gels Graph** kreos **Lyc** mag-c mag-m psor sabin **Sep Sil** stann thuj
  - cramp; with: mag-m
  - menses; after: *Nit-ac*
  - squatting; when: cocc
- hair falling off: alum graph *Lyc Nat-m Phos* sulph

Leukorrhea – menses

○ Pubic bones: *Nat-m*
- hemorrhoids; from suppressed: am-m
- hoarseness; after: con *Nat-s*
- honey-colored: *Nat-p*
- hot: borx ferr-i hep lept
- ichorous: arg-met kreos *Sabin*
- insensibility of vagina from leukorrhea: raja-s
- intermittent: con sulph
- irritating: *Alum Bov* carb-v coli *Hep* ser-a-c syph thuj
- itching (See Itching - leukorrhea)
- jellylike: coc-c *Graph* pall *Sabin* sec sep
  - menses; before and after: *Pall*
- lochia; after cessation of: lyss
- lumpy: ambr *Ant-c* borx *Bov* chin cur helon hep hydr kali-c *Merc Psor* rad-br *Sep* sil tarent ust
  - clear: tarent
  - menses; after: *Chin*
  - offensive: *Chin Psor*
- lying agg: **Puls**
- masturbation; from: *Canth* orig (non: orig-v) *Plat* **Puls**
- meat washings; like (↗bloody - watery): alum bufo *Cocc* kali-i kreos lyc nit-ac phos sabin sep tab
- membranous: *Borx* bov hep hydr kali-bi nit-ac phyt vib
- menopause; during: **Graph** psor *Sabin Sang* sars **Sep**
  - continues after menses cease; leukorrhea: *Sang*
- menses:
  - after:
    : agg: aesc alet *Alum* alum-p alum-sil am-m ars *Ars-i* ars-s-f *Borx* **Bov** bry bufo **Calc Calc-p** calc-s calc-sil canth carb-ac carb-an *Carb-v* carbn-s carl caust *Cham* chel chin chinin-ar *Cinnm* cocc *Coloc Con* cop cub *Eupi* ferr-i *Graph* guare *Hydr* iod kali-ar kali-bi kali-c kali-n kali-p kali-sil kalm *Kreos* lac-c lac-d lach lil-t *Lyc* lyss *Mag-c Mag-m* merc *Mez Murx* nat-m *Nat-p* nat-s *Nicc Nit-ac* nux-v pall *Ph-ac Phos Plat* psor **Puls** *Ruta* sabin **Sep** *Sil* spig sul-ac sul-i *Sulph* tab tarent *Thlas* thuj tril-p vib *Xan* zinc *Zinc-p*
    : two weeks; after: bar-c *Borx* calc-p con *Kali-c* mag-m sulph
    : week; after a: *Kalm*
  - before | agg: allox *Alum* alum-p alum-sil am-m ang aran-ix arist-cl aur-m *Bar-c* bar-i bar-s berb borx **Bov** bufo **Calc** *Calc-p Calc-s* calc-sil *Carb-v* carbn-s caust *Cedr* chin *Cocc* con cub ferr ferr-act ferr-i ferr-p **Graph** *Hed* hir iod kali-n **Kreos** lac-d *Lach* mag-m mand mez nat-c *Nat-m* nat-sil *Nux-v Pall Ph-ac Phos* pic-ac plat prot psor **Puls** ruta sabin **Sep** *Sil* sul-i *Sulph* tarent *Thlas* thuj ust vib *Zinc*
  - between: aesc *Alum* ange-s *Borx Bov* **Calc** *Cocc Coloc* con *Eupi* ferr foll *Graph* hydr hypoth *Iod Ip* kalm *Kreos Nit-ac* ph-ac plat prot *Puls* rob sabin **Sep** *Sulph* thlas *Xan*

| Leukorrhea – menses | Female genitalia/sex | Leukorrhea – ropy |

- **during**:
  : **agg**: alum am-c ars ars-i bar-c borx bov calc carb-ac carb-an carb-v caust chin chinin-s *Cocc* con es-ac graph hura *Iod* kali-ar kali-c *Kreos* lach *Mag-m* merc mez mur-ac nat-m nit-ac phos psor puls sabin sep sil sulph zinc
- **instead** of: alum **Ars** berb bov calc-p *Cedr Chen-a Chin Cocc Ferr Graph Iod* lac-c mang nat-m *Nux-m Phos* psor puls rat senec *Sep Sil Xan Zinc*
- **like** menses: *Alum Caust Kreos* mag-s zinc
- **scanty** menses, with: calc-p *Caust*
- **smelling** like: *Caust*
- **suppressed** menses, with: puls *Ruta* sabin
- **mental** symptoms; with (See MIND - Mental symptoms - leukorrhea)
- **mercury**; after abuse of: **Nit-ac**
- **milky**: *Am-c* anan ang ange-s aur bar-c bell *Borx* **Calc** calc-f *Calc-i Calc-p* calc-sil canth *Carb-v* carbn-s chel coff *Con* cop *Euph Ferr* ferr-p graph haem *Ign* iod *Kali-chl* kali-i **Kali-m** *Kreos Lach* lyc naja nat-m *Ovi-p* paraf *Phos Phys* psor **Puls** sabin sarr **Sep** *Sil Stann Sul-ac Sulph Sumb Thuj* xan
- **daytime**: **Sep**
- **morning** | **walking** agg: *Phos*
- **forenoon**: sep
- **menses**; during: phos
- **urination** agg; during: *Calc*
- **moon**; full:
  - **at**: **Lyc**
  - **before**: *Lyc*
- **motion**:
  - **agg**: *Bov* **Calc** carb-an euph-pi graph helin mag-c *Mag-m* mag-s *Phys Sep* til
  - **downward** motion agg: *Borx*
- **mucous**: alum am-c am-m ambr ant-t arist-cl ars bell **Borx** bov bry but-ac calc canth carb-an carb-v chin cocc con ferr *Graph* guaj kali-c kali-n kreos *Lach* **Mag-c** merc mez *Nat-c* nat-m nit-ac nux-v petr phos plb **Puls** sabin sars seneg sep **Stann** sul-ac sulfonam sulph thuj zinc
- **sexual** excitement agg: senec
- **muddy**: nux-m
- **offensive**: am-m amor-r anan *Aral Arg-met Ars* ars-i asaf bapt bufo buni-o calc calc-ar calc-p calen caps **Carb-ac** carb-an *Carb-v Chin* chinin-ar cimic *Coloc Con* cop crot-h cub cur *Eucal* graph *Guare* helon *Hep* hist hydr **Kali-ar** kali-i **Kali-p** *Kreos* lach lam *Lil-t* lyss mag-c mand med *Merc* merc-c *Myric Nat-ar Nat-c* **Nit-ac Nux-v** oci-sa onos *Op* **Psor** pulx pycnop-sa *Pyrog Rhus-t* rob *Sabin Sang Sanic* sarr *Sec* **Sep** *Sil Sulph Syph* ter *Thlas Thymol* tril-p tub *Ust*
- **evening**: sep
- **accompanied** by | **Uterus**; cancer of (See Cancer - uterus - cancer - discharge)
- **ammonia**, like: am-c pycnop-sa
- **blackish**, watery: rhus-t
- **brine** water: *Med* sanic
- **burnt** blood, as: hist
- **carrion**-like: psor

- **offensive**: ...
- **cheese**, like old: **Hep** sanic
- **delivery**; after forceps: calen
- **fish**-brine, like: cimic med pitu-a *Sanic* thuj
  : **decayed**: *Med*
- **green** corn; odor like: *Kreos*
- **horse's** urine, like: but-ac
- **menses**:
  : **after** | **agg**: ars coloc *Guare* kreos nit-ac tarent
  : **before** | **agg**: mand
  : **between**: *Coloc*
  : **like** menses: caust
  : **suppressed** menses; from: sabin
- **pungent**: kreos
- **putrid**: arg-met arg-n **Ars** bapt bufo cann-xyz caps **Carb-ac** carb-an *Carb-v* caust chin colch coloc con *Cur* graph helo *Kali-ar Kali-i* **Kali-p** *Kreos* lach mur-ac *Nat-c* nit-ac *Nux-v* ph-ac **Psor** pulx sabin sang sarr *Sec Sep* thuj *Ust*
- **sour**: hep *Nat-p*
- **sweetish**: calc-p merc-c
- **urinous**: ol-an
- **yeast**-like: but-ac
- **oily**: carc thuj
- **old** people; in | **women**; old: ars *Helon* nit-ac sec
- **orange** colored: kali-p
- **pain**:
  - **abdominal** pain; flowing after: am-m bell caust cham con ferr ign kali-c lyc mag-c *Mag-m* Merc naja nat-m *Nat-m* puls sep *Sil* sulph *Zinc*
  - **backache**; with: abrom-a lyss
    : **right**: abrom-a
    : **with**: mag-m puls sec sil sulph
- **painless**: agn *Am-m Ferr Kreos* nux-v *Plat* **Puls** *Ruta*
- **paroxysmal**: allox ant-t eupi lyc
- **periodical**: lyc
- **pregnancy** agg; during•: **Alum** cimic *Cocc* con kali-c **Kreos** *Murx* petr **Puls** sabin **Sep**
- **puberty**, at: ferr **Sep**
- **purulent**: aesc *Agn Alum* alum-sil alumn amor-r anan *Arg-met* arg-n *Ars* aur-m *Bov* bufo **Calc** calc-s calc-sil cann-s carb-an cean cham *Chin* cinnb *Cocc* con cop cur eupi *Fago* helin *Hep Hydr Ign* iod *Kali-bi Kali-s* kreos lach lil-t lyc *Merc Merc-c Merc-i-f* nat-c *Nat-s* nit-ac *Plat* prun **Puls** pulx rob *Sabin* sec **Sep** sil *Stann Still Sulph Syph* thuj tril-p ust
- **menses**:
  : **after** | **agg**: *Bov*
- **rest**:
  - **agg**: fago
- **rising** from sitting, on: plat
- **ropy**, stringy, tenacious: *Acon* acon-l aesc alet *Alum* am-m ant-t aran arg-met *Asar* bell-p *Borx Bov Caust* chel *Coc-c Croc* dict ferr-br goss *Graph* **Hydr** iris **Kali-bi Kali-m** *Mag-m* mez *Nat-c* **Nit-ac** *Pall* ph-ac phos *Phyt* raja-s **Sabin** stann sulph tarent tril-p
  - **morning**: phyt
  - **menses**:
    : **after** | **agg**: chel phos

▽ extensions | ○ localizations | ● Künzli dot

Leukorrhea – ropy | **Female genitalia/sex** | Leukorrhea – white

- **menses**: ...
  - before | **agg**: ferr
  - **walking agg**: *Bov*
- **running** down limbs: alum ant-c onos senec
- **scanty**: agn but-ac cur graph mag-c murx phys puls *Sars Sulph* thymol
- **scrofulous** women; in: **Calc**
- **sexual excitement**, from (See Sexual desire - increased - accompanied - leukorrhea)
- **sighing agg**: *Phys*
- **sitting agg**: am-c *Ant-t* cact *Cocc* cycl *Fago Mag-c* sumb
- **slimy** (See mucous)
- **squatting agg**: cocc
- **staining** linen: agn bov *Carb-an* chel eupi fago graph *Kreos Lach Lil-t Nux-v Prun* pulx sep *Thuj*
  - **wash** out; colors clothes, difficult to: mag-c med pulx sil *Thlas* vib
- **standing**:
  - **agg**: *Ars* carb-an kreos lac-c
  - **amel**: fago
- **starch**, like boiled: **Borx** ferr-i **Nat-m Sabin** tep
- **stiffening** the linen: *Alum* alumn bell *Kali-bi* kali-n *Kreos Lach Sabin*
- **stool**:
  - after | **agg**: cench *Mag-c* vib zinc
  - during | **agg**: ferr-i mag-c mag-m sanic thuj zinc
- **stooping agg**: cocc
- **stringy** (See ropy)
- **stubborn**: mez
- **suppressed**: *Am-m* asaf calc-p graph lac-c lach nat-s phos *Sabin* senec
  - **agg**: thlas
- **sycotic**: *Mag-s*
- **syphilitic**: *Kali-bi* Merc Merc-c **Nit-ac** viol-t
- **tenacious** (See ropy)
- **thick**: abrom-a *Acal* aesc alum ambr amor-r anac anan **Ars** *Ars-i* ars-s-f *Asar Aur* aur-ar *Aur-i* aur-s bar-c *Borx Bov* bufo **Calc** calc-s canth carb-ac *Carb-v* castm *Cean Chlol* coc-c *Coloc Con* cop cur goss helin **Hydr** *Iod* **Kali-bi** kali-i kali-m kali-s kreos lach lup *Mag-p* mag-s med merc mez murx myric *Nat-ar Nat-c* nat-m nit-ac *Phyt Podo Puls* rob *Sabin* sarr *Sec Senec Sep* stann staph *Sul-i* sulph syph thuj tong vib *Zinc*
  - **morning**: aur-s carb-v *Zinc*
  - **night** | **waking**; on: zinc
  - **acrid**: bov hydr
  - **creamy**: calc-p nat-p puls sec
  - **menses**:
    - after | **agg**: ars *Coloc Nit-ac Pall Sep Zinc*
    - before and after | **agg**: *Zinc*
    - between: *Coloc*
  - **stool** agg; during: *Vib*
  - **urination** agg; during: **Calc**
  - **walking agg**: *Bov*
  - **white** paste; as: *Borx*
- **thin** (↗*bloody - watery*): abrom-a alum alum-p alum-sil am-c ambr anan *Ant-c Ant-t Arg-met* arist-cl *Ars Ars-i Asaf* bapt bell bond *Bufo* but-ac *Calc Carb-an Carb-v*

- **thin**: ...
  carbn-s castm cham chin chinin-ar *Cocc Ferr* ferr-ar ferr-i ferr-p fl-ac frax gels **Graph** helon iod *Kali-i* kali-n kali-s *Kreos Lac-c* lept *Lil-t Lob Lyc Mag-c Mag-m* med merc merc-c mez *Murx* naja *Nat-m Nat-p* nicc **Nit-ac** *Ol-an Ph-ac Phos* plat prun **Puls** sabin sarr *Sec Sep Sil* stann sul-ac sul-i *Sulph* syph tab thuj thymol tril-p vib
  - **morning** | **rising agg**: *Carb-v* sulph
  - **forenoon**: mag-c
  - **afternoon**: *Lil-t Naja*
  - **burning**: hydr
  - **dinner**; after: cham
  - **menses**:
    - after | **agg**: ars *Mag-c Nit-ac* tab *Vib*
    - before | **agg**: sapin
    - between: alet
  - **pregnancy agg**; during: *Cocc*
  - **scrofulous** women, in: *Iod*
  - **urination agg**; after: nicc
- **transparent**: *Agn* allox *Alum* alumn am-c am-m anac *Aur* aur-s **Borx** *Bov* bufo calc *Calc-p Caust* chlorpr *Mez* nabal **Nat-m** *Nit-ac* pall *Petr Plat Podo* **Sep** *Stann* stram *Sul-ac* til ust
  - **rising** from seat, after: plat
  - **walking agg**: *Bov*
- **urination**:
  - **after**:
    - **agg**: *Am-m* carb-v con cur *Kreos* mag-m *Merc Nat-c* nicc plat **Sep Sil** sulph
  - **before**: kreos
  - **during**:
    - **agg**: am-m calc calc-p carb-v coff con kreos merc nat-c plat sep **Sil** *Squil*
- **urine**-like: ol-an
- **vaginismus**, in: *Ign*
- **walking**:
  - **agg**: *Aesc* alum anan *Aur* **Bov** calc *Carb-an Graph* kreos lac-c mag-c mag-m *Nat-m* onos *Phos Sars Sep* stront-c *Sulph* tong *Tub*
  - **amel**: cact *Cocc* cycl fago
- **warm**:
  - **bed**, agg: syph
  - **water** flowing down; sensation of warm: *Borx*
- **washing** | **amel**: kali-c
- **watery** (See thin)
- **weakening**: berb **Chin** *Cocc* coll con *Frax Hydr Kali-c* kreos nicc ph-ac *Senec* stann *Vinc*
- **weakness**; with: *Aesc Alet Arg-n* berb **Calc** calc-p *Caul Caust* con **Graph** ham *Helon* hydr *Iod* **Kreos** *Lyc* lyss **Nat-m** *Petr Ph-ac Phys* rob **Stann** sul-ac tarent thlas zinc
- **white**: abrom-a alet aloe *Alum* alumn-sil am-c *Am-m* ambr anac anan *Ant-t Arg-met* arist-cl *Ars Aur* aur-ar *Aur-s* bar-c *Bell* berb **Borx** *Bov* bufo *Calc* calc-f *Calc-p* calc-sil canth *Carb-v* carbn-s cench cent chel coc-c *Con* dict elaps *Ferr* ferr-ar ferr-p *Gels* goss **Graph** guat haem hydr kali-c *Kali-chl Kali-i Kali-m* kali-n *Kreos* lac-c lapa lil-t lyc *Lyss Mag-c* mag-s mand *Merc* merc-c *Mez* mom-b nabal **Nat-m** nit-ac *Nux-v* oci-sa ol-an pall

Leukorrhea – white / Female genitalia/sex / Lying

- **white**: ...
  penic *Petr* phos *Plat Podo* prun *Psor Puls* rob sabin sarr sars **Sep** sil *Stann* stram *Sul-ac* sulfonam sulph sumb syph *Tarent* ust vib *Zinc* zinc-p
  · **afternoon**: naja
  · **evening**: phos
  · **egg** like: borx nat-m petr
  · **green** afterwards; turns: nat-m
  · **sitting** agg: *Sumb*
  · **stains** linen yellow: chel kreos
  · **stool** agg; during: cench *Vib*
- **yellow**: acon *Aesc* alet *Alum* alum-p alum-sil *Alumn* anan apis *Arg-met* Arg-n **Ars** *Ars-i Ars-s-f Asar Aur* aur-ar **Aur-i** *Aur-m Aur-s* bell bov *Bufo* buni-o **Calc** calc-ar calc-f calc-i *Calc-s* calc-sil *Cann-s Carb-an Carb-v* cean cench **Cham** *Chel* chin *Chlor* cimic cinnb coli *Coloc* con cub cycl *Eupi* fago fl-ac foll gels *Gran Graph* **Hydr** ign *Inul Iod Kali-ar Kali-bi* kali-c kali-chl *Kali-i* kali-m *Kali-p Kali-s Kali-sil* **Kalm Kreos** *Lac-ac* lac-c *Lac-d* lac-f lach *Lil-t Lyc* mag-c mand med *Merc* merc-c *Merc-i-f* merc-i-r *Murx* myric *Nat-ar Nat-c* nat-m *Nat-p Nat-s* nat-sil nit-ac *Nux-v* oci-sa *Ol-j* onos *Pall* penic *Ph-ac* phos phos psor *Puls* rob *Sabin* senec **Sep** ser-a-c sil spira *Stann* sul-ac **Sulph** *Syph Thuj Tril-p* ust vib *Zinc Zinc-p*
  · **morning**: *Aur-m* kalm **Sep**
  · **night**: *Syph*
  · **children**; in: *Merc-i-f Syph*
  · **menses**:
  : **after** | agg: ars lac-d ph-ac
  : **before** | agg: ars lac-d *Nat-m Puls Sep Tarent*
  : **between**: calc *Coloc*
  : **during** | agg: calc des-ac *Puls*
  · **scrofulous** women, in: *Iod*
  · **stains** linen: aeth *Agn Carb-ac Carb-an* chel fago **Kreos** nit-ac *Nux-v* prun
  · **urination** agg; before: *Kreos*
  · **yellow** green (See greenish yellow)

LOCHIA (↗*Delivery - after; Delivery - during*): hoit
- **abortion**, after (↗*Abortion*): ruta
- **acrid**: *Bapt Carb-an* con **Kreos** lil-t *Merc Nit-ac* plat *Pyrog* rhus-t *Sep Sil*
- **bloody**: acon arn bell bry calc caul *Cham* chin chr-ac crot-h erig ham ip rhus-t *Sec* sep sil *Tril-p* ust
  · **again** bloody after growing light; it becomes: *Calc Erig Kreos Rhus-t* sil
  · **motion**, after least: erig
  · **nursing** child, when: *Sil*
  · **too**: acon bry calc caul *Cham* rhus-t *Sec* sil
- **brown**: *Carb-v Kreos* pyrog *Sec*
- **clotted**: cimic **Kreos** mag-c
- **partly**: **Ust**
- **copious**: abrot acon benz-ac brom bry buni-o calc carb-an *Cham* chin *Coff Con Croc* erig hep lil-t mill *Nat-c* nat-m nux-v oci-sa *Plat* puls *Rhus-t* sabin *Sec* senec sep **Sil** sulph tril-p *Ust* xan
- **dark**: caul *Cham Chin Croc* **Kreos** nit-ac *Plat* pyrog *Sec* ust
  · **stringy**; and: *Croc*

Lochia: ...
- **excoriating**: kreos
- **green**: lac-c sec
- **gushing**: erig *Plat*
- **hot**: bell
- **ichorous**: *Carb-an* rhus-t *Sec*
- **intermittent**: *Calc* con *Kreos Plat* pyrog rhus-t sulph
- **milky**: *Calc Puls Sep*
- **motion** agg: erig
- **nursing** the child agg; when: **Sil**
- **offensive**: acon ars *Bapt* bell *Bry* carb-ac *Carb-an Carb-v Chin* chinin-ar **Chr-ac** *Crot-h* crot-t *Echi* erig kali-chl **Kali-p Kreos** lach nit-ac nux-v oci-sa petr *Pyrog Rhus-t* **Sec** *Sep* sil stram sulph
  · **cadaverous**: stram
  · **putrid**: ars bapt *Bell* carb-ac **Carb-an** echi kreos lach pyrog rhus-t *Sec*
- **periodical** | **weeks**; every two: *Tril-p*
- **protracted**: bapt bell bell-p benz-ac buni-o *Calc* **Carb-ac Carb-an** caul *Chin* croc helon hep *Kreos* lil-t merc mill **Nat-m** *Plat Rhus-t* sabin *Sec* **Senec** sep sulph tril-p ust
- **purulent**: *Chin Lach* sulph
- **red**: acon bry calc chin psor *Sil* sulph
- **returning**: acon *Calc* erig helon *Kreos Psor Puls Rhus-t* senec sulph
  · **motion**, after least: *Erig*
- **scanty**: acon *Bell* bry cham coloc dulc guare *Nux-v* **Puls** *Pyrog* rad-br **Sec** stram *Sulph*
- **suppressed**: acon alet aral art-v bapt bell **Bry** *Camph Carb-ac* caul *Cham Chin Cimic* coff coloc *Dulc* echi *Hep Hyos* kali-c leon lyss merc mill mur-ac *Nux-v* op par phyt plat psor **Puls Pyrog** ruta *Sec* senec sil *Stram* **Sulph Ter** verat *Verat-v* zinc
  · **anger**; after: cham coloc
  · **cold** agg; becoming: *Acon Bry* cham *Cimic Dulc Pyrog Sulph*
  · **dampness**, from: *Dulc*
  · **emotions**, by: *Cimic Ign*
  · **excitement**, by: cimic
  · **fever**; with (↗*FEVE - Puerperal - lochia*): *Acon* mill sec
  · **fright** agg: acon ign op
  · **grief**; from: ign
  · **vexation** agg: acon cham coloc
- **thin**: bell *Carb-an* cimic lach *Pyrog* rhus-t *Sec* ust
- **white**: *Nat-m Puls Sep* sulph

LYING:
- **agg**: *Am-c* am-m ambr *Bov Cycl* ferr kreos *Mag-c* murx *Puls Zinc*
- ○ **Uterus**: ambr
- **amel**: bov cact caust lil-t
- **back**; on:
  · **amel** | **Uterus**: onos
- **side**; on:
  · **affected** side:
  : **amel** | **Ovaries**: apis kali-p pall

1058   ▽ extensions | ○ localizations | ● Künzli dot

Lying-in / Female genitalia/sex / Menses

LYING-IN women (See Delivery - after; Delivery - during)

MASTURBATION, disposition to: agn ambr *Anac* anan *Apis* aur-ar bell-p bufo *Calad* calc *Calc-p* **Canth** *Carc* caust *Chin* coff *Gels* Grat **Hyos** *Kali-br Lach* lil-t *Lyc* med merc mosch *Nat-m Nux-v Onos* op **Orig** (non: orig-v) *Ph-ac* phos pic-ac **PLAT** puls raph sal-n sec **Staph** stram *Sulph* tarent thuj *Tub* ust verat **Zinc**
- children; in (♂*young*): aloe ambr aur bufo *Calc- Cann-i* canth carc *Fl-ac* grat **Hyos** lac-c **Lach** lyss med **Merc** *Mosch* **Orig** ph-ac **Phos** plat puls staph stram tub verat *Zinc*
  · rubbing thighs together; orig
- cough or spasms; during; *Zinc*
- itching, from:
  ○ **Clitoris**: agar
  · **Vagina**, in: calad
   children; in: calad *Orig* zinc
  · **Vulva**, in: *Calad Orig* zinc
- menses; during: zinc
- public; in (♂*MIND - Naked - exhibitionism)*: **Hyos**
- relief; without: canth
- young people (♂*children)*: carc

MATURITY (See Development)

MENARCHE | delayed (See Menses - delayed)

MENOPAUSE (= climaxis) (♂*GENE - Menopause; MIND - Menopause)*: acon *Agar* alet aloe alum *Aml-ns* ant-c *Apis* aqui *Arg-n* arist-cl aur bar-c bell-p bor-ac *Bry* **Cact** calc *Calc-ar* camph caps carb-v *Carc* caul *Chin Cimic Cocc* coff *Con* Croc **Crot-c** *Crot-h Cycl* dig ferr ferr-p *Gels Glon* **Graph** ham *Helon* hir *Hydr* ign *Jab Kali-bi Kali-br Kali-c Kali-s Kreos* **Lach** laur lil-t lutin lyc mag-c magn-gl *Manc* **Mang** meli merc-sul mosch **Murx** nat-m nicc-s nit-ac *Nux-m Nux-v* ol-an orch *Ov* ph-ac *Phos* phys pilo plat plb **Psor** **Puls** rhus-t *Sabin* sal-ac *Sang* sanguiso sars *Sel* semp **Sep** *Stront-c* *Sul-ac* **Sulph** sumb *Tab Ter Ther* tril-p tub *Ust* valer *Verat* viol-o vip vip-a visc xan zinc *Zinc-val*
- never well since (See GENE - Convalescence - menopause)
- obese women; in: calc-ar
- sadness; with (See MIND - Sadness - menopause)
- servants, in: *Con*

MENORRHAGIA (See Menses - copious)

MENSES:
- daytime only: cact *Caust* coff cycl ham kali-c lach **Puls** sabin
- morning: am-m *Borx* **Bov** carb-an sep sulph
  · evening; and: *Phel*
  · day amel; during: am-m
  · only: *Bov* carb-an nat-s **Sep**
  · rising agg: **Bov** mag-c plat
  · walking agg: glon
- forenoon, only: lycps-v nat-s
- noon: coca
- afternoon: ferr lyc nat-m

Menses - afternoon: ...
  · ceases in afternoon: *Mag-c*
  · walking only, while: nat-s
- evening:
  · lying agg: berb bov coc-c
  · only: coc-c coff phel
- night: abrom-a *Am-c Am-m Borx Bov* coc-c *Coca* ferr glon **Mag-c** mag-m *Nat-m* sep sulph *Zinc*
  · only: am-c am-m borx **Bov** coc-c coff cycl mag-c mag-p nat-m
  · sleep; only during: mag-c
- absent (= amenorrhea): *Acon* aesc agar agn alet aln *Am-c* am-m *Ant-c Apis Apoc* arg-n *Arist-cl* Ars *Ars-i* asar asar-c *Aur* aur-ar aur-i aur-s aven *Bar-c* **Bell** bell-p benz-ac berb *Borx* brom *Bry Calc* calc-i calc-p calc-s calc-sil canns-s canth carb-v **Carbn-s** card-m *Caul Caust Cham* chel *Chin* chinin-ar chlorpr cic cimic cina *Cocc* colch *Coll Coloc* **Con** cortico cortiso croc crot-t *Cupr Cycl Cypr* dam dig *Dros* **Dulc** euphr eupi **Ferr** *Ferr-ar* **Ferr-i** *Ferr-p Ferr-r* gast gels *Glon* goss **Graph** *Guaj* Ham hedeo *Hell* helo helon hoit *Hyos* hyper *Ign* indg *Iod* joan *Kali-ar* **Kali-c** kali-i *Kali-n Kali-p Kali-perm* kali-s kreos lac-d *Lach* lil-t linu-c lob luf-op **Lyc** m-arct *Mag-c Mag-m* mag-s mand mang-act med *Merc* **Merl** mill nat-c *Nat-m* nat-p nat-s nat-sil nep *Nux-m Nux-v* ol-an *Ol-j* op ovi-p parth ph-ac *Phos* pin-l pitu *Plat* plb podo *Polyg-h* polyg-pe polyg-xyz polytr-c **Puls** puls-n rhod *Rhus-t* rub-t *Sabad* sabin sang sanic sec **Senec** *Seneg* **Sep** sieg *Sil Sin-n* spong *Staph* stram sul-i **Sulph** symph tanac tep ther thiop thyr **Tub** urt-u ust *Valer* verat verat-v wies wye x-ray xan *Zinc* zinc-p.
  · accompanied by:
   apyrexia: nat-m
   palpitations (See CHES - Palpitation - accompanied - menses)
   respiration; difficult (See RESP - Difficult - accompanied - menses)
   Conjunctiva; inflammation of (See EYE - Inflammation - conjunctiva - accompanied - menses)
   Joint pains: caul
   Mammae; scirrhus of (See CHES - Cancer - mammae - scirrhus - accompanied - menses)
   Tongue | mapped tongue: *Nat-m*
  · cold; after taking a: asar-c hell senec
  · complaints of menses are present; only: *Ant-c Con Cur* (non: cycl)
  · feeble women; in: *Ars*
  · girls; in: apoc aqui cortico cortiso nep polyg-h thala x-ray
  · grief; from: ign
  · long period: wies
  · milk in mammae, with: phos *Rhus-t*
  · molimen only (See complaints)
  · nervous women; in: ars ter
  · strain, after psychical and physical: hypoth

Menses – accompanied by

- **accompanied** by | **cold** food; desire for (See GENE - Food and - cold Food - desire - accompanied - menses; GENE - Food and - milk - desire - cold)
- **acrid**, excoriating: all-s *Am-c* amor-r ant-t ars ars-s-f aur aur-m bar-c bov calc-sil canth carb-ac *Carb-v* carbn-s *Caust* cham ferr *Graph* hep *Kali-ar* kali-bi **Kali-c** kali-chl kali-m *Kali-n* kreos *Lac-c* **Lach** mag-c merc nat-c *Nat-s Nit-ac* petr phos prun puls raja-s *Rhus-t* sabin sang *Sars* sep **Sil** *Stram* sul-ac *Sulph* tere-ch zinc
- **after**:
  · **agg** | **Ovaries**: zinc-val
- **ailments** from menstrual disorders (See GENE - Menses; MIND - Menses)
- **albuminous** | **morning**: calc-p
- **amelioration** of all complaints during menses (See GENE - Menses - during - amel.)
- **ammoniacal**: lac-c
- **anger** brings on the flow: cham nat-m
- **appear**:
  · as if menses would appear: act-sp *Aloe* am-m ambr *Apis* aur bry *Calc-p* canth carb-v cina cocc *Croc Cycl* ferr hir hyos inul kali-c kreos laur lil-t lyc *Mag-c* mag-p mosch mur-ac *Murx Nat-c* nat-m *Onos* phos phyt *Plat* plumbg *Puls* puls-n sang *Senec Sep* stann staph sul-ac til vib
  : **afternoon**, but evening amel: pall
  : **drawing** pain: calc-p
  : **pinching** pain: mur-ac
  : **pressing**: *Mur-ac* plat
  · **cold**; after a: *Puls*
  · **proper** age; before the: ambr *Ant-c* bell *Calc Calc-p* canth carb-v *Caust Cham* chin cina coc-c cocc ferr goss hyos ip kali-c lyc merc nit-ac *Phos Puls* rhus-t *Sabin* sec *Sil* sulph verat
  · **shock**, from a: *Op*
  · **suddenly**: bros-gau *Nat-m Phos*
- **before**:
  · **agg**:
    : **Ovaries**: ant-t arg-n borx brom caps carb-an chin cub lyc plat senec sul-ac tab thuj
  · **proper** age; the (See appear - proper)
- **black**: acon *Am-c Am-m* ant-c ant-t apis arn arund asar *Bell* berb bism bov *Bry* calc-p canth *Carb-an Carb-v* carbn-s caul *Caust Cham Chin* cimic coc-c *Cocc* coff *Colch* con *Croc* **Cycl** *Elaps Ferr* graph ham helon *Ign* jug-r kali-chl kali-m **Kali-n** kali-p kreos **Lach** *Lil-t Lyc Mag-c Mag-m* mag-p *Mag-s* mang med *Nat-hchls* nat-m nat-s *Nit-ac* nux-m *Nux-v Ol-an Ph-ac* phos *Plat* plb **Puls** raja-s rob sabin *Sang Sec* sel *Sep* sol-t-ae *Stram Sulph* tep ter thal *Thlas* thuj tril-p ust xan
  · **forenoon**: carb-an
  · **clots**, with; to: alet *Am-c* arist-cl *Chin* hoit *Lyc* plat
  · **inky**: *Kali-n*
  · **pitch**-like: bism *Cact Cocc* croc *Graph* kali-chl kali-m kali-n *Mag-c Mag-m* mag-p nux-v *Plat* sang
  · **sticky**: coc-c
- **bloody** mucous: alum apis bar-c berb *Cocc* lachn nat-s nux-p pycnop-sa wies

Female genitalia/sex

- **bloody** mucous: ...
  · **morning**: nat-s
- **bright** red: acon aloe alum am-c anan ant-t aran *Arn* ars atro bar-c **Bell** borx bov brom bry bung-fa calc *Calc-p* calc-sil canth carb-an carb-v *Caust* cench chin *Cinnm* coloc croc dig dros **Dulc** ergot **Erig** eupi *Ferr* ferr-ar ferr-p fic-r foll form glyc graph *Ham* **Hyos Ip** kali-ar *Kali-c* kali-chl kali-m kali-n kali-s kali-sil kreos *Lac-c* lachn laur led lil-t lyc m-aust mag-m manc meli merc merc-c **Mill** mit nat-c nit-ac nux-m pall **Phos** plat puls *Rhus-t* sabad **Sabin** sacch-a *Sang* sapin *Sec* sep sil spig stram stront-c sulph syph thuj tril-p tritic-vg *Ust* vib visc xan zinc zinc-p
  · **forenoon** | **9** h: sol-t-ae
  · **clotted**:
    : **mingled** with dark clots: **Bell** cench *Lyc Sabin Sec*
    : **partly** clotted: ust
- **brown**: bapt berb **Bry** calc *Carb-v Con* goss iod mag-c *Nit-ac* puls rhus-t *Sec* sep thuj vesp
- **cease**:
  · **sitting** agg: kreos
  · **suddenly**: cocc
  · **walking** agg; after: *Kreos*
- **changeable** in appearance: nux-m **Puls**
- **childbed**, after (See return - delivery)
- **clotted**: alet aloe *Am-c Am-m* ant-c *Apis* apoc *Arg-n* arist-cl *Arn* bart **Bell** bell-p berb borx bov bry bufo buni-o cact **Calc Calc-p** canth carb-an carb-v carl *Caust* **Cham Chin** *Cimic* cina **Coc-c** *Cocc Coff* con *Croc* **Cycl** *Ferr* ferr-p fl-ac foll glyc *Graph* ham helon hoit *Hyos* hypoth *Ign* inul **Ip** jug-r kali-bi kali-c kali-chl *Kali-n* kali-n kreos *Lac-c* **Lach** (non: laur) lepi *Lil-t Lyc* macro mag-c *Mag-m* mag-s mand *Med* merc **Murx** *Nat-hchls* nat-m nat-s nux-m nux-v ov ph-ac phos phyt pitu-a *Plat* plb prot psor **Puls** raph **Rhus-t** rhus-v *Sabad* **Sabin** sang sanic *Sec* sel sep sol-t-ae spig staph *Stram* stront-c *Sulph* tep *Thlas* thuj thymol til tril-p *Tub Ust* vib vip-a xan xanth *Zinc* zinc-p zing
  · **dark** clots (↗*dark - clots*): aloe am-c ambr arund **Bell** bov calc-p cench *Cham Chin* cimic coc-c *Cocc* coff *Coc* culx *Cycl Ferr* ham ign kali-chl kali-n *Lyc* mag-m med nux-m *Plat* **Puls Sabin** *Sec* staph *Ust* vip vip-a xan *Zinc* zing
  · **first** day: pitu-a plb
  · **gelatinous** bright blood; with: laur
  · **large** clots: *Apoc* bros-gau coc-c *Ip* murx *Stram* zinc
  · **last** days: *Nat-s* pitu-a prot
  · **offensive**: *Bell* berb cham *Croc* helon kreos plat sang *Sec*
  · **partly** fluid: graph **Sabin**
  · **second** day: erig
  · **serum**; clots and: lyc ust
  · **seven** days: prot
  · **urination** agg; during: coc-c
- **cold** bathing agg: ant-t
- **colors** clothes, difficult to wash out (See staining - wash)

▽ extensions | O localizations | ● Künzli dot

Menses – complaints   **Female genitalia/sex**   **Menses – copious**

- **complaints** of: acon aqui **Bell** *Calc Cham* cocc ferr *Graph* ip *Kali-c* kreos lach mag-c nat-m **Nux-m** nux-v phos plat **Puls** *Sabin* sec sep *Sulph*
  - **accompanied** by:
    : **vertigo** (See VERT - Accompanied - menses)
    : **Skin**; complaints of: borx carb-v *Dulc Graph* kali-c mag-m *Nat-m* sang sars sep stram verat
  - **bathing** | **amel**: kali-c
- **copious**: acal acet-ac achil-m *Acon* adon *Agar* ail alet all-c all-s aloe alum alumn *Am-c* am-caust *Am-m Ambr* anac anan ant-c ant-t *Apis* **Apoc** aqui aran arg-met *Arg-n* arist-cl *Arn* **Ars** *Ars-i* ars-s-f art-v arum-d asar asar-o aspar aur aur-ar aur-i aur-m aur-s bac bapt bar-c bar-i bar-m bart **Bell** bell-p benz-ac *Borx* **Bov** brass-o brom *Bry* bufo buni-o cact calad **Calc** calc-act calc-ar *Calc-i* **Calc-p** *Calc-s* calc-sil *Calc-st-s Calen* camph *Cann-i* cann-s *Canth* caps *Carb-ac Carb-an Carb-v* carbn-s *Card-m Castm Caul Caust* cean cench *Cham Chel* **Chin** *Chinin-ar Chinin-s Cimic Cina Cinnm* cit-l clem clomip coc-c **Cocc** *Coff* coli *Coll Coloc Con* cop cortiso *Croc* crot-h culx cupr cupr-act cur **Cycl** *Dig* digin diosm dulc elaps erech ergot **Erig** erod eupi fago **Ferr** ferr-act *Ferr-ar Ferr-i* ferr-p ferr-r ferr-s fic-r *Fl-ac* flor-p foll frax *Gels* ger glon glyc *Goss* gran graph grat guare hall *Ham* helo **Helon** *Hep* hir hoit hura *Hydr* hydrc hydrocort hydroph *Hyos* hyosin hyper *Ign Iod* **Ip** iris joan jug-c jug-r kali-ar *Kali-br* **Kali-c** *Kali-fcy Kali-i* **Kali-m Kali-n Kali-p Kali-s** kali-sil kiss *Kreos* lac-ac *Lac-c* lac-v-f *Lach Laur* lavand-a *Led* lil-t lipp lob *Lyc Lyss* m-ambo m-arct m-aust *Mag-c Mag-m* mag-s mand *Med* menis **Merc** *Merc-c* mez **Mill** mit mom-b mosch mur-ac **Murx** *Nat-ar* nat-c **Nat-m** nat-p nat-s nat-sil nep nicc *Nit-ac* **Nux-m Nux-v** oci-sa onos op *Ov* ovar pall paraf penic *Petr* ph-ac phel **Phos** *Phyt* **Plat** plb *Prun* **Puls** pycnop-sa pyrog raph **Rat** rhod **Rhus-t** rhus-v ribes-n *Ruta* sabad **Sabin** sacch-a *Samb* sang *Sanguiso* **Sec** sed-ac sel **Senec** *Sep* sieg *Sil* solid spong *Stann* staph **Stram** stront-c *Sul-ac Sul-i Sulph* syph tab tanac *Tarent* tep tere-ch thiop *Thlas Thuj Tril-p* tritic-vg *Tub Urt-u Ust Vac Verat Vib* vib-p vinc visc voes wies x-ray xan xanth yohim **Zinc** zinc-p zing
  - **daytime**: *Caust* coff cycl ham nat-m puls
  - **morning**: borx *Bov* carb-an
  - **afternoon**: mag-c nat-s
    : **walking** agg: (non: nat-c) nat-s
  - **evening**: merc murx
  - **night**: ail *Am-c Am-m* bad bov *Coca* coff cycl ferr **Mag-c** mag-m nat-m puls ruta sep *Ust Zinc*
  - **abortion** or parturition, after: **Apis** chin *Cimic* helon kali-c *Nit-ac Sabin* sep sulph thlas ust vib
  - **accompanied** by:
    : **nausea**: apoc caps *Ip*
    : **urine**; burning: ferr
    : **vomiting**: verat

- **copious – accompanied** by: ...
  : **Peritoneum**; inflammation of (See ABDO - Inflammation - peritoneum - accompanied - menses)
- **alternate** period, every:
  : less copious: *Thlas*
- **bathing** | **amel**: kali-c
- **chilliness**, after: sulph
- **cold**:
  : **air** agg: am-c ip
- **convulsions**; after: *Op*
- **dancing**, from: *Croc* cycl erig sec
- **dysuria**; with: cann-s *Mit*
- **excitement**; after: arg-n **Calc**
- **exertion** agg: **Ambr** bell-p *Bov* **Calc** *Calc-p* croc **Erig** *Helon* mill *Nit-ac* rhus-t *Sec* tril-p
- **faintness**; with: acon apis chin cocc helon **Ip** lach sulph tril-p
- **forceps** delivery; after: calen
- **girls**; in young *(♂ women)*: buni-o mamm menis
- **grief**; from: cocc
- **hysteric** women; in: cimic
- **infectious** disease, after: ergot
- **intemperate** women; in: crot-h lach *Nux-v*
- **lactation**; during: *Calc Phos Sil*
- **lean** women; in: *Phos Sec*
- **lying**:
  : agg: *Kreos*
  : amel: hypoth
- **mania**, with: *Sep*
- **menopause**:
  : after; long: vinc
  : **during**: apoc aur-m bell bov calc cimic croc helon *Kali-br* **Lach** *Laur* nat-br *Nux-v* paro-i phos **Plat** *Plb* **Puls** *Sabin* **Sec Sep** sulph tril-p *Ust* vinc
- **motion**:
  : agg: *Croc* **Erig** *Ferr Helon Sabin* sapin *Sec*
  : only during motion: lil-t
- **nymphomania**; with: *Phos* plat sec stram
- **old** people; in | **women**; old: lach mag-m *Plat*
- **parturition** (See abortion)
- **phthisical** women; in: *Calc Kali-c Phos* sang *Senec Stann Tub*
- **rheumatic** women; in: *Ars*
- **riding**:
  : agg: am-c
  : cold air; in: *Am-c*
- **sensation** of copious menses: allox
- **shocks**, from: arn ip
- **short** duration; and of: am-c ant-c borx kali-c *Lach* nat-m phos *Plat Sil Thuj*
- **sitting** agg: *Calc* cycl kreos mag-s
- **sleep**; from loss of: cocc
- **sleepiness**; with: **Nux-m**
- **standing** agg *(♂ standing)*: am-c **Cocc** mag-c
  : **tiptoe**: cocc
- **sterility**, in: *Canth Mill Phos Sulph*
- **tall** women; in: *Phos*

All author references are available on the CD   1061

Menses – copious

- tenesmus of bladder and rectum, with: erig
- thunderstorm agg: nat-c phos
- urine, with hot: ferr
- uterus congested; with: mit
- vexation; after: nux-v rhus-t
- virgins, in: ergot
- walking:
  : agg: *Am-c* **Cocc** *Croc* erig *Lil-t* mag-c nat-s pall puls *Sabin* ust zinc
  : amel: kreos mag-m sabin
- withered women; in: arg-n phos *Sec*
- women; in young (♂*girls*): kali-br
- dark: acon alet aloe *Am-c Am-m* ambr anan *Ant-c Ant-t* apis arn *Ars* ars-s-f arund-t arund *Asar Bell* berb *Bism* borx both-ax *Bov Bry Cact Calc* **Calc-p** calc-s cann-i canth carb-ac *Carb-an* carb-v carbn-s carl **Cham** *Chin Chinin-ar Cimic* coc-c *Cocc* coff *Colch Coloc* con cop *Croc Crot-h* cupr *Cycl* dig dros elaps *Ferr* ferr-ar ferr-p *Fl-ac* form gamb *Graph* **Ham** helo helon hypoth *Ign* jug-r *Kali-n Kali-p Kreos* lac-d *Lach Laur* led *Lil-t* lyc macro *Mag-c* mag-m mag-s mand *Med* merc nat-m *Nit-ac Nux-m* **Nux-v** ol-an *Ph-ac* phos **Plat** plb **Puls** *Sabin Sang* **Sec** sel *Sep* spig *Staph Stram* sul-ac *Sulph Thuj* tril-p **Ust** wies zinc
  - clots, with (♂*clotted - dark*): buni-o hypoth
- diphtheria; during: crot-h
- rheumatic patients, in: **Calc-p**
- wash out, difficult to: mag-c
- watery, then: thuj
- delayed in girls, first menses: acon agn alet am-c ant-c apis *Aur* aurs-s *Bar-c* bry *Calc Calc-p* calc-s *Carbn-s* castm caul **Caust** chel cic cimic cocc *Con* croc cupr dam dig dros dulc *Ferr* **Graph** guaj *Ham* helon hyos **Kali-c** *Kali-p* kali-perm lac-d lach *Lyc Mag-c* mag-m *Mang* merc **Nat-m** *Petr* phos polyg-h **Puls** sabad *Sabin* sang sars *Senec Sep* sil spig staph stram stront-c *Sulph Tub* valer verat vib *Zinc*
- mammae, with undeveloped: lyc
- delivery; return too soon after (See return - delivery)
- during:
  - agg:
  : **Ovaries**: **Apis** arg-met *Bell* borx brom canth cham cocc coll coloc con crot-h gels graph *Iod* kali-p lac-c *Lach* lil-t lyc nat-m nux-m nux-v *Phos* plat podo sabad sars thuj ust zinc zinc-val
- early; too: acon agar aloe *Alum* **Am-c** am-m **Ambr** apis aran aran-ix arg-n arn ars asaf asar bar-c *Bell* benz-ac bor *Bov* brom *Bry* cact **Calc** calc-p cann-s *Canth* carb-an **Carb-v** castm caul *Caust* **Cham** chin chinin-s cimic *Cina* clem coc-c *Cocc* coff *Colch* coloc con *Croc* cycl dig dulc eupi *Ferr* **Ip** kali-bi **Kali-c** kali-m **Kreos** lac-d lach lam laur led lyc *M-ambo M-aust* mag-c mag-m mag-p mag-s *Mang* merc **Merc-c** mez mosch mur-ac nat-m *Nat-m* nit-ac *Nux-m* **Nux-v** par petr ph-ac **Phos Plat** plb prun *Puls* pycnop-sa rat rhod **Rhus-t**

Female genitalia/sex

- early; too: ...
  rosm *Ruta* **Sabin** sang sec **Sep** *Sil* spig spong stann staph stram stront-c **Sul-ac** *Sulph* thuj toxo-g tub tub-ro ust verat visc zinc
  - delivery; too soon after (See return - delivery)
  - diarrhea; with: verb
  - eleven days: lam
  - menopause; during: calc
  - menstrual cycle; in the regular (See frequent)
  - profuse; and: alet kali-c sep stann verat xan
  - proper age; before the (See appear - proper)
  - scanty; and (See scanty - early)
  - two weeks: ferr-p hyos sang tril-p
- excitement agg (= mental excitement): **Calc** tub
- excoriating (See acrid)
- exertion brings on the flow: abrom-a **Ambr** *Bov Calc Erig* kreos nit-ac rhus-t tril-p
- flesh-colored: apoc nat-c *Sabin* **Stront-c**
- fluid blood contains clots: alet aloe ant-c apoc arn **Bell** bufo caust *Cham Chin Ferr* ham ign ip lyc nat-s nux-v plat plb puls **Sabin** sang **Sec** stram ust vib vip
- frequent; too: adlu *Agar Alet* all-c all-s aloe alum alum-p alum-sil *Am-c* am-caust *Am-m* **Ambr** *Anac* anan ant-c *Ant-t* apis *Apoc Aran* aran-ix *Arg-n Arist-cl* arn **Ars** ars-i ars-s-f arund asaf asar aur aur-ar aur-m aur-s bapt bar-c bar-i bar-m bar-s **Bell** benz-ac *Borx* both-ax *Bov* brom *Bry Bufo* buth-a *Cact* **Calc** calc-ar calc-f *Calc-p Calc-s* calc-sil *Cann-i Canth* **Carb-an Carb-v** carbn-s carc castm caul *Caust* **Cham** chel *Chinin-ar Chinin-s Cimic Cina Cinnm Clem* coc-c **Cocc** *Coff Colch Coloc Con Cop Croc* crot-h cub culx cur *Cycl* cyna daph dicha dig digin dulc elaps eupi fago **Ferr** ferr-ar ferr-i *Ferr-p Fl-ac* flav form gent-c gink-b goss *Graph* grat *Helon* hep hipp hir hist hura hyos hyper *Ign* ind indg inul iod **Ip Kali-ar** *Kali-bi* **Kali-c** *Kali-fcy* kali-i *Kali-m* kali-n *Kali-p* **Kali-s Kali-sil Kalm Kreos** *Lac-c* lach lachn *Lact Lam Laur Led* lept lil-t lipp lob lob-e lyc *Lyss* **Mag-m** *Mag-p Mag-s* mand *Mang* meph merc merc-act *Merc-c Mez Mosch Mur-ac Murx* naja nat-ar *Nat-hchls* **Nat-m** nat-p nat-s nep nicc *Nit-ac* **Nux-m Nux-v** ol-an onos op *Ov* palo par *Petr Ph-ac Phel* **Phos** phyt pic-ac **Plat** pneu prun puls **Rat** rauw *Rhod* **Rhus-t** rhus-v rosm *Ruta* **Sabin** sang sanguiso sars *Sec* sel *Senec* seneg *Sep* sieg *Sil* sin-n sol-t-ae *Spong Stann* staph stram stront-c **Sul-ac** sul-i *Sulph Sumb* tarent tell *Thuj* thyr tong *Tril-p Tub Ust* vac *Verat* visc voes wies wildb *Xan Zinc* zinc-p zing
  - day:
    : eight days: alet apis *Aran* bov bry bufo *Cact Calc-caust* cassia-s clem dict hura kalm kreos mag-c nit-ac sep sil *Thuj*
    : five days: all-s carb-v carbn-s con kali-c kali-p lac-d mag-m nat-m nep nux-m petr phos tub xan zinc
    : four days: act-sp alum ambr bell bor-ac calc canth carb-an *Cycl* kali-c kreos lac-c lact merc-act nux-m nux-v phos rosm thlas

| Menses – frequent | Female genitalia/sex | Menses – lochia |

- **day**: ...
  : **seven** days (See week - one)
  : **six** days: aloe ant-t bufo carb-v caste kali-c lyc mag-c mag-p mosch mur-ac paraf petr *Plat* sep sol sul-ac
  : **three** days: alum ambr asar bor-ac both-ax bufo calc coc-c cop gent-c kreos lac-c lipp mag-c mag-s murx nat-c nat-m nit-ac nux-v par phos sars sil tanac
  : **two** days too early: *Am-m* bar-c berb calc chel digin dirc graph kali-c kali-p lac-c lac-d lyc mag-s murx nit-ac phos pilo senec sep sil xan
- **chill**; after: sulph
- **driving** in cold air, after: am-c
- **week**:
  : **one** week: ambr aran-ix aur aur-m berb calc cassia-s **Cocc** colch cop cur elaps *Ferr-p Kali-s* lac-c lac-v-f *Lach* lyc mag-c mag-s *Manc* nat-c **Nat-m** nit-ac puls sec senec sep sil sol *Stram* tarent *Thuj* ust verat xan
  : **three** weeks:
    : **every**: berb bros-gau elaps ferr-p mag-c *Pneu*
    intermittent on the second day (↗*intermittent*): pneu
  : **two** weeks; every: am-caust berb bor-ac borx bov brom bry calc calc-p *Cann-i Cean* croc elaps ferr-p *Helon* ign *Lac-ac* lyc mag-c mag-s mez *Murx* nit-ac *Nux-v Ph-ac* phos phyt sabin sang sec sep thlas *Tril-p* tritic-vg ust zinc
- **gray**: berb thuj
- **green**: graph *Lac-c* manc med puls pulx *Sep* tub x-ray
- **grief** brings on: cocc *Ign*
- **gushing** (↗*sleep - gushing*): *Bell* cham cinnm *Cocc* erig *Ip* lac-c puls *Sabin* sars thuj *Tril-p* zinc
- **rising** agg: *Cocc*
- **waking**; on: coca
- **heavy** flow (See copious)
- **hot**: arn *Bell* bry kali-c kreos lac-c puls sabin sil squil sulph
- **fire**; like: lac-c
- **increased** blood flow (See copious)
- **intermittent** (↗*frequent - week - three - every - intermittent*): acon alum alum-sil alumn am-c ambr apis apoc arg-n **Bell** *Berb* borx bov bry calc canth castm *Caust Cham* chin *Cimic* clem coc-c cocc colch coll con cop *Cycl* des-ac eupi *Ferr* ferr-act ferr-p glon ham iod kali-c kali-i *Kali-s Kali-sil* **Kreos** *Lac-c Lach Lil-t* lyc lycps-v mag-c mag-m mag-p mag-s mang *Meli* merc mosch murx nat-c nat-p nat-s nitric *Nit-ac* nux-v **Nux-v** ph-ac *Phel Phos Plb* psor **Puls** rat rhod rhus-t sabad sabin sars *Sec* senec *Sep* sil sol-t-ae stram *Sulph* thuj tril-p ust verat vesp *Vib* xan Zinc
- **abortion**; after: plat
- **alternating** with bronchial trouble: *Phos*
- **every** other day: ovi-p *Xan*
- **girls**; in young: polyg-pe

- **irregular**: abrom-a-r alco alum-p am-c *Ambr* ammc *Apis* apoc aran **Arg-n** *Art-v* (non: aur-m-n) aur-s *Bell* Benz-ac bry buni-o *Calc* calc-i calc-p calc-s calc-sil *Carb-ac* carbn-s caul *Caust* chel *Chlol Cimic Cinnm Cocc Con* cortico cortiso crot-h cur cycl *Dig* ferr ferr-p flav *Graph* guaj ham hyos hypoth *Ign* inul *Iod Ip Iris* joan *Kali-ar* kali-bi kali-p *Kreos Lac-l Lach* lil-t *Lyc* mag-c mag-m mag-s *Manc* merc mosch *Murx Nat-c* nat-m nicc *Nit-ac* nit-s-d **Nux-m** *Nux-v* oena *Ol-j* op ovi-p phos *Phys* pip-n pisc pitu-a plb puls rad-br ruta sabad sanic *Sec Senec Sep Sil Staph Sul-i Sulph* tab *Ter* thuj trios *Tub* ust verat vesp xan
  - **accompanied** by | **strabismus** (See EYE - Strabismus - accompanied - menses - irregular)
  - **convulsions**; during epileptic: Art-v
  - **long** and variable intervals: cimic coc-c ign nux-m plat syph
  - **puberty**, at: *Puls*
- **lactation**; during (↗*nursing*): borx *Calc Calc-p* chin *Pall Sil*
  - **nursing** the child, while: pall *Sil*
  - **sexual** excitement with: calc-p
- **lasting** too long (See protracted)
- **lasting** too short (See short)
- **late**, too: absin *Acon Agn* alet alum alum-p alum-sil am-c anan ang ange-s *Apis* arg-n arist-cl arn ars ars-i aster *Aur* aur-i aur-s *Bell* benz-ac borx bov bry calc *Calc-p* calc-s *Camph* canth *Carb-ac* carb-an carb-v **Carbn-s** castm caul *Caust* cench cham *Chel* chin cic *Cimic* cinnb coca *Cocc* colch coloc *Con* croc *Crot-h* cub **Cupr** cur *Cycl* daph des-ac dig diosm *Dros* **Dulc** euphr *Ferr* ferr-i *Ferr-p* flav flor-p gast gels glon goss **Graph** guaj ham *Hed* hell *Hep* hir hist hyos hyper *Ign* inul *Iod* iris joan **Kali-ar** kali-bi kali-chl *Kali-fcy Kali-s Kali-sil* *Kali-p Kali-s Kali-sil* kalm lac-d *Lach* lec *Lept* lith-c lol **Lyc** m-arct **Mag-c** mag-m mag-s mand mang *Merc* merl nat-c **Nat-m** *Nat-p Nat-s* nat-sil nicc nit-ac **Nux-m** nux-v *Oci-sa Ov* penic *Petr Ph-ac Phos Pitu Plat* pneu *Podo Psor* pulm-a **Puls** puls-n pulx rad-br rhod rhus-t ruta sabad sabal *Sabin* sang sapin saroth **Sars** sec *Sel Senec Sep* **Sil** sorb-a spig *Staph* stram stront-c stry-af-cit *Sul-ac* **SULPH** tab tanac tarent tell ter thuj til tub uran-n *Valer* verat verat-v vib voes xan *Zinc* zinc-p ziz
  - **alternate** months: syph thlas
  - **appear** | **sensation** as if menses will appear, but does not do so; with: *Goss*
  - **eight** days: psor
  - **exertion** agg; after: bry
  - **five** days: am-c ange-s carb-an carb-v flor-p phos sars sil
  - **girls**; in: tub
  - **profuse**, and: bell *Carb-ac Caust* chel cur dulc ferr *Kali-c Kali-i* lach lith-c nit-ac *Phos Sil* staph vib-c
  - **seven** days: calc con graph kreos mag-c *Nit-ac* tell
  - **six** days: ange-s carb-v phos tell
  - **two** days: bov coca kali-cy kali-i *Manc* nat-c nux-m tub
- **lifting** agg: kreos
- **lochia**-like: amor-r

Menses – long

- **long**; too (See protracted)
- **lying**:
  - agg: kreos **Mag-c** puls
  - back; on | agg: cham
  - **cease** while lying: *Cact Caust* coli ham **Lil-t** sabin sil squil
  - only when lying: kreos *Mag-c* sabin sep
- **meat**, like putrid: lachn syph
- **meat** water; like (See thin - meat)
- **membranous**: acet-ac apoc *Ars* bell **Borx** brom *Bry* bufo *Calc* **Calc-act** Calc-p *Canth* **Cham** cimic *Coll* con *Cycl* ferr gast guaj helio *Hep Kali-bi* kali-c kali-chl kiss **Lac-c** lach *Mag-p* merc nat-c nat-m *Nit-ac* ph-ac *Phos* phyt *Rhus-t* sabin sep sulph *Tril-p* tub ust verat-v vib
- **menopause**:
  - during: **Lach** *Plat Plb* **Sabin** *Sec* **Sep**
- **milky**: **Puls**
- **molasses**; like: mag-c
- **moon**:
  - full: *Croc Nux-v* petr ph-ac puls rhus-t sep verat
  - instead of at new moon; appeared later, at full moon: pall
  - or new: *Croc*
  - new: *Croc* lam lyc merc-act nux-v puls rhus-t sil staph verat
- **motion**:
  - agg: **Bry Croc** *Erig Ferr* helon *Ip* sabin sec
  - amel: bov *Cycl* kreos mag-c sabin
  - only during motion: cact caust *Lil-t* manc nat-s sec
- **mucous**: berb carb-an *Cocc Croc* puls sul-ac
- **nursing** the child agg; when (↗*lactation):* calc pall phos sil vip
- **offensive**: acon acon-l alum alum-sil aral ars bapt bart **Bell Bry** calc-ar calc-p *Carb-an* **Carb-v** carbn-s carl *Caust* **Cham** chin chinin-ar cimic *Coloc* cop *Croc Crot-h* cyna graph helo helon hist *Ign Kali-ar Kali-c* **Kali-p** kali-s *Kali-sil* **Kreos** lac-c lach *Lil-t* lyc mag-c *Manc Med* merc nit-ac nux-v petr phos *Plat Psor* puls pyrog raja-s rheum **Sabin** *Sang Sec* sep *Sil* sol-t-ae spig *Stram* sulph syph ust vib voes
  - acrid: *Bell Carb-v* raja-s
  - ammonia, like: aran lac-c
  - carrion-like: *Psor*
  - diphtheria; during: crot-h
  - fish, like spoiled: sol-t-ae syph
  - lochia, like: *Lil-t*
  - pungent: *Kali-p* kreos
  - putrid: *Alum-sil* **Ars** carb-v hoit ign kali-ar *Kreos* lachn *Psor Sulph*
  - semen, like: *Stram Sulph*
  - sour: carb-v cimic hep mag-c rheum *Sulph*
  - strong: **Carb-v** cop *Sil* stram
- **pain** (↗*painful):*
  - absence of pain; flow only in the: *Cocc* mag-c plb
  - after the pain; flow only: *Mag-c*
- **painful** (↗*pain; Pain - uterus - menses - during - agg.):* abrom-a abrom-a-r abrot acetan *Acon* agar agav-t agn alet alum alum-p alum-sil alumn am-act **Am-c** am-m

Female genitalia/sex

- **painful**: ...
  amor-r *Anac* anan ant-c antip ap-g *Apiol* apis aqui aran arg-n arist-cl arn *Ars* ars-i art-v asar asc-c atro aven bac bar-c bar-i bar-m **Bell** bell-p *Berb Borx* bov brach brom bry bufo buni-o **Cact** *Calc* calc-act calc-i **Calc-p** calc-s calc-sil cann-i canth carb-an carb-v carbn-s carc castm *Caul Caust* cer-ox **Cham** chin chinin-ar chinin-s *Chlol* cic **Cimic** cinnb **Cocc** *Coff* coli coll *Coloc* **Con** *Croc* crot-c crot-h cupr cur *Cycl* dam der *Dios Dulc* elaps epiph ergot eup-pur euphr ferr ferr-ar ferr-i ferr-p flav *Gels* glon gnaph goss *Graph* grat *Guaj* haem ham hedeo *Helon* hir *Hoit* hyos hyper *Ign* inul iod ip iris jab juni-c *Kali-ar* kali-bi **Kali-c** kali-fcy *Kali-i* kali-m kali-n *Kali-p*, kali-perm *Kali-s* kali-sil kalm kreos *Lac-c* lac-f *Lach Lap-a* laur led *Lil-t* lob *Lyc Macro* mag-c mag-m **Mag-p** mag-s mang *Med Meli* meli-xyz meph *Merc Merl* **Mill** *Mit* mom-b morph mosch mur-ac murx naja *Nat-c* nat-m nat-p nat-s nicc nit-ac nux-m *Nux-v* ol-an onop op pall palo passi petr ph-ac *Phos* phyt pic-ac *Pitu Plat* plb plb-xyz podo polyg-xyz pop-cand **Psor** *Puls* raph rauw *Rham-cal Rhus-t* sabal *Sabin* sang santin sapin sars *Sec* sel *Senec Sep* sil spong staph stram sul-ac sul-i *Sulph Syph Tanac Tarent* tell ter ther thuj thyr thyreotr trios *Tub* **Ust** uza ven-m *Verat* **Verat-v** vesp *Vib* vib-p wye **Xan** *Zinc Zinc-val*
- **abortion**; after: senec
- **accompanied** by:
  - **coffee**; desire for (See GENE - Food and - coffee - desire - accompanied - dysmenorrhea; GENE - Food and - coffee - desire - grounds)
  - **diarrhea** (See RECT - Diarrhea - accompanied - menses)
  - **eructation**: vib
  - **hemorrhoids**: coll
  - **nausea** (↗*nausea):* ip
  - **obesity**: cer-ox
  - **rheumatic** pains: bry caul caust *Cimic* cocc guaj lach rham-cal rhus-t
  - **subinvolution** (See Subinvolution - accompanied - menses)
  - **vomiting** (See STOM - Vomiting - accompanied - menses)
  - **weakness** (See GENE - Weakness - accompanied - menses)
- **Face**; redness of: xan
- **Joint** pains: caul
- **Nipples**; retracted: sars
- **Ovaries**; complaints of: *Apis* bell ham xan
- **Tongue** | **mucus** on tongue; induction of: lac-c
- **Uterus**; complaints of: *Cham* coff nit-ac xan
- **anger**; after: **Cham**
- **beginning**, at (↗*Pain - uterus - menses - during - beginning - agg.):* cact *Calc* calc-p cer-ox *Crot-h* foll gels *Lach Pitu* sel
- **bending**:
  - backward | amel: lac-c
  - bending double | amel: op
- **bones**; preceded by aching: pyrog
- **clothing** agg: lach

Menses – painful

1064   ▽ extensions | O localizations | ● Künzli dot

Female genitalia/sex

Menses – painful

- **cold**:
  : **agg**: coloc mag-p
  : **exposure** to | **agg**: nux-m
- **cold agg**; after becoming: *Acon*
- **coldness**; with: **Verat**
- **convulsions**; with: aran caul coll *Nat-m Tarent*
- **damp** house, living in: nux-m
- **dinner** or supper, after: *Phyt*
- **discharge** of clots: *Cact*
- **emotions**; from: cham
- **end**, at the: buth-a
- **excitement** agg: arg-n **Calc**
- **fever**; with: ferr-p
- **fibroids**; from (See myoma)
- **first** day: gnaph lach
- **flow**:
  : **amel**: cimic lach mag-p mosch sep zinc *Zinc-val*
  : **more** the flow, the greater the pain; the (*Pain - menses - during - agg. - flow):* cann-s cann-xyz *Cimic* phos tarent tub
  : **scanty**: caul gnaph graph
  : **smaller** the flow, the greater the pain; the: *Lach*
- **fright agg**: *Acon* tub
- **girls**:
  : **first** period; since the: puls
  : **young** girls, in: apis aqui calc-p graph
- **horrible** pain, crying and weeping: *Cact Coff Cupr*
- **infantilism**, with: calc-p
- **lying**:
  : **amel**: ven-m
  : **back**; on:
  : **amel** | **legs** stretched; with: sabin
  : **hard** pillow; on a | **amel**: mag-m
- **membranous**: calc-act
- **menopause**, near the: **Psor**
- **motion**:
  : **amel**: pyrog
  : **downward** motion agg: borx guaj ust vib
- **myoma** in uterus; from hard and large: aur-m-n
- **nausea** and vomiting (*accompanied - nausea)*: *Verat*
- **neuralgic**: mag-p *Xan*
- **pressing** feet against something amel: med
- **pressure** | **amel**: mag-c *Mag-p*
- **puberty**:
  : **at**: calc-p *Puls*
  : **since**: puls
- **riding** in the wind: nux-m
- **spasmodic**: acon agar *Bell Caul* cham *Cimic* coff coll *Gels* glon gnaph mag-m *Mag-p Nux-v Puls* sabin santin *Sec* senec sep verat-v vib *Xan*
- **sterility**, in: cham nux-v *Phyt* puls
- **supper** (See dinner)
- **vexation**; from: coloc
- **walking**:
  : **agg**: *Sabin*

Menses – purple

- painful – **walking**: ...
  : **amel**: cortiso
- **warmth** | **amel**: castm caust *Coloc Mag-p* ven-m
- **wet**:
  : **getting**: phyt
  : **Feet**: acon dulc merc nat-c nat-m *Phos* **Puls** *Rhus-t* sep sil
- **pale**: acon aeth *Alum* alum-p alumn am-c ant-c apoc arn ars *Atro Bell Berb* borx both-ax *Bov* bry bufo calc calc-s canth carb-an *Carb-v Caul* cench chin chinin-ar cop cycl dig dros *Dulc* eupi **Ferr** *Ferr-ar Ferr-p* form goss *Graph* hyos ip *Kali-ar* kali-c *Kali-i* kali-n kali-p kali-sil kreos *Lac-ac Lac-d* laur led lyc m-aust mag-m manc *Mang* merc nat-c **Nat-m** nat-p nit-ac *Phos* prun *Puls Rhus-t* sabad *Sabin* sacch *Sec Sep* sil *Staph* stram stront-c *Sulph Tarent* thuj til tril-p *Ust* vib zinc
- **clots**:
  : **dark**; with: cench
  : **then** dark and clotted; first pale: *Staph*
- **convulsions**; during epileptic: *Atro*
- **pitch**-like: bism *Cact Cocc* croc *Graph* kali-n kali-p *Mag-c* mag-m med nux-v *Plat* sang
- **pregnancy** agg; during: asar cham cocc *Croc* ip kali-c kreos lyc *Nux-m* phos plat rhus-t sabin sec
- **first** months, during: *Calc*
- **premature**:
  - **menstrual** cycle; in the regular (See frequent)
  - **proper** age; before the (See appear - proper)
- **protracted**: *Acon* agar agn *Aloe* am-c amor-r apoc aran *Arg-n Ars* ars-s-f arund asar aspar bac bar-act *Bar-s* bar-s bell *Borx* bov *Bry* **Calc** calc-ar calc-i *Calc-s* calc-sil *Canth* **Carb-an Carb-v** carl caust chel *Chin* chinin-ar cina cinnm coc-c *Cocc Coff Coloc Con Croc Crot-h Cupr* cur cycl daph dulc *Erig* **Ferr** ferr-act *Ferr-ar Ferr-p Fl-ac* foll glyc graph grat ham hip-ac hyos *Ign* ind *Iod* ip *Kali-ar* **Kali-c** kali-chl kali-n kali-p kali-s *Kreos Lach* laur led **Lyc** *Lyss M-ambo* m-aust mag-c *Mag-m* mag-s *Merc* merc-c *Mez* **Mill** *Murx Nat-ar Nat-c* **Nat-m** *Nat-p Nat-s* nat-sil *Nux-m* **Nux-v** onos *Phos* pitu-a **Plat** prot psor **Puls** rad-br raph **Rat Rhus-t** ruta *Sabad Sabin* sang sanguiso saroth **Sec** *Senec Sep Sil* stann **Stram** sul-ac *Sulph* tarent thal *Thlas* thuj thymol *Tril-p* trios *Tub Ust* vanil verat-n vinc vip visc *Xan* zinc zinc-p
- **eight** days:
  : **eight** to nine days: **Senec**
- **fourteen** days: calc
  : **interval** of two weeks; with: *Calc*
- **grief**; from: cocc
- **menopause**; during: calc
- **seven** days:
  : **seven** to nine days: *Sec*
- **sexual** desire increased, with: kali-br
- **sleep**; from loss of: cocc
- **twenty** days: tub
- **until** next period:
  : **almost** until next period: carb-v nux-v sabin sec
- **purple**: *Puls* wye

Menses – red	Female genitalia/sex	Menses – suppressed

- **red**:
  - **bright** (See bright)
- **return**:
  - **ceased**; after the regular menstrual cycle has
    (*Metrorrhagia - menopause - during)*: alum   ambr
    arg-n *Borx* bov *Calc* carb-v carl coc-c *Cocc* ferr ham
    Kali-c kali-i *Kreos* **Lach** **Lyc** lyss mag-c mag-m
    mang mosch murx nat-m *Nux-v* ph-ac phos plat puls
    rhod *Rhus-t* sabad sabin sep sil *Staph* stram thea thuj
    tril-p ust *Verat* zinc
    - **excitement** agg: *Calc*
    - **old** women, in: *Calc* lach mag-c mag-m **Phos**●
      Plat sep staph
    - **overexertion**, after: tril-p
  - **delivery**; too soon after: tub
    - **two** weeks after delivery: tub
  - **menstrual** cycle; after the bleeding stopped
    during the (See intermittent)
- **ropy**, tenacious, stringy: arg-n cact canth coc-c *Colch*
  Croc Cupr Ign kali-chl kali-m kreos *Lac-c* lach *Mag-c*
  mag-m mag-p mang *Nit-ac* nux-m phos *Plat Puls* sec
  sulph *Tril-p* ust *Xan*
  - **last** days: prot
- **sadness**; with (See MIND - Sadness - menses - during)
- **scanty**: abrom-a-r acet-ac acon agav-t agn alet *Alum*
  alum-p alum-sil alumn **Am-c** anac ange-s ant-t *Apis* aqui
  Arg-n *Arist-cl* arn *Ars Art-v Asaf Atro Aur* aur-ar aur-s
  Bar-c Bar-s bell *Berb Borx* both-ax *Bov* bros-gau bry
  Bufo buni-o *Buth-a Cact* cael calc *Calc-ar* calc-f calc-p
  calc-s calc-sil cann-i canth *Carb-an Carb-v* **Carbn-s**
  carl *Caul Caust* chel chin cic *Cimic Cocc* colch *Coloc*
  Con croc *Crot-h* crot-t cub cupr cur **Cycl** des-ac dig
  dros **Dulc** erig euphr eupi *Ferr Ferr-ar* ferr-i *Ferr-p*
  form *Gels* goss **Graph** guaj hed helon *Hep* hip-ac hir
  hist hura hyos *Ign* iod *Ip* iris *Kali-ar Kali-bi Kali-br*
  Kali-c *Kali-i* kali-n *Kali-p Kali-s* kali-sil kalm lac-ac
  lac-c lac-d **Lach** lam laur lept *Lil-t* lob *Lyc M-arct*
  Mag-c mag-m mag-s **Mang** mag-sil mag-t *Meli Merc*
  merc-i-f merl mez mill mosch *Murx* naja *Nat-ar Nat-c*
  Nat-m nat-s nat-sil nicc *Nit-ac* nit-s-d *Nux-m Nux-v*
  oena ol-an *Petr* phel **Phos** pip-n pitu *Plat Plb* pneu psor
  Puls rat rhod rhus-t ruta *Sabad* sabin sacch sang *Sars* sel
  Senec Seneg Sep *Sil Stann Staph* stram stront-c stront-n
  stry-af-cit **Sulph** *Syph* tarent tell ter thuj thymol thyreotr
  til tong trios ust valer vanad verat verat-v *Vib* visc
  wye *Xan* xanth *Zinc* zinc-p
  - **daytime**: *Bov* **Mag-c**
  - **morning**; only: carb-an *Sep*
  - **evening**: mag-c
  - **night**: bros-gau
  - **acne**, with: sang
  - **anemic** women; in: mang
  - **chill**; with: **Nat-m**
  - **clotted**: cocc
  - **cold**, from a: **Nux-m**

- **scanty**: ...
  - **convulsions**:
    during | epileptic: Art-v *Caust Kali-br*
    with: *Glon*
  - **copious**, then: *Nat-m*
  - **decreasing** until they disappear: cocc
  - **early**; and too: alum lept nat-m
  - **eruption** on face; with: bell-p calc eug psor sang
  - **fleshy** women; in: *Kali-br Kali-i*
  - **fright** agg: **Nux-m**
  - **leukorrhea**:
    consisting mostly of leukorrhea: cub
  - **sexual** desire lost: *Lach*
  - **sleepiness**; with: *Helon*
  - **sterility**, in: *Canth*
  - **three** days; first: mag-m
  - **weakness**; from: **Nux-m**
- **short**; too: *Alum* alum-p **Am-c** *Ant-t* apis arist-cl ars
  ars-i *Asaf* aur-m *Bar-c* bar-i *Berb* both-ax *Bov* carb-an
  carbn-o *Carbn-s* clem *Cocc* colch *Con* dirc *Dulc* erig
  euphr fl-ac gast glon gran *Graph* hed iod *Ip* kali-c kali-p
  kali-sil *Kreos* **Lach** lith-c lyc m-arct mag-c mag-m
  mag-s *Mang Merc* mosch *Nat-m* nat-s nicc *Nux-v* oci-sa
  oena *Ov* phel *Phos Plat* pneu *Psor* **Puls** rhod ruta sabad
  sars senec *Sep* sil stront-c sul-i *Sulph* sumb *Thuj* til vib
  vip-a zinc ziz
  - **few** hours: valer
  - **one** day: *Alum Apis* **Arg-n** bar-c borx euphr lepi
    mang nux-v psor puls pyrog rad-br **Sep** thuj
  - **one** hour: euphr psor
  - **two** days: *Mang* pneu
- **sitting**:
  - **cease** while (See cease - sitting)
  - **increase** while (See copious - sitting)
- **sleep**; during:
  - **gushing** (*gushing)*: *Coca*
  - **only**: mag-c
- **staining** (*wash)*: mag-c *Mag-m*
  - **wash** out; colors the clothes, difficult to: *Carb-ac*
    croc culx *Mag-c Med* merc puls pulx *Sil* vib
- **standing**, increased while (*copious - standing)*:
  Am-c cocc mag-c psor
- **stool** | **during** stool; increased: hep iod lyc murx
- **stooping** | **amel**: mag-c
- **stopping** (See cease)
- **stringy** (See ropy)
- **suppressed** menses: *Abrot Acon* aeth **Agn** alet alum
  alum-sil alumn **Am-c** ambr *Anan Ant-c Apis* apoc **Arg-n**
  arn *Ars* ars-h ars-i art-v arum-t *Asc-c* aur aur-ar aur-i
  Aur-m aur-m-n aur-s *Bar-c* bar-i bar-s **Bell** berb borx
  Brom Bry bufo *Calc* calc-p calc-s calc-sil *Camph*
  Carb-an carb-v *Carbn-s* card-m caul *Caust* cean *Cham*
  chel *Chen-a* chin chinin-ar chion chlol *Cimic Coc-c*
  Cocc coch cod coff *Colch Coll* coloc *Con Croc Cupr*
  Cycl *Dig* dros **Dulc** euph euphr *Ferr Ferr-ar* **Ferr-p** gast *Gels* glon goss **Graph** guaj hedeo *Hell*
  helon hep *Hyos* ign iod **Ip** *Kali-ar* **Kali-c** *Kali-chl* kali-i
  Kali-m Kali-n kali-p *Kali-s Kali-sil Kalm Kreos* lac-d
  Lach lap-a leon *Lept* lil-t lob **Lyc** m-arct macro *Mag-c*

1066   ▽ extensions | ○ localizations | ● Künzli dot

Menses – suppressed Female genitalia/sex Menses – walking

- **suppressed** menses: ...
  Mag-m mag-s mang merc merc-c mez mill morph mosch *Nat-m Nat-s Nicc Nit-ac Nux-m* nux-v op ox-ac *Par* petr ph-ac *Phos Phyt* plat plb podo *Prun* **Puls** *Puls-n Rhod Rhus-t* ruta *Sabad* sabin sang sars sec semp **Senec** *Sep* **Sil** spong stann *Staph Stram* stront-c sul-i **Sulph** symph *Tanac* tax ther thuj tub (non: uran-met) *Uran-n Ust Valer Verat* **Verat-v** visc xan *Zinc* zinc-p ziz
  - **accompanied** by:
    : **dropsy** (See GENE - Dropsy - external - accompanied - menses)
    : **epistaxis** (See NOSE - Epistaxis - menses - suppressed)
    : **rheumatism**: bry cimic rhus-t
    : **Abdomen**; tenesmus in (See RECT - Pain - tenesmus - accompanied - menses)
    : **Head**:
      : **congestion** in (See HEAD - Congestion - menses - suppressed)
      : **pain** (See HEAD - Pain - menses - suppressed)
    : **Uterus**; congestion of: sabal
  - **anemic** conditions; from: ars ars-i caust ferr-ar ferr-r graph kali-c kali-p kali-perm lyc mag-act mag-m nat-m ovi-p petr phos *Puls Senec* sep sil *Stry-af-cit* sulph
  - **anger**; after: cham cod *Coloc* staph sulph
    : **indignation**; with: cham coloc staph
  - **asthma**, with: **Puls** spong
  - **bathing** agg: *Aeth Ant-c Calc-p* cupr *Nux-m*
  - **cancer**, from: *Lyc*
  - **chagrin**; after (See mortification)
  - **chill**, from: bell dulc nux-m puls sep *Sulph*
  - **cold**:
    : **bathing** | agg: *Acon* ant-c kali-m lob mosch
    : **water**:
      : agg: *Acon Ant-c* bell calc cham cimic *Con Dulc* graph lac-c *Lac-d* nux-m phos *Puls Rhus-t* sulph verat-v xan
      : **hands** in; putting: *Con Lac-d*
  - **cold** agg; becoming: *Acon Act-sp* aral arist-cl bell bell-p bry *Caj* calc *Coc-c Con Dulc* graph lyc nux-m nux-v *Plat* podo *Puls Rhus-t* senec *Sep* sulph
    : **hands**: lac-d
  - **convulsions**; with: **Calc-p** *Cocc Cupr* gels *Glon Mill* nux-m **Puls Verat** zinc
  - **dampness**, from: calc *Dulc* graph *Rhus-t*
  - **dancing**, after excessive: cycl
  - **diabetes**; in: uran-n
  - **easily**: bry *Cycl*
  - **emigrants**, in: bry *Plat*
  - **emotions** agg: *Cham Cimic Ign* kali-m mosch
  - **exertion** agg: bry *Cycl Nux-m*
  - **fever**, from: cimic
  - **fright** agg: *Acon* act-sp bry calc cimic coff *Coloc* gels *Kali-c Lyc* **Nux-m** nux-v *Op* verat
  - **girls**, in young: alum calc-p cycl podo puls senec tub

- **suppressed** menses: ...
  - **grief**; from: cocc **Ign**
  - **heated**, after being: *Bry Cycl*
  - **hysteric** women; in: ol-an
  - **injuries**; after: *Coloc*
  - **ironing**, by: bry
  - **liver** disturbances, in: lept
  - **love**, from disappointed (♂ *MIND - Ailments - love; MIND - Sadness - love):* hell ign nat-m ph-ac
  - **mortification**; from: acon *Cham Chin* **Coloc** puls *Staph*
  - **neuralgic** pain in body, with: kalm
  - **nurse**, after ceasing to: sep
  - **overheated**; when: bry *Cycl*
  - **perspiration** of feet; from suppression of: *Cupr*
  - **plethoric** women; in (♂ *GENE - Plethora - constitution):* Acon arn **Bell** bry calc glon nux-v op plat sulph verat **Verat-v**
  - **sleep**, from loss of: cocc
  - **thunderstorm** agg: nat-c
  - **tuberculosis**, in: solid ust
  - **walking** agg: **Kreos** mag-c
  - **warm** bathing agg: *Aeth*
  - **weakness**; from: **Nux-m**
  - **wet**; getting:
    : agg: acon *Calc Cycl Dulc* graph *Hell* nux-v *Puls Rhus-t Senec*
    : **feet**: *Acon Graph Hell Nat-m* nux-m **Puls** *Rhus-t* senec *Xan*
  - **working** in water: calc
- **tenacious** (See ropy)
- **thick**: ant-t *Arg-n* arn *Asar Bell Cact Carb-v* coc-c *Cocc* cortiso croc cupr dig ferr ferul *Fl-ac Graph* kali-n *Kali-p* kreos lach *Lil-t Mag-c* mag-s mand mang *Nit-ac Nux-m* nux-v *Plat* **Puls** *Sulph* thymol tril-p *Xan*
- **thin**: acet-ac aeth *Alum* alumn ant-t apoc ars *Bell Berb Bov* bros-gau carb-an **Carb-v** cocc *Dulc* erig eupi *Ferr Ferr-p* ferul gast goss *Graph* haem ham kali-p kreos lac-d lach *Laur* m-aust *Mag-m* mang merc mill nat-c *Nat-m* nat-s *Nit-ac* nux-m *Phos Plat* prun **Puls** *Sabin Sec* stram stront-c sul-ac sulph tub *Ust* vib
  - **clots**, with: *Cham Chin Ferr* sec *Ust*
  - : **first** thin: mag-m
- **coagulating**, not: ph-ac sacch-a
- **meat** water, like: apoc nat-c stront-c
- **traces** of menses between the periods: *Bov* caust eupi
- **urinating**, only when: m-aust
- **vexation**; after: acon coloc puls staph
- **vicarious**: acon ars bapt bell *Brom* **Bry** cact *Calc* chin cimic coll *Crot-h* cupr *Dig* dulc erig eupi ferr graph *Ham* ip kali-c lach mill nat-s nux-v **Phos** puls sabad *Sang* sec *Senec* sep sil sulph tril-p ust verat zinc
- **walking**:
  - agg: mag-c sabin squil zinc
  - **cease** while walking: coc-c kreos mag-c sabin sec
  - **less** while walking: cycl sabin
  - **only** while walking: *Lil-t* nat-s sec

All author references are available on the CD 1067

| Menses – wash off | Female genitalia/sex | Metrorrhagia – bright red |

- **wash** off, difficult to (*staining*): calc-s *Carb-ac* culx lach *Mag-c* mag-p *Med* merc puls pulx *Sil* thlas vib
- **watery**: aeth alumn am-c *Ant-t* ars *Bell* berb both-ax bov *Bry Calc* **Carb-v** cocc con *Dulc* eupi ferr ferr-act *Ferr-m* goss **Graph** hell kali-c kali-p **Lyc** *M-aust* mag-m nat-m nat-p *Nit-ac* nux-v phos *Plat* plb prun **Puls** *Sabin* sec sep spig stram stront-c **Sulph** ust

METRORRHAGIA (*Abortion*): abrot *Acet-ac* achil-m *Acon Adren* agar *Agn* alet alumn am-br am-c am-m ambr ant-c *Apis Apoc* aran arg-met *Arg-n* arg-o *Arn Ars Ars-i* art-v asar asc-t aur aur-m aur-m-k aur-m-n aza bapt **Bell** bell-p borx **Both** *Bov Brom Bry* bufo *Cact* **Calc** calc-act calc-ar calc-f calc-i calc-s *Camph* cann-i *Canth* caps *Carb-an Carb-v Carbn-s Card-m Caul Cean Cham* **Chin** chinin-ar *Chinin-s* chr-ac *Cimic* cina *Cinnm* cit-v cob-n *Coc-c Cocc Coff* coff-t *Colch* coll *Coloc* cop **Croc** crot-c **Crot-h** cupr cycl dict dig diosm *Elaps* epih erech *Erig* eupi **Ferr** *Ferr-act* ferr-ar *Ferr-i Ferr-m Ferr-p Ferr-s* fic-r fl-ac fuli gal-ac gels **Glon** guare **Ham** *Helon Hep* hydr hydrin-m hydrinin-m *Hyos Ign Iod* **Ip** iris joan juni-v kali-ar *Kali-br Kali-c Kali-chl* **Kali-fcy** *Kali-m Kali-n* kali-p kali-s *Kreos Lac-c* **Lach** lap-a laur *Led* lil-t *Lyc* lycpr lycps-v *M-ambo M-aust* mag-c mag-m mag-s mangi *Med Meli Merc* mez **Mill** mit **Murx** nat-ar *Nat- Nat-hchls* nat-m **Nit-ac** *Nux-m* **Nux-v** *Oci-sa* op orig-d petr **Phos** *Plat* plb plb-xyz polyg-h prun *Psor* **Puls** pyrog raph **RAT** *Rhus-a Rhus-t* rob rosm ruta **Sabin** samb *Sang Sec* sed-t *Senec Sep Sil* squil staph *Stram* sul-ac sul-i *Sulph Tarent* tep ter thiop *Thlas* thuj toxo-g **Tril-p** *Tub* urt-u *Ust* uva vac vario verat **Vib** *Vinc* visc x-ray xan zinc zinc-s
- **daytime** only: caust ham
- **night**: alet bad *Mag-m* nat-m sabin
- **abortion** (*Abortion*):
  - **after**: alet *Bell* croc kali-c *Mill Nit-ac Plat* psor *Sabin Sec* sym-r *Thlas*
  - **during**: arn bell bry cham *Chin* **Croc** ferr hyos *Ip Nit-ac Plat* plb rosm ruta *Sabin Sec* senec-fu *Thlas* verat-v **Vib**
    - **black** blood: crot-h
    - **coagulated** blood; non: crot-h
  - **threatening** abortion, in: cimic *Croc* erig goss ruta *Sabin* senec-fu *Tril-p Ust*
- **accident**; after every little: *Ambr*
- **accompanied** by:
  - **chlorosis**: med phos thlas ust
  - **fever**; septic: pyrog
  - **heat**; flushes of: ferr
  - **nausea**: apoc caps **Ip**
  - **pain**;
    - **sore**: thlas
    - **extending** to | **Navel**: ip
  - **palpitations**: apoc
  - **polyps**: erod
  - **pulse**;
    - **accelerated**: apoc
    - **weak**: apoc

Metrorrhagia – accompanied by: ...
- **respiration**; difficult: fl-ac ip
- **sexual** desire; increased: ambr coff plat *Sabin*
- **trembling**; internal: caul
- **urination**; painful (See BLAD - Urination - dysuria - painful - accompanied - metrorrhagia)
- **vomiting**: apoc **Ip**
- **weakness**: apoc
o **Abdomen**; heaviness of: apis
- **Back**; pain in the: thlas
- **Head**; congestive pain in: bell glon
- **Lumbar** pain: kali-c vario
- **Tongue**;
  - **dirty** discoloration: *Croc*
  - **white** discoloration of tongue: *Croc*
  - **Centre**: *Croc*
- **Uterus**;
  - **cancer** of (See Cancer - uterus - accompanied - hemorrhage)
  - **congestion**: sabin
  - **pain** | **cramping**: cham chin thlas
- **acrid**: sep *Sul-ac* sulph
- **active**: *Acon* apis arn **Bell** calc cham chin *Cinnm Coff* **Croc** *Ham* hyos ign **Ip** mill **Phos** plat **Sabin Sec** thlas tril-p *Ust*
- **alternating** with:
  - **dyspnea**: fl-ac
  - **insanity** (See MIND - Insanity - alternating - metrorrhagia)
  - **labor** pains (See Pain - labor pains - alternating - hemorrhage)
  - **laughing** (See MIND - Laughing - alternating - metrorrhagia)
  - **leukorrhea** (See Leukorrhea - alternating - bloody)
  - **mania** (See MIND - Mania - alternating - metrorrhagia)
  - **respiration**; difficult (See RESP - Difficult - alternating - uterine)
o **Joints**; pain in (See EXTR - Pain - joints - alternating - with uterus)
- **anemia**, in (*GENE - Anemia - menorrhagia)*: calen *Chin Ferr* ferr-m helon kali-c
- **anger**; after: **Cham** kali-c rhus-t staph
- **appearing** suddenly and ceases suddenly: *Bell*
- **atonic** (See oozing)
- **atony**, from uterine (*Abortion; Atony*): a l u m i n - a c t *Carb-v* caul *Chin Ham* psor visc
- **black**: alet am-c arn ars arund asar bell *Carb-v* caul *Cham* chin coch coff *Croc Elaps Ferr Helon* ign kali-p *Kreos* lach lyc mag-c nat-m **Plat** *Puls* pyrog sabin *Sec* stram *Sul-ac* sulph
  - **liquid**: *Am-c Crot-h Elaps Sec Sul-ac*
- **bright** red: acal acon aran *Arn Bell* bov *Calc* cham chin *Cinnm* coff *Erig Ham* hyos **Ip** lac-c *Led* lil-t lyc med *Mill* mit **Phos** psor pyrog rhus-t **Sabin** *Sang* sec *Tril-p* ust vib visc xan
- **abortion**, after: hyos

▽ extensions | O localizations | ● Künzli dot

Female genitalia/sex

Metrorrhagia – bright red

- **clots**, with: *Arn* **Bell** *Ip* psor pyrog **Sabin** sang sec *Ust*
- **delivery**; during: ip
- **fluid**: ham **Ip** mill *Phos* ust
- cancerous affections, in *(✎ Cancer - uterus - accompanied - hemorrhage)*: bell crot-h kreos lach phos sabin *Thlas* ust
- **chamomile** tea, from: *Chin* ign
- **changeable** in color and flow: **Puls**
- **chronic**: *Card-m Cinnm Ust*
- **coagulated**: acal *Alet Alumn Apoc* arg-met *Arn* arund **Bell** cact **Cham** chin coc-c cocc coch *Coff Croc* cycl elaps erig *Ferr* ham helon *Ip* kali-c kreos lach laur lyc *Mag-m Merc Murx* nux-m nux-v phos *Plat* plb *Puls Rhus-t Sabin Sang* sec stram *Thlas* tril-p **Ust** visc
- **delivery**; after: phos
- **expelled**; clots are:
  : **accompanied** by | **constricting** pain: *Cact*
  : **paroxysms**; during: *Ferr Puls Ust*
  : **urination**:
   : **urging** for urination; when: chim
- **mixed** with:
  : **dark** liquid blood: **Bell** carb-v elaps *Sabin Sec*
  : **pale** watery blood: chin
- **coition**:
  - **after**: **Arg-n** *Arn Ars Hydr* **Kreos** nit-ac *Sep Tarent*
  - **during**: arg-n
- **coitus** interruptus, from: cocc
- **concussions**, from: *Arn* cinnm mill puls *Rhus-t* ruta *Sec* sulph
- **continuous**: apoc arn carb-v *Erig Ham Hydr Hyos* iod *Ip* kali-c *Kreos* mill *Nit-ac* phos *Sec* sulph ust vinc
- **slow**; but: carb-v ham psor sec sulph ust
- **convulsions**; with: bell *Chin Hyos* **Sec**
- **copious** (See profuse)
- **curettage**; after: nit-ac thlas
- **dark** blood: am-c ars *Bell Bry Cact* cadm-met canth carb-v *Cham* **Chin** coff *Croc Crot-h Ferr* ham helon *Kreos* lach laur *Lyc* lyss mang-i *Nit-ac Nux-m Plat* plb *Puls* sabin *Sec* sep sul-ac *Sulph* tril-p ust visc
- **cancer**; in: cadm-met
- **clots**, with: **Bell** *Cham* chin coff *Croc Ferr* kreos laur lyc *Puls Sabin Sec* ust visc
  : **delivery**; during: sabin tril-p
- **fluid**: bry crot-h (non: crot-t) plat sabin sec
  : **delivery**; during: sec
  : **thick**; and: nux-m *Plat*
- **stringy**: croc
- **delivery**:
  - **after**: *Acet-ac* am-m aml-ns *Arn* ars bell cann-s caul cham *Chin Cinnm Croc* cycl erig ferr ger *Ham* hyos ign ip kali-c mill nit-ac nux-m *Plat* puls sabin sec thlas tril-p ust
  - **before**: tril-p
  - **before** and after: erig
  - **bright** red: mill
  - **clotted**: phos
  - **dark**: chin

Metrorrhagia – menopause

- **delivery**: ...
  - **during** and after: acon adren alum apis *Arn* **Bell** bry cann-s carb-v caul *Cham Chin Cinnm* coff *Croc* crot-h **Erig** *Ferr* **Ham** *Hyos* **Ip** kali-c kreos lach lyc merc mill nit-ac nux-m nux-v ph-ac *Phos Plat* psor **Sabin Sec** senec *Thlas* thyr tril-p *Ust*
  - **gushing**: bell
  - **inertia** uteri, with *(✎ Abortion; Atony)*: am-m caul puls sec
  - **prevents** hemorrhagia: *Arn*
- **displacement** of uterus; from: tril-p
- **dysuria**; with: erig mit
- **emotions**, excitement; from: acon bell bry *Calc Cham* cocc croc hyos nat-m phos plat puls sep *Sil* stram sulph
- **exertion** agg; after: **Ambr** *Aur Bov* **Calc** cinnm *Croc* **Erig** *Helon* mill *Nit-ac* rhus-t *Sabin Tril-p*
  - **lumbar** region; exertion of: cinnm
- **exhaustion** | **amel**: *Apoc*
- **faintness**; with: apis chin ferr *Ip* **Kreos** **Tril-p**
- **false** step; after: cinnm
- **fibroids**, from: aur-m-n *Calc* calc-f calc-p calc-st-s foll *Ham Hydr* Hydrin-m *Kali-c* kali-fcy *Kali-i* lap-a led lyc merc nit-ac **Phos** *Plat Sabin* sec sil sul-ac *Sulph Thlas Tril-p* ust *Vinc*
- **fluid**: **Apis** apoc ars *Bell Both Carb-v* chin **Crot-h** *Crot-t Elaps Erig* ferr *Ip Lach Mill* nat-m **Nit-ac Phos** prun **Sabin** *Sec Sul-ac Ust*
  - **alternating** with clots: *Plb*
  - **clotted**, partly: *Bell* puls sabin *Ust*
  - **menses**; between: ham
- **fright**; after *(✎ MIND - Ailments - fright)*: acon bell *Calc* nux-v
- **girls**; in: *Cina*
- **gushing**: *Bell Borx* bov *Cham* chin *Cinnm Croc* Erig *Ham* **Ip** *Lac-c Mill* **Phos Puls Sabin** *Sec* tril-p *Ust*
- **hot**: arn **Bell** bry caul cham coff ip *Lac-c* puls
  - **delivery**; during: ip
- **injuries**; after: *Ambr* arn ars *Cinnm* ham mill ruta
- **intermittent**; ambr apoc *Bell Cham* chin erig *Ip Kreos* nux-v **Phos** psor *Puls* rhus-t *Sabin* sec sulph ust
- **abortion**; during: puls
- **weakness**; from: apoc
- **iron**, after abuse of: puls
- **labor** (See delivery)
- **leukorrhea**:
  - **after**: *Mag-m*
  - **with**: kreos
- **lying**:
  - **agg**: mag-c
  - **back**; on:
   : **agg**: ambr *Cham*
- **membranous**: apoc brom
- **menopause**:
  - **after**: calc ferr mang *Merc* sep *Vinc*
  - **during** *(✎ Menses - return - ceased)*: *Alet Aloe* am-m aml-ns apoc arg-met *Arg-n* aur-m bomh buni-o **Calc** calc-f caps *Carb-v* chin *Cimic Croc* crot-c **Crot-h** **Ferr Graph** hydrin-m *Kali-br* kali-c **Lach** *Laur*

| Metrorrhagia – menopause | **Female genitalia/sex** | Metrorrhagia – women |

- **during**: ...
  lyc *Med Murx* nit-ac *Nux-v* paro-i phos *Plb* **Psor Puls** rhus-t *Sabin* **Sang** sanguiso *Sec Sed-ac* **Sep** sul-ac **Sulph** *Thlas* thyr *Tril-p* tub *Ust* vinc
- **menses**:
  - **after | agg**: lyc merc rat rhus-t
  - **before | agg**: bell calc erig lach mag-m merc nat-m nat-s phos sil sulph thuj verat
  - **between**: **Ambr** arg-n *Arn* **Bell** *Bov* bry **Calc** calc-sil canth carb-an carb-v caust **Cham** chin *Cimic Cocc* coff *Croc* elaps eupi ferr flav foll guare *Ham* helon hep hydr iod **Ip** kali-c kali-sil kreos lach lap-a lyc mag-c mag-s mang merc murx nat-hchls nit-ac nux-v op **Phos** pitu-a puls **Rhus-t** rob *Sabin Sec Sep* **Sil** stram sulph ust vinc visc zinc
  - **sexual** excitement, with: ambr *Sabin*
  - **return** of long suppressed menses, after: *Sulph*
- **moon**:
  - **full**: *Croc* kali-bi
  - before; three days: mag-m
  - new moon: *Croc* kali-bi rhus-t sil
- **motion** agg: ambr arg-met bell *Bry* cact calc *Coff Croc* **Erig** ferr *Helon* **Ip** lil-t psor *Sabin Sec* sulph tril-p ust
- **nursing** the child agg; when: calc rhus-t sec *Sil*
- **offensive**: *Bell Cham* croc crot-h *Helon* kreos lach *Nit-ac* phos sabin sang *Sec* sep ust
- **oozing**: alet **Carb-v** carbn-s caul *Chin Chinin-s* cimic cinnm croc **Erig** *Ferr Ham Helon* **Kali-fcy** *Kreos Lyc Mangi* plb *Sec* sul-ac thlas **Ust** vinc
  - **delivery**; during: sec
- **overlifting**, from: calc
- **ovulation**; during: *Flav*
- **painless**: bov calc croc *Erig Ham* **Kali-fcy** mag-c *Mill* nit-ac nux-m plat sabin *Sec* ust
  - **abortion**; during: mill
  - **delivery**; during: sabin
- **pale**: bell carb-v chin *Ferr* hyos merc mill prun sabin sec tarent ust
- **paroxysms**; during: apoc bell *Cham* chin nux-v **Puls** rhus-t **Sabin** ust
- **passive** (See oozing)
- **periodical | day** a little dark blood; every: lyss
- **perspiration**, with cold: **Carb-v** *Sec Verat*
- **placenta**:
  - **previa**; from placenta: *Ip Nux-v Sabin Sep Verat-v*
  - **retained**: *Bell Canth Carb-v* caul mit *Puls Sabin* sec sep stram verat-v
- **polypus**, from: bell *Calc Con* lyc phos sang thuj
- **precancerous** period, in: *Aur*
- **pregnancy** agg; during (♂ *Abortion*): *Arn* asar bell buni-o *Cann-i* caul *Cham* chin cimic *Cinnm Cocc* croc **Erig** ham *Ip* kali-c kali-p **Kreos** lyc *Nit-ac Phos* phyt *Plat Rhus-t Sabin* sec *Sep* ther *Thlas Tril-p*
  - **fifth** and seventh month: **Sep**
  - **fright**; after: *Ign*
  - **third** month: **Kreos** *Sabin*
- **profuse**: acon alet am-m ambr apis apoc arg-n *Arn* **Ars Bell** brom bry *Cact* **Calc** caul *Cham Chin* cinnm *Con* croc erig ferr glon ham helon hyos iod **Ip** kali-c *Kreos*

- **profuse**: ...
  lyc mill murx nit-ac *Nux-v* **Phos** plb puls *Sabin Sec* sep *Sul-ac* thlas tril-p vib vinc xan
  - **accompanied** by | **Uterus**; congested: mit
  - **delivery**; during: ip tril-p
  - **urinating**; as if: tril-p
- **puberty**:
  - at: helon
- **pungent**: kreos
- **putrid**: **Ars** carb-v cham pyrog
- **recurrent**: *Arg-n Croc Kreos Nux-v Phos* psor *Sulph*
- **riding** agg: *Ham*
- **rising** from bed agg: psor
- **ropy** blood: arg-n **Croc** lac-c **Ust**
- **scanty**: carb-v caul coc-c lyss phos *Puls*
- **seeping** (See oozing)
- **short** duration: arg-n
- **sleep** agg; during: *Mag-m*
- **standing** agg: *Mag-m*
- **stool**:
  - **after | every**: am-m **Ambr** ind iod *Lyc*
  - **during | agg**: ambr iod murx
  - **hard** stool:
    - **after | agg**: **Ambr** *Lyc*
- **subinvolution**, from (♂ *Subinvolution*): lil-t psor sec sulph ust
- **sudden**: *Ars* **Bell** cinnm *Ip*
- **thick** blood: carb-v *Nux-m* plat puls sec sulph tril-p
- **thin** blood: apoc bry carb-an *Carb-v* cham chin *Crot-h Elaps* **Erig** ferr kreos *Lach* laur lyc *Phos* plat prun puls *Sabin Sec Sul-ac* ust
  - **clots**, with: *Chin Elaps Ferr* kreos *Sabin Sec*
    - **foul** smelling: kreos *Sec*
- **touch** agg: ust
- **urination** agg; during: coc-c coch
- **vexation**; after: *Ip* kali-c
- **voluptuous** itching, with: *Coff*
- **walking**:
  - **after | agg**: ambr
  - **agg**: **Ambr** *Mag-m* nat-s sep
  - **amel**: *Cycl Sabin*
- **warm** bath, after: thuj
- **watery**: ant-t berb bov dulc laur mang phos prun puls
  - **instead** of menses: *Sil*
- **widows**, in young: *Arg-n*
- **women**:
  - **children**; not having: *Arg-n*
  - **old**; in: *Calc* cham hydr *Ign* lach *Mang Merc* phos sep
  - **pale**, waxy; in: kali-c
  - **plethoric**; in (♂ *GENE - Plethora - constitution*): **Acon** arn *Bell* bry calc **Cham** coff *Croc* **Erig** *Ferr* ferr-m hyos ign *Plat Sabin* sil sulph
  - **scrawny**; in: *Sec*
  - **sterile**; in: *Arg-n*
  - **tall**; in: *Phos*
  - **weakly**; in: asaf carb-an **Chin** cocc croc ferr *Ip* nux-v phos psor *Puls* sec sep sulph verat

▽ extensions | ○ localizations | ● Künzli dot

Miscarriage | Female genitalia/sex | Pain – afterpains

MISCARRIAGE (See Abortion)

MOISTURE: *Petr*
- sensation of: eup-pur petr
○ Vagina: aster eup-pur petr
○ Thighs; between: *Petr*
- Vagina | amel: aster

MOLES: *Ars Calc* canth chin *Ferr Kali-c Lyc* merc *Nat-c Puls Sabin* sec *Sil* sulph
- expulsion of moles; stimulates: canth sabin

MOTION:
- agg: bov bry canth caust erig *Lil-t* mag-p *Sabin Sec* thlas *Tril-p*
- amel: am-m *Cycl* kreos *Mag-c Sabin*
- feet:
  • amel | Ovaries: ars

MOVEMENTS:
- like a fetus (See ABDO - Movements)
- of fetus (See Fetus - motions)
○ Uterus; in: tarent

NARROWING | Vagina: syph

NODULES: calc kreos *Lac-c* merc phos rhus-t syph
○ Vagina, in: *Agar* syph

NUMBNESS (↗*Insensibility*): eup-pur *Kali-br* mosch Plat
- cold washing agg; after: eupi
○ Ovaries: apis *Podo*
  • beginning in right ovary:
    : extending to hip and ribs and over thigh | lying on right ovary amel: apis
  • painful:
    : extending to | Limbs: podo
- Uterus: phys
- Vagina: berb brom phos sep
  • coition; during: ferr kali-br phos

NURSING agg | Uterus: arn *Cham* sil

NYMPHOMANIA (See MIND - Nymphomania)

ONANISM (See Masturbation)

OOPHORITIS (See Inflammation - ovaries)

OPEN:
○ Uterus:
  • sensation as if open: carb-v lach murx sanic sep
  • sensation as if opening and shutting: nat-hchls sec
- Vulva | sensation as if open: bov carb-v murx sabal sec sep

ORGASM:
- night: arg-n nux-v
- delayed: alum *Berb* brom
- dreams; during amorous (See DREA - Amorous - orgasm)
- easy: *Plat Stann*
- involuntary: ang *Arg-n Ars Calc Lil-t* nat-m *Nux-v Op* Plat sul-ac
- painful: nat-m

Orgasm: ...
- wanting: *Brom* calad pneu

OS UTERI during labor; state of (↗*Delivery - during*):
- dilated: sanic
- rigid: acon ant-t arn *Bell* **Caul Cham** chlf cimic *Con Gels* ign jab lob lyc nux-v sec *Verat-v*
- stenosis: con

OVULATION:
- during: cocc foll ham hydr **Lac-c** mag-c meli merc nux-v sep

PAIN: acon aesc aeth *Agar* aloe alum alum-sil *Am-c Ambr* anac anan *Ant-c* ant-t apis arg-n *Arn Ars Ars-i* ars-s-f asaf asc-c aur aur-ar *Aur-m* aur-s bar-c bar-m bar-s bart *Bell* bell-p berb *Borx* bov brom *Bry* bufo cact *Calc Calc-p* calc-s calc-sil camph *Cann-i* cann-s cann-xyz canth caps *Carb-an* **Carb-v** *Carbn-s* castm caul caust **Cham** chel *Chin* chinin-s *Chlol Cimic Cina* clem coc-c *Cocc* coff colch *Coloc Con* cop *Croc* cupr cur *Cycl* dros eupi ferr ferr-ar ferr-i ferr-p fl-ac **Gels** *Glon Graph Helon Hep* hydr hydrc *Hyos Ign* inul iod *Ip* kali-ar *Kali-bi Kali-c Kali-i* kali-m kali-n kali-p kali-s kali-sil kreos *Lac-c Lach* lil-t lob-e *Lyc* m-aust mag-c mag-m mag-p mag-s mang med meli meph merc *Merc-c* mez *Mosch* mur-ac *Murx* naja **Nat-c** nat-m nat-s **Nit-ac** nux-m nux-v *Op* ox-ac paeon pall *Petr* ph-ac *Phos* phyt plat podo **Puls** pyrog *Rhus-t* sabad *Sabin* sec sep *Sil* spig stann *Staph* sul-ac sul-i sulph tarent tell ter ther thuj thymol til tub *Urt-u Ust* vib visc xan xanth *Zinc* zinc-p
- right:
  ▽ extending to:
    : left: *Lyc*
    : labor-like: *Lyc*
- left: puls
  • labor-like: puls
  ▽ extending to:
    : right: ip
    : cutting pain: ip
- evening: bar-c
  • tearing pain: bar-c
- night: carb-v nat-m
  • bed agg; in: anan coc-c
  : burning: anan
  • labor-like: carb-v nat-m
- abortion; during: *Cham* sec
  • labor-like: *Cham* sec
- aching: calc-p calc-sil *Lil-t*
- afterpains (↗*Delivery - after; Delivery - during*): acon aml-ns *Arn* asaf *Atro* aur *Bell* borx *Bry Calc* carb-an carb-v *Caul* **Cham** chin cic *Cimic* cina cinnb cinnm cocc *Coff Coloc Con* croc **Cupr** cupr-ar cycl *Dios Ferr Gels* graph hyos **Hyper** *Ign* iod ip **Kali-c** kreos *Lac-c* lach lil-t lyc *Mill* nat-c *Nat-m* nux-m *Nux-v Op* **Par** plat *Podo* **Puls** pyrog *Rhus-t Ruta Sabin Sec Sep* sil sul-ac *Sulph* ter ust verat *Vib Vib-p Xan* zinc
  • accompanied by:
    : lochia: xan
    : Head; intolerable pain in: cham cimic

All author references are available on the CD   1071

Pain – afterpains

- **cramping**: arn bell *Bry* **Cham** *Cimic* hyos lach nux-v puls sep verat
- **distant** parts, in: arn
- **distressing**: cham cimic vib
- **fear** of death, with: **Coff**
- **frequent**: rhus-t
- **headache**; during: hyper
- **insupportable**: cham cimic
- **menses**, with offensive: *Crot-h*
- **multipara**, in (See women)
- **nursing** child, when: Arn *Cham* con puls **Sil**
- **prolonged**: arn calc *Coff Puls*
- **shooting** pain: *Cimic*
- **stool** | **urging** to; with: nux-v
- **violent**: vib
- **weak**: arn caul puls
- **women** who had born many children; in: cupr
- ▽ **extending** to:
  : **Calves** and soles: cupr
  : **Groins**; into: caul *Cimic*
  : **Pelvis**; across: cimic
  : **Thighs**, into: cimic
  : **Tibia**, into: carb-v cocc
- ○ **Groin**, felt in: caul cimic
- **Hip**, in: sil
- **backache**, with: inul
  - **bearing** down: inul
- **bearing** down (☞*uterus - pressing; Prolapsus - vagina; ABDO - Pain - menses - during - agg. - pressing)*: aesc *Agar* alum *Ant-c Apis* asaf asc-c aur **Bell** bell-p bov cham chin cina cocc coloc con croc ferr hydr inul *Ip* kali-c kali-sil *Lil-t* lob-e *Lyc* med mosch *Murx* nat-c nat-m nit-ac nux-v plat podo sabin **Sep** thuj
  - **accompanied** by | **coldness**: castm sec sil
- **bending** double:
  - **must** bend double: puls
  : **labor**-like: puls
- **biting** pain: ambr berb calc carb-v *Caust* cham chin eupi *Ferr* graph kali-bi kali-c *Kali-i* kali-n **Kreos** *Merc Rhus-t Sil* staph sulph thuj zinc
- **boring** pain: con
- **breathing** agg: clem
  - **lancinating**: clem
- **bruised** (See sore)
- **burning**: agar alum alum-sil *Am-c Ambr* anan *Apis* ars ars-s-f aur aur-ar *Aur-m* aur-s bar-c bar-s berb bov bry bufo *Calc* calc-p calc-s calc-sil canth caps *Carb-an Carb-v Carbn-s* castm *Caust* cham chel chin coc-c colch con cop cur dulc *Eupi Ferr* ferr-ar ferr-p *Graph Helon* hep hyos iod kali-ar *Kali-bi Kali-c Kali-i* kali-p kali-s kali-sil *Kreos* lac-c lach *Lil-t* lyc m-aust mag-s *Merc Merc-c* **Nit-ac** *Nux-v* ox-ac *Petr Phos Puls Sabin* sec sep *Sil* staph **Sulph** ter thuj til tub zinc
- **cancer**; in: lap-a
  - **burning**: lap-a
  - **stinging**: lap-a
  - **stitching** pain: lap-a
- **changeable**: cimic

Female genitalia/sex

- **cold**:
  - **washing** agg; after: eupi
  : **sore**: eupi
- **cold**; after taking a: hyos
  - **labor**-like: hyos
- **constricting**, contracting pain: bell ign nit-ac *Nux-v* phos pyrog sabin sep sulph thuj
- **cramping**: bell-p castm *Cocc* con ign *Kreos* lil-t lyc mag-m mag-p naja nux-v phos plat staph thuj thymol visc
- **cry** out, making her: *Bar-c*
  - **tearing** pain: *Bar-c*
- **cutting** pain: asaf cann-s carb-v caust con ip mag-p med puls
- **darting** (See stitching)
- **delivery**; after: arn
  - **sore**: arn
- **digging** pain: con
- **dragging** (See bearing; ABDO - Pain - dragging)
- **drawing** pain: *Aur* bar-c lyc mosch puls rhus-t sabin
- **dropsy**; during: asc-c
  - **labor**-like: asc-c
- **fever**; during: mosch *Puls*
- **gnawing** pain: bufo kali-c kreos lil-t *Lyc*
- **grinding** pain: *Con*
- **labor** pains (☞*Delivery - during):* acon ambr **Arn** ars art-v asaf *Bell* borx *Bry* calc carb-an carb-v caul **Caust Cham** chin *Chinin-s* chlol cic cimic cinnm *Cocc Coff* coff-t con conv cupr cycl ferr gels **Hyos** ign *Ip* kali-c kali-p lob lyc mag-m mag-p mit mosch nat-m *Nux-m Nux-v* op phos pituin plat puls rhus-t sacch *Sec Sep Stann* stram *Verat* vib zinc
  - **left**: plat
  - **alternating** with:
  : **hemorrhage**: puls
  - **bearing** down: caul cycl
  - **ceasing**: acon arn asaf **Bell** *Borx* bry cact calc *Camph* carb-an *Carb-v Caul Caust Cham* chin **Cimic** cinnm cocc *Coff* gels *Graph Guare* hyos ign **Kali-c**, kali-p kreos lach lyc mag-c mag-m merc mosch nat-c *Nat-m* nux-m *Nux-v* **Op** phos plat **Puls** rhus-t ruta **Sec** *Sep* stann sul-ac sulph *Thuj* zinc
  : **convulsions** come on; and: bell cham cic cupr hyos ign op *Sec*
  : **cramps** in hip, from: cimic
  : **emotion**, from: cimic
  : **excitement**, from emotional: cimic
  : **exhaustion**; from: caul
  : **hemorrhage**; with: *Chin* cimic puls sec
  : **loquacity**, with: *Coff*
  : **wave** from uterus to throat impedes labor: gels
  - **changeable**: cimic puls
  - **cramping**: *Cimic* cycl
  - **cutting**:
  : **left**:
    : **extending** to | **right**: ip
  : **Umbilical** region, in: **Ip**

Pain – labor pains **Female genitalia/sex** Pain – labor-like

- **darting** upwards (See extending - upward)
- **deficiency**; with (See weak)
- **desperate**, make her: *Aur Cham*
- **distressing** (↗*painful):* acon ambr arn aur bell *Caul* caust **Cham** cimic *Coff* con **Gels Kali-c** lyc nux-v phos plat puls sec **Sep** verat
  : **escape**, wants to: bell
- **eructations**; with (See STOM - Eructations - delivery)
- **excessive**: acon ambr arn art-v *Bell* **Cham** chlol cimic *Coff Coff-t* con cupr nux-m *Nux-v* puls rhus-t sec **Sep** ust
- **exhausting**: *Caul Stann Verat*
- **fainting**, causing: *Cimic* **Nux-v** *Puls* sec
- **false**● (↗*ineffectual):* arn **Bell** borx *Bry* **Calc Caul** caust *Cham Cimic Cinnb* cinnm coff *Con* cupr *Dios* **Gels** hyos ign ip *Kali-c* kali-p *Mit Nux-m Nux-v Op* **Puls** sec sep stann vib
  : **prophylaxis** (= to prevent this condition): caul
- **hip**, leaving the uterus; going to the: cimic
- **hourglass** contraction: bell cham sec
- **ineffectual** (↗*false):* acon arn bell calc-f caul *Caust* cham chlol cimic cinnm *Coff* eup-pur gels goss **Kali-c** kali-p mit nux-v op phos plat **Puls** sec sep *Ust*
- **interrupted**: *Caul Mag-m Plat*
  : **spasms**, by: *Mag-m*
- **irregular**: aeth arn *Caul* caust cham cimic cocc *Coff* cupr *Nux-m* nux-v **Puls** sec
- **metrorrhagia** | **amel**: cycl
- **noise** agg: cimic
- **painful**, too (↗*distressing):* acon ant-c arn aur *Bell* caul caust **Cham** chin *Cimic* cocc *Coff* con cupr *Gels* hyos ign lyc mag-c nat-c *Nux-v Op* phos pitu puls sec **Sep** sulph
- **places**, felt in wrong: cham
- **premature**: *Nux-v* sabin
- **pressure** in back | **amel**: caust *Kali-c*
- **prolonged** (↗*Delivery - during - long*): *Caul* chlf cinnb *Cupr-act* kali-c puls **Sec** spong sulph
- **restlessness**; with: arn coff *Lyc*
  : **between** pains: cupr
- **running** upward: *Borx* **Calc Cham** gels lyc
- **shivering**; with: cimic
- **shooting** pain: *Cimic* kali-c
- **short**: *Caul Puls*
- **slow**: caul kali-p pituin *Puls*
- **sluggish**: *Puls*
- **soreness**, with: arn ars caust
- **spasmodic**: acon ambr arn art-v asaf *Bell Borx Bry* calc carb-an carb-v **Caul Caust Cham** chin chlol cic *Cimic* cinnm *Cocc* coff coff-t con cupr ferr **Gels Hyos** ign *Ip* kali-c kali-p lob lyc mag-m mag-p mosch nat-m *Nux-m Nux-v Op* phos pituin plat **Puls** sacch *Sec Sep* stann stram *Verat* vib zinc
- **stomach** than in uterus; felt more in: borx
- **stool** | **urging** to; with: **Nux-v** plat
- **suppressed** and wanting: cact carb-v caul cimic *Op Puls* sec

- **labor** pains: ...
  - **thirst**; with: *Caul*
  - **tormenting**: caul
  - **twitching**, with: *Chinin-s*
  - **walking** agg: kali-c
  - **wandering** pain: caul
  - **weak**: aeth arn asaf *Bell* borx bry calc *Camph* cann-i cann-s carb-an *Carb-v Carbn-s Caul Caust Cham* chin **Cimic** cinnm cocc coff **Gels** goss *Graph* guare hyos ign **Kali-c** kali-p kreos lyc mag-c mag-m merc mit mosch *Nat-c* **Nat-m** *Nux-m Nux-v* **Op** phos plat **Puls** rhus-t *Ruta* sabad *Sec* sep stann sul-ac sulph *Thuj* ust zinc
  : **back**; but pain in the: kali-c
  : **shiver**; decreasing with a: caul
  ▽ **extending** to:
  : **Abdomen**; sides of: cimic kali-c
  : **Back** (↗*BACK - Pain - delivery - during*): *Caust Coff* gels kali-c *Nux-v* petr **Puls**
  : **Down** the back: nux-v
  : **Groin**, into: cimic thuj
  : **Heart**: cimic
  : **Hip**: cimic
  : **Knees** and up to sacrum: phyt
  : **Pelvis**; across: *Cimic*
  : **Thighs**, into: *Cimic Kali-c* vib
  : **Throat**, into: lach
  : **Upward**: *Borx* **Calc Cham** gels lach lyc puls
  ○ **Back**: *Caul Caust Cham* cocc *Coff* dict **Gels Kali-c** *Nux-v Petr* **Puls** *Sep*
  : **paroxysmal**: cham kali-c *Nux-v Sep*
  : **through** to back and up the back: *Gels*
  : **extending** to:
  : **Pubes**; from back to: sabin
  : **Rectum**: nux-v
  : **Down** the back into gluteal muscles: kali-c
- **Cervix** (See uterus - cervix)
- **Groin**, felt in: cimic
- **Loins**:
  : **extending** to | **Legs**; down: aloe *Bufo* carb-v caul cham *Nux-v*
- **Uterus**:
  : **Cervix**:
  : **extending** to | **Upward**: sep
- **labor**-like: acon *Agar Aloe* ant-c ant-t *Apis Arn Asaf* aur **Bell** borx bov *Bry* calc calc-sil camph *Cann-i* canth carb-an carb-v caul caust **Cham** chin *Chlol Cimic Cina* cocc *Coff Coloc Con* croc cupr *Cycl* dros *Ferr* **Gels** graph hydrc *Hyos Ign* inul iod *Ip* **Kali-c** kali-m kali-p kali-sil *Kreos Lach Lil-t* lyc mag-c mag-m med merc mez *Mosch* mur-ac murx nat-c nat-m nit-ac nux-m *Nux-v Op* ph-ac phos phyt **Plat** podo **Puls** *Rhus-t* ruta sabad *Sabin* **Sec Sep** *Sil* stann sul-ac *Sulph* tarent ther thuj *Ust* vib xan xanth zinc
- **accompanied** by:
  : **stool** | **urging** to: nux-v op

Pain – lancinating / Female genitalia/sex / Pain – pressing

- **lancinating**: aeth aur-s clem meli sabin
- **leukorrhea**:
  - **agg**: calc kreos sep
  - : **burning**: calc kreos
  - : **sore**: calc
  - **with**: con dros ign kreos
  - : **labor**-like: con dros ign kreos
- **lying**:
  - **agg**: bell
  - **amel**: berb
  - : **burning**: berb
- **back**; on:
  - : **amel**: sabin
- **menses**:
  - **after**:
    - : **agg**: *Cham* chin iod *Kali-c* kreos plat puls
    - : **labor**-like: *Cham* iod kreos plat puls
    - : **sore**: *Kali-c*
  - **before**:
    - : **agg**: *Alet* aloe alum *Am-c* am-m *Apis* aur *Bell* borx *Bov* calc calc-ar *Calc-p* carb-v *Caul Cham* chin cimic *Cina Cocc Coff Coloc* con *Croc* cupr cycl *Dig Ferr* ferr-p *Gels Graph Haem* helon *Hyos* ign joan *Kali-c* kreos lach lil-t lyc mag-c *Mag-m Mag-p* med meli mosch mur-ac nat-m nit-ac nux-m *Nux-v* phos plat *Puls* rhus-t sabad *Sabin* sanic *Sec Sep* stann sulph thlas thuj thymol ust *Verat* verat-v vesp *Vib Xan* zinc zinc-p
    - : **bearing** down: *Apis* cina croc mag-c mosch mur-ac phos *Plat* zinc-p
    - : **burning**: calc carb-v *Sep*
    - : **labor**-like: *Alet* aloe alum *Am-c* am-m *Apis* aur *Bell* borx *Bov* brom calc *Calc-p Caul Cham* chin cimic *Cina Cocc Coff Coloc* cupr cycl *Dig Ferr* ferr-p *Gels Graph Haem* helon *Hyos* ign joan *Kali-c* kreos lil-t mag-c *Mag-m Mag-p* med meli nat-m nit-ac nux-m *Nux-v* plat *Puls* rhus-t sabad *Sabin* sanic *Sec Sep* stann sulph thlas thuj ust *Verat* verat-v vesp *Vib Xan* zinc
    - : **pressing** pain: chin *Croc* vesp
    - : **sore**: con *Kali-c* lach **Sep**
    - : **stinging**: zinc
    - : **stitching** pain: con
  - **during**:
    - : **agg**: *Acon* agar *Alet* all-s aloe *Am-c* am-m ant-c apis arg-n arist-cl ars *Asaf* bar-c **Bell** berb borx bov brom bufo cact *Calc Calc-p* calc-s cann-i canth *Carb-an Carb-v* caul *Caust* cench **Cham** *Cimic* cina coc-c *Cocc* coff *Coloc Con* cupr *Cycl* ferr ferr-p *Gels Graph Haem* helon hyos *Ign* ip joan kali-br *Kali-c* kali-s kali-sil *Kreos Lac-c Lach Lil-t* lob-e lyc *Mag-c Mag-m Mag-p* mag-s mand med meli mosch *Nat-c Nat-m Nit-ac Nux-m* nux-v phos *Plat Puls Rhus-t* **Sabin** saroth *Sec Sep Sil* stann sul-ac sulph tanac thlas thuj *Thymol* ust *Verat* verat-v vesp *Vib* visc *Xan* zinc

- **menses** – **during** – **agg**: ...
  - : **bearing** down: *Am-c* bell bov calc-s carb-an *Con Kreos* lob-e med *Nit-ac* nux-m plat sep tanac xan
  - : **biting** pain: *Rhus-t* zinc
  - : **burning**: *Am-c* bufo *Carb-v* kali-br *Kali-c Kreos Sil* thuj
  - : **congestive**: thymol
  - : **cramping**: visc
  - : **flow** increases the pain; more (*Menses painful - flow - more*): cimic
  - : **labor**-like: *Acon* agar *Alet* aloe *Am-c* am-m ant-c apis arg-n *Asaf Bell* berb borx bov brom cact *Calc Calc-p* cann-i *Carb-an* caul *Caust* cench **Cham** chin *Cimic* cina coc-c *Cocc* coff *Coloc Con* cupr *Cycl* ferr ferr-p *Gels Graph Haem* helon hyos *Ign* joan *Kali-c* kali-s kali-sil kreos *Lac-c Lach Lil-t* lyc *Mag-c Mag-m Mag-p* med meli mosch *Nat-c* nat-m *Nit-ac Nux-m* nux-v *Plat Puls Rhus-t* **Sabin** *Sec Sep* stann sulph thlas ust *Verat* verat-v vesp *Vib Xan*
  - : **pressing** pain: am-c ant-c asaf **Bell** berb bov calc *Cham* chin con ip mag-c mag-s mosch nat-m nit-ac nux-m nux-v *Plat* puls *Sep* sil sulph zinc
  - : **sore**: all-s am-c bov *Kali-c Nat-m* sil
  - : **standing** agg: *Rhus-t*
  - . **labor**-like: *Rhus-t*
  - : **stinging**: kali-c kreos lyc phos puls sabin sep sul-ac
  - : **stitching** pain: ars lyc sul-ac zinc
  - : **tearing** pain: am-c zinc
  - **suppressed** menses; from: cham
  - : **labor**-like: cham
- **metrorrhagia**; during: *Bell Caul Cham Cimic* ham *Plat* puls *Sabin* sec thlas visc
  - **labor**-like: *Bell Caul Cham Cimic* ham *Plat* puls sabin sec thlas visc
- **motion** agg: ars berb caust ip
  - **burning**: ars
  - **cutting** pain: caust ip
- **paroxysmal**: *Staph*
- **perspiration**; during: rhus-t
- **piercing** (See stitching)
- **pinching** pain: kali-c mur-ac plat
- **pregnancy**; end of: caul
  - **labor**-like: caul
- **pressing** feet against support:
  - **amel**: med
  - **pressing** pain: med
- **pressing** pain: asaf bar-c **Bell** bov *Calc* calc-p *Cham Chin* chinin-s cimic cina *Con* croc graph ign ip kali-c kreos mag-c mag-m mang merc mosch mur-ac **Nat-m** nat-m nux-m *Plat* podo puls sabin **Sep** spig sulph thuj zinc

1074 ▽ extensions | O localizations | ● Künzli dot

Pain – pressing

- alternating with:
  - Inguinal region | **dragging**, bearing down in (See ABDO - Pain - inguinal region - dragging - alternating - pressure)
- **pressure**:
  - amel: ign mag-p
  - labor-like: ign
- **pulsating** pain: calc-p
- **rising** from sitting agg: thuj
  - **cramping**: thuj
- **sharp**: aeth ars clem *Lyc* meli rhus-t
- **shooting** (See stitching)
- **sitting** agg: berb *Con Lac-c* sep staph thuj
  - burning: berb sep
  - pressing pain: *Thuj*
  - tearing pain: *Con*
- **sitting** up in bed | **amel**: coc-c
- **smarting** (See biting; burning)
- **sore** (= tender): am-c ambr apis arg-n arn ars *Ars-i* aur-s bar-m bell bov *Calc* calc-p calc-sil canth **Carb-v** *Carbn-s Caust* cham chin *Coc-c* coff con *Ferr* ferr-i *Graph Hep* iod kali-bi *Kali-c* kali-sil **Kreos** *Lac-c Lach* lil-t lyc meph mur-ac nat-c nit-ac petr (non: phos) **Plat** puls rhus-t sec *Sep Sil* **Staph** sul-i *Sulph Thuj Zinc* zinc-p
- **spasmodic**: caul ign kreos nux-v *Staph* thuj
- **stabbing** (See stitching)
- **standing** agg: aloe dict *Rhus-t*
  - labor-like: aloe dict *Rhus-t*
- **stinging**: Apis Ars berb bufo calc-p carb-v eupi *Kali-c* kreos lil-t lyc phos puls sabin sep *Staph* urt-u zinc
- **stitching** pain: aeth alum *Ars* aur bart *Bell Borx Calc Calc-p* cann-xyz caust coc-c *Con* croc fl-ac *Glon* **Graph** hydr ign inul *Kali-c* kali-n kreos lac-c *Lyc* m-aust meli merc murx nat-s nit-ac pall **Phos** *Puls* rhus-t sabin sep staph sul-ac tarent tell thuj
- **stool**:
  - after:
    - agg: lyc
  - before: carb-an
    - drawing pain: carb-an
  - during:
    - agg: carb-v kali-c *Nat-m Nux-v* op podo sulph
    - bearing down: podo
    - labor-like: carb-v *Nat-m Nux-v* op
    - pressing pain: kali-c
    - Pudendum: kali-n
- **straining**, from: rhus-t
  - labor-like: rhus-t
- **tearing** pain: aloe anac *Bar-c* bell berb calc-sil *Carb-an* carb-v con *Kali-c* lyc nat-c *Phos* ruta sep sil ter
- **tenesmus**:
  - Uterus | Cervix: bell ferr
- **ulcerative** pain: ign phos
- **urination**:
  - after:
    - agg: canth *Caust Coloc* **Kreos** *Lac-c* merc sulph
    - burning: canth *Caust* **Kreos** *Lac-c* merc sulph

Female genitalia/sex

- urination: ...
  - during:
    - agg: *Ambr* calc canth *Caust* clem *Coloc* con *Eupi* hep **Kreos** *Lac-c* nat-m plat sulph zinc
    - biting pain: *Caust* hep nat-m
    - burning: *Ambr* calc canth *Caust Eupi* **Kreos** *Lac-c* nat-m plat sulph zinc
    - cutting pain: con
    - lancinating: clem
- **walking** agg: berb caust *Lac-c* merc thuj zinc
  - burning: berb thuj
  - cutting pain: caust
  - sore: *Lac-c*
  - stinging: zinc
  - stitching pain: thuj
- **warm** applications:
  - amel: ars
  - burning: ars
- ▽extending to
  - ○ Anus: *Carb-an*
    - tearing pain: *Carb-an*
  - Back:
    - Hips, and: **Gels** sul-ac
    - labor-like: **Gels** sul-ac
    - Pubes, to: sabin
    - labor-like: sabin
  - Bladder: carb-v
    - labor-like: carb-v
  - Chest: alum calc-p
    - stitching pain: alum calc-p
  - Mammae: lach
  - Pelvis: *Cimic*
    - stitching pain: *Cimic*
  - Rectum: *Aloe Nux-v*
    - labor-like: *Aloe Nux-v*
  - Sacrum: carb-v
    - labor-like: carb-v
  - Thighs: *Aloe* apis berb bufo *Calc-p Cham Cimic* con kali-c lac-c lil-t nat-m nux-v stram ust vib
    - labor-like: *Aloe* apis *Cham* con kali-c nat-m nux-v stram ust vib
    - stitching pain: *Cimic*
    - tearing pain: bufo
  - Vagina: lil-t puls
    - stitching pain: lil-t puls
  - ○Clitoris: : borx
    - night: borx
    - stinging: borx
    - stitching pain: borx
    - stinging: borx
- **Labia**: acon am-c aur bov *Canth* carb-v con graph helo helon kreos lyc merc puls *Rhus-t* sep sil sulph thuj
  - left:
    - extending to:
      - Uterus to right ovary; through: bell lac-c phos thuj
      - stitching pain: bell lac-c phos thuj

Female genitalia/sex

Pain – Labia

- **burning**: acon am-c aur bov *Canth* carb-v graph helo helon kreos lyc merc puls *Rhus-t* sep sil sulph thuj
- **menses**:
  : **before**:
  : **agg**: calc
  . **burning**: calc
  : **during**:
  : **agg**: calc
  . **burning**: calc
- **stitching** pain: con graph lyc
  o **Between**: *Acon* ambr *Bell* calc-p caust conv eupi *Graph Helon* hep **Kreos** ovi-p *Plat Sep* sulph tarent urt-u
  : **biting** pain: **Kreos**
  : **sore**: *Acon* ambr *Bell* caust conv *Graph Helon* hep *Kreos* ovi-p *Plat Sep* sulph tarent urt-u
  : **stitching** pain: calc-p eupi
  : **urination** agg; during: eupi
  : **sore**: eupi
- **Meatus**; region of: berb
  • **tearing** pain: berb
- **Ovaries** (= ovarialgia/oophoralgia): abrot   absin acon aesc alet alum am-br am-m *Ambr* anan ang *Ant-c* **Apis** apom *Arg-met Arg-n* arn ars ars-i arum-t *Atro* aur aur-ar aur-br aur-i aur-s **Bell** berb *Borx* brom *Bry Bufo Cact* calc calc-i *Canth* caps carb-ac carb-an *Caul Cench Cent* cham *Chin* cimic cina cocc coli coll **Coloc** con cop croc crot-h cub cupr-ar cur eup-pur *Eupi Fago* ferr ferr-i ferr-p fl-ac gels goss graph guaj *Ham Helon* hep hydrc hyper *Ign Iod* kali-ar *Kali-br* kali-c kali-i kali-n kreos lac-ac *Lac-c* lac-d **Lach** *Lil-t* **Lyc** lyss mag-m *Mag-m* **Mag-p** med meli *Merc* merc-c mosch mur-ac murx *Naja* nat-m nicc *Nux-m* ol-j onos ovi-p *oxyt Pall Phos Phyt* pic-ac *Plat* plb **Podo** polyg-h psor *Puls* pyrog *Ran-b Rhod* rhus-t rob sabad sabal sabin sal-n sarr (non: sars) sec senec *Sep* stann *Staph* still stram sul-i sulph sumb syph tarent ter thea ther thuj thymol tub tub-r urt-u *Ust* vesp vib vib-t wye *Xan Xanth* zinc zinc-p *Zinc-val* ziz
  • **alternating** sides: **Lac-c**
  : **stitching** pain: lac-c
  • **right**: abrom-a absin alet ang *Apis Arg-n* ars ars-i aur-m-n **Bell** bran *Bry* bung-fa calc cench chel coloc cub eupi fago graph *Iod* kali-i kali-n *Lac-ac* lac-c lach lec lil-t **Lyc** lyss mag-m **Mag-p** med murx nat-m *Pall* phyt plat **Podo** psor rhus-t sabal sarr (non: sars) sec *Sep* syph ust xan
  : **then** left: *Lyc*
  : **cutting** pain: *Lyc*
  : **aching**: *Lac-ac Pall*
  : **bearing** down: *Apis* bell *Bry*
  : **boring** pain: **Lyc**
  : **burning**: *Apis Ars Bell* coloc kali-n ust
  : **cutting** pain: *Apis Arg-n Bell* xan
  : **drawing** pain: *Apis Bell Lach* med pall
  : **gnawing** pain: *Lil-t* podo
  : **lying** on right side | **amel**: *Apis* lyc
  : **pressing** pain: ang *Ars Iod*

Pain – Ovaries

- **Ovaries – right**: ...
  : **sharp**: *Lac-c*
  : **sore**: alet *Apis Bry Iod* mag-m murx *Pall* plat psor sec
  : **stinging**: apis sabal
  : **stitching** pain: absin **Ars** *Bell Coloc* lac-c lec *Lyc Plat Podo* sep xan
  : **tearing** pain: graph kali-i *Pall*
  : **walking** agg: lil-t podo
  . **gnawing** pain: lil-t podo
  : **extending** to:
  . **left**: graph **Lyc** xan
  . **stitching** pain: *Lyc*
  . **Back**: lyc xan
  . **Hip**: xan
  . **Scapula | Point** under: aur-m-n
  . **Thigh**: xan
  . **Uterus**: iod podo
  • **left**: abrot aesc am-br ap-g apis **Arg-met** arg-n atro *Brom* bros-gau bung-fa caps *Carb-ac* caul cench cimic coloc erig eup-pur frax graph grat *Ham* hed iod *Kali-br Kali-p Lac-c* lac-d **Lach** *Lil-t* lyss magn-gr med *Merc* murx *Naja* ovi-p *Phos* pic-ac *Plat* podo puls sabal sep sumb syph *Tarent* thea *Ther Thuj* **Ust** vesp vesp-xyz visc wye xan *Xanth Zinc* zinc-p
  : **then** right: apis
  : **cutting** pain: apis arg-n
  : **aching**: brom med pic-ac podo syph
  : **bearing** down: lac-d *Lach* plat
  : **boring** pain: brom sumb thuj **Zinc**
  : **burning**: abrot lac-ac *Lach* med thuj
  : **bursting**: med
  : **cramping**: *Coloc Naja*
  : **cutting** pain: graph phos puls *Thuj* ust
  : **drawing** pain: *Atro* coloc
  : **gnawing** pain: coloc
  : **lying**:
  . **amel**: kali-p
  . **back**; on:
  . **amel**: kali-p
  . **stitching** pain: kali-p
  . **side**; on:
  . **left**:
  . **agg**: thuj visc
  . **stitching** pain: visc
  : **menses**:
  . **amel**: zinc
  . **boring** pain: zinc
  : **before**:
  . **agg**: croc *Thuj* ust
  . **burning**: croc *Thuj* ust
  : **during**:
  . **agg**: croc *Thuj* ust
  . **boring** pain: thuj
  . **burning**: croc *Thuj* ust
  : **motion** agg: croc *Thuj* ust
  : **burning**: croc *Thuj* ust

1076   ▽ extensions | O localizations | ● Künzli dot

Pain – Ovaries   **Female genitalia/sex**   Pain – Ovaries

- **left**: ...
  - **pressing** pain: *Lach* **Med**
  - **sore**: *Arg-met* atro coloc kali-br **Lach** med ovi-p plat syph ust vesp
  - **stinging**: lil-t sabal thuj zinc
  - **stitching** pain: abrot bros-gau caps cench graph **Lach** sep thuj visc zinc
  - **tearing** pain: plat thuj
  - **walking** in open air agg: carb-ac
  - **extending** to:
  - **right**: apis lac-c **Lach** lil-t naja syph thuj ust
  - **Abdomen**: ham lil-t
  - **Downward** (↗ *extending to - limbs*): lil-t thuj
  - **Heart**: naja tarent
  - **Leg** | **left**: ust
  - **Lumbar** region: *Aesc* merc plat podo syph
  - **Thigh**: thuj
  - **Uterus**: naja ust
- **morning**:
  - **bed** agg; in: visc
  - **sharp**: visc
- **evening**: ran-b
- **night**: bung-fa kali-p lyc *Merc* podo *Syph*
  - **midnight**: bung-fa
  - **before** | 22.30 h: bung-fa
- **abortion**, during: **Apis**
- **burning**: **Apis**
- **accompanied** by:
  - **walking**; difficulty in: tub
  - **Heart**; complaints of: cimic lil-t naja
  - **difficult** respiration; and: **Tarent**
- **aching**: apis brom con hydrc iod *Kreos* lac-ac lil-t med onos pic-ac podo sep sulph syph
- **alternating** with:
  - **Eye**; pain in the: sulph
- **bearing** down: *Apis* canth ferr-i ham lac-d *Lach Lil-t Mag-m* med plat *Podo*
- **bending**:
  - **backward** | amel: *Lac-c*
  - **legs** | amel: pall
- **bending** double:
  - **amel**: *Coloc* kali-p op
  - **boring** pain: *Coloc*
- **boring** pain: brom *Coloc* lach **Lyc** sumb thuj **Zinc**
- **breathing**:
  - **agg**: bry graph *Lac-c*
  - **stitching** pain: *Bry* graph
  - **arresting** breathing: *Canth*
  - **stitching** pain: *Canth*
- **burning**: abrot anan **Apis Ars Bell** *Bufo Canth* carb-an coloc con *Eupi Fago* goss *Kali-i* kali-n *Lac-*c **Lach** *Lil-t* lyc med merc nat-m *Plat Sep Thuj* tub ust zinc zinc-val
  - **paroxysmal**: *Plat*
- **bursting**: graph med thuj
- **chronic**: med
- **coition**:
  - **after**; in: *Apis* lac-c *Plat Staph* thuj

- **coition – after**: ...
  - **burning**: **Apis** thuj
  - **drawing** pain: *Plat*
  - **stinging**: *Apis*
  - **during**: *Apis* brom nat-sil syph
  - **cutting** pain: syph
- **cold**:
  - **amel**: apis vesp
  - **stinging**: apis vesp
  - **cold** agg; becoming: pall thuj
- **company**:
  - **agg**: **Pall**
  - **amel**: *Pall*
- **constricting**, contracting pain: *Cact* puls pyrog
- **continence**, from: *Apis* kali-br
- **conversation**; animated: **Pall**
- **coughing**; pain in left ovary from: naja
- **cramping**: *Bufo Cact* cocc *Coloc* cub *Naja* phos plat
- **cutting** pain: absin acon *Apis Arg-n* arum-t atro bell *Borx* bry canth caps cocc coll **Coloc Con** croc cub eup-pur graph ham *Lil-t Lyc* merc naja nat-m nux-m onos polyg-h puls *Sabad* stram syph *Thuj* ust xan xanth
- **delivery**; after: **Lach**
- **drawing** pain: apis *Ars* atro bell *Chin* coloc goss lach lil-t med naja *Pall Plat* podo tub-r
- **drawing** up legs | amel: ap-g coloc
- **dull**: aur-br hydrc nicc sep thymol tub-r
- **eating** | amel: iod
- **excitement** agg: pall
- **extending** limbs amel: *Plb*
- **flexing** thigh amel: *Coloc Pall* xan
- **gnawing** pain: coloc *Lil-t* plat podo
- **gonorrhea**; with chronic: *Plat*
- **grasping** pain: lil-t
- **grinding** pain: fl-ac graph
- **griping** pain: cur lil-t
- **hawking**: graph
- **hemorrhagic** subjects, in: crot-h
- **intermittent**: bell cham goss lac-c lach thuj ust ziz
- **jar** agg: arg-n *Bell* lil-t pall
- **lancinating**: **Apis** bell borx coll con cub goss **Lil-t**
- **lifting** agg: rhus-t
- **lying**:
  - **agg**: ambr ferr murx
  - **amel**: carb-ac pall podo sep thuj ust
  - **back**; on:
  - **amel**: kali-p rhus-t
  - **hard**; on something: rhus-t
  - **side**; on:
  - **left** | amel: ap-g op *Pall*
  - **painful** side | **amel**: *Bry*
  - **right** | **amel**: apis
- **menses**:
  - **after**:
  - **agg**: ant-c apis borx cupr goss graph iod kali-c **Lach** *Pall* ust zinc

All author references are available on the CD   1077

Female genitalia/sex

Pain – Ovaries

- menses – after – agg: ...
  . burning: zinc
  . lancinating: *Borx*
  . sore: ant-c *Iod* kali-c
: before:
  : agg: *Apis* **Bell** bry cact calc-i canth *Cench* cimic *Coloc* graph ham iod joan *Kali-c* kali-n lac-c **Lach** *Lil-t* pic-ac podo sal-n tarent thuj thymol ust vib *Zinc*
  . aching: thymol
  . drawing pain: coloc
  . sore: *Kali-c Lac-c*
  . stitching pain: *Podo* vib
: during:
  : agg: *Apis* arg-met **Bell** *Borx* bry bufo bung-fa cact canth cench cimic cocc coll coloc con crot-h gels ham iod joan *Kali-c* kali-n kali-p lac-c lac-d **Lach** lil-t lyc merc *Pall Phos* pic-ac *Plat* podo sal-n tarent ther *Thuj* thymol tub ust vib xan xanth
  . burning: bufo canth kali-n
  . cramping: *Cocc*
  . cutting pain: *Apis Borx* cocc *Lyc Phos*
  . lancinating: *Borx* coll
  . sore: *Apis* canth *Iod Kali-c* plat thymol
  . stinging: *Apis*
  . stitching pain: kali-p *Lac-c* phos *Podo*
  . tearing pain: *Pall* plat
  . extending to:
    Abdomen: sabal
      stinging: sabal
  : amel: *Lac-c Lach* mosch ust *Zinc*
  . boring pain: lach zinc
: suppressed menses; from: ant-c bell
  : sore: ant-c bell
- mental exertion agg: calc
- motion:
  : agg: *Ars* **Bell Bry** *Cench Lac-c Pall* podo ran-b sabal ther
  : drawing pain: **Ars**
  : sore: ther
  : stitching pain: *Ars* **Bry** cench
  : amel: iod
  : feet; of:
    amel: *Ars*
    . burning: **Ars**
- music and excitement: pall
- neuralgic: am-br ap-g apis arg-met atro bell berb bry cact canth caul cimic coll coloc con ferr ferr-p gels goss graph ham hyper kali-br lach lil-t mag-p meli merc merc-c naja phyt plat podo puls sabal sal-n staph sumb thea ust vib *Xan Zinc-val*
  : intermittent: *Goss* ziz
- ovulation:
  : during: alet bung-fa cocc ham mag-c meli nux-v sep vanad xan
- paroxysmal: *Ham*
- pinching pain: anan canth cham *Plat* rob

Pain – Ovaries

- pregnancy agg; during: kali-p podo xan xanth
- pressing pain: ang *Ars* bell *Coloc Iod* lac-d **Lach** *Lil-t* plat *Sep*
  : menses would reappear, as though: cina   croc mag-c mosch mur-ac *Plat*
- pressure:
  : agg: pall ther
  : sore: ther
  : amel: coloc pall podo zinc
  . boring pain: zinc
- pulsating pain: cop onos
- raising:
  : arms:
    : agg: *Apis* sulph
    . drawing pain: *Apis*
  : leg: lyc
- riding agg: thuj
  : burning: thuj
- rubbing:
  : amel: pall
  : drawing pain: *Pall*
- sexual desire, during: *Kali-br*
- sharp: ap-g *Apis* cench kali-p *Lac-c Lach* **Lil-t** lyc sep *Staph* sul vib xan xanth
- sitting bent forward agg: *Ars*
  : drawing pain: **Ars**
- sleep agg; on going to: kali-p
- sore: alet alum am-m *Ant-c Apis* arg-met arg-n arn *Ars-i* atro bell **Bry** *Bufo Canth Chin* cimic coloc con cupr-ar graph guaj ham helon hep *Iod* kali-br kali-c kreos *Lac-c* **Lach Lil-t** med *Nux-m* ol-j onos *Pall Plat* psor puls rhus-t sep *Staph* sul-i syph tarent ter ther thuj ust vesp
  : accompanied by:
    : Rectum; complaints of: onos
    : Uterus; complaints of: ust
- squeezed; as if: coloc *Thuj*
- standing agg: apis **Lil-t** pall
  : bearing down: **Lil-t**
  : stitching pain: lil-t
- stepping agg: arg-n *Bell* lil-t pall
- stinging: **Apis** borx bry canth con goss graph **Lil-t** merc sabal *Sep* vesp zinc
- stitching pain: abrot absin *Ambr* ap-g *Apis* apom *Ars Bell* borx brom *Bry Bufo Canth* carb-an *Caul* cench *Coloc* con cur goss graph kali-ar kali-c kali-p lac-c *Lach* lil-t *Lyc Mag-p* med merc phos pic-ac *Plat Podo Sep Staph* syph thuj tub ust *Vib* xan xanth zinc
- stool:
  : urging to:
  : with:
    . menses; after: *Plat*
      pressing pain: *Plat*
- stooping agg: apis
- storm; before: *Rhod* rhus-t
- stretching:
  : agg:
    : bed; in: apis

1078 ▽ extensions | O localizations | ● Künzli dot

Pain – Ovaries

- **stretching** – agg – **bed**; in: ...
  - **cutting** pain: apis
  - **limbs** (See extending limbs)
- **talking**, agg: bell
- **tearing** pain: abrot con graph ham kali-i lil-t merc *Pall Plat* thuj
- **touch** agg: ant-c *Apis* bell bry canth carb-an *Cimic* graph *Ham* hep iod *Lach* lil-t *Plat* sabal staph *Tarent* thea thuj ust zinc-val
- **turning** in bed agg: lyc
- **urination**:
  - **during**:
    - **agg**: nat-m sulfonam thuj
    - **burning**: nat-m sulfonam
    - **cutting** pain: nat-m
  - **urging** to; when: *Thuj*
- **walking**:
  - **agg**: *Apis* arg-n **Arn** *Bry* carb-ac fago lil-t med pall podo sep thuj ust
    - **bearing** down: *Lil-t* med
    - **burning**: thuj
    - **sore**: *Apis* **Arn Bry**
  - **air** agg; in open: *Carb-ac*
  - **rapidly**:
    - **agg**: apis lac-ac
    - **aching**: apis lac-ac
- **warm** bed agg: *Apis Merc* sabal
- **weather**:
  - **change** of weather: *Ran-b Rhod Rhus-t* thuj
  - **windy** and stormy | **before**: rhod
- ▽ **extending** to:
  - **right**: med
    - **stitching** pain: med
  - **left**: lac-c
    - **stitching** pain: lac-c
  - **Abdomen**: con ham
  - **Back**: abrot aesc lyc merc plat podo *Sulph* syph xan
    - **Up** the back: arg-met
  - **Backward**: bell carb-ac con lil-t sep
  - **Chest**: apis lach murx
    - **left**: apis
  - **Crural** region, down: podo staph xan
  - **Diagonally** upward: apis med *Murx*
  - **Downward**: med
    - **And** forwards: arg-met
  - **Genital**-crural nerve: xan
  - **Genitals**, to: lach
  - **Groin**: am-c *Bufo Cub* lil-t podo ust
    - **left**: lil-t ust
  - **Hypogastrium**, and: xan
  - **Toward** left leg; and through: plat
  - **Hips**: apis berb brom con lil-t merc ust xan
  - **Knees**: lac-c wye
    - **stitching** pain: lac-c wye
  - **Limbs** (↗ *left - extending - downward):* bry
    - **right**: apis podo
    - **left**: apis cham lil-t phos thuj ust

Female genitalia/sex

- **Ovaries** – **extending** to – **Limbs**: ...
  - **down**: *Apis Calc* ferr-i goss lac-c *Lil-t Pall* podo *Thuj* ust xan
  - **sore**: bry
  - **Liver**: lach med
    - **stitching** pain: med
  - **Lumbar** region: staph tub
  - **Mamma**, to opposite: murx
  - **Other** ovary; from one to the: coloc **Lac-c** med onos ust
  - **Outward**: sep
  - **Sacrum**: *Arg-n* tub
  - **Scapula**: aur-m aur-n borx
  - **Side**; up the: cimic lac-c *Sep*
    - **stitching** pain: cimic lac-c *Sep*
  - **Stomach**: coloc
  - **Thighs**: *Apis* arg-met *Arg-n Ars* berb *Bry Cact Calc* carb-an cham cimic croc *Lac-c Lil-t Mag-m* nat-m pall *Phos Podo* sabal staph *Thuj* ust vib wye xan zinc-val
    - **right**: xan
    - **cutting** pain: xan
    - **cutting** pain: *Apis* arg-n bry *Cimic* croc lil-t phos podo wye *Xan* zinc-val
    - **drawing** pain: ars
    - **stitching** pain: phos staph ust
    - **Anterior** surface: cimic lil-t nat-m podo xan
    - **Hip**; over region of: xan
    - **Inner** surface: arg-n ars *Lil-t Phos*
    - **Down** knee; and: podo
    - **Outer** surface: lil-t
    - **Upward**: cimic con lach lil-t *Murx*
  - **Uterus**: ham *Iod* lach sep ust
  - **Vagina**: sep
- ○ **Region** of ovaries: ser-a-c
- **Perineum | aching** (See RECT - Pain - perineum)
- **Pubic** bones: calc carb-v con kali-c merc sulph
- **Pubis**:
  - ○ **Symphysis**; pubic | **pregnancy** agg; during: calc-p
- **Pudendum**: carb-v
  - **burning**: carb-v
  - **menses**; before: calc sep
  - **urinating**; even when not: ambr carb-v
    - **sore**: ambr carb-v
  - **urine**; from: caust scop
    - **burning**: caust scop
- **Uterus** (↗ *ABDO - Pain):* abies-c absin *Acon Aesc Agar* alet all-c aloe am-c anac anan ant-c *Apis Aran* arg-met *Arg-n Arist-cl* arn ars *Ars-i* asaf asc-c aster *Aur* aur-ar aur-i aur-s bar-m **Bell** bell-p borx bov *Bry* bufo cact calad *Calc* calc-ar calc-i *Calc-p* calc-s calc-sil cann-i *Canth* carb-an *Carb-v* carbn-s *Caul Caust Cham* chelin chin chinin-s *Cimic* cinnm *Cocc Coff* coloc *Con* conv cop croc crot-c cub cupr cupr-ar cur *Dios* elaps *Ferr* ferr-ar ferr-i ferr-p fl-ac frax *Gels Goss* graph ham hed hedeo helo helon *Hep* hura *Hydr* hyos ign inul iod ip iris kali-ar *Kali-c* kali-i kali-p kreos *Lac-c* lac-d **Lach** lap-a

Pain – Uterus

1079

Female genitalia/sex

- **Uterus**: ...
  lappa led *Lil-t* lob *Lyc* lyss mag-m *Mag-p* med *Mel-c-s Meli* merc merc-c mosch *Murx* nabal nat-ar *Nat-c Nat-m Nit-ac* nux-m **Nux-v** onos op pall ped phos pip-n *Plat* plb **Podo** polyg-h **Puls** puls-n ran-b raph rhod *Rhus-t* rob *Sabin* sanic *Sec* senec *Sep* sil spira *Stann* staph stram stry sul-ac sulph syph tarent *Ter Thlas* thuj thyr til tril-p tub ust valer verat-v *Vib* visc xan zinc
  - **right** side:
    : **extending** to:
    : **Mammae**:
    . **left**: murx
       neuralgic: murx
  - **side** to side; from: **Cimic**
    : **stitching** pain: **Cimic**
  - **morning**: bufo *Calc-p* puls
    : **aching**: *Calc-p*
    : **pressing** pain: puls
  - **afternoon**: sabal
  - **evening**: cact pall
  - **night**: kali-p
    : **23 h**: *Cact*
    : **midnight**:
    : **before**:
    . 23 h: *Cact*
       cramping: *Cact*
    : **after**: *Calad*
    . **cramping**: *Calad*
    : **menses**; before: *Calc*
  - **accompanied** by:
    : **paralysis** of lower limbs (See EXTR - Paralysis - lower - accompanied - uterus)
    : **Back**; pain in: bell-p
    : **Stomach**; cramping pain in (See STOM - Pain - cramping - accompanied - uterine)
  - **aching**: bell *Calc-p* calc-sil *Con* ferr lach merc senec sep spira tarent ust
  - **air** agg; draft of cold: nux-v
  - **alternating** with:
    : **concentration**; difficult (See MIND - Concentration - difficult - alternating - uterus)
    : **Heart**; pain in (See CHES - Pain - heart - alternating - uterus)
  - **anger**; after: *Cham*
    : **cramping**: *Cham*
  - **bathing**; after: crot-c
  - **bending**:
    : **legs | amel**: lob
  - **bending** double:
    : **amel**: *Acon Cimic Coloc Nux-v* puls
    : **must** bend double: cimic
  - **boring** pain: merc
  - **breath**; at every: *Cocc*
    : **cutting** pain: *Cocc*
  - **burning**: acon anan *Arg-n Ars* ars-i *Bell Bry* bufo calc-ar *Calc-p* calc-sil *Canth* carb-an *Carb-v Con* conv cur *Hep Kreos* lac-c *Lach* lap-a *Lyc* murx *Nux-v* pall pip-n ran-b raph rhod *Sec* sep sul-ac sulph tarent ter thuj til xan

- **burning**: ...
  : **alternating** with | **Extremities**; pain in: rhod
- **bursting** pain | **something** hard bursts; as if: elaps
- **clothing** agg; contact of: **Lach** lil-t
  : **sore**: **Lach** lil-t
- **coition**:
  : **after**: *Plat*
    . **drawing** pain: *Plat*
  : **during**: *Ferr-p Hep* kreos merc-c nux-v **Puls** sep syph
  : **aching**: merc-c
  : **cramping**: nux-v
  : **cutting** pain: puls
  : **sore**: kreos **Puls** sep
- **cold**:
  : **air** agg: nux-v
  : **washing** agg: crot-c
  : **cutting** pain: crot-c
  : **lancinating**: crot-c
- **constricting**, contracting pain: **Bell** *Bell-p* cact cham chin chinin-s cocc *Gels* lil-t lyc *Mag-p* nux-v plb polyg-h **Puls** sabin sep staph tarent ust
  : **accompanied** by | **metrorrhagia**; clotted (See Metrorrhagia - coagulated - expelled - accompanied - constricting)
- **cough** agg; during: thlas
- **cramping**: agar aloe anan apis arg-met ars *Bell* bry bufo *Cact Calad* calc *Calc-p* cann-i *Caul* caust **Cham** chelin chin cimic *Cocc* coff *Coloc Con* cop cupr dios ferr ferr-i *Gels Goss* hedeo *Hyos Ign* inul ip kali-c kreos *Lach* lyc *Mag-m* mag-p mosch nat-m nux-m **Nux-v** onos op phos pip-n *Plat Puls* rhus-t rob *Sabin* sec *Sep* sil *Stann* staph stram sul-ac sulph *Tarent* thlas thuj til tub **Ust** valer *Vib* xan zinc
  : **accompanied** by:
  : **metrorrhagia** (See Metrorrhagia - accompanied - uterus - pain - cramping)
  : **rheumatic** complaints (See GENE - Pain - rheumatic - accompanied - uterus)
  : **followed** by | **leukorrhea**: *Con Mag-m*
- **cutting** pain: asaf bell bufo *Calc Calc-p* **Cocc** con crot-c cur ign ip *Lac-c Meli Murx* pall **Puls** sep sulph tarent thuj
  : **upward**: lac-c
- **delivery**; after: cimic rhod til
  : **burning**: rhod
  : **cramping**: cimic
  : **sore**: til
  : **stitching** pain: cimic
- **digging** pain: bufo cur
- **double** up; compelling her to: *Cact Cimic* **Nux-v**
  : **cramping**: *Cact Cimic* **Nux-v**
- **drawing** pain: **Aur Bell** calc-p *Cham* cop goss lac-d plat plb *Puls* sabin
- **eating**; after: *Caust*
- **exertion** agg; after: pall
- **flow** of blood amel: arg-n bell cimic kali-c **Lach** mosch sep sulph ust *Vib* zinc

1080   ▽ extensions | O localizations | ● Künzli dot

Female genitalia/sex

Pain – Uterus

- **gnawing** pain: anan thyr
- **gradually**, comes and goes: *Plat* stann
- **griping** pain: bufo cham con nux-v
- **jar** agg: *Arg-met* **Bell** *Lach* lappa **Lil-t**
  : **sore**: *Arg-met* **Bell** *Lach* lappa **Lil-t**
- **jerking**: aster
- **lancinating**: acon *Agar* anan apis *Aran Ars Bell* bry bufo calc chin *Cimic Coloc Con* crot-c cupr-ar *Dios* ferr graph hura ign kali-p lac-c lach *Lil-t* mag-m *Mag-p* merc murx op ped *Plat* puls sec sep tarent *Vib* visc
  : **upward**: lac-c sep
- **leukorrhea** agg: ambr sep
- **lying**:
  : **back**; on | **amel**: *Onos*
  : **side**; on:
  :: **left** | **amel**: lob
  :: **right** | **amel**: sep
- **lying** down agg: *Ambr Ferr*
- **maddening** pain: acon *Bell Cact* cimic *Plat*
- **menopause**; during: agar *Cimic* cocc lach puls *Sep*
- **menses**:
  : **after**:
  :: **agg**: bov canth chin *Cocc* iod *Kreos* plat puls tarent
  :. **burning**: canth *Kreos*
  :. **cramping**: chin *Cocc* iod kreos plat puls
  :. **sore**: bov kreos
  :. **stitching** pain: tarent
  : **before**:
  :: **agg**: alum apis *Arund* **Bell** borx bov bry bufo cact **Calc Calc-p** carb-an *Caul Caust Cham* coloc con cur jug-r **Kali-c** *Lach Lyc* mag-c *Mag-p* mosch murx nat-c nat-m *Nux-v Phos* **Puls** sec **Sep** *Sil* thymol ust *Vib* Zinc
  :. **burning**: bufo carb-an con cur *Nat-m*
  :. **cramping**: cact **Calc-p** *Caust* **Cham** *Mag-p* thymol *Vib*
  :. **cutting** pain: caust mag-c murx nat-c
  :. **drawing** pain: jug-r thymol
  :. **pinching** pain: *Alum* bry
  :. **pressing** pain: jug-r
  :. **sore**: bov
  :. **stitching** pain: borx
  :. **tearing** pain: nat-m
  : **between**: cocc ham **Sep**
  : **during**:
  :: **agg** (*Menses - painful*): Acon Agar agn alum *Am-c* apis arg-n *Arist-cl* arn *Ars* ars-met art-v *Asaf* **Bell** bov brom *Bry* **Cact Calc Calc-p** calc-s canth carb-v caul *Caust* cench *Cham* chin *Cimic Cinnb Cocc Coff Coloc Con* der ferr form *Gels* **Graph** *Ham* helon *Ign Kali-c* kali-i kali-s *Kreos Lac-c Lach* led *Lil-t Lyc* **Mag-M** *Mag-p* merc mill murx nat-c *Nat-m Nit-ac Nux-v* **Nux-v** *Ol-an* onos op ph-ac phos phyt *Plat* podo **Puls** rhus-t ruta sars *Sec* senec sep sil *Stann* staph *Sulph* syph *Tarent* thymol *Tub Ust Vib* xan xanth zinc

Pain – Uterus

- **menses – during – agg**: ...
  . **burning**: ars bry *Calc-p* canth carb-v caust merc nat-m nux-v ph-ac phos rhus-t sep sulph tarent
  . **constricting**, contracting pain: *Agar* **Bell Cact** staph
  . **cramping**: acon art-v *Bell* brom **Cact** *Calc Calc-p Caust* cench **Cham** *Cimic Cinnb* **Cocc** *Coff Coloc Con Cupr* der ferr form *Gels* **Graph** *Ign Kali-c* kali-i *Lach Mag-p* mill *Nat-m Nit-ac* **Nux-v** onos *Plat Puls* sec sep stann thymol *Tub Vib*
  . **cry** out, compels her to: *Acon Cact* calc-p *Cham* coff *Coloc* cupr *Mag-m* nux-m *Nux-v* **Puls** senec xan xanth
  . **cutting** pain: apis *Ars Asaf* bell *Calc* calc-p canth carb-v *Caust* **Cocc** *Coloc* ferr helon ign *Kali-c* kreos lach *Lil-t* merc murx nat-c nat-m *Ol-an* phos rhus-t sec senec sep sil zinc
  . **digging** pain: *Nux-v*
  . **drawing** pain: thymol
  . **sore**: am-c arg-n arn bov *Bry* canth carb-v *Caust* **Cocc** coff *Con Ham* ign kreos nat-m *Nux-m* nux-v ruta sil
  . **squeezed**; as if: kali-i
  . **tearing** pain: *Agar Am-c* ars *Bell* calc *Caust* chin *Cinnb* **Lach** lyc merc nat-c nit-ac podo *Puls* rhus-t *Sec Sep* sil staph sulph zinc
  . **unbearable**: **Op**
  . **accompanied** by:
    : **stool** | **urging** to: op
  : **amel**: bell calc-p *Lach* mosch sep sulph *Zinc*
  . **cramping**: calc-p
  : **beginning** of menses | **agg** (*Menses - painful - beginning*): *Calc Calc-p Caust* graph *Kali-c Lach* **Lap-a** lyc tub *Vib*
  : **should** appear but they do not; when menses: *Cocc Kali-c*
    : **cramping**: *Cocc Kali-c*
  : **suppressed** menses; from: *Cocc Kali-c* **Puls**
  : **without**: kali-c
    : **cramping**: kali-c
- **metrorrhagia**, during | **cramping** (See Metrorrhagia - accompanied - uterus - pain - cramping)
- **mortification**; from: *Cocc*
  . **cramping**: *Cocc*
- **motion** agg: arg-met **Bell Bry** *Cimic* **Cocc** con kali-c lil-t pall sabal
  : **cramping**: **Cocc**
  : **cutting** pain: **Cocc**
  : **sore**: **Bell Bry**
- **nervous** persons; in | **cramping** (See MIND - Excitement - nervous - uterus)
- **nursing** the child agg; when: *Arn Cham* puls **Sil**
  : **cramping**: cham
  : **sharp**: **Sil**

Female genitalia/sex

- **palpitation** in heart; with sympathetic | **sore** (See CHES - Palpitation - accompanied - uterus - pain)
- **paroxysmal**: asaf **Bell** *Caul* caust **Cham** *Cimic* coloc con ign lac-c mag-m nux-m *Nux-v* **Plat Puls Sabin** *Sec* sep sulph *Vib*
- **periodically**, same time each day: cact
- **pessary**; from: nux-m
- **pinching** pain: anan bell bry cact canth *Cham* con
- **pregnancy** agg; during: aesc arn *Bell-p* bry *Cupr-ar* gels ham kali-p lyss plat puls *Sil*
  : **cramping**: bry *Cupr-ar* plat
  : **sore**: arn *Bell-p* ham puls *Sil*
- **pressing** pain (↗*bearing*): *Acon* aloe anac anan **Ant-c Bell** cact calad calc calc-p canth caul cham chin *Cocc* ferr-i frax *Gels* kreos *Lil-t* murx *Nat-c* nat-m *Nit-ac* nux-v pall *Plat* podo *Puls* sabin *Sec Sep* stann tarent ust
- **pressure**:
  : **agg**: abies-c caul sep tarent
  : **sore**: abies-c
  : **amel**: abies-c ign lil-t *Mag-p* nux-v *Pall* sep
  : **back**; on | **amel**: *Mag-m*
- **pulsating** pain: *Aesc* ars *Bell Cact* cur *Hep* murx nabal *Sep*
- **reaching** up with the hands agg: *Graph Rhus-t*
  : **cramping**: *Rhus-t*
- **rheumatic**: *Bry*
- **riding**:
  : **agg**: *Arg-n*
  : **stitching** pain: *Arg-n*
  : **carriage**; in a:
  : **agg**: *Arg-met*
  : **sore**: *Arg-met*
- **sharp**: *Acon* apis *Con* syph
- **sitting** for a long time agg: *Bufo*
- **sore**: abies-c acon *Aesc* am-c ant-c *Apis* arg-met arg-n **Arn Ars-t Aur Bell** bell-p bov **Bry** *Bufo Calc* calc-p canth caul cham chin *Cimic Cocc Con* conv ferr *Gels* ham helo *Helon Hydr* kali-c kreos *Lac-c* **Lach** lappa *Lil-t* lyss mag-m med *Mel-c-s* merc **Murx** nat-m nux-m nux-v *Onos* plat podo *Puls* rhus-t sanic sec sep tarent *Thlas* til tril-p ust **Verat-v**
- **squeezed**; as if: bell-p gels kali-i sep tarent
- **standing** agg: lappa
  : **sore**: lappa
- **stinging**: *Apis* arg-met ars *Calc* caul *Con* lap-a sabin
- **stitching** pain: *Acon* anan *Apis* **Arg-n** ars aur **Bell** borx bufo calc cimic **Con** cur *Ferr* fl-ac gels graph hura ign inul *Kali-c* kali-p *Lac-c* lap-a *Lil-t* lyss *Merc* **Murx** nux-v phos plat **Sep** syph tarent
  : **accompanied** by | **Mammae**; cancer in (See CHES - Cancer - mammae - accompanied - uterus)
  : **upward**: *Lac-c* murx *Sep*
- **stool**:
  : **after**:
  : **agg**: lyc

- **stool** – **after** – **agg**: ...
  : **cramping**: lyc
  : **amel**: pall
  . **cutting** pain: pall
  . **during**:
  : **agg**: *Arg-n* calc-p carb-v
  . **pressing** pain: *Carb-v*
  : **urging** to | **during**: nux-v op
- **suddenly**, comes and goes: **Bell** vib
- **talking**, agg: bell
- **tearing** pain: *Arg-n* calc-sil *Cham* con lap-a lyss nat-m plb stry tarent
- **touch**:
  : **agg**: aur-s bell ign lil-t
  : **lancinating**: ign
  : **clothes** agg; of: led lil-t podo
- **touching** genitals agg: *Ign*
  : **cramping**: *Ign*
- **urination**:
  . **during**:
  : **agg**: con ph-ac
  : **urging** to urinate: con tarent
- **walking** agg: *Arg-n* **Bell Bry** bufo med tarent
  : **cramping**: tarent
  : **stitching** pain: *Arg-n* **Bell**
- **wandering** pain: arn bell cop lach nux-m **Puls** rhus-t sulph
- **warmth**:
  : **amel**: caust nux-m nux-v
  : **cramping**: caust nux-m nux-v
  : **heat** amel: cham
- **warmth** amel (See ABDO - Pain - warmth - amel.)
- **weather** agg; cold wet: *Calc-p*
  : **cramping**: *Calc-p*
- **wedge**-like: iod
- ▽ **extending** to:
  : **Abdomen**; across: cimic
  : **Back**: agar *Bell* carb-ac cham *Cimic Gels* goss graph hedeo *Helon* inul *Kali-c* kreos nat-m onos tril-p vesp vib
  : **cramping**: gels
  : **pressing** pain: agar *Bell* carb-ac cham *Cimic Gels* goss hedeo *Helon* inul *Kali-c* kreos nat-m onos tril-p vesp vib
  : **stitching** pain: *Gels*
  : **Body**, whole: nux-v
  : **Chest**: *Lach Murx* vesp
  : **right** side of: con
  : **stitching** pain: con
  : **neuralgic**: lach murx vesp
  : **Coccyx** and toes: sec
  : **Diagonally** upward: *Murx*
  : **Downward**: aesc *Apis* ars *Cact* calc calc-p con *Graph* ham ip kali-i *Kreos* lac-c mag-m nat-m nit-ac nux-v sec *Sep* ust
  : **Feet**: caul
  : **Groin**; back to: **Sabin**

Pain – Uterus / Female genitalia/sex / Pain – Uterus and region

- **extending** to: ...
  - **Hip** to hip: *Bell* calc chin *Cimic Coloc* pall
  - **neuralgic**: *Bell* calc chin *Cimic Coloc* pall
  - **Kidneys**: anan
  - **burning**: anan
  - **Labia**: lyss
  - **Legs**: bufo
  - **stitching** pain: bufo
  - **tearing** pain: bufo
  - **Mammae**: lyss murx
  - **left**: murx
  - **Side** of abdomen; and right: lyss
  - **Pelvis**: *Cimic*
  - **cramping**: *Cimic*
  - **stitching** pain: cimic
  - **Pelvis**; through: bell
  - **Pit** of stomach: *Raph*
  - **burning**: *Raph*
  - **Sacrum**: calc-p
  - **cutting** pain: **Calc-p**
  - **Side**; from side to: cimic
  - **Stomach**: cact elaps ran-b raph
  - **cramping**: *Cact*
  - **Thighs**: carb-an cimic
  - **burning**: carb-an
  - **stitching** pain: cimic
  - **Thighs**; down: apis ars bufo cact *Calc* caul cham cimic con graph ham *Kali-c* kali-i kreos *Lac-c* mag-m nat-m nit-ac nux-v ust *Vib* xan
  - **cramping**: *Cimic Kali-i Mag-m*
  - **reading** or writing, when: nat-m
  - **Umbilicus**: nux-v sep
  - **Upward**: lac-c **Lach** lyc lyss *Murx* phos *Sep*
  - **Side** of abdomen; to right: lyss
- **Cervix**: arg-met carb-an caul con *Kreos* sep
  - **burning**: arg-met carb-an con *Kreos* sep
  - **coals**; like burning: carb-an
  - **stinging**: arg-met
  - **stitching** pain: caul
- **Ligaments**; broad: **Cimic**
  - **cramping**: **Cimic**
- **Os** uteri: puls
- **Ovary** and right hip; against right: ang
  - **pulsating** pain: ang
- **Uterus** and region: aesc **Agar** alet aloe alum alumn *Ant-c Ant-t Apis* arg-met asaf asc-t aster aur aur-m-n aur-s **Bell** borx bov bry *Calc* calc-f calc-o-t calc-p calc-s calen canth carb-ac *Carb-an* carb-v **Cham** *Chin Cimic* cinnm cocc *Coll Con* cop croc crot-h cur der elaps *Ferr* ferr-br *Ferr-i* ferr-p *Frax* glyc gnaph goss *Graph* helio helon ign inul *Iod* ip kali-bi kali-c *Kali-fcy* kali-s **Kreos** *Lac-c* lappa **Lil-t** lob lyc lyss mag-c mag-m *Mang Merc* mosch mur-ac **Murx** *Nat-m Nit-ac Nux-v* onos *Pall* **Plat** plb *Podo* polyg-h **Puls** rhus-t **Sabin** *Sanic* Sec Sep *Sil* **Stann** *Sulph* tarent thuj *Til* tril-p ust vib wye *Xan* xero zinc zinc-val
  - **morning**: **Bell Nat-m** *Nux-v* **Sep**
  - **bearing** down: **Bell Nat-m** *Nux-v* **Sep**

- **Uterus** and region: ...
  - **forenoon**: sep
  - **bearing** down: sep
  - **afternoon**: mag-m **Sep**
  - **bearing** down: mag-m **Sep**
  - **night**:
  - **midnight**:
  - **after**: *Bov*
  - **bearing** down: *Bov*
  - **bed** agg; in: **Sulph**
  - **bearing** down: **Sulph**
- **ascending** stairs agg: *Plat*
  - **bearing** down: *Plat*
- **bearing** down (⇗*Prolapsus - uterus):* aesc **Agar** alet aloe alum alumn *Ant-c Ant-t Apis* arg-met asaf asc-t aster aur aur-m-n aur-s **Bell** borx bov bry *Calc* calc-f calc-p calc-s calen canth carb-ac *Carb-an* carb-v **Cham** *Chin Cimic* cocc *Coll Con* cop croc cur der elaps *Ferr* ferr-br *Ferr-i* ferr-p frax glyc gnaph goss *Graph* helon ign inul *Iod* ip kali-bi kali-c *Kali-fcy* kali-s *Kreos Lac-c* lappa **Lil-t** lob lyc lyss mag-c mag-m *Mang Merc* mosch mur-ac **Murx** *Nat-c* **Nat-hchls Nat-m** *Nit-ac Nux-v* onos *Pall* **Plat** plb *Podo* polyg-h *Puls* rhus-t **Sabin** Sec Sep *Sil* **Stann** *Sulph* tarent thuj *Til* tril-p ust vib wye zinc zinc-val
  - **come** out; as if everything would: *Agar*   alum **Bell** calc calc-o-t carb-v cimic cinnm *Con* crot-h ferr *Ferr-i Frax* goss helio kali-fcy **Kreos** *Lac-c* **Lil-t** lyc mosch murx **Nat-hchls** *Nat-m Nit-ac* nux-v onos pall *Plat Podo* puls *Sanic* **Sep** *Stann Sulph Til* tril-p vib *Xan* xero
  - **intermittent**: asc-c
- **cold** agg: hyos
  - **bearing** down: hyos
- **crossing** limbs amel: **Lil-t** murx **Sep** zinc
  - **bearing** down: **Lil-t** murx **Sep** zinc
- **drinking** agg; after: nux-v
  - **bearing** down: nux-v
- **eating**:
  - **amel**: sep
  - **bearing** down: sep
- **jar** agg: bell
  - **bearing** down: bell
- **lifting**; after: *Agar*
  - **bearing** down: *Agar*
- **lying**:
  - **agg**: *Puls*
  - **bearing** down: *Puls*
  - **amel**: *Agar* cimic onos pall puls *Sep*
  - **bearing** down: *Agar* cimic onos pall puls *Sep*
  - **side**; on:
  - **left**:
  - **amel**: pall
  - **bearing** down: pall
- **menses**:
  - **after**:
  - **agg**: *Agar Con* pall tarent
  - **bearing** down: *Agar Con* pall tarent

All author references are available on the CD   1083

Pain – Uterus and region

- menses: ...
  : before:
    : agg: alum *Apis* aur *Bell* bov *Calc-p Chin*
    chinin-s *Cina Con* croc elaps *Kali-c* mosch
    nux-m *Phos Plat* rhus-t sabad sec *Sep* sul-ac
    tarent ust *Vib* zinc
    . bearing down: alum *Apis* aur *Bell* bov *Calc-p*
    Chin chinin-s *Cina Con* croc elaps *Kali-c*
    mosch nux-m *Phos Plat* rhus-t sabad sec *Sep*
    sul-ac tarent ust *Vib* zinc
  : during:
    : agg: acon *Agar* alet aloe am-c am-m ant-c arg-n
    Asaf Aur aur-s **Bell** berb borx bov calc *Calc-p*
    caul caust *Cham Chin* chinin-s *Cimic* cina *Con*
    Ferr Gels graph hyos ign *Kali-c* kali-i *Kali-p*
    kreos *Lach* **Lil-t** lob mag-c mosch murx *Nat-c*
    Nat-m Nit-ac nux-m nux-v pall *Plat Podo* **Puls**
    rhus-t *Sec* **Sep** *Sulph* thuj tril-p tub *Vib* zinc
    . bearing down: acon *Agar* alet aloe am-c am-m
    ant-c arg-n *Asaf Aur* aur-s **Bell** berb borx bov
    calc *Calc-p* caul caust *Cham Chin* chinin-s
    Cimic cina *Con Ferr Gels* graph hyos ign
    Kali-c kali-i *Kali-p* kreos *Lach* **Lil-t** lob mag-c
    mosch murx *Nat-c Nat-m Nit-ac* nux-m nux-v
    pall *Plat Podo* **Puls** rhus-t *Sec* **Sep** *Sulph* thuj
    tril-p tub *Vib* zinc
- nursing; when child is: ust
  : bearing down: ust
- perspiration; with hot: til
  : bearing down: til
- pregnancy:
  : during:
    : agg: *Kali-c*
    . bearing down: *Kali-c*
    come out; as if everything would: *Kali-c*
- pressing on vulva amel: *Bell* **Lil-t Murx** sanic
  Sep
  : bearing down: *Bell* **Lil-t Murx** sanic **Sep**
- riding in a carriage agg: *Asaf*
  : bearing down: *Asaf*
- sitting: *Ferr-i*
  : bearing down | pushing up; sensation as if
  something were: *Ferr-i*
  : bent forward:
    : agg: *Bell*
    . bearing down: *Bell*
  : erect:
    : amel: *Bell*
    . bearing down: *Bell*
- standing:
  : agg: carb-v *Con* lac-f lil-t *Murx* nat-m *Pall* puls
  rheum rhus-t **Sep** sulph tril-p
  : bearing down: carb-v *Con* lac-f lil-t *Murx*
  nat-m *Pall* puls rheum rhus-t **Sep** sulph tril-p
  : amel: *Bell*
  . bearing down: *Bell*
- stool:
  : before: *Nat-c* nit-ac
  . bearing down: nat-c nit-ac

Female genitalia/sex

- stool – before – bearing down: ...
  . come out; as if everything would: *Nat-c*
  : during:
    : agg: arg-n *Bell* iod *Lil-t Podo Stann*
    . bearing down: arg-n *Bell* iod *Lil-t Podo Stann*
    come out; as if everything would: lil-t *Podo*
  : urging to: *Con Corn* lil-t **Nux-v** plat
  : bearing down: *Con Corn* lil-t **Nux-v** plat
- stooping agg: *Lyc*
  : bearing down: *Lyc*
- supports abdomen with hands: *Bell* *Lil-t* *Murx*
  Sep
  : bearing down: *Bell Lil-t Murx Sep*
- urination:
  : urging to urinate:
    : with: nux-v *Pall Sep*
    . bearing down: nux-v *Pall* **Sep**
- walking:
  : agg: alet *Bell Chin* coff *Con* kreos *Lil-t* **Nat-hchls**
  phos *Plat* puls rhus-t **Sep** tril-p
  : bearing down: alet *Bell Chin* coff *Con* kreos
  Lil-t **Nat-hchls** phos *Plat* puls rhus-t **Sep** tril-p
  : air; in open:
    : amel: *Puls*
    . bearing down: *Puls*

- **Vagina:** *Acon* all-s *Alum Am-c Ambr* ant-c antip *Apis*
  arg-n ars aur aur-m aur-s bell berb bov brom bufo **Cact**
  Calc calc-ar *Calc-p* cann-s cann-xyz canth carb-an
  carb-v card-m cham *Chel* chim chin cimic cimx cinnb
  coc-c *Coff* coli coloc con cop elaps ferr *Ferr-i* ferr-p
  Graph ham helon hura *Hydrc Ign Kali-bi* kali-br *Kali-c*
  kali-p *Kreos* lil-t *Lyc* **Lyss** mag-p merc merc-c mur-ac
  nat-c *Nat-m* nat-s nit-ac nux-v *Petr* phos *Plat* plb
  plb-xyz podo pop-cand puls pulx rhus-t *Sabin Sec Sep*
  Sil spira stann *Staph* stry sul-ac sulph tarent thuj *Ust*
- morning: puls
  : pressing pain: puls
  : waking; on: *Sep*
  : stitching pain: *Sep*
- evening: **Kreos** rhus-t
  : sore: **Kreos** rhus-t
- abdomen, from: *Kreos*
  : stitching pain: *Kreos*
- aching: *Calc* calc-p chin elaps
- biting pain: cham *Graph* thuj
- burning: *Acon* all-s alum antip ars aur aur-m aur-s
  Bell **Berb** bov bufo calc calc-ar *Calc-p* *Canth* carb-an
  carb-v card-m *Cham Chel* coli cop ferr-p *Graph* ham
  helon *Hydrc Kali-bi* kali-br kali-c kali-p *Kreos* lyc
  lyss *Merc Merc-c Nat-m* **Nit-ac** *Petr* phos pop-cand
  Puls pulx rhus-t sabin sep spira **Sulph** tarent *Thuj*
- coition (✱*Coition - painful):*
  : after: *Kreos* lyc lyss rhus-v
  : burning: *Kreos* lyc lyss rhus-v
  : hour; at a fixed: chel
  . burning: chel
  : during (✱*Coition - painful): alumn* **Arg-n** bell
  Berb borx calc *Calc-p* coff *Ferr Ferr-m Ferr-p*
  ham *Hep* hydr ign *Kali-bi Kali-c Kreos* lyc **Lyss**

1084 ▽ extensions | O localizations | ● Künzli dot

Pain – Vagina

- **coition – during**: ...
  Naja **NAT-M●** *Plat* pneu *Rhus-t* sabin **SEP●** sil spira *Staph Sulph Thuj*
  : **burning**: ferr kali-bi *Kreos Lyc* nat-m pneu spira *Sulph*
  : **cutting** pain: *Berb Ferr-m*
  : **sore**: bell *Berb* coff *Ferr* ferr-m ham hydr ign *Kali-bi Kali-c Kreos* **Lyss** *Naja Plat Rhus-t Sep Sulph Thuj*
  : **stitching** pain: *Berb*
  : **preventing**: coff *Plat* rhus-t sep *Thuj*
  : **sore**: coff *Plat* rhus-t sep *Thuj*
- **constricting**, contracting pain: bell **Cact** *Plat Puls*
- **cramping**: bell berb cact coc-c ferr-p *Ham Ign* kreos mag-p plat plb plb-xyz sep *Sil* staph thuj
- **cutting** pain: aur-s sil
- **drawing** pain: card-m cop
- **dryness**, from: ferr lyc *Nat-m* sep
- **epistaxis**; after: calc-p
  : **aching**: calc-p
- **gnawing** pain: lyc
- **lancinating**: berb hura
- **leukorrhea**:
  : **before**: ambr
  : **stitching** pain: ambr
- **lying** on left side agg: merc
  : **burning**: merc
- **menses**:
  : **after**:
  : **agg**: berb graph kreos lyc *Sulph*
  . **burning**: berb graph kreos lyc *Sulph*
  : **before**:
  : **agg**: alum bell berb bufo con elaps *Ign* nat-m *Sulph*
  . **aching**: elaps
  . **burning**: bufo *Ign* nat-m *Sulph*
  . **pressing** pain: alum bell con
  : **during**:
  : **agg**: all-s ant-c *Ars-met Bell Berb* calc calc-p *Con Graph* kali-c kreos *Lach Lil-t Nat-c Nit-ac* nux-v plat rhus-t sabin *Sep* sul-ac sulph ust
  . **aching**: calc
  . **burning**: all-s berb calc-p *Graph* nux-v sulph
  . **pressing** pain: ant-c *Bell* con *Lach Lil-t Nat-c Nit-ac* plat *Sep* ust
  . **rasping**: *Berb*
  . **raw**; as if: kali-c
  . **stitching** pain: bell berb *Con Graph* kreos rhus-t sabin sul-ac
- **paroxysmal**: *Staph*
- **periodical**:
  : **hour**; every day at the same: *Chel*
  : **burning**: *Chel*
- **pregnancy** agg; during: borx
  . **burning**: borx

Female genitalia/sex

- **Vagina**: ...
  - **pressing** pain: alum ant-c *Bell Calc* calc-p chim cinnb *Ferr-i* graph *Lil-t* lyc nat-c *Nit-ac Nux-v* podo *Sep* sil stann *Ust*
  : **accompanied** by | **leukorrhea**: cinnb
  - **pulsating** pain: alum bell
  - **sitting**:
  : **agg**: ferr-i *Thuj*
  : **burning**: *Thuj*
  : **pressing** pain | **upward**: ferr-i
  - **sore**: acon alum aur **Berb** brom calc-p chim cimic coc-c *Coff* ferr ferr-i graph *Ham* ign *Kali-bi* kali-c *Kreos* **Lyss** merc nat-m nit-ac *Plat Puls Rhus-t* sep *Sil* staph *Sulph* tarent thuj
  - **standing** agg: *Nit-ac*
  : **stitching** pain: *Nit-ac*
  - **stinging**: *Apis* berb cimic cimx coloc ham kreos puls *Rhus-t* sabin *Sep* staph
  : **accompanied** by | **leukorrhea**: calc
  - **stitching** pain: *Alum* am-c *Ambr* ars aur *Bell Berb* cann-s cann-xyz chin con cop *Graph* hydrc *Kreos* lyss mur-ac nat-m nat-s *Nit-ac* phos puls *Rhus-t Sabin Sep* stry sul-ac tarent
  : **outward**: berb
  : **upward**: alum am-c berb ign *Lyss Nit-ac Phos* sabin *Sep*
  - **stool** agg; during: podo
  : **pressing** pain: podo
  - **stooping** agg: lyc
  : **pressing** pain: lyc
  - **tearing** pain: *Am-c* chin plb sec
  - **touch**:
  : **agg**: berb *Murx* syph
  : **slight** touch agg: murx
  - **urination**:
  : **after**:
  : **agg**: nat-m sulfonam
  . **burning**: nat-m sulfonam
  : **agg**: sil
  : **cutting** pain: sil
  : **during** | **agg**: arg-n kreos
  - **walking** agg: berb *Nit-ac Thuj*
  : **burning**: *Thuj*
  : **lancinating**: berb
  : **stitching** pain: *Nit-ac*
  ▽ **extending** to:
  : **Chest**: alum
  : **stitching** pain: alum
  : **Upward**: ign lyss nit-ac sabin sep sil
  : **Urethra**; meatus of: berb
  ○ **Centres** in vagina from other parts: *Calc-p*
- **Vulva**: acon apis ars *Bell Berb Calc Cann-s* carb-v caust *Cimic* cocc *Coff* con ferr ferr-i *Gels* hep *Ign* kali-br kali-c *Kreos* lyc mag-p meli *Merc Merc-c Murx Nit-ac* nux-v petr *Phos* plat sabin *Sep* sulph tarent *Thuj* til zinc
  - **bursting**: berb
  - **leukorrhea** agg: sep

Pain – Vulva

1085

- menses:
  : after:
    : agg: kreos
    : during | agg: rhus-t
  · raw; as if: carb-v caust kali-bi tarent
  · sore: acon *Bell Cimic* cocc *Coff* ferr-i *Gels* hep *Ign* kali-br *Kreos* mag-p *Merc Murx Nit-ac* nux-v petr *Plat Sep* sulph *Thuj* til zinc

PARTURITION (See Delivery)

PELVIC inflammatory disease: sep

PERSPIRATION: *Alum Aur* bell *Calc Canth* carb-v cic con dios dros fl-ac hep hydr ign lat-m *Lyc Merc Petr Puls* **Sel Sep** sil stram *Sulph Thuj*
- offensive: *Calc* fago lyc *Merc* petr *Sars* stram sulph thuj

PESSARY; after | **Uterus**: ter

PHYSOMETRA (See Flatus from)

PLACENTA (↗ *Delivery - during*):
- previa: *Erig Ip Nux-v Sabin Sep Verat*
- retained (↗ *Delivery - after*): *Agn* all-s *Arn Ars* art-v *Bell* **Canth** carb-v caul chin cimic cimx croc ergot gels *Goss Hydr* ign ip *Kali-c* **Lyc** mag-p *Nux-v* phos plat *Puls* pyrog *Sabin Sec* **Sep** verat-v visc
- septic: sec

PLUG; sensation of a | **Symphysis** pubis and coccyx; between: aloe

POLYPUS: *Calc* lyc
○ Uterus: *Ars Aur* **Bell** *Bufo* **Calc** Calc-p caust *Con* erod hydr led *Lyc* med merc mez nit-ac petr *Ph-ac* **Phos** *Plat* puls rhus-t *Sang* sec *Sep Sil Staph* **Teucr Thuj**
  · soft: **Kali-s**
○ Cervix: med
- Vagina: bell **Calc** med merc petr ph-ac *Phos* psor *Puls* staph *Teucr Thuj*

POSITION of fetus (See Fetus - position)

POSTMENOPAUSAL BLEEDING (See Menses - return - ceased; Metrorrhagia - menopause - during)

POSTPARTUM HEMORRHAGE (See Metrorrhagia - delivery - after)

PRECOCITY; sexual (See Sexual desire - premature)

PREGNANCY: acon aesc *Agar Alet* alum am-c *Am-m* ambr *Ant-t* **Ant-t** arg-n arn ars asaf *Asar* bar-c **Bell** bell-p *Benz-ac Bism Bry* Calc calc-p **Camph** *Canth Caps* carb-ac *Carb-v Caul Caust* **Cham** *Chel* chin cic **Cimic Cocc** coff coll coloc *Con* **Croc** cupr cycl *Dros* dulc ferr ferr-c *Ferr-p* glon *Goss* graph *Ham* **Hell** helon hydr *Hyos* ign *Ip* jab kali-bi kali-br kali-c kali-i kalm kreos *Lac-ac Lach Lam Laur Lyc Lyss* mag-c mag-m mang merc merc-i-f mill mosch mur-ac *Murx* nat-c nat-m nit-ac nux-m nux-v op petr ph-ac phos *Plat* plb podo pop *Psor* **Puls** raph rat *Rhus-t Sabad* **Sabin** sang *Sec* sel **Sep** sil spig *Stann* staph *Stram* sul-ac *Sulph* tab *Tarent* valer **Verat** viol-o zinc

Pregnancy: ...
- accompanied by:
  · food; aversion to (See GENE - Food and - food - aversion - pregnancy; GENE - Food and - food - aversion - seen; GENE - Food and - food - aversion - thinking - pregnancy)
- after; complaints: *Acon* alet arn bell *Bry* calc caul cham cimic cocc con *Gels* helon ign ip **Kali-c** *Kreos* mag-c nux-m **Nux-v** plat **Puls** pyrog *Rhus-t* sabin sec **Sep** stram sulph tab verat vib
  · recovery; slow: **Arn** graph
- conception | easy (See Conception - easy)
- during; complaints: *Acon* aesc *Agar* **Alet** *Alum* am-c ambr arg-n arist-cl **Arn** ars-cl **Bar-c Bell** bell-p *Borx Bry* **Calc** calc-p **Canth** *Caps* **Carb-ac** *Carb-v Caul Caust* **Cham Chin** cic **Cimic Cocc** coff coll coloc con **Croc Cupr** cycl dulc equis-h **Ferr** ferr-c *Gels* glon **Goss** graph *Ham* **Hell** helon hip-ac hydr **Hyos** ign *Ip* jab kali-bi kali-br **Kali-c** kali-i kalm *Kreos Lach* lyc mag-c mang **Merc** merc-i-f mill mosch mur-ac *Murx* nat-c **Nat-m** nux-m **Nux-v** op petr phos *Plat* plb podo pop **Puls** pyrog raph rat *Rhus-t* sabin sang *Sec* sel **Sep** sil spig staph stram sul-ac *Sulph* tab valer verat vib zinc
- late in life: bell

PREMENSTRUAL syndrome (See GENE - Menses - before; MIND - Menses - before)

PREMENSTRUAL tension (See MIND - Menses - before)

PRESSURE:
- agg | **Ovaries**: staph
- amel | **Ovaries**: med

PROLAPSUS:
○ Uterus (↗ *Pain - uterus and - bearing*): *Abel Abies-c* acon *Aesc* agar agn *Alet Aloe Alum* alum-p alum-sil *Alumn* am-m anan ang ant-c *Apis* **Arg-met Arg-n** *Arn* ars ars-i art-v asper *Aur* aur-ar aur-i aur-m *Aur-m-n* aur-s **Bell** *Benz-ac* berb *Brom Bry* bufo *Calc* calc-f *Calc-p* calc-s calc-sil calen canth *Carb-an* carb-v caul cham chim *Chin* cic cimic cocc coli *Coloc Con* croc erig **Ferr** ferr-ar ferr-br **Ferr-i** ferr-p fl-ac *Frax Graph Ham Helon* hydr hydrc ign iod *Ip* kali-ar **Kali-bi** *Kali-br Kali-c* kali-i kali-p kali-s kali-sil kreos lac-c *Lac-d Lach* lappa **Lil-t** lyc *Lyss* mang mel-c-s merc *Mill Murx* **Nat-hchls** *Nat-m* nat-p *Nit-ac* **Nux-m** *Nux-v* onos op ovi-p **Pall** *Petr* ph-ac *Phos* **Plat** *Podo* psor **Puls** pyrog pyrus **Rhus-t** *Sabin* sang sanic *Sec* senec **Sep** *Sil Stann* staph sul-ac sul-i *Sulph* teucr *Thuj* til tril-p *Tub Ust* zinc zinc-p zinc-val
  · morning: bell **Nat-m** sep
  · afternoon: **Sep**
  · accompanied by:
    : constipation: stann
    : foul urine: benz-ac
    : hemorrhoids: podo

Prolapsus

- **Uterus** – accompanied by: ...
  - **weakness**: alet helon sul-ac
  - **alternate** days, on: alum
  - **coition**:
    - **agg**: nat-c
    - **amel**: merc
  - **crossing** legs amel: lil-t murx Sep
  - **delivery**; after: bell *Helon Nux-v Podo* puls *Rhus-t* sec Sep●
    - **forceps**; with: sec
  - **diarrhea**; from constant: petr
  - **electric** shocks down the thighs, with: *Graph*
  - **fright**; after: gels Op
  - **holds** the abdomen: helon
  - **hysteria**; with (See MIND - Hysteria - uterus - prolapse)
  - **jar** agg: bell
  - **lifting** agg: agar *Aur* **Calc** nux-v *Podo* **Rhus-t**●
  - **lumbar** backache; with: nat-m
  - **lying** down | amel: lil-t *Nat-m Sep*
  - **lying** on back | amel: nat-m onos
  - **menses**:
    - **after** | agg: agar aur ip kreos
    - **during** | agg: *Aur Calc-p Cimic* kreos *Lach Lil-t* nat-c **Puls Sep** tub
  - **myelitis**; in (See spinal)
  - **nursing** mother: podo
  - **pregnancy**:
    - **after** (See delivery)
  - **reaching** up with the hands agg: *Aur Calc* nux-v *Sulph*
  - **spinal** cord; with inflammation of: *Sil*
  - **standing** for a long time agg: lappa
  - **stool**:
    - **after** | agg: *Stann*
    - **during** | agg: *Calc-p* con dirc eupi nux-v **Podo** psor puls *Stann*
    - **urging** to | **constant**: inul nux-v
  - **storm**; before: rhus-t
  - **straining**, from: *Aur* **Nux-v** podo *Rhus-t*
  - **holding** the head amel; and: pyrog
  - **urination**:
    - **during** | agg: *Calc-p*
    - **involuntary** | **with**: ferr-i
  - **walking**:
    - **agg**: lappa lil-t
    - **bent** | **must** walk bent: *Am-m Arn*
  - **weather**; in hot: *Kali-bi*
- **Vagina** (↗Pain - bearing): alum bell calc-ar *Carb-v* chim *Ferr* ferr-i fil gran *Ign Kreos Lach Lappa Lyc Merc Nux-m Nux-v* oci oci-sa op plat plb podo psor **Sep Stann** staph sul-ac *Sulph* thlas thuj verat
  - **lifting** agg: *Nux-v*
  - **pregnancy** agg; during: calc-ar *Ferr*
  - **stool** agg; during: stann
  - **weakness**; from: sul-ac

PUBERTY:
- **ailments** at: calc-p

Female genitalia/sex

Puberty: ...
- **never** well since (See GENE - Convalescence - puberty)

PUERPERAL fever (See FEVE - Puerperal)

PULSATING: alum apis *Bell* cact *Calc-p* cench cic *Coc-c Lac-c* lyc *Merc* murx nat-c nux-v prun
- **coition**; after: *Nat-c*
- **constant** | **Pubis**; behind: aesc
- **lying** on right side agg: apis
- ○**Ovaries**: *Bell* brach bran *Cact* calc con cop hep *Lach Onos* podo
  - **right**: podo
- **menses**; during: lac-c
- **standing** agg: apis cop
- **walking** agg: apis
- **Pudendum**: prun
- **Uterus**: aesc ars *Bell Cact* calc-p con cur murx sabin sarr
- **Vagina**: *Alum Merc* stry
  - **lying** | amel: merc

PUSHES up when she sits down; the uterus: bell-p ferr-i **Nat-hchls**

PYOMETRA (See Inflammation - uterus - pyometra)

RAISING:
- **arms**:
  - **agg** | **Ovaries**: apis
- **legs**:
  - **agg** | **Ovaries**: lyc

REACHING UP with the hands agg | **Uterus**: aur graph sulph

REDNESS (See Discoloration - red)

RELAXATION: *Alet* hyos
- ○**Pubis** and in pelvis; muscles around: tril-p
- **Uterus**: sec
- **Vagina**; sphincter of: *Agar Agn Ambr* ars *Calad Calc* croc *Ferr Kali-c Lyc* mag-c merc mur-ac *Nat-c* nat-m sec *Sep* sil staph *Sulph Tub*

RETENTIO SECUNDINARUM (See Placenta - retained)

RIGIDITY of os during labor (See Os - rigid)

SALPINGITIS (See Inflammation - oviduct)

SCLEROSIS:
- ○**Uterus** | **Cervix**: tub-r

SCRATCHING:
- **agg**:
  - ○ **Vagina**: tarent
  - **bleeds**; until it: sec

SENSITIVENESS: acon aur *Aur-m* **Bell** *Cann-s Canth* chin coc-c *Cocc Coff* con ferr *Hydr Kreos* merc merc-c *Mur-ac* murx nux-v **Plat** sec *Sep* **Staph** sulph syph tarent thuj ust *Zinc*
- **menses**:
  - **before** | **agg**: am-c cocc kali-c *Lach Plat*
  - **during** | **agg**: am-c cocc kali-c *Lach Plat*

Sensitiveness	Female genitalia/sex	Sexual desire

○ **Ovaries**: ant-c bell bufo *Coloc* ham **Lach** staph ust
- **Uterus**: lach lyss
  - **spot** near os uteri: med
- **Vagina**: acon alumn aur *Bell Berb* bry calc carb-v chim coc-c *Coff Ferr* ferr-p graph *Ham* kali-bi *Kreos* **Lyss** merc *Nat-m* nux-v **Plat** plb sec *Sep Sil* **Staph** sulph tarent *Thuj* zinc
  - **coition** agg: hydr sulph thuj
  - **urination** agg: coc-c

SEPSIS PUERPERALIS (See FEVE - Puerperal)

SEROUS cysts in vagina (See Tumors - vagina - cysts - serous)

SEXUAL AVERSION (See Coition - aversion; Sexual desire - wanting)

SEXUAL DESIRE:
- **diminished**: acon *Agar Agn* alum am-c ambr amyg-p anac anh ant-c anthraci arg-n arn *Asar Bar-c* bar-s bart bell berb borx brom *Calad* calc camph cann-s canth caps carb-an carb-v **Caust** chinin-s chlor clem *Cocc* coff con dam des-ac ery-a ery-m euph *Ferr Ferr-m* ferr-p fl-ac gast *Graph Hell Helon Hep* hyos *Ign* kali-bi *Kali-br* kali-c *Kali-chl* kali-i kreos lach laur lir-o *Lyc* m-ambo m-arct *Mag-c* mag-m mand meny mur-ac *Nat-m Nit-ac* nuph nux-m oci-sa *Onos* op orch pall petr *Ph-ac* phos plat plb rauw *Rhod* sabad sabal sabin saroth sel seneg *Sep* ser-a-c sil spig spong stann staph sul-ac sulph teucr vanil visc yohim
  - **morning**: bell
  - **evening**: *Dios*
  - **night**: coca
  - **coition**; during: *Kali-br*
  - **gonorrhea**; after dragging: med
  - **gradually**: *Aeth*
  - **sexual** excitement, with: cann-s
- **during**:
  - **agg** | **Ovaries**: kali-br
- **increased** (✗*MIND - Nymphomania; MIND - Amorous; MIND - Sensual):* acon *Agar* agn aloe alum am-c *Ambr* anac ang *Ant-c Apis* arg-n arn *Ars Ars-i* arund *Asaf* aster aur aur-ar auri-i aur-s bar-c bar-i *Bar-m Bell* borx bov bufo cact *Calad* **Calc** calc-i **Calc-p** calc-sil **Camph** cann-i cann-s **Canth** caps *Carb-v* carc *Caust* cedr cench cham chin cimic cina cinch *Cinnm* clem coca cocc *Coff coloc* **Con** *Croc* cub cur des-ac *Dig* dios dulc ferr *Ferul* **Fl-ac** form *Gamb* gaul **Gels** gins gran *Graph* **Grat** ham hep hipp **Hyos** *Ign* iod *Kali-br* kali-c kali-fcy kali-n *Kali-p Kreos Lac-i* **Lach** laur led *Lil-t Lyc* lyss m-ambo m-arct m-aust mag-m mag-p manc mand mang **Med** meny **Merc** merc-c mez morph *Mosch* mur-ac *Murx* mygal *Nat-ar Nat-c* nat-m nat-p nat-sil nit-ac nux-m **Nux-v** oci-sa *Op Orig* (non: orig-v) par petr ph-ac **Phos** Pic-ac **Plat** plb podo psil **Puls** *Raph* rhod rhus-t rib-ac *Rob* ruta sabad *Sabin Sal-n* saroth sars *Sec* sel seneg *Sep Sil* spig **Stann Staph Stram** stry sul-ac sul-i *Sulph Sumb*

- **Sexual** desire – **increased**: ...
  Tarent thlas thuj tub *Ust* vanil **Verat** verb visc *Xero* yohim *Zinc Zinc-p* zinc-pic
  - **morning** | **bed** agg; in: aster cedr kreos
  - **afternoon**: calc
  - **night**: bell psil *Syph Zinc*
  - **rousing**: *Med*
  - **accompanied** by:
    : **gastroenteritis** (See ABDO - Inflammation - gastroenteritis - accompanied - sexual)
    : **leukorrhea**: *Canth* hydr *Ign Orig* (non: orig-v) plat *Puls* senec
    : **Colon**; inflammation of the (See ABDO - Inflammation - colon - accompanied - sexual)
  - **alternating** with:
    : **despair** of salvation; religious (See MIND - Despair - religious - alternating - sexual)
    : **moral** obliquity; fear of (See MIND - Fear - moral - alternating - sexual)
    : **religious** affections (See MIND - Religious - too - alternating - sexual)
    : **sadness** (See MIND - Sadness - alternating - sexual)
  - **children**; in (✗*girls):* ambr *Calc-p Cann-i* carc *Fl-ac* graph **Hyos Lach** lyss med **Merc** *Mosch* ph-ac **Phos** plat staph tub *Zinc*
  - **coition**:
    : **agg**: *Tarent*
  - **contact** of parts, by least (✗*touch):* lac-c *Murx* pycnop-sa
  - **delivery** (✗*MIND - Nymphomania - puerperal):*
    : **after** (✗*MIND - Nymphomania - puerperal):* bell camph *Chin Grat Hyos Mosch* phos *Plat* tarent verat zinc
  - **dreams** sexual:
    : **without**: zinc
  - **dysmenorrhea**; during: cann-i cann-xyz
  - **excitement** of:
    : **fancy**; without excitement of: *Lach* sulph
  - **girls**, in young (✗*children):* **Orig** plat
  - **headache**, during (See HEAD - Pain - accompanied - sexual)
  - **itching**; with: calad kali-bi sabin
  - **lactation**; during: phos
  - **love**, after disappointed: *Verat*
  - **menopause**; during: arg-n lach manc *Murx*
  - **menses**:
    : **after** | **agg**: aeth ars *Kali-br Kali-p Med Sul-ac*
    : **before** | **agg**: ars bell calc *Calc-p* croc cub *Dulc* kali-c nux-v *Phos* plat stann stram *Verat*
    : **during**:
      : **agg**: agar ars bell bufo camph *Canth* chin cina coff *Dulc Hyos* kali-br kreos *Lach Lyc Mosch* nux-v *Orig Plat* **Puls** *Sep* sul-ac tarent verat
    : **suppressed** menses, from: ant-c
  - **metrorrhagia**, during (See Metrorrhagia - accompanied - sexual)
  - **nursing** child, when: calc-p phos
  - **old** women, in: apis *Mosch*

▽ extensions | ○ localizations | ● Künzli dot

Female genitalia/sex

Sexual desire

- **increased**: ...
  - **pregnancy** agg; during: bell lach merc phos plat puls stram verat
  - **puberty**; at: manc
  - **sadness**; with (See MIND - Sadness - sexual excitement - with)
  - **scratching**:
    - **arm** | agg: *Stann*
    - **parts**; distant | agg: *Stann*
  - **spinal** affection, in: pic-ac
  - **touch** agg (*✱contact; MIND - Lascivious - touch*): **Plat**
  - **unsatisfied** passion, in: *Verat*
  - **urination**; with erection of clitoris after: calc-p
  - **virgins**; in: *Con* **Plat**
  - **waking**; on: puls
  - **widows**; in: **Apis** cench **Lyc Orig**
  - **worms**; from: *Sabad*
- **insatiable** (*✱MIND - Ailments - sexual excesses):* asaf aster *Calc-p* canth *Lach Phos Plat Sabin* stram *Zinc*
- **premature**: orig **Orig-v**
- **suppressed** (*✱suppressed - agg.):* Aeth berb
  - **agg** (*✱suppressed; GENE - Sexual desire - suppression - agg.; MALE - Sexual desire - suppressed - agg.):* **Con** plat
  - **ailments** from suppressed sexual desire: **Con** sabal
- **violent** (*✱MIND - Ailments - sexual excesses; MIND - Impulse - sexual; MIND - Nymphomania):* agar **Agn** *Alum* anac ang *Ars* arund asaf aster *Aur* **Bar-c** bar-m **Calc** *Calc-p* camph canth coloc con cyna dig ferr ferul *Gels Graph* grat *Hyos* ign *Kali-br* kali-c *Lach Lyc* lyss m-arct *M-aust* merc *Mosch* **Murx** *Nat-c* **Nat-m** nat-s **Nux-v** **Op Orig** *Phos Plat* plb *Puls Rhus-t* ruta *Sabin* seneg *Sep Sil* spig stann *Staph Stram* **Sulph** sumb *Tarent Tub Verat Zinc*
  - **girls**; in: hyos
  - **involuntary** orgasm (See Orgasm - involuntary)
  - **itching** of vulva, from: hydr
  - **masturbation**, driving her to: *Gels Grat Nux-v* **Orig** phos *Plat* raph **Zinc**
  - **orgasm**; with involuntary (See Orgasm - involuntary)
  - **suicidal** disposition; with (See MIND - Suicidal - sexual)
  - **yearning** for sex (See violent)
- **wanting** (*✱Coition - aversion; MIND - Touched - aversion - sexually):* aether agar alco am-c anh anthraci arg-met arg-n arum-d asar bar-act bar-s bell borx calad carb-an carb-v carc carl **Caust** chlf chlor cob-n coff dig dios elaps ery-m fl-ac franz gast get graph hell hep hydrc *Ign* indg iod jac-c kali-bi kali-c kali-chl lac-c lach lil-s *Lyc* med merc-c morph myric napht *Nat-m* nuph onos op osm pen phos plb pneu psor pycnop-sa rhod rumx sabad sep staph *Sulph* sumb syph tab teucr ther thuj upa ust v-a-b
  - **forenoon**: phys

Sexual desire – **wanting**: ...
- **evening**: dios
- **night**: bufo
- **menses**; after: nat-m

SEXUAL EXCITEMENT (See Sexual desire)

SEXUAL NEURASTHENIA (See Sexual desire - diminished)

SHOCKS in:
○ **Uterus** on falling asleep: stry
- **Vagina**: kreos

SITTING:
- agg: sulph
○ **Vagina**: staph
- **Vulva**: berb kreos staph sulph
- bent:
  - agg | **Ovaries**: ars

SLEEP:
- after | agg: mag-c
- during | agg: mag-c

SMALL for fetus; sensation as if uterus too: apoc bar-c calc-p chim con ferr helo helon iod *Ov* phos plb senec

SMALL OVARIES (See Atrophy - ovaries)

SOFT, uterus: *Arg-n* op
- sensation as if: abies-c

SPASMS in uterus (See Pain - uterus - cramping)

SPONGY:
○ **Uterus** | **Cervix**: arg-met ust

STERILITY (*✱Infantilism):* agn *Alet* alum *Am-c* anag anan apis apoc arg-n ars **Aur** *Aur-i* aur-m aur-m-n bar-c *Bar-m* **Borx** bov brom *Calad Calc* calc-i cann-i cann-s *Canth* caps carbn-s *Caul* caust cic cocc *Coff Con Croc* dam dros dulc *Eup-pur* **Ferr** *Ferr-p Fil* form *Goss Graph* helo helon *Hyos* ign *Iod Kali-bi Kali-br* kali-c *Kreos Lach* lappa lec lil-t mand med *Merc* mill mit morph **Nat-c Nat-m** nat-p *Nux-m* nux-v *Orig Ov Phos* physala-p phyt pitu-a pitu-gl *Plat* plb *Puls* retin-ac ruta *Sabal Sabin* sec *Senec* **Sep** *Sil Sul-ac* sulph *Syph* tarent ther vib wies x-ray *Zinc*
- **leukorrhea**; with: alet borx caul *Kreos* lam
- **menses**:
  - **copious** menstrual flow; from: **Borx** *Calc* cham chin croc ign merc mill *Nat-m* nux-v phos sabin sul-ac *Sulph*
- **self**-reproaching; with (See MIND - Reproaching oneself - sterility)
- **sexual** desire:
  - **with** excessive: calc cann-xyz con ign *Kali-br* lach *Orig Phos Plat* stram

STOOL:
- during | agg: ambr podo stann

STOOPING:
- agg | **Ovaries**: apis

Stretching | Female genitalia/sex | Tumors

STRETCHING:
- legs:
  - agg | **Ovaries**: podo
  - amel | **Ovaries**: plb

SUBINVOLUTION (↗*Metrorrhagia - subinvolution*): arn *Bell* bry *Calc Carb-v Caul* chin **Cimic** cycl *Epiph* frax ham helo *Helon Hydr Kali-bi* **Kali-br** kali-c *Kali-i Lil-t* mel-c-s mill *Nat-hchls* nat-m nat-s *Op* plat podo psor **Puls** *Sabin Sec* **Sep** staph **Sulph** ter *Ust* visc
- abortion; after: psor
- accompanied by:
  - congestion: epiph
  - menses; painful: epiph
- sunken uterus, vagina reddened: berb

SWOLLEN: *Am-c Ambr* ang *Apis* arg-n arn **Ars** ars-i *Asaf* aur aur-m aur-s bell bry *Calc* calc-p calc-s cann-s *Canth* carb-an *Carb-v* chin coc-c *Coll* coloc con dig *Ferr Ferr-i* goss *Graph Helon* kali-bi **Kreos** *Lac-c* lach *Lil-t* **Lyc** mag-p meph *Merc* merc-c *Nat-s* **Nit-ac** nux-v paeon *Phos Podo* **Puls** pyrog **Rhus-t** sec *Sep* stram sulph tarent *Thuj Urt-u*
- edematous: apis apoc *Graph Merc Nit-ac Phos Urt-u*
- menses:
  - before | agg: lyc *Sep*
  - during | agg: chin graph kreos lyc sep staph sulph zinc
- phlegmonous: *Merc*
- pregnancy agg; during: *Coll Merc* (non: podo)
- sensation as if:
  - o **Vulva**: colch coll merc sep sulph
  - o **Clitoris** | as if swollen: borx colch coll
- Labia: am-c *Ambr Apis* arn aur-m borx bry *Carb-v* chin coll *Coloc Dig* gast goss *Ham Helon* kali-bi *Kreos* lac-c lach meph *Merc* nit-ac *Phos* podo **Puls** *Sep* thuj
  - pregnancy agg; during: podo
  - o **Minora**: *Apis* chinin-s merc nit-ac
  - : Between: eupi
- Ovaries (↗*Enlarged - ovaries*): *Alum Am-br Apis Ars* ars-i atro bell *Brom Bufo Carb-ac Carb-an* coll *Coloc* con cub goss *Graph* ham *Iod Kali-bi Kali-i* **Lach-t** lyc *Med Merc* nat-hchls nux-m *Pall* podo staph syph *Tarent* thuj ust
  - right: *Apis Lach* lyc *Pall*
  - left: am-br *Atro Brom* carb-ac graph *Ham Kali-br Lach* lil-t *Nat-hchls* syph
  - dropsical (↗*GENE - Dropsy - internal*): *Apis* arn *Ars* aur-m-n bell bry *Calc* carb-an chin *Coloc* con dig *Ferr-i* graph *Iod* kali-br kali-c kreos *Lach Lil-t* **Lyc** med merc nat-s phos plat *Plb* podo prun rhod rhus-t sabin *Sulph* ter zinc
  - menses:
    - : after | agg: *Graph*
    - : before | agg: brom
    - : during | agg: apis *Atro* brom ham nat-hchls
- **Pubic** region: ambr
- Uterus: *Agn* anan ang aur *Bell* calc-i canth con cub *Iod Lach* lap-a *Lil-t* lyc *Lyss* meph merc nux-m **Nux-v** *Ph-ac* phos plat rob sabin sec *Sep Tarent* thuj ust verat
  - daytime: *Bry*

Swollen – Uterus: ...
  - dropsical (↗*GENE - Dropsy - internal*): aesc *Apis* ars *Bell* brom *Bry* calc *Camph* canth *Chin Colch* con *Dig* dulc *Ferr* ham **Hell** iod kali-c lach lact led *Lob Lyc* merc nat-hchls phos puls rhus-t ruta sabad *Sep Sulph*
    : accompanied by:
    : induration of uterus: aur aur-m-k *Aur-m-n* carb-an *Con* graph *Iod* kalm kreos mag-m plat *Sep*
    : Extremities; piercing pain in: hell
  - menses:
    : before | agg: nux-m ph-ac
    : during | agg: kali-bi *Nux-m* ust
  - o Cervix: anan arg-met arg-n aur calc *Calc-p* canth *Caul* hydr *Iod Kreos* mit murx *Nat-m* sarr sec *Sep* ust
    : accompanied by | urinary complaints: canth
- Vagina: *Agar* alum alumn calc-p cann-s coc-c *Cur* ferr *Ferr-i Iod* kali-bi *Kreos* merc **Nit-ac** *Nux-m* puls rad-br
  - pregnancy agg; during: borx
  - sensation of: allox
    : standing; after: allox
- Vulva: *Apis* carb-v hep puls senec sep
  - itching; with; rhus-t
  - leukorrhea; from: *Kreos*
  - pregnancy agg; during: podo

SYMPHYSIOLYSIS: tril-p
- sensation of: murx

TIGHTNESS in ovarian region on raising arms: *Apis*

TINGLING, voluptuous (↗*Formication*): agar *Alum* am-m apis bov bufo cadm-s calc *Calc-p* cann-i canth cere-s coff elaps fl-ac *Kali-br* kreos lach lil-t lyc mosch *Nux-v* **Orig** par petr *Phos* **Plat** raph rhus-t staph sul-ac tarent
- morning: *Kreos*
- dream, in: sul-ac
- menses:
  - before and during | agg: calc kali-c
  - orgasm; with: sul-ac
- sitting agg: nat-m
- unconsciousness, during partial: meth-ae-ae
- waking; on: am-m kali-c
- walking | amel: nat-m
- ▽extending to | **Abdomen**; into: plat
  - o **Vulva**: : bros-gau

TUBERCLES: *Calc Carb-ac Kali-i Merc* phos
- stinging burning: *Calc*

TUMORS: arg-met *Calc* coc-c **Lyc** *Nit-ac*
- encysted: apis bar-c calc carbn-s *Graph Kali-br* kali-c lyc nit-ac rhod *Sabin* sep *Sil* sulph *Thuj*
- erectile: ars *Carb-an Carb-v* kali-bi kreos *Lach* lyc *Nit-ac Phos* plat sep sil sulph *Thuj*
  - bleeding: arn coc-c kreos lach *Phos* puls thuj vac
  - blue: *Carb-v*
  - burning: calc *Carb-an Thuj*

1090

▽ extensions | O localizations | ● Künzli dot

Tumors

- **erectile**: ...
  - **itching**: graph naja *Nit-ac*
  - **pricking**: *Carb-v*
  - **sticking**: *Nit-ac*
- **hard**: *Carb-v*
- o**Ovaries**: **Apis** apoc arg-met *Ars* ars-i aur-m-n *Bar-m* bov *Brom* **Calc** calc-i *Coloc* con fl-ac graph hep *Iod* kali-br **Lach Lyc** med ov phos *Plat Podo Sec* staph stram syph tarent thuj zinc
  - **right**: *Apis Ars* fl-ac *Iod* **Lyc** *Pall Podo* rhod xan
  - **left**: apis arg-met *Ars* brom grat kali-bi **Lach** phos *Podo*
  - **cysts**: am-c am-i am-m *Apis* apoc arg-met arg-n arn ars aur aur-i *Aur-m-n* bar-c bar-i bell *Bov* brom bry *Bufo* calc calc-f calc-i calc-s canth carb-an carc chin *Coloc* con ferr-i form graph *Iod* kali-bi *Kali-br* kali-c lac-c *Lach* lil-t lyc mag-i mag-m med merc murx naja nat-m nit-ac ov *Pall Phos Plat* podo prun puls rhod *Rhus-t* sabin sec sep sil staph sulph syc syph ter thuj zinc
    : **right** side: *Apis Bell* lyc pall podo
    : **left** side: kali-bi lach naja pall phos plat thuj
  - **fibroids**: apis calc coloc fl-ac hep iod lach merc plat *Podo* puls sabin staph tarent thuj xan
- **Uterus**: aur-m **Aur-m-n** bufo cadm-met *Calc* carc cham cocc *Crot-h* frax irid-met *Kali-bi* sabal sanic **Ter** thuj
  - **cysts**: mag-c sabin
  - **myoma** (= fibroid): abel *Apis* arb *Arn* ars-i aur *Aur-i* aur-m *Aur-m-n* bell brom bry bufo **Calc Calc-f** *Calc-i Calc-p Calc-s Calen* cham chin chol chr-s cimic coenz-q *Con* erod ferr fl-ac frax graph ham helon hydr *Hydrc Hydrin-m Hydrinin-m Iod* ip *Kali-bi* kali-br *Kali-c Kali-i Lach* lap-a *Led* lil-t lyc mag-m med merc *Merc-c* merc-i-r nat-m nit-ac nux-v parathyr **Phos** phyt plat plb puls rhus-t sabal sabin sang *Sec* sep **Sil** solid staph sul-ac sulph tarent ter teucr thiosin thlas thuj thyr tril-p tub ust vinc viol-o x-ray xan xanth
    : **accompanied** by:
      : **hemorrhage** (See Metrorrhagia - fibroids)
      : **pain**; burning: *Lap-a*
      : **Head**; pain in (See HEAD - Pain - accompanied - myoma)
      : **hard**: *Calc-f* merc-i-r sil
      : **hemorrhage**; with (See Metrorrhagia - fibroids)
      : **large**: *Calc-f*
      : **painful**: viol-o
- **Vagina**:
  - **cysts**: *Lyc Puls* rhod **Sil** thuj
  - **serous**: rhod

TURNING:
- **bed**; in:
  - **agg** | **Ovaries**: lyc

TWITCHING: bell sep

Female genitalia/sex

ULCERS: alum alum-p alum-sil **Alumn** am-c anan *Arg-n* ars *Asaf* bell bell-p bry calc calc-s carb-v con graph *Hep* hydr hydrc kali-i kreos lac-c lacer *Lach Lyc* **Merc** *Merc-c* merc-i-f merc-i-r mez *Mur-ac* **Nit-ac** ph-ac phos *Psor Puls* rhus-t rob sars sec *Sep* **Sil** staph sulph syph *Thuj* vesp zinc
- **chancres** (↗ GENE - Chancre): kali-i merc
- o**Labia**: kali-bi med merc nit-ac *Psor Sep* syph thuj zinc
- **Uterus**: arg-met arg-n *Arn* ars ars-i aur bufo *Calc* carb-an hydr *Hydrc* kreos *Lyss Merc-c Mez* sep ust vesp-xyz *Zinc*
  - **abortion**; from: aur
  - o **Cervix**: aln alum alumn arg-met arg-n *Ars Aur-m-n* bomh bufo calc-s *Carb-ac* carb-an fl-ac *Helon* hydr *Hydrc* kali-ar kreos lyc med *Merc* merc-c *Murx* **Nat-m** *Phyt* sang sep *Sil* sul-ac *Thuj* ust *Vesp*
    : **bleeding** easily: aln arg-n carb-an kreos
    : **cancerous**: bufo med mez
      : **accompanied** by | **prolapse** of uterus: arg-n
      : **deep**: merc-c
      : **fetid** discharge; with: ars carb-ac carb-an kreos
      : **old** people; in | **women**; old: sul-ac
      : **spongy**: arg-n kreos
      : **superficial**: *Hydr* merc
      : **Os**: calc-sil
      : **cautery**, after: arg-n
  - **Vagina**: alumn arg-n bapt calc-sil *Hydr* kali-bi kreos *Merc* merc-c mez *Nit-ac* rob *Sep* sulph thuj
  - **Vulva**: arg-n *Ars Aur-m-n* graph *Hep* merc mur-ac *Nit-ac* sep syph thuj

UNDRESSING:
- **amel** | **Uterus**: onos

URINATION:
- **agg** | **Vagina**: sil

VAGINISMUS (↗ Coition - enjoyment - absent): Acon aln alumn aur *Bell Berb* **Cact** *Canth* caul coc-c cocc con *Cupr* ferr *Ferr-p* gels *Ham Ign* kali-br kreos Lyc lyss mag-p med merc *Nat-m* nux-v plat **Plb** plb-xyz *Puls* sep *Sil* staph *Thuj*
- **coition**:
  - **during**: cact gels *Plat*
  - **painful**: alumn **Arg-n** bell *Berb* borx calc *Calc-p* coff *Ferr Ferr-m Ferr-p* ham *Hep* hydr ign *Kali-bi Kali-c Kreos Lyc* **Lyss Nat-m** *Plat Rhus-t* sabin *Sep* sil *Staph Sulph Thuj*
  - **preventing**: **Cact** plat
- **sensitiveness** of vagina; from: acon aur *Bell Berb Cact* carb-v *Caul* caust *Cimic Cocc Coff* con ferr ferr-i ferr-p *Gels* ham *Ign* kreos lac-c lyss *Mag-p* mur-ac *Murx* nit-ac nux-v orig plat *Plb* sil *Staph* tarent *Thuj*

VAGINITIS (See Inflammation - vagina)

VEINS, varicose: ambr arn *Calc* calc-f calc-sil *Carb-v* coll fl-ac *Ham* **Lyc•** nux-v *Thuj Zinc*
- **burning** | **menses**; during: thuj
- o**Vulva**: : calc carb-v **Ham** lyc

VIRILISM (↗ GENE - Hair - distribution): chlorpr cortico cortiso

Virilism

Voluptuous — Female genitalia/sex — Vagina

VOLUPTUOUS SENSATION, coitus-like (See Tingling)
WARM:
- applications | **amel**: mag-p
- bed:
  - agg | **Ovaries**: apis merc

WARMTH; sensation of (See Heat)
WARTS (See Condylomata; Excrescences)
WEAKNESS, sensation of: alum amyg-p sulph thlas
o Pelvic muscles: rhus-t
- Uterus: alet alst calc-p *Chin* croc ferr-i helo phos plb sabin sep sulph thlas
  - stool and urine; during passage of: *Calc-p* nat-p

WEIGHT; sensation of | **Uterus** (See Heaviness - uterus)
WORMS | pinworms: ferr merc *Sabad Sil Sulph*
CLITORIS; complaints of: am-c coll
OVARIES; complaints of: acon agar agn ambr ant-c Apis arn ars *Asaf Aur* **Bell** calc **Canth** *Carb-an* carb-v caust chel *Chin Cimic* clem coloc *Con* dros *Dulc* graph guaj hyos ign *Kali-c* kali-n **Lach** laur lil-t *Lyc* mag-p med **Merc** mez nat-c nit-ac nux-v pall **Plat** plb podo puls *Ran-b* ran-s ruta sabal *Sabin* sars *Sec Sep* Staph sulph tarent **Thuj** ust viol-t **Zinc** Zinc-val
- alternating sides: cimic coloc lac-c lil-t onos ust
- right: Apis bell **Lyc** pall podo *Staph*
- left: arg-met coloc lach lil-t puls thuj ust zinc
▽ extending to | **Heart**: brom cimic lac-c lach lil-t *Naja* sulph vib
- accompanied by:
  - congestion (See GENE - Congestion - blood - accompanied - ovaries)
  - convulsions (See GENE - Convulsions - accompanied - ovaries)
  - urine; bloody: diosm
  o Eyes, complaints of: onos
  - Head:
    : complaints of: sabal
  - Heart; complaints of (See CHES - Heart; complaints - accompanied - ovaries)
  - Mammae; complaints of: sabal
▽ extending to
  o Back | right: rumx
  - Limbs: lil-t
  - Mammae: lil-t murx senec
  - Shoulder: podo
  - Thigh: coloc graph lil-t podo *Staph* ust xan zinc-val
  - Uterus: iod

UTERUS; complaints of:
- accompanied by:
  - dysuria: con nux-m staph
  - sleeplessness: senec
  - urine; bloody: diosm
  - vomiting: caul kreos lil-t senec

Uterus; complaints of – **accompanied** by: ...
  o **Head**; pain in: aloe bell *Cimic Gels* helon ign joan lil-t plat *Puls Sep* zinc zinc-p
  - **Joints**; complaints of: sabin
  - **Lower** limbs; paralysis of (See EXTR - Paralysis - lower - accompanied - uterus)
  - **Mammae**; complaints of: sil
  - **Stomach**; pain in: borx
- alternating with | **Heart**; complaints of (See CHES - Heart; complaints - alternating - uterus)
▽ extending to
  o **Stomach**: borx
  - **Thigh**:
    : Anterior: vib
    : Downward: ust
  - **Throat**: gels

VAGINA; complaints of: alum ambr ars aur *Bell* berb borx bry **Calc** *Canth* caps carb-an carb-v caust cham chin cocc coff **Con** croc dulc *Ferr* graph hep hyos ign iod **Kali-c** kreos *Lyc* mag-c mag-m **Merc** mur-ac *Nat-c* nat-m nit-ac nux-m *Nux-v* petr phos plat *Puls* rheum *Rhus-t* sabin sars sec **Sep** sil stann staph sul-ac **Sulph** thuj zinc

1092 ▽ extensions | O localizations | ● Künzli dot

Larynx and trachea

Air
AIR rose through trachea in waves; as if: lyc
ANESTHESIA of larynx (*Numbness; Numbness - trachea):* kali-br
BALL; sensation of a (See Lump)
BENDING backward:
- agg | **Larynx:** bell *Lach* rumx
- amel | **Larynx:** hep

BLOWING the nose agg: caust
CANCER: ars con hydr iod lap-a nit-ac phos phyt sang sil thuj
○ **Larynx:** arg-cy ars hydr lap-a nit-ac phos sang sil thuj
CATARRH: acon **All-c** *All-s* alum alum-p alum-sil *Am-c Am-m* **Ant-t** *Arg-n* arn **Ars** ars-s-f *Asar* atro *Bad Bar-c* bar-m bell *Brom* **Bry Calc** *Calc-p* **Calc-s** camph cann-s canth carb-an **Carb-v** *Carbn-s Caust Cham Chin* chinin-ar *Cinnb Coc-c Coff Colch* con **Cor-r** cot crot-h dros *Dulc* ferr ferr-ar *Ferr-p* gels graph *Ham Hep Hippoz Hydr* hyos ign ip **Kali-ar Kali-bi** *Kali-br* **Kali-c** kali-i kali-p *Kali-s* kali-sil kreos *Lac-d* lob *Lyc* **Mang** med meph **Merc** *Nat-ar Nat-m* **Nux-m Nux-v** *Petr Ph-ac* phel *Phos Rhod Rumx* **Sang Seneg** *Sil* spig *Spong* **Stann Sulph** *Thuj* verat verb ziz
- morning: nux-v
- evening: carb-an
- night: carb-an carb-v spig
- alternating with uterine complaints: *Arg-n*
- chronic: am-br
- measles; after: *Carb-v* dulc
- old people; in: *Ammc Ant-t Ars* **Bar-c** *Carb-v* **Chin** *Hydr Lyc* **Seneg**
- snow melting: calc-p
- speakers; in: am-br
- sudden: **Ars**
- suffocating: ambr ant-c ars calc coff lyc sang spong
- weather:
  · change of; before: *Kali-bi*
  · wet | agg: *Calc* calc-p dulc *Kali-bi*
- winter: kali-bi
○ **Air** passages; of: *Caust* diph *Ferr-p* hep *Seneg*
- **Larynx:** aesc alum-p alum-sil *Alumn* am-br am-caust am-i *Arg-n* ars bar-m *Brom* bry **Calc** calc-i **Calc-p Calc-s** calc-sil carb-v *Caust Cham* chinin-ar **Coc-c** *Con* cot croc dig erio euph euphr ferr-ar guaj *Ham Hep* hydr hyos iod kali-ar kali-bi kali-c kali-i *Kali-s Kreos* linu-c mang merc *Nat-m* osm *Ph-ac* phos **Rumx Sang** *Seneg Sil Spong* iod **Sulph** *Tarent*
- **Trachea:** *All-s* alum alum-p alum-sil *Ammc* anis *Ant-t* arg-n *Ars* arum-t *Bar-c* bar-m bar-s *Bry* calc calc-i calc-s calc-sil cann-s caps carb-v *Caust* chin chinin-ar coc-c conv cot dig euphr ferr-ar ferr-i hep hydr iber *Kali-bi* kali-i mang-act merc naphtin *Nat-m* nux-m nux-v par *Ph-ac* **Rumx Sang Seneg** sil *Stann* stict sul-i sulph tab tep
  · drunkards; in: old: anis
  · purulent: anis
CLOSED, almost: calc-f

Constriction
Closed, almost: ...
- sensation as if almost closed by a film (*Pain - compressed):* Mang
  ○ **Larynx:** calc-f
  : accompanied by | salivation; increased: tarax
COATED, seems (See Velvety)
COLD sensation:
- air; as from cold | **Air** passages; in: cor-r
- breathing agg: arn **Brom** camph chin *Cist* cor-r iod lith-c *Rhus-t* sulph
- expiration agg: rhus-t
- inspiration cold, expiration hot: *Sulph*
- shaving | amel: *Brom*
○ **Air** passages: *Arg-met* arn *Ars* brom *Bry* camph *Carb-v* chin merc mur-ac phos *Rhus-t Sulph Verat*
- **Larynx:** *Arg-met* brom rhus-t *Sulph*

COMPLAINTS of larynx and trachea:
○ **Air** passages; of: dubo-m eucal hep kali-bi
- **Larynx: Acon** agar all-c alum am-c am-m ambr anac ang ant-c ant-t *Arg-met* arg-n arn **Ars** asar aur bar-c bell borx bov *Brom* bry calad calc camph cann-s *Canth* caps carb-an **Carb-v Caust** *Cham* chel chin cic cina cocc coff colch con cupr dig **Dros** dulc epil euph ferr graph guaj hell **Hep** hyos ign **Iod** ip kali-bi kali-c kali-n kreos *Lach* laur led lyc mag-c mag-m *Mang* meny merc mez mosch mur-ac nat-c nat-m *Nit-ac* nux-m **Nux-v** olnd op *Par* petr ph-ac **Phos** plat plb **Puls** rhod rhus-t *Rumx* ruta sabad sabin samb sars sel *Seneg* sep sil spig *Spong* squil **Stann** staph stram stront-c sul-ac *Sulph* tarax teucr thuj verat verb zinc
  · right: agar kali-n puls stann stict
  · left: brom caust *Crot-h Hep Lach* rhus-t *Sul-ac* thuj til
  · acute: santin
- **Trachea** (See Trachea)
CONDYLOMATA:
○ **Larynx :** (*Polypi - larynx): Arg-n* calc hep Merc-c *Nit-ac Thuj*
- **Vocal** cords: arg-n plat

CONSTRICTION (*THRO - Choking):* alum alumn asar **Bell** brom *Calad* calc-i camph canth *Cham Cocc* coloc convo-s cyt-l dros *Hell* ictod ign *Ip* lach laur **Mang** meny *Mosch* **Nux-m** *Nux-v* ol-an ox-ac ph-ac *Phos Plb* **Puls** rhus-t *Sars* sil *Spong* verat
- night: *Phos* puls rhus-t
- lying agg: *Kali-bi* puls
- vapor | sulphur; as from: mosch
- waking; on: kali-i rhus-t
○ **Larynx** (*Laryngismus):* **Acon** *Agar All-c Alum Alumn* am-c *Ant-c* ant-t arg-met *Ars* asaf asar asc-t *Aur* auri-l bar-c bell *Brom* bufo calad *Calc* camph canth *Carb-an* carbn-s caust *Cedr Cham Chel* chinin-s *Chlor* coc-c *Cocc* coff coloc *Cor-r Crot-c Cupr* dios *Dros* erio eug euphr ferr *Gels Glon* gua hell hep hydr-ac *Hyos Ign* **Iod** *Ip* *Kali-c* kali-i

Constriction — Larynx and trachea — Croup

- **Larynx**: ...
  kali-n *Lach* laur *Lob* lycps-v manc **Mang** mang-act med meny meph merc *Merc-c* mez *Mosch Naja* nat-ar *Nat-m* nit-ac nit-s-d nux-m *Nux-v* oena ol-an ox-ac pert ph-ac **Phos** *Phyt* plat plat-m *Plb Puls* rhus-t samb sang sars *Seneg* sep *Sil Spong* still *Stram* sul-ac sul-i *Sulph* tab tarax *Tarent* thuj tub *Verat* vib *Zinc* zinc-p
  - **evening**: brom dros hep kali-c lycps-v nux-v ol-an
    : **bed** agg; in: ferr naja
    : **sleep**; when falling asleep: *Kali-c Spong Sulph*
  - **night**: acon dros *Phos*
    : **midnight**, before: *Spong*
  - **air**; in open:
    : **agg**: *Hep* kali-c
    : **amel**: coloc
  - **anger**; after: staph sulph
  - **convulsive**: ign
  - **cough**:
    : **during**:
      : **agg**: *Agar* all-c *Ars Bell* carb-an carbn-s *Chel* chlor **Cor-r Cupr Dros** euphr **Hyos** ign *Ip* meph mosch *Puls* stram *Sulph* verat
      : **amel**: asar
  - **crumb**; sensation of a: *Coc-c* lach
  - **drinking**:
    : **after** | **agg**: *Ars*
  - **eating**; after: *Puls*
  - **inspiration** agg: *Hep*
  - **lying** on abdomen and protruding tongue | **amel**: med
  - **scratching** auditory canal, from: agar   *Carbn-s* kali-c lach mang psor *Sil Sulph* tarent2:
  - **singing** agg: *Agar*
  - **sitting** agg: *Spong*
  - **sleep**:
    : **during**:
      : **agg**: *Agar Cench Coff Crot-h* dros *Kali-c Kali-i* **Lach** *Naja* nit-ac **Nux-v** *Sep Sil* **Spong** *Sulph Valer*
        . **lying** on either side; while: *Kali-c Spong*
      : **falling** asleep (↗THRO - Choking - sleep; THRO - Choking - sleep - going - agg.):
      : **when** (↗THRO - Choking - sleep; THRO - Choking - sleep - going): *Agar* **Arg-n Kali-c Lach** med *Phos Spong Sulph Valer*
        . **lying** on either side; while: *Arg-n   Kali-c Spong*
  - **spasmodic**: *Chlor* dig hydr-ac
  - **swallowing** agg: *Dig Staph*
  - **talking** agg: *Dros Mang*
  - **touch** agg: bell
  - **waking**; on: *Lach* manc *Phos* thuj
  - **walking** | **amel**: *Dros*
- **Throat-pit**: *Apis* **Brom** cot *Ign* ph-ac rhus-t *Staph* valer zinc
  - **anger**; after: *Staph*
  - **bending** neck agg: ph-ac
  - **eating** | **amel**: rhus-t

Constriction – Throat-pit: ...
- **sleep** agg; on going to: valer
- **suddenly**: dol
- **swallowing** agg: staph
- **Trachea**: alum *Ant-t* **Ars** asar *Aur* bell *Brom* bry *Calad* cann-xyz canth *Cham* chel *Cist* cocc gua hydr-ac ign *Iod* ip *Lach* laur mag-c meny mosch *Nux-v* osm *Phos Puls Rhus-t* sars *Spong* stann staph verat xero
  - **evening** | **lying** down agg: *Ars*
  - **cough**; during (See COUG - Constriction - trachea)

COUGH:
- **agg** | **Larynx**: all-c arg-met arum-t bell brom caust kreos nux-v phos puls sulph
- **amel** | **Larynx**: asar

CRAWLING:
○ **Larynx**: am-m ant-t arn bov bry calc-s *Caps Carb-v Caust* colch **Con** *Dros* graph iod **Kali-c** kreos *Lach* laur led lyc mag-m meny **Nat-m** nit-ac prun *Psor* rhus-t *Sabin* sang sep stann stram stront-c sul-i sulph *Thuj* zinc
- **morning**: iod
- **evening**: carb-v
  : **lying**, after: caps
- **night**: lyc
- **cough** agg: kreos sabin
- **eating**; after: nit-ac
- **sitting** agg: *Psor*
- **swallowing** agg: staph
- **Trachea**: *Am-c* anac arn borx bov calc *Caps Carb-v* colch dros euph iod kali-c kreos *Lach* led lyc mag-m nit-ac nux-m petr phos plat ruta *Seneg* sep sil spong stann *Sulph Thuj*
  - **night**:
    : **midnight**:
      : **after**:
        . 2 h | **waking** him or her from sleep: lyc
  - **lying** down; after | **evening**: caps
  - **cough** agg: colch mag-m

CROUP (↗COUG - Croupy; RESP - Rough - crowing):
acet-ac **Acon** all-c alum-sil alumn anac *Ant-t* apis am *Ars Ars-i* arum-d arum-t asaf **Bell Brom** bry bufo *Calc* calc-i **Calc-s** *Canth Carb-ac Carb-v* caust *Cham* chin *Chlor* cina coc-c cub *Cupr* cupr-act diph dros ferr-p gels **Hep** hyos *Ign Iod* ip **Kali-bi** *Kali-chl* kali-i kali-m kali-n *Kali-p* lac-ac lac-c *Lach Lob* lyc *Mosch* naja **Nat-m Nit-ac** nux-v **Phos** rumx *Samb Sang* sangin-act *Seneg* solid spong *Still* succ-xyz sulo-ac **Sulph** tub verat
- **morning**, early: *Hep*
- **evening**: acon
- **night**: hep **Spong**
  : **midnight** | **before**: acon hep **Spong**
- **accompanied** by:
  - **choking**: brom

1094   ▽ extensions | ○ localizations | ● Künzli dot

Croup   Larynx and trachea   Dust

- **accompanied** by: ...
  - **diphtheria** (See THRO - Diphtheria - accompanied - croup)
  - **hoarseness** (See Voice - hoarseness - croup - with)
  - **respiration**; difficult: acon spong
  - o **Chest**; rattling in: hep
  - **Head** bent back: ant-t
  - **Neck** stretched out: ant-t
- **alternating** with | **urticaria**: ars
- **children**; in light-haired fair: kali-bi
- **cold** dry air; after exposure to: **Acon Hep** kali-bi
- **eating**; after: anac
- **gangrenous**: *Ars*
- **heated**; from becoming: **Brom** calc-s
  - **lying** agg: *Hep*
- **membranous** (↗*Membrane)*: acet-ac *Acon Alum-sil Alumn* am-c am-caust amme ant-t *Apis* ars ars-i *Arum-t* bell **Brom** calc-i *Carb-ac* caust con diph dros ferr-p *Hep Iod* **Kali-bi** *Kali-br Kali-chl Kali-m* kali-n kali-perm *Lac-c Lach Merc Merc-cy Merc-i-f Naja Nit-ac* **Phos** samb *Sang* spong
  - **accompanied** by:
    : **Esophagus**:
    : **pain | burning**: am-caust
- **paroxysmal**: *Hep Kali-br*
- **recurrent** (See GENE - History - croup)
- **sequelae** (See GENE - Convalescence - croup)
- **sleep** agg; after: **Lach** *Spong*
- **spasmodic**: *Acon* alum-sil ant-t ars bell benzo *Brom* bry *Calc-f* calc-i *Chlor* cupr euph ferr-p *Hep* ictod ign *Iod* ip *Kali-bi* kali-br *Kali-n* lach meph merc-i-f mosch naja petr *Phos* samb sang *Spong Verat-v*
- **waking**; on: kali-bi
- **whooping** cough; during: **Brom**
▽**extending** to
  o **Bronchi**: brom
  - **Fauces**: **Brom**
  - **Trachea**: brom *Iod* **Kali-bi** *Kali-chl Phos*

CRUMB in larynx; sensation of a (↗*Dryness - larynx; Foreign body - larynx; THRO - Bread)*: *Bry* coc-c **Lach** pall plb tril-p

DIPHTHERIA (↗*Membrane - larynx)*: apis *Brom* canth chlor diph *Hep* iod *Kali-bi* lac-c *Merc-cy* petr phos samb spong

DISCOLORATION:
- red:
  o **Larynx**: *Par* strept-ent

DOWNY feeling (See Velvety)

DRAWN:
- backward:
  o **Larynx** | **thread**; sensation as if drawn backward by a: calc-ar
- **inward** | **Larynx**: apis

DRYNESS: agar agn alum ant-c *Ars* calc-s carb-v caust chin coloc dros ferr gels hyos *Kali-ar* kali-bi kali-chl kali-m lact laur lob nat-c nat-m nicc par phos rhod sec sep stann sul-i ter teucr
  o **Bronchi**: camph
- **Larynx** (↗*Crumb; Flesh; Hair)*: *Acon* aesc agar all-s *Alum* alum-p am-c am-caust am-m ant-c ant-t apis *Arg-met Ars* ars-i ars-s-f atro **Bell** borx *Bry Calc* calc-ar calc-f carb-an *Carb-v* card-m carl *Caust* chim-m cina cist *Clem* coc-c coch colch **Con** *Cop Crot-h* cub cycl *Dros* dub erio ery-m euph ferr ferr-p fl-ac gels hep hura hydr-ac hyos iber ign iod ip kali-ar *Kali-bi Kali-c* kali-chl kali-i *Kali-s* kalm lac-ac **Lach** lachn lact laur lem-m *Lyc Mag-m Mang Mang-act* med *Merc* merc-c *Mez* nat-ar nat-c *Nat-m* nicc nit-ac nux-m *Nux-v* op osm *Par* petr *Phos Phyt* plan pop-cand psil **Puls** rhod *Rhus-t* rhus-v rumx sabad samb-c *Sang* sel **Seneg** *Sep* **Spong** stann *Stict* still stram sul-ac **Sulph** tarent tep ter teucr thuj thyr *Tub* verat verat-v verb *Zinc* zinc-p zing
  - **morning**: iod *Nat-m Nux-v* phyt seneg sep *Zinc*
  : **waking**; on: nat-m *Par* sars
  - **forenoon**: seneg
  - **evening**: carb-v phyt *Rhus-t* zinc
  - **night**: *Bell* carb-v graph hep kali-c lach nat-m *Phos Sulph*
  : **midnight**:
  : **after**:
  . **2-3 h**: *Kali-c*
  . **5 h**: kali-c
  - **air** agg; in open: *Mang* nat-c
  - **cough** agg; during: bell *Mang* osm polyg-h
  - **drink**, aversion to: **Bell**
  - **eating**:
    : **after**:
    : **agg**: zinc
    : **amel**: zinc
  - **hawking**:
    : **constant**, with: am-m
    : **from**: *Spong*
  - **heat**; during: *Ars* hep nux-v *Petr* phos
  - **singers**; in: sang
  - **spot**: cimic *Con* crot-h nat-m
  - **waking**; on: am-c *Cist* hep kali-c lach nat-m phos
  - **winter** agg: mez
  o **Epiglottis**: lach lyss wye
- **Trachea**: *Acon* alum *Ars Ars-i* bell brom calc-ar carb-an *Carb-v* carl caust cina clem cycl dros fl-ac *Hep Iod* kali-bi laur lipp *Lyc* mang *Merc* merc-c mez nat-ar nat-m par petr phos *Phyt Puls* rheum rhod rhus-t rumx sang seneg sep *Spong* stann sul-ac sulph tarent teucr trif-p verb zinc
  - **morning**: cina phyt rhod sul-i
  : **waking**; on: *Par*
  - **room** agg; closed: clem *Puls*

DUST, as from: *Agar Alumn Am-c* **Ars** aur-m bar-c *Bell Brom Calc* calc-s *Chel Chin* cina *Coc-c* crot-c cycl **Dros** ferr-ma glon *Hep* ictod *Ign* iod *Ip* **Lyc** meph nat-ar *Nat-m* ph-ac pic-ac plat **Puls** rumx **Sulph** teucr

Larynx and trachea

EDEMA:
○ **Glottis:** Apis ars arum-t bell chin chinin-ar chlor Crot-h hippoz ign iod *Kali-bi* **Kali-i** *Lach* merc pilo Sang staph *Stram* tub vip
• **accompanied** by | **scarlet** fever: *Apis* apisin chinin-s merc-c
- **Vocal cords:** *Lach*

FISSURES in larynx: bufo

FLAPPING sensation, larynx: *Lach*

FLESH hanging in larynx, sensation of (↗*Dryness - larynx; Crumb; Hair):* lach **Phos**● spong

FOOD drops into larynx: acon anac *Arg-met Bell* calc cann-s caust cocc gels **Hyos** ign kali-bi *Kali-c* kali-n **Lach**● *Meph* Nat-m● nux-m op plat rhus-t sil sul-ac verat

FOREIGN body; sensation of a (↗*Velvety; Crumb; Flesh):*
○ **Epiglottis**; as if particles of food remained in: *Hepat*
- **Larynx** (↗*Crumb):* Agar ant-c ant-t *Arg-met* **Bell** brom *Bry* Calc-f caust *Coc-c Dros Hep* iod ip kali-c *Lach* lob med *Nat-m Phos* ptel rumx *Sang Sil* tarent *Thuj* tril-p
• **morning:** caust
○ **Behind** larynx: *Coc-c*
- **Trachea:** ant-t cann-s cic fl-ac hyos ip *Kali-c Lach Sang* sil sin-n thuj

FOREIGN substances drop into larynx when drinking or talking: *Meph*

FULLNESS, larynx: cob naja
- **morning:** cob
- **evening:** naja
- **singers;** in: sang

FURRY larynx: *Phos*

GRASPED (See Constriction)

HAIR in trachea; sensation of a (↗*Dryness - larynx; Crumb; Flesh):* naja sil

HEAT:
○ **Larynx:** alco all-s alumn anan ant-c apis apoc ars canth carbn-s **Iod** kali-bi laur mag-m merc-sul naja nit-ac *Phos* phyt rumx sang seneg spong
- **Trachea:** cain caj chel iod laur petr phyt rhus-t

HEAVINESS; sensation of:
○ **Larynx** | **talking** for a long time; after: flav

HEMMING (See Scraping)

HOARSENESS (See Voice - hoarseness)

HOLDING larynx on coughing (See Pain - larynx - cough - grasps)

INFLAMMATION:
○ **Larynx** (= laryngitis): **Acon** adren *Aesc* **All-c** *Am-br* am-i am-m *Ant-c* ant-s-aur *Ant-t Apis Arg-met* **Arg-n** arn *Ars* ars-i arum-m arum-t aur-m bar-c **Bell** beryl
- **Inflammation – Larynx:** ...
Brom bry *Bufo* calad **Calc** calc-i calc-s cann-xyz caps carb-ac carb-an *Carb-v* carbn-s *Caust Cham Chel* chin *Chlor* cina con *Crot-c Crot-h* cupr diphtox **Dros** *Dulc* ery-a eucal euphr ferr ferr-p **Gels** *Guaj* **Hep** hydr-ac hyos ign influ *Iod Ip* **Kali-bi** kali-i kali-m *Kali-n* kreos lac-c *Lach* **Led** linu-c luf-op lyc mag-c *Mang* med mentho *Merc* merc-i-r mez mosch *Naja* nat-c nat-i *Nat-m Nit-ac Nux-v* oscilloc par ph-ac **Phos** polyg-xyz *Puls* pyrog *Rhus-t* **Rumx** sabad **Samb** *Sang* sangin-n sel seneg sep ser-a-c sil spig *Spong* squil *Stann* staph stict *Still* stram streptoc sul-i *Sulph* tab thuj tub tub-a tub-m verat verb zinc
• **evening:** *Cedr* kali-bi *Rhus-t*
• **accompanied** by:
  : **discharge;** ropy: kali-bi
  : **hoarseness:**
  : **evening:** carb-v
  • **cold** air agg: phos
• **acute: Acon** ant-t ars arum-t **Bell** *Bry* calc carb-v caust **Cham** *Dros* **Hep** iod *Ip* kali-n *Lach* led mang *Merc* nit-ac **Nux-v** *Phos* **Puls** seneg *Spong* stann streptoc
• **blood**-streaked | **expectoration;** with: sel
• **catarrhal:** *Acon* aesc *All-c* ant-t apis arg-met ars-i *Arum-t Bell* brom bry canth carb-v *Caust* cub dros *Dulc* eup-per *Ferr-p* guaj hep iod ip *Kali-bi* kali-i mentho *Merc* osm *Phos Rhus-t Rumx* sabal *Samb* sang *Spong* stict sulph
• **children;** in: diphtox influ
• **chronic:** am-br am-i ant-s-aur ant-t *Arg-met* arg-n **Ars** bar-c bar-m bry **Calc** calc-i **Carb-v Caust** *Coc-c* cot dros dulc gonotox *Hep* influ **Iod** irid-met kali-bi kali-c *Kali-i Kreos* lach led lyc *Mang Mang-act* merc merc-c nat-c nat-m nat-sel *Nit-ac* nux-v *Par* petr ph-ac **Phos** puls rhus-t sangin-n *Sel* seneg sil spong *Stann* staph still streptoc **Sulph** syph thuj tub
• **follicular:** arg-n hep *Iod* kali-i sel *Sulph*
• **gangrenous:** apis *Ars Bell Chin Lach Nit-ac Phos*
• **heated,** from getting: **Brom Puls**
• **influenza;** from: influ
• **over-**use of voice; from (See singers; speakers)
• **recurrent** (See GENE - History - laryngitis)
• **singers,** in (↗*Pain - larynx - singers - sore):* **Ant-c** *Arg-met* **Arg-n** ferr-p *Mang* mang-act
• **spasmodic:** med pert
• **speakers,** in: **Arum-t** *Carb-v Still*
• **sudden:** bell
• **syphilitic:** *Aur* cinnb fl-ac *Hep Iod Kali-bi Kali-i* kreos lach *Merc Merc-c* merc-i-f *Merc-i-r* mez *Nit-ac Phyt* sang *Still* sulph syph thuj
• **tubercular:** am-m *Arg-n* ars *Ars-i* atro bac bapt brom *Calc* calc-p carb-v *Caust* chr-o cist cupr *Dros* ferr-p hep *Iod* ip jab *Kali-bi* kali-c kali-m kreos lach lyc *Mang-act* merc-n naja *Nat-sel* nit-ac *Phos* rumx sang sel spong *Stann* sulph
• **urticaria;** suppressed: *Ars*
• **warm** room; agg: all-c

Inflammation — Larynx and trachea — Itching

- **Larynx**: ...
  - weather agg; wet: *Kali-bi* mang
- **Trachea** (= tracheitis): *Acon* Ant-t Arg-met Arg-n arn ars ars-i bar-c **Bell** beryl *Brom* bry **Calc** cann-xyz canth caps *Carb-v* **Caust** cham chin cina con cupr dig diph diphtox dros *Dulc* dys eucal euphr ferr *Hep* hyos ign *Iod* ip *Kali-bi* Kali-n *Kreos* lach **Led** lob lyc mag-c *Mang* **Merc** morg-p mosch nat-c *Nat-m Nit-ac* nux-v oscilloc pert petr ph-ac **Phos** pneu *Puls* rhus-t *Rumx* sabad *Samb Sang Seneg* sep ser-a-c sil spig *Spong* squil *Stann* staph stram sul-i **Sulph** syc thuj tub-a verat verb zinc
  - **croupous**: acon am-c ars bar-c bell **Brom** dulc euph **Hep** *Iod* merc ph-ac phos seneg sep *Thuj*
  - **winter**: diphtox

INJURIES to air passages: calen

INSENSIBILITY of larynx (*➤Paralysis - larynx*): *Kali-br*

IRRITATION: calc-sil sul-i
○ **Air** passages: **Acon** *Agar* agn all-s aloe *Alum* am-br am-c am-m aml-ns *Anac* ant-t aspar bar-c cain *Calc* carb-ac *Carb-v* Carbn-s *Caust* **Cham** chinin-s *Chlor* clem coc-c coff colch coll *Con* crot-t dios *Gels* hyos **Iod** ip **Kali-bi** *Kali-c* kali-i **Lach** lob lyc mag-s merc-i-r mez *Mosch* mur-ac nat-ar nat-s **Nux-v** osm ox-ac *Ph-ac* **Phos** plan psor *Puls* raph **Sep** *Stann* sul-ac *Sulph*
- **morning** | **rising** agg; after: alum alumn nat-ar
- **afternoon**: bapt
- **evening**: chel cimic dios sulph
  : 19.30 h: cimic
  : bed agg; in: agn am-c coff hyos kali-c
- **night** | **waking**; on: thuj
- **cold** air agg: acon all-c *Ars* **Bell** brom bry calc-p *Carb-v* caust cimic cupr fl-ac **Hep** ip *Kali-bi* kali-c kali-p *Lach Mang* naja nux-v osm ox-ac **Phos Rumx** *Sil* spong sulph
- **heated**; when: *Apis*
- **increases** the more one coughs: cist **Ign** raph squil teucr
- **spasmodic**: ip
- **Larynx**: acet-ac **Acon** *Aesc Agar Alum* alum-sil *Alumn* am-c am-m ambr anac anan ant-c ant-t *Aphis* apis **Arg-met Arg-n Arn** ars arum-d asar asc-t astac bar-c bar-m **Bell** bond bov *Brom* **Bry** calad *Calc Calc-p* calc-sil camph canth caps carb-ac *Carb-an* **Carb-v** Carbn-s card-m **Carl Caust** *Cham* chel chin *Chlor* cimic cina *Cist* **Coc-c** coca *Cocc* coff colch coloc **Com Con** cop *Cor-r* **Crot-c** *Crot-h* crot-t *Cupr* dig dros **Dros** echi erio *Euphr* ferr ferr-i fl-ac form *Gels*· guaj guare **Ham Hep** hipp hydr-ac *Hyos* hyper **Ign Iod** *Ip* **Kali-bi Kali-c Kali-chl** kali-i kali-m *Kali-p* **Kali-perm** kali-s kali-sil lac-ac lac-c **Lach** lachn laur lith-c **Lob Lyc** mag-c mag-m manc **Mang** mang-act meny **Merc** merc-c mez mur-ac myric **Naja** naja-l **Nat-m** kali-p nicc nit-ac nux-m *Nux-v* olnd osm *Ph-ac* **Phos** *Phyt* plan **Puls** *Rhus-t Rumx* sabad sabin **Sang** *Seneg* **Sep** *Sil* **Spong Squil Stann Staph** stront-c **Sul-i** *Sulph* sumb tab tarax **Tarent** teucr **Thuj** thymol tong trom tub-a verat verb *Zinc*

Irritation — Larynx: ...
- **morning**:
  : bed agg; in: *Caust*
  : waking; on: *Caust* kali-bi naja
- **afternoon**: coca ferr-i phos
  : 14 h: coca
- **evening**:
  : bed agg; in: coc-c cocc *Hyos*
  : lying agg: *Ign*
- **night**: ambr *Kali-c*
  : midnight, before: *Acon Spong*
- **cold** air agg: **Acon** *Ars* **Bell** calc-p **Carb-v** cimic crot-h fl-ac *Hep* ip *Kali-bi* kali-p mang *Naja Nux-m* nux-v osm ox-ac **Phos Rumx** sil spong sulph
- **cough**:
  : from: alum-sil cocc *Op*
  : suppressing the cough amel: *Hyos* ign
- **eating**; after: nit-ac *Rumx* staph
- **heat**; during: hep
- **lying** on either side, on going to sleep: *Kali-c Spong*
- **recurrent**: *Calc Carb-v*
- **sleep** agg; during: **Lach** *Phos Spong*
- **swallowing**, empty: lyc *Nat-m* op
- **talking** agg: *Alumn* **Arg-met** *Bell Caust* **Dros** *Hep Kali-bi Mang Nat-m* **Phos** psil *Rhus-t Seneg Spong Sulph*
- **warm** agg; becoming: ant-c *Brom Carb-v Puls*
- **warm** room agg: iod
- **weather**:
  : **warm**:
    : wet | agg: *Iod*
    : wet | agg: *Kali-bi Rhus-t*
○ **Upper** part: *Spong*
- **Throat**-pit: *Apis* bell card-m *Cham* croc *Hyos* **Ign** iod kreos lac-c mang ph-ac rhus-r **Rumx Sang** *Sil* squil
- **Trachea**: acet-ac acon *Aesc* agar alum alum-sil ambro ang ant-t *Apis* **Arg-met** *Arn* **Ars** asaf bar-c bar-m bell bov *Brom Bry Calc* calc-sil cann-s carb-an **Carb-v** carbn-s *Caust Cham* chel chin cina *Coc-c* cocc colch coloc con *Cor-r* croc dig **Dros** erio euph ferr ferr-i ferr-p *Graph* grat hep hydr-ac hyos ign *Iod* **Ip Kali-bi Kali-i** kali-n *Kali-p* kali-si **Lach** laur led **Lyc** mag-c *Mang* menth **Merc** *Merc-sul* mez mur-ac naja nat-ar **Nat-m** nicc *Nit-ac* nux-m **Nux-v** osm *Petr* **Phos** plat prun psor *Puls* rhod *Rhus-t Rumx* sabin **Sang** seneg **Sep** *Sil* spig **Squil Stann** staph *Stict* still stront-c sul-i **Sulph** syph teucr *Thuj* trif-p tub-a verat xero zinc
- **cough** agg; during: alum-sil

ITCHING (*➤Tickling*):
○ **Larynx**: all-c alum-p am-c am-m ambr ant-t apis aral *Arg-n Ars* ars-s-f asar bar-c bell borx bov brom bry cact *Calc* calc-f carb-an carb-v caust *Cham* chin cist coff colch con cupr dig dros ferr fl-ac graph hep ign *Iod Ip* kali-bi kali-c kali-n lach laur lyc mag-c mag-m mang meny **Merc** mur-ac nat-c *Nat-m Nux-v* olnd *Op Phos* prun *Puls* rhod rumx sabin seneg *Sep* sil spong stann **Staph** sulph zinc
- **night**: *Cist*

Itching	Larynx and trachea	Mucus

- **Throat**-pit:
  o **In**: agn
  • **Under**: phos
- **Trachea**: acon *Agar Am-c Ambr* ang *Ant-t* apis arn cann-xyz caps cham cina *Cist* colch con *Ferr* iod ip kali-bi kreos laur *Led Nux-v* petr phos **Puls** rhus-t rumx sabin sel squil *Stann* teucr *Verat*

JERK, drinking: nat-m

LARYNGISMUS stridulus (↗*Constriction - larynx):* acon *Agar* alum am-caust *Ant-c* **Ant-t** *Ars* ars-i arum-d arum-t arund *Asaf* aur-i **Bell** *Brom* calc calc-i calc-p cham *Chel* chin chlf *Chlol Chlor* cic *Coff Cor-r* crot-h *Cupr Cupr-act* dig dros *Form* **Gels** gran guaj guar guare hep hydr-ac hyos ictod **Ign** influ *Iod Ip* kali-br lac-ac *Lach* laur lob *Mag-p Mang* med *Meph* morb **Mosch** naja nux-v ol-an **Op** *Phos* phyt plat plat-m plb puls *Samb* sang sars *Sil Spong* stram *Stry* sul-i sulph *Tab Tarent Verat* vesp vesp-xyz visc zinc
- **night**: *Samb* (non: sumb)
  • **midnight**:
    ⁞ 7 h, until: *Chlor*
    ⁞ **waking** from sound sleep: *Samb*
  • **accompanied** by:
    • **diphtheria** (See THRO - Diphtheria - accompanied - glottis)
    o **Chest**; burning in: iod
- **alternating** with contraction of fingers and toes: asaf
- **cold**; on becoming: mosch
- **cough**, before the: *Ip*
- **daily**: chel
- **expiration** agg; during: *Chel Chlor*
- **hysterical**: mosch
- **inspiration**; on (See Laryngismus)
- **sleep**:
  • **during** | **agg**: *Chlor* lac-ac *Lach* spong *Sulph* thuj
  • **falling asleep** | **when**: *Phos*
- **swallowing** agg: *Cupr* merc-c
- **warm** room agg: *Iod*

LARYNGITIS (See Inflammation - larynx)

LEAF closing up trachea, like a: ant-t mang

LIQUIDS pass into larynx: *Acon* anan hyos *Lach Meph*

LOSS OF VOICE (See Voice - lost)

LUMP; sensation of a:
  o **Behind** larynx | **swallowing**; compels: *Coc-c Lach* ust
- **Larynx**, in (↗*Plug - larynx):* carc *Coc-c* epil *Kali-c* lac-v-c *Lob Med Nat-m*
- **Throat**-pit; in: benz-ac dol **Lach** *Lob*

MEMBRANE (↗*Croup - membranous):* bufo
- **sensation** of (↗*Foreign body; Velvety):*
  • **move** about in larynx; seems to: *Kali-c*
  • **skin**; sensation of: *Alum Alumn* caust iod kali-c *Lach Phos Thuj*
  o **Larynx** (↗*Diphtheria):* **Apis** *Bry*

Membrane – Larynx: ...
  • false membrane in: brom chlor cub iod
  • **thick**: kali-bi

MOVEMENT up and down of larynx: lach   lyc   op *Spong* stram sul-ac *Sul-i*
- **cough** agg; during: lach

MUCUS:
  o **Air** passages, in the (↗*MIND - Anxiety - mucus - bronchi; RESP - Difficult - mucus):* acon aeth all-c *Alum* am-c am-m *Ambr* ang ant-ar ant-t *Arg-met Arg-n* arn *Ars* arum-d arum-t asaf *Aur Bar-c* bell bov *Brom* bry calc calc-i **Calc-s** *Camph* cann-s caps carb-v carbn-s **Caust** cham chin cina cist *Coc-c* cocc croc crot-t *Cupr* dig diphtox **Dros** *Dulc Euphr Ferr* ferr-ar ferr-p graph *Hep* hydr **Hyos Iod** ip kali-bi **Kali-bi** *Kali-c* kali-p kali-s kali-si kreos lach laur **Lyc** mag-m *Mang* med **Nat-m** nit-ac *Nux-v* olnd osm ox-ac par phel phos plb *Puls Rumx* samb sang **Seneg** sep *Sil Spong Stann* staph sul-ac *Sulph* tanac teucr verat verb zinc
  • **diminished**: imp
  • **type** of mucus (See EXPE - Mucous)
- **Larynx**: acon *Aesc All-c* alum alum-p alum-sil *Alumn* am-br am-c am-m *Ambr* amyg anan **Ang Ant-t** *Arg-met Arg-n Ars* ars-i *Arum-t* asaf asar *Aur* aur-ar aur-s *Bar-c* bell bov **Brom** *Bry* bufo calc *Calc-p Camph Canth* carb-an *Carb-v* carbn-s *Caust Cham* chin chinin-s cina cist *Coc-c* cocc coff *Con* croc *Crot-t* dig diph *Dros* echi *Euphr Ferr* ferr-ar ferr-i ferr-p *Form Graph* grat *Hep* hydr hydr-ac **Hyos Iod** iris **Kali-bi** *Kali-c* kali-chl kali-i kali-m kali-n *Kali-p Kali-s* kali-sil kreos lac-ac *Lach* laur **Lyc** mag-c mag-m *Mang Mang-act* med *Merc* mill *Naja* nat-ar **Nat-m** nat-s *Nux-v Ol-j Olnd* osm ox-ac *Par Ph-ac* phel **Phos** plb psor *Puls* **Rumx Samb** *Sang Sel Seneg* sep *Sil Stann Staph* sul-i *Sulph Tarent Thuj* verb *Zinc* zinc-p
  • **morning**: *Alumn* am-m dig *Kali-bi Mang* **Nat-m** *Nux-v Ol-j Olnd* par *Sel Seneg Sil Sulph* tarent thuj
    ⁞ **rising** agg; after: *Cina Olnd* sil
    ⁞ **waking**; on: sars sulph
  • **evening**: *Carb-v* crot-t iod *Puls Rumx* tarent *Zinc*
  • **night**: *Puls Rumx* thuj
    ⁞ **talking** agg: ox-ac
  • **ascending** stairs agg: arg-met
  • **blood**-streaked: am-c anan sol-ni
  • **blue**: kali-bi nat-m
  • **cold** air agg: *Rumx* seneg
  • **copious**: alumn anan calc-sil *Carb-v Coc-c* mang-act *Nat-m* **Rumx** sel *Seneg*
  • **cough**, after each paroxysmal: *Agar* **Coc-c** kali-bi *Nat-m Seneg* stann sulph
  • **eating**; after: bell caust graph hep kali-bi *Lyc Nat-m* nux-m ol-an *Olnd* ph-ac phos puls sanic *Sil* thuj tub
  • **ejected** with difficulty: alum alumn ang *Aur* bar-c bov *Calc Canth* carl *Caust Cham* cina coc-c cocc crot-t *Form Kali-bi Kali-c Lyc Mang* mosch naja nat-ar *Nat-m Nux-v Par* rumx sars *Seneg* sep *Sil* spong staph *Sulph Tarent*
  • **green**: calc-sil *Hep* par

1098   ▽ extensions | O localizations | ● Künzli dot

Mucus - Larynx and trachea - Pain – Larynx

- Larynx: ...
- **laughing** agg: *Arg-met* kali-bi
- **milky**: kali-m
- **overheated**, from being: *Brom*
- **rattling**: sul-ac
  : **evening**: crot-t
- **saltish**: *Am-c*
- **stooping**, comes up when: *Arg-met*
- **stringy**: *Kali-bi*
- **sweetish**: dig
- **talking** agg: kali-bi ox-ac
- **tenacious**: *Kali-bi* med
- **thick**: kali-m rumx
- **viscid**: ars-s-f *Kali-bi*
- **Trachea**: aeth agn alum alum-sil *Am-c* am-m ambr Ammc Ang ant-c **Ant-t** *Arg-met* arn *Ars* ars-i **Arum-t** asaf asar *Aur* aur-ar aur-s **Bar-c** bar-i bar-s bell bism borx bov brom *Bry* bufo cain **Calc** *Camph Cann-s* canth caps carb-an carb-v carl caust *Cham* chin *Cina* coc-c cocc coff colch con croc crot-t cupr dig diph dros *Dulc* euphr ferr ferr-ar ferr-i ferr-p gels graph guaj **Hep** hydr *Hyos* ign *Iod* iris **Kali-bi** *Kali-c* kali-n kali-s kreos lach laur **Lyc** m-ambo mag-c mag-m mang *Merc* merc-c merc-sul mez naja nat-c *Nat-m Nat-s* nit-ac nux-m *Nux-v Olnd* op osm ox-ac *Par* petr *Ph-ac* phel **Phos** plat plb *Puls* ran-b rhod rhus-t *Rumx* ruta sabad sabin *Samb* **Sang** sars sel senec *Seneg* sep *Sil* spig **Squil Stann** staph sul-ac sul-i *Sulph* tarax tarent teucr thuj valer verat verb zinc1:
- **morning**: *Cann-s* caust olnd
- **forenoon**: **Stann**
- **evening**: crot-t *Puls*
- **night**: *Puls* thuj
- **ascending** and descending: *Coc-c Lach*
- **ejected** with difficulty: ang *Cann-s Caust* spong
- **sensation** of, which he cannot get up: rhod

NARROW sensation: mez phos
o**Trachea**: cist

NECROSIS of cartilages of larynx: *Calc* crot-h *Kali-bi* syph x-ray

NODES | **Vocal** cord: sel

NUMBNESS (↗*Anesthesia*):
o**Air** passages: sil
- **Larynx**: kali-br
- **Trachea** (↗*Anesthesia*): acon

OEDEMA (See Edema)

PAIN: acon all-c alum alum-sil am-c *Am-m* ambr ant-c *Arg-met* arg-n *Ars* ars-i ars-s-f bac bar-c *Bell* borx bov brom *Bry* bufo *Cact* calc *Calc-s* canth carb-an **Carb-v Carbn-s** *Caust Cham* chin cina cot cub cycl dros ferr-ar gels graph hep hydr-ac ign *Iod* kali-ar kali-bi kali-c kali-p lach lact *Lob* lyc mag-m merc merc-c mez myric nat-c nat-m nit-ac nux-m *Nux-v* ol-an ox-ac par ph-ac **Phos** *Puls Rumx* ruta sec *Seneg* sep sil spig *Spong* **Stann** staph stram sul-ac sul-i **Sulph** tab ter thuj verat zinc
- **night**: *Puls*

Pain – night: ...
- **burning**: *Puls*
- **burning**: *Am-m* ant-c *Ars* ars-s-f bar-c *Cact* canth *Carb-v* caust cham cina cub cycl dros ferr-ar gels graph hydr-ac iod lach lact *Lob* lyc mag-m merc merc-c mez myric nux-v par phos *Puls Rumx* sec *Seneg* sep *Spong* staph sulph ter zinc
- **bursting** pain: cot kali-ar
- **cold** air:
  - **amel**: *Puls*
  : **burning**: *Puls*
- **compressed**; as if (↗*Closed - sensation*): acon bufo ol-an
  - **accompanied** by | **salivation**: tarax
- **contracting**: bell brom dros ign *Iod* ox-ac ph-ac spong staph stram sul-ac tab thuj verat
- **cough** agg; during: ant-c *Caust* cina coc-c iod lach mag-m pyrog **Spong** staph sulph zinc
  - **burning**: ant-c carb-v *Caust* cina coc-c iod lach mag-m pyrog **Spong** sulph zinc
- **expiration** agg; during: coc-c
  - **burning**: coc-c
- **lying** agg: *Puls* seneg
  - **burning**: *Puls* seneg
- **pricking** pain: bac
- **sore**: alum alum-sil am-c am-m ambr *Arg-met* ars ars-i ars-s-f bar-c *Bell* bov brom *Bry* bufo calc *Calc-s* carb-an **Carb-v Carbn-s** *Caust* chin cina graph hep ign iod kali-ar kali-bi kali-c kali-p lach lyc mag-m merc nat-c nat-m nux-m *Nux-v* **Phos** puls rumx ruta seneg sep sil spig spong **Stann** sul-i **Sulph**
- **talking**:
  - **agg**: dros
  : **contracting**: dros
o**Air** passages: *Acon Agar* alum-sil am-c ambr anac ant-c **Arg-met** arn ars-i ars-s-f calc calc-s *Carb-v Caust Coc-c* coff ferr-p grat hep hydr kali-ar kali-c kreos laur mag-c *Mez* naja *Nat-m* nux-m petr **Phos** ruta sang seneg sep sil stann
  - **burning**: ars-i sang seneg
  - **cough** agg; during: ambr anac ant-c arg-met arn calc carb-v caust cina *Coc-c* grat iod kali-c kreos lach laur mag-c mag-m mez nux-m petr phos ruta sep sil *Spong* stann sulph zinc
  : **rawness**: ambr anac ant-c arg-met arn calc carb-v *Coc-c* grat kali-c kreos laur mag-c mez nux-m petr phos ruta sep sil stann
  - **rawness**: *Acon Agar* alum-sil am-c ambr anac ant-c **Arg-met** arn ars-s-f calc calc-s *Carb-v Caust Coc-c* coff ferr-p grat hep hydr kali-ar kali-c kreos laur mag-c *Mez* naja *Nat-m* nux-m petr **Phos** ruta sep sil stann
- **Larynx**: *Acon Aesc Agar* **All-c** *All-s* alum alum-p alum-sil *Alumn* am-c am-caust *Am-m* ambr anac anan ang ant-c ant-s-aur ant aphis apis aran arg-met arn *Ars* ars-i ars-s-f **Arum-t** asaf asc-t bapt *Bar-c* **Bell** benzo borx bov *Brom* bry bufo calad *Calc* calc-caust calc-i *Calc-p Calc-s* calc-sil camph *Cann-s* canth caps carb-an *Carb-v* carbn-s carl castm caust **Cham** *Chel*

Larynx and trachea

- **Larynx**: ...
  chen-a *Chin* chinin-ar chinin-s *Chlor* cic *Cist* **Clem** cob coc-c *Coff* colch *Con* cop croc crot-c crot-h crot-t cupr cur cycl der dig digin dirc dros elaps epil eup-per euphr ferr-i ferr-p fl-ac gels graph grat guaj *Hep* hipp hura *Hydr* *Hydr-ac* hyos *Ign* *Indg* inul *Iod* ip just kali-ar *Kali-bi* kali-c kali-chl kali-i kali-n kali-perm *Kali-s* kreos lac-ac lac-c **Lach** lact laur lec led *Lob* lyc mag-c mag-m mag-p mag-s manc mang *Mang-act* med meny *Merc* merc-c merc-cy *Mez* mur-ac myric **Naja** *Nat-ar* nat-c nat-m *Nicc* nit-ac nit-s-d nitro-o *Nux-m Nux-v* oena ol-an olnd osm ox-ac *Par Ph-ac* phel **Phos** phyt plb prun-p *Puls* pyrog rhod *Rhus-t* rhus-v *Rumx* ruta sabad *Samb* sang sarr sars **Seneg** sep *Sil* spig spira spong stann *Staph Stict Still* stram stront-c sul-ac sul-i sulph syph tab tarax *Tarent* tell tep teucr thuj *Til* tong urt-u vinc *Zinc* zinc-p zing
  - **right**: lachn
    - **burning**: lachn
  - **left**: tub
  - **morning**: arg-met *Arg-n* calc *Carb-an* carb-v carl *Caust* chinin-s cob *Iod Nux-v Rhus-t* sep *Sil Stann* **Sulph** zinc
    - **pressing**: carb-v sep
    - **rawness**: calc *Carb-an* carl *Caust* cob *Iod Rhus-t Sil Stann* **Sulph** zinc
    - **sore**: arg-met *Arg-n* chinin-s
    - **waking**; on: ferr kali-bi rhus-t
      - **rawness**: rhus-t
      - **sore**: kali-bi
  - **afternoon**: am-m
    - **burning**: am-m
  - **evening**: borx *Carb-v* indg kali-bi *Nux-v* **Phos** spong syph
    - **rawness**: *Carb-v* **Phos**
    - **sore**: kali-bi *Phos*
    - **stitching**: indg syph
    - **tearing**: borx
    - **toward**: all-c
  - **night**: anac *Puls* syph
    - **burning**: *Puls*
    - **cough** agg; during: phos
    - **stitching**: phos
    - **rawness**: anac
  - **acute**: syph
  - **air** agg; draft of: arg-met
  - **air**; in open:
    - agg: ox-ac
    - **stitching**: ox-ac
    - **amel**: all-c
  - **bed** agg; in: iod
    - **sore**: iod
  - **bending** head backward agg: *Bell* bry *Lach Rumx* sil
  - **blow**; as from a: ruta
  - **blowing** the nose agg: *Caust*
    - **pressing**: *Caust*
  - **boring**: coc-c

- **breathing** agg: *Bell Carb-v Hep* kali-n sil
  - **sore**: sil
- **burning**: **Acon** *Aesc Alumn* am-caust *Am-m* ambr ant-s-aur aphis apis arg-met *Arg-n* **Ars** ars-i ars-s-f *Bell* bov brom bry bufo *Calc-p Canth Carb-v* carbn-s *Caust Cham* chel *Clem* coc-c cur elaps ferr ferr-i ferr-p *Gels Graph* hipp *Hydr-ac Iod* ip *Kali-bi Kali-i* kali-n lac-ac *Lob* mag-s mang mang-act *Merc Mez* myric *Nat-ar* **Nit-ac** oena *Par Ph-ac Phos* phyt *Puls* pyrog *Rhus-t Rumx* sang **Seneg** spira *Spong Stict* tab *Tarent* thuj tong urt-u zinc-p zing
  - accompanied by | **hoarseness**: am-m
- **cold**:
  - **air** agg: **Acon** calc-p *Carb-v* **Hep** nat-ar *Nat-m Nux-v Phos* **Rumx** *Sil Sulph Tub*
    - **rawness**: **Acon** calc-p *Carb-v Nat-m Nux-v Phos* **Rumx** sil *Sulph Tub*
  - **drinks** | agg: calc *Hep*
- **coryza**; during: am-m *Seneg*
  - **burning**: am-m *Seneg*
- **cough** agg; during: *Acon* **All-c** aloe am-c ambr ant-t arg-met *Arg-n* arn *Ars* arum-t asc-t **Bell** borx *Brom Bry* bufo *Calc Caps* carb-an *Carb-v Caust* cham *Chel* chin chlor *Cina Cist* coc-c dros fl-ac *Gels Hep* ign inul iod *Kali-bi Kali-c* kali-i *Lach* mag-m med mur-ac *Naja* nat-m nit-ac *Nux-m* **Nux-v** *Osm Phos Puls* pyrog rauw rumx sars *Seneg* sep sil *Spong Stann Staph* **Sulph** tarent ziz
  - **burning**: acon ars bell bufo *Carb-v Caust* cham *Chel* coc-c *Dros Gels* iod mag-m phos pyrog rumx *Seneg* spong
  - **cutting**: **All-c** *Staph* sulph
- **grasps** the larynx: **Acon** **All-c** ant-t *Bell Dros* **Hep** iod lach *Phos*
  - **rawness**: *All-c* ambr **Arg-met** *Arg-n Ars Bell Brom* bry bufo carb-v **Caust** cham chlor iod *Kali-c* mag-m *Naja* **Nux-v** osm phos *Puls Rumx Seneg* sep sil spong **Sulph** ziz
  - **sore**: am-c ambr **Arg-met Bell** *Brom* bry *Caps* carb-an *Carb-v Caust* chin *Dros* fl-ac hep ign kali-i med nat-m *Nux-m* **Phos** *Puls* rumx sep *Stann*
  - **stitching**: aloe arn borx bufo dros kali-c mur-ac *Phos* sulph
  - **tearing**: **All-c** *Bell* borx *Calc Cist* med *Phos Staph*
- **torn** loose; as if something was: **All-c** *Calc*
- **cutting**: all-c *Arg-met* bufo canth kali-n manc merc-c *Merc-cy* nit-ac thuj vinc
- **drawing** pain: am-c borx caust kali-c sulph
- **eating**; while: rumx
- **excitement** agg: *Cist*
  - **stitching**: *Cist*
- **hawking** up mucus agg: cham cina lyc nux-v
- **heat**; during: bell hep *Iod* mosch **Nux-v** *Phos* **Puls**
- **inspiration**:
  - agg: **Acon** brom dros **Hep** hipp **Phos** *Rumx* sil
  - **rawness**: **Acon** brom **Hep** hipp **Phos** *Rumx* sil
  - **sore**: brom dros
- **deep**:
  - agg: *Rumx*

1100 ▽ extensions | O localizations | ● Künzli dot

Larynx and trachea

- **inspiration** – **deep** – **agg**: ...
  : **burning**: *Rumx*
  : **forced** inspiration: hep
  : **stitching**: hep
- **lifting** a weight: sil
- **motion**:
  : **agg**: *Bell* spong
  : **head**; of | **agg**: bell hura
- **nail**; as from a: spong
- **piercing**: brom cham kali-c nit-ac phos
- **pressing** pain (↗*THRO - Pain - esophagus - pressing - upon*): acon agar anac bar-c bell caps carb-v *Caust* **Chel** cic colch crot-t euphr graph hep *Iod* kali-bi lach mag-c *Mang* nat-m phos sep *Spong* tarax tell thuj *Zinc*
- **pressure** agg: *Ars* card-m *Hep* **Phos**
- **rawness**: *Acon* **Aesc** *Agar* **All-c** *All-s* **Alum** alum-p alum-sil *Alumn* am-c am-caust *Ambr* anac anan apis **Arg-met Arg-n** arn **Ars** ars-i ars-s-f *Arum-t* asar *Bar-c* **Bell** benzo borx bov **Brom** *Bry* bufo *Calc* calc-sil *Cann-s* *Carb-an* *Carb-v* carbn-s carl *Caust* **Cham** chin chinin-ar *Chlor* *Cist* *Coc-c* *Coff* dirc dros dulc eup-per *Gels* graph *Hep* *Hydr* hydr-ac *Iod* kali-ar *Kali-bi* kali-c *Kali-i* kali-n kali-perm *Kali-s* kreos lac-ac **Lach** lact laur lec lyc mag-m mag-p *Mang* **Mang-act** med *Merc* **Naja** *Nat-m* **Nux-v** ol-an osm ox-ac *Ph-ac* phel **Phos** *Puls* *Rhus-t* **Rumx** *Samb* *Sang* sars *Seneg* *Sep* *Sil* spong *Stann* **Staph** stront-c **Sulph** *Tarent* *Zinc* zinc-p
- **reading**; after: euphr nit-ac *Spong* stann
- **scraping** the throat agg: agar   *Cann-s*   *Canth* *Carb-v Kali-bi Rumx*
  : **burning**: *Canth Kali-bi*
  : **rawness**: agar *Cann-s Carb-v Rumx*
- **singers**; -ic alum *Arg-n* arn **Arum-t** caps cupr ferr-p *Lach Rhus-t* sil **Stann** wye zinc
  : **sore** (↗*Inflammation - larynx - singers*): all-c   alum *Arg-n* arn **Arum-t** caps cupr ferr-p *Lach Rhus-t* sil *Stann* wye zinc
- **singing** agg: *Acon* arg-met dros **Spong** *Stann*
  : **pressing**: spong
  : **rawness**: arg-met dros *Stann*
- **smoking** agg: osm
  : **rawness**: osm
- **sneezing** agg: aphis borx phos
  : **stitching**: borx
- **sore**: **Acon** *Agar* all-c all-s alum alum-p am-c am-caust *Ambr* ang ant-c aphis apis **Arg-met** *Arg-n* **Ars** ars-i ars-s-f arum-t bapt bar-c **Bell** bov *Brom* bry calad *Calc-s Cann-s* carb-an *Carb-v* **Carbn-s** castm *Caust* chen-a *Chin* chinin-ar cic *Con* cop crot-h **Dros** epil fl-ac *Graph Hep* **Ign** iod kali-ar *Kali-bi* kali-c *Kali-i Kali-s* lac-c **Lach** mag-m mag-p mang *Med Mez* nat-ar nat-c *Nat-m Nicc* nit-ac *Nux-m* osm ox-ac **Phos** *Puls Rumx Ruta* sang *Sep Sil* **Spong Stann** *Still* sul-ac sul-i **Sulph** syph teucr zinc zinc-p
- **speaking**, on (See talking - agg.)
- **stinging**: *Agar Alumn* am-c bufo canth cham dirc *Iod* mang **Nit-ac** *Seneg*

- **stitching** pain: acon *Agar* am-m ang aphis aran *Arg-met* asar asc-t bar-c bell borx *Brom* bufo *Calc* calc-caust canth caps caust cham *Chel* chin *Cist* cob coc-c croc cur dig digin dirc dros guaj hep hydr-ac hyos *Indg Iod Kali-c Kali-s* laur led *Mang* meny merc-c *Mez* mur-ac naja *Nit-ac* nit-s-d nitro-o olnd ox-ac *Phos* prun-p **Puls** sars seneg spig spong stann sul-ac sul-i syph *Thuj Til* zinc
  : **pressing** pain: sars
- **supper** agg; after: *Hep*
  : **pressing**: *Hep*
  : **stitching**: *Hep*
- **swallowing**:
  : **agg**: bapt *Bell* **Brom** calc card-m chel chinin-s **Dros** fl-ac gels hep ign iod kali-bi kali-cy kali-perm lyc mag-m *Mang* med *Merc-c* merc-cy ph-ac phos **Spong** *Sul-ac* tub
  : **cutting**: merc-cy
  : **food** passed over sore spot; as if: *Kali-bi*
  : **pressing**: *Chel* lyc
  : **rawness**: calc
  : **sore**: **Bell** calc chinin-s **Dros** fl-ac gels mag-m **Spong**
  : **stitching**: *Brom* iod **Mang**
  : **tearing**: ign
  : **amel**: spig tarax
  : **pressing**: tarax
  : **stitching**: spig
  : **hindering** swallowing: meny
  : **stitching**: meny
- **talking**:
  : **after**: *Ferr Kali-bi* phos
  : **burning**: *Ferr Kali-bi* phos
  : **agg**: *Acon Alumn* am-c apis arg-met *Arg-n* **Ars** bapt *Bell* bry *Calc* carb-v card-m carl coc-c *Hep* kali-bi merc-cy *Nat-m* **Nicc** nit-ac osm **Phos** rumx sang **Spong** *Stann* **Staph** sul-ac sulph **Tarent**
  : **pressing**: *Kali-bi*
  : **rawness**: *Alumn* **Arg-met** *Arg-n* **Ars** *Calc* carl coc-c *Kali-bi* *Nat-m Rumx Stann Staph* **Tarent**
- **tearing**: alum am-c am-m ambr anac anan apis ars bell borx bov canth caps carb-an carb-v *Caust* chin coff dros ferr hep ign kali-c kali-n kreos lac-ac laur mag-c mag-m mang mur-ac nat-m nux-v par ph-ac **Phos** plb *Puls* rhod *Rhus-t* sabad seneg sep sil spong *Stann* staph stront-c sul-ac *Sulph* *Zinc*
- **tobacco** smoking, from: boy
- **touch** agg: acon alum **Ant-t** apis bapt bar-c *Bell* brom bry carb-v caust chinin-s cic *Con* crot-h *Graph* hep lac-c **Lach** mez nat-m *Nicc* **Phos** rumx sil **Spong** *Sul-ac* sulph syph teucr zinc
  : **sore**: **Acon** alum apis bapt bar-c **Bell** brom bry carb-v *Caust* chinin-s cic *Con* *Crot-h Graph* hep lac-c **Lach** mez *Nicc* **Phos** rumx **Spong** *Sul-ac* sulph teucr zinc
  : **stitching**: sil
- **turning** head agg: *Bell Bry Carb-v* lach spong
  : **sore**: *Carb-v* lach *Spong*
- **waking**; on: alum

Larynx and trachea

- **waking**; on: ...
  : **rawness**: alum
- **walking** in open air agg: ox-ac
  : **stitching**: ox-ac
- **warm** room agg: *All-c*
- **weather** agg; cold wet: *All-c*
- ▽ **extending** to:
  : **Abdomen**: ambr crot-c
  : **burning**: ambr
  : **Chest**: borx carb-v
  : **drawing** pain: borx
  : **Ear**: arg-met mang nat-m
  : **burning**: mang
  : **stitching**: arg-met nat-m
  : **swallowing** agg: **Mang**
  : **stitching**: **Mang**
  : **Nostrils**: *Kali-bi*
  : **burning**: *Kali-bi*
  : **Pharynx**: dros
  : **stitching**: dros
  : **Teeth**: crot-h
  : **Vertex**: arg-met
  : **stitching**: arg-met
- ○ **Back** of: nat-m
- **Epiglottis**: bell wye
  : **burning**: wye
  : **rawness**: bell
- **Spot**; in a small: *Hep Lach*
- **Throat**-pit: *Apis* arg-met *Arg-n* ars borx brom calc-p caust chel graph *Lach* mag-c phos spong
  - **breathing** deep agg: caust
  : **pressing**: caust
- **burning**: ars calc-p chel lach
- **cough** agg; during: *Ant-t* ars borx *Cham* iod *Nux-v*
  : **rawness**: borx
  : **stitching**: borx
- **eating**; after: ambr
  : **pressing**: ambr
- **pressing**: graph mag-c phos
- **rawness**: arg-met borx
- **sneezing** agg: borx
  : **rawness**: borx
  : **stitching**: borx
- **sore**: *Apis Arg-n* brom
- **stitching**: borx phos spong
- ▽ **extending** to | **Root** of tongue and into hyoid bone: *Lach*
- ○ **Back** of: lach
  : **sore**: lach
- **Trachea**: *Acon* aesc *Agar* alum-p alum-sil *Ambr Anac* ant-c *Ant-t* apis aral arg-met arg-n arn ars ars-i arum-t *Asaf* bar-c *Bell* borx bov brom **Bry** calad *Calc Calc-s* calc-sil camph cann-s *Canth* caps carb-an carb-v *Carbn-s* caust *Cham* chel chin cic cina *Cist* clem cob coc-c coff dig *Dros* eup-per euph fl-ac gels graph hep ign *Iod* ip *Kali-bi* kali-c kali-i kali-m kali-n kreos lach lact laur led lyc mag-c mag-s *Mang Merc-c* mez myric nat-c *Nat-m* nat-p nit-ac nux-m nux-v *Osm* par *Petr*

- **Trachea**: ...
  ph-ac phos phyt plb psor puls rhus-t rumx ruta *Sang* sars *Seneg* sep *Sil* spong stann staph *Stram* stront-c *Sulph* tep ter thuj zinc zinc-p
- **18-20 h**: thuj
  : **burning**: thuj
- **morning**: *Carb-an* mez
  : **rawness**: *Carb-an*
- **night**: calc canth sulph
  : **rawness**: calc sulph
  : **stitching**: canth
- **air** agg; in open: rumx
  : **rawness**: rumx
- **breathing** agg: ant-c thuj
  : **stitching**: ant-c thuj
- **burning**: *Acon Ant-t* ars ars-i arum-t *Asaf* bov *Canth Carb-v Caust Cham* clem *Coc-c Dros* euph gels *Iod Kali-bi* kali-n *Lach* mag-s mang *Merc-c* mez myric ph-ac *Phos* phyt rhus-t rumx *Sang Seneg Spong* sulph tep thuj zinc zinc-p
- **cough**:
  : agg: carb-an laur naja *Staph*
  : **rawness**: carb-an laur naja *Staph*
  : **during**:
  : agg: am-c ant-c *Arg-met Arg-n* arn bell **Bry** *Calc* camph cann-s carb-an *Carb-v* **Caust** *Chel Chin* cina cor-r *Gels Graph* hep ign iod iris **Kali-bi** *Kali-i* kali-n *Kreos* laur naja nat-c nat-m *Nux-v* osm ox-ac ph-ac **Phos** *Phyt* plb psor *Puls Rumx Sang* sep spong **Stann** staph *Sulph* thuj
  . **as** after long coughing (= much coughing): carb-an
  . **rawness**: *Arg-met* arg-n arn *Calc Carb-v Caust Gels Graph* hep laur naja nat-c nux-v **Phos** *Rumx* stann *Staph Sulph*
  . **sore**: am-c ant-c *Arg-n* **Bry** cann-s **Caust** chel chin cina hep iod iris kali-i nat-m nux-v osm plb psor *Rumx* sep **Stann** sulph
  . **streak** down; pain goes in a: **Caust**
  : **with**: ars arum-t carb-v *Caust Ferr* gels mag-s phyt **Spong**
  : **burning**: ars arum-t carb-v *Caust Ferr* gels mag-s phyt **Spong**
- **exertion**; on slightest: manc
  : **stitching**: manc
- **hawking** up mucus agg: camph cham cina lyc nux-v
- **inspiration** agg: *Bry* caps carb-v *Caust Chel Hep Kali-bi* laur lyc *Manc* nat-m psor
  : **rawness**: carb-v
- **lancinating**: *Iod*
- **motion** agg: clem seneg
  : **burning**: clem seneg
- **piercing**: kali-c nit-ac
- **pressing** pain: ant-c bar-c carb-v caust graph mag-c phos thuj
- **rawness** (↗CHES - Pain - raw): *Acon Agar* alum-p alum-sil *Ambr Anac* **Arg-met** arg-n arn ars-i bry *Calc Calc-s* calc-sil *Carb-an Carb-v Carbn-s* **Caust**

Larynx and trachea

Pain – Trachea

- **rawness**: ...
  Coc-c coff dig fl-ac graph *Iod Ip* kreos lact laur **Lyc Mang Mez** nat-c *Nat-m* nit-ac **Nux-v** osm par *Petr Phos* psor *Puls* **Rumx** *Sang Sars Seneg* spong **Stann** staph *Stram* stront-c *Sulph* zinc zinc-p
  - **sore**: alum-p *Ambr* anac ant-c apis aral arg-met ars-i *Bell* borx bov brom *Bry* cann-s carb-an carb-v carbn-s *Caust* cham *Chin* eup-per *Hep* iod kali-bi kali-c kali-i lyc nat-c *Nat-m* nat-p nux-m nux-v *Phos* plb puls rhus-t **Rumx** ruta sang *Seneg* sep *Sil* stann staph sulph ter zinc zinc-p
  - **stitching**: aesc ant-c *Arg-met* bar-c bell borx canth caps chel chin ip kali-c lach merc-c nit-ac phos sars **Stann** thuj
- **swallowing** agg: puls thuj
  : **rawness**: puls
  : **stitching**: thuj
- **talking** agg: **Arg-met** bry merc-cy phos sang
  : **rawness**: Arg-met

PARALYSIS:
○ Larynx (↗*Insensibility; NOSE - Liquids - come; THRO - Paralysis):* absin *Alum* am-c arg-met **Caust** *Cina Crot-h Gels Hydr-ac Iod* kali-p **Lach** *Naja Phos Plb Stram*
○ **Epiglottis**: acon gels
- **Vocal** cord: acon ars *Bell* both canth carb-v *Caust* chin cocain **Cocc** diphtox *Dulc Euph Euphr* **Gels** *Graph Hyos* ip kali-i kali-p *Lach Laur* mur-ac nat-m nux-m *Nux-v Op* ox-ac phos plb *Rhus-t* ruta sec seneg stann staph *Stram* zinc
- **catching** cold, from: *Cina*

PHTHISIS:
○ **Larynx**: *Agar* am-c *Am-m* ambr anan ant-c *Arg-met* ars ars-i ars-s-f bufo *Calc* calc-i calc-p calc-s calc-sil *Carb-an Carb-v Carbn-s Caust* chr-o *Con* cupr *Dros* elaps *Hep* ign inul *Iod Kali-bi Kali-i Kali-s Lach Laur* led lob-e **Mang** merc *Merc-i-r* nat-sel *Nit-ac Nux-v* par *Phos* puls *Sel Seneg Sil* **Spong Stann** sul-ac sulph tub
- **short** hacking cough and loss of voice: **Stann**
- **singers** and public speakers: *Ant-c Arg-met*
- **Trachea**: acon *Am-c* arg-met arn *Ars Calc Carb-an Carb-v* caust cham chin coloc con cupr *Dros* ferr hep iod *Kali-c* kali-n kreos *Lach Laur* led lyc mang *Nat-m* nit-ac *Nux-v* par phos puls rhus-t seneg spong squil *Stann Sulph* teucr verat

PLUG:
○ **Larynx** (↗*Lump - larynx):* anac *Ant-c* arg-met bar-c bell *Calc* caust dros *Hep* kali-c *Lach Lob* nat-m phos sep **Spong** sulph
- **Trachea**: *Ant-c Bell* dros kali-c *Lach* spong sulph

POLYPI:
○ **Larynx** (↗*Condylomata - larynx; Tumors - benign):*
Arg-n ars berb calc hep kali-bi kali-br nit-ac phos psor *Sang Sangin-n* syph teucr *Thuj*
- **Vocal** cords: arg-met arg-n berb *Thuj*

PRESSURE:
○ **Larynx**, on: chel ol-an

Pressure: ...
- **Throat**-pit: aesc anac **Brom** *Caust* cic graph **Lach** *Lob* phos *Rumx* sarr sars
  - **anger**, after: staph
  - **inspiration**, on: caust
  - **swallowing** agg: staph

PRICKLING:
○ **Larynx**: bufo *Calc*
- **Trachea**: ter

PULSATING:
○ **Larynx**: *All-c*
- **Throat**-pit; in: bell

PURRING sound:
○ Trachea; from | **cough** agg; during: nat-c

RATTLING:
○ **Larynx**: acon alum am-c *Anac Ant-t Arg-n Bell* **Brom** calc carb-an carb-v carbn-s caust cham chin cina *Con* crot-h cupr euphr ferr-p *Hep* hydr hyos iod ip kali-bi kali-c lach laur **Lyc** merc nat-m nit-ac **Op** *Phos Puls* samb sep sil spong squil *Stann* sul-ac **Sulph**
- **Trachea** (↗*RESP - Rattling):* acon alum am-c *Anac Ant-t* bar-c bell calc carb-ac carb-an carb-v carbn-s caust cham chen-a chin cina cupr euphr ferr-p *Hep* hyos iod **Ip** kali-bi kali-c *Kali-s* lach *Laur* **Lyc** merc nat-m nit-ac oena op ox-ac petr phos puls samb *Sep* sil spong squil *Stann* sul-ac sulph
- **cough**:
  : **before**: kali-c
- **lying** on left side agg: anac

RELAXATION | **Vocal** cords: pen

REMOVED; as if larynx were: spong

ROUGHNESS: *Agar* am-c ambr anac ant-c apis ars ars-i borx bov brom *Calc* canth caps *Carb-an* **Carb-v** *Caust* chin cimic cist coc-c coff colch cur dig dros *Ferr* ferr-ar gels graph *Hep* hipp hydr-ac iod kali-ar *Kali-bi* kali-c kali-i kali-n kreos lach lact *Laur* lyc mag-m *Mang* meny merc merc-sul mur-ac nat-m nat-c nux-m ol-an ox-ac *Ph-ac* phel *Phos* plb prun puls rhod rhus-t sabad sang *Seneg* sep *Sil* **Stann** stront-c *Sul-ac Sulph* verat zinc
- **morning**: borx calc *Carb-an* zinc
- **evening**: cimic
- **cough** agg: anac
- **eating**:
  - **after**:
    : agg: anac zinc
    : amel: zinc
- **talking** agg: am-c lyc
- **walking** in open air agg; after: *Sil*
- **weather**; in wet: phos
○ **Larynx**: *Alum* alumn am-c am-m ambr anac apis aq-pet ars aster bell borx bov *Brom* cann-s canth caps *Carb-an* **Carb-v** card-b carl castm *Caust Cham* chin cimic *Coff* con cop dig dros *Ferr* ferr-p graph *Hep* ign iod ip *Kali-c* kali-i *Kali-n* kali-s kreos *Lach* laur lyc mag-c mag-m mag-s **Mang** merc merc-sul mur-ac nat-ar

Roughness — **Larynx and trachea** — **Spasms**

- **Larynx:** ...
  nat-m nat-s nicc *Nux-m* **Nux-v** ol-an par *Ph-ac Phos* plb *Puls* rhod **Rhus-t** sabad sars *Seneg Sep Sil* spig **Spong Stann** stront-c sul-ac sul-i *Sulph* tarent tep *Tub* verat *Verb Zinc*
  • **morning**: bov *Calc* coff kali-bi
  • **cough**:
    : **agg**: bar-c carb-an *Carb-v Caust* dig *Hep* **Kali-c** kreos *Mang Nux-v Phos* sabad *Seneg* spong
    : **during** | **amel**: nicc stann
  • **talking**; after: arg-met carl coc-c lyc nicc staph tarent
  • **uncovering**: kali-c
- **Throat-pit**: borx
- **Trachea**: agar alum am-c apis aq-pet bar-c *Cann-s* carb-an carb-v carl caust dig dros graph hep *Hyos* iod kali-c *Kali-i* kali-n kreos laur led mag-c mang mur-ac nat-c nat-m nit-ac nux-v par phos phyt plb puls rhod rhus-t sabad sars *Seneg* sep sil spong *Stann* stront-c *Sul-ac* sulph tarent verb zinc
- **Vocal** cord | **right**: tub

SCRAPING, clearing larynx (↗THRO - Hawk; disposition): *Aesc Agar* alco all-s aloe alum alum-sil *Alumn Am-c* am-m *Ambr* amyg anac **Ant-t** aphis *Apis* aq-pet *Arg-met* **Arg-n** *Ars* aur-m n bar-c **Bell** borx bov **Brom** *Bry* cain *Calc Calc-f Calc-p Calc-s* calc-sil camph *Cann-s* **Carb-v Carbn-s** card-m *Carl* **Caust Cham** chel chinin-s *Chlor* cimic *Coc-c* cocc colch *Con* crot-h *Cycl Dig Dros Echi* **Euphr** ferr ferr-i *Fl-ac* graph grat *Hep* hydr hydr-ac *Iod* ip kali-ar *Kali-bi Kali-c Kali-i Kali-p Kali-s* kali-sil kalm *Kreos Lach* laur led linu-c lob *Lyc* mag-c mag-m manc *Mang* mang-act *Merc* mur-ac *Naja* nat-ar nat-c *Nat-m* nat-s nit-ac nux-m **Nux-v** op osm paeon *Par* petr *Ph-ac* **Phos** phyt plat prun **Puls Rhus-t Rumx** *Sabad Sang* sanic *Sel Seneg Sep Sil Spong Stann* sul-i **Sulph** syph *Tarent* thuj *Zinc* zinc-p
- **daytime**: arg-met *Caust* con *Stann*
- **morning**: *Cann-s Caust* chinin-s *Cina* iod kali-bi kali-c nat-m *Op Sel Stann Tarent*
- **evening**: *Arg-met* **Brom** *Carb-v* **Caust** chel cimic *Coc-c Con Lyc* nat-ar *Rumx* stann *Tarent Zinc*
  • **19 h**: bry grat
- **night**: am-c **Ant-t** *Cycl* kali-s mag-c *Merc Rumx*
- **eating**; after: bell carb-v dros *Graph* hep *Kali-bi* kali-s *Lyc Nat-s* nit-ac nux-m phos plat puls sanic *Sil* thuj
  • **ice** cream agg: thuj
  • **incessant**: brom **Phos●**
  • **lying** | **amel**: nat-c
  • **reading** aloud, from: *Arg-met Seneg*
  • **talking**:
    • **agg**: *Mang Stann*
    • **before**: bung-fa
  • **wind** agg: kali-c

SCRATCHING:
○**Larynx**: acon *Agar* all-s alum alumn am-c ambr anan ang ant-c arg-n arn bell bov brom calc camph carb-v cist coloc dros gamb gels *Graph* hep ign kali-bi kali-c kali-n *Laur* lyc mag-c mag-m nat-m nit-ac nux-v *Op Ph-ac*

Scratching – **Larynx**: ...
phos psor puls rhod rhus-t sabad *Seneg Spong* stann staph stict verat zinc zing
  • **2 h** | **wakens** him: lyc
  • **inspiration** agg: coloc
  • **singing** agg: agar
  • **wind** agg: kali-c
- **Trachea**: agar alum ambr ant-c bov canth carb-v caust *Dros* graph *Hep* kali-c kali-n kreos laur led lyc mag-c mur-ac nat-m nit-ac *Nux-v* puls rhus-t sel stann sulph verat

SENSITIVE:
○**Larynx**: *Acon* apis **Bell** borx *Brom* bry *Calad* canth carbn-s *Caust* cedr cor-r erio fl-ac *Graph* hep lac-c **Lach** merc-c *Naja* nit-ac *Phos* rumx sang *Spong* sul-ac sulph vip
  • **morning**: kali-bi
  • **cold** air, to: **Acon** *Ars* **Bell** calc-p *Carb-v* carl cimic crot-h erio fl-ac **Hep** ip *Lac-ac Mang Naja* nux-m nux-v osm ox-ac *Phos* **Rumx** sil spong stann sulph
  • **cough** agg: phos
  • **pressure**, to: *Ars* lac-c **Phos**
    : slightest pressure, to: bell
  • **sound** of the piano, to: **Calc**
  • **touch**; to: **Acon** *Caust Con* crot-h *Graph Hep* kali-m **Lach** *Naja* **Phos Spong** syph
- **Trachea**: kali-bi *Lach* laur nat-c phos rumx
  • **cold** air, to: hep *Rumx*
  • **touch**; to: *Hep* syph ziz

SHOCKS:
○**Larynx**:
  • **cough** agg; during: sulph
  • **waking**; on: manc
- **Trachea**: bry cina spong
  • **sleep** agg; during: spong

SINGERS; complaints of | **Larynx**: arum-t ferr-p

SINGING:
- **agg**: all-c *Arg-met* phos spong
- **amel**: rhus-t sel

SKIN in larynx; sensation of a (See Membrane - sensation - skin)

SMOKE; sensation of:
○**Larynx**: **Ars** Bar-c bell *Brom* ign nat-ar
  • **sleep**; before: *Ars*

SPASMS:
○**Glottis** (See Constriction - larynx; Laryngismus)
- **Larynx**: acon ant-c ars asaf **Bell** brom calc calc-p cham chlor crot-h cupr dig ferr gels hep hyos ign iod ip lach laur mag-p meny meph **Mosch** *Nux-v* op pert phos phyt plat plb **Samb** sil spong stram sulph ter verat visc
  • **epilepsy**; during (See GENE - Convulsions - epileptic - during - larynx)
  • **mental** symptoms; from: ign

Spasms   **Larynx and trachea**   **Tickling**

- **Larynx**: ...
  - ○ **Thyroid** gland; from enlargement of the (= asthma thymicum): **Acon** am-c ambr **Ant-t** asaf aur *Bell* **Con** cupr ferr *Hep* ign **Ip** lach *Merc* phos *Seneg* **Spong** *Verat* zinc
- **Vocal** cords: ip

STOPPAGE, sensation of: *Ambro* aur-m mang rhus-t spong verat verb

SULPHUR vapor, as from: am-c aml-ns **Ars** asaf bar-c *Brom Bry* calc *Carb-v Chin* croc **Ign** ip kali-chl *Lach* **Lyc** mosch par **Puls**
- **cough** agg; during: brom lyc *Puls*

SUPPORTING larynx (See Pain - larynx - cough - grasps)

SWALLOWING:
- **agg** | **Larynx**: spong

SWELLING:
- ○ **Arytenoids**: tub
- **Larynx**: anan apis arn **Bell** calad chel coc-c *Hep Iod* kali-i lac-c *Lach* led ox-ac sil spong sulph tub
  - **evening**: coc-c
  - **angioedema** (↗*SKIN - Eruptions - angioedema)*: apis
  - **sensation** of: *Apis* caps carb-v *Chel* hep hydr-ac iod ip *Kali-bi Lach* laur merc-c ox-ac sang *Spong* sulph
- ○ **Epiglottis**: mur-ac tub
  - **morning**: bapt
  - **accompanied** by | **bleeding** slightly: tub
- **Throat**-pit: *Ip Lach*
- **Vocal** cords | **left**: tub

TALKING:
- **agg**: all-c **Arg-met** bell bry hep lach nit-ac phos spong sulph
- **amel**: rhus-t sel

TENSION:
- ○ **Larynx**: chin *Cocc* iber *Iod* kali-n lach manc mez naja *Nux-v* spong sul-ac
  - **evening**: naja
  - **bed** agg; in: naja
  - **menses**; during: cop
- **Trachea**: buth-a kali-n lach naja spong

THINGS go down the wrong way (See Food)

TICKLING (↗*Itching;* THRO - *Tickling*): sabin
- ○ **Air** passages: acet-ac **Acon** *Alum* alum-sil *Alumn* am-c am-m *Ambr* anac ang ant-t apis *Arg-met* arg-n *Arn* ars arum-t *Asaf* atro aur-m bac bar-c bell borx bov *Brom Bry* cadm-s cain *Calc* **Calc-f** calc-p canth caps *Carb-an Carb-v* carbn-s *Caust* **Cham** chin cimic cina *Coc-c Coca* cocc colch coloc **Con** *Cupr* dig *Dros Euphr Ferr* ferr-i graph ham hep **Hyos** ign inul *Iod* **Ip** iris *Kali-bi* **Kali-c** kali-m kali-perm kali-s **Lach** lact laur led **Lyc** mag-c mag-m *Merc* mur-ac *Naja* nat-c **Nat-m** nat-p nit-ac **Nux-v** ol-an ol-j olnd op petr *Ph-ac Phos* prun psor *Puls Rhus-t* rumx sabad *Sabin* **Sang** sars *Seneg* **Sep**

Tickling – Air passages: ...
Sil Spong Squil Stann **Staph** sulph *Tab* tell teucr thuj verat zinc
- **daytime**: coloc *Euphr* lyc nat-m staph
  - **and night**: nat-m
- **morning**: *Alumn* cain *Carb-v* coloc **Iod** lyc nat-m *Op* thuj
  - **rising** agg; after: alumn *Arn*
  - **waking**:
    - **after** | **agg**: *Carb-v*
    - **on**: nat-c
- **forenoon**: calc-f
- **afternoon**: naja nat-c
  - **14** h: arg-n **Coc-c**
  - **15** h: hep naja
  - **15-16** h: calc-f
- **evening**: alumn *Bell* bry calc-p *Caps Carb-v* chin chinin-s cimic coloc graph **Lyc** merc nat-m rhus-t sulph
  - **18** h | **expectoration** of mucus, amel: sulph
  - **midnight**, until: rhus-t
  - **bed** agg; in: *Bell* calc-p *Caps* graph **Sang**
  - **sleep**:
    - **going** to sleep; before: merc
    - **going** to sleep; on | **agg**: *Carb-v* lyc
- **night**: am-c arg-n *Asaf Bry Calc* coc-c *Coloc Cycl Dros* kali-bi kali-c lyc mag-c myric nat-m rhus-t rumx sanic zinc
  - **midnight**:
    - **before** | **23.30** h: **Coc-c**
    - **after**: chinin-s
    - **2** h: nat-m
    - **3** h: *Am-c Bufo* cain
  - **accompanied** by | **cough** (See COUG - Tickling - bronchi)
- **air** agg; draft of: merc
- **air** agg; in open: *Lach* ox-ac **Phos**
- **blood**; with taste of: ham
- **inspiration** agg: brom hipp
- **lying**:
  - **agg**: **Hyos** kali-bi lac-c ph-ac seneg
  - **amel**: *Euphr* **Mang**
- **side**; on:
  - **left** | **agg**: *Phos*
- **smoking** agg: atro coloc
- **talking** agg: *Alum Alumn* atro *Hep Kali-bi* lac-c *Phos*
- **tobacco**: acon
- **waking**; on: carb-v ham
- **walking** in open air agg: *Ox-ac*
- **warm** room agg: all-c ambr *Arn Brom Bry* dig *Dros* **Iod** *Ip Lyc* mez *Nat-c* **Puls** seneg spong sul-i sulph
- **Fauces**; in: asc-c bac
- **Larynx**, in (↗*THRO - Tickling*): *Acon Aesc* aeth *Agar* **All-c** *Alum* alum-sil *Alumn* am-br *Am-c* am-caust *Am-m Ambr* anac ang ant-s-aur ant-t aphis apis *Arg-met* **Arg-n** *Arn* **Ars** arum-i asaf aspar astac aur-m aur-m-n *Bad* bapt

1105

Larynx and trachea

Tickling

- **Larynx**, in: ...
bar-c bar-m **Bell** borx bov *Brom Bry* bufo cact cadm-s *Calc* calc-ar *Calc-f* calc-i *Calc-p* calc-sil *Caps Carb-ac Carb-an Carb-v Carbn-s Carl Caust Cham Chel* chinin-s chlor *Cimic Cimx* cina cinnb *Cist* clem **Coc-c** coca *Cocc* colch coloc com **Con** cop *Crot-c Crot-h Cupr Cycl* daph dig dios **Dros** *Dulc* euph *Euphr* eupi ferr ferr-i fl-ac glon graph gymno **Hep** hipp hydr hydr-ac hyos *Ign* ind indg inul **Iod Ip** *Iris Kali-bi* **Kali-c** *Kali-i* kali-m kali-n *Kali-p* kali-s kali-sil kalm kreos lac-c **Lach** lact laur led lipp lob **Lyc** *Mag-c* mag-m **Mang** meny *Merc* merc-c *Merc-i-f* mez mur-ac *Naja* nat-c **Nat-m** nat-p nat-s nicc *Nit-ac* nit-s-d **Nux-v** oena ol-an olnd onos **Op** osm ox-ac par **Ph-ac Phos** phys phyt plan *Prun Psor* **Puls** raph rat rhod *Rhus-t* **Rumx Sabin Sang** sarcol-ac sarr *Sars Seneg Sep Sil* sol-ni sol-t-ae spira **Spong** *Squil* **Stann Staph** *Stict* still sul-i *Sulph* sumb tab tarax *Tarent* tell thuj uva *Verb Vinc* zinc zinc-p zing
  - **daytime** only: nat-m
  - **morning**: iod
  - **evening**: sang
  - **drawing** in cold air: all-c
  - **eating** | **amel**: carb-an *Euphr* kali-bi
  - **fever**; during: *Cimx*
  - **lying** | **amel**: *Euphr* **Mang**
- **Throat**-pit, in (↗*COUG - Tickling - throat-pit):*   **Apis** aspar bell cann-s caust **Cham** cinnb cocc coloc **Con** crot-h ign inul *Iod* kreos lac-c lach lith-c mag-m nat-c nat-m ph-ac phos **Puls** rhus-r **Rumx Sang** *Sil* squil tarax
- **Trachea**, in: *Acon* aesc *Agar* ail alum-sil am-m ambr ambro anac ang ant-t *Arn* ars arum-t asaf aur-m bar-c bell bov brom bry *Calc* calc-sil *Caps* carb-ac carb-an *Carb-v Carbn-s* casc caust *Cham* chin chinin-s cina cist coc-c colch coloc com *Con* cop crot-h dig dulc *Euphr* eupi *Ferr* ferr-i gymno hyos indg **Iod** *Ip* iris iris-fl *Kali-bi* **Kali-c** kali-p kali-sil *Kalm* kreos lac-c lach lact laur led mag-c mag-m *Med* mez nat-ar nat-m nat-s nicc nit-ac **Nux-v** ol-an osm ox-ac petr **Ph-ac** phel *Phos* plat prun *Psor* rhod rhus-r **Rhus-t Rumx** sabin **Sang** sanic *Seneg Sep* sil spig *Spong* squil **Stann** staph *Stict Still* sul-i sulph tarent *Ter* teucr thuj verat zinc

TIGHTNESS (↗*CHES - Constriction):* bar-c   carb-v *Cocc* graph kali-bi mez nat-m phos teucr verat verb
○**Larynx** (See Tension)

TINGLING | **Larynx**: *Agar Caps Iod Mag-m* sep

TOUCH agg | **Larynx**: acon bell **Lach** *Phos Spong* syph

TUBERCULOSIS (See Phthisis)

TUMORS:
- benign (↗*Polypi - larynx):* caust kali-bi sang thuj
- malignant: *Ars* ars-i bell carb-an clem *Con* hydr iod kreos lach morph *Phyt* sang thuj

TURNING HEAD agg | **Larynx**: lach spong

Voice

ULCERATION:
○**Larynx**: ant-t arg-met arg-n **Ars** ars-i bufo *Calc Carb-v Caust Cinnb* crot-h dros *Hep Hippoz* hydr iod kali-bi kreos led lyc mang merc *Nit-ac Phos* sil *Spong* sulph *Syph* tub
- **Vocal** cords: aur-i iod lyc merc-n syph
  - **tuberculous**: lac-ac

VELVETY sensation (↗*Foreign body; Membrane - sensation):* brom calc chen-a cina *Dros Hep Ph-ac Phos* sulph

VOICE:
- **barking**: bell brom *Canth* dros hep lyc nit-ac spong stann stram
- **bass** (↗*deep):* carbn-s **Dros** laur mag-s par sulph sumb
- **bi-tonal**: diphtox
- **bleating**: *Camph* nux-m
- **broken**: ant-c ars-h arum-t bell camph con cupr-n graph iod merc plb sep spong stram tab
  - **sing** high; when attempting to: phos stram
- **changeable**: alumn ant-c *Arg-met* **Ars Arum-t** bell carb-v caust dros ferr lach mang rumx seneg
- **changed**: asaf bar-c bell carbn-s chlf cupr-ar kali-br lyc lyss merc murx narcot nat-m *Ox-ac* ric tab
- **cold**; after taking a: am-m bell bry *Carb-v* caust *Cham Dulc* mang merc phos sel sulph
- **complaints**: acon *Bell* brom canth *Carb-v Caust Dros* hep *Iod* mang *Merc* **Phos** puls *Spong* stann *Stram* verat
- **cracked**: arum-t camph cann-xyz dros graph hep lach sil *Spong*
  - **evening**: *Spong*
  - **singing** agg: *Graph*
- **creaky**: acon *Stram*
- **croaking**: acon ars chin cina cupr lac-ac lach ruta *Stram* sul-ac
- **croupy**: *Acon Ail* hep spong sul-ac
- **crowing** (↗*RESP - Rough):* Acon* ars chin cina dros hep lach samb **Spong** stram
- **deep** (↗*bass):* am-caust ambr anac ant-c arn *Arum-t* aur-m bar-c *Brom* camph **Carb-v** *Caust* cham *Chin* chinin-s coc-c *Colch* dig **Dros** franz gins hep iod lac-ac laur mag-m mag-s nux-v op par *Phos* pop-cand samb sangin-n spong **Stann** sulph verat *Verb* vip
  - **air** agg; in open: coc-c
  - **eating**; after: anac
  - **wet** cold air; in: sulph
- **exerting** voice agg: alum am-br ant-c arg-met arg-n arn arum-t bar-c camph caps carb-v caust *Ferr-p* **Graph** merc rhus-t *Sel* seneg stann
- **finer** than usual: bell camph cupr phos stann *Stram* stront-c

Larynx and trachea

Voice – full

- **full** mouth; as if talking through a: nux-v
- **guttural**: ars gels
- **high** (= female voice)
- **higher**: acon alumn ars *Arum-t* **Bell** bry cann-i cann-xyz cupr dros *Rumx* stann **Stram**
  • **hawking** up mucus; after: stann
- **hissing**: bell *Nux-v* **Phos** spong
- **hoarseness**: abrot acet-ac **Acon** acon-c *Aesc* agar agar-ph agn ail alco **All-c** all-s aloe *Alum* alum-sil alumn am-br *Am-c* am-caust *Am-m* **Ambr** ammc ampe-qu amyg anac anag anan ang *Ant-c* *Ant-t* antip *Apis* apoc arg-i **Arg-met Arg-n** arist-cl arn *Ars* ars-i ars-met ars-s-f ars-s-r arum-d arum-i arum-m **Arum-t** asaf asc-t *Asim* atro aur aur-ar aur-i aur-m aur-s bad bapt *Bar-c* bar-i bar-m bar-s bart **Bell** bell-p benz-ac berb beryl borx bov **Brom Bry** bufo bung-fa *Cact* cain caj calad **Calc** calc-caust calc-f calc-i *Calc-p Calc-s Camph* cann-i cann-s *Canth* **Caps** *Carb-an* **Carb-v** Carbn-s card-b *Carl* castm caul **Caust** cench **Cham** *Chel Chin* chinin-ar chinin-s *Chlor* cic cimic cina cinch cinnb clem *Coc-c* coca coch *Coff Colch Coll* coloc *Con* cop croc *Crot-c Crot-h Crot-t* cub *Cupr* der *Dig Digin* **Dros** *Dulc* elaps eup-per eup-pur euph-a *Euphr* **Ferr** ferr-ar *Ferr-i* ferr-p franz gamb gast **Gels** gent-c gent-l gins *Graph* grat *Ham* helio *Helx* **Hep** hepat *Hippoz* hydr hydr-ac *Hyos* hyper ign ign inul **Iod** ip iris kali-ar **Kali-bi** kali-br *Kali-c Kali-chl* kali-cy *Kali-i* kali-m kali-n *Kali-p Kali-s* kali-sil kiss kreos *Lac-c* lac-c **Lach** lachn lact lap-la *Laur* led lepi linu-c lipp lob *Lyc* lyss mag-c *Mag-m* mag-p mag-s mand **Mang** *Med* menth meny meph **Merc** *Merc-c* merc-cy merc-i-f *Merc-i-r* merc-sul merl *Mez* morph *Mur-ac* murx *Naja* narcot nat-ar *Nat-c* **Nat-m** nat-p nat-s nat-sal nat-sel nicc nicc-s *Nit-ac* **Nux-m** *Nux-v* oena ol-an ol-j olnd *Op Osm* ox-ac *Par* paull pen *Petr Ph-ac* phel **Phos** *Phyt* pic-ac pin-s plan plat plb (non: pop) pop-cand prun psor ptel **Puls** pyrog raph *Rhod Rhus-t Rhus-v* rosm *Rumx* ruta sabad sabal sacch salin *Samb Sang* sarr sars sec **Sel** senec *Seneg Sep Sil* sol-ni *Spig* **Spong Stann** *Staph Still* **Stram** stront-c stry *Sul-ac Sulph* sumb syph tab tarax tarent tart-ac **Tell** tep tet thea *Thuj* til tong trom tub *Tub-a Verat* verb vesp vinc viol-o voes x-ray xan *Zinc* zinc-p zing
  • **daytime**: *Acon Ars* med tarent
  • **morning**: *Acon* alum alum-sil ant-t *Apis* arn ars *Arum-t* arund asim benz-ac *Bov* **Calc Calc-p** *Carb-an* carb-v carbn-s castm **Caust** cinnb coc-c coca *Coff* colch cop cupr *Dig* dios eup-per *Euphr* hep *Iod Kali-bi* kreos lach lob-s lyc mag-m *Mang Mang-act* naja *Nat-m* nicc *Nit-ac* nux-v **Phos** plan *Sil* stann stry sul-ri **Sulph** tell thuj upa

Voice – hoarseness

- **hoarseness – morning**: ...
  : **evening**; and: *Calc* caust
  : **menses**; during: cop
  : **rising** agg; after: *Carb-an Ham* ind iod *Mag-m* phos plan
  : **waking**; on: aloe *Coff* dig *Ham* kali-bi *Par* sars
  • **forenoon**: lachn mag-c sumb
  • **noon**: carbn-s
  • **afternoon**: alum *Am-m* brom carb-v coc-c kali-bi lipp petr phos *Rumx* sulph
    : **16 h**: chin
    : **17 h**: chel
  • **evening**: alum alum-p alumn arg-met brom calc-p calc-s *Carb-an* **Carb-v** Carbn-s **Caust** cimic cinnb coc-c coloc crot-h crot-t gast *Graph Kali-bi* lach lact mag-c *Mang* nicc **Phos** raph *Rumx* sep *Sulph* thuj
    : **bed** agg; in: nux-v
    : **reading**; after: calc-f cupr
    : **sunset**, after: cupr stram
  • **night**: alum arg-n calc calc-f calc-s carb-an cench cimic lyc naja spig sumb
  • **accompanied** by:
    : **cold** drinks; desire for (See GENE - Food and - cold drink - desire - ice-cold)
    : **cold**-hands-s
    : **leukorrhea**: nat-s
    : **salivation**: stram
    : **Heart**; complaints of (See CHES - Heart; complaints - accompanied - hoarseness)
    : **Lips**; cracked (See FACE - Cracked - lips - accompanied - hoarseness)
    : **Tongue**; cancer and atrophy of (See MOUT - Cancer - tongue - accompanied - atrophy of tongue and)
    : **Tonsils**; inflammation of (See THRO - Inflammation - tonsils - accompanied - hoarseness)
  • **air** agg; draft of: merc
  • **air** agg; dry: *Cupr*
  • **air**; in open:
    : **agg**: bry *Calc* **Mang** *Nux-m* **Phos**
    : **amel**: calc-s
    : **going** into; when | **warm** room; from a: *Coc-c*
  • **alternating** with | **Heart**; complaints of (See CHES - Heart; complaints - alternating - hoarseness)
  • **calling** aloud, when: am-c
  • **changing**, once loud, once weak: ars
  • **children**; in: cham stram
  • **chill**; during: acon caust dros hep nux-v phos puls *Sep*
  • **choking**: iod
  • **chronic**: ampe-qu ant-c arg-met arg-n arum-t bar-c bell calc caps **Carb-v Caust** cupr dros dulc graph helx *Hep* kali-bi *Mang Mang-act* merc *Mur-ac Petr* **Phos** plb psor rhus-t *Sil* stann **Sulph**
  • **cold**:
    : **air** agg; con *Cupr Hep Nux-m* thuj
    : **bathing** | after: *Ant-c*
    : **drinks** | amel: caust

1107

Larynx and trachea

Voice – hoarseness

- continuous (See chronic)
- coryza:
  : during: acon all-c aloe alum alum-p am-c am-m *Ars* ars-i ars-met bar-c *Benz-ac Bry* calc **Carb-v** carbn-s **Caust** cham *Dig* dulc eup-per eup-pur euphr ferr-p graph hep ign *Kali-bi* kali-c *Kalm Lach Mag-m* mag-s **Mang Merc** *Merc-i-r* nat-ar *Nat-c* nat-m *Nit-ac* nux-v osm *Petr* phel **Phos** phys pop-cand puls *Ran-b Rhus-t Rumx* samb *Sang Sep Spig Spong* sul-ac sulph *Tell* thuj verb zinc zinc-p
  : end of; at: ip
  : preceding: kali-c
- cough:
  : amel: mang *Stann*
  : during (See COUG - Hoarse)
- croup:
  : after: *Carb-v Lyc*
  : with: acon ail all-c brom caust *Hep* kali-s spong
- crying, when: acon **Bell** coff cupr phos spong
- dinner, after amel: mag-c
- diphtheria; after: phyt
- dust; agg: brom
- eating:
  : after:
    : agg: anac
  - exertion agg: arn
- expectoration | amel: mang stann
- fright; from: gels
- hawking up mucus | amel: cham phos
- hay fever, in: ran-b
- heat; during: *Hep Puls* sep sulph
- hysterical: cocc *Gels Ign* nux-m plat
- laughing agg: calc-f
- lost on exertion of voice: carb-v
- measles; after: bell *Bry Carb-v Dros* dulc sulph
- menses:
  : before | agg: gels graph lac-c mang syph
  : during | agg: calc gels *Graph* lac-c spong syph
- mucus in larynx: ambr ang ant-t aphis arg-n **Arum-t** *Bar-c* bell calc *Calc-p* camph caps **Carb-v Caust Cham** chin **Dros Dulc** hep *Kali-bi* kali-s **Mang Merc** nat-c *Nux-v Phos Psor Puls Rhus-t Rumx* **Samb Sel** sil *Stann Staph* stram *Sulph* tarax zinc
- overheated, from being: *Ant-c* ant-t *Brom* haem phos
- overuse of the voice: acon alum *Arg-met Arg-n Arn* **Arum-t Caps** carb-v **Caust** *Coca* coll ferr-p ferr-pic *Hep* iod *Kali-p Mang* mang-act med merc merc-cy *Nat-m* nat-sel *Phos* **Rhus-t Sel** seneg spong *Still* sulph tab ter
- painful: all-c *Arg-met* **Bell** *Brom Iod Kali-bi* kali-br lac-ac **Phos** *Stann* stict

Voice – hollow

- hoarseness: ...
  - painless: *Ant-c* bell **Calc** calc-p *Calc-sil* **Carb-v** *Caust Dig* ferr ip op *Par Phos*
  - paretic: am-caust bell *Caust Gels* lach *Ox-ac* phos rumx sil
  - paroxysmal: *Gels* hep par puls
  - periodical: *Calc Nux-v* par
    : year at same time; every: nicc
  - reading aloud, while: *Arg-met Calc-f* cupr med naja seneg stann verb
  - riding in open air: osm
  - rising:
    : after | agg: cimic ham iod plan sol-t-ae sumb
    : bed; from | amel: nux-v
  - singing:
    : agg: **Agar** alum *Arg-met Arg-n* arn **Arum-t Bry** caps *Caust* hep *Mang Nat-m Nit-ac* osm **Sel** sep *Stann*
    : amel: rhus-t
  - smoking | amel: mang
  - sneezing; after | amel: kreos
  - speech, preventing: arum-t *Calc Caust* cupr *Mag-m* par **Phos**
  - spring agg: all-c
  - stooping agg: caust
  - straining, from (See overuse)
  - sudden: abrot alum *Bell* carb-v kali-bi mag-m nux-m seneg sep *Spong*
  - talking:
    : agg: *Alum* alum-p alumn am-c ant-t **Arg-met** Arg-n **Arum-t** *Calc* **Caps Arum-t Caust** *Coc-c* coca *Ferr Kali-bi* lach *Mang* morph naja *Nat-m Nit-ac Ph-ac Phos* psor **Rhus-t** sel *Sep* spong *Stann* staph stram
    : amel: caust coc-c graph *Rhus-t* tub
    : beginning to talk: sel
    : painful: merc-cy
  - waking; on: aloe arund coff dig iod *Par* plan sars sol-t-ae tarent
  - walking:
    : air; in open:
      : agg: bry calc calc-p *Nux-m* osm
      : amel: rhus-t
    : wind; against the: acon arum-t euphr hep *Nicc* **Nux-m**
  - warm:
    : room | agg: alum ant-c bry iod *Kali-s Puls*
  - warm agg; becoming: brom *Phos*
  - weather:
    : change of weather: phos rhus-t
    : cold:
      : wet | agg: *Carb-v* caust *Dulc Mang Rumx Sil* sulph
      : wet | agg: *Carb-v* carbn-s chlor hep *Kali-bi* mang sulph
    - wet; after getting: arn merc-i-r *Rhus-t*
- hollow: *Acon* alum alum-p ant-c ant-t *Ars Arum-t* bar-c bell cain camph canth carb-v *Caust* cham chin cina colch crot-t dig **Dros** euph hep ign *Iod Ip Kali-bi* kreos

1108   ▽ extensions | O localizations | ● Künzli dot

Larynx and trachea

Voice – hollow

- **hollow**: ...
  lach *Led* lyc mag-s nux-m op par phos plb puls *Samb* sec sil spig **Spong** *Stann* staph stram sul-ac *Thuj* **Verat** verb
- **husky**: *Acon* agar aloe alum alum-sil am-c *Am-m* anac ant-c asc-t atro aur *Bar-c* bar-m bell *Brom* bry calc *Calc-sil* camph carb-an carb-v *Caust* cham *Chin Coc-c* coli *Cop* croc cupr cupr-s **Dros** echi gast graph hep *Hyos Kali-bi Kali-n Lac-c* lac-h *Lyc* mang merc merc-i-r *Mez* nat-m nat-s nit-ac nux-m nux-v onos **Phos** pyrog rumx sabad salin sars *Sel* sil *Spong* **Stann** sul-ac *Sulph Tub-d* **Verat** verb xan
  - **morning**: *Sil*
    : **waking**; on: alum
  - **evening**: carb-v
  - **air** agg; in open: coc-c
  - **sudden**: tub-d
- **indistinct**: agar am-caust atro **Brom** *Bry* calc cann-s *Canth* **Caust** cocc gels hyos lach *Lyc* merc nit-ac olnd *Sec* seneg *Stram* stry *Verat*
- **inflexible**: nat-m **Stram**
- **interrupted**: *Alum* am-caust **Ars** camph cic cupr dros euphr graph iod mag-c merc phos plb *Spong* tab
- **lost**: *Acon Aeth* ail *Alum* alum-p **Alumn** am-c **Am-caust** am-m ambr amyg anan **Ant-c** *Ant-t* antip arg-i **Arg-met Arg-n** arn *Ars* ars-s-f *Arum-t* arund asc-t atro aur *Bapt Bar-c* bar-i bar-s *Bell* benzo both bov **Brom** bry cain calad calc calc-ar calc-caust camph cann-i cann-s canth *Carb-ac* carb-an **Carb-v** *Carbn-s* **Caust** cedr cham chin chinin-s chlf *Chlor* cic *Cina* coc-c *Coca* **Coch** colch con *Crot-c Crot-h* crot-t cub **Cupr** der dig digin diph diphtox *Dros* dub *Dulc* elaps *Eup-per Euphr* **Ferr** ferr-ar ferr-i *Ferr-p* ferr-pic flav *Gels* gent-c glon graph *Hep* hydr-ac *Hyos Ign* iod *Ip* just *Kali-ar* **Kali-bi** kali-br *Kali-c* kali-chr *Kali-i* kali-m kali-n *Kali-p* kali-s kreos *Lac-ac* lac-c *Lach Laur* lepr lyc mag-p mang *Mang-act* med meny *Merc Merc-c* merc-cy *Merc-i-f* **Mez** mosch mur-ac *Naja* nat-ar nat-c *Nat-m* nat-p nicc *Nit-ac Nux-m Nux-v* ol-an olnd *Op* oscilloc osm ox-ac paeon par pen petr **Phos** *Phyt* plat plb pop-cand prot *Puls* pyrus *Rhus-t Rumx* ruta sabad samb *Sang* sangin-p sec *Sel Seneg* sep sil *Spong* **Stann** stict *Still* **Stram** strept-ent stry sul-ac sul-i *Sulph* syph tarent ter thuj *Tub Verat* verat-v verb vesp viol-o vip xan zinc zinc-m
  - **morning**: alum alumn *Brom Carb-v Caust* dig
    : **waking**; on: *Ail*
  - **evening**: brom **Carb-v** *Phos*
  - **night**: *Carb-an Carb-v*
  - **accompanied** by:
    : **Stomach**; pain in: laur
    : **Tongue**; without complaints of: both
  - **air** agg; wet: *Chlor*
  - **alternating** with:
    : **complaints** of the heart (See CHES - Heart; complaints - alternating - aphonia)
    : **palpitation** of the heart (See CHES - Palpitation - alternating - aphonia)
  - **anger**; after: mag-m staph

Voice – low

- **lost**: ...
  - **chronic**: lepr phyt psor strept-ent
  - **cold**:
    : **air** agg: carb-v nux-m *Rumx* sulph
    : **exposure** to | **agg**: ant-c arum-t *Caust Rumx* xan
  - **cold**; taking a:
    : **after**: alum *Alumn* seneg
    : **agg**: *Pop-cand*
  - **convulsions**; before epileptic: calc-ar
  - **cough**; with: mang
  - **drinking** cold water when overheated: *Crot-t*
  - **exertion** agg: ant-c **Carb-v** lac-c
  - **fright** agg: *Acon Gels* hyos *Op*
  - **heart** complaints of: ox-ac
  - **heated**; from becoming: *Ant-c* haem
  - **hysterical**: gels *Hyos Ign Nux-m* plat sep
  - **intermittent** in singers: cupr
  - **menses**:
    : **before** | **agg**: *Gels* graph syph
    : **during** | **agg**: *Gels* graph helio
  - **momentarily**: alum dros spong
  - **motion** agg: ant-c
  - **mucus** in larynx, from: *Bar-c*
  - **nervous** aphonia: acon arg-n caust coll crot-h gels hydr-ac ign merc nux-m ox-ac phos pop-cand puls spong
    : **accompanied** by | **Heart**; complaints of the: coca hydr-ac nux-m ox-ac
  - **overheated**; from becoming: ant-c brom phos
  - **overuse** of: alum arg-met *Caust Merc Seneg*
  - **painful**: tub
  - **painless**: ant-c *Phos*
  - **paralysis**; from: alum bar-c **Caust** *Gels* kali-p *Lach* merc ox-ac *Plb*
  - **periodical**: gels
    : **singers**, in: cupr
  - **reading** agg: plb
  - **singers**: arg-met **Arg-n** arn *Arum-t* bry **Caust** graph mang mang-act sel
  - **sudden**: alum arund *Bell* **Caust** *Phos* seneg *Spong* sulph
  - **talking**; from prolonged: ferr-pic *Phos*
  - **temporary**: *Tub*
  - **tobacco**; by: strept-ent
  - **waking**; on: nux-m ptel
  - **warm**:
    : **air** | **amel**: seneg
    : **room** agg: *Ant-c* puls
  - **weakness**; general: canth xan
  - **weather**:
    : **change** of weather: phos
    : **wet** | **agg**: *Bar-c* chlor strept-ent
  - **wind**, after exposure to north-west: *Arum-t* hep nux-m
- **loud**: bell cann-i hyos lach mosch nux-m sulph *Verat*
- **low**: aloe alumn am-caust ang ant-c *Arn Ars* bell *Cact Calc* camph cann-i cann-s *Canth* carb-an caust cham chin crot-t gels hep *Ign* kali-i laur lyc mang-act mang-o

Voice

- **low**: ...
  mosch **Nit-s-d** nux-v op osm ox-ac par *Ph-ac* phos puls sec *Spong* stann staph stry sul-ac tab thuj verat viol-o
- **men**; complaints of voice in (= male persons): bar-c *Nit-ac*
- **muffled**: cere-b gels lach lyc merc-i-r ric rumx sul-ac sumb
- **nasal**: all-c alum aur bar-i bar-m bell bov bry *Caust* diphtox ferr *Fl-ac* gels *Ham* hippoz influ *Iod* **Kali-bi** *Kali-i* kali-n kali-p *Lac-c Lach Lyc* mag-m mag-s *Manc* merc *Merc-c Mez* morb *Mur-ac Nat-c* nat-m nux-v oscilloc petr ph-ac *Phos* plb psor rumx sang sep sil sin-n spong *Staph* sul-i sulph sumb teucr thuj tub
  - **morning**: bov sulph
  - **evening**: sep sumb
  - **catarrhal**: kali-i mag-m ph-ac staph
  - **children**; in: bar-m lac-c
  - **intermittent**: *Tub*
  - **tonsils**; with enlarged: staph
- **piping**: bell *Spong*
- **powerful**: hydr-ac
- **rough**: acon acon-c *All-s Alum* alum-p alum-sil am-c am-caust ambr am-c apis arg-met ars ars-i aur aur-m *Bar-c* bar-i bar-s **Bell** borx *Brom Bry* cain *Calc* calc-ar canth *Caps Carb-an* **Carb-v** *Carbn-s* card-b carl *Caust Cham Chin* chinin-ar chinin-s *Coc-c Coff* croc *Crot-h* crot-t cub cupr cycl dig dros dulc eup-pet eup-pur franz gins *Graph* hep **Hyos** *Iod* kali-ar **Kali-bi** *Kali-br* kali-c kali-n kali-sil kreos lach laur lyss mag-m mag-s *Mang Meny Merc* merc-c merc-i-r mez *Nat-c* nat-m nit-ac nux-m *Nux-v* op ox-ac *Petr* ph-ac *Phos* plb prun **Puls** rhus-t sacch-a *Samb* sars *Seneg Sil Spong* stann staph stram stront-c sul-ac sul-i *Sulph* sumb thuj til verat verb zinc zinc-p
  - **morning**: *Calc* coc-c coff *Mang*
  - **forenoon**: sulph
  - **afternoon**: alum coc-c sulph
  - **evening**: alum coloc kali-bi sulph
  - **air** agg; draft of: *Merc*
  - **air**; when going into open: **Mang**
  - **bed**; before going to: ox-ac
  - **smoking** amel: *Mang*
  - **talking** agg; am-c *Coc-c*
- **shrieking**: alum **Arum-t** aur-m bell camph cann-xyz cupr dig samb *Stram*
- **shrill**: acon alumn bell cann-i cupr lyss samb spong stram
- **squeaking**: ars ars-h bell lac-ac **Stram**
- **toneless**: agn ambr arg-met ars asaf *Calad* carb-an chin cina cupr **Dros** hep lyc *Mang* nat-ac *Nit-ac* rhod samb spong **Stram** sulph thuj verat
- **tremulous**: absin acon agar *Ars Camph* canth *Cocc* cupr gels *Ign* iod kali-i laur **Merc** mez *Nux-v* op *Phos* plb psor xan
- **trumpet** toned: verb
- **unsteady**: seneg
- **using** voice amel: ant-c caust graph

Larynx and trachea

Voice: ...
- **weak** (↗*MOUT - Speech - difficult - weakness - organs*): abrot absin acon aloe alum am-caust ang *Ant-c* **Ant-t** arg-met *Arg-n* ars ars-i ars-s-f arum-t asaf atro bar-c bar-i bar-m bar-s *Bell Brom Calc Calc-s Camph* cann-s **Canth** carb-an *Carb-v Caust Cham* chel *Chin* clem coc-c coca cocc *Coll Crot-h* cupr *Cycl* daph der dig dros *Ferr Ferr-p* fl-ac gad *Gels* get *Hell* **Hep** hydrc *Ign* iod kali-bi kali-br kali-i lach laur *Lyc* lyss menth merc-n *Naja* nat-ar nat-c *Nat-m* nit-ac *Nux-v* op osm ox-ac par petr *Ph-ac Phos* plb prun psor *Puls* pyrog *Rhus-t Sec* sel seneg *Spong* **Stann** *Staph Stram* stry sul-ac sul-i *Sulph* tab thuj **Verat** zinc zinc-m zinc-p
  - **evening | bed** agg; in: phos
  - **anger**; after: *Staph*
  - **headache**; after: gels
  - **heat**; during: *Hep*
  - **menses**; during: plb
  - **singers**: alum
  - **talking**; after: carb-v *Coc-c* daph *Ph-ac* psil **Stann** sul-ac *Sulph*
- **wheezing**: bell cist cub
- **whining**: *Alum* ambr borx carb-an *Cina* ip mang nux-v plb squil stram
  - **morning**: *Borx*
  - **menses**; after: stram
  - **sleep** agg; during: verat
- **whispering** (↗*MIND - Speech - whispering*): aloe am-caust arg-met ars ars-h *Aur Calc* camph canth carb-v *Caust* coch *Coloc* cupr dub *Ferr* ign iod kali-br lac-ac *Merc* nit-ac **Nit-s-d** ol-an phos phyt *Pop-cand* prim-v puls rumx stram sul-ac *Sulph* tab verat zinc-m

WARMTH (See Heat)

WARTS (See Condylomata - larynx)

WEAKNESS: alum bar-c calc canth caust gels plb sulph
○**Vocal cords**: *Carb-v Caust* coca dros graph pen phos

WHISTLING: acon alum ars bell brom *Calc Cham* chin graph hep iod kreos laur lyc mag-m sabad spong
- **morning**: coloc
- **evening**: *Calc*
- **inspiration** agg: coloc
- **lying** down agg; after: *Calc*
- **lying** on left side agg: arg-n

EPIGLOTTIS; complaints of: all-c chlor hepat wye

LARYNX; complaints:
▽extending to
  ○ **Downward**: cham glon ip verat
  - **Ear | left**: zinc-chr
  - **Upward**: stann

TRACHEA; complaints of: **Acon** agar alum am-c am-m ambr anac ang ant-c ant-t arg-met arg-n arn *Ars* asar aur bar-c bell borx bov *Brom* bry calad calc camph cann-s *Canth* caps carb-an **Carb-v Caust** *Cham* chel chin cic cina cocc coff colch con cupr dig **Dros** dulc euph ferr graph guaj hell **Hep** hyos ign **Iod**

Larynx and trachea

Trachea

Trachea; complaints of: ...
ip kali-bi kali-c kali-n kreos *Lach* laur led lyc mag-c mag-m *Mang* meny merc mez mosch mur-ac nat-c nat-m *Nit-ac* nux-m **Nux-v** olnd op *Par* petr ph-ac **Phos** plat plb *Puls* rhod rhus-t *Rumx* ruta sabad sabin samb sars *Seneg* sep sil spig **Spong** squil *Stann* staph stram stront-c sul-ac *Sulph* tarax teucr thuj verat verb zinc

Larynx and trachea

▽ extensions | ○ localizations | ● Künzli dot

Respiration

ABDOMINAL (*Asthmatic; Difficult*): am-m Ant-t arg-n *Aur-m* bry *Ferr Mur-ac Phos Spong Stram* ter thuj

ACCELERATED (*Asthmatic; Difficult; Panting*): absin acet-ac **Acon** acon-f aesc aethyl-n *Agar Ail* alco alum alumn am-c am-caust ambr aml-ns ammc amyg anac anil **Ant-t** anthraci apis *Apoc* apom aral *Arg-n Arn* **Ars** ars-h ars-i *Asaf* asar *Aspar* atro *Aur* aur-ar aur-i aur-s *Bapt* bar-c bar-i bar-m bar-s **Bell** borx bov *Brom* **Bry** calad calc calc-i *Calc-p* calc-sil *Camph* cann-i cann-s *Canth* carb-ac carb-an **Carb-v** carbn-s card-b caru castm caust *Cedr Cham* **Chel** *Chin* chinin-ar *Chinin-s* chlor cic cimic *Cina* cinch clem *Coc-c Coca* cocc coch cod coff coff-t *Colch* coloc con *Cop* crot-h cryp cub **Cupr** cupr-act cupr-ar cupr-n cur cycl cyt-l *Dig* dros dubo-h dulc esch eucal euph euphr ferr *Ferr-p* gad **Gels** gent-c *Glon* guaj *Ham* hell *Hep* hippoz hydr hydr-ac *Hyos* iber *Ign Iod* **Ip** jab jac-c kali-ar *Kali-bi* kali-c *Kali-i* kali-m kali-n kreos lach *Lact* lat-m laur led lob lob-p **Lyc** lyss m-arct m-aust mag-c mag-m mag-p mec meny *Merc* merc-c merc-cy *Merc-sul* mez morph mosch *Mur-ac* naja nat-ar nat-c *Nat-m* nat-s nat-sal nicot nit-ac *Nux-m Nux-v* oena *Op* ox-ac paull peri petr ph-ac **Phos** *Phyt Plan* plat plb plumbg prun *Puls* pyrog ran-b rhod *Rhus-t* ruta sabad sabin sal-ac *Samb Sang* sars sec sel seneg **Sep** *Sil* sol-t spig spong squil stann *Stram* stry sul-ac sul-h sul-i **Sulph** tab tanac tart-ac tax ter thiosin tub *Verat Verat-v Vesp* vinc viol-o voes wies *Zinc* zinc-m zinc-p ziz
- **morning**: (non: arg-met) **Ars-met** asaf upa
- **evening**: merc-c oena petr stann
- **night**: apis menis spong thuj
- **anxiety**, during: ars nux-v seneg
- **ascending** agg: lycps-vl :
- **bed**, first lying down in: sulph
- **chill**; during: acon ars bell carb-v cupr ign ip lyc nat-m nux-v phos puls rhus-t sep sulph zinc
- **coma**; during (*MIND - Coma - respiration - accelerated*): stram
- **cough**, during paroxysm of: **Dros**
- **disturbed**; when: ant-t
- **drinking** agg: nat-m
- **dyspnea**; without: tub
- **epigastrium**; from pressure with dull stitches in: coloc
- **exertion** agg: calc lycps-v
- **headache**; during: **Nux-m**
- **lying** down agg: ant-t carb-v tarent
- **mental** exertion agg: *Plan*
- **rising** from sitting agg: agar
- **short** walk, from: nit-s-d
- **sleep**:
  - **during**:
    - agg: chel cocc con merc sep
    - **alternating** with slow respiration (See Slow - alternating - short - sleep)
  - **going** to: *Hydr-ac*
- **spoken** to; when | **amel**: tub

Accelerated: ...
- **standing** agg: nat-m
- **waking**; on: *Cimic* frax

AIR; IN OPEN:
- **agg**: ars aur calc carb-v cocc graph lyc *Mag-m* nit-ac nux-v psor puls *Sel* seneg sep sulph zinc
- **amel**: am-c am-m anac ant-t *Apis* arg-n *Bapt* bell bufo *Cann-s Caps* croc *Ip* nat-m plb puls sulph

ANXIOUS (*MIND - Anxiety*): abrot **Acon** aeth alumn *Am-c Aml-ns* ammc *Anac* anan ant-t *Apis* arg-n **Ars** aur-m bar-c **Bar-m** *Bell* bov bry bufo cact calc calc-ar *Camph* cann-s caps *Carb-an* carb-v cench *Cham* **Chel** chinin-s *Chlor* cina cist *Cocc Coff* colch *Coloc* croc *Crot-h Crot-t* cupr cupr-s *Dig* ferr gins glon hell *Hep* hydr-ac *Hyos* ictod *Ign* **Ip** kali-ar kali-bi kali-br **Kali-c** kalm kreos *Lach Laur* lob lyc m-ambo m-arct mang merc *Mez* mosch nat-c **Nat-m** nit-ac nux-v olnd *Op* osm ph-ac **Phos** *Plat* plb **Prun** psil *Psor* **Puls** ran-b *Rhus-t* ruta sabad *Samb* sars **Sec** spig **Spong Squil Stann** staph *Stram* **Sulph** tab ter thuj valer verat viol-o viol-t vip zinc zinc-p
- **morning**: *Phos*
  - **bed** agg; in: nat-c
- **afternoon**: bell
- **evening**: bar-c mez *Phos* psil stann
  - **formication**, after: cist
- **headache**; during: **Nux-m**
- **hyperventilation** (See Hyperventilation)
- **lying**:
  - **agg**: apis **Puls**
  - **back**; on | **agg**: aeth
- **mental** exertion agg: phos
- **oppression** in region of heart; with: bell
- **pulsating** in epigastrium, from: chel

APNEA (See Arrested)

ARRESTED (*Asphyxia; Interrupted*): acet-ac acon alum am-br am-c anac ang ant-c ant-t apis apom arn ars asaf bar-c bell bism borx bov *Brom* **Bry** *Cact* calad *Calc Calc-p Camph* cann-s canth caps carb-an carb-v carbn-s castm *Caust* cham chin *Cic Cina* cit-v cocc coff con croc crot-c **Cupr** cycl der dios diphtox dros euphr grat guaj hep hydr-ac hyos *Ign* iod *Ip* kali-c kali-i kali-n kalm kreos *Lach Lat-m* laur *Led* lepi *Lyc* lyss m-arct m-aust mag-m merc merc-c mez mim-h *Mosch* mur-ac naja nat-m nat-s nit-ac *Nux-m* nux-v oena **Op** *Phos* plat plb *Psor* **Puls** ran-b ran-s rhus-t *Ruta* sabad sabin **Samb** sars *Sec* sel sep *Sil* sol-t-ae spig spong squil stann staph stram stry sul-ac *Sulph* tab tanac tarax ter thea ther upa valer *Verat* verb zinc
- **morning**: lyc
- **forenoon** | **stitches** in side: stann
- **afternoon**: cham dios kreos thuj
  - **15 h** | **stitches** under right scapula; from: kreos

Arrested   **Respiration**   **Asthmatic**

- **afternoon**: ...
  - **16 h**: dios
- **evening**, griping in inguinal region: nat-m nicc plan
- **night**: der guaj *Kali-c* **Lyc** ruta samb
  - **midnight**: cinnb
  - **cough** agg; during: nat-m
- **air** agg; in open: caust **Psor**
- **ascending** stairs agg: beryl mag-c nit-ac thuj
- **children**; in | **lifted**; when they are: borx calc-p
- **constriction** of:
  - ○ **Chest**: carb-v hell sep spig
  - **Larynx** (See LARY - Constriction - larynx)
- **convulsions**; during: *Cic Cina* coff **Plb** *Santin* sars *Stry*
- **cough**:
  - **before**: led
  - **during**:
    : agg: acet-ac *Acon* **Alum** alum-p alum-sil alumn am-c anac **Ant-t** aral arg-n arn **Ars** bar-c bell brom bry cain calad calc canth carb-an carb-v caust chlor **Cina** clem coc-c cocc con cop *Cor-r* **Cupr** diphtox dol **Dros** euphr ferr ferr-ar guaj hep hyos iod **Ip** kali-bi kali-c kali-chl kali-n *Kreos* lach lact led lob *Lyc* merc mosch mur-ac nat-m nat-s nicc nit-ac *Nux-m* **Nux-v** op pert petr phel phos puls rhus-t *Samb* sang sarr *Sep Sil* spig spong squil staph sul-ac sulph verat zinc ziz
    : **drinking**; or: am-m anac
- **desire** to arrest: calc
- **drinking** agg: anac *Cimx*
- **eruptions**; suppressed: *Ars Sulph*
- **fall** in a child; after a: petr
- **fever**; during: ruta
- **knocking** against something: petr
- **lying**:
  - agg: apis *Borx* dros nat-m *Puls*
  - **amel**: *Psor*
  - **back**; on | agg: sil
- **pain**; during: aesc alum ars calc cann-s canth carb-v castm caust con dros guaj ign kali-c kalm led lyc nat-m nux-v ol-j plb prun puls ran-s rhod ruta sep stann stram sulph tarent thuj verat zinc
  - **rubbing** | amel *(↗ Difficult - rubbing; Difficult - rubbing - back - amel.; Difficult - rubbing - chest - amel.)*: mur-ac
- **sitting** agg: *Caust* nat-s psor
- **sleep** *(↗ Difficult - sleep)*:
  - **during** | agg: am-c **Ant-t** cadm-s *Carb-v* **Cench** dig **Grin** guaj *Hep Kali-c Lac-c* **Lach** lyc **Op** phos samb *Sulph*
  - **going** to sleep; on | agg: *Am-c* cadm-s carb-v cench *Dig* graph **Grin** lac-c **Lach** merc-pr-r *Op Samb*
  - **side**; when going to sleep on the right: bad
- **smoking** agg: tarax
- **standing**:
  - **still** | agg: sep

Arrested – standing: ...
- **water** agg; in: nux-m
- **stooping** agg: psor sil
- **suddenly**, in children: cham
- **swallowing** agg: anac
- **talking** agg: *Caust* dig mez plan *Sulph*
- **turning** in bed agg: carb-v
- **walking**:
  - agg: am-m *Calc Caust* cham *Chin* ign nat-c *Nit-ac* psor sep thuj
  - **wind**; against the: *Calc* plat

ASCENDING:
- **amel**: ran-b
- **stairs** | agg: *Ang Apis Bry* hyos iod *Kreos* led m-arct merc nux-v ruta spig

ASPHYXIA *(↗ Arrested; Interrupted)*: am-c **Ant-t** arn *Ars* bell *Camph* carb-v *Carbn-s* chin *Chlor Coch* con crot-h hydr-ac hyos lat-m laur mosch *Op* petr rhus-t *Sin-n* sul-h tab *Upa* vip
- **children**, newborns: *(↗ Difficult - children - newborns)*: acon am-c *Ant-c* **Ant-t** *Arn Bell Camph* chin crot-h hydr-ac hyos *Laur Op* vip
- **mother**; from loss of blood of: chin
- **cholera**: *Hydr-ac Laur*
- **coal** gas *(↗ GENE - Coal gas)*: bov carb-v *Carbn-s*
- **coma**; with (See MIND - Coma - asphyxia)
- **lightning**; after: nux-v
- **paralysis** of diaphragm and respiratory muscles: con

ASTHMATIC *(↗ Difficult; Accelerated; Wheezing)*:
acet-ac acetan acetylch *Acon* acon-ac *Adren Agar* alco alis-p all-c aloe alum alum-p alum-sil alumn *Am-c* **Ambr** ambro aml-ns amme amyg anac anis ant-ar ant-c ant-i ant-s-aur *Ant-t Apis* aral arg-cy **Arg-n** arist-cl arn **Ars Ars-i** arum-d arum-m arum-t *Asaf* asar asc-c asc-t *Aspidin* asthm-r atro *Aur* aur-i aur-m aur-s bac bacls-10 bacls-7 *Bar-c* bar-i bar-m bar-s *Bell* benz-ac *Blatta-a* blatta-o *Bov Brom Bry Cact Calad Calc* calc-ar calc-hp calc-i calc-ln calc-s calc-sil camph *Cann-s Caps* carb-an *Carb-v* carbn-s carc card-m caust cham chel chen-a *Chin Chinin-ar* chinin-s *Chlol Chlor Cic* cina cist coc-c coca cocain cocc coch coenz-q *Coff Colch* coloc *Con* cortiso coxs croc *Crot-h* crot-t cumin **Cupr** *Cupr-act* cupr-ar *Cyt-l* daph der *Dig* digin *Dros Dulc* eos ephe erio eucal eup-per *Euph* euph-pi fel *Ferr Ferr-ar* ferr-i ferr-p form-ac fuma-ac gad gal-ac galph galv *Gels* glon *Graph* grat grin hed *Hep Hippoz* hist hydr hydr-ac hyos hyper hypoth iber ictod *Ign Iod* **Ip** junc-e **Kali-ar** kali-bi *Kali-br* **Kali-c** *Kali-chl* kali-chls kali-cy *Kali-i* kali-m **Kali-n** *Kali-p Kali-s* kali-sil kali-tb lac-d *Lach* lact lact-v *Laur Led* lem-m linu-u **Lob** lob-s luf-op *Lyc* lyss magn-gl magn-gr mal-ac manc mang *Med* meny *Meph* merc merc-c merc-i-r mez mill morg-g morph *Mosch Naja* naphtin nat-ar nat-c *Nat-m* nat-ox-act nat-p *Nat-s Nit-ac* nux-m *Nux-v* oci-sa ol-an ol-j onis *Op* osm par *Passi* pect penic pert petr ph-ac phel *Phos* phos-pchl *Phyt* pisc pitu-p plat plb plb-xyz podo pop-cam *Psor* ptel pulm-v **Puls**

1114   ▽ extensions | ○ localizations | ● Künzli dot

Respiration

Asthmatic

Asthmatic: ...
pycnop-sa queb ran-s raph rhod rhus-t rumx *Ruta* sabad sabin **Samb** samb-c *Sang* sangin-n sanic saroth sars scroph-n sec sel *Seneg Sep* **Sil** silphu sin-n sol-x spig **Spong** squil *Stann* stict *Still* **Stram** stront-c stry stry-xyz succ succ-ac succ-xyz *Sul-ac* sul-h sul-i sulfa **Sulph** sumb syc syph tab tela ter thala *Thuj* trach-xyz trios tub vario *Verat* verat-v verb viol-o viol-t visc wye x-ray xan zinc zinc-p zinc-val zing ziz
- **morning**: am-c ant-t *Ars Aur Calc* carb-an *Carb-v* carc *Coff Con* dig grin kali-bi **Kali-c** *Meph* nat-s nux-v phos sulph *Verat* zing
  - **bed** agg; in: alum con sulph
  - **waking**; on: alum *Con* lach pitu-a sep
- **forenoon**:
  - **10 h**: carc
  - **10-11 h**: *Ferr*
- **noon**: *Lob*
- **evening**: bell *Cist* ferr *Kali-s* nat-m nat-p nux-v petr *Phos* **Puls** stann *Sulph Zinc*
  - **21 h**: bry
  - **bed** agg; in: am-c graph sep
  - **lying** down agg; after: aral ars *Cist Meph*
- **night**: am-m *Ant-t Arg-n* **Ars** ars-s-f arum-d aur aur-ar *Brom* bry calc-ar *Carb-v* carc cham **Chel** *Chlol Cist* coff coloc daph *Dig Ferr* ferr-ar *Ip* kali-ar *Kali-c Kali-s* lach med meph naja *Nat-m* nux-v *Op* phos **Puls** rhus-t *Samb* sang *Sep* spong *Sulph Syph Thuj Tub* zinc zinc-p
  - **midnight**:
    - **before**:
      - **22 h**: meph
      - **23 h**:
        - **23-2 h**: *Ars-i*
      - **urination** agg; during: chel
    - **at | 0-2 h**: *Ars*
    - **after**: **Ars** calc-ar *Carb-v Ferr* ferr-ar *Graph Lach Nat-m* rhus-t **Samb**
      - **1 h**:
        - **1-2 h**: *Kali-bi*
        - **1-3 h**: *Kali-ar*
        - **1-4 h**: syph
      - **2 h**: ambro **Ars** *Kali-bi* med *Nat-m Rumx*
        - **2-3 h**: **Kali-ar Kali-c**
        - **2-4 h**: **Kali-c** med
      - **3 h**: *Chin Cupr* **Kali-c Kali-n** *Nat-m* nux-v
      - **4 h**: nux-v
        - **4-5 h**: *Nat-s* stann
      - **5 h**: kali-i
      - **jump** out of bed; must: **Ars** *Graph* **Samb** sulph
      - **sitting** up in bed | **must** sit up: **Kali-n**
  - **lying** agg: *Aral* ars cist con ferr-act *Grin* lach merc-pr-r naja puls *Samb* sulph
- **accompanied** by:
  - **anxiety** (See MIND - Anxiety - asthma)
  - **blushing**; violent (See MIND - Blushing - asthmatic)
  - **burning**; internal: carb-v
  - **chlorosis**: calc-p
  - **coldness**; external: carb-v

Asthmatic – accompanied by

- **accompanied** by: ...
  - **collapse**; state of: verat
  - **convulsions**: *Cupr*
  - **coryza**: ant-t *Aral* arg-n *Ars-i* bad *Ip* just naphtin nat-s spong
    - **chronic**: sil
  - **cramps** or spasms in various parts: cupr
  - **cyanosis**: ars cupr kali-c *Lob* samb
  - **diabetes** (See GENE - Diabetes mellitus - accompanied - respiration)
  - **diarrhea | morning**; early: nat-s
  - **eczema** (↗*Difficult - eruptions - with; CHES - Complaints - bronchial tubes - accompanied - urticaria)*: med petr rhus-t
  - **edema**: ant-ar
  - **emphysema**: lac-d
  - **eructations**: *Caps*
    - **acrid**: sang
  - **expectoration**; yellow: kali-s
  - **expiration**; difficult: brom chlor med
  - **fever**: tub-a
  - **goitre**: spong
  - **gout**: led sulph *Visc*
  - **headache** (See HEAD - Pain - accompanied - asthma)
  - **heartburn**: sang
  - **hemorrhoids**: *Junc-e* nux-v
  - **husky** voice: hippoz
  - **inspiration**; difficult: brom iod
  - **itching**: calad cist sabad
  - **menses**; scanty: arg-n
  - **nausea**: ip kali-n lob
  - **obesity**: blatta-o
  - **palpitation**: ars cact eucal puls
  - **perspiration**; profuse: *Samb*
  - **phthisis** pulmonalis (See CHES - Phthisis - accompanied - respiration)
  - **pulsatilla** symptoms: puls
  - **respiration**:
    - **difficult** and slow: ferr
  - **painful**: ars
  - **retching**: dros
  - **rheumatic** pains: benz-ac led sulph tub *Visc*
  - **salivation**: *Carb-v*
  - **sexual** desire; increased: nat-c
  - **sleeplessness**: chlol tela
  - **speak**; inability to: cupr
  - **suffocation**: am-c ip
  - **swallowing**; difficult: cupr
  - **thirst**: ars kali-n
  - **uremia** (See GENE - Uremia - accompanied - respiration - asthmatic)
  - **urination**:
    - **dysuria | night**: solid
  - **urine**:
    - **discharge** of: kreos
    - **sediment** in: nat-n
  - **vertigo**: cupr

| Asthmatic – accompanied by | Respiration | Asthmatic – cold |

- **weakness** (See GENE - Weakness - accompanied - asthma)
- o **Abdomen**; pain in: mosch
- **Bronchial** tubes:
  : **catarrh** (See CHES - Catarrh - bronchial - accompanied - respiration)
  : **inflammation** (See CHES - Inflammation - bronchial - accompanied - respiration)
- **Chest**:
  : **burning** pain: aral
  : **constriction**; sensation of: ars chel
  : **oppression**: ars chel
  : **sink** in; sensation chest would: ptel
  : **stitches** beneath right ribs: chel
- **Colon**; inflammation of: lyc nat-s
- **Diaphragm**; spasms of: staph
- **Epigastrium**; swelling of: lac-d
- **Epiglottis**:
  : **spasms**: med
  : **weakness**: med
- **Heart**; complaints of (See heart - complaints; CHES - Heart; complaints - accompanied - respiration)
- **Lids**; twitching of: cupr
- **Rectum**:
  : **cancer** of (See RECT - Cancer - accompanied - respiration)
  : **polypi**: nat-s
- **Skin**; complaints of: naja
- **Stomach**:
  : **complaints**: arg-n *Bry* carb-v ip kali-m *Lob* lyc *Nux-v* puls sang verat-v zing
  : **disordered**: arg-n *Bry* carb-v ip kali-m *Lob* lyc *Nux-v* puls sang verat-v zing
  : **hyperchlorhydria** of: grin
- **Testes**; pain in: spong
- **Throat**:
  : **burning** pain in: aral
  : **choking** of: hydr-ac
- **Thyroid**; complaints of: spong
- **air | mountain** air amel: syph
- **air** agg; draft of: *Sil*
- **air**; in open:
  - **agg**: calad nat-m psor
  - **amel**: *Am-c* bry ip kali-s lach naphtin puls rhus-t tub
- **alcoholics**; in (See drunkards)
- **allergic** (✱*hay; from; GENE - Allergic)*: ambr Ars Ars-i blatta-o *Brom* cortiso dulc euphr *Iod* kali-bi kali-c kali-i kali-s lyc *Med* moni *Morg-p* naja naphtin *Nat-ar* nat-c nat-m *Nat-s* nux-v psor *Puls* sabad sang sin-n stict *Sul-ac Thuj* tub
- **alternating** with:
  - **diarrhea**, nocturnal: *Kali-c*
  - **eczema**: ars *Psor*
  - **eruptions** (✱*COUG - Alternating - eruptions)*: apis ars calad carc caust *Crot-t* **Dulc** *Hep Kalm* lach med mez phenob *Psor* rat rhus-t *Sulph* syph
  - **gout**: benz-ac lyc *Sulph*

- **alternating** with: ...
  - **pain**; rheumatic (✱*EXTR - Pain - rheumatic - alternating - dyspnea; EXTR - Pain - rheumatic - alternating - pulmonary)*: dulc *Med*
  - **rash**: calad
  - **urticaria**: calad
  - **vomiting**: kali-c
  : **periodical | convulsive**, spasmodic: cupr ip
- o **Chest**; rash: *Calad*
- **Forearm**:
  : **pimples**: calad
  : **rash**: calad
- **Head**; pain in: ang glon kali-br
- **Stomach**:
  : **complaints**: **Kali-bi**
- **Upper** limbs; rash: calad mez
- **anesthesia**; ailments from: aral
- **anger**; after (See MIND - Anger - asthmatic)
- **arms** away from the body amel; holding the: psor
- **ascending**:
  - **hills | agg**: nux-v
  - **stairs | agg**: saroth sulph
- **autumn** agg: *Chin* lach med
- **bathing**; after: mosch
- **bending**:
  - **forward | amel**: oci-sa
  - **head**:
    backward | amel: bell cham **Spong** *Verat*
  - **shoulders**:
    : **backward | amel**: calc-act
- **bronchial**: acon ambr ant-t arg-n arist-cl **Ars** ars-i bar-c bell *Bry Calc Camph* **Chin** con cortiso *Cupr* cupr-ar *Dulc Ferr Graph* hed hep hippoz *Influ* ip kali-ar *Kali-c* kali-n *Lach Lob* merc merc-i-r nux-v *Phos* **Puls** *Samb* **Seneg Sep** sil **Spong Stann** stram **Sulph** tab ter thuj tub visc zinc
  - **children**; in: hed
- **cardiac** (See heart - complaints)
- **children**; in: *Acon* ambr **Ant-t** ars **Bell** camph *Carc* **Cham** chin coff cupr hep ign **Ip** kali-br kali-c kali-i lach lyc med merc-sul *Mosch* **Nat-s** nux-m nux-v op phos psor **Puls Samb** sil stram sulph syph thuj tub-a zinc
- **fail** to act; where indicated remedies: morg-p
- **infants**; in: med naphtin tub-a v-a-b vib
- **sycotic**: nat-s thuj
- **vaccination**; after: thuj
- **chronic**: anis ant-s-aur sul-ac syph
- **coition**:
  - **after**: *Asaf* cedr kali-bi
  - **during**: aeth ambr asaf kali-bi
- **cold**:
  - **agg**: nux-v sil
  - **air**:
    : **agg**: agar all-c am-c ant-t apis **Arg-n Ars** aur bell brom bry *Calc* calc-sil campan-ra carb-v chin chinin-ar *Cist* cupr dulc *Hep* ip kali-ar *Kali-c* kali-n *Lob* mosch *Nux-v* petr *Psor* puls rhus-t rumx sabad sep sil sulph
    : **amel**: am-c bry *Carb-v Cham Merc Puls*

1116   ▽ extensions | O localizations | ● Künzli dot

| Asthmatic – cold | **Respiration** | Asthmatic – obstruction |

- **amel**: lach
- **drinks**:
  : **agg** | **ice**-cold: meph
- **water**:
  : **agg**: *Meph*
  : **amel**: bry cham cupr
- **cold**; after taking a: acon *Arg-n* dulc *Lob* med nat-s *Podo Puls* rhus-t sil **Spong** *Stann* sulph
- **heated**; when: rhus-t *Sil*
- **summer** agg (↗*summer*): arg-n *Ars*
- **constriction** | **Larynx**; of: dros
- **coryza**; after: aral just naja nux-v
- **cough** agg; during: *Meph* nux-v pert phos
- **dampness**; from: nat-s
- **die**; with sensation he is going to (See MIND - Death - presentiment - respiration)
- **dinner**; after: thuj
- **drunkards**: *Ars* coca *Meph*
- **dry**: thymu
- **dust**; from inspiration of (↗*GENE - Dust - agg.*): ictod *Ip* kali-c sul-ac
- **earlier** illness; after: carb-v
- **eating**:
  • **after** | **agg** (↗*meal*): *Asaf* asc-t *Kali-p* manc med *Nux-v Puls* sars sulph
  • **amel**: ambr *Graph* iod
- **eczema**; after suppressed: ars
- **emotions**:
  • **after** (↗*nervous*; *Hyperventilation*): Acon ambr caust cham *Coff* cupr *Gels Ign* lach nux-v pall puls thyreotr verat
  • **suppressed** emotions; after: caust
- **endocrine** imbalance; from: pitu-gl
- **eructations** | **amel**: carb-v nux-v
- **eruptions**; after suppressed (↗*Difficult - eruptions - suppressed*): ant-c *Apis Ars* calc *Carb-v* cupr *Dulc Ferr* graph hep *Ip* mez *Psor* **Puls** rhus-t sec *Sulph*
- **erysipelas**; from suppressed: ptel
- **excitement**: ambr
- **exertion**; from slight: blatta-o bry calc caust *Nat-s* nux-v sil stann sulph
- **expectoration** | **amel**: ant-t aral ars calad erio grin hyper ip kali-bi sep stann zinc
- **face**, after disappearance of tetter on face; with pain in: *Dulc*
- **feather** pillow agg: mang-act
- **fever**; with intermittent: mez
- **flatulence**; from (↗*stomach - fullness*; *Difficult - flatulence*; *Impeded - flatulence*): *Carb-v Cham Chel Chin Lyc* mag-p *Nux-v* op phos *Sulph* zinc
- **flowers**; from: sang
- **followed** by | **diarrhea**: kali-c nat-s
- **formication**; after: cist lob
- **fright** agg: carc samb
- **fumes**; from: sul-ac
- **grief**; from: **Nat-s**

- **hay** fever, during (See NOSE - Hay - asthmatic)
- **hay**; from (↗*allergic*; NOSE - Hay - asthmatic; NOSE - Heat - bleed): Ambr aral *Ars* Ars-i arum-t *Bad Carb-v* chinin-ar *Dulc Euphr* **Iod** *Ip Kali-i* kali-s-chr *Lach* lob *Naja Naphtin Nat-s Nux-v Op* phle *Sabad* sang *Sil Sin-n Stict* sul-i
- **head** on knee-position: (non: kali-c)
  • **amel**: kali-c
- **heart**:
  • **complaints**; from heart (↗*CHES - Heart*; complaints - accompanied - respiration; CHES - Heart; complaints - accompanied - respiration - difficult): adon *Aspidin* aur cact chinin-ar digin grin kali-n laur naja psor queb spong stroph-h sumb
  • **fatty** degeneration of heart; from: **Arn**
- **hiccough**; after (See STOM - Hiccough - followed - asthma)
- **hives**, from: apis puls
- **horse**; when coming in contact with a: castor-eq
- **humid** (See Rattling)
- **hysterical** (↗*Difficult - hysterical*; *Hyperventilation*; MIND - Hysteria): acon ambr asaf aur bell caul caust cham cocc coff con cupr ign ip *Lach* lob **Mosch Nux-m** nux-v phos **Puls** stann stram sulph
- **injury** of spine, after: *Hyper*
- **jealousy**; after: **Lach**
- **laughing**:
  • **agg**: ars
  • **with** (See MIND - Laughing - asthma)
- **leaning**:
  • **backward** | **agg**: psor
  • **forward** | **amel**: kali-c spong
- **lying**:
  • **abdomen**; on (↗*COUG - Lying - abdomen - amel.*):
    : **amel**: *Med*
  • **back**; on | **amel**: psor
  • **face**; on the | **amel**: med
  • **knees** and chest; on | **amel**: carc med
- **meal**, after every satisfying (↗*eating - after - agg.*): asaf
- **measles**; after: brom *Carb-v*
- **menses**:
  • **before** | **agg**: cupr *Iod Lach* spong sulph
  • **during** | **agg**: cupr *Iod* kali-c *Lach* spong sulph
  • **suppressed** menses; from: *Puls* spong zinc
- **mental** exertion agg: kali-c sep
- **mercury**; after abuse of: aur
- **Millar's** asthma (See LARY - Laryngismus)
- **miner's** asthma, from coal dust: card-m nat-ar sulph
- **moon**; full: calc spong
- **motion** | **amel**: ferr lob
- **mountains** | **amel** (See air - mountain)
- **music** agg: ambr
- **nervous** (↗*emotions - after*): acon ambr aml-ns *Asaf* cham chinin-s cina coff *Cupr* form grin *Hydr-ac Ip* kali-br kali-p lob mag-p *Mosch* nux-m *Nux-v* stram sumb tela thymu valer verat
- **obstruction**, from nasal: lem-m
- **weather** agg; wet: lem-m

Asthmatic – odors **Respiration** Asthmatic – writing

- **odors** agg: asar sang
- **old** people; in: am-c *Ambr* ant-c **Ars** aur *Bar-c* bar-m camph *Carb-v Coca Con* phel *Seneg* sulph
  - **athletes**: coca
- **overheated**; when: bry sil
- **paroxysmal**: meph
- **periodical**: all-s *Alum* ant-t **Ars** *Asaf Carb-v Chel Chin* chinin-ar *Hydr-ac* ip nux-v *Phos Plb Seneg* sulph tab thuj
  - **days**; every eight: chin ign sulph
  - **week**; every: chin ign sulph
- **perspiration** | **suppressed** perspiration of feet: ol-an
- **position** knee-elbow | **amel**: med
- **protruding** tongue | **amel**: med
- **puberty** | **stops** at puberty and recurs later in life: nat-s
- **rash**; after suppression of acute: acon *Apis Puls*
- **reading**; constant | **amel**: ferr
- **riding** agg: meph
- **rocking** amel: kali-c
- **rose** cold, following: *Sang*
- **sadness**, with (See MIND - Sadness - respiration - asthmatic)
- **sailors** as soon as they go ashore (↗*seaside - amel.*): **Brom** kali-br
- **sea**; at the (See seaside)
- **seaside**; at the:
  - agg: brom cupr med nat-m
  - amel (↗*sailors)*: brom carc med syc
- **sitting**:
  - **erect**:
    : agg: ferr-act laur psor
    : amel: *Ars* ip kali-c merc-pr-r nux-v *Puls*
    : head bent backward: hep
- **sleep**:
  - **after** | **agg**: aral grin *Lach* med samb
  - **during**:
    : agg: *Acon Ars Carb-v Hep Kali-c* kali-i *Lach* meph nat-s op sep spong *Sulph*
    : menses:
      . during | agg: cupr *Iod Lach* spong
  - **falling** asleep agg: am-c *Grin* lac-c *Lach Merc-pr-r* op
- **smoke**: mosch sul-ac sulph
- **smokers**; of: naphthoq
- **smoking**:
  - after | agg: asc-t **Nat-ar**
  - agg: puls
  - amel: merc
- **spasmodic**: agar am-c **Am-caust** ambr ammc ant-c *Ant-t* aral arg-n **Ars** *Asaf* bapt *Bell* bry *Cact* camph caust cham cic *Cocc* coff coff-t con *Cupr Dros Ferr* ferr-p *Gels Graph* guaj *Hydr-ac Hyos* hyper *Ictod* **Ip** *Kali-c Kali-c Lach* laur led lil-t **Lob** lyc *Mag-p Meph* merc *Mez Mosch* nat-s nux-m *Nux-v Op* ph-ac phos plat *Plb Puls* raph rumx samb *Sars Sep* **Spong** stann *Stram* sulph *Sumb* syph **Tab Valer** zinc zinc-p
- **spring**; in: aral

- **status** asthmaticus: ant-t cann-s kali-c lach laur
- **stomach** (↗*Difficult - stomach - disorders*):
  - **disordered**; from: nux-v
  - **fullness** of; from (↗*flatulence*): nux-v
- **stool** | amel: ictod med
- **sudden** attacks: *Acon Ant-t Ars* bell bry **Camph** *Cham* chin cupr ip *Lach* **Mosch** nux-m nux-v **Op** pitu-a puls *Samb*
- **summer**; in (↗*cold; after - summer; weather - warm - wet - agg.*): arg-n syph
- **sycotic**: med nat-s sil
- **talking**:
  - agg: *Dros* **Lach** meph **Stann**
  - amel: ferr
- **temperature**; from a slight change of: rumx
- **thunderstorm**; during: phos sep *Sil* syph
- **tuberculosis** family history: dros
- **turning** in bed agg: ars
- **uncovering** chest | **amel**: ferr
- **urination** agg; during: chel dulc
- **vaccination**; after: thuj
- **vexation** agg: ars
- **violent**: nat-s
- **vomiting** | **amel**: cupr
- **walking**:
  - amel: ferr nux-v
  - wind; against the: cupr nat-m
- **warm**:
  - air agg: aur
  - drinks | amel: spong
  - food:
    : agg: *Cham Lob*
    : amel: spong
  - room:
    : agg: *Am-c* bry carb-v kali-s lach puls tub
    : entering a warm room; when | air; from open: *Bry Lob*
- **weather**:
  - change of weather: *Ars* chel dulc hyper pitu-a
  - cold:
    : agg: arg-n *Hep*
    : wet | agg: ant-t ars aur **Dulc** *Med Nat-s* thuj verat
  - dry | agg: acon caust cham *Hep*
  - foggy: hyper nat-s
  - warm:
    : agg: nat-s syph
    : wet:
      : agg (↗*summer*): bar-c *Bell Carb-v* ip lach syph
      : amel: caust *Hep*
- **wet**:
  : agg: ant-t *Aur* bar-c carc *Chin* con *Dulc* hep ip kali-c lem-m *Nat-m Nat-s* sil sulph syph verat
  : amel: caust hep
- **windy**: carc
  : before: hyper sulph
- **whooping** cough: carb-v
- **winter** attacks: *Carb-v* nat-m *Nux-v* phel sulph
- **writing**; constant | **amel**: ferr

1118 ▽ extensions | O localizations | ● Künzli dot

| Bending | **Respiration** | Deep |

BENDING:
- **backward**:
  - **agg**: cupr nit-ac psor
- **head**:
  - **backward** | **amel**: *Hep* lach *Spong* verat

BLOWING *(↗MOUT - Blowing)*: chin lach

BREATHING:
- **holding breath**:
  - **anger; from** | **children; in**: cham

BREATHLESS (See Arrested)

CATCHING *(↗Gasping; Panting)*: *Arg-n Brom* calad *Calc* carb-ac *Caust* cina gels kreos *Led* lil-t merc-c nit-ac *Phos* santin **Sil** stry sulph
- **morning**: sars
- **night**: **Sil**
- **bending agg**: *Calc*
- **cough**:
  - **after**: arn *Ars* bry hep *Nat-m* Puls
  - **before**: ant-t bry
  - **during** | **agg**: bry *Cina*
- **dancing; after**: *Spong*
- **fever; during**: **Sil**
- **menses; before**: borx
- **sleep agg; during**: lyc
- **stitching, from**:
  - **hemorrhoids, in**: **Sulph**
  ○ **Abdomen** to back; in: *Calc*
- **working**: sars

CHEYNE-STOKES breathing (See GENE - Cheyne-stokes)

CLOSING the eyes agg: carb-an *Carb-v*

CLOTHING:
- **agg**: ars chel lach

COITION agg; during: ambr asaf cedr con dig kali-bi phos staph

COLDNESS of breath: acon ant-t ars asar **Camph Carb-v** carbn-o *Cedr Chin* chinin-s cist cocc-s colch *Cop* cor-r cupr euph-l *Helo Helo-s* hyper jatr-c merc mur-ac *Phos* rhus-t sin-n *Tab* tell ter **Verat**
- **accompanied** by | **rattling** respiration and cold extremities (See Rattling - accompanied - cold)
- **chill**; during: **Carb-v** chin verat

COMPLAINTS of respiration: acon *Ant-t* Apis **Ars** Bell bry carb-v cupr dig dros grin hep ip *Kali-c* **Lach** lob *Lyc* nat-s **Op** *Phos* **Puls** ran-b *Samb* **Spong** stann **Sulph** tarent vib
- **accompanied** by:
  - **anger** (See MIND - Anger - respiration)
  - **nausea**: canth cham hyos lach lob petr rhus-t samb sang

Complaints of respiration – **accompanied** by: ...
- **palpitations** (See CHES - Palpitation - accompanied - respiration - complaints)
- **perspiration**: m-arct samb
- **weakness; general** (See GENE - Weakness - accompanied - respiration - complaints)
- **Epigastrium**:
  : **complaints of**: *Ars* chin cocc guaj lach nat-m *Phos* rhus-t sulph
- **Face**:
  : **cyanotic**: ant-t brom
- **Heart**; complaints of (See CHES - Heart; complaints - accompanied - respiration - complaints)
- **Lips**; red discoloration of: spig
- **Stomach**; complaints of: *Ars* chin cocc guaj lach nat-m *Phos* rhus-t sulph
- **Tongue**; red discoloration of: mosch
- **alternating** with:
  - **cough**: ant-t
  - **eruptions**: *Calad* crot-t lach *Rhus-t*

CONVULSIVE (See Paroxysmal)

COUGH:
- **before** | **agg**: ant-t caust led
- **during** | **agg**: am-m ant-t ars asar bry cocc *Con* **Cupr Dros** *Ip* just kali-bi lach *Meph* merc-cy mez mosch naja *Nux-v* op petr *Phos* **Puls** *Rhus-t* sil spig stann tarent tub *Verat*

COVERING THE MOUTH OR NOSE agg: arg-n cupr lach

CROAKING *(↗Rough - crowing)*: am-caust cham lach

CROWING (See Rough - crowing)

DEEP: *Acon Agar Ail* am-c am-m ant-c ant-t **Arg-n** arn ars **Aur** bar-c bar-m bell borx bov *Brom* **Bry** *Cact Calc* calc-p calc-sil *Camph* cann-i cann-s **Caps** carb-v carl *Castm Caust* cham chel chin chinin-ar chlor cic cimx coca cocc colch croc *Cupr Dig* dros euon *Euph* fl-ac gamb glon hell **Hep** *Hydr-ac* hyos ictod *Ign Ind* **Ip** kali-ar kali-c kali-m kreos **Lach** lachn lact laur lil-t lob *Lyc* m-arct m-aust mag-c merc mez mosch *Mur-ac* nat-ar nat-c nat-m **Nat-s** nicc nux-m nux-v olnd **Op** ox-ac par *Phos* **Plat** plb podo prun puls *Ran-b* ran-s *Rhus-t* sabin sars *Sec* **Sel** seneg **Sil** spig spong squil stann *Stram* stry sul-ac *Sulph* tab ther thuj *Zinc*
- **evening**: eupi *Ran-b*
- **night**:
  - **midnight** | **waking**; on: cann-i
  - **abdomen**, from: alumn cann-s
  - **amel**: acon asaf bar-c *Cann-i* caps chin *Colch Cupr* dig dros *Ign* iod *Lach* meny olnd osm puls rhus-t *Seneg* sep *Spig* **Stann** staph sulph ter viol-t
  - **chill**; during: bry caps cimx ip *Ph-ac*

Deep   **Respiration**   Difficult

- **convulsion**; during: op
- **desire** to breathe: acet-ac acon adon agar alum alum-p alumn am-br *Am-caust* aml-ns anh ant-c apis arg-n *Aur* bapt *Borx* brom **Bry Cact Calc** *Calc-p* camph cann-i *Caps Carb-ac Carb-v* carc *Card-m Caust* cedr *Chin* cimx clem coca croc *Crot-t* **Cupr** *Dig* euon eup-per *Glon* hell hep hydr *Hydr-ac* iber ictod **Ign** *Ind Ip* kali-bi *Kali-c Kali-n Kreos* **Lach** *Lact* laur lil-t lob *Lyc* m-arct mag-p malar med *Merc* mez mosch **Nat-s** nux-m op *Par Phos* plan *Plat* podo prun ran-b rauw rhus-t sabin samb *Sang* **Sel** *Seneg* sep sil squil stann stram stroph-s sulfa **Sulph** tab ther tub verb xan
  - **chill**; during: cimx
  - **dinner**; after: hep
  - **lying** agg: *Ind*
  - **oppression** in stomach, with: nat-m
- **dinner**; before: chin rhus-t
- **eating**; after: ant-c hep rhus-t sars
- **epileptic** convulsions; after: ign
- **heart**, from heaviness at: *Adon* croc
- **heat**; with: ph-ac
- **impossible**: alum alumn ambr ant-c apoc **Ars** ars-i *Aur* bry calc-p *Caps Cocc Crot-t* dig euph euphr ferr kali-cy kali-n lach *Lob* morph op plat sep sil stann sulph
- **lying**:
  - **back**; on | **amel**: ind
  - **side**; on:
    : left | **agg**: ind
- **lying** down agg: *Ind*
- **menses**; before: sulph
- **oppression** in epigastrium, from: bell
- **running**; after: *Hep*
- **sitting** agg: cic lach
- **sleep** agg; during: ign
- **slow**, wheezing: sep
- **walking** agg: bell
- **writing** agg: fl-ac

DIFFICULT (↗ *Abdominal; Accelerated; Asthmatic):* abies-c abies-n abrot absin acet-ac *Acetan Acon Acon-f* adon adren *Aeth Agar Agn* ail *All-c* all-s allox aloe alum alum-sil alumn *Am-c* am-m *Ambr* aml-ns **Anac** ancis-p ang anh *Ant-ar Ant-c* ant-i **Ant-t Apis** apoc *Aral* arg-met *Arg-n* Arn **Ars** *Ars-i* ars-s-f arum-t arund *Asaf Asar Asc-t* aspar astac *Aur* aur-ar aur-i aur-m aur-m-n aur-s *Bac Bad* bar-c bar-i *Bar-m* bar-ox-suc *Bell Benz-ac* beryl bism *Blatta-o* borx both both-ax botul *Bov Brom* bros-gau **Bry** bufo bung-fa buth-a **Cact** cadm-met cain caj calad *Calc Calc-ar Calc-f* calc-i *Calc-p Calc-s* calc-sil *Camph* cann-i canth *Caps* carb-ac carb-an **Carb-v** *Carbn-o Carbn-s Carl* castm **Caust** *Cedr Cench Cham* **Chel** chen-a **Chin** *Chinin-ar Chinin-s* chlol **Chlor** *Cic* cimic *Cimx* **Cina** cist *Coc-c Coca Cocc* coff *Colch* coll *Coloc*

Difficult: ...
Con conv cop cor-r cortiso cot *Crat* croc *rot-c Crot-h* **Crot-t** *Cub* **Cupr** cupr-act **Cupr-ar** cupr-n cupr-s cur *Cycl* cyt-l dendr-pol *Dig* dios diph-t-tpt diphtox dirc *Dros Dulc* eberth elaps ephe equis-h ery-a eup-per euph euphr **Ferr** *Ferr-ar Ferr-i Ferr-p Fl-ac* foll *Formal Gels* gins *Glon Graph Grin Guaj* ham *Hell* helo **Hep** hippoz hist hura hura-c hydr hydr-ac hydrc hyos hyper ictod *Ign* indg *Iod* **Ip** *Iris* jab jatr-c jug-c *Just* **Kali-ar** *Kali-bi* kali-br **Kali-c** *Kali-chl* **Kali-i** kali-m kali-n **Kali-p** *Kali-s* kali-sil kali-sula *Kalm* kreos lac-c **Lach** *Lact Lat-m Laur* lec led *Lil-t Lith-c* **Lob** lob-e **Lyc** *Lycps-v Lyss M-ambo* m-arct *M-aust* mag-c mag-m mag-s malar manc mand mang *Med* meli meny **Meph** *Merc* **Merc-c** *Merc-cy Merc-pr-r Merc-sul* merl *Mez* morph *Mosch* mucor *Mur-ac* murx mygal **Naja** *Naphtin* nat-ar nat-f *Nat-m* nat-n *Nat-p* **Nat-s** nicc *Nit-ac* **Nux-m** *Nux-v* oena ol-j **Op** osm *Ox-ac* oxyd p-benzq par petr *Ph-ac* phel **Phos** *Phos-pchl Phys Phyt* Plat *Plb* podo prot *Prun Psor* ptel pulm-v **Puls** pycnop-sa *Queb Ran-b* ran-s raph rat rauw rheum rhod *Rhus-t* rumx ruta sabad sabin *Samb Sang* sarcol-ac sarr sars scol *Sec* **Sel** senec *Seneg* **Sep** ser-ang *Sil Spig* **Spong Squil Stann** staph *Stram* stront-c *Stroph-h* stroph-s **Stry** sul-ac sul-i sulfa **Sulph** *Sumb* syph *Tab* tarax **Tarent** tax *Ter* thuj thymol *Toxo-g* trad trif-p tril-p trinit *Tub* tub-a tub-r uva vac valer **Verat** verat-v vesp *Vib* viol-o viol-t vip visc xan yers *Zinc* zinc-p zing
- **daytime**: *Chel* nux-v
- **morning**: ambr ant-t aur bell *Brom* carb-an carb-v *Caust* chel *Con Dig* euphr *Kali-bi Kali-c* kali-chl kali-i *Lach* lyc mang merc nat-s nit-ac *Nux-v Phos* puls rhod *Sang Sep Sil* sulph
  - **8 h**: dios
  - **bed** agg; in: alum ant-t carb-an com con led mag-s nat-c nux-v puls sulph
  - **chest**, from anxiety in: puls
- **exertion** agg: lyc
- **expectoration** | **amel**: *Sep*
- **rising**:
  : **after**;
  : **agg**: bell carb-v caust (non: con) dig ran-b
  : **amel**: con led puls sulph
  : **agg**: calc-p *Kali-bi*
- **standing** agg: con
- **waking**; on: con kali-i nit-ac seneg *Sep* sil
- **forenoon**: alum bry chinin-ar hyper *Ip* nat-c *Nat-s* ox-ac sulph
  - **9 h**: chel chin chinin-ar nat-ar tarent valer
  - **breakfast** agg; after: valer
  - **10 h**: *Ferr* iod

Difficult – forenoon	Respiration	Difficult – accompanied by

- 11 h: agar squil
- **standing** agg: kali-n
- **walking**:
  : agg: cocc
  : air agg; in open: ferr
- writing agg: mag-s
- noon: gels hura
- afternoon: act-sp all-s alumn *Ars* asar aur bapt bell cain calc carb-v chel dig elae elaps *Fl-ac Lach* lyc *Merc-sul* nat-m op phos puls sabad *Samb Sang* sep sulph trif-p
- 13 h: cact squil
- 14 h: chel
- 15 h | **running**; when: am-c lyc
- 15.30 h | **sitting** agg: mag-c
- 16 h: phos
- 17 h: med
  : 17-19 h: nat-m
  : **sudden**: ign
- evening: acon aeth agn *All-c* anac ant-t *Ars* ars-s-f bell *Calc-p* calc-s carb-an *Carb-v Carbn-s* cench *Chin* chinin-ar cist clem coloc con cycl dig digin elaps *Ferr* ferr-ar ferr-p *Fl-ac* graph *Hell* hyper ip *Kali-ar* **Kali-c** kali-s *Lach Lob* mag-c merc mez nat-m nux-m *Nux-v* oena ox-ac petr *Phos Psor Puls Ran-b* raph rhod *Rhus-t* sep *Stann* **Sulph** verb *Zinc* zinc-p
- 18 h: bapt mag-c **Rhus-t**
  : 18-21 h: castm
- 18.30 h: chel
- 21 h: bry
- **amel**: lyc
- **bed**:
  : in bed:
    : **agg**: am-c ant-t *Ars* bell borx carb-an *Carb-v* chin *Cist* con crot-h *Ferr Graph* merc nat-m *Nat-s* par *Phos* podo *Sep* sul-ac *Sulph* zinc
    : **amel**: *Chel*
- night: acon aeth alum alum-p am-c am-m *Ant-t* apis arg-n *Ars* ars-i ars-s-f arum-d asar aspar *Aur* aur-ar aur-i aur-m aur-s *Bac* bapt bar-c bar-i bar-s bell berb botul brom bry bufo cact *Calc* calc-i calc-p calc-s cann-i carb-ac carb-an *Carb-v* **Carbn-s** castm *Cench* cham chel *Chin Chinin-ar Coca* Colch coloc con *Crot-t* cupr daph *Dig* dros elaps *Ferr* ferr-ar *Ferr-i Ferr-p* flav *Graph Guaj Hep* ign *Iod Ip* **Kali-ar** *Kali-bi Kali-c* kali-i kali-p kali-s *Lach* lact *Lob Lyc* mag-s med merc **Naja** nat-c nat-m nit-ac *Nux-v Op* petr ph-ac **Phos** plb podo *Psor Puls* ran-b rhus *Rhus-t* **Samb** sang sel seneg *Sep Spong Stann* stict stront-c *Sul-ac* sul-i **Sulph** syph *Ter Thuj Tub* zinc zinc-p zing
- **midnight**:
  : before: coloc *Squil*
  : 22 h: ip *Phos* phys valer
  : 22-10 h: ip

- night – midnight – before: ...
  : 23 h: cact nat-m spong *Squil*
  . 23-3 h: colch
  : **at**: *Acon* aral **Ars** calc *Chin* puls *Rhus-t*
  : **after**: **Ars** *Dros* ferr *Graph* lyc *Nat-m* psor rhus-t **Samb** *Spong*
  : 1 h:
  . 1-2 h: ars *Spong*
  . 1-4 h: rhus-t *Syph*
  : 2 h: **Ars** flav *Kali-bi* med *Nat-m* rumx
  . 2-3 h: **Kali-ar Kali-c**
  : 3 h: am-c **Ant-t** bufo cupr **Kali-c** nat-m **Samb**
  : 4 h: kali-bi lil-t
  . **until** 4 h; frequent attacks: **Samb**
  : 5 h: kali-i
  : **waking**; on: arund cann-i sil
- **bed**:
  : in bed:
    : **agg**: ant-t apis **Ars** botul calc-ar *Graph* hep plb sep spong
    : **amel**: *Chel*
- **abortion**; during: puls
- **accompanied** by:
  - **anemia** (See GENE - Anemia - accompanied - respiration)
  - **bronchopneumonia** (See CHES - Inflammation - lungs - accompanied - breathlessness)
  - **coryza**: aral ars ars-i calc ip kali-i m-aust mang naja nat-m nit-ac nux-v phos *Rhus-t* stict sulph
  - **cough**: acon all-s **Alum** alum-sil am-c am-m ambr anac **Ant-t** aral arg-n arn **Ars** *Ars-i* aspar bar-c bar-m *Bell Blatta-o* brom bry calad calc calc-p calc-s calc-sil carb-an *Carb-v* carbn-s *Caust* cench chin chinin-ar *Cina* coc-c con cop cor-r **Cupr** dig dol **Dros** eup-per euphr *Ferr* ferr-ar ferr-p guaj *Hep* hydr-ac ign **Ip** *Kali-bi* kali-bi kali-n *Kali-s* kali-sil *Kreos* lac-c *Lach* lachn lact laur led lob *Lyc* merc mez mur-ac nat-m *Nat-s* nicc nit-ac *Nux-m* **Nux-v Op** phel **Phos** pycnop-sa rhus-t samb *Sep Sil* spig spong squil **Stann** sul-ac sulph tub viol-o visc zinc zing
  - **croup** (See LARY - Croup - accompanied - respiration)
  - **diphtheria**: apis
  - **dropsy** (See GENE - Dropsy - general - accompanied - respiration)
  - **eructation** (See STOM - Eructations - accompanied - dyspnea)
  - **fever**; intense: diph
  - **menses**; absent: ars-i
  - **nausea**: cham ip kali-n
  - **obesity**: am-c
  - **palpitations** (See palpitations)

Difficult – accompanied by   **Respiration**   **Difficult – breathing**

- **perspiration**: bapt ip
- **pricking**: lob
- **salivation**; increased: lob
- **stool**; loose: lycps-v
- **ulcers**: kali-n
- **uremia** (See GENE - Uremia - accompanied - respiration)
- **urinary** and heart complaints (See BLAD - Urinary - accompanied - heart)
- **urine | albuminous** (See URIN - Albuminous - accompanied - respiration)
- **urticaria**: apis
- **vertigo**: acon cur kali-c laur
- o **Brain** congestion: cimic
- **Chest**:
  - **catarrh** (See CHES - Catarrh - accompanied - respiration)
  - **constriction** (See CHES - Constriction - accompanied - respiration)
  - **oppression** (See CHES - Oppression - respiration - difficult)
  - **pain** (See CHES - Pain - accompanied - respiration)
- **Heart**:
  - **complaints** of the heart (See CHES - Heart; complaints - accompanied - respiration)
  - **dropsy** (See CHES - Dropsy - cardiac - dyspnea)
  - **pain** in the heart (See CHES - Pain - heart - accompanied - respiration)
  - **weakness** of (See CHES - Weakness - heart - accompanied - respiration)
- **Kidneys**; inflammation of (See KIDN - Inflammation - accompanied - respiration)
- **Lips**:
  - **cyanotic** (See Complaints - accompanied - face)
  - **red** discoloration of: spig
- **Lungs**; cancer of the | **Heart**; weakness of (See CHES - Weakness - heart - accompanied - lungs - cancer - dyspnea)
- **Nose**; obstruction of (See NOSE - Obstruction - suffocating; NOSE - Obstruction - swelling)
- **Ovary** and heart complaints; pain in left (See FEMA - Pain - ovaries - accompanied - heart)
- **Shoulders**; raised: ant-c (non: eup-per)
- **Stomach**:
  - **congestion**: grin
  - **pain**: arg-n
- **Testes**; pain in: spong
- **Throat**; constriction in: bell cham cocc dig dros *Hydr-ac* lob *Mosch* sabad
- **air** agg; draft of: lob
- **air**; in open:
  - **agg**: *Borx* caust crot-c phys plat **Psor** rhus-t sel seneg sulph
  - **amel** (↗*open - doors; open - window)*: aeth alum *Am-c* aml-ns **Apis** arg-n ars-i bapt bell *Bry Cact* calc cann-s carbn-s chel *Chinin-ar* cist dig fl-ac *Gels*

- **air**; in open – amel: ...
  graph *Ip* kali-c *Kali-i Kali-s Lach* lil-t **Nat-m** nux-v psor **Puls** rhus-t stram **Sulph** tarent *Tub*
- **alternating** with:
  - **convulsions**: plat
  - **metrorrhagia** (See FEMA - Metrorrhagia - alternating - dyspnea)
  - **sleep**; deep: plb
  - **slow** respiration (See Slow - alternating - suffocation)
  - **sopor**: plb
  - **urticaria**: *Calad*
  - **uterine** hemorrhage: fl-ac
  - o **Hypochondria**; pain in: *Zinc*
- **anger**; after (See MIND - Anger - respiration)
- **anxiety**; from (See MIND - Anxiety - respiration; with)
- **arms** away from the body amel; holding the: lach laur nux-v psor spig tarent
- **ascending**:
  - **agg**: acet-ac agn aloe *Am-c* ang *Apis* aral *Arg-n* **Ars** *Ars-i* ars-s-f arund aspar aur aur-ar aur-i *Aur-m* aur-s bar-c bar-i bar-m bar-s berb beryl *Borx* **Brom** bros-gau bufo *Cact* **Calc Calc-ar** calc-i calc-p calc-s calc-sil cann-i canth *Caps Carb-ac* carbn-s carl castm chinin-ar cist *Clem* coc-c **Coca** crot-t cupr dirc *Elaps* ferr glon graph grat helx hyos iber *Iod* **Ip** kali-ar kali-c kali-n *Kali-p* led lil-t **Lob Lyc Lycps-v** mag-m **Merc** nat-ar **Nat-m** *Nat-s* **Nit-ac** nux-v ol-an petr *Pic-ac* **Plb** puls ran-b rat rauw *Rhus-t Ruta Sars Seneg* sep spig **Spong** squil *Stann* sul-i sulph tab tether thuj til zinc
  - **stairs | agg**: iod
- **athletics**, in: coca
- **autumn** agg: chin
- **beer**; after: cocc graph
- **bending**:
  - **arms | backward** agg: **Sulph**
  - **backward**:
    - **agg**: apis cupr psor *Sulph*
    - **amel**: cupr fl-ac
  - **forward**:
    - **agg**: apis seneg *Spig*
    - **amel**: *Arg-n Ars Cench* coc-c colch *Kali-bi Kali-c Lach Spong*
  - **head**:
    - **backward**:
      - **agg**: bell cham hep
      - **amel**: spong
      - **must** rise up and bend head backward: hep
    - **forward | amel**: sep
  - **shoulders**:
    - **backward | amel**: calc calc-act
  - **breakfast | amel**: sulph
- **breathing**:
  - **deep**:
    - **agg**: phos thuj
    - **amel**: seneg sulph
  - **last**; as if the next would be the: apis

1122   ▽ extensions | O localizations | ● Künzli dot

| Difficult – breathing | Respiration | Difficult – expiration |

Difficult – breathing

- **want** of breath (See Arrested)
- **chest** muscles fail to act; as if: vib
- **children**; in: *Ambr Ant-t* calc calc-p **Ip** lyc med **Nat-s** *Puls* samb thuj
  - **newborns** (↗*Asphyxia - children)*: ant-t laur
- **chill**; during: ant-t **Apis** arg-n ars bry caps cimx con gels gins guare hep ign ip kali-c mag-p mez *Nat-m* nux-m nux-v puls seneg sep stram *Thuj* zinc
- **closing** the eyes agg: ang carb-an *Carb-v*
- **clothes**:
  - **loosening** clothes (↗*Impeded - pressure - clothes)*:
    - **amel** (↗*Impeded - pressure - clothes)*: aur-m *Caust* lach **Nux-v** stann **Sulph**
    - **neckcloth** amel; loosening: ham sars
- **coffee** agg: *Bell Cham* dig digin
- **coition**:
  - **after**: ambr arund asaf *Cedr Dig* ph-ac *Sep* staph
  - **during**: aeth *Ambr* arund asaf con sep *Staph*
  - **end** of; towards: *Staph*
- **cold**:
  - **air**:
    - **agg**: *Act-sp* all-c alum apis aral **Ars** aur graph **Lob Lyc Merc** nux-v petr puls sel seneg *Spong* sulph
    - **amel**: *Am-c* apis **Arg-n** bell *Bry* **Carb-v Carbn-s** cham cist graph **Kali-c** kali-s lac-c lach *Med Op Puls* tub ust
  - **cold**; after taking a: acon ars arum-d *Bell* carb-v cham chin dulc ip *Kali-i* lob med puls
- **coma**; with (See MIND - Coma - respiration - difficult)
- **constriction**:
  - ○ Diaphragm; of: cact
  - **Larynx**; of: **Apis** bell cocc **Crot-h** dros hell **Lach** ox-ac sars spong
  - **Stomach**; of: guaj
  - **Throat**-pit; at: cocc
  - **Trachea**; of: petr
- **contraction**; from | **Abdomen**; in: bry nat-s
- **convulsions**; during: glon *Lyss* nux-v *Op* stry tanac
  - **tetanic**: mill
- **cough**:
  - **before**: caust cor-r lyc
  - **during** | **agg**: alumn am-c *Ambr* anac *Apis* **Arn** ars bell *Bry* carb-v caust cham *Chin Cina* cocc **Cupr** dig *Dros* euph *Euphr* ferr guaj iod *Ip* kali-bi *Kreos* led lyc m-arct m-aust nat-m *Nux-v* ph-ac phos *Puls* rhod rhus-t sabad *Samb* seneg sep squil *Stann* sulph verat zinc
- **covering** nose or mouth (↗*handkerchief)*: am-c *Arg-n* cupr *Lach*
- **crowded** room; in a: *Arg-n* lil-t
- **darkness** agg: aeth carb-v
- **diarrhea**, profuse: merc-sul
- **dinner**; after: chel nat-m *Nux-v Puls* sars
- **diseased** conditions of distant parts not involved in act of breathing: berb puls
- **dreams**:
  - **after** frightful: bapt *Chel*
  - **during**: agar sang zinc

Respiration

Difficult – expiration

- **dressing**; while: **Stann●**
- **drinking**:
  - **after** | agg: *Mur-ac* nux-v thuj
  - **agg**: anac apis *Arg-n* bell *Cimx* **Kali-c** kali-n lim meph nat-m plb squil thuj
  - **cold** water:
    - **agg** | **heated**; when: *Kali-c*
    - **amel**: cham
  - **difficult**: squil
  - **impossible**: *Kali-n*
- **dust**, as from: **Ars** aur-m bell *Brom Calc* cycl *Hep* ip nux-v phos **Sil** sulph
- **eating**:
  - **after** | **agg**: allox *Anac* ant-ar ant-t apoc ars ars-s-f *Asaf* asc-t *Aur* bry calad calc carb-an *Carb-v* carbn-s cham chel chin con dig digin kali-p **Lach** *Mag-m* med merc nat-m *Nux-m Nux-v* **Phos Puls** ran-b rhus-t sang sanic sars sol-t-ae *Sulph* syph viol-t *Zinc* zinc-p
  - **amel**: cedr *Graph* iod med *Spong*
- **overeating** agg; after: *Carb-v*
- **while** | **agg**: ant-ar cann-i kali-c mag-m
- **edema**, pulmonary: adon **Am-c** *Carbn-s* **Ferr-i**
- **effort**, after an (See exertion - agg. - slight)
- **emissions** agg; after: *Phos* **Staph**
- **emphysema**, in: am-c **Ant-ar** carb-v cortico cupr-ar ephe grin hist ip morg-p penic pneu psor queb sars seneg tub tub-r
- **old** people; in: naphtin
- **eructations** | **amel**: ambr ant-t *Aur* **Carb-v** *Nux-v* psor
- **eruptions**:
  - **suppressed** eruptions; after (↗*Asthmatic - eruptions)*: **Apis** mez puls
  - **with** (↗*Asthmatic - accompanied - eczema)*: *Apis*
- **excitement** agg (↗*Hyperventilation)*: ambr ars caj *Coc-c* cupr ferr *Puls Sep*
- **exertion** (↗*manual)*:
  - **after** | **agg** (↗*manual)*: acetan am-c am-m ambr *Apis* am-m **Ars** *Ars-i* ars-s-f asaf *Aspidin Aur* benz-ac beryl borx bov brom **Calc** calc-p *Camph Carb-v* carbn-s *Cench* chlf cimic cist **Coca** colch con conv crat *Dig* dirc *Ferr-m* glon *Iod* **Ip** *Kali-ar Kali-c Kali-i* kali-sil kalm **Lach** *Laur Led* **Lob Lyc Lycps-v** mag-s med *Merc* **Nat-m** *Nat-s Nit-ac* **Nux-m** *Nux-v* ox-ac ph-ac *Phos* **Puls** rat rauw rhus-t sars sel sep *Sil* **Spig Spong** squil *Stann Staph* sul-i *Sulph* ter tub *Verat*
  - **agg**:
    - **slight** exertion: calc coca crat laur **Stann**
    - **pulse**; without much increase of: crat
  - **arms** agg; of the: am-m bov **Lach** *Nat-m Nit-ac Sil*
- **expectoration**:
  - **amel**: ail **Ant-t** ars aur *Grin* guaj ip kali-bi manc nit-ac *Sep Zinc*
  - **checked**, after: **Ant-t** *Sep*
- **expiration**: am-c anac *Arg-met* ars brom *Caust* chin *Chlor* dros *Ip Med Meph* puls *Samb* seneg sep viol-o
  - **cough**, during: meph

1123

| Difficult – extreme | Respiration | Difficult – measles |

- **extreme** (= orthopnea): ant-t carb-v conv
- **fanned**, wants to be: ant-t apis bapt cann-i **Carb-v** chin chlor *Ferr* kali-n lach *Med* naja sec sulph tab zinc
- **fever**; during (↗*FEVE - Intense - dyspnea):* **Acon** am-c ambr *Anac* ant-t *Apis* arn **Ars** aur bell **Bry Calc Camph** carb-v caust chel chin *Cina* **Cocc** con conv cupr *Ferr* hep *Ign* ip *Kali-c* lach **Lyc** merc nat-m nit-ac nux-m nux-v ph-ac **Phos** plat **Puls** rhus-t *Ruta* sabad samb seneg *Sep* sil spig squil stann sulph **Zinc**
- **flatulence**; from (↗*Asthmatic - flatulence; Impeded - flatulence):* arg-n **Carb-v** castm cham chin dios lac-d *Lyc Mez Nat-s* **Nux-v** ol-an osm puls sang *Zinc*
- **foreign** bodies, from: ant-t sil
- **fright**; after: acon *Cupr Samb*
- **fullness** of abdomen from difficult respiration: puls
- **handkerchief** approach the mouth as it will cause dyspnea; cannot bear to have(↗*covering):* am-c *Arg-n Lach*
- **hang** down amel; letting legs: *Sul-ac*
- **headache**; during: glon lact-v pitu-a sep
- **heart**:
  - **complaints**; with heart (See CHES - Heart; complaints - accompanied - respiration)
  - **pain** in heart; during (See CHES - Pain - heart - accompanied - respiration)
- **heat**; with: anac **Apis** arn ars *Cact* carb-v chel cimx cina cinnb con conv ferr **Kali-c** *Lach* lyc nat-m phos *Sep Sil Tub* zinc
- **hemoptysis**, with: arn
- **hiccoughs**; interrupted by: aeth
- **high** altitudes; at (See mountains)
- **hurried**, if: caust
- **hydrothorax** from difficult respiration: lyc
- **hysterical** (↗*Asthmatic - hysterical; Hyperventilation):* ars asaf *Cedr* gels *Ign* **Lob** mosch
- **inspiration**: *Acon Arg-n* arn *Ars Brom Bry* cact calad *Calc* camph **Caust** chel chin chlor cina cocc con crot-t dros euphr *Ferr* hep *Ign Iod* kali-c meph mur-ac nicot *Nux-m Ox-ac Phos Ran-b* **Samb** *Spong* staph verat viol-o zinc
  - **double** (See Double)
  - **nose**; through: acon
  - **rapid** expiration: chin gels ign *Kali-c* meph *Nux-m* nux-v *Sang*
- **itching**; after | **Nose**; in: sabad
- **kneeling** | **amel**: caust med
- **labor** pain; with every: **Lob**
- **laughing** agg (↗*MIND - Laughing - asthma):* **Ars** aur *Bry* cupr lach lyc plb
- **liver**, from stitches in: acon con
- **lump** in | **throat**-pit: lob
- **lung**:
  - **contraction** of lungs; as from: mez
  - **expand** the lung; cannot: *Crot-t*

- **lung – expand** the lung; cannot: ...
  : **sensation** of: acon asaf
  - **heaviness** in left; from: ferr
- **lying**:
  - **agg**: abies-n acet-ac acon alum-p *Ant-ar* ant-c *Ant-t* antip **Apis** apoc **Ars** *Ars-i* ars-s-f asaf *Aspar Aur* aur-ar aur-s *Bapt* bar-m borx brom bufo cact cain calc calc-s calc-sil *Cann-s* carb-ac **Carb-v** *Carbn-s* castm caust cedr cench cham *Chin* chinin-ar cist con *Crot-t Dig* dros euph euphr *Ferr Ferr-ar* ferr-p *Fl-ac* **Graph** grin *Ham* hell *Hep* iber *Kali-ar Kali-bi* **Kali-c** *Kali-n* kali-s kali-sil *Lac-c Lach* lact **Lob** *Lyc* lyss *Meph Merc Naja* nat-m nux-v olnd phel *Phos Plb* podo *Puls* rumx *Samb* sang sars sel *Seneg Sep Sil Spig Spong* stann **Sulph** syph tab tarax *Tarent* ter **Tub** verat-v zinc zing
  : **night**: cain
  : **enlargement** of tonsils; from: bar-c
  - **amel**: bry *Calc-p Chel Dig* euphr *Hell* kali-bi kali-c lach *Laur* nat-s *Nux-v* **Psor** sabad
  - **back**; on:
  : **agg**: acet-ac aeth alum *Ars Aur* castm dros *Hyper Iod* **Lyc** med nat-m ol-an *Phos* ptel *Puls* sang *Sil Spig Sulph*
  : **amel**: **Cact** dig ind kali-i *Kalm* nux-v
    : **arms** outstretched; with (↗*CHES - Oppression - arms): Psor* spig sulph
    : **shoulders** elevated; with: **Cact** spig
  - **head** high; with the:
    : **amel**: cact lach spong
    : **must** lie with the head high: eup-per
  - **head** low; with the | **agg**: **Apis Cact** *Carb-v Chin* colch cop eup-per *Hep* **Kali-c** kali-n puls rumx *Spig Spong*
  - **impossible**: acon *Ant-t* **Apis** *Apoc* **Ars** *Aspar Aur* bar-m borx brom bufo *Cact* cann-s chin *Crot-t Hep Kali-c Lac-c Lach Lyc Merc* naja *Nat-m Nux-v* psor *Puls Seneg Sep* stann staph *Sulph Tab Ter Tub*
  - **knees** and elbows; on | **amel**: med
  - **side**; on:
  : **agg**: *Ars* carb-an **Puls**
  : **amel**: alum lyss sang
  : **left**:
    : **agg**: absin am-c **Apis** cann-i elaps *Hydr* ind *Kali-c* lyc med merc naja nat-m *Phos* plb **Puls** *Spig* sulph tab *Tarent* visc
    : **amel**: castm lach
  : **right**:
    : **agg**: castm lycps-v squil visc
    : **sleep**; going to: bad
    : **amel**: ant-t naja *Spig*
    : **head** high; with the: cact spig spong
  - **lying** down agg: abies-n act-sp antip aral *Ars* cain dig grin lach merc-sul nat-m puls sep stry-ar sulph
  - **manual** labor (↗*exertion; exertion - after - agg.):* a m - m *Bov Lach Nat-m Nit-ac Sil*
- **measles**; after suppressed: **Cham Puls** *Zinc*

Difficult – menorrhagia | **Respiration** | Difficult – rubbing

- **menorrhagia** (See menses - during - agg.)
- **menses**:
  - **after** | **agg**: am-c ferr *Nat-m Puls Spong*
  - **amel**: puls
  - **before** | **agg**: asar borx brom *Cupr* lac-c lach laur mosch *Nat-s* pitu-a puls spong *Sulph* **Zinc**
  - **during** | **agg**: borx cact *Calc* chin cocc *Coff Coloc* **Cupr** dig fl-ac graph ign *Iod* ip kali-c *Lach* laur lyc mosch nat-s phos plat puls rhod sep **Spong** sulph zinc
  - **suppressed** menses; from: chen-a fl-ac lob **Puls** spong
- **mental** exertion agg: ferr nat-m phos sep
- **mortification**; from (↗*MIND - Ailments - mortification)*: puls
- **motion**:
  - **agg**: am-c *Apis Arg-n* arn *Ars* ars-i aspar bapt beryl **Bry** cadm-met calc cann-s caps *Carb-v* **Con** conv euphr ferr ferr-i graph iod ip kali-ar *Kali-c Kali-i* **Led Lob** *Lyc* merc *Nat-s* nux-v ox-ac *Phos* plb psil puls rhod rhus-t sabad seneg *Sep Spig* **Spong Stann** sulph *Tarent Verat*
  - **slow** motion: *Sep*
  - **amel**: arg-n *Aur* bell brom calc coff dros **Ferr** lob nat-m phos puls rhus-t samb seneg sep sil sulph
  - **rapid** motion: lob sep
  - **arms**; of | **agg**: *Am-m* berb **Lach** nat-m *Nit-ac Sil* spig sulph tarent
- **mountain**; when ascending a (See ascending - agg.)
- **mountains**; when being in the: coca
- **movies**; looking at: cadm-met
- **mucus**; from (↗*CHES - Mucus - lungs; LARY - Mucus - air)*: ip
  - o **Bronchi**; in: nat-m
  - **Trachea**; in: alum ammc **Ant-t Ars** asar aur bov *Cact* camph cina **Hippoz** *Ip* sel thuj verat
- **muscles** of respiration; must use accessory: ant-t *Ars* **Bell** *Bry* **Cann-s** *Cupr Spong*
- **music** agg: ambr
- **nervous**: ambr *Arg-n* ars asaf *Caj* carb-an lob mosch nux-m puls *Valer* viol-o
- **nose**, felt in (See NOSE - Dyspnea)
- **odors** agg; strong: ph-ac *Phos* sang
- **old** people: *Bac Bar-c* carb-v *Chin* coca seneg
- **open** (↗*GENE - Cold - air - amel. - windows)*:
  - **clothes** to be able to breathe freely; must open (See clothes - loosening; clothes - loosening - amel.)
  - **doors** and windows open; wants (↗*air; in open - amel.; GENE - Cold - air - amel. - windows)*: acon aeth **Apis Arg-n** ars-i aspar *Bapt Cann-s Carb-v Chel* chinin-ar cist crat *Dig* grin *Ip* **Lach** *Nat-s* plb **Puls Sulph**
  - **mouth** during inspiration: acon squil
  - **coryza**; during: am-c
  - **window**; must sit by the open (↗*air; in open - amel.; GENE - Cold - air - amel. - windows)*: Cann-s *Chel*

- **overheated**; when: **Apis** bry kali-c lyc
- **pain**; during: cact
  - **blood** boil; from a: nat-m
  - o **Axilla**; in: jug-c
  - **Back**:
    - **Dorsal** region | **Scapulae**: jug-c
  - **Chest**; in: jug-c
  - **Heart**; in (See CHES - Pain - heart - accompanied - respiration)
  - **Hypochondrium**; in right: sep
  - **Ovaries**; in (See FEMA - Pain - ovaries - accompanied - heart)
  - **Shoulder**; in: muru
- **palpitations**; during: acon am-c ambr ars-i **Aur** bell beryl brom *Bry* **Cact** cadm-s *Calc* calc-ar carb-ac *Carb-v* caust chin *Colch* dig ferr *Glon* glyc grat iber iod *Kali-c* kali-n kalm lach manc med merc-i-f naja nit-ac nux-ac *Phos* plb *Psor* puls sep *Spig Spong* stroph-h tab *Verat* verat-v viol-o zinc
  - **forenoon** | **11-3** h: colch
- **paroxysmal**: ip
- **periodical**: *Ars* **Cact** *Calc-p* colch plb sulph
  - **days**; every seven: sulph
- **perspiration** (↗*PERS - Dyspnea)*: acon *Anac Ars* arund bry cina ferr iber ign *Ip* kali-c lach lyc *Mang* nat-m nux-v op *Phos* puls *Rhus-t* samb *Sep Sulph* verat *Zinc*
  - **anxious** face and sleeplessness: eup-per
  - **with** (See accompanied - perspiration)
- **pork**, after: nat-c
- **pregnancy** agg; during: apoc lyc nux-v puls viol-o
- **pressure**:
  - **spine** agg; on: *Chinin-s*
  - **stomach**; on | **agg**: kali-c rhus-t
- **raising**:
  - **arms** | **agg** (↗*Impeded - raising - arm - agg.)*: am-m ant-c **Berb** cupr lach led pop pop-cand **Spig** sulph tarent
- **reading**:
  - **agg**: hell
  - **amel**: ferr
- **rest** agg: sil
- **restlessness**; with: apis tarent
  - **tossing** arms about: *Kali-br*
- **retraction** of shoulders amel: am-c ars *Calc*
- **rheumatic**:
  - **inflammatory**: benz-ac
  - o **Heart**; of: *Abrot* adon aur *Cact* cimic *Kalm Psor* sep *Spong*
- **riding**:
  - **agg**: lyc
  - **amel**: *Psor*
  - **horse**; a | **agg**: *Meph*
- **rising**:
  - **after** | **agg**: coc-c
  - **agg**: calc-p lyc
  - **amel**: meph olnd
- **rubbing** (↗*Arrested - rubbing - amel.)*:
  - **back** | **amel** (↗*Arrested - rubbing - amel.)*: kali-c mur-ac

All author references are available on the CD

1125

Difficulty – rubbing   **Respiration**   **Difficulty – thunderstorm**

- **chest** | amel (↗*Arrested - rubbing - amel.*): kali-c
- running:
  - **after**: borx carc hyos rauw *Sil*
  - **does** not agg, slow motion agg.: *Sep*
- **sea**; on the | **amel**: med
- **serum** in pleura and pericardium; from: lyc
- **singing** agg: arg-met
- **sinking** sensation in abdomen agg: acet-ac
- sitting:
  - **agg**: alum alumn anac calc carb-v caust cedr dig digin dros euphr *Ferr* gins indg *Lach Laur* led *Lyc* mag-c mez nat-s nicc petr *Phos Psor* rhus-t sep sulph verat
  - **amel**: acon-f *Ant-t Apis* apoc *Ars* asaf aspar bar-m cann-s *Carb-v Crot-t* dig hep ip *Kali-c* laur merc-sul nat-s nat-sal psor puls *Samb* sulph ter *Verat*
  - **bent** backward | agg: psor
  - **bent** forward:
    : agg: dig rhus-t sep
    : amel: aral *Ars Aur* bufo chinin-ar cupr iber kali-c *Lach Spong* sulph
    : **elbows** resting on knees: **Kali-c**
  - **erect**:
    : amel: *Am-m Ant-t* ars asaf bar-m borx *Bry* cact caps carb-v cham ferr ham hyos ip **Kali-c** *Lach Laur Lyc* nat-c *Nat-m Nux-v* phos puls rhus-t samb *Seneg* sulph *Ter*
  - **half** sitting position | amel: *Kali-c* spig
  - **head** on knees; with | **amel**: coc-c **Kali-c** med
  - **room**; in a: sep
- sitting up in bed:
  - **agg**: laur lyc nat-c
  - **must** sit up: merc-sul
- **sleep** (↗*Arrested - sleep*):
  - **after**:
    : agg: alum apis bell cedr lac-c *Lach* med nit-ac *Phos Sep* **Spong**
    : **short** sleep: aral
  - **awakened** to avoid suffocation, must be: **Op** sulph
  - **during** (↗*MIND - Starting - waking - suffocated*):
    : agg (↗*waking; MIND - Starting - waking - suffocated; SLEE - Waking - breath to*): acon agar bell brom calc *Carb-v Cench* cham chlor con dig dros *Grin* guaj hep hyos ign *Kali-bi Kali-c* kali-i *Lach Lact Lyc* manc meph merc naja nux-v *Op* phos pyrog rhus-t samb sep spong stram *Sulph*
    : **jump** out of bed; must (See Asthmatic - night - midnight - after - jump)
  - **falling** asleep; when: am-c ant-t ars *Arum-t* bad bapt bell bry cadm-s calc carb-an *Carb-v Carbn-s Cench Crot-h Cur* dig gels *Graph* **Grin** hep *Kali-c* kali-i *Lac-c* **Lach** merc-i-r *Merc-pr-r* morph naja nux-m *Op* phos ran-b *Samb Sambang* stict stront-c sulph tab teucr valer
    : **lying** on right side agg: *Bad*
- **smoke** | as from: ars bar-c *Brom* chin cocc *Ign* kali-c lach lyc nat-ar puls

- sneezing:
  - **agg**: naja phos
  - **amel**: sul-ac
  - **with**: ambro ars-i phos tril-p
- **spasmodic**: acon ambr *Ars* asaf caust *Cham* chin *Chlor* coff *Cupr* ferr ip *Kali-c Laur Led* lyss *Merc Mosch* nux-v *Op* ph-ac phos plb *Puls* **Samb** *Sars Sec* sep verat *Zinc*
- **spasms** of larynx (See LARY - Laryngismus)
- **sponge**; as through a: am-i brom phos phyt spong
- standing:
  - **agg**: aur-m cina kali-n merc-act phel psor *Sep*
  - **amel**: ars-i bapt cann-s ham sep sil spig
  - **erect** | **must** stand erect: cedr
  - **must** stand: cann-s
  - **water** agg; in: *Nux-m*
- sternum:
  - **pressure** on; from: all-s cann-s ph-ac phos rhus-t squil thuj
  - ○ **Upper** part of: bry
- **stimulants** agg: lach
- stomach:
  - **disorders**; from stomach (↗*Asthmatic - stomach*): nux-v sang
  - **from**; as: *Ars* caps nux-v rhus-t thuj zing
- stool:
  - **after** | agg: calc caust con crot-t kali-c rhus-t sep
  - **amel**: ictod
  - **before**: ictod *Nat-s Rhus-t*
  - **bloody** stool | **after**: kali-c
  - **during** | agg: *Alumn* ars *Calc Cocc* gamb nat-m *Puls Rhus-t Sulph*
- **stooping** agg: *Am-m Calc* caust chin dig digin laur mez phos seneg sep sil sulph
- **sucklings** (See children - newborns)
- **sudden**: cupr *Gels* graph ign iod *Sulph*
  - **afternoon** | **17** h: ign
  - night:
    : midnight:
    : **after** | **3** h: cupr
  - **emotions** agg: cupr
- **sulphur**; as if he inspired fumes of: brom camph canth croc kali-chl **Lyc** meph *Mosch* **Puls** sulph
- supper:
  - **after** | agg: alumn ant-c arg-n mag-m sanic
  - **during**: ant-c
- **swallowing** agg: anac atro *Bell* **Brom** *Calc* chen-a *Cupr* thuj
- talking:
  - **after**: apoc *Ars* bry *Caust* cench *Dros* **Lach** laur meph *Mur-ac* (non: nat-c) *Nit-ac* nux-v ph-ac *Sil Spig* **Spong Sulph**
  - **agg**: botul caust dig *Lach* nux-v ph-ac *Spong* **Stann**
    : **rapidly**: caust
  - **amel**: *Ferr*
  - **loudly** agg: petr
- **tension** in epigastrium, from: phos
- **thinking** of anything that has gone wrong: hura
- **thunderstorm**; before: sep *Sil* syph

1126   ▽ extensions | ○ localizations | ● Künzli dot

Difficult – tickling   Respiration   Fanning

- **tickling** in; from | **throat**-pit: sil
- **touch**:
  - **back** agg; of: adon
  - **face** agg; of: cupr
  - **larynx** agg; of: apis bell **Lach**
- **travelling**; while | **amel**: psor
- **turning**:
  - **bed**; in | **agg**: Ars Carb-v Sulph
  - **side**; to:
    : **left**:
      : **sitting** up | **amel**: Sulph
    : **right**: euph
- **urinary** complaints with difficult respiration: cann-s
- **vexation**; after: ars Cupr lob
- **violent**: ip
- **waking**; on (↗ sleep - during - agg.; SLEE - Waking - breath to): alum am-c Ant-t Apis Arg-n Arn Arum-t bad bapt bell benz-ac Cadm-s calc Carb-v carbn-s Cench Chel Chin crot-h cur Dig dros euphr flav Graph **Grin** guaj Hep Kali-bi Kali-c Kali-i Lac-c **Lach** lact med Naja nit-ac Nux-m nux-v **Op** ph-ac Phos puls rhus-t Samb seneg sep sil spong squil sulph tab valer vesp
- **walking**:
  - **agg**: Acon agar Am-c am-m Apis apoc aral **Ars** arund aur aur-ar aur-m aur-s bell botul Brom Cact **Calc** Calc-s Caps Carb-v castm Caust chel coc-c coca Con conv Dig dirc glon Ign Ip Kali-ar Kali-c Kali-i kali-s Lach lact Laur led lil-t lyc lycps-v mag-c Merc nat-c nat-m Nat-s Nit-s-d Nit-s-d nux-m olnd petr phel Phos plat Prun psil Psor Puls ran-b rhus-t sel seneg Sep sil **Stann** stront-c **Sulph** thuj
    : **level** ground but not when ascending; on: ran-b2:
  - **air** agg; in open: Am-m Ars Aur Carb-v caust graph Lyc Merc nit-ac psor **Sulph** zinc
  - **amel**: brom bry carb-v Dros Ferr indg lob nicc sep
  - **beginning** to walk: petr ph-ac plat
  - **rapidly**:
    : **agg**: ang aral **Ars** Aur aur-m bros-gau Caust Cupr ign kali-ar Kali-c Lob lyc merc **Nat-m** Nat-s **Phos** Puls seneg Sil Sulph
    : **amel**: lob Sep
  - **slowly** | **amel**: **Ferr**
  - **uneven** ground agg; on: clem
  - **wind**; against the: aloe Calc coc-c Cupr lyc nat-m nux-m Phos plat psor rhus-r rhus-t sel seneg
- **warm**:
  - **air** agg: arg-n
  - **applications** | **amel**: ars kali-c sil spong
  - **bathing** | **agg**: Iod nit-ac
  - **bed** | **agg**: puls
  - **clothes** agg: Ars
  - **drinks**:
    : **after**: cupr lach phos
    : **amel**: spong
  - **food**:
    : **agg**: Lob
    : **amel**: spong

- **Difficult – warm**: ...
  - **room**:
    : **agg**: am-c ant-c ant-t **Apis** Arg-n ars ars-i aur-m bapt brom bry Carb-v Carbn-s chlor cortiso fl-ac Iod ip Kali-i **Kali-s** kreos lach Lil-t Lyc **Puls** sep **Sulph** thuj tub
    : **pale** and must remain quiet; becomes deathly: Am-c
    : **entering** a warm room; when | **air**; from open: brom Bry
- **water**:
  - **standing** in water (See standing - water)
- **weakness** (↗ Superficial): ars cupr-n lach sep
  - **respiratory** organs, of: act-sp bapt cic plat **Stann**
- **weather**:
  - **change** of weather: chel ip
  - **cloudy** weather | **agg**: nat-s
  - **cold**:
    : **agg**: apis kali-c
    : **wet** | **agg**: ars Dulc Mang Sil
  - **stormy** | **agg**: Ars calc Nat-s Sep
  - **warm** wet: Aur bell ip
  - **wet** | **agg**: am-c ars ars-i chin cupr dulc ip kali-c mang Nat-m **Nat-s** sil
- **whooping** cough: am-c ambr Ant-t bell brom Carb-v cina cor-r Cupr Dros euph hep hipp iod Ip kali-bi Lob Meph naphtin op Samb senec Verat Viol-o
- **working**; while: am-m calc lyc nat-m nit-ac nux-m sep sil sumb
- **writing**:
  - **agg**: aspar dig kali-c
  - **amel**: Ferr
- **yawning**:
  - **agg**: brom
  - **amel**: croc
- o**Lower** chest; felt in: lob-s nux-v
- **Throat**; felt in: am-m apis caust cocc lyc spong

DOUBLE inspiration (↗ Paroxysmal - double): Cina led

DUST agg: ars ars-i bell brom **Calc** chin dulc Hep Ictod ip nat-ar nux-v phos Rhus-t sep **Sil** Sulph

EATING:
- **agg**: kali-p lach nat-s Phos puls zinc-val
- **amel**: ambr graph iod laur lyc med rhus-t sabad spong staph

ERUCTATIONS | **amel**: ambr ant-t aur calc Carb-v Chel kali-c lach Lyc mosch Nux-v Phos puls

EXERTION:
- **agg**: am-c am-m ars Asaf borx Bry calc camph coca Dulc ip lach lob lyc lycps-v nat-m rhus-t spong Squil
- **slight** exertion: calc con kali-c nat-s

EXPECTORATION; after | **amel**: ant-t aral calc grin Guaj hyper ip lach Nit-ac Nux-v Phos Sep Spong squil sulph zinc

FANNING | **amel**: apis carb-v med naja

1127

Respiration

Feeble — **Impeded**

FEEBLE (See Difficult - weakness; Superficial)

FORCIBLE: acon brom cann-s gels hydr-ac ign nux-v olnd op spong sul-ac verat
- expiration: bell caps card-b cham *Chin Gels* ign *Ox-ac* stram

GASPING (↗*Catching; Panting)*: acet-ac *Acon* acon-c *Am-c* am-caust anil *Ant-t* **Apis** *Apoc Arg-n Ars* ars-h *Brom* camph canth carb-an carb-v castm chlol *Chlor Cic* cit-l *Coff Colch Coloc* cor-r cub cupr cupr-ar *Dig Dros* gels *Hell Hydr-ac* hydrc *Hyper Ign Ip* kali-n lat-m *Laur* lob **Lyc** lyss *Med* meph merc methyl *Mosch Naja* op petr *Phos* phyt puls samb *Spong Stram* stry *Tab* tarent thuj
- afternoon: nicc
- night: lach
  - midnight:
    - after:
      - 2 h | **cough**; with: chinin-s
      - 5 h: tarent
- convulsions:
  - after: caust laur
  - before: caust laur
  - during: caust laur
- cough:
  - after: cor-r
  - before: ant-t *Brom* bry coc-c
  - during | agg: *Ant-t* chin **Cina** *Cor-r Cupr* **Dros** *Dulc Hyos* ip kreos mur-ac phos *Puls* rhus-t sep sul-ac sulph *Verat*
- dozing, when: naja
- heart complaints; in: laur
- inspiration, expiration long and slow: *Ant-t Op*
- lying | amel: laur
- sleep; during: dig
- talking agg: cench

GROANING (See Moaning)

HANG DOWN; letting legs | amel: sul-ac

HISSING: acet-ac arg-n led

HOLDING:
- something | amel: graph

HOT breath: **Acon** aeth agar anac anac-oc *Ant-c* apis *Ars* arum-m asaf asar *Bad Bell* calc calc-p *Camph* cann-i cann-s **Carbn-s** card-b *Cham* chel coc-c coff *Ferr* kali-bi kali-br lyss mag-m *Mang* med merc merl mez naja *Nat-m Nux-v Phos* plat ptel raph *Rhus-t Rhus-v Sabad* squil *Stront-c Sulph* sumb til *Trif-p Verat* zinc2:
- morning | waking; on: sulph
- afternoon: *Bad Rhus-t*
- evening: mang sumb

Hot breath: ...
- accompanied by:
  - Limbs; cold: cham
- chill; during: acon anac camph cham **Rhus-t** sabad *Zinc*
- coryza; during: mag-m
- fever; during: zinc
- sensation as if: rad-br

HYPERVENTILATION (↗*Asthmatic - hysterical; Asthmatic - emotions - after; Difficult - excitement)*: Acon arg-n camph cupr grin hydr-ac lach lob op phos zinc zinc-cy

HYSTERICAL (See Paroxysmal)

IMPEDED, obstructed (↗*Stridulous)*: *Abrot* acon anac ant-t arn *Ars* ars-h aur-m bar-c bell berb bism brom *Bry Cact* calc calc-p *Camph* cann-s canth caps carb-an carb-v caust cham chin chlor cimx **Cina** clem *Cocc* con *Croc* crot-c cub *Cupr* dig dios dol dros euph euphr grat *Hell* hydr-ac *Ign Iod* kali-bi *Lach* laur *Led* lob lyc *Merc Merc-c* nat-m nicc **Nit-ac** *Nux-m* nux-v *Ol-an Op* phos pic-ac plb *Podo Psor* puls rad-br ran-b ran-s rumx ruta sabad **Samb** santin sel *Sil Spong* squil *Stann* stram sul-ac *Sulph* trad *Tub* valer *Verat* verb vesp
- midnight: ign
- morning: bufo sars
  - bed agg; in: ant-t
- forenoon: nat-m *Phos*
- noon: hura
- afternoon: nux-v
- evening: dig sars
  - bed agg; in: *Ant-t*
  - eating; after: lach
- night: *Kali-i* sel stann *Sulph*
  - sleep agg; during: *Guaj*
- accompanied by:
  - vomiting: asar cocc lob
  - Chest:
    - contraction (↗*CHES - Contraction - intercostal - respiration)*: *Verat*
    - pain:
      - bruised; as if (See CHES - Pain - sore - accompanied)
- anxiety; from (See MIND - Anxiety - respiration; with)
- anxiety in chest; from (See CHES - Anxiety - accompanied - respiration)
- bending:
  - forward | agg: psor
- chest; thrusts in left side of:
  ▽ extending to | **Heart**: *Sulph*
- coffee agg: *Cham*
- constriction:
  - Chest, of: bell brom bry **Cact** *Caps Chel* cic *Cupr-act*

1128   ▽ extensions | O localizations | ● Künzli dot

Respiration

Impeded — **Intermittent**

- **constriction**: ...
  - **Stomach**, in: anan guaj
  - **Throat**; of: *Apis* asar *Camph* canth cham cocc **Hell** *Hyos Ip Nux-v* Puls sars **Verat**
- **contraction**:
  o **Stomach**; in: sulph
- **cough** agg; during: acon ant-t *Apis* Arn ars asar bry calad *Chin Cina* cocc *Cupr* cupr-s dig **Dros** euphr ferr ign *Ip* just m-ambo m-aust merc mez *Nux-m* nux-v op petr phos rhus-t sil spig squil *Verat*
- **descending**, on: **Borx**
- **disagreeable** feeling; from | **Abdomen**; in: ars op
- **dreams**; from anxious (↗*DREA - Abdomen - someone - respiration*): graph
- **eating**:
  - after | **agg**: cham
  - while | **agg**: mag-m
- **expanding** lungs impossible: *Asaf Laur Op*
- **flatulence**; from (↗*Asthmatic - flatulence; Difficult - flatulence*): ars caps **Carb-v Cham** chin **Colch** hep *Kali-c* lach mez nat-c **Nux-v** ol-an **Op** osm phos puls **Rhod Sulph** *Thuj* verat zinc
- **fullness**; from:
  o **Abdomen**; in: phos
  - **Stomach**; in: *Chin Cocc* laur nux-m
- **gagging** | **Esophagus**; in: *Cimx*
- **lying**:
  - **agg**: antip dig *Samb*
  - **amel**: psor
  - **back**; on:
    : **agg**: ol-an sil *Sulph*
    : **amel**: sumb
  - **side**; on:
    : left | **agg**: *Puls*
- **oppression**; from:
  o **Chest** (↗*CHES - Oppression - respiration - difficult*): **Acon** anac **Ant-t** *Apis* Arn *Asaf Aur* borx cann-s cic cina cocc coff dros ign m-aust merc nux-v *Olnd Phos Plat Puls Ran-b* rhus-t sabad sars seneg spig squil *Sulph* teucr thuj *Verat*
  - **Epigastrium**; in: chin guaj
  - **Occiput**; in: kali-n
- **pain**; from:
  - **takes** away the breath: berb **Bry** dios
  o **Abdomen**; in: arn as bry calc cann-xyz caps cham *Chin Cocc* croc dros hell **Ign** kali-bi led lyc mez mosch *Nux-v* phos puls rhod rhus-t ruta spig stann staph
  - **Back**; in: *Apis* arg-met asar calc cann-s lach led lyc ox-ac petr *Ruta Sars* sep staph sulph tarax
  - **Chest**; in the: *Apis* ars brom *Bry* caps carb-v colch croc dig merc nux-m plb ran-s ruta sel *Spig* spong sulph valer verb
    : **stitching**: arg-met
  - **Diaphragm**; in: ip spig

Impeded, obstructed — **pain**; from: ...
- **Epigastrium**; in: arn ars cina *Cocc* hell laur *M-aust* nux-m nux-v puls *Rhus-t* ruta sabad sulph
  : **cramping**: cocc guaj sulph
- **Liver**; in: acon *Bry* con laur *Nux-v* ran-b sep
- **pressure**; from:
  - **clothes**; of (↗*Difficult - clothes - loosening; Difficult - clothes - loosening - amel.*): nux-m
  o **Heart**; sensation of pressure at: bell
- **raising**:
  - **arm** | **agg** (↗*Difficult - raising - arms - agg.*): berb
- **sadness**; with (See MIND - Sadness - respiration - impeded)
- **shooting** in chest: canth nux-m *Ox-ac*
- **sitting** agg: dig psor
- **spasms** of chest: ars asaf *Bell* **Bry Carb-v Caust Cic Cina** cupr guaj hyos **Ip** *Kali-c* kali-n merc-c mosch op petr *Phos* plb **Puls** *Samb* sars stram *Sulph Verat Zinc*
- **stitches**; from:
  o **Abdomen**: calc mez
  - **Back**: cann-s mez
  - **Cervical** region: sep
  - **Chest**; in: **Acon** aloe ang arg-met arn asaf asar aur berb **Borx Bry** calc canth caps carb-an carb-v chin chinin-s *Cycl* dros graph kali-n *Kreos* laur lyc m-aust merc mez mosch nat-m nit-ac nux-m ph-ac plb ran-b rhod ruta *Sel* spig squil stann staph sul-ac thuj verat verb viol-t
  - **Heart**, in: apis bac *Cact Calc* calc-p cham mag-m merc-i-f *Naja* petr puls *Staph*
  - **Hypochondria**: arn *Kali-c*
    : **Epigastrium**; and: kali-c
  - **Liver**: nat-m
  - **Occiput**: nit-ac
  - **Scapulae**:
    : **Between**: nit-ac
    : **Under**: sulph
  - **Sternum**: nat-m phos
- **stooping**:
  - **agg**: *Calc* sil
  - **amel**: petr
- **swallowing** agg: **Brom**
- **talking** agg: *Caust*
- **thinking** of past troubles: sep
- **walking** agg: dig *Phos*

IMPERCEPTIBLE (↗*Superficial*): acon amyg *Ars* benz-ac carb-ac cass chlor cic *Cocc* gels hydr-ac m-ambo merc morph naja nit-s-d nux-v oena op petr stram verat
- **sleep** agg; during: caust

INFLAMMATION | **Respiratory** tract (See CHES - Inflammation - bronchial)

INJURY agg; after: petr

INTERMITTENT, unequal (↗*Irregular; Jerking; GENE - Cheyne-stokes*): ang **Ant-t** bell calad camph carb-ac carb-an carbn-h *Cham* chlor cina coc-c cocc *Colch* ign laur **Nit-ac** *Op* plb stry ter *Verat*
- **night**: bell

| Intermittent | **Respiration** | Odors |

- **night**: ...
  · **midnight** | **waking**; on: cann-i
- **lying** down agg: ant-t
- **sleep** agg; during: *Ant-t* bell op

INTERRUPTED (↗*Arrested; Asphyxia)*: acon ang ant-t bell *Camph Cham* cic cina **Cupr** dig euph *Hydr-ac* ign *Laur* m-arct merc-c *Op* puls
- **expiration**: ars
- **inspiration**: **Cina** Led

IRREGULAR (↗*Intermittent; GENE - Cheyne-stokes)*: absin acet-ac acon agar-cps **Ail** alco ambr **Ang** *Ant-t* apom *Ars* ars-i asar aur aur-ar aur-i aur-s **Bell** calad *Camph* canth *Cham* chin chinin-s chlf chlor cic *Cina* clem coca cocc coff *Colch* convo-s crat *Crot-h* **Cupr Dig** dros gels hell hippoz hydr-ac hyos *Ign Iod* ip led lyss m-arct merc merc-c mez **Morph** mosch nicc nitro-o *Nux-v* olnd *Op* phos plb psil *Puls* ruta sec sep sol-t-ae stram *Stry* sul-ac sul-i sulph tab tax ter tril-p valer verat verat-v zinc zinc-p
- **cough** agg; during: clem cupr-s
- **drinking** agg: anac
- **sleep** agg; during: ant-t cadm-s *Ign*
- **slow**, at another time hurried; at one time: acon bell grin *Ign* nux-v op spong
- **sneezing**; with: tril-p
- **standing** agg: arn

JERKING (↗*Intermittent)*: asar bell *Cact Calad* crot-h *Cupr* gels *Ign Iod* laur merc nicc op ox-ac pyrog tab
- **expiration**: ars
- **inspiration**: **Ox-ac**
  · **two** distinct efforts; by: led

KNEELING | amel: caust

LABORED (See Difficult)

LAUGHING agg: ars aur cupr lyc manc plb

LONG: ant-t cham *Chlor* lil-t lob *Op*

LOUD (↗*Stertorous; Snoring; Panting)*: acon agar alum am-c ambr ant-c ant-t aral *Arn* ars asar bell bov **Brom** bry bufo calad **Calc** camph cann-s caps *Carb-v* carbn-s **Cham Chin** chinin-s *Chlor Cina Cocc Colch* coloc con *Cor-r* cub cupr dros dulc ferr ferr-m gamb graph guare *Hep* hippoz hydr-ac *Hyos* **Ign** iod **Kali-bi** *Kali-c* kali-cy *Kalm* **Lach** laur lyc m-ambo m-aust mag-m merc merc-c morph mur-ac nat-m *Nat-s* nat-sal nit-ac nux-v *Op* petr **Phos** plb *Puls* rheum *Rhus-t* sabad sabin **Samb** *Seneg* sep sil **Spong** squil stann *Stram* sul-ac **Sulph Verat**
- **forenoon**: hell
- **night**: ...
  · **midnight** | **waking**; on: ant-s-aur
- **expiration**: ant-t bell kali-cy mag-s meph *Nux-v* op
- **inspiration** agg: *Bell* caps cham *Chin* cina coloc hyos *Ign* mag-s *Nux-v* puls rheum sep
- **lying** on right side agg: sulph
- **paroxysms**; during: plb
- **sitting** quiet, while: *Ferr*

Loud: ...
- **sleep** agg; during: *Arn* carb-v cham ign **Puls** rheum
  · **nose**, through: arn
- **spasms** of glottis, as from: kalm
- **walking** agg: calc
  · **nose**; respiration through: calc

LYING:
- **agg**: am-m ant-t apis ars asaf bapt bell borx calc **Cann-s** carb-v caust chin coll *Con Dig* euphr ferr graph ham hep *Ip* kali-c *Kali-n* lach lob *Nat-m Nux-v* olnd *Phos* podo puls rhus-t rumx sabad samb sang sel sep *Spong Stann* sulph tarax tarent tub
- **amel**: bry calc-p chel hell kali-bi laur *Nux-v* psor sabad ter
- **back**; on:
  · **agg**: alum lyc nux-v *Phos Plb* puls sil
  · **amel**: borx bry *Cact* ign kalm puls
- **head** low; with the: | **agg**: ant-t *Apis Ars* cact cann-s caps chin colch hep kali-c kali-n lach nux-v *Puls* spig
- **side**; on:
  · **agg**: ars bry carb-an ign plat puls sabad sang scroph-n sulph
  · **amel**: alum lyc *Phos*
  · **left**:
    : **agg**: acon am-c anac ant-t apis bry carb-an ip kali-c lyc merc *Phos* plb *Puls* rumx sulph
    : **amel**: castm sulph
  · **right**:
    : **amel**: ant-t colch naja spig
    : **head** high; with the: cact spig spong

MOANING (↗*Loud)*: acon aeth *Ant-t Ars* bell *Bry Calad* carb-v cham cina *Cocc* coff *Colch* con cupr *Graph Hydr-ac* ign *Ip* kali-c *Lach* laur *Lyss* m-ambo *Mur-ac Nux-v Op* phos phyt plb *Puls* rhus-t sec sel spong squil *Stram* tab
- **expiration**: bell

MOTION:
- **agg**: agar *Am-c* am-m anac *Apis* arn *Ars Aur* borx *Bry* calc cann-xyz caps carb-v chin cocc colch *Con Euph* ferr ferr-p graph ign ip *Kali-c* led lyc meph mur-ac nat-m nit-ac nux-m nux-v petr *Phos* puls rhus-t *Samb* seneg sep *Spig* spong *Stann* sulph verat zinc
  · **rapid** motion: merc
- **amel**: arg-n aur bell brom *Caps* coff euph ferr lob phos puls rhus-t samb seneg sil
  · **rapid** motion: sep
- **arms**; of:
  · **amel**: nat-m
- **hands**; of | **agg**: bov

MOUTH; through: elaps

NOISY (See Loud)

OBSTRUCTED (See Impeded)

ODORS AGG.; STRONG: ars ph-ac sang

1130 ▽ extensions | ○ localizations | ● Künzli dot

Respiration

OPPRESSION (See CHES - Oppression)

PAINFUL (*CHES - Inflammation - lungs; CHES - Inflammation - pleura): Acon aeth aethyl-n apis *Arn* ars asc-t bell brom *Bry* chin cimx coff coff-t crot-t gad guaj jug-c led *Mez* nit-ac nit-s-d ol-j plb **Ran-b** sang trad verat-v viol-o zing
- morning: phos
- night: dig sang
- accompanied by:
  o **Abdomen | distension** (See ABDO - Distension - accompanied - respiration)
  • **Hypochondrium**; fullness of: but-ac
- inspiration agg: aesc apis chin kali-n plect
- lying down agg: dig
- metallic tube; as if hot water is running through: ter

PAINS:
- general pains agg: **Ars** berb bry cact caps carb-v cham *Cocc* con glon kalm lach lob lyc **Nat-m** nat-s nux-v plb prun *Puls* ran-s *Sep* sil staph sulph verat
- stomach pains agg: arg-met arg-n berb

PANTING (*Accelerated; Loud; Gasping): acon alum aml-ns amyg anac ant-ar **Ant-t** *Apoc* arg-n *Arn* ars bar-c bell brom *Bry* bufo cact calad **Calc** calc-p camph *Carb-an* caul cham chin chlor *Cina* **Cocc** con cop cor-r cupr *Dig* dros ferr graph grin hell hydr-ac hyos ign *Ip* jatr-c kali-bi kali-c kreos laur *Lob* **Lyc** m-ambo merc mur-ac naja *Nat-m* *Nit-ac* nitro-o *Nux-m* nux-v op **Phos** *Phyt* plan plb prun puls *Samb* sec senn *Sil* spira *Spong* squill stann stram sulph *Tarent* **Verat-v** vip zinc
- ascending stairs agg: **Calc** phos plan
- motion agg: tarent
- reading; when: nit-ac
- running rapidly; as from: hyos
- stooping agg: nit-ac
- waking; on: kali-bi rad-br
- walking rapidly agg: sil
- double inspiration (*Double): led

PRESSURE:
- spine agg; on: chinin-s

PUFFING (*Panting; Stertorous):
- expiration: (non: cham) chen-a *Chin* lyc op stram

QUICK (See Accelerated)

RASPING (*Rough; Rough - sawing): brom

Rattling

RATTLING (*LARY - Rattling - trachea; NOSE - Rattling): acet-ac *Acon* agar *All-c* all-s alum alum-p alum-sil *Am-c* am-caust *Am-m* *Ammc* *Anac* anan ang ant-ar ant-c *Ant-i* ant-o **Ant-t** *Apis* **Apoc** aral arg-met arg-n arn *Ars* *Ars-i* ars-s-f *Art-v* asaf *Asc-t* bac bals-p *Bar-c* bar-i *Bar-m* bar-s **Bell** bism *Brom* bry bufo **Cact** *Calc* calc-act calc-i *Calc-p* *Calc-s* calc-sil camph cann-i *Cann-s* cann-xyz canth carb-ac *Carb-ac* *Carb-v* *Carbn-h* carbn-s **Caust** *Cham* *Chel* chen-a **Chin** *Chinin-ar* chinin-s chlor cic *Cina* *Coc-c* cocc coch cod con cop croc crot-t cub **Cupr** cupr-n *Dig* **Dulc** eucal euph euph-pi *Euphr* **Ferr** ferr-ar ferr-i ferr-p fl-ac galv *Graph* grin **Hep** *Hippoz* hydr-ac *Hyos* hyper ign *Iod* **Ip** jab kali-ar *Kali-bi* kali-br *Kali-c* *Kali-chl* kali-hox kali-i kali-m kali-n kali-p **Kali-s** kali-sil *Lach* lact laur led lob **Lyc** lyss *Manc* med meph merc *Merc-c* morb morph mosch mucor *Mur-ac* nat-ar nat-c *Nat-m* *Nat-s* *Nit-ac* *Nux-m* *Nux-v* oena *Op* ox-ac par parathyr *Pect* petr *Ph-ac* phel **Phos** phyt pix plb podo pulm-v **Puls** *Pyrog* *Ran-b* rhus-t rumx **Ruta** sabal sabin samb *Sang* sanic santin sars sel senec **Seneg** *Sep* **Sil** sin-n *Spong* squill *Stann* *Stram* stry sul-ac sul-i *Sulph* syph tab ter thuj *Tub* *Verat* yers *Zinc* zinc-p zing
- day and night: **Cact**
- morning: agar
- evening:
  • **bed** agg; in: carb-an petr sul-ac
  • **lying** down agg: con
  • **midnight**, before: *Stram*
  - accompanied by:
    • **cold** breath and coldness of lower extremities: ant-t carb-v
    • **croup**: hep
  - children; in: ant-t cham chin cupr kali-s *Nat-s* samb sil sulph thuj tub verat
  - cold drinks agg: phos
  - coma; with (See MIND - Coma - respiration - rattling)
  - convulsions; during: tab
  - cough:
    • after: ant-t carb-v *Mur-ac*
    • before: dros sep
    • during:
      : agg: *Bell* *Chin* kali-s
      : amel: squil
  - drinking agg; after: *Mur-ac*
  - expectoration:
    • amel: sulph
    • before: sep
    • without: agar am-c **Ant-t** carb-v caust cham chinin-m con *Dig* hep *Ip* jug-c kali-s *Lob* nit-ac osm phos *Seneg* sep sulph tub tub-a verat
  - expiration agg; during: calc chin
  - fine: ip
  - lying:
    • agg: **Cact** calc puls
    • back; on | agg: agar kali-c
    • side; on | agg: anac
  - old people•: *Ammc* *Bar-c* **Hippoz** *Kali-bi* **Lyc** *Seneg*

1131

Respiration

Rattling — Sneezing

- **rough**: *Am-c* ant-t cupr kali-s
- **sitting** erect | **amel**: nat-c
- **sleep** agg; during: alco bell con *Hep* kali-bi *Kali-s* lach op stram tab
  - **children**; in: ant-t kali-bi *Kali-s*
- **talking**; after: *Mur-ac*
- **walking**:
  - **agg**: cina
  - **air** agg; in open: ang cina
- ○**Bronchi**; in: ip *Morb* parathyr
- **Sternum**; under: cob-n

READING:
- **agg**: nit-ac

RELIEVED (See Deep)

ROUGH (↗*Rasping; LARY - Voice - crowing*): am-c am-caust *Ant-t* **Bry** *Hep* **Kali-bi** nit-ac plb
- **crowing** (↗*Croaking; LARY - Croup*): **Bry** *Chin* *Chlor* cor-r *Cupr* *Gels* **Samb Spong** stann verat
- **inspiration**: camph *Op*
- **sawing** (↗*Rasping*): *Alum-sil* *Ant-t* **Brom** *Con* **Iod** lac-ac lac-c samb *Sang* **Spong**
  - **coughs**, between: *Spong*

SAWING (See Rough - sawing)

SEASONS:
- **summer** agg: arg-n syph

SHALLOW (See Superficial)

SHORT (See Difficult)

SHRILL: bell gels ign mosch

SIBILANT: bros-gau calc

SIGHING (↗*MIND - Sighing*): *Acon* agar ail am-c aml-ns am-c apis apoc *Arg-met* *Arg-n* *Ars* ars-s-f *Aspar* bell *Borx* bov **Bry** cact **Calad** *Calc* **Calc-p** calc-sil *Camph* caps carb-ac carb-an **Carb-v** *Caust* cench cere-b *Cham* chin *Chinin-s* chlf *Cimic* cina clem cob cocc colch cupr der **Dig** elae euon eup-pur euph *Ferr-m* gast *Gels* *Glon* gran graph *Hell* hura **Ign** iod **Ip** jab kali-br kali-c kali-cy lac-ac lach lact laur led lil-t lob *Lyc* lycps-v *Lyss* m-aust merc *Merc-c* mit morph mur-ac naphtin nat-ar nat-c nat-m nat-p nit-ac nux-m nux-v **Op** phase phase-vg *Phos* phys *Phyt* pilo plb podo prun *Puls* ran-b ran-s rhus-t samb sang **Sec Sel** sep sil *Spong* squil stann **Stram** sulfon sulph tab tarent tax ther til trad verat-v vip
- **morning**: sang
- **forenoon**, 9.30 h: hura
- **afternoon**: ant-c
- **evening**: chin
  - **19** h: lycps-v
- **night**: bry
  - **midnight**:
  : after | **2** h: ign
- **ascending** agg: ther
- **chill**; during: acon bry caps cocc ign *Ip* op sil
- **convulsions**; after: *Cocc* plb
- **cough**; after: led

- **Sighing**: ...
  - **dinner**; after: arg-n
  - **eating**; after: *Ant-c*
  - **leukorrhea**; with: phys
  - **menses**; during: nat-p
  - **sleep**:
    - **during** | **agg**: anac *Aur* calc camph cortico puls *Sulph*
    - **quickened** on waking; respiration: cimic
  - **typhoid** fever; sighing in jerks in: calad
  - **unconsciousness**, during: glon

SINGING agg: am-c arg-met sulph

SITTING:
- **bent** forward:
  - **amel**: kali-c
- **erect** | **amel**: acon *Kali-c* lach laur lyc nat-c seneg ter

SLEEP:
- **falling** asleep; when | **agg**: am-c ars bell bry cadm-s carb-an carb-v *Dig* gels *Grin* kali-c *Lach* manc merc nux-m nux-v petr phos **Puls** ran-b spong sulph tab valer

SLOW: *Acon* acon-c agar alco am-c amyg ant-c ant-t *Apis* arn ars *Asaf* aur **Bell** ben-d ben-n *Brom* bry cact calc *Camph* canu-i cann-s *Caps* cass *Castm* cham chin chinin-s chlf chlol cic cinch clem *Cocc* coff *Colch Coloc* con cop croc *Crot-c* crot-h crot-t cub cupr cyt-l der *Dig* *Dios* dros ferr gad *Gels* *Glon* *Hell* *Hep* *Hydr-ac* *Hyos* *Hyper* *Ign* **Ip** jab kali-c kali-cy kreos *Lach* **Lact** *Laur* lob-p lyc m-ambo *M-aust* merc *Merc-c* mez morph mosch mur-ac naja narcin nat-c nit-ac nux-m *Nux-v* oena *Olnd* **Op** ox-ac par phase phase-vg phos *Phyt* pilo plat plb puls ran-b ran-s rhus-t ruta sang sars sec sel seneg sil *Spong* squil stann staph stram sul-ac sulph tab thuj verat-v visc zinc
- **morning**: *Lach* merc merc-c
- **evening** | **lying** quiet agg; while: con ferr
- **night**: coloc *Lach*
- **alternating** with:
  - **short** respiration | **sleep**; during: ign
  - **suffocation**: cocc
- **coma**; with (See MIND - Coma - respiration - slow)
- **concussion** of brain, from: hell
- **convulsions**; during: **Op**
- **cough** agg; during: clem
- **expiration**: ant-t apis *Arn* borx camph cham chin hell ign *Ip* kali-cy lob *M-aust* *Op* *Sep* squil
  - **sleep**, during: chin ign
- **inspiration**: cham chin **Cupr** ferr *Ign* *M-aust* olnd op squil staph stram
  - **expiration**; with quick: stram
- **palpitations**; during: bell
- **sleep** agg; during: acon chin **Op**
- **walking** | **amel**: *Ferr*

SNEEZING:
- **agg**: dros meph merc naja phos sec sil sulph

1132   ▽ extensions | ○ localizations | ● Künzli dot

Respiration

- **amel**: naja

SNORING (↗*Loud; Stertorous*): acon aeth alco alum amyg *Anac* **Ant-t** arn ars bapt bar-c bar-i bell benz-ac *Brom* bros-gau calc *Camph* caps carb-v *Carl Cham Chin* chinin-s chlol *Cic* cocc con cund *Cupr* cycl dros dulc fl-ac glon *Graph* guare *Hep* hydr-ac hyos *Ign* kali-bi kali-c kali-chl kali-m *Kali-s* **Lac-c** *Lach Laur* lyc m-ambo mag-c mag-m merc merc-c mez morb mur-ac nat-m nit-ac nux-m *Nux-v* oena **Op** petr phos puls rat rheum *Rhus-t* sabad sabin samb sep sil stann staph *Stram* stry *Sulph* teucr tub *Zinc*
- **midnight**: mur-ac nux-v
- **morning** | **sleeping**; while: petr
- **afternoon** | **nap**; during: alum
- **evening** | **bed** agg; in: sil
- **adenoids** removed; after: kali-s
- **awake**, while: chel sumb
- **children**; in: chin dros mez
- **chill**; during: bell camph *Chin* laur **Op** stram
- **cough**; during (See COUG - Snoring)
- **delirium**; after: sec
- **expiration**, during: arn camph chin *Nux-v Op*
- **heat**; during: anac apis chin con graph ign laur mur-ac *Nux-v* **Op** sil stram
- **inspiration** | **sleep**; in: bell caps cham chin hyos ign rheum teucr
- **lying** on back agg: dros dulc kali-c mag-c sulph
- **nose**, through: puls
- **sleep**; during:
  • **children**; in: chin
- **swoon**, during: stram
- **unconscious**, while: *Op*

SOBBING (↗*MIND - Weeping; MIND - Sighing; MIND - Grief*): acon aeth am-m ang ant-c asaf *Aur Bry Calc Cupr-act* gels *Guare Ign* laur *Led* m-ambo *Mag-p Merc* merc-c nit-ac op petr ran-s *Sec* sil stram sul-ac ther
- **dancing**; after: spong
- **paroxysmal**: *Mag-p*
- **sleep** agg; during: **Aur** *Calc*
- **spasmodic**: *Mag-p*
- **sudden** (See paroxysmal)

SPASMODIC (See Paroxysmal)

STANDING:
- **amel**: bapt cann-xyz sil spig
- **water** agg; in: nux-m

STERTOROUS (↗*Loud; Puffing; Snoring*): absin acon **Am-c** am-caust ambr amyg anac ang ant-c **Ant-t** *Apis Arn Ars* asaf bapt bell *Bry* bufo *Calc Camph* cann-i *Cann-s Carb-ac* carb-an *Carb-v* caust cham chen-a *Chin* chlf chlol cic cic-m *Cina* cocc croc cupr cyt-l dros euph-l ferr ferr-m *Gels Glon* Hell **Hep** hippoz hydr-ac hyos **Ip** kali-bi kali-br kali-cy *Lach Laur* led lob-p *Lyc* merl naja nat-c nat-sal *Nit-ac* nits-d nitro-o *Nux-m Nux-v* oena olnd **OP•** petr phase phos pilo plb *Puls* sabad *Samb* sarr sec sep *Spong Squil* stann *Stram* sul-ac *Sulfon Sulph* tab tanac tax tell ter thuj trion verat-v visc

- **Stertorous**: ...
- **evening** | **bed** agg; in: carb-an
- **accompanied** by | **cough**: samb
- **coma**; with (See MIND - Coma - respiration - stertorous)
- **concussion** of brain: hyos
- **convulsions**:
  • **after**: cupr *Oena* **Op**
  • **during**: op
- **lying** on affected side agg: anac
- **puffing** expiration, with: *Arn* bufo *Chin* chlol *Lach Nux-v* **Op•** plb tab
  • **lying** on back agg: chlol
- **sleep** agg; during: *Brom* chin ign nux-v **OP•** **Puls**
- **stools** and urine; with involuntary: amyg chin
- **stupefaction** and crying out as from a sharp pain: Apis

STONE CUTTERS; complaints of (See Dust)

STOOL:
- **after**:
  • **amel**: ictod

STOOPING agg: alum am-c am-m arg-met *Ars* bell calc caust chin con dig laur m-aust nit-ac olnd phos psor seneg sil sulph

STRIDULOUS (↗*Impeded*): am-caust **Bell** *Chlor* dros Gels Ign *Kali-bi Lach* laur *Meph* morb **Mosch** nit-ac *Nux-v Op* plb *Samb Sang* sarr verat
- **evening** | **sleep**; when falling asleep: **Phos**

SUFFOCATIVE (See Difficult)

SUPERFICIAL (↗*Difficult - weakness; Imperceptible*): acon *Acon-f* am-c ant-c *Ant-t* apis *Apoc* aral *Ars* atro **Bell** *Bry* calc cann-xyz canth carb-v *Chin* chlf cob-n coenz-q cupr cupr-act cur dubo-h *Ferr-p* gels hep hippoz ign kali-bi lach laur lob lob-p lyc m-ambo mag-p malar merc-cy merc-sal mez naja nat-s nit-ac *Nux-m Nux-v Olnd* op ox-ac ph-ac **Phos** prun psil puls seneg sil *Spong* stann sul-ac sulph verat *Viol-o*
- **old** people; in: *Bac*
- **sensation** as of superficial respiration: prun
  • **sleep**; on going to: grin

SWALLOWING:
- **agg**: ant-t bell *Brom* calc cinnb cupr dig

SYNCHRONOUS with | **twitching** of extremities (See EXTR - Twitching - synchronous)

TALKING:
- **agg**: borx canth caust *Chin Dros* hyos kali-c lach lyc mez **Ph-ac** rhus-t *Sil* spig spong stram **Sulph** thuj zinc
  • **rapidly**: caust ph-ac sil
- **amel**: ferr

TIGHT (See CHES - Oppression)

TOUCH:
- **back** agg; touching: adon

TREMULOUS: *Ant-t* m-arct m-aust zinc

TUBE; as if through a metallic: merc-c tub

Urination | **Respiration** | Yawning

URINATION:
- **during** | **agg**: chel dulc
- **VEHEMENT** expiration (See Forcible - expiration)
- **WEATHER**:
  - **wet** | **agg**: aran aur bar-c cupr *Dulc* kali-bi *Nat-s*
- **WHEEZING** *(✱Asthmatic; Whistling):* acon agar ail aloe *Alum* alum-p alum-sil am-c *Ambr* anac ang ant-i *Ant-t* apis *Apoc* aral arg-met arg-n arn **Ars** *Ars-i* ars-s-f *Asaf Aur* **Bell** blatta-o bov *Brom* bry calad calc calc-s camph *Cann-s Caps* carb-an **Carb-v** carbn-s card-m caust *Cham Chin Chinin-ar* chlol *Cic Cina Cocc* coloc con croc crot-t *Cupr* cycl *Dig* dol *Dros* dulc erio euphr ferr ferr-i *Fl-ac* form graph *Grin* hell hep hydr-ac *Hyos* ign *Iod* iodof **Ip** just *Kali-ar Kali-bi* **Kali-c** *Kali-i* kali-n *Kali-s Lach* laur *Led* lob *Lyc Lycps-v* mag-m manc merc mez mosch mur-ac murx naja nat-c *Nat-m Nat-n Nat-s Nit-ac Nit-s-d Nux-m* nux-v op ox-ac par ph-ac phos plb prun **Puls** ran-b ran-s *Rhod* rhus-t ruta sabad *Samb* sang sanic sars seneg sep *Sil* spong squil stann staph stram sul-ac sul-i sulph *Syph* teucr *Thuj Verat Visc Zinc*
- **daytime**: *Kali-bi Lyc*
- **afternoon**: fl-ac
- **evening**: lycps-v murx
  - **bed** agg; in: nat-m
  - **lying** down agg: aral *Ars*
- **night**: kali-bi
  - **midnight**: aral
    : **after**: *Samb*
- **accompanied by** | **obesity**: am-c
- **cold**; after taking a: carb-v
- **cold air** | **amel**: kali-s
- **expectoration** | **amel**: ip
- **expiration** agg; during: brom *Lyc* nat-m pyrog *Sep*
- **inspiration** agg: *Alum Caps Chin Kali-c* mur-ac spong
- **seasons** | **autumn** agg: mucor-a-p
- **sitting** up in bed agg: nat-c
- **sleep** agg; during: *Kali-s* nux-v
  - **children**; in: ant-t kali-bi *Kali-s*
- **smoking** agg: kali-bi
- **warm** room agg: *Kali-s*

WHISTLING *(✱Asthmatic; Wheezing; MIND - Sighing):* acet-ac acon aeth aloe alum am-c *Ambr* ant-ar *Ant-c Ant-t* arg-n **Ars** arund asar aur bell benz-ac brom bry bufo cact calad calc cann-s *Carb-v* carbn-s card-b caust *Cham* chel **Chin** chinin-ar cina cocc coloc cupr graph *Hep Iod* ip kali-ar *Kali-c* kali-i kali-s kali-sil kreos *Lach* lat-m laur lob *Lyc* mag-m *Manc* med nat-m nit-ac nux-v osm ph-ac phos plb psor puls rhus-t sabad *Samb* sang seneg sep *Sil Spong* stann stram sul-ac sul-i *Sulph* thuj
- **morning**: *Lach*
- **evening**: *Calc* carb-v psor
  - **lying** down agg; after: ars *Calc*

- **Whistling**: ...
  - **night**:
    - **midnight**:
      : **after**:
        : 3 h | **sleep**; in: sulph
- **ascending** agg: sulph
- **cough**:
  - **beginning** of: asar
  - **during** | **agg**: acon dros *Kali-c* kreos lyc mag-m *Samb*
- **expiration** agg; during: ars nat-m
- **inspiration** agg: aral card-b cina crot-t graph *Kali-c* nit-ac sulph
- **lying**:
  - **agg**: *Calc*
  - **back**; on | **agg**: aeth
  - **side**; on:
    : left | **agg**: arg-n
- **sleep** in: chel sulph
- **waking**; on: psor
- **whooping** cough; in: *Brom Carb-v Cupr Hep* samb spong

YAWNING:
- **after** | **amel**: coc-c croc staph

1134 ▽ extensions | O localizations | ● Künzli dot

Cough

Daytime — **Forenoon**

DAYTIME: *Agar* ail alum alum-sil **Am-c** am-m anac ang ant-t *Arg-met* **Arn** **Ars** arum-d bar-c bar-m *Bell* bism bov brom *Bry* bufo calc calc-p cham chin cic coc-c coloc com con cot cupr **Euphr** ferr ferr-p gamb graph guaj hep kali-bi kali-br *Kali-c* kali-m kali-n kali-p kali-sil **Lach** laur lyc manc merc mez mur-ac nat-ar nat-c nat-m **Nat-s** nicc nit-ac nux-v **Phos** rhus-t sars sep sil sol-t-ae spong stann *Staph* sulph sumb thuj viol-o zinc zinc-p
- **6-18** h: calc-p
- **night**, and: ars-i *Bell* bism calc calc-p carb-an cham chin chinin-s cina cupr dulc euph hep *Ign* indg kali-bi *Kali-c* kali-m kali-n *Lyc* mez mur-ac nat-c *Nat-m* nit-ac *Phos* rhus-t *Samb* *Sep* sil **Spong** *Squil* stann sulph *Verb* xan zinc zinc-p
  - **breathless**; which makes boy quite: nat-m
  - **expectoration**; with: dulc sil
- **only**: *Am-c* *Arg-met* brom bry *Calc* chin cic *Cocc* dulc **Euphr** *Ferr* graph hep kali-bi kali-n *Lach* laur lyc *Mang* merc nat-m nit-ac nux-m *Phos* *Rumx* sep sin-n stann *Staph* thuj viol-o
  - **long** lasting spells, dry short violent cough with much dyspnea: viol-o
- **or**:
  : **morning** after rising, and evening after lying down: thuj
  : **night**:
    only: merc
    wakens him; cough: sep
- **amel**: bell *Caust* con dulc euphr ign lach lyc meph merc nit-ac sep spong
- **every** day (See Periodical - day - every)
- **expectoration**; copious, greenish, salty:
  - **morning** | **agg**: acal *Stann*
- **menses**; before: graph
- **periodical** (See Periodical - day - every)

MORNING (= 6-9 h): abrom-a acal acon *Agar* agn ail all-c all-s **Alum** alum-p alum-sil alumn am-br am-c am-m ambr anac ang ant-c ant-t apoc arg-met arist-cl arn **Ars** *Ars-s-f* ars-s-f arum-d astac aur aur-ar aur-s bad bar-c bar-m bell borx bov brom bry calad **Calc** calc-i *Calc-p* *Calc-s* canth *Carb-an* carb-v carbn-s carc *Caust* *Cetr* cham **Chel** **Chin** *Chinin-ar* chinin-s cina cob-n *Coc-c* coca cod colch colocin con cop cor-r cortico cortiso crot-h crot-t cupr cur dig dios dirc dros dulc elaps erig erio eup-per euph **Euphr** ferr ferr-ar ferr-i ferr-m ferr-p graph grat gymno hep hyper ign indg *Iod* ip iris **Kali-ar** **Kali-bi** **Kali-c** kali-i kali-n kali-p *Kali-* kali-sil kreos lach lachn laur *Led* **Lyc** *M-ambo* mag-c *Mag-s* mang meny *Meph* merc mill **Mosch** mur-ac *Myrt-c* naja nat-ar nat-c *Nat-m* nat-p nat-s nit-ac nux-m **Nux-v** oci-sa ol-an ol-j op osm ox-ac par *Ph-ac* phel **Phos** phyt plb *Psor* **Puls** pyrus rhod rhus-t **Rumx** sabad sang sars sel seneg *Sep* *Sil* spig spong **Squil** stann staph stict stram sul-ac sul-i **Sulph** sumb tab tarent tell thuj verat vib vichy-g x-ray zinc zinc-p zing
- **6** h: *Alum* *Cedr* *Coc-c* petr
  - **6-7** h: arum-t calc-p *Coc-c* mez

Morning – **6** h: ...
- **6-8** or **6-9** h: *Cedr*
- **6-18** h: calc-p
- **7** h: coc-c dig
- **7-10** h: sil
- **8** h: dios ham ol-an
- **8-9** h: sil
- **9** h; until: abrom-a
- **noon**; until: **Mang**
- **evening**; and: acon *Alum* asc-t borx bov bufo calc carb-v *Caust* cina ferr ferr-p ign *Lyc* **Merc** **Nat-m** *Phos* *Rhus* *Sep* sil stram verat
- **night**; and: *Caust*
- **amel**: agar *Aur* coc-c grat
- **bathing**; after: calc-s
- **bed** agg; in: am-c aster bry *Caust* coc-c ferr kali-n **Nux-v** *Phos* rhus-t
- **daybreak** amel: syph
- **dressing**; while: carc seneg sulph
- **early**: *Am-br* *Am-c* arist-cl **Ars** caust cupr hep *Kali-c* *Nux-v* oci-sa phel puls sulph
- **rising**:
  - **after**:
    : **agg**: ail all-s alum alumn am-br ang ant-c arg-met arn *Ars* bar-c bar-s borx bov bry calc calc-sil canth carb-an carb-v *Chel* chin chinin-s **Cina** coc-c cortico dig **Euphr** **Ferr** ferr-ar ferr-p grat *Hep* indg lach *Nat-m* nat-s nit-ac nux-v osm par **Phos** plb psil sep *Sil* *Spong* staph sulph thuj
    : **lying** down again; continuing until: euphr
  - **agg**: ars cina cortico ferr phos
- **sleep** agg; on going to: lyc
- **waking**; on: agar ail alum am-br ambr arn aur *Bry* calc-sil carb-v *Caust* *Chel* *Coc-c* cod ferr hep *Ign* **Kali-bi** kali-c mag-s **Nux-v** phos plb *Psor* rhus-t **Rumx** *Sil* sul-ac sulph tarent thuj

FORENOON (= 9-12 h): agar alum am-c *Am-m* astac aur-m **Bell** bry camph chinin-s coc-c dios dros glon grat hell kali-c kali-sil lact mag-c nat-ar nat-c nat-m rhus-t sabad sars seneg sep sil stann staph sul-ac sulph zing
- **9** h: sep tarent
- **9-10** h: ars-h
- **9-11** h: nat-c
- **9-12** h: staph
- **9-17** or **9-18** h: merc
- **until**: sep
- **10** h:
- **10-12** h: coc-c nat-m
- **rawness** in air passages while lying; from: coc-c
- **11** h: lach nat-m
- **blood** to chest; from rush of: raph
- **dry** cough from tickling behind upper half of sternum | **sitting** bent forward; while: *Rhus-t*
- **waking**:
- **after** | **agg**: rhus-t

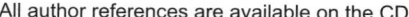

All author references are available on the CD

Forenoon	Cough	Night

Forenoon

- **waking**: ...
  - **on**: dios nat-m
- **NOON** (= 12-13 h): agar arg-n arund bell euphr naja sil staph sulph
- **lying** down | **amel**: Mang
- **sleep** agg; during: euphr
- **AFTERNOON** (= 13-18 h): agar all-c alum alum-p am-c am-m anac ant-t anth arn ars ars-i ars-s-f asaf astac bad bapt *Bell* bov bry calc calc-p caps *Chel* chin chinin-ar coc-c coca cupr fago ferr-i gamb hip-ac kali-ar kali-bi kali-c laur lim lyc mag-c mez mosch mur-ac nat-ar nat-c nat-m nat-p nux-v ol-an phel phos rein *Sang* stann staph sulph thuj zinc zinc-p
- **13** h: nat-s
  - **13-1** h: hep
  - **13-14** h: ars
- **13**.30 h: phel
- **14** h: ars-i coca dios laur ol-an
- **15** h: ang calc-f cench hep phel
  - **15-16** h: calc-f lyc
  - **15-17** h: sal-ac
  - **15-22** h: bell
  - **bedtime**; until: cench
- **16** h: calc-f cench *Chel* coca kali-bi naja
  - **16-18** h: lyc
  - **16-20** h: *Lyc* phel
  - **morning**; until: dol
  - **bedtime**; until: *Mang*
- **17** h: cupr mang nat-m sol-t-ae
  - **17-21** h: caps
- **evening**, until: nux-m
- **midnight**, until: bell sulph
- **bathing**; after: calc-s

EVENING (= 18-22 h): acal acet-ac acon agar agn ail *All-c* aloe alum alum-p alum-sil alumn am-br am-c am-m *Ambr* anac anan ant-c ant-t apis apoc *Arg-n* arn **Ars** ars-i arum-d arund aspar bad bar-c bar-i bar-m bar-s *Bell* bism borx bov *Brom* bry **Calc** calc-i calc-s **Caps** carb-an **Carb-v** carbn-s *Caust* cent cham chel chin *Chinin-ar* chinin-s chlor cimic cina cinnb coc-c coca cocc *Cod* coff *Colch* coloc com con cop crot-t cub *Cupr* dios dol *Dros* eug *Eup-per* eup-pur euphr *Ferr* ferr-ar ferr-i ferr-p *Fl-ac* graph grat gymno **Hep** hip-ac hydr-ac *Hyos* **Ign** indg iod ip iris-foe kali-bi kali-br *Kali-c* kali-i kali-n *Kali-s* kali-sil kalm kreos lach lact laur led lipp lith-c **Lyc** lycps-v *M-ambo* *M-arct* mag-c *Mag-m* mag-s menth meph **Merc** merc-c merc-i-r mez mosch mur-ac naja nat-ar nat-c *Nat-m* nicc **Nit-ac** nit-s-d nux-m nux-v oci-sa ol-an olnd op ox-ac par passi *Petr* ph-ac phel *Phos* prun *Prun-v* Psor **Puls** ran-b rheum rhod rhus-t rumx ruta *Sabad* *Samb* *Sang* *Sanic* santin *Sec* sel *Seneg* *Sep* sil *Sin-n* sol-t-ae spong squil **Stann** staph stict still stram stront-c sul-ac sul-i sulph sumb tab tarent ter teucr thuj tub upa verat verat-v *Verb* zinc zinc-p zing
- **18** h: am-m bapt chel con nat-m phys *Rhus-t* sulph sumb
  - **18-19** h: ip

Night

Evening – **18** h: ...
- **18-22** h: hyper
- **18**.15 h: ol-an
- **18**.30 h: dios
- **19** h: bry cimic com grat *Ip* iris-foe spira
  - **19-1** h: *Cain*
  - **19-20** h: sin-n
  - **after**: ip rumx
- **19**.30 h: cimic raph
- **19** or **20** h: sin-n
- **20** h: dios nat-m sep
  - **20-21** h: *Sep*
  - **20-23** h: carc nat-m
- **20**.30 h: coca
- **21** h: apis dios lyc *Sil*
  - **21-4** h: *Apis*
  - **21-23** h: acon
  - **21**-0 h: cham
  - **morning**; until: *Kali-c*
  - **midnight**; until: cham
  - **fever**, followed by burning heat of head; with | cramps in legs, feet, hands and arms and rapid pulse: lyc
- **midnight**; until: arn *Bar-c* bell carb-v *Caust* ferr **Hep** led mag-m merc mez nit-ac nux-v **Phos** **Puls** Rhus-t *Sep* spong stann sul-ac sulph verat zinc
- **midnight**; until after: mag-m
- **bed** agg; in: acon agn **Alumn** *Am-c* am-m anac ant-t **Ars** ars-s-f bell borx bism **Caps** carb-an *Carb-v* *Caust* coca cocc coff **Con** dol *Dros* ferr ferr-ar graph **Hep** hyos *Ign* indg ip kali-ar *Kali-c* kali-p *Kali-s* *Kreos* *Lach* lact **Lyc** mag-c mag-s **Merc** *Mez* naja nat-s **Nat-m** nat-p nicc *Nit-ac Nux-m Nux-v* par petr ph-ac *Phos* phyt *Puls* rhus-t ruta *Sep* *Sil Stann* staph still **Sulph** teucr thuj verat verb
  - **menses**; before: sulph
- **going** out; when: naja
- **sleep**:
  - **going** to sleep; after: carb-an *Caust* dol *Lach* petr
  - **going** to sleep; on | agg: carb-v *Con* **Hep** ign **Lyc**
  - **sunset** to sunrise: aur

NIGHT (= 22-6 h): acal acet-ac **Acon** aeth *Agar* alum alum-p alum-sil **Am-br Am-c** *Am-m Ambr* **Anac** ant-t apis apoc aq-pet aral *Arg-n* arn **Ars** ars-s-f *Arum-d Asaf* asar *Aur* aur-ar aur-m aur-s bac bad **Bar-c** bar-m bar-s **Bell** bism borx bry cact calad **Calc** calc-f calc-s calc-sil *Caps* **Carb-an** carb-v **Carbn-s** carc card-m castm *Caust* cench **Cham** *Chel Chin Chinin-ar* chinin-s chr-ac cimic cina **Coc-c** cocc cod coff *Colch* coloc com *Con* cor-r cortico crot-t *Cupr* cur *Cycl* dig *Dros* dulc erig eug eup-per ferr ferr-ar *Ferr-p Form* gamb gels **Graph** Grat guaj *Hep* hydr-ac *Hyos* **Ign** indg *Ip* iris-foe **Kali-ar** kali-bi kali-br **Kali-c** kali-chl kali-i kali-n kali-p **Kali-s** kali-sil kalm *Kreos* lac-ac **Lach** lachn laur led lepi linu-c **Lyc** *M-ambo M-arct* m-aust *Mag-c Mag-m* mag-p mag-s **Manc** med menth meph **Merc** merc-c *Merc-i-f Mez* mur-ac naja *Nat-ar* nat-c *Nat-m* nat-p nat-s nicc *Nit-ac* nux-v oena ol-an ol-j op par passi *Petr* phel phos *Phyt*

1136   ▽ extensions | O localizations | ● Künzli dot

Night

Night: ...
run-v psor **Puls** rhod *Rhus-t Rumx* ruta *Sabad* samb *Sang Sanic Santin* sarcol-ac senec seneg **Sep Sil** sol-t-ae spig spong squil stann staph stict stront-c sul-ac **Sulph** *Syph* tab tarent ther thuj tub *Verat Verb* vib vichy-g vinc *Zinc* zinc-p zing ziz
- **midnight**: am-c ant-t apis aral arg-n ars bar-c bell bry calc caust *Cham* chin cocc coff dig dros grat hep kali-c kali-n lach lyc mag-c mag-m manc mez mosch naja nit-ac nux-v phos puls rhus-t ruta samb sep *Sulph* zing
  - **before**: acon alum alum-p ant-t apis aral *Arg-n* arn ars bar-c bar-m bell brom calc **Carb-v** carbn-s caust ferr ferr-ar graph hep kali-c lach led *Lyc M-ambo M-arct* mag-c mag-m mez mosch mur-ac nat-m *Nit-ac* nux-v osm *Phos* puls rhus-t rumx sabad samb sep spong squil **Stann** staph sul-ac sulph verat zinc zing
    : 22 h: *Bell* dios nat-m
    : 22-1 h: *Ant-t* calad cupr hep lach
    : 22-0 h: cortico
    : 22.30 h: carbn-s sol-t-ae
    : 23 h: *Ant-t* aral *Bell* cact *Coc-c* hep lach rhus-t *Rumx* verat
    : 23-1 h: cupr
    : 23-3 h: squil
    : 23-0 h: hep
    : 23.30 h: **Coc-c**
  - **after**: *Acon* am-br am-c am-m ant-t *Ars* ars-i arum-d bar-c *Bell* bry calc calc-i caust cham chin chinin-ar coc-c cocc coff cupr dig *Dros* grat hep *Hyos* iod *Kali-ar* kali-c *Led* lyc *M-ambo* mag-c mag-m mang merc mez nat-m nit-ac *Nux-v* ph-ac phel phos *Rhus-t* rumx samb sep spong squil sulph
    : 1 h: ars coc-c sulph
    : 1-1.30 h: flav
    : 1-2 h: rumx zing
    : 1-4 h: bufo syph
    : 1.30 h: chel flav
    : 2 h: am-c am-m *Ars* caust chin chinin-s cocc *Dros* glon **Kali-ar** *Kali-c* kali-n nat-m op petr phos rumx sulph
    : 2-2.30 h: kali-p
    : 2-3 h: am-c *Kali-bi* kali-c
    : 2-3.30 h: coc-c
    : 2-4 h: arist-cl eup-per kali-c
    : 2-5 h: kali-c nat-m rumx
    : **until**: *Cocc* sulph
    : 2 or 3 h: ant-t ars *Kali-m* merc
    : 3 h: am-br *Am-c* ant-t *Ars* bapt bry bufo cain chin cupr **Kali-ar Kali-c** kali-n mag-c mur-ac nux-v op rhus-t sulph thuj tub
    : 3-4 h: *Am-c Bufo* cain *Kali-c* lyc op rhus-t rumx
    : **until**: acon
    : 4 h: *Anac* ant-t asc-t chin kali-c lyc nat-m kali-c nux-v petr phos
    : **until**: *Apis* nicc sil
    : 5 h: ant-c arum-t *Kali-c* rumx
    : 5-6 h: kali-i

Cough

Night – **midnight** – **after** – **5 h:** ...
: 5-12 h: kali-c
: **accompanied by** | **Chest**; cramping pain in (See CHES - Pain - night - midnight - after - 5 - cough - cramping)
: 5.30 h: ars
: **morning**, until: nux-v rhus-t sep stict
: **amel**: brom rhus-t
: **daybreak**, until: **Nux-v**
: **waking** from cough: samb
- **bed**:
  - in bed:
    : **agg**: sulph
    : **amel**: euphr
- **children**; in: *Puls Santin*
- **only**: *Ambr Caust* petr
- **perspiration**; with: acal chin dig eug kali-bi lyc *Merc* nat-c nit-ac psor sulph
- **rising** agg; after: sulph
- **waking** from the cough (↗*Sleep - wakens*): am-m *Bell Calc Caust* coc-c cocc coff dros hep **Hyos Kali-c** kali-n lach mag-m nit-ac phos *Puls* ruta sang **Sep** sil squil stront-c **Sulph** zing
  - 1 h: coc-c
  - 2 h: cocc *Dros Kali-c* kali-n
  : 2-5 h: am-c
  - 3 h: dros kali-n tub
  - 4 h: nit-ac
  - **not** waking from the cough (See Sleep - wakens - not)

ABDOMEN, seems to come from: ant-c arg-n bell bry carb-v con dros ign kali-bi *Kali-m* lach nat-m *Nit-ac* ph-ac phos puls rumx sang sep verat

ACCOMPANIED BY:
- **breathing**; short (See Suffocative)
- **coryza** (See NOSE - Coryza - cough - with)
- **emaciation** (See GENE - Emaciation - accompanied - cough)
- **emphysema** (See CHES - Emphysema - accompanied - cough)
- **epistaxis**: acon agn arn bell bry caps carb-an carb-v cina cor-r cupr **Dros** dulc ferr ferr-i ferr-p hyos *Ign Indg* iod ip kali-bi kali-c kreos lach *Led* merc mosch mur-ac nat-m nit-ac nux-v phos *Puls* rhus-t sabad sarr sep sil spong sul-ac *Sulph*
  - **night**: nat-m
- **falling** down (See MIND - Unconsciousness - cough - during)
- **hemorrhage** (See GENE - Hemorrhage - cough)
- **lachrymation** (See EYE - Lachrymation - cough)
- **nausea** (See STOM - Nausea - cough)
- **palpitations** (See CHES - Palpitation - cough)
- **perspiration**; cold: ant-t ars dros hep verat verat-v
- **respiration**; difficult (See RESP - Difficult - accompanied - cough)
- **saliva**:
  - **frothy**: *Cupr*

Accompanied by — Cough — Apprehension

- **salivation**: *Am-m* ambr ars **Bar-c** bell bry carb-v cycl iod lach merc mez nat-m psor spig staph thuj verat
  - profuse: am-m lach thuj verat
- sleep; comatose: **Ant-t**
- **sleepiness**: **Ant-t**
- **stitching** pain (See GENE - Pain - cough - stitching)
- **taste**; altered (See MOUT - Taste - altered - cough)
- **urination**:
  - copious: squil
- **vomiting** (See STOM - Vomiting - cough - during - agg.)
- **water** brash (See STOM - Eructations; type - water brash - cough - during)
- **yawning** (↗Yawning): am-m anac *Ant-t* arn bell brom cham ign kreos lyc nat-m nux-v op phos puls rhus-t zinc
- o**Abdomen**:
  - contraction (See ABDO - Contraction - cough)
  - distension (See ABDO - Distension - cough)
- **Brain**; complaints of (See HEAD - Brain; complaints of - accompanied - cough)
- **Chest**:
  - pain:
    - right side (See CHES - Pain - sides - right - cough)
    - drawing pain (See CHES - Pain - cough - during - agg. - drawing)
  - weakness (See CHES - Weakness - cough)
- **Ears**; stopped sensation of (See EAR - Stopped - accompanied)
- **Eyes**:
  - complaints of (See EYE - Complaints - accompanied - cough)
- **Kidneys**; pain in (See KIDN - Pain - accompanied - cough)
- **Liver**; complaints of (See ABDO - Liver - accompanied - cough)
- **Lower** limbs; jerking of (See EXTR - Jerking - lower - cough)
- **Lungs**:
  - pain | Base (See CHES - Pain - lungs - lower - cough)
  - weakness of (See CHES - Weakness - lungs - accompanied - cough)
- **Nose**:
  - discharge (See NOSE - Discharge - cough)
  - dryness inside (See NOSE - Dryness - inside - accompanied)
- **Sternum**; pain behind (See CHES - Pain - sternum - behind - cough - during - agg.)
- **Teeth**:
  - pain (See RESP - Difficult - accompanied - cough; TEET - Pain - accompanied - cough)
- **Testes**; pain in: spong
- **Throat**:
  - rising in throat; sensation as if something is (See ABDO - Lump in - rising)

Accompanied by: ...
- **Tongue**:
  - dark: bapt
  - white: chin
- **Tonsils**; enlarged (See THRO - Swelling - tonsils - accompanied - cough)

ACIDS | **agg**: ant-c brom *Con* lach mez nat-m nux-v sep sil sulph

ACRID fluid through posterior nares; cough from sensation of: kali-bi

ADHERES; from something which | **Trachea**, in: staph

AGGRAVATES symptoms (See GENE - Cough - during - agg.)

AGITATION, from: *Cist*

AIR:
- night: calc-p *Hep Merc* phos spig sul-ac sulph trif-p
- close air agg: brom nat-ar
- cold (See Cold - air - agg.)
- dry air agg: acon caust cham samb sep sulph

AIR AGG.; DRAFT OF: *Acon Calc* caps *Caust Chin* cortico hep ol-j *Ph-ac* rhus-t sep xanth

AIR; IN OPEN:
- **agg**: *Acon* all-s alum ang aphis **Ars** ars-s-f bar-c bar-s bry calc calc-p carb-v cham cina cocc *Coff* con cor-r cortiso cub cycl dig dulc euphr ferr ferr-ar ferr-p *Hep* ip kali-bi kali-c **Kali-n** *Lach* linu-c lyc m-arct mag-m mosch *Naja* nit-ac nux-v osm ph-ac **Phos** phyt psil psor *Rhus-t* **Rumx** sang seneg sil sin-n spig squil staph stram *Sul-ac Sulph* trif-p
- amel (↗Warm - room - agg.): All-c ambr ant-c anth apis Arg-met Arg-n bov **Brom** **Bry** calc-s cench chel **Coc-c** cycl dros *Dulc* hed **Iod** *Kali-s Lil-t* **Mag-p** *Nat-s* nux-v **Puls** pyrog rad-br rauw sanic sul-i sulph tub visc

ALCOHOL (↗Beer; Brandy; Wine): arn ferr ign lach led *Spong* stann stram zinc

ALLERGIC: stict

ALTERNATING with:
- eruptions (↗RESP - Asthmatic - alternating - eruptions): ars *Crot-t* mez *Psor Sulph*
- hemorrhoids: berb
- leukorrhea (See FEMA - Leukorrhea - alternating - cough)
- sciatica in summer: staph
- o**Head**; pain in (See HEAD - Pain - alternating - cough)
- **Pleura**; pain in: dros

ANGER; after (↗MIND - Anger): acon agar anac *Ant-t* Arg-met arg-n *Arn* ars asar bell bry *Caps Cham* chin *Coloc Ign* nux-v sabad sep spong **Staph** verat
- children; in: anac ant-t *Arn* cham

APPREHENSION and discouragement; after feelings of: rhus-t

▽ extensions | O localizations | ● Künzli dot

Arms / Cough / Breathing

ARMS:
- **cold**, becoming (See Cold; becoming - agg. - arm; Uncovering - hands - agg.)
- **raising** agg (See Raising)
- **stretching** agg: lyc
- **thighs** when coughing; must put arms on: nicc

ARSENICAL wall paper; from: calc

ASCENDING STAIRS agg: am-c arg-met arg-n *Ars* bar-c *Bry* cench iod kali-ar kali-n lyc mag-c mag-m merc nux-v puls seneg sep spong squil stann staph tell zinc

ASTHMATIC: *Acon Alum* alum-p alum-sil *Am-c* am-m ambr ambro anac **Ant-t** antip aral arg-n arn **Ars** *Ars-i* ars-s-f asaf aspar bar-c bar-i bar-m bar-s *Bell* benz-ac *Brom* bry calad calc calc-i calc-s calc-sil carb-an *Carb-v* carbn-s caust cetr cham *Chin* chinin-ar chlor cic **Cina** coc-c cocc con cor-r croc *Crot-t* **Cupr** dig dol **Dros** dulc *Euph* euphr ferr ferr-ar ferr-i ferr-p guaj *Hep* hyos ign iod **Ip** *Kali-ar Kali-bi Kali-c* kali-chl kali-m kali-n kali-p kali-sil *Kreos Lach* lact laur *Led* lob lyc maph merc merc-c mez mosch mur-ac nat-m nat-s nicc nit-ac *Nux-m* **Nux-v** op petr phel *Phos* podo prun psor **Puls** pycnop-sa rhodi rhus-t sabad *Samb Sang* seneg *Sep Sil* spig **Spong** squil stann **Stram** sul-ac sul-i sulph verat viol-o zinc zing

AUTUMN (See Seasons - autumn)

BARKING: *Acon* all-c ambr ant-t aur-m **Bell** brom bry caps carc *Caust* cimx clem cob-n *Coc-c* cor-r cub **Dros** *Dulc* gels **HEP•** hipp *Hyper Iod Kali-bi* kali-br kali-m kreos lac-c lact lyss med meph merc *Merc-cy* mur-ac *Nit-ac* nux-m ol-j phos phyt puls rosm *Rumx Sal-ac Samb* sin-n spig **Spong** stann staph stict **Stram** sulph thuj tub verat verb visc
- **day and night**: *Spong*
- **morning**: *Coc-c* kali-bi thuj
- **evening**: *Nit-ac*
- **night**: bell *Coc-c Merc-cy* nit-ac phyt
  - 23 h | **wakes** suddenly face fiery red, crying: bell
- **accompanied** by | **eructations**: verat
- **breathing** deep; after: *Dulc*
- **children**; in: iod
- **dog**, like a: bell lyss
- **drinking** cold water | **amel**: caust *Coc-c*
- **loud**: *Acon* aur-m kali-bi kali-chl lyc stann verat
- **sleep** agg; during: hipp lyc nit-ac

BATHING:
- **agg**: ant-c ars *Calc* calc-f *Calc-s* carc *Caust* dulc lach *Nit-ac* nux-m *Psor* **Rhus-t** sep stram sul-ac sulph verat zinc
○ **Chest**, in cold water amel: borx

BED:
- **changing** position: ars con **Kreos**
  - **amel**: borx ign
- **foot** out of bed; putting: hep
- **hand** out of bed; putting: hep *Rhus-t*

Cough

Bed: ...
- **in** (See Lying - bed - agg.)
- **rising** from; on (See Rising - bed - agg.)
- **sitting** erect | **amel**: phos
- **warm**:
  - **evening**: nux-m
  - **amel**: cham *Kali-bi*
  - **becoming** warm in bed; on (See Warm; becoming - bed)

BEER agg (↗*Alcohol*): mez nux-v rhus-t spong

BENDING (↗*Stooping*):
- **backward** | **agg**: beryl cupr
- **forward**:
  - **agg**: **Caust** dig
  - **amel**: eup-per *Spong*
- **head**:
  - **backward** | **agg**: ars-i *Bry* cupr hep kali-bi lyc psor *Rumx Sil* spong

BENDING DOUBLE | must bend double: agar coff *Kali-bi* pneu ther

BLANKET; as if head in a: sang

BLOOD:
- **rush** of blood to chest; cough from: aloe calc-f
  - 11 h: raph

BRANDY (↗*Alcohol*): ferr

BRASSY: kali-bi

BREAD: kali-c
- **black**: ph-ac

BREAKFAST:
- **after**:
  - **agg**: pneu
  - **amel**: alumn aspar bar-c coc-c kali-c lach murx
- **before** | **agg**: alumn kali-c murx seneg sulph
- **during**: alum alumn seneg

BREATH | **want** of (See Breathing - deficient)

BREATHING:
- **agg**: am-c asar bell beryl calc coloc dulc graph hep ip kali-n mag-m nat-m sang stann sulph
- **deep**:
  - **agg**: *Acon Aesc* am-c am-m apis arn ars asar **Bell** bism *Brom* **Bry** calc carb-an chin chinin-ar cina coc-c **Con** *Cor-r* croc crot-h cupr dig dros *Dulc* euphr *Ferr* ferr-ar ferr-p graph *Hep Iod* kali-ar *Kali-bi* **Kali-c** kali-m kali-n kali-p *Lac-c* lach lec *Lyc* mag-m mang meny *Merc* mez mur-ac naja nat-ar nat-m nit-ac olnd ph-ac phos plb *Puls Rhus-t Rumx* sabad samb seneg sep serp sil *Squil* stann stram *Sulph* verb zinc ziz
  - **morning** | **lying** down agg; after: ip
  - **amel**: kali-n lach osm *Puls Verb*
- **deficient**, being (↗*Suffocative*): am-c *Ars Aur* aur-m cina cocc coloc con *Cur* dros euphr ferr guaj hep ign *Ip* lyc nux-v op spig
  - **night**: aur coloc

1139

Cough

Breathing
- **holding** breath:
  - **agg**: kali-n prun
- **irregular** breathing agg: **Rumx**

BRIGHT objects: stram

BRONCHIAL (See Irritation - bronchi)

BRUSHING teeth: carb-v coc-c cocc dig euphr sep staph

BURNING; from:
- ○**Chest**; in: am-c *Carb-v* caust coc-c euph euphr led mag-m ph-ac phos
- **Larynx**; in: acon aphis arg-n ars bell bov brom bufo caust mag-s ph-ac phos phyt seneg *Spong* stict tarent urt-u zing
- **Throat**-pit; in: ars
- **Trachea**; in: acon ars euphr

CARBON, as from vapor of (↗*Vapor*): arn *Puls*

CARDIAC (See Heart affections)

CATARRHAL cough (See Loose)

CELLARS, air of (↗*MIND - Fear - narrow*): ant-t *Dulc* nux-m *Sep* stram

CHAGRIN (See Mortification)

CHICKENPOX:
- **after**: ant-c calc
- **during**: plat

CHILDREN; in: cupr

CHILL:
- **after**: apis cimx nux-m ph-ac phos *Samb*
- **before**: apis eup-per mag-c puls **Rhus-t** rumx *Samb Tub*
- **during**: acon apis **Ars** bell borx Bry calc calc-p carb-v cham *Chin Chinin-ar* cimx con cupr *Ferr* hep hyos ip kali-ar kali-c kali-p kreos lach lyc mez nat-c nat-p nux-m nux-v ph-ac **Phos** *Psor Puls* **Rhus-t** *Rumx Sabad* samb *Sep* sil spong sulph thuj *Tub Verat*
- **morning | rising** agg; after: **Cina**
- **evening**: cina
- **night**: carb-v hep ip ruta
  - **midnight**: dros *Ruta*
- **from**: meph
- **inspiration** agg: cina
- **sensation | Fauces** to bifurcation of bronchia; from: syph
- **sleep**:
  - **lying** on side agg: kali-c
  - **sound** sleep; as soon as one falls into a: **Lach** *Sulph*

CHRONIC (↗*Constant*): *All-s* am-c am-m ant-c *Ant-t* ars-i bar-c bry calc calc-i calc-p caust cham *Cod* crot-h *Dros* dulc eup-per form hyosin-hbr ign kali-i kreos laur lob lyc mang-act merc naja nat-m *Nit-ac*

Chronic: ...
phel *Phos* psor puls rumx *Sang* sil spong squil staph stict stram streptom sulph

CHURCH agg; air in (See Cellars)

CLEANING the teeth (See Brushing)

CLOCK (See Periodical - clock)

CLOSING eyes at night excites cough: **Hep**

CLOTHES AGG.; TIGHT: stann

COAL (See Carbon)

COBWEBS in the throat; from sensation of: pop-cand

COFFEE:
- **agg**: caps caust cham cocc hep ign kali-bi nux-v sul-ac
- **odor** of coffee: sul-ac

COITION; after: tarent

Cold

COLD:
- **air**:
  - **agg** (↗*Covering*): acon agar agn **All-c** all-s alum alum-p alum-sil am-c am-m aphis **Ars** ars-s-f aur aur-ar aur-s *Bad Bar-c* bar-s bell beryl bov *Brom* bry *Calc* calc-sil caps *Carb-an Carb-v* carbn-s carc **Caust** cham cimic cina cist *Coca* cocc coff *Con* cor-r cortico crot-h cub *Cupr* cur cycl dulc *Ferr Ferr-ar* ferr-p **Hep Hyos** hyper ip *Kali-ar Kali-bi Kali-c* kali-i **Kali-n** kali-p lac-ac lac-d *Lach* lyc *Menth* mez mosch naja nat-s nit-ac nux-m **Nux-v** osm ph-ac **Phos** *Phyt* plan plat psor rauw *Rhus-t* **Rumx** sabad samb sang *Seneg Sep Sil* sin-n spig spong squil staph stram *Sul-ac* sulph trif-p tub verat verat-v zinc
  - **amel**: arg-n calc-s *Coc-c* kali-s mag-p
  - **entering** cold air from a warm room agg: *Acon Carb-v* nat-c *Nux-v* **Phos● RUMX●** *Sang* sep
  - **sensation** of icy cold air in air passages; from: *Cor-r*
  - **wet**: ant-t bar-c bar-s *Calc* calc-sil carb-an carb-v *Chin* cur **Dulc** *Iod Lach* mag-c mang merc mosch mur-ac *Nat-s Nit-ac* nux-m phyt rhus-t sep sil sul-ac *Sulph* verat zinc
- **applications | agg**: carc
- **bathing**:
  - **agg**: borx psor
  - **amel**: hed
- **drinks**:
  - **agg**: acon am-c am-m ant-c **Ars** bad *Bar-c* bry calc calc-p calc-sil *Carb-v (non:* caust) cimic coc-c dig dros dulc *Hep* kali-ar kali-c lyc manc *Merc* nit-ac *Ph-ac Phos* psil *Psor* puls rhus-t rumx sabad sep *Sil Spong Squil* staph stram sul-ac *Thuj Tub* verat
  - **icy** cold: acon
  - **overheated**; when: bry
  - **amel**: am-caust borx brom bros-gau caps **Caust** cina *Coc-c* cocc **Cupr** euphr glon iod ip kali-c kali-s onos *Op* phos sulph tab (non: tub) verat
- **dry | air**: **Acon** brom caps cham crot-h **Hep** nux-m *Phos* rumx samb *Spong*

1140   ▽ extensions | O localizations | ● Künzli dot

Cold   Cough   Crawling

- **food** | **agg**: am-m *Carb-v* dros *Hep* lyc mag-c *Ph-ac* rhus-t *Sil* thuj verat
- **milk agg**: ant-t spong
- **room** | **agg**: cortico sang
- **warm** | **room**; going from or to warm (See Warm - room - entering - cold - or)
- **water**:
  - **agg** | **standing** in cold water: nux-m
- **wet** air (See air - wet)
- ○**Trachea**; cold sensation in: camph

COLD; BECOMING:
- **agg** (⟶*Uncovering - agg.*): arn **Ars** ars-s-f *Bad Bell* borx *Bry Calc Calc-p Carb-v* carbn-s *Caust Cham Coc-c Con Dulc* Hep kali-ar *Kali-bi* **Kali-c** *Lach* lycps-v *Mosch* mur-ac nat-c nit-ac *Nux-m* **Nux-v** *Phos* psil **Psor Puls Rhus-t Rumx** *Sabad Sang* **Sep Sil** spong *Squil Staph* sul-ac *Sulph* thuj **Tub**
- ○ **Arm** or hand: ars bar-c calc *Con* ferr **Hep** kali-c **Rhus-t** *Sil* sulph
- **Feet**: *Bar-c Bufo Sil* sulph
  - standing in water, from: nux-m
- **Single** part: bar-c **Hep Rhus-t** sil
- **amel**: sul-i

COMPANY (⟶*Strangers; Strangers - presence*): *Ambr* ars bar-c

CONCUSSIVE (See Racking)

CONDIMENTS (See Spices)

CONSCIOUSNESS; with loss of: cadm-s cina *Cupr*

CONSOLATION agg: ars

CONSTANT (⟶*Chronic*): acon *Agar* ail **Alum** am-br am-c ant-s-aur ant-t apoc arg-cy *Arn Ars* bell benz-ac both-ax brom bry calad calc cann-s carb-ac *Carb-v* **Caust** cham **Chin** chlor cimic cimx cina *Coff Con* cor-r crot-h cub *Cupr* cupr-s dol dros elaps euph **Ferr** ferr-p guare *Hep Hyos* hyper *Ign* **Ip** kali-bi kali-c kali-chl kali-i kali-n kali-perm kalm kreos lac-ac *Lac-c Lach* lact laur lob lob-s **Lyc** m-arct malar mang med merc *Mez* narc-ps nat-m nat-p *Nux-v Op Ph-ac* phel phos phyt plan *Pneu* podo *Puls Rhus-t* rosm **Rumx** sang *Seneg* sep **Spong** *Squil* staph stict sulph syph tab thuj tril-p *Tub* tub-a ust verat zinc
- **day** and night: **Ant-t** brom *Calc-p Carb-v* euph *Hydr* ign *Kali-c* lyc nat-m phos plb samb spong squil
- **day** or night: *Squil*
- **morning**: cupr-s phel
- **evening**: acon *Caust* cub **Puls**
- **night**: anac calc *Con* dros laur lyc med rosm **Sep** stict stront-c zinc
  - **midnight**:
    - before:
      - 22 h: rosm
      - sleep; till falling to: rosm
  - **lying** down agg: am-br **Sep** zinc
  - **sleep**, on falling to: med
  - **waking**; on: **Sep**
- **irritation** in lower chest; from: kreos

Constant: ...
- **lying**:
  - **agg** | **sitting** up amel; and: **Hyos** *Laur* **Puls** rhus-t sang **Sep**
  - **amel**: mang
- **maddeningly** frequent but soft cough: staph
- **pregnancy**: *Kali-br*
- **vomiting** | **amel**: *Mez*

CONSTIPATION agg: con graph sep

CONSTRICTION; from (⟶*Smothering*):
- ○**Chest**; in: agar bell carb-v clem dros hep iod ip mosch phos samb stram sulph
- ○ **Diaphragm**: cench
- **Larynx**; in: *Agar* ambr *Ant-t Arg-n Ars Asc-t Bell Brom Calc Carb-an* carbn-s *Cham* chlor *Coc-c Coff Cor-r* **Cupr** *Dros* euphr *Gels Hep* hyos ign *Iod Ip Kali-c Lach* laur *Lob Mang* meny naja nit-ac **Phos** *Puls Sil Spong* stram *Sulph* verat
- **night**:
  - sleep:
    - during | agg: *Agar Lach Nit-ac Phos Sulph*
    - first sleep while lying on the side: *Kali-c Phos Spong*
  - **eating** agg: *Puls*
  - **sleep** agg; on going to: agar *Arg-n* **Lach** *Phos Spong Sulph*
- **Trachea**; in: *Cocc* ign *Ip* mosch nux-v osm stann staph

CONTINUED coughing agg (See Cough agg.)

CONTINUOUS (See Constant)

CONVULSIONS; with (⟶*CHES - Spasms - cough*): agar ars **Bell** brom calc *Cham Cina* croc **Cupr** *Dros Hyos* iod kali-c lach led *Meph Stram* stront-c sulph ther verat
- ○**Chest**; in (⟶*CHES - Spasms - cough*): samb

COUGH agg; during: acon agar *Bell* caust cist cocc coff *Hep Ign M-arct* raph squil stict teucr thyr zinc-i

COVERING (⟶*Cold - air - agg.; Uncovering*):
- **head** | **amel**: rumx
- **mouth** | **amel**: rumx

CRAMPS in chest, from: bell cob-n

CRAWLING, sensation of: aeth apis cain caust con kreos nux-m *Psor* rhus-t squil
- **evening** | **bed** agg; in: kreos
- **night**: aeth
  - **midnight**, before: apis
- ○**Air** passages, in: aeth
- **Bronchi**: eupi kreos
- **Chest**: cain caust colch con kreos nux-m rhus-t sang sep squil
- **Larynx**: am-m ant-t bry calc-p carb-v *Caust* colch cain **Con** *Dros* euph iod **Kali-c** kreos lach lact led mag-m nux-m prun *Psor* rhus-t *Sabin* sang stann stict sulph
- **Throat**, in: bry carb-v euph kreos lach stann
- **Throat**-pit: apis kreos mag-m **Sang**

1141

- **Trachea**, in: anac arn carb-v caust colch kreos mag-m prun rhus-t

CROAKING: acon ant-t lach nit-ac ruta *Spong*
- daytime: nit-ac

CROUPY (*LARY - Croup*): Acet-ac **Acon** all-c anac ant-t apis **Ars** *Ars-i* arum-d asc-t *Bell Brom Calc-s Canth Carb-ac* cham *Chin Chlor Cina* cinnb cor-r cub cupr-s dros euph *Gels* **Hep Iod Ip Kali-bi** *Kali-chl* kali-i *Kali-m* kali-n kali-s kreos *Lac-c* **Lach** merc-cy *Nit-ac* oci-sa **Phos** *Phyt Rumx* ruta **Samb** *Sang* sarcol-ac **Spong** staph stict **Stram**
- morning: *Calc-s* hep
- evening: cinnb hep
- night: ars *Bell* carb-ac *Hep Ip* kali-br kali-s phyt *Spong*
  · midnight:
    : before: acon spong
    : after: *Ars*
- eating; after: anac
- expiration agg; during: acon
- sopor; with (See Sleep - during - agg. - deep)
- waking, only after: **Calc-s**
- winter:
  · alternating with | sciatica in summer: staph

CROWING (See Croupy)

CRUMB in larynx; from sensation of a (*THRO - Bread*): *Bry* coc-c **Lach** pall plb

CRYING agg: ant-t **Arn** ars *Bell* brom *Bry* cain cham cina dros ferr guare *Hep* kali-c lyc nux-v phos samb sil sulph *Verat*

CUTTING, stinging: beryl tub
o**Larynx**; from cutting in: ang *Arg-met*
- Thyroid gland; in: arg-n

DAMP room (See Wet room)

DANCING; after: puls

DEBAUCH, after (*MIND - Libertinism*): *Nux-v* stram

DEEP: ail all-s am-br am-c am-m *Ambr* ammc anac ang ant-c apoc arg-met **Ars** ars-i bufo *Carb-v Caust* chr-ac *Dig* dios **Dros** eug graph guare *Hep* iod kali-bi *Kali-c Kali-i Kali-n* Lach *Lyc* lycps-v mag-m *Mang* med meph nat-ar *Nux-v* petr phos *Sabad Samb* sanic sel sep sil spong squil **Stann** *Still* **Verat** *Verb*
- morning: ang dios
- afternoon and evening: am-br
- evening: eug **Verat**
- midnight, after: ars
- alternating with short cough (See Short - alternating - deep)
- breathing agg: bell brom con cupr graph lyc stict
  · accompanied by croup: *Hep*
- inspiration:
  · agg: hep ip squil
  · deep | amel: **Verb**
- lower and lower down in throat; coming from (*Tickling - throat; in - extending - lower*): ip lach rumx sil

Deep: ...
- lying | amel: **Mang** sep squil
- not cough deep enough to start mucus; sensation as though he could: ars bell beryl **Caust** dros kali-c lach med *Mez* rumx

DEEP-SOUNDING (*Sonorous*): aloe *Kali-bi* mang **Stram** verb
- night: verb

DELIVERY | after: acon arn dulc puls rhus-t sulph

DENTITION; during●: acon *Ant-t* bell calc calc-p *Cham* cina cupr ferr-p hyos ip kali-br kreos **Nux-v** phos podo rhus-t ter

DESCENDING, on: lyc

DIARRHEA:
- after | agg: abrot
- amel: bufo sang
- during: *Cham Merc Puls Sulph* verb

DIFFICULT: ant-t arg-met ars *Bac* brom chin chlor cocc dig kali-br

DINNER:
- after:
  · agg: aeth agar anac arg-n bar-c bry calc-f carb-v coc-c *Cocc* ferr ferr-ma hep *Ip* kali-bi lach mur-ac nux-v phos sil sulph syph tab tax thuj zinc
  · sleeping, when: puls staph
- before: arg-n

DISTRACTING: ant-t
- day and night: ant-t

DISTRESSING (*Painful; Tormenting*): agn *Arum-t* aspar *Brom* carc **Caust** iris *Lach* lyc meli *Nit-ac Nux-v Sang Seneg Sep Squil Stann*
- daytime: lyc
- morning:
  · evening; and | sleep; on going to: agn *Brom Lach* lyc nit-ac

DOWN in throat-pit; cough from sensation of: calc cina *Ph-ac Sulph*

DRAFT of air (See Air agg.)

DRESSING agg: carc

DRINKING:
- acids (See Acids)
- after | agg: acon am-caust am-m anac ant-t arn **Ars** *Bry* calc carb-v *Chin Cimx* cina cocc con dig **Dros** ferr ferr-ar *Hep* hyos kali-ar kali-bi kali-c lac-c *Lach* laur lyc *Manc* mang meph nat-m nat-p nux-m nux-v op *Phos Psor* rhus-t sang sil squil staph stram sul-ac tell verat zinc
- agg | rapidly: sil
- alcohol (See Alcohol)
- amel: am-c brom bry *Caust Coc-c* cupr euphr glon iod kali- *Op Rumx* **Spong**

Drinking

- beer (See Beer)
- brandy (See Brandy)
- cold fluids (See Cold - drinks - agg.)
- milk (See Milk)

DRIVING in an open wagon: staph sul-ac sulph

DRUNKARDS, of: *Ars Coc-c* lach *Nux-v Op Sel Stram*

DRY (↗*Dry; Ringing)*: acal acet-ac **Acon** aesc *Agar* ail alco *All-c* all-s aloe **Alum** *Alumn* am-br *Am-c Am-m Ambr* anac anag anan ang ant-c ant-s-aur ant-t anth aphis apis apoc aq-pet arg-cy arg-met arg-n *Arn* **Ars Ars-i** ars-s-r arum-i arum-t asaf asar *Asc-t* asim atro aur aur-i aur-m aur-m-n aur-s *Bar-c Bar-m* **Bell** ben benz-ac berb beryl bond borx bov **Brom** bros-gau **Bry** *Bufo* cact calad **Calc** *Calc-i* calc-p **Calc-s** camph cann-i cann-s *Canth* **Caps** *Carb-ac* **Carb-an** *Carb-v Carbn-s* card-b card-m casc castm castn-v *Caust Cedr* cench cent *Cham Chel* **Chin** chin-b chinin-ar chlf chlor chr-ac cimic cimx *Cina* cinnb clem cob-n *Coc-c* cocc cod *Coff* colch coloc colocin *Con* cop cor-r corn cortico Croc *Crot-c* crot-h *Cupr* cur cycl der dig dios dros *Dulc* elaps eucal eup-per euph euphr eupi *Ferr Ferr-ar Ferr-i Ferr-p* ferul fl-ac flav *Form* gamb gels gins glyc gran graph grat *Guaj* guare guat gymno ham *Hell* helx *Hep* hera hip-ac hist hura hydr-ac **Hyos** hyosin hyosin-hbr *Hyper* **Ign** *Indg* influ inul **Iod** *Ip* iris iris-foe jac-c just *Kali-ar Kali-bi Kali-br* **Kali-c** *Kali-i* kali-n *Kali-p* kali-s kreos lac-ac lac-c lac-d *Lach Lachn* lact lap-la laur lec led lepi lil-t linu-c lipp lob lob-s *Lyc* lycpr lycps-v m-ambo m-arct m-aust mag-c mag-m *Menth Mentho* meph *Merc* merc-c *Merc-cy Mez Morph* mosch mur-ac murx *Myrt-c* naja **Nat-ar** *Nat-c* **Nat-m** nat-p nat-s nicc *Nit-ac* nit-s-d *Nux-m* **Nux-v** oci-sa ol-an *Ol-j* ol-sant olnd *Onos Op* oscilloc osm *Ox-ac Par* parathyr paull ped pert *Petr* **Ph-ac** phal phel **Phos** *Phyt* pic-ac pin-s plan *Plat Plb Pneu* podo polyg-h psil *Psor* ptel **Puls** pyrus rad-br ran-s rat rauw rheum *Rhod* rhus-t *Rhus-v* rosm **Rumx** ruta sabad sabin sal-ac salv *Samb Sang Sangin-n Sapin* sarr sars sel senec *Seneg Sep Sil* sol-t-ae solg-n spig spira **Spong** squil *Stann Staph* stict still stram stront-c stry sul-ac **Sulph** sumb syph tab tarax *Tarent* tela tep ter teucr thea *Thuj* thymu til trif-p tril-p **Tub** *Tub-a* tub-r *Ust* v-a-b valer vanad verat verat-v verb viol-o voes wye x-ray xan *Zinc* zing ziz

- day and night: acon bell brom calc-p carb-an cimic *Euph* ign *Kali-c* kreos laur *Lyc* mez mosch mur-ac *Nat-m Spong* stram verb xan
- daytime: *Alum* bar-c bell calc chel coloc con cot euph gamb ign *Kali-bi* lyc nat-ar nat-m op phos puls *Sep* sol-t-ae **Spong** sulph
  - loose at night: alum am-m arn calc caust euphr led m-aust phos rhod sep staph sulph
  - lying down | amel: sep
  - menses; before: graph
- morning: agar alum alum-sil *Alumn* am-m ant-c ant-s arg-met *Arn* asc-t bar-c bar-i bar-s borx bov brom bry carb-an *Carb-v* carbn-s caust chin *Coc-c* con cop cur

Cough

Dry – morning: ... dios flav grat gymno hep hyper ign **Iod** *Kali-c* kali-n kreos lec lyc mag-s mim-h mit *Mosch* **Nat-ar** nat-c nat-s nux-v ol-an *Op* rhod *Rhus-t* sang sel sep sil stann sul-ac sul-i sulph tab tarent thuj verat
- **early**: alum am-m ant-c chin graph grat lyc nux-v ol-an op rhod stann sul-ac verat
- **loose** in:
  - **afternoon**: am-m
  - **evening**: arn bov chin cina crot-h dig ign iod nux-v
- **menses**:
  - **before | agg**: graph **Zinc**
  - **suppressed** menses; from: *Cop*
  - **rising** agg; after: alum ang arg-met arn bar-c borx bov *Carb-an* **Chin** cina cortico dig grat nat-s plb sul-ac
- **waking**; on: caust ign mag-s nux-v sil
- **forenoon**: agar alum *Am-m Camph* coc-c grat sars zing
  - **11 h**: bros-gau *Rhus-t*
- **noon**: arg-n naja sulph
- **afternoon**: am-m anth asaf calc-p cench *Chel* kali-bi mez nat-c nat-m *Nux-m* phel *Sang* sulph thuj
  - **13 h**: aesc
  - **15 h**: calc-p
  - **16 h**: cench *Chel*
  - **17 h**: bov nat-m
- **entering** warm room: anth nat-c
- **walking** agg: *Thuj*
- **evening**: agn aloe alum alum-p alum-sil *Alumn* am-br am-m *Arg-n* **Ars** arund bals-p bar-c bar-s *Bell* beryl borx bov **Brom** bry *Calc Caps* carb-an carb-v cent chin cimic coca con *Con* cop dig *Ferr* ferr-ar *Grat* gymno **Hep** **Ign** indg iod kali-ar kali-bi *Kali-c* kreos lach lec lipp lith-c **Lyc** mag-c *Mag-m* merc merc-i-r mez nat-ar nat-c nat-m nat-p nicc nit-ac nux-v *Nux-m Nux-v* petr *Ph-ac* phel *Phos* phyt psor **Puls** rheum rhod *Rhus-t Sang Seneg Sep* sol-t-ae *Spong* **Squil** stann *Stict* still stront-c **Sulph** tab tarent teucr thuj verat zinc zing
  - **18 h**: am-m *Con Nat-m*
  - **19 h**: grat spira spirae
- **and** night; can neither sleep nor lie down evening: stict
- **midnight**, until: *Hep Phos Rhus-t* sep stann
- **bed** agg; in: petr phos sep sulph
- **entering** warm room: com nat-c *Puls*
- **inspiration** agg: dig
- **loose** in morning: acon alum alum-p *Am-c* am-m *Ambr Ang* am-c ant-t arn ars aur bar-c bell brom *Bry* **Calc** caps carb-an *Carb-v* caust cina colch cupr dig dros euph *Euphr Ferr* **Hep** *Hyos* ign ip kali-c kali-n kreos lach led lyc m-ambo mag-m *Mang* mez mur-ac nat-c nat-m nat-p nit-ac nux-v *Par Ph-ac Phos Puls* rheum rhod rhus-t seneg *Sep Sil* spong **Squil** stann staph stram *Stront-c Sul-ac* sulph verat zinc
- **lying** down:
  - **agg**: *Alumn Bell* borx *Caps* carb-v ferr *Hyos* indg Kali-c nat-m nicc *Nux-v* **Ph-ac Puls Sang Sep Stann** *Stict* **Sulph** teucr

Dry – evening   **Cough**   **Dry – expectoration**

- **lying** down: ...
  : **amel**: am-m zinc
  - **sleep** agg; on going to: *Hep Sulph*
  - **smoking** agg: thuj
- **night**: acon agar aloe *Alum* alum-p alum-sil **Am-c** *Am-m Arg-n* **Ars** *Asaf* asc-t aur-ar aur-m bar-c **Bell** bros-gau bry calad **Calc** calc-s calc-sil *Caps* **Carb-an** *Carb-v Carbn-s* card-m caust cent *Cham Chel* chin chinin-ar chlf *Cimic* coc-c coloc *Con Crot-c Cupr* **Dros** euph *Euphr* form gamb graph grat *Hell* **Hep Hyos** *Ign* inul *Ip Kali-ar* kali-br *Kali-c* kali-p kali-sil *Lach* laur lec linu-c *Lyc Mag-c Mag-m* mag-s mang *Med Merc Mez* nat-ar nat-m nat-s *Nit-ac Nux-m Nux-v* ol-an ol-j op petr **Phos** *Phyt Pneu* **Puls** rhod *Rhus-t Rumx Sabad* samb *Sang* sep *Sil* sol-t-ae spira **Spong** squil *Stict* stront-c **Sulph** syph tab tarent tub *Verat* verb vichy-g zinc *Zing*
- **midnight**: *Am-c* grat nicc *Nux-v* phos
  : **before**: acon arg-n **Calc** *Lyc Nit-ac* phos rhus-t spong *Stann*
  : 22.30 h: sol-t-ae
  : 23 h: squil
  : **sleep** agg; during: *Nit-ac Rhus-t*
- **at**:
  : **daybreak**, until: **Nux-v**
  : **lying**:
    . **back**; on | **agg**: *Nux-v*
    . **side**; on | **amel**: *Nux-v*
  : **after**: *Ars* bell *Calc* hyos lec nicc **Nux-v**
  : 1-2 h: zing
  : 2 h: *Kali-c Op Rumx*
  : 3 h: **Am-c** *Kali-c* op
  : 4 h, until: nicc
  : **loose**: *Calc*
- **sunset** to sunrise: aur
- **followed** by:
  : **salty** expectoration | **pain** as if something were torn loose from larynx; with: calc
- **inspiration** agg: nat-ar
- **loose** by day: acon alum alum am-c anac ang ant-t arg-met arn ars asaf bell bry *Calc* caps carb-an caust cham chin cocc colch con euphr *Graph* guaj *Hep* hyos kali-ar kali-c lach *Lyc* m-ambo mag-c mag-m mang merc nit-ac nux-v op petr phos *Puls* rhus-t sabad samb sil squil stann *Stront-c* **Sulph** verat zinc
- **lying**:
  : **agg**: *Con Hyos* kali-br laur ol-j *Phyt Puls* **Sulph** zinc
  : **amel**: *Mang*
  : **side**; on:
    : **right**:
      . **agg** | **only** while lying on right side: carb-an
  - **lying** down agg: petr
  - **motion** agg: bell *Seneg*
  - **sitting** up in bed | **amel**: **Hyos Puls** sang
  - **sleep**; on going to: med
  - **smoking** amel: tarent
  - **waking**; on: graph *Puls Sil* **Sulph** zinc

- **accompanied** by:
  . **emaciation** (See GENE - Emaciation - accompanied - cough - dry)
  o **Heart**; complaints of the | **Valves** (See CHES - Heart; complaints - valves - accompanied - cough)
- **air**; in open:
  . **agg**: *Coff* kali-c m-arct *Seneg* spig
  . **amel**: iod lil-t
  . **going** into; when | **warm** room; from a: *Acon Con*
- **alternating** with:
  . **diarrhea**: abrot
  . **loose** cough: ars
- **bending** backward agg: beryl
- **blood**:
  . **discharge** of; with: acal zinc
  . **ends** in raising black blood: elaps
- **breath**; with sudden loss of: *Nux-m*
- **children**; in: cina iod
  . **emaciated** boys, in: **Lyc**
- **chill**:
  . **after**: nux-m samb
  . **before**: mag-c *Rhus-t Samb Tub*
  . **during**: *Acon* ars bell bry carb-v cham chin *Ferr* hep hyos *Ip* kali-c lach nux-m nux-v *Phos* puls *Rhus-t* sabad samb sep *Spong* sulph
- **chronic** dry cough: alum am-c bry cimic flav hyos lyc
  . **pining** boys; in: **Lyc**
  . **scrofulous** children; in: **Bar-m**
- **cold**:
  . **air** agg: beryl kali-c phos pneu sang *Seneg* squil
  . **drinks** | **agg**: *Sil* squil
  . **dry** | **air**: crot-h hep
- **constant**, almost: **Alum** *Arn* **Ars** euph *Ign* med rhus-t syph
- **constriction** in throat; from: aesc
- **coryza**; during: bell graph merc merc-sul nat-c nat-m nit-ac sel sep
  . **evening**: *Dig*
- **dinner**:
  . **after** | **agg**: aeth agar *Kali-bi* lach nux-v
  . **amel**: bar-c
- **drinking**:
  . **after**:
    : **agg**: ars hyos kali-c *Nux-m* phos staph
    : **loose** after eating: nux-m staph
  . **amel**: brom bry *Caust Coc-c* iod kali-c *Op* **Spong**
- **dyspnea**; as from | **day** and night: euph
- **eating**:
  . **agg**: aeth agar all-s ferr-ma *Hyos Kali-c* nux-v sang *Sep* sulph ter
  : **night**: ter
  . **amel**: **Spong**
- **exertion**; from violent: *Ox-ac*
- **expectoration**:
  . **morning**, only in: *Alum* alum-sil *Am-c* bell *Bry Calc Carb-v* coc-c euph *Ferr Hep* kali-c led lyc

1144   ▽ extensions | O localizations | ● Künzli dot

Cough

- **morning**, only in: ...
  Mag-c *Mang* mur-ac nat-c *Nat-m* nit-ac nux-v ph-ac *Phos* **Puls** *Sep Sil* **Squil** stann *Sul-ac*
- **hawking** copious green sputum; later: kali-i
- **expiration** with flush of heat and sweat; after every: carb-v
- **fever**:
  - **during**:
    : **agg**: **Acon** ang ant-c *Apis Arn Ars* bell brom **Bry** calc carb-v caust cham chin chinin-ar cina coff **Con** cupr dros hep *Hyos* ign **Ip Kali-c** kali-p lach lyc **Nat-m** nit-ac nux-m **Nux-v** op petr **Phos** plat puls rhus-t **Sabad** samb sep spig spong squil staph sul-ac sulph tarent verat verb
    : **thirstlessness**; with: ars con phos puls sabad squil
  - **intermittent**, before: eup-per eup-pur *Rhus-t Tub*
- **flatus** discharges up and down, which amel; must sit up and: **Sang**
- **gonorrhea**; after suppressed: benz-ac sel
- **hacking** (See Hacking - dry)
- **inspiration**:
  - **agg**: bell brom dig *Hep* lach nat-ar plb rumx
    : **evening** (See evening - inspiration)
    : **sleep agg**; during: sep
  - **deep** | **agg**: aesc *Brom* dig *Ferr-p Hep* nat-ar plb squil
- **irritation** in larynx: aphis bar-m bell carb-ac cimic kali-i lach lith-c lyc *Phos Rumx Seneg* sulph tab thuj *Zinc*
- **lying**:
  - **agg**: alum cinnb *Con* cortiso **Hyos** inul ip *Kali-br* lyc nit-ac *Ph-ac* phos **Puls** rhus-t sabad *Sang* sep sil sulph ter
  - **amel**: am-c **Mang** sep zinc
- **back**; on:
  : **agg**: am-m iod nux-v *Phos* rhus-t sil
  : **midnight**: *Nux-v*
  : **amel**: *Mang*
- **side**; on:
  : **amel**: *Nux-v*
  : **left** | **agg**: acon bry eup-per kali-bi par **Phos** puls rumx
  : **right** | **agg**: acon carb-an ip merc phos *Puls* syph
- **measles**; after: acon cham *Dros* euphr hyos ign stict
- **menses**:
  - **before**:
    : **agg**: graph hyos lac-c plat *Sulph* **Zinc**
    : **morning**: **Zinc**
  - **during**:
    : **agg**: *Bry* castm cop cur *Graph* lac-c phos **Zinc**
    : **perspiration**; with profuse: graph
  - **suppressed** menses; from: *Cop*
- **motion**:
  - **agg**: bell iod seneg
  - **amel**: kali-c phos
- **reading** aloud agg: anag *Mang* meph **Phos**
- **rising** agg: cortico grat
- **room** | **in**: alum

Dry: ...
- **scraping**; from:
  o **Larynx**; in: alumn aur-m-n *Bell* borx bov **Brom** bry chel *Coc-c Con* dig gamb hep hydr-ac laur led mang naja nit-ac nux-v op osm **Puls** *Sabad* seneg til
  - **Throat**; in: graph
- **sitting**:
  - **agg**: agar lach phos rhus-t
  - **amel**: arg-n cinnb *Sang*
- **sleep**:
  - **after** every: puls
  - **disturbing**: alum calad caust *Kali-c* nux-v ol-j phos rhod rhus-t *Sang* spong squil stict sulph syph zinc
  - **during** | **agg**: abrom-a **Cham** coff hipp *Lach* mag-s *Nit-ac Rhus-t* sep tub
- **smoke**; from inspiration of: kali-bi menth
- **smoking agg**: acon all-s atro beryl coc-c coca hell petr rad-br thuj
- **sneezing**, and: *Cina*
- **spasmodic**, exhausting cough especially in children:
  - **night** | **lying** down and going to cold room to sleep: sang
- **stopped** up feeling in stomach, from: guaj
- **talking agg**: atro bell cimic crot-h dig *Hep Hyos* lach *Mang Rumx* stann
- **temperature**, from change of: *Acon*
- **tickling**, from:
  o **Larynx**; in: *Agar Am-m Arg-n* ars-s-f asaf aur-m aur-m-n bar-c *Bell* borx bov *Brom* cact calc-f carb-ac carb-an *Caust* cimic coc-c coca colch coloc **Con** cot *Crot-c* cycl hydr hydr-ac hyos iod ip iris iris-foe kali-bi *Kali-c Lach Lachn* led **Lyc** mang mez mur-ac *Nat-m* nat-s nit-ac nux-v *Op Ox-ac* phos *Phyt Psor* **Puls** rat rumx sabin *Sang Seneg Sep Zinc* zing
  - **Trachea**; low down in: arn
  - **Upper** sternum: beryl
- **vomiting**, until: mez stict
- **waking**; on: *Agar* bry calc caust coc-c dig digin ign *Kali-br Lach* mag-s *Puls Sang* sil sol-t-ae **Sulph** *Thuj*
- **walking**:
  - **agg**: *Lach* phel *Seneg* thuj verat
  - **air** agg; in open: alum sulph
  - **cold** air; in | **agg**: verat
- **warm**:
  - **room**:
    : **agg**: coc-c nat-ar pneu
    : **amel**: beryl
    : **entering** a warm room; when: anth *Bry* com *Nat-c*
- **weather**: caps hep
  - **wet** | **agg**: calc-p cur
o**Stomach**, as if from: **Bry** Sep

DRYNESS, from:
o**Air** passages; of: carb-an lach merc petr *Puls*
- **Chest**; in: bell benz-ac kali-chl lach laur merc *Puls*
- **Fauces**; in: **Dros** *Mez Phyt*

Dryness | **Cough** | **Expectoration**

- **Larynx**; in: ant-t arg-n atro bell bry *Calc* carb-an carbn-o caust colch **Con** cop *Crot-h Dros* eug hura ip *Kali-c* kali-chl kalm lach lachn laur *Mang* mez *Nux-v* petr phyt plan *Puls* raph rhus-t **Sang** seneg spong stann stict stram *Sulph* verat verat-v
  - **morning**: phyt
  - **spot**, dry: cimic **Con** crot-h nat-m nit-ac
- **Pharynx**: *Stict*
- **Throat**; in: borx bry carb-an caust cimic coc-c cortiso dros kali-bi mang med nat-m petr phyt puls rhus-t seneg stann stict
  - **spot**: cimic
- **Trachea**; in: carb-an *Cycl Dros* laur *Puls* stann

DULL (↗*Toneless*): asaf bry cham cocc iod *M-arct Sabad*

DUST, as from: agar *Alumn Am-c* **Ars** aur aur-m *Bell Brom Calc* calc-s caps *Carb-v* caust chel *Chin* cina *Coc-c* crot-c cycl *Dros* euph-l ferr-ma glon *Hep* ictod *Ign* iod *Ip* lac-c lach *Lact-v* **Lyc** meph *Mez* nat-ar nat-m nux-v par ph-ac *Phos* pic-ac **Puls** rumx sep sil **Sulph** teucr
o**Throat**-pit; in: *Ign*
- **Trachea**; in: ferr-ma

DUST; from: *Bell* nat-m

EATING:
- **agg**: acon aeth agar all-s alum-sil am-m ambr *Anac* ant-ar *Ant-t* arn **Ars** ars-s-f bar-c bell brom *Bry* bufo *Calc* calc-f caps *Carb-v* carbn-s carc caust cham *Chin Coc-c Cocc* cor-c *Cupr Cur* dig dros euphr *Ferr* ferr-ma ferr-p *Hep* hyos *Ip* **Kali-bi** kali-c kali-m kali-p kali-s kali-sil lac-c lach laur lyc mag-c mag-m med meph *Mez* mosch myos-a myos-s nat-m nit-ac nux-m **Nux-v** op ph-ac phos puls rhus-t *Rumx* ruta sang *Sep* sil squil staph sulph tarax tax ter *Thuj* verat zinc
  - **hastily** agg: sil
  - **until** he vomits: *Mez*
  - **amel**: all-s am-c ammc anac bar-c bism carb-an *Euphr* ferr ferr-m kali-c rad-br sin-n **Spong** tab
- **satiety** agg; after eating to: carb-v
- **seasoned** food agg; highly (See Spices)
- **sweets** (See Sugar)
- **warm** food (See Warm - food - agg.)
- **while** | **beginning** to eat: seneg

ELONGATED Palate; from: hyos merc-i-r

ELONGATED Uvula; from: alum bapt bar-c brom bry *Hyos* kali-c merc-i-r nat-m
- **morning**: brom
- **sensation** of elongated uvula: alum
  - **morning**: alum brom

EMOTIONS agg (↗*Excitement*): acon ambr ant-t arg-n arn ars asar bry bufo caps cham chin cina cist ign *Lach* nat-m *Nux-v* op rhus-t *Spong* staph verat verb
- **night**: aur

EPIGASTRIUM; cough seems to come from the (See Stomach - come)

ERUCTATIONS:
- **after**: ambr lob sang sul-ac verat
- **amel**: ambr ang ant-t **Sang**
- **excite** cough; eructations (↗*STOM - Eructations - cough - during - agg.)*: *Ambr* bar-c carb-v lac-ac lob sol-t-ae staph

ERUCTATIONS and **FLATUS** both amel: **Sang**

ERUPTIONS:
- **alternating** with (See Alternating - eruptions)
- **cough**; from suppressed: dulc mez psor
- **receding**; when eruptions are: dulc led phys puls

EXCITEMENT (↗*Emotions*): acon ambr ant-t ars asar bry bufo *Cham Cist* con cor-r cortiso dig dros hyos ign lach lob mag-c nux-v op ph-ac rhus-t **Spong** tarent

EXERTION:
- **agg** (↗*Manual)*: ail arn **Ars** ars-i *Bar-c* bell *Brom* bry camph *Chin* coc-c cocc *Dros* dulc *Ferr* hep iod ip *Kali-c* lach led *Lyc Manc* merc mur-ac naja nat-ar *Nat-m Nux-v Ox-ac* oxyt phos **Puls** rhus-t sil spong squil stann sulph verat
  - **violent**: *Brom* carb-v *Ferr* ox-ac **Puls** verat
  - **amel**: dros rad-br rhus-t stront-c

EXHAUSTING: *Acon* ail alum am-c *Am-m* anan ang ant-i ant-t aq-pet arg-met arg-n arn **Ars** ars-i *Arum-t* bac bals-p **Bell** benz-ac *Brom* bry bufo calc *Camph Carb-v* **Caust** cham chel chin chinin-ar chlor *Coc-c Cocc Cod* coff colch coll *Con* cor-r *Croc Cupr* daph dig *Dros* eucal eup-per ferr ferr-ar ferr-p graph hep hydr-ac *Hyos* ign iod *Ip* irid-met *Kali-ar* kali-bi kali-br *Kali-c* kali-s *Kreos Lach* lact-v laur *Led* lipp *Lob* lyc m-arct mag-m mag-s *Menth* mentho *Merc* merc-c myrt-c *Naja* nat-ar nat-m nit-ac *Nux-v* op par phel *Phos* plb psor *Puls* rhod *Rhus-t Rumx* rumx-act sang sarr senec seneg **Sep** *Sil* silphu spong squil **Stann** stict *Still* stram stry sul-ac sul-i sulph tarent tax tela thuj tub-a v-a-b verat zinc zinc-p
- **daytime**: lyc
- **morning**: rhod squil sulph thuj
  - **going** to sleep, on: lyc
  - **waking** agg; after: mag-s thuj
- **noon**: arg-n
- **evening**: arg-n ip *Kali-c* lyc rhod *Sil Still*
  - **going** to sleep, on: lyc
- **night**: *Caust Hyos* nat-c **Puls** rhod tarent
  - **bed** agg; in: *Caust* tarent
  - **sitting** up in bed | **amel**: nat-c
- **sleep**, disturbing: **Puls**

EXPECTORATION:
- **agg**: aral coc-c tarent
- **amel**: ail alum alumn ant-t apis aral ars bell calc carb-an caust chin cist coc-c grin *Guaj Hep Iod Ip* kali-bi kali-n kali-n kreos *Lach* lob meli mez *Phos* phyt plan psil *Sang Sep Stann* sul-i sulph zinc
- **impossible**: caust con

1146 ▽ extensions | O localizations | ● Künzli dot

Expectoration   **Cough**   Hacking

- **with** (See Loose)
- **without** (See Deep - not; Dry; Loose - expectoration - without)

EXPIRATION agg: acon cann-i cann-s canth *Carb-v Caust* dros iod kreos lach meph merc nux-v ph-ac staph

EXPLOSIVE: *Caps* dros lycpr malar nit-s-d *Osm* rumx sil stry
- **evening**: sil
- **escape** of fetid, pungent air; with: caps

FASTING agg: kali-c mag-m staph

FAT FOOD agg: ip mag-m puls

FATIGUING (See Exhausting)

FEAR to cough, seem to avoid it as long as possible (See MIND - Fear - coughing)

FEATHER:
- **as** from (See Dust, as; Tickling)
- **sensation** of feather or awn of barley in trachea: *Am-c* bell *Calc* cina dros glon hep *Ign Ip* ph-ac plat rumx sulph

FEVER:
- **before**: ars bell hep kali-c phos puls rhus-t samb sil
- **comes** on; cough amel when fever: ol-j
- **during | agg**: Acon alum alum-sil am-c *Ambr* anac ang ant-c ant-t *Apis Aran* arg-met *Arn* **Ars** ars-i bapt *Bell* bism brom *Bry* **Calc** *Calc-p* calc-sil carb-v caust cham *Chin Chinin-ar* cic cimx cina coff **Con** cub cupr dig dros dulc eup-per *Ferr* ferr-ar ferr-i ferr-p guaj hep *Hyos* ign iod **Ip** *Kali-ar* **Kali-c** kali-p *Kali-s* kali-sil kreos lach lyc m-arct nat-c **Nat-m** nit-ac nux-m **Nux-v** op petr ph-ac **Phos** plat podo puls rhus-t ruta **Sabad** samb sang seneg sep sil spig spong squil staph sul-ac sul-i sulph tarent thuj *Tub* verat verb
- **hectic**; during: nit-ac
- **intermittent**:
  · **after**: nat-m
  · **before**: eup-per *Rhus-t* samb
  · **suppressed**; from: eup-per
- **remittent**, during (See Remittent)
- **scarlet** fever; after (See Scarlatina)

FILLING up in throat; from sensation as of: apis   ars sil

FIRE; when looking into: *Ant-c Stram*

FISH, from eating: lach

FLATUS; PASSING | amel: **Sang**

FLUIDS; from loss of: *Chin* cina con ferr ph-ac staph

FOLLOWED BY:
- **eructations** (See STOM - Eructations - cough - after)
- **gurgling** (See THRO - Gurgling - cough)
- **putrid** taste (See MOUT - Taste - putrid - cough)

Followed by: ...
o **Head**; pulsating pain in (See HEAD - Pain - cough - after - pulsating)

FOOD:
- **warm** (See Warm - food - agg.)

FORCIBLE: acon alum am-c ambr **Anac** ang apis arg-met ars brom bry calc cann-s *Caps* carb-v caust cench chel chin cina cocc con croc cupr dros *Dulc* graph hep *Hyos Ign* ip kali-c **Lach** led lyc **Merc** *Mez* mur-ac nat-c nit-ac **Nux-v** op par *Phos* **Puls** rhod rhus-t ruta sabad sel seneg spig spong squil *Stann* **Sulph** *Verat* verb zinc
- **morning**: cina
- **evening** and night: ruta

FOREIGN body; sensation of a:
o **Larynx**; in: am-caust *Arg-met* **Bell** brom *Dros Hep Lach* lob *Phos* ptel *Rumx Sil*
  · **awn** of barley swaying in larynx: rumx
- **Trachea**; in: hyos *Kali-c Sang* sin-n staph ter

FRETTING: *Cina*

FRIGHT agg (↗*MIND - Ailments - fright)*: acon   bell cina ign rhus-t samb stram

FRIGHTENING:
- **children**; in weak nervous:
  · **arousing** with a dry, spasmodic cough | **cry** out in terror; which causes them to: Kali-br

FRUIT agg: arg-met mag-m

FULLNESS; from feeling of:
o **Chest**; in: aml-ns chinin-ar ph-ac sabin sulph
  · **morning**: chinin-ar ph-ac sulph

GAGGING (See STOM - Gagging - cough; STOM - Nausea - cough)

GASTRIC: borx card-m ferr ip kali-ar lob nux-v

GLISTENING objects (See Bright)

GONORRHEA; after suppressed: benz-ac *Med* sel *Thuj*

GOUT, before an attack of: led

GRASPING something agg (↗*Hold)*:
o **Genitalia** during cough: zinc
- **Larynx**; cough impels one to grasp the: all-c
- **Throat** during cough: *Acon* all-c ant-t arum-t bell dros hep iod lach lob

GREASE, sensation as if throat irritated by smoke of rancid: hep

GRIEF (↗*MIND - Admonition - agg.; MIND - Ailments - grief)*: arn asar *Cham* nat-m ph-ac phos

HACKING: acet-ac acon aesc aeth agar agn ail alco *All-c* **Aloe** **Alum** alum-p alum-sil am-c am-m am-t anac ang *Ant-c* ant-t apoc arg-met arg-n arn **Ars** *Ars-i* ars-s-f arum-t asaf *Asar* asc-t aur *Bell* benz-ac berb *Borx* both-ax bov brom *Bry* bufo *Calc Calc-f* calc-p calc-s calc-sil camph cann-i cann-s *Canth Caps Carb-ac* carb-an carb-v carbn-s card-m caust cench

All author references are available on the CD   1147

Hacking Cough Hard

Hacking: ...
cham *Chin* chinin-ar chr-ac cimic *Cina* clem cob coc-c cocc coff colch coloc *Con* cor-r cupr *Cupr-s* cycl dig digin dios *Dros* dulc eup-per eup-pur euph eupi ferr-i ferr-p franz gels graph grat guare ham hell hell-o hep hip-ac hydr-ac *Hyos Hyper Ign* iod ip iris jatr-c kali-ar kali-bi kali-br kali-c *Kali-i* kali-m kali-n kali-p kali-perm kali-s kreos *Lac-c Lac-d* **Lach** lact laur lil-t linu-c lob-s lyc mag-c mag-s malar mang med merc merc-i-f **Mez** mur-ac naja **Nat-ar** nat-c **Nat-m** nat-p nicc nit-ac *Nux-v* oci-sa ol-an ol-j ol-sant onos op osm *Par* petr ph-ac **Phos** phyt plan plb podo prun *Psor* ptel puls ran-s *Rhus-t Rumx* ruta sabin sal-ac samb **Sang** senec *Seneg* **Sep** *Sil* sin-n *Spong* squil *Stann* staph stict *Still* stront-c sul-ac sul-i *Sulph Sumb* syph tarax ter *Thuj* til trif-p trom **Tub** ust v-a-b valer verat-v xan zinc zinc-p zing
- **day** and **night**: euph
- **daytime**: *Calc* com gamb nat-m *Sumb*
- **morning**: all-c ant-t arg-met arn *Ars* calc *Calc-p* cina con iris kali-c kali-i laur mang mit nit-ac ol-an par phos sel sil sumb thuj
  · **mucus**, from: laur
  · **rising** agg; after: arg-met *Arn Chin* euph *Ferr* lach nit-ac ox-ac par staph thuj
  · **talking** agg: sumb
  · **waking**; on: phos sil
- **forenoon**: am-m
- **noon**: arg-n naja
- **afternoon**: calc-f calc-p cench kali-ar kali-c laur **Sang**
  · **14 h**: laur
  · **15 h**: calc-p
  · **15-16 h**: calc-f calc-p cench
- **evening**: alum alum-p alum-sil am-br am-m *Borx* bry *Calc* caps carb-an coloc com digin eup-per eup-pur **Ign** kali-ar kali-bi lach lil-t nit-ac ol-an phos phyt *Rhus-t* rumx **Sang Sep** sil sin-n stront-c **Sulph** sumb zinc
  · **18 h**: sumb
  · **19 h**: com
  · **bed** agg; in: bry *Calc* carb-an **Ign** lact nit-ac *Rhus-t* **Sep** *Sulph*
  · **lying** down:
    : after:
    : agg: caps **Ign** kali-bi phyt *Rhus-t* rumx **Sang Sep** sil
    : amel: am-m
  · **smoking** agg: coloc
  · **warm** room agg: com
- **night**: aeth asc-t calc *Cina* **Con** graph kali-bi *Kali-c* kali-sil mag-s nat-m phyt senec *Sil*
  · **midnight** | **wakening**: ruta
  · **and** day (See day and)
  · **smothered** feeling: asaf
- **accompanied** by | **coryza**: pert
- **air**; in open:
  · **agg**: kali-c osm *Seneg* sulph xan
  · **amel**: lil-t
- **chill**; during: calc-p tub
- **cold** air agg: **All-c** calc-f hyper

Hacking: ...
- **crawling** in the larynx, from: carb-v caust colch euph lach prun *Psor*
- **dinner**; after: agar calc-f **Hep**
- **dryness** in larynx, from: carb-an **Con** *Dros* kali-c laur mang plan *Puls* **Sang** *Seneg* spong
- **eating**:
  · **after** | **agg**: anac calc-f *Hep*
  · **while** | **agg**: hep nit-ac sang
- **heat**: hyper
  · **during**: tub
- **inspiration** agg; deep: nat-ar
- **irritation** in larynx; from: hep hyper *Seneg Sumb* thuj trom
- **lying** down agg: *Ars Bry Con* **Hyos** *Ign Lach* nat-m par phos rhus-t *Rumx* **Sang** sep sil stann sulph vesp
- **menses**; during | **beginning** of menses: phos
- **motion** agg: osm *Seneg*
- **rawness** in larynx; from: alum bry *Caust Coc-c Dulc* kali-bi kali-i laur *Phos* rumx sil stront-c sulph
- **rising**:
  · **agg**: benz-ac
  · **amel**: rhus-t
- **sleep**; on going to: agar arn brom hep lach lyc nit-ac sep sulph
- **smoking** agg: clem coc-c coloc hell ign lach nux-v petr
- **tickling** in larynx, from: acon **All-c** *Alum* ang **Ars** borx *Bry Calc* calc-f *Carb-an* carb-v caust **Coc-c** colch *Con* dig **Dros** hyos ip kali-bi kali-c kali-n lac-c **Lach Nat-m** nit-ac **Nat-m** nit-ac nat-c **Nat-m** **Phos** phyt petr rhus-t *Rumx* sabin *Sang Seneg* sep sil spira spong **Stict** sumb
- **waking**; on: arum-t **Lach** phos sil
- **walking**:
  · **air** agg; in open: ang
  · **rapidly** | **agg**: seneg
- **weather**:
  · **cold**:
    : wet | agg: calc-p
  · **wet** | **agg**: calc-p

HAIR; sensation of a:
○ **Throat**; in: arg-n
- **Trachea**; in: naja sil

HANDS (See Hold - chest)

HANDS AND KNEES; ON | **amel**: eup-per

HAPPY surprise; from a: acon merc

HARASSING (See Tormenting)

HARD: acal **Acon** alum alumn apoc ars asc-t aur-m aur-s **Bell** *Borx Bry* calc cann-i caps *Carb-v Caust* cench *Chlf* chlol chlor chr-ac cina *Coc-c* coch coll *Cupr* eup-per euphr eupi *Gels* guaj gymno hep *Kali-bi* **Kali-c** kali-m *Lac-c Lach* laur linu-c *Lyc* naja **Nit-ac** *Nux-v* osm ph-ac *Phos Phyt Puls* rhus-t rumx sal-ac *Samb* sarr sec seneg *Sep Spig* spong squil **Stann** stict sulph syph tub verb ziz
- **morning** | **waking**; on: kali-bi
- **evening**: apoc caps *Puls*
- **night**: apoc ars sal-ac sul-i syph

1148 ▽ extensions | ○ localizations | ● Künzli dot

Hard   **Cough**   **Influenza**

- **night**: ...
  - 1 h, after: ars
- **pneumonia | after**: calc-i
- **sleep**; during: tub
- **smoking** agg: all-s nux-v
- **spells** of cough not ceasing until masses of offensive sputa are raised: *Carb-v*

HAWKING: eug lat-m
- **agg**: am-m arg-n coc-c nux-v raph sil
- **choking** and vomiting, when hawking up phlegm in morning: ambr

HEADACHE; during (See HEAD - Pain - cough - during - agg.)

HEART affections, with: adon arn aur-m both-ax cact crat dig guaj hydr-ac **Lach** *Laur* lycps-v **Naja** nux-v ox-ac phos *Rhus-t* spong *Tab*

HEARTBURN, from: carbn-s staph

HEAT:
- **after**: bell
- **sensation** of:
  ○ **Bronchi**: aeth eup-per
  • **Chest**: carb-v

HECTIC: bov nux-v *Phos* puls sil *Stann*
- **fever**; after suppressed: eup-per

HEMORRHOIDS:
- **appearance** of; after: berb (non: euphr) sulph
- **disappearance** of; after *(↗RECT - Hemorrhoids - suppressed)*: euphr mill

HIGHLY SEASONED FOOD, from (See Spices)

HISSING: *Ant-t Caust*
- **hoarseness**, raises hand to larynx which is sensitive to touch; with: *Ant-t*

HOARSE: Acon agar agn **All-c** aloe am-c am-p ambr anan ant-t apis apoc ars *Ars-i Arum-t* asaf asc-t bar-c **Bell** bov **Brom** bry bufo calad *Calc* calc-p calc-s calc-sil calen camph cann-i caps carb-an **Carb-v** carbn-s **Caust** cench cham chin cina cop croc dirc **Dros** *Dulc Eup-per* euph euphr gels graph **Hep** hydr ign iod irid-met **Kali-bi** *Kali-i* kali-s kreos lac-ac *Lac-c Lach* laur lip *Lyc* mang-act med meph merc myrt-c naja nat-c nat-m nit-ac nux-v *Phos* phyt **Puls** rhod *Rhus-t Rumx* sabad samb sang sec *Sil* sol-x **Spong Stann** stict sul-ac sulph v-a-b verat *Verb*
- **morning**: calc-an carb-an *Caust* hep
- **evening**: *Caust* cina phos
  • **until** midnight: **Hep**
- **night**: apoc dros rumx verat verb
  • **midnight**: dros
    : before:
    : 23 h | **barking**: rumx
    : after: **Dros** rumx
    : 2-5 h | **barking**: rumx

HOLD *(↗Grasping)*:
- **abdomen** amel: carb-an con dros nux-v phos plb

Hold: ...
- **chest** with both hands; while coughing must hold●: **Arn** *Borx* **Bry** caps cimic cina **Dros** *Eup-per* kreos lact-v merc nat-m nat-p *Nat-s Phos Sep* sil stann tub
- **head** while coughing (See HEAD - Hands - holds - cough)
- **hypochondria**: dros
- **inwardly**; cough obliges him to hold himself (See Bending double - must)
- **larynx**: acon **All-c** dros
- **stomach**; pit of: lach phos
  • **amel**: arg-n *Croc Dros* lach phos
- **testes** while coughing; must hold: zinc
- **thighs**, must: nicc
- **up** the child or it will go into convulsions; must hold: nicc

HOLLOW: *Acon* all-s aloe *Ambr* anac ant-t apis **Bell** brom bry bufo calc carb-v **Caust** chel *Chin* cina *Dig* dros euph euphr hep *Ign Ip* jatr-c *Kali-c Kali-i* kreos lach lact led lyc *Mag-c* med meph merc merc-c myrt-c nat-c nat-m nat-p nit-ac nux-v op osm *Phos* samb sanic sil spig **Spong** stann staph *Stram* sulph **Verat Verb**
- **daytime**: spong
- **morning**: *Caust* cina *Ign Phos*
  • **bed** agg; in: *Phos*
  • **rising** agg; after: cina
  • **waking**; on: **Ign**
- **noon**, toward: sil
- **evening**: *Caust* **Ign** lact verat
  • **midnight**, until: bry caust
  • **lying** down agg; after: lact
- **night**: acon anac ant-t *Caust* nat-c *Phos* samb spong verb
- **breathing** deep | **amel**: *Verb*
- **sitting** up in bed | **amel**: med nat-c nit-ac phos sil
- **stooping** agg: spig

HOUSE | inside: cench

HUMID (See Loose)

HUNGER:
- **from**: ant-t kali-c mag-c
- **violent**, with: nux-v sul-ac

HYSTERICAL attack of:
- **followed** by crying, night: form
- **women**: cocc der *Gels Ign Kali-br* nux-m plat verat

ICE CREAM, at first amel, then agg: ars-h

ICY (See Cold - air - agg.)

INABILITY to: ant-t bar-c *Dros Iod* nat-s ox-ac sulph
- **pain**; from: dros nat-s
  • **pressure** of hand on pit of stomach amel: *Dros*
  ○ **Side**; in: ox-ac

INCESSANT (See Constant)

INFLUENZA:
- **after**: all-c am-c atro bry coch *Erio* hyos *Kali-bi* kali-br *Kreos Pix* sang seneg stann stict stry

Influenza

- **during**: am-c sang
- **INHALING** (See Inspiration)
- **INJURIES**: arn mill
- **INSANITY**; with (See MIND - Insanity - cough)
- **INSPIRATION** agg: *Acet-ac* acon all-c apis asaf asar bell benz-ac *Brom* bry *Calc Camph* carc chlor cina cist coff con cor-r croc *Cupr* dig dulc graph *Hep* iod ip *Kali-bi* lach mag-m menth meny meph merc-i-f *Nat-m* nat-s olnd op *Phos* phys plb prun *Puls* **Rumx** sep *Spong* squil staph stict sulph ter verb
- **crowing**, violent, spasmodic cough:
  · **beginning** with gasping for breath:
    : **followed** by repeated crowing inspirations:
    : **face** becomes black or purple and patient exhausted; till | **night** and after a meal agg: *Cor-r*
- **deep** (See Breathing - deep - agg.)
- **INTERMITTING**:
- **6 h**; at:
  · **drinking** cold water | amel: *Coc-c*
- **INTERRUPTED**: agar coff eup-per (non: kreos) sul-ac thuj
- **evening** | **smoking**; from: thuj
- **dinner**; after: agar
- **IRREPRESSIBLE**, sudden, violent:
- **evening** | **sitting** agg: alum
- **IRRESISTIBLE** | **short**, hawking: osm
- **IRRITABLE**: arg-met chlor clem cocc cod coff dros hippoz ign kali-c lach laur m-arct ol-j oxyg par ph-ac phos phyt plan teucr tub vanad
- **morning** | **rising** agg; after: arg-met
- **evening**: *Tub*
- **night**: *Cod* phos tub
- **IRRITATING** things (= salt, wine, pepper, vinegar, ...):
- **immediately**; start cough: alum psor
- **IRRITATION**; from:
- **morning** | **rising** agg; after: alumn
- **forenoon**: mag-c
- **afternoon**: bapt
- **evening**: chel cimic dios petr sulph
  · **19.30 h**: cimic
  · **bed** agg; in: agn am-c coff kali-c
- **night** | **waking**; on: thuj
- **increases** the more one coughs: *Bell* cist cocc hep **Ign** raph squil teucr
- o **Air** passages; in: acet-ac **Acon** *Agar* agn all-s aloe alum am-br am-c am-m aml-ns *Anac* ant-t aspar bar-c cain *Calc* carb-an *Carb-v* carbn-s *Caust* cench **Cham** chinin-s chlor clem coc-c coff colch coll con crot-t dios ferr-ar ferr-p *Gels* hyos **Iod** kali-bi kali-c kali-i lob lyc mag-s merc-i-r mez mosch mur-ac nat-ar nat-s **Nux-v** osm ox-ac ph-ac phos plan psor *Puls-n* pycnop-sa raph sabad **Sep** sul-ac *Sulph*

Irritation

- **Irritation**; from: ...
- **Bronchi**; in: aesc *Anac* arg-met asc-t carbn-s chlor cocc con cub *Dros* ind ip *Kali-bi* kali-n *Lach Lyc* phyt *Sang* squil trif-p verat
  · **right**: kali-n
  o **Bifurcation** of (⟋*Tickling - bronchi - bifurcation)*: bry carbn-s dub *Kali-bi Spong*
- **Cardiac** region; in: bar-c
- **Chest**, in: acon *Anac* ant-o arn ars ars-h *Bell* bov bry *Calc Carb-v* carbn-s *Cham Cocc* colch con dros euph *Ferr-p* graph grat guaj guare ign iod kali-bi kali-n kreos lach m-arct mag-c merc mez mur-ac nat-c nat-p nux-m *Nux-v* ol-j osm petr *Ph-ac* **Phos** puls rhus-t *Sang* sanic **Sep** spong **Stann** sul-ac thuj verat verb zinc
  o **Lower**: kreos
  · **Upper**: ars-h carb-v myrt-c nux-m ol-j
- **Epigastrium**; in: bar-c bell *Borx* **Bry** cann-s cench cham guaj *Hep* ign *Lach* merc nat-m nit-ac nux-v ph-ac **Puls** raph *Sep*
- **Fauces**, in: aloe dios dros lycps-v mag-s *Mez* sul-ac
- **Larynx**; in: *Acon* **Agar All-c** *Alum* alum-p *Alumn* am-c am-m ambr anac ang ant-c ant-t aphis *Apis Arg-met Arg-n Arn* ars ars-i asaf asar asc-t bar-c bar-i bar-m bar-s **Bell** borx bov *Brom Bry Calad Calc* calc-f calc-i camph canth caps carb-ac *Carb-an Carb-v* carbn-s card-m *Caust* **Cham** chel chin chinin-ar chlor cimic cina **Coc-c** coca *Cocc* coff colch *Coloc* **Con** crot-h crot-t *Cupr* dig dios **Dros** euph *Euphr* ferr ferr-i ferr-p form *Gels* graph guare **Hep** hydr-ac hyos hyper **Ign** *Iod* **Ip** *Kali-ar Kali-bi* **Kali-c** kali-chl kali-i kali-m kali-p kali-sil kreos lac-ac lac-c **Lach** lachn laur lith-c *Lyc* mag-c mag-m manc mang meny *Merc* merc-c mez mur-ac myric *Naja* nat-ar nat-c **Nat-m** nat-p nat-s nicc nit-ac **Nux-v** olnd *Op* osm par *Petr Ph-ac* **Phos** *Phyt* plan prun *Psor* **Puls** *Rhus-t Rumx* sabad sabin sang *Seneg Sep Sil* **Spong** *Squil* stann *Staph* stront-c sul-i **Sulph** sumb tab tarax teucr thuj trom tub-a verat verb zinc zinc-p
  · **right** side: kali-n
  · **morning**: *Sil*
  · **afternoon**: coca ferr-i phos
    : **14 h**: coca
  · **evening**:
    : **bed** agg; in: coc-c cocc
    : **lying** agg: *Ign*
  · **midnight**, before: *Spong*
  · **eating**; while: *Rumx*
  · **fluid** had gone the wrong way; as if some: **Lach**
  · **severe**: chel
  · **sleep**; when lying on side in first: *Kali-c Spong*
  · **spot**; on a dry: *Con*
  o **Above** larynx: calad
  · **Low** in Larynx: ang phos
- **Lungs**; in: dios lach lycps-v
  · **right**: carb-an nux-m
  · **20 h**: dios
- **Mucous** membranes; of: *Bell* con *Hyos* lach phos *Rumx* stict
- **Palate**; in: cham dig *Nux-v* phos

Irritation

- **Throat**-pit; in: *Apis* bell *Cann-s* card-m *Cham* croc dros **Ign** iod kreos lac-c mag-c nat-m ph-ac rhus-r **Rumx Sang** *Sil* spong squil thymol
- **Thyroid** gland; in region of: iod mag-c spong squil
- **Trachea**; in: acon agar alum alum-p *Am-c* anac ang ant-c ant-t apis *Arg-met* arg-n *Arn* ars ars-i asaf bar-c bar-i bar-m bar-s *Bell* borx *Bov* brom *Bry Calc* calc-i *Cann-s* carb-an *Carb-v* carbn-s *Caust Cham* chin chinin-ar cina *Coc-c* cocc colch coloc *Con* croc dig **Dros** euph *Ferr Ferr-ar* ferr-i ferr-ma *Ferr-p* graph grat hep hydr-ac hyos ign *Iod* ip *Kali-ar* kali-bi **Kali-c** *Kali-i* kali-m kali-n kali-p kali-sil kreos lach laur led **Lyc** m-arct mag-c mag-m *Mang Merc* mez mur-ac naja nat-ar *Nat-m* nicc *Nit-ac* nux-m nux-v ol-an *Petr* ph-ac **Phos** plan plat prun psor *Puls* rhod **Rhus-t** *Rumx* sabin seneg **Sep Sil** spig *Spong* squil **Stann** staph *Stict* stront-c sul-i **Sulph** teucr *Thuj* trif-p verat verb zinc zinc-m
- **Uvula** elongated (See Elongated uvula)

ITCH; after suppressed: calc-f psor

ITCHING:
○ **Chest**; in: agar ambr ars carb-v coc-c con iod kali-bi kali-c mag-m mez *Nux-v* ph-ac phos polyg-h puls sep spig stann
▽ **extending** to | **Nose**; through trachea to tip of: iod
- **Larynx**; in: ambr ant-t ars-s-f bell cact *Calc* calc-f carb-v *Con* dig lach laur lyc mang *Nux-v* puls sil
- **Throat**; in (↗*THRO - Itching - cough*): nux-v puls spig
- **Throat**-pit (↗*THRO - Itching - cough*): phos
- **Trachea**; in: ambr cham con kali-bi laur *Nux-v* phos puls

JERKING of head forward and knees upward; with: pert ther

JUMPING up: bry nat-s
- **children**; in:
  · **clinging** to those around, calling for help in a hoarse voice; and | **or** bending backward and grasping at larynx: *Ant-t*

KNEELING with face toward pillow amel: eup-per

LABOR:
- **difficult** labor or abortion; following | **backache** and sweat; with: kali-c

LACTATION; during: ferr

LAMENTING; from (↗*Weeping*): arn

LAUGHING agg: alum *Ambr* anac *Arg-met Arg-n* ars arum-t **Bry●** calc carb-v carc *Caust* **Chin** cimic coll con cortiso cupr cur dros dulc *Hep* hyos irid-met kali-c lach mang *Mang-act* menth merc-i-f mur-ac nat-m nit-ac nux-v ol-j *Petr* **Phos●** raph rhus-t *Rumx Sanic* sil sin-n spong *Stann* staph sulph tell zinc

LIE DOWN | **not** lie down; sat bent forward could: iod

LIFTING heavy weight: ambr

LIGHT, looking at: stram

Cough

LIQUIDS:
- **swallowing**, night: sul-ac
- **touching** back part of mouth, from: am-c

LOOSE: abrom-a acet-ac **Acon** agar agn agri all-c all-s alum am-br am-c am-caust am-m ambr ammc anac ang ant-c ant-s-aur ant-t apis apoc *Arg-met* arn **Ars** *Ars-i* ars-s-f arum-d arum-t asaf asar asc-t aur aur-m bac *Bad* bals-p bar-c bell bism borx bov brom bry calad *Calc Calc-act* calc-s cann-s canth *Caps* carb-an *Carb-v* carbn-s carl caust cench cham *Chel* chen-a chin chinin-ar chinin-s cic cina cinch *Coc-c* cocc coch colch coloc colocin *Con* cop cortiso croc cub cupr cupr-n dig diph diphtox dros *Dulc* elaps eucal eug eup-per euph euphr eupi ferr ferr-ar ferr-i ferr-p ferul graph grin guaj hep hippoz hydr hyos ign iod *Ip* jab kali-ar *Kali-bi* kali-c kali-m kali-n kali-p kali-s kreos lach lappa *Laur* led linu-c lyc m-ambo m-aust mag-c mag-m mag-s mang meph merc merc-c merc-i-f mez mucor mur-ac nat-ar nat-c nat-m nat-s nit-ac nux-m *Nux-v* ol-j olnd op oscilloc par pert petr ph-ac *Phel Phos* pilo plb podo prot **Puls** pyrog rheum rhod **Rhus-t** ruta sabad sabin sacch samb *Sang* sec sel *Senec* seneg *Sep Sil* spig spong squil *Stann* staph stict still stront-c sul-ac sulph tarax tarent tell ter thuj tub vario *Verat* verat-v *Verb* viol-t zinc
- **day** and night: dulc sil
- **daytime** (See Dry - night - loose; EXPE - Daytime)
- **morning**: *Agar Alum* alum-p *Am-c Am-m* ars bad bell borx **Bry** *Calc* carb-an **Carb-v** *Carbn-s* cench cham *Chel* coc-c cupr dros euph euphr *Ferr* franz **Hep** iod kali-c led lyc *Mag-c Mang* meph mur-ac nat-c nat-m nat-p nat-s nit-ac nux-m nux-v *Par Ph-ac Phos Psor* **Puls Sep** *Sil* **Squil Stann** stict stram **Sul-ac Sulph** tarent wies
  · **tight**, afternoon: bad
- **forenoon**: alum beryl **Stann**
  · **9-11 h**: nat-c
- **afternoon**: am-m beryl
  · **dry** in morning: am-m
- **evening**: *Arn* ars-h bov calc *Cina* eug *Graph* kali-c kali-n lyc mur-ac nat-c nux-v phos ruta sep stann staph
  · **19 h**: spira
  · **dry** in morning: alum ant-c arg-met *Arn* ars aur bar-c bell bov bry calc cann-s canth caust chin *Cina* crot-t dig *Graph* ign iod kali-c kali-n kreos lyc mur-ac nat-c nux-v rhod rhus-t *Ruta* sep sil stann staph sul-ac thuj verat
- **night**: am-m ant-t *Bell* calc caust eug eup-per hep led lyc mez puls *Sep* sil staph stict
  · **midnight**: phos sep
  : **after**: *Calc* hep
  : **sitting** up in bed | **amel**: phos
  · **less** free during day: stict
  · **lying** agg: arum-d
- **alternating** with | **dry** cough (See Dry - alternating - loose)
- **apyrexia**, during: eup-per
- **breakfast** agg; after: coc-c

Loose

1151

- drinking cold water | amel: *Coc-c*
- eating:
  - after:
    - agg: bell nux-m *Phos* sanic sil staph thuj
    - dry cough after drinking: nux-m staph
  - while | agg: phos
- exertion agg: brom
- expectoration:
  - with (See Loose)
  - without: ambr ammc **Aral** arn arum-t brom *Caust* **Con** crot-t dros hep ip kali-c *Kali-s* lach *Phos Sep* stann sulph
- fever; during: alum anac apis arg-met **Ars** bell bism brom bry **Calc** carb-v *Chin* cic cub dig dros dulc ferr iod **Kali-c** kreos lyc ph-ac phos puls ruta seneg sep *Sil* spong squil stann staph *Sulph* thuj
- painful cough in chest; very: arg-met
- skin hanging in throat; from sensation of: alum
- tickling deep in chest, from: graph
- warm room; going into a: brom

LUMP; from:
- sensation | Chest; in: abies-n
- ○ Throat; in: *Bell* calc coc-c lach

LYING:
- daytime amel: *Dros* nit-ac sep
- afternoon: calc-p laur
  - 14 h: laur
  - 15 h: calc-p
- evening: alum **Aral Ars** *Bell* borx bry carb-an carbn-s **Con Dros** graph *Hyos* ign kali-ar **Kali-c** kali-n lach lact mez nat-m nicc nux-v petr *Ph-ac* phos *Psor* **Puls** rumx **Sang** *Seneg* **Sep** *Sil* staph stict *Sulph* teucr thuj
- night: all-c am-br am-m arg-n **Ars** arum-d *Bell* borx *Carb-an* carbn-s *Con* dol **Dros** *Dulc* gamb kali-bi kali-br **Kali-c** *Laur* lyc *Meph* nat-s nit-ac ol-j *Ph-ac Phyt* psor **Puls** rhus-t **Rumx Sang** sanic *Sep* sil sulph *Thuj* zinc
  - midnight:
    - before: *Aral Spong*
    - after: nux-v
- abdomen; on | amel (↗RESP - Asthmatic - lying - abdomen): aloe alum am-c bar-c calc caust eup-per *Med* phos podo rhus-t syph
- agg (↗*Sit up*): acon aeth agar all-c am-br am-m *Ambr* ant-ar ant-t **Apis** aq-pet aral arg-n *Arn Ars* ars-s-f bar-c bell borx *Bry* calc calc-f calc-s calc-sil caps carb-an *Carb-v* carbn-s **Caust** cham chin cinnb *Coc-c* cocc coch colch **Con** corn croc *Crot-t* dol *Dros Dulc* euph eupi ferr ferr-ar ferr-p guat hep **Hyos** ign inul *Iod* ip kali-bi kali-br **Kali-c** kali-p kali-sil **Kreos** lac-c *Lach* lact *Laur* lith-c *Lyc* m-ambo m-arct mag-c mag-m mag-p mag-s mang med *Meph* merc *Mez* nat-c nat-m nat-s nicc nit-ac nux-v ol-j par-per ph-ac phel *Phos phyt* plan *Prun-v* psor **Puls** pyrog rad-br rauw *Rhus-t* **Rumx** ruta *Sabad* **Sang** sanic *Seneg Sep Sil Spong* stann staph stict sul-i *Sulph* tarent ter teucr thuj tub verb vesp vib vip visc zinc

- Lying – agg: ...
  - night:
    - midnight | wakens him: **Apis**
    - sleep | amel: dulc kali-bi
    - waking; on: sanic
  - as soon as head touches pillow | night: caps **Con Dros** sil
  - sit up; must | evening: **Ars Con Puls Sang Sep**
- amel: acon am-c am-m arg-met bry calc-p coca **Euphr** *Ferr Hydr* ichth indg kali-bi **Mang** *Mang-act* nit-ac sep sin-n squil sulph *Thuj* verat zinc
  - evening: am-m zinc
- back; on:
  - agg: agar am-c *Am-m Ars* crot-t eup-per iod kali-bi kali-c *Nat-m* nat-s *Nux-v Phos* plb rhod rhus-t *Sep* sil spong
  - amel: *Acon* bry *Lyc Mang*
  - better than on either side, though worse lying on left side: *Phos*
- bed; in:
  - agg: agn all-c *Alumn* am-c am-m anac ant-t aral aran-ix arg-n *Ars* bry cact calc *Caps* carb-v caust cham coc-c coca coff **Con** *Crot-t* dol *Dros* euphr ferr ferr-ar ferr-p graph hep *Hyos* ign indg iod ip *Kali-c* kali-n kali-s kreos lach lachn lact lyc *M-arct* mag-c mag-m mag-s meph merc mez nat-c nat-m nit-ac nux-v petr **Phos** psor *Puls Rhus-t* ruta sabad samb sang seneg *Sep Sil* squil staph *Still* **Sulph** verb
  - children; in: *Puls*
  - sit up, or sleep in chair from sense of suffocation; must: crot-t
- face; on the:
  - agg:
    - rattling of mucus, which appears to be low down in chest; with:
      - reach there, but only to throat-pit; while cough does not seem to:
        - hard cough does not reach phlegm unless he lies on his face; consequently |
    - expectorating greenish yellow, gelatinous mucus without taste: *Med*
  - amel: med
- head high; with the | amel: aral *Carb-v* **Chin** rumx sep
- head low; with the | agg: am-m *Bry* carb-v **Chin** hyos puls rumx samb sang spong
- knees and hands; on:
  - amel | head on pillow; with: eup-per
- only when lying: *Caust*
  - first lying down; only when | sit up and cough it out, then had rest; was obliged to: **Con**
- side; on:
  - agg: *Acon* am-m bar-c bry carb-an erig kali-c kreos lyc merc phos puls seneg sep *Spong Stann* sulph
  - left:
    - agg: *Acon* am-c apis am-m ars *Bar-c* bry calc chin dros eup-per ip kali-bi kali-c kreos lyc merc par *Phos* ptel puls rhus-t *Rumx Seneg Sep* stann *Sulph Thuj*

Lying

- side; on – left – agg: ...
  - turning to right side amel: ars kali-c *Phos Rumx Sep Sulph Thuj*
  - painful side | agg: acon
  - right:
    - agg: *Acon* alum alum-sil am-m benz-ac *Carb-an Cina* guat ip kali-c kreos lyc **Merc** phos plb puls sabad seneg sil *Spong* **Stann** staph syph tub
      - night: *Carb-an*
      - amel: ant-t phos
  - still:
    - long time; for a:
      - sitting; or: con ph-ac
  - stomach; on (See abdomen - amel.)

LYING DOWN agg⬤: *Am-m* ambr *Apis* arg-n *Ars* bry calc caps carb-v caust con *Dros* euphr hyos ign kali-c laur lyc *M-arct* nit-ac *Nux-v Par* phyt psor puls rhus-t *Rumx* ruta sabad sang staph teucr verb

MANUAL LABOR agg (⤴*Exertion - agg.*): led nat-m

MEASLES:
- after: am-c ant-c *Arn* bell bry *Calc* camph *Carb-v* cham chel chin cina coff con cop cupr **Dros** dulc *Eup-per* euphr gels graph hep *Hyos* ign ip kali-bi *Kali-c* merc murx *Nat-m* nux-v **Puls** sang squil stict *Sulph* tub-a
- during: Acon calc cham coff *Cop* dros dulc eup-per euphr ip kali-bi puls sang spong squil stict
  - daytime: cupr
  - eruption develops amel; when: cupr

MEAT agg: *Staph*

MENOPAUSE; during: sang

MENSES:
- before:
  - agg: alet *Arg-n* dig *Graph* hyos lac-c phos plat senec *Sulph* zinc
    - daytime: graph sulph zinc
    - morning: graph **Zinc**
    - early: graph
    - evening: *Sulph* zinc
      - bed agg and getting up amel; in: *Sulph*
    - hysterical: plat
- during:
  - agg: am-c am-m atro bry cact *Calc-p* castm cham coff cop cub cur *Graph* iod kali-n lac-c lachn nat-m phos plat puls rhod senec *Sep* sulph thuj *Zinc*
    - morning: cop **Zinc**
    - evening, every: *Sulph*
    - coryza; during: cub *Graph*
    - hysterical: hyos plat
    - roughness in throat, from: castm
  - amel: senec
  - beginning of menses | agg: *Alet Phos* senec
- suppressed menses; from: bell dig mill puls senec sulph tub

MENTAL EXERTION:
- agg (⤴*Reflecting; Thinking*): ambr arn *Ars* asar cina cist cocc colch ign m-ambo *Nux-v*

Cough

METALLIC: *Dros* eupi iod *Kali-bi* lac-c rumx sang spong

METASTATIC, with the sound of croup: cupr

MILK agg: ambr ant-c ant-t brom kali-c spong sul-ac zinc

MINUTE guns; short, hacking cough like: cor-r

MOIST (See Loose)

MOON:
- new: sabad sil sulph

MORTIFICATION; from: ign ph-ac

MOTION:
- agg: arn *Ars* ars-i bar-c bell brom *Bry* bufo *Calc Carb-v* carbn-o chel *Chin* chinin-ar cina coc-c cur dros eup-per **Ferr** ferr-ar ferr-i form hep iod ip kali-ar kali-b *Kali-c* kali-n kreos lach laur led lob lyc mag-p merc mez mosch mur-ac nat-m nat-s nit-ac *Nux-v* osm ox-ac *Phos* plan psor puls pyrog rumx *Seneg* sep *Sil* spong squil *Stann* staph sul-ac verat zinc
  - 13 h: nat-s
  - 16 h: calc-f kali-bi
  - rapid motion: *Nat-m* nux-v puls
  - amel: ambr arg-met arg-n ars ars-i caps coc-c dros dulc euph euphr grat hyos *Kali-i* mag-c mag-m nux-v ph-ac phos psor puls rhus-r *Rhus-t* sabad samb sep sil stann sulph verb zinc zinc-p
  - arms; of | agg: ars calc *Ferr* kali-c led lyc **Nat-m** nux-v
  - beginning of | agg: nit-ac plan sil
  - chest; of: anac bar-c **Chin** cocc dros *Lach* mang merc mur-ac nat-m **Nux-v** *Phos* sil **Stann**
  - head; of | backward or sideways: bell

MUCUS:
- ○Chest; in: ant-t aral arg-met ars arum-t asar bar-c *Calc* caust cham *Chin* cina coc-c euphr graph guare iod ip **Kali-bi** kali-n kreos med nat-m plb **Puls** sep *Spong* **Stann** sulph
- ○ **Upper**; in: plb
- **Larynx**: aesc am-br am-c am-caust arg-met arg-n *Arum-t* asaf asar atro brom caust cham chinin-s cina coc-c cocc crot-t *Cupr* dig dulc euphr grat hyos **Kali-bi** kreos **Lach** laur mang *Nux-v* osm par phel plan pycnop-sa pyrog raph seneg *Stann* staph stram zinc
- **Posterior** nares: calc hydr *Nit-ac* pop-cand spig *Thuj*
- **Trachea**: arg-met *Arum-t* caust cham cina crot-t cupr dulc euphr gels hyos *Nux-v* phos seneg *Spong* squil **Stann**
  - ascending or descending mucus; as from: coc-c
  - sensation of mucus in trachea; from: kali-c **Stann**

MUSIC:
- agg: **Ambr** *Calc* cham kali-c kreos ph-ac
- piano; when playing (See Piano - playing)
- violin; when playing (See Violin)

NERVOUS (⤴*MIND - Excitement*): *Acon* ambr ars asar aur *Bell Brom* **Caps** carb-v *Caust* cimic cina cocc con cor-r crot-h cupr *Dros* gels *Hep* hydr-ac *Hyos Ign* Ip

Nervous   Cough   Paroxysmal

Nervous: ...
kali-br kali-m lach med merc narc-ps *Nit-ac* nux-m nux-v phel phos *Plb* puls *Rumx Santin Spong* staph sulph tarent ter verat verb viol-o zinc-p
- **evening**, sunset to sunrise | **women**; peculiar to: aur
- **night**; all: *Hep*
- **chronic**: tann-ac
- **enters** the room; when anyone *(↗Persons - coming; Strangers; Strangers - presence)*: phos
- **lying** agg: **Hyos**

NOISE agg: arn ph-ac tarent

NURSING the infant; while: chin ferr

ODORS AGG.; **STRONG**: merc-i-f *Phos* sil sul-ac

OLD people: alum alumn *Am-c Ambr Ammc* ant-c ant-i *Ant-t Bar-c* bar-m camph *Carb-v* con **Dulc** hydr hyos ichth ip kreos myrt-c *Psor* rhus-t sal-ac *Seneg* sil stict
- **morning** | **chronic**: alumn
- **night**: hyos
- **winter** (See Seasons - winter - old)

ONIONS agg: all-c

OPERATION; after | **fistulae**; for: berb calc-p sil

OPISTHOTONOS; after (See GENE - Stiffening - cough)

OPPRESSION; from:
○**Chest**; in *(↗CHES - Oppression - cough - during - agg.)*: *Cocc* lyc
- **left** chest and hypochondrium: thuj
- **Epigastrium**: kali-bi

OPPRESSIVE: ail phal phel

OVERHEATING (See Warm)

OVERPOWERING, as if larynx were tickled by a feather | **evening**, before sleep: **Lyc**

OYSTERS agg: lyc

PAIN:
- **Cervical** region; cough from pain in (See BACK - Pain - cervical - cough)
- **Chest**; cough from pain in (See CHES - Pain - cough)
- **Chest**; cough from stitching pain in (See CHES - Pain - cough - during - agg. - stitching)
- **Epigastrium**; cough from pain in *(↗Stomach - come; STOM - Pain - epigastrium - cough)*: lob nux-v rhus-t
  - **stitching** pain: rhus-t
- **Larynx**; cough from pain in: acon ang arg-met bry calad caust chinin-s euphr ferr grat hep iod kali-c rauw sars *Spong* **Stann**
  - **pressing** pain; from: agar
- **Temples** | **stitching** (See HEAD - Pain - temples - cough - stitching)
- **Throat**; cough from pain in: *Caps*
- **Throat**; in: calc-f carc cortico cortiso hist mag-s mand

Pain – **Throat**; in: ...
- **tearing** pain: calc-f carc cortico cortiso hist mag-s mand
- **Trachea**; cough from pain in: acon ang arg-met bry calad euph grat hep indg ip lach sars *Spong* stann
  - **stitching** pain; from: acon *Arg-met* lach stann

PAINFUL *(↗Distressing; Tormenting; MIND - Weeping - cough - during)*: *Acon Agar Ail* **All-c** anis ant-o ant-t apis arn arum-t **Bell** beryl borx brom **BRY●** calad calc-p *Caps* caust chel chin coc-c cop cor-r crot-h dros elaps eup-per ferr-c influ iod kali-bi kali-c kali-n kreos lact lob med *Merc* merc-c nat-c nat-m nat-s **Nux-v** oscilloc phos *Puls* ran-b rhus-t rumx sang seneg spong *Squil* stann staph stict sulph tarent *Tub-a* ust visc
- **evening** | **bed** agg; in: bry
- **night**: caust *Rhus-t*
  - **midnight**, waking before: *Rhus-t*
- **causes** pains in distant parts: agar am-c bell *Bry* caps *Caust* chel lach nat-m seneg

PAINLESS: mag-s

PALPITATION; from tumultuous: phos

PANTING: calad *Dulc* mur-ac phos rhus-t sul-ac
- **rumbling** in chest from above downward; audible: acon ars bry caps mur-ac nit-ac nux-v rhus-t
- **sleep**; preventing: calad caps

PAROXYSMAL *(↗Spasmodic)*: acon aeth *Agar* alum alum-p alum-sil *Ambr Anan* ang *Ant-c* anth aq-pet *Arg-n Arn Ars* arum-i arum-t aur-m *Bad* **Bell** brom bry calad **Calc** calc-f calc-s calc-sil cann-s *Caps* **Carb-v** *Carbn-h Carbn-s* castn-v *Caust Cham Chel Chin* cimx **Cina Coc-c** coca cocc coff *Con Cor-r* croc *Crot-c* **Cupr** cupr-act cycl del dig digin **Dros** elaps *Euphr* ferr ferr-m ferr-p gins graph *Hep* hydr-ac **Hyos** ign indg iod **Ip** jatr-c kali-bi *Kali-br Kali-c Kali-chl* kali-m kali-n *Kali-p* kali-s kali-sil *Kreos Lach* lact laur lina lob lyc **Mag-c Mag-m** mag-p mang **Meph** merc merc-c merc-i-r morph naja nat-m nat-s nicc nit-ac **Nux-v** op pert ph-ac phos phyt plb *Psor* **Puls** rhus-t **Rumx** sabad sang sarr senec *Seneg* **Sep** sil *Spong* squil **Stann** staph *Sul-ac* sul-i *Sulph* **Tarent** thuj vanad **Verat** x-ray zinc zinc-p
- **daytime**: *Agar Euphr Hep* nit-ac staph
  - **amel**: bell ign lyc spong
- **morning**: *Agar Alumn Ant-c* carb-v coc-c dig ferr ferr-m ferr-p ign iod ip kali-c kreos nat-ar nat-m nat-p *Nux-v* ol-j ph-ac puls sang squil stram sul-ac sulph thuj
  - **bed** agg; in: coc-c ferr **Nux-v**
  - **eating** | **amel**: ferr ferr-m
  - **rising** agg; after: *Ant-c* ferr-p
  - **waking** agg; after: *Agar Ambr Con* **Rumx** thuj
- **forenoon**: *Agar* cact coc-c grat sabad *Sep*
- **noon** until midnight: mosch
- **afternoon**: agar all-c anth bad *Bell* bry caps *Chel* coca cupr mosch mur-ac ol-an phel
  - **13.30 h**: phel
  - **14 h**: ol-an

1154   ▽ extensions | ○ localizations | ● Künzli dot

Paroxysmal   **Cough**   **Persistent**

- **afternoon**: ...
  - **16 h**: *Chel* coca
  - **17 h**: cupr
  - **17-21 h**: caps
- **evening**: all-c anan bad bar-c *Bell* bry calc *Carb-v* chel chlor *Coc-c* coca grat *Hep* ign indg ip lach laur led mag-c merc mez nat-ar nat-m nit-ac *Nux-v* ol-an ph-ac *Phos* puls rhus-t *Sep* sil stann still stram tarent verat-v
  - **18.15 h**: ol-an
  - **19 h**: grat
  - **till** midnight: bar-c carb-v ferr *Hep* led mag-c mez nit-ac *Puls* rhus-t sep stann zinc
  - **bed** agg; in: cocc nat-m
  - **cool** wind, in: coca
  - **lying** down agg; after: *Nux-v*
- **night**: *Agar* anac anan ant-t apis aral arg-n arn aur aur-m aur-s **Bell** bry calc calc-f **Carb-v** *Chel* chin *Coc-c* *Con* cor-r *Dros* ferr *Ferr-p Hep* **Hyos** ign *Ip* kali-br kali-c *Lach* lyc *Mag-c* mag-m *Meph Merc* merc-c naja *Op Phos Puls* **Rumx** sang sil *Spong* squil sulph tarent thuj vinc
  - **midnight**: *Cham* dig mosch naja phos *Sulph*
  - **before**: ant-t apis aral bell *Cham Hep* lach mosch mur-ac rhus-t **Rumx** *Spong* squil sulph
  - **23 h**: ant-t bell lach **Rumx** spong squil
  - **lying** down agg; after: **Rumx**
  - **sleep** agg; after: aral *Lach*
  - **23.30 h**: COC-C•
  - **on** falling asleep on either side: *Spong*
  - **swallowing** mucus, amel: apis
  - **after**: bell *Cocc* dig **Dros** hyos kali-c meph squil
  - **2 h**: **Dros**
  - **2 and 3.30 h**: coc-c
- **bed**; before going to: *Coc-c*
- **every** other; on going to sleep: merc
- **warm** in bed agg; becoming: *Coc-c* naja
- **attacks** follow one another quickly: *Agar* ant-t cina coff *Cor-r* **Dros** hep ign *Ip* merc sep sulph
- **strongest**, following attacks weaker and weaker; first the: *Ant-c*
- **bread** or cake, from eating: kali-n
- **chill**; after: phos
- **consisting** of:
  - **few** coughs: bell calc laur
  - **long** coughs: alum ambr carb-v **Cupr** dros ip lob rumx
  - **one** cough: calc
  - **short** coughs: alum ant-t asaf bell calc carb-v *Coc-c* cocc *Cor-r Dros* kali-bi *Kali-c* lact squil
  - **three** coughs: *Carb-v Cupr* phos stann
  - **or** four coughs: bell carb-v cupr stann verat
  - **two** coughs: agar bell cocc grat laur merc phos plb puls sul-ac sulph thuj
  - **or** three coughs: *Merc* phos plb puls stann sulph thuj
  - **quick** succession; in: merc merc-sul sulph
- **convulses** the whole body; in sudden paroxysms which: caps
- **crawling** in larynx, from: *Psor*

Paroxysmal: ...
- **dinner**; after: aeth calc-f phos
- **followed** by copious mucus: *Agar* alumn *Anan Arg-n* Coc-c kali-bi kali-c seneg stann sulph
- **gasping** for breath; beginning with: ant-t cor-r
- **hard** spells of coughing, not ceasing until masses of offensive sputa are raisedcarb-v
- **irresistible** paroxysms without illness: **Ign**
- **lachrymation** is profuse with every paroxysm: arn
- **rinsing** mouth with cold water, amel: coc-c
- **short** paroxysms: bell calc dros kali-c squil
- **sitting** up in bed | **amel**: cinnb phos
- **smoking** agg: all-s
- **sneezing**; with: **Agar** carb-v lyc
- **stomach** amel; laying hand on pit of: *Croc*
- **suffocation**, suddenly on swallowing: **Brom**
- **sun**, walking in hot: coca
- **temperature**; change of: *Spong*
- **three** coughs (See consisting - three)
- **two** coughs (See consisting - two)
- **uninterrupted** paroxysms: **Cupr**
- o **Chest** would fly to pieces; as if: lact
- **vomiting**; with: meph
- **walking** in the cool wind: coca

PEPPER, from: alum cina

PERIODICAL: am-m ambr anac arn ars aur bell carb-v cina coc-c cocc colch con cupr dros euphr hep ip kali-c kali-c lact lyc mag-m merc mur-ac *Nux-v* par phos *Psor Sang* sep squil stann staph stram sul-ac sulph verat verb

- **day**:
  - **alternate**: anac lyc nux-v sep
  - **coughs**; violent: *Anac* lyc *Nux-v*
  - **every**: anac
  - **hour**; at the same: kali-c lyc sabad
- **third**; every: anac lyc
- **morning**: stram
- **evening**, sunset to sunrise: aur
- **night**: acon cocc merc
  - **midnight**: cocc
  - **after**: acon cocc
  - **hour**; every half: acon
  - **2 h**: cocc
  - **alternate**: merc
  - **fourth**; every: cocc
- **clock**; in its regularity like tick of a: nicc
- **hour**:
  - **three** hours; every: anac dros
  - **same**; every day: lyc sabad
- **speaking** or smoking, from: atro

PERSISTENT: acon am-caust **Bell** cact crot-t cub **Cupr** dios diphtox *Hyos* ip jatr-c kali-n lyc mag-p merc mez *Nux-v* prot rumx sang squil
- **night**:
  - **midnight** | **lying** on back agg, lying on side amel: *Nux-v*

Persons / Cough / Rattling

PERSONS:
- approaching or passing, agg: carb-v
- coming into room; other persons (*Nervous - enters; Strangers; Strangers - presence):* **Phos●**
- present; when many persons are: *Ambr*

PERSPIRATION:
- amel; breaking out of perspiration: eupi

PERTUSSIS (See Whooping)

PIANO:
- note she struck seemed to vibrate in her larynx; every: Calc
- playing; when: ambr **Calc** cham kali-k kreos ph-ac

PLEURITIS, in: acon *Ars* bry ip *Lyc* Sulph

PLUG:
○Larynx; from sensation of a plug in: spong
- Trachea; from sensation as of a plug moving up and down in: Calc

PNEUMONIA, after: *Ars* calc-i

POSITION:
- changing position agg: kreos
- knee-chest | amel: eup-per med

POTATOES agg: alum

PREGNANCY agg; during: acon apoc **Bell** bry calc *Caust* cham Con cor-r dros glon hyos ip kali-br nat-m *Nux-m* nux-v **Phos●** puls sabin **Sep●** stann vib vib-od
- night: *Con*
- early pregnancy, causing abortion; during: rumx

PRESSURE (*Touched*):
- abdomen; on:
  • amel: con
- goitre; from pressure of: ars-i brom iod kali-i psor *Spong*
- larynx agg; on: apis *Bell Chin* cina crot-h ferr **Lach** rumx tarax
- stomach; on:
  • amel: croc dros
- temples; on:
  • amel: petr
- throat-pit agg; on: bell hydr *Lach* rumx
- trachea agg; on: bell hydr *Lach* rumx

PRESSURE; from a sensation of (*Touched*):
○Chest; in (*CHES - Pain - cough - during - agg. - pressing*): iod op
- Epigastrium; in: *Calad*
- Larynx; in:
  • pain in larynx; from pressing (See Pain - larynx - pressing)
  • roughness and pressure; from a sensation between | tickling sensation; which gradually becomes a: tell
- Stomach; in: calad

PRICKLING; from (*Tingling - trachea*):
○Larynx; in: bac bufo
- Trachea; in (*Tingling - trachea*):* hydr-ac

PRODROME, as a: bry rhus-t sabad samb tub

PROSTRATION with (See Exhausting)

PROTRUDING tongue agg (*MOUT - Protruding - tongue - cough - during; MOUT - Protruding - tongue - cough - during - agg.*): Lyc

PUNGENT food (*Spices*): sulph thuj

PURRING: nat-c

PUTTING out the tongue, from: lyc

RACKING (*Shaking; Tormenting*): acal   Agar   ail alum-sil alumn am-m anac anan ang ant-c arg-n *Arn* ars ars-i ars-s-f arum-t aur aur-s **Bell** benz-ac brom Bry calc calc-ar calc-s calc-sil cann-i *Caps* Carb-an **Carb-v Caust** cench *Chel* chin chinin-s cinch **Coc-c** cocc coll *Con* cop croc cupr cur daph *Dulc* eup-per graph gymno *Hyos* **Ign** *Ip* iris-foe kali-bi **Kali-c** kali-m kali-n *Kali-p* kali-s kali-sil kreos lac-c *Lach Lact* led lob *Lyc* m-ambo *M-arct* mag-m mag-s mang Merc merc-c *Mez* mur-ac nat-ar nat-c nat-m nat-p nicc nit-ac **Nux-v** olnd op osm *Ph-ac* **Phos** psor **Puls** rhod *Rhus-t* rob rumx sal-ac samb sang sarr *Sec* sel *Seneg Sep Sil* spig *Spong* squil **Stann** staph stict sul-ac **Sulph** sumb syph tub *Verat* zinc zinc-p
- morning: caust *Chel*
  • waking; on: caust
- afternoon | 15 h: cench
- evening: anac cench *Ip* iris-foe led lyc nat-m nit-ac petr *Puls* rhus-t stict
  • until midnight: led nit-ac *Puls* rhus-t
- night: agar anac anan aur **Bell** chinin-s *Hyos* iris-foe merc nat-c nat-m nit-ac sal-ac stict
  • 22 h: nat-m
  • midnight, after: hyos
- drinking water amel: *Op*
- inspiration agg; deep: con
- sitting up in bed | amel: arg-n **Hyos Puls**

RAISED, gets blue in face cannot exhale; child must be: meph

RAISING ARMS agg: *Bry* **Ferr** lyc ol-j tub

RAPID, until patient falls back as limp as a rag: *Cor-r*

RASPING: ars calc calc-s phos **Spong** stram syph

RATTLING: alum alum-p am-c *Ammc* ang **Ant-t** *Apoc* aral **Arg-met Arg-n** ars ars-s-f arum-d arund *Bar-c* bar-s bar-m bar-s **Bell** brom *Bry* **Cact** cain *Calc* **Calc-s Carb-an Carb-v Caust** *Cham Chel* chen-a *Cina* **Coc-c** con cupr dig dros *Dulc* eug ferr ferr-p gamb *Hep Hippoz Hydr* hydr-ac *Iod* **Ip** *Kali-bi* kali-s *Kali-chl* kali-p **Kali-s** *Lach Lyc* med meph merc merc-c merc-i-f merc-i-r mur-ac nat-ar nat-c *Nat-m Nat-s* **Nux-v** oena *Op* phos podo *Puls* rumx samb *Sang Sanic* sars **Sep** *Sil Squil* **Stann** sul-ac sul-i **Sulph** teucr-s verat verat-v yuc
- daytime: *Arg-met* ferr nit-ac
- morning: aral hep meph stram
- evening: caust sil
- night: anac gamb
- air; in open | amel: arg-met *Kali-s*

1156   ▽ extensions | ○ localizations | ● Künzli dot

Rattling

- **eating**:
  - **after** | **agg**: hep
  - **while** | **agg**: *Phos*
- **hoarseness**:
  - **with**: *Kali-chl*
  - **without**: Kali-s
- **old** people: *Ammc* bar-c *Hippoz Kali-bi Seneg*
- **shaking** the body: phos
- **spells** in: cina
- **weather**; warm wet **agg**: ip
- **wheezing** or whistling while lying on back, or on either side; with: med

RAWNESS: bell-p
○ **Larynx** excites cough; rawness in: acon *Alum* ambr bar-c brom *Bry* carbn-s castm *Coc-c* dulc *Hep* kali-i laur **Nux-v** ol-an **Phos Rumx** sang *Sil* **Sulph**
- **Sternum** excites cough; rawness behind: kali-n

READING ALOUD agg: alum *Ambr* anac anag *Arg-met Arg-n* arum-t carb-v *Caust* cimic cina coll *Con Dros Hep Hyos* irid-met lach mag-p *Mang Mang-act* menth meph nit-ac *Nux-v* par **Phos** *Rumx* sil spong *Stann* sulph *Tub* verb
- **evening**: *Phos*
- **oneself**; to: *Ambr* cina *Nux-v*

RE-ECHO in stomach; seems to: *Chel* cupr

REFLECTING agg (↗*Mental - agg.*): asar cocc m-ambo *Nux-v*

REFLEX: ambr apis cer-ox ign phos

REMITTENT fever, during: podo

REPOSE, amel: ip

RESONANT: cor-r kali-bi *Stram* verb

REST:
- **after** (See Lying - bed - agg.)

RESTING hands on thighs | **amel**: nicc

RETCHING (See STOM - Retching - cough)

RIDING agg: staph sul-ac sulph

RINGING (↗*Dry*): acon all-c apis arn *Ars* asaf castn-v dol *Dros Kali-bi* lac-ac lac-c spong stram

RINSING mouth:
- **agg**: *Coc-c*
- **cold** water | **amel**: coc-c

RISING:
- **agg**: acon alum alumn ang arg-n arn ars bar-c benz-ac bov bry calc-s canth carb-an carb-v chel chinin-s cina cocc con cortico dig euph euphr *Ferr* ferr-ar ferr-p grat ign indg *Lach* mag-c nat-s nit-ac osm ox-ac par phos plb sep staph stram sul-ac sulph tarent thuj verat
- **amel**: hyos mag-c mag-s puls rhus-t
- **bed**; from:
  - **agg**: acon alum arn ars bar-c bry calc calc-s canth carb-an carb-v chel cocc con elaps eup-per *Euphr*

Cough

Rising – bed; from – **agg**: ...
ferr-p ign **Lach** mag-s nat-s nux-v phos plb sep spong sul-ac tarent thuj verat
- **before**: ail **Nux-v**
- **stooping**; from | **agg**: chel phos

ROOM agg: arg-met brom bry bufo coc-c croc *Kali-c* kali-n laur mag-c mag-m nat-c nat-m *Phos* puls spig spong *Verat*

ROOM; entering a warm (See Warm - room - entering)

ROUGH: acon am-m bell brom cann-i carb-an carb-v card-b caust cop diphtox dros dulc *Eup-per* eupi *Hep* ign iod ip kali-c kreos laur mag-m meli *Merc Merc-cy* morb *Mur-ac* nat-c nat-m nux-v petr *Phos* puls *Rhus-v* rumx sabad samb sep sil *Spong* tarent ust v-a-b verb
- **night**: bros-gau *Cham* lyc nat-c *Nit-ac Verb*
  - **midnight**: *Nit-ac*

ROUGHNESS; from:
○ **Larynx**; in (↗*throat*): *Alum* ang aur-m bar-c *Bry* carb-an *Carb-v* carbn-s castm *Caust* coloc con dig graph *Kali-c* kali-i kalm kreos *Lach* laur mang nat-s **Nux-v** ol-an plb *Puls* rhod *Rhus-t* sabad sars *Seneg Spong* stront-c *Sulph* verat-v
- **Palate**; in: calc
- **Throat**; in (↗*larynx;* THRO - Roughness - cough): b r y coc-c kreos laur nux-v phos plb rhod rhus-t sabad sars seneg stront-c
- **Trachea**; in: bar-c carb-an dig kreos laur sabad

RUNNING agg: cina *Con* iod merc seneg sil stann sul-ac

SALT food: alum *Con* lach
- **pepper** in larynx; as if from salt food and: crot-h

SAW; like a (See Sibilant - dry)

SCARLATINA; following: *Am-c* ant-c con hyos

SCRAPING: *Alumn* bell bry calc *Caust* cham cimx coff dros eup-per *Euphr* eupi grat *Hep* kali-c kreos lyc merc nat-c nicc nit-ac *Nux-v* plan puls rhod sabad samb *Sel* sep sil spong **Stann** zing
- **evening**: bry rhod stann
  - **lying** down agg; after: bry
- **night**: calc cham nat-m rhod
  - **waking**; on: calc
○ **Chest**: *Ang* arg-met bry con kali-bi kreos *Puls* ruta staph *Thuj*
  ○ **Upper**, in: ruta
- **Fauces**: *Dros* kali-bi
- **Larynx**; in: aesc agn aloe alum *Alumn Am-c* ambr arg-n aur-m-n bar-c *Bell* borx bov **Brom** *Bry* cain camph **Carb-v** *Carbn-s* card-m *Caust* chel chinin-s *Coc-c* colch *Con* croc *Cycl* dig **Dros** graph **Hep** hydr-ac kali-bi kalm kreos laur lel mag-m mang naja nit-ac **Nux-v** ol-an op osm paeon petr ph-ac phyt plat prun **Puls** *Sabad Sel Seneg* sil sin-n syph ter thuj til upa
- **Pharynx**; in: arg-n cycl graph hep kali-bi
- **Sternum**; under: cann-i
- **Trachea**; in: bry cycl *Puls* sabad thuj

Cough

SCRATCHING: brom cann-i kali-c nat-c rhodi zing
○**Larynx**; in: *Acon* alum alumn *Am-c* ang arg-n arn bart con dig kreos mag-m nux-m petr *Phos* psor puls sabad sal-ac sil staph sul-ac zing
- **Throat**; in: acon agn ambr carb-v croc kali-bi kreos mag-m petr phos sabad
- **Trachea**; in: acon agar bry cimx cycl dig kreos puls

SCREAMING (See Crying)

SCREECHING shrill, in painless paroxysmal (↗*Shrill*): stram

SEA wind, from (See Wind; in - sea)

SEASONS:
- **autumn** agg: caps *Cina Iod* kreos lac-ac mucor-a-p verat
  - **spring**; and (See spring - autumn)
- **spring** agg: ambr *Cina Gels* kreos lac-ac syph verat
  - **autumn**; and: cina kreos lac-ac
- **summer** agg: sang
- **winter**; in: acon aloe am-c *Ant-s-aur* ant-t ars bry cham *Coc-c* dulc eupi ichth ip kali-bi kali-c kali-m *Kreos* lip nat-m *Nit-ac* nux-m *Petr* plan *Psor Rumx* sep *Stann* staph *Syph*
  - **alternating** with sciatica in summer: staph
  - **old** people: am-c ammc ant-c *Ant-t Kreos* psor

SERIES, in: phos sumb
- 10-11 h: sumb

SEVERE (See Violent)

SHAKING the body (↗*Racking*): ant-c *Bell Ip Led* m-ambo m-arct *Merc* olnd **Puls** rhus-t

SHARP: arn calc-s *Lach Phos* staph syph
- **eating**; after: staph

SHATTERING (See Racking)

SHAVING agg: carc cortiso

SHOCKS; from:
○**Heart**; of (See Palpitation)

SHORT: Acon *Aesc* aeth agar *Alum* alum-p am-c anac ang ant-c ant-t *Apoc* arg-met arg-n arn *Ars* ars-s-r asaf asar aur aur-ar aur-i aur-m aur-s *Bell* berb bism both-ax brom *Bry* cadm-s *Calc* calc-i calc-s camph canth carb-ac carb-v carbn-o carbn-s card-m casc *Caust* cham *Chel Chin* chinin-ar chinin-s chr-ac cimic cimx cina cinnb cob coc-c cocc *Cod* **Coff** colch **Coll** coloc con cop croc cupr cur cycl dig digin dros dulc eup-per euph eupi *Ferr-i* ferr-p fl-ac *Graph Ham* hep hydr hydr-ac hyos hyper **Ign** iod ip iris jatr-c kali-ar kali-bi kali-c kali-chl kali-i kali-m kali-n *Kali-p* kali-perm kreos lac-d *Lach* lachn lact laur led linu-c lob *Lyc* m-arct mag-c mag-m *Merc* merc-c *Mez* mur-ac naja nat-ar nat-c *Nat-m* nat-p *Nit-ac* nit-s-d *Nux-m Nux-v* oena olnd osm paull *Petr Phos* pin-s *Plat Plb* podo puls *Rhus-t* rumx sabad samb sang seneg **Sep** sin-n spig *Spong* **Squil Stann** stict *Still* stront-c *Sul-ac* sul-i sulph tab *Tell* tep ter teucr *Thuj* tub verat-v viol-o zinc zinc-p zing ziz
- **daytime**: arg-met cot kali-bi nat-c phos

Singing

Short – daytime: ...
  - **and** night: *Lach* mez
- **morning**: agar am-br arn ars croc kali-bi lyc nit-ac thuj
  - **rising** agg; after: am-br arn
  - **tea** drinking, after: ars
  - **waking**; on: (non: dig) digin
- **forenoon**: agar alum coc-c rhus-t
  - 11 h: rhus-t
- **afternoon**: anac cench chinin-s laur nat-m
  - 14 h: laur
  - 16 h: cench
  - 17 h: nat-m
- **evening**: alum bar-c **Bell** carb-v chel cimic **Ign** kali-bi lyc phos *Sep* sulph thuj
  - **bed** agg; in: lyc *Sep*
  - **sleep** agg; during: sulph
  - **smoking** agg: thuj
  - **undressing**, on: chel
- **night**: arg-n bell *Calc* cham *Cod* coloc mez rhus-t
  - **midnight**:
    - **before**: *Rhus-t*
    - 23 h: rhus-t
    - **after**: acon *Ars*
    - **wakens**: *Rhus-t*
  - **bed** agg; in: arg-n *Calc*
- **air** agg; in open: ang seneg spig
- **alternating** with | **deep cough**: apoc
- **breathing** deep agg: *Aesc* con
- **dinner**; after: agar
- **eating**; after: anac caust ter
- **frequent**: fl-ac
- **inspiration** agg: nat-ar
- **irritation** in larynx; from: am-c seneg spong
- **lying**, after eating: caust ter
- **motion** agg: carbn-o
- **sitting** up in bed | **amel**: *Arg-n* cinnb nat-c
- **sleep** | **siesta** agg; after: rhus-t
- **smoking** agg: coca thuj
- **swallowing** agg: *Aesc*
- **talking** agg: ant-t
- **tickling** in larynx, from: *Acon* agar *Ang* carb-an cimic graph iris kali-bi laur led mag-c mez *Spong*
- **walking**:
  - **rapidly**:
    - **agg**: seneg
    - **air**; in open: ang sulph

SHRILL (↗*Screeching*): ant-t med sol-t-ae stram tab
- **waking**; on: sol-t-ae

SIBILANT: bros-gau kreos prun *Spong*
- **dry**, like a saw driven through a pine board; sibilant and: *Spong*

SINGING agg: alum *Ambr* anac *Arg-met Arg-n* arum-t carb-v carc *Caust* cimic coll *Con Dros* ferr-p *Hep* hyos irid-met kali-bi lach mang *Mang-act* menth meph nux-v *Phos*● rhus-t rumx sil spong *Stann* stram sulph
- **raising** the voice, from: **Arg-n**

1158   ▽ extensions | ○ localizations | ● Künzli dot

Cough

Sit up

SIT UP, must (↗Lying - agg.): acon Agar Ant-t aral Ars arum-t **Bry●** caust chinin-s Coc-c colch **CON●** crot-t eupi Ferr ferr-ar gamb hep hyos Iod Kali-bi kali-i kreos lach mag-m mag-s mang nat-s nicc nux-v phel **PHOS●** plan **PULS●** Sang Seneg **Sep●** sil staph sul-i tarent
- **commences**; as soon as cough: ars Bry caust Coc-c colch **Con** hep lach plan
- **cough** it out, after which he can rest: **Con**

SITTING
- **agg**: agar aloe alum astac caps euphr ferr guaj hell kali-c mag-c mag-m mur-ac nat-c nat-p ph-ac phos puls Rhus-t sabad Seneg sep spig stann zinc zinc-p
- **bent** forward:
  · **agg**: rhus-t spig stann
  · **amel**: aral iod stann
- **erect**:
  · **agg**: acon kali-c nat-m spong stram
  · **amel**: ant-t hyos puls
- **long** time agg; for a: coc-c ph-ac
- **still**:
  · **agg**: coca rhus-t
  : **afternoon**: coca
  · **amel**: verat

SITTING UP in bed:
- **agg**: con
- **amel** (See Lying - agg.; Sit up)

SLEEP:
- **after**:
  · **agg**: acon aeth ambr Apis Aral arum-i bell brom calc Caust chin cina coc-c dig euphr ign ip Kali-bi kreos **Lach** lachn lyc nit-ac nux-v ph-ac puls rhus-t Sep spong squil stram sul-ac sulph verat
- **before**: Coc-c lyc merc **Sulph**
- **disturbing●** (↗preventing; SLEE - Disturbed - cough): Agar alum bism calad Cina cortiso mez nux-v ol-j Osm phos **Puls** rhod rhus-t samb sang sep spong stict Sulph syph zinc
  · **children**; in: **Puls** sulph
- **during**:
  · **agg●**: Acon Agar alum Apis Aral Arn ars arum-t bac Bell calc carb-an **Cham** cina coff Con Cycl hipp hyos ip Kali-c kreos **Lach** lachn lyc lycps-v m-ambo m-aust mag-s merc murx nit-ac op Petr phos psor rhod Rhus-t samb sang sep sil stram Sulph tub verb
  : **deep** sleep: samb
  : **first** sleep; after: aral
  : **short** sleep; after: Aral
- **falls** asleep during dry cough: mag-s
- **going** to, on: Agar agn apis aral arn brom Carb-v coff Con guare Hep ign Kali-c **Lach** **Lyc** m-arct med merc nit-ac Phos sep **Sulph**
  · **hour** after; one: aral arn calc
  · **lying** on side, when: Arg-n kali-c Lyc Psor Spong

Sleep: ...
- **preventing●** (↗disturbing): am-m anac apis bell calad carb-v caust Cupr daph helx kali-bi kali-c kali-cy laur **Lyc** Nux-v Ol-j phos **Puls** Rhus-t sang Sep stict sulph tub zinc
  · **children**; in: lyc **Puls**
- **starting** from sleep; when: apis cina hep
- **wakens** from● (↗Night - waking): acon Agar alum Apis Aral am Ars bell bism calc carb-n s **Caust** cham Coc-c cocc coff con daph dros graph hep hipp Hyos kali-c kali-n Lach mag-m med merc nit-ac op Petr **Phos** puls rhod Rhus-t samb Sang Sep Sil sol-t-ae spong squil stront-c **Sulph** verb zinc zing
  · **not** waking from the cough: am bac cham cycl lach lycps-v nit-ac verb
  : **children**; in: cham Cycl nit-ac

SMARTING (See Burning - chest)

SMOKE:
- **all** kinds; of: euphr menth
- **sensation** of smoke; from | **Trachea**; in: Ars bry nat-ar
- **tobacco** smoke (See Tobacco - agg.)

SMOKING:
- **agg** (↗Tobacco - agg.): Acon agar all-s aral arg-n ars atro brom bry Calc carb-an cham clem coc-c coca cocc Coloc Dros Euphr ferr hell hep ign iod lac-ac lach M-arct mag-c menth merc nux-v osm petr psil puls queb rad-br spig spong staph sul-ac sul-i tarent thuj
  · **evening**: Arg-n coloc thuj
  · **dinner**; after: acon bry coc-c dros Lach petr
  · **amel**: Arg-n euphr hep ign merc sep tarent
  · **night**: tarent

SMOTHERED: meli

SMOTHERING in throat; from (↗Constriction): lach

SNEEZING:
- **agg**: agar alum bell bry cina lob petr psor seneg Squil
- **amel**: osm
- **ends** in sneezing; cough●: **Agar** Arg-n bad Bell bry caps Carb-v cina dros hep just lyc psor Rumx seneg Squil Sulph
- **with** (↗NOSE - Coryza - cough - with): agar all-c alum anac ant-t aspar bad Bell Bry carb-an carb-v chel chin Cina Con cortiso eup-per hep iod just kali-c kreos lach lob lyc merc Nat-m nit-ac nux-v osm psil Rumx sabad sal-ac seneg sep sil squil staph Sulph
  · **morning**: cortiso

SNORING, with: ant-t arg-met bell caust Chin hyos ip nat-c nat-m nux-v puls sep squil

SNOWFALL; cough in children from exposure to: sep

SOLID food agg: cupr

SONOROUS (↗Deep-sounding): **Stram**

SOUNDLESS (See Toneless)

SOUR FOOD agg: alum ant-c brom con lach nat-m nux-v **Sep●** sulph

1159

Spasm / Cough / Sticking

SPASM (See Convulsions)

SPASMODIC (↗*Paroxysmal):* acon **Agar** *All-c* alum am-br am-caust **Ambr** aml-ns anac *Anan* ant-ar ant-c *Ant-t* apis aral *Arg-n* arn *Ars* ars-i ars-s-f arum-t asar asc-t aur aur-i aur-s bac *Bad* bar-c bar-i bar-s **Bell** borx bov brom **Bry** *Cact Calc* calc-f calc-i calc-s calc-sil **Caps** carb-ac **Carb-an Carb-v** carbn-s castm castn-v *Caust* cer-ox *Cham Chel* **Chin** chinin-ar chlf *Chlol Chlor* cimic **Cina** *Coc-c* **Cocc** coff coll coloc *Con* **Cor-r** corn croc *Crot-c* crot-t **Cupr** *Cupr-act* cur *Dig* diphtox **Dros** *Dulc* euph euphr *Ferr* ferr-ar ferr-i ferr-m ferr-p *Gels* glyc *Hep* hippoz hydr-ac **Hyos** *Ign* indg *Iod* **Ip** *Just* kali-ar kali-bi **Kali-br** *Kali-c Kali-chl* kali-p kali-sil *Kreos* **Lac-ac** lach *Lact Lact-v* laur *Led Lob* lyc lyss *M-ambo M-arct* **Mag-c** *Mag-m* mag-p meli *Meph* **Merc** merc-c mez mosch naphtin nat-ar *Nat-m* nit-ac nux-m **Nux-v** oena op osm pert petr ph-ac *Phos Plb Psor* **Puls** rad-br *Rhus-t* **Rumx** sabad sal-ac *Samb Sang* santin **Sep** ser-a-c sil spig **Spong** *Squil* stann staph stict still stram stry sul-ac sul-i *Sulph* tab *Tarent Thuj* trif-p *Verat* verat-v verb vinc viol-o xan *Zinc* zinc-p
- **daytime**:
  · **amel**: bell euph ign lyc spong
  · **only**: *Agar* staph
- **morning**: *Agar* carb-v dig ferr ferr-m ferr-p ign iod ip kali-c kreos nat-ar nat-m ph-ac puls squil stram sulph thuj
  · **bed**: ferr
  · **eating | amel**: ferr ferr-m
  · **rising** agg; after: cina ferr-p
  · **waking**; on: *Agar* thuj
- **forenoon**: *Agar* lact sabad sep
- **noon**, until midnight: mosch
- **afternoon**: agar all-c bad **Bell** bry mur-ac zinc
- **evening**: all-c bad bar-c bell bry calc *Carb-v* carbn-o *Coc-c Ferr* ign **Ip** lach laur led mag-c *Mag-m* merc mez nat-ar nat-m nit-ac ph-ac *Phos* **Puls** rhus-t **Sep** sil stann **Still** stram tarent verat-v
  · **midnight**; until: bar-c carb-v ferr led mag-c mez nit-ac *Puls* rhus-t *Sep* stann zinc
  · **after** midnight; until: mag-c mag-m
  · **sunset** to sunrise: aur
- **night**: *Agar* ambr anac apis arg-n aur aur-ar bad **Bell** *Bry* calc calc-f carb-v **Chin** cina *Coc-c* coll com con cor-r **Dros** euph *Ferr Hep* hyos ign *Ip* kali-c lyc *Mag-c Mag-m Mag-p* meph merc *Op* petr *Phos* **Puls** *Sang* sil spong sulph tarent thuj *Verb* vinc
  · **midnight**: dig mosch *Sulph*
  ⁞ **before**: mur-ac rhus-t sabad *Spong*
  ⁞ **22.30 h**: carbn-s **Coc-c**
  ⁞ **after**: bell dig *Hyos Kali-c* squil
  ⁞ **afternoon**; until: mosch *Sulph*
  · **waking**; on: thuj
- **autumn**: caps
- **bronchitis**; people suffering from: pert
- **cold** drinks | **amel**: *Ip*
- **drinking** agg; after: *Bry Ferr*

Spasmodic: ...
- **eating**:
  · **after | agg**: bry carb-v cocc **Ferr** hyos
  · **amel**: *Ferr-m*
- **herpes**; with facial: arn
- **inspiration**; deep | **amel**: verb
- **laryngotracheitis**; with acute: naphtin
- **lying** agg: **Coc-c** *Con Hyos* mag-p meph puls *Sang*
- **old** people: *Ambr Ip*
- **reprimands**; after: mosch
- **smoking**:
  · **agg**: lac-ac lac-c rad-br
  · **amel**: tarent
- **summer** heat amel: ars
- **swallowing** liquids agg: caust sul-ac
- **talking**; after: ambr dig
- **temperature**; change of: *Spong*
- **touching** the ear canal: lach
- **tuberculosis**; in people suffering from: pert
- **vomiting**; with: bry carb-v dros ferr ip kali-c puls
- **waking**; on: *Thuj*
- **whooping** cough; after●: **Sang**
- **winter**: ars psor
- **women**, peculiar to: aur *Cocc Hyos Ign*

SPEAKING (See Talking - agg.)

SPICES, from (↗*Pungent):* alum stann sulph thuj

SPINE, from: agar nux-m tell

SPIRITS; drinking (See Alcohol)

SPLEEN:
- **complaints** of; from: card-m squil
- **enlarged** spleen or pain in spleen; with: squil

SPLITTING: aur
- **night**: aur

SPOKEN to, on being: ars

SPOT:
- **chest**; excited at a small spot in right: carb-an
- **larynx**; as if from a dry spot in: cimic **CON●** crot-h *Nat-m*

SPRING; in the (See Seasons - spring)

SPRINGS (See Jumping)

STANDING:
- **agg**: acon aloe euphr ign mag-s nat-m nat-s sep stann sulph zinc
- **amel**: mag-s
- **erect | agg**: acon nat-m stann
- **sitting** agg; after | **vice** versa; and: aloe
- **still**:
  · **agg | walk**; during a: astac ign

STERTOROUS: cact
- **night**: cact

STICKING:
- ○**Chest**; in: borx iod
- **Larynx**; in: bapt bufo lyc mur-ac naja *Phos Sil* spir-n-d

1160   ▽ extensions | O localizations | ● Künzli dot

Sticking	Cough	Sulphur

- **Larynx**; in: ...
  - 1-4 h: bufo
- **STIMULANTS** (See Alcohol)
- **STINGING** or burning tickling in larynx; from: *Agar* aphis bufo
- **STITCHING**:
- ○**Chest**; in (↗*CHES - Pain - cough - during - agg. - stitching*): acon ars bry nit-ac nux-v
- **Epigastric** region: rhus-t
- **Epiglottis**; caps
- **Larynx**; in: acon aphis bufo cham *Cist* hydr-ac indg kali-c naja ox-ac sol-t-ae stann
  - evening: bufo
- **Pharynx**; in: caps
- **Throat**; in: lyc phos
- **Trachea**; in: *Arg-met* lach stann
- **STOMACH**:
- come from the stomach; seems to (↗*Pain - epigastrium*): all-s ant-t *Arn* bar-c bell bism **Bry** calad cann-s carc cench cer-o cham con ery-a ferr guaj hep ign kali-bi kali-m lach *Lob* lob-s merc nat-m nit-ac *Nux-v* ph-ac phos plat puls rumx sang **Sep** sul-ac sulph tax verat
- **fullness** in stomach rises to throat and triggers coughing: rumx
- **turned** inside out; feeling as if stomach were: *Puls* ruta tab
- **STOOL**:
  - frequent | amel: bufo
- **STOOPING** agg (↗*Bending*): all-s arg-met arg-n arn bar-c **Caust** chel dig *Hep* kali-c laur lyc phos *Sel* seneg sil *Spig* spong staph verat
- **STORM** with thunder (See Thunderstorm)
- **STORMY** weather (See Weather - stormy - agg.)
- **STRAINING**: aspar caust *Chel* cocc croc *Cupr* ip lach led nux-v par phos rhod rhus-t sel thuj
  - children; in irritable: bell
- **STRANGERS** (↗*MIND - Stranger - presence - agg.*; Company; Nervous - enters):
- presence of; in the (↗*MIND - Stranger - presence - agg.*; Company; Nervous - enters): ambr bar-c caust phos
  - **children**; in: bar-c phos
- sight of; at: *Ars* bar-c phos
  - **children**; in: ambr *Ars* bar-c phos
- **STRANGLING** (See Choking)
- **STRETCHING**:
  - agg: merc
  - arms | agg: lyc
- **STRETCHING OUT** | throat; stretching the: lyc
- **STUDENTS**, of: nux-v
- **SUCKING**:
  - candy; on | amel: *Rumx*

- **SUCKLING** (the infant) (See Nursing)
- **SUDDEN**: *Agar* alum am-br apoc calad coloc *Cupr Euphr Ip* kali-bi kali-c kali-p naja pert *Sep* **Squil**
  - daytime: agar coloc
  - morning: am-br **Squil**
    - rising agg: am-br
  - forenoon: agar
  - evening: alum *Am-br* apoc
    - sitting agg: alum
  - night: apoc
- **SUFFOCATIVE** (↗*Breathing - deficient; Choking*): acon *Agar* **Alum** alum-sil am-c am-m ambr aml-ns anac anan *Ant-t Apis* apoc aq-pet *Arg-n Ars* ars-i ars-s-f aur bar-c bar-i bar-s bell *Borx Brom Bry* calc *Carb-an* **Carb-v** carbn-s *Caust Cham* chel **Chin** *Chinin-ar Cina* coc-c cocc coloc *Con* cor-r crot-h *Cupr Cycl* del der **Dios Dros** euph euphr eupi guaj guare **Hep** hydr-ac **Hyos** ign indg *Iod Ip* kali-ar kali-bi *Kali-c* kali-i kali-n kali-s kali-sil kreos *Lach* lact *Led* lyc *M-arct* mag-p mang meph *Merc* merc-c nat-m nit-ac *Nux-m* **Nux-v** *Op* petr phel plb psor **Puls** rumx ruta salv **Samb** *Sang Seneg Sep* sil spig *Spong* squil stram sul-i **Sulph** *Tab* tarent tep thuj *Tub* verat zinc
  - daytime: anac
  - morning: coc-c
    - lying down agg: coc-c
    - rising agg; after: **Cina**
    - noon: *Arg-n*
  - evening: *Carb-an* cina indg *Ip Lach* nat-m
    - 18 h: am-m
    - 19 h: Ip
    - bed agg; in: indg nat-m
  - night: ars bell bry carb-an *Carb-v* cham *Chin* coc-c *Cupr* **Hep** indg ip lyc petr ruta sil thuj
    - midnight: cham *Dros Ruta* **Samb**
    - after: ars chin *Kali-c Samb*
    - 2 and 4 h: chin
    - 5 h: *Kali-c*
  - children; in:
    - appears dead during paroxysm; child: cupr meph
    - stiff and blue in the face; child becomes: *Cupr* **Ip**
  - eating and drinking, after: bry
  - gurgling down in throat, then: cina
  - inspiration agg: cina
  - lying agg: spong
  - sleep agg; during: aral carb-an **Lach**
  - stiff and blue in face; child becomes (See children - stiff)
  - swallowing agg: **Brom**
  - walking agg: ars
- **SUGAR**:
  - agg: med *Spong* zinc
  - amel: spong sulph
  - dissolving in larynx; as if sugar was: bad
- **SULPHUR** fumes or vapor; cough agg by a sensation of: am-c am-m aml-ns **Ars** asaf *Brom* bry calc *Carb-v Chin* cina **Ign** ip kali-chl *Lach* **Lyc** mosch naja *Par* **Puls**

Cough

Sulphur

- **evening** before sleep: ars
- **SUN** agg: ant-c *Ant-t* coca
- **SUPPER**:
  - **after** | **agg**: calc nat-ar
  - **during**: carb-v
- **SUPPORT**, must (See Hold)
- **SURPRISE**, happy (See Happy)
- **SWALLOWING**:
  - **agg**: *Aesc* **Brom** *Cupr* eug kali-perm lyc lyss *Nat-m* op phos puls spong sul-ac
  - **amel**: apis eug puls spong verat
  - **empty**:
    • **agg**: caust lyc *Nat-m* op
    • **amel**: bell
- **SWEETMEATS**:
  - **agg**: bad med spong sulph zinc
  - **amel**: psil sulph
- **SWEETS** (See Sugar)
- **SWELLING**:
  - **larynx**; from swelling of: *Kali-i*
    • **sensation** of swelling; from: ars ox-ac
- **SYMPATHETIC**: ambr apis cadm-s carb-v card-m cimic cina dros ign kali-bi kali-br **Lach Naja** nat-m nux-v phos plat plb sep sul-ac verb
  - **night**: card-m
- **TALKING**:
  - **agg**: acon alum alum-p *Alumn Ambr* anac ant-t arg-met *Arg-n* arn ars ars-i arum-t atro bar-c bar-i bar-s *Bell* brom bry calad calc *Calc-s* calc-sil *Carb-v* carbn-s carc *Caust* cham *Chin* chinin-ar *Cimic* cina coc-c *Cocc* coll con crot-h *Cupr* dig **Dros** dulc erig erio *Euphr* ferr ferr-ar ferr-i ferr-p hed *Hep* hyos ign iod ip irid-met kali-bi lac-c *Lach* mag-c mag-m mag-p malar mang *Mang-act* menth meph *Merc* merc-c mez mur-ac myric nat-m nit-ac nux-v par ph-ac *Phos* phys *Phyt* psil *Psor* rauw rhus-t **Rumx** sang **Sanic** *Sil* **Spong** squil *Stann* stram sul-ac sul-i sulph sumb *Tub* verb
    • **evening**: psor
    • **night**: puls
  - **impossible**: *Am-m* brom calad *Cimic Cupr Lach* mag-p *Merc Rumx*
  - **loudly** agg (↗*Voice - overuse*): *Ambr Arg-n Coc-c* cocc mang *Phos* puls *Tub*
- **TALL**, slender, tuberculous subjects; in (↗*Tuberculous*): phos
- **TEA** agg: ferr spong
  - **hot**: spong
- **TEARING**: all-c *Bell* borx calc castn-v ip med phos rhus-t senec syph tarent x-ray
  - **night**: *Bell* senec
  - **menses**; during: senec
  - O**Cardiac** region; tearing sensation in: elaps

Tickling

- **Tearing**: ...
  - **Chest** (See CHES - Pain - cough - during - agg. - tearing)
  - **Throat**; from: carc
- **TEASING** (See Tormenting)
- **TEA-TASTERS**; in | **fungus**; from inhaling the: kali-i
- **TEDIOUS**: form tub
- **TEMPERATURE**, change of (↗*Warm - room - agg.; Warm - room - agg. - cold; Warm - room - entering - air)*: acon aran-ix carb-v cur graph ichth ip kali-c lach lact *Phos* polyg-h rumx seneg sep sil verb
- **TENSION** in chest (↗*CHES - Tension - cough)*: apis ars thuj
- **THINKING** of it agg (↗*Mental - agg.)*: bar-c   nux-v *Ox-ac*
- **THREE** coughs in paroxysm (See Paroxysmal - consisting - three)
- **THUNDERSTORM**; before: phos sil
- **TICKLING** (↗*Titillating)*: acet-ac **Acon** alum alumn am-c am-m *Ambr* anac ang ant-c ant-t apis *Arg-met* arg-n *Arn* ars arum-t *Asaf* atro bar-c bar-s *Bell* bov *Brom Bry* cain *Calc* calc-p canth *Carb-an Carb-v Caust* **Cham** chin chinin-ar cimic cina *Coc-c Coca* cocc colch coloc **Con Crot-c** crot-h cupr dig *Dros* erio *Euph Euphr* ferr ferr-ar ferr-i *Ferr-p* graph ham helx hep hydr-ac **Hyos** *Ign* inul *Iod* **Ip** *Iris Kali-bi* **Kali-c** kali-n kali-p kali-perm kali-s *Lach* lact laur led linu-c **Lyc** mag-c mag-m mag-p merc mur-ac naja nat-c **Nat-m** nat-p nit-ac nit-s-d **Nux-v** ol-an ol-j olnd op petr *Ph-ac Phos* prun **Puls** *Rhus-t Rumx* sabad *Sabin* salv **Sang** sars senec *Seneg* **Sep** sil *Spong Squil Stann* **Staph** stict sulph *Tab* tarax teucr *Thuj* tub tub-a verat zinc zinc-p
  - **daytime**: coloc lyc nat-m staph
    • **and** night: nat-m
  - **morning**: alumn bov cain carb-v coloc iod lyc nat-m sumb thuj
    • **rising** agg; after: alumn *Arn*
    • **walking** agg; after: carb-v
  - **afternoon** | **15** h: hep
  - **evening**: alumn calc-p carb-v chin cimic coloc lyc merc nat-m *Ph-ac* rhus-t sulph
    • **18** h | **expectoration** of mucus amel: sulph
    • **midnight**, until: rhus-t
    • **bed** agg; in: calc-p
    • **falling** asleep, before: merc
    • **going** to sleep, on: lyc
  - **night**: arg-n *Asaf Calc* carc chlf coc-c *Coloc Dros* kali-bi kali-c lyc myric nat-m rhus-t rumx sanic sep zinc
    • **midnight**:
      ⊙ **after** | **3** h: cain
    • **lying** agg: hyos
  - **air** agg; in open: *Lach* ox-ac **Phos**
  - **breathing** deep agg: nat-m
  - **constant**: nat-c op
  - **eating**; after: kali-c

1162   ▽ extensions | O localizations | ● Künzli dot

Cough

Tickling
- **overheated**; from being: *Brom*
- **smoking** agg: atro coloc
- **talking** agg: alumn atro **Ph-ac** phos
- **waking**; on: carb-v ham
- **walking** agg: nat-m
- ○ **Bronchi**: *Ant-t* arg-met bar-c cop dios ip kali-bi kali-n merc mez phos rhus-t sep stict tarent *Verat* verat-v
- ○ **Bifurcation** (↗*Irritation - bronchi - bifurcation):* kali-bi **Ph-ac** rumx
- **Chest**: am-br *Ambr Ant-c* apis arn ars bar-c borx bov brom bry *Calc* caps *Carb-an Carb-v Caust Cham* chin cist coc-c **Con** *Corn* eup-per euph ferr-act graph ign iod ip *Kali-bi* kali-n kali-s kreos lach *Menth Merc* mur-ac myrt-c nat-c nat-m nat-p *Nux-m Nux-v Osm* par **Ph-ac Phos** polyg-h puls pycnop-sa rad-br rhus-t *Rumx* sang sars sep *Sil Spong* squil **Stann** sul-ac sulph tell *Verat* verat-v verb zinc
- ○ **Upper**; in: merc *Nux-m* polyg-h zinc
- **Epigastrium**; in: ant-t bar-c bell bry guaj hep *Ign Lach Nat-m Nit-ac Ph-ac Phos* sang tarax thuj
- **Fauces**; in: aloe carb-ac *Gels* lact til
- **Larynx**; in: *Acon Aesc Agar* **All-c** alum alum-sil *Alumn* am-br *Am-c Am-m Ambr* anac *Anan* ang ant-t anth apis *Arg-met Arg-n Arn* **Ars** ars-i *Asaf* aspar astac aur-m *Bad Bapt* bar-c bar-i bar-s **Bell** borx bov *Brom Bry* bufo cact cadm-s cain calad *Calc* **Calc-f** calc-i *Caps Carb-ac Carb-an Carb-v Carbn-s* carl *Caust Cham Chel* chlor cimic cimx cinnb *Cist* **Coc-c** cocc coch coff colch coloc **Con** cop **Crot-c** crot-h crot-t *Cupr Cycl* dig dios *Dros Dulc* ery-a euph *Euphr* eupi ferr-ar ign graph *Hep* hydr hydr-ac *Hyos* **Ign Iod Ip** *Iris Iris-foe Kali-bi Kali-c* kali-n kali-p kali-s kali-sil kreos *Lac-c* **Lach** lact laur led lob lob-s **Lyc** mag-c mag-m mang menth merc merc-c mez mur-ac naja nat-ar nat-c **Nat-m** nat-p nat-s nicc *Nit-ac* **Nux-v** olnd onos op osm ox-ac par *Ph-ac* **Phos** *Phyt* plan *Prun Psor* **Puls** rat rhus-t *Rumx Sabin Sang* sars *Seneg Sep Sil* sol-ni spira **Spong** *Squil* stann **Staph** *Stict* sulph sumb tab tarent tep thuj til verb *Vinc* zinc zing
- **right** side: eupi *Iris* stann
- **morning | rising** agg; after: alumn arn *Op*
- **afternoon**: anth mag-c naja
- : **14 h**: arg-n **Coc-c**
- **evening**: ambr carb-an *Carb-v* cimic graph lyc nat-m
- **night**: agar cycl *Dros*
- : **midnight**:
- : **before | 23.30 h**: **Coc-c**
- : **at**: hep phos
- : **after | 3-4 h**: *Bufo*
- **down**; as from: calc *Cina Ph-ac* sulph
- **insupportable**: arn kali-bi
- **lying** agg: **Dros**
- **spot**; in a small: apis cimic con
- **touching** the ear canal; from: lach
- ▽ **extending** to:
- : **Chest**: sil
- : **Lungs**: ip stict
- : **Midsternum**: rumx

Tickling: ...
- ○ **Above**: calad
- **Back** part of; in: apis *Bell*
- **Low** down in larynx: bry cina hydr-ac
- **Upper** part: acon ip
- **Palate**; in: cham dig lach nux-v phos rein
- **Pharynx**; in: anac arg-n ars carbn-s cham coc-c coca hydr-ac lact mag-s olnd sil
- **night**: anac mag-s *Sil*
- **Precordial** region: bar-c verat
- **Sternum**; behind: ang caust cina con iris polyg-h polyg-pe rad-br rhus-t *Rumx* verat zinc
- **Throat**; in: **Acon** agar alum am-br am-c am-m ambr anac ang ant-t aral arg-met arg-n arn **Ars** bell borx bov brom **Bry** calad calc *Caps* carb-an carb-v carc *Caust Cham Chin* cimic cina colch *Con* cortico *Dros* euph ferr hep hepat hist *Hyos* **Ign** iod ip kali-c kreos **Lach** lact-v *Laur Lob* lyc m-ambo mag-c mag-m meli menth *Merc* nat-c **Nat-m** nux-v olnd pert *Petr* ph-ac *Phos* phyt prun psor **Puls** rhod rhus-t *Rumx* sang sars seneg *Sep Sil* spong squil **Stann** stann-i **Staph** stict sulph teucr thuj *Verb* wye **Zinc** zinc-i
- **right**: bapt dios stann
- **left**: bell **Con** hep ol-am
- ▽ **extending** to:
- : **Lower** and lower down (↗*Deep - lower):* apis ip rumx iol
- ○ **Back** of throat: dulc
- **Throat-pit**; in (↗*LARY - Tickling - throat-pit): Apis* ars arum-t aspar bell brom cann-s carc *Caust* **Cham** chin cinnb cocc coloc *Con* cortico crot-h hep *Ign Inul Iod* kali-bi lac-c lach lith-c mag-m nat-c nat-m petr ph-ac phos puls pycnop-sa rhus-r **Rumx Sang** *Sep Sil* squil sul-ac sulph tarax tub
- **warm** room agg: cortico
- **Tonsils**; below: *Am-br*
- **Trachea**; in: *Acon* agar ail am-m ambr anac ang *Ant-t Arn* ars ars-i arum-t asaf aur-m bac bar-c bar-i bar-s bell bov *Brom* bry *Calc Caps* carb-ac *Carbn-s* casc caust cham chin chinin-s cina coc-c coloc com con cop dig dulc euph *Euphr Ferr* ferr-ar ferr-i graph gymno hyos indg **Iod** iris iris-foe **Kali-c Kali-bi** kali-n kali-p kali-s kali-sil kreos lac-c lach lact laur mag-c mag-m med *Merc* mez nat-ar nat-m nicc nit-ac **Nux-v** ol-an ox-ac petr **Ph-ac** *Phos* plat prun *Psor Puls* rhod rhus-r **Rhus-t** rumx sabin **Sang** sanic *Seneg Sep* **Sil** spig squil *Stann* staph stict *Still* sulph tarent teucr thuj verat zinc

TIGHT: *Bapt* calc-s *Caust Cham Chin* cimx *Con Cupr Form* guaj *Hell Mag-p* merc *Mosch* myrt-c nat-ar **Phos** *Puls* stann stram *Sulph* xan ziz
- **daytime**: nat-ar
- **evening**: calc-s

TIGHTNESS, chest (See Constriction)

TINGLING:
- ○ **Chest**; in: acon sep squil
- **Larynx**; in: *Agar* caps *Iod* mag-m sep
- **Trachea**; in (↗*Prickling; Prickling - trachea):* stann

TIRED; agg when: stict

Cough

Titillating

TITILLATING (▸*Tickling*): acet-ac asaf coloc dros

TOBACCO smoke | agg (▸*Smoking - agg.*): acon arg-n brom bry carb-an clem coc-c coloc dros euphr ferr hep ign iod *Lach* mag-c menth merc nux-v petr spong staph sul-ac thuj

TONELESS (▸*Dull*): calad card-b cina dros

TORMENTING (▸*Distressing; Painful; Racking*): a l u m alum-p am-c anac ang arg-met arg-n **Ars** arum-t asaf bar-c bar-s **Bell** benz-ac berb borx brom *Calc* calc-caust cann-s carb-an carb-v **Caust** chel chin cina *Cocc* coloc **Con** cor-r *Croc* Cupr daph **Dros** dulc eup-per ferr-p hep hydr-ac iod **Ip** *Kali-c* kali-n kreos *Lach* lact led lob lyc mang meli merc merc-c *Mez* mur-ac naja *Nat-ar* nat-c *Nat-m* nit-ac *Nux-v* op *Petr Phos* phyt psor pyrog rhod rhus-t rumx *Sang* sel sep spig spong *Squil Stann Sulph* ter verat zinc

TOUCHED; from being (▸*Pressure; Pressure; from*): arn bell chin lach *Rumx*
- **ear** canal; at the: *Agar Arg-n* Carbn-s kali-c **Lach●** lyc mag-m mang nat-s phos *Psor* sil *Sulph* tarent
- **larynx** agg; slightly at the: *Bell* chin ferr-p **LACH●** *Rumx* staph stram
- **neck** agg: bell brom *Lach*
- **parotid** glands, with wool: merc
- **tonsils**: phos

TRUMPET-TONED: verb

TUBE, sounds as if he coughed in a: osm

TUBERCULOUS persons, in (▸*Tall*): all-s ars *Ars-i* bapt **Bell** calc caust chin *Cod* con *Cor-r* crot-h *Dros* ferr-act *Hep Hyos* ip *Kali-c* lach laur lob myos-s *Nit-ac* phos rumx sang *Sil* silpho spong stann stict tub-a

TURNING:
- **bed**; in:
  - agg: ars kreos malar
  - ○ **side**; on: am-m
  - **amel** | **right**; to: ars kali-c *Phos Rumx Sep* sulph *Thuj*
- **head** | **agg**: spong
- **single** parts agg: hep rhus-t

TWITCHING in hip: ars

TWO coughs in a paroxysm (See Paroxysmal - consisting - two)

ULCERATION deep in trachea; as if from an: stann

UNCONSCIOUSNESS, with (See Consciousness)

UNCOVERING (▸*Covering*):
- **agg** (▸*Cold; becoming - agg.*): ars bar-c carc chel **Hep** ign *Kali-bi* nux-v **Rhus-t Rumx** sil squil
- **feet** or head | **agg**: **Sil**
- **hands** | **agg**: bar-c **Hep** *Rhus-t* sil
- **head** | **agg**: rumx
- **single** parts | **agg**: hep rhus-t

UNDRESSING: bar-c carc cortiso *Hep* kali-bi *Rhus-t Rumx*

Vomiting

UNINTERRUPTED (See Constant)

VACCINATION; after: sil *Thuj*

VAPOR; as from (▸*Carbon*): brom lyc

VARIOLA:
- **after**: *Ant-t* calc
- **during**: plat

VAULTS, air of (See Cellars)

VEXATION; after: acon ant-t arn ars bry **Cham** chin *Cina* coloc **Ign** iod *Nat-m* nux-v ph-ac sep **Staph** verat

VINEGAR agg: alum ant-c **Sep●** sulph

VIOLENT: **Agar** alum alum-p alum-sil am-c am-m ambr anac anan ang ant-t *Antip* apis arg-n ars arum-d bad **Bell Borx** brom bry bufo *Calc* calc-i camph carb-an **Carb-v** castn-v **Caust Cham Chel** chin chlor *Cimx Cina* clem **Coc-c Con** cop cor-r croc cub **Cupr** *Cycl* **Dros** elaps *Eup-per Euphr Form* gamb gels graph guare *Hep* hydr-ac **Hyos Ign** indg iod **Ip** kali-bi **Kali-c** kali-chl kali-m kali-sil *Kreos* **Lach** lact led lith-c *Lob* lycps-v *Mag-c* mag-p manc *Meph Merc* **Mez** mur-ac *Nat-ar Nat-c* nat-p nat-s nicc nit-ac *Nux-v* ol-j olnd *Op* par petr **Ph-ac Phos** plat **Puls** *Rhus-t* rumx ruta sabad sang seneg **Sep** *Sil* spig *Spong* **Squil Stann** staph stict stram stront-c sulph ther verat viol-o *Zinc* zinc-p
- **daytime**: *Agar* alum *Euphr*
- **morning**: ars bry cina nux-v **Puls** rumx **Squil** verat
  - **early**, in bed: bry **Mez Nux-v**
  - **rising**, before: **Nux-v**
  - **waking**; on: *Agar* **Lach**
- **noon**: bell staph
- **afternoon**: mur-ac *Nat-c*
- **evening**: alum anac borx *Calc* con indg *Kali-c Mez Nat-c* verat
  - **lying**, after: am-m *Kali-c Mez* **Sep** staph
- **night**: am-c ammc arg-n bell calc *Con* cupr *Cycl* dros graph *Hep Merc* nicc petr verat
  - **midnight**:
  - ○ **after** | **3 h**: **Kali-c** mur-ac
- **children**; in | **throwing** the child down: nux-v
- **dinner**; after: anac mur-ac
- **jerking** of head forward and knees upward; spasmodic: bac ther
- **laughing** agg: mur-ac
- **pneumonia**; after: calc-i
- **sitting** or lying, not during motion; while: phos
- **sleep** agg; during: apis cham *Cycl Sulph*
- **talking** agg: mur-ac
- **uninterrupted** until relieved by vomiting: *Mez*
- **waking**; on: *Agar* calc carb-v rhus-t
- **yawning** agg: mur-ac

VIOLIN; when playing: calc kali-c

VOICE | **overuse** of the voice (▸*Talking - loudly*): coll

VOMITING | **amel**: coc-c mez *Sang*

1164 ▽ extensions | ○ localizations | ● Künzli dot

Wakens

WAKENS (See Sleep - wakens)

WAKING; on: acon ail ambr apis *Aral* arg-n arum-t bell calc carb-v caust *Chel Chin* cina **Coc-c** cod coff cot crot-h dig digin euphr ferr ferr-p ign *Kali-bi* kali-n kreos lac-c **Lach** lachn lyc mag-s nat-ar nit-ac nux-v ph-ac phos psor puls *Rhus-t* rumx *Sang* sanic sep sil sol-t-ae spong squil stram sul-ac sulph tarent thuj

WALKING:
- **agg:** alum ars bell *Calc* carb-v cina *Con* cortiso dig Ferr ferr-p hep iod ip *Kali-n* lach mag-m mang mez nat-ar nat-m phos rumx *Seneg* sil stann stram stront-c sul-ac sulph tell *Thuj*
- **air**; in open:
  - **agg:** acon alum ang **Ars** carb-v cina cortiso dig ferr ferr-ar ip kali-n lyc mag-m nux-v osm ox-ac ph-ac **Phos** *Rhus-t Seneg* sep spig staph stram sul-ac *Sulph*
- **amel:** ars-i astac *Dros* grat ign phos
- **cold** air; in | **agg:** *Ars* cist ip *Kali-n* **Phos Rumx** *Seneg* spig *Sul-ac* verat
- **rapidly:**
  - **agg:** carb-v cench coca merc nat-m *Puls Seneg* sep sil squil stann
- **slowly** | **amel:** ferr

WARM:
- **abdomen**; warming | **amel:** sil
- **air:**
  - **agg** | **hot** air: kali-s
  - **amel:** hep rhus-t *Rumx*
- **applications:**
  - **amel:** acon alum aral ars bad bell caust cupr hep ip lyc lyss nux-v phos rhus-t rumx sil spong stict
- **bed** (See Warm; becoming - bed)
- **drinks:**
  - **agg:** ambr ant-t caps *Coc-c* ign laur mez phos *Stann*
  - **amel:** alum **Ars** *Bry* eupi **Lyc Nux-v Rhus-t Sil** *Spong* verat
- **food:**
  - **agg:** *Bar-c Coc-c Kali-c* laur *Mez Puls*
  - **hot:** mez
  - **amel:** lyc nux-v *Spong*
- **room:**
  - **agg** (↗*Air; in - amel.; Temperature):* acon *All-c* ambr anan ant-c anth *Apis* arg-met arn ars ars-i bell bov brom *Bry* carc *Caust* cham **Coc-c** com cub dig *Dros Dulc Iod Ip* kali-n *Kali-s* laur *Lyc* mag-p med *Merc* mez nat-ar *Nat-c* nat-m nit-ac nux-m phos pneu **Puls** pyrog ran-b sanic *Seneg* spig **Spong** squil sulph *Tub* verat
  - **cold** air, or vice versa; going from warm room to (↗*Temperature): Phos* rumx
  - **amel** | **hot** room: beryl
- **entering** a warm room; when:
  - **air;** from open (↗*Temperature): Acon All-c* **Ant-c** anth ars bov *Brom* **Bry●** carb-v carc *Coc-c* com con cupr dig ip med *Nat-m Nat-m Nux-v Pneu* **Puls●** rumx sep squil *Sulph* thyr verat verb

Cough

Warm – room – entering a warm room; when: ...
  - **cold** air; from | **or** vice versa: acon all-c bry carb-v carc kali-n lach nat-c nat-m nux-v **PHOS●** *Rumx* sep tub verat verat-v verb
- **stove** | **agg:** ant-c coc-c

WARM; BECOMING:
- **agg:** acon ant-c *Brom Bry* carb-v caust *Coc-c* cortiso *Dig* iod ip kali-c laur mag-m mur-ac nat-m nux-v phos **Puls** rhus-t sil thuj zinc
  - **exertion** agg; after: cortiso
- **bed**; in:
  - **agg:** ant-t apis brom **Caust** *Cham* coc-c dros led m-arct merc naja nat-m *Nux-m* nux-v **Puls** *Verat*
  - **amel:** arg-n cham *Kali-bi Rhus-t*

WARMTH; sensation of (See Heat - sensation)

WATER | **Trachea** from mouth; from water running into: spig

WEATHER:
- **change** of weather: atro *Dulc* erig erio lach nit-ac phos rumx sil spong verat verb
- **fog:**
  - **agg:** menth *Sep●*
  - **cold** fog amel: spong
- **frosty** | **amel:** spong
- **hot:** lach
- **stormy:**
  - **agg:** mag-m phos *Rhod Sep Sil* sulph
  - **before:** phos syph
- **warm:**
  - **agg:** caps kali-bi
  - **wet** | **agg:** iod
- **wet:**
  - **agg:** bar-c calc carb-v cur *Dulc* iod lach *Mang* nat-s phyt rhus-t sep sil spong sulph
  - **cold** (See Cold - air - wet)

WEEPING (↗*Lamenting):*
- **agg** cough (See Crying)
- **during** cough (See MIND - Weeping - cough - during)
- **from:** arn

WET cough (See Loose)

WET; GETTING:
- **agg:** ant-c calc *Calc-s* **Dulc** lach nit-ac *Nux-m* psor **Puls** rhus-t sep sulph tub
- **amel** | **chest** getting wet: borx

WET room: bry

WHEEZING (See Asthmatic)

WHINING, during: acon ars cina

WHISPERING sound; has a: card-b

WHISTLING: acon ars brom carb-v chlor cina croc **Dros** euphr *Hep* kali-bi **Kali-c** kali-i kali-p kreos *Laur* lyc mur-ac phos prun rhus-t samb *Sang* seneg *Spong* sul-ac sulph
- **diarrhea** | **amel:** sang

Cough

WHOOPING: acon all-c alumn am-br am-c am-m am-pic *Ambr* ambro *Anac* ang ant-c *Ant-t Arg-n Arn Ars* ars-i ars-s-f arum-t asaf asar asc-c atro-s bad *Bar-c* bar-m bar-s *Bell Brom Bry Calc Calc-p* caps *Carb-ac Carb-an* **Carb-v** carbn-h *Carbn-s* carc *Castn-v Caust* cer-ox *Cham* chel *Chin* chlol *Chlor Cina Coc-c* cocain con *Cor-r Crot-h Cupr* cupr-act cupr-ar cur *Cyt-l* dig **Dirc Dros** *Dulc* erio eucal euph-l *Euphr Ferr* ferr-ar *Ferr-p* flf Form formal *Graph* grin guare *Hep Hippoz* hist hydr-ac *Hyos* hyper ign indg iod *Ip Just Kali-bi* kali-br *Kali-c* kali-chl kali-i kali-m *Kali-s* **Kali-s** kali-sil *Kreos* lach *Lact* lact-v laur *Led Lob Lyc Mag-m* mag-p *Meph* merc *Mez* mosch mur-ac *Naphtin* narc-ps *Nat-m* nicc *Nit-ac Nux-v* ol-j op ouabin oxyg par passi pert phel *Phos* podo psor *Puls* rhus-t *Rumx* ruta sabal *Samb Sang* sangin-n sec *Seneg Sep Sil* sol-crl spig *Spong Squil* stann stict stram succ-xyz sul-ac *Sulph* syph *Tab* terp-h thuj thymol thymu tong *Trif-p* tub urt-u vac *Verat* viol-o *Visc* zinc zinc-p
- **daytime**: brom cupr *Euphr*
- **morning**: ant-c *Calc* cina mur-ac verat
- **forenoon**: sep
- **afternoon**: lyc mur-ac sulph
  · **midnight**, until: sulph
- **evening**: ambr arn ars bar-c bell bry carb-v chin cina coc-c dros hep ign *Laur* lyc mez mur-ac nat-m puls seneg sep spong sul-ac verat
  · **18-22 h**: hyper
  · **and** night: ars bry
  · **midnight**, until: arn bar-c carb-v hep mez puls sep spong sul-ac verat
- **night**: ambr anac ant-t arn ars bar-c bell bry carb-v *Cham* chin coc-c con cor-r cupr dros dulc *Hep* hyos meph *Merc* mez mur-ac nat-m nit-ac puls samb seneg sep sil spong stann sul-ac sulph verat
  · **midnight**:
    : **before**: lyc mur-ac *Spong*
    : **after**: acon am-m bell chin dros *Hyos Kali-c* samb stict
    : **2 h**: dros
    : **3 h**: *Kali-c*
- **accompanied** by:
  · **hemorrhage**: cer-ox
  · **salivation**: *Bry Iris* spong
  · **sneezing**: cina
  · **stiffness**: am-c *Ant-t* carb-v cina cor-r *Cupr Cupr-act* iod *Ip* mag-p meph op samb *Verat*
  ○ **Face | cyanosis**: am-c *Ant-t* carb-v cina cor-r *Cupr Cupr-act* iod *Ip* mag-p meph op samb *Verat*
  · **Tongue**: ulcers under: nit-ac
- **catarrhal** phase: **Acon** ant-c carb-v chin *Dulc* hep ip nux-v puls
- **child**: carc
  · **cries** before coughing: arn
  · **infants**: carc
  · **stiff** before paroxysm (↗EXTR - *Stiffness - cough - before*): cina cupr
  · **chronic**: calc-p sep

Whooping: ...
- **cold**:
  · **air**:
    : **amel**: mag-p
- **cold**; after taking a: caust sang
- **convulsions**; with: *Bell* cina **Cupr** *Cupr-act Hydr-ac* hyos **Kali-br** mag-p narc-ps *Sol-crl*
- **crowing** inspiration; without: ambr
- **defervescent** stage: ant-t *Arn* carb-v dulc hep phos **Puls**
- **early** in life: carc
- **eating** agg: bry
- **epidemic**: *Dros* kali-c
- **eyes**:
  · **baglike** swelling between upper lids and eyebrows: *Kali-c*
  · **protrude** from sockets with burning and lachrymation: *Caps*
- **first** stage; inflammatory cough: *Castn-v*
- **heart** would break after paroxysm; as if: arn
- **herpes**; with facial: arn
- **neglected**, with complications: verat
- **prophylaxis** (= to prevent this condition): carb-v cupr dros pert vac
- **sequelae** (See GENE - Convalescence - whooping):
- **spasmodic** phase: *Acon* agar bell calc carb-ac *Carb-v Castn-v* caust cham chel *Cina Coc-c* con *Cor-r* cupr *Dios Dros* hep hyos ign *Ip Kali-c* kali-s lach mag-p *Meph* merc mez naphtin narcin nux-v ph-ac phos puls samb sep squil stann stict *Stram* thymu tub verat verat-v
- **terminal** stage: v-a-b
- **torn** loose feeling, with: osm
- **violent**: agar *Bell* **Carb-v** caust cham *Cina Coc-c* con *Cor-r* cupr *Dros* ferr hep ign *Ip Kali-c* kali-s lach *Meph* mez **Nux-v** ph-ac phos *Puls* sep squil stann stict *Stram* tub *Verat* verat-v
- **weeping** after paroxysm, as if heart would break: arn calc

WIND; in: *Acon* caps cham coca cupr euphr **Hep** lyc lycps-v samb sep spong stram
- **amel**: tub
- **cold**: coca *Hep* lyc lycps-v tub
  · **dry**: **Acon** caust cham cupr **Hep** samb spong
- **east**: **Acon** cham cupr **Hep** samb sep spong
- **north**: **Acon** caps cham cupr **Hep** samb sep spong
- **sea**, at the: *Cupr* mag-m
- **sharp**: caps
- **south**: euphr
- **west**: Hep

WIND ON CHEST AGG.; COLD: *Phos Rumx*

WINE (↗*Alcohol*): acon alum ant-c arn borx ferr ign lach led *Stann* stram **Zinc**
- **amel**: sulph

WINTER (See Seasons - winter)

WORM crawled up from pit of stomach in throat; from sensation as if a: zinc

Worms

WORMS: cina ter
WRITING agg: cina
YAWNING agg or excites the cough (*↗Accompanied - yawning):* arn asaf *Bell Carc* cina kreos mur-ac *Nat-s* nux-v puls staph
- **and** coughing consecutively: ant-t *Nat-m*

Cough

Cough

Daytime

DAYTIME only: acon ail alum alum-sil *Alumn* am-c ambr anac ang ant-t *Arg-met* arn **Ars** asaf *Bell* borx bry *Calc* caps carb-an carbn-s *Caust* **Cham** chin cic coc-c cocc colch *Con* dig euph euphr ferr ferr-ar ferr-p *Graph* guaj **Hep** *Hyos* kali-c lach *Lyc* mag-m *Mang* **Merc** *Nit-ac Nux-v* op petr phos **Puls** rhus-t *Sabad* samb sanic **Sil** squil *Stann* staph *Stront-c* **Sulph** verat zinc zinc-p

MORNING (= 6-9 h): acal acon *Agar* ail *Alum* alum-p alum-sil *Alumn Am-c* am-m ambr *Ang Ant-C Ant-t* apis aral arn ars ars-i arund aur aur-ar aur-i aur-s bar-c bar-i bar-m bar-s bell borx **Bry** bufo *Calc* calc-i calc-p calc-s calc-sil caps carb-ac carb-an **Carb-v** *Carbn-s Caust* cina cob coc-c colch crot-t cub cupr *Dig* dios dros euph *Euphr Ferr* ferr-ar ferr-i *Ferr-p* **Hep** hyos ign ind iod ip kali-ar kali-c kali-m kali-n kali-p kali-s kali-sil kreos lac-ac lach led lyc *Mag-c* mag-m mag-s *Mang* meph mez mur-ac nat-ar nat-c *Nat-m Nat-p* nat-s *Nit-ac* nux-v *Par Ph-ac* phel **Phos** phyt psor **Puls** rein rheum rhod *Rhus-t* sanic sel seneg **Sep Sil** sol-t-ae spong **Squil** *Stann* staph stram stront-c **Sul-ac** sul-i **Sulph** thuj tub verat zinc zinc-p zing
- **8.**30 h: spong
- **8-9** h: sil
- **evening**; and: squil
- **bathing**; after: calc-s
- **bed** agg; in: *Calc* nit-ac
- **rising**:
  • after | agg: chinin-s coca mag-m *Puls* sep sulph
  • agg: calc calc-s ferr *Phos* **Puls**
- **waking** agg; after: *Agar* aur carb-v lyc psor *Sulph* thuj

FORENOON (= 9-12 h): bry calc-s chinin-s coc-c iris lyc oena *Sil* **Stann** sulph zinc
- **9** h: cob phyt
- **10** h: iris

NOON (= 12-13 h): bell calc-s sil
- **12-15** h: calc-s

AFTERNOON (= 13-18 h): alum am-m anac ars *Bad* caust chin chinin-s clem coc-c eucal hydr lyc mag-c mill naja nux-v op phos
- **16** h: op
- **17** h: caust hydr mag-c

EVENING (= 18-22 h): agn all-c alum alum-sil *Alumn* ambr ant-c *Arg-met* **Arn** ars ars-br aur aur-ar aur-s bar-c bar-i bar-s *Bell* borx bry bufo calc cann-s canth carbn-s *Caust* cench chin chinin-s *Cina* coc-c crot-t cub dig *Graph* hydr hydr-ac *Ign* iod kali-ar kali-n kali-s *Kalm* kreos lach *Lyc* mur-ac naja nat-ar nat-c nat-m nux-m nux-v oena rhod rhus-t *Ruta* sep sil stann staph sul-ac sul-i sulph thuj verat
- **bed** agg; in: calc *Nux-m* sep
- **lying** down agg; after: graph kali-n psor sulph
- **warm** agg; becoming: *Nux-m*

NIGHT (= 22-6 h): alum alum-sil am-m ammc ant-t arn ars calc calc-s carb-v carbn-s *Caust* chinin-s coc-c cycl dulc euphr ferr ferr-ar gamb hep kali-c kali-s kali-sil

Expectoration

Night: ...
lyc m-aust meli mez phos puls pyrog raph rhod rhus-t sabad sang **Sep** sil *Staph* sulph
- **midnight**:
  • before | **bed**; on getting into: *Sep*
  • after: *Led*
- **bed** agg; in: sulph

ACRID: *Alum* alum-sil am-c *Am-m* anac *Ars* asaf aur bell carb-v *Caust* cham coc-c con ferr fl-ac ign iod kreos lach laur lyc mag-m *Merc* mez nat-c nat-m nit-ac nux-v phos *Puls* rhus-t sep *Sil* spig squil staph sul-ac sulph thuj verat

AGG. (See GENE - Expectoration - agg.)

AIR agg: chinin-s cob merc nux-v plan sacch sep

AIR; IN OPEN:
- **agg**: chinin-s cob *Lach* merc nux-v *Sacch* sep
- **amel**: arg-n calc-s

ALBUMINOUS (See White)

ALTERNATING with | **Pleura**; pain in: dros

AMEL. (See GENE - Expectoration - amel.)

ASH-COLORED clots; round (➤*Balls*): arund

BALL and rushes into mouth; feels like a round: syph

BALLS, in shape of (➤*Ash-colored; Globular*): agar *Arg-n* calad cob-n *Coc-c* croc kali-c kreos lyc *Mang* med ph-ac *Rhus-t* sang *Sil* squil **Stann** sulph *Thuj*
- **agg**: *Coc-c Nux-v*
- **albuminous**, little: ph-ac
- **bitter**, green: med

BATTER, breaks and flies like thin: phos

BED:
- **in** bed | **agg**: am-c *Calc* ferr *Phos* sep
- **sitting** up in bed agg: *Phos*

BILIOUS: bar-c dig puls samb

BLACKISH: arn aster bell *Chin* cur *Elaps* hydr-ac *Kali-bi* kali-c led lyc *Nux-v* ox-ac phos puls rhus-t
- **grains**; with blackish: chin
- **lumps** in centre: arn ox-ac
- **yellow**: hydr-ac

BLOODY (= spitting of blood) (➤*CHES - Hemorrhage*): Acal acet-ac **Acon** aesc agn ail all-s aloe alum alum-p alum-sil alumn am-br **Am-c** am-m ambr anac *Anan* anis ant-c ant-s-aur ant-t *Apis Aran Arg-n* **Arn Ars** ars-i ars-s-f arum-m asar aspar aur aur-ar aur-s bad bapt *Bell* bell-p beryl bism *Borx* brom **Bry** bufo *Cact* cadm-met *Calc* calc-i calc-p calc-s calc-sil **Cann-s** *Canth* caps carb-an *Carb-v* carbn-h carbn-o *Carbn-s Card-m* casc *Cench Cham* chel *Chin* chinin-ar chlor cimic cina cinnm cist cob coc-c coll *Con* cop *Cor-r* Croc *Crot-c* **Crot-h** *Crot-t Cupr* cur daph der *Dig* dios *Dros Dulc* elaps erig eug euphr **Ferr** *Ferr-ar Ferr-i* **Ferr-p** fl-ac gamb gels graph guaj *Ham* hell helx hep hippoz hydr-ac *Hyos* ind iod **Ip** jug-c just-r kali-ar *Kali-bi* kali-c kali-i kali-m kali-n kali-p kali-perm kali-s kali-sil *Kreos* lach lachn

Bloody — Expectoration — Bloody – working

Bloody: ...
 Iam **Laur Led** *Lyc* lycps-v m-ambo *Mag-c* mag-m manc *Mang Merc* merc-c *Mez Mill* mur-ac myrt-c naja *Nat-ar* nat-c *Nat-m* nat-p nat-s nat-sel **Nit-ac** nux-m nux-v oena *Op* ph-ac **Phos** *Plb* psor **Puls** pyrog *Rhus-t* ruta sabad *Sabin* sal-ac sang sarr **Sec** sel senec *Sep Sil* sol-mm squil **Stann** staph stram *Sul-ac* sul-i **Sulph** tarax *Ter* thlas thuj tril-p tub vario verat verat-v verb *Zinc*
- **morning**: acal acon aesc ail alum ant-c bell cupr *Ferr* indg ip laur mez nit-ac ph-ac sel sep sil sol-t-ae sul-ac zinc
  - **bed** agg; in: nit-ac **Nux-v**
  - **cough** agg; during: bell sep sil
  - **lying** down agg: merc
  - **menses**; during: **Zinc**
  - **pure** blood morning:
    - **dark** clotted | **evening**: acal
  - **rising** agg: aesc *Ferr*
- **noon**: sil
- **afternoon**: alum clem kali-n lyc mag-c mez mill nux-v
  - 13 h: clem
  - 14 h: nux-v
  - 16 h: mill
  - 17 h: mag-c
- **evening**: cub nat-c sep
  - **cough** agg; during: nat-c sep
  - **lying** down agg; after: sep
- **night**: arn ars *Ferr* mez puls rhus-t sulph
- **accompanied** by | **palpitations** (See CHES - Palpitation - accompanied - expectoration)
- **acrid**: *Am-c Ars Canth* carb-v hep **Kali-c Kali-n** rhus-t sars **Sil** sul-ac sulph tarax zinc
- **alternating** with:
  - **epistaxis** (See NOSE - Epistaxis - alternating - blood)
  - **rheumatism**: led
- **bathing** | **sea**; in the: mag-m
- **black**: *Am-c* arn ars bism *Bry* canth chin croc crot-c dig dros **Elaps** kali-bi *Kali-c Led Lyc Mag-c Nit-ac* nux-m ph-ac puls *Sec Sep Sul-ac* zinc
- **blowing** a wind instrument: rhus-t
- **bright**-red: acal **Acon** am-c *Arn* ars **Bell** borx bry *Calc* canth carb-an *Carb-v* cench chin cob dig dros **Dulc** ferr ferr-p *Hyos Ip Kali-bi* kali-n kreos laur *Led* mag-m *Merc* mill nat-c nux-m nux-v *Phos* puls *Rhus-t* sabad **Sabin** *Sec* sep sil sulph *Zinc* zinc-p
  - **morning**: acal
  - **few** clots; with: methyl
- **brown**: **Bry** *Calc* **Carb-v** con puls *Rhus-t* sil
- **burning** in chest, with: psor
- **chronic**: sul-ac
- **clearing** the throat, when: am-c
- **clotted**: acon arn *Bell* bry canth carb-an caust **Cham Chin** con croc dros elaps *Ferr Hyos* ign *Ip* kali-bi kreos mag-m merc nit-ac nux-m ph-ac plat **Puls Rhus-t** *Sabin* sec sep spong stram stront-c sulph tub
- **coughing**; after: am-c

- **dark**: acal acon *Am-c* am-m *Ant-c Arn Asar* bell *Bism Bry Cact Canth* carb-v caust cench **Cham** *Chin* coc-c cocc coll con **Croc** *Cupr* dig dros *Elaps* erig ferr ferr-p graph ham ign kali-c kali-i kali-n *Kreos* lach led *Lyc Mag-c* mag-m merc mur-ac *Nit-ac Nux-m* **Nux-v** *Ph-ac Phos* plat **Puls** sec *Sel Sep* sil stict stram sul-ac sulph tub
  - **afternoon**: acal
- **drinking** agg; after: calc
- **eating**; after: sep
- **erection**, after a violent: nat-m
- **exertion** agg; after: ip mill urt-u
- **falling**; after: *Ferr-p Mill*
- **hawking** up mucus agg: calc cham *Ferr* hyper kali-n *Nit-ac*
- **heart** complaints; in: aur-i
- **lactation**; during: *Ferr*
- **liver**-colored: puls
- **lumps**: mag-c sang sel
- **masturbation**; from: ferr
- **menses**:
  - **before** | **agg**: dig phos **Zinc**
  - **during** | **agg**: iod kali-n nat-m *Phos* sep **Zinc**
  - **suppressed** menses; from: acon ars bell *Carb-v* crot-h cupr *Dig* ham ip kali-c *Led Lyc* nat-s **Nux-v** *Phos* puls sabad sang sec senec sulph tril-p ust verat *Zinc*
- **moon**; full: kali-n
- **pale**: am-c ant-t arn ars bell borx *Bry* calc canth carb-an carb-v chin dig dros dulc ferr graph *Hyos* ip kali-n kreos laur led mag-m *Mang* merc nat-c nux-m ph-ac phos puls rhus-t sabad sabin sec sel sep sil stram stront-c sulph zinc
- **purulent**: *Arg-n* calc carb-v chin con carb-c kali-n kreos lyc *Nit-ac Phos* sil sulph
- **respiration**, from violent effort at: *Sec*
- **sticky** (See viscid)
- **streaked**: *Acon* alum *Am-c* am-caust anac ant-c *Arg-n Arn* **Ars** bapt *Bell* bism *Borx* **Bry** bufo *Cact* calc cann-s canth *Caust Cetr Chel Chin* cina cocc con cor-r crot-h cub cupr daph dig dros dulc *Elaps* erig eug euphr **Ferr** *Ferr-ar Ferr-p* hep hyos iod *Ip* kali-bi kali-c kali-n kreos lach lachn *Laur* led *Lyc* mag-m merc *Merc-* methyl mez *Mill* nat-c *Nat-m* nit-ac nux-m nux-v *Op Phos* psor puls *Rhus-t Sabin* sang sec *Sel* senec seneg sep sil spong squil sul-ac sulph ter *Tril-p Zinc* zinc-p
- **stringy**: *Croc*
- **talking**; after: hura
- **tenacious** (See viscid)
- **thick**: arn asar carb-v croc cupr dig ferr graph kreos lach nux-m nux-v plat puls
- **thin**: carb-an carb-v dig ferr ferr-p *Gels* graph kreos laur merc nux-m puls sabin sec stram sul-ac
- **threads** of blood mixed with white sputa: aur-m
- **uncoagulated**: alum ant-t bov bry dulc m-aust mag-m ph-ac *Phos* sec stram stront-c sulph
- **viscid**: agn cann-s **Croc** *Cupr* mag-c ph-ac phos plat ran-b rhus-t samb sec seneg squil
- **walking** agg: cham merc sul-ac zinc
- **whooping** cough; in: cor-r
- **working**; while: merc

1170   ▽ extensions | ○ localizations | ● Künzli dot

Bluish

BLUISH: am-c ambr arund brom dig *Kali-bi Kali-c* laur nat-ar nux-v phos plb sulph
- **alternating** with | **white**: arund
- **gray**: coc-c

BREAKFAST agg; after: sep

BRICK-DUST color (↗*Rusty*): bry *Phos* rhus-t

BROWNISH: agar **Ars** bism bry calc caps *Carb-an Carb-v* con hyos lyc mag-c nit-ac phos puls rhus-t sil thuj
- **frothy**: carb-an
- **lumps**: agar phos
- **yellow**: lyc

BURNED; when dry on the floor looks as if: *Phos*

BURNING (See Hot)

CALCAREOUS tubercles: sars

CASTS (See Membranous)

CHEESE, like: chin fago kali-c lyc puls sal-ac sanic thuj

COLD:
- **air**:
  - agg: *Lach* plan
  - amel: calc-s

CONSTANT, almost day and evening: *Arg-met* mang spong **Squil**

COOL (= cold): asaf bry calad cann-s caust *Cor-r Kali-c* lach merc nit-ac nux-v *Phos* rhus-t sacch sin-a sin-n sulph *Verat*

COPIOUS: acet-ac agar ail all-s alum alum-p alum-sil *Alumn* am-c am-caust *Am-m* ambr **Ammc** ant-ar ant-c **Ant-i** ant-t antip aral arg-met **Ars** ars-i ars-s-f asar asc-t aspar bac bals-p bapt bar-c bar-m *Bism* bry **Cact** cadm-met **Calc** calc-p **Calc-s** calc-sil canth carb-ac *Carb-v* carbn-s *Caust* cean **Coc-c** cod coloc cop cupr cupr-n cycl daph dig dios *Dros Dulc* eucal eup-per euph **Euphr** *Ferr Ferr-ar Ferr-i* ferr-p gal-ac gast graph grin guaj **Hep** hepat hippoz hydr indg inul *Iod* **Ip** jab kali-ar *Kali-bi Kali-br Kali-c* kali-i kali-l *Kali-n* kali-sil kreos lach *Laur* led lob **Lyc** mag-c merc merc-i-f merc-i-r myos-s myric myrt-ch nat-ar nat-s oci-sa oena ol-car petr *Ph-ac* phel **Phos** phyt pilo *Pix* plb psil *Psor* **Puls** pyrog *Rumx* ruta *Samb* sang sanic sel *Senec Seneg* **Sep Sil** silphu **Squil Stann** stict stront-c sul-ac sul-i *Sulph* ter *Thuj* trif-p tril-p tub (non: uran-met) *Uran-n* verat viol-o wies zinc zing
- **daytime**: cic *Sil*
- **morning**: agar *Alum* calc *Calc-s Carb-v* cob *Coc-c* dig euph euphr kali-bi *Ph-ac Phos* psor sanic squil *Stann*
- **forenoon** | **9 h**: cob
- **evening**: *Carb-v* graph
  - **lying** down agg: graph
- **night**: carb-v *Kali-bi Kali-c*
- **accompanied** by | **Nose**; discharge from: sabal
- **coryza**; during: euphr

Expectoration

Copious: ...
- **cough** | **after** each paroxysmal: *Agar Alumn Anan Arg-n* **Coc-c** kali-bi psor stann sulph
- **meals**, after: sanic
- **mouthful** at a time: **Euphr** lyc *Phos* rumx
- **moving**, while: *Ferr*
- **old** people: alum **Ammc** Ant-t Ars **Bar-c** caust *Kreos* senec
- **warm** room agg: *Kali-c*

CORROSIVE: iod kali-c sil thuj

CREAM-LIKE, yellowish white: ambr beryl hepat

CRUMBLY: ox-ac

DARK: aq-pet *Ars* bism *Carb-an* cench cupr kali-bi med naja nux-m oena sul-i

DEFICIENT: bell-p

DIFFICULT: aesc agn ail *All-s* aloe alum alum-p alumn am-br am-c am-m ambr *Ammc* ang **Ant-t** apis aq-pet aral *Arg-n* **Arn Ars** ars-i arum-d arum-t arund asc-t aspar atro aur aur-i aur-s *Bar-c* bar-i bar-s borx *Bov* **Brom** bry *Calc* calc-p camph cann-s canth carb-an *Carb-v* **Caust** cham *Chel* chin chinin-ar chinin-s chlor cina cist *Coc-c* coca con cop cor-r crot-h crot-t cub **Cupr** der dig digin diphtox dros *Dulc* euphr ferr ferr-ar ferr-i ferr-p gels grin *Hep* hepat *Hydr* hydrc hyos iber ign *Iod* **Ip** jatr-c just kali-ar *Kali-bi Kali-c Kali-s* kreos *Lach* lob lyc m-arct mag-c mag-m *Mang* marr-vg med *Merc-i-f Merc-i-r* mosch mur-ac myric nat-ar nat-c nat-m nat-s *Nit-ac* nux-m nux-v oena op osm ox-ac par paull petr *ph-ac Phos Phyt* plan plb psil *Psor* **Puls** quill rat *Rumx* sang sapin *Sel* **Seneg** sep silphu spong *Squil Stann* staph stram sul-ac sul-i sulph syph tarent *Thuj* tub-r vichy-g zinc-p
- **afternoon**: chin chinin-s
- **night**: diphtox
  - **midnight**:
    - **after** | **2 h**: chinin-s
- **adhering** to throat, teeth and lips: **Kali-bi**
- **children**; in: caust diphtox zinc
- **loose**; although it is (See COUG - Loose - expectoration - without)
- **old** people: *Ammc* diphtox *Seneg*
- **swallow**, must (See Swallow)
- **tongue**, from where it must be removed by wiping; can raise sputa only toapis
- **weak** to cough out; too: caps

DINNER; after: alumn

DIRTY-LOOKING: calc nit-ac

DRINKING amel: am-c am-caust coc-c

DUST, as if mixed with: ambr kreos nux-v phos

EASIER after each cough: aspar

EASY (↗*Hawked*): acon agar ail ant-t **Arg-met** arund aur bac carb-v cimic *Coc-c* coloc dig dol dulc erio euphr flav hep iod ip kali-bi kali-s kalm kreos lach lact *M-ambo* mag-m mang meli nat-s oena phos plb

1171

Easy   Expectoration   Knots

Easy: ...
Puls ruta sang sil squil **Stann** staph sulph tell tub verat
- **daytime**: ail *Arg-met* coc-c dig euphr mang phos sil staph
- **morning**: ail arg-met arund mang *Sil*
- **evening**: *Arg-met* dig digin
- **night**: meli
- **lying** agg: thuj
- **motion** agg: ip
- **turning**; after (See Side)
- **waking**; on: meli

EATING; after: bell *Lyc* nux-m *Phos* sanic sep sil staph thuj tub

EPITHELIUM; exfoliated: chinin-s

FEEBLE POWER of expectoration (See Difficult)

FLAKES: agar ail phos

FLIES forcibly out of mouth (*✐MOUT - Mucus - flies)*: arg-n *Bad Chel* kali-c *Kali-m* mang mez

FREQUENT: agar aphis asar cina daph *Euphr* hep iod lact laur lyc mand *Puls* ruta samb *Seneg Sep* sil *Stann* sulph verat

FROTHY (*✐Soapsuds)*: Acon alet all-c am-c *Ant-ar Ant-i* ant-t *Apis* aq-pet aral arg-n *Arn* **Ars** ars-s-f asc-t atro bapt bell bry bufo cadm-met calc canth carb-v cench chlor clem cob cortico cot croc cub daph dios dros eucal *Ferr* ferr-p fl-ac gad gast grin hep hura iber iod ip *Kali-i* kali-p lach led linu-c lyc merc mill nat-m nux-v oena op paull petr *Phos* pilo plb *Puls* rumx sec sil silphu stict stram sul-ac sulph tanac ter thuj (non: uran-met) uran-n urt-u verat zinc zinc-p
- **morning**: cub dios sulph thuj
  · **8 h**: dios
- **forenoon | 9 h**: cub
- **blood** and mucus; containing: acon **Arn** ars *Dros* ferr hep led op phos sil
- **threads** like fine twine; containing: aral croc

GELATINOUS (*✐Viscid)*: acon agar aloe *Alumn* **Arg-met** *Arg-n* arn bar-c bry *Cact* chin chinin-s coc-c cortiso cupr cur dig *Ferr* hyper kreos laur lyc med **Samb** sel *Sil* sulph viol-o

GLAIRY: *Arn* carbn-h cist linu-c lipp med **Nat-m** *Nat-s* pall sang

GLOBULAR (*✐Balls)*: agar *Alumn* am-m ant-t arg-met *Bad* calc calc-f *Chel* chin-b coc-c *Kali-c* mang-act nat-sel rhus-t sel sil **Stann** thuj

GLUTINOUS (See Viscid)

GRANULAR: agar arg-n *Bad Calc Chin* hyper *Kali-bi* lach lyc mang mez nit-ac *Phos Rhus-t* sel sep *Sil* spong **Stann** thuj
- **morning**: lyc
- **afternoon**:
  · **16 h | 23 h**; until: lyc

1172

Granular: ...
- **night**:
  · **midnight**:
  ∴ after **| 3-4 h**: lyc
- **offensive**: *Sil*
- **sneezing** agg: mez

GRAYISH: alum-sil am-p **Ambr** anac ant-s-aur *Arg-met* **Ars** arum-t *Benz-ac* bufo cain *Calc* calc-p calen cann-s carb-an *Carb-v* chel chin *Cina* coc-c cop cortiso cur dig dros dulc eupi ferr-act ferr-i gast ham iod *Kali-bi* kali-c *Kali-sil* kali-s kalm *Kreos* lac-ac lach **Lyc** mag-m mang med merc-c nat-ar nat-c nat-m *Nat-s Nux-v Par* petr *Phos* psil psor *Puls* rhus-t *Seneg Sep* silphu sol-t-ae spong **Stann** sulph syph tab tep *Thuj* visc
- **whitish**: am-i

GREENISH: anan *Arg-met Arn Ars* ars-i arum-t asaf aur aur-s benz-ac borx bov bry bufo cain *Calc* calc-i *Calc-s* **Calc-sil** *Cann-s Carb-an* **Carb-v** carb-n-s cob-n coc-c colch *Coloc Cop Crot-c* cub cur dig dros *Dulc* elaps eupi *Ferr Ferr-ar* ferr-i *Ferr-p* grin ham hyos iod kali-ar *Kali-bi* kali-c **Kali-i** kali-l kali-p *Kali* kali-sil kreos lach led **Lyc** m-aust mag-c *Mang* med *Merc Merc-i-f Merc-i-r Nat-c* nat-m nat-p **Nat-s** nit-ac nux-v oena ol-j ox-ac *Par Petr Phos* plb psor **Psor Puls** raph rhus-t *Sep Sil* **Stann** sul-i *Sulph* syph thuj *Tub* x-ray zinc zinc-p
- **morning**: ars crot-c elaps *Ferr Lyc* mang nat-m *Nit-ac Par Psor Sil Stann*
  · **7-10 h**: sil
  · **waking**; on: ferr *Psor*
- **evening | lying** down; while: *Psor*
- **yellow**: psor

HARD: agar am-m ant-c bry calad *Con* dig digin fago hep iod kali-bi kali-c kreos lach mang **Nat-c** nat-s ox-ac phos sep *Sil Spong* **Stann** staph stront-c sul-i sulph thuj

HAWKED up, mucus (*✐Easy)*: agar all-c *Alum Alumn* am-c am-m ant-c *Ant-t* aphis bism calc caps carb-an *Carb-v Caust Cham* cina con croc crot-c dros **Euphr** ferr-i ferr-ma hep iod *Kali-bi* kali-c lach lam laur *Lyc* meph naja *Nat-m Nux-v* ol-an osm ox-ac *Par* petr ph-ac *Phos Plat* plb rhod rhus-t **Rumx** *Sel Seneg Sep Sil Stann* sulph tarax thuj
- **morning**: ant-t *Nat-m Sel*
- **bloody**: am-c anac cham ferr hyper kali-n *Sabad Sel*
  · **water**: *Gels*

HEAVY: kali-bi kali-n squil

HEMOPTYSIS (See Bloody)

HOT: aral asar ictod mosch sabad sabal sil

HOUSE, in the: calc-s

IMPOSSIBLE (See Swallow)

INFREQUENT: acon alum arn bell caps ign tub-r

JELLYLIKE (See Gelatinous)

KNOTS; in little (See Tubercles)

▽ extensions | ○ localizations | ● Künzli dot

Lemon-colored

LEMON-COLORED (See Yellow)
LIQUIDS at back part of mouth; from contact of: am-caust
LIVER-COLORED: graph lyc puls sep stann
LUMPY: acon agar ail aloe am-m arg-n *Arn* ars borx bry calad **Calc-s** carb-ac carb-v cent cetr chel cob coc-c coca colch coll dig *Hep* indg kali-ar kali-bi *Kali-c* kreos lac-d lach lyc *Mang* nat-ar nat-m ol-an osm ox-ac pall par phos pimp plb puls *Sel* **Sil** sin-n sol-t-ae spong stann sulph thuj verat wies
- morning: carb-ac cob lyc mang nat-ar
- forenoon | 9 h: cob
- evening: kreos
- core of boil; lump, like: menth
- smoke-colored lumps, streaked with blood: kali-c

LYING | **amel**: cist thuj
MASSES, in: ars coc-c kali-n sin-n
MEMBRANOUS: alum-sil am-caust *Brom* calc-act chinin-s hep iod ip *Kali-bi* kali-n *Merc-c* **Spong**
MILKY: am-c *Ars* aur carb-v ferr **Kali-chl** kali-n phos plb puls *Sep* **Sil** *Sulph* zinc
MUCOUS: acon aesc aeth agar agn *All-c* all-s aloe alum alum-p *Alumn* am-c *Am-m* Ambr *Ammc* anac ang Ant-c Ant-i Ant-t antip aral aran **Arg-met Arg-n** arn **Ars** ars-i ars-s-f *Arum-t* asar aspar atro aur aur-ar aur-i bac bad bapt **Bar-c** bar-i **Bar-m** bar-s bell benz-ac bism *Borx* bov **Bry** bufo *Cact* calad **Calc** calc-i *Calc-s* cann-s *Canth Caps* carb-ac carb-an *Carb-v* carbn-s carl **Caust** cham chel **Chin Chinin-ar** chinin-s cimic cimx *Cina* cob **Coc-c** coca cocc cod coloc con cop corn croc crot-t cub cupr cycl der dig diph *Dirc* dor **Dros Dulc** erig erio ery-a eug **Euphr** eupi ferr ferr-ar ferr-i ferr-p fl-ac franz gamb gast *Graph* guaj ham **Hep** hipp hydr hydr-ac hyos hyper iber ign indg *Iod* ip iris kali-ar **Kali-bi** *Kali-c Kali-chl* Kali-i kali-m kali-n kali-p **Kali-s** kali-sil kiss kreos lac-ac lac-d **Lach** lact laur linu-c **Lob** *Lob-s* **Lyc** m-ambo m-aust mag-c mag-m mag-s mand *Mang Med* merc merc-c mez mur-ac naja nat-ar *Nat-c* **Nat-m** nat-p *Nat-s* nicc **Nit-ac** nux-m *Nux-v* oena ol-an ol-j olnd op oscilloc osm ox-ac **Par** petr *Petr Ph-ac* phel **Phos** phys pimp plan plb **Psor Puls** pyrog raph rat rein rheum rhod rhus-r *Rhus-t* rumx ruta sabad sabin samb **Sang** sec sedi sel *Senec Seneg Sep* ser-a-c **Sil** sin-n spig *Spong* **Squil Stann** *Staph* stict stram sul-ac sul-i sulph syph tab tarax tep ter *Thuj* trif-p upa (non: uran-met) uran-n ust verat vinc visc wies xan *Zinc* zinc-p
- daytime: *Ars* borx calc-s *Caust* mag-s *Spig*
- morning: *Agar All-c All-s* alum *Alumn* am-c am-m ant-c *Ant-t* aral aran bell borx *Calc* chel cimx dig fl-ac franz hipp ip *Kali-bi* lyc *Mang* mur-ac nat-m ol-j ph-ac **Phos** puls rein sel sil *Stann* sul-ac **Sulph** tab zinc vichy-g
  - 8.30 h: spong
  - 8-9 h: sil
  - bed agg; in: ferr

Expectoration

Mucous – morning: ...
- rising agg; after: chinin-s iod mag-m sulph
- waking agg; after: sulph thuj
- forenoon: calc-s chinin-s coc-c iris lyc **Stann** sulph zinc
  - 9 h: cob phyt
  - 10 h: iris
- afternoon: am-m *Bad* caust hydr hydr-ac mag-c
  - 17 h: caust hydr mag-c
- evening: agn all-c *Calc* chinin-s crot-t dig hydr hydr-ac naja nat-m sulph
- night: agar bell calc cycl hep kali-c op phos sep sil sulph
- midnight:
  - after:
  - 2 h; after: phos
  - 3 h: op
- bloody: *Acon* ail alum alum-p **Am-c** anac ant-t *Apis Arg-n* **Arn Ars** ars-i aur-m bell bism *Borx Bry* bufo cact *Calc Calc-s* card-m *Caust* chin cina cob coll con cupr daph dig *Dros Dulc* eug euphr **Ferr** ferr-i fl-ac **Gels** indg iod **Ip** kali-ar *Kali-bi* kali-c kali-n *Lach* lachn **Laur** lyc mag-m manc med *Merc Merc-c* **Nat-m** nat-sel nit-ac nux-m ol-j op **Phos** sabin *Sec* sel senec *Sep* sil spong squil stict sul-ac zinc
- old people: *Ammc*
- tenacious: agn ant-c **Ant-t** *Ars* bell bry *Cann-s* canth carb-v caust *Cham* chin cocc euphr iod **Kali-bi** laur m-ambo nux-v olnd *Par Ph-ac* phos plb puls ruta *Samb Seneg* sep *Spong* squil staph vario verat zinc
- viscid (See tenacious)
- weather agg; cold: *Ammc*
- white: *Acon Am-m* ambr arg-met cina *Kreos Lyc* par phos rhus-t sep sil spong *Squil* sulph
- yellow: ang *Bism* bry cist dig dros plb *Puls Ruta Staph* ther *Verat*

MUDDY-LIKE pus, flies like batter: phos

ODOR:
- burnt: cycl dros nux-v puls ran-b sabad squil sulph
- cadaverous: canth
- catarrh; of an old: *Bell Ign* mez nux-v **Puls** sabin **Sulph** zinc
- fetid: arn ars bell bry *Calc* **Caps** carb-ac carb-v cocc cop diphtox ferr *Guaj* kali-p led lyc mag-c nat-c nit-ac ph-ac phos puls sacch *Sang* sep sil stann sulph thuj
- garlic, like: ars petr
- herbaceous: ph-ac
- milky: aur dros phos sep spong
- musty: *Borx* jug-c
- offensive: all-s alum alum-sil *Arn* **Ars** ars-i ars-s-f asaf asar aur aur-ar aur-i aur-s bell **Borx** bry **Calc** calc-sil *Caps Carb-an* carb-v carbn-s caust cham chin chinin-ar cinnb con cop cortico *Cupr* dig diphtox dirc dros euphr eupi fago ferr ferr-ar ferr-i ferr-p graph *Guaj* hep hura ign iod *Kali-c Kali-hp* kali-i *Kali-p* kreos lach led lipp **Lyc** m-aust mag-c mag-m meph merc **Nat-ar** **Nat-c** nat-m *Nat-p Nit-ac* nux-v *Ph-ac* **Phel** *Pix Psor* puls pyrog *Rhus-t* sabin sacch samb **Sang** seneg *Sep* **Sil** squil **Stann** sul-i sulph thuj tub zinc

| Odor | Expectoration | Taste |

- **offensive**: ...
  • **bedbugs**; smelling like: phel
- **sour**: arn *Borx* calc cham dulc kali-n merc nit-ac nux-v sul-ac sulph
- **sweetish**: squil
- **violets**, of: phos puls valer

OLEAGINOUS: petr

OPAQUE: aq-pet chinin-s **Kali-chl**

ORANGE: *Kali-c* puls

PAINFUL: ars cub elaps iod lach lyc merc-c nat-m psil zinc
- **heart**; as if from: elaps

PALE: kali-bi lycps-v

PASTY: kali-bi

PHOSPHORESCENT: phos

PIECES, in: alum nit-ac rhus-t sep

PROFUSE (See Copious)

PRUNE juice: *Ars* bapt carb-v dig phos

PURULENT: acet-ac acon agar ail all-s am-c ammc *Anac* anan anis ant-i *Ant-t* antip arg-met **Arn Ars** ars-i ars-s-f asaf asc-t aur aur-ar aur-s bac bals-p bar-c bar-i bar-s bell blatta-o brom bry bufo **Calc** calc-f calc-p *Calc-s* calc-sil *Carb-an* carb-v *Carbn-s* cham **Chin** *Chinin-ar* cic *Cimx* cina cocc *Cod* **Con** cop cupr *Dig Dros* dulc elaps *Ery-a* eucal *Ferr* ferr-ar ferr-i ferr-p gels graph grin guaj hep hepat *Hydr* hyos ign iod ip kali-ar kali-bi *Kali-br* **Kali-c** kali-i *Kali-n Kali-p Kali-s* kali-sil kalm *Kreos* lach laur led **Lyc** mag-m *Merc Myos-s* myrt-c myrt-ch **Nat-ar** *Nat-c* nat-m nat-p nat-s *Nit-ac* nux-m nux-v oena op oscilloc Ph-ac **Phos Pix Plb** psor ptel *Puls* pyrog *Rhus-t* ruta sabin samb sang sangin-n sec **Sep Sil** sol-ni squil *Stann* **Staph** stront-c sul-i *Sulph* syph ter *Teucr-s* tril-p tub verat vichy-g zinc zinc-s
- **old** people; in: nat-s

REDDISH (See Bloody)

ROPY: all-s alumn *Ant-t* apis *Coc-c* hydr ip **Kali-bi** *Lach* lob med *Merc Nat-s* rumx sang *Seneg* stict viol-o

ROSY: yers

RUSTY (↗*Brick-dust*): *Acon* arn *Ars* atro bapt **Bry** canth carb-v ferr-p **Lyc** *Phos* pyrog *Rhus-t Sang Squil*

SALIVA-LIKE: ars astac eug med merc mez thuj

SCABS coughed up every few weeks: ferr

SCANTY: acon ail alum alumn am-m ant-t apis apoc ars asc-t aur-s bar-s brom bry calc-s *Caust* cham cimic clem cot cupr dig ery-a *Ferr* ferr-p ign kali-bi kali-c kali-hp lach lipp lyc *Mang* med mez morph nit-ac *Nux-v* ol-sant op paeon **Phos** phyt *Puls* rumx samb sang sep sil spong squil **Stann** stict syph tarent tub-r zinc

SEA BATHING, after: mag-m

SIDE; is easier after turning from left to right: ars kali-c lyc *Phos Rumx Sep Thuj*

SIT up at night to raise it; must: ferr

SITTING up in bed; on (See Bed - sitting)

SKIN, like dead: merc-c

SLATE-COLORED: kali-bi nat-ar

SLIMY (See Mucous)

SLIPS back again: arn **Caust Con** iod *Kali-c Kali-s* lach nux-m sang seneg spong zinc-chr

SOAP-LIKE: arg-n caust ph-ac

SOAPSUDS, like (↗*Frothy*): kali-i kali-p mez

SOUR (See Taste - sour)

STARCH, like: *Agar Arg-met* arn ars bar-c cact chin coca dig ferr laur nat-ar *Phyt Sel* seneg sil stann sulph
- **yellow**: calc-f

STICKY (See Viscid)

STRINGY (↗*Viscid*): aesc agar alum **Alumn** ammc *Aral Arg-met* arg-n ars-i arum-i asaf calc calc-s *Caust* chinin-s cimic cinnb cob-n *Coc-c* cupr-n ery-a ferr hydr iber **Kali-bi** *Lach* lob mag-m *Phos* phyt rumx ruta sang sanic seneg stann stict sulph vario

SWALLOW what has been loosened; must: ambr *Arn* beryl calad *Cann-s* **CAUST●** chr-ac coca **Con** dros eug gels iod *Kali-c* kali-i **Kali-s** lach lyc m-aust mur-ac *Nux-m* osm pall rumx seneg *Sep* **Spong●** *Staph* zinc zing

SYRUP-LIKE: carb-an

TASTE:
- **almonds**; like taste of: caust coff dig
- **bad**: carb-an lach lycps-v nat-m puls sep
- **bilious**: puls
- **bitter**: acon ail arn *Ars* bry calc canth *Cham* chin chinin-ar *Cist* coloc con *Dros* ign kali-ar kali-bi kali-c kali-n lyc med menis *Merc* nat-ar nat-c nat-m *Nit-ac Nux-v* paull **Puls** sabad *Sep* stann sulph thuj *Verat*
- **broth**, like meat: iod
- **burnt**: ang bry *Cycl* dros nux-v *Puls Ran-b* rhus-t *Sabad* squil sulph zinc
- **cabbage**, like boiled: sulph
- **catarrh**; of an old: *Bell Ign* mez nux-v phos **Puls** sabin *Sulph* zinc
- **chalk**, like: am-c ign nux-v
- **cheese**; like: chin kali-c lyc
- **old**: *Chin Kali-c Lyc* phos *Thuj* zinc
  • **putrid**: aur kali-c phos thuj zinc
- **clay**, like: cann-s chin phos puls
- **copper**, like: cupr kali-c lach nat-m
- **earthy**: ars cann-s caps chin ferr hep ign mang merc nux-m nux-v phos puls stront-c
- **eggs**; like:
  • **bad**: acon arn carb-v con eupi graph hep merc mez mur-ac ph-ac phos psor sep stann sulph
  • **yolk** of: kali-c ph-ac phos sep staph sulph thuj

1174   ▽ extensions | ○ localizations | ● Künzli dot

Tasteless — Expectoration — Tough

- **empyreumatic** (See burnt)
- **fatty** (See greasy)
- **fish**; like: acon
- **flat**: alum am-m anac *Ant-c* ant-t arg-met arn ars aur aur-s bell *Bry Calc* cann-s caps *Chin* chinin-ar cop euphr *Ign* ip kali-ar kali-c kreos *Lyc* nat-ar nat-c nat-m nat-p nat-s op *Par* petr ph-ac phos puls rhus-t sabad sabin sep stann *Staph* stront-c sulph thuj
- **greasy**: alum ambr *Asaf* bar-c bry carb-v **Caust** cham euph fl-ac ign ip kali-c laur lyc *Mag-m* mang merc merc-c mur-ac petr ph-ac phos **Puls** rhod rhus-t sabad sabin sarr *Sil* thuj valer
- **herbaceous**: borx calad gels *Nux-v Ph-ac* puls sars stann verat
- **herring**; like: anac nux-m
- **leather**, like that of Russian: arn
- **meal**, like: lach
- **meat**; like putrid: ars aur bell bry carb-v dulc kali-c lach nit-ac phos puls rhus-t
- **metallic**: agn alum am-c bism *Calc* cench cocc coloc *Cupr Ferr* hep *Ip* kali-bi kali-c kreos lach *Merc* merc-c nat-c nat-m nux-v plb ran-b *Rhus-t* sars seneg sulph zinc
- **milky**: ars phos sulph
- **musty**: **Borx** led lyc m-ambo mag-c merc ph-ac rhus-t teucr thuj
- **nauseous**: all-c *Ars* asaf bry calc canth carb-an chin cina coc-c cocc cop dig *Dros* ferr ferr-ar iod *Ip* kali-ar kali-c *Lach* led *Merc* nat-m nit-ac nux-v phos psor **Puls** sabad samb sel sep sil squil *Stann* sulph tarent zinc
- **offensive**: arn *Ars* asaf bell carb-v cham con cupr ferr *Graph Iod* kali-c lach **Puls** sep *Stann*
- **oil**; tasting like (See greasy)
- **onions**; like: ars *Asaf* mag-m petr sul-ac sulph
- **oranges**, like: phos
- **peach** kernels, like: laur
- **peas**, like raw: puls zinc
- **pepper**, like: acon ars mez sabad sulph
- **putrid**: acon all-s alum alum-p *Arn Ars* ars-i bell bov bry *Calc* carb-an *Carb-v* cann-s caust *Cham* cocc con cupr dig dros dulc ferr ferr-ar ferr-p *Graph* ham hep iod ip *Kali-ar* kali-c kali-p kalm kreos lach led lyc merc *Nat-ar Nat-c* nat-p nit-ac nux-v ph-ac phos *Puls Pyrog* rhus-t samb *Sang* sarr sep sil *Stann* staph sulph verat zinc zinc-p
- **rancid**: alum ambr asaf bar-c bry caust cham euph ip lach merc mur-ac nux-v petr phos puls rhod thuj
- **salty**: acon agar alum alum-p am-c *Ambr* ang ant-t aral **Ars** ars-i bar-c bar-i bell bov bry *Calc Cann-s Carb-v* carbn-s *Chin* chinin-ar coc-c cocc coloc con cop dros euph *Graph* hyos iod kali-bi kali-c *Kali-i* kali-p kalm lac-ac lach lepi *Lyc* macro *Mag-c* mag-m merc *Merc-c* mez *Nat-c Nat-m* nat-p nit-ac *Nux-m* nux-v ph-ac **Phos** plan psor **Puls** raph rhus-t sacch samb **Sep** sil spong squil *Stann* staph stram sul-ac sulph tarax tarent tell ther verat wies
  - **morning**: *Ph-ac* (non: phos) puls

- **Taste**: ...
- **sea**-weed, like: spong
- **smoky**: bry kali-c nux-v puls rhus-t sep
- **soapy**: bar-c bry dulc iod merc
- **sour**: ambr ang ant-t ars *Bell* borx bry **Calc** cann-s carb-an carb-v cham chin coc-c con crot-t dros dulc ferr graph hell hep hyos ign iod ip iris kali-ar *Kali-c* kali-n lach lat-m laur lyc mag-c mag-m mag-s *Merc* nat-c nat-m nit-ac **Nux-v** petr ph-ac **Phos** plan plb psor *Puls* rhus-t sabin sep spong stann sul-ac *Sulph* tarax verat zinc
- **sugar**; like (↗*sweetish*): calc lyc sep
- **sulphur**, like: cocc nux-v ph-ac phos plb sulph
- **sweetish** (↗*sugar*): acon aesc all-c alum alum-p am-c anac ant-s-aur ant-t apis ars ars-i asar astac aur aur-ar beryl **Calc** calc-s cann-s canth carb-an chin cob coc-c cocc cop *Dig* dirc ferr ferr-ar hep hepat iod ip iris kali-ar kali-bi *Kali-c* kali-n kali-p kreos lach laur lyc lycps-v mag-c mag-m mag-p merc mez nux-m nux-v **Phos** *Plb* ptel *Puls* rhus-t *Sabad* samb sangin-n *Sanic* sel senec sep *Stann* sul-ac sul-i sulph sumb thuj zinc zinc-chr zinc-p
- **tar**, like: con
- **tobacco** juice, like: *Puls*
- **urine**, like: graph phos seneg
- **wine**, like: bell bry
- **wood**; like: ars ign stram sulph

TENACIOUS (See Viscid)

THICK (↗*Viscid*): abrom-a acon agar aloe *Alumn* am-m ambr ant-c *Ant-i* ant-t aq-pet *Arg-met* **Arg-n** *Ars* ars-s-f arum-d arum-i asaf atro aur-ar bar-c bell borx brom bry *Cact Calc* calc-s calc-sil canth carb-ac carb-an carb-v *Caust* chlor *Cist* cob *Coc-c* cot *Cycl* dig *Dulc* erio ery-a eucal eupi ferr ferr-ar ferr-i ferr-p ferul franc glon graph grin ham *Hep* hepat hura **Hydr** inul iod ip **Kali-bi** kali-c kali-chl kali-i *Kali-m* kali-p kali-s kalm kreos *Lac-c* laur lepi *Lyc* mag-m mang *Merc* merc-i-r mur-ac naja nat-c nat-p nat-s nit-ac oena ol-j op ox-ac pert phos *Phyt* psil *Puls* pyrog raph rhodi rumx ruta sabad sacch samb sang sars sel senec seneg *Sep Sil Spong* squil *Stann* staph stram sulph syph tarent ther thuj **Tub** ust vario yers zinc
- **morning**: agar franz lyc *Phos Puls Sil* **Stann** sulph tarent thuj
  - **rising** agg; after: *Phos* puls sulph
  - **waking** agg; after: lyc
- **afternoon**: eucal
- **evening**: kreos sulph
- **night**: calc *Cycl* lyc sacch

THIN (↗*Watery*): acon all-s am-c ant-c ars bry canth colch cupr daph dig *Ferr* gels iber jab kali-n mag-c sacch sul-ac

TOUGH (↗*Viscid*): acon aesc agn *All-c Alumn* ambr anac anis ant-c *Ant-t* aral *Ars* ars-i atro aur aur-ar aur-i *Bac* bell bov *Bry* **Calc** *Cann-s* canth *Carb-an* carb-v carl *Caust* cham cist cob *Coc-c* cocc cupr cupr-act *Dulc* euphr grin **Hep** indg *Iod* iris **Kali-bi** kali-c

| Tough | **Expectoration** | Yellow |

Tough: ...
kali-sil *Lac-c* lach mag-c mag-m mang merc-i-r mez nux-m nux-v ol-an par petr ph-ac phos phyt puls *Rumx* ruta samb sang sanic senec seneg *Sep* sil spong squil **Stann** staph sul-i tarent thuj verat vinc *Zinc*
- **morning**: calc *Cann-s* kali-bi petr *Phos* phyt sars *Sil*
- **bed** agg; in: calc
- **forenoon** | **9 h**: phyt

TRANSPARENT: agar alum alumn am-c am-m ant-t *Apis* aq-pet **Arg-met** arn *Ars* asaf *Bar-c* borx bry bufo calc-s *Caust* chin *Ferr Kali-bi* kreos laur *Med Mez* **Nat-m** petr *Ph-ac* **Phos** puls *Sel* senec *Seneg Sil* **Stann** sulph
- **morning**: sel

TUBERCLES: hep mag-c *Phos Sil Spong*
- **brown**: phos *Thuj*
- **offensive**: mag-c phos sil

TURNING on side (See Side)

VISCID (↗*Thick; Tough; Stringy*): acet-ac acon *Agar* agn ail *All-c* all-s aloe alum alum-p alum-sil **Alumn Am-br Am-c Am-caust** am-m *Ambr* ammc anac ant-c ant-i ant-s-aur ant-t aq-pet aral **Arg-met Arg-n** *Ars* ars-i ars-s-f arum-i asaf asar asc-t aspar aur *Bac Bad* bals-p *Bar-c* bar-m bar-s bell borx *Bov Bry* bufo *Cact Calc* calc-i calc-s calc-sil *Cann-s* canth carb-ac *Carb-v Carbn-s Caust Cham* chel chin chinin-ar chion cimic cob **Coc-c** coca cocc colch crot-t *Cupr* cupr-act dig *Dulc* eucal euphr ferr ferr-ar *Ferr-i* ferr-p graph grin hell **Hep** hepat **Hydr** hyper iber indg *Iod Ip* jug-c kali-ar **Kali-bi** *Kali-c Kali-hp* kali-m kali-n kali-p kali-s kali-sil kreos lac-ac *Lac-c* lach laur lepi lyc m-ambo mag-c mag-m *Mang* mang-act med merc *Merc-c* merc-sul *Mez* morph myrt-c naja naphtin **Nat-ar** nat-c nat-m nat-p nat-s *Nit-ac Nux-v* oena ol-j *Olnd* onos op osm *Paeon Par* petr ph-ac **Phos** *Phyt* plb psil *Psor* **Puls** *Pyrog* quill raph rhus-t *Rumx* ruta sabad sabin **Samb** sang sangin-n sec *Seneg Sep* ser-a-c *Sil* silphu spig *Spong* squil **Stann** *Staph* sul-ac sul-i sulph tep thuj tub ust vario verat visc wies x-ray *Zinc* zinc-chr zinc-p

WALKING:
- **after** | **agg**: ferr
- **agg**: cham merc nat-m nux-v sul-ac zinc
- **air** agg; in open: merc nux-v *Sacch*

WATERY (↗*Thin*): acon acon-l agar am-c am-m ang aq-mar aq-pet arg-met *Ars* bell bov calc calc-f canth caps carb-an *Carb-v* cham chin cupr *Daph* elaps euphr ferr *Graph* guaj ign jac-c *Kali-s Lach* lyc *Mag-c* mag-m *Merc* mez mur-ac nat-c nat-m nit-ac nux-v op par phos phys plb puls ran-s rumx sacch sep squil *Stann* sul-ac sulph thuj tub

WHITE: abrom-a *Acon Agar* ail alum alum-p alum-sil *Alumn Am-br* am-c am-m ambr *Ant-i* ant-t *Apis* apoc *Arg-met* arn *Ars* arund aur-m bar-c *Borx* bov brom bry cadm-met *Calc* calc-s calc-sil caps carb-ac carb-an *Carb-v Caust* cench chin chinin-ar chinin-s chlor cina cob *Coc-c* crot-t cupr cur dulc erio eucal ferr ferr-ar

White: ...
ferr-i ferr-p fl-ac gad graph hyper iber *Iod* ip *Kali-bi* kali-c **Kali-chl** kali-i kali-m kali-p kali-s *Kreos Lac-c* laur **Lyc** manc *Med* merc-i-r mez naja **Nat-m** nat-s nicc oena ol-j onos ox-ac par petr ph-ac **Phos** phys plumbg *Puls* puls-n raph rhus-t rumx sacch sang *Sel* senec **Seneg Sep** sil *Spong Squil Stann* stront-c *Sulph* syph tarent tell thuj
- **daytime**: *Arg-met Stann*
- **morning**: *Agar Alumn* carb-v **Kali-bi** *Nat-m Phos* puls *Sulph*
- **evening**: *Arg-met Arg-n* calc-s crot-t
- **night**: sep
- **albuminous**: *Agar* alum **Alumn** am-c am-m ant-t *Apis* **Arg-met** arn *Ars* asaf *Bar-c* borx bov bry calc-s *Caust* chin **Coc-c** cur *Ferr* ip *Kali-bi Laur Med Mez* **Nat-m** *Nat-s* petr *Ph-ac* **Phos** *Sel* **Seneg** *Sil Stann* sulph
- **blue** alternately; and (See Bluish - alternating - white)
- **eating**; after: sil
- **opaque**: **Kali-chl**
- **tough**: *Anis* caust

WIND:
- **cold** | **agg**: lycps-v

YELLOW: abrom-a *Acon* ail aloe alum alum-p alum-sil alumn am-c *Am-m* ambr ammc anac anan *Ang* ant-c *Ant-i* ant-t aral arg-met *Arg-n* Ars *Ars-i* ars-s-f arum-m arum-t asc-t astac aur aur-ar aur-i aur-m aur-s *Bad* bar-c bar-i bar-m bar-s bell bism borx bov brom *Bry* bufo *Cact* cadm-met **Calc** calc-i **Calc-p Calc-s** calc-sil cann-s *Canth* carb-an *Carb-v* carbn-s caust cench cham chlol chlor cic cist *Coc-c* coca coloc con cop cub cupr cupr-n cur daph dig digin *Dros* elaps eug eupi ferr ferr-ar ferr-i *Ferr-p* ferul gels graph grin ham hed **Hep** hura **Hydr** hydr-ac *Ign* iod ip kali-ar *Kali-bi Kali-c Kali-chl Kali-i* kali-m *Kali-p Kali-s* kali-sil *Kreos* lac-ac lach lat-m linu-c **Lyc** mag-m *Mang* med *Merc* merc-i-f *Merc-i-r* mez mur-ac *Nat-ar Nat-c* nat-m *Nat-p* nat-s *Nit-ac* nux-v oena *Ol-j* op ox-ac par paull *Petr Ph-ac* **Phos** phyt plb *Psor* **Puls** pyrog rhodi rumx *Ruta* sabad sabin sacch samb sang *Sanic* sel senec seneg **Sep Sil** spig *Spong* **Stann** *Staph* sul-ac sul-i *Sulph* syph tarent *Thuj* **Tub** verat visc *Zinc* zinc-p
- **morning**: ail aur *Calc Calc-p* cench franz *Kali-bi* lyc mag-c mang *Ph-ac Phos* **Puls** *Sil* **Stann** tarent tub
- **7-10 h**: sil
- **waking**; on: aur
- **forenoon**: staph
- **noon** | **12-15 h**: calc-s
- **afternoon**: anac calc-s
- **night**: lyc staph
- **greenish**: ars-i kali-bi lyc puls stann
- **lemon**-colored: *Calc-c* lyc phos puls
- **mucous** | **evening**: dig
- **orange**-colored: *Kali-c* phos puls

ABSCESS:
o Axillae: am-c *Apis* ars bell bov bufo cadm-s *Calc* calc-s calc-sil cedr coloc *Crot-h* **Hep** irid-met *Jug-r* kali-bi kali-c kali-p kali-sil lac-c *Lyc* **Merc** *Merc-i-r* nat-m *Nat-s* **Nit-ac** petr ph-ac *Phos* prun **Rhus-t** *Sep* **Sil** *Sulph* tarent thuj
- delivery; after: rhus-t
- Lungs: acon *Ars* ars-i bac bell *Brom* bry **Calc** calc-s calc-sil caps carb-an carb-v chin chinin-ar *Crot-h* dros guaj **Hep** *Hippoz* hyos iod *Kali-c* kali-n kali-p kali-sil kreos *Lach* **Led** *Lyc* **Mang** Merc nat-m **Nit-ac** nux-m parathyr phel **Phos** *Plb* *Psor* **Puls** pyrog sang sep **Sil** Stann staphycoc stram sul-ac *Sulph* ter *Tub*
- left: *Calc*
- accompanied by | Lungs; inflammation of: ars-i
- Mammae: apis *Arn Ars* **Bell** *Bry* bufo *Camph* carb-an cham *Cist* con *Crot-h* crot-t graph **Hep** kali-chl kali-i kreos *Lach* **Merc** paeon **Phos Phyt** pyrog sars **Sil Sulph** tarent-c
- left: carb-an
- threatening, in old cicatrices (⚔*SKIN - Cicatrices):* acet-ac **Graph Phyt**
o Nipples: castor-eq cham *Merc* nat-m plb puls *Sil*
- Pectoralis major and minor; between | sensation of abscess: med

ADAMS-STOKES syndrome: reser

ADHESIONS:
- pleuritis; after: abrot acon bry carb-an hep ran-b sulph
- sensation of: arn aur aur-m bry cadm-s coloc dig euph hep kali-c kali-n *Merc Mez* nux-v par petr phos *Plb* puls *Ran-b* **Rhus-t** seneg *Sep* **Sulph** *Thuj* verb
o Lungs:
: chest; to: cadm-s
: ribs; to: *Euph* kali-c kali-n *Mez* ran-b seneg *Thuj*
o Pericardium; of the: *Graph*

AFFECTIONS:
o Cartilages; of the (See Cartilages)
- Heart (See Heart; complaints)

AGALACTIA (See Milk - absent; Milk - decreased)

AIR:
- cold (See Cold - air)
- sensation as if too much air enters the chest: c h l o r sabin ther
- sensitive to air: helon *Ph-ac*
o Mammae | cold air; sensitive to: cact
- streaming from chest; sensation of air | Nipples; from: cycl

AIR; IN OPEN:
- agg:
o Clavicles: chlor rumx
- Mammae | Nipples: cycl

ALIVE; sensation of something (= moving): *Croc* led
- evening: colch
- eating; after: colch
o Heart: aur croc cycl merc-i-f tarent thyr
- Mammae | right: croc

Chest

ALTERNATING with:
- diarrhea and bronchitis: *Seneg*
o Eye symptoms: ars *Sil*
- Rectal symptoms: calc-p **Sil** verat
- Skin symptoms: crot-h crot-t

ANEURYSM of (⚔*GENE - Aneurysm):* calc-f syph
- Aorta: : aur-i ign spong
  - painful: cact gal-ac sec
- Arteries; large: acon ars-i *Bar-c Bar-m* cact *Calc* calc-f calc-p carb-v glon iod *Kali-c* kalm lach lith-c *Lyc* lycps-v morph *Nat-i* plb puls ran-s spig *Spong* syph *Verat-v*
- Heart: ambr arn ars **Cact** calc carb-an *Carb-v* caust ferr graph guaj *Lach* **Lyc** nat-m puls rhus-t spig zinc

ANGINA pectoris (⚔*Pain - heart):* acet-ac acetylch-m *Acon* acon-ac adren *Agar* **Am-c** *Aml-ns* anac ang **Apis** arg-cy **Arg-n Arn Ars** ars-i asaf asar *Asim* **Aur Aur-m** *Bar-m* bell bism **Cact** calc-hp camph *Carb-v* caust cere-b *Chel* chim-m chin **Chinin-ar** *Chinin-s* chlol chr-ac chr-o *Cimic* cit-ac coca cocain conv crat crot-h crot-t *Cupr* cupr-act *Cupr-ar* des-ac **Dig** *Dios* diph diphtox elaps foll form-ac fuma-ac gels glon haem *Hyd* hist *Hydr-ac* ign iod ip *Jug-c Kali-c* kali-i kali-p *Kalm Lach* lact lact-v **Lat-m** *Laur* lil-t *Lith-c* lob *Lyc* lycps-v *Mag-p* magn-gr mal-ac **Med** merc morg-g morg-p morph *Mosch* mucor **Naja** nat-i nat-m nat-ps nat-pyru *Nux-v* olnd **Ox-ac** penic petr **Phos** phyt pip-n pitu-gl plb prot prun psor **Rhus-t** sacch-l *Samb* samb-c saroth scarl scol sep **Spig** spir-aeth-c **Spong** squil staph stict *Stram* stront-c stront-i sulph *Syph* **Tab** *Tarent* thala *Ther* thuj thyr *Verat* verat-v verb vib wies *Zinc* zinc-val
- night: arg-n
- accompanied by:
  - myocardial infarction (See Infarction - accompanied - angina)
  - warm drinks; desire for (See GENE - Food and - warm drinks - desire - accompanied - angina)
o Throat; constriction of: tab
- children; in: *Med*
- coition; agg: dig
- drinking water agg: ars
- hot drinks amel: spig
- lies on knees with body bent backwards: nux-v
- pain; excessive: agar arn aur gels spig
- pain in left elbow; with: arn
- pseudoangina pectoris: aconin cact *Lil-t Mosch* nux-v tarent
- rest:
  - not amel: agar haem lat-k *Lat-m*
- standing | amel: ars
- walking agg: jug-c

ANXIETY in (⚔*MIND - Anxiety):* **Acon** acon-f aeth agar am-c ammc anac anag *Ant-c* ant-t *Apis* aran arg-n arn **Ars** *Ars-i* ars-s-f asaf astac aster **Aur**

Anxiety — **Chest** — Aphthae

Anxiety in: ...
aur-ar *Aur-m* aur-s bell benz-ac bism borx brom *Bry* Cact **Calc** calc-i calc-p *Camph* cann-i cann-s canth caps carb-an *Carb-v* carbn-s caust *Cench Chel* chin chinin-ar cinnm cocc *Colch* con cop crot-t cupr *Cupr-act* cupr-s *Dig* ferr ferr-ar ferr-i ferr-p *Graph* guaj *Guare* hyos hyper iber ign iod *Ip* jab *Kali-ar* kali-bi kali-c kali-cy kali-n kali-p *Kali-s Kreos* lach laur lipp *Lob Lyc* m-arct *M-aust* med **Merc** merc-c merl mez mosch *Nat-ar Nat-c* nat-m nat-p *Nit-ac* **Nux-v** ol-an olnd op petr ph-ac **Phos** plat *Plb* prun psil *Psor* Puls *Ran-b* rhus-t samb sec seneg sep *Spig* spong stann staph sul-i *Sulph* tab teucr *Ther* thuj valer vanad verat viol-o *Zinc* zinc-p
- **morning**: bry carb-an hyper kali-p puls
- **forenoon**: ol-an
- **evening**: anag borx chel kali-c kali-p *Phos* psil **Puls** seneg stann
  - **amel**: *Zinc*
  - **bed** agg; in: anag borx
  - **undressing**: chel
- **night**: *Ars* aster ign lyc **Puls** *Ran-b* sulph
  - **midnight**:
    : **after**:
    : 2 h: kali-c
    : 4 h | 4-5 h: alum
- **accompanied** by | **respiration**; impeded: phos
- **air**; driving him into open: anac
- **ascending** stairs agg: hyos
- **bending** forward | **amel**: *Colch*
- **breakfast** agg; after: valer
- **cough** agg; during: arund
- **eating**; after: caps carb-an scroph-n
- **excitement** agg: **Phos**
- **exertion** agg: ferr
- **inspiration**; after deep: chel nat-m
- **lying**:
  - agg: *Cench Graph Tarent*
  - **back**; on | **agg**: *Sulph*
  - **side**; on:
    : left | **agg**: **Puls**
- **motion** | **amel**: seneg
- **piano**; from playing: nat-c
- **pressing** on left side agg: plb
- **sitting**:
  - agg: cupr kali-c meny
  - **bent** forward | **agg**: chin
  - **erect** | **amel**: chin
- **standing** agg: meny
- **stool** agg; after: calc *Caust* cund
- **walking** agg: meny
○ **Heart**, region of: **Acon** adon *Aeth* agar alum alum-p am-c *Ambr Aml-ns* anac **Ant-t** apis apom *Arg-n* arn **Ars** *Ars-i* aster **Aur** aur-ar aur-i *Aur-m* **Bell** bov *Brom* Cact Calc calc-i calc-p **Camph** cann-s *Canth* **Carb-v** *Carbn-o Carbn-s* carl *Caust* **Cench Cham** chel chin chinin-ar chinin-s cic cina **Cocc** *Coff* colch *Con* croc *Crot-c* Cupr cycl *Dig* echi elaps elec *Euon Ferr Ferr-i* ferr-p *Gels Glon* gran graph hed hell helo hydr hydr-ac

- **Anxiety** in — **Heart**, region of: ...
hyos **Ign** indg *Iod* **Ip** kali-c kali-m **Kalm** kou *Kreos* Lach lachn *Lact* lat-m led lipp lob *Lyc* m-aust **Meny** Merc *Merc-c* mez mosch *Naja* nat-m nat-s nit-ac *Nux-v* olnd op ox-ac petr **Phos** *Plat* **Plb** pneu *Prun* psil *Psor* Puls pyrog ran-b *Rhus-t* sabad sal-n sec sep sil *Spig* **Spong** stann stict stram stroph-h sulph *Tab Tarent* **Ther** thuj *Verat* viol-t vip zinc
- **morning**: alum aster
  : **rising**; after | **amel**: alum
- **afternoon**: canth rhus-t
- **evening**: bell brom cench *Puls*
- **night**: alum **Ars** aster calc cench lyc rhus-t
  : **midnight**:
    : **before** | 23 h, after lying down: kali-bi
    : **after**:
    . 2 h: *Kali-c*
    . 4 h: alum
    . 4-5 h: *Alum*
  : **bed** agg; in: cann-s thuj viol-t
  : **nausea**; during: plb
- **accompanied** by:
  : **sciatica**: spig
- **clutches** at heart: laur
- **dinner**; after: arg-n bell
- **leaning** back in a chair; when: glon
- **epilepsy**, with: *Lyc*
- **exertion** agg; after: *Lyc*
- **expectoration**; copious | **amel**: *Ip*
- **headache**:
  : **after**: sep
  : **before**: plat
- **lying**:
  : **agg**: cench
  : **side**; on:
    : left | **agg**: bell glon *Nat-m Phos Spig*
- **menses**; during: bell
- **moving** about:
  : **agg**: *Dig*
  : **amel**: *Aur* caust op
- **paroxysmal**: arg-n *Kalm* lach verat
- **puts** hands on heart: laur
- **rising** and walking about; after | **amel**: glon
- **sight** of decisive colors: *Tarent*
- **sitting** agg: agar *Caust* kali-c
- **stretching** out body after physical exertion: lyc
- **supper** agg; after: bell
- **thinking** of it agg: bar-c ox-ac
- **vexation**; after: lyc
- **walking**:
  : **air** agg; in open: cina spong
  : **amel**: *Caust* glon indg
○ **Precordial** region: scol

AORTIC disease (See Heart; complaints - aorta)
APHTHAE; bleeding (↗GENE - Aphthae):
○ **Mammae** | **Nipples** : (↗GENE - Aphthae): Borx

1178 ▽ extensions | ○ localizations | ● Künzli dot

Chest

APPREHENSION (✱*MIND - Anxiety; MIND - Excitement; MIND - Fear - happen*): astac carl nat-m ph-ac
○ **Heart**, region of: ant-t *Aur* carl meny mez plat plb *Rhus-t*

ARRHYTHMIA (See Palpitation - irregular)

ARTERIOSCLEROSIS of coronaries (✱*Weakness - heart - arteriosclerosis; GENE - Arteriosclerosis*): ars-i aur *Bar-c* bar-i cact calc-f *Crat* squil stront-i sumb tab
- old people; in | men; old: bar-c
- tobacco; from: tab

ASTHMATIC BRONCHITIS (See RESP - Asthmatic)

ATELECTASIS (✱*Pneumothorax*): **Ant-t** ars **Calc** *Calc-p Hyos* stry-p sulph

ATROPHY:
○ **Mammae** (✱*Emaciation - mammae*): anan ars bar-c cham *Chim* chin **Con** fago ferr *Iod* **Kali-i** *Kreos* lac-d *Nat-m Nit-ac Nux-m* onos plb sabal sacch sars *Sec Sep* sil
  • enlargement; after: iod
- Nipples; of: *Iod Puls* sars

AWARENESS of heart (See Conscious)

BALL; sensation of a:
○ **Heart**: agar ambr asaf calc hydr-ac lil-t nat-p rhus-t spig
- Mamma; under left: hura
- Ribs;
  • moving to and from: cupr
  ○ Under: cupr

BAND (See Constriction)

BAR of iron; sensation of a:
○ **Around** the chest: arg-n mand
- **Centre** of chest; across the: haem kali-bi vichy-g

BEATEN; sensation as if | **Ribs;** in (See Smashed)

BENDING:
- backward:
  • **amel**: acon cann-s caust fl-ac nux-v phos puls
- forward | **amel**: asc-t colch kali-bi lach ran-b spig teucr

BLEEDING:
○ **Mammae**:
  ○ Nipples: bufo *Ham Lyc* med *Merc Sep* sil *Sulph*
  : discharge of blood and water: *Lyc* phyt

BLOWING THE NOSE agg: chel kali-n sumb

BOILING sensation: canth

BOILS (See Eruptions - boils)

BREATHING:
- deep:
  • **agg**: *Acon* agn aloe arg-met arn asaf bapt **Borx Bry** *Calc* calc-p canth caps caust cina con dros fl-ac ign kali-bi **Kali-c** kali-n kreos laur mag-m mag-p merc merc-c mez mur-ac nat-m nat-n nat-p nux-m *Olnd*

Breathing - deep - agg: ...
Plb puls rhus-t *Sabad* sabin seneg spig spong *Sulph* valer
  • **amel**: aur chel dig hyos ign seneg stann tab *Verat* verb

BRONCHIECTASIS: acet-ac all-s alumn am-c **Ant-t** bac bals-p benz-ac beryl *Calc* cop crot-h dios eucal ferr-i grin *Hep* ichth **Kali-bi** *Kali-c* kreos *Lyc* med mucot myos-s myrt-ch nat-pyru pert phel *Phos* psor *Puls* sang sangin-n *Sil Stann* sulph tub
- chronic: med
- old people: eucal

BRONCHITIS (See Inflammation - bronchial)

BRONCHORRHEA (See COUG - Loose)

BUBBLE starts from heart and passes through the arteries: nat-p

BUBBLING (✱*Clucking; Eruptions - vesicles - bursting; Gurgling*): ant-t *Cina* kali-c *Lyc* merc nat-m ol-an rheum ruta tub
- left: sep
○ Axillae: colch
- Heart; in region: bell lach lachn lyc
- Lungs | right: tell
- Middle of chest:
  ▽ extending to | Stomach: ol-an

BUZZING noise | **Heart;** in region of: cycl glon iod *Spig* sulph tab

Cancer

CANCER:
○ **Axillae**: *Ars Aster*
- Clavicles | fungus haematodes (✱*SKIN - Excrescences - fungus haematodes*): sep
- Heart: cact kreos
- Lungs: acal aran arg-met ars ars-i bry cadm-bi cob-m con crot-h guaj hydr kali-bi methyl phos ther
  • accompanied by:
    : arthritis (See joints)
    : hemorrhage: acal aran
    : Heart; weakness of | dyspnea; and (See Weakness - heart - accompanied - lungs - cancer - dyspnea)
    : Joints; inflammation of: guaj
- Mammae: acon alumn *Apis Arg-n* arn *Ars Ars-i* ars-s-f *Aster Aur-ar* aur-m aur-m-n *Bad* bapt bar-i *Bell Bell-p Brom* bry **Bufo** cadm-met calc calc-i calc-sil *Carb-ac Carb-an* carb-v carbn-s carc caust cham *Chim* cic cist *Clem* coloc **Con** congo-r *Cund* cupr cypr ferr ferr-i form-ac formal gaert *Gali* **Graph** *Hep* hip-ac hippoz *Hydr* ign iod kali-br kali-c *Kali-i* kreos lac-c *Lach* lap-a lob-e *Lyc* mag-c **Merc** *Merc-i-f* naja nat-cac nat-tmcy Nit-ac ol-an *Ox-ac* ph-ac *Phos Phyt* Plb-i *Psor Puls* rad-br rhus-t *Sang* sars scir scroph-n sed-r semp *Sep* **Sil** strych-g sul-i *Sulph* tarent thuj tub zinc
  • right: ars-i bac *Con* ferr-i gaert **Graph Hydr Phyt** sars *Sil*
  • left: ars-i aster *Caust* clem **Con** *Hydr* ign nit-ac puls scroph-n *Sil* thuj
  • nightly pains: *Aster*

Cancer — Chest — Chilliness

- **Mammae**: ...
  - **accompanied** by:
    - **discharge | offensive**: carb-an
    - **hemorrhage**: kreos lach *Phos* sang strych-g thuj
      - **bright** red blood: bell
      - **copious** with serum and blood: plb
      - **dark** thick clots: elaps
      - **pain**; with: durb
    - **induration** of the mammae: alum-sil aur-n-f cadm-calc-f carc **Con**
    - **itching**: sil
    - **pain**: cadm-met carc hippoz lap-a lob-e phyt
      - **burning** pains: carb-an lap-a ol-an
      - **operation**; after surgical: hippoz streptom
      - **radiation**; after: hippoz streptom
      - **stitching** pains: lap-a ol-an
      - **violent** pain: nat-tmcy
    - **swelling** of mammae: cadm-calc-f
    - **ulcers**: coenz-q
      - **small** ulcers: alum-sil aur-n-f
      - **tubercular** ulcers: bell-p
    - **Axillary** gland; enlarged: alum-sil *Aster* aur-n-f carb-an **Con** goss
    - **Uterus** and shoulders; stitching pain in: clem
  - **cicatrices**, in old (↗*SKIN - Cicatrices*): **Graph**
  - **contusion**; from (↗*injuries*): arn **Bell-p** calen **Con** ruta
    - **gangrene**; with: carb-an
  - **epithelioma**: *Arg-n Ars Ars-i* brom **Bufo** calc calc-p *Clem* **Con** *Hydr Kreos Lach* merc **Merc-i-f** *Phos Phyt Sep Sil* sulph thuj
  - **injuries**; after (↗*contusion*): bell-p hyper
  - **last** stage: carb-an
    - **mastectomy** of opposite cancerous mamma; after: lac-c
  - **metastasis | Bones**; to: aster calc carb-ac carb-an con lach merc nit-ac phos
  - **old** people: carb-an
  - **scirrhus**: ars carb-an **Con** cund **Graph** *Hydr* kreos lap-a phyt sars *Scir Sil*
    - **accompanied** by | **menses**; absent: brom
- **Sternum**: ars-s-r sulph

CAPILLARY network: carb-v

CARDIALGIA (See STOM - Heartburn)

CARDIOMEGALY (See Hypertrophy - heart)

CARIES:
O**Clavicles**: : sil
- **Sternum**: con mez

CATARRH: *Acon* agar alum alumn am-c am-m *Ammc Ant-c* **Ant-t** *Apis Arn* **Ars** ars-i ars-s-f *Aur-m* **Bar-c** bar-i **Bar-m** bar-s bell benz-ac brom **Bry Cact Calc** calc-i *Calc-s* calc-sil cann-s canth **Caps** carb-v carbn-s *Caust* **Cham** chel chin cina cist *Coc-c* con cop *Dros* **Dulc** euphr ferr ferr-ar ferr-i *Ferr-p* grin *Guaj* **Hep** *Hippoz* **Hydr** *Hyos* ign *Iod Ip Kali-ar* **Kali-bi** kali-br *Kali-c* **Kali-chl** kali-i kali-m kali-p **Kali-s** kali-sil *Kreos* lac-d *Lach* **Lact Lyc** mag-c mang **Merc**

Catarrh: ...
nat-c *Nat-m Nat-s* **Nux-v** *Petr* ph-ac phel **Phos** *Psor* **Puls** *Rhus-t Rumx* sabad *Samb* **Sang** sel *Senec* **Seneg** sep **Sil** sin-n *Spig Spong* squil **Stann** staph stram sul-i **Sulph** *Ter* thuj *Tub* verat *Verb*
- **morning**: aur sul-ac
- **accompanied** by | **respiration**; difficult: bac
- **alternating** with diarrhea: kali-bi seneg
- **children**; in: nat-s
- **chronic**: *Bac*
- **dentition**; during: podo
- **old** people: *Ammc Ant-t Bac* **Bar-c** *Chin* hydr *Nat-s* phel *Seneg Tub*
- **winter**: kali-bi
O**Bronchial** tubes: ant-s-aur bals-p kali-bi mucot myrt-ch onis stict
  - **accompanied** by | **respiration**; asthmatic: acon **Ant-t Ars** blatta-a *Bry* calad caps cupr-act *Erio* eucal *Grin Ip* kali-i lob nat-s onis sabal sulph
  - **children**; in: phos
  - **chronic**: *Ant-s-aur*
  - **old** people; in: *Alumn*

CAVITIES; tubercular (= caverns): calc-p kreos led nit-ac sil teucr-s

CEASES to beat; as if heart (↗*MIND - Delusions - heart - stops; MIND - Fear - heart - cease; MIND - Fear - heart - disease - stop*): ant-t arn ars asaf aur bell carb-ac carb-v chinin-ar cic cimic colch conv *Dig* gels glon lob lyc onos op pip-n rumx spig tab vib
- **had** ceased: *Arg-met Arg-n* arn aster *Aur Cact* chinin-ar **Cic** cimic conv **Dig** *Lach Lil-t Lycps-v* mag-p pyrus *Rumx* **Sep●** sil spig tarent zinc
- **dinner**; after: sep
- **pregnancy** agg; during: arg-met
- **starting** very suddenly; then: *Aur* conv lil-t sep
- **will** cease; fears unless constantly on the move the heart (↗*MIND - Delusions - heart*): **GELS●** trif-p
- **jump** up; has to: **Gels**
- **would** cease (↗*MIND - Fear - heart - disease - stop*): antip aur both-ax bros-gau *Calc* chinin-ar cimic conv crat dig **Gels Lob** magn-gr nux-m onos *Phase* sep sulph trif-p vib visc
  - **exertion** agg: cocain dig

CELLARS; air of | agg (↗*Church*): ars

CHICKEN BREAST: kali-c lac-ac

CHILL:
- **begins** in chest (See CHIL - Beginning - chest)

CHILLINESS in: alum *Ars* bry kali-bi mez nat-c *Nat-m Olnd* par *Ran-b* ruta
- **left** side: nat-c nat-m
- **evening**: *Ars*
- **eruptions**; with: staph
- **stool** agg; after: plat
- **walking** in open air agg: chin *Ran-b*
O**Mammae**, shivering in: cimic *Cocc* con dig *Guaj* nux-v petr rhus-t
- **Sternum**: alum

1180 ▽ extensions | O localizations | ● Künzli dot

Choking	**Chest**	Complaints

CHOKING (See THRO - Choking)
CHOREA CORDIS (See Palpitation - tumultuous - accompanied - chorea)
CHRONIC OBSTRUCTIVE PULMONARY DISEASE: ant-t
CHURCH agg; in *(✷Cellars - agg.)*: ars carb-an *Puls*
CICATRICES; old *(✷SKIN - Cicatrices)*:
- suppurating: asaf Sil
o Mammae; in: carb-an Graph *Phyt* Sil
  • suppurating: sil
CLAWING sensation in chest: arg-n samb stront-c
CLOTHING agg: ail arn ars aur-m benz-ac bov calc *Caust* Chel Con graph *Kali-bi* **Lach** lact *Lycps-v* mag-p meli *Merc* naja nux-v ovi-p ran-b spong *Tarent* vip zinc
CLUCKING sound *(✷Bubbling; Eruptions - vesicles - bursting; Gurgling)*: cina kali-c nat-m
o Chest; in: ruta
- Heart: bell Lyc●
CLUTCHING at heart and palpitation: laur thyr
COATED, sensation as if: ant-t bar-c bry caust *Nat-m*
COLD:
- agg | **Mammae**: sabal
- air:
  • agg: *Acon* act-sp bar-c bell bry *Calc-p Carb-v* chin cocc hep mur-ac nux-m *Petr* ph-ac *Phos* phyt ran-b rhus-t sabad *Spong* staph sul-ac sulph
  • amel: ferr
- drinks | agg: phos psor rhus-t staph *Thuj*
- washing | amel: borx sulph
COLDNESS: abies-c aesc am-c *Am-m* ambr *Apis* arn **Ars** ars-s-f berb *Brom* bry bufo *Camph Carb-an* carbn-s chel cic cist cocc cor-r culx dig **Elaps** graph helo hydr ign kali-c lact lil-t lith-c lyc med merc merc-c merl nat-c nat-m nat-p olnd *Par* petr *Ph-ac Ran-b* rhus-t ruta sabad sep spong sul-ac **Sulph** tep thuj tub *Zinc*
- evening | 22 h: cench
- breathing agg: arn *Brom* camph chin *Cist Rhus-t* sulph
- chill; during: *Caps*
- cold air | breathing: *Cor-r* lith-c **Ran-b**
- drinking agg; after: *Elaps*
- expectoration; after: *Zinc*
- ice, as if full of: corn
- pain; at seat of: *Cact*
- walking in open air agg: **Ran-b**
- warm bed | amel: nat-c
- wet cloth; as from a: ran-b
- wind on the chest; from: chinin-s *Ph-ac* phos
- wrap up the chest, must: bov nux-v *Ph-ac*
o Anterior part:
  • cold water; sensation of:
    : running down the chest when drinking; sensation of cold water: verat

Coldness – Anterior part – cold water; sensation as of: ...
  : Clavicle:
    : Below | running to the toes; sensation of cold water: *Caust*
- Axillae: agar lact
- External chest: *Calc* dig *Merc-c* nat-m par **Ran-b**
  • left side: visc
- Heart:
  • icy coldness during chill: arn camph kali-c **Nat-m** olnd petr pyrog
  • stone in; sensation of: petr
o Region of: *Acon* alum arn ars bov calc camph *Carb-an* cic graph *Helo Kali-bi Kali-chl Kali-m* kali-n lil-t *Nat-m* nux-m olnd *Petr* pyrog rhus-t sec spig spong sul-i *Verat*
  • mental exertion agg: *Nat-m*
- Internally: alum am-br *Apis* arn **Ars** brom **Bry** *Calc* camph carb-an carb-v cic corn-a dig *Elaps* graph helo helo-s kali-c *Lach* laur *Lil-t* **Nat-c** nux-v *Olnd Par* petr pic-ac *Ran-b* rhus-t ruta spig *Sulph* zinc
  • air; inspiring cold: ran-b
  • ice water were rising and descending through a cylindrical tube; as if *(✷GENE - Tube; as)*: elaps
- Lungs: ran-b
  • right: med
  • expectoration; after: zinc
- Mammae: *Bry* chin cimic *Cocc* dig *Med* rhus-t
  • left: nat-c
    : coughing while: nat-c
  • icy cold:
    : menses:
      : before | agg: med
      : during | agg: med
  • touch; to: med
o Nipples: med
    : icy cold:
      : menses:
        : before | agg: med
        : during | agg: med
  • Region of: chinin-s
- Middle of chest: raph
- Sides: olnd
  • right: berb med merc *Sulph*
  • left: ferr-ma nat-c nat-m
    : ice; as if a lump of: sulph
- Sternum: apis *Camph* cupr-act **Ran-b**

COMPLAINTS of chest (= Thorax): *Acon* agar agn alum am-c am-m ambr anac ang ant-c **Ant-t** arg-met *Arn Ars* asaf asar aur bar-c *Bell* bism borx bov **Bry** calad *Calc* camph cann-s canth caps carb-an *Carb-v Caust* Cham chel chin cic cina clem *Cocc* coff colch coloc con croc cupr cycl dig dros *Dulc* euph euphr ferr *Ferr-p* graph guaj hell hep hyos ign iod ip **Kali-bi** *Kali-c* kali-n kreos lach lachn laur lob *Lyc* m-ambo m-arct m-aust mag-c mag-m mang meny merc mez mosch mur-ac nat-c nat-m nit-ac nux-m *Nux-v* olnd op par petr ph-ac phel **Phos** plat plb **Puls** *Ran-b* ran-s rheum rhod *Rhus-t Ruta* sabad sabin samb sang sars sec sel senec **Seneg**

All author references are available on the CD   1181

Complaints   **Chest**   **Complaints – Sides**

Complaints of chest: ...
Sep sil **Spig** spong squil **Stann** staph stram stront-c sul-ac **Sulph** tarax teucr thuj tub valer verat **Verat-v** verb viol-o viol-t *Zinc*
- **accompanied** by:
  - **epistaxis**: ham nit-ac
  - **reaction**; lack of (See GENE - Reaction - lack - accompanied - chest)
  o **Rectum**; fistula in: berb
  - **Uterus**; complaints of: stann
- **alternating** with:
  - **herpes**: rhus-t
  o **Abdomen**; complaints of (See ABDO - Complaints - alternating with - chest)
  - **Rectum**; fistula in: berb calc-p sil
- **spots**; in: agar anac bufo nat-m ol-j seneg thuj tub
  - **inflammation**; after: seneg
- **wandering**: *Acon* alum arg-n bell cact caust colch ferr *Lyc* mag-m merc nat-c phos *Puls* seneg
▽**extending** to
  o **Backward**: ars bry *Calc* caps carb-v *Chel* con cupr kali-bi kali-i lil-t *Merc* nat-m phos sep spig *Sulph* ther
  : **right**: acon ars *Carb-v Chel* dulc guaj kali-bi nit-ac kali-n phel phyt sep *Sulph*
  : **left**: bry kali-n lil-t *Lyc* mur-ac nat-m phys rhus-t spig sul-ac ther
  - **Downward**: agn kali-bi
  : **right**: dulc nit-ac sang sep
  : **left**: *Kali-c* laur phos puls squil zinc
  - **Epigastrium**: caust ox-ac thuj
  - **Forward**: berb borx **Bry** castm *Kali-c* kali-n psor rat *Sep* sulph
  : **right**: acon coloc merc
  : **left**: agar bar-c *Bry* lac-c naja phos *Sulph* thuj zinc
  - **Throat**: apis bell calc laur phos *Plb* sulph thuj zinc
  - **Upper** limbs: act-sp alum bar-c bry carb-ac carb-v dig dios glon kali-i lat-m led nat-m phys plat
  : **right**: hydr kreos lob phos phyt plb sang
  - **Upward**: ars calc caust lach mang mur-ac thuj
  : **right**: arn plat thuj
  : **left**; then: petr
  : **left**: am-m bov *Coc-c* kali-c laur med spig *Squil* stann zinc
  : **right**; then: calc carb-v graph ign lil-t
  o **Axilla** (See Axilla)
- **Bronchial** glands: bell calc calc-f *Iod* merc-c tub
- **Bronchial** tubes: erio **Eup-per** pin-s
  - **accompanied** by:
  : **rheumatic** complaints: pin-s
  : **urticaria** (↗RESP - Asthmatic - accompanied - eczema): pin-s
  - **chronic**: strept-ent
- **Deep** in: all-c arn bry dros eup-per kali-c kreos
- **External** chest:
  - **right** side: *Acon* agar **Agn Alum Am-c** am-m ambr anac ang ant-c ant-t *Arg-met* **Arn** Ars *Asaf* asar *Aur* bar-c **Bell** bism *Borx* bov **Bry** calad *Calc* camph **Cann-s Canth** caps **Carb-an** *Carb-v* caust *Cham* chel chin cic cina clem *Cocc* Colch **Coloc** con croc

- **External** chest – **right** side: ...
cupr cycl *Dig* dros *Dulc* euph *Graph* Hep Hyos ign **Iod** *Ip* kali-c kali-n kreos **Lach** laur *Led* Lyc *M-ambo* m-arct m-aust *Mag-m* mang meny *Merc* mez *Mur-ac* nat-c *Nat-m* Nit-ac *Nux-m* Nux-v olnd *Op* Par petr *Ph-ac* Phos plat plb **Puls** *Ran-b* Ran-s rheum *Rhus-t* ruta *Sabad* sabin sars seneg *Sep Sil* **Spig** spong *Squil* stann staph stront-c sul-ac *Sulph* Tarax Teucr thuj valer *Verat Viol-t* zinc
  - **left** side: *Acon Agar* agn alum *Am-c* **Am-m** ambr *Anac* ang *Ant-c* Ant-t arg-met *Arn* ars *Asaf* asar *Aur Bar-c* **Bell** Bism borx *Bov Bry* Calad **Calc** *Camph Cann-s* **Canth Caps** *Carb-an Carb-v* Caust *Cham Chel Chin* cic *Cina* clem *Cocc* colch coloc *Con Croc Cupr Cycl* dig *Dros Dulc* **Euph** *Graph Guaj Hep* hyos *Ign* **Kali-c** *Kali-n Kreos* lach **Laur** led **Lyc** m-ambo *M-arct M-aust Mag-m* mang *Meny Merc* mez *Mosch* mur-ac *Nat-c Nat-m* **Nit-ac** nux-m **Nux-v** Olnd par petr *Ph-ac Phos Plat Plb* Puls *Ran-b* ran-s *Rheum Rhod* **Rhus-t** *Ruta* sabad *Sabin* sars **Seneg** *Sep Sil Spig Spong Squil* **Stann** *Staph* stront-c *Sul-ac* **Sulph** *Tarax* teucr *Thuj Valer Verat Verb Viol-t Zinc*
- **Heart** (See Heart; complaints)
- **Lower** part:
  - **left**:
    : extending to | **Epigastrium**: ox-ac
- **Lungs** (See Lungs; complaints)
- **Mammae** (See Mammae)
- **Middle** of chest: calc dulc kali-bi **Phel Sep**
- **Muscles**: Asc-t
- **Sides**:
  - **alternating** sides: *Agar* apis ars *Calc Cimic* dulc graph hyper lyc mang mosch **Phos** plb ran-b rumx thuj
  - **right**: acon agar agn alum am-c **am-m** ambr anac ang ant-c ant-t apis arg-met **Arn Ars** *Asaf* asar *Aur* bar-c **Bell** bism **Borx** bov **Brom Bry** calad calc camph cann-s *Canth* caps **Carb-an** carb-v caust cham *Chel* chin cic cina clem cocc *Colch* **Coloc** con croc cupr cycl *Dig* dros dulc euph *Fl-ac* graph *Hep Hyos* ign **Iod** *Ip* Kali-bi **Kali-c** kali-n kreos **Laur** laur led **Lyc** lycps-v *M-ambo* m-arct m-aust *Mag-m* mang meny **Merc** mez mill **Mur-ac** *Nat-c Nat-m* nit-ac nux-m nux-v olnd *Op* par petr ph-ac *Phel Phos* plat plb psor **Puls** ran-b ran-s rheum rhus-t ruta sabad sabin *Sang* sars seneg sep *Sil* spig spong *Squil* stann staph stront-c sul-ac sulph *Tarax* teucr thuj valer *Verat* viol-t zinc
    : **extending** to | **left**: acon lach petr
  - **left**: *Acon* agar agn alum am-c **Am-m** ambr anac ang ant-c *Apis* arg-met *Arg-n Arn* ars asaf arsa asc-t aur bar-c bell bism borx bov brom bry calad **Calc** calc-p camph *Cann-s* canth *Caps* carb-an *Carb-v Caust Cham* chel *Chin* cic *Cimic Cina* clem *Cocc* colch coloc con croc cupr cycl dig dros *Dulc* **Euph Fl-ac** *Graph Guaj Hep* hyos **Ign Kali-c Kali-n** *Kreos* lach **Laur** led **Lyc** m-ambo *M-arct M-aust* mag-m mang *Meny Merc* mez mill mosch mur-ac *Myrt-c* nat-c *Nat-m Nat-s* **Nit-ac** nux-m

1182   ▽ extensions | O localizations | ● Künzli dot

Complaints – Sides

- **left**: ...
  Nux-v *Olnd* ox-ac par petr *Ph-ac* **Phos** plat *Plb* psor puls *Ran-b* ran-s rheum *Rhod* **Rhus-t** rumx *Ruta* sabad *Sabin* sars **Seneg** *Sep* sil *Spig Spong* squil **Stann** staph stront-c *Sul-ac* **Sulph** *Tarax* teucr ther thuj valer verat *Verb Viol-t Zinc*
  : **extending to**:
  : **right**: apis calc graph kreos phos plb zinc
  : **Epigastrium**: ox-ac
- **Transversely**: caust thuj
  ▽ **extending to** | **Arms**: *Alum*
- **Upper** part: acon agn alum ambr *Anac* ang ant-c arg-met *Ars* asaf aur bar-c *Bell* bry **Calc** cann-s *Canth* carb-v caust cham chel chin cic cina cocc colch con cycl dulc graph guaj hyos **Iod** kali-c laur lyc m-arct **Mang** meny merc mez nat-m nit-ac olnd petr ph-ac *Phos Plat* plb puls ran-b rhus-t ruta sars seneg *Sep* sil spig **Stann** staph sul-ac *Sulph* tarax ther thuj tub verat viol-t zinc
- **Wall**; Chest: *Ran-b*

CONGESTION (= hyperemia of chest): **Acon** *Adren* agar aloe alum alum-sil *Am-c* am-m ammc anac *Apis Arn* ars asaf *Aur* auri-i aur-s bar-c **Bell** borx bov brom **Bry** bufo **Cact** calad *Calc* **Camph** cann-xyz canth caps *Carb-v* carbn-s caust cham *Chin* chlor cimic *Coc-c* cocc coff colch conv *Cupr* cycl **Dig** dulc ferr ferr-i ferr-p *Gels Glon* **Graph** guaj *Hyos* ign *Iod* **Ip Kali-c** kali-chl kali-m kali-s lact *Lyc* mag-m mang meny *Merc* merl *Mill* mur-ac naja nat-c nat-m *Nit-ac* **Nux-v** ol-an olnd *Op* par ph-ac **Phos Puls** ran-b rat rhod **Rhus-t** sabad sang sarr sec *Seneg* **Sep** *Sil* **Spig Spong** squil stram **Sulph Ter** *Thuj* verat *Verat-v* zinc
- **morning**: elaps pall
  - **waking**; on: carb-v phos sulph
- **afternoon**: seneg
- **night**: *Ferr* nit-ac *Puls*
- **accompanied** by:
  - **menses**; suppressed: acon calc sep
  - **palpitations**: glon
- **alternating** with | **congestion** of head (See HEAD - Congestion - alternating - chest)
- **bathing**; sea: *Mag-m*
- **cold** air agg: cimic *Phos*
- **coldness** of body, with: carb-v
- **epistaxis**; with: mill
- **excitement**: *Phos*
- **exertion** agg; after: *Spong*
  - **slight**: *Spong*
- **lying** down | **impossible**: *Bell* **Cact**
- **measles**; after: camph
- **menopause**; during: arg-n **Lach**
- **menses**:
  - **before** | **agg**: kali-c
  - **delayed**: graph nux-m *Puls*
  - **during** | **agg**: glon
- **motion**; after: *Spong*
- **pregnancy** agg; during: *Glon Nat-m Sep*
- **pressure** | **amel**: calc-f
- **recurrent**: morg-p pneu streptoc tub-a tub-m

Chest

Congestion: ...
- **sleep** agg; during: mill puls
- **stopped** to flow; sensation as if blood: sabad *Seneg*
- **urinate** is not obeyed; if desire to: **Lil-t**
- **uterine** hemorrhage, after: **Aur-m** *Chin Phos*
- **waking**; on: **Lach**
- **walking** in open air agg: mag-m *Phos*
- **weakness** and nausea: *Spong*
- **writing**; after: am-c
○ **Heart** (↗ *Heart failure - congestive*): **Acon** am-c *Asaf* asar *Aur* bell *Calc* carb-v cham cupr cycl cyt-l *Ferr* ferr-i **Glon** hyper *Kali-c* laur *Lil-t* lyc merc-c nat-m nit-ac *Nux-m* nux-v phos **Puls** rhod seneg sep sil spig sulph thuj
- **night**: nit-ac *Puls*
- **alternating** with | **Head**; congestion of (See HEAD - Congestion - alternating - heart)
- **convulsions**, in: *Glon*
- **menses**; after: *Ign*
- **walking** rapidly agg: nux-m
- **Lungs**: *Acon* adren ars-i *Bell* both *Cact* conv eberth ferr *Ferr-p* ign iod kali-m lyc meli nux-v op parathyr phos *Seneg* stroph-h sulfon tub-a tub-m upa *Verat-v*
  - **right**: chel
  - **accompanied** by:
    : **hepatization** of lungs (See Hepatization - accompanied - congestion)
    : **nausea**: verat-v
    : **vomiting**: verat-v
  - **hemoptysis** amel: meli
  - **passive** congestion: carb-v *Dig* ferr hydr-ac nux-v phos *Sulph*
  - **violent**: iod
- **Mammae**: acon apis ferr phos yohim

CONGESTIVE HEART FAILURE (See Heart failure - congestive)

CONSCIOUS of heart's action: iber pyrog

Constriction

CONSTRICTION (↗ *Pain - constricting; Tension; LARY - Tightness)*: abies-n **Acon** adren *Aesc* aeth *Agar* ail *All-c* **Alum** alum-sil alumn am-c am-m am-p ambr *Ambro* anac *Ang* anh *Ant-t* antip *Ap-g* apis *Apoc* aral *Arg-n* **Arn Ars** *Ars-h Ars-i* ars-s-f *Asaf* asar asc-t aspar **Aur** aur-ar aur-i *Aur-m Bac Bapt Bar-c* bar-s **Bell** beryl bism *Borx* bov **Brom** bros-gau **Bry** bufo **Cact** *Cadm-s* cain calad **Calc** calc-ar *Calc-p* calc-s calc-sil *Camph* cann-i cann-s canth *Caps Carb-ac Carb-an* **Carb-v** *Carbn-o* **Carbn-s** carc carl **Caust** *Cham* **Chel** chin chinin-ar chinin-s chlol *Chlor Cic Cimx* cina cinnb clem *Coc-c* coca *Cocc* coff *Colch Coloc* **Con** cop *Crot-c* crot-h *Crot-t Cupr Cupr-act* cupr-s cycl cyt-l *Dig* dios *Dros Dulc* elaps *Euph Ferr* ferr-ar ferr-i ferr-p gamb *Gels* gins *Glon* glyc **Graph Grin** haem hed *Hell* helon *Hep* hydr-ac *Hyos* **Hyper** ictod **Ign** *Iod Ip* iris jatr-c *Just Kali-ar Kali-bi Kali-c Kali-chl* kali-i kali-m *Kali-p* kali-s kali-sil kreos **Lach** *Lact Lact-v* lappa lat-m *Laur* lec **Led** lith-c **Lob Lyc** *Lycps-v* **Mag-c** *Mag-m Mag-p* magn-gr *Manc* mand mang med meny *Merc Merc-c* merc-i-r

Chest

Constriction

Constriction: ...
Mez morph mosch mur-ac *Naja* naphtin *Nat-ar Nat-c* **Nat-m** nat-p *Nat-s Nit-ac Nit-s-d Nux-m* **Nux-v** olnd *Op* orni osm ox-ac petr ph-ac **Phos** phys pic-ac pitu-p *Plat* plb podo prot psil psor **Puls** pycnop-sa rad-br ran-b rat rauw *Rhod Rhus-t* ruta sabad sabin samb sang saroth *Sars* **Seneg** *Sep* **Sil** silphu sol-ni *Spig Spong* squil **Stann** *Staph Stram* stront-c stry sul-ac sul-i **Sulph** sumb *Tab* tarent ter thea thuj tril-p tub upa **Verat** verat-v verb visc xan zinc
- **daytime**: mez phos
- **morning**: *Arg-n* calc carb-v cycl kali-n lyc nat-m phos *Puls* sars sep
  • **fasting**: sulph
  • **lying** agg: kali-n
  • **waking**; on: dig sep
- **forenoon**: kali-n
- **noon**: agar
- **afternoon**: bapt eupi kali-n lac-c mag-c nat-m petr ph-ac sulph
- **evening**: *Ars Bry* calc-p carb-v carbn-s hyper kali-n lyc mag-c phos *Puls* ran-b raph rhus-t sep *Stann* sulph verb *Zinc*
  • **bed** agg; in: *Ars* bell verb
- **night**: alum aral *Bry* coloc *Ferr* kali-n *Lach Mez* myric petr *Puls* seneg sep sil stram *Tab*
  • **bed** agg; in: *Ferr Nux-v*
- **accompanied** by:
  • **respiration**:
    ᴏ **difficult**: ign
- **alternating** with:
  • **drawing** in occiput and nape of neck: kali-n
  • **expansion**; sudden: sars
  ○ **Abdomen**:
    ᴏ **distension**: lyc
    ᴏ **pain**: *Calc*
- **anger**; after: *Cupr*
- **anguish**, with: adren
- **armor**, as if from an: aur **Cact** *Crot-c*
○ **Heart**: aur
- **arms**:
  • **stretching** out: mez
  • **together** in front; from bringing: *Sulph*
- **ascending** agg; ang **Ars** borx **Calc** led *Mag-c* nux-v
- **asthmatic**: ang cact cadm-s coff kali-chl *Led* mez naja nux-v sulph verat zinc
- **band**; as from a: *Acon* aeth *Aml-ns Anac* ant-c arag *Arg-n Ars* bell bry *Cact* chlor led lepi *Lob Lyc* mag-c nat-m nit-ac *Nux-v* op **Phos** pic-ac *Puls* sabad sabin sil thuj zinc zinc-p
  • **accompanied** by | **yawning**: stann
  • **iron**: cact merc
    ᴏ **Heart**: cact iod lil-t mand nux-m
  ○ **Lower** part of chest: agar chlor thuj
- **bending**:
  • **amel**: caust
  • **backward** | **agg**: nit-ac
  • **forward** | **agg**: dig
  • **breakfast** agg; after: agar sulph

- **breathing**:
  • **agg**: borx
  • **amel**: sulph
  • **deep** | **agg**: agar aspar *Caust* cham *Cic Coc-c* dulc euon *Ferr* ham kali-bi kali-n lact lyc mag-m mosch nat-c nat-m nux-v *Puls* rauw sang seneg stry *Sulph* tab tarax thuj visc
- **burning**: bism mag-m
- **chill**; during: *Ars Cimx Kali-c* mez **Nux-v** *Phos*
- **clothes** are too tight; sensation as if: meli
- **coat** of mail, as from: chel
- **coition**; after: staph
- **cold**:
  • **air** agg: bry *Phos* sabad
  • **bathing** | **agg**: nux-m
- **cold** agg; becoming: mosch *Phos*
- **convulsive**: **Asaf Bell Cupr**
- **cough**:
  • **amel**: con
  • **during** | **agg**: am-c calc *Cham* cimx *Con Cupr Dros Form Hell* kali-n lyc *Mag-p* merc *Myrt-c* **Phos** *Puls* sep stram *Sulph*
  • **inclination** to; from: *Sep*
  • **spasmodic**, during: *Mosch*
- **covers** of bed agg: *Ferr*
- **dinner**; after: am-m carbn-s hep phel
- **drawing** shoulders back amel: **Calc**
- **drinking** agg; after: *Cupr*
- **eating**:
  • **after** | **agg**: arn carb-an cupr hep phel *Puls* sil
  • **amel**: sulph
- **eructations** | **amel**: lyc mag-c
- **exertion** agg: *Ars Calc* ferr *Nat-m* nux-v *Spong Verat*
- **expectoration** | **amel**: *Calc Manc*
- **expiration** agg; during: borx *Caust* chel *Kali-c*
- **fever**; during: *Acon* arn *Ars* asaf cupr *Ip* kali-c kali-n *Merc Mosch* nit-ac *Nux-v* ph-ac *Phos Plat Puls* rhus-t sep spig spong *Stann* staph stram sul-ac *Sulph* thuj verat
- **flatulence**; from (↗ *Oppression - flatulence - from*): lyc **Nux-v** *Rheum* sil
- **heart** disease; with acute rheumatic (See Pain - heart - rheumatic - accompanied - constriction)
- **hot**: bism
- **hydrothorax**, in: *Apis* apoc asaf colch lact merc psor *Spig* stann
- **inspiration** agg: agar asaf aspar beryl cham chel con dros mez raph sabad seneg *Sulph*
- **lumbar** pain; from: lyc
- **lying**:
  • **agg**: aral lach nat-m nux-v verb
  • **amel**: *Calc-p*
  • **head** high; with the | **amel**: *Ferr*
  • **quietly** | **agg**: caps
  • **side**; on:
    ᴏ **left** | **agg**: myric
    ᴏ **right** | **agg**: *Lycps-v*
- **manual** labor agg: *Calc*
- **menses**:
  • **before** | **agg**: phos

Constriction – menses

- **during** | **agg**: sep
- motion:
  - **after** | **agg**: acon
  - **agg**: agar ang *Ars* caps *Ferr* ip *Led* lyc nux-v *Spong Verat*
  - **amel**: *Seneg*
- **painful**: cupr dig sars *Sulph Verat*
- paroxysmal: sep
- perspiration:
  - **amel**: sulph
  - **feet**; after suppressed perspiration of: **Sil**
- **running** short distances: rauw
- sitting:
  - **agg**: agar ars mag-c mez nit-ac
  - **amel**: nux-v
  - **bent** forward:
    : **agg**: alum
    : **amel**: lach
  - **erect**:
    : **agg**: sars
    : **amel**: mez
- sitting up in bed | **must** sit up: acon dig
- sleep; when falling asleep: bry *Graph Lach*
- sneezing **agg**: phos
- **spasmodic**: am-c **Asaf** *Aur* aur-s calc carb-v carbn-s *Caust Cupr* glon *Hep* **Ign** ip *Kali-c* kali-p lact led lyss nat-m *Op Phos* sars sec *Sep Spong Sulph* verat
- **spots**; in: thuj
- standing:
  - **agg**: am-m kali-n spig verat
  - **amel**: mez
- stitching: spig
- stool agg; during: coloc
- **stooping** agg: alum laur merc mez seneg
- **stretching** out: nat-m
- **sulphur**, as from: kali-chl
- **supper** agg; after: mag-m mez
- **swallowing** agg: *Kali-c*
- talking:
  - **after**: *Hep*
  - **impossible**: ars *Cact*
- **touch** agg: arn cupr
- vomiting:
  - **after**: verat-v
  - **before**: *Cupr*
- waking:
  - **after** | **agg**: dig psor
  - **on**: alum carb-v dig *Graph Lach Lact* seneg sep
- walking:
  - **agg**: am-c *Anac* ang *Ars* cocc *Dig* ferr *Jug-c Kali-c* led *Lyc* mag-c nit-ac nux-v puls sil sulph *Verat*
  - **air**; in open:
    : **agg**: am-c *Calc* lith-c lyc mez sulph zinc
    : **amel**: alum chel dros *Puls*
  - **amel**: ferr
  - **rapidly** | **agg**: *Puls*

Chest

- **warm**:
  - **bed** | **amel**: phos
  - **weeping** | **amel**: anac
  - **whooping** cough; during: *Caust* mur-ac spong
  ▽extending to:
  ○ **Back**: lat-m
  - **Shoulders**: lat-m
  ○**Bifurcation** of trachea: kali-bi
- **Clavicle** | **left**: zinc
- **Diaphragm** (↗*Spasms - diaphragm):* asar cact mez nux-v petr tarax
  - **cough** agg; during: cench
- **Heart**: aeth agar *Ail* alum alum-p am-c aml-ns ang anh *Anth* anthraci apis *Arn* **Ars-i** asaf asc-t aur aur-ar aur-i berb bufo **Cact** cadm-s calad calc *Calc-ar* calc-i cann-i cann-s cann-xyz carbn-s carc caust cench chlor coca cocc colch cund *Dig* ferr ferr-ar ferr-i ferr-p glon graph hed hydr *Ign* **Iod** *Kali-ar* kali-bi *Kali-c* kali-chl kali-m kali-p lac-ac *Lach Laur* **Lil-t** lyc *Lycps-v* lyss mag-p mand merl mur-ac *Naja Nat-m* nat-ac nit-ac *Nux-m* nux-v phos phyt *Plat Plb* rad-br ran-s rauw rhus-t samb saroth *Spig Spong* sul-i tab tarent tub vanad verat zinc zinc-p
  - **night**: *Lil-t*
  : **midnight**; after | **3-4 h**: saroth
  - **alternating** with | **release**: lil-t
  - **band**; as from a | **iron**: *Cact*
  - **bending** chest forward amel: lac-ac lil-t
  - **convulsions**; before epileptic: *Calc-ar Lach*
  - **drinking** water amel: *Phos*
  - **eating** agg: alum
  - **exertion** agg: asaf bry
  - **grasping** sensation: arn **Cact** *Iod Lach Laur* **Lil-t** *Nux-m* rhus-t *Spig Tarent*
  : **right** side; and on: borx
  : **iron** hand; as if grasped by an: arn *Cact* iod lil-t sulph vanad visc
  - **grief**; from: *Ign*
  - **hand**; like a hand around her heart: *Cact Iod* laur
  - **heartbeat** amel; a strong: nit-ac
  - **lying** on side agg: saroth
  - **sigh**; as if one wants to: carc
  - **stool** | **urging** to; with: calc-ar
  - **sulphur** fumes; as from: kali-m
  - **walk** erect, inability to: *Lil-t*
  ▽ **extending** to | **Back**: lat-m *Lil-t*
  ○ **Apex**: rauw
- **Lower** part: aesc agar am-m bry **Cact** calc chlor cocc cupr *Dros Gels Ham* lact lil-t lycps-v med *Nux-v* phos *Plat Puls Ran-b* sep *Spig Sulph* thuj
  - **night**: ruta
  - **lying** on the right side agg: lycps-v
- **Lungs**: abies-n nat-m
  - **wire**; as with a: asar dig kali-n
  ○ **Upper** part | **left**: visc
- **Mammae**: lil-t sang stram verat
  - **right** | **Below**: alum am-m
  - **left** | **child** nurses from right; when: *Borx*
  - **inspiration** agg; deep: sang

Constriction – Mammae

Constriction – Middle of chest   **Chest**   **Discharge**

- **Middle** of chest: lob mag-c ol-an
  - **evening** | **18 h**: mag-c
  - **inspiration** agg: graph
  - **string**, as from a: led
  - **walking** in open air agg: lyc
- **Sides**: *Acon* aeth aloe alum asar aur bell carb-v colch kali-bi lil-t lyc meny mez myric nat-m nit-ac plat puls sil spig thuj
  - **one** side: cocc zinc
  - **right**: am-m cina cocc lyc mag-m nat-m puls sulph zinc
  - **left**: graph lyc nat-m plat sep sil sul-ac sumb zinc
  - **sitting** erect agg: dig
  - **forenoon**: nat-m
  - **inspiration** agg: lyc
  - **lying** down agg: lil-t plat
  - **sitting** agg: nit-ac
  - **turning** body: nat-m
  - **right**, to: euph
- **Sternum**: acon agar ap-g bov bry *Cact* cann-s castm croc dig dios led lob mur-ac nux-m op *Phos* puls rhus-t sabin staph sulph zinc
  - **cough** agg; during: **Phos**
  - **eating**; while: led
  - **hindering** breathing: mur-ac
  - **motion** agg: **Cact** op
- **Upper** part: ang carb-an cham nit-ac phos rhus-t spig stann tab
  - **left**: phos

CONTRACTION:
- **accompanied** by | **respiration**; asthmatic: cadm-s
- ○**Heart**; of | **increased**: adon arec dig spartin *Stroph-h*
- **Intercostal** muscles towards left side; spasmodic contraction of | **respiration**; hindering (↗RESP - Impeded - accompanied - chest - contraction): verat

CONVULSIONS: acon ang **Ars** bell *Calc* cic **Cupr** *Hydr-ac* hyos ip merc-n merc-ns *Nat-s* op phos sep stram stry sul-ac verat
- **night**: phos sep
  - **waking**; on: *Ars*
- **epileptic** | **Lower** part; beginning in (See GENE - Convulsions - begin - lower)

CORROSIVE gnawing in axilla: mez

COTTON; sensation as if stuffed with | **Lungs**: kali-bi med

COUGH:
- **during**:
  - **agg**: *Acon* agar alum am-c am-m ambr *Ang* ant-c apis *Arn* **Ars** bar-c bell borx **Bry** *Calc* cann-s *Caps* carb-v caust *Cham Chin Cina* cocc coff colch con dig *Dros* elaps ferr gels iod kali-bi *Kali-c* kali-n *Led* lyc m-ambo m-arct mag-c mag-m mang *Merc* mez mur-ac *Myrt-c* nat-c *Nat-m* nit-ac nux-m nux-v *Ph-ac* phos psor puls *Rhus-t* ruta sabad sabin *Sel* seneg *Sep Sil* spig *Spong Squil Stann* staph stront-c sulph verat zinc

- **Cough** – during – agg: ...
  - **Mammae**: con
  - **Sternum**: *Bry Caust* kali-bi

CRACKING:
- **motion** agg: nat-m sulph
- ○**Heart**, in region of: mag-c *Nat-c* spig spong
- **Sternum**:
  - **backward**; on bending the chest: am-c

CRACKS (= fissures): graph *Sulph*
○**Mammae**:
  ○ **Nipples**: aesc anan arn aur aur-s calc-ox calc-sil calen carb-an carb-v *Castm* **Castor-eq** *Caust* cham collod *Con* Crot-t *Cund* cur eup-a *Fl-ac* gali ger **Graph** ham hep hipp *Hydr Lyc* merc *Merc-c Mill* nit-ac *Paeon Petr Phel* phos **Phyt Rat Sars** *Sep Sil Sulph*
  - **deep** cracks: *Castor-eq*
  - **nursing**, from: graph hydr nit-ac rat sep
  - **painful**: *Castor-eq* graph nit-ac phyt

CRAMP (See Pain - cramping)

CRAWLING (See Formication)

CROUP, cardiac: *Spong*

CYANOSIS (↗GENE - Cyanosis): Ant-t Borx carb-an *Dig Ip* **Lach Laur** naphthoq
○**Clavicle**; region of the: thuj

DA COSTA'S SYNDROME (See Palpitation - irritable)

DANCING amel: caust

DECOMPENSATION of heart (See Heart failure)

DEFORMED: nat-m
○**Mammae** | **Nipples**: merc

DILATATION of heart (↗Hypertrophy - heart): adon *Alum* am-c *Ant-t Apis Ars* ars-i aur *Bar-c Brom* **Cact** calc carb-v cench chlol cimic coff conv crat cupr dig gels grin hydr-ac iber *Iod* kali-bi *Kali-i Lach Laur* lil-t *Lyc Lycps-v* merc-c morg-g *Naja Nat-m Nux-v* ph-ac *Phase Phos* phys plb prun *Psor Puls* rhus-t saroth seneg spig stroph-h sulph tab thyr verat-v
- **accompanied** by | **hypertension**: crat
- **sensation** of dilatation: ang ars asaf bufo cadm-s glon med nat-m petr phos sabin
  - **lying** left side | amel: ang
○**Myocardium**: *Dig*
- **Ventricles**: con conv
  - **left**: toxo-g

DISCHARGE from nipple: bell-p *Graph* ham *Lyc* med phel phos phyt plb *Puls* sel sep sil *Sulph*
- **bathing** agg: kali-cy
- **blood**: ham kali-cy *Lyc* phyt sel sep sil *Sulph*
  - **nursing**; pure blood at every: **Sil**
- **bloody** water: kali-cy *Lyc Phyt*
- **brown**; dark: kali-cy
- **gummy** | **drying** on orifice, when picked off nipple bleeds freely: med

▽ extensions | ○ localizations | ● Künzli dot

Discoloration

DISCOLORATION:
- **blueness**, near clavicle: *Ars Cupr* lach thuj
- **copper** colored: stram
- **livid**: ars
- **redness**: am-c aster aur bar-c bell bomb-chr canth chinin-s *Graph* iod kali-ar *Lac-c* rhus-t rhus-v sulph tarax vesp
  - **blotches**: apis chlol cinnb
  - **burning**: am-m mez
  - **coppery**: stram
  - **erythematous** (↗SKIN - Eruptions - erythema): Apis eberth
  - **itching**: am-m
  - **spots**: am-m ant-c arn Bell carb-v chel cinnb cocc guaj *Ip* lach led lyc mag-c manc *Merc* mez phos puls raph rhus-t sabad sil squil sulph tab visc
- **spots**: agar am-c am-m ars Bell carb-v cinnb cocc crot-c *Crot-h* ery-a ip *Lach* **Led** lyc *Mag-c* mez nat-m nat-s *Nit-ac* **Phos** phyt sabad sars seneg *Sep* squil sulph thuj vip
  - **black**, mottled: vip
  - **brown**: cadm-s *Carb-v Lyc Mez Petr Phos* **Sep** sulph thuj
  - **itching**: hydr lyc sulph
  - **Axillae**: thuj
  - **Mammae; on**: cadm-s carb-v lyc phos *Sep*
  - **dark**: phos
  - **ecchymoses** (See Ecchymoses - spots)
  - **freckles**: nit-ac
  - **itching**: nit-ac
  - **liver** spots: **Lyc**
  - **mottled**: **Crot-h Lach** naja vip
  - **yellow**: ars chel lyc merc *Phos*
    - **become** dark: mez
    - **itching** | **evening**: sulph
- ○**Axillary** glands | **blueness**: carb-an
- **Mammae**:
  - **blue** | **ulcerated** mammae; of: bell-p *Lach* phos
  - **bluish** red: *Apis* kreos *Lach*
  - **livid**: plb
  - **pale**: bry
  - **redness**: am-c bell cocc led phyt sabad samb
    - **streaks**: bell phos rhus-t sulph
    - **Nipples**: agar castor-eq *Colch Fl-ac* psor
  - **yellow**: chel thuj
    - **spots**: *Ars* carb-v chlor kali-c lyc manc *Phos Sep* sulph tab
- **Sternum** | **redness**: cortiso

DISLOCATED | Ribs seem: agar caps kali-bi naja petr psor stram

DISTENSION: apoc ars bell benz-ac cadm-s carb-v cench lach lil-t petr rhus-t thuj vip
- **convulsions**; during: ars
- **sensation** of distension: alum *Ars* asar brom bry cadm-s caps chin coca olnd sil stann ter thuj zinc
  - **breathing** agg: bry
  - **cough** agg: tarent

Chest

Distension: ...
○Heart (See Dilatation)
- **Mammae**: aster zinc

DRAWING on boots agg: arg-n

DRAWN (↗Pain - drawing pain):
- **back**; chest as if drawn towards the: ind syph
○Heart | **downwards**; as if drawn: thuj
- **Lungs**:
  - **downwards**; as if drawn: am-c
- **Nipples** | **backward**; as if drawn: crot-t

DROPS (See Falling - drops)

DROPSY (↗GENE - Dropsy - internal): **Abrot** acet-ac acon adon *Am-c Ambr Ant-t* **Apis Apoc** arn **Ars** *Ars-i* ars-s-f *Asaf Aspar* aur *Aur-m* **Borx Bry** cact calc *Canth* caps *Carb-v Carbn-s* chin chinin-ar **Colch** coloc con *Crot-h Dig Dulc* elat ferr ferr-m *Fl-ac* glycyr-g **Hell** hep *Iod Ip* jug-c *Kali-ar* **Kali-c** *Kali-i* kali-sil *Lach Lact* lact-v *Led* **Lyc Merc Merc-sul** mez mur-ac *Nat-m Nit-ac* op phase phase-xyz phos pilo *Psor* puls *Ran-b* rat rhus-t sabad *Sang* sars *Seneg Sep Sil Spig Squil* stann sul-i *Sulph Ter* teucr tub (non: uran-met) uran-n verat *Zinc*
- **accompanied** by:
  ○ **Heart** disease; organic: *Apoc*
  • **Heart**; complaints of the: spig
- **asthma**, with: colch psor
- **cardiac**: arn
  • **dyspnea**; with distressing: adon arn
- **operation**; after: abrot
○**Pericardium**: adon ant-ar *Apis Apoc* **Ars** ars-s-f asc-t aur **Colch Dig** iod *Lach* **Lyc** *Sulph Zinc*
- **Pleurae**: colch
- **Side**:
  • **right**:
    head low; with | **only**; can lie: *Spig*
  • **affected** | **only** on; can lie: *Ars*

DRUMMING heart sounds: lob-p

DRYNESS: acon agn alum bell chel con *Ferr* kali-c kali-chl *Lach Merc* osm phos **Puls** sang stram zinc
- **left**: naja
○**Axillae**: hep
- **Mammae** | **Nipples**: castor-eq

EBULLITION (See Orgasm)

ECCHYMOSES | **spots**: *Lach* phos *Sul-ac*

EDEMA; PULMONARY: acon adon *Adren Am-c* am-i **Ant-ar** ant-c **Ant-t** *Apis* apoc **Ars** ars-i aspar aur *Aur-m Bar-c* bell beryl bry cadm-s camph *Carb-v* cham chel chin coch coff colch con cortico crot-h crot-t *Dig* dros *Graph* hep *Hyos* ign iod *Ip* jab kali-c *Kali-i Kali-p* **Lach** lat-m laur *Lyc* merc **Merc-sul** mosch *Nat-m Nux-v* **Op** *Phos* pilo plb pulm-v puls *Samb Sang Sec* senec seneg spong squil stront-c stroph-h sulph tub verat
- **accompanied** by:
  • **scarlet** fever: *Ant-t* cann-s phos squil

Edema — Chest — Eruptions

○ **Heart** failure (See Heart failure - accompanied - lungs)
· **Kidneys**; complaints of (See KIDN - Complaints - accompanied - lungs)
- **drunkards**; in: crot-h
- **sudden**: rhus-t

EFFUSION: colch
○**Endocardium**: ars
- **Pericardium**: ant-ar asc-t psor sulph
  · **inflammation** of heart; after: colch
- **Pleural** exudate: ant-ar ars erio ign iod sulph
  · **accompanied** by | **renal** failure (See KIDN - Renal - accompanied - pleural)

EMACIATION (↗*Narrow*): calc-p kali-i petr phos senec sulph tub
○**Clavicles**, about the: lach *Lyc Nat-m* plb tub
- **Mammae** (↗*Atrophy - mammae*): ars-i bar-c cench cham chin **Coff** Con ferr iod *Kali-i* kreos lac-d nat-m nit-ac *Nux-m Onos* sabal sec sep sil
  · **one** smaller than the other: **Sabal**
- **Ribs**: tub

EMBOLISM | **Lungs**; of: both

EMPHYSEMA: Am-c Ant-ar Ant-t *Ars* Aur-m *Bell* blatta-o *Brom* bry calc *Calc-p Camph Carb-v* carbn-s chin chinin-ar *Chlor* coca cupr cupr-ar cur *Dig* dros eucal glon grin **Hep** hist *Ip* kali-c lac-d **Lach** led **Lob** *Lyc* **Merc** myrt-c naphtin *Nat-m* nit-ac nux-v op *Phel Phos* pneu psor puls queb sars sec seneg sep spong *Stry* sulph ter tub-r verat
- **accompanied** by:
  · **bronchitis** (See Inflammation - bronchial - accompanied - emphysema)
  · **cough**: ant-ar
  · **respiration**; difficult (See RESP - Difficult - emphysema)
- **dilated** heart; with: grin
- **old** people; in: lob
- **pleuritis**; after: sil

EMPTINESS, sensation of: all-s aspar bov *Calad* carb-an chin chr-ac coc-c *Cocc* crot-t ferr-ma gels graph *Guare* ictod *Ign Kali-c* kali-sil med *Myrt-c* nat-p nat-s olnd phos phyt plat rhus-t sars *Sep* **Stann** sulph vinc zinc
- **night**: *Sep*
- **asthma**, during: nat-s
- **cough**:
  · **after**: anis kali-c nat-s sep stann zinc
  · **during** | **agg**: *Calad* ph-ac *Phos Sep Stann* sulph zinc
- **eating**; after: nat-p olnd
- **exertion** agg: **Stann**
- **expectoration**; after: calad ruta *Stann* **Zinc**
- **faint** feeling: sulph
- **inspiration** agg: nat-s
- **palpitations**; during: olnd
- **sing**, on beginning to: *Stann*
- **talking**; when: **Stann**

Emptiness, sensation of: ...
○**Heart**: bar-m cocc croc gels graph lach lil-t med nux-m olnd sulph tab
  ○ **Region** of: chr-o con graph med naja nux-m sulph
- **Mammae** | **after** child nurses: *Borx*
- **Sides**:
  · **left**: naja
  : **Lower** part: gels
- **Sternum**, behind: zinc

EMPYEMA: apis arn **Ars** *Ars-i Calc* **Calc-s** carb-an *Carb-v* Carbn-s *Chin* Chinin-ar croc dig echi ferr *Hep* iod ip *Kali-c* **Kali-s** kali-sula *Lach* lyc **Merc** *Nat-ar* nat-s *Nit-ac Phos* pyrog *Sep* **Sil** **Sulph** tub
- **pleura**; after inflammation of: sil

ENDOCARDITIS (See Inflammation - heart - endocardium)

ENLARGED sensation:
○**Heart** (↗*Swelling - heart - sensation*): acon bell bov bufo cench cent kali-i lach med pyrog spig stroph-h stroph-s sulph

ENLARGEMENT (See Hypertrophy)

EPISTAXIS:
- **amel**: bov brom carb-v

ERUCTATIONS:
- **amel**: aloe am-m ambr aml-ns asaf *Aur* bar-c canth carb-v gels kali-c lach lyc lycps-v nux-v petr phos *Sep* thuj zinc

ERUPTIONS: agar ail alum *Alumn* am-c am-m anac ant-c ant-t **Ars** ars-s-f arund asar aur *Bar-c* bell berb bov cadm-s *Calad Calc* calc-s calc-sil camph cann-s canth **Carb-an** *Carb-v* Carbn-s *Caust* chel chin cic *Cinnb* cist cocc con cupr cycl dulc fl-ac **Graph** grat *Hep* hippoz hydr hydr-ac hydrc hyper iod jug-c kali-ar kali-bi kali-br *Kali-c Kali-i* kali-s lach *Led Lyc* mag-c *Mag-m* merc *Merc-c* mez nat-ar nat-c nat-p *Nat-s* **Petr** ph-ac *Phos* plb **Psor** puls ran-b rhus-t sec *Sep* sil staph stram stront-c sul-i **Sulph** *Syph* tab thuj urt-u valer zinc
- **acne**: amph bar-c carc
- **blood** blisters: *Ars*
- **blotches**: nat-c sars
- **blue**: ran-b
- **boils**: am-c *Arn* chin *Hep* **Kali-i** lach mag-c mag-m phos **Psor** **Sulph**
- **burning**: alum bov *Cic* mez *Rhus-t*
- **crusts**: anac ars *Fl-ac Hep Mez Nat-s*
- **desquamating**: *Led* mag-c mang mez sulph
- **dry**: *Carb-v Petr* **Psor** *Sep* **Sulph**
- **eczema**: anac ars aur-i *Calc* calc-s *Carb-v* cycl **Graph** hep kali-s moni *Petr* **Psor** staph **Sulph**
- **hay** causes: *Graph*
- **herpes**: *Ars* ars-br *Graph Hep* lyc mag-c nat-m *Petr* Ran-b *Staph Syph*
  · **zona**●: dol *Graph Lach Mez Ran-b Rhus-t* staph thuj
  : **left** side: ran-b
- **itching**: amph cann-s *Graph* led *Rhus-t* stram urt-u

1188 ▽ extensions | ○ localizations | ● Künzli dot

Eruptions – miliary

Chest

- **miliary**: am-c amph ant-c ant-t bry calad *Canth* cupr hydrc lach *Led* merc mez sep sil staph stram valer verat
- **nodules**: Bar-c *Carb-an* hippoz hydr Merc-c nat-c *Nat-s*
- **painful**: lyc
- **pimples**: am-c am-m *Ant-c* arg-n *Ars* aur bell berb borx bov bry calc cann-s canth chin cinnb *Cist* cocc con dulc fl-ac gins *Graph Hep* hura hyper iod kali-ar *Kali-c Lach* led lyc m-ambo mag-c mag-m mang mez nat-ar nat-c nat-p ph-ac plb puls *Rhus-t* squil staph stront-c *Sulph* tab valer verat zinc zinc-p
  - **acne** (See acne)
  - **angry**: sep
  - **bleed** easily: *Cist*
  - **burning**: agar bov staph
  - **elevated**: valer
  - **flattening**: rhus-t
  - **hard**: bov valer
    - Under the skin: alum
  - **indolent**: cund
  - **itching**: allox ant-c arg-n cann-s dulc gins iod mag-m nat-c tab
  - **painful**: cist
    - touch agg: con
  - **pointed**, with whitish semi-transparent vesicles on it: bry
  - **red**: am-c apis arund bov cocc iod *Mez* ph-ac plb stram zinc
    - evening: ph-ac
    - lichen simplex; like: ant-t
  - **white**: valer
    - red areola, with: *Borx* bov
- **pustules**: agar alum *Ant-t Ars* arund asar aur bar-c bar-s *Calc* chel chlor cocc euon fl-ac graph *Hep* hydr *Hydrc* kali-bi kali-s *Led* mag-m merc-c petr *Psor Rhus-t Sil* stront-c
- **rash**: ail *Am-c* ant-t *Bry* calad *Calc* calc-s *Chel* cupr ferr *Ip* lach *Led* merc mez plb *Sil Staph Sulph* syph ter
  - **alternating** with asthma (See RESP - Asthmatic - alternating - chest)
  - **itching**: calad caust sil staph
  - **red**: am-c calc *Camph Chel* corn staph stram sulph
    - itching rash over region of liver: *Sel*
    - Sternum; lower: cortiso
  - **warmth** agg: stram
  - **whitish** in typhus fever: *Apis* valer
- **red**: mag-c *Merc* merc-i-f nat-s ust valer vip
  - **coppery**: merc stram
  - **spots** (See Discoloration - redness - spots)
- **roseola** after abuse of mercury: *Kali-i*
- **sore** (See painful)
- **spring**, every: *Nat-s*
- **suppressed**; after: hep
- **tubercles**: am-c caust mang nicc
- **urticaria**: *Calad* hydrc sars sulph tub urt-u
- **vesicles**: alum arund calc calc-s camph carbn-s caust *Graph* kali-i led medus *Merc* ran-b rhus-t sep stram sulph
  - **burning**: alum

Eruptions – Mammae

- **vesicles**: ...
  - **bursting** sensation (↗ Bubbling; Clucking; Gurgling): sulph
  - **painful**: caust
- **yellow**, scaly, itching spots: kali-c
○ **Axillae**: brom calc **Carb-an** elaps graph *Hep* jug-r lac-c lyc *Merc* nat-m nicc nit-ac petr phos psor *Rhus-t Sep Sulph* thuj
  - **left**: nat-f
  - **acne**: carb-v
  - **blotches**: bry mez petr
  - **boils**●: borx *Hep Lyc Merc Nat-s* petr ph-ac *Phos* sep *Sil Sulph* thuj
    - right: thuj
    - left: borx lyc *Phos Sep*
    - painful, small: sep
    - recurrent●: lyc
    - tearing pain: petr
  - **burning**: *Merc*
    - scratching; after: phos
  - **cracks**: *Hep*
  - **crusts**: anac jug-r *Nat-m*
  - **dry**: *Hep*
  - **eczema**: *Carb-an* elaps *Hep* jug-r *Lyc* merc moni *Nat-m* petr *Psor* sep
  - **herpes**: *Carb-an* elaps graph *Lac-c Lyc* mez *Nat-m Rhus-t Sep*
    - zona: dol
  - **indurated**: psor
  - **itching**: elaps *Hep* nat-f phos *Psor*
  - **moist**: brom carb-v jug-r nat-m *Sep* sulph
  - **painful**: *Merc*
  - **pimples**: cocc phos
  - **pustules**: crot-c viol-t
  - **rash**: *Hep Sulph*
  - **scabs** (See crusts)
  - **scaly**: jug-r
  - **tubercles**: nit-ac phos
- **Mammae**: ars aster bufo *Caust* graph grat hep led lyc nat-m phos pip-n psor rhus-t staph tab valer
  - **blisters**: bufo
  - **boils**: chin mag-c phos
  - **burning**: ars grat phos rhus-t
    - scratching agg; after: grat
  - **eczema**: anac *Caust* dulc
  - **furfuraceous**, between mammae: aster
  - **herpes**: ars *Caust* dulc graph *Lach* petr psor staph
  - **itching**: kali-c sil staph tab
    - warmth agg | heat agg: staph
  - **mealy**: petr
  - **miliary**: ant-t led staph
  - **nursing** women, tetters on: dulc
  - **painful**: lyc
    - touch; to: hep ph-ac
  - **pimples**:
    - itching: bell
    - stinging: hep
  - **pustules**: euon hep

Eruptions – Mammae

- **rash**: dulc
- **red**: staph
- **rubbing** agg: kali-c
- **squamous**: kali-c *Kreos* petr
- **stinging**: hep
- **vesicles**: aeth
○ **Nipples**: caust *Graph* lach petr psor rhus-t tell
  : **eczema**: *Graph* sars sulph
  : **herpes**: **Caust**
  : **itching**: petr
  : **mealy**: *Petr*
  : **moist, itching**: *Sulph*
  : **pimples**: agar *Graph* sulph
  : **scaly**: *Lyc*
  : **scurfy**: *Lyc Petr*
  : **vesicles**: *Graph*
- **Under | eczema**: moni
- Side:
  - **left**: vac
- Sternum:
  - **pustules**: sil
  : **variola**-like:
  : **painful**: sil
  : **ulcers; join to form**: sil
  - **rash**: cortiso
  - **undressing** agg: carc

ERYSIPELAS of mammae: acon anan **Apis** arn *Bell Bry* cadm-s *Carb-an Carb-v Carbn-s Cham* coll graph *Phos* plan *Sulph*

EXCORIATION:
○ **Axillae**: ars aur carb-v con *Graph Mang* mez sanic *Sep Sulph* teucr zinc
- Mammae:
  - **rubbing**; from: con
○ **Nipples**: alumn anan arg-n *Arn* calc calc-p calc-sil castor-eq **Caust** *Cham* crot-t dulc **Fl-ac** *Graph Ham Hell* hyper ign lil-t *Lyc* Merc *Nit-ac* nux-v petr phos **Phyt** psor puls *Sang Sep Sil Staph Sulph* zinc

EXERTION agg | **Heart**: ant-t *Arn* cact dig lil-t nit-ac stroph-h tab

EXOSTOSIS:
○ **Ribs**; on: calc-f merc-c
- Sternum: merc-c

EXPANDING:
○ **Lungs | impossible**: asaf bry cina crot-t laur mosch

EXPANSION; sensation of:
○ **Vessels**: asaf

EXPULSIVE POWER:
○ **Lungs**:
  - **great**: (non: ant-t) ip
  - **wanting**: ant-t

EXUDATION (↗*Heart; complaints - valves*):
○ **Lungs**; in | **pneumonia**; after: ferr

Exudation: ...
- Pleura:
  - **accompanied** by | **Pleura**; inflammation of (See Inflammation - pleura - exudative)
  - **Valves** of heart; in (↗*Heart; complaints - valves*): *Spong*

FAILURE of heart; incipiency of (See Heart failure - beginning)

FAINT feeling about heart (See Weakness - heart - about)

FALLING, sensation of:
- **drops** were falling; as if:
  ○ **Chest**, in the: thuj
  - **Heart**, from the: cann-i cann-s
- **forward** in chest when turning in bed; sensation of something falling: bar-c sulph
- **weight** falling from pit of chest to abdomen; a: nat-hchls
○ **Heart** feels as thought it would fall down: hyper laur
  - **evening**: hyper

FASTING:
- **agg**: iod

FAT about the heart with nervous irritability: **Aur** crat

FATTY degeneration of heart: adon adon-ae **Arn Ars** *Ars-i* **Aur Aur-m** *Bar-c* **Cact** *Calc* caps carb-v cimic crat crot-h cupr cupr-act **Ferr** fuc *Iod* **Kali-c** kali-fcy kali-p kali-s *Kalm* lac-d *Naja Ph-ac* **Phos** phys phyt sacch stroph-h stry-ar stry-p vanad
○ **Myocardium**: spartin

FIBROSIS; pulmonary (↗*Phthisis - fibrosis; Sarcoidosis; GENE - Besnier-boeck-schaumann*): med penic

FISTULOUS openings:
○ **Axillae**, in: *Calc Sulph*
- Mammae; in: alum *Caust Hep Merc Phos Phyt* **Sil**

FLABBY mammae: bell calc cham **Con** hydr *Iod* kali-i kreos nit-ac nux-m nux-v onos sars
- **except** during menses: con

FLOATING; as if heart were: bov *Bufo* crot-c kali-i sumb

FLUCTUATION, feeling of: plb

FLUTTERING (↗*Trembling - heart*): acon *Alumn Ambr Apis* apoc arg-met *Arg-n Arn* ars-i *Asaf* aur aur-ar *Aur-m* aur-s *Bry Cact* calad *Calc* calc-s carb-v *Cench* cinnb crot-h cupr-ar daph *Dig* eup-pur form gels glon hydr-ac *Kali-bi Kali-br* Kali-i *Kali-p Kalm* lac-c *Lach Laur* lec **Lil-t** *Lith-t* lyc lyss *Med* mosch **Naja Nat-m Nat-s Nux-m** nux-v *Ox-ac* **Ph-ac** phos *Pic-ac* rat Rhus-t *Samb Sep Spig* stry *Sulph* sumb thea verat-v zing
- **morning**: naja stry
- **afternoon**: form sumb
  - **exertion**; after quick: sumb

1190   ▽ extensions | ○ localizations | ● Künzli dot

Fluttering

- **afternoon**: ...
  - **headache**; during: form sumb
- **evening**: pic-ac
- **night**: naja
  - **wakens** her: *Lil-t*
- **air**; in open | **amel**: **Nat-m Nat-s**
- **alternating** with | **soreness**: aur-m
- **ascending** stairs agg: *Bry* **Calc**
- **audible**: dig
  - **rheumatic** fever; after: *Dig*
- **dinner**; after: *Sep*
- **excitement** after slight: *Aml-ns* **Lil-t** *Lith-c*
- **exertion** agg: conv
- **faintness**; after: asaf *Calc Gels Lil-t Mosch* **Nat-m Nat-s** ph-ac stry
- **lying**:
  - **agg**: **Nat-m**
  - **side**; on:
    : **left** | **agg**: cact *Daph Dig Gels Nat-m* spig
    : **right** | **agg**: *Alumn*
- **menses**; after: dig nat-p spig
- **raising** arms agg: dig *Sulph*
- **rest** agg: **Lil-t**
- **sensation**; of:
  ○ **Heart**: absin *Acon* aml-ns apoc asaf *Cact Cimic* conv crot-h ferr glon *Iber Kalm* lach *Lil-t* lith-c *Mosch* naja *Nat-m* nux-v *Ph-ac* phase *Phys* pyrog *Spig* sul-ac thea
- **sitting** agg: *Asaf*
- **thinking** of it agg: *Arg-n*
- **waking**; on: *Kali-i* naja
- **writing** agg: naja

FOREIGN BODY; sensation of a:
- **ascending** body; of an: zinc
○ **Sternum**; behind: nat-m
- **Throat**; up into: zinc

FORMICATION: acon agar alum am-m arn ars arund cadm-s cain calc *Carl* chin colch coloc cycl dros guaj laur m-aust mag-m nux-v olnd *Ran-s* rhus-t *Seneg Sep* spig spong *Sulph* thuj urt-u
- **ants** running over chest; as if: mez ph-ac
- **entering** the house: phos
- **warm**:
  - **food** | **agg**: *Mez*
  - **room** | **agg**: *Mez*
○ **Axillae**: berb *Bry* cocc con mang mez
- **Clavicles**; region of: alum arund mez
- **Heart**; region of: canth kalm nux-v spig
- **Mammae**: calc chin con mang ran-s sabin
  - **left**: ant-t
  - **cold** crawling: guaj
○ **Nipples**: sabin
- **Rib** muscles | **left**: dros
- **Sides** | **left**: am-m spong
- **Sternum**: *Ran-s*

FULLNESS (✒*Large*): **Acon** aesc agar *Ail* aml-ns anac ang ant-c **Apis** apoc arg-n *Arn Ars* arum-t *Asaf Aspar* aster **Aur** *Bar-c* bar-s bell benz-ac brom bry *Cact*

Chest

Fullness: ...
cadm-s calc calc-ar *Canth Caps Carb-v Carbn-s* carl caust cench chel chin *Cist Coff* colch con cop cot croc *Crot-t* cub cycl *Dig* echi ery-a eug *Ferr* ferr-ar *Ferr-p Gels* gent-l *Glon Hydr* ign *Kali-bi* **Lac-c Lach** lachn lact lil-t *Lob* lyc med merc mez mosch naja *Nat-ar* nat-m nat-p *Nit-ac Nux-m* nux-v *Phos* **Phyt Puls** pyrog *Rhus-t* rumx ruta sabad sabin sacch sang sel sep spong sul-ac *Sulph* sumb tax ter verat
- **morning**: calc con gent-l lyc *Sulph*
  - **smoking** agg; after: cycl
  - **waking**; on: ph-ac
- **forenoon**:
  - **walking** agg: acon
  - **writing** agg: fl-ac
- **noon**: lyc
- **afternoon**: alumn coca
  - **17 h**: phos
- **evening**: *Carb-v* eupi lact **Puls** *Sulph*
  - **bed** agg; in: nat-p *Nat-s* sulph
  - **eating**; after: alumn
  - **sleep**; preventing: puls
- **accompanied** by:
  - **cough** (See COUG - Fullness - chest)
  ○ **Heart**; weakness or dilatation of: chlol
- **air**; in open: lyc
- **ascending** agg: bar-c
- **bending** agg: stroph-s
- **coffee** agg: *Canth*
- **eating**; after: ant-c caps con *Lyc* phos
- **eructations**; from incomplete: ang
- **exertion** agg: nat-ar
- **expectoration** | **amel**: *Ail* calc
- **hard** mass in chest; feeling of a: stict
- **inspiration** agg; deep: kali-n nat-ar sulph
- **menses**; before: brom **Sulph**
- **sitting** agg: anac *Caps*
- **urination** | **delayed**; if desire to urinate is: **Lil-t**
- **waking**; on: con ph-ac
- **walking** agg: ferr verat
○ **Heart**: *Acon Aesc* aml-ns ang ant-t arg-met arg-n *Asaf* **Aur Aur-m** *Bell Bov* bufo *Cact* caust *Cench* colch coll conv cot cycl *Glon* glyc iber **Lach** lact-v *Lil-t Lycps-v* med naja **Puls** pyrog sel sep *Spig* spong stroph-h **Sulph** vanad verat-v
  - **evening**: **Puls**
  - **night**: colch
    : **side**; while lying on left: colch
  - **ascending** stairs agg: **Aur** aur-m
  - **menses**; during: **Puls**
  - **obstruction**, as if, from: cot
- **Lower** part: puls
- **Mammae**: bell *Bry* calc *Calc-p* clem cycl *Dulc Kali-c Lac-c* lact merc nux-v phos *Phyt* sabal sec *Sep* zinc
  - **menses**; during: *Con*
  - **sensation** of fullness: carb-an clem *Sep*

Galactorrhea — Chest — Heat

GALACTORRHEA (See Milk - increased; Milk - pregnancy)

GANGRENE of lungs: arn **Ars** bufo caps carb-ac Carb-an Carb-v Chin crot-h dulc eucal hep **Kreos** Lach lyc lyss osm Phos Plb pyrog sec sil sul-ac tarent ter
- inflammation of lobes; after: phos

GOUTY heart•: aur aur-m Benz-ac cact Calc Carb-v Caust Colch conv cupr Kalm Led **Lyc** Puls Spong

GRANULOMA lungs: beryl

GRASPING (See Constriction)

GROWLING: aur calad coloc

GURGLING (↗Bubbling; Clucking; Eruptions - vesicles - bursting):
- **breathing** agg: cina cocc ind mur-ac puls
- ○ Heart: bell cact lyc Psor rhus-t
  · lying agg: Psor
- Mammae: crot-t
- Sides | right: nat-m

HAIR:
- falling (↗SKIN - Hair - falling): ph-ac
  ○ Axillae: sel thal

HANG DOWN; letting legs | amel: sul-ac

HANGING by a thread; as if heart was (See Thread)

HARD body:
- **coughing**; sensation of hard body falling after: bar-c
- ○ Heart:
  · were a hard body; as if heart: nat-c
- Lung were small and hard; sensation as if right: abies-c

HARDNESS, mammae (See Induration - mammae)

HAWKING:
- agg: calc rumx spig
  ○ Clavicles: rumx

HEART failure: Acetan adon adren aether agarin Alco am-c am-caust aml-ns ant-t arg-n **Ars** atro calc camph carb-v cench cocain Coffin conv Crat crot-c Crot-h Dig Digin eberth Elaps elat gala Glon Helo Hydr-ac iber Kali-c Lach lat-m Merc-cy naja nat-f nux-m oxyg Phase sacch saroth ser-ang stroph-h Stry-ar Stry-s verat verat-v vip
- accompanied by:
  · **faintness**: nux-m
  · **hyperthyroidism**: iod lycps-v nat-i nat-m
  · **hypotension**: elat
  · **indigestion**: crat
  · **nausea**: Adren crat

Heart failure – **accompanied** by: ...
  · **prostration**; nervous (See MIND - Prostration - heart)
  · **pulse**; soft: glon
  · **septicemia**: carb-v crot-h pyrog
  · **shock**: adren carb-v kali-c lach
  · **weakness**; general: adon am-c ars
  ○ Lungs; edema of: dig sulfon thyr
  · **Valves**; complaints of the (↗Heart; complaints - valves; Murmurs - cardiac - valvular): naja thyr
- **anesthesia**; during: adren
- **beginning** of: cact crat nat-f
- **congestive** (↗Congestion - heart): am-c ant-t ars carb-v dig gels glon hydrc kali-c kalm lach laur lyc lycps-v naja ox-ac phos stry-ar sulph
  · **anxiety**; with (See MIND - Anxiety - heart failure)
- **incipient** (See beginning)
- **pneumonia**; after: ferr-p
- **threatening**:
  · **fever**:
    ⋮ septic fever: pyrog
    ⋮ zymotic fever: pyrog
  ○ Mitral valve: gala ser-ang
  - **Ventricles | left**: acon-f arn Coffin digox gels grin

HEART hung by a thread; as if (See Thread)

HEART is on right side; sensation as if (See Right)

HEARTBEAT:
- **heavy**: lycps-v rhod
- **shaking | body**; whole: apis arn bell ferr glon graph Kali-c lach lyc mur-ac nat-m rhod rhus-t
- **violent** beat; single: aur lil-t sep visc zinc

HEAT: Acon aesc all-c alum alum-p alum-sil am-c anac Ant-t Apis arg-n Arn Ars ars-h ars-i Arum-t arund asaf asc-t aur aur-ar aur-i aur-m aur-s bar-c bar-m Bell bism bomb-chr both-ax bov brom Bry bufo cact Calc calc-ar Calc-p Camph Canth carb-an carb-v carbn-s castm caust cham chin chlol Cic clem coc-c cocc Coff colch cop crot-t cupr dig dros dulc eup-per euph Ferr ferr-ar ferr-i ferr-p glon graph grat Hep hyos hyper iod kali-bi kali-c kreos Lach lachn lact laur Led Lil-t Lyc m-arct mag-m manc mang Med meny merc merc-c mez nat-m nit-ac Nux-v ol-an ol-j Op osm paeon petr ph-ac Phos plat plb polyg-h Psor puls pyrog Ran-b ran-s rat rhus-t rumx ruta sabad samb Sang Sars sel Seneg Sep sil spig Spong Stann sul-ac sul-i **Sulph** tax tep Ter thuj ust verat zinc
- **left** side hot:
  · **right** side cold; and | sun agg; walking in the: Med
- **morning | waking**; on: apis nat-m sulph
- **afternoon**:
  · **13** h:
    ⋮ 13-15 h: plan
    ⋮ **ascending** a hill; on: clem
  · **14** h: hura
  · **14.30** h: laur
  · **walking** agg: thuj

1192 ▽ extensions | ○ localizations | ● Künzli dot

Heat

- **evening**: mang puls
- **night**: ant-c arg-n carb-an sars
- **alternating** with | **pain** on internal surface of thigh: coc-c
- **bed** agg; in: sars
- **burning**: *Acon* apis *Ars* bell canth *Carb-v* euph kali-m lyc naja paeon *Phos* puls raph sang spong *Sulph Tub* verat-v
- **chill**; during: sars sil
- **eating**; after: clem sel
- **expectoration** | **amel**: cham
- **fire**; sensation as if on:
  ○ **Lungs**: pyrog
  ⁞ **air**; in open | **amel**: pyrog
- **flushes** (⚹*Orgasm*): alum arg-n bism cact calc-s clem *Coc-c Cupr Ferr Glon* kali-m lact *Lil-t* merc mill nit-ac nux-v ol-an *Phos* plb psil rhod **Seneg** *Sep Spong* **Sulph** *Thuj*
  ▽ **extending** to:
  ⁞ **Face**: **Sulph**
  ⁞ **Head**: cinnb glon mill phos
  ⁞ **Upward**: phos
  ○ **Upper** chest | **excitement** agg: merc nat-m
- **glowing**: bell lach *Spong*
- **holds** left arm during: aur
- **itching**; with: cic
- **motion** agg: *Spong*
- **rising** from stooping agg: rhus-t
- **rising upward**; heat (⚹*Rising; sensation - heart; Rising; sensation - heart - throat)*: caust *Sulph* thuj
- **sensation** of: acon alum *Arn Ars* asc-t bell *Bry Caust* coff euph ferr hell *Iod* lact *Mang* merc nat-m *Nux-v* ol-an *Plat* rhod rhus-t **Sulph** verat
  ○ **Heart**:
  ⁞ **About** the: acon ant-t arg-n ars bar-m cann-s chinin-s croc dig kali-c kalm merc mur-ac phos rhod sulph ter verat
  ⁞ **In**: *Ant-t* verat visc
- **Lungs**: *Acon*
- **sleep**:
  - **during** | agg: arg-n
  - **siesta**:
  ⁞ **after** | **agg**: clem
- **smoking** agg: cic spong
- **sun** agg; walking in the: med
- **talking** agg: phos
- **excitedly**: phos
- **urination** | **delayed**; if desire to urinate is: lil-t
- **walking**:
  - **agg**: naja
  - **air**; in open:
  ⁞ **after** | **agg**: stann
  ⁞ **agg**: rhus-t
- **water**; hot:
  ○ **Abdomen** from chest; as if hot water poured into: sang
  ⁞ **stool**; before: sang
  - **Lungs** | **as** if hot water poured into: acon *Hep*

Chest

Heat: ...
○ **Axillae**: aur *Carb-an Carb-v* caust clem **Kali-c** laur lyc *Nat-m* nit-ac ol-an phos *Rhus-t* sep sil *Spig* sul-ac sulph zinc
- **Diaphragm**: acon
- **External** chest: ambr *Apis* **Arn Ars** bar-c *Bell* **Bism** *Bry Calc* canth carb-v *Caust* cham chin cic dig dros dulc euph iod laur led **Lyc Mang** merc merc-c mez mur-ac nat-m *Nux-v* olnd ph-ac phos plat *Puls Rhus-t Sars Sel* seneg sep **Spig** stann *Staph* stront-c **Sulph** tarax thuj verat
- **Heart**, in region of: *Acon Ant-t* arg-met arn ars aur bell brom bry *Calc Cann-s* cann-xyz canth carb-v caust cic coc-c cocc cot croc ferr **Glon** kali-c lach lachn lyc lycps-v lyss m-aust med merc naja nit-ac nux-v op **Phos** plan *Puls* rhod rhus-t sabad *Sep Spig Spong* sul-i **Sulph** verat **Verat-v**
  • **evening**: naja
  • **flushes** of: ars cact carb-v **Glon** lyc merl mill nit-ac *Nux-m* **Phos** plb sep sil *Sulph* yohim
  ▽ **extending** to:
  ⁞ **Body**; over: ars *Nux-m*
  ⁞ **Head**: **Glon** lachn
- **Lower** part: hell
- **Mammae**: *Acon Apis* arn **Ars** bar-c bell benz-ac bry calc calc-p *Cann-s Carb-an* carb-v cham clem cocc con graph hep laur lyc *Merc* nit-ac phos phyt *Puls* rhus-t sep *Sil* **Sulph**
  • **right**: calc
  • **left**: ign
  ○ **Nipples**: phos
- **Sternum**: bell
  ○ **Behind**: lach
- **Upper** part: nit-ac

HEAVINESS (See Oppression)

HEMOPTYSIS (See Hemorrhage)

HEMORRHAGE of lungs (⚹*EXPE - Bloody*): Acal
Acet-ac Achil-m **Acon** *All-s* aloe *Alum* alum-sil am-c *Anan Ant-t Apoc Aran* arg-n **Arn Ars** ars-s-f arum-m aspar *Bapt Bell* brom *Bry* bufo **Cact** *Calc Calc-p* calc-s calc-sil canth carb-an carb-v carbn-s *Card-m* casc caust cham **Chel Chin** chinin-ar chinin-s chlor cinnm *Coc-c* cocc coff *Colch Coll* con *Cop Croc* crot-h cupr cupr-s *Dig* dros dulc elaps *Erech* ergot *Erig* **Ferr** *Ferr-act* **Ferr-ar** *Ferr-i* ferr-p fic-r fic-v gelin *Ger* **Ham** helx *Hydrin-ar* hyos ign **Ip** jug-c kali-ar kali-bi *Kali-c Kali-chl Kali-i* kali-m kali-n kali-p kali-s kali-sil *Kreos Lach* lam *Led* lyc *Lycps-v* mag-c mag-m mang *Mangi* meli merc *Merc-c* **Mill** *Nat-ar* nat-n **Nit-ac** *Nux-m Nux-v* ol-j op *Ph-ac* phel *Phos Plb* **Puls** *Rhus-t Sabin Sang* sarr **Sec** *Senec* sep sil **Stann** staph *Stram* stront-c stroph-h *Sul-ac* sulph tab *Ter* tril-p tub *Urt-u* verat *Verat-v*
- **accompanied** by:
  • **congestion**: erech
  • **convulsions**: hyos

Chest

Hemorrhage

- accompanied by: ...
  - phthisis (See Phthisis - accompanied - hemorrhage)
  - pneumonia (See EXPE - Bloody)
  - respiration; difficult: arn
  o Chest; heat in: psor
  - Heart | Valves; complaints of the (See Heart; complaints - valves - accompanied - lungs)
  - Lung; cancer in (See Cancer - lungs - accompanied - hemorrhage)
  - Valvular; complaints of: cact lycps-v
- alcoholics; in: ars hyos *Led* **Nux-v** op
- alternating with | **rheumatism**: led
- anger; after: *Nux-v*
- black: ars elaps
- bright red blood: acal *Acon* aran cact ferr-act *Ferr-p* ger led *Mill* nit-ac rhus-t tril-p
  - accompanied by | **Mammae**; cancer in (See Cancer - mammae - accompanied - hemorrhage - bright)
- coagulated: acal acon *Arn Bell* brom bry canth carb-an caust **Cham Chin** coc-c coll con *Croc* dros erig *Ferr* ham *Hyos Ip* kali-n kreos mag-m *Merc Nit-ac* nux-v ph-ac *Puls Rhus-t Sabin* sec sep stram stront-c
  - black: kreos
  - brown: bry rhus-t
  - dark: arn coc-c coll ham mag-c puls
- convulsions; after: dros
- copious: *Ger*
  - serum and blood; with:
    : accompanied by | **Mammae**; cancer in (See Cancer - mammae - accompanied - hemorrhage - copious)
- cough:
  - with: acal *Acon* Ferr-act ferr-p *Ip Led* phos
  : whooping cough: *Arn Cer-ox* con cor-r cupr *Dros* ind *Ip* merc
  - without: *Acon Ham* mill sul-ac
- dark thick clots: arn crot-h *Elaps* ferr-m *Ham* sul-ac
  - accompanied by | **Mammae**; cancer in (See Cancer - mammae - accompanied - hemorrhage - dark)
- delivery:
  - after: arn chin puls
  - during: *Acon Arn Chin* hyos ip *Puls* sulph tril-p
  : puerperal fever; in: ham
- excitement agg: rhus-t
- exertion agg; after: acon *Arn* coc-c ferr ip *Mill* puls *Rhus-t Urt-u* verat
- falling from a height, after: *Mill*
- frothy, foaming: acon *Arn* dros ferr ip *Led* mill op ph-ac *Phos* sec *Sil*
- hemorrhoidal flow; after suppression of: acon *Carb-v Led Lyc* mez **Nux-v** phos *Sulph*
- hot blood: acon *Bell* mill psor
- injuries; after: mill
- intermittent: kreos
- mechanical injuries; after: ip
- menopause; during: lach sang sul-ac

Hemorrhage: ...

- menses:
  - before | agg: *Dig*
  - suppressed menses; from: *Acon* ars *Bell Bry* con *Dig* ferr graph ham mill *Phos* **Puls** *Sang Senec* sep sulph ust
- moon; full: kali-n
- nursing mothers: *Chin*
- painful: ferr
- periodical: kreos
- pneumonia, results of: calc-s *Sul-ac*
- profuse (See copious)
- recurrent: apoc ars nux-v phos sulph
- vicarious: bry ham phos
- walking slowly | amel: *Ferr*
- watery: elaps
- whiskey; after: merc puls
- wine agg: acon

HEPATIZATION of lungs: ant-t bapt *Brom* bry *Cact* calc calc-s *Camph Chel* ferr *Hep* ign *Iod* **Kali-c Kali-chl Kali-i** kali-m kali-p *Lach Lob Lyc* merc *Myrt-c Nit-ac Nux-v* op *Phos Sang Seneg* sil *Spong Sulph Ter Tub* verat-v
- right: *Kali-c* **Kali-i** *Phos* sil sulph
  o Upper right half: *Chel*
- left: bapt *Lach Lyc Myrt-c* phos *Sulph*
- accompanied by | congestion of lungs: verat-v
- incipient: verat-v
- lying:
  - back; on | agg: *Phos*
  - side; on:
    : left | agg: **Phos**
    : right:
    : agg: kali-c *Merc*
    : amel: **Phos**
- painless: ign iod
- pneumonia; after: ant-t
- rapid: ign iod
  - accompanied by | fever; high: ign iod

HICCOUGH agg: am-m stront-c teucr

HOLD chest with hand during cough; must (See COUG - Hold - chest)

HOLDS hands over the heart, as if there was some trouble there: bufo cupr hydr-ac laur lil-t naja nat-m puls tarent
- exertion amel; any: laur

HOLLOW (See Emptiness)

HYDROPERICARDIUM (See Dropsy - pericardium)

HYDROTHORAX (See Dropsy)

Hypertrophy

o Bronchial tubes (= bronchiectasis): am-c pert psor
  - edematous: am-c
- Heart; of (*Dilatation*): **Acon** aethyl-n *Aml-ns Arn Ars* aspar *Aur* aur-br **Aur-i** *Aur-m* bell *Brom* **Cact** *Caust* cere-b chlol cimic coffin *Conv* crat *Dig* **Ferr** *Glon Graph Hep Iber Iod* kali-bi **Kali-c Kalm** *Lach* lil-t

▽ extensions | O localizations | • Künzli dot

Hypertrophy   **Chest**   Inflammation

- **Heart**, of: ...
  Lith-c *Lyc Lycps-v* **Naja** *Nat-m* nux-v *Phos* phyt plb prun prun-v *Puls Rhus-t Spig* **Spong** staph stroph-h stry-ar stry-p thyr *Verat-v* visc
  - accompanied by:
    : **hypertension**: crat
    : **Liver**; complaints of the: mag-m
  - **numbness** and tingling of left arm and fingers; with (↗*Heart*; *complaints - accompanied - upper - left - numbness*): **Acon** cimic puls **Rhus-t**
  - **overexertion**, from: arn brom *Calc Caust* crat *Kali-c* **Rhus-t** thyr
  - **sensation** of (See Enlarged - heart)
- **Mammae** (↗*Swelling - mammae):* bell-p   *Calc*   calc-p chim *Con* cycl iod kali-i med *Phyt* sep
  - **menopause**; during: sang
  ○ **Areola**: *Sil*
- **Mediastinal** ganglion: v-a-b

HYPERVENTILATION (See RESP - Hyperventilation)

IMMOVABLE: ox-ac **Phos** stry

IMPULSE of heart; excessive: aethyl-n cact

INDURATION:
- **sensation** of:
  ○ **Mammae** | **left**: arist-cl
  ○**Axillary** glands: arn aster bufo calc **Carb-an** clem hep *Iod Kali-c* lac-c nat-c **Sil**
- **Mammae** (↗*Lumps - mammae; Lumps - sensation; Nodules - mammae):* alum-sil alumn ambr anan apis ars *Ars-i Aster Aur* **Bar-i** *Bell Bry* bufo *Calc* calc-f calc-i calc-p **Carb-an** *Carb-v Carbn-s* **Cham** chim *Cist Clem* coloc **Con** *Crot-h Crot-t* cund *Cupr* cycl dulc *Graph* hep *Hydr* hyos *Iod* **Kali-bi** *Kali-m Kreos Lac-c* lap-a *Lyc* mang *Merc* nit-ac petr *Phos Phyt* plb *Plb-i* puls *Rhus-t* ruta sabin *Sep* **Sil** spong sul-i *Sulph Thuj* tub ust vip
  - **right**: *Arn* **Con** graph hydr kali-chl lyc *Phyt* thuj vip
  - **left**: *Aster* calc carc **Con** *Cund* **Kali-chl** lap-a phyt **Sil**
  - **abscess**, after: *Con Graph*
  - **accompanied** by | **cancer** of mammae (See Cancer - mammae - accompanied - induration)
  - **blows**; after: arn bell-p carb-an *Con*
  - **cicatrices**, in (↗*SKIN - Cicatrices):* **Graph** phyt
  - **contusion**, after: arn ars-i *Bell-p* carb-an *Con* cund kali-chl
  - **delivery**; after: phyt
  - **menses**:
    : **absent**: dulc
    : **before** | **agg**: bry *Con* lac-c sang
    : **during** | **agg**: carb-an con
  - **painful** on touch: clem con cund hydr *Kali-chl Phyt* thuj
  - **red**; but not: calc con
  - **stone**; like: phyt
  ○ **Nipples**: agar *Bry Calc Carb-an* graph *Merc* sulph thuj

INFARCTION; myocardial: am-c ars cimic crot-h hist lach lat-m *Naja* parathyr tab
- **accompanied** by | **angina** pectoris: acon
- **acute**: hist-m

INFLAMMATION: ars kali-c
- **menses**:
  - **before** | **agg**: senec
  - **during** | **agg**: senec
○**Aorta**: : acon adren apis glon syph tub
  - **chronic**: adon adren *Ant-ar* ars-i aur aur-ar cact chinin-s crat cupr glon kali-i lyc *Nat-i* spig stroph-h
  - **syphilitic**: syph
  - **ulcerative**: acon ars chinin-s
- **Axilla**, glands: con hep merc **Nit-ac** petr phos raph sulph
- **Bronchial** tubes (= bronchitis): *Acet-ac Acon* **Aesc** aeth aether *All-c* all-s aloe *Alum* alum-p alum-sil *Alumn* am-br am-c am-caust am-i *Am-m* am-p ammc *Ant-c* ant-t ant-s-aur **Ant-t** *Apis Arn* **Ars** ars-i asc-c *Asc-t Aur-m* bac bals-p bar-c bar-i **Bar-m** bar-s *Bell* bell-p *Benz-ac* blatta-o brom *Bry* **Cact** cadm-met *Calc* calc-i calc-sil *Camph Cann-s* cann-xyz canth caps *Carb-v Carbn-s* carc card-m *Caust* cetr *Cham Chel* chin chlol chlor *Cina Cist Coc-c* colch *Con* cop dig diphtox **Dros** *Dulc* erio eucal eup-per euphr ferr *Ferr-i* **Ferr-p** *Gels* grin *Guaj* hed **Hep** hepat *Hippoz* hist hydr *Hyos* hyss-o iber ign influ inul *Iod* **Ip** jab kali-ar *Kali-bi Kali-c* **Kali-chl** kali-m kali-n kali-p kali-s kali-sil *Kreos Lach* laur led linu-c *Lob* lob-a **Lyc** mag-c malar manc mang meph *Merc* mucot myrt-ch *Naja* naphtin narc-ps nat-c *Nat-m* **Nat-s** *Nit-ac Nux-v* oci-sa oscilloc osm parathyr pert petr *Ph-ac* phel **Phos** pin-s pix *Plb* pneu podo *Psor* pulm-v **Puls** pyrog ran-b *Rhus-t Rumx* sabad sabal samb **Sang** sangin-n sec **Senec** *Seneg Sep* **Sil** silphu *Spig* **Spong Squil Stann** stann-i staph stict stram streptom succ-ac sul-i *Sulph Ter* thuj tub tub-a *Tub-d* tub-m (non: uran-met) uran-n *Urin Verat* verb visc
  - **accompanied** by:
    : **cough**; constant urging to: stann-i
    : **emphysema**: led
    : **fever**; little: ant-t
    : **perspiration**; cold: ant-t
    : **respiration**; asthmatic: *Blatta-o*
    : **sleep**; comatose: **Ant-t**
    : **sleepiness**: **Ant-t** tub
    : **violent** complaints: acon ant-t bell bry
    : **weakness**: *Ammc*
  - **acute**: *Acon* am-c am-i am-p ant-ar ant-i ant-t ars ars-i asc-t *Bell* blatta-o *Brom Bry Caust* cham colch cop *Dulc* eup-per euphr *Ferr-p* gels grin *Hep* hyos *Ip Kali-bi* lob mang-act *Merc* morg-p mucot naphtin nat-ar nit-ac *Phos* pilo *Puls Rumx Sang Sangin-n* solid spong *Squil* stict sul-ac sulph thuj tub tub-a verat verat-v zinc
  - **alternating** with:
    : **diarrhea**: seneg
  - **asthmatic**: ephe

All author references are available on the CD   1195

| Inflammation – Bronchial | Chest | Inflammation – Lungs |

- **Bronchial** tubes: ...
  - **bronchopneumonia**: *Acon* am-c am-i ant-ar *Ant-t* ars *Ars-i* bac bell bry cadm-met carb-v cham *Chel* *Dig* *Ferr-p* glyc influ iod *Ip* just kali-c lob *Lyc* nit-ac osm *Phos* puls seneg solin *Squil* *Sulph* ter *Tub* tub-a tub-k tub-m
    : **children**; in: ant-t bry thymu
    : **neglected**: ferr
  - **capillary** (See bronchopneumonia)
  - **children**; in: ant-t *Cina* *Dulc* **Ip Kali-c** morg-p narc-ps nat-ar pneu tub tub-a
    : **infants**: ferr-p
  - **chronic**: alum alumn am-c am-caust am-i am-m ammc ant-ar ant-i *Ant-s-aur* *Ant-t* *Ars* *Ars-i* bac *Bals-p* bals-t bar-c *Bar-m* *Calc* calc-f calc-sil canth carb-an *Carb-v* cean chel *Chin* coc-c con *Cop* cortiso cub dig diphtox dros *Dulc* erio eucal eup-c grin hep hydr hyos ichth ilx-a iod *Ip* *Kali-bi* kali-c kali-hp *Kali-i* kali-s kreos lach *Lyc* marr-vg med *Merc* mucot myos-a myos-s myrt-ch nat-m nat-s *Nit-ac* nux-v pert phos pix pneu *Puls* rumx sabal sang sec *Seneg* sep *Sil* silphu spong *Squil* *Stann* stram stry *Sulph* tax ter tub tub-d tub-r verat
    : **old** people; in: hippoz squil
  - **cold**; from every (See NOSE - Coryza - followed - chest)
  - **coryza**; begins as (See NOSE - Coryza - followed - downward)
  - **descending** agg: ant-t coenz-q
  - **expectoration** difficult: canth
  - **fibrinous**: brom bry *Calc-act* *Kali-bi* phos
  - **old** people: all-c *Am-c* *Ammc* ant-c **Ant-t** ars *Camph* *Carb-v* diphtox *Dros* **Hippoz** *Hydr* kreos led *Lyc* *Nux-v* *Seneg* squil verat
  - **painful**: ran-b
  - **purulent**: prot
  - **recurrent** (See GENE - History - bronchitis)
  - **toxemic**: am-c ant-t bry colch diphtox *Merc-c*
  - **weather**:
    : **cold** weather; from: dulc hep ip mang mang-act
    : **wet** | agg: syc
  - **winter**; in: kali-s psor sil syc
  o **Bronchioles** (= bronchiolitis): *Alum-sil* am-c am-i ant-ar *Ant* ars bac *Bell* bry calc camph *Carb-v* chel cupr-act eucal *Ferr-p* ip kali-c kali-i lyc nit-ac ph-ac phos *Seneg* sep *Solin* sulph *Ter* verat
    : **accompanied** by | **Heart**; weak (See Weakness - heart - accompanied - bronchiolitis)
- **Costal** cartilages: arn
- **Diaphragm**: acon atro bell bism bry cact calc cham cocc *Cupr* dulc ham *Hep* hyos ign lyc mosch *Nux-m* *Nux-v* puls *Ran-b* *Stram* *Verat* verat-v
- **Heart** (= carditis): *Acon* ant-t apis ars asc-t **Aur** aur-i bism *Brom* *Bry* *Cact* *Cann-s* *Carb-v* *Carbn-s* *Caust* cocc *Colch* crat *Dig* kali-i *Kalm* *Lach* *Led* mang merc-c *Naja* *Phos* plb *Psor* *Puls* rheum rhus-t **Spig** sulph sumb *Verat-v*
  - **Bright's** disease, with: adon *Apis* apoc *Ars* asc-t cact cann-s colch *Dig* kali-n phos

- **Heart**: ...
  - **influenza**; after: adon
  - **lie** on the back with head raised; compelled to: *Acon*
  - **lying** on side impossible: *Cact*
  - **malignant**: acon ars *Chinin-s* crot-h lach vip
  o **Coronaries**: tab
  - **Endocardium** (= endocarditis): *Abrot* Acet-ac Acon adon **Ars** ars-i **Aur** aur-i *Aur-m* bell bism *Bry* *Cact* *Calc* carb-v coc-c cocc *Colch* conv dig diph ferr *Iod* kali-ar *Kali-c* *Kali-i* **Kalm** *Lach* led magn-gr *Naja* nat-m ox-ac *Phos* phyt plat plb *Sep* **Spig** *Spong* staphycoc streptoc tab tarent *Verat-v* *Zinc-i*
    : **accompanied** by:
    : **pericarditis**: *Apis* carb-v iber
    . **rheumatic**: psor staphycoc streptoc
    : **rheumatism**: kalm
    : **Joints**; rheumatism of: kalm
    : **Tongue**; dry and white: *Aur*
    : **acute**: ars spig
    : **mitral** insufficiency and violent, rapid action; with: adon cact
    : **orthopnea**; with extreme: conv
    : **pain** and great anxiety: *Aur* *Kalm*
    : **purulent**: cupr-ar
    : **rheumatic**: acon adon *Ars* **Aur** *Aur-m* aven bell *Bry* *Cact* colch dig *Hyos* kali-c *Kali-n* **Kalm Lach** *Phos* plat rhus-t *Spig* *Spong* *Sumb* verat
    : **scanty** menses, with: nat-m
  - **Endocardium** and myocardium (= endomyocarditis): p-benzq
  - **Myocardium** (= myocarditis): adon ant-ar ars-i crat diph diphtox eberth *Gala* iod morg-g streptoc toxo-g
  : **toxic**: eberth
  - **Pericardium**: **Acon** adon anac ant-ar *Ant-t* *Apis* apoc **Ars** *Ars-i* ars-s-f *Asc-t* aur bell *Bry* *Cact* cann-s canth carb-v chlor *Cimic* *Colch* *Dig* eberth ferr *Iod* kali-ar *Kali-c* kali-chl *Kali-i* *Kalm* *Lach* lycps-v magn-gr *Merc* *Merc-c* naja nat-m ox-ac phase phase-xyz plat **Psor** seneg *Spig* *Spong* squil staphycoc streptoc **Sulph** *Verat* *Verat-v*
    : **accompanied** by:
    : **endocarditis** (See endocardium - accompanied - pericarditis)
    : **rheumatism**: franc
    : **Bladder** irritation: canth
  - **chronic**: apis *Aur-i* calc-f kali-c spig squil sulph
    : **lying** | **amel**: *Psor*
    : **perspiration**, with profuse: asc-t
    : **rheumatic**: acon anac bry colch *Colchin* crat kalm rhus-t *Spig*
  - **Joints** | **Intercostal** region: arn *Cimic* phyt *Ran-b* rhus-t
  - **Lungs** (= pneumonia/pneumonitis) (↗RESP - Painful): **Acon** aesc *Agar* *All-c* am-c am-i am-m *Ammc* anac ant-ar **Ant-c** ant-i **Ant-t** *Apis* *Arg-n* *Arn* **Ars** *Ars-i* ars-s-f arum-t aur-m *Bad* *Bapt* bar-c bar-i *Bell* *Benz-ae*

1196   ▽ extensions | O localizations | ● Künzli dot

Chest

Inflammation – Lungs

- **Lungs**: ...
  beryl *Brom* **Bry** *Cact* cadm-met *Calc* calc-s calc-sil camph *Cann-s* canth caps carb-ac *Carb-an* **Carb-v** *Carbn-s* carc cham **Chel** *Chin* chin-b *Chlor* coff colch *Con* cop corn corn-f crot-h *Cupr Dig* dulc eberth *Elaps* eup-per *Ferr Ferr-ar Ferr-i* **Ferr-p** *Gels* **Hep** *Hippoz Hyos* ign *Iod Ip* kali-ar *Kali-bi Kali-br Kali-c Kali-chl Kali-i* kali-m *Kali-n Kali-p Kali-s Kreos Lach Lachn Laur* **Lob Lyc** lycps-v meli-xyz **Merc** *Mill* morb myrt-c nat-ar *Nat-m* nat-ox-act *Nat-s Nit-ac* nux-v oci-sa ol-j op parathyr *Ph-ac* **Phos** podo *Psor* **Puls** pyrog ran-b **Rhus-t** rumx ruta *Sabad Sang* sec **Seneg Sep** *Sil* skat spig spong *Squil* stann *Stram* stroph-h sul-ac sul-i **Sulph** sumb *Ter* toxo-g tub tub-a *Verat* **Verat-v** x-ray
  - **right**: *Bell Brom* **Bry** *Carb-an Chel* elaps ferr-p iod *Kali-c* kali-i *Lyc Merc* petr *Phos Sang* squil stram sulph tub
  - **Lower** lobe: bell bry *Chel Kali-c* lyc *Merc Phos* sulph
  - **accompanied** by:
    . **perspiration**: merc
    . **thirst** for cold drinks: phos
    . **Mouth**; offensive odor from: merc
  - **Upper** lobe: bell **Calc** *Chel*
- **left**: *Acon* arn bapt bry *Calc* cupr ferr-p *Kali-c Lach Nat-s Ox-ac* phos *Sang* stram sulph tub
  - **Lower** lobe: arn bry *Chel* cupr *Nat-s* phos stram sulph tub
  - **Upper** lobe: *Acon* ferr-p sulph
- **afternoon** | **16** h: lyc
- **night**:
  - **midnight** | **4-5** h: *Nat-s*
- **abuse** of aconite, after: *Bry* sulph
- **accompanied** by:
  - **breathlessness**: benz-ac
  - **cramps**: cupr
  - **fever**: eberth
  - **noon**: stram
  - **heat**: verat-v
  - **hemoptysis** (See EXPE - Bloody)
  - **influenza**: bapt ferr-p gels merc
  - **nephritis** (See kidneys)
  - **pulse**; frequent: **Verat-v**
  - **restlessness** (See MIND - Restlessness - pneumonia)
  - **sleep**; deep: phos
  - **sticking** pain: kali-c
  - **motion** agg: bry
  - **vomiting**: apom verat-v
  - **warm** drinks; desire for (See GENE - Food and - warm drinks - desire - accompanied - lungs)
  - **weakness**: lyc
  - **Chest**:
    - **oppression** of: phos
    - **pressure** in: *Phos*
  - **Extremities**; burning of: sang
  - **Face**:
    - **cyanotic**: ant-t
    - **pale**: ant-t

- **accompanied** by – **Face**: ...
  - **red** discoloration of: verat-v
  - **Forehead**; frowning (See MIND - Frown - contraction - pneumonia)
  - **Kidneys**; acute inflammation of: chel phos pyrog
  - **Lids** covered with mucous; sides of: ant-t
  - **Liver**; complaints of: ant-t *Chel* lept merc phos podo
  - **Pleura**; inflammation of (See pleuropneumonia)
  - **Skin**; yellow discoloration of: phos
  - **Tongue**:
    - **brown** discoloration of: *Ant-t Chel* lyc
    . **yellowish** brown: *Lachn*
    - **cracked**: chel
    - **dirty** discoloration: calc
    - **dryness** of tongue: *Ant-t Lachn*
    - **red** streak | **Centre** of tongue: verat-v
    - **white** discoloration of the: chel puls
    . **moist**; and: puls
    . **streak** | **Centre** of tongue: verat-v
- **acute**: ant-t bell ferr-p kali-i merc-cy sulph
- **alternating** with | **sadness** (See MIND - Sadness - alternating - lungs)
- **anxiety**; with (See MIND - Anxiety - pneumonia)
- **appearing** suddenly: acon
- **aspiration** pneumonia: kali-c sang
- **asthenic** type (See old)
- **blennorrhea**; chronic (See catarrhal)
- **catarrhal**: am-i ant-ar **Ant-t** *Ars* bar-c camph carb-v chin graph *Ip* lach *Op* psor puls samb
  - **accompanied** by | **influenza**: ant-ar
- **cerebral** type: acon am bell bry cann-xyz canth hyos lach merc nux-v phos puls rhus-t stram sulph
- **children**; in: acon bell bry calc carc cham hep lob lyc merc phos sulph thymu tub verat
  - **infants**: *Acon* ant-c *Ant-t Arn* **Bell** *Bry* **Calc** carc chel *Ferr-p* **Ip** *Kali-br Kali-c Lob Lyc Merc Nux-v* op *Phos* samb *Sulph* tub
- **chilled** | **overheated**; when: ran-b
- **chronic**: ars-i carc nat-ox-act
  - **accompanied** by | **Lungs**; abscess of (See Abscess - lungs - accompanied - lungs)
- **congestive**: *Acon* aesc bell bry *Ferr-p Iod* sang *Verat-v*
- **croupous**: *Acon* agar am-i ant-ar ant-i ant-s-aur *Ant-t* apom arn ars *Bell* brom *Bry* camph carb-ac carb-v *Chel* chin coffin dig *Ferr-p* gels hep *Iod* ip kali-bi *Kali-c* kali-i lach *Lyc Merc* mill nat-s nit-ac op ox-ac *Phos* pyrog ran-b rhus-t *Sang* seneg squil stry *Sulph* tub verat *Verat-v*
- **drunkards**: *Hyos Kali-br Nux-v Op*
- **fear**; with (See MIND - Fear - pneumonia - during)
- **followed** by | **hepatization** (See Hepatization - pneumonia)
- **gangrenous**: ars canth

Inflammation – Lungs

- **gram**-negative bacilli (↗*klebsiella*): ammc bac camph carb-v ferr-p hippoz lob lyc nat-s parat phos puls seneg solin-act sulph tub tub-a
- **hemorrhage**; after: *Chin Ph-ac* squil
- **hemorrhoids**; after: hyper
- **incipient** stage: am-c chel verat-v
- **infants** (See children - infants)
- **influenza**; after: tub
- **klebsiella** (↗*gram-negative*): apis aur bac carb-v hep hippoz kali-c lach lyc nat-s parat phos seneg solin-act sulph tub tub-a
- **last** stage: ant-s-aur *Ant-t* ars ars-i carb-v *Hep* iod *Kali-i* kali-s lach *Lyc* nat-s *Phos Sang* sil stann-i *Sulph*
- **lie** on the back, must: acon *Cact* sulph
- **low** forms (See typhoid)
- **lying**:
  : **back**; on:
    : **amel**: acon phos sulph
    : **head** thrown back; with: phos
  : **side**; on:
    : **affected** side:
      . **agg**: bry
      . **amel**: bell
    : **left** | **agg**: acon
    : **right** | **agg**: *Kali-c* merc
- **measles**; after: *Kali-c*
- **menses**:
  : **suppressed** menses; from: **Puls**
- **motion**; continual | **agg**: pyrog
- **neglected**: *Am-c* ant-i ant-s-aur *Ant-t* ars ars-i aur bry calc calc-s carb-v chin hep kali-c kali-i kali-n *Lach Lob* **Lyc** nit-ac *Phos* plb pyrog *Sang Sep* **Sil** stann sul-ac sul-i **Sulph** thuj
- **old** people: **Acon** ant-ar *Ant-t* ars **Bell** *Bry* cham *Dig* **Ferr Ferr-p** gels *Hyos* ip **Merc** *Nat-s Nit-ac Nux-v Op Phos Seneg Sulph* verat
- **painful**: ran-b
  : **extending** to | **Back**: chel
- **paralysis**, approaching: ant-t arn
- **pleuropneumonia**: **Ant-t** *Asaf* **Bry** *Calc Camph Caps Chin Dulc Ferr Hep Iod Kali-i Lach* **Phos** *Ran-b Rhus-t Seneg Sulph* tub tub-a
- **pneumococcal**: aur carb-v kali-c lach lyc nat-s phos puls sulph tub
- **pneumocystis**: stann
- **putrescent**:
  : **accompanied** by | **typhoid** fever: ars mur-ac
- **recurrent** (See GENE - History - lungs - inflammation)
- **second** stage: ant-ar ferr-p phos
- **staphylococcal**: aur bac carb-v kali-c lach lyc nat-s phos staphycoc sulph thuj tub
- **sycotic** pneumonia: **Nat-s**
- **typhoid** fever: acon **Ant-t Arn Ars** *Bad* bell *Benz-ac* **Bry** cann-xyz *Carb-v* chin eberth *Hyos* ip lach lachn *Laur* **Lyc** merc merc-cy nat-m *Nit-ac*

Chest

- **Lungs – typhoid** fever: ...
  nux-v **Op Phos** puls *Rhus-t Sang Stram* **Sulph** *Ter* tub **Verat**
  - **viral**: achy acon ant-s-aur ant-t apis ars asc-t bry carb-v hep influ ip lob lyc nat-s parat phos puls solin-act squil sulph
  - **weakness**, from loss of fluids: *Chin*
  - **weather**:
    : **wet** damp | **agg**: nat-s
  ○ **Alveoli**: influ
- **Mammae** (= mastitis): **Acon** acon-l anan ant-t *Apis* arn ars **Bell** bell-p *Bry* bufo *Cact* calc **Camph** *Carb-an Carb-v Carbn-s Card-m Castor-eq Cham Cist* clem *Con Crot-t* cur dulc ferr ferr-p galeg graph **Hep** lac-c *Lach* laur *Lyc Merc* naphthoq op petr phel *Phos* **Phyt** plan plb *Puls* pyrog rhus-t sabad sabal *Samb* **Sil Sulph** ust verat-v x-ray
  - **right**: bell phel
  - **left**: cist **Phyt**
  - **bruises**, from: *Arn* bell-p con hep
  - **chronic**: carc fl-ac
  - **delivery**:
    : **during**: bell
  - **excitement** agg: phyt
  - **motion** agg: bry
  - **nursing** mothers; in: *Phyt* sil
  - **pregnancy** agg; during: *Bell Bry*
  - **recurrent** (See GENE - History - mammae)
  ○ **Nipples**: acon arn bell *Bry Cadm-s* calc cann-s carb-an *Castor-eq Cham* graph helon lyc petr *Phos Phyt* pic-ac puls sep *Sil* sulph
- **Nerves** | **Circumflex** nerve: sang
- **Pleura** (= pleuritis) (↗*RESP - Painful*): abrot **Acon** act-sp ant-ar ant-t anthraq *Apis Arg-n Arn Ars* ars-i ars-s-f arum-t asc-c asc-t bad *Bell* bell-p *Borx* **Bry** *Cact Calc* calc-i *Cann-s Canth* **Carb-an** *Carb-v Carbn-s* card-m caust cham *Chel* chin chlor *Colch Dig* diph *Dulc* eberth erio *Ferr-m Ferr-p* form gaul guaj *Hep Iod Kali-ar Kali-c Kali-chl Kali-i* kali-m kali-n kali-p *Kali-s Lach Laur* led lob lon-c *Merc* merc-d methyl morb mucot *Mur-ac* nat-m nat-s *Nit-ac* nux-v op ox-ac parathyr phase-xyz *Phos* puls *Ran-b* rat rhus-t sabad sang **Seneg** sep *Sil* spig *Squil* **Stann** sul-ac sul-i **Sulph** tub tub-m v-a-b verat verat-v ziz
  - **right**: borx *Bry* ferr-p
  - **left**: *Ant-ar Kali-i* tub
  - **accompanied** by:
    : **pain** | **breaths**; between: kali-c
    : **weakness**; paralytic: sabad
    : **Back**; pressing pain in: abrot
    : **Bladder** irritation: canth
    : **Kidneys**; inflammation of (See KIDN - Inflammation - accompanied - pleura)
    : **Lungs**; inflammation of the (See lungs - pleuropneumonia)
    : **Tongue** | **dryness** of tongue: *Hep*
  - **beginning** stage: ferr-p
  - **breathing** deep agg: guaj
  - **chilled** when overheated: acon arn ran-b sulph

1198 ▽ extensions | ○ localizations | ● Künzli dot

Inflammation – Pleura   **Chest**   **Jerks**

- **chronic**: ars-i *Hep Iod* kali-i squil *Sulph*
- **cold** ground; after standing on: rhod
- **dry**: tub-r v-a-b
- **exudative**: *Abrot Ant-ar* ferr iod kali-i seneg
- **injuries**; after mechanical: arn
- **neglected**: **Ars** *Ars-i Calc* camph canth *Carb-v* chin ferr *Hep Iod* lach lyc *Nat-m Seneg Sep Sil* sul-i **Sulph**
- **old** people: *Nit-ac*
- **painful**: gaul
- **perspiration**, with profuse: asc-t
- **phthisical** patients, in: *Arg-n* ars-i bry *Calc* hep *Iod* iodof kali-c *Seneg* tub
- **purulent**: pyrog
- **recurrent**: guaj kali-c phos
- **rheumatic**: acon *Ant-t Arn* ars **Bry** *Dulc* iod nux-v ran-b rhod rhus-t sabad *Sulph*

INJURIES:
- after: apis ruta
- ○ **Heart**; to: arn cact
- **Mammae**; to: arn ars-i *Bell-p* calen carb-an con *Cund* kali-chl phos ruta

INSENSIBILITY of nipples: sars

INTERCOSTAL neuralgia (See Pain - intercostal - neuralgic)

INVERSION (⟶*Retraction*):
○ **Nipples**; of : (⟶*Retraction*): apis **Con** graph nat-s phyt sars

IRRITABLE HEART (See Palpitation - irritable)

IRRITATION:
- spasmodic: ip
- ○ **Bronchial** tubes: acet-ac *Acon* alumn ambro brom *Bry* chlor ferr-p *Hep* jab *Phos* pilo *Rumx* sangin-n spong verb
- **influenza**; after: kali-bi kreos pix

ITCHING: agar *Alum* alum-p alumn am-m *Ambr* anac ang **Ant-c** apis arg-n arn ars ars-i arund aster bar-c bar-s bell berb borx *Bov* bufo cact *Calc* calc-s canth caps carb-v carbn-s caust chel chin cic clem cocc con corn dios fl-ac iod jug-r kali-ar kali-bi kali-br kali-c kali-n kali-p kali-s *Led Lyc* mag-m manc merc-i-f *Mez* nat-c nat-m nat-s nit-ac op ph-ac phos phyt puls ran-s rhus-t sabad sep sil spong squil stann staph stram stront-c sul-i **Sulph** thuj *Til Urt-u Verat* viol-t
- morning: brom
- **bed** agg; in: rhus-t
- afternoon: nicc
- evening: am-m cact chin mez stront-c *Sulph*
  - walking agg: fl-ac
- **warm** in bed, on becoming: puls rhus-v
- night: ant-c lith-c
- **air** agg; in open: nat-m
- **biting**: *Laur* nicc spong
- **cold** agg: nicc

- **Itching**: ...
  - **burning**: calc-s caps
    - then: agar
  - **fleas**, as from: alum cact led nat-c
  - **scratching**:
    - **agg**: con
    - **amel**: alum nicc phos
    - **returns** after scratching: berb bov chin grat mez squil
  - **spots**, in: aster hydr-ac lyc nit-ac sulph
  - **sticking**: caps con staph
  - **tingling** and: con
  - **warm**; when: bov cocc
  - ▽ **extending** to:
    - ○ **Nose**: con *Ip*
    - **Posterior** nares: coc-c con iod *Ip* puls
    - ○ **Axillae**: agn *Anac* arg-n asar aster berb calc-p carb-an *Carb-v Carbn-s* caust cocc con cop cycl dig elaps form graph grat ham *Hep* hura jug-r kali-bi kali-c kali-n mag-c nat-m *Nit-ac Phos* sang sep spig spong squil stann *Staph* **Sulph** valer viol-o viol-t
  - **morning**: form
  - **heated**; when body becomes: arg-n *Hep*
  - **menses**:
    - before | **agg**: sang
    - during | **agg**: sang
  - **perspiration** agg: jug-r
  - **sitting** agg: spong
  - ○ **Below**: asar cycl
  - **Clavicles**; region of: nicc
    - **scratching** | **amel**: grat
  - **Costal** cartilages | **Between**: staph
  - **Mammae**: agar alum alum-p anac ang ant-c arn ars bar-c bar-s berb bov calc canth carb-n carbn-s castor-eq *Caust* **Con** *Dulc* hipp jug-r *Kali-c* led lyc mez nat-m nicc nux-v phel *Phos* plb ran-s rhus-t sabad sep sil spong sul staph sulph
    - **accompanied** by:
      - cancer of mammae (See Cancer - mammae - accompanied - itching)
      - **stabbing** pain (See Pain - mammae - stitching - accompanied - itching)
    - **nursing** women; in: caust
    - **warm**; on becoming: aeth
    - ○ **Between**: ph-ac puls
    - **Nipples**: agar anag con fl-ac form *Graph* hep m-arct m-aust mang onos orig *Petr* psor puls rhus-t sabad sabin sars *Sep* stann *Sulph* tarent verat zinc
      - menses; during: hep
      - **voluptuous**: sabin
  - **Ribs** | **corrosive**: ph-ac
  - **Sides**: alum arn canth cic nit-ac spong squil
  - **Sternum**: alum puls sep
    - ○ **Behind**: iod
    - cough agg; during: kali-bi

JERKS (⟶*Shocks*): *Agar* anac arg-met calc-p cina *Con* graph lyc plat spong squil sulph valer
- night: am-c

Jerks

- **breathing** agg: lyc
- **moving** the arm: anac
- o**Heart**: acon agar arg-met arg-n arn *Calc* fl-ac nat-m **Nux-v** plb sumb tarent
  - **evening**: sumb
- **Mammae**: croc

JUMPING | sensation of (See Alive)

LACTATION; complaints of (See GENE - Lactation)

LARGE (↗*Fullness):*
- o**Clavicles**: : nat-m
- **Mammae**: chim

LAUGHING agg: acon borx bry laur lyc mez mur-ac nicc plb psor stann

LIFTING a weight | **agg**: *Alum* bar-c kali-c kali-n lyc psor sul-ac sulph zinc

LIVING; sensation of something (See Alive)

LOOSE, sensation: bry kali-n mez phos rhus-t *Sulph*
- **cough** agg; during: kali-n
- **flesh** were loose; as if: squil
- o**Heart** were loose; as if: arn aur *Bell* crot-h dig gels lil-t plb

LUMPS:

- **sensation** of (↗*Induration - mammae; Nodules - mammae):* abies-n alum **Am-m** ambr anac chin cic cupr lil-t nat-c nat-p nux-m stict sulph *Tarax* zinc
  - **moving** up and down on empty swallowing: lil-t
- o**Mammae**; between● (↗*Induration - mammae; Nodules - mammae):* raph
- **Sternum**:
  - o **Behind** | sensation of a lump: gels
  - **Middle** of sternum: *Chin Puls*
  - **Under**: aur bell chin echi gels lec *Phos Puls* ran-s sil thlas

LUNGS touched back on coughing; as if: sulph

LYING:

- **abdomen**; on:
  - **agg**: asc-t
  - **amel**: bry
- **arms** near chest amel; with: lac-ac
- **back**; on:
  - **amel**: *Acon* arn borx *Bry Cact Ign* kalm par phos *Puls* sabad spig sulph
- **impossible**: acon-f *Ars Conv* dig grin lach mag-p puls visc
- **side**; on:
  - **left**:
    : impossible: *Phos* puls
  - **painful** side:
    : **amel**: ambr arn *Bry* cham ign naja nux-v *Puls*
  - **right**:
    : impossible: merc

LYING DOWN:
- **amel**: psor

Chest

MASTITIS (See Inflammation - mammae)

MEALY coating nipples: petr

MENSES:
- **before**:
  - **agg**:
    : **Axillae**: aur calc sang
    : **Mammae**: bry calc *Con* **Kali-m Lac-c** lyc ol-an *Phyt* puls
- **during**:
  - **agg** | **Mammae**: berb bry *Calc* carb-an *Caust* **Cham Con** dulc grat *Helo* helon *Iod Lac-c* merc murx phel **Phos Phyt** rhus-t sang thuj vib zinc

MILK (↗*GENE - Lactation):*

- **absent**: acon agn alf apis *Asaf Bell* borx *Bry* **Calc** calc-sil carb-an card-m *Caust* cham *Chel Coff* dulc *Form* frag *Ign Lac-c Lac-d* lach lact *Lact-v* lec medus merc *Mill* nux-m nux-v ph-ac phos phyt pilo puls rheum rhus-t *Ric* samb *Sec Sil* spira stict sulph *Thyr Urt-u* ust x-ray yohim **Zinc**
  - **delivery**; after: acon agn bell bry **Calc** *Caust* cham coff merc *Puls* rhus-t stict sulph urt-u
  - **night** watching; from: caust
- **altered**: bell merc
- **bad**: acet-ac **Aeth** asaf **Borx** bufo **Calc** calc-p carb-an **Cham** cina crot-t lach lec *Merc* nat-m nux-v op *Ph-ac* puls sabal **Sil** stann sulph
- **bitter**: phos rheum samb sulph
- **bloody**: *Apis* bufo *Cham* hep ip *Lyc Merc Phyt Sep Sulph*
- **boys**, in: merc
- **cheesy**: *Borx* bov *Cham Phyt*
- **child** refuses mother's milk● (See GENE - Food - milk - aversion - mother - child)
- **complaints** of milk (↗*GENE - Lactation):* acon ars **Bell** borx bry *Calc* carb-an carb-v *Cham* chin cina con dulc graph ign ip kali-c lach lyc **Merc** nat-m nux-v ph-ac phos *Puls* rheum rhus-t samb *Sep Sil* stann staph zinc
- **decreased**: agn alf caust urt-u ust
- **disappearing●**: acon agar **Agn** *Arn Asaf Asar* aur-s bell bry *Calc Camph Caust* cham *Chel* chin *Chion* cocc coff **Dulc** *Form* hecla **Hyos** *Ign* iod jab kali-i *Lac-c Lac-d* lec lyc medus merc merc-c mill nat-m nux-m ph-ac *Phel* phos phyt *Plan Plb Puls Rhus-t* samb *Sec* sep sil spira stict sulph *Tub Urt-u Ust Verat-v Zinc*
  - **brain** troubles, with: *Agar*
  - **cold**; after taking a: acon **Bell** *Cham* dulc merc *Puls Sulph*
  - **delivery**; less milk since (See decreased)
  - **excitement**; after: caust
- **drying** off (See disappearing)
- **false** pregnancy; during (See pregnancy)
- **flowing** spontaneously: acon ant-t arn *Bell Borx Bry* **Calc** cham chin *Coff Con Iod Kali-i* kreos lac-c *Lach Lyc* nux-v *Phos Puls* rhod *Rhus-t Sil* stann staph stram ust
  - **sensation**: dict kreos nux-v puls

1200 ▽ extensions | O localizations | ● Künzli dot

Milk   **Chest**   Nodules

- **increased**: *Acon* anan arund asaf **Bell** *Borx* **Bry Calc** cham chim chin con erig iod kali-i lac-c lact *Medus* nux-v parth phos phyt pip-m pitu-p plac **Puls** rheum *Rhus-t Ric* sabal *Sabin* salv sec *Sol-o* spira spirae stram urt-u ust
  - **menses**; before: con
- **menses**:
  - **absent**: bell bry calc lyc phos puls rhus-t sabin stram
  - **before** | **agg**: cycl *Tub*
  - **during** | **agg**: calc merc pall *Puls Tub*
  - **instead** of: merc rhus-t
  - **suppressed** menses; from: *Chin* cycl lyc *Merc* phos puls rhus-t *Tub*
- **pregnancy**; in women when not related to•
  (↗*MIND - Delusions - pregnant)*: ars *Asaf* bell borx bry calc calc-sil carc *Cycl* ign lac-c lyc *Merc* phos **Puls** reser rhus-t sabin stram thlas *Tub* Urt-u
- **puberty**; at: *Puls*
- **sour**: acet-ac calc-p
- **stringy**: borx *Kali-bi* kali-c *Phyt*
- **suppressed**: acon agar *Agn* aur aur-i aur-s bell **Bry** calc calc-sil camph-br camph-mbr *Carb-v* **Caust Cham** chel chim cimic cycl dulc frag *Hyos* ign *Iod* lac-d *Lach Merc* merc-c mill phyt **Puls** *Rhus-t Sec* senec *Sil* stict sul-i *Sulph* Urt-u verat zinc
  - **anger**; after: *Cham*
  - **cold**; from: **Bry** dulc
  - **metastasis** from suppressed milk: agar
  - **remedies** to suppress milk flow: asaf borx bry *Calc* con *Lac-c Puls* urt-u
- **thick** and tastes bad: *Borx Kali-bi* lyc *Phyt*
- **thin**: alf asaf *Calc-p* carb-an cham *Con* cycl *Lach* lec lyc merc nux-v sanic *Sil Tub*
  - **blue**; and: acet-ac asaf *Calc Lach* lyc nux-v puls
  - **salty**; and: carb-an
  - **watery**; and: *Bell Calc* cham *Con Iod Merc Plb Puls* sulph *Tub*
  - **long** after weaning: *Con*
- **weaning** | **complaints** after (See GENE - Ailments - weaning)
- **yellow**: phyt rheum

MILK FEVER | **fever** lactation; during: **Acon** arn bell bry calc cham *Coff* rhus-t

MOISTURE from humor in axilla: carb-an   *Carb-v Sulph*

MOTION:
- **amel**: arg-met arn bell borx caust cham cina cycl dros euph kali-n mag-m meny mez mur-ac nat-c ph-ac plb puls pyrog rhus-t sabad seneg sep teucr
- **arms**; of | **agg**: *Acon Anac Ang* ant-c asc-t borx camph carb-an dig led m-arct nux-m plb puls ran-b rhus-t sulph thuj viol-t

MOVEMENT:
- **sensation** of:
  o **Lungs** | **waves**; as if lung moved in: dulc
  o **Heart**: phyt zinc
- **Region** of heart: sulph

MUCUS:
- **right** chest: caust
  o **Air** passages; in (See LARY - Mucus - air)
- **Bronchial** tubes: grin jab
- **Lungs** (↗*RESP - Difficult - mucus)*: Ant-t phos

MUFFLED | **Heart** sound: coli

MURMURS (↗*BACK - Murmurs - respiratory - scapula - rough)*:
- **cardiac** murmurs (↗*Heart; complaints - valves)*:   agar *Aml-ns Apis* apoc *Ars Ars-i* aspar *Aur* aur-br aur-i *Aur-m* bar-c **Cact** *Calc* calc-f carb-ac *Chel* chinin-ar *Cocc Colch* **Coll** crat *Crot-h* cupr-s *Cycl* **Dig Ferr** ferr-ar ferr-i *Glon* hep *Hydr* hydr-ac iber *Iod* ip kali-ar kali-br *Kali-c* **Kalm** *Lach* laur *Lith-c* lob *Lyc Lycps-v Merc* **Naja** nat-ar nat-c *Nat-m Nit-ac* ox-ac *Phos* plb *Psor* puls *Rhus-t* **Spig Spong** stann stram *Sumb* tab tarent thyr toxo-g tub
  - **loud**: kalm lycps-v *Naja*
  - **valvular** (↗*Heart failure - accompanied - valves; Heart; complaints - valves)*: acon **Adon** apoc *Ars* ars-i aur aur-br aur-i *Bar-c* **Cact** calc calc-f camph *Conv* crat *Dig* ferr *Glon* iod *Kali-c* kalm lach laur lith-c *Lycps-eu* lycps-v **Naja** ox-ac phos plb *Puls* rhus-t sang *Spig Spong Stroph-h Tarent* thuj
  - **Aortic** valve (↗*Heart; complaints - valves - aortic)*: cact onos
  - **Mitral** valve (↗*Heart; complaints - valves - mitral)*: carb-ac coll dig kali-c onos
  o **Apex** of heart: gala laur
- **respiratory** murmurs: arg-n asc-t bapt bell *Cact* carbn-o *Dig Gels Hep Phos* sang sulph

MYOCARDITIS (See Inflammation - heart - myocardium)

NARROW (↗*Emaciation)*: calc-p phos sep *Tub*
- **sensation** as if too: agar asar aur bell bry cact calc *Caust* cina *Euph* hell ign kali-i mez nat-m nux-m olnd *Petr* phos puls ran-b seneg spig squil *Sulph Teucr*
  o **Coronaries**: aur aur-i cact calc-f lat-m syph

NAUSEA in chest: *Rhus-t*

NECROSIS | **Sternum**: con

NEUROCIRCULATORY ASTHENIA (See Palpitation - irritable)

NODULES, sensitive: **Carb-an** caust mang
  o **Axillae**: lyc mag-c nit-ac phos
- **Mammae** (↗*Induration - mammae; Lumps - mammae; Lumps - sensation)*: arn **Ars** aur *Bell* **Bell-p** *Bry* **Bufo** calc-f calc-p carc **Carb-an** *Carb-v* cham *Chim* chin cist clem *Coloc* **Con** croc crot-h cund dulc *Graph Iod* kali-c kreos *Lac-c* **Lyc** mang merc nat-m *Nit-ac Phos* **Phyt** *Puls* rhus-t ruta sang scir scroph-n sep **Sil** *Sulph* thuj tub

All author references are available on the CD   1201

Chest

Nodules

- **Mammae**: ...
  - **right**: pitu-a sang *Sil*
  - **left**: *Arum-t Calc-p* **Lyc**●
  - **arm**; moving: calc-i
  - **children**; in | **newborns**: cham
  - **excitement** agg: phyt
  - **girls**, before puberty: puls
  - **hard**: aster nit-ac
  - **menses**; during: *Lac-c*
  - **painful**: kreos phos phyt
    - old fat men; in: bar-c
  - **points** at tip; dry black: *Iod*
  - **pregnancy** agg | during: *Fl-ac*
  - **purple**: *Carb-an*
  - **weather** agg; cold wet: phyt

NOISES (↗*Purring*; Purring - region - noise):
- **blowing**; of: Spig *Spong*
- **rushing**:
  ○ **Heart**; region of:
    morning:
      rising from bed; after | amel: caust

NUMBNESS: bufo carbn chel cupr-ar ferr *Glon* graph lat-m merc nux-m physal-al rhus-t stict urt-u
▽extending to:
  ○ **Arms**; down | **left**: glon
  ○**Clavicles**: : ferr
- **Heart**: bufo kalm nux-m
- **Mammae**: graph
  ○ **Nipples**: sars
- **Precordial** region: cact
- **Sides**:
  - **right**: chel
  - **left**: cupr cupr-ar *Cur* plb

NURSING:
- agg:
  ○ **Mammae**: ant-t borx bry crot-t lac-c lil-t phel phyt *Puls* sil
- amel | **Mammae**: phel

OBSTRUCTION; sensation of: ambr bry guaj lach med rad-br

OEDEMA (See Edema)

OPEN; sensation as if: (non: guar)

OPERATION on chest; after: abrot
- **fistula**; for: berb calc-p sil

OPPRESSION: *Absin* **Acon** act-sp *Aesc* aeth *Agar Ail All-c* **Alum** alum-sil *Alumn* **Am-c** *Am-caust* **Am-m** *Ambr* ammc *Anac Ang* anh *Ant-c Ant-t* **Apis Apoc** apom arag aran-ix arg-met *Arg-n* **Arn Ars Ars-i** ars-s-f *Asaf* asar asc-t aspar **Aur** aur-ar aur-i aur-m aur-s *Bapt* bapt-c bar-c bar-i bar-m bar-s **Bell** benz-ac berb bism borx both-ax *Bov* brach brom bros-gau **Bry** bufo **Cact** cadm-s cain *Calad* **Calc** *Calc-ar* calc-i *Calc-s* calc-sil *Camph* cann-i *Cann-s* canth caps carb-ac carb-an **Carb-v Carbn-s** carc *Carl* caul *Caust Cedr Cham* chel *Chin Chinin-ar* **Chinin-s** chlf chlol

Oppression

Oppression: ...
chlor *Cic Cimx Cina* cinnb cit-v *Clem* coc-c *Cocc Coff* **Colch** *Coloc* **Con** cop cor-r cot croc **Crot-c** *Crot-h Crot-t* **Cupr** *Cupr-ar Cupr-s Cycl Dig* dor *Dros Dulc Elaps* euon *Eup-per* euph euphr **Ferr Ferr-ar** ferr-i ferr-p *Fl-ac* gamb *Gels Glon* gran *Graph* grat guaj *Ham* hell *Hep* hist hura hydr-ac hydrang hydrc hyos **Ign** *Iod* **Ip** jab jug-c jug-r **Kali-ar Kali-bi** kali-br **Kali-c** kali-chl *Kali-i* kali-m *Kali-n* kali-p *Kali-s* kali-sil *Kalm Kreos* lac-d *Lach* lachn *Lact* laur led lil-t *Lob Lyc* lyss m-ambo m-arct m-aust *Mag-c Mag-m* mag-s *Manc* mang med meli meny *Merc* merc-c merc-i-f *Mez* mill mosch mur-ac *Mygal Naja* nat-ar nat-c *Nat-m* nat-p **Nat-s** *Nicc Nit-ac* **Nux-m Nux-v** ol-j olnd onos *Op* osm ox-ac par *Petr* ph-ac **Phos** *Phyt Plat* plb podo prot *Prun Psor* **Puls** pyrog *Ran-b* ran-s raph rheum rhod *Rhus-t* ruta sabad sabin *Samb Sang* sanic sars sec **Sel Seneg Sep** *Sil* solid *Spig Spong* squil *Stann* staph stict *Stram* stry sul-ac sul-i **Sulph** sumb syph **Tab** tarax *Tarent* teucr *Thuj* til **Tub** valer vanad **Verat** verat-v verb vesp vib viol-o viol-t vip visc xan *Zinc* zinc-p

- **morning**: *Alum* am-m ant-c *Ars* asaf bapt bry calc-v carb-v chel chin *Ip* lyc mang nat-s nit-ac *Nux-v Phos* plb *Psor* **Puls** rhod sars **Sep** sul-ac *Sulph* verat zinc
  - **rising** agg: calc clem graph puls verat
- **forenoon**: bry calc *Ip* sulph thuj
  - **9-15 h**: sulph
  - **10 or 11 h**: cham
  - **talking** agg: bry coc-c
- **afternoon**: agar alum bufo caust coloc franz gels lyc nat-m nicc petr ph-ac seneg staph sulph thuj
  - **14 h**: chin sulph
  - **15 h**: am-c arn
  - **16 h**: plan
  - **17 h**: med
  - **18 h**: chel
  - **sleep** agg; after: calad
- **evening**: *All-c* am-m ars *Bry* chin clem *Coloc* crot-t digin *Elaps* ferr ferr-ar hyper lact lyc *Mag-c* mur-ac nat-c nat-m nux-m nux-v *Phos* **Puls** ran-b rhod sars seneg **Sep** *Stann* stront-c sulph *Zinc*
  - **21 h**: hura
  - **sunset**, after: nat-s
  - **bed** agg; in: *Apis* borx chel *Chin Sep* zinc
- **night**: *Alum* alum-p ambr *Apis* ars-met *Aur* aur-m aur-s berb *Bry* **Calc** chin *Coca Coloc* gamb *Lact* lyc nat-c nat-s nit-ac *Nux-v Op* petr ph-ac *Phos* **Puls** *Rhus-t* ruta sars sin-n sulph
  - **midnight**: ign *Lach*
    before: *Coloc* grat
    after:
      2 h: am-c *Kali-bi* lach
      3 h: am-c am-m ant-t
      4 h: chel lil-t
    waking; on: cinnb op
- **bed** agg; in: am-m *Nux-v*
- **chill**; during: ol-j

1202   ▽ extensions | ○ localizations | ● Künzli dot

Oppression – night

- **dreaming**: mag-m
- **falling** asleep: *Nux-m*
- **accompanied** by:
  - **respiration**; difficult: cact
  - ○ **Lungs**; inflammation of (See Inflammation - lungs - accompanied - chest - oppression)
  - **air**; in open:
    - **agg**: am-m carbn-s *Lyc* nux-v *Psor* seneg
    - **amel**: anac chel *Nat-m* **Puls** sep
- **alternating** with:
  - **eruptions**: calad kalm rhus-t
  - **palpitation** after eating: alum
  - **urticaria**: *Calad*
  - ○ **Back**; pain in: sil
  - **Face**; pain in (See FACE - Pain - alternating with - chest)
  - **Head**; pain in: glon
  - **Hypochondria**; cramping pain in (See ABDO - Pain - hypochondria - cramping - alternating - chest)
  - **Hypochondria**; pain in (See ABDO - Pain - hypochondria - alternating with - chest)
- **anger**; after: *Staph*
- **anxious**: *Acon Arn Bry Cina Coloc Ferr* mag-m *Op Puls Rhus-t Spig Squil Viol-o*
- **arms** away from the body amel; holding the (↗*RESP - Difficult - lying - back - amel. - arms*): psor
- **ascending**:
  - **agg**: **Acon** agn apis **Ars** ars-s-f bar-c borx bufo cact **Calc** cann-i *Elaps* gran graph grat lyc ol-an ran-b *Seneg* sulph tep til
  - **hills** | **agg**: ars
- **bed** agg; in: *Alum* am-c *Phos*
- **bending**-
  - **arms** | **backward** agg: **Sulph**
  - **backward** | **amel**: fl-ac *Sulph*
  - **forward** | **amel**: *Colch*
  - **head**:
    : **forward** | **agg**: **Alum**
- **breathing**:
  - **amel**: op tab
  - **deep** | **agg**: agn chel *Lyc* nat-m plb rauw
  - **deep** and labored: cann-i
- **chill**; during: *Apis* ars *Bry* cimx cina daph *Eup-per* gels *Ip Kali-c* lach merl *Mez* nat-m *Puls* sep
- **clothing** agg: *Ars* aur-m bov **Chel Lach** meli *Merc-c* mez phos *Sep* tarent
- **cold** air agg | **sitting** in cold air; after: *Petr*
- **conversation**, from: *Ambr*
- **coryza**; during: berb *Calc Carb-v* graph lyc nat-c *Puls*
- **cough**:
  - **after**: ars cocc
  - **desires** to cough to be relieved: am-c
  - **during**:
    : **agg** (↗*COUG - Oppression - chest*): am-c *Ant-t* Ars ars-s-f aur bapt calad cocc con **Dros** graph grat *Ip Kali-bi* kali-n m-ambo *Nit-ac* **Phos** *Psor* puls rhod rhus-t *Seneg Sil Stann* **Sulph** tarent *Verat* zinc
- **dancing** amel: caust

Chest

- **delivery**; during: *Chinin-s*
- **dinner**:
  - **after** | **agg**: mag-m *Phos* stram
  - **during** | **agg**: *Mag-m*
- **drawing** shoulders back amel: **Calc**
- **drinking** agg: cimx *Verat*
- **eating**:
  - **after** | **agg**: alum aran ars ars-s-f asaf calad *Caust* chin chinin-s chlol cinnb coloc con elaps hep ip lyc *Mag-m* nat-c nat-s *Nux-v* petr phos ran-b *Rhus-t* ruta sars sil stry *Sulph* thuj *Verat* viol-t *Zinc*
  - **amel**: ambr
- **erect**; sitting (See sitting - erect - bent)
- **eructations** | **amel**: *Am-m* **Carb-v** castm grat *Lach Lyc Phos*
- **exertion** agg: nat-ar puls
  - **slight** exertion: laur stann
- **expectoration** | **amel**: *Asaf* calc *Manc* nit-ac
- **expiration**:
  - **amel**: staph
  - **during** | **agg**: am-c ambr anac chel cina
- **explode**; as if heart will: *Acon*
- **fever**:
  - **during** | **agg**: **Acon** ambr *Anac* ant-t *Apis* arn ars aur bell **Bov** brom **Bry** cact **Calc** carb-v cham chin cimic cocc cupr dulc elaps graph guare hep ign *Ip* **Kali-c** kali-n lach lyc *Merc* mez *Nat-m* nux-v op phos plan plat puls ran-b rhod rhus-t **Ruta** samb seneg sep sil spig stann sulph thuj verat **Viol-t** zinc
- **flatulence**:
  - **as** from: con nat-c
  - : **Upper** abdomen; in: cham
  - **from** (↗*Constriction - flatulence*): phos
- **flatus**; passing | **amel**: bry ol-an ph-ac
- **hang** down; unless his legs: *Sul-ac*
- **headache**; during: sep
- **inspiration**:
  - **after**: zinc
  - **agg**: asc-t cina crot-t ferr ferr-m graph grat nat-ar *Phos* **Spig** zinc
  - **amel**: acon *Chel* chin
  - **deep** | **desire** for deep inspiration: carc ign
- **jerking**: mez
- **laughing** agg: plb
- **lying**:
  - **agg**: alum am-c ambr asaf aur-ar bar-c cact *Chin* Colch fl-ac *Graph Olnd Phos Puls* sabad *Sep Spong Stann* thuj
  - **amel**: alum laur *Nat-s* zinc
  - **back**; on | **agg**: alum am-c chin
  - **head** low; with the | **agg**: *Chin* **Spong**
  - **side**; on:
    : **affected** side | **agg**: phel
    : **left** | **agg**: both-ax *Cact* corn *Lach* naja phos *Puls* tarent
    : **right** | **agg**: kali-c
- **lying** down agg: nat-m
- **menses**:
  - **appearance** of, on: phos

Oppression – menses

- **before** | **agg**: borx *Lach*
- **motion**:
  - **agg**: bapt carl led nat-m plb *Stann* sulph tarent
  - rapid motion: **Acon Ars** aur-ar *Puls*
  - **amel**: *Seneg*
  - **arm**; of | **agg**: am-m
- **painful**: ambr hist nat-m
- **palpitations**; with: ambr aspar **Aur** *Bry* calc chel coca grat hyos kali-n mez phos sep spig
- **paroxysmal**: mur-ac sep
- **perspiration**; during: acon **Ars Bell Bry Cham** ign Ip *Merc Nux-v* op phos psor puls **Rhus-t** sabad samb sep **Sulph** thuj **Verat**
- **pressure** of hand | **amel**: sep
- **prolapse** of uterus: agar bell lil-t murx sep
- **raising** arms agg: tarent
- **reclining**, when: fl-ac
- **respiration**: ars chel dulc ferr glon kali-c kali-n *Lyc* med sep *Sil* squil
  - **difficult**; with (↗RESP - Impeded - oppression - chest): cic ign nux-m
- **rising**:
  - **after** | **agg**: am-m
  - **amel**: nux-v olnd
  - **bed**; from:
    - **after**:
    - walking about; and | **amel**: kali-bi
- **rising** in throat; as from: stann
- **room** full of people: lil-t
- **sitting**:
  - **agg**: agar anac calad carb-an cham cic crot-h crot-t gins indg kali-c kali-n laur mang mez *Nat-s* phos psor sabad staph
  - **amel**: alum puls
  - **bent** forward | **agg**: alum coloc dig
  - **erect** | **bent**; after sitting: nat-m
  - **motion**; after: acon
- **sitting** up in bed | **must** sit up: sulph
- **sleep**:
  - **before**: berb
  - **during**: all-s **Lach** lact nux-m psor pyrog ran-b
  - **falling** asleep | when: *Nux-m*
- **smoking** agg: asc-t
- **sneezing** agg: sil sulph
- **spasmodic**: cann-i
- **standing** agg: mang olnd phel sep verat
  - ○ Lower part of chest: am-m
- **stool** agg; after: calc **Caust** sil
- **stooping** agg: alum am-m cop mez *Samb*
- **talking** agg: ambr caust *Dros* lach nat-m stram
  - **long** time; talking for a: *Chin*
- **thinking** of it agg: gels ox-ac
- **turning** in bed agg: *Calc*
- **vomiting** green amel: *Cocc*
- **waking**; on: *Alum* ant-c *Ars Carb-v* chin *Cinnb* Con kali-bi **Kali-i** *Lach Lact Nat-s Nux-m* op phos sep tarent
- **walking**:
  - **after** | **agg**: *Calc* nux-m **Phos**

Chest

- **walking**: ...
  - **agg**: agar alum aml-ns **Ars** ars-s-f aur-ar bry bufo cact calc carb-an chel clem colch dig digin *Kali-c* lach led lipp lyc mag-s mang naja olnd paeon ph-ac phos puls ran-b seneg *Sep* sil staph sulph thuj verat
  - **air**; in open:
    - **agg**: am-c am-m *Aur* calc lact lyc *Phos* spig zinc
    - **amel**: *Alum* anac *Lyc*
  - **amel**: gins staph
  - **beginning** to walk: ph-ac
  - **cold** air; in | **agg**: *Lyc* nux-m
  - **rapidly** | **agg**: ang **Ars** lipp meli nat-m nit-ac *Puls* ruta *Spig*
- **warm**:
  - **room** | **agg**: alum anac **Apis** ars-i nat-m puls
- **weather**:
  - **changes** to cold; when: **Ars** phos
  - **stormy** | **agg**: **Ars**
  - **wet** | **agg**: *Dulc Kali-c* nat-s
- **weight** on chest; as from a: cact
- **wine** | **amel**: acon
- **writing** agg: alum
- **yawning**:
  - **agg**: stann sulph
  - **amel**: croc
○ **Axillary** gland: cupr
- **Diaphragm**, in region of: *Agar*
- **Heart**: abel abies-n *Acon Agar* am-c *Ambr Aml-ns* anac ant-t *Apis* aran-ix **Ars Ars-i** arund **Aur** aur-ar aur-i **Aur-m** bapt bell *Brom* bry bufo **Cact Calc-ar** calc-f cann-i cann-s *Carb-v* card-m *Caust* cham *Chin* chlor cimic clem coff colch coll croc cupr *Dig* eup-per fago *Gels Glon* graph hell helo hyos *Iod* **Ip** kali-ar kali-bi *Kali-c* kali-i kalm *Lach Laur Lil-t Lycps-v* mag-m mand med *Merc* merc-c merc-i-r mez mosch *Naja Nat-ar* nat-c *Nat-s Nux-m Nux-v* ol-j op ovi-p ox-ac *Phos* plb *Prim-vl* **Puls** pyrog ran-b saroth sarr scop sil sin-n **Spig** spong stict stram sumb *Tab Tarent* ter thuj tub viol-t vip zinc
  - **morning**: graph kalm nat-s *Tarent*
  - **afternoon**: bapt
  - **evening**: brom bufo cact kalm **Puls** ran-b
  - **night**: *Aur* colch kali-c
  - **ascending** stairs agg: **Aur Aur-m**
  - **breathing** deep agg: aur-m nat-ar rumx
  - **drawn** downwards: thuj
  - **eating**; after: bufo
  - **exertion**, on least: *Brom Laur Nat-ar*
  - **lying**:
    - **agg**: aran-ix
    - **amel**: *Laur Psor*
    - **head** low; with the | **agg**: colch **Spong**
    - **side**; on:
      - **left** | **agg**: *Colch Lach Naja* **Spig**
  - **melancholy**: aur caust
  - **motion** agg: bufo coll eup-per
  - **obstruction**; as if from: cot
  - **sitting** agg: agar **Nat-s**
  - **standing** agg: prun

1204   ▽ extensions | ○ localizations | ● Künzli dot

Oppression – Heart

- **thinking** of it agg: *Gels*
- **walking** | **amel**: colch
- **warm** room agg: ars-i
- ▽ **extending** to | **Throat**: nux-m
- – **Lower** part: kreos puls rhus-t
- – **Mammae**: allox bry calc chin clem hyos *Iod* lac-c lil-t phyt thuj
- – **Precordial** region: prot v-a-b vac
- – **Sides**: arg-met asaf aur carb-v caust chin con mag-s *Ox-ac* par plb sul-ac
  - **right**: acon aloe *Bry* euph mag-s mur-ac *Ox-ac* psor staph
  - **Upper**: con
  - **left**: am-m arg-met both-ax calc crot-t graph lil-t samb seneg thuj
  - **evening** | **lying** agg: calc
- – **Sternum**: arg-met arg-n ars asaf aur bell bry calc cina con lac-ac merc *Phos* ran-s rhus-t *Sep Sulph* tab
  - **night**: am-c
  - **eating**; after: con lac-ac
- ○ **Behind**: ph-ac samb zinc
  - **Under**: aur
  - **ascending** agg: aur
- – **Upper** part: hyos

ORGASM of blood (↗*Heat - flushes*): acon alum alum-sil **Aml-ns** anac *Ars* aur-s bov calc-ar carb-an *Carb-v* chel chlor cocc colch dig elaps *Ferr Glon* indg iod *Kali-n* **Lach** lachn *Lil-t* mag-m *Merc* merl *Mill* nat-m *Nit-ac* **Nux-v** ol-an ph-ac **Phos** phyt plat plb rhod *Seneg* **Sep** sil spig spong **Sulph** *Thuj*
- – **left**: sep
- – **morning**: nux-v sep
- – **evening**: carb-v caust kali-c
- – **anticipation**; from: phos
- – **excitement** agg: phos
- – **exertion**, least: **Spong**
- – **flatus**; from obstructed: carb-v
- – **menses**; during: *Merl*
- – **motion** agg: *Spong*
- – **worries**; from: phos

PAIN: *Abies-n* abrot acal *Acet-ac Acon* adon *Aesc* aeth *Agar* agn ail all-c all-s allox aloe alum alum-p alum-sil alumn am-br **Am-c** am-m ambr **Aml-ns** ampe-qu *Anac* anag anan *Ang* anh **Ant-c** *Ant-t* ap-g **Apis** apoc aral *Arg-met Arg-n* **Arn** Ars ars-h ars-i ars-s-f arum-t *Asaf Asar* asc-t aspar *Aster* **Aur** aur-ar aur-i **Aur-m** aur-s *Bad* bapt bar-c bar-i *Bar-m* bar-s **Bell** bell-p benz-ac berb beryl *Bism Borx Bov* brom bros-gau **Bry** bufo **Cact** cadm-met *Cadm-s* cain calad **Calc** calc-ar calc-i **Calc-p Calc-s** calc-sil camph cann-i cann-s *Canth Caps* carb-ac *Carb-an Carb-v* carbn-h carbn-s *Card-m* castm castor-eq caul **Caust** cedr cench *Cham* **Chel** chin chinin-ar chinin-s chlor *Cic Cimic Cimx* cina cinnb *Cist Clem* cob-n *Coc-c Cocc Coff* colch coll coloc com con *Cop* cor corn corn-f cot croc *Crot-c* crot-h crot-t cub *Cupr* cupr-ar cupr-s *Cur* cycl *Dig* digin *Dios* dor *Dros Dulc* echi elaps elat erio euon *Eup-per Euph* euphr eupi *Ferr Ferr-ar* ferr-i ferr-m ferr-p fl-ac form gad gamb gels

Chest — Pain

Pain: ... glon gnaph gran *Graph* grat guaj gymno haem *Ham Hecla* hed *Hell* helo *Hep* hist hura *Hydr* hydr-ac *Hyos* hyper ictod *Ign* indg inul *Iod Ip* iris jab jac-c jac-g *Jug-c* jug-r kali-ar kali-bi kali-br *Kali-c* kali-chl *Kali-i* kali-m kali-n kali-p kali-s kali-sil *Kalm* kreos lac-ac lac-c lac-d *Lach* lachn *Lact Laur Led Lil-t* lith-c *Lob Lob-c Lyc* lycpr lyss m-ambo m-arct *M-aust Mag-c Mag-m Mag-p* mag-s manc *Mang* mang-act med meli mentho *Meny* meph *Merc* **Merc-c** merc-i-f merc-i-r *Merc-sul* merl *Mez Mill* morph mosch *Mur-ac* murx myric *Myrt-c Naja* nat-ar *Nat-c* nat-m *Nat-n* nat-p *Nat-s Nicc* nit-ac *Nux-m Nux-v* ol-an ol-j olnd op **Ox-ac** paeon pall par pert-vc petr *Ph-ac* phase phel **Phos** *Phos-pchl Phyt* plan *Plat* plb podo polyg-h prim-v prun-p psil *Psor* ptel *Puls* pycnop-sa pyrog **Ran-b** *Ran-s* raph rat rauw rheum rhod rhus-r rhus-t *Rhus-v Rumx* ruta sabad sabin *Samb Sang* sangin-n sanic saroth *Sars* scroph-n sec sel **Seneg** *Sep Sil* sin-n sol-t-ae sphing *Spig* **Spong** *Squil* **Stann** *Staph* stict still *Stram Stront-c* stroph-s stry stry-p succ succ-ac sul-ac sul-i sulfa *Sulph* sumb syph *Tab* tarax *Tarent* tep *Ter* teucr *Ther Thuj* tril-p tub tub-m valer *Verat Verat-v* verb vinc viol-o viol-t vip visc wye x-ray xan *Zinc* zinc-m zinc-p zinc-s zing ziz
- – **right**: x-ray
- – **wandering** pain: x-ray
- – **morning**: acon alum am-c am-m ang arn borx bov *Bry* calad carb-v caust chel chin con corn crot-h ferr-p gal-ac hep *Kali-bi* kali-c kali-n lyc mang merc merc-c mur-ac nat-ar nat-c nat-s nit-ac ox-ac phos puls *Ran-b* rhus-t *Sang* sars seneg sep *Squil* staph sulph thuj zinc
  - **8 h**: naja
    - **aching**: naja
    - **Anterior** part: naja
    - **aching**: naja
  - **aching**: sulph
  - **bed** agg; in: colch lact mag-s phel rhus-t *Rumx* seneg sil sulph
    - **aching**: lact
    - **drawing** pain: lact
    - **pressing** pain: mag-s phel rhus-t seneg sil sulph
  - **burning**: caust kali-n zinc
  - **cutting** pain: caust **Kali-c**
  - **drawing** pain: nat-c
  - **eating**; after: sulph
    - **aching**: sulph
    - **sore**: sulph
  - **motion** agg: kali-c
  - **cutting** pain: kali-c
  - **pressing** pain: *Ran-b* sars sulph
  - **raw**; as if: borx caust nat-c
  - **rising**:
    - **after**:
      - **agg**: lact
      - **drawing** pain: lact
    - **agg**: ran-b
    - **stitching** pain: ran-b

All author references are available on the CD

1205

Chest

Pain – morning

- **sore**: alum am-c ang arn calad corn crot-h gal-ac mur-ac nat-ar seneg staph thuj
- **stitching** pain: chin hep *Kali-bi* mang merc rhus-t *Squil*
- **waking**; on: ant-c cupr *Seneg* sulph
  : **aching**: *Seneg*
  : **pressing** pain: ant-c cupr
  : **raw**; as if: sulph
- **forenoon**: agar alum am-m bros-gau *Bry* caust cham coloc mag-s malar mang nit-ac puls puls-n *Ran-b* stann
- **9 h**: chel
- **10 h**: cham kali-cy
- **10-11 h**: aesc
  : **cramping**: aesc
- **11 h**: cact cham
- **aching**: (non: puls) puls-n
- **burning**: mag-s malar
- **pressing** pain: alum
- **sore**: alum *Bry*
- **stitching** pain: caust mang nit-ac stann
- **noon**: agar dig naja
- **stitching** pain: agar
- **walking** agg: bry
  : **aching**: bry
- **afternoon**: alum am-m bad bar-c canth chel coloc eupi fago gamb iod kali-bi kali-n led lyc nicc op sang sulph tarent
- **13 h**: sars
- **14 h**: alum chel elaps rhus-t
  : **stitching** pain: chel
- **15 h**: hura nat-m ol-an
- **16 h**: asc-t
  : **16-17 h** | **right** side: merc-sul
- **17 h**: hyper
  : **burning**: hyper
- **18 h** lasting all evening: phos
- **aching**: kali-n
- **cutting** pain: bad
- **drawing** pain: chel
- **griping** pain: sulph
- **inspiration** agg; deep: sang
  : **tearing** pain: sang
- **sore**: alum nicc
- **speaking**; after: lyc
  : **raw**; as if: lyc
- **stitching** pain: alum coloc iod sulph
- **walking** agg: sulph
  : **griping** pain: sulph
- **yawning** agg: sang
  : **tearing** pain: sang
- **evening**: acon alum ambr ant-t *Ars* bad bar-c bar-s cain calad calc chel coc-c coloc dig dios euphr gal-ac gamb graph hyper kali-bi **Kali-c** kali-i kali-n kreos lyc lyss *Mag-c* mez mur-ac murx nat-c nat-m nicc nux-m ol-an olnd *Phos Ran-b* ran-s rumx seneg spig sulph tab thuj verat verb zinc zinc-p
- **18 h**: bry puls
  : **burning**: puls

Pain – night

- **evening – 18 h**: ...
  : **retiring**; lasting until: phos
  : **stitching** pain: bry
- **19 h**: ol-j zing
  : **drawing** pain: zing
- **20 h**: am-m canth kali-n
  : **raw**; as if: am-m
  : **stitching** pain: canth
- **21 h**: lyss
- **aching**: coloc nux-m ran-b sulph
- **bed** agg; in: bell benz-ac cain con *Kali-c* nat-c nat-p nit-ac ran-b sep
  : **burning**: bell nat-p
  : **drawing** pain: cain con
  : **pressing** pain: sep
  : **stitching** pain: benz-ac nat-c
  : **tearing** pain: con
- **boring** pain: alum
- **breathing** deep agg: ran-b
  : **aching**: ran-b
- **burning**: kali-n kreos murx verat zinc
- **cramping**: phos
- **cutting** pain: bad cain **Kali-c** kali-i kali-n *Mag-c* nicc ol-an
- **drawing** pain: nat-c
- **lying** down agg; after: **Kali-c**
  : **cutting** pain: **Kali-c**
- **lying** on left side agg: cain
  : **drawing** pain: cain
  : **pressing** pain: graph lyc nat-m *Ran-b* spig
  : **raw**; as if: *Ars* calc murx nat-c
- **riding** agg: phos
  : **cramping**: phos
- **sore**: coc-c dig *Kali-i* lyss mur-ac murx nat-m ran-b
  : **stitching** pain: calad kali-bi *Kali-i* kali-n *Mag-c* ran-s rumx verb
  : **tearing** pain: ambr kali-n
- **warm** room agg: sulph
  : **cramping**: sulph
- **night**: Alum alum-p alum-sil am-c ant-t apis arg-n **Ars** asaf borx *Caust* cench chel con graph *Ip* kali-c *Lach Lyc* mag-s *Merc* merc-c nit-ac *Nux-v* ph-ac phos ran-b rhus-t sabad sars seneg sep sil sin-n *Syph* tub zinc
- **midnight**:
  : **before**:
  : 22.30 h: cench
  : 23 h: cact
  : **after**: rhus-t
  : 1.30 h: nat-ar sep
  . **cramping**: nat-ar sep
  : 2 h: lachn
  : 4 h: asc-t
  : 5 h: ars-s-f
  . **cough**; with: kali-c
  cramping: kali-c
  . **cutting** pain: ars-s-f
  : **morning**; till: *Ars*
  : **burning**: *Ars*

▽ extensions | ○ localizations | ● Künzli dot

Chest

Pain – night

- **aching**: ran-b
- **air**; going into open: am-m
- **bed** agg; in: phos
  : **stitching** pain: phos
- **bending** to right agg: rhod
  : **cutting** pain: rhod
- **boring** pain: sil
- **burning**: *Lach*
- **bursting** pain: asaf *Merc*
- **cough** agg; during: *Calc*
  : **raw**; as if: (non: alum) *Calc* (non: carb-v) (non: nit-ac) (non: nux-v)
- **cramping**: alum kali-c lyc nit-ac phos sep
- **cutting** pain: *Syph*
- **digging** pain: graph
- **drawing** pain: cench
- **lying**:
  : **agg**: calc sep
  : **back**; on:
    : **agg**: alum chin
    . **pressing** pain: alum chin
- **pressing** pain: **Alum** chel mag-s ph-ac sars seneg
- **raw**; as if: zinc
- **sleep**:
  : **falling** asleep agg: *Nux-m*
  : **pressing** pain: *Nux-m*
- **sore**: borx
- **stitching** pain: alum am-c *Apis Ip Lyc* merc-c nit-ac phos ran-s *Rhus-t* sabad seneg tub
- **tearing** pain: am-c nit-ac sil
- **waking**; on: *Seneg*
  : **aching**: *Seneg*
  : **stitching** pain: seneg
- **accompanied** by:
  - **anxiety** (See MIND - Anxiety - chest - pain)
  - **respiration**:
    : **difficult**: ant-t kreos phos psor
  - **Spine**; irritation of: agar ran-b
- **aching**: acon agar *Ail* alum alum-p ambr ant-c arn-n *Arn Asaf* bapt *Bell* borx *Bry* cact *Calc-p* cann-i cann-s carb-ac *Carb-an Carb-v* carbn-s cham chel chin *Clem Coc-c* colch crot-t cupr-s cycl dig hydr-ac iod kreos lach *Lact* led *Lyc* mag-m merc merc-c naja nat-m nat-p *Phos Phyt* psor *Ran-b* rauw rhod rhus-t *Rumx* sang *Seneg* sep stict stram stront-c stroph-s sul-i sulph tarent zinc zinc-p
- **air**; in open:
  - **agg**: caust iod mez spig sulph
    : **cramping**: iod mez sulph
    : **pressing** pain: caust
    : **sore**: spig
    : **tearing** pain: caust
  - **amel**: anac nat-m puls sang sul-ac
    : **pressing** pain: sul-ac
    : **stitching** pain: sul-ac
- **alternating** with:
  - **rheumatism**: abrot

Pain – biting

- **alternating** with: ...
  - **Abdomen**; pain in: aesc rad-br *Ran-b*
    : **cramping** (See ABDO - Pain - cramping - alternating - chest)
    : **stitching** pain: ran-b
  - **Stomach**; pain in: *Caust*
- **anger**; after: arg-n caust
  - **stitching** pain: arg-n caust
- **anticipation**; from: stroph-s
- **anxiety**; with: thuj
  - **aching**: thuj
- **appearing** suddenly:
  - **disappearing** suddenly; and: pert-vc
    : **stitching** pain: pert-vc
- **arms** near chest:
  - **agg**: psor spig sulph
  - **amel**: lac-ac
- **ascending**:
  - **agg**: acon arg-n ars borx cact crot-h graph kali-bi ran-b rat sep staph stram
    : **aching**: cact
    : **bursting** pain: arg-n
  - **stairs**:
    : **agg**: borx rat ruta stram
    : **stitching** pain: borx rat ruta stram
- **autumn**: *Kali-c*
  - **stitching** pain: *Kali-c*
- **bed** agg; in: allox iod
  - **sore**: iod
  - **sticking** pain: allox
- **bending**:
  - **amel**: chinin-s
    : **cutting** pain: chinin-s
  - **backward**:
    : **agg**: mez rhod
    : **must** bend backward or forward: agar
    : **stitching** pain: agar
  - **forward**:
    : **agg**: aloe alum alumn arg-met borx brom lact mang nat-m seneg stann stroph-s sulph
    : **cutting** pain: arg-met
    : **gnawing** pain: stroph-s
    : **sore**: mang seneg
    : **amel**: *Asc-t* chel chin chinin-s hyos mag-c **Puls**
    : **stitching** pain: *Chel* chin chinin-s
  - **head**:
    : **forward**:
      : **agg**: alum psor
      . **pressing** pain: alum psor
    : **must** bend: sars
    : **stitching** pain: sars
  - **right**; to | **agg**: rhod
  - **side**; to:
    : **agg**: acon borx
    : **must** bend to side: acon
    : **stitching** pain: acon
- **biting** pain: kali-c

Pain – blow   **Chest**   **Pain – constricting**

- **blow**; pain as from a: borx cadm-s cann-s chin cic hep lyc nux-m nux-v sep sulph
- **blowing** the nose agg: chel sumb
  - **cramping**: sumb
- **boring** pain: acon alum asaf *Bism Brom* cina cupr *Ferr* indg kali-c lob mag-m med meny *Mur-ac* ph-ac psor rhus-t *Seneg* sil spig staph tarax thuj
  - **drawing** pain: colch
  - **paroxysmal**: plb
- **breathing**:
  - **agg**: arg-met ars-s-f bapt cob-n *Colch* kali-c mur-ac raph
  : **boring** pain | **tensive**: mur-ac
  : **burning**: kali-c
  : **cutting** pain: arg-met ars-s-f bapt *Colch* raph
  : **sticking** pain: cob-n
  - **deep**:
  : **agg**: acon aesc aeth agar *All-c* aloe ant-c arg-met arn asar aur bapt bar-c benz-ac *Berb Borx* bov brom **Bry** *Calc Calc-p* calc-sil caps carb-an carb-v carbn-s card-m *Caust* cench *Cham* chel cob crot-t *Cupr* cycl dros ferr-p fl-ac form graph *Guaj* hell iod *Kali-bi* **Kali-c** *Kali-n* kali-sil lyc mang merc merc-c mez mur-ac naja **Nat-m** nat-p nat-s nit-ac nux-v olnd pall ph-ac *Phos* phyt plat puls **Ran-b** ran-s raph rhus-t rumx sabin *Sang* seneg sep sil *Spong Stann* stroph-s *Sulph* sumb thuj valer visc zinc zinc-p zing
  : **cramping**: stroph-s
  : **pressing** pain: caps sep
  : **sprained**; as if: agar *Arn*
  : **stitching** pain: *Acon* aesc aeth *All-c* ant-c arg-met arn asar aur bapt benz-ac *Berb* **Borx** bov brom **Bry** *Calc Calc-p* carbn-s card-m *Caust Cham* chel *Cupr* dros ferr-p *Guaj* hell **Kali-c** *Kali-n* mang merc merc-c mez *Mur-ac* **Nat-m** nat-s nit-ac nux-v olnd pall *Phos* Puls *Ran-b* raph *Rhus-t Rumx* sabin sep sil *Spong Sulph* valer zinc zinc-p
  : **Heart**: berb borx *Iod Spig*
  . **sprained**; as if: berb borx *Iod Spig*
  : **amel**: ign kali-bi seneg verb
  - **holding** breath:
  : **agg**: merc
  : **aching**: merc
- **bruised** (See sore)
- **burning**: acet-ac *Acon* aesc agar ail alum alum-p alum-sil am-c am-m ambr anan ant-c *Ant-t* **Apis** aral arg-met arg-n *Arn* **Ars** ars-i ars-s-f arum-t *Asaf* asar aur aur-ar aur-i aur-s bar-c *Bell* bell-p berb beryl *Bism* bov brom bry bufo *Calc Calc-ar* calc-i calc-p calc-s calc-sil cann-i **Canth** caps **Carb-an Carb-v** *Carbn-s* castor-eq *Caust Cham* chel chin *Cic* cina clem coc-c cocc *Coff* colch con *Cop* croc *Crot-h* crot-t cub cupr *Dros* euph ferr gels *Graph* ham hep *Hydr* hyos hyper ign iod kali-ar *Kali-bi* kali-br kali-c kali-n kali-p kali-s kali-sil *Kreos Lach* lact laur *Led* lob *Lyc* m-ambo m-arct mag-m mag-s manc *Mang* mang-act *Med Merc Merc-sul* mez mosch *Mur-ac* murx myrt-c *Nat-ar* nat-c nat-m nat-p

- **burning**: ...
  nat-s nit-ac *Nux-m Nux-v* ol-j op *Ph-ac Phos* Plat polyg-h prim-v psor puls ran-b ran-s raph rat rhod rhus-t ruta *Sabad* sabin *Sang* sangin-n sec *Seneg* sep *Sil* spig *Spong* stann stry sul-ac sul-i *Sulph* tab *Ter* thuj vip visc wye *Zinc* zinc-m zinc-p
  - **accompanied** by:
  : **epistaxis**: thuj
  : **expectoration**; bloody: psor
  : **laryngismus** (See LARY - Laryngismus - accompanied - chest)
  : **Mammae**; cancer in (See Cancer - mammae - accompanied - pain - burning)
  : **Stomach**; cold sensation in: polyg-h
  - **hot** stream; as from: kreos merc sang
  - **upward**: lob *Sulph*
- **burrowing**: arn cann-s cina dulc ferr *Graph* petr stann
- **bursting** pain: arg-n ars *Aur-m* brom bry carb-an cham cina coff cot lach lyc med merc mur-ac ol-an rhus-t sanic seneg sulph tarent zinc
- **carrying** a load, from: alum
- **chill**:
  - **after**: Acon *Iod*
  : **cutting** pain: **Acon**
  : **pressing** pain: *Iod*
  - **before**: ars plan
  : **cutting** pain: ars
  - **during**: *Acon* am-c arn ars bell borx bov brom **Bry** calad calc cham *Chin Chinin-s* eup-per *Ip* **Kali-c** lach med merc *Mez* nux-m nux-v ph-ac phos puls *Rhus-t Rumx Sabad* seneg sep sil spig sulph
  : **boring** pain: med
  : **cramping**: ars
  : **sore**: lach
  : **stinging**: bell
  : **stitching** pain: *Acon* am-c **Bry** chin eup-per kali-c lach *Nux-v* phos puls *Rhus-t Rumx* sabad sep sil
- **chilliness**; during: eupi sep
  - **drawing** pain: sep
  - **stitching** pain: eupi
- **clawing** pain: arg-n meny samb **Seneg** sil stront-c
- **clearing** throat agg: spig
  - **aching**: spig
- **cold**:
  - **air** agg: acon apis bry *Kali-c* petr *Ph-ac* phos ran-b
  : **cutting** pain: ran-b
  : **raw**; as if: apis **Phos**
  : **sore**: ph-ac
  : **stitching** pain: *Kali-c*
  - **drinks**:
  : **agg**: *Carb-v* nit-ac *Psor* rhus-t staph thuj
  : **stitching** pain: staph thuj
  : **amel**: *Phos*
- **compressed**; as if: acon *Arn* coloc *Meny* olnd ruta
- **constant**: *Lyc*
  - **pressing** pain: *Lyc*
- **constricting** pain (↗*Constriction*): adon allox am-br asaf *Bry* **Cact** cadm-met **Caps Dig** hist ign iod lach meli mill *Mosch* nat-s *Phos* rauw squil xan

1208   ▽ extensions | O localizations | ● Künzli dot

Chest

Pain – contracting

- **contracting**: chin mag-m mang mez nit-ac stann sulph verat
- **coryza**; during: *Acon* ant-t bell borx **Bry** carb-v caust cina kreos lach meph *Merc* mez *Nux-v* ph-ac *Puls Rhus-t Sang* seneg sep sil **Sulph** zinc
  - **raw**; as if: carb-v kreos meph sep sulph
- **cough**:
  - **after**: *Arn Carb-v* lach lyc mag-m mag-s *Nat-m Phos Seneg* sep spong *Stann* staph zinc
  - **burning**: *Carb-v* mag-s *Seneg*
  - **pressing** pain: mag-m
  - **raw**; as if: *Arn Carb-v* lach lyc *Nat-m Phos* sep spong *Stann* staph zinc
- **agg**: abrom-a acon alum alum-p alum-sil am-c ambr ant-s-aur **Apis** arg-met **Arn** ars ars-s-f bar-c *Bell* berb borx brom **Bry** *Calc* calc-s **Carb-v** *Carbn-s Caust* chin chlor cina cocc colch *Cop Cur* dig **Dros** eug *Eup-per* **Ferr** ferr-ar *Ferr-m* ferr-p gal-ac gamb *Gels* graph guare hep hydr ip *Kali-bi* kali-n *Kreos* lach lact lec lyc mag-c *Mag-m* meph merc mez mur-ac nat-ar *Nat-c Nat-m Nat-s Nit-ac* nux-m *Nux-v* ol-j *Phos* psor **Ran-b** rat rumx sanic *Seneg* sep *Sil* spig **Spong Stann** *Staph* stram stront-c *Sulph* syph thuj verat zinc zinc-p
  - **sore**: abrom-a acon alum alum-p alum-sil am-c ambr ant-s-aur **Apis** arg-met **Arn** ars ars-s-f bar-c *Bell* berb borx brom **Bry** *Calc* calc-s **Carb-v** *Carbn-s Caust* chin chlor cina cocc colch *Cop Cur* dig **Dros** eug *Eup-per* **Ferr** ferr-ar *Ferr-m* ferr-p gal-ac gamb *Gels* graph guare hep hydr ip *Kali-bi* kali-n *Kreos* lach lact lec lyc mag-c *Mag-m* meph merc mez mur-ac nat-ar *Nat-c Nat-m Nat-s Nit-ac* nux-m *Nux-v* ol-j *Phos* psor **Ran-b** rat rumx sanic *Seneg* sep *Sil* spig **Spong Stann** *Staph* stram stront-c *Sulph* syph thuj verat zinc zinc-p
- **desiring** to; when: sil
  - **pressing** pain: sil
- **during**:
  - **agg**: abies-n abrom-a *Acon* aeth agar ail alum alum-p alum-sil am-c am-m *Ambr* amyg *Anac* ant-c ant-s-aur ant-t apis *Arg-met* arn ars ars-i ars-s-f arum-t *Asaf* asc-t aur aur-ar aur-i aur-s bapt **Bell** berb berb bism **Borx** brom **Bry** *Bufo* cact **Calc** calc-i *Calc-p* calc-s calc-sil *Camph* cann-s canth caps carb-an **Carb-v** carbn-s card-m **Caust** cetr *Cham* chel *Chin* chin-b chinin-ar chinin-s cina clem *Coc-c* coff colch com *Con* con-fr *Corn* crot-h crot-t cupr cur *Dig* **Dros** dulc elaps eup-per euph eupi ferr ferr-ar ferr-i ferr-m ferr-p gal-ac gels *Graph* grat guaj *Hep* ign iod ip just kali-ar kali-bi kali-c kali-i **Kali-n** kali-p kali-sil kreos lach lachn **Lact** *Lact-v* laur led **Lyc** m-ambo mag-c *Mag-m* Mag-s mang med meph *Merc* mez mosch mur-ac myric myrt-c naja nat-ar nat-c *Nat-m* nat-m nat-p *Nat-s Nicc* nit-ac nux-m nux-v ol-j ox-ac petr ph-ac phel *Phos Phyt* psor **Puls** pycnop-sa pyrog ran-b raph *Rhus-t* rumx ruta sabad samb *Sang* sanic sec *Sel* **Seneg** *Sep Sil* sphing spig **Spong Squil Stann**

Pain – cramping

- **cough – during – agg**: ...
  staph *Stict* stram stront-c sul-i **Sulph** syph tarent tell thuj tub upa *Verat Zinc* zinc-p zing ziz
  - **aching**: chin kali-c mag-m mang phyt raph samb stront-c
  - **paroxysmal**: mag-m
  - **burning**: agar ail am-c ambr *Ant-c* arn ars arum-t bry *Bufo* cann-s carb-v *Caust* cina dig ferr gels hep **Iod** kali-c kali-n *Lach* led lyc *Mag-m Mag-s* ph-ac phos phyt *Puls* pyrog rumx *Seneg* sep **Spong** sulph syph thuj zinc zing
  - **bursting** pain: ars *Bry* caps cham **Lact** *Merc* mur-ac *Rhus-t Sulph* zinc
  - **cold** pain in chest: *Med*
  - **cramping**: am-c bell carb-an *Kali-c* laur *Sulph*
  - **cutting** pain: *Bry* calc colch kali-n lachn mag-c mag-s mang *Nat-m* (non: nat-n) ox-ac phos raph *Sulph*
  - **drawing** pain: caps crot-t dig merc
  - **dry** cough: bry *Caust* **Iod** *Kali-c Mag-m* **Spong**
  - **burning**: bry *Caust* **Iod** *Kali-c Mag-m* **Spong**
  - **griping** pain: *Sulph*
  - **pressing** pain (↗*COUG - Pressure; from - chest*): alum am-c *Anac* ars-i aur bism borx **Bry** *Calc* canth carb-v chin *Con* cupr dig iod *Kali-n* mag-m nicc ph-ac *Samb* sil squil stann stront-c *Sulph* tell
  - **raw**; as if: alum alum-p alum-sil alumn ambr amyg anac ant-c ant-s-aur *Arg-met* arn *Ars* arum-t borx *Bry Calc Carb-v* carbn-s *Caust* chinin-s *Coc-c* corr-d cupr *Eup-per* ferr-p gels *Graph* grat ip *Kali-c* kali-sil kreos lach lach mag-c mag-m mag-s meph merc mez nat-c *Nat-m* nat-p nat-s nit-ac nux-m nux-v petr *Phos* rhus-t *Rumx* ruta sanic sel seneg *Sep* sil spig *Spong Stann Staph* sulph thuj zinc zinc-p
  - **sore**: ant-s-aur *Arn Bry* calc dig eup-per gal-ac nat-s phos
  - **sticking** pain: bell-p
  - **stitching** pain (↗*COUG - Stitching - chest*): *Acon* alum-sil am-c am-m ant-c arg-met *Arn Ars* ars-i ars-s-f *Asaf* asc-t aur **Bell** berb **Borx Bry** cact calc calc-i *Calc-p* cann-s caps carb-an carb-v card-m caust *Chel Chin* chin-b chinin-ar clem *Coff* con *Corn* crot-h cupr cur **Dros** dulc *Ferr* ferr-ar ferr-i *Ferr-m* ferr-p guaj **Iod** kali-ar *Kali-bi Kali-c* kali-n kali-p kali-sil *Kreos Lach Lyc* **Merc** mez myric *Myrt-c* nat-c nat-m nat-s nit-ac nux-m nux-v petr *Phos Psor Puls* ran-b rhus-t rumx ruta sabad sel seneg *Sep* sil **Squil** *Stann* stront-c sul-i *Sulph* thuj tub verat zing zinc-p
  - **tearing** pain: aeth *Ambr* bell borx bufo *Calc* elaps eupi kali-c *Nat-m* nit-ac nux-m phos psor *Rhus-t* seneg sulph
  - **ulcerative** pain: kali-bi mag-m psor staph
- **cramping** (↗*Spasms*): aesc allox alumn ang arg-n ars bell bov *Cact* calc *Cocc* coff con cupr dig *Ferr* graph ham iod *Kali-c* kali-s lact *Lyc Mez* nit-ac *Petr* phos *Plat*

Pain – cramping / Chest / Pain – expectoration

- **cramping**: ...
  plb *Puls* pycnop-sa rauw *Sang Sars* sec sep *Spong* stroph-s *Sulph* sumb tarent verat *Zinc*
  - **alternating** with | **Forehead**; pain in (See HEAD - Pain - forehead - alternating with - chest - followed)
- **crawling**: acon ph-ac
- **crossing** arms: ang
  - **sore**: ang
- **crushing**: stroph-s
- **cutting** pain (= sudden sharp pain): *Acon* aloe alum ang *Ant-t Apis* arg-met arn *Ars* ars-i ars-s-f asar *Asc-t Aur* aur-i aur-s *Bad* bapt *Bell* benz-ac bov *Bry* bufo *Cact* cain *Calc* calc-i *Calc-p* calc-s cann-s carb-v carbn-s caust cedr chel chin chinin-s cimic *Colch* con crot-c dig *Dios* dros dulc ferr glon hell hyos *Iod* kali-ar kali-bi **Kali-c** *Kali-i* kali-m *Kali-n* kali-s lac-ac laur led *Lyc* m-ambo *Mag-c* manc mang *Merc* merc-i-r *Mur-ac* myrt-c naja nat-ar nat-c **Nat-m** nat-p nux-v ol-an par petr ph-ac phos plat plb *Psor Puls* pycnop-sa *Ran-b* rat rhus-v *Rumx* ruta sabin samb seneg sep spig spong *Stann* stry sul-i *Sulph* sumb tab tarax thuj verat viol-t xan zinc zinc-p
  - **flatulence**; as from: dulc kali-c
  - **upward**: scroph-n stann
- **darting** (See stitching)
- **descending** stairs agg: alum
  - **stitching** pain: alum
- **digging** pain: acon cann-s carb-an carbn-s cina **Dulc** lach mang meny olnd petr seneg stann stram tarax
- **dinner**; after: agar bry canth carbn-s caust cimic lob meny mez nat-c nat-p rat sulph zinc
  - **aching**: sulph
  - **burning**: agar
  - **pressing** pain: caust meny
  - **raw**; as if: nat-c
  - **stitching** pain: carbn-s
- **drawing** on boots; when: arg-n
- **drawing** pain (⬈*Drawn):* abrot acon agar *Anac* apis arn asaf aster aur-m *Borx Cadm-s* camph cann-s *Caps* carb-v card-m *Cham* chel *Chin* cocc com con crot-t dig dulc euon *Ferr* iod *Kali-c* kreos lact led lyc m-ambo m-aust meny *Mur-ac* nat-ac nit-ac **Nux-v** olnd op par petr phos plat plb psil *Puls* ruta *Seneg* sep sil spig spong squil *Stann* stront-c zinc zing
  - **backward**: *Aster*
  - **cramping**: nit-ac
  - **inward**: *Aster* cham
  - **paroxysmal**: nit-ac stront-c
  - **upward**: lach mang
- **drawing** shoulders back; when | **amel**: aster
- **drinking**:
  - **after**:
    : **agg**: chin nit-ac thuj verat
    : **sore**: nit-ac
    : **tearing** pain: nit-ac
  - **agg**: kali-c
    : **cutting** pain: kali-c
    : **stitching** pain: kali-c

- **dull** pain: agn *Apis*
- **eating**:
  - **after**:
    : **agg**: agar alum alum-p anac anag *Arg-n Asaf* aspar bov caust chin cimic con *Kali-c* laur mez nat-c nat-m nux-v petr phos sulph sumb thuj verat zinc
    : **aching**: alum nux-v
    : **cramping**: nat-m petr
    : **cutting** pain: *Nux-v* sumb
    : **pressing** pain: agar anac caust con nat-c phos
    : **stitching** pain: *Asaf* bov caust nat-c sulph
    : **amel**: chel rhod
  - **agg**: alum ars kali-c nit-ac
    : **cutting** pain: kali-c
    : **pressing** pain: alum ars
    : **sore**: nit-ac
  - **amel**: nat-c
  - **raw**; as if: nat-c
  - **while**:
    : **agg**: bov kali-bi kali-c led mag-m ol-an
    : **stitching** pain: bov kali-c
- **epistaxis**:
  - **after**: calc
- **erect**; becoming:
  - **agg**: nicc
    : **stitching** pain: nicc
- **eructations**:
  - **agg** (⬈*STOM - Eructations - accompanied - chest):* cocc phos staph
    : **cramping**: (non: dig)
    : **sore**: phos
  - **amel**: ambr bar-c digin gels kali-c lyc petr sep zinc
    : **aching**: ambr lyc
    : **cramping**: (non: dig) digin kali-c
    : **pressing** pain: ambr kali-c lyc sep zinc
    : **sore**: ambr
    : **tearing** pain: sep
- **excitement**:
  - **after**: stroph-s
    : **needles**; as from: stroph-s
  - **agg**: *Phos Rhus-t* stann stram stroph-s
    : **gnawing** pain: stroph-s
- **excoriated**; as if: hyos lach mez
- **exertion**:
  - **after**:
    : **agg**: plb rauw
    : **aching**: rauw
    : **cramping**: plb
  - **agg**: alum am-m ang borx cact caust colch ferr laur led lob lyc plb ran-b rauw sep
    : **sore**: colch lob
    : **stitching** pain: alum borx caust ferr led
  - **arms** agg; of the: ang ant-c led
- **exhaling** | **burning** (See expiration - agg. - burning)
- **expanding** chest: carb-v
- **expectoration**: asaf puls
  - **aching**: asaf

1210   ▽ extensions | ○ localizations | ● Künzli dot

Pain – expectoration | **Chest** | Pain – inspiration

- **after**: cist
  : **raw**; as if: cist
  : **sore**: cist
- **amel**: chel euon kali-n mag-s
  : **burning**: kali-n
  : **pressing** pain: mag-s
- **before**: lyc
- **bursting** pain: puls
- **during**: lyc zinc
  : **sore**: lyc zinc
- **expiration**:
  - **agg**: *Ant-c* arg-met calc clem coc-c *Colch* crot-t mang spong
  : **burning**: coc-c mang
  : **stitching** pain: *Ant-c* arg-met calc clem *Colch* crot-t mang spong
  - **during**:
    : **agg**: am-c chin coloc crot-t *Puls* ruta spig staph tarax verat *Viol-o* zinc
    : **drawing** pain | **downward**: am-c
    : **pressing** pain: coloc ruta
  - **must** expire: chin
  : **stitching** pain: chin
- **fasting** agg: *Iod*
- **fever**:
  - **during**:
    : **agg**: acon *Am-c* apis arn **Ars** asaf bell borx **Bry** calc camph carb-v caust chin cocc colch cupr hyos ign *Ip Kali-c* kali-n merc mosch *Nat-m Nux-v Phos* **Puls** *Rhus-t* sep sil spig squil stann sulph tub valer
    : **stitching** pain: acon *Am-c* apis arn ars asaf bell borx **Bry** calc carb-v chin ign *Kali-c* kali-n merc *Nat-m* nux-v *Phos Puls Rhus-t* sep sil spig squil stann sulph tub valer
- **flatus**; from obstructed: carb-v lyc verat
- **flatus**; passing:
  - **amel**: ph-ac
  : **pressing** pain: ph-ac
- **gnawing** pain: acon ail arg-met bell berb calc calc-p *Colch* lil-t mang mosch nat-m olnd par ran-s ruta stann
- **gouty** | **Joints**: colch
- **griping** pain: aesc *Cact* castm *Caul* cocc coloc *Dig Graph* led *Nit-ac* pall plat spig sulph verat zinc
- **hard** bed; as from a: borx
- **hawking** up mucus:
  - **after**: asaf spig
  : **aching**: spig
  : **pressing** pain: spig
  : **stitching** pain: asaf
  - **agg**: *Calc* camph kali-n plb rumx spig
  : **raw**; as if: rumx
  : **sore**: *Calc*
- **heartbeat**, at every: calc-act
  - **stitching** pain: calc-act
- **heat**; during: **Acon** *Am-c* **Ant-c** apis arn ars bell borx *Bov* **Bry** calad calc canth caps carb-v **Chin** cina cocc con dulc *Guare Ip* kali-c *Kalm* kreos lyc med *Merc* mez mur-ac nit-ac nux-v ph-ac *Phos* **Puls** ran-b *Rhus-t* ruta sabad seneg sep *Spig* stann sulph thuj zinc

- **herpes** zoster (↗*BACK - Pain - herpes - stitching*):
  - **after**: kalm *Mez Ran-b* zinc
  : **burning**: mez
- **hiccough** agg: am-c am-m stront-c
  - **stitching** pain: am-m
- **holds** chest with hands during cough: abrom-a **Arn** *Borx* **Bry** cimic **Dros** *Eup-per* kreos merc nat-m *Nat-s Phos Sep*
  - **sore**: abrom-a **Arn** *Borx* **Bry** cimic **Dros** *Eup-per* kreos merc nat-m *Nat-s Phos Sep*
- **hysterical** (↗*Spasms - hysterical*): aqui
- **inflammation** of lungs, after: am-c *Ars Lach* **Lyc Phos Sulph**
- **inspiration**:
  - **agg**: **Acon** aesc aeth agar alum alum-p alum-sil alumn am-m anac apis arg-met arn *Ars* asaf asar *Asc-t* aspar aster aur aur-ar aur-m aur-s bapt bar-c bell-p **Borx** bros-gau **Bry** calad **Calc** calc-p calc-s calc-sil camph canth caps carb-an carb-v card-m caust *Cham Chel* cina cinnb clem cob cocc colch coloc com con cupr-ar *Dros* dulc euon *Eup-per* ferr ferr-p gal-ac grat guaj *Guare* hell hyos inul iris jatr-c *Kali-ar* kali-bi kali-c kali-n kali-p kali-s *Kreos* lact *Laur* led *Lyc* lyss *Mag-c* mentho *Merc Merc-c* merc-sul mez mur-ac *Naja* nat-ar nat-m nat-s nicc nit-ac *Nux-m* op *Phos* plat plb podo *Psor Ran-b* raph rhus-t rumx sabad samb sang *Seneg* sep *Sil Spig* **Squil** stann stront-c stroph-s sul-ac sulph tarax tarent thuj tub valer viol-t zinc
  : **aching**: bapt calc jatr-c
  : **boring** pain: alum
  : **burning**: asc-t *Laur* sep
  : **cutting** pain: *Asc-t* aur **Bry** *Calc* con *Guare* hell kali-c naja phos ran-b stann
  : **deep** | **stitching** pain (See breathing - deep - agg. - stitching)
  : **drawing** pain: calad *Camph* lact led raph stann
  : **griping** pain: cina mur-ac
  : **pinching** pain: cina dulc
  : **pressing** pain: asaf aur-m *Borx* *Calc* con kali-c ran-b stann
  : **raw**; as if: *Acon* anac *Calc* carb-v
  : **sore**: anac **Bry** **Calc** calc-s *Camph* cinnb *Eup-per* kali-c nat-ar nat-m nit-ac nux-m sang seneg sil
  : **sticking** pain: stroph-s
  : **stitching** pain: **Acon** aeth alum alum-sil am-m *Arg-met Ars* asaf *Asar Aur* aur-ar aur-m aur-s bar-c **Borx Bry** *Calc* calc-p calc-sil canth caps carb-an card-m *Chel* clem cob coloc *Con Dros* grat guaj *Hyos* **Kali-c** kali-sil *Kreos Lyc* lyss *Mag-c Merc Merc-c* mez **Nat-m** nat-s op *Phos* plat *Ran-b* rhus-t seneg sep *Sil* spong **Squil** stront-c sulph tarax tub valer
  : **inward**: tarax
  : **tearing** pain: aur-m *Psor*
  - **amel**: mang merc thuj
  : **aching**: merc
  : **burning**: mang

1211

Chest

Pain – inspiration | **Pain – menses**

- **deep**:
  : **agg**: aesc agn aloe arg-met bapt com eup-per ferr ferr-i gal-ac guare hydr iod kali-bi **Kali-c** kali-n meph mez naja nat-ar *Ran-b* ran-s sang *Spong Stann* zing
  : **cutting** pain: bapt com guare kali-n naja spong
  : **drawing** pain: zing
  : **pressing** pain: agn arg-met **Kali-c** mez ran-s *Spong*
  : **sore**: aesc aloe eup-per ferr ferr-i gal-ac hydr iod kali-bi kali-c meph nat-ar *Ran-b* sang *Stann*
  : **tearing** pain: kali-n
  : **amel**: *Ign*
  : **pressing** pain: *Ign*
- **jar** agg: alum bell
- **jerking** pain: *Ang* calc calc-p cann-s clem con croc dulc lac-c lyc m-arct mang mur-ac nux-m plat spig valer
- **lancinating** (See cutting)
- **laughing** agg: acon laur mez nicc psor tub
  • **stitching** pain: acon mez nicc tub
- **leaning** against the chair: kali-p
  • **stitching** pain: kali-p
- **lifting** agg: alum bar-c brom gamb *Kali-c* nat-m phos *Psor Sulph* zinc
  • **sore**: alum kali-c
  • **tearing** pain: *Psor*
- **lifting**; as from: plat
- **liver** pain; with: card-m
- **lying**:
  • **abdomen**; on | **amel**: *Bry*
  • **agg**: alumn am-c asaf bry calc caps caust chel **Chin** coc-c con kali-n psor puls seneg
  : **pressing** pain: am-c
  : **raw**; as if: coc-c
  : **sore**: **Chin**
  : **stitching** pain: asaf bry chel kali-n psor
  • **amel**: alum borx bry gal-ac graph mang nat-c ox-ac psor
  : **griping** pain: graph
  : **pressing** pain: alum
  : **raw**; as if: nat-c
  : **sore**: alum
  • **arms** close to side; with:
  : **amel**: lac-ac
  : **cutting** pain: lac-ac
  • **back**; on:
  : **agg**: alum kali-c kali-p rumx sulph
  : **stitching** pain: kali-c kali-p rumx sulph
  : **amel**: ambr borx *Cact Kalm*
  : **can** only lie on the back: *Acon* bry *Phos* plat
  : **stitching** pain: *Acon Bry Phos* plat
  • **face**; on the:
  : **amel**: bry
  : **stitching** pain: bry
  : **must** lie on the face: bry
  : **stitching** pain: bry

- **lying**: ...
  • **side**; on:
  : **affected** side:
  : **agg**: *Ant-t Bell Calc Kali-c* nux-v phos sabad stann tub
  . **stitching** pain: *Calc Kali-c* sabad
  : **agg**: acon *Canth* con *Hydr* ran-b
  . **drawing** pain: con
  . **stitching** pain: acon
  . **tearing** pain: con
  : **amel**: alum *Bry*
  . **pressing** pain: alum
  : **left**:
  : **agg**: *Agar* am-c asc-t cact cain calad calc crot-h kalm lyc *Naja* **Phos Spig** *Stann*
  . **cutting** pain: *Phos*
  . **stitching** pain: am-c calad **Phos Spig** *Stann*
  : **painful** side:
  : **agg**: am-c **Bell** bry *Nux-v Ran-b* rhus-t rumx sil stann
  . **stitching** pain: am-c rhus-t stann
  . **amel**: *Ambr* **Bry** calad *Nux-v* puls stann
  . **stitching** pain: **Bry** calad
  : **painless** side:
  : **agg**: ambr **Puls** stann
  . **stitching** pain: stann
  : **right**:
  : **agg**: *Borx* cench *Kali-c* lyc **Merc** phyt rumx *Seneg*
  . **cutting** pain: *Kali-c*
  . **drawing** pain: cench
  . **stitching** pain: *Borx* rumx seneg
  : **amel**:
  . **can** only lie on right side: *Kali-c Naja* **Spig**
  . **stitching** pain: **Spig**
- **lying** down:
  • **agg**: puls
  : **burning**: puls
  • **amel**: sulph
  : **cramping**: sulph
  • **impossible**: tub
  : **stitching** pain: tub
- **menopause**; during: sang
  • **burning**: sang
- **menses**:
  • **before**:
  : **agg**: borx *Kali-c* puls **Zinc**
  : **burning**: **Zinc**
  : **stitching** pain: borx *Kali-c* puls
  • **before** and during:
  : **agg**: **Zinc**
  : **sore**: **Zinc**
  • **during**:
  : **agg**: am-c am-m borx caust cocc *Croc Graph* kali-n kreos phos *Puls Sep*
  : **cramping**: *Cocc*
  : **drawing** pain: *Sep*
  : **griping** pain: *Cocc*

▽ extensions | ○ localizations | ● Künzli dot

Pain – menses   **Chest**   **Pain – pressing**

- **during – agg**: ...
  - **pressing** pain: am-c cocc graph sep
  - **stitching** pain: am-c am-m borx caust *Croc* kali-n kreos *Puls*
- **suppressed** menses; from: *Cocc* cupr
  - **cramping**: cupr
- **mental** exertion agg: cham sep
  - **stitching** pain: sep
- **motion**:
  - **after**:
    - agg: stroph-s
    - needles; as from: stroph-s
  - **agg**: abrot alum ang *Arn* ars ars-s-f asc-t aur-m bad bapt **Bell** borx **Bry Calc** caps carbn-s card-m *Chel* chin chinin-s *Cimic* crot-h equis-h ferr gamb *Graph* guaj *Hep* hyos hyper jug-r kali-c kali-n kali-p *Kalm* lac-ac *Laur* lyc mag-c manc mang meny meph *Merc* mur-ac *Naja* nat-m nit-ac *Nux-v* ol-j ox-ac *Phos* psil psor puls *Ran-b* sabad sars sec seneg sep sil **Spig** *Squil* staph stront-c sulph thuj tub viol-t zinc
    - **aching**: bapt bry sep stront-c
    - **burning**: crot-h mang
    - **constricting** pain: *Caps*
    - **cramping**: ferr sulph
    - **cutting** pain: ars-s-f bad **Bry** chinin-s lac-ac ox-ac ran-b
    - **drawing** pain: abrot psil seneg
    - **sore**: alum ang *Arn* mag-c meph ol-j *Phos Ran-b Seneg* squil staph thuj
    - **stitching** pain: alum aur-m bad borx **Bry Calc** *Chel* chin guaj hyos hyper kali-n meny merc mur-ac nit-ac ox-ac phos puls *Ran-b* **Spig** *Sulph* tub
    - **tearing** pain: aur-m bry nit-ac
  - **amel**: con *Dros Euph* ign indg *Kali-c* lob phos puls rhod rhus-t *Seneg* tab tub
    - **aching**: *Seneg*
    - **burning**: euph
    - **cutting** pain: phos
    - **digging** pain: *Seneg*
    - **pressing** pain: dros *Seneg*
    - **sore**: tab
    - **stitching** pain: con *Dros Euph* indg *Kali-c* phos rhod **Rhus-t** *Seneg* tub
  - **arm**; of:
    - **agg**: carb-an
    - **tearing** pain: carb-an
  - **arms**; of:
    - **agg**: ang *Asc-t Camph* carb-an card-m caust cench mez nat-c *Nux-m Seneg* sulph sumb
    - **cutting** pain: *Asc-t* sumb
    - **sore**: ang nat-c *Seneg*
    - **stitching** pain: *Camph Sulph* sumb
    - **Anterior** part of chest: carb-an
    - **aching**: carb-an
  - **certain** motions; during: sep
    - **pressing** pain: sep
  - **head**; of | **agg**: *Guaj*

- **needles**; as from: cham hed stroph-s
  - **outwards**; from within: ars-s-f
- **neuralgic**: corn-f *Ran-b*
- **operation** for hydrothorax or empyema; after: abrot
  - **pressing** pain: abrot
- **palpitations**; during: hep **Ign** nux-v sep *Spig Spong*
- **paroxysmal**: ambr caul nit-ac *Ox-ac* plb sep stront-c stry
- **pecking**: ruta
- **percussion** agg: **Chin** myos-a seneg
  - **sore**: **Chin** seneg
- **periodical**: acon aloe dig
  - **menopause**; during: sang
    - **neuralgic**: sang
  - **stitching** pain: acon aloe dig
- **piercing** (See stitching)
- **pinching** pain: agar alum ang ant-c bell bism borx carb-an carb-v cina cupr *Dulc* graph ign ip *Kali-c* lact lyss mag-c mur-ac olnd par ph-ac *Phos* ran-s rhod samb *Seneg* sil spig spong stann thuj tub zinc
- **pleuritis**:
  - **after**: carb-an tub
    - **stitching** pain: carb-an tub
  - **during**: tub
    - **stitching** pain: tub
- **pneumonia**; after: ran-b
  - **sore**: ran-b
- **pork**; after: ham
  - **cramping**: ham
- **pressing** pain: *Abies-n* abrot acon agar agn *Ail Alum* alum-p alum-sil am-c am-m *Ambr Anac* anag ang ant-t apis apoc arg-met arg-n am ars ars-i ars-s-f *Asaf* asar *Aur* aur-ar aur-s bar-c bar-s *Bell* berb bism *Borx Bov* brom *Bry* bufo *Cact* cain *Calc* calc-i calc-p calc-sil camph cann-s canth caps carb-ac carb-an *Carb-v Carbn-s Caust Cham Chel Chin* chlor cic *Cimx Cist* clem coc-c cocc colch *Coloc* con cor-r corn crot-t cupr *Cur* cycl *Dig* digin *Dulc* euphr ferr ferr-i fl-ac gamb graph grat gymno haem *Hell* hep *Hydr-ac* hyos hyper ign *Iod* ip kali-bi **Kali-c** kali-m *Kali-n* kali-sil kreos *Lac-d Lach Lact* laur led *Lil-t* lith-c *Lob* lyc lyss m-ambo m-arct *M-aust* mag-c *Mag-m Mag-s* mang *Meny Merc* merc-c merc-sul merl *Mez Mill* mosch *Mur-ac* nat-ar *Nat-c Nat-m Nat-p Nat-s Nicc* nit-ac *Nux-m Nux-v* olnd op par petr *Ph-ac Phos Plat* plb prun-p psor ptel puls *Ran-b* ran-s rheum *Rhod* rhus-t *Ruta* sabad sabin *Samb* sang sangin-n *Sars* **Seneg** *Sep Sil* spig spong *Squil* **Stann** staph stram *Stront-c Sul-ac* **Sulph** tab tarax teucr *Thuj* tub **Valer** verat verat-v verb viol-o viol-t *Zinc* zinc-p
  - **accompanied** by | **pneumonia** (See Inflammation - lungs - accompanied - chest)
  - **alternating** with | **Abdomen**; distension of: lyc
  - **burning**: chin
  - **drawing** downward: phos
  - **flatulence**; as from: zinc
  - **inward**: acon ang apis bell cann-s chin cocc ign kreos laur nux-m nux-v op

1213

Chest

Pain – pressing

- **outward**: ang arg-met *Asaf* bell bry cina dulc led nux-m seneg tarax **Valer** zinc
- **paroxysmal**: nat-m
- **plug**; as from a (↗*Plug*): *Am-c* anac ang aur cina cocc *Ran-s*
- **stone**; like a: borx cocc cor-r
- **vise**; as if in a: am-m
- **pressure**:
  : **agg**: am-c ang ant-c arn ars *Bar-c* **Bry** cench cina colch *Crot-t* dros meny merc-i-f nat-m nat-p nux-v *Phos* ran-b ran-s seneg stann sul-ac tarax
  : **cutting** pain: ran-b
  : **desire** to press; but: stroph-s
  : **sore**: ang **Arn** *Bar-c Crot-t* dros nat-m phos
  : **stitching**: ran-b ran-s
  - **amel**: **Arn** asaf *Borx* **Bry** caust cimic **Dros** dulc *Eup-per* kreos merc nat-m *Nat-s Phos* ran-b *Sep*
  : **sore**: *Bry Dros Eup-per Nat-m Nat-s*
  : **stitching**: arn asaf *Borx* **Bry Dros**
  : **wandering** pain: caust
- **clothes**; of | **agg**: ail benz-ac lach ran-b
- **not** amel: pert-vc
  : **stitching**: pert-vc
- **pulsating** pain: bell **Caps** com *Kali-c* zinc
- **raising**:
  - **arm** | **agg**: ang ant-c berb *Ran-b* sel sep spig *Sulph* tarent thuj
  - **arm** to head agg: spig
  : **tearing** pain: spig
  - **arms**:
    : **agg**: berb borx ol-j puls rhus-t *Sulph* thuj
    : **stitching** pain: berb borx ol-j puls rhus-t *Sulph* thuj
- **rasping**: carb-v
- **raw**; as if (↗*LARY - Pain - trachea - rawness*): abrot acon **Aesc** *Agar* all-c alum alum-sil alumn am-c am-m *Ambr Anac* anan ant-c ant-t apis aral **Arg-met** *Arn* **Ars** ars-i arum-t bell berb bov bry *Calc* calc-i calc-s calc-sil cann-s carb-v *Carbn-s* **Caust** cham chin *Chinin-ar* **Cist** clem *Coc-c* colch *Cop* dig fl-ac gamb *Gels* **Graph** hell *Hydr* iod *Ip* kali-bi kali-c kali-i kali-m kali-n kreos lach *Laur* led **Lyc** m-arct mag-p meph merc *Mez* mur-ac naja nat-ar *Nat-m* nat-p nit-ac nux-m **Nux-v** *Petr* **Phos** *Phyt* psor **Puls** rhus-t *Rumx* sang seneg sep sil *Spong* **Stann** *Staph* **Sulph** syph thuj zinc
- **reading** agg: euph stann
  - **aching**: stann
  - **stitching** pain: euph
- **respiration**: acon aesc aloe am-c *Anac Ant-c* ant-t arg-met **Arn** ars ars-s-f aur bapt **Borx** bov **Bry** *Calc* calc-p cann-s caps card-m cench *Cham* **Chel** chin colch *Coloc* crot-t *Dig* dros elaps eup-per euph ferr-p guaj **Hep** *Kali-c* kali-m *Kali-n Kali-p Kalm Kreos* lob **Lyc** mag-c *Manc* med meny merc-sul mez mur-ac nat-c nat-m nat-s nicc nit-ac *Nux-m* ox-ac ph-ac *Phyt* psil **Psor** raph sabad seneg *Sep Spig* spong squil *Stann* sulph tab tub verat verb
  - **menses**; before: puls
  - **sitting** agg: chin

Pain – shattering

- **respiration**: ...
  - **sore**: **Arn** *Calc* eup-per *Kali-c* lob nit-ac psil
  - **stitching** pain: acon aloe am-c *Anac Ant-c* arg-met arn *Aur* **Borx** bov **Bry** *Calc* cann-s caps card-m cham **Chel** chin colch *Coloc Dros* elaps eup-per euph ferr-p guaj *Hep* **Kali-c** kali-m *Kali-n* kali-p *Kreos Lyc* mag-c meny mez mur-ac nat-c nat-s nicc *Nux-m* ox-ac ph-ac *Psor* sabad seneg *Sep Spig Spong Squil Stann* tab tub verat verb
- **rest** | **amel**: bry
- **rheumatic**: *Abrot Acon* ambr ant-t *Arg-n* arn berb **Bry Cact** cadm-s carb-v caust *Chin Cimic Colch* con *Corn* ferr-p guaj hydr iod *Kali-i* **Kalm Lac-ac** lac-d lach lyc med meph merc mez *Nux-v Phos* plb puls **Ran-b** *Rhod* **Rhus-t** *Rumx* sang **Spig** sulph *Tarent* verat
  - **right**: meph
  - **subcutaneous** ulceration; as from: ran-b
  ○ **Diaphragm**: *Bry* cact *Cimic* spig stict
- **riding**:
  - **air**; in open: guaj
  - **carriage**; in a:
    : **agg**: alum dig zinc
    : **sore**: zinc
  - **horse**; a | **agg**: nat-c ol-j
- **rising**:
  - **after** | **agg**: agar lact
  - **agg**: agar chinin-s lach ran-b
  - **aching**: agar chinin-s *Lach*
  - **sitting**; from | **after**: kali-c nat-c sil
  - **stooping**; from:
    : **after**:
    : **agg**: aloe nicc
    : **amel**: kali-c
    : **agg**: aloe nat-c
    : **cutting** pain: aloe
    : **stitching** pain: nat-c
- **rubbing**:
  - **after**:
    : **agg**: ant-c
    : **sore**: ant-c
  - **amel**: calc *Phos*
    : **stitching** pain: calc *Phos*
- **running**:
  - **after**: stroph-s
  : **cramping**: stroph-s
  - **agg**: borx lyc
    : **stitching** pain: borx lyc
- **sadness**; with | **pressing** pain (See MIND - Sadness - pressure)
- **salt** agg: nit-ac
  - **burning**: nit-ac
- **scraped**; as if: seneg
- **scraping** the throat; after | **pressing** pain (See hawking - after - pressing)
- **scratching** pain: anac *Ang* arg-met caust kali-c puls *Ruta* sep sil staph thuj
- **screwing** together: sulph
- **sharp** (See cutting)
- **shattering** pain: seneg

1214   ▽ extensions | ○ localizations | ● Künzli dot

Chest

Pain – shooting

- **shooting** (See stitching)
- **singing** agg: am-c *Arg-met* asc-t
  - **raw**; as if: *Arg-met*
  - **stitching** pain: am-c
- **sitting**:
  - **agg**: agar alum alumn anac bell *Bry* cact *Caps* chin *Con* dig dros graph indg kali-i kali-p mag-c mez nat-s paeon ph-ac *Phos* psor **Seneg** spong stann staph
    - **aching**: bell con
    - **burning**: phos
    - **cramping**: mez
    - **drawing** pain: *Chin*
    - **griping** pain: graph
    - **pressing** pain: anac cact *Chin* mez *Seneg* stann
    - **stitching** pain: agar chin *Con* indg kali-p phos
  - **amel**: alum am-m asaf bry chel tub
    - **cutting** pain: alum
    - **pressing** pain: alum
    - **stitching** pain: asaf chel tub
  - **bent** forward:
    - **agg**: am-m borx calc-f chel chin dig dulc meny *Rhus-t* stroph-s
    - **cutting** pain: chin
    - **gnawing** pain: stroph-s
    - **pressing** pain: borx chin *Dig*
    - **sore**: meny
    - **stitching** pain: am-m borx calc-f chel *Rhus-t*
  - **erect**:
    - **agg**: acon aloe nicc
    - **aching**: acon
    - **amel**: Bry nat-c *Nat-s*
    - **sore**: **Bry** nat-c *Nat-s*
- **sitting** a long time; as from: ph-ac
- **sitting** up in bed agg: am-c bry ph-ac **Phos** *Staph*
- **sleep**:
  - **after**:
    - **agg**: nux-m
    - **burning**: nux-m
  - **agg**: kali-c
    - **cutting** pain: kali-c
  - **before** going to sleep: carb-v sulph
  - **during**: cupr *Ran-b*
    - **agg**: bell
    - **cramping**: bell
  - **going** to sleep; on:
    - **agg**: carb-v
    - **stitching** pain: carb-v
- **smoking** agg: asc-t merc *Seneg Spig*
  - **cutting** pain: merc
- **sneezing**:
  - **agg**: acon *Borx* **Bry** carbn-s *Caust Chel* cina coc-c crot-h *Dros* hydr lact *Merc* mez ol-an rhus-t seneg sil thuj tub
    - **bursting** pain: cina ol-an sil
    - **pressing** pain: sil
    - **sore**: carbn-s lact mez *Seneg*

Pain – stitching

- **sneezing – agg**: ...
  - **stitching** pain: acon *Borx Bry* chel **Dros Merc** rhus-t tub
- **sore** (✔*Sensitive)*: acon aesc agar alum alum-sil *Am-c Am-m* ambr ampe-qu anac ant-t **Apis** *Arg-met* **Arn** *Ars* arum-t asc-t aur-s *Bad* bapt bar-c bar-s bell berb brom **Bry** bufo **Calc** calc-p calc-s calc-sil camph canth carb-an *Carb-v Carbn-s* **Caust** cham **Chel Chin** chlor *Cic* cimic *Cina Coc-c* cocc colch con *Cop* corn crot-t *Cur* dig dor echi *Euon Eup-per Ferr* ferr-ar ferr-m ferr-p fl-ac gamb *Gels* graph *Guaj Ham* **Hep** hist *Hydr Hyos* ign iod ip iris kali-ar **Kali-bi** *Kali-c* kali-m kali-n kali-p kali-s kali-sil *Kreos Lac-d Lach* lact laur *Led* lob *Lyc* lyss *Mag-c Mag-m* manc mang med meny meph *Merc Mez Mur-ac* nat-ar *Nat-c Nat-s* nat-p nat-s nicc *Nit-ac Nux-m* nux-v ol-j olnd ox-ac *Petr* ph-ac phase **Phos** *Phos-pchl Phyt* psor **Puls** pyrog **Ran-b** ran-s rat rhod *Rhus-t* rumx sabin samb sang sanic **Seneg** *Sep Sil* spig *Spong* squil **Stann** *Staph* stram stront-c sul-ac *Sulph* syph tab tarent thuj tub valer verat viol-t *Zinc*
  - **accompanied** by:
    - **Scapulae**; sore pain between: chin
  - **alternating** with | **fluttering** (See Fluttering - alternating - soreness)
  - **throbbing**: agar
- **splinter**; as from a: **Arg-n** nit-ac
- **sprained**; as if: agar *Arn* aur arum-t caps caust cocc dulc *Kalm* lyc petr plat rhod spig sulph tell thuj
- **squeezed**; as if: acon aeth am-m *Asar* bell bism borx brom bry bufo *Cact Camph* canth carb-an *Caust* cham cina colch dros dulc graph helo hyos kali-c lact mag-c merc mur-ac nux-v *Ph-ac Plat* rhod *Sars* seneg stann sulph teucr thuj verat
- **stabbing** (See stitching)
- **standing**:
  - **after**: nat-m
    - **pressing** pain: nat-m
  - **agg**: aur-m bov calc nat-m *Nat-s* ran-b spig stann zinc
    - **aching**: nat-m
    - **drawing** pain: calc spig
    - **pressing** pain: aur-m *Ran-b* spig
    - **sprained**; as if: aur-m
    - **tearing** pain: spig
  - **amel**: *Chin* graph
    - **drawing** pain: *Chin*
    - **griping** pain: graph
    - **pressing** pain: *Chin*
- **sticking** pain: allox bell-p cob-n hed hist mag-s rauw stroph-s x-ray
- **stinging**: colch hyper laur mang nat-c nat-m *Phos* plb
- **stitching** pain: **Acon** aesc aeth *Agar Ail* all-s aloe *Alum* alum-sil alumn *Am-c* am-m ambr *Anac* anan ang anh *Ant-c Ant-t* ap-g *Apis* arg-met *Arg-n* **Arn** *Ars* ars-i *Asaf* asar *Asc-t* aspar aster *Aur* aur-s *Aur-m* aur-s bead bar-c bar-i bar-s *Bell* berb bism **Borx** bov brom **Bry** bufo *Cact* cain calad **Calc** *Calc-p* calc-s calc-sil camph cann-i *Cann-s* **Canth** *Caps* **Carb-an** *Carb-v* carbn-s *Card-m* **Caust Cham** *Chel* **Chin** chinin-ar chinin-s

All author references are available on the CD   1215

Pain – stitching   **Chest**   Pain – turning

- **stitching** pain: ...
  cimic cina cinnb *Clem* cob-n coc-c cocc coff **Colch**
  Coloc **Con** corn croc crot-h crot-t cupr cycl dig *Dros*
  Dulc elaps elat euon *Eup-per* euphr eupi *Ferr* ferr-ar
  ferr-i ferr-p form gamb gels gnaph *Gran Graph* grat
  Guaj haem ham hep hydr-ac *Hyos Ign* inul *Iod Ip* jab
  jug-r kali-ar *Kali-bi* **Kali-c** *Kali-i* kali-m kali-n **Kali-p**
  Kali-s kali-sil kalm *Kreos Lach Lact* laur led *Lob-c Lyc*
  m-ambo m-arct *Mag-c* mag-m mag-s manc mang med
  mentho meny *Merc* **Merc-c** merc-i-f *Mez* mill mosch
  Mur-ac myric myrt-c *Nat-ar Nat-c* **Nat-m** *Nat-m* nat-p
  nat-s *Nicc Nit-ac* **Nux-m** nux-v ol-an ol-j ox-ac
  Paeon par pert-vc *Petr Ph-ac* phel **Phos** phyt plan *Plat*
  plb polyg-h psor ptel *Puls* **Ran-b** *Ran-s* raph rat rheum
  rhod rhus-r *Rhus-t Rhus-v* **Rumx** ruta sabad sabin samb
  Sang saroth *Sars* sec sel *Seneg Sep Sil* sin-n sphing
  Spig spong **Squil** *Stann* Staph *Stict* still *Stront-c* stry
  Sul-ac **Sulph** sumb *Tab* tarax ther *Thuj* tril-p tub *Valer*
  verat *Verb* vinc viol-o viol-t *Zinc* zinc-p zing
  - **accompanied** by | **Mammae**; cancer in (See
    Cancer - mammae - accompanied - pain -
    stitching)
  - **boring** pain: meny spong
  - **burning**: *All-c* alum *Ars* bar-c *Carb-an Carbn-s*
    Cina Crot-t mur-ac sang
  - **downward**: alumn berb con
  - **forward**: agar
  - **inward**: berb borx
  - **itching**: calc
  - **outward**: arg-met ars-s-f *Asaf* bell bry canth carb-v
    chin colch hyper mur-ac nit-ac sabad *Spig* spong
    thuj valer
  - **paroxysmal**: nat-m
  - **rhythmical**: am-m *Calc* chin cocc
  - **twitching**: calc
  - **up** and down: mang
  - **upward**: gamb mang mur-ac nat-c stann stront-c
  - **wandering** pain: acon carbn-s *Ferr* kali-c **Puls**
    sang *Sulph* tub
- **stool**:
  - **after** | **agg**: agar
- **stooping**:
  - **agg**: alum am-c ars *Asc-t* card-m caust chel fago lyc
    mang merc merl mez nat-s nit-ac phos ran-b rhod
    Seneg sep staph zinc
    : **cutting** pain: *Asc-t*
    : **pressing** pain: caust *Ran-b* sep
    : **sore**: mang phos seneg
    : **stitching** pain: alum am-c ars card-m mang merc
    merl nit-ac *Ran-b* staph zinc
  - **amel**: petr
    : **cramping**: petr
- **straining**, lifting: alum
  - **sore**: alum
- **stretching**:
  - **amel**: stroph-s
    : **gnawing** pain: stroph-s
  - **arm**:
    : **agg**: berb *Ran-b*

- **stretching – arm – agg**: ...
  : **tearing** pain: berb
  : **amel**: berb puls
- **suffocative** sensation; with: rauw
  - **constricting** pain: rauw
- **supper**:
  - **after**:
    : **agg**: am-c lyc
    : **stitching** pain: am-c lyc
    : **amel**: phos
    : **sore**: phos
- **suppurative** deep in chest: *Phos Ran-b*
- **swallowing** agg: all-c alum *Calc-p*
- **synchronous** with pulse: iod
  - **drawing** pain: iod
- **talking**:
  - **after**: *Arg-met Calc* nat-m
    : **pressing** pain: nat-m
    : **raw**; as if: *Arg-met Calc*
  - **agg**: alum am-c asc-t **Borx** cann-s carb-an hed hep
    Kali-c kali-n lyc *Nat-m* prun puls rhus-t seneg *Stann*
    stram tab tub
    : **excitedly**: *Nat-m* stann stram
    : **aching**: *Nat-m* stann stram
    : **needles**; as from: hed
    : **pressing** pain: stram
    : **scraped**; as if: seneg
    : **sore**: alum *Kali-c* lyc puls
    : **stitching** pain: borx cann-s carb-an rhus-t tub
  - **tearing** pain: acon aesc aloe *Am-c* anac ant-t arg-met
    aur aur-m bar-c bell berb borx bry canth *Carb-v* carbn-h
    Carbn-s caust chel cic *Clem* **Colch** con cub cycl *Dulc*
    elaps graph hura hyos ip kali-bi *Kali-c* kali-i kali-n
    kali-p kali-sil kreos led merc merc-c nat-m **Nux-v** op
    petr *Phos* psor *Puls* **Ran-b** rhus-t rumx sang sil sol-t-ae
    Spig stram teucr thuj valer *Zinc*
  - **wandering** pain: kali-c
- **temperature**, after change of: *Acon*
  - **raw**; as if: *Acon*
- **thunderstorm**: rhod
  - **stitching** pain: rhod
- **touch**:
  - **agg**: am-c arg-met arg-n **Arn** borx bry calc calc-p
    canth chel **Chin** cist coch colch con crot-t dros
    Kali-c led lyc mag-c mang med nat-c **Nat-m** *Nux-v*
    Phos psor *Ran-b* ruta sabin seneg staph stroph-s
    sulph zinc
    : **aching**: dros
    : **pressing**: mang ruta
    : **sore**: am-c arg-met arg-n **Arn** borx bry **Calc** calc-p
    canth chel **Chin** cist colch con crot-t *Kali-c Led* lyc
    mag-c med nat-c nat-m nux-v phos psor **Ran-b**
    Seneg zinc
    : **stitching** pain: phos **Ran-b** sabin
  - **spine** agg; of: tarent
- **turning**:
  - **agg**: alum caps caust phos plb **Ran-b** staph tub
    : **pressing** pain: caps
    : **stitching** pain: caust phos **Ran-b** staph tub

Pain – turning / Chest / Pain – extending to:

- **bed**; in:
  - **agg**: alum caust kali-bi kreos **Ran-b** *Staph* thuj
  - **sore**: alum **Ran-b**
- **twisting** pain: carb-an nit-ac sulph tarax
- **ulcerative** pain: ampe-qu *Arn* bry calc carb-an **Dros** eup-per kali-bi kreos *Lach* lyc mag-m merc phase **Phos** psor *Puls Ran-b* ran-s sang spig staph sulph
- **undulating** (See waves)
- **urination**:
  - **amel**: lil-t
  - **delayed**; if desire to urinate is: **Lil-t**
  - **during**:
    - **agg**: clem
- **vexation** agg: phos thuj
- **violent**: acal psor
- **waking**; on: alum graph kali-bi merc-i-r nit-ac *Phos* seneg thuj
  - **cramping**: alum nit-ac
  - **sore**: merc-i-r
- **walking**:
  - **after**:
    - **agg**: calc
    - **raw**; as if: calc
  - **agg**: agar allox am-c *Asaf* bell brom *Bry* bufo cact calc camph caps card-m caust cham chel cimic cinnb cocc colch coloc **Con** dig *Ferr* hep kali-i kali-n kali-p lact led lyss mag-s merc merc-i-r merl nat-m olnd ox-ac **Ran-b** rhus-t sars spig spong stann stront-c sul-ac sulph tarax tarent *Viol-t* zinc
    - **aching**: bell bufo *Cact* stront-c
    - **burning**: mag-s
    - **cramping**: *Ferr*
    - **drawing** pain: lact led
    - **dressing**, and: alum
    - **pressing** pain: caust
    - **sticking** pain: allox
    - **stitching** pain: am-c *Asaf* caps cinnb cocc coloc *Con* hep *Kali-i* kali-n kali-p lyss merc-i-r olnd rhus-t spong
  - **air**; in open:
    - **after**:
      - **agg**: sulph
      - **burning**: sulph
      - **cutting** pain: sulph
    - **agg**: am-m caust graph lyc *Merc* mez ran-b sulph zinc
      - **burning**: am-m
      - **cramping**: mez
      - **pressing** pain: graph
      - **stitching** pain: caust *Merc Ran-b* zinc
      - **amel**: nat-m pall seneg
      - **sore**: nat-m
      - **stitching** pain: pall *Seneg*
    - **amel**: alum *Chin* dros mez nat-m ph-ac *Seneg*
      - **boring** pain: alum
      - **cramping**: mez
      - **drawing** pain: *Chin*
      - **pressing** pain: *Chin* mez *Seneg*

- **walking**: ...
  - **rapidly**:
    - **agg**: alum brom chin rhod seneg sulph
    - **cutting** pain: alum
    - **drawing** pain: seneg
    - **stitching** pain: brom chin sulph
    - **amel**: lob
  - **slowly** | **amel**: borx
- **wandering** pain: acon agar *All-c* aloe ars-h bufo *Cact Ferr* kali-c lyss *Ol-j* puls *Seneg* sin-n *Tarent* tub
- **warm**:
  - **applications** | **amel**: *Ars* bar-c caust **Phos**
  - **drinks**:
    - **amel**: **Spig**
  - **food**:
    - **amel**: chel sulph
    - **griping** pain: sulph
  - **room**:
    - **agg**: mag-s sil *Sulph*
    - **cramping**: *Sulph*
- **warm** in bed agg; becoming: rhus-v
  - **stitching** pain: rhus-v
- **waves**; in: anac dig *Dulc* glon spig teucr
- **weather**:
  - **change** of weather: **Ran-b**
  - **stitching** pain: **Ran-b**
  - **wet**:
    - **agg**: *Cupr* cur *Kali-c* lac-d med **Nat-c** *Nat-s Ran-b* rhus-t *Sil* spig
    - **pressing** pain: *Cupr Kali-c Nat-s Sil*
    - **sore**: cur
- **wine** agg: borx
- **winter** agg: *Arg-met Kalm*
- **writing** agg: carb-an mag-s ran-b rumx spig
  - **pressing** pain: mag-s ran-b
  - **stitching** pain: carb-an rumx spig
- **yawning**:
  - **agg**: aur bell *Borx* gal-ac hep iod mag-c nat-s phel sang
  - **sore**: gal-ac
  - **stitching** pain: aur bell *Borx* mag-c nat-s phel
  - **hindering** yawning: sphing
  - **stitching** pain: sphing
- ▽**extending** to
  - ○ **Abdomen**: berb stann
    - **cutting** pain: berb
    - **digging** pain: stann
    - **Lower** part of abdomen: *Corn*
    - **stitching** pain: *Corn*
  - **Across**: kali-c
    - **drawing** pain: kali-c
  - **Arm**: *Aster* calc-ar com
    - **left**: cact *Kalm* spig tarent
    - **stitching** pain: cact spig tarent
    - **drawing** pain: *Aster* com
  - **Axilla**: aur seneg
    - **drawing** pain: aur seneg

Pain – extending to   **Chest**   Pain – Anterior

- **Back**: acon agar am-c ambr *Anac* ang *Ant-c Apis Asaf* bell borx bov *Bry* calc *Canth* carb-v carbn-s *Card-m* caust *Chel Chen-a* chin cocc colch con *Corn Crot-c* crot-t cupr dulc ferr gamb glon hep kali-bi *Kali-c* kali-i kali-n kali-sil lach lact laur lyc *Merc* mez *Myrt-c* nat-m nit-ac ol-an ol-j pall *Phel* phos *Phyt* plb rauw rhod rhus-t sabin sec *Seneg Sep Sil* spig staph sul-ac **Sulph** tab tarax thuj til
  : **right**: acon ars carb-v chel guaj merc-c merc-sul nit-ac nux-v phel phyt sep
  : **left**: bov cinnb com gels kali-p lil-t rhod rhus-t spig sul-ac ther thuj
  : **18 h**: laur
  : **stitching** pain: laur
  : **paroxysmal**: rauw
  : **stitching** pain: acon agar am-c ambr *Anac* ang *Ant-c Apis Asaf* bell borx bov *Bry* calc *Canth* carb-v carbn-s *Card-m* caust *Chel Chen-a* chin cocc colch con *Corn Crot-c* crot-t cupr dulc ferr gamb glon hep *Kali-bi Kali-c* kali-i kali-n kali-sil lach lact laur lyc *Merc* mez *Myrt-c* nat-m nit-ac ol-an ol-j *Phel* phos *Phyt* plb rhod rhus-t sabin sec *Seneg Sep Sil* spig staph sul-ac **Sulph** tab tarax thuj til
  : **Ribs**; along:
  : **right**: hyper
  : **left**: aml-ns sil
- **Back** and forth: apis
  : **drawing** pain: apis
- **Face**: **Sulph**
  : **burning**: **Sulph**
- **Front**: rauw
  : **paroxysmal**: rauw
- **Groins**: plat
  : **drawing** pain: plat
- **Hand** | **left**: *Kalm*
- **Liver**: *Calc-p* ran-b
  : **cutting** pain: ran-b
  : **stitching** pain: *Calc-p*
- **Lower** jaw: apis
  : **drawing** pain: apis
- **Mouth**: ph-ac
  : **burning**: ph-ac
  : **coryza**; during: ph-ac
  : **burning**: ph-ac
- **Neck**; left: spig zinc
  : **stitching** pain: spig zinc
- **Scapula**: acon *Bry Chel Ferr Hep* **Nat-m** nux-v ox-ac phos seneg *Sulph*
  : **cutting** pain: **Nat-m**
  : **stitching** pain: acon *Bry Chel Ferr Hep* nux-v ox-ac phos seneg *Sulph*
- **Shoulder**: alum bar-c *Card-m* ox-ac *Sang* spig ther *Verat*
  : **cutting** pain: ox-ac *Verat*
  : **stitching** pain: alum bar-c *Card-m Sang* spig ther
- **Side** to side: gnaph
  : **stitching** pain: gnaph

- **extending** to: ...
- **Stomach**: caust ox-ac
  : **stitching** pain: caust ox-ac
- **Throat**: anac *Ant-t* apis bufo calc calc-p kali-n *Merc* phos sabad ther thuj
  : **burning**: *Ant-t* bufo calc-p kali-n *Merc* sabad
  : **stitching** pain: anac calc ther
- **Throat**-pit: thuj
  : **cutting** pain: thuj
- **Through** chest: cann-i
  : **stitching** pain: cann-i
- **Transverse**: nat-m nit-ac
  : **stitching** pain: nat-m nit-ac
- **Umbilicus**: agar bry chel mag-c
  : **drawing** pain: chel
o **Anterior** part: **Apis** berb cann-s *Canth* card-m carl clem colch coloc com con dulc kali-bi kali-n lyc **Merc** mez nit-ac nux-m sarr sulph ter ther
- **midnight**: chel
  : **drawing** pain: chel
- **morning**: am-m nit-ac
  : **pressing** pain: nit-ac
  : **stitching** pain: am-m
- **forenoon**: *Ran-b*
  : **perspiration**; during: ran-b
  : **stitching** pain: ran-b
  : **stitching** pain: *Ran-b*
- **afternoon**: am-m gamb
  : **stitching** pain: am-m gamb
- **evening**: gamb nicc zinc
  : **inspiration** agg: kali-c
  : **stitching** pain: kali-c
  : **stitching** pain: gamb nicc zinc
- **night**: caust
  : **stitching** pain: caust
- **breathing** deep agg: gamb
  : **stitching** pain: gamb
- **burning**: **Apis** kali-n sulph
- **cough** agg; during: lyc **Merc**
  : **stitching** pain: lyc **Merc**
- **cutting** pain: colch coloc dulc
- **drawing** pain: berb card-m carl com dulc
- **inspiration** agg: canth *Card-m Lyc*
  : **stitching** pain: canth *Card-m Lyc*
- **scratching** agg: cinnb
  : **burning**: cinnb
- **sitting**:
  : **amel**: am-m
  : **stitching** pain: am-m
- **sneezing** agg: *Merc*
  : **stitching** pain: *Merc*
- **sore**: con merc nux-m sarr
- **standing** agg: bov
  : **stitching** pain: bov
- **stitching** pain: cann-s *Canth* card-m kali-n lyc **Merc** nit-ac sep ter ther
- **stooping** agg: card-m nit-ac
  : **stitching** pain: card-m nit-ac

1218   ▽ extensions | O localizations | ● Künzli dot

Chest

Pain – Anterior

- **tearing** pain: clem kali-bi mez
- **walking** agg: card-m
  - **stitching** pain: card-m
- **Aorta**: adren stry
- **Axillae**: agar *Agn* alum am-c ang ant-c ant-t arg-met arg-n arn **Ars** asaf asar astac aur aur-m-n bell berb brach brom bry cact calc-act calc-caust calc-p camph canth carb-an carb-v *Caust* cench chel chin cic clem cocc colch coloc com con *Crot-c* dios dros dulc elaps form graph grat guaj hep hura ind iod *Jug-c* jug-r kali-bi kali-c kalm lac-ac lach lact lat-m laur led lil-t *Lyc* mag-c mang meny merc-c mez nat-m nat-s nit-ac nux-v olnd petr phos phys plb psor puls ran-s rhus-t sabin samb seneg sep *Sil* spig stann staph stront-c sul-ac **Sulph** teucr thuj tub-m verat viol-t vip zinc
- **right**: *Agn* arg-met carb-v cocc *Crot-c* kali-c laur ruta sil stann staph sul-ac
  - **burning**: cocc ruta
  - **cutting** pain: *Crot-c* kali-c
  - **drawing** pain: carb-v
  - **pressing** pain: *Agn* carb-v sil staph
  - **stitching** pain: arg-met *Crot-c* laur stann
  - **ulcerative** pain: sul-ac
  - **extending** to:
    - **left**: elaps
    - **cutting** pain: *Elaps*
- **left**: calc chel cocc led lil-t mang
  - **pressing** pain: chel led
  - **alternating** with | **Knee**; pressing pain in hollow of (See EXTR - Pain - knees - hollow - pressing - alternating - axilla)
  - **stitching** pain: calc cocc mang
- **noon**: bry
  - **stitching** pain: bry
- **evening**: hura rat sep stront-c zinc
  - **sore**: sep
  - **stitching** pain: hura rat stront-c zinc
- **night**: petr
  - **stitching** pain: petr
  - **tearing** pain: petr
- **aching**: asaf bry chel dios ind phys staph thuj
- **biting** pain: berb nat-m ruta
- **boils**: petr
  - **tearing** pain: petr
- **boring** pain: arg-met berb plb
- **burning**: am-c berb calc-p *Carb-v* caust coloc graph jug-r kali-c laur lyc nat-m rhus-t sep spig thuj zinc
- **cramping**: com hura iod
- **cutting** pain: ang dios kali-c ruta stann sul-ac thuj
- **drawing** pain: *Bell* cact chin coloc com lil-t mang nat-s seneg sil
- **paralyzed**; as if: am-c
- **lifting** agg: sul-ac
  - **stitching** pain: sul-ac
- **lifting** arm: tub
- **menses**; before: *Calc*

Pain – Axillae

- **Axillae**: ...
- **motion**:
  - **agg**: stann
  - **stitching** pain: stann
  - **amel**: dulc
  - **pulsating** pain: dulc
  - **arms**; of:
    - **agg**: meny
    - **stitching** pain: meny
- **pinching** pain: samb
- **pressing** pain: *Agn* ang asaf asar astac bry camph carb-v chel chin dros led lyc mang spong staph teucr
- **pulsating** pain: dulc
- **raising** arm agg: caps kali-c mag-c
  - **sore**: caps
  - **stitching** pain: kali-c mag-c
  - **tearing** pain: kali-c
- **rest** agg: aur-m-n
  - **stitching** pain: aur-m-n
- **scar** of an old abscess; in: thuj
  - **cutting** pain: thuj
- **sitting** agg: aur-m-n chel nat-s
  - **stitching** pain: aur-m-n chel nat-s
- **sore**: ars brach *Carb-an Carb-v* dios form kali-c lac-ac *Mez* nux-v ran-s sul-ac **Sulph** zinc
- **sprained**; as if: dros mang
- **stitching** pain: agar alum am-c ant-c ant-t arg-met arg-n arn ars asaf aur aur-m-n berb brom bry (non: calc) *Caust* chel calc-act canth cocc con dros elaps graph grat kali-bi kali-c kali-kalm lach lact laur led *Lyc* mag-c mang meny merc-c mez nat-m nat-s olnd petr phos plb puls rhus-t sil spig spong stann staph stront-c sul-ac **Sulph** teucr thuj verat viol-t zinc
  - **itching**: stann staph
- **tearing** pain: alum arg-n **Ars** aur bell (non: calc) calc-caust canth carb-v chel chin colch guaj kali-bi kali-c lach nat-m petr psor sabin sulph thuj zinc
  - **pulsating** pain: lyc
- **walking** in open air agg: ant-c
  - **stitching** pain: ant-c
- ▽ **extending** to:
  - **Below**: thuj
    - **drawing** pain: thuj
  - **Chest**: canth caust cop laur mag-s meny zinc
    - **stitching** pain: canth caust cop laur mag-s meny zinc
  - **Down** spine to lowest ribs: guaj
    - **drawing** pain: guaj
  - **Elbow**: verat
    - **stitching** pain: verat
  - **Hand**: arg-n
  - **Mammae**: caust
    - **stitching** pain: caust
  - **Shoulder**: phos
    - **stitching** pain: phos
  - **Upper** arm: led squil
    - **drawing** pain: led
    - **raising** agg: arn rhus-t

All author references are available on the CD

Pain – Axillae   **Chest**   Pain – Clavicles

- **extending** to – **Upper** arm – **raising** agg: ...
  . **drawing** pain: arn rhus-t
  : **stitching** pain: squil
  : **Wrist**: elaps
  . **drawing** pain: elaps
- o **Below**: canth *Caust* kali-c laur lyc mang mill
  : **right**: plb
  : **stitching**: plb
  : **left**: canth euon mill petr stann
  : **stitching** pain: canth euon mill petr stann
  : **evening**: bell
  : **stitching**: bell
  : **pressing** pain: kali-c lyc mang
  : **standing** agg: plb
  : **stitching**: plb
  : **stitching** pain: canth *Caust* kali-c laur mang mill
- **Glands** (= Axillary glands): aeth am-c asar **Bar-c** canth carb-an clem hep kali-c lyc meny prun rhus-t ruta sil sul-ac *Sulph* teucr
  : **cutting** pain: aeth
  : **drawing** pain: sil
  : **stitching** pain: canth hep lyc meny
- **Muscles** | **right**: prim-v
- **Region** of: anac aspar borx brom dros dulc gamb kali-bi meny olnd rhus-t sep spig squil tab thuj zinc
  : **right**: borx brom carb-v colch nat-c
  : **stitching** pain: borx brom carb-v colch nat-c
  : **left**: calc dig ruta sang zinc
  : **stitching** pain: calc dig ruta sang zinc
  : **morning**: ran-b
  : **motion** agg: ran-b
  : **afternoon**: nat-c
  : **15 h**: bell
  . **stitching** pain: bell
  : **sticking** pain: nat-c
  : **cough** agg; during: dros
  : **stitching** pain: dros
  : **inspiration** agg: ruta
  : **stitching** pain: ruta
  : **intermittent**: dulc
  : **lying** on painful side agg: nat-c
  : **stitching** pain: nat-c
  : **motion** agg: mang
  : **stitching** pain: mang
  : **pressing** pain: sep squil thuj
  : **paroxysmal**: rhus-t thuj
  : **pressure**:
  : **amel**: dros
  . **stitching** pain: dros
  : **pulsating** pain: squil zinc
  : **raising** arm agg: caps
  : **rubbing**:
  : **amel**: anac
  . **stitching** pain: anac
- **sitting** agg: spong
  : **stitching** pain: spong
  : **stitching** pain: anac borx brom dros gamb olnd spig tab thuj

- **Axillae – Region** of – **stitching** pain: ...
  : **intermitting**: thuj
  : **inward**: thuj
  : **touch** agg: caps squil
  : **walking** agg: nat-c
  : **stitching** pain: nat-c
  : **extending** to:
  : **Arms**; down: jug-c mez *Nat-ar*
  . **Finger**; fourth: nat-ar
  : **Pectoral** muscles: *Brach*
- **Bifurcation** of trachea; rawness at:
  - **speaking** and singing; when: *Arg-met*
  : **raw**; as if: *Arg-met*
- **Bones**: *Ars* kali-bi naja
- **Bones** and cartilages: arg-met arn bell cham chin *Cimic* guaj olnd plb *Ruta*
- **Clavicles**: acon alumn am-c am-m apis asaf asar aur aur-m berb bism brom bry calc-p caps cham chel chinin-s cina cinnb coc-c crot-c dros ferr gamb grat guaj hydr jatr-c kali-n lac-c lach lachn led lyc mag-m manc mang mez nat-m nit-s-d ol-an paeon pall phos phys pic-ac *Puls* rhod rhus-t rumx sabin sars stann still streptoc sulph sumb tarax tell zinc
  - **right**: tarax
  : **boring** pain: tarax
  - **left**:
  : **motion** agg: coc-c
  : **sore**: coc-c
  : **aching**: dros jatr-c mag-m rhus-t
  - **acute**: streptoc
  - **breathing** agg: squil
  : **stitching** pain: squil
  - **burning**: aur-m berb grat sulph
  - **cough** agg; during: apis
  - **cutting** pain: calc-p ruta sabin
  - **digging** pain: mang
  - **drawing** pain: caps led sars stann tarax zinc
  - **gnawing** pain: acon mang
  - **inspiration** agg: alumn ant-c dros mez
  : **aching**: dros
  : **stitching** pain: alumn
  : **waking** from a nightmare: rhus-t
  : **aching**: rhus-t
  - **motion** of head agg: am-m
  : **stitching** pain: am-m
  - **pressing** pain: asaf aur bism led mag-m nit-s-d puls sars zinc
  - **rheumatic**: *Calc-p Colch*
  - **sitting** agg: cham
  - **sore**: alumn am-m *Calc-p* coc-c lach lyc manc nat-m phos phys still sumb
  - **stitching** pain: alumn am-m berb bry chel guaj kali-n lachn lyc mez nat-m ol-an paeon pall phos puls sabin stann tarax zinc
  : **intermittent**: sabin
  : **pulsating** pain: berb
  - **tearing** pain: am-m
  : **twitching**: chel

1220   ▽ extensions | O localizations | ● Künzli dot

Pain – Clavicles / Chest / Pain – Costal

- **waking**; on: rhus-t sang
- **walking** agg: paeon
- **stitching** pain: paeon
▽ **extending** to:
  - **Fingers**:
    - **Tips**: caps
    - **drawing** pain: caps
  - **Teeth**: mag-m
    - **pressing** pain: mag-m
  - **Throat**: tub
  - **Wrist**: *Calc-p*
○ **Above**: Apis bad *Con*
  - **cutting** pain: bad
  - **sore**: Apis *Con*
- **Below**: ail ant-c arund *Aspar* aur-s berb brom *Calc Calc-p* carb-ac chel cina coc-c coca crat dros *Ferr* kali-c lachn lyc naja nat-m phos plat ptel puls rumx sang spig sulph tarent zinc
  - **right**: alumn **Ars** bell com *Dulc* kali-c *Lyc* nat-m ptel
    - **drawing** pain: com
    - **stitching** pain: alumn **Ars** bell *Dulc* kali-c *Lyc* nat-m
  - **left**: chel coc-c colch *Con* crat elaps kali-c mez myrt-c spig *Sulph Ther* tub
    - **drawing** pain: coc-c
    - **pressing** pain: spig
    - **stitching** pain: chel colch kali-c mez *Myrt-c Sulph Ther* tub
  - **morning**: nat-m *Sang*
    - **stitching** pain: nat-m
    - **waking**; on: *Sang*
  - **noon**: coca
    - **stitching** pain: coca
  - **evening**: kali-c
    - **stitching** pain: kali-c
  - **night**:
    - **midnight**:
      - **after**:
        - 4 h: nat-m
          stitching pain: nat-m
  - **aching**: *Ail* carb-ac coca dros naja sulph
  - **breathing** agg: ant-c
    - **aching**: ant-c
  - **burning**: rumx sang
  - **cough** agg; during: lyc tub
    - **stitching** pain: lyc
  - **cutting** pain: dulc kali-c
  - **drawing** pain: brom chel zinc
  - **inspiration** agg: cina dros lyc mez
    - **aching**: dros mez
    - **stitching** pain: cina lyc
  - **motion** agg: lyc
    - **stitching** pain: lyc
  - **pressing** pain: ant-c crat plat *Spig* zinc
  - **pressure**:
    - **agg**: cina
    - **stitching** pain: cina

- **Clavicles – Below – pressure**: ...
  - **amel**: dulc
  - **cutting** pain: dulc
  - **raw**; as if: rumx
  - **sore**: coc-c *Ferr* phos **Puls**
  - **stitching** pain: *Ail* ant-c arund aur-s chel cina *Dulc* lachn sang spig
  - **itching**: spig
  - **pulsating** pain: lyc
  - **upward**: nat-m
  - **walking** agg: bell
  - **stitching** pain: bell
  - **extending** to:
    - **Deep** into chest: mez
    - **stitching** pain: mez
    - **Elbows**: kali-n
    - **stitching** pain: kali-n
    - **Scapula**: **Sulph** ther
    - **inspiration** agg: dros
      aching: dros
      stitching pain: **Sulph** ther
    - **Sternum**: *Ail*
    - **stitching** pain: *Ail*
- **Region** of: agar am-m apis berb brom caps cham *Chel* coc-c ferr-m kali-bi led *Lyc* mang plat stann tell zinc
  - **right**: berb caust
    - **stitching** pain: berb caust
  - **left**: con mang meny spig
    - **stitching** pain: mang meny spig
    - **downward** toward sternum: con
  - **cough** agg; during: apis
  - **drawing** pain: coc-c led stann zinc
    - **stitching** pain: berb mang
  - **tearing** pain: am-m brom caps cham *Lyc* stann
    - **fine**: agar
    - **paralyzed**; as if: ferr-m
- **Costal** cartilages: arg-met *Arn* bell calc-p cina plb psil **Ran-b** stann staph
  - **morning**:
    - **bed** agg; in: arg-met
    - **sore**: arg-met
  - **drawing** pain: stann
  - **expiration** agg; during: bell
    - **burning**: bell
  - **pressing** pain: psil
  - **sore**: *Arn* calc-p plb **Ran-b** staph
  - **stitching** pain: bell cina psil staph
  - **stooping** agg: staph
    - **pressing** pain: staph
○ **Between**: staph
    - **stitching** pain: staph
- **False** ribs; of: arg-met *Arn* bell calc-p grat *Lyc* merc-c **Ran-b** staph sulph
  - **aching**: staph
  - **cutting** pain: arg-met
  - **gnawing** pain: bell
  - **inspiration** agg: cimic

All author references are available on the CD

Pain – Costal   **Chest**   Pain – Heart

- **Costal** cartilages – False ribs; of – **inspiration** agg: ...
  : **cutting** pain: cimic
  : **sore**: arg-met *Arn* calc-p *Lyc* **Ran-b** staph sulph
  : **tearing** pain: grat merc-c
  : **Sternum**; near: cina plat sul-ac
  : **stitching** pain: cina plat sul-ac
- **Fourth** ribs; of: psil
  : **stitching** pain: psil
- **Last** true ribs; of: ph-ac sulph
  : **right**: ph-ac
  : **sore**: ph-ac
  : **sore**: ph-ac sulph
- **Lower** ribs:
  : **stooping** agg: staph
  : **stitching** pain: staph
- **Third | left**: pix
- **Diaphragm**: acon asaf bell bism *Bry* cact *Chin* cic *Cimic* **Ip** lyc nat-m nux-m nux-v olnd sec spig *Stann* stict *Stry* tarax verat verat-v vib-t viol-t zinc zinc-ox
  - **constricting** pain: **Cact**
  - **cramping**: cic lyc nat-m nux-v sec stann verat verat-v vib-t zinc
  - **cutting** pain: cact
  - **lying** on right side agg: tarax
  : **stitching** pain: tarax
  - **neuralgic**: bell stann
  - **pinching** pain: bism
  - **pressing** pain: bism **Ip** nux-m viol-t
  - **speaking**; on: ptel
  : **stitching** pain: ptel
  - **stitching** pain: acon *Chin* olnd spig tarax viol-t
  - **walking** agg: bism
  : **pressing** pain: bism
○ **Region** of: agar asc-t cench echi hom-xyz *Ip* nux-m pert-vc ptel ran-b *Stann* stram
  : **forenoon**: nux-m
  : **drawing** pain: agar
  : **inspiration** agg: nux-m
  : **lifting**; after: borx
- **External** chest: **Acon** agar alum am-c am-m ambr anac ang ant-c ant-t *Apis* arg-met arg-n *Arn* **Ars** asaf asar aur bar-c bell *Bism* **Borx** bov bry cadm-s calad calc *Camph* cann-s canth caps carb-v caust cham chel chin Cic cina clem cocc colch con croc cupr dig *Dros* **Dulc** *Euph* ferr graph guaj hell hep hyos ign iod kali-bi kali-c kali-n kreos lach laur led *Lyc* *M-ambo* m-arct mag-c mag-m *Mang* meny merc merc-c mez *Mosch* *Mur-ac* nat-c nat-m nit-ac nux-m **Nux-v** ol-an olnd par ph-ac phos phyt *Plat* plb puls *Ran-b* *Ran-s* rheum rhod rhus-t rumx *Ruta* sabad sabin samb sars sel seneg sep *Sil* **Spig** spong squil *Stann* staph stram stront-c sul-ac sulph tarax teucr thuj valer verat verb viol-t zinc
  - **burning**: agar ambr apis ars asaf asar bar-c *Bell* bism bov calc canth caps cham cic colch croc dig dros *Euph* ferr iod kali-n laur led *M-ambo* m-arct mang merc-c *Mez* mosch *Mur-ac* nat-c nat-m nux-v ph-ac phos *Plat* puls rheum rhus-t sel *Seneg* stront-c sul-ac *Sulph* tarax zinc

- **External** chest: ...
  - **drawing** pain: *Acon* anac asaf *Borx* bry cadm-s carb-v cupr dig dulc kali-bi kreos lyc mur-ac nat-c nux-v puls ran-s rhus-t sars spig stann stront-c tarax zinc
  - **tearing** pain: acon am-c am-m ambr ant-t bar-c *Bry* camph carb-v chel clem colch dulc iod kali-bi kali-c lyc merc merc-c nux-v ran-b rhod sabin *Spig* teucr
- **Heart** (♂*Angina)*: abies-n *Abrot* **Acon** adon aesc *Agar* ail allox aloe alumn am-c ambr *Aml-ns* *Anac* anan ang ant-c ant-t **Apis** apoc aran-ix *Arg-met* **Arg-n** arist-m *Arn* **Ars** *Ars-i* ars-met ars-s-f *Asaf* asc-t aspar aster **Aur** aur-ar aur-i *Aur-m* aur-s bapt bar-c bell **Bell-p** *Benz-ac* berb borx both-ax bov brach *Brom* **Bry** bufo **Cact** cadm-met cadm-s calad *Calc* *Calc-ar* calc-f calc-i calc-p **Camph** *Cann-i* cann-s cann-xyz canth caps carb-ac carb-an carb-v carbn-s card-m caust **Cench** **Cere-b** cere-s *Cham* **Chel** chin chinin-ar chinin-s chlor cic *Cimic* *Cina* cinnb clem coc-c cod coff *Colch* coll *Coloc* com con conv corn cot crat *Croc* *Crot-h* crot-t *Cupr* cupr-ar *Cycl* *Daph* *Dig* digin dios elaps *Eup-per* euph euphr fago ferr ferr-i ferr-m ferr-p *Ferr-t* *Fl-ac* **Gels** *Glon* **Graph** grat guat *Haem* hed hell helo *Hep* hist *Hydr* *Hydr-ac* hyos hyper iber ign *Iod* iodof ip jab jac-c **Kali-ar** *Kali-bi* *Kali-c* *Kali-chl* kali-cy kali-i kali-m kali-n kali-p kali-s **Kalm** *Kreos* lac-ac lac-d **Lach** lachn **Lact-v** *Lat-m* *Laur* led lepi lept *Lil-t* **Lith-c** lith-m *Lob* lyc *Lycps-v* *Lyss* m-arct *Mag-c* **Mag-m** mag-p mag-s magn-gr manc mand med mentho meny *Merc* merc-c merc-i-f merc-i-r merc-sul mez *Mur-ac* myric *Naja* nat-ar nat-c *Nat-m* nat-n nat-p nat-s nit-ac nux-m nux-v *Op* oena ol-an olnd onos *Op* opun-s ovi-p ox-ac *Paeon* pall par paull **Petr** ph-ac *Phos* phyt pip-n *Plat* plb plumbg podo polyg-h prim-vl *Psor* ptel **Puls** pyrog pyrus ran-b ran-s rauw rhod **Rhus-t** rhus-v rumx ruta sabad sabin *Samb* **Sang** saroth scut sec seneg sep sil sin-n sphing **Spig** *Spong* stann *Staph* still stram stront-c **Stroph-h** stroph-s sul-ac sul-i sulph syph **Tab** tarax *Tarent* tell ther thuj thyr trom tub ust valer vanad verat verat-v verb vesp vib viol-o viol-t vip x-ray zinc zinc-p zinc-val zing
  - **daytime**: mand
  : **pinching** pain: mand
  - **morning**: calc-p cund dig *Lith-c* nat-m
  : **bed** agg; in: nat-m
  : **sore**: nat-m
  : **bending | over** the bed; on bending: *Lith-c*
  : **chocolate**, after: raph
  : **cutting** pain: cund
  : **pressing** pain: *Lith-c* nat-m
  : **rising**:
    : after:
    : **agg**: nux-v zinc
    : **stitching** pain: nux-v zinc
    : **agg**: con
  : **waking**:
    : after:
    : **agg**: mez
    : **stitching** pain: mez
    : **on**: *Tarent*

1222   ▽ extensions | ○ localizations | ● Künzli dot

Chest

- **forenoon**: acon coc-c thuj
  - **pressing** pain: thuj
  - **sore**: coc-c
  - **stitching** pain: acon
- **noon**: agar verat-v
  - **aching**: agar
  - **burning**: agar
  - **stitching** pain: verat-v
- **afternoon**: euphr sep
  - **16 h**: ars-met
  - **cutting** pain: ars-met
  - **stitching** pain: sep
- **evening**: aur cench cinnb dios kali-bi lyss mur-ac nat-c ph-ac **Puls** raph rhus-t sulph thuj verb
  - **aching**: kali-bi
  - **bed** agg; in: kali-bi *Nat-m*
  - **aching**: kali-bi
  - **pressing** pain: *Nat-m*
  - **cutting** pain: cinnb
  - **pressing** pain: **Puls** sulph thuj
  - **sleep** agg; on going to: mez
  - **stitching** pain: mez
  - **stitching** pain: cench dios lyss mur-ac nat-c rhus-t verb
- **night**: *Arg-n* aur-m cann-i cench coc-c iber mag-m mand *Mez Naja* nat-m nit-ac *Sulph* syph
  - **midnight**:
    - **after**:
      - **4-6 h**: both-ax
      - **pressing** pain: both-ax
  - **lying** down agg; after: agar
  - **lying** on back agg: asaf
  - **bursting** pain: asaf
  - **pressing** pain: *Arg-n* cann-i coc-c
  - **sitting** up in bed:
    - **amel**: asaf
    - **bursting** pain: asaf
  - **stitching** pain: aur-m cench iber mag-m *Mez* nit-ac *Sulph*
- **night** when lying on the back, amel by sitting up | **bursting** pain (See night - lying on back agg. - bursting; night - sitting - amel. - bursting)
- **accompanied** by:
  - **numbness**:
    - **Arm** | **left** (See Heart; complaints - accompanied - upper - left - numbness)
  - **respiration**; difficult: *Arg-n Aur Cact* cimic dig kalm lac-d *Lat-m* psil *Psor* sep *Spig Spong Tarent*
  - **weakness**:
    - **Arm** | **left** (See Heart; complaints - accompanied - upper - left - weakness)
  - **Abdomen**; distension of: mand
  - **Heart** disease; organic: *Ars-i Cact* calc-f crat kalm nat-i stront-i tab
  - **Ovary** and difficult respiration; pain in left (See FEMA - Pain - ovaries - accompanied - heart)

Pain – Heart

- **aching**: acon adon aesc agar ail ambr aml-ns arg-met arn asaf aur-m aur-s bell bry *Cact* calc carb-v caust coloc con crot-h cupr-ar cycl *Dig* ferr-p fl-ac glon kali-bi *Lach* led lith-c *Lycps-v* Merc merc-i-r naja **Nat-m** *Nat-p Nux-v Phos* phyt pyrog pyrus rhus-t rumx sang seneg spig spong stroph-h sulph tab tarent verat-v vesp
- **alternating** with:
  - **rheumatism**: aur-m *Benz-ac Kalm*
  - **Limbs**; pain in: nat-p
  - **Spleen**; pain in: magn-gr
  - **Teeth**; pain in: hist
  - **Toe**; pain in great (✐*EXTR - Pain - toes - first - alternating - heart)*: nat-p
  - **Uterus**; pain in: *Lil-t*
- **ascending**:
  - **agg**: aur *Crot-h*
  - **stairs**:
    - **agg**: **Aur Aur-m**
    - **pressing** pain: **Aur Aur-m**
- **bending** double agg: anac
- **bending** forward agg: *Lil-t* **Lith-c**
- **bladder**, after pain in: lith-c
- **boring** pain: aur aur-m *Cupr* rhod *Seneg* sep still
- **breathing**:
  - **agg**: anac *Calc* crot-h graph mag-m rumx *Spig Staph*
  - **pressing** pain: graph
  - **stitching** pain: anac *Calc* mag-m *Spig Staph*
  - **impossible**; almost: arg-n
- **burning**: acon agar arg-met arg-n arn *Ars* aur aur-m bell bry calc carb-v cic coc-c colch cupr hydr hyos kali-c kali-i kalm lyss m-arct med *Op Phos* plat *Puls* rhus-t rumx sulph syph tarent ust verat verat-v
- **bursting** pain: am-c arg-n asaf cot glon lyss med phos zinc
  - **obstruction**; as from: cot
- **chest** and had not room enough; heart pressing against: lach
  - **pressing** pain: lach
- **chill**; during: *Calc*
- **coffee**; from abuse of: coff
- **coition**; after: *Dig*
- **compressing** sides amel: cot
- **convulsions**; before epileptic: *Calc-ar Lyc*
- **cough** agg; during: agar am-c mag-m mez nat-m tarent
  - **stitching** pain: agar mez nat-m
- **cramping**: acon anan *Ars Bry* com cupr kali-bi *Kali-c* **Lach Lact-v** laur manc mez myric ptel sep tarent ther thuj vib zinc
- **cutting** pain: abies-n abrot acon *Aesc* aml-ns anac apis apoc *Arg-n* **Ars** *Ars-i* ars-met ars-s-f asc-t aur aur-m aur-s bov *Bry* bufo *Cact* cadm-met calad calc calc-p cann-i caust cere-b chel **Colch Con Croc** dig *Glon* iber *Iod* jac-c kali-bi *Kali-c* kali-i kali-n lac-ac *Lac-d* lepi lith-c med *Naja* nux-m plb polyg-h sabin sep spig sul-i **Sulph** syph tarent ther tub verat zinc
- **delivery**: *Cimic*

Chest

Pain – Heart

- diarrhea | amel: mand
- drawing pain: agar asaf aur aur-m bell calc calc-ar cann-xyz *Canth* card-m cod croc *Ferr* ferr-m lyss meny naja nat-m nux-m olnd rhus-t **Spig**
  : drawn together; as if heart and ovary were: *Naja*
- drinking:
  : after:
    : agg: chin
    . stitching pain: chin
  : hot water | amel: spig
  : warm water | amel: spig
- dull pain: crot-h
- eating; after: aspar *Kali-bi* lil-t lyc manc nat-m stront-c
  : pressing pain: *Kali-bi Lil-t* lyc
  : stitching pain: aspar
- emotions agg: phos thuj
- excitement agg: *Cupr Dig*
- exertion agg: *Arn* bry carb-an caust cer-s cere-s *Dig Lil-t Rhus-t*
  : cramping: bry
- expiration:
  : agg: crot-t ign zinc
    : stitching pain: crot-t ign zinc
  : during | agg: phyt
- fainting, with pain in heart: arn cact
- faintness; with: arn
  : stitching pain: arn
- fever; during: *Cham*
- followed by | Head; pain in: merc-i-f
- grief; from: *Gels Ign* lach
  : sore: *Gels Ign*
- griping pain: cact calc-ar lil-t ptel
- hysterical: zinc-val
- inspiration:
  : agg: aesc agar anac *Calc-p Chel* crot-t laur mag-m nat-c plb ran-b spig
    : stitching pain: aesc anac *Calc-p Chel* crot-t laur mag-m nat-c plb
- deep:
  : agg: *Acon* aesc agar aur-m both-ax *Calc* con mez *Mur-ac Ran-b Sulph*
    . sticking pain: both-ax
    . stitching pain: *Acon* aesc agar aur-m both-ax *Calc* con mez *Mur-ac Ran-b Sulph*
  : amel: cann-i
    : stitching pain: cann-i
- jerking pain: calc-c carb-v con fl-ac
- joint to joint and then locates in heart; from: *Aur* crat
  : wandering pain: *Aur* crat
- loudly spoken to, when: *Camph*
- love; from disappointed: dig
- lying:
  : agg: agar *Aur* kali-bi lil-t puls rumx **Spong** verb
    : pressing pain: kali-bi
    : stitching pain: rumx verb

- lying: ...
  : amel: psor
    : stitching pain: *Psor*
  : back; on:
    : agg: asaf rumx *Sulph*
    . stitching pain: *Sulph*
    : amel: *Cact Psor*
  : head low; with the | agg: **Spong**
  : side; on:
    : agg:
    . left:
      accompanied by | Head; pain in (See HEAD - Pain - accompanied - heart)
    : left:
      . agg: bar-c *Cact* camph colch *Crot-h* dig dios iber *Kali-ar* kali-c *Lach* lyc med myric *Naja Nat-m* phos ran-b **Spig** tell
      sore: bar-c *Crot-h* kali-ar med
      stitching pain: camph kali-c lyc
      . amel | can only lie on left side: *Ars-met* rumx
      . impossible: kalm
    : right:
      . agg: alum arg-n lach lil-t rumx
      . amel:
        can only lie on right side: *Naja* **Spig**
        head high; with the: **Spig**
        stitching pain: **Spig**
        stitching pain: **Spig**
- menses:
  : after | agg: *Lach Lith-c*
  : before | agg: *Cact* lach lith-c spong
  : during:
    : agg: *Arg-n Cact Con* lith-c *Puls*
    . cutting pain: *Con*
    . painful menses: *Con* crot-h
    . pressing pain: *Arg-n*
    . stitching pain: *Con*
  : instead of: cham
  : pressing pain: cham
- motion:
  : agg: aur-m both-ax *Bry Cact* cham con *Eup-per* kali-i lat-m lil-t med phyt ran-b spig *Sulph*
    . cutting pain: *Cact* med
    : sore: *Bry Eup-per*
    : sticking pain: both-ax
    : stitching pain: aur-m bry cham con med *Ran-b* **Spig** *Sulph*
    : violent: rauw stroph-s
    . sticking pain: rauw stroph-s
  : amel: *Mag-m*
- music agg; soft: thuj
  : cramping: thuj
- noise agg: agar
- numbness and lameness of left arm: *Rhus-t*
  : stitching pain: *Rhus-t*
- palpitations:
  : during: *Acon* ars *Cact* caust cham *Coff Hydr-ac* laur mag-m naja plb *Spig* spong

1224   ▽ extensions | O localizations | ● Künzli dot

Chest

- **palpitations**: ...
  : **with**: kali-c
  : **burning**: kali-c
- **paroxysmal**: cact *Laur*
- **periodical**: *Spig*
  : **stitching** pain: *Spig*
- **pinching** pain: kali-c par ph-ac ran-s
- **pressing** pain: acon adon agar ambr ant-t *Arg-n* Arn **Ars** *Asaf* **Aur** aur-ar **Aur-m** bell borx both-ax bov brom *Bry* **Cact** *Calc* cann-i cann-s canth carb-an carb-v card-m caust *Cench* cham chin chinin-s coc-c colch coll con cycl dig *Eup-per Glon Graph* grat *Hydr-ac* hyos hyper iod kali-bi kali-c *Kalm Lac-d* **Lach** laur led *Lil-t* lith-c lyc *Lycps-v* lyss m-arct manc mez nat-c *Nat-m* nat-n nat-s nux-m *Nux-v* ol-an olnd pall petr *Phos* plat plb prim-vl *Puls Rhus-t* rumx samb sang sec *Seneg* sep sil *Spig Spong* stram stront-c sulph *Tarent* thuj tub vanad verat vip zinc zing
  : **inward**: acon
- **pressure**:
  : **agg**: cact
  : **amel**: aur-m
  : **boring** pain: aur-m
  : **hand**; of:
  : **amel**: aur-m bufo laur *Nat-m Puls*
  . **pressing** pain: *Nat-m*
  . **stitching** pain: aur-m *Puls*
- **pulsating** pain: arg-n camph clem *Glon* graph *Kali-c Lycps-v Nux-v* rumx sil spig tarent
- **pulsations**; during strong: coc-c *Crot-h*
  : **sore**: coc-c *Crot-h*
- **radiating**: acon agar apis ars cimic dig *Glon* kalm lach *Lat-m* lil-t naja ox-ac phyt rhus-t spig tab
- **raising**:
  : **arm**:
  : **agg**: bry
  : **cramping**: bry
  : **arms** | **agg**: bry dig
- **reading** aloud, while: *Calc* nat-m
  : **stitching** pain: *Calc* nat-m
- **rest**:
  : **agg**: rauw
  : **amel**: ox-ac
  : **stitching** pain: ox-ac
- **rheumatic** (↗*Heart; complaints - accompanied - rheumatic*): *Abrot* acon am-c anac ant-t apis *Arg-n* ars aspar **Aur** aur-m aven *Benz-ac Cact Cimic* cocc *Colch Crot-h* dig guaj *Kali-ar Kali-c Kalm Lach* **Led Lith-c** *Lycps-v* **Naja** phyt *Puls Rhus-t* sacch *Sang Sep* **Spig** *Spong*
  : **accompanied** by | **constriction** of chest: asaf
- **riding** in a carriage agg: cot naja raph
- **ringing** of a church bell: lyss
  : **stitching** pain: lyss
- **rising**:
  : **lying**; from | **agg**: *Laur*
- **rising**: ...
  : **sitting**; from | **agg**: *Gels*
- **rubbing**:
  : **amel**: mur-ac
  : **stitching** pain: mur-ac
- **sitting**:
  : **agg**: *Mag-m* mur-ac rhus-t
  : **stitching** pain: mur-ac rhus-t
  : **bent forward**:
  : **agg**: viol-t
  . **stitching** pain: viol-t
- **sleep** agg; during: aur-m
  : **stitching** pain: aur-m
- **sneezing** agg: mez
  : **stitching** pain: mez
- **sore**: acon apis *Arn* ars bapt bar-c bell **Cact** calc-ar camph cann-xyz *Cench Cimic* cinnb colch *Crot-h* elaps *Fl-ac* **Gels** haem hyos ign kali-bi lach laur lept lil-t lith-c lycps-v *Mag-c* med *Naja* nat-m ol-an ox-ac puls samb saroth sec *Spig* sul-ac *Tab* thuj
- **sprained**; as if: ant-t
- **squeezed**; as if: acon adon agar aml-ns *Arn* ars berb borx brom bufo **Cact** cadm-s calc-ar cann-xyz carb-v carbn-s coc-c colch cann dig hell hydr-ac iod iodof kali-c kalm lach laur *Lil-t* lycps-v lyss mag-m mag-p magn-gr merc nat-m nux-m ph-ac phos **Plat** ptel *Puls* spig spong sulph tarent *Thyr* viol-t
- **standing** agg: aur-m-n carc
  : **pressing** pain: aur-m-n
  : **stitching** pain: carc
- **sticking** pain: allox both-ax hed hist mag-s rauw stroph-s x-ray
- **stimulants**; from abuse of: nux-v spig
- **stinging**: *Apis* colch lyss rumx
- **stitching** pain: *Abrot Acon* aesc agar aloe alumn am-c *Anac* anan ang **Apis** *Arg-met Arn* ars ars-met ars-s-f asc-t aur aur-ar aur-m aur-s bell benz-ac berb both-ax brach **Bry** bufo *Cact Calc* calc-ar *Calc-p* camph cann-xyz **Canth** caps carb-ac carb-an carb-v carbn-s card-m **Caust** cench cere-b *Cham* **Chel** chin chinin-ar cic *Cimic* **Clem** coc-c *Colch Coloc* con croc crot-t *Cupr Cycl* daph dig digin dios euph euphr gels *Glon* graph *Ham* helo *Hep Hydr* hyos iber ign iod iodof jac-c kali-bi *Kali-c* kali-cy *Kali-i* kali-m kali-n kali-p kali-s **Kalm Kreos Lach** lachn *Lat-m Laur* lepi lil-t lith-c *Lyc* lycps-v *Lyss* m-arct mag-c **Mag-m** magn-gr manc med mentho meny merc-i-f merc-i-r mez *Mur-ac* myric **Naja** nat-c nat-m nat-n nit-ac nux-m nux-v op opun-s (non: opun-v) ox-ac paeon par **Petr** ph-ac phos phyt plat plb plumbg podo **Psor** *Puls Ran-b Ran-s Rhus-t* rhus-v sabad sabin samb sang scut sep sin-n sphing **Spig Spong Staph** sul-ac **Sulph** syph tab tarent thuj trom valer verb viol-t vip *Zinc* zinc-p
  : **burning**: anan *Mur-ac*
- **needles**; as from: bufo cimic lyss manc
- **outward**: clem
- **stooping** agg: calc glon *Lil-t Lith-c* nat-m olnd

Chest

Pain – Heart

- **stooping** agg: ...
  : **sore**: *Lith-c*
  : **stitching** pain: glon
- **straightening** up difficult: mur-ac
  : **stitching** pain: mur-ac
- **sudden**: mag-c
  : **sore**: mag-c
- **synchronous** with beat of heart: digin   *Rhus-t* **Spig** zinc
  : **stitching** pain●: (non: dig) digin *Rhus-t* **Spig** zinc
- **talking** agg: both-ax carb-an
  : **sticking** pain: both-ax
  : **stitching** pain: carb-an
- **thinking** of the pain agg: ox-ac
  : **stitching** pain: ox-ac
- **tobacco**; from: kalm lil-t nux-v spig staph tab
- **touching** spine: tarent
- **twisting** pain: *Lach* seneg tarent
- **urination**:
  : **after**:
  : **amel**: *Lith-c Nat-m*
  . **pressing** pain: *Nat-m*
  : **before**: *Lith-c*
  : **during**: aspar *Lith-c*
  : **pressing** pain: lith-c
- **waking**:
  : **after** | **agg**: fago *Tarent*
  : **on**: both-ax fago
  : **pressing** pain: both-ax
  : **stitching** pain: fago
- **walking**:
  : **agg**: acon arg-n *Cact* kali-i *Lyss* Nat-m ox-ac ph-ac *Ran-b* rhus-t seneg spig sulph
  : **pressing** pain: arg-n seneg
  : **stitching** pain: acon *Kali-i Lyss* nat-m
  : **air** agg; in open: nat-m
  : **stitching** pain: nat-m
  : **amel**: colch *Puls* rhus-t
  : **pressing** pain: colch puls
  : **stitching** pain: puls rhus-t
- **wandering** pain: *Aur* dig *Kalm* led *Puls*
- **wiping** arms agg: apis
- **yawning** agg: merc-i-f
- ▽ **extending** to:
  : **Abdomen**: lat-m ox-ac
  : **left**: cact
  : **cramping**: lat-m
  : **stitching** pain: ox-ac
  : **Arm**: ox-ac ther
  : **right**: lil-t phyt spig
  : **left**: acon arn *Aur Cact* cimic crot-h dig lach lat-m med *Naja Rhus-t* tarent ther visc
  : **cutting** pain: ther
  : **stitching** pain: ox-ac
  : **Both** arms: acon am-m *Aur* cact cimic cinnb ham kalm lat-m nat-m sec spig tab tarent
  : **Axilla**: brom ferr-i kali-n *Lat-m* lil-t mur-ac
  : **left**: both-ax lat-m

- **extending** to – **Axilla** – **left**: ...
  . **pressing** pain: both-ax
  : **stitching** pain: mur-ac
  : **Back**; then: cact
  . **pressing** pain: cact
  : **Back**: agar aloe am-c anac *Ars-i* calc **Cench** *Crot-t* ferr-p glon *Kali-c* kali-i *Lil-t* lycps-v mur-ac *Naja* polyg-h rauw *Spig* **Sulph**
  : **sticking** pain: rauw
  : **stitching** pain: agar am-c *Anac Glon Kali-c* mur-ac
  : **Fingers**: lat-m
  : **left** hand; of: acon *Cact* rhus-t
  : **Front**: rauw
  : **sticking** pain: rauw
  : **Hand** | **left**: *Acon* am-m arn ars *Aster Aur* bar-c brom *Cact* chinin-s *Cimic* conv *Crot-h* cur *Dig* glon ham hydr iber **Kalm** lach *Lat-m* lil-t med *Naja Nux-v* phos puls *Rhus-t Spig Tab* ther
  : **Leg** | **right**: alumn
  : **Lung**; lower:
  : **right**: alumn
  . **stitching** pain: alumn
  : **Nape** of neck and shoulder: *Naja* spig
  : **Scapula**:
  : **right**: *Spig*
  : **left**: agar aloe am-n ars glon *Kali-c* kalm lach *Lil-t Naja* paeon rumx *Spig* **Sulph**● thuj
  . **stitching** pain: agar *Kali-c Kalm* paeon rumx **Sulph**
  : **Shoulder**: ox-ac spig *Verat*
  : **right** shoulder and under right scapula; through chest to: chen-a
  : **left**: crot-h lat-m mand *Spig* ther
  . **cutting** pain: ther
  : **stitching** pain: ox-ac
  : **Sternum**: *Spig*
  : **Stomach**: lyc
  : **stitching** pain: lyc
  : **Throat**: med *Naja*
  : **Upper** limbs:
  : **left**: *Acon* arn asper bism *Cact* cimic crot-h *Kalm Lat-m* lepi naja *Ox-ac Rhus-t Spig* tab
  . **stitching** pain: *Acon* arn asper bism *Cact* cimic crot-h *Kalm Lat-m* lepi naja *Ox-ac Rhus-t Spig* tab
  ○ **Apex**: lil-t nat-m streptoc
  : **extending** to:
  : **Base**: med
  . **stitching** pain: med
- **Base**: lob
  : **extending** to:
  : **Apex** of heart: syph
  : **night**: syph
  stitching pain: syph
  . **cramping**: syph
- **Below**: lyc
  : **pressing** pain: lyc

1226   ▽ extensions | ○ localizations | ● Künzli dot

Pain – Heart / Chest / Pain – Intercostal

- **Muscles**: cupr hydr-ac
- **Myocardium**: scarl
  : **rheumatic**: psor
- **Pericardium**:
  : **eating** agg: ant-ar
  : **lying** down agg: ant-ar
- **Region** of: acon aesc aeth *Agar* am-c am-caust am-m aml-ns anac arg-met arg-n **Arn** ars ars-met ars-s-f **Arum-t** asaf asc-t *Aur-m* bell *Benz-ac* both-a both-ax bov brach *Brom* bufo calc calc-ar calc-p cann-i cann-s canth carb-an *Carb-v* carbn-o *Carl Caust* cic *Cimic* cinnb clem colch con crat crot-t dios elaps eup-per *Graph* hist hydr-ac hyos *Iod* jab kali-bi kali-c kali-s lac-ac lach **Lat-m** laur lil-t lith-c lob-s *Lyc* mag-c meny merc-c merc-i-f mez myric *Naja Nat-m* onos pall phos phyt plat plb *Puls* samb sec sin-n sol-ni sol-t-ae spig *Spong* stann stict sul-ac sulph syph tab tell thea ther thuj tub verat *Verat-v* xan zinc zinc-m
  : **morning**: dios fago nat-m
  : **rising**:
  . **after**:
     agg: both-ax
       sticking pain: both-ax
  . **agg**: both-ax
     sticking pain: both-ax
  : **forenoon**: fago
  : **afternoon**: fago
  : **evening**: fago sulph thuj
  : **bed** agg; in: *Nat-m*
  : **accompanied** by:
    : **Upper** limbs:
    . **numbness**: lat-m
    . **paralysis** (↗*EXTR* - Paralysis - upper limbs - pain in): lat-m
  : **acute**: aml-ns bov calc-p dios *Iod* mez
  : **ascending** agg: rauw
  : **constricting** pain: rauw
  : **breathing**:
    : **arresting** breathing: bac *Calc Calc-p Dios*
    . **cutting** pain: bac *Calc Calc-p Dios*
  : **deep** | agg: rumx
  : **burning**: acon aesc *Agar* arg-met *Ars* bell *Carb-v Carl Caust Cic Kali-c* plat *Puls* verat *Verat-v*
  : **chill**; during: cact tarent
  : **constricting** pain: hist tub
  : **cough** agg; during: agar elaps
    : **burning**: agar
    : **tearing** pain: elaps
  : **cutting** pain: anac asc-t aur-m *Brom Calc-p* cinnb *Dios* myric *Phos* spig syph verat xan
  : **drawing** pain: calc meny
  : **drinking** agg; after: nat-m
  : **dull** pain: hist
  : **exertion** agg: both-ax
    : **slightest** exertion: both-ax
    . **sticking** pain: both-ax
  : **sticking** pain: both-ax

- **Heart** – **Region** of: ...
  : **hiccough** agg: agar
  : **burning**: agar
  : **inspiration**:
  : agg: nat-c xan
  . **cutting** pain: xan
  : **deep**:
  . agg: both-ax calc-p
    sticking pain: both-ax
  : **lying** on left side agg: tell
  : **pressing** pain: asaf cann-i hist stict
  : **respiration**: stry
  : **quick** and difficult: nux-v
  : **sneezing** agg: agar
  : **burning**: agar
  : **sore**: **Arn** *Aur-m* cimic cinnb colch eup-per hyos *Lith-c* samb sec tab thuj
  : **sprained**; as if: thuj
  : **sticking** pain: both-ax
  : **tearing** pain: am-c am-m bufo canth carb-an clem colch con crot-t elaps hyos lach **Lat-m** *Lyc* mag-c *Ther* thuj
  : **pulsating** pain: lyc
  : **waking**; on: kali-bi
  : **walking** agg: both-ax
    : **sticking** pain: both-ax
  : **extending** to (↗*Heart;* complaints - accompanied - upper - left - pain):
    : **Arm**:
    . **left**: am-m *Lat-m* med rhus-t *Ther*
      burning: med
      tearing pain: am-m *Lat-m* rhus-t *Ther*
    : **Back**: med
      burning: med
    : **Forearm**:
    . **left**: am-m cact rhus-t
      tearing pain: am-m cact rhus-t
    : **Nape** of neck: naja
    : **Scapula**:
    . **left**: agar spig thuj
      burning: agar
      tearing pain: spig thuj
    : **Shoulder** | **left**: naja
    : **Upper** arm:
    . **left**: spig
      tearing pain: spig
    : **Upper** limbs | **left** (↗*Heart;* complaints - accompanied - upper - left - pain): **Lat-m** naja
- **Under** the heart: allox
  : **sticking** pain: allox
- **Intercostal** region: acon aran arn ars ars-i asc-t aster bell brom bry chel cimic des-ac dulc gaul kalm mag-p mentho mez morph nux-v par phos puls **Ran-b** rhod samb *Sul-ac* vac verb zinc
- **right**: chel
  : **motion** agg: chel
  : **neuralgic**: chel
  : **neuralgic**: chel

Chest

Pain – Intercostal

- **herpes** zoster; after: ars mez ran-b
  : **neuralgic**: ars mez ran-b
- **neuralgic**: acon aran arn ars ars-i asc-t aster bell brom bry chel cimic des-ac dulc gaul kalm mag-p mentho mez morph nux-v par phos puls **Ran-b** rhod samb vac zinc
- **tearing** pain: *Sul-ac* verb
○ **Lower** chest:
  : **left**: arg-met **Ran-b**
  : **neuralgic**: arg-met **Ran-b**
- **Muscles**: abrot acon *Am-c* arist-m arn ars ars-s-f asc-t aza borx *Bry* caust chel chin cimic colch echi ferr ferr-p gaul guaj *Kali-c* kalm kreos lach lil-t med *Mez* morg-g *Nux-v* ol-j ox-ac *Phos* puls **Ran-b** rham-cal rhod rhus-r rhus-t rumx sabad sang senec seneg sil sin-n sphing squil sul-ac sulph syc tab tub-m v-a-b verat
  : **right**: asc-t card-m chel kali-c merc quas
  : **left**: apis arg-met arg-n bry nat-s phos rumx stann ther
  : **cutting** pain: ars-s-f asc-t borx kreos *Mez*
  : **rheumatic**: *Ran-b*
  : **riding** on horseback: sphing
  : **Spots**; in: pert-vc
- **Lower** part: *Agar* agn aloe alum am-m arg-met arn asaf asar bism bry *Cann-s* carb-ac cench chel *Chin* cic coc-c croc dig euph fl-ac hell hep hyos kali-bi kali-c kali-p **Kalm** kreos lach lact laur lyc m-aust mag-c mang meph merc-c mosch *Naja* nat-ar nat-s ol-j *Ox-ac* phos plb **Puls** ran-b rhus-t sabad sang seneg sep stann stry *Sulph* tarent teucr thuj tub valer verat viol-t zinc
  - **right**: *Ambr Chel Chen-a* crot-t *Kali-c* med *Merc-c* naja ph-ac
  : **stitching** pain: *Chel Chen-a* crot-t med
  : **extending** to:
    : **Liver**: med
    : **stitching** pain: med
  - **left**: *Cact* carb-v carbn-s caust cob colch *Kali-p* lith-c med meph nat-m **Ox-ac Phos Ran-b** rhod squil tarent tub zinc
    : **cutting** pain: squil
    : **eating** | **amel**: rhod
    : **pressing** pain: med
    : **sore**: caust med nat-m zinc
    : **stitching** pain: carbn-s cob **Ox-ac** tub
  - **forenoon**: agar
    : **stitching** pain: agar
  - **night**: ruta
    : **pressing** pain: ruta
  : **waking**; on: ruta
    : **pressing** pain: ruta
  - **aching**: *Chin* croc fl-ac kali-bi seneg sep *Sulph*
  - **alternating** with | **Shoulder**; pain in: tub
  - **burning**: chel mag-p phos
  - **cough** agg; during: kali-p meph tub
  - **cutting** pain: hell *Kali-c* nat-ar *Ox-ac* stry
  : **dragging**: phos
  - **drawing** pain: arg-met chel mang verat

Pain – Lungs

- **Lower** part: ...
  - **eating**; after: arg-n
    : **aching**: arg-n
  - **expiration**:
    : **agg**: verat
  - **inspiration**:
    : **agg**: *Sulph*
    : **aching**: *Sulph*
  : **deep**:
    : **agg**: carbn-s chel cob crot-t meph naja tub
    : **stitching** pain: cob crot-t tub
  - **lying**:
    : **amel**: *Chel Chin*
    : **aching**: *Chin*
    : **back**; on | **amel**: ambr
    : **side**; on:
      : **left** | **agg**: **Phos** tub
      : **painful** side | **amel**: ambr
  - **pressing** pain: *Agar* agn alum arn asaf asar bism chin cic croc dig hyos lact laur m-aust merc-c phos plb ran-b rhus-t ruta sabad *Seneg* teucr valer viol-t zinc
    : **asunder**: euph
  - **pressure** agg: meph ph-ac
  - **respiration**: kali-bi lyc tub
    : **stitching** pain: kali-bi lyc tub
  - **sitting** agg: *Chin* seneg
    : **aching**: *Chin* seneg
  - **sneezing** agg: meph
  - **sore**: am-m meph
  - **stitching** pain: agar aloe *Arn* bry *Cann-s Chel* coc-c hep **Kalm** kreos lach mosch *Naja* sang seneg sulph tub valer
  - **touch** agg: meph
  - **walking**:
    : **agg**: bism sep
    : **extending** transversely: bism
    : **amel**: chin
    : **aching**: chin
  ▽ **extending** to:
    : **Abdomen**: *Chel* kali-c tub
    : **cutting** pain: kali-c
    : **stitching** pain: *Chel* tub
    : **Back**: *Carbn-s*
    : **stitching** pain: *Carbn-s*
    : **Shoulders**: sang tub
    : **stitching** pain: sang tub
- **Lungs**: ail bufo calc-sil canth caps celt clem gal-ac *Lyc* mosch **Phos** psor rumx *Sulph Tub* zinc
  - **right**: bry echi *Elaps* gal-ac kali-c *Mang* med pyrog rumx sulph
    : **adhering** to rib; as if lobe were: *Kali-c*
    : **coughing** and talking agg: pyrog
    : **sore**: gal-ac med
    : **stitching** pain: *Mang*
    : **extending** to | **Back**: chel
  - **Apex** and middle part: abies-c *Anis Ars* borx *Calc* com crot-t *Elaps* erio iodof *Phel* sang upa

1228 ▽ extensions | ○ localizations | ● Künzli dot

Chest

Pain – Lungs

- **left**: myrt-c **Phos** sulph tub
  : **evening**: *Sulph*
  : **breathing** agg: asc-t
  : **extending** to:
    : **right**: med
  . **drawing** pain: med
  : **Apex** and **middle** part: acon am-c *Anis* ant-s-aur crot-t *Lob-c Myrt-c* paeon phos *Pix* puls *Ran-b* rumx sil spig stann stict *Sulph Ther* tub ust
- **burning**: canth caps phos sulph
  : **fire**; like: bufo
- **cramping**: mosch zinc
- **cutting** pain: celt
- **drinking** cold water agg: thuj
  : **cramping**: thuj
- **sore**: ail
- **standing**:
  : agg: am-c
  : **drawing** pain | **downward**: am-c
- **tearing** pain: psor
- **waking** agg; after: arum-t
  : **cramping**: arum-t
○ **Anterior** part: tub
- **Apex**: arum-t dol guaj phos puls rumx ther tub tub-a tub-m
  : **right**: Ars bar-c cimic elaps
  : **stitching** pain: **Ars**
  : **tearing** pain: elaps
  : **extending** to:
    . **Base**: cimic
    stitching pain: *Cimic*
  : **left**: anthraci calc-s *Con* guaj med myric sang sep sulph ther tub
    : **cutting** pain: sep sulph
    : **stitching** pain: anthraci ther
  : **inspiration** agg: cimic
  : **extending** to:
    : **Arm**: tub
    : **Axilla**: tub
    : **Back**: tub
- **Behind**: tub
- **Center** | **left**: rumx
- **Lower** part: cench tub
  : **right**: am-m berb bry cact card-m *Chel* dios kali-c lyc *Merc* xan
  : **left**: agar ampe-qu asc-t calc-p cimic *Lob-s* lyc myos-s nat-s *Ox-ac* **Phos** *Rumx* sil squil tub
    : **cutting** pain: ox-ac
  : **cough** agg; during: guat
- **Nipple**; above | **left**: **Arum-t Sulph**
- **Upper** part:
  : **extending** to:
    : **Neck**: gal-ac
    . **aching**: gal-ac
    : **Shoulder**:
      . **right**: gal-ac
        aching: gal-ac
    : **Spine**: gal-ac

Pain – Mammae

- **Lungs** – **Upper** part – **extending** to – **Spine**: ...
  . **aching**: gal-ac
- **Mammae**: acon aesc aeth all-s allox aloe alum *Am-c* am-m ambr anan ant-c apis arg-n arn *Ars* ars-i arum-t *Asc-t* aster aur aur-s bar-c bar-i **Bell** berb *Borx Bov* brom *Bry Bufo* cact calad *Calc* calc-i calc-p calc-sil *Cann-i* canth *Carb-an* carb-v carbn-s *Cham Chim* chinin-ar chinin-s cic cimic clem *Colch Coloc* com **Con** cot croc *Crot-t* cycl *Dulc* euph eupi ferr gels graph grat hell *Helon Hep* hura hydr hyper ind indg *Iod* kali-bi *Kali-c* kali-i kali-m kali-sil kreos lac-ac *Lac-c* lach *Lap-a* laur led lepi lil-t lyc med **Merc** merl *Mez* mosch murx naja nat-c nat-m nit-ac nux-m nux-v ol-an olnd onos orig pall *Ph-ac* **Phel** *Phos Phyt* plat plb *Plb-i* polyg-h prun psor puls *Ran-s* rheum rhod *Rhus-t* sabal sabin sang *Sec* sel *Sep* **Sil** spira spong stann stram stry *Sulph* sumb syph tab tarent-c thuj tub verat zinc zinc-p
- **alternating** sides: lac-c
- **right**: act-sp am-c camph cench colch cot graph grat hep *Ign* merc-c pall **Phel** phos psil rad-br sang sep stry zinc
  : **aching**: cot zinc
  : **boring** pain: psil
  : **pressing** pain: phos zinc
  : **sore**: rad-br
  : **stitching** pain: act-sp cench graph grat pall **Phel** sang sep stry
  : **tearing** pain: camph colch sang
  : **And** under left nipple: cot
    : **aching**: cot
- **left**: ambr arist-cl borx brom chinin-ar com cot croc gels kali-n *Lach Lil-t* mosch ph-ac *Phel* **Phyt** ptel sacch-a sang sil stry sumb
  : **aching**: ambr lil-t mosch
  : **burning**: chinin-ar
  : **cough** agg; during: *Con* mosch
  : **cutting** pain: com *Lach Lil-t*
  : **eating**; after: rumx stront-c
  : **jerking** pain | **drawn** backward by a string; as if: croc
  : **jumping** pain: croc
  : **menses**:
    : **before** | agg: sacch-a
    : **between**: ust
    : **during**:
      . agg: graph
      painful menses: caust
  : **neuralgic**: sumb
  : **nurses** at the right side; when the child: *Borx*
  : **drawing** pain: *Borx*
  : **stitching** pain: borx
  : **pressing** pain: ph-ac
  : **stitching** pain: borx kali-n *Lach* lil-t *Phel* sang
  : **alternating** with | **Teeth**; pain in (See TEET - Pain - alternating with - mamma)
  : **outward**: gels
  : **tearing** pain: chinin-ar *Phel* stry
  : **extending** to:
    : **Arm**, left: brom

1229

Chest

Pain – Mammae

- **left** – extending to: ...
  ○ **Body**; whole: **Phyt**
  ○ **Scapula**: com lil-t
  . **cutting** pain: lil-t
  . **Through**: cot
- **morning**: *Lil-t* plb sang zinc
  ⋮ **stitching** pain: plb sang zinc
- **afternoon**: sang
- **evening**: *Con Lac-c*
- **night**: con graph
  ⋮ **stitching** pain: *Con* graph
  ⋮ **waking**; on: graph
  ⋮ **stitching** pain: graph
- **abortion**; during: cimic
  ⋮ **pricking**: cimic
- **aching**: apis borx *Bov* con eupi lac-c lap-a lil-t mosch stram zinc
- **ascending** and descending stairs: **Bell** calc carb-an *Con* **Lac-c** lyc *Nit-ac* phos
  ⋮ **sore**: **Bell** calc carb-an *Con* **Lac-c** lyc *Nit-ac* phos
- **boring** pain: bufo ind indg plb spira
- **burning**: aesc ambr anan *Apis Ars* bell bry *Bufo* calc *Calc-p* carb-an chinin-ar *Cimic* com con *Hep* indg iod lach lap-a laur led *Lyc Mez* ol-an *Phos Phyt* sang sel sulph tarent-c
  ⋮ **accompanied** by | **cancer** of mammae (See Cancer - mammae - accompanied - pain - burning)
- **children**; in: cham
  ⋮ **infants**: cham
  ⋮ **sore**: cham
  ⋮ **sore**: cham
- **chill**; after: ign phyt
  ⋮ **sore**: phyt
- **cold**:
  ⋮ **bathing**:
  ⋮ **after**: sabal
  . **agg**: sabal
  . **sore**: sabal
- **cold** agg; becoming: sep
  ⋮ **stitching** pain: sep
- **cough** agg; during: borx con sep
  ⋮ **stitching** pain: borx con sep
- **cramping**: bufo *Lil-t* plat
- **cutting** pain: aeth am-c aster bell borx bufo calc calc-p cham chinin-s *Colch* hura *Iod* lach lepi lil-t olnd phyt sabin
  ⋮ **accompanied** by | **swelling**: aeth
- **delivery**; after: **Castor-eq**
- **descending**, on: bell calc carb-an *Hep Lac-c* lyc nit-ac phos
- **drawing** pain: carb-v cham kreos *Lil-t* plb stann sumb
  ⋮ **inward**: aster
- **empty**; when: *Borx*
  ⋮ **aching**: *Borx*
- **excitement** agg: phyt
- **flow** of milk, on: *Kali-c*
- **flow** of milk: ...
  ⋮ **stitching** pain: *Kali-c*
- **followed** by | **soreness**: conv sang
- **griping** pain: borx
- **heavy** mammae:
  ⋮ **supporting** mammae | **amel**: *Bry Lac-c* phyt
- **increasing** and decreasing gradually: plat
  ⋮ **cramping**: plat
- **inspiration** agg: con pall
  ⋮ **stitching** pain: con pall
- **jar** agg (↗*motion - agg.*): bell lac-c
- **lactation**; during: kali-c
  ⋮ **tearing** pain: kali-c
- **leukorrhea**; during: *Bar-c*
- **lying**:
  ⋮ **agg**: bell
- **side**; on:
  ⋮ **left**:
  . **agg**: lil-t
  . **cutting** pain: lil-t
- **menopause**; during: sang
  ⋮ **sore**: sang
- **menses**:
  ⋮ **after**:
  . **agg**: *Lach*
  . **stitching** pain: *Lach*
  ⋮ **amel**: allox
  . **stitching** pain: allox
  ⋮ **before**:
  . **agg**●: *Bar-c* bell **CALC**● carb-v chin **CON**● cycl helon kali-c **KALI-CHL** kali-m kali-s *Lac-c* lutin **Nat-m**● nux-v ol-an *Phos* phyt *Puls* sacch-a sang spong tub zinc
  . **sore**: **Calc** carc **Con** cycl helon kali-chl kali-m kali-s *Lac-c* nat-m ol-an phyt *Puls* sang spong *Tub*
  . **accompanied** by | **swelling**: bry **Calc** canth carc *Con* graph *Helon* kali-c lac-c mag-c merc *Murx Phyt Puls* sang tub
  ⋮ **between**: med
  . **sore**: med
  ⋮ **during**:
  . **agg**: arum-t berb bry cadm-met calc canth *Con* dulc graph grat *Helon* hip-ac indg kali-c kali-m *Lac-c* lutin mag-c *Merc Murx Phel Phos Phyt Puls* sang thuj *Tub Tub-k Zinc*
  . **burning**: indg
  . **painful** menses: canth caust sars
  . **sore**: canth sars
  . **stitching** pain: caust
  . **sore**: arum-t bry calc canth *Con* dulc graph *Helon* hip-ac kali-c *Lac-c* mag-c merc *Murx Phyt Puls* sang thuj *Zinc*
  . **stitching** pain: berb con grat
  . **stooping** agg: grat
  . **stitching** pain: grat
  . **tearing** pain: calc

Chest

- **menses – during**: ...
  - **beginning** of menses:
    - **agg**: tub
    - **sore**: tub
  - **suppressed** menses; from: zinc
- **milk**; with: acet-ac
- **motion**:
  - **agg** (↗jar; raising): mag-s
  - **amel**: ars
  - **burning**: ars
- **arm**; of | **agg** (↗raising): hep
- **nursing** the child:
  - **after**: borx sabal
  - **stitching** pain: sabal
  - **between** the different times when the child is nursing: phel
  - **when**: borx **Crot-t•** lac-c phyt *Puls* **Sil**
    - **agg**: *Calc* cham **Sil**
    - **cramping**: cham
    - **cutting** pain: **Sil**
    - **stitching** pain: *Calc* **Sil**
    - **extending** to:
      - **Back**: colch
        - **cutting** pain: colch
    - **amel**: phel
    - **aching**: phel
  - **wandering** pains: *Puls*
- **periodical**: alum-sil
- **pregnancy** agg; during: *Bell Bry Calc-p Con* nux-m puls **Sep•**
  - **burning**: *Calc-p*
  - **neuralgic**: *Con* puls
  - **sore**: *Calc-p*
- **pressing** pain: ambr *Bell* carb-v carbn-s euph ph-ac puls sabin sang sulph zinc
- **pressure**:
  - **agg**: plb
  - **amel**: borx *Con*
  - **stitching** pain: *Con*
  - **hand**; of | **amel**: borx phyt
- **raising** arm agg (↗motion - agg.; motion - arm - agg.): bry
- **rising** agg: grat
  - **stitching** pain: grat
- **rubbing**:
  - **agg**: con
  - **burning**: con
  - **amel**:
    - **hard** rubbing: rad-br
    - **sore**: rad-br
- **sneezing** agg: hydr
  - **sore**: hydr
- **sore**: ambr ant-c apis *Arn* arum-t aur *Bell Bry* calad *Calc* calc-i *Calc-p* carb-an **Cham** cic cimic clem *Con* dulc ferr graph grat hell *Helon* hep *Iod* kali-m **Lac-c** laur lyc med *Merc* mosch *Murx* nat-m nit-ac onos phos *Phyt* psor *Puls Ran-s* rhod sabal sang sep **Sil** symph syph tab *Zinc* zinc-p

- **sore**: ...
  - **accompanied** by:
    - **leukorrhea**: dulc
    - **Axillary** glands; enlarged: lac-ac
- **stepping** | every step; at•: *Con*
- **stinging**: *Apis* gels lap-a
- **stitching** pain: aeth allox aloe alum am-c ambr anan **Apis** arg-n bar-c bar-i bell berb *Borx* bov brom *Bry Calc* calc-i calc-sil **Carb-an** cimic clem *Colch Con* cycl ferr graph grat hep hura indg iod kali-bi *Kali-c* kali-i *Kali-p* kali-sil kreos *Lach* lap-a laur *Lyc* mez murx nat-c *Nat-m Nit-ac* nux-v ol-an olnd *Phel Phos Phyt* plat plb polyg-h psor *Puls* ran-s rheum sabin sang *Sec Sep* **Sil** spong stry thuj verat zinc
  - **accompanied** by:
    - **cancer** of mammae (See Cancer - mammae - accompanied - pain - stitching)
    - **itching** of skin: aster
  - **downward**; from left nipple: *Asc-t*
  - **outward**: mez ol-an
- **stooping** agg: grat
  - **sore**: grat
- **tearing** pain: *Am-c* am-m bar-c *Bell Bry* bufo *Carb-an* carb-v cham chinin-ar con crot-t kali-c *Lil-t* phyt thuj
- **touch** agg: all-s am-c aur-s bell con hep sep
- **turning** upper body quickly: arg-n
- **ulcerative** pain: arg-n **Calc** clem merc
- **urination** agg: clem
  - **sore**: clem
- **wandering** pains: *Puls*
- **yawning** agg: mag-c
  - **sore**: mag-c
- ▽ **extending** to:
  - **Back**: aster colch *Phel* plb stry
    - **boring** pain: plb
    - **pressure** agg: plb
    - **boring** pain: plb
    - **stitching** pain: aster **Phel** stry
    - **tearing** pain: colch
  - **Ilium**: camph
    - **tearing** pain: camph
  - **Scapula**: cot
  - **Shoulder**: sang
    - **right**: sang
  - **Stomach**: sang
- ○ **Between**: mez ph-ac sang
  - **burning**: mez sang
  - **stitching** pain: ph-ac
- **Lactiferous** tubes; along the: phel
  - **when** child nurses: *Phel*
- **Milk** breasts, in | **tearing** pain (See lactation - tearing)
- **Nipples**: *Agar Alum* am-c ap-g arg-n **Arn** *Ars* arund *Asaf* asc-t aur-s **Bapt** benz-ac *Berb* bism *Borx* bry calc *Calc-p Calen Camph* cann-i cann-s *Castm* castor-eq **Caust** *Cham* chel cic cist coc-c cocc colch *Con* crot-t cur dulc *Eup-r* ferr-i **Fl-ac** *Graph Ham*

Chest

- **Nipples:** ...
  helo *Helon* hep hydr ign kali-bi *Lac-c* lach laps *Lyc* m-aust mag-m mang med *Merc Merc-c* mez mill *Mur-ac* nat-m nit-ac nux-v oci onos orig par paraf petr *Phel* phos phyt plan plb psor *Puls* pyrog ran-b ran-s *Rat* rauw rheum rhus-t sabin sang seneg *Sep* sil sulo-ac sulph tab ter thuj verat verb zinc
  : **right:** asc-t *Borx* chel con grat mag-m mang mur-ac phyt sang sumb tub-d x-ray zinc
  : **drawing** pain: sumb
  : **sticking** pain: x-ray
  : **stitching** pain: *Borx* chel con grat mag-m mang mur-ac sang zinc
  : **extending** to:
    . **left:** card-m
      stitching pain: card-m
    . **Arm;** inner side of right: helo
      stitching pain: helo
  : **left:** *Asc-t* bapt berb crot-t euon form ran-b rhus-t sabin senec *Sil* tell zinc
    : **burning:** senec
    : **drawing** pain: crot-t euon tell (non: til) zinc
    . **stiffness** of left side of neck; with: asc-t
    . **cutting** pain | **downward:** asc-t
    : **stitching** pain: *Asc-t* bapt berb form ran-b rhus-t sabin *Sil*
    . **downward:** asc-t
    : **extending** to:
      . **Scapula:** rhus-t
        left: spig
          cutting pain: spig
          stitching pain: rhus-t
      . **Upper** arm, left: spig
        cutting pain: spig
  : **morning:** ran-b rhus-t sulph
    . **drawing** pain: *Rhus-t*
    : **sore:** sulph
    : **stitching** pain: ran-b rhus-t
  : **evening:** con ferr-i
  : **breathing** agg: sulph
  : **burning:** *Agar Ars* arund benz-ac castm cic con *Crot-t Graph Lyc* onos orig petr phos psor *Puls* sang sep *Sil* **Sulph**
  : **cutting** pain: rauw
  : **drawing** pain: crot-t *Nux-v* phyt puls sil zinc
  : **string;** as if with a: crot-t par plb
  : **flatulence;** as from: rheum
  : **inspiration** agg: con ign par verb
    : **stitching** pain: con ign par verb
  : **menses:**
    : **after:**
      . **agg:** berb thuj
        cutting pain: thuj
        pressing pain: berb
        stitching pain: thuj
    : **during:**
      . **agg:** *Helon*
        sore: *Helon*

- **Nipples:** ...
  : **neuralgic:** plan
  : **nursing** the child:
    : **after:** sang sulph
    . **burning:** sang sulph
    : **when:**
      . **agg: Crot-t** *Merc-c Nux-v* phel *Phyt* puls
        drawing pain | **string;** as if with a: **Crot-t**
  : **nursing** women; in: borx
  : **pressing** pain: bism mez par
  : **pulsating** pain: zinc
  : **radiating** over whole body: *Phyt*
  : **rising** agg: ran-b
  : **sitting** agg: nat-s
    : **stitching** pain: nat-s
  : **sore:** *Alum* ap-g arg-n **Arn Bapt** borx calc **Calc-p Calen Castm Caust Cham** cist colch **Con Crot-t** dulc *Eup-a* **Fl-ac** *Graph Ham* helo helon hep hydr kali-bi lac-c **Lach** laps *Lyc* med *Merc* mill *Nit-ac* nux-v oci orig paraf *Phel* phos *Phyt* puls pyrog *Rat* rheum rhus-t sang seneg *Sep Sil* sulo-ac *Sulph* zinc
  : **stinging:** bism castor-eq ign lyc mang mur-ac sabin sulph
  : **stitching** pain: agar am-c *Asaf* asc-t aur-s bapt *Berb* bism *Borx* bry calc *Camph* cann-i cann-s castor-eq cham chel coc-c cocc *Con* ign *Kali-bi* lach *Lyc* m-aust mag-m mang merc *Mur-ac* nat-m par ran-b *Rheum* sabin sang *Sil Sulph* ter verat verb zinc
  : **itching:** mang
  : **outward:** *Asaf*
  : **touch** of clothes agg: calc **Castor-eq** *Cham Con Crot-h* crot-t helon oci petr phyt zinc
  : **sore:** calc **Castor-eq** *Cham Con Crot-h* **Crot-t** helon nux-v oci petr phyt zinc
  : **walking** agg: con
    : **stitching** pain: con
  : **weaning:** dulc
    : **sore:** dulc
  : **extending** to:
    : **Back:** *Crot-t*
      . **drawing** pain: crot-t
    : **Body;** from nipple all over:
      : **nursing;** during: phyt puls sil
        drawing pain: phyt puls sil
    : **Neck:** mur-ac
      . **drawing** pain: mur-ac
    : **Outward:** berb *Bry* gels kali-bi lappa lyc mez *Ol-an* spig stann
    : **Scapula:** com *Crot-t Rhus-t* x-ray
      . **drawing** pain: rhus-t
        sticking pain: x-ray
    : **Above | left:** ran-b
    : **Behind** left: berb
      : **pressing** pain: berb
    : **Below:** agar mur-ac
      : **right:** mur-ac
      . **drawing** pain: mur-ac

▽ extensions | O localizations | ● Künzli dot

Chest

- **Nipples – Below**: ...
  - **pregnancy** agg; during: spig
  - **stitching** pain: spig
  - **stitching** pain: agar mur-ac
  - **Beside** left nipple, towards the sternum: bism
  - **pressing** pain: bism
  - **Lower** half:
  - **left**: cob-n
  - **sticking** pain: cob-n
  - **Region** of: bism borx caust chin spig verat
  - **right**: pall
  - **stitching** pain: pall
  - **cough** agg; during: borx
  - **stitching** pain: borx
  - **itching**; ending in: verat
  - **stitching** pain: verat
  - **sitting** erect:
  - **amel**: spig
  - **stitching** pain: spig
  - **stitching** pain: bism borx caust chin spig verat
  - **tearing** pain: bism
  - **walking**:
  - **16 h.**: cycl
  - **stitching** pain: cycl
  - **extending** to:
  - **Back**: *Kali-i*
  - **stitching** pain: *Kali-i*
  - **Umbilicus**: caust
  - **stitching** pain: caust
  - **Under**:
  - **right**: bell calc led mur-ac stann
  - **pressing** pain: bell calc led mur-ac stann
  - **left**: cot verb
  - **aching**: cot
  - **pressing** pain: verb
- **Opposite**; when child nurses pain in: *Borx*
- **Region** of: agn berb chel grat lac-ac nat-s ran-s rhus-t sil
  - **left**: grat sil
  - **stitching** pain: grat sil
  - **evening**: ran-s
  - **aching**: berb rhus-t
  - **hawking** up mucus agg: nat-p
  - **pressing** pain: agn chel nat-s
  - **sitting** bent forward agg: rhus-t
  - **aching**: rhus-t
  - **stitching** pain: grat sil
  - **Under**: carb-v lach zinc
  - **pressing** pain: carb-v lach zinc
- **Skin**; below the: calc *Phos*
- **Under**: am-c am-m brom bros-gau canth carb-v caust cean *Cimic* eup-per graph hyper kali-n kalm lach lil-t mag-c murx nat-c ol-an *Phel* phos plb *Puls Ran-b* raph rob sang sumb ust visc zinc
  - **right**: aeth aloe bruc carb-an castm *Chel* cot gamb hura *Kali-bi* kali-p lachn mag-c mag-m merc nicc *Phel* phos plb ptel sulph
  - **burning**: aeth phos

- **Under – right**: ...
  - **cough** agg; during: sulph
  - **stitching** pain: sulph
  - **cutting** pain: *Chel* kali-p lachn
  - **menses**; during: am-m
  - **stitching** pain: am-m
  - **stitching** pain: aloe bruc carb-an castm chel gamb *Kali-bi* lachn mag-m nicc *Phel* plb ptel sulph
  - **downward**: mag-c
  - **extending** to:
  - **Back**: *Kali-bi*
  - **stitching** pain: *Kali-bi*
  - **Scapula**: plb
  - **stitching** pain: plb
  - **Shoulder**: mag-c
  - **stitching** pain: mag-c
  - **left**: aeth am-c ant-c arund *Aster* berb bros-gau bry carb-v caul *Caust* cimic com con *Kali-c* kali-n laur lil-t mag-c mez mur-ac nat-c nicc phel puls rumx (non: samb) stann sumb ust visc zinc
  - **burning**: aeth laur mur-ac rumx
  - **cutting** pain: bry
  - **drawing** pain: stann
  - **menses**; during: caust
  - **stitching** pain: caust
  - **rubbing**:
  - **amel**: caust
  - **stitching** pain: caust
  - **stitching** pain: aeth am-c ant-c arund berb bry carb-v *Caust Kali-c* kali-n laur mag-c mez mur-ac nat-c nicc phel visc zinc
  - **upward**: kali-c stann
  - **extending** to:
  - **Sternum**: mag-c
  - **stitching** pain: mag-c
  - **morning**: plb
  - **bed** agg; in: plb
  - **stitching** pain: plb
  - **rising**; after:
  - **amel**: plb
  - **stitching** pain: plb
  - **stitching** pain: plb
  - **afternoon**: kali-c
  - **13 h**:
  - **yawning** agg: mag-c
  - **stitching** pain: mag-c
  - **14 h**:
  - **expiring**; on: sil
  - **stitching** pain: sil
  - **lifting**; after: kali-c
  - **stitching** pain: kali-c
  - **sitting** agg: mag-c
  - **stitching** pain: mag-c
  - **stitching** pain: kali-c
  - **walking**:
  - **amel**: carb-an
  - **stitching** pain: carb-an

Pain – Mammae

- **Under**: ...
  - **night**: nit-ac
    - **stitching pain**: nit-ac
  - **aching**: carb-v eup-per
  - **burning**: bros-gau
  - **cough** agg; during: mosch sulph
    - **stitching pain**: sulph
  - **cutting pain**: rob
  - **inspiration** agg: bry mag-c
    - **stitching pain**: bry mag-c
  - **lying** on left side agg: phos
  - **menopause**; during (= climacteric): *Cimic*
  - **menses**; during: am-m caust
    - **stitching pain**: am-m caust
  - **pregnancy** agg; during: *Cimic*
  - **rising** from sitting agg: phos
    - **stitching pain**: phos
  - **sitting**:
    - **agg**: carb-an mag-c
    - **burning**: mag-c
    - **stitching pain**: carb-an
    - **bent** forward:
      - **agg**: am-m
      - **stitching pain**: am-m
  - **sore**: am-c am-m caust sang
  - **stitching pain**: am-m brom canth hyper kali-n kalm lach mag-c murx nat-c ol-an *Phel* phos plb zinc
  - **walking** agg: kali-n
    - **stitching pain**: kali-n
  - **yawning** agg: mag-c
    - **stitching pain**: mag-c
  - **extending** to:
    - **Fingers**: aster
- **Upper** part:
  - **left**: visc
    - **stitching pain**: visc
- **Mammary** glands; male:
- ○ **Nipples**:
  - **extending** to:
    - **Scapula**: tell
    - **cutting pain**: tell
- **Mediastinum**: gaul
- **Middle** of chest: acon agar *Alum* am-c *Am-m* ant-c *Ars* asaf asar bell benz-ac bov *Bry* camph carb-ac carb-an carbn-s castor-eq cham chin crot-c crot-h crot-t *Dros* gal-ac *Gamb Graph* grat gymno hyper indg iod jug-c *Kali-c Kali-i* kali-n *Kreos* lact laur lith-c *Lyc* mag-c mag-s mez nat-m nux-v ol-an olnd ox-ac pall par ph-ac *Phos* plb puls ran-b raph rumx sabad samb sars seneg *Sep Spig* squil sul-ac *Sulph* tell thuj tub verat zinc
  - **afternoon**: *Am-m* crot-t mag-c mag-s
    - **burning**: mag-s
    - **cutting** pain: mag-c
    - **pressing** pain: *Am-m*
    - **stitching** pain: crot-t mag-c
  - **evening**: ran-b
    - **pressing** pain: ran-b

Chest

Pain – Middle

- **Middle** of chest: ...
  - **aching**: crot-c crot-h gal-ac lith-c sars
  - **ascending** agg: graph
    - **stitching** pain: graph
  - **bending** body forward agg: pall
    - **stitching** pain: pall
  - **breakfast** agg; after: verat
    - **burning**: verat
  - **burning**: agar *Ars* carbn-s castor-eq *Dros* graph iod kali-n laur mag-s mez ol-an ph-ac sul-ac verat
  - **cough**:
    - **after**: cina
    - **during**:
      - **agg**: ph-ac
      - **pressing** pain: ph-ac
  - **cutting** pain: mag-c
  - **dinner**; after: kali-n
    - **stitching** pain: kali-n
  - **drawing** pain | **downward**: kali-c
  - **eating** agg: alum
  - **expiration**:
    - **agg**: ph-ac
    - **pressing** pain: ph-ac
  - **during**:
    - **agg**: cham
    - **stitching** pain: cham
  - **inspiration**:
    - **after**: zinc
    - **stitching** pain: zinc
    - **agg**: *Alum* graph *Kreos* sulph tub zinc
    - **burning**: graph
    - **stitching** pain: *Alum Kreos* tub zinc
    - **amel**: seneg
    - **stitching** pain: seneg
  - **deep | agg**: thuj
  - **menses**; during: kali-n
    - **stitching** pain: kali-n
  - **motion**:
    - **agg**: equis-h nux-v seneg sulph tub
    - **stitching** pain: nux-v tub
    - **amel**: seneg
    - **aching**: seneg
  - **pressing** pain: agar *Alum* am-c camph carb-an crot-t *Gamb* gymno hyper iod *Kali-c* lact laur lith-c ph-ac *Phos* puls ran-b raph sabad sep *Spig* tell thuj
    - **load**; as from a: asaf carb-ac samb
  - **pressure**:
    - **agg**: am-c ph-ac
    - **aching**: am-c
    - **pressing** pain: ph-ac
    - **hand**; of | **amel**: **Bry** kreos
  - **raising** arms agg: sep
  - **sitting** agg: indg pall *Seneg*
    - **pressing** pain: seneg
    - **stitching** pain: indg pall
  - **sore**: am-c *Sep*

▽ extensions | ○ localizations | ● Künzli dot

Pain – Middle | Chest | Pain – Ribs

- **stitching** pain: acon agar alum *Am-m* ant-c asar benz-ac bov *Bry* cham chin grat hyper indg iod *Kali-i* kali-n *Kreos Lyc* mag-c nat-m nux-v olnd ox-ac pall par phos plb ran-b rumx sars seneg *Sep* squil tub zinc
- **stooping** agg: ph-ac zinc
  - **pressing** pain: ph-ac
  - **stitching** pain: zinc
- **stretching** the body: eupi
  - **stitching** pain: eupi
- **vexation**; after: ph-ac
  - **burning**: ph-ac
- **walking**:
  - **agg**: kali-i kali-n
  - **stitching** pain: kali-i kali-n
  - **air** agg; in open: lyc
  - **pressing** pain: lyc
  - **amel**: kali-i tub
  - **stitching** pain: kali-i tub
- **writing** agg: ran-b
- ▽ **extending** to:
  - **Abdomen**: berb sulph
  - **cutting** pain: berb sulph
  - **Back**: *Crot-h* ox-ac
  - **aching**: *Crot-h*
  - **motion** agg: acon
  - **stitching** pain: ox-ac
  - **Shoulder**: *Crot-h*
  - **Side**; right: cham
  - **stitching** pain: cham
  - **Throat**: mez
  - **burning**: mez
- **Muscles**: calc cic
- **cramping**: calc cic
- **rheumatic**: ran-b
- **Pectoral** muscles: ant-c berb borx *Bry* card-m echi gels merc nat-c phos ran-b rhus-t staph
  - **left**: ther
  - **pinching** pain: ther
  - **drawing** pain: berb card-m nat-c
  - **sore**: borx staph
  - **tearing** pain: berb
- **Pleura**: arn borx bry *Caps* cimic dros guaj *Kali-c* phos ran-b
  - **right**: asc-t
  - **accompanied** by:
    - **hoarse** voice: dros
    - **influenza**: asc-t cimic
    - **laryngeal** catarrh: dros
  - **eating** agg: ant-ar
  - **intermittent**: dros
  - **lying** down agg: ant-ar
  - **motion** agg: acon bry
  - **stitching** pain: bry
  - **stitching** pain: bry
- **tubercular**: guaj

- **Posterior** part | **stitching** pain (See BACK - Pain - dorsal - stitching)
- **Precordial** region: *Acon Adon Adren* aesc agar am-c aml-ns apis *Ars Ars-i* aspar aur brom bry *Cact* calc calc-ar *Camph* carb-v cere-b cimic *Colch* coll cot *Crat* cupr *Dig* dios ferr glon haem *Hydr-ac Iber* ign *Iod* ip kalm lach lat-m laur *Lil-t* lith-c *Lycps-v* magn-gr med meny *Naja* nat-ar *Pneu* prim-v psor *Puls* sapo *Spig Spong* streptoc sulph syph tab tarent *Thea* thyr toxo-g tub tub-d vac vanad verat-v
  - **night**: syph
  - **cutting** pain: syph
  - **cramping**: streptoc
  - **cutting** pain: med syph
  - **motion** agg: med
  - **cutting** pain: med
  - **pricking**: med
  - **physical** exertion; after: tub-d
  - **pinching** pain: pneu
  - **pricking**: psor
  - **walking** agg; after: tub-d
- ▽ **extending** to:
  - **Hand** | **left**: med
- **Ribs**: agar arg-met aza caps carb-v chin cupr graph kali-bi kali-c led lyc naja nat-c petr ph-ac psor sars sep stann staph stram sulph verat
  - **right**: mur-ac staph tub-d
  - **stitching** pain: mur-ac staph
  - **left**: ampe-qu mur-ac
  - **sore**: ampe-qu
  - **stitching** pain: mur-ac
  - **broken**; as if: agar caps kali-bi naja petr psor sep stram
  - **burning**: ph-ac
  - **cough** agg; during: arn *Bry*
  - **cramping**: petr
  - **cutting** pain: stann
  - **drawing** pain: cupr stann
  - **inhalation** agg (See inspiration)
  - **inspiration** agg: caps
  - **pleuritis**; after: abrot
  - **pressing** pain: arg-met cupr stann
  - **button**; like a: lyc
  - **rheumatic**: psor
  - **sore**: carb-v chin ph-ac
  - **stitching** pain: kali-c led nat-c sars stann staph
  - **stool**; before: petr
- ▽ **extending** to:
  - **Sternum**: nat-c
  - **stitching** pain: nat-c
- ○ **Anterior** part: nit-ac verat
  - **pressing** pain: nit-ac verat
  - **sore**: nit-ac
- **Between** ribs: *Borx* canth caps cina coc-c kreos mag-m *Mez* mur-ac plat *Ran-b Seneg* spig tarax teucr
  - **right** then left: coc-c
  - **stitching** pain: coc-c

Chest

Pain – Ribs / Pain – Sides

- **Between** ribs: ...
  - **burning**: coc-c plat
  - **stitching** pain: *Borx* canth caps cina coc-c kreos mag-m *Mez* mur-ac *Ran-b Seneg* spig tarax teucr
  - **extending** to | **Heart**: lycps-v
- **Edges** of ribs: allox
- **False** ribs: calc caust *Chel* hep *Lyc* med meph nat-ar nat-m *Ph-ac* **Ran-b** samb **Sep** *Sulph Tarent*
  - **right**: agar alum *Chel* lyc sep
    - **drawing** pain: sep
    - **sore**: *Chel* lyc
    - **sticking** pain: agar
    - **stitching** pain: alum
  - **left**: bism cic med meny psor vac
    - **breathing**; only on: nat-c
      - **sticking** pain: nat-c
    - **pressing** pain: psor
    - **sore**: med
    - **sticking** pain: cic
    - **stitching** pain: bism meny vac
    - **extending** to:
      - **right**: mur-ac
        stitching pain: mur-ac
      - **Below**: narc-ps
        aching: narc-ps
    - **cutting** pain: samb sulph
    - **inspiration** agg: *Arn* sulph
      - **sore**: *Arn* sulph
    - **motion** agg: *Arn* meph
      - **sore**: *Arn* meph
    - **sore**: calc caust *Chel* hep *Lyc* med meph nat-ar nat-m *Ph-ac* **Ran-b** *Sulph Tarent*
      - **sticking** pain: Sep
- **Floating** | **left**: petr ther
- **Fourth**:
  - **left**:
    - **stool**; before:
      - **during**; and: spig
        sore: spig
- **Joints**: chin
  - **sore**: chin
- **Last** true rib:
  - **bending** forward agg: cycl
    - **stitching** pain: cycl
  - **Lower**: aeth anac bism chin hep kali-i mag-m nat-c plb rhus-t sep squil sulph
    - **right**: aesc *Agar* calc kali-c kali-n mang merl verat zinc
      - **pressing** pain: verat
      - **splinter**; as from a: *Agar*
      - **stitching** pain: aesc agar calc kali-c kali-n mang merl verat zinc
    - **left**: *Agar* anac canth cean lyc mur-ac **Ran-b** sang sep sil tarax visc zinc
      - **pressing** pain: lyc sep
      - **stitching** pain: *Agar* anac canth mur-ac *Ran-b* sang sil tarax visc zinc
      - **touch** agg: sil

- **Ribs – Lower**: ...
  - **morning**: bov
    - **stitching** pain: bov
  - **afternoon**: canth stram
    - **stitching** pain: canth stram
  - **evening**: mag-m zinc
    - **stitching** pain: mag-m zinc
  - **night**:
    - **inspiration** agg: sil
      - **stitching** pain: sil
  - **cough** agg; during: bry kali-n
    - **stitching** pain: bry kali-n
  - **inspiration** agg: chin
    - **stitching** pain: chin
  - **laughing** agg: kali-n
    - **stitching** pain: kali-n
  - **sitting** agg: agar mag-c
    - **stitching** pain: agar mag-c
  - **sneezing** agg: castm
    - **stitching** pain: castm
  - **stitching** pain: aeth anac bism chin hep kali-i mag-m nat-c rhus-t squil sulph
  - **tearing** pain: bism plb sep
  - **turning** agg: plb
    - **stitching** pain: plb
  - **walking** agg: merc
    - **stitching** pain: merc
- **Seventh** rib:
  - **morning**:
    - 7.30 h: pert-vc
      stitching pain: pert-vc
- **Short**:
  - **Below**: caps mur-ac
  - **right**: bac
    - **pinching** pain: bac
  - **flatus**; passing:
    - **amel**: mur-ac
    - **pinching** pain: mur-ac
  - **pinching** pain: mur-ac
  - **pressing** pain: caps
- **Sixth**: bell ruta
  - **morning**:
    - 7.30 h: pert-vc
      stitching pain: pert-vc
  - **pressing** pain: bell ruta
- **Third**: *Anis*
  - **accompanied** by | **cough**: anis
  - **Sternum**; near: anis
- **Under**: dig
  - **left** ribs; under: iris
    - **cramping**: iris
  - **cramping**: dig
- **Scapulae**; between: calc-act
  - **stitching** pain | **outward**: (non: calc) calc-act
- **Sides**: *Acon* aesc agar ail all-c all-s alum alum-p alum-sil alumn am-c *Am-m* Ambr anac ang *Apis* arg-met *Arg-n* arn ars ars-i ars-s-f *Asaf* asar asc-t aur aur-ar aur-i aur-m aur-s bad *Bar-c* bar-s bell benz-ac berb *Borx* bov

▽ extensions | ○ localizations | ● Künzli dot

Chest

Pain – Sides

- **Sides**: ...
  brom *Bry* cadm-s calad *Calc* calc-p calc-s calc-sil cann-s *Canth* caps *Carb-v* *Carbn-s* **Card-m** caust *Cean* cedr *Cham* **Chel** chin chinin-ar *Cimic* cina clem *Cocc* colch *Coloc* **Con** cop *Cor-r* croc crot-c *Cupr* dig *Dios* dulc elaps euph euphr ferr ferr-ar ferr-i ferr-p fl-ac gamb gran graph grat *Guaj* hura hydr-ac hydrc hyos ign indg iod jug-c kali-ar kali-bi *Kali-c* *Kali-i* kali-m kali-n kali-p kali-sil kalm lac-ac *Lach* lachn lact laur led lil-t lob **Lyc** lycps-v mang med *Meny* merc-i-f mez *Mosch* mur-ac naja nat-ar nat-c *Nat-m* nat-p *Nat-s* nicc nit-ac nux-m *Nux-v* ol-an olnd op *Ox-ac* pall par petr ph-ac phos phys phyt pic-ac plan plat plb prun *Puls* pyrog **Ran-b** raph rhus-t *Rumx* *Sabad* sabin samb sars *Sel* seneg sep sil sphing spig *Spong* **Squil** stann staph stram stront-c sul-ac sul-i **Sulph** sumb *Tab* *Tarax* thuj til tub tub-r *Valer* verat verb zinc zinc-p
  - **both sides**: ran-b
    : **stitching** pain: ran-b
  - **right**: abrot *Acon* *Aesc* *Agar* allox alum **Am-c** am-m ambr *Anac* ang anis ant-c apis apoc *Arg-met* arn ars arum-t *Asaf* asar aspar aur aur-m bar-c **Bell** benz-ac bism blatta-o borx bov brom *Bry* bufo cact cain calad calc *Canth* carb-an *Carb-v* card-m *Caust* cench cham **Chel** *Chen-a* chim chin *Chinin-ar* chinin-s cimic cina clem coc-c cocc colch coloc com con cop croc crot-h cupr cupr-act dig digin dirc dulc elaps equis-h euon euph fago ferr ferr-i ferr-p form graph guare gymno hip-ac hydr hyos ign *Iod* kali-bi **Kali-c** *Kali-i* kali-n kreos lach laur lob-e *Lyc* m-aust mag-c mag-m manc mang meny merc *Merc-c* merc-i-f *Mez* mosch mur-ac murx naja nat-ar nat-c *Nat-m* nat-p nat-s *Nit-ac* oci-sa op pall par ph-ac phos phyt plat plb psil psor ptel pycnop-sa *Ran-b* ran-s raph rauw rhus-t rumx ruta sabad *Sang* *Sars* sel sep *Sil* *Spig* squil stann *Staph* *Stront-c* sul-ac sul-i sulph tab *Tarax* tarent tep teucr thuj trom urt-u valer verat verat-t viol-t xan zinc zing
    : **then** left: aur-m
    : **tearing** pain: aur-m
    : **morning**: nit-ac
    : **pressing** pain: nit-ac
    : **night**: nit-ac
    : **stitching** pain: nit-ac
    : **aching**: bism caust chinin-ar (non: dig) digin fago merc-i-f
    : **bending**:
      : **body**:
        . **left**; to:
          agg: petr
            stitching pain: petr
        . **right**; to:
          agg: staph
            stitching pain: staph
        : **left**; to:
          . **agg**: petr
            cutting pain: petr
        . **right**; to:
          . **agg**: cocc
    • **right – bending – right**; to – **agg**: ...
      drawing pain: cocc
      : **boring** pain: *Bism* colch
      : **breathing**:
        : **agg**: *Aesc* ambr ars **Borx** **Bry** calc chinin-s *Cimic* *Mez* psor
        . **sore**: *Aesc*
        . **stitching** pain: aesc ambr ars **Borx** **Bry** calc chinin-s *Cimic* *Mez* psor
      : **deep**:
        . **agg**: psor
          stitching pain: psor
        . **amel**: tarax
          stitching pain: tarax
      : **burning**: abrot alum ars asar *Bell* **Bry** carb-an coloc mur-ac nat-c nat-p raph rumx ruta *Sang* sulph zinc
      : **cough agg**; during (↗cough): **Borx** cann-s chel colch hip-ac kali-s lachn sep ziz
        : **cutting** pain: colch lachn
        : **sore**: kali-s
        : **stitching** pain: **Borx** cann-s chel sep ziz
      : **cutting** pain: agar aur bell cain chinin-s colch con dirc guare iod lyc pycnop-sa rauw sang sep stann thuj trom xan
      : **dinner**; after: zinc
        : **stitching** pain: zinc
      : **drawing** pain: asar *Bell* borx cench cham cocc com (non: dig) digin kali-bi meny mur-ac ruta sang *Stront-c* sul-ac thuj
      : **expiration agg**; during: oci-sa
      : **gnawing** pain: ruta
      : **griping** pain: acon bov coloc mag-m mur-ac pycnop-sa sulph verat
      : **inspiration agg**; arg-met carb-v chlf cycl graph nit-ac plat sep sil
        : **stitching** pain: arg-met carb-v cycl graph nit-ac plat sep sil
      : **lying**:
        : **back**; on:
          . **agg**: *Sulph*
            stitching pain: *Sulph*
        : **head** low; with the:
          . **agg**: kali-n
            stitching pain: kali-n
        : **side**; on:
          . **left**:
            agg: calad cench
              stitching pain: calad cench
          . **right**:
            agg: *Acon Borx* graph *Kali-c* kali-n merc
              stitching pain: *Acon* *Borx* graph *Kali-c* kali-n merc
      : **pressing** pain: acon *Anac* ang ant-c arg-met ars *Asaf* *Bell* bism cact calc *Carb-v* caust com con cupr kali-c nit-ac ph-ac sep squil tarax tarent teucr thuj viol-t zinc
      : **plug**; as from a: *Anac* lyc

Pain – Sides · Chest · Pain – Sides

- **right**: ...
  - **pressure**:
    - **agg**: sul-ac
    - **stitching** pain: sul-ac
    - **amel**: *Borx* graph nat-m
    - **stitching** pain: *Borx* graph nat-m
  - **raising** arms agg: borx nicc
    - **stitching** pain: borx nicc
  - **sitting** agg: bry mur-ac
    - **stitching** pain: bry mur-ac
  - **sneezing** or yawning: *Borx*
    - **stitching** pain: *Borx*
  - **sore**: *Aesc* am-m *Caust* **Chel** con cupr-act elaps nat-ar nat-c ph-ac rhus-t sulph thuj urt-u zinc
  - **stitching** pain: abrot *Acon Agar* alum **Am-c** am-m ambr ant-c apis apoc *Arg-met* arn **Ars** arum-t *Asaf Asar* aspar *Bell* benz-ac **Borx** *Brom* **Bry** bufo cain calad calc *Canth* carb-an *Carb-v* card-m caust cench cham **Chel** *Chen-a Chin* chinin-s cimic cina clem coc-c cocc *Colch* coloc con cop croc dig dulc equis-h euon euph ferr ferr-p form graph hyos ign iod kali-bi **Kali-c** *Kali-i* kali-n kreos lach laur *Lyc* m-aust mag-c mag-m manc mang meny merc *Merc-c* merc-i-f *Mez* mosch mur-ac murx naja nat-c *Nat-m* nat-s *Nit-ac* op pall par ph-ac phos phyt plat plb *Ran-b* ran-s rhus-t ruta sabad sang *Sars Sep Sil Spig* spong squil stann *Staph* sul-ac *Sulph* tab *Tarax* tep teucr thuj valer verat verat-v viol-t xan *Zinc* zing
    - **alternating** with | **Abdomen**; stitching in right (See ABDO - Pain - sides - right - stitching - alternating - chest)
  - **stooping** agg: **Am-c**
    - **stitching** pain: **Am-c**
  - **tearing** pain: arg-met ars aur-m *Bry* caust *Cocc* con elaps iod kali-c lyc plb sang sep zinc
  - **turning** body to right: zinc
    - **stitching** pain: zinc
  - **walking** agg: am-c nat-m sep
    - **stitching** pain: am-c nat-m sep
  - **extending** to:
    - **left**: acon agar allox alum calc lachn petr puls
    - **cutting** pain: petr
    - **stitching** pain: acon agar alum calc petr
    - **Abdomen**:
    - **left**: rhus-t
      stitching pain: rhus-t
    - **And** left shoulder: dirc
      cutting pain: dirc
    - **Back**: ambr calc colch merc nit-ac pall sil
    - **stitching** pain: ambr calc colch merc nit-ac pall sil
    - **Flank**: borx
    - **stitching** pain: borx
    - **Groin**:
    - **right**: borx
      stitching pain: borx
    - **Jaw**: rauw
    - **cutting** pain: rauw

- **right – extending** to: ...
  - **Liver**: kali-c
  - **pressing** pain: kali-c
  - **Scapula**: ars guaj *Nit-ac* phos phyt sulph xan
  - **afternoon** | 16-17 h: merc-sul
  - **stitching** pain: *Nit-ac* phyt **Sulph** xan
  - **Shoulder**: chinin-s kreos lob phos phyt plb *Sang*
  - **cutting** pain: chinin-s
  - **Stomach**: sulph
  - **stitching** pain: sulph
  - **Upper** limbs: rauw
  - **right**: rauw
    cutting pain: rauw
    cutting pain: rauw
  - **Apex** of right lung (See lungs - apex - right)
  - **Deep** in: chel
  - **nail**; as from a: chel
  - **Last rib**: *Ph-ac*
  - **sore**: *Ph-ac*
  - **Lower** part: aesc alumn *Chel Chen-a* hyos *Kali-c*
  - **pressing** pain: hyos
  - **stitching** pain: aesc alumn *Chel Chen-a Kali-c*
  - **extending** to:
  - **Apex** of lung: acon
    stitching pain: acon
  - **Sixth** rib to cartilage; attachment of:
  - **extending** to | **Scapula**; through chest to inferior angle of right: chen-a
  - **Spot**; in a: kali-bi
- **left**: **Acon** *Aesc* **Agar** all-c aloe *Alum* alumn **Am-c Am-m** *Ambr* ammc anac ang ant-c ant-t *Apis* arg-met *Arg-n Arn Ars* ars-h arum-t arund asaf asar asc-t *Asc-t* aster aur bad bapt bar-c bell benz-ac berb borx bov brom **Bry** cact calad *Calc Calc-p* camph *Cann-s* canth caps carb-an *Carb-v* carbn-s card-m *Carl Caust* chel *Chin Chinin-s* cic *Cimic Cina* clem cob-n cocc colch *Coloc* con crat *Croc Crot-c* crot-h *Crot-t* cupr *Cur* cycl *Dig* digin dulc echi elaps *Eup-per Euph* eupi fago ferr ferr-ma fl-ac gal-ac graph grat guaj ham hell hep hipp hura hydr hyper ign ind iod ip iris kali-ar kali-bi *Kali-c Kali-i* kali-n kreos lac-c *Lach* lachn lact laur lepi *Lil-t Lyc* lyss m-arct *Mag-c* mag-m mag-p malar manc mang med meny merc *Merc-c* merc-i-f mez mosch mur-ac myric *Myrt-c Naja* nat-c **Nat-m** nat-p *Nat-s* Nicc nit-ac nux-v oena ol-j olnd *Ox-ac* pall par *Petr* ph-ac *Phos* plan *Plat* plb polyg-h psil psor puls **Ran-b** *Ran-s* rat rhod rhus-t *Rumx* sabad sabin samb sang sars seneg *Sep* sil sphing *Spig* squil stann staph stram stront-c sul-ac *Sulph* sumb tarax tarent *Teucr Ther Thuj* trad trom tub upa ust valer verat verb *Viol-t* vip xan zinc zinc-p zing
- **then** right: agar
  - **sore**: agar
- **evening**: kali-n mur-ac nat-m nit-ac sul-ac zinc
  - **stitching** pain: kali-n mur-ac nat-m nit-ac sul-ac zinc

1238 ▽ extensions | O localizations | ● Künzli dot

Chest

Pain – Sides

- **left**: ...
  - **aching**: *Apis* berb carb-an clem eup-per gal-ac ham iod kali-p mez oena psil rhus-t *Rumx Seneg* sep sumb tarent zinc
  - **bending**:
    - **left**; to:
      - **agg**: calc
      - **stitching** pain: calc
  - **boring** pain: merc-i-f ph-ac seneg spig
  - **breathing**:
    - **amel**: nat-c
    - **pressing** pain: nat-c
  - **burning**: all-c *Ars* bar-c *Carb-v Carbn-s* cycl *Euph* graph grat ind laur malar mang myrt-c nat-c ol-j ph-ac **Phos Ran-b Rumx** sabad *Seneg* stront-c sul-ac zinc
  - **carrying** a weight: kali-n
    - **stitching** pain: kali-n
  - **chill**; during: sil
    - **stitching** pain: sil
  - **cough** agg; during: agar bell caust crot-h iod kali-c nat-s nit-ac ox-ac sep sul-ac tub
    - **cutting** pain: ox-ac
    - **stitching** pain: agar bell caust crot-h iod kali-c nit-ac sep sul-ac tub
  - **cramping**: arg-met plat
  - **cutting** pain: *Agar* ars-h *Asc-t* aur *Brom Calc* colch dulc iris kali-c lac-c lepi *Lil-t* lyc manc **Nat-m** *Ox-ac* ph-ac polyg-h psil rhod rumx spig spong stann staph sumb tarent verat
  - **drawing** pain: anac brom cact calad *Calc* card-m cic clem dulc mang med petr phos ruta stann sul-ac zinc
  - **expiration** agg: nat-c
    - **stitching** pain: nat-c
  - **gnawing** pain: arg-met calc ruta stann
  - **griping** pain: cina cupr graph spong upa
  - **inflammation** of the heart; with rheumatic: spig
    - **sore**: spig
  - **inspiration** agg: calc calc-p cycl kali-n lyc mag-c nat-c nit-ac ph-ac ruta sul-ac **Sulph** tub
    - **stitching** pain: calc calc-p cycl kali-n lyc mag-c nat-c nit-ac ph-ac ruta sul-ac **Sulph** tub
  - **lying**:
    - **agg**: tub
    - **stitching** pain: tub
  - **back**; on:
    - **agg**: *Sulph*
    - **stitching** pain: *Sulph*
  - **bed**; in:
    - **agg**: nit-ac
    - **stitching** pain: nit-ac
  - **side**; on:
    - **left**:
      - **agg**: am-c camph kali-c *Lyc Phos Rumx* seneg sil *Stann*
      - **burning**: seneg
      - **stitching** pain: am-c camph kali-c *Lyc Phos Rumx* sil *Stann*

- **left** – **lying** – **side**; on: ...
  - **painful** side:
    - **agg**: *Rumx*
    - **sore**: *Rumx*
  - **right**:
    - **amel**: **Phos**
    - **stitching** pain: **Phos**
  - **motion**:
    - **agg**: calc *Sulph* tub
    - **stitching** pain: calc *Sulph* tub
  - **arm**; of:
    - **agg**: zinc
    - **stitching** pain: zinc
  - **pressing** pain: acon am-m ambr anac ang arg-met aur calad carb-v carbn-s chel crat crot-t cycl dig digin dulc ferr graph hep ign kali-c lyc mag-m merc nat-c nat-m *Nat-s* nit-ac nux-v pall petr ph-ac plat psil ran-b sil spong staph sul-ac sulph tarent verat zinc
  - **sitting** bent forward agg: arg-met
    - **pinching** pain: arg-met
    - **stitching** pain: arg-met
  - **sore**: *Am-m Arg-n* arum-t arund bar-c calc calc-p chel *Eup-per* lac-c laur merc mur-ac nat-m phos psil ran-b *Rumx* stram zinc
  - **sprained**; as if: lyc
  - **standing** agg: mag-c
    - **stitching** pain: mag-c
  - **stitching** pain: **Acon** *Aesc* aeth agar all-c aloe *Alum* alumn *Am-c* am-m ammc anac ant-c ant-t *Apis* arn *Ars* asaf bad bar-c bell berb borx bov *Bry* calad *Calc Calc-p* camph *Cann-s* canth caps carb-v carbn-s *Carl Caust* chel *Chin Chinin-s* cic *Cina* clem cocc colch *Coloc* con *Croc Crot-h Crot-t* cupr cycl dig *Dulc* echi elaps *Euph* eupi fl-ac graph guaj hell *Hep* hipp hura hydr hyper *Ign* iod ip kali-ar *Kali-c Kali-n* kreos *Lach* lachn lact laur *Lyc* lyss m-arct *Mag-c* mag-m *Mang* meny *Merc Merc-c Mez* mosch mur-ac *Myrt-c Naja* nat-c *Nat-m* nat-p *Nat-s Nicc* nit-ac olnd *Ox-ac* par *Petr* ph-ac **Phos** plan *Plat* plb psor puls *Ran-b Ran-s* rhus-t **Rumx** ruta sabad sabin samb sang sars *Sel Seneg Sep* sil sphing *Spig* spong squil **Stann** staph *Sul-ac* **Sulph** tarax tarent *Teucr Ther Thuj* trom tub *Ust* valer verat verb *Viol-t Zinc* zinc-p zing
  - **pulsating** pain: anac verat
  - **upward**: bar-c stann
  - **stooping** agg: stann
    - **stitching** pain: stann
  - **tearing** pain: am-c *Ambr* anac berb cann-s *Carb-v* chel *Dig* dulc ferr-ma graph grat kali-c mag-p sil spig zinc
  - **walking** agg: sul-ac
    - **stitching** pain: sul-ac
  - **extending** to:
    - **right**: aesc apis arn asc-t calc carb-v *Caust* chel crot-h cycl graph ign kali-bi kreos lil-t nat-c rumx
      - **aching**: carb-v graph
      - **inspiration** agg: *Bry*

Chest

Pain – Sides

- **left** – extending to – **right** – inspiration: ...
  - stitching pain: *Bry*
  - stitching pain: aesc arn asc-t calc *Caust* cycl *Kreos* nat-c rumx
  - left: asc-t
  - stitching pain: asc-t
  - **Abdomen**: tub
  - stitching pain: tub
  - **Back**: am-c lyc sul-ac **Sulph** *Ther*
  - stitching pain: alumn am-c lyc sul-ac **Sulph** *Ther*
  - **Groin**: fl-ac
  - burning: fl-ac
  - stitching pain: fl-ac
  - **Hip**: cupr
  - stitching pain: cupr
  - **Scapula**: caust gels kali-c kali-p *Lact* lil-t lyc mag-c malar **Nat-m** pix rhod rhus-t sil spig sul-ac sulph ther
  - aching: kali-p
  - burning: malar
  - cutting pain: **Nat-m**
  - stitching pain: caust *Lact* mag-c *Nat-m* **Sulph**
  - **Shoulder**: asc-t calc-p mag-c nat-m sang *Verat*
  - stitching pain: asc-t calc-p mag-c nat-m sang
  - **Throat**: calc sulph zinc
  - stitching pain: calc
  - **Apex** (See lungs - apex - left)
  - **Fourth** rib | **Under**: xan
  - **Lower** part: tub
  - motion of arm agg: caust
  - sprained; as if: caust
  - stitching pain: tub
  - walking:
  - amel: tub
  - stitching pain: tub
  - extending to:
  - **Back**: carbn-s
  - cutting pain: carbn-s
  - **Upper** part: sep spig sul-ac tub
  - cough agg; during: tub
  - stitching pain: tub
  - inspiration agg: tub
  - stitching pain: tub
  - lying agg: tub
  - stitching pain: tub
  - motion agg: tub
  - stitching pain: tub
  - pressure:
  - amel: tub
  - stitching pain: tub
  - raising arm agg: tub
  - stitching pain: tub
  - sitting bent forward agg: kali-i
  - stitching pain: kali-i
  - sprained; as if: spig
  - stitching pain: sul-ac tub
  - talking agg: tub

Pain – Sides

- **left** – **Upper** part – talking agg: ...
  - stitching pain: tub
  - tearing pain: sep
  - walking:
  - amel: tub
  - stitching pain: tub
  - extending to:
  - **Shoulders**: tub
  - stitching pain: tub
- **morning**: bov brom bry chinin-s colch con elaps fago ferr fl-ac lil-t lyc mang merc merc-c nat-c nat-s nit-ac nux-v puls *Ran-b Rumx* sang sars sel sep sulph sumb thuj
  - aching: fago nit-ac
  - bed agg; in: colch phel rumx sil
  - pressing pain: phel sil
  - burning: nat-c
  - drawing pain: lil-t nux-v sang
  - inspiration agg: sumb
  - tearing pain: sumb
  - pressing pain: thuj
  - rising agg; after: ran-b
  - pressing pain: ran-b
  - sore: ran-b
  - stitching pain: bov brom *Bry* colch con ferr lyc mang merc-c nat-s nit-ac puls *Rumx* sang sars sel sep sulph
  - tearing pain: sumb
  - **Below** clavicle: crat
  - pressing pain: crat
- **forenoon**: am-m bov cham coloc nat-c ran-b
  - **11 h**: cham hydr
  - stitching pain: cham
  - pressing pain: ran-b
  - stitching pain: am-m bov cham coloc nat-c *Ran-b*
- **noon**: naja rumx
  - cutting pain: rumx
  - stitching pain: naja
- **afternoon**: alum bar-c canth chel coloc form kali-bi led lyc nat-c nicc sars seneg
  - **13 h**: nicc sars
  - stitching pain: sars
  - **14 h**: elaps
  - stitching pain: elaps
  - **15 h**: nat-m ol-an rumx
  - stitching pain: nat-m ol-an rumx
  - **16 h**: **Lyc**
  - burning: alum bar-c seneg
  - drawing pain: alum
  - rising from stooping agg: nicc
  - stitching pain: nicc
  - stitching pain: bar-c canth chel coloc kali-bi led lyc nat-c nicc sars
  - tearing pain: nicc
- **evening**: bar-c calc caust cocc dig digin dios euph graph hyper kali-c kali-n lyc mag-s mang mez mur-ac nat-m ran-b sars *Sel Seneg* sulph thuj zinc
  - **20 h**: kali-n

1240 ▽ extensions | O localizations | ● Künzli dot

Pain – Sides / Chest / Pain – Sides

- evening – 20 h: ...
  : pressing pain: kali-n
  : 22 h: colch
  : boring pain: colch
  : aching: sulph
  : bed agg; in: calad nat-c nat-p nit-ac rhus-t *Rumx*
  : boring pain: rhus-t
  : burning: nat-p *Rumx*
  : stitching pain: calad nat-c nit-ac
  : breathing deep:
  : amel: colch
  . boring pain: colch
  : burning: bar-c *Seneg*
  : chill; during: tarent
  : sore: tarent
  : cutting pain: mang
  : drawing pain: seneg
  : entering house from open air, on: mag-s
  : stitching pain: mag-s
  : lying agg: ant-c
  : pressing pain: ant-c
  : pressing pain: caust dig digin euph mang ran-b zinc
  : sitting agg: seneg
  : pressing pain: seneg
  : sore: *Ran-b* seneg
  : stitching pain: bar-c calc cocc graph hyper kali-n lyc mur-ac nat-m ran-b sars *Sel* seneg sulph thuj zinc
  : tearing pain: kali-c
- night: am-c *Caust Chel* chin con graph iod kali-c *Lyc* myris *Puls* rumx sil *Sulph*
  : 22 h: colch
  : midnight:
  : after:
  . 4 h: chel
    stitching pain: chel
  : aching: iod
  : air, on going into open: am-m
  : pressing pain: am-m
  : bed agg; in: merc-i-f
  : aching: merc-i-f
  : pressing pain: myris
  : stitching pain: am-c *Caust* chin *Con* graph kali-c *Lyc Puls Rumx* sil *Sulph*
  : waking; on: graph
  : stitching pain: graph
- aching: am-c *Arg-n* bry chin cop ferr fl-ac hydrc kali-bi lil-t mur-ac naja nux-m op pall phyt rhus-t seneg sep sulph
- air; in open:
  : agg: am-m
  : amel: nat-m
- ascending:
  : agg: kali-bi
  : aching: kali-bi
  : stairs:
  : agg: borx kali-bi staph *Sulph*

- ascending – stairs – agg: ...
  . stitching pain: borx *Staph Sulph*
  . tearing pain: kali-bi
- bending:
  : agg: alum nat-m
  : sore: alum nat-m
  : backward:
  : agg: rhod staph
  . cutting pain: rhod
  . stitching pain: staph
  : forward:
  : agg: aloe alum alumn
  . stitching pain: aloe
  : amel: chinin-s
  : right; to | agg: cocc
- blood entered forcibly; as if: zinc
- blowing the nose agg: sumb
  . tearing pain: sumb
- boring pain: colch kali-c merc-i-f mur-ac plan seneg staph
- breathing:
  : agg: ars bry calc caps cic graph iod lyc meny nat-c nat-m phos puls zinc
  : drawing pain: puls
  : pressing pain: ars
  : sore: iod nat-m
  : stitching pain: calc caps cic graph lyc meny nat-c phos zinc
  : tearing pain: bry puls
  : deep:
  : agg: *Acon* all-c aloe *Ant-c* arg-met *Arn* ars aur aur-s *Bad* bar-c borx *Bry* bufo calc calc-p canth caps carb-an carb-v cham chel chin chinin-s clem *Colch Crot-c Crot-h* cycl *Elaps* ferr ferr-p fl-ac form graph grat *Guaj* **Kali-c** *Kali-n* kali-sil lyc *Meny Mez Nicc* nit-ac oena olnd ph-ac phos phyt plat *Ran-b* rhus-t rumx seneg *Sil* spig spong stann sulph sumb thuj verat
  . pressing pain: arg-met **Kali-c** ph-ac spong thuj
  . stitching pain: *Acon* all-c aloe ant-c arg-met *Arn* ars aur aur-s *Bad* bar-c borx *Bry* bufo *Calc* calc-p canth caps carb-an carb-v cham *Chel Chin* chinin-s clem *Colch Crot-c Crot-h* cycl *Elaps* fl-ac form graph grat *Guaj Kali-c Kali-n* kali-sil lyc *Meny Mez Nicc* nit-ac olnd *Ph-ac* plat *Ran-b* rhus-t **Rumx** seneg *Sil* stann *Sulph* thuj verat
  . tearing pain: spig
- burning: *Agar* ail all-c carb-v iod kali-bi prun rumx sabin seneg
  : upward: stront-c
- chill; during: *Acon* bry *Nux-v* tarent
  : sore: tarent
- cold:
  : air agg: *Kali-c*
  : stitching pain: *Kali-c*
  : water:
  : amel: borx

All author references are available on the CD

1241

Chest

Pain – Sides

- **cold** – **water** – **amel**: ...
  : **stitching** pain: borx
- **coryza**; during: acon
- **cough** agg; during (*right - cough*): acon   am-m ambr ant-t apis *Arn* ars aur bapt *Bell Borx* **Bry** calc-s cann-s caps carb-an **Card-m** caust *Chel* chin clem coff con crot-h cur dios dulc ferr ferr-p kali-bi *Kali-c* kali-n lact lyc **Merc** nat-m nat-s *Phos* psor *Puls* rhus-t rumx sabad seneg *Sep* **Squil** *Stann* stram sul-i **Sulph** tarent verat xan zinc
  : **cutting** pain: nat-m
  : **drawing** pain: caps
  : **pressing** pain: sul-i
  : **stitching** pain: acon am-m ambr ant-t *Arn Ars* aur *Bell Borx* **Bry** cann-s *Caps* carb-an **Card-m** caust *Chel* chin clem coff *Con* crot-h cur dios dulc ferr ferr-p kali-bi *Kali-c* kali-n *Lyc* **Merc** nat-s phos *Puls* rhus-t rumx sabad seneg *Sep* squil *Stann Sulph* verat zinc
- **cutting** pain: all-s ang arg-met aur cann-s cedr *Con* dulc hura kali-c kali-n laur nat-ar ph-ac plb sabin sumb
  : **tearing** pain: stann
- **digging** pain: mang
- **dinner**:
  : **after**:
    : **agg**: agar bry canth iod nat-p rat zinc
    . **burning**: agar
    . **pressing** pain: iod
    . **stitching** pain: bry canth rat zinc
  : **during**:
    : **agg**: sil
    . **stitching** pain: sil
- **drawing** pain: agar aur-m berb borx bry cadm-s *Caps* chel cocc kali-bi led petr rhus-t sil spong thuj
- **eating**; after: arg-n brom caust rat
  : **stitching** pain: caust rat
- **eructations**:
  : **after**: nit-ac
    : **pressing** pain: nit-ac
  : **amel**: kali-c nux-v sep
    . **pressing** pain: kali-c nux-v sep
- **excitement** agg: phos
  : **stitching** pain: phos
- **exertion** agg: alum am-m *Borx* calc ferr
  : **stitching** pain: alum *Borx* ferr
- **expectoration**; during: *Ang*
  : **pressing** pain: *Ang*
- **expiration**:
  : **agg**: ant-c ars chin cina iod mang mur-ac sep sil spig stann staph zinc
    : **burning**: mang
    : **stitching** pain: ant-c ars chin cina iod mang mur-ac sep sil spig stann staph zinc
  : **during**:
    : **agg**: ambr aur carb-v cina raph spig staph tarax zinc
      . **pressing** pain: ambr aur tarax zinc
- **gnawing** pain: lil-t olnd

Pain – Sides

- **inspiration**:
  : **agg**: acon aesc agar alum arn ars asc-c *Asc-t* aspar aur aur-ar aur-s *Bad Bar-c* benz-ac borx bov brom **Bry** *Calc* calc-s canth caps carb-v carbn-s caust cham **Chel** cimic cocc colch con cycl ferr-ma graph grat iod *Kali-c* kali-n led lyc lyss meny *Merc-c* merl mez mur-ac nat-ar **Nat-m** nat-s nicc oena op phyt plat plb *Ran-b* **Rumx** sabad sang sel sep sil spig spong **Squil** sul-ac **Sulph** sumb tarax thuj viol-t xan
    : **burning**: lyss *Rumx*
    : **cutting** pain: *Asc-t* aur carbn-s con thuj
    : **pressing** pain: arn con grat iod kali-c meny mur-ac squil
    : **sore**: nat-ar
    : **stitching** pain: *Acon* agar alum arg-met *Ars* aspar aur *Bad Bar-c Borx* bov **Bry** *Calc* canth carb-v caust cham *Chel* cocc colch con cycl graph iod **Kali-c** kali-n led *Lyc* lyss meny *Merc-c* merl **Nat-m** nat-s nicc op plb *Ran-b* **Rumx** sabad sep sil *Spig* spong **Squil** sul-ac **Sulph** tarax viol-t
    : **tearing** pain: ferr-ma lyc sang spig
  : **deep**:
    : **agg**: arg-met chinin-ar mez *Oena* ph-ac phyt spong sumb tab
    . **aching**: chinin-ar mez *Oena* phyt
    . **cutting** pain: arg-met ph-ac spong sumb tab
- **jar**, on: plat
- **laughing** agg: acon **Bry** laur nicc plat psor
  : **stitching** pain: acon laur nicc
- **leaning** on table: con
  : **pressing** pain: con
  : **stitching** pain: con
- **leaning** over: hell
- **lifting** agg: alum arn bar-c brom phos
  : **stitching** pain: bar-c phos
- **lying**:
  : **agg**: caps *Puls* ran-b *Rumx* seneg
    : **aching**: caps
    : **burning**: *Rumx*
    : **stitching** pain: *Puls Rumx Seneg*
  : **back**; on:
    : **agg**: *Rumx Sulph*
    . **burning**: *Rumx*
    . **stitching** pain: *Sulph*
    . **amel**: cimic merc *Phos*
  : **bed**; in:
    : **agg**: calad calc con
      . **pressing** pain: calad calc con
  : **side**; on:
    : **left**:
      : **agg**: am-c camph cench eup-per **Phos** *Puls Rumx* samb seneg *Stann*
        aching: eup-per
        burning: *Phos* seneg
        sore: *Puls Rumx*
        stitching pain: am-c camph samb *Stann*
      : **amel**: *Rumx*

1242 ▽ extensions | O localizations | ● Künzli dot

Pain – Sides | Chest | Pain – Sides

- **lying** – side; on – **left** – **amel**: ...
  - **burning**: *Rumx*
  - **stitching** pain: *Rumx*
- **painful** side:
  - **agg**: bapt *Bell* nat-c *Nux-v Ran-b Rumx* sil
  - **stitching** pain: nat-c
  - **amel**: *Ambr Bry* calad *Kali-c* pyrog
  - **stitching** pain: *Bry* calad
- **right**:
  - **agg**: lyc lycps-v phyt *Rumx* seneg
  - **aching**: phyt
  - **burning**: *Rumx* seneg
  - **stitching** pain: lyc *Rumx*
  - **amel**: cench
- **menses**:
  - **after**:
    - **agg**: borx
    - **pressing** pain: borx
  - **before**:
    - **agg**: puls
    - **stitching** pain: puls
  - **during**:
    - **agg**: borx *Croc* phos puls sul-ac
    - **stitching** pain: borx *Croc* phos sul-ac
- **mental** exertion agg: cham
  - **stitching** pain: cham
- **motion**:
  - **after**:
    - **agg**: calc viol-t
    - **pressing** pain: calc viol-t
  - **agg**: alum aster bad brom **Bry** calc caust **Chel** chin cimic clem gamb graph hell hyper lyc mang meny ox-ac phos psor pyrog *Ran-b* **Rumx** sabad sars sulph viol-t zinc
  - **burning**: mang
  - **stitching** pain: alum *Bad* **Bry** calc caust *Chel* chin gamb graph hyper lyc mang meny ox-ac phos *Ran-b* **Rumx** sabad sars *Sulph*
  - **tearing** pain: *Bry*
  - **amel**: aur-m-n *Euph* indg *Kali-c Seneg* sep
  - **burning**: *Euph Seneg*
  - **drawing** pain: sep
  - **stitching** pain: euph indg *Kali-c Seneg*
- **arm**; of:
  - **agg**: *Bry* dig led nat-m
  - **burning**: *Bry*
  - **pressing** pain: dig
  - **stitching** pain: led
  - **Opposite** side of chest; pain in: dig
- **violent** motion:
  - **agg**: alum
  - **pressing** pain: alum
- **palpitations**; during: sep
- **paroxysmal**: *Ox-ac Phos*
- **pressing** pain: alum *Ambr* ang arg-met arn aur aur-s benz-ac calc-p carb-v *Caust* chin con *Cor-r* hyos iod *Kali-c* lact *Lyc Meny* mez mur-ac nat-m par ph-ac phos sars sep sil sul-ac sul-i verb

- **pressing** pain: ...
  - **finger**; as from a: phos
  - **flatulence**; as from: meny
  - **intermittent**: zinc
  - **outward**: *Asaf* cina dulc *Valer* zinc
  - **plug**; as from a: *Anac*
  - **pulsating** pain: asar verat
- **pressure**:
  - **agg**: brom dulc mag-m mang meny merc-i-f plat sul-ac tarax
  - **burning**: mang
  - **sore**: mag-m
  - **stitching** pain: dulc meny merc-i-f sul-ac tarax
  - **amel**: borx *Bry* chin cimic dulc graph mag-c *Phos* thuj verb
  - **cutting** pain: dulc thuj
  - **stitching** pain: chin graph mag-c verb
- **raising** arm agg: borx nicc ran-b
  - **stitching** pain: borx nicc ran-b
- **reading** agg: euph
  - **stitching** pain: euph
- **respiration**: aesc **Bry** *Chel* kali-m nat-m *Puls*
- **riding**:
  - **agg**:
    - **wagon**; in a: dig *Rumx*
    - **stitching** pain: dig *Rumx*
  - **horse**; a:
    - **agg**: nat-c
    - **stitching** pain: nat-c
- **rising**:
  - **after**:
    - **amel**: kali-c
    - **stitching** pain: kali-c
  - **agg**: puls
  - **sitting**; from:
    - **agg**: kali-c nat-c phos
    - **stitching** pain: kali-c nat-c phos
  - **stooping**; from:
    - **after** | **agg**: nicc
    - **agg**: kali-c
    - **burning**: kali-c
    - **stitching** pain: kali-c
- **rubbing**:
  - **agg**: mang
  - **burning**: mang
  - **amel**: sep
  - **drawing** pain: sep
- **scratching**:
  - **amel**: plat
  - **stitching** pain: plat
- **screaming**, from: cupr
  - **stitching** pain: cupr
- **sitting**:
  - **agg**: am-m bry chin dig digin dulc euph graph indg kali-c led mur-ac nat-s nit-ac paeon ph-ac plan seneg spig staph
  - **burning**: ph-ac *Seneg*
  - **cutting** pain: ph-ac

Chest

- **sitting – agg**: ...
  - **drawing** pain: chin nit-ac
  - **pressing** pain: chin graph paeon
  - **stitching** pain: am-m bry chin (non: dig) digin dulc euph indg kali-c led mur-ac nat-s *Seneg* spong staph
  - **amel**: calad
  - **pressing** pain: calad
  - **bent** forward:
  - **agg**: agar am-c anac dulc rhus-t spong
  - **pressing** pain: anac dulc rhus-t
  - **stitching** pain: agar spong
  - **tearing** pain: anac
  - **amel**: *Chel Ran-b*
  - **erect**:
  - **agg**: dig
  - **tearing** pain: dig
- **sitting** up in bed agg: am-c nicc
  - **burning**: nicc
  - **stitching** pain: am-c
- **sleep**:
  - **before**: sulph
  - **stitching** pain: sulph
  - **during**: cupr
  - **stitching** pain: cupr
  - **going** to sleep; before: sulph
- **sneezing**:
  - **after**: borx cina crot-h merc thuj
  - **stitching** pain: borx crot-h *Merc* thuj
  - **agg**: acon borx grat
  - **sore**: acon agar alum am-c am-m arg-n *Arn* bar-s calc *Carb-v Chin* **Con** iod kali-i lac-ac nit-ac ph-ac phos *Puls Ran-b* rhus-t rumx seneg stram zinc
- **standing**:
  - **agg**: calc euph *Nat-s* sars stann *Valer* zinc
  - **cutting** pain: stann
  - **pressing** pain: calc *Valer*
  - **stitching** pain: euph *Nat-s* sars zinc
  - **still**:
  - **amel**: thuj
  - **cutting** pain: thuj
- **stepping** agg: plat
- **stitching** pain: *Acon* aesc agar *Alum Am-c Am-m* ang *Apis Arg-met* arg-n *Arn Ars* asaf aur aur-ar aur-s *Bad Bar-c* bell *Borx* **Bry** calad *Calc* calc-sil cann-s *Canth* **Card-m Caust** cedr *Cham Chel Chin* clem cocc *Coloc* **Con** croc crot-c *Cupr* dig *Dulc* elaps ferr-p fl-ac gamb gran graph *Guaj Hyos* ign indg *Kali-bi* **Kali-c** *Kali-i* kali-n *Kali-n Kalm Lach* lachn laur lil-t lyc mang med *Meny Mosch* nat-c **Nat-m** nat-p *Nat-s* nicc nit-ac nux-v ol-an op par petr ph-ac *Phos* pic-ac plat *Plb Puls* **Ran-b** rhus-t rumx *Sabad* samb sars *Sel Sep* sil sphing spig **Spong Squil** stann staph sul-ac *Sulph* sumb *Tab Tarax* thuj tub verat verb *Zinc* zinc-p
  - **drawing** pain: mang spong
  - **flatulence**; as from: nit-ac
  - **itching**: chin dig spig
- **stitching** pain: ...
  - **outward**: *Arg-n* asaf spong
  - **pulsating** pain: con dulc lyc
  - **tearing** pain: led nat-m
  - **upward**: gamb mur-ac nat-c
  - **downward**; and: mang
- **stool**:
  - **after**:
  - **amel**: thuj
  - **pressing** pain: thuj
  - **before**: calc-s
- **stooping**:
  - **after**:
  - **agg**: nat-s
  - **stitching** pain: nat-s
  - **agg**: am-c lyc mang nit-ac sep
  - **sore**: nit-ac
  - **stitching** pain: *Am-c* lyc mang nit-ac
  - **amel**: chin mag-c
  - **stitching** pain: chin mag-c
- **stretching**:
  - **agg**: nit-ac
  - **stitching** pain: nit-ac
  - **amel**: zinc
  - **stitching** pain: zinc
- **stretching** out: nit-ac
  - **sore**: nit-ac
- **synchronous** with pulse: dig
  - **stitching** pain: dig
- **talking** agg: **Borx** *Kali-n* rhus-t tab
  - **stitching** pain: **Borx** *Kali-n* rhus-t tab
- **tearing** pain: *Acon* aur-m berb bry cann-s *Carb-v* caust chel *Cocc* euph graph grat hydr-ac kali-bi kali-c kali-sil lact laur *Lyc* plb puls *Sel* sep sil sumb zinc
  - **cramping**: con
- **touch** agg: am-c calc carb-v chin **Con** crot-h iod kali-i lac-ac *Ph-ac* phos **Ran-b** *Rhus-t* sulph tarent verat
  - **burning**: ph-ac
  - **cutting** pain: ph-ac
  - **pressing** pain: carb-v
  - **sore**: am-c calc carb-v chin **Con** iod kali-i lac-ac *Ph-ac* **Ran-b** *Rhus-t* sulph tarent verat
  - **stitching** pain: chin crot-h phos
- **turning**:
  - **chest**:
    - **agg**: brom
    - **aching**: brom
  - **side**; to:
    - **left**: *Rumx*
    - **sore**: *Rumx*
    - **right**: rumx
- **using** arms: ham
  - **aching**: ham
- **vexation** agg: nat-m phos
  - **stitching** pain: nat-m *Phos*

Chest

Pain – Sides

- **waking**; on: *Arg-n* graph
  - **aching**: *Arg-n*
- **walking**:
  - **agg**: agar am-c brom cact camph caps cham cocc colch dig merl nat-m olnd ox-ac **Ran-b** rhus-t sars seneg spig spong stann sul-ac sulph tarax tarent thuj viol-t zinc
  - **aching**: brom
  - **cutting** pain: stann thuj
  - **drawing** pain: cocc
  - **pressing** pain: cact
  - **stitching** pain: agar am-c *Brom Camph* caps cham cocc colch dig merl nat-m olnd ox-ac **Ran-b** rhus-t sars seneg spig spong stann sul-ac *Sulph* tarax tarent *Viol-t* zinc
- **air**; in open:
  - **agg**: con euph sars stann
  - **stitching** pain: con euph sars stann
  - **amel**: kali-n
  - **stitching** pain: kali-n
- **amel**: euph nat-m
  - **pressing** pain: nat-m
  - **stitching** pain: euph
- **rapidly**:
  - **agg**: ang
  - **pressing** pain: ang
- **warm**:
  - **room** | **agg**: mag-s nat-m
- **warmth**:
  - **amel**:
  - **heat** amel: phos
  - **stitching** pain: *Phos*
- **wine**:
  - **after**: borx
  - **stitching** pain: borx
  - **agg**: *Borx*
- **writing** agg: fago *Rumx*
  - **stitching** pain: *Rumx*
- **yawning** agg: nat-s
  - **stitching** pain: nat-s
- ▽ **extending** to:
  - **Abdomen**: chel
  - **drawing** pain: chel
  - **Lower**: nit-ac
  - **stitching** pain: nit-ac
  - **Arms**, toward: brom nat-m
  - **stitching** pain: brom nat-m
  - **Axilla**: card-m meny sil
  - **drawing** pain: card-m meny sil
  - **Back**: alumn arum-t bov chel *Chen-a* guaj hep *Kali-c* kali-n lyc mez ox-ac par sil zinc
  - **burning**: zinc
  - **drawing** pain: chel zinc

- **extending** to – **back**: ...
  - **lying**:
  - **side**; on:
  - **left**:
    - **agg**: *Kali-c*
    - **stitching** pain: *Kali-c*
  - **right**:
    - **amel**: *Kali-c*
    - **stitching** pain: *Kali-c*
  - **stitching** pain: alumn arum-t bov chel *Chen-a* guaj hep *Kali-c* kali-n lyc mez nit-ac ox-ac par sil
  - **Elbow**: sil
  - **stitching** pain: sil
  - **Fingers**: com
  - **drawing** pain: com
  - **Hypochondrium**: berb
  - **stitching** pain: berb
  - **Hypogastrium**: stann
  - **drawing** pain: stann
  - **Neck**: caps mur-ac
  - **drawing** pain: caps mur-ac
  - **Precordial** region: chin
  - **stitching** pain: chin
  - **Sacral** region: thuj
  - **stitching** pain: thuj
  - **Scapula**: arum-t brom *Chel Chen-a* kali-p lact *Nat-m* seneg **Sulph**
  - **aching**: kali-p
  - **drawing** pain: brom
  - **stitching** pain: arum-t *Chel Chen-a* lact *Nat-m* seneg **Sulph**
  - **Scapula**; left: spig
  - **tearing** pain: spig
  - **Shoulder**: cact indg *Kali-c* laur nat-m *Sang*
  - **drawing** pain: cact
  - **sore**: laur
  - **stitching** pain: indg *Kali-c* nat-m *Sang*
  - **Sternum**: laur
  - **stitching** pain: laur
  - **Submaxillary** gland: *Calc*
  - **drawing** pain: *Calc*
  - **stitching** pain: calc
  - **Throat**: caps
  - **drawing** pain: caps
  - **Upper** arm; left: spig
  - **tearing** pain: spig
  - ○ **External** chest: nat-c sul-ac thuj
  - **burning**: nat-c sul-ac thuj
  - **Spots**; in: am-m
  - **burning**: am-m
- **False** ribs: sulph thuj
  - **burning**: sulph thuj
- **Lower** part: am-c carb-v kali-n led nit-ac ph-ac
  - **right**: aloe bad bry *Cann-s Canth* carb-v *Card-m* **Chel** *Chen-a* dig ferr-p **Kali-c** *Lach* lyc mag-c mag-m *Merc* ph-ac *Phos* rumx sep sul-ac *Thuj* verat
  - **cough** agg; during: chin-b

Chest

Pain – Sides

- **Lower** part – **right** – **cough** agg; during: ...
  - stitching pain: chin-b
  - stitching pain: aloe bad bry *Cann-s* Canth carb-v *Card-m* **Chel** *Chen-a* dig ferr-p **Kali-c** *Lach* lyc mag-c mag-m *Merc* ph-ac *Phos* rumx sep sul-ac *Thuj* verat
  - **left**: aesc arg-met berb bov *Calc-p* canth cham *Colch* eupi gels kali-c *Lact* mag-c *Nat-s* nit-ac ox-ac sabad samb squil stry tarax
  - stitching pain: aesc arg-met berb bov *Calc-p* canth cham *Colch* eupi gels kali-c *Lact* mag-c *Nat-s* nit-ac ox-ac sabad samb squil stry tarax
  - **urination**:
    - **amel**: aesc
      stitching pain: aesc
  - **morning**: carb-an
    - stitching pain: carb-an
  - **afternoon**: gels
    - stitching pain: gels
  - **evening**: coc-c dig mag-c
    - stitching pain: coc-c dig mag-c
  - **expiration** agg; during: squil
    - stitching pain: squil
  - **inspiration** agg: ph-ac
    - stitching pain: ph-ac
  - **menses**; at beginning of: kali-n
    - stitching pain: kali-n
  - **motion** agg: **Bry** *Chel*
    - stitching pain: **Bry** *Chel*
  - **sitting** agg: ph-ac
    - stitching pain: ph-ac
  - **standing** agg: mag-c
    - stitching pain: mag-c
  - **stitching** pain: am-c arg-met carb-v kali-n led ph-ac
    - **flatulence**; as from: nit-ac
  - **stooping** agg: mag-c
    - stitching pain: mag-c
  - **walking**:
    - **amel**: ph-ac
    - stitching pain: ph-ac
- **Side** lain on: caps
  - pressing pain: caps
- **Side** to side: *Cimic*
  - cutting pain: *Cimic*
- **Upper** part: phos
  - stitching pain: phos
- **Skin**; below the: caust *Dros* mag-m *Phos* puls **Ran-b** verat
- **Spot**; in a: *Led*
  - **burning**: *Led*
- **Spots**; in: agar *Am-c Am-m* aral arg-n bufo *Led* mang mur-ac nat-m ran-b seneg zinc
  - **burning**: *Am-c Am-m* aral *Led* mang mur-ac ran-b seneg zinc
- **Spots**; in small: psor ran-b

Pain – Sternum

- **Sternum**: acon aesc aeth agar agn alum am-c anac ang *Ant-t* apis arg-met *Arn* **Ars** ars-h ars-s-f asaf astac **Aur** aur-ar **Aur-m** aur-s aza bapt *Bell* benz-ac bism borx bov brom *Bry* cact *Calc* calc-p calc-s camph cann-xyz *Canth* caps carb-an carbn-s *Carl* **Caust** cench cham chel chin cimic cina clem cocc coloc con cop *Crot-c* crot-h crot-t *Cycl Dig* dios dros dulc elat euph *Euphr* eupi *Ferr Ferr-ar* fl-ac gamb graph gymno hell hep hura hydr-ac ictod ind indg inul *Jug-c* kali-bi kali-i *Kali-m* kali-n kalm *Kreos Lac-ac* lac-v lach lact laur led lipp *Lyc* lyss mag-c mag-m mag-s *Manc* mang meny *Merc* merc-act mez morph mur-ac naja nat-c nat-m nat-p nit-ac nit-s-d *Olnd* osm ox-ac paeon par petr ph-ac *Phos* plb psor ptel *Puls Ran-b* ran-s rheum rhus-t rhus-v rumx *Ruta* sabin sang sars scut *Seneg* sep sil spig squil stann staph stram stront-c sul-ac *Sulph* tab tarax *Ter Thuj* thyr verat verb vinc viol-t zinc zing
- **daytime**: *Calc-p* nux-v
  - stitching pain: *Calc-p* nux-v
- **morning**: led lyc mang nat-m petr sars sulph
  - pressing pain: petr
  - sore: mang
  - stitching pain: led lyc nat-m sars sulph
- **afternoon**: borx fl-ac kali-i lyc nat-m nux-v plb
  - **16 h**: lyc
    - stitching pain: lyc
  - pressing pain: fl-ac kali-i nat-m
  - stitching pain: lyc nux-v plb
- **evening**: acon alum bov lyc mag-c mur-ac sul-ac
  - **bed** agg; in: nat-c sul-ac thuj
    - stitching pain: nat-c sul-ac thuj
  - **inspiration** agg: kali-c
    - stitching pain: kali-c
  - pressing pain: alum mur-ac
  - **sitting** agg: mag-c
    - stitching pain: mag-c
  - stitching pain: acon bov lyc mag-c sul-ac
- **night**: am-c chin petr
- **midnight**:
  - **after**: merc-c
    - tearing pain: merc-c
  - **bed** agg; in: ferr
    - stitching pain: ferr
  - **lying** down agg: stram
    - cutting pain: stram
  - pressing pain: am-c petr
- **aching**: *Bry* cina
- **ascending**:
  - agg: *Jug-c* ran-b
  - sore: ran-b
  - **hills**:
    - agg: ran-b rat
    - stitching pain: ran-b rat
- **bending**:
  - **forward**:
    - agg: dig
    - **cramping**: dig

1246 ▽ extensions | ○ localizations | ● Künzli dot

Chest

- **breathing** deep agg: agn arg-met arn bapt borx *Bry* caps carb-v *Caust* chin cina hep lyc *Manc* nat-m psor rumx sil
  - **pressing** pain: arg-met borx
  - **stitching** pain: arg-met arn bapt borx *Bry* caps carb-v **Caust** chin cina hep lyc *Manc Nat-m* psor rumx sil
- **burning**: aeth agar ars asaf bov canth cham chel clem con hura ind *Kali-bi* laur mag-s *Merc* mez mur-ac puls sang sep sulph tarax ter zinc
- **contracting**: dig
- **convulsive**: dig
- **cough**:
  - **after**: *Ferr*
  - **burning**: *Ferr*
  - **during**:
    - **agg**: am-c ars bell beryl **Bry** chel *Chin* con cor-r **Kali-bi** kali-c *Kali-i* kali-n *Kreos* mez *Mur-ac* osm ox-ac petr ph-ac *Phos Phyt* psor rumx *Sang* sep sil staph *Sulph* thuj
    - **sore**: *Mur-ac*
    - **stitching** pain: am-c *Ars* bell beryl **Bry** con petr *Psor* sil sulph
  - **with**: chin *Kali-i* osm ox-ac *Phos* psor
  - **tearing** pain: chin *Kali-i* osm ox-ac *Phos* psor
- **cramping**: dig
- **cutting** pain: *Calc-p* elat manc mang nat-c petr phos rhus-v sep stram thuj verb
- **digging** pain: led
- **dinner**; after: borx phos sil
  - **burning**: phos
  - **pressing** pain: borx
  - **stitching** pain: borx sil
- **drawing** pain: dig dulc nit-ac puls
- **drinking**:
  - **after**:
    - **agg**: chin verat
    - **pressing** pain: verat
    - **stitching** pain: chin
  - **agg**: sep
  - **beer**: sep
  - **burning**: sep
- **dull** pain: bapt mang
- **eating**:
  - **after**:
    - **agg**: chin con hyos *Jug-c* verat zinc
    - **pressing** pain: chin con hyos verat zinc
  - **agg**: anac
  - **pressing** pain: anac
  - **while**:
    - **agg**: zinc
    - **stitching** pain: zinc
- **entering** room from open air: sul-ac
  - **stitching** pain: sul-ac
- **eructations**:
  - **agg**: kali-c mag-m
  - **stitching** pain: kali-c mag-m
  - **amel**: petr phos

- **eructations – amel**: ...
  - **cramping**: phos
  - **pressing** pain: petr
- **exertion** agg: *Caust*
  - **stitching** pain: *Caust*
- **expiration**:
  - **agg**: caust
  - **stitching** pain: caust
- **during**:
  - **agg**: anac tarax
  - **burning**: tarax
  - **pressing** pain: anac tarax
- **flatus**; passing:
  - **amel**: stram
  - **cutting** pain: stram
- **gnawing** pain: par
- **griping** pain: bry puls
- **inhalation** (See inspiration)
- **inspiration**:
  - **agg**: agar borx bry caps chel euph laur *Manc Nat-m* phos sil
  - **pressing** pain: agar borx
  - **stitching** pain: euph *Manc Nat-m* phos sil
  - **amel**: nat-c
  - **cutting** pain: nat-c
  - **sore**: nat-c
- **laughing** agg: mur-ac
  - **sore**: mur-ac
- **lifting** agg: **Caust**
  - **stitching** pain: *Caust*
- **lying** on left side agg: visc
- **motion**:
  - **agg**: arg-met *Bry* carb-an led nat-m ph-ac ruta
  - **pressing** pain: arg-met led nat-m
  - **stitching** pain: carb-an ruta
  - **amel**: lyc nat-c phos
  - **cutting** pain: nat-c
  - **sore**: nat-c
  - **stitching** pain: lyc phos
- **head**; of | **agg**: tarax
- **jaw**; of lower | **agg**: tarax
- **paroxysmal**: nat-m
- **pressing** pain: agar agn alum anac *Ant-t* arg-met arn **Ars** ars-h asaf astac **Aur** aur-ar **Aur-m** aur-s bell borx bov brom *Bry* calc *Calc-p* camph canth *Carl* cench chel cocc coloc con cop crot-t *Cycl Euphr* eupi *Ferr* gamb gymno ictod *Kali-m Kalm Kreos Lac-ac* lact laur led lipp lyss mag-m meny merc-act mur-ac nat-m nit-s-d petr **Phos** ran-b rheum rhus-t *Ruta* sabin sars scut *Seneg* sep sil staph sulph tab thuj verat vinc zinc
  - **regular** intermittent: verat
- **pressure**:
  - **agg**: manc ph-ac
  - **amel**: chin kreos
  - **pressing** pain: chin
- **raising** arm agg: chin
  - **pressing** pain: chin

Chest

Pain – Sternum

- **raw**; as if: hell
- **respiration**: caps hep manc
- **rubbing**; after: led
- **scratching** pain: mez
- **sitting**:
  - agg: *Con* dulc euph *Indg* kali-i seneg
  - pressing pain: euph seneg
  - stitching pain: *Con* dulc euph *Indg* kali-i
  - **bent forward**:
    - agg: chin kalm rhus-t
    - pressing pain: chin
    - stitching pain: *Rhus-t*
- **smoking** agg; after: thuj
- **sneezing** agg: bry
  - stitching pain: bry
- **sore**: acon benz-ac borx bry *Calc-p* cann-xyz dros *Kreos* led mez mur-ac naja nat-c nat-m *Osm* ph-ac psor ptel *Ran-b* rumx ruta sabin sars staph stront-c sul-ac sulph thyr zinc
- **sprained**; as if: rumx
- **standing** agg: camph con euph plb
  - pressing pain: camph con euph
  - stitching pain: euph plb
- **stitching** pain: acon aesc aeth agar alum am-c ang arg-met *Arn* **Ars** ars-s-f aur aur-ar aur-s *Bell* bism bov *Bry* cact *Calc Calc-p Canth* caps carb-an carbn-s **Caust** cham chel chin *Con Crot-c* crot-h cycl *Dulc* euph ferr gamb graph hep hydr-ac ind inul *Kali-bi Kali-i* kali-n lact laur *Lyc* mag-c mag-m *Manc* mang meny mur-ac nat-c *Nat-m* nit-ac *Olnd* ox-ac petr ph-ac *Phos* plb puls rheum *Rhus-t* ruta sabin sars *Seneg* sil spig squil stann staph stront-c sul-ac *Sulph* tab tarax *Thuj* vinc viol-t zinc
  - **downward**: chel squil
  - **itching**: staph
  - **upward**: *Ars* carbn-s
- **stooping** agg: arg-met carb-v dig *Kalm* ph-ac ran-b zinc
  - pressing pain: arg-met *Kalm*
  - stitching pain: zinc
- **stretching** agg: staph
- **swallowing** liquids agg: kali-c
  - stitching pain: kali-c
- **talking** agg: alum mur-ac stram
  - pressing pain: stram
  - sore: mur-ac
  - stitching pain: alum
- **tearing** pain: aesc aur *Calc-p Dig* dulc *Lyc* osm ox-ac phos psor
- **touch** agg: cann-s carb-v cimx cop mur-ac ph-ac psor *Ran-b* ruta staph stront-c sul-ac sulph
  - sore: cann-s cimx cop mur-ac ph-ac psor *Ran-b* ruta stront-c sul-ac
  - stitching pain: sulph
- **twisting** pain: ph-ac
- **ulcerative** pain: staph

- **walking**:
  - agg: alum arn *Caps Cic* cimic cinnb coc-c cocc hep *Jug-c* mag-c psor sulph
  - pressing pain: alum arn cic coc-c sulph
  - sore: *Cic*
  - stitching pain: arn cinnb cocc hep mag-c psor
  - beginning to walk: sulph
  - pressing pain: sulph
- **writing** agg: asaf cina
  - pinching pain: cina
  - pressing pain: asaf
- **yawning** agg: bell mur-ac
  - sore: mur-ac
  - stitching pain: bell
- ▽ **extending** to:
  - **Arms**: ox-ac
    - tearing pain: ox-ac
  - **Axilla**: kali-n
    - stitching pain: kali-n
  - **Back**: chin *Con Kali-bi Kali-i* laur ox-ac phyt
    - stitching pain: chin *Con* dulc **Kali-bi** *Kali-i* laur
  - **Elbow**: thuj
    - stitching pain: thuj
  - **Lumbar** region: zinc
    - stitching pain: zinc
  - **Scapula**: phos
  - **Scapula**; right: elat phos
    - cutting pain: elat phos
    - stitching pain: phos
  - **Shoulders**: *Kali-i* ox-ac
    - stitching pain: *Kali-i* ox-ac
  - **Spine**: dulc elat
    - cutting pain: dulc elat
- O **Above**: syph
  - pressing pain: syph
- **Behind**: acon *Agar* allox alum ap-g *Arg-n* ars asc-t aster aur aur-m aza *Bry Cact* camph carc card-m *Caust* cham *Chel* chin *Cimx* con *Dios* dulc *Eup-per Euphr* ferr iber ind iod jug-r kali-bi kali-n kalm *Kreos* lact-v led lob mez morph mur-ac nat-c nit-ac nit-s-d osm ox-ac ph-ac phel *Phos* psor puls pyrog *Ran-b Ran-s* rhus-t *Rumx* ruta samb **Sang** sangin-n *Seneg* sep *Sil* spig sulph *Syph* ter tril-p zinc
  - morning: nat-c
  - pressing pain: nat-c
  - evening: stroph-s
  - aching: stroph-s
  - night: aur
  - aching: pyrog
  - ascending agg: Aur Aur-m spig
  - crushing: Aur Aur-m spig
  - pressing pain: Aur Aur-m
  - breathing:
    - agg: kali-c
    - pressing pain: kali-c

1248 ▽ extensions | O localizations | ● Künzli dot

- **Behind – breathing**: ...
  - **deep**:
    - **agg**: allox nat-c
    - **cramping**: allox
    - **pressing** pain: nat-c
  - **burning** (✔ *under - burning*): rhus-t
  - **cough**:
    - **after**: *Euphr* hep
    - **pressing** pain: *Euphr* hep
  - **during**:
    - **agg**: beryl **Bry** cadm-met **Caust** *Chel* chin cina daph *Euphr* hep *Kali-bi* kali-n osm *Phos* psor rumx *Sang* staph
    - **cutting** pain: kali-n
  - **with**: kali-n
  - **pressing** pain: kali-n
- **cutting** pain: asc-t
- **drawing** pain: chin
- **drinking** agg: kali-c
- **eructations** agg: kali-c
  - **pressing** pain: kali-c
- **food** had lodged, as if: all-c *Led*
- **griping** pain: *Cact* led
- **inspiration** agg: allox *Chel Kali-c Manc* sil
- **motion** agg: bry
  - **pressing** pain: bry
- **pressing** pain: acon alum **Aur Aur-m** camph caust cham *Chel* dulc *Euphr* ferr kali-n mez nat-c nit-s-d ph-ac *Phos* rumx samb *Syph* ter
  - **intermittent**: dulc
- **raw**; as if: iod kali-n
- **rheumatic**: merc
- **running** agg: stroph-s
  - **aching**: stroph-s
- **sitting**:
  - **agg**: con
  - **pressing** pain: con
- **erect**:
  - **amel**: kalm
  - **pressing** pain: *Kalm*
- **squeezed**; as if: dulc
- **stitching** pain: alum euphr mur-ac zinc
- **swallowing** agg: all-c cann-i phos
  - **cutting** pain: cann-i
- **walking** rapidly agg: aur-m **Seneg** stroph-s
  - **aching**: stroph-s
- **extending** to:
  - **Arms**: dios
  - **And** shoulders: ox-ac
  - **Back**: ang *Con* **Kali-bi** stict
- **Beside** sternum: gels
  - **burning**: gels
- **Border**:
  - **right**:
    - **morning**: kali-c
    - **pressing** pain: kali-c
- **Left** of sternum; at: rheum
  - **burning**: rheum

- **Lower** part: *Cic Nit-ac* rauw thuj
  - **boring** pain: thuj
  - **cough**; from: am-c
  - **cramping**: rauw
  - **exertion** agg: rauw
    - **cramping**: rauw
  - **sore**: *Cic Nit-ac*
  - **extending** to:
    - **left**: psil
    - **sore**: psil
  - **Under**: gels
    - **burning**: gels
- **Spots**; in: anac carb-v puls ruta
- **Sternoclavicular** joint: til
  - **sore**: til
- **Sternocostal** joints: chin
  - **stitching** pain: chin
- **Under**: *Acon* aloe anac arag *Ars Asaf* beryl *Carb-v Cham* cina clem coc-c con cortico cortiso cund dros echi *Eup-per* kali-bi *Lach* mag-s manc mang mez *Phos* psor ran-s **Rumx** *Sang Sangin-n* seneg staph
  - **aching**: manc *Rumx*
  - **burning** (✔ *behind - burning*): *Acon Ars Asaf* beryl *Carb-v Cham* clem coc-c cund echi *Lach* mag-s mang mez *Phos* rumx *Sang Sangin-n* seneg
  - **cough** agg; during: am-c **Bry** chel cina iod osm psor *Rumx* staph
    - **sore**: am-c **Bry** chel cina iod osm psor *Rumx* staph
  - **digging** pain: cina
  - **inspiration** agg: *Eup-per*
    - **sore**: *Eup-per*
  - **lodged**; as if food had: led lyc
  - **motion** agg: seneg
    - **burning**: seneg
  - **raw**; as if: kali-bi
  - **sore**: anac arag con *Eup-per* ran-s **Rumx** staph
  - **tearing** pain: cortico cortiso
  - **turning** body: *Eup-per*
    - **sore**: *Eup-per*
  - **ulcerative** pain: dros psor
  - **warm** drinks agg: ter
    - **burning**: ter
  - **extending** to:
    - **Clavicle**; left: phos
      - **burning**: phos
    - **Mouth**: cham
      - **burning**: cham
    - **Shoulder**:
      - **cough** agg; during: *Kali-bi*
      - **burning**: *Kali-bi*
  - **Spot**; in a: anac
    - **sore**: anac
- **Upper** part: ars beryl plat stann sulph
  - **left**: phos sep
    - **pressing** pain: phos sep
  - **cough** agg; during: beryl sep sil
  - **bending** head backward agg: beryl

Pain – Sternum — Chest — Palpitation

- **Upper** part – **cough** agg; during – **bending** head backward agg: ...
  - *cutting* pain: beryl
  - **cutting** pain: beryl
  - **smoking** agg: beryl
  - *cutting* pain: beryl
  - *pressing* pain: plat stann
- **Xiphoid** cartilage: stann sulph thuj
  - **cough** agg; during: kali-c
  - *pressing* pain: kali-c
  - **inspiration** agg: kali-c
  - *pressing* pain: kali-c
  - *standing* agg: spig
  - *pressing* pain: spig
  - *stitching* pain: ran-s stann sulph
  - *stooping* agg: carb-v
  - *pressing* pain: carb-v
  - *swallowing* agg: kali-c
  - *pressing* pain: kali-c
- **Upper** part: anac ang apis coc-c elaps merc-c plat sep stann sulph
  - **left**: sep spig ther
  - **burning**: sep
  - *pressing* pain: sep
  - **sore**: sep
  - **extending** to | **Shoulder**: anis myrt-c pix sulph ther
  - **drawing** pain: sep
  - **fall**; as from a: sulph
  - **pressing** pain: ang plat stann
  - **riding** agg: graph
  - **sore**: apis coc-c elaps sulph
  - **touch** agg: graph
  - **yawning** agg: graph
- **Upper** part through apex of both lungs: elaps ind
  - **cutting** pain: elaps ind
  - **walking**:
    - **amel**: elaps
    - *cutting* pain: elaps

PALPITATION of heart: *Abies-c* acetan **Acon** acon-f adon adren aesc *Aeth* **Agar** agarin agn alco aloe alst *Alum* alum-sil alumn *Am-c Am-m Ambr* **Aml-ns** anac anemps ang anh ant-c *Ant-t Apis* apoc aran-ix *Arg-met* **Arg-n Arn Ars Ars-i** art-v *Asaf* asar asc-t aspar aster atro **Aur** aur-ar aur-i *Aur-m* aur-m-n aven *Bad* bapt *Bar-c* bar-i *Bar-m Bell* bell-p benz-ac berb beryl *Bism* bond borx *Bov Brom Bry* bufo but-ac buth-a **Cact Cadm-s Calc** *Calc-ar* calc-f calc-i *Calc-p* calc-s *Camph Cann-i Cann-s* canth *Carb-an Carb-v Carbn-s* carc carl *Caust* cean *Cedr Cham Chel* **Chin** *Chinin-ar Chinin-s* chlol cic cimic cit-v clem cob-n coc-c *Coca Cocc* coff coff-t coffin **Colch Coll** coloc colocin **Con** conv convo-s cop corn cortico crat croc *Crot-c Crot-h* crot-t *Cupr* cupr-ar cupr-s *Cycl* cyt-l der **Dig** digin *Dios* diph diphtox dulc *Elaps* epiph eucal *Eup-per* eup-pur euphr eupi fago *Ferr Ferr-ar* **Ferr-i** *Ferr-p* form gast **Gels** gins **Glon** gran *Graph* grat *Guaj* guat haem halo ham hed hell *Hep* hera hist *Hydr* hydr-ac

Palpitation of heart: ...
Hyos hyper iber *Ign* indg **Iod** ip jab *Kali-ar Kali-bi* kali-br **Kali-c** *Kali-chl* kali-cy *Kali-fcy Kali-i Kali-n Kali-p Kali-s* **Kalm** kiss *Kola* kreos *Lac-d* **Lach** lact *Laur Lec* led lepi *Lil-t* lipp lith-c *Lob* **Lyc** *Lycps-v* lyss m-ambo m-arct m-aust macro *Mag-c Mag-m* mag-s malar *Manc* mand *Mang Med Meli* meny **Merc** *Merc-cy* merc-cy *Merl* mez *Mill* morb morph *Mosch* mur-ac murx mygal **Naja Nat-ar Nat-c** nat-i **Nat-m Nat-p** *Nit-ac* nit-m-ac nits-d nitro-o *Nux-m* **Nux-v** ol-j *Olnd Op* oscilloc osm *Ox-ac* par pert petr **Ph-ac** *Phase* phase-xyz **Phos** *Phys* pic-ac pin-s pip-n *Plat* **Plb** plumbg *Podo Prun Psor* **Puls** pycnop-sa pyrog ran-s raph rauw rein rhod rhus-r *Rhus-t* rhus-v rumx *Ruta* sabad sabin samb sang saroth *Sars* scarl *Sec* sel seneg **Sep** *Sil* sol-t-ae **Spig** spira **Spong** squil stann staph *Stram Stront-c* stroph-h stry stry-p *Sul-ac* sul-i sulo-ac **Sulph** sumb **Tab** tarax tarent tell tep ter thea *Ther* **Thuj** thyr *Toxo-g* trach tril-p trinit tub tub-a upa v-a-b valer **Verat** *Verat-v* verb vesp viol-o *Viol-t* visc wies x-ray yohim **Zinc** zinc-i zinc-p
- **daytime**: **Acon** *Iod* pneu rhus-t
- **morning**: agar alum bar-c *Carb-an* caust chel chinin-s *Hydr* ign kali-c *Kalm* **Lach** lyc *Lycps-v* **Nat-m** nux-v **Phos** podo *Rhus-t Sarr* sep **Spig** sulph thuj tub
  - **7 h**: sol-t-ae
- **bed** agg; in: *Ign* kali-c *Rhus-t*
- **waking**:
  - after | **suddenly**; waking: *Kali-bi*
  - **on**: agar alum alum-p *Carb-an* chinin-s hep kali-c **Lach** *Nat-m* nux-v phos rhus-t *Sep* thuj
  - **lie** with closed eyes; must: carb-an
- **forenoon**: cob-n kali-c *Lach* nat-m sulph
  - **9 h**: chin
- **noon**: dig digin mez sol-t-ae staph sulph
  - **eating**; before: mez
- **afternoon**: arg-n bell chel chinin-m chinin-s colch crot-t dig digin euphr form gels *Lyc* lyss phos
  - **13 h**: chel
  - **14-18 h**: carc
  - **15-17 h**: agar
- **evening**: *Agar* alum alum-p ang arg-n brom bufo cact calc-ar canth *Carb-an* carb-v *Carbn-s* **Caust** chel cycl dig dulc *Graph* **Hep** indg kali-n *Kalm Lec* **Lyc** *Lycps-v Manc* mez murx nat-c *Nat-m* nit-ac par petr **Phos** sep sil *Sulph* tab thuj zinc
  - **20 h**: *Calc*
  - **bed** agg; in●: ang *Arg-n* calc kali-n **Lyc** mez nat-c *Nat-m Nit-ac* ox-ac petr *Phos* sars *Sep* streptoc *Sulph*
  - **eating**; after: tub
- **lying** down agg: nat-c
- **sitting** agg: petr
- **night**: agar alum am-c *Arg-met* **Arg-n** *Ars* ars-s-f asaf aspar *Aur* aur-ar aur-i aur-s bar-c bar-i bar-s *Benz-ac Cact* **Calc** calc-ar calc-i *Calc-s* calc-sil carb-ac coc-c colch dig *Dulc* ferr ferr-ar **Ferr-i** ferr-p flav iber ign *Iod* kali-n lach lil-t *Lyc* macro *Merc* merc-c mur-ac nat-ar nat-c nat-m nit-ac *Ox-ac* petr *Phos* psor **Puls** rhus-t

1250 ▽ extensions | O localizations | ● Künzli dot

| Palpitation – night | Chest | Palpitation – anxiety |

- **night**: ...
saroth sep sil sol-t-ae *Spig* spong sul-i *Sulph Tab* ter thea tub *Verat* zinc
  - **midnight**: kali-n
    : **before** | **23**-3 h: *Colch*
    : **after**: nux-m spig
    : **1-2** h: **Spong**
    : **2** h: benz-ac *Kali-bi*
    : **3** h: am-c **Ars** chin nit-ac
    : **4-5** h: lyc
    : **wakes up**: bad benz-ac calc **Spong**
  - **bed** agg; in: *Aur-m* cact calc-ar ferr *Iod* kali-n lil-t Ox-ac Ph-ac **Puls** *Rhus-t Spig* **Sulph**
  - **pressure** in pit of stomach: sulph
  - **waking**; on: *Aur-m* nat-c sulph
- **accompanied** by:
  - **anemia**: ars-i stroph-h
  - **collapse**: am-c beryl conv naja
  - **expectoration**; bloody: acon ferr lycps-v mill
  - **faintness** (See GENE - Faintness - palpitations - during)
  - **heat**:
    : **flushes** of (See GENE - Heat - flushes - palpitation)
  - **hemorrhoids**: coll
  - **indigestion** (↗*indigestion - agg.*): abies-c *Abies-n* arg-n cact *Carb-v* **Chin** coca coff coll dios hydr-ac lyc nat-c nux-v prun-v puls sep spig tab
  - **influenza**: iber leptos-ih saroth
  - **masturbation** and seminal emissions | **young** people; in: bar-c
  - **menses**:
    : **absent**: ars-i
    : **irregular**: phys
  - **neuralgic** pain: lach
  - **numbness** of left arm and shoulder: rhus-t
  - **oppression** (See Oppression - palpitations)
  - **perspiration**; cold: am-c cact calc carbn-o dig laur spig tab verat
  - **respiration**:
    : **complaints**: aur kalm merc-i-f puls sep spig verat
    : **difficult** (See RESP - Difficult - palpitation)
  - **rush** of blood (See GENE - Orgasm - palpitation)
  - **urticaria**: bov
  - **vision**:
    : **dim**: puls
  - **weakness**; general (See GENE - Weakness - palpitation - with)
  o **Abdomen**:
    : **distension** of: abies-c but-ac
  - **Anus**; fistula in: cact
  - **Back** | **pain** (See BACK - Pain - accompanied - palpitations)
  - **Chest**; congestion of (See Congestion - accompanied - palpitations)
  - **Ear**; noises in: coca

- **accompanied** by: ...
  - **Face**:
    : **heat**: acon aml-ns *Arg-met* bell *Calc-ar* chin ferr *Glon* iber kali-n mag-m op spong
    : **pale**: ambr
    : **red**: agar aur bell cedr *Chin* elec glon phos
  - **Female** genitalia; complaints of: cimic lil-t
  - **Head**:
    : **congestion** to: sarr scop
    : **pain** in: brom oscilloc
    : **reverberates**: aur bell *Glon* spig spong
  - **Hypochondrium**; sensation of fullness in: but-ac
  - **Legs**; weakness of: beryl
  - **Limbs**:
    : **pain** in: kalm lith-c
    : **trembling**: petr
  - **Mouth**; putrid odor in: spig
  - **Stomach**:
    : **distension**: abies-c asaf nat-n prot
    : **heaviness**: upa
    : **sinking**: cimic
  - **Throat**; pulsating in: aran-ix
  - **Upper** limbs; pain in: agar *Cact Calc* cimic
  - **Uterus** | **pain**; sore: conv
  - **Valves**; complaints of the (See Heart; complaints - valves - accompanied - palpitations)
- **air** agg; in open: ambr caust
- **alternating** with:
  - **aphonia**: ox-ac
  - **cheerfulness** (See MIND - Cheerful - alternating - palpitation)
  - **hemorrhoids**: Coll
  - **mirth** (See MIND - Mirth - alternating - palpitation)
  o **Lower** limbs; pain in: benz-ac
- **anemia**, with: ars *Chin* cycl dig eucal ferr *Ferr-r* hydr hyper kali-c kali-fcy nat-m ph-ac phos puls senec spig verat
- **anger**: arn calc-ar *Phos* sep staph
- **anxiety** (↗*MIND - Anxiety*):
  - **with** (↗*MIND - Anxiety*): Acon aesc aeth agar alum alum-p *Am-c* anac ang ant-t *Apis Arg-met Arg-n* arn **Ars** asaf aspar **Aur** aur-ar aur-i *Aur-m* aur-s am-ys bar-c bar-s bell borx *Bry* **Cact Calc** *Calc-p* calc-s **Camph** cann-s carb-v carbn-s *Caust* cench cham *Chel* **Chin** *Chinin-ar* coc-c *Cocc Coff Colch* coloc convo-s *Croc* cupr cycl **Dig** elaps *Ferr* ferr-ar ferr-p gels *Graph* hell *Hep Hyos* ign *Iod* ip kali-ar *Kali-c Kali-n Kali-p* kali-s *Kalm Lach Laur* led *Lil-t* **Lyc** m-ambo m-arct m-aust mag-c mag-m *Merc* merc-c mez *Mosch Nat-ar Nat-c* **Nat-m** *Nat-p* **Nit-ac** nux-v *Olnd Op* osm ox-ac petr **Ph-ac** phase **Phos** *Plat Plb Psor* **Puls** ran-b *Rhus-t* ran-s *Samb* sapo sars *Sec* seneg *Sep* sil **Spig** *Spong* staph *Stram* sul-ac **Sulph** tab ther thuj tril-p valer *Verat* viol-o *Viol-t* **Zinc** zinc-p
    : **evening**: sulph
  - **without** | **daytime**: sulph

1251

Palpitation – appearing   **Chest**   **Palpitation – excitement**

- **appearing**:
  - **suddenly**: aml-ns arg-met *Bar-c* cann-s cann-xyz glon graph kali-n lyc *Mang* mosch podo psil *Stry* sulph sumb tarent
- **ascending** stairs agg: ang aral arg-n **Ars** aspar *Aur-m* aur-s bar-m bell berb beryl bov *Bry* bufo *Cact* **Calc** calc-s cot *Croc* crot-t dig ferr-i glon helon iber *Iod Kali-p Lyc Lycps-v Naja Nat-ar Nat-c* **Nat-m Nit-ac** *Ph-ac* **Phos** plan plat plb pneu *Puls* rauw sabin spong **Sulph** tab ter thea *Thuj* verat
- **attention** is directed to anything, when: nat-c
- **audible**: aesc agar am-c **Ang** apis arn *Ars* ars-i bapt bell **Bism** bufo *Calc* camph carc chin coca *Cocc* colch *Cupr Dig* ferr-p glon *Iod* kali-chl kalm lyc merc-c naja nat-m nat-p pip-n plb puls pyrog **Sabad** scroph-n *Sec* sep sil spig **Sulph** thuj verat-v zinc zinc-p
  - **night**: am-c *Ars* colch
  - **lying** down agg: carc cortico
- **back**:
  - **felt** in back: absin
  - **pain** in the back; with: tub
- **bad** news: kali-p
- **bathing** | **agg**: am-c bov
- **beats**; six to ten: nat-m
- **bed**; when going to: fago kalm sol-t-ae upa
- **beer**; after: sumb
- **bending**:
  - **backward** | **amel**: arn
  - **forward**:
    - **agg**: kalm **Spig**
    - **must** bend forward: bell
- **breakfast**:
  - **after** | **agg**: carb-an chinin-s phos
  - **amel**: *Kali-c*
- **breathing**:
  - **deep** | **amel**: carb-v
  - **holding** breath | **agg**: cact spig
- **bubbling**: bell
- **burning** in heart, with (See Pain - heart - palpitations - with - burning)
- **burst** out of chest; as if heart would: *Arg-n* **Sulph**
- **chest**, felt in whole: conv
- **children** who grow too fast; in: ph-ac
- **chill**:
  - **before**: Chin
  - **during**: acon ars bov brom bry calc cann-xyz Chin chinin-s gels kali-c lil-t lyc *Merc* nat-m ph-ac phos puls rhus-t sars sep spig sulph thuj
- **chilled**, from becoming: *Acon*
- **choking** in throat; with (See THRO - Choking - palpitation)
- **chorea**, with: verat
- **chronic** (= continuous): cact calc carb-v crat hydr kalm mag-m phos sars stroph-h sulph valer
  - **nervous**: naja
- **closing** the eyes | **amel**: carb-an
- **coffee** agg: agarin bart **Nux-v** ox-ac
- **coition**:
  - **after**: am-c crot-t *Dig* sec *Sep*

- **coition**: ...
  - **during**: agar *Calc* crot-t *Lyc Ph-ac* **Phos** visc
- **cold**:
  - **amel**: iod
  - **bathing** | **amel**: *Iod*
- **coldness**; with:
  - Face; of: *Camph*
  - **Feet**; of: kali-chl
- **colic**; with: plb
- **colors**:
  - **red**:
    - agg | **dark** red: nat-m
- **company** agg: plat
- **convulsions**:
  - **after**: kali-p
  - **before**: *Cupr Glon*
    - **epileptic** (⟋*GENE - Convulsions - epileptic - aura - palpitation)*: ars *Calc Calc-ar* cupr *Lach*
- **convulsive**: *Nux-v*
- **coryza**; during: anac
- **cough** agg; during: agar agn am-c aml-ns arn *Ars Calc* calc-p *Carb-v* cupr iber kali-n lach *Nat-m* ol-j psor *Puls* sec stram *Sulph* tub x-ray
- **digestion**; during, (⟋*eating - after - agg.):* Lyc morg-g *Sep*
- **dinner**; after: calc chin chinin-m crot-t hep ign lyc phos *Puls* sil stram sulph tub
- **discharge** in women; after suppressed (See menses - suppressed)
- **drawing** up chest and throwing back right arm: ferr-ma
- **drinking**:
  - **after** | **agg**: benz-ac **Con** senec thuj
  - **cold** water | **agg**: thuj
- **eating**:
  - **after** | **agg** (⟋*digestion)*: Abies-c *Acon* alco *All-s* alum alum-p am-m aspar bad *Bov* bufo but-ac *Calc* calc-sil *Camph* carb-ac *Carb-an Carb-v* coc-c cop crot-t cub cupr guat hep *Ign* kali-bi kali-c lil-t *Lyc* manc merc *Nat-c Nat-m* nat-p nat-sil *Nit-ac Nux-v* phos plb psor **Puls** *Sep* sil sulph thuj tub
  - **amel**: ign nat-c sep sulph
  - **overeating** agg; after: lyc sulph
- **emissions** agg; after: *Asaf* bar-c sec
- **emotions**; slight (See excitement)
- **epistaxis**; with: cact *Graph*
- **eructations**:
  - **amel**: aur bar-c *Carb-v* mosch
  - **from**: agar coloc
- **eruptions**; after suppressed: *Ars Calc*
- **exaltation**; after: *Coff*
- **excitement**; after: *Acon* alum alumn am-val *Ambr* aml-ns anac **Arg-n** *Ars Ars-i Asaf Aur Aur-m* aur-s *Bad Bell* bov brom *Cact* calc *Calc-ar* calc-p cham *Chim* chinin-ar *Cocc Coff Crot-h Dig* ferr gels glon hydr-ac ign iod *Kali-p* kali-sil lac-d lach lil-t lith-c *Lycps-v Mosch Naja* nat-m *Nit-ac* nux-m *Nux-v* op ox-ac *Ph-ac*

1252   ▽ extensions | O localizations | ● Künzli dot

| Palpitation – excitement | Chest | Palpitation – lying |

- **excitement**; after: ...
  Phos *Plat* pneu *Podo* **Puls** seneg *Sep* stann staph stront-c tarent
  • **sudden**: alumn *Cact Lach Nux-v*
- **exertion**:
  • **agg**: alum am-c ambr anac *Apoc* **Arg-met Arg-n** *Arn* **Ars** *Ars-i* ars-s-f **Asaf Aur** aur-ar aur-i *Aur-m* aur-s *Bar-c* bell *Bov* **Cact Calc** *Calc-ar* calc-sil *Carb-an* carb-v carbn-s **Chin** chinin-ar **Chinin-s** cimic coca con conv cortico **Dig** ferr ferr-i ferr-p gels glon gran *Graph* **Iod** *Kali-c* kali-i kali-sil *Kalm* lac-d **Lach** *Laur* **Lycps-v** macro mag-s *Med* meny *Merc* **Naja Nat-ar Nat-m** *Nat-p* **Nit-ac Ph-ac Phos** *Podo* prot **Psor Puls** *Rhus-t* sars sil **Spig** *Spong Stann* **Staph** *Stram* sul-i *Sulph* sumb thuj vesp
  : **least**; from the: ars bell brom calc calc-ar chinin-s cimic coca con conv dig *Iber* iod lil-t med *Naja* nat-m phos prot rhus-t sarcol-ac spig sumb thyr
  : **over**-exertion: coca
  : **sudden**: *Arg-met Arg-n* rauw
  : **unusual**: *Arg-n Cact* chel
  • **amel**: gels mag-m sep
  • **dinner** agg; after: nit-ac
- **expanding** chest: lach
- **extra** systole: aloen aur cact calc-ar con conv cortico crat dig dys gels hist thyreotr toxo-g visc
- **face**, felt in: mur-ac
- **fever**:
  • **during** | **agg**: *Acon* aesc agar *Alum* aml-ns ant-t arn **Ars** aur bar-c bell bry calad **Calc** chin *Cocc Colch* crot-h cupr gels hep *Ign* iod lyc merc *Mur-ac* nat-m **Nit-ac** nux-v ph-ac phos **Puls** *Rhus-t Sars Sep* sil *Spig* spong sulph thuj viol-o zinc
- **fistula**; with anal: cact
- **flatulence**:
  • **from**: abies-c lyc nat-m spartin
  • **with**: abies-c *Arg-n* cact carb-v coca coll ham *Ing Nux-v*
- **flatus**; from obstructed: arg-n coca lyc nux-v
- **fright**; after (⚔*MIND - Ailments - fright; MIND - Ailments - mental shock*): **Acon** *Aur-m* cact *Coff* dig *Nat-m* nux-m *Op* **Puls** stram verat
- **goitre**, with: ars aur bad bell brom bufo iod jab *Nat-m* nit-ac phos spong thyr
- **grief**; from: cact *Dig Ign Nat-m* nux-m *Op Ph-ac*
- **gurgling**: bell
- **headache**:
  • **after**: cimic
  • **during**: aeth ant-t arg-met arg-n bell bov brom bufo cact calc-ar carbn-o cot hep lith-c plb sil *Spig*
- **hemorrhage**; during: tril-p
- **hemorrhoids**; after suppressed: coll
- **hold** left arm; must: aur
- **hunger**; during: *Kali-c*
- **hysteria**; during: bar-c *Cedr Gels Ing* kali-ar *Mosch Nat-m Nux-m* sumb ther valer
- **indigestion** | **agg** (⚔*accompanied - indigestion*): lyc spartin

- **inspiration**:
  • **deep**:
    : **agg**: asaf cact kalm **Spig** tub
    : **amel** (⚔*sighing - amel.*): arg-met cann-xyz carb-v dig ign mosch
  - **irregular** (⚔*GENE - Pulse - irregular*): alum apoc arg-n Ars aur aur-m cact *Chel Cocc* conv *Crat* croc *Dig Gels* glon ign iod kali-c kalm lach lil-t *Lyc* lycps-v *Mang* merc mosch naja **Nat-m•** nit-ac nux-v *Ox-ac* parathyr phos *Sang* ser-ang spartin spig spong stram streptoc sulph tarent ther toxo-g tub visc *Zinc*
  • **accompanied** by | **convulsions**; epileptic (See GENE - Convulsions - epileptic - during - palpitation):
  • **infectious** diseases; after: spartin-s
  • **influenza**; after: spartin-s
- **irritable** heart: anthraci ars bar-c cact cere-b coff-t diphtox ferr hep influ lil-t med *Mucor Parathyr* pert prun prun-v scarl *Scut Strept-ent Stroph-h Toxo-g* tub-a tub-m *V-a-b* vac
  • **tobacco**; from: dig stroph-h
- **joy**; after: *Bad Coff* puls
- **kneeling** agg: *Sep*
- **labor** pain; during: puls
- **lachrymation**; with: am-c
- **laughing** agg: iber
- **leaning**:
  • **backward** | **agg**: *Chinin-ar Lach*
  • **forward** | **agg**: ang
  • **forward** resting on arms agg: sul-ac
  • **loss** of fluid; from: arn chin ferr hyper kali-c nat-m olnd ph-ac phos plat stann
- **lying**:
  • **agg**: acon aran-ix ars asaf aur *Benz-ac Cact* cench chel coc-c crot-c cur *Ferr Glon* grat kali-c kali-n **Lach** lil-t lyc lycps-v mag-m merc nat-c **Nat-m Nux-v** *Ox-ac* ph-ac **Puls** *Rhus-t* sep **Spig** spong **Sulph** thyr viol-t
  • **amel**: am-c arg-n *Colch Lach Laur Phos Psor*
  • **back**; on:
    : **agg**: agar ammc *Arg-met Ars* asaf aur *Cact Kali-n Lach* merc-i-f pitu-a thyr
    : **amel**: *Kalm Lil-t*
  • **dinner** agg; after: crot-t lyc **NUX-V•**
  • **side**; on:
    : **agg**: ang asar bar-c brom daph *Hydr Lil-t Nat-c* nat-m nux-v *Phos* puls tab tub viol-t
    : **left**:
      : **agg**: agar ammc ang *Bar-c* bar-m brom bry **Cact** chin chinin-s cinnb clem daph dig glon *Graph Kali-ar* kali-bi kali-c *Kalm Lac-c Lach Lil-t Lyc* myric *Naja Nat-c* **Nat-m** nat-p **Phos** phys plb **Psor Puls** rhus-t *Sarr* sep *Spig Tab* thea zinc-i
      : **amel**: ign mag-m
    : **right**:
      : **agg**: alum *Alumn Arg-n* bad brom kali-n kalm lach *Lil-t* lycps-v mag-m plat spong
      : **amel**: glon graph lac-c *Lach* nat-c nat-m **Phos Psor** sabad *Tab*

| Palpitation – lying | Chest | Palpitation – sitting |

- **still** | **long** time; for a: alumn
- **masturbation**; after: calc cann-xyz *Dig* Ferr *Ph-ac* phos plat stann
- **menopause**: acon aml-ns *Calc-ar Cimic Crot-h* ferr glon *Kali-br* **Lach** sep sumb *Tab* tril-p valer
  - **obese** women; in: calc-ar
- **menses**:
  - **after** | **agg**: agar alum-p ars *Ign* iod lach lith-c *Nat-m* nit-ac plat seneg
  - **before** | **agg**: alum ambr *Cact* cimic crot-h *Cupr* eupi ign *Iod Kali-c* lach laur lith-c lyc *Nat-m* ph-ac *Puls Sep* **Spong** tril-p zinc
  - **during**:
    : **agg**: agar alum am-c *Arg-met* arg-n ars aur aur-ar aur-s bell *Bov* bufo *Cact* cann-xyz carb-an chin *Con Croc* crot-h cupr cycl graph *Ign* iod kali-n laur lil-t lith-c mang merl mosch nat-m *Nat-m* nat-p *Nit-ac Phos* phys plat puls rhus-t sep *Sil Spig Spong* sul-i *Sulph Tab* thuj vib
    : **amel**: eupi
  - **suppressed** menses; from: *Acon* arn asaf bell *Cact* calc chin coff *Cycl Lil-t Lyc* merc nat-m nux-v phos *Puls* rhus-t sep *Verat*
  - : **nervous** palpitation with small pulse: **Asaf**
- **mental** exertion agg: *Ambr* aur-m *Cact Calc-ar* cocc cod *Ign Iod* kalm nat-c *Nux-v* Plat *Podo Staph Sulph*
  - **long** time; mental exertion for a: coca
- **motion**
  - **after**:
    : **agg** | **rapid** motion: *Cocc Sil Spig*
  - **agg**: acon agar *Am-c Apoc Arg-n Arn* ars aspar *Aur* aur-ar aur-m am-c aur-s bell bov brom cact *Calc Cann-s Carb-v Carbn-s* chin *Cimic Cocc Con* **Dig** dirc *Ferr* ferr-i ferr-p *Graph Hyos* iod jatr-c kali-n kali-p kalm *Lach* merc *Naja Nat-m Nit-ac* par **Phos** *Prun Psor* sabin *Sil* sol-t-ae **Spig** *Staph Stram* sul-i sulph verat zinc-s
  - **amel**: *Arg-met Arg-n* ferr gels glon lob *Mag-m* nux-vm par phos puls *Rhus-t*
    : **slow** motion: ferr puls
  - **arm**; of | **left** arm agg; of: phos
  - **arms**; of | **agg**: *Acon* am-m borx bry camph chel *Dig* ferr led *Naja Puls Rhus-t* seneg *Spig* spong **Sulph** thuj
  - **beginning** of | **agg**: cact
  - **must** move: *Ferr*
  - **slightest** motion agg: acon bell *Cact Calc-ar* calc-sil *Carb-v* chin cimic *Con* dig ferr iber kali-p *Lil-t* med *Merc* nat-m *Nit-ac* **Phos Spig** staph
- **motion** of fetus agg | **first** movements: *Sulph*
- **mountain** climbing; from: coca
- **music**, when listening to: *Ambr Carb-an* carb-v kreos **Staph** sulph
  - **hymns** in church: carb-an
- **nap**; during: calc
- **nausea**; with: agar arg-n bov brom *Nux-v Thuj*
  - **faint**-like nausea, and causing her to become sick; with: arg-n

- **nervous** palpitation: acon adren ambr arg-n **Ars** asaf atro aur bad brom cact calc camph carb-v cham chin cimic cocc coff com *Crat* croc dig elec ferr gels *Glon* graph hydr-ac hyos *Iber Ign* kali-c kali-p lach lil-t lycps-v mag-m mag-p mosch mygal naja *Nat-m* nux-m nux-v ol-an ph-ac *Phos* pitu-p plat prun-v **Puls** rhus-t scut sep spig stram stront-c stroph-h sulph sumb *Tab* thuj valer verat zinc
  - **pulse**; with small | **suppression** of discharge of women; from (See menses - suppressed - nervous)
- **noise** agg (*MIND - Sensitive - noise):*
  - **strange** noise; every (*MIND - Sensitive - noise):* agar *Nat-c* **Nat-m** nat-p nat-s
- **old** people; in | **maids**; old: bov
- **opening** the eyes agg: carb-an
- **pain**; during: acon bov bufo cimic glon hep ign kali-bi lach nit-ac nux-v spig
  - **painful**: agar ferr gels ham hep *Ign* iod lach mag-m spong zinc
- **paroxysmal**: *Acon* arg-met ars *Aur* bar-c cann-xyz kali-c *Lach Lyc Mag-p* mang merc-i-f **Nat-m●** nit-ac *Nux-v* olnd phos *Plb* psil *Puls* sec spig sul-ac sulph
  - **six** to ten beats: nat-m
- **periodical**: aesc benz-ac chel colch thuj
  - **hour**, waking at night; every half: *Lyc*
- **perspiration**:
  - **during**: acon calc chin hep ign jab lyc merc nux-v ph-ac phos *Rhus-t* sars **Sep** spig spong sulph tab thuj *Verat*
  - **foot**; after suppressed perspiration of: *Ars Sil*
- **preaching** agg: naja
- **pregnancy** agg; during: *Arg-met Con Laur* **Lil-t Nat-m● Sep●** sulph
- **pressure** with the hand amel: *Arg-n*
- **puberty**; during: aur aur-m-n
- **raising** arms agg: dig *Spig Sulph*
- **relaxation** with yawning, after: lyc
- **rest** agg: mag-m phos rhus-t saroth
- **riding** in a wagon: *Arg-n* aur
  - **amel**: *Nit-ac Rhus-t*
- **rising**:
  - **agg**: cact con ferr-i kali-n phos sulph
  - **bed**; from | **agg**: ars colch *Con Lach* **Phos** sulph
  - **sitting**; from | **agg**: brom *Cact* ferr-i *Lach* mag-m **Phos**
- **roused** suddenly; on being: chinin-s
- **sadness**:
  - **as** from: nux-m
  - **with** (See MIND - Sadness - palpitations)
- **sexual**:
  - **excesses**: sec
  - **excitement**: lil-t *Ph-ac*
- **sighing** | **amel** (*inspiration - deep - amel.):* **Arg-met**
- **singing** in church, while: carb-an
- **sitting**:
  - **agg**: agar anac *Ang* **Asaf** *Aspar* benz-ac *Carb-v* coloc dig *Ferr* ferr-p gins *Lach Mag-m* nat-c petr phos *Rhus-t* sep *Sil* **Spig**

Chest

Palpitation – sitting

- **agg**: ...
  : **eating**; after: *Phos*
- **amel**: cact *Lach*
- **bent** forward | **agg**: ang dig kalm *Rhus-t* spig
- **erect**:
  : **amel**: arn cact kali-n kalm nat-m spong
- **sitting** up in bed:
  - **agg**: *Colch Phos*
  - **amel**: *Ang* asaf *Cact Lach*
- **sleep**:
  - **after** | **agg**: lach staph
  - **during**: aesc alst am-c *Aur Calc Cann-i* ferr-i iber kali-bi kalm lach *Merc Merc-c Nat-c* ph-ac *Sep* spong sulph zinc
  - **going** to sleep; on | **agg●**: *Calc Carb-v* colch lach *Nat-m* phos sil **Sulph** visc
- **soup**; warm: *Lach Phos Puls*
- **speak**, unable to: **Naja**
- **spoken** to; when: aur-m
  - **loss**; of his: gels
- **standing** agg: agar aur-m-n cact dig *Ferr* kali-n *Lach Nat-m* sil
  - **long** time; for a: alumn
- **starting** from sleep: petr ph-ac
- **stiff**, as if: aur-m
- **stool**:
  - **after** | **agg**: *Agar* ant-t **Ars** caust **Con** crat grat
  - **during** | **agg**: *Ant-t* ars caust chinin-s con cycl ferr grat nit-ac petr *Sulph*
- **stooping** agg: ang cact *Cann-s* lepi *Nat-c Spig* sul-ac thuj thyr
- **stop**, must: aur
- **strain** of the heart: *Arn* borx *Caust* coca
- **stretching** out: phos *Prot*
- **sudden** (See appearing - suddenly)
- **suffocative** feeling, with: calc-ar
- **sun**, heat of agg: coff
- **supper** agg; after: cupr *Lyc Ph-ac* **Puls** rumx sol-t-ae
- **supra** ventricular: rauw thiop
- **surprise**; from a: *Coff* ferr
- **swallowing** agg: sol-t-ae
- **synchronous** with pulse | **not**: spig
- **talking** agg: cortico **Naja** (non: plat) *Puls* rumx
- **talking** in public; before: plat
- **tea**; after: agarin chin
  - **abuse** of tea; after: thea
- **thinking** about his wrongs agg: iod
- **thinking** of it agg: alumn *Arg-n Aur-m* bad *Bar-c* bar-m cact *Gels* ign *Lycps-v Ox-ac* sumb
- **throat**; with choking in: nat-m spong
- **thunderstorm**: *Nat-p Phos*
- **tobacco** from: acon agar *Agarin* agn ars cact calad conv dig *Gels* iber *Kalm* lycps-v *Nux-v* phos *Spig* spong staph *Stroph-h* tab thuj verat
  - **young** men; in neurotic: agn
- **trembling** of hands; with: bov thyr
- **tremulous**: *Ars* aur-ar bad *Calc* canth cic *Cocc* lach lyc *Mang Plb* staph

Palpitation – waking

- **tumultuous**, violent, vehement: abies-c absin acon aesc *Aeth Agar* alum alum-p alumn *Am-c* ambr *Aml-ns* ammc anan *Ang Ant-c Apis* **Arg-n Ars** ars-i ars-s-f asaf *Aur* aur-ar aur-i *Aur-m* aur-s bapt bar-c bar-i bar-s bell *Bism* bry cact **Calc** *Calc-ar* camph cann-i cann-xyz carb-ac *Carb-v Carbn-s* carc *Chel Chin Chinin-ar* cic cimic coc-c *Coca* coff *Colch* **Con** conv cop *Crat Crot-t* cupr cupr-s *Cycl* **Dig** dulc ephe *Ferr-m* gala gels **Glon** grat *Guaj* hell helo hep hyos iber **Iod** kali-ar **Kali-c** kali-chl *Kali-i* kali-m *Kali-n Kali-p* kali-s *Kalm Lach* lachn *Lil-t* Lob *Lycps-v Lyss M-aust* mag-m mag-p merc morph mur-ac *Naja* nat-ar nat-c **Nat-m** *Nux-m Olnd* ox-ac *Phos* phys *Plat Plb* prun **Puls** pyrog rhus-t rumx sang sec seneg **Sep** sil *Spig Spong Staph* stram stry *Sulph* sumb tab *Tarent* tell thuj *Verat* verat-v vesp viol-o *Viol-t* visc
  - **accompanied** by | **chorea** (= St. Vitus' dance of the heart): tarent
  - **chest**; as if heart beat throughout the: conv
  - **excitement** of mind; and: asaf
  - **heard** in back: absin
  - **jump** out of place; as if heart would: **Arg-n**
  - **sleep**; on falling asleep: sulph
- **turning**:
  - **bed**; in | **agg**: cact *Dig Ferr-i Lach Lyc Manc Naja Phos* **Sulph**
  - **side**; to | **right**: alum alumn
- **unrequited** affections, from (↗MIND - Ailments - love): *Cact Ign* **Nat-m** *Ph-ac*
- **urinary** complaints; with: aspar laur
- **urine**:
  - **copious**, with: coff
  - **scanty** with: apis
- **uterine** complaints: conv lil-t
- **vertigo**; with: adon aeth aml-ns bell bov cact cocc coron-v dig eucal iber *Kali-br* nux-m plat senec sep sil spig sulph tub
- **vexation** agg (↗MIND - Ailments - reproaches): acon agar *Aur-m* cham *Ign* iod **Lyc●** **Nux-v●** **Phos●** sep verat
- **violent** (See tumultuous)
- **visible**: agar ant-t *Ars Aur* aur-s bell bov camph cann-s **Carb-v** *Carbn-s* carc chel coloc con dig dulc glon *Graph* hell iber *Iod Kalm Lach* mez mur-ac naja nat-m nat-s nit-ac petr phyt plb *Puls* rhus-t sec sep *Spig Staph Sulph* thuj *Verat*
  - **children**; in: kali-c
  ○ **Apex** beat through clothing: mag-p
- **vomiting**; before: sang
- **waking**; on (↗SLEE - Waking - palpitation): acon agar *Alum* alum-p aran-sc **Ars** Benz-ac *Bufo Calc Cann-i Carb-an* chinin-s colch con eupi hep ign kali-bi kali-c kali-i kali-n **Lach** macro **Naja** nat-c *Nat-m* nit-ac *Ox-ac* petr **Phos** plat rhus-t *Sep Sil* spong staph sulph thuj zinc zinc-p
  - **lying** on left side; from: chinin-s
  - **menses**; before: alum
  - **startled** from a dream●: (non: dig) digin eupi merc rad-br **Rhus-t●** sil **Sulph●** zinc

Palpitation – waking	Chest	Perspiration

- **suddenly**: anan chinin-s con dios *Kali-bi Merc* sec
- **walking**:
  - **agg**: acon *Apoc* arg-n aur aur-ar aur-i **Aur-m** aur-s brom *Cact* calc chel dig glon iber *Iod Kali-i* lyc merc **Naja** nit-ac nit-s-d pneu saroth seneg *Sep Staph*
  - **air** agg; in open: ambr chel lyc *Nux-v* plat *Sep* sulph thuj
  - **amel**: *Arg-n* glon *Mag-m Nux-m Rhus-t*
- **continued**:
  - **air**; in open | **amel**: *Sep*
  - **eating** agg; after: phos
  - **rapidly**:
    - **agg**: **Aur-m** bufo euphr ferr ferr-p **Iod** kalm *Nat-m Ph-ac Phos Puls* **Sep** thuj
    - **amel**: *Arg-n Sep*
  - **slowly**:
    - **agg**: *Nit-ac*
    - **amel**: *Ferr Puls*
- **warm**:
  - **agg**: iod
  - **bathing** | **agg**: *Iod Lach*
  - **drinks**:
    - **agg**: lach
    - **amel**: nux-m
  - **room** | **agg**: am-c *Lach* puls
- **washing** hands | **cold** water; in: *Tarent*
- **water**; as if in: bov sumb
- **wine**: elaps flav *Naja Nux-v*
  - **except** port: iber
- **woman**, on seeing a (♂MIND - Homosexuality): *Puls*
- **worms**; from: spig
- **writing** agg: ferr-p nat-c upa
- ▽**extending** to:
  - O **Ear**: carc
  - **Throat**: graph kalm *Nat-m Spong*
  - O**Epigastrium**; in: med olnd

PARALYSIS: gels
- O**Diaphragm**: arg-n bell cact cimic con cupr mez mosch rhus-t sil stach
- **Heart**: acon *Ant-t* antip ars ars-i **Bell** *Bufo* cann-i cann-s **Carb-v** chlol chlor cimic *Crot-h Cupr Dig* ergot *Gels Hydr-ac Iod* jatr-u **Lach** lob-p *Merc-cy* **Naja Op** ox-ac *Phos* phys **Plb** sang sumb tub verat verat-v
  - **sensation** of: *Anan*
- **Lung**: am-c *Am-m Ant-ar* **Ant-t** arg-met *Arg-n* arn *Ars* ars-i aur bac **Bar-c** bar-i bufo *Calc* camph carb-ac **Carb-v Chin** con cupr cur dig diphtox dulc *Gels* graph grin hydr-ac *Iod* ip kali-cy kali-i **Lach** *Laur* lob lob-p **Lyc** lyss merc-cy morph *Mosch* mur-ac naja op *Phos* rhus-t samb senec solin *Solin-act* spartin *Stann* verat
  - **left**: asc-t
  - **children**; in: **Acon Ant-t** bell cham hep ip lyss merc **Samb** sulph
  - **old** people: *Ant-t Ars* aur **Bar-c** *Carb-v* **Chin** con **Lach** lyc *Op* phos verat

Paralysis – Lung: ...
- **scarlatina**; during: *Calc*
- **sensation** of: lob
- **left**: med

PERICARDITIS (See Inflammation - heart - pericardium)

PERSPIRATION: agar anac ant-t **Arg-met** arn asar bell ben **Bov** bufo **Calc** calc-p calc-sil canth *Cedr Chel* chin *Chlf* cimx **Cocc** *Crot-c* dros **Euphr** glon graph hep ip **Kali-n** *Lyc* m-arct m-aust merc merc-c nat-m nit-ac op *Petr Ph-ac* **Phos●** plb puls rhus-t sabad sec **Sel** seneg *Sep* sil spig rhus-t *Stry* tab thuj verat
- **daytime**: petr
- **morning**: bov *Cocc* graph kali-n
- **forenoon**: arg-n
- **afternoon** | **17-21 h**: chel
- **evening** | **walking** agg: chin sabad
- **night**: agar anac arg-met arg-n arum-i bar-c bell *Calc* kali-c nit-ac *Sep* sil stann sulph
- **midnight**: (non: lyc) nat-m ph-ac
  - **after**: lyc
  - **4 h**: sep
  - **5-6 h**: bov
- **sleep**: euphr
- **waking**; on: canth
- **chilliness**; during: sep
- **coition**; after: agar
- **cold**: agar *Camph* canth cocc hep lyc merc *Merc-c* petr seneg *Sep* stann
- **menses**; during: *Bell* kreos
- **offensive**: *Arn* carc euphr graph hep **Lyc** phos **Sel** *Sep* sil
- **oily**: *Arg-met*
- **profuse**: carc
- **red**: arn
- **walking** rapidly agg: nit-ac
- O**Abdomen** and chest; only on: (♂ABDO - Perspiration - and): arg-met cocc phos **Sel**
- **Axillae** (= Armpits): *All-c* aloe asar **Bov Bry** cadm-s *Calc* caps carb-ac carb-an *Carb-v* carbn-s carc cass **Cedr** chel *Cur* **Dulc** gymno *Hep Hydr* hyos **Kali-i** kali-p *Kali-s Lac-c* lach lappa laur lil-t lyc merc-c *Nat-m Nit-ac* osm ox-ac *Petr* phos prot psil **Rhod** sabad sanic **Sel Sep Sil** squil *Stry-p* sul-ac **Sulph** tab *Tell Thuj* tub verat viol-t zinc
- **daytime**: dulc
- **evening**: sabad
- **acrid**: sanic
- **brown**: *Lac-c* thuj
- **clammy**: *Stry-p*
- **cold** | **air** agg: bov
- **cold** perspiration: lappa
- **coldness**; during: tab
- **copious**: petr *Prot Sanic* sel thuj
- **eats** holes in the linen: iod psor sep sil
- **frosty** deposit in the hair; with: sel thuj
- **garlic**, like: *Bov Kali-p Lach* osm **Sulph** *Tell*
- **heat**; during: zinc

1256   ▽ extensions | O localizations | ● Künzli dot

| Perspiration | Chest | Phthisis |

- **Axillae**: ...
  - **offensive**. (↗EXTR - Odor; GENE - Odor of - offensive): apis bov *Calc* carb-ac cass con dulc **Hep** *Hydr Kali-c Lac-c Lach* lappa *Lyc* med merc-c nat-m nat-s **Nit-ac** *Nux-m* nux-v osm **Petr** phos *Rhod Sel Sep Sil Stry-p* **Sulph** *Tell* thuj tub
  - **menses**:
    - between: sep
    - during | agg: stram tell
  - **onions**; like: bov calc
  - **red**: arn *Carb-v* dulc gast **Lach Nux-m** nux-v thuj
  - **sour** smelling: asar sep
  - **yellow**: lac-c
- **Mammae**: arg-met arn bov calc hep kali-n lyc plb rhus-t sel sep
  - **morning**: bov cocc graph kali-n
  - **night**: agar bar-c calc kali-c lyc sil stann sulph
  - Between | fetid: *Nux-m*
- **Sternum**: Graph
  - **morning**: Graph

PETECHIAE: ars cop stram
- **purple**: ars
- **stellated**: stram

PHTHISIS pulmonalis (= pulmonary tuberculosis) (↗GENE - Tuberculosis): acal *Acet-ac* acon **Agar** agarin *All-s* aloe alumn am-c am-m ant-ar *Ant-i* ant-t arg-met arg-n arn **Ars** ars-br *Ars-i* ars-s-f arum-t atro aur aur-ar aur-m aur-m-n bac bac-t bals-p *Bapt* bar-c *Bar-m* bell berb beta blatta-o *Brom* bry *Bufo* calad (non: calag) **Calc** calc-ar calc-chln calc-hp *Calc-i* **Calc-p** *Calc-s* calc-sil calo cann-s *Carb-an Carb-v Carbn-s* carc card-m caust cetr chel *Chin* chinin-ar chlor cimic coc-c cod *Con Crot-h* cupr-ar cur dig *Dros Dulc Elaps* erio eupi ferr ferr-act ferr-ar *Ferr-i* ferr-m *Ferr-p* fl-ac form form-ac formal gad gal-ac *Graph Guaj* guajol ham helx **Hep** hippoz hydr hyos hyosin-hbr ichth **Iod** iodof ip kalag kali-ar kali-bi **Kali-c** *Kali-n Kali-p* **Kali-s** kali-sil *Kreos* lac-ac *Lac-d Lach* lachn laur lec led **Lyc** lycps-v mag-c malar *Mang* mang-act *Med Merc* mill *Myos-a Myrt-c* naphtin nat-ar nat-cac *Nat-m* nat-p nat-s *Nat-sel Nit-ac* nux-m nux-v *Ol-j* ox-ac petr *Ph-ac* phel **Phos** pilo pineal pix *Plb Polyg-a* **Psor Puls** pyrog ran-b rumx *Ruta* sabal salv samb *Sang* sarr sel *Senec Seneg Sep Sil* silpho slag spig **Spong Stann** stann-i stict still succ sul-ac sul-i **Sulph** tarent-c teucr-s thea **Ther** thuj thyr tril-p **Tub** tub-a tub-d urea vanad verb **Zinc** zinc-i zinc-p
- **accompanied** by:
  - **coldness**: lachn
  - **diabetes** (↗Lungs; complaints of the - accompanied - diabetes; GENE - Diabetes mellitus - accompanied - respiration): phos
  - **diarrhea**: acet-ac arg-n arn *Ars* ars-i calc *Chin Coto* iod iodof *Ph-ac Phos* sil
  - **dyspnea**: carb-v ip phos

Phthisis pulmonalis – **accompanied** by: ...
- **emaciation** (See GENE - Cachexia - tuberculosis)
- **hemorrhage** (↗incipient - accompanied - arteries): acal *Achil-m Acon* calc-ar ferr *Ferr-act Ferr-p Ham* helx *Ip* mill nit-ac nux-v *Phos* pilo-m solid tril-p
- **indigestion**: ars calc carb-v *Cupr-ar* ferr-act ferr-ar gal-ac *Hydr* kreos *Nux-v* stry tub-a
- **perspiration**: ars bry calc carb-v chin eupi ferr hep jab ph-ac phos samb sep sil stann sulph
  - **night**: *Acet-ac Agar* ars ars-i atro bol-la bry calc carb-v chin erio ferr gal-ac hep *Jab* kali-i lyc myos-s ph-ac phos pilo pilo-m *Salv* samb sec sep sil silpho stann sulph
- **respiration**; asthmatic: meph
- **vomiting**: kali-br kreos
  - **blood**: kali-br kreos
- **Heart**:
  - **weakness** of (See Weakness - heart - accompanied - tuberculosis)
- **Liver**; complaints of: chel
- **Mouth**; soreness in: lach
- **Tongue**:
  - **brown** discoloration: *Guaj*
  - **pale**: *Ferr*
  - **white** discoloration of the tongue: ars-i
- **acute**: ant-t *Ars Bry* calc calc-i *Chin Cimic* dros *Dulc* ferr ferr-act ferr-m **Ferr-p** *Hep Iod Kali-chl* kali-p *Kreos* lach laur led **Lyc** *Med* merc nat-m *Phos* pilo-m **Puls** *Sang* **Senec Sil** stann *Sulph* **Ther** tub
- **exacerbations** in all stages of: ferr-p *Kali-n*
- **menses**; from suppressed: **Senec**
- **beginning** (See incipient)
- **chronic**: myos-a sulo-ac
- **diarrhea**; from suppressed: ph-ac
- **discharges | suppressed**: bufo
- **epilepsy | suppressed**: bufo
- **fibrosis** (↗Fibrosis): bry calc sang *Sil* tub
- **fistula**; after operated anal: sil
- **florida**: *Ferr* med nat-p *Puls Sang* **Ther**
- **hemorrhage**; after: *Chin* ferr-p
- **incipient**: acal *Acet-ac Agar Ars-i Bry* cact **Calc** calc-i **Calc-p** calc-sil *Carb-v Dros Dulc* erig *Ferr* ferr-p **Hep** iod **Kali-c** kali-i **Kali-p** *Lach* lachn **Lyc** *Lycps-v* mang-act *Med* myrt-c *Nat-s* ol-j petr **Phos** polyg-a **Psor Puls** *Rumx Sang* sec **Senec Sil Stann** succ *Sulph Ther* thuj tril-p **Tub** vanad
- **accompanied** by:
  - **Arteries**; hemorrhage from (↗accompanied - hemorrhage): acal
  - **Tongue**; aphthae on: agar iod sulph
  - **fever**; without: acal
  - **Apex** of lungs: sulph
    - **left**: sulph
- **injury** to the chest, after: mill *Ruta*
- **last** stage: am-c ars bry **Calc Carb-v** *Chin Dros Euon* kali-n **Lach** led lob **Lyc** *Phel Phos Psor* **Puls** *Pyrog Sang Seneg* **Tarent**
- **lying** on side agg: calc

1257

Phthisis / Chest / Pulsation

- **miners**, from coal dust: carbn-s nat-ar
- **nursing** mothers: *Kali-c*
- **old** people: *Nat-s* seneg
- **painful**: acon *Bry* calc cimic guaj *Kali-c* myrt-c phos pix
- **pituitous**: *Aesc* **Ant-c Ant-t** ars *Bar-m* bell caust *Coc-c* dig *Dulc* **Euon Ferr Ferr-p Hep** *Kali-c* **Kali-chl Kali-i Kreos Lach Lyc Med** *Merc Merc-c* mill *Nat-s* nit-ac **Phos Psor** *Puls* **Sang Senec** *Seneg* sep *Sil* **Stann** sul-ac *Sulph* **Ther**
- **pressure** in intercostal muscles, from within outward, respiration agg; with**Asaf**
- **purulent** and ulcerative: am-c arn *Ars Ars-i* bell brom bry **Calc** *Carb-an Carb-v Carbn-s* chin con *Dros* dulc *Ferr* guaj *Hep* hyos **Iod** *Kali-c Kali-n Kali-p* kreos *Lach* laur led **Lyc** *Merc* nat-c nat-m *Nit-ac Nux-m* ph-ac *Phos Plb Psor Puls* rhus-t ruta samb sep *Sil* **Spong** stann *Sulph* zinc
- **stone**-cutters: calc *Hep* lach lyc *Sil* sulph
- **sycotic**: ars **Aur** *Aur-m* bar-c bry **Calc** *Carb-an* carb-v *Caust* cham chin *Dulc Ferr-p* Lach **Lyc Med Nat-s Nit-ac** *Phyt Puls* sep *Sil* staph sulph *Ther* **Thuj**
- **weather** agg; cold wet: *Dulc*
- **young** people; in: fil
- o **Bronchial** tubes: erio
- **Middle** lobes: phel

PLEURALGIA (See Pain - pleura)

PLEURISY (See Inflammation - pleura)

PLEURODYNIA (See Pain - intercostal - muscles)

PLEUROPNEUMONIA (See Inflammation - lungs - pleuropneumonia)

PLUG; sensation of a (↗*Pain - pressing - plug):* a m - m *Ambr* anac aur cupr *Kali-m Phos Ran-s* stict sulph tarax thlas zinc
o **Intercostal** region: anac aur caust cocc *Lyc Ran-s Verat*

PNEUMONIA (See Inflammation - lungs)

PNEUMOTHORAX *(↗Atelectasis):* acon-f arn chlorpr
- **injuries**; after: arn

POLLUTION; symptoms of heart and faintness are agg after: asaf

PRESSURE:
- **agg** | **clothes** agg; of: benz-ac con
- **amel**; arn asaf aur borx *Bry* bufo caust chin cina *Dros* eup-per ign kreos meny mosch nat-m nat-s plb puls sep verat verb
- **hand**; of | **amel**: *Cupr* sep
- **spine** agg; on: sec tarent

PRICKLING (↗*Tingling):* acon agar bufo cadm-s calc plat seneg
o **Axilla**; in: mez

PROTRUSION:
- **right** chest; stronger | **Ribs**: nat-m

PULSATION: acon agar alum am-m anac ars-h asaf *Aster* bapt *Bar-c* **Bell** bov bry *Cact* calad calc *Calc-p* calc-s cann-s *Caps* carb-v caust *Cham* chel cinnb coc-c *Coff* colch crot-t *Dig* dulc glon graph hed hura *Hydr* ign iod kali-bi *Kali-c* kali-n kali-p kreos lach lact lyc mag-m manc mang meny merc nat-c nux-m nux-v olnd paeon par *Phos Puls* ran-b rumx sang **Seneg** *Sep Sil Spig* squil stroph-s sulph thuj trom verat visc *Zinc*
- **morning**: am-m *Cact*
- **evening**:
  · **lying**:
    : **after** | **agg**: lyc
    : **bed**; in:
    : **after** | **agg**: mang
  o **Heart**; about: scut
- **night**: *Aster Puls* sulph
  · **sleep**; interrupting: **Puls**
  · **waking**; on: **Sulph**
- **breathing**:
  · **holding** breath | **amel**: sulph
- **cough** agg; during: manc
- **eating**; after: am-m asaf
- **lying** after eating agg: asaf
- **lying** down agg: meny
- **motion** agg: *Glon* phos
- **standing** agg: am-m
- **talking** agg: manc
- **trembling**: ars calc kreos *Nat-s Rhus-t* sabin *Spig* staph
- **walking** rapidly agg: nit-ac
- **wine** | **amel**: nit-ac
- **writing** agg: mag-s
o **Anterior** part: kali-n
- **Aorta**: plb sulph tarent
- **Axillae**: am-m cocc dulc iod lyc puls spong zinc
- **Clavicles**; region of: berb bry *Kali-c Myrt-c* rhod
  · **night**: nit-ac
- **Costal** cartilages: plat
- **Heart**: ars bar-c bov calad calc clem colch crot-t fl-ac glon graph hell lyc m-aust naja nux-v phos plb rhus-t sec sep sil stroph-s sulph zinc
  · **morning** | **bed** agg; in: graph
  · **ascending** agg: stroph-s
  · **shaking** the body: aloe alum ars bell bov glon nat-m rhus-t spig verat
  ▽ **extending** to | **Head**: stroph-s
  o **About**, as if: scut
- **Mammae**: *Bell* borx cench *Phos*
- **Ribs**: kali-c
  o **False** ribs: puls
- **Sides**:
  · **right**: asar chel crot-t dig ign ind paeon phos
    : **Lower** right side: phos
  · **left**: am-m cann-xyz gels graph meny nat-c sep *Thuj* zinc
    : **evening**: mag-c
    : **crackling**: sulph
- **Sternum**: ang ars-met chin *Lach* nat-m *Sil* sulph

Pulsation   **Chest**   Singing

- **Sternum**: ...
  - **right** side:
    - extending to | **Abdomen**; down: *Stict*
  - o **Behind**: bell
- **PURPURA**: kali-i phos
- **PURRING** *(⤢Noises)*: carb-v caust glon **Spig**
  o **Region** of heart:
  - noise in; purring *(⤢Noises)*: Glon iod pyrog *Spig* sulph
  - sensation of; purring: caust pyrog *Spig*
- **QUIVERING** (See Trembling)
- **RAISING ARMS** agg: *Acon* anac ang ant-c borx bry caps chin *Cupr* ferr kali-bi led plb puls ran-b sulph tarent tell thuj
- **RATTLING** in (See RESP - Rattling)
- **RAWNESS**, sternum (See Pain - sternum - raw)
- **REDNESS** (See Discoloration - redness)
- **RESTLESSNESS**: bell chin fl-ac led m-aust petr seneg staph thuj
  o **Heart**; about: anac arg-n *Ars* fl-ac lyss
- **RETRACTION** of nipples● *(⤢Inversion; Inversion - nipples)*: ars-i aster *Aur-m-n* bell-p cadm-met calc carb-an caul cimic con croc crot-t cund *Epiph* ferr-i *Frax* graph *Helon* hydr *Kali-br* lach lap-a *Lil-t* mel-c-s nat-hchls nat-s *Nux-m* phyt podo **Sars** scir *Sec Sep Sil* thuj tub ust
- **REVOLVING**; sensation as if the heart were: ant-t
- **RHEUMATIC** heart disease (See Pain - heart - rheumatic)
- **RIGHT** side; heart seems to be on the: *Borx* ox-ac *Phyt*
- **RISING**; sensation of something:
  o **Heart** *(⤢Heat - rising upward)*: caust coloc glon podo spong valer
  o **Throat**; from heart to *(⤢Heat - rising upward)*: caust glon phyt podo
- **RIVET** or bullet; sensation of a:
  o **Lungs** | **left**: sulph
  - **Mammae**; region of: lil-t
- **RUBBING**:
  - **Pleura** | **left**: tub
- **RUMBLING**: bros-gau cocc nat-m
  - audible:
    o **Sides** | **left**: cocc
  - lying down agg: bros-gau
- **RUSH** of blood (See Heat - flushes; Orgasm)
- **RUSHING** in heart region: caust
- **SARCOIDOSIS** pulmonalis *(⤢Fibrosis; GENE - Besnier-boeck-schaumann)*: ars-br *Ars-i Beryl* lyc *Mang-s* nat-ar parathyr pin-s puls tub *Tub-m* v-a-b

- **SCLEROSIS** of coronaries (See Arteriosclerosis)
- **SENILE** heart (See Heart; complaints - old)
- **SENSITIVE** *(⤢Pain - sore)*: Alum-sil am-c ang ant-t Apis aral *Arn* ars asc-t *Bry* calc calc-p calc-sil cann-s canth *Carb-v Caust* cimic cur *Eup-per* ferr-p ham helon *Iod* kali-c med *Merc* mosch naja naphtin nat-c *Nat-s* nit-ac nux-v *Ol-j Phos* pop-cand puls *Ran-b* ran-s *Rumx* ruta sang seneg sep spong stann stront-c sulph zinc
  - **cold** air; to: aesc *Ph-ac*
    o **Bronchial** tubes: all-s *Aral* bac calc-sil *Cham* chin *Cor-r Dulc Hep* iod kali-c mang-act *Merc* naja *Psor Sil Tub*
  - **touch**; slightest: ang
    o **Axillae**: kali-c nit-ac sul-ac
  - **Lower** part: nat-c
  - **Mammae** (See Pain - mammae - sore)
- **SEPARATED** sensation:
  - forcibly; as if separated | **Lungs**: elaps
- **SHAKING** of chest:
  - cough agg; during: aur bell bry calc-ar cench crot-h gels hyos kali-n *Lact Led* lil-t mag-s mez phos plb rhus-t
  - shuddering; with: mez
- **SHIVERING**: acon carb-an chin cina cocc *Dig* guaj hep kali-n **Meny Nux-v Plat** ruta spig staph
  o **Mammae** (See Chilliness - mammae)
- **SHOCKS** *(⤢Jerks)*: acon alum ang ant-t arn *Bufo* calc cann-s cham clem **Con** croc dulc *Graph* hep ind led Lyc m-arct mang meny mez mur-ac myrt-c nux-v ol-an olnd *Plat* rhus-t ruta sec seneg sep *Sulph* thuj zinc
  - cough; with: con Lyc *Seneg*
  - heart beat, with the: calc nux-v
  - sleep agg; during: *Lach* spong
  o **Heart**; region of: acon *Agar* alum ang ant-t arn *Aur Bufo Calc* cann-s **Con** gels glon *Graph* lach *Lith-c* lyss mang nat-m *Nux-v* phos phyt *Sep Sulph* tab *Zinc*
  - chill; during: calc nux-v
  - dinner; after: phos
  - lying agg: *Agar*
  - noise agg: *Agar Nux-v*
  - sleep agg; during: *Lach*
  ▽ extending to:
    - **Abdomen** and sacrum: nux-v
    - **Neck**; front of: graph
  - **Sides**:
    - **left**: mang sil sulph
    - **Upper** part | **breathing** deep agg: acon
- **SHUDDERING**: acon agar aur
  - right: aur gels
  - yawning agg: aur
  o **Mammae** (See Chilliness - mammae)
- **SIDES** | **Heart** seems to be on the right side (See Right)
- **SINGING** agg: am-c carb-an carb-v dros *Puls* stann *Sulph*

1259

Chest

Sinking — Swelling

SINKING sensation | **Heart** (See Weakness - heart - about)

SMALL chest:
- **sensation** as if chest were too small: both-ax ign
- o**Lung**; sensation of small right: abies-c

SMALL mammae: cham iod lyc nux-m onos sabal sulph
- **have** become smaller; mammae (See Atrophy - mammae)
- **one** mamma is smaller than the other: **Sabal**

SMASHED; sensation in side of chest, as if ribs were: ph-ac

SMOKE in chest; as if: ars *Bar-c* brom bry merc *Nat-ar*

SNAPPING like breaking a thread: podo

SNEEZING:
- **agg**: acon agar ant-t bell borx bry caust cina dros grat hydr kali-bi merc mez phos *Rhus-t* sec seneg sil sulph

SOLDIER'S HEART (See Palpitation - irritable)

SOUNDS (See Murmurs; Noises)

SPASMODIC motion in: arn

SPASMS of *(↗Pain - cramping):* acon aeth alum ang arg-met *Arg-n* Ars **Asaf** *Bell* bov *Bry* cact *Calc* camph *Cann-s Carb-v* Caust Cham chin *Cic* cina *Cocc* coff *Colch Cupr* dig *Elat Ferr* ferr-ar ferr-p *Gels Graph* Hep Hyos Ign Ip Kali-c kali-n kali-p *Lach* lact *Laur* led *Lyc* lycps-v mag-m *Merc* merc-c *Mez Mosch* nat-s nit-ac Nux-m Nux-v Op ox-ac petr *Ph-ac Phos* plb *Puls* rad-br *Rhus-t Samb Sang* sars sec sep spig spong staph *Stram* stront-c *Sulph* tab tarent thuj *Verat Vip Zinc* zinc-p
- **cold**; on becoming: mosch
- **colic**; with: *Cupr Sep* verat
- **compelling** him to bend forward: hyos ph-ac
- **cough** agg; during *(↗COUG - Convulsions; COUG - Convulsions - chest):* agar am-c ars chlor cina cupr ferr kali-c lach merc mosch samb sep *Sulph* verat
- **exertion** agg: ferr
- **frightening**: *Mosch*
- **heat** and congestion, with: puls
- **hysterical** *(↗Pain - hysterical):* ars **Asaf** bell cic *Cocc* convo-s *Mosch Stram* zinc
- **menses**:
  • **before** | **agg**: bov *Cupr Lach* puls
  • **during** | **agg**: cham *Chin Cocc Coff Cupr Ign*
- **respiration**; arresting: stram
- **walking** agg: ferr
- o**Bronchi**: ant-t ars asar bell calad camph canth cham chinin-s *Cocc* dros *Hell* hist *Ip Lach* lat-m laur *Mosch* nux-m nux-v ph-ac plb *Puls* rhus-t *Samb* sars sil spong verat
- **Coronaries**: squil
- **Diaphragm** *(↗Constriction - diaphragm):* *Arg-n* asaf *Bell Chel* cic coch cupr gels *Lob Mosch* oena ph-ac puls stann staph stram *Stry-xyz* verat

Spasms of: ...
- **Heart**: act-sp *Agar Arg-met* calc *Cupr Gels Lach* mag-p nux-m *Nux-v*
  • **chill**; during: calc nux-v
  • **lying** on back agg: arg-met
- **Sides** | **left**: cina

SPOTS:
- **discoloration** (See Discoloration - spots)
- **itching** (See Itching - spots)

SQUATTING agg: cadm-s

STAGNATION *(↗GENE - Stagnated):*
- **blood** stagnated in chest; as if *(↗GENE - Stagnated):* *Lob* seneg
- o**Heart**; sensation of stagnation in: lyc sabad zinc

STENOCARDIA (See Angina)

STENOSIS:
- o**Heart** | **Valves** (See Heart; complaints - valves - aortic - stenosis; Heart; complaints - valves - mitral - stenosis)
- **Lungs**: aspidin

STEPPING HARD agg | **Ribs**: rat

STIFFNESS: bapt ign *Puls* thuj
- o**Heart** | **Region** of: *Rhus-t*
- **Muscles**: acon lyc puls
- **Sternum**: con

STONE; sensation of a:
- o**Inside**: caust
- **Sternum**: arg-n

STONECUTTERS; complaints of: calc lyc nat-c nit-ac ph-ac puls sil sulph
- **accompanied** by | **weakness**: sil

STOOPING:
- **agg**: acon agar alum am-c am-m ang arg-met arn ars asaf borx bov bry cann-s caps carb-v chin cocc coloc cycl dig dros ferr-p glon hell ign laur led lil-t lith-c mang merc mez nat-c nit-ac nux-m olnd ph-ac phos psor puls ran-b rhod rhus-t seneg **Sil** spig spong squil stann staph sul-ac valer viol-t zinc

STOPPED (See Ceases)

STRAIN:
o**Heart**:
  • **had** been strained; as if: ant-t
  • **violent** exertion; strain of the heart from: *Arn Caust Nat-m Rhus-t*

SUPPURATION of lungs (See Abscess)

SUSPENDED | **Heart** was suspended from left ribs; as if *(↗Thread):* kali-c

SWELLING: ars bell bry cadm-s calc cann-s *Dulc* iod kali-bi kali-chl kali-m kali-n merc mez nat-c rhus-t sep *Sil Sulph*
- **sensation** of:
  o **Mammae**: benz-ac berb calc-p lach

1260 ▽ extensions | ○ localizations | ● Künzli dot

Chest

Swelling

○ **Axillae**:
- **scratching** after: nat-m
○ **Glands** (= Axillary glands): aesc aeth am-c **Am-m** anan anth anthraci *Ars* ars-i aster *Aur* aur-i aur-s **Bar-c** bar-i bar-s *Bell* brom cadm-s calc *Carb-an* chim *Chin Clem Coloc Con* crot-t cund **Hep** hydr *Iod Kali-bi* **Kali-c** kali-p kali-sil **Lach** *Lyc* **Merc** *Merc-i-r Nat-c Nat-m Nat-s* **Nit-ac** petr *Ph-ac* **Phos** *Phyt* psor *Puls Rhus-t* sars *Sep* **Sil** *Staph* sul-ac sul-i *Sulph* tell vesp
: **right**: nat-m
: **accompanied** by:
: **Mammae**:
. **cancer** in (See Cancer - mammae - accompanied - axillary)
. **pain** in: lac-ac
sore pain (See Pain - mammae - sore - accompanied - axillary)
: **Upper** arm; sore pain in: vesp
: **menses**:
: **before** | **agg**: aur
: **painless**: *Lach*
: **sensation** of: benz-ac
: **suppurative**: coloc sep sulph
- **Clavicles**: *Fl-ac* phos
- **Heart**:
- **sensation** as if *(⚯Enlarged - heart)*: acon alum anac *Ang* arn ars *Asaf* aur bapt bell bov brom bufo cact camph *Cann-s* caps cench cent cic cimic *Colch* conv dig eup-per glon grin iod *Kali-i* **kalm** **Lach** lil-t lycps-v *Med* naja phos phyt plb pyrog rhus-t rob ruta sep spig spong squil stront-c **Sulph** thea thlas verat-v zinc
: **burst**; progressive swelling as if heart would: spong
: **lying** on left side amel: ang
- **Mammae** *(⚯Hypertrophy - mammae)*: aeth all-s anan apis arn ars-i asaf *Aster* aur-s *Bell* bell-p brom *Bry* bufo *Calc Carb-an* castm *Cham Clem Con Crot-t Cupr* cur cycl *Dig Dulc* ferr graph helo *Helon Hep* kali-c kali-i *Lac-c Lach* lyc lyss *Merc* merc-c merl naja nat-c nat-m oci onos *Phos Phyt* pip-n plb psor **Puls** *Rhus-t* ruta sabad sabin samb **Sil** sol-a sol-o spig spong *Sulph* tarent tub urt-u vip *Zinc*
- **alternating** sides: lac-c
- **left** | **hard**, painful: cist
- **accompanied** by:
: **cancer** in mammae (See Cancer - mammae - accompanied - swelling)
: **leukorrhea**: dulc
- **Inguinal** glands; complaints of: oci
- **cicatrices** *(⚯SKIN - Cicatrices)*: Graph phyt **Sil**
- **cold** bathing agg: sabal
- **hot**: *Bell* bry *Calc Merc Phos* phyt
- **menopause**; during: sang
- **menses**:
: **after** | **agg**: cycl

Swelling – Mammae – menses: ...
: **before** | **agg**: alum bell bry *Calc* carb-v carc cham *Cocc* con kali-c kali-s *Lac-c* murx *Nat-m Phos Phyt Puls* rhus-t *Tub* zinc
: **during** | **agg**: bry calc canth *Cham Con* dulc graph helon kali-c lac-c mag-m merc *Murx Phyt Puls* sang sep thuj *Tub*
: **instead** of: dulc rat
- **neuralgia** of uterus, with each attack of: nux-v
- **nursing**: puls
- **painful**: arg-n *Aster Bell Bry* calc carb-an *Cham* clem *Con* dulc *Helon Hep* iod kali-m *Lac-c* lach *Med* merc onos *Phyt* plb rad-br sabal syph
- **secretion** of milk, with: *Asaf Cycl Tub Urt-u*
- **touch**; sensitive to: all-s
- **weaning**, after: all-s puls
○ **Glands**: aeth calc con oci *Phyt*
- **Nipples**: calc *Cham Lach* lyc *Merc* **Merc-c** orig phos sil sulph
: **right**: *Fl-ac* sulph
: **morning**: fl-ac sulph
: **Glands** about nipples: merc-c
- **Pectoral** muscles: ran-b
- **Sternoclavicular** joint: til
- **Sternum**, lower part of: sacch

SWIMMING in water; as if the heart were: borx bov *Bufo* sumb

TACHYCARDIA (See Palpitation)

TALKING:
- **agg**: alum bell borx *Bry* cann-s canth carb-an carb-v chel chin cocc ign kali-c led mur-ac nat-m plat puls ran-b rhus-t spong *Stann* stram **Sulph**

TENDERNESS (See Pain - sore)

TENSION *(⚯Constriction)*: acon agar am-c **am-m** arg-met arg-n arn ars asaf *Bell* brom bry calc cann-s carb-an *Caust* cham chin *Cic* cinnb cocc colch con dig dulc euph ferr graph hep ign kali-bi kali-c kali-n kreos lach lyc mag-m merc mez mosch mur-ac *Nat-m* nat-s nux-v olnd op *Phos Plat Puls* rheum *Rhod* rhus-t ruta sabad sabin seneg sep sil spig squil *Stann* staph sul-ac sulph tarax verat verb viol-t *Zinc*
- **cough** agg; during, *(⚯COUG - Tension)*: kali-n phos rhus-t stann sulph
○ **Axillae**: arg-n aur spig teucr zinc
- **Clavicles**: *Lyc* nat-m *Zinc*
- **left**: zinc
○ **Under**: calc-p crat *Lyc* rumx
- **Mammae**: *Bry* cycl puls
- **Ribs** | **Lower**: sulph
- **Sides** | **night**: kali-c

THREAD; as if heart were hanging or swinging by a: *(⚯Suspended - heart)*: aur dig kali-c lach lil-t lyc nat-m nux-m tub zinc
- **every** heart beat would tear it off; as if: lach

Throbbing / Chest / Ulcers

THROBBING (See Pulsation)
THROMBOSIS:
○ Lungs | **Artery**: aspidin
THROWING BACK:
- **shoulders** | **amel**: calc

TICKLING in: bar-c bufo *Calc* cham cist coc-c con graph ign *Iod* kali-bi kali-c *Lach* merc mez mur-ac nux-m *Ph-ac Phos* puls *Rhus-t* **Rumx** sep *Stann* sul-ac verat verb zinc
- **cough**; during (See COUG - Tickling - chest)
○ **Bronchi**; in: verat
- **Sternum**; behind: con sanic staph

TIGHTNESS (See Constriction; Oppression)

TINGLING (↗*Prickling*): acon agar ars cadm-s calc colch plat plb puls ran-b ran-s *Rhus-t* seneg spong stann
○ **Mammae** in: sabin

TOBACCO heart: apoc cact calad conv kalm saroth scop scut
- **cigarettes**; especially: conv

TREMBLING: ambr apis *Arg-met Arg-n Ars* benz-ac both-ax bov bros-gau *Calc* calc-p *Camph* carb-an *Carb-v* **Cic** *Cocc* dig kali-c kali-n *Kalm* lac-c lachn lact lappa manc merc nat-p nicc phos ruta sabin seneg **Spig** *Staph* ther zinc
- **noon**, toward: sulph
- **chilliness**; with: phos
- **cough**:
  · **during**:
    : **agg**: rhus-t
- **dinner**; after: zinc
- **inspiration** agg: ang
- **moving** the arms, on: *Spig*
  · **raising** to head: spig
- **painful**: benz-ac
- **weeping**; as from: stront-c
○ **Axillae**: mang
- **Heart** (↗*Fluttering*): absin aeth agar *Arg-met Arg-n Ars Ars-i Aur* aur-ar aur-s bad bell benz-ac bufo **Calc** calc-f *Camph* chin chinin-ar *Chinin-s* **Cic** cimic cina cinnb *Cocc* colch crot-h *Cupr*-ar **Dig** *Glon* helo *Iod* kali-n *Kalm* kreos *Lach* lachn **Lil-t** lith-c *Merc* merc-c *Mosch* naja *Nat-m Nat-p* nit-ac **Nux-m** nux-v op *Phys Plat Rhus-t Sep* **Spig** *Staph* stram stroph-h *Tab Tarent* thea *Ther* thuj verat
  · **forenoon**: bell
  · **evening**:
    : **bed** agg; in: anag cinnb
    : **sitting** agg: dig
  · **night**: ambr sep
    : **bed** agg; in: thuj
  · **ascending** stairs agg: *Nat-p*
  · **excitement**: lith-c
  · **lying**:
    : **agg**: iod
    : **side**; on:
    : **left** | **agg**: *Camph Tab*

Trembling – Heart: ...
  · **menses**; after: nat-p
  · **paroxysmal**: nit-ac
  · **pressure** agg: kali-bi
  · **sitting** agg: iod
  · **waking**; on: agar *Lach Merc*
- **Lungs**: sabin

TUBERCULOSIS:
○ **Bronchial** tubes: tub
- **Lungs** (See Phthisis)

TUMORS:
○ **Axillae**: ars-i *Bar-c* petr tell
  · **encysted**: bar-c
- **Mammae**: ars-br ars-i aster *Bell* berb-a brom bry calc *Calc-f* calc-i calen *Carb-an* cham chim clem **Con** *Cund* ferr-i gnaph *Graph* hecla *Hydr Hyos* iod kali-bi *Lach* lap-a lyc merc merc-i-f murx nit-ac osm ph-ac phel *Phos Phyt* plat *Plb-i* psor *Puls* sabin sang *Scir Scroph-n* sec *Sil* skook tep thuj thyr tub
  · **accompanied** by:
    : **perspiration**; hot: merc-i-f
    : **Stomach**; complaints of: merc-i-f
  · **fibrocystic**: phos phyt puls sil
  · **fibroid**: *Thyr*
  · **hard** scirrhus-like: con
  · **injury** from: arn
  · **painful**: hydr phyt
- **Mammary** gland; male:
  · **right**: thuj
  · **left** | **walnut**; like a: bar-c calc-p
  · **walnut**; like a: bar-c calc-p

TURNING:
- **around**; as if | **Heart**: aur *Cact* crot-h lach sol-t-ae stram tarent
- **over**:
  · **as if** | **Heart**: ant-t apis arn aur bell *Cact* calc camph caust crot-h lach laur lycps-v rhus-t *Sep* stram tab tarent
- **something** were turning over; as if: cact *Camph* chim crot-h lach stram

TWITCHING: calc cic
○ **Heart**; region of: acon *Aesc Arg-met Arn* camph canth carb-v chin crot-fl-ac helo lil-t lith-c *Mez* nat-m nux-v plb stram thuj zinc
  · **lying** on back agg: *Arg-met*
- **Mammae**: sulph
- **Muscles**; in: agar aloe anac ant-t ars asar bry calc cann-xyz chel chin cina coloc dros dulc kali-c lyc mez nat-c nat-m olnd plat puls seneg sep spig stann stram sulph tarax viol-t
  · **burning**: nat-c

ULCERS: *Ars* hep *Sulph*
○ **Axillae**: borx *Carb-an* con
- **Lungs**: **Calc** carb-v chin **Kali-c** kali-n *Led Lyc* mang *Nit-ac Phos* puls ruta sep *Sil* stann *Sul-ac* sul-i *Sulph Tub*

▽ extensions | ○ localizations | ● Künzli dot

Ulcers   **Chest**   **Weakness**

- **Mammae**: alum alum-sil ars ars-i ars-s-f aster *Calc* calen clem *Hep* hydr kreos *Merc* paeon *Phos* **Phyt Sil** sulph thuj
  - **right**: *Com*
  - **abscess**; at site of old: paeon
  - **accompanied by** | **cancer** of mammae (See Cancer - mammae - accompanied - ulcers)
  - **cancerous**: ars-i calc-sil hydr scroph-n sil
  - **scirrhous**, stinging, burning, odor of old cheese: **Hep**
  - **serpiginous**: borx
  o **Nipples**: anan *Arn Aur-s Calc* calc-ox calen carb-v *Castm* **Castor-eq** caust cham *Con Crot-t Cund Eup-a* gali ger *Graph* ham hep hipp *Merc* nit-ac *Paeon Phel* phos *Phyt Rat* sep *Sil* sulph thuj
- **Sternum** and Clavicle, over: *Calc-p*

UNCOVERING | **amel**: ferr sars

UNDULATION of heart; sensation of: *Benz-ac Spig*

URINATION:
- **delayed**; if desire to urinate is: lil-t

VAPOR in chest; sensation as if (See Smoke in)

VELVETY sensation in: ant-t
o**Lungs**: brom

VESICLES (See Eruptions - vesicles)

VIBRATION:
- **sensation** as if:
  o **Heart**: visc

VOMITING:
- **green** | **amel**: cocc

WARM:
- **applications**:
  - **amel**: bar-c phos

WARMTH; sensation of (See Heat - sensation)

WARTS: nit-ac thuj
o**Mammae**; on: castor-eq
  o **Nipples**: sep thuj
- **Sternum**; on: nit-ac

WATER, sensation of:
- **boiling** water was poured into chest; as if: **Acon**
- **cold** water were falling from the heart; sensation as if drops of: cann-s cann-xyz
- **hot** water pouring from chest to abdomen: sang
o**Heart** were in water; as if: bov bufo sumb
- **In** chest; sensation of water: bov *Bufo* crot-c hep samb
  - **hot** water in chest; as if: **Acon** cic *Hep* sang
    : **drops** of hot water: hep

WEAKNESS: acon agar ail aloe alum alum-sil alumn am-c am-m ammc **Ant-t Arg-met** *Arg-n Ars Ars-i* ars-s-f asc-t aur-ar bapt bell *Benz-ac* borx brom bufo cadm-s *Calc* calc-s calc-sil canth **Carb-v** *Carbn-s* carl chin chinin-ar coc-c cocc con cycl *Dig* gels *Hep* **Ign** iod kali-ar *Kali-c* kali-i kali-p kali-s kali-sil lact **Laur** manc mang merc nat-m nat-s nit-ac nux-v ol-j olnd

Weakness: ...
Ph-ac Phos Plat Psor puls **Ran-s** raph rhus-t ruta **Sang** sel **Seneg Sil Spong Stann Staph Sul-ac** sul-i **Sulph** thuj til tub zinc
- **left** side: arg-met
- **morning**:
  - **waking**; on: **Carb-v** dig
    : **lasting** until 15 h: merc-i-r
  - **evening**: ran-s
  - **lying** agg: *Sulph*
- **bending** forward | **amel**: nux-v
- **breathing** deep agg: carb-v *Plat*
- **cough**:
  - **agg**: carb-v graph *Nit-ac Ph-ac Psor Rhus-t* ruta sel sep **Stann** thuj
    : **menses**; before: graph
  - **hindering** cough: *Stann*
- **eating**; while: carb-an
- **exertion** agg; after: aloe alumn am-c *Arg-met Calc* canth *Carb-v* cocc *Dig* iod kali-c lob *Ph-ac* phos psor ran-s rhus-t ruta **Spong Stann** *Sulph*
- **expectoration**; after: **Stann**
- **lying**:
  - **amel**: alum
  - **side**; on | **agg**: *Sulph*
- **paralytic**: arg-met
- **reading**:
  - **agg**: sulph
  - **aloud** | **agg**: cocc *Sulph*
- **singing** agg: carb-v stann sulph
  - **beginning** to sing: **Stann**
- **sitting** for a long time agg: dig *Ph-ac*
- **speech**, impeding: *Calc* dig *Hep* ph-ac rhus-t *Stann* sul-ac *Sulph*
- **starting** from chest: seneg
- **sun**:
  - **walking** in the sun | **agg**: nat-m
- **talking** agg: arg-met calc cench *Ph-ac* rhus-t sil **Stann** sul-ac *Sulph*
  - **loud**: calc gels kali-c *Laur* **Sulph**
- **waking**; on: **Carb-v**
  - **amel**: ph-ac
- **walking**:
  - **agg**: *Lyss Rhus-t*
  - **air** agg; in open: nat-m *Rhus-t*
  - **amel**: *Ph-ac*
  - **rapidly**:
    : **agg**: *Kali-c*
    : **air**; in open: nat-m
▽**extending** to | **Body**; whole: seneg
o**Heart**: abies-c acet-ac acetan acon *Adon* adonin adren aesc *Am-c Am-caust Am-m* anh ant-ar ant-c *Ant-t Arn* ars ars-i aur aur-m benz-ac brom cact *Calc* calc-ar *Camph* carb-ac *Carb-v* cocc chel chin chinin-ar chlol cocc *Colch* conv crat croc *Crot-h* dig dios euon-a euph ferr gala gels glon graph grin *Hell* helo *Hydr-ac* iber kali-ar kali-bi kali-br *Kali-c* kali-chl kali-cy kali-fcy kali-m kali-n kali-p kali-perm kali-sil kassn kola *Lach* lil-t lob lycps-v merc merc-sul morph mosch naja narc-ps nat-m nit-ac

Weakness

- **Heart**: ...
nux-m nux-v olnd op parathyr parth petr ph-ac phase *Phos* phys *Phyt* plb prun prun-v psor pyrog rhus-t sang sarcol-ac saroth ser-ang sol spartin spartin-s spig squil stroph-h sumb tab thyr *Verat* vip zinc-i
  - **accompanied** by:
    - **anemia** (See GENE - Anemia - accompanied - heart)
    - **bronchiolitis**: ant-ar
    - **constipation**: apoc cact dig kali-c lach lil-t naja nat-m phyt spig
    - **dropsy** (↗ *GENE - Dropsy - external - heart)*: Acetan Adon Apoc Ars ars-i asc-c aspar cact *Coffin* coll *Conv Dig* iber lach lycps-v olnd saroth ser-ang squil *Stroph-h*
    - **metrorrhagia**: am-m dig
    - **obesity**: am-c
    - **palpitations**: coca dig
    - **respiration**; difficult (↗*Heart; complaints - accompanied - respiration; Heart; complaints - accompanied - respiration - difficult):* calc-ar
    - **tuberculosis**: ars-i
    - **vomiting**: ars camph *Dig*
    - **Face**; flushing heat of: lach
    - **Lungs**:
      - **cancer | dyspnea**: hydroq
      - **complaints** of the: spartin
    - **Spine**; flushes of heat up: lach
- **arteriosclerosis**, in *(↗Arteriosclerosis)*: cact
- **cold** room, after walking in the hot sun agg; after entering a: **Rhus-t**
- **collapse**, as if she must fall; with sensation of: gala
- **dyspnea**; with sinking, coldness and | 3 h; at: **Am-c**
- **infection**; after: crat
- **influenza**; after: iber
- **nervous** and hysterical people; in: adren cact *Iber* ign *Lil-t* lith-c *Mosch Naja* pilo prun saroth spartin *Spig* tab *Valer*
- **tendency**: cact
○ **About** the heart; sensation of weakness: alum-p ambr arg-n ars *Ars-i Aur Aur-m* bell calc-ar cann-xyz cham cic crat dios gels hyper kali-bi kali-c lach lat-m lil-t lob *Merc Naja* nat-m **Nux-v** op petr *Ph-ac* pyrog **Rhus-t●** sang streptoc sulph sumb tarax thuj zinc
  - **tired** feeling (See about)
- **Myocardium**: adon arn chinin-ar conv *Dig* influ laur sarcol-ac spartin-s stigm streptoc zinc-i
  - **fever**; during: eberth
  - **neurotic** persons; in: spartin-s
- **Lungs**: ail arum-t carb-v phos
  - **accompanied** by **| cough**: ant-t
- **Sternum**: zinc

Chest

WEIGHT:
- **fall** from pit of chest to abdomen; seems to (See Falling - weight)
- **sensation** of weight on chest (See Oppression)

WHIRLING; sensation of | Heart; about: ant-t *Cact Iod* rhus-t

WINE:
- **agg**: ant-c borx nux-v ran-b

WOOD nailed between heart and lungs; sensation of: buth-a

YAWNING agg: alum am-c aur borx canth croc graph hep ign mur-ac nat-s olnd phel phos stann sulph

AXILLA; complaints of (= Armpits): agn am-c am-m anac arg-met arn ars asar bar-c bell borx bov bry *Calc* canth caps *Carb-an Carb-v* caust chel chin *Clem* cocc colch coloc *Con* cupr dig dulc graph *Hep* iod kali-c lach laur lyc mag-c mang meny merc mez nat-c nat-m nit-ac olnd petr ph-ac *Phos* plb puls rhod rhus-t ruta sabad sel seneg *Sep Sil* spig spong squil stann staph sul-ac *Sulph* teucr thuj valer verat viol-t zinc
- **alternating** sides: colch
○ **Glands**: acon-l am-c am-m arg-n ars asar *Aster* bar-c bell **Calc** *Carb-an* clem coloc *Con* cupr elaps graph **Hep** *Iod* jug-r kali-c *Lac-ac* lyc nat-m nat-s nit-ac ph-ac phos phyt raph rhus-t **Sil** *Staph* sul-ac *Sulph*

CARTILAGES; complaints of the: *Arg-met*

DIAPHRAGM; complaints of: apis asar asc-t bry cact cimic cupr ign nux-m nux-v ran-b sec spig stann stram stry sulph verat verat-v zinc

HEART; complaints of: the: abies-n **Acon** adon alum *Am-c* am-m ambr aml-ns ammc anac anemps ang ant-t apis apoc arg-met arg-n **Arn Ars** *Ars-i* asaf asar asc-t aster **Aur** aur-ar aur-br aur-i **Aur-m** *Bad* **Bar-c Bell** benz-ac bism borx bov *Brom* bry bufo **Cact** *Calc* calc-ar calc-f camph cann-s canth carb-an carb-v *Caust Cench* cere-b cham chin *Cimic* clem coc-c coca cocc colch **Coll** coloc con conv coron-v cot crat croc *Crot-c Crot-h Cupr* cycl *Dig* digin dirc dros dulc fago ferr *Ferr-p* gels glon graph grin hell hep *Hydr Hydr-ac* hyos *Iber Ign Iod* iodof ip jab kali-bi kali-c *Kali-chl* kali-m kali-n *Kalm* kreos lac-d **Lach** *Laur* led lepi *Lil-t* **Lith-c** *Lob Lyc Lycps-v* m-ambo m-arct m-aust mag-c mag-m magn-gr mang meny *Merc* merc-c mez *Mosch* mur-ac myric **Naja** nat-c nat-i *Nat-m* nit-ac nux-m **Nux-v** olnd op ox-ac par petr ph-ac *Phase* phase-xyz *Phos* phys phyt pilo plat plb polyg-pe pop-cand prun prun-p *Psor* **Puls** pyrus ran-s rhod rhus-t rumx ruta sabin sacch sars sec seneg *Sep* ser-ang sil spartin spartin-s **Spig Spong** squil staph stigm stront-c stroph-h *Stry* sul-ac sulph sumb tab tarent tax thea thuj thyr tub tub-m valer *Verat* verat-v verb viol-o viol-t *Zinc* zinc-i
- **accompanied** by:
  - **ascites**: aur
  - **collapse**: dig naja
  - **constipation**: spig
  - **constricting** pain of the heart: *Cact*

1264 ▽ extensions | ○ localizations | ● Künzli dot

Chest

- **convulsions**; epileptic (See GENE - Convulsions - epileptic - during - heart)
- **diplopia**: lach
- **dropsy** (See GENE - Dropsy - external - heart)
- **faintness** (See GENE - Faintness - heart - disease)
- **goitre**; toxic (See EXTERNAL - Goitre - exophthalmic - accompanied - heart)
- **hemorrhage**: cact crat lycps-v
- **hemorrhoids**: cact coll dig
- **hoarseness**: hydr-ac nux-m ox-ac
- **hyperthyroidism**: flor-p
- **indigestion**: abies-n
- **lachrymation**: am-c spong
- **menses**; complaints of: cact
- **perspiration**: spong
- **reaction**; lack of (See GENE - Reaction - lack - accompanied - heart)
- **respiration** (↗*Weakness - heart - accompanied - respiration; RESP - Asthmatic - heart - complaints)*:
  : **complaints** of: cact carb-v *Kalm* spig spong stroph-h sumb tarent
  : **difficult** (↗*Weakness - heart - accompanied - respiration; RESP - Asthmatic - heart - complaints)*: acon *Acon-f Adon Adren* am-c apis arn ars ars-i *Aspar Aspidin* aur auri-b bism-met buth-a cact *Calc-ar* carb-v *Chinin-ar* cimic cinnb coll conv crat dig *Glon Iber* kali-n kalm lach **Laur** *Lycps-v* magn-gr naja op ox-ac *Queb* sarcol-ac ser-ang spig spong stroph-h stry-ar sumb **Tarent** thyr visc
- **rheumatic** complaints (↗*Pain - heart - rheumatic)*: Lith-c
- **sleeplessness** (See SLEE - Sleeplessness - accompanied - heart)
- **uremia**: *Ser-ang*
- **urinary** complaints and difficult respiration (See BLAD - Urinary - accompanied - heart)
- **urination**; urging for: dig
- **urine**:
  : **albuminous**: spartin
  : **scanty**: ser-ang stigm stroph-h
- **vertigo**: adon aml-ns eucal kali-c kalm lach lil-t naja ol-an phos plat *Spig* sulph verat
- **vision**; loss of: lach
- **weakness**: dig
o **Abdomen**; complaints of: merc-i-f
- **Elbows**; pain in: arn
- **Eyes**:
  : **closed**: spong
- **Fingers**; numbness in: acon *Cact* iber ox-ac rhus-t spong thyr
- **Hand**:
  : **left**:
    : **numbness**: acon *Cact* rhus-t
    : **swelling**: *Cact*

- **accompanied** by: ...
- **Head**:
  : **complaints**: cact calc crot-h dig glon kalm lach merc-i-f naja phos spig
  : **pain**:
    : **Forehead**: naja
    : **Temples**: naja
- **Hip** pain: lith-c
- **Intestines**; cancer in (See ABDO - Cancer - intestines - accompanied - heart)
- **Kidneys**:
  : **complaints**: calc-ar lycps-v *Ser-ang* squil
  : **dropsy**; and: squil
  : **inflammation**: adon ars *Coffin Dig* glon *Saroth* stroph-h verat-v
- **Liver**; complaints of the: agar aur cact calc dig mag-m myric
- **Lower** limbs | **swelling** of the: stigm
- **Ovaries**; complaints of the: tarent
- **Ovary** and difficult respiration; pain in left (See FEMA - Pain - ovaries - accompanied - heart)
- **Retina**; congestion of: cact
- **Skin**:
  : **coldness** of: dig
  : **discoloration**; yellow: dig
- **Stomach** | **Epigastrium**; sinking sensation at: lepi
- **Thyroid**; complaints of the: am-c ars bufo cact *Crot-h* diphtox lach lat-m lyc lycps-v penic phos *Spong* thyr
- **Upper** limbs:
  : **right** | **complaints** of: ars kalm merc-i-f merc-i-r
  : **left**:
    : **numbness**● (↗*Hypertrophy - heart - numbness)*: Acon **Cact** cimic dig *Glon* kalm *Lach* lat-m lepi *Naja* ox-ac phos **Rhus-t** *Spig Sumb*
    : **pain** (↗*Pain - heart - region - extending; Pain - heart - region - extending - upper limbs - left)*: acon agar aur **Cact** calc-ar chim *Cimic Crot-h Dig* iber *Kalm Lat-m* lepi lyc med **Rhus-t** spig *Tab*
    : **weakness**: acon dig
    : **numbness**: both-ax
- **alternating** with:
  - **aphonia**: ox-ac
  - **drawing** pains: acon
  - **hemorrhoids**: coll
  - **hoarseness**: ox-ac
  - **rheumatic** complaints: benz-ac
  - **urine**; sediment in: benz-ac colch
  - **voice**; lost (See aphonia)
  o **Head**; complaints of: aml-ns ferr glon nux-m stroph-h tab
- **Joints**; pain in (See EXTR - Pain - joints - alternating with - heart)
- **Uterus**; complaints of: conv lil-t
- **arteriosclerotic** (See Arteriosclerosis; GENE - Arteriosclerosis)
- **ascending** agg: am-c
- **blood** calcium disorders; after: parathyr

Heart – children

- **children**; in: ant-t
- **chill**; during: cact
- **chronic**: crat
  - **accompanied** by:
    : **weakness**; general: ars crat
    : **excessive**: crat
- **collapse** states; after: verat
- **congenital**: laur
- **contradict**; with disposition to (See MIND - Contradiction - disposition - heart)
- **degenerative**: *Bar-c*
  - **old** people; in | **men**; old: bar-c
- **diarrhea**; from suppressed: abrot
- **edema**:
  - **with** (See GENE - Dropsy - external - heart)
  - **without**: *Ser-ang*
- **excitement**; slightest: coll
- **followed** by | **hemorrhoids** (See RECT - Hemorrhoids - heart)
- **gout**; after: colch
- **infectious** disease; after: naja
- **influenza**; after: adon
- **irritability**, with (See MIND - Irritability - heart)
- **liver** disorders; after: psor
- **menses**:
  - **before** | **agg**: *Cact* crot-h eupi lach *Lith-c* sep spong
  - **during** | **agg**: *Cact* crot-h eupi lach *Lith-c* sep spong
- **mitral** regurgitation: adon *Apoc* cact crat gala kali-c laur phos psor ser-ang spong stroph-h
- **morphinism**; after: spartin-s
- **motion**; after slightest: maland
  - **amel**: bell-p
- **neuralgia**; with: spig
- **old** people; in: ars-i bar-i crat
- **overlifting** agg: *Caust*
- **rheumatism**; after: *Acon Adon* ars aur aven benz-ac bry cact *Caust* cimic colch crat dig gels ign kal *Kalm Lach* led lith-c lycps-v naja nat-m phyt prop puls rham-cal *Rhus-t* spig verat-v
- **sadness**; with (See MIND - Sadness - heart)
- **sleep**:
  - **after** | **agg**: lach
  - **during**: lach
- **tea**; after abuse of: thea
- **thyroid** glands; after overactivity of (= thyrotoxicosis): dys thyr
- **tricuspid** regurgitation: *Apoc* cact crat gala kali-c laur psor ser-ang spong stroph-h
- **warm** room agg: am-c
▽**extending** to:
  ○ **Axillae**: kali-n lat-m seneg thyr
  • **Head**: cinnb glon lachn lil-t lith-c med nux-m phos sep spig spong stroph-h
  • **Scapulae** | **left**: *Agar* aloe cimic *Kali-c Kalm* lach laur lil-t mez *Naja* rhus-t rumx **Spig** sulph tab ther thuj
○**Aorta**: : aur crat dig

Chest

Heart: ...
- **Apex** of heart: apis brom cact chinin-s cimic cycl kali-bi lil-t lycps-v sulph
- **Coronaries**: crat
- **Myocardium**: ars-i bacls-7 coenz-a coxs crat phos pitu-gl sacch spartin staphycoc sulph
  • **accompanied** by | **pericardial** damage: coxs
- **Pericardium**: acon ant-ar apis ars bry colch coxs crat kali-c kalm naja spig spong squil
- **Region** of the heart: arg-n staph
  • **accompanied** by | **dropsy**: coll
- **Valves** (↗*Murmurs - cardiac; Murmurs - cardiac - valvular; Heart failure - accompanied - valves)*: acon *Adon* apoc *Ars Ars-i* aur aur-br aur-i *Bar-c* cact calc calc-f camph colch *Conv Crat Dig* ferr galan glon iod *Kali-c Kalm* lach laur lith-c *Lycps-v* naja ox-ac phos plb *Puls* rhus-t sang ser-ang spartin spig spong stigm stroph-h syph tarent thyr visc zinc-i
  • **accompanied** by:
    : **cough**; dry: phos
    : **palpitations**: kali-c
    : **rheumatic** pains: colch lith-c
    : **sexual** disturbances or diseases: visc
    : **Heart** failure (See Heart failure - accompanied - valves)
    : **Lungs**; hemorrhage of: cact crat *Lycps-v*
  • **children**; in: naja
  ○ **Aortic** valve (↗*Murmurs - cardiac - valvular - aortic)*: aur kalm
    : **insufficiency**: adon cact
    : **regurgitation**: adon
    : **stenosis**: adon naphthoq
  • **Mitral** valve (↗*Murmurs - cardiac - valvular - mitral)*: coll kali-c psor stroph-s
    : **insufficiency**: adon kali-c laur
    : **regurgitation**: *Apoc* cact dig laur psor stroph-s
    : **stenosis**: adon
  • **Tricuspid** valve | **regurgitation**: *Apoc* cact laur psor stroph-h
- **Ventricles**:
  • **left** | **acute**: acon-f

Lungs

LUNGS; complaints of the: calc-p parathyr
- **right**: elaps
  • **complaints**; from acute or chronic: sang
- **left**: bac tub
- **accompanied** by:
  • **collapse** (See GENE - Collapse - accompanied - lungs)
  • **diabetes** (↗*Phthisis - accompanied - diabetes; GENE - Diabetes mellitus - accompanied - respiration)*: calc-p
  • **jaundice**: card-m chel hydr
  • **measles**: tub-a
  • **vision**; loss of: lach
  ○ **Heart**; weakness of the (See Weakness - heart - accompanied - lungs - complaints)
  • **Liver**; complaints of: card-m chel hydr
- **chronic**: petr
- **eczema**; after suppressed: ars

1266 ▽ extensions | ○ localizations | ● Künzli dot

Chest

Lungs

- **hopefulness**; with (See MIND - Hopeful - lungs)
- **nervous**: ol-an
- **old** people; in: *Bac*
- **smallpox**; after: acon *Ant-t* bry *Phos* sulph verat-v
○ **Apex** of lungs | **right**: *Borx* elaps
- **Base** | **left**: nat-s
- **Central** third | **right**: sep
- **Upper** third | **right**: ars

MAMMAE; complaints of: acon alum am-c ambr *Apis* Arn Ars asaf bar-c *Bell* borx Bry bufo *Calc* camph cann-s **Carb-an** carb-v caust **Cham** chim *Clem* cocc coloc **Con** croc cupr dig dulc ferr graph guaj *Hep* hydr iod kali-c kreos lac-ac lac-c laur lepi lyc mang merc mez nat-c nat-m nit-ac nux-m nux-v oci op orig petr ph-ac phel **Phos Phyt** plb *Puls* ran-s rheum rhus-t ruta sabal sabin samb scroph-n sep **Sil** *Sulph* thuj urt-u verat zinc
- **alternating** sides: puls
- **right**: apis bell borx carb-an con ign kali-bi murx phel sang **Sil**
  ▽ extending to | **Scapula**: merc
- **left**: borx bov calc cist fl-ac lach lil-t *Lyc Phel* sabad
  • **menses**; before: bung-fa
  ▽ extending to:
    ⁞ **Head**: glon
    ⁞ **Upper** limbs; left: aster
- **alternating** with | **Teeth**; complaints of: kali-c
- **flat** (See Atrophy - mammae)
- **large** (See Hypertrophy - mammae)
- **menses**; before: bry bung-fa calc chin *Con* cycl helo kali-**Kali-m** kreos **Lac-c** lyc merc ol-an *Phyt* puls sang spong
- **sensitive** mammae (See Pain - mammae - sore)
▽ extending to
  ○ **Abdomen**: phel sang
  • **Arms**: lith-c
  ⁞ **Inner** side: aster
  • **Axilla**: brom
  • **Backward**: **Crot-t** laur lil-t til
  ⁞ **left**: form
  • **Fingers**: aster lith-c
  • **Head**: lac-ac
  • **Shoulder**:
    ⁞ **left**: sang
    ⁞ **Between**: phel
○ **Below**:
  • **right**: carb-an caust chel **Cimic** *Graph* laur lil-t merc-i-r *Phos Sulph* ust
  • **left**: apis bry *Cimic* con kali-c lach mez phos sulph thlas *Ust* visc
- **Nipples**: acon agar *Arn* bell bism bry calc camph cann-s carb-an caust *Cham* cic cocc con **Graph** hep ign **Lyc** m-arct m-aust mang *Merc* mez mur-ac nit-ac nux-v par petr phos plb **Puls** ran-s rat rheum rhus-t sabad sabin sars sep sil **Sulph** thuj zinc
  • **left**: nat-s pyrog rumx
  ▽ extending to:
    ⁞ **Backward**: crot-t phel
    ⁞ **left**: sulph

Mammae; complaints of - **Nipples** - extending to: ...
  ⁞ **Scapula**: crot-t
○ **Under**:
  ⁞ **left**: asc-t rumx
  ⁞ **accompanied** by | **palpitation**: asc-t

RESPIRATORY tract; complaints of: *Acal* am-m *Ant-t Cann-s* chlor cop dros euph ferr-p iod menth phel *Samb* sang spong stann still verb yohim zing
- **accompanied** by | **measles**: *Ant-t* bell *Bry* calc chel ferr-p iod *Ip* kali-bi kali-c *Phos* rumx sil *Stict* sulph verat-v viol-o
- **acute**: iod
- **alternating** with | **Joints**; pain in (See EXTR - Pain - joints - alternating with - respiratory)
- **catarrh**: osm-met
  • **acute**: just
- **inflammation**: phos
- **irritation**: osm-met
- **obstruction**: ambro
○ **Mucous** membranes: am-c squil

RIBS; complaints of:
▽ extending to | **Upward**: apis
○ **Along**: apis
- **Between**: acon aesc aml-ns arn ars asc-t aster bell bry chel cimic mag-p mez nat-m nux-v par phos puls ran-b rhod rhus-t sil spig tab verb zinc
- **False** ribs: benz-ac
  • **right**: berb
  • **left**: arg-n
- **Fifth** rib and sternum:
  • **right**: mag-c thuj
  • **left**: ox-ac
- **Short** ribs (See false)
- **Under**: apis chin sulph ter

STERNUM; complaints of:
▽ extending to:
  ○ **Abdomen**: stict
  • **Back**: kali-bi kali-i merc-sul
  • **Spine**: con stict
  ○ **Under** sternum: am-c aur calc *Caust* cham gels iod phos rhus-t *Rumx* sang
    ▽ extending to | **Axilla**: kali-n

VALVULAR heart disorders (See Heart; complaints - valves)

Chest

▽ extensions | O localizations | ● Künzli dot

Abscess — Back — Clothes

ABSCESS: asaf *Hep* iod lach mez *Ph-ac Sil* staph *Sulph* tarent *Tarent-c*
○ **Cervical** region: calc *Lach Lyc Petr* ph-ac phos psor sec sil sul-ac *Tarent-c*
  · **cicatrices**; old (↗*SKIN - Cicatrices*): **Sil**
- **Coccyx**, just below (↗*RECT - Abscess - below*): paeon
- **Lumbar** region: *Calc-p* **Sil** staph
- **Psoas** (↗*EXTR - Abscess - lower - psoas*): arn chin *Cupr Ph-ac Sil* staph sulph symph syph

ABSENT:
○ **Vertebrae** | **sensation** as if: vertebrae are absent: mag-p

ADHERENT:
○ **Dorsal** region | **Scapulae**: ran-b

AIR AGG.; DRAFT OF: calc-p caust nux-v sumb
○ **Cervical** region: *Calc-p* hep lach merc psor sanic *Sil* stront-c
- **Dorsal** region | **Scapulae**; between: caust hep
- **Nape**; on: *Hep* kali-ar *Merc* sanic *Sil*
- **Spine**: *Sumb*

ANEMIA | **Spinal** cord: agar *Plb Sec* stry-p tarent

ANKYLOSING spondylarthritis: allox carc mand med sarcol-ac tub-r

ANKYLOSIS | **fibrous** ankylosis: tub-r

ARCHING of the back (See Opisthotonos)

ASLEEP; sensation as if (↗*Numbness*):
○ **Cervical** region: spig
- **Dorsal** region | **Scapulae**: anac arg-met calc
- **Lumbar** region: berb phos

ATROPHY:
○ **Muscles** | **Long** muscles: thuj
- **Spine** | **Muscles**: bov calc caust cortiso *Kali-hp* **Kres** mang merc plb *Plb-act* sec stry sulfa *Syph* thal

BACKACHE (See Pain)

BAND sensation (See Constriction)

BAR in the back; feeling as if a: ars lach

BENDING:
- **backward**:
  · **agg**: *Bar-c* calc-p chel cimic con fl-ac kali-c nux-v plat puls rhus-t
  · **amel**: cycl ign lach nat-m petr puls rhus-t sabad sabin sil
  · **sensation** of:
    : **Coccyx**: mag-p
- **forward**:
  · **agg**: mang pic-ac
- **head**:
  · **forward**:
    : **agg** | **Cervical** region: cimic lyss rad-br

BIFIDA; spina (See Spina bifida)

BLOATING | **Cervical** region: cact

BLOOD; extravasation of:
○ **Lumbar** region: crot-h

BLOW:
- **sensation** as from a:
  · **shock**; or sudden: bell cic *Sep* stann
  ○ **Spine**: dig

BLOWING THE NOSE agg:
○ **Cervical** region: kali-bi
- **Lumbar** region: calc-p dig

BLUISH:
- **right** side of back: vip
○ **Cervical** region | **Nape** of neck: ars *Lach Rhus-t*

BOARD; as if lying on a: bapt sanic

BOILS (See Eruptions - boils)

BREATHING:
- **agg**:
  ○ **Dorsal** region | **Scapulae**: am-m
  · **Sacrum**: merc
- **deep**:
  · **agg**: arg-met carb-an coloc *Hep* kali-n spig sulph verb
    : **Cervical** region: chel
    : **Spine**: chel ruta

BROWN (See Discoloration - brown)

BRUISES on spine (See Injuries)

BUBBLING sensation in: lyc petros tarax
- **Cervical** region: lyc
- **Dorsal** region:
  ○ **Scapulae**: asaf berb kali-c lyc m-arct spig squil sulph *Tarax*
    : **right**: *Tarax*
    : **left**: spig
    : **Beneath**: lyc squil
- **Lumbar** region: ang berb lyc sep
  · **lying** and rising from a seat agg: berb

BUZZING sensation:
○ **Dorsal** region:
  ○ **Scapula**; under | **left**: kali-m

CALCAREOUS deposits | **Spinal** cord: vario

CALCIFICATION of spine (See Caries; Curvature)

CANCER:
○ **Cervical** region: hydrc
- **Spine** | **metastasis**: tell

CARBUNCLES (See Eruptions - carbuncle)

CARIES of spine (↗*Curvature*): ph-ac *Sil* syph
○ **Lumbar** vertebrae: *Sil*

CAUDA EQUINA (See Compression)

CHEWING agg | **Cervical** region: form

CHILLINESS (See Coldness)

CLOTHES:
- **agg** | **Cervical** region: caust

1269

Back

COCCYGODYNIA (See Pain - coccyx)

COITION:
- **agg** | **Spine**: nit-ac
- **during**:
  - **agg**: cob ferr mag-m nat-m *Nit-ac* sabal staph sulph
  - **Lumbar** region: cob

COLD CLOTH; sensation of a (See Coldness - lumbar - cold; Coldness - sacral - wet; Coldness - spine - wet)

COLDNESS (= chilliness): *Abies-c* acon aesc agar allox alum alum-p alumn am-br am-c *Am-m* anac (non: anag) ang aphis apis *Arg-met* arn *Ars* ars-s-f *Asaf* asar aur aur-ar aur-m-n aur-s bapt bar-c *Bell* benz-ac berb beryl **Bol-la** borx brom *Bry* **Cact** calad *Calc* calc-s calc-sil *Camph Canth* **Caps** carb-an carb-v carbn-s caust cedr *Cham* chel chin chinin-ar chlf cic coc-c cocc coff colch com *Con* conv croc *Crot-t Dig* dios *Dulc* elaps **Eup-per Eup-pur** euph ferr ferr-ar ferr-p *Gels* gins grat guaj *Ham* hell helo helo-s hep hipp hydr *Hyos* hyper ign ip jatr-c kali-ar kali-bi kali-c kali-i kali-m kali-n kali-p kali-s kali-sil kalm kreos *Lac-d* **Lach** lachn lact laur *Led Lil-t Lob* lyc mag-c mag-s *Meny* merc merc-c merc-i-r *Mez* mosch mur-ac nat-ar **Nat-m Nat-s** *Nit-ac* nit-s-d nux-m *Nux-v* op ox-ac *Phos* phys pimp plat **Puls** pyrog quas ran-b *Raph Rhus-t* rhus-v ruta sabad sang sanic sarr sars *Sec* seneg sep **Sil** spig *Spong* squil *Stann* staph *Stram* stroph-s *Stry* **Sulph** sumb tarent thuj vac valer *Verat*
- **left** side: canth plat
- **morning**: arn asaf bry con ferr mez nit-s-d **Nux-v** sumb
  - **7 h**: ferr
  - **8.30-9 h**: asaf
  - **menses**; after: kali-c
  - **rising** agg: meny
  - **waking**; on: con
- **forenoon**: ang asaf berb cham con graph hydr lyc
  - **9 h**: mag-c
  - **10 h**: con
  - **11 h**: cham
  - **11-12 h**: cimic
  - **walking**:
    - **air** agg; in open: hydr
    - **room** agg; in a: ang
- **noon**: arg-n rhus-t
- **afternoon**: alum apis asaf carb-an castm cic cimic *Cocc* fago guaj hyos lyc nat-ar rumx stram thuj
  - **14 h**: cic nat-s
  - **15 h**: *Apis* lyc
  - **16 h**: mag-c
  - **17 h**: nat-m
  - **stool** agg; after: fago
- **evening**: alum *Ars* bapt berb caps castm cimic *Cocc* coff *Dulc* graph kali-c kali-n kreos *Lyc Mur-ac* nat-m nux-v **Puls** *Rhus-t* sang sep *Stann* **Sulph** tab thuj
  - **18 h** | **warm** room; in: lyc
  - **19 h**: castm lyc

Coldness – evening: ...
  - **21 h**: castm kreos
  - **22 h**: cench
- **lying** down agg; after: *Coff Lyc* nat-c *Nux-v* sang
- **night**: *Ars* arum-t chin chinin-ar chinin-s coc-c kali-bi lil-t lyc nat-ar nat-m *Puls* stront-c thuj
- **bed**:
  - **going** to bed | **when**: coc-c lil-t phos
- **accompanied** by:
  - **warmth** in the middle of the back and across the lower abdomen: coff
  - **Lumbar** region; weakness in (See GENE - Weakness - accompanied - lumbar)
- **air** agg; in open: acon dulc
- **alternating** with heat (See Heat - alternating - coldness)
- **cold**:
  - **air** agg: alum-sil *Stront-c*
  - **streak** running up and down spine: ptel
  - **water** was spurted on; as if cold: alum-sil alumn caust croc lyc *Phos* **Puls**
- **cold air**; as from: agar benz-ac camph caust coff
  ▽ **extending** from spine over body, like an epileptic auraagar
- **dinner**; after: cedr cycl
- **draft** of cold agg: allox
- **dressing**, when: anth
- **eating**:
  - **after** | **agg**: crot-c sil staph
  - **while** | **agg**: raph
- **external**: coc-c lyc
- **fever**:
  - **during** | **agg**: aur-m-n puls
  - **with**: cact
- **followed** by:
  - **heat**: cimic
  - **suffocative** sensation: mag-p
- **headache**; during (See HEAD - Pain - accompanied - back - coldness)
- **ice**, as from: agar *Am-m* arg-n cocc phyt rhus-t stry
  - **painful**: psil
  ○ **Cervical** region | **Nape** of neck: chel
- **icy** coldness running down back: *Vac* vario
  - **epilepsy**; before: *Ars*
- **itching**, ending in: *Am-m*
- **lying** down | **amel**: castm kali-n sil
- **menses**:
  - **after** | **agg**: kali-c
  - **during** | **agg**: bell kreos
- **motion** agg: asaf *Eup-pur* phys sulph thuj
- **sitting** agg: brom
- **sleep** | **siesta** agg; after: cycl
- **spots**: agar
- **stool**:
  - **after** | **agg**: fago *Puls* sumb
  - **before**: ars
  - **during** | **agg**: colch *Trom*
- **urination**:
  - **after** | **agg**: nat-m *Sars*

1270 ▽ extensions | ○ localizations | ● Künzli dot

Coldness – waking / Back / Coldness – Lumbar

- **waking**; on: dig digin
- **walking**:
  - **agg**: asaf hyos nit-s-d squil
  - **air** agg; in open: chin
  - **warm** room; in a | **agg**: squil
- **warm** stove, near: jug-c
  - **amel**: cocc sulph
- **warmth** agg: apis
▽**extending** to:
  - ○ **Abdomen**: cham crot-t *Phos Sec Spig*
  - **Arms**, into: gins verat
  - **Body**, over whole: amyg bell *Lyc*
    : **evening** | 18.30 h: lyc
  - **Down** the back (↗*CHIL - Descending; CHIL - Descending - agg.)*: abies-c acon **Agar** *All-c* alum arg-n ars asaf bar-c bell borx brom bry canth carl cedr chel cimic **Cina** *Cocc* coff *Colch* coloc conv crot-t *Eup-per Eup-pur* glon helo hep *Hyper* iris lac-c lil-t *Lob* lyc mag-c mag-p ol-an ol-j ox-ac phos pic-ac **Puls** pyrus ruta sabad *Samb* sep *Sil* staph **Stram** stry valer *Zinc*
    : **evening** | 21 h: all-c
    : **night** | 22 h: sep
    : **cold** water:
      : **poured** down; as if: abies-c agar alum-sil alumn anac ars lil-t *Lyc* **Puls** sabad stram vario zinc
      : **trickling** down; as if: ars caps caust
    : **headache**; during: mez
    : **motion** agg: rumx
  - **Feet**: croc
  - **Limbs**: eup-per gins
  - **Lower** limbs: acon ferr ham
  - **Up** and down the back: abies-c aesc all-c aphis bapt bell caps eup-per **Eup-pur Gels** hell *Ip* lach mag-p med puls rumx ruta *Sulph*
    : **afternoon**: rumx
    : **followed** by | **suffocative** sensation: mag-p
  - **Up** the back (↗*CHIL - Ascending)*: aesc am-m *Arg-n* ars bar-c bol-la borx *Carb-p* carb-an **Cina Colch** con equis-h *Eup-per Gels* hyos ip kali-bi kali-i kali-p **Lach** lil-t mag-c mag-p merc-sul *Nat-s* ol-an *Ol-j* ox-ac phos phys *Puls* rhus-v ruta **Sulph** thuj tub
    : **afternoon**:
      : 14 h: nat-s
      : 16 h: mag-c
    : **evening**: kali-p sulph
    : **eating**; after: *Arg-n*
    : **entering**; on:
      : **open** air; from: *Arg-n*
    : **menses**; during: kreos
    : **motion** agg: sulph thuj
    : **shivering**, after urinating, with: *Sars*
  - ○ **Cervical** region: *Calc* calc-sil cann-i carbn-s cass chel chr-ac con *Dulc* fl-ac iris-foe kali-bi kali-chl laur lyc nat-s op psil ran-s **Sil** *Spong* zinc
    - **morning**: ran-s
    - **evening**: dulc *Spong*
    - **air**; sensitive to a draft of: *Hep Merc Sil*

- **Cervical** region: ...
  - **creeping**: sil
  ▽ **extending** to:
    : **Occiput**: chel
    : **Sacrum** | **lying** down agg: thuj
    : **Vertex**: *Sil*
- **Dorsal** region: acon agar alum am-m **Anac** *Ang* apis arg-met arn ars **Asaf** asar aur bapt bar-c **Bell** *Borx* bov calc camph **Canth** *Caps* carb-an carb-v *Caust* cham **Chel** *Chin* **Cocc** *Coff* **Colch** con croc **Dig** *Dulc* eup-per gels glon *Graph* guaj hell hep *Hyos* ign kali-c kreos **Lach** laur led lyc m-arct m-aust **Mag-c** mang **Meny** merc **Mez** mosch mur-ac nat-c **Nat-m** nit-ac nux-m nux-v op par ph-ac **Phos** plat plb puls ran-b *Rhus-t* **Ruta** Sabad sabin sars *Sec* **Seneg** *Sep Sil* **Spig** spong squil **Stann** staph *Stram* stront-c *Sulph* tarent thuj valer vario verat **Zinc**
  - ○ **Scapulae**: alum am-m aur camph *Caust* chinin-s croc dios kreos phos phyt plat rhus-t sil stront-c viol-t
    : **Below**: agar camph
    : **Between**: abies-c acon agar *Am-c Am-m Arg-met* ars aur **Bol-la** cann-i **Caps** carl castm caust cham chel *Eup-per* helo kreos lac-d lach *Lachn* led nat-c nat-m nat-s petr podo **Puls** pyrog *Rhus-t* sarr *Sep Sil* sulph tab tarent tub viol-t
      : **cold** water, as from: abies-c castm tub
      : **cough**; with: *Am-m*
      : **fever**; during | **intermittent**: rhus-t
      : **ice**, like: agar am-m arg-met *Lachn Sep*
      : **ice**-cold hand; like an: sep
      : **wind**, as from: caust hep sulph
    : **Lower** margin: plat
  - **Spine**: am-m cham haem iris-foe *Meny*
  - **Vertebrae**:
    : **sensation** of: bac
    : **wet**: bac
- **Lumbar** region: agar asaf bapt beryl *Bry Camph* cann-i canth *Carb-an* carb-v carbn-s cham chin cupr cupr-s *Dulc* Eup-per **Eup-pur** gels hell **Hyos** kreos **Lach** laur led *Lyc* med merc *Merc-c* nat-m nux-m ox-ac ph-ac podo psor *Puls Rhus-t* sabad sabin sanic spong **Stront-c** stroph-s **Sulph Sumb** tarent vario visc
  - **right** side: beryl *Med*
  - **morning**: cham *Sumb*
  - **evening** | **sitting** agg: canth
  - **night**: nat-m podo
  - **dinner**; during: hell
  - **accompanied** by weakness (See GENE - Weakness - accompanied - lumbar)
  - **air** agg | **passed** over it; as if cold air: stann *Sulph Sumb*
  - **air** agg; draft of cold: tarent
  - **bending** forward; on: stroph-s
  - **cold** cloth; as from a: lath lyc *Sanic Tub*
  - **cough**; with: *Carb-an*
  - **fanned**; as if: *Puls*
  - **fever**; during intermittent: rhus-t
  - **lying** agg: stroph-s

Coldness – Lumbar   Back   Concussion

- motion agg: podo
- sitting agg: chin stroph-s
- standing agg: stroph-s
- stool:
  : after | agg: *Puls*
  : before: nux-m
- walking agg: *Camph* stroph-s
- warm:
  : stove:
    : amel: hell
- ▽ extending to:
  : Abdomen | urination agg; after: sulph
- Sacral region: arg-met benz-ac calc-sil *Dulc* hyos laur Lyc● ox-ac **Puls** *Sanic* stront-c sulph
  - chill; during: aesc asaf eup-pur *Puls* sulph
  - icy cold: arg-met benz-ac dulc
  - menses; during: *Puls*
  - stool agg; during: ptel
  - wet cloth; as if from a: sanic *Tub*
  - ▽ extending to:
    : Occiput: gels ol-j
    : Upward: Sulph
- Spine: acon *Aesc* agar am-m ant-t arg-n atro bol-la bry canth caps chlf cimic coc-c *Crot-t Crot-t Gels* gins glon helon hydr *Hyos* jatr-c jug-c kali-n lachn lept mag-p med meny merc *Mez* mosch myric nux-v op petr phys polyp-p rhus-t ruta *Sanic* sec stry *Sumb* tab thuj trom
  - stool agg; during: trom
  - walking agg: gins
  - waves; in: *Abies-c Acon Aesc Ars* bol-la calen conv dulc echi frax *Gels* helo *Mag-p* med raph stry tub *Zinc*
  : influenza; during: gels
  - wet cloth; as if from a: tub
  - ▽ extending to:
    : Downward: canth pic-ac *Ruta* stry thuj
    : Upward: ox-ac
    : fever; during intermittent: rhus-t
  o Marrow of; in: helo jatr-c

COMPLAINTS of back: *Acon* agar agn alum am-c am-m ambr anac *Ang* ant-c ant-t arg-met **Arn Ars** asaf asar aur bar-c **Bell** bism borx bov bry **Calc** camph cann-s canth caps carb-an *Carb-v* **Caust** cham chel **Chin** chinin-s cic *Cimic* cina **Cocc** coff colch coloc con croc cupr cycl dig dros dulc euph euphr ferr gels graph *Guaj* hell hep hyos hyper ign iod ip *Kali-c* kali-n kreos lach laur led **Lyc** m-ambo m-arct m-aust mag-c mag-m mang meny *Merc* mez mosch mur-ac *Nat-c* **Nat-m** nat-s nit-ac nux-m **Nux-v** olnd op par Petr ph-ac phos *Pic-ac* plat plb **Puls** ran-b ran-s rheum rhod *Rhus-t Ruta* sabad sabin samb sars sec sel seneg **Sep Sil** spig spong squil **Stann** staph stram stront-c sul-ac **Sulph** tarax teucr thuj valer *Verat* verb viol-t *Zinc*
- alternating sides: agar bell *Berb* calc calc-p kali-bi kalm
- right side: acon agar agn alum am-m *Am-m* ambr anac ang *Ant-c Ant-t* apis **Arg-met Arn Ars** asaf *Asar Aur* bar-c bell **Borx** brom *Bry* **Calc** cann-s *Canth Carb-an*

- Complaints of back – right side: ... carb-v *Caust* chel **Chin Cic** cina cocc *Colch Coloc* Con cupr dig dros dulc *Euph* **Fl-ac** *Guaj* hep *Iod Kali-c Laur Lyc M-arct* m-aust meny merc mez mill mur-ac *Nat-m* nit-ac **Nux-v** Olnd petr *Phos* plat **Plb Ran-b** ran-s rhod Rhus-t ruta *Sabad Samb* sars *Sep Sil* spig spong stann staph sul-ac *Sulph Tarax* teucr thuj verb viol-t **Zinc**
  - extending to | left side: calc-p cocc kali-p sulph tell
- left side: *Acon Agar* agn *Alum Am-c* am-m ambr *Anac* ang ant-c ant-t *Apis* arg-met **Ars** *Asaf* aur *Bar-c* bell *Bism Bry* calc cann-s canth carb-an *Carb-v Caust* chel *Chin* cina clem *Cocc* colch *Coloc* con *Croc Cupr Dig Dros Dulc* euph *Ferr* fl-ac glon *Graph* guaj *Hell Hep Ign* iod *Kali-c Kali-n Kreos* laur *Led* lyc *M-ambo M-aust Mang* meny merc mez mill *Mosch* mur-ac *Myrt-c Nat-m* nit-ac nux-v olnd *Par Petr Ph-ac* phos plat plb psor *Puls* ran-s *Rhod Rhus-t Ruta* sabad *Sabin* sars *Seneg* sep **Sil** *Spig Spong Squil* **Stann** *Staph Stront-c* sul-ac *Sulph* tarax *Teucr Thuj Valer Verat* verb viol-o viol-t zinc
  - extending to | right side: bell cund nat-c ox-ac
- accompanied by:
  o Abdomen:
    : pain | cramping: *Kali-c* sars
  - Kidneys | complaints of (See KIDN - Complaints - accompanied - back - complaints)
  - spots; in: agar *Alum* caust chel chin kali-bi *Lach* nit-ac ox-ac ph-ac *Phos* plb rhus-t thuj zinc
- wandering: berb cimic kali-bi
- ▽extending to:
  o Abdomen: vario
  - Chest: arn berb camph kali-n laur petr samb sars
    : right: acon calc-p kali-c lyc merc sep
    : left: bar-c *Bry* mez plat zinc
  - Downward: agar puls stram
  - Forward | left: phos sulph zinc
  - Genitals: kreos sulph
  - Stomach: berb cupr
  - Thighs: berb caust cimic hep kali-c vib
    : stool agg: rhus-t
  - Upward: ars gels lach lil-t nit-ac phos rad-p sulph zinc-val
  - Uterus: sep vib
  oCervical region (See Cervical)
- Dorsal region (See Dorsal)
- Lumbar region (See Lumbar)
- Scapulae (See Dorsal - scapulae)
- Spinal cord *(✱Spine):* acon ars bell bry calc carb-v caust chin **Cocc** dig *Dulc* ign lach lath nat-c nat-m Nux-v ox-ac ph-ac **Phos** puls rhus-t staph stry *Sulph* verat
  o Lower part: gins
- Spine (See Spine)

COMPRESSION:
oLumbosacral region: aeth caust thuj

CONCUSSION of spine: arn bell-p cic con **Hyper** phys oCervical region: mez

▽ extensions | O localizations | ● Künzli dot

Back

Congestion

CONGESTION:
○ Cervical region: bell cact carbn-h **Gels** glon *Kali-c*
- **Spine**: absin *Acon* agar ail arn bell gels hyper *Nux-v* onos oxyt phos phys sec sil *Stry* tab verat-v

CONSTRICTION or band: alum anac arg-n *Cham Cocc Dulc* graph guaj guar guare kali-c mez nit-ac puls rhus-t
○ Cervical region: acon agar *Aml-ns* apis asar *Bell* cench chel dig dulc fel *Glon* graph iod *Lach* lyc *Nux-m* pyrog sep sphing spig spong
  • cough agg; during: ip
  ▽ extending to | **Diaphragm**: sphing
- Dorsal region: am-m arg-n arn asaf bry canth con graph guaj kali-c kali-n lyc mez nit-ac nux-v *Puls* rhus-t sabad
○ **Scapulae**: ang guaj kreos lach lyc mag-m nux-v phos ran-s rhus-t sep viol-t
- Lumbar region:
  • tight band; as from a: arg-n arn cina mag-c **Puls**
  ⁞ eating; after: cina
- **Spine**: sulph
  ○ Lumbar canal: agar *Bry* coloc mag-p rhus-t sulph tell

CONTRACTIONS (See Pain - drawing; Spasmodic; Spasms; Tension)

COUGH agg: *Acon* am-m arn bell bry caps chel *Chin* cocc *Graph* kali-bi kali-i nat-m nit-ac nux-v psor puls pyrog sep
○ **Lumbar** region: acon kali-bi nit-ac
- Sacrum: bry chel tell

CRACKING: rhus-t
○ Cervical region: *Agar* agn aloe alst anac aur-m-n *Chel* chin chin-b *Cocc* m-arct *Nat-c Nicc* nit-ac nux-v ol-an *Petr* puls raph rhus-t spong stann *Sulph* ther thuj zing
  • bending head backward agg: sulph
  • motion agg: aloe *Cocc Nat-c* nicc ol-an thuj
  • rising from stooping; on: nicc
  • stooping agg: spong
  ○ **Vertebrae**: chel cocc ol-an
- Dorsal region: agar puls sabad sec sep spong stann sulph zinc
  ○ **Scapulae**:
    ⁞ morning: puls
    ⁞ lifting arm; on: anac
    • motion agg: puls
- Lumbar region: *Rhus-t* sec sep sulph zinc
  • stooping agg: agar rhus-t
  • walking agg: **Zinc**
  ▽ extending to | **Anus**: sulph
- **Sacrum**; across | stooping agg: kali-bi
- **Spine**: agar petr sec sep
  • motion agg: *Agar* cocc kali-bi puls
  ○ **Vertebrae**: nat-c ol-an sulph

CRAMP (↗*Pain - cramping; Spasmodic*): arg-n bell calc-p caust chin con gels iod kali-bi led lyc mag-m mag-p naja nux-v petr plb verat

Cramp: ...
- turning body•: dros
- walking agg: mag-m

CRAWLING, as from insects (See Formication)

CURVATURE of spine• (↗*Caries*): acon agar ant-c Asaf aur bar-c *Bar-m* bell bry **Calc Calc-f** *Calc-p* **Calc-s** *Carb-v* carbn-s caust cic clem coloc *Con* dros dulc ferr-i hep ip kali-c lach *Lyc Merc* **Merc-c** mez nat-c nat-m nux-v op **Ph-ac** *Phos* plb psor *Puls* rhus-t ruta sabin sep **Sil** staph **Sulph** syph tarent ther thuj tub
- left; to the: calc-p
- accompanied by:
  • **Pott's** disease (See Tuberculosis - vertebrae - accompanied - curvature)
  • respiration; complaints of: acon ant-c asaf aur bar-c bell bry calc camph cic clem coloc dulc hep ip rhus-t ruta sabin sep sil staph sulph thuj
- lies on back with knees drawn up: merc **Merc-c**
- pain in spine: *Aesc* **Lyc Sil**
- **Scheuermann's** syndrome: v-a-b
○ Cervical region: *Calc* phos *Syph*
- Dorsal region: acon asaf aur bar-c **Bell** bufo *Calc Calc-s Cic Con* ip *Lyc Ph-ac Phos* plb *Puls Rhus-t* ruta *Sep Sil* **Staph Sulph** *Syph* thuj
- Lateral curve (= scoliosis): sil
- Lumbar region: calc-s graph
- **Vertebrae**: **Calc** lyc phos **Puls Rhus-t Sil** *Staph* **Sulph**

DEGENERATION | **Spinal** cord: pic-ac

DELIVERY; after:
- forceps; with | **Sacrum**: hyper
○ **Coccyx**: tarent
- **Sacrum**: hyper nux-v phos

DISCOLORATION:
- bluish:
  ○ Cervical region: kali-i sil sul-i sulph
  ⁞ **Nape** of neck: pic-ac sulph
- brown:
  • spots: sep thuj
  ○ Cervical region: sanic
  ⁞ greasy; skin brown and: apis *Lyc Petr* sep thuj
  • **Shoulders** | spots: ant-c (non: nat-c)
- red:
  ○ Cervical region: aml-ns *Bell Crot-h Graph* iod lac-d merc phos *Rhus-t* verat vesp
  ⁞ swelling; with: cic

DISLOCATION; sensation of:
○ Lumbar vertebra; last: sanic sarr

DRAWING:
- backward:
  ○ **Neck**; muscles of (See Spasmodic; Tension)
  • **Shoulders** | **amel**: cycl

DRINKING agg: caps chin

Drops

DROPS; sensation of (See Trickling)
EATING:
- **amel**: kali-n
- **while**:
  · **agg**: chin kali-c
  : Spine: kali-c
ECCHYMOSES:
o**Lumbar** region: merc-c vip
ELONGATED; as if | **Coccyx**: xan
EMACIATION: nux-v plb senec sulph tab thuj
o**Cervical** region: abrot *Calc* calc-p cench iod *Lyc* mag-c **Nat-m** phos *Sanic Sars* senec sulph verat
- **Dorsal** region, scapular muscles: plb
- **Lumbar** region: plb sel
EMPROSTHOTONOS: bell *Canth Ip* lach nux-m
EPILEPTIC aura creeping down spine: *Lach*
ERUCTATIONS:
- **amel**: alum apis ars ign iod lyc nit-ac sep zinc
  o **Dorsal** region | **Scapulae**; between: zinc
  · **Spine**: zinc
ERUPTIONS: alum alum-sil am-m ant-c ant-t arg-n arn *Ars* ars-s-f bar-c bell berb bry calc calc-s cann-s *Carb-v* carbn-s carc *Caust* chin chinin-ar cina cist clem cocc con dulc euon fago gels hep hip-ac *Jug-r* kali-p lach led *Lyc* mag-s *Merc* **Mez** nat-c nat-m *Nit-ac Petr* ph-ac phos **Psor** puls-n ran-b *Rhus-t* rhus-v rumx *Sep Sil* squil staph stram **Sulph** sumb tab til zinc
- **acne**: amph carb-v carc rumx sulph tub-r
  · **itching**: mag-s
  o **Cervical** region: amph jug-r lappa pitu-a
- **biting**: bry
  o **Cervical** region: cham
- **blotches**: lach mez phos zinc
- **blue**: ran-b
- **boils**: caust coloc *Crot-h* graph kali-bi **Kali-i** *Lach* mur-ac ph-ac *Phyt* sanic *Sil* sul-ac sulph tarent tarent-c *Thuj* zinc
  · **blood boils**: *Carb-an Caust Graph* hep iris kali-bi mur-ac nat-m sul-ac thuj zinc
  : **stinging** on touch: mur-ac
  · **groups**, in: berb
  o **Cervical** region: *Calc* carb-an coloc crot-h cypr dig *Graph Hep* indg **Kali-i** *Lach* mur-ac nat-m *Nit-ac Petr Phos Psor* rhus-v sec *Sil* **Sulph** thuj ust
  : **Nape** of neck: **Apis** *Arn Euph* pic-ac *Rhus-t* sil sulph
  · **Dorsal** region:
  : **Scapulae**: am-c am-m anthraci bell led lyc *Nit-ac Sil* zinc
    : **Above**: anthraci
    : **Shoulders**; between: iod tarent-c zinc
  · **Lumbar** region: aeth *Hep* psor rhus-t thuj
  · **Sacrum**: aeth thuj
- **burning**: am-m cist lyc rhus-t
  · **scratching**; after: lac-d til

Back

Eruptions: ...
- **carbuncle**: **Anthraci** ars *Crot-h Lach Sil* tarent
  o **Cervical** region: *Anthraci Caust* crot-h *Hep* **Lach** rhus-t **Sil** sulph
  · **Dorsal** region: *Hep Lach* tarent
- **crusts**: arn graph nat-m
- **dry**:
  o **Cervical** region | **desquamating** in fine mealy scales: graph
  · **Coccyx**: nat-c
- **eczema**: arn merc *Sil*
  o **Cervical** region: anac aur-n *Lyc* psor *Sil*
- **erythema** (↗SKIN - Eruptions - erythema):
  o **Cervical** region: chlol dig gels hydrc (non: hyos) rhus-v
- **fine**: con rhus-v
- **fish** scales, like: ars-i *Mez*
- **fleabites**, like: phys
- **fungous** growth on neck: thuj
- **herpes**: all-s ars lach lyc nat-c sep zinc
  o **Cervical** region: ars carb-an caust clem *Con Graph* hyos kali-n lac-d *Lyc* nat-m *Petr* psor *Sep* sulph
  : **itching**: caust
  : **moist**: carb-an caust nat-m sep
  : **Nape** of neck: nat-m petr
- **herpes** zoster•: *Cist Lach Merc Ran-b* rhus-t
  · **left**: lach
- **impetigo**: *Nat-m Petr*
- **itching**: amph bar-c bar-m *Bry* calc cann-s carb-v *Caust* cham con lac-d lyc *Mez* nat-m puls rat rhus-t sep squil staph tab thuj til viol-t zinc
  · **evening**: fago
  : **and night**: *Sep*
  : **going** to bed; on: rumx
  · **scratching** agg; after: mez
  · **spots**: zinc
  · **warm**; when: cocc
  o **Cervical** region: mang
  : **menses**; before: carb-v
  · **Coccyx**: *Graph* led nat-c
  · **Dorsal** region | **menses**; before: carb-v
  · **Lumbar** region: arund lyc
- **itch**-like: arg-n bar-c psor
- **maculae** (= syphilitic): syph
- **measly** spots: gels
  o **Cervical** region: ars cop morph
- **miliaria** rubra: *Apis*
  o **Cervical** region: **Sulph**
- **miliary**: ant-c ant-t bry caust **Chel** cocc hydrc nat-ar ph-ac prun psor sec sumb valer
- **moist**: *Clem* nat-m psor
  o **Coccyx**; on: *Arum-t* graph led nit-ac
  · **Sacrum**; on: graph led
- **nodules**:
  · **itching**: sil
  · **painless**:
    : **Cervical** region: *Graph* psor
    : **subcutaneous**: psor

1274 ▽ extensions | O localizations | ● Künzli dot

Back

Eruptions – nodules

- painless – **Cervical** region – subcutaneous: ...
  - chronic: psor
- red: petr
- painful: led lyc spig
  - touch; to: cist hep ph-ac psor spig squil verb
- patches: calc kali-ar mez
- red:
  - **Cervical** region:
  - heat: cortiso
  - scratching agg: cortiso
  - washing agg: cortiso
- pimples: agar alum alum-p arg-n arn bell berb calc calc-sil cann-s carb-v cham chel chlor cocc con crot-h dig fl-ac hura hyper iod jug-r kali-bi *Kali-i* kali-p lach led lyc mag-m mag-s mang meph *Nat-m* nicc petr ph-ac psor *Puls* rhus-v rumx sars *Sel* sil *Squil* staph tab tep til vesp zinc
  - evening: cocc fl-ac ph-ac rumx
- itching: arg-n asc-t calc cann-s carb-an carb-v crot-t fl-ac hip-ac iod led mag-m mill rat rhus-t sel
  - evening | bed agg; in: nat-m
- red: ph-ac
- scratching; after: nat-c psor
- sore, pressing pain when touched: zinc
- suppurating: chlor kali-bi
- o **Cervical** region: agar alum berb borx calc-sil cann-s carb-an carb-v cinnb *Clem* crot-t *Gels* gins hep hyos jug-r kali-bi kali-n lappa lyc meph nat-ar nat-c nat-m nicc pall petr ph-ac phos psor *Puls* rhus-t *Sil Staph* sul-ac *Sulph* thuj trom verb zing
  - burning: am-c kali-n
  - confluent: tarent
  - deep-seated: til
  - flattened: rhus-t
  - hard: crot-t
  - inflamed: sulph
  - itching: bar-c kali-c puls *Sil Staph*
  - moist: *Clem*
  - painful to touch: hep sulph
  - scratching; on: carb-an nat-c nicc *Puls*
  - suppurating: calc-p nat-c
  - extending to | **Scalp**: clem
- **Dorsal** region: alum am-m *Apis* berb bry calc *Carb-v Cic Cist* cocc dig kali-bi led ph-ac puls sel squil stram
  - **Scapulae**: ant-c bar-c berb com con crot-h mag-m merc mez ph-ac *Puls* rat squil
    - **Between**: zinc
  - **Shoulders**, between: gels lyc mag-m ph-ac rat squil
- **Lumbar** region: ars-h calc chel chin clem kali-c nat-c nicc
  - burning: lyc
  - inflamed: sulph
  - itching: lyc tab
  - oozing when scratched: sulph
  - painful: lyc

Eruptions – vesicles

- **Lumbar** region: ...
  - red at night on scratching, morning amel: apoc
  - scratching; after: chin nicc
- prickly heat (See miliaria)
- psoriasis, patches: calc kali-ar *Mez*
- purpura | **Cervical** region: ars
- pustules: agar aur-m-n bell berb calc calc-sil carc chin chlor clem crot-t dulc kali-bi kali-br *Lach* nat-c nat-m petr rhod *Sep Sil* sulph
- black points, with: kali-bi
- painful: ant-t Sil
- sensitive: nat-c
- smallpox, like: ant-t sil
- o **Cervical** region: ant-c aur bell calc-sil kali-n nat-ar nat-c psor sars tab thuj zinc-act
  - cowpox; like: ant-t
- **Lumbar** region: calc chlor clem nat-c
- **Spine**:
  - painful: sil
  - ulcers; join to form: sil
  - variola-like: sil
- rash: *Calc* con merc mez psor stram tab
- o **Cervical** region: ant-c bry caust **Chel** mez nat-ar nat-c sec
  - erysipelatous: hydr
  - itching: calc *Mez*
  - miliary: nat-ar
  - purple: hyos
  - red: nat-ar
- **Dorsal** region:
  - **Scapulae | Between**: caust
- **Lumbar** region: cham
- red: bell *Bry* calc **Chel** cocc rhus-t spig tab verb
- o **Cervical** region | left: nat-s
- scabs, bloody: rhus-v
- o **Cervical** region: ant-t
- **Coccyx**: borx *Graph Sil*
- **Sacral** region: *Sil*
- scales: am-m ars-i *Mez*
- o **Cervical** region | white: graph nat-m *Sil*
- **Dorsal** region:
  - **Scapula | right**: am-m
- smarting: bry spig
- sore (See painful)
- tubercles: am-c am-m caust lyc nicc squil
- o **Cervical** region: ant-c carb-an caust nicc zinc
- **Dorsal** region | **Shoulders**; between: mag-m
- undressing agg: carc
- urticaria: apis cann-s lac-ac lach sulph
  - scratching agg; after: lyc
- o **Cervical** region: sil
- vesicles: arn bry calc-caust caust cist graph hura *Kali-c Lach* nat-c petr ran-b rhus-t *Sep* wies
  - evening, itching when undressing: nat-c nat-s
- base; on a red elevated: kali-bi
- painful: caust
- o **Cervical** region: calc-caust camph clem mag-c naja nat-hchls nat-m nat-p petr zinc-s

Eruptions – vesicles	**Back**	Hair

- **Dorsal** region:
  : **Scapulae**; on: am-c am-m ant-c *Ars* caust cic lach vip
  : **painful** | **red**: cic
  : **Shoulders**; between: sep
  : **surrounded** by areola: crot-h
- **warm**; when: cocc stram
- o**Cervical** region: *Agar* ail anac ant-c ant-s-aur ant-t arn ars bar-m bell berb bry calc-sil caust cham chel *Clem Graph Hep Kali-bi* lappa lyc mang mez nat-ar nat-m *Petr* psor rhus-t sec sep **Sil** staph stram sul-ac sul-i sulph thuj
  - **itching**: pneu psor
  - **menses**; before: carb-v
  - **moist**: caust *Clem*
  o **Margins** of hair: nat-m petr sul-ac
- **Coccyx**: borx graph merc
- **Dorsal** region: alum bar-c bell calc *Carb-v Caust* dig fl-ac lach led mez nat-c nat-m ph-ac puls sel *Sep* squil zinc
  o **Scapulae**: alum am-c ant-c *Ars* bell bry calc caust cic cocc crot-h led lyc merc mez ph-ac *Phos* puls squil
  - **Shoulders**; between: carc gels
    : **pustules**: vac
    : **undressing** agg: carc
- **Lumbar** region: arund calc nat-c rhus-t sep thuj

ERYSIPELAS: *Apis* graph kali-i *Merc* ph-ac *Rhus-t*
o**Cervical** region: graph kali-i ph-ac
  ▽ **extending** to | **Face**: rhus-t
- **Dorsal** region | **Shoulders**; across the: *Apis*
- **Lumbar** region: *Merc*

EXCORIATION:
o**Coccyx**: arum-t led
- **Lumbar** region: nat-c

EXERTION:
- **agg**:
  o **Cervical** region: arg-n *Calc* lil-t *Sep*
  - **Lumbar** region: agar calc-p zinc-ar
  - **mental** (↗*Mental*):
  - **agg**:
    : **Cervical** region: par zinc

EXOSTOSIS | **Sacrum**; on: rhus-t

FATTY swelling cervical region (See Swelling - cervical - fatty)

FIBROSITIS (See Pain - rheumatic; Stiffness)

FISTULAE: *Calc-p Hep Ph-ac* **Phos Sil Sulph**

FLATUS; PASSING:
- **amel**: berb canth kali-c phos pic-ac ruta
  o **Lumbar** region: *Lyc* pic-ac ruta

FLUTTERING:
- **commencing** in sacrum and gradually rising to occiput: ol-j
o**Dorsal** region | **Shoulders**; between: *Cupr*
- **Lumbar** region: berb chim

FORMICATION: Acon aesc *Agar* agn *All-c* alum anac anan apoc arg-met *Arn Ars* ars-met arund asaf atro bar-c bell berb bov cadm-met carc carl caust *Cham Cocc* con crot-h euon euon-a graph lac-c *Lach* lact mag-s manc merc-c nat-ar *Nat-c Nux-v Osm* ox-ac pall *Ph-ac* **Phos** ran-s rat rhod sabad sars **Sec** sulph valer zinc-p
- **morning**: ars-met
- **afternoon**: asaf mag-s
- **evening**: *Lyc* mag-s osm
- **night**: bar-c bov zinc
- **cold**: ars lac-c
- **worms**; as from: staph
▽**extending** to:
  o **Back**; down the: carl
  - **Fingers** and toes: sec
  - **Limbs**: Phos
  - **Up** and down: *Crot-h Lach* manc
  o**Cervical** region: arund *Carl* dulc lac-c nux-v phos sabin *Sec* spong
  - **entering** a house; on: phos
- **Dorsal** region: acon agar aloe alum anac arg-met arn asaf bar-c bell bov brom bry caust chel con ferr graph hyper kali-i kalm lach laur lyc manc merc mez nat-m nat-m nux-v ox-ac pall ph-ac phos phys ran-s rat rhus-t sabin sars sec sep spong staph sulph thuj verat zinc
  o **Scapulae**: *Anac* arg-met fl-ac laur m-arct mag-c mez osm *Ph-ac* sabad sec sil thuj *Viol-t* zinc
    : **right**: dulc hep lach
    : **urination** agg; during: hep
    : **left**: arg-met euph med mez sil
  - **Shoulders**, between the: carl laur viol-t
- **Lumbar** region: acon agar aloe alum alum-sil arn ars arund asaf bar-c bell bov brom bry bufo-s canth caust chel con crot-h ferr graph hyper jatr-c kali-i kalm lach laur lyc manc meny merc merc-c mez nat-c nat-m nux-v ox-ac pall ph-ac phos phys puls ran-s rat rhus-t sabin sars sec sep spong stann staph sulph tarax thuj zinc
  - **paroxysms**: thuj
  - **sitting** agg: canth
  ▽ **extending** to:
    : **Face**: arund
    : **Shoulders**: arund
- **Sacrum**: borx chin crot-t graph ph-ac sars
- **Spine**: Acon Agar arn *Ars* arund con kali-p *Lach* nat-c nux-m nux-v ph-ac phys rhus-t *Sal-ac* sec thuj valer

GLIDING; sensation of:
o**Dorsal** region | **Vertebrae** over each other (↗*Pain* - spine - rubbing against): ant-t sanic *Sulph*
- **Lumbar** region | **Vertebrae** over each other (↗*Pain* - spine - rubbing against): sanic sulph

GOOSE FLESH: bapt

GRUMBLING, spine: sulph

HAIR:
- **falling** (↗*SKIN* - Hair - falling):
  o **Cervical** region (↗*SKIN* - Hair - falling): sul-ac
  - **graying** | **Cervical** region: sul-ac
  - **growth**: carc tub

1276   ▽ extensions | O localizations | ● Künzli dot

Hair

- **growth**: ...
- ○ **Spine**; along the | **children**; dark or long, fine hair on back of: **Tub**

HEAT: aesc aeth *Agar* alum *Alumin* alumn *Apis Ars* asaf aur bapt bar-c berb calc calc-s camph carb-an carb-v carl caust cham chin *Coff* con dig *Dulc* gels *Glon* hell helon hyos laur *Led* lob-s *Lyc* mag-m mang *Med* meny *Merc* nat-c nat-m ol-an op par ph-ac **Phos** *Pic-ac* plb rhus-v sars sec *Sil* sol-ni spig stann staph *Sulph* **Sumb** verat *Zinc* zinc-p
- **morning** | **waking**; on: con
- **forenoon**: hell
- **afternoon**: phos
- **evening**: cham ph-ac phys verat
- **alternating** with:
  • **coldness**: carl cham verat
  • **shivering**: cham
- **eating**; after: staph
- **excitement**: pic-ac
- **exciting news**; while reading: *Gels*
- **flushes**: *Acon* bapt brom cic clem dig *Mang* merl spig **Sumb** tub yohim
  • **morning**: lil-t
  • **evening**: ph-ac sol-ni
  ∶ **stool** agg; after: *Podo*
  ∶ **supper** agg; after: spig
  ∶ **walking**, on continued: glon
  • **stool**:
  ∶ **after** | **agg**: *Podo*
  ∶ **during** | **agg**: *Podo*
  ▽ **extending** to:
  ∶ **Body**: **Sumb**
  ∶ **Directions**, in all: bapt
  ∶ **Head**: tub
- ○ **Cervical** region: aesc fl-ac hydr *Lach Med* **Phos** podo sarr
  • **Lower** back: berb staph
  • **Lumbar** region: calc-p sumb
  • **Spine**, in: **Bol-la**
  ∶ **accompanied** by | **Heart**; weakness of (See CHES - Weakness - heart - accompanied - spine)
  ∶ **warm** air streaming up spine into head: *Ars* **Sumb**
  ∶ **waves**; up in: *Lyc*
- **menses**; during: *Phos*
- **mental** exertion agg: *Pic-ac Sil*
- **sitting** agg: mang meny phos *Zinc*
- **streams** up: *Ars Lyc Verat*
- **walking**:
  • **agg**: verat
  • **air** agg; in open: chin merc ph-ac sil sol-ni
- **warm** bed agg: pic-ac
- **wine** agg: gins *Zinc*
▽ **extending** to:
  ○ **Down** back: calc-p coff con laur par phys sulph
  • **Up** the back: *Ars* bapt cann-i cocain hyos *Lyc* **Phos** *Podo* sarr verat
  ∶ **menses**; during: *Phos*

Back

Heat – **extending** to – **Up** the back: ...
  ∶ **stool** agg; during: podo
  ∶ **Down** the back; and: lac-d
○ **Cervical** region: aesc agar aml-ns bomb-chr cact *Calc* coloc com cycl fago *Fl-ac Glon* hydr kalm *Lach* merc merc-i-f nat-m *Nux-v* ol-an *Par* ph-ac phel *Phos* rhus-t samb sars *Sumb* tarent
  • **left**: lac-d
  • **afternoon**: com
  ∶ **cold** hands; with: sumb
  • **evening** | **19-20 h**: fl-ac
  • **sitting** agg: dig
  ▽ **extending** to:
  ∶ **All** directions: rhus-t
  ∶ **Down** back: glon *Par*
  ∶ **Up**: calc *Fl-ac Glon*
- **Coccyx**: agar alum arn ars borx *Calc* carb-an carb-v caust chin colch graph hep ign laur led merc mur-ac ph-ac phos plat rhus-t spig staph sulph zinc
- **Dorsal** region: *Acon* aeth *Agar* alum am-c ambr ang ant-t *Apis* **Arn Ars** asaf *Bar-c* **Bell** bism *Bry* calc *Canth Carb-an* **Carb-v Caust** cham chel chin chinin-s cocc coff con **Dulc** ferr fl-ac gels helo *Ign* iod *Kali-c* lach laur **Lyc** m-ambo m-arct *M-aust* mag-m **Mang Meny** merc mez mur-ac **Nat-c** nat-m nit-ac **Nux-v** olnd ox-ac *Par Ph-ac Phos* **Pic-ac** plat plb **Puls** rheum *Rhus-t* ruta sabad sel seneg *Sep Sil* **Spig** spong **Stann** staph sul-ac **Sulph** tab teucr *Thuj Verat* **Zinc**
  • **right** | **Liver** and kidneys; between: til
  • **spreads** to limbs: *Camph*
  ○ **Scapulae**: *Acon* alum *Ars* asaf *Bar-c* bell *Calc* carb-v *Chel* chin kali-c lyc *Merc* mez mur-ac *Nat-c* **Nux-v** pip-n *Plb* **Puls Rhus-t** sabin **Sep** *Sil* spig stann staph *Sulph* tarax *Thuj* verat
  ∶ **right** | **bathed** in hot water; as if: nat-s
  ∶ **Between**: agar arg-n *Ars* bry calc carb-v chel ferr glon kali-c **Lyc** mag-c mag-m merc mur-ac *Naja Phos Pic-ac* plb puls seneg sulph verat zinc
- **Lumbar** region: *Acon* act-sp alum *Apis* arg-met arn **Ars** ars-i arund asar aur aur-s bapt bar-c *Berb Borx Bry* bufo calc cann-xyz *Carb-an* carb-v **Caust** cham chin cocc colch graph helo hura hyos *Ign Kali-c* kalm kreos lac-c *Lyc* mag-m *Merc* mur-ac *Nat-m* nit-ac *Nux-v Ph-ac Phos Pic-ac* plb *Puls* raph **Rhus-t** ruta sabin sarr sel sep *Sil* stann staph sulph tarax thuj verat
  • **air** agg; in open: hyos
  • **breathing** deep agg: sep
  • **eating**; after: sel
  • **externally**: clem
  • **hot** water flowing through lumbar vertebrae; as if: sumb
  • **riding** in a carriage; after: hura
  • **sitting** agg: colch hyos
  • **sleep**, after midday nap: sel
  • **walking** in a room agg: hyos
  ▽ **extending** to:
  ∶ **Face**: arund
  ∶ **Rectum**: colch

Heat — Back — Inflammation

- **Sacrum**: agar aloe alum arn **Ars** borx calc carb-an **Carb-v Caust** chin colch graph hep ign laur led *Merc* mur-ac *Ph-ac* **Phos** plat **Rhus-t** sars sep spig staph sulph zinc
- **Spine**: *Alum Ars* bry cann-i carb-v coloc helo helo-s hyos *Lyc Med Nat-m* op *Phos Pic-ac* plb sarr *Sil* sin-n spig *Sumb* verat-v *Zinc*
  - **hot** water flowing in; as if: *Sumb*
  - **iron**; as from hot: *Alum* bufo camph
  - **spots**: *Phos*
  ▽ **extending** to:
    : **Head**: cann-i
    : **warm** air was streaming upwards; as: *Ars* sarr sumb
    : **Upward**: *Ars Lyc Phos Podo* sarr

HEAVINESS, weight: *Aesc Aloe Am-m* ambr anac ant-c arg-met arg-n arn **Bar-c** bar-s benz-ac *Berb Bov* carb-v **Cimic** colch coloc crot-c equis-h *Eup-pur* euphr helon *Hydr* kali-c kali-chl kali-p *Kreos* lil-t mag-s mang nat-p nat-s *Par* petr ph-ac *Phos Pic-ac* puls rhod *Rhus-t* sapin *Sep* sulph
- **morning**: petr
  - **bed** agg; in: ang ant-t euphr pic-ac *Sep* sulph
  - **rising** agg: ant-t euphr sulph
  - **waking**; on: phos pic-ac *Sep*
- **forenoon**: sulph
  - **sitting** agg: nat-c
- **night**: carb-v
- **lying** agg: convo-s phos
- **motion** | **amel**: nat-c rhod
- **rising** agg: ant-t
- **stooping** agg; after: bov
○ **Cervical** region: *Agar* ang apis asar *Calc-p* cann-i caps carb-ac carbn-s *Chel* gels kali-c meny nux-v **Par** *Petr Phos* plb **Rhus-t** sabin samb sep tab verat
  - **morning**: ang nux-v
  - **night**: convo-s
  - **walking** agg; after: *Rhus-t*
  - **weight** upon: coloc kali-c nux-v **Par** *Phos* rhus-t tub vinc
  ○ **Muscles** (See cervical)
  - **Nape** of neck: apis chel kali-c meny *Nux-v Par* petr phos *Rhus-t* sabin samb tab verat
- **Coccyx**: agar aloe ant-c *Ant-t Arg-n* berb bry carb-v *Chin* coc-c con *Sep*
  - **sensation** as if a heavy weight were tugging at: *Ant-t*
  - **standing** | **amel**: arg-n
  - **stool** agg; during: arg-n
- **Dorsal** region: ambr bell carb-v carbn-s par petr phos phyt sabin sep sil sulph til
  ○ **Scapulae**: carbn-s kreos meny phyt puls sil
    : **bend** forward; compelling to: carbn-s
    : **Below**: puls
    : **Between**, as of a load: ang calc *Carbn-s* chin gran lach lyss meny *Nux-v* phos rhus-t

Heaviness, weight: ...
- **Lumbar** region: agar allox *Ant-t* arg-met *Arg-n* arn *Bar-c* bov cadm-met carb-ac chin **Cimic** colch coloc *Con* crot-c euphr gran *Hydr Kali-c* kali-p *Lil-t* mag-s mang *Merc* nat-c nux-m *Ph-ac Phos Phyt* **Pic-ac Rhus-t** sabin sep sulph syph
  - **night** | **midnight**: *Pic-ac*
  - **alternating** with | **Hip**; heaviness in (See EXTR - Heaviness - hip - alternating)
  - **lying** on left side amel: *Coloc*
  - **menses**:
    : **before** | **agg**: bov
    : **during** | **agg**: *Cimic Kali-c*
  - **motion**:
    : **agg**: *Phos Pic-ac*
    : **amel**: nat-c
  - **sitting** agg: nat-c
  - **turning** in bed agg: *Corn*
  - **waking**; on: *Pic-ac*
  ▽ **extending** to | **Thighs**: cimic
- **Sacral** region: agar *Aloe* ant-t **Arg-n** bar-c berb bry **Carb-v Chin Cimic** clem coc-c *Con* dios *Ferr Helon* hura mag-s *Phyt* pip-n *Rhus-t Sec Sep* til zing
  - **painful** | **sitting** for a long time agg: allox
  - **sitting** agg: aloe *Arg-n* hura **Rhus-t**
  - **standing** | **amel**: *Arg-n*
  - **stool**:
    : **during** | **agg**: *Arg-n*
  - **walking** agg: arg-n
- **Sacroiliac** region: aesc

HEMORRHAGE | **Spinal** cord: acon *Arn Bell* lach nux-v sec

HEMORRHOIDS:
- **agg** | **Sacrum**: abrot

HYPERESTHESIA of skin (↗ *Sensitive - lumbar - skin*): merc petr plat

IMMOBILE:
○ **Dorsal** region | **Scapulae**: ran-b

INFLAMMATION:
○ **Cellulitis**: : am-c
- **Cervical** region | **Vertebrae**: ph-ac
- **Glands**; cervical: aq-mar *Calc Cist* rhus-t streptoc v-a-b
  - **accompanied** by | **scarlet** fever: ail am-c asim *Bell Carb-ac* crot-h hep lach merc *Merc-i-r Rhus-t*
- **Joints**:
  - **accompanied** by:
    : **crackling**: flav
    : **herniated** disk: parat-b
  - **rheumatic**: flav
- **Membranes** (= spinal meningitis) (↗*FEVE - Cerebrospinal*): abrot *Acon* **Apis** *Bell Bry Calc Cic Cimic* cocc crot-h cupr cyt-l dulc echi **Gels** helo-s *Hyos* hyper *Ip* kali-i merc *Nat-m Nat-s* nux-v *Op* oreo ox-ac *Plb Rhus-t* sec tub verat-v *Zinc*
  - **accompanied** by | **Lower** limbs; weakness, numbness and coldness in: ox-ac

1278   ▽ extensions | ○ localizations | ● Künzli dot

Inflammation   Back   Itching

- **Membranes**: ...
  · **mercury**; after abuse of: *Kali-i*
  · **scarlet** fever or measles, eruptions do not develop; during: dulc
  · **suffocation**, warm room agg: **Apis** op
  · **wet** agg; getting: *Rhus-t*
- **Nerves**:
  o **Dorsal** region | **Upper** dorsal roots: anan
  · **Lumbosacral** plexus: berb
- **Sacroiliac** joints (See sacroiliac symphyses)
- **Sacroiliac** symphyses: **Aesc**
- **Spinal** cord (= myelitis): abrot acon ail alum alum-p *Alumin* Apis arg-n *Arn Ars* bar-m *Bell* bell-p *Benz-ac* bry calc camph canth carb-v caust cedr chel chin cic cocc colch coli con crot-h dig diphtox *Dulc* **Gels** hyos hyper ign kali-i *Lach* lath lyc merc naja nat-c nat-m *Nat-s Nux-v* **Op** ox-ac *Par* parathyr pert ph-ac *Phos* phys *Pic-ac* plb puls rhus-t sec sil staph staphycoc stram *Stry* sulph toxo-g verat zinc-p
  · **accompanied** by:
    : **convulsions**: pic-ac
    : **weakness** (↗GENE - Weakness - spinal): pic-ac
  · **chronic**: *Ars Crot-h* lath *Ox-ac Plb* stry thal
  · **eruptions** do not develop; when: bry dulc
  · **spasmodic**: arg-n ars chel merc verat
  o **Cervical** region: par rhus-t
- **Spine** | **Joints** of vertebrae: bacls-7 cortico des-ac morg-p
- **Vertebrae** (= spondylitis): aesc   eberth   ph-ac staphycoc

INJURIES (↗GENE - Paralysis - injuries): arg-n   Arn Hyper kali-c nat-s phys xanth
- after:
  · **agg** | **Lumbar** region: kali-c
  o **Cervical** region: **Arn** Hyper mez rhus-t
- **Coccyx•**: bell-p *Carb-an* caust gamb **HYPER•** kali-bi *Mez* ruta *Sil* symph thuj
- **Lumbar** region (↗Pain - lumbar - jar):
  · **sensitive** to jar of walking; remains (↗Pain - lumbar - jar): *Thuj*
- **Spinal** cord | **bleeding** (See Blood - spinal - injuries)
- **Spine** (↗EXTR - Paralysis - lower - injuries - spine; GENE - Brown-séguard): acon **Apis** *Arn* bell-p *Calc* caust cimic *Con* **Hyper** ign *Led* **Nat-s** *Nit-ac Rhus-t Ruta Sil* symph tell *Thuj* zinc
  · **after** injury, he lies on back, with head jerking backward: *Hyper*
  · **lifting** agg: **Calc Rhus-t**
  · **old** injuries: ign
  · **railway** spine: bell-p hyper
  · **shock** of spine (= concussion): *Arn*   con   *Hyper Nit-ac*

INSENSIBILITY | **Skin**; of: pop-cand

IRRITATION of spine (See Pain - spine - sore)

ITCHING: agar all-s aloe *Alum* alum-p am-m ang **Ant-c** arg-met arn ars-i asc-t aur aur-s *Bar-c* bar-s benzol calc calc-s calc-sil carb-ac carb-v carbn-s **Caust** chel cist clem coc-c cocc corn cortiso daph dios fago fl-ac glon *Graph* guaj hep hip-ac hura kali-bi *Kali-c* kali-n kali-p kali-sil lac-ac *Lyc* mag-c mag-m mag-s med *Merc* merc-i-f **Mez** mill mur-ac *Nat-c* nat-m nat-p *Nat-s* nicc **Nit-ac** ol-an osm pall ph-ac phos *Puls* raph *Rhus-t Sars* seneg *Sep Sil* spig spong **Sulph** tell ther *Thuj* tub-m zinc zinc-p
- **morning**: asc-t kali-c lyc
  · **6-10 h**: kali-bi
  · **7 h**: pall rhus-t
  · **bed** agg; in: rhus-t
- **forenoon**: fl-ac
- **afternoon**: fago sars
- **evening**: con fago fl-ac kali-c lyc mur-ac rat sulph thuj
  · **bed** agg; in: calc lyc merc nat-m
  · **undressing** agg: cocc hyper mag-c nat-c *Nat-s* osm puls
- **night**: agar ail apoc ars asc-t fl-ac *Mez* phos rhus-v zinc
  · **lying** down agg: mag-c
  · **warmth** of bed, in: nat-ar rhus-v sulph
- **burning**: agar ail berb *Calc* daph kali-c mag-c mez *Nux-v* raph
  · **morning** | **dressing**; while: nux-v
  · **evening** | **undressing**; while: nux-v
  · **night**: nux-v spong
  · **scratching** agg; after: alum squil
  · **walking** in open air agg: merc
- **cold** agg; becoming: lyc spong
- **cold** air agg: rhus-v
- **scratching**:
  · **amel**: mag-c mag-m mez nat-c pall rat rhus-v
  · **changes** place after scratching: mez pall
  · **pain** after scratching: kali-c nit-ac
  · **unchanged** by scratching: nat-c
- **stinging**: alum anac arn caust squil
  · **scratching** | **amel**: anac
  · **sudden**:
    : **scratching** | **amel**: ph-ac
  o **Cervical** region: agar agn **Alum** alum-sil ammc anac **Ant-c** arg-n ars benz-ac *Berb* calc carb-ac carb-v caust con cycl *Gels* grat hydr hydr-ac ign jug-c kali-bi kali-n laur lyc mag-c mag-m mang merc-i-f merc-i-r mez morph myric nat-ar nat-c **Nat-m** nat-p nicc nit-ac ox-ac pall pneu *Puls* rat *Rhus-t* rumx sars sep sil squil staph **Sulph** tarent ther thuj trom
    · **morning**: fl-ac nat-m sulph ther
    · **rising** agg; after: sulph
    · **evening**: calc carb-v fl-ac mag-c stront-c ther trom
      : **bed** agg; in: calc sulph
      : **going** to bed; before: mag-m
      : **undressing** agg: am-m hyper
    · **night**: ail hydr
      : **bed**; in heat of: *Sulph*
    · **burning**: berb *Calc Kali-bi*
      : **scratching**; after: mag-c
    · **cold** | **amel**: rhus-t

1279

Back

Itching

- **Cervical** region: ...
  - **menses**; during: mag-c
  - **scratching**; after: nat-m
    - **amel**: mang
    - **bleeds**, until it: mang
  - **changes** place after: sars
  - **stinging**: carb-v rhus-t
  - **touch** agg: psor
  - **voluptuous**: mang
  - **walking** in open air agg: nit-ac
  - **warmth**:
    - **agg** | **heat** agg: rhus-t
  - ▽ extending to | **All** directions: rhus-t
- **Coccyx**: agar alum am-c bar-c borx *Bov* canth carb-v chel chin con dros fl-ac *Graph* laur led lyc par ph-ac plb spig verat
  - **evening** | **bed** agg; in: carb-v
  - **burning**: fl-ac
  - **corrosive**: ph-ac
  - **menses**; during: dros graph ph-ac
  - **warm** bed agg: *Petr*
  - ▽ extending to | **Upward**: petr
- **Dorsal** region: agar agn alum am-c am-m *Ang* ant-c *Ant-t* arn bar-c calc caust cocc graph guaj iod kali-c laur lyc m-aust mag-c mag-m mang merc merc-c *Mez* mur-ac nat-c nat-m nat-s nit-ac nux-v ph-ac pic-ac puls sars sel seneg *Sep* sil spig spong sulph ther thuj viol-t zinc
  - ○ **Scapulae**: alum am-m anac arg-met arn asaf bar-c bell calc cann-s com crot-h cund dios dulc form laur merc merc-i-f mez mosch olnd petr phel rat ruta seneg sil spig stront-c ther thuj viol-t zinc
    - **right**: calc fago laur mang merc olnd pall
    - **left**: am-m bar-c caust fl-ac grat ham phel psil
  - **rubbing**:
    - **amel**: grat
  - **spots**, in: fl-ac
  - **Between**: all-s alum am-m arg-met calc calc-s caust chinin-s cortico cortiso dios *Hipp* laur mag-c mag-m mosch rat ruta stront-c *Zinc*
    - **evening**: dios mag-m zinc
    - **night**: am-m cocc
    - **undressing**; while: carc sulph
    - **scratching**:
      - **agg** | **after** scratching; burning: rat
      - **amel**: mag-c
    - **Border**; right outer: dulc
  - **Shoulders**; between: cortiso hipp
- **Lumbar** region: alum *Bar-c Berb* bufo-s carb-v caust chin con dig fl-ac hep iod kali-bi kali-c kali-n lach led lyc mag-c *Mag-m Merc* merc-c mez morph *Nat-m* nicc ol-an phyt psor *Puls* sul-i sulph
  - **evening** | **bed** agg; in: mag-c
  - **burning**: alum *Berb* mag-c
  - **extending** to | **Abdomen** and thighs: nat-m
  - **corrosive**: ph-ac
  - **scratch** it raw; must: *Bar-c*
- **Sacrum**: agar alum borx bov fl-ac graph laur led med merc par plb

Lumps

Itching – Sacrum: ...
  - **burning**: kali-c
  - **walking** agg: merc
- **Spine**: sumb

JAR agg: *Graph* thuj
  ○ **Lumbar** region: thuj zinc-ar
- **Spine**: *Bell* graph sil *Ther* thuj

JERKING: petr
- **left** side: agar
- **night** | **sleep**; during: am-c
- **work**; at manual: nit-ac
  ○ **Cervical** muscles: aeth coloc sep
  - **convulsions**; before: bufo
  - **sleep**; in: alum
- **Coccyx**:
  - **menses**; during: cic
  - ▽ extending to | **Bladder**: carb-an
- **Dorsal** region:
  - **pressure** on vertebrae; from: arn
  ○ **Scapulae**: plat sep
- **Lumbar** region: sulph
- **Sacral** region: chin petr

LAMENESS: abrot acon aesc agar am-m arn bell *Berb Bry* calc camph-mbr *Caust Cimic Cupr-ar* dios dulc get gins *Helon* hyper *Kali-c* kali-p kalm lachn led lyc nicot phys *Phyt* rhus-t ruta sarcol-ac *Sep* spong staph *Stry* sul-ac *Sulph* zing
  ○ **Cervical**: *Bapt* nat-c par rad-br spig
  ○ **Nape** of neck: zinc
- **Lumbar**: *Berb* cocc coff *Dulc* gels kali-i lach mag-m *Nat-m* ox-ac phos ran-s *Rhus-t* sel sil sulph zinc
- **Sacroiliac** region: aesc

LAUGHING agg: *Camph Con* phos
  ○ **Sacrum**: tell

LEANING:
- **against** something:
  - **agg**: *Agar* hep *Plb Ther*
  - **amel**: carb-v eupi kali-c nat-m sabad sarr

LEUKORRHEA:
- **agg** | **Sacrum**: aesc psor
- **amel**:
  ○ **Lumbar** region: kreos
  - **Sacrum**: murx

LIFTING a weight | **agg** (See Straining)

LOOKING upward agg | **Cervical** region: graph

LOOSE sensation; as if | **Vertebrae**: calc

LUMBAGO (See Pain - lumbar)

LUMPS:
- **sensation** of a lump in: anac arn berb *Carb-v* cinnb phos sars
  ○ **Dorsal** region:
    - **Scapulae**: am-m arn calc kreos
  ○ **Dorsal** region:
  ○ **Scapulae**:
    - **left**: prun

1280   ▽ extensions | ○ localizations | ● Künzli dot

Lumps
- **Dorsal** region – **Scapulae**: ...
  : **Between**: calc chin lyc mag-c mag-s nux-v rhus-t
LYING:
- **abdomen**; on | **amel**: acet-ac nit-ac sel
- **agg** | **Sacrum**: berb
- **amel** | **Sacrum**: agar
- **back**; on:
  • **agg**: aloe apis *Bell* bry *Chin* cimic coloc dulc euph ign kali-n lyc nat-m puls rhus-t stront-c zinc
  • **amel**: kali-c nat-m phos *Ruta*
- **bed**; in | **agg**: am-m ang carb-v cina cocc euph hep ign kali-n m-ambo merc nat-m nux-v petr puls rhod rhus-t sep staph thuj valer
- **hard**; on something | **amel**: kali-c   mag-m   nat-m rhus-t sep
- **pillow**; on a | **amel**: *Carb-v* sep
MANUAL LABOR:
- **amel**: nat-m
MENSES:
- **amel**: senec
- **before**:
  • **agg**:
  : **Sacrum**: nux-m sabin spong
- **during**:
  • **agg**: acon agar aloe am-c *Am-m* ang arg-n ars asar bar-c **Bell** *Berb* borx brom *Bry* *Calc* calc-p camph cann-xyz canth carb-an carb-v castm **Caust** cham chel cic *Cimic* cinnb coc-c cocc *Croc* cycl ferr ferr-p gran graph helo hydr ign iod **Kali-c** kali-i kali-n kalm kreos lac-c **Lach** lil-t *Lyc* mag-c mag-m mang med merc mosch nat-c nit-ac nux-m nux-v ol-an *Phos* prun *Puls* rat sabin sang sars senec sep sil spong sulph tarent thuj ust verat zinc
  • **beginning** of menses:
  : **agg**: caust cic jab
  : **Sacrum**: asar
- **instead** of menses | **Sacrum**: spong

MENTAL EXERTION agg *(↗Exertion - mental)*: cham con nat-c *Pic-ac*

MOLES *(↗SKIN - Moles)*: carc

MOTION:
- **agg**: aesc agar alum am-c ambr ang apis arg-met arn bufo calc canth caps carb-v caust cham *Chin* *Cimic* cina cocc colch coloc *Con* dig dros *Dulc* ferr guaj hell hep *Kali-bi* kali-c kreos lach led lyc m-aust mang mez mur-ac nat-c nit-ac *Nux-v* petr *Phos* psor puls ran-b rhus-t ruta samb *Sars* sel seneg squil stann stram stront-c sul-ac sulph thuj *Verat* zinc
- **amel**: aloe alum am-m ant-c arg-met arg-n bar-c bry caust chin cina coloc *Dulc* graph kali-bi kali-c kali-n kreos mag-m mez nit-ac olnd ph-ac phos puls rhod rhus-t sabad staph sul-ac tab vib
- **fingers** agg; of:
  o **Dorsal** region | **Scapulae**: ran-b
- **hand** agg; of | **Cervical** region: cimic
- **must** move | **without** amel; but: lach puls

Back
Motion: ...
- **slight**:
  • **agg** | **Coccyx**: tarent

MOUSE was running up the back; as if a: bry   *Sil* *Sulph*

MOVEMENTS:
- **clucking** movements | **left** side; on: ars

MURMURS:
- **respiratory**:
  o **Scapula**; above the right | **rough** murmur *(↗CHES - Murmurs)*: tub

NECK; pain in the (See Pain - cervical)

NECROSIS | **Vertebrae**: calc nat-m ph-ac sil stict syph

NODULES:
o **Dorsal** region | **Shoulders**; between: mag-s

NUMBNESS *(↗Asleep)*: acon *Agar* bell berb bry calc *Calc-p* *Cocc* con cupr-ar kali-bi nux-v ox-ac oxyt *Phos* phys plat pop-cand sec sep sil
- **nap**; after: phos
o **Cervical** region: berb bry castor-eq *Chel* dig hura merc-i-f par *Plat* rhus-t tell xan
  o **Nape** of neck: dig merc-i-f petr plat rhus-t spig tell
- **Coccyx**: berb **Plat**
  • **menses**; during: plat
  • **sitting** agg: **Plat**
- **Dorsal** region:
  o **Scapulae**: anac arg-met bry merc-i-f
  : **20 h**: calc-caust
- **Lumbar** region: **Acon** apis ars bell **Berb** bry calc carb-v cham frax gnaph graph **Kali-bi** lappa nux-m nux-v phos plat *Sil* spong
  • **loss** of sensation: *Ars* bry con cupr-act kali-n zinc
  : **morning** | **rising** agg: *Nat-m*
  : **evening**: alum mag-m
  : **extending** to | **Lower** limbs: *Acon*
  • **pain**; during (See Pain - lumbar - accompanied - numbness)
- **Part** lain on: calc
- **Sacrum**: berb *Calc-p* *Graph* ox-ac plat spong
  • **sitting** agg: plat
  o **Lower** limbs, and: *Calc-p* graph
- **Spine**:
  ▽ **extending** to | **Downward**: phys

NURSING agg; while: cham crot-t phos puls sulph

OPERATION; after | **Lumbar** region: berb

Opisthotonos

OPISTHOTONOS *(↗HEAD - Drawn - backward; Spasms)*: *Absin* acon agar amyg ang ant-t apis *Ars* **Bell** berb both brach bry calc-p *Camph* *Canth* carb-an *Cham* *Chen-a* **Cic** cimic *Cina* clem cocc con cor-r cori-r **Cupr** *Cupr-ar* dig glon hydr-ac *Hyos* hyper *Ign* iod *Ip* jasm *Kali-br* *Lach* led lyss med merc *Morph* nat-s *Nicot* nux-m **Nux-v** oena **Op** petr phos *Phyt* **Plat** plb *Rhus-t* *Sec* **Stann** **Stram** **Stry** *Tab* ter *Verat-v* **Zinc** zinc-p

Opisthotonos — Back — Pain

- **accompanied** by:
  - **cholera** infantum (See RECT - Cholera - infantum - accompanied - opisthotonos)
  - **convulsions**; tetanic (See GENE - Convulsions - tetanic - accompanied - opisthotonos)
  - **vertigo** (See VERT - Accompanied - opisthotonos)
  - ○ **Abdomen**; cramping pain in (See ABDO - Pain - cramping - accompanied - opisthotonos)
  - **Masseter** muscles; cramping pain in the: cupr
- **coma**; with (See MIND - Coma - opisthotonos)
- **convulsions**; during epileptic: ars *Cic* stann
- **diarrhea** agg; after: med verat-v

OPPRESSION between scapulae: petr

ORGASM:
○ **Neck**; nape of:
▽ **extending** to:
: **Forehead**; over top of head to:
: **afternoon** | **motion** agg: mang

OVERLIFTING (See Straining)

PAIN: abies-n abrom-a abrot acon **Aesc** *Aeth* **Agar** ail all-c all-s allox aloe **Alum** alum-p alum-sil *Alumn* am-c am-caust *Am-m* ambr ampe-qu anac anan *Ang* anis ant-c ant-o ant-t *Apis* apoc aran *Arg-met* *Arg-n* arist-m **Arn** ars ars-i ars-s-f arund asaf asar asc-t aster *Atro* *Aur* aur-m aur-s aza bad *Bapt* **Bar-c** bar-i bar-m bar-s **Bell** bell-p benz-ac *Berb* beryl *Bism* *Bol-la* bond borx *Bov* brach brom **Bry** but-ac buth-a cadm-met cain calad **Calc** calc-ar calc-caust *Calc-f* calc-i calc-o-t **Calc-p** calc-s calc-sil *Camph* *Cann-i* cann-s canth **Caps** carb-ac **Carb-an** *Carb-v* **Carbn-s** card-m *Carl* *Casc* cass *Caul* *Caust* cench *Cham* *Chel* chen-a chin chinin-ar *Chinin-s* chlor chr-ac cic *Cimic* cina cinnb clem coh coc-c *Cocc* cocc-s *Coff* *Colch* *Coloc* com *Con* conv cor-r corn corn-f cortiso cot *Crot-h* crot-t *Cub* cupr *Cupr-ar* cycl daph dig digin dios *Dor* dros dulc elaps elat eug euon **Eup-per** **Eup-pur** *Euph* euphr eupi **Ferr** ferr-ar ferr-i ferr-p fl-ac *Form* gad galeg gamb gast *Gels* gent-l gins *Glon* glyc goss gran **Graph** grat *Gua* **Guaj** guare gymno ham hell helo *Helon* *Hep* hip-ac hom-xyz hura *Hydr* hyos *Hyper* *Ign* ind inul iod **Ip** *Ipom-p* iris jac-c junc-e kali-ar *Kali-bi* kali-br **Kali-c** *Kali-i* kali-m *Kali-n* kali-ox kali-p *Kali-s* kali-sil *Kalm* kreos lac-ac **Lac-c** lac-d *Lach* lachn lact laur *Led* lil-t lim lith-be lith-c lith-m *Lob* lob-s **Lyc** lycpr lycps-v lyss mag-c *Mag-m* mag-p mag-s malar manc *Mang* *Med* menis mentho meph *Merc* *Merc-c* merc-i-f methyl *Mez* mill mim-h mit mom-b *Morph* mosch **Mur-ac** *Murx* myric *Naja* nat-ar *Nat-c* **Nat-m** nat-p **Nat-s** nicc *Nit-ac* **Nux-m** **Nux-v** nymph oena ol-an ol-j olnd op osm ost ox-ac paeon pall **Par** paraf *Petr* ph-ac **Phos** phys phyt pic-ac pisc plat *Plb* plumbg pneu podo polyp-p **Psor** ptel **Puls** puls-n pulx *Rad-br* ran-a *Ran-b* ran-s raph rat rauw *Rhod* rhus-g *Rhus-r* **Rhus-t** rhus-v rumx *Ruta* sabad sabal sabin *Samb* sang sanic *Sarcol-ac* sarr sars scol *Sec* sel senec seneg **Sep** **Sil** sin-n sol *Sol-ni* sol-t-ae solid spig spong stann *Staph* *Stel* *Still* stram *Stront-c* stroph-s stry *Sul-ac* sul-i **Sulph** symph tab

Pain: ...
tarax tarent tell tep *Ter* teucr ther thuj thymol thyr *Tril-p* trios *Tub* *Upa* uran-n ust vac valer vario verat verat-v verb *Vib* viol-t vip visc wye x-ray xero yuc *Zinc* zinc-m zinc-p zing

- **right**: asaf bad bar-c bell benz-ac blatta-a carb-v cupr dios fum lyc merc-i-f pert-vc plat sep sil stann *Thuj*
  - **aching**: asaf bar-c bell benz-ac blatta-a dios lyc merc-i-f
  - **digging** pain: stann *Thuj*
  - **drawing** pain: bad carb-v cupr sep
  - **pinching** pain: sil
  - **pressing** pain: lyc
  - **sprained**; as if: bell
  - **stitching** pain: plat stann
- **left**: bism carb-an carb-v cocc con cupr lyc mez mur-ac nat-m petr plat rhod stann stry tarent til
  - **aching**: bism carb-an cocc mez tarent
  - **cutting** pain: cupr stry
  - **drawing** pain: carb-v cupr rhod til
  - **pressing** pain: mur-ac nat-m
  - **sore**: petr plat
  - **sprained**; as if: con lyc
  - **stitching** pain: mur-ac plat stann
- **daytime**: abrom-a agar *Camph* nicc
  - **stitching** pain: agar nicc
- **morning**: *Agar* all-s aur aur-s berb borx bry calc-p canth caust cimic cinnb conv dios dros equis-h eug euph eupi hep ign kali-c mag-c mag-m mag-s mez naja nat-m nat-p *Nux-v* ox-ac pert-vc petr phyt podo puls *Ran-b* rhod **Rhus-t** ruta sel *Staph* stront-c stry sulph thuj verat zinc
- **4 h on waking** | **drawing** pain (See night - midnight - after - 4 - waking - drawing)
  - **aching**: berb dios equis-h eug euph eupi mag-s phyt rhod thuj
  - **bed** agg; in: ang berb carb-v euph hep kali-n mag-s nat-m nit-ac *Petr* puls rat rhod *Ruta* staph
  : **aching**: ang berb euph kali-n mag-s petr
  : **drawing** pain: hep rhod
  : **sore**: nat-m
- **bending** forward agg:
  : **bed**; in: puls
  : **stitching** pain: puls
- **burning**: mag-m zinc
- **coition**, by rest agg, by motion amel; after: mag-m
  : **burning**: mag-m
- **cutting** pain: all-s
- **drawing** pain: calc-p *Cimic* hep zinc
- **lameness**: dios
- **motion**:
  : **amel**: am-m
  : **sore**: am-m
- **pressing** pain: petr verat
- **rising**:
  : **after**:
  : **agg**: am-m *Hep*

1282   ▽ extensions | ○ localizations | ● Künzli dot

Pain – morning   **Back**   Pain – night

- **rising** – after – **agg**: ...
  - **drawing** pain: *Hep*
  - **tearing** pain: am-m
  - **amel**: nat-m *Rat*
  - **sore**: nat-m *Rat*
  - **agg**: aloe am-m ang arg-met arg-n calad *Calc* caust cedr chel cinnb cocc euphr form graph *Hep* hipp *Kali-c Lyc Nat-m* nit-ac ox-ac petr ptel ran-b rat sanic *Sil* stann staph stry sul-ac sulph thuj valer verat
  - **aching**: caust cedr graph hep ran-b
  - **lameness**: nat-m
  - **motion amel**: rat
  - **burning**: rat
  - **sore**: am-m calad nat-m stann thuj
  - **amel**: *Lach* nat-c nat-m nit-ac
  - **stitching** pain: nat-c
  - **bed**; from:
    - after:
      - **amel**: nat-m
      - **pressing** pain: nat-m
  - **sore**: *Dros* ox-ac
  - **stitching** pain: borx bry nat-p
  - **tearing** pain: *Canth* kali-c mag-c mez puls stry
  - **waking**; on: aeth *Agar* apoc arg-met berb calc-p cham chel chion grat kali-bi lac-c *Lach* mag-m mag-s myric nat-m nit-ac ptel ran-b x-ray
    - **aching**: berb cham ptel
    - **pressing** pain: nit-ac
    - **sore**: apoc arg-met grat mag-m mag-s
- **forenoon**: ars *Cham* equis-h kali-bi myric *Nat-m* nat-s ptel
  - **10 h**: am-m
    - **aching**: am-m
  - **aching**: equis-h myric ptel
  - **burning**: kali-bi
  - **drawing** pain: ars
  - **pressing** pain: nat-m
  - **stitching** pain: cham
- **noon**: dios eupi rhus-t
  - **aching**: dios eupi rhus-t
  - **burning**: rhus-t
- **afternoon**: abrot agar bov canth caust cham chel equis-h glon hyos lyc mag-c mag-m myric nicc pall plb ptel rumx ruta *Sep* stry zinc zing
  - **17 h**; after: abrom-a
    - **aching**: abrot agar cham chel equis-h glon hyos myric pall plb ptel rumx sep zing
  - **stitching** pain: lyc nicc plb stry
- **evening**: acon agar alumn am-m aq-pet *Ars* ars-s-f bar-c bart borx brach bry *Calc-p* calc-s cann-s carb-v cham chel cist cocc coloc cupr-ar *Dios* erig ferr ferr-i gels glon graph hell helo hipp iris kali-ar kali-bi kali-n *Kali-s Kalm Lach* lact led lil-t luna *Lyc* lycps-v mag-c mag-m meny mez mur-ac myric *Naja* nat-ar nat-c nat-m nat-s nit-ac nux-m nux-v ox-ac petr phys pic-ac psor puls rad-br *Rhus-t* rumx ruta samars sarr seneg *Sep* sin-n still stront-c stroph-t stry *Sulph* tanac ter thuj valer vario vib vichy-g viol-o xan zing

- **evening**: ...
  - **21-0 h**: usn
    - **stitching** pain: usn
  - **aching**: acon agar alumn *Ars* brach cham cist ferr-i kali-s led lil-t phys sarr
  - **bed agg**; in: alum cann-s ferr kalm mag-m mur-ac naja nat-m sep stront-c sulph thuj valer
    - **tearing** pain: sulph
  - **cutting** pain: nat-m nat-s
  - **drawing** pain: agar *Calc-p* carb-v chel *Lach* lyc nit-ac rhus-t
  - **exertion**; after:
    - **amel**: ruta
    - **aching**: ruta
  - **lameness**: cupr-ar
  - **lying** down agg; after: thuj
  - **sore**: psor
  - **stitching** pain: borx cham lach nat-c rhus-t stront-c
  - **sunset** to sunrise; from: **Syph**
- **night**: abrot acon agar aloe *Am-m* ang apis arg-met *Arg-n Ars* ars-s-f *Berb* bry calc calc-s calc-sil carb-an carb-v carbn-s *Cham* chel cinnb *Dulc Ferr* ferr-act ferr-ar ferr-i ferr-p hell *Helon* hep ign kali-bi **Kali-c** kali-i kali-n *Kalm Kreos* lil-t lyc lycps-v *Mag-c* mag-m mag-s mang *Merc* **Merc-c** mez *Naja Nat-ar Nat-c Nat-m* nat-p *Nat-s Nit-ac Nux-v* ph-ac phos phys phyt plb podo puls rhod sars seneg *Sil* staph **Sulph Syph** tab visc
  - **3-4 h**: **Nux-v**
    - **sore**: **Nux-v**
  - **midnight**: caust
    - **before**: kalm
  - **23-0 h**: *Am-m*
    - **aching**: *Am-m*
  - **after**: mag-s
    - **3 h**: **Kali-c** kali-n nat-c tub
      - **bed**; driving out of: **Kali-c**
      - **must** get up and walk: **Kali-c**
      - **stitching** pain: **Kali-c**
      - **rising**:
        - **amel**: nat-c
        - **burning**: nat-c
    - **4 h**: ang *Nux-v* ruta staph
      - **bed**; driving out of: *Nux-v*
      - **waking**; on: calc-p chel
      - **drawing** pain: calc-p chel
      - **spasmodic** aching, when inspiring agg: *Nit-ac*
      - **aching**: *Nit-ac*
    - **cutting** pain: caust
    - **waking** him or her from sleep: *Chinin-s* nat-c
    - **waking**; on: nat-c
    - **sore**: nat-c
  - **aching**: agar aloe *Am-m Arg-n* berb helon lycps-v mag-c mag-m nat-c phys seneg **Sulph**
  - **bed**:
    - **driving** out of bed: **Kali-c**
    - **in** bed:
      - **agg**: abrom-a *Nux-v*

Back

- **bed** – in bed – **agg**: ...
  motion amel: mag-c
  sore: mag-c
- **burning**: helon *Ph-ac*
- **drawing** pain: ars chel hep nat-m
- **jerking** pain: staph
- **menses**; during: am-m
  : **aching**: am-m
- **motion**:
  : must move:
  : **side** to side; from: mag-s
  . **tearing** pain: mag-s
- **sleep** agg; after: am-m
  : **aching**: am-m
- **sore**: *Am-m Berb* cham mag-c mag-m *Nat-c*
- **stitching** pain: apis ars bry dulc nat-c nit-ac phos puls
- **tearing** pain: cinnb mag-s nit-ac ph-ac rhod
- **turning** frequently amel: nat-m
  : **drawing** pain: nat-m
- **abortion**; during threatening: caul vib
- **accompanied** by:
  - **constipation** (See RECT - Constipation - accompanied - back)
  - **hemorrhoids** (See RECT - Hemorrhoids - accompanied - back)
  - **leukorrhea** (See FEMA - Leukorrhea - accompanied - back)
  - **metrorrhagia** (See FEMA - Metrorrhagia - accompanied - back)
  - **nausea**: coloc nux-v phys zing
  - **palpitations**: tub
  - **pollutions**; nightly: aur calc calc-p *Chin* **Cob** con cupr dam dig *Dios* ery-a form gels *Kali-c* lyc med nat-p *Nux-v Ph-ac Pic-ac* sars sel *Staph Sulph* zinc
  - **respiration**; impeded (See RESP - Impeded - pain - back)
  - **salivation**: cinnm
  - **sleeplessness** (See SLEE - Sleeplessness - pain - back)
  - **urination**; painful (See BLAD - Urination - dysuria - painful - accompanied - back)
  - **urine**:
    : **bloody**: kali-bi
    : **burning**: ant-c
  o **Abdomen**:
    : **pain**: sars
    : **cramping**: sars
  - **Head**:
    : **pain** in (See HEAD - Pain - accompanied - back)
  - **Kidneys**; congestion of (See KIDN - Congestion - accompanied - back)
  - **Testes**; pain in (See MALE - Pain - testes - accompanied - back)
  - **Uterus**:
    : **complaints** of (See FEMA - Complaints - uterus - accompanied - back)
  - **accompanied** by – **Uterus**: ...
    : **pain** (See FEMA - Pain - uterus - accompanied - back)
  - **aching**: abrot *Aesc* aeth agar ail all-s allox *Aloe* alum am-c am-caust am-m ant-c apis apoc *Arg-n* **Ars** *Asaf* asc-t aur-m *Bapt* bar-c bar-m bar-s **Bell** benz-ac *Berb Bism* bol-la bond brach **Bry** cadm-met calad *Calc* calc-f calc-p calc-s calc-sil *Cann-i* cann-s canth carb-ac *Carb-an Carbn-s Carl Casc* cass caul caust cham chel chinin-s cimic cinnb *Cob* coc-c cocc colch com *Con* corn cortiso cot crot-t *Cupr-ar* dig digin dios elaps eug **Eup-per Eup-pur** euph eupi ferr ferr-ar ferr-i ferr-p gast *Gels* gent-l goss gran **Graph** ham hell helon hyos hyper ind **Ip** iris jac-c kali-ar *Kali-bi* **Kali-c** kali-m kali-n kali-ox *Kali-s Kalm* kreos lac-ac lac-c lach laur *Lil-t* lim lith-m lob lob-s lyc lycps-v *Lyss* med menis meph merc-i-f mez mit *Morph* **Mur-ac** myric nat-ar *Nat-c* **Nat-m** *Nat-p* nit-ac **Nux-v** olnd op osm ost ox-ac petr *Phos* phys phyt *Pic-ac* plb plumbg polyp-p *Psor* ptel **Puls Ran-b** raph rauw rhod rhus-g *Rhus-t* rhus-v rumx *Ruta* sabin samb sang sarcol-ac *Sec* seneg **Sep** *Sil* sin-n sol-t-ae stront-c stroph-s stry sul-ac *Sulph* tarent **Tell** *Ter* ust vac verat verat-v vip yuc zinc zinc-m zing
  - **paroxysmal**: asaf phos
  - **acids**, after: *Lach*
  - **air**; draft of:
    - **every**: calc-f *Nux-v* sumb verat
    : **drawing** pain: verat
  - **air**, in open:
    - **agg**: *Merc Nux-v*
    : **aching**: *Nux-v*
    : **sore**: *Merc*
    - **amel**: acon nux-v *Vib*
  - **alternating** with:
    - **leukorrhea**: eupi
    o **Abdomen**; pain in: vario
    - **Chest**; oppression of (See CHES - Oppression - alternating - back)
    - **Head**; pain in (See HEAD - Pain - alternating - back)
  - **apyrexia**, during: arn ars *Calc* caps cham chin cina ign *Nat-m* nit-ac nux-v petr samb sep sil spig stram thuj verat
  - **arthritic**: *Calc-f*
    - **motion** | **amel**: calc-f rhus-t
  o **Sacroiliac** symphyses: **Aesc**
  - **ascending** stairs agg: alum
    - **stitching** pain: alum
  - **ascends** (See extending - upward)
  - **bed**, confines him to: ars-s-f
    - **aching**: ars-s-f
  - **bending**:
    - **agg**: agar
      : **broken**; as if: agar
    - **amel**: petr
    : **drawing** pain: petr

Back

Pain – bending

- **backward:**
  - **agg:** arg-met bar-c *Calc Calc-p Chel Cimic* con dios eug kali-c lam lim mang plat puls sabin sel stann
  - **drawing** pain: calc-p *Cimic*
  - **jerking** pain | **sticking:** chel
  - **tearing** pain: *Chel*
  - **amel:** abrom-a acon aeth am-m bell cocc cycl eupi fl-ac hura lac-c lach mang petr *Plb* puls rhus-t sabad sabin sil
  - **aching:** aeth eupi
  - **pulsating** pain: abrom-a
  - **stitching** pain: abrom-a
- **forward:**
  - **agg:** abrom-a cadm-met camph pert-vc *Pic-ac* sep
  - **pulsating** pain: abrom-a
  - **stitching** pain: abrom-a
  - **tearing** pain: camph
  - **amel:** chel eug kali-c lob meny nat-ar ph-ac *Plb* puls sang sec sep sulph thuj
  - **must** bend forward: *Caps*
- **head:**
  - **forward** | **agg:** beryl
- **blow;** pain as from a: psor
- **boring** pain *(✱digging):* acon agar ang asaf bar-c *Bism* brom carb-ac cocc *Ham* laur *Lyc* mag-p nat-c psor thuj
- **gimlet;** as with a: *Lyc*
- **break;** as if it would: *Aesc* aeth agar allox *Alumn* am-m **Bell** bry calc-o-t *Camph* cann-i cham chel cocc cortiso dulc *Eup-per* eupi graph *Ham* kali-bi *Kali-c* kalm kreos *Nat-m Nux-v* ol-an phos pic-ac plat *Puls Rhus-t* sanic *Sarcol-ac* seneg sil *Tril-p* vario
  - **accompanied** by | **hemorrhoids:** bell
- **break** open; as if bones would: *Sabin*
- **breathing:**
  - **agg:** acon aesc alum alumn *Am-m* apis arn asar *Aur* aur-ar aur-s bell-p berb *Bry* calc cann-s carb-an carb-v carbn-s cham chel cinnb **Coloc** conv *Cop* cupr cupr-ar dig dulc inul kali-bi *Kali-c* kali-m kali-n kali-p kali-s kalm led lob lyc merc mur-ac nat-ar nat-c nat-m nat-p nux-v par petr prun *Psor* ptel puls raph ruta sabin sang sars seneg *Sep* spig stann *Sulph* thuj
  - **aching:** inul raph
  - **stitching** pain: am-m arn berb *Calc* lyc *Merc* nat-m nat-p petr psor spig *Sulph*
  - **arresting** breathing: cann-s
  - **aching:** cann-s
- **deep:**
  - **agg:** carb-an nat-c sars
  - **aching:** nat-c
- **broken;** as if: agar arn *Bell Camph* chel cina cocc conv corn-f **Eup-per** ferr-i ham ip *Kali-c* lyc mag-c mag-s merc *Nat-m Nux-v* **Phos** plat ruta senec verat
- **bruised** (See sore)
- **burning:** acon *Agar* alum alum-sil alumn am-c ant-t apis arn **Ars** ars-s-f asaf asar am-m aur-s bapt *Bar-c* bell berb *Bism* borx bry calc calc-f cann-i *Carb-an* carb-v carbn-s carl chel chr-ac clem coloc com cupr daph dulc

Pain – constant

- **burning:** ... *Glon* helo helon hyper kali-ar kali-bi *Kali-c* kali-i kali-m kali-n *Kali-p* kali-s *Kalm Kreos* lac-d *Lach* lachn lil-t lob *Lyc* lyss mag-c mag-m *Med Merc* mez mur-ac naja nit-ac nux-m *Nux-v* olnd *Ph-ac* **Phos** *Pic-ac* rhus-t rumx sec sel seneg *Sep Sil* **Sulph** ter *Thuj* ust verat xero *Zinc* zinc-p
  - **sparks;** as from *(✱FEVE - Burning - sparks):* sulph
- **bursting** pain: malar
- **carrying:**
  - **agg:**
    - **basket;** a: phos
    - **aching:** phos
- **chill:**
  - **before:** **Aesc** aran *Ars* bry carb-v daph *Dios Eup-per* eup-pur *Ip* **Podo** rhus-t
  - **aching:** carb-v daph *Dios* **Eup-per** ip *Podo* rhus-t
  - **during:** ant-t apis *Arn Ars* ars-s-f *Bell* **Bol-la** buth-a calc *Caps* carb-v carbn-s caust *Cham* chin chinin-ar **Chinin-s** cocc elat *Eup-per* gamb gels hep hyos ign *Ip* lac-ac lach lyc mosch myric *Nat-m* **Nux-v** phos podo *Puls* rhus-t sang sep sil sulph verat zinc zinc-p
  - **aching:** *Ant-t Eup-per Ip*
  - **drawing** pain: lyc *Puls*
  - **sore:** cham
  - **extending** to | **Occiput** and vertex: **Puls**
  - **with:** caps sil
  - **pressing** pain: sil
  - **tearing** pain: caps sil
- **clawing** pain: arg-n
- **coffee** agg: *Cham*
  - **aching:** cham
- **coition;** after: cann-i cob kali-c mag-m merc **Nit-ac** *Sabal*
  - **burning:** *Mag-m* merc
  - **men;** in: mag-m
  - **sore:** mag-m
- **cold:**
  - **agg:** ran-b
  - **air:**
    - **agg:** acon agar bar-c *Bry Dulc* merc nit-ac *Nux-v Rhod Rhus-t* sabad sep sulph
    - **amel: Kali-s**
    - **aching:** kali-s
  - **washing:**
    - **amel:** vesp
    - **aching:** vesp
- **cold;** after taking a: *Dulc* mag-p nit-ac sars sulph
  - **lameness: Dulc**
- **cold agg;** after becoming: nit-ac
  - **aching:** nit-ac
- **cold,** during perspiration; on exposure to: *Dulc*
  - **stitching** pain: *Dulc*
- **compressed;** as if: con
- **constant:**
  - ○ **Lumbar** region:
    - **afternoon:** hip-ac
    - **evening:** hip-ac

All author references are available on the CD   1285

Pain – constant   **Back**   Pain – gnawing

- **Lumbosacral** region:
  : standing agg: but-ac
  : extending to | **Hips**: but-ac
- constringing (See contracting)
- contracting: *Bry* canth cham cocc *Graph* **Guaj** kali-c mag-m mez *Nux-v* sabad viol-t
- convulsions; with: acon
- cough agg; during: *Acon Am-c* arn arund **Bell** bell-p **Bry** *Calc* calc-s *Caps* carb-an *Carb-v* chin chinin-s cocc cor-r *Kali-bi* kali-c kali-n kreos *Merc* nat-c nat-m *Nit-ac* ph-ac phos puls pyrog rhus-t rumx seneg *Sep* stram sulph tell tub
  - aching: am-c kali-n merc puls sep
  - stitching pain: *Acon* am-c bell-p **Bry** *Caps Carb-v* chin kali-bi kali-c *Merc* nit-ac puls pyrog *Sep*
- cramping (⚹*Cramp; Spasmodic*): allox *Arg-n* bell bry buth-a calad calc-o-t chin cimic *Coloc* con euph *Euphr* graph iris lyc *Mag-p* mez nit-ac nux-v petr scol sep viol-t x-ray
  - paroxysmal: lyc
- cutting pain: aesc ail *Alum* alum-p *Arg-n* aur aur-m **Bell** berb calc *Calc-p* canth caust *Coloc* **Con** cupr elaps *Eup-pur Gels* graph guaj guare helon hyper ign iod *Kali-bi Lith-c* mag-p **Nat-m** *Nat-s* nux-v petr plat sars seneg sep sil staph stry zinc
  - upward: *Coloc*
- delivery:
  - after: *Hyper* kali-c
  : aching: *Hyper*
  - during (⚹*FEMA - Pain - labor pains - extending - back*): bell *Caust* cocc coff **Gels Kali-c** *Nux-v Petr* **Puls** sabin
- descends: acon *Aeth* alum am-c chel cimic cina cocc con cur elaps ferr-s *Glon* kali-bi *Kali-c Kalm* lil-t mag-c mang merc nat-m nat-s *Nux-m* nux-v ox-ac phys *Phyt Pic-ac* podo psor rat sang sep thuj ust zinc zing
  - delivery; during: *Nux-v*
- digging pain (⚹*boring*): acon *Dulc* sep *Thuj*
  - splinter; as from a: agar
- dinner; after: agar cob indg phel phos rat sep sulph
  - aching: agar cob
  - drawing pain: rat
  - gnawing pain: sep
- dragging: agar calc canth nat-p
- drawing pain: *Agar Alum* am-c ambr anac *Ang* ant-t arg-n *Ars* ars-s-f aster aur bad bar-c bell bol-la *Bry* calc-p calc-s *Canth* **Caps** *Carb-an Carb-v* **Card-m** caust *Cham Chel Chin* **Cimic** cina coc-c cocc *Colch* con crot-c crot-h crot-t cupr cycl dig dros dulc eupi *Graph Guaj Hep Hyper* ign kali-ar kali-bi *Kali-c* kali-p kali-s kalm *Lach* lact *Lil-t Lyc* med *Merc* mez mill mosch nat-ar nat-c *Nat-m* nat-p **Nux-v** op ox-ac *Petr Phos* phyt pic-ac psor *Puls* rat rhod rhus-r rhus-t ruta sabad *Sabin* sang seneg stann stram *Stront-x* sul-ac *Sulph* ter teucr *Thuj* valer verat viol-t zinc zinc-p zing
  - downward: ars bry con merc rhus-t
  - paroxysmal: nat-c nit-ac
  - upward: ars lach nat-m
- drinking agg: allox chin

- drinking agg: ...
  - cutting pain: allox
  - stitching pain: chin
- dull pain: abies-n aesc *Agar* allox aloe am-m *Ant-t* apoc arg-met arg-n *Arn* bapt bell-p *Berb* but-ac *Calc Calc-f* canth *Cimic Cob Cocc* cocc-s colch con conv cupr-ar dulc euon eupi ferr-p gels glyc *Helon* hip-ac hyper inul ipom-p *Kali-c* kali-i *Kalm* kreos lach lith-be *Lyc* lycpr morph *Nat-m Nux-v* ol-an *Ol-j Ox-ac* pall petr ph-ac *Phyt* pic-ac pisc *Puls Pulx* rad-br *Rhus-t* ruta *Sabal* sabin senec *Sep* solid *Staph Still Sulph* symph *Ter* upa *Vib* visc zinc
- dysuria, during: vesp
  - aching: vesp
- eating:
  - after:
  : agg: agar am-m ant-t bry cham cina *Daph Kali-c*
  : aching: agar ant-t
  : tearing pain: cham
  - agg | erections; after: (non: am-m)
  - amel: chel kali-n ph-ac
  - while:
  : agg: chin coc-c crot-c
  : aching: crot-c
  : stitching pain: chin
- electric shock; as from an (⚹*Shocks - electric-like*; *Shocks - electric-like - spine*): kali-br
- emissions:
  - after:
  : agg: ant-c cob kali-br *Merc* ph-ac phos sars *Staph*
  : aching: ant-c cob kali-br ph-ac sars *Staph*
  : burning: *Merc* phos
  - amel: zinc
- eructations:
  - amel: *Sep*
- exertion:
  - agg: *Agar* asaf berb bry calc calc-p caust cocc ferr hyper calc-f kali-p lyc ox-ac ph-ac *Rhus-t* ruta sec sep *Stry* sulph symph verat
  - amel: ruta *Sep*
- falling to pieces; as if lumbar region were: tril-p
- false step; at a: podo *Sep Sulph Ther Thuj*
  - aching: *Sulph*
- fasting agg: kali-n
  - aching: kali-n
- fever:
  - during:
  : agg: acon alst ant-t apis *Arn* ars ars-s-f **Bell** calc camph *Caps* carb-v caust chin chinin-s cocc eug *Eup-per* hyos ign ip kali-ar kali-c lach laur *Lyc* merc *Nat-m* nat-s **Nux-v** petr phos **Puls** *Rhus-t Sep* sil sulph **VARIO** verat zinc ziz
  : aching: eug ziz
- flatus; passing | amel: arg-n berb canth coc-c kali-c nicc phos ruta
- flatus; with obstructed: calc
- flesh where loose; as if: lyc
- followed by | leukorrhea (⚹*leukorrhea - with*): eupi
- gnawing pain: agar *Alum* hell lil-t stry

Pain – grasping   Back   Pain – lying

- **grasping** pain: phos
- **grief**; from: naja
  - **burning**: naja
- **griping** pain: con
  - **paroxysmal**: lyc
- **hard** bed; as from a: bar-c
- **hemorrhoids**:
  - from: aesc
  - **protrusion** of hemorrhoids; before: alum
  - **pressing** pain: alum
- **herpes** zoster, after: *Lach*
  - **stitching** pain *(↗CHES - Pain - herpes)*: *Lach*
- **injuries**; after: calc **Con Hyper** *Kali-c Nat-s* nit-ac rhus-t sil *Thuj*
- **inspiration** agg: acon alum arn calc cham mez nat-c sars sulph
  - **stitching** pain: acon alum arn calc cham mez nat-c sars sulph
- **intermittent**: scol
- **jar** agg *(↗spine - jar - agg.; stepping)*: acon **Bell** berb *Bry* Carb-ac Carb-an **Graph** kali-bi *Lob* mez petr podo seneg *Sep* **Sil** sulph *Tell Ther Thuj*
- **jerking** pain: ang calc calc-p chin cinnb euph *Ferr* laur nat-c nat-m petr ran-s sulph
- **kneeling**:
  - **agg**: euphr *Sep*
- **labor**-like: acon *Aloe Carb-v Cocc Coff* eup-pur ferr **Kali-c** *Kreos Lyc Nux-v* **Puls Sabin** sec *Sep*
- **lameness**: abrot *Aesc* agar *Alum* asar **Berb Cocc** cupr-ar *Kali-c* kali-n kali-p lyss nat-c **Nat-m** *Nux-v* phos phys plb puls-n rhus-t **Ruta** sel sil spig sulph verat zinc zing
  - **sitting** a long time; as from | **lifting**; or as from: calc *Lyc* mur-ac olnd **Rhus-t** valer
- **lancinating**: alum ant-o asc-t *Berb* canth colch *Coloc* con dig elaps kali-c kali-i kali-m lyc mim-h *Nat-s Nit-ac* nux-v *Scol* sep sil stel *Stry*
- **laughing** agg: **Cann-i** phos plb tell
  - **drawing** pain: phos
- **leaning**:
  - **against** something:
    - **amel**: eupi zing
    - **aching**: eupi zing
  - **backward**:
    - **agg**: kali-p
    - **stitching** pain: kali-p
  - **chair**; against a:
    - **agg**: agar **Chinin-s** hep hyos *Ther*
    - **amel**: eupi ferr lac-c sarr zing
  - **side**; to | **agg**: staph
- **leukorrhea**:
  - **agg**: agar *Ther*
  - **amel**: eupi sarr zing
  - **with** *(↗followed - leukorrhea)*: *Aesc* eupi gels graph *Helon* kali-bi kali-c kali-n kreos lyss mag-s mur-ac *Murx* nat-hchls *Nat-m* ovi-p psor *Sep Stann*
- **lifting**:
  - after: *Borx*
  - **stitching** pain: *Borx*

- **lifting**: ...
  - **agg** *(↗overlifting)*: anag arn borx **Calc** calc-f calc-p calc-s carb-an **Graph** hura **Lyc** med nit-ac *Nux-v* ph-ac **Rhus-t** ruta sang *Sep* sulph
  - **stitching** pain: ph-ac rhus-t *Sep*
- **lying**:
  - **abdomen**; on:
    - **agg**: arg-n bell-p sulph tarax ust
    - **stitching** pain: *Arg-n* tarax
    - **amel**: *Acet-ac* chel mag-c *Nit-ac* sel
    - **aching**: nit-ac
  - **agg**: agar **Arn** bar-c bell *Berb* beryl calc carb-an *Chin* coloc *Cur* daph dulc euph *Ferr* hep *Ign* kali-c kali-i kali-n *Kreos* lap-la lob lyc mag-m mang naja nat-m nicc-s *Nux-v* pert-vc **Puls** *Rhus-t* samb spig staph stroph-s tab tarax vib
    - **aching**: *Berb Cur*
    - **burning**: kali-n *Lyc*
    - **sore**: hep nat-m *Puls* stroph-s
    - **stitching** pain: *Kali-c* tarax
    - **tearing** pain: ferr
  - **amel**: agar alum-sil am-m arg-met ars asar both-ax bry cob kali-c kali-m *Nat-m Nux-v Phos Psor Ruta* sars sep sil
    - **sore**: asar
  - **back**; on:
    - **agg**: am-m ap-g apis ars bell berb bry carb-an *Chin* cina **Coloc** cur dulc euph euphr guat hyos ign kali-n kali-p lyc mag-s nat-m nit-ac prun psor puls sep stann staph tell zinc
    - **aching**: carb-an nit-ac
    - **broken**; as if: cina
    - **burning**: ars
    - **sore**: am-m bry hyos
    - **stitching** pain: kali-p stann
    - **amel**: aesc ambr bufo cain casc chin cob colch equis-h gnaph ign *Kali-c* lach **Nat-m** nux-v *Phos* puls *Rhus-t Ruta* sanic sep sil zinc
    - **aching**: equis-h *Nat-m*
  - **hard**; on something:
    - **amel•**: am-m bell eupi *Kali-c* lyc mag-m **Nat-m** puls *Rhus-t* sanic *Sep* stann
    - **sore**: rhus-t
  - **pillow**; on a:
    - **agg**: kali-n
    - **pressing** pain: kali-n
    - **amel•**: *Carb-v* sep
    - **pressing** pain: *Carb-v*
  - **side**; on:
    - **agg**: cina ign *Nat-s* puls staph
    - **broken**; as if: cina
    - **sore**: ign
    - **amel**: acet-ac nat-c nat-s nux-v *Puls* zinc
    - **sore**: nat-s
    - **left** | **agg**: ph-ac
    - **must** lie on side: nat-c

All author references are available on the CD   1287

Back

Pain – lying

- side; on: ...
  : right:
    : **agg**: guat
    : **amel**: kali-n nat-s ust
- lying still, when: colch nat-c
  • drawing pain: colch nat-c
- manual labor agg: *Sulph*
- massage amel (See rubbing - amel.)
- masturbation; after: nux-v ph-ac staph
- menses:
  • after:
    : **agg**: berb borx calc-p kali-c mag-c puls verat
    : **aching**: berb *Kali-c* mag-c *Verat*
  • amel: macro
  • before:
    : **agg**: acon am-c asar bar-c bar-s *Berb* borx brom *Calc* carb-an *Caust* cinnb cocc dig eupi *Gels Hydr* hyos hyper **Kali-c** *Kali-n Kreos Lach Lyc Mag-c* mag-m nit-ac *Nux-v* ol-an phos plat *Podo* **Puls** ruta sang sapin sep *Spong Ust Vib* zinc zinc-p
    : night: *Berb*
    . sore: *Berb*
    : **aching**: berb brom calc *Caust* eupi *Gels* hyos hyper nux-v **Puls** sapin spong
    : **burning**: kreos
    : **drawing** pain: hyos
    : **pressing** pain: nux-m podo
  • during:
    : **agg**: abrom-a acon agar aloe *Am-c Am-m* arg-n arn ars ars-i ars-s-f bar-c bar-s *Bell Berb* brom **Bry** *Calc Calc-p* calc-s calc-sil cann-i carb-v carbn-s caul **Caust** cham *Chel Cimic Coc-c Con* croc crot-h eupi ferr ferr-ar ferr-i ferr-p *Graph* ham *Hell Hydr Ign* inul *Iod* kali-ar *Kali-c* kali-n *Kali-p* kali-s kali-sil *Kalm* kreos *Lac-c* lac-d *Lach* lachn *Lob Lyc* mag-c *Mag-m* mag-s mom-b nat-c nat-hchls nat-p nicc *Nit-ac Nux-m* nux-v ol-an *Phos* phys plat podo prun *Puls* rat rhus-t *Sabin* sang *Sars* sec senec seneg sep *Sil* **Sulph** tarent *Thuj* tril-p vib xan zinc zing
    : **aching**: acon agar am-n *Bell* berb bry calc-p caul cimic crot-h eupi ferr graph inul *Kali-c* nat-c nat-hchls nat-p *Phos* phys rhus-t
    : **break**; as if it would: **Bell** *Nux-v Vib*
    : **broken**; as if: phos
    : **cutting** pain: ars *Con*
    : **drawing** pain: nat-c *Sil* zinc
    : **pressing** pain: agar *Nux-m* phys
    : **sore**: *Mag-m* phos *Thuj*
    . **bones**; as if in the: carb-v
    : **stitching** pain: ars
    : **tearing** pain: agar am-c bell *Caust* phos **Sep**
    . **cramping**: bell
    : **beginning** of menses | **agg**: acon aloe *Asar* berb caust jab nit-ac thuj
  • **suppressed** menses; from: **Aesc** am-c apis *Bell Cocc* con graph *Kali-c Nux-m* nux-v podo **Puls** sang *Sep Sil*
    : **aching**: **Aesc** *Kali-c Sep Sil*

Pain – motion

- menses – **suppressed** menses; from: ...
  : **break**; as if it would: **Bell** *Nux-v*
  : **drawing** pain: con
- menses would come on; as if: apis calc calc-p cocc mosch puls *Vib*
- mental exertion agg: cham con kali-c nat-c *Pic-ac* sil
  • **burning**: *Pic-ac* sil
- motion:
  • **agg**: abrom-a acon **Aesc Agar** alum alum-p alum-sil am-c am-m ang *Arn* asar **Bell** brom **Bry** bufo calc calc-p calc-s calc-sil caps *Carb-v* carbn-s *Caust* cham *Chel Chelon* cimic cinnb *Cocc* **Colch** *Coloc Croc* cupr-s *Dig* dios equis-h eupi ferr ferr-p gent-l *Graph Guaj* hyper ign iris *Kali-bi* kali-i *Kalm* lac-c lach **Led** lob lyc mang meph *Merc* mez naja narz *Nat-c* nat-p nat-s nit-ac **Nux-v** ox-ac *Petr* phel *Phos Phyt Pic-ac* plan podo *Psor* ptel puls *Ran-b Rhus-t* ruta samb *Sars* sep sil stann stram stry sul-ac **Sulph** *Tarent* tell visc *Zinc* zinc-p
  : **aching**: *Aesc* agar am-c equis-h ferr gent-l narz ox-ac *Petr* sil stry
  : **dragging**: agar
  : **drawing** pain: caps carb-v eupi sul-ac
  : **jerking** pain: sulph
  : **pressing** pain: *Zinc*
  : **sore**: chel chin merc ran-b stram
  : **stitching** pain: am-m **Bry** colch dig hyper lach lyc meph nit-ac phel phos *Rhus-t Sars*
  : **tearing** pain: alum am-m *Caust* cinnb dig nit-ac visc
  • **amel**: abrot aesc agar aloe alum alum-p alumn am-c *Am-m* arg-n bell bry calc-f calc-p caust cina *Cob* colch coloc cortiso cupr cupr-ar dios **Dulc** *Equis-h* ferr-in fl-ac graph *Helon Kali-c* kali-i kali-m kali-n kali-p *Kali-s* kreos lach laur **Lyc** mag-c mag-m mang merc mur-ac nat-ar nat-c *Nat-s* nux-m nux-v ox-ac petr *Ph-ac* phos *Pic-ac Puls* rad-br rat rauw *Rhod* **Rhus-t** samb *Sep* sin-n *Spig* staph stront-c sulph ust vib *Zinc*
  : **aching**: graph rauw
  : **break**; as if it would: cortiso
  : **burning**: mag-m *Pic-ac* rat
  : **drawing** pain: alum bry colch **Rhus-t**
  : **jerking** pain: petr
  : **sore**: *Am-m* **Kali-c** mag-c rat
  : **stitching** pain: *Dulc* kali-i mur-ac staph
  : **tearing** pain: alumn dulc
  • **beginning** of:
    : **agg**: beryl bry calc-f **Caps** *Carb-v* caust **Con Ferr** *Kali-p* **Lyc** *Phos* **Puls** rauw **Rhus-t** sep sil tab zinc
    : **aching**: rauw
  • **continued** motion | **amel**: aesc rhus-t
  • **gentle** motion:
    : **amel**: bell *Calc-f* ferr *Kali-p* **Puls**
  • **head**; of:
    : **agg**: acon bapt cupr-ar samb
    : **lameness**: bapt cupr-ar
    : **stitching** pain: acon samb
  • **must** move: ox-ac **Puls** *Rhus-t*

1288   ▽ extensions | O localizations | ● Künzli dot

| Pain – motion | Back | Pain – rising |

- **must** move: ...
  - **constantly** in bed: phos *Puls* **Rhus-t**
  - **without** amel; but: *Lach* **Puls**
- **shoulders**; of:
  - **agg**: cocc
  - **aching**: cocc
- music agg: ambr
- nap; after: phos
- **sprained**; as if: phos
- neuralgic: mentho
- noise agg: ars **Ther**
- **running** water: *Lyss*
- **nursing** the child agg; when: cham crot-t puls **Sil**
- **open** the mouth; on attempting to: stry
- **jerking** pain: stry
- **overlifting** agg *(↗lifting - agg.)*: bry *Rhus-t*
- **palpitations**; with: tab
- **paralyzed**; as if: *Cocc* kali-p kalm nat-m ran-s *Sabin* sil zinc
- **paroxysmal**: asaf kalm lyss nat-c pall phos
- **periodical**: *Ars Chinin-s* kali-s phos
- **perspiration**:
  - **during**: acon ant-t apis *Arn* **Ars Bell Calc** carb-v *Caust Chin* cocc ign kali-c *Lyc* **Merc Nat-m Nux-v** petr phos puls **Rhus-t Sep** sil **Sulph** thuj verat zinc
  - **suppressed** perspiration; from: rhus-t
- **piercing**:
  - **accompanied** by | **nausea**: sphing
- **pinching** pain: kali-n lyc nit-ac
- **pleuritis**; during | **pressing** pain (See CHES - Inflammation - pleura - accompanied - back)
- **poking**, as if someone is (See boring)
- **pregnancy** agg; during: aesc arg-n cocc kali-c nux-v phos puls sep
  - **broken**; as if: phos
- **pressing** back against something hard amel: **Sep**
  - **struck** with a hammer; as if: **Sep**
  - **tearing** pain | **sticking**: sep
- **pressing** pain: acon aeth *Agar* am-c ambr anac ant-c apis arg-n arn aur aur-s **Bell** berb borx calc calc-s calc-sil caps carb-an carbn-s card-m caust *Chel* cocc con cycl *Dulc* elaps euph euphr graph hep hyper *Kali-c* kali-m kali-n kali-p lach lap-la led lyc mag-m merc *Mur-ac* nat-m nat-s nit-ac *Nux-m* ol-an pall petr *Phos* plat *Psor* puls rhod sabin *Samb* sars seneg *Sep* sil spong *Stann* staph sulph tarax *Thuj* ust verat *Zinc* zinc-p
  - **bar**; as from a: ars lach
  - **downward**: lil-t nit-ac
  - **plug**; as from a: *Aesc Agar* anac aur-m benz-ac *Berb Carb-v* colch hyper lach nat-m *Nux-v* plat sep tell
  - **pulsating** pain: sil
  - **upward**: puls
  - **vise**; as if in a: aeth am-m
  - **weight**; as from a: anac

- **pressure**:
  - **agg**: acon aesc agar ang arn *Ars* berb canth celt chel chinin-s **Cimic** cocc *Colch* coloc crot-t *Hep* lach nat-m nux-m phos plat plb ruta **Sil** sulph **Ther** thuj verb
  - **sore**: berb nat-m nux-m sulph
  - **amel**: aur camph carb-ac caust cimic cortiso *Dulc* fl-ac **Kali-c** led mag-m meli *Nat-m* ph-ac phos plb psor *Puls Rhus-t* ruta sabad **Sep** tril-p verat vib zinc
  - **aching**: **Kali-c** *Nat-m Sep*
  - **break**; as if it would: cortiso
  - **burrowing**: dulc
  - **sore**: vib
- **pulling** agg: dios
- **pulsating** pain: abrom-a am-c ars mez sil
- **radiating**: ran-b
- **raising**:
  - **arm** agg; right: thuj
  - **digging** pain: thuj
  - **arms**:
    - agg *(↗reaching)*: *Graph* **Hyper** nat-m
    - **stitching** pain: **Hyper**
  - **thigh** | **sitting**; while: agar
- **reaching** up *(↗raising - arms - agg.)*: **Rhus-t**
- **reading** agg: nat-c pic-ac
- **drawing** pain: nat-c
- **rest**:
  - **agg**: rauw
  - **aching**: rauw
  - **amel**: *Aesc* colch nux-v pert-vc sil
- **rheumatic**: acon ambr anac ant-t arn *Ars* asar aspar aur bapt bar-c bell **Bry** *Calc Calc-p* calen *Carb-v* caul cham *Chel* **Cimic** *Colch* com *Corn* cycl dros *Dulc Ferr* graph *Guaj Hep* ind iod *Kali-bi* kali-c *Kali-i* lach lyc *Lycps-v* malar *Med* mez **Nux-v** ol-an petr *Phyt* plb psil psor *Puls* ran-b *Rhod* **Rhus-t** *Ruta Sang* squil stram stry *Sulph* syph tarent teucr ust valer verat zinc
  - **evening**: colch
  - **aching**: colch
  - **night**: gels
  - **aching**: gels
  - **aching**: arn ind kali-c plb stram stry
  - **motion** of head agg: acon
  - ○ **Muscles** | **Tendons**; and: arn
- **riding**:
  - **carriage**; in a:
    - **after**: **Nux-m**
    - **aching**: **Nux-m**
    - **agg**: calc carb-ac fl-ac kali-c lac-c **Nux-m** *Petr* sep sulph ust
  - **horse**; a:
    - **agg**: ars
    - **aching**: ars
  - **moped**; on a | **agg**: pert-vc
- **rising**:
  - **agg**: *Aesc* agar allox am-m ant-c *Ars* bell *Calc* carb-an carb-v ferr iris jug-c led *Nat-m* petr phos ptel puls rat *Sil Sulph* tab thuj tus-p verat zinc
  - **lameness**: ptel

Pain – rising · Back · Pain – sore

- sitting; from:
  - after | long time; after sitting for a: *Aesc* *Agar* am-c *Bell Berb Calc Phos* **Puls Rhus-t**
  - agg (✗*straightening):* aesc **Agar** alum alum-p alum-sil am-m ant-c apis aran arg-met arg-n *Ars Bar-c* bell **Berb** bry *Calc Calc-s* calc-sil cann-i *Canth* carb-an **Caust** chel con ferr ferr-p iris *Kali-bi* kali-p *Lach* **Led** lyc **Merc** merl nat-m nat-s petr **Phos** *Psor* ptel **Puls** rhod **Rhus-t** ruta sep *Sil Staph* **Sulph** tab tell thuj tus-p *Zinc* zinc-p
  - aching: *Aesc* ars bell calc zinc
  - cramping: led
  - sore: apis *Psor* **Sulph**
  - stitching pain: canth rhus-t
  - amel: cob kali-c ruta staph
- stooping; from:
  - agg: *Aesc* agar am-m *Berb* bism chel *Eupi* kali-bi lach *Lyc* med mur-ac *Nat-m* nicc ox-ac ph-ac *Phos* **Puls** *Rhus-t* sars *Sil* spig *Sulph* verat *Zinc*
  - pressing pain: verat
  - stitching pain: mur-ac *Rhus-t*
  - long time; for a: *Nat-m* **Puls**
  - sore: *Nat-m*
- rubbing:
  - amel: aeth kali-c kali-n lach lil-t mang nat-m nat-s **Phos** plb puls *Rhus-t* thuj
  - stitching pain: mang
- scratching:
  - after: mag-c
  - burning: mag-c
  - amel: rhus-v
  - burning: rhus-v
- sewing, while: iris sec
- sexual excesses; after: ars calc carb-v *Chin* Nat-m *Nat-p* **Nux-v Ph-ac** *Phos Puls Sep* **Staph** *Sulph* symph
  - drawing pain: *Ars*
- shivering; during: **Arn** bell
  - sore: **Arn**
- shooting (See stitching)
- sitting:
  - after: cupr-ar *Rhus-t*
  - lameness: cupr-ar
  - agg: abrom-a **Agar** aloe alum alumn am-m ambr ang *Ant-t* apis **Arg-met** arg-n ars asaf asar aspar bar-c bar-s *Bell* **Berb** beryl bism borx *Bry* **Calc** calc-f calc-sil *Cann-i* carb-an *Carb-v* carbn-s *Caust* celt cham chin chinin-s cimx cinnb cist cob cocc coff con cycl dig dros dulc equis-h euphr ferr ferr-m ferr-p fl-ac helon hep hura hyos kali-bi *Kali-c* kali-i kali-m kali-n kali-p kali-s kali-sil kreos *Lac-c Lach* **Led** *Lyc* mag-c mag-m meny merc mur-ac mur-ar nat-c nat-m nat-p *Nat-s* nicc nit-ac *Nux-v* ol-an ox-ac pall *Par Ph-ac* phel *Phos* pic-ac plat plb plumbg podo *Prun Puls* **Rhod Rhus-t** *Ruta* sabad **Sep** sil spong stann *Sulph* tab ter ther *Thuj* ust **Valer Zinc** zinc-p
  - aching: berb bism borx cann-i cham cob cocc equis-h euphr helon nat-c nux-v ox-ac pic-ac plb plumbg podo puls **Sep** thuj **Zinc**

- sitting – agg: ...
  - burning: ars asar borx kali-n **Zinc**
  - cutting pain: nat-s
  - drawing pain: *Bry* calc *Carb-v* lyc nat-c ph-ac **Rhus-t** ter ther *Thuj*
  - dyspnea, with: lyc
  - pressing pain: am-m borx cocc kali-n mur-ac puls thuj
  - sore: asar *Calc* hep hyos nat-m ph-ac plat *Ruta* sabad thuj
  - stitching pain: ambr ang asar caust *Chin* dulc kali-i kali-n kali-p lyc mur-ac nat-c nicc par ph-ac ruta *Zinc*
  - tearing pain: alumn am-m *Berb Caust* cinnb dig ferr *Lyc* nit-ac spong
  - amel: aeth bell borx caust mag-c meny mur-ac plb sars staph stroph-s
  - pressing pain: mur-ac
  - sore: stroph-s
- bent forward:
  - agg: chel chinin-s kali-i laur nat-c phos pic-ac ran-b sec sep thuj
  - aching: sep
  - sitting erect amel: chel
  - pressing pain: chel
  - stitching pain: pic-ac
  - must sit bent forward: **Kali-c Sulph**
- erect:
  - agg: **Kali-c** spong **Sulph**
  - amel: pert-vc
- feet agg; on his: cench
- long time agg; for a:
  - after: aloe asaf berb *Calc Cupr-ar* **Led** lith-c lith-m pall *Ph-ac Phos* **Puls** *Rhod Rhus-t* thuj valer
  - aching: lith-m pall phos **Puls**
- sitting down agg: cob
  - aching: cob
- sitting up in bed agg: abrom-a
- sleep:
  - during:
    - agg: am-c *Am-m* ars kalm lach puls zinc
    - burning: zinc
    - drawing pain: zinc
    - jerking pain: am-c
  - going to sleep; on | agg: mag-m
  - sound sleep; after falling into a: *Am-m* kalm *Lach*
- sneezing:
  - agg: arn arund *Sulph* **Tell**
  - stitching pain: arund
- before: anag
- sore (= bruised, beaten): *Acon* aesc *Agar* **Alum** alum-p alum-sil alumn am-m ampe-qu anac ang anis ant-t *Apis* **Arn** *Ars* ars-i asar bar-c benz-ac berb bry *Calc* calc-s calc-sil camph carb-ac carb-v carbn-s caust *Cham* chin cic *Cina* cinnb clem coc-c coloc *Con* conv cor-r corn dig *Dros* dulc **Eup-per** gins graph grat *Ham* hep hip-ac hyos kali-ar **Kali-c** kali-n kali-p kali-s kali-sil lyss mag-c *Mag-m* mag-s *Merc* myric nat-ar *Nat-c* **Nat-m** nat-p *Nat-s Nux-m* **Nux-v** ox-ac ph-ac **Phos** *Phyt*

1290   ▽ extensions | ○ localizations | ● Künzli dot

Back

Pain – sore

- **sore**: ...
  Plat *Psor* **Puls** *Ran-b* rat *Rhod Rhus-t* **Ruta** sabad *Sang* sep sil sol-ni *Spig* **Stann** stram stront-c stroph-s sul-ac **Sulph** tell tep ther *Thuj* verat vib *Zinc* zinc-p
  - **accompanied** by | **Lumbar** region; weakness in: stroph-s
- **sprained**; as if: agar am-m arg-n **Arn Bell Calc** con **Graph** kali-c lyc mur-ac nux-v olnd petr *Puls* rhod **Rhus-t** sep sulph
- **stabbed**; as if (See cutting)
- **stabbing** (See stitching)
- **standing**:
  - **agg**: *Aesc Agar* agn asar bell berb both-ax *Bry* **Calc** cann-i caps carb-an cocc coff *Con* dios hep ign ind kali-bi kali-c kali-m kali-p *Kali-s* lil-t lith-c lyc meny merc mur-ac nat-m nit-ac nux-v pert-vc petr *Ph-ac Phos* phys plan plb podo puls rumx *Ruta* sarcol-ac *Sep* spong stann stroph-s **Sulph** thuj tus-p **Valer** verat zinc zinc-p
    : **aching**: lyc tus-p
    : **drawing** pain: caps con ign
    : **pressing** pain: mur-ac nit-ac puls
    : **sore**: asar *Calc* hep stroph-s thuj
    : **stitching** pain: con zinc
    : **tearing** pain: *Berb* bry stann
  - **amel**: aloe *Arg-n* **Bell** calc caust mur-ac sulph thuj
    : **pressing** pain: mur-ac
    : **stitching** pain: calc
  - **erect**:
    : **agg** | **sitting**; after: *Thuj*
  - **leaning** sideways agg; and: thuj
- **steam** agg; exposure to: kali-bi
  - **burning**: kali-bi
- **stepping** agg (↗*jar agg.)*: acon carb-ac carb-an podo sep spong sul-ac *Sulph Ther Thuj*
  - **drawing** pain: sul-ac
- **sticking** (See stitching)
- **stinging** (See stitching)
- **stitching** pain (= shooting): acon aesc **Agar** ail all-c all-s aloe *Alum* alum-p alum-sil alumn am-c am-m ambr anac apis arg-met arg-n arn arund asaf asar asc-t aur aur-m bar-c bar-i bars-s *Bell* bell-p **Berb** beryl borx *Bov* brom **Bry** calad *Calc* calc-ar calc-i calc-s cann-s carb-an carb-v carbn-s **Caust** cench *Cham* chel *Chin* Cimic cinnb cocc *Colch* coloc com *Con* corn cycl dig dros *Dulc* elat eug euon ferr ferr-i ferr-p form gamb graph *Guaj* hell *Hep* hura hyos hyper *Ign* iod *Kali-bi* **Kali-c** kali-i kali-m kali-n *Kali-p* **Kali-s** kalm *Kreos Lach* laur led lob-s **Lyc** lyss mag-c mag-m *Mag-p* manc mang meph *Merc* merc-i-f *Mez Mur-ac Nat-c* nat-m nat-p nat-s nicc **Nit-ac** *Nux-v* olnd ox-ac paeon *Par* petr phos *Phyt* **Plat** plb psor *Puls* rat *Rhus-t* sabad sabin *Sanic Sars* sec *Sep Sil Spig* spong **Stann** staph stram stront-c sul-ac sul-i *Sulph* tarax tell ther **Thuj** thymol verat verb *Zinc* zinc-p
  - **burning**: plat
  - **cramping**: cina lyc mag-c
  - **digging** pain: stann
  - **downward**: paeon

Pain – stooping

- **stitching** pain: ...
  - **outward**: stann
  - **paroxysmal**: lyc
  - **pulsating** pain: chin dulc kali-c samb
  - **stinging**: *Apis* cham chlor rumx sulph *Zinc*
  - **twitching**: stann
  - **upward**: staph
- **stool**:
  - **after**:
    : **agg**: aesc aloe alum asaf berb caps colch dig dros *Ferr* mag-m nat-m podo *Puls* rheum tab
    : **aching**: rheum
    : **drawing** pain: caps
    : **amel**: nux-v ox-ac puls verat
  - **before**: agar bapt cic colch ferr kali-n *Nux-v* petr puls verat
    : **broken**; as if: *Nux-v*
    : **twisting** pain: verat
  - **difficult**:
    : **during**: *Puls*
    : **aching**: *Puls*
    : **pressing** pain: *Puls*
  - **during**:
    : **agg**: *Aesc* alum apis **Ars** *Calc* caps carb-an cic colch coloc cupr cycl *Dulc* ferr ferr-ar kali-i *Lyc* manc **Merc-c** nicc nux-v phos *Podo Puls* rheum squil stront-c sulph tab zing
    : **aching**: manc
    : **cutting** pain: *Coloc*
    : **drawing** pain: *Puls*
    : **stitching** pain: *Coloc* nicc *Phos*
  - **hard** stool:
    : **after** | **agg**: ferr
  - **urging** to:
    : **after**: Tell zing
    : **during**: nux-v
    : **with**: zing
    : **drawing** pain: zing
- **stooping**:
  - **after**:
    : **agg**: **Aesc** agar chel
    : **aching**: **Aesc** agar chel
  - **agg**: *Aesc* **Agar** *Alum* alum-sil am-caust amph ang arn ars asaf aur aur-m berb borx bov *Bry* bufo caj camph caps *Carb-v Cham Chel* clem *Cocc* con corn cycl daph dig dios *Dulc* graph gua hep hura hyos ipom-p jug-c kali-bi *Kali-c* kali-n kali-sil lac-ac lec lyc mag-m mang meny nat-ar nat-m nux-v ol-an par petr pic-ac plb puls rhod *Rhus-t* ruta sabad sabin samb sars *Sep Sil* staph stront-c stroph-s sul-ac *Sulph* tell thuj verat *Zinc*
    : **aching**: *Agar* borx bov caps *Cham* kali-n *Sulph*
    : **drawing** pain: *Carb-v* sul-ac sulph
    : **upward**: sulph
    : **long** time; stooping for a: **NAT-M●**
    : **pressing** pain: borx sars verat
    : **rising**; and on: verat
    : **broken**; as if: verat

1291

Back

Pain – stooping

- **agg**: ...
  : **sore**: cham lec stront-c
  : **stitching** pain: caj *Rhus-t* sabin verat zinc
  : **tearing** pain: bry *Chel*
- **stooping** a long time; as after: agar bism kreos sulph thuj
- **straightening** up the back (*↗rising - sitting - agg.):* aeth agar bufo calc *Cann-i* carb-ac chel *Kali-bi* kali-c lach nat-c *Nat-m* nux-v *Psor Sep Sulph Thuj*
  - **amel**: agar bov fl-ac laur nat-m
  - **cannot** straighten the back: alum calc-ar castn-v *Hydr* lac-c lyc
  : **walking** | **amel**: hydr
- **straining**; from (*↗Straining):* aesc calc-p calc-s
- **stretching** out: calc mag-c
- **striking** foot: *Sep*
  - **stitching** pain: *Sep*
- **struck** with a hammer; as if: **Sep**
- **stubbing** toe (See striking)
- **sudden**: kali-br
- **supper** agg; after: sulph
  - **aching**: sulph
- **swallowing** agg: calc-p *Caust Kali-c* nit-ac petr raph *Rhus-t*
  - **aching**: kali-c raph
  - **jerking** pain: petr
  - **pressing** pain: nit-ac
- **talking**:
  - **agg**: cocc nat-c
  : **tearing** pain: cocc
  - **impossible**: cann-i
- **tearing** pain: *Aesc* agar alum alum-sil alumn am-c am-m ant-c *Arn Ars* ars-s-f asar berb calc *Calc-p Canth Caps* carb-v carbn-s caust *Cham Chel Chin* chinin-ar *Cina* cinnb cocc colch cupr dros ferr ferr-ar ferr-p gad guaj kali-c kali-n kali-p led *Lyc Mang* merc mez **Nit-ac** *Nux-v* op petr **Ph-ac Phos** puls sabin sep *Sil Stann* stry sulph zinc zinc-p
  - **cramping**: bell
  - **drawing** pain: *Caps* cham dulc nux-v op stram
  - **stitching** pain: stann
  - **upward**: stann
- **throwing** shoulders backward:
  - **amel**: cycl
  : **drawing** pain: cycl
- **thrusting** (See lancinating)
- **thunderstorm**:
  - **before**: sulph
  - **during** agg: agar rhod
- **touch** agg: calc chel lath merc mur-ac **Tell**
  : **stitching** pain: calc merc mur-ac
  - **tearing** pain: chel
▽ **extending** to | Head: tell
- **turning**:
  - **agg**: *Agar* alum-sil am-m bov *Bry* dios hep kali-bi merc *Nux-v Sanic* sars sep sil thuj verat
  : **drawing** pain: *Bry* hep nux-v
  - **amel**: nat-m
  : **drawing** pain: nat-m

Pain – walking

- **turning**: ...
  - **bed**; in:
  : **agg**: acon am-c *Bry* calad hep ign kali-bi kali-n mag-m merc nat-c *Nux-v* phos sep *Staph* sulph zinc
  : **amel**: nat-m
  : **must** sit up to turn over in bed: bry *Kali-c* kali-p *Nux-v*
  : **aching**: *Nux-v*
  : **must** turn: phos **Rhus-t**
  - **body**:
  : **agg**: bov *Nux-v* sars sep thuj
  : **sore**: thuj
  : **stitching** pain: bov *Nux-v* sars sep
  - **head**:
  : **agg**: *Caust* lachn sanic
  : **suddenly**: mag-m
- **ulcerative** pain: kreos puls
- **unbearable**: phos
- **urination**:
  - **after**:
  : **agg**: caust *Syph*
  : **amel**: *Lyc* med
  - **agg**: hyper
  : **stitching** pain: hyper
  - **amel**: *Lyc*
  - **aching**: *Lyc*
  - **before**: bell *Colch* graph hep *Lyc* nux-v puls
  - **copious** | **amel**: *Lyc Med*
  - **desire** for; with (See urging - with)
  - **during**: *Ant-c Ip Kali-bi Nux-v* phos *Puls Sulph*
  : **scanty**: benz-ac
  - **urging** to urinate:
  : **with**: clem eupi *Lach* nat-s
  : **drawing** pain: *Lach*
- **urine**, on retaining: arn con *Nat-s* rhus-t
- **vertigo**; after: ign
- **vexation**; after: nux-v
- **waking**:
  - **after**:
  : **agg**: grat mag-s
  : **sore**: grat mag-s
  : **on**: abrot aesc arg-met berb calc-p chel hep *Lach* mag-m mag-s myric ptel puls puls-n rhod
  : **aching**: hep myric ptel
  : **lameness**: abrot **Aesc** ptel puls-n
- **walking**:
  - **after**:
  : **agg**: alum *Nat-c Phos* plat stry zing
  : **aching**: *Nat-c* phos stry
  : **broken**; as if: plat
  : **lameness**: zing
  - **agg**: abrom-a **Aesc** *Agar* aloe alum alum-p alum-sil am-c am-m amph *Ant-t* arg-n arn *Asaf* bapt bell borx *Bry* calc canth carb-an *Caust* cham *Chel* chin *Cocc* coff *Colch* coloc con dios euphr ferr ferr-p grat hep hyos hyper iris kali-bi **Kali-c** kali-m kali-p lac-ac lyc *Mag-m* meny mez mur-ac nat-ar nat-c nat-m nux-v ox-ac paraf petr phos phyt plat podo *Psor*

1292 ▽ extensions | ○ localizations | ● Künzli dot

Pain – walking / Back / Pain – extending to:

- **agg**: ...
  ran-a **Ran-b** rhus-t *Ruta Sars* sep spig spong stront-c stroph-s *Sulph* tab *Thuj* verat zinc zing
  : **aching**: **Aesc** bapt borx cham euphr iris **Kali-c** lyc Psor sep
  : **gnawing** pain: *Canth* stront-c
  : **pressing** pain: borx *Caust* mur-ac *Psor* zinc
  : **prevents** walking: phos
  : **sore**: hyos *Ruta* stroph-s
  : **stitching** pain: arn calc canth chel kali-p ran-b rhus-t sulph thuj zinc
  : **tearing** pain: canth *Chel* cocc
- **air**; in open:
  : **agg**: arn kali-c merc nit-ac *Sil* ter *Zinc*
  : **burning**: arn kali-c *Sil*
  : **drawing** pain: ter
  : **pressing** pain: kali-c
  : **sore**: merc *Zinc*
  : **amel**: kali-n
  : **burning**: kali-n
- **amel**: am-c ant-c ap-g apoc **Arg-met** *Arg-n* arn ars-met asar bar-c **Bell** beryl bry calc-f cob **Dulc** equis-h ferr gamb kali-bi *Kali-c* kali-n kali-s kreos mag-s merc nat-ar nat-m *Nux-v* Ph-ac phos *Puls* **Rhus-t** *Ruta Sep* staph stront-c *Sulph* tell thuj vib *Zinc* zinc-p
  : **aching**: zinc
  : **drawing** pain: bry **Rhus-t** *Sulph*
  : **pressing** pain: kali-n puls
  : **sore**: apoc *Puls* thuj
  : **stitching** pain: *Kali-c*
- **bent**:
  : **must** walk bent● (↗*lumbar - walking - bent - must*): Cann-i *Kali-c* psor *Sep Sulph*
  - **must** walk: nux-v
  - **break**; as if it would: nux-v
  - **slowly** | **amel**: Ferr *Puls*
- **wandering** pain: ang chel cimic dros kali-bi *Kali-s* lac-c *Mag-p* puls sang sec senec tarent
- **warm**:
  - **applications**:
    : **agg**: guaj *Kali-s* puls sulph
    : **amel**: calc-f caust cinnb *Nux-v* phos **Rhus-t**
  - **bathing** | **amel**: pert-vc *Rhus-t*
  - **bed**:
    : **agg**: lil-t phyt sulph
    : **amel**: rhus-v
    : **stitching** pain: rhus-v
  - **room**:
    : **agg**: gels *Kali-s*
    : **aching**: kali-s
  - **stove**:
    : **amel**: cinnb
    : **tearing** pain: cinnb
- **warm** in bed agg; becoming: sil
- **burning**: sil
- **weakness**; with: *Berb* casc

- **weather**:
  - **change** of weather | **cold** weather; to: **Calc-p Dulc** rhod *Rhus-t*
  - **cold** agg: kali-i ran-b
  - **wet** | **agg**: **Calc** calc-p **Dulc** kali-i med *Nux-m Phyt* ran-b *Rhod* **Rhus-t** sep
- **women**; in: helon
- **writing**:
  - **after**: mur-ac
  : **sprained**; as if: mur-ac
  - **agg**: laur lyc mur-ac sep
  - **continued**; after: lyc mur-ac sep
  : **aching**: lyc mur-ac sep
- **yawning** agg: calc-p plat
  - **drawing** pain: calc-p
▽**extending to**:
○ **Abdomen**: caust cham nat-c sep vario visc
  : **drawing** pain: caust
  : **griping** pain: vario
  : **neuralgic**: sep visc
  : **sore**: caust nat-c
  : **tearing** pain: cham
- **Anus**: nat-c phos rhus-t
  : **drawing** pain: nat-c rhus-t
- **Arm**; middle or left upper: nat-m
  : **stitching** pain: nat-m
- **Arms**: ars berb **Calc** calc-ar calc-f carb-v flav nat-c phos
  : **drawing** pain: carb-v nat-c
  : **neuralgic**: flav
- **Arms** and legs: calc-ar
  : **stitching** pain: calc-ar
- **Back**; down: berb *Cina* mag-c *Mang* nat-s
  : **tearing** pain: berb *Cina* mag-c *Mang* nat-s
- **Chest**: agar borx *Kali-c* kali-p mez nat-c psor sars
  : **drawing** pain: agar
  : **stitching** pain: borx *Kali-c* kali-p mez nat-c psor sars
- **Clavicle**: spig
  : **stitching** pain: spig
- **Downward**: cocc phos sep
- **Ears**: gels
- **Esophagus**: agar
  : **drawing** pain: agar
- **Feet**: alum berb borx cob sep
- **Front**: pert-vc
- **Groin**: *Sabin Sulph*
  : **walking** or rising from seat agg: *Sulph*
  : **drawing** pain: *Sulph*
- **Groin** and thighs: *Sabin*
  : **labor**-like: *Sabin*
- **Head**: *Calc Chinin-s* gels hell kalm nat-m ox-ac petr sang sep sil tell
  : **exertion** agg; after: nat-m
  : **drawing** pain: nat-m
  : **pressing** pain: tell
  : **stepping**:
  : **every** step; at: sep

Back

Pain – extending to

- **Head** – stepping – every step: ...
  : stitching pain: sep
  : stitching pain: kalm petr sep
- stool agg; during: *Phos*
  : stitching pain: *Phos*
- **Heart**; toward: nat-m
  : jerking pain: nat-m
- **Heels**: colch *Sep*
- **Hip**: *Bol-la* cimic *Lach Lyss* malar mosch *Nat-m*
  : bursting pain: malar
  : drawing pain: *Lach* mosch *Nat-m*
- **Hypochondrium**:
  : **left**: lyc
  : sprained; as if: lyc
  : lying or coughing, standing or sitting amel; on: chinin-s
  : stitching pain: chinin-s
- **Knees**: arn *Kali-c*
  : stitching pain: arn
- **Legs**: ars bell dulc lach *Phos*
  : drawing pain: ars bell dulc lach *Phos*
- **Limbs**: *Ars Chel* hyper **Phos**
  : stitching pain: hyper
  : tearing pain: *Ars Chel* **Phos**
- **Lower limbs**: agar ars bell bufo *Calc Calc-ar* camph carb-ac cham *Cimic Kali-c* lach lob-c *Phos* puls pycnop-sa **Rhus-t** *Sabin* scol zinc
  : neuralgic: bufo carb-ac cham *Cimic* puls *Sabin*
- **Lumbar** region: caust
  : drawing pain: caust
  : sore: caust
- **Lumbar** region and abdomen: caust
  : drawing pain: caust
  : sore: caust
- **Nape** of neck:
  : evening:
  : lying down agg; after: nat-c
  : sore: nat-c
  : walking agg: nat-s
  : tearing pain: nat-s
- **Nates**:
  : women; in: thymol
  : stitching pain: thymol
- **Neck**: sang
  : drawing pain: sang
  : lying down agg; after: mag-m
  : gnawing pain: mag-m
- **Occiput**: *Gels Puls*
- **Vertex** during chill; and: **Puls**
- **Occiput** and vertex:
  : chill; during: **Puls**
  : drawing pain: **Puls**
- **Pelvis**: *Eupi*
- **Pit** of stomach:
  : sitting agg: nicc
  : stitching pain: nicc
- **Pubis**: bell sabin
  : neuralgic: bell sabin

Pain – Cervical

- extending to: ...
- **Ribs**: alum
  : stitching pain: alum
- **Sacrum**: bapt calc-f con gins lyc *Puls* tep
  : drawing pain: con tep
  : sore: gins
  : stitching pain: lyc *Puls*
- **Scapula**: lyc *Puls*
  : stitching pain: lyc *Puls*
- **Shoulder**: chel chin *Kalm* lyc spig
  : **right**: alum
  : stitching pain: alum
  : pressing pain: chel
  : stitching pain: spig
- **Shoulders** to loins on waking: ox-ac
  : sore: ox-ac
- **Side**; left:
  : walking agg: spig
  : stitching pain: spig
- **Sternum**, into: laur
  : stitching pain: laur
- **Stomach**: **Cupr** lyc nicc nit-ac puls rhod thuj
  : pressure agg: *Bell*
  : sitting agg: bry nicc
- **Testes**: sulph
  : walking or rising from seat agg: *Sulph*
  : drawing pain: *Sulph*
- **Thighs**: *Aesc* aur-m bapt *Berb* carb-ac chin cimic cocc *Coloc* cur ham *Helon Kali-c* kali-m lac-c *Lyc Nux-v* ox-ac phyt *Scol Stel* tell xero
  : tearing pain: *Aesc* aur-m bapt *Berb* carb-ac chin cocc *Coloc* cur ham *Helon* kali-c kali-m lac-c *Ox-ac* phyt *Scol Stel* tell xero
  : **Down**: *Cimic Nit-ac* ox-ac *Sep*
- **Upward**: agar *Alum* arn ars *Chinin-s* clem *Cocc Coloc* corn cycl dirc eup-pur **Gels** kalm kreos *Lach* led mag-m meny nat-m **Nit-ac** nux-m nux-v ox-ac *Petr* phos *Phyt* plb podo sep sil stann staph sulph ust
  : constriction of anus, with: *Coloc*
  : delivery; during: **Gels** *Petr*
  : descends, and: kali-c
  : lying down agg; after: mag-m
  : sitting agg: meny
  : spreading upwards like a fan: *Lach* nat-s
  : stepping | every step; at: sep
  : stool agg; during: phos podo
  : stooping agg: arn *Sil*
  : twinges up the back, drawing shoulders back amel: cycl
- **Uterus**: helon plat sep
  : cutting pain: helon
  : neuralgic: plat sep
- **Vertex**: rhus-t
  : stitching pain: rhus-t

○**Cervical** region: abrot *Acon Aesc Aeth Agar* agn ail all-c all-s *Alum* alum-sil alumn *Am-c* am-m ambr *Anac* ang ant-c ant-s-aur ant-t *Apis* arg-met arn **Ars** *Ars-i* ars-s-f arum-t asaf *Asar Atro* aur aur-m-n aur-s *Bad* bapt

▽ extensions | ○ localizations | ● Künzli dot

Back

Pain – Cervical

- **Cervical** region: ...
  bar-c bar-s **Bell** benz-ac berb beryl bism bomb-chr borx *Bov* brach *Bry* buth-a cact cadm-met *Calc Calc-caust* calc-f *Calc-p* calc-s calc-sil *Camph* cann-i cann-s canth *Caps* carb-ac carb-an *Carb-v* carbn-s card-m carl caul **Caust** cench *Chel Chin* chinin-ar *Chinin-s* **Cic** cimic cina *Cinnb* clem coc-c *Cocc* cod colch *Coloc* **Con** cortico crat crot-c crot-h crot-t cund cupr cupr-ar cur cycl cyt-l *Daph* dig dios dol *Dros Dulc* echi elaps eup-per euph fel ferr ferr-ar ferr-ma *Ferr-p Fl-ac* flav *Form* gal-ac gamb **Gels** *Glon* **Graph** grat gua *Guaj* ham hed *Hell Hep* hist hydr *Ign* iod *Ip* jac-c *Kali-ar Kali-bi* kali-c kali-cy kali-n *Kali-p* kali-s kali-sil *Kalm* **Lac-c** *Lach* lachn lact laur lec led lepi lil-t *Lyc Lyss* mag-c mag-m *Mag-p* mag-s mang *Med* meny meph *Merc* merc-i-f *Merl Mez* mosch myric naja nat-ar *Nat-c* nat-m *Nat-p Nat-s* nicc nit-ac *Nux-m* nux-v ol-an olnd onos oreo ox-ac pall **Par** pert-vc petr **Ph-ac** phel *Phos* phys *Phyt* pic-ac pip-m plat plb *Pneu* podo psor ptel *Puls* pycnop-sa rad-br *Ran-b* raph rat rheum **Rhod** rhus-t *Rhus-v* rumx ruta sabin samb *Sang* sarr sars sel senec sep *Sil* sol-ni spig stann staph stict stram stront-c stry sul-ac sulph syph *Tab* tarax tarent tep ter thuj tub v-a-b vario verat *Verat-v* vesp viol-o x-ray xan **Zinc** zinc-p
  - **right**: apis bung-fa graph nux-v pall phyt psil *Sang* sulph visc zinc
    : **drawing** pain: dulc nux-v sulph zinc
    : **stitching** pain: apis
    : **tearing** pain: psil
    : **turning** head agg: carc cinnb *Mez*
    : **extending** to:
      : **Eye**: *Sang*
      : **Forehead**: *Sang*
  - **left**: agar asar bung-fa carb-an cench *Con* pert-vc rat sel sulph thuj
    : **followed by | right**: opun-s
    : **sore**: agar
    : **sprained**; as if: asar *Con* pert-vc
    : **tearing** pain: rat sulph
  - **morning**: am-c aml-ns ant-c arg-met asaf bar-c chel cimic eupi ferr-ma ferr-p gal-ac kali-c nat-c *Nux-v* pall *Rhod* sars sel sil spig staph *Stram* sulph thuj **Zinc**
    : **aching**: aml-ns thuj
    : **bed** agg; in: stann
      : **stitching** pain: stann
    : **bending** head forward agg: *Cimic*
      : **drawing** pain: *Cimic*
    : **burning**: am-c
    : **drawing** pain: ant-c cimic nux-v staph
    : **paralyzed**; as if: sel
    : **pressing** pain: dulc sil
    : **rising**:
      : **after**:
        . **agg**: am-m
          sore: am-m
      : **agg**: calc-caust
        . **aching**: calc-caust
      : **amel**: alum

- **morning**: ...
  : **tearing** pain: kali-c *Stram*
  : **waking**:
    : **after**:
      . **agg**: arg-met ph-ac
        sore: arg-met ph-ac
    : **on**: aloe alum anac ars asaf kali-bi prot psor thuj verat
      . **aching**: ars
      . **drawing** pain: aloe alum psor
      . **pressing** pain: anac asaf
- **forenoon**: agar stry
  : **aching**: agar
- **noon**: ptel
- **afternoon**: calc-p chel chinin-s fago mag-c mag-p nux-v stry thuj
  : **16 h**: *Chinin-s*
  : **17-19 h**: buth-a
  : **burning**: fago
  : **drawing** pain: calc-p mag-c nux-v thuj
  : **pressing** pain: stry
  : **stitching** pain: stry
  : **tearing** pain: mag-c
- **evening**: alum ant-c bov brach coc-c dios fl-ac form *Kali-s* mag-c mang nat-c nat-m *Nux-v* olnd sep staph thuj **Zinc**
  : **18-4 h**: guaj
  : **aching**: alum olnd **Zinc**
  : **bed**:
    : **going** to bed | **when**: alum
    : **in** bed:
      . **agg**: lyc
        stitching pain: lyc
  : **burning**: mag-c
  : **cramping**: mang
  : **drawing** pain: ant-c nat-m thuj
  : **looking** upward agg: form
  : **pressing** pain: fl-ac sep
  : **sore**: sep
  : **stitching** pain: bov coc-c nat-c staph thuj
  : **tearing** pain: *Nux-v*
- **night**: alum carb-an caust glon guaj *Kalm* lach mang merc-c nat-m nat-s *Olnd* phyt *Puls* rhod sang sil stann sulph syph *Zinc*
  : **midnight**: lach mag-s
    : **before**: sulph
    . **waking**; on: sulph
      tearing pain: sulph
  : **digging** pain: mang
  : **pressing** pain: sulph
  : **stitching** pain: caust kalm nat-m nat-s
  : **tearing** pain: rhod
- **accompanied** by:
  : **Dorsal** region; pain in: *Pneu*
  : **Forehead**; pain: pneu
  : **Head | pain** in (See HEAD - Pain - accompanied - neck - pain)

All author references are available on the CD

Pain – Cervical Back Pain – Cervical

- **aching**: acon *Aesc* ambr bar-c bell *Bry Calc Calc-caust* cann-i carb-v chin *Cimic* con dig dios *Gels Guaj* hell hydr ign iod kali-p kalm *Lach* lachn lil-t lyc lyss *Merl* myric naja nat-m onos par petr *Phyt* pycnop-sa ran-b rhus-v sep sil *Syph Verat-v* vesp *Zinc*
- **air**; draft of:
  : **agg**: calc-f **Calc-p** cimic **Rhus-t**
  : **slightest**: calc-p
  : **aching**: calc-p
- **air**; in open:
  : **agg**: laur
  : **pressing** pain: *Laur*
  : **amel**: psor
- **alternating** with:
  : **Forehead**, eminence frontal; pain in (See HEAD - Pain - forehead - eminence - alternating - cervical)
  : **Head**; pain in (See HEAD - Pain - alternating - cervical)
- **ascending** stairs agg: ph-ac
  : **stitching** pain: ph-ac
- **bending**:
  : **forward**:
  : **agg**: cadm-met
  : **cramping**: cadm-met
  : **head**:
  : **agg**: pert-vc
  : **backward**:
  : **agg**: *Bad* bell chel cic cinnb cupr cycl dig hep kali-c lachn laur lyc valer
  : **drawing** pain: cycl dig valer
  : **pressing** pain: bell cupr dig
  : **sore**: *Bad* cic hep
  : **sprained**; as if: lachn
  : **amel**: cycl lac-c *Lyss* manc syph xan
  : **aching**: cycl lac-c
  : **pressing** pain: cycl
  : **forward**:
  : **agg**: camph cimic graph rad-br rhus-t stann
  : **pressing** pain: rhus-t
  : **tearing** pain: camph
  : **amel**: gels laur sanic
  : **must bend head**: *Laur*
  : **pressing** pain: *Laur*
  : **left** agg; to: par
  : **right** agg; to: sulph
- **blow**; pain as from a: cann-i lach naja
- **blowing** the nose agg: *Kali-bi*
- **boring** pain: bar-c *Mag-p* psor sulph
- **break**; as if it would: **Bell** *Chel* form
- **breathing** deep agg: *Chel*
- **broken**; as if: acon agar caust chel gels nux-v sabin thuj
- **burning**: alum-sil am-c *Apis Ars* aur-m-n *Bar-c* bell beryl bomb-chr *Calc* carb-v *Caust* glon grat gua kali-bi kali-n lach lil-t lyc lyss *Med* **Merc** naja nat-c *Nat-s* nicc pall **Ph-ac** phel *Phos Rhus-t* spig stront-c tab vesp

- **burning**: ...
  : **itching**, sticking pain: *Calc*
  : **paroxysmal**: plb
  : **piercing** pain: apis
  : **stinging**: glon
- **cancer**; from: hydrc
- **chill**; during: acon ail ars-h buth-a nux-m
  : **tearing** pain: ars-h
- **cold**:
  : **agg**: calc-f
  : **air**:
  : **wet**: nux-m *Ran-b*
  : **drawing** pain: *Nux-m*
  : **amel**: ferr
- **cold** in open air; after taking a: phos
- **compressed**; as if: crot-h pip-m
- **fingers**; as if skin of neck were compressed between two: spong
- **constricting** pain: dulc *Ferr Glon*
- **cough** agg; during: *Alum Bell Caps* lact **Sulph**
  : **aching**: *Bell*
  : **pressing** pain: *Bell Caps*
  : **stitching** pain: alum
  : **tearing** pain: alum
- **cramping**: ant-c ant-t arn *Asar* buth-a cadm-met calc *Calc-p* **Cic** cimic gels glon mang meny naja phyt plat sel *Spong* verat-v x-ray
- **cutting** pain: berb canth dig eup-per glon graph grat *Kali-bi* naja samb stry thuj
- **descending** stairs agg: cadm-met
  : **cramping**: cadm-met
- **digging** pain: mang *Thuj*
- **dinner**; after: con
- **dislocated**; as if: ang arn asar calc cinnb lachn
- **dragging**: *Gels* pic-ac
- **drawing** pain: acon *Aesc Agar* ail all-s *Alum Am-c* ambr anac *Ang* ant-c apis asaf asar aur aur-s bad bapt *Bell* berb borx *Bry Calc-p* camph cann-i cann-s canth carb-ac carb-an *Carb-v* carbn-s carl caul **Chel** *Chin* cic **Cimic** clem coc-c cocc *Coloc* con crot-t cur dig dios *Ferr* fl-ac kali-bi kali-c *Kali-n* kali-sil lact *Lil-t Lyc* lyss mang med meny *Merc* mosch *Nat-7 Nat-m Nat-s* nicc nit-ac *Nux-m Nux-v* pall *Petr* ph-ac phys plb psor *Puls* raph rat *Rhod* ruta sep sil stann *Staph Sulph* tep ter **Thuj** viol-o zinc
  : **intermittent**: spig
  : **paralyzed**; as if: cocc staph
  : **paroxysmal**: sil
  : **rheumatic**: anac borx sep *Staph*
  : **upward**: ambr calc cann-s *Petr* ter
- **eating**; after: cina *Nux-v* sep sulph
  : **boring** pain: sulph
  : **cramping**: sep
  : **tearing** pain: cina
- **entering** a room from open air; on: ran-b
  : **aching**: ran-b
- **exertion** of arms agg: ant-c
  : **drawing** pain: ant-c

1296   ▽ extensions | O localizations | ● Künzli dot

Pain – Cervical

- **glands**, from swollen: graph mur-ac
- **gnawing** pain: *Nat-s Thuj*
- **irritability**; with (See MIND - Irritability - pain - cervical)
- **jerking** pain: aeth aur caps *Chin* tarax
- **lameness**: cycl
- **lancinating**: bell canth elaps
- **lifting** the arm: *Ang*
  : **dislocated**; as if: *Ang*
- **looking**:
  : **upward** | **agg**: form **Graph**
- **lying**:
  : **agg**: caust *Glon* kali-i *Lyc*
  : **pressing** pain: *Glon Lyc*
  : **stitching** pain: caust kali-i
  : **tearing** pain: *Lyc*
  : **back**; on:
    : **agg**: cadm-met dulc graph spig
    . **cramping**: cadm-met
    . **pressing** pain: dulc
    : **amel**: lach
  : **side**; on:
    : **agg**: graph lach
    : **right** | **agg**: ferr
- **lying** down agg: lyc
  : **sore**: lyc
- **manual** labor agg: ant-c
  : **drawing** pain: ant-c
- **menses**:
  : **before**:
    : **agg**: nat-c nux-v sulph
    . **drawing** pain: *Nat-c* nux-v
  : **during**:
    : **agg**: am-m bung-fa *Calc* mag-c
    . **tearing** pain: am-m mag-c
- **mental** exertion agg: par spig
  : **stitching** pain: spig
  : **tearing** pain: spig
- **motion**:
  : **agg**: acon *Aesc* alum am-m asaf asar *Bell* bry camph caps carb-v *Coloc* dig glon guaj hyos ign kali-bi merc mez nux-v petr *Rhus-t* sars spig syph vario verat verat-v
  : **aching**: *Aesc* glon mez sars verat-v
  : **drawing** pain: acon asaf *Bell* caps *Coloc* hyos *Rhus-t* vario
  : **pressing** pain: petr
  : **sore**: am-m asar nux-v
  : **stitching** pain: alum bry camph dig guaj merc sars spig
  : **tearing** pain: carb-v dig ign kali-bi spig verat
  : **amel**: alum aur-m-n rhod spig *Sulph* v-a-b
  : **drawing** pain: alum
  : **slow** motion: v-a-b
  : **sore**: *Sulph*
  : **arms**; of | **agg**: ang
  : **continued** motion | **amel**: v-a-b

- **motion**: ...
  : **head**; of:
    : **agg** (↗*turning; turning - head - agg.*): acon *Aesc Agar Alum* alum-p am-m asaf bad bapt *Bell* brach *Bry* cann-s canth *Chel* chin cimic *Cocc* colch *Coloc* cortico dig *Dros* ferr form gal-ac glon *Hyper* ip kali-bi kali-c *Kalm* malar mang merc merc-i-f mez nat-c nat-s nux-v plb podo ptel *Ran-b Rhus-t* sabad samb sars spig stram *Sulph Tarent* thuj verat-v
    . **burning**: nat-s plb
    . **cramping**: cimic mang
    . **digging** pain: thuj
    . **drawing** pain: nat-c
    . **pressing** pain: mez
    . **sore**: kali-c *Kalm* merc-i-f podo
    . **stitching** pain: acon am-m bad dig samb sars thuj
    . **tearing** pain: *Am-m* canth nat-c *Sulph*
  : **forward** and backward: cocc
    . **stitching** pain: cocc
  : **raising** head; or: chel
  . **riding** in a carriage:
    left side: form
      broken; as if | **break** in two; as if it would: form
    . **broken**; as if: chel
  . **sideways**: *Agar* pert-vc
  : **slight** motion | **agg**: phyt
- **nervousness**; with (See MIND - Excitement - nervous - pain - cervical)
- **neuralgic**: bell bry chin chinin-s *Cimic* hydr nux-v puls zinc-p
- **overlifting**, after: *Calc*
- **paralyzed**; as if: nat-c nat-m
- **paroxysmal**: anac guaj *Kalm* nux-v sil *Stry*
- **periodical**: *Chinin-s* colch *Kali-s*
- **perspiration**:
  : **amel**: thuj
- **pinching** pain: sil staph
- **position**; as from wrong: dulc puls thuj zinc
- **pressing** pain: agar agn ambr *Anac* ant-s-aur *Ars Bar-c* **Bell** benz-ac bism bry canth *Carb-v* card-m *Chel Cocc Coloc* crot-t cupr dig *Elaps* euph *Glon* graph grat guaj ip *Lach Laur* lyc lyss meny merc mez mosch *Nat-m Nat-s* nit-ac ol-an *Par* petr ph-ac *Phos* phyt *Puls* rhus-t samb sars sil spong *Staph* sulph tarax thuj
  : **bandaged**; as if: asar
  : **collar**; as from a tight: asar
  : **finger**; as from a: rheum
  : **intermittent**: *Anac* dulc
  : **weight**; as from a: anac caps coloc **Par**
- **pressure**:
  : **amel**: *Prot* psor xan zinc
  : **tearing** pain: zinc
- **pulsating** pain: *Eup-per* lyss
- **raising**:
  : **arms** | **agg**: *Ang* ant-c *Graph*

Pain – Cervical

- **raising**: ...
  - **body | pillow**; from: x-ray
  - **head | agg**: ars chel senn
- **reading** agg: nat-c
  - **drawing** pain: nat-c
- **rheumatic**: acon ambr anac *Ant-c* ap-g bapt berb bism borx *Bry* calc *Calc-p* carbn-s caust **Cimic** *Colch* Con cycl *Dulc* gels graph *Guaj* iod *Kali-i* lachn *Merc* mez *Nux-v* Puls **Ran-b** *Rhod* **Rhus-t** *Sang* Sil *Spig* squil *Staph* stict *Sulph* tarent verat
- **riding** in a carriage agg: form
- **rising**:
  - **agg**: cadm-met
    - **cramping**: cadm-met
  - **bed**; from:
    - **agg**: cinnb
      - **pressing** pain: cinnb
  - **stooping**; from:
    - **agg**: nicc spig
      - **sprained**; as if: nicc
- **room** agg: psor
- **scratching** agg; after: mag-c
- **burning**: mag-c
- **sitting**:
  - **agg**: ant-c aur-m lyc lyss nat-c nux-v
  - **drawing** pain: ant-c aur-m nat-c nux-v
  - **stitching** pain: lyc
  - **amel**: rad-br tarax
  - **stitching** pain: tarax
  - **bent** forward:
    - **agg**: sulph
      - **stitching** pain: sulph
- **sleep**:
  - **amel**: *Calc*
  - **burning**: *Calc*
  - **preventing** sleep: sil
- **sneezing** agg: am-m arn lyc mag-c
  - **cramping**: arn
  - **stitching** pain: am-m lyc mag-c
  - **tearing** pain: am-m
- **sore**: acon *Aesc Agar* ambr arg-met arn *Ars* ars-i arum-t *Bad* bapt *Bell* borx bov brach calc-p *Carb-ac* caust chin cic cina coloc cycl dig dros dulc *Ferr* fl-ac *Gels* graph ham iod kali-bi *Kalm Lach* lec lyc merc-i-f naja nat-ar nat-c *Nat-m* **Nat-s** *Nit-ac* nux-m nux-v **Ph-ac** *Phos* phys nodo psor puls ruta sabin sang sep **Sil** sol-ni stict stram sulph tarent tep *Thuj Zinc* zinc-p
  - **burning**: ph-ac
- **sprained**; as if: *Agar Ars Calc* cinnb *Con* kali-n lachn lyc nat-m nicc *Ruta* sep *Sulph*
- **standing**:
  - **agg**: tarax
    - **stitching** pain: tarax
  - **erect | amel**: rad-br
  - **still | agg**: cham

- **stitching** pain: acon aeth agar alum alum-sil ang arn aur aur-s bad bar-c bar-s bell *Bov* bry calc calc-sil **Carb-an** carb-v carbn-s caust cench chel *Chin* cina coc-c cocc con dig elaps ferr-p graph guaj ign kali-bi kali-c lach lap-la lyc lyss mag-s merc nat-ar nat-c *Nat-m Nat-p* nat-s nicc ph-ac psor puls *Rhus-v* samb *Sars* senec sep sil spig spong *Stann* staph *Stry* sul-ac *Sulph* tarax thuj verat zinc
  - **itching**: stann
  - **pulsating** pain: cocc
  - **stinging**: *Apis* bar-c calc lyss phyt
  - **upward**: berb lyc
- **stool**; after:
  - **amel**: asaf
  - **tearing** pain: asaf
- **stooping**:
  - **agg**: agar ant-c berb borx canth gran graph kali-bi lac-ac manc nux-v par *Rhus-t* spig sulph
  - **drawing** pain: ant-c berb borx canth rhus-t
  - **pressing** pain: canth
  - **sore**: nux-v
  - **stitching** pain: agar sulph
  - **impossible**: borx
  - **drawing** pain: borx
- **stretching**:
  - **agg**: nat-s
  - **sore**: nat-s
  - **amel**: aeth sulph
  - **stitching** pain: sulph
- **sudden**: nat-c
  - **drawing** pain: nat-c
  - **tearing** pain: nat-c
- **supper**; after:
  - **amel**: sep
  - **aching**: sep
- **swallowing**:
  - **agg**: calc-p colch nat-c *Petr* sep
  - **burning**: *Petr*
  - **cramping**: sep (non: zinc)
  - **pressing** pain: colch
  - **amel**: *Spong*
  - **stitching** pain: *Spong*
- **synchronous** with the pulse: cina
  - **stitching** pain: cina
- **talking** agg: arn *Calc* sulph
  - **pressing** pain: sulph
  - **stitching** pain: *Calc*
- **tearing** pain: **Acon** aeth **Am-m** arn asaf aur berb *Calc* calc-caust calc-sil camph *Canth Caps* **Carb-v** carbn-s *Caust* chel *Chin* cic clem coc-c coloc con cupr dig gels *Glon* graph *Kali-c* kali-sil kalm *Lach* laur led *Lyc* lyss mag-c mag-m meny *Merc* nat-c *Nat-s Nux-v* olnd phos plb psor rat *Rhod* rhus-v sars sel sil *Spig* staph stront-c sulph *Thuj* verat *Zinc* zinc-p
  - **jerking** pain: aur *Caps* rat
  - **paroxysmal**: nux-v
  - **upward**: berb canth *Lach*

1298   ▽ extensions | ○ localizations | ● Künzli dot

Back

Pain – Cervical

- **thinking** agg: spig
  : **stitching** pain: spig
  : **tearing** pain: spig
- **touch**:
  : **agg**: chin cina nat-m *Nux-v* tell
  : **burning**: nat-m
  : **tearing** pain: cina
  : **amel**: meny
  : **cramping**: meny
- **turning** (↗ *motion - head - agg.*):
  : **head**:
    : **agg** (↗ *motion - head - agg.*): acon   agar   alum alumn am-c am-m ant-c aur-s bell *Bry Calc* canth carbn-s chel chin coloc cortico dulc eup-per gal-ac graph hyos lachn nat-m nat-s pert-vc plat *Ran-b* sanic sep spong stram tarent verat
    . **dislocated**; as if: calc lachn
    . **drawing** pain: ant-c chel hyos
    . **pressing** pain: canth *Coloc Nat-s*
    . **sprained**; as if: lachn pert-vc
    . **stitching** pain: alum verat
    : **left** agg; to: *Alum Ant-c* visc
    . **drawing** pain: *Ant-c*
    : **right** agg; to: lap-la v-a-b
- **twisting** and turning the head; on: calc
  : **burnt**; sensation as if: calc
- **waking**; on: psor thuj
- **walking**:
  : **after**:
    : **agg**: cur **Rhus-t**
    . **pressing** pain | **weight**; as from a: **Rhus-t**
  : **agg**: calc-p con ph-ac rat tab
    . **drawing** pain: calc-p con
    : **stitching** pain: ph-ac
    : **tearing** pain: rat
  : **air**; in open:
    : **agg**: borx camph con meny sep
    . **drawing** pain: borx camph con
    . **pressing** pain: meny sep
    : **amel**: sep
    . **sore**: sep
  : **amel**: mag-s
    : **sore**: mag-s
  : **bent**:
    : **must** walk bent: cadm-met
    . **cramping**: cadm-met
- **wandering** pain: **Lac-c**
- **warm**:
  : **applications**:
    : **agg**: beryl
    . **burning**: beryl
    : **amel**: cadm-met
    . **cramping**: cadm-met
  : **room**:
    : **agg**: caust *Kali-s* psor
    . **tearing** pain: caust
- **warmth**; external | **amel**: calc-f *Rhus-t* spig syph

- **weather**:
  : **change** of weather: calc-f rhod
  : **cold** agg: kali-i
  : **wet** | **agg**: kali-i
  : **windy**: *Calc-p*
    . **drawing** pain: calc-p
- **writing** agg: carb-an zinc
  : **aching**: carb-an **Zinc**
- **yawning** agg: arn nat-c nat-s
  : **cramping**: arn
  : **sore**: nat-s
∇ **extending** to:
  : **Arm**: bry chel nat-m *Nux-v* plect
  : **left**: kalm *Lach* par
  : **aching**: plect
  : **And** fingers: ars *Kalm* nux-v par
  : **Back**; down the: aeth am-c bung-fa chel cimic *Cocc* glon graph guaj *Kalm* lil-t mag-c *Med* nat-m phyt podo psor rat rhod sang sep stry tell thuj verat xan
    : **burning**: *Med*
    : **stool** | **going** to; on: verat
    : **tearing** pain: mag-c rhod
  : **Brain**: ferr kalm *Par*
  : **Clavicle**: nat-s
    : **burning**: nat-s
    : **pressing** pain: nat-s
  : **Clavicles**: *Gels* nat-s
  : **Downward**: am-c asaf *Chel* coloc nat-c nux-v psor rat spong
    . **drawing** pain: am-c asaf *Chel* coloc nat-c nux-v psor rat spong
  : **Arm**; left: pall
    . **drawing** pain: pall
  : **Ear**: bov calc-p cann-s colch elaps lyss stry thuj
    : **drawing** pain: cann-s colch
    : **stitching** pain: bov stry thuj
    : **tearing** pain: thuj
  : **Behind**:
    . **right**: elaps spig
    . **left**: apis form
  : **Elbow**: lyc
    . **drawing** pain: lyc
  : **Epigastrium**: crot-c kali-c rat thuj
    . **drawing** pain: crot-c
  : **Eye**: gels lach ph-ac pic-ac sel **Sil** sulph thea
    : **right**: **Sang**
    : **stitching** pain: sel
  : **Forehead**: chel *Chinin-s* daph **Gels** lyss mez rat sars tub
    : **right**, to: merc-i-f **Sang**
    : **aching** (See forehead)
    : **drawing** pain: lyss
    : **tearing** pain: rat sars
    : **walking** agg: rat
  : **Head**: ambr apis bung-fa calc calc-p *Carb-v* Cimic Ferr gels grat kalm lap-la meny *Par Puls* sang **Sil** stront-c

Pain – Cervical

Back

Pain – Cervical

- **extending** to – **Head**: ...
  : **drawing** pain: apis calc *Carb-v Ferr*
  : **pressing** pain: ambr grat
  : **stitching** pain: kalm lap-la
  : **All** over: carb-v **Gels** grat kalm lachn nat-s
  : **Through**: fl-ac
  : **Head** and shoulders: dios
  : **aching**: dios
  : **Head** and shoulders; over: asar
  : **dislocated**; as if: asar
  : **Jaws**: ang
  : **Larynx** | **painful** to the touch: **Calc-p**
  : **Leg**; down back of left: sel
  : **Lumbar** region: stry tep
  : **stitching** pain: stry tep
  : **stool**:
  . **going** to; on: verat
  : **aching**: verat
  : **Nose**: lachn
  : **Occipital** region: aml-ns
  : **aching**: aml-ns
  : **Occiput**: bung-fa *Calc* calc-p caust chel *Cinnb* crat cyt-l dulc eup-per *Ferr* **Gels** glon guaj hell kali-c kalm lat-m lyc nat-c nat-m *Nat-s Petr* ph-ac *Phyt* pin-s **Sil** spig valer verat
  : **burning**: *Calc*
  : **drawing** pain: lyc nat-m *Petr* ph-ac pin-s spig valer
  : **head** is bent back; when: cinnb
  : **irritability**; with: crat
  : **pressing** pain: chel guaj nat-c nat-s ph-ac
  : **stitching** pain: cinnb kali-c ph-ac
  : **tearing** pain: cyt-l
  : **Sacrum**: chel guaj lyc stry
  : **stitching** pain: lyc stry
  : **Scapula**: ant-c
  : **right**: xan
  : **left**: pert-vc
  . **sprained**; as if: pert-vc
  : **drawing** pain: ant-c
  : **Shoulder**: alum am-m borx calc-p camph caust *Chel* con crot-h daph dios gels graph ip kali-n kalm lach laur lyc mez mosch nat-m phyt psor sang stry thuj til *Verat-v*
  : **right**: *Acon* alum hydr lyc phos
  . **lying** down; after:
  : **evening**: lyc
  : **tearing** pain: lyc
  . **stitching** pain: alum
  : **left**: borx bry ran-b
  . **walking** agg: borx
  : **left** shoulder and scapula:
  . **walking** in open air agg: borx
  : **drawing** pain: borx
  : **evening** | **lying** down agg; after: lyc
  : **aching**: *Verat-v*
  : **drawing** pain: borx camph *Chel* con crot-h kali-n lyc mosch phyt psor

- **extending** to – **Shoulder**: ...
  : **motion** agg: equis-h
  : **pressing** pain: ip
  : **stitching** pain: am-m laur stry thuj
  : **tearing** pain: alum am-m thuj til
  : **Between** shoulders; to: am-m *Apis* ip phos ran-b
  : **Small** of back | **aching** (See lumbar)
  : **Throat**: chin
  : **Up** either side to top of head: *Lach*
  : **tearing** pain: *Lach*
  : **Upward**: aml-ns berb calc cann-s canth dios form **Gels** lach *Nat-s Petr* sang sep **Sil** stram ter *Verat-v*
  : **Vertebra**, seventh: sep
  : **pressing** pain: sep
  : **Vertex**: *Bell* berb calc calc-s carb-v caust *Chel Cimic* ferr fl-ac **Gels** *Glon Hell Kalm* lil-t puls rat rhus-r rhus-t *Sang* sep **Sil** *Stram* verat-v
  : **stitching** pain: rhus-r *Sil*
  : **tearing** pain: rat
  : **Nape**, back and forth; to: *Chel*
  : **Wrist**: chel
  o **External**: arn aur-m-n *Calc* colch ign mez
  : **burning**: arn aur-m-n *Calc* colch ign mez
- **Nape** of neck: *Acon* adon aesc agar agn alum *Am-c Am-m* ambr aml-ns anac ang *Ant-c* ant-t apis arn ars asaf *Asar* bad bapt *Bar-c* bell *Berb* borx bov bry bufo *Calc* calc-p camph cann-s cann-xyz canth caps **Carb-v** *Caust* chel chin chinin-ar *Cic Cimic* cina cinnb coca cocc colch coloc *Con* crot-t cupr cycl dig dios dulc euph fago fel ferr ferr-pic fl-ac form *Gels* glon *Graph* guaj hep hydr-ac hyos hyper ign iod ip jug-c kali-bi kali-c *Kali-n* kali-perm lach *Lachn* laur led lyc m-ambo mag-c mag-m *Mag-p* mang meny meph merc merc-i-r mez *Mosch* myric nat-c nat-ch nat-m nat-s nicc *Nux-m* nux-v olnd par petr ph-ac phos phys **Phyt** pic-ac *Plat* plb pneu prun psor *Puls* ran-b rheum rhod rhus-t sabad *Sabin* **samb** sang sars sep sil spig stann staph stram stront-c *Stry* sul-ac **Sulph** tab tarax thuj verat verat-v vib-od viol-t x-ray xan zinc zinc-val
  : **accompanied** by:
  : **Head**:
  . **pain** (See HEAD - Pain - accompanied - neck - pain - nape)
  : **aching**: aeon aesc ang bapt caust cocc *Con* gels guaj *Par* ph-ac pic-ac rad-br stront-c verat-v zinc
  : **alternating** with | **Head**; pain in (See HEAD - Pain - alternating - neck)
  : **contracting**: nux-m
  : **cramping**: arn *Asar* bell calc-p *Cic* cimic glon hydr-ac kali-bi *Nux-v*
  : **dislocated**; as if: agar alum ambr ars asar bell *Calc* caust chel cinnb coca coloc dulc fago kali-n *Lachn* lyc nat-c nat-m nicc psor puls rhus-t sang sep sulph thuj zinc

1300 ▽ extensions | O localizations | ● Künzli dot

Back

Pain – Cervical

- **Nape** of neck: ...
  - **drawing** pain:
  - **alternating** with | **Chest**; constriction of (See CHES - Constriction - alternating - drawing)
  - **pressing** pain: agn ambr anac asaf asar *Bar-c* bell bry bufo carb-v cocc coloc crot-t cupr cycl dig dulc euph graph lach laur lyc meny merc mosch *Nat-m* petr ph-ac phos prun ran-b rheum rhus-t *Sabin* samb sars spong stann staph tarax thuj
  - **rheumatic**: acon ambr anac *Ant-c* asaf borx *Bry* calc-p carb-v caust *Cimic* colch cycl *Dulc* graph guaj iod kali-i *Lachn* merc mez *Nux-v* petr *Puls* rad-br ran-b *Rhod* rhus-t sang staph stel *Stict* sulph verat
  - **motion**; only during: acon
  - **sore**: agar aml-ns apis ars asar bell bry cann-xyz caust chin cimic coloc cycl dig fl-ac graph hep iod kali-perm *Lach* lyc merc-i-r nat-m nat-s nux-v ph-ac phys ruta sabin sulph tarax thuj zinc
  - **stool** agg; during: acon
  - **tearing** pain: acon alum am-c am-m ambr anac asaf asar bad bar-c bell *Berb Bry* calc camph cann-xyz canth **Carb-v** *Caust* chin chinin-ar colch coloc con dig ferr-pic graph ign kali-bi kali-c laur led **Lyc** mag-c mag-m *Mag-p* meny **Merc** mez mosch nat-c nat-m *Nux-m* **Nux-v** olnd par petr phos plb psor puls rhod rhus-t sars sep sil spig staph stront-c *Stry* **Sulph** xan zinc
- **Shoulder**; and right: gamb
  - **cutting** pain: gamb
- **Spine**: hell *Lach* naja
  - **night**: caust
  - **tearing** pain: caust
  - **aching**: hell
  - **sore** (= spinal irritation): naja
  - **tearing** pain: *Lach*
- **Spots**; in: kali-br
  - **burning**: kali-br
- **Spots**, in small: lyc
  - **pressing** pain: lyc
- **Tendons**: am-m
  - **drawing** pain: am-m
- **Vertebra**; between last cervical and first dorsal: staph
  - **stitching** pain: staph
- **Vertebrae**: *Bar-c* ham sabin
  - **sore**: ham sabin
  - **Articulation** of last cervical and first dorsal vertebra:
    - **bending** neck forward; on: dig
    - **sore**: dig
  - **Fifth**: aspar
  - **First**: nat-m
    - **burning**: nat-m
  - **Fourth**: lac-d
    - **pressing** pain: lac-d
  - **Seventh**: carb-ac *Chinin-s* con *Gels* sep
    - **sore**: carb-ac *Chinin-s* con *Gels* sep
  - **Sixth**: aspar

Pain – Coccyx

- **Coccyx**: acon aesc agar agn aloe alum alum-sil am-c *Am-m* ambr ang ant-c ant-t **Apis** arg-met arg-n arn ars ars-i ars-s-f asaf bell berb borx bov *Bry Calc Calc-caust Calc-p* calc-s calc-sil cann-i *Cann-s* cann-xyz *Canth Carb-an Carb-v Carbn-s* castm castor-eq *Caust* cench chin cic cimic *Cist* coc-c cocc colch coloc *Con* cor-r croc dios dros *Euph Ferr-p Fl-ac Gamb* gins graph grat hep hura *Hyper* ign iod *Kali-bi Kali-c* kali-m *Kali-p* kali-sil **Kreos** lac-c *Lach* lact laur led lil-t lith-c lob lyc *Mag-c Mag-p* manc *Med* meny *Merc* mez mosch mur-ac nat-m nat-s nicc *Nit-ac* nux-m ol-an *Par Petr* ph-ac phel *Phos* pic-ac plat plb puls *Rhus-t Ruta* sanic *Sep Sil* staph sul-i sulph syph tarent tell tet *Thuj* valer verat xan xanth **Zinc** zinc-p
- **left**: med
- **morning** | **waking**; on: ars-s-f *Kali-bi* staph
- **evening**: alum *Apis Castor-eq Caust* graph *Kali-bi*
  - **burning**: apis
  - **drawing** pain: *Caust* graph
  - **pressing** pain: *Apis* kali-bi
- **accompanied** by | **Soles** of the feet; sore pain in: thuj
- **aching**: calc-p carb-v caust *Fl-ac* hyper *Kali-bi* sulph xan *Zinc*
- **broken**; as if: cist lyc phos
- **burning**: apis *Ars* canth carb-an carb-v cist colch laur mur-ac *Phos* staph sulph
- **chronic**: carb-an
  - **burning**: carb-an
- **coition**; during: kali-bi kali-br
- **cramping**: *Bell* grat sil thuj
- **cutting** pain: arg-n canth hyper kali-bi rhus-t
- **delivery**; after: hyper tarent
- **dislocated**; as if: agar hep sulph
- **drawing** pain: ant-c *Ant-t* arg-n bry *Calc* carb-v *Caust* graph kreos lil-t mur-ac *Rhus-t Thuj*
  - **paroxysmal**: thuj
  - **upward**: mur-ac
- **fall** | **after** a: bell-p **Hyper** *Mez* ruta **Sil**
- **fall**; as from a: aloe castor eq croc kali-i nat-m ruta
- **gnawing** pain: agar alum *Gamb Kali-c* ph-ac
- **injuries**:
  - **after**: *Carb-an* **Hyper** *Mez* **Sil** thuj
  - **sore**: *Carb-an* **Hyper** *Mez* **Sil** thuj
- **jerking** pain: alum calc carb-an caust chin *Cic* rhus-t sulph
- **lancinating**: *Canth Tarent*
- **lying**:
  - **agg**: am-m *Carb-an*
  - **sore**: am-m carb-an
  - **back**; on | **agg**: bell graph
- **menses**:
  - **during**:
    - **agg**: bell canth carb-an carb-v *Caust* cench *Cic Cist* graph kali-c kreos merc mur-ac ph-ac pitu-a thuj zinc zinc-p
  - **aching**: zinc
  - **burning**: carb-v mur-ac
  - **cramping**: *Bell*

All author references are available on the CD

Back — Pain – Coccyx

- **menses – during – agg**: ...
  - **drawing** pain: caust *Cic* graph kreos thuj
  - **gnawing** pain: kali-c
  - **jerking** pain: *Cic*
  - **sore**: bell carb-an caust cench kreos
  - **stitching** pain: caust ph-ac
  - **tearing** pain: canth *Cic* merc
  - **instead** of: ars
  - **suppressed** menses; from: bell caust kali-c mag-c merc petr phos plat ruta thuj zinc
- **motion**:
  - **agg**: *Caust* euph fl-ac kali-bi mez *Phos* tarent
  - **hindering** motion: lach *Phos*
- **pinching** pain: calc zinc
- **pressing** pain: acon agar aloe ambr ang apis berb calc calc-p cann-i *Cann-s Carb-an Carb-v* chin colch coloc hep hura iod kali-bi lith-c meny merc mosch nat-m ol-an ph-ac phos puls ruta *Sep* spong tell thuj valer zinc
- **pressure**:
  - **abdomen**; on:
    - **amel**: merc
    - **tearing** pain: *Merc*
    - **agg**: *Arum-t Calc-p Carb-an Carb-v Euph* fl-ac *Kali-bi* mez *Petr* phos **Sil** tarent xan
    - **stitching** pain: *Sil*
- **pulling** upwards from tip of; sensation of: lil-t
  - **drawing** pain: lil-t
- **riding**:
  - **carriage**; in a | **agg**: nux-m *Sil*
  - **long** carriage ride; as after a: **Sil**
- **rising**:
  - **sitting**; from:
    - **agg**: *Caust* elaps *Euph Kali-bi* **Lach Sil** *Sulph*
    - **neuralgic**: lach
    - **sore**: **Sulph**
    - **stitching** pain: **Sil**
    - **amel**: kreos
    - **drawing** pain: kreos
    - **impossible**: bell
- **sitting** agg: *Am-m* **Apis** arg-n bell bros-gau *Carb-an Castor-eq* cench cist dros **Kali-bi** *Kreos Lach* led mez *Par Petr* plat rhus-t **Sil** syph tarent thuj xan zinc
  - **aching**: petr plat
  - **burning**: *Apis* cist
  - **drawing** pain: *Kreos Thuj*
  - **pressing** pain: *Apis*
  - **sore**: *Am-m* bros-gau carb-an cench *Cist Kali-bi* **Sil**
  - **stitching** pain: dros lach par
  - **itching**: *Par*
  - **tearing** pain: par rhus-t zinc
- **sitting** on something sharp; as if: *Lach*
- **sleep** agg; during: *Am-m*
  - **sore**: *Am-m*

- **sore**: aloe alum *Am-m Arn* ars-s-f calc-p *Carb-an Carb-v* **Caust** cench *Cist* coc-c cocc *Euph* fl-ac hep **Hyper** *Kali-bi Kali-i* lach merc *Mez* nat-m *Petr* phos *Rhus-t Ruta* sanic **Sil Sulph** thuj xan zinc-p
- **standing**:
  - **agg**: verat
  - **stitching** pain: verat
  - **amel**: arg-n bell tarent
  - **erect**:
    - **agg**: thuj
    - **impossible**: thuj
    - **drawing** pain: thuj
- **stitching** pain: agn aloe am-c ang arg-met asaf bry calc calc-p *Canth* carb-v *Caust* colch dios dros kali-c lact *Mag-c* mur-ac nat-m nat-s nicc *Par* ph-ac phel phos *Pic-ac Rhus-t* **Sil** *Tarent Thuj* verat zinc
  - **itching**: dros ph-ac verat
  - **jerking** pain: carb-v rhus-t
  - **pulsating** pain: ign par
  - **startling**: calc-p (non: mur-ac)
  - **stinging**: sil
- **stool**:
  - **after**:
    - **agg**: euph grat sulph
    - **aching**: sulph
    - **sprained**; as if: grat
  - **before**: sep
    - **stitching** pain: sep
  - **during**:
    - **agg**: phos sulph
    - **stitching** pain: *Phos*
- **stooping** agg: sulph
  - **sore**: sulph
- **stretching** | **amel**: alum
- **sudden**: mag-c
  - **cutting** pain: mag-c
- **tearing** pain: ant-c arn *Bell Calc-caust Calc-p Canth* carb-v caust *Cic* graph kali-bi kreos *Mag-c Mag-p Merc* nat-s par rhus-t *Sil* thuj zinc
- **touch** agg: alum alum-p bell *Calc-p Carb-an* cist *Euph* fl-ac *Kali-bi* lach petr phos **Sil** xan
  - **burning**: *Carb-an* cist
  - **sore**: alum
- **ulcerative** pain: *Carb-an Phos*
- **urination**:
  - **before**: kali-bi
  - **during** | **agg**: *Graph*
  - **impossible**: thuj
  - **drawing** pain: thuj
- **walking**:
  - **agg**: bry *Kali-bi*
  - **drawing** pain | **sticking**: bry
  - **slowly** | **amel**: bell
- ▽ **extending** to:
  - **Anus**: carb-v thuj
  - **stitching** pain: carb-v thuj
  - **Back**; up: mur-ac *Phos*
  - **stitching** pain: mur-ac *Phos*

1302   ▽ extensions | O localizations | ● Künzli dot

Pain – Coccyx **Back** Pain – Dorsal

- **extending** to: ...
  - **Downward**: hyper
  - **Rectum** and vagina: ars-s-f *Kreos*
  - **drawing** pain: *Kreos*
  - **Sacrum**: ruta
  - **sore**: ruta
  - **Spine**:
    - **upward**: caust hyper mur-ac
    - **burning**: mur-ac
  - **Vertex** during stool, drawing head backward; through spine to: *Phos*
  - **Thighs**: rhus-t *Thuj*
  - **drawing** pain: *Thuj*
  - **Urethra | urination** agg; before: *Kali-bi*
  o **Skin**; below the: colch
- **Dorsal** region: abrot acon adon aesc *Agar* aloe alum *Alumn* am-c am-m ambr anac ang *Ant-c Ant-t* apis arg-met arg-n arn ars asaf asar asc-c aur aur-m aur-s bad bar-c *Bell* benz-ac berb beryl bism bol-la borx bov brom *Bry Cact* cadm-met calc calc-ar *Calc-p* camph cann-i cann-s cann-xyz canth caps carb-an **Carb-v** carc *Card-m* castm **Caust** cham *Chel* chin cic *Cimic* cina cinnb cob cocc *Colch* coloc con cor-r cortiso crot-c cupr cycl daph dig dios dros equis-h euon euph *Euphr* ferr ferr-i fl-ac flav gels *Gins* graph guaj ham hell hep hist hura hyos *Hyper* ign ind iodof kali-bi kali-br *Kali-c* kali-n kali-p *Kali-s* Kalm **Kreos** lach laur led lil-t lob lyc m-ambo m-arct m-aust mag-c mag-m mag-s mang med meny meph *Merc* merc-c mez mosch mur-ac *Naja* nat-c *Nat-m* nat-p *Nat-s* nicc nit-ac nuph nux-m nux-v olnd onos op ox-ac pall par pert-vc petr *Ph-ac* phel *Phos* phyt pic-ac plat plb pneu podo prun psor ptel **Puls** *Ran-b* rat rheum rhod rhus-t rob ruta sabad *Sabin* sacch-l samb sang sars sec sel senec seneg *Sep Sil* spig spong stann staph stram stront-c stry sul-ac **Sulph** syph tab tarax tell tep teucr thuj tub tub-r vac *Valer* vario verat verb viol-t *Zinc* zinc-p
- **one** side: *Guaj*
- **right**: canth
- **left**: dulc
- **morning**: calc-p cimic sep
  - **aching**: calc-p
  - **waking**; on: calc-p
  - **sore**: calc-p
- **afternoon**: calc-s erig
  - **aching**: calc-s erig
- **evening**: calc-s erig mez
  - **aching**: calc-s erig
  - **stitching** pain: mez
- **night**: syph zinc
- **night**, latter part of: calc-p
  - **aching**: calc-p
- **accompanied** by:
  - **Cervical** region; pain in (See cervical - accompanied - dorsal)
  - **Kidneys**; pain in (See KIDN - Pain - accompanied - dorsal)
- **aching**: aesc asc-c bol-la calc *Calc-ar Cann-s* pic-ac rhus-t tep

- **Dorsal** region: ...
- **bending**:
  - **backward**:
    - **agg**: aur
    - **amel**: *Rhus-t*
    - **constricting** pain: *Rhus-t*
  - **body**:
    - **backward** agg: aur
    - **tearing** pain: aur
  - **forward**:
    - **agg**: cadm-met **Cimic** *Rhus-t*
    - **constricting** pain: *Rhus-t*
    - **cramping**: cadm-met
  - **head**:
    - **forward**:
      - **agg**: beryl
      - **stitching** pain: beryl
- **blow**; pain as from a: ang *Arn* chel cic dig plat rhod sep stann staph
- **break**; as if it would: *Lil-t*
- **breathing**:
  - **arresting** breathing: berb *Sulph*
  - **stitching** pain: berb *Sulph*
  - **deep**:
    - **agg**: alum aur carb-an cinnb kali-n psor sabin spig *Sulph*
    - **stitching** pain: alum aur carb-an cinnb kali-n psor sabin spig *Sulph*
  - **hindering** breathing: apis berb *Bry* phys psor sulph thuj
- **burning**: acon agar alum am-c ant-c apis arn *Ars* asaf bar-c bism bry *Cann-s* caps **Carb-an** carb-v cham chin con dios kali-c kali-n lach lyc m-ambo m-arct mag-m mang meny merc mez mur-ac nat-c nat-m nit-ac nux-v olnd par ph-ac phos plat **Puls** rheum sel senec seneg *Sep* sil spig spong stann sulph *Thuj* verat *Zinc*
- **chill**; during: ail *Chinin-s* sang
- **clothes** agg; tight: sep
- **contracting**: arn asaf bry cham ferr *Graph* guaj kali-bi kali-c mez nux-v op viol-t
- **cough** agg; during: calc caps *Kali-bi* merc sil stram
  - **stitching** pain: caps **Merc**
- **cramping**: ang bell bry cadm-met caust *Cocc* con dros euph *Euphr* nit-ac petr phos *Plat Sep* sil viol-t
- **crushed**, as if: phos psor
- **cutting** pain: agar alum ang arg-met arn ars asaf asc-c aur bov calc calc-p canth caust daph dig dulc graph hyper *Kali-bi* kali-n meny nat-c nat-m nat-s psor seneg **Sep** sil staph stry
- **delivery**; during: petr
  - **stitching** pain: petr
- **descending** stairs agg: cadm-met
  - **cramping**: cadm-met
- **digging** pain: acon rhod thuj
- **dislocated**, as if: agar ang *Arn* bar-c bell *Calc* caps chel cinnb cocc con hura kali-c lyc m-aust mur-ac nux-v olnd petr pic-ac rhod *Rhus-t* sulph *Thuj* valer

- **drawing** pain: *Acon* alum *Am-c* ambr ant-t apis arg-n *Ars* asaf aur-m bell berb bry calc canth caps *Carb-v Card-m* caust cham chin **Cimic** cina cocc colch coloc *Con* cycl dig dros dulc **Guaj** hep hyos ind kali-bi *Kali-c Lach Lyc* med meny *Merc* mez mosch mur-ac nat-c nat-m nit-ac nux-m nux-v op petr ph-ac phos puls rhod rhus-t ruta sabad sep sil stann staph *Stram* stront-c sul-ac *Sulph* teucr thuj valer verat zinc
- **exertion**:
  : **amel**: calc-p
  : **sore**: calc-p
- **inspiration**:
  : **agg**: bry calc *Chel* cic dulc mur-ac ruta
  : **pressing** pain: mur-ac
  : **stitching**: calc cic dulc
- **deep**:
  : **agg**: sabin tub
  . **stitching**: sabin tub
- **lancinating**: bad *Gins* hura rob
  : **thrusts**; like: euon ran-b
- **lying**:
  : **amel**: *Psor*
  : **stitching** pain: *Psor*
- **back**; on:
  : **agg**: cadm-met
  . **cramping**: cadm-met
- **lying** down agg: beryl
  : **stitching** pain: beryl
- **motion**:
  : **agg**: agar bry cupr-ar lap-la psor syph tub-r zinc
  : **amel**: alum mez rhod
  : **drawing** pain: alum mez
  : **stitching** pain: mez
- **beginning** of:
  : **agg**: beryl
  . **stitching** pain: beryl
- **head**; of | **agg**: agar sang
- **needlework** or writing; from: ran-b *Sep*
  : **burning**: ran-b *Sep*
- **pinching** pain: bell cann-xyz kali-c lyc nit-ac sil stann viol-t zinc
- **pressing** pain: acon agar aloe am-c am-m ambr anac *Ant-c* apis arg-met *Arn* asaf asar aur bell berb borx calc cann-s caps carb-v caust chel cocc con cycl *Dulc* euph euphr graph ign kali-bi kali-c kali-n led lyc mag-m meny merc mur-ac nat-m nit-ac nux-v olnd petr phos plat psor puls rhod rhus-t ruta sabin samb sars seneg sep sil spong stann staph tarax teucr thuj verat zinc
  : **flatulence**; as from: zinc
- **pressure** agg: stry-p
  : **sore**: stry-p
- **rheumatic**: **Cimic** *Dulc Rhus-t* ruta
- **riding** agg: fl-ac ind
- **rising** agg: cadm-met
  : **cramping**: cadm-met
- **rubbing**:
  : **amel**: phos

- **rubbing – amel**: ...
  : **tearing** pain: phos
- **rumbling**: alum
- **sitting** agg: *Arg-met* beryl bry fl-ac kali-c mang ph-ac *Phos Rhus-t* tub
  : **constricting** pain: *Rhus-t*
  : **drawing** pain: ph-ac
  : **stitching** pain: beryl
- **sitting** down agg: arg-met hura lach
  : **tearing** pain: arg-met hura
- **sore**: *Acon* agar aloe alum am-m *Apis* arn ars asar bar-c calc calc-p camph carb-an carb-v caust chin cimic cocc coloc con dig dros graph hell hyos kali-c kali-n lach *M-arct* m-aust mag-c mag-m merc nat-c nat-m *Nat-s* nux-m **Nux-v** pall ph-ac phos plat plb psor ran-b *Rhod Ruta* sabad sec sep spig stann staph stram stront-c sul-ac sulph thuj **Verat** zinc zinc-p
- **stepping** hard agg: seneg
- **stitching** pain: acon *Agar* alum anac ang *Ant-c* ant-t apis arg-met arn *Asaf* aur bell beryl borx bov *Bry Cact* calc cann-s canth caps carb-v castm caust cham chel chin cina cinnb *Colch Con* cupr cycl dig dros *Dulc* euph fl-ac guaj hell hep hyos ign kali-bi kali-c kali-n kali-p kreos *Lach* laur led lyc m-arct m-aust mag-m mag-m mang merc merc-c mez mosch mur-ac nat-c nat-s nicc nit-ac olnd par **Petr** phos plat plb psor puls ran-b rat rhod rhus-t ruta sabad sabin sars sep sil spig stann staph stront-c sul-ac sulph tarax thuj tub valer verat verb *Zinc*
  : **burning**: stann
- **radiating**: ran-b
- **stooping** agg: arg-met *Cocc* meny
  : **drawing** pain: meny
  : **stitching** pain: arg-met *Cocc*
- **tearing** pain: adon agar am-c ambr anac ant-c *Ant-t* ars aur bell berb brom *Bry Calc* canth caps *Carb-v* caust cham chel chin cina cocc colch cupr dig dros ferr graph guaj *Hep* hyos ign *Kali-c Lach* led **Lyc** mag-c mag-m meny merc mez mosch nat-c **Nat-m** nit-ac **Nux-v** op petr ph-ac plb puls ran-b rhod rhus-t sabin sel *Sep* sil stann stram sul-ac **Sulph** teucr valer zinc
  : **burning**: kali-c
- **turning** head agg: *Bry* ind
- **walking**:
  : **agg**: *Agar Asaf* bell *Cocc* coloc nat-c *Psor* seneg *Sulph*
  : **stitching** pain: *Asaf Cocc* psor
  : **amel**: beryl
  : **stitching** pain: beryl
  : **bent | must** walk bent: cann-i
- **warm** applications:
  : **amel**: cadm-met syph
  : **cramping**: cadm-met
- **weather** agg; cold wet: rhod
- **writing** agg: mur-ac petr
  : **aching**: mur-ac petr
▽ **extending** to:
  : **Arms**: *Calc* flav rhod

Pain – Dorsal — Back — Pain – Dorsal

- **extending** to – **Arms**: ...
  : **stitching** pain: *Calc*
  : And legs: *Calc*
  : Body; around the: vac
  : Chest: ang bry kali-bi kali-c kali-n mez petr tell zinc
  : Nipple; left: *Asaf*
  : Occiput: *Cocc* ind kali-a *Kalm* petr tell
  : labor; during: **Petr**
  . **stitching** pain: **Petr**
  : **stitching** pain: *Cocc* kali-c
  : Pit of stomach: rhod
  : **stitching** pain: rhod
  : Ribs: *Asaf*
  : **stitching** pain: *Asaf*
  : Scapulae: med
  : Shoulders: tell
  : Sternum: *Kali-bi* lac-c laur tell
  : cutting pain: kali-bi lac-c
  : Stomach: arn bry dig glon hydr-ac kali-c nicc polyg-h puls rat rhod stry sulph thuj
  : pressure agg: bell
- o **Lower** part: allox
  : **break**; as if it would: allox
- **Lower** vertebrae through chest: berb
  : **lancinating**: berb
- **Middle** part: beryl
  : **stitching** pain: beryl
- **Muscles**: syph
- **Ribs**:
  : **Below**:
  : left:
  . **extending** to:
  Sacroiliac region; anterior: cortiso
  motion | **amel**: cortiso
  pressure | **amel**: cortiso
- **Scapulae**: acon aesc aeth agar aloe alum alum-p alum-sil alumn am-c *Am-m Am-p* ambr anac anag ang ant-c ant-t apis arg-met arg-n arn ars *Asaf* asar *Aspar Aur* aur-m-n aza bar-c bell berb bism borx *Bov Bry* calad *Calc* calc-ar calc-p calc-sil camph *Cann-i* cann-s cann-xyz canth caps *Carb-an Carb-v* carbn-s *Carl* caust cham **Chel** chen-a *Chin* chinin-ar cic *Cimic* cina cinnb coc-c cocc colch *Coloc* con cor-r corn croc cund cupr cycl *Dig* dios echi elaps euph *Fago* ferr ferr-m fl-ac gels glon gran graph grat *Guaj* ham hell hep *Hydr* hyos hyper ign ind *Iod* ip *Jug-c* jug-r kali-ar *Kali-bi Kali-c Kali-chl* kali-m kali-n kali-p kali-sil kalm *Kreos* lac-c lach lachn lact laur led lil-t lob lyc m-ambo m-aust mag-c *Mag-m* manc mang med menis meny merc merc-c merc-i-f *Mez* mosch *Mur-ac Myric Myrt-c* naja nat-ar nat-c nat-m nat-s nicc nit-ac nux-m *Nux-v* olnd op ox-ac paeon *Par* petr ph-ac *Phos Phyt* plat plb prun psor ptel **Puls** *Ran-b* ran-s rhod rhus-t rob rumx ruta sabad sabin samb sang *Sars* seneg *Sep* sil spig spong *Squil Stann* staph stram stront-c sul-ac sulph tab tarax *Tarent* **Tell** tep teucr *Thuj* tub *Valer* verat verat-v verb vesp viol-t visc zinc zinc-p

- **Scapulae**: ...
  : right: abies-c acon *Aesc Ail All-c* am-m ambr anac aphis arn ars *Asaf* asc-t bar-c bell bism borx bry cain calen cann-s *Carb-v* caust **Chel** *Cic* cocc *Coloc* com con crot-c cund cycl dulc elat ferr-m ferr-p *Gua* hyper ichth iod ipom-p jug-c kali-bi *Kali-c* kalm kreos lachn lap-la laur lob lyc lycps-v lyss mag-c *Mag-m* mag-m mag-p meph merc merc-i-f mez mur-ac nat-c nat-m nat-s nit-ac ol-an pall petr phos phyt plat plb podo polyg-h puls-n ran-b samb *Sang* sars seneg *Sep Sil* spig staph *Stict* stront-c sulph tarax tell *Urt-u* verat zinc
  : **night**:
  . **midnight**; after:
  4 h | **waking**; on: **Chel**
  : **accompanied** by | **Wrist**; pain in left: asc-t
  : **aching**: ol-an
  : **anger**; after: coloc
  : **bending**:
  . **forward** | **agg**: lob
  . **shoulders**:
  backward | **amel**: conv
  : **boring** pain: acon nat-c sulph
  : **breathing** agg: *Aesc Chel* kali-c sars
  . **tearing** pain: kali-c sars
  : **burning**: asaf bar-c cann-s *Carb-v* caust com iod lachn laur *Lyc* lycps-v mez nat-s plb seneg staph sulph verat zinc
  : **cough** agg; during: sep
  . **stitching** pain: sep
  : **cramping**: chel lap-la
  : **dinner**; after: nat-c
  . **stitching** pain: nat-c
  : **drawing** pain: *Coloc* con lyc nat-m sulph tell
  : **followed** by | **left**: kali-p tell
  : **inspiration** agg: am-m **Chel** kali-c sars sep
  . **stitching** pain: am-m **Chel** kali-c sars sep
  : **lying** agg: *All-c*
  : **motion**:
  . **agg**: calc petr
  . **arm**; of:
  agg: ail con ruta
  right arm agg; of: *Chel*
  : **pinching** pain: am-m
  : **pressing** pain: bism borx caust **Chel** lyc lyss mag-m nat-c ruta zinc
  : **pulsating** pain: merc-i-f
  : **sitting** agg: ant-c puls
  . **pinching** pain: puls
  . **stitching** pain: ant-c
  : **sitting** bent double; as from: anac
  : **sore**: anac arn ars calen caust chel *Cic* crot-c cycl kali-c kreos meph plat podo spong zinc
  : **stitching** pain: am-m *Asaf* bar-c bry cic cocc dulc hyper *Kali-c* merc mur-ac nat-c nat-m nit-ac phos samb *Sep Sil* spig spong tarax
  : **stooping** agg: jug-c
  : **tearing** pain: anac dulc *Kali-c* mag-m nat-m plb sars zinc

All author references are available on the CD

Back

- **Scapulae – right**: ...
  - **ulcer**; as from an: cic
  - **walking** in open air:
  - **amel**: sep
    stitching pain: sep
  - **extending** to:
  - **left**: cocc
    stitching pain: cocc
  - **Back**; down: sep
    stitching pain: sep
  - **Breast**, near nipple: ang
    cutting pain: ang
  - **Chest**; front of: acon
    boring pain: acon
  - **Chest**; through: kali-c *Merc*
    stitching pain: kali-c *Merc*
  - **Hand**; right: plat
    drawing pain: plat
  - **Rib**; last false: sep
    stitching pain: sep
  - **Shoulder**: *Chel* lac-leo
  - **Sternum**: nat-c
    boring pain: nat-c
  - **Between** spine and right scapula: zinc
  - **tearing** pain: zinc
  - **Edge** of, near spine: alumn *Card-m Chel* nat-c sang
  - **Inner** angle: samb
    stitching pain: samb
  - **Outer** margin: cina plat
  - **pressing** pain: plat
  - **sore**: plat
    stitching pain: cina
  - **left**: *Acon Aesc* aeth agar aloe alum am-m ambr anac ant-t aphis arg-met asaf *Aspar* aur bar-c berb *Cact* calc calc-f carb-v card-m cham chel colch coloc com con cund dig dios echi equis-h eup-pur euph euphr ferr fl-ac *Gels* graph grat hell hyper kali-bi kali-c lap-la led lil-t lob-s mang med meny merc merc-c merc-i-f mez mill nat-c nat-m nat-p nux-m *Onos* paeon par ph-ac phos phyt plat polyg-h psil ptel ran-b rhodi rhus-t rumx sabin samb sang sep sil spig *Squil* stann staph stram sulph tell teucr thuj tub verat-v zinc
  - **evening**: alum
    tearing pain: alum
  - **night**: bar-c
  - **burning**: bar-c
  - **bending** arms backward agg: carb-v
  - **tearing** pain: carb-v
  - **boring** pain: aur berb dig hyper meny mez nat-c paeon par ph-ac ruta spig spong
  - **breathing** or coughing: dulc sep
  - **stitching** pain: dulc sep
  - **burning**: ambr bar-c card-m com echi euphr fl-ac med nat-m sil teucr zinc
  - **pricking** pain: fl-ac
  - **cold**; after taking a: sep

- **Scapulae – left – cold**: ...
  - **tearing** pain: sep
  - **cough** agg; during: helo *Myrt-c*
  - **cramping**: bar-c lap-la
  - **drawing** pain: asaf card-m con mez ptel sep *Squil* sulph
  - **itching** on place below and to right of it; and: pall
  - **burning**: pall
  - **lowering** the shoulder; on: am-m
  - **stitching** pain: am-m
  - **motion** agg: hell
  - **pinching** pain: euph
  - **pressing** pain | **plug**; as from a: phos
  - **rest** agg: am-m *Kalm* manc *Sep* verb
  - **stitching** pain: am-m *Kalm* manc *Sep* verb
  - **riding** agg: agar
  - **rubbing** | **amel**: cench
  - **sitting** agg: arg-met mang sulph
  - **tearing** pain: arg-met mang sulph
  - **sore**: card-m coloc led merc phyt
  - **stitching** on left arm: sulph
  - **stitching** pain: sulph
  - **stitching** pain: am-m ambr **Anac** bar-c calc graph grat kali-c meny mill ran-b sep spig *Sulph* zinc
  - **tearing** pain: alum ambr **Anac** arg-met carb-v card-m mang sep stann staph thuj
  - **then** right: cund
  - **extending** to:
    - **Heart**; below: med
      boring pain: med
    - **Shoulder** and mammae: grat
      stitching pain: grat
    - **Throat**: zinc
      stitching pain: zinc
    - **Levator** anguli scapulae:
      - **walking** and writing: agar
      - **burning**: agar
    - **Superior** angle:
      - **friction** amel: *Alum*
      - **burning**: *Alum*
    - **Tip** of: nat-c
      boring pain: nat-c
  - **morning**: calc **Chel** hyper *Kali-c* kali-p *Mez* nat-m nat-s ran-b sil
  - **bed** agg; in: con nat-m nat-s
  - **pressing** pain: nat-m nat-s
  - **sore**: con nat-m
  - **pressing** pain: sil
  - **stitching** pain: calc hyper ran-b
  - **tearing** pain: *Kali-c*
  - **walking** agg: ran-b
  - **stitching** pain: ran-b
  - **forenoon**:
  - **9 h**: calc
  - **stitching** pain: calc
  - **afternoon**: mez sep thuj

Pain – Dorsal   **Back**   Pain – Dorsal

- **Scapulae – afternoon**: ...
  - **stitching** pain: mez sep thuj
  - **evening**: alum canth chel kali-n lyc nat-p nat-s olnd ran-b sep sulph
  - **drawing** pain: chel lyc sulph
  - **stitching** pain: canth kali-n sep
  - **tearing** pain: alum olnd
  - **night**: kali-bi nit-ac puls *Sulph*
  - **midnight**:
    - after | 4 h: *Chel*
  - **bed** agg; in: nat-m *Sulph*
  - **stitching** pain: nat-m *Sulph*
  - **cramping**: nit-ac
  - **stitching** pain: kali-bi puls *Sulph*
  - **aching**: aeth asaf calc-p *Chin* cor-r hell jug-c lil-t lyc merc-i-f mur-ac petr phyt verat-v
  - **air** agg; in open: seneg
  - **stitching** pain: seneg
  - **bending**:
    - **arms**:
      - **agg**: carb-v
      - **leaning** on it; when: sulph
      - **stitching** pain: sulph
      - **stitching** pain: carb-v
  - **body**:
    - **backward agg**: aur sep
    - **tearing** pain: aur sep
  - **head** and upper arm backward agg: caust
  - **pressing** pain: caust
  - **blowing** the nose agg: hep
  - **stitching** pain: hep
  - **boring** pain: acon aur-m-n *Bism* calad corn dig laur mag-m meny mez nat-c paeon spig
  - **break**; as if it would: nat-m
  - **breathing**:
    - **agg**: acon *Aesc* alumn calc guaj sang
    - **stitching** pain: acon guaj
    - **deep**:
      - **agg**: hep
      - **stitching** pain: hep
    - **must** breath deeply: nat-m
    - **drawing** pain: nat-m
    - **tearing** pain: nat-m
  - **hindering** breathing: calc cann-s kali-n *Puls* sulph
  - **broken**; as if: hell kreos merc-i-f ran-b sil
  - **burning**: *Acon* alum ambr *Ars* asaf **Bar-c** bry calc cann-s *Carb-v* carbn-s caust chel cund echi ferr glon iod kali-c lachn laur lyc mag-m mang med **Merc** mez mur-ac nat-m nux-v phos **Plb Puls** rob sabad sabin seneg *Sep Sil* stann staph sul-ac sulph teucr *Thuj* verat *Zinc*
  - **chill**; during: bell chin kreos merc nux-v puls ran-b rhus-t **Sep** sulph tarax zinc
  - **cough** agg; during: chin cor-r med *Merc* puls sep sil sulph
  - **stitching** pain: med *Merc* puls sep sil sulph

- **Scapulae**: ...
  - **cramping**: ant-c arn bell bry chel kali-c phos viol-t
  - **cutting** pain: alum alumn ang asaf calc dios *Kreos* lac-c lyc med merc merc-i-f myrt-c rhus-t samb spig sul-ac thuj viol-t
  - **drawing** pain: acon *Am-c* ang ars asaf bell *Berb* borx *Calc* camph caps *Carl Caust* cham *Chel Chin* cimic cinnb *Coloc* con dulc hep ind kali-bi kali-c kali-n kreos lyc mag-c med mez mur-ac naja nat-m nat-m *Nux-v* ph-ac plat puls ran-s rhod rhus-t ruta sars seneg sep sil *Squil* stann staph *Sulph* tell thuj
  - **paroxysmal**: sil
  - **tearing** pain: stann
  - **eating**; after: cina
  - **tearing** pain: cina
  - **eructations**:
    - **agg**: zinc
    - **stitching** pain: zinc
    - **amel**: zinc
    - **cutting** pain: zinc
  - **gnawing** pain: alum nat-c ph-ac
  - **grasping** pain: phos
  - **grasping** something agg: berb
  - **hang** down, arm: ign
  - **hawking**: caust hep
  - **stitching** pain: caust hep
  - **inspiration**:
    - **agg**: chin dulc ferr-m ferr-ma kali-c mill sep
    - **stitching** pain: dulc ferr-ma kali-c mill sep
    - **tearing** pain: chin
  - **deep**:
    - **agg**: acon
    - **boring** pain: acon
  - **jerking** pain: calc-p
  - **lifting** agg: iod
  - **stitching** pain: iod
  - **lowering** the shoulder, on: am-m
  - **stitching** pain: am-m
  - **lying**:
    - **agg**: tub
    - **scapulae**; lying on:
      - **impossible**: nit-ac
      - **stitching** pain: nit-ac
  - **manual** labor: ferr
  - **stitching** pain: ferr
  - **menses**:
    - **during**:
      - **agg**: phos sil
      - **stitching** pain: phos
  - **motion**:
    - **agg**: calc caps caust chin cina cocc ferr hell *Ip* kali-c mag-m mez naja petr sulph tarent tub
    - **cramping**: *Ip*
    - **drawing** pain: caps
    - **pressing** pain: caust mag-m
    - **sore**: chin cocc kali-c
    - **stitching** pain: ferr kali-c mez sulph tarent tub

All author references are available on the CD   1307

Back

Pain – Dorsal

- Scapulae – motion: ...
  - amel: am-m coloc paeon sabin samb
  - boring pain: paeon
  - sore: coloc
  - stitching pain: am-m samb
  - arm; of:
    - agg: camph chel ign mag-m
    - pressing pain: camph mag-m
    - tearing pain: camph
  - right arm agg; of: caust
  - sore: caust
  - arms; of:
    - agg: camph
    - stitching pain: camph
  - head; of:
    - agg: ant-t cupr merc nat-s
    - tearing pain: nat-s
  - nursing, when: crot-t
  - pinching pain: am-m arn bar-c bell calc chel euph kali-c meny merc nit-ac puls sulph viol-t
  - pressing pain: agar anac apis arg-met arg-n arn asaf aur-m-n bell bism bry *Calc* camph cann-xyz carb-an carb-v caust chel chin *Cocc* colch con cor-r cupr elaps graph grat ind kali-c kalm lach laur led lyc m-ambo mag-m mez mur-ac naja nat-c nat-m nat-s nit-ac nux-v ph-ac phos phyt plat ran-b ran-s rhod rhus-t ruta sabin seneg sep sil stann staph stront-c sulph tell teucr verat zinc
  - pressure:
    - agg: *Chin* sil
    - amel: mag-m sep
    - pressing pain: mag-m
    - stitching pain: sep
  - raising arm to head impossible: lyc
  - rheumatic: acon aesc alumn am-caust ambr asaf asc-t *Berb Bry* calc carb-v chinin-s colch ferr-m *Ferr-p* graph guaj ham hyos *Kali-c* kalm lac-ac *Led* lith-c *Lith-lac* lyc mag-s med *Mez* ol-an pall *Phyt* prim-o rad-br *Ran-b* rhod *Rhus-t Sang* stel *Stict* stront-c sulph syph urt-u valer viol-o
  - rubbing:
    - amel: phos
    - tearing pain: phos
  - sewing, while: ran-b
  - burning: ran-b
  - singing agg: stann
  - sitting:
    - agg: ant-c colch ind mang nat-s sep
    - pressing pain: ind
    - stitching pain: ant-c colch sep
    - tearing pain: mang
  - bent forward:
    - agg: bov ph-ac
    - tearing pain: bov ph-ac
  - sore: acon aloe am-m anac ant-t apis *Arn* ars bar-c berb calc-p cham chel chin coloc con crot-c dig dios gels gran graph ham hell kali-c *Kreos* lach led lyc mag-m meny merc merc-i-f nat-m nux-v petr

- Scapulae – sore: ...
  phos phyt plat plb ran-b sil spong sulph thuj verat vesp zinc
  - speaking loud: caust
  - stitching pain: caust
  - sprained; as if: bar-c chel chin coloc kali-c mur-ac nux-v petr sulph
  - stitching pain: agar alum alum-p alum-sil alumn am-c am-m ambr **Anac** ang ant-c arg-met asaf asar aur *Bar-c Bell* berb *Bov Bry Calc* calc-sil *Camph* cann-s canth caps *Carb-an* carb-v carbn-s *Caust* cham chel chin cina coc-c *Cocc* colch *Coloc* con cupr cycl dig *Dulc* ferr cycl graph grat *Guaj* hep hyos hyper ign iod *Kali-bi Kali-c* kali-m kali-n kali-sil kalm kreos lach lact laur lyc m-aust mag-c mag-m manc mang med meny merc merc-i-f mez mosch *Mur-ac Myrt-c Nat-c* nat-m **Nit-ac** nux-v op ox-ac paeon *Par Phos Plb* prun puls *Ran-b* ruta sabad samb *Sars* seneg *Sep* sil spig spong *Stann* staph stram *Sulph* tab tarax tarent *Thuj* tub verb viol-t *Zinc* zinc-p
  - cramping: ant-c
  - stooping agg: cham sulph
  - stitching pain: sulph
  - swallowing agg: caust
  - stitching pain: caust
  - tearing pain: *Acon* agar *Alum* alum-p am-m ambr *Anac* arg-met ars asaf *Aur* bar-c bell berb borx bov calc camph canth carb-v *Caust* cham chel chin cocc coloc con cycl dig dios dulc ferr graph *Guaj Kali-c* kali-n lach laur led *Lyc Mag-m* manc mang meny merc merc-c mez mur-ac nat-c nat-m nat-s nicc nit-ac nux-v olnd petr ph-ac phos plat plb psor ptel *Puls* ran-s rhod rhus-t ruta sars *Sep* sil squil stann *Sulph* thuj valer verat zinc zinc-p
  - drawing pain: (non: stann)
  - touch agg: cina
  - tearing pain: cina
  - turning:
  - body:
    - agg: con
    - sore: con
  - left; to: am-m
    - stitching pain: am-m
  - head:
    - agg: merc
    - sore: merc
  - left agg; to: caust
    - pressing pain: caust
  - right agg; to: caust
    - sore: caust
  - waking; on: nicc rhod
    - drawing pain: rhod
    - tearing pain: nicc
  - walking:
    - agg: asaf coloc *Kali-p* nat-s nit-ac
    - drawing pain: asaf
    - stitching pain: coloc nit-ac
    - tearing pain: nat-s nit-ac

Back

Pain – Dorsal

- **Scapulae – walking**: ...
  : **amel**: bar-c
  . **burning**: bar-c
  : **rapidly**:
  . **agg**: sep
    stitching pain: sep
  : **slowly**:
  . **amel**: sep
    stitching pain: sep
  : **writing**:
  : **agg**: carb-v ran-b
  . **burning**: ran-b
  . **continued**; after: mur-ac
  : **yawning** agg: nat-s
  : **sore**: nat-s
  : **extending** to:
  : **Arm**: aeth coc-c
  . **left**: psil
  . **tearing** pain: coc-c
  : **Back**: stann verat
  . **tearing** pain: stann
  : **Chest**: bar-c camph kali-c rad-br sars sep
  . **stitching** pain: bar-c camph kali-c sars sep
  : **Clavicle**: mag-m
  . **pressing** pain: mag-m
  : **Downward**: chel
  . **sore**: chel
  : **Heart**: thuj
  . **stitching** pain: thuj
  : **Lumbar** region: borx
  . **pressing** pain: borx
  . **riding** agg: kali-c
    pressing pain: kali-c
  : **Mammae**: grat
  . **stitching** pain: grat
  : **Neck**: mang
  . **drawing** pain: mang
  : **Occiput**: *Grat Guaj* **Petr**
  . **stitching** pain: *Grat Guaj* **Petr**
  : **Ribs**: asaf
  . **stitching** pain: asaf
  : **Sacrum**: calc-ar coc-c
  . **pressing** pain: coc-c
  : **Shoulder**: stann
  . **tearing** pain: stann
  . **Face**; and: ip valer
  : **Sides**: anac
  . **tearing** pain: anac
  : **Sternum**: *Chel* kali-bi
  . **pressing** pain: *Chel*
  : **Stomach**: borx
  . **pressing** pain: borx
  : **Angles** of: cadm-met coc iod ruta
  . **stitching** pain: ruta
  : **Below**: ruta
  . **pressing** pain: ruta
  : **Inner** side; and: anac
    pressing pain: anac

- **Scapulae – Angles** of: ...
  : **Inner**: *Chel*
  . **left**: aphis carc chel chr-ac cupr-ar *Ran-b* sang sanic
    bending head backward agg: sanic
    sitting bent, needle work or typewriting: ran-b
    extending to | **Chest**: aphis
    Edge of, worse on breathing: *Sang*
    Margin of: brom
    Upper inner angle: **Rhus-t**
  . **cramping**: *Chel*
  : **Lower**: alumn apis apoc arn calc chel chen-a chinin-s kali-bi kali-c kali-n lach led *Merc* mur-ac podo rhus-t sulph
  . **morning**: sulph
    stitching pain: sulph
  . **bending** backward:
    amel: lach
    stitching pain: lach
  . **breathing**:
    agg: alumn chel clem
    deep:
    agg: kali-n
    stitching pain: kali-n
  . **burning**: sulph
  . **motion** | **amel**: alumn
  . **raising** shoulders, when: rhus-t
  . **sitting** for a long time agg: lach
    stitching pain: lach
  . **stitching** pain: apoc chinin-s kali-bi kali-n lach mur-ac sulph
  . **extending** to:
    Chest; through: chel
    stitching pain: chel
  : **Upper**: alum kali-bi
  . **burning**: alum
  : **Below**: agar all-s allox aloe alumn anac apis arn arum-t asaf asar aur bad bell bism brom bry **Calc** *Calc-p* cann-s canth card-m **Chel** chen-v cimic cimx cist cocc con corn cund cupr dig *Elat* fl-ac gels guaj hell ind *Jug-c* kali-bi kali-c kali-n *Kreos* lach laur led lyc lyss malar meny merc mez myric nat-ar nat-c nat-m nat-s nit-ac ol-j olnd ox-ac par ph-ac *Phos* phys pic-ac plb podo psil *Puls* pulx *Ran-b* rhus-t rumx sabin *Sil* stann staph sul-i *Sulph* tarent ter thuj verat zinc zing
  : **right**: *Abies-c* aesc *All-c* asaf aur bad bell bry calc cann-s **Card-m** **Chel** **Chen-a** coloc con conv cupr dig elat *Guaj* ind jug-c kali-bi kali-c kali-n lac-c lach lob *Lycps-v* malar med nat-c nat-m nux-v pall pert-vc phos phys *Pic-ac Podo* rhod rumx *Ruta* samb *Senec Seneg* sep staph tab thuj vario zinc
  . **accompanied** by | **Face**; pale: chen-a
  . **aching**: *Chel* ind
  . **bending** forward agg: lob
  . **breathing** deep agg: *Guaj*
    stitching pain: *Guaj*

All author references are available on the CD

1309

Back

Pain – Dorsal

- **Scapulae – Below – right**: ...
  . **burning**: bry cann-s lob lycps-v pall staph tab
  . **cough** agg; during: seneg
  . **drawing** pain: calc sep
  . **face**; with pale (See accompanied - face)
  . **inspiration** agg: coloc
  . **stitching** pain: coloc
  . **pressing** pain: con cupr nat-c nat-m sep staph zinc
  . **pressure** | **amel**: bapt
  . **sitting**:
     after: *All-c*
     agg: samb
       stitching pain: samb
  . **stitching** pain: aur *Bad* **Chel** coloc *Guaj* kali-bi kali-c kali-n samb thuj zinc
  . **pulsating** pain: samb
  . **tearing** pain: calc dig
  . **throwing** shoulders back: bad
     stitching pain: *Bad*
  . **extending** to | **Chest**; through: chen-a
  . **Spine**; near the: chen-a
  : **left**: aeth ail anac ant-t *Aphis Apis* arund bell bry *Cact* cann-i carbn-s *Cench* chen-g chen-v *Cimic* corn *Crot-h* cund cupr cupr-ar daph dios dol echi **Gels** hydr hyper *Ind* kali-bi *Kreos* lac-ac *Lac-c Lach* led lob lyc med *Merc* mez *Naja* nat-c nat-m nit-ac ol-an *Ox-ac* par phyt psil *Psor* rumx sabin sang seneg *Sep* sulph tab tarent thuj verat-v xan zinc
  . **aching**: aeth ant-t cench crot-h dios gels kali-bi lach lob med naja nit-ac ol-an rumx sabin seneg verat-v xan
  . **breathing** deep agg: kali-n
     stitching: kali-n
  . **burning**: bry *Cund* echi mez tab
  . **cough** agg; during: *Stict* sulph
     stitching: sulph
  . **cutting** pain: carbn-s daph hyper *Lac-c* lyc thuj
  . **drawing** scapulae together: nat-m
     stitching: nat-m
  . **expiration** agg: sep
  . **inspiration** agg: carbn-s
  . **cutting** pain: carbn-s
  . **lancinating**:
     followed by | **right**: psil
  . **lying** with shoulder on something hard amel: agar kreos
  . **motion** agg: kreos *Psor*
  . **pressing** pain: anac bell ind nat-c zinc
  . **pressure** | **amel**: kreos
  . **rheumatic**: alumn
  . **riding** in a carriage agg: kreos phyt
     evening: phyt
  . **sitting**:
     evening: seneg sulph
     bent forward | **amel**: merc

- **Scapulae – Below – left**: ...
  . **stitching** pain: anac carbn-s cupr kali-bi lac-ac lac-c lec mez nat-c nat-m *Sulph* tarent
  . **extending** to:
     Chest; into the: *Lyc*
     cutting pain: *Lyc*
     Heart: bry staph
     stitching: bry staph
  : **morning**: apis ox-ac
  . **sore**: ox-ac
  . **forenoon**:
  . 11.30 h: pert-vc
     lasting one hour: pert-vc
  : **afternoon**: cedr
  . 15 h: kreos
     stitching pain: kreos
  : **evening**: seneg *Sulph* tarent
  . 19 h: gels
     aching: gels
  . **aching**: seneg *Sulph* tarent
  : **night**: kali-bi tarent
  . **aching**: tarent
  . **aching**: agar arn bell calc **Chel** cupr ind kali-b kreos laur merc myric nat-m phys rumx *Sulph* tarent
  : **appearing** suddenly: pert-vc
  . **disappearing** gradually; and: pert-vc
  : **breathing** deep agg: plb
  . **stitching** pain: plb
  : **chill**; during: sang
  : **cramping**: allox
  : **cutting** pain: asaf thuj
  : **drawing** pain: asaf *Card-m* cimx cocc con mez nat-s ph-ac pulx rhus-t ruta stann sulph thuj
  : **expiration** agg; during: *Sep*
  . **aching**: *Sep*
  : **gnawing** pain: agar
  : **inspiration** agg: cupr guaj
  . **stitching** pain: cupr guaj
  : **lying**:
  . **amel**: stroph-s
     aching: stroph-s
  : **lying** down agg: malar
  : **motion**:
  . **agg**: apis chel hell stann tarent
     aching: chel tarent
     stitching pain: tarent
  . **amel**: olnd stroph-s
     aching: stroph-s
     stitching pain: olnd
  . **arm**; of:
     agg: con led
        aching: led
        pressing pain: con
  . **arms**; of | **agg**: con
  : **neuralgic**: ter

1310   ▽ extensions | O localizations | ● Künzli dot

Back

Pain – Dorsal

- **Scapulae – Below**: ...
  : **pressing** pain: anac apis brom **Calc** card-m chel con ind lyc lyss nat-c nat-s phos rhus-t sabin stann sulph zinc
  : **pressure**; hard | **amel**: malar
  : **raising** arm agg: con
  . **drawing** pain: con
  : **rest** agg: con sabin
  : **rheumatic**: *Alumn*
  : **riding** agg: phyt
  . **aching**: phyt
  : **sewing**: ran-b
  : **sitting** agg: psor samb seneg sep stroph-s
  . **aching**: seneg stroph-s
  . **drawing** pain: sep
  . **pressing** pain: sep
  . **stitching** pain: samb
  : **sore**: cist cund led nat-ar nat-c ol-j sul-i thuj
  . **burning**; between paroxysms of: plb
  : **standing** agg: cocc
  . **drawing** pain: cocc
  : **stitching** pain: agar all-s aloe arum-t asar aur bad bism bry calc cann-s canth **Chel** cimic corn cupr guaj *Jug-c* kali-bi kali-c kali-n *Kreos* lach lyc mez nat-c nat-m olnd par *Phos* pic-ac plb psil stann **Sulph** tarent thuj zinc zing
  : **stooping** agg: asaf sulph
  . **stitching**: asaf sulph
  : **tearing** pain: agar alumn aur dig lyc *Sil* staph
  : **walking** agg: cocc led med *Sil*
  . **aching**: led med
  . **drawing** pain: cocc
  . **tearing** pain: *Sil*
  : **wheezing**; with: ars
  . **sore**: ars
  : **writing** agg: ran-b
  : **extending** to:
  . **Fingers**: cimx
    drawing pain: cimx
  . **Lumbar** region: ox-ac
  : **Spot**; in a: pert-vc
  : **Between**: acon aesc aeth *Agar* ail aloe alum alum-sil alumn *Am-c* am-m ambr anac *Ang* ant-s-aur apom arg-met arg-n arn **Ars** ars-met ars-s-f arum-t asaf asc-t bar-c *Bell* berb bism bol-la borx bov *Bry* calad **Calc** calc-ar calc-caust calc-s *Calc-s* calc-sil camph cann-i cann-s canth carb-ac carb-an carb-v carbn-s carl caust cham *Chel Chen-a Chin* chinin-ar *Cimic* cimx clem cob coc-c *Cocc* colch coloc com *Con* cop crot-c crot-t cupr cur dig *Dros* echi elaps euon *Eup-per* eupi *Ferr Ferr-ar* ferr-p *Gins* glon *Gran Graph* grat gua *Guaj* ham hell helo helon *Hep* hura hyper ind indg ip jug-c *Kali-ar Kali-bi* kali-br kali-c kali-i kali-n *Kali-p* kali-s kali-sil *Kalm Kreos* lac-c *Lach* lap-a laur led lil-t lob lyc lyss *Mag-c* mag-m mag-s mang *Med* meny merc mez mill mur-ac *Naja Nat-ar* nat-c nat-m nat-p **Nat-s Nit-ac** *Nux-m Nux-v* ol-an ox-ac *Par* petr *Ph-ac Phos* pic-ac plat plb

- **Scapulae – Between**: ...
  Podo prun psil psor *Puls* rad-br ran-b ran-s rhod *Rhus-t Rhus-v* rob rumx ruta sabad sars senec seneg *Sep Sil* sol-ni stann staph stict stram sul-ac sulo-ac *Sulph* syph tab tell ter ther thlas *Thuj Verat* viol-t *Zinc* zinc-p
  : **right**:
  . **Spot**; in a: berb chel
    sore: berb chel
  : **left** and spine:
  . **lifting**, working during menses and vexation agg: *Phos*
    sore: *Phos*
  . **pressure**, rest and warmth amel: *Phos*
    sore: *Phos*
  : **morning**: nat-c podo psor **Ran-b** staph
  . **aching**: staph
  . **bed** agg; in: ang
    drawing pain: ang
  . **stitching** pain: psor ran-b
  . **waking**; on: aeth anac arg-n kali-bi ran-b
    pressing pain: anac arg-n
    tearing pain: *Kali-bi*
  : **forenoon**: alum
  . **drawing** pain: alum
  : **afternoon**: alum bov canth caust chel ruta
  . **13** h: chel
    burning: chel
  . **16** h | **tearing** pain: (non: caust)
  . **cutting** pain: bov
  . **drawing** pain: chel
  . **stitching** pain: bov
  . **tearing** pain: canth caust
  : **evening**: alumn bell cocc kali-c kali-n lac-c lyc nat-ar sulph thuj zing
  . **18** h: kali-n zing
    drawing pain: kali-n zing
  . **bed** agg; in: ferr thuj
    burning: ferr
    stitching pain: thuj
    tearing pain: thuj
  . **drawing** pain: bell kali-n lyc zing
  . **stitching** pain: sulph
  . **tearing** pain: cocc sulph
  : **night**: carb-v podo rhus-t sil tab
  . **midnight**:
    after: mag-s
    tearing pain: mag-s
  . **bed** agg; in: ang
    stitching pain: ang
  . **drawing** pain: rhus-t sil
  . **stitching** pain: carb-v
  : **aching**: *Aesc* ail arn arum-t *Bell* calad calc-ar calc-caust carb-ac carb-an cimx clem dros dulc helon kali-p lac-c lob lyc merc naja *Nux-v* ox-ac phos plb ran-s rhod rhus-t rhus-v seneg *Sep* staph sulph tab thlas

1311

Pain – Dorsal   Back   Pain – Dorsal

- **Scapulae – Between – aching**: ...
  . **accompanied** by | **respiration**; impeded: calc
  : **air** agg; in open: nat-c
  . **drawing** pain: nat-c
  : **beer**, agg: phos
  : **bending**:
  . **backward**:
    agg: stann
    amel: sil
    drawing pain: *Sil*
  . **forward**:
    agg: **Cimic** lac-c nat-ar
    drawing pain: *Cimic*
    amel: nat-ar
  : **boring** pain: *Ph-ac* psor thuj
  : **breathing**:
    . **agg**: acon berb caps carb-v cop *Guaj* kali-c nat-ar nit-ac nux-v prun psor *Puls* stann
    stitching pain: acon berb caps carb-v cop *Guaj* kali-c nit-ac nux-v prun psor puls stann
    . **deep**:
      agg: acon meny nat-ar prun
      stitching pain: acon nat-ar prun
      tearing pain: meny
  : **broken**; as if: crot-c lil-t *Mag-c* nat-m plat sulo-ac verat
  : **burning**: acon alum-sil alumn *Ars* ars-met *Berb* bry calc carbn-s cur glon graph helon **Kali-bi** kali-br kali-c **Lyc** mag-m *Med* merc *Nux-v* ox-ac ph-ac **Phos** pic-ac rob sabad senec *Sil* sul-ac *Sulph Thuj Zinc*
    . **pulsating** pain: *Phos*
    . **stinging**, and: rumx sabad
  : **chill**; during: sang
  : **cold** air agg: rhus-t
  : **contracting**: chin graph **Guaj** mag-m
  : **cough** agg; during: calc dros kali-bi stram sul-ac
    . **aching**: calc kali-bi stram
    . **sore**: dros sul-ac
  : **cramping**: bell grat ip **Phos** verat
  : **cutting** pain: alum arn bov *Calc* canth *Hyper* kali-n meny **Nat-s** sul-ac zinc
  : **dinner**; after: indg phel
    . **stitching** pain: indg phel
  : **dragging**: naja
  : **drawing** pain: acon *Alum* am-c *Ars* bell borx bry **Calc** carb-an chel **Cimic** coloc *Dros* eupi graph grat **Guaj** *Hep* kali-bi kali-n lob *Lyc* mur-ac naja nat-c nat-m *Nat-s* nux-v *Ph-ac Phos* psor *Puls Rhus-t* sep *Sil* stann staph stram thuj viol-t *Zinc* zinc-p
  : **drinking** agg: rhus-t
  : **eating**:
    . **after** | **agg**: *Arg-n* phel
    . **agg**: rhus-t

- **Scapulae – Between**: ...
  : **eructations**:
  . **before**: nit-ac
    stitching pain: nit-ac
  . **during**: sep
    stitching pain: sep
  : **expiration**:
  . **agg**: sep
    aching: sep
  . **during** | **agg**: raph sep
  : **gnawing** pain: nat-c
  : **inspiration** agg: berb nat-ar nat-c puls ran-b
  . **stitching** pain: berb nat-ar nat-c ran-b
  : **lacing** corsets, on: laur
  . **stitching** pain: laur
  : **lancinating**: asc-t canth *Gins*
  : **leaning** backward:
  . **amel**: lac-c
    aching: lac-c
  : **lifting** agg: stann
  : **lying**:
    . **agg**: bry nat-m
    sore: nat-m
    stitching pain: bry
    . **amel**: ars
    drawing pain: *Ars*
  . **back**; on:
    agg: kali-n
    stitching pain: *Kali-n*
  . **hard**; on something | **amel**: sanic
  . **side**; on:
    left | **agg**: ph-ac
    right | **amel**: kali-n
  : **lying** down agg: calc sulph
    . **burning**: sulph
    itching and stinging pain: calc
  : **menses**; during: *Am-c* sil
    . **drawing** pain: *Am-c Sil*
    . **pressing** pain: am-c
  : **mental** exertion agg: helon *Pic-ac Sil*
  . **burning**: helon *Pic-ac Sil*
  : **motion**:
    . **agg**: ang arn bry *Calc* canth colch dros ip kali-bi nux-v ox-ac petr plb podo puls ran-b rhod sil stann sulph verat
    burning | **paroxysmal**: plb
    cramping: ip
    drawing pain: bry stann sulph
    pressing pain: *Calc* stann
    stitching pain: ang arn canth ip nux-v *Puls* ran-b stann verat
    tearing pain: petr
    . **amel**: calc kali-c laur mag-m mez nicc ph-ac sulph
    sore: kali-c
    stitching pain: calc mag-m mez nicc
  : **arm**; of:
    agg: carb-an sil

1312   ▽ extensions | ○ localizations | ● Künzli dot

Pain – Dorsal   Back   Pain – Dorsal

- **Scapulae – Between – motion – arm; of – agg**: ...
  - **pressing** pain: carb-an sil
  - **arms**; of | **agg**: colch naja sil
  - **body**; of:
    agg: bry
    stitching pain: bry
  - **head**; of | **agg**: nux-v
  : **paralyzed**; as if: nat-c
  : **pinching** pain: nit-ac
  : **pressing** pain: am-c ambr ant-s-aur *Arn* **Bell** bism bry **Calc** carb-an carb-v *Chin* coc-c *Cocc* crot-t elaps graph hura indg kali-bi kali-br kali-c lach laur led lob lyss *Nux-v* petr psil psor ran-s seneg sep sil stann ter thuj
  : **pulsating** pain: merc-i-f *Phos* tab
  : **respiration**; hindering: **Calc**
  . **pressing** pain: **Calc**
  : **rest agg**: *Calc*
  . **cutting** pain: *Calc*
  : **rheumatic**: aspar calad dros lob lycps-v mag-s *Rhus-t Rhus-v* sil staph verat
  . **pressing** pain: sil
  : **rising**:
  . **agg**: carb-v
    pressing pain: carb-v
  . **stooping**; from:
    after | **agg**: puls
  : **rubbing**:
  . **amel**: carb-an phos
    burning: phos
    drawing pain: carb-an
  : **scratching agg**; after: mag-c
  . **burning**: mag-c
  : **sitting**:
  . **agg**: bell bry calc-caust kali-c nat-m thuj *Zinc*
    burning: thuj *Zinc*
    pressing pain: bell bry
    sore: nat-m
    stitching pain: kali-c thuj
  . **amel**: cann-s chel
    stitching pain: cann-s chel
  . **bent** forward | **agg**: bov ran-b
  . **erect**:
    agg: coloc
      drawing pain: coloc
    amel: bov
      cutting pain: bov
      stitching pain: *Bov*
  : **sleep**, waking from: kali-n
  . **stitching** pain: kali-n
  : **sore**: *Acon* am-m ars bar-c chin cimic crot-c dig *Gran* ham *Hell* hyper kali-bi kali-c lach lil-t mag-c mag-m mag-s *Meny* merc-i-f nat-m nux-v *Phos* plat podo rhus-t sep *Sil* sulph ther verat
  : **sprained**; as if: am-m bell nux-v petr sep stann
  : **standing**:
  . **agg**: nicc rumx

- **Scapulae – Between – standing – agg**: ...
  aching: rumx
  stitching pain: nicc
  : **stepping** hard agg: seneg
  . **aching**: seneg
  : **stitching** pain: acon aeth *Agar* aloe alum alum-sil alumn ang arg-met asaf asc-t *Berb* bov *Bry Calc Camph* cann-s carb-an carb-v carl cham chel chin *Coc-c Cocc Colch* coloc con cop cupr dig dulc ferr guaj hep hura hyper indg kali-c kali-n kreos *Lac-c* lach laur lyc mag-m mag-s mang mez mill nat-ar nat-c **Nit-ac** nux-v ol-an *Par* **Petr** plb prun psor *Puls Ran-b* ruta sars *Seneg* sep sil stann tab thuj verat
  . **outward**: calc
  : **stool**; before: verat
  : **stooping**: prun
  . **agg**: borx cham nit-ac nux-v prun
    drawing pain: borx nux-v
    sore: cham nux-v
    stitching pain: nit-ac
    tearing pain: borx
  . **pressing** pain | **plug** were forced inward; as if a: prun
  : **stooping** a long time; as after: puls
  : **summer agg**: *Lyc*
  . **burning**: *Lyc*
  : **swallowing agg**: *Rhus-t*
  : **tearing** pain: agar anac bar-c *Berb* borx *Calc* calc-caust canth *Caust* cocc ferr kali-c kali-n *Lach* mag-m meny nat-c *Nat-s* petr psor puls rhus-t *Sil* thuj zinc
  : **turning agg**: calad merc verat
  . **tearing** pain: verat
  : **turning** around: verat
  . **stitching** pain: verat
  : **waking**; on: sil thuj
  . **pressing** pain: sil thuj
  : **walking**:
  . **agg**: bell coc-c coloc ferr meny seneg
    aching: bell
    drawing pain: coloc
    pressing pain: coc-c
    stitching pain: coloc
    tearing pain: ferr meny
  . **amel**: bry ferr puls
    pressing pain: bry
  . **bent**:
    must walk bent: coloc
      stitching pain: coloc
  : **warm agg**; becoming: lac-c
  . **aching**: lac-c
  : **warmth** | **amel**: *Rhus-t*
  : **weather** agg; cold wet: *Nux-m*
  : **wine** agg: ph-ac
  : **extending** to:
  . **Arms**; down: echi
  . **Back** of neck: stict

All author references are available on the CD   1313

Back

Pain – Dorsal

- **Scapulae – Between – extending** to: ...
  . **Back**; down the: kali-c merc
    burning: kali-c merc
  . **Chest**: petr
  . **Downward**: *Verat*
  . **Hands**: sec
    stitching pain: sec
  . **Head** into temples; over: *Kalm*
  . **Lumbar** region: dros ox-ac
  . **Nape**: *Nat-s*
    burning: *Nat-s*
  . **Sacrum**: *Zinc*
  . **Shoulders**: *Kalm* valer
    Face; and: valer
  . **Sternum**: *Kali-bi* lac-c
  . **Stomach**: bry
    stitching pain: bry
  : **Lain** on: graph
    : **sore**: graph
  : **Margins**: ran-b
    : **left**: dulc zinc
      . **stitching** pain: dulc zinc
    : **cutting** pain: ran-b
    : **Inner**: anac aur chel chin guaj
    . **right**: asar *Card-m* chel guaj
      blow; pain as from a: asar
      cramping: chel
      drawing pain: *Card-m*
      stitching pain: guaj
    . **left**: ran-b
      sore: ran-b
    . **bending**:
      backward:
        agg: aur
          tearing pain: aur
      left; to:
        agg: aur
          tearing pain: aur
      . **cramping**: chel
      . **pressing** pain: anac
      . **tearing** pain: aur chin guaj
    : **Lower**: ant-c mur-ac nat-c plat ran-b seneg
      . **burning**: nat-c ran-b
      . **motion**:
        amel: nat-c
          burning: nat-c
      . **pressing** pain: ant-c mur-ac plat
      . **sewing**; from: ran-b
        burning: ran-b
      . **Inner**: allox alumn cic
      : **Outer**:
        . **right**: dulc
          blow; pain as from a: dulc
    : **Spine**: ail arund calc phos
      . **aching**: ail arund calc phos
      . **breathing agg**: calc
      . **aching**: calc
    : **Tips** of: alumn berb cimx mez plb

- **Scapulae – Tips** of: ...
  : **burning**: plb
  : **motion**:
    . **amel**: alum alumn
      tearing pain: alum alumn
    . **sore**: cimx
    : **tearing** pain: alumn berb mez
  : **Upper** part: bar-c carb-v chel stann
    : **burning**: bar-c carb-v chel stann
  : **Vertebrae**; near: asc-c
    : **aching**: asc-c
- **Shoulders**:
  : **alternating** with | **Lower** chest; pain in (See CHES - Pain - lower - alternating - shoulder)
  : **Between**: laur mag-m ph-ac thyr visc
    : **aching**: visc
    : **boring** pain: laur mag-m ph-ac
    . **rest agg**: laur
    . **boring** pain: laur
  : **Joint**: staph
- **Spine**: **Agar** ail **Alum** am-c ang arg-met arn asaf **Bell** *Berb* borx *Calc Chel* cina cinnb com crot-h crot-t dig euon gins hell hura *Kalm* lob *Lyc* mag-m merc mez mur-ac *Naja* nat-c nat-m **Nat-s** *Nux-m Nux-v* par **Petr** *Ph-ac Phos* psor raph *Ruta* sabin seneg *Sep Sil* spig stann staph *Thuj Verat* verb zinc
  : **boring** pain: *Lyc* mez naja phos psor
  : **cutting** pain: euon thuj
  : **fall**; as from a: *Ruta*
  : **inspiration**:
    : **agg**: mur-ac
    . **pressing** pain: mur-ac
    . **deep** | **agg**: alum
  : **motion agg**: cocc
  : **pressing** on dorsal vertebra; jerking involuntary when: arn
  : **pressing** pain: ail asaf **Bell** gins mur-ac sabin sep staph zinc
  : **sitting**:
    : **agg**: *Ph-ac*
    : **bent** forward:
      . **agg**: verb
      . **stitching** pain: verb
  : **stitching** pain: **Agar** ang arg-met crot-h dig euon hura merc **Petr** raph ruta sabin spig stann verb
  : **stoop**, compelling to: **Cann-i**
  : **tearing** pain: *Berb* borx mag-m nat-c *Nat-s* psor *Sil* zinc
  : **touch**; to: calc
  : **extending** to:
    : **Sternum**: kali-bi **Lac-c**
      . **stitching** pain: kali-bi **Lac-c**
  : **Between** scapula and spine: ars-met *Graph* lach pic-ac ran-b sep *Sil*
    : **burning**: ars-met *Graph* lach pic-ac sep *Sil*
- **Spots**; in: alum caust fl-ac kali-bi mag-m nit-ac ph-ac phos plb stram thuj zinc
- **Upper** part: stann

▽ extensions | ○ localizations | ● Künzli dot

Pain – Dorsal **Back** Pain – Lumbar

- **Upper** part: ...
  : **stitching** pain: stann
- **Spine**: **Agar** ail **Alum** am-c ang arg-met arn asaf **Bell** *Berb* borx *Calc Chel* cina cinnb com crot-h crot-t dig euon gins hell hura *Kalm* lob *Lyc* mag-m merc mez mur-ac *Naja* nat-c nat-m **Nat-s** *Nux-m Nux-v* par **Petr** *Ph-ac Phos* psor raph *Ruta* sabin seneg *Sep* **Sil** spig stann staph *Thuj Verat* verb zinc
  : **boring** pain: *Lyc* mez naja phos psor
  : **cutting** pain: euon thuj
  : **fall**; as from a: *Ruta*
  : **inspiration**:
    : **agg**: mur-ac
    : **pressing** pain: mur-ac
  : **deep** | **agg**: alum
  : **motion agg**: cocc
  : **pressing** on dorsal vertebra; jerking involuntary when: arn
  : **pressing** pain: ail asaf **Bell** gins mur-ac sabin sep staph zinc
  : **sitting**:
    : **agg**: *Ph-ac*
    : **bent** forward:
      : **agg**: verb
    : **stitching** pain: verb
  : **stitching** pain: **Agar** ang arg-met crot-h dig euon hura merc **Petr** raph ruta sabin spig stann verb
  : **stoop**, compelling to: **Cann-i**
  : **tearing** pain: *Berb* borx mag-m nat-c *Nat-s* psor *Sil* zinc
  : **touch**; to: calc
  : **extending** to:
    : **Sternum**: kali-bi **Lac-c**
    : **stitching** pain: kali-bi **Lac-c**
  : **Between** scapula and spine: ars-met *Graph* lach pic-ac ran-b sep *Sil*
    : **burning**: ars-met *Graph* lach pic-ac sep *Sil*
- **Spots**; in: alum caust fl-ac kali-bi mag-m nit-ac ph-ac phos plb stram thuj zinc
- **Upper** part: stann
  : **stitching** pain: stann
- **Vertebrae**: alum chel chinin-s
  : **First**: nux-v
    : **sore**: nux-v
  : **Near**: asc-c
    : **cutting** pain: asc-c
  : **Third**: cimic psor
    : **crushed**, as if: psor
- **Lumbar** region (= small of back): abies-n abrot acon act-sp **Aesc** aeth *Agar* agar-ph alet all-c all-s allox aloe *Alum* alum-p alum-sil *Alumn* am-c *Am-m* ambr aml-ns *Anac* anag anan ang ant-c ant-o ant-s-aur *Ant-t* anth *Apis* apoc aq-pet aran arb **Arg-met** *Arg-n Arn* ars *Ars-h* ars-i ars-met ars-s-f arum-t arund asaf asar asc-t aspar aur aur-ar aur-i aur-m aur-s bad *Bapt* bar-act **Bar-c** bar-i bar-s bell benz-ac **Berb** beryl bism *Bol-la* borx both-ax bov brach brom **Bry** bufo but-ac cadm-met cain calad **Calc** *Calc-ar* calc-caust calc-f calc-i *Calc-p* calc-s calc-sil camph cann-i cann-s cann-xyz **Canth**

- **Lumbar** region: ...
  caps *Carb-ac Carb-an Carb-v Carbn-s Card-m* carl casc cass castn-v *Caul Caust* cedr cench *Cham* cheir chel **Chin** chinin-ar chinin-s chr-ac chr-o cic *Cimic Cimx* cina cinch cinnb cinnm clem cob coc-c *Cocc* coff *Colch* coli *Coloc* con *Con* conv cop cor-r corn cot croc crot-h crot-t cund cupr cupr-ar *Cur* cycl dig dios diph-t-tpt dirc *Dor* dros **Dulc** *Echi* elaps elat equis-h erig ery-a **Eup-per** euph eupi fago *Ferr* ferr-ar ferr-i *Ferr-p* fl-ac form franz frax gamb *Gels* gins glon gnaph gran **Graph** grat *Guaj* guare gymno *Ham* hell helo *Helon* Hep hip-ac hipp hura *Hydr* hydrang hydrc *Hymos* hyos hyper ign ind indg iod iodof *Ip* ipom-p iris jatr-c jug-c kali-ar *Kali-bi* kali-br *Kali-c* kali-chl kali-cy *Kali-i* kali-m *Kali-n* kali-o kali-ox *Kali-p Kali-s* kali-sil kali-t *Kalm* kreos *Lac-ac Lac-c Lac-d Lach* lachn lact lath laur lec **Led** lepi *Lept* lil-s *Lil-t* lim lipp lith-be lith-c lob lob-s lyc lycpr lycps-v *Lyss* m-ambo *M-aust* macro mag-c *Mag-m Mag-p* mag-s maland malar manc mang med mela meli *Meny* meph merc *Merc-c* merc-i-f merl *Mez* mit morph *Mosch Mur-ac* murx myric naja nat-ar *Nat-c Nat-m Nat-p Nat-s* nicc *Nit-ac* nit-m-ac **Nux-m Nux-v** oci ol-an ol-j onos *Op* osm ost ox-ac pall par petr petros *Ph-ac* **Phos** phys *Phyt* Pic-ac pimp plan *Plat* plb plumbg *Podo* polyp-p prun psil *Psor* ptel **Puls** puls-n pycnop-sa rad-br ran-a ran-b *Ran-s* raph rat rham-cal rheum *Rhod* **Rhus-t** rhus-v rob rumx *Ruta* sabad sabal sabin samb samb-c sang sanic sapin sarcol-ac sarr sars *Sec* sel senec seneg **Sep** *Sil* sin-n slag sol-t-ae spig spira spong stann **Staph** stram *Stront-c Stry Sul-ac* sul-i **Sulph** sumb syph *Tab* tanac tarax tarent tep ter ther thuj til *Tril-p* trom tus-p ust *Valer* **Vario** verat *Verat-v* vib vip visc wist-s xan *Zinc* zinc-p zing ziz
- **right**: aqui borx *Carb-ac* elat iris lyc pert-vc psil sep sil
  : **boring** pain: *Carb-ac*
  : **cramping**: iris
  : **pressing** pain: aqui
  : **stitching** pain: borx sep
  : **tearing** pain: lyc
- **left**: dulc lyc zinc
  : **sore**: zinc
  : **stitching** pain: lyc
- **22 h**: carbn-s
  : **dislocated**; as if: carbn-s
- **daytime**: agar ant-c ox-ac
  : **aching**: ant-c ox-ac
  : **rest agg**: am-c
  : **aching**: am-c
- **morning**: alum aml-ns *Arg-met* arg-n borx bufo calc-p carb-v *Carbn-s* chel *Cimic* cinnb *Colch* cop croc dios *Eup-per Eup-pur Hep* hipp hura ign *Kali-bi* kali-c kali-n *Kali-p* lac-ac lyc mag-m mit mur-ac naja nicc **Nux-v** onos *Petr* plan *Puls* ran-b **Rhus-t** sang sars sel senec sil stann *Staph* stront-c *Stry* sulph thuj zinc
  : **14 h**, until: mag-c
  : **sore**: mag-c
  : **evening**, until: nat-s

1315

Pain – Lumbar

- **morning – evening**: ...
  : sore: nat-s
  : evening; and: kali-n
  : pinching pain: kali-n
  : aching: aml-ns bufo chel cimic cinnb cop croc *Dios* hura ign *Kali-bi* lac-ac lyc mag-m mit mur-ac naja nicc **Nux-v** plan *Puls* ran-b **Rhus-t** sang sars *Senec* stann
  : bed agg; in: *Agar* aur carbn-s chr-o cocc form franz hep *Nux-v* petr puls ruta staph
  : aching: chr-o franz *Nux-v*
  . broken; as if: (non: ang) *Staph*
  : drawing pain: hep nux-v
  : pressing pain: cocc
  : sore: *Agar* aur *Nux-v Ruta*
  : sprained; as if: petr
  : bending:
    : forward:
      . agg (*jar; stepping*): cocc puls
      . bed; in: puls
        stitching pain: puls
    : left; to:
      . agg: mang
        pressing pain: mang
  : burning: zinc
  : cutting pain: petr
  : drawing pain: carbn-s dios hipp sulph thuj zinc
  : exertion agg: ust
    : dragging: ust
  : increasing during the day: sanic
  : lameness: dios sel
  : lancinating | iron; as from hot: bufo
  : motion; after: petr
    : cutting pain: petr
  : pressing pain: kali-c
  : rising:
    : after:
      . agg: petr
        cutting pain: petr
      . amel: ang cocc ferr form kali-p nat-s staph
        aching: nat-s
        pressing pain: ang cocc form staph
    : agg: aloe arg-n calc *Calc-p* cedr chel del hipp kali-c lyc *Nat-m* ox-ac rat sil *Stry* thuj valer
      . aching: aloe calc cedr del hipp lyc ox-ac
      . lameness: nat-m sil
      . sore: *Calc-p* kali-c *Nat-m* rat *Stry* thuj valer
      . sprained; as if: arg-n
      . stitching pain: chel
      : amel: aur nat-s staph
        : sore: aur nat-s staph
      . bed; from:
        : after | agg: nat-s
        . agg: arg-n *Calc* chel euphr graph *Kali-c Lyc* nat-m petr rat *Sil* thuj valer
    : sore: alum *Arg-met* calc-p colch dios sil
    : sprained; as if: arg-n petr
    : stitching pain: borx kali-n

- **morning**: ...
  : stooping agg: petr
  : cutting pain: petr
  : tearing pain: stront-c
  : waking; on: apoc arg-met carbn-s erig kali-n mag-m myric op plan
    : aching: carbn-s erig op plan
    . dragging: myric
    : sore: apoc arg-met kali-n
- **forenoon**: jug-c kali-n nat-c stront-c sulph
  : 9 h:
    : amel: ruta
    . tearing pain: ruta
  : 11 h: lac-ac
    : aching: lac-ac
  : aching: jug-c stront-c sulph
  : sitting agg: jug-c sulph
    : aching: jug-c sulph
    : sore: nat-c
- **noon**: lycps-v sulph thuj
  : aching: lycps-v
  : drawing pain: sulph thuj
- **afternoon**: bry calc-f canth carbn-s cob coc-c coloc dios erig fago hip-ac hyos jug-c kali-c kali-n lycps-v mag-c mag-m naja nicc ost petr plb ptel rhus-t **Sep** stry *Sulph*
  : 14 h:
    : sitting agg: hura
    . aching: hura
  : 17 h: dios
    : burning: dios
  : aching: calc-f coc-c dios erig fago jug-c kali-c lycps-v ost ptel rhus-t *Sep* stry
  : burning: mag-m
  : cutting pain: canth naja petr
  : drawing pain: bry carbn-s
  : dull pain: hip-ac
  : fever; during: trom
    : aching: trom
  : grinding: hip-ac
  : inspiration agg; deep: sars
    : aching: sars
  : motion agg: petr
    : cutting pain: petr
  : sore: cob mag-c plb *Sulph*
  : sprained; as if: sep
  : standing agg: plb
    : tearing pain: plb
  : stitching pain: coloc mag-c nicc plb
  : stooping agg: petr
    : cutting pain: petr
  : tearing pain: mag-m
- **evening**: alum apoc *Bar-c* bar-s bart bell caust cob coc-c *Coloc* dios dirc erig ferr hip-ac hura iris kali-n kalm lach led lycps-v mag-c mag-m meny murx naja nat-c *Nat-s* nit-ac nux-m pic-ac puls sars *Sep* sil sin-n stront-c stry **Sulph** sumb tanac zinc zing

1316   ▽ extensions | ○ localizations | ● Künzli dot

Pain – Lumbar

- **evening**: ...
  - **19.30 h**:
    - **waking**; on: sep
    - **aching**: sep
    - **nap**; from a: sep
  - **21 h**: hura
  - **lancinating**: hura
  - **aching**: alum apoc cob coc-c dios dirc erig ferr hura kalm lycps-v murx naja nux-m pic-ac stry sulph sumb tanac
  - **bed** agg; in: alum *Kalm* sep
  - **lameness**: *Kalm*
  - **sprained**; as if: sep
  - **stitching** pain: alum
  - **tearing** pain: alum
  - **burning**: mag-m
  - **constricting** pain: alum
  - **cramping**: dios iris led
  - **drawing** pain: *Bar-c* meny nit-ac stront-c sulph zing
  - **dull** pain: hip-ac
  - **grinding**: hip-ac
  - **lameness**: alum bart
  - **lying** down agg; after: alum kalm mag-m naja sulph
    - **burning**: sulph
    - **gnawing** pain: mag-m
  - **menstruation**, during: kali-n
  - **pressing** pain: meny puls zinc
  - **rest** agg: nux-m
  - **broken**; as if: nux-m
  - **sore**: caust cob *Coloc* kali-n mag-c meny sars stront-c *Sulph*
  - **stitching** pain: kali-n lach nat-c pic-ac stront-c zinc
- **night**: *Aesc* agar am-c **Am-m** ang aqui arg-n *Ars* bar-c borx bry cench *Cham Chin* cinnb coc-c colch der eupi *Ferr* ferr-i fl-ac kali-n lac-ac laur *Lil-t Lyc* mag-c mag-m mag-s *Nat-s* nicc nit-ac *Nux-v Phos* podo rhus-t sang sars senec *Sep Sil Staph Sulph* zinc
  - **midnight**:
    - **before**: laur rhus-t
    - **after**: **Am-m** *Naja* **Sil** staph **Sulph**
    - **1-4 h**: am-m
    - **2 h**: kali-n *Nat-s*
      - **sore**: *Nat-s*
    - **3 h**: **Kali-c** kali-n *Nux-v*
      - **bed**; driving out of: **Kali-c** kali-n
      - **burning**: *Kali-c*
      - **sore**: kali-n *Nux-v*
      - **stitching** pain: **Kali-c**
    - **4 h**: ang ruta
      - **sore**: ang
      - **tearing** pain: ruta
      - **waking**; on: ptel staph
        - **pressing** pain: staph
      - **sore**: **Am-m** *Naja* **Sil** staph **Sulph**

Back

Pain – Lumbar

- **night**: ...
  - **aching**: *Aesc* agar arg-n coc-c der fl-ac lyc mag-c mag-m nicc nit-ac *Nux-v* podo sang senec **Sep** sil sulph zinc
  - **bed**:
    - **driving** out of bed: mag-c
    - **going** to bed:
    - **when**: bapt sin-n
    - **aching**: bapt sin-n
    - **in** bed:
      - **agg**: **Am-m** croc kalm lac-ac lil-t *Naja* puls zinc
      - **aching**: croc lac-ac naja
      - **gnawing** pain: lil-t
  - **broken**; as if: ferr-i *Mag-c*
  - **burning**: bar-c mag-m *Phos*
  - **cutting** pain: sulph
  - **drawing** pain: ars bry cinnb colch eupi sulph
  - **gnawing** pain: am-c
  - **pressing** pain: aqui
  - **sleep** agg; during: **Am-m**
  - **sore**: **Am-m** ang **Sil Sulph**
  - **stitching** pain: ars borx bry laur rhus-t
  - **tearing** pain: mag-m mag-s
  - **turning** in bed agg: zinc
  - **aching**: zinc
- **accompanied** by:
  - **diarrhea** (See RECT - Diarrhea - accompanied - back - pain - lumbar)
  - **dysentery** (See RECT - Dysentery - accompanied - back - pain - lumbar)
  - **flatulence**; obstructed: calc
  - **metrorrhagia** (See FEMA - Metrorrhagia - accompanied - lumbar)
  - **numbness**: gnaph
  - **perspiration**; cold, clammy: lath
  - **sciatica**: *Rhus-t*
  - **Head**; pain in (See HEAD - Pain - accompanied - back - pain - lumbar)
  - **Occiput**; pain in (See HEAD - Pain - occiput - accompanied - lumbago)
  - **Pelvis**; heaviness in: gnaph
- **aching**: acon **Aesc** aeth agar-ph allox aloe alum am-c am-m aml-ns ant-t anth *Apis* apoc aq-pet arg-n arn *Ars Ars-h* ars-met ars-s-f arum-t asaf asar asc-t bad bapt *Bar-act* bar-c bar-s bell **Berb** bol-la brach *Brom* **Bry** bufo cadm-met **Calc** Calc-ar calc-f calc-p calc-sil camph cann-s *Canth Carb-ac* carb-an *Carb-v Carbn-s* carl casc cass caul *Caust* cham *Chel Chin* chinin-s cic *Cimic* cimx cinch cinnb *Clem* cob *Coc-c* coff colch *Coloc* com con conv cop cot crot-t cund cupr cupr-ar cycl dig dios dirc *Dor* **Dulc** equis-h erig ery-a eup-per fago ferr fl-ac form franz gamb **Gels** glon gnaph gran *Graph* gymno ham hell *Helon* hep hipp *Hura Hydr* hyos *Hyper* ign *Ind* iodof iris jatr-c jug-c kali-bi kali-br *Kali-c* kali-chl kali-cy kali-m *Kali-n* kali-ox *Kali-p* kali-sil kali-t *Kalm Kreos Lac-ac* lach lepi lept lil-s *Lil-t* lim lipp lob lyc lycpr lyss mag-m mag-s mela merc merc-i-f

Back

Pain – Lumbar

- **aching**: ...
  merl mez mit morph *Mur-ac* murx myric naja nat-ar nat-c nat-p nat-s nicc nit-ac nit-m-ac nux-m **Nux-v** ol-an op osm ost *Ox-ac* petros *Phos* phys *Phyt Pic-ac* plan plb plumbg *Podo* polyp-p prun *Psor* ptel *Puls* raph rhod rhus-g rhus-t rhus-v rumx sabin samb sang sapin sarcol-ac sarr *Sars Sec Senec* **Sep** *Sil* sol-t-ae spira *Staph* stram stront-c *Stry Sul-ac* **Sulph** sumb tab tanac *Tarent* tep thuj trom tus-p ust verat vip *Zinc* zinc-p zing ziz
  : **alternating** with:
  : **Head**; pain in (See HEAD - Pain - alternating - lumbar - aching)
  : **Thighs**; pain in: am-c
  : **labor**-like: acon *Kreos* nux-v **Puls**
  : **paralyzed**; as if: carl *Cocc* kalm nat-m ran-s *Sabin* sel zinc
  : **wanting**; as if third vertebra were: *Psor*
- **air** agg; draft of: med nux-v
  : **broken**; as if: *Nux-v*
- **air** agg; in open: agar lyc
  : **pressing** pain: lyc
- **alternating** with:
  : **anger** with himself (See MIND - Anger - himself - alternating - lumbar)
  : **discontentment** with himself (See MIND - Discontented - himself - alternating - lumbar)
  : **hemorrhoids**: *Aloe*
  : **Abdomen**; pinching in: kali-n
  : **Forehead**; pain in (See HEAD - Pain - forehead - alternating with - lumbar)
  : **Head**; pain in (See HEAD - Pain - alternating - lumbar)
  : **Thighs**; pain in: am-c
- **ascending** stairs agg: alum carbn-s tus-p
  : **aching**: tus-p
  : **drawing** pain: carbn-s
  : **stitching** pain: alum
- **bandaging** | **amel**: tril-p
- **bed**; when going to: naja
  : **constricting** pain: naja
- **bending**:
  : **amel**: acon am-m caust hura psor
  . **aching**: caust psor
  : **drawing** pain: acon am-m hura
  : **backward**:
  : **agg**: asaf bar-c cina con kali-c *Mang* nux-v plat puls rhus-t sabin sel thuj
  . **aching**: asaf con kali-c puls sabin sel
  . **broken**; as if: plat
  . **drawing** pain: bar-c sabin
  . **sore**: nux-v plat
  : **amel**: acon am-m fl-ac hura puls sabad sabin
  . **aching**: fl-ac puls sabad sabin
  : **body**:
  . **backward** agg: rhus-t
  . **pressing** pain: rhus-t

Pain – Lumbar

- **bending**: ...
  : **forward**:
  : **agg**: asaf chel stroph-s
  . **aching**: asaf
  . **sore**: stroph-s
  . **tearing** pain: chel
  : **left**; to:
  : **agg**: plb
  . **stitching** pain: plb
- **blow**; pain as from a: ant-t arn dulc kali-bi m-ambo nat-c nux-m ruta samb sep
- **blowing** the nose agg: calc-p dig
  : **sore**: dig
- **boring** pain: acon agar am-c asaf berb borx bufo calad canth *Carb-ac* coc-c ign kreos ruta
- **break**; as if it would: aloe arg-met **Bell** *Camph* chel *Ham Kreos Lil-t* **Lyc** nat-m nux-v plat
- **breath**; takes away the: **Puls**
  : **constricting** pain: **Puls**
- **breathing**:
  : **agg**: alum am-c ammc arg-met both-ax carb-an carb-v coloc dulc kali-bi *Kali-c* merc prun *Sulph*
  : **drawing** pain: coloc
  : **stitching** pain: ammc arg-met both-ax carb-an dulc *Merc* prun
  : **tearing** pain: *Kali-c*
  : **deep**:
  : **agg**: arn asar aur cinnb conv cycl kali-n nat-m phel sang sars sep
  . **burning**: sep
  . **sore**: conv sang
  . **stitching** pain: arn cinnb cycl kali-n nat-m phel
  : **sitting**; while: dulc
- **broken**; as if: *Aesc* am-c am-m ang ant-t arg-met arn *Ars* **Bell** bry *Camph* caps *Carb-an Cham* chel clem con cor-r eup-per ferr-i *Graph Ham* helo *Kali-c* kali-i kreos lil-t **Lyc** mag-c mag-m meli **Nat-m** *Nux-m Nux-v* ox-ac *Phos* plan plat psor *Rhus-t* ruta senec *Sep* staph sulph
  : **knocked** away; as if: arg-met
- **burning**: acon aesc aeth agar alum alumn am-c ant-s-aur apis arg-met ars-i arund asar bar-c bar-s bell *Berb* borx carb-an carb-v cedr cham chel clem *Coloc* cupr guare helo *Helon Kali-c* kali-p kali-sil *Kalm Kreos* lac-d *Lach* lachn lyc m-aust mag-c *Mag-m Med Merc-c* mur-ac murx nat-c nat-p *Nit-ac Nux-v Ph-ac Phos* phyt pic-ac podo *Ran-b Rhus-t Sep* sil spig stann staph sul-ac sulph **Ter** ther thuj verat zinc zinc-p ziz
  : **deep-seated**: clem
- **burrowing**: acon dulc kreos rhod stann
- **chill**:
  : **before**: **Aesc** *Eup-pur* **Podo**
  : **during**: alum arn ars bol-la bry *Calc* caust cocc gamb hep kali-c *Lach Lyc* myric nux-m *Nux-v* ph-ac phos puls rhus-t sabad sep sil sulph verat
  : **aching**: bol-la gamb myric
- **chronic**: aesc berb *Calc-f Rhus-t* sil

1318 ▽ extensions | ○ localizations | ● Künzli dot

Back

Pain – Lumbar

- **clawing** pain: calc ign *Merc*
- **coition**: agar cann-i nit-ac
  - **after**: cann-i nit-ac
  - **aching**: cann-i
  - **drawing** pain: nit-ac
- **cold**:
  - **agg**: rhus-t
  - **air** agg: *Bar-c Nit-ac* sep
- **cold**; after taking a: **Dulc** *Nit-ac* **Rhus-t**
  - **lameness**: **Dulc**
  - **sore**: **Dulc**
- **compressed**; as if: bell bov *Caust* stront-c *Thuj*
- **constipation**; during: kali-bi tep
  - **aching**: kali-bi tep
- **constricting** pain: am-c arund hell lach lyc meny *Puls* tanac
- **contracting**: ars bufo hell *Kali-c* mag-m meny mez nux-v puls ruta
- **cough** agg; during: *Acon Am-c* arn arund bell borx bry calc *Calc-s* caps carb-an *Kali-bi* kali-n merc nit-ac ph-ac *Puls* pyrog *Rhus-t* sep sulph tell
  - **aching**: arund kali-n merc tell
  - **broken**; as if: *Rhus-t*
  - **pressing** pain: kali-n
  - **stitching** pain: *Acon* am-c arn bell borx *Bry* caps merc *Nit-ac* puls pyrog sep sulph
- **cramping**: am-c ant-c *Bell* bry *Calc* **Caust** cham **Chin** *Chinin-s* coc-c cocc dios graph *Iris* led lyc mag-m merc nux-v oci petr ph-ac *Plat* plb rhus-t sil sulph thuj
  - **paroxysmal**: plb
- **crushed**, as if: **Berb Chin** phos
- **cutting** pain: all-s *Alum* ang *Arg-n Arn* aur *Bell* calad calc-p cann-s cann-xyz canth *Chel* dig *Dulc Eup-per* gels hep *Ign* kali-bi *Kali-bi* mag-c mag-m mag-p mez nat-c *Nat-m* petr phos plb psor puls rheum rhus-t samb senec stry *Sulph* thuj wist-s zinc
  - **outward**: ang
- **delivery**:
  - **after**:
    - **difficult** delivery: *Nux-v*
    - **lameness**: *Nux-v*
  - **during**: *Caust* kali-c
    - **cutting** pain: kali-c
    - **sore**: *Caust*
- **digging** pain: arg-n berb bufo dulc ign kali-i ruta
- **dinner**; after: phos sarcol-ac sulph zinc
  - **aching**: phos sarcol-ac sulph
  - **stitching** pain: zinc
- **dislocated**; as if: agar arg-n arn bell bufo calc canth con eup-per hep kali-c lach lyc m-aust petr puls rhod *Rhus-t* sep sulph
- **dragging**: alet apis arn bar-c calc coc-c colch *Con* ery-a *Ferr Ham* irid-met kali-chl kreos mag-c merl myric nux-v phos *Pic-ac* plb **Sabin** *Sep* sul-ac xan zinc
  - **menses** would come on; as if: *Apis* sulph

Pain – Lumbar

- **drawing** pain: acon agar aloe am-c am-m ambr ang *Arg-met* arg-n arn *Ars* ars-s-f *Aur Bar-c* bar-s *Bell* benz-ac *Berb Bry Calc* calc-s calc-sil **Caps** *Carb-an* carb-v carbn-s card-m carl *Caust Cham Chel Chin* cinnb clem coc-c *Cocc* colch *Coloc* **Con** croc cycl dig *Dulc* eupi hep hipp hura hyos ign indg *Kali-bi Kali-c* kali-m kali-n kali-p kali-sil kreos *Lach* **Led** *Lyc* m-aust mag-m meny *Mez Mur-ac* nat-c *Nat-m Nit-ac Nux-v* **Ph-ac** *Plat* plb psor *Puls Rhod* rhus-v ruta **Sabin** samb *Sep Sil* staph *Stram Stront-c* sul-ac *Sulph* ter *Thuj* valer verat *Zinc* zinc-p zing
  - **cramping**: sil sul-ac
  - **downward**: bar-c caps staph
  - **flatus**; as from obstructed: nat-c
  - **inward**: am-m
  - **jerking** pain: ph-ac
  - **paralyzed**; as if: cina
  - **paroxysmal**: ph-ac
- **drawing** up the limbs agg: arg-met
- **dull** pain: allox borx but-ac ham hip-ac phyt spong
- **eating**:
  - **after**:
    - **agg**: am-m *Bry* cina kali-bi kali-c *Ran-b*
    - **drawing** pain: bry
    - **stitching** pain: kali-bi *Ran-b*
  - **while**:
    - **agg**: bry coc-c
    - **aching**: coc-c
    - **pressing** pain: bry
- **elbows** and knees amel; on: coloc
  - **aching**: coloc
- **emissions** agg; after: ham
  - **aching**: ham
- **erect**, becoming: nat-m
  - **aching**: nat-m
- **erections**:
  - **after**: mag-m
  - **violent** erections: mag-m
  - **aching**: mag-m
- **exertion**:
  - **agg**: *Agar Calc-p* con phys
  - **broken**; as if: con
  - **dislocated**; as if: con
  - **lameness**: phys
  - **amel**: rad-br
- **expiration** agg; during: spig *Sulph*
  - **stitching** pain: spig *Sulph*
- **false** step; at a (↗*jar; stepping*): bell carb-ac cocc podo thuj
  - **aching** (↗*jar – aching; stepping – aching*): carb-ac podo
- **fatigue**; as from: aur *Cina* hep kali-c sep
- **flatulence**:
  - **from**: sil
  - **stitching** pain: sil
  - **with** (See accompanied – flatulence)
- **flatus**; from obstructed: coc-c *Kali-c* **Lyc**
  - **pressing** pain: coc-c *Kali-c* **Lyc**

1319

Back

Pain – Lumbar

- flatus; passing:
  : after:
  : amel: coc-c
  . aching: coc-c
  : amel: am-m bar-c coc-c kali-c **Lyc** *Pic-ac Ruta*
- flesh where loose; as if: lyc rhus-t
- followed by:
  : soreness: conv sang
- gnawing pain: alum *Alumn* am-c *Berb* canth hura lil-t mag-m nicc ph-ac *Phos* plb stront-c *Sulph*
- griping pain: arg-met graph
- injuries; after: **Agar** kali-c nat-s
  : lancinating: nat-s
- inspiration:
  : agg: alum aur **Coloc** cycl spig
  : lancinating: aur **Coloc**
  : stitching pain: alum aur *Coloc* cycl spig
  : sitting bent forward agg: dulc
  : stitching pain: dulc
- jar agg (↗*stepping; false; Injuries - lumbar - sensitive):* bell carb-ac cocc podo *Thuj*
  : aching (↗*false - aching; stepping - aching):* carb-ac podo
- jerking pain: alum am-c asar bry chin euph ferr m-ambo nux-v petr rhus-t
  : stitching pain: rhus-t
- kneeling agg: euphr
  : aching: euphr
- **labor**-like: acon bell **Carb-an** cham chel *Cocc* croc gels ham kali-c *Kreos Lil-t Mosch Nux-v* onos plat **Puls** sabad sabin sep sulph
- lameness: *Aesc* agar alum ang ars berb bry *Caust* con cupr *Cupr-ar* cur dios *Dulc* hep *Hyper* iris *Kali-c* kali-n **Lach** *Lept* mag-m *Nat-m Nux-v Phos* ptel puls-n **Rhus-t** *Ruta* sel sil zinc
  : drawing pain: cham
- lancinating: anac anan asaf aur-s **Coloc** cupr *Elaps* ign *Kali-c* kali-n lac-c plb *Senec* **Verat-v**
  : downward: *Elaps*
  : paroxysmal: plb
  : thrusts, like: anan **Verat-v**
  : upward: *Coloc*
- laughing agg: **Cann-i** *Con Phos* plb tell
  : aching: **Cann-i** tell
  : stitching pain: plb
- leaning:
  : against something:
  : amel: zing
  . aching: zing
  : chair; against a:
  : agg: plb
  . sore: plb
  : forward:
  : agg: hura lac-c
  . drawing pain: hura
  : side; to:
  : agg: cina
  : amel: raph

Pain – Lumbar

- leaning – side; to – amel: ...
  . aching: raph
- leukorrhea:
  : with (See FEMA - Leukorrhea - accompanied - lumbar)
- lifting agg: *Calc* calc-f *Calc-p Hura* med nat-c nit-ac *Nux-v* ph-ac rhus-t *Sang* sep *Staph*
  : jerking pain: nat-c
  : stitching pain: nit-ac ph-ac sep
- lying:
  : abdomen; on:
  : amel: chel malar nit-ac sel
  . can only lie on abdomen: nit-ac
  . aching: nit-ac
  : agg: agar aml-ns *Arn* bell **Berb** beryl bry *Calc Carb-an* cham colch daph ign kali-c kali-d lap-la lyc mag-m murx nux-v prun *Puls* **Rhus-t** ruta sil tab tet vib
  : aching: agar aml-ns mag-m *Nux-v* tab tet
  : broken; as if: carb-an
  : burning: lac-d
  : cutting pain: *Arn*
  : drawing pain: carb-an colch
  : lancinating: berb
  : sore: agar berb *Bry* cham puls **Rhus-t**
  : stitching pain: beryl sil
  : tearing pain: berb
  : amel: am-m bry cench *Cob* colch cop euon hip-ac kali-c kali-m *Nat-m* nux-v ruta sars sep
  : aching: cob
  : drawing pain: *Kali-c*
  : tearing pain: *Bry* nux-v
  : back; on:
  : agg: am-m *Ars* bry carb-an *Chin Coloc* ign kali-n *Lyc* mag-s malar prun **Rhus-t** sep zinc
  . aching: ign lyc
  . drawing pain: **Coloc** sep
  . lancinating: **Coloc**
  . sore: am-m *Ars Bry* ign *Rhus-t*
  . stitching pain: *Coloc* prun
  . tearing pain: mag-s
  : amel: ambr cob colch *Kali-c Nat-m*
  . tearing pain: ambr
  : backward; bent | amel: cain
  : face; on the:
  : amel: chel
  . stitching pain: chel
  : hard; on something | amel: **Nat-m Rhus-t**
  : pillow; on a:
  : amel: carb-v
  . pressing pain | plug; like a: *Carb-v*
  : quietly:
  : agg:
  . motion amel: colch
  . drawing pain: colch
  : side; on:
  : agg: am-m
  . sore: am-m

Pain – Lumbar   **Back**   Pain – Lumbar

- **lying – side; on:** ...
  - **amel**: zinc
  - **left | agg**: agar **Sulph**
  - **right**:
    - **agg**: sep
    - **stitching pain**: sep
    - **amel**: nat-s
    - **can** only lie on right side: nat-s
    - **sore**: nat-s
- **lying down**:
  - **amel**: ruta
  - **stitching pain**: ruta
- **masturbation**; from: nux-v
- **menses**:
  - **after**:
    - **agg**: berb borx calc-p kali-n mag-c nux-m puls Sep ust
    - **aching**: berb calc-p kali-n puls
    - **dragging**: ust
    - **sore**: mag-c
    - **wood** were pressing from within out; as if a piece of: nux-m
  - **appearance; on**: *Caust*
  - **tearing** pain: *Caust*
  - **before**:
    - **agg**: acon am-c apis arum-d *Asar* bar-c bar-s berb brom *Bry Calc Calc-p* canth carb-v *Caul* caust cimic eupi *Ham* hyos iod kali-n kreos *Lyc Mag-c* mosch nat-m *Nit-ac* nux-m ol-an phos *Plat* puls pulx sabal sabin **Sep** *Spong Sulph* tril-p ust *Vib*
    - **aching**: am-c arum-d berb caust *Mag-c* phos
    - **burning**: kreos *Phos*
    - **contracted**; as if: mag-c
    - **cutting** pain: *Ol-an*
    - **dragging**: canth
    - **drawing** pain: *Hyos*
    - **sitting agg**: mag-c
    - **dragging**: mag-c
    - **sitting, walking amel; while**: mag-c
    - **cutting** pain: mag-c
    - **sore**: mag-c spong
    - **stitching** pain: *Nat-m*
    - **tearing** pain: eupi
  - **beginning, at the**: acon aloe *Asar* berb *Caust Kali-s Lach* mag-c *Nit-ac* sabal *Vib*
  - **delayed**: phos sul-ac
    - **aching**: sul-ac
    - **burning**: phos
  - **during**:
    - **agg**: acon agar agn aloe **Am-c** *Am-m* aqui arg-met *Arg-n* ars-i bar-c bar-s **Bell** *Berb* borx bov *Brom Bry Calc* calc-p cann-i canth *Carb-an* carb-v carbn-s carl castm caul *Caust* cench *Cham* **Cimic** coc-c *Cocc* cop *Croc* cycl eupi ferr ferr-i *Ferr-p* gran *Graph* guare ham *Helon* hyos ign iod *Kali-c* kali-i kali-n *Kali-p Kali-s Kalm* kreos lac-ac **Lach** lachn laur *Lyc*

- **menses – during – agg**: ...
  Mag-c Mag-m mag-s mang med mom-b nat-c nat-p *Nicc Nit-ac* **Nux-m** *Nux-v Phos* plat plb prun **Puls** rat sabin sars sec senec sep stram sul-ac sul-i **Sulph** *Tarent Thuj* tub ust *Xan* zinc zinc-p zing
  - **aching**: aloe *Am-m* berb castm caust *Coc-c* cop eupi gran graph iod *Lach* lyc mag-c mag-m mom-b nat-p nit-ac prun rat **Sulph** tarent zing
  - **burning**: med phos
  - **contracting**: am-m
  - **cramping**: bell calc *Nux-v*
  - **cutting** pain: *Arg-n* caust helon zinc
  - **dragging**: *Kali-c* sulph zinc
  - **drawing** pain: am-m calc carl cham mag-c sep
  - **labor-like**: agar am-m *Calc Cham Cimic Cycl* graph kreos *Lyc Nit-ac* **Puls** *Sulph*
  - **preceded** by tickling: graph
  - **pressing** pain: am-m aqui *Carb-an* carb-v *Ferr-p Kali-c Lach* plat plb **Puls Sulph**
  - **sore**: am-c bar-c carb-v caust *Cimic* kali-i kali-n mag-c mag-m mag-s thuj
  - **tearing** pain: *Caust* guare lachn
- **beginning** of menses:
  - **agg**: acon aloe berb nit-ac
  - **aching**: acon aloe berb nit-ac
- **instead** of: *Spong*
- **suppressed** menses; from: con kali-c *Nux-m* **Puls**
- **menses** would come on; as if: *Apis Calc-p*
- **accompanied** by | **diarrhea** (See RECT - Diarrhea - accompanied - lumbar)
- **mortification**; from: nux-v
- **motion**:
  - **after | agg**: *Rhus-t*
  - **agg**: acon **Aesc** *Agar* alum am-c ambr arg-met *Arn* asar bell beryl brom **Bry** bufo calc calc-p canth caps *Caust* chel **Chin** cimic colch *Coloc* con conv croc cupr-ar dig dulc eup-per franz hydr ign iris kali-bi kali-c kali-n kalm lach lath *Lyc* meph mez nat-c *Nat-s* nit-ac **Nux-v** *Ox-ac* petr phos phyt pic-ac plan plb podo *Psor* ptel *Puls Ran-b* **Rhus-t** *Sars Sep* spira stann sul-ac **Sulph** tep verat visc zinc zinc-p ziz
  - **aching**: **Aesc** alum am-c asar canth chel colch croc franz hydr ign iris kali-bi kali-n lyc nit-ac *Ox-ac Phyt Pic-ac* plan podo *Psor* **Rhus-t** sars *Sep* spira tep ziz
  - **broken**; as if: chel con kali-c *Rhus-t*
  - **cramping**: **Chin** plb
  - **crushed, as if**: **Chin**
  - **cutting** pain: kali-bi zinc
  - **drawing** pain: acon caps colch kali-n sul-ac
  - **jerking** pain: petr
  - **lameness**: cupr-ar
  - **lancinating**: plb
  - **pressing** pain: mez *Psor*
  - **sore**: am-met bufo *Calc* **Chin** conv dig eup-per nux-v sul-ac verat
  - **sprained**; as if: caust kali-bi **Puls**

1321

Pain – Lumbar — Back — Pain – Lumbar

- motion – agg: ...
  : stitching pain: ambr arg-met beryl chel **Coloc** dig *Kali-bi* kalm lach meph mez nat-c ptel
  : sudden motion: rumx
  . aching: rumx
  - tearing pain: alum brom *Bry* calc-p *Caust* croc dig stann sulph
  : amel *(↗must)*: aesc agar alum am-c asaf aur bry calc calc-caust calc-f colch cupr dios *Dulc* ferr *Fl-ac* graph indg kali-c kali-n kali-p *Kreos* nat-ar nat-c nat-s nux-m nux-v ox-ac ph-ac phos podo puls rat *Rhod* **Rhus-t** *Ruta* sacch-a *Staph* stront-c sulph valer vib
  : aching: alum calc-caust calc-f kali-n kreos nux-v rhod staph stront-c
  : break; as if it would: kreos
  : broken; as if: *Kreos* nux-m
  : drawing pain: am-c colch *Dulc* indg
  : lameness: dios
  : lancinating: *Nat-s*
  : sore: aur bry rat **Rhod Rhus-t** *Ruta*
  : stitching pain: asaf *Dulc* ox-ac ph-ac *Staph*
  : tearing pain: kali-c
  : arms; of | agg: *Kreos*
  : beginning of:
    : agg: dig *Led* tab
    . aching: dig *Led* tab
  : lying down; after: anac con dig glyc *Rhus-t*
  . sore: dig
  : feet; of:
    : standing; after:
    . agg: thuj
    : cramping: thuj
  : gentle motion | amel: prun
  : must move *(↗amel.)*: mag-m ox-ac *Puls*
  : without amel; but: *Puls*
  : slight motion | agg: bufo chin lyc
- must lie down: sil
  : drawing pain: sil
- neuralgic: aran bell clem coloc cupr-ar ham mag-p nux-v
- nursing the child agg; when: arn *Cham Puls*
  : cramping: arn *Cham Puls*
- paralyzed; as if: acon aesc agar alum asar aur berb cham cimic *Cocc* coff dulc frax gels kali-i kalm lith-c m-aust nat-m nit-ac *Nux-v* ox-ac ph-ac phos ran-s sabin sel *Sep* sil sulph *Verat* zinc
- periodical: ars
  : aching: ars
- pinching pain: sulph zinc
- position; from lying in wrong: zinc
  : pressing pain: zinc
- pregnancy agg; during: arn *Bell Kali-c* lyss nux-v puls rhus-t valer
  : burning: rhus-t
  : dragging: arn *Bell Kali-c* nux-v puls rhus-t
  : sore: lyss

- pressing pain: acon aeth agar all-c am-c am-m ambr anag ang ant-t apis arg-met arn ars asaf aur aur-ar aur-s *Bell* berb borx bry *Calc* calc-p calc-s calc-sil *Camph* cann-s canth *Carb-an Carb-v* carbn-s **Caust** chel cina clem coc-c cocc coff coloc con cycl *Dulc* elaps euph graph hep ign iod *Kali-c Kali-i* kali-m kali-n kali-sil lach *Led Lyc* m-aust mag-m meny merc merl mez mosch *Mur-ac* nat-m *Nit-ac Nux-v* ol-an osm petr ph-ac *Phos Plat Plb* prun **Psor Puls** ran-s rat rhod *Rhus-t* ruta sabad **Sabin** samb seneg sep sil *Spong* stann staph *Stront-c* **Sulph** tarax thuj valer verat *Zinc* zinc-p
  : inward: am-m kali-c
  : menses would come on; as if: *Apis Calc-p*
  : outward: am-m calc cina dulc hydr kreos nux-m ruta tarax
  : paralyzed; as if: cocc zinc
  : thumb, as by a: meny
  : upward: clem
  : vise; as if in a: aeth *Kali-i* zinc
  : weight; as from a: chin
- pressure:
  : agg: acon canth colch cycl *Graph* plat plb sulph
  : aching: canth *Graph*
  : pressing pain: cycl
  : sore: plat sulph
  : tearing pain: acon
  : amel: aesc arg-met aur carb-ac dig dulc fl-ac *Kali-c* led mag-m *Nat-m* ph-ac plb *Rhus-t* ruta sabad *Sep* verat *Vib*
  : aching: carb-ac dig fl-ac
  : cramping: plb
  : cutting pain: dig *Dulc*
  . deep inside: *Dulc*
  : drawing pain: dig led ph-ac
  : lancinating: plb
  : sore: verat
  : stitching pain: arg-met aur dulc *Kali-c* mag-m plb ruta
  : tearing pain: aur mag-m ph-ac
  : deep:
    . amel | cutting pain: (non: dulc)
- pressure or rising, on: arg-met
  : burning: arg-met
- pulling agg: dios
  : lameness: dios
- pulsating pain: am-c mez nux-v
- raising:
  : arms:
    : agg: *Elaps*
    . lancinating: *Elaps*
  : thigh: agar aur
  : jerking pain: agar
  : sitting; while: agar
  : stitching pain: agar
- rest:
  : amel: sacch-a

1322   ▽ extensions | ○ localizations | ● Künzli dot

Back

Pain – Lumbar

- **rheumatic**: acon *Ant-c* **Berb Bry** cact *Carb-an* **Cimic** *Colch Coloc Dulc Ferr* iod **Nux-v** *Phyt* rhod **Rhus-t** spong stram stry *Sulph* ter
- **riding** agg: calc carb-ac sep
  : **aching**: calc carb-ac
- **rising**:
  : **after**:
  : **walk** agg; and beginning to: tab zinc
  . **aching**: tab zinc
  : **agg**: aesc agar am-m ant-c *Ars* bar-c *Calc* calc-sil carb-an ferr iris led nat-m petr phos ptel puls rhus-t *Sil Sulph* thuj tus-p verat zinc
  : **aching**: aesc agar am-m ant-c *Ars Calc* calc-sil carb-an led nat-m petr phos puls *Sil* sulph tus-p verat zinc
  : **drawing** pain: bar-c *Sulph*
  : **lameness**: ptel
  : **sore**: ferr sulph thuj verat
  : **tearing** pain: iris
  : **amel**: *Cob* ferr ptel *Ruta* sulph
  : **aching**: cob ferr ptel *Ruta* sulph
  : **bed**; from:
  : **agg**: ant-t
  : **before**: ant-t
  : **sitting**; from:
  : **after** | **long** time; after sitting for a: am-c carb-an thuj
  : **agg**: **Aesc** agar am-m ant-c arg-met *Arg-n* ars bar-c bell **Berb Calc** *Calc-s* calc-sil canth carb-an **Caust Cham Cob** cycl hydr iris *Lach* **Led** *Lyc* merl nat-m *Petr* **Phos** ptel **Puls Rhus-t** sep *Sil Staph* **Sulph** tab *Thuj* tus-p verat zinc zinc-p
  . **burning**: arg-met bar-c berb
  . **cutting** pain: bell
  . **pressing** pain: zinc
  . **stitching** pain: canth
  . **tearing** pain: merl
  : **amel**: cycl
  : **squatting** agg; from: ph-ac
  : **stitching** pain: ph-ac
  : **stooping**; from:
  : **after** | **agg**: am-m berb chel kali-bi *Lyc* mur-ac nat-m ph-ac *Phos* sulph verat
  : **agg**: berb chel *Lyc* mur-ac nat-m ph-ac *Sulph* verat
  . **pressing** pain: chel
  . **sore**: nat-m *Sulph* verat
  . **stitching** pain: *Lyc* mur-ac
  . **tearing** pain: berb chel ph-ac
- **rubbing**:
  : **amel**: kali-c kali-n lil-t nat-m **Phos** plb
  : **gnawing** pain: *Phos*
  : **lancinating**: nat-s
  : **pressing** pain: kali-n
  : **stitching** pain: plb
- **scratching**: nat-c
- **sewing**: iris *Lac-c*
  : **aching**: iris

- **sitting**:
  : **agg**: **Agar** ambr ang **Arg-met** *Arg-n* asaf asar aur aur-s bar-c **Berb** beryl borx **Bry** *Calc* calc-f calc-s canth carb-an *Carb-v* carbn-s caust cench chinin-s *Cimx Cob* coff coloc dig dulc equis-h euphr *Ferr* hep hura hyos kali-c kali-i kali-m kali-n kali-p kali-s led *Lyc* mag-c mag-m mag-s meli meny merc mur-ac nat-ar nat-c *Nat-m* nux-v ol-an pall petr ph-ac phel *Phos Prun* **Puls** *Ran-b Rhod* **Rhus-t** *Ruta* sabad sil spig stann stront-c sul-ac *Sulph* tab *Thuj* **Valer** *Zinc* zinc-p
  : **aching**: *Agar* carb-an caust chinin-s *Cob* equis-h hura lyc mag-c mag-m mur-ac nux-v ol-an pall *Phos Prun* puls rhod **Rhus-t** *Sulph* tab
  : **broken**; as if: meli
  : **burning**: asar borx
  : **cramping**: *Caust*
  : **cutting** pain: aur canth mag-c
  : **drawing** pain: ang calc *Caust* meny stront-c sulph *Thuj* zinc
  : **pressing** pain: ang borx carb-v caust coloc meny mur-ac puls **Rhus-t** sulph
  : **sore**: agar berb bry kali-c mag-c mag-s meny merc nat-m phel **Rhus-t** stront-c sul-ac
  : **sprained**; as if: hep petr **Valer**
  : **stitching** pain: ambr ang arg-met asar bar-c beryl dig dulc euphr kali-i kali-n lyc *Nat-c* ph-ac ruta sil spig stann *Zinc*
  : **tearing** pain: asaf berb bry kali-c *Lyc* nux-v
  : **amel**: aeth borx caust mag-c meny ph-ac plb sars staph
  . **aching**: mag-c meny
  . **drawing** pain: aeth ph-ac staph
  . **sore**: caust
  : **stitching** pain: borx plb
  : **tearing** pain: ph-ac
  : **bent** forward:
  : **agg**: beryl chinin-s cocc kali-i *Lac-c* phos pic-ac puls
  . **aching**: chinin-s phos
  . **sore**: *Kali-i*
  . **stitching** pain: beryl pic-ac
  : **amel**: chel puls *Ran-b*
  : **erect**:
  : **agg**: carb-ac conv kali-bi nat-c nat-m *Sulph* zing
  . **aching**: carb-ac kali-bi
  . **drawing** pain: zing
  . **sore**: conv
  : **amel**: nat-m
  . **aching**: nat-m
  : **long** time agg; for a | **after**: *Phos*
  : **walking**; after: ruta
  : **aching**: ruta
- **sitting** and standing, by walking amel: *Ruta*
  : **digging** pain: *Ruta*
- **sitting** down agg: zinc
- **sleep**:
  : **before**: nat-m

1323

- **sleep** – **before**: ...
  - **agg**: nat-m
  - **pressing** pain: nat-m
- **during**:
  - **agg**: zinc
  - **burning**: zinc
  - **drawing** pain: zinc
- **going** to sleep; on | **agg**: mag-m
- **sneezing agg**: arund *Con Sulph*
- **aching**: *Sulph*
- **sprained**; as if: sulph
- **stitching** pain: arund
- **snowstorm**, before a: ferr
- **sore**: acon aesc **Agar** *Alum* alum-sil am-c *Am-m* ang ant-o apoc arg-met *Arg-n* **Arn** *Ars* ars-s-f **Aur** aur-ar aur-m aur-s bar-c bell **Berb** brom **Bry** calad calc *Calc-p* **Caps** *Carb-ac* carb-an carbn-s *Caust Cham* **Chel Chin** *Cimic Cimx Cina* cinnb clem coc-c cocc *Colch Coloc* conv cor-r corn cupr-ar cur dig **Dulc Eup-per** *Ferr* ferr-ar gamb *Graph* grat hell *Hep* hura hydrc ign indg jatr-c kali-br kali-c kali-i *Kali-n* kreos lac-c **Lach** lact lept *Lil-t* lith-c lob lyc lyss m-ambo m-aust mag-c *Mag-m* mag-s med *Meny Merc* **Naja** nat-c *Nat-m Nat-s* nit-ac *Nux-m* **Nux-v** ox-ac phos phys pic-ac *Plat* plb ptel puls *Ran-b Ran-s* **Rhod Rhus-t** *Ruta* sabad sars *Sil* stann staph stront-c stry *Sul-ac* sul-i **Sulph Tab** *Thuj* valer **Verat** zinc
- **accompanied** by:
  - **weakness**: stroph-s
- **sprained**; as if: agar arg-met arg-n **Arn Calc Con** gamb *Lach* mur-ac ol-an **Puls** *Rhod* **Rhus-t** *Sep* **Staph** sulph *Valer*
- **standing**: ph-ac
  - **agg**: agar berb both-ax **Bry** caps *Carb-an* coff **Con Ferr Kali-c** kali-m led *Lyc* mag-s meny merc mur-ac ped ph-ac phos plan plb podo puls rhus-t *Ruta* samb sep stry sul-ac *Sulph* tarax thuj tus-p **Valer** verat zinc zing
  - **aching**: kali-c meny mur-ac ped phos podo stry verat
  - **broken**; as if: carb-an
  - **cramping**: merc
  - **drawing** pain: caps *Carb-an* con led ph-ac
  - **lameness**: agar coff zing
  - **pressing** pain: mur-ac ph-ac puls rhus-t samb tarax verat
  - **sore**: agar mag-s ruta sul-ac thuj zinc zing
  - **sprained**; as if: **Valer**
  - **stitching** pain: *Con* plb zinc
  - **tearing** pain: berb bry ph-ac
  - **amel**: *Arg-n* berb kreos meli
  - **aching**: *Arg-n*
  - **broken**; as if: meli
  - **lancinating**: berb
  - **tearing** pain: berb
- **bent**:
  - **agg**: sulph
  - **pressing** pain: sulph

- **standing**: ...
  - **erect**:
    - **amel**: petr
    - **cutting** pain: petr
    - **impossible**: agar *Bry* caust cocc *Petr* phos *Sulph*
    - **pressing** pain: caust
    - **sitting** for a long time; after: *Thuj*
    - **drawing** pain: *Thuj*
  - **leaning** sideways agg; and: thuj
  - **stitching** pain: thuj
  - **tearing** pain | **alive**; as from something: ph-ac
- **stepping** agg (⤢*false; jar; morning - bending - forward - agg.)*: acon berb carb-ac *Carb-an* spong *Sulph Thuj*
  - **aching** (⤢*false - aching; jar - aching)*: acon carb-ac spong
  - **pressing** pain: acon
  - **sore**: berb *Carb-an Thuj*
  - **sprained**; as if: *Sulph*
  - **stitching** pain: sulph
- **stitching** pain: **Acon** aeth **Agar** all-c aloe *Alum* alum-p am-c am-m ambr *Anac* ang ant-s-aur apis *Arg-met* arn arund *Asaf* asar aspar *Aur* aur-ar aur-i aur-m aur-s *Bar-c* bar-s **Bell Berb** beryl borx both-ax bov **Bry Calc** calc-ar calc-caust calc-i *Calc-p* calc-s calc-sil cann-i canth caps carb-an carb-v carbn-s *Caust* cham **Chel** chin cimic cina cinnb clem *Coc-c Cocc Colch Coloc* **Con** croc cupr cycl dig dios dulc elat euph eupi ferr form gamb graph hep hyos *Hyper* ign indg iod jatr-c jug-c *Kali-bi* **Kali-c** *Kali-i* kali-n kali-p kali-sil kalm kreos lac-ac *Lach* laur **Led** *Lil-t* **Lyc** m-aust mag-c *Mag-m Mag-p* mang *Merc* mosch mur-ac *Nat-c Nat-m* nat-p *Nicc Nit-ac Nux-v* nit-ac ox-ac par *Ph-ac Phos* **Plat Plb** *Prun Puls* pycnop-sa *Ran-b* rat rhus-t ruta sabin sars *Sec Sep Sil* spig spong staph stram *Stront-c Stry* sul-i **Sulph** tarax tarent *Thuj* til verat *Zinc* zing
  - **burning**: mag-c
  - **crawling**: lyc
  - **downward**: aloe *Kali-c*
  - **intermittent**: zinc
  - **itching**: mag-c
  - **jerking** pain: ph-ac
  - **outward** around abdomen: **Berb**
  - **radiating**: **Berb**
  - **stinging**: *Aur-m*
- **stool**:
  - **after**:
    - **agg**: aesc alum berb *Carb-v Chin* colch dig dros lipp lyss mag-m nat-m plat *Podo* puls sil sulph tab
    - **aching**: colch dros lipp
    - **constricting** pain: tab
    - **drawing** pain: *Chin* mag-m
    - **pressing** pain: dig
    - **sore**: nat-m
    - **amel**: coc-c ox-ac
    - **aching**: coc-c

Back

Pain – Lumbar

- stool: ...
  - amel: indg
  - stitching pain: indg
  - before: berb carb-v dulc kali-n nat-c ox-ac *Puls* sep sulph
  - aching: kali-n ox-ac
  - cutting pain: nat-c
  - pressing pain: berb *Carb-v*
  - during:
    - agg: *Aesc* agar am-m *Arg-n* ars *Carb-an* coloc grat kreos lept lyc nicc nux-v ox-ac podo rheum ruta spong squil stann stront-c sulph tab
    - aching: nicc squil sulph tab
    - broken; as if: **Lyc**
    - cutting pain: rheum
    - drawing pain: stann
    - pressing pain: spong
    - stitching pain: coloc nicc
  - amel: indg
  - hard stool:
    - amel: ox-ac
    - aching: ox-ac
    - during: bry stront-c
    - aching: stront-c
    - pressing pain: bry
  - soft stool | during: nicc *Podo* rheum tab
  - urging to:
    - during: colch sin-a
    - sprained; as if: sin-a
    - with: kreos **Nux-v**
    - labor-like: kreos **Nux-v**
- stool; as from urging for: rat
- stooping:
  - after:
    - agg:
      - long time; stooping for a: work in the garden: agar
      - aching: agar
    - agg: *Aesc Agar* alum am-c am-caust ang arn ars aur-m borx bry caj *Cham Chel* clem colch con cur cycl dig dios *Dulc Echi* graph hep hura hyos jug-c kali-bi kali-n kreos lac-ac lec lyc mag-m mang meny nat-ar nat-c nat-m nux-v ol-an petr plb puls rhod ruta sabad sabin samb sars *Sil* staph **Sulph** *Thuj* tus-p verat zinc
    - aching: *Aesc* alum am-caust cham con dig dios *Dulc* hura hyos jug-c kali-bi lyc mang meny nat-m plb puls rhod sabad sars *Sil* **Sulph** *Thuj* zinc
    - break; as if it would: **Chel**
    - broken; as if: clem mag-m
    - cutting pain | **upward**: arn
    - drawing pain: clem meny staph zinc
    - lameness: ang cur dios
    - pressing pain: borx chel clem cycl meny sabin sulph thuj
    - sore: alum aur-m cham graph lec *Meny* nat-m nux-v *Sil Sulph Thuj Verat*

- stooping – agg: ...
  - sprained; as if: ars ol-an
  - stitching pain: borx caj lac-ac puls ruta sabin verat
  - tearing pain: *Bry* chel sabin
  - amel: am-c chel mag-c meny ph-ac puls sang sec
  - aching: chel puls sang
  - cramping: am-c
  - drawing pain: mag-c ph-ac
  - tearing pain: ph-ac
- stooping a long time; as after: bism chin **Dulc** graph kreos *Puls* rhus-t
- stretching agg: *Calc* mag-c
  - drawing pain: mag-c
- stretching out: calc mag-m
  - broken; as if: mag-m
  - sprained; as if: calc
- sudden: aeth berb
- burning:
  - needles; as from | hot needles: aeth
- support | amel: pert-vc
- tearing pain: acon *Aesc Agar* **Alum** alum-p ambr ant-c arn *Ars* asaf asar aur *Berb* brom *Bry* calc *Calc-p* canth carb-an *Carb-v* carbn-s carl *Caust Chel* chin cimic cina cinnb coc-c cocc *Colch* croc cupr dig dulc eupi *Ham* hura ign kali-bi *Kali-c* kali-p kreos led lyc mag-m *Mag-m* mag-s merl *Mez* mur-ac nat-c *Nat-s* nit-ac nux-v ph-ac phos *Phyt* plb rat *Rhod* rhus-t ruta sabin sep *Sil* spig *Spong Stann* stram stront-c *Sulph* thuj verat zinc ziz
  - jerking pain: alum chin
- tickling: kali-c
- touch:
  - agg: bry calc coli *Graph* kali-c phos sep sil
  - aching: bry
  - broken; as if: *Graph*
  - sore: graph kali-c phos sep
  - stitching pain: calc
  - amel: cycl meny
  - sore: meny
  - stitching pain: cycl
- turning:
  - agg: alum bov **Bry** kali-bi *Nux-v* sars sil sulph thuj zinc
  - cutting pain: kali-bi
  - sore: alum sil *Thuj*
  - suddenly: mag-m
  - aching: mag-m
- bed; in:
  - agg: borx bry lil-t staph
  - drawing pain: bry lil-t
  - stitching pain: borx
- impossible; almost: borx **Bry** dios kali-n *Nux-v Zinc*
  - lameness: dios
- must sit up to turn over in bed: **Nux-v**
  - aching: **Nux-v**

Pain – Lumbar | Back | Pain – Lumbar

- **turning**: ...
  : **body**:
    : **agg**: alum borx bov mag-m *Nux-v* sars thuj
    . **drawing** pain: thuj
    . **pressing** pain: borx
    . **stitching** pain: bov nux-v sars
    . **walking**; when: hep
      sprained; as if: hep
- **twisting** pain: bar-c colch graph nux-v sulph
- **ulcerative** pain: cann-s kreos nat-s prun
- **urination**:
  : **after**:
    : **agg**: berb sul-ac syph
    . **drawing** pain: sul-ac
    : **amel**: Lyc med
    . **aching**: Lyc
  : **before**: berb graph *Nat-s*
    : **cutting** pain: graph
    : **dragging**: graph
    : **pressing** pain: graph
  : **during**: Ant-c clem phos sulph syph
    : **aching**: clem sulph
    : **agg**: sulph
    . **dragging**: sulph
  : **retaining**: nat-s
  : **urging** to urinate:
    : **during**: lach nat-s raph
    . **aching**: raph
- **urine**, after a large flow of: caust
  : **aching**: caust
- **vexation**; after: nux-v
- **waking**; on: aesc aeth alum am-m anac arg-n berb bry calc-f calc-p carbn-s *Card-m* chel colch erig ham hyper kali-bi kali-m kreos mag-m merc merc-i-f myric naja ox-ac plan psor ptel puls puls-n ran-b ruta *Sep* sil spong staph sulph verat zinc
  : **drawing** pain: bry colch
  : **lameness**: puls-n
  : **sore**: berb
- **walking**:
  : **after**:
    : **agg**: carb-an con nat-c plat puls sep
    . **broken**; as if: carb-an plat sep
    . **pressing** pain: puls
    . **short** walk; after a: grat
      : **sore**: grat
  : **agg**: acon **Aesc** aeth *Agar* alum alum-p am-c am-m apoc arg-met arn asar bapt beryl borx brach *Bry* but-ac canth *Carb-an* caust *Cham* chel *Cocc* coff colch coloc con dios ferr grat hep hyos kali-bi *Kali-c Kali-i* kali-n *Kali-s* mag-c mag-m malar meny *Merc* mez nat-ar nat-s nit-ac nux-v ol-j onos ost plat podo puls *Ran-b* ran-s rhus-v ruta sars **Sep** stront-c stry *Sulph* tab *Thuj* tub tus-p ust verat *Zinc* zing

- **walking – agg**: ...
  : **aching**: *Aesc* agar alum alum-p am-c am-m apoc bapt brach coff colch con dios grat hyos kali-bi mez nat-c ost podo rhus-v sep spong stry *Sulph* tab tus-p ust verat zinc
  : **burning**: nux-v *Ran-b*
  : **cutting** pain: thuj
  : **drawing** pain: acon aeth arg-met *Carb-an* cocc sulph thuj
  : **dull** pain: but-ac
  : **gnawing** pain: stront-c
  : **lameness**: agar zing
  : **menses**; during: mag-m
  . **aching**: mag-m
  : **pinching** pain: mag-c
  : **pressing** pain: kali-n
  : **sore**: alum caust hep hyos kali-c *Meny Thuj* zinc zing
  : **stitching** pain: arn beryl borx canth chel coloc ferr *Merc Ran-b* ran-s ruta sulph thuj *Zinc*
  : **tearing** pain: *Aesc* agar asar chel nux-v
  : **amel**: am-c ant-c apoc **Arg-met** *Arg-n* ars-met asaf aur bar-c beryl bry cob dulc gamb kali-c kali-n *Kali-p* kreos mag-c mag-s meli merc nat-ar *Ph-ac* phel phos puls *Ruta* sabad **Sep** *Staph* sulph tab thuj valer vib *Zinc* zinc-p
  : **aching**: ant-c *Arg-n* cob *Kali-p* kreos phos *Ruta* staph tab zinc
  : **broken**; as if: meli
  : **burning**: bar-c
  : **burrowing**: dulc
  : **cramping**: merc
  : **drawing** pain: am-c ph-ac thuj
  : **gnawing** pain: am-c
  : **pressing** pain: am-c kali-n puls sulph
  : **sore**: apoc aur bry mag-c mag-s phel puls ruta thuj
  : **sprained**; as if: staph
  : **stitching** pain: asaf beryl *Dulc* gamb *Kali-c Staph*
  : **beginning** to walk: zinc
  : **pressing** pain: zinc
  : **standing** for a long time; after: thuj
  . **cramping**: thuj
  : **bent**:
    : **amel**: *Sulph*
    . **aching**: *Sulph*
    . **must** walk bent (⬈walking - bent - must): am-m kali-c sep *Sulph*
  : **cane** pressed across the back amel; with a: vib
  : **continued**:
    : **amel**: zinc
    . **aching**: zinc
  : **erect**:
    : **impossible**: arg-met *Kali-c* sep
    . **stitching** pain: arg-met *Kali-c* sep
  : **rapidly**:
    : **agg**: dros

1326   ▽ extensions | O localizations | ● Künzli dot

Pain – Lumbar

Back

- **walking – rapidly – agg**: ...
  . **pinching** pain: dros
  : **slowly**:
  : **amel**: bell **Ferr** *Puls*
  . **cramping**: bell
  . **sore**: *Puls*
  : **uneven** ground agg; on (*↗jar*): podo *Thuj*
- **warm**:
  : **applications**:
    : **amel**: *Calc-f* caust *Rhus-t*
    . **aching**: calc-f caust *Rhus-t*
  : **room**:
    : **entering** a warm room; when: gels
    . **aching**: gels
- **warm** in bed agg; becoming: rhus-t
- **washing** agg; after: aloe aml-ns calc-caust equis-h gamb myric *Podo* ptel *Sulph*
  : **aching**: aloe aml-ns calc-caust equis-h gamb myric *Podo* ptel *Sulph*
- **weather**:
  : **change** of weather: rhod
  : **cold** agg: allox
  : **wet**:
    : **agg**: *Calc* **Dulc** *Ran-b* **Rhod** *Rhus-t*
    . **sore**: **Rhod** *Rhus-t*
    : **amel**: allox
- **wet**; getting:
  : **after**: **Dulc**
    : **lameness**: **Dulc**
  : **agg**: rhus-t
- **writing** agg: laur
- **yawning** agg: am-m
  : **pressing** pain: am-m
- ▽ **extending** to:
  : **Abdomen**: bar-c *Berb* bry cham cina kali-c kreos lach lil-t lyc nat-c puls *Ran-b* ruta sabin sep sulph vib
  : **sore**: bar-c nat-c
  : **sprained**; as if: lach
  : **stitching** pain: kali-c puls *Ran-b*
  : **Around**: **Berb**
  . **Thighs**; and down: vib
  : **Ilium** to ovaries and uterus; over: vib
  : **Abdomen**; across: bar-c
  : **burning**: bar-c
  : **Abdomen**; walls of: cham
  : **drawing** pain: cham
  : **Arm**; to right upper and left lower: alum
  : **Arms**: rhod
  : **Arms**; into: carb-v kali-bi
  : **drawing** pain: carb-v kali-bi
  : **Axilla**: canth
  : **stitching** pain: canth
  : **Back**: *Chel*
  : **cutting** pain: *Chel*
  : **Back**; up the: ars aspar dirc *Gels* kali-c *Lach* led nat-ar nux-v

- **extending** to – **Back**; up the: ...
  : **drawing** pain: *Ars* aspar *Gels* kali-c *Lach* led nux-v
  : **Bladder** and groins: bell
  : **cramping**: bell
  : **pressing** pain: bell
  : **Body**:
    : **Around** the: acon caust cham *Cimic*
    : **Whole**; over the: berb mez
  : **Calves**: berb ph-ac tep
  : **drawing** pain: tep
  : **Calves** and feet:
  : **motion** agg: zinc
  . **cutting** pain: zinc
  : **Cervical** region: alum
  : **gnawing** pain: alum
  : **Chest**: kali-c zinc
  : **left**: kali-c
  : **stitching** pain: kali-c zinc
  : **Coccyx**: carb-v equis-h hura
  : **drawing** pain: carb-v
  : **lancinating**: hura
  : **pressing** pain: carb-v
  : **Downward**:
  : **stooping** agg: staph
  : **Upward**; and: *Kali-c*
  . **walking** agg: hep
  : **Epigastric** region: sulph
  : **night**: lyc
  . **cramping**: lyc
  : **Extremities**: *Ign Kali-c*
  : **stitching** pain: *Ign Kali-c*
  : **Feet**: *Borx* kali-m lyc lyss sep still
  : **lancinating**: kali-m
  : **pressing** pain: borx
  : **Genitals**: berb *Carl* dros erig sars
  : **Gluteal** muscles: *Aesc* **Kali-c**
  : **labor**-like: **Kali-c**
  : **sprained**; as if: *Aesc*
  : **Gluteal** muscles and thighs: **Kali-c**
  : **Gluteal** regions and hips: **Kali-c**
  : **stitching** pain: **Kali-c**
  : **Groin**: *Bell Sulph*
  : **right**: ran-b
  . **stitching** pain: ran-b
  : **evening**: lact
  . **drawing** pain: lact
  : **menses**; during: sulph
  . **dragging**: *Sulph*
  : **pressing** pain: **Sulph**
  : **urination** agg; after: sul-ac
  . **drawing** pain: sul-ac
  : **walking** agg: coloc
  . **stitching** pain: coloc
  : **Down** legs; and: plat
  : **Hips**: *Aesc* agar am-c *Am-m* **Bol-la** carb-v *Ferr* gels kali-bi *Lach* lyc mosch *Nux-v* pall rhus-v ruta *Sep Sil* sulph

All author references are available on the CD

1327

Back

Pain – Lumbar

- **extending** to – **Hips**: ...
  - **morning | rising** agg: euphr thuj
  - **afternoon** and evening: sep
  - **sprained**; as if: sep
  - **cutting** pain: gels
  - **drawing** pain: lach rhus-v
  - **pressing** pain: lyc
  - **tearing** pain: carb-v
  - **Above** hip:
    - sitting and standing; on: **Valer**
    - **sprained**; as if: **Valer**
  - **And** legs:
    - **afternoon**: ars dios
    - **menses**; during: nit-ac
    - **Umbilical** region; over the hips, then to the:
    - **rubbing | amel**: lil-t
- **Hypochondrium**:
  - **morning | waking**; on: kali-n
- **Knee**: plb psor ruta sulph
  - **stitching** pain: psor
- **Legs**: agar am-c **Berb Borx** carl cinnb coloc dios dulc eupi hep ign *Kali-bi* **Kali-c** kali-m *Lach* lyc lyss nat-ar nit-ac ox-ac ph-ac pic-ac plat sep *Sil* stann stry tarent
  - **drawing** pain: am-c cinnb *Lach* sep
  - **motion** agg: pic-ac
  - **pressing** pain: berb
  - **sore**: berb hep
  - **stitching** pain: eupi *Kali-bi* kali-m ox-ac *Sil* stry
  - **stool** agg; during: agar grat
- **Limbs | bending** backward and on raising the body; on: carl
- **Linea** alba; in a circle to: carl
  - **tearing** pain: caust
- **Liver**: *Lach*
  - **stitching** pain: *Lach*
- **Loins** and pubes: *Vib*
  - **labor**-like: *Vib*
- **Lung**; left: sep
  - **stitching** pain: sep
- **Nates**: Kali-c thuj
  - 3 h: **Kali-c**
  - **stitching** pain: **Kali-c**
  - **morning**:
    - **rising** agg: thuj
    - **drawing** pain: thuj
- **Occiput**: led
  - **tearing** pain: led
- **Outward**: berb
- **Patella** and back: tarent
- **Pectoral** muscles and arms, after riding: brach
- **Pelvis**: aloe *Arg-n* aur-m berb cham *Cimic* eupi ham sil tep *Vario* visc
  - **drawing** pain: *Arg-n* aur-m berb cham *Cimic* eupi ham sil tep *Vario* visc
  - **Posterior** part of pelvis and thighs: **Berb**
- **Penis**: dros
  - **drawing** pain: dros

- **extending** to – **Penis**: ...
  - **stitching** pain: dros
- **Perineum**: canth
- **Pit** of stomach: nicc rat thuj
  - **stitching** pain: nicc rat thuj
- **Pubic** bones: *Cycl* mag-c **Sabin** vib xan
  - **cutting** pain: mag-c
  - **drawing** pain: **Sabin** vib xan
  - **labor**-like: *Cycl Sabin*
- **Pubis** and inguinal region: carl kreos
  - **stitching** pain: carl kreos
- **Rectum**: aloe calc coc-c lach lyc nat-c sulph
  - **dragging**: calc
  - **drawing** pain: coc-c
  - **stitching** pain: lyc
- **Rectum** and vagina:
  - **standing**:
    - **amel**: kreos
    - **constricting** pain: kreos
- **Ribs**: caust
  - **stitching** pain: caust
- **Ribs** and ilium; between: *Teucr*
  - **tearing** pain: *Teucr*
- **Sacrum**: cimic *Nux-m*
- **Coccyx**: sulph
- **Thighs**; and: kali-bi
- **Scapulae**: sulph
  - **right**: lyc mag-m
- **Short** ribs; below the: **Lyc**
  - **pressing** pain: **Lyc**
- **Shoulders**: ars indg
  - **drawing** pain: *Ars* indg
- **Side** and shoulder; right: clem
  - **burning**: clem
- **Side**; into: nux-v
  - **constricting** pain: nux-v
- **Side**; toward the right | **rising** from bending; after: ox-ac
- **Spermatic** cords; down the | **ejaculation**; after: sars
- **Spine** in zigzags to scapular region; along: euon
  - **stitching** pain: euon
- **Spine** to between scapulae; up the: ars phos sep sil thuj
  - **burning**: ars phos sep sil thuj
- **Stomach**: lyc nicc nit-ac puls sulph thuj
  - **drawing** pain: nit-ac puls
  - **stitching** pain: nicc
- **Testes**: abrot erig sulph
  - **cough** agg; during: osm
  - **pressing** pain: osm
  - **drawing** pain: erig
- **Thighs**: agar am-m ant-t bell **Berb** bry carb-ac carb-an cham cinnb coloc dulc hep *Kali-bi* **Kali-c** kreos *Lyc* nat-m nit-ac nux-v ox-ac phyt ruta sang sep stann sulph xanth
  - **drawing** pain: agar berb cinnb *Dulc* kali-bi kreos stann

1328   ▽ extensions | O localizations | ● Künzli dot

Back

Pain – Lumbar

- extending to – **Thighs**: ...
  : **inspiration** agg: carb-an nat-m
  . **stitching** pain: carb-an nat-m
  : **labor**; during: bell
  . **drawing** pain: bell
  : **lameness**: cham
  : **sore**: lyc
  : **stitching** pain: *Kali-bi Kali-c* nit-ac *Nux-v*
  : **stool** agg; during: kreos *Nux-v* stann
  . **drawing** pain: kreos *Nux-v* stann
  : **Posterior** portion of: **Berb**
  : **Toes**: eupi
  : **stitching** pain: eupi
  : **tearing** pain: eupi
  : **Transversely**: cupr nat-m sulph
  : **stitching** pain: cupr nat-m sulph
  : **Umbilicus**: prun rhus-v
  : **stitching** pain: prun
  : **Upward**: acon alum ars bell clem dirc kreos lach led nux-v puls rad-br
  : **fan**; like a: *Lach*
  : **sitting** agg: meny
  : **stooping** agg: arn *Sil*
  : **Urethra**: lach
  : **stitching** pain: lach
  : **Uterus**: elaps helon *Nat-m*
  : **cutting** pain: helon
  : **stitching** pain: *Nat-m*
  : **Vagina**: kreos
  : **stitching** pain: kreos
  o **Flanks**: am-m
- **Hip**; above:
  : **motion** in bed agg: lil-t
  : **drawing** pain: lil-t
- **Hips**; above: ars bell carb-an castm caust dulc kali-bi staph thuj
  : **left**: phos
  : **stitching** pain: phos
  : **aching**: bell dulc kali-bi
  : **sore**: ars castm dulc staph
  : **stitching** pain: carb-an caust thuj
- **Ilium**: agar eupi form hell iris ruta
  : **Attachment** of muscles: camph *Form Tarent*
  : **Between** ribs and ilium: caust
  : **stitching** pain: caust
  : **Crest** of: carb-an
  : **right**:
    . **morning**:
      sitting down agg but standing and walking amel; on:
        extending to | **Thigh**: staph
    : **pressing** pain: carb-an
    : **sore**: carb-an
- **Kidneys**; above: apis helon merc-c phyt solid
  : **sore**: apis helon merc-c phyt solid
- **Muscles**: malar
  : **dull** pain: malar

Pain – Lumbosacral

- **Lumbar** region: ...
- **Ribs**:
  : **Last**: *Caust* merc ph-ac **Ran-b**
  : **sore**: ph-ac **Ran-b**
  : **stitching** pain: *Caust* merc
  : **Last**; near: kali-bi lyss
  : **burning**: kali-bi lyss
- **Skin**; below the: puls
- **Spine**: bell cact *Calc Calc-p Chel* con kali-i *Kalm* kreos phos plb psil psor sabin sarr thuj verb
  : **forenoon**: bry
  : **drawing** pain: con
  : **motion** agg: lyc
  : **stitching** pain: phos verb
- **Spot**; in a: bar-c mang *Ph-ac* rhus-t zinc
  : **burning**: bar-c mang *Ph-ac* rhus-t zinc
- **Vertebrae**: agar am-m arg-met aur berb bry chel dig **Kreos** mez mur-ac nux-m ph-ac phos prun puls stann thuj
  : **bending** backward after stooping; when: chel
  : **tearing** pain | **torn** apart; as if: chel
  : **sitting** bent forward agg: carb-v
  : **pinching** pain: carb-v
  : **walking**:
    : **agg**: chel
    . **tearing** pain | **torn** apart; as if: chel
  : **Fourth**: puls
  : **pressing** pain: puls
  : **Last**: acon aesc cham *Nat-s* pic-ac plat
  : **burning**: acon aesc cham pic-ac
  : **sore**: acon aesc cham *Nat-s* plat
- **Waist** line: calc mur-ac rumx sars sil tarent
  : **aching**: calc mur-ac rumx sars sil tarent
- **Lumbosacral** region: acon **Aesc** agar allox ant-t asc-t aspar carb-ac carb-an carbn-s *Cimic* cocc colch coloc dios dulc gels helon hura lil-t lyss med **Onos** *Phos* **Puls** rad-br sil sulph tub vario visc
- **morning**: carbn-s ign
- **forenoon** | **11 h**: pert-vc
- **night**: *Aesc* carb-ac
  : **aching**: *Aesc*
  : **aching**: **Aesc** asc-t aspar *Cimic* colch dios gels hura lil-t **Onos** *Phos* sil visc
- **alternating** with | **Head**; pain in (See HEAD - Pain - alternating - lumbosacral)
- **bed** agg; in: allox
- **coition**: agar
- **cough** agg; during: phos
- **kneeling** agg: allox
- **lying**:
  : **back**; on | **amel**: puls
  : **side**; on | **agg**: puls
- **menses**; during: tub
- **pressure** agg: tub
- **rising** agg: allox
- **standing** agg: allox but-ac
  : **dull** pain: but-ac
- **standing** and walking; while: phos

Pain – Lumbosacral / Back / Pain – Sacral

- **standing** and walking; while: ...
  : **lifting** too heavy a weight; as from: phos
- **stooping** agg: *Aesc* allox
- **turning** in bed agg: sulph
- **walking**:
  : **agg**: tub
  : **amel**: allox rad-br
- **weather**:
  : **hot** | **amel**: allox
  : **wet** | **agg**: allox
- **women**; in: thymol
  : **stitching** pain: thymol
- ▽ **extending** to:
  : **Abdomen**: vario
  : **Hip**: but-ac
  : **dull** pain: but-ac
  : **Ilium** ending in cramp in uterus; over: sep vib
  : **Legs**; down the: allox med tub
  : **Uterus**: helon
- **Muscles**:
  ○ **Psoas** muscles: *All-s*
- **Sacral** region: abrot absin acon act-sp **Aesc Agar** agn ail *All-c* all-s aloe *Alum* alum-p alum-sil am-c am-m ambr ang ant-c **Ant-t** *Apis Arg-met* arg-n arn *Ars* ars-i ars-s-f asaf aster aur aur-ar aur-i aur-s bad *Bapt Bar-c* bar-i bar-s **Bell Berb** borx *Bry* calad **Calc** calc-i *Calc-p* calc-s calc-sil cann-s cann-xyz canth *Caps* carb-ac *Carb-an Carb-v* carbn-s carc caul *Caust* cench cham chel *Chin* chinin-ar cic *Cimic Cimx* cina cinnb cob coc-c cocc coff colch *Coloc* com con cor-r croc cupr cupr-ar dig *Dios Dulc* eup-per eup-pur ferr ferr-i fl-ac form gamb **Gels** glon *Graph* guare ham *Helon Hep Hyper Ign* iod jug-r kali-ar *Kali-bi* kali-br *Kali-c* kali-i kali-m kali-n *Kali-p* kali-s kali-sil *Kreos Lac-c Lach* lachn lact lam *Laur* lec led *Lept Lil-t* lith-c *Lob* **Lyc** *Lyss* mag-c mag-m mag-s *Med* meli meny *Merc* merl mez mosch **Mur-ac** murx naja nat-ar nat-c *Nat-m* nat-p *Nat-s* nicc **Nit-ac Nux-m** *Nux-v* ol-an ol-j *Onos* op ox-ac pen petr ph-ac phel *Phos* phys *Phyt* pic-ac plan plat plb *Podo Psor* ptel **Puls** ran-b ran-s rhod *Rhus-t Rhus-t Ruta Sabad* sabin samb sang sanic sarr sars *Sec* senec seneg **Sep** *Sil* spong squil staph stram stront-c sul-ac sul-i *Sulph* syph tarax tarent **Tell** ter *Thuj* tub ust valer **Vario** verat visc xan zinc zinc-p zing
- **daytime**: lil-t
- **morning**: all-s ang calad ign kali-bi kali-n lac-c lil-t nat-m petr phos **Puls** sel *Staph* sulph thuj verat
  : **coition**; during: kali-bi
  : **cutting** pain: all-s
  : **drawing** pain: kali-bi lil-t
  : **increasing** during the day: sanic
  : **waking**; on: carb-v carbn-s *Kali-bi*
- **afternoon**: colch
  : **16 h**: lachn
  : **burning**: lachn
- **evening**: agar bar-c lac-c led limen-b-c naja nit-ac petr puls sep ter
  : **amel**: lil-t
  : **drawing** pain: bar-c

- **Sacral** region – **evening**: ...
  : **pressing** pain: *Puls*
- **night**: am-c ang arg-n cench cham chin colch kali-bi lach lyc mag-c mag-s nat-s nux-v *Puls* staph
  : **midnight**:
  : **after** | **1 h**: staph
  : **bed**; driving out of: mag-c
  : **pressing** pain: ang
  : **waking** him frequently: colch
- **accompanied** by:
  : **diarrhea** (See RECT - Diarrhea - accompanied - back - pain - sacral)
  : **dysentery** (See RECT - Dysentery - accompanied - back - pain - sacral)
  : **hemorrhoids** (See RECT - Hemorrhoids - accompanied - sacrum)
  : **pollutions**; nightly: **Cob**
- **afterpains**: sulph
- **alternating** with | **Occiput**; aching in (See HEAD - Pain - occiput - alternating - sacrum)
- **bending**:
  : **backward**:
    : **agg**: bar-c con mang plat **Puls** rhus-t
    . **cutting** pain: rhus-t
    . **drawing** pain: bar-c
    : **amel**: lac-c puls
  : **forward**:
    : **agg**: allox samb
    . **cutting** pain: samb
    : **amel**: sang
- **blowing** the nose agg: arg-n
- **boring** pain: acon calad led
- **breathing** agg: berb carb-an carb-v **Merc** ruta sel spig sulph tarax
  : **stitching** pain: carb-an **Merc** spig
- **burning**: borx *Carb-v* colch coloc *Ferr Helon* kreos lachn mur-ac murx nat-c ph-ac phos *Podo* rhus-t sabin sep sil staph sulph tarent ter thuj visc
  : **sticking** pain: mur-ac
- **chill**; during: ars gamb hyos **Nux-v** psor verat
- **coition**: *Agar* calc *Calc-p* kali-bi *Kali-c* nat-c *Petr Phos* **Sep** *Sil* staph
- **cold**; after taking a: *Dulc* nit-ac
- **cough** agg; during: am-c *Bry Chel* merc nit-ac sulph *Tell*
  : **stitching** pain: bry
- **cutting** pain: ail all-s alum arg-n *Bell Calc-p* dig gamb *Gels* guare helon kali-bi lob mag-m nat-m nat-p nat-s rhus-t samb senec *Sulph*
- **delivery**; after: phos
- **diarrhea**:
  : **during**: nux-v
  : **drawing** pain: nux-v
  : **with** (See RECT - Diarrhea - accompanied - back - pain - sacral)
- **drawing** pain: acon *Am-c* ang *Ant-c* arg-n aster *Bar-c* bell carb-an *Chel Chin* cocc colch croc dig *Dios* dulc *Helon* hep ign kali-bi **Kali-c** kali-sil led lyc med mur-ac nat-c nat-m **Nux-v** sabin

1330 ▽ extensions | ○ localizations | ● Künzli dot

- **drawing** pain: ...
  samb sil spong stram sul-ac *Sulph* ter *Thuj* valer verat zing
  : **flatus**; as from obstructed: nat-c
- **dysentery**, with (See RECT - Dysentery - accompanied - back - pain - sacral)
- **emissions** agg; after: *Graph*
- **exertion** agg: agar rhus-t
- **fall**; as from a: ruta
- **falling**; from: kali-c
- **flatus**; from: agn
- **flatus**; passing | **amel**: *Pic-ac*
- **heat**; during: chin
- **hemorrhoids**; during: calc-f
- **instrumental** delivery, after: **Hyper**
- **jerking** pain: chin fl-ac
- **lameness**: **Aesc** *Calc-p* com dios phos *Rhus-t* **Sil**
  : **lifting**; as from | **straining**; or as from: **Rhus-t** staph
- **laughing** agg: *Tell*
- **leaning** against chair agg: agar
  : **pressing** pain: agar
- **leukorrhea**; during: grat psor
- **lifting** agg: anag bry *Calc* nat-c *Puls Rhus-t Sang* staph
- **lying**:
  : **agg**: agar ap-g **Berb** carb-an chin kali-bi naja nux-v puls tarax thuj zing
  : **compelled**: **Agar** calc-p cimx
  : **pressing** pain: *Berb*
  : **amel**: **Agar** kali-c kali-m *Ruta*
  : **back**; on:
    : **agg**: ap-g bapt bell *Ign* lyc puls *Tell*
    . **drawing** pain: bell
    . **still**; lying: **Rhus-t**
     sore: **Rhus-t**
    : **amel**: *Agar* calc-p puls
    : **must** lie on the back: *Agar* calc-p
    . **stitching** pain: *Agar* calc-p
  : **face**; on the | **amel**: bapt
  : **forward**; with body bent | **amel**: bry
  : **side**; on:
    : **agg**: act-sp *Nat-s* puls
    . **sore**: act-sp *Nat-s*
    : **amel**: *Puls*
    : **right** | **agg**: agar
- **menses**:
  : **before**:
    : **agg**: am-c asar bar-c carb-an caust kali-n lach mag-c nux-m nux-v puls sabal sep *Spong Vib*
    . **sore**: *Spong*
  : **during**:
    : **agg**: *Am-c Am-m Berb* borx calc calc-p calc-s carb-v carbn-s *Caust* cench cham cimic con ferr *Kali-bi* kali-n *Kali-p* kreos laur *Lob* lyc mag-c mag-m med *Nat-c* nat-p phos pitu-a prun *Puls* rat *Sabin* sang *Sars Senec Sulph* vib zinc zing
    . **burning**: carb-v ferr med

- **menses** – **during** – **agg**: ...
  . **cutting** pain: *Senec*
  . **drawing** pain: cham con zing
  . **pressing** pain: ferr
  : **scanty**: asc-c
  : **pressing** pain: asc-c
  : **suppressed** menses; from: lob
- **motion**:
  : **agg**: *Aesc* **Agar** ambr caust chel *Chin* coloc form hura kali-bi lil-t lyc phos phys phyt plan psor **Puls** sars sec tell
  : **stitching** pain: ambr coloc
  : **amel**: aloe ang apoc coloc fl-ac kali-bi *Lac-c Lyc* nat-c **Nux-m** psor **Puls** rhod **Rhus-t** thuj
  : **pressing** pain: aloe
  : **sore**: **Rhus-t**
  : **arm**; of | **agg**: chel
  : **gentle** motion | **amel**: **Puls**
- **paralyzed**; as if: arg-n *Graph*
- **pregnancy**:
  : **during**: **Kali-c**
  : **agg**: mag-c puls valer xan
  : **stitching** pain: **Kali-c**
- **pressing** pain: acon agar *All-c* aloe ambr ang arg-met *Berb* borx cann-s **Carb-an** *Carb-v* caust chel *Ferr Ign* iod *Lyss* mag-m meny mosch mur-ac **Nux-v** phyt *Puls* rhus-t ruta sabin samb *Sec* sep spong tarax thuj verat zinc
  : **blunt** instrument; as from a: mosch
  : **downward**: bell berb merl **Nux-v** sec *Sep*
- **pressure**:
  : **amel**: kali-c led mag-m *Nat-m Sep*
  : **drawing** pain: led
- **raising** leg: bry
- **rheumatic**: ap-g kali-bi kali-p sulph zinc
- **riding** in a carriage agg: lac-c **Nux-m**
- **rising**:
  : **amel**: apoc
  : **lying**; from | **impossible**: **Agar** sil
  : **sitting**; from:
    : **agg**: *Aesc* ant-c bar-c **Calc** *Caust* con ferr *Kali-bi* kali-p *Lac-c* led **Lyc** petr *Phos* psor **Puls** rhod *Sil Staph* **Sulph** tell thuj verat zinc
    . **drawing** pain: *Bar-c Thuj*
    . **lameness**: phos *Sil Sulph*
  : **stooping**; from:
    : **agg**: *Lyc* mur-ac *Phos* sars verat
    . **stitching** pain: mur-ac
- **rubbing**:
  : **amel**: thuj
  : **stitching** pain: thuj
- **sitting**:
  : **after**: aloe asaf berb phos puls
  : **agg**: aesc **Agar** aloe ang ant-t *Apis Arg-met Arg-n* asaf asar bar-c **Bell Berb** borx bufo calc carb-an caust cist cob kali-bi kali-c *Kreos Lac-c Lyc* meny merc nat-ar nat-c nat-s ol-an phel phos prun **Puls**

- **sitting – agg**: ...
  Rhus-t ruta sabad sep spig staph sulph syph ter *Thuj* valer
  : **burning**: borx
  : **drawing** pain: *Bell* carb-an staph *Thuj*
  : **pressing** pain: agar aloe *Berb*
  : **sore**: *Merc* **Rhus-t**
  : **stitching** pain: bar-c nat-s spig staph
  : **bent** forward | **must** sit bent forward: lyc
  : **still**:
    : **long** time agg; for a: allox
    . **dull** pain: allox
- **sneezing** agg: arg-n
- **sore**: *Acon* aesc *Agar* **Alum** alum-p am-c *Am-m* ang arg-met *Arn* ars bapt *Berb Bry* **Calad** carbn-s *Caust* chin cina cinnb **Colch** coloc cor-r dig eup-per ferr *Fl-ac* gamb *Graph Hep* hyper ign kali-bi kali-i kreos lact *Lob* mag-c mag-m meny *Merc* nat-ar nat-c *Nat-m Nat-s Nux-m Nux-v* ox-ac phel *Phos* phyt *Plat* ran-b ran-s rhod **Rhus-t** *Ruta Sabad* sars *Sep* sil spong staph stront-c *Sulph Tell* thuj *Verat*
  : **paralytic** pain in knees on rising from a seat (See sacrum - rising - sitting - after - sore - paralytic; EXTR - Pain - knees - rising - sitting - after - agg. - sore - paralytic)
- **standing**:
  : **agg**: *Agar* carb-an **Con** kali-c led *Lil-t Lith-c* merc *Phos* plan puls rhus-t spong valer verat
  : **cutting** pain: rhus-t
  : **drawing** pain: carb-an led
  : **stitching** pain: **Con** *Lith-c*
  : **amel** (↗*amel. - cutting)*: arg-n bell petr
  : **cutting** pain (↗*amel.)*: petr
  : **drawing** pain: bell
  : **erect**:
    : **impossible**: thuj
    . **drawing** pain: thuj
- **startling**: mur-ac
  : **stitching** pain: mur-ac
- **stepping** agg: acon spong
  : **left** foot; with: spong
  : **pressing** pain: acon spong
- **stitching** pain: acon **Agar** agn aloe ambr ang arn ars asaf bar-c bell berb *Bry* calc *Calc-p* calc-s calc-sil *Carb-an* carb-v chin cocc coloc **Con** dulc hyper ign jug-r kali-bi kali-c kali-i kali-m kali-n kali-sil *Lith-c* lyc mag-c merc mur-ac nat-c nat-m nat-s nicc nit-ac ox-ac *Phos Phyt* plb puls ruta sil spong squil staph *Sulph* tarax tell thuj verat *Zinc*
  : **burning**: mur-ac thuj
  : **jerking** pain: thuj
- **stool**:
  : **after**:
    : **agg**: aesc coloc *Podo* tab
    . **burning**: coloc
    : **amel**: berb indg
    . **stitching** pain: indg
    : **before**: berb carb-v *Dios* kali-n nat-c sars zing

- **stool – before**: ...
  : **drawing** pain: zing
  : **during**:
    : **agg**: *Agar Arg-n* **Carb-an** coloc *Merc-c* **Nux-v** *Podo* sars *Tell*
    : **straining** at | **agg**: *Agar Carb-an Tell*
  : **urging** to:
    : **with**: am-be lil-t *Merc-c* **Nux-v**
    . **pressing** pain: *Merc-c* **Nux-v**
- **stooping**:
  : **agg**: **Aesc** arg-n borx bufo-s dulc kali-bi lac-c lyc meny nat-ar ol-an plb puls rhod ruta samb sars sulph *Tell* thuj verat
  : **cutting** pain: samb
  : **sore**: nat-ar
  : **impossible**: aesc borx puls
- **stretching**:
  : **amel**: alum
  : **leg** | **agg**: bry
- **touch**:
  : **agg**: colch lob
  : **clothes** agg; of: *Lob*
  : **sore**: *Lob*
- **turning**:
  : **bed**; in | **agg**: *Bry Nux-v* **Staph**
  : **left**; to | **amel**: agar
- **ulcerative** pain: *Puls*
- **urination**:
  : **before**: kali-bi
  : **during** | **agg**: *Graph*
- **urine**; on retaining: *Nat-s*
- **walking**:
  : **after** | **agg**: malar nat-c
  : **agg**: acon **Aesc** *Agar* borx bry calad carb-an com form ham kali-bi *Kali-c* nat-ar *Phos* sabad sars spong sulph verat zinc
  : **lameness**: **Aesc** com
  : **pressing** pain: acon spong
  : **sore**: nat-ar
  : **stitching** pain: *Agar* calad
- **air**; in open:
  : **agg**: *Agar*
  . **stitching** pain: *Agar*
  : **amel**: ruta *Tell*
  : **amel**: ang ap-g arg-met arg-n calc cench kali-bi *Lyc* merc nat-ar phos psor rhus-t sep staph sulph *Tell* thuj valer zinc
  : **stitching** pain: staph
- **rapidly**:
  : **agg**: bell *Bry*
  . **drawing** pain: bell *Bry*
- **slowly**:
  : **amel**: bell kali-bi **Puls**
  . **drawing** pain: bell kali-bi
- **warm** bed agg: *Coloc*
  : **burning**: *Coloc*
- **warmth**:
  : **amel**: sulph

1332 ▽ extensions | O localizations | ● Künzli dot

Pain – Sacral

- **warmth – amel**: ...
  : **cutting** pain: sulph
- **weather**:
  : **change** of weather: rhod
  : **cold** agg: allox
  : **wet** | **agg**: allox
- **wood** stretches across; as if a piece of: nux-m
▽ **extending** to:
  : **Anus**: asaf
  : **stitching** pain: asaf
  : **Coccyx** | **sitting** agg: kreos
  : **Down** legs: *Agar* arn bapt cimx *Coloc Graph Lac-c* lyc *Med Pic-ac* plat plb *Sep*
  : **delivery**; after: phyt
  : **stool** agg; after: rhus-t
  : **Great** toe: arn
  : **Feet**: ambr lyc
  : **drawing** pain: ambr
  : **Front**: *Arg-met*
  : **Gluteal** region and hips: **Kali-c**
  : **stitching** pain: **Kali-c**
  : **Groin**: plat *Sabin* **Sulph**
  : **menses**; during: arn plat puls *Sabin* sep **Sulph** vib
  : **Around** pelvis: puls sep
  : **Hips**: **Aesc** berb cimx coloc *Lac-c* pall phyt puls **Sep** ust
  : **right** hip: *Sulph*
  : **Pelvis**; and: arg-n vib
  : **Thighs**; and: *Cimic Lac-c Sep*
  . **labor**; during: *Cimic*
  . **sitting** agg: thuj
  : **Hips** to feet; down outside of: coloc *Phyt*
  : **stitching** pain: coloc *Phyt*
  : **Ilium**: thuj
  : **pressing** pain: thuj
  : **stitching** pain: thuj
  : **Lower** extremities: *Cimic* cimx *Lac-c Lil-t Sep*
  : **Lumbar** region: mur-ac
  : **drawing** pain: mur-ac
  : **Ovarian** region: ust
  : **Pubis**: arg-met helon *Laur* mel-c-s *Sabin* **Sulph**
  : **Bone** to another; from one: sabin
  : **Testis**; from left side to left: thuj
  : **stitching** pain: thuj
  : **Thighs**: arn berb *Cimic Coloc* kali-c kreos nux-v *Sec Sep Sulph Tell* vib
  : **right** | **pressing** at stool or cough agg: **Tell**
  : **drawing** pain: nux-v
  : **sitting** agg: thuj
  : **Trochanter** major: phys
  : **Uterus**: *Cham* helon nat-m syph
○ **Hips**; and: ail
  : **cutting** pain: ail
  • **Spot**; in a small | **night**: kali-bi
- **Sacroiliac** region: allox com cortiso mag-s
  • **right**: cortiso
  : **aching**: cortiso

Back

- **Sacroiliac** region: ...
  • **morning**: cortiso
  : **aching**: cortiso
  • **aching**: allox cortiso
  • **bending** forward agg: allox
  • **break**; as if it would: cortiso
  • **dull** pain: allox
  • **half** bent position; in: cortiso
  : **aching**: cortiso
  • **lying**:
  : **amel**: cortiso
  : **aching**: cortiso
  • **menses**; during: mag-s
  • **motion**:
  : **agg**: allox
  : **aching**: allox
  : **amel**: cortiso
  : **break**; as if it would: cortiso
  • **pressure** of cushion | **amel**: cortiso
  • **pulsating** pain: mag-s
  • **sitting** agg: cortiso
  : **aching**: cortiso
  : **break**; as if it would: cortiso
  • **standing**:
  : **amel**: cortiso
  : **aching**: cortiso
  : **break**; as if it would: cortiso
  • **stooping**:
  : **agg**: allox cortiso
  : **morning**: cortiso
  . **aching**: cortiso
  : **aching**: cortiso
  : **break**; as if it would: cortiso
  : **dull** pain: allox
  : **halfway** agg: cortiso
  : **aching**: cortiso
  • **walking** agg: allox
  : **aching**: allox

Pain – Sacroiliac symphyses

- **Sacroiliac** symphyses: **Aesc** allox *Ant-t* apis *Arg-n Bry* cadm-met *Calc-p* cham *Cimic* coc-c *Coloc* conv cortiso dios equis-h ferr gels hep jug-c mag-s nat-p ol-j phos plb rhus-t rumx sabad spong sulph tell *Thuj* tril-p verat
  • **right**: ign nat-p psil
  • **aching**: **Aesc** *Coloc* jug-c *Sulph*
  • **bandaging** | **amel**: tril-p
  • **burning**: rumx
  • **cutting** pain: nat-p
  • **menses**; during: thuj
  : **sore**: thuj
  • **running** down leg | **women**; in: conv
  • **separated**; as if: calc-p tril-p
  • **sore**: *Calc-p* coc-c hep rumx verat
  • **standing** agg: spong
  • **stitching** pain: phos
  • **stooping** agg: cadm-met
  • **tearing** pain: *Bry*

All author references are available on the CD   1333

Pain – Sacroiliac symphyses

▽ **extending** to:
: **Down** region of sciatic nerves | **delivery**; during: *Cimic*
: **Groin**: *Thuj*
- **Sacrum**: acon **Aesc Agar** alet allox aloe alum am-m ang arg-n arn *Ars* asar aur aur-s *Bapt Bell Berb* borx *Bry* calad *Calc Calc-p Calc-s* calc-sil canth carb-an *Carb-v* carbn-s *Cham* chin *Cimic Coff* colch *Coloc* con croc cupr eug eup-pur *Eupi* fl-ac **Gels** graph *Helon* hep *Ign Kali-bi Kali-c* kali-i kali-m kali-sil kreos *Lach* lil-t *Lyc* mag-m meli *Merc Mez* **Mur-ac** nat-m nux-m *Nux-v* ol-an ol-j op phel *Phos Phyt* plat *Plb* ptel **Puls** rhod *Rhus-t* ruta sabin samb *Sars* sec *Sep Sil* spong *Staph* stram *Sulph* thuj tub ust vario verat *Zinc*
- **morning**: ang calad kali-bi kali-n nat-m *Puls* sel *Staph* thuj
: **aching**: ang calad kali-bi kali-n nat-m sel *Staph* thuj
: **bed** agg; in: petr staph
: **broken**; as if: staph
: **sprained**; as if: petr
: **labor**-like: *Puls*
- **evening**: canth led *Sep* ter
: **aching**: led *Sep* ter
: **bed**; after going to: naja
: **gnawing** pain: naja
: **gnawing** pain: canth
- **night**: arg-n kali-bi
: **aching**: arg-n kali-bi
: **rising** and walking about; after:
: **amel**: ang
. **broken**; as if: ang
- **aching**: acon **Aesc Agar** alum arg-n aur aur-s *Bapt* borx calad *Calc Calc-p Calc-s* calc-sil canth carb-an *Carb-v* carbn-s cham chin *Cimic Coff* colch con eug eup-pur fl-ac **Gels** graph *Helon* hep *Ign Kali-bi* kali-c kali-m kali-sil *Lach* lil-t lyc *Merc* **Mur-ac** nat-m *Nux-v* ol-j op *Phyt* ptel **Puls** *Rhus-t Sep Sil* staph stram *Sulph* vario verat zinc
: **flesh** were detached from bones; as if: acon kali-bi
- **break**; as if it would: agar allox aloe *Berb* cimic kali-c
- **broken**; as if: acon *Aesc* agar alum am-m ang arn *Ars* bry *Calc-p* carb-an *Eupi* graph hep lyc meli nux-m nux-v *Phos* plat rhus-t ruta sabin *Staph* verat
- **burrowing**: calad
- **cough**; with: *Phos*
: **broken**; as if: *Phos*
- **cramping**: *Bell* ptel thuj
- **crushed**, as if: sil
- **dislocated**; as if: agar nux-v tub
- **dragging**: alet *Carb-v* helon *Sep* ust
- **gnawing** pain: alum phos
- **labor**-like: *Cham Cimic* croc *Kali-c* kali-i kreos **Puls** *Sars* sec sep *Sulph*
- **lancinating**: cupr *Plb* samb *Zinc*
- **lying**:
: **agg**: berb

1334

Back

- **Sacrum** – **lying** – **agg**: ...
: **break**; as if it would: berb carb-an
- **menses**; before: *Vib*
: **aching**: *Vib*
- **motion**:
: **agg**: *Aesc Colch*
: **aching**: *Aesc Colch*
: **amel**: kali-bi
. **aching**: kali-bi
- **pressure**:
: **amel**: allox colch mag-m *Sep*
. **aching**: colch *Sep*
. **break**; as if it would: allox
. **tearing** pain: mag-m
- **rising**:
: **sitting**; from:
: **after**: *Verat*
. **sore** | **paralytic**: *Verat*
. **agg**: zinc
. **aching**: zinc
- **sitting**:
: **agg**: *Agar* berb borx petr spong
: **aching**: *Agar* borx
: **break**; as if it would: berb
: **sprained**; as if: petr
. **tearing** pain: spong
: **erect**:
. **agg**: lyc
. **tearing** pain: lyc
- **sprained**; as if: agar *Calc* lach ol-an rhod sulph
- **stooping** agg: **Aesc** borx kali-bi
: **aching**: Aesc borx
: **crushed**, as if: kali-bi
- **stretching**:
: **amel**: alum
: **gnawing** pain: alum
- **tearing** pain: *Aesc* asar *Bry Coloc* helon *Lyc* mag-m *Mez* mur-ac sabin spong zinc
- **walking**:
: **agg**: **Aesc** asar *Calc-p* Colch
: **aching**: *Aesc Colch*
: **broken**; as if: *Calc-p* carb-an
: **tearing** pain: asar
: **amel**: calc phos rhus-t sep sulph zinc
. **aching**: calc phos rhus-t sep sulph zinc
▽ **extending** to:
: **Coccyx**: zinc
: **Coccyx** and thighs: thuj
. **tearing** pain: thuj
: **Lower** extremities: calc-ar *Cimic Lil-t Sep*
. **aching**: calc-ar *Cimic Lil-t Sep*
: **Lumbar** region; toward: mur-ac
. **tearing** pain: mur-ac
: **Nates**: helon
. **dragging**: helon
: **Occiput**: led
. **tearing** pain: led
: **Sciatic** nerve; down the: *Coloc*

Pain – Sacrum

▽ extensions | O localizations | ● Künzli dot

Pain – Sacrum **Back** Pain – Spine

- **extending** to – **Sciatic** nerve; down the: ...
  - **tearing** pain: *Coloc*
  - **Thighs**: cham
  - **labor**-like: cham
- o **Coccyx**; and: nux-v
- **Hips**; and:
  - **walking** agg: **Aesc**
  - **tearing** pain: **Aesc**
- **Sacroiliac** symphyses: calc-p
  - **dislocated**; as if | **separated**; as if: calc-p
  - **walking**:
    - **agg**: *Calc-p*
    - **dislocated**; as if | **separated**; as if: *Calc-p*
- **Spinal cord**: lact-v
- **Spine**: abrot acon adon aesc *Aeth* **Agar** alum alum-p alum-sil ambr anac *Ang* ant-c ant-t apis aran *Arg-n* **Arn** ars *Asaf* **Atro** aur aur-ar aur-s bapt bar-s *Bell* **Bell-p** benz-ac *Berb* borx brach cact *Calc* calc-i calc-p calc-sil camph cann-xyz **Caps** *Carb-ac* carb-v carc card-m caul *Caust* cham **Chel** chin chinin-ar **Chinin-s Cimic** *Cina* cinch cinnb cob *Cocc* colch coloc colocin *Con Crot-c* crot-h *Cupr* cur cycl daph dios elaps eup-per euph ferr-i franc *Gels* glon **Graph** *Gua* ham hell helon *Hep* hura hyper ign iod iodof jatr-c kali-act *Kali-ar* kali-bi *Kali-c* kali-fcy kali-i *Kali-p* kali-sil *Kalm* lac-ac *Lac-c* lac-d *Lach* lachn lact lact-v *Lec* led leptos-ih lil-t lob-s *Lyc* lycps-v **Lyss** mag-c mag-m mag-p mang med menis meph *Merc* merc-i-f merc-i-r methyl mez morph mosch mur-ac *Naja* *Nat-ar* *Nat-c* **Nat-m Nat-p** nat-s nicc nicc-s nit-ac *Nux-m Nux-v* oena ol-j *Ox-ac* par paraf *Petr* **Ph-ac** **Phos** phys *Phyt* **Pic-ac** plan *Plat* plb podo polyg-h *Puls* ran-b *Rat* *Rhus-t* *Ruta* sabad samb *Sang Sars* sec sep *Sil* spig spong squil staph stram stry stry-p sul-ac sulph sumb syph tab tanac tarent *Tell* tep ther thuj tub upa valer verat *Vib* xan **Zinc** zinc-p zinc-val
- **right**: kali-c
  - **burning**: kali-c
- **morning**: agar aur euphr mag-m
  - **rising** agg; after: sulph
  - **sore**: agar mag-m
  - **waking**; on: euphr
  - **stitching** pain: euphr
- **afternoon**: stront-c
  - **walking** agg: stront-c
  - **drawing** pain: stront-c
- **evening**: mag-c mez
  - **bed** agg; in: kali-bi mag-m
  - **drawing** pain: kali-bi
  - **stitching** pain: mag-c mez
- **night**: *Ph-ac*
  - **midnight**:
    - **after**: ant-s-aur
    - **drawing** pain: ant-s-aur
  - **burning**: *Ph-ac*
  - **weakness** of extremities; with: arg-n
- **accompanied** by:
  - **priapism**: pic-ac
  - **Uterus**; complaints of the: visc

- **Spine**: ...
  - **aching**: **Agar** alum-sil asaf calc-p *Carb-v* **Chel** chinin-ar gels lac-ac *Lac-c* **Lach** lycps-v lyss nat-m *Nux-m* ol-j *Sil* stry-p syph **Tell** *Zinc*
  - **dull** sensation as from fullness of blood: phos
- **alternating** with:
  - **Stomach**; pain in: paraf
  - **Throat**; pain in:
    - **accompanied** by | **Stomach**; pain in: paraf
- **anger**; after: coloc
- **bending**:
  - **backward**:
    - **agg**: *Calc Chel* dios mang peti
    - **must** bend backward: bism
    - **pressing** pain: bism
- **breathing**:
  - **agg**: dulc
  - **stitching** pain: dulc
  - **deep** | **agg**: *Chel* led *Ruta*
- **burning**: acon agar alum alum-sil **Ars** *Asaf* bar-s *Bell* cham cocc *Gels* glon *Gua* helon kali-bi kali-c kali-fcy kali-p **Kalm** **Lach** lachn *Lyc* mag-m *Med* mur-ac *Nat-c* nat-p nux-v *Ph-ac* **Phos** plb puls ran-b *Sec Sep* stry-p sulph tab *Thuj Verat Zinc* zinc-p
  - **accompanied** by | **Head**; pain in: pic-ac
  - **shooting** pain: acon
  - **stitching** pain: mag-m zinc
- **circle** from spine to abdomen; in a: acon
- **cutting** pain: acon
- **coition**; after: nit-ac
- **drawing** pain: nit-ac
- **cold** air agg: ran-b
- **convulsions**; after: acon
- **cough** agg; during: **Bell** nat-m
- **cramping**: euph
- **cutting** pain: elaps nat-s polyg-h
- **digging** pain: kali-i
- **dinner**; after: *Agar* cob
- **drawing** pain: *Bell* berb *Caps* carb-v chin chinin-ar *Cimic Cina* colch *Con* cycl daph mosch *Nat-m* nux-m nux-v phys *Ruta* sulph *Thuj* verat *Zinc*
- **eating**; after: *Agar Kali-c*
- **exertion**; physical: pic-ac
  - **burning**: pic-ac
- **fall**; as from a: ruta
- **fever**; during: *Chinin-s Cocc*
  - **sore**: *Chinin-s Cocc*
- **footsteps**: *Nux-v* **Ther**
  - **sore**: *Nux-v* **Ther**
- **gnawing** pain: **Bell** mag-m
- **hysterical**: *Kali-br*
  - **sore**: *Kali-br*
- **inspiration** agg: chinin-s led
  - **pressing** pain: led
  - **stitching** pain: led

All author references are available on the CD   1335

Pain – Spine — Back — Pain – Spine

- **jar**:
  - **agg** (*↗jar agg.*): acon alum-sil **Bell Graph** podo *Sulph Ther Thuj*
  - **bed** agg; jar of: **Bell Graph** *Lach* **Sil Ther** *Thuj*
  - aching: **Bell Graph**
  - sore: **Bell** *Graph Lach* **Sil Ther** *Thuj*
- **leaning** against chair agg: **Agar** plb **Ther**
  - sore: **Agar** plb **Ther**
- **lying**:
  - agg: *Lyc*
  - burning: *Lyc*
  - back; on:
    - agg: mag-m *Nat-m*
    - sore: mag-m
    - amel:
      - pressure; with hard: *Nat-m*
      - sore: *Nat-m*
  - hard; on something:
    - amel: *Nat-m*
    - sore: *Nat-m*
- **lying** down agg: *Nat-m*
- **menses**; during: thuj
  - sore: thuj
- **mental** exertion agg: *Pic-ac Sil*
  - burning: *Pic-ac Sil*
- **motion**:
  - agg: aesc *Agar* hyper meph *Merc* ther
  - sore: ther
  - stitching pain: hyper meph
  - amel: euphr mag-m *Ph-ac*
  - burning | stitching pain: mag-m
- **arms**; of | agg: ang
- **neuralgic**: par
- **noise** agg: ars ther
  - sore: ther
- **pinching** pain: ph-ac
- **pressing** pain: benz-ac led phos samb sep spong
- **pressure**:
  - agg: ang plat tarent
  - sore: plat tarent
  - amel: verat
  - pressing pain: verat
- **slight**:
  - agg: stram
  - sore: stram
- **pulsating** pain: agar *Lach* merc-i-f sumb thuj
- **relieving** the headache: kali-p
- **rheumatic**: caul nat-s puls
- **riding** in a carriage agg: alum-sil
- **rubbing**:
  - amel: phos
  - burning: phos
- **rubbing** against each other; as if vertebrae are (*↗Gliding - dorsal - vertebrae*; *Gliding - lumbar - vertebrae*): ant-t
- **sewing** machine; from using a: agar *Cimic Nux-v* ran-b
  - sore: agar *Cimic Nux-v* ran-b

- **sexual** excesses; after: agar kali-p nat-m
  - sore: agar kali-p nat-m
- **shock**, on riding in a carriage; as from a: petr *Ther*
- **sitting**:
  - agg: helon *Ph-ac Ruta* spong *Zinc* zinc-p
  - aching: helon
  - burning: **Zinc**
  - sore: ruta
  - stitching pain: ruta
  - amel: mur-ac
  - pressing pain: mur-ac
- **erect**:
  - agg: spong
  - pressing pain: spong
- **sitting** and stooping, like a painful weakness; while: zinc
  - drawing pain: zinc
- **small** place in: agar
  - burning: agar
- **sore** (= spinal irritation): aesc **Agar** alum-p alum-sil ambr *Ang* ant-c apis arg-n *Arn* ars *Atro* bapt **Bell** *Bell-p Benz-ac* berb *Calc* calc-i calc-p calc-sil *Carb-ac* calc-p am caul caust *Chel* **Chin** chinin-ar **Chinin-s** *Cimic* cinch cob *Cocc Crot-c* crot-h *Cupr Dios* eup-per gels *Glon* **Graph** *Gua* hell *Hep* hyper *Ign* iod iodof *Kali-ar Kali-c* kali-i **Kali-p** *Lac-c* **Lach Lec** lil-t **Lyss** mag-m mag-p *Med* merc-i-r methyl *Naja Nat-ar Nat-c* **Nat-m Nat-p** *Nat-s* nicc **Nux-v** *Ol-j* ox-ac **Phos** phys *Phyt* pic-ac plan *Plat* podo **Puls** *Ran-b* **Rat Rhus-t Ruta** sabad *Sang Sars* sec *Sep* **Sil** spig squil staph stram stry-p sulph tanac *Tarent Tell* **Ther** *Thuj* tub valer verat *Vib* **Zinc** zinc-val
- **standing**:
  - agg: nit-ac *Ph-ac*
  - stitching pain: nit-ac
  - amel: mur-ac
  - pressing pain: mur-ac
- **stimulants**: *Zinc*
- **stitching** pain: *Agar* **Bell Berb** borx calc-p caps chin *Cocc* dulc elaps *Hyper* ign kali-bi led meph mez *Nit-ac* olnd *Petr Phos* phys ran-b rat sabad sul-ac tanac
  - jerking pain: ph-ac
  - needles in; as if icy: agar cocc
  - pulsating pain: dulc
  - upward: cocc *Petr*
- **stool** agg; during: *Phos*
- **stooping**:
  - agg: *Agar* daph sulph zinc
  - drawing pain | upward: sulph
- **stretching** out: med
  - sore: med
- **swallowing** agg: caust kali-c
  - pressing pain: kali-c
- **tearing** pain: acon alum aur-s berb calc-p camph caps chel chin chinin-s *Cina* cocc **Hyper** mag-c *Mang* nat-m *Nat-s* nux-v

1336

Back

Pain – Spine

- **tearing** pain: ...
  - **downward:** *Cina Mang* nat-m
  - **drawing** pain: *Caps*
- **thunderstorm**; before: *Agar Phos*
  - **sore:** *Agar Phos*
- **touch** agg: calc-sil chinin-s lac-c tarent zinc-p
  - **sore:** calc-sil tarent zinc-p
- **twitching:** cina
  - **tearing** pain: cina
- **walking:**
  - **about:**
    - **amel:** cina euphr
    - **stitching** pain: cina euphr
  - **agg:** cocc kali-c *Mur-ac* nat-m par *Ruta* sep stront-c verat
    - **pressing** pain: mur-ac verat
    - **sore:** *Ruta* verat
  - **air** agg; in open: mur-ac
    - **pressing** pain: mur-ac
    - **amel:** *Ph-ac* sep zinc zinc-p
    - **burning:** zinc
- **warm** applications | **amel:** mag-p
- ▽ **extending** to:
  - **Abdomen:** meny
    - **cutting** pain: meny
  - **Anterior** superior spinous process of left ilium: dros
    - **tearing** pain: dros
  - **Chest:** ferr-i stry-p
  - **Downward:** *Berb* cur cycl glon kalm lil-t mang nat-m phys ust
    - **throwing** shoulders forward agg, by throwing them backward amel: cycl
    - **drawing** pain: cycl
  - **Epigastrium:** nicc rat thuj
    - **stitching** pain: nicc rat thuj
  - **Ilium**; to anterior superior spinous process of left: dros
    - **stitching** pain: dros
  - **Lower** extremities: agar
  - **Lumbar** region to region of bladder; down: *Berb*
    - **stitching** pain: *Berb*
  - **Occiput:** *Phos* plb
    - **Coccyx** to occiput, drawing head backward; from: *Phos*
  - **Stomach:** *Thuj*
    - **cutting** pain: *Thuj*
  - **Up** spine: agar ars caust mag-m nux-v petr phos sulph
    - **stooping** agg: sulph
- ○ **Articulations** of:
  - **motion** agg: cocc
  - **cutting** pain: cocc
- **Beside:** carb-v
  - **pinching** pain: carb-v

- **Brain**; base of:
  - **extending** to:
    - **Coccyx:** lac-ac *Lac-c* rhus-t
    - **aching:** lac-ac *Lac-c* rhus-t
- **Cervical** region: adon *Aesc Ang Arn* carb-ac *Card-m* **Chinin-s** *Cimic* cinnb *Cocc Coloc* con dios *Gels Ham Hyper Lach* nat-ar *Nat-s* ox-ac **Par** plan stram **Sulph** *Tell*
  - **sore:** adon *Aesc Ang Arn* carb-ac *Card-m* **Chinin-s** *Cimic* cinnb *Cocc Coloc* con dios *Gels Ham Hyper Lach* nat-ar *Nat-s* ox-ac **Par** plan stram **Sulph** *Tell*
- **Dorsal** region: acon aesc *Agar* ail arn ars-met asaf *Bell* brach cact *Card-m Chel* **Chinin-s** *Cimic Cocc* colch *Coloc Cupr* gins *Graph Hell* hyper merc nux-v ph-ac **Phos** plb podo *Ruta* sec *Sil* **Tell Ther** *Zinc*
  - **sore:** acon aesc *Agar* ail arn ars-met asaf *Bell* brach cact *Card-m Chel* **Chinin-s** *Cimic Cocc* colch *Coloc Cupr* gins *Graph Hell* hyper merc nux-v ph-ac **Phos** plb podo *Ruta* sec *Sil* **Tell Ther** *Zinc*
- **Joints** of vertebrae: staph
  - **drawing** pain: staph
- **Lower** part: ars chel lyc mag-c
  - **jerking** pain: mag-c
  - **pressing** pain | **fist**; as from a: lyc
  - **tearing** pain: ars chel mag-c
- **Lumbar** region: agar *Arg-n* bar-c bell *Chel* colch *Graph* hep *Lil-t* lyc mag-m med *Phos* pic-ac *Plat* tab **Thuj**
  - **leaning** against chair agg: plb
    - **sore:** plb
  - **menses** agg: thuj
    - **sore:** thuj
  - **sore:** agar *Arg-n* bar-c bell *Chel* colch *Graph* hep *Lil-t* lyc mag-m med *Phos* pic-ac *Plat* tab **Thuj**
  - **stepping** agg: berb *Carb-an* **Thuj**
    - **sore:** berb *Carb-an* **Thuj**
  - **Above:** *Zinc*
    - **burning:** *Zinc*
- **Lumbosacral** region: nat-p
  - **sore:** nat-p
- **Middle** of: cina plat
  - **jerking** pain: cina
  - **pressing** pain | **plug**; as from a: plat
- **Sacral** region: am-c ang *Berb Colch* kali-bi *Lob* nat-ar rhus-t sarr *Sep Sil*
  - **menses**; before: *Spong*
    - **sore:** *Spong*
  - **sore:** am-c ang *Berb Colch* kali-bi *Lob* nat-ar rhus-t sarr *Sep Sil*
  - **stooping** agg:
    - **walking**; and: nat-ar
    - **sore:** nat-ar
- **Spots**; in: agar nit-ac *Phos*
  - **burning:** agar nit-ac *Phos*
- **Upper** part: cina gins
  - **lancinating:** cina gins

Pain – Spine | **Back** | Pressure

- **Upper** part: ...
  - tearing pain: cina
  - extending to:
    - **Sacrum**: gins
    - lancinating: gins
- **Vertebrae**: acon agar alum ang ant-t arg-met arn asaf *Aur Bell* **Calc** cann-xyz carb-an carb-v chel chin chinin-s cic cimic cina cinnb cocc crot-t dig dros dulc euph graph grat hell ign kali-c kreos led lyc mang meny meph merc mosch mur-ac nat-m nit-ac nux-m nux-v petr ph-ac phos plat **Puls** rhod **Rhus-t** *Ruta* sabad sabin samb sep **Sil** spong stann *Staph* stram sul-ac **Sulph** verb zinc
  - cutting pain | **stabbing**: bell
  - **Lower** vertebrae: *Alum*
    - burning | **hot** iron were thrust through; as if a: *Alum*
- **Whole**: ang cina *Elaps* mang
  - cutting pain: ang cina *Elaps* mang
- Spot; in a: stram sulph
  - sore: kali-c sulph
- Spot; in a small: sulph
- gnawing pain: sulph
- Spots; in: agar nit-ac *Ph-ac* **Phos** ran-b sulph thuj *Zinc*
- boring pain: thuj
- burning: agar nit-ac *Ph-ac* **Phos** ran-b sulph *Zinc*
- pinching pain: zinc
- pressing pain: thuj
- Trapezius muscles: *Bung-fa*
- turning head | left agg; to: bry
- Vertebrae (See spine - vertebrae)

PARALYSIS: *Cupr Gels Led*
- sensation of:
- o **Cervical** region: cina meny spig verat
  - **Lumbar** region: agar cocc con mag-m nat-m
    - menses agg: *Cocc*
  - **Sacrum**: kali-p *Phos*
- o**Cervical** region: cocc lyc
  - left: lacer
- Lumbar region: agar *Arn* aur bar-c carb-v chel *Chin Cocc* con *Dulc Hep Ip* kali-c *Lyc* nat-m **Nux-v** petr *Phos* plb **Rhus-t** ruta sabad sabin sel *Sep* sil tarax verat
  - exertion agg: nux-v
- Sacrum: phos
- Spine: **Aesc** cocc con *Irid-met* phos plb-i plect sec *Stry*

PERSPIRATION: acon aloe **Anac** ars ars-s-f bufo *Calc* calc-s calc-sil camph casc caust **Chin Chinin-s** coff dig digin *Dulc* guaj hep hyos ip kali-bi lac-c lach laur *Led Lyc* morph *Mur-ac* nat-m nat-p nit-ac **Nux-v** par *Petr Ph-ac Phos Puls Rhus-t* sabin **Sep** *Sil Stann* stram **Sulph**
- daytime | rest agg: petr
- morning | chim chim-m morph
- evening: mur-ac
- night: anac ars calc coc-c coff guaj lyc rhus-t *Sep* sil
  - midnight; after: **Hep**
    - 3 h: **Rhus-t**
    - 4 h; waking at: petr

1338

Perspiration: ...
- chill; during: cann-s
- cold: acon chin colch cub morph ph-ac *Sep*
  - coughing; during and after: cub
- eating; after: card-m par
- emissions agg; after: sil
- menses:
  - before | agg: *Nit-ac*
  - during | agg: *Kreos*
- motion agg: **Chin**
- sleep agg; during: tab
- stool agg; straining at: *Kali-bi*
- waking; on: hep
- walking:
  - agg: *Caust* lac-ac lach nat-c petr phos *Rhus-t Sep*
  - rapidly | agg: nit-ac
- o**Cervical** region●: aloe *Anac* ant-t ars arum-d **CALC** calc-sil cann-s chel **Chin** elaps ferr fl-ac jab lac-c lach mag-c mang med mosch *Nit-ac* nux-v **Ph-ac** phel pilo sanic *Sep Sil* spig stann **Sulph** tet wies
  - daytime: ph-ac
  - morning: nux-v stann sulph
  - evening: fl-ac
  - night: aloe **Calc●** rhus-t **Sulph●** tet
  - cold | **Nape** of neck: con *Sulph*
  - menses; before: *Nit-ac*
  - motion, least: **Chin**
  - sleep:
    - amel: samb
    - in: **Calc** *Hyos Lach* ph-ac *Phos Sanic*
  - walking agg: camph
- o **Nape** of neck: *Anac* ars bell **Calc** *Chin* ferr hell hyos m-ambo mag-c mang mosch nit-ac nux-v **Ph-ac** phos puls rheum *Samb Sanic Sep Sil* spig stann stry **Sulph** tub verat
- Dorsal region:
- o **Scapulae**, between: syph
- **Lumbar** region: asaf clem hyos naja **Sil**
  - night: sil
  - cold: plan
  - menses; before: *Nit-ac*
- **Sacrum**: bufo *Coc-c* hyos plan
  - cold: plan

POLLUTION agg: cob ferr mag-m nat-m *Nit-ac* sabal staph sulph

POLYPUS: *Con*

POTT'S DISEASE (See Tuberculosis - vertebrae)

PRESSURE:
- agg: *Agar* arn ars bapt *Bell* chinin-s **Cimic** ign lob lyc nux-v phos phys *Plat* ruta suc **Sil** tell ter **Ther**
  - o **Spine**: bell lac-c tarent
  - amel: aur *Bry* bufo cimic *Dulc* **Kali-c** kreos led mag-m *Nat-m* ph-ac phos rhus-t *Ruta* sabad sep verat vib
  - o **Dorsal** region | **Scapulae**: ol-an
  - **Lumbar** region: dulc kali-c nat-m rhus-t ruta sep verat
  - **Spine**: verat

▽ extensions | O localizations | ● Künzli dot

Pressure — Back — Rumbling

- **external** (See Pressure)
- **PRICKLING**: acon aesc alum-sil apis aur aur-m lact ox-ac ran-s sol-t-ae tub verat vichy-g
- **sleep** agg; during: sol-t-ae
- ○ **Cervical** region: antip *Carb-an*
- **Dorsal** region | **Scapulae**: *Mez*
- **Lumbar** region: alum-sil
  - **exertion** agg: alum-sil
- **Sacral** region: mez

PROLAPSUS:
- ○ **Intervertebral** disk(↗*EXTR - Pain - lower limbs - sciatic)*: ambr macro med prot vario
  - **accompanied by** | **sexual** desire; diminished: ambr

PULLING agg: dios

PULSATING: agar aloe ars asc-t **Bar-c** bell berb calc-ar calc-p cann-i cann-s carbn-s chin cimic cur daph dig *Eup-per Eup-pur* ferr ferr-ar glon iod *Kali-c* lac-c *Lach* lyc **Nat-m** *Nit-ac Phos* puls pyrog ran-r sep *Sil* sumb *Thuj*
- **alternating** with:
  - ○ **Back** | **pains** in: *Kali-c*
- **cough** agg; during: *Nit-ac*
- **emotional** excitement, after: bar-c
- **express** an idea, when wishing to: raph
- **motion**:
  - **agg**: phos
  - **amel**: bar-c
- **sitting** agg: calc-p cur thuj
- **stool** agg; after: alum caps
- ○ **Cervical** region: aeth **Apis** *Bell Calc-p* chel con cur daph *Eup-per* ferr glon lyss manc nat-m *Nat-s Nit-ac* op *Phos* pyrog raph rauw *Sarr* spig staph sulph sumb **Verat-v**
  - **holding** head backward amel: lyss manc
  - **lying** down agg: plb
  - **menses**:
    - **before** | **agg**: *Nit-ac*
    - **during** | **agg**: *Nit-ac* **Verat-v**
  - **motion** agg: *Ferr*
  - **raising** head from stooping: kali-n
  - **sitting** agg: *Calc-p*
  - **writing** agg: manc
  - ▽ **extending** to:
    - **Forehead**:
      - **moving** or stooping; on: ter
    - **And** occiput: chel
    - **Lumbar** region: cur
    - **Shoulder**: *Apis* con
  - ○ **Blood** vessels: bell pyrog spig
  - **Vertebrae**: kali-n
- **Coccyx**: agar ign ol-an par
- **Dorsal** region: ars **Bar-c** calc-p carbn-s chin cur kali-c lyc mez nat-m phos puls ruta sil thuj
  - ○ **Scapulae**: bar-c calc-p kali-bi kali-i merc mez nat-m ph-ac phos plan samb sulph ter zinc
    - **left**: cench mag-m zinc

Pulsating – **Dorsal** region – **Scapulae**: ...
- **rising** from stooping agg: kali-n
- **Between**: *Bar-c* hura kali-i merc-i-f *Phos* plan sulph sumb ter
- **Under** | **right**: cench merc-i-f
- **Spine**: dulc *Lach* **Phos**
- **Lumbar** region: alum am-c am-m ars **Bar-c** bar-s *Bry* cann-s *Caust* chel cimic colch *Coloc* graph hura ign kali-c **Lac-c** lach med *Nat-m Nit-ac* nux-v ruta *Sep Sil* sulph sumb thuj tub
  - **evening** | **lying** down agg; after: nat-m
  - **night**; ars
  - **alternating** with | **pain** in back: kali-c
  - **chill**; during: nux-v
  - **fever**: hura
  - **inspiration** agg; deep: ben
  - **menses**; before: *Nit-ac*
  - **motion** | **amel**: am-c bar-c
  - **pressure** | **amel**: ruta
  - **sitting** agg: colch
  - **stool** agg; after: alum
  - ○ **Hips**; above: *Coloc*
- **Sacral** region: *Bar-c* berb caust graph hura ign kali-c lach *Nat-m* nit-ac nux-v ol-an sabin sars sep *Sil* tab
  - **evening**: tab
- **Spine**: agar arg-n bar-c carbn-s cur *Lach* thuj
- **Vertebrae**: sol-t-ae

QUIVERING:
- ○ **Cervical** region; in: *Agn Ang*
- **Dorsal** region:
  - ○ **Scapulae**: merc sil tarax

RAISING of a part:
- **arms** agg: anac ang con ferr graph nat-m rhus-t sanic
- **thighs** agg | **Lumbar** region: aur

RAWNESS (See Excoriation)

REDNESS (See Discoloration - red)

RESTLESSNESS: carb-an thuj
- ○ **Cervical** region: thuj
- **Lumbar** region: *Bar-c Calc-f* cedr chinin-s
  - **flatus**; passing | **amel**: *Bar-c*

RIDING IN A CARRIAGE agg: calc calc-f fl-ac kali-c nux-m petr sil
- ○ **Coccyx**: nux-m
- **Sacrum**: nux-m

RISING:
- **sitting**; from:
  - **agg**: aesc agar aloe ant-c *Arg-n* **Bar-c** bell *Calc* calc-p canth *Caust* ferr kali-bi lach led m-aust petr phos puls sil staph *Sulph* verat
    - **Coccyx**: euph *Lach Sil* sulph
  - **amel** | **Coccyx**: kreos
- **stooping**; from:
  - **agg**: am-m anac asar bell *Bry Caust* kali-bi laur lyc nat-m ph-ac phos puls rhus-t sars verat

RUMBLING: hep

1339

| Running | Back | Sitting |

RUNNING (See Streaming)
SCLEROSIS | **Spinal** cord: arg-n plb
SENSITIVE: *Tell*
- pressure; to: zinc
o **Cervical** region: cimic
  · pressure; to | **slight**: lach
  · **touch** agg: agar
- **Dorsal** region: **Agar** ang chin cimic mag-p nat-c *Phos* squil tell
  · **accompanied** by | **Kidneys**; inflammation of (See KIDN - Inflammation - accompanied - back - sensitiveness - dorsal)
  · **touch** agg: agar
  o **Spine**: stry-p tell
- **Lumbar** region:
  · **hot** sponge; to: *Agar*
  o **Skin** (↗*Hyperesthesia*): mag-m squil
    : **left** side | **touch**; to: zinc
- **Sacral** region: lob
  o **Spine**: lob
- **Spine**: abrot acon agar apis arg-n *Ars Bell* bry *Chin Chinin-ar Chinin-s* cimic *Cocc* crot-h cupr graph *Hep Hyper Ign* kali-p *Lac-c* **Lach** lob lyss med menis nat-c *Nat-m* nat-p nux-v *Ox-ac Phos* phys podo ran-b rhus-t ruta sec senec-j sil stram *Stry-p* sulph tarent tell *Ther* visc *Zinc*
  · **chill**; during: chinin-s
  · **jar**; to: ther
  · **noise**; to: ther
  · **pressure**; to: lac-c
    : **slight**: stram
  · **sitting** sideways | **amel**: chinin-s ther zinc
  · **touch**; to: **Chinin-s** lac-c tarent zinc
- **Vertebrae**: chinin-s fl-ac hyper kreos *Phys* zinc
  o **Between**: chinin-s nat-m ther

SEXUAL excesses agg | **Spine**: calc croc *Nux-v Ph-ac Sel*

SHIVERING: acon agar all-c anac apis ars bar-act bell bol-la borx bry calc caps carb-v carl castm cham clem cocc coff *Colch* crot-t dig eup-per gamb gels guaj ign kali-bi lach lyc mag-c mag-m mang meny *Mez* nat-m nicc osm phos puls rhus-t rumx ruta sabad sang sec seneg sep spong *Stann* staph stram stront-c *Sulph* thuj verat
- **morning**: apis cham meny staph
  · **bed** agg; in: kali-c
  · **horrible** stories; as from: meny
  · **rising** agg; after: staph
- **forenoon**: graph mag-c
- **afternoon**: carb-an guaj mag-c
- **evening**: apis bry canth caps cham cocc mag-m mag-s nat-m sang verat
  · **bed** agg; in: sang
- **night**: carb-v
  · **bed** agg; in: raph

Shivering: ...
- **alternating** with | **heat** (See Heat - alternating - shivering)
- **lying** down agg: nat-c
- **stool** agg; during: coloc trom
- **warm**:
  · **room** | **agg**: petr
  · **stove** | **amel**: nicc
▽ **extending** to:
  o **Down** the back: agar all-c bry calc-caust chel *Colch* mag-c rhus-v
  · **Up** the back: canth carb-an dig puls rhus-v verb
o **Cervical** region: con
- **Lumbar** region: asaf coff coff-t jatr-c lyc *Nit-ac* petr rhod stront-c visc
  · **stool** agg; after: *Puls*
  · **warm** room agg: petr
- **Spine**:
  · **accompanied** by | **hematuria**: nit-ac

SHOCKS:
- **left** side: plat
- **electric**-like (↗*Pain - electric*):
  o **Spine**; along (↗*Pain - electric*): agar ang calc-p cic corn
    : **extending** to | **Vertex**: lyc
o **Cervical** region: corn *Manc*
  · **waking**; on: *Manc*
- **Dorsal** region: bell cic
  o **Scapulae**, between: bell
    : **left**: anac
- **Flank** (See ABDO - Shocks - sides - flank)
- **Lumbar** region: plat
- **Sacrum**: cupr

SHORTENED (See Tension)
SHUDDERING (See Shivering)
SITTING:
- **agg**: agar aloe am-c am-m ambr ang ant-c ant-t arg-met arg-n asaf asar aur bar-c bell berb bism borx bry calc canth carb-v *Caust* chel *Chin* cob cocc coff cycl dros dulc euph euphr ferr fl-ac graph hep *Kali-bi* kali-c kali-s kreos lyc m-ambo m-arct mag-c mang *Meny* merc mur-ac nat-c nat-m nux-v olnd par *Petr* ph-ac phos plat *Puls* rhod *Rhus-t Ruta* sabad samb sanic *Sel* seneg sep sil spong stront-c sul-ac sulph thuj *Valer Zinc*
  o **Coccyx**: am-m apis kali-bi par petr
  · **Lumbar** region: agar arg-met berb cob rhus-t valer zinc-ar
  · **Sacrum**: rhod
  · **Spine**: ph-ac ruta zinc
- **amel** | **Spine**: mur-ac
- **bent** forward:
  · **agg** | **Lumbar** region: kali-i
  · **amel** | **Lumbar** region: ran-b
- **erect**:
  · **agg**: *Alum* kali-c lyc spong sulph
    : **Sacrum**: lyc
  · **amel** | **Cervical** region: rad-br

1340 ▽ extensions | ○ localizations | ● Künzli dot

Back

Sitting down

SITTING DOWN agg: valer zinc
o **Lumbar** region: zinc

SLEEP:
- during:
  - **agg**:
    : **Coccyx**: am-m
    : **Lumbar** region: am-m

SNEEZING:
- **agg**:
  o **Cervical** region: am-m arn
  · **Lumbar** region: con sulph
- **amel** | **Cervical** region: calc

SOFTENING of cord: alum alum-sil arg-n aur *Aur-m* bar-m carbn-s crot-h **Kali-p** *Lach* merc naja ox-ac *Phos* phys pic-ac plb *Plb-i* sec *Sulph* zinc

SOLID; as if | **Sacrum**: sep

SPASMODIC drawing (↗*Tension - cervical; Opisthotonos; Pain - cramping)*:
- sleep; during: alum
o **Body**; whole: ip
- **Cervical** region (↗*HEAD - Bending - head - backward; HEAD - Bending - head - backward - must)*: Acon alum ant-c *Apis* **Bell** calc camph cann-i cedr *Cham* chin **Cic Cimic** *Cina* **Cupr** eup-per *Gels Glon* **Hell** *Hep* hyos hyper *Ign* **Ip** kreos *Lyc Mez* mur-ac *Nat-m Nat-s Nux-v* **Op** *Phel* phyt plb samb stram *Tab* verat-v *Zinc*
  · **afternoon**: mag-c
  · **evening**: ant-c
  · **lying** agg: ant-c
  · **sleep**; during: alum
  · **stool** agg; during: phos
- **Dorsal** region:
  · **sensation** between shoulders while walking: calad
  : **morning**: apis cham meny staph

SPASMS (↗*Opisthotonos)*: acon **Ars** *Calc-p* cic cimic *Crot-c* hydr-ac *Ign* kali-c *Lach* **Mygal** *Nat-m Nat-s Nux-v* oena *Phys* **Rhus-t** sec stram *Stry* syph tab
- **grief**; after: *Ign*
- **hysteria**; with (See MIND - Hysteria - spasms - back)
- **nursing** the child agg; when: arn *Cham* **Puls**
- **touch** agg: acon
o **Cervical** region: arn cann-i *Cic Cimic* ign stram *Stry*
  · **hysteria**; with (See MIND - Hysteria - spasms - cervical)
- **Spinal** cord: pic-ac
- **Spine**; along: *Cimic*

SPINA BIFIDA: arn ars asaf bac bar-c bell bry *Calc* calc-p *Calc-s* calen cann-s carb-v dulc eup-per graph hep lach lyc merc mez nit-ac phos *Psor* ruta **Sil** staph sulph tub

SPINAL IRRITATION (See Pain - spine - sore)

SPINAL MENINGITIS (See Inflammation - membranes)

SPONDYLITIS (See Inflammation - vertebrae)

SPONDYLOSIS (See Curvature)

SPOTS: calc cist lach *Lyc* sep spong sulph sumb zinc
- **brown** (See Discoloration - brown - spots)
- **red**: ant-c bell carb-v cist cocc lach sep stann vib vip
  o **Cervical** region: *Carb-v* hyos petr
    · **red**: *Carb-v* cortiso *Lyc* sep stann
    : **left**: cortiso
  · **yellow**: iod
- **Dorsal** region | **Scapulae**; on: calc cist lach sumb

STANDING:
- **agg**:
  o **Lumbar** region: con psor *Valer* zinc zinc-ar
  · **Spine**: nit-ac *Ph-ac* zinc
- **amel**: arg-n bell berb calc caust dios kreos mill mur-ac petr ruta sulph thuj
  o **Cervical** region: rad-br
  · **Coccyx**: arg-n tarent
  · **Spine**: mur-ac
- **erect**:
  · **agg** | **Sacrum**: petr

STENOSIS (See Constriction)

Stiffness

STIFFNESS: acon aesc *Agar* allox *Alum* alum-p alum-sil *Am-m Anac* anan *Ang Apis* apoc aran-ix arg-n *Ars* aur aur-m aur-s *Bapt Bar-c* bar-s *Bell Benz-ac* **Berb** bol-la *Bry* buth-a *Calc* calc-p *Calc-s* calc-sil caps *Carb-an Carb-v* carbn-s *Carl* caul **Caust** cedr **Chel** *Cic* **Cimic** cocc con cop cupr cupr-ar dig dulc ferr gins *Guaj Helon* hydr *Ign* ind iris jac-c jac-g *Kali-ar* kali-bi *Kali-c Kali-p Kali-s Lach* **Led** *Lyc* **Manc** med nat-ar nat-m nat-s *Nit-ac* **Nux-v** ol-an olnd op *Petr Phos Phyt* polyp-p *Prun Puls* rauw rheum rhod **Rhus-t** rhus-v sanic sarcol-ac *Sep* **Sil** *Staph Stram Stry* sul-ac **Sulph** syph tab *Thuj* tub verat visc x-ray zinc zinc-p zing
- **one** side: guaj
- **morning**: ang calc carb-v ox-ac *Phyt Sep* stry sul-ac *Zinc*
  · **bed** agg; in | **rising** amel: anac
  · **rising** agg: bar-c calc-s *Carb-v* ferr-i ign mag-c staph sul-ac
  · **waking**; on: calc *Lach Led Sep*
- **noon**: valer
- **evening**: bar-c dios lyc petr
- **night**: *Lyc*
- **air**; from a draft of: **Rhus-t**
- **alternating** with | **Head**; heat in (See HEAD - Heat - alternating - back)
- **bed** agg; in: allox
- **bending**:
  · **backward** | **impossible**: stram
  · **chill**; during: *Lyc Nat-s Tub*
- **cold** agg; becoming: calc-sil

1341

- **cold**; taking a:
  - **after**: dulc
  - **as from**: sulph
- **cramping**: *Nit-ac*
- **exertion** agg; after: calc-sil lyc
- **lying**:
  - **agg**: puls
- **menses**; before: mosch
- **motion**:
  - **agg**: acon *Aesc* **Calc** *Cupr-ar* **Guaj** led
  - **amel**: allox dulc kali-p rauw **Rhus-t** sul-ac
  - **beginning** of | **agg**: *Aesc* anac con cupr-s ind *Lyc* med rauw **Rhus-t**
  - o **Shoulders**; of: cocc guaj
- **painful**: *Am-m* ars **Calc Caust** *Helon* **Manc** *Nit-ac* **Puls Rhus-t** sanic
- **perspiration**; after: calc-sil
- **rest** agg: rauw
- **rising**:
  - **agg**: *Agar Bry* cham med
  - **sitting**; from | **agg**: *Agar* am-m **Ambr** anac ang *Bar-c* **Bell** berb bry carl **Caust** *Hydr* ind *Led Lyc Petr* **Puls Rhus-t** *Sil Sulph*
- **sitting**:
  - **after**: am-m **Ambr** *Bar-c* **Bell** caust cham con cupr-ar ind led *Phos* **Rhus-t** *Sil Sulph*
  - **agg**: am-m
  - **bent** forward | **amel**: anac
- **standing**:
  - **agg**: stry
  - **erect**:
    - **agg**: bry
    - **impossible**: sil
- **stool**:
  - **after** | **agg**: sep
  - **agg**: ferr
  - **amel**: asaf
- **stooping**:
  - **after** | **agg**: bov
  - **agg**: *Berb* caps cic kali-c
  - **impossible**: borx
- **stooping**; as after prolonged: thuj
- **stretching**:
  - **amel**: allox
- **turning** in bed agg: *Sulph*
- **walking**:
  - **about** | **must** walk about for some time before he can straighten up: hydr
  - **agg**: aur stry
  - **amel**: bry calc-s cop **Rhus-t** sep *Sulph*
- **weather** agg; wet: *Phyt* **Rhus-t**
- **writing** agg: laur
- ▽**extending** to | **Upward**: ars
  o**Cervical** region: acon *Aesc* **Agar** allox *Alum* alum-p alum-sil am-c *Am-m* **Anac** anan *Ang Ant-t Apis* apoc-a **Arg-met** *Ars* ars-s-f arum-t asar aur bad *Bapt* **Bar-c** bar-s **Bell** berb brach *Brom Bry* buth-a calad **Calc** calc-caust **Calc-f** *Calc-p* calc-s calc-sil camph cann-i *Canth* caps carb-ac carb-an *Carb-v* carbn-s caul **Caust**

- **Cervical** region: ...
  Cedr **Chel** *Chin* chinin-ar chr-o **Cic Cimic** cinch cinnb *Cocc* colch *Coloc* com *Con* cor-r cupr-act cupr-ar cycl cyt-l *Dig Dros Dulc* elaps eup-pur **Euph** fago *Ferr* ferr-ar ferr-i ferr-p ferul *Fl-ac* form *Gels* gent-c get *Glon Graph Guaj* **Hell** hell-f *Hep* hura hyos hyper **Ign Ind** itu kali-ar *Kali-bi* **Kali-c** *Kali-chl Kali-i Kali-n* kali-p *Kali-s* kali-sil kalm *Lac-c* **Lach Lachn** laur **Led Lyc** *Lyss* **Mag-c** *Manc Mang* meny **Merc** merc-i-f merc-i-r *Mez* morph mur-ac myric nat-ar *Nat-c Nat-m* nat-p *Nat-s* **Nit-ac Nux-v** ol-an pall *Par* pert-vc *Petr* ph-ac *Phos Phys Phyt* pimp plan *Plat* plb plect *Podo Psor* ptel **Puls** *Pycnop-sa Ran-b* **Rat** *Rhod* rhodi **Rhus-t** *Rhus-v* ruta *Sang* sangin-n scroph-xyz sec sel senec-j *Sep* **Sil Spig** *Spong* squil stann *Staph* stict stram *Stry* sulfonam **Sulph Syph Tab** *Tarent* tep **Thuj** trif-p tub vario verat vichy-g vinc visc xan **Zinc** zinc-p zinc-val zing
  - **one** side: coloc guaj stict
  - **right**: agar caust *Chel* lachn nat-m petr phyt pycnop-sa
  - **left**: bell carb-an chel coloc glon guaj kreos lacer lyc nat-m zinc
  - **morning**: alum ang ars asar bell bov *Brom* bufo **Calc** *Chel* dig digin ferr hell **Kali-c** lyss manc *Rhod* ruta spig *Sulph* verat *Zinc*
    - **rising**:
      - **agg**: bov rhod
      - **amel**: spig
    - **waking**; on: anac arg-met *Calc* eupi **Kali-c** manc *Phyt* pycnop-sa *Rhod*
  - **afternoon**: brom ptel thuj
    - **waking**; on: bar-c
  - **evening**: acon am-m castm cimic meny sel
  - **night**: ars *Dulc* gels kali-c **Phyt** senec-j
  - 3-4 h: spig
  - **accompanied** by:
    - **sciatica** (See EXTR - Pain - lower limbs - sciatic - accompanied - cervical)
    - **Head**:
      - **pain**: sil
    - **Spine**; complaints of: adon
  - **air** agg; draft of: bell **Calc-p** *Caust* **Cimic** iris-foe kali-m **Rhus-t**
  - **alternating** with | **Teeth**; pain in: mang
  - **bending**:
    - **backward** | **agg**: stram
    - **head**:
      - **forward** | **agg**: kali-bi
  - **cold**; after taking a: calc *Dulc* *Guaj* *Nit-ac* **Rhus-t**
  - **coryza**; during: ars *Bell* dulc **Lach** lachn *Lyc Nux-v* **Rhus-t** sulph
  - **cough** agg; during: ip
  - **dullness**; with (See MIND - Dullness - stiffness)
  - **eating**; after: *Nux-v*
  - **headache**; during (↗ *HEAD* - Pain - accompanied - neck - pain; *HEAD* - Pain - accompanied - neck - pain - nape; *HEAD* - Pain - accompanied - neck - stiffness - nape): am-c ant-c arg-met bar-c *Bell* **Calc** calc-ar caps carbn-s **Cimic** crot-h cur cycl gels *Glon Graph*

1342   ▽ extensions | O localizations | ● Künzli dot

Stiffness – Cervical

- headache; during: ...
  Ign kali-c kali-n lac-c *Lach* mag-c merc-i-f mur-ac myric nat-c nat-m ph-ac phos sang sep sil spig tarent verat visc xan
  : **Occiput**; in: graph spig
- **intermittent**, during: *Cocc*
- **irritability**; from: *Rhus-t*
- **lifting** agg: **Calc** lyc **Rhus-t** sep
- **lying** on back agg: spig
- **menses**:
  : **during** | agg: *Calc*
- **motion**:
  : **amel**: allox alum caps ph-ac *Rhus-t*
  : **slight** motion | agg: *phyt*
  : **violent** motion | **amel**: rat
- **painful**: caps chel cimic hell nux-v phos
  : **motion**, only on: caps
- **rest** agg: ph-ac rat *Rhod Rhus-t*
- **rheumatic**: *Bell* caul *Stict*
  : **draft**; from: bell
  : **wet** head; from: bell
- **sleep** agg; during: *Alum*
- **spot**; in a: pert-vc
- **stool** agg; after: *Chin Puls*
- **stooping** agg: calc
- **turning**:
  : **head**:
    : **agg**: alum am-c *Am-m* aur bell *Bry* calad *Calc Chel Coloc Dulc* kali-n par pycnop-sa rat sel spong tarent
    : **left** agg; to: alum
    : **painful** side agg; to: anac
    : **right** agg; to: pycnop-sa spong
- **waking**; on: anac graph kali-c *Lach Manc* phys
- **walking** in open air agg: *Camph Lyc*
- **warmth** | **amel**: *Rhus-t*
- **washing**, from: *Dulc* **Rhus-t**
- **weather**:
  : **cold**:
    : **agg**: acon
    : **wet** | **agg**: *Rhus-t*
  : **damp** (See wet)
  : **wet** | **agg**: *Rhus-t*
- **wind**, dry cold: caust
- **yawning** agg: cocc nat-m
▽ **extending** to:
  : **Downward**: anac
  : **Nose**: lachn
  : **Occiput**: *Rhus-t*
  : **Shoulder**: pert-vc
  : **Temples**: spig
○ **Nape** of neck: *Acon* agar alum am-m anac ang ant-t apis arg-met arg-n ars *Aur* **Bar-c Bell** bov bry bufo **Calc** calc-caust calc-p camph cann-xyz canth caps carb-an **Carb-v Caust** cham chel chin *Cimic* cocc colch coloc **Con** dig dros dulc ferr-p fl-ac form gels glon graph guaj hell hyos hyper ign jug-c kali-bi **Kali-c** kali-n lac-c **Lach** *Lachn* laur **Lyc Mag-c**

Stiffness – Cervical region – Nape of neck: ...
mang med mentho meny merc merc-i-r mez **Nat-c** *Nat-m* nicot **Nit-ac** nux-v petr ph-ac **Phos** phyt pimp *Plat* podo psor puls rad-br rhod rhodi *Rhus-t* rhus-v ruta sars sec *Sel* **Sep Sil** spig spong squil stann staph stel **Stict** sulph tab thuj trif-p verat vinc x-ray zinc
  : **accompanied** by:
    : **Head**:
      . **pain** in (See HEAD - Pain - accompanied - neck - stiffness - nape)
- **Coccyx**: petr
- **Dorsal** region: acon agar alum am-m anac ang apis ars bar-c bell benz-ac berb *Bov Bry* calc caps **Carb-v Caust** cimic cina cocc dulc form gels guaj kali-bi **Kali-c** kali-i laur led lyc nat-m nit-ac **Nux-v** olnd petr phys phyt prun puls pycnop-sa rhus-t sel **Sep Sil** sul-ac **Sulph** thuj urt-u *Verat* zinc
  - **night**: zinc
  - **motion** agg: zinc
  - **standing** agg: sarcol-ac
  ○ **Muscles**: syph
  - **Scapulae**: cocc *Dulc* gran ind nat-m *Phyt* prim-v *Sang* senec-j
    : **right**: allox
    : **Between**: allox alum ang bell caust cocc **Kali-c** led nat-m phos sarcol-ac *Sep*
- **Lumbar** region: abrom-a *Acon* **Am-m Ambr** apis ars **Bar-c** bell *Bry* carb-an carb-v **Caust** dulc gels *Get* guaj ign kali-bi kali-c **Lach** laur led lyc m-aust nat-c nat-m nit-ac nux-v petr prun *Puls* rheum rhus-t *Sel* sep **Sil** staph sulph thuj urt-u
  - **left** side: abrom-a
  - **evening**: abrom-a petr
    : **lying** down | **amel**: abrom-a
  - **bending** forward agg: abrom-a
  - **motion**; from: abrom-a *Get* visc
  - **painful**: sep
  - **rising** from bed agg: abrom-a
  - **sitting** agg: abrom-a
  - **walking** agg: abrom-a
  - **working**; from | **cold** water; in: abrom-a
- **Lumbosacral** region: ambr anac arg-n ars **Bar-c** bell carb-an carb-v cham dios guaj ign kali-bi nat-m nit-ac nux-v petr *Rhus-t* staph valer
- **Sacral** region: acon aloe am-m apis arg-n *Bar-c* berb *Bry Caust Lach* laur *Led Lyc* manc meph petr phos prun puls rheum *Rhus-t* sil *Sulph* thuj
  - **morning**: thuj
  - **evening**: bar-act petr
  - **exertion** agg; after: rhus-t
  - **motion** agg; beginning of: *Lach*
  - **rising** from sitting agg: aloe phos
  - **sitting**; after: aloe ambr
  - **standing** erect | **impossible**: rheum
- **Trapezius** muscle: bung-fa

STOOL:
- after:
  - **amel** | **Cervical** region: asaf

Stool

- **during**:
  - agg | **Lumbar** region: bar-c caps
- **STOOPING**:
- after:
  - **agg**:
    : long time; stooping for a: nat-m
    : **Lumbar** region: dulc
- **agg**: *Aesc* agar alum am-c ang ant-c arg-met arg-n arn aur *Borx* bov bry bufo caps carb-v *Caust* chel cina clem cocc con graph hep kali-n kreos *Lyc* m-ambo m-aust *Meny* mur-ac nat-m nux-v par petr phos *Puls* rhod rhus-t ruta sabin samb sars sep staph stront-c sulph thuj *Verat* verb zinc
  - o **Sacrum**: kali-bi
  - **Spine**: agar

STRAINING; easily (↗*Pain - straining)*: ant-t arn borx **Calc** calc-p caust chin cocc **Graph** iod **Lyc** *Mur-ac* nat-c nit-ac *Nux-v Olnd* ph-ac phos **Rhus-t** sang *Sep Sil* stann sulph
o **Cervical** region: calc
- **Lumbar** region: ant-t med

STREAMING inside of right scapula: hep

STRENGTH; increased: mag-s

STRETCH lumbar region, desire to: sil

STRETCHING OUT:
- morning:
  - 8h | 11 h; until: nat-m

STUMBLING agg: sep

SWALLOWING:
- **agg**: caust kali-c nat-m petr raph *Rhus-t* sep
  o **Cervical** region: calc-p colch zinc
  - **Dorsal** region | **Scapulae**; between: kali-c rhus-t
  - **Spine**: caust
  - **amel** | **Cervical** region: spong

SWELLING: sel
- **painful**: puls
o **Cervical** region: nux-v
  - **fatty**:
    : extending to | **Ear**; from ear to: am-m
  o **Nape** of neck: ail apis ars *Bar-c* **Bell** berb calc carb-v der iod lach lyc phos puls sep sil sumb tub
    : fatty: am-m
    : **Cords** of neck; swelling of | **aching** pain in base of brain; with: med
    : **Glands**: *Am-c* aur **Bar-c** bar-i *Bar-m Bell Calc Carb-v Cist* con ferr graph *Hell* hep iod kali-p merc mur-ac nat-p nit-ac *Petr* phos *Sil Stann* staph sulph syph tub
    : right: bar-m
  - **Veins**: op
  - **Vertebrae** | **Seventh** cervical: calc sep
- **Coccyx**:
  - **sensation** of: hep syph
- **Dorsal** region: am-m aur-m berb **Calc** *Carb-an Kali-* lyc sil spig spong **Staph**

Back

Swelling: ...
- **Lumbar** region: apis arn aur-m berb lyc plb *Rhus-t* sil staph
  - **accompanied** by:
    : **Bladder**:
    : cutting pain in | **urination** agg; during: borx
- **Nape** of neck (See cervical - nape)
- **Spine**:
  o **Lower** | **sensation** of: aur

SYRINGOMYELIA:
- **accompanied** by | **panaritium**; painless (See EXTR - **Felon** - painless - accompanied - syringomyelia)

TENSION: aeth *Agar* am-c am-m aran-ix arg-n *Ars* aur bar-c bar-s berb bry carbn-s coloc con hep hyos ign kali-sil *Lil-t Lyc* med mez mosch nat-c nat-m nux-v ol-an olnd *Puls* rat sars sep *Stry Sulph* tarax teucr thuj tub x-ray zinc
- right side: sep
- left: nat-m sulph
- forenoon: bry
- night: nat-c
- **turning** the body; on: hep
- **attempting** to straighten up; on: bell
- **amel**: nat-c
- **dinner**:
  - after | **agg**: nat-c
  - **before**: nicc
- **inspiration** agg: lyc
- **lying** on other side agg: sep
- **motion**:
  - **agg**: colch
  - **amel**: am-m
  - **arm**; of | **agg**: sulph
  - **body**; of:
    : **agg** | **walking** in evening amel: nat-c
- **paroxysmal**: nat-c
- sitting:
  - **agg**: am-m nat-c
  - **bent** forward | **agg**: nat-c sulph
- **standing** agg: ign
▽**extending** to:
  o **Anus** | **lying** and sitting; while: nat-c
  - **Chest** | **stooping** agg: chel
  - **Neck**: laur
o **Cervical** region(↗*Spasmodic)*: agar aloe **Alum** am-m ant-c *Apis* aur **Bar-c** bar-s **Bell** berb bism bov *Bry* calc camph carb-an *Carb-v* Carbn-s *Caust Chel* chin **Cic Cimic** cinnb colch con cupr dig dulc elaps euph *Gels* glon graph *Hell* hyos hyper iod ip kali-c kali-s *Lac-c Lyc Mag-s* mang med mez mosch *Nat-c Nat-m Nat-s* nicc nicot nit-ac *Nux-m Ol-an* par *Plat* plb psor *Puls Rat Rhod Rhus-t* sars sep sil *Spong* **Staph** *Stram* stront-c *Stry Sulph* syph *Thuj Tub* verat verat-v *Zinc*
  - **right**: caust zinc
  - **left**: cic rat
  - **morning**: mag-s sulph
    : rising agg: mag-s

1344   ▽ extensions | O localizations | ● Künzli dot

Tension	**Back**	Tight

- **Cervical** region – **morning**: ...
  : **waking**; on: anac
  • **afternoon**: alum
  • **evening**: am-m nat-m rat
  • **night**:
    : **midnight**, before: *Sulph*
    : **lying** on side agg: staph
  • **accompanied** by | **numbness**: plat
  • **cold**, damp air: *Nux-m*
  • **lifting** agg: sep
  • **menses**; before: iod *Nat-c* nux-v
  • **motion**:
    : **agg**: bry camph graph kali-c nat-c nicc *Rhus-t* sars
    : **amel**: con *Rhod Rhus-t*
    : **head**; of | **agg**: nat-c sulph thuj
  • **rising** up quickly: caust
  • **sitting**:
    : **agg**: nat-c (non: sulph)
    : **bent** forward | **agg**: sulph
  • **sleep** agg; during: alum
  • **standing** agg: rat
  • **stooping** agg: am-c ant-c aur *Canth* lyc
  • **stretching** | **amel**: sulph
  • **touch** agg: mag-s
  • **turning** head agg: caust mur-ac spong *Verat*
  • **waking**; on: anac psor
  • **walking**:
    : **agg**: nat-c
    : **air** agg; in open: *Lyc* meny
    : **amel**: mag-s *Rhod Rhus-t* sulph
  • **warm**; becoming | **amel**: mosch
  • **writing** agg: lyc
  ▽ **extending** to:
    : **Eye**: sulph
    : **Shoulder**: sulph
  ○ **Nape** of neck: agar aloe alum am-m anac ant-c apis arn aur bar-c bov bry calc camph canth carb-an *Caust* chin cimic *Coloc Con* dig euph graph hyos ign iod ip kali-c lach laur mang meny mosch *Nat-c* nat-m nit-ac par plat plb *Puls Rhod Rhus-t* sanic sars sep sil *Spong* staph stront-c sulph *Thuj* tub viol-o viol-z zinc
  - **Dorsal** region: agar *Am-c* am-m ambr ang arg-n asaf aur-m bell berb bry cimic *Coloc* con crot-c gels hep kali-c lach laur lyc mag-m mag-s mez mosch mur-ac nat-c **Nat-m** olnd *Plat Puls Rhus-t* sars sep stront-c sulph tarax teucr *Zinc*
  • **left**: sep
  • **walking** | **amel**: mag-s
  ○ **Scapulae**: acon alum anac ant-c *Bar-c* **Carb-an** caust cic cimic colch *Coloc* con crot-h ferr kali-c kreos lyc mag-m mang merc merc-c *Mez* mur-ac nat-c *Nux-v* op *Rhus-t* sep sil stront-c sulph zinc
    : **evening**: sep
    : **motion** agg: caust
    : **turning** head agg: caust merc
    : **extending** to | **Neck**: mang
    : **Below**: con kali-c zinc

Tension – **Dorsal** region – **Scapulae** – **Below**: ...
  : **raising** arm agg: con
  : **Between**: alum anac ant-c carb-an *Colch* ferr *Hep* mag-m mag-s mur-ac *Nat-c Nux-v* sep zinc
  : **excitement**; after: phos
  : **lying** agg: sulph
  : **menses**; during: am-c
  : **motion** agg: sulph
  : **rubbing** | **amel**: carb-an
  : **stooping** agg: ant-c
  : **extending** to:
    . **Back**; down: mag-m
    . **Shoulder**: sulph
  - **Lumbar** region: acon *Agar* am-c am-m ambr ars aur-m *Bar-c* bar-s **Berb** bov brom bry caps carb-an carb-v carbn-s *Carl* caust *Chin* clem coc-c *Colch* cycl ign lyc mag-c merl *Nat-m* nit-ac *Nux-v Phos Plat Puls* rheum sabin samb sars sep sil stront-c *Sulph* tarax thuj verat *Zinc*
  • **morning** | **bed** agg; in: sulph
  • **evening**: *Bar-c*
    : **standing** agg: agar
    : **stepping** agg: acon
  • **night**:
    : **midnight**; after | **4** h: sulph
  • **air** agg; in open: lyc
  • **ascending** stairs agg: carbn-s
  • **bending**:
    : **backward**:
      : **agg**: bar-c
      : **amel**: acon
  • **motion** agg: brom sars
  • **rising** up: bar-c sulph
  • **sitting** agg: zinc
  • **standing**:
    : **agg**: agar lyc
    : **erect** | **agg**: ign
  • **stool** agg; after: berb plat
  • **stooping** agg: bar-c sabin **Sulph**
  • **stretching** agg: agar
  • **touch** agg: agar
  • **walking** agg: bry lyc
  ▽ **extending** to:
    : **Hip**; left: sars
    : **Hypochondrium**; right: bar-c
  - **Sacrum**: *Bar-c* bar-s berb caps caust puls samb sars *Sulph* tarax *Zinc*
  • **evening**: bar-c
  • **ascending** agg: carbn-s
  • **lying** agg: *Berb*
  • **sitting** agg: *Berb*
  ○ **Spine**: zinc
  - **Spine**: agar sulph

TIGHT feeling: mag-c

Back

TINGLING (See Formication)
TOUCH:
- **agg**: *Agar* alum am-m ars asar bell berb bry carb-an *Chin* chinin-s *Cimic* cob colch hyper kali-bi *Kali-c* kali-i kali-p lach lil-t mag-p merc nat-m nicc *Nux-v* phos phys phyt plat plb rhus-t sec sep sil stram stront-c sulph tarent Tell ther valer zinc ziz
  - o **Cervical** region: lach
  - · **Lumbar** region: cimic lil-t
  - · **Sacrum**: lob

TREMBLING: apis carb-v carc cimic *Cocc* eup-per iod lil-t
- **morning**: apis
- **fever**; during: *Eup-per*
- **paroxysmal**: carb-v
- o **Dorsal** region:
  - o **Scapulae**: merc *Sulph* tarax
    - · **forenoon**: sulph
  - · **Lumbar** region: benz-ac berb cimic merc nicc oci op phos thuj
  - · **Spine**: lil-t

TRICKLING:
- o **Spine**; along: sumb

TUBERCLES:
- o **Scapula**:
  - · **right** | **suppurative**; not: am-m
- **Spine**: puls sil spong

TUBERCULOSIS:
- **Vertebrae**; of (= Pott's disease): arg-met aur calc calc-i calc-p con get iod kali-i merc-i-r ph-ac phos pyrog *Sil* stann stict still sulph syph tub vitr-an
  - · **accompanied** by | **curvature** of spine: get kali-i phos *Pyrog* stict
  - · **lying** on back with knees drawn up: merc-c

TUMORS:
- **cysts**: *Phos*
- **pediculated** bluish as large as a cherry: *Con* thuj
- **sarcoma**: *Bar-c* calc-p *Cund* nit-ac sil thuj
- o **Cervical**: carb-v caust con
  - · **accompanied** by | **cough**: cist
  - · **cystic**: brom
  - · **fatty**: **Bar-c** calc *Thuj*
  - · **malignant**: calc-p
  - o **Glands**: dros
  - · **Nape** of neck | **fatty**: bar-c calc
- **Spine**: tarent
- **Vertebra** | **cysts**: lach tarent

TURNING:
- **body** | **agg**: dros guaj hep kali-bi nux-v sanic stann staph thuj verat
- **head**:
  - · **agg** | **Cervical** region: *Bell* bry

TWITCHING: *Agar* alum calc carb-v carc chel jatr-c kali-bi merc mez morph mygal nat-m petr phys spig stry sulph *Zinc*
- **right**: calc meny

Twitching: ...
- **left**: bapt carb-v
- **breathing** agg: alum calc
- **electric** shocks; like: agar *Ang Nux-v*
- **lying** on back agg: agar
- **opening** the mouth agg: stry
- o **Cervical** region: aeth agar am bufo caust coloc mag-c mag-m nat-m ph-ac ran-b sep sulph tarax
  - · **raising** head agg: ph-ac
  - · **rest** agg: ph-ac
  - · **sensation** of: bism
  - · **tearing**:
    - ∶ **extending** to:
      - ∶ **Vertex** | **walking** agg: rat
    - ▽ **extending** to | **Down**: mag-c
- **Coccyx**: alum calc caust chin *Cic* rhus-t
  - · **menses**; during: *Cic*
  - · **painful**: alum
- **Dorsal** region: agar alum ang bry carb-v caust *Chin* cina laur m-ambo mag-c meny mez mosch nat-m nit-ac stann *Stry* tarax
  - · **manual** labor: nit-ac
  - o **Lower** dorsal region: ruta
  - · **Scapulae**: asaf calc calc-p kali-bi lyc merc mez nat-c nat-m phos rhus-t sep spig squil thuj
  - · **Lumbar** region: *Agar Alum* am-c calc caust chin *Coloc* con crot-t dulc lach mag-c nat-c petr puls rat ruta staph sumb
    - · **afternoon** | **13** h: mag-c
    - · **evening**: agar
      - ∶ **bed** agg; in: sulph
    - · **lifting**; after: nat-c
    - · **lying** agg: bry
    - · **motion** agg: petr
    - · **pulsating**: con
    - · **sitting** agg: bry meny
    - · **stooping** agg: kali-c
    - · **walking** agg: rhus-t
    - ▽ **extending** to | **Rectum**: calc
  - · **Muscles**; of the: carc
  - · **Sacrum** | **sitting** agg: staph
  - · **Spine**: mang

ULCERS: *Cist Merc-c*
- o **Cervical** region: sil
- **Coccyx**: paeon
- **Dorsal** region | **Scapulae**: kali-bi merc
- **Sacrum**: *Arg-n Ars* crot-h *Paeon Zinc*
  - · **burning** like fire: *Ars*

UNCOVERING:
- **amel** | **Cervical** region: sars

URGING for stool agg | **Sacrum**: tell

Urination

URINATION:
- **after**:
  - · **agg**: caust *Syph*
  - · **amel**: lyc med
    - ∶ **Lumbar** region: nat-s
  - · **before** | **agg**: graph *Lyc*

1346   ▽ extensions | O localizations | ● Künzli dot

Back

Urination (cont.)

- **during**:
  - **agg**: ant-c ip kali-bi sulph
  - **Sacrum**: graph sulph
  - o **Coccyx**: graph kali-bi
- **retarded** agg: graph nat-s

VIBRATION; sensation of | **lying** agg: streptoc

WALKING:
- **agg**:
  - o **Lumbar** region: aesc murx psor sep
  - **Spine**: graph mur-ac ruta sulph
- **amel**:
  - o **Lumbar** region: *Arg-met* cob rad-br *Sep*
  - **Spine**: gels hydr ph-ac

WANTING; as if a vertebra was: ovi-p

WARM:
- agg | **Vertebrae**: agar
- **air** steaming up spine into head; sensation of (See Heat - spine - extending - head - warm)

WARMTH; sensation of (See Heat)

WARTS: bar-c nit-ac sil thuj
- **soft** | **Cervical** region: ant-c
- o**Cervical** region: ant-c calc caust lyc nit-ac sep syph thuj

WATER; sensation of:
- **boiling** water along the back; as if: ust
- **dripping** on | **Lumbar** region: med

WAVELIKE sensation going up back: laur

WEAKNESS (= tired feeling): abrot *Aesc Aesc-g* aeth *Agar* allox alum alum-sil alumn anan ant-t apis arg-n arn **Ars** bac bar-c berb *Brach* but-ac cain **Calc** *Calc-p* calc-s calc-sil carb-ac carb-v carbn-s *Casc* castm castn-v *Chin* chinin-ar *Cic* cimic cocc coloc con cupr-ar cur dig *Eup-per Gels* gins glyc **Graph** gua guaj helon hep hydr *Ign* irid-met iris jac-c kali-c kali-cy kali-p *Lach* lob *Lyss* med merc *Murx* naja nat-ar **Nat-m** nat-p nit-ac **Nux-v** ol-j ox-ac pall petr **Ph-ac** *Phos* phys *Pic-ac* plb podo psor *Puls* pulx pyrog ran-b raph *Rhus-t* sarr **Sel** *Sep Sil* staph sul-ac sul-i **Sulph** tell ther verat-v **Zinc**
- **left**: sulph
- **morning**: coloc dios ox-ac pall petr sel ther
  - **rising** agg: nat-m
- **forenoon**: calc-s
- **afternoon**: stict
- **evening**: nat-p
- **night**: petr
- **abortion**; during: kali-c
- **accompanied** by:
  - o **Ovaries** | **pain**: abrot
- **breathing** deep agg: carb-v
- **coition**; after: calc nat-p sel
- **eating** agg: *Nat-m*
- **ejaculation** agg: nat-p **Sel**
- **exertion** agg: agar kali-c lach nat-m par sil
- **leukorrhea**: con graph

Weakness (cont.)

Weakness: ...
- **lying** down:
  - **agg**: cic phos
  - **amel**: *Casc Nat-m*
- **manual** labor: *Lach* **Nat-m** *Sil*
- **mental** exertion; from: *Calc*
- **motion**:
  - **arms**; of | **agg**: clem *Par Sil* sulph
- **piano**; playing: allox
- **riding** agg: calc-s
- **sexual** excesses: agar *Calc Nat-m* **Nux-v Ph-ac** *Phos* **Sel**
- **sitting**:
  - **after**: *Sil*
  - **agg**: agar allox bar-c **Calc** cic *Graph* kali-p *Lyss* sul-ac **Sulph Zinc**
  - **impossible**: pic-ac
- **sliding** down while sitting: calc pic-ac *Sulph*
- **standing** almost impossible: alum-sil sul-ac
- **stool** agg; after: sumb
- **typhoid** fever; after: **Sel**
- **walking**:
  - **after** | **agg**: bapt petr
  - **agg**: *Graph* sabad sep **Sulph**
  - **amel**: *Hydr*
- **snow** agg; over: sanic
- **writing** agg: lyc
- o**Cervical** region(↗*HEAD - Hold - up):* abrot acon *Aesc Aeth Agar* aloe ant-c ars-met bapt *Cact* calc-p caps caul cimic **Cocc** *Gels* gins *Glon Kali-c* kali-p lac-d *Lach* malar mur-ac nat-m nit-ac nux-m *Par* petr phos pic-ac *Plat* ptel ptel sanic sep *Sil Stann* staph sulph *Verat* verat-v viol-o *Zinc*
  - **accompanied** by:
    - **goose** flesh: psil
    - **headache** (See HEAD - Pain - accompanied - cervical - weakness)
  - **head** drops forward on chest: nux-m
  - **manual** labor: *Agar Kali-c Lach* nit-ac *Sil* verat
  - **writing** agg: **Zinc**
  - o **Muscles**: op
  - **Nape** of neck: abrot acon aesc aeth all-c ant-t arn ars bry *Calc-p* caps carb-v caust cocc colch crot-h *Dig* eup-pur fago gels glon *Kali-c* lil-t lyc nat-m nit-ac op par petr phos plat *Sil* spig stann staph verat viol-o zinc
- **Dorsal** region: aesc agar *Apis* arg-n arn *Ars* calc-p carb-v **Cocc** dulc eup-per gels *Hep Kali-c Lach* lob nat-m nit-ac nux-v olnd ox-ac petr phos **Pic-ac** psor rhus-t senec sep *Sil* sulph zinc
  - o **Scapulae**:
    - **leaning** on something amel: sarr
    - **stooping** | **amel**: alumn
    - **Below**: sarr
    - **Between**: *Agar* alum *Apis Cocc* kali-i naja *Nat-m* rad-br raph sarr sars sul-ac thlas
- **Lumbar** region: acon *Aesc Agar* all-s *Alum* alum-p alumn am-c ambr aml-ns *Arg-n* arn **Ars** ars-s-f asar aur aur-ar aur-m aur-s bar-c bar-s *Bell* benz-ac but-ac **Calc**

1347

Weakness / Back / Dorsal

- **Lumbar** region: ...
  calc-p **Calc-s** calc-sil camph carb-ac carbn-s carl caust chel cimic cimx *Cina* clem **Cocc** *Coloc* con cupr dios dulc *Eup-per Graph* helo *Helon Hep* hura hydr *Kali-bi* kali-br *Kali-c* kali-cy kali-i kali-s kali-sil kreos *Lach* laur *Lec Led* lil-t *Lycps-v* lyss malar manc meph *Merc* merc-i-f morph *Mur-ac Murx* naja nat-c **Nat-m** nat-p nicc *Nux-m* nux-v *Nymph Ox-ac Pall* petr ph-ac *Phos* phyt **Pic-ac** plan *Psor* ptel **Puls** raph **Rhus-t** *Rhus-v* rumx *Ruta* sabin sanic *Sec* **Sel** senec **Sep** *Sil* spig stann sul-ac sul-i **Sulph** thuj tub *Zinc* zinc-p
  - **morning**: hura meph
    - **rising** agg: nat-m
  - **evening**: alum alumn *Coloc* hura petr
  - **accompanied** by | **sore** pain (See Pain - sore - accompanied - lumbar)
  - **eating** agg: nat-m
  - **ejaculation**; after: ham *Nat-p* phos
  - **exertion** agg; after: phys plan
  - **fever**; during: hura
  - **learn** to walk; children do not: all-s
  - **leukorrhea**; during: Con **Graph**
  - **lying**:
    - **abdomen**; on | **amel**: malar
    - **back**; on:
      - **agg**: calc-s malar nat-p
      - **amel**: nat-m
  - **menses** agg: *Cocc*
  - **motion**:
    - **agg**: pic-ac *Sulph*
  - **riding** agg: berb cere-b
  - **rising** from sitting agg; up: phos
  - **sitting** agg: alum canth ferr-p graph helon hep iris-foe *Phos* thuj zinc
  - **standing** agg: **Chel Cic Sulph**
  - **stooping** agg: am-c
  - **urination** agg; during: puls
  - **walking**:
    - after | **agg**: petr
    - **agg**: brach but-ac camph **Cocc** graph malar petr sep *Zinc*
    - **beginning** to walk: *Zinc*
- **Sacroiliac** symphyses: aesc arg-n *Sep*
- **Sacrum**: agar ars bry calad carb-v coloc graph helo *Helon* kali-p kalm lith-c merc nat-ar nat-m nux-m petr *Phos* pic-ac puls **Sep●** sil sulph *Zinc*
  - **evening**: petr
  - **night**: *Lith-i*
  - **paralyzed**; as if: cocc
- **Spine**: *Aesc Alum-sil* arg-n bar-c calc-p cocc *Con* irid-met nat-m nux-m phos pic-ac sel sil *Stry* stry-p zinc-pic
  - **sitting** agg: calc sulph zinc
  - **standing** impossible: sul-ac
  - **support** body; can not: ox-ac
  - **typhoid** fever; after: *Sel*

WET CLOTH; sensation of a (See Coldness - lumbar - cold; Coldness - sacral - wet; Coldness - spine - wet)

WHIPLASH (See Injuries)

WIND was blowing; as if:
- **cool**, on back: asar chin culx
- ○ **Dorsal** region | **Shoulders**; between: caust *Hep* sulph
- **Lumbar** region: sulph *Sumb*

WRINKLED | **Cervical** region: iod nat-m sars

WRITING agg: carb-v lyc mur-ac sep
○ **Cervical** region: carb-an lyc **Zinc**

YAWNING:
- **agg**: calc-p plat sabad
- ○ **Cervical** region: cocc nat-s

CERVICAL REGION; complaints of: acon bar-c *Calc* cimic gels *Nux-v* phyt puls rhus-t sanic sep sil staph tub
- **alternating** sides: calc-p *Puls*
  ▽ **extending** to:
    ○ **Face**: kalm
  - **Fingers**: par
  - **Vertex**: kalm
○ **Glands**: am-m astac bar-c *Calc* cist graph kali-c lap-a lyc *Merc* merc-i-f rhus-t *Sil* **Sulph** viol-t
  - **accompanied** by | **rheumatic** complaints (See EXTR - Pain - rheumatic - accompanied - cervical - complaints)
- **Nape** of neck:
  ▽ **extending** to:
    Arms: *Kalm Lach* nat-m nux-v

COCCYX; complaints of: *Agar Agn Alum* am-c am-m ang ant-c *Apis* arg-met *Arn* asaf bell bell-p *Borx* bov *Calc* cann-s *Canth* carb-an *Carb-v Caust Chin* cic *Colch* croc dros **Graph Hep** *Hyper Ign* iod kali-c *Kreos* lach laur *Led* mag-c *Merc* mur-ac *Par* petr *Ph-ac* phos *Plat* plb **Rhus-t** *Ruta* sil spig staph *Sulph* thuj valer verat zinc
  ▽ **extending** to:
    ○ **Thighs**: rhus-t
  - **Upward**:
    - **stool**:
      - after | **agg**: euph
      - during | **agg**: phos
    - **Arms**; to: hyper
    - **Downward**; and: kali-bi
    - **Spine** to base of brain; along: phos

DORSAL REGION; complaints of:
○ **Scapulae**: acon agar alum *Am-c* am-m ambr anac ang ant-c arg-met arn ars asaf asar aur bar-c bell bism borx bov bry calc camph cann-s canth caps carb-an carb-v *Caust* cham *Chin* cic cina cocc colch coloc con croc cupr cycl dig dros dulc ferr *Graph* guaj hell hep hyos ign iod ip *Kali-c Kali-n Kreos* lach laur led lyc m-ambo m-arct m-aust mag-c mag-m mang meny *Merc* mez mosch mur-ac nat-c nat-m *Nit-ac Nux-v* olnd op par petr ph-ac phos plat *Plb* **Puls** ran-b ran-s rhod **Rhus-t**

Dorsal   **Back**   **Spine**

- **Scapulae**: ...
ruta sabad sabin samb sars seneg **Sep** sil spig spong squil *Stann* staph stront-c sul-ac sulph tarax tell teucr thuj valer verat verb *Viol-t* zinc
  - **right**: bry chel chen-a hydr jug-c kali-c ol-an podo rumx sang stict
  - **left**: chen-v cimic kalm lach lil-t phos ran-b sulph zinc-chr
  ▽ **extending to**:
  : **Epigastrium**: bry
  ○ **Beneath**: calc *Gels* merc myric squil
  : **right**: chel coloc podo rumx
  : **left**: crat gels
  - **Between**: am-m ars calc calc-p caps helon nit-ac phos rhus-t sep
  : **extending to** | **Heart**: bry sulph
  - **Region** of:
  : **extending to** | **Forward**: bry
- **Vertebrae**:
  ○ **Last**: zinc
  - **Upper**: kalm

LUMBAR REGION; complaints of: acon **Aesc** agar aloe **Alum** am-c am-m ambr anac ang ant-c **Ant-t** arg-met arg-n arn ars asaf asar aur *Bar-c* bell **Berb** borx bov bry calad **Calc** *Calc-p* cann-s canth caps carb-an carb-v **Caust** cham chel *Chin* Cimic cina *Cocc* coff colch coloc con croc *Crot-h* cupr dig dros dulc eup-per euph ferr graph guaj ham hell hep hyos *Ign* iod ip *Kali-bi* **Kali-c** kali-n **Kreos** Lach laur led *Lyc* lycps-v m-ambo m-aust **Mag-c** mag-m mang meny *Merc* mez mosch mur-ac nat-c nat-m **Nit-ac** *Nux-m* **Nux-v** op *Petr* ph-ac phos plat plb prun **Puls** ran-b ran-s rheum rhod **Rhus-t** *Ruta* sabad *Sabin* samb sang sanic sars sec sel seneg **Sep** *Sil* solid spig spong squil stann *Staph* stram stront-c sul-ac **Sulph** tarax thuj tril-p valer *Vario* verat *Zinc* zinc-ar
▽**extending to**:
  ○ **Chest**: berb sulph
  - **Forward**: *Berb* cham *Kali-c* kreos **Sabin**
  - **Inguinal** region: kali-bi phos sabin vib
  - **Legs**: cob kali-c
  - **Pubes**: phos sabin vib
  - **Stomach**: sulph
  - **Uterus**: nat-m
  ○**Vertebrae**: : am-m aur kreos nux-m ph-ac phos prun stann zinc

SACRAL region; complaints of: aesc *Agar Agn Alum* am-c am-m ang ant-c arg-met *Arn* asaf bell *Borx* bov bufo *Calc* cann-xyz *Canth* carb-an *Carb-v Caust Chin* cic cimic cist *Colch* croc dros ferr-p gamb gels **Graph** **Hep** hyper *Ign* iod kali-bi *Kali-c* kali-i kreos lach laur *Led* lob mag-c mag-p *Merc* mur-ac *Par* petr *Ph-ac* phos *Plat* plb puls **Rhus-t** *Ruta* senec sep sil spig staph *Sulph* tarent thuj valer verat zinc
- **accompanied** by | **Genitals**; heaviness: lob
▽**extending to**:
  ○ **Feet**: cob kali-m
  - **Thigh**:
  : **right**: colch tell

Sacral region; complaints of − **extending** to −
Thigh: ...
  : **left**: kali-c

SPINE; complaints of (➚*Complaints - spinal)*:
Alum-sil Gua par syph tell ther valer vario zinc
- **accompanied** by:
  - **hiccough** (See STOM - Hiccough - accompanied - spine)
  - **neurological** complaints: *Arg-n* mentho
- **neurasthenic**: cob
- **spots**; in: agar
▽**extending to**:
  ○ **Downward**: cob pic-ac tab tell
  - **Feet**: cob
  - **Occiput**: petr
  - **Thighs**: rhod
  - **Upward** | **Downward**; and: gels phyt
  ○**Spinal** cord: agar arg-n chin cocc *Gels* ign **Lach** med Nux-v ox-ac phos pic-ac plb sec

All author references are available on the CD   1349

Extremities

Abducted — **Arthritic**

ABDUCTED:
- lies with limbs abducted: **Aeth CHAM●** hell lac-c led plat *Psor* stram sulph
  - **convulsions**; during: cupr nux-v
  - ○ **Fingers**, spasmodically: *Glon* kali-cy lac-c lyc med *Olnd* Sec
  - **holding** things; while: agar apis
- **Lower** limbs: colch graph led nux-v plat sil stry
  - **adducted**; abducted then: lyc
  - **standing** agg: phos pic-ac ter
  - **walking** agg *(↗Walking - gressus gallinaceous):* phos
- **Toes | spasmodically**: camph *Glon* sec
- **Upper** limbs: nat-c
  - **agg | Shoulders**: chel

ABRADED; easily (See Excoriation)

ABSCESS:
- ○ **Ankle** joint: ang guaj *Ol-j* sil
- **Bones**: guaj
- **Elbows** *(↗Suppuration - elbows):* crot-h petr
- **Feet**: *Merc* sil tarent
  - ○ **Heels**: am-c ars lach
- **Fingers**: bufo *Fl-ac Hep Lach Mang*
  - ○ **Tips**: phos
- **Forearms**: plb sil
- **Hands**: anan lach
  - ○ **Back** of hands: plb
  - **Palm** of: ars crot-h cupr fl-ac sulph tarent-c
  - **accompanied** by | **fever**; high: crot-h
- **Hip | left**: stram
- **Joints** *(↗GENE - Abscesses - joints):* calc-p guaj *Hep Merc Phos Sil* stram
- **Knees**: *Bell Calc Guaj* hep hippoz *Iod Merc Ol-j* **Sil** *Sulph* tax
  - **gonarthrocace**: *Ars* **Calc** *Iod* **Sil**
- **Legs**: *Anan* chin guaj sulph
  - ○ **Calves**: chin
  - **Lower** limbs: *Anan* chin
  - **psoas** *(↗BACK - Abscess - psoas):* arn asaf chin *Cupr* hippoz *Ph-ac Sil* staph *Sulph* symph *Syph*
- **Nates**: carbn-o *Sulph* thuj
- **Tendons**: *Mez*
- **Thighs**: calc *Hep* lach psil **Sil** tarent
- **Toes**: bufo *Canth* cocc
- **Upper** arms: agar **Lach**
  - ○ **Deltoid**: agar
- **Upper** limbs: anan sil
  - **left**:
  - **accompanied** by | **Tongue**; trembling of: sil
  - **gangrenous**: anan
  - **wounds**, after dissecting: *Ars* bufo *Lach Sil*

ACROCYANOSIS: ser-a-c tub-d tub-m

ACROMEGALY (See GENE - Acromegaly)

ADHESION of the fold of skin to growing nail (See Nails - growth - fold)

AGILITY (See GENE - Agility)

AIR:
- **draft** of air; sensitive to a | **Feet**: ars ars-s-f bell *Calc Calc-sil* chinin-s hep mag-sil maland *Nat-sil* nux-v *Psor Sil* stram thea thuj verat zinc
  - ○ **Hand | warm** air; sensation of: vac
  - **Knees | warm** air through knees; sensation of: lach
  - **Legs | warm** air; sensation of: sulph
  - **Shoulders | Finger**; sensation as if air was passing down from shoulder to: *Fl-ac*
  - **Wrist | warm** air; sensation of: vac

ALIVE; sensation of something *(↗Mouse):* ign *Rhod*
- ○ **Legs**: anac *Rhod* sil
- **Lower** limbs *(↗Mouse - lower; Rat - legs):* ars
- **Shoulders**: berb
- **Thighs**: meny
- **Upper** limbs *(↗Mouse - upper; Rat - upper):* bell berb cocc croc *Ign* mag-m *Rhod* sec *Sulph*
  - **jumping** in arms: croc

AMPUTATED stump painful (See Pain - amputations)

ANALGESIA (See Insensibility; Numbness)

ANESTHESIA (See Numbness)

ANKLE-DROP (See Paralysis - ankles)

ANKYLOSIS: kali-i thiosin
- ○ **Elbows**: sil
- **Fingers**:
  - ○ **Distal** joint: fl-ac
  - **Proximal** joint: crot-h
- **Knees**: *Sil*
- **Shoulders**: cupr

ANTHRAX: *Anthraci* **Ars** maland pyrog *Sec* staphycoc

ANXIETY felt in: m-aust puls sep tarent
- ○ **Hands**: sulph

ARTHRITIC nodosities: abrot acon agn alum am-be am-p *Ant-c* ant-t **Apis** arg-met arn *Aur* **Benz-ac** berb *Bry Cal-ren* **Calc Calc-f** *Calc-p Calc-s* caps carb-an *Caul Caust Cic* cimic *Clem* cocc *Colch Dig Elaps* elat eucal eup-per fago *Form* **Graph** *Guaj Hecla* hep iod kali-ar kali-br kali-c *Kali-i* kali-s *Kali-sil* lach **Led Lith-c Lyc** mang med *Meny* **Merc** nat-lac nat-m nat-uric nit-ac nux-v pipe plb *Puls* ran-b *Rhod Rhus-t* ruta sabin sars *Sil* **Staph** sul-ac *Sulph* tub tub-r ur-ac urea *Urt-u* x-ray
- **painful**: **Led** nit-ac *Sars*
- **painless**: ant-c
- **pinching** and cracking on motion: **Led**

Arthritic — **Extremities** — **Bandaged**

▽ extending to
- ○ Heart: colch
- • Stomach: colch
- ○ Condyles; on: *Calc-p*
- Elbows: eup-per mur-ac
  - • stiffness of: lyc
- ○ Above: eup-per mag-c
  - • Olecranon; on: still
- Feet: bufo eucal *Kali-i* **Led** *Nat-s* puls-n tarent-c *Zinc*
- Finger joints●: *Aesc* agn *Am-p Ant-c* **Apis** aur-s ben *Benz-ac* berb brom **Calc** *Calc-f Calc-p* calc-sil carb-an carb-v *Caul* **Caust** cimic *Clem Colch* con *Dig* eup-per *Graph* hep iod lach **Led Lith-c Lyc** med nat-m ox-ac petr puls ran-s *Rhod* sep *Sil Staph* stel sul-i *Sulph Urt-u* zinc
  - • stiffness; with●: *Carb-an Graph* **Lyc**
- Forearms: am-c
- Hands: ant-c *Benz-ac* **Calc** carbn-s *Hep* **Led** plb
- ○ Back of hands: am-p eucal med
- Knees: *Bufo Calc* caust *Led Nux-v* phyt
- Muscles: syph
- Shoulders: **Calc** crot-h *Kali-i* phos
- Skin over joints; in: cal-ren **Led**
- Toes: asaf caust *Graph* led ran-s sabin sulph thuj
  - • fibrous | First toe; of: *Rhod*
- Wrists: am-m *Benz-ac* **Brom Calc Caust Led** lith-c lyc mag-m petr rhod ruta sabin *Staph*
- ○ Dorsal side: petr

ARTHRITIS (See GENE - Inflammation - joints)
ARTHRITIS DEFORMANS (See GENE - Inflammation - joints - deformans)
ARTHROSIS: am-p flav mand med stront-c thyr tub tub-r vac
- chronic: mang-met med
- painful; very: quinhydr
- ○ Hips: calc lyc lyss
- Knees: bac parathyr
- Scapulohumeral: ser-a-c

ASLEEP (See Numbness; Tingling)
ATAXIA (See Incoordination)
ATHETOSIS (↗*GENE - Chorea*): lath stram stry verat-v
ATHLETE'S foot (See Eruptions - feet - fungus)
ATROPHY (See Emaciation)
AWKWARDNESS (↗*Incoordination; MIND - Awkward*): aeth **Agar** alum-sil ambr anac **Apis** arg-n ars asaf asar bar-c bell **Bov** bry bufo **Calc** calc-s calc-sil camph cann-i *Caps* carb-v *Caust* chin cocc *Con* dig euphr gels **Hell** hep *Ign* **Ip** kali-bi kali-s kali-chl *Lach* **Lol** lyc lyss mag-p med mez mosch nat-ar *Nat-c Nat-m* nat-s *Nux-v* op ph-ac phos plb *Puls Rheum* ruta sabad sabin sars sep sil spong stann staph stram sulph thuj verat-v vip
- children; in: asaf sil
- ○ Fingers: agar alumn *Apis* asaf benz-ac **Bov** *Calc* calc-s carbn-s graph *Hell* hyos kali-bi nat-m *Nux-v* plb ptel sep *Sil*

Awkwardness: ...
- ○ Thumbs; as if fingers were: **Phos**
- Hands: *Agar Apis* **Bov** cann-s carbn-s *Con* gels graph kali-n *Lach* lyss *Manc Phos* plb ptel rhus-v sep sil
  - • diverted or talking, when: **Hell** nit-ac
  - • drops things● (↗*MIND - Awkward - drops):* abrot agar alumn **Apis** bell **Bov** bry cocc *Con* cycl gins hell hyos kali-bi *Lach* lyss *Nat-m* nux-v sep sil *Stram Sulph*
    ⁞ chorea; from (See GENE - Chorea - accompanied - drops)
    ⁞ reins, when driving: abrot con lyc
  - • menses:
    ⁞ during | agg: alumn
  - • missed, taking hold of anything she wished; always: asaf
- Lower limbs (↗*Fall liability; Incoordination - lower; Tottering):* **Agar** *Alum* alum-sil bell botul bufo **Caust** *Con* gels *Nux-m* sabad sec *Sil Verat*
  - • descending stairs; missing steps when: *Stram*
  - • knocks against things: caps *Colch* hyos ip kali-n nat-m nux-v op vip
    ⁞ chill; during: caps
  - • stumbling when walking: **Agar** alco alum ambr anac *Arg-n* ars aur-s *Bar-c* bell both-ax bufo *Calc* cann-i caps *Carl* **Caust** chel cocc *Colch* **Con** dros gels *Hyos Ign* iod **Ip** kali-br kali-p *Lach* lact lil-t mag-c *Mag-p* med mygal *Nat-c Nat-m* nux-v op *Ph-ac Phos* ruta sabad sec sil stann verat zinc
    ⁞ ascending stairs agg: ammc both-ax phys tab
    ⁞ descending agg: both-ax
    ⁞ walk on uneven ground; cannot: lil-t

BALLISM (See Motion - involuntary)
BALLS in heels; sensation of | morning: kreos
BANDAGED, sensation as if (↗*Constriction):* anac arund *Chin* nit-ac pic-ac **Plat**
- ○ Ankles: acon calc cham helo petr
- Elbows: *Caust*
- Feet: mur-ac
  - • iron; as with: ferr
- Hands: nit-ac
- ○ Bones and joints: mang
- Knees: *Anac* ars **Aur** coloc *Graph* kali-c mag-m *Nat-m* nit-ac nux-m plat **Sil** sulph zinc
  - • right: graph mag-s
  - • sitting agg: *Anac* ars aur graph
  - • walking:
    ⁞ agg: *Aur* coloc graph
- Legs: acon ant-c cham chlor lyc nat-m petr pic-ac plat stann sul-ac sulph
  - • evening: ant-c nat-m
- ○ Calves: card-m lol nat-p nit-ac
  - • Knees; below: lyc
- Lower limbs: alumn anac arund aur benz-ac nat-m pic-ac *Plat* til
  - • walking agg: til
- ○ Joints: nat-m
- Thighs: acon nit-ac *Plat* sulph

1352   ▽ extensions | ○ localizations | ● Künzli dot

Extremities

Bandaged

- **Thighs**: ...
  - **walking** agg: *Acon* tarent
- **Toes**: syph
  - **First**: *Plat*
    : **Balls**: petr

BANDAGING:
- **agg**: ovi-p
  o **Upper** limbs: ovi-p
- **amel** (↗*GENE - Binding up bandaging*):
  (non: *Arg-n*) bry cyn-d lac-d (non: *Mag-m*) pic-ac tril-p

BEDSORES (See SKIN - Decubitus)

BENDING:
- **knees**:
  - **agg** | **Hollow** of knee: calc-p chin rhus-t
  - **involuntary** | **walking**; while: bry cupr
- **thumbs** | **backward**: camph lyc merc
- **toes** | **walking**; while: bad lyc
- **upper** limbs:
  - **desire** irresistible to bend arm: **Ferr**

BENT (See Flexed)

BERGER's disease: sec

BITING nails (See MIND - Biting - nails)

BLOOD:
- **oozing** from fingernails: *Crot-h*
- **rush** of blood to: aesc calc-s
  o **Feet**:
    : **standing** agg: graph
  - **Fingers**: phos
    : **hang** down agg; letting arms: allox phos
    : **Nails**: apis **Lach** *Op* ph-ac phos
    : **Tips**: rhus-t valer
  - **Hands**: elaps nat-s *Nux-m* ph-ac **Phos**
    : **afternoon**: nat-s
    : **hang** down agg; letting arms: ph-ac phos sul-ac
    : **stomach**, from: phos
  - **Knees**: lact phel
    : 13 h: phel
    : **sitting** agg: phel
    : **standing** agg: phel
  - **Legs**: lact meph nux-m phos *Prot* **Spong Sulph** tub-r *Zinc*
    : **left**: nux-m
    : **night** | **waking**; on: meph
    : **stagnated**; as if blood: zinc
    : **Calf**, blood running sensation: dulc
    : **Veins**, varicose: *Prot*
      : **menses**; before: arist-cl
  - **Lower** limbs: *Acon* agn alum am-c am-m ambr anac ant-t *Apis* arg-met **Arn** asaf *Aur* **Bell** borx brom **Bry** calc cann-xyz carb-an **Carb-v** caust *Chin* cocc colch coloc con cupr cycl dulc elaps *Ferr* fl-ac *Graph* hell hep influ iod kali-c kali-n kreos *Lach* led **Lyc** mag-c mag-m meph merc mur-ac nat-c *Nat-m* nit-ac *Nux-v* ol-an olnd op petr *Ph-ac* phel *Phos* plat plb **Puls** ran-b rhod **Rhus-t** ruta sabad *Sabin* sars

Bunions

- **Blood** – **rush** of blood to – **Lower** limbs: ...
  sec **Sep Sil** spig spong stann staph stront-c sul-ac **Sulph** teucr *Thuj* thyr zinc
  - **Toes** | **First**: led
  - **Upper** limbs: *Acon* alum *Am-c* am-m *Apis* **Arn** bar-c bell borx bov brom *Bry* calc carb-v caust cham chel **Chin** cic cocc cycl dig dros dulc *Ferr* fl-ac hell hep ign iod kali-c lach laur *Lyc* m-aust mag-c *Meny* **Merc** merc-c mez mosch nit-ac *Nux-v* olnd op par *Ph-ac* **Phos** plat **Puls** rheum rhod **Rhus-t** ruta sabad sars sec sel **Sep** sil squil staph stront-c sul-ac **Sulph** tarax teucr *Thuj* valer verat zinc

BLOTCHES (See Eruptions - blotches)

BLOWING, as of wind issuing from toes: cupr

BOUND to the side; left arm feels as if: cimic

BREAK:
- o **Thigh** would break; sensation as if: ang
- **Upper** arm would break; sensation as if: samb

BREATHING:
- **deep**:
  - **agg**: cann-xyz
    : **Upper** limbs: cann-xyz

BRITTLE: rad-br
o **Nails** (See Nails - brittle)

BUBBLING sensation: mang rheum
o **Elbows**: kreos mang rheum sil spong
o **Bends** of elbow: bell sil
- **Feet**: bell berb chel lach *Rheum* squil
- **Forearms**: spong zinc
o **Posterior** part: colch
- **Hips**: *Led*
- **Knees**: arg-met bell berb cot nat-m
  o **Hollow** of knees: rheum sil
    : **extending** to | **Heel**: rheum
  - **Patella**, in: asar
- **Legs**: ant-c arn berb con rheum rhus-t spig squil sulph
  o **Calves**: berb crot-h rheum spig
- **Lower** limbs:
  ▽ **extending** to | **Downward**: bell olnd squil
- **Nates**: ant-c zinc
  - **standing** agg: ant-c
- **Shoulders**: berb mang puls tarax
  - **afternoon**: puls
- **Thighs**: berb cot meny olnd sil squil viol-t
- **Toe**; first | **left**: rheum
- **Upper** arms: berb colch cupr nux-m petros squil zinc
  - **right**: berb
  - **left**: zinc
- **Upper** limbs | **left**: caust

BUNIONS:
- **pressure** | **amel**: graph
  o **Feet**: agar am-c benz-ac graph hyper *Kali-chl Kali-i* lyc **Nit-ac** paeon ph-ac **Phos** plb rhod **Sil** sulph verat-v zinc
  - **frostbite** | **after**: *Calc*
  o **Soles**: calc
    : **ulcerated**: *Calc*

Bunions — Extremities — Chilblains

- **Toes** | **First** toe: agar *Benz-ac* borx hyper iod kali-i **Nit-ac** *Rhod* sang sars *Sil* verat-v
- **BURSAE** (↗*Inflammation - fingers - joints - bursitis; Inflammation - knees - bursae; GENE - Inflammation - bursae)*: **ARN●** benz-ac calc-p cann-s kali-m **NAT-M●** **Phyt** psor *Rhus-t Ruta* **Sil** stann **Stict** syph
- cysts: cann-s caust *Graph* iod kali-br psor *Sil Sulph*
- ○ **Shoulder** | right: **Sang**
- **Wrists**: ruta stann syph
  · right: stann
- **BUZZING** sensation (See Vibration)
- **CALLOSITIES**: Ant-c bry *Calc* cist *Graph* ign *Lyc* phos phyt rad-br rhus-t **Sep Sil** sulph symph
- horny (↗*Hardness; Nails - horny; SKIN - Excrescences - horny)*: **Graph** ruta
- ○ **Elbows**; on: *Graph*
- **Feet**:
  ○ **Soles**; on: anac-oc **Ant-c** *Ars* bar-c bry *Calc* graph lyc nat-m phos plat plb psor rad-br ran-b sep (non: sil) **Sulph●** tub
  : tender: *Alum* bar-c lyc med *Nat-s* phos sil
- **Hands**; on: *Am-c* ant-c ars borx calc-f **Graph** kali-ar merc-i-r nat-m rhus-v sil **SULPH●** thuj
  · cracks; with deep: cist graph
  · horny: graph
- **Knees**; on: *Graph*
- **Nails**; under: ant-c
- **Toes**; on: acet-ac ant-c ars asc-t calc cur *Ferr-pic* **Graph●** hyper lac-d lyc nit-ac *Ran-b* ran-s semp sep *Sil* sul-ac

CANCER:
○ **Bones**: merc-k-i methyl toxi
  · osteosarcoma: beryl calc-f euph graph *Hecla* merc-k-i symph syph
○ **Fibula**: toxi
  · **Thighs** | **Femur**: methyl
  · **Tibia** (↗*GENE - Injuries - bones - slow)*:
    : right | **osteosarcoma**: syph
    : osteosarcoma: syph toxi
  · **Upper** arms: cadm-met

CARBUNCLES: **Anthraci** *Arn* **Ars Hep Lach** *Sil* **Sulph** tarent-c
○ **Forearms**: hep
- **Nates**: agar thuj
- **Thighs**: agar *Arn* asim *Hep*

CARIES of bone (↗*Necrosis)*: ang *Ars* **Asaf** aur aur-s *Calc* calc-f calc-p calc-sil cist *Con Fl-ac* graph *Guaj Hep Lyc Merc Mez* **Nit-ac** *Ph-ac Phos* **Puls** ruta sec *Sep Sil* **Staph** *Sulph Ther*
○ **Ankle** bones: asaf *Calc Guaj* plat-m *Puls Sil*
  ○ **Internal** malleolus: *Sil*
- **Elbows**: *Sil*
- **Feet**: asaf calc *Hecla Merc* **Sil**
  ○ **Heels**: *Calc-p* plat-m *Sil*
- **Fibula**: **Sil**
- **Fingers**: *Sil*
- **Hands**, metacarpal bone: sil

1354

- **Caries** of bone: ...
- **Hip** (See Hip joint)
- **Joints**: aur-m *Nit-ac*
- **Knees**: **Puls** sil
- **Leg** | **sensation** as of caries: sep
- **Legs**:
  ○ **Bones** | **Tibia**: *Asaf Aur Calc* dulc *Guaj Hecla* kali-i *Lach* ph-ac *Phos* **Sil**
- **Lower** limbs: asaf aur aur-m aur-m-n *Calc* caps con *Euph* hep *Kreos Lyc* merc *Mez Nit-ac* ph-ac *Sep* **Sil** staph *Sulph*
- **Shoulder** joint: sil
- **Thighs** | **Femur**: *Calc* calc-f fl-ac **Sil** *Stront-c*
- **Toes** | left big toe: **Sil**
- **Upper** arms | **Humerus**: *Sil*
- **Upper** limbs: *Sil*
- **Wrists**: *Sil*

CARPAL TUNNEL SYNDROME: calc calc-p caust form guaj lach plb ruta viol-o
- right: *Viol-o*
- left: *Guaj*
○ **Skin** retracted in lines; with: caust plb ruta

CATALEPSY: acon

CHAFED (See Excoriation)

CHAPPED hands (↗*Cracked - hands; Roughness - hands)*: **Aesc** allox *Alum* alum-sil am-c *Anan* apis *Arn* aur **Calc** calc-sil **Calen** carb-ac castor-eq cench cist **Graph** ham **Hep** hydr *Kali-c* kali-sil kreos *Lyc Mag-c* **Merc** nat-ar *Nat-c Nat-m* **Petr** prim-o psor puls *Rhus-t Sars Sep Sil Sulo-ac* **Sulph** *Zinc*
- **working** in water: alum ant-c **Calc** cham hep merc *Rhus-t Sars Sep* **Sulph**
○ **Fingers**: **Nat-m**
○ **Nails**; about the: **Nat-m**
  · **Tips**: alum aur bar-c bell *Graph* merc nat-m *Petr Ran-b* **Sanic** sars sil

CHILBLAINS: abrot acon **Agar** all-c aloe *Alum* alum-p *Alumn* ambro anac ant-c apis arist-cl *Arn* **Ars** asar aur **Bad Bell** borx bry bufo cadm-s calc calc-s *Calen* camph *Canth* carb-ac *Carb-an Carb-v* caust *Cham* chin cist cocc *Colch Cop* cortico **Croc** *Crot-h* crot-t *Cycl* ferr-p frag ham *Hep* hyos ign iod kali-ar kali-chl kali-m kali-p kalm lach led *Lyc* m-arct m-aust mag-c merc merc-i-r *Mur-ac* **Nit-ac** nux-m *Nux-v* op **Petr** ph-ac *Phos* plan **Puls** ran-b rheum rhus-t rhus-v ruta sec sep sil stann staph sul-ac *Sulph* tam *Ter Thuj Thyr* tub tub-m *Verat-v Zinc*
- **air**; in open | **amel**: borx
- **blue**: arn bell kali-c kali-s puls
- **burning**: sulph
- **coldness** agg: agar
- **cutting**: kali-c
- **inflamed**: *Ars* bell *Carb-an* cham hep kali-c lyc *Nit-ac Nux-v* phos **Puls** rhus-t staph *Sulph*
- **itching**: abrot agar cortico nux-v petr ruta
  · **warm**:
    : bed | agg: *Cortico*

▽ extensions | ○ localizations | ● Künzli dot

Extremities

Chilblains

- **itching** – **warm**: ...
  : **room** | **agg**: cortico
- **moist**: petr
- **painful**: agar arn *Ars* aur bell chin hep kali-c lyc mag-c *Nit-ac* nux-v *Petr* ph-ac phos *Puls* sep
- **pressing**: kali-c
- **pulsating**: *Nux-v*
- **purple**: petr
- **stitching**: kali-c
- **unbroken**: *Ter*
- **vesicular**: ant-c bell carb-an chin cycl mag-c *Nit-ac* phos **Rhus-t** sep sulph
- **warmth** agg | **heat** agg: puls
- **weather** agg; warm: frag
○ **Feet**: abrot **Agar** *Alumn* am-c *Anac* ant-c aur aur-ar bad *Bell* berb borx bry bufo cadm-s *Carb-an* carb-v *Cham Chin* colch *Croc* crot-h cycl hep hyos ign kali-chl kali-m kali-n *Lyc Merc* mur-ac naja *Nit-ac* nux-m *Nux-v Op* Petr ph-ac *Phos* **Puls** ran-b rhus-t sep stann staph sul-ac *Sulph* tam *Thuj* **Zinc** zinc-p
  • **cracked**: merc nux-v petr
  • **inflammation**: *Lach* merc nit-ac **Petr**
  • **purple**: *Lach Merc Puls Sulph*
  • **suppurating**: *Lach Sil Sulph*
  • **swollen**: *Merc*
○ **Heels**: petr
  : **swollen and red**: petr
- **Fingers**: *Agar* ars berb borx carb-an ign lyc nit-ac *Nux-v Petr Phos* psor *Puls Stann* sul-ac *Sulph*
  • **itching**: lyc sulph
  • **painful**: sul-ac
- **Hands**: abrom-a *Agar* aloe ars borx *Bry Carb-an Croc Kali-chl* lyc *Nit-ac* nux-v op *Petr Phos* **Puls** *Stann* sul-ac *Sulph* **Zinc**
  • **itching**: **Puls** *Zinc*
  • **swelling**: *Zinc*
  • **weather** | **mild**: nit-ac stann
- **Toes**: *Agar Alum* ambr aur aur-ar borx *Carb-an Croc* kali-c nit-ac *Nux-v* **Petr** phos psor **Puls** rhod sacch-a sal-ac *Thuj*
  • **bluish**: kali-c
○ **First Toe** | **cutting**: kali-c

CHILLINESS: agar *Ars* buth-a calc calc-s cham chlor cimic coff cupr-n ferr *Gels Hyos* lac-ac *Nat-m* nit-s-d *Nux-v* plb *Psor* puls *Rhus-t* sec stram
○ **Feet**: acon **Agar** *Am-c* anac ant-c arg-met ars *Bar-c Bell* berb-ac *Brom* bry bufo canth cedr chel *Chinin-ar* coloc croc **Cupr** *Dig Dros* ign kreos laur lyc m-arct *Mag-c* **Meny** merc mez nat-m *Nit-ac* nux-m par petr *Phos* puls ran-b rhod **Sabad** samb sep *Sulph* thuj valer verat
  • **left**: stann
  • **extending** to | **Upward**: vesp
  • **motion**; after: calc
  • **summer**: ant-c
- **Hips**: ham
▽ **extending** to | **Legs**: ham
- **Knees**: benz-ac bung-fa card-m caust chim-m *Chin Chinin-ar Coloc* ign lach *Meny* nit-ac phos *Puls* sep thuj

Chorea

Chilliness: ...
- **Legs**: ambr *Ars* bar-c bell bufo **Chel** chin cinnb *Hep* kreos m-aust mosch par puls rhod samb sep spong
  • **accompanied** by | **Sciatic** nerve; pain in (See Pain - lower limbs - sciatic - accompanied - chilliness)
  • **sciatica**; in (See Pain - lower limbs - sciatic - accompanied - chilliness)
  • **touch** agg: chin
- **Lower limbs**: acon agar ambr arg-met arn bapt **Bell** camph caps carb-an carb-v caust chel *Chin* **Cic** cocc coloc *Croc* cupr dros euph hell hep *Ign* kreos laur led lyc m-arct meny *Merc* merc-c **Mez** mosch nat-c nit-ac nux-m nux-v olnd par petr plb *Puls* ran-b rhod *Rhus-t Sabad* sabin samb sec sep *Spig* spong sulph valer verat
  • **sneezing** agg: spig
- **Shoulders**: lept
○ **Between**: tub
- **Thighs**: acon agar arn ars-i bar-c bell *Bry* caps chin cic hell ign lyc merc mosch nit-ac olnd *Psor* puls ran-b rhod samb sars sep *Spong* **Stront-c**
- **Toes**: **Agar** asar borx bry *Carb-an Carb-v* castor-eq *Croc* cycl op **Petr** phos *Puls* sulph thuj **Zinc**
○ **Ball** of right big toe: ars-h
  • **First toe**: nit-ac
- **Upper arms**: chel cocc graph *Ign* m-aust **Mez** ph-ac puls ran-b rhus-t
- **Upper limbs**: *Acon* am-c anac astac bapt bar-c *Bell* berb *Bry Calc* cann-xyz carb-ac *Caust* cham chel chin **Cic** cinnb cocc croc cupr dig dulc euphr graph hell hep ign kali-c meny merc mosch nit-ac olnd *Psor* ph-ac *Plat Plb Puls* ran-b raph *Rhus-t* ruta **Sabad** sars sec sep sil *Spig* squil staph thuj *Verat* zinc
  • **right**: phys plat
  : **air** agg; in open: lyss
  : **extending** to | **Back** and legs: mez
  • **left**: stann
  • **afternoon**: sil
  • **evening** | **lying** down agg; after: *Nux-v*
  • **arms** away from the body amel; holding the: spig
  • **stool** agg; after: plat
  • **walking** in open air agg: chin
○ **Anterior** surface: puls
  • **Posterior** surface: raph

CHOREA: **Agar** apis *Arg-n Ars Asaf Bell Calc* **Caust** *Cedr Cham Chel* chin *Chlol Cic Cimic* cocc con *Croc Cupr* dulc *Hyos Ign* iod ip *Kali-c Lach* laur lyc lyss mag-p merc mez **Mygal** *Nat-m* nux-v *Op* plat puls rhod rhus-t sabin sec *Sep* sil stann staph *Stram* stront-c sulph tanac **Tarent** verat-v zinc zinc-p
- **night**: zinc
- **coition** agg: agar *Cedr*
- **fear**; from: *Calc* **Caust** *Ign Kali-br Laur Nat-m Stram* zinc
- **sleep** | **amel**: *Agar Mygal*
○ **Crosswise**: agar *Stram*
- **Feet**: *Zinc*
- **Hands**: cina

Chorea / Extremities / Coldness

- **Legs:** *Cocc* rhod stict
  - left: rhod
  - ▽ storm; at approach of: rhod
- **Lower Limbs:** *Zinc*
- **Upper** limb:
  - left: cimic
  - storm; at approach of: rhod

CICATRICES (↗*SKIN - Cicatrices*):
○ Hand:
  - stinging | deep: kali-bi

CLAUDICATIO INTERMITTENS(↗*Pain - legs - walking - agg.; Limping; Walking - difficult*): lach plb prot Sec

CLAW-LIKE fingernails: ars tub

CLENCHING:
○ Fingers (↗*Flexed - fingers*): acon aeth am-c ambr anag *Apis* arg-n *Ars Bell* bism *Brach* cann-s caust *Chin* chinin-ar *Cic Cina* cocc colchin *Coloc* **Cupr** *Cupr-act* cycl dios *Glon Hell Hydr-ac Hyos* ign *Ip* kali-bi lach *Laur* lyc *Med* meny *Merc Nux-m Nux-v Oena* op par phos phyt *Plat* ruta sang sec sol-t stann stram *Stry* sul-ac ter
  - noon: am-c
  - accompanied by | **Upper** limbs; stretching out of (See Stretching - upper - accompanied - fingers)
  - chill, at beginning of: *Cimx*
  - convulsive: glon mag-p nux-m *Nux-v*
  - epileptic convulsion: *Lach* lyc *Mag-p Oena*
  - headache; after: coloc
  - seizing something, when: arg-met arg-n *Dros* stry
  - stretching out arms: stry
- Fists: cupr hyos
  - children; in: hyos
  - ▽ newborns: cham
- **Thumbs:** *Aeth Apis* ars art-v arum-t bell brach *Bufo Camph* caust *Cham Cic Cocc* **Cupr** *Glon* hell hyos ign *Lach* mag-p **Merc** oena phyt **Plb** *Sec* sep *Stann* stram sulph viol-t
  - epilepsy; in: aeth *Bufo Caust* cham *Cic* cupr ign *Lach* **Plb** *Stann* staph sulph
  - ▽ fright; after: *Ign*
  - ▽ falling on head: *Cupr*
  - palms; into: hell
  - rheumatism; during: kali-i
  - sleep agg; during: viol-t

CLOSED:
○ Fingers: cupr lyc merc plb stry
  - sleep; during: hyos sul-ac
- Thumbs: cocc hyos

CLOTH AROUND; TYING (See Bandaging)

CLUBBING of fingers: beryl laur

CLUBFOOT: nux-v phos stry

CLUCKING:
○ Arm: ambr
- Elbows: mang

- **Clucking:** ...
- Feet:
  - ▽ extending to | **Head:** calc
- Knee, sitting: bell
  ○ Hollow of knee: asar
  - Outer side of: arg-met
- Legs:
  ○ **Bones** | **Tibia:** con
  - Calves: sulph
  - ▽ Outer side of: rhus-t
- Lower limbs: bell
- Shoulders: mang
- Thighs: meny
- Thumbs: rhus-t

CLUMSINESS (See Awkwardness)

COBWEB on hands; sensation of: borx

COITION agg | **Lower** limbs: calc coloc graph nat-m sep

COLDNESS (↗*Raynaud's*): *Acon* aeth *Agar Agar-ph* agn allox alum alumn ambr *Ant-c* **Ant-t** anthraci *Apis* aran aran-ix *Arg-n* arist-cl **Ars** *Ars-h Ars-i* ars-s-f atro *Aur-m* bell beryl bism both brom bros-gau bry bufo but-ac buth-a *Cact* **Calc** calc-hp *Calc-p* calc-s calc-sil **Camph** cann-i cann-s *Canth* **Caps** carb-ac carb-an **Carb-v** *Carbn-h Carbn-s* cass caust cedr *Cham Chel* chen-a chin chinin-ar chinin-s *Cic* cina cist cob-n cocc cocc-s *Coff* coff-t *Colch Coloc* con convo-s crat *Croc Crot-h Crot-t* **Cupr** cupr-ar cupr-m cupr-n cycl **Dig** dros *Dulc* echi *Eup-per Eup-pur Ferr* ferr-ar *Ferr-p Gamb Gels* gins glon graph *Ham* hed hell helo helon hep hydr-ac *Hyos* ign *Iod* ip *Iris* jatr-c jug-r *Kali-bi Kali-br Kali-c* kali-chl kali-m *Kali-p* kali-s kali-sula *Kalm Lach Laur Led Lept* lil-t lol lon-x *Lyc Lycps-v* lyss m-ambo manc mand *Med* meli *Merc Merc-c Mez* morph *Mur-ac* naja *Nat-c Nat-m* nat-p nit-ac nux-m *Nux-v* olnd *Op Ox-ac* paeon pall petr *Ph-ac Phos* phys *Phyt Pic-ac* plb *Puls* pyrog quas raph *Rhus-t* ruta *Sabad* sabin sang sarr *Sec* sep *Sil* spig spong squil stann **Stram** stront-s stroph-s stry sul-ac sulfon sulph syph *Tab* tarent ter tril-p **Verat** *Verat-v* verb vip visc *Zinc* zinc-p
- one side | **other** side hot: allox
- left: carb-v caust *Elaps*
- daytime: fl-ac spig
- morning: anac bry calc-p con crot-h fl-ac hep lyc *Nux-v Sulph* thuj
- forenoon: sulph
- afternoon: ars chinin-s lyc thuj
- evening: ars calc-sil chin jatr-c merc-cy nux-v phyt puls rhus-t sulph
  - stool agg; during: sulph
  - warm room agg: brom
- **night:** calc-sil carb-v stram
  - bed agg; in: carb-an
  - heat of other side, with: *Puls*

Extremities

Coldness – accompanied by

- **accompanied** by:
  ○ **Head**:
    : **fullness** (See HEAD - Fullness - accompanied; HEAD - Fullness - accompanied - extremities)
    : **pain** (See HEAD - Pain - accompanied - extremities - cold)
- **air** agg; draft of: carc
- **air** agg; in open: chin
- **alternating** with:
  • **heat**: bell *Lyc* stram
  : **burning**: helo helo-s
- **ascending** agg: stroph-s
- **children**; in: *Calc-p*
- **company** agg: aur
- **convulsions**; with: aeth **Bell** *Bufo Cic* hell hydr-ac Nicot oena
- **diarrhea**, with: **Ars Camph** *Carb-v* cop *Laur* nux-m podo *Sec Tab* **Verat**
- **dyspnea**; with: gels
- **excitement**: *Lach*
- **exertion** in open air agg: plb
- **fever**; during: am-c apis *Arn* ars *Bell* bism bry bufo calc camph carb-an carb-v chin colch *Eup-pur* ferr gels kali-ar kali-br kali-sula lach lyc mag-p meny op phyt pip-n plb sep spig **Stram** sulph verat verat-v
- **followed** by:
  • **heat**: pyrog
  • **pain**: pyrog
- **headache**; with (See HEAD - Pain - accompanied - extremities - cold)
- **heat**; with:
  ○ **Body**; of: chin *Colch* iod *Rhus-t*
  • **Face**; of: cham chin hell led
  • **Head**; of (See HEAD - Heat - coldness - extremities)
- **ice** in spots; like: **Agar**
- **icy** cold: calc lach
- **injuries**; after: **Bell-p** led
- **menses**; during: arg-n arn *Calc* cham lach *Sec Sil* verat
- **mental** exertion agg: *Lach*
- **motion** | **amel**: *Acon*
- **pain**:
  ○ **Abdomen**; with pain in: ars
  • **Back** and hips; with pain in: pall
- **painful**: syph
- **paralyzed** limbs: *Ars* caust cocc dulc *Graph Nux-v* **Rhus-t** zinc
- **rest** | **amel**: stroph-s
- **running** agg: stroph-s
- **sitting** agg: kreos
- **spots**; in: camph
- **standing** agg: stroph-s
- **waking**; on: carb-v
- **walking** agg | **cold** air agg: calc
- **warm** bed unendurable, yet: **Camph Led** *Mag-c Med* **Sec**
○ **Ankles**: *Acon* agar berb calc-f caust chin ign lach mag-m med rhus-t
  • **walking** in open air agg: chin

Coldness – Feet

- **Ankles**: ...
  ○ **Malleolus** in spots; inner: berb
- **Elbows**: *Agar* cedr gins graph iris-foe
  ▽ **extending** to:
    : **Hand** | **noon**; toward: cedr
  ○ **Olecranon**: *Agar*
- **Feet**: abrot absin acet-ac *Acon* agar **Agn** allox aloe alum alum-p alum-sil alumn *Am-br Am-c* am-m ambr *Anac* ang **Ant-c Ant-t** anth aphis **Apis** apoc aran-ix arg-met *Arg-n* **Arn Ars Ars-i** ars-s-f ars-s-r asaf *Asar* asc-t atha **Aur** aur-ar aur-i aur-s bapt *Bar-c* bar-i bar-m bar-s **Bell** benz-ac berb both-ax *Bov* brach **Brom** bros-gau bry bufo but-ac *Cact* calad **Calc** calc-p calc-s calc-sil calen *Camph* cann-i cann-s *Canth* **Caps Carb-ac Carb-an Carb-v** carbn-o **Carbn-s** cass *Caul* **Caust** cedr *Cham* **Chel Chin** *Chinin-ar* chr-ac cic cimic *Cimx Cina* cinnb *Cist* cob-n *Cocc* coff *Coff-t Colch Coloc* **Con** cot crat *Croc Crot-c* crot-h *Crot-t* **Cupr** cupr-ar cupr-s cycl daph **Dig** digin dor **Dros** dulc *Elaps* eup-per *Eup-pur* euph euph-c euphr fago **Ferr** ferr-ar **Ferr-i** ferr-p fl-ac form *Gels Glon* **Graph** *Hell* helo *Hep* hipp hura hydrc hyos **hyper** iber ign ind **Iod Ip** iris **Kali-ar** kali-bi kali-br **Kali-c** kali-chl kali-i **Kali-m Kali-n Kali-p Kali-s** kali-sil kiss **Kreos** lac-ac lac-d **Lach** lact lapa laur led lil-t **Lyc** *Lycps-v* m-aust mag-c mag-m mag-p mag-s malar manc *Mang Med* **Meny Merc** *Merc-c* mez morph *Mur-ac* **Naja** narcot *Nat-ar* **Nat-c Nat-m** *Nat-n Nat-p Nat-s* **Nit-ac** nitro-o *Nux-m Nux-v* oena ol-an ol-j olnd op *Ox-ac* pall **Par** peti **Petr Ph-ac Phos** *Phyt Pic-ac* pimp pip-m plan plat *Plb Podo* polyg-h *Psor* ptel **Puls** ran-b raph **Rhod** *Rhus-t* rob rumx **Ruta** sabad *Sabin* sacch-a *Samb* sang sanic *Sars Sec* sel **Sep Sil** spira spong **Squil** *Stann* staph **Stram** *Stront-c* stry stry-p sul-ac **Sulph** sumb tab *Tarent* tell **Thuj** thyr trif-p tub tus-p valer vanad *Verat Verat-v* verb vesp visc **Zinc** ziz
  • **right** (↗ *left; one; one - other*): ambr bar-c *Chel* con *Lyc* nat-m pimp puls sabin *Sulph*
    : **heat** of left foot; with: allox
    : **normal**; the other: lyc
    : **walking** agg: bar-c
  • **left** (↗ *one; one - other; right*): aeth carb-v chin euph hydrc laur nat-n pip-m psor raph rhus-t stann sulph sumb *Tub*
  • **daytime**: chr-ac **Hep** mag-s nat-p nit-ac phos *Sep Sil* sulph
    : **menses**; during: nat-p
  • **morning**: anac caps chel chin coc-c graph hura lyc mag-m mang merc nat-c nux-v **Sep** *Spig* stram **Sulph** sumb
    : **5 h** (See night - midnight - after - 5)
    : **7.30 h**: ferr
    : **8 h**: ferr hura meny
  • **forenoon**: *Carb-an* chinin-s cop fago hura mez petr sep
    : **9-15 h**: *Carb-an*
    : **10 h**: fago med
    : **10-15 h**: petr

1357

Extremities

Coldness – Feet

- **forenoom**: ...
  - **11 h**:
    - **lying down | amel**: *Sep*
    - **15 h**; until: petr
- **noon**: chinin-s chr-ac kali-c nit-ac zing
  - **heat** and redness of the face; during: sep
  - **other** one burns; while the: hura
- **afternoon**: bar-c chel chinin-s coca colch *Gels* mez nux-v sang *Sep* squil *Sulph* zinc
  - **13 h**: chel
  - **14 h**: chel lyc sars
  - **15 h**: eup-pur lyc
  - **16 h**: coff sang
    - **air**; in open | **amel**: coff
  - **17 h**: alum graph
  - **hot** face, with: hura
- **evening**: Acon aloe am-br *Am-c* ars bar-c bell **Calc** carb-an *Carb-v* carbn-s cham chel chin con graph hell *Ign* kali-s lyc mag-c mang nat-c nat-n nux-v ox-ac peti petr ph-ac plan puls rhod **Sep Sil** stront-c sulph til verat *Zinc*
  - **18 h**: cedr
  - **20 h**: bar-c hep
  - **21 h**: aloe kreos
  - **23 h** (See night - midnight - before - 23)
  - **air** agg; in open: mang
  - **bed**:
    - in bed:
      - **agg**: aloe **Am-c** *Am-m* aur **Calc** carb-an *Carb-v* carbn-s carl chel *Ferr* ferr-p **Graph** kali-ar *Kali-c* kali-s lyc meny merc nat-c nit-ac nux-v par petr ph-ac *Phos* psor raph rhod rhus-t sars senec **Sep Sil** staph sulph thuj tub *Zinc*
      - **amel**: sulph
- **night**: aloe am-c am-m ant-c *Aur* bov bry calad **Calc** *Carb-v* **Carbn-s** chel com cop *Ferr* ferr-i iod kali-ar malar nit-ac par petr *Phos* psor raph rhod sars sep *Sil* sul-i sulph thuj verat *Zinc* zinc-p
  - **midnight**: calad
    - before | **23 h**: fago
    - after | **5 h**: hura
  - **bed** agg; in: am-m *Aur* **Calc** carb-v chel *Ferr* kali-bi nit-ac petr phos psor raph rhod rhus-t sars sec sil sulph thuj tub zinc
  - **waking**, and on: *Nit-ac* zinc
- **accompanied** by:
  - **heat** of extremities (See Heat - accompanied - feet)
- **alternating** with:
  - **heat**: alum fago
  - **Hands**; cold: aloe sep zing
  - **Legs**; pain in (See Pain - legs - alternating - feet)
- **anxiety**, during: cupr graph puls sulph
- **bed**:
  - in bed:
    - **agg**: alum am-c calc *Ferr* graph kali-c lach naja phos psor raph rhod senec sep sil thuj tub zinc
    - **amel**: mez

Coldness – Feet

- **breakfast** agg; after: verat
  - **headache**; during: Sep
- **chill**, during (See icy - chill)
- **cholera**; during: *Kali-br* laur
- **clammy**: bar-c *Calc* laur *Sep* stry-p
  - **injury** of back; after: nit-ac
- **cold**:
  - **perspiration**; with: ars
  - **Hands** and hot face; with cold (See hands - feet - face)
- **damp**: calc
- **diarrhea**, with: dig *Lyc* nit-ac
- **dinner**:
  - after | agg: cann-i carb-v *Cor-r* phyt *Sulph*
  - during | agg: sulph
- **dysentery**; cold feet to knee, in: aloe
- **eating**:
  - after | agg: aloe calc *Camph* caps cor-r
  - while | agg: ign sulph
- **emissions** agg; after: aloe nux-v
- **excitement** agg: crat mag-c
- **exertion**; from | least: crat
- **fever**:
  - during | agg: *Agn* am-c **Ang Ant-c** antip *Arn* ars bapt bar-c bell bufo calad calc caps carb-an carb-v caust cedr chin chin-b **Cocc** *Colch* con gels hell ign ip *Iris* kali-c kali-s **Kreos** *Lach Lyc Mag-c* meny naja nit-ac nux-v petr ph-ac phos ptel puls ran-b rhod **Ruta** *Sabad* **Sabin** samb *Sep* sil squil stann *Stram Sulph* tarent thuj tub *Verat Zinc*
- **headache**:
  - after: cupr
  - during: *Arg-n* ars aur aur-ar *Bell* bufo cact *Calc* camph *Carb-v* carbn-s chin chr-ac coca cot dirc *Ferr* ferr-p **Gels** lac-d lach laur mand **Meli** *Meny Naja* nat-m phos plat *Psor* sars *Sep* stram *Sulph* vario verat verat-v
  - menses; after: *Ferr*
- **heat**; with:
  - **Abdomen**; of | fever; during: ip
  - **Body**: caps samb visc
  - **one** side of: ran-b
  - **sleep**; during: **Samb**
  - **Upper** part of: anac
- **Face**; of (See FACE - Heat - cold - feet)
- **Hands**; of (See Heat - hands - coldness - feet)
- **Head**; of (See HEAD - Heat - coldness - feet)
- **Thighs**; of: cocc thuj
- **house** amel; in: mang
- **icy cold**: *Acon* agar alum anac ant-c *Apis* ars aur bell berb cact calad calc **Camph Carb-v** cass cedr cench chin chin-b cob-n coloc **Crot-c** *Cupr* dor **Elaps** *Eup-per* ferr **Gels** graph *Hep* ip kali-ar kali-s kali-n lac-d **Lach** lact *Lyc* manc mang meny *Merc Merc-c* mez nat-c nat-p nit-ac *Nux-m* par petr **Phos** plb *Psor* raph rhod rhus-t sabin samb sars **Sep Sil** squil stront-c *Sulph* tub **Verat** zinc zinc-p

1358   ▽ extensions | O localizations | ● Künzli dot

Extremities

Coldness – Feet

- **icy cold**: ...
  - **accompanied** by:
    - **Head**; heat of (See HEAD - Heat - coldness - feet - icy)
    - **Soles**; burning: *Cupr*
  - **alternating** with heat: helo helo-s
  - **bed** agg; in: bell
  - **chill**; during: agar alum am-c ant-c aur brom cann-xyz *Carb-an* carb-v cench chin cina crat *Dros Eup-per* euph *Ferr* graph *Hep* kreos *Lyc* mang **Meny** merc mez nat-c nat-m nux-v *Petr* ph-ac *Phos* puls *Samb* sep stann teucr **Verat** *Zinc*
  - **cold** air | **amel**: camph led
  - **menses**; during: nat-p
  - **typhoid** fever; during: chinin-ar
- **lying**:
  - **agg**: tell
  - **amel**: phos
- **menses**:
  - **after** | **agg**: *Carb-v Chinin-s*
  - **before** | **agg**: calc hyper *Lyc Nux-m*
  - **during** | **agg**: *Arg-n Calc* cop *Crot-h Graph* nat-p *Nux-m Phos* sabin **Sil** tarent
- **mental** exertion agg: agar *Am-c* ambr *Anac* **Aur** bell **Calc** calc-p *Carb-v Caust* chin cocc *Cupr* gels kali-c *Lach Lyc* **Nat-c** *Nat-m* nit-ac **Nux-v** petr *Ph-ac* **Phos** psor **Puls Sep Sil**
- **motion**:
  - **after** | **agg**: *Cocc*
  - **not amel**: aran-ix
- **one** cold (↗left; right): chel con
  - **other** hot; the (↗left; right): chel chin con dig ip lac-f lach *Lyc* psor **Puls** raph tub
  - **right**: bar-c chel lyc puls sabin
  - **left**: carb-v naja nat-m psor rhus-t sulph tub
- **perspiration** of feet; suppressed: acon ant-c ant-t arn *Calc Caust* chin con graph ip lach **Lyc** nit-ac **Nux-v** phos puls *Rhus-t* **Samb** sel **Sep** *Sil* squil *Sulph* thuj verat
- **pregnancy** agg; during: *Lyc* rhus-t *Verat*
- **sensation** of: acon ars bell bros-gau calc chel laur m-aust merc nux-m verat
- **sitting**:
  - **agg**: ars mez puls *Sep*
  - **amel**: mang
- **sleep**; during: bell bros-gau samb zinc
- **heat** of body; with: samb
- **spots**; in: agar
- **stool**:
  - **after** | **agg**: sulph
- **sun** agg; walking in the: *Lach*
- **supper**:
  - **after** | **agg**: lyc
  - **during**: ign
- **takes** cold through: con *Sil*
- **talking** agg: am-c
- **urination** agg; during: dig
- **vertigo**; during: sep

Coldness – Fingers

- **Feet**: ...
  - **vomiting**:
    - **after**: sin-a
  - **waking**; on: *Chel* puls *Samb* verat zinc
  - **walking**:
    - **after** | **agg**: nit-ac
    - **agg**: *Anac Aran* asaf carb-an *Chin* mang mez plb sil
    - **air** agg; in open: *Anac* bar-c mang plan plb
    - **rapidly**; walking: *Phos*
    - **amel**: aloe
  - **warm**:
    - **bathing**; after: lach
    - **foot**-bath:
      - **amel** | **hot** foot-bath: glon
    - **room** | **agg**: kali-br mez rhod
    - **touch**; sensation of coldness, though warm to: *Sulph*
  - **warmed**, cannot be: ars
  - **water**; as though in: carb-v chin form gels lyc mag-c meny merc nat-m puls sabin sanic **Sep** verat
    - **cold** water running in foot; as if: verat
  - **weather**; in hottest: *Asar*
  - **wine** agg: lyc
  - **writing** agg: chinin-s sep
  - ▽ **extending** to:
    - **Calves**: aloe crot-t
    - **Knees**: aeth aphis chel ign malar mang *Meny* nat-m
    - **Upward**: helo-s malar
  - ○ **Back** of feet: graph mez
  - **walking** agg: graph
- **Bones**: chin
- **Hands**, and (See hands - feet)
- **Heels**: merc *Puls* sang sep
  - **left**: psil
    - **accompanied** by | **dysuria** (See BLAD - Urination - dysuria - accompanied - heel)
  - **fever**; during: lyc
  - **Soles**: acon ars card-m caust chel chinin-s colch *Coloc* dig hyper lach laur lith-c merc *Nit-ac* nux-v phos *Puls* rhod *Sulph* thuj valer
    - **morning**: chinin-s
    - **evening** | **bed** agg; in: *Aur* verat
    - **night**: nit-ac
    - **midnight**:
      - **after**:
      - **5 h** | **Face**; with hot: con
    - **air** agg; in open: laur
    - **icy** cold: *Nit-ac*
    - **bed** agg; in: sulph
    - **menses**; during: *Calc Graph Nux-m Phos Sil* verat
    - **painful**: caust
    - **sensation** of coldness, although not cold: coloc valer
  - **Heels**: sep
- **Fingers**: *Abrot Acon* act-sp *Agar* am-c ang *Ant-t* apis asar brass buth-a calad *Calc Calc-p Carbn-s* caust *Cham*

1359

Extremities

Coldness – Fingers

- **Fingers**: ...
  Chel cic cocc colch coloc con crat crot-h cupr *Dig* gels gins **Graph** *Hell* hep hydr-ac **Kali-c** kreos *Lac-c Lac-d* lyc m-arct med *Meny* merc mosch mur-ac nit-ac ox-ac par *Ph-ac* phos plan plb ptel ran-b rat rhod *Rhus-t* rumx samb sars sec *Sep* spig stann sulph sumb **Tarax Thuj** tub-d tub-m verat vip
  - **right**: ang
  - **left**: thuj
  - **morning**: chinin-s rat
  - **afternoon**, 14 h: plan
  - **evening**: sulph thuj
  - **night**: *Mur-ac*
  - **alternating** with | Head; pain in (See HEAD - Pain - alternating - fingers)
  - **blue**, and: chel crat cupr verat
  - **chill**: *Apis Cact* crat dig meny *Nat-m* nux-v par ph-ac *Rhus-t Sep* verat
  - **chorea**, during: laur
  - **excitement** agg: crat
  - **exertion** agg: crat
  - **heart** disease; in: laur
  - **sensation** of: bros-gau
  - **sitting** agg: cham
  - ▽ **extending** to:
    : **Middle** of upper arms: graph
    : **Nape** of neck: coff
    : **Palms** and soles: dig
  - ○ **First**: rhod
  - **Fourth**: lyc
  - **Joints**: chel
  - **Nails**; under: cann-s
  - **Second**: mur-ac phos rhod
    : **Joints** of: agar
  - **Third**: rhod sulph
    : **evening**: sulph
  - **Tips**: abrot acon *Ant-t Arn* brom *Caps* carb-v *Carl Chel* cist coloc hell jatr-c lac-c lac-d lob meny merc mur-ac petr ph-ac ran-b sal-ac sars spig sulph sumb *Tarax Thuj* verat *Zinc* zinc-p
    : **morning** | **rising** agg; after: coloc
    : **air** agg; in open: ph-ac
    : **chill**; during: acon mur-ac ran-b
    : **heat**; during: *Caps*
    : **icy** cold: ant-t carb-v lac-d mez nux-m verat
    : **rest** of body is hot: thuj
    : **sensitive** to cold: sec
    : **writing**; after: carl
  - **Toes**, and: crat
- **Forearms**: *Arg-n* arn ars *Brom* bry *Calc* carb-v caust *Cedr* con *Crot-c* **Graph** hydrc kali-chl med nat-c nux-v *Phos* plb rhus-t verat-v
  - **right**: caust kali-chl med
  - **left**: malar
  - **morning**: nux-v
    : **rising** agg; after: nux-v
  - **deathly**: arn
  - **icy** cold: **Brom** nat-c rhus-t thuj

Coldness – Hands

- **Forearms**: ...
  - **menses**; during: *Arg-n*
  - ▽ **extending** to:
    : **Fingers**: malar
    : **Hand**: malar
- **Forefeet**:
  - **one** forefoot hot | **other** cold (See hands - one - hot)
- **Hands**: abies-c acet-ac *Acon Agar* agn allox aloe alum alum-p alum-sil alumn am-c ambr amyg anac ang *Ant-t* anth *Apis* apoc aran *Arg-n Arn* **Ars Ars-i** ars-s-f ars-s-r asaf asar atha atro **Aur** aur-ar aur-m-n aur-s *Bar-c* bar-i *Bar-m* bar-s bart *Bell* benz-ac berb *Bov* brach *Brom* bry *Cact* calad *Calc* **Calc-ar** calc-i **Calc-p** calc-s calc-sil calen **Camph** cann-i cann-s canth caps *Carb-ac Carb-an* **Carb-v** carbn *Carbn-o Carbn-s* cass *Caust Cedr* cench cham **Chel Chin** chin-b *Chinin-ar Chinin-s* chr-ac cic cimic *Cina* cinnb cocc coff coff-t colch coloc com con conin cop corn cot crat *Croc Crot-c* crot-h *Cupr* cupr-s **Cycl** *Dig* digin dor *Dros* elaps *Eup-per* eup-pur euph euph-c euphr fago **Ferr** ferr-ar **Ferr-i Ferr-p** fl-ac *Gels* gins glon **Graph** grat *Hell* hep hura hydrc hyos iber *Ign* ind indg inul **Iod Ip** iris jatr-c **Kali-ar** kali-bi **Kali-c** kali-cy kali-i kali-m kali-n **Kali-p** kali-s kali-sil kreos lac-ac lac-d **Lach** lact laur **Led** lil-t lob-s **Lyc Lycps-v** m-ambo m-arct mag-p mag-s manc *Mang Med* **Meny Merc** merc-c merc-i-r merc-sul *Mez* morph mosch **Mur-ac** muru naja narc-ps narcot nat-ar *Nat-c* **Nat-m Nat-p** nat-s *Nit-ac* nit-s-d **Nux-m** *Nux-v* oena ol-an **Olnd** *Op* Ox-ac *Pall* par peti *Petr Ph-ac Phos* phys *Phyt* pic-ac pimp plan plat *Plb* plect plumbg ptel **Puls** *Pyrog* ran-b raph *Rhus-t Rob* rumx **Ruta** *Sabin* sacch-a **Samb** *Sang* sars *Sec Sel* **Sep** sil spig spira spong squil stann staph *Stram* stry sul-ac sul-i **Sulph** *Sumb Tab* tarax tep teucr ther *Thuj* thyr trif-p vanad **Verat** *Verat-v* verb vip *Zinc* zinc-p ziz
  - **one** hand: acon ant-t *Chin* cocc dig ferr ip lyc *Mosch* puls rhus-t sulph tab
    : **colder** than the other: **Lyc**
    : **fingers** of other hot: thuj
    : **hot**; and the other: ant-t canth chel *Chin* cocc *Dig Ip* lyc *Mosch Puls Tab*
    : **perspiration** of the other: ip mez mosch
    : **red** and the other hot and pale; cold and: mosch
  - **alternating** sides: cocc
  - **right**: am-c ant-t ars *Calc* cann-i chel ferr *Gels* med mosch pall sec thuj
    : **then** left: med
    : **numbness** of left: ferr
    : **warmth** of left: lac-ac mez mosch
  - **left**: allox ambr carb-v chin kali-m lat-m nux-v thyr
  - **daytime**: ars-met malar phos
  - **morning**: bell chel chin cina coloc cycl fago gels lyc mang spong stram sumb
    : 7.30 h: ferr
    : 8 h: ferr
    : 8.30 h: mez
    : **rising** agg; after: coloc
  - **forenoon**: calc calen chin grat mez nat-m

▽ extensions | ○ localizations | ● Künzli dot

Coldness – Hands — Extremities — Coldness – Hands

- **forenoon**: ...
  - **9 h**: dros mez
  - **10 h**: con fago led
- **noon**: kali-c ped zing
- **afternoon**: alumn chinin-s gels nux-v sulph
  - **13 h**: chel
  - **14-15 h**: chel
  - **15 h**; after: eup-pur
  - **16 h**: petr
  - **16**.30 h: mez
  - **17 h**: *Rhus-t*
- **evening**: *Acon* agar aloe alumn ambr ars aur carb-an *Carb-v* carl chel chin colch coloc graph hep nat-c ox-ac peti phos spira sulph thuj verat
  - **19 h**: *Lyc* phos
  - **20 h**: hep tarax
  - **air** agg; in open: mang
  - **bed** agg; in: aur carb-an colch
  - **heat**:
    - after: thuj
    - during: agar sabad
- **night**: *Aur* bry ferr-i malar *Phos* sec sep thuj
- **abdomen**; with cutting and tearing in: *Ars*
- **accompanied** by:
  - chilliness (See CHIL - Coldness - hands)
- **alternating** with:
  - **cold** feet: aloe sep zing
  - **heat**: bell cench chin cimic cocc fago gels helo helo-s lil-t par
    - headache; during (See HEAD - Pain - temples - heat and)
    - Head; of: nit-ac
- **amel**: puls
- **blue**: agar *Arg-n* ben-n borx *Cact Camph* cocc con *Crot-h* crot-t *Dig* elaps inul morph *Nux-v* oena plb stram stry **Verat** zinc
- **breakfast** agg; after: verat
- **chill**; during: agn ars asar aur bell *Bry* buth-a cact *Camph* canth *Carb-v* cedr cench chel *Chin Cimx* cina colch con crat dros gels hep hyos ip led lyc mang *Meny* **Mez** mur-ac nat-c *Nat-m* **Nux-v** olnd *Op* petr **Phos** plb *Puls* samb **Sec** sep spong stann staph stram sulph *Teucr* thuj **Verat**
- **cholera**; during: *Kali-br*
- **clammy**: abies-c
  - injury of back; after: nit-ac
- **cough** agg; during: rumx *Sulph*
- **diarrhea**: apis brom dig **Phos**
- **dinner**; after: cann-i
- **eating**; after: aloe camph caps con
- **emissions** agg; after: *Merc*
- **excitement** agg: crat lil-t
- **exertion**, least: crat
- **fever**; during: agar antip arn asaf aur bell camph canth caust con cycl dros euphr gels hell *Ign* ip lyc *Meny* mez naja nit-ac nux-v phos puls ran-b rhus-t *Ruta* sabad **Sabin** *Samb* sel **Squil** *Stram* sul-ac sulph thuj verat

- **headache**:
  - after: cupr
  - during: ambr ars bell *Calc* carb-v ferr lac-d lach **Meli** *Meny* naja sars sep sulph vario verat verat-v
- **heat**; with:
  - **Body**; of: ars-met puls samb tab
    - one side: *Ran-b*
    - **Internal**: *Arn*
  - **Face**; of: agar **Arn** ars asaf camph chin con cycl euph graph hyos ign ruta sabin sil spig **Stram** sumb *Thuj*
  - **Feet**; of•: *Aloe Calc* coloc ph-ac *Sep*
  - **Fingers**; of: thuj
  - **Forehead**; of: ars asaf asar
  - **Head**; of (See HEAD - Heat - coldness - hands)
  - **Mouth** and throat; of: jatr-c
  - **Thighs**; of: thuj
- **icy**: *Acon* agar alum-sil *Ambr* anac ant-t *Arg-n* ars asar aur aur-ar bell buth-a *Cact* calc *Camph Carb-v* cass *Caust* cedr cench chin coloc dor dros *Eup-per* euphr helo helo-s hep hydr-ac ip lach lyc *Manc* mang *Meny Merc* merc-sul mez *Nat-c* **Nux-m** *Nux-v Ph-ac* phos *Plb Puls* sabin sanic sep sil squil *Tab* thuj thyr vario **Verat**
  - fever; with: cact thuj
- **lying** down:
  - agg: kali-c
  - amel: phos
- **menses**; during: aesc *Arg-n* ferr *Graph* kali-i *Phos* sabin sec sulph verat
- **pain**; with: *Calc Graph Sabin*
- **mental** exertion agg: lach *Ph-ac*
- **motion**; after: alumn *Cocc*
- **nausea**; during: gran kreos phos verat
- **numb** and cold: chel *Lach Ox-ac*
- **old** people; in: bar-c
- **painful**: caust
- **perspiration**; during: arn bell *Camph Caust* cham chin dig fago ip *Lil-t* lyc merc-c mez nit-ac *Nux-v* phos *Rhus-t* **Samb** *Sel Sep* squil **Sulph** thuj *Verat*
- **reading** agg: lyc
- **rising** agg; after: fago
- **sacrum**; during pain in: hura
- **sleep** agg; during: ign merc samb
- **smokers**, in: sec
- **talking** agg: am-c ph-ac
- **uncovering**; on: mag-c
- **urination** agg; during: dig
  - copious: dig
- **vertigo**; with: lap-la merc sep
- **vexation**; after: phos
- **waking**; on: *Carb-v* dig digin
- **walking**:
  - after | **agg**: alumn
  - **agg**: asaf camph chin
  - **air** agg; in open: mang phos plb
- **warm**:
  - **room** | **agg**: mez *Nux-m Nux-v* plan sep

Extremities

Coldness – Hands

- warm: ...
  - touch; sensation of coldness, yet warm to: phos
- water; in:
  - agg: con lac-d mag-c mag-p phos tarent
  - amel: fl-ac gels jatr-c
- weather; even in hottest: *Asar*
- wine agg: verat
- wrap them up; must: petr
- writing:
  - after: agar
  - agg: chinin-s mez
- ○ Back of hands: alum anac chinin-s hell naja phos rhus-t
  - afternoon: chinin-s
  - heat of palms, with: anac coff *Ferr*
- Feet, and: crat iod kali-m samb sanic
  - Face; with heat of: arn asaf **Bell** cham chin con graph stram
- Palms: *Acon* bung-fa calc-sil dig digin hyos jatr-c med
  - accompanied by | Fingers; convulsive movements of (See Convulsion - fingers - accompanied - hand - cold - palm)
- Hips: agar caust gad gran ham hura malar merc merl mez morph tax ther valer
  - right: bell bry kali-bi merl rhus-t
  - left: carb-v caust thuj
  - forenoon | 9 h: ham
  - icy coldness: malar
  - followed by | fever: malar
  - extending to | Body; whole: malar
- Internal: rhus-t
- Joints: Camph cinnb *Nat-m* petr rhus-t sumb
  - morning: sumb
  - bed agg; in: sumb
  - air agg; in open: nat-m
- Knees: acon **Agn** alumn ambr *Apis* **Ars** *Asar* aur Benz-ac calc calc-p camph cann-s **Carb-v** carbn-o carbn-s Card-m cass Chin Chinin-ar Chinin-s Cimx Colch coloc cop daph dig euphr ferr graph *Ign* kreos Lach m-arct meny *Merc* mez nat-c *Nat-m Nit-ac* petr Phos *Puls* raph rhod Sec Sep **Sil** stann sulph thuj *Verat*
  - right: ambr chel
  - forenoon: thuj
  - evening: agn euphr
  - bed agg; in: ars aur phos
  - waking; on: euphr
  - night: **Carb-v** cop euphr **PHOS**● raph sep *Verat*
  - bed agg; in: **Phos** sep
  - waking; on: euphr
  - chill; during: **Apis Carb-v** ign **Phos** sil
  - hot body; with: ars visc
  - lying agg: ars
  - menses; during: cop
  - perspiration; with cold: agn ars chin puls **Sep** *Sulph*
  - spot: petr
  - swollen knee: *Led*

Coldness – Legs

- Knees: ...
  - waking; on: carb-v
  - walking in open air agg; after: sil
  - warm; sensation of coldness although: *Coloc*
  - warmed, cannot be: ars
  - water poured over; as if cold: verat
  - weather; in hottest: *Asar*
  - wind, as from: benz-ac *Cimx*
  - ▽ extending to:
    - Calf: helo
  - ○ Hollow of knees: agar ars-h
  - Patella: aur nat-m verat
  - Sides | Outer: dig
- Legs: acon agar aloe alum alum-p alum-sil alumn ambr ant-t anthraci aphis *Apis* **Arg-n** *Ars* ars-i ars-s-f *Asar* aur aur-ar aur-i aur-s bar-c bar-i bell benzol berb bism brom bry *Calad* **Calc** calc-i calc-p calc-s calc-sil *Camph* **Carb-an Carb-v** *Carbn-s Caust* cedr *Cham* **Chel** Chin Chinin-ar Chinin-s cic cocc coff *Colch* com *Crot-c* crot-h *Cupr* **Dig** dios *Dulc* elaps euph euphr *Ferr* gels graph ham *Hep* hura hydrc hyper ign iod kali-ar kali-i kreos lac-ac **Lac-c Lach** lact lact-v *Laur Led* lyc mang *Med* **Meny** *Merc* mez mosch *Naja* Nat-c nat-m *Nat-p Nit-ac* Nux-m Nux-v *Op* Ox-ac oxyt *Petr Ph-ac Phos* pic-ac plan plat plb psor puls rhod **Rhus-t** ruta samb sang *Sec Sep* **Sil** spong **Stram** stront-c *Stry* sul-i *Sulph* sumb *Tab* ther thuj *Tub* valer **Verat** zinc
  - right: ambr chel *Elaps* mang nit-ac sabin
  - chill; during: *Bry* chel elaps sabad *Sep*
  - extending to | Knee; up to: ambr
  - left: chin euph *Hyper* ol-an sang tub
  - evening | bed agg; in: tub
  - chill; during: carb-v caust thuj
  - morning: hep hura
  - 7 h: hura
  - noon: nit-ac
  - afternoon: aloe alumn nux-v
  - 16 h: chel sang
  - 18 h: puls
  - evening: aloe chel colch euphr mang puls sang *Sil* sulph
  - bed agg; in: aur colch ph-ac **Sep** sil tub
  - waking; on: euphr *Nit-ac*
  - night: agar aloe com kali-ar *Merc* sulph thuj verat
  - snow water; as from: verat
  - waking; on: nit-ac
  - accompanied by | Spinal meningitis (See BACK - Inflammation - membranes - accompanied - lower)
  - air agg; in open: ham
  - burning in thighs, with: tab
  - coition; after: *Graph*
  - dinner; after: cedr
  - dressing, when: anth
  - fever; during: carb-an *Eup-pur* meph sep **Stram**
  - flushed face: *Op*
  - heat; with:
    - Body; of: tab visc

▽ extensions | ○ localizations | ● Künzli dot

Extremities

Coldness – Legs

- **heat**; with: ...
  - **Face**; of: *Arn*
- **icy**: *Apis* aur **Calc** chel chin-b gels kali-ar nat-c *Sep Sil Tab*
- **lying** agg: chinin-s
- **menses**:
  - **before** | **agg**: *Lyc*
  - **during** | **agg**: arg-n bufo *Calc* lil-t *Sec Sil*
- **perspiration**; with cold: *Ars*
- **sensation** of: ambr ars bar-c bell calc chel chin led mosch puls *Rhod* ruta *Samb* stront-c sulph valer
- **sitting** agg: camph hyper led mang
- **snow**, as from being in: verat
- **standing** agg: nat-m samb
- **sun** agg; walking in the: *Lach*
- **uncovering** | **amel**: *Camph Med* **Sec** *Tub*
- **walking** agg: *Nit-ac* plan
- **warm**:
  - **covers** | **not** amel: ars asar
  - **room** | **agg**: acon meny **Sil**
- **warmed**; cannot be: ars
- **wind**, as from: bar-c samb
- ▽ **extending** to:
  - **Body**; whole: malar
- ○ **Bones**:
  - **Tibia**: mosch nit-ac rhus-t samb
- **Calves**: ars berb bufo chel con hyper lach mang oxyt rumx
  - **forenoon**: berb
  - **evening**: mang
  - **sitting**, rising amel; coldness while: mang
  - **spots**; in: stront-c
- **Inner** side of leg: ruta
- **Knee**; below | **warm** room; in: sil
- **Lower** limbs: *Acon Aeth* agar apis *Ars Ars-i* asaf bapt **Bell** *Bry* **Calad** calc calc-s calc-sil camph carb-an carb-v carbn-s *Caust* cham *Chel* chin cic cocc coff crot-c crot-t *Dig* euph ferr gels glon hep hyos *Ign* ip kali-bi kali-n kreos **Lac-c** *Led* lyc malar *Merc* merc-c *Mez* mosch mur-ac nat-c nat-m **Nit-ac** nux-v ol-an olnd *Op Ox-ac* par *Phos* plb **Puls** rhod rhus-t sabad **Sabin** sars *Sec* **Sep** sil spig spong *Stram* stront-c stry *Sulph* tab tarent thlas *Thuj* verat
- **right**: echi nit-ac petr *Sabin*
- **left**: agar carb-v sulph
- **daytime**: nat-c
- **morning**: con
- **forenoon**: rumx
- **bedtime**; until: sep
- **noon**: nit-ac
- **bed** agg; in: chel lyc sars
- **lifting** covers; when: lyc
- **night**: agar carb-v *Lac-c* petr phos
- **waking**; on: *Nit-ac*

Coldness – Thighs

- **Lower** limbs: ...
- **accompanied** by:
  - **rattling** and cold breath (See RESP - Rattling - accompanied - cold)
  - **sciatica** (See Pain - lower limbs - sciatic - accompanied - coldness - limb)
  - **Meninges** of spine; inflammation of (See BACK - Inflammation - membranes - accompanied - lower)
- **alternating** with heat in head: sep
- **chorea**; during: laur
- **clammy**; kali-n laur
- **icy** cold: apis calc jatr-c *Sep*
  - **night** in bed: lil-t
  - **spots**; in: agar berb
- **menses**; during: bufo calc cham lil-t *Sec Sil*
- **nausea**; during: arg-n
- **painful** limb: *Led* merc syph
- **paralyzed** limb: *Ars Cocc* dulc graph *Nux-v Rhus-t*
- **sensation** of: agar berb calc camph carb-v caust chin cic euph hep ign kreos m-aust *Merc* mez nat-c petr rhod sabin *Sec Sep* spong
- ○ **Sciatic** nerve:
  - **left**:
    - **accompanied** by | **dysuria** (See BLAD - Urination - dysuria - accompanied - sciatic)
- **Nates**: agar beryl cench daph hydr
- **right**: beryl
- **forenoon** | **11 h**: hydr
- **night** | **bed** agg; in: *Cench*
- **accompanied** by | **numbness** of nates: calc-p
- **menses**; before: mang
- ○ **Gluteal** region: agar beryl calc
- **Painful** parts: led mez sil
- **Shoulders**: arg-n arund aur bry *Caust* cocc hell hydr hyper *Kali-bi* kali-c *Kreos* lyc phos rhus-t sep sil spig stry tep verat viol-o
- **morning**: aur sil
- **evening**:
  - **21 h**: hydr
  - **supper** agg; after: ran-b
  - **night** | **22 h**: sep
- **convulsions**; during epileptic: *Caust*
- **eating**; after: arg-n
- **fever**; during intermittent: rhus-t
- ▽ **extending** to | **Lumbar** region: kreos
- **Thighs**: acon agar aloe alum arn ars bar-c bell berb bism bry *Calad Calc* calc-p camph **Caps** *Carb-an Carb-v* chin cic cimic coc-c colch cop crot-h hell hura ign kali-bi lac-ac lact-v *Laur* lyc m-aust *Merc* mez mosch *Nat-m* nit-ac nux-v olnd op ox-ac oxyt phos puls ran-b rhod rhus-t sabad sars sep sil **Spong** *Sulph Tab* tax tep ther *Thuj Verat* zinc
- **right**: camph kali-bi
- **daytime**: lyc tax
- **morning**: arn sulph zinc-p
- **afternoon**: lyc
- **evening**: bry *Calc*

Coldness – Thighs   Extremities   Complaints

- **evening**: ...
  - 18 h: puls
  - **rising** from sitting agg: rhod
- **night**: coc-c cop ign merc nux-v
- **alternating** with heat (See Heat - alternating)
- **chill**; during: *Thuj*
- **cold** air blew on it, as if: camph
- **colic**, during: *Calc*
- **convulsions**; with: *Calc*
- **eyes**; with staring of: cic
- **fever**; during | **intermittent**: rhus-t
- **heat**; during: spong
- **icy** cold, as if ice water poured down sciatic: acon
- **menses**; after: colch coll
- **shaking** chill: *Thuj*
- **sitting** agg: chin ran-b
- **standing** agg: berb
- o **Posterior** part: agar
- **Thumbs** | **Tips**: mang
- **Toes**: abrot **Acon** agar brass brom *Calad* card-m *Carl* chel chinin-s cinnb coff coff-t con crat daph dig *Ferr* gels lyc *Med* meny nux-v ol-an ran-b *Sec* spira *Sulph* tub-d tub-m verat
  - **morning**: chinin-s
  - **blue**, and: crat sec
  - **exertion** agg: crat
  - **fever**; during: lyc
  - **icy**: *Ferr*
  - **sitting**:
    - after: *Carl*
    - agg: bry
  - **touch**; cold to: ant-t
  - **walking** | **amel**: bry
  - o **Fingers**, and: crat
  - **First** toe: ant-t brom iod ran-b
    - **Joints**: nat-m
  - **Tips**: aloe meny
- **Upper arms**: *Arn* carbn-s cass coloc graph *Ign* mez nat-m ph-ac puls ran-b rhus-t sulph sumb tep
  - **right**: sang
  - **burning**; with: graph
  - **dinner**; after: *Puls*
  - **eating**; after: coloc
  - **supper** agg; after: ran-b
  - **wind** blew on them; as if: nat-m tep
- **Upper limbs**: acon am-c ambr amyg anac ant-t *Apis* aran *Arn* ars arund asaf aster bar-act bar-c **Bell** berb bry *Calc* calc-i *Camph* cann-xyz carb-v carbn-s cass *Caust* cham chel chin chinin-ar cic cimic cocc colch con croc crot-h dig *Dulc* euph euphr fl-ac gels *Graph* hell helo hep hyos *Led* lyc m-arct m-aust mang meny merc merc-c merl *Mez* mosch naja nat-m nat-m nux-v olnd *Op* ox-ac pall paull petr ph-ac **Phos** *Plb* **Puls** ran-b raph *Rhus-t* ruta sabad samb sars see *Sil* spig squil staph stram sul-i sulph sumb tep thuj verat vip zinc zinc-p
  - **right**: am-c ant-t berb chel dulc hell merl pall sang

- **Coldness** – **Upper** limbs: ...
  - **left**: ars aster *Carb-v* fl-ac naja nux-m rhus-t sumb
  - **morning**: aur caust chel dulc hep staph
  - **forenoon**: berb
  - **afternoon**: euphr nux-v sil
    - 14 h: euphr
    - 17 h: chel
  - **evening**: nux-v
    - **lying** down agg; after: nux-v
  - **night**: am-c
  - **midnight**:
    - after:
    - 1 h: mang
    - **menses**; before: mang
  - **accompanied** by | **sciatica** (See Pain - lower limbs - sciatic - accompanied - arms)
  - **chill**; during: bell dig hell mez
  - **cold** air agg: kali-c lyss
    - **blew** upon left arm; as if: aster
    - **passing** down the fingers; as if: fl-ac
  - **cough** agg; during: ars calc ferr *Hep* kali-c *Rhus-t* rumx sil
  - **diarrhea**; during: phos
  - **eating**; after: ars camph
  - **eyes**; with staring of: cic
  - **fever**; after: sil
  - **lying** on back agg: ign
  - **menses**:
    - **before** | **agg**: mang
    - **during** | **agg**: mang
  - **pain**; during: chel fl-ac
  - **paralyzed** arm: am-c *Dulc Rhus-t*
  - **raising** them: verat
  - **rest** agg: *Dulc*
  - **rheumatism**; during: *Sang*
  - **sitting** agg: chin
  - **stiffness** and numbness, with: aster sulph
  - **thrill** down the arm; a cold: *Lyss*
  - **walking**:
    - **air**; in open:
    - after | **agg**: sil
    - **warm** room agg: squil
  - **water**, as if dashed with cold: mez
  - **wind**, as from cold: aster
  - o **Internally**: raph ruta
- **Wrists**: calc-f *Gels* rhus-t sang sulph
  - **puerperal** fever: puls

COMPLAINTS of extremities: cic lact-v
- **alternating** with:
  - o **Eye**; complaints of (See EYE - Complaints - alternating with - extremities)
  - o **Ankle** (See Ankles)
- **Hands** (See Hands)
- **Knee** (See Knees; complaints)
- **Leg** (See Legs)
- **Lower** limbs (See Lower)
- **Nates** (See Nates)
- **Shoulder** (See Shoulders)

1364 ▽ extensions | O localizations | ● Künzli dot

Complaints — **Extremities** — **Contortions**

- **Thigh** (See Thighs)
- **Thumbs** (See Thumbs)
- **Toes** (See Toes)
- **Upper** limbs | **Bones** (See Upper limbs - bones)

COMPRESSION: led nat-s
o **Ankles**: chlf led nat-m nat-s sep thuj
  • walking in open air agg; after: sep
- **Elbows**: chlf chlor nat-s
  • evening: nat-s
- **Feet**: ang cimic
  o **Heels**: alum
- **Forearms**: led nat-s
  • left: led nat-s
- **Hips**: tarent
- **Joints**: coloc merc
- **Knees**: aur led nat-m nat-s plat spig
  • walking agg: spig
- **Legs**: arg-n coloc led nat-s
  o **Calves**: jatr-c led sol-ni
- **Thighs**: led *Plat* sabad stront-c
  • motion:
    : agg: sabad
    : continued motion | amel: sabad
- **Toes** | **First**: plat
- **Upper** arms: am-m brom led nat-s
- **Wrists**: led nat-s

CONCRETIONS in joints; calcareous (See Arthritic)
CONGESTED (See Blood - rush)
CONSTRICTION (↗*Bandaged*): alumn ars-i arund cact carbn-s *Chin* con *Lyc* nit-ac pic-ac plat rhus-t
- **bandage**; as by: cact
- **intolerance** of: sec
- **tape**; as by: cact
o **Ankles**: acon am-m cham ferr graph helo nat-m nit-ac petr *Plat* stront-c
  • **band**; as if from a: acon *Anac Aur* calc graph nat-m nit-ac petr stann
  • **string**; as if tied with a: acon am-br
- **Bones**: con
- **Elbows**: agar caust lach mang nux-v peti petr rat sep
  • left: agar
  • morning: peti petr
  • cord; as with a: rat
  o **Bends** of elbow: elaps rat
    : bending agg: rat
- **Feet**: alum am-m anac *Caust* graph nat-m nit-ac nux-v *Petr* plb rhus-t sec stront-c
  • right: aloe visc
- **Fingers**: aeth carb-an croc dros elaps lach nux-v phos sep spong
  • periodical: *Phos*
  o **Nails**, cramping under: elaps
- **Forearms**: cupr gins
  • right: cupr
  • left: iris
  • vise, as in a: brom
  • walking in open air agg: mez

Constriction: ...
- **Hands**: cocc *Cupr* nux-v prun
- **Hips**: anac anag ang cimic cina *Coloc* eug lyc olnd polyg-h
- **Joints**: *Anac Aur* cact calc carb-an *Coloc* ferr **Graph** *Lyc* **Nat-m Nit-ac** *Petr* sil *Stront-c*
- **Knees**: alumn *Anac* aur ferr graph mosch nat-m *Nit-ac Plat* ruta sil spig squil sulph vac zinc
  • **afternoon**: nit-ac
  • **evening**: sulph
  o **Bends** of knees: nit-ac
- **Legs**: am-m *Anac* ang ars benz-ac caust **Chin** cocc ferr-p gels guaj kreos *Lyc* manc nit-ac nux-v petr *Plat* sec stann sul-ac *Sulph*
  • **cold** | **amel**: sec
  • **garter**; as with a: alumn ant-c card-m **Chin** *Cocc Manc* raph
  • **painful**: ant-c
- **Lower** limbs: alum alumn am-br am-c *Anac* ars carb-an carbn-s *Caust* chin cocc graph **Lyc** mur-ac par petr *Phos Plat* rhus-t sec stront-c sul-ac sulph
  • **band**; as from a: chin
- **Nates**: plat thuj
- **Shoulders**: agar bov *Cact* cina nit-ac plat sep
  • left: agar
- **Thighs**: acon anac asar carb-v cocc lyc manc med mur-ac nit-ac **Plat** rhus-t ruta sul-ac sulph
  • left: iris
  • **band**; as by a: *Coloc* nit-ac sulph
  • **bandage**; as from a tightly drawn: acon anac lyc merc nit-ac olnd **Plat** *Puls* sul-ac sulph
  • **sitting** agg: *Plat*
  • **string**; as by a: am-br lyc manc
  • **walking** agg: lyc olnd
- **Toes**:
  o **First**: *Plat*
    : **Ball**: graph
- **Upper** arms: alumn am-m bism brom iris lach led manc mez phys plat sec
  • **right**: *Alumn*
  • **left**: iris
  o **Elbow**; above the: phys
  • **Shoulder**; near: alumn
- **Upper** limbs: alumn brom *Chin* coloc nit-ac *Nux-m* raph
  • **right**: cupr
  • **spasmodic** while writing: sul-ac
  o **Bones**: con
- **Wrists**: *Cocc* manc sil
  o **Tendons** of: carb-v ign lach

CONTORTIONS of limbs (= drawing limbs into bent position): acon alum am-m ambr anac ang ant-c ant-t arg-met arn ars asaf **Bell** bism bry **Calc** camph canth carb-an carb-v caust *Cham* chel chin cic cina cocc coff colch coloc con *Cupr* cycl dig dros dulc euph ferr **Graph** guaj hell hep *Hyos* kali-c kali-n laur **Lyc** m-aust mag-m meny merc nat-c *Nat-m* nit-ac nux-v *Op* petr phos **Plat** plb puls ran-b rheum rhus-t ruta

1365

Extremities

Contortions

Contortions: ...
sabad sabin sars **Sec** sep sil spig spong stann **Stram** sul-ac sulph verat

CONTRACTION of muscles and tendons (↗*Shortened; GENE - Shortened*): abrot acon acon-c am-caust ambr ant-c *Ant-t* arg-met *Ars Bar-c Bell* bry **Calc** cann-s canth carb-v carbn-s **Caust** cedr cimx **Coloc** con *Crot-c Crot-h Cupr* ferr ferr-m **Graph** *Guaj* hydr-ac hydrc hyos jatr-c kali-ar *Kali-i* **Lyc** *Merc* mez mill mur-ac *Nat-c Nat-m* nat-p *Nux-v* oena olnd op ph-ac *Phos* plb psor *Ruta* **Sec** *Sep Sil* still stram sulph syph vib
- **right**: crot-c
- **left**: rhus-t
- **morning**: am-m
- **night**: plb
- **accompanied** by | **formication**: sol-ni
- **chill**; during: caps **Cimx** par
- **cold**; after taking a: guaj
- **hysterical**: bell *Cocc Cupr* hyos *Ign* lyc merc nux-v sec stram valer zinc
- **painful**: cocc
  - **abdomen**; after cramping pain in: abrot
- **paralysis** of extensor muscles; from: *Ars* chen-a olnd **Plb** sec valer
- **periodical**: *Sec*
- **rheumatic**: caust
- **sensation** of: am-m
- **slow**: stram
- **stiff** during exacerbation of pains: guaj *Phos*
- **sudden**: sec
○ **Ankle** tendons: *Caust* hep ign nux-v ran-b sep spig sul-ac
- **Elbows**: *Ang* ars glon *Graph* kreos lyc nux-v rat *Sep* tep
  • **flexed**, as if tendons were contracted: *Apis Caust*
○ **Bends** of elbow: *Caust* elaps graph *Puls* sars sulph
- **Feet**: acon alum *Cann-s* cann-xyz carb-an *Caust* ferr-s guare ind merc-c nat-c nat-m plat ruta *Sec* sep zinc
  • **left**: cycl
  • **alternating** with hand (See hands - alternating)
  • **cramping**: *Nat-m* phos
  • **spasmodic**: acon bism
○ **Bones**: staph
  • **Heels**: am-m *Colch* (non: coloc) led sep
  : **convulsive**:
  : **evening** | **bed** agg; in: am-m
  • **Soles**: berb *Caust* cham nux-v plb rhus-t spig sulph *Syph* verat zinc
- **Fingers**: aeth alum am-c ambr anac *Ant-t Apis* arg-met *Arg-n Ars* bell benz-ac *Calc* calc-sil cann-s caps carb-v carbn-s **Caust** chel chin cina cocc coff colch crot-t *Cupr* cycl *Dros Ferr* ferr-ar ferr-p gins *Graph* hedy hyos kali-bi kali-cy kali-i lyc mag-s mang med *Merc* morph *Nat-c* nux-v oena op ox-ac par ph-ac phos *Plat* plb rat rhod rhus-t ruta sabad sabin *Sec* sel sep *Sil* spig stann sulph tarent tell
  • **morning**: phos
  • **afternoon**: morph

Contraction

Contraction of muscles and tendons – **Fingers**: ...
• **accompanied** by:
  : **Forearm**; weakness of | **paralytic** (See Weakness - forearms - paralytic - accompanied - fingers)
• **chill**; before: *Cimx*
• **cholera**: cupr
• **convulsions**; during intervals of: sec
• **cramping**: calc cycl
• **epilepsy**: *Lach Mag-p Merc*
• **grasping** something agg: arg-n *Dros* stry
  : **after**: graph
• **hysterical**: zinc
• **lying** on that side, while: crot-t
• **periodical**: *Phos*
• **spasmodic**: *Anac* arg-n asar *Bell Calc* caust *Cic Cina* colch *Dros* gels *Glon Hydr-ac Ip* kali-c *Lach Laur* **Mag-p** med meny mosch phos phyt *Sec* ter
• **vomiting** blood, after: ars
• **yawning** agg: crot-t nux-v
○ **Adductors**: arg-n
• **First**: alum caps cycl graph
• **Fourth**: prot sabad sulph
• **Muscles** | **Flexor** muscles: *Ars Caust* cimx *Sil* spig
• **Second**: cina sil
• **Third**: *Benz-ac* sabad
- **Forearms**: bell bism calc calc-ar *Caust* cina cocc coloc con hydrc *Meny* mez nat-c nat-p plb ran-b rheum rhod sep spong stann verat
  • **walking** agg: viol-t
  • **writing** agg: nat-p
○ **Muscles** | **Flexor** muscles: arn
  • **Wrist**; near the: caust sil
- **Hands**: acon aloe *Anac* ars aur bell calc calc-sil cann-s carb-v carbn-s *Caust* cina cinnb cocc colch coloc euphr ferr-s hydr-ac kali-bi lyc mag-s merc merc-c mur-ac *Nat-c Nux-v* op ph-ac phos plb prot ran-b sabin *Sec Sil* sol-ni **Stann** sulph tab valer zinc
  • **alternating** with feet: stram
  • **Dupuytren's** contraction: bar-c benz-ac calc-f *Caust Gels Guaj* lappa lyc nat-m nat-p *Plb* prot ruta sulph tub-r
  • **grasping** involuntarily things taken hold of: ambr dros sulph
  • **paroxysmal**: cann-s cina phos
  • **spasmodic**: bism
  • **tearing**: sulph
  ▽ **extending** to | **Forearm**; over: coloc
  ○ **Palm** of: anac bry carb-an *Caust* graph guaj nat-m nux-v *Plb* prot sabad stann stry tub-r *Verat*
  • **Tendons** of: carb-v *Caust* lach (non: sulph) tub-r
    : **Flexor**: am-m lach *Lyc* plan *Plb* psil ruta sulph
- **Hips**: am-m carb-v coloc euph meny
- **Joints**: abrot am-m *Anac Aur Caust Cimx Colch* coloc *Form Graph Guaj* kali-i *Merc Nat-m Nit-ac* petr sec stront-c *Tell*

1366   ▽ extensions | ○ localizations | • Künzli dot

Contraction   **Extremities**   **Convulsion**

- **Knee**, hollow of: *Am-m* anac ang *Arn* ars aur *Bar-c* bell berb *Bry* calc calc-p carb-an carb-v **Caust** *Cimx* coloc con cupr dig dros euphr ferr *Graph* **Guaj** hyos ign kreos lach led m-ambo mag-c med merc *Mez* mosch *Nat-c* **Nat-m** nat-p nat-s nit-ac nux-v ol-an ox-ac petr phos rheum *Rhus-t* rhus-v ruta samb sars stann *Staph* **Sulph** syph *Tell* verat
  - **bending** agg: rhus-t
  - **chill**; during: *Cimx*
  - **lying**:
    : **agg**: staph
    : **back**; on | **agg**: nat-s
  - **rising** from seat: ruta staph sulph
  - **walking** agg: am-m carb-an phos
- **Legs**: alum am-c **Am-m** apoc *Aster* bad bov cann-i canth caust cedr *Cic* ferr kali-c merc-c mez nat-c *Nat-m* nux-v ox-ac *Phyt* puls sil sulph syph
  - **evening**: cedr
    : **walking** agg: ferr
  - **accompanied** by | **Sciatic** nerve; pain in (See Pain - lower limbs - sciatic - accompanied - contraction)
  - **painful**: syph
  - **sciatica**, in (See Pain - lower limbs - sciatic - accompanied - contraction)
  o **Calves**: agar agn arg-n ars *Bov* calc-p caps *Caust* guaj jatr-c led med nat-c nat-m puls sars sil sulph
    : **cramping**: ferr
    : **spasmodic** (*Cramps - legs - calves*): ars bart merc sil
    : **walking** agg: agar alum kali-n *Lyc* nat-m sil sulph
  - **Tendo** Achillis: acon *Calc Cann-s Carb-an* cimic *Colch* euphr *Graph Kali-c* plan *Sep* zinc
- **Lower** limbs: aesc am-c **Am-m** ambr anac *Ars* aster *Bar-c* bism bov canth **Caust** *Coloc* croc *Guaj* hydr-ac kreos *Lach* merc nat-c nat-m nux-v olnd ph-ac *Phos* plb puls *Rhus-t* sabin sec sep sil stry sulph tarent tell zinc
  - **evening**: olnd
  - **menses**; during: phos
  - **rising**: olnd
  - **standing** agg: bar-c
- **Nates**: rhus-t
- **Shoulders**: brom elaps kali-c *Mag-c* nit-ac plb rhod sul-ac
  - **morning**: mag-c
    : **extending** to | **Back**: mag-c
  - **convulsive**: cit-v
  - **sudden**: alum
  ▽ **extending** to:
    : **Back**: mag-c
    : **Hand**: elaps
- **Skin**: cupr
- **Thighs**: am-c ambr asar *Bar-c* berb calc carb-v *Caust* cham coloc euph *Graph* guaj hyos mag-c *Mez* ol-an plat puls *Rhus-t* ruta sabin
  - **abscess**, after: *Lach*
  - **chill**; during: cimx
  - **drawn** together; as if: cann-s

Contraction – Thighs: ...
- **menses**:
  : **after** | **agg**: nat-p
  : **before** | **agg**: cham
- **sitting** down, when: sabin
- **spasmodic**: asar
- **walking** agg: carb-an **Nux-v** pall *Rhus-t*
  o **Bends** of thighs: agar carb-an *Caust Rhus-t*
    : **walking** agg: *Rhus-t* thuj
- **Hamstrings**: *Acon* agar am-c *Am-m Ambr* ant-t asar *Bar-c* calc *Calc-p* carb-an **Caust** *Cimx* coloc graph **Guaj** kali-ar lach led *Lyc* lyss med nat-c **Nat-m** nat-p *Nit-ac* **Nux-v** phos *Phyt* puls *Rhus-t Ruta* samb sulph
- **Lower** part of thigh: sul-ac
- **Thumbs**: anac colch *Hell* merc sec staph
  - **right**: cycl
- **Toes**: anan ars asaf crot-c *Ferr* ferr-ar gamb gels guare jatr-c kali-n mag-s merc paeon phyt plat *Sec*
  - **night**: merc
    : **sitting** agg: kali-n
  - **cramping**: cham nux-v rhus-t
  - **drawn**:
    : **down**: *Ars* chel phyt
    : **up** (*Drawn - upward*): apis *Camph* ferr-s *Lach* sec
  - **sitting** agg: kali-n
  - **walking** agg: hyos
  - **yawning** agg: nux-v
  o **Muscles** | **Flexor** muscles: ruta
- **Upper** arms: asar bism calc *Nat-m* rhod stram sulph
  o **Muscles**:
    : **Flexor** muscles: crot-h ruta sil syph
    : **sensation** as if contracted: cimx
  - **Tendons**: Caust
- **Upper** limbs: agar all-s ant-t *Ars* asar atro bell *Calc* cann-i carbn-s ferr *Hydr-ac Ip Lyc* merc merc-c nit-ac nux-v olnd op ox-ac phos plb ran-b rhod *Rhus-t* sec sul-ac tab valer
  - **drink**, on attempting to: atro
  - **paralysis**, during: carbn-s
  - **spasmodic**: ant-c *Ip* tab
  - **writing** agg: sul-ac
  o **Extensor** muscles when writing: nat-p
- **Wrists**: bell-p ferr-s jatr-c
  - **shortening** of tendons: carb-v *Caust*

CONVULSION (*Cramps*): absin *Acon* aesc *Agar* ant-c ant-t aran *Ars* ars-i *Art-v* aster atro *Bell* bism brom *Bufo Calc Camph* cann-s canth *Carb-ac* carbn-h carbn-o carbn-s *Caust Cham* chen-a chinin-ar *Chlf Chlor* **Cic** *Cina Cocc Con* convo-s cori-m *Crot-c* **Cupr** cupr-ar *Cupr-s Dig* dol glon *Hydr-ac* **Hyos Hyper** ign *Ip* jatr-c kali-cy kali-i *Lach Lyc Merc-c Merc-cy* morph *Mosch* naja *Nux-m* **Nux-v** *Oena* olnd **Op** ox-ac phos phys *Picro Plb Puls* ran-b sabad sabin santin *Sec Sil* **Stram Stry** *Sulph* tab tarent thea valer *Verat* verat-v
- **one** side: dulc elaps plb
- **other** side paralyzed: apis *Art-v* bell hell *Stram*

Convulsion – right

- **right**: chen-a
- **left**: *Ip*
  - **paralyzed** side; of: *Art-v*
- **morning**: squil
- **alternately** extended and flexed: bell (non: carb-ac) carbn-o *Cic Cupr* lyc nux-v *Sec Tab*
- **alternating** with | **trembling** of body: nux-v
- **alternation** of single muscles: bell
- **chill**; during: *Lach* merc nux-v
- **clonic**: *Ars* atro bell brom carb-ac carbn-o coc-c cocc cupr cupr-s dol ign nux-m op phos *Picro Plb* **Sec** *Stram* **Stry** sul-ac
- **coffee** agg: stram
- **coition**; during: bufo
- **cough** agg; during: cina *Cupr* dros
- **diarrhea**; during: sulph
- **eating**; while: plb
- **hiccough**; after (✓*GENE - Convulsions - epileptic - after - hiccough; STOM - Hiccough - accompanied - convulsions)*: bell cupr
- **interrupted** by painful shocks: stry
- **menses**:
  - **before** | agg: puls
  - **during** | **agg**: nux-m tarent
- **motion** agg: cocc nux-v
- **stretching** limb amel: sec
- **tetanic**: ang *Ars* hydr-ac *Hyper* mag-p mill
- **tonic**: bell carbn-o cic plb *Sec*
- **vertigo** on rising from a chair; convulsion after: nux-v
- **vinegar** amel: stram
- ○ **Feet**: bar-m bism *Calc* camph cina *Cupr* iod *Merc-c Nat-m Nux-v* op phos plb *Sec* stram verat *Zinc*
  - **left**: cina
  - **night**: iod
  - **menses**; during: hyos
  - **tetanic**: *Camph Nux-v*
  - **tonic**: phos verat
  - **touch** agg: *Nux-v*
- ▽ **extending** to | **Knees**: stram
- **Fingers**: agar am-c arn ars *Bell* bry *Calc* camph cann-s cham **Chel** *Cic* cina clem cocc coff *Cupr* dros ferr hell *Ign* iod ip kali-n lach lyc merc-c mosch nat-m nux-v phos plb rheum rhus-t santin *Sec* spig stann staph sulph tab verat
  - **accompanied** by:
    : **Hand**:
    : **cold** | **Palm**: diosm
    : **heat** | **Palm**: diosm
  - **epilepsy**; during (See GENE - Convulsions - epileptic - during - fingers)
  - **stretching** them: staph
  - **tonic**: ars
- ○ **First**: cycl
- **Forearms**: aphis (non: apis) chen-a sec zinc zinc-m
  - **tetanic**: zinc zinc-m
- ○ **Flexor** muscles of: carbn-o cham
  - **Radial** side: merc

Convulsion – Upper limbs

- **Hands**: acon ambr anac apis arum-t bar-m *Bell* bism calc *Camph* cann-s carb-v carbn-s caust cic cina coloc cupr dros graph *Iod* kali-bi kali-i *Merc* mosch nat-m paeon plat plb rheum *Sec Stram Stry* sul-ac tab verat *Zinc* zinc-m
  - **clonic**: *Stry*
  - **menses**; during: hyos
  - **taking** hold of something: ambr *Dros* stry sulph
  - **tetanic**: camph zinc zinc-m
  - **writing** agg: sil
  ○ **Feet**; and: cupr-act ign
- **Hips**: phos
- **Knees**: ars berb
- **Legs**: acet-ac ant-t ars cann-i card-m cupr-s *Jatr-c* kali-i *Merc-c* podo sep stram stry tab tarent tell
  - **right**: acet-ac podo stram
  - **tetanic**:
    : extending to | **Body**; over: strych-g
  ○ **Calves**: berb cupr ferr-m
- **Lower** limbs: alco ars cann-i cham *Cic Cina* cocc *Crot-c Cupr* gamb hydr-ac *Hyos Ign Ip Lach Lyss* meny *Merc-c* mosch nux-v *Op* phos *Plb* sec spong *Squil Stram* **Stry** tab
  - **right**: sep
  - **night**: plb
    : 1-4 h: tab
  - **alternately** flexed and extended: *Cic Cupr* lyc nux-v tab
  - **alternating** with | **Upper** limbs (See upper - alternating - lower)
  - **clonic**: coc-c cocc *Plb* sep
  - **painful**: stry
  - **spasmodically** adducted: lath lyc *Merc*
  - **tonic**: phos plb
  ▽ **extending** to | **Upper** limbs: phos
- **Muscles**:
  ○ **Extensor** muscles: **Cina**
  - **Flexor** muscles: *Bell*
- **Nates**: bar-c calc *Calc* nux-v sep
- **Thighs**: ars dig podo
- **Thumbs**: aesc arum-t *Bell Cocc Cupr* cycl nat-m plb
- **Toes**: **Chel** *Cupr Sec* zinc
  - **ascending** stairs agg: hyos
  - **epilepsy**; during (See GENE - Convulsions - epileptic - during - fingers)
  - **walking** agg: hyos
  ○ **First**: apis
- **Upper** limbs: acon agar agar-ph am-c apis ars arum-t *Bell* bry camph cann-i carb-ac caust *Cham* chinin-ar *Cic* cina *Cocc* croc *Crot-c* cupr cupr-s hydr-ac hyos *Ign Iod Ip* jatr-c kali-bi kali-i linu-c lyc lyss m-ambo meny *Merc-c* nat-m nit-ac *Op* phos *Plat* plb rheum ruta sabad samb *Sec Sil* squil staph *Stram* **Stry** sul-ac sul-i *Sulph* tab verat verat-v
  - **one** side: sabad
  - **right**: am-c
    : extending to | **left**: visc
  - **left**: caust
  - **night**: bell nux-v sulph

1368   ▽ extensions | ○ localizations | ● Künzli dot

Convulsion – Upper limbs   **Extremities**   **Cracked**

- **night**: ...
  : 1-4 h: tab
- **alternating** with | **Lower** limbs; convulsion of: *Hyos* stram
- **clonic**: cocc cupr-s stry sul-ac
  : attempting to use them; on: plb
- **drawing** limb:
  : **backward**: *Am-c*
  : **hither** and thither: nit-ac
- **epileptic** | **starting**; from: *Sulph*
- **miscarriage**, after: ruta
- **more** than legs: camph glon *Stram*
- **prosopalgia**, in: plat
- **rotation**, convulsive (↗*Motion - upper limbs - rotation)*: *Camph*
- **tetanic**: anthraci camph cann-s mosch stram verat
- **working** hard with hands amel: agar
▽ **extending** to:
  : up and down after exertion: caust
  : **Finger**: acon
  : **Trunk**: agar-ph
- **Wrist**, 8-11 h: *Nat-m*

CORNS: *Acet-ac Agar* alum-p *Am-c* ambr anac anac-oc **Ant-c** arg-met *Arn* **Bar-c** *Borx* bov *Brom Bry* bufo **Calc●** calc-caust *Calc-s* calc-sil camph *Carb-an* carb-v *Caust* cench chin chin-b cist cocc coloc con *Cur* ferr-pic *Graph Hep Hydr* hyper *Ign* iod kali-ar kali-c kali-n kiss **LYC●** lyss m-ambo m-arct m-aust med nat-m *Nat-m* nit-ac *Nux-v* petr *Ph-ac Phos* pimp plb *Psor* puls rad-br ran-b *Ran-s* rhod **Rhus-t●** rumx ruta sal-ac sang semp **SEP●** **Sil** spig staph *Sulph* symph ter thuj verat wies
- **aching**: ant-c lyc sep sil sul-ac sulph
- **boring**: borx calc caust hep kali-c kiss nat-c *Nat-m* phos puls *Ran-s* rhod *Sep Sil* spig thuj
- **burning**: *Agar* Alum am-c *Ant-c Arg-met* bar-c bar-s borx *Bry Calc Calc-s* carb-v caust cench graph *Hep* **Ign** kali-c lipp lith-c *Lyc* m-ambo meph nat-c *Nat-m* nit-ac *Nux-v* Petr *Ph-ac* phos pimp psor puls *Ran-b Ran-s* Rhus-t sal-ac sang **Sep** sil spig staph *Sulph* thuj
  - **night**: nat-m
- **drawing** pain: lyc nat-c sep
  - **night**: sep
- **horny** (↗*SKIN - Excrescences - horny)*: *Ant-c*   graph ran-b sulph
- **inflamed**: *Ant-c* borx calc hep *Lyc* **Nit-ac** phos *Puls* rhus-t *Sep* **Sil** *Staph* **Sulph**
- **jerking**: anac cocc dios m-ambo m-arct nux-v phos puls rhus-t **Sep** sul-ac *Sulph*
- **painful**: *Agar* alum alum-p am-c ambr *Ant-c* am asc-t aster *Bar-c* bar-s borx *Bov Brom* bry bufo calad *Calc-s* calc-sil camph carb-an carb-v carl caust cench chin-b fl-ac gran ham *Hep* chin *Iod* kali-ar kali-c kiss lach lith-c *Lyc* lyss m-ambo *M-arct* mag-m med meph nat-c nat-m *Nit-ac* nux-v paeon petr phos phyt psor puls ran-b ran-s raph rhus-t sang sep sil spig staph sul-ac sul-i **Sulph** thuj verat
- **excoriated**; as if: ambr
- **touch** agg: asc-t bry *Carb-an* kali-c

Corns – painful: ...
- **ulcerated**, as if: am-c borx
- **pinching**: bar-c
- **pressing**: agar anac *Ant-c* arg-met bov *Bry* calc *Calc-s* carb-v *Caust* graph ign iod **Lyc** m-ambo m-arct m-aust ph-ac phos ruta *Sep* sil staph **Sulph** verat
- **pulsating**: calc ham kali-c *Lyc* sep sil sulph
- **sensitive** (See sore)
- **shooting**: *Bov* hep **Nat-m**
- **weather**; during rainy: borx
- **sore**: aesc *Agar* ambr ant-c *Arn Bar-c* bar-s *Bry Calc Calc-s* calc-sil *Camph* **Carb-an** caust fl-ac *Graph Hep* **Ign** kali-c lith-c **Lyc** m-ambo m-arct med nat-c nat-m nat-p nit-ac *Nux-v* petr ph-ac phos *Puls Ran-b* ran-s *Rhus-t* sal-ac *Sep* **Sil** *Spig* staph sul-ac *Sulph* thuj verat
- **stinging**: *Agar* **Alum** alum-p am-c ant-c arg-met arn ars arum-t *Bar-c* bar-s borx *Bov* **Bry** calad **Calc Calc-s** calc-sil carb-ac carb-an carb-v caust chel cic cocc con graph hep ign ic-ac kali-c kali-n kiss *Lyc* m-ambo m-arct mag-m **Nat-c Nat-m** nat-p *Nit-ac* Petr ph-ac *Phos* ptel *Puls* ran-b *Ran-s Rhod* **Rhus-t** rumx sel *Sep Sil* spig staph sul-ac **Sulph** *Thuj* verat
  - **night**: ars bart nat-m rhod sulph
  - **walking** agg: phos
  - **weather**; in rainy: borx
- **tearing**: alum am-c am ars *Bry* calc calc-s caust cocc ign kali-c **Lyc** mag-m nat-c nux-v rhus-t *Sep* **Sil** sul-ac **Sulph** thuj
  - **night**: ars
- **warm** bed agg: sulph
- **yellow**: ferr-pic
○ **Feet**:
  ○ **Heels**: arn lyc *Phos*
  - **Soles**: *Ant-c* maland morg-p psor
    : **horny** (↗*SKIN - Excrescences - horny)*: **Ant-c** *Ars Calc* kali-ar phos sil

CORRUGATED nails (See Nails - corrugated)

COUGH agg:
○ **Shoulders**: dig ferr lach
  - **right**: pyrog
  - **left**: rumx
- **Upper** limbs: acon alum ant-t caps dig *Puls*

COVER hands:
- **aversion** to (↗*Uncover inclination)*: mag-c
- **desire** to: ign syph

COXITIS (See Inflammation - hips - joints)

CRACKED skin: allox cortico cortiso rauw *X-ray*
○ **Feet**: acon anan aur *Aur-m* calc com *Hep Kali-c* **Lyc** maland merc **Sars** *Sep* sil staph sulph thuj wies
  - **cold** weather; during: maland
  - **washing**; from: maland
  ○ **Heels**: acon ars arund aur bov calc coc-c *Graph Kali-c* kali-p lach *Lyc* med merc *Nat-m* rauw **Sep** sil staph *Sulph* wies
  - **Soles**: ars merc-c *Sars* wies

Extremities

Cracked

- **Fingers**: *Alum* am-m apis arn **Ars** arund *Aur* bar-c bar-s **Calc** calc-sil *Caust Cist* cortico *Cycl Fl-ac Graph Hep* ign *Jug-c* kali-bi kali-c kreos lyc mag-c mang *Merc* nat-c nat-m *Nit-ac* **Petr** phos rhus-t *Ruta* sanic **Sars** *Sep* sil staph **Sulph** *X-ray* zinc
  - winter agg: *Petr*
  o **Base** of fingers, at: sulph
  - **Between**: *Ars Aur-m Graph* sulph x-ray zinc
  - **First**: ign sil staph
  - **Joints**: *Graph* kali-c mang merc phos *Sanic Sulph*
    : **ulcerate**; that: *Merc*
  - **Nails**:
    : **Around**: **Ant-c** ars graph lach *Nat-m Sil*
    : **Corners** of: lach
    : **Under**: graph
    : **bleeding**: graph
  - **Tips**: alum am-m ant-c aur *Aur-m* bar-c bell cist **Graph** ign lyc med merc nat-m **Petr** phos ran-b sars sil sulph syc x-ray
- **Hands** (↗*Chapped*): *Aesc* allox **Alum** *Am-c* anan ant-c *Anthraci* apis arn **Ars** *Aur Aur-m* aur-s bar-c bar-s **Calc** calc-f calc-s calc-sil carb-v *Carbn-s* castor-eq *Caust* cench *Cist* cortico cycl *Fl-ac* **Graph** *Hep Jug-c* kali-c kali-s kreos *Lach Lyc Mag-c* maland mang *Merc Nat-m* **Nit-ac Petr** phos *Psor Puls Rhus-t* rhus-v ruta *Sanic* **Sars** sec *Sep* **Sil Sulph** *X-ray* **Zinc**
  - **burning**: *Petr* sars zinc
  - **cold** agg; becoming: petr sanic zinc
  - **deep** and bleeding: alum cist hep **Merc Nit-ac Petr** sanic **Sars**
  - **itching**: merc *Petr*
  - **wetting**, from: alum ant-c **Calc** calc-s *Cist* kali-c maland nit-ac petr *Puls Rhus-t* rhus-v sars **Sep Sulph** zinc
  - **winter** agg●: alum **Calc** calc-s *Cist* graph maland **Merc Petr** *Psor Sanic* **Sep Sulph**
  o **Back** of hands: cist cortiso graph kreos *Merc* mur-ac nat-c petr *Rhus-t Sanic* **SEP**●
    : **warm** applications agg: cortiso
  - **Palms**: alum anthraci calc-f *Cist* graph kreos merc-c *Merc-i-r* **Petr** ran-b *Rhus-t* sulph
    : **deep**: **Petr**
    : **moist**: merc-i-r
    : **Balls**: hep
- **Joints**; bends of: **Graph** hippoz mang *Nit-ac* psor squil
- **Lower** limbs: *Alum Aur Aur-m* bar-c *Calc* chin coff croc *Cycl* **Hep** lach *Mang* merc nat-c nat-m petr plat puls ruta sabin sars *Sulph* valer verat *Zinc*
- **Shoulders**: arn petr valer
- **Thumbs**: benz-ac sars
  - **right**: cortico
  o **Bend** of thumb joint: mang
- **Toes**: lach sabad sars sulph
  o **Between**: aur-m carb-an eug *Graph Lach Nat-m*● **Petr** psor sabad **Sars Sil** *Sulph*
    : **deep**: *Hydr*
    : **itching** violently: maland **Nat-m**●
  - **Under**: sabad

Cracking

Cracked skin: ...
- **Upper** limbs: apis cund **Graph** kali-c kali-c kreos phos sil
- **Wrists**: kali-ar **Sulph**

CRACKING in joints: acon agar agn am-c anac *Ang Ant-c* ant-t arn bar-c benz-ac brom bry calad *Calc* calc-f *Camph* cann-xyz **Caps** carb-an carbn-s card-b carl caul caust *Cham* chin chlf cic clem *Cocc* coff coloc con croc euphr *Ferr* gins graph guare hep ign ip *Kali-bi Kali-c* kali-m kali-n *Kali-s* lac-cp **Led** *Lyc* lyss m-ambo m-arct m-aust med meny *Merc* mez *Nat-c Nat-m* nat-p *Nat-s* **Nit-ac** *Nux-m Nux-v* **Petr** *Phos* plb psor puls ran-b raph rheum **Rhus-t** ruta *Sabad* sabin sars sel seneg *Sep* spong stann *Sulph Thuj* tub verat x-ray *Zinc*
- **morning**: brom
  - **rising** agg; after: brom
- **bending** agg: lyc
- **convulsions**; during: acon
- **motion** agg: acon ang *Benz-ac* calc-f camph *Caust* cocc gins *Graph* kali-bi kali-m led nat-m *Nat-p Nit-ac Petr* thuj zinc
- **stretching** them; when: thuj
- **turning** agg: caul
- **walking**:
  - **agg**: am-c bry caul cocc
  - **air** agg; in open: ruta
- **warm** bed agg: led
o **Ankles**: am-c ant-c aster *Camph* **Canth Caps** carbn-s caust euphr hep kali-bi **Led** mag-s *Nit-ac* nux-v petr ph-ac sars *Sep* sulph thuj
  - **evening**: am-c
  - **bending** agg: ant-c
    : **side** to side; from: caust
    - **false** step; at a: caust
    - **stepping** agg: euphr
    - **stretching** agg: ant-c thuj
    - **walking** agg: carbn-s *Nit-ac* nux-v sulph
- **Elbows**: am-c ant-c brom *Caps* cinnb con dios *Kalm* **Led** m-arct med merc mur-ac nat-m *Petr* sulph tep thuj zinc zing
  - **afternoon**: kalm
  - **stretching** out: thuj
- **Feet**: caust petr ph-ac sars sulph thuj
- **Finger** joints: alum-p ars-met bar-c benz-ac caps *Carb-an* hep kali-n **Led** m-ambo meph merc *Nux-v* seneg sulph teucr
  - **closing** the hands: ars-met
  - **feels** impelled to make them crack: meph
  o **Distal** joint: hydr phos
- **Hands**: sep
  o **Back** of hands | **Tendons** of: kali-m
- **Hips**: acon alum *Bry Camph Caps Cocc* coloc *Croc* glon **Led** nat-m *Nit-ac Petr Rhus-t*
  - **morning** | **rising** agg: aloe
- **Knees**: acon alum am-c **Ars** aster *Benz-ac* bry calad *Calc Camph* caps **Caust** *Cham Cocc Con* cop *Croc* flav gins glon hura ign lach *Led Lyc* m-aust mag-m mag-s

1370 ▽ extensions | ○ localizations | ● Künzli dot

Extremities

Cracking

- **Knees**: ...
  Mez nat-ar nat-m nat-s nit-ac *Nux-v* petr podo *Puls* ran-b raph sel *Sep* **Sulph** tab tep thuj verat
  - **right**: mez
  - **left**: aster calad
  - **ascending** stairs agg: hura
  - **cartilage** slipped; as if: petr
  - **descending** stairs agg: **Caust** hura
  - **flexing**, when: calad nat-ar sel
  - **lying** down agg: sel
  - **painless**: acon
  - **stretching** agg: con cop mag-s ran-b rhus-t thuj
  - **walking** agg: alum *Ars Benz-ac* bry calad *Calc Caust* cocc croc dios glon hura led mag-s nat-ar nat-m nit-ac nux-v podo tab
  ▽ **extending** to | **Limb**: nat-ar
  ○ **Patella**: con ran-b
- **Lower** limbs, joints of: *Benz-ac* brach bry *Camph* caust *Cham* cocc con led *Merc* nux-v petr puls ran-b sel *Sep* tab thuj
  - **stepping** agg: euphr mag-s
  - **stooping** agg: croc
  - **walking** agg: bry
- **Shoulders**: aloe anac ant-t bar-c brach *Calc Caps* carbn-s chinin-s Cic cinnb *Croc* ferr gins *Kali-c Led* merc mez nat-ar nat-m *Petr* phos *Rhus-t* sabad sars thuj
  - **right**: carbn-s sars
  - **morning**: aloe
  - **night** | **bed** agg; in: mez
  - **elevation** of arm: *Kali-c* nat-ar
  : **crack**; as if would: mur-ac
  - **stretching** out: sabad
- **Thumbs**: bar-c kali-n nux-v
- **Toes**: ant-c *Caps Led*
  ○ **First**: ant-c
- **Upper** limbs, joints of: anac ant-t bar-c benz-ac brach chinin-s *Croc* kali-bi kali-c merc mur-ac *Nit-ac Petr* phos sep thuj
  - **leaning** on arm; when: thuj
- **Wrists**: ant-c *Arn Caps* cic *Con* kali-bi *Led* merc ox-ac phos rhus-t sel tep
  - **evening**: con
  - **and** tearing in hands at night: sel
  - **stretching** out: sel

CRAMPS (*Convulsion; Pain - cramping*): allox ambr anan *Ars* ars-s-f atro **Bell** bufo buth-a *Calc* calc-s camph carbn-o carbn-s card-m *Caust* cedr chin cic cimic *Cocc* colch **Coloc** *Con Crot-c* crot-h **Cupr** *Dios* dros *Dulc* eup-per ferr *Graph Hell Hyos* ign jatr-c kali-bi *Kali-c* kali-m kali-p kali-s kiss lim **Lyc** mag-p **Merc** merc-c merc-sul *Mur-ac* nat-f nat-m *Nit-ac* nux-v olnd op ox-ac *Petr* phos phys *Phyt* **Plat** *Plb* ran-b *Rhus-t Rob* sarcol-ac *Sec* sel **Sep** *Sil* staph stroph-s **Sulph** *Tab* tarent *Verat* vip *Zinc* zinc-s
  - **right**: elaps
  - **morning**: sulph
  - **afternoon**: sulph
  - **night**: merc

Cramps

- **Cramps**: ...
  - **accompanied** by | **diarrhea** (See RECT - Diarrhea - accompanied - extremities)
  - **ascending** agg: stroph-s
  - **children**; in: chin
  - **chill**; during: cupr *Sil*
  - **coition**; during: *Cupr*
  - **cold** air agg: bufo
  - **cough**:
    - **after**: dros
    - **with**: dros
  - **dancers**: prot
  - **delivery**; during: plat
  - **ejaculation**: bufo
  - **exertion** agg; after: mag-p
  - **intermittent**: phyt
  - **menses**: cimic
  - **motion** agg: nux-v
  - **pregnancy**: *Cupr Verat* vib
  - **pressure** agg: zinc zinc-s
  - **sleep** agg: *Cupr*
  - **stool**:
    - **during** | **agg**: ant-t ars bell colch *Cupr* merc-c plat sec verat
  - **sudden**: cortiso
  ○ **Ankles**: agar am-m ars calc calc-p carl cina cupr dulc euph euphr gels iod mag-m meny mez *Plat* rhus-t rumx sec sel staph sul-ac sulph thuj zinc-i
    - **right** inner ankle:
      : **night** | **waking**; on: dulc
      : **walking** | **amel**: dulc
    - **evening**: sel
    : **lying** agg: sel
    - **night**: iod
      : **waking**; on: dulc
      : **walking** | **amel**: dulc
    - **pressing** foot to floor | **amel**: zinc-i
    - **sensation** as if extremities were going to sleep; with: *Plat*
    ▽ **extending** to:
      : **Calf**: cupr
      : **Heel**; over: agar
      : **Toes**: nat-c
  - **Buttocks** (See nates)
  - **Feet**: *Acon Agar* agar-ph allox alum am-c am-m anac *Ang* arg-cy arg-met ars ars-i ars-s-f *Asc-t* bar-c **Bell** berb bism bry calad *Calc* calc-p calc-sil *Camph* carb-v **Carbn-s** card-m **Caust** cham chin cho *Colch Coloc* **Cupr** dig digin euph ferr ferr-ar ferr-i ferr-p form frax gels gnaph graph hep hipp hippoz hyper ign iod *Jatr-c Lac-c* lach lachin lil-t *Lyc* m-aust mag-c mag-m maac meph merc *Merc-c* mosch *Nat-c* nat-f *Nat-m* nat-p nux-m nux-v olnd ox-ac *Petr Ph-ac* phos phys plat plb pneu podo prot ran-b *Rhus-t* rumx sanic *Sec Sep Sil* spig *Stram* stry sul-ac sul-i *Sulph* til valer verat verat-v verb zinc zinc-p
    - **right**: ferr gels nat-c stry
    - **left**: hyper lachn meph nat-m til zinc
    - **daytime**: ox-ac *Petr Sep*

1371

Extremities

Cramps – Feet | Cramps – Fingers

- **forenoon** | **9 h**: lachn
- **evening**:
  : **21 h**: lyc
  : **drawing** up limbs, on: ferr
  : **walking** agg: verat
- **night**: calc form lachn lyc nat-c sanic valer
- **alternating** with:
  : **vision**; dim (See VISI – Dim - alternating - cramps)
  : **Hands**; cramps in (See hands - alternating - feet)
- **bed** agg; in: bry calc gnaph sanic
- **chill**; during: *Cupr* elat nux-v
- **cholera**; during: **Cupr** sec **Sulph Verat**
- **coition**, on attempting: *Cupr*
- **menses**; during: lachn sulph wies
- **motion** agg: calc ph-ac
  : **first** motion after resting: plb
- **sitting** agg: euph
- **sleep**:
  : **going** to sleep; on | **agg**: hyper
  : **preventing** sleep: valer
- **standing** agg: euph
- **stretching** agg: calc caust verat
- **walking**:
  : **agg**: sil
  : **difficult**: card-m
○ **Back** of feet: anac bry camph com gels lach plb puls ran-b rhus-t rhus-v verat-v
  : **walking** agg: ran-b
- **Border** of foot; inner | **bending** foot inward: nat-c sep
- **Heels**: alum *Anac* ang ant-c bry cann-s caust crot-c eug led (non: mag-c) sel sep
  : **morning** | **bed** agg; in: mag-c
- **Inside** of: crot-t
- **Outside** of: nicc
  : **sitting** during menses: nicc
- **Soles**: acon *Agar* alum *Alumn Am-c* anac ang *Apoc* apoc-a arn ars ars-s-f bar-c bell berb bry cact calad **Calc** calc-act calc-sil **Carb-v Carbn-s** card-m **Caust** cham chel coff *Colch* com crot-t *Cupr Elat* eug euph *Ferr* ferr-ar form gent-g graph *Hep* hipp kali-c kali-p lob m-aust med merc mur-ac nat-ar nat-c nat-m *Nit-ac* nit-m-ac nux-v olnd orig *Petr Phos* plat plb rhus-t ruta sang sanic sec sel sep **Sil** stann staph *Stront-c Stry* **Sulph** *Syph* tarent thuj til *Verat* verat-v *Verb* zing
  : **right**: carbn-s stann
  : **left**: calc thuj
  : **daytime**: nux-v
  : **attempting** to rise; on: nux-v
  : **evening**: hipp nat-m zing
  : **19 h**: nat-ar
  : **lying** down agg; after: *Carb-v*
  : **night**: *Agar* bry calad calc cupr eug med *Nit-ac* *Nux-v Petr* **Sulph** zing

- **Feet – Soles – night**: ...
  : **midnight**:
  . **after** | **3 h**: ferr form
  : **cholera**; during: **Sulph**
  : **drawing** up limbs: kali-c nux-v
  : **lying** agg: sel
  : **lying** down agg: bry
  : **rising** agg: plat
  : **bed**:
    : **in** bed | **agg**: bell carb-v sep thuj
    : **putting** foot out of bed (See putting - bed)
  : **colic**, preceding: plb
  : **crossing** feet; on: alum
  : **dancing**, when: bar-c
  : **drawing** on boot: *Calc*
  : **fever**; during intermittent: elat
  : **flexing** thigh: bell
  : **hanging** foot down, on: berb
  : **menses**; during: sulph
  : **motion** agg: eug petr
  : **pregnancy** agg; during: **Calc**
  : **putting** out foot; on: chel coff
    : **bed**; out of: chel
  : **riding** in a carriage agg: thuj
  : **sitting** agg: bry hipp stann
  : **smoking** agg: calad
  : **standing** agg: verb
  : **stepping** agg: chel sulph
  : **stretching** agg: caust
  : **walking**:
    : **after** | **agg**: calc
    : **agg**: *Bar-c* petr *Sil Sulph* vib
    : **air** agg; in open: carb-v
    : **amel**: calc nit-m-ac *Verb*
  : **Side** lain on; on the: staph
- **Fingers**: acon agar am-c am-m ambr anac *Ang* arg-n *Arn* ars asaf aur bell bry buth-a calc cann-s *Carb-v* card-m **Chel** cina cocc coff coloc com con croc *Cupr Cupr-ar* cycl der dig dios dros dulc euph euphr ferr gels graph hipp hippoz hyper ign kali-c kali-n *Lach* lil-t lyc mag-c mag-m *Mag-p* mang meny **Merc** mosch mur-ac nat-c *Nat-m* nux-v olnd ph-ac phos plat plb rhus-t ruta sabad **Sec** sep sil spong *Stann* staph stront-c *Sulph* tab tril-p v-a-b valer verat verb
  - **morning**: orig tab
  - **evening**: ars hipp orig
  - **night**:
    : **midnight** | **bed** agg; in: nux-v
    : **bed** agg; in: ars
  - **cholera**, with: *Colch* **Cupr** sec **Verat**
  - **cold** air agg: am-c
  - **cutting** with scissors: con
  - **delivery**; during: **Cupr Dios**
  - **motion** agg: merc
  - **periodical**: *Phos*
  - **pick** up a small object, on attempting to: *Stann*
  - **playing**:
    : **piano**: *Mag-p*

1372   ▽ extensions | ○ localizations | ● Künzli dot

Cramps – Fingers **Extremities** Cramps – Knees

- **playing**: ...
  : **violin**: *Mag-p*
- **sewing**: arn euphr kali-c **Lach** *Sec*
- **shoemaking**: *Stann*
- **stretching** them: ars
- **writing** agg *(✱writing; Pain - fingers - writing)*: arg-met arn brach caust cycl dros gels *Mag-p* pic-ac prot *Sil* **Stann** sul-ac tril-p **Zinc**
  o **First**: anac cycl graph kali-chl nat-p pana sulph
  : **writing** agg: *Cycl*
- **Fourth**: ars calc cocc com peti *Sulph*
  : **writing** agg: cocc
- **Joints**: euphr mag-c plat
  : **Metacarpophalangeal** joints: anac
  : **Proximal** joints: ars calc
- **Second**: am-m caust cina hura lil-t plb *Sulph*
- **Third**: arg-n ars hura sep *Sulph*
  : **evening**: sep *Sulph*
  : **extending** to | **Elbow**: sep sulph
- **Tips**: ars vinc
- **Forearms**: acon am-c anac ang arn asaf berb *Calc* calc-p cina coloc con corn ferr-ma gels graph kali-i kreos lyc meny merc mosch mur-ac nat-c par ph-ac plat plb *Rhod* ruta sep spong stann stront-c
  - **morning**: calc
  - **afternoon**: lyc
  - **night | bed** agg; in: anac
  - **elbow**; resting: plat
  - **flexing**: arn mur-ac
  - **motion** agg: kali-i plb
  - **walking** agg: sep
  - **writing** agg: cycl gels
  ▽ **extending** to | **Fingers**: cycl
  o **Anterior** part: berb plat plb
- **Muscles**:
  : **Extensor** muscles: merc
  : **Flexor** muscles: chinin-s
- **Sides | Outer**: nat-c
- **Hands**: acon aeth *Agar* am-m ambr anac ang anthraci arg-met ars asaf aur **Bell** bism **Calc** calc-s calc-sil cann-s carb-v caust chin cina cocc *Coloc Cupr* dios dulc euph euphr ferr-ar ferr-ma *Graph* hep jatr-c *Kali-bi Kali-c* kali-sil kiss kreos lact lepi lyc mag-p mang meny merc merc-c merc-i-f mosch mur-ac naja *Nat-m* nat-p nit-ac nux-v olnd paull *Ph-ac Phys* plat plb prun puls pyrog ruta sabad sec sil spig spong stann stram stront-c stry sul-ac sulph tab thuj valer verb zing
  - **right**: acon gent-l lyc merc-i-f merc-i-r plb sabad
  - **left**: calc euphr merc nat-p olnd sulph
  - **morning**: *Calc* peti
  - **afternoon**: calc-s dios
    : **15 h**: dios
  - **evening**: lyc
    : **21 h**: lyc
  - **night**: *Calc* valer
    : **bed** agg; in: plb

- **Hands**: ...
  - **alternating** with:
    : **vision**; dim (See VISI - Dim - alternating - cramps)
    : **Feet**; cramps in: stram
  - **cholera**: **Cupr** *Sec* verat
  - **closing** the hand agg: chin
  - **exertion** agg: plat sec *Sil*
  - **extending** agg: plb
  - **flexing**, after: merc
  - **grasping** something agg: ambr **Dros** graph lyc nit-ac plat stann thlas
    : **stone**; a cold: nat-m
  - **motion**:
    : **agg**: ars gent-l merc sec
    : **amel**: acon
  - **rest**; after: plb
  - **sleep**, prevent: valer
  - **writing** agg *(✱Pain - hands - writing - agg.)*: *Alum-sil* ambr *Anac Arg-met Arg-n* brach *Caust Cimic* cupr *Cycl* dros euph gels graph hep kali-p **Mag-p** *Nat-p* phos pic-ac plat prot ran-b ruta salol sil stann sul-ac sulph tril-p
  o **Back** of hands: mag-c verat
    : **night | bed** agg; in: anac
  - **Bones**; metacarpal: aur
  - **Hands**:
    : **Palms**: coloc crot-h *Cupr* mur-ac naja nux-v paull sabin scroph-n scroph-xyz spig stann stry zing
    : **motion | amel**: mur-ac
  - **Palms | Balls**: plat
  - **Transversely** across: ruta
  - **Ulnar** side: anac cocc puls
- **Hips**: agn *Ang* arg-met aur bell cann-s carb-an carb-v caust cimic coloc cop cur hep jug-c kali-c led nat-m *Ph-ac Phos* plat ruta *Sep* sul-ac valer
  - **right**: sul-ac
  - **left**: jug-c
  - **night**: jug-c sep
  - **delivery**; during: *Cimic*
  - **eating** agg: ph-ac
  - **menses**; during: form
  - **sitting** agg: ph-ac
  - **walking** agg: carb-an nat-m sep
  o **Gluteal** muscles: agar bell gels hyos *Hyper*
- **Joints**: *Anac* ang aur **Bell Bry Calc** camph canth caust cic cocc hist *Hyos Ign* lach laur merc op *Par* ph-ac **Plat** plb rhus-t *Sec Stram Sulph* verat
- **Knees**: anac ang arg-met arn arund bell berb bry cadm-s *Calc* cann-s carb-an carb-v caust chin *Coloc* crot-t dios hep hyper kali-n lach led lyc olnd par petr phos *Plat* plb ruta sel sulph tab ter yuc *Zinc*
  - **alternating** sides: sulph
  - **morning**: dios
  - **afternoon | 15 h**: dios
  - **night**: bry
    : **midnight**:
      : **before | 22**-23 h: sulph

All author references are available on the CD 1373

Cramps – Knees | Extremities | Cramps – Legs

- **drawing** on boot: calc
- **motion | amel**: arg-met
- **sitting**:
  : **agg**: bell bry paeon
  : **long** time agg; for a | **after**: chin
- **standing** agg: ang
- **waking**; on: lach
- **walking** agg: ang carb-an chin petr
- O **Above**: arg-met
- **Hollow** of knees: ang bell berb *Calc* cann-s caust kali-n lyc paeon petr phos phys plb sulph
  : **stamping** foot: berb
  : **stretching** leg agg: *Calc*
- **Legs**: abrot acet-ac acon aesc-g agar agar-ph alum am-br am-c am-m ambr amph anac anag ang ant-t arg-met arn *Ars* ars-i arum-t arund bapt bar-c bell blatta-o *Bov* bry bufo *Calc* calc-p camph cann-s canth carb-ac *Carb-an Carb-v* Carbn-s caust **Cham** chin chlor cho cimic *Cimx* cina cit-v cocc coff *Colch* **Coloc** con crot-h **Cupr** Cupr-ar dig dios dulc elat eug euphr eupi *Ferr* ferr-p gels glon graph hep *Hyos* hyper *Ign* iod *Ip* irid-met *Jatr-c* kali-bi kali-c **Kali-chl** kali-m kali-n kali-ox lach lact lath led lil-t lol lyc m-ambo m-aust mag-c mag-m *Mag-p* manc med *Meny* merc merc-c mez mosch nat-c *Nat-m Nit-ac* nux-m **Nux-v** olnd orig ox-ac petr *Ph-ac* phos pin-s plat plb podo **Puls** *Rhod Rhus-t* ruta sarcol-ac sars sec sel *Sep Sil* sol-t spig spong stann Staph stront-c stry sul-i **Sulph** tab thuj tub-r ust verat verat-v verb vib vip zinc zinc-s
- **left**: mag-c nat-m podo
- **daytime**: *Ferr-m* ox-ac
- **morning**: ars arum-t crot-h orig
  : **bed** agg; in: zinc
  : **waking**; on: arum-t
- **forenoon | bed** agg; in: rhus-t
- **evening**: orig sep
  : **21 h**: lyc
  : **bed** agg; in: nit-ac
  : **lying** down agg; after: *Puls*
  : **walking** agg: ferr
- **night**: ambr carb-an carb-v merc merc-d nat-m pall *Sulph*
  : **midnight**; after | 4-5 h: bufo
- **bed** agg; in: cupr-ar dios nux-v plb *Puls* rhus-t
- **chill**; during: cupr elat *Nux-v*
- **cold** agg: gnaph lath
- **cough** agg; during: dros
- **delivery**; during: bell cupr mag-p nux-v
- **drawing** up leg agg: zinc
- **exertion** agg: alum **Sec**
- **extension**, on: *Calc* plb
- **lifting** agg: calc iod
- **lying** agg: am-c
- **menses**; during: *Gels Graph*
- **motion** agg: verat-v
- **pregnancy** agg; during: *Gels* ham *Vib*
- **pressure**:
  : **amel**: ox-ac rhus-t

- **Legs – pressure**: ...
  : **flexors** agg; upon: lyc
- **sitting**:
  : **agg**: calc iod
  : **amel**: cina
- **sleep**; on going to: hyper
- **stool** agg; during: colch cupr sec *Sulph* verat
- **stretching** out the foot: *Sulph*
- **urinate**, on attempting to: *Pareir*
- **walking** agg (↗*Claudicatio):* arag beryl carb-ac *Carb-an Carb-v* cina dulc gels hep **Sec**
- O **Bones**:
  : **Tibia**:
  : **Region** of: *Am-c* arag calc carb-ac carb-an coloc
  . **walking** agg: carb-ac
  . **extending** to | **Toes**: sars
- **Calves** (↗*Contraction - legs - calves - spasmodic):*
  Acon Agar agar-ph allox *Alum* alum-p alum-sil alumn am-c *Ambr Anac* anag ang ant-t arg-met **Arg-n** arn *Ars* ars-s-f aspar bapt bar-c bar-s bell berb bov bry bufo cadm-s **Calc** *Calc-p* calc-s calc-sil *Camph* cann-i cann-s carb-ac carb-an carb-v carbn-s card-m carl *Caust* **Cham** chel chin chinin-ar cimic cina cimx cocc coff *Colch* **Coloc** *Con* conin *Crot-h* **Cupr** des-ac dig dulc elaps euphr eupi *Ferr* ferr-ar ferr-m ferr-p gins *Gnaph* **Graph** guaj **Hep** hydrc hyos ign *Iris* jatr-c kali-ar kali-bi kali-br *Kali-c* kali-i kali-n kali-p kali-sil kiss kreos lac-ac lach lachn lact lath led lob **Lyc** lyss *Mag-c Mag-m Mag-p* manc *Med Meny* merc merc-c mez nat-ar *Nat-c* nat-f *Nat-m Nit-ac* nux-m *Nux-v* oena olnd *Petr Ph-ac Phos* plat **Plb** podo puls *Rhod Rhus-t* rhus-v ruta sang sarcol-ac sars **Sec** *Sel Sep Sil* sin-n sol-ni sol-t spig stann staph stront-c stroph-s stry **Sulph** tab tarent thuj tril-p tub ust valer *Verat Verat-v* verb vib vip *Zinc* zinc-i zinc-p
  : **right**: acon agar bros-gau kali-c lachn lyss merc trom
  : **left**: agar arg-n aspar berb bros-gau bry coloc kali-n lyc mag-c mag-s nat-m ph-ac phos podo sang spig sulph v-a-b zinc
  : **bed** agg; in: phys
  : **turning** in bed agg: phys
  : **daytime**: graph *Petr*
  : **sitting** bent forward agg: *Lyc*
  : **morning**: bry carb-an lach nit-ac
  : **bed** agg; in: bov *Caust* graph hep ign lac-ac lach lachn nat-c nit-ac sil *Sulph*
  : **rising** agg: ferr lac-ac
  : **stretching** leg agg: carl nat-c
  : **waking**; on: lob
  : **forenoon**: nat-m sulph
  : **afternoon**: alum ant-t elaps hyos
  : **evening**: kali-n mag-c nux-v sel sil sulph
  : **bed** agg; in: *Ars* bell mag-c nit-ac *Puls*
  : **sleep** agg; on going to: berb nux-m

1374 ▽ extensions | O localizations | ● Künzli dot

Cramps – Legs   **Extremities**   Cramps – Lower limbs

- **Calves**: ...
  : **night**: *Ambr* anac arg-n ars berb bry **Calc** calc-f carb-an carb-v caust cham coca cocc dig digin *Eupi Ferr Ferr-m Graph Kali-c* led **Lyc** lyss *Mag-c Mag-m* med *Nit-ac* nux-m *Nux-v* peti petr plb rhus-t rhus-v sars *Sec* sep stann **Sulph** zinc
  : **midnight** | **after**: *Rhus-t*
  : **bending** feet agg: chin
  : **accompanied** by:
    : **Abdomen**:
    . **pain** in (See ABDO - Pain - accompanied - calves)
    . **Foot** soles; cramps in: stront-c
  : **ascending** agg: berb conin stroph-s
  : **bed** agg; in: allox ars bov **Calc Carbn-s** *Caust* cupr-ar *Eupi Ferr Ferr-m* graph hep ign *Kali-c* lac-ac lach lachn mag-c nux-v phys **Rhus-t** *Sec* sep sil **Sulph**
  : **flexing** thigh, on: nux-v
  : **turning** over (See turning in)
  : **bending**:
    : **knee**:
    . **agg**: cocc hep ign
    . **amel**: calc cham rhus-t
  : **thigh** | **agg**: bell
  : **carrying** a weight: graph
  : **cholera**; during: *Ant-t Camph Colch* **Cupr** *Jatr-c Kali-p Mag-p* sec **Sulph Verat**
  : **coition**:
    : **after**: coloc
    : **attempting**; on: *Cupr*
    : **during**: cupr *Graph*
  : **colic**; with: coloc plb sec
  : **crossing** legs agg: alum valer
  : **dancing**: *Sulph*
  : **delivery**; during: nux-v
  : **descending**, on: coca
  : **diarrhea**, with: sec
  : **drawing** off boots: conin
  : **drawing** up knee: coff
  : **drawing** up leg agg: kali-c nit-ac
  : **dysentery**; during: merc-c
  : **exertion** agg; after: sil
  : **fear** agg: lach
  : **flat**; muscles become: jatr-c
  : **flexing** leg, on: cocc coff kali-c nux-v
  : **lifting** the foot: agar
  : **lying**:
    : **agg**: bry led mag-c sel
    : **amel**: anac
    : **Side** lain on: staph
  : **menses**:
    : **before** | **agg**: *Phos* vib
    : **during** | **agg**: cupr phos verat wies
  : **mortification**; from: *Coloc*
  : **motion**:
    : **agg**: bapt bufo calc coca hyos ign lyc nux-m
    . **lying** agg: nux-m

- Legs – Calves – **motion**: ...
  : **amel**: arg-met bry ferr rhus-t
  : **feet**; of | **agg**: cham
  : **pregnancy** agg; during: cham *Cupr* mag-p nux-v **Sep•** *Verat* vib
  : **pressing** foot to floor | **amel**: cupr cupr-ar ign nux-m zinc-i
  : **pulling** on boots agg: *Calc* conin nit-ac
  : **rest** | **amel**: stroph-s
  : **rising**:
    : **bed**; from | **agg**: ferr mag-c
    : **sitting**; from | **agg**: alum *Anac*
  : **running** agg: stroph-s
  : **sitting**:
    : **agg**: ign lyc olnd plat **Rhus-t**
    : **walking**; after: plat **Rhus-t**
  : **sleep**:
    : **before**: *Nux-m*
    : **during** | **agg**: ant-t graph inul *Kali-c* nat-m tep
  : **standing**:
    : **agg**: euphr ferr nat-m stroph-s
    . **long** time; for a: euphr
    : **amel**: cupr-ar
    : **toes** agg; on: alum
  : **stepping** agg: *Sulph*
  : **stool**:
    : **after** | **agg**: med ox-ac trom
    : **during** | **agg**: apis podo sec verat
  : **stretching**:
    : **agg**:
    . **bed** agg; in: **CALC•** carl cham cupr lyss nat-c pin-s *Sulph*
    . **waking**; on: aspar
    . **walking** agg: phos
    : **foot** | **agg**: chin nit-ac thuj
    : **leg**:
    . **agg**: bar-c bufo **CALC•** carl **Lyc•** nat-c **Nux-v• Sep• Sulph•**
    . **amel**: bell *Cupr*
  : **tailors**: anac anag mag-p
  : **taking** off boots (See drawing off)
  : **thinking** about it: spong staph
  : **turning** foot while sitting: nat-m
  : **turning** in bed agg: mag-c zinc
  : **waking**; on (↗SLEE - Waking - cramps - calves): graph lob staph verat-v
  : **walking**:
    : **after** | **agg**: carb-an plat **RHUS-T•**
    : **agg**: agar am-c **Anac** arg-met arg-n ars berb **Calc-p** cann-s cinnb coca dulc ign kali-n lact lyc mag-m nat-m nit-ac puls sul-ac **Sulph**
    : **amel**: verat
  : **extending** to | **Heel**: valer
- **Tendo** Achillis: arist-m *Calc Caust* dios petr
  : **night** | **bed** agg; in: *Caust*
- **Lower** limbs: agar alum ambr ang ant-c ant-t arg-n ars ars-i bar-c bell bism bov bufo cain *Calc* calc-sil *Camph* cedr cham cimic cina **Coloc** crot-h **Cupr** cupr-ar dros

1375

Cramps – Lower limbs **Extremities** Cramps – Toes

- **Lower** limbs: ...
  elaps eup-per *Euphr Ferr Ferr-m* gels graph hep hyos iod *Ip* jatr-c kali-bi kali-m kali-n kali-s kreos lac-c med meny merc-c merc-n merc-ns merc-pr-r mur-ac nit-ac oena ph-ac phos phyt pic-ac *Plat* plb *Rhus-t* sec sep sil spong stram stront-c *Sulph* tarent valer *Verat* vip zinc zinc-m zinc-p
  - **right**: bufo
  - **morning**: bov bry nit-ac
  - **evening**: jatr-c sil
  - **night**: *Ambr* ars bry calad carb-v eug *Eup-per* iod ip lachn lyc mag-c mag-m nit-ac nux-v *Rhus-t* sec sep staph sulph
  - **bending** foot forward: coff
  - **coition**; during: ign
  - **colic**; with: coloc
  - **crossing** legs agg: alum
  - **descending** stairs agg: arg-met
  - **drawing** on boot: *Calc*
  - **lifting** legs, when: coff
  - **sitting** agg: olnd paeon *Rhus-t*
  - **standing** agg: euph euphr
  - **stepping** out, when: alum
  - **walking**:
    : after | **agg**: nit-ac
    : **agg**: am-c carb-v *Lyc* nit-ac rhus-t sep
    : **sitting**; after: nit-ac
  ▽ **extending** to | **Leg**: bar-c *Calc*
- **Nates**: bell bry cann-s caust *Cycl* graph hyos mang ph-ac plat rhus-t *Sep* verat
  - **night** | **bed** agg; in: *Sep*
  - **standing** agg: rhus-t
  - **stooping** agg: bell cann-s
  - **stretching** out limbs: sep
- **Shoulders**: cimic elaps lil-t lyc *Naja Plat*
  - **evening**: orig
  : 18 h: elaps
  ▽ **extending** to | **Hand**: elaps
- **Thighs**: abrot aesc-g *Agar* agn alum am-br *Am-m* ambr anac ang ant-c arn-t *Arg-met* arn *Ars* ars-i *Asar* aur bapt bar-c bell brach bry calc *Camph* cann-s carb-ac carb-an carb-v *Carbn-s Caust* chel chin cho cimic *Cimx* cina *Cocc* colch **Coloc** con crot-h cupr *Cupr-ar* cycl dig digin eupi *Ferr* ferr-ar ferr-p gels hep *Hyos* hyper iod ip irid-met jatr-c kali-ar *Kali-bi Kali-c* kali-m kali-p lath lol *Lyc* lyss mag-m *Mag-p* mang med meny merc merc-c mosch mur-ac naja nit-ac nux-v ol-an ox-ac *Petr* ph-ac pin-s *Plat* plb podo *Puls* ran-b rhus-t ruta sabin samb sarcol-ac *Sec Sep Sil* sol-t stry sul-i *Sulph* tarent tep ter thuj ust valer verat *Verb* vip wies zinc-s
  - **right**: sulph tarent
  - **left**: cina rhus-t zinc-i
  - **daytime**: petr
  - **evening**: bell
    : **bed** agg; in: *Ars*
  - **night**: alum *Ambr* calc carb-an hep *Ip* kali-c
  - **ascending** stairs agg: carb-v
  - **bed** agg; in: calc mur-ac
  - **flexing** leg: plat

- **Thighs**: ...
  - **intermittent**: plat
  - **menses**; during: wies
  - **pulsating**: plat
  - **raising** thigh: carb-v hep
  - **sitting** agg: iod mag-m meny plat
  - **sleep**:
    : during | **agg**: *Kali-c*
    : **going** to sleep; on | **agg**: tep
  - **stretching** agg: calc
  - **walking**:
    : **agg**: agn carb-v *Sep*
    : **air** agg; in open: *Verb*
  ○ **Anterior** part | **menses**; before: dict xan
  - **Inner** side: gels kali-bi nat-c plat sep
  - **Outer** side: ant-c carb-v
  - **Posterior** part: ang cann-s dios plat
- **Thumbs**: agar aml-ns anac anag asaf conin mang nat-m plat valer
  - **holding** objects: graph
  - **playing** piano: zinc
  - **twitching**, with: valer
  - **writing** agg: agar aml-ns bell brach *Cycl* mur-ac
    : **accompanied** by | **Finger**; contraction of first: cycl
  ○ **Adductor** muscles: merc
  - **Extensor** muscles: zinc
- **Toes**: allox *Am-c* arn *Ars Asaf* bar-c *Bar-m* beryl **Calc** calc-sil cann-s carb-an carb-v carbn-h carbn-s **Caust** Cham Chel coc-c Crot-h Cupr cupr-act *Cupr-ar* dig digin dios *Ferr* ferr-p gels graph *Hep* hura hyos ign *Kali-c* lil-t *Lyc* m-ambo m-aust merc mosch nat-c nat-m nicc *Nux-v* ol-an ox-ac petr *Ph-ac* phos phyt plat plb psor rhus-t *Ruta* sang *Sec* sep sil stry sulph tab tarent thuj v-a-b verat verat-v zinc-chr
  - **right**: coc-c
  - **morning** | **bed** agg; in: nicc
  - **afternoon** | 17 h: lil-t
  - **evening**: petr
    : **bed** agg; in: ars
  - **night**: calc coc-c form kiss
    : **midnight** | **bed** agg; in: nux-v
    : **bed** agg; in: *Ars* merc-i-f
  - **alternating** with:
    : **menses**; painful: dios
    : **Glottis**; spasm of: *Asaf*
  - **bed** agg; in: allox
  - **delivery**; during: cupr
  - **menses**; during: sulph
  - **pregnancy** agg; during: **Calc**
  - **stretching** out foot: bar-c psor sulph
  ○ **Fifth**: coc-c
    : **night**: coc-c
    : **lying**; on: coc-c
  - **First**: calc-p coloc gamb kali-c nux-v plat psor sil tarent
    : **bed** agg; in: gamb
    : **stretching** out foot; on: psor

1376 ▽ extensions | ○ localizations | ● Künzli dot

Cramps – Toes   **Extremities**   **Discoloration**

- **First**: ...
  : **walking** agg: gamb *Sil*
- **Fourth**: coc-c
  : **night**: coc-c
  : **lying**; **on**: coc-c
- **Muscles** | **Flexor** muscles: dios
- **Second**: sep
- **Third**: coc-c iod
  : **night**: coc-c
  : **lying**; **on**: coc-c
- **Upper arms**: agar arg-met asaf bell cina com kali-bi lact lil-t lyc mag-c meny mur-ac olnd petr *Ph-ac* rhus-t ruta sulph valer
  - **exertion** agg: mur-ac
  - **holding** something in hand; **on**: petr rhus-t valer
  - **motion** agg: petr
  - **raising** arm agg: arg-met
  - **writing** agg: valer
  o **Biceps**: ruta valer
  - **Deltoid**: petr urt-u
  - **Inner** side: sulph
- **Upper limbs**: agar alum **Am-c** *Ang* ant-t ars ars-i *Bell* bism bry bufo cact **Calc** *Camph* Cann-s caps carb-v carbn-s caust chin cimic *Cina* cit-v coff **Coloc** crot-c cupr dios dros eupi fl-ac graph guaj guare hell hura hyper iod ip *Jatr-c* kali-i kali-n kali-s lach lyc lyss m-ambo m-arct mag-m *Meny* merc **Merc-c** mosch mur-ac *Nat-m* nux-v olnd **Ph-ac** phos plat plb rhod sabad sec *Sil* sul-ac sulph *Tab* tril-p valer *Verat*
  - **right**: am-c bufo carb-v fl-ac hura merc
  - **left**: alum bell cact caps cit-v corn hyper
  - **morning**: fl-ac
  - **evening** | **21 h**: lyc
  - **night**: cit-v
  : **midnight**:
    : **before** | **waking**; **on**: caust
    : **after**: sulph
- **Wrists**: aml-ns anac bov calc-p cina cit-v com euphr hura nat-p *Ph-ac* plb staph sulph
  - **right**: hura staph
  - **left**: sulph
  - **coldness** in part: plb
  - **motion** agg: calc-p
  - **stretched** out; when arm is: cina
  - **writing** agg: aml-ns *Arg-met* arn bell bell-p brach *Caust Con Cupr* cycl ferr-i *Gels Mag-p* nux-v pic-ac ran-b *Ruta* sec sil *Stann* staph *Stry* sul-ac viol-o zinc

CRAWLING, creeping (See Formication)

CREAKING (See Cracking)

CREEPING (See Formication)

CREPITATION in joints (See Cracking)

CRIPPLED | **poliomyelitis**; after: calc-p calc-s nat-ar

CRIPPLED nails (See Nails - stunted)

CROSSED:
- **sensation** as if:
  o **Fingers**: bell carb-v graph

Crossed – sensation as if: ...
  o **Lower limbs**: gels lil-t murx rhod *Sep* thuj
  - **walking** agg: lath

CROSSING:
  o **Legs** (↗*GENE - Crossing; GENE - Crossing of*):
  - **agg**: agar alum ang arn asaf aur bell dig kali-n laur mur-ac nux-v phos plat rheum rhus-t squil valer verb
    : **Thighs**: agar
    - **amel**: ant-t lil-t murx rhod sep *Thuj* zinc
    - **impossible**: *Lath*
    : **sitting** agg: lath
    - **unconsciously**: cench
    - **uncross** them when lying or sitting; cannot: bell ther

CURVATURE of bones (↗*Curving; Deformed*):   am-c *Asaf Bell* calc cic ferr hep iod ip kali-c *Lyc* **Merc** mez *Nit-ac* petr ph-ac *Phos* plb *Puls* rhod ruta *Sep Sil* staph *Sulph* symph syph

CURVED fingernails (See Nails - curved)

CURVING and bowing● (↗*Curvature*): ambr ant-t bac *Calc Calc-p* carb-n caust chin cina colch *Coloc* con euph *Graph Guaj Hyos* kali-c lyc m-aust meny merc merc-c *Phos* plb rhus-t *Sec Sil* stram sulph syph
  o **Foot**:
    o **Sole** | **contraction** of flexors; from: ruta
  - **Legs** | **straightening** impossible: cic
  - **Toes**: graph

DEADNESS (See Numbness)

DEFORMED (↗*Curvature*):
  o **Bones** (See Curvature)
  - **Fingers** | **Joints**: kali-c lyc med
  - **Hands**: anac caust *Lach* med **Merc** nux-v sec
    o **Back** of hands: plb
    - **Joints** (See GENE - Inflammation - joints - deformans)
  - **Joints**: kali-c
  - **Nails** (See Nails - distorted)

DESCENDING:
- **stairs**:
  - **agg** | **Lower** limbs: am-m arg-met ars bar-c bell bry canth coff kali-bi lyc mang nit-ac plb rhod ruta sabin stann sulph verat verb

DESQUAMATION (See Eruptions - desquamating)

DETACHED (See Separated)

DIRTY:
  o **Hands**: allox
  - **Nails** | **Fingernails**: but-ac

DISCOLORATION (↗*Raynaud's*):
- **blackness**: ars tarent vip
- **blotches**: berb cimx cocc hura
  - **red**: lach sulph
- **blue**: agar apis arg-n beryl bism bol-la both-a **Carb-v** *Crot-c* cyt-l *Dig* dros kali-ar *Lach* laur lyss **Merc** naja nat-f nat-m *Op* rob sulfa thymol tub-a verat zinc-m

1377

Discoloration – blue

- **chill**; during: nat-m
- **dark | menses**; during: verat
- **menses**; during: verat
- **pressure** agg: both-a
- **dark** colored: vip
- **ecchymoses** (See Ecchymoses)
- **gray**; dirty: sec
- **greenish yellow**: vip
- **lead** colored: sec
- **lividity**: agar bapt chlol ox-ac phos sul-ac
  - **spots, in**: bapt vip
    : **alternating** with | **redness** (See redness - alternating - livid)
  - **yellowish**: vip
- **marbled**: berb *Thuj*
- **mottled**: *Ars* **Lach** zinc-m
- **paleness**: glon hydr-ac naja ox-ac rob sec
- **purple**: apis *Verat-v* zinc zinc-m
  - **spots**; in: apis *Lach*
- **redness**: *Bell* carbn-o merc-n merc-ns sep stram vip
  - **alternating** with | **livid** spots: chlol
  - **blotches**: lach sulph
  - **disappearing** on pressure: chinin-s kali-br verat-v
  - **spots, in**: berb cadm-s dulc elaps kali-i lach plat sep vip
    : **bluish red**: vip
    : **burning**: berb ph-ac sulph tab
    : **itching**: berb cocc euph zinc
    : **night | bed** agg; in: cocc
    : **swollen**: plb
    : **washing** agg; after: sulph
- **yellowish**: crot-h phos
  - **spots, in**: vip
- ○ **Ankle**:
  - **blue** spots: *Sul-ac* sulph
  - **chronic**: stront-c
  - **cyanosis**: ser-a-c
  - **dark**, spreading up the limb: naja
  - **purple**: arn *Lach*
    : **spots**: *Sul-ac*
  - **redness**: apis ars-h calc *Cham* lac-ac lac-c *Lach* lyc mang mim-h pall rhus-t rhus-v stann sul-ac
    : **left**: mim-h
    : **spots, in**: calc cortiso lyc **Sul-ac**
    : **left**: cortiso
    : **afternoon**: lyc
    : **streaks**: ferr-ma
  - **tetter**: all-s
  - **white** in spots: *Calc*
- **Elbow**:
  - **brown** spots: cadm-s *Lach Petr* sep
  - **red | spots**: *Phos*
  - **spots**: calc *Sep* vip
- **Fingers**: act-sp sec
  - **black**: sec vip
  - **blue**: *Agar* alum-sil ars-s-f ben-n *Carb-v* caust *Cocc* corn crat *Crot-h Cupr* dig laur nat-m nux-m nux-v op ox-ac *Petr Sec Sil* vip

Extremities

- **Fingers – blue**: ...
  : **morning**: petr
  : **chill**; during: ars *Nat-m Nux-v Petr* sec
  : **cold**, and: crat ox-ac sec
  : **excitement** agg: crat
  : **exertion** agg: crat
  : **Toes**, and: crat
  - **bronze | Tip**: tub
  - **brown**:
    : **spots**: ant-t
    : **Nails**; pigmentation around: naphtin
  - **freckles**: ferr
  - **greenish**: colch
  - **livid**: brass chinin-s ox-ac
  - **pale**: both-ax calc cic *Kreos* lach sec verat
  - **redness**: *Acon Agar* apis apoc arg-n arist-cl arum-i arum-t benz-ac berb *Borx* cann-i *Cit-v* cortiso fl-ac graph kali-bi lach laur *Lyc* mag-c mur-ac *Nux-v* plb ran-b rhod sil sulph ther *Thuj* zinc
    : **right**: abrom-a
    : **evening**: sulph
    : **blotches**: arg-n
    : **chilblains**; like: borx
    : **cold air**; from: borx
    : **frostbitten**, as if: borx lyc
    : **points**: lach
    : **spots**: agar benz-ac card-b cor-r lach ph-ac plb zinc
    : **stripes**: apis
  - **spots**: ant-t *Con* cor-r corn ferr lyc mang *Nat-m Ph-ac Plb* sabad
  - **violet**: stry
  - **white**: gins lach vip
    : **coldness**; during (↗*Raynaud's*): gins
  - **yellow**: ant-t *Chel* con elaps ign ph-ac sabad *Sil*
    : **spots, in**: ant-t bism con elaps lyc petr sabad
- ○ **Back**:
  : **red**: cortiso
  : **chilblains**; after: berb
  : **Ring**; under wedding: cob-n
  - **First**:
    : **black**: phos
    : **spots**: apis rhus-t
    : **redness**:
    : **blotches**: arg-n
    : **Back** of: arg-n
  - **Fourth | redness**: lyc
  - **Joints**: cann-s *Cham* chel cinnb *Lyc* pall spong sulph
  - **Nails**: ant-c ars ars-br graph mur-ac nit-ac thuj
    : **black**: *Ars Graph Lept Nat-m*
    : **Around**: Nat-m
    : **blood** settles under nails: apis
    : **blueness**: acon aesc agar am-c apis apoc *Arg-n* arn *Ars* asaf aur aur-ar aur-s cact *Camph Carb-v* carbn-s *Chel Chin* chinin-ar *Chinin-s* chlf cic cocc colch con *Cupr Dig Dros* eup-pur *Ferr* ferr-ar ferr-p gels gins *Graph* ip lyc manc merc merc-sul

1378 ▽ extensions | ○ localizations | ● Künzli dot

| Discoloration – Fingers | **Extremities** | Discoloration – Hand |

- **Nails – blueness**: ...
  Mez mur-ac *Nat-m Nit-ac* nit-s-d **Nux-v** op *Ox-ac Petr* ph-ac *Phos* plb rhus-t rhus-v samb sang sars sep *Sil Sulph* sumb tarent *Thuj* **Verat** *Verat-v*
  : **accompanied** by | **Abdomen**; pain in (See ABDO - Pain - cramping - accompanied - nails)
  : **chill**; during: apis arn **Ars** ars-s-f *Asaf Carb-v* carbn-s *Chel Chin Chinin-s Cocc* con *Dros* eup-per *Eup-pur* **Ferr** ip kali-ar meny mez mur-ac **Nat-m Nux-v** petr ph-ac psor **Rhus-t** sulph thuj verat
  : **fever**; during: ip laur nux-v **Sil**
  : **menses**; during: *Arg-n Thuj*
  : **dark**: morph ox-ac
  : **gray**: merc-c *Sil*
  : **livid**: ars *Colch* op *Ox-ac* sul-ac
  : **Mees' lines** (See white - stripes)
  : **purple**: apis ars op samb sec stram
  : **red**: ars crot-c lith-c
  : **black**; then: *Ars*
  : **Root**: cortiso upa
  : **white**: cupr nit-ac sil
  : **spots**: *Alum* ars calc **Nit-ac** ph-ac sep **Sil** spig **Sulph** thal thuj tub
  : **yellow**: am-c ambr aur bell bry canth carb-v cham chin **Con** ferr ign lyc *Merc Nit-ac Nux-v* op plb Sep **Sil** spig *Sulph*
- **Second**:
  : **redness**:
    : **Joints**; of | **Middle**: ars-h
- **Third**:
  : **marbled** | **Nail**; near: nat-m
- **Tips**:
  : **black**: sol-ni
  : **blue**: agar apis borx colch crot-c op phos tub-d tub-m
  : **evening**: phos
  : **brown**: tub
  : **redness**: acon berb calc fago mur-ac thuj
    : **chilblains**; after: berb
  : **white**: alum der fl-ac
  : **yellow** in spots: elaps
- Foot:
  - **blackness**: ant-c crot-h sol-ni vip
  - **blueness**: *Arg-n* arn borx *Dig* dros elaps kali-br *Kali-c* lach led *Mur-ac* oena phos puls rhus-t sars sep stram tub verat vip
    : **spots**; in: kreos sulph
  - **livid**: merc-c ox-ac stram
  - **pale**: **Apis** chin ph-ac
  - **purple**: led op sec
    : **spots**; in: apis led sec
  - **redness**: agar apis arg-met *Arn* ars aur **Bry** calc carb-v *Carbn-s Chin* graph hyos lach nat-c ped phos *Puls* rhus-t sars sep *Sil* stann thuj urt-u vesp vip zinc
    : **evening**: apis
    : **menses**; during: puls

- Foot – redness: ...
  : **spots**; in: *Acon* apis ars bry chin elaps *Lach* led lyc mang phyt squil thuj
  : **burning**: ars
  : **Joints**: lyc mang stann
  - **spots**: ang cimic led phos
    : **white**: apis
  - **yellow**-grayish: vip
  o **Back** of:
    : **blue**: vip
    : **marbled**: *Caust* thuj
    : **redness**: *Rhus-t* thuj
    : **morning** | **8 h**: *Rhus-t*
    : **spots**: carbn-o puls thuj
  - **Ball** of:
    : **redness**: rhus-t
  - **Heel**:
    : **purplish**: puls
    : **redness**: ant-c *Petr* raph *Thuj*
  - **Sole** of:
    : **blue**: med
    : **spots**: kali-p
    : **redness**: bry kali-c phos *Puls*
    : **spots**; in: *Ars*
    : **white** spots: nat-m
    : **bleached**; as if: bar-c plb
- Forearm:
  - **blotches**: cimx hura
  - **blue**: apis arg-n bism plat *Samb* sep sulph
  - **bluish** spots: **Sul-ac**
  - **dark**: acon ant-c *Ars* caust com sep
  - **lividity**: *Ars* vesp vip
  - **mottled**: *Crot-h* **Lach**
  - **purple** spots: *Kali-c* kali-p
  - **redness**: anac *Apis* arn bell colch hura kreos mang rhus-t
    : **right**: osteo-a
    : **spots**; in: agn *Ars* berb borx chel *Euph* kali-n mag-m *Merc* olnd rhus-v sulph tarent tax thuj vesp
    : **streaks**: anthraci euph
    : **itching** on touch: euph kali-n
  - **spots**: carbn-o mang mill nat-m
  - **white** spots: *Berb*
  o **Back** | **dark** brown spots: guat
- Hand:
  - **black**: sol-ni spira sul-ac tarent vip
    : **dots**, in: petr
    : **spots**, in: sol-ni
  - **blotches**: ars sep
    : **itching**: sep
  - **blueness**•: acon aesc agar am-c aml-ns **Ant-c Ant-t Apis** *Arg-n* **Arn** *Ars* bar-c ben-n borx both-ax *Brom* **Cact** *Calc* **Camph Carb-an Carb-v Chinin-ar Cocc** con *Crot-h* crot-t cupr *Dig* dros elaps helo vid *Kali-c* **Lach** *Laur* merc-c morph naja *Nit-ac* **Nux-v** oena olnd op ox-ac ph-ac phos *Plb* puls rhus-t samb sec *Spong* **Stram** stront-c stry tab thuj tub *Verat Verat-v* vip **Zinc** zinc-p

All author references are available on the CD   1379

Discoloration – Hand	Extremities	Discoloration – Leg

- **blueness**: ...
  : **morning**: spong
  : **night**: phos samb
  : **waking** agg; after: samb
  : **chill**; during: acon am-c apis *Camph* cocc dros nux-v ph-ac sec *Spong* stram **Verat** zinc
  : **cold** | **washing** agg; after: am-c
  : **coldness**; with: *Nux-v* sep
  : **convulsions**; with: *Aesc*
  : **hanging** down, when: both-ax sep
  : **marbled**: cupr
  : **spots**: nit-ac ped
    : old people; in: bar-c
    : winter agg: cupr
- **brownish** red: arg-n sul-ac sulph
  : **afternoon**: sulph
  : **spots**: arg-n nat-m
  : **streaks**: sul-ac
- **copper** colored spots: nit-ac
- **dirty**: psor
- **greenish**: crot-h
- **lividity**: amyg **Ars** merc merc-c morph naja nux-v op ox-ac plb stram stry
  : **spots**: lyc
- **mottled**: amyg crot-h **Lach** naja
- **paleness**: *Ars* bell both-ax *Calc Camph* cedr con ign *Ip* ph-ac *Plb Sang Sec* spig zinc
- **purple**: apis kali-p *Lach* naja op *Phos* rhus-t sec sep thuj vip
  : **chilliness**; during: thuj
  : **spots**: *Kali-c*
- **redness•**: *Agar* all-c **Apis** bar-c **Bell** berb borx bry carb-an cench chin-b dulc *Fl-ac* hep lyc merc-c mez nat-m nat-s nux-v ped phos plan puls ran-b rhus-t sabad sang seneg sep spira staph stram sulph sumb vesp
  : **right**: staph
  : **left**: cocc
  : **spots**: agar all-s alum ant-t apis *Bell* berb *Cor-r* dros elaps kali-i kali-s lach m-ambo mag-m mang merc nat-c nat-m *Ph-ac* puls sabad sep squil stann sulph tab zinc
  : **hot**; but not: puls
- **yellowness**: canth *Chel* cupr-ar elaps ign *Lyc Sil* spig spira
  : **accompanied** by | **Abdomen**; complaints of (See ABDO - Complaints - accompanied - hands)
  : **dark**: aran
  : **greenish**: cupr-ar
  : **spots**, in: elaps med
  o **Back** of:
    : **blotches**: apis arg-n
    : **itching**: cit-v
    : **red**: arg-n brass cit-v cortiso
    : **stinging**: apis
    : **blueness**: carbn-o plb
    : **spots**: sars sec

- **Hand** – **Back** of: ...
  : **brown**: *Iod Lyc Thuj*
  : **bruised**; as if: *Nat-m*
  : **spots•**: cop guat *Lach* lyc *Nat-m* petr sep sulph
  . **dark**: guat
  : **petechiae**: berb
  : **purpura** hemorrhagia: *Lach Phos*
  : **redness**: aur-s berb brom cic cimic *Crot-h* dulc ferr mur-ac ped sul-ac sulph sumb vip
    : **morning**: ped sulph
    : **afternoon**: cimic
    : **evening**: cimic sulph
    . **air** agg; in open: dulc
    : **nettles**, as from: nat-s
    . **warm** from walking, when: dulc
    : **spots**: *Agar* bell calc cic cop dros hura nat-c osm stann sulph
    . **dusky**: berb
    . **itching**: brom dros
    . **white**: *Berb Calc* nat-c nit-ac
    : **streaks**, in: vip
  : **yellow** in spots: cop crot-c med
- **Hypothenar** eminences:
  : **red** | **bright** red: acon
- **Palm**:
  : **brown** spots: iod nat-c thuj
  : **red** spots: apis cor-r fl-ac sep
    : **Between** first finger and thumb: iod
  : **redness**: aeth *Eos* fl-ac
  : **yellow**: *Chel* sep
- **Hips**:
- **blackness**: crot-h
- **redness**: lac-ac ph-ac rhus-t vip
  : **spots**; in: lac-ac rhus-t
  : **hot**: rhus-t
  : **stripes**; in:
    : **extending** to | **Umbilicus**: ph-ac
- **Joints**:
  - **pale**: led sal-ac
- **redness**: apis bell *Cocc* colch dulc ferr-p *Form* kali-bi *Kalm Merc* **Puls Rhus-t** *Verat-v*
  : **rheumatic** joints; about painful: caps colch stict
- **Knee**:
  - **brown** spots; dark | **Posterior** part: phos
  - **dark** in spots, anterior part: (non: phos)
  - **redness**: eos lac-ac lac-c lachn petr
    : **spots**; in: iod lyc petr rhus-t
    : **Anterior** part: merc nat-m
    : **Posterior** part: am-c kreos
  o **Patella**:
    : **ascending** stairs agg: (non: cann-s)
    : **red** streaks: ph-ac
- **Leg**:
  - **black**: iod vip
    : **spots**; in: vip
  - **blood** specks: phos
  - **blotches**: lac-ac led *Nat-c* phos

▽ extensions | O localizations | ● Künzli dot

Discoloration – Leg | Extremities | Discoloration – Thigh

- **blue**: ambr *Anthraci* arg-n *Carb-an Carbn-s* con elaps kali-br lath lyc mur-ac **Nux-v** ox-ac plb sars sulph vip
  : **left | menses**; during: ambr
  : **menses**; during: ambr
  : **spots**: phos *Sars Sul-ac*
  : **indurated**: *Sars*
- **brown**:
  : **bluish**: *Anthraci* vip
  : **spots**: *Petr* thuj
- **crusts**: mez
- **cyanosis**: con elaps
- **dark | hang** down; when letting limb: hydr-ac
- **marbled**: **Caust**
- **mottled**: con led
- **purple**: led *Petr* vesp
  : **spots**: **Apis** *Crot-h* sec
- **purpura**: kali-i *Lach* **Phos** *Sec* ter
- **reddish**: aeth am-c arist-m arn arund *Bry Chin* con cop elaps hydr-ac kali-bi kali-br *Lach* lyc merc *Nat-c* phos puls rhus-t rhus-v sil sulph thuj
  : **evening**: arist-m fago
  : **spots**: *Acon Calc* caust con dulc graph guare kali-br kali-n lyc mag-c merc sars sil sul-ac sulph zinc
  : **burning**: lyc ph-ac
  : **covered** with crusts; becomes: *Zinc*
  : **insect** bites; as from: lyc
  : **walking** agg: nux-v
- **spots**: *Calc Chel* con *Lyc Phos Stann Zinc*
- **white** spots: calc
- **yellow** spots: carl graph hydrc stann vip
○ **Calf**:
  : **blotches**: petr
  : **blue** spots: dros kali-p
  : **redness** in spots: cench *Con* graph kali-br lach sars
  : **spots**: chel con graph *Sars*
  : **yellow** spots: kali-br
- **Tibia**:
  : **coppery** spots: nit-ac
  : **spots**: ambr ant-c *Caust* kali-n *Lach* mag-c *Phos* sec *Sil* sul-ac
- **Lower** limbs:
- **black | spots**; painful: nux-v
- **blotches**: ant-c crot-t lach nat-c sulph
- **bluish**: *Apis* arn bism carb-an carb-v cupr *Ox-ac* puls sec verat
  : **spots**: am-c ant-c *Arn* con kreos lach mosch phos sars **Sul-ac** *Sulph*
- **brownish**: arg-n thuj
- **dark**: *Mur-ac*
- **dusky**: carb-v
- **greenish**: vip
  : **yellow** as from a bruise: con
- **livid**: kali-act kali-ar morph
- **marbled**: **Caust** lyc thuj
- **purple** in spots: borx ptel

- **Lower** limbs: ...
  - **purpura** hemorrhagia: *Lach* **Phos** *Sec* ter
  - **redness**: petr plb ptel sep stram *Sulph* vip
  : **spots**; in: ars bry *Calc Caust* chin con *Graph* kali-i kali-n *Lach* lyc merc mez petr ph-ac sil *Sul-ac Sulph*
  : **Inner** side of: petr
  - **spots**: ant-c bry hyos kali-br kali-n nat-c sulph
  - **yellow**: kali-br vip
  : **stripes**; in: vip
- **Nails**:
  - **blue**:
  : **accompanied** by | **Abdomen**; complaints of (See ABDO - Complaints - accompanied - nails)
  - **yellow**: ambr ant-c ars aur bell bry calc canth carb-v caust cham chel chin **Con** ferr hep ign lyc *Merc Nit-ac Nux-v* op plb puls **Sep** *Sil* spig *Sulph*
- **Nates**:
  - **redness**: cann-s carb-v cham hyos med sang sulph
  : **newborns**: med
  : **spots**; in: mag-c
  - **spots**; in: cann-s mag-c
- **Shoulders**: am-m rhus-t
  - **blackness** in spots: vip
  - **brown** liver spots: ant-c
  - **mottled**: berb
  - **redness**: berb chin chinin-s ferr-p lac-c lach merc-d osteo-a ph-ac puls-n tab
  : **right**: osteo-a
  - **spots**: berb ph-ac *Sul-ac* tab
  - **yellow** spots: ant-c
- **Thigh**:
  - **blotches**: lac-ac
  - **blue**: anthraci bism both kreos
  : **marks**: arn
  - **spots**: ant-c *Arn* ars-s-f kreos morph mosch vip
  - **brownish**:
  : **spots**: cann-s *Mez* nat-s
  : **Inside** thigh: *Thuj*
  - **cyanosis**: ars
  - **greenish**: kali-n
  - **livid**: anthraci arn
  - **marbled**: **Caust**
  - **redness**: anac bell *Bry* chin kali-c nat-m puls rhus-t sil thuj
  : **night**: rhus-v
  : **spots**: bell calc caps crot-t cycl *Graph* med merc petr plan rhod rhus-t sulph
    : **burning**: ferr-ma ph-ac
    : **itching**: graph nat-m psil
    : **scratched**; when: med
  : **Between** thighs (See thigh; MALE - Discoloration - red - thighs)
  - **spots**: am-c ant-c cann-i cycl *Graph* mur-ac rhod
  - **white**, in spots: calc
  - **yellow**:
  : **marks**: arn

Discoloration – Thumbs   Extremities   Dislocation

- **Thumbs**:
  - **black**: vip
  - **brownish**: sulph
  - **dark**: cic
  - **red**: cimic lach trach vesp
  - **spots**: canth lyc mang
  - **white**: vip
  - **spots**; in: sulph
  - **yellow**: sulph
- **Toes**: carb-v *Sec*
  - **blackness**: crot-h phos *Sec* sol-ni
  - **blue**: crot-t sars sec
  - **and cold**: crat
  - **chill**; during: ars
  - **excitement** agg: crat
  - **exertion** agg: crat
  - **Fingers, and**: crat
  - **redness**: *Agar* Alum *Am-c* apis arn aster aur *Aur-m* berb borx *Carb-v* nat-m nit-ac *Nux-v* phos *Sabin* sep staph thuj tub zinc
  - **shining**: thuj
  - **wet** agg; after getting feet: nit-ac
  - **violet-colored**: stry
  - **white | perspiration**; from: graph
  - o **Between toes**:
    - **white** bleached: bar-c plb
  - **Fifth**:
    - **redness | morning**: lyc
    - **spots**; in: staph
  - **First**:
    - **blackness**: iod
    - **redness**: alum *Am-c* arn aster *Benz-ac* bry coc-c eup-per *Nat-m Nit-ac* sabin tub
    - **spots**; in: nat-c
  - **Nails**: apis *Ars* camph dig *Graph* mur-ac *Nit-ac Ox-ac* sep *Sil*
    - **blueness**: apis bart dig
    - **accompanied by | Abdomen**; pain in (See ABDO - Pain - cramping - accompanied - nails)
    - **red | Root**: upa
    - **yellow**: con
  - **Tips**:
    - **blueness**: op tub-d tub-m
    - **redness**: chin mur-ac sep thuj
- **Upper arm**:
  - **blue** spots: plat
  - **red** spots: plat rhus-t sulph
  - **redness**: anac dulc
- **Upper limbs**:
  - **black**: vesp
  - **spots**; in: vip
  - **blotches**: chlol rhus-v
  - **blue**: *Apis* arg-n bism *Cupr* elaps mez morph sec sep sil sulph *Verat*
  - **asthma**; with: *Kali-c*
  - **hang** down agg; letting arms: sep
  - **reddish**: vip

Discoloration – Upper limbs – **blue**: ...
- **spots**; both in: **Sul-ac**
- **brown** spots: ant-c guare guat *Lyc Petr* thuj
- **dark** brown | **Back** of arms: guat
- **copper** colored spots: *Nit-ac*
- **cyanotic** (See blue)
- **liver** spots: ant-c ferr guare lyc *Merc Mez*
- **dark**; becoming: *Mez*
- **itching**: lyc
- **livid**: agar-ph amyg *Ars* crot-h *Lyc* naja ox-ac vip zinc-m
- **spots**: Hell lyc
- **marbled** spots: berb
- **mottled**: amyg *Lach* naja nat-m puls
- **orange** colored: (non: cinnb) crot-h (non: kali-i) (non: rhus-t) sil (non: vip)
- **petechiae**: berb cop cupr phos phys
- **purple**: naja vesp
- **spots**; in: ars
- **purpura** hemorrhagia: *Lach Phos Sec Sul-ac* ter
- **redness**: acon ant-c apis arg-met arn ars *Bell* bry chinin-s chlol cit-v cupr hydr-ac jac-c jug-c *Kali-bi* merc merc-c rhus-v *Ruta* sabad stram sulph vac vesp vip
- **left**: vac
- **evening**: fago
- **drinking** warm drinks: phos
- **spots**: apis aster berb bry cop *Cupr* dulc elaps *Graph* kali-bi kali-i lac-ac *Lach* led mag-m merc mez nat-c oena ph-ac *Phos* phyt plat *Rhus-t* sabad sep spira stann stram *Sulph Thuj*
- **burning**: sulph
- **washing** with soap; after: Sulph●
- **streaks**: apis euph sabad
- **spots**: am-c ant-c berb bry crot-h cupr lach led nat-m oena petr sabad sulph tep vip
- **white**: berb kreos
- **accompanied by | Head**; pain in (See HEAD - Pain - accompanied - arms)
- **spots**; in: apis
- **yellow**:
- **rings**: nat-c
- **spots**; in: petr vip
- **Wrist**:
  - **right | red** patch: beryl
  - **brown** spots: *Petr*
  - **redness**: apis cub mag-c merc
  - **right**: osteo-a
  - **spots**: am-c dros kali-c mag-m *Merc Petr* sul-ac thuj

DISLOCATED feeling (See Pain - dislocated)

DISLOCATION (↗*Sprains;* GENE - Injuries - dislocation):
- o **Ankles**: bry nat-c nux-v phos psor ruta sulph
- **left**: kali-bi
- **Elbows**: ferr-p psor

▽ extensions | O localizations | ● Künzli dot

Extremities

Dislocation

- **Hip**; spontaneous dislocation of: bell   bry   **Calc**
  Calc-f **Caust** *Coloc Kali-c* lyc *Nat-m* puls *Rhus-t* ruta sulph *Thuj* zinc
  - **pain**; from: carb-an dros kali-i nit-ac
  - **sitting** down agg: ip
  - **walking** agg: thuj
- **Knees**:
  o **Patella**: cann-s gels
    : **going** up stairs, when: cann-s cann-xyz
- **Shoulders**: thuj
- **Thumbs**: acon cupr laur nux-v sulph verat

DISLOCATION; EASY (= spontaneous): ars   **Calc** carb-an chel graph lyc nat-c phos prun rhus-t ruta sep
- **lameness** | **after**: rheum
o **Finger** joints(↗*Give-fingers*): Am-c bell hep teucr

DISTENSION (See Fullness; Swelling)

DISTORTED nails (See Nails - distorted)

DRAGGING (↗*Paralysis*): con naja *Sulph*
- **sensation** | **Hip** (See Pain - hips - extending - groin - dragging)
- **walking** agg: naja rhus-t
o **Feet**: ars bell borx cann-xyz con plb staph
- **left** | **vertigo**; after: cypr
- **walking** agg: caust *Mygal* nux-v tab
- **Legs**: bar-c con merc *Nux-v Op* **Phos** plb *Sec*
- **walking** agg: atro *Bell* con lach lath merc *Mygal* naja *Nux-v Op* phos *Plb* rhus-t *Sec* tab ter

DRAWING up:
o **Extremities**:
  - **agg**: *Agar* alum am-m *Anac Ant-t* asar bell borx bry carb-an **Carb-v** cham chel chin coff coloc dig dros dulc ferr *Guaj* hep ign kali-c mag-c merc mez mur-ac nat-m nux-m nux-v olnd par petr plat **Puls** rheum rhod **Rhus-t** sabad sabin *Sec* stann staph thuj verb zinc
  - **amel**: abies-c acon agar *Alum Am-c* am-m anac ang *Ant-c* arg-met arn aur *Bar-c* bar-m bell bov *Bry* **Calc** calc-s cann-s caps *Carb-v* caust cham *Chin* cina clem colch coloc con croc crot-h dig dros dulc ferr gnaph graph guaj *Hell Hep* ign *Kali-c* kali-i lac-c lach laur lyc m-aust *Mang* meny *Merc* **Merc-c** mur-ac *Nat-m* nux-m nux-v petr phos plat plb *Puls* **Ran-b** rheum *Rhus-t Ruta* sabin sel **Sep** sil spig spong stann staph **Sulph Thuj** valer verat
- **Knee**:
  - **involuntary** | **walking** agg: ign
  - **spread** apart; and | **lying** on back agg: plat
- **Lower** limbs: arg-n
  - **changing** position; when: hell
- **Shoulders** | **agg**: calc

DRAWN (↗*Flexed*):
- **apart** (See Abducted; Clenching; Flexed)
- **backward**:
  o **Legs**: bufo plb
    : **sitting** agg: spong
    : **thigh**, on the: canth op plb
    : **attempting** to walk: spong

Drawn: ...
- **downward** | **Toes**: ars colch cupr hyos plb
- **inward**:
  o **Fingers**: *Ant-t*
    : **right** | **sudden**: cina
  - **Lower** limbs: acon
  - **Thumbs**: *Aeth* ant-t *Apis* ars art-v arum-t *Bell* brach *Bufo Camph Caust Cham Cic Cocc* **Cupr** *Glon* hell hyos ign *Lach* mag-m mag-p merc oena phyt *Sec* stann staph stram sulph viol-t
    : **convulsions**; during: cupr mag-p
  - **Toes**: ant-c *Ant-t* colch graph mag-m petr sars
  - **Upper** limbs: kali-n nit-ac
- **out of shape** | **Fingers**: zinc
- **outward**:
  o **Finger**; first | **left**: dig
  - **Hand**:
    : **left** | **playing** the piano; while: merl
- **together**: ars lyc
  - **spasmodically**: lyc merc
  o **Fingers**: phos
  - **Hips**: coloc polyg-h
- **upward** (↗*Contraction - toes - drawn - up*): acon   agar am-c amyg *Arg-n* **Ars** carb-an *Carb-v* caust *Cham* crot-h cupr *Hell Hep Hyos* jatr-c *Merc Nat-m* nux-v op ox-ac *Phos Phyt* plat *Plb* pyrus sec stann stry sul-ac tab zinc
  - **morning**: plat
    : **waking**; on: plat
  - **evening**: carb-an
    : **standing** agg: carb-an
  - **night**: merc stann
    : **waking**; on: stann
  - **abdomen**, on: arg-n *Ars* carb-v cham *Cina Cupr Hyos* jatr-c *Merc-c Mur-ac* ox-ac *Plb Verat* zinc
    : **necrosis** of femur; in: *Sil*
  - **alternating** with extension: carbn-o *Cic Cupr Lyc* nux-v sec tab
  - **change** of position, every: *Hell*
  - **chill**; during: *Caps* cimx
  - **convulsively**: *Arg-n Cupr Hyos* nux-v *Plb* tab
  - **involuntarily**: carb-v *Ign*
  - **motion** agg: tab
  - **periodical**: *Sec*
  - **sleep**; during (See SLEE - Position - limbs - drawn)
  - **stepping** agg: caust
  - **walking** agg: am-c ign *Plb* spong
  o **Toes**: ars camph cic ferr lach

DROPPING, wrist: plb
- **lead** poisoning; from: plb

DROPS falling in lower limbs; sensation of: bell

DROPS things (See Awkwardness - hands - drops)

DROPSY (See Swelling)

Dryness

DRYNESS:
o **Feet**: ars chel gua manc (non: phos) ptel sep sil *Sulph*
o **Back**: cortiso

| Dryness | Extremities | Enlargement |

- **Feet**: ...
  - **Soles**: bism hipp manc phos
- **Fingers**: aeth anac anag ant-t *Fl-ac* nat-m puls *Sil* zinc-p
  - **afternoon**: *Sil*
  - **evening**: puls
  - ○ **Back**: abrom-a cortiso
  - **Joints**: psor
  - **Nails** | **About**: graph nat-m petr *Sil*
  - **Tips**: ant-t *Sil*
- **Hands**: acet-ac aesc aeth all-c allox **Anac** anag *Ars* atro bapt **Bar-c** bar-s bell brass *Calc-p* cann-s chel cimic clem cortico cortiso crot-h fago ferr gad gua ham *Hep* iris lach lob **Lyc** narc-ps *Nat-c Nat-m* ol-j op *Ph-ac* phos pip-m plb polyp-p ptel puls rhod *Rhus-t* rhus-v sabad *Sul-ac* **Sulph** sumb *Thuj Zinc* zinc-p
  - **morning**: fago zinc
  - **forenoon**: sabad
  - : 10 h: gels
  - **afternoon**: fago gels
  - **night**: til
  - **parchment**; like: *Anac* **Bar-c** crot-h *Sulph*
  - ○ **Back** of hands: alum cortiso
  - : **sun** agg: cortiso
  - **Palms**: ars bad bar-c bell bism cham chinin-ar crot-h diph ferr-p flav gels haem ham hep kali-bi laur *Lyc* nat-c *Nux-m* pip-m polyp-p rhus-t rhus-v sabad sang sars sulph tax thuj
  - : **crusts**: sel
- **Joints**: canth croc ferr lyc m-arct **Nux-v** ph-ac **Puls**
- **Knees**:
  - ○ **Joints**: ars-met nux-v
  - : **sensation** of: benz-ac bufo
- **Lower** limbs: agar lact op phos sep sil
- **Toes** | **Nails**: *Sil Thuj*

DUPUYTREN'S contraction (See Contraction - hands
- dupuytren's)

EATING:
- while:
  - **agg**: clem ind
  - **amel**: nat-c

ECCHYMOSES: carb-v ham lach led merc-c *Sec Sul-ac Tarent Vip*
- **eight** hours after itching: allox
- ○ **Fingers**: coca
- ○ **Tips**: allox
- **Legs**: crot-h zinc
  - **hot bath**; after: allox
- **Lower** limbs: agav-a phos solid *Sul-ac*
- **Upper** arms: vip
- **Upper** limbs: vip

EDEMA (See Swelling)

ELECTRICAL current; sensation of an (↗*Shocks*): agar ail anh bol-la dor gels hist x-ray
- ○ **Feet**: gels
- **Fingers**:
  - **touching** things; on: *Alum*
  - **Hands**: gels

Electrical current; sensation of an – **Hands**: ...
  - **right**: x-ray
- **Legs**: anh bol-la dor
- **Upper** limbs: bol-la dor gels

ELEVATION:
- **amel**; elevation of extremities | **Lower** limbs: bar-c *Carb-v* con dios gran graph ham phyt sep
- ○ **Feet** | **sitting** agg: cench
- **Shoulders** (↗*Raised - shoulders*): merc sep
  - **left** | **sensation** as if higher then right shoulder: hell merc

ELONGATION (See Longer)

EMACIATION (↗*Withered*; GENE - Atrophy - muscles): acet-ac alum-sil ars bar-c bell *Calc* carb-v carbn-s cina clem cupr iod lyc nit-ac phos phyt **Plb** *Sec* sil staph stront-c **Sulph**
- **accompanied** by | **Mesenteric** glands; disease of (See ABDO - Complaints - mesenteric - accompanied - extremities)
- **diseased** limb: *Ars* bry carb-v dulc *Graph Led Mez* nat-m nit-ac ph-ac phos **Plb Puls** *Sec* sel *Sep* sil
- **malnutrition**; from: abrot
- **paralyzed** limb: *Kali-p* nux-v **Plb** *Sec Sep*
- ○ **Feet**: *Ars* carb-v **Caust** chin iod nat-m plb sel
- **Fingers**: lach *Sil* thuj
- ○ **First**: lach thuj
- **Tips**: ars thal
- **Forearms**: *Phos* **Plb**
- **Hands**: ars chin cupr graph mez ph-ac *Phos* **Plb Sel** sil
- **Hips**: calc
- ○ **Gluteal** muscles: lath plb
- **Legs**: *Abrot* acet-ac *Am-m Apis Arg-n* benz-ac berb *Bov Calc Caps* cench chin iod kali-i *Lath* nit-ac **Nux-v** pin-s *Rhus-v* sanic sarr sel syph thuj tub
- ○ **Calves**: sel
- **Lower** limbs: *Abrot* am-m *Apis* arg-met *Arg-n Ars* bar-c berb bry *Calc* carb-v caust chin dig dulc *Ign* lath led mez nat-m nit-ac nux-v ph-ac pin-s *Plb* rhus-t *Sanic* sec sel thal
  - **painful** limb: *Ol-j* **Plb●** thal
- **Nates**: bar-m *Lach Lath* nat-m sacch
  - **children**; in | **infants**: nat-m
- **Shoulders**: *Plb* sumb
- **Thighs**: *Abrot* acet-ac bar-m *Calc* cench kali-i *Lath Nit-ac* pin-s plb sacch *Sel*
- **Thumbs**: thuj
- ○ **Balls**: **Plb●**
- **Upper** arms: *Nit-ac* plb
- ○ **Inner** side: plb
- **Upper** limbs: ars carb-an chin cupr graph *Iod Lyc* **Plb** sel syph thuj
  - **right**: carb-an cupr *Plb* thuj
  - **vaccination**; after: maland thuj
- **Wrists**: **Plb** sel

ENLARGEMENT:
- **children**; in: sacch
- **osteoarthropathy**; hypertrophic pneumonic: thuj
- **sensation** of: alum ant-c cann-i carb-v sep

1384 ▽ extensions | ○ localizations | ● Künzli dot

Enlargement	Extremities	Eruptions

- **sensation** of: ...
  o **Bones**: mez
  · **Feet**: Apis *Coloc* daph mang
    ∷ walking in open air agg; after: mang
  · **Fingers**: benz-ac calad
    ∷ **touching** something: *Caust*
  · **Hands**: ang aran bapt bell cact cann-i caust chel clem cocc *Cupr* gins hyos kali-n laur mang mez nux-m *Op* ptel rhus-t
    ∷ walking in open air agg; after: mang
  · **Knees**: alum merc
  · **Legs**: cedr nux-m *Plat* sep
  · **Toes**: apis *Laur*
  · **Upper** limbs: *Cupr* hyos kali-n *Lyc* manc ptel sep verat
  o **Hands**; veins of: cic
- **Joints**; of (See Arthritic)
- **Nates**: am-m
- **Toes**: *Laur*

EPILEPTIC aura:
  o **Arm**: calc *Lach Sulph*
- **Feet**:
  o **Heels**:
    ∷ extending to | **Occiput**: *Stram*

EROSIVE GNAWING:
  o **Arms** and hands: plat
- **Axilla**: agn mez
- **Toes**:
  · accompanied by | **urticaria**: sulph
- **Upper** limbs: hell led rhus-t ruta spong verat

ERUCTATIONS:
- amel | **Lower** limbs: mag-c *Puls* sep

ERUPTIONS (↗*Irritation*): agar alumn *Am-c* am-m anac *Apis* **Ars** ars-s-f arund *Bar-c* bar-m bell bov brom *Bry* **Calc** calc-p calc-s canth carb-v carbn-o carbn-s **Caust** chel chin chinin-a chinin-s chlor cimic cob con cop crot-c crot-t cupr cupr-ar elaps euph fago fl-ac *Graph* guare hep iod jug-r *Kali-ar* kali-bi kali-br **Kali-c** kali-m kali-p kali-s *Kreos* lach led **Lyc** mag-s manc **Merc Mez** mur-ac murx nat-ar nat-c **Nat-m** nat-p *Nit-ac* nux-v oena petr ph-ac phos pip-m plan podo *Psor Puls* **Rhus-t** rhus-v *Rumx* ruta sabad sars sec sel **Sep Sil** staph stram stront-c **Sulph** tab tarax tep *Thuj* til
- **acne**: cortico
- **black**: *Ars Sec*
- **bleeding**: *Calc*
  · scratching; after: alum cupr-ar
- **blisters**: *Ars* carb-v
  · **blood** blisters:
    ∷ **gangrenous**; becoming: *Sec*
  · **blue**: ran-b
- **blotches**: ant-c aur berb carb-v cimx cocc hura lach merc mur-ac nat-c nat-m sars sulph zinc
- **boils**: all-c alum-sil am-c apoc ars ars-s-f aur-m *Bell Brom* calc carbn-s clem cob elaps graph guare **Hep** hyos iris kali-bi kali-n *Lyc Merc* mez nat-m nit-ac nux-v petr ph-ac psor rat *Rhus-t* rhus-v sec sep stram **Sulph** thuj

Eruptions: ...
- **burning**: **Ars** bov carb-v fago lac-ac **Merc** nux-v *Rhus-t* til
  · **scratching**; after: staph til
- **confluent**: *Cop* phos rhus-v
- **cracked**: phos
- **desquamating**: agar aloe *Am-c* am-m arn *Ars* ars-s-f bar-c calc chinin-s *Crot-t* elaps ferr hydr kreos merc **Mez** rhus-v sep sulph thuj
- **dry**: bry merc tarent
- **eczema**: *Anil* arn *Ars* ars-i graph kali-br merc *Psor* tarent
- **elevations**: alumn anac aur cic cop crot-h crot-t cupr cupr-ar dros genist gent-c kali-br merc nat-m nit-ac petr plan plb puls sul-ac thuj urt-u
- **erythematous** (↗*SKIN - Eruptions - erythema*): ars thuj
- **exuding** (↗*moist*): carb-v crot-h cupr hell *Kali-s* **Merc** *Nat-m* rhus-v sol-ni
  · **water**:
    ∷ **bloody**: carb-v
    ∷ **thin**: crot-h tarent-c
    ∷ **yellow**: cupr hell *Rhus-v* sol-ni
- **fleabites**, like: sec
- **gritty**: nat-m
- **groups**: nat-m
- **hard**: bov
- **herpes**: alum borx caust com *Con* cupr *Dulc Graph* led *Lyc* manc mang merc mur-ac *Nat-m* nicc nux-v petr psor sars sec sep staph thuj zinc
- **hot**: fago
- **impetigo**: carbn-s
- **indurations** after eruptions: kali-br
- **itching**: agar arg-n *Bov* bry calc cortiso fago genist gent-c lac-ac lach led mag-s merc nat-m nux-v phos puls *Rhus-t* rumx sep sil sulph tarax til urt-u
  · **immersing** hands in water agg: rhus-t
  · **without**: alum-sil
- **itch**-like: ars bry *Sulph* tarent
- **knots**, reddish, hard: kali-bi
- **measles**, like: cop rhus-t
- **moist** (↗*exuding*): bry *Merc* nat-m
- **nodules**: petr sep
- **painful**: **Arn** bar-s bov hep merc
- **patches**: ail *Carb-v* iris jug-c phos *Puls Sars* thuj viol-t
- **petechiae**: *Ars* aur-m berb
- **pimples**: acon agar am-c am-m anac ant-c ant-t arg-n arn **Ars** ars-s-f asc-t bar-c bar-m bar-s bell berb bov **Bry** bufo calc *Calc-p Calc-s* cann-s carb-an carbn-s castm **Caust** chel chinin-s cit-v clem cob com *Con* crot-c cund cupr-ar elaps fago *Fl-ac Graph* hura iris iris-foe jatr-c kali-ar kali-br *Kali-c* kali-chl kali-m kali-p kali-s kreos lac-ac *Lach* **Lyc** mag-c mag-m mang **Merc** mez morph mur-ac *Nat-m* Nat-s nicc ol-an op osm ph-ac plan plat psor puls rat **Rhus-t** rhus-v rumx sabad sars sel **Sep** spig stann staph stront-c *Sulph* tab tarax thuj til valer *Verat* zinc zinc-p
- **pustules**: am-c anac ant-c arg-n ars ars-s-f asc-t bry chel chlor cocc cop crot-c cupr cupr-ar elaps fl-ac hyos iris jug-c kali-bi kali-br lach lyc merc mez rhod *Rhus-t*

All author references are available on the CD 1385

| Eruptions – pustules | **Extremities** | Eruptions – Elbows |

- **pustules**: ...
  rhus-v rumx ruta sars sil squil staph stram **Sulph** tab tarent thuj vac verat
- **rash**: alum alum-sil ant-t *Apis* ars bell bry calad *Chlol* cop cupr daph *Dig* form kali-ar led mez nat-m nux-v *Petr* phyt **Puls** rheum *Rhus-t* sep sil sul-i *Sulph* tep *Vesp* zinc
  - accompanied by:
    : spots:
    : **Hands** | **Back** of hands: cortiso
    : **Joints**; pain in (See Pain - joints - accompanied - rash)
- **red**: bell bov chlol crot-c gins jug-r kali-bi mag-s merc nat-m rhus-v valer
- **roseola**, after abuse of mercury: *Kali-i*
- **rough**: rhus-v
- **scabs**: arn ars cit-v iris-foe kali-br **Kali-s** *Mez* mur-ac phos plb podo rhus-t rhus-v **Sil** staph sul-ac zinc
- **scales**: arn *Ars-i* calc-s *Kali-s Merc Mez* nat-ar phos pip-m rhus-t rhus-v sec sulph zinc
- **scurfs**, brownish: am-m bar-m cinnb merc
- **tubercles**: ant-c caust crot-h nat-c
- **urticaria**: acon ant-c *Apis Bell* berb *Calc* chinin-s **Chlol** *Cop* dulc hydrc hyper indg kali-br kali-i *Lach* lyc merc *Nat-m Rhus-t Rhus-v Sulph* tarax *Urt-u*
- **varicella**, like: *Ant-t*
- **vesicles**: acon am-m anac **Ant-c Ant-t** arg-n arn **Ars** ars-i ars-s-f bell bov brom bufo calad *Calc* calc-p calc-s cann-s canth *Carb-v* carbn-o *Caust* chin chlor cit-v clem crot-h cupr cupr-ar daph *Dulc* elaps fl-ac graph hep hura indg iod iris kali-ar kali-bi kali-chl kali-i kali-m kali-s *Lach* lachn mag-c manc mang *Merc* mez nat-ar nat-c **Nat-m** nat-p nit-ac ph-ac **Phos Ran-b** rhus-r **Rhus-v** ruta sabad sars sec sel sil sol-ni spong sul-i *Sulph* verat vip zinc zinc-p
  - **white**: agar
○ **Ankles**: cact *Calc* calc-p *Chel* graph nat-m nat-p osm petr *Psor* puls rhus-v sel sep stront-c sulph tep
- **boils**: merc
- **dry**: cact
- **eczema**: *Chel* nat-p *Psor*
  : **itching**: nat-p
- **herpes**: cact cycl *Kreos* nat-c *Nat-m Petr* sulph
- **moist**: chel
- **patches**: *Calc*
  : **red**:
    : **bed** | **going** into: cortiso
    : **heat**: cortiso
- **pimples**: calc-p *Hell* nat-p sel sep stront-c sulph
- **pustules**: cupr-ar *Lach*
- **rash**: cortiso osm tep
- **red**: calc chel sars
- **spots**: puls
- **urticaria**: *Nat-m*
- **vesicles**: aster rhus-v sel
○ **Malleolus**: *Cact*
  : **Medial**; on | **red** points: bung-fa
- **Areola**, red: nat-m

- **Elbows**: am-m ant-t aster bell berb *Brom* cact cupr dulc hep hyos iris *Kali-s* kreos lach merc *Phos Psor* sabin *Sep Staph* sulph syph tep thuj zinc
- **blister**: crot-h
  : **black**: ars
- **desquamation**: sulph
- **eczema**: brom calc cupr merc phos sep staph thuj
- **elevations**: merc
  : **itchy** and scaly: merc
- **herpes**: borx cact **Cupr** hep *Kreos Phos* psor *Sep Staph Thuj*
  : **ringworm** (See ringworm)
- **itching**: merc nat-c *Sep* staph syph
- **nodules**: eupi mur-ac
- **painful**: merc
- **pimples**: ant-c asc-t berb bry calad *Dulc Hyos* kali-n lach merc nat-c ol-an sabin sep *Staph* sulph tarax thuj
  : **biting**: kali-n
  : **burning**: kali-n
  : **inflamed** base; on: tarax
- **psoriasis**, patches: *Iris* kali-ar *Kali-s Phos*
- **pustules**: eup-per hep jug-c jug-r lach sulph
  : **itching**: hep
  : **yellow**: jug-c jug-r
- **rash**: calad *Mez* sulph
- **red**: cinnb rhus-t
- **ringworm**: cupr tub
- **scales**: calc jug-r *Kali-s* merc *Sep Staph* sulph
- **suppurating**: sulph
- **tubercle**: am-c caust mag-c mur-ac
- **urticaria**: aran
- **vesicles**: *Ars* calad nat-p sulph
  : **black**: *Ars*
  : **suppurating**: sulph
  : **white**: sulph
  : **yellow**: sulph
○ **Bends** of elbow●: am-m bry calad calc *Cupr Graph Hep* merc *Mez* nat-c **Nat-m●** *Psor Sep●* staph sulph
  : **crusts**: *Cupr Mez* **Psor**
  : **thick**: sep
  : **dry**: *Mez*
  : **eczema**: *Cupr Graph* kali-ar *Mez* moni nat-c **Psor** sulph
  : **exudation**: sulph
  : **fissures**: *Kali-ar*
  : **herpes**: cupr graph kreos **Nat-m** sep thuj
  : **itching**: sulph zinc
    : **evening**: cupr
    : **corrosive**: ant-c
  : **painful**: am-m ant-c dros dulc hura lachn nat-c ol-an phos rhus-t sep
  : **pimples**: am-m ant-c dulc hura hyos nat-c ol-an phos *Sep* thuj
    : **morning**: dulc
    : **evening** | **warm** room; in: dulc
  : **pustules**: asc-t sulph

1386   ▽ extensions | ○ localizations | ● Künzli dot

Extremities

Eruptions – Elbows

- **Bends** of elbow: ...
  - **rash**: calad *Hep* sep zinc
  - **red**: *Cor-r* rhus-t
  - **scabies**: bry merc
  - **scratching** agg; after: nat-c
  - **vesicles**: *Calc Nat-c* rhus-v sulph
    - **red**: *Nat-c*
  - **yellow, scaly**: cupr
- **Olecranon**: berb
  - **dry, furfuraceous**: aster sep
  - **pimples**: berb
- **Feet**: *Anan Ars* aster bar-c bism bov *Calc* carbn-o *Caust* chinin-s con cop croc crot-c dulc elaps genist graph lach med *Mez Petr* phos *Rhus-t* rhus-v samars sec sep stram sulph zinc
- **black**: *Ars Sec*
- **bleeding**: *Calc*
- **blisters**; infected | **walking** agg: arist-cl
- **blotches**: ant-c jug-r kreos lyc sep sulph
- **boils**: anan calc led lyc sars sil **Stram**
- **burning**: bov mez
- **confluent**: cop rhus-v
- **coppery** spots: *Graph*
- **desquamation**: agar ars berb chin chinin-s dulc Manc merc **Mez** sulph thlas thuj
- **dry**: *Mez*
- **eczema**: moni
- **elevation**: cop
- **flea bite, like**: sec
- **fungus**: alum graph sanic sulph tub
- **hard**: bov *Lach*
- **herpes**: **Alum** *Mez Nat-m Petr* **Sulph**
- **itching**: aster bov calc con *Mez* sep sil
  - **biting**: *Calc*
  - **burning**: bov *Mez*
- **miliary**: ars
- **nodes**: *Ang*
- **painful**: lyc phos spig sulph
- **papules**:
  - **left**: beryl
  - **itching**: beryl
  - **bed** agg; in: beryl
  - **scratching**; when: beryl
  - **warm** applications agg: beryl
- **pimples**: ars bar-c bov bry *Carbn-s* con crot-c cupr *Hell* led mosch ph-ac sec sel sep stront-c sulph zinc
- **pustules**: *Calc Con Merc Rhus-t* sep
- **rash**: bov bry cortiso
- **red**: bov crot-c
- **scabs**: *Calc* rhus-v *Sil*
- **scaly**: rhus-v
- **scurf**: *Sil*
- **tubercles**: carb-an rhus-t
- **urticaria**: *Calc* sulph
- **vesicles**: *Ars* aster carbn-o *Caust Con* elaps *Graph* lach *Manc* nat-c nit-ac *Phos* rhus-v *Sec* sel sep sulph tarax vinc vip zinc
  - **black**: **Ars** nat-m

Eruptions – Fingers

- **Feet – vesicles**: ...
  - **phagedenic**: *Con Sel Sulph Zinc*
  - **rubbing** agg: caust
  - **suppurating**: *Con Graph Nat-c Sel Sil*
  - **watery**: rhus-v
  - **white**: *Cycl Graph Lach* sulph
  - o **Back** of feet: aster bov carbn-o *Caust* cortiso lach led med merc petr *Psor* puls sars tarax thuj zinc
    - **bed** | **agg**: cortiso
    - **eczema**: merc *Psor*
    - **elevations**: petr puls thuj
    - **impetigo**: *Carbn-s*
    - **itching**: aster *Calc* carb-an lach led *Psor* sep tarax
    - **nodules**: carb-an petr
    - **painful**: bov psor
    - **papular**: anthraco
    - **pimples**: carb-an *Caust* led mosch sep
    - **pustules**: calc con sars sep
    - **rash**: cortiso
    - **scaly**: psor
    - **sun** agg: cortiso
    - **vesicles**: aster bov carbn-o lach moni zinc
      - **itching**: aster sep tarax
      - **ulcerative**: zinc
    - **warm** applications agg: cortiso
- **Ball**, nodule: zinc
- **Heel**:
  - **blisters**: calc *Caust* graph *Lach* led *Nat-c* nat-m *Petr Phos* sep *Sil* squil
  - **rubbing**; from slight: lam
  - **boils**: calc lach
  - **desquamating**: elaps
  - **itching**: caust sil
  - **pustules**: *Nat-c*
  - **black** ulcerating: nat-c
  - **ulcerated**: lam nat-c
- **Sole** of: anan ars bell bry bufo chinin-s con elaps kali-bi manc med nat-m nat-s pip-m sulph
  - **blisters**: all-c ars bell bufo calc kali-bi manc nat-c nat-m sulph
  - **rubbing** agg; slight: lam
  - **boils**: kreos rat
  - **desquamating**: ars chinin-s elaps *Manc* psil sulph
  - **pimples**: con
  - **psoriasis**: cor-r *Phos*
  - **scales**: pip-m
  - **vesicles**: *Ars* bell *Bufo Calc* kali-ar kali-bi *Kali-c Manc* med merc nat-c nat-m nat-s sulph
    - **bloody serum**: nat-m
    - **corroding**, eating: *Ars* sulph
    - **fetid** water, with: *Ars*
    - **spreading**: *Ars Calc*
    - **ulcerating**: *Ars* psor sulph
    - **yellow** fluid, with: *Ars Bufo*
- **Toes**; between (See toes - between)
- **Fingers**: aln anac ant-c arn ars *Barbit* bell borx *Bov* canth caust *Cist* **Clem** cupr cycl fl-ac graph grat hep *Kali-s* kreos *Lach* lim *Lob-e* lyc merc mez mur-ac nat-c

1387

| Eruptions – Fingers | **Extremities** | Eruptions – Forearms |

- **Fingers**: ...
  nat-m nat-s nit-ac petr ph-ac plb prim-f puls ran-b rhus-t rhus-v sars sel sep sil spig sulph tab tarax ther thuj verat zinc
  - **blotches**: ant-c arg-n ars berb caust cocc con lach led nat-c rhus-t verat
  - **boils**: calc *Lach* psor sil
  - **burning**: caust ran-b
  - **copper**-colored spots: cor-r
  - **desquamation**●: agar am-m bar-c chlol elaps *Graph* merc *Mez* nat-m *Rhus-v* sabad *Sep* still *Sulph*
  - **dry**: anag psor
  - **eczema**: ambr borx *Calc* caust *Graph Lyc* merc Nit-ac ran-b sep sil staph thuj
    ꓽ **accompanied** by | **falling** out of nails: borx
    ꓽ **painful**: arn
  - **elevated** spots: syph
  - **excrescences**: ars thuj
    ꓽ **greenish**: ars
    ꓽ **wart**-like: thuj
  - **herpes**: ambr caust *Cist* **Graph** *Kreos* merc nit-ac psor ran-b thuj zinc
  - **itching**: caust ran-b
  - **moist**: nat-s
  - **painful** nodules: *Calc*
  - **pemphigus** (➚*SKIN - Eruptions - pemphigus)*: lyc
  - **phagedenic** blisters: calc *Graph* hep kali-c *Mag-c* nit-ac ran-b sil sulph
  - **pimples**: acon agn anac ant-c arn ars bar-c berb brom bry canth carb-ac cycl elaps graph *Kali-c* lach laur *Lyc* mez mur-ac *Nat-c* par *Ph-ac* plb puls *Ran-b Rhus-t* sars sep sil *Spig* squil tab tarax *Ther Zinc*
    ꓽ **red**: bros-gau ph-ac verat
  - **psoriasis**: graph lyc teucr
  - **pustules**: aln anac bar-c borx cinnb cocc cupr kali-bi mag-c plb puls rhus-t sang sars sil spig zinc
    ꓽ **crusts**, forming offensive: aln
  - **rash**: cortiso hydr sil
  - **scabs**: aln anag cit-v kali-bi lyc mur-ac rhus-t rhus-v thuj
  - **scales**, white: lyc *Sep*
  - **tubercles**: berb caust *Con* hydrc *Lach Led* lyc nat-c rhus-t verat zinc
  - **urticaria**: hep thuj urt-u
    ꓽ **cold**; on becoming: thuj
  - **vesicles**: apis bell *Borx* calc calc-sil *Cit-v Clem* cupr cupr-ar cycl fl-ac *Graph* hell hep *Kali-c Kali-s* lach mag-c mang *Mez Nat-c Nat-m* nat-s *Nit-ac* petr *Ph-ac* phos *Plb* prot *Puls Ran-b Rhus-t* rhus-v *Sars* sec *Sel Sep Sil Sulph*
    ꓽ **bluish**: *Ran-b*
    ꓽ **burning**: ran-b
    ꓽ **itching**: lach prot ran-b sabad sars sil
    ꓽ **ulcers**, becoming: calc graph kali-c mag-c nit-ac petr ran-b sil
  ○ **Back** of fingers: cortiso mur-ac
    ꓽ **bed** | **agg**: cortiso
    ꓽ **sun** agg: cortiso
    ꓽ **warm** applications agg: cortiso

- **Fingers**: ...
  - **Between** the fingers (See hands - between the)
  - **First**: agar *Calc* kali-c mag-c nat-c sil
    ꓽ **pimples**: anac sulph
    ꓽ **psoriasis**: anag teucr
    ꓽ **pustules**: anac
    ꓽ **tubercles**: lyc
    ꓽ **vesicles**: *Calc* kali-c mag-c nat-c sil sulph
    ꓽ **burning**: nat-c
    ꓽ **cold** washing; after: (non: nat-c)
    ꓽ **corroding**: mag-c
    ꓽ **discharging** water: kali-c
    ꓽ **phagedenic**: *Calc*
    ꓽ **washing** | **amel**: nat-c
    ꓽ **wart**-like: lyc
  - **Fourth** finger: cycl
    ꓽ **vesicles**: graph kali-c nat-m
    ꓽ **itching**: nit-ac
  - **Joints**: cycl hell hep hydr *Mez* nat-c **Psor**
    ꓽ **boils**: calc psor
    ꓽ **dry**: **Psor**
    ꓽ **ulcers**, itching: *Mez*
  - **Nails**, about: eug graph merc psor sel stann-m tub
    ꓽ **crusts**: *Ars*
    ꓽ **desquamation**: chlol cortico *Sabad* sel
    ꓽ **psoriasis**: graph *Sep*
    ꓽ **pustules**: bell
    ꓽ **extending** to | **Wrist**; over hand to: *Kali-bi*
    ꓽ **ulcers**: *Ars*
    ꓽ **vesicles**: ail *Nat-c*
    ꓽ **winter**: psor
  - **Palmar** surface | **desquamation**: psil
  - **Second** finger, psoriasis: anag
  - **Sides**: *Mez* sabad tarax tax tub
  - **Third** finger: cycl
  - **Tips**: ars bar-c *Cist* cupr elaps *Nat-c* psor
    ꓽ **blisters**: ail alum cupr
    ꓽ **cracked**: ran-b
    ꓽ **desquamation**●: agar all-c bar-c elaps manc merc nat-m ph-ac phos sabad sulph thea
    ꓽ **eczema**: cupr *Graph* nat-c petr sanic
    ꓽ **pimple**: elaps
    ꓽ **pustules**: *Hep* lach *Nat-c* ph-ac *Psor* sep
    ꓽ **vesicles**: ail *Ars Cupr Nat-c*
    ꓽ **filled** with blood: **Ars**
- **Forearms**: agar *Alum* am-c am-m ant-t ars bov bry calad *Carb-an Caust* cinnb con cupr *Graph* kali-n lach laur *Lyc* mag-c mag-s mang *Merc Mez* mur-ac phos rhod rhus-t sabad sel sil sep sil spong staph sulph *Tarax* zinc
  - **boils**: **Brom** *Calc* carb-v cob *Iod Lach* lyc mag-m *Nat-s* petr sil
  - **crusts**: *Mez* petr
  - **desquamation**, bran-like: agar merc stront-c
  - **eczema**: *Alum* aur-i *Con Graph* mang *Merc Mez* moni nat-m nux-v *Sil* sulph thuj
  - **excoriated**: rhus-t
  - **herpes**: *Alum Con* mag-s mang **Merc** nat-m sulph
  - **itching**: carb-an kali-n mang *Mez*

1388 ▽ extensions | ○ localizations | ● Künzli dot

| Eruptions – Forearms | Extremities | Eruptions – Hands |

- **moist**: *Alum Merc Mez* rhus-t
- **nodules**:
  - **red itching**: nat-m
  - **Flexors**; on: hippoz
- **pimples**: *Alum* am-c am-m amph ant-t ars asc-t bell borx bry calad calc-p canth *Carbn-s Caust* cit-v fago gamb hep iod *Kali-bi* kali-br kali-n lach laur lyc mag-c mag-i *Mag-s* mang merc nat-m *Nat-s* ol-an osm ph-ac rat rhod sabad sars sel *Sep* sil spong staph *Sulph Tax* thuj valer *Zinc*
  - **morning**: mang
  - **afternoon**: mag-c
  - **evening**: am-c fago
  - **alternating** with asthma (See RESP - Asthmatic - alternating - forearm - pimples)
  - **burning**: am-c calad mang nat-s
  - **itching**: am-c am-m calad carbn-s caust gamb lyc mag-c nat-s sabad staph sulph *Zinc*
    - **daytime**: zinc
  - **menses**; during: sulph
  - **scratching** agg; after: am-m kali-n mag-c mang
    - **oozing**: kali-n
  - **washing**, from: mag-c
- **psoriasis**: *Rhus-t*
- **purulent** discharge: rhus-t
- **pustules**: anac ant-t *Calc* cop lyc phos rhod rhus-t *Staph* tarent
  - **painful**: tarent
- **rash**: am-c ant-t bry calad merc mez rheum sel
  - **alternating** with asthma (See RESP - Asthmatic - alternating - forearm - rash)
- **raw**: petr rhus-t
- **red**: petr ph-ac
- **rupia**: kali-i
- **scales**: alum merc petr
  - **whitish**: *Merc*
    - **cheese**, smelling like: *Calc*
  - **yellow**: rhus-t
- **scratching**:
  - **agg**: mang *Mez*
- **stitching** on touch: petr
- **sun**; from exposure to: **Sulph**
- **tubercle**: *Agar* am-c jug-r kali-n lach mur-ac ph-ac
  - **scratching**; after: agar
- **urticaria**: am-c calad chin clem lyc *Nat-m* sil
  - **morning**: chin
  - **evening**: lyc
  - **heat**; during: calad
  - **scratching** agg; after: calad calc chin sulfonam
- **vesicles**: anac ant-t arn ars calad carbn-o caust chin cit-v hura merc petr phos rhus-r rhus-t rhus-v sars sil spong *Staph* sulph
  - **burning**: sil
  - **itching**: sil
  - **scratching** agg; after: sars
  - **stinging**: rhus-t
  - **transparent**: rhus-t
  - **white**: calad

- **Hands**: agar alum am-m anag ant-c ant-t ars bar-m borx bov carb-an **Carb-v** *Cic* cist *Clem* cocc com con cop dig dulc **Graph** *Hep* ip kali-c *Kali-s* kalm kreos *Lach* **Lyc** mag-c med *Merc Mez Mur-ac* nat-c *Nat-m Nat-s Nit-ac* oena ped *Petr* phos pix psor puls *Rhus-t* rhus-v ruta sanic *Sars* sel sep *Spig Staph* still *Sul-ac Sulph* tarax zinc
- **black**: *Sec*
- **bleeding**: *Alum Lyc Merc Petr*
- **blister**-like: ran-b
  - **manual** labor; from: arist-cl
- **blotches**: arg-n ars carb-an indg kali-chl merc rhus-t rhus-v sep spig stann sulph urt-u
- **boils**: *Calc* calc-s coloc iris lach led *Lyc Psor*
  - **small**: iris
- **brown**: nat-m
- **burning**: bufo cic nit-ac rhus-t
  - **scratching**; after: *Mez* **Staph**
  - **touch** agg: canth **Cic**
- **confluent**: cic cop genist phos
- **cracked**: *Alum Lyc Merc Petr*
- **crusty**: *Anthraci* **Graph** *Petr Sanic*
- **desquamation**: all-s alum am-c am-m anac ars bar-c calc cic ferr *Graph* hep kreos laur merc mez nat-m *Ph-ac* phos rhus-t ruta *Sep* sulph
- **dry**: anag bov lyc merc *Petr Psor*
- **eczema**: ambr anag ars bar-c berb borx *Bov* calc *Canth* carb-v carc clem cob-n cor-r cortiso **Dulc** *Graph* *Hep* hyper ip *Jug-c* kreos lyc maland *Merc Mez* moni nat-c nat-m *Nit-ac Petr* phos *Pix* plb rhus-v sabal sanic sars sel sep *Sil* staph still thuj verat **Zinc**
  - **itching**: carc
- **elevated**: bar-m **Cic** kali-c lach merc nat-m nit-ac rhus-v sul-ac urt-u
- **exudation**, yellow: *Rhus-v*
- **fine**: **Carb-v**
- **furfuraceous**: *Alum*
- **hard**: am-m aur-m bov led ph-ac rhus-t spig
- **herpes**: *Borx Bov Calc* cist *Con* **Dulc** *Graph* kreos *Lim* lith-c merc *Mez Nat-c* nat-m nit-ac ran-b sars sep *Staph* verat **Zinc**
- **itching**: anag ars **Carb-v** cist cob-n daph *Graph* jug-r *Mez* mur-ac nit-ac phos psor sanic sep staph sulph urt-u zinc
  - **midnight**, after: sul-ac
- **itch**-like: *Anan Graph Psor Sep*
- **menses**; during: dulc
- **millet** seed-like: bar-m dig led
- **moist**: cist *Clem* kali-c kali-s mang merc *Mez Petr* ran-s rhus-t *Sil*
- **nodules**: *Petr* sep
- **papular**: anthraco
- **pimples**: acon *Agar* am-c am-m anac ant-c *Apis* arg-n ars bell *Bov* bry *Canth Carb-v* carbn-s chinin-s *Cic* cupr-ar dig elaps hep iod kali-ar kali-bi kali-chl *Kreos* lac-ac *Lach Lyc* m-ambo merc mur-ac nit-ac ol-an op psor *Ran-b Rhus-t* rhus-v sarr sec *Sel Sep* spig squil staph sul-ac *Sulph Tarax Zinc*

Eruptions – Hands

Extremities

Eruptions – Hands

- **pimples**: ...
  : **burning**: bov cic rhus-t
  : **greenish**: cupr-ar
  : **hard**: bov *Rhus-t* rhus-v
  : **itching**: acon am-c bov hep kreos *Lyc* sel sulph tarax
  :: **periodically**: sulph
  :: **warm** in bed, when becoming: mur-ac
  : **red**: acon anac ars bov sulph til
  : **scurfs**, forming: mur-ac
  : **stinging**: acon
  : **suppurating**: anac elaps
- **psoriasis** diffusa: *Ars Calc* carc *Clem Graph Kali-bi Lyc* mez **Petr** *Rhus-t* sars sel *Sulph*
- **purple**: *Petr*
- **pustules**: *Anac* ars asc-t *Carbn-s* chel cic fl-ac *Kali-bi Merc* nat-m phos *Psor* rhus-t rhus-v ruta sanic sars *Sep* sil squil staph sul-ac **Sulph**
  : **confluent**: anac rhus-v
  : **itching**: asc-t squil **Sulph**
  : **itch-like**: ruta *Sulph*
  : **purulent**: anac sars
  : **red**, evening: **Sulph**
  : **swelling**: *Rhus-t*
  : **watery**: rhus-t
- **rash**: *Agar* bry *Carb-v* cortiso cupr dig kali-ar led *Lyc* phyt rhus-t stram verat
- **rawness**: *Petr Sulph*
  : **watery** oozing; with constant: petr
- **red**: bell berb bov canth carb-an cic cycl jug-r lyc *Merc Ran-s* spig spong sul-ac sulph verat
- **scales**: anac anag *Anthraci* arn *Clem Graph* hep *Merc* mur-ac *Petr Psor* rauw sars sec *Sep* sulph
  : **white**: *Graph Sep*
  : **winter** agg; in: *Petr Sep*
- **scurfy**: sars sep
- **sloughing**: *Ars* kali-bi
- **small**: *Vac*
- **spots**, in: *Apis*
  : **red**: zinc
  : **whitish**: nat-m
- **tubercles**: ars carb-an hydrc kali-chl *Merc* nit-ac rhus-t rhus-v sep spig stram
- **urticaria**: apis berb bufo *Carb-v Hep* hyper nat-c *Nat-m* nat-s *Sars* **Sulph** *Urt-u*
  : **morning**: chin
  : **red** after rubbing: nat-m
- **vesicles**: am-m *Anag* anan ant-c aran arg-n arn ars bell *Borx* bov bufo canth **Carb-ac** carbn-s caust chin clem cocc com hell hep kali-ar kali-bi kali-c kali-i *Kali-s* kali-sil kreos lac-ac *Lach* m-ambo mag-c mag-m *Merc* merl mez *Nat-m Nat-s Petr* ph-ac phos plan *Psor* ptel *Ran-b Rhus-t Rhus-v* ruta sanic sars sec *Sel Sep Sil* spig *Squil Sulph* ter verat-v vip
  : **black**: *Sec*
  : **burning**: *Canth* rhus-t
  : **confluent**: ruta

- **vesicles**: ...
  : **corroding**: clem *Graph* kali-c mag-c nat-m nit-ac *Sep* sil
  : **crops**, in: *Anag*
  : **denuded** spots, on: nat-m
  : **elevated** base: kali-bi
  : **hard**: lach
  : **healing**, new vesicles appear after: *Anag*
  : **inflamed**: *Rhus-t*
  : **itching**: anag **Carb-ac** lach nat-m sel sep
  : **patches**: rhus-t
  : **phagedenic**: graph kali-c *Mag-c Nit-ac* sil
  : **spots**, in: cic
  : **stinging**: mag-c
  : **watery**: anag *Ars Nat-c Psor* rhus-t ruta
  : **white**, with red areola: sanic uran-n
  : **yellowish**: rhus-v *Sulph*
  : **Areola**, red: bov ruta
- **weather**, cold: sep
- **weepy** (See moist)
○ **Back** of hands: berb bov chel cortiso cupr graph jug-r kali-chl *Kali-s* kreos *Merc Mez* mur-ac nat-c petr phos pix puls sanic *Sep* **Sulph**
  : **bed | agg**: cortiso
  : **boils**: calc
  : **confluent**: cop
  : **copper** colored: psor
  : **cracks**: *Merc*
  : **crusts**, yellow: *Merc Mez*
  : **desquamating**: am-m ars-i bar-c calc *Graph* merc
  : **eczema**: borx bov cortiso *Graph Jug-c* kreos *Merc Mez* mur-ac nat-c phos *Sep*
  : **elevations**: anac dros plb sul-ac
  : **excrescences**; wart-like: **Thuj**
  : **herpes**: *Carbn-s Graph* lyc nat-c petr sep thuj
  : **itching**: am-m cic *Merc Mez* sanic **Sulph** tarax
  :: **night**: *Merc*
  : **measles**, like: cop
  : **moist**: bov kreos *Mez*
  : **patches**; round: cortiso
  : **pemphigus** (↗*SKIN - Eruptions - pemphigus*): sep
  : **petechiae**: berb
  : **pimples**: acon **Agar** am-m ars calc calc-p canth carb-v *Carbn-s* cic kali-chl *Lyc* mur-ac *Sep* sil sulph tarax zinc
  :: **itching**: am-m zinc
  : **psoriasis**, chronic: *Ars* aur bar-c **Graph** hep *Lyc Maland* **Petr** *Phos* phyt *Rhus-t* sars *Sulph*
  : **pustules**: anac cimic sanic *Sil* sulph
  : **rash**: cortiso *Dig*
  : **red**: jug-r nat-c sul-ac
  :: **patches**: calc cortiso
  :: **bed | going** into: cortiso
  : **spots**: bell
  : **scabs**: mur-ac plb *Sep* sul-ac sulph
  : **scaly tetter**: lyc sars *Sep* sulph
  : **spots**, red (See red - spots)
  : **sun** agg: cortiso

1390   ▽ extensions | ○ localizations | ● Künzli dot

Extremities

Eruptions – Hands

- **Back** of hands: ...
  - **syphilitic** psoriasis: *Ars aur Merc* phos
  - **tubercles**, white, itching: carb-an
  - **urticaria**: acon apis berb cop hyper indg *Sulph* thuj
    - **cool**; when hands become: thuj
  - **vesicles**: anac arg-n brom cadm-met *Calc Canth* cic *Graph* indg kali-chl *Kali-s Mez* phos psor **Rhus-t** rhus-v sol-ni **Sulph** zinc
    - **burning**: mez
    - **cold**; after taking a: zinc
    - **discharging**:
      . **acrid** fluid: sol-ni
      . **yellowish** fluid: sol-ni
    - **itching**: cic kali-chl **Mez** phos sulph
      . **night**: phos
    - **moist**: mez
    - **red**: psor
    - **spots, in**: rhus-t
    - **swelling**: cadm-met
    - **watery**: calc rhus-v
    - **yellow**: arg-n
  - **warm** applications agg: cortiso
  - **weather** agg; cold: **Sep●**
- **Between** first and second fingers: cic
- **Between** second and third fingers: **Sulph●**
  - **vesicles**: *Sulph*
- **Between** the fingers: *Canth* carbn-s *Graph* hell lach lyc nit-ac olnd phos *Psor* puls rhus-v sep sul-ac *Sulph*
  - **burning**: nit-ac
  - **desquamation**: am-m ferr laur
  - **eczema**: moni
  - **herpes**: ambr graph merc *Nit-ac*
  - **itching**: ambr ars bry canth lyc mag-c moni nit-ac *Psor Sulph*
    - **midnight**; after: sul-ac
  - **moist**: *Graph*
  - **pimples**: ars graph lyc mag-c mez ph-ac puls *Sep* sul-ac sulph
  - **pustules**: caps rhus-t
  - **scaly**: laur
  - **urticaria**: hyper merc
  - **vesicles**: anag *Apis* ars *Calc Canth* carbn-s *Hell* iod laur mag-c moni *Nat-m* olnd phos *Psor Puls* rhus-t rhus-v ruta *Sel* **Sulph**
    - **burning**: canth
    - **itching**: canth **Phos● Psor SULPH●**
    . **warm** bed agg: *Rhus-v*
    . **washing** agg: *Rhus-v*
- **Between** third and fourth fingers: mag-c
  - **pimples**: canth
  - **vesicles**: hell mag-c
- **Between** thumb and first finger: bruc iod
  - **blood** boil: ars
  - **desquamation**: am-m
  - **dry**: verat
  - **herpes**: ambr
- **Between** thumb and first finger: ...
  - **itching**: ambr
  - **pimples**: agar arn bry canth ham sulph thuj
    - **burning** on touch: canth
    - **itching**: ars sulph
  - **tubercle**: *Ars*
  - **vesicles**: grat *Nat-s* **Sulph** verat
- **Palms**: anag arn aur borx crot-h *Graph* kali-c *Nat-s* ran-b sel *Sep Sulph*
  - **blisters**: bufo canth kali-c kreos mag-c nat-m ran-b
  - **chapped**: ran-b
  - **copper-colored** spots: cor-r
  - **cracked**: ran-b
  - **crusty**: anthraci
  - **desquamation** of●: am-c arn bry calc-f chinin-s cor-r elaps **Graph** hydr merc psil **Rhus-t●** sabad sel Sep● Sulph●
  - **discharge**, thin watery: crot-h *Nat-s*
  - **dry** eruptions: anag *Ars* x-ray
  - **dry** tetter: *Caust Nat-s Sel Sulph*
  - **eczema**: sulph vario
  - **elevated** red blotches: *Fl-ac*
  - **herpes**: *Aur Kreos* psor ran-b *Sep*
  - **pemphigus**: bufo
  - **pimples**: nat-s *Petr* psor *Sep* spig thuj
    - **hard** itching, discharging stony concretion: thuj
  - **psoriasis**: aur calc *Clem* cor-r crot-h graph hep kali-s *Lyc Med Merc* mez *Mur-ac Nat-s* petr **Phos** *Psor* sars *Sel* sil sul-ac *Sulph* x-ray
    - **itching** and burning: petr
  - **pustules**: *Lach*
  - **rash**: form
  - **raw**: *Nat-s*
  - **red** spots: apis
  - **scales**: hep *Lyc Nat-s* petr pip-m rhus-t sabad sars *Sel* sep *Sulph*
  - **scurfy** tetters: cinnb *Lyc Nat-s* sulph
  - **smooth** spots: cor-r
  - **syphilitic** psoriasis: *Ars Ars-i* aur *Merc* phos *Sel*
  - **tetter**: *Am-m Kreos* ran-b **Rhus-t**
  - **urticaria**: rhus-v stram
  - **vesicles**: anag *Anthraci* bufo canth caust cob-n *Kali-c* kreos mag-c *Merc* ran-b rhus-t rhus-v ruta
    - **grouped**: anag
    - **itching**: caust *Kali-c* rhus-t
    . **warm** bed agg: *Rhus-v*
    . **washing** agg: *Rhus-v*
    - **large**: anthraci
    - **scratching** agg; after: mag-c
    - **transparent**: merc
    - **watery**: bell
    - **yellow**: anthraci bufo rhus-t rhus-v
  - **Balls**: ant-c mez
- **Ulnar** side of:
  - **boils**: coloc
  - **vesicles**: ant-c lach sel

| Eruptions – Hips | **Extremities** | Eruptions – Legs |

- **Hips**: *Nat-c* nicc osm sel
  - **boils**: alum am-c bar-c graph hep jug-r lyc *Nit-ac* *Ph-ac* **Phos** rat sabin *Sulph*
  - **herpes**: *Nat-c* nicc *Sep*
  - **pimples**: ant-c cann-s cham clem graph hyper laur *Lyc* merc nat-c sel thuj
  - **tubercles**: rat rhus-t
  - **vesicular**: calc
- **Joints**: aeth ant-c *Apis Ars-i* borx calc-p clem dulc *Graph* hura kreos *Merc Nat-m* nat-p phos **Psor** *Ran-b* **Rhus-t** sep sulph thyr ust
  - **desquamation**: phos
  - **eczema**: led phos
  - **herpes**: dulc *Kreos* psor staph
  - **itching**: phos
  - **pimples**: *Calc-p* sep
  - **scabs**: *Staph*
  - **urticaria**: clem verat
  - **vesicles**: nat-c nat-p phos **Rhus-t**
  - **winter**: *Merc Phos Psor Rhus-t*
  ○ **Bends of•**: carc caust **Graph** *Hep* led *Nat-c* **Nat-m•** nit-ac *Psor* puls **Sep•** staph sulph tub
  : **eczema**: *Aeth* am-c caust cupr **Graph** hep kali-ar led lyc mang-act merc *Nat-m* psor *Sep Sulph*
  : **itching**: sep
  : **pimples**: sep
- **Knees**: anac ant-c arn ars canth carb-v *Dulc* iod kreos *Lac-c* lach led merc *Nat-m* nat-p *Nux-v* petr ph-ac phos *Psor* rhus-t sabad samb sars sep *Thuj*
  - **blebs**: *Anthraci*
  - **blotches**: ant-c sulph
  - **boils**: am-c *Calc Nat-m Nux-v Sep*
  - **burning**: nux-v
  - **copper**-colored: stram
  - **crusty**: *Psor* sil
  - **eczema** rubrum: anil arn rhus-t
  - **gritty**: nat-m
  - **herpes**: ars carb-v *Dulc Graph* kreos merc nat-c *Nat-m Petr* phos *Sulph*
  - **itching**: agar hep nat-m nux-v ph-ac thuj zinc
  - **knots**; reddish hard: psil
  - **painful**: arn
  - **pimples**: anac ant-c bry canth hep hura kali-c lach merc nicc nux-v ph-ac puls sars sep sulph *Thuj* zinc
  - **psoriasis**: *Iris Phos*
  - **pustules**: *Iris Phos* thuj
  - **rash**: *Iod Led* nux-v sep ter zinc
  - **red** spot: petr
  - **scaly**: *Hydr*
  - **urticaria**: zinc
  - **varicella**, like: thuj
  - **vesicles**: ant-c arn carb-v *Caust* iod iris nat-p phos rhus-t sabad sars sep
  : **greenish**: iod
  : **itching**: carb-v
  : **scratching**; after: sars sep
  : **stinging**: *Rhus-t*
  : **varioloid**: ant-c

- **Knees**: ...
  ○ **Hollow** of knees•: **Ars** *Bov* bry calc *Carbn-s* chin dulc **Graph** *Hep* kali-c kreos led *Merc Mez Nat-m* petr phos *Psor* puls sars sep sulph tep thuj tub zinc
  : **burning**: *Merc*
  : **crusty**: *Bov*
  : **dry**: bry *Psor*
  : **eczema**: *Graph* moni sulph
  : **herpes**: **Ars** calc *Con* **Graph** *Hep* kreos led nat-c *Nat-m Petr* phos *Psor Sep Sulph* xero
  : **itching**: agar **Ars** bry led *Psor* zinc
  : **moist**: **Graph Merc Sep**
  : **pimples**: bry led puls sep
  : **pustules**: bry *Carbn-s Cinnb*
  : **rash**: *Hep* sep zinc
  : **rawness**: ambr
  : **red**: merc nat-m
  : **scabies**: ars bry merc
  : **scabs**: puls
  : **sore**: merc
  : **spots**: petr
  : **urticaria**: *Zinc*
  : **vesicles**: chin iod phos puls sars sep
- **Legs**: agar alum alum-p am-m ars arund bov bry calc *Caust* chinin-s chlor chrysar cupr cupr-ar daph fago gins *Graph* kali-ar kali-bi kali-br kali-c lach mag-c merc mez muru murx *Nat-c Nat-m* nit-ac *Petr* ph-ac *Podo* puls *Rhus-t* rumx *Sec* sep staph stram sulph thuj zinc
  - **bleeding** after scratching: *Cupr-a*
  - **blisters**, black: *Ars*
  - **blotches**: ant-c arg-n aur carb-v cocc hura jug-r kreos lac-ac merc nat-c petr phos rhod thuj
  - **boils**: *Anan Anthraci Ars Calc* castor-eq kreos *Mag-c Nit-ac* nux-v **Petr Rhus-t** *Sil*
  : **blood** boils: mag-c
  - **burning**: aur calc lac-ac petr *Rhus-t*
  - **copper** colored spots: graph
  - **denuded** spots: calc
  - **desquamating**: agar *Carb-an* kali-s mag-c merc *Sulph* thuj
  - **dry**: calc-p clem *Dol*
  - **eczema**: *Apis* **Ars** carb-v **Graph** kali-br *Lach* led *Lyc* **Merc** *Nat-m* **Petr** *Rhus-t Sars* **Sulph**
  - **elevations**: aur cupr kali-br
  - **spots**: *Syph*
  - **excoriations**: *Graph Tarent-c*
  - **groups**, in: nat-m
  - **herpes**: ars calc calc-p com *Graph* kali-c *Lach* lyc lyss mag-c merc nat-m *Petr* sars *Sep* staph *Zinc*
  - **itching**: arund aur *Calc* carb-v lac-ac petr psor puls *Rhus-t* rumx sulph
  : **corrosive** on touch: nat-m
  - **leprous** spots: *Graph Nat-c*
  - **moist**: apis bry *Calc Graph Kali-br Merc Petr Rhus-t* tarent-c
  - **nodules**: agar *Merc*
  - **subcutaneous**: psor
  : **long** time; persisting: psor

1392   ▽ extensions | ○ localizations | ● Künzli dot

Eruptions – Legs / Extremities / Eruptions – Lower limbs

- **painful**: kali-br
- **patches**, large as the hand: caust
- **petechiae**: am-m phos
- **pimples**: agar am-c arg-met arn arum-t bell bov bry calc chinin-s con elaps fl-ac hura iris-fl kali-bi kali-chl merc morph *Nat-m* nicc petr ph-ac *Puls* rhus-t sars *Sep* sil staph stront-c sul-ac thuj verat
  - **bleeding** easily: agar
  - **burning**: arg-met puls staph
  - **itching**: allox asc-t bell elaps kali-bi petr sep staph stront-c ziz
  - **moist**: puls
  - **red**: iris-fl kali-chl rumx
  - **scratching** agg; after: agar mang nat-c
  - **white**: agar staph
- **psoriasis**: kali-ar **Phos**
- **pustules**: arg-n ars *Dulc Kali-bi* kali-br *Lach* mez *Psor* rumx staph stram **Sulph** *Thuj*
  - **itching**: *Arg-n* asc-t
  - **vaccination**; after: sulph
- **rash**: calc cortiso daph hyos *Nat-m* sil
- **red**: bell kali-bi mag-c merc sulph
- **patches**: *Calc* sil sul-ac
- **scabs**: arn calc-p iris-fl kali-br *Lach* **Nit-ac** petr ph-ac podo *Sep* staph **Sulph** zinc
- **scales** in spots: *Merc* syph zinc
- **scurfy**: ars calc *Kali-bi* sabin sep staph zinc
- **sore** (See painful)
- **spots** during menses; painful: *Petr*
- **tubercles**: ant-c caust crot-h nat-c petr
  - **ulcerate**: *Nat-c*
- **urticaria**: *Calc Chlor* rhus-t sulfonam **Sulph**
- **varicella**, like: ant-t
- **vesicles**: *Ant-c* bov **Caust** com dulc hyos kali-bi *Kali-c* mang petr *Psor* **Rhus-t** *Sec* staph stram *Sulph* vip
- **white**: agar
  - **spots**: *Calc*
- **Bones**:
  - **Tibia**:
    - **papular**: anthraco sul-ac
    - **vesicles**, watery: bell
- **Calves**: apis bell caust kali-ar kali-br mag-c petr phyt sars sep *Sil* thuj
  - **blotches**: aur carb-v lach merc petr phos thuj
  - **boils**: bell **Sil**
  - **desquamation**: mag-c
  - **eczema**: *Graph*
  - **elevated**: mag-c
  - **herpes**: cycl *Lyc* sars
  - **itching**: carb-v petr ph-ac sars sep sil thuj zinc
  - **lumps**: nit-ac
  - **nodes**, white: thuj
  - **pimples**: agar arg-n asc-t bov bry elaps hura kali-bi lach nat-c ph-ac puls rumx sabin sars *Sep* staph zinc
    - **ulcers**, becoming: ph-ac
  - **pustules**: kali-bi kali-br

- Legs – Calves: ...
  - **rash**: *Calc* hyos nat-m sil
  - **red**: hyos mag-c
  - **spots**: *Con Lyc* phyt
  - **scabs**: kali-br
  - **smooth**: mag-c
  - **stitching**: sep
  - **tubercles**: petr
  - **urticaria**: carb-v
  - **vesicles**: caust sars sep
- **Lower** limbs: agar am-c am-m anac *Ant-c* apis arn **Ars** arund *Bar-c* bar-m bell *Bov* bry **Calc** *Calc-p* calc-sil *Carb-v* carbn-o **Caust** chel chin chinin-ar chinin-s chlor *Clem* con cop crot-c *Crot-t* cupr cupr-ar dulc elaps *Euph* fago *Graph* iod jug-r *Kali-ar* kali-bi kali-br *Kali-c Kali-s* kreos lach led *Lyc* mag-c manc mang *Merc* mez murx nat-c nat-m nat-p nit-ac nux-v **Petr** ph-ac phos phyt plan **Psor** *Puls* **Rhus-t** *Rhus-v* rumx ruta sabad sars sec sel *Sep* **Sil** staph stram stront-c **Sulph** tarax tep thuj til
  - **black**: sec
  - **bleeding** after scratching: calc cupr
  - **blotches**: ant-c lach nat-c sulph
  - **dark**, purple: agav-a
  - **boils**: all-c am-c apoc *Ars* aur-m bell carbn-s clem **Hep** hyos kali-bi nat-m nit-ac nux-v petr ph-ac phos *Rhus-t* rhus-v sec sep sil stram *Sulph* thuj
  - **burn**; spots like a: lach
  - **burning**: bov fago lac-ac *Merc* nux-v til
    - **scratching** agg; after: til
  - **cold** bathing | **amel**: *Lyc*
  - **confluent**: cop rhus-v
  - **desquamation**: agar ars calc-p chinin-s crot-t *Dulc* elaps kreos mag-c merc sulph thuj
  - **dry**: bry
  - **eating** agg: nux-v *Sulph*
  - **eczema**: *Anil* apis arn ars *Bov* chel chrysar jug-r kali-br merc *Petr Psor Rhus-t*
  - **elevations**: aur cop cupr kali-br mag-c petr puls thuj
  - **fleabites**: sec
  - **gangrenous**: hyos
  - **gritty**: nat-m
  - **groups**, in: nat-m
  - **hard**: aur bov
  - **herpes**: *Alum* **Bov** caust clem com **Graph** kali-c lach led **Lyc Merc** mur-ac **Nat-m** nicc *Petr* sars *Sep* sil staph **Tell** zinc
  - **hot**: chel fago
  - **itching**: *Agar* anac arg-n bov bry *Calc* calc-sil caust chrysar daph dulc fago jug-r *Kali-c* lac-ac lach led mang *Merc* mur-ac *Nat-c* **Nat-m** nat-p nicc *Nux-v* petr puls rhus-t rumx sel **Sep** *Sil* **Staph** sulph tarax til
  - **itch**-like: ars bry chel squil sulph
  - **knots**, reddish, hard: kali-bi
  - **lumpy**: petr ther thuj
  - **miliary**: alum ars bov daph merc nux-v sil sulph

1393

Extremities

Eruptions – Lower limbs

- **moist:** *Bov* bry chel kreos merc nat-m
- **nodules:** petr ther thuj
- **painful:** arn bov
- **papules:** lach lachn merc nux-v ph-ac rhus-t sel sep thuj
  : **roseolous** papules without fever or itching: cub
- **petechiae:** agav-a am-m apis ars kali-i led solid
- **phagedenic:** ars nux-v sulph
- **pimples:** agar am-c am-m ant-c arg-n arn asc-t bar-c bell berb bov bry calc calc-p calc-sil cann-s castm chel chinin-s clem con crot-c elaps fago fl-ac *Graph* hura hyos iris iris-fl kali-bi kali-br kali-c kali-chl *Kali-s* kali-sil mag-c mang merc *Merc-c* mez morph nat-m nat-p nicc petr ph-ac *Puls* rhus-t rumx *Sars* sep sil stann staph stront-c sulph thea thuj til verat zinc
  : **bleeding:** agar thea
  : **burning:** mang
  : **scratching** agg: staph
  : **flat:** ant-c plan
  : **hard:** plan
  : **indolent:** chel
  : **itching:** asc-t bell elaps *Hep* kali-bi mang *Petr Ph-ac* sel *Sep* stann staph sulph
    : **scratching** agg; after: mag-c
  : **painful:** bry thea
  : **red:** asc-t chel clem graph kali-c sars sulph thea til
  : **white:** plan
  : **yellow:** ant-c
- **pustules:** am-c ars bry clem crot-c cupr-ar dulc hyos jug-c kali-bi kali-br lyc mez rhus-t rumx sars stram thuj verat
  : **black:** *Ars* nat-c sec
  : **burn:** mez
  : **groups:** hyos
  : **red:** lyc mez
    : **areola:** ant-c
    : **suppurating:** con thuj
- **rash:** alum bry mez nat-m nux-v rhus-t sep tep zinc
  : **itching:** alum
- **red:** bell bov chel crot-c kali-bi mag-c merc nat-m rhus-v
- **rough:** rhus-v
- **scabs:** arn ars bell *Bov* calc iris-fl *Kali-br Lach* mez podo rhus-v *Sabin Sil* staph zinc
  : **elevated,** white: mez
- **scales:** calc-p clem kali-ar *Kali-s* pip-m rhus-v
  : **spots,** in: *Merc* zinc
  : **spring;** in: lach
- **scurfs:** bar-m *Merc Petr*
  : **spots,** in: *Merc*
- **smooth:** mag-c
- **sore:** merc
- **stinging:** ant-c nux-v petr sabin
- **tubercles:** syph
- **ulcerating:** ph-ac sel
- **urticaria:** *Apis Aur Calc Chlor* clem kali-i merc plan sulph zinc

Eruptions – Nates

- **Lower limbs – urticaria:** ...
  : **scratching** agg; after: clem spig zinc
- **varicella,** like: ant-t
- **vesicles:** acon am-c *Ant-c* apis arn **Ars** aster aur bell *Bov Bufo Calc* cann-s carb-v carbn-o **Caust** chin clem cupr elaps *Graph* hyos iod kali-ar kali-bi lach lachn manc **Nat-c Nat-m** nat-p **Nit-ac** olnd *Petr* ph-ac phos **Rhus-t** rhus-v sabad sars sec sel *Sep Sil* **Sulph** tarax tell verat zinc
  : **bloody serum:** *Nat-m*
  : **burning:** verat
  : **corroding:** borx caust graph sep sil sulph
  : **itching:** *Calc* carb-v
  : **red:** *Calc*
  : **scratching** agg; after: sars sep
  : **spreading:** nit-ac *Rhus-t*
  : **stinging:** *Rhus-t*
  : **ulcerating:** sulph zinc
  : **varioloid:** ant-c
  : **water,** with fetid: ars
  : **weather** agg; cold: dulc
  : **white:** mez thuj
    : **red borders;** with: corn-s
  : **yellow fluid:** ars bufo
- **white:** agar
- **Nates:** ant-c borx canth caust *Graph* mez *Nat-c* nat-m nux-v sars sel thuj *Til*
- **blotches:** ant-c bry sars
- **boils:** acon agar alum alum-p am-c aur-m bar-c bart borx cadm-s calad graph *Hep* indg *Lyc* nit-ac *Ph-ac* phos plb psor *Rat* sabin sars sec sep *Sil Sulph* thuj
  : **blood boils:** aur-m hep lyc
- **circumscribed:** *Med*
- **dry:** nat-c
- **elevations:** mez
- **erythematous:** *Med*
  : **infants;** in (See RECT - Eruptions - anus - rash - children - newborns)
- **excoriation:** *Rhus-t* thuj
- **herpes:** borx caust kreos *Nat-c* nicc
- **itching:** calc-p caust graph mag-m *Nat-c* thuj til
- **knots:** ther
- **leprous spots, annular:** *Graph*
- **painful:** graph
- **papules:** cub
  : **roseolous** papules without fever or itching: cub
- **pimples:** ant-c ars-h bar-c berb calc canth chel cob graph ham hura kali-n lyc mag-c mang meph merc mez nat-p nux-v *Petr* plan rhus-t sel sulph thuj *Til*
  : **left:** lachn
  : **itching:** kali-n lyc mag-c mag-m thuj *Til*
  : **painful:** ham lyc mang sulph
  : **scratching** agg; after: mag-c
  : **watery:** lachn
- **pustules:** ant-c calc grat hyos jug-c ph-ac
  : **red:** mag-m
- **scabs:** chel *Graph* psor

1394   ▽ extensions | O localizations | ● Künzli dot

Eruptions – Nates

- **scratching** agg; after: kali-n
- **scurfy**: calc-p
- **tubercles**: hep mag-m mang phos
- **urticaria**: hydr lyc
- **vesicles**: borx cann-s carb-an crot-t iris olnd ph-ac rhus-t
- **corroding**: borx
- o **Between** nates: olnd
- **moisture**: arum-t thuj
- **pimples**: sulph
- **pustules**: phos
- **rash** in children, newborns; red: **Med**
- **rawness** (See Excoriation - nates)
- **Upper** part of: hep
- **Shoulders**: alum alumn am-m ant-c ars berb cocc kali-c kali-n mag-c nux-v sep zinc
- **left | pustules**: *Vac*
- **acne**: tub-r
- **black pores**: *Dros*
- **boils**: am-c am-m anthraci bell graph hydr *Kali-n* lyc nit-ac ph-ac *Sil* sulph zinc
- **blood boils**, large: *Calc* jug-r lyc zinc
- **desquamation**: *Ferr* merc
- **eczema**: petr
- **elevations**: alumn
- **herpes**: kali-ar
- **papular**: anthraco
- **pimples**: *Ant-c* berb chel *Cist* cob cocc com fl-ac hura jug-r kali-c kali-chl kali-n mag-c mag-m puls sulph tab zinc
- **bleeding** when scratched: cob mosch
- **boils**, like: zinc
- **burning**: mag-m
- **scratching**; after: kali-c
- **indolent**: chel
- **itching**: allox hura mag-m
- **scratching**; after: kali-c mag-c
- **painful**: kali-chl thea
- **red**: ant-c chel com hura jug-r kali-chl
- **stitching**: kali-n
- **pustules**: alum ant-c *Calc* kali-bi kali-br rhod
- **rash**: berb *Calc* puls tep
- **scabs**: ars
- **tubercles**: crot-h kali-chl phos rhus-t
- **urticaria**: lach
- **vesicles**: am-m ant-c chlor crot-h lach mag-c mang medus *Merc* rhus-t vip
- **burning**: am-m
- **scratching**; after: mag-c mang
- o **Back** of the shoulder | **boils**: anthraci
- **Thighs**: agar alum ars aster bar-m *Calc* chinin-s chrysar crot-t cund fago gins *Graph* kali-ar kali-bi kali-c kali-sil kreos mag-c merc *Nat-c* nat-m nit-ac nux-v osm petr phos plan *Psor* rad-br *Rhus-t* rhus-v *Sil* staph sulph thuj *Til*
- **blisters**:
- **black**: *Anthraci*
- **scratching**; after: lach

Extremities

Eruptions – Thighs

- **Thighs**: ...
- **blotches**: aur carb-v crot-h merc rhod zinc
- **blue** spots: *Arn*
- **boils**: acon agar all-s alum alum-p am-c apoc aur aur-m *Bell Calc* calc-sil carbn-s *Clem Cocc Hep Hyos Ign* kali-bi *Lach Lyc* mag-c *Nit-ac Nux-v Petr* ph-ac phos plb puls rhus-t rhus-v *Sep* **Sil** *Spong Sulph* thuj
- **right**: calc hell kali-bi kali-c rhus-v
- **burning**: *fago* til
- **scratching** agg; after: til
- **copper** colored spots: *Mez*
- **crusts**: anac *Clem* graph *Ph-ac*
- **desquamation**: chinin-s crot-t kreos sulph
- **eczema**: bros-gau graph petr *Rhus-t*
- **warmth** agg | **heat** agg: bros-gau
- **elevated**: plan
- **herpes**: *Clem Graph* kali-c *Lyc* **Merc** mur-ac nat-c Nat-m nit-ac petr sars *Sep* staph zinc
- **hot**: fago
- **itching**: agar alum *Carb-v* fago kali-c mag-m merc nat-m petr sep sulph *Til*
- **knots**: nat-c
- **reddish, hard**: kali-bi
- **moist**: *Crot-t* graph merc nat-m
- **petechiae**: *Ars*
- **pimples**: agar ant-c asc-t bar-m berb bov bry calc cann-s canth castm *Caust* chel clem cocc elaps fago fl-ac graph hyos *Kali-c Kali-chl* kali-cy *Lach* lyc mag-c *Mang* meph *Merc Mez* Nat-m nux-v *Petr Phos* plan rhod *Rhus-t* rumx sars *Sel Spong Stann* staph *Sulph* thea *Thuj Til* zinc
- **biting**: agar
- **burning**: mang
- **morning | evening**; and: mang
- **scratching** agg: agar *Staph Til*
- **flat**: ant-c plan
- **indolent**: chel
- **itching**: asc-t chel mag-m nat-m stann staph sulph zinc
- **morning**: mang
- **evening**: mang sulph
- **scratching** agg; after: mag-c
- **painful**: bry thea
- **touch** agg: phos
- **red**: asc-t chel clem graph kali-c mag-m sars sulph thea *Til*
- **areola**; with: nat-m
- **sore** from scratching: mang nat-m
- **white**: plan
- **pustules**: am-c *Ant-c* dulc grat *Hyos Jug-c* lach lyc mez staph stram *Thuj* verat
- **burn**: mez
- **groups, in**: hyos
- **points** depressed; with: verat
- **red**: lyc mez
- **yellow**: *Ant-c*

All author references are available on the CD   1395

Extremities

Eruptions – Thighs

- **rash**: bry caust cub merc mez nat-m *Nux-v* ol-an osm *Petr* rhus-t **Sulph** ter
  : **brownish**: mez
  : **burning** during menses: nux-v
  : **gnawing** after scratching: mez
  : **itching**:
    : **burning** during menses: rhus-v
    : **scratching** agg; after: mez
- **red**: mag-m merc rhus-v
  : **patches**: calc cycl
- **rough**: kreos rhus-v
- **scaly**: mez
- **scurfs**: bar-m merc *Mez*
  : **spots**, in: *Merc*
- **tubercles**: mag-m *Nat-c*
- **urticaria**: all-c caust clem iod merc sulph *Zinc*
  : **itching**: caust dulc sulph
  : **scratching**; after: clem *Zinc*
- **vesicles**: ant-c aster cann-s caust clem *Crot-t Kali-c* lach nat-c olnd petr sars sel sulph verat vip
  : **areola**, red: psil sulph
  : **black**: *Anthraci*
  : **burning**: verat
  : **itching**: aster clem psil
  : **scratching** agg; after: sars
  : **stitching**: psil
  : **ulcers**, become: aster
  : **white** with red border: cann-s
- o **Areola**, red: nat-m
- **Between**: bros-gau *Carb-v* hep kali-c nat-m nat-s *Petr* puls sel
- **Ham**, roughness: kreos
- **Inside**: alum gels *Graph* kreos sil
  : **menses**; during: kali-c sil
    : **itching**: mur-ac
    : **pimples**: sulph
- **Thumbs**: hep sanic
- **blisters**: hep lach *Nat-c* nit-ac ph-ac sep
- **boils**: hep kali-n
- **fissures** | right: cortico
- **pemphigus** (↗*SKIN - Eruptions - pemphigus*): lyc
- **pimples**: ant-c berb *Kali-c* lach *Lyc* Ther
  : **itching**: kali-c
  : **Beside** the ball of: berb ther
- **pustules**: cic sanic
- **tubercle**: *Ars* caust
- **vesicles**: *Hep Lach* mang mez *Nat-c* nat-s nit-ac *Ph-ac Sep*
  : **Ball**: ph-ac
- o **Between** thumb and first finger (See hands - between thumb)
- **Tip** of: ail
  : **vesicles**: ail nit-ac
- **Toes**: am-c borx cocc crot-c cupr cupr-ar graph kali-bi lach led med nat-c nit-ac ph-ac rhus-v ruta *Sil Sulph* zinc
  - **blisters**: ars graph lach nit-ac ph-ac plb rhus-t ruta sec sel zinc
  - **blotches**: ant-c lach sulph zinc

- **Toes**: ...
  - **eczema**:
    : **accompanied** by | **falling** out of nails: borx
  - **herpes**: alum
  - **pemphigus**: *Ars* graph petr sep
  - **pimples**: am-c borx sulph zinc
  - **pustules**: crot-c cupr-ar cycl graph kali-ar kali-br ph-ac
  - **scabs**: med *Sil*
  - **sore** to touch: zinc
  - **vesicles**: *Caust* cupr graph *Lach Nat-c* nit-ac *Petr* ph-ac rhus-t rhus-v ruta sec *Sel Sulph* zinc
    : **spreading**: graph *Nit-ac* petr
    : **watery**: rhus-v
    : **white**: graph
  - **wheals**: sulph
  - o **Between**: alum bros-gau bry *Petr* psor rhus-t sil sulph thuj
    : **eczema**: moni
    : **fungus**: sil
    : **herpes**: alum graph
    : **itching**: moni
    : **painful**: sulph
    : **pimples**: mosch nat-c sulph
    : **rash**: rhus-t
    : **soreness**: berb carb-an *Graph* lyc merc-i-r mez nat-c ph-ac ran-b
    : **vesicles**: hell moni sil
    : **walking** agg: sil
    : **white**: sulph
  - **Nails**; around: psor
    : **winter**: psor
  - **Tips**:
    : **blisters**: nat-c
    : **vesicles**: nat-c
- **Upper arms**: anac ant-t carb-v cinnb dulc grat kali-c lach laur led merc nux-v sep staph
  - **blotches**: sep
    : **scaling** off: berb
  - **boils**: aloe *Bar-c* **Brom** carb-v coloc *Crot-h* iod jug-r mez *Sil Zinc*
  - **crawling**: lach
  - **crusts**: anac
  - **eczema**: grat kali-c mang nat-m sulph
  - **herpes**: kali-c mang nat-m sulph
  - **itching**: mag-s sep
  - **miliary**: ol-c lyc
  - **pimples**: anac ant-c ant-t arn carb-v dulc iod *Kali-c* lach *Laur* led mang mosch sep sulph tax til valer
    : **bleeding**, after scratching: mosch
    : **itching**: carb-v kali-c
  - **pustules**: anac merc
  - **rash**: ant-c bry mez rheum
  - **scaly** white: ars-i
  - **tubercles**: ars caust cocc dulc mang
  - **urticaria**: sulfonam
  - **vesicles**: aran sep

1396   ▽ extensions | O localizations | ● Künzli dot

Extremities

Eruptions – Upper limbs

- **Upper** limbs: agar alum alumn *Ant-c* ant-t arn **Ars** arund brom bry **Caust** chel cimic cinnb cob com con cop crot-h cupr elaps euph fl-ac graph guare hep jug-r kali-ar kali-br lach **Lyc** mag-s merc **Mez** mur-ac nat-c **Nat-m** nit-ac nux-v oena petr ph-ac phos *Psor* **Rhus-t Rhus-v** rumx sars **Sep Sil Sulph** tab thuj til valer vip zinc
  - **black**: sec
  - **bleeding | scratching**; after: cupr-ar
  - **blotches**: cimx hura mur-ac nat-m
  - **boils**: aloe am-c ars bar-c *Bell Brom Calc* calc-sil carb-an carb-v cob coloc elaps graph guare iod iris *Kali-n Lyc* mag-m *Mez* **Petr** ph-ac **Rhus-t** *Sil* sulph syph *Zinc*
    - **right**: osteo-a
  - **bran**-like: *Borx*
  - **burning**: con merc *Nat-c* **Rhus-t** spig
    - **scratching**; after: sil staph
  - **chickenpox**; like: led
  - **clusters**: rhus-t
  - **confluent**: cop phos
  - **cracked**: phos
  - **crawling**: lach
  - **crusts** (See scabs)
  - **desquamating**: agar *Am-c* am-m arn bar-c calc chinin-s crot-t ferr hydr led *Merc* **Mez Rhus-t** *Rhus-v* sep *Sulph*
    - **thick** whitish scales: crot-t
  - **dry**: dol hyper merc **Psor**
  - **eczema**: bougv **Bov** calc *Canth* caust *Con* **Dulc** graph hell kali-c *Merc* mez moni nat-c nat-m petr phos *Psor* sep *Sil* trichom
  - **elevations**: alumn anac carb-v cic crot-h crot-t cupr-ar dros graph hep kali-br kreos merc mez nat-m nit-ac plb staph sul-ac urt-u
    - **bleeding** after scratching: cupr-ar
    - **shiny**: crot-t
    - **spots**: syph
    - **whitish**: crot-t
    - **Tips** become white and scaly: merc
  - **erythematous** (➚*urticaria; SKIN - Eruptions - erythema*): bor-ac
  - **excoriation**: arn ruta sul-ac
  - **excrescences**: *Ars Lach Thuj*
  - **exuding** water:
    - **thin**: crot-h
    - **yellow**: cupr hell *Rhus-t* sol-ni
  - **granulations** (See elevations)
  - **hard**: caust mez sep sil
  - **herpes**: alum borx **Bov** calc caust *Con* cupr dol *Dulc Graph* kali-c kreos lach *Lyc* mag-s *Manc Mang* **Merc** *Nat-c* **Nat-m** nux-v *Phos Psor* sars sec *Sep Sil*
    - **crusty**: con thuj
    - **furfuraceous**: merc phos
    - **Joints**, on the: *Calc* merc
  - **itching**: agar anag ant-c ant-t berb bov calad cann-s carb-an carb-v *Caust* cupr dulc *Jug-c* kali-c kali-chl kali-i kreos lach *Laur Led* lyc mag-c mag-s mang

- **itching**: ...
  Merc Mez nat-m nat-s nux-v phos psor *Puls* **Rhus-t** Sep spig *Sulph* tab til urt-u zinc
- **itch**-like: alum berb graph *Lach* merc nit-ac phos rhus-t sabad sars sel *Sep* squil *Sulph*
- **leprous**: *Meph Phos*
- **lumps**: phos
  - **bluish**, oozing and scabbing; hard: *Calc-p*
- **measles**, like: cop rhus-v
- **menses**; during: dulc
- **miliary**: alum ant-t borx bry calad cop merc nux-v rhus-t sel sulph valer
  - **scratching**; after: kali-c
- **moist**: alum bov con kreos rhus-t
  - **purulent** discharge: lyc rhus-t
- **nodules**: hippoz petr sep
- **painful**: ars kali-c lyc merc petr
- **papules**: *Crot-h Kali-bi*
  - **roseolous** papules without fever or itching: cub
- **pemphigus** (➚*SKIN - Eruptions - pemphigus*): sep ter
- **petechiae**: berb
- **pimples**: acon *Agar* am-c am-m anac ant-c ant-t arg-n arn **Ars** arum-t asc-t bar-c bell berb bov brom bry bufo-s *Calc-p* calc-s cann-s canth *Carb-an Carb-v* carbn-s **Caust** chel chin chinin-s cob com crot-c cupr-ar dulc elaps *Fl-ac* hura *Iod* jatr-c kali-ar kali-bi kali-c kali-chl kali-n kreos lac-ac lach lyc mag-c mag-m mang merc merc-c mez mur-ac nat-s nit-ac nux-v ol-an op osm ph-ac plat psor puls rat rheum **Rhus-t** rhus-v sabad sars sel **Sep** spig staph *Sulph* tab tarax thuj til valer *Zinc*
  - **bleeding**, when scratched: cob
  - **burning**: agar am-c bov mag-m nat-s *Rhus-t*
    - **scratching** agg; after: canth carb-an
  - **disappear** from scratching: mag-c
  - **hard**: arg-n bov calc-s rhus-t rhus-v valer
  - **head**; with a black depressed: calc-s
  - **indolent**: chel
  - **inflamed**: calc-s
  - **itching**: acon agar am-c am-m asc-t bar-c cann-s carb-an carbn-s caust hura iod kreos lyc mag-c *Mag-m Merc* sabad sel sulph ziz
  - **menses**; during: sulph
  - **painful**: kali-chl thea
  - **red**: acon anac ars bov chel com elaps hura iod kali-chl mag-s rhus-t sulph til
  - **sensitive**: *Calc-s*
  - **stinging**: acon arg-n
  - **white**: til valer
    - **scratching**; after: kali-c
- **psoriasis**: *Iris* kali-ar *Kali-s* rhus-t sil
- **pustules**: acon anac ant-c arg-n *Ars* arund asc-t bell borx calc chel chlor cocc cop crot-h cupr elaps fl-ac iris jug-c *Kali-bi Kali-br* **Merc** *Mez* **Nat-m** phos *Psor Rhod Rhus-t* rhus-v ruta sars sec *Sep Sil* spig squil *Staph* still **Sulph** tab tarent
  - **black**: anthraci *Ars* lach sec

1397

Extremities

Eruptions – Upper limbs

- **pustules**
  - **ecthyma**, like: phos
  - **hair** in centre, with a: kali-bi kali-br
  - **heal** very slowly: *Psor*
  - **inflamed** halo, with: chlor rhus-v sep
  - **large**: sep
  - **point**:
    - dark in centre: kali-bi
    - red: crot-t mez
- **rash**: alum ant-t bell berb bry calad chlol cupr daph dig elaps form kali-ar led mag-p *Merc Mez* nux-v phyt *Puls* rheum *Rhus-t* sec *Sep Sil* stram *Sul-i Sulph* tep
  - **alternating** with asthma (See RESP - Asthmatic - alternating - upper)
  - **brownish**: mez
  - **itching**: alum caust nux-v rheum sep sul-i
  - **red**: mez stram
- **red**: am-c ant-c arg-met cycl dulc gins jug-r mag-c mag-s *Merc Mez* nat-m phos sep *Staph Sulph* valer
  - **scarlet** fever, like: cocc
- **scabs**: *Alum* am-m *Ars Calc* cit-v *Jug-c Jug-r Mez* mur-ac phos plb podo *Rhus-t* rhus-v *Sep Staph* sul-ac *Sulph*
  - **itching**: sep
  - **moist**: alum staph
  - **serum**, of: rhus-t rhus-v
  - **white**: mez
  - **yellowish brown**: rhus-t
- **scales**: agar anthraci arn **Ars** berb cupr *Fl-ac Iris Kali-s Merc Phos* pip-m puls *Rhus-t* sec *Sil Sulph*
  - **fall** off on scratching: sulph
  - **spots**; in: merc
  - **scurfs**, brownish: am-m cinnb
- **smarting**: anag hyper urt-u
- **stinging**: mag-c puls
- **tubercles**: ars crot-h *Nat-c* phyt rhus-t
  - **painful**: ars
  - **ulcerate**: *Nat-c*
- **urticaria** (↗*erythematous*): acon ant-c *Apis* berb calad cann-s *Carb-v* chinin-s *Chlol* cop dulc hep hydrc hyper indg kali-i lach lyc merc *Nat-c Nat-m* nat-s *Phos* rhus-v **Sulph** thuj *Urt-u*
  - **red** after rubbing: nat-m
  - **white**: nat-m
- **vesicles**: am-m anac anag Ant-c Ant-t arn *Ars* asc-t bell bov brom bruc bufo calad calc calc-p calc-sil canth caust chin chlor cinnb cit-v com *Crot-h* cupr-ar cycl daph dulc elaps fl-ac hipp hura indg iod iris *Kali-ar* kali-bi *Kali-c* kali-chl *Kali-i Lach Mag-c* mang medus *Merc* merc-c mez *Nat-c Nat-m* phos psor *Puls Ran-b* **Rhus-t** *Rhus-v* ruta sars *Sep Sil* sol-ni *Spong Staph Sulph* tell ter vip
  - **black**: *Ars*
  - **cold**:
    - **air** agg: dulc
    - **water** | agg: clem
  - **discharging** acrid serum: rhus-t

Eruptions – Wrists

- **vesicles**: ...
  - **itching**: daph nat-m
  - **periodical**:
    - week | four to six weeks; every: *Sulph*
  - **putrid**: *Ars*
  - **red**, small: *Nat-m*
  - **rubbing**; after: ant-c
  - **scratching** agg; after: *Calc*
  - **shooting** pain: mag-c
  - **ulcers**, change into: calc
- **white**: agar kali-c kali-chl merc nat-m
- **yellowish**: hell
- **Wrists**: am-m *Ant-c* ant-t apis ars *Ars-i Calc* caust cimic crot-h dros euph hep ip led merc *Mez* olnd *Psor Rhus-t* sulph tarax
  - **blisters**, forming scabs: am-m
  - **blotches**: aur-m carb-v cocc
  - **boils**: allox *Iod* osteo-a sanic
  - **burning**: merc
  - **crusts**: am-m *Mez* rhus-t
  - **desquamating**: am-m rhus-v
  - **dry**: merc *Psor*
  - **eczema**: *Jug-c Mez Psor*
  - **elevations**: merc
  - **fissures**: *Kali-ar*
  - **herpes**: ip merc *Psor*
  - **itching**: merc *Mez Psor* rhus-t sars stann
    - **night**: sars
  - **itch**-like: ant-t olnd *Psor Sulph*
- **pemphigus** (↗*SKIN - Eruptions - pemphigus*): sep
- **pimples**: am-m *Ant-t* arg-n arn asc-t bar-c bry bufo-s calc-p carb-an crot-c cycl elaps *Hell* hep hura jatr-c led mag-c merc op plan psor **Rhus-t** *Rhus-v* sep staph sulph tarax ziz
  - **burning**, after scratching: carb-an
  - **exuding** water: hura psor rhus-v
  - **pressure** agg: mag-c
  - **hard** base: arg-n
  - **itching**: allox bar-c carb-an hep mag-c mang ziz
  - **sore**: sep
  - **stinging**: arg-n
  - **washing** agg: allox
  - **pustules**: *Ant-c* arg-n cocc *Crot-h* elaps iris sep sulph
    - **confluent**: rhus-v
    - **hard**: cocc
    - **itching**: asc-t cocc
    - **pustular** tumors: cupr-ar
    - **red**: lyc
    - **areola**: cocc
- **rash**: calad elaps hydr led
  - **burning** after scratching: calad
  - **itching**: calad led
- **scabs** (See crusts)
- **scales**: ars-i merc rhus-t
- **scurf**: sars
  - **brownish**: am-m
- **spots**: *Apis Calc* dros jac-c *Merc*

Eruptions – Wrists / Extremities / Fall

- **tubercles**: am-c am-m crot-h mag-c
  - **itching**: mag-c
- **urticaria**: hep stann
- **vesicles**: am-m bufo calad calc-p *Crot-h* hep iris kali-i merc *Mez* nat-m prot *Rhus-t* rhus-v sars *Sulph*
  - **burning**: am-m bufo *Mez* sars
  - **scratched**; when: am-m
  - **erysipelatous**: rhus-t rhus-v
  - **hard** base: am-m
  - **itching**: am-m bufo calc-p kali-i nat-m prot sars
  - **scratching** agg; after: nat-m
  - **scurfy** from scratching: am-m
  - **symmetrical**: sep
  - **water**; containing limpid: rhus-t
  - **white**: calad
  - **yellow**: rhus-t *Sulph*
- o **Anterior** surface: bry
  - **elevations**: anac
  - **pimples**: mang
  - **pustules**: anac
  - **vesicles**: rhus-t
- **Dorsal** side:
  - **pimples**: calc-p cimic *Mez*
  - **vesicles**: rhus-v
- **Radial** side:
  - **pimples**: ant-c
  - **vesicles**: ant-c merc nat-m sars

ERYSIPELAS (See Inflammation - erysipelatous)
EXCORIATION:
o **Feet**: all-c
o **Soles**: sil
- **Fingers** | **Between**: *Ars* graph
- **Joints**; bends of: bell *Caust* **Graph** lyc *Mang Ol-an Petr Sep* squil *Sulph*
- **Knee**, bend of: *Ambr* bry nit-ac **Sep**
- **Legs**: lach
o **Tibia**; over: bism
- **Nates**:
  o **Between**●: arg-met ars-s-f arum-t bufo calc carbn-s **Graph** nat-m *Nit-ac* puls *Sep* sulph
  - **walking** agg: graph
- **Thighs** between: aeth **Am-c** *Ambr* anan ars ars-s-f aur bar-c bufo *Calc* carb-v carbn-s **Caust** cham *Chin* chinin-ar coff con goss *Graph* **Hep** iod kali-ar **Kali-c Kreos** *Lyc Mang* meph **Merc** nat-ar *Nat-c* nat-m **Nit-ac** ol-an *Petr* phos rhod sang sel **Sep** squil *Sul-ac* **Sulph** thuj zinc
  - **left**: lyc
  - **dentition**; during: caust
  - **leukorrhea**; from (See FEMA - Leukorrhea - acrid)
  - **menses**; during (See FEMA - Menses - acrid)
  - **walking** agg: aeth **GRAPH**● ruta sul-ac **Sulph**●
- **Toes**; between (*Perspiration - toes - between - rawness)*: aur berb carb-an clem coff *Fl-ac Graph* hell *Iod* lach **Lyc**● mang merc-i-f mez *Nat-c* **Nat-m**● nit-ac ph-ac ran-b **Sep**● **Sil** sulph syph zinc
- **walking** agg: carb-an graph

Extremities

EXCRESCENCES: ars thuj
- **horny** (*SKIN - Excrescences - horny)*: thuj
  o **Feet** | **Soles**: **Ant-c** *Graph*
  - **Fingers** | **Tips**: *Ant-c* pop-cand
  - **Hands** | **cracked** at base: thuj
  - **Nails**; under: *Ant-c* graph
  - **Toes**: *Ant-c*
  o **Fingers**: ant-c
- **Hands**: lach

EXFOLIATION of nails (See Nails - exfoliation)

EXOSTOSIS (*Nodes; Nodules; GENE - Exostosis)*: a u r aur-m calc **Calc-f** dulc hecla mez ph-ac rhus-t ruta **Sil** staph sulph syph
  o **Feet**: hecla
  o **Heels**: conch
- **Fingers**: *Calc-f Hecla* sil
- **Forearms**: *Dulc*
- **Joints**: sil
- **Knees** | **Patella**: calc-f
- **Legs**:
  o **Bones** | **Tibia**: *Ang Aur Aur-m* bad calc-f *Calc-p Cinnb Dulc Hecla* merc merc-c **Nit-ac** phos *Phyt* rhus-t sars
- **Toes**: sil
- **Wrists**: mag-m ruta

EXPANSION (See Enlargement)
EXTEND THE ARMS, desire to: am-c bell sabad tab verb
EXTENDED: verat
- **involuntarily**: petr
  o **Upper** limbs: ben-n *Chin* dig nux-v sep *Stram* stry
  - **alternating** with | **flexed** upper limbs (See Flexed - upper - alternating - extended)
  - **involuntarily**: petr
  - **paroxysms**; during: *Cic* **Cina** stry
  - **rigidly**: merc
  - **take** hold of something; as if he had intended to: dulc phos

EXTENSION (*Stretching)*:
o **Feet**: phyt plat plb
- **Fingers**:
  - **difficult**: arn *Ars Camph* carbn-s *Coloc* cupr *Cupr-ar* hyos merc mosch plat plb stram syph tab
- **Legs**:
  - **agg** | **Knee**; hollow of: carb-an *Rhus-t*
  - **difficult**: carbn-o dig pic-ac stry
  - **impossible**: con plb
  - **sitting** agg: *Lath*
  - **necessary**: sul-ac
- **paroxysm**:
  - **before**: bufo
  - **during**: nux-v stry
- **spasmodic**: bufo cina
- **waking**; on: **Bell**

FALL | as if she would: sabin

Extremities

Fall, liability to — Fistulous

FALL, liability to *(▸Awkwardness - lower; GENE - Fall; tendency; VERT - Fall tendency):* ars **Bell** calc *Caust* cic cocc colch dros hydr-ac *Hyos* ign iod ip lyc mag-c mur-ac nat-c nat-m nit-ac nux-v ph-ac phos psor stram
- **children**; in: caust psor
- **fever**; during *(▸VERT - Fall tendency - fever):* chinin-s
- **forward** | **walking** backward; when: mang-act
- **walking** | **agg**: mag-c

FALLING OUT of nails (See Nails - falling)

FANNED; wants hands and feet: Med

FATTY degeneration | **Muscles**: phos

FEAR felt in feet: ruta

FELON (= Panaritium/Whitlow): *All-c* alum **Am-c** *Am-m* ammc *Anac* antho **Anthraci Apis** arn *Ars* asaf bar-c bell *Benz-ac* berb bor-ac bov *Bry Bufo Calc* calc-f calc-s calc-sil calen *Caust* chin *Cist* con crot-h cur **Dios** eug ferr ferr-p **Fl-ac** gins **Hep** *Hyper* **Iod●** *Iris* kali-c kali-sil kalm *Lach* led *Lyc* m-arct *Merc Myris Nat-c Nat-hchls Nat-m Nat-s* **Nit-ac** ol-myr par petr phos *Phyt* plb psor puls pyrog *Rhus-t Sang Sep* **SIL●** staphycoc **Sulph●** syph **Tarent-c** teucr **Thuj** thyr wies
- **air**; in open | **amel**: nat-s
- **burning**: **Anthraci** con
- **chronic**: dios hep sil
- **cold**:
  · **applications** | **amel**: *Apis Fl-ac Led* **Nat-s Puls**
  · **water** | **amel**: apis fl-ac led *Nat-s Puls*
- **deep**-seated: bry calc hep lyc merc-c rhus-t *Sil* sulph
- **delivery**:
  · **after**: all-c
  · **during**: all-c
- **gangrenous**: *Ars Lach*
- **hangnails**, from: lyc *Nat-m* sulph
- **injuries**; after: *Led*
- **itching**: *Apis*
- **malignant**: anthraci *Ars* carb-ac *Lach*
  · **burning**; with: *Anthraci Ars* **Tarent-c**
- **maltreated**: *Hep* phos *Sil* stram *Sulph*
- **onychia** (See root)
- **painless**:
  · **accompanied** by | **syringomyelia**: aur *Aur-m* bar-m lach *Sec* sil thuj
- **panaritium** (See Felon)
- **paronychia** (See nail)
- **periodical** | **winter**; every: **Hep**
- **predisposition** to (See recurrent)
- **prick** with a needle under the nail, from: all-c bov *Led* sulph
- **pulp**; inflammation of (See root)
- **pulsating**: con sep
- **purple**: *Lach*
- **recurrent**: bufo dios hep sil
- **runaround** (See nail - runaround)
- **sensation** of felon, without pus: iris

Felon: ...
- **sloughing**, with: **Anthraci** *Ars Carb-ac Euph Lach*
- **splinters**:
  · **from**: *Bar-c* hep iod lach *Led* nit-ac petr sil sulph
  · **sensation** of: hep nit-ac
- **stinging** pain: **Apis Lach** sep **Sil**
- **sulfur**, after abuse of: apis
- **suppurative** stage: *Calc* calc-s **Hep Sil**
- **ulcerative** pain: con
- **whitlow** (See Felon)
○ **Bone**:
  · **caries**: asaf aur fl-ac *Lach* lyc merc mez ph-ac **Sil** sulph
    ▽ **offensive** pus; with: fl-ac
  · **deep**-seated pain, warm bed agg: sep
- **Hands** | **Palms**: lach *Sil* sulph
- **Lymphatics**, inflamed: all-c *Bufo Hep Lach* rhus-t
- **Nail**; beginning in (= Paronychia): alum apis arist-cl bufo calc-s *Dios* graph hep led *Nat-s* nit-ac par petr *Phyt* plb puls *Rhus-t* sep **Sil** *Sulph* thuj
  · **burning**, aggressive: tarent-c
  · **chronic**: asaf
  · **cold** water | **amel**: apis
  · **runaround**: all-c alum *Apis* bov bufo *Caust* con crot-t dios eug ferr *Fl-ac* graph *Hep* lach **Merc** *Nat-hchls Nat-m Nat-s* par phos plb puls ran-b rhus-t ruta *Sang* sep *Sil* sulph syph
    ▽ **vaccination**; after: **Thuj**
    ▽ **Lymphatics**, inflamed: all-c hep lach op rhus-t sin-n
  · **syphilitic**: syph
  · **warmth** agg: apis
- **Periosteum**: *Am-c* asaf calc calc-p canth dios *Fl-ac* mez phos sep **Sil** sulph
- **Root** of nail; at *(▸Suppuration - fingers - nails):* arn calen *Caust Fl-ac* graph hep phos psor sang sars sil upa
  · **vaccinations**; from: thuj
- **Tendons** affected: graph *Hep* lach *Led Merc* nat-s *Nit-ac* ran-b rhus-t **Sil** sulph
- **Thumbs**: calc- am-m borx *Bufo* eug fl-ac gran ham *Hep* kali-c kali-i nux-v op phos sep *Sil* sul-ac *Sulph*
  ○ **Palmar** surface of: hep
- **Toes** | **First** toe: caust
- **Under** nail: alum caust coc-c sulph

FEVER
- **during**:
  · **agg** | **Lower** limbs: bry canth *Chin* hell *Nux-v* pyrog *Rhus-t* tub

FIBROSITIS (See Pain - muscles - rheumatic)

FILTHY (See Dirty)

FISTULOUS openings: fl-ac mez
○ **Ankles**: *Calc-p*
- **Hands** | **Palms**: ars
- **Hips**: *Calc Carb-v Caust* **Lach** *Ph-ac* **Phos** *Sil*
- **Joints**: *Calc* hep ol-j **Phos Sil** *Sulph*
- **Knees**: *Iod*
- **Legs**: ruta

1400 ▽ extensions | ○ localizations | ● Künzli dot

Extremities

Fistulous
- **Thighs**: *Calc*

FLAT FOOT: abrot calc calc-p chin ferr-act guaj nat-c ph-ac phos sep stront-c sulph

FLEXED *(⚹Drawn)*: acon ars carbn-h carbn-o colch sec
- **convulsions**; during: colch hydr-ac *Hyos* phos plb
- ○ **Ankles**: chel pin-s rhus-t sec stram
- **Feet | Soles**: anac *Nux-v Plb*
- **Fingers** *(⚹Clenching - fingers)*: acon aeth alum ambr anac ant-t arg-met *Ars Bell* bism bufo *Calc* carb-v caust chin *Cina* cocc coff colch coloc **Cupr** cycl dros ferr *Graph Hyos* kali-c kali-i lyc m-arct meny **Merc** nat-m nux-m nux-v *Phos Plat* **Plb** *Rat* rhus-t *Ruta* sabad sabin sec sep *Sil* spig stann *Stram* sul-ac *Verat*
  - extending the arm agg: plat
  - extension and flexion alternately, jerking: kali-c
- ○ **First**: sep
  - **Phalanx**: plb
- **Hands**: anac m-arct *Merc*
- ○ **Palms**: nux-v
- **Knees**: am-m carb-an chin dig guaj lyc m-arct merc sulph
  - **convulsions**; during tetanic: stram
- **Leg** upon thigh: bufo guaj *Hyos Op Plb* vip
  - **cannot** allow one leg to be bent in the morning in bed: *Zinc*
  - **painfully**: nux-v
  - **walk**; when he tries to: *Plb* spong
- **Lower** limbs: hep sec
- **Thigh** upon abdomen: arg-n *Ars* carb-v cham *Cina Cupr* hydr-ac *Hyos* Merc-c *Mur-ac* ox-ac *Plb* verat zinc
  - **accompanied** by | **Abdomen**; pain in *(⚹ABDO - Pain - flexing)*: catar
  - **convulsions**; during: stram
  - **lying** on back agg: stram
  - **walk**; when he tries to: *Plb*
- **Thumbs**:
  - **extending** and flexing into palms: acon *Bell* bufo *Cham* cocc *Cupr Hyos Ign* olnd rhus-t viol-t
- **Toes**: anac ant-t arn *Ars* bism calc carb-v cham chel colch euph ferr *Graph Hyos* kali-c kali-n lyc mag-m merc *Nux-v Paeon* plat plb rhus-t sars sec sulph
- **Upper** limbs: acon alum anac ars *Calc* carbn-o caust coff *Ferr* graph *Guaj* hydr-ac kali-c laur lyc morph nux-v plb sec stann stry tax
  - **left**: caust
  - **alternating** with:
    : **extended** upper limbs: carbn-o *Cic Cupr* hyos *Lyc* nux-v *Plb* sec *Tab*
    : **periodical | week**; every: lyc
    : **sitting** agg: nit-ac
  - **backward**: acon lyc
  - **sleep** agg; during: *Ant-t*
  - **spasmodically**: *Caust* hydr-ac nux-m nux-v plb stry
- ○ **Chest**, over: morph olnd tab
  : **sleep** agg; during: sang
- **Elbow**, at: lyc

Flexed: ...
- **Wrists**: cina *Plb* sang

FLEXIBLE:
- ○ **Hands**:
  - **accompanied** by | **Fingers**; slender: syph

FLOATING in the air; as if (See Lightness)

FLUTTERING:
- ○ **Shoulders**; between: cupr
- **Thighs**: cench
- **Upper** arm while resting it on the table; in: phyt

FORMICATION: *Acon Agar Alum* alum-sil alumn *Arg-n* ars ars-h ars-s-f aur bar-act *Bar-c* bros-gau cact cadm-s calc-p *Camph* caps carb-ac carbn-s carl caust coloc crot-c hep hipp hydr-ac *Ign* kali-ar kali-c kali-sil lach *Laur* **Lyc** mag-o *Mez* nat-ar nux-m *Nux-v* **Ph-ac** *Phos* pic-ac plb psor *Puls Rhod* **Rhus-t** sabad Sec sil stram stront-c stry sulph **Tarent** teucr tub verat verin *Zinc*
- **right**: agar hipp
- **left**: sulph
- **morning | bed** agg; in: teucr
- **evening**: graph mag-c
  - **bed** agg; in: sulph
- **accompanied** by | **contraction** of extremities (See Contraction - accompanied - formication)
- **alternating** with | **numbness** (See Numbness - alternating with - formication)
- **convulsions**; after: stry
- **menses**; during: *Graph*
- **neuralgia**; in: acon
- **paralysis**; during: alumn **Phos**
- **sitting** agg: kali-c teucr
- **waking**; on: *Puls*
  - ○ **Side** lain on; in: *Puls*
- **walking** agg: graph
- **weather** agg; rough: rhod
- ○ **Ankles**: agar ars-i meph nuph pall rhus-v
  ▽ **extending** to:
    : **Os** calcis: rhus-v
- **Feet**: acon aeth **Agar** alum alum-p am-c ambr ang ant-c ant-t apis arn ars ars-h ars-i arund bell borx canth caps carb-an carbn-s carl *Caust* chel chin cic clem colch coloc con croc *Crot-c* dulc euph graph guaj hep hyper ign jatr-c kali-bi kali-c kali-n kreos laur lyc mag-c manc mang mez nat-ar *Nat-c Nat-m* nat-p nux-v op par phos plat plb puls *Rhod Rhus-t* rhus-v sal-ac sars **Sec** *Sep* spong *Stann* stram stront-c *Sulph* tarax tax zinc zinc-p
  - **morning**: carb-an *Hyper* nat-c
    : **bed** agg; in: *Rhus-t*
    : **stepping** agg: puls
  - **night**: phos sulph
  - **chill**; during: canth
  - **heat**; after: *Sulph*
  - **raising** foot agg: sars
  - **sitting** agg: carl
  - **standing** agg: ant-t mang sep
  - **stepping** agg: sars

1401

Formication – Feet

- **walking** in open air | **amel**: borx zinc
- ▽ **extending** to:
  - **Body**: caps nat-m
  - **Upward**: bell stann
  - **Uterus**; from feet up legs to: tarent
- ○ **Back** of feet: agar am-c cic mag-c zinc
- **Heels**: agar am-c bell caust ferr-ma *Graph* lyc nat-c par phos stront-c *Sulph* zing
  - **morning** | **bed** agg; in: *Graph*
  - **evening** | **bed** agg; in: nat-c
  - **sticking**: *Sulph*
  - **extending** to | **Toes**: bell
- **Sole** of: agar *Alum* am-c bell berb calc-p **Caust** cic clem *Coloc* con croc fl-ac hep hura kali-c laur m-ambo mag-m nat-m nit-s-d pic-ac plb puls raph sep spig spong staph sulph thuj vip zinc zing
  - **evening**: zing
  - **sitting** agg: zing
  - **rest** agg: sep
  - **rubbing** | **amel**: sulph
  - **sitting** agg: mag-m staph zing
  - **standing** agg: plb zing
  - **stepping** agg: con
  - **walking** agg: (non: con) plb spong zing
- **Fingers**: **Acon** aeth agar alum am-m ambr apis ars arum-i brom *Calc* cann-s *Caust* cina colch croc gins graph hep kali-c kreos lach laur **Lyc** m-arct m-aust *Mag-c* mag-m *Mag-s* mez mur-ac *Nat-c Nat-m* nit-ac op paeon phos plat plb psor ran-b *Rhod Rhus-t* sabad samb **Sec** sep *Sil* spig staph sul-ac sulph teucr *Thuj* verat verb
  - **morning** | in bed: psor
  - **evening**: alum ars colch
  - **anxiety**:
    - **as** from: (non: verat)
    - **from**: verat
  - **writing** agg: *Acon*
- ○ **Back** of fingers: bar-act ran-b
- **First**: croc mag-s phos psil tab
  - **Tips**: graph nat-m thuj
- **Fourth**: agar *Aran* mag-s phos rhod
  - **Tips**: sep sul-ac
  - **Joints**: sulph
- **Second**: acon caust mag-s mez sul-ac tab
  - **Tips**: kali-c thuj
- **Third**: *Aran* caust mag-s sulph tab
  - **Tips**: thuj
- **Tips**: acon **Am-m** cann-s *Colch* croc cupr glon graph hep kreos m-ambo m-arct m-aust mag-m mag-s morph **Nat-m** *Nat-s* plat rhus-t **Sec** sep spig stry sulph tep *Thuj* verat
  - **afternoon**: *Am-m*
  - **evening**: nat-m
- **Forearms**: acon alum arn bry *Calc* carb-an carbn-s *Caust* chin chlor con ign lach merc plb puls *Sec*
- **Gluteal** muscles: agar
- **Hands**: **Acon** agn apis arn ars ars-h arund atro bar-c bry calad canth carb-an carbn-s caust chel cocc croc cupr dulc form *Graph* guare *Hyos Hyper* kali-n kreos

Extremities

Formication – Lower limbs

- **Hands**: ...
  lac-ac lach laur lyc mez mur-ac nux-v op par ph-ac phos *Plat* puls *Rhod Ruta* **Sec** seneg sep spig stram stront-c *Sulph* thuj verat visc
  - **right**: hipp nat-c
  - **left**: cact
  - **morning**: *Hyper* nat-c
  - **evening**: lac-ac nat-c ph-ac
  - **night**: ars
  - **chill**; during: canth
  - **menses**; during: *Graph*
  - **pressing** them, on: spig
  - **spider**; as if from a: visc
  - **water**, after putting them in: *Sulph*
  - **yawning** in open air, while: *Phos*
- ○ **Back** of hands: bar-act borx nat-m visc
  - **Palms**: bar-c berb ol-an par psil seneg spig vip
  - **Ulnar** side of: agar
  - **writing**; after: agar
- **Joints**: arn carl ip sec
- **Knees**: **Acon** apis carb-an chin crot-t cycl gent-l kali-c merc rat rhus-t zinc
  - **right** knee; under skin of: rat
- **Legs**: agar alum amyg ant-c apis arg-met *Arg-n Arn* ars aster bar-c bell bov calc **Calc-p** caps carbn-o carbn-s caust cic graph guaj *Hep* ip jatr-c *Kali-c* kreos lac-ac lach lil-t m-ambo morph naja nicc **Nux-v** op pall *Ph-ac* phos pic-ac *Plat* puls *Rhod* rhus-t sabin **Sec Sep** spig stann staph stram sul-ac sulph *Tab* tarent tax thal verat Zinc
  - **evening**: lac-ac *Plat* sep
  - **walking** agg: graph
  - **night** | **bed** agg; in: *Zinc*
  - **rising** from sitting agg: sulph
  - **sitting** agg: guaj ol-an *Plat*
- ▽ **extending** to | **Upward**: bell
- ○ **Bones** | **Tibia**: sul-ac
- **Calves**: agar alum ant-c bar-c castm caust *Cham* coloc ip lach nux-v onos plb rhus-t rhus-v sang *Sec* sol-ni spig sul-ac sulph verat zinc
  - **evening**: alum
  - **sitting** agg: bar-c
  - **standing** agg: verat
  - **walking**:
    - agg: sul-ac
    - air; in open:
    - **after** | agg: nux-v
- **Lower** limbs: acon aeth alum apis arn *Ars* aster bov **Calc** *Calc-p* caps caust euphr graph *Guaj Helo* hep hyper kali-c kreos lachn lyc nit-ac nux-v op orni *Phos Plat* rhod rhus-t rumx sabad **Sec** *Sep* stann staph stry sulph teucr *Verat*
  - **evening** | **bed** agg; in: sulph
  - **night** | **bed** agg; in: helo orni
  - **accompanied** by | **sciatica** (See Pain - lower limbs - sciatic - accompanied - formication)
  - **crossing** legs agg: plat
  - **menses**; during: graph *Puls*

1402 ▽ extensions | ○ localizations | • Künzli dot

Formication – Lower limbs

- **paralyzed** limb: *Nux-v*
- **riding** agg: *Calc-p* rumx
- **sitting**:
  : **after**: *Calc-p* sep
  : **agg**: cic kali-c plat
- **standing** agg: hep
- **walking** agg: hep
  o **Bones**: aeth *Guaj*
- **Nates**: agar ang ars
- **Paralyzed** parts: rhus-t
- **Shoulders**: ars-h arund berb caust chinin-s cocc fl-ac lac-c lach lyc mag-c mez osm sarr sec thuj urt-u
- **morning**: *Mag-c*
- **evening** | **bed** agg; in: osm thuj
- **urination** agg; during: hep
- **Thighs**: acon arg-met ars caust cic euph gins *Guaj* hep hydr-ac ip kreos m-ambo merc *Nat-c* nit-ac *Pall* phos Sec sep spig staph stram sul-ac
- **numb** while sitting: hep
- **sitting** agg: guaj
  ▽ **extending** to:
  : **Abdomen**: ars
  : **Toes**: guaj sep
- **Thumbs**: alum ambr chel cina mez nat-c phos plat plb rhod sabad teucr zinc
  o **Flexor** side of: plat
- **Proximal** joint: cina
- **Tips**: am-m cina nat-c nat-m
- **Toes**: agar alum am-c *Am-m* ars asaf berb *Brom* caust chel chin cic colch con euph euphr guaj hep jatr-c kali-c lach lyc m-arct mag-c mag-m mez nat-c nat-m nicc phos plat plb puls ran-s *Rhod Sec* sep spig staph stram sulph thuj verat zinc zing
- **evening**: ars colch lyc puls
  : **walking** agg: lyc
- **night**: hep nicc
- **freezing**, as after: caust
  o **Fifth**: crot-t phos
- **First**: alum ars brom *Caust* chin gins jatr-c phos plat plb zinc
  : **afternoon**: nit-ac
  : **17 h**: castm
  : **night**: brom mez
  : **freezing**, as after: alum
  : **twitching**, with: crot-t
  : **waking**; on: brom
  : **Balls**: am-c caust
- **Plantar**: mag-c phos staph
- **Second**: nat-c
- **Tips**: acon agar **Am-m** colch nit-s-d spig sulph thuj
- **Upper** arms: cic lach sep thuj
- **Upper** limbs: **Acon** *Alum* alum-p am-c apis arn arum-t arund atro *Bell* bry cact cann-s caps carbn-s caust cham chin cic *Cocc* con croc *Graph* guare *Hep* ign kali-n lach m-ambo m-aust *Mag-c* nat-c nat-m nat-p nux-m op pall phos plat plb *Rhod Rhus*, rhus-v rumx sabad sarr **Sec** stry sulph teucr urt-u *Verat* vip
- **right**: nat-c

Extremities

Formication – Upper limbs: ...
- **left**: nat-m
- **daytime**: *Arg-n*
- **evening**: nat-c
  : **bed** agg; in: *Sulph*
  : **walking** agg: *Graph*
- **night**:
  : **midnight**; before | **waking**; on: caust
- **lying** down agg: rumx
- **mercury**; after abuse of: hep
- **warm** bed agg: rhod
- **Wrists**: calc caust

FRACTURES (↗ *GENE - Injuries - bones*): arn **Bry** *Calc Calc-p Calen* eup-per *Ruta Sil* **Symph**
- **open** fractures: *Calen*
- **suppuration**; with: **Arn**
  o **Ankles**: phos
- **Legs**:
  o **Bones**:
  : **Tibia**: anthraci
  : **open** fracture: *Anthraci*

FREEZING:
- **complaints** from freezing (See Chilblains)
- **easily**: zinc

FROZEN sensation:
  o **Feet**: alum pic-ac puls

FULLNESS (↗ *Swelling*): aesc apoc *Aur* aur-m nux-m phos *Puls* rhus-t sul-i
- **heart** disease; in: am-m
  o **Feet**: aesc naja rhus-v sumb
- **menses**; during: aesc
  o **Soles** | **network** of veins as if marbled: caust   lyc thuj
- **Veins** of: *Ant-t* ars *Carb-v* sul-ac sumb
- **Hands**: aesc *Ars* brom *Caust* crot-h fl-ac kali-n naja nat-s *Nux-m* puls sumb
- **afternoon** | **knitting**; while: nat-s
- **evening**: nux-m
- **menses**; during: aesc
- **taking** hold of anything: *Caust*
  o **Palms**: ars
  : **night**: ars
- **Veins** of (↗ *Swelling - hands - veins*): acon aloe alum alumn am-c arn bar-c bell bry calc castm caust cham **Chel** *Chin* chin-b *Cic* crot-t cycl fl-ac ind laur lyc manc *Meny* merc merl mez mosch nat-m nux-v olnd op ph-ac *Phos* plb **Puls** rheum rhod rhus-t ruta sars sel sep sil staph stict stront-c sul-ac sulph sumb *Thuj* Vip
  : **afternoon**: alum
  : **evening**: alum
  : **chill**; during: am-c **Chel** *Meny Phos* thuj
  : **cold** washing agg; after: *Am-c*
  : **fever**; during: chin hyos *Led* meny
- **Hips**: borx
- **Joints**: cinnb ham
- **sensation** of: mang

All author references are available on the CD   1403

Fullness   **Extremities**   **Hang down**

- **Legs**: bell clem com ham merc mez nat-c osm ph-ac pic-ac staph vip
  - **fever**; during: **Chinin-s**
  - hanging down, when: *Carb-v*
  - **menses**; during: ambr
  - ○ **Joints**: *Ham*
  - **Veins**: *Calc Carb-v Chinin-s* puls stict sulph *Vip*
- **Shoulders**: bry
- **Upper** limbs: alumn verat
- ○ **Veins** of: stict
- **Veins**: arg-n aur phos

FUNGUS HAEMATODES (↗*SKIN - Excrescences - fungus haematodes*): *Phos* sang
○ **Fingers**: *Phos*
- **Thighs**: *Phos*

FUZZINESS, sensation of: hyper **Sec**
○ **Feet**: ars hyper
- **morning**: *Hyper*
- **Fingers**: ars colch sec tab
- **Hands**: hell *Hyper* merc
- **morning**: hyper
- **Upper** limbs | **right**: phyt

GANGLION (↗*Nodules*; GENE - *Tumors - ganglion*; *SKIN - Ganglia*): bov ferr-ma kali-i ph-ac plb-xyz *Ruta* sil sulph thuj
○ **Feet**:
○ **Soles** | **right**: bufo-s
- **Hands**: *Am-c* phos rhod *Sil*
○ **Back** of hands: am-c arn *Ph-ac* plb *Sil* zinc
- **Palms**: ruta
- **Instep**, on the: ferr-m
- **Wrist**, on: am-c aur-m benz-ac *Calc* calc-f carb-v lach mag-m phos rhus-t ruta *Sil* sulph thuj

GANGRENE: Ars *Carb-an Carb-v Chin Crot-h* helo helo-s **Lach** med *Phos Plb* **Sec** verat verat-v vip
- **diabetic** (↗*GENE - Diabetes mellitus - accompanied - gangrene*): carb-ac con lach lyc sec solid
- **spots**, in: vip
- **swellings**, like: anthraci
○ **Feet**: ant-c ant-t *Ars* calen *Lach* lol merc ric **Sec** vip
- **burning**, tearing pain: **Sec**
- **cold**: *Sec*
- **diabetic**: lyc
- **Fingers**: plb *Sec*
- **Hands**: *Ars Lach Sec*
- **Knees**: phos
- **Legs**: *Anthraci* crot-h iod *Sec*
- **Lower** limbs: anthraci *Ars* crot-h lach phos sec
- **Shoulders**: *Crot-h*
- **Thighs**: crot-h *Sec*
- **Toes**: crot-h cupr iod lach plb **Sec**
  - **old** people; in: *Carb-an Carb-v* cupr *Ph-ac* **SEC●**
- **Upper** limbs: **Ars** *Crot-h* ran-b ran-fl *Sec*
  - **cold**: *Sec*

GENU VALGUM (See Knees; position - inward)
GENU VARUM (See Knees; position - outward)
GIVE WAY:
○ **Fingers** (↗*Dislocation; easy - finger*): bell *Carb-an* hep m-ambo nux-v *Teucr*
- **Knees**:
  - **accompanied** by | **Head** pain: glon

GLISTENING | **Toes** (See Shining - toes)

GLOW from foot to head; sensation of: *Visc*

GOOSE FLESH (↗*SKIN - Goose*): acon sec
○ **Forearms**: ign ran-b
- **Legs**: calc rhod staph
- **Lower** limbs: bapt chinin-ar rhod
- **Thighs**: aur calc ign spig staph
- **Upper** arms: (non: ham) lam sulph
- **Upper** limbs: chinin-s merl phel phos sanic spig stann

GOUT (See Arthritic; Pain - joints - gouty)

GRASPING something:
- **agg**:
○ **Wrists**: ferr-p
- amel | **Upper** limbs: lith-c spig

GROWING PAINS (See GENE - Pain - growing)

GROWTH of nails (See Nails - growth)

GURGLING (See Bubbling)

HAIR:
- **abnormal** growth of hair:
○ **Upper** limbs: med
- **sensation** of a hair:
○ **Fingers**: fl-ac nat-m

HANG DOWN, letting:
○ **Limbs**:
  - **agg**: aloe *Alum Am-c* ang bar-c bell berb **Calc** *Carb-v Caust* cina con dig hep ign lath lyc m-aust nat-m nux-v ox-ac par ph-ac phos phyt plat plb *Puls* ran-s ruta *Sabin* sil stann stront-c sul-ac sulph thuj tub valer **VIP**
  - **amel**: acon am-m anac ant-c arg-met arg-n *Arn* asar *Bar-c Bell* berb borx *Bry* calc camph caps **Carb-v** caust chin cic cina *Cocc* coff colch coloc **Con** cupr dros euph ferr graph hep ign *Iris Kali-c* kreos *Lach Led* lyc *Mag-c Mag-m* mang merc *Mez* nat-c nat-m nit-ac nux-v olnd *Petr* phos plb puls ran-b ran-s rat *Rhus-t* ruta *Sep Sil* stann sul-ac sulph teucr thuj verat verb *Vip*
- **Lower** limbs:
  - **agg**: calc dig hep lath m-aust puls sulph
- **Shoulder** | **amel**: phos
- **Upper** limbs:
  - **amel**: *Acon* anac arn asar *Bar-c* borx bry caps chin **Con** cupr *Ferr* graph lac-d lach *Led* lyc mag-m phos plb ran-b *Rhus-t Sang* sil *Sulph* teucr thuj

1404   ▽ extensions | ○ localizations | ● Künzli dot

Hanging / Extremities / Heat

HANGING on upper arm; something heavy is (See Heaviness - upper arms - something)
HANGNAILS (See Nails - hangnails)
HARDNESS (↗Callosities - horny; Induration): rad-br
o Feet:
  o Soles; skin of: **Ars**
    : without sensation: ars
  - Fingernails (See Nails - hardness - fingernails)
- Hands:
  o Skin: am-c **Graph** petr rhus-v **Sulph**
  • Tissue: petr
- Legs | Calves: ars
- Upper arm; muscles of: mag-c petr

HEAT (↗Pain - burning): agar aloe bapt brom bufo carb-ac carb-an cic cupr fl-ac Guaj lil-t nat-m psil puls sec sep stann *Sulph* verat *Zinc*
- one side | other side cold; when (See Coldness - one - other)
- evening: fl-ac
  • 21.30 h: bung-fa
- night: arn
  • bed agg; in: fago *Led*
- accompanied by | Feet; coldness of: bapt
- alternating with cold: bell *Lyc* stram
- chilliness over back, during: gins
- creeping: op
- eruptions; before: nat-m
- paralyzed limb: *Alum* phos
- uncovering | must uncover (↗Uncover inclination): agar glon
- warmth of bed intolerable: agar *Led*
o Ankles: ang apis bry calc **Caust** cycl euph hyos *Kali-bi Kali-c* kreos laur lyc **Merc** mez nat-c nat-m nit-ac osm petr phos rat **Rhus-t** ruta *Sep* sil spig stront-c **Sulph** tarax verat
- Elbows: alum am-m arg-met arund asaf berb carb-an carb-v *Caust* dulc graph kali-c kali-n laur merc nat-c ph-ac phos **Plat Rhus-t** sep *Stann* staph stront-c **Sulph** teucr thuj
- Feet: acon agar alum am-c anac ang *Apis* arg-met arn ars ars-h ars-met ars-s-f arund aster bell bov brom **Bry** bufo cadm-met calad calc calc-sil camph carb-an carb-v carbn-s *Caust* **Cham** cimic cina *Cocc* coff coloc crot-h cub dulc ferr-i *Fl-ac Glon* graph hep hyos ign kali-ar *Kali-bi Kali-c* kali-chl kali-i kali-m *Lac-c* lach laur led *Lyc* mag-c mag-m malar *Med* merc mez mill morph mur-ac nat-c nat-m nat-p *Nat-s* nit-ac *Nux-v* ox-ac par *Petr* ph-ac phos phyt polyg-h psil *Psor* ptel **Puls** rheum rhus-t rhus-v *Ruta* sabin sang sars *Sec Sep Sil* sphing spig spong **Squil** stann staph stram stront-c **Sulph** sumb tarax til vip zinc zinc-p
  • one foot, coldness of the other: chel dig ip **LYC●** **Puls●** sulph
    : right cold | left warm: allox chel
    : left cold | right warm: lyc
  • left: allox ang carb-v cham coloc get lyc
  • midnight:
    : before: mag-m

Heat − Feet − midnight: ...
  : after: calad
  : 3 h: clem
  : 3-5 h: hyper
  • morning: apis nat-s *Nux-v* ptel
  • afternoon: gels hura
  • evening: alum bell bry carbn-s caust kali-c *Led* mag-m *Nat-s* nit-ac nux-m *Sil*
    : 20 h: nicc
    : cold hand, with: aloe
    : lying down agg; after: stront-c
  • night: ars-met calc *Cham Ign* mag-m malar *Nat-s* ph-ac ptel *Sang Sep Sil* staph **Sulph**
    : bed agg; in: *Sil*
    : walking in open air agg; after: *Alum*
    : lying on back agg: ign
    : uncovering foot (↗Uncover inclination - feet): **Cham** *Fl-ac*
  • alternately hot and cold: *Gels* graph polyg-h sec sulph
  • bed agg; in: calc fago helo helo-s hep hura merc mez nat-p *Sang Sep Sil* stront-c **Sulph**
  • burning (↗Pain - burning; Pain - feet - burning): Agar apoc-a ars aster calc cham cocc eup-per fl-ac *Graph* helo helo-s kali-ar kali-c *Lyc* mag-m **Med** *Nat-s* **Ph-ac** phyt plan **Puls** sabin *Sang* sanic *Sec Sep* stann **Sulph** vesp *Zinc*
  • summer: vesp
    : uncovers them● (↗Pain - feet - uncovers - burning; Uncover inclination - feet): agar aloe apoc-a ars calc calc-caust **Cham** clem fl-ac helo helo-s kali-i lyc mag-c mag-m **Med** nat-m nat-s *Phos* **Puls** sabin *Sang Sanic Sec* sil spig staph **Sulph**
  • children; in: *Med*
  • chill; during: acon agar ars calc cann-s gels laur lyc nat-c nit-ac puls rat *Spong* sul-ac sulph
  • cold:
    : body; with coldness of: arn *Calad*
    : hands; with coldness of: *Aloe Calc* coloc ph-ac *Sep*
    : perspiration of hands: hura
    : touch; yet cold to: **Sec**
  • dinner; after: calen phos
  • dry heat: bell crot-t phos
  • eating; after: calen
  • fever; during: aza
  • fire were forcing to head; as if: zinc
  • flushes: colch stann **SULPH●**
  • freezing, as after: kali-c
  • lying on back agg: ign
  • perspiration:
    : cold perspiration; after: hura
  • pricking: rhus-v
  • sleep; on going to: alum
  • tingling: berb merc sumb

1405

Extremities

Heat – Feet | **Heat – Hands**

- **uncovering** foot (⚹ *Pain - feet - uncovers - burning; Uncover inclination - feet)*: ars-met bros-gau calc **Cham** ferr-i *Fl-ac* graph mag-c mag-m *Med* nat-m psor *Puls Sang* sanic sec spig *Staph* sulph
- **walking** agg; after: carl puls
- ○ **Back** of feet: agar alum ant-t asaf *Bry* calc camph canth **Caust** *Chin* coloc cupr-s hep *Ign* lyc mag-m mur-ac nat-c nux-v plb *Puls* rhus-t sil spig stram sulph *Tarax* thuj
  : **sudden**: calc
- **Heels**: arn **Caust** cycl graph hell **Ign** kali-bi kali-n led *Nat-c Puls* rheum *Rhus-t* sabin *Sep* sil spong **Stann** stront-c sul-ac *Sulph Thuj* verat viol-t zinc
  : **left**: psil
- **Soles**: ail aloe alum am-m **Ambr** *Anac* apoc apoc-f *Ars* ars-s-f asar bell berb bry *Calc Canth* carb-v carbn-s *Carl Caust Cham* chel clem coc-c *Cocc* corh cub *Cupr* dulc eup-per **Ferr** ferr-p fl-ac *Graph* hep kali-n kreos *Lach Led Lil-t* lith-c **LYC●** m-ambo mag-m *Manc* mang med merc mur-ac *Nat-c* nat-m nit-ac nux-m *Nux-v* ol-an old ox-ac *Petr Ph-ac Phos* plb psor *Puls* rhus-t ruta sabad samb *Sang Sanic* sars *Sep Sil* spig squil stann staph stram stront-c **Sulph** *Tarax Thyr* verat verb viol-t zinc
  : **right**: fl-ac nat-c
  : **morning**: eup-per
  : **bed** agg; in: mag-m nux-v
  : **forenoon**: nat-c
  : **afternoon** | **sitting** agg: lyc
  : **evening**: **Lach** petr *Phos Sang* zinc
  : **lying** down agg; after: am-m nux-v *Sulph*
  : **wine**; after: psor
  : **night**: bar-c fl-ac **Lach** petr thyr
  : **chill**; after: sulph
  : **fever**; during: aesc canth corh cupr *Ferr* graph *Lach* **Sulph**
  : **flushes**, in: cub
  : **menopause**; during: *Sang*
  : **menses**; during: carb-v cham *Petr Sulph*
  : **motion** | **amel**: sars
  : **sitting**:
    : **after**: coc-c cocc
    : **agg**: mur-ac
  : **uncovers** them●: *Calc* **Cham** cur fl-ac mag-m *Petr Phos* **Puls** *Sang Sanic* spig **Sulph**
- **Fingers**: *Agar* alum am-m **Am-m** apis asaf asar *Aza* borx calc *Caust* cina coloc con croc dig euph fago graph *Kali-c Lach* lact laur **Lyc** mag-c mag-m mang merc mez *Mosch* mur-ac nat-c nit-ac *Olnd* par petr ph-ac phos plat *Puls* ran-b ran-s rhod rhus-t sabad sabin sec sep **Sil** *Spig* staph sul-ac **Sulph** tarax *Teucr* ther thuj verat zinc
  - **alternately** hot and cold as if dead: par
  - **sensation** of: lyc
  ○ **Nails**: hura
    : **Around**: graph
    : **Under**: caust graph
- **Tips**: *Am-m* ant-t apis canth caust *Croc* daph fago fl-ac hura kali-c laur mur-ac nat-c nit-ac *Olnd* phos

- **Fingers – Tips**: ...
  rhod **Sabad** sec **Sil** spig staph sul-ac sulph **Teucr Thuj** vinc
- **Forearms**: agar am-c am-m anac apis arn asaf aur-m-n bry *Calc* caps carb-an carb-v **Caust** dig euph *Graph* kali-bi laur **Led** *Lyc* mag-m **Merc** mosch mur-ac nit-ac olnd ph-ac ran-s *Rhus-t Staph Sulph* tarax tarent thuj zinc
  ○ **Anterior** part, sensation of: lyc
  • **Posterior** part: bell
- **Hands**: acon aesc **Agar** aloe alum alum-p alum-sil alumn *Am-c* anac ang **Ant-t** apis arg-n ars ars-i arum-d arund asaf asar aza bapt *Bar-c* bar-m bar-s **Bell** berb bol-la borx brom **Bry** bufo cadm-s calad calc calc-i calc-s calc-sil camph cann-s *Canth* caps carb-an *Carb-v* carbn-s castm cench *Cham* **Chel** chin chinin-ar chinin-s chlor cina clem cocc coff colch com corn croc crot-t cub cur *Cycl* daph dig dros dulc eup-per euphr fago ferr ferr-i ferr-ma ferr-p *Fl-ac* form gad gamb gels *Glon* gran *Graph* grat *Guaj* ham **Hell** hep hura hydr hyos ign *Iod* iris *Kali-bi Kali-c* kali-m kali-n *Kali-p* kali-s kali-sil kreos lac-ac **Lach** lact laur **Led** *Lil-t* **Lyc** m-aust *Mag-c* mang med merc merl mez mill morph mosch mur-ac murx **Nat-c** nat-m nat-p nat-s nicc **Nit-ac Nux-m** *Nux-v* ol-an ol-j **Op** ox-ac *Petr Ph-ac* phel **Phos** phys pip-m *Plan* plat psil *Psor* ptel **Puls** ran-b raph rat rheum **Rhod** rhus-t rhus-v ruta *Sabad* sabin sang sarr sars **Sec Sep** sil sol-t-ae *Spig* spong **Squil Stann Staph** stront-c sul-i **Sulph** sumb tab **Tarax** til tub verat zinc
  • **one** hand: brom **Dig** mez mosch **Puls**
  • **coldness** of the other: ant-t canth cham chin cocc *Dig* hep *Ip* lyc mez mosch **Puls** tab
  • **right**: allox arum-d chin cocc euphr gamb mang *Puls* staph
    : **accompanied** by | **cold** left: allox
  • **left**: aesc alum arg-n carb-an com **Nit-ac** stann
  • **morning**: alumn calc chinin-s cycl fago hura kali-c nux-m *Nux-v* sulph
    : **8 h**: fago
    : **coldness**; during: calc fago nux-m nux-v sulph
    : **writing** agg: chinin-s
  • **forenoon**, 10 h: fago gels pip-m
    : **noon**: mag-c
  • **afternoon**: *Apis* berb cench fago gels
    : **14 h**: lyc
    : **15 h**:
    : **15-17 h**: sulph
    : **cold** sweat; during: hura
    : **16 h**: fago
    : **17 h**: petr
  • **evening**: aloe alum asaf bell cann-s carb-an dros euphr ferr kali-c lac-ac **Led** *Lyc* murx nat-m nux-m nux-v petr rhus-t sars sep *Stann* sulph
    : **18 h**: asaf
    : **19 h**: cocc
    : **20 h**: nicc
    : **21 h**: sarr
    : **air** agg; in open: carb-n
    : **bed** agg; in: kali-c

1406   ▽ extensions | ○ localizations | ● Künzli dot

Extremities

- **evening**: ...
  - **burning**: petr
  - **chilliness**; during: asaf
  - **lying**:
    - after | **agg**: carb-v
    - **agg**: asar sulph
    - **reading agg**: ferr-p
  - **shivering**; during: *Sulph*
- **night**: arg-n *Calc* com *Ign* nit-ac psil sang sil staph sulph til
  - **midnight**:
    - **after**:
      - 1.30 h: chinin-s
      - 2-5 h: ign
      - 3 h: clem
  - **bed agg**; in: *Sil*
    - **cold** feet; with: *Sulph*
    - **walking** in open air agg; after: alum
  - **cold** legs and feet, with: com
- **accompanied** by:
  - **emaciation** (See GENE - Emaciation - accompanied - hands)
  - **Head**; heat of (See HEAD - Heat - accompanied - hands)
- **air**; in open | **amel**: phos verat
- **alternating** with:
  - **coldness**: cench chin cocc sec
  - **shivering**: phos
- **anxiety**; with: carb-v lyc phos
- **burning**: *Med*
- **chill**:
  - **after**: sep sulph
  - **during**: acon agar alum *Apis* asar cadm-s carb-v Chin Cina coff dros kali-c kreos lyc mez *Nat-c* nat-s nux-v ph-ac phos puls rat *Sabad* sep spong *Stann* thuj
- **chilliness**; during: alum coff
- **cold**:
  - **after**: sep
  - **agg**: caps
  - **and** pale, the other hot (*Pain - hands - one - other - burning*): mosch
- **coldness**:
  - **left** arm, of: sep
  - **Face**, of: cench cina nat-c
  - **Feet**, of•: acon allox aloe calad com fl-ac mur-ac *Nux-m Sep*
    - **or** hot feet and cold hands: Sep
- **covers** | **agg** (= intolerance of): phos
- **dry**: bell
- **eating**; hot and burning after: lyc phos sulph
- **excitement agg**: graph phos sep
- **fever**; during: aza nux-v puls zinc
- **flushes**, in: calc colch hydr pip-m **Sulph**
  - **beginning** in hands: *Phos*
- **fright**; after: calc
- **internal** heat: spig
- **lying** on back agg: ign
- **menses**; during: carb-v petr sec
- **perspiration**, during cold: acon *Calc* hell hura lyc Nux-v op phos Sep squil staph
- **shivering**; during: ign
- **sitting agg**: calc
- **sleep**; on going to: alum
- **sneezing**, caused by: senn
- **stitching** pain, during: gamb
- **stool agg**; during: hep
- **sudden**: ferr-m ferr-ma glon
- **talking agg**: graph
- **vomiting**; after: verat
- **weather**, even in cold and rainy: chin-b rhod
- **writing agg**: chinin-s mez
- **Back** of hands: act-sp agar all-c all-s alum ang *Apis* aur bry calc chel cycl dulc fl-ac kreos laur med Nat-c nat-m nat-s nux-v **Rhus-t** samb sep sulph thuj
- **Palms**: **Acon** ail alum am-m anac aphis *Apis* arg-n ars ars-met **Asar** *Aza* bad berb *Borx* **Bry** *Calc* calc-sil canth carb-an carb-v carbn-o carbn-s chel chin chinin-ar coff colch com corh crot-h crot-t cub diosm diph dulc *Eup-per* **Ferr** ferr-p *Fl-ac* **Gels** graph ham hep hydr ind **Ip** iris kreos lac-c **Lach** laur *Lil-t* *Lyc* m-ambo mag-c mag-m *Med* merc mez **Mur-ac** naja nat-c nat-m nit-ac *Nux-v* ol-an ol-j *Petr* ph-ac **Phos** puls *Ran-b* ran-s raph rheum rhus-t rhus-v *Samb* sang *Sel Sep* sil **Spig** *Stann* **Sulph** sumb tab tarent tax til tub-a verat zinc zinc-p zing
  - **morning**: carb-an sil
    - **bed agg**; in: nux-v
  - **forenoon**: calc fl-ac
  - **afternoon**: arg-n gels stann *Sulph Zinc*
    - 17 h: chel lil-t til
  - **evening**: acon cench iod mag-m
    - **lying** down agg; after: am-m nux-v
  - **night**: *Lach* nit-ac *Ol-j*
  - **accompanied** by:
    - **Fingers**; convulsive movements of (See Convulsion - fingers - accompanied - hand - heat - palm)
    - **Head**; heat in (See HEAD - Heat - accompanied - palms)
  - **chill**:
    - **after**: sulph
    - **during**: ferr
  - **coldness**:
    - **after**: asar merc sulph
    - **Backs** of hands; with coldness of the: anac coff
  - **dry** heat: ars-met chinin-ar corh ferr-p gad gels ptel
  - **flushes**: cub phys
  - **menopause**; during: sang
  - **menses**; during: carb-v *Petr*
  - **sitting agg**: ferr-p
  - **spreads** from: chel
  - **walking** in open air agg; after: lyc
- **Balls**: carb-v

Extremities

Heat – Hands

- **Palms**: ...
  : **Ulnar** side of hand: laur
- **Hips**: ang ant-c arg-met arn bar-c **Bell** berb **Bry** *Calc* **Carb-v Caust** *Chel* chin cic cocc coloc dulc euph ferr hell ign *Kali-c* kreos led **Lyc** *Merc* mez *Nat-c* nat-m nit-ac *Nux-v* ph-ac phos puls rhus-t ruta *Sep* sil *Stann Stront-c* **Sulph** thuj valer verat zinc
- **Joints**: bell *Cimic Form* guaj guare kali-bi *Kalm* **Led** sal-ac *Stict*
- **Knees**: anac ant-t apis apoc apoc-a arg-met *Ars* arund *Asaf* aur-m *Bar-c Bar-m* brom bry bung-fa calc camph cann-xyz *Carb-v* **Caust** *Chin* cina coc-c colch dros hyos ign iod kali-c kali-n *Lach* led *Lyc* meny *Merc* mur-ac nat-c nat-m nit-ac **Nux-v** ol-j olnd *Petr* ph-ac phos plat **Puls Rhus-t** sabad *Sars Sep* spig **Stann Staph Stront-c** sul-ac sulph **Tarax** thuj verat zinc
  - **morning**: sulph
  : **sitting** agg: sulph
  - **night**: coc-c
  - **accompanied** by:
    : **coryza** (See NOSE - Coryza - accompanied - knees)
    : **Nose**; cold: ign
  - **hot** air blew through, as if: *Lach*
  o **Hollow** of knees: dros
- **Legs**: acon agar anac ang ant-c apoc apoc-a ars **Asaf** bapt berb *Borx* bov *Bry* bufo calc *Calc-p* cann-xyz caust chel chin cic coff *Crot-c* crot-h crot-t cycl dig graph guaj *Ham* hyos ign iod kali-br *Kali-c* lach lil-t *Lyc Mag-c* mang meny *Meph* merc mez *Nat-c* nat-m nux-v ox-ac ph-ac phos **Puls** ran-s **Rhus-t** sabad **Sep** *Sil* spig stann staph stront-c sulph **Tarax** *Verat* zinc
  - **left**: cycl
  - **morning**: nat-s plat
  - **afternoon**, 15 h: gels
  - **evening**: cycl *Nat-s*
  : **20 h**: sulph
  - **night**: lath *Meph*
  : **bed**; after going to: fago
  : **waking** from rush of blood to lower legs: meph
  - **alternately** hot and cold: *Verat*
  - **flushes**: cob
  - **sensation** of a warm hand on leg: agar
  - **sitting** agg: berb
  - **uncovers** them: crot-c
  - **walking** agg; after: rhus-t
  o **Internal**: staph
  - **Sides | Inner**: mang
- **Lower** limbs: acon alum *Ars* bapt bar-c *Borx* bry bufo **Calc** carb-an carb-v caust chin cina coloc eupi fl-ac graph guaj *Kali-c Lach* laur **Led** lil-t **Lyc** mag-m mag-m mang merc *Mez* morph nat-c nat-m nit-ac nux-v olnd op *Ph-ac* phos phys plat puls rhus-t ruta sep *Sil* sol-t-ae spig stann **Staph** stram stront-c sulph thuj *Vac* verat zinc
  - **night**: acon bapt plat
  : **midnight**: ...
  . **after**: nit-ac
  . **1 h**: mang

Heat – Toes

- **Lower** limbs – **night**: ...
  : **cold** during daytime; but: lath
  : **waking**; on: coloc spig
  - **bed** agg; in: eupi
  - **chilliness**, after: nit-ac
  - **dry**: sulph
  - **here** and there: graph
  - **sensation** of: agar borx bry calc cina coff cycl *Lach* laur m-arct m-aust *Mez* nux-m olnd rhus-t ruta staph thuj
  - **wind** or wire darting through; sensation of hot: dig
  o **Joints**: eupi
- **Nates**: caust colch *Graph* kali-c **Lyc** merc mez *Ph-ac Phos Rhus-t* sep **Staph Sulph** thuj zinc
  - **right**: psil
- **Shoulders**: **Acon** aesc am-m bell brom **Bry** calc *Carb-v* cocc ferr graph *Ign Kali-c* lyc mag-c mag-m meny merc mez mur-ac nat-c nux-v par ph-ac *Phos* plat plb **Puls Rhus-t** sars *Sep* spig spong *Staph* stront-c **Sulph** thuj urt-u zinc
  o **Acromion**: phos
- **Thighs**: all-c arn asaf berb borx bov carb-an *Carb-v* carbn-o caust **Chin** clem coc-c cocc colch dros dulc euph graph guaj kali-c laur lyc meny **Merc** merc-c *Mez* mur-ac murx nit-ac *Nux-v* olnd ph-ac phos plb podo rhod rhus-t ruta sabin *Sep* **Spig** stann staph sul-ac sulph *Thuj* viol-t zinc
  - **night**: nit-ac
  - **alternating** with coldness: nit-ac
  - **cold**:
    : **Back**, with: *Sulph*
    : **Hands** and feet, with: **Thuj**
  - **creeping**: chin
  - **dry**: *Sulph*
  - **pregnancy** agg; during: podo
  - **prickling**: osm
  - **sitting**; after: graph
  - **stool** agg; after: *Lyc* trom
  o **Internal**: chin staph
  - **Upper** part: bung-fa
- **Thumbs**: graph lach laur merc nux-v olnd ox-ac phos sars staph zinc
- **Toes**: *Agar Alum* am-c **Ant-c** apis **Arn** asaf aster aza berb borx calad calc carb-an *Carb-v* **Caust** cimic coc-c con cycl dulc graph hura kali-bi *Kali-c* kreos lach lyc mag-m merc mez mosch mur-ac nat-c nit-ac **Nux-v** olnd par **Ph-ac** phos plat *Puls Ran-s* rhus-t ruta sabin sec sep sil **Staph Sulph Tarax** *Thuj* viol-t zinc
  - **afternoon**: asaf
  - **night**: coc-c
  - **burning**: borx sec
  - **cold** feet, with: apis sec
  - **crawling**: berb
  o **First**: am-c aster *Nit-ac* rhus-t
    : **Balls**: am-c carb-an *Nit-ac*
  - **Tips | shooting** to head like electric sparks; heat: sep

1408   ▽ extensions | O localizations | ● Künzli dot

Heat – Upper arms   Extremities   Heaviness

- **Upper arms**: acon *Agar* alum am-c arg-met *Ars Asaf* bell *Borx Bry* calc-p carb-v caust cic **Cocc** colch coloc dig dulc *Ferr* graph *Ign* kali-c mang mez mur-ac nat-m nux-v olnd ph-ac phos *Sep* valer zinc
- **Upper** limbs: aesc alum alumn am-c arund aur calc-p cann-i chin cic con graph guare *Lach* lil-t lyc mez *Nat-m* nux-v ol-an par *Phos* phys rhus-t ruta spong stram tarent verat vip zinc
  - **left**: rhus-t
  - **morning**: alumn
  - **night**: *Lach* phos
  - **burning** heat: guare urt-u
  - **flushes**: caps nux-v rhod sil
  - **pregnancy** agg; during: zing
  - **prickly**: apis lach
  - **water** were running through; as if hot: *Rhus-t*
  ○ **Externally**: mez *Petr* rhus-v ruta stram
- **Wrists**: Acon agar alum *Am-c Anac* ang ant-t **Apis** arg-met ars arund asar bapt bar-c bell borx bov **Bry** bufo **Calc** camph cann-s *Canth* caps carb-an **Carb-v** *Caust* cham cina **Cocc** colch croc **Cycl** dulc *Ferr* graph guaj **Hell** hep hydr *Ign* iod *Kali-c* kreos lac-ac **Lach** *Laur* **Led Lyc** mag-c mang merc mez mosch mur-ac **Nat-c** nat-m nit-ac **Nux-m** *Nux-v* **Op** *Petr* **Ph-ac** *Phos* plat **Puls** ran-b **Rheum Rhod** Rhus-t ruta *Sabad* Sabin sars **Sec Sep** sil **Spig** spong **Squil Stann Staph** *Stront-c* **Sulph Tarax** thuj verat zinc

HEATED; from becoming: zinc

HEAVINESS: acon aesc *Agar* ail allox *Aloe Alum* alum-sil alumn am-c am-p ambr ammc amyg anac ant-c ant-t *Apis* aran-ix **Arg-met** *Arg-n* arist-cl *Arn Ars Ars-i* asaf atro aur-ar aur-i bar-c bar-i bar-m bell benzol bros-gau **Bry** bufo cact cadm-met calad *Calc* calc-i calc-p calc-sil camph cann-i cann-s canth caps carb-an **Carb-v** *Carbn-s* carc *Caust Cham* **Chel** Chin chinin-ar cimic **Clem** cob-n cocc coff *Coloc* **Con** convo-s cor-r croc *Crot-h* crot-t *Cupr* cycl dig dulc eupi ferr ferr-ar ferr-i ferr-p **Gels** gins glon gran *Graph* **Hell** hep hipp hist hyos hyper *Ign* iod ip *Kali-ar* kali-bi *Kali-c* **Kali-p** kali-s kalm kreos lach lact led **Lyc** *Lyss* m-ambo *M-arct* m-aust mag-c manc **Merc** *Merc-c* merc-i-f *Mez* morph *Mosch* nat-ar nat-c *Nat-m* nat-p nit-ac **Nux-v** *Onos* op osm paeon pall par petr **Ph-ac Phos** phys *Pic-ac* pin-s plb psil *Puls* ran-b rauw *Rheum* rhod ruta *Sabad* sabin *Sec* sel *Sep Sil* spig squil stann *Staph* stram stront-c stroph-s sul-i *Sulph* tep ter ther thuj trom valer verat visc zinc zinc-p zing
- **left**: anac carb-v
- **daytime**: sabad sulph
- **morning**: calad carb-an caust cob-n iod nat-m *Nit-ac* pall *Zinc*
  - **6 h**: pic-ac
  - **bed** agg; in: dulc nat-m *Nit-ac* phos *Zinc*
  - **rising**:
    ː **after** | **amel**: lyc nat-m
    · **agg**: phos
  - **waking**; on: bar-c clem lyc nat-m phos pic-ac *Sulph* verat *Zinc*

Heaviness – morning: ...
  - **walking** agg: nux-v pic-ac
- **forenoon**: caust cham grat phos *Sabad* stront-c
- **noon** | **walking** agg: dig
- **afternoon**: mag-m
  - **15 h**: cadm-met plan
  - **16 h**: pic-ac
- **evening**: am-c ammc par phos *Sabad*
  - **21 h**: cocc
- **night**: carb-v caust petr sep
  - **midnight**:
    ː **after**:
    ː **3 h** | **waking**; on: mez
    ː **4 h**: lyc
- **accompanied** by:
  - **rheumatic** complaints (See GENE - Pain - rheumatic - accompanied - extremities)
- **ascending** stairs agg: clem lyc
- **breakfast** agg; after: ther verat
- **chill**:
  - **before**: ther
  - **during**: *Bell* chin *Cina* coc-c **Hell** Kreos merc nat-m nux-v phos puls rhus-t sabad sep spig stann sulph verat
- **coition**; after: bufo
- **dinner**; after: ant-c sulph
- **ejaculation**; after: ph-ac puls staph
- **exertion** agg: *Lach*
- **fever**; during•: apis *Bell* **Calc Gels** hell merc **Nux-v** Rhus-t stann staph sulph
- **lead**; as if: cob-n
- **lying**:
  - **side**; on:
    ː **left** | **agg**: merc-i-f
- **menses**:
  - **before** | **agg**: bar-c cimic com con kali-c *Lyc* merc nat-m nit-ac zinc
  - **during** | **agg**: cocc graph kali-c mag-m nat-m ph-ac sulph zinc
  - **suppressed** menses; from: graph
- **mental** exertion agg: *Ph-ac*
- **motion**:
  - **agg**: *Lach* mez sabad
  - **amel**: caps cham
- **nervous** persons; in (See MIND - Excitement - nervous - extremities)
- **painful**: agar
- **paralytic**: plb
- **playing** piano, after: anac
- **pregnancy** agg; during: *Calc-p*
- **rest** agg: caps
- **rising**:
  - **amel**: merc nat-m
  - **sitting**; from | **agg**: carb-v
- **sexual** excesses: *Puls*
- **sitting** agg: caps ruta
- **storm**; during: *Phos*
- **waking**; on: cham sep staph tep

All author references are available on the CD   1409

Heaviness – walking Extremities **Heaviness – Knees**

- **walking:**
  - **agg:** acon anac *Calc* paeon **Pic-ac**
  - **air;** in open:
    - **agg:** lyc sil zinc
    - **amel:** carb-v
  o **Ankles:** alum ant-c caust crot-t cupr kali-c led nat-m nit-ac sec sil sulph
  - **painful:** cupr
- **Elbows:** am-c cer-s chinin-ar cic coll con led phos plb samb sars zinc
- **Feet:** acon *Agar Agn* **Alum** alum-sil am-c anac ant-c ant-t apis aran *Arn* **Ars** *Ars-i* ars-s-f *Aur* aur-ar aur-s bar-c *Bell* berb borx *Bov* bry cadm-met cadm-s *Calc* calc-ar calc-i calc-sil cann-i cann-s canth carb-ac *Carb-v* carbn-s carl caust cham chin clem coca *Cocc* colch coloc croc crot-h crot-t *Cupr Cycl* eup-per ferr ferr-ar ferr-i gamb *Graph* hell *Ign* ind iod *Kali-ar Kali-c* kali-n kali-p kali-sil kreos lach *Led* lyc **Mag-c** mag-m manc mang merc nat-ar *Nat-c* **Nat-m** nat-p nat-s nicc nit-ac nux-v *Ol-an* op *Petr* **Phos Pic-ac** *Plat* plb **Puls** *Rhod* rhus-t rhus-v ruta *Sabad* sabin *Sars* sec *Sep Sil* spong stann staph stram sul-ac sul-i **Sulph** tab tep thuj verat verb xan zinc
  - **right:** *Agn*
  - **left:** cypr
    - **vertigo;** after: cypr
  - **morning:** apis carl
    - **bed agg;** in: mag-m *Nat-m* sep sulph
    - **waking;** on: nat-s
  - **forenoon:** bry coloc
  - **afternoon:** lyc nux-v
    - **sitting agg:** lyc
    - **walking agg:** lyc
  - **evening:** am-c apis borx mag-c mang nat-m plat thuj
    - **18 h:** mang
    - **undressing agg:** *Apis*
    - **walking agg:** lyc
  - **night:** apis carb-an caust nit-ac
    - **bed agg;** in: caust
  - **ascending** stairs **agg:** borx cann-s lyc mag-c
  - **bending** them: led
  - **chilliness;** during: hell
  - **dinner;** after: *Carb-v*
  - **eating;** after: bry cann-s carb-v op
  - **lead;** like filled with: nat-m
  - **lying agg:** led
  - **menses:**
    - **before | agg:** bar-c cycl lyc zinc
    - **during:**
      - **agg:** colch nat-m sars *Sulph* zinc
      - **amel: Cycl**
  - **motion | amel:** nicc zinc
  - **rising** after a meal, when: bry
  - **sadness;** with (See MIND - Sadness - heaviness - feet)
  - **sitting agg:** alum anac led **Mag-c** *Plat* **Rhus-t**
  - **standing agg:** kali-n *Nat-m* phos

- **Feet:** ...
  - **stepping agg:** nit-ac
  - **vexation;** after: nat-m
  - **walking:**
    - **after | agg:** alum *Arn* cann-s caust *Con* murx *Rhus-t* ruta
    - **agg:** cann-i kali-n kreos lyc manc nat-c phos plb *Sep Sulph* verat
    - **air agg;** in open: nit-ac
    - **amel:** ars-i led **Mag-c** *Nat-m Sulph*
  - **Foot,** bones of: staph
  o **Soles | walking agg:** ph-ac thuj
  o **Fingers:** acon berb coll hipp m-arct par phos *Plb* rhus-v stroph-h valer
  o **Tips:** phos plb stroph-h
- **Forearms:** acon aeth alum am-m anac ant-s-ar aran **Arg-n** aur berb cann-i caust cann-s cot *Croc* cur kali-n laur lyc m-arct m-aust *Mur-ac* myric nat-m nux-v ph-ac plb sabad sabin spig spong stroph-h sulph *Tell* teucr thuj
  - **forenoon:** lyc
  - **night,** 22 h: tell
  - **coition;** after: sabin
  - **rest agg:** aur
  - **sore,** and: cot
  - **waking;** on: aran
- **Hands:** acet-ac acon aesc *Alum* alum-sil am-c ang *Ars Bar-c* **Bell** *Bov* bry cann-s *Caust* chel coll cycl hipp iris *Kali-n* **Lyc** m-arct manc nat-m nicc ol-an ox-ac *Ph-ac* **Phos** phyt pic-ac plb puls rhod sars sil spira spong stann sul-ac tell teucr *Zinc*
  - **right:** bov cann-s sulph
  - **evening:** lyc
  - **night:** kali-n
  - **hang** down; letting arms:
    - **agg:** sul-ac
  - **menses:**
    - **before | agg:** bar-c kreos zinc
    - **during | agg:** zinc
  - **motion | amel:** cann-s nicc
  - **warm** bed **agg:** goss
  - **writing agg:** caps *Caust Chel* lyc
- **Hips:** agar all-c *Alum* ant-t arg-n ars-met *Con* kali-c kreos mag mag-s nat-ar nat-m (non: nat-s) ph-ac sars
  - **alternating** with:
    - **Loins;** heaviness in (See lumbar)
    - **Lumbar** region; heaviness in: mag-s
  - **walking | amel:** ph-ac
- **Joints:** *Cham Chin Mez* nit-ac *Ph-ac* plb sabad *Staph*
  - **morning:** carb-v
- **Knees:** act-sp anac apis asar berb camph cann-s caust chel *Chin* clem cocc coloc *Con* euphr graph *Hyos* kali-c lach (non: lec) *Led* lyc mag-c mag-m merc nat-m nit-ac **Nux-m** nux-v ox-ac phos *Plat* plb podo puls rhus-t ruta sanic sars spong *Stann* staph sulph verat
  - **right:** kali-bi
  - **left:** phos
  - **morning | bed agg;** in: sulph
  - **afternoon:** mag-c
  - **ascending** stairs **agg:** caust dig hyos

1410 ▽ extensions | O localizations | ● Künzli dot

Extremities

Heaviness – Knees

- menses; during: sars
- rest agg, during: **Nux-m**
- rising from sitting agg; after: berb puls
- sitting agg: camph mag-c
- walking:
  : after | agg: berb calc-s ruta
  : agg: mag-c
  : amel: kali-n ruta
- Legs: acon *Aeth Agar* allox **Alum** am-c am-m *Ambr* anac ang ant-t *Arg-n* ars arum-t asar *Bell* berb brach brom *Bry* bufo cact cain *Calc Calc-p* calc-sil *Camph* **Cann-i** cann-s *Carb-ac Carb-v Carbn-s Caust Cham Chel Chin* cimic *Cimx* clem *Colch Coloc* con convo-s cot croc crot-t cupr dig dros euphr *Ferr* ferr-p *Gels* gins *Graph Gua* hell hep ind *Ip Kali-bi Kali-c* kali-n kali-sil kreos lach lact laur led lyc *Lyss* m-arct *Mag-m Med Merc* nat-ar *Nat-c Nat-m* nat-p nit-ac **Nux-m** *Nux-v Onos* pall *Petr Phos Phyt Pic-ac* plat *Plb Puls* **Rhus-t** ruta sarr sars sec sep *Sil* spig spong stann staph stront-c sulfon *Sulph* tarax *Tarent* teucr thuj tub-r *Vac* valer verat verb vib-od zinc
- **left**: thuj
- **daytime**; by: puls rhus-t verat
- **morning**: ars
  : **waking**; on: *Pneu*
- **forenoon**: puls
- **afternoon**: nat-c
- **evening**: alum am-c *Apis* puls (non: uran-met) uran-n
- **night**: *Caust* kali-c
- **ascending** stairs agg: hep med **Nat-m** *Phos*
- **chill**; before: *Cimx*
- **crossing** legs agg: bell stann verb
- **eating**; after: arn dros
- **exertion** agg: **Gels** pic-ac
- **influenza**; during: gels
- **menses**:
  : amel: arist-cl
  : before | agg: *Lyc* pneu sulph
  : during | agg: *Calc-p* nicc *Sars*
- **painful**: plat
- **rest** agg: nit-ac
- **rising** from sitting agg: puls
- **sadness**; with (See MIND - Sadness - heaviness - legs)
- **sitting** agg: **Alum** *Mag-m* plat rhus-t spig thuj
- **sore**; and: cot
- **standing**:
  : agg: alum cortiso samb stroph-s
  : impossible: rhus-t
- **walking**:
  : after | agg: kali-n nit-ac
  : agg: alum bell coloc med *Nat-c* rhus-t stann *Sulph*
  : amel: kali-n nit-ac rhus-t sec
- O **Bones**:
  : **Tibia**: dig kali-n spong
  : **walking** rapidly agg: spong

Heaviness – Lower limbs

- Legs: ...
  - **Calves**: acon agar *Aloe Arg-n* ars-i berb cham euphr kali-c lyss mag-m plat rhus-t sep stann staph sulph
- **Lower limbs**: acet-ac acon *Agar* all-s aloe **Alum** alum-p alum-sil alumn am-c am-m ambr anac ang ant-c ant-t apis *Aran* **Arg-met** *Arg-n* arist-cl *Arn Ars* ars-s-f asaf asar bar-c bar-s *Bell* **Berb** borx bov brom bros-gau bry bufo cact cadm-met cain **Calc** calc-ar calc-p calc-s *Camph* **Cann-i** *Cann-s* canth caps *Carb-ac* **Carb-v** *Carbn-s* castm caust cham *Chel* chin chinin-ar cic *Cimx* clem coc-c **Cocc** colch *Coloc* **Con** convo-s cor-r cot crot-h dig dios *Dulc* elec eupi ferr-i fl-ac *Gels* gins *Graph* guaj *Ham Hell Hep Ign* ind indg iod ip *Kali-ar* kali-bi *Kali-c* kali-n **Kali-p** kali-s kali-sil kreos **Lach** laur *Lec* led *Lyc* lyss m-arct *Mag-m Med Merc Merc-c Merc-i-f Mez* murx nat-ar **Nat-c** *Nat-m* nat-p nat-s *Nit-ac Nux-m Nux-v Onos* op osm *Petr Ph-ac Phos* phyt **Pic-ac** *Plat* plb psil ptel *Puls* pycnop-sa rad-br rat rhod **Rhus-t** *Ruta Sabad* sanic sars sec senec *Seneg Sep* **Sil** sin-a spig spirae spong *Stann* staph stram stry sul-ac sulfonon **Sulph** *Tarent Thuj* til verat verb visc xan *Zinc*
- **right**: thuj
- **daytime**: *Puls*
- **morning**: ambr ars calc card-m kreos lec mur-ac phos *Sil* sulph verat
  : **bed** agg; in: caust mag-m sulph zinc
  : **waking**; on: calc phos sumb
- **forenoon**: *Merc* puls
  : 11 h: zing
- **afternoon**: **Arg-n** bry fago nux-v phyt spirae zinc
  : 15 h: plan
  : 16 h: kali-cy
- **evening**: alum am-c clem *Coloc* fago indg kali-n nat-m nicc op thuj
  : 18 h: op
  : 21 h: pic-ac
  : **bed** agg; in: indg
- **night**: carb-an carb-v caust petr *Sulph* thuj
  : **midnight**; after: crot-t
  : **bed** agg; in: sulph
- **air** agg; in open: graph
- **ascending** stairs agg: bry lyc *Med Nat-m* phos stann sulph thuj verb
- **beaten**; with heaviness as if: **Berb**
- **constipation**: tep
- **descending** stairs agg: med verb
- **dinner**; after: kali-n sulph
- **exertion** agg; after: **Con Gels Lach Pic-ac Rhus-t**
- **fatigue**, as from: aphis arg-n calc kreos lact mag-m merc-i-f mosch murx nat-s psor puls ruta sulph
- **fright**; after: spong
- **lying** agg: nit-ac ruta
- **menses**:
  : after | agg: nat-m
  : before | agg: bar-c *Carl Con Graph Kali-c* lach *Lyc* phel thuj
  : during | agg: *Am-c* calc-p cocc *Graph* kali-n nicc nit-ac *Sep* sulph *Zinc*

1411

Extremities

Heaviness – Lower limbs

- menses: ...
  : suppressed menses; from: *Graph* nat-m nux-v phos rhus-t ruta verat
- mortification; from: puls
- motion:
  : agg: Lach
  : amel: mag-c nat-m nit-ac
- painful: bov
- periodical: *Aran*
- riding, during: rumx
- rising from sitting agg: mag-c
- sitting agg: **Alum** croc mag-c mag-m nat-c nit-ac plat sars spig stann
- sleep agg; after: *Sep*
- sore, and: cot
- standing agg: bry stann sulph valer
- stretching leg | amel: anac
- vexation; after: lyc nux-v
- walking:
  : after:
  : agg: anac **Arg-met** kali-bi kali-n murx ruta sil stann *Sulph*
  : amel: nit-ac rat rhod
  : agg: acon anac arn bell **Berb** bry *Calc* **Cann-i Carb-v** chin chinin-s **Con** crot-t **Gels** hep kali-c **Lach** *Lec* lyc **Mag-m** *Med* petr phos pip-m puls rhod rhus-t sars spig *Stann Sulph* thuj zinc
  : air agg; in open: lyc sil
  : beginning to walk: zinc
○ Bones: sulph
  : sitting agg: sulph
- Joints: calc nit-ac ph-ac
- Shoulders: acon anac arn bros-gau bry cann-xyz carb-an *Carbn-s* chin con *Ferr* hep hipp kali-c kali-n kreos lach led lyss mag-m *Nat-m* nat-s *Nux-m* par phos phyt plb *Puls Rhus-t* stann staph sulph thuj zinc
- right | Under: kali-m
- motion agg: led mur-ac
- waking; on: zinc
- Thighs: agar *Agn* aloe *Alum* am-c **Ang** aran *Arn* ars asar *Bell* Bry *Calc* camph cann-i caust cham *Chin* cic cimic con croc crot-t *Dulc* gins graph *Gua Guaj* hell *Ip Kali-c* lach laur *Lyc* lyss mag-c mag-m med *Merc* murx nat-m nat-s nux-v pall petr ph-ac phos *Pic-ac Puls* rat rheum *Rhod Sars Sep* squil *Stann* staph stict sulfon *Sulph Thuj* verb vib-od zinc
- right: rat
- morning: *Calc* kali-c
- night: kali-c sep
  : midnight; after: crot-t
- ascending stairs agg: asar sulph
- exertion; violent:
  : agg: carc
  : amel: carc
- lying agg: staph
- menses:
  : before | agg: bell brom carb-an cocc kali-n nux-m

Heaviness – Upper limbs

- Thighs – menses: ...
  : during | agg: *Am-c* carb-an *Castm* cub *Graph* nit-ac *Sars*
- paralytic: kali-c kali-n
- paroxysmal: thuj
- sitting agg: kali-c kali-n mag-c rat sars
- stool agg; after: lyc
- walking:
  : after | agg: ang
  : agg: bell cic mag-c petr sars zinc
- Upper arms: alum carb-v cocc cot guaj kreos lat-m led m-arct mez phos plb spig spira stann sulph teucr
- left: sulfonam
- night: sep
- raising them: cic
- something heavy is hanging on the upper arm; sensation as if: sulph
- sore, and: cot
- Upper limbs: abrom-a acon aesc *Agar* aloe *Alum* alum-p alum-sil *Am-c* **Am-m** anac *Ang* ant-c ant-s-aur *Ant-t Apis* aran-ix **Arg-n** arn ars-h *Ars-met* arund aster aur aur-ar bar-c bar-s *Bell* benz-ac berb bism brach bry bufo cact cadm-s *Calc* camph cann-i *Carb-ac* carb-an carb-v carbn-s **Caust** chel cic cimic cinnb cocc colch **Con** cor-r corn cot croc crot-h crot-t *Cur* cycl dig dulc elec *Ferr* ferr-p fl-ac *Gels Glon Ham* hep hura kali-i kali-n **Kali-p** *Lach Lat-m* laur *Lec* led *Lyc* lyss *M-arct* m-aust mag-c manc *Merc Merc-c Mez* mosch mur-ac *Nat-c* **Nat-m** nat-p nat-s nit-ac *Nux-m* nux-v *Onos* op par petr *Ph-ac Phos* phys *Pic-ac* pip-m plan plat **Plb Puls** rad-br rhod rhus-t *Sabad* sarr sep *Sil* sol-ni sphing spig spong *Stann* staph *Stram* stroph-h sul-ac *Sulph Sumb Tarent* tep teucr thuj til valer verat zinc zing
- right: abrom-a aloe *Am-m* **Am-m** ars *Apis Caust Fl-ac* mag-c merc-i-f nat-c nat-p par paraf *Phos* pic-ac rhod sulph
- left: arg-n arund bar-c both-ax *Calc* camph cann-xyz carb-ac conin *Dig* kali-i led merc merc-i-f plat spig thuj
- daytime: sulph
- morning: ant-s-aur *Iod Sulph*
  : waking; on: fl-ac *Iod*
  : washing agg: *Phos*
  : writing agg: phos
- forenoon, 11 h: zing
- noon: sulph
- afternoon: nux-v
  : 15 h: plan
- evening: *Am-m* mur-ac
- night: *Merc* stann
- ascending stairs agg: *Nux-v*
- bed agg; in: staph til
- dinner; after: plect
- emissions agg; after: staph
- exertion agg: *Phos Pic-ac Stann*
- hanging down, while: ang valer
- menses; during suppressed: graph
- motion:
  : agg: carb-v grat nat-c *Stann*

1412   ▽ extensions | ○ localizations | ● Künzli dot

Heaviness – Upper limbs — **Extremities** — **Inflammation**

- **motion**: ...
  : **amel**: *Apis* camph led *Rhod*
- **numbness**; with: *Ambr Apis Bufo* cham croc fl-ac graph kali-c lyc mag-m *Nux-v* puls *Sep* sil
- **playing** piano agg (↗*Playing - piano*): *Cur*   *Gels* merc-i-f
- **pressure** | **amel**: abrom-a
- **raising** them; on: cic cocc mag-c merc mur-ac phos
- **sore**, and: cot
- **sudden**; carc
- **walking** agg: abrom-a anac ang spig
- **washing** agg: phos
- **writing** agg: caps *Carb-v Caust* ferr-i fl-ac kali-c mez phos spig
- **Wrists**: hipp led plb sul-ac

HEMIBALLISM (See Motion - involuntary - one side)
HIP DYSPLASIA (See Hip joint)
HIP JOINT disease (↗*Pain - hips; Suppuration - hips)*: acon am-c anac *Ang* apis *Arg-met* arn *Ars* ars-i *Asaf* asar *Aur* aur-i aur-s *Bell Bry* **Calc** calc-hs calc-i **Calc-p** *Calc-s* calc-sil *Canth* **Caps** carb-ac *Carb-v* carbn-s carc **Card-m** *Caust Cham* **Chin** chinin-ar cist colch **Coloc** dig dros ferr ferr-p *Fl-ac* get graph hecla *Hep* hippoz hydr hyper iod iris **Kali-c** *Kali-i Kali-p* **Kali-s** kali-sil lac-c *Lach Lyc* lyss *Merc* merc-i-r *Nat-m* **NAT-S** *Nit-ac Nux-v Ol-j Petr* **Ph-ac** *Phos Phyt* **Puls** *Rhus-t* sep **Sil** staph still **Stram** *Sulph* **Tub**
- **right**: **Led** *Phyt*
- **left**: *Nat-s Stram*

HOLDING parts together:
○ **Upper** limbs:
 • **right** | **palpitations**; during: aur

HOOP (See Bandaged)
HORNY excrescences (See Excrescences - horny)
HORRIPILATION (See Goose)
HOUSEMAID'S knee (See Inflammation - knees - bursae)
HUMMING (See Vibration)
HYGROMA PATELLAE: arn calc-p *Iod*
HYPERESTHESIA (See Sensitive)
HYPERTROPHY (See Thick)
INCOORDINATION (↗*Awkwardness; Tottering; GENE - Locomotor*): Agar **Alum** alum-p alum-sil alumin-m anh apis arag *Arg-n* ars astra-e astra-m aur-s bar-e bell botul bufo *Calc* cann-i carbn-s *Caust* chlol *Cimic* coca *Cocc* **Con** crot-c crot-h *Cupr* echi ferr *Fl-ac Gels* glon *Graph Hell Helo* helo-s hyos ign *Kali-br* kali-p *Lach Lil-t* mag-m mang merc merc-n naja nat-c nat-s nux-m *Nux-v Onos* op oxyt pedclr *Ph-ac Phos* phys pic-ac plat *Plb* psil *Rhus-t* sec *Sil* spartin *Stram* sulfon *Sulph* syph ter tub verat visc *Zinc*
- **accompanied** by:
  • **vertigo** (See VERT - Accompanied - staggering)
- **eating** | **amel**: nat-c

Incoordination: ...
- **excitement**; after: gels
- **rising** from siting: calc-p
- **walking** agg: alum arag arg-n aster *Bar-m* bell cocc *Gels* kali-br med onos oxyt ph-ac *Phys* pic-ac plb sec sil trion *Zinc*
○ **Lower** limbs(↗*Tottering; GENE - Locomotor; VERT - Accompanied - staggering)*: *Alum* bell bufo cann-i chlol crot-c cupr lath mang-act *Nux-m* nux-v *Onos* oxyt *Phos Plb Sil Sulph* tarent zinc
- **Upper** limbs: bell cupr *Gels Merc Onos* plb
  • **walking** agg: hyos
INDENTED:
- **pressure**; on:
  ○ **Feet**: led
  • **Legs**: led
INDURATION (↗*Hardness*):
○ **Bones** | **Periosteum**: ruta
- **Feet**:
  ○ **Heels**: aur lyc
  • **Soles**: *Ant-c* **Ars**
- **Fingers**: ant-t caust crot-h graph med petr phyt
  ○ **Tendons** of: carb-an **CAUST●** gels
- **Forearms**: *Sil*
- **Hands**: ars *Sulph*
  ○ **Palms**: *Cist* **Lyc●**
  : **Tendons**: *Plb* sulph
- **Legs**: graph *Mag-c* sulph
- **Nates**: ph-ac thuj
- **Tendons**: *Caust*
- **Upper** limbs: *Caust* mag-c petr tab

INFILTRATION with bloody serum:
○ **Lower** limbs: dig
- **Nates**: vip

INFLAMMATION: ars-s-f calc-sil *Lach* merc-n merc-ns rhus-t sec sulph vip
- **night**: allox merc
- **erysipelatous**: anan *Lach* rhus-t streptoc sulph vip
○ **Ankles**: apoc arn ars-s-f kali-c **Led** *Mang* phyt stann
  • **erysipelatous**: *Lach Rhus-t* tep
○ **Joints**: dros
- **Bones**: *Asaf Aur Calc* **Fl-ac** mang **Merc** *Mez* **Ph-ac** *Rhus-t* **Sil**
○ **Periosteum**: asaf aur puls *Staph*
- **Elbows**: ant-c lac-ac lach sal-ac sil
  • **erysipelatous**: anan ars lach sulph
○ **Tendon**: ars
- **Feet**: acon arn *Ars* ars-s-f borx **Bry** calc calen *Carb-an* carc *Com* dulc kali-bi **Led** lyc *Merc* mygal *Phos Puls Rhus-v* sars sil **Sulph** thuj zinc
  • **dark** red: rhus-v sil
  • **erysipelatous**: *Apis Arn* borx *Bry* dulc nux-v puls *Rhus-t* sil sulph
  : **dancing**; after: berb borx
  : **desquamating**: dulc
  : **spots**, in: apis

1413

| Inflammation – Feet | Extremities | Inflammation – Legs |

- o **Back** of feet: berb calc caust lach mag-c *Nit-ac* ph-ac puls sulph teucr thuj
- **Bone**: sarr
- **Heels**: ant-c sabin
  - rheumatic: sabin
- **Joints**: caul dros
- **Periosteum**: *Aur-m* guaj
- **Soles**: *Puls*
  - fasciitis; plantar: phyt
- **Fingers** (↗*Spina*): **Am-c** apis apoc ars-s-f calc-s con *Cupr Hep* kali-c lyc *Mag-c* mang nat-m nit-ac puls ran-b *Sil* tarent
  - **erysipelatous**: carb-ac *Lyc Mag-c* rhod rhus-t spong sulph thuj
  - o **Bones**: *Staph*
    - Periosteum: Led
  - **Joints**: *Benz-ac* berb *Bry* **Caul** *Caust* fl-ac kali-c *Lyc* med *Nat-p* pip-m prim-o puls *Rhus-t* staph *Stel*
    - bursitis (↗*knees - bursae; Bursae; GENE - Inflammation - bursae*): *Ruta*
    - gouty: stel
    - Middle: lyc
  - **Nails**: *Calen* kali-c moni
    - Around: con hell moni *Nat-m Nat-s* ph-ac sil
    - **Roots**: *Hep* kali-c *Stict*
    - **Under**: sil
  - **Tips**: Thuj
- **Forearms**: *Ars* lyc *Rhus-t*
  - **erysipelatous**: anan ant-c apis **Bell** bufo carb-ac **Kali-c Lach** *Lyc* merc petr rhus-t
  - o **Periosteum** of: *Aur*
- **Hands**: anac *Anthraci* arn ars ars-s-f *Bry* bufo carc cocc crot-c *Crot-h* cupr ferr hep *Kalm Lach Lyc M-arct* manc nat-m ran-b *Rhus-t Sil* sulph vesp
  - **callosities**: *Phos*
  - **dark red**: anthraci *Lyc* rhus-t
  - **erysipelatous**: *Bell* carb-ac graph hep *Lach* ran-b *Rhus-t* ruta
  - o **Joints**: caul **Caust**
  - **Palms**: bry
  - **Skin** | **Back** of the hand: prot
- **Hips**:
  - o **Joints** (= coxitis): apis arg-met calc caust kali-c *Lith-c* lyc med medul-os-si phos *Puls* tub
    - left: *Nat-s*
    - synovitis: mez
- **Joints** (↗*Pain - rheumatic; GENE - Inflammation - joints*): abrot **Acon** agn am-be am-caust am-m am-p *Ang* ant-c **Ant-t Apis** apoc aran aran-ix arb arist-cl *Arn* ars ars-s-f asar *Aur* bar-c **Bell** *Benz-ac* berb **Bry** cact *Calc* calc-p calc-sil caul *Caust* cham chin *Chinin-s* cimic clem *Colch* coloc conch cortiso crot-h cycl dulc eup-per euphr ferr *Ferr-p* form *Form-ac Gaul* gins gnaph graph *Guaj* hed hep hip-ac hyper ichth ign Iod kali-ar *Kali-c* kali-chl *Kali-i* kali-s *Kalm Kreos Lac-ac* lach **Led** lil-t *Lith-be* lith-c lith-sal *Lyc* mand *Mang* mang-act meny *Merc* mez morg-g *Nat-m Nat-s* nat-sil nit-ac nux-m pall parat-b parathyr ph-ac phos *Phyt* plb *Psor* **Puls** pyrog rad-br ran-b *Rhod* Rhus-t *Ruta* sabad sabin

- **Joints**: ...
  sal-ac sang *Sars Sep* **Sil** solid spong *Stel* stict sul-i sul-ter *Sulph* syph tarax thuj tub tub-r urt-u valer verat verat-v viol-t visc
  - evening: acon merc
  - night: acon **Iod** kalm *Lac-ac* mang *Rhod*
  - accompanied by:
    - erythema nodosum: *Chinin-s*
    - Lung; cancer of (See CHES - Cancer - lung - accompanied - joints)
    - Uterus; complaints of (See FEMA - Complaints - uterus - accompanied - arthritis)
  - **chronic**: allox *Am-p* ant-c arb arn *Ars Benz-ac Berb* cal-ren calc calc-f calc-p caul *Caust Chin Cimic* colch colchin ferr-i ferr-pic *Guaj* hep *Iod Kali-br Kali-i* lac-ac led lyc *Merc* merc-c nat-br nat-p nat-s osteo-a phyt *Pipe Puls* rad-br *Rhus-t Ruta* sabin sal-ac sep sil staph *Stel Sul-ter* sulph thyr tub
  - **erratic**: p-benzq
  - **erysipelatous**: *Bry* rhod
  - **gonorrhea**; after suppressed (See Pain - joints - rheumatic - gonorrhea)
  - **infectious**: osteo-a
  - **psoriatic** (↗*SKIN - Eruptions - psoriasis*): sulph
  - **sudden**: *Kalm*
  - **synovitis**: *Acon* ant-t apis arn bell berb bry calc calc-f canth caust ferr-p fl-ac *Hep* iod kali-c kali-i led lyc merc myris phyt puls rhus-t ruta *Sabin* sep sil slag stict sulph verat-v
  - **warmth** agg | **heat** agg: guaj led sulph
  - o **Small** joints: lith-c streptoc
- **Knees**: *Acon Agn Apis Arn* ars-s-f bar-c *Bar-m* bell *Benz-ac* berb **Bry** *Calc* canth *Chin* cist *Cocc* colch eup-per *Fl-ac Guaj* hell *Hep Iod* kali-c *Kali-i* kalm lac-ac *Led* lyc merc nat-p nat-s *Nux-v* petr *Phos* phyt *Psor* **Puls** *Rhus-t* ruta sal-ac *Sars* sil *Slag* stict *Sulph* tub verat-v
  - **chronic**: ant-t *Benz-ac* berb *Calc-f* calc-p hep *Iod Kali-i Merc* phyt rhus-t ruta *Sil* tub
  - **erysipelatous**: nux-v **Rhus-t** sulph
  - **gonorrhea**; suppressed: *Med* sil
  - **hygroma** (See bursae)
  - **synovitis**: mez
  - o **Below** knees: allox
  - **Bursae** (↗*fingers - joints - bursitis; Bursae; GENE - Inflammation - bursae*): *Apis* arn *Kali-i* kali-m nat-m *Rhus-t* ruta sil slag *Stict*
  - **Joints**: bry conv gins parathyr stict
    - purulent: parathyr
    - weather agg; wet: erig
- **Legs**: *Acon* ars-s-f aur *Borx* bov *Calc* com lyc nat-c phos *Puls* sil sulph zinc
  - **dancing**; after: *Borx*
  - **epistaxis**; with: borx
  - **erysipelatous**: anan **Apis** arn ars *Bell Borx Bufo Calc Dulc Graph Hep Hydr Kali-c* **Lach** lyc merc *Nat-c* **Puls** *Rhus-t* **Sil** *Sulph Ter Thuj* zinc

1414   ▽ extensions | O localizations | ● Künzli dot

Inflammation – Legs / Extremities / Injuries

- **Bones:**
  - **Tibia**: ang *Asaf Aur* aur-m *Calc Guaj* hecla kali-i lach **Ph-ac Phos** sabad **Sil** *Still* stront-c
  - **Nerve**: pareir
- **Periosteum**: **Asaf** *Aur Kali-bi* **Led** *Merc Ph-ac Phos* sil still *Sulph*
- **Tendo Achillis**: *Sep Zinc*
- **Ligaments**: bry sil
- **Lower** limbs:
  - **erysipelatous**: *Borx Sulph*
- **Psoas** muscles: *Calc*
  - **suppuration** seems impending, also if pelvic bones are involved; if: asaf
- **Sciatic** nerve: aesc
  - **right**: mand
- **Veins** (See GENE - Inflammation - blood - veins)
- **Lymphatics**: *Bufo* cupr iod lach mygal
  - **elephantiasis** arabum: myris
- **Arm**; of: **Bufo** cupr
- **Forearms**: sulph
- **Pulp** of nails (See Felon - root)
- **Shoulders**: ferr-p
  - **periarthritis** humeroscapularis: apis guaj med
- **Tendons** (= tendinitis) (↗GENE - Inflammation - tendons): ant-c bry kali-chl kali-m lil-t penic **Phyt** *Rhod* **Rhus-t●** sil
- **Thighs**: nat-c rhus-t *Sil*
  - **erysipelatous**: sulph
- **Femur**, periosteum of: *Aur Mez Phyt*
  - **Inner** side: allox
- **Thumbs**: nat-c sars
- **Toes**: am-c apoc berb borx carb-an caust hell lach **Nit-ac** ph-ac phos *Puls Sabad Sabin* sep sil sulph tarent teucr *Thuj* zinc
  - **erysipelatous**: *Apis*
  - **frostbitten**: *Agar*
  - as if: borx
  - **wet** agg; after getting feet: nit-ac
- **Balls**: borx
  - **First** toe: *Am-c* ran-s sulph
  - **Ball**: phos
  - **Joints**: am-c *Benz-ac* borx both carb-v *Caul Colch* daph kali-c *Led Rhod* teucr
  - **Nails**: sabad
  - **Around**: moni sil
  - **Under**: sabad sil
- **Upper** arm | **erysipelatous**: bell euph petr rhus-t sep *Sil*
- **Upper** limbs: **Ant-c** arg-met ars-s-f crot-h cupr kali-bi kali-i lach merc petr ran-b *Rhus-t* rhus-v sep
  - **erysipelatous**: am-c *Apis* arn *Ars* bell bufo *Carb-ac* form *Hippoz Kali-c* kalm **Lach** petr *Ph-ac* **Rhus-t** rhus-v scol vesp
  - **burning**: petr
  - **phlegmonous**: rhus-t rhus-v
  - **spots**, in: merc-c
- **Wrists**: abrot euph rhus-t

INGROWING NAILS (See Nails - ingrowing)
INJURIES (↗Paralysis - lower - injuries; GENE - Injuries):
- **bites** (See GENE - Wounds - bites)
- **penetrating**: hyper led
- **Ankles**: *Arn Calc Rhus-t Ruta Stront-c*
- **Elbow | tennis** elbow (↗GENE - Injuries - tennis): agar ambr arn bry calc-f *Rhus-t* symph
- **Fingers**: bufo *Hyper*
  - **accompanied** by:
  - pain:
    - **aching**: led
    - **extending** to | **Arm**; in streaks up the (↗Pain - fingers - extending - upward): bufo
    - **shooting**: hyper
  - **amputated** stump painful● (↗Pain - amputations; GENE - Pain - amputation): All-c ph-ac phos *Staph*
  - **dissecting** wounds●: *Apis* **Ars Lach** sil
  - **painful**:
    - **aching** pain: led
    - **shooting** pain: hyper
  - **Nails**, of●: hyper *Led*
    - **lacerations●**: **Hyper**
    - **splinter** of glass●: *Sil*
    - **Matrix** (See root)
    - **Root** of nail: hyper
  - **Tips**, crushed and lacerated: arist-cl *Carb-ac* **Hyper** *Led Ruta*
- **Foot**:
  - **contusion**: prot
- **Heel**: *Psor*
- **Sole**:
  - **painful**: hyper
  - **pointy** things and nails; after standing (See GENE - Wounds - penetrating - palms; GENE - Wounds - stab)
- **Hand**:
  - **contusion●**: *Arn*
  - **fracture** with laceration●: *Hyper*
  - **lacerations**: **Calen** hyper
  - **sprain●**: **Arn** *Bell-p Calc Rhus-t Ruta*
  - **Palm | painful**: hyper
- **Hips**: con *Rhus-t* sil tarent
- **Joints**: arn bry rhus-t
- **Nerves** (↗GENE - Injuries - nerves): hyper
  - **sentient**: hyper
- **Shoulders**: *Ferr-m Rhus-t* zinc
  - **rheumatic** lameness, with: *Ferr-m*
  - **straining**, after: *Rhus-t*
- **Soft** parts: arn hyper
- **Tendons**: symph
- **Thigh**:
  - **contusion**:
    - **right**: bros-gau
    - **bending** the body forward | agg: bros-gau
    - **Posterior** part: bros-gau
- **Thumbs | bite** of a cat●: *Lach Led*
- **Toes**: *Hyper*

Injuries / Extremities / Itching

- **Toes**: ...
  - **lacerated**: hyper
  - o **Nails**: *Hyper*
- **Wrists**•: *Arn Calc Rhus-t Ruta* sil *Stront-c*
- **INSECURE**: visc
  - **walking** (See Incoordination - lower)
- **INSENSIBILITY** (↗*Numbness*):
  - o **Feet**:
- **Fingers**: and stitches; to: acon ant-t
  - **heat** of stove; to: *Plb* thuj
  - o **Tips | pricking** and pinching; to: pop-cand
- **Forearm**:
  - **heat** of stove, to: *Plb* thuj
  - **pain**, to: kreos *Plb*
  - **touch**; to | **left**: chin-b nux-v
- **Hands**: acon stram
  - **burning**, to: *Plb*
  - **pain**, to: kreos plb
  - **pricking**, to: plb
- **Upper** limbs: acon *Alum* ambr ang ant-t ars aur *Bell* bry caust cocc colch *Con* ferr kali-c kali-n *Lyc* m-aust mag-m nat-m *Nux-v Olnd* plat puls *Rhus-t Sec* spong stann staph stram stront-c sulph verb zinc
- **INTERTRIGO** (See Excoriation)
- **INVERSION**:
  - o **Feet**: cic nux-v sec
  - **Lower** limbs: cic merc *Nux-v* petr **Psor** sec
- **IRRITATION** of skin (↗*Eruptions*):
  - o **Fingers**:
    - o **Nails**; under (↗*Pain - fingers - nails - under*): am-br
      - **biting** nails | **amel**: am-br
  - **Hands**:
    - o **Back** of hands: cortiso
      - **sun** agg: cortiso
  - **Knees**:
    - o **Side**: allox
      - **night**: allox
      - **warm** bathing agg: allox
  - **Legs | Knees**; below: allox
  - **Thighs**:
    - **warmth** agg | **heat** agg: allox
    - o **Inner** side: allox
- **ISCHIAS** (See Pain - lower limbs - sciatic)
- **ITCHING**: abrot **Agar** aloe *Alum* alum-sil alumn am-c am-m ambr anac ant-c ant-t apis arn *Ars* ars-i ars-s-f arund asc-t aster aur aur-ar aur-i bar-c bar-i bar-m bar-s bell berb *Bism* bov brach bry *Calc* calc-i *Calc-s* calc-sil cann-s canth carb-ac carb-v carbn-s *Caust* chel chin chinin-ar cimic cinnb clem coc-c cocc coloc com con corn cupr cycl dig dios dulc fago gran graph grat ham hura ign indg iod jug-c jug-r *Kali-ar* kali-bi kali-br kali-c kali-i kali-n kali-p kali-s lac-ac lach lachn laur led lyc mag-c mag-m mag-s malar mang merc merc-i-f mez mill mur-ac nat-ar nat-c nat-m nat-p **Nat-s** nicc nit-ac *Nux-v* ol-an olnd op osm paeon pall ph-ac *Phos* phyt plat *Plb* prun prun-v *Psor* puls ran-b *Rhus-t* rhus-v rumx ruta sabad sars sel *Sep Sil*

Itching

- **Itching**: ...
  - *Spig* spong **Sulph** tarent **Tell** thuj til valer verat zinc zinc-p
  - **left**: sulph
  - **morning | rising** agg: *Rumx*
  - **forenoon**: com
  - **afternoon**: fago
  - **evening**: alum-p com daph
    - **bed** agg; in: sulph
  - **night | bed** agg; in: rumx
  - **bed** agg; in: fago lyc nux-v rumx
  - **burning** on scratching: lach nat-p phos rumx sabad sabin **Sulph**
  - **coition**; after: agar
  - **eruptions** (See Eruptions - itching)
  - **paralyzed** limb: phos
  - **rest** agg: psor
  - **scratching**:
    - **agg**: *Alum* alum-p ars ars-s-f *Bism* corn ham *Led* petr ph-ac rhus-v stront-c **Sulph**
    - **amel**: alum ant-t bov camph cann-i chel chin coloc graph *Jug-c Kali-c* laur led *Mag-c* mag-m malar *Mang* merc mill **Nat-c** nat-s nicc ol-an olnd pall ph-ac tarax *Thuj*
  - **undressing** agg: *Nat-s* rumx
  - **warm**:
    - **bed | agg**: cortico sulph
  - o **Ankles**: acon agar ambr ant-c apis aur berb borx bov bros-gau cact calc carb-ac *Chel* cocc com cycl dig dios hep ign jug-c kali-c *Lach* **Led** lith-c lyc *Mez* mur-ac *Nat-p* olnd osm pall ped ph-ac puls ran-b rhus-t rhus-v *Sel* sep stann staph sulph thea vinc viol-t
    - **left**: bros-gau
    - **morning**: sep
    - **bed** agg; in: kali-c
    - **evening**: rhus-v *Sel* sep sulph
    - **night**: hep
    - **biting**: berb
    - **burning**: berb calc *Lith-c* petr staph
    - **sleep**; when falling asleep: mur-ac
    - **corrosive**: dig
    - **red** from scratching: ph-ac
    - **scratching** agg: *Led*
    - **spots**: vinc
    - **sticking**: berb
    - **tingling**: com
    - **walking** agg: aur cocc dios
    - **warmth**:
      - **agg**: *Led* rhus-v
      - **amel**: cocc
    - o **Below**: ant-c
    - **Inner**: tarax
    - **right**: staph
    - **Malleoli**, around: arist-m borx
    - **Externally**: petr staph
    - **Sides | Outer**: petr
  - **Elbows**: agar alum am-m arg-met berb calc-c canth caust coloc crot-h cycl dol dulc fago hep ign indg kali-n lach lachn laur mang med *Merc* merc-i-f mur-ac **Nat-c**

1416   ▽ extensions | O localizations | ● Künzli dot

Extremities

Itching – Elbows

- **Elbows**: ...
  nat-p ol-an olnd pall petr phos psor puls rhus-t rhus-v sabad *Sep* spig *Sulph*
  - **left**: psor
  - **evening**: *Sulph*
  - **rubbing** | **amel**: ol-an
  - **scratching** | **amel**: mang ol-an
  o **Bends** of elbow: am-m canth carbn-s cupr *Hep* laur nat-c nit-ac ol-an olnd petr phos psor rumx sel **Sep** spig sulph ter
    : **afternoon**: sulph
    : **evening**: cupr sulph
  - **Olecranon**: agar ars-met mag-m nit-ac olnd phos puls sep spig
- **Extensor** surface: coc-c
- **Feet**: *Agar* alum am-c am-m anac ant-s-aur apis *Ars arum-t* asaf aur aur-ar *Bell Berb* bism *Bov* bry *Calc* cann-i cann-s cann-xyz canth *Caust* cer-s cham *Chel Cocc* coloc con corn crot-c dios dulc fago graph hep hip-ac hipp hura *Ign* jug-r kali-ar kali-n kali-c *Lach* laur **Led** lyc m-aust mag-c magn-gr mang merc-i-f mur-ac nat-m nat-p nat-s nit-ac nux-v ol-an phyt pic-ac psor puls ran-s rhod *Rhus-t* rhus-v ruta sabad sars *Sel* **Sep** *Sil* spong stann stram stroph-h sul-i **Sulph** tarent *Tell* thuj verat verat-v viol-t *Zinc*
  - **afternoon**: fago
  - **evening**: corn kali-c nux-v sel zinc
  - **night**: *Apis* canth **Led** *Lith-c* puls *Rhus-t* sabad
    : **midnight**, before: puls
  - **bed** agg; in: *Apis* **Led** merc-i-f *Puls* rhus-t *Sulph* tub zinc
  - **biting**: bell berb spong
  - **burning**: berb stram
  - **cold** agg; becoming: tarent
  - **frozen**; as if: **Agar** (non: kali-c)
    : had been frozen; as if it: caust kali-c
  - **motion** | **amel**: psor rhus-v spig
  - **rubbing** agg: corn
  - **scratching**:
    : **agg**: bism corn *Led Puls* rhus-t
    : **amel**: cann-i
  - **sticking**: berb lach puls zinc
  - **tickling**: bry
  - **walking** agg; after: alum
  - **warming** up agg: rhus-v
  o **Back** of feet: agar alum anac apis asaf bell berb *Bism* bros-gau calc **Caust** chel coloc dig hep ign lach **Led** mag-m mosch nat-c nat-m nat-s nit-ac olnd ped puls ran-s *Rhus-t* sars spig stann stram *Tarax* thuj
    : **left**: bros-gau
    : **morning** | **bed** agg; in: *Puls*
    : **evening**: nat-s
      : **undressing**: apis *Nat-s*
    : **night**: dig
    : **biting**: berb
    : **burning**: berb
    : **corrosive**: agar

Itching – Fingers

- **Feet**: ...
  : **scratching**:
    : **agg**: berb *Bism Led*
    : **amel**: mag-m nat-s tarax
    : **sticking**: berb mur-ac
    : **warm** bed agg: apis **Led** merc-i-f sulph zinc
  - **Heels**: berb bov calc card-m *Caust* cham fl-ac ign lach lob lyc med mur-ac nat-c nat-m nicc olnd *Ph-ac Phos* puls ran-s rat sabin sel staph tarent verat viol-t
    : **left**: mag-p nicc
    : **rubbing** | **amel**: mur-ac
    : **scratching** | **amel**: caust
    : **warm** bed agg: caust
  - **Joints**: aur calc dig kali-c *Mez* mur-ac ph-ac stann
  - **Outer** side of: grat merc-i-f sars
    : **stinging**: merc-i-f
  - **Sides** | **Inner**: *Ambr* bov bufo caust laur
  - **Sole** of: *Agar Alum* alum-sil *Am-c* am-m *Ambr* ammc anan ant-t anth aur bell *Berb* bov brach cadm-met *Calc-s* cann-i caust cer-s cere-b cham *Chel* chin cimic con crot-c cupr dros elaps euph ferr-ma gins graph *Hep Hydr Hydrc* ind kali-n *Kali-c* kreos lith-c mang med merc-i-f merc-ac nat-c nat-m nat-s ol-an olnd ped petr phos psil psor ran-s rat rheum rhus-t sabin sars sel sep *Sil* spig stry *Sulph* tarax tarent *Zinc*
    : **afternoon**, 14 h: ol-an
    : **evening**: am-c am-m phos sel
    : **night**: sars *Zinc*
    : **biting**: berb
    : **burning**: berb kali-n petr psor
      : **scratching** agg; after: am-c
    : **eruptions**; without: alum-sil
    : **motion** | **amel**: mur-ac olnd sars
    : **prickling**: crot-t
    : **scratching** | **amel**: chin
    : **sitting** agg: chin
    : **sticking**: berb
    : **tickling**: alum euph kali-n mang
    : **voluptuous**: rat
      : **scratching** agg; after: sil
    : **walking** agg: chin mur-ac **Sulph**
    : **wine** agg: psor
- **Fingers**: *Agar Alum* alum-sil am-c am-m ambr **Anac** anag ant-c apis arn ars ars-h arum-d arum-i arum-t asc-t aur berb borx calad calc camph cann-s canth carb-an carb-v *Caust* cent chel cit-v coc-c cocc *Con* crot-h cycl euph grat hep ign jatr-c jug-r lach lact laur lith-c lol lyc m-arct mag-c mang merc mez nat-c nat-m nux-v olnd ox-ac paull petr ph-ac phos plan plat plb prun *Psor* puls ran-b ran-s *Rhod* rhus-v sabad sel sil spig staph stry *Sul-ac* **Sulph** tarent ther thuj **Urt-u** verat verb zinc
  - **afternoon**: coc-c jug-r
  - **evening**: calad sulph
    : **bed** agg; in: nat-m
    : **bed**; when going to: nux-v
    : **burning**: calc euph
  - **cool**, when: thuj

Itching – Fingers   Extremities   Itching – Hands

- **frozen**, as if they had been: *Agar* prun spig
  - **formerly**: lyc
- **lying** agg: calad
- **scratching** agg: alum ars arum-d
- **smoking** agg: calad
- **warm** room agg: nux-v
- ○ **Back** of fingers: ars berb borx carb-an caust **Con** merc-i-r nat-m sars sulph
- **Between**: alum anac aur brom hep med ph-ac *Psor* scroph-n sel sep
- **First**: agar anac calc carb-an caust crot-h fl-ac hell hura lach lyc nat-c nat-m ped plat sil teucr
  - **evening**: fl-ac
  - **Joints**:
    - **Distal**: nat-c petr viol-t
    - **Middle**: euph manc nat-m
    - **Proximal**: berb fl-ac verat verat-v
  - **Phalanx**; middle and distal: lyc
  - **Tip**: am-m nat-m
  - **morning**: am-m
  - **scratching** does not amel: am-m
- **Fourth** finger: anac asc-t con lach lyc ol-an peti
  - **night**: sulph
- **Joints**: alum apis *Borx* bry *Camph* caust hydr nux-v petr sel
  - **Back** of: *Borx*
- **Nails**:
  - **Around**: *Hep* merc
  - **Root**: upa
  - **Under**: sep
- **Second**: ars ars-h chel crot-h crot-t gran kali-n lith-c nat-m olnd ph-ac rhod therc verat verb
- **Third** fingers: asc-t crot-t lith-c *Rhod* teucr ther
- **Tips**: am-m ambr ant-c hep nat-m plat prun sars spig *Sul-ac*
- **Forearms**: *Agar* am-c am-m anac berb bol-la borx bov *Carb-an* carb-v carbn-s caust chinin-s cit-v clem colch con cop dulc euph gels hura hyos kali-bi kali-c kali-n laur mag-c mag-m mag-s mang merc merc-i-f mez mill mur-ac myric ol-an ped peti psor *Puls* ran-b rat *Rhus-t* rhus-v rumx sars spig stront-c sulph tax til verb wies
- **right**: sulfonam
- **morning**: am-m mag-c peti tax
- **evening**: am-m ped
  - **bed** agg; in: sars
- **undressing**: mag-c
- **night**: am-m anac asc-t *Mez* psil
  - **amel**: tax
- **burning**: agar calad carb-v euph *Kali-bi*
- **corrosive**: ars
- **lying** down agg; after: kali-bi
- **red** spot on scratching: mag-c
- **rubbing**; after: sulph
- **scratching** | **amel**: dulc mag-c mill ol-an
- **spots**, in: kali-n
- **voluptuous**: merc
- **washing** agg: mag-c

- **Forearms**: ...
  - ○ **Anterior** part: am-c am-m berb bov carb-an mag-c ol-an sars
- **Hands**: *Agar* aloe *Alum* alum-p alum-sil am-m ambr **Anac** anag ant-s-aur *Anthraci* apis arg-met ars asc-t aur aur-m bar-c *Berb* bomb-pr borx *Bov* bry calc *Camph* cann-s canth *Carb-an Carb-v* carbn-s *Caust* chinin-s cina *Cit-v* clem cocc colch cortico dig dios euph fago fl-ac glon gran graph ham *Hep* ip jug-r kali-ar kali-bi *Kali-c Kali-s* kali-sil kreos *Lach Lyc* med *Merc* merc-s mur-ac *Nat-m Nit-ac* ol-an osm paull *Petr Ph-ac Phos* phyt pip-m plan plat plb *Psor* ran-b *Rhus-t* rhus-v ruta sabad sars sel *Sep* sil spig stann staph **Sulph** tarax tell verat zinc
- **morning**:
  - **rising** agg: rhus-v sulph
  - **waking**; on: ham *Sulph*
- **evening**: *Sulph*
  - **22 h**: mag-c
  - **bed** agg; in: phos
  - **lying** down agg; after: ph-ac
- **night**: canth *Lith-c* ruta sabad
  - **midnight**: rhus-t
  - **lying** down agg; after: kali-bi
- **biting**: berb
- **burning**: *Agar* apis arg-met *Kali-bi* kali-c nat-m
- **chilblains**, as from: **Agar** arg-met *Cit-v Puls*
- **crawling**: berb
- **hot** water amel: *Rhus-t* rhus-v
- **motion** | **amel**: sars
- **nettles**, as from: *Arum-dru* nat-m nit-ac urt-u
- **rising** from bed agg: rhus-t sulph
- **rubbing**:
  - **after** | **agg**: *Nat-m* nit-ac
  - **amel**: berb ham nit-ac
- **scratching**:
  - **agg**: ars fago ham *Ph-ac* rhus-v **Sulph**
  - **amel**: alum anac camph merc ol-an
- **sticking**: berb lach merc-i-f merc-i-r
- **touch** agg: psor
- **warm**:
  - **applications** | **agg**: *Cortico*
  - **bed** | **agg**: cortico
- **water**, on immersing in: rhus-v
- ○ **Back** of hands: **Agar** alum anag apis ars-i borx calc *Camph* carb-an caust cent *Cimic* cina com *Dig Euph* eupi fago franz gran indg jug-r lac-c lepi merc merc-i-r mez nat-c nat-s ol-an *Ph-ac* phos plat ptel *Puls* rhus-v rosm rumx *Scroph-n* spira stann **Sulph**
  - **forenoon**: *Sulph*
  - **afternoon**: cimic
  - **evening**: cimic merl **Sulph**
  - **night**: dig phos sulph
  - **rubbing**; after: rhus-v
  - **burning**: stann
  - **corroding**: merc
  - **flea** bites, as from: borx nat-c

1418   ▽ extensions | ○ localizations | ● Künzli dot

Itching – Hands / Extremities / Itching – Legs

- **Back** of hands: ...
  - **scratching**:
    - **agg**: ph-ac
    - **amel**: alum camph merc ol-an plat
  - **spots**: sulph
  - **stinging**: ars-i camph phos
  - **warmth agg**: *Sulph*
- **Between** fingers: alum anac antip aur brom camph carb-v carbn-s caust cycl grat kreos lach mag-c merc nat-s *Ph-ac* plb *Psor Puls* ran-s rhod rhus-t rhus-v sabad scroph-n sel **Sulph**
  - **morning**: Sulph
  - **waking**; on: rhus-v sulph
  - **evening**: ran-s
  - **night**: anac
  - **First**:
    - **Thumb**; and: *Agar* ambr aur grat hura iod jatr-c kreos plb sumb
    - **night**: *Agar*
- **Palms**: agar alum ambr **Anac** anag ant-s-aur ant-t apis arg-met arg-n ars aur aur-ar *Benz-ac* berb calc *Camph* carb-v *Caust* chel cinnb com con crot-h dios fago form *Gran* graph grat *Hep* hydr ind jatr-c Kali-c Kali-p kali-sil kreos lac-c lim lyc mag-c mag-s mang merc *Mur-ac* nat-m ol-an peti petr phys psil ran-b rhodi *Rhus-t Rhus-v* ruta *Sel* sil spig spong staph stram stry **Sulph** ther tub tub-a
  - **left**: cench
  - **midnight**: rhus-t
  - **morning**: mag-c ol-an
  - **afternoon**: form nat-m tet
  - **evening**: dios mag-c mang ol-an sulph ther
  - **night**: **Acon Anac** carb-v hydr
  - **burning**: agar aur-m petr ran-b spig
  - **rubbing**; after: **Sulph**
  - **jaundice**; in: ran-b
  - **licking** amel: mang
  - **periodical**, at intervals of ten or twelve hours: rhus-v
  - **rubbing | amel**: anac **Anag** mag-s ol-an
  - **scratching**:
    - **agg**: mang
    - **amel**: ant-t chel graph grat mag-c mang ol-an
  - **stinging**: ran-b ruta
  - **walking** about | **amel**: com
  - **washing** agg; after: rhus-v
  - **Balls**: con graph *Sep*
    - **spots**, in: *Sep*
  - **Fingers**; near root of: kali-c lyc
- **Hips**: agar alum am-m aur *Bov* bry caust chel dig dios iod kali-n lach led mag-c mag-m merc nat-c nat-m nat-p nicc osm ph-ac phos puls sars *Sep* stront-c sulph zinc
  - **morning**: alumn
  - **cool** agg; becoming: dios
  - **noon**: nicc
  - **evening**: mag-m nicc zinc
  - **lying** down, before: mag-m
  - **burning**: chel

- **Hips – burning**: ...
  - **scratching**; after: mag-c
  - **corrosive**: led
  - **spots**, in: osm
  - **standing agg**: mag-c
  - **stinging**: dios led
  - **walking agg**: chel
  - **warm** in bed: *Sulph*
  - o **Gluteal** region: coloc fl-ac mur-ac ph-ac tarax
  - **Tuber** ischiadicum: agar
- **Joints**: apis clem colch lith-c merc nat-p nux-v pin-s sel sep *Spig* til zinc
  - o **Bends** of: hep nit-ac *Ph-ac Psor* sel sep zinc
- **Knees**: acon ambr ant-c ars-met asaf asc-t aster aur berb bov bry calc-i *Caust* cinnb cob *Coloc Con* dol *Eos* fago hep hura ign *Iod* kali-c kali-n kalm lach lachn lith-c lyc mag-m *Mang* merc-i-f *Mez* mur-ac nat-c nat-m nat-p nit-ac petr phos *Psor* puls ran-b rhus-t sars **Sulph** thuj viol-t *Zinc*
  - **evening**: *Mang* zinc
  - **night**: cinnb
  - **burning**:
    - **scratching** agg; after: nat-c
    - **sleep**; when falling asleep: mur-ac
  - **painful** after scratching: rhus-t
  - **scratching | amel**: bov mag-m mang
  - **sitting** agg: fago
  - **stinging**: merc-i-f
  - o **Back** of (See bend)
  - **Bend** of: am-m ars bov bry caust chin cocc coloc *Con* lyc mang *Mez Nat-c* nat-m nit-ac nux-v phos *Psor* rat rhus-t *Sars Sep* spong **Sulph** verat **Zinc**
    - **right**: cortico
    - **warm** applications agg: cortico
    - **evening**: rat rhus-t sars *Zinc*
    - **night**: mang
    - **biting**: lyc
    - **burning**: chin lyc
    - **scratching**; after: coloc rat
    - **warm**:
      - **bed | agg**: *Cortico*
      - **room | agg**: *Cortico*
  - **Patella**: aloe asaf bufo caust hydr nit-ac phos samb sars viol-t
  - **Tendons**: rhus-t
- **Legs**: **Agar** allox aloe *Alum* am-m ambr anac ant-c ant-t arund asaf asc-t aster bell bell-p berb bism bov brom bry bufo cact **Calc** calc-sil **Caust** chel *Chrysar* coc-c cocc coloc con corn cortico crot-h cupr-ar dulc euph *Fago* hip-ac hura iod iris-fl jug-r kali-bi kali-c kali-n kali-p kali-sil lach laur *Lyc* merc **Mez** mosch nat-c nat-m nicc nit-ac nux-v op osm pall *Petr Phos* phyt *Rhus-v* rumx sabad sabin sars seneg sep *Sil* spig staph stel stram stront-c sulfonam **Sulph** tarax tarent thuj verat zinc
  - **morning**: sabad
  - **walking** agg; after: sulph
  - **afternoon**: coc-c fago
  - **evening**: agar fago kali-c kali-n rumx sulph

Extremities

Itching – Legs

- **evening**: ...
  - 18 h: aster
  - 20 h: con
  - **bed** agg; in: ambr rumx staph
  - **lying** agg; after: ambr
- **night**: cupr-ar hura *Mez* nat-m phyt **Rhus-t** rumx sulfonam **Sulph**
- **air** agg; in open: aster
- **atmosphere**, exposure to: still
- **bed** agg; in: carbn-s *Cupr-ar* sulfonam sulph
- **burning**: agar calc kali-c
- **cold**; when: dios
- **corrosive**: bism bufo dig euph ph-ac
  - **menses**; during: inul
- **followed** by | **ecchymoses**: allox
- **paroxysms**: corn
- **rubbing**:
  - **agg**: corn
  - **amel**: cupr-ar
- **scratching** | **amel**: laur
- **spots**: calc
- **touch**:
  - **agg**: nat-m
  - **feet** agg; of: **Kali-c**
- **undressing** agg: agar cact cupr-ar dios *Rumx*
- **waking**; on: *Sulph*
- **warm** applications agg: *Cortico*
- o **Calves**: aloe alum berb cact calc carb-ac carbn-s **Caust** chel cinnb cocc crot-c cycl euphr graph *Hep* hura ip kali-bi laur lyc mag-c mag-m *Mang* merc-c mez mur-ac nat-c nat-m *Nit-ac* ol-an paeon phos phyt rhus-t rumx sabad sabin *Sars* sul-i *Sulph* tarax ther thuj verat verat-v viol-t zinc
  - **morning**: cycl rumx sars
  - **evening**: cycl daph euphr sars
  - **lying** down agg: tarax
  - **walking** agg: euphr
  - **night**: rumx *Zinc*
  - **walking** agg: (non: cocc)
  - **bleeding** after scratching: cycl mez
  - **burning**: berb mez
  - **scratching** agg; after: cycl sars
  - **rubbing** | **amel**: paeon
  - **scratching** | **amel**: laur mag-c mag-m nat-c
  - **spots**, in: graph sars
  - **standing** agg: verat
  - **undressing**: cact
  - **voluptuous**: euphr *Mang*
  - **walking** agg: cocc
- **Tendo** Achillis: staph
- **Tibia**, over: agn alum ant-c asaf aster bism cact *Calc* chel cocc crot-t grat hep kali-c kali-n lach mag-m *Mang Nit-ac Ph-ac* phos plb *Rumx* sars sep spig staph stront-c
- - **Lower** limbs: **Agar** aloe *Alum* alum-p alum-sil alumn *Am-c* am-m *Ambr* anac *Ant-c* ant-s-aur ant-t **Apis** arn **Ars** ars-i arund asaf asc-t aster aur aur-ar aur-s *Bar-c* bar-s bell berb *Bism Bov* brach bry bufo cact *Calc*

Itching – Lower limbs

- **Lower** limbs: ...
  calc-i cann-i cann-s canth carb-ac **Carb-v** carbn-s **Caust** cham **Chel** chin chinin-ar cinnb clem coc-c *Cocc* coloc com con corn crot-c cupr cycl dig dios dulc elaps euphr fago gins gran **Graph** grat hep hura ign iod *Ip* iris-foe jug-c jug-r kali-ar kali-bi kali-c kali-i kali-n kali-p kali-sil kalm lach lachn lact laur led lith-c **Lyc** mag-c mag-m mag-s mang **Merc** merc-i-f **Mez** mur-ac nat-ar nat-c **Nat-m** nat-p *Nat-s* nicc *Nit-ac* nux-v ol-an *Olnd* osm paeon pall *Petr* ph-ac *Phos* phyt plat plb prun **Psor Puls** ran-b ran-s **Rhus-t** rhus-v rumx ruta sabad sars sec sel seneg **Sep Sil** *Spig* **Spong** stann **Staph** stram stront-c stry sul-i **Sulph** tab tarax **Tarent** *Tell* thea ther *Thuj* til verat *Zinc*
- **right**: sulfonam
- **daytime**: calc ind
- **morning**: alumn ant-c nat-c rumx sabad sars sep sulph
- **noon**: nicc
- **afternoon**: coc-c fago nat-c
  - 13 h: ars-s-f
  - 14 h: ol-an
  - 17 h: fago
- **evening**: alum am-m aster clem cycl fago ind kali-c kali-n lyc mag-c mag-m mang merc mez nat-m *Nat-s* nicc nit-ac nux-v phos rhus-v rumx sars sel sep stront-c sulph tarax tell thuj zinc
  - 18 h: aster fago
  - 20 h: con
  - 22 h: plan
- **night**: am-m bar-c bros-gau canth cinnb cocc cupr-ar dig hep hura merc-i-f *Mez* nat-m phos phyt **Rhus-t** rhus-v rumx sabad sulfonam *Sulph* til zinc
  - **midnight**: puls
- **air** agg; in open: alum aster rumx still
- **bed** agg; in: cupr-ar kali-c lyc merc-i-f nux-v *Puls* rhus-t sil staph tarax til zinc
- **biting**: alum bell *Berb* spig spong
- **boil**, at the site of a previous: graph
- **burning**: *Agar* alum anac apis *Berb* calc dulc hep kali-n led lith-c mez mur-ac nat-ac nit-ac nux-v paeon rhus-t sars
  - **scratching** agg; after: mag-c
- **sleep**; when falling asleep: mur-ac
  - **spots**, in: rhus-t
- **chilly**, on becoming: rhus-t
- **cold** agg; becoming: dios tarent
- **corrosive**: ars bufo chel euph led tax
- **creeping**: ars
- **dinner**; after: laur mag-c
- **dressing**; while: nux-v
- **eruptions**; without: alum-sil
- **frozen**, as if: kali-c
- **heat**; after: *Rhus-v* **Sulph**
- **menses**; during: inul
- **motion** | **amel**: mur-ac olnd psor spig
- **pain**; during: fl-ac
- **paroxysms**: corn

1420 ▽ extensions | ○ localizations | ● Künzli dot

Extremities

Itching – Lower limbs

- **prickling**: crot-t
- **rubbing**:
  : **agg**: corn
  : **amel**: cupr paeon
- **scratching**:
  : **agg**: *Alum Bism* corn *Led*
  : **amel**: alum bov bros-gau cann-i chin kali-c laur led mag-c mag-m nat-c nat-s nicc olnd pall tarax thuj
  : **must** scratch until raw: psor
- **sitting agg**: asaf chin fago
- **sleep agg**; on going to: mag-m mur-ac sep
- **spots**, in: calc graph osm phos sars
- **standing agg**: mang verat
- **sticking**: ant-t *Berb* calc caust graph lach plat rhus-t staph zinc
  : **spots**, in: calc
- **stinging**: dios merc-i-f
- **tickling**: alum bry cocc coloc euph ign kali-n lach pall
- **tingling**: com
- **touch agg**: nat-m
- **undressing agg**: agar apis cact cupr cupr-ar dios fago ham jug-r mag-c **Nat-s** *Rumx* still
- **varicose**: graph
- **voluptuous**: euphr rat *Sulph*
- **waking**; on: sulph
- **walking**:
  : after | **agg**: alum
  : **agg**: asaf chel chin cocc dios mur-ac nux-v sulph
- **warm** bed agg: *Agar Alum* led *Sulph*
- **warmth**:
  : **agg**: rhus-v
  : **amel**: cocc
- **wine agg**: psor
- **Nates**: *Am-c* ant-t asc-t bar-c calc *Calc-p* carb-ac *Caust* cham con dulc gran kali-c laur lyc *Mag-c* mag-m mez mur-ac olnd *Petr* ph-ac prun sars sel *Sil* staph stront-c **Sulph** tarax ther thuj zinc
  - **morning** | **rising agg**: nat-c
  - **evening**: sars
    : bed agg; in: lyc staph
    : **undressing**: mag-c
  - **night**: con petr
    : bed agg; in: merc-i-f
    : **air agg**; in open: rumx
  - **bed agg**; in: rumx
  - **burning**: am-c
  - **cold**:
    : water | **amel**: petr
  - **corrosive**: sulph
  - **dinner**; after: laur
  - **scratching**:
    : **agg**: petr
    : **amel**: kali-i olnd thuj
  ○ **Between**: alum *Bar-c* con kali-c
- **Shoulders**: alumn am-c ars bar-c berb bov brom carb-ac carbn-s caust cent cob coloc cund cycl dios dol

Itching – Thighs

- **Shoulders**: ...
  fl-ac *Gels* hep ign jug-c kali-bi kali-br kali-c mag-c mag-m mang mez *Mill* myric nat-c nicc op osm pall puls sars stront-c sulph ther thuj *Urt-u*
  - **morning**: fl-ac
    : **dressing**; while: mag-c mag-m
  - **forenoon**: mag-c
  - **afternoon**: fl-ac mag-c
    : 14 h: ol-an
    : **menses**; during: mag-c
  - **evening**: fl-ac hura osm
    : **lying** down agg: mur-ac osm
    : **sleep**; before going to: mag-c
  - **burning**: mez
  - **menses**; during: mag-c
  - **scratching**:
    : **agg**: stront-c
    : **amel**: bov ol-an
- **Thighs**: agar *Alum* alum-sil am-c am-m anac ang ant-c *Ars* ars-h ars-s-f asc-t aster **Bar-c** *Bar-m* bar-s bell-p berb bov bry **Calc** calc-sil canth carb-ac *Carb-v* carbn-s *Caust* chin *Chrysar* cic cinnb clem cocc con corn crot-c crot-t dig dios dulc *Euph* euphr fago gran *Guaj* kali-c *Kali-i* kali-n kali-sil lach lachn laur led lith-c lyc lyss m-arct m-aust mag-m merc mosch mur-ac nat-c nat-m nit-ac nux-v olnd osm pall petr phos plb ran-b ran-s rhod rhus-v *Rumx* samb *Sars* sep sil *Spig* spong stann staph stel stront-c **Sulph** tab tarax thea *Thuj* til viol-t Zinc
  - **left**: cortiso
  - **daytime**: calc
  - **morning** | **dressing**; while: mag-c nux-v
  - **afternoon**: nat-c
    : 17 h: dios fago
  - **evening**: anac *Ant-c* aster fago lyc stront-c *Zinc*
    : **air agg**; in open: aster
    : **bed agg**; in: nux-v sil zinc
    : **sleep**; before going to: mag-c
  - **night**: *Bar-c* dulc led nit-ac rhus-v **Sulph** til zinc
    : **undressing**: nux-v
  - **air agg**; in open: aster
  - **biting**: alum berb chel lyc spig
  - **boil**, at site of a previous: graph
  - **burning**: agar *Alum* anac apis *Bar-c* berb calc cic dulc led mang nux-v rhus-t sars
    : **scratching agg**; after: mag-m phos samb
    : **spots**, in: rhus-t
  - **chilly**, becoming: dios
  - **corrosive**: agar ars chel dig euph led ph-ac tarax
  - **crawling**: sulph
  - **eruptions**; without: alum-sil
  - **exertion agg**: cortiso
  - **itch**-like: ol-an
  - **nodules** after scratching: mag-m
  - **pain**; during: fl-ac
  - **painful** after scratching: euphr
  - **rubbing** | **amel**: anac ang

All author references are available on the CD   1421

| Itching – Thighs | Extremities | Itching – Upper limbs |

- **scratching**:
  - agg: ars mag-m
  - amel: *Alum* cic cortiso led pall sep spig
  - not amel: mag-m nit-ac
- **sleep** agg; on going to: sep
- **spots**: phos
- **sticking**: ant-c berb calc caust graph rhus-t stann
  - spots, in: calc
- **tickling**: cocc coloc kali-n lach pall
- **walking** agg: euphr nux-v
- **warm** bed agg: *Alum* bar-c *Caust* cortiso *Sulph*
- O **Between**: ars *Carb-v Caust* cinnb cocc *Kali-c* kreos nat-m nit-ac petr rhod stann sulph viol-t
- **Genitalia**; near: ars bar-c *Carb-v* caust *Graph* kali-c lyc mag-m rhus-t sabin
- **Inguinal** region; near (See genitalia)
- **Inner** side: alum antip ars *Cinnb* mang samb sil sulph
- **Outer** side: mag-m nit-ac stann zinc
- **Thumbs**: ant-c aur-m carb-v chel cimic cocc con grat kali-n lach mez olnd plb sep spong staph vesp
  - left | Nail; under: bros-gau
  - evening: cimic
  - burning: aur-m mang
  - nettles, like: lach
  - scratching | amel: chel olnd
  - tickling: kali-n
- O **Balls**: *Agar* aloe cocc gamb manc nat-c spong verat
  - **Nails**; under: bros-gau sep
  - **Tips**: ambr ant-c
- **Toes**: *Agar Alum* am-c am-m *Ambr Arg-met* arn ars ars-s-f arum-t *Berb* bry *Carb-an* caust chel *Clem Colch Cycl* euphr *Graph Hep* ind jatr-c kali-c lach lact m-arct m-aust *Mag-c* mag-s maland *Merc* merc-c *Mez* mosch mur-ac nat-c nat-m nat-s nit-ac nux-v paeon ph-ac phos plat *Puls* ran-s rheum rhod rhus-v ruta sabad sep sil spig spong Staph *Stront-c* **Sulph** syph tarax thuj verat *Zinc*
- **daytime**: ind
- **morning**:
  - falling asleep: mur-ac
  - waking; on: spong
- **evening**: *Alum* ind merc nat-s nit-ac phos zinc
  - lying down agg; after: *Clem*
  - scratching agg; after: *Alum*
  - undressing: nat-s
- **night**: hep puls syph
- **air** agg; in open: alum
- **biting**: berb
- **burning**: arg-met berb hep ind mur-ac nat-c paeon staph
- **dinner**; after: mag-c
- **frozen**, as if: borx
- **frozen**, toes that had been: **Agar Alum** carb-an nat-c nux-v paeon *Puls Sil* staph sulph zinc
- **scratch** until they bleed, must: *Arg-met*
- **scratching**:
  - agg: *Alum Arg-met Zinc*

- **Toes**: ...
  - **sticking**: berb graph plat puls staph
  - **undressing**: *Nat-s*
  - **voluptuous**: spong thuj
  - **walking** agg; after: alum
  - **warm**; when: alum alumn
  - **warmth** agg | heat agg: rhus-v
  - O **Between**: cycl graph jatr-c mang med merc mosch *Nat-m Nat-s* syph thuj
  - **Fifth**: borx nicc rheum staph
    - afternoon | 16 h: ol-an
    - evening: staph
    - scratching | amel: nicc
  - **Balls**: borx puls
  - **First**: alum am-c ant-c ars cycl graph *Kali-c* merc-i-f nat-c nit-ac plat ruta staph verat *Zinc*
    - evening: nit-ac zinc
    - burning: nat-c
    - creeping: ars
    - freezing, after: am-c zinc
    - sticking: graph plat rhus-t staph zinc
    - **Balls**: am-c brach mur-ac *Nat-s* rhus-t zinc
    - **Distal** joint: caust sep
    - **Tips**: am-m ambr kali-c sep
  - **Fourth**: nicc tarax
    - scratching | amel: nicc
  - **Nails**:
    - **Roots** of nails: upa
    - **Under**: sil
  - **Second** | **Balls**: puls
  - **Third**: cench nicc
    - scratching | amel: nicc
  - **Under**: kali-c phos
- **Upper** arms: acon anac anag arn berb bov bry canth carb-v carbn-s chel coc-c cocc dig dulc euph kali-bi kali-i kali-n lach laur led lyc m-arct m-aust mang mez mosch *Nux-v* olnd pall ph-ac phos *Psor* ran-b ran-s ruta sep spong stront-c sulfonam thuj
  - **morning** | dressing; while: nux-v
  - **evening** | undressing; while: nux-v
  - **burning**: berb dulc nux-v
  - **coldness**; during: spong
  - **corrosive**: led
  - **crawling**: thuj
  - **motion** agg: anac
  - **scratching**:
    - agg: stront-c
    - amel: chel led *Mang* pall
  - **spots**: berb
  - **stinging**: euph led ran-s
  - O **Biceps** | **right**: psor
  - **Inner** side: acon bov carb-v kali-i
  - **Outer** part: mang
    - scratching | amel: chel mang
  - **Posterior** part: tax
- **Upper** limbs: *Agar* aloe alum alum-p alum-sil alumn am-c am-m ambr amyg-p anac ang ant-c ant-t anthraci apis arg-met arn ars ars-i arund asc-t aur aur-m aur-s

1422   ▽ extensions | O localizations | ● Künzli dot

Itching – Upper limbs | **Extremities** | Jerking

- **Upper** limbs: ...
 bar-c bar-s benz-ac borx **Bov** bry calad calc calc-i calc-p camph cann-s canth carb-ac carb-an carb-v carbn-s **Caust** chel chin chinin-s cimic cina cinnb cit-v cob coc-c cocc colch coloc com con cop corn cortico crot-h crot-t cund cupr cupr-ar cycl dig dios dulc euph eupi fago fl-ac form gels glon gran graph grat ham hell hep hura hydr hydr-ac ign ind iod *Ip* jatr-c jug-c jug-r kali-bi kali-br kali-c kali-i kali-n kali-p kali-sil lach lachn lact laur led lyc *Lyss* mag-c mag-m mag-s manc mang merc merc-i-f merc-i-r mez mill morph mur-ac myric nat-ar nat-c nat-m nat-p nat-s nicc nit-ac *Nux-v* ol-an olnd op osm pall petr ph-ac phos phys phyt pip-m plan plat plb podo prun psor ptel puls ran-b ran-s rat rhod rhodi *Rhus-t* rhus-v rumx ruta sabad sars sel *Sep Sil* sin-a sol-ni spig spong staph stront-c stry sul-i **Sulph** tarent tax **Tell** teucr *Thuj* til *Urt-u* verat verb vesp zinc
- **left**: psor
- **daytime**: calc
- **morning**: am-m ham hell mag-c ol-an rhus-v sulph tax
 : **dressing**; while: mag-m nux-v rhus-t *Sulph*
 : **washing** agg: bov
- **forenoon**: mag-c sulph
- **afternoon**: aloe cimic coc-c fl-ac form jug-r mag-c nat-m sulph
 : **14 h**: ol-an
 : **menses**; during: mag-c
- **evening**: am-m bov calc-p chin cimic dios fago fl-ac hura mag-c merl ol-an sin-a *Sulph* thuj
 : **21 h**: asc-t calc-p hydr
 : **bed** agg; in: hell
- **night**: agar am-m anac ars asc-t canth carb-v chin cupr cupr-ar dig hydr kali-br merc phos rhus-v ruta sabad sulph *Thuj* til
 : **midnight**: rhus-t
 : **before | 22 h**: mag-c
- **bed** agg; in: *Alum* cinnb cupr-ar kali-bi kali-br mag-c mur-ac nat-m ph-ac phos rhus-v sars **Sulph Tell**
- **biting**: *Berb*
- **burning**: *Agar* berb calc cupr dulc mez nux-v ran-b spig stann
- **cool**, when: thuj
- **corrosive**: chel hell led merc ruta
- **crawling**: berb thuj
- **erosive** gnawing (See corrosive)
- **eruptions**:
 : **suppressed** eruptions; after: *Hep*
 : **without**: alum-sil
- **flea** bites, as from: nat-c tab thuj
- **here** and there: ph-ac plat
- **hot** water amel: *Rhus-t* rhus-v
- **lying** down agg; after: calad
- **menses**; during: mag-c
- **mercury**; after abuse of: *Hep*
- **motion**:
 : **agg**: crot-t
 : **amel**: com sars

Itching – **Upper** limbs: ...
- **nettles**, as from: lach nit-ac **Urt-u**
- **rubbing**:
 : **agg**: crot-t *Nat-m* rhus-v
 : **amel**: ang berb cupr-ar ham mag-s ol-an
- **scratching**:
 : **agg**: ars cupr-ar ham ph-ac rhus-v stront-c **Sulph**
 : **amel**: alum ant-t bov camph chel coloc graph jug-c led mag-c mang merc ol-an olnd ph-ac
- **must** scratch until raw: psor
- **sitting** in church: com
- **spots**: berb cop kali-bi kali-n merc nat-m psor sulph
- **sticking**: berb caust lach merc-i-f
- **stinging**: ars-i phos ran-b ran-s
- **sudden**: ph-ac phos
- **tickling**: kali-n staph
- **touch** agg: crot-t psor
- **undressing** agg: crot-t cupr-ar kali-br mur-ac nux-v ph-ac
- **voluptuous**: merc *Sulph*
- **warm** room agg: nux-v
- **warmth** agg: chin *Cortico* sulph
- **water**, immersing in: rhus-v
O **Joints**: merc sep zinc
- **Wrists**: agar alum am-m *Anac* apis arg-met ars asc-t aur bar-c berb bism calc-p cimic cinnb dios hep hydr ign kali-bi kali-i kali-n led mag-c manc mez ped plat psor rhus-t rhus-v sars sel staph *Sulph* zinc
- **afternoon**: sulph
- **evening**: calc-p cimic *Sulph*
 : **21 h**: calc-p
- **night**: asc-t hydr
- **biting**: berb
- **scratching**:
 : **agg**: **Sulph**
- **spots**, in: kali-bi psor
O **Dorsal** side: cimic con
 : **violent** (See dorsal)
- **Inner** side: nat-m plat plb scroph-n upa verat
- **Outer** side: anac
- **Palmar** side: arg-met com con mag-c mang rhus-v sars sel

JERKING (↗*Twitching*): acon aesc *Agar Alum* alum-p alum-sil *Am-m Ambr Anac Apis* arg-met *Arg-n Ars* aster *Bar-m* bell cadm-s calc-sil cann-i card-m *Caust* **Cham** chel *Chin* **Cic** cimic **Cina** cocc colch crot-h *Cupr* dulc eucal gal-ac *Glon* graph hist **Hyos** hyper *Ign* iod ip *Kali-i Kali-n* kali-p kali-s *Lach Lil-t Lyc* mag-c **Merc** mur-ac nat-c *Nat-m* nux-v onos op phos phys phyt **Plb** pycnop-sa sec *Sep* sil *Stram* sul-i sulph sumb tab *Tarent Valer* verat *Visc Zinc*
- **one** side | **sleep**; during: ant-t sulph
- **one** side, other side paralyzed: apis art-v bell *Stram*
- **right**: ars calc sep
- **left** side paralyzed, right side convulsed: art-v
- **evening**: graph
- **bed** agg; in: kali-n

Jerking – night   **Extremities**   Jerking – Lower limbs

- **night**: *Ambr* dig hep *Kali-i* mag-c phos sec sep staph sulph *Visc* zinc
- **alternately** of flexors and extensors: *Plb*
- **cold** agg; becoming: cimic
- **cough** agg; during: arg-n stram
- **emotions**; from: cimic
- **falling** asleep: *Agar Alum* arg-met **Ars** cham cob *Gels* hyper **Ign** Kali-c *Nat-ar* nat-m nux-v *Phys Sel* sil *Sulph Thuj*
- **lying**:
  - **agg**: *Anac*
  - **back**; on | **agg**: calc-p
  - **side**; on | **agg**: onos
- **menses**: cimic
- **motion**:
  - **agg**: sep
  - **amel**: *Merc Thuj* valer zinc
- **one** leg and one arm: apis apoc *Bry* hell mygal stram zinc
- **painful**: am-m cupr plat sec *Verat*
- **periodical**: bar-m
- **pressure**; from: cimic
- **sleep**:
  - **amel**: agar
  - **during** | **agg**: *Ail* cann-i cann-s cina colch *Cupr Kali-c Lyc* merc-c nat-c nux-v phos puls sep *Sil* sulph **Zinc**
  - **going** to sleep; on | **agg**: ign
- **touch** agg | **children**; in: kali-c
- **walking** | **amel**: valer
- o **Ankles**: *Calc* spig stann
- **Bones**: cham
- **Elbows**: agn aloe nat-m stram zinc
  - **motion** | **amel**: agn
- **Feet**: anac ars *Bar-c* bar-m *Cic* cina cupr *Graph* hyos ip *Kali-bi Kali-br* lyc nat-c nat-s nux-v phos puls *Sep* sil staph **Stram** sul-ac
  - **sleep**:
    : **during** | **agg**: nat-c phos sep
    : **going** to, on: *Bell Kali-c* phos *Zinc*
  - **spasm**, in: *Cina*
  - **standing** agg:
    : **walking** | **amel**: verat
  - **violent**: cina
- o **Back** of feet: anac
- **Sole** of: crot-t ferr-ma kali-n
- **Fingers**: aloe cadm-s *Calc* caust **Cic Cina** *Cocc* cycl dulc *Merc Merc-c* mez *Nat-c* nit-ac *Op* rheum stann stram sulph
  - **epilepsy**: **Cic**
  - **gastric** fever: stram
  - **painful**: cocc
  - **sleep** agg; during: sul-ac
  - **writing** agg: *Caust* cina cycl kali-c stann sul-ac
  - ▽ **extending** to:
    : **Arms**; both | **chorea**; in: *Cupr*
    : **Shoulder**: *Ars*
  - o **Fourth**: com meny
  - **Joints**: carbn-s *Nat-c*

- **Fingers – Joints**: ...
  : **rheumatic**: carbn-s
  - **Second**: stann
- **Forearms**: caps **Cic** *Cupr* hyper *Ign* jal staph
  - **evening**: *Ign*
- **Hands**: bar-m brom *Cina Cocc Coff Cupr Graph* hyos jug-r kali-bi **Merc** nat-c *Nat-m* nux-v pall ran-b sec **Stram**
  - **convulsive**: bar-m cina merc
    : **right** hand: colchin
  - **electric** shocks: jug-r
  - **exertion** agg: *Merc*
  - **going** to sleep, on: nat-c
  - **grasping** something agg: nat-c
  - **violent**: cina
- **Hips**: *Ars* cann-s graph mag-c *Pall Puls* valer
  - **accompanied** by | **Sciatic** nerve; pain in (See Pain - lower limbs - sciatic - accompanied - hip)
  - **sciatica**, in (See Pain - lower limbs - sciatic - accompanied - hip)
  - o **Joints**: bell nux-v puls sulph
- **Knees**: anac *Arg-n* **Ars** benzol colch meny *Mez* **Puls** sep spig staph stram *Sul-ac* sulph verat
  - **sitting** agg: mez
  - **sleep**; in first: ars
  - **upward**:
    : **cough** agg; during: ther
    : **sitting** agg: *Ars* lyc *Meny*
  - o **Patella**: spig
- **Legs**: *Agar* anac *Arg-n* ars carb-v con dig hyper *Kali-i* lyc med *Meny* nat-c *Phos* plat rhus-t sep sil sul-ac tab
  - **afternoon**: ars
  - **drawing** pain, after: phos
  - **falling** asleep: *Ars* hyper **Kali-c** nat-c sep
  - **lying** on back agg: nat-s
  - **motion** | **amel**: carb-v
  - **sitting** agg: ars carb-v *Meny*
  - **sleep** agg; during: cinnb
  - **walking** agg: phos
- o **Calves**: anac *Graph* mag-m **Op** rhus-t tarax
  : **touch** | **amel**: tarax
  - **Knees**; below: anac
  - **Tendo** Achillis, evening: rat
- **Lower** limbs: *Agar Alum* alum-p am-c ambr anac ant-t apoc *Arg-met Arg-n* Ars ars-s-f asaf bar-c bar-m berb calc carb-v *Carbn-s* chel chinin-s **Cic Cina** cinnb cocc coff crot-h *Cupr Gels Glon* guare helo hep *Ign* ip *Kali-c* kali-i kali-sil lach *Lil-t Lyc* mag-c *Manc* meny merc *Mygal Nat-ar Nat-c* nat-m nit-ac **Nux-v** onos *Op* ph-ac *Phos Plat* puls sep sil squil stann **Stram** stront-c *Sul-ac* **Sulph** *Tarent* thuj *Verat* **Zinc** zinc-p
  - **right**: meny mez sep zinc
    : **sleep**; when falling asleep: *Arg-met*
    : **stranger** enters the room; when a: zinc
  - **left**: acon cod kali-br kali-i lach mag-c nat-c nit-ac puls sep
  - **forenoon**: sep
  - **afternoon**: *Ars*

1424   ▽ extensions | O localizations | ● Künzli dot

Jerking – Lower limbs	Extremities	Lameness

- **evening**: am-c cinnb hep mag-c
- **night**: *Arg-n Phos*
- **cough** agg; during: stram
  - **sitting** agg: *Stram*
- **hang** down; must let leg: *Verat*
- **lying**:
  - **agg**: alum am-c anac arg-n meny *Verat*
  - **back**; on | **agg**: nat-s
- **motion**:
  - **agg**: mang
  - **amel**: hep *Thuj* valer
- **pain** in thigh, from: lyc
- **painful**: hep lyc *Meny*
- **sitting** agg: *Ars* lyc *Meny* sep
- **sleep**:
  - **during** | **agg**: *Ant-t Arg-n* cann-i cinnb con cupr *Kali-c Lyc* mag-c nat-c *Nat-m* nit-ac ph-ac *Phos Sulph* **Zinc** zinc-p
  - **going** to sleep; on:
    - **agg**: *Agar Anac Arg-met* bapt cham hyper **Kali-c** mag-c nat-c *Nat-m Sulph Thuj Zinc*
    - one leg is jerked up: sulph
- **sleeplessness**; during: thuj
- **standing** agg: mygal
- **stepping**; on: coff rhus-t
- **stitches** in first toe, from: sil
- **Nates** | **jerking** up: cupr
- **Paralyzed** parts: arg-n merc *Nux-v Phos Sec Stry*
- **Shoulders**: alum ars *Lyc* puls sil spig sul-ac zinc
  - **right**: petr
  - **sudden**: alum
- **Side**:
  - **lain** on: cimic
  - **not** lain on: onos
- **Tendons**: cham *Ign Kali-i*
- **Thighs**: anac *Arg-n* caps chin kali-bi *Kali-c Kali-i* lach lact laur lyc *Meny* nat-c nat-m nux-v phos plat rhus-t sabad sep stram
  - **right**: lyc *Meny* sil
  - **drawing** up leg or standing amel: *Meny*
  - **evening**: kali-bi
  - **sitting** agg: meny
  - **walking** agg: sep
  - o **Posterior** part: manc phos
    - **walking** agg: phos
- **Thumbs**: aeth
- **Toes**: **Agar** anac *Arg-n* berb *Calc* calc-p *Merc* nat-c
- **Upper** arms: anac ant-c dulc kali-bi *Lyc* meny nat-m nit-ac ph-ac *Ran-b*
  - **right**: am-c kali-n ran-b
  - **left**: cupr
  - **evening**: kali-bi
  - **painful**: cic mang
- **Upper** limbs: aesc *Agar Alum* amyg *Anac* ant-c apis aran *Arg-n* ars asaf aur aur-m *Bar-m* bell berb camph cham chel **Cic Cina** cocc coff crot-h *Cupr* dulc *Graph Hyos* hyper *Ign* inul *Ip* kali-bi kali-c lact-v *Lil-t Lyc* meny mez mygal nat-c nit-ac onos op plat *Puls* ran-b sil

Jerking – Upper limbs: ...
Stann **Stram** stront-c *Stry* sul-ac **Sulph** *Tarent Thlas Thuj* valer verat verat-v *Zinc*
- **right**: aesc sep
  - **and** fingers: mez
- **left**: acon *Cic* cimic kali-i stann
- **daytime**: *Thuj*
- **evening**: graph sil
- **night**: am-c bar-m graph lyc
- **backward**: alum mez
- **cold** air agg: sulph
- **motion** of arm, on: dulc
- **paralyzed** arm: arg-n *Merc Nux-v* phos sec
- **sideways**: arg-n
- **sleep**:
  - **during** | **agg**: arg-met ip *Lyc* nat-c
  - **falling** asleep | **when** (↗*Twitching - upper limbs - evening - sleep)*: alum arg-met graph hyper kali-c lyc sil stront-c *Stry*
- **talking** agg: cic
- **towards** each other: ip
- **upward**: arg-n cic cina sabad stram sulph
- **warm** room | **amel**: sulph
- **wind** agg; cold: sulph
- **Wrists**: anac arund chin pall rhus-t thlas
  - **right**: nat-c pall *Rhus-t* verat
  - **painful**: pall
  - **sudden**: pall

JUMPING | gait: bufo verat-v

JUMPING, sensation of something alive in arms (See Alive - upper - jumping)

KNITTING:
- **agg**:
  - o **Elbows**: mag-c
  - **Wrists**: kali-c

KNOBBY:
- o **Fingers** | **Tips**: *Laur*
- **Toes** tips: laur

KNOCK KNEE (See Knees; position - inward)

KNOCKED together: agar *Con*
- o **Feet**: *Cann-s*
- **Knees**: agar arg-met *Arg-n* bry *Caust* chel clem coff *Colch Con Glon* nux-v
  - **fright**; after: cinnb
  - **walking** agg: arg-n caust colch con glon **Lath** *Phos* zinc
- **Toes**: *Asaf* plat

LAMENESS: abrot acet-ac aesc *Agar* agarin aloe *Am-m* anac *Apis* arn *Ars Aster* bell berb bov bry calc *Calc-p* cann-i carb-v *Carl Caust Cham* chel *Chin* cina **Cinnb** *Cocc* **Colch** *Con* cupr dios *Dros Eucal Ferr Form* gins grat ip kali-bi kali-br kali-chl kali-n kali-p kreos *Lith-c* lol med **Merc** mez nat-ar nat-c nux-v pic-ac plb *Puls Rhod Rhus-t Ruta Sil Spong* stram stront-c thuj trios uran-n valer verat xero *Zinc*
- **left** arm and foot after fright: stann

All author references are available on the CD 1425

Lameness – morning | Extremities | Lameness – Thighs

- **morning** | **waking**; on: abrot nat-c *Zinc*
- **evening**: sil
- **night**: *Cham*
- **intermittent**: influ
- **move**; beginning to: rhus-t
- **perspiration**:
  - **suppressed** perspiration; from: calc-sil
- ○ **Ankles**: abrot aesc am-br *Arn* bry caps cedr com dios fl-ac lath laur lil-t lyss plb **Ruta**
  - **morning**: dios hipp plb
  - **rising** agg; after: caps
  - **evening** | **walking** agg: fl-ac
  - **sitting** agg: *Nat-m*
  - **sprain**, after: *Rhus-t* **Ruta**
  - **sudden**: com
  - **walking**:
    - agg: *Nat-m*
    - **air** agg; in open: com
- **Elbows**: *All-c* dios dulc hydr iris merc-i-f mez petr sars
  - **morning**: dios
- **Feet**: abrot am-br *Aur* bell *Colch* com fl-ac hyper lath merc-i-f nat-m *Rhus-t* sil thuj tub
  - **afternoon**: thuj
  - **pregnancy** agg; during: sil
  - ○ **Sole** of: (non: cupr) cupr-act kali-p
- **Fingers**: bov *Calc* carb-v hipp hyper kali-c kali-m merc-i-f *Sep*
  - ○ **Second**: cimic rhus-t
  - **Third**: bry
    - **writing**; after: bry
- **Forearms**: agar bell berb *Caust* cere-b colch dulc fl-ac merc-i-f myric nat-m *Sil* stront-c sulph thuj
  - ○ **Wrist**; near: cere-b myric
- **Hands**: abrot acet-ac agar ars *Caust Cupr* fl-ac hipp *Kali-bi* mez nat-m nat-s phos rhus-t *Sil* stront-c sulph tab tub *Zinc*
  - **10** h: abrot
  - **convulsions**; before: kali-bi
  - **exertion** agg; after: mez *Sil*
  - **raising** a cup or glass: tub
  - **sudden**: cann-s
  - **writing** agg: mez *Sil* tub
- **Hips**: abrot ammc arn ars-n bry cham cocc dios dros dulc fl-ac ph-ac rhus-t sars zing
  - **left**: am-m *Fl-ac*
  - **afternoon**, 14 h: dios
  - **bathing**, while: ars-met
  - **rising** from sitting agg; after: ars-met
  - **stepping** agg: euph
  - **walking**:
    - agg: dios euph
    - **amel**: ars-met
- **Joints** (*Pain - joints - rheumatic*): abrot all-c arn berb brom cinnb **Rhus-t Ruta** *Sil* sulph
  - **chill**; during: *Rhus-t Tub*
  - **fever**; during: *Rhus-t Tub*
  - **perspiration**; from suppressed: rhus-t
  - **sprain**, after: calc **Rhus-t Ruta**

- **Joints**: ...
  - **waking** agg; after: nat-c
- **Knees**: abrot *All-c* ars aur *Bar-c* berb bry *Calc* calc-s caps carb-v cinnb cocc com dios fl-ac *Kali-c* lath merc rheum sep *Spong Sulph*
  - **right**: com lyss spong
  - **left**: *Calc* calc-s
  - **morning**: abrot caps dios lyss
  - **descending** agg: sulph
  - **kneeling** agg: ars-h
  - **rising** from sitting agg; after: *Berb*
  - **sitting** agg: kali-c
  - **walking**:
    - **after** | agg: carb-v
    - agg: bry cinnb merc merc-sul
- **Legs**: carb-v hep kali-bi kali-br
  - **exercise**; as from: cob-n
  - ○ **Calves**: ars-i pic-ac
- **Lower limbs**: acon aesc-g agar alum apis arn ars *Bell* berb calc-p carb-v caust cocc **Colch** dig fl-ac gels iod kali-bi lyc **Nat-m** ox-ac ph-ac *Phos Plb Rhus-t* sep sil stann **Sulph** zinc
  - **right**: sil
  - **morning**: nat-m *Sil*
  - **afternoon**: myric
  - **evening**: *Lyc*
  - **chill**; during: ign *Lyc Rhus-t Tub*
  - **fever**; during: *Rhus-t Tub*
  - **menses**:
    - **before** | agg: nit-ac
    - **during** | agg: mag-m phos
  - **perspiration**; from suppressed: **Colch Rhus-t**
  - **rising** from sitting agg: sil
  - **walking**:
    - agg: ammc bell calc carb-an *Colch* coloc dros eup-per kali-p lyc nit-ac puls *Rhus-t* zinc
    - **amel**: sil
- **Muscles** | **Flexor** muscles: calc-p
- **Shoulders**: abrot aesc *All-c* ambr bism bry cann-i carb-ac cer-s cimic cinnb coc-c dios *Fl-ac* kali-i *Lach* laur *Merc-i-f Nat-m* phyt psor *Rhus-t* sep til zing
  - **right**: merc-i-f
  - **morning** | **waking**; on: abrot calc-ar
  - **evening** | **heated**; when: coc-c
  - **night** | **waking**; on: coc-c
  - **raising** arm agg: bry
  - **smoking** agg: carb-ac
  - **walking** agg: carb-ac
  - **writing** agg: merc-i-f
- **Thighs**: aloe *Ars Ars-met* aur bar-c *Calc Carb-v* card-m caust *Chin* cinnb cocc dirc dros hep hyper *Iris Kali-c* lyss *Merc* nux-v puls sarr sil *Stann* sulph *Zinc*
  - **right**: sil
  - **ascending** stairs agg: bar-c
  - **flatus**; from: carb-v
  - **menses**; during: *Carb-an*
  - **motion** | **amel**: cocc

1426 ▽ extensions | ○ localizations | ● Künzli dot

Lameness – Thighs **Extremities** Lying

- **walking**:
  : **agg**: bar-c cinnb zinc
  : **air** agg; in open: nux-v
- **Thumbs**: calc-s kali-c laur mez nit-ac phos rhod sabad
- **Toes**: *Aur* ruta
- **Upper arms**: abrot act-sp *Agar* bell bry colch com iris plat plect puls-n thuj zing
  - **left**: agar
  - **raising** it, on: bry
  - **riding** agg: abrot
  - **writing** agg: agar
  ▽ **extending** to | **Neck**; back of: iris
- **Upper limbs**: abrot *Acon Agar* alum am-c ars bapt **Bell** berb bism bov *Brom* **Calc** calc-p cann-i carb-v carl *Caust Cinnb Cocc* com *Cycl* dig *Dulc Ferr Fl-ac* glon graph hyper kali-c kreos lyc *Mag-c* merc-i-f mez nat-s ol-an par *Phyt* plb *Psor Rhus-t Rhus-v Sep* **Sil** stann sul-ac thuj tub verat ziz
  - **right**: acet-ac **Ferr** fl-ac kali-c merc-i-f nit-ac **Sang** sulph
  - **left**: agar brom hyper kali-c lach merc-i-f *Rhus-t*
  - **morning**: fl-ac
  : **waking**; on: abrot
  - **forenoon**: *Fl-ac*
  - **afternoon**: agar
  - **night**, 22 h: fl-ac
  - **beaten**, as if: plat verat
  - **exertion** agg; slight: sil
  - **lying** on it: fl-ac
  - **neuralgia**, after: ars
  - **raising**:
  : **arm** | **agg**: syph
  : **cup** or glass; a: tub
  - **rheumatic**: *Calc-p* carb-v **Rhus-t**
  - **spot**, in: plat
  - **waking**; on: abrot
  - **walking** agg: dig digin
  - **weather** agg; cold wet: **Rhus-t**
  - **writing**:
  : **after**: *Agar* fl-ac *Merc-i-f*
  : **agg**: tub
- **Wrists**: acet-ac all-c asar calc-p cimic com dios hipp *Kali-c* lac-c lept lyss *Merc* mez nux-v plb rhus-t **Ruta** sil
  - **morning**: plb sil tanac
  - **bruised**, as if: calc-p *Ruta*
  - **sprain**, after: hipp **Rhus-t Ruta**

LANGUOR (See Heaviness)
LARGE (See Enlargement)
LASSITUDE (See Heaviness)
LAUGHING agg:
○ **Upper** limbs: carb-v
LIFTING:
- **high** when walking (See Walking - lifting)
- **weight**; lifting a:
  - **agg**:
  : **Elbows**: cham

Lifting – **weight**; lifting a: ...
- **amel** | **Upper** limbs: spig
○ **Lower** limbs:
  - **impossible** | **lying**; when: lath

LIGHTNESS, sensation of (↗*MIND - Delusions - light* [=*low - is*)*: agar *Asar* calc-ar camph cann-i carl chin *Coff* dig gins hyos ign *Ip* lact m-aust nat-m nux-m nux-v *Op* **Ph-ac** rhus-t spig stict *Stram* thuj
- **in** spite of much walking or a bad night: gins
○ **Lower** limbs: acon bell *Ign* manc *Op* **Ph-ac** spig stict zinc-i
  - **walking** agg; after: valer
- **Single** limbs: **Cann-i**
- **Upper** limbs: ph-ac

LIMPING (↗*Claudicatio; Walking - difficult):* abrot acon ant-c bell calc carb-an *Caust* coloc dros dulc hep kali-bi kali-c kali-i lyc merc nit-ac phos rhus-t sabin sec sep sulph syph tab
- **pain** in knee; from: spig

LIPOMA: petr
○ **Thighs**: bar-c petr

LOCOMOTOR ATAXIA (See GENE - Locomotor)

LONGER:
- **sensation** as if:
○ **Lower** limbs: alum aster carb-an coloc kali-c kreos lac-c phos rhus-t sulph thuj
  : **standing** agg: kreos
  - **Upper** limbs:
  : **right** | **body**; as if right arm longer then: cupr
○ **Fingers**: kali-n phos
- **Legs**: *Kali-c* kreos stram thuj
  - **sensation** as if: alum aster coloc kreos lac-c phos rhus-t sulph tab
  : **night** | **lying** down agg: carb-an phos
- **Toes** seem: thuj

LOOSE; as if flesh were: mez staph *Thuj* visc
○ **Foot** | **left**: arg-met
- **Thighs**: nat-c

LOOSENESS:
- **sensation** of looseness:
○ **Hips**: apis calc lyss staph thuj
  - **Joints**: agar arg-met arg-n bov bry bufo calc-p caps caust chel croc dulc fl-ac kali-bi m-ambo med nat-c nat-m ph-ac phos phyt *Psor* **Stram** sulph thuj wildb
  - **Knee** joints: phos
○ **Fingernails**; of (See Nails - exfoliation)
LOSS of nails (See Nails - falling)
LUMPS (See Nodules)
LUPUS of one elbow: hep
LYING:
- **agg**: kali-c
○ **Legs**:
  : **Bones** | **Tibia**: puls

Menses

MENSES:
- during:
  - agg:
    - Shoulders: fl-ac sang ust
    - Thighs: mag-m meny xan
    - Wrist: nat-p

METASTASIS: apat

MILK LEG● (= phlebitis) (↗GENE - Inflammation - blood - veins): Acon All-c ant-c apis Arn Ars **Bell**● Bism both Bry Bufo **CALC**● calc-f carbn-s Cham Chin crot-h dig euph graph Ham hep hippoz Iod Kali-c kreos **LACH**● Led **Lyc**● merc **Nat-s** nux-v parathyr **Puls**● rhod **RHUS-T**● Sabin **Sep**● Sil **Sulph**● urt-u verat vip
- left: parathyr
- contractions, with: Sil
- delivery; after: acon all-c Arn ars Bell calc iod lach nux-v puls **Rhus-t** sil sulph

MISSING steps (See Awkwardness - lower - descending)

MOTION: Bell nux-v sars stram
- agg:
  o Knee | Hollow: nat-c plb
  - Upper limbs: Acon agar agn alum am-c am-m anac ang ant-t arg-met Arn Bell bov Bry bufo Calc cann-s caps carb-v caust chel Chin cic cocc colch coloc croc dig dros euph Guaj hep hyos ign kali-bi kali-c kalm led lyc m-arct mag-c mag-m mag-p merc mez mur-ac nat-c **Nat-m** nit-ac **Nux-v** ph-ac phos plat puls ran-b Rheum rhod rhus-t ruta sabad sabin sars Sep sil spig spong squil stann **Staph** sulph verat
- agility, great: coca form Stram
- amel: ars Rhus-t Zinc
- athetosis (See Athetosis)
- bizarre: hyos
- circular, spiral: stram
- constant: Ars Bell tarent
  - convulsions, between: Arg-n
  - sleep, during: Caust
- control of, lost: Bell chinin-s Gels merc-c op Stram
- convulsive: absin acon **Agar** agar-ph **Arg-n** aster aur-m **Bell** calc-p cann-i carbn-s Caust Chlor cocc colchi Con crot-h Cupr kali-c lyc Merc-c mygal Op phos Plb rhus-t Santin Sec **Stram** sul-ac verat Zinc Ziz
  - morning | waking; on: rhus-t
  - alternating with trembling of body: arn
  - lying:
    : back; on: calc-p
    : side amel; on: calc-p
  - motion, on: cocc
  - now in upper, now in lower: hyos
  - sneezing: phos
  - use, on attempting to: cocc Pic-ac
- difficult: acon anac ars atro aur Camph carb-ac chel Con Cupr cycl dulc gels hydr-ac lyc phys Pic-ac stront-c
  - walking, after: gels
- distortion: phos

Extremities

Motion: ...
- graceful: stram
- involuntary (↗MIND - Gestures): acon agar alum aur bell calc camph canth caust cham chin Cocc colch con Crot-c Cupr Hell **Hyos** Ign kali-c Lach lyc m-ambo m-arct meny Merc Mosch nat-m nux-m op phos plb pyrog rhus-t samb sep spig staph Stram verat zinc
  - one side: Alum calc hell
  - one arm and leg: Apoc Cocc Hell
  - paralyzed limb: arg-n merc phos
  - peculiar to daily duties: bell
  - stool, after: carb-v
  - thinking of movements: aur
  o Lower limbs | right: cocc
- irregular: Agar Bell **Hyos** kali-br lach merc Plb Sec stram Tarent
- loss of power of: Apis ars Bell canth carbn-h cocc hydr-ac lath lyc naja oena op sars sec Stram stry Tarent
  - morning | waking; on: sil zinc
- ludicrous: zinc
- oscillatory: acon zinc
- rhythmic: hyos stram
- sleep, during: acon ant-t bry camph Caust hyos kali-c m-aust nat-c puls rheum rhus-t sep Stram Sulph viol-t
- slow motion: merc-n merc-ns verat
- upward then forcibly thrown downward: **Bell**
- violent motion:
  - amel | Deltoid: phys
- waving:
  - arm and leg; left | sighing; with: bry
  o Feet:
  - left | spasmodic: cina
  - angular: merc
  - constant motion (↗Restlessness - feet): ars indol Lach zinc
  - convulsive: o plb Zinc
  - difficult: nat-m
  - disordered: merc
  - downward, as if stamping: cina
  - incoordination: merc
  - involuntary: cina
  - nervous, in bed: Zinc
- Fingers: agar fl-ac kali-br Lach mosch ox-ac Stram tarent
  - automatic: zinc
  - constant (↗Restlessness - fingers): indol kali-br Stram sulph
  - counting with fingers; as if he were: mosch
  - difficult: calc plb rob tarent vip
    : afternoon: mag-s
  - irregular: Cupr
  - sleep, during: ars ign puls rheum
  o First finger | spasmodic: con ign
- Forearm:
  - difficult: chel con merc
  - impaired: ars clem
- Hands (↗MIND - Gestures - hands):
  - angular: merc

1428 ▽ extensions | O localizations | ● Künzli dot

Motion — Extremities — Mouse

- **Hands**: ...
  - **automatic**: *Acon* cann-i coca *Kali-i* nux-v zinc
    - **head**, to: apoc bry hell nux-v plb zinc
    - **strikes** his face; he: acon
  - **clutching**: *Hyos*
  - **convulsive**: apis bell *Kali-c Nat-m Op* plb *Zinc*
  - **diminished** power of: carbn-s con *Plb*
  - **disordered**: merc
  - **face**, toward: stry
  - **hasty**: *Bell*
  - **head**; toward: acon
  - **incoordination**: *Bell Cupr Cypr Gels* merc plb puls
  - **playing** with: *Mur-ac*
  - **sleep** during: ars
  - **write**, power of direction impaired; when trying to: aesc ter
- **Knees**:
  - **difficult**: dios
  - **impossible**: *Chel*
  - **involuntary**, to and fro: thuj
- **Legs**: caust
  - **night** | **sleep**; in: *Caust*
  - **automatic**: hell
    - **one**, of: hell
  - **awkward**: con
  - **constant**: **Zinc**
  - **convulsive**: acet-ac agar *Caust* merc-c *Mygal* op plb sul-ac
  - **difficult**: camph chel kali-n nat-m ox-ac pic-ac **Plb**
  - **downward**, on sneezing: spig
  - **dread** of: ham
  - **extend** or cross legs when sitting; cannot (See Crossing - legs - impossible; Extension - legs - impossible)
  - **involuntary**: bry crot-c hell lyc *Mygal* stict tarent
    - **night**: *Stict*
    - **forward** | **walking**; while: merc
  - **wavelike**: sep
- **Lower** limbs:
  - **chorea** like: agar *Arg-n* coff *Mygal*
  - **constant**: tarent
  - **control**, loss of: alum cann-i chlor *Gels* glon *Plb* stram
  - **convulsive**: *Merc-c Mygal* nat-m *Plb* stram
  - **difficult**: camph cann-s carb-v carbn-s mur-ac *Plb* rhus-t sabad sep sil
    - **lifting** when lying (See Lifting - lower - impossible - lying)
  - **impossible**: ox-ac
  - **involuntary**: acon bell cocc *Hyos* lach meny merc op rhus-t stram sulph verat zinc zinc-val
    - **pain**; with: cocc
  - **slow**: merc
- **Shoulder**:
  - **difficult**: tub-r
  - **limited**: tub-r
- **Thigh**, involuntary: bry hell lyc *Mygal* op tarent

- **Motion**: ...
  - **Thumb** | **convulsive**: calc calc-p coc-c cocc con crot-c
  - **Toes**: fl-ac
    - **involuntary**: op
    - **restricted**: ars
  - **Upper** arm, difficult: coc-c
  - **Upper** limbs:
    - **one** side: *Alum* apis bell *Hell*
      - **constant**: bry
    - **right** | **involuntarily**: cocc
    - **agitated**, lower limbs quiet: stram
    - **automatic**: *Cocc Hell* op
    - **backward** and forward: morph op
    - **beating** with one, grasping with the other: *Stram*
    - **behind** him agg: ferr ign kali-bi puls *Sanic Sep* teucr
    - **circular**, spiral: stram
    - **clutching**: hyos
    - **constant**: *Bell* tarent
    - **convulsive**: anan apis *Arg-n* aur-m *Bell* camph *Caust* cocc con *Ign Merc-c* mez *Mygal Op* plb sabad squil *Stram* sul-ac tab zinc-s
    - **difficult**: alum ars aur cinnb clem con eupi glon merc stann ter thuj
      - **walking** in open air, while: anac
    - **dry**, as if joints were: thuj
    - **face**, toward: stry
    - **fiddling**, as if: clem
    - **forward**:
      - **over** chest during clonic cramp: atro
      - **violently**; thrown forward: ip
    - **graceful**: stram
    - **hurried**: *Agar Bell*
    - **idiotic** manner: merc
    - **involuntarily**: *Cocc* hell hyos ign m-ambo mosch nat-m op samb staph stram
    - **irregular**: *Agar Bell* merc tab tarent
      - **left** arm: *Cimic*
    - **nervous**: rhus-t
    - **rotation** (↗*Convulsion - upper - rotation)*: alum camph graph
    - **side** to side, from: cupr-ar
    - **stretching**, upward: alum
    - **turning**: alum
    - **up** and down: cupr-ar
      - **slowly**: ars
    - **upward** and outward: *Arg-n*
    - **wild**: kali-br
  - **Wrist**:
    - **difficult**: rhod tep
    - **impossible**: tep

MOTIONLESS; holding limb:
- **agg** | **upper** limbs: coff plb

MOUSE running up limbs; sensation of a (↗*Alive; Rat)*: arn aur **Bell** bry *Calc* cimic ign nit-ac rhod sep Sil stram *Sulph*

Mouse — Extremities — Numbness

o **Lower** limbs(↗*Alive - lower; Rat - legs):* bell *Calc Sep Sulph*
  • **epilepsy**; during (See GENE - Convulsions - epileptic - during - mouse)
  • **running** down: lyss
- **Upper** limbs *(↗Alive - upper; Rat - upper):* arn **Bell** *Calc* caust *Ign Sulph*
  • **epilepsy**; before (See GENE - Convulsions - epileptic - aura - mouse)
  • **running** down: caust

NECROSIS *(↗Caries; GENE - Necrosis):*
o **Ankles** | **Tarsus**: plat-m
- **Fingers**; between (See Felon)
- **Hip**:
  o **Joint** | **avascular** *(↗GENE - Necrosis - bone - avascular):* nat-s
- **Legs**:
  o **Bones** | **Tibia**: asaf carb-ac hep lach nit-ac phos sal-ac
- **Thighs** | **Femur**: stront-c

NERVOUS feeling (See Restlessness)

NODES *(↗Exostosis):* Agar ars calc-f carb-an caust form *Kali-bi Kali-i* lyc mag-c *Mez* mur-ac nat-m nit-ac ph-ac sil still zinc
- **syphilitic**:
  o **Legs**:
    : **Bones** | **Tibia**: calc-f cinnb nit-ac sul-i
  o **Nates**; on: ther

NODOSITIES (See Arthritic)

NODULES *(↗Exostosis; Ganglion):*
- **injuries**; after: ruta
o **Elbows**: caust mur-ac
- **Fingers** *(↗Spina):* agn anac cocc lach led lyc mag-c rhus-t staph verat
  o **First** | **Flexor** surface: con
- **Forearms**: calc mez mur-ac nat-m zinc
- **Hands** | **Palms**: caust ruta
- **Joints**: form
  o **About** joints: form ruta
  • **In** joints: acet-ac
- **Knees**: chin
- **Legs** | **Calves**: merc nit-ac
- **Lower** limbs: *Agar* am-m ant-c *Aur* carb-an carb-v *Caust* chin dulc hep kali-c mag-m mang meny merc mez *Nat-c* petr rhod stront-c thuj
  • **pressing** and tearing: kali-c
- **Muscles**: hippoz syph
  o **Upper** limbs: hippoz
- **Thighs** | **Femur**: aesc ferr
- **Upper** limbs: agar ant-c ant-t ars *Brom* calc carb-an caust cocc dulc hippoz lyc mag-c mag-m mang merc mez mur-ac nat-m nit-ac ph-ac sil spig stann staph sulph valer zinc

NOISE; rough:
o **Shoulder** blades; above | **right**: tub

NUMBNESS *(↗Insensibility; Tingling):* abrot absin *Acon* **Agar** ail allox aloe *Alum* alum-p alum-sil alumn am-c *Ambr* anac **Ant-t** *Apis* apoc aran **Arg-met Arg-n** arist-cl *Arn* **Ars** ars-h ars-i aster atro *Aur* aur-ac aur-s aven bar-c bar-m bell berb bry bufo *Calc* calc-f *Calc-p Calc-s* calc-sil camph cann-i cann-s canth caps *Carb-ac* carb-an **Carb-v** carbn-o **Carbn-s** carc *Carl* caust cedr *Cham* chel *Chin Chinin-ar* chinin-s cic cimic **Cocc** coloc *Con* convo-s *Croc Crot-c Crot-h* cupr cupr-ar dig dros *Dulc* echi eup-pur euphr fago *Fl-ac* **Gels Graph** Guaj ham helo hep hist hyos *Hyper* ign iod *Ip Kali-ar Kali-br* kali-c kali-n kali-p *Kali-s* kalm *Kreos* **Lach** lact lat-m laur *Led Lon-x* **Lyc** lycpr *M-ambo* m-arct m-aust mag-m mand *Merc* mez *Morph* murx naja *Nat-m* nat-p nat-s nit-ac **Nux-m** *Nux-v* oena *Onos* **Op Ox-ac** paeon *Petr* ph-ac **Phos●** phys *Pic-ac* plat *Plb Psor* **Puls** *Pycnop-sa* pyrog rheum *Rhod* **Rhus-t** sarcol-ac sarr **Sec Sep●** *Sil* spig *Stram* sul-i sulfa *Sulph* tab *Tarent* tax ter teucr *Thal* thea thuj valer verat vip visc xan *Zinc* zinc-p
- **one** side | **paralyzed**; other side: cocc
- **left**: alum bufo carbn-o caust cupr-ar dios med mez prot puls *Sumb*
- **daytime**: lyc
- **morning**: *Ambr* ox-ac peti *Zinc*
  • **waking**; on: aur bufo calc-p *Zinc*
- **forenoon** | **10 h**: ant-t
- **afternoon**: ham
  • **16 h**: puls
- **evening**: dulc graph peti
  • **paralytic**: valer
  • **perspiration**, after: tax
  • **remaining** in one position; on: fago
- **night**: bov croc graph kali-c lyc ph-ac
  • **waking**; on: mez thuj
- **alternating** arms and legs: *Phos*
- **alternating** with | **formication**: hist
- **chill**; during: carb-v cocc lyc merc *Nux-v* phos rhus-t sil
- **cold** agg; becoming: sumb
- **delivery**; during: cupr
- **epileptic** convulsions; during: bufo
- **exaltation**; with: mag-p nat-m
- **excitement** | **during**: mag-m
- **exertion** agg: alum *Sep*
- **headache**; before: nat-m
- **heat**; during: apis *Bell* calc cann-xyz carb-v cham chin cocc croc graph *Hyos* ign kali-c **Lyc** merc nat-m *Nux-v* **Op** petr **Ph-ac** *Phos Puls* rhod rhus-t sep sil stann stram sulph *Thuj* verat
- **hysterical**: gels
  • **spasm**; with: gels
- **lying**:
  • **agg**: aloe *Aur* aur-s *Carb-v Chin* kali-c *Sulph Verat Zinc*
  : **eating**; after: aloe
  : **labor**; after normal: *Sep*
  • **still** | **agg**: *Graph*

▽ extensions | O localizations | ● Künzli dot

Numbness – lying   **Extremities**   **Numbness – Feet**

- **them** agg; on: alumn am-c arn bar-c bry bufo *Calc* carb-an **Carb-v** *Chin* glon *Kali-c* lyc mez phel *Puls* pycnop-sa rheum rhod **Rhus-t** *Sil Sumb*
- **manual** labor (See exertion)
- **menses**; during: *Graph*
- **mental** exertion; after: plat
- **migratory**: *Cocc* raph
- **motion** | **amel**: am-c anac aur
- **paralyzed**; as if: aven
- **pressure**; from: alum ambr
- **rest** agg: aur-ar
- **sensation** of: acon
- **sitting** agg: am-c cham cop *Graph* lact lyc *Mur-ac* sulph teucr
- **sleep** agg; during: bufo nat-m
- **waking**; on: *Aur* aur-s bry bufo erig mez puls thuj
- **walking** in open air agg: alum convo-s *Graph*
- **warmth** agg: sec
○ **Ankles**: caust glon hep *Lac-c* nat-m par rhus-t sulph thuj
  • **night**: *Sulph*
- **Distal** parts: phys
- **Elbows** (↗*Tingling - elbows*): all-c bell caust cinnb dig dios graph jatr-c kali-bi kali-n kreos nat-s phos pip-m puls sulph
  • **evening** | **lying** down agg: phos
  • **motion** agg: all-c
  ▽ **extending** to:
    : **Fingers**; tips of: jatr-c
  ○ **Bends** of elbow: hura plb sulph
  • **Lain** on: graph
- **Feet**: abrot acet-ac *Acon* aeth agar *Alum* alum-p alum-sil alumn am-c am-m ambr ammc ang ant-c ant-t *Apis Arg-met* **Arg-n** arn **Ars** ars-h ars-i ars-s-f arund asaf aur *Bapt* bar-c bell bry cact cadm-met *Calc* calc-p calc-s *Camph* cann-i **Carb-an** *Carb-v* carbn-o *Carbn-s Caust* cench cham cic cinnb clem cob coca **Cocc** cod *Coff* colch *Coloc* **Con** croc cub cupr dig digin dios euph euphr fago ferr ferr-ar ferr-i ferr-p fl-ac *Form* gels glon **Graph** grat ham hell helon hipp hyper ign iod *Kali-ar* kali-bi kali-c kali-n kali-p kali-s kali-sil lach lact lact-v laur **Lyc** m-ampt mag-m mag-s mang merc merc-c mez mill nat-ar nat-c nat-m nat-p *Nit-ac* **Nux-v** *Olnd* onos op **Ph-ac Phos** phys pic-ac *Plat Plb* prot psor *Puls* pyrog rhod rhus-t sabad *Sec* sep sil sphing spig stann stram stront-c strych-g sul-ac sulph sumb *Thuj* ulm-c upa verat verat-v viol-o vip zinc zinc-p
  • **right**: alum ant-c ant-t ars bar-c camph *Kali-bi* laur lyc mang nux-m petr rhus-t sep zinc
    : **then** left: coloc mill
  • **left**: bapt *Glon* graph kali-c lac-c med nat-c *Nat-m* ph-ac phos psor puls *Thuj* xan
    : **then** right: coloc mill
    : **walking**, only while: ph-ac
  • **daytime**: *Carb-an*
  • **morning**: alum dios nux-v sil
    : **bed**:
       : in bed | **agg**: alum calc-p mag-s
  • **forenoon**: am-m nat-c

- **Feet**: ...
  • **afternoon**: fago mang mez phos
    : **14 h**: mang
    : **16-20 h** | **chill**; with: lyc
  • **evening**: *Calc* phos puls zinc
    : **bed** agg; in: carb-an
  • **night**: am-m bry *Ferr* lyc mag-m zinc
    : **bed** agg; in: alumn *Calc*
  • **accompanied** by | **diabetes** (See GENE - Diabetes mellitus - accompanied - feet)
  • **alternating** with numbness of hands: **Cocc**
  • **ascending** stairs agg: nat-m
  • **chill**; with: bufo calc cedr *Cimx* ferr *Lyc* nux-m **Puls** sep stann stram
  • **crossing** legs agg: allox laur **Phos**●
  • **diarrhea** agg; after: merc-sul
  • **dinner**:
    : **after** | **agg**: *Kali-c* mill
    : **during** | **agg**: kali-c
  • **eating**; after: **Kali-c**
  • **excitement** agg: sulph
  • **lying** agg: caust sulph
  • **menses**; before: hyper
  • **motion**:
    : **agg**: bapt
    : **amel**: helm helon mill
  • **painful**: mag-m puls
  • **pressing** on the spine, when: *Phos*
  • **riding**:
    : **agg**: *Calc-p*
    : **cold** wind; in: ham
  • **sitting** agg: allox am-c *Ant-t* bry cadm-met *Calc* calc-p calc-sil cann-s caust cham coloc euph graph grat helon jug-c laur lyc mill nat-c *Phos Plat Puls* rhod sep sul-ac
  • **standing** agg: mang merc merc-sul *Sec*
  • **stooping** agg: coloc
  • **stretching** out: cham
  • **walking**:
    : **after** | **agg**: rhod
    : **agg**: ant-c graph ph-ac *Sec*
    : **air**; in open | **amel**: *Thuj*
  • **weather** agg; cold: prot
  ○ **Back** of feet: graph thuj
    • **walking** in open air agg: graph
  • **Heels**: *Alum* alum-sil arg-met ars-s-f caust chel con graph ign lyc nux-v rhus-t sep stict *Stram* stront-c thuj
    : **morning** | **rising** agg: stram
    : **sitting** agg: **Con**
    : **stepping** agg: *Alum* arg-met caust rhus-t
  • **Joints**: cann-i nat-m
  • **Outside** of: ars-s-f
  • **Sole** of: *Alum* alumn *Ars* bry *Cann-i* cann-xyz cham chel **Cocc** cupr eupi fl-ac helo helo-s laur lim merc-sul nat-c *Nux-v* olnd *Phos* plb puls raph rhus-t sapin *Sec* sep sulph syph thuj xan zinc
    : **left**: cann-i

Extremities

Numbness – Feet

- **Sole** of: ...
  : **evening**: sulph
  : **night**: cham
  : **needles**, as if walking on: eupi
  : **sitting** agg: **Cocc** laur thuj
  : **standing** agg: puls *Sec*
  : **walking**:
    : **agg**: cham helo helo-s olnd *Sec*
    : **amel**: puls zinc
  : **extending** to | **Thighs**: ars
  : **Hollow** of foot: bry merc-sul
- **Fingers**: abrot *Acon* act-sp aesc agar ail allox alum alum-sil am-c am-m ambr *Aml-ns* anac ang ant-t *Apis* aran arist-cl *Ars Ars-i* aster atro *Bar-c* bar-i bar-m bar-s bell bry bufo **Calc** calc-f calc-i calc-sil cann-s *Carb-an* carbn-o *Carbn-s Carl Caust* cham chel chlf *Cic Cimic Cimx* cina *Cocain* cocc coff colch *Con* cop croc crot-h cub *Cupr* **Dig** dios euph euphr *Ferr* ferr-ar *Ferr-i* ferr-p fl-ac gels gins **Graph** *Hep* hipp hydrc *Iod Kali-ar* kali-c *Kali-chl* kali-n kali-sil *Kreos* lach lath lil-t lipp **Lyc** m-arct m-aust mag-m mag-p mag-s merc merc-c merc-i-f morph mosch *Mur-ac* nat-m nat-p nit-ac nux-m nux-v ol-an olnd op *Ox-ac* paeon *Par* ph-ac **Phos Plat** *Plb* podo pop-cand prop prot psor ptel puls rhod **Rhus-t** sabin sarcol-ac sarr sars **Sec** *Sep Sil* spong stann staph stram stront-c sul-ac sul-i *Sulph* ter thal *Thuj* thyr upa verat verb zinc
- **one** side: cact ph-ac
- **right**: cann-i hydrc *Lil-t* nat-p *Plat* sep sulph thuj
- **left**:
  : **accompanied** by | **Heart** disease (See CHES - Heart; complaints - accompanied - fingers)
- **morning**: am-c caust cham dios *Ferr* kreos lyc merc phos puls rhus-t *Sulph*
  : **bed** agg; in: puls
  : **rising** agg: stram zinc
  : **waking**; on: *Phos*
- **forenoon**: fl-ac sulph
- **evening**: lipp sep ter
  : **lying** down agg: mag-m
- **night**: am-c kali-n *Mur-ac* puls
- **accompanied** by:
  : **Heart** disease (See CHES - Heart; complaints - accompanied - fingers)
- **air**, cold: nit-ac
- **carrying** load on arm: carl
- **chest** complaints: *Carb-an*
- **chill**; during: acon am-c am-m calc cedr chel *Cimx* cupr ferr hep lyc mur-ac ph-ac puls rhus-t sec **Sep** stann sulph thuj verat
- **convulsions**; between: *Sec*
- **eating**; after: *Con*
- **epilepsy**; during: cupr
- **fever**:
  : **before** an attack of intermittent: nux-v puls
  : **during** | **agg**: am-c ant-t *Calc* chel hep puls *Sec* sep sulph thuj
- **grasping** something agg: acon am-c calc
- **headache**; during: podo

Numbness – Fingers

- **Fingers**: ...
  - **perspiration**; during: am-m ant-t *Ars Calc Cham* chel hep nux-v puls **Sulph** thuj *Verat*
  - **playing** piano, while: sulph
  - **sitting** agg: *Cham*
  - **writing**; after: carl
  ▽ **extending** to | **Upward**: *Ars* iber
  ○ **First**: agar apis bar-c calc *Caust* euphr hura kreos lyc nat-m *Par* phos rhod *Rhus-t*
    : **left** hand: anac nat-m rhus-t thuj
    : **morning**: lyc nat-m *Rhus-t*
    : **chill**; during: ph-ac
    : **extending** to | **Arm**; up radial side of: anac carb-an phos
    : **Side** of: ph-ac
    : **Tip** of: graph spong thuj
  - **Fourth** finger: alum anac *Aran* arg-n calad calc-s coca com con dig dios eupi ign inul lipp lyc med nat-c nat-m op *Plat* sars sulph sumb thuj
    : **right**: inul lipp
    : **left**: calad dios sumb thuj *Vac*
    : **morning**: calc-s lyc
    : **waking**; on: lyc
    : **afternoon**: calc-s nicc
    : **evening**: lipp sulph
    : **bed** agg; in: sulph
    : **night**: nat-c
    : **rising** | **amel**: nat-c
    : **rubbing** | **amel**: lipp nat-c
    : **sitting**; after: alum
    : **waking**; on: coca lyc
    : **writing** agg: com
    : **Tip** of: plb
  - **Joints**: anac euphr *Lach* **Lyc**
  - **Second**: calc carbn-o dig euphr gamb lipp lyc mur-ac nat-m phos rat rhus-t
    : **morning**: lyc nat-m rhus-t
    : **night**: mur-ac
    : **air**; cold: phos
    : **Tip** | **left**: thuj
  - **Third** finger: alum anac ang *Aran* arg-n calc carbn-o com con dig eupi ign lipp lyc nat-m nicc op phys rat sabad sars sulph sumb thuj
    : **right**: lipp rat
    : **left**: dios sumb thuj
    : **morning**: lyc
    : **waking**; on: lyc
    : **afternoon**: nicc
    : **evening**: lipp
    : **19 h**: phys
    : **bed** agg; in: sulph
    : **night**: nat-c
    : **rising** | **amel**: nat-c
    : **sitting**; after: alum
    : **writing** agg: com
    : **Tip** of: thuj

▽ extensions | ○ localizations | ● Künzli dot

Numbness – Fingers

- **Tips**: acon act-sp ant-t *Apis* arg-met arg-n ars cann-s cann-xyz carb-an carb-v carbn-s *Caust* chel *Fl-ac* graph iber kali-bi kali-c kali-p *Kreos Lach* lath lyc mag-m mag-p mez mur-ac nat-m ox-ac ph-ac **Phos** plb rhus-t *Sec Spong* stann *Staph* sulph sumb syph tab tell thuj
  : **left | lying** on left side agg: iber
  : **morning**: kali-c *Lach*
  : **chill**; during: mur-ac stann
  : **heart**; with pain in: iber
  : **rubbing | amel**: mag-m
  : **stretching** hands, on: tell
  : **wet**; after getting: rhus-t
  : **whooping cough**; during: *Spong*
- **Forearms** (⟶ *Tingling - forearms*): **Acon** aesc agar ail aloe alum am-m ars-met bapt berb both-ax caps carb-an carb-v *Carbn-s* cedr *Cham* chin chinin-ar cinnb *Cocc* coloc com *Crot-c Cupr* dios euphr *Fl-ac Gels Glon* **Graph** helo hydrc *Kali-c* kali-n *Lyc* lyss mag-m med merc merc-sul *Nat-m Nit-ac* nux-v *Op Pall Plb Psor* puls rheum rhus-t sec sep stront-c *Sulph* tell thuj zinc
  - **right**: *Am-m* bell *Chin* coloc euphr hep *Nit-ac* sulph
  - **left**: **Acon** alum *Bapt* cinnb dios fl-ac kali-c med onos
  - **morning**: mag-m nux-v
  : **rising** agg; after: mag-m nux-v
  : **waking**; on: kali-c
  - **forenoon**: fl-ac zinc zing
  - **afternoon**, 17 h: phys
  - **night**: arg-n rhus-t sulph
  : **midnight**, after:
   : 5 h: fl-ac
   : **lying** on right side agg: fl-ac
  : **midnight**, before | 22 h: tell
  - **bending** agg: chin
  - **edematous**: chel
  - **grasping** something agg: **Cham**
  - **hangs** down, when: berb
  - **lying**:
   : **agg**: puls
   : **side**; on:
    : **left | agg**: sulph
   : **table** agg; lying on | **writing**; when: lyc
  - **motion | amel**: *Cinnb* puls
  - **painful**: com euphr
  - **raising** arm agg: *Puls* sep
  - **rubbing | amel**: sulph
  - **sitting** agg: fl-ac merc
  ▽ **extending** to:
   : **Finger**: pall
   : **Fourth** finger; tip of: cinnb
  ○ **Anterior** part: aloe cham fl-ac
  - **Lain** on: aesc
  - **Posterior** part: berb caj peti plb
  - **Radial** side: fl-ac
  - **Ulnar** side: rheum

Extremities

Numbness – Hands

- **Hands**: abrot *Acon* aesc aeth agar allox aloe alum alum-sil am-c ambr *Apis* arg-n arist-cl *Ars* ars-i ars-s-r asaf asc-t aster atro bapt bar-c bell borx both-ax bov bry bufo cact cadm-met cadm-s *Calc* calc-f calc-i calc-p calc-s calc-sil *Camph* cann-i cann-s carb-ac **Carb-an** *Carb-v* carbn-o *Carbn-s Caust* cedr cench cham chel cimic *Coca* **Cocc** cod *Colch* com *Con* croc **Crot-c** cub *Cupr* cycl cyt-l dios *Dulc* elaps euphr eupi *Ferr* ferr-ar ferr-p *Fl-ac* form *Gels* gins glon **Graph** guare hell helo hep hipp hydrc *Hyos Hyper* iber ign *Kali-ar* **Kali-c** kali-cy **Kali-n** kali-p *Kali-s* kali-sil *Lach* lil-t *Lyc* lyss m-arct m-aust mag-c mag-p manc mand med merc merc-c merc-i-f merc-sul *Mez* naja nat-c *Nat-m Nit-ac* nux-m *Nux-v Onos Op* ox-ac par *Phos* phys pic-ac plat *Plb Psor* ptel *Puls* pyrog raph rhod *Ruta* sarr *Sec* sep *Sil Spig* squil stram stront-c stry strych-g sulph sumb tela *Thuj* verat verat-v vip *Zinc* zinc-p
  - **alternating** sides: **Cocc** echi
  - **right**: alum am-c asc-t cann-s cycl elaps *Ferr-p Gels* graph *Hep* kali-p lil-t lyss merc nat-m nat-p nit-ac phos rhus-t rumx sil spig thuj
   : **then** left: *Cocc*
  - **left**: acon agar aloe asc-t aster *Bapt* cact carb-an con *Crot-h* dig dios euphr ferr fl-ac *Glon Graph Lac-c Lach Lat-m* med merc-sul mez naja nat-c *Nit-ac* phys phyt *Rhus-t* sars stry
   : **accompanied** by | **Heart** disease (See CHES - Heart; complaints - accompanied - hand)
   : **cold**; with right hand: *Ferr*
   : **menses**; during: *Graph*
  - **daytime**: apis *Zinc*
  - **morning**: *Carb-an* fl-ac *Kali-c* mag-c *Nit-ac Phos* prot sil *Spig Thuj*
   : 7 h: dios
   : **bed** agg; in: *Carb-an* fl-ac lyc nat-c nit-ac *Phos*
   : **waking**; on: alum calc-p *Ferr Kali-c Phos Zinc*
   : **washing** agg: *Carb-v*
  - **afternoon**: mez
  - **evening**: borx nux-m
  - **night•**: agar ambr ars-i bry carb-v kali-n lyc mag-m merc-pr-r pall prot sep **Sil**
   : **midnight**, after:
    : 4 h: nat-c
    : 5 h: fl-ac
   : **grasping** something agg: sep
   : **lain** on: am-c petr
   : **sleep** agg; during: croc
  - **accompanied** by:
   : **Heart** disease (See CHES - Heart; complaints - accompanied - hand)
  - **air**, cold: lyc
  - **alternating** with numbness of feet (See feet - alternating)
  - **carrying** anything: ambr sep
  - **chill**; during: *Apis Bry* calc *Cimx* dros ferr guare *Lyc* mur-ac nux-m nux-v petr ph-ac **Puls** sec *Sep* stann
  - **eating**; after: con lyc

Extremities

Numbness – Hands

- **excitement** agg: *Sulph*
- **exertion** agg: ruta
- **grasping** something:
  : **agg●**: *Calc Cham* cocc sep
  : **amel**: spig
- **heat** in stomach, with: con
- **lain** on: aesc am-c ambr graph *Kali-c* petr
- **lying**:
  : agg: ambr mag-c nat-m puls
  : **hard**; on something | agg: nat-m
- **menses**; during: *Graph* kali-n sec
- **motion**:
  : agg: bapt
  : **amel**: am-c *Apis* cann-s carb-an *Ferr* nat-m puls spig stront-c
- **one** hand numb, the other asleep: *Phos*
- **painful**: euphr mag-m
- **paralytic**: nit-ac
- **pocket**, on putting hand into: nat-m
- **prosopalgia**, side of: cocc
- **resting** hand on anything agg: nit-ac
- **resting** head on hand agg: squil
- **riding** in a carriage agg: form
- **sewing**, while: *Crot-h*
- **sitting** agg: am-c cadm-met graph merc
- **talking** agg: lyc
- **using**, on: graph
- **waking**; on: alum calc-p form manc mez
- **walking** agg: rhod
- **water**, after emersion in: carb-v sulph
- **wet**; getting:
  : agg: *Rhus-t*
  : amel: spig
- **writing** agg: agar *Zinc*
- ▽ **extending** to | **Arm**: agar aster dios fl-ac
- ○ **Back** of hands: caj lam laur med phos
- **Palms**: acon bry con kali-c lob-s op phos plb psor stram syph
  : **morning**: psor
- **Radial** nerve, distribution of: ph-ac
- **Ulnar** side: aran dig plb
  : **writing**; after: agar
- **Hips**: agar *Apis* ars-met bapt calc rhus-t sep staph
- ▽ **extending** to:
  : **Abdomen** | **standing** agg: staph sulph
- **Joints**: alum con ip *Led Lyc* plat puls rhus-t
- **cold** and wet; after exposure to: *Rhus-t*
- **rheumatism**; during: acon cham kreos led puls *Rhus-t*
- **Knees**: alum calc carb-v caust chin cinnb clem *Coloc* fl-ac graph kali-c lach meli merc-i-f nat-p onos petr phys *Plat* sep sulph thuj
  : **morning**: caust
  : **sitting** agg: sulph
- **evening** | **stooping** agg: *Coloc*
- **night**: graph
- **sitting**:
  : **after**: alum

Numbness – Legs

- **Knees – sitting**: ...
  : **amel**: bar-c
- **sleep** agg; during: graph
- **walking** rapidly agg: kali-c
- ▽ **extending** to:
  : **Scrotum**: bar-c
  : **sitting** down | **amel**: bar-c
- ○ **Hollow** of knee: onos
- **Legs**: acet-ac *Acon* agar ail aloe *Alum* alum-p alum-sil alumn *Am-c* am-m ambr anac anan ang *Ant-c* ant-t *Apis Aran Arg-met Arg-n* arn *Ars* ars-i asaf asar aster atro bapt bell borx bov bry bufo cact *Calc* calc-f calc-i *Calc-p* camph canth *Carb-an* carb-v *Carbn-s Caust* cedr cham chin chinin-ar chlol cic *Cocc Coloc* **Con** *Crot-h* cupr cupr-ar dig dios dulc eup-per *Eup-pur* euph euphr fago ferr ferr-ar ferr-i ferr-p glon gnaph **Graph** *Ham* hep *Hyper* ign iod ip *Kali-c* kali-p kali-sil kalm lac-c lach lact laur led **Lyc** m-arct m-aust mag-m med meph *Merc* Merc-c mez nat-m nit-ac nux-m **Nux-v** *Onos* Op Ox-ac peti *Phos Phys Phyt* pic-ac **Plat** plb *Psor Puls* rhod **Rhus-t** rumx samb sec **Sil** spong stram sul-i sulph tab *Tarent* thuj verat-v vip zinc
- **one** side and pain in the other: sil
- **right**: alum alumn apis cedr dios eup-per eup-pur kali-c lac-c lyss sabad tarent zinc
  : **then** left: spong
- **left**: *Arg-n* asar borx cann-i *Crot-h Crot-t* dios fl-ac hep *Hyper* lac-c *Lil-t* lyc med nicc onos *Phos* puls pycnop-sa sep stram thlas
  : **lying**:
  : **back**; on | **agg**: nicc
  : **side**; on:
  : **left** | **agg**: *Phos*
- **daytime**: *Carb-an*
- **morning**: *Ambr* caust dios hep nicc
  : **bed** agg; in: *Ambr* hep nicc
- **noon**: spong
  sleep agg; after: spong
- **afternoon**: bov fago nicc
- **evening**: *Calc* dios hyper merc-c *Plat*
  : **lying** on it; while: alum
  : **sitting** agg: *Calc* dios graph *Plat*
- **night**: alum *Am-c* kali-c merc nit-ac phos zinc
  : **bed**; when going to: psor
- **accompanied** by | **spinal** meningitis (See BACK - Inflammation - membranes - accompanied - lower)
- **air**; in open | **amel**: pic-ac
- **bed** agg; in: plat zinc
- **chill**; during: eup-pur *Nux-v*
- **convulsions**; before: plb
- **crossing**, while●: *Agar* allox carb-an *Crot-h* laur phos sep
- **diarrhea** agg; after: merc-sul
- **excitement** agg: *Sulph*
- **gouty**: *Acon*
- **lain** on: am-c
- **lying**:
  : agg: aloe bell phos sumb

1434   ▽ extensions | ○ localizations | ● Künzli dot

Extremities

Numbness – Legs

- **lying**: ...
  - **leg** agg; on: alumn
  - **menses**; during: **Puls**
- **motion** agg: laur
- **rising**:
  - **agg**: puls (non: sulph)
  - **sitting**; from | **agg**: *Puls*
- **rubbing** | **amel**: stram
- **sitting**:
  - **after**: Acon *Graph* lyss
  - **agg**: acon agar am-c am-m *Ant-c* bad brom *Calc* calc-sil chin con *Crot-h* grat ign lyc nicc nux-v petr *Phos Plat Puls* sul-ac
- **sleep** agg; after: *Spong*
- **standing** agg: am-c nux-v
- **stretched**, when: cham
- **walking**:
  - **agg**: *Coloc* petr *Rhus-t Sep* thuj
  - **sitting**; after: nux-v
- **weather** agg; cold: apis
○ **Calves**: acon ars ars-s-r berb *Bry* cham coll *Coloc* dulc graph lach nux-v phos plat *Sec* sil trios verat verat-v
  - **afternoon**: dulc
  - **evening**: dulc
- **Tibia**, about: kalm
- **Lower** limbs: acet-ac acon agar ail aloe *Alum* alum-p alum-sil alumn am-c *Ambr* ang ant-c ant-t *Apis Arg-met Arg-n* arn ars ars-i ars-s-r asaf asar aster aur aur-ar aur-s *Bar-c* bell berb bov bufo *Calc* calc-i *Calc-p* calc-s camph cann-i *Canth Carb-an Carb-v* carbn-s caust cham *Chel* chin chinin-ar *Chinin-s* cic cimic cocc colch coloc *Con* croc crot-h cupr cupr-ar der dulc euph euphr ferr fl-ac **Gnaph Graph** guaj guare hyper ign iod kali-ar *Kali-bi Kali-br* **Kali-c** kali-n kali-p *Kali-s* kali-sil kreos lac-c lact lat-m led *Lyc* lyss m-ambo m-arct mang med *Merc* merc-c mez morph mosch naja nat-m nat-s nit-ac nux-m *Nux-v* olnd *Onos* op ox-ac *Petr* ph-ac *Phos Pic-ac* plan plat **Plb** psil psor **Puls** rheum *Rhod Rhus-t* samb *Sec Sep* sil *Spong* squil sul-ac sulph **Tarent** ter teucr thuj thyr urt-u *Verat* vip
  - **right**: alumn cedr eup-per **Kali-c** nux-m sil sul-ac sulph zinc
    - **accompanied** by | **left** arm; numbness of (See upper limbs - left - accompanied - right)
  - **left**: cupr-ar kreos lac-c med *Meny* nat-m phos psor sep sulph thlas
    - **accompanied** by | **right** arm; numbness of (See upper limbs - right - accompanied - leg)
  - **morning**: phos
    - **bed** agg; in: *Aur Sulph* teucr
  - **afternoon** | **sitting** agg: teucr
  - **evening**: mez sil sulph
    - **sitting** agg: sil
  - **night**: alum *Calc-p* graph ph-ac
  - **accompanied** by | **Meninges** of spine; inflammation of (See BACK - Inflammation - membranes - accompanied - lower)

Numbness – Thighs

- **Lower** limbs: ...
  - **alternating** with:
    - **sciatica** (See Pain - lower limbs - sciatic - alternating with - numbness)
  - **ascending** stairs agg: nux-m
  - **chill**; during: con
  - **crossing** the legs, when: agar alum ambr ang *Carb-an Crot-h* fl-ac kali-c laur plat psor rad-br rheum sabad sep squil
  - **eating**; after: kali-c
  - **exertion**; cramping numbness during: alum
  - **gouty** limbs: *Acon*
  - **kneeling**, after: op opun-s (non: opun-v)
  - **lain** on: alumn am-c bufo *Carb-an Rhus-t*
  - **lying** agg: aur kali-c sulph
  - **menses**:
    - **before** | **agg**: ang podo
    - **during** | **agg**: carb-an hyos *Kali-n* **Puls** *Sec*
  - **pain**; after: cocc
  - **rest**; after: op opun-s (non: opun-v)
  - **riding** agg: *Calc-p*
  - **sitting**:
    - **after**: sep
    - **agg**: *Ant-c Ant-t* calc *Calc-p* calc-sil chin con crot-h euph euphr *Graph* kali-c lyc lyss nux-v ph-ac plat sep sil sulph teucr
  - **sleep** | **siesta**; during: *Nat-m*
  - **standing** agg: sep
    - **long** time; for a: puls
  - **stool** agg; after: trios
  - **walking** agg: *Alum* **Kali-n** *Plb Rhus-t Sep Thuj*
  - ▽ **extending** to | **Waist**-line: *Calc-p*
  - ○ **Joints**: mosch
  - **Side** of affected ovary: apis
- **Nates**: allox *Alum Calc-p* caust dig plb raph spong sulph
  - **accompanied** by | **coldness** of nates (See Coldness - nates - accompanied - numbness)
  - **rising** after sitting; on: calc-p
  - **sitting** agg: *Alum Calc-p* dig guaj *Sulph*
- **Paralyzed** parts: phys
- **Shoulders** (↗*Tingling - shoulders*): acon alumn bell caust cocc ferr fl-ac kali-bi merc ox-ac plb *Puls* sep *Urt-u* zinc
  - **left**: merc-i-f rhus-t xan
  - **morning**: zinc
  - **night**: sep
  - ▽ **extending** to:
    - **Fingers** | **Tips**: ox-ac
  - **Side** not lain on: fl-ac
- **Thighs**: acon allox aloe *Ars* asar aster berb bry cadm-s *Calc* canth carb-v carbn-s carc chel chin cic colch *Con* crot-h dig euph euphr **Ferr** *Fl-ac* glon **Graph** guaj hep ign iod kali-bi *Kreos Lac-d* m-aust *Med* meny merc nit-ac nux-m nux-v oci os-ac phos plat *Plb* podo samb sec *Spong* tep thuj
  - **right**: allox bry calc-f fl-ac
  - **left**: lyc med phos
  - **evening** | **crossing** legs; when: fl-ac

All author references are available on the CD   1435

Numbness – Thighs

- **night**: plb
- **crossing** legs agg: fl-ac nux-m
- **exertion**:
  : **agg**: carc
  : **amel**: carc
- **heat**; during: ferr graph spong
- **lain** on, one: tell
- **lying** agg: merc
- **menses**; before: podo
- **motion**:
  : **beginning** of | **agg**: allox
  : **continued** motion | **amel**: allox
- **paralytic**: acon
- **rising** from sitting agg: chin sulph
- **sitting** agg: allox graph merc puls sil thuj
  : **eating**; after: ign
- **sleep**, short: (non: carc)
  : **amel**: carc
- **standing** agg: chin
- **walking** agg: carb-v
- ▽ **extending** to:
  : **Foot**: con
  : **Knee**: allox
- ○ **Anterior**: chel *Lac-d* plan plat plb sec
- **Outer** side: caj lac-d *Plb* stram
- **Thumbs**: alum calad cann-i *Caust* cina euphr hura kali-c nat-m op plat plb stront-c stry verb zinc
  - **right**: cann-i ox-ac plb
  - **left**: alum calad nat-m
  - **morning**: kali-c nat-m plat
  - **afternoon**: alum
  - **painful**: *Caust*
  - ○ **Balls**: coll gamb lam
  - **Proximal** joint: cina
  - **Tip** of: cina phos zinc
- **Toes**: abrot *Acon* allox alum-sil apis **Arn** *Ars* benz-ac *Calc* camph carb-v *Caust Cham Chel* colch *Con* crot-h cub cycl fago glon *Graph* lach lyc m-aust nat-m *Nat-s* nux-v ph-ac *Phos* plb puls pycnop-sa sabad *Sec* sil sulph thal thuj
  - **morning**: lyc
  - **prickling**; hot: acon
  - **walking** agg: *Acon Caust* cycl ph-ac
  - ▽ **extending** to:
    : **Other** parts: thal
    : **Upward**: *Ars* thal
  - ○ **First**: ars calc cham nat-c nat-s nux-v rad-br
    : **morning**: nat-s
    : **sitting** agg: nat-s
    : **afternoon**: nat-c
  - **Tips**: acon phos tab
    : **beginning** in: tab
- **Upper** arms (↗*Tingling - upper arms*): am-c bry cact carb-ac carbn-s croc fl-ac hura inul kali-c lat-m mag-m merc plat
  - **morning** | **bed** agg; in: merc
  - **sitting** agg: merc
  - ○ **Deltoid**: plb

Extremities

Numbness – Upper limbs

- **Upper** limbs (↗*Tingling - upper limbs*): abrom-a abrot **Acon** aesc *Aeth* agar ail allox *Alum* alum-p alum-sil *Alumn* am-c am-m *Ambr* amyg anac **Apis** aran arg-met arg-n ars ars-i ars-s-f aster aur aur-ar bapt *Bar-c* bar-i bar-s bell berb borx bom *Bufo Cact* calc calc-p cann-i canth caps *Carb-an Carb-v* carbn-o **Carbn-s** castor-eq caust cedr *Cham* chel chinin-ar chr-ac cic cimic cinnb **Cocc** cod colch *Con Croc Crot-c Cupr* cupr-ar *Cur* dig dios dros *Dulc* euph euphr fago *Fl-ac Gels* glon **Graph** *Guaj* hell helo *Hep* hura hyos hyper iber *Ign* iod kali-ar kali-bi *Kali-c* kali-m **Kali-n** kali-p *Kali-s* kali-sil kreos lac-c *Lach* lat-m led lepi lil-t *Lyc* lyss m-ambo m-arct m-aust *Mag-m* magn-gr med meph merc merc-c merc-i-f nat-m nat-p nat-s nit-ac *Nux-v* ol-j *Olnd Onos* **Ox-ac** *Pall* par petr *Phos* phys **Plat** *Plb* psil *Psor Puls* pyrog *Rhod* **Rhus-t** sarr *Sec Sep* sil *Spig* stann stront-c *Sulph* sumb tarent tep teucr *Thuj* tub urt-u verat vip xan **Zinc**
- **right** (↗*Tingling - upper limbs - right*): am-c am-m ars bell calc cann-xyz carbn-ar castor-eq chel chin graph *Hep* kali-bi **Kali-c** kali-n kali-p lach *Lil-t Lyc* lyss mag-m merc merc-i-f mur-ac nat-p nit-ac paraf phos phys phyt scop *Sil* thuj *Verat*
  : **accompanied** by:
  : **Eye**:
  : **left** | **pain** over left eye; neuralgic: mur-ac
  : **Leg**; numbness of left: ars kali-c
  : **aphasia**; with (See MIND - Aphasia - upper - numbness - right)
  : **heart** disease; in: lil-t
  : **lying**:
    : **side**; on:
    : **left** | **agg**: *Mag-m*
    : **right** | **agg**: *Am-c Ars Carb-v* fl-ac petr *Spig*
  : **extending** to:
  : **left**: zinc-ar zinc-i
- **left** (↗*Tingling - upper limbs - left*): *Acon* aesc ail alum ambr anac apis *Bar-c* bufo **Cact** calc calc-p caust cham cinnb cupr-ar dig glon *Graph* kali-c kali-n kalm kreos lac-c *Lach* lat-m mag-s *Med* meph mill muru naja nat-m nicc nux-v pall petr *Phos* psor puls pycnop-sa rhod rhus-t spig sulph sumb tarax tarent thlas xan
  : **accompanied** by:
  : **right** leg; numbness of: *Tarent*
  : **Heart** disease (See CHES - Heart; complaints - accompanied - upper - left - numbness)
  : **lying** on it; from: cact *Nat-m*
  : **paralysis** of whole left side; with: bapt
- **daytime**: ambr anac
  : **rest** agg: ambr
- **morning**: am-c crot-h fl-ac mag-m nux-v peti phos psor puls zinc
  : **bed** agg; in: *Kali-c*
  : **waking** agg; after: mag-s
  : **lying**:
    : **arm** agg; on: arg-met
    : **Arm** under head; with: ph-ac
  : **pain** in region of heart: pall

1436   ▽ extensions | ○ localizations | ● Künzli dot

Extremities

Numbness – Upper limbs

- **morning**: ...
  - **waking**; on: aur calad fl-ac kali-c *Mag-m* mag-s nit-ac psor teucr zinc
- **forenoon**: fl-ac mill zing
  - **10 h**: zing
- **afternoon**: alum-sil calc-p carl nicc teucr
- **evening**: borx bry lyss merc-c phos plb
  - **19 h**: *Phys*
  - **20 h**: cinnb
  - **lying down** agg: mag-m
- **night**: abrom-a am-c *Ambr* arg-n carb-v caust cham cop *Croc* hep hyper *Ign* kali-c kali-n *Lyc* mag-m merc nit-ac *Nux-v Pall* petr ph-ac phos puls sep sil
  - **midnight**, before | **22 h**: fl-ac
  - **lying** on it: cop hep petr
  - **sleep** agg; during: bros-gau croc
- **accompanied** by:
  - **Heart**:
    - **disease** (See CHES - Heart; complaints - accompanied - upper - left - numbness)
    - **pain** (See CHES - Pain - heart - region - accompanied - upper - numbness)
- **bed**:
  - **going** to bed | **when**: psor
  - **in** bed | **agg**: carb-an *Ign* mag-m phos
- **carrying** anything, when: *Ambr*
- **clothes** too tight; as if: paraf
- **cold** agg; becoming: sumb
- **colic**; with: aran
- **convulsions**; between epileptic: cupr
- **covers**, under: sep
- **eating**:
  - **after** | **agg**: cocc *Kali-c*
  - **while** | **agg**: cocc
- **exertion**:
  - **after**:
    - **agg**: sulph
    - **violent** exertion: *Kali-c*
  - **agg** | **cramping**: alum
- **fever**; during intermittent: agar am-m ars-s-r cocc merc-sul zinc
- **grasping** anything firmly: am-c **Cham** chin cocc
- **hanging** down, when: berb
- **holding** anything in hands: *Apis* com puls
- **laying** arm on table: bar-c
- **leaning** on it: ambr hep petr sil sumb
- **lying**:
  - **agg**: abrom-a aur caust merc rumx sulph
  - **arm** agg; not lying on: fl-ac mag-m
  - **arm** agg; on●: *Ambr* arg-met ars *Bar-c* bufo *Calc* calc-sil carb-an *Carb-v* cop *Graph* hep ign *Kali-c Lach Nat-m* pall petr *Phos* **Puls** *Rhus-t* sep *Sil Spig* staph sulph sumb
  - **back**; on | **agg**: kali-n
- **measles**; during: zinc
- **menses**; during: graph kali-n sec
- **motion**:
  - **agg**: plb ruta

Numbness – Upper limbs – **motion**: ...
  - **amel**: *Ambr Apis* aur dros merc mim-h phos rumx sep sulph
- **pain** in arm, with: kali-n phos
- **raising** them: allox lyc
  - **upright**: *Puls* sep
  - **amel**: ars puls
- **resting** head on arm agg: ph-ac *Phos Rhus-t* sep
- **resting** on arm agg: ambr carb-an fl-ac *Sil*
- **riding** in a carriage agg: form
- **scratching** agg; after: sulph
- **sitting** agg: alum *Graph* lyc nicc *Teucr*
- **sleep** | **siesta**; during: graph
- **using** it: *Puls Spig*
- **weather**, cold: *Kali-c Sumb*
- **working** agg: form phos
- **writing** agg: cere-b *Merc-i-f* spig
- ▽ **extending** to | **Thumb**: sumb
- ○ **Anterior** part: plan
- **Side** not lain on: fl-ac mag-m
- − **Wrists**: acon bov carb-v corn croc fil hipp hura ign kali-n lyc *Plb* **Zinc**
- **right**: *Viol-o*
- **morning** | **bed** agg; in: hipp
- **measles**; during: **Zinc**
- ▽ **extending** to:
  - **Fingers**: viol-o
  - **Hand**: viol-o

ODOR of feet offensive, without perspiration
(↗*CHES - Perspiration - axilla - offensive; GENE - Odor of; GENE - Odor of - offensive)*: bar-c   fl-ac   *Graph Kali-c Lyc Nit-ac* phos sep *Sil* sulph thuj zinc

ONYCHIA (See Felon - root)

ONYCHOPHAGY (See MIND - Biting - nails)

OOZING from edematous legs: *Graph*   hep   **Lyc** tarent-c

ORGASM (See Blood - rush)

OSTEOPOROSIS (↗*GENE - Osteoporosis)*: cortiso dys mucor
- **injury**; after an: cortiso

OWN; as if legs were not his: *Agar Bapt* op sumb

PAIN: *Abrot* absin *Acon Act-sp Aesc* aeth **Agar Agn All-c** all-s allox *Aloe Alum* alum-p alum-sil alumn am-c **Am-m** ambr ammc ampe-qu anac anan ang *Ant-c* ant-t anthraci antip aphis *Apis* apoc apoc-a arg-met arg-n arist-m *Arn* **Ars** arsh-h ars-i ars-s-f arund asaf asar asc-t aster *Aur* aur-ar aur-i aur-m aur-s aza *Bad Bapt* bar-act bar-c bar-s **Bell** bell-p benz-ac berb beryl bism *Bol-la* both bov bran bros-gau **Bry** bufo but-ac cact cadm-met *Calc* calc-f calc-i calc-p calc-s calc-sil camph cann-i cann-s canth caps *Carb-ac* carb-an carb-v carbn-h carbn-o carbn-s carc card-m *Carl Caul* **Caust** cedr *Cham* **Chel** *Chin* chinin-ar *Chinin-s* chlor cic cimic *Cina* cinch cinnb *Cist* cit-v *Clem* cob coc-c coca cocc coff **Colch** *Coloc* con cop *Corn* corn-f cortiso croc crot-h crot-t cupr *Cur* cycl cyt-l *Daph* dig

Pain — Extremities — Pain – evening

Pain: ...
digin dios *Dros Dulc* echi elaps *Elat* eucal **Eup-per** eup-pur euph eupi eys fago *Ferr* ferr-ar ferr-i ferr-p fl-ac form *Gels* gins glon *Graph Guaj* guare ham hedeo *Hell* hep hip-ac hippoz hist hydr hydrc hyos hyper ign ind indg *Ip* iris jal jatr-c jug-c **Kali-ar** *Kali-bi* kali-br *Kali-c Kali-i* kali-m kali-n kali-p **Kali-s** kali-sil **Kalm** kiss *Kreos* lac-ac **Lac-c** lach lachn lact lam lat-m *Laur Lec* led lepi lil-t lith-c **Lyc** lycps-v *Lyss Mag-c Mag-m Mag-p* mag-s magn-gr manc mand **Mang** *Mang-act* **Med** meny meph **Merc** *Merc-c* merc-d merc-i-f merc-i-r merl mez **Mill** *Mim-p* mosch *Mur-ac* myric naja *Nat-ar Nat-c* nat-f nat-hchls nat-m *Nat-p* nat-s *Nit-ac* **Nit-s-d** *Nux-m* **Nux-v** oci-sa *Ol-an* olnd op osm ox-ac paeon pall par petr *Ph-ac Phos* phys **Phyt** *Pic-ac* plan plat **Plb** plect podo psor ptel **Puls** puls-n pyrog quas rad-br ran-a ran-s raph rauw **Rhod Rhus-t** rhus-v *Ruta* sabad sabin sal-ac *Samb Sang* sarcol-ac *Sars Sec* sel senec sep sil sol-ni solid **Spig Spong** squil *Stann* staph *Stel Still* stram stront-c stroph-s *Stry* sul-ac **Sulph** sumb *Syph* tab tanac tarax tarent tax tell *Thal* thea ther thuj thyr til tril-p tub tub-m tub-r *Valer* vario **Verat** *Verat-v* verin vero-o vinc vip x-ray xan zinc zinc-p zinc-s zing
- **one** side: ambr **Ars**
  - tearing pain: ambr **Ars**
- **alternating** sides: **Lac-c**
- **right**: caust *Form* guat **Lyc**
  - neuralgic:
    : accompanied by | **suppression** of urine (See KIDN - Suppression - accompanied - neuralgic)
  - sore: caust
  - then left: bell *Form* **Lyc** mez sang sulph
- **left**: *Aesc* cocc mez nat-ar *Sumb*
  - aching: *Sumb*
  - drawing pain: cocc mez
  - shooting pain: aesc
  - stitching pain: *Aesc*
  - then right: *Colch* elaps kali-c *Kreos* **Lach** naja nit-m-ac phyt *Plan* rhus-t
O **Arm** and leg: form
  : tearing pain: form
  - **Arm** and right thigh: agar
  : tearing pain: agar
- **daytime**: sulph
  - sore: sulph
- **morning**: acon acon-l aesc apoc arg-n *Aur* calc-p cinnb clem cob-n coch hep kali-bi lyc meph **Nux-v** phos RHUS-T sulph
  - **6 h**: ptel
  : sore: ptel
  - **7 h**: myric
  : aching: myric
  - bed agg; in: *Aur* coch *Nat-hchls Nux-v* **Puls** *Rhus-t* Staph Zinc
  : sore: *Aur Rhus-t Staph Zinc*
  : stitching pain: *Nat-hchls*
  - burning: phos
  - drawing pain: acon acon-l calc-p

- **morning**: ...
  - rising:
  : after:
  : agg: carb-v *Nat-m* sulph
  . sore: carb-v *Nat-m* sulph
  : amel: *Aur*
  : sore: *Aur*
  - shooting pain: kali-bi
  - sore: aesc apoc arg-n *Aur* clem **Nux-v** sulph
  - stitching pain: *Kali-bi* phos
  - tearing pain: hep lyc meph
  - toward: *Ars* bov *Kali-c Nux-v* rhus-t thuj
  - waking; on: aesc arg-n aur carb-v *Hep Nux-v* op *Puls* sulph tell til zinc
  : drawing pain: *Aur Hep Nux-v*
  : sore: lyc zinc
  : tearing pain: carb-v *Hep*
- **forenoon**: am-c mag-m merc nat-ar plan
  - aching: am-c nat-ar
  - drawing pain: merc
  - sore: mag-m
- **noon**: bry sulph
  - until midnight: bell mag-s rhus-t
  - sore: sulph
- **afternoon**: aq-pet calc cina cob gels glon kali-c lyc lycps-v nit-ac pall plan ptel staph thuj
  - **13.30 h**: pert-vc
  : stitching pain: pert-vc
  - **16 h**: elaps
  : stitching pain: elaps
  - aching: aq-pet nit-ac ptel
  - burning: gels
  - drawing pain: calc lyc
  - sleep agg; after: con
  - sore: con
  - sore: cina cob kali-c pall *Staph* thuj
  - stitching pain: plan
- **evening**: am-c am-m apoc *Ars* ars-s-f *Bell* cact calc calc-p cob-n colch coloc dulc *Ferr* ferr-i *Kali-s* **Kalm** *Led* mag-s par petr ph-ac plan **Plb** *Puls Rhus-t* sil sol-ni sul-ac sulph
  - **18 h**: **Rhus-t**
  : drawing pain: **Rhus-t**
  - **21 h**: mag-s
  : drawing pain: mag-s
  - bed agg; in: carb-v con *Ferr*
  : burning: carb-v
  : tearing pain: con *Ferr*
  - drawing pain: calc-p coloc led mag-s ph-ac *Puls* rhus-t **Sulph**
  - lying down:
  : after | agg: *Ars*
  : agg: petr
  : sore: petr
  - sitting agg: am-m
  : tearing pain: am-m
  - sleep; before: sulph
  : stitching pain: sulph

1438 ▽ extensions | O localizations | ● Künzli dot

Pain – evening **Extremities** Pain – chill

- **sore**: am-c ferr-i petr sil
- **stitching** pain: *Ars* calc *Dulc Led* par plan plb sil
- **tearing** pain: *Ars Dulc Ferr* mag-s **Puls** sul-ac sulph
- **night**: acon *Agar* alum alum-p alum-sil am-c arn *Ars* ars-s-f *Asaf Aur* aur-ar bell beryl bry calc carb-v **Cham** cinnb cit-v dulc eupi *Ferr Fl-ac* gels graph *Hep* kali-bi *Kali-c Kali-i* kali-m kali-s kalm *Lach* led lyc **Merc** *Merc-i-f* merc-sul *Mez* nat-m *Nit-ac Nux-v* phos *Phyt* **Plb** podo *Puls Rhod Rhus-t* sabin *Sars Sil Sulph* syph thuj *Tub*
  - 2-3 h: **Kali-c**
  - **stitching** pain: **Kali-c**
- **midnight**: sulph
  - **before**: bry
  - **after**: *Ars* ars-s-f gels *Merc Sars Sulph Thuj*
  - 2-3 h: **Kali-c**
  - 4 h: gels *Lyc*
  - **sore**: *Lyc*
- **aching**: am-c *Aur Merc Nux-v* podo
- **bed**: stroph-s
  - **driving** out of bed: aur **Cham Ferr Merc** syph
  - **tearing** pain: *Cham Ferr Merc Nux-v*
- **burning**: kali-c
- **cramping**: phos
- **crampy**: phos
- **drawing** pain: bell calc **Carb-v** *Cham* cit-v graph hep *Lyc* merc *Nux-v Puls Rhod* **Rhus-t** sabin
- **gnawing** pain: nit-ac
- **motion | must** move: syph
- **sleep** agg; after: cycl
  - **sore**: cycl
- **sore**: nat-m *Nux-v*
- **stitching** pain: beryl *Dulc Ferr Hep Sil*
- **sunset** to sunrise; from: syph
- **tearing** pain: *Calc* carb-v *Cham Dulc* eupi *Ferr Hep Lyc* nux-v *Puls Rhod* **Rhus-t** sabin sars *Tub*
- **aching**: aesc *Agar* all-c allox all-s am-c *Ant-c* apis apoc *Arn Ars Aur* aza *Bapt Bell* bov *Bry* but-ac calc *Calc-p* calc-sil cann-i *Carb-v* carc *Carl* caust *Cham* chin chinin-ar *Cimic Cocc Con* cupr *Cur* cycl echi eucal **Eup-per** fago ferr ferr-ar *Gels* glon ham hedeo hell *Hydr* hydrc **Ip** jal jug-c *Kalm* lac-ac lac-s lach lec led *Lyc* lyss *Merc* merc-c mez mosch *Mur-ac* myric naja nat-ar *Nat-m* nit-ac **Nux-v** oci-sa osm *Phyt* plb podo ptel **Puls** *Pyrog* quas *Rad-br* ran-s *Rhod* **Rhus-t** *Samb* sec sil staph *Stel* still stram stront-c stroph-s stry sumb *Syph* tell thyr *Tub* tub-m *Verat* x-ray zinc
- **cold**; as from: nit-ac
- **wandering** pain: chinin-ar
- **air**; draft of:
  - **agg**: ant-c bufo calc-p **Caust** con daph graph *Kalm* phos *Rhus-t* sep
  - **warm** draft agg; even a: *Sel*
- **air**; in open:
  - **amel**: **Kali-s Puls** sabin
  - **drawing** pain: sabin
- **alternately** in arms and legs: merc-i-r

- **alternating** with:
  - **chill** and heat: brom
  - **delirium** (See MIND - Delirium - alternating - limbs)
  - **eruptions**: crot-t lyc staph
  - ○ **Face**; pain in (See FACE - Pain - alternating with - limbs)
- **amputations**; after (↗*Injuries - fingers - amputated; GENE - Pain - amputation)*: acon all-c am-m arn asaf bell cupr hell *Hyper* ign kalm med ph-ac ran-b spig staph symph verat
- **appearing** and disappearing:
  - **gradually**: *Stann*
  - **suddenly**: kali-bi
- **ascending** stairs agg: *Calc* phos
  - **sore**: phos
- **beaten**; as if (↗*sore)*: arn
- **bed** agg; in: carb-v carl fago led **Merc**
  - **aching**: carl **Merc**
  - **burning**: carb-v fago led
- **bed**, in contact with: **Arn** aur bapt merc-ns *Nux-v* pyrog *Rhus-t*
  - **sore**: **Arn** aur bapt merc-ns *Nux-v* pyrog *Rhus-t*
- **beginning** with a jerk: *Cocc*
  - **drawing** pain: *Cocc*
- **blow**; pain as from a: ruta
- **boring** pain: *Carb-v* cocc coloc *Mez* plan
- **broken**; as if: aeth agar carl **Cocc Eup-per** *Ip* nat-m plb raph ther tril-p
- **bruised** (See sore)
- **burning** (↗*Heat; Heat - feet - burning)*: abrot agar aloe alum-sil anac *Ars* arund asaf *Bell* cadm-met calc-f cann-i carb-an *Carb-v* carbn-s cham chin chinin-ar cocc coloc dros eys hip-ac hist *Kali-ar* kali-br kali-c kali-p kreos lat-m laur led nit-ac *Ph-ac* phos plan plat plb rauw sec staph syph tarent vip zinc
- **accompanied** by | **lungs**; inflammation of (See CHES - Inflammation - lungs - accompanied - extremities)
- **wandering** pain: plat
- **chill**:
  - **after**: puls
  - **drawing** pain: puls
  - **before**: **Arn** *Calc Carb-v Cina* **Eup-per** lyc nux-v *Plb* rhus-t tub
  - **boring** pain: *Carb-v*
  - **drawing** pain: tub
  - **stitching** pain: calc *Plb* rhus-t
  - **tearing** pain: carb-v
- **during**: *Acon* allox ang aran arn **Ars** ars-s-f asaf aur aur-m *Bapt* bar-c bell bol-la borx **Bov** bry *Calc* calc-s canch canth *Caps* carbn-s caust chin *Chinin-s Cimx Cina Cocc* coff **Coloc** cycl *Dulc* **Eup-per** *Eup-pur Euph Ferr* form formal *Gels Graph* hell *Hep Ign* **Ip** *Kali-ar Kali-c* **Kali-n** *Kali-s* kali-sil kreos lach led **Lyc** merc *Mez* mur-ac *Nat-ar* nat-m nat-s **Nux-v** *Op* petr *Ph-ac* phel phos plb *Psor* **Puls Pyrog** ran-b **Rhus-t** sabad **Sep** sil squil stram sulph *Tub* verat xan

Pain – chill | Extremities | Pain – exertion

- **during**: ...
  : **aching**: aran arn ars **Eup-per** *Ip* nat-m *Nux-v* *Pyrog* *Rhus-t* sabad tub
  : **drawing** pain: *Ars* ferr hell lyc *Merc Nux-v* ph-ac *Puls* **Rhus-t** tub
  : **sore**: *Arn Bapt* bell eup-per *Nux-v Rhus-t Tub*
  : **stitching** pain: *Ars Hep* lyc psor *Rhus-t*
  : **tearing** pain: **Ars Bell** *Caps Ferr* graph hell *Hep Kali-c* kali-s led **Lyc** *Nux-v* ph-ac phos *Puls* **Rhus-t** *Sabad* sulph *Tub*
- **chronic**: *Stront-c*
  - **sprained**; as if: *Stront-c*
- **coffee** | **amel**: arg-met
- **coition**; after: **Sil** tub
  - **aching**: tub
  - **sore**: **Sil**
- **cold**:
  - **agg**: bry *Calc* calc-p *Ferr* kali-bi
  - **air** agg: **Ars** daph kali-ar **Kalm** rhus-t *Sel* sep *Tarent*
  : **shooting** pain: daph
  - **applications**:
  : **agg**: agar nux-m
  : **amel**: ang apis bell *Guaj Lac-c* **Led Puls** sabin **Sec** syph thuj tub
  - **drinks**:
  : **agg**: *Cocc*
  : **tearing** pain: *Cocc*
  - **exposure** to:
  : **agg**: phos
  : **burning**: phos
  - **food**:
  : **agg**: *Cocc*
  : **tearing** pain: *Cocc*
  - **food** and drink | **tearing** pain (See drinks - agg. - tearing; food - agg. - tearing)
  - **water**:
  : **agg**: ant-c *Ars Form Phos Rhus-t Tarent*
  : **amel**: *Puls*
  - **wet**: *Calc*
  ○ Paralyzed parts: agar
  : **stitching** pain: agar
- **cold**; after taking a: *Dulc* guaj nit-ac sel zing
  - **drawing** pain: nit-ac zing
  - **tearing** pain: *Dulc Guaj* sel
- **cold**; becoming:
  - **agg**: **Ars** bar-c bry *Calc* chin colch graph *Kalm* lyc *Nux-v Ph-ac Phos Puls Ran-b* **Rhus-t** tarent
  : **night**: chin
  : **sore**: *Ph-ac*
  : **tearing** pain: *Phos*
  - **amel**: merc verat
- **coldness**; during: gins graph *Puls* ther
  - **drawing** pain: graph *Puls* ther
  - **sore**: gins
- **convulsions**:
  - **after**: plb
  - **before**: ars

- **convulsions – before**: ...
  : **drawing** pain: ars
- **coryza**; during: calc caust hep ip **Merc** nit-ac *Nux-v* sep
  - **tearing** pain: nit-ac
- **cough**:
  - **during**:
  : **agg**: *Caps*
  : **cutting** pain: caps
  : **shooting** pain: caps
  : **stitching** pain: caps
- **cramping** (↗*Cramps*)*:* abrot agar alumn ant-t antip *Asaf* calc canth carb-v carbn-s chin *Cocc Coloc* croc *Cupr* gins hippoz mag-p meny *Plat* psor sarcol-ac sec sil *Stry* sul-ac verat
- **crural** neuralgia (See thighs - crural)
- **cutting** pain: apis cina
- **darting** (See stitching)
- **delivery**; after: caul rhod
- **digging** (See boring)
- **dinner**; after: nit-ac
  - **sore**: nit-ac
- **dislocated**; as if (↗*sprained; Sprains*): Bar-c
- **drawing** pain: acon aeth agar *Alum* alum-p *Am-c* am-m anac ang ant-t *Arg-met Ars* asaf aur aur-ar aur-m aur-s *Bapt* bar-c bell *Bry* calc calc-p calc-s camph cann-s canth caps carb-an **Carb-v** *Carbn-s* card-m carl *Caul* caust cham *Chel Chin* chinin-ar cic cimic cinch cit-v *Cocc* colch *Coloc* con *Cupr* dig *Dulc* ferr *Graph* guaj *Hep* hyos hyper ign ip jatr-c kali-ar *Kali-bi Kali-c* kali-n kali-p kali-s kali-sil lach lact *Led Lyc* mag-m mag-s med meph *Merc Mez* mill naja *Nat-m* nat-p **Nit-ac Nit-s-d** nux-m *Nux-v* petr ph-ac phos phyt *Plat* plb *Puls Rhod* **Rhus-t** rhus-v sabad *Sec* sep sil spong stram **Sulph** ther *Thuj* tub *Valer* verat zinc zinc-p zing
  - **cramping**: asaf *Graph* kali-n petr *Plat* sil
  - **downward**: lyc
  - **paralyzed**; as if: *Aur Cocc Hep* kali-p *Mag-m* mez *Nux-v* **Rhus-t** sabad
  - **paroxysmal**: *Cocc*
  - **upward**: mag-c
  - **wandering** pain: caust *Chin Cocc Colch* jatr-c kali-n puls *Sulph*
- **drinking**:
  - **agg**: **Crot-c**
- **eating**:
  - **after**:
  : **agg**: bry *Cocc Indg* kali-bi sep
  : **tearing** pain: *Cocc*
  - **amel**: *Kali-bi* nat-c
- **electric** shock; as from an: arg-met
- **eructations** | **amel**: carb-v
- **eruption**, after: *Dulc*
  - **stitching** pain: *Dulc*
- **excitement**: alum-sil
- **exercise**; as after violent: aesc
- **exertion**:
  - **after**:
  : **agg**: *Agar* cimic **Rhus-t** zinc

1440   ▽ extensions | ○ localizations | ● Künzli dot

Extremities

Pain – exertion

- **after – agg**: ...
  - sore: *Agar* cimic **Rhus-t**
  - tearing pain: zinc
  - slight exertion: *Agar* alum ambr ang bar-c berb calc **Caust** cimic con gels ign kali-c kali-n mag-c nat-c *Nat-m* phos *Rhus-t Ruta* sabin *Sep* sil stann sul-ac sulph zinc
  - amel:
    - air; in open: plan
    - stitching pain: plan
- **extensor** muscles:
  - sitting agg: verat
    - tearing pain: verat
- **feather** bed agg: sulph
  - drawing pain: sulph
  - tearing pain: sulph
- **fever**:
  - before: *Arn* **Ars** *Bry* calc *Carb-v* cina ign lach puls rhus-t sulph
  - during:
    - agg•: *Acon* alum *Ant-c* apis *Arn* ars bell **Bry** *Calc* caps carb-v caust cedr cham *Chin Cimic Cocc Colch* dulc elat **Eup-per** Ferr Gels Hell **Ign** kali-c kali-n *Lyc* mag-c mang *Merc Mosch* mur-ac nat-m nat-s **Nux-v** phos polio psor ptel puls *Pyrog Rhod Rhus-t Ruta* sec sep sil *Spig* sulph tarax thuj tub valer verat *Zinc*
    - aching: ars eup-per puls *Pyrog Rhus-t Tub*
    - stitching pain: *Dulc* psor **Rhus-t** sulph
    - tearing pain: ars **Calc Carb-v** cedr **Chin** *Dulc Ferr Kali-c* **Lyc** *Nux-v* phos *Puls Rhus-t Sep Sil Sulph* **Tub**
- **fright** agg: merc
  - sore: merc
- **gnawing** pain: *Ars* cocc dros eup-per eup-pur lach merc nit-ac
- **growing** pains (See GENE - Pain - growing)
- **headache**; during: gels sang
- **heart** disease; in: arn
  - sore: arn
- **heat**; during: arn ars bell **Chin** dulc mang *Nat-M Nux-v* phos **Puls** pyrog *Rhod* sulph *Tub*
  - sore: arn ars bell **Chin** dulc mang *Nat-M Nux-v* phos **Puls** pyrog *Rhod* sulph *Tub*
- **heated**; from becoming: zinc
  - stitching pain: zinc
  - tearing pain: zinc
- **influenza**:
  - after | pain remaining: lycpr
  - during•: *Acon* **Bry** *Caust Chel* **Eup-per** *Euph Gels* naja
- **injuries**:
  - after: hyper
    - shooting pain | upward: hyper
- **jerking** pain: am-m **Carbn-s** cimic *Puls* sulph
- **lacerating** (See tearing)
- **lancinating** (See cutting; stitching)
- **loss** of fluids: *Ph-ac*
  - burning: *Ph-ac*

Pain – motion

- **lying**:
  - agg: *Ars* aur-s bry coch iod lyc *Merc* nux-v rhus-t verat
    - drawing pain: **Rhus-t**
    - sore: lyc *Nux-v*
    - Side lain on: **Arn** dros *Graph* **Kali-c Nux-m** nux-v rhus-t **Ruta** sep
      - sore: **Arn** graph nux-m **Ruta**
    - Side not lain on: *Rhus-t*
      - sore: *Rhus-t*
  - amel: **Am-m**
    - tearing pain: **Am-m**
  - back; on:
    - agg: *Rhus-t*
    - tearing pain: *Rhus-t*
  - side; on:
    - painful side:
      - agg: **Ars**
      - tearing pain: **Ars**
- **lying** down agg: beryl
  - stitching pain: beryl
- **lying** upon the limbs, while: dros
  - aching: dros
- **menses**:
  - before:
    - agg: alum *Berb* cimic con gels mag-c nit-ac ol-an phos
    - sore: nit-ac phos
    - tearing pain: *Berb*
  - during:
    - agg: am-c *Bell* berb bry *Carb-v* castm *Cimic* con *Graph* kali-c kali-n *Kalm* lyc mag-m nit-ac nux-m nux-v petr phos rhod sep spong stram sul-ac verat
    - burning: *Carb-v*
    - drawing pain: con **Nux-m** *Spong* stram
    - scanty menses: carb-v
    - sore: carb-v
    - sore: cimic nit-ac phos sep verat
    - stitching pain: *Graph*
    - tearing pain: sul-ac
    - amel: hip-ac
  - suppressed menses; from: dig
    - tearing pain: dig
- **mental** exertion agg: colch kali-c
- **motion**:
  - agg: aesc agar alum-sil berb **Bry** calc calc-p cann-s caps carb-an chin cina cinnb *Cocc* **Colch** *Coloc* croc dulc *Euph Euphr* gels graph *Guaj Ham* hyos kali-ci *Kalm* lac-c lacer lach **Led** med merc-c naja nat-ar *Nat-M* **Nux-m** *Nux-v* Ox-ac *Phyt Plb* Ran-b sabad sabin *Sil* squil stel thuj verat zinc
    - drawing pain: cann-s caps *Led* naja *Nux-v* sabad thuj verat
    - sore: aesc agar *Bry* carb-an chin croc graph *Ham* lach nat-ar *Nux-v*
    - stitching pain: *Guaj* hyos *Plb*
    - tearing pain: guaj naja plb

All author references are available on the CD 1441

Pain – motion   **Extremities**   Pain – rheumatic

- **amel**: agar alum am-c ang *Arg-met* arist-cl *Ars Aur* carc cham chin coch *Con* dig *Dulc Euph Ferr Kali-c* kali-i kali-p **Kali-s** lach led *Lyc Med* meph merc *Mur-ac Nat-s* nux-m *Phos* psor **Puls Pyrog** *Rat* **Rhod Rhus-t** *Ruta* sep sil *Stel Sulph* thuj *Tub Valer Zinc*
  : **aching**: am-c carc ferr *Mur-ac Puls* pyrog **Rhus-t** thuj *Tub*
  : **drawing** pain: *Arg-met* ferr kali-p led *Lyc* meph nux-m *Rhod* **Rhus-t** thuj tub **Valer**
  : **pressing** pain: rhus-t
  : **slow** motion: *Ferr* **Puls**
  : **tearing** pain: *Ferr* **Puls**
  : **sore**: aur pyrog **Rhus-t** *Tub*
  : **stitching** pain: agar alum *Arg-met Ferr Kali-c* **Kali-s** *Phos* psor **Rhus-t** *Stel Tub Valer*
  : **tearing** pain: **Agar** *Arg-met Ars Cham Euph Ferr* kali-p kali-s *Lyc* mur-ac psor **Puls Rhod Rhus-t** sep *Sulph* thuj *Tub*
- **beginning** of:
  : **agg**: agar beryl caps carb-v *Caust* **Ferr** fl-ac graph *Kali-p* lach **Led Lyc Med** nit-ac osteo-a petr *Ph-ac* **Phos** plb psor **Puls** pyrog rhod **Rhus-t** ruta sep *Sil* valer
  : **shooting** pain: agar
  : **stitching** pain: beryl
  : **tearing** pain: agar
- **continued** motion:
  : **agg**: nat-ar
  : **sore**: nat-ar
  : **amel**: agar **Cham** osteo-a *Puls* **Rhus-t** sep stel tub
  : **shooting** pain: agar
  : **sore**: (non: nat-ar) **Rhus-t**
  : **stitching** pain: agar
- **downward** motion agg: borx
- **slightest** motion agg: *Bry*
- **neuralgic**: absin *Acon* alum arg-met **Ars** bell bran cann-s *Carbn-s* caul *Cham* chel colch *Coloc Corn* corn-f daph elat eucal *Gels* guaj kali-c kalm *Lyc Mag-p* magn-gr *Mim-p* nat-ar nit-ac *Ox-ac* pall phos phyt *Plb Puls Rhod* rhus-t sars sil stry *Tarent* xan
- **noise** agg: cocc **Coff** *Nux-v*
  • **shooting** pain: cocc
  • **stitching** pain: cocc
- **overexertion**, after: arn
  • **sore**: arn
- **palpitations**, with (See CHES - Palpitation - accompanied - limbs - pain)
- **paralyzed**; as if: ambr ang *Aur* cina colch ferr fl-ac *Mag-m* meph *Merc-c Nux-v Phyt* rhod *Rhus-t* sabad **Staph** *Thal* thuj verat-v verin xan
- **paroxysmal**: **Carbn-s** caul *Caust Cocc Mag-p* **Nux-v** phos **Plb Puls** *Sec*
- **periodical**: *Gels* kali-bi lyc
  • **tearing** pain: *Gels* lyc
- **perspiration**:
  • **amel**: *Acon Ars* ars-h *Bry* cham clem *Eup-per* gels lyc nat-un *Nux-v Rhus-t* sal-ac stroph-l syph tarent thuj visc

- **perspiration**: ...
  • **during**: acon alum ant-c *Ant-t* apis arn *Ars* bell *Bry* **Calc** caps carb-v caust *Cham Chin* cocc colch dulc ferr *Hell Hep Ign* kali-c kali-n **Lyc** mag-c **Merc** *Merc-c* mosch *Nat-m* **Nux-v** ph-ac phos puls *Rhod* **Rhus-t** ruta sabad **Sep** sil spig **Sulph** tarax thuj valer verat zinc
  • **suppressed** perspiration; from: rhus-t
- **piercing** (See stitching)
- **pinching** pain: carb-an rhod
- **pressing** pain: agar alum-sil arund *Asaf* bar-c bell *Carb-v* card-m chin dig digin dros *Gels* guare kali-c *Led Nat-m* nux-m olnd petr phyt rhus-t ruta spig thuj
  • **constricting** pain: arund *Chin*
  • **cramping**: dros
  • **drawing** pain: sulph thuj
  • **finger**; as from a: carb-an
  • **wandering** pain: agar kali-c nux-m
- **pressure**:
  • **agg**: ang cina cocc dulc merc phos *Plb* **Staph**
  : **sore**: *Cina* dulc
  : **stitching** pain: phos plb
  : **tearing** pain: merc plb
  • **amel**: *Ars* bry chin *Form* **Mag-p** oci-sa *Plb* puls rauw staph
  : **aching**: oci-sa
  : **stitching** pain: ars plb
- **pulsating** pain: bell **Kali-c**
- **putting** limb out of bed; when: merc
  • **tearing** pain: merc
- **radiating**: berb
- **rest**:
  • **agg**: arg-met arum-dru psor
  • **amel**: eup-per
  : **sore**: eup-per
- **rheumatic** (✓*joints - rheumatic; GENE - Inflammation - joints; Inflammation - joints): Abrot Acon* act-sp *Aesc Agar* aff all-s aln alst-s alum alumn am-be am-caust am-m ambro anac anag ang anis **Ant-c Ant-t** anthraco *Apis* apoc arb *Arg-met* **Arn Ars** *Ars-i* asaf asc-c asc-t aspar *Aur* aur-ar aur-i aur-m **Aur-m-n Bad** bapt bar-act **Bell** bell-p **Benz-ac** *Berb* bov bran **Bry Cact** caj *Calc* calc-caust *Calc-p Calc-s Camph* cann-s **Caps Carb-ac** *Carb-v Carbn-s* carc card-m carl cas-s *Caul* **Caust** cedr **Cham** chamae **Chel** *Chin Chinin-ar Chinin-s* chr-o *Cimic* cinnb cit-l clem coca cocc coch **Colch** coll *Coloc* convo-d *Corn* cot *Crot-c Crot-h Crot-t* cub cupr cupre-au cycl daph *Dig* dios *Dulc* elaps elat elec eucal eup-per eup-pur euph fago fel *Ferr Ferr-ar* ferr-i ferr-m ferr-ma ferr-p **Form** franc frax-e galv gamb gast gaul *Gels* gins glon gnaph grat gua *Guaj Ham* hedy hell helon *Hep* hydrc hyper ichth ictod *Ign Iod* irid-met iris junc-e *Kali-ar Kali-bi Kali-c* kali-chl kali-cy kali-fcy **Kali-i** kali-m kali-n kali-p *Kali-s* kali-sil **Kalm** kreos *Lac-ac Lac-c* lac-d lac-v *Lach* lappa lath led lepi lil-t linu-c lith-c lith-lac **Lyc** lycpr m-ambo *Macro Mag-c* mag-p mag-s magn-gr malar mand mang mang-m **Med** meph *Merc* merc-i-f merc-i-r merc-sul merl meth-sal methyl *Mez* mill mim-h mur-ac naja **Nat-ar** nat-c nat-lac

1442   ▽ extensions | O localizations | • Künzli dot

Extremities

Pain – rheumatic

- **rheumatic**: ...
nat-p nat-s nat-sal *Nit-ac* nux-m *Nux-v Nyct* ol-an ol-j olnd oxyt pall *Petr Ph-ac Phos* **Phyt** pin-s pip-m plan plat plect polyp-p prun-v psil *Psor* ptel **Puls** puls-n pyre-p pyrog pyrus rad-br ran-a *Ran-b* rheum **Rhod Rhus-t** rumx *Ruta* sabad sabin sacch *Sal-ac Sal-mo Salol* **Sang** sanic sapin **Sars** scroph-xyz sec *Sep Sil* skook solid spig spong squil stann staph *Stel* stict *Still* stry-xyz sul-ac sul-i **Sulph** *Syph* tarax *Tarent* tax tep ter teucr thuj til tub ur-ac urt-u *Valer* vanad *Verat* verat-v vichy-g viol-o viol-t wies wildb x-ray zinc zinc-p
- **right**:
  : extending to | **left**: bell-p dulc **Lyc**
- **left**:
  : extending to | **right**: Lach naja *Rhus-t*
- **night**: abrot *Acon* alum arn aur cham *Cimic Colch* eucal *Kali-i* kali-m kalm lac-ac led *Merc* mez phyt *Puls* rhod rhus-t sang sars sil *Sulph*
- **bed**; driving out of: **Cham Ferr** lac-c led **Merc** sulph *Verat*
- **accompanied** by:
  : **diabetes** (See GENE - Diabetes mellitus - accompanied - rheumatic)
  : **eczema** (↗*joints - accompanied - rash; joints - gouty - accompanied - eczema; GENE - Inflammation - joints - accompanied - skin):* alum arb lac-ac *Rhus-t* ur-ac urea
  : **menses**; painful (See FEMA - Menses - painful - accompanied - rheumatic)
  : **respiratory** complaints (See RESP - Asthmatic - accompanied - rheumatic)
  : **restlessness**: *Acon* caust cimic puls *Rhus-t*
  : **salivation**: *Dulc*
  : **urine**; offensive: benz-ac colch
  : **Cervical** glands | **complaints**: phyt
  : **Colon**; inflammation of: podo
  : **Heart**; complaints of the | **Valves** (See CHES - Heart; complaints - valves - accompanied - rheumatic)
  : **Parotid** glands | **complaints** of: phyt
  : **Soles**; extreme tenderness of (See feet - soles - sore - accompanied - rheumatism)
  : **Tongue**:
    : **cracked**: *Lyc*
    : **dryness** of tongue: *Dulc*
- **acute**: **Acon** *Ant-c Ars* asc-c aur aur-m *Bell* **Bry** cact calc-s caul *Cham Chel* chin chinin-s cimic **Colch** *Dulc* ferr-p glon *Guaj* ign *Kali-bi Kalm Lac-c Lach* led **Merc** *Nux-v* phyt *Puls* rad-br *Rhod* **Rhus-t** sal-ac sang spig *Sulph* tub verat verat-v
- **alternating** with: kali-bi lappa urt-u
  : **catarrh**: kali-bi
  : **chorea** (See GENE - Chorea - alternating)
  : **diarrhea**: abrot cimic dulc gnaph *Kali-bi*
  : **dysentery** (See RECT - Dysentery - alternating - rheumatism)
  : **dyspnea** (↗*RESP - Asthmatic - alternating - pain):* guaj
  : **eruptions**: abrot crot-t kalm staph urt-u

- **alternating** with: ...
  : **gastric** complaints: **Kali-bi**
  : **hemoptysis** (See EXPE - Bloody - alternating - rheumatism)
  : **hemorrhoids**: *Abrot* (non: calli-h) coll
  : **mental** symptoms: cimic
  : **urine**; sediment in: benz-ac colch
  : **urticaria**: *Urt-u*
  : **Chest** affection: led
  : **Head**; pain in (See HEAD - Pain - alternating - rheumatism)
  : **Heart**; pain in (See CHES - Pain - heart - alternating - rheumatism)
  : **Kidneys**; pain in (See KIDN - Pain - alternating - rheumatism)
  : **Nose**; catarrh of: kali-bi
  : **Pulmonary** complaints (↗*RESP - Asthmatic - alternating - pain):* **Kali-bi**
- **bathing** | **agg**: caust
- **boring** pain: plan
- **catarrhal** symptoms: cist
  : **before**: stict
  : **or** after: stict
- **children**; in: abrot nat-p
- **chronic**: bell led petr rauw rhod **Rhus-t** tub-d
- **cold**:
  : **amel**: am-c *Guaj* kali-i kali-s *Lac-c* **Led Puls** rad-br See sulph
  : **bathing**:
    : **amel** | **feet**; of: *Led* sec
  : **drinks**:
    : **agg** | **overheated**; when: bry
- **cold**; after taking a: acon arn *Bry* calc *Calc-p Coloc Dulc* gels *Guaj* med *Merc Nit-ac* ph-ac *Rhus-t* sulph
- **cold**; becoming:
  : **after** | **head**: bell
  : **agg**: arg-met bar-c bell-p caust colch nat-ar nux-v *Ph-ac* **Rhus-t** rumx
- **comes** and goes: colch
- **deforming** (See GENE - Inflammation - joints - deformans)
- **diarrhea**:
  : **during** | **chronic**: kali-bi *Nat-s*
  : **following** diarrhea; rheumatism (See RECT - Diarrhea - followed - rheumatism)
  : **suppressed** diarrhea; from: *Abrot*
- **dyspnea**, with: ars-s-f
- **eruptions**; after acute: dulc
  : **suppressed**: mez
- **exertion** agg; after: caust
- **gonorrhea**, after suppressed (↗*joints - rheumatic - gonorrhea; URET - Discharge - gonorrheal):* benz-ac calc-p *Clem* con *Cop* crot-h daph gels irisin jac-c kalm *Lyc* **Med** *Phyt* **Puls** *Sars Sep Sulph* **Thuj**
- **hemorrhoids**; suppressed: *Abrot*
- **injured** parts: *Caust*

Extremities

Pain – rheumatic

- **loquacity**; with (See MIND - Loquacity - rheumatic)
- **massage** | **amel**: bell-p
- **menses**: cimic
- **mercury**; after abuse of: arg-met arn asaf *Bell* calc *Carb-v Cham* **Chin Guaj Hep** *Kali-i Lach* lyc mez *Nit-ac* ph-ac *Phyt* podo puls rhod **Sars** *Sulph* valer
- **motion**:
  : **amel** | **violent** motion: bell-p
  : **continued** motion | **amel**: agar bry med stel
- **nervous** persons; in: viol-o
- **overheating** and exertion; from: *Zinc*
- **perspiration**:
  : **amel**: acon
  : **with**: *Calc* **Form** hep lac-ac **Merc** rham-cal sal-ac *Sulph Til*
- **pressing** pain: *Merc*
- **radiation** therapy; after: rad-br
- **rest** agg: agar euph puls rhod *Rhus-t*
- **sitting** agg: agar
- **spring**: *Colch*
- **stiffness**; with: **Led**
  : **cold** | **amel**: **Led**
- **syphilitic**: *Benz-ac Fl-ac Guaj* hecla hep kali-bi **Kali-i** kalm *Merc Nit-ac* nit-m-ac *Phyt* still
- **tearing** pain: *Act-sp* am-m *Colch* **Guaj Puls Rhus-t** *Sulph*
- **tonsillitis**, after (See THRO - Inflammation - tonsils - followed - rheumatism)
- **warm**:
  : **agg**: cham kali-m **Led** *Merc* phyt *Puls*
  : **bed** | **agg**: **Led**
- **weather**:
  : **change** of weather: chel
  : **cold**:
    : **agg**: arg-met ars ars-s-f **Bry** calc **Calc-p** *Camph* carb-v *Caust* cimic **Colch** *Dulc Kali-bi Kalm* med nit-ac *Nux-v* **Ph-ac** *Phos* phyt **Puls** ran-b *Rhod* **Rhus-t** sul-ac *Tub*
    : **wet** | **agg**: abrot arg-met arn ars *Calc-p* cimic colch *Dulc* kali-i *Merc* nat-s nux-m phyt ran-b *Rhod Rhus-t* ruta sars verat
  : **dry** | **agg**: caust
  : **warm**:
    : **agg**: **Colch** *Kali-bi*
    : **first** warm days: bry
  : **wind** agg; cold: acon
- ▽ **extending** to:
  : **Brain**: bell op
  : **Downward**: cact *Kalm*
  : **Lower** limbs: *Kali-c*
  : **Upward**: arn *Kalm* **Led**
- ○ **Covered** by flesh; in places least: sang
- **riding** agg: bry
- **rising**:
  : **after**:
    : **amel**: naja *Nux-v*
    : **sore**: naja *Nux-v*
  : **agg**: ant-t

Pain – standing

- **rising** – **agg**: ...
  : **sore**: ant-t
- **rubbing**:
  : **amel**: canth *Phos Plb*
  : **shooting** pain: plb
  : **stitching** pain: *Plb*
  : **tearing** pain: canth *Phos* plb
- **scraping** pain: bry **Chin** coloc **Ph-ac** plb **Rhus-t** *Sabad*
- **scratching** agg; after: kreos
  - **burning**: kreos
- **screwing** pain: carb-an
- **shivering**; during: *Ars* bell *Ign*
- **shooting** pain (✒*stitching*): Acon Aesc Agar arg-n aur bufo *Calc Con Hep* iris *Kali-bi Merc* plan plb spig xan
  - **cramping**: plat
  - **erratic**: *Caul* daph iris kali-bi *Kali-s* kalm *Lac-c* magn-gr *Mang-act* phyt *Puls* rhod sal-ac *Stel*
- **sitting**:
  : **agg**: **Agar Am-m Arg-met** asaf bry cina coloc kali-s kalm led plan **Pyrog** sabad tub **Valer** zinc
  : **drawing** pain: coloc led *Valer*
  : **sore**: asaf bry pyrog sabad
  : **stitching** pain: carb-an plan zinc
  : **tearing** pain: **Agar Am-m** zinc
  : **wandering** pain: cina
  - **walking**; after: *Ruta*
  : **sore**: *Ruta*
- **sleep**:
  : **after**:
    : **agg**: **Agar Arg-n Lach** merc-c op ptel
    : **sore**: *Arg-n* ptel
  - **during** | **agg**: *Ars*
  - **going** to, on: *Kali-c*
- **sneezing** agg: caps tell
  - **cutting** pain: caps
  - **shooting** pain: caps
  - **stitching** pain: caps
- **sore** (✒*beaten*): abrot *Acon* aesc *Agar All-c Alum* alum-p alum-sil alumn am-c ambr ammc ampe-qu anac ang anthraci aphis *Apis* apoc *Arg-met* arg-n **Arn** ars ars-s-f asar aster *Aur* aur-m-n aur-s *Bad* **Bapt** *Bar-s* bar-s **Bell** bell-p beryl bov *Bry* bufo *Calc* calc-sil camph caps *Carb-ac* **Carb-v Carbn-s** *Caust* cham **Chel Chin** *Chinin-s* chlor **Cimic** cinnb *Cist Clem* cob cocc **Colch Con** cupr *Daph Dros* dulc elaps elat **Eup-per** ferr ferr-ar ferr-i ferr-p *Gels* gins graph *Ham* hell *Hep* hip-ac hyper **Ip** kali-bi kali-br kali-c kali-n kali-p kali-sil *Kalm Kreos Lac-ac Lac-c Lach* lact *Lec* **Led** lil-t *Lyc Lyss* mag-c mag-s manc mand **Mang** med *Merc* merc-i-f mez nat-ar nat-c **Nat-m** nat-p **Nit-ac Nux-v** petr *Ph-ac Phos Phyt Pic-ac* plb *Puls* pyrog ran-s rhod **Rhus-t** rhus-v **Ruta** sars sec sel **Sil** sol-ni **Spong** *Stann* **Staph** stroph-s sul-ac **Sulph** tarax *Thuj* til *Tub* valer *Zinc* zinc-p
- **sprained**; as if (✒*dislocated; Sprains*): *Agn Aloe Am-c* **Arn** asaf bell-p bros-gau calc *Carb-an* carb-v *Chin* **Led Mill** rhod **Rhus-t Ruta**
- **standing** agg: allox alum sulph

1444   ▽ extensions | ○ localizations | ● Künzli dot

Pain – standing   Extremities   Pain – wandering

- **dragging**: allox
- **sore**: alum sulph
- **stitching** pain (*shooting)*: abrot *Acon Aesc* aeth *Agar Alum* alum-p am-m anan ant-t *Apis Arg-met* arn *Ars* ars-s-f asar aur aur-ar bar-c bell benz-ac *Berb* beryl bov *Bry Calc* calc-i calc-s calc-sil cann-i carb-v *Carbn-s* carl caust cham chin chinin-ar cimic cina cocc *Colch* coloc *Con* dros *Dulc Elat* eucal eup-per *Ferr* ferr-ar ferr-i ferr-p *Gels Guaj Hep* hyper *Iris Kali-ar Kali-bi* **Kali-c** *Kali-i* kali-n kali-p **Kali-s** kali-sil kalm *Laur Lyc* mag-p med *Merc* merc-c merl nat-hchls *Nat-p Nat-s Nit-ac* **Nit-s-d** paeon par ph-ac phos phyt plan *Plb Psor Puls* rhod **Rhus-t** sec senec *Sep* sil *Spig* staph *Stel Sulph* tanac *Tarent* thea thuj tub **Valer** xan zinc zinc-p zing
- **burning**: **Ars** aur bar-act spig
- **cramping**: cimic *Cina* plat
- **drawing** pain: mur-ac *Puls*
- **inward**: phyt
- **jerking** pain: **Carbn-s**
- **needles**; as from: pic-ac plb
- **paroxysmal**: gels ph-ac
- **splinters**; as from: *Nit-ac*
- **tearing** pain: *Ars Carbn-s* coloc *Sec*
- **upward**: hyper
- **wandering** pain: arg-met arn aur cimic ferr kali-n *Kali-s* kalm lyc merl psor *Puls Stel* tanac
- **stomach** complaints; with: nat-s
- **stool** agg; during: *Acon* am-m *Cham* rhod rhus-t tell
- **stretching**:
  - **amel**: allox nit-ac
  - **dragging**: allox
  - **drawing** pain: nit-ac
- **stretching** out limbs, on: cham hipp
  - **tearing** pain: cham hipp
- **sudden**: *Berb* carbn-s tub-m
  - **stitching** pain: *Berb*
  - **tearing** pain: carbn-s
- **tearing** pain: **Acon** *Act-sp* aesc **Agar** alum *Am-c Am-m Ambr* anac ant-c ant-t *Arg-met* arg-n *Arn Ars* ars-s-f asar **Aur** aur-ar aur-i aur-m aur-s *Bar-c* bar-s bell benz-ac *Berb* bism bov *Bry* cact *Calc* calc-i calc-sil canth *Caps Carb-v Carbn-s Carl Caust* cedr *Cham Chel* **Chin** *Chinin-ar Cina* coc-c *Cocc Colch Coloc Con* crot-h *Cupr Dulc* eup-per *Euph* eupi *Ferr* form *Gels Graph Guaj* hell hyos iris kali-ar kali-bi *Kali-c Kali-i Kali-n* kali-p kali-s kali-sil kalm kiss **Lach** lachn lam laur led *Lyc Lyss Mag-c Mag-m* mag-s meph **Merc** *Merc-c* merc-d merl mill mur-ac naja nat-ar *Nat-c* nat-p **Nat-s** *Nit-ac Nux-v Ol-an* osm paeon *Ph-ac Phos* plb plect *Psor Puls* **Rhod Rhus-t** ruta sabin sars *Sec* sel sep sil *Spig* squil sul-ac sulph *Tab* tarent thuj **Tub** tub-r vinc **Zinc** zinc-p
  - **alternating** with | **Teeth**; pain in (See TEET - Pain - alternating with - limbs)
  - **burning**: *Ars* dig merl
  - **cramping**: nat-c ruta
  - **downward**: rhus-t *Sulph*
  - **jerking** pain: asar **Chin** paeon
- **paralyzed**; as if:

- **tearing** pain – **paralyzed**; as if: ...
  Cham *Chin* **Colch** kali-p *Mag-m Phos Plb*
- **paroxysmal**: anac paeon **Plb**
- **twitching**: *Am-m* cact chin ph-ac
- **wandering** pain: **Am-m** arg-met *Carbn-s Caust* cham *Colch* con *Ferr Kali-bi* kali-s laur lyc *Merc* nat-s *Puls* rhod
- **thinking** about: ox-ac
- **throbbing** (See pulsating)
- **thunderstorm**:
  - **agg**: hyper **Med** *Nat-c* psor **Rhod** tub
  - **during**: *Nat-c*
  - **tearing** pain: *Nat-c*
- **torn** asunder; as if: nat-c
- **tossing** about in bed amel: cham
  - **tearing** pain: cham
- **touch** agg: act-sp **Chel** *Chin Cimic* cina cocc graph led mez puls ruta sabin **Staph** stel tarent vip
  - **changing** place on touch: *Sang*
  - **sore**: graph
  - **tearing** pain: *Chin*
- **twinging**: berb
- **ulcer** is present or has healed; limb on which an: graph
  - **sore**: graph
- **ulcerative** pain: agar
- **vertigo**; during: gels
- **waking**; on: aesc *Bar-c* naja ptel puls sulph tell *Zinc*
  - **aching**: ptel puls tell
  - **pressing** pain: *Bar-c*
  - **sore**: aesc naja sulph *Zinc*
- **walking**:
  - **after**:
    : **agg**: raph rhod rhus-t *Ruta*
    : **sore**: raph rhod *Ruta*
  - **agg**: apoc aur-s coff coloc lyc merc op ruta verat
  - : **aching**: op
  - : **drawing** pain: coloc verat
  - : **sore**: apoc
  - **air**; in open:
    : **after**:
    : **agg**: *Chin*
    : **pressing** pain: *Chin*
    : **amel**: clem kali-s
    : **sore**: clem
    : **tearing** pain: kali-s
  - **amel**: *Agar Alum Arg-met Ars Aur Cham* chin *Ferr Kali-c* kali-s *Kali-s Lyc Merc* nat-ar nat-s phos psor *Puls* **Pyrog** *Rhod* **Rhus-t** ruta seneg tub *Valer Verat*
  - : **aching**: nat-ar *Pyrog* **Rhus-t** *Tub*
  - : **drawing** pain: *Lyc* tub **Valer** verat
  - : **sore**: agar *Aur* ruta
  - : **stitching** pain: *Alum Ars Kali-c Kali-s Phos* psor *Rhus-t*
- **wandering**, shifting pain (*GENE - Pain - wandering)*: acon aesc agar alum-sil **Am-m** apoc-a *Arn* ars ars-s-f asaf aur aur-ar bapt bell berb bry *Calc-p* **Carbn-s** *Caul Caust* cedr cham chinin-ar cimic cinnb colch coloc ferr-p form gels ign *Kali-bi* kali-n **Kali-s**

Pain – wandering | Extremities | Pain – Ankles

- **wandering**, shifting pain: ...
  Kalm lac-ac **Lac-c** laur *Lyc Mag-p* mang merc-i-r *Merl* mosch nat-ar nat-s nit-s-d *Nux-m* nux-v *Phyt* plat *Plb* **Puls** puls-n ran-a *Rhod* sabin sang sars sep *Sil* stel *Still* sulph *Tarent* tax *Tub* tub-m valer *Verat-v*
- **warm**:
  - **applications**:
    : **agg**: ant-t apis *Bry Guaj* iod kali-i kali-s lac-c phyt ptel *Puls* **Sec** sep stel *Sulph* thuj
    : **amel**: aesc agar am-c ant-c arg-met **Ars** ars-s-f *Bry* cact calc-p *Caust* cham chin *Colch Coloc* ferr *Graph* kali-ar **Kali-bi** *Kali-c* **Kali-p** kali-sil kalm lac-d *Lyc* **Mag-p** merc *Nux-v Ph-ac* phos phyt podo pyrog rhod **Rhus-t** *Sil Sulph* syph tub
    : **aching**: carc
    : **stitching** pain: agar
  - **bed**:
    : **agg**: apis *Aur Carb-v* ferr kali-m *Lac-c* **Led** mag-c **Merc** mez phyt stel *Sulph* syph *Verat*
    : **drawing** pain: sulph
    : **stitching** pain: *Carb-v Led* stel
    : **tearing** pain: sulph
    : **amel**: am-c **Ars** ars-s-f *Kali-bi* lyc *Nux-v Ph-ac Pyrog* **Rhus-t**
  - **room**:
    : **agg**: plan stel
    : **stitching** pain: plan stel
- **warmth**:
  - **amel**: aesc agar androc bac *Bar-c* bell bell-p **Calc-f** canth carc *Cham* cham *Chel* cinnb dulc echi gran **Hep** kali-p lith-c *Lyc* mez nat-c *Nit-ac* nux-m *Nux-v* puls **Pyrog** rhus-t rhus-v sanic sep spig stram stront-c ther *Thuj Tub* upa *Zinc*
    : **drawing** pain: cham kali-p *Nux-v Rhus-t* ther
    : **sore**: *Nux-v* **Rhus-t**
    : **tearing** pain: aesc agar *Lyc*
- **weather**:
  - **change** of weather: *Calc-p* carbn-s chel cinnb *Gels* nat-c psor **Rhod** *Sil* tub
    : **stitching** pain: carbn-s
    : **tearing** pain: *Gels*
  - **cold**:
    : **agg**: bros-gau nit-ac
    : **sprained**; as if: bros-gau
    : **stitching** pain: nit-ac
    : **wet**:
      : **agg**: calc-sil cimic
      : **aching**: calc-sil
      : **stitching** pain: cimic
    - **warm**:
      : **amel**: *Colch*
      : **tearing** pain: *Colch*
    - **wet**:
      : **agg**: am-c ant-c *Arg-met* ars-s-f bell borx bros-gau bry **Calc** calc-sil carb-v caust cimic **Colch** con *Dulc* elaps gels hep lyc **Merc** nat-s *Nit-ac* nux-m *Phyt* **Puls** *Rhod* **Rhus-t** ruta *Sars Sep Sil* sulph *Tub* **Verat**
      : **drawing** pain: gels

- **weather – wet – agg**: ...
  : **sprained**; as if: bros-gau
  : **tearing** pain: *Dulc* lyc *Rhod Rhus-t*
- **wet**; after getting: *Dulc* **Rhus-t**
  - **tearing** pain: *Dulc* **Rhus-t**
- **wine** agg: led mez zinc
  - **drawing** pain: *Led* mez
  - **sour**: *Ant-c*
  ▽ **extending** to
  ○ **Body**; whole: chel
    : **burning**: chel
  - **Feet**: mag-s ph-ac
    : **burning**: ph-ac
    : **tearing** pain: mag-s
  - **Head**: carb-v
    : **tearing** pain: carb-v
  ○ **Ankles**: abrom-a abrot acon act-sp agar agn *All-c* all-s aloe alum alum-sil alumn am-c am-m ambr ammc **Anac** *Ang* ant-c *Ant-t* apis apoc *Arg-met* arg-n *Arn* ars ars-i asaf asar asc-t aster *Aur* aur-m-n bapt bar-act bar-c bell benz-ac berb bism *Bol-la* bov brom bry bufo but-ac cact *Calc Calc-p* calc-sil camph cann-i cann-s caps carb-ac **Carb-an** carb-v carbn-s castor-eq *Caul Caust Cham Chel Chin* chinin-ar chinin-s chlor cic cinnb clem coca cocc coff colch *Coloc* con conv *Cop* croc crot-t cupr cycl dig digin dios dros erig euon eup-per euph ferr ferr-ar ferr-p fl-ac form gels gins gran graph grat *Guaj Hell* hep hyos ign indg inul iodof jatr-c jug-c kali-bi **Kali-c** kali-n kali-sil *Kalm* kreos *Lac-ac* lac-c lac-d lach lact lappa lath laur **Led** lil-t limen-b-c *Lith-c* lith-m lob-s *Lyc* lyss m-ambo m-aust mag-c mag-m manc mang mang-m med merc merc-i-f *Mez* mosch naja nat-ar nat-c nat-m nat-p nat-s nit-ac nit-s-d nux-v ol-an olnd osm ox-ac par petr ph-ac *Phos Phyt* plan plat plb podo prop *Prun* psor ptel puls puls-n ran-b ran-s rat *Rheum* rhod **Rhus-t** rhus-v rumx ruta sabin *Sal-ac* samb sang sars sel seneg sep sil sin-n spig spong stann staph stict stram stront-c stry sul-ac sul-i sulph tab tarax tell tep tet *Teucr* thuj til trom tub valer verat verat-v verb viol-t *Visc* xan zinc
  - **right**: agar cann-i dros kali-n nat-m osm rat samb
    : **pinching** pain: osm
    : **tearing** pain: agar dros kali-n nat-m rat samb
  - **left**: asc-t cann-i caul erig gels kali-i
    : **sprained**; as if: asc-t
  - **daytime**: mang-m
    : **drawing** pain: mang-m
    : **pressing** pain: mang-m
  - **morning**: all-c alumn ang carb-ac carbn-s dios *Led* lyc mag-c mez nit-s-d plb puls sep sulph
    : **aching**: carb-ac
    : **bed** agg; in: carbn-s
    : **broken**; as if: carbn-s
    : **boring** pain: mez
    : **drawing** pain: lyc sulph
    : **motion** of feet agg: puls
    : **tearing** pain: puls
    : **pressing** pain: ang *Led* nit-s-d

1446   ▽ extensions | ○ localizations | ● Künzli dot

Pain – Ankles / Extremities / Pain – Ankles

- **morning**: ...
  : **rising**:
  : **after**:
    . **agg**: rheum
    sprained; as if: rheum
    . **walking** about; and:
    agg: camph
    sprained; as if: camph
    : **agg**: dig nat-s nit-ac
    . **sprained**; as if: dig nat-s nit-ac
  : **bed**; from:
    . **agg**: abrom-a
    dull pain: abrom-a
  : **sore**: mag-c
  : **sprained**; as if: plb
  : **standing agg**: coca
    : **sprained**; as if: coca
  : **stepping**:
    : **every** step; at: graph psor
    . **stitching** pain: graph psor
  : **tearing** pain: puls
  : **waking**; on: mez nat-s sulph
  : **boring** pain: mez
  : **drawing** pain: sulph
  : **gnawing** pain: sulph
  : **pressing** pain: mez
  : **tearing** pain: nat-s
  : **walking**:
    : **agg**: alumn ang ign mez nux-v plb psor
    . **drawing** pain: ang
    . **sprained**; as if: ign nux-v plb psor
    : **amel**: sulph
    : **impossible**: dig nat-s
    . **sprained**; as if: dig nat-s
- **forenoon**: cham chinin-s kali-c
  : **drawing** pain: cham kali-c
  : **stitching** pain: chinin-s
- **noon**: con kali-bi
  : **evening**; until: con
  : **tearing** pain: con
  : **tearing** pain: con kali-bi
- **afternoon**: carbn-s con dios hyos indg ptel rhus-v trom *Valer* verat
  : **15 h**: lyc tab tax
  : **17 h**: lyc
  : **tearing** pain: lyc
  : **drawing** pain: indg ptel
  : **sore**: hyos *Valer*
  : **tearing** pain: carbn-s con trom
- **evening**: crot-t dios fl-ac gran indg kali-c led lyc merc nat-c nat-s plan ptel stram stront-c sulph
  : **bed agg**; in: lyc samb zinc
  : **stitching** pain: lyc zinc
  : **tearing** pain: samb
  : **burning**: sulph
  : **drawing** pain: fl-ac indg kali-c lyc nat-s ptel stram sulph
  : **lying agg**: nat-s plan

- **evening**: ...
  : **lying** down:
  : **after**:
    . **agg**: nat-s
    pressing pain: nat-s
    : **agg**: plan
    . **boring** pain: plan
    : **pressing** pain: crot-t nat-s
    : **sprained**; as if: gran
    : **stitching** pain: merc stront-c
    : **walking agg**: fl-ac verat
    : **drawing** pain: fl-ac
    : **sprained**; as if: verat
- **night**: cham nat-m phos *Sulph*
  : **23-7 h**: sulph
  : **midnight**: stront-c
  : **after | 2 h**: agar
  : **motion agg**: *Led*
  . **pressing** pain: *Led*
  : **tearing** pain: stront-c
  : **waking**; on: ambr coloc
  . **pressing** pain: ambr
  . **tearing** pain: coloc
  : **drawing** pain: cham nat-m
  : **lying agg**: dros
  : **stitching** pain: dros
  : **standing agg**: coca
  : **sprained**; as if: coca
  : **tearing** pain: phos
  : **waking**; on: kali-c *Lyc* nat-m
  : **drawing** pain: kali-c nat-m
  : **tearing** pain: kali-c *Lyc* nat-m
- **aching**: *Agar* cann-i carb-ac castor-eq coloc con conv cycl dios hell jug-c *Lac-d* laur *Led* naja nat-p ox-ac plan *Podo* ptel puls-n *Rhus-t* rhus-v sep sin-n stront-c stry sul-i tab zinc
- **ascending**:
  : **agg**: carbn-s
  : **stitching** pain: carbn-s
  : **stairs | agg**: alumn *Plb* valer
- **bed**; before going to: ammc
  : **tearing** pain: ammc
- **bending** from side to side **agg**: caust
  : **sprained**; as if: caust
- **boring** pain: agar am-c ang apis aur aur-m-n bufo chel clem coloc graph grat hell led *Mez* nat-s plan spig
- **broken**; as if: ang bov calc carbn-s caust hep mez
- **burning**: agar ang aur berb *Bry* calc euph kali-bi kreos laur manc nat-c nit-ac petr plat *Puls Rhus-t* sulph verat *Zinc*
- **chill**; during: podo
- **cold**:
  : **washing**:
    : **amel**: cann-s
    . **stitching** pain: cann-s
- **crushed**; as if: caust

Pain – Ankles — Extremities — Pain – Ankles

- **cutting** pain: arg-met benz-ac *Coloc* eup-per hyos iodof lyss merc merc-i-f nux-v rhus-t sang stry tell tep
- **dinner**; after: indg
  : **pressing** pain: indg
- **dislocated**; as if: anac ang ant-c arn ars bar-c *Bry* bufo calc calc-p camph carb-v *Caust* chel cocc cycl dig dros graph hell hep ign kali-bi led lyc m-ambo m-aust merc mez mosch nat-m nux-v ph-ac phos plat prun puls rheum rhod **Rhus-t** ruta sep sil sulph valer verat verat-v **Zinc**
- **drawing** pain: abrot *Agar* alum alum-sil am-c ambr anac ang arg-met *Arn Ars* aster aur-m-n bapt bism bov cact camph cann-s *Caul* caust cham chel coloc com croc cupr dig dios dulc erig fl-ac indg kali-bi kali-c kali-sil kreos *Led* lyc m-aust mang-m med merc mez naja nat-m nat-s nit-ac nux-v par ptel puls-n rhod rhus-t rhus-v sil spig spong staph stram stront-c sulph tarax thuj **Valer** verat zinc
  : **cramping**: arg-met sulph
  : **paralyzed**; as if: phos
  : **paroxysmal**: coloc
  : **tearing** pain: clem kali-bi spong tarax
  : **upward**: ars fl-ac guaj kreos phos rhus-v spong
- **dull** pain: abrom-a
- **edema**, with: *Stront-c*
  : **sprained**; as if: *Stront-c*
- **exertion** agg; after: valer
- **false** step; at a: caust chel coloc **Led**
  : **sprained**; as if: caust
- **flexion**: chinin-s
  : **sprained**; as if: chinin-s
- **gnawing** pain: berb graph laur nat-m ran-s sars sulph
- **gonorrhea**; after suppressed: *Med* thuj
- **gouty**: abrot ambr arn *Bry* **Led** petr stel verat
- **inflamed**: abrot
  : **sprained**; as if: abrot
- **jar** agg: lil-t *Valer*
  : **sore**: *Valer*
- **lying**:
  : **agg**: ars aur-m-n sep
  : **drawing** pain: aur-m-n
  : **tearing** pain: ars sep
  : **amel**: sil
  : **tearing** pain: sil
  : **bed**; in:
    : **agg**: aloe
    : **sprained**; as if: aloe
- **menses**; after: nat-p
  : **aching**: nat-p
- **motion**:
  : **agg**: *Arn* ars bar-c bol-la bry bufo *Cham Chel* cocc fl-ac *Guaj* kali-bi *Kalm* kreos lac-c *Led* lil-t mez nat-s staph sulph zinc
  : **boring** pain: bufo mez
  : **drawing** pain: fl-ac staph
  : **pressing** pain: lac-c *Led* nat-s staph

- **motion – agg**: ...
  : **shooting** pain: bufo
  : **sprained**; as if: cocc zinc
  : **stitching** pain: bar-c bufo kreos
  : **tearing** pain: ars kali-bi
  : **amel**: arg-met aur-m-n bism *Cham* dios dros indg mez nat-s plan **Rhus-t** sulph valer
  : **aching**: plan **Rhus-t**
  : **drawing** pain: arg-met bism indg *Valer*
  : **pressing** pain: aur-m-n indg nat-s
  : **sore**: mez
  : **stitching** pain: *Cham* rhod
  : **tearing** pain: arg-met cham dros **Rhus-t** sulph
- **paralyzed**; as if: caps caust croc *Dros* mez nat-m nat-p par ph-ac phos plb seneg
- **paroxysmal**: coloc hep sil
- **pinching** pain: sulph
- **pressing** pain: *Agar* all-c ambr ang arg-n aur aur-m-n berb brom camph *Chel* clem coloc crot-t cycl dig digin gins graph hell ign indg kreos lac-c *Led* m-aust mang-m merc mez nat-m nat-s nit-ac nit-s-d seneg sep spig stront-c sul-ac verat verb viol-t
  : **cramping**: verb
  : **paroxysmal**: coloc indg
- **pulsating** pain: lith-m *Ruta*
- **rheumatic**: abrot *Act-sp* am-c bapt cact calc-p *Caul* caust *Chel* chinin-s clem colch gnaph gua *Guaj Kalm* Lac-c *Led Lyc* mang-ac mang-m med *Ol-j* plan *Prop Puls* rad-br *Rhod Ruta* sang sil stel stict stram sulph syph urt-u *Verat-v* viol-o zinc
  : **boring** pain: plan
  : **drawing** pain: stram
- **rising** agg; after: coloc
  : **drawing** pain: coloc
- **room**:
  : **amel**: graph
  : **sprained**; as if: graph
- **rubbing**:
  : **agg**: sulph
  : **burning**: sulph
  : **amel**: zinc
  : **tearing** pain: zinc
- **running** agg: berb mez
  : **stitching** pain: berb
- **running** upstairs: **Valer**
  : **sprained**; as if: **Valer**
- **shooting** pain: *Acon* apis aur berb bufo *Calc-p Ferr-p* naja nux-v osm sep trom xan
  : **upward**: aur guaj nux-v
- **sitting**:
  : **agg**: agar am-m arg-met arg-n aur-m-n bry *Caust* che coloc con dig gins grat indg kali-n led nat-s phys **Rhus-t** sep stann teucr **Valer** verat
  : **aching**: bry chel phys **Rhus-t**
  : **boring** pain: agar coloc grat led
  : **drawing** pain: ang caust dig indg (non: jug-r) nat-s **Valer** verat

1448   ▽ extensions | O localizations | ● Künzli dot

Pain – Ankles

- **sitting** – agg: ...
  - **pressing** pain: agar arg-n aur-m-n chel coloc led nat-s
  - **sore**: arg-met gins
  - **tearing** pain: agar am-m arg-met coloc con kali-n sep stann teucr
  - **amel**: cycl
  - **aching**: cycl
  - **sprained**; as if: cycl
- **sore**: agar agn am-m arg-met arn ars bell berb calc cann-s cham chlor cinnb clem con dig hep hyos mag-c med *Mez* nat-m plat rhus-v ruta sel spig thuj valer
- **sprained**; as if: agar all-s aloe **Anac** ang ant-c **Arn** ars asc-t bar-c *Calc* calc-sil camph carb-v caust chel chin chinin-s coca cocc cycl dig dros eup-per fl-ac gran graph hell hep ign kali-bi kali-n laur **Led** lyc *Merc* mosch nat-c nat-m nat-s nit-ac nux-v ph-ac *Phos* plat plb *Prun* psor puls **Rhus-t Ruta** sep *Sil Stront-c* sulph tep thuj *Valer* verat zinc
  - **paroxysmal**: hep
- **standing**:
  - **agg**: anac aur-m-n berb camph chinin-s cycl kali-n led mag-c *Mez* rat rhus-v spig stront-c *Sulph* **Valer**
  - **aching**: cycl stront-c
  - **boring** pain: aur-m-n *Mez*
  - **drawing** pain: anac camph kali-n spig
  - **pressing** pain: spig
  - **sore**: mag-c mez valer
  - **sprained**; as if: chinin-s cycl sulph **Valer**
  - **stitching** pain: berb
  - **tearing** pain: kali-n rat
  - **amel**: cycl
- **stepping** agg: alum borx bry graph kali-c **Led** mag-c *Mez* nat-m nat-s psor rhus-t sil
  - **drawing** pain: kali-c nat-s
  - **left** foot; with: **Anac**
  - **sprained**; as if: **Anac**
  - **pressing** pain: borx
  - **sore**: mag-c nat-m
  - **stitching** pain: alum graph kali-c psor
- **stitching** pain: abrot *Acon* agar agn *Alum* ambr ang ant-c apis apoc arg-n arn ars ars-i asaf asar aur bapt bar-c berb *Bov* bufo *Calc* calc-p calc-sil cann-s carb-v carbn-s caust cham chel chinin-s clem coff colch coloc con crot-t dios dros ferr-p form gins gran graph guaj ham *Hell* hep ign indg kali-c kali-sil kreos lach led *Lith-c* lyc m-aust mang merc mosch naja nat-c nat-m nux-v ol-an olnd osm petr phos psor puls rhod *Rhus-t Ruta* sang sep sil spig stann staph stront-c sulph tarax thuj trom verat verb viol-t xan zinc
  - **outward**: lith-c mosch
  - **tearing** pain: caust
  - **upward**: aur caust guaj mang nux-v
- **stool** agg; during: verb
  - **stitching** pain: verb
- **stooping** agg: cycl
  - **sprained**; as if: cycl

- **stretching**:
  - **agg**: dig
  - **sprained**; as if: dig
- **sudden**: indg valer
  - **sore**: valer
  - **stitching** pain: indg
- **tearing** pain: *Acon Agar* alum alum-sil am-c am-m ambr ammc *Arg-met* arg-n *Arn Ars Aur* bar-act **Bell** berb bism calc *Calc-p* camph carb-an carbn-s caust cham *Chin* chinin-ar cic clem *Colch* coloc con *Dros* dulc euph gins *Guaj* hell hep indg kali-bi **Kali-c** kali-n kali-sil lac-c lact led *Lyc* m-aust mag-m mang-m merc mez nat-ar nat-c nat-m *Nat-s* nux-v par puls ran-b rat rhod *Rhus-t* rumx ruta sabin samb *Sep* sil spong stann staph stront-c sulph tarax tep *Teucr* thuj trom *Zinc*
  - **constricting** pain: stront-c
  - **cramping**: kali-c
  - **drawing** pain: dulc
  - **paralyzed**; as if: dros til
  - **pulsating** pain: ol-an
  - **upward**: **Bell** caust con samb
  - **wandering** pain: lact
- **touch** agg: ars graph kali-n lyc mur-ac nat-m plat sep
  - **sore**: ars mur-ac nat-m plat
- **waking**; on: ambr mez
  - **pressing** pain: ambr mez
- **walking**:
  - **after**:
    - **agg**: *Rhus-t* sep
    - **aching**: *Rhus-t*
    - **pressing** pain: sep
  - **agg**: agar alumn am-m ambr ang aster berb bry bung-fa calc-p camph caust chel coloc cycl *Dros* erig fl-ac gins hep kali-n *Kalm Lach* **Led** lyc mag-c merc mez nat-m nat-s nit-ac nit-s-d *Phos* plan psor puls rhus-v ruta stront-c stry sulph
    - **aching**: calc-p cycl stront-c
    - **boring** pain: coloc *Mez*
    - **broken**; as if: caust hep
    - **burning**: agar
    - **cutting** pain: cycl
    - **drawing** pain: ang coloc erig
    - **pressing** pain: ang camph coloc gins merc nat-s nit-s-d
    - **sore**: am-m mag-c mez nat-m
    - **sprained**; as if: caust cycl *Dros* fl-ac *Phos* psor puls sulph
    - **stitching** pain: agar berb *Lach* lyc sulph
    - **tearing** pain: camph *Dros* plan puls
  - **air** agg; in open: benz-ac graph iodof
    - **cutting** pain: benz-ac iodof
    - **sprained**; as if: graph
  - **amel**: arg-met **Bell** ph-ac *Rhus-t* sulph teucr **Valer**
    - **drawing** pain: arg-met **Valer**
    - **sprained**; as if: **Valer**
    - **tearing** pain: *Bell* teucr

Pain – Ankles | **Extremities** | Pain – Ankles

- **walking**: ...
  : continued:
  : **amel**: mag-c
  . **sore**: mag-c
- **warm** feet amel: kali-c
  : **tearing** pain: kali-c
- **warmth**:
  : **agg**: *Guaj* lac-c **Led Puls**
  : **amel**: am-c ars chel
  : **tearing** pain: am-c ars
▽ **extending** to:
  : **Calf**: con thuj
  : **drawing** pain: thuj
  : **stitching** pain: con
  : **Foot**: hell kreos
  : **stitching** pain: hell kreos
  : **Heels**: agar
  : **burning**: agar
  : **shooting** pain: agar
  : **stitching** pain: agar
  : **Knee**: ars *Guaj* kreos lyc spong
  : **drawing** pain: lyc
  : **shooting** pain: guaj
  : **stitching** pain: guaj
  : **tearing** pain: ars *Guaj* kreos spong
  : **Outward**: *Lith-c*
  : **Soles**: stann
  : **Tibia**: ph-ac
  : **stitching** pain: ph-ac
  : **Toes**: am-c graph hell kreos lil-t stann
  : **stitching** pain: graph hell kreos
  : **tearing** pain: am-c hell stann
  : **Toes**; over the soles to the: kreos
  : **burning**: kreos
  : **Upward**: bell but-ac ferr nat-s phos plb puls
○ **Above**: meny nit-ac
  : **burning**: meny nit-ac
  : **stitching** pain: meny
- **Anterior** part: acon agar berb calc-p chel merc-i-f rumx ruta
  : **boring** pain: chel merc-i-f
  : **burning**: berb
  : **gnawing** pain: berb
  : **pulsating** pain: ruta
  : **rheumatic**: acon
  : **stitching** pain: berb
  : **tearing** pain: agar berb rumx
- **Below**: mur-ac zinc
  : **pressing** pain: zinc
  : **sore**: mur-ac
- **Bones**: aur *Bism* cupr graph *Led Mez* puls ruta sabin staph
  : **boring** pain: *Mez*
  : **burning**: ruta
  : **gnawing** pain: graph
  : **pressing** pain: *Bism* cupr *Led* sabin staph
  : **stitching** pain: aur puls
- **Inner** malleolus: *Arg-met*

- **Inner** malleolus: ...
  : **sore**: *Arg-met*
- **Malleolus**: alum am-c ambr arn bapt berb bry calc chinin-s cic coloc graph grat iod kali-c lach mez nat-m nit-ac par phos plb sil spong sulph valer verat-v
  : **aching**: chinin-s graph
  : **boring** pain: cic mez
  : **stitching** pain: bapt berb iod kali-c lach nit-ac phos valer
  : **tearing** pain: alum am-c ambr arn berb cic grat mez nat-m par phos sil spong
  : **Inner**: *Agar* arg-met berb bov chel coc-c coff dulc hura indg kali-bi laur led mez nat-m puls rhus-t spig sulph tarax verat-v verb zinc
  : **right**: tarent
  : **evening**:
  . **bed** agg; in: led
  : **boring** pain: led
  : **aching**: berb mez verat-v
  : **boring** pain: led sulph
  : **burning**: berb laur spig zinc
  : **sitting** agg: berb par tarax
  . **stitching** pain: berb par tarax
  : **stitching** pain: berb chel coc-c coff indg nat-m rhus-t spig tarax verb
  : **tearing** pain: *Agar* arg-met berb dulc puls zinc
  : **walking** agg: puls
  . **stitching** pain: puls
  : **Behind**: rheum
  . **burning**: rheum
  : **Outer**: agar am-c apis arg-met arg-n arn *Bov* bry canth carb-ac chinin-s cic clem con dios dulc kali-n lach laur mag-m mang nat-c par rhod samb sars sil stront-c sulph thuj valer zinc
  : **morning**:
  . **bed** agg; in: arg-n
  : **boring** pain: arg-n
  : **aching**: cic laur
  : **drawing** pain: am-c kali-n
  : **motion**:
  . **amel**: bism
  . **drawing** pain: bism
  : **sitting** agg: agar arg-met
  . **stitching** pain: agar arg-met (non: arg-n)
  : **sore**: valer
  : **stitching** pain: agar apis arg-met arg-n *Bov* bry chinin-s clem dios mang sars sil sulph thuj
  : **burning**: thuj
  : **tearing** pain: arn canth con dulc kali-n mag-m nat-c par rhod samb stront-c zinc
  : **walking** agg: arg-met *Mang* sulph
  : **stitching** pain: *Mang* sulph
  : **Behind**: meny
  . **gnawing** pain: meny
- **Below** outer ankle:
  : **walking** agg: nat-c
  : **stitching** pain: nat-c

1450   ▽ extensions | ○ localizations | ● Künzli dot

Extremities

Pain – Ankles

- **Outer**: mez
  - **cramping**: mez
  - **walking**:
    - **amel**: euph
    - **cramping**: euph
- **Sides**:
  - **Inner**: ang berb com dios dulc hyper lob-s merc mez ph-ac thuj trom
  - **stitching** pain: berb ph-ac
  - **tearing** pain: dulc mez thuj
  - **Outer**: abrot all-c ang arg-n berb bism caust dulc fl-ac kali-n meny merl nat-c rat rhus-t thuj verat
  - **evening**: fl-ac
  - **boring** pain: arg-n
  - **burning**: all-c ang kali-n
  - **cutting** pain: meny
  - **standing** agg: ruta
  - **burning**: ruta
  - **tearing** pain: berb bism caust dulc kali-n merl nat-c rat thuj
  - **walking** agg: rhus-t
  - **extending** to:
  - Tendo Achillis: bism
  - **tearing** pain: bism
- **Top**: *Puls*
  - **burning**: *Puls*
- **Bones**: agar *Alum* am-c anac ang aran *Arg-met Arn Ars* ars-s-f *Asaf Aur Calc Calc-p Carb-an* carb-v caust *Cham* chin cinnb *Cocc Colch* coloc *Con Crot-h Cupr Dros* **Eup-per** *Ferr Fl-ac* form gels graph *Guaj Hep* iod **Ip** *Kali-bi* kali-c *Kali-i* lach *Led Lyc Lyss* mag-m mag-s mang mang-act meph **Merc** *Merc-i-f* mez mur-ac nat-c nat-m **Nit-ac Nux-v Ph-ac** *Phos* phyt **Puls Pyrog** *Ran-s Rhod Rhus-t* rhus-v **Ruta** *Sang Sars Sep* sphing spig *Staph Still* stront-c sul-i *Sulph Syph* tarent ther thuj trios *Tub* verat
- **morning**:
  - **bed** agg; in: **Nux-v**
  - **sore**: **Nux-v**
- **night**: kali-i mang nit-ac phyt syph
  - **burrowing**: mang
- **aching**: am-c calc-p **Eup-per** form **Ip** *Lyss Mur-ac* nit-ac pyrog sphing tarent *Tub*
- **air**; in open | **amel**: *Mang*
- **boring** pain: arg-met aur calc-p *Carb-an Carb-v* caust mang phos sulph thuj
- **chill**; during: *Arn Ars* arum-t chin **Eup-per** *Ferr* **Ip** mag-c mur-ac nat-m **Puls Pyrog** *Rhus-t*
  - **aching**: *Arn Ars* arum-t chin **Eup-per** *Ferr* **Ip** mag-c mur-ac nat-m **Puls Pyrog** *Rhus-t*
- **drawing** pain: cham *Chin Cocc* gels kali-c led merc *Mez* puls sulph tub
- **fractures**; in old: symph
- **pressing** pain: *Alum* coloc kali-c
- **sawing**; as if: syph tarent
- **scraping** pain: **Ph-ac** spig
- **sitting** agg: am-m
- **sore**: am-m

Pain – Elbows

- **Bones**: ...
  - **sore**: anac arg-met *Crot-h* **Eup-per** graph **Ip** *Kali-bi Lyss Mang* meph nat-c *Nit-ac* **Nux-v** rhus-t ruta sulph tub verat
  - **paralyzed**; as if: *Calc*
  - **tearing** pain: agar arg-met cham cocc spig
  - ○ **Condyles**: agar
    - **stitching** pain: agar
  - **Long** bones: agar bry *Calc Led* sabin
    - **drawing** pain: bry *Led* sabin
    - **sore**: agar *Calc*
    - **Middle** of long bones: bufo *Phyt* tub *Zinc*
    - **tearing** pain: tub *Zinc*
  - **Metatarsal** (See feet - bones - metatarsal)
  - **Periosteum**: bry *Mez* nit-ac ph-ac *Rhod*
    - **drawing** pain: nit-ac
    - **tearing** pain: bry *Merc Mez* ph-ac *Rhod*
- **Elbows**: abrot acon adeps-s aesc agar agn all-c all-s aloe *Alum* alum-p alum-sil *Alumn* am-c am-m ambr ammc ampe-qu ang ant-c ant-t apis arg-met arg-n *Arn* ars ars-h ars-i ars-s-f arund *Asaf* aster aur aur-ar aur-i aur-m aur-m-n aur-s bapt bar-c *Bell Berb* beryl both-ax *Bov* brom *Bry* bufo bufo-s cact calc calc-i calc-p calc-s calc-sil camph cann-i canth caps carb-an *Carb-v* carbn-s cass castor-eq caul *Caust* cedr cer-s cham chel chin *Chinin-ar* chr-ac cic cimic cina cinnb clem coc-c cocc colch *Coloc* com con cop *Corn* croc crot-c crot-h crot-t cupr cur cycl dig didin dios dros dulc elaps euphr eupi fago ferr ferr-ar ferr-i *Ferr-m* fl-ac foen form fum gels gins glon graph grat gua *Guaj* guare gymno hell hep hura hydr hydrog hyos hyper ind indg *Iod* iris jac-c jug-c kali-ar *Kali-bi* kali-c kali-i kali-m kali-n kali-p kali-sil kalm kreos *Lac-ac* lach lachn lact laur *Led* lept lob *Lyc* lycpr lyss m-ambo mag-c mag-m mag-s manc mang med *Menis* meny merc merc-i-f mez *Mur-ac* naja nat-ar nat-c nat-m nat-p nat-s nicc nit-ac nit-s-d nux-m nux-v ol-j osm par peti petr ph-ac phel phos phys phyt pip-m plan plat plb prun psor puls ran-b ran-s raph rat rhod *Rhus-t* rhus-v rumx ruta sabad sabin samb *Sars* sec seneg sep *Sil Spig* spong *Stann* staph still *Stront-c* stry sul-ac sul-i sulph tab tarax tarent tell tep ter ther thuj til tong trom ust valer verat verb viol-o viol-t *Visc* xan zinc zinc-o
  - **right**: arg-n asc-t aur bapt beryl canth clem coloc foen-an gels phos sulph tub zinc
    - **drawing** pain: canth phos sulph
    - **sore**: beryl
    - **sprained**; as if: gels
    - **stitching** pain: foen-an
    - **tearing** pain: arg-n coloc phos zinc
  - **left**: agar both-ax cass crot-t ferr gels *Iod* kali-bi mag-p mang nat-m phos psil psor xan
    - **then** right: *Calc-p*
    - **stitching** pain: *Calc-p*
    - **drawing** pain: agar psor
    - **dull** pain: xan
    - **heart** complaints; during: arn
    - **sore**: agar phos
    - **sprained**; as if: psil

All author references are available on the CD 1451

Extremities

Pain – Elbows

- **left**: ...
  : **stitching** pain: ferr kali-bi mang
  : **tearing** pain: agar *Iod*
  : **extending** to:
    : **right**: *Calc-p*
    . **shooting** pain: *Calc-p*
- **morning**: bov brach carb-v dios lyc puls ran-b sep sumb thuj trom *Zinc*
  : **6 h**: dios
  : **8 h**: mag-c trom
    : **stitching** pain: mag-c trom
  : **aching**: sumb
  : **bed** agg; in: *Carb-v* sumb
    : **aching**: sumb
    : **sore**: *Carb-v*
  : **drawing** pain: carb-v lyc thuj
  : **motion** agg: puls
    : **sore**: puls
  : **shooting** pain: trom
  : **sore**: carb-v puls
  : **tearing** pain: bov lyc *Zinc*
- **forenoon**: abrot alum cham dios plan thuj
  : **9 h**: sulph
    : **burning**: sulph
  : **10 h**:
    : **knitting**; while: mag-c
    . **tearing** pain: mag-c
  : **sitting**:
    : **amel**: indg
    . **tearing** pain: indg
  : **sore**: thuj
  : **stitching** pain: cham
  : **tearing** pain: alum
- **noon**: arg-met cedr cham crot-t lyc tarent
  : **boring** pain: crot-t
  : **shooting** pain: tarent
  : **stitching** pain: cham lyc tarent
- **afternoon**: com kali-n naja sulph
  : **13 h**: grat
    : **tearing** pain: grat
  : **15 h**: gels
    : **drawing** pain: gels
  : **16 h**: dios
  : **17 h**: stry
  : **drawing** pain: sulph
  : **shooting** pain: naja
  : **stitching** pain: com kali-n naja
- **evening**: alum am-c arg-met bov carb-an castor-eq cop dios dulc eupi fl-ac jac-c lyc mag-m merc mez psor rat *Still* stront-c thuj zinc
  : **17-22 h**: chel
    : **stitching** pain: chel
  : **19 h**: chinin-s dios
  : **21 h**: calc-p lyc
  : **aching**: fl-ac *Still*
  : **bed** agg; in: mag-c *Nat-c*
    : **drawing** pain: mag-c *Nat-c*
  : **burning**: arg-met carb-an

Pain – Elbows

- **evening**: ...
  : **lying** agg: nat-c phos
    : **drawing** pain: *Nat-c*
  : **pressing** pain: cop
  : **pulling** the door: bell chinin-s
  : **sore**: am-c still
  : **stitching** pain: bov eupi lyc mag-m thuj zinc
  : **tearing** pain: alum lyc merc mez psor rat stront-c
  : **twinging**: carb-an
- **night**: am-c **Ars** dig gels kali-n merc-i-f *Phos* sep ter
  : **23 h until morning**: *Sulph*
  : **bed** agg; in: ars
    : **tearing** pain: ars
  : **burning**: sep
  : **drawing** pain: *Ars Phos*
  : **putting** arm out of bed; from: am-c
  : **sore**: merc-i-f
  : **tearing** pain: am-c **Ars** *Phos*
- **accompanied** by:
  : **Heart**; complaints of the (See CHES - Heart; complaints - accompanied - elbows)
  : **Upper** limbs; weakness in (See Weakness - upper limbs - accompanied - elbow)
  : **aching**: aesc ang asaf both-ax caul coc-c dios fl-ac gels glon gymno ham hydr led merc-i-f ol-j phos *Podo* rumx ruta sep thuj ust xan
  : **alternating** with | **Knees**; pain in: dios
- **air** agg; draft of: gels
- **air** agg; in open: lact
  : **tearing** pain: lact
- **alternating** with:
  : **Knees**; pain in: dios
  : **Shoulder**; pain in: kalm
- **bed**; after going to: dios
- **bending**:
  : **agg**: chel dulc
    : **drawing** pain: chel dulc
  : **sore**: dulc
  : **arms**:
    : **agg**: all-s chel dulc mag-c mez mur-ac puls rat spong stann stront-c
    . **tearing** pain: mez puls rat spong stront-c
- **blow**; pain as from a: ang bar-c caust hep ruta
- **boring** pain: alum am-c aur bufo caust clem crot-t dulc mez nat-s nux-m nux-v phos ran-s spong thuj
- **broken**; as if: *Bry* coc-c phos
- **burning**: agar alum *Arg-met* arund asaf bell berb calc-p carb-an carb-v coc-c colch coloc kali-n m-ambo merc mur-ac ph-ac phos *Plat* rhus-t sep *Stann* sulph ter tong
- **burnt**; sensation as if: bell
- **carrying** a weight; after: *Cham*
- **chill**; during: ang hell *Podo*
  : **stitching** pain: hell
- **cramping**: verb
- **cutting** pain: **Alum** bell caust cedr con graph hep hydr manc med mur-ac ph-ac plb puls tell

1452 ▽ extensions | O localizations | ● Künzli dot

Extremities

- **cutting** pain: ...
  - **paralyzed**; as if: graph
- **drawing** pain: acon agar aloe ambr *Arg-met* **Ars** aur-m aur-m-n *Bell* berb *Bry* canth carb-v carbn-s caul caust cham chel chin coc-c coloc com con dig dios dulc elaps euphr graph grat hell kali-bi *Kali-c* kali-n kali-sil lach lact led lyc *Mang* mez *Mur-ac* *Nat-c* nat-s nux-v petr ph-ac phos rhod *Rhus-t* rhus-v ruta sabad sec seneg sil stann staph stront-c *Sulph* tab thuj valer verat viol-o zinc
  - **cramping**: *Rhus-t*
  - **downward**: kali-bi lach mez sec seneg thuj
  - **paralyzed**; as if: bell cham graph
  - **upward**: kali-n stann
- **extending** the arm agg: lyc ruta
  - **drawing** pain: ruta
  - **tearing** pain: lyc
- **fist**, making: sulph
  - **sore**: sulph
- **gnawing** pain: dulc indg mag-c phos puls ran-s rumx stront-c
- **gout**: ars-h caust kali-i
- **hang** down; letting arms:
  - **agg**: ang
  - **pressing** pain: ang
  - **amel**: rat
  - **tearing** pain: rat
- **jerking** pain: rhus-t
  - **downward**: sulph
- **knitting**, while: mag-c
  - **tearing** pain: mag-c
- **leaning** on elbow: camph
  - **pressing** pain: camph
- **lifting** agg: sulph
  - **sore**: sulph
- **lying**:
  - **agg**: carb-an kreos nat-c phos
  - **side**; on:
    - **left**:
      - **agg**: *Phos*
      - **tearing** pain: *Phos*
    - **painless** side:
      - **agg**: nux-v
      - **boring** pain: nux-v
- **motion**:
  - **agg**: agn ambr *Bry* *Calc-s* *Carbn-s* chin clem *Coloc* cycl graph *Guaj* hydr kali-bi led lyc mag-c med plb prun rhus-t sil staph sulph thuj ust
  - **aching**: hydr prun
  - **cutting** pain: med
  - **drawing** pain: *Bry* *Coloc* rhus-t sil staph
  - **pressing** pain: agn led sulph
  - **sore**: clem cycl
  - **stitching** pain: mag-c med spong
  - **tearing** pain: chin graph lyc sil thuj
  - **amel**: am-m *Arg-met* *Aur-m-n* bell-p bism carb-v castm cocc dulc graph *Lyc* mez ol-an ran-a **Rhus-t** **Sulph** ust

- **motion – amel**: ...
  - **aching**: ol-an ust
  - **boring** pain: dulc
  - **drawing** pain: carb-v dulc graph mez ran-a *Rhus-t*
  - **pressing** pain: aur-m-n bism mez
  - **sore**: aur-m-n
  - **stitching** pain: arg-met
  - **tearing** pain: am-m aur-m-n castm cocc *Lyc* **Rhus-t Sulph**
  - **arm**; of:
    - **agg**: ang
    - **sore**: ang
- **pain** in side, with: fl-ac
- **paralyzed**; as if: ambr ang arg-met bell *Bry* caps cham cina cocc graph lyss mez prun sabin samb sars staph stront-c valer
- **paroxysmal**: kreos rat
- **pinching** pain: bufo-s merc-i-f prun
- **pressing** pain: acon agar agn alum ang arg-met aur-m-n camph *Caust* clem coc-c coloc cop dig digin gins graph hell hep hyos indg iod *Led* lyc mang mez nat-s nit-s-d nux-v rat ruta sabad sabin *Sars* spong sulph ter tong verat verb zinc
  - **paralyzed**; as if: graph
  - **prickling** pain: verat
- **pronation**, on: sars
- **raising** arm agg: graph rat
  - **tearing** pain: graph rat
- **rash**; disappearance of: *Lept*
- **resting** on arm: ang
  - **sore**: ang
- **rheumatic**: acon aesc ammc ant-t ars bapt *Bry* calc carbn-s caust *Colch* coloc cupr euphr *Ferr* form gnaph grat guaj hydr hyos hyper iris *Kali-bi* kali-m kalm lach lob *Lyc* mag-s mez nat-ar *Nat-c* nicc prun ran-b **Rhus-t** rhus-v sal-ac sep syc tub ust zinc
  - **right**: ambr
  - **left**: tab
  - **drawing** pain: caust euphr mez *Rhus-t* zinc
  - **pressing** pain: zinc
  - **tearing** pain: *Ars Calc Lyc* **Rhus-t**
- **riding**; after: verat
- **rubbing**:
  - **amel**: phos *Zinc*
  - **tearing** pain: phos *Zinc*
- **scraping** pain: coc-c
- **shooting** pain: acon bell *Calc-p* naja plb tarent tep trom
  - **alternating** with | **Shoulder**; shooting in (See shoulders - shooting - alternating - elbow)
- **sitting** agg: gins phos plect *Rhus-t* sulph
  - **drawing** pain: plect *Rhus-t* sulph
  - **gnawing** pain: phos
  - **pressing** pain: gins

Extremities

- sleep:
  : siesta:
  : after:
  . agg: graph
    pressing pain: graph
- sore: agar all-c alumn am-c ang asaf aur-m-n bar-c beryl bov brom calc-p camph carb-an *Carb-v* caust cedr cic cinnb clem colch con *Crot-h* cycl dros dulc hep ind iod lach led mag-s merc-i-f nat-s *Ol-j* phos plat puls ruta stann sul-ac *Sulph* tell ter thuj valer verat zinc
  : strained; as if: beryl
- splinter; as from a | glass; of: hydrog
- sprained; as if: *Ambr* cur ferr-m gels lach mang nicc puls tab tell
- stitching pain: acon agar aloe alum alum-p alum-sil am-c ammc apis *Arg-met Asaf* aster bell berb bov brom *Bry* calc *Calc-p* calc-s calc-sil caps carb-an carbn-s caust cedr cham chel chin coc-c cocc colch coloc com con cupr euphr eupi graph grat guare hell hep hura hydrg iris kali-bi kali-c kali-n kalm kreos laur lyc mag-c mag-m meny *Merc* mez mur-ac naja nat-m nux-m phos phys plb ran-s raph rhod sabin sars *Sep* sil *Spig* spong stry tab tarax tep ter ther *Thuj* trom valer viol-t zinc
  : burning: *Arg-met*
  : downward: acon bov caps cupr *Guaj* thuj
  : stinging: arg-met berb sil
- straightening out the arm in front of him: am-c
- stretching:
  : arm:
    : agg: hep kali-c mez puls ruta
    . pressing pain: ruta
    . stitching pain: mez
- taking hold of something: **Calc**
- tearing pain: acon agar *Alum* alum-p alum-sil am-c am-m ambr ant-t arg-met arg-n Ars ars-h *Ars-i* ars-s-f *Aur* aur-ar aur-m-n bar-c bell *Berb* **Bov** bry cact *Calc* calc-i calc-sil canth caps carb-an *Carbn-s Caust* chin *Chinin-ar* cina chem coc-c cocc colch coloc con croc cycl *Erig* euphr graph *Grat* hyper indg **Iod Kali-ar** kali-bi **Kali-c** kali-i *Kali-n* kali-p kali-sil kalm *Lachn* lact laur led **Lyc** mag-c mag-m mag-s *Merc Mez* mur-ac nat-c nat-p *Nat-s* nicc nit-ac nux-m par ph-ac phel *Phos* psor puls ran-b rat **Rhus-t** rhus-v ruta sabin sars sep sil spong stann staph *Stront-c* sul-i **Sulph** tab tarax tell tep thuj til valer verb *Zinc*
  : alternating with | **Shoulder**; tearing in (See shoulders - tearing - alternating - elbow)
  : cramping: aur
  : downward: am-c berb colch kali-bi kalm lyc merc nat-c nicc nit-ac rhus-t rhus-v ruta sulph thuj til zinc
  : twitching: rhus-t
  : upward: sulph zinc
- tendon snapped from place, as if: sars

- touch agg: ambr calc-p cycl dros dulc hyos mang ph-ac sil staph
  : drawing pain: sil
  : sore: cycl dros dulc
- turning agg: tab
  : drawing pain: tab
- twinging: carb-an
- walking:
  : after:
    : agg: acon acon-c tell valer
    . pressing pain: acon
    . sore: tell
  : agg: ang bell merc
    . cutting pain: bell
    . pressing pain: ang
    : stitching pain: merc
  : air agg; in open: anac con
    . pressing pain: anac
    . tearing pain: con
  : amel: gins
    . pressing pain: gins
- wandering pain: cact
- warmth:
  : agg: *Guaj*
  : amel: bell-p *Caust* **Rhus-t**
    . pressing pain: *Caust*
    . tearing pain: caust **Rhus-t**
- weather agg; wet | aching: erig
- wind agg: carb-v
  : drawing pain: carb-v
- yawning; with: mang
  : dislocated; as if: mang
▽ extending to:
  : Axilla: Ars
    . drawing pain: Ars
    . tearing pain: Ars
  : Finger: am-c am-m bov cupr kalm nat-c plb puls thuj
    . shooting pain: plb thuj
    . stitching pain: bov cupr thuj
    . tearing pain: am-c am-m kalm nat-c puls thuj
  : Fourth: aesc arund jatr-c lyc phyt puls seneg
  : Forearm: aur-m-n dios led verb xan
    . aching: dios xan
    . pressing pain: aur-m-n verb
    . sore: led
  : Forearm; middle of: mag-c
    . tearing pain: mag-c
  : Hand: am-c berb camph kali-bi lach merc nicc phos tarent xan
    . dull pain: xan
    . pressing pain: camph
    . tearing pain: am-c berb kali-bi merc phos
  : Shoulder: colch cycl indg lachn phos rhus-v still xan
    . boring pain: phos
    . dull pain: xan
    . gnawing pain: phos

1454   ▽ extensions | O localizations | ● Künzli dot

- **extending to – Shoulder**: ...
  - stitching pain: colch indg
  - tearing pain: lachn phos rhus-v
  - **Wrist**: acon ars **Calc** colch dulc guaj kali-n lyc nicc nit-ac pert-vc peti phyt prun rhus-t sulph
  - drawing pain: dulc guaj rhus-t sulph
  - shooting pain: acon *Guaj*
  - stitching pain: acon *Guaj* pert-vc
  - tearing pain: **Calc** colch guaj lyc nicc nit-ac Rhus-t
  - About the: gels
    - aching: gels
- **Above**: *Calc Caust*
- **Bends** of elbow: alumn anac arg-met asaf aur-m-n bar-c canth carb-an caust chel chin cina clem coc-c cocc coloc con gels glon graph grat hell hep hura hyos iod **Kali-c** kali-n laur led lyc merc-i-f mur-ac nat-c nat-s olnd plb *Puls Rat* rhus-v sep spig still sulph tarent tep teucr thuj valer verat zinc
  - right: canth merc-i-f rat
    - stitching pain: merc-i-f rat
    - tearing pain: canth
  - morning: alum kali-c lyc merc-i-f
    - stitching pain: kali-c
  - aching: arg-met clem
  - boring pain: led
  - burning: kali-n laur led rat rhus-v sulph tep teucr
  - chill; before: rat
    - stitching pain: rat
  - cutting pain: con mur-ac
  - drawing pain: arg-met *Caust* chin hell kali-n *Puls Rat* thuj valer verat
  - extending the arm:
    - agg: hep
    - sore: hep
    - amel: rat
    - drawing pain: rat
  - flexion, on: mur-ac
    - cutting pain: mur-ac
  - hang down agg; letting arms: still
  - motion:
    - agg: hura plb *Puls*
    - amel: coc-c
  - paralyzed; as if: cina cocc
  - paroxysmal: plb
  - pressing pain: anac arg-met aur-m-n carb-an clem hyos iod rat sep
  - pressure:
    - amel: arg-met
    - aching: arg-met
  - rest agg: coc-c coloc
    - stitching pain: coc-c coloc
  - sore: caust valer zinc
  - stitching pain: asaf coc-c coloc grat kali-c led merc-i-f nat-c rat *Spig* tarent
  - stretching:
    - arm:
      - agg: alumn **Caust** clem graph *Hep Puls* thuj

- **Bends** of elbow – stretching – arm – agg: ...
  - aching: clem
  - tearing pain: hep
  - amel: rat
  - pressing pain: rat
  - upper arm: clem
  - pressing pain: clem
  - tearing pain: bar-c canth **Kali-c** laur nat-s olnd rat sep zinc
  - touch agg: nat-c
  - walking agg: aur-m-n gels
  - pressing pain: aur-m-n
  - writing:
    - after: gels
    - agg: valer
    - drawing pain: valer
    - sore: valer
  - extending to:
    - Fingers: hura
    - First finger: psil
    - Palm: carb-an
    - Shoulder: plb
    - Tip of elbow: grat
    - stitching pain: grat
- **Bones**: sil
  - drawing pain: sil
- **Condyles**: ant-t arg-met arg-mur brom coc-c indg mang merc sabin
  - drawing pain: arg-met arg-mur coc-c
  - stitching pain: ant-t brom indg mang merc sabin
- **Olecranon**: agar alum am-c arg-met arg-n bov bry calc carb-an caust chel chinin-ar coc-c hep kali-n lact lyc mur-ac nat-c nat-m ph-ac raph rhod sep spig spong stann valer verat
  - night: sep
    - stitching pain: sep
  - aching: spong
  - bending arms agg: bry stann
    - sore: stann
    - stitching pain: bry
  - boring pain: alum am-c caust
  - burning: chel ph-ac
  - drawing pain: carb-an lact
  - motion agg: hep
    - aching: hep
  - pressing pain: hep
  - rest agg: agar arg-n
    - stitching pain: arg-n
    - tearing pain: agar
  - sore: carb-an hep stann
  - stitching pain: agar arg-met arg-n bry calc coc-c mur-ac nat-m sep spig spong
  - tearing pain: bov lyc mur-ac nat-c valer
  - extending to:
    - Bend of elbow: nat-c
    - tearing pain: nat-c
- **Posterior** surface: laur mag-c sabad thuj

Pain – Elbows / Extremities / Pain – Feet

- Posterior surface: ...
  : motion:
    : amel: sabad
    . stitching pain: sabad
  : stitching pain: laur sabad thuj
  : tearing pain: mag-c
- Externally: carb-an
- burning: carb-an
- Feet: abrot acon act-sp aesc agar agn ail all-c all-s allox aloe *Alum* alum-p alum-sil alumn *Am-c* am-m ambr ammc *Anac* anag ang ant-c ant-t *Apis Arg-met* arg-n *Arn Ars* ars-h ars-i ars-s-f arum-d arum-t arund asaf asc-t aster *Aur* aur-ar *Aur-m* aur-m-n aur-s aza bapt bar-c bar-s bell berb bism blatta-o borx *Bov* bran *Brom Bry* bufo cadm-met cain *Calc Calc-caust* calc-f *Calc-p* calc-s calc-sil calo *Camph Cann-s* cann-xyz *Canth* caps carb-ac carb-an *Carb-v* carbn-o *Carbn-s Caul Caust* cedr *Cham* **Chel** *Chin* chinin-ar *Chinin-s* cimic *Cina* cinnb clem cob coc-c cocc coff colch *Coloc* colocin com con cop corn croc crot-c crot-h crot-t *Cupr Cur Cycl* daph *Dig* dios dirc dor dros *Dulc* eug euon eup-per euph euphr fago ferr ferr-ar ferr-i ferr-ma *Ferr-p Fl-ac* gels *Graph Guaj* gymno hell helo *Hep* hip-ac hipp hura hyos hyper ign indg inul iod ip iris jal jatr-c kali-ar kali-bi **Kali-c** kali-i *Kali-n* kali-p kali-sil kalm kreos lac-ac lac-d *Lach* lachn laur *Led* lil-t *Lith-c Lyc* m-aust *Mag-c* mag-m mag-p manc mang *Mang-act Mang-m* **Med** meli meny meph *Merc* merc-c merc-i-f *Merc-i-r* merl *Mez* mill mosch mur-ac myric naja nat-ar nat-c *Nat-m* nat-p *Nat-s* nit-ac nux-m *Nux-v Ol-an* ol-j olnd op osm ox-ac par *Petr Ph-ac Phel* phos *Phyt* pic-ac pip-m plan plat *Plb* plect pneu podo polyg-h polyp-p prot prun psil psor ptel puls ran-b *Ran-s* raph *Rat* rauw rheum *Rhod* **Rhus-t** rhus-v rumx *Ruta* sabin samb sang sanic sars sec sel senec sep *Sil* sol-ni spig spong squil stann *Staph* still stram stront-c stry *Sul-ac* sul-i sulph *Syph* tab tanac tarax tarent tep ter tet teucr *Thuj* til trom tub upa urt-u ust valer *Verat* verat-v verb vesp vinc viol-t vip wies xan zinc zinc-p zing
- alternating sides: *Lac-c* nat-p
- right: bapt *Chel* cypr iris kalm lith-c mez nit-ac *Rat* sep sulph visc
  : aching: visc
  : burning: mez sulph
  : drawing pain: bapt *Chel*
  : shooting pain: iris
  : tearing pain: nit-ac *Rat* sep sulph
- left: ail ars asc-t borx cham coloc crot-h ferr-i hura hyper mur-ac murx nat-m puls sang sanic stroph-s
  : burning: borx cham coloc hura sang
  : drawing pain: ars ferr-i nat-m
  : paralyzed; as if: hyper
  : shooting pain: stroph-s
  : sprained; as if: hyper sanic
  : stitching pain: asc-t
    : followed by | right: psil
  : tearing pain: ars nat-m puls
  : walking agg: mag-c nat-m
  : cramping: nat-m

- Feet: ...
- 23 h:
  : lying on the other side: com
  : drawing pain: com
- morning: ang ars cench dios kali-bi nit-ac ph-ac **Rhus-t** sulph
  : 8 h until afternoon: coloc
  : bed agg; in: hep *Nat-s*
  : burning: hep *Nat-s*
  : drawing pain: ang ars kali-bi ph-ac
  : lying:
    : amel: mag-c
    . sore: mag-c
  : rising agg: **Rhus-t**
  : sprained; as if: **Rhus-t**
  : stepping agg: puls
  : sore: puls
  : tearing pain: ars nit-ac
  : waking; on: mag-c nat-s *Sulph* tarent thuj
    : sore: mag-c nat-s
    : stitching pain: thuj
- forenoon:
  : 10 h: sil
    : stitching pain: sil
  : 11 h: hura
- noon: am-c arund hura
  : burning: am-c hura
  : left one burning while the other is cold: hura
    : burning: hura
- afternoon: com kali-bi lith-c mez phos ptel rhus-v
  : aching: ptel
  : drawing pain: com
  : sore: phos
  : stitching pain: mez
  : tearing pain: kali-bi
- evening: acon all-c *Arn* ars-h calc caust ferr-m fl-ac graph hipp lach led lyc mag-c *Nat-s* ph-ac phos puls sang sil sulph
  : bed agg; in: ars calc hep merc stront-c **Sulph**
    : burning: calc hep merc stront-c **Sulph**
    : drawing pain: ars hep
  : burning: calc *Nat-s* sang *Sulph*
  : cramping: hipp
  : drawing pain: caust ph-ac
  : pressing pain: fl-ac lach led
  : sore: *Arn* mag-c
  : tearing pain: graph lach
  : walking agg: agar
    : drawing pain: agar
- night: agar *Ars* ars-met calc caul cham coloc hep kali-c lac-c lyc *Merc Mez Nat-c* phos plb rhod *Sep* sil spong stront-c **Sulph** *Syph* verat
  : bed agg; in: nat-p **Sulph**
    : burning: nat-p **Sulph**
    : menses; during: nat-p
    . burning: nat-p
  : burning: ars-met coloc lac-c *Nat-c Sep* sil **Sulph**
  : drawing pain: agar calc

1456 ▽ extensions | ○ localizations | ● Künzli dot

Extremities

- **night**: ...
  - **sitting** agg: olnd
  - **aching**: olnd
  - **sleep** agg; during: ars-met
  - **burning**: ars-met
  - **sore**: plb *Sulph*
  - **stitching** pain: phos sulph
  - **tearing** pain: *Ars* hep *Merc* phos rhod *Sulph*
  - **waking**; on: bar-c
  - **aching**: bar-c
- **accompanied** by | **sciatica** (See lower limbs - sciatic - accompanied - foot)
- **aching**: agar allox *Am-m* ang arn aza bov brom bry calc caust clem *Coloc Cur* dios dros euon fago gymno ham *Kali-c* kalm lac-ac laur led mez nit-ac olnd petr phos phyt prun ptel *Rhus-t* staph still *Sulph* verat vip
- **air** agg; in open: **Caust**
  - **drawing** pain: **Caust**
  - **tearing** pain: *Caust*
- **arthritic**: arg-n
  - **drawing** pain: arg-n
- **ascending** agg: **Led** mag-c
  - **sore**: mag-c
- **bathing**: petr
  - **sore**: petr
- **bending** agg: coff sel
- **boring** pain: aesc ang *Bell* bufo *Caust* cocc coloc con merc mur-ac *Ran-s* spig sulph *Zinc*
- **broken**; as if: hep kali-bi kali-c lac-d psor zinc
- **burning** (⚹*Heat - feet - burning*): agar alum alum-sil *Am-c* ammc anac ant-c apis arg-met *Arn Ars* ars-s-f aster aur-m aza *Bell Berb* borx bov bran bry cadm-met *Calc* calc-f *Calc-s* cann-s caps carb-v *Carbn-s Caust* cham chel chin chinin-ar *Cocc* coloc colocin con corn croc dulc eup-per fago *Graph* helo *Hep* hip-ac hyos ign kali-ar *Kali-c* kali-i kali-p *Kali-s* kreos *Lach* lachn laur led lil-t *Lyc* mag-m *Med Merc* merl *Mez* mur-ac nat-ar *Nat-m Nat-s Nit-ac* nux-v ox-ac petr *Ph-ac Phos* phyt plan *Puls* rat rauw rhus-t rhus-v ruta sabin sang sanic sars *Sec Sep Sil Spig* squil *Stann Staph Stram* stront-c *Sulph* tarax thuj vesp *Zinc* zinc-p zing
  - **corrosive**: ruta sulph
- **burrowing**: *Asaf* bell merc mur-ac nux-m *Rhod* spig
- **chilblains**; as from: berb borx caust cham nux-v
- **chill**:
  - **after**: *Cham*
  - **tearing** pain: *Cham*
  - **during**: *Chinin-s* cupr *Eup-per*
  - **cutting** pain: *Chinin-s*
  - **stitching** pain: *Eup-per*
- **coffee** amel; after: calo
- **cold**:
  - **air**:
    - **amel**: med
    - **burning**: med
- **coldness**; with external: *Lach*

- **contracting**: chin
- **covered** in bed agg; on being: cham
  - **tearing** pain: cham
- **cramping**: hipp pneu
- **cutting** pain: abrot *Act-sp* alum ambr apis ars bufo calc cedr *Chinin-s* coloc dulc led lyc mag-m meny mur-ac *Nat-c* osm plat sep thuj
  - **transversely** across: plat
- **dinner**; after: cain carbn-s
  - **tearing** pain: cain
- **drawing** pain: agar alum am-c ammc *Anac* ang arg-met arn *Ars* asaf *Aur* aur-ar aur-m-n aur-s bapt bar-c bell bism borx bov bry calc camph cann-s canth carb-v carbn-s *Caul Caust* **Chel** chin chinin-ar chinin-s clem coc-c cocc colch *Coloc* con cupr dig dios dros ferr ferr-i fl-ac ham hep hyper ign indg kali-ar kali-bi kali-c kali-sil kreos lach led *Lyc Mag-c* mang merc *Mez* mur-ac naja nat-c nat-m nat-p nat-s nit-ac nux-v *Ol-an* olnd petr ph-ac plb plect polyp-p **Puls** ran-b rat *Rhod* **Rhus-t** rhus-v sars sec sil sol-ni spong stann staph stram *Stront-c Sulph* tanac tarax thuj tub valer verat vinc zinc
  - **burning**: tarax
  - **cramping**: arg-met chin hyper nat-m ph-ac
  - **cutting** pain: bell
  - **fatigue**, as from: kali-c
  - **paralyzed**; as if: acon aur **Rhus-t**
  - **paroxysmal**: coc-c nat-m ph-ac
  - **pinching** pain: kali-c
  - **tearing**, dragging: bar bov
  - **upward**: dros led nit-ac *Sil Spong* sulph
- **eating**; after: graph
  - **pressing** pain: graph
  - **sore**: graph
  - **stitching** pain: graph
- **excoriation**, in: phos
  - **stitching** pain: phos
- **exertion**:
  - **agg**: bar-c caust phos **Rhus-t**
  - **amel**: dios
  - **aching**: dios
- **fever**; during: apis nux-v puls
- **foot-bath**, after: calc-caust
- **gouty**: graph *Led* lyc nat-p *Nat-s* urt-u
  - **right**: *Lyc*
  - **left**: psor
  - **tearing** pain: graph
- **heat**: ran-a
- **jerking** pain: acon agar anac ars bar-c berb cham euphr hyos kali-n mag-m petr rat rhus-t rumx sec spig stann staph sul-ac teucr valer zinc
- **jumping** to knee: asaf
  - **pressing** pain: asaf
- **lifting** agg: berb
- **lying** in bed agg: *Cur*
  - **aching**: *Cur*
- **menopause**; during: sang
  - **burning**: sang

All author references are available on the CD 1457

Pain – Feet **Extremities** Pain – Feet

- **menses**:
  : before | **agg**: am-m
  : during:
  :: **agg**: *Am-c* am-m ars carb-v mag-c
  :: tearing pain: am-m
- **motion**:
  : **agg**: acon ars aur-m bar-c bry bufo calc caust cench *Cham* chin coff *Guaj Led* nat-c nit-ac ph-ac puls sel staph sulph thuj
  :: boring pain: bufo
  :: cramping: ph-ac
  :: drawing pain: nit-ac
  :: pressing pain: staph
  :: stitching pain: bar-c bufo calc chin sulph
  :: tearing pain: bar-c *Cham* nat-c
  : **amel**: abrot calo cur dios guaj *Kali-c Kali-s* Lyc psor *Rhod* **Rhus-t** *Verat* verb
  :: stitching pain: guaj *Kali-c Kali-s* Lyc *Rhus-t* verb
  : toes; of:
  :: **agg**: nat-c
  :: tearing pain: nat-c
- **paralyzed**: am-m
- **paralyzed**; as if: acon ang aur cham *Chin* eug kalm mag-m nat-m ol-an olnd par phos *Plb* puls **Rhus-t** tab
- **paroxysmal**: sec
- **perspiration**:
  : cold:
  :: Soles:
  ::: **amel**: med
  ::: burning: med
  : from: graph Lyc
  :: sore: graph Lyc
  : with: *Sil*
  :: burning: *Sil*
- **pinching** pain: chin hyos ip sulph
- **placing** foot on floor: tarent
  : stitching pain: tarent
- **pregnancy** agg; during: phos
  : tearing pain: phos
- **pressing** pain: *Alum* anac ang arg-n arn asaf aur aur-m-n *Bell* bism brom bry caust cinnb cupr cycl dig fl-ac graph kali-n lach *Led* lil-t lyc *Mang-m* mez mur-ac naja nat-s nux-v olnd petr *Ph-ac Plat* sabin *Sars* spig *Stann* staph stront-c *Sul-ac* thuj verat verb viol-t
  : blunt instrument; as from a: ang
  : drawing pain: bry staph
  : inward: lach
  : outward: lil-t
  : stitching pain: *Cina*
  : tensive: stront-c
- **pressure**:
  : **agg**: cina
  :: sore: cina
  : boot agg; pressure of: coloc nux-v
- **pulsating** pain: bell bufo cann-xyz

- **rest agg**: verb
  : stitching pain: verb
- **rheumatic**: *Act-sp* ant-c apis *Aur* berb calc *Caul Caust* colch crot-t ferr-i franc graph *Guaj* **Hep** kali-i *Lach* **Led** lith-c mag-m mang-act *Merc* merc-i-r myric nat-s *Nit-ac* phos *Phyt* plb *Puls* ran-b *Rhod Rhus-t Ruta* sars stram stry zinc
  : tearing pain: crot-t *Graph* puls
- **riding** in a carriage, stitches from inside outward, when: *Berb*
  : stitching pain: *Berb*
- **rising agg**; after: bry
  : drawing pain: bry
- **rubbing**:
  : **amel**: zinc
  :: tearing pain: zinc
- **shooting** pain: arg-met aster bell daph ferr iris **Kali-c** tarent xan
  : sticking ending in electric shocks: daph
- **shop**; girls working in a: squil
  : sore: squil
- **sitting**:
  : **agg**: alum *Arg-met* asaf aur-m-n carb-v chin coloc dig manc nat-c **Rhus-t** stann tarax valer
  : drawing pain: aur-m-n carb-v chin coloc **Rhus-t** valer
  : pressing pain: aur-m-n tarax
  : sore: *Arg-met*
  : stitching pain: asaf manc
  : **amel**: stront-c tarax
  : drawing pain: tarax
- **smarting**: ph-ac
- **sore**: agar all-c alumn ang *Ant-c* ant-t *Arg-met* arn arund bar-c bell berb borx bry calc calc-s carb-ac carb-an carb-v caust cham chin *Cina* clem cocc com *Cycl* ferr *Graph* hyos jal kali-ar kali-bi kali-n laur led lil-t **Lyc** mag-c mag-m mag-p med merc *Mez* nat-c nat-m nat-s nux-v ol-j op petr ph-ac phos phyt plb puls ran-b rumx **Ruta** sars sep *Sil* sul-ac sulph thuj valer zinc
  : paralyzed, as if: ph-ac
  : pebbles; as if stepping on: hep lyc
- **sprained**; as if: ang *Arn* ars bar-c berb *Bry* calc *Camph* carb-v carbn-s caust cop crot-t *Cycl* dros ferr-ma *Hep* hyper *Kalm* kreos merc nat-m nux-v phos prot prun puls **Rhus-t** sanic sil sulph til valer zinc
- **standing** agg: agn ang chin eup-per nat-m *Puls* rhus-v sil squil tarax
  : drawing pain: chin tarax
  : sore: ang **Ruta**
  : stitching pain: agn nat-m *Puls* sil
- **stepping agg**: ambr ars bell *Berb* bry calc-p carb-v caust cench *Nat-m* **Ruta** tarent thuj
  : stitching pain: ars bell *Berb* calc-p *Nat-m* tarent
  : followed by | numbness: berb
  : tearing pain: carb-v

1458 ▽ extensions | O localizations | ● Künzli dot

Pain – Feet

- **stitching** pain: abrot acon agar agn ail *Alum* am-c ambr *Anac* ang ant-c apis arg-met arg-n arn ars arum-d asaf aster aur aur-ar aur-s bar-c *Bell* berb *Bov* bry calc *Calc-p* calc-sil *Canth* carb-an *Carb-v* carbn-s caust cham chel chin chinin-ar cina cocc coff coloc con cupr dig dor eup-per euph fago ferr *Ferr-p Fl-ac Graph Guaj Hell* hep hura hyos hyper ign iris kali-ar **Kali-c Kali-s** kali-sil *Kalm* lyc mag-c mag-m manc mang meli meph *Merc* mez **Mur-ac** *Nat-c* nat-m nat-s *Nit-ac Nux-v* ol-an olnd par petr ph-ac *Phel* phos pic-ac puls ran-b ran-s raph rheum rhod rhus-t rhus-v ruta samb *Sars* senec *Sep Sil* spig stann stront-c stry sul-ac *Sulph* tarax tarent *Thuj* verb viol-t vip xan zinc zing
  - **asleep**; as if: lyc
  - **burning**: bufo coloc rhus-t *Sulph* zinc
  - **cramping**: cina
  - **followed by | numbness**: *Berb*
  - **rhythmical**: nat-m
  - **shocks**, ending in: daph
  - **tearing** pain: guaj sil
  - **twitching**: carbn-s *Cina*
  - **upward**: bar-c *Plb* ruta xan
- **storm**; during: caust
  - **tearing** pain: caust
- **tearing** pain: *Agar* agn all-s alum alum-p alum-sil am-c am-m ambr ammc ang ant-c *Arg-met* arn **Ars** ars-s-f aur bar-c *Bell* berb *Bism* borx bov bry cain *Calc* calc-sil *Camph* canth carb-an carb-v carbn-s **Caust** *Cham* chel *Chin* chinin-ar chinin-s cocc *Colch Coloc* con crot-h *Dulc Ferr Graph* hep hyper kali-ar kali-bi *Kali-c* **Kali-n** kali-p kali-sil *Kalm* lach laur *Lyc* mag-c mag-m *Merc Merc-i-r* merl *Mez* mur-ac nat-ar *Nat-c Nat-m* nat-p **Nat-s** nit-ac nux-v ol-an par petr ph-ac *Phos* plat *Puls Rat Rhod* sabin sars sec sep *Sil* spig spong *Stann* staph *Stront-c* sul-ac *Sulph* tep *Ter* thuj trom verat *Zinc*
  - **alternating** with:
    - **paralyzed** feeling: hyper
  - **stiffness**: ars
  - **drawing** pain: ars bov kali-c stann zinc
  - **jerking** pain: chin
  - **stitch**-like: bry
  - **wandering** pain: merl
- **touch** agg: acon borx bry chin ferr-ma
  - **burning**: borx
  - **tearing** pain: *Chin*
- **ulcerative** pain: am-c am-m bar-c berb bry caust graph hep kreos lyc *Mag-c* myric **Nat-m** nat-s *Ph-ac* puls *Ran-b* sulph zinc
- **uncovering** agg: stront-c
- **uncovers**: cham sanic sulph
  - **burning** (➚ *Heat - feet - burning - uncovers; Heat - feet - uncovering; Uncover inclination - feet*): cham sanic sulph
- **waking**; on: abrot sep
- **walking**:
  - **after**:
    - **agg**: kali-c puls

- **walking – after – agg**: ...
  - **burning**: kali-c puls
  - **stitching** pain: kali-c
  - **agg**: agn alumn am-m ambr ang ant-c ant-t ars-h bar-c bell carb-an carbn-s caust cham chr-met clem coloc crot-h ferr *Guaj* lith-c mag-c nat-c nat-m nit-ac petr phyt plb puls rhus-v sabad **Sil** stroph-s stry sulph tarent tax thuj
  - **aching**: phyt stry
  - **bones** of one's legs; sensation as if walking on the: cham
  - **burning**: carb-an *Nat-c* nat-m phyt
  - **cutting** pain: thuj
  - **drawing** pain: bar-c clem coloc crot-h ferr nit-ac petr
  - **pressing** pain: ang
  - **shooting** pain: bell nat-c stroph-s tarent
  - **sore**: alumn cham **Ruta Sil**
  - **stitching** pain: nat-m tarent
  - **tearing** pain: agn *Sil*
  - **air**; in open:
    - **after | agg**: *Rhus-t*
    - **agg**: bell lyc
    - **stitching** pain: bell lyc
  - **amel**: nat-m
  - **stitching** pain: nat-m
  - **amel**: am-m arg-met *Bell* bor-ac *Coloc* dig *Puls Rhus-t* sep *Verat*
    - **pressing** pain: *Coloc*
    - **sore**: arg-met sep
    - **tearing** pain: am-m *Bell*
  - **carefully**:
    - **must** walk carefully: ars
    - **drawing** pain: ars
- **wandering** pain: ars-h coloc iris *Puls*
- **warm**:
  - **applications | agg**: aur-m *Guaj*
  - **bathing | amel**: cench
  - **bed**:
    - **agg**: agar aur-m calc *Mag-c* merc stront-c **Sulph** verat
    - **burning**: agar calc merc stront-c **Sulph**
    - **amel**: *Am-c Caust Cham* **Rhus-t**
    - **drawing** pain: **Caust Rhus-t**
    - **tearing** pain: *Am-c Caust Cham*
- **weather**:
  - **change** of weather: vip
  - **stitching** pain: vip
  - **tearing** pain: vip
  - **wet | agg**: *Dulc Rhod Rhus-t*
- **weight** on foot, on bearing: calo
- **wet**; after getting: *Dulc*
  - **tearing** pain: *Dulc*
- **writing** agg: coloc
  - **pressing** pain: coloc
- ▽ **extending** to:
  - **Back**: nit-ac
  - **drawing** pain: nit-ac

Pain – Feet — Extremities — Pain – Feet

- **extending** to: ...
  - **Ball** of: lyc mez plat sulph zinc
  - **stitching** pain: lyc mez plat sulph zinc
  - **Body**: *Plb*
  - **Calves**: dros
    - **drawing** pain: dros
  - **Hips**: nit-ac *Nux-v* sulph
    - **aching**: nit-ac
    - **drawing** pain: sulph
  - **Knee**: bar-c bell bry dirc guaj nit-ac sil xan
    - **drawing** pain: nit-ac sil
    - **shooting** pain: xan
    - **stitching** pain: bell xan
    - **tearing** pain: bar-c bry
  - **Shoulders**: bell
    - **drawing** pain: bell
  - **Thighs**: caust
    - **tearing** pain: caust
  - **Tibia**: nat-m
  - **Toes**: chel graph kali-bi kali-c
    - **tearing** pain: graph kali-bi kali-c
  - **Upward**: dirc dros ferr-i **Led** nat-m nit-ac nux-v *Plb Sil* sulph
- **Back** of feet: acon aesc aeth agar alum *Anac* ang ant-t *Arg-met* arg-n *Arn* ars asaf aster aur aur-m-n bapt bar-c berb brom *Bry* cain calc *Camph* canth carb-an card-m *Caust* cer-s chel chin cic cocc colch coloc com *Con Cop* cupr cycl dig digin eup-per ferr ferr-i ferr-m gins graph guaj ham hell hep ign indg jatr-c kali-bi kali-c kali-i kali-n lach laur *Led* lil-t lyc mag-m manc mang merc merc-c merc-i-f merl mez mur-ac *Nat-c* nat-m nat-s nit-s-d nux-m nux-v olnd par *Phyt* plan plat plb podo puls *Ran-b* ran-s rat rheum rhus-t rhus-v sabin sang sars sep sil sol-ni spig stram stroph-s sul-ac *Sulph* syph tab *Tarax* thuj valer xan zinc zing
  - **right**: rat
    - **tearing** pain: rat
  - **left**: kali-i xan
    - **dull** pain: xan
    - **sore**: kali-i
  - **morning**:
    - **bed** agg; in: hep
    - **burning**: hep
  - **forenoon**: ars
    - **tearing** pain: ars
  - **afternoon**: com
    - **drawing** pain: com
  - **evening**: agar ferr ferr-i kali-n led nat-c
  - **22 h**: arg-n
    - **pressing** pain: arg-n
  - **bed** agg; in: con nat-s
    - **tearing** pain: con nat-s
  - **burning**: agar
  - **drawing** pain: nat-c
  - **pressing** pain: led
  - **tearing** pain: kali-n
  - **walking** agg: agar

- **Back** of feet: ...
  - **night**: syph
  - **aching**: asaf chel *Coloc* jatr-c lil-t merc-i-f mez xan
  - **arthritic**: sil
    - **tearing** pain: sil
  - **boring** pain: aesc aur aur-m-n coloc lil-t mez nat-s
  - **burning**: agar alum ant-t bapt berb calc canth chin hep ign led lyc mag-m manc nux-v olnd **Puls** rhus-t sil spig stram *Sulph* tarax thuj
  - **clucking**: chel
  - **drawing** pain: arg-met arg-n asaf aster *Bry* camph *Caust* cer-s chel chin cic colch coloc con cycl dig digin ferr ferr-i gins ham indg jatr-c kali-bi led mang mur-ac nat-c nat-s nit-s-d nux-v ran-b rhus-v sars tarax zing
  - **cramping**: arg-met
  - **pulsating** pain: arg-met
  - **lying** agg: ars
    - **tearing** pain: ars
  - **menses**; during: lyss
  - **motion**:
    - **agg**: ang *Camph* cop plb sulph
    - **drawing** pain: camph
    - **pinching** pain: *Camph*
    - **stitching** pain: sulph
    - **tearing** pain: ang plb
    - **amel**: mang
    - **drawing** pain: mang
  - **pinching** pain: *Camph* par sulph thuj
  - **pressing** pain: acon ang arg-n aur-m-n brom bry cain caust coloc cycl ferr-m hell jatr-c *Led* mur-ac *Nat-c* olnd plat ran-b sul-ac tarax thuj
    - **drawing** pain: bry
    - **pinching** pain: thuj
    - **tearing** pain: camph
    - **tremulous**: plat
  - **rheumatic**: chin ferr ferr-i ol-j rhus-t syph vesp
  - **rubbing**:
    - **amel**: nat-c
    - **drawing** pain: nat-c
  - **sitting** agg: asaf bell cycl mur-ac nat-s *Tarax*
    - **aching**: asaf
    - **drawing** pain: cycl mur-ac
    - **pressing** pain: cycl *Tarax*
    - **stitching** pain: bell mur-ac
    - **tearing** pain: nat-s
  - **sleep** agg; during: asar
    - **stitching** pain: asar
  - **sore**: carb-an chin cocc com eup-per indg kali-i laur mag-m sil stroph-s thuj
  - **sprained**; as if: bar-c
  - **standing**:
    - **agg**: chin cic mur-ac nat-c tarax
    - **drawing** pain: chin mur-ac nat-c tarax
    - **tearing** pain: cic
    - **amel**: cycl
    - **pressing** pain: cycl

Pain – Feet | **Extremities** | Pain – Feet

- **Back** of feet: ...
  - **standing** and **sitting**: mur-ac
  - **stitching** pain: mur-ac
  - **stepping** agg: nux-m
  - **stitching** pain: acon agar *Anac* ang arg-n asaf aur berb chin coloc guaj hep kali-c lyc merc-c mur-ac nat-m nux-v par podo *Puls* ran-b ran-s rheum rhus-t ruta sep spig sulph tarax zinc
  - **stretching** agg: bry
  - **tearing** pain: aeth ang *Arg-met Arn* ars berb bry *Camph* canth caust cic colch coloc *Con* cupr graph ign jatr-c kali-bi kali-c kali-n led lyc mag-m merc merl mez nat-c *Nat-s* plat plb *Puls* rat rheum sabin sil sol-ni spig sulph tab thuj valer zinc
  - **cramping**: nat-c
  - **drawing** pain: berb merl
  - **paroxysmal**: plb
  - **sticking** pain: berb
  - **twitching**: cupr spig tab
  - **upward**: *Camph*
  - **touch** agg: puls sabin
  - **tearing** pain: sabin
  - **walking**:
    - agg: agar arg-met bry calc cic coloc mag-m plb
    - **boring** pain: coloc
    - **drawing** pain: coloc
    - **tearing** pain: cic mag-m plb
  - **air**; in open:
    - agg: acon
    - **pressing** pain: acon
    - **writing** agg: coloc
    - **pressing** pain: coloc
    - **amel**: coloc
    - **pressing** pain: coloc
  - **amel**: arg-met zinc
  - **drawing** pain: arg-met
  - **tearing** pain: zinc
  - **stone** pavement agg; on a: sep
  - **stitching** pain: sep
  - **warm**:
  - **bed**:
    - agg: plb
    - **tearing** pain: plb
    - **amel**: *Caust*
  - **extending** to:
  - **Heels**: puls
  - **tearing** pain: puls
  - **Pelvis**: ferr-i
  - **Thighs**: *Camph*
  - **pinching** pain: *Camph*
  - **tearing** pain: *Camph*
  - **Toes**: kali-c mag-m merl syph
  - **tearing** pain: kali-c mag-m merl
  - **Bones**: bism cupr dig mez staph
  - **pressing** pain: bism cupr dig mez staph
  - **Outer** part of: ang arn
  - **drawing** pain: ang arn
- **Balls**: arn

- **Between** toes: *Nat-c*
  - **burning**: *Nat-c*
- **Bones**: acon agar *Alum* arg-met ars *Asaf* aur bell bism *Carb-v Chin* cocc *Cupr* graph hyper kali-n lach led *Merc* mez nit-ac phos plat puls rhod *Ruta Sabin* spig stann *Staph Syph* teucr ther verat zinc
  - **morning**: led
  - **boring** pain: led
  - **boring** pain: *Bism* led mez
  - **burning**: *Ruta*
  - **drawing** pain: cupr rhod staph
  - **tearing** pain: arg-met carb-v chin spig staph
  - **walking** agg: mez
  - **boring** pain: mez
  - **Metatarsal** bones: plat sabin
  - **cramping**: plat
  - **shooting** pain: sabin
  - **walking** agg: caul
- **Heels**: acon act-sp aeth agar agn *All-c* alum am-c *Am-m* ambr anac anag ang *Ant-c* aran arg-met *Arg-n* arist-cl arist-m arn ars ars-h arund aur aur-ar aur-m-n bad bapt bar-c bell berb bism borx bros-gau bry *Calc Calc-caust* calc-p calc-sil cann-s cann-xyz caps *Carb-an* carbn-s carl castor-eq *Caust* cedr cham *Chel* chin cic *Cimic* cina cinnb clem cocc colch *Coloc* con crot-h cycl dios dros eup-per eup-pur euph euphr eupi fago *Ferr Ferr-ar* ferr-ma fl-ac graph hell hep ign indg jatr-c kali-bi kali-c *Kali-i Kali-n* kali-sil kreos lac-c lac-d laur led lyc lyss m-ambo m-arct mag-c mag-m *Manc* mang *Med* meny merc merc-i-f merl mez mur-ac *Nat-c* nat-m nat-p nat-s nit-ac nit-s-d nux-m nux-v ol-an olnd osm par *Petr* ph-ac phos phyt *Plat* plb polyg-h ptel **Puls** ran-b ran-s raph rheum **Rhod** *Rhus-t* rhus-v ruta sabin sang sars sep *Sil* spong *Stann* staph stront-c stry sul-ac sulph tart-ac tep *Ter* teucr thuj trom tub upa *Valer* verat viol-t vip xan *Zinc* zinc-p zing
  - **right**: agar *Am-m* ars-h bad chel euph lyss nat-m sulph valer
  - **sore**: euph
  - **stitching** pain: agar chel sulph
  - **left**: bry myric nat-m nicc psil puls thuj xan
  - **burning**: psil
  - **sore**: myric puls
  - **stitching** pain: nat-m nicc thuj
  - **morning**: am-c eupi ign petr *Rhus-t* sul-ac
  - **bed** agg; in: am-m anac bry fago *Graph* puls sang
  - **burning**: fago *Graph*
  - **stitching** pain: bry puls sang
  - **tearing** pain: am-m anac
  - **burning**: eupi
  - **stitching** pain: eupi ign *Rhus-t*
  - **tearing** pain: petr sul-ac
  - **waking**; on: am-c ars petr sul-ac
  - **tearing** pain: petr sul-ac
  - **afternoon**: clem nat-m *Ran-b*
  - **sitting** agg: nat-s

All author references are available on the CD 1461

Pain – Feet — Extremities — Pain – Feet

- **Heels – afternoon – sitting** agg: ...
  - **stitching** pain: nat-s
  - **standing** agg: nat-s
  - **tearing** pain: nat-s
  - **stitching** pain: nat-m *Ran-b*
  - **evening**: am-m ang merc *Nat-c* **Puls** sep thuj zinc
  - **21 h**:
  - **spinning**; while: nat-s
    tearing pain: nat-s
  - **bed** agg; in: acon lyc mag-c nit-ac stann sulph
  - **drawing** pain: acon lyc sulph
  - **stitching** pain: mag-c nit-ac
  - **tearing** pain: mag-c stann
  - **boring** pain: **Puls**
  - **sitting** agg: stront-c
  - **tearing** pain: stront-c
  - **stitching** pain: ang merc sep thuj
  - **night**: *Am-m* calc euphr sep
  - **midnight**:
    - **after**:
      - 3 h: *Am-m*
        tearing pain: am-m
  - **bed** agg; in: *Am-m* kali-n
  - **burning**: kali-n
  - **stitching** pain: am-m
  - **tearing** pain: am-m
  - **stitching** pain: am-m calc euphr sep
  - **tearing** pain: am-m
  - **aching**: agar calc-p carbn-s carl ferr kali-c phyt puls spong zinc
  - **intermittent**: sabin
  - **ascending** stairs agg: carbn-s
  - **bed** agg; in: anac
  - **tearing** pain: anac
  - **boring** pain: act-sp agar aran aur aur-m-n led **Puls** *Zinc*
  - **burning**: ant-c arg-met arund carl *Cycl* eupi fago *Graph* hell *Ign Kali-n* led m-ambo puls raph rheum rhus-t sabin sep spong *Stann* sul-ac tep verat viol-t vip zinc
  - **cutting** pain: am-c bros-gau crot-h eup-per mag-m nat-s puls sulph
  - **drawing** pain: acon anac ang *Ant-c* aur aur-m-n bell berb cann-s carb-an chin con crot-h indg kreos led lyc merc nit-s-d par *Plat* ptel rhus-t sep sulph thuj tub
  - **cramping**: plat
  - **elevating feet**:
    - **amel**: phyt
    - **aching**: phyt
  - **excoriated**; as if: borx
  - **frozen** previously: carl
    - **aching**: carl
  - **gouty**: calc colch kali-i led lyc med meph sabin
  - **griping**: graph
  - **motion**:
    - **agg**: dros kreos
    - **stitching** pain: kreos

- **Heels – motion – agg**: ...
  - **tearing** pain: dros
  - **amel**: spong
  - **stitching** pain: spong
  - **nails** under the skin; like: *Rhus-t*
  - **paralyzed**; as if: caust puls
  - **pinching** pain: alum *Chel* nat-c osm ran-b raph
  - **pressing** pain: alum anac ang bell cann-xyz carbn-s eup-pur graph hell hep kali-c lac-d m-arct petr ran-b ruta spong stann
  - **tearing** pain: stann
  - **vise**; as if in a: alum
  - **pressure**:
    - **amel**: bell
    - **pressing** pain: bell
    - **slightest** | agg: bad
  - **pulsating** pain: *Nat-c*
  - **putting** it down, when: graph
    - **stitching** pain: graph
  - **rest** agg: valer
  - **resting** with boot off | **amel**: raph valer
  - **rheumatic**: anan bapt colch *Kali-i* mang meph phyt **Rhod** sabin
  - **rising**:
    - **amel**: bry puls
    - **stitching** pain: bry puls
    - **sitting**; from | agg: graph
  - **rubbing**:
    - **amel**: *Am-m* nat-s
    - **stitching** pain: am-m nat-s
    - **tearing** pain: am-m nat-s
  - **sciatic** | **left**: med
  - **scratching**, while: sars
    - **stitching** pain: sars
  - **shooting** pain: ant-c con puls sabin sil trom
  - **sitting** agg: agar ang berb cann-s chin cic cina cycl indg kali-i mur-ac *Rhus-t* sep sil **Valer**
    - **drawing** pain: cann-s chin indg
    - **sore**: cycl
    - **stitching** pain: agar ang berb cic cina *Rhus-t* ruta sep sil spong **Valer**
    - **tearing** pain: cina kali-i mur-ac
  - **sleep** agg; on going to: aur
    - **drawing** pain: aur
  - **sore**: agar *All-c* am-m arg-met ars bell berb borx calc-p caps carl caust *Cimic* cocc *Cycl* fago jatr-c kali-bi lac-c **Led** mag-m *Mang* nux-m nux-v ph-ac polyg-h ran-b sep teucr valer zinc
  - **paroxysmal**: caps
  - **spasmodic**: arist-cl
  - **spinning**; while: mur-ac
    - **tearing** pain: mur-ac
  - **splinter**; as from a: *Petr Rhus-t* sulph
  - **sprained**; as if: euph laur led
  - **standing**:
    - **after**: berb
    - **drawing** pain: berb

▽ extensions | O localizations | ● Künzli dot

Pain – Feet — Extremities — Pain – Feet

- **Heels – standing**: ...
  : **agg**: agar am-c berb caust cham colch con cycl kali-i mang psor ran-b *Rhus-t* sil spong zing
  . **sore**: agar berb cycl mang
  . **stitching** pain: berb con psor ran-b *Rhus-t* sil spong
  . **tearing** pain: berb kali-i
  : **standing** long, after: zing
  : **aching**: zing
  : **stepping** agg: agar arg-met ars bell berb bros-gau con *Nit-ac* ph-ac *Rhus-t* sep stann zinc
  . **burning**: bros-gau con zinc
  : **pressing** pain: stann
  : **sore**: agar arg-met bell ph-ac zinc
  . **stitching** pain: ars bros-gau *Nit-ac Rhus-t* sep
  : **tearing** pain: berb sep
  : **stitching** pain: aeth agar agn am-c am-m ambr ang ars arund bad bar-c berb bros-gau bry calc calc-sil carl chel chin cic cina con eup-per euphr eupi ferr-ma *Graph* hep ign kali-ar kali-c kali-n kali-sil kreos lyc m-ambo m-arct mag-c *Manc* meny merc nat-c nat-m nat-p *Nat-s* nit-ac nux-v ol-an olnd *Petr* ph-ac *Puls Ran-b* ran-s rhod *Rhus-t* ruta *Sabin* sang sars *Sep Sil* spong stront-c stry sulph thuj trom **Valer** zinc
  : **boring** pain: *Puls*
  : **burning**: agar puls sep sul-ac
  : **cutting** pain: berb eupi lyc
  : **darting** pain: rhod
  : **itching**: berb nat-m
  : **nail**; as from a: bros-gau
  : **outward**: sabin
  : **paroxysmal**: sep spong
  : **prickling** pain: carl
  : **pulsating** pain: *Ran-b*
  : **rhythmical**: carl
  : **shooting** pain: eupi
  : **splinter**; as from a: mang nat-c nit-ac *Petr* ph-ac sulph
  : **stinging**: bad berb sep
  : **tearing** pain: sil
  : **tingling** pain: berb
  : **upward**: agar spong
  : **sudden**: caust
  : **tearing** pain: caust
  . **tearing** pain: aeth am-c **Am-m** anac ang *Arg-met Arg-n* arn *Ars* bapt berb bism calc-caust caps carb-an caust chin cina *Colch* dros euph graph ign kali-i kreos led *Lyc* m-ambo m-arct merc merl mez mur-ac nat-s par petr phyt plb sep *Sil* stann staph stront-c sul-ac sulph *Ter* viol-t zinc
  : **cramping**, when limbs are crossed: ang
  : **paroxysmal**: caps
  : **sticking** pain: merl staph
  : **torn** out; as if: stann
  : **twitching**: am-c mag-c merl
  : **upward**: plb sulph

- **Heels**: ...
  : **treading** agg (See stepping)
  : **ulcerative** pain: am-c *Am-m* berb carb-an *Caust* cycl graph kali-bi *Kali-i* laur nat-c *Nat-s* Zinc
  : **walking**:
  : **after**:
  . **agg**: berb spong
     stitching pain: berb spong
  : **agg**: acon agar am-c am-m ambr *Ars* bell berb *Caust* cinnb colch con *Cycl* dros euph fago jatr-c kali-bi *Led* lyc lyss mang nat-s nit-ac nux-v ph-ac puls raph sep spong thuj *Zinc*
  . **aching**: spong
  . **burning**: cycl zinc
  . **drawing** pain: berb led
  . **sore**: am-m bell caust *Cycl* euph fago jatr-c *Kali-bi Led* lyss mang nux-v ph-ac puls sep
  . **stitching** pain: berb con nat-s thuj
  . **tearing** pain: berb dros nat-s
  : **air** agg; in open: *Cycl*
  . **sore**: *Cycl*
  : **amel**: cycl laur sulph **Valer**
  . **sore**: cycl
  . **tearing** pain: sulph
  . **beginning** to walk: puls
  : **warmth | amel**: stram
  : **weather**:
  : **cold** agg: kali-i
  : **wet | agg**: kali-i
  : **wine** agg: **Zinc**
  : **boring** pain: **Zinc**
  : **extending** to:
  . **Foot**:
  . **Back** of: sars
     stitching pain: sars
  . **Hands**:
     Palms:
       Balls: aeth
       stitching pain: aeth
  : **Nates**: merc
  . **tearing** pain: merc
  : **Thigh**: ars ferr
  . **aching**: ferr
  . **stitching** pain: ars
  : **Tongue**: vip
  . **burning**: vip
  : **Bones**: berb caps coloc crot-h ign
  : **Periosteum**: coloc
  . **tearing** pain: coloc
- **Joints**: *Agar* am-c ambr *Anac* ang *Arn* ars arum-t asaf aster aur bell bov *Bry* bufo *Calc Carb-v* carbn-s caust cedr clem coloc con crot-t cupr cycl euph graph *Guaj* hell kali-bi *Kali-c* kalm led limen-b-c lyss merc mez mosch nat-m nat-s ol-an osm ph-ac *Phos* ran-b rhus-t sep sil *Staph* stront-c tarent thuj valer verat
  : **right**: cycl eupi syph
  : **dislocated**; as if: cycl eupi syph

Extremities

Pain – Feet

- **Joints**: ...
  - **aching**: clem *Kali-c* phos
  - **boring** pain: coloc *Hell*
  - **burning**: carbn-s
  - **dislocated**; as if: ang *Arn* ars arum-t aur bell bry bufo calc *Carb-v* crot-t cupr cycl euph kalm nat-m ran-b rhus-t sil
  - **drawing** pain: am-c *Anac* ang ars bov caust dulc merc mosch stront-c thuj valer
  - **motion**:
    - **agg**: led
    - **pressing** pain: led
    - **amel**: kali-c
    - **pressing** pain: kali-c
  - **pressing** pain: *Agar* ang asaf aur coloc graph hell kali-c led lyss merc *Mez* nat-m nat-s sep stront-c
  - **walking agg**: cycl mez
    - **boring** pain: mez
    - **dislocated**; as if: cycl
  - **wandering** pain: coloc
- **Os calcis**: aran cinnb
  - **boring** pain: aran
  - **motion**; continued:
    - **amel**: aran
    - **boring** pain: aran
- **Periosteum**: *Coloc*
  - **aching**: *Coloc*
- **Sides**: arg-met
  - **boring** pain: arg-met
  - **Inner**: caust chin cina colch dig **Kali-c** *Led* phos
    - **drawing** pain: chin dig
    - **pressing** pain: *Led*
    - **tearing** pain: caust cina colch **Kali-c** phos
  - **Outer**: am-m ambr ang bism caust graph hep stann zinc
    - **pressing** pain: ang bism
    - **sore**: hep
    - **tearing** pain: am-m ambr bism graph stann *Zinc*
- **Soles**: aesc aeth agar agn ail all-s aloe alum alum-p *Alum-sil* Alumn am-c ambr ammc anac anag ang *Ant-c* ant-t aphis apis *Apoc-a Arg-met* arg-n arn *Ars* ars-s-f ars-s-r arum-d arum-t arund asaf asar asc-t aster aur aur-ar aur-m aur-m-n bar-c *Bell* berb borx bov brach bry cact cadm-met calc calc-caust calc-f calc-p *Calc-s* calc-sil camph cann-i *Canth* carb-an carb-v *Carbn-s* **Caust** *Cham* chel chin cic clem coc-c *Cocc Colch* coloc con con cop cork croc crot-h *Crot-t* cub cupr *Cycl* daph dig dios dros elaps *Eos* eup-per eupi fago ferr *Fl-ac* gamb gels gent-l graph *Gua* guare hell *Hep* hura hydr hyos ign iris-foe jal jatr-c kali-ar kali-bi *Kali-c* kali-i kali-m kali-n kali-p *Kali-s* kali-sil *Kalm Kreos Lac-c Lach Lachn* lact *Led Lil-t* lim lith-c lob-s *Lyc* lyss m-aust mag-c *Mag-m* mag-s *Manc Mang* mang-act med meny merc merc-i-f merc-i-r merl mez *Mur-ac* myric nat-ar nat-c nat-m nat-p nat-s nicc nit-ac *Nux-m Nux-v* ol-an olnd ox-ac par pareir *Petr* ph-ac phel *Phos* phyt pip-m plat plb psil psor puls pycnop-sa ran-s raph rauw rheum rhus-t rhus-v

- **Soles**: ...
  sabad sabin *Sang Sanic* sars sec sep *Sil* spig squil *Stann* staph *Still* stront-c stry sul-ac sul-i sulph sumb syph tab *Tarax* tarent tep *Ter* thuj upa valer verb viol-t zinc zinc-ar zinc-p
  - **right**: bros-gau camph crot-h crot-t fl-ac led sil tarax
    - **burning**: bros-gau camph crot-h crot-t fl-ac led sil tarax
  - **left**: am-c bov
    - **burning**: am-c bov
  - **midnight**: sars
    - **tearing** pain: sars
  - **morning**: alum dios hydr nux-m ph-ac phyt zinc
    - **aching**: dios hydr
    - **bed agg**; in: hep psor sulph
      - **burning**: hep
      - **drawing** pain: sulph
      - **sore**: psor
    - **boring** pain: nux-m
    - **burning**: ph-ac phyt zinc
  - **rising**:
    - **after**:
      - **agg**: plb sep
      - **sore**: plb sep
    - **bed**; from:
      - **agg**: fl-ac med nicc
      - **stitching** pain: fl-ac med nicc
    - **stepping agg**: spig
      - **sore**: spig
    - **stitching** pain: alum
  - **forenoon**: nat-c
    - **tearing** pain: nat-c
  - **afternoon**: crot-t gels kali-n *Nat-c* nux-v ol-an
  - **16 h**: plan
    - **agg**: cupr *Eug* zing
      - **cramping**: cupr *Eug* zing
    - **burning**: gels ol-an
    - **lying agg**: nux-v
      - **tearing** pain: nux-v
    - **stitching** pain: *Nat-c*
    - **tearing** pain: kali-n nux-v
  - **evening**: alum berb com dig **Lach** lyc mag-m merc nat-c ph-ac *Phos Rhus-t* sil sulph zinc
  - **18 h; until**: sil
    - **tearing** pain: sil
    - **bed agg**; in: ant-c
      - **stitching** pain: ant-c
    - **burning**: berb **Lach** lyc mag-m merc nat-c ph-ac *Phos* sulph zinc
    - **drawing** pain: com
    - **scratching agg**; after: am-c
      - **burning**: am-c
    - **stitching** pain: alum dig ph-ac *Rhus-t* sulph
    - **tearing** pain: mag-m sil sulph
  - **night**: aloe bar-c *Calc Cham* fl-ac kali-n **Lach** lyc mag-m merc-i-f nat-s petr *Ph-ac Sang* sil sulph
  - **22.30 h**: hura

1464 ▽ extensions | O localizations | ● Künzli dot

- **Soles – night** – 22.30 h: ...
  . **stitching** pain: hura
  : **bed**; before going to: sulph
  . **shooting** pain: sulph
  : **boring** pain: merc-i-f
  : **burning**: aloe bar-c *Calc* **Cham** fl-ac **Lach** lyc mag-m nat-s petr *Ph-ac Sang* sil **Sulph**
  : **cutting** pain: sulph
  : **putting** them to the ground: mur-ac
  . **burning**: mur-ac
  : **sore**: bar-c
  : **tearing** pain: kali-n
  : **Palms** and soles: *Lach*
  . **burning**: *Lach*
  : **accompanied** by | **Foot**; swelling of: sabad
  : **aching**: asaf caust croc dios hydr kali-c lim puls *Rhus-t* stry sul-i sumb viol-t
  : **ascending** stairs agg: bros-gau
  : **burning**: bros-gau
  : **bed**:
  : in bed:
  . **agg**: canth **Cham** hep mag-m *Ph-ac Plb Sang* **Sulph**
    burning: canth **Cham** hep mag-m *Ph-ac Plb Sang* **Sulph**
  . **amel**: nat-c
    burning: nat-c
  : **boring** pain: bell mez nux-m ran-s tarax
  : **burning**: aesc ail all-s aloe alum alum-p alum-sil am-c *Ambr Anac* apoc-a ars ars-s-f ars-s-r arum-d arund aur-m bar-c bell berb bov cadm-met **Calc** calc-f *Calc-s* calc-sil *Canth Carb-v Carbn-s Caust Cham* chel clem coc-c *Cocc Coloc* con cop corh croc crot-h crot-t *Cupr* dulc *Eos* eup-per ferr fl-ac *Graph* guare hep ign jal kali-ar kali-bi kali-c kali-m kali-n kali-p *Kali-s* kali-sil kreos lac-c *Lach Lachn Led Lil-t* lim **Lyc** mag-c *Mag-m Manc Mang* mang-act med merc merl mur-ac myric nat-ar *Nat-c* nat-m nat-p *Nat-s* nicc nux-v olnd ox-ac petr *Ph-ac Phos* phyt *Plb* psor *Puls* pycnop-sa rauw rhus-t ruta sabad *Sang* sanic sec sep *Sil* squil stann staph *Sul-i* **Sulph** tab tarax tarent tep viol-t *Zinc* zinc-p
  : **chill**; during: ars
  : **cold**:
    : **touch**; to: sec *Sulph*
    . **burning**: sec *Sulph*
  : **convulsions**: ars
  : **convulsive**: bar-c
  : **cramping**: agar am-c apoc-a bar-c carb-v *Colch Cupr* med mur-ac *Nux-v* stann stront-c sulph verb zinc
  : **cutting** pain: alum ars calc coloc dios dulc elaps mur-ac ol-an plb sil sulph
  : **drawing** pain: *Alumn* ammc *Anac* aphis asc-t aster aur aur-m-n bar-c *Bell* cact caust cham cic colch coloc com con crot-h cupr *Hep* hyos ign *Kali-p* kreos led mag-c mez nit-ac nux-v sars sil spong sulph

- **Soles – drawing** pain: ...
  : **alternating** with | **Calf**; drawing pain in (See legs - calves - drawing pain - alternating - foot)
  : **cramping**: cact
  : **eating**; after: sil
  : **burning**: sil
  : **exertion**:
    : **amel**: plb
    . **sore**: plb
  : **fever**; during: ars corh
    : **burning**: ars corh
  : **griping**: kali-n
  : **lightning**-like: daph
  : **menopause**; during: sang *Sulph*
    : **burning**: sang *Sulph*
  : **menses**:
    : **before**:
    . **agg**: carb-v
      burning: carb-v
    : **during**:
    . **agg**: carb-v kali-n petr raph
      burning: carb-v petr
      stitching pain: raph
      tearing pain: kali-n
  : **motion**:
    : **agg**: led plb spig
    . **pressing** pain: led
    . **stitching** pain: spig
    . **tearing** pain: plb
    : **amel**: aloe coloc hyos olnd psor puls sabin
    . **stitching** pain: olnd
    . **tearing** pain: coloc hyos psor sabin
  : **paralyzed**; as if: par
  : **pecking**: phos
  : **perspiration**: **Nit-ac**
    : **stitching** pain: **Nit-ac**
  : **pinching** pain: bry upa
  : **pressing** pain: anac aur bell camph graph hell jatr-c led nat-c nux-m olnd ph-ac plat rhus-t ruta sabad sabin sars stann staph tarax verb viol-t
    : **burning**: led
    : **cramping**: nat-c
    : **paroxysmal**: ph-ac
    : **pea**; as if walking on a hard: nux-m
    : **pinching** pain: ph-ac
  : **pressure**:
    : **agg**: plb
    . **tearing** pain: plb
    : **amel**: alum bell plb
    . **pressing** pain: bell
      tearing pain: plb
  : **putting** foot to ground agg: mur-ac
    : **burning**: mur-ac
  : **rest** agg: staph
    . **pressing** pain: staph
  : **rheumatic**: aphis calc jatr-c *Kali-i* med phyt sil
    : **drawing** pain: jatr-c

Extremities

Pain – Feet

- **Soles**: ...
  - **rising**:
    - **agg**: sulph
    - **sitting**; from | **agg**: graph
  - **rubbing**:
    - **amel**: alum ant-c gamb kali-n plb pycnop-sa sulph
    - **burning**: kali-n pycnop-sa
    - **stitching** pain: alum ant-c gamb kali-n
    - **tearing** pain: plb sulph
  - **scratched**; as if | **saw**; by a: zinc
  - **scratching**: (non: zinc)
  - **shooting** pain: agar alum bell borx calc-p daph plb sulph
    - **splinters**; as from: *Agar*
  - **sick** headache, with: *Sang*
    - **burning**: *Sang*
  - **sitting** agg: agar anac ang asaf carb-v dros elaps hell jatr-c lyc merl mur-ac nat-s phos plat sars sep spig stann tarax thuj
    - **aching**: asaf
    - **burning**: anac carb-v lyc mur-ac tarax
    - **cutting** pain: elaps
    - **pressing** pain: hell plat sars stann tarax
    - **sore**: thuj
    - **stitching** pain: dros jatr-c mur-ac sars sep spig tarax
    - **tearing** pain: agar ang merl mur-ac nat-s phos
    - **sore**: aesc **Alum** *Alum-sil* alumn ambr **Ant-c** *Arg-met* arn arum-t aster **Bar-c** bell berb brach calc canth *Carbn-i* caust cham *Coloc* crot-h fago graph hep *Ign* kali-c *Lac-c* lact lil-t lyc **Med** merc **Nat-c** nit-ac *Nux-m* nux-v *Petr* ph-ac phos plb psor *Puls* rhus-v *Ruta* sabad *Sanic* sars sep *Sil* stann sul-ac sul-i sulph syph thuj zinc
      - **accompanied** by:
        - **rheumatism**: ant-c
      - **Coccyx**; pain in (See BACK - Pain - coccyx - accompanied - soles)
    - **inflamed**; as if: nit-ac
    - **jerking** pain: sul-ac
  - **spikes**, as if stepping on: *Cann-i*
  - **spinning**; while: mur-ac
    - **tearing** pain: mur-ac
  - **splinter**; as from a: agar
  - **sprained**; as if: cham cupr *Cycl* mur-ac
  - **standing**:
    - **after**: carb-v merc sul-i
      - **burning**: carb-v merc sul-i
    - **agg**: anac berb croc sabad sul-i syph zinc-ar
      - **aching**: croc sul-i
      - **pressing** pain: sabad
      - **sore**: sul-i
      - **stitching** pain: berb
      - **amel**: euph mur-ac
      - **stitching** pain: mur-ac

- **Soles**: ...
  - **stepping** agg: *Alum* ars-h berb brom bry *Cann-i Canth* con kali-c mez nat-c nicc nit-ac puls spig staph sulph *Zinc*
    - **crawling**: con
    - **drawing** pain: mez
    - **pressing** pain: kali-c
    - **stitching** pain: berb bry nat-c nicc nit-ac spig staph sulph
  - **stitching** pain: aeth *Agar* agn ail alum alum-p alum-sil ang ant-c arn ars arum-t asar bell berb **Borx** bry calc calc-caust calc-p calc-sil camph carb-an chin cic clem coc-c cocc coloc con crot-h cub daph dig dros elaps eup-per eupi *Fl-ac* gamb gent-l graph hura *Ign* iris-foe jatr-c kali-n *Kalm* kreos led lob-s lyc m-aust mag-m mag-s meny *Nat-c* nat-m nat-p nat-s nicc nit-ac nux-v ol-an olnd par ph-ac phos plb psil psor *Puls* ran-s raph rheum *Rhus-t* rhus-v sabin sars sep sil spig stry sulph tarax thuj
    - **burning**: alum berb *Fl-ac* ph-ac
    - **corrosive**: plat
    - **crawling**: arn berb mag-m
    - **itching**: dros spig tarax
    - **jerking** pain: ph-ac
    - **outward**: *Tarax* thuj
    - **prickling** pain: ant-c bell sep
    - **pulsating** pain: berb clem con
    - **splinter**; as from a: agar
    - **tearing** pain: chin phos
    - **twitching**: dig nat-s ph-ac
  - **stone** pavements agg: *Ant-c*
    - **sore**: *Ant-c*
  - **sudden**: ang cic
    - **tearing** pain: ang cic
  - **summer** agg: vesp
    - **burning**: vesp
  - **swellings**; with longitudinal: *Plb*
  - **tearing** pain: agar agn *Alumn* am-c ammc ang *Arg-met Ars* aur aur-ar aur-m-n bell berb calc calc-sil chin cic *Colch* coloc con crot-t cupr graph hep hyos **Kali-c** kali-n kali-sil mag-m *Merc-i-r* merl mez mur-ac nat-c *Nat-s* nux-v olnd par phos plb psor puls sabin sars sep sil stront-c sulph *Ter* valer zinc
    - **burning**: sabin
    - **constriction**: stront-c
    - **drawing** pain: colch
    - **lightning**-like: phel
    - **paroxysmal**: plb
    - **sticking** pain: zinc
    - **twitching**: cupr kali-n
  - **tired**; when: zinc-ar
    - **aching**: zinc-ar
  - **touch** agg: crot-t puls sep
    - **stitching** pain: sep

1466 ▽ extensions | O localizations | ● Künzli dot

Pain – Feet   Extremities   Pain – Fingers

- **Soles**: ...
  : **ulcerative** pain: aloe alum ambr ant-c arg-n bar-c *Calc Canth* graph hep *Ign* kali-c kali-n kreos led lyc mag-m *Med* merc *Nat-s* nit-ac nux-v phos plb *Puls* sabad sars *Sil* spig stann *Sulph* thuj zinc
  : **uncovering** agg: *Sanic*
  : **burning**: *Sanic*
  : **walking**: bry eupi nat-c *Rhus-t*
  : **after**:
  . **agg**: ant-c
  stitching pain: ant-c
  : **agg**: agar aloe alum alumn ambr ant-c *Arg-met Ars* ars-h arum-t bar-c bell berb bry cact calc *Cann-i* canth carb-v carbn-s caust cham chr-ac coc-c cocc *Con* cupr eup-per eupi gels gent-l graph **Hep** hydrc ign kali-c lac-c *Led* lyc med meny merc merl *Mez* mur-ac nat-c *Nit-ac* nux-v olnd par *Petr* ph-ac phos plb puls rhus-t sabad sep sil squil *Staph* sulph thuj viol-t *Zinc*
  . **aching**: kali-c *Rhus-t* viol-t
  . **burning**: carb-v coc-c graph kali-c lyc *Nat-c* **Sulph**
  . **drawing** pain: cupr
  . **pavement**; on: aloe
  . **pressing** pain: kali-c led
  . **shooting** pain: agar bell plb
  . **sitting** long; after: **Sulph**
  burning: Sulph
  . **sore**: *Aloe* **Alum** alumn ambr **Ant-c** *Arg-met Ars* arum-t **Bar-c** calc *Canth* carb-v carbn-s cham chr-ac *Con* eup-per calc *Led* lyc med **Lyc Med** *Mez Nat-c Nit-ac* nux-v phos *Puls* **Ruta** sabad *Sil* squil *Staph* sulph thuj *Zinc*
  . **stitching** pain: agar bell cocc con eupi gent-l meny plb *Rhus-t* sep
  . **tearing** pain: agar bell berb con graph merl
  : **air** agg; in open: hep
  . **burning**: hep
  : **amel**: bar-c cycl mur-ac ol-an *Verb*
  . **burning**: ol-an
  . **drawing** pain: (non: cupr)
  . **pressing** pain: *Verb*
  . **sore**: bar-c
  . **sprained**; as if: cycl
  . **stitching** pain: mur-ac
  : **stitching** pain | **needles**; as if walking on: bry eupi nat-c *Rhus-t*
  : **wandering** pain: psor
  : **warm** bed agg: plb
  . **tearing** pain: plb
  : **warmth**:
  . **amel**: plb
  . **sore**: plb
  : **weather**:
  : **cold** agg: kali-i
  : **wet** | **agg**: kali-i
  : **extending** to:
  : **Back**: puls

- **Soles – extending** to – **Back**: ...
  . **tearing** pain: puls
  : **Calves**: puls
  . **stitching** pain: puls
  : **First** toe: *Crot-t* merc-i-f ph-ac
  . **pressing** pain: ph-ac
  : **Hips**: cann-i plb
  . **shooting** pain: plb
  . **stitching** pain: plb
  : **Inner** side: cupr mur-ac
  . **pressing** pain: cupr mur-ac
  : **Knees**: kali-p nat-s
  . **burning**: nat-s
  : **Knees**; above: puls sil
  . **tearing** pain: puls sil
  : **Lumbar** region: plb
  : **Thighs**: ars led spong
  . **cutting** pain: ars
  . **drawing** pain: spong
  . **pressing** pain: led
  : **Toes**: aur-m-n caust jatr-c sep
  . **drawing** pain: aur-m-n caust jatr-c
  : **Balls**: am-c *Ars* aur-m-n berb cina hell kali-n lyc med mez nat-c ph-ac ran-s squil
  : **night**: plat
  . **tearing** pain: plat
  : **boring** pain: ran-s
  : **burning**: mez squil
  : **gnawing** pain: ran-s
  : **sore**: *Ars* berb med nat-c ph-ac
  : **stitching** pain: am-c aur-m-n berb cina
  : **tearing** pain: hell kali-n lyc
  : **Hollow**: anag cham lith-c mur-ac myric psil rhus-t sanic
  : **aching**: rhus-t
  : **cutting** pain: mur-ac
  : **Inner** margins: mur-ac
  : **stitching** pain: mur-ac
  : **Outer** margins: ars rheum
  : **stitching** pain: ars rheum
- **Spots**; in: arn
  . **drawing** pain: arn
- **Fingers**: abrot *Acon* act-sp aesc agar agn aloe alum alum-p alum-sil alumn am-c *Am-m* **Ambr** aml-ns *Anac* anag anan ang ant-c ant-t apis *Arg-met* arg-n **Arn** ars ars-h ars-i ars-s-f arum-dru arund asaf asar *Aur* aur-ar aur-i aur-m-n aur-s aza bapt bar-c *Bell* benz-ac *Berb Bism* bol-la borx bov brach *Brom* bry cact *Calc* calc-p calc-s calc-sil *Camph* cann-i canth caps *Carb-an* **Carb-v Carbn-s** carl **Caul** caust cedr cham chel *Chin Chinin-ar* chinin-s **Cic** cina cist *Cit-v* clem cocc coff *Colch Coloc* com con croc crot-h crot-t cupr cycl daph *Dig* digin *Dios Dros* elaps elat euph *Euphr* fago fl-ac gamb gins gran **Graph** grat *Guaj* gymno ham hedy hell *Hep* hipp hydr hyos ign ind indg iod iodof iris jug-r kali-ar kali-bi kali-c **Kali-n** kali-p kali-sil kalm kreos lach lact laur led lil-t lith-c lob-s lyc m-ambo m-arct m-aust *Mag-c* **Mag-m** *Mag-s* manc mang *Meny* **Merc** merc-c

- **Fingers**: ...
  mez mosch mur-ac *Nat-ar Nat-c Nat-m* nat-p nat-s nicc nicc-s *Nit-ac* nit-s-d nux-m nux-v ol-an olnd ox-ac pall **Par** petr *Ph-ac* **Phos Phyt** plat *Plb* prun psor ptel *Puls* puls-n ran-b *Ran-s* raph rat rheum **Rhod** *Rhus-t* rhus-v sabad sabin samb santin *Sars* sec sep *Sil* spig *Stann* **Staph Stront-c** *Stry Sul-ac* sulph tab tarax tarent tell tep teucr ther thuj trom upa urt-u ust v-a-b valer verat verb viol-t vip xan *Zinc* zinc-p
  - **right**: arum-dru *Bism* chel viol-o
    : **stitching** pain | **splinter**; as from a: arum-dru
    : **tearing** pain: *Bism* chel
  - **left**: elat ph-ac xan
    : **morning**: merc-i-r
    : **sore**: merc-i-r
    : **cramping**: ph-ac
    : **delivery**; during: dios
    : **cramping**: dios
    : **stitching** pain: elat xan
  - **morning**: coloc crot-h dios hell kali-c merc-i-r mez nat-s
    : **7 h**: dios
    : **stitching** pain: dios
    : **aching**: merc-i-r
    : **drawing** pain: kali-c
    : **motion** agg; beginning of: *Rhus-t*
    : **rising** agg; after: coloc
    : **stitching** pain: dios mez
    : **tearing** pain: hell mez nat-s
  - **forenoon**: ars fago sulph thuj trom
    : **burning**: fago
    : **drawing** pain: thuj
    : **stitching** pain: trom
    : **tearing** pain: ars sulph
  - **afternoon**: sulph thuj
    : **drawing** pain: sulph
    : **stitching** pain: thuj
  - **evening**: alum ang brom carb-v colch hipp lyc *Rhus-t* stront-c sulph thuj zinc
    : **18 h**: lyc
    : **tearing** pain: lyc
    : **20 h**:
    : **spinning**; while: am-m
    : **tearing** pain: am-m
    : **bed** agg; in: asar lyc
    : **drawing** pain: asar
    : **tearing** pain: lyc
    : **burning**: alum
    : **cramping**: hipp
    : **drawing** pain: lyc sulph
    : **moving** them; when: sulph
    : **tearing** pain: sulph
    : **pinching** pain: colch
    : **sleep**; before going to: ambr sulph
    : **tearing** pain: ambr sulph
    : **stitching** pain: agn ang thuj
    : **tearing** pain: brom carb-v lyc stront-c zinc
    : **writing** agg: calc-p
  - **night**: borx kali-n *Mag-s Merc* phos puls sulph

- **night**: ...
  : **bed** agg; in: mag-s phos puls
  : **tearing** pain: mag-s phos puls
  : **drawing** pain: *Merc* phos puls
  - **accompanied** by | **Teeth**; pain in (See TEET - Pain - accompanied - fingers - pain)
  - **aching**: abrot ang apis *Aza* bry cic dios euphr gymno ham hell kalm lob-s mez rhus-t
  - **arthritic**: ant-c
  - **boring** pain: carb-v cocc daph hell lach mag-c mez ran-s
  - **breath**, with each: am-c
    : **stitching** pain: am-c
  - **burning**: *Agar* alum am-m anan apis ars asaf asar *Aza Berb* borx calc carb-v carl caust cina coff coloc con croc dig fago fl-ac gamb gins gran graph kali-ar *Kali-c Laur* lyc mag-c merc mez mosch mur-ac *Nat-c* nicc nit-ac nux-v *Olnd* par petr plat ran-s rhod *Rhus-t* rhus-v sars sec *Sil* spig staph sul-ac *Sulph* tarax tep teucr ther thuj verat vip
    : **frostbitten**; as if: agar borx lyc
  - **chill**; during: nux-v
  - **closed**; when: nat-s verat
  - **cold**:
    : **agg**: stram
    : **air** agg: agar am-c
    : **stitching** pain: am-c
    : **amel**: caust *Lac-c*
    : **washing**:
      : **agg**: ol-an
      : **tearing** pain: ol-an
    : **amel**: led puls
    : **tearing** pain: led puls
  - **coldness**; during: gins
    : **stitching** pain: gins
  - **contracting**: hedy
  - **convulsions**; during: santin
    : **gnawing** pain: santin
  - **cramping**: acon hipp lil-t meny nat-p v-a-b
  - **creeping**: acon
  - **cutting** pain: bell con mang mur-ac petr stann
  - **drawing** pain: acon agar alum am-c ambr ang Ant-c ant-t apis arg-met arg-n arn ars asaf asar aur aur-m-n bar-c *Bell* bry cact *Camph* canth caps carb-an *Carb-v* carbn-s *Caul Caust* cham chel chin cic cina *Cit-v* clem cocc coff colch *Coloc* com con dig digin dios *Dros* ham hell hep hyos indg kali-c kali-sil kreos led lyc m-arct m-aust mag-s mang merc mez mosch mur-ac nat-c nat-s nit-ac nit-s-d nux-m nux-v olnd par *Petr* ph-ac plat plb prun ptel *Puls* puls-n *Rhus-t* rhus-v ruta sabad sabin sep *Sil* stann staph *Stront-c* sulph teucr thuj valer verb zinc
    : **cramping**: zinc
    : **jerking** pain: sulph
    : **paralyzed**; as if: bell *Sil*
  - **paroxysmal**: lyc
    : **tearing** pain: carb-an
  - **exertion** agg: bry

1468 ▽ extensions | O localizations | ● Künzli dot

Pain – Fingers

- **gnawing** pain: alum berb cina mag-c merc olnd ph-ac phos *Ran-s* santin stront-c
- **grasping** something | **amel:** lith-c
- **jerking** pain: acon aloe *Am-c* ars *Chin* cic con kali-bi m-aust meny mez nit-ac ph-ac ran-s rheum sil spig stann staph sulph
- **lying** on left side agg: *Phos*
  : **tearing** pain: *Phos*
- **menses:**
  : **after** | **amel:** *Caul*
  : **during:**
  : **agg:** am-m sulph
- **motion:**
  : **agg:** bry *Guaj* hep hyos kali-c led nit-ac rhus-t sabad stann
  : **drawing** pain: hyos
  : **pressing** pain: hyos
  : **stitching** pain: bry
  : **tearing** pain: led stann
  : **amel:** am-m lith-c ruta
  : **sore:** ruta
  : **stitching** pain: am-m
- **paralyzed**; as if: acon asar aur bell benz-ac *Bism Brom Carb-v Caust Chin* cina cocc cycl dig hell kali-c kreos meny mez mosch par rhod rhus-t sabad sabin sil spig staph verb
- **paroxysmal:** agar ang calc *Euphr Meny* mur-ac olnd ph-ac plat rat ruta sil verb
- **pinching** pain: am-c caust colch euphr olnd stront-c
- **pressing** pain: acon *Agar* agn *Anac* ang arg-met asaf bell bism bry colch coloc con cycl dig digin euph euphr graph hell hyos Led **Lyc** merc *Mez* mur-ac *Nat-s* nit-s-d nux-v olnd ph-ac phos *Plat* prun psor ran-s rhod ruta sabad sabin *Sars* sep spig spong stann staph sulph tarax teucr verb viol-t zinc
  : **crushed**; as if bones were: olnd
- **pressure** | **amel:** kali-bi lith-c
- **pulsating** pain: aml-ns anag borx
- **rheumatic**: *Act-sp* alumn *Ant-c* bapt benz-ac berb *Calc Caul* caust clem **Colch** fago gran graph grat gua hyper kali-bi lappa led lith-c lyc med nicc paeon *Phyt* psil puls ran-s *Rhus-t* sabad sal-ac scarl ust
  : **menopause**; during: sal-ac
  : **syphilitic:** *Nit-ac*
- **rising** from sitting agg: carb-v
  : **stitching** pain: carb-v
- **rubbing** fingers; on: arum-dru
  : **stitching** pain | **stinging:** arum-dru
- **shooting** pain: agar ind nicc-s phyt sabin tep trom
- **sitting** agg: aur-m-n **Rhus-t**
  : **drawing** pain: aur-m-n **Rhus-t**
- **sleep** agg; during: rheum
  : **drawing** pain: rheum
- **sore:** alum am-c apis arg-n brach bry camph cina com croc crot-h fl-ac kali-c **Led** mez nat-c nat-m nit-ac petr rhus-t ruta sec sep spig sulph

Extremities

Pain – Fingers

- **sprained**; as if: aloe graph kali-n nat-m phos puls sulph
- **stitching** pain: abrot aesc agar agn alum am-c *Am-m* ambr *Anac Apis* arn ars arund asaf bapt bar-c bell berb bov brom bry *Calc* calc-sil cann-i caps carb-an *Carb-v* carbn-s *Caust* **Cic** cina cocc colch con croc cycl daph *Dig* dios dros elaps fl-ac graph grat hep ind jug-r **Kali-c** kali-sil kalm *Lach* laur lil-t lyc *Mag-m* mag-s mang meny merc *Mez* mur-ac nat-ar nat-c *Nat-m* nat-p *Nat-s* nit-ac nux-v olnd pall par petr ph-ac phos phyt plat plb ran-b ran-s rheum *Rhod Rhus-t* sabad sabin *Sars* sep sil spig *Stann* staph *Sul-ac* sulph tab tarax tarent tep teucr *Thuj* trom valer verb viol-t vip xan zinc
  : **burning**: caust iod
  : **itching**: arum-dru
  : **jerking** pain: *Carbn-s*
  : **paroxysmal**: ust verb
  : **splinter**; as from a: **Arn** arum-dru *Bell* carb-v colch hep lach **Nit-ac** petr puls ran-b ran-s sil sulph
  : **stinging**: ambr *Apis* arund sil
- **stretching** them apart: am-c
- **tearing** pain: *Acon Act-sp Agar* agn alum alum-p alum-sil am-c *Am-m Ambr* anac apis *Arg-met* arn *Ars* ars-h ars-s-f asaf *Aur* aur-ar aur-s bar-c *Bell* berb bism bov brom bry cact calc calc-p calc-sil canth carb-an **Carb-v** *Carbn-s Caul* **Caust** cedr chel *Chin Chinin-ar* clem cocc coff *Colch Coloc* crot-t cupr cycl daph *Dig* dios dros gran graph grat guaj hell ign iod kali-ar kali-bi *Kali-c* kali-m *Kali-n* kali-p kali-sil kreos *Lach* laur *Led Lyc Mag-c* mag-m *Mag-s* manc *Mang* meny *Merc* merc-c *Mez* mur-ac nat-c nat-m nat-p *Nat-s* nicc *Nit-ac* ol-an olnd **Par** petr *Ph-ac* **Phos** plb psor puls ran-b rheum rhod *Rhus-t* ruta sabad sabin samb *Sars* sep *Sil* spig *Stann Staph Stront-c* sul-ac **Sulph** tarax tep teucr thuj *Verat* verb *Zinc* zinc-p
  : **jerking** pain: chin dig zinc
  : **paralyzed**; as if: dig meny
  : **pressing** pain: stann
  : **pulsating** pain: spig
  : **twitching**: am-m staph
- **touch** agg: *Chin*
  : **tearing** pain: *Chin*
- **twinging**: berb rhus-t
- **ulcerative** pain: am-m berb bry carb-v caust graph kali-c kreos par plat sars **Sil** *Sulph*
- **variola**, in: *Thuj*
- **vibrating**: berb
- **waking**; on: sabad
- **walking** agg; after: croc
- **wandering** pain: ars-h iris nat-ar
- **warm** water, putting hands in: *Caust Phos*
- **warmth** | **amel**: agar *Ars Bry Calc* **Hep** lyc rhus-t stram
- **wetting** with warm water, after: phos
  : **drawing** pain: phos

Pain – Fingers   **Extremities**   Pain – Fingers

- **writing** agg *(⚔Cramps - fingers - writing):* acon bapt bry calc-p cist cycl fago iris mur-ac nat-s prot stann
  - **aching**: fago
  - **stitching** pain: bapt *Bry*
  - **tearing** pain: nat-s
  - ▽ **extending** to:
    - **Arm**: alum merc
    - **tearing** pain: alum merc
    - **Body**: hyper
    - **Chest, elbow, shoulder and wrist**: vip
    - **tearing** pain: vip
    - **Elbow**: eupi nat-m plat *Plb*
    - **drawing** pain: eupi nat-m plat
    - **Nails**; below: all-s
    - **tearing** pain: all-s
    - **Shoulder**: nux-m *Plb*
    - **drawing** pain: nux-m
    - **Tips**: berb
    - **stitching** pain: berb
  - **Upward** from injured finger *(⚔upward; Injuries - fingers - accompanied - pain - extending - arm):* bufo
  - **Wrist**: mag-c vip
    - **tearing** pain: mag-c vip
- ○ **Back** of fingers: abrom-a berb brom carb-an caust cocc hell lach nat-c ran-s rhus-t sabad sars sil zinc
  - **boring** pain: lach
  - **burning**: abrom-a brom cocc ran-s sil
  - **stitching** pain: caust sabad
  - **tearing** pain: berb carb-an hell nat-c sars zinc
  - **twinging**: rhus-t
- **Balls**: *Sulph*
  - **burning**: *Sulph*
- **Between**: morg-p
  - **evening**: *Rhus-t*
- **Bones**: alum apis ars aur-m-n crot-h dios fl-ac kali-bi mez ph-ac ran-s *Sil* verat viol-o
  - **boring** pain: aur-m-n ran-s
  - **gnawing** pain: ran-s
  - **grasping**, when: verat
  - **pressing** pain: viol-o
  - **tearing** pain: ph-ac
- **Externally**: ars fl-ac
  - **burning**: ars fl-ac
- **First** (= index finger): abrot acon aeth *Agar* alum am-m ambr ammc anac arund bapt bar-c bell berb Bism calc camph caps carb-ac carb-v card-m *Caust* cham chel chin cocc com con croc crot-h dig ferr-ma Fl-ac gamb hura hydr ind indg iod iris jug-r kali-bi *Kali-c* kali-i kali-n kalm lachn lil-t lyc lyss mag-c mag-m mang med meny merc merc-i-f nat-ar nat-c nat-m nat-p nat-s nicc olnd pall par petr phos plan plat psil ran-b ran-s rhod rhus-v sabad sep *Sil* spig stann sulph tarax tarent thuj til verb zinc
  - **right**: arum-dru
  - **pulled** forcibly; sensation as if: arum-dru
  - **morning**: lyc
  - **stitching** pain: lyc

- **First**: ...
  - **forenoon**: thuj
  - **11 h**: thuj
  - **drawing** pain: thuj
  - **drawing** pain: thuj
  - **afternoon**:
  - **17 h**: thuj
  - **stitching** pain: thuj
  - **spinning**; while: nat-s
  - **tearing** pain: nat-s
  - **evening**: agar anac dios kalm mag-c mang rhus-v sabad verb
  - **20 h**: hura
  - **stitching** pain: hura
  - **aching**: dios rhus-v
  - **bed** agg; in: kali-bi mez rhod
  - **drawing** pain: kali-bi
  - **stitching** pain: rhod
  - **tearing** pain: mez
  - **drawing** pain: anac mang sabad verb
  - **tearing** pain: agar mag-c
  - **night**: kali-n
  - **tearing** pain: kali-n
  - **aching**: abrot carb-ac com fl-ac rhus-v sabad stann
  - **broken**; as if: cham
  - **burning**: acon *Agar* alum arund berb card-m chel ferr-ma hura *Kali-c* nat-c olnd sil
  - **crawling**: *Agar*
  - **contracting**: caps
  - **cramping**: mag-m mang
  - **cut** with a sharp instrument; as if slightly: mag-c nat-m
  - **cutting** pain: mang
  - **drawing** pain: acon agar alum anac bar-c calc carb-v caust chel chin dig kali-bi mang par petr plat sabad sulph thuj verb
  - **cramping**: plat
  - **jerking** pain: plat
  - **paralyzed**; as if: agar bar-c chel sabad verb
  - **upward**: chin sulph
  - **extending** the finger: am-m
  - **tearing** pain: am-m
  - **gnawing** pain: kali-bi phos ran-s
  - **motion** agg: sabad verb
  - **aching**: sabad
  - **stitching** pain: verb
  - **paralyzed**; as if: agar *Caust* crot-h mang plan sabad verb
  - **pressing** pain: chel nat-s tarax zinc
  - **rheumatic**: *Hydr*
  - **scratching**: (non: mag-c) (non: nat-m)
  - **shooting** pain: nat-p stann tarent
  - **sprained**; as if: alum cham lachn spig stann
  - **stitching** pain: aeth agar ambr bapt berb calc camph carb-v cham chel croc dig hura kali-c kalm lyc lyss merc nat-m nat-p par phos rhod sabad *Sil* stann tarent thuj verb
  - **outward**: meny

1470   ▽ extensions | ○ localizations | ● Künzli dot

Extremities

- **First** – **stitching** pain: ...
  - **thistle**; as from a: aeth
  - **tearing** pain: agar am-m ambr bell *Bism* calc caust chel dig gamb iod kali-bi kali-c kali-i kali-n lyc mang nat-c nat-m nicc par ran-b rhod sabad sep til
  - **paralyzed**; as if: dig
  - **splinter**; as from a: agar
  - **twitching**: dig mag-m
  - **ulcerative** pain: **Sil**
  - **writing** agg: ran-b
  - **tearing** pain: ran-b
- **extending** to:
  - **Elbow**: kalm
  - **tearing** pain: kalm
  - **Forearm**: nat-m
  - **tearing** pain: nat-m
- **Back** of fingers: acon berb grat nat-m par rhus-t
  - **burning**: acon berb
  - **stitching** pain: grat nat-m par rhus-t
  - **tearing** pain: grat
- **Balls**: calc-p kreos
  - **aching**: calc-p
- **Bones**: ran-s
  - **gnawing** pain: ran-s
- **Extensor** muscle: nit-ac
  - **drawing** pain: nit-ac
- **Externally**: chel
  - **burning**: chel
- **Joints**: acon **Act-sp** ambr arg-n **Bell** berb bov calc carb-v caul caust chel *Coloc* crot-h kali-c lac-ac nat-m nat-p nat-s nux-v phys rhus-t ruta spong sumb verat-v viol-o zinc
  - **afternoon**: lyc
  - **tearing** pain: lyc
  - **weather**; during rough: rhod
    tearing pain: rhod
  - **evening**: agar am-m nat-m
  - **stitching** pain: nat-m
  - **tearing** pain: agar am-m
  - **aching**: phys spong sumb
  - **boring** pain: nat-s
  - **drawing** pain: ruta
  - **pressing** pain: nat-s
  - **sore**: caust crot-h lac-ac
  - **stitching** pain: bov calc nat-m nat-s
  - **tearing** pain: ambr **Bell** berb calc carb-v caust kali-c nat-m nux-v
  - **paralyzed**; as if: bell chel
  - **working**: bov
  - **stitching** pain: bov
  - **Distal**: agn am-m ambr bell berb cham gamb hura lyc nat-c nux-v petr stann sulph sumb
  - **aching**: sumb
  - **burning**: berb nat-c
  - **drawing** pain: stann
  - **pressing** pain: bell
  - **stitching** pain: agn (non: bar-c) cham gamb hura lyc petr sulph

- **First** – **Joints** – **Distal**: ...
  - **tearing** pain: am-m ambr bell (non: carb-v) nux-v
  - **Middle**: agar arg-n arn **Bell** berb calc camph carb-v indg kali-c lyc nat-m rhod rhus-t staph ust zinc
  - **aching**: zinc
  - **boring** pain: carb-v
  - **burning**: berb
  - **drawing** pain: arg-n berb calc camph lyc staph ust
  - **stitching** pain: arn carb-v indg kali-c
  - **tearing** pain: agar **Bell** calc carb-v kali-c nat-m
  - **Proximal**: agar am-m arg-met aur-m-n bapt berb bry calc carb-ac carb-v chel euon fl-ac ham jatr-c lyc mag-c mag-m mang merc-c nat-m puls rhus-t spig stann
  - **aching**: am-m nat-m
  - **boring** pain: aur-m-n
  - **burning**: berb fl-ac
  - **drawing** pain: arg-met euon
  - **motion**:
    amel: stann
    tearing pain: stann
  - **pressure**:
    amel: mag-m
    tearing pain: mag-m
  - **stitching** pain: agar bapt berb carb-ac mag-c
  - **tearing** pain: berb calc carb-v chel lyc mag-m merc-c spig stann
  - **Nails**: am-m berb coc-c colch con kali-c puls ran-b sep **Sil** thuj
  - **afternoon**: am-m
  - **tearing** pain: am-m
  - **stitching** pain: coc-c sep thuj
  - **tearing** pain: am-m colch con kali-c sep
  - **Under** nail:
    cold water agg: sul-ac
    tearing pain: sul-ac
  - **Phalanges**:
  - **Distal**: mosch
  - **Middle**: staph
  - **Proximal**: osm plat
  - **Sides**: berb plb
  - **tearing** pain: berb plb
  - **Inner**: mez
  - **tearing** pain: mez
  - **Outer**: merc
  - **tearing** pain: merc
  - **Skin**: berb camph carb-v nat-m
  - **stitching** pain: berb camph carb-v nat-m
  - **Tendons**: nat-m
  - **tearing** pain: nat-m
  - **Tips**: aeth berb kali-c nat-c nat-m nat-s olnd sulph teucr zinc
  - **aching**: teucr
  - **burning**: kali-c olnd

Extremities

Pain – Fingers

- **First – Tips**: ...
  : **grasping** something agg: *Rhus-t*
  . **stitching** pain: *Rhus-t*
  : **stitching** pain: aeth berb nat-c nat-s sulph zinc
  : **tearing** pain: kali-c nat-m zinc
  : **touch** agg: mur-ac
  . **stitching** pain: mur-ac
- **Fourth**: agar all-c aloe am-m anac arg-met arg-n arn ars asaf aur aur-m-n bar-c bell berb bism brom bry cact calad canth caps carb-v carbn-s *Caust* cham chel chinin-s cinnb coc-c coca colch coloc com con cycl dios gels hell hyos inul kali-c kali-n kalm laur led lith-c lyc mag-c merc merc-i-f mez naja nat-c nat-m nat-p nat-s nit-ac nux-m ph-ac phos phyt psil rhod rhodi rhus-t rosm sang sil spig stann stry sulph tab tarax tarent thuj verb zinc
  : **left**: chin *Vac*
  : **burning**: *Vac*
  : **jerking** pain: chin
  : **morning**: nat-ar nux-m
  : **rising** agg: kali-bi
  . **drawing** pain: kali-bi
  : **forenoon**: sulph
  : **tearing** pain: sulph
  : **afternoon**: calc-p canth chinin-s indg
  : **tearing** pain: canth indg
  : **evening**: ambr arn
  : **drawing** pain: arn
  : **tearing** pain: ambr arn
  : **night**: nat-c
  : **rising**:
    . **amel**: nat-c
    tearing pain: nat-c
  : **tearing** pain: nat-c
  : **aching**: arn
  : **bending**:
    : **amel**: ph-ac
    . **pressing** pain: ph-ac
  : **burning**: spig stann tarax
  : **cutting** pain: bell
  : **drawing** pain: arn bry calad chel com kali-n nat-s ph-ac phos sil sulph thuj
    : **cramping**: phos
  : **flexing** amel: ph-ac
    . **drawing** pain: ph-ac
  : **motion**:
    : **agg**: carb-v sars
    . **drawing** pain: sars
    : **tearing** pain: carb-v sars
    : **amel**: cina kali-c thuj
    : **cramping**: cina
    . **drawing** pain: thuj
    : **tearing** pain: kali-c
  : **hand**; of:
    . **agg**: spig
    pressing pain: spig
  : **pressing** pain: arg-n aur aur-m-n led nat-s ph-ac ruta tarax thuj

- **Fourth**: ...
  : **rest** agg: aur
  : **pressing** pain: aur
  : **rheumatic**: hell tell
  : **tearing** pain: hell
  : **sitting** agg: arg-n
  : **pressing** pain: arg-n
  : **sitting, reading**: com
  : **sore**: chinin-s nit-ac verb
  : **sprained**; as if: lyc nux-m phos
  : **stitching** pain: asaf berb brom cact caps carbn-s *Caust* cham kali-c laur led merc-i-f nat-m phyt rosm sang sil tarax verb zinc
  : **tearing** pain: agar am-m anac arg-met ars bar-c bell bism brom canth carb-v chel coc-c colch cycl inul kali-c laur mag-c merc mez nat-c nit-ac phos sulph tab thuj
  : **jerking** pain: agar
  : **paralyzed**; as if: hell
  : **using** fingers: tarent
  : **walking** agg: nat-s
  : **pressing** pain: nat-s
  : **Back** of fingers: mag-c
  : **tearing** pain: mag-c
  : **Balls**: berb caps mur-ac stann staph sulph
  : **cramping**: staph
  : **cutting** pain: stann
  : **pinching** pain: sulph
  : **pressing** pain: staph sulph
  : **stitching** pain: berb caps
  : **tearing** pain: mur-ac
  : **Bones**: sars
  : **drawing** pain: sars
  : **tearing** pain: sars
  : **Joints**: aeth agar aloe ant-c arg-met arn aur bry calc carb-v caust chinin-s colch crot-h gamb kalm lach lyc mur-ac nat-p nat-s rhod ruta sabad sabin sars teucr
  : **night**: ruta
  . **drawing** pain: ruta
  : **aching**: arn gamb
  : **bending** fingers agg: mur-ac
  : **drawing** pain: caust ruta
  : **pressing** pain: ruta
  : **rheumatic**: hyper *Lach*
  : **sore**: chinin-s
  : **stitching** pain: aloe bry sars
  : **tearing** pain: agar arg-met aur calc carb-v kalm lyc nat-s sabin teucr
  : **Distal**: aeth aloe arg-met aur hyper kalm lyc sabin teucr
  . **tearing** pain: aeth arg-met aur kalm lyc sabin teucr
  : **Middle**: agar brom bufo calc iod mur-ac rhod sabin sulph
  . **sore**: sulph
  . **stitching** pain: brom bufo
  . **tearing** pain: agar calc iod mur-ac sabin

1472   ▽ extensions | ○ localizations | ● Künzli dot

Extremities

Pain – Fingers

- **Fourth – Joints – Middle**: ...
  - extending to:
    Metacarpal bone: mur-ac
    tearing pain: mur-ac
  - **Proximal**: agar aloe anac *Benz-ac* calc lach lyc merc-i-f sabad sabin teucr
  - **burning**: sabad
  - **stitching** pain: aloe anac merc-i-f sars
  - **tearing** pain: agar *Benz-ac* calc lyc sabin
  - **Sides**:
    - **Inner**: fl-ac mill
    - **burning**: fl-ac mill
    - **Outer**: apis prun
    - **burning**: apis prun
  - **Tips**: am-m ambr anthraci apis arg-n arn aur-m-n carb-v fl-ac kali-c merl myric nat-ar nat-c spig sul-ac zinc
    - **burning**: apis aur-m-n fl-ac kali-c sul-ac
    - **drawing** pain: kali-c
    - **pressing** pain: spig
    - **stitching** pain: am-m arg-n aur-m-n fl-ac merl
    - **tearing** pain: ambr anthraci arn carb-v kali-c nat-c spig zinc
- **Joints**: Acon *Agar* agn aloe alum am-c am-m *Ambr* aml-ns anac ang **Ant-c** apis arg-met arn ars arund asaf *Asar* aur aur-i aur-m-n aur-s bapt *Bar-c* bell benz-ac berb bism bov bros-gau bry bufo *Calc* calc-p calc-sil camph cann-i carb-v carbn-s **Caul Caust** cham chel chin cina cist clem cocc *Colch* coloc com con crot-h daph dig dios euon euphr ferr-ma fl-ac graph grat *Guaj* guat **Hell** hydr-ac hyos hyper ign indg iod iris kali-bi kali-c kali-n kali-sil kiss kreos lac-ac lachn laur led lith-c lyc m-ambo m-aust mag-c mag-m manc mang meny merc merc-c mez mosch mur-ac nat-m nat-s nit-ac nit-s-d nux-m nux-v olnd onos ox-ac paeon par ph-ac phos phyt plan plat polyg-h psor puls pycnop-sa pyrus rheum rhod *Rhus-t* sabad sabin samb *Sars* seneg sep sil spig stann staph stict still stront-c sul-ac sulfonam sulph *Tarent* tax tep teucr thuj trom upa ust verb vinc zinc
  - **right**: mag-c
  - **forenoon**: ars mag-c sulph trom
    - **shooting** pain: trom
    - **tearing** pain: ars mag-c sulph
  - **evening**: *Calc* lyc staph stront-c
    - **drawing** pain: staph
    - **tearing** pain: lyc stront-c
  - **night**:
    - **bed** agg; in: *Phos*
    - **tearing** pain: *Phos*
  - **aching**: bry cann-i coloc com kali-bi led tax
  - **boring** pain: aur aur-m-n carb-v coloc daph hell mez nat-s
  - **burning**: apis bufo cann-i carb-v caust mang spig vinc
  - **cutting** pain: bapt dios mur-ac ph-ac

Pain – Fingers

- **Joints**: ...
  - **dislocated**; as if: acon alum am-c ang camph fl-ac *Graph* ign kali-n kiss laur lyc m-ambo mag-c nat-m nux-m phos rhod stann sulph
  - **drawing** pain: aloe am-c aml-ns anac ang **Ant-c** asaf *Asar* aur *Bar-c* bell bov carb-v **Caust** chel cist *Coloc* euon hyos kali-c m-aust nat-s olnd ph-ac phos plan plat rhod *Rhus-t* ruta seneg sep sil spig spong stann staph sulph tep teucr ust
  - **paralyzed**; as if: staph
  - **gouty**: berb *Calc* calc-p *Hep* **Lyc** sabin stel *Sulph*
  - **gouty** nodosities; in: agn
    - **tearing** pain: agn
  - **jerking** pain: anac nat-m rhus-t
  - **motion**:
    - **agg**: *Led* staph
    - **drawing** pain: staph
    - **tearing** pain: *Led*
    - **amel**: coloc **Rhus-t**
    - **drawing** pain: coloc **Rhus-t**
    - **pressing** pain: coloc
    - **passive motion** | **agg**: ang ars sep
  - **paralyzed**; as if: acon ambr arg-met *Aur* bar-c bell bry carb-v cina cocc crot-h dig hell kreos laur mang par rhod sabin sil spig verb
  - **paroxysmal**: anac kali-n mag-c
  - **pressing** pain: arg-met arn asaf coloc con graph hell laur merc mez nat-m nit-s-d ph-ac ruta *Sars* spong stann staph zinc
  - **pulsating** pain: polyg-h
  - **rheumatic**: *Act-sp Aesc* alumn ant-c *Calc* **Caul** *Colch Coloc* ferr *Glon Gran Guaj Kali-bi* lac-ac lach lyc **Manc** plan *Podo* psil tell teucr x-ray
    - **afternoon**: chinin-s
    - **goes to heart**: nat-p
    - **rising** agg; after: asaf
    - **tearing** pain: asaf
  - **shooting** pain: *Acon* caust phyt tep trom
  - **short**; as if tendons were too: nux-v
  - **sleep**; before going to: sulph
    - **tearing** pain: sulph
  - **sore**: alum benz-ac bry caul caust iod kali-c lac-ac lyc nat-m nit-ac sabin sep spig sulph
  - **stitching** pain: *Acon* agn aloe am-m arn asaf aur-m-n bar-c bov calc camph **Carb-v** carbn-s cham colch con ferr-ma grat *Hell* hyper ign indg iod kali-bi laur mag-c mang meny mosch nat-m nit-ac paeon ph-ac phyt plat rhus-t sabin sars *Sep* spig spong stann staph stict sul-ac *Sulph* tep thuj trom verb zinc
  - **tearing** pain: acon *Agar* agn am-c am-m *Ambr* anac ant-c arg-met ars asaf **Aur** aur-s berb bism bry calc calc-sil carb-v carbn-s chin cist clem colch *Coloc* dig graph hell ign kali-bi kali-c kali-n kali-sil lachn led **Lyc** m-ambo mag-c mag-m merc merc-c mur-ac nat-m ph-ac phos psor puls rheum *Rhus-t* ruta sabad sabin samb sars sep **Sil** spig stann staph stront-c sul-ac *Sulph* teucr thuj verb zinc

Pain – Fingers   **Extremities**   Pain – Fingers

- **Joints** – **tearing** pain: ...
  - alternating with | **Head**; pain in (See HEAD - Pain - alternating - fingers - joints)
  - **cramping**: kali-n
  - **paralyzed**; as if: dig
  - **pressing** pain: stann
  - **twitching**: ph-ac
  - **waking**; on: *Calc*
  - **wandering**: coloc polyg-h psor sulph
  - **weather** agg; cold: calc-p
  - **extending** to:
    - **Shoulder**: *Ars*
    - tearing pain: *Ars*
  - **Upward**: brom
  - **Wrist**, into: mag-c
    - tearing pain: mag-c
  - **Between** metacarpophalangeal joints: mez
    - tearing pain: mez
  - **Distal**: alum ang aur bism carb-v sep
    - **motion** agg: ang sep
    - **sore**: alum sep
    - **tearing** pain: (non: agar) aur bism carb-v (non: lyc) (non: mag-c) (non: zinc)
  - **Metacarpophalangeal**: ruta spig
    - **jerking** pain: spig
    - **pressing** pain: ruta
  - **Between** second and third finger: rosm
  - **Middle**: brom carb-v caul jac-c jac-g lil-t ruta sabin staph
    - **closing** hand agg: caul
    - **cutting** pain: caul
    - **cutting** pain: caul
    - **drawing** pain: ruta
    - **pressing** pain: ruta
    - **tearing** pain: brom carb-v sabin staph
  - **Proximal**: agar aloe alum arund aur brom calc card-m com croc iris kali-bi kali-c kali-i kalm lyc mag-c nat-m ol-an ph-ac polyg-h ruta staph tax upa zinc
    - **evening**: iris kali-i
    - tearing pain: kali-i
    - **aching**: tax
    - **dislocation**; as from: alum ruta
    - **drawing** pain: card-m com croc kali-i ol-an ph-ac staph
    - **gnawing** pain: kalm
    - **motion**:
      - **agg**: staph
      - **drawing** pain: staph
    - **amel**: com
      - **drawing** pain: com
    - **pulsating** pain: polyg-h
    - **rheumatic**: arg-n card-m ferr plan
    - **drawing** pain: card-m
    - **sprained**; as if: nat-m
    - **stitching** pain: aloe calc com kali-bi
    - **tearing** pain: agar aur brom kali-i lyc mag-c zinc

- **Joints – Proximal**: ...
  - **wandering** pain: polyg-h
- **Muscles**:
  - **Extensor** muscles: hep puls
  - **drawing** pain: hep
  - **tearing** pain: hep puls
  - **Flexor** muscles: aster
- **Nails**: *All-c* alum ant-c berb calc *Calc-p Caust* colch *Graph* hep lach lappa m-aust merc mosch myris naja nat-m nat-s *Nit-ac* nux-v *Petr* puls ran-b raph rhus-t sars sep *Sil* squil sulph teucr
  - **boring** pain: colch
  - **cutting** pain: petr sars
  - **gnawing** pain: alum berb lach lappa
  - **neuralgic**: *All-c* alum colch
  - **sore**: *Petr*
  - **touch** agg: caust petr
  - **ulcerative** pain: *Calc-p* m-aust nat-s **Puls** ran-b
  - **Around**: con lith-c merc
    - **burning**: calc caust con kali-c merc nit-ac
    - **shooting** pain: lith-c merc
    - **stitching** pain: lith-c merc
  - **Roots**: *All-c* berb bism calc *Calc-p* myris sang
  - **Under** (⟶*Irritation - fingers - nails*): **Alum** ant-c bell berb bism calc calc-p carb-v caust coc-c colch con elaps *Eos* fl-ac **Graph** hep kali-c kali-n led merc naja nat-m *Nat-s Nit-ac Petr* plat puls ran-b raph sars *Sep Sil Sulph*
    - **aching**: caust
    - **burning**: calc *Caust* elaps *Eos* kali-c merc nit-ac *Sars*
    - **cutting** pain: sars
    - **gnawing** pain: **Alum** sars sep
    - **horny** growths, from: Ant-c *Graph*
    - **neuralgic**: berb
    - **pressing** pain: caust
    - **pressure** agg: sars
    - **shooting** pain: caust
    - **sore**: caust kali-n
    - **splinters**; as from (⟶*nails - under - splinter*): bell calc-p carb-v coc-c colch *Fl-ac Hep* nat-m **Nit-ac** *Petr* plat ran-b *Sil Sulph*
    - **stitching** pain: calc caust con graph led nat-m nat-s puls sil sulph
    - **splinter**; as from a: led nit-ac
    - **tearing** pain: *Bism* calc-p fl-ac kali-c kali-n naja
    - **touch** agg: caust
- **Palmar** surface of fingers: **Rhus-t**
  - **stitching** pain: **Rhus-t**
- **Periosteum**: Led
  - **deep**-seated: am-c
  - **sore**: am-c
  - **sore**: Led
- **Phalanges**:
  - **Distal**: beryl nat-m
  - **sore**: beryl nat-m

Pain – Fingers

- **Second**: agar all-c alum am-m ang apis arn ars aur-m bapt *Bism* calc calc-p cann-s carb-an carb-v carbn-s caust chel chin cinnb cocc coloc crot-h crot-t cupr cycl dios euphr form gamb hell hura iod iris kali-bi *Kali-c* kali-i kali-n lach lact lith-c lyc mag-c mag-m mang med merc mez myric nat-c nat-p nat-s nux-m olnd osm ox-ac par phos pip-m plb ran-s rhus-t rhus-v sabad sil stann sul-ac sulph sumb tarax thuj til upa verat zinc
  - **left**: sulph
  - **jerking** pain | **burning** pain: sulph
  - **morning**:
    - **bed** agg; in: rhus-t
    - **aching**: rhus-t
  - **afternoon**: nat-s sulph
    - **15 h**: caust
    - **tearing** pain: caust
    - **17 h**: thuj
    - **stitching** pain: thuj
    - **drawing** pain: sulph
    - **spinning**; while: nat-s
    - **tearing** pain: nat-s
  - **tearing** pain: nat-s
  - **evening**: kali-i lyc
    - **bed** agg; in: ars
    - **drawing** pain: ars
    - **stitching** pain: lyc
    - **tearing** pain: kali-i
  - **night**: lyc
    - **tearing** pain: lyc
  - **aching**: phos pip-m rhus-t
  - **burning**: apis coloc *Kali-c* mez sul-ac
  - **cramping**: dulc mang
  - **dinner**; after: aur-m
    - **tearing** pain: aur-m
  - **drawing** pain: am-m ars calc carb-v chel chin cocc crot-t mang par stann sulph thuj zinc
    - **cramping**: stann
    - **jerking** pain: stann
  - **feather** covering, under: lyc
    - **tearing** pain: lyc
  - **motion** agg: alum verat
  - **pressing** pain: nat-s tarax
  - **rheumatic**: bapt
  - **shooting** pain: cinnb nat-p sumb
  - **sore**: cann-s dios kali-c
  - **sprained**; as if: mag-c
  - **stitching** pain: arn calc carb-an chel cinnb cupr dios euphr gamb kali-bi kali-c lach lyc merc nat-p olnd ox-ac sil sul-ac sulph sumb thuj verat
  - **tearing** pain: agar am-m ang aur-m *Bism* calc calc-p carb-v caust cycl form hell iod kali-i kali-n lyc mag-m mang merc nat-s plb ruta sabad *Sil* sulph til
  - **twitching**: mag-m
  - **uncovering**:
    - **amel**: lyc
    - **tearing** pain: lyc

- **Second**: ...
  - **Back** of fingers: mang nat-c
    - **burning**: nat-c
    - **tearing** pain: mang
  - **Balls**: psil
  - **Joints**: agar arg-met bell berb brom carb-ac carb-an iris laur lyc mag-m merl nat-ar nat-m nat-s par puls-n sil spong stann sumb upa verat-v
    - **drawing** pain: arg-met bell upa
    - **pressing** pain: nat-s spong
    - **shooting** pain: sumb
    - **sore**: agar carb-an
    - **tearing** pain: agar berb brom laur lyc mag-m merl par sil
  - **Distal**: am-m ant-t arg-met arn bell carb-v crot-h iris
    - **boring** pain: carb-v
    - **drawing** pain: carb-v
    - **stitching** pain: ant-t arn carb-v
    - **tearing** pain: am-m arg-met
  - **Middle**: berb brom carb-ac hell kali-c mag-m ruta sep sil stann stict thuj verat verat-v
    - **boring** pain: hell
    - **stitching** pain: sep thuj
    - **tearing** pain: berb brom hell kali-c mag-m ruta sil
  - **Proximal**: berb carb-v cina lachn laur lyc mang merl nat-m puls
    - **burning**: berb carb-v cina
    - **stitching** pain: carb-v mang
    - **tearing** pain: berb lachn laur lyc merl
  - **Nails**: ambr kali-c teucr
    - **burning**: kali-c
    - **tearing** pain: ambr teucr
  - **Under**: lyc
    - **tearing** pain: lyc
  - **Phalanges**:
    - **Distal**: mez zinc
    - **boring** pain: mez
    - **tearing** pain: mez zinc
    - **Middle**: nicc ph-ac ruta
    - **tearing** pain: nicc ph-ac ruta
    - **Proximal**: ph-ac
    - **tearing** pain: ph-ac
  - **Sides**:
    - **Inner**: mez
    - **tearing** pain: mez
    - **Outer**: berb merl
    - **burning**: berb
    - **tearing** pain: merl
  - **Spots**; in: sul-ac
    - **burning**: sul-ac
  - **Tendons**: merl sil
    - **bending** agg: sil
    - **tearing** pain: sil
    - **tearing** pain: merl sil
  - **Tips**: arn castm lyc merl mez par stann viol-o zinc
    - **21 h**: castm

Extremities

- **Second – Tips – 21 h:** ...
  . stitching pain: castm
  : stitching pain: arn castm lyc merl mez stann viol-o
  : tearing pain: lyc merl zinc
- **Sides**: sars
  : burning: sars
  : Inner: zinc
  : burning: zinc
- **Tendons**, flexor (See muscles - flexor)
- **Third**: agar all-c aloe ant-c arg-n *Arn Bism* brom *Calc* camph cann-s carb-v carbn-s caust cina colch crot-h cycl *Gymno* hura kali-bi kali-c kali-i kreos led lil-t mag-m mang merl naja nat-c ol-an osm phos phyt pip-m rat sabad stann *Sulph* tarax thuj til trom viol-t zinc
  : forenoon: sulph
  : tearing pain: sulph
  : evening: ambr kali-i
  : tearing pain: ambr kali-i
  : night: nat-c
  : rising:
  . amel: nat-c
  tearing pain: nat-c
  : tearing pain: nat-c
  : aching: *Arn* led naja pip-m
  : burning: osm tarax
  : coldness; during: crot-h
  : cramping: mang
  : drawing pain: *Calc* cina kali-bi kreos rat stann sulph zinc
  : motion:
  . amel: viol-t
  . stitching pain: viol-t
  : rest agg: cina rat
  : drawing pain: cina rat
  : rheumatic: thuj
  : shooting pain: crot-h trom
  : sore: ruta
  : sprained; as if: phos
  : stitching pain: ant-c arg-n cann-s carbn-s caust crot-h hura kali-c nat-c phyt thuj trom viol-t
  : tearing pain: agar aloe *Bism* brom calc camph carb-v cycl kali-i mag-m merl ol-an sabad *Sulph* til
  : jerking pain: agar
  : Joints: arg-met *Calc* carb-v merc-c mur-ac op rhus-t sil stann tarent teucr thuj upa verat-v
  : 9 h: sil
  . stitching pain: sil
  . night: ruta
  . drawing pain: ruta
  : drawing pain: arg-met mur-ac ruta upa
  : rheumatic: sang thuj
  : stitching pain: sil
  : tearing pain: calc carb-v merc-c op teucr thuj
  : Distal: teucr
  . tearing pain: teucr
  : Middle: calc nat-p op sil sulph thuj

- **Third – Joints – Middle:** ...
  . 9 h: sil
  burning: sil
  . burning: nat-p sil
  . sore: sulph
  . tearing pain: calc op thuj
  . extending to:
  Proximal joint: mur-ac
  tearing pain: mur-ac
  : Proximal: *Benz-ac* berb carb-v
  . burning: berb carb-v
  . tearing pain: *Benz-ac*
  : Metacarpal: lyss verat-v
  : Nails: nat-m
  : Behind: sulph
  . tearing pain: sulph
  . Inner border of: osm
  . burning: osm
  : Phalanges:
  : Distal: colch plan zinc
  . tearing pain: colch zinc
  : Middle: chel rhus-t stann
  : Proximal: *Arn*
  . tearing pain: arn
  : Sides:
  : Inner: glon
  : Outer: thuj
  . pressing pain: thuj
  : Tips: arn cham nat-ar
  : tearing pain: arn
- **Tips**: abrot allox alum am-c am-m ambr anthraci apis arn *Ars* arund aur-m-n bell berb *Bism* borx bufo-s calc calc-p canth carb-an caust chel chin cist coc-c colch com con corn croc crot-c cupr dros elat fago gins graph hyos hyper kali-c kreos lac-c *Lach* laur led lept m-ambo m-arct mag-c mag-m mag-s med merc merc-i-f merl mez mur-ac nat-c nat-m nat-s nicc olnd osm paeon **Petr** phyt puls *Ran-s* **Rhus-t** sabad sabin *Sars* sec sep *Sil* spig *Stann Staph* stry sulph tab teucr *Thuj* verb viol-o vip zinc
  : right: mag-c
  : morning: sulph
  : rising agg; after: mag-c
  . tearing pain: mag-c
  : evening: **Am-m** caust merc-i-f
  . shooting pain: *Am-m*
  . stitching pain: *Am-m*
  . tearing pain: *Am-m*
  : night: mag-s *Sulph*
  . shooting pain: *Sulph*
  . stitching pain: *Sulph*
  . tearing pain: mag-s
  : aching: com phyt
  : boring pain: sulph
  : burning: am-m anthraci apis bell canth caust con corn croc crot-c gins laur m-ambo mag-m med mur-ac nat-m nat-s olnd sabad *Sars Sil Sulph* tab *Teucr*

Extremities

Pain – Fingers

- **Tips**: ...
  : **bursting**; sensation as if: caust
  : **chill**; during: bell
  : **shooting** pain: bell
  : **stitching** pain: bell
  : **cutting** pain: ars hyper petr
  : **drawing** pain: am-c *Ars* kreos petr zinc
  : **fever**; during: elat
  : **shooting** pain: elat
  : **gnawing** pain: berb fago nat-m
  : **grasping** something agg: **Rhus-t**
  : **stitching** pain: **Rhus-t**
  : **hang** down agg: sulph
  : **stitching** pain: sulph
  : **playing** piano: *Gels*
  : **pressure** agg: chel
  : **tearing** pain: chel
  : **rubbing**:
    : **amel**: mag-m
    : **stitching** pain: mag-m
  : **shooting** pain: *Am-m* bell berb elat lept *Sulph*
  : **sore**: allox calc-p nat-c *Sars* sulph
  : **stitching** pain: abrot alum am-c **Am-m** ambr apis arund aur-m-n bell berb bufo-s carb-an chin coc-c con dros elat graph hyos *Lach* laur led lept m-ambo m-arct mag-m merc merl mez mur-ac nat-m nat-s nicc olnd osm **Petr** phyt puls *Ran-s* **Rhus-t** sabad sabin sec sep spig *Stann* staph **Sulph** *Thuj* verb viol-o vip
  : **frostbitten**; as if: spig
  : **tearing** pain: **Am-m** ambr arn *Ars* bell berb *Bism* calc caust chel colch cupr mag-c mag-s spig *Staph* teucr zinc
  : **ulcerative** pain: *Sil*
  : **walking** in open air agg: *Am-m*
  : **stitching** pain: *Am-m*
  : **extending** to:
    : **Arm**: *Ars* fago zinc
    . **drawing** pain: *Ars* zinc
    : **stitching** pain: fago
    : **Hand**: am-c
    . **drawing** pain: am-c
    : **Shoulder**: *Ars* gels
    . **tearing** pain: *Ars*
- **Flexors**: ptel
  • **aching**: ptel
- **Forearms**: acon *Aesc* aeth agar agn ail all-c aloe alum alum-p alum-sil am-c am-m *Ambr* anac anag ang *Ant-c* ant-t apis apoc arg-met *Arg-n* **Arn** ars ars-i ars-met ars-s-f arum-d asaf asar asc-t aur aur-ar aur-m-n aur-s bapt bar-act bar-c bar-s *Bell* benz-ac berb beryl bism borx *Bov* brom bry bufo cact calad calc *Calc-p* calc-sil camph canth caps *Carb-ac* **Carb-an** *Carb-v* **Carbn-s** **Card-m** castm castor-eq caul *Caust* cedr *Cham* chel chin chinin-s chlor **Cic** cimic *Cina* cinnb cist *Clem* coc-c coca cocc **Colch** coloc com con cor-r corn-f cot croc crot-t cupr *Cycl* *Dig* dios dros elat *Eup-per* euph euphr *Eupi* ferr ferr-m ferr-ma ferr-pic fl-ac form gels gins gran *Graph* Grat gua *Guaj* gymno hell hep hura

Pain – Forearms

- **Forearms**: ...
  hyos hyper ind indg iod iris jatr-c kali-bi kali-c kali-chl kali-i **Kali-n** kali-p kali-sil *Kalm* kerose kreos lach lact laur led lil-t lyc lyss m-ambo m-arct mag-c *Mag-m* *Mag-p* mag-s mang med *Meny* merc merc-i-f merc-i-r *Merl Mez* mosch *Mur-ac* murx myric nat-ar nat-c nat-m nat-p **Nat-s** *Nicc Nit-ac* nit-s-d nux-m *Nux-v* ol-an *Olnd* op osm ox-ac pall par pert-vc petr ph-ac phel *Phos* phys phyt plan plat plb *Podo* polyp-p prun psil puls *Ran-b Ran-s* raph rat rheum **Rhod** *Rhus-t Rhus-v* sabad sabin sal-ac samb sars senec seneg sep sil sphing spig spong stann *Staph* still stram stront-c sul-ac sulph tab tarax tarent tell tep teucr thuj til tong trom upa *Urt-u Valer Verat* verat-v verb viol-t vip *Zinc* zinc-p zing
  • **right**: ant-c arg-met asc-t aur *Bism* canth cench coloc *Cycl* ferr-ma mag-c *Merc-i-f*
  : **then** left: arg-met
    : **tearing** pain: arg-met
  : **and** left knee: asc-t
  : **drawing** pain: ant-c coloc ferr-ma mag-c
  : **pressing** pain: *Cycl*
  : **sore**: *Cycl* merc-i-f
  : **stitching** pain: mag-c
  : **tearing** pain: arg-met aur *Bism* canth
  : **Posterior** part: psil
  • **left**: aesc agar *Asaf* asc-t beryl camph *Carb-ac Carb-v* carbn-s chel clem coloc kali-c kreos led *Med* nat-m nit-ac pall rat rhus-v sal-ac sil thuj
  : **aching**: *Carb-ac*
  : **drawing** pain: *Agar* chel clem kali-c kreos led pall rhus-v sil thuj
  : **followed** by | **right**: psil
  : **jerking** pain: sil
  : **pressing** pain: carbn-s
  : **sore**: nat-m
  : **stitching** pain: aesc
  : **tearing** pain: *Asaf* camph *Carb-v* coloc nit-ac rat sil
  • **daytime**: plb sulph
  • **morning**: alum ars bar-c bry chinin-s coloc dios eupi kali-bi *Lyc* mez nat-ar phos thuj
  : **aching**: nat-ar
  : **drawing** pain: bry eupi lyc thuj
  : **pressing** pain: bry
  : **stitching** pain: mez
  : **tearing** pain: alum mez phos
  : **waking**; on: alum cact kali-bi
    : **drawing** pain: alum
    : **stitching** pain: kali-bi
    : **tearing** pain: alum cact
  • **forenoon**: agar led mag-c ol-an sil trom verat-v
    : **11 h**: mag-s
    : **tearing** pain: mag-s
  : **aching**: trom
  : **drawing** pain: sil
  : **sore**: led
  : **stitching** pain: mag-c
  : **tearing** pain: agar ol-an

Extremities

- **noon**: cedr trom
  : **eating**; before: senec
  : **stitching** pain: senec
- **afternoon**: agar ind lycps-v nat-s nicc sulph thuj
  : **13**.30 h: pert-vc
  : **stitching** pain: pert-vc
  : **16 h**: sulph
  : **aching**: sulph
  : **aching**: lycps-v nat-s
  : **drawing** pain: ind sulph thuj
  : **driving**:
    : **agg**: thuj
    . **tearing** pain: thuj
  : **tearing** pain: *Nat-s* nicc thuj
- **evening**: all-c alum am-c brom bufo calc-s castor-eq com dios fl-ac kali-c nat-s op rhod sang stront-c sulph thuj
  : **20 h**: phys
  : **aching**: com dios
  : **bed**:
    : **going** to bed:
    . **after**: phyt
    aching: phyt
  : **in** bed:
    . **agg**: mosch
    drawing pain: mosch
  : **drawing** pain: alum bufo kali-c op sulph
  : **gnawing** pain: stront-c
  : **pinching** pain: fl-ac
  : **pressing** pain: fl-ac
  : **stitching** pain: fl-ac thuj
  : **tearing** pain: alum brom nat-s op rhod
- **night**: agar aloe alum *Arg-n* cycl graph *Lyc Mez* plan *Zinc*
  : **23 h**: com trom
  : **aching**: com
  : **aching**: aloe
  : **bed** agg; in: *Ars* kali-n *Merc Rhod*
  : **tearing** pain: *Ars* kali-n *Merc Rhod*
  : **boring** pain: arg-n
  : **burning**: graph *Zinc*
  : **lying** on it: graph
  : **burning**: graph
  : **sore**: cycl
  : **stitching** pain: alum
- **aching**: agar aloe bell *Calc-p Carb-ac* carb-an carbn-s chlor cic cinnb cocc com dios elat **Eup-per** fl-ac hell hyos jatr-c *Merc Merc-i-f* merc-i-r nux-m phys phyt *Rhus-t* sabad *Sabin* sep sil spig sulph tarent trom verat-v
  : **intermittent**: trom
  : **outward**: nux-v
- **air** agg; in open: pall
  : **drawing** pain: pall
- **appearing** suddenly:
  : **disappearing** suddenly; and: pert-vc
    : **stitching** pain: pert-vc
- **bed** agg; in: aloe am-c am-m *Mez* sulph

- **bed** agg; in: ...
  : **pressing** pain: am-m
- **bending**:
  : **arms**:
    : **agg**: chin cina sabad
    . **aching**: sabad
    . **pressing** pain: cina
  : **fingers**:
    : **agg**: asaf
    . **tearing** pain: asaf
- **boring** pain: am-c arg-n asaf aur aur-m-n bov calc caust cina coloc dulc hell hep led mez nat-c *Ph-ac* plan plb ran-s spig spong thuj
- **broken**; as if: arn calc-p cupr
- **burning**: *Agar* alum calc-p am-c am-m arn asaf aur aur-m aur-m-n bell *Berb* borx bov bry calad carb-an carb-v carbn-s card-m *Caust* chel con euph *Graph Kali-bi* laur *Led* lyc mag-m mang merc mez mosch mur-ac nat-m nat-s ol-an olnd osm *Ph-ac* phos plb prun ran-s rat rhus-t rhus-v *Spong* staph stram *Sulph* tarax tarent *Thuj Urt-u* vip zinc zinc-p
- **coition**; on flexing after: sabin
  : **sore**: sabin
- **cold**; when: phos
  : **tearing** pain: phos
- **contracting**: mez
- **cramping**: con meny mur-ac nat-c spong
- **crushed**; as if: guaj gymno
- **cutting** pain: ars-met bism *Bov* mosch mur-ac *Teucr*
- **drawing** pain: acon *Agar* aloe alum alum-p alum-sil am-c am-m ambr anac ang *Ant-c* apis arg-met arg-n arn ars asaf bar-c bell berb brom bry bufo calad *Calc-p* calc-sil canth *Carb-v* carbn-s **Card-m Caust** cham *Chel* chin cimic cina cist *Clem* coc-c coloc com con croc crot-t cupr *Cycl* dig dios *Dulc* euph ferr ferr-ma fl-ac gels gins gran graph hell hep hnd kali-bi kali-c kali-chl kali-n kali-sil kalm kreos laur led lyc m-ambo mag-c *Mag-p* mang *Meny* merc-i-f *Mez* mosch mur-ac nat-c nat-m nat-p nat-s nit-ac *Nux-v* olnd op osm pall petr phos *Phyt Plat* polyp-p *Puls* ran-s *Rhod* **Rhus-t** *Rhus-v* ruta samb seneg *Sep* sil spong stann staph *Sulph* tarax tell teucr *Thuj Valer Verat* zinc zinc-p zing
  : **alternating** with | **pressure**: gins
  : **cramping**: anac ang arg-met calc-p cina graph kalm laur lyc *Meny* mur-ac nat-c plat *Rhod* zinc
  : **downward**: am-m ant-c calc cham chel clem cocc com cupr ind kali-c kreos nat-m phos *Rhod* sulph thuj
  : **intermittent**: croc lyc nat-c
  : **paralyzed**; as if: ant-c arg-n ferr-ma kali-c mosch nit-ac petr ran-s *Rhus-v*
  : **plaster**; as from a: nat-c
  : **upward**: anac ars brom
- **exertion**;
  : **after**:
    : **agg**: berb
    . **drawing** pain: berb

Pain – Forearms **Extremities** Pain – Forearms

- **exertion**: ...
  - **agg**: berb tab
  - **drawing** pain: berb
  - **stitching** pain: tab
- **extending** the arm agg: cina mang
  - **drawing** pain: cina mang
- **flexing** arm: dulc mur-ac
  - **drawing** pain: dulc mur-ac
- **gnawing** pain: bry gels *Graph* kali-n stront-c
- **grasping** something agg: *Calc* chel lach prun
  - **pressing** pain: prun
  - **tearing** pain: *Calc*
- **hang** down agg; letting arms: berb hydrog nat-m stront-c zinc
  - **tearing** pain: stront-c
- **headache**; during: verat
  - **drawing** pain: verat
- **jerking** pain: arg-met caps dulc led sil spig
- **paralyzed**; as if: cina
- **leaning** on it: carbn-s
  - **pressing** pain: carbn-s
- **lying** agg: am-m aur-m-n laur
  - **drawing** pain: laur
  - **pressing** pain: am-m aur-m-n
- **lying** on table: ph-ac
  - **sore**: ph-ac
- **motion**:
  - **agg**: acon anac *Calc* carb-v chel croc led nit-ac rhus-t sabad sabin sal-ac spig *Staph* thuj zinc
  - **aching**: sabad *Sabin*
  - **burning**: thuj
  - **drawing** pain: carb-v staph
  - **pressing** pain: anac led *Staph*
  - **shooting** pain: acon
  - **sore**: nit-ac zinc
  - **stitching** pain: acon spig
  - **tearing** pain: carb-v
  - **amel**: *Agar* alum am-m *Arg-met* aur-m-n bar-c Bism calc camph cina cocc con dulc *Lyc* mag-c mosch *Rhod* **Rhus-t** sars sphing spig stront-c sulph thuj *Valer*
  - **aching**: **Rhus-t** spig
  - **drawing** pain: alum am-m *Arg-met* calc cina con dulc mag-c mosch **Rhus-t** thuj
  - **pressing** pain: am-m aur-m-n *Bism* camph cocc
  - **sore**: aur-m-n
  - **tearing** pain: *Agar* am-m arg-met bism cina cocc *Lyc Rhod* **Rhus-t** sars sulph *Valer*
  - **violent** motion: am-m
  - **tearing** pain: am-m
- **arm**; of:
  - **agg**: staph
  - **tearing** pain: staph
- **fingers** agg; of: asaf
  - **tearing** pain: asaf
- **hand**; of:
  - **agg**: staph
  - **tearing** pain: staph

- **neuralgic**: chinin-s corn-f iod
- **paralyzed**; as if: acon aeth alum ambr ant-c bar-c berb bism bov caps caust *Cham* cina cocc **Colch** cycl dig dros dulc ferr graph kali-c **Kali-n** kreos *Med* meny mosch nat-m nit-ac nux-v petr ph-ac phos plat ran-s rhod ruta sabin sars seneg sil stann *Staph* stront-c sulph
- **paroxysmal**: ang arg-met berb calc ferr kreos mosch mur-ac *Ph-ac* plat plb ruta verb
- **periodical**: cist gran
  - **drawing** pain: cist gran
- **pinching** pain: calad dig dulc fl-ac mang nat-m osm ph-ac spig staph sulph
- **pressing** pain: agar am-m ambr *Anac* ant-c arg-met asaf **Aur** aur-m-n *Bell* berb bism brom bry calc camph cina clem cocc coloc con crot-t *Cycl* dig ferr-ma fl-ac gins graph hell hep hyper indg jatr-c laur *Led* lil-t lyc m-arct **Mang** meny *Merc Merl* mez mosch mur-ac nat-s nit-s-d nux-v *Olnd* osm ph-ac *Plat* prun puls rhod ruta sabad sabin *Sars* sep sil spig spong stann *Staph* stront-c tarax tong *Verat* verb
  - **cramping**: *Anac* arg-met meny plat
  - **paralyzed**; as if: bell bism *Cycl* graph ruta staph
  - **paroxysmal**: arg-met
- **pressure**:
  - **agg**: bell beryl nat-m
  - **burning**: bell
  - **sore**: nat-m
  - **amel**: mag-m mang sulph
  - **pinching** pain: mang
  - **tearing** pain: mag-m sulph
- **pulsating** pain: lyss merc-i-f
- **rest**:
  - **agg**: spig
  - **pinching** pain: spig
  - **amel**: beryl
- **rheumatic**: *Aesc* agar asc-t bapt chel chinin-s *Colch* form *Hydr* hyos iris lyc lycps-v merc merc-i-f merc-i-r *Nit-ac Phyt Podo* psil *Rhus-t* sang stry
  - **drawing** pain: chel chinin-s lyc *Phyt* **Rhus-t**
- **riding** agg: bry
  - **drawing** pain: bry
- **rubbing**:
  - **amel**: chin ol-an phos
  - **burning**: ol-an
  - **tearing** pain: chin phos
- **scraping** pain: anac bry
- **scratching** agg; after: borx caust clem laur sulph
  - **burning**: borx caust clem laur sulph
- **shooting** pain: *Acon* aur-m bell form ham plb sabin still thuj trom
- **sitting** agg: aur-m-n cina led nat-s **Rhus-t** sabin thuj
  - **aching**: led **Rhus-t**
  - **boring** pain: led
  - **pressing** pain: aur-m-n
  - **stitching** pain: sabin thuj

Extremities

Pain – Forearms

- **sitting** agg: ...
  : **tearing** pain: cina nat-s
- **sleep**:
  : **siesta**:
    : **after**:
      . **agg**: graph
      pressing pain: graph
- **sore**: acon ail aloe **Arn** ars-met aur-m-n bar-act beryl *Calc* calc-p camph canth carb-an **Caust** cedr chel *Cic* coca com con cot croc crot-t cupr *Cycl* dig **Eup-per** ham hep hura iod kali-bi led lyc merc merc-i-f merc-i-r mur-ac nit-ac ol-an *Ph-ac* phos plan prun *Rhus-t* ruta sabin sal-ac sil sul-ac sulph thuj *Zinc*
  : **strained**; as if: beryl
- **sprained**; as if: aur-m led nat-c tab
- **stitching** pain: *Acon* aesc aeth agn alum anac ang ant-c apis arg-met arn asaf asar aur-m bapt bell benz-ac *Berb* borx *Bov* **Bry** bufo calc camph canth caps *Carb-an* carbn-s *Caust* cham chel **Cic** clem cocc coloc cupr cycl *Dig* dios dros euphr *Eupi* fl-ac form graph *Guaj* ham hyos iris kali-i kalm lyc m-arct mag-c mag-m mang meny merc mez mosch myric nat-ar nat-c nit-ac olnd ox-ac pert-vc *Ph-ac* plb psil *Ran-b Ran-s* raph rhod rhus-t sabad sabin *Sars* senec *Sil* spig *Spong* staph still stram stront-c sul-ac tab tarax teucr *Thuj* trom viol-t *Zinc*
  : **acute**: berb castm merc ph-ac
  : **burning**: *Berb* spig
  : **downward**: chel *Ran-s* sars
  : **drawing** pain: clem
  : **fine**: stram tarax
  : **upward**: asaf zinc
- **styloid** process of ulna: asaf
  : **scraping** pain: asaf
- **tearing** pain: *Acon Aesc* aeth *Agar Alum* alum-p alum-sil am-c am-m *Ambr* anac ant-t arg-met *Ars* ars-s-f asaf aur aur-m bar-c bell *Berb Bism* borx bov brom *Bry* cact **Calc** calc-p calc-sil camph canth **Carb-v** *Carbn-s* **Caust** *Cham* chel *Chin* cic *Cina* cinnb clem cocc *Colch Coloc* crot-t cupr cycl *Dig* dulc *Graph Grat Guaj* hell hyos *Hyper* indg *Kali-bi* **Kali-c** kali-chl kali-n kali-p kali-sil kalm lach lact laur led lyc mag-c *Mag-m* mag-s mang meny *Merc Merl Mez Mur-ac* myric nat-c nat-m **Nat-s** *Nicc Nit-ac* ol-an op par ph-ac phel *Phos* plb **Puls** ran-b rat rheum *Rhod Rhus-t* ruta sabin *Sars* sep *Sil* stann staph *Stront-c* **Sulph** tab tarax tep teucr *Thuj* til *Valer* verb *Zinc* zinc-p
  : **cramping**: calc cina gran ruta
  : **jerking** pain: mur-ac
  : **paralyzed**; as if: *Bism* cocc *Colch* kali-n nat-m phos sars sil stann
  : **paroxysmal**: arg-met aur *Calc* cocc mur-ac
  : **pinching** pain: dulc
  : **twitching**: cupr dulc
  : **upward**: mur-ac thuj

Pain – Forearms

- **touch**:
  : **agg**: anac beryl chin cupr nit-ac sabin sal-ac *Staph* zinc
  : **aching**: *Sabin*
  : **pressing** pain: anac staph
  : **sore**: nit-ac zinc
  : **stitching** pain: cupr
  : **tearing** pain: chin nit-ac
  : **amel**: bism meny *Staph*
  : **pressing** pain: *Bism* meny *Staph*
- **turning** arm: zinc
  : **sore**: zinc
- **twinging**: chinin-s mang
- **waking**; on: agar lycps-v
  : **aching**: lycps-v
- **walking** agg: calc
  : **pressing** pain: calc
- **wandering**: nat-ar
- **warm**:
  : **applications**:
    : **amel**: *Chel Chin Dulc* ferr gran *Kali-c* kalm lyc *Nit-ac* **Nux-v** *Rhus-t Sil Zinc*
    . **drawing** pain: *Chel Chin Dulc* ferr gran *Kali-c* kalm lyc *Nit-ac* **Nux-v** *Rhus-t* sil *Zinc*
  : **stove**:
    : **amel**: cinnb
    . **tearing** pain: cinnb
- **washing** agg; after: lyc
  : **tearing** pain: lyc
- **weather** agg; wet: *Rhod*
  : **tearing** pain: *Rhod*
- **writing** agg: acon am-m anac berb cic cinnb *Cycl* fago fl-ac lyc **Mag-p** *Merc-i-f* ox-ac ran-b thuj
  : **aching**: anac
  : **drawing** pain: **Mag-p**
  : **pressing** pain: am-m anac *Cycl*
  : **stitching** pain: berb lyc ox-ac thuj
  : **tearing** pain: cic cinnb *Ran-b*
- ▽ **extending** to:
  : **Elbow**: spig
  : **Finger**: agar alum am-m asc-t carb-v clem cocc con *Cycl* eupi ind iod kreos mur-ac nat-c phos plb puls rhod sars still stram thuj
  : **cramping**: cycl
  : **drawing** pain: agar am-m carb-v clem ind kreos mur-ac phos sars
  : **pressing** pain: con *Cycl*
  : **shooting** pain: plb still thuj
  : **sore**: iod
  : **stitching** pain: eupi plb still thuj
  : **tearing** pain: alum carb-v mur-ac nat-c sars
  : **twinging**: stram
  : **Fourth** finger: agar *Cist* kreos
  . **drawing** pain: *Cist*
  : **Joints**: *Coloc*
  . **tearing** pain: *Coloc*
  : **Third**: rat
  . **tearing** pain: rat

1480   ▽ extensions | O localizations | ● Künzli dot

Pain – Forearms / Extremities / Pain – Forearms

- **extending** to – **Finger**: ...
  - **Tip**: alum asaf aur-m sep
  - **tearing** pain: alum asaf aur-m sep
  - **Hand**: *Agar* alum am-m *Berb Carb-v* caust cham cocc coloc elat fl-ac grat kali-c lyc mag-c mag-m mur-ac nit-ac psil rat trom zinc
  - **aching**: elat fl-ac nit-ac trom
  - **drawing** pain: alum carb-v cocc kali-c lyc mag-c
  - **tearing** pain: *Agar* alum am-m *Berb Carb-v* caust cham coloc grat lyc mag-m mur-ac rat zinc
  - **Palm**: chel *Meny*
  - **drawing** pain: chel *Meny*
  - **Thumb**: agar croc cupr mag-m
  - **drawing** pain: cupr
  - **tearing** pain: mag-m
  - **Wrist**: alum bar-c *Calc* carb-v cham guaj kali-n
  - **drawing** pain: carb-v cham
  - **tearing** pain: alum bar-c *Calc* guaj kali-n
- **Anterior** part: agar aloe am-c ant-c arg-met asaf berb calad carb-v chel gels *Hep* meny nat-s ol-an plb sars sphing spong tarent thuj
  - **morning**: thuj
  - **drawing** pain: thuj
  - **boring** pain: asaf plb spong
  - **burning**: agar am-c berb calad chel ol-an plb
  - **drawing** pain: aloe ant-c arg-met asaf berb carb-v *Hep* meny nat-s sars thuj
- **Bones**: acon *Arg-n* arn asaf bar-c bism calad canth carb-v caust chin *Graph* kali-bi led *Merc-i-f* nat-c nat-m *Ph-ac* puls *Rhus-t* sabin sulph zinc
  - **left**: merc-i-f
  - **drawing** pain: merc-i-f
  - **boring** pain: nat-c *Ph-ac Rhus-t*
  - **drawing** pain: acon *Arg-n* arn bar-c calad canth carb-v chin kali-bi led *Merc-i-f* puls sabin zinc
  - **gnawing** pain: *Graph*
  - **sore**: bism nat-m
  - **tearing** pain: bar-c carb-v caust ph-ac puls sulph zinc
  - **Between**: calad
  - **Radius**: agar all-c arg-met bapt berb bism calc camph carb-v caust chin euph fl-ac gymno indg jac-c kali-bi *Lyc* mang *Mez* nat-c nat-m osm phos rhus-t sabin samb sil sulph thuj verat-v *Zinc*
  - **aching**: *Sabin*
  - **broken**; as if: gymno
  - **drawing** pain: carb-v euph indg samb sulph thuj
  - **hang** down agg; letting arms: nat-m osm
  - **pressing** pain: camph phos
  - **sore**: bism phos *Rhus-t* sil
  - **stitching** pain: bapt
  - **styloid** process: kali-c kali-n merl ol-an
  - **tearing** pain: kali-c kali-n merl ol-an
  - **tearing** pain: agar arg-met berb calc camph carb-v caust chin kali-bi mang *Zinc*
  - **Elbow**; below: staph
  - **drawing** pain: staph

- **Bones – Radius**: ...
  - **Head** of: fl-ac hyper verat-v
  - **Periosteum**: cycl *Merc Mez* phos
  - **Ulna**: acon *Agar* aran *Arg-n* ars bism brach bry calc calc-s *Caust* cham chin cocc cupr *Cycl* dig dulc euph ferr form hyper kali-bi kali-chl kali-n kalm kreos lyc lycps-v mez nat-m oxyt phel phyt plat *Podo* puls *Rhus-t* ruta sars stront-c tub verat-v verb *Zinc*
  - **aching**: verat-v
  - **boring** pain: arg-n
  - **dislocated**; as if: cocc
  - **drawing** pain: chin *Cycl* dulc euph kreos lyc nat-m phyt
  - **gnawing** pain: kali-n stront-c
  - **neuralgic**: acon aran ferr hyper kalm lycps-v oxyt puls rhus-t
  - **pinching** pain: dig
  - **pressing** pain: sars
  - **sore**: ars bism brach ruta
  - **tearing** pain: *Agar* bry caust chin cupr kali-bi kali-chl lyc mez phel sars verb *Zinc*
  - **Elbow**; near: mez phel sil
  - **sore**: mez
  - **tearing** pain: phel sil
  - **Lower** part:
  - **rheumatic**: bapt
  - **Middle** of:
  - **forenoon**: thuj
  - **tearing** pain: thuj
  - **writing** agg: thuj
  - **tearing** pain: thuj
  - **Posterior** part: dig thuj
  - **tearing** pain: dig thuj
  - **Wrist**; near: *Calc*
  - **sore**: *Calc*
- **Elbow**; near: arn bell carb-v caust com eupi hell meny mur-ac ol-an sars staph sulph thuj zinc
  - **cutting** pain: bell mur-ac
  - **drawing** pain: carb-v com eupi hell staph sulph
  - **stitching** pain: arn eupi meny ol-an thuj
  - **tearing** pain: carb-v caust sars zinc
- **Extensor** surface: agar mang
  - **stitching** pain: agar mang
- **Externally**: aur-m-n con mur-ac
  - **burning**: aur-m-n con mur-ac
- **Flexors**: *Colch* plat tarent
  - **pressing** pain: plat
  - **stitching** pain: tarent
  - **tearing** pain: *Colch*
- **Lower** part:
  - **rheumatic**: bapt
  - **writing** agg: chinin-s
- **Muscles**:
  - **Extensor** muscles: cic coloc hep mur-ac sil stram
  - **cutting** pain: mur-ac
  - **drawing** pain: hep mur-ac
  - **tearing** pain: cic hep mur-ac

Extremities

Pain – Forearms

- **Muscles – Extensor** muscles: ...
  - **twinging**: stram
  - **Flexor** muscles: arn *Calc* com gels *Hep* nux-v
  - **drawing** pain: com *Hep*
  - **Radial** side: chinin-ar chinin-s
- **Nerves**:
  - **Ulnar**: oxyt visc
  - **right**: xan
- **Posterior** part: acon bar-act berb chinin-s con euph mang merc-i-f ol-an osm petr prun
  - **forenoon**: chinin-s
  - **aching**: chinin-s
  - **aching**: berb chinin-s
  - **burning**: berb euph ol-an osm prun
  - **drawing** pain: acon mang petr
  - **pinching** pain: berb merc-i-f
  - **pressing** pain: petr
  - **sore**: bar-act con
- **Radial** side: agar berb **Card-m** fl-ac kali-bi merc pall rhus-t *Thuj*
  - **morning**: merc
  - **drawing** pain: **Card-m** pall *Thuj*
- **Sides**:
  - **Inner**: camph mag-m mang nat-m phos sars tarax thuj zinc
  - **pressing** pain: camph mang tarax
  - **tearing** pain: camph mag-m nat-m phos sars thuj zinc
  - **Outer**: nit-ac osm thuj
  - **right**: osm
  - **burning**: osm
  - **burning**: osm
  - **sore**: nit-ac
  - **tearing** pain: thuj
- **Spots**; in: am-c graph ran-s sulph
  - **burning**: am-c graph sulph
  - **stinging**: ran-s
- **Tendons**: *Calc* caust chel chin chinin-s coc-c hep kali-m kali-n mag-s nat-c sil tab
  - **drawing** pain: hep nat-c
  - **tearing** pain: *Calc* caust coc-c kali-n mag-s tab
- **Ulnar** side: arn aster berb cham chinin-s con hyper ox-ac psil thuj
  - **afternoon**:
  - **writing** agg: chinin-s
  - **drawing** pain: chinin-s
  - **drawing** pain: arn aster cham chinin-s
  - **pressing** pain: hyper
  - **stitching** pain: berb cham chinin-s con ox-ac psil thuj
- **Upper** side: nat-c
  - **drawing** pain: nat-c
- **Wrist**; near: agar ant-c asc-t bell bov *Calc* caust cham com dros indg kali-bi mag-m mez olnd rhus-v sep spira *Teucr* zinc zing
  - **burning**: agar bov caust kali-bi rhus-v zinc
  - **cutting** pain: bell dros *Teucr*
  - **drawing** pain: ant-c indg mez olnd zing

Pain – Hands

- **Forearms – Wrist**; near: ...
  - **sprained**; as if: *Calc*
  - **tearing** pain: mag-m mez sep
- **Hands**: abrot acon **Act-sp** aesc aeth agar agn *All-c* aloe alum alum-p alum-sil alumn *Am-c* am-m **Ambr** ammc anac anag ang ant-t apis arg-met arg-n *Arn* ars ars-h ars-s-f arum-d arum-dru arund asaf asar *Aur* aur-m bapt bar-c bar-s bell benz-ac berb *Bism* bol-la borx bov brom *Bry* cadm-s cain *Calc Calc-p Calc-s* calc-sil calo camph cann-s cann-xyz canth *Caps* carb-ac *Carb-an* carb-n carbn-s card-m carl caul **Caust** cedr cench cham chel *Chin* chinin-ar chinin-s cic *Cina* cist clem cocc *Colch* coll *Coloc* com con corn croc crot-c crot-h cupr cupr-ar cycl daph *Dig* dios dros elaps ery-a euph euphr fago ferr ferr-ar ferr-m fl-ac form gamb gels gent-l gins glon gran *Graph* grat *Guaj* guat gymno ham *Hell Hep* hura hyos hyper ign indg iodof *Iris* jug-r kali-ar kali-bi **Kali-c** kali-n *Kali-n* kali-sil kalm kreos lac-ac lach lact lappa laur led lil-t lith-c lyc m-ambo m-arct mag-c *Mag-m* mag-s manc *Mang* **Med** *Meny Merc* merc-c *Merc-i-f* merc-i-r merl *Mez* mosch mur-ac naja nat-c nat-m nat-n nat-p nat-s nicc nicc-s *Nit-ac* nux-m nux-v *Ol-an* ol-j olnd *Op* ox-ac pall par *Petr* ph-ac phos phys phyt pic-ac *Plat* plb prun ptel puls ran-b ran-s *Rat* rheum *Rhod* **Rhus-t** rhus-v rumx ruta sabad sabin samb sang sars *Sep* sel seneg *Sep Sil* sol-ni sol-t-ae spig *Squil Stann Staph Stront-c* stry sul-ac *Sulph* tab tarent tell tep ter teucr thuj ust vac valer verat *Verb* vesp vib viol-o vip *Zinc* zinc-p
- **one** side hot and pale:
  - **other** cold and red: mez mosch
  - **burning** (⚡*Heat - hands - cold - and):* mez mosch
- **alternating** sides: caust
  - **tearing** pain: caust
- **right**: asc-t bros-gau canth fago phos rat
  - **burning**: bros-gau fago phos
  - **tearing** pain: canth rat
- **left**: asc-t fl-ac nat-m nit-ac ph-ac phos rhus-t zinc
  - **accompanied** by | **Right** knee; pain in (See knees - right - accompanied - left)
  - **tearing** pain: nit-ac ph-ac phos
- **morning**: ars calc carb-v dios kali-bi lyc nat-c petr ph-ac sang sulph
  - **aching**: dios
  - **bed** agg; in: petr
  - **stitching** pain: petr
  - **burning**: petr sulph
  - **drawing** pain: ars dios kali-bi lyc ph-ac
  - **lying**:
  - **amel**: mag-c
  - **sore**: mag-c
  - **tearing** pain: ars carb-v
  - **waking**; on: agar mag-c petr thuj
  - **burning**: petr
  - **sore**: mag-c
  - **stitching** pain: thuj
- **forenoon**: dios fago hura nat-s thuj
  - **burning**: fago nat-s
  - **other** is cold; while the: fago
  - **burning**: fago

1482 ▽ extensions | O localizations | ● Künzli dot

- **forenoon**: ...
  - **stitching** pain: thuj
  - **tearing** pain: thuj
  - **writing** on a cold table, from: fago
- **noon**: am-c mag-c thuj
  - **burning**: am-c mag-c
  - **tearing** pain: thuj
- **afternoon**: cham cist fago kali-bi phos rumx
  - **13 h**:
    - **sitting** agg: lycps-v
    - **aching**: lycps-v
  - **14 h**: laur
    - **burning**: laur
    - **tearing** pain: laur
  - **burning**: cham fago phos
  - **tearing** pain: kali-bi
- **evening**: abrot acon *Alum* brom cedr cist dios graph kali-n lac-ac led lyc mag-m nat-c nat-s nit-ac ph-ac phos ptel **Puls** rhod *Sel* **Sulph** thuj
  - **aching**: led
  - **bed** agg; in: mag-m plat
    - **stitching** pain: mag-m plat
    - **tearing** pain: mag-m
  - **burning**: cedr phos **Puls Sulph**
  - **drawing** pain: nat-s nit-ac ph-ac ptel
  - **stitching** pain: lac-ac mag-m rhod
  - **tearing** pain: *Alum* brom graph kali-n led lyc nat-c rhod *Sel* thuj
- **night**: am-c dios lac-c lyc merc merc-i-f pall phos prot sel sulph
  - **midnight**:
    - **before**:
      - **22 h**: cham
        - **stitching** pain: cham
      - **aching**: dios
      - **bed** agg; in: phos
        - **tearing** pain: phos
      - **burning**: lac-c pall prot
      - **tearing** pain: lyc merc *Sel*
- **aching**: aesc ang asaf calc-p croc dios euphr ham kalm led mez nit-ac ptel
- **alternating** with | **Head**; complaints of: hell
- **asleep**, falling: nit-ac
  - **drawing** pain: nit-ac
- **bed**:
  - **in** bed:
    - **agg**: iodof merc-i-f
    - **only** in bed: *Lyc*
    - **tearing** pain: *Lyc*
- **boring** pain: bism cina daph hep *Nat-c* pall ran-s spig
- **breath**, with each: am-c
  - **stitching** pain: am-c
- **burning**: *Acon* **Agar** am-c anac ant-t apis arg-met arg-n **Ars** ars-h ars-s-f arund asar aur-m berb bry *Calc Calc-s* calc-sil cann-s canth **Caps** carb-v *Carbn-s* cedr cench cham chel cocc con corn daph elaps fago *Fl-ac* graph *Hell* hep hura hyos jug-r

- **burning**: ...
kali-ar kali-bi kali-c *Kali-s* lach laur led lil-t lyc mag-c **Med** merc mez nat-c nat-m nat-p nat-s nit-ac nux-m nux-v ol-j *Op* ox-ac pall *Petr* ph-ac *Phos* plat *Puls* ran-a ran-s rhod *Rhus-t* rhus-v sabin sang sars *Sec* sel *Sep* sil sol-t-ae *Spong Squil* **Stann** *Staph* stront-c **Sulph** thuj zinc
  - **internal** heat: ph-ac
  - **nettles**; as from: arum-dru carl nat-m
- **chill**; during: nux-v *Spong*
  - **burning**: *Spong*
- **closing** the hand agg: (non: calli-h) (non: calo) caul chin dios med merc
  - **drawing** pain: chin
  - **pressing** pain: merc
- **cold**:
  - **amel**: guaj lac-c *Led Puls*
  - **numb**; or cold and: *Lyc*
    - **burning**: *Lyc*
  - **washing** agg: *Caps*
    - **burning**: *Caps*
  - **water**:
    - **amel**: apis
    - **stitching** pain: apis
- **cramping**: anac euph mang
- **cutting** pain: *All-c* ambr lappa mur-ac *Nat-c* sel stann stry sulph ust
- **dinner**; after: kali-bi
  - **drawing** pain: kali-bi
- **drawing** pain: acon aesc agar agn aloe am-c ambr anac ang ant-t apis arg-met arg-n asaf asar aur bell bry calc calc-sil cann-s canth caps carb-an carb-v carbn-s card-m **Caust** cham chel chin chinin-s *Cina* cist **Clem** coloc dios euph *Euphr* gent-l grat ham hell hyos ign kali-bi kali-c kali-sil kreos led lyc m-arct mag-c mag-m mang meny merc mez mosch mur-ac nat-c nat-p nat-s *Nit-ac* nux-v ol-an par petr ph-ac phos plat plb prun ptel ran-s *Rhod* **Rhus-t** ruta sabin samb sec seneg *Sil* spig squil stann staph *Stront-c Sulph* tell teucr thuj valer viol-o zinc
  - **cold**; as from taking a: cham
  - **cramping**: anac ang arg-met aur cann-s chin *Cina* euphr grat lact lyc mosch ph-ac *Plat Sil*
  - **grasping** pain: chin
  - **inward**: mag-c mag-s nux-v sec
  - **jerking** pain: plat
  - **paralyzed**; as if: cham mez nit-ac sil
  - **paroxysmal**: cann-s lyc
  - **shocks**; like: phyt
  - **sprained**; as if: nit-ac
  - **upward**: nux-v
- **eating**; after: sulph
  - **burning**: sulph
- **eczema**, in: *Merc*
  - **burning**: *Merc*
- **epileptic** fit, before | **left** hand: *Calc-ar*
- **exertion**:
  - **amel**: dios

Extremities

- **exertion – amel**: ...
  : **aching**: dios
- **feather** covering, under: lyc
  : **tearing** pain: lyc
- **fever**; during: hura
  : **burning**: hura
- **foot**-bath, after: calc-caust
- **gnawing** pain: bar-c berb cadm-s gran laur merc plat
- **gouty**: *Carbn-s* gins lyc
- **grasping** something agg: get kali-c *Nat-s*
- **hang** down; letting arms:
  : **amel**: arn
  : **tearing** pain: arn
- **heat**; during: apis nux-v sec
  : **burning**: apis nux-v sec
- **holding** anything: coff guaj phos sep sil
- **jerking** pain: canth *Chin* mez nat-c nat-n puls sep sul-ac valer
- **lying** on left side agg: *Phos*
  : **tearing** pain: *Phos*
- **menses**:
  : **before**:
    : **agg**: carb-v
    . **burning**: carb-v
  : **during**:
    : **agg**: carb-v sec
    . **burning**: carb-v sec
- **motion**:
  : **agg**: am-m bapt caps form gent-l *Guaj* laur led mag-s meny plb puls sep sil staph verb vip
  : **drawing** pain: caps meny
  : **pressing** pain: led staph verb
  : **sore**: sil
  : **stitching** pain: am-m vip
  : **amel**: acon com dios *Rhus-t*
  : **shooting** pain: acon
  : **stitching** pain: acon *Rhus-t*
- **paralyzed**; as if: acon *Act-sp* agar agn am-m ambr ang ant-t bar-c bell bism cann-s carb-v caust cham chel *Chin* crot-h cupr cycl dig fl-ac ign kali-n kreos meny merc mez nat-m nit-ac nux-v phos sabin sel sil staph stront-c tab ter zinc
- **paroxysmal**: ang arg-n calc cina coloc euph *Euphr* ferr-m lyc mang *Meny* merc ph-ac plat ruta sec sil tab verb
- **piano**; while playing: merc merl
  : **drawing** pain | **outward**: merl
- **pinching** pain: bar-c euphr ol-an ph-ac
- **playing** piano (See piano)
- **pressing** pain: anac ang arg-met arg-n arn asaf aur bell bism bry carb-v clem coloc cupr cycl dulc fl-ac hell hep hyos kali-c *Lach Led* lil-t m-arct *Mang* meny *Merc Mez* mur-ac nat-m nat-s nit-ac olnd ph-ac *Plat* plb puls ran-s rhod ruta sars sil stann staph teucr thuj verb zinc
  : **asunder**: *Led*
  : **inward**: lach
- **pressing** pain: ...
  : **outward**: lil-t
- **pressure** agg: chel kali-bi
  : **tearing** pain: chel
- **pulsating** pain: am-m carb-v gels rhus-t sulph
- **rheumatic**: act-sp aesc alumn ambr ammc ant-t asc-t bapt berb *Caul* caust chel *Clem* **Colch** com ery-a euphr *Graph Guaj* hyos *Lac-c* lach led lyc lycpr med *Merc-i-f* phyt prot psil ptel *Puls* rad-br **Rhus-t** *Ruta* sal-ac sang scarl streptoc *Stry* ust *Viol-o* zinc zing
  : **drawing** pain: ant-t euphr puls **Rhus-t** zing
  : **menopause**; during: sal-ac
  : **tearing** pain: ammc chel *Graph* puls
  : **thunderstorm**; in: *Rhod*
- **riding** in a carriage agg: zinc
  : **tearing** pain: zinc
- **rubbing**:
  : **amel**: kali-n laur
  : **tearing** pain: kali-n laur
- **running** agg: agar
- **shocks** in heart, during: glon
  : **stitching** pain: glon
- **shooting** pain: acon apis calc-s form iris nicc-s pic-ac sulph
- **sitting** agg: nat-s
  : **tearing** pain: nat-s
- **sore**: abrot arg-n *Arn* ars bell bism calc calc-p carb-an carb-v cina crot-h cupr-ar dros ferr *Hep* Kali-bi lil-t mag-c mez nat-c nat-m nicc *Nit-ac* olnd ph-ac phos **Rhus-t** rhus-v *Ruta* sars sil sulph verat vip
  : **paralyzed**, as if: ph-ac
- **sprained**; as if: acon *Am-c* ambr anac *Arn* bar-c bov *Bry* **Calc** *Carb-an* carb-v *Caust* dios hep kali-n kalm nit-ac phos prun puls rhod *Rhus-t Ruta* sabin seneg sil sulph thuj verb zinc
- **steam**, from: kali-bi
  : **burning**: kali-bi
- **stitching** pain: acon aesc aeth am-c am-m ambr anac ang apis arn ars arum-d arund asaf aur bapt bar-c *Bell* berb borx bov bry cain *Calc* calc-s camph cann-s canth caps carb-ac *Carb-an* carb-v carbn-s *Caust* cham chel chin *Cina* clem colch *Coloc* con cycl dios dulc euphr ferr form gins glon graph guaj hell hyper ign *Kali-c* kali-n kali-sil *Kalm* kreos lac-ac lach laur led lil-t lyc m-ambo m-arct mag-c *Mag-m* mag-s manc meny merc-c mez mosch mur-ac nat-m *Nat-s* nit-ac nux-v ol-an par petr ph-ac phos phyt pic-ac plat *Plb* puls ran-b rhod *Rhus-t* sabad samb *Sars* seneg sep sil *Spong* squil stann staph *Sulph* tab thuj *Verb* vip *Zinc* zinc-p
  : **acute**: merc-i-f
  : **burning**: gamb rhod sulph
  : **fine**: arn arund clem led nat-m
  : **itching**: nat-m
  : **pricking** pain: plat
  : **shifting**: euphr
  : **stinging**: aesc ambr led merc sulph

1484 ▽ extensions | O localizations | ● Künzli dot

Extremities

Pain – Hands

- **stitching** pain: ...
  - **tearing** pain: zinc
  - **twitching**: *Cina* lyc mez
  - **wandering** pain: con plat
- **subcutaneous**: par
  - **stitching** pain | **splinters**; as from: par
- **tearing** pain: *Acon* aeth *Agar* alum alum-p alum-sil am-c am-m *Ambr* ammc anac arg-met arn ars asaf *Aur* bapt bar-c *Bell* berb *Bism* borx bov brom calc *Calc-p* calc-sil canth carb-an *Carb-v* carbn-s *Caust* chel *Chin* chinin-ar chinin-s *Cina* *Colch* coll *Coloc* cupr dig dros dulc euph *Graph* *Grat* indg kali-ar kali-bi **Kali-c** kali-m *Kali-n* kali-p kali-sil kalm kreos lach laur led *Lyc* *Mag-m* mag-s *Mang* meny merc merc-c merl *Mez* mur-ac nat-c nat-m **Nat-s** *Nit-ac* *Ol-an* par *Petr* ph-ac *Phos* plat plb puls ran-b *Rat* rheum *Rhod* rhus-t ruta sabad sabin sars sec *Sel* sep *Sil* spig *Stann* staph stront-c *Sulph* tab tep teucr thuj verb *Zinc* zinc-p
  - **burning**: merl
  - **jerking** pain: chin
  - **paroxysmal**: rhod thuj
  - **pressing** pain: stann
  - **sticking** pain: zinc
  - **twitching**: cupr rat stann
  - **wandering** pain: berb stann
  - **waves**; in: mez
- **touch** agg: *Chin* cupr lyc myric myris nit-ac staph *Sulph*
  - **pressing** pain: cupr staph
  - **stitching** pain: lyc
  - **tearing** pain: *Chin* nit-ac
- **touching** hair on hand; on: ign
  - **stitching** pain | **splinters**; as from: ign
- **uncovering**:
  - **hands**:
    - **agg** | **fever**; during: *Nux-v* stram
    - **amel**: lyc
    - **tearing** pain: lyc
- **waking**; on: nit-ac
  - **drawing** pain: nit-ac
- **walking**:
  - **agg**: nat-s
  - **pressing** pain: nat-s
- **air** agg; in open: am-m
  - **stitching** pain: am-m
- **wandering** pain: ars-h *Iris* tell
- **warm** from fast walking: dulc
  - **burning**: dulc
- **warmth** agg; external: bry caust *Guaj* lac-c led *Puls*
- **washing**:
  - **after**:
    - **agg**: aesc
    - **stitching** pain: aesc
    - **agg**: alum iod merc sulph
- **weather** agg; wet: *Rhus-t*
- **wet**; after getting feet cold and: phos

- **wet**; after getting feet cold and: ...
  - **burning**: phos
- **wetting** with warm water, after: *Phos*
  - **drawing** pain: *Phos*
- **writing**:
  - **after**: thuj
  - **drawing** pain: thuj
  - **agg** (↗*Cramps - hands - writing):* acon agar ant-c ars-i bar-c cinnb *Coloc* cycl euph fl-ac kali-c **Mag-p** meny *Merc-i-f* prot sabin samb *Sil* stann sul-ac thuj valer zinc
  - **drawing** pain: euph meny *Sil*
  - **stitching** pain: *Coloc*
- ▽ **extending** to:
  - **Arm**: nat-s
  - **drawing** pain: nat-s
  - **Arm** on moving it; into: hep
  - **sore**: hep
  - **Back**; into: caust
  - **tearing** pain: caust
  - **Elbow**: ang *Caust* cer-s cere-s dros phyt sep tab
  - **aching**: cer-s cere-s
  - **drawing** pain: phyt sep tab
  - **sore**: dros
  - **stitching** pain: ang *Caust*
  - **Fingers**: canth cina colch elat euphr gels kali-c lyc nat-s petr
  - **aching**: elat
  - **drawing** pain: canth colch nat-s
  - **stitching** pain: cina euphr gels petr
  - **tearing** pain: kali-c lyc
  - **Third** (= Ring finger): elaps
  - **drawing** pain: elaps
  - **Larynx** and back to hand: euphr
  - **stitching** pain: euphr
  - **Shoulder**: fl-ac ham lat-m vesp
  - **tearing** pain: lat-m
  - **Upper** arm: *Ars* canth lach lat-m
  - **stitching** pain: canth
  - **tearing** pain: *Ars* lach lat-m
- ○ **Back** of hands: aeth agar alum-sil am-c am-m *Anac* ang apis arg-met arg-n arn asaf asar aur-m bar-c berb bry *Calc* carb-v carl caust chel chin cic con cop cycl euphr ferr *Ferr-i* fl-ac graph ham hep hura ille jatr-c kali-bi kali-c kali-n laur lyc merc *Merc-c* merc-i-f mez nat-c nat-s nux-v ol-an phys rhus-v stann staph *Sulph* tarent thuj verb viol-o zinc zing
  - **right**: psil
  - **morning**: sulph
  - **burning**: sulph
  - **afternoon**: nat-s
  - **burning**: nat-s
  - **evening**: ang **Sulph**
  - **burning**: **Sulph**
  - **pressing** pain: ang
  - **rheumatic**: ang
  - **pressing** pain: ang
  - **night**: am-c

1485

Extremities

Pain – Hands

- **Back** of hands – **night**
  - **midnight**:
  - **after**: hep
  - **aching**: hep
  - **aching**: arg-n carb-v cycl hep kali-c merc verb
  - **boring** pain: hep
  - **burning**: agar alum-sil apis aur-m berb bry *Calc* carl cop dulc fl-ac laur nat-s nux-v rhus-v *Sulph* thuj
  - **nettles**; as from: carl
  - **cold** washing agg: bros-gau
  - **cramping**: stann
  - **drawing** pain: *Anac* arg-met asaf chel chin cic *Ferr-i* jatr-c kali-bi lyc staph viol-o zing
    - **cramping**: anac arg-met
  - **motion** agg: staph
    - **drawing** pain: staph
  - **pinching** pain: chel euphr ol-an
  - **pressing** pain: anac ang arg-met arg-n arn asaf berb carb-v cycl ille kali-c staph verb
  - **pressure** agg: ille
    - **pressing** pain: ille
  - **rheumatic**: zing
    - **drawing** pain: zing
  - **shooting** pain: berb ferr
  - **sore**: carb-v con graph hep hura *Ruta*
  - **sprained**; as if: am-m bar-c
  - **stitching** pain: berb ferr *Merc-c*
  - **tearing** pain: aeth anac caust chel kali-c kali-n mez sulph verb zinc
  - **warm** from walking: dulc
    - **burning**: dulc
  - **extending** to | **Shoulder**: ham
  - **Spots**; in: cop fl-ac
    - **burning**: cop fl-ac
- **Between fingers**: alum *Ars* carbn-s cycl graph led nat-ar puls rhus-v thuj
  - **burning**: alum rhus-v
  - **pressing** pain: led puls thuj
  - **sore**: *Ars* graph nat-ar
  - **stitching** pain: carbn-s cycl puls
  - **tearing** pain: alum cycl
  - **First**:
  - **Second**; and: ran-s
    - **stitching** pain: ran-s
  - **Thumb**; and: agar alum berb iod *Kali-c* lyc ol-an ran-b rat rhus-t sulph
    - **burning**: alum berb iod rhus-t sulph
    - **drawing** pain: agar
    - **stitching** pain: ol-an
    - **tearing** pain: agar *Kali-c* lyc ran-b rat
    - **writing** agg: *Ran-b*
    - **tearing** pain: *Ran-b*
  - **Second**:
    - **Third**; and: nat-c nat-s phel
    - **tearing** pain: nat-c nat-s phel
  - **Third**:
    - **Fourth**; and: aeth

Pain – Hands

- **Between fingers – Third – Fourth**; and: ...
  - **tearing** pain: aeth
- **Between wrist and knuckle of thumb**: lyc
  - **tearing** pain: lyc
- **Bones**: agar anac arg-met ars aur *Bism* carb-v caust chel chin cupr dig graph kali-c mang nat-c ph-ac phos sars stann staph zinc
  - **cramping**: aur
  - **cutting** pain: anac
  - **drawing** pain: agar ars carb-v mang nat-c
  - **jerking** pain: anac chin
  - **pressing** pain: arg-met aur sars staph
  - **tearing** pain: arg-met ars aur *Bism* caust chel chin cupr dig graph kali-c nat-c ph-ac phos stann zinc
  - **Metacarpal**: iod
    - **sore**: iod
  - **First finger**: iod
    - **sore**: iod
    - **tearing** pain: iod
  - **Fourth finger**: bapt verb
    - **sore**: verb
- **Hollow** of: acon cann-s caps
  - **jerking** pain: caps
  - **stitching** pain: acon cann-s
  - **pulsating** pain: acon
- **Hypothenar**:
  - **right | rheumatic**: psil
- **Joints**: act-sp alumn am-m *Ambr* **Anac** ang *Arg-met Arn* ars asaf aur-m-n bar-c bell *Bry* cadm-s caust chel clem coloc con hell hep indg kali-c kalm *Lac-ac Lac-c* lach limen-b-c *Mang* nat-c nat-p nat-s phos phys plb *Puls* rauw rhus-t sars *Sep Spig* squil sulph thuj
  - **left**: get
    - **dislocated**; as if: get
  - **evening**: nat-c sulph
    - **burning**: nat-c
    - **tearing** pain: sulph
  - **night**: *Phos*
    - **tearing** pain: *Phos*
  - **aching**: clem *Kali-c* phys
  - **boring** pain: coloc
  - **burning**: nat-c rauw
  - **closing** hands; when: caul
  - **cutting** pain: caul
  - **dislocated**; as if: am-m *Ambr* anac *Arn* bar-c *Bry* caust con hep puls rhus-t
  - **drawing** pain: **Anac** ang ars aur-m-n chel clem coloc *Mang* nat-p nat-s phos thuj
  - **gouty**: pin-s plb
  - **motion**:
    - **agg**: sulph
    - **tearing** pain: sulph
    - **amel**: kali-c
    - **pressing** pain: kali-c
  - **pressing** pain: ang asaf coloc hell kali-c
  - **rest** agg: aur-m-n
  - **drawing** pain: aur-m-n

1486 ▽ extensions | ○ localizations | ● Künzli dot

- **Joints**: ...
  - **sore**: alumn *Arg-met* asaf
  - **stitching** pain: bry rauw sars *Sep* **Spig** squil
  - **tearing** pain: cadm-s *Coloc* indg lach rauw spig sulph
  - **pulsating** pain: spig
  - **waking**; on: asaf lach
  - **pressing** pain: asaf
  - **Metacarpal** joints | **rheumatic**: caul
- **Muscles**:
  - **Extensor** muscles: merl
  - **tearing** pain: merl
- **Palms**: aesc ail all-s aloe am-m anac anis apis ars asaf asc-t aur-m aza bapt bell berb bol-la borx calad calc calc-f *Calc-s* **Canth** carb-an *Carb-v* carbn-s *Caust* chel chin clem *Coloc* **Con** cop corh crot-c crot-h eupi ferr ferr-p fl-ac form gad gamb graph ham ille inul *Ip* kali-act kalm lac-c *Lach* **Lachn** laur led lil-t lim *Lyc* mag-c malar mang *Med* merc merc-i-f mez mur-ac *Nat-ar* nat-c nat-m nat-s nicc nit-ac ol-j olnd ox-ac par *Petr* ph-ac *Phos* phys phyt plb prim-v psil puls-n *Ran-s* *Rhus-t* rumx sabad sabin *Samb* **Sang** sanic sars sec **Sel** seneg *Sep* spig **Stann** staph stront-c stry **Sulph** tarent tep thuj trif-p upa verb zinc zing
  - **right**: asc-t
  - **left**: cench graph ran-s rhus-t
  - **burning**: graph rhus-t
  - **gnawing** pain: ran-s
  - **inability** to double fingers; with: inul
  - **tearing** pain: inul
  - **morning**:
    - **bed** agg; in: calc
    - **stitching** pain: calc
  - **evening**: borx calad **Lach** lyc nat-s ran-s rumx stront-c thuj upa
    - **22 h**: sulph
    - **stitching** pain: sulph
  - **burning**: **Lach** rumx upa
  - **drawing** pain: nat-s
  - **gnawing** pain: ran-s
  - **stitching** pain: borx calad lyc thuj
  - **tearing** pain: stront-c
  - **night**: **Lach**
  - **midnight**: malar rhus-t
  - **before**:
    - **22 h**: sulph
      - **shooting** pain: sulph
    - **burning**: malar rhus-t
    - **stitching** pain: rhus-t
  - **and soles**: *Lach*
  - **burning**: *Lach*
  - **burning**: **Lach**
  - **aching**: *Aza* merc-i-f nat-s
  - **boring** pain: mez
  - **burning**: aesc ail all-s anac apis ars *Aza* bol-la *Calc* calc-f *Calc-s* **Canth** **Carb-v** carbn-s chel chin cop corh ferr fl-ac form gad graph ham *Ip*

- **Palms – burning**: ...
lac-c *Lach* **Lachn** laur lil-t lim *Lyc* mag-c malar *Med* merc mez mur-ac nat-c nat-m ol-j ox-ac *Petr* *Phos* phys prim-v puls-n rhus-t rumx sabad *Samb* **Sang** sanic sars sec *Sep* **Stann** **Sulph** tarent tep upa
  - **stinging**: borx
  - **cold water**:
    - **amel**: apis
    - **stitching** pain: apis
  - **cramping**: coloc
  - **cutting** bread: *Calc*
  - **drawing** pain: aloe aur-m *Caust* chin *Coloc* led nat-s *Rhus-t* sabin zinc zing
  - **fever**; during: corh
    - **burning**: corh
  - **gnawing** pain: kalm *Ran-s*
  - **menopause**; during: sang *Sulph*
    - **burning**: sang *Sulph*
  - **menses**; during: carb-v petr
    - **burning**: carb-v petr
  - **motion** agg: anac
  - **pinching** pain: mang spong
  - **pressing** pain: asaf olnd plb
  - **pulsating** pain: berb merc-i-f
  - **rubbing**; after: **Sulph**
    - **burning**: **Sulph**
  - **shooting** pain: sulph
  - **sore**: am-m ars nat-c nat-s rhus-t
  - **stitching** pain: apis berb borx calad carb-an caust clem *Con* eupi gamb kali-act lyc mag-c nat-ar nat-m nat-s nicc nit-ac par ph-ac rhus-t sel seneg sep staph **Sulph** thuj verb
    - **acute**: gamb
    - **crawling**: anis
    - **drawing** pain: ph-ac
    - **tearing** pain: verb
    - **tingling** pain: staph
  - **tearing** pain: anis bapt bell berb calc carb-v caust inul lyc mang spig stront-c sulph thuj zinc
  - **warm** bathing; after: nat-c
    - **burning**: nat-c
  - **extending** to:
    - **Back** of forearm: gamb
      - **stitching** pain | **tingling** pain: gamb
    - **Elbow**: eupi
      - **stitching** pain | **tingling** pain: eupi
    - **Fingers**: *Caust* sabin
      - **drawing** pain: *Caust* sabin
    - **Forearm**: stront-c sulph
      - **tearing** pain: stront-c sulph
- **Balls**: anac aur aur-m carb-an cham cupr kali-n mag-m mang nat-c ran-s sil sulph zinc
  - **evening**:
    - **bed** agg; in: mag-m
    - **stitching** pain: (non: mag-c) mag-m
    - **tearing** pain: mag-m
  - **burning**: zinc
  - **drawing** pain: aur-m nat-c

Extremities

Pain – Hands

- **Palms – Balls:** ...
  : **gnawing** pain: kali-n
  : **pressing** pain: cupr zinc
  : **shooting** pain: sulph
  : **stitching** pain: carb-an cham cupr mag-m ran-s sil sulph
  : **tearing** pain: anac kali-n mag-m mang sil
  : **writing** agg: nat-c
  . **drawing** pain: nat-c
  : **Between** first finger and thumb: zinc
  : **tearing** pain: zinc
  : **Hypothenar:**
  : **left:** psil
    . **stitching** pain: psil
  : **Radial** side: canth caust kali-bi ol-an phos sulph
  : **burning:** phos
  : **tearing** pain: canth caust kali-bi ol-an sulph
  . **bone;** as if in: caust
  . **flesh** would be torn from bone; as if: ol-an
  : **extending** to:
    . **Finger:** sulph
      tearing pain: sulph
  : **Ulnar** side: sep
  : **burning:** sep
- **Radial** side of: cham phos
  : **stitching** pain: cham phos
- **Spots;** in: arg-n arn cop fl-ac mang
  : **burning:** arg-n cop fl-ac mang
  : **drawing** pain: arn
- **Tendons:** spig
  : **drawing** pain: spig
  : **Extensor** tendons: ferr-i led nat-c
  : **drawing** pain: ferr-i led nat-c
- **Ulnar** side: anac arn arum-d berb bism carb-an castm caust led lyc merc-i-f mill mur-ac nat-m nat-s nicc rhod rhus-t sep stann tarent
  : **night:** nicc
  : **drawing** pain: anac arn carb-an sep
  : **jerking** pain: arn
  : **motion:**
    : **amel:** nicc
    . **tearing** pain: nicc
  : **pressing** pain: led nat-s stann
  : **sore:** carb-an
  : **stitching** pain: berb carb-an merc-i-f mill tarent
  : **tearing** pain: arn berb bism castm lyc mur-ac nat-m nicc rhod sep
  : **paroxysmal:** rhod
  : **writing** agg: nicc
  . **tearing** pain: nicc
  : **extending** to:
    . **Elbow:** sep
      . **tearing** pain: sep
    . **Fourth** finger: rhod
    . **tearing** pain: rhod
    . **Index** finger: sulph
      . **gnawing** pain: sulph
    . **Wrist:** lyc

Pain – Hips

- **Hands – Ulnar** side – **extending** to – **Wrist:** ...
  . **tearing** pain: lyc
- **Hips** (✱*Hip joint):* abrot Acon act-sp adeps-s *Aesc* aeth *Agar* agn ail all-c *All-s* alum alum-p alum-sil am-c am-m ambr ammc anac *Anag* anan *Ang Ant-c* ant-t apis apoc *Arg-met Arg-n Arn* **Ars** *Ars-i* arum-t arund asaf asar asc-t aster *Aur* aur-i aur-m aur-m-n aur-s bad bapt *Bar-c* bar-i bars-f *Bell* benz-ac *Berb* bov brom *Bry* **Calc** *Calc-p Calc-s* calc-sil camph cann-i cann-s cann-xyz *Canth* **Caps** carb-ac *Carb-an Carb-v* carbn-s **Card-m** castm *Caust* cham **Chel** chin *Chinin-ar* cic *Cimic* cimx *Cina* cinnb cist clem cob coc-c coca cocc coff **Colch** coli *Coloc* con cop croc crot-c crot-h *Crot-t* cupr cycl dig dios dros dulc elaps elat euon eup-per **Eup-pur** *Euph* euphr fago *Ferr* ferr-ar *Ferr-i* ferr-ma ferr-p *Fl-ac* form gamb gels gins glyc gran graph grat gua ham *Hell* helon **Hep** hura *Hydr* hyos hyper *Ign Indg Iod* ip *Iris* jug-c *Kali-ar Kali-bi Kali-c Kali-i* kali-n *Kali-p Kali-s* kali-sil *Kalm Kreos* lac-c *Lac-d Lach Laur* **Led** *Lil-t* lim lina lith-c lob-s *Lyc Lyss* m-ambo m-arct m-aust mag-c mag-m mag-s manc mang *Med* meny meph *Merc Merc-c* merc-i-f merc-i-r mez mosch mur-ac *Murx* naja nat-ar *Nat-c Nat-hchls* nat-m nat-p *Nat-s* nicc nit-ac nit-s-d nux-m nux-v ol-an olnd osm ox-ac pall par petr *Ph-ac* **Phos** phys *Phyt* pimp plat plb plumbg podo polyg-h prun psor ptel **Puls** rad-br ran-b raph *Rat* **Rhus-t** rhus-v ruta sabad sabin samb sang sanic sarr *Sars* scol seneg *Sep* **Sil** sin-n sol-ni sol-t-ae spig stann staph still *Stram Stront-c* sul-i *Sulph Syph* tab tarent tax tell tep ter teucr ther *Thuj* til tong *Tril-p* trom tub ust *Valer Verat* verat-v visc xan zinc zinc-p zing
- **alternating** sides: *Lac-c* uva verat
  : **shooting** pain: uva
- **right:** aesc *Agar* agn ail alum ant-t arg-met *Asar* asc-t bar-c carb-an *Chel* coc-c *Coloc* con corn daph fl-ac graph indg kali-bi *Kali-c* lac-c lachn **Led** lil-t lim *Lyc* **Lyss** *Mag-m* mang merc-c merc-i-s mez *Murx Nat-c* nat-m nat-s nit-ac nux-m osteo-a pall phos ptel rhod sabad sep stram sulph ter ther thuj
  : **cutting** pain: agn kali-c
  : **dislocated;** as if: agar con nat-m sulph thuj
  : **drawing** pain: *Chel* kali-bi lil-t nit-ac sep ther
  : **pressing** pain: arg-met *Asar Kali-bi* **Led** **Lyss** nat-c nit-ac sabad *Sep*
    : **held** tight; as if: phos
  : **rising** from sitting agg: chel
    : **shooting** pain: chel
    : **stitching** pain: chel
  : **shooting** pain: chel sabad sulph
  : **sore:** lil-t nat-c *Sep*
  : **sprained;** as if: pall rhod
  : **stepping** with left leg: arg-met
    : **pressing** pain: arg-met
  : **stitching** pain: chel *Coloc* fl-ac lil-t *Lyc* mang merc-c nat-m ptel sabad sep sulph
  : **tearing** pain: agar agn coc-c daph lachn *Mag-m Nat-c* ter
  : **extending** to:
    : **left** hip: lith-c

1488   ▽ extensions | O localizations | ● Künzli dot

- **right** – extending to: ...
  - Back: apoc
  - neuralgic: apoc
  - Thigh: lil-t x-ray
  - Toes: gins
  - Spot; in a | air agg; in open: vip-l-f
- **left**: *Acon* aeth agn *Am-m* ant-c apis arg-n ars-met asc-t bar-act benz-ac brom **Carb-an Caust** chel cic cocc coloc *Con* erig eup-per gels hell hura irid-met iris kali-i *Kreos* laur lepi lyc mag-c med nat-m *Nat-s* onos ovi-p pall podo psil puls rumx sang *Sanic* sars sep sol-ni stann *Stram* sulph vac xan
  - cutting pain: kali-i lepi
  - dislocated; as if: caust chel dulc hura iris *Kreos* laur pall sulph
  - drawing pain: *Acon* aeth *Am-m* **Ant-c** stann *Sulph*
  - lying on right side, when: bell *Cham*
  - pressing pain: acon cocc coloc hell lyc puls
  - ball; as from a: *Con*
  - sore: apis nat-m
  - sprained; as if: caust laur lyc nat-m
  - stitching pain: am-m **Carb-an** cic cocc med nat-s rumx sars sep stram
  - tearing pain: acon lyc mag-c vac
  - extending to:
    - Knee: lepi
    - cutting pain: lepi
- **daytime**: kali-bi lyss
- **morning**: aesc agar alum am-c *Ars* aster bry colch coloc dios ferr-ma fl-ac kali-n lyc *Mag-m* rat **Rhus-t** sabin staph stront-c
  - aching: aesc
  - bed agg; in: agar *Puls*
  - pressing pain: agar
  - drawing pain: ars colch stront-c
  - rising:
    - after:
      - agg: agar fl-ac
      - sore: agar fl-ac
    - agg: nat-m sabin *Sulph*
    - stitching pain: nat-m sabin *Sulph*
    - amel: phos
    - aching: phos
  - sore: agar alum ars bry fl-ac rat
  - sprained; as if: ars kali-n lyc
  - tearing pain: *Ars Mag-m* stront-c
  - waking; on: am-c kali-n mag-m *Med*
    - sore: mag-m
- **forenoon**: am-m equis-h nat-c prun puls sulph
  - drawing pain: sulph
  - menses; during: nat-c
    - sore: nat-c
  - pressing pain: puls
  - sore: am-m equis-h
  - tearing pain: nat-c
- **noon**: nicc
  - burning: nicc
  - scratching agg; after: nicc

- **noon** – scratching agg; after: ...
  - burning: nicc
- **afternoon**: abrot agar canth chel kali-n mag-m merc-c naja sulph
  - 13 h: hura
  - 15 h: *Lach*
  - 16 h: ptel
  - lasting all night: mag-c
  - tearing pain: mag-c
  - stitching pain: ptel
  - burning: mag-m
  - drawing pain: chel sulph
  - motion of right arm towards left agg: plb
  - stitching pain: plb
  - stitching pain: canth merc-c
  - tearing pain: kali-n mag-m
- **evening**: agar agar ant-c aster cham con dios fago *Ferr Kali-bi* kali-n mag-m mag-s merc-i-r nicc ran-b *Sulph* tab *Tarent* ther valer
  - 19 h: form
  - shooting pain: form
  - 21 h: erig
  - aching: dios
  - bed:
    - going to bed:
      - after: *Ferr* lyc *Mag-m* nat-c
      - tearing pain: *Ferr* lyc *Mag-m* nat-c
    - in bed:
      - agg: ant-t *Sep*
      - stitching pain: ant-t *Sep*
    - burning: mag-m nicc
    - drawing pain: *Ant-c* ran-b ther
    - lying down agg; after: mag-m
    - burning: mag-m
    - scratching agg; after: mag-m nicc
    - burning: mag-m nicc
  - shooting pain: *Ferr Sulph*
  - sprained; as if: cham con merc-i-r
  - stitching pain: sulph tab
  - tearing pain: kali-n mag-m mag-s sulph
  - walking agg: ant-c calc con crot-h erig ran-b
  - drawing pain: ant-c calc crot-h ran-b
- **night**: agar *Am-m* arn ars bell cham *Coloc* euph ferr ferr-ma kali-bi *Kali-c Kali-i* lach **Lyc** mag-c mag-m merc nat-m nat-s petr prun *Rhus-t Sep* sin-n *Sulph* syph tarent
  - midnight:
    - before: *Ferr* prun
    - after:
      - 4 h: *Coloc*
        - boring pain: *Coloc*
      - 5 h: verat
  - bed agg; in: form hyper *Phos*
    - sore: form phos
  - before falling asleep: *Sulph*
    - shooting pain: *Sulph*
  - boring pain: *Kali-i*
  - burning: bell *Euph* mag-m

1489

Extremities

Pain – Hips

- **night**: ...
  : **drawing** pain: *Coloc*
  : **gnawing** pain: *Kali-i*
  : **lying** on it: *Caust* kali-bi
  : **sore**: *Caust* kali-bi
  : **sore**: ars nat-m
  : **sprained**; as if: ars
  : **stitching** pain: *Am-m* **Lyc** *Merc Sep* sulph
  : **tearing** pain: agar arn mag-c mag-m *Merc* nat-s sep syph
  : **waking**; on: puls-n
  : **aching**: puls-n
- **accompanied** by:
  : **diarrhea**: elat
  : **Heart**; complaints of the (See CHES - Heart; complaints - accompanied - hip)
- **aching**: aesc ail bapt bry carb-ac carb-an *Caust* dios eup-per gamb ham lyss med merc-i-f mosch *Phos Phyt* puls *Rhus-t* staph still tab tarent
- **afterpains**: *Sil*
- **alternating** with | **Shoulder**; pain in (See shoulders - alternating with - hip)
- **ascending** stairs agg: bry carbn-s nat-s ph-ac *Plb* podo rhus-t thuj verb
  : **sore**: ph-ac
  : **stitching** pain: carbn-s ph-ac
- **backwards**; from before: sep
  : **pressing** pain | **tearing** pain: sep
- **bandage**; tight:
  : **amel**: tril-p
  : **falling** in pieces; as if: tril-p
- **bandaging**:
  : **amel**: tril-p
  : **broken**; as if | **falling** apart; as if pelvis were: tril-p
- **bed**; when going to: fl-ac
- **bending**:
  : **body**:
    : **backward** agg: caps *Puls*
    . **drawing** pain: *Caps*
  : **legs**:
    : **backward** agg: ant-c
    . **drawing** pain: ant-c
  : **painful** side; to:
    : **agg**: mag-c
    . **sore**: mag-c
  : **right**; to | **agg**: *Rhus-t*
- **boring** pain: acon ang arn cina *Coloc* kali-i *Kreos* lil-t merc *Mez* rhod ruta
- **breathing**:
  : **agg**: alum
  : **tearing** pain: alum
  : **deep**:
    : **agg**: nat-m
    . **sprained**; as if: nat-m
- **broken**; as if: pimp zing
  : **falling** apart; as if pelvis were: aesc *Tril-p*

- **burning**: acon arn *Ars* arund aur-m-n bell berb *Carb-v* caust chel cic cur *Euph* gels hell ign iod *Kali-c* kali-n kreos lith-c mag-m nicc rhus-t ruta tarent valer visc *Zinc*
  : **itching** pain: lith-c
  : **prickling** pain: caust
- **carrying**, when: caps
  : **stitching** pain: caps
- **chill**; during: ail arn calc lyc nux-v rhus-t sep
  : **sore**: **Arn**
  : **stitching** pain: ail
- **coryza**; during: sep
  : **drawing** pain: sep
- **cough** agg; during: arg-met ars bell *Caps* **Caust** kali-bi rhus-t sulph *Valer* verat
  : **pressing** pain: *Caust*
  : **shooting** pain: caps
  : **stitching** pain: bell sulph
  : **tearing** pain: *Caps*
- **cramping**: bar-c meny
- **crossing** legs agg: all-s
- **cutting** pain: agn alum berb *Bry* calc *Coloc* dig dios dulc gamb gins graph *Ign* kali-bi lyc mur-ac nat-s *Phyt* tell
- **delivery**:
  : **after**: Hyper
    : **instrumental**: hyper
  : **during**: *Cimic*
    : **pressing** pain: *Cimic*
- **dinner**; after: kali-bi
  : **aching**: kali-bi
- **dislocated**; as if: agar am-c *Am-m* anac ang arn bar-c bell bry *Calc Caust* con dulc euph fl-ac hep *Ign* ip iris kreos laur lina m-ambo mag-m merc mosch *Nat-m* nit-ac nux-v olnd osm pall petr phos psor **Puls** rhod rhus-t sanic seneg stann sulph thuj zinc
- **drawing** back the leg: ferr-ma
  : **drawing** pain: ferr-ma
- **drawing** pain: acon aeth am-c am-m ang *Ant-c* ant-t arg-met *Arg-n Arn Ars* asar aster aur bapt benz-ac bry *Calc* calc-p camph *Caps Carb-an Carb-v Carbn-s* caust cham **Chel** chin cina cinnb coc-c *Cocc* colch *Coloc* Con crot-h cycl *Dig Dulc* ferr-ma gels hell *Hep Kali-bi* kreos *Led* lil-t lyc m-aust mang meph naja nat-c *Nat-m* nat-p *Nit-ac* nux-v par petr ph-ac *Phyt* plat plb **Puls** ran-b rhod *Rhus-t* ruta *Sep* sil spig stann *Stront-c Sulph* ter ther *Thuj* til verat **Zinc**
  : **alternating** with | **Shoulder** (See shoulders - drawing - alternating - hips)
  : **burning**: til
  : **cramping**: aur *Coloc* plat samb verat
  : **downward**: aeth am-c cann-s *Carb-an Carb-v* carbn-s cinnb crot-h kali-bi lil-t nat-m nit-ac **Puls** *Rhus-t* sep ther thuj
  : **inward**: thuj
  : **paroxysmal**: arg-n cocc coloc zing
  : **sticking** pain: arg-n clem

1490   ▽ extensions | O localizations | ● Künzli dot

Extremities

Pain – Hips

- **drawing** pain: ...
  - **twitching**: colch sil
  - **wandering** pain: bry
- **eating**:
  - after | **agg**: *Indg*
  - while | **agg**: ph-ac
- **exertion** agg; after: **Calc Rhus-t**
- **falling** in pieces; as if: tril-p
- **flexing** leg amel: kali-bi
- **gnawing** pain: am-c *Am-m* benz-ac *Elat* **Eup-pur** *Kali-i* pall
- **gouty**: am-p bell coloc *Led Nit-ac* petr *Sil*
- **increasing** and decreasing gradually: sep
  - **pressing** pain: sep
- **inspiration** agg: alum sabin
  - **stitching** pain: alum sabin
- **jerking** of limbs: *Lyc*
- **jerking** pain: bry colch graph kali-bi kali-c *Lyc* mag-m **Mez** *Puls* sil *Sulph*
- **laughing** agg: arg-met
- **lying**:
  - after | **agg**: acon
  - **agg**: coloc ferr kali-i mag-m murx nat-c plb staph *Valer*
  - **sore**: staph
  - **tearing** pain: ferr mag-m nat-c
  - **leg** drawn up; with:
  - **amel**: *Coloc*
  - **drawing** pain: *Coloc*
- **side**; on:
  - **agg**: prun **Rhus-t**
  - **painful** side:
    - **agg**: ars-met bapt *Caust* cop dros kali-bi nat-m rhod **RHUS-T●** sep staph verat-v
    - **sore**: *Caust* cop kali-bi nat-m sep staph
    - **amel**: bell *Coloc* ferr-ma
    - **drawing** pain: ferr-ma
  - **painless** side:
    - **agg**: bell cham
    - **amel**: mag-m
    - **tearing** pain: mag-m
  - **right**:
    - **agg**: sabad
    - **pressing** pain: sabad
- **menses**:
  - **before**:
    - **agg**: aesc calc *Cimic Coloc Kali-c* lach sars thuj ust
    - **aching**: lach
    - **burning**: *Kali-c*
    - **sore**: calc *Lach*
  - **during**:
    - **agg**: *Calc* cop *Graph Mag-m* med *Nat-c* nit-ac sep tarent
    - **burning**: med
    - **drawing** pain: nit-ac
    - **sore**: *Mag-m Nat-c*
    - **tearing** pain: nat-c

Pain – Hips

- **motion**:
  - **agg**: acon agar agn all-s ang ant-t *Arg-met Calc Carbn-s* card-m cob *Coloc* croc euph fl-ac gels helon *Iod* kali-bi *Kali-c Kalm Lac-c Led* lyc mag-c merc merc-c nat-ar *Nat-s Nux-v* petr ph-ac sanic sep sil *Sulph* zinc
  - **cutting** pain: lyc
  - **drawing** pain: *Acon* gels sep
  - **pressing** pain: *Led*
  - **sore**: *Arg-met* cob croc fl-ac *Kali-c* ph-ac sulph
  - **sprained**; as if: ang *Euph* lyc petr sulph
  - **stitching** pain: agn calc *Coloc Merc* merc-c nat-ar *Sulph*
  - **tearing** pain: acon *Calc Coloc Iod Merc* sil
  - **amel**: agn alum am-m arg-met caust *Euph* ferr *Gels* kali-c kali-n laur lil-t *Lyc Meny Merc-c* nat-ar *Puls Rhus-t* sabad stel sulph ther *Valer*
  - **burning**: kali-c
  - **drawing** pain: *Arg-met* lil-t **Rhus-t** ther
  - **pressing** pain: puls
  - **shooting** pain: sulph
  - **stitching** pain: caust laur *Meny Merc-c* nat-c sabad stel
  - **tearing** pain: agn alum *Euph Ferr* kali-n nat-c **Rhus-t**
- **bed** agg; in: *Agar* nat-s valer
- **beginning** of:
  - **agg**: *Caust* con *Ferr Lyc* nit-ac *Ph-ac Puls Rhus-t* sabin *Sep*
  - **drawing** pain: nit-ac
  - **sore**: *Sep*
- **body**; of:
  - **sideways** agg: sulph
  - **sitting**; while: euph
  - **sore**: euph
  - **sore**: sulph
  - **impossible**: sil
  - **drawing** pain: sil
- **ovarian** complaints: *Nat-hchls*
- **paralyzed**; as if: acon agar am-m ang arg-met arg-n asar *Aur Bell* caust cham chel cina cocc dros dulc euon euph led lyc m-aust nat-m phos plb rhus-t sol-ni sulph zinc
- **paroxysmal**: *Bell* bov caust cocc coloc zing
- **periodical**: *Merc*
  - **stitching** pain: *Merc*
- **pinching** pain: aeth caust cocc dros dulc kali-c laur led mag-c mosch zinc
- **pressing** pain: acon aesc agar am-m ambr arg-met asar aur-m-n berb bry calc cann-xyz carb-v caust chin *Cimic* cocc colch *Coloc* crot-c crot-t *Euph* ferr-ma hell hep iod kali-bi kali-c *Led* lyc lyss mez mosch nat-ar nat-m nat-s nit-ac nit-s-d nux-v petr phos *Puls* rhod **Rhus-t** ruta sabad sabin sars *Sep Stann* staph teucr *Zinc*
  - **paralyzed**; as if: cocc
- **paroxysmal**: cocc coloc
- **tearing** pain: led

Extremities

Pain – Hips

- **pressure**:
  : **agg**: alum alumn caust *Cina*
  : **sore**: alum alumn caust *Cina*
  : **amel**: *Am-m Bry Merc-i-f* sulph
  : **drawing** pain: *Bry*
  : **stitching** pain: *Am-m* sulph
  : **tearing** pain: *Merc-i-f*
- **pulsating** pain: am-c polyg-h ptel staph
- **rest**:
  : **agg**: kali-n
  : **burning**: kali-n
  : **only** during rest: nat-s
  : **pinching** pain: nat-s
- **rheumatic**: abrot *Acon* all-s ant-t arn cact *Calc Carb-ac Carbn-s* chel **Colch** form graph hydr *Kali-bi Kalm Lac-c Led Lyc* mag-s maland *Med* meph merc-i-f merc-i-r nat-m *Nit-ac* ph-ac *Phos Phyt* plb podo *Puls Rhod* **Rhus-t** sabad sang sin-n stann stram sulph tarent *Valer* verat-v zinc
  : **right**: calad carb-ac erig nux-m *Sep*
  : **and** left shoulder: **Led**
  : **left**: *Acon* lyc sang *Sanic Stram*
  : **and** right shoulder: *Ferr*
  : **drawing** pain: lyc meph *Rhod Rhus-t*
  : **stitching** pain: chel *Lyc*
  : **tearing** pain: *Acon Calc* graph *Kalm Rhus-t*
- **rising**:
  : **agg**: aesc sarr
  : **sitting**; from:
    : **agg**: agar anac *Aur* card-m chel con kali-bi kali-n led lyc nat-c *Nat-s* nit-ac ph-ac *Rhus-t* sang sep tarent
      . **drawing** pain: nit-ac
      . **pressing** pain: nit-ac
      : **sore**: anac kali-bi nat-c sang sep tarent
      : **sprained**; as if: anac
      : **stitching** pain: chel
- **rotating** the leg inwards, on: *Coloc*
- **rubbing**:
  : **amel**: nat-s ol-an phos
  : **pressing** pain: nat-s
  : **stitching** pain: phos
  : **tearing** pain: ol-an
- **scratching**:
  : **agg**: led
  : **stitching** pain | **itching**: led
- **screwing** pain: sulph
- **shooting** pain: ail **Ars** bell bry *Calc* calc-p *Chel* cimic cinnb coloc *Ferr* form lach merc-c mez phyt sabad sabin *Sulph* thuj
- **sitting**:
  : **agg**: am-m arn asar aur-m-n calc **Carb-an** caust chin eup-per euph ip kali-bi kali-c *Kali-i* laur mang mur-ac par petr ph-ac *Rhus-t* sabad sang staph sulph tarent ther verat
  : **aching**: eup-per *Rhus-t* sabad staph verat
  : **cutting** pain: calc mur-ac
  : **dislocated**, as if: ip

Pain – Hips

- **sitting** – **agg**: ...
  : **drawing** pain: caust chin **Rhus-t** ther
  : **extended** thigh, with: *Arn*
  . **drawing** pain: *Arn*
  : **gnawing** pain: am-m
  : **griping**: mur-ac
  : **only** while sitting: mur-ac
  . **pinching** pain: mur-ac
  : **pressing** pain: arn aur-m-n caust petr staph
  : **sore**: kali-bi mang sang sulph
  : **stitching** pain: **Carb-an** euph kali-c *Kali-i* laur
  : **tearing** pain: am-m caust euph kali-c par ph-ac
  : **amel**: aur tarent
  : **sore**: tarent
- **sitting** down agg: nat-s
- **sleep** agg; after: acon *Lach*
- **sneezing** agg: arg-met *Kali-c*
  : **sore**: *Kali-c*
  : **sprained**; as if: arg-met
- **sore**: abrot *Acon* aesc agar all-c alum am-c am-m anac apis *Arg-met Arn* ars bov bry carb-ac carb-an *Caust* chin *Cina* cob coff cop croc crot-h dulc *Ferr* fl-ac form gins hura kali-bi *Kali-c* kali-n kali-sil kreos *Laur* lil-t mag-c mag-m manc mang meny *Nat-c* nat-m **Ph-ac** phyt puls **Ruta** sars seneg **Sep** *Sil Staph Sulph* tarent tell thuj visc zinc zing
  : **downward**: aesc
- **spasmodic**: lyss
- **sprained**; as if: *Aesc* am-m *Arg-met Arn* ars bar-c *Calc Calc-p Caust* cham chin *Coloc* con *Euph* hep *Ign* ip kali-n laur lyc merc-i-r mez *Nat-m* nit-ac nux-v petr *Phos* psor *Puls Rhod* **Rhus-t** rhus-v sarr seneg sol-t-ae stann *Sulph* tell
  : **paroxysmal**: caust
- **standing**:
  : **agg**: *Coloc* kali-c *Kali-i* kali-n laur *Led Rhus-t* tarent *Valer* verat
  : **drawing** pain: valer verat
  : **sore**: tarent
  : **stitching** pain: kali-c *Kali-i* kali-n laur
  : **tearing** pain: *Coloc Rhus-t*
  : **amel**: chin staph
  : **drawing** pain: chin
- **stepping** agg: arg-met arg-n asar *Caust* dulc kali-c psor **Rhus-t** sabin sulph
  : **dislocated**; as if: *Caust* dulc psor sulph
  : **pressing** pain: arg-met **Rhus-t**
  : **sprained**; as if: arg-met arg-n
- **stitching** pain: acon aeth *Agar* agn ail **Alum** alum-p alum-sil am-c am-m ammc anan ang ant-t *Apis* apoc arg-met arg-n **Ars** asaf aster bar-c *Bell Berb Bry Calc* calc-p calc-sil cann-xyz canth caps **Carb-an** *Carbn-s* castm *Caust* cham *Chel* chin *Chinin-ar* cic *Cina* cinnb clem coca cocc colch *Coloc* con crot-h cupr dros dulc euon euph euphr *Ferr* ferr-ar ferr-p *Fl-ac* form gran graph grat ham *Hell* hep hyos ign *Kali-ar Kali-bi Kali-c Kali-i* kali-n *Kalm* kreos lac-c *Lach* laur led lil-t *Lyc* m-arct *Mag-c* mag-m manc mang meny *Merc Merc-c* mez

1492   ▽ extensions | O localizations | ● Künzli dot

Extremities

Pain – Hips

- **stitching** pain: ... nat-ar nat-c *Nat-m* nat-p *Nat-s Nit-ac* nux-v olnd ox-ac par ph-ac phos phyt **Plb** ptel puls raph *Rhus-t* sabad sabin *Sep Sil* sol-ni spong sulph tab tell teucr thuj valer verat-v *Zinc* zinc-p
  : **acute**: caust
  : **backward**: laur
  : **burning**: cic mag-c
  : **cramping**: cina
  : **downward**: aeth aster *Bry* calc-p cinnb colch ferr *Kalm* **Plb** *Sil Sulph*
  : **itching**: led mag-c
  : **outward**: merc-c
  : **paroxysmal**: alum castm nat-c par
  : **pulsating** pain: arg-met
  : **tearing** pain: colch ph-ac
  : **twitching**: cina
- **stool** agg; during: cinnb kreos nux-v pall tell
- **pressing** pain: pall
  : **stitching** pain: cinnb
- **stooping** agg: agar calc card-m coloc gent-l lyc *Nat-s* sil *Thuj*
  : **aching**: gent-l
  : **sore**: *Sil*
  : **stitching** pain: calc *Thuj*
- **stretching** out limb, on: ruta
- **sudden**: bar-c lyc
  : **sprained**; as if: lyc
  : **stitching** pain: bar-c
- **tearing** pain: *Acon* aesc agar all-s alum alum-p alum-sil am-m ambr ant-t *Arn Ars* aur-m bar-c bell *Berb* bry *Calc* calc-p cann-s *Canth Caps* Carb-v *Caust* cham chin cina clem colch *Coloc* cycl dios dulc elat *Euph Ferr* ferr-i ferr-p gamb graph hep *Iod* iris *Kali-ar* kali-bi **Kali-c** *Kali-n Kali-p* kali-sil *Kalm* lach led *Lyc* mag-m **Mag-m** mag-s merc merc-c merc-i-f *Mez Nat-c* nat-p nicc **Nux-v** ol-an par ph-ac phos plb *Puls Rat* rhod *Rhus-t* sabad sabin samb *Sep Sil* stann stram stront-c sulph *Syph* tab tax ter teucr thuj *Zinc* zinc-p
  : **alternating** with | **Upper** arm; tearing in right: bry
  : **downward**: *Alum* am-m bell caust *Coloc Kalm* led lyc mag-m mag-s *Rat* tep
  : **drawing** pain: acon ars aur-m dulc kali-bi kreos ter zinc
  : **paroxysmal**: *Alum* carb-v *Coloc*
  : **pressing** pain: ambr zinc
  : **pulsating** pain: *Merc*
- **thinking** about the pains: *Ox-ac*
- **touch** agg: *Bell* bry *Caps* ruta *Sulph*
  : **drawing** pain: *Caps*
  : **sore**: ruta sulph
  : **stitching** pain: bry
- **turning** in bed agg: am-c *Nat-s*
- **urination**:
  : **before**: *Dulc* kreos
  : **during** | agg: berb

- **vexation** agg: *Coloc*
- **waking**; on: hep
  : **aching**: hep
- **walking**:
  : **after**:
    : **agg**: malar tell
    . **sprained**; as if: tell
    : **amel**: am-c
  : **agg**: acon aesc agar alum *Am-m* ammc ant-c arg-met arg-n ars-h asaf asar asc-t *Aur* berb bry calc carb-an carb-v caust cocc *Coloc* con cop dros dulc euph euphr gran ham *Hep Hydr* iris kali-bi lac-c *Led* lyc mag-m mang *Med* merc mez nat-c nat-s pall *Ph-ac* psor ran-b rhod *Rhus-t* rumx samb sang sep *Sil* sol-mm stann staph *Sulph* tarent tell
  : **aching**: ham staph
  : **dislocated**; as if: bry
  : **drawing** pain: *Am-m Ant-c* asaf asar bry calc *Carb-v* caust coloc *Hep* ran-b *Sulph*
  : **pressing** pain: acon aesc asar caust coloc staph
  : **sore**: alum bry caust cop hep kali-bi mag-m sang tarent tell
  : **sprained**; as if: arg-met calc con lyc mez rhod stann
  : **stitching** pain: arg-met berb calc cocc *Coloc* dulc euphr gran ham mang merc nat-c *Nat-s* sol-mm
  : **tearing** pain: *Aesc* caust *Coloc* mag-m *Rhus-t* samb *Sil* sulph
  : **air**; in open:
    : **agg**: *Acon* bar-c cham hep mez
    . **sprained**; as if: cham hep mez
    : **amel**: *Acon* lyc
  : **amel**: agar am-c bell chin cinnb *Ferr* kali-bi *Kali-i* **Kali-s Lyc** nat-c plb **Puls** *Rhus-t* sep stront-c ther *Valer*
  : **drawing** pain: chin cinnb *Rhus-t* ther
  : **shooting** pain: *Ferr*
  : **sore**: agar nat-c sep
  : **stitching** pain: *Ferr Kali-i* plb
  : **tearing** pain: bell *Ferr* stront-c
  : **beginning** to walk: nit-ac ph-ac
  : **pressing** pain: nit-ac
  : **sore**: ph-ac
  : **stitching** pain: ph-ac
  : **bent**:
    : **agg**: *Bry*
    . **stitching** pain: *Bry*
  : **slowly**:
    : **amel**: *Sep*
    . **stitching** pain: *Sep*
- **wandering** pain: *Colch Iris* med
- **warm**:
  : **applications** | **amel**: *Rhus-t* staph
  : **bed**:
    : **agg**: **Merc**
    . **tearing** pain: **Merc**

All author references are available on the CD

1493

Extremities

Pain – Hips

- **warmth**:
  : **agg**: still
  : **stitching pain**: still
  : **amel**: *Coloc*
  : **stitching pain**: *Coloc*
- **weather**:
  : **change** of weather: chel
  : **wet** | **agg**: *Phyt Rhus-t Sil*
- **yawning agg**: arg-met
- ▽ **extending** to:
  : **right** side: stann
  : **drawing pain**: stann
  : **Abdomen**: chel coca gins
  : **cutting pain**: gins
  : **shooting pain**: chel
  : **stitching pain**: chel coca
  : **Ankles**: aesc calc led manc merc-i-r plan
  : **aching**: aesc merc-i-r plan
  : **pressing pain**: led
  : **sore**: manc
  : **tearing pain**: calc
  : **Back**: fago lyc rhus-t
  : **Calf**: thuj
  : **shooting pain**: thuj
  : **Chest**: phos
  : **stitching pain**: phos
  : **Downward**: am-c bar-c *Indg* kali-i **Kalm** *Med* merc-i-r plan rhus-t sang scol
  : **Femur**; down: *Sulph*
  : **shooting pain**: *Sulph*
  : **Foot**: berb bry cact *Caps* fago kalm lach lyc mag-p mag-s sep sulph thuj
  : **cough agg**; during: caps
  . **tearing pain**: caps
  : **drawing pain**: thuj
  : **shooting pain**: *Caps* lach sulph
  : **stitching pain**: bry *Caps* sulph
  : **tearing pain**: caps *Kalm* lyc mag-s sep
  : **Genitals**: eupi
  : **stitching pain**: eupi
  : **Groin**: dulc ox-ac phys
  : **dragging** | **pressed** out; as if everything would be: ox-ac
  : **stitching pain**: dulc
  : **Heel**: ars-met arund *Kali-i*
  : **burning**: arund
  : **stitching pain**: *Kali-i*
  : **Hip**; from hip to: cimic thuj ust
  : **Hypogastrium**: zinc
  : **tearing pain**: zinc
  : **Ilium** to ilium: lil-t
  : **stitching pain**: lil-t
  : **Knee**: abrot arg-n bar-c *Bry* canth caps carb-ac colch coloc *Hydr Kali-bi Kali-c Kali-i Kalm* lach *Lyc Mag-m Med* mez nat-ar *Nat-s* nux-m *Nux-v Ph-ac* **Plb** puls *Rat* rhus-t rhus-v *Sep* sil xan
  : **cough agg**; during: *Caps*
  . **tearing pain**: *Caps*

Pain – Hips

- **extending** to – **Knee**: ...
  : **cutting pain**: nat-s
  : **drawing pain**: arg-n rhus-t
  : **shooting pain**: *Caps Nux-v*
  : **sore**: abrot
  : **stitching pain**: *Bry* caps colch *Coloc Kali-c Kali-i* mez nat-ar **Plb**
  : **tearing pain**: canth *Caps* colch *Coloc Kali-c Lyc Mag-m* nat-s *Rat Rhus-t* sil
  : **Leg**: colch
  : **shooting pain** | **tearing**: colch
  : **Leg**, in front of: dios *Phyt*
  : **Liver** region: grat
  : **Lumbar** region: alum lyc
  : **sprained**; as if: lyc
  : **stitching pain**: alum
  : **tearing pain**: alum
  : **Sacrum**: ant-c *Carb-v* lyss stann
  : **drawing pain**: ant-c stann
  : **pressing pain**: carb-v
  : **tearing pain**: *Carb-v*
  : **Sciatic** nerve; down to: calc carb-an *Coloc* lyc
  : **aching**: carb-an
  : **tearing pain**: calc *Coloc* lyc
  : **Shoulder**: mag-c
  : **burning**: mag-c
  : **sore**: mag-c
  : **Stomach**: bry
  : **tearing pain**: bry
  : **Testes**: staph
  : **Thigh**: am-m carb-ac kreos lil-t
  : **Tibia**: ferr
  : **stitching pain**: ferr
  : **Toes**: *Kalm* nat-ar nicc
  : **tearing pain**: nicc
  : **Umbilicus**: hedy
  : **tearing pain**: hedy
○ **Above**: con sep
  : **pressing pain**: con sep
  : **tearing pain**: sep
- **Externally**: aur-m-n carb-v
  : **burning**: aur-m-n carb-v
- **Gluteal** muscles: agar arg-met asaf aur camph cham chinin-s coc-c con cot cycl euph euphr gels ham meny merc mosch *Puls* seneg staph *Sulph* tab tep verat viol-t zinc
  : **right**: euphr psil
  : **burning**: euphr
  : **stitching pain**: psil
  : **boring pain**: merc staph
  : **burning**: agar euphr
  : **drawing pain**: camph cycl gels mosch *Sulph* verat
  : **sore**: arg-met euph ham *Puls* seneg zinc
  : **stitching pain**: asaf aur cham chinin-s con cot gels meny staph tab viol-t
  : **tearing pain**: agar coc-c tep

1494   ▽ extensions | ○ localizations | ● Künzli dot

Pain – Hips

- **Gluteal** region: cact cimic eup-per euph euphr hura iod kalm laur lepi med mez nit-ac puls rhus-t sol-t-ae spig tab
  - **pressing** pain: cact cimic iod mez
  - **sitting**; after: laur puls
  - **walking** agg: spig tab
- **Joints**: acon agn all-c aloe alum am-c *Am-m* anac ang ant-c ant-t arg-met arn *Ars* asaf aur *Bar-c* **Bell** *Bry* calc *Canth* caps *Carb-an* carb-v caust cham chel chin cimic cocc colch *Coloc* con croc dros dulc *Euph Euphr Ferr* graph hell hep *Ign* ip iris kali-bi kali-c kali-n kreos led lyc m-arct m-aust mag-c mag-m meny merc *Merc-c* mez mosch *Nat-m* nit-ac nux-v par petr ph-ac phos plb puls *Rheum Rhod* **Rhus-t** ruta sabad *Sabin* samb seneg *Sep* sil stann staph stront-c sulph verat
  - **daytime**: sulph
  - **shooting** pain: sulph
  - **morning**: *Sulph*
  - **shooting** pain: *Sulph*
  - **evening**:
    - **bed** agg; in: *Ferr*
    - **shooting** pain: *Ferr*
  - **night**: sulph
  - **shooting** pain: sulph
  - **burning**: bell chel hell iris kali-n nux-v rhus-t
  - **tearing** pain: kali-n
  - **shooting** pain: colch *Ferr* sulph
- **Nerve**; external sciatic:
  - **left**: malar
  - **dull** pain: malar
- **Spots**; in: rhus-t til
  - **burning**: rhus-t
  - **drawing** pain: til
- **Trochanter**: cic verat-v
  - **extending** to:
    - **Knee**; hollow of: pall
    - **shooting** pain: pall
  - **walking** agg: cina
- **Tubera** ischiadica: hep
  - **sprained**; as if: hep
- **Ischium**:
  - **right**: lachn
  - **tearing** pain: lachn
- **Joints** (↗*GENE - Inflammation - joints; GENE - Pain - joints)*: abrot acon *Acon-c* **Act-sp** aesc agar agar-ph *Agn* all-c aloe *Alum* alum-p alum-sil alumn am-c am-m amp *Ambr* anac anag ang anh ant-s-aur *Ant-t Apis Apoc Apoc-a* aran arb *Arg-met* arg-n arist-cl **Arn** *Ars Ars-i* ars-s-f arthr-u *Arum-t* asaf asar asc-t aster aur aur-ar aur-i aur-s bar-act bar-c bar-i bar-m bar-s *Bell* bell-p benz-ac berb *Bol-la Bov* **Bry** bufo cact cadm-met cadm-s caj calad *Calc Calc-f* calc-i **Calc-p** calc-s calc-sil *Camph* cann-i *Caps* carb-ac carb-an *Carb-v Carbn-s Carl* casc *Caul Caust* cedr *Cham* chel *Chin* chinin-ar *Chinin-s* chlor cimic *Cimx Cinnb* cist *Cit-v* clem cob coc-c *Coca Cocc Coch* coff *Colch* coli *Coloc* com con conch convo-s cop *Cor-r* cot croc *Crot-h* crot-t cycl daph dig dios dros *Dulc* erig euon **Euph** eys *Ferr*

Extremities

- **Joints**: ...
  Ferr-ar ferr-i *Ferr-p* fl-ac form gast gels *Gins Graph* grat *Guaj* guare hell *Hep* hera hippoz hist hydr hydrc *Hyos Hyper* ign ind indg *Iod* ip iris jac-c jatr-c *Kali-bi Kali-c Kali-i* kali-n kali-p kali-sil *Kalm* kreos *Lac-ac Lac-c Lach* lappa lath **Led** *Lith-c Lyc* lyss mag-c mag-f *Mag-m* magn-gr mal-ac mand *Mang* mang-act med *Meny Merc Merc-c* mez mill morph *Mur-ac Nat-ar Nat-c* nat-f nat-m nat-n nat-p *Nat-s* nit-ac nit-s-d *Nux-m* **Nux-v** ol-an olnd par penic petr *Ph-ac Phos* phys *Phyt* pic-ac *Plan Plat* **Plb** psil ptel **Puls** pyrus rad-br *Ran-b* ran-s raph *Rheum Rhod* **Rhus-t** rumx *Ruta* sabad *Sabin* sal-ac *Salol Sang Sars* sec sel senec *Seneg Sep Sil* sol-ni sol-t-ae **Spig** squil *Stann Staph* stict *Stram* **Stront-c** stroph-s sul-ac *Sulph* syph **Tarax** tarent tep ter teucr thala thuj trom tub tub-r v-a-b *Valer Verat* verat-v vesp viol-o zinc zinc-p

Pain – Joints

- **alternating** sides: *Lac-c* mang
- **right**: *Chel*
- **left**: cain
  - **dislocated**; as if: cain
- **morning**: *Aur* caps caust cham cob coch dios nit-ac **Nux-v Ph-ac** pyrus rhod **RHUS-T** staph verat viol-o
  - **bed** agg; in: anac **Aur** carb-v *Chin* coch coff **Nux-v Puls** *Rhus-t*
  - **sore**: anac aur carb-v chin coff **Nux-v** *Rhus-t*
  - **drawing** pain: cham
  - **rising**:
    - **after**:
      - **agg**: phos
      - **drawing** pain: phos
    - **agg**: caps
    - **broken**; as if: caps
  - **sore**: aur caps cob nit-ac **Ph-ac** pyrus verat
  - **waking**; on: abrot **Rhus-t** sol-ni verat verat-v
  - **sore**: abrot
- **forenoon**: ars aur caust sabad
  - **sitting** agg: ars
  - **sore**: aur
- **afternoon**: dig
  - **sleep** agg; after: dig
- **evening**: acon all-c cham hydr kali-s *Kalm* lac-ac *Led Merc* nat-c nat-s par **Puls** stront-c teucr
  - **19 h**: cham
    - **sore**: cham
  - **drawing** pain: nat-c nat-s *Puls*
  - **eruptions**, during the: *Merc*
    - **tearing** pain: *Merc*
  - **sore**: cham
  - **stitching** pain: acon par
  - **tearing** pain: *Merc* nat-c stront-c
- **night**: act-sp *Carb-an* cedr **Cham** *Con* dios gels hell log *Kali-bi Kali-i* kalm lac-ac *Led Mang* **Merc** nat-c plb rad-br *Rhod* **Rhus-t** sil spig stront-c *Sulph* tub
  - **midnight**:
    - **before**:
      - **22 h**: cedr

All author references are available on the CD 1495

Pain – Joints   **Extremities**   **Pain – Joints**

- **night – midnight – before**: ...
  . 22-6 h: *Rhus-t*
  : **after**: nux-v
  . 2 h: puls
  : **amel**: *Ars Mag-p Plb*
  : **bed** agg; in: **Cham** hell *Hep Led* **Merc** nat-c **Rhus-t**
  : **tearing** pain: hell *Hep Led* **Merc** nat-c
  : **restlessness**; with: tub
  : **rubbing** | **amel**: merc
  : **sore**: *Con* spig
  : **stitching** pain: cedr *Kali-i* sil
- **accompanied** by:
  : **abortion** (See FEMA - Abortion - accompanied - joint)
  : **menses**:
    : **absent** (See FEMA - Menses - absent - accompanied - joint)
    : **painful** (See FEMA - Menses - painful - accompanied - joint)
  : **rash** (▱ gouty - accompanied - eczema; rheumatic - accompanied - eczema; GENE - Inflammation - joints - accompanied - skin): Form
- **aching**: aesc all-c bol-la carb-an *Carl Chinin-s* clem cot dios erig *Gels* kali-c *Kalm* led merc mosch phos ptel pyrus rhod rhus-t
- **acute**: bry ferr-p mal-ac rhod
- **air**; in open:
  : **agg**: kali-i *Phyt Rhus-t*
  : **amel**: iod
- **alternating** with:
  : **colic**: plb
  : **respiratory** complaints: **Kali-bi**
  : **urine**; offensive: benz-ac
  : **Eye** inflammation: bry
  : **Foot**; perspiration of: merc sil
  : **Forehead**; pain in (See HEAD - Pain - forehead - alternating with - joints - pain)
  : **Head**; pain in (See HEAD - Pain - alternating - joints - pain)
  : **Heart** symptoms: abrot aur aur-m kalm led nat-p
  : **Limbs**; pain in: bry
  : **Occiput**; pain in (See HEAD - Pain - occiput - alternating - joints)
  : **Skin** complaints: staph
  : **Stomach**; complaints of the: **Kali-bi**
  : **Uterus**; hemorrhage of: sabin
- **amenorrhea**: *Lach*
- **appearing** and disappearing | **suddenly**: kali-bi
  : **bed** agg; in: calc-p hell *Kalm Led* stront-c *Sulph*
- **bending** agg: *Cocc* coff psor *Ran-a Ran-b Ruta*
  : **sore**: coff
- **boring** pain: arg-met bell clem colch coloc mang *Rhod* thuj
- **broken**; as if: carb-an par
- **burning**: abrot ant-t apis ars bell *Carb-v Caust* colch guaj guare hist ign kali-c *Mang* mang-act merc *Nat-c* nat-n *Nit-ac Plat Rhus-t* sabin sulph thuj zinc

- **caries**: *Aur-m*
  : **boring** pain: aur-m
  : **gnawing** pain: *Aur-m*
- **chill**:
  : **before**: *Calc*
  : **drawing** pain: calc
  : **stitching** pain: *Calc*
  : **during**: bol-la *Calc* cann-i chin **Cimx** *Ferr Hell Hep* led lyc nat-ar nux-v ph-ac phos podo **Rhus-t**
  : **aching**: cann-i
  : **drawing** pain: **Cimx**
  : **stitching** pain: *Calc* **Hell**
  : **tearing** pain: *Cimx Hep* led lyc nux-v phos **Rhus-t**
- **chronic**: *Am-p* ant-c anthraco benz-ac berb *Bry* calc *Calc-caust* carbn-s caul *Caust* cimic colch *Dulc* euon ferr guaj hep iod kali-bi kali-c *Kali-i* led *Lith-c* lyc med merc mez *Ol-j* petr phyt **Puls** rhod *Rhus-t* ruta sil *Stel* still streptoc sul-ter *Sulph* tax
  : **causeless**: rhod
- **cold**:
  : **air** | **amel**: rad-br
  : **applications**:
    : **amel**: bell guaj kali-i kali-s lac-c led puls sabin sulph
    . **wandering**, shifting pain: sabin
  : **exposure** to | **after**: arg-met *Calc Calc-p* cimic con *Dulc* kali-c *Kalm Ph-ac* **Rhus-t** rumx sil
  : **wet**: arn
- **cold**; after taking a: *Calc-p* caps caust guaj *Mang Nux-m* **Rhus-t**
  : **stitching** pain: caust
- **cold**; becoming:
  : **after** | **head**: bell
  : **agg**: **Ph-ac**
  . **sore**: *Ph-ac*
- **cough** agg; during: caps
  : **stitching** pain: caps
- **cough** amel when pain increases: coloc
- **cutting** pain: acon bry cadm-s *Caul* cimic guare hyos kalm *Sabad* vesp
- **descending**, on: *Arg-met*
  : **sore**: *Arg-met*
- **dislocated**; as if: agar agn anac *Arn Bar-c* caps *Ign* kali-i med merc nit-ac phos puls stram sulph
- **drawing** pain: acon aloe am-c am-m ant-s-aur ant-t apoc-a arg-met bar-act *Bry* calc *Carl* caust cham chin *Cimx Cist* clem coc-c *Colch* coloc *Gins* graph hep hyos kali kali-c *Led* lyc mez nat-c nat-m nat-p nat-s nit-ac nit-s-d *Nux-m Par* phos plat *Puls* rhod *Rhus-t* sabad sabin sec sep **Staph** sulph tep
  : **cramping**: *Par Plat*
  : **paralyzed**; as if: cham nat-m staph
  : **sticking** pain: calc
  : **tearing** pain: act-sp coloc
  : **wandering** pain: acon cham
- **eating**; after: *Bry*
- **epistaxis**; after: agar

1496   ▽ extensions | O localizations | ● Künzli dot

Extremities

Pain – Joints

- epistaxis; after: ...
  - sore: agar
- exertion:
  - after | agg: act-sp *Calc* **Rhus-t** ruta sabin
  - agg: calc calc-caust
  - stitching pain: calc
  - tearing pain | drawing: calc-caust
- fatigued; as if: dig staph
- fever; during: *Calc* caust *Hell* lyc merc ph-ac phos **Rhus-t** sil *Sulph* thuj *Tub*
  - stitching pain: *Hell* merc **Rhus-t** sil thuj
  - tearing pain: *Calc* caust *Hell* lyc merc ph-ac phos **Rhus-t** *Sulph Tub*
  - Not lain on; in limbs: nux-v
  - tearing pain: nux-v
- flexed; when | extension; after full: cocc
- gnawing pain: *Dros* mag-c mang **Ran-s** zinc
- gouty: *Abrot Acon* adren aesc agar **Agn** *Alum* am-be am-c am-m am-p ambr ambro anac anag ant-c ant-t anthraco *Apis* apoc-a arb **Arg-met Arn** *Ars* ars-h *Ars-i Asaf* asar aur aur-ar aur-i aur-m aur-m-n *Bapt Bar-c* bar-i **Bell** bell-p *Benz-ac* berb bism borx bov **Bry** *Bufo* cact caj cal-ren **Calc** calc-f calc-i **Calc-p Calc-s** canth caps carb-an carb-v *Carbn-s* carl **Caust** cedr cham *Chel Chin Chinin-ar* chinin-s chr-o *Cinnb Cocc* **Colch** *Colchin Coloc Cupr* daph dros *Dulc* eucal eup-per *Ferr* ferr-ar ferr-i ferr-p ferr-pic *Form* frag gast gent-l get gnaph *Graph* grat *Guaj* hell *Hep* hera hydrc *Hyos Ign* ins *Iod* irid-met jab jal *Kali-ar* kali-bi **Kali-c** *Kali-i* kali-n kali-p kali-sil *Kalm* kiss lappa *Laur* **Led** lith-be lith-c **Lyc** lycpr lysd m-ambo **Mag-c** mag-m mag-p malar *Mang* mang-act med meny **Merc** *Mez Nat-ar Nat-c* nat-lac *Nat-m* nat-ox-act nat-p *Nat-s* nat-sal nit-ac nux-m **Nux-v** ol-j *Ox-ac* pancr petr *Ph-ac Phos Phyt* pin-s pipe plat *Plb* plb-xyz prim-v *Psor Puls* pyrus querc querc-r querc-r-g-s rad-br *Ran-b* ran-s *Rhod* **Rhus-t** ruta **Sabin** sacch-l *Sal-ac* samb *Sang Sars* sec *Sep Sil* solid spig **Spong** squil *Stann* **Staph** stel stram *Stront-c* sul-ac sul-i **Sulph** tarax tax tep thlas *Thuj* ur-ac urea *Urt-u* valer verat verb vichy-g viol-o viol-t *Visc* wies wildb zinc
  - left:
    - extending to | right: *Colch*
  - accompanied by:
    - cracking | motion agg: caust cocc
    - deposits: am-be rhod
    - eczema (↗accompanied - rash; rheumatic - accompanied - eczema; GENE - Inflammation - joints - accompanied - skin): alum arb lac-ac *Rhus-t* ur-ac urea
    - indigestion: ant-t chin *Colch* nux-m thuj
    - rheumatism: abrot lith-c nat-m ran-b
    - urine; albuminous (See URIN - Albuminous - accompanied - gout)
    - Stomach; pain in (See STOM - Pain - accompanied - gout)

Pain – Joints

- gouty: ...
  - acute: colch form sabin urt-u
  - alternating with:
    - anxiety (See MIND - Anxiety - alternating - joints - gouty)
    - asthma: sulph
    - diarrhea: ant-c
    - Forehead; pain in (See HEAD - Pain - forehead - alternating with - joints - gouty)
    - Head; pain in (See HEAD - Pain - alternating - joints - gouty)
  - chronic: am-p berb chin colch euon-a form kali-br kali-c lyc nat-s plb
  - debilitated men: *Staph*
  - gastric symptoms, with (See STOM - Complaints - accompanied - gout)
  - increase as cough diminishes: coloc
  - jar agg: bell
  - motion:
    - agg: form
    - slightest motion agg: *Colch*
  - neuralgic: form
  - pressure | amel: form
  - suppressed: *Abrot*
  - swelling, without: abrot
  - warm room agg: sabin
  - weather; change of: bry
  - wine agg; sour: ant-c
- grasped, when: cina
- holding them long in wrong position: staph
  - drawing pain: staph
- jar agg: arn bell bry sal-ac
- jerking pain: mang nat-c plat sul-ac verat
- lying:
  - agg: aur chin coch *Nux-v* ruta
  - sore: aur *Nux-v*
  - side; on:
    - left:
      - agg: phos
      - tearing pain: phos
    - painful side:
      - amel: *Nux-v Rhus-t*
      - sore: *Nux-v Rhus-t*
    - right | agg: merc
- menses:
  - after | amel: caul
  - before | agg: caul
  - during:
    - agg: cimic
    - sore: cimic
- motion:
  - agg: acon *Act-sp* agar *Ant-t Arg-met Arn* bell **Bry** *Calc* caps *Cham* chin cina *Cocc* **Colch** croc cycl ferr-p form *Guaj Hyos Kali-bi Kalm Lac-ac Lac-c* **Led** lyc *Mang* nux-v par petr phos *Phyt* plb rheum *Ruta* sal-ac sars staph
  - broken; as if: par
  - drawing pain: *Act-sp*

Extremities

Pain – Joints

- motion – agg
  : pressing pain: led
  : rapid motion: phos
  . sprained; as if: phos
  : sore: agar *Arg-met Arn Calc* chin nux-v petr staph
  : stitching pain: *Bry Hyos* sars
  : tearing pain: hyos led
  : amel: *Arg-met* **Aur** calc-f caps cedr chel chin coch *Coloc* **Con** dros *Dulc Ferr Kali-c* kali-i kali-p nat-p *Phos* rad-br *Rhod* **Rhus-t** ruta sulph teucr tub tub-r valer
  : drawing pain: coloc phos
  : pressing pain: *Kali-c*
  : sore: caps *Chin* coloc **Con Rhus-t Tub**
  : stitching pain: dros *Rhus-t*
  : tearing pain: *Coloc*
  : slight motion | **agg**: colch *Form* guaj
- nap; after: dig
  : sore: dig
- numbness; with: *Lyc*
- paralyzed; as if: am-c apis arg-met **Arn** asar **Aur** bov *Calc* **Caps** *Carb-v* caust *Chin* **Colch** *Croc Dros* **Euph** kali-c lath **Led** *Mez* nat-c *Par* phos *Plb* **Puls** *Rhus-t Sabin* sars *Seneg* **Staph** stram **Valer**
- peg were driven in; sensation as if a: bufo
- perspiration; from suppressed: rhus-t
- pinching pain: kreos meny
- pressing pain: agn *Alum* calc carb-an chin clem coloc *Kali-c* **Led** lyc nat-s nit-ac nit-s-d par
  : tearing pain: led
- pressure:
  : **agg**: act-sp zinc
  : stitching pain: zinc
  : amel: bry form
  : hard | amel: chin
- rheumatic (↗*rheumatic*; GENE - Inflammation - joints; Lameness - joints): abrom-a abrot *Acon* act-sp aesc agar agn all-c am-be am-c am-caust ant-c *Ant-t Apis* apoc arg-met *Arn* ars ars-i *Ars-s-f* asc-c asc-t **Aur** aur-m bar-act *Bell Benz-ac* berb **Bry** *Cact Calc* **Calc-p** *Calc-s* camph cann-s carbn-s *Casc* caul **Caust** cedr *Cham Chel Chim* chin *Chinin-s* chlf *Cimic* clem *Cocc* **Colch** *Colchin Coloc* dig dios dros *Dulc Eup-per* euphr fago *Ferr* ferr-i **Ferr-p** ferr-pic flav **Form** form-ac franc gaul gels gins gonotox *Guaj* ham *Hep* hymos ign indg *Iod* **Kali-bi** kali-c *Kali-chl Kali-i* kali-m kali-p *Kali-s* **Kalm** kreos *Lac-ac Lac-c Lach* **Led** lith-be **Lyc** macro mag-p mand *Mang* **Merc** meth-sal mez nat-lac *Nat-m* nat-p nat-pyru *Nat-s* nat-sal *Nux-v* nyct ol-j ox-ac petr *Phos Phyt* pic-ac pin-s *Prop* psor *Puls Rad-met* ran-b *Rham-cal* rheum *Rhod* **Rhus-t** rumx *Ruta* sabin *Sal-ac* salol *Sang* sec senec sep **Spig** spong *Staph Stel* stict still streptoc stront-c stry sul-i *Sulph* syph *Ter* teucr thuj til vac verat *Verat-v Viol-o* viol-t
  : **accompanied** by | **deformities** and contractions: *Caust*
  : **acute**: streptoc

Pain – Joints

- rheumatic: ...
  : **alternating** with | **Eye**; inflammation of (See EYE - Inflammation - alternating - joints)
  : **chronic**: caust iod kali-bi mag-p nat-s phyt ran-b sep
  : **gonorrhea**; after suppressed (↗*rheumatic - gonorrhea*): *Acon Arg-met* arg-n arn bry caust cimic clem con cop *Daph* gels guaj iod *Irisin* jac-c kali-bi kali-i kalm lyc **Med** merc nat-s phyt psor **Puls** rhus-t *Sars* sulph **Thuj**
  : **menopause**; beginning at: caul cimic
  : **periodical**: caul
  : **storm**; before: meli
  : **weather**:
  . **change** of weather: meli
  : **rainy**: meli
  : **extending** to:
  . **Lower** limbs; from upper to: *Kalm*
  . **Upward** to more proximal joints: arn **Led**
  : **Large** joints: *Acon* arb arg-met asc-c **Bry** dros *Merc* mim-h rhus-t stict verat-v
  : **Small** joints: *Act-sp* benz-ac bry *Caul Colch* kali-i lac-ac **Led** lith-c lith-lac *Puls* rhod ruta *Sabin* viol-o
- rising:
  : **agg**: tub
  : amel: aur coff *Nux-v*
  : sore: aur coff *Nux-v*
- sitting:
  : **agg**: *Rhus-t*
  . stitching pain: *Rhus-t*
- scraping pain: bry *Sabad*
- shooting pain: *Camph* **Caust** *Hep* plan tep trom verat
  : **electric** shocks; as from: verat
- sitting:
  : **agg**: coloc
  . drawing pain: coloc
  : sore: coloc
- sleep **agg**; during: sul-ac
  : sore: abrot *Agar Alum* alum-p alumn anac ang *Apis* apoc **Arg-met Arn Aur** bar-s *Bell* bell-p berb *Bov* bufo calad *Calc* carb-an *Carb-v Carbn-s Caust Cham* chel **Chin** chlor *Cist* clem cob coff colch coloc *Con Crot-h* cupr *Dig Dros Ferr* guaj hyos *Hyper* kali-i *Lac-c* lappa **Led** *Lith-c* mang *Mez Mur-ac Nat-m* nat-n nat-p *Nit-ac* **Nux-v** par petr *Ph-ac* phos phys pic-ac plb **Puls Rhus-t** *Ruta Salol Sep Spig* squil *Sulph* tub *Verat* viol-o zinc
  : **paralyzed**; as if: *Arn Calc*
  : **sprained**; as if: agar agn alum am-c *Ambr* arg-met *Arg-n* **Arn** ars *Arum-t* bar-c bell **Bry** *Calc Calc-p* caps carb-ac *Carb-an* carb-v *Caust* cham chel chin cocc *Con Cor-r* dig ferr fl-ac *Graph Ign* kali-i *Kali-n* kali-sil **Led** *Lyc* mag-c *Merc* mez *Nat-m* nux-v par *Petr* **Phos** *Prun* **Puls** ran-b *Rhod* **Rhus-t** *Ruta* sabin sars *Sep* sil *Spig* spong *Stann* staph **Sulph** thuj valer verat
- standing agg: calc-sil

1498 ▽ extensions | O localizations | ● Künzli dot

Extremities

Pain – Joints / **Pain – Knees**

- **stitching** pain: abrot acon agar *Agn* aloe *Apis* arist-cl *Arn Asaf Bar-c Bell* benz-ac *Bov* **Bry Calc** calc-sil *Camph Carbn-s* carl *Caust* cedr cham chin *Cimic* clem *Cocc Colch Con* dig *Dros* gast *Graph Guaj* **Hell** *Hep Hyos Ign* ind indg kali-bi **Kali-c** *Kali-i Kali-n* kali-p *Kali-s* kali-sil *Kalm Kreos* lac-ac *Led* lith-c *Mag-m* magn-gr **Mang** *Meny* **Merc** *Merc-c* mill nat-c *Nat-m* nit-s-d nux-v par ph-ac *Phos* phys *Plan* plect *Puls* ran-b *Rhod* **Rhus-t Sabin Sars Sep Sil Spig** *Spong Stann Staph* stict *Stront-c* stroph-s *Sul-ac* **Sulph Tarax Thuj** trom verat verat-v **Zinc**
  - **burning**: ign
  - **drawing** pain: puls
  - **pulsating** pain: led
  - **shocks**, like: verat
  - **tearing** pain: *Calc* camph sabin
  - **transversely**: **Zinc**
  - **twitching**: carbn-s
  - **wan – dering** pain: acon cedr
- **swelling**, without: arg-met berb iod
- **tearing** pain: *Acon Act-sp Agn* aloe am-c *Ambr* ant-s-aur ant-t apis **Arg-met** arist-cl arn **Ars** *Ars-i Aur* aur-ar aur-s **Bell** *Bov Bry* cact *Calc* calc-f *Camph* carbn-s *Carl* **Caust** *Chin* cist *Colch Coloc Con Dros* ferr *Graph* grat **Guaj** *Hell Hep* hera *Hyos Iod Kali-c* **Kali-n** kali-s kali-sil kreos lach *Led* **Lyc Merc** nat-c nat-m nat-p *Nat-s Nit-ac* nit-s-d *Nux-v* olnd petr *Ph-ac Phos Plat* **Puls** rhod **Rhus-t Sabin Sars** sec *Sep Sil* spig *Staph Stram* **Stront-c Sulph** tep teucr thuj *Tub* **Zinc** zinc-p
  - **downward**: *Sulph*
  - **jerking** pain: acon caust **Chin Rhus-t** sulph
  - **paralyzed**; as if: **Bell** chin cocc dig **Staph**
  - **sticking** pain: **Led** *Zinc*
  - **twitching**: led
  - **wandering** pain: *Camph Kali-bi*
- **touch** agg: act-sp bry chin cocc dulc *Mang* petr *Rhus-t* spig
  - **sore**: dulc petr
  - **stitching** pain: bry *Rhus-t*
- **tubercular** family history: bov caust dros tub
- **urination**:
  - **copious** amel: benz-ac
  - **scanty**: benz-ac
- **waking**:
  - **after**:
    - agg: nat-c
    - **drawing** pain: nat-c
    - amel: sul-ac
  - **walking**:
  - **after**:
    - agg: bry caj calc-p cann-i caps carb-ac carbn-s cedr cinnb cist crot-t dios *Ferr* gels jac-c kali-bi lac-ac *Led* lyss merc nat-m nat-s nit-ac *Nux-v* olnd phys phyt plb raph rhus-t ruta sel sol-t-ae sulph
    - **sprained**; as if: nit-ac
    - agg: ang caps nat-s *Ran-b*

- **walking – agg**: ...
  - **drawing** pain: ang
  - **hamstrings** shortened; as if: am-m caust cimx
  - amel: **Cham** rhod
- **wandering**, shifting pain: aesc anag *Ant-t* arb *Ars Aur* berb *Calc-p Camph* cedr chel *Cinnb Coca Cocc Colch* ferr-p form hell *Hyper Iris* **Kali-bi** *Kali-s Kalm* lac-ac **Lac-c** *Lach Mang Merc-c* nat-ar nat-s nux-m phyt **Puls** *Rhod* sabin tub
- **warm**:
  - **bed** | agg: calc lac-c **Led** *Plb* rad-br *Sabin Sulph*
  - **room**:
    - agg: *Sabin*
    - **tearing** pain: *Sabin*
- **warmth**:
  - agg: caust cedr *Guaj* iod kali-i kali-s *Lac-c* **Led** merc **Puls** sabin sulph
  - **tearing** pain: *Led*
  - amel: aesc arg-met **Ars** *Bry* calc-f *Caust* kali-p *Lyc Nux-p* phos rhod *Rhus-t* ruta sal-ac *Sulph* tub
- **weakness**; from: act-sp
- **weather**:
  - **change** of weather: ran-b *Rhod*
  - **cold**:
    - agg: **Calc Calc-p Dulc** nux-m *Ph-ac* **Rhus-t**
    - **wet** | agg: ant-t arg-met arn calc cimic **Colch** dulc elaps kali-c mang ran-b **Rhus-t** ruta sil tub
  - **dry** | amel: **Rhus-t**
  - **warm** | agg: kali-bi
  - **wet** | agg: cimic nux-m rhod **Rhus-t**
  - **windy** and stormy: *Rhod* **Rhus-t**
- **weight**; on bearing: rauw
- **wet** | **getting**: dulc
- **wine** agg: *Led*
  - **drawing** pain: *Led*
  - **sour** wine: *Ant-c*
- **winter**: calc-p *Kalm*
- **wrong** position; lying in: staph
▽ **extending** to:
  - **Bones**; into: cham
    - **stitching** pain: cham
  - **Bones**; into long: *Caust*
    - **tearing** pain: *Caust*
  - **Downward**: *Kalm*
    - **wandering**, shifting pain: *Kalm*
O **Side** not lain on: nux-v
- **Small** joints: act-sp colch dros led med
- **menses**; after | amel: *Caul*
- **Knees:**: abrot *Acon Aesc* aeth agar agn *All-c* aloe **Alum** alum-p *Alum-sil* alumn am-c am-m ambr ammc *Anac* anag *Ang* ant-c *Ant-t Apis* apoc **Arg-met** *Arg-n* **Arn Ars** ars-h *Ars-i* ars-s-f arund asaf asc asc-t aster *Aur* aur-i aur-m aur-m-n aur-s bad bapt bar-act *Bar-c* bar-i bar-m bar-s **Bell Benz-ac** berb **Bol-la** borx bov brach brom bry bufo cact cadm-s cain caj calad **Calc** calc-f calc-i *Calc-p Calc-s* calc-sil *Camph* cann-i cann-s cann-xyz *Canth* caps carb-ac carb-an carb-v carbn-s card-b card-m castm *Caul* **Caust** cedr cham **Chel** *Chin* chinin-ar chinin-s chr-met cic *Cimx* cina *Cinnb* cist clem

Extremities

Pain – Knees

- **Knees:** ...
  cob coc-c *Cocc* cod coff colch *Coloc Com Con Cop* corn cortico croc crot-c crot-h crot-t cupr cupr-ar cycl daph dig digin dios dros elaps erig *Eug* euon euph euphr fago ferr ferr-ar ferr-ma *Ferr-p* fl-ac form gamb *Gels* gent-l gins glon gran **Graph** grat *Guaj* guare guat gymno ham hell *Hep* hipp hura hydr hyos hyper *Ign* indg *Iod* iodof ip iris jac-c jatr-c jug-c jug-r kali-ar kali-bi **Kali-c** kali-chl kali-i kali-m *Kali-n* kali-p *Kali-s* kali-sil *Kalm* kreos *Lac-ac Lac-c Lach* lachn lact lappa lath laur **Led** lil-t lith-c lob lob-s lol *Lyc* lycps-v lyss *M-ambo* m-arct *M-aust* mag-c mag-m mag-s malar manc *Mang* mang-m med meli meny *Meph Merc* merc-c merc-i-f merc-i-r merl *Mez* mill mosch mur-ac murx myric *Myrt-c* naja nat-ar *Nat-c Nat-m* nat-p *Nat-s* nicc nit-ac nit-s-d nux-m *Nux-v* ol-an ol-j olnd op osm ox-ac paeon par petr ph-ac *Phos phys Phyt* pic-ac pip-m plan *Plat Plb* plect podo polyp-p prun psil *Psor* ptel **Puls** puls-n *Pyrog* pyrus rad-br ran-a ran-b ran-s rat rheum *Rhod* **Rhus-t** *Rhus-v* rob rumx ruta sabad sabin sal-ac *Salol* samb sanic sarr *Sars* sec seneg sep sil *Spig Stann* **Staph** stel *Stict Stram Stront-c* stry sul-ac sul-i *Sulph* sumb syph tab *Tanac* tarax tarent tax tell tep teucr thuj til tong trom tub upa urt-u vac valer **Verat** verat-v *Verb* viol-t vip xan xero zinc zinc-p
  - **alternating** sides: ars bry coloc cycl mag-m puls
    - **aching:** cycl
    - **drawing** pain: bry coloc puls
    - **sore:** cycl
    - **tearing** pain: ars mag-m puls
  - **right:** agar arg-met calc *Chin* cimic *Coloc* elat fl-ac grin kali-n lachn lyc meli meny nat-c nux-m psor *Puls* rat spig *Sulph* tub *Verb* xan zinc
    - **accompanied** by | **left** hand; pain in: *Agar*
    - **alternating** with | **Temple**; pain in right (See HEAD - Pain - temples - right - alternating - knee)
    - **dull** pain: xan
    - **followed** by | **left** knee: benz-ac calc-p iris
    - **hang** down agg; letting legs: *Psor*
    - **motion** agg: chel
    - **sprained**; as if: arg-met calc nat-c nux-m sulph
    - **tearing** pain: agar *Coloc* kali-n lachn rat spig zinc
    - **walking** | **amel:** psil
    - **extending** to:
      - **Toes:** elat
  - **left:** apis arg-met ars asc-t aster aur bac bapt benz-ac berb brom bung-fa calad carb-ac caul caust chin coloc *Con* gent-l helia *Kali-i* kalm lach lachn nat-m pall phos *Plat Psor* rhus-t sil spig sulph tarax xan zinc
    - **morning:** bung-fa
    - **night:** bung-fa
    - **boring** pain: aur caust coloc rhus-t spig tarax
    - **drawing** pain: nat-m sil
    - **dull** pain: xan
    - **followed** by | **right:** *Calc-p* psil
    - **paralyzed**; as if: lach
    - **sore:** *Con* phos plat
    - **sprained**; as if: ars gent-l sulph

- **left:** ...
  - **stitching** pain: asc-t
  - **tearing** pain: arg-met calad *Kali-i* lachn *Psor* sulph zinc
  - **Lateral** side: bung-fa
- **morning:** abrot ant-t asc-t bry calc carb-ac cod coloc dios graph hyper ign kali-bi *Lach* lyc mez nat-ar nat-c *Nux-v* phos plect sep *Staph* stront-c sulph sumb zinc
  - 4-8 h: ign
  - **stitching** pain: ign
  - **aching:** bry carb-ac dios sumb
  - **bed** agg; in: aur graph merl nux-v sumb
    - **aching:** sumb
    - **drawing** pain: nux-v
    - **sore:** aur graph nux-v
    - **tearing** pain: merl
  - **burning:** phos
  - **drawing** pain: dios kali-bi nux-v plect
  - **motion** agg: ign
  - **stitching** pain: ign
  - **rising:**
    - **after:**
      - **agg:** agar arg-met kali-bi phos rhod *Staph*
      - **drawing** pain: kali-bi
      - **sprained**; as if: arg-met
      - **stitching** pain: phos rhod *Staph*
      - **amel:** aur graph
      - **sore:** aur graph
      - **agg:** (non: agar) asc-t kali-bi led lyc *Rhus-t*
      - **tearing** pain: asc-t
  - **sitting** agg: nat-c
    - **stitching** pain: nat-c
    - **sore:** graph nux-v zinc
    - **sprained**; as if: cod sulph
    - **stitching** pain: calc ign lyc nat-c *Staph*
    - **tearing** pain: lyc stront-c zinc
    - **walking** agg: bry *Lach* nat-c
    - **aching:** bry *Lach*
    - **stitching** pain: nat-c
- **forenoon:** bov calc coloc dios jug-c merc-i-r thuj
  - 9 h: trom
  - **drawing** pain: coloc
  - **stitching** pain: bov calc
  - **walking** agg: nat-c
  - **sprained**; as if: nat-c
- **noon:** arund cinnb dios *Sulph*
  - **aching:** dios
  - **riding** agg: calc
  - **stitching** pain: calc
  - **tearing** pain: *Sulph*
- **afternoon:** abrot alum ammc arund carbn-s cycl dios erig lyc lycps-v mag-c *Nat-m* nicc phyt plect ptel rumx sep stront-c sulph
  - 13 h: sars
    - **tearing** pain: sars
  - 14 h: sars
    - **tearing** pain: sars

1500   ▽ extensions | O localizations | ● Künzli dot

Pain – Knees   **Extremities**   Pain – Knees

- **afternoon**: ...
  : 15 h: sulph
  : **tearing** pain: sulph
  : **16 h**: fago
  : **tearing** pain: fago
  : **walking** agg: pip-m
  . **stitching** pain: pip-m
  : **17 h**: chin
  : **tearing** pain: chin
  : **aching**: dios lycps-v
  : **burning**: lyc
  : **drawing** pain: ammc cycl (non: dios) lyc plect ptel sep stront-c sulph
  : **sleep** agg; after: cycl
  : **drawing** pain: cycl
  : **tearing** pain: alum carbn-s lyc nicc
- **evening**: abrot aeth *Alum Am-m* ammc ant-t calc carb-an castor-eq caust cham cist cob coloc cycl dios dulc erig fl-ac kali-bi kali-c *Kali-i* kali-n lach Led lyc lycps-v mag-c murx nat-c nat-m nat-s petr phos plan plb *Puls Rhod* sep stront-c *Sulph* thuj zinc
  : **19 h**: lyc
  : **drawing** pain: lyc
  : **21 h**: dios ptel
  : **drawing** pain: dios
  : **stitching** pain: ptel
  : **aching**: cob cycl dios erig *Led* lycps-v
  : **bed** agg; in: ant-t calad colch thuj
  : **sore**: thuj
  : **stitching** pain: ant-t
  : **boring** pain: coloc zinc
  : **drawing** pain: cham nat-c nat-m sep sulph
  : **lying**:
  : **after**:
  . **agg**: alum *Nat-s*
  : **tearing** pain: alum *Nat-s*
  : **agg**: petr spong
  . **stitching** pain: petr spong
  : **pressing** pain: coloc fl-ac led nat-s
  : **sitting** agg: *Led* nat-s
  : **pressing** pain: *Led* nat-s
  : **sore**: abrot dios lach
  : **sprained**; as if: petr sulph
  : **stitching** pain: aeth *Alum Am-m* ant-t calc kali-c lyc plb spong stront-c thuj
  : **tearing** pain: alum ammc caust *Cist* coloc kali-bi kali-c kali-n led **Lyc** mag-c petr phos *Puls Sulph*
  : **walking**:
  : **amel**: *Coloc*
  . **tearing** pain: *Coloc*
- **night**: bell cact caj *Calc Calc-i* calc-p *Camph* carb-an castm coc-c dios ferr-p form gels **Graph** *Kali-bi Kali-i* lach *Lyc Merc* mez *Nat-m Petr* phos phyt plb polyp-p *Puls Rhod Sulph* tub zinc
  : **22 h**: chel
  : **stitching** pain: chel
  : **23-7 h**: *Sulph*
  : **midnight**: stront-c

- **night – midnight**: ...
  : **tearing** pain: stront-c
  : **aching**: coc-c *Kali-bi*
  : **bed** agg; in: carb-an *Merc* nat-c nat-s nit-ac *Puls* rhod **Sulph**
  : **tearing** pain: carb-an *Merc* nat-c nat-s nit-ac *Puls* rhod **Sulph**
  : **boring** pain: *Calc-i* calc-p
  : **cutting** pain: form
  : **drawing** pain: polyp-p spong sulph zinc
  : **gnawing** pain: *Kali-i Nat-m*
  : **shooting** pain: ferr-p *Kali-bi*
  : **sore**: **Graph** puls
  : **stitching** pain: bell *Calc Camph* carb-an *Kali-bi* merc phos
  : **stretching** agg: calc-p
  : **boring** pain: calc-p
  : **tearing** pain: carb-an *Kali-i* **Lyc** *Puls*
  : **waking**; on: led
  : **pressing** pain: led
- **aching**: *Aesc* anac apoc asc-t bell brom bry calc calc-p cann-i carb-ac chel cic clem cob com con cop corn dios dulc *Eug* fago fl-ac gamb glon hell *Hydr* jatr-c lach led lil-t lob-s lyc lyss mang-m med meli *Merc* mez *Mur-ac* nat-m nux-v *Ol-j* op osm petr phys *Podo* ptel puls-n pyrus **Rhus-t** rhus-v *Stram* stront-c syph tab upa verat-v xan zinc
  : **wandering** pain: clem
- **air**; in open:
  : **agg**: **Caust** phos **Phyt**
  : **drawing** pain: **Caust**
  : **tearing** pain: **Caust** phos
  : **amel**: pic-ac sumb
- **alternating** with:
  : **Elbow**; pain in: dios
  : **Forehead**; heat and pressure on: hell
- **appearing** suddenly: lyc sal-ac
  : **stitching** pain: lyc sal-ac
- **arthritic**: sep
  : **drawing** pain: sep
- **ascending**:
  : **agg**: alum
  : **drawing** pain: alum
  : **stairs**:
  : **agg**: agar *Alum* arn *Bad* bar-c bell bry cann-s *Carb-v* colch cortico dios elaps lith-c mur-ac nux-m phos *Plb* staph sulph
  . **broken**; as if: colch
  . **burning**: sulph
  . **cutting** pain: cortico
  . **shooting** pain: agar
  . **sore**: mur-ac
  . **sprained**; as if: nux-m
  . **stitching** pain: agar bar-c bry sulph
- **bed**:
  : **going** to bed: ...
  : **before**: ammc
  . **tearing** pain: ammc

Pain – Knees — Extremities — Pain – Knees

- **bed**: ...
  : **in bed**:
    : **agg**: rhod **Sulph** thuj
    . **drawing** pain: rhod
    . **stitching** pain: thuj
    . **tearing** pain: **Sulph**
- **bending**:
  : **agg**: anac aspar bung-fa canth carb-an cham hell malar mur-ac phys *Spig* stann sulph tab tarax
    : **drawing** pain: anac
    : **pressing** pain: tarax
    : **sore**: aspar carb-an hell spig sulph
    : **stitching** pain: cham mur-ac tab
  : **amel**: ferr
- **blow**; pain as from a: arn calc-p cist cot elae hell junc-e kali-n mez plat rhod sul-ac
- **boring** pain: agar alum am-c aur *Aur-m-n* bufo calc-p canth *Caust* chel coloc crot-t grat *Hell* indg mag-c meny mez nat-p nat-s plan ran-s sep zinc
  : **wandering** pain: nat-s
- **breakfast**; during: gels
- **broken**; as if: bry chel colch cupr dros hep kali-c lyc merc sep
- **burning**: am-c anac ant-t apis *Arg-met* **Ars** arund asaf bar-c bell berb brom bry cann-s carb-v **Chel** chin fl-ac *Iod* kali-n kali-n lachn lyc *M-ambo* Mur-ac nat-s nit-ac petr ph-ac phos plat plb *Rhus-t* sabad stann stront-c sul-ac sulph tab tarax tarent tep thuj
  : **stinging**: bell
- **burrowing**: hell *Mang Rhod* spig zinc
- **chill**:
  : **before**: chinin-s
  : **sore**: chinin-s
  : **during**: agar ars-h caust chin chinin-s *Cimx Cocc* hell *Nat-m Nat-s Nux-v* phos podo puls pyrog rhus-t sabad sep sulph
    : **aching**: *Nat-m* nux-v *Rhus-t*
    : **sore**: chinin-s phos
- **cold**:
  : **amel**: kali-i *Led* plb *Puls*
  : **exposure** to | **agg**: *Calc-p Kalm Sep*
- **cold** agg; becoming: *Calc Kali-c Lyc Merc* phos **Rhus-t** sep *Sil*
  : **tearing** pain: *Calc Kali-c Lyc Merc* phos **Rhus-t** sep *Sil*
- **convulsive**: nux-v
- **cough** agg; during: bry caps *Nit-ac*
  : **shooting** pain: nit-ac
  : **stitching** pain: nit-ac
- **cramping**: anac bell caps chin lath paeon petr *Puls* sil *Verb* xan
- **crossing** legs agg: anag ang mur-ac petr
  : **drawing** pain: (non: anag) ang
  : **tearing** pain: mur-ac
- **cut** with a sharp instrument; as if slightly: kali-c

- **cutting** pain: *Acon* ant-t arg-met arg-n bar-c bufo *Calc* calc-p canth cortico form graph *Ign* kali-bi manc mez nat-p nux-v plat sep stry *Sul-ac* tax thuj verat
- **descending** stairs agg: arg-met *Bad* bar-c cann-s cortico eupi merc nit-ac **Rhus-t** staph sulph verat
  : **cutting** pain: cortico
  : **sore**: sulph verat
  : **sprained**; as if: nit-ac
- **dinner**:
  : **after**:
    : **agg**: mag-c phos sep
    . **tearing** pain: mag-c phos sep
  : **amel**: phos
    : **tearing** pain: phos
- **dislocated**; as if: agar agn am-c *Arg-met Arn* ars bufo calad calc *Caust* chin gels graph *Ign* ip kali-bi kali-c kali-n kreos meny merc nat-c nat-m nit-ac nux-m petr phos pip-m plat plb puls rhod *Rhus-t* spig staph sulph thuj
- **drawing** pain: *Acon Agar* agn aloe *Alum* alum-p alum-sil am-c ambr ammc *Anac* ang ant-c ant-t arg-met arg-n ars ars-i asaf asar aster aur aur-ar aur-i aur-m-n aur-s bapt benz-ac **Bry** cact *Calc* calc-sil camph cann-i canth *Caps* carb-v carbn-s card-m *Caul* **Caust** cham *Chel Chin Chinin-ar* cist clem cocc coff coloc com croc crot-h cupr cupr-ar cycl dig dios gran graph grat *Guaj* hell hep *Ign* indg iod jug-r kali-ar kali-bi kali-c kali-m kali-n kali-p kali-s kali-sil kreos lach *Led Lyc M-ambo M-aust* mag-c mag-m med meny merc-c mez mur-ac naja nat-ar nat-c *Nat-m* nat-p *Nat-s* nit-ac nit-s-d nux-v ol-an olnd osm *Ox-ac* par petr ph-ac *Phos* plat plb polyp-p ptel **Puls** ran-b rat rheum *Rhod Rhus-t* rhus-v sabad sabin sars sec sep sil spig spong stann staph *Stront-c* sul-i sulph *Tanac* tarax thuj verat *Zinc* zinc-p
  : **boring** pain: mez
  : **cramping**: arg-n lyc olnd phos sulph
  : **downward**: cham kali-n lach mag-c nat-s ph-ac rhus-v sec
  : **ending** with a jerk: nit-ac
  : **jerking** pain: stann
  : **paralyzed**; as if: chel gran mag-m nat-m plect staph
  : **paroxysmal**: coloc croc lyc phos
  : **stitching** pain: nat-c nat-m sil
  : **tearing** pain: bry clem ol-an
  : **twitching**: stann
  : **upward**: indg kali-c nit-ac
- **drawing** up legs | **amel**: cham
- **eating**; after: bry
  : **tearing** pain: bry
- **eruptions**; after suppressed: *Sep*
- **exertion** agg; after: caust con dulc graph *Mag-c* nat-c zinc
- **extending** limb (↗ *stretching - agg.; stretching - amel.; extending limb - amel.*): chel ferr *Kali-c*
  : **amel** (↗ *stretching - agg.; stretching - amel.; extending limb*): ferr

1502 ▽ extensions | O localizations | ● Künzli dot

Pain – Knees / Extremities / Pain – Knees

- **fall**; after a: stict
- **fire**, when near: sumb
  : **aching**: sumb
- **flexing** limb (See bending - agg.)
- **gnawing** pain: benz-ac kali-i *Merc Nat-m* nux-v ran-s rhus-t zinc
- **gouty** (= gonagra): *Ant-c* **Benz-ac Calc** caust chin con crot-h *Eup-per Guaj Lach Led Nux-v* petr plb sep verat
  : **drawing** pain: *Ant-c* crot-h sep
- **grasping** pain: cann-xyz nux-m
- **heat**; during: lach
  : **sprained**; as if: lach
- **jerking** pain: aloe alum *Am-c Anac Chin* coloc m-aust petr puls spig spong sul-ac verat
- **kneeling** agg: *Bar-c Bar-m* calc staph tarent
  : **shooting** pain: *Bar-c*
  : **stitching** pain: bar-c *Bar-m*
- **lying**:
  : **agg**: *Agar* calad carb-an con *Kali-i* lil-t merc petr
  : **broken**; as if: merc
  : **drawing** pain: *Agar*
  : **sprained**; as if: petr
  : **tearing** pain: con
  : **amel**: caj psil sulph
  : **side**; on:
    : **painful** side:
      . **agg**: nat-m
      sore: nat-m
    : **right** | **agg**: verat-v
- **lying** down:
  : **after**:
    : **agg**: lil-t
    . **aching**: lil-t
    : **amel**: sulph
    . **tearing** pain: sulph
  : **amel**: *Sulph*
    : **sprained**; as if: *Sulph*
- **menses**; during: cop mag-c zinc
  : **drawing** pain: zinc
  : **sore**: mag-c
- **motion**:
  : **agg**: *Arg-met* ars asar berb bol-la **Bry** bufo cact Carbn-s cham **Chel** *Chin Cocc Coloc Elaps Ferr-p Guaj* hep ign iod iris kali-bi *Kali-c Kalm* lac-ac lac-c *Led* lycps-v merc merc-c nat-ar nux-m petr plan *Plb* puls rheum staph *Sulph* verat
    : **aching**: lycps-v
    : **boring** pain: bufo
    : **drawing** pain: coloc iod staph
    : **pressing** pain: hep lac-c *Led Sulph*
    : **shooting** pain: bufo *Coloc Ferr-p*
    : **sore**: *Arg-met* chin *Kali-c* puls verat
    : **sprained**; as if: arg-met nux-m
    : **stitching** pain: *Bry* bufo cham coloc *Elaps* ferr-p led merc-c plb spong *Staph Sulph*
    : **tearing** pain: ars asar *Chin* kali-bi *Led Merc* plb

- **motion**: ...
  : **amel**: agar arg-met asar aur-m-n bar-c *Bell* calc camph carb-ac *Cham* colch com cycl dios indg *Jac-g Kali-c* kali-i kali-n lob **Lyc** merc-c mez *Mur-ac* nat-s phos pic-ac psor **Puls** ran-a ran-b *Rat Rhod Rhus-t* sep *Sil Stict* stroph-s sulph tab *Verat* viol-t
    : **aching**: *Agar* bar-c cycl dios *Mur-ac* **Rhus-t**
    : **boring** pain: sep
    : **drawing** pain: agar arg-met *Rhod Rhus-t*
    : **pressing** pain: arg-met aur-m-n com cycl kali-c mez ran-a tab
    : **sore**: carb-ac cycl *Puls* sulph
    : **stitching** pain: *Calc* camph *Cham Kali-c* merc-c phos rhod viol-t
    : **tearing** pain: *Agar* asar *Bell* kali-n psor *Rat Rhus-t Sil*
  : **backward** and forward:
    : **amel**: plb
    . **stitching** pain: plb
  : **beginning** of:
    : **agg**: bac bung-fa calc *Led* nat-ar *Puls Rhus-t* verat
    . **sore**: nat-ar
  : **continued** motion | **amel**: bac *Equis-h Jac-c Jac-g*
- **neuralgic**: bell iodof lac-ac nat-ar symph tarax
- **paralyzed**; as if: all-c anac arg-met ars aur *Bar-c* berb caps carb-v chel chin cocc colch coloc con croc crot-h *Euon* fago kali-c lol mag-m mosch nat-m nux-v petr phos phys plb puls ruta *Sabad* seneg stann staph sulph valer verat
- **paroxysmal**: bell nux-v *Plb*
- **periodical**: sec
  : **drawing** pain: sec
- **pinching** pain: ang card-b merc-i-f sil
- **pressing** pain: agn alum *Anac* ang arg-met arg-n asaf *Aur* aur-m-n bar-act bar-c bell borx brom cadm-s calad *Calc Camph* caps carb-v chel *Chin* cic clem colch coloc com cop cupr cycl dig digin dulc fl-ac gins hell hep jatr-c kali-c kreos lac-c *Led* m-arct m-aust *Mag-m* mang-m mez mur-ac nat-m nat-s nit-ac nit-s-d ox-ac plat rheum sabad sabin sars *Sil* spig spong stann staph stront-s **Sulph** tab tarax *Thuj* verb
  : **constricting** pain: *Anac Aur* cann-s *Sil*
  : **downward**: mang-m
  : **drawing** pain: camph nat-s
  : **paroxysmal**: coloc
  : **tearing** pain: led
  : **twisted**; as if: clem
  : **wavering**: dulc
- **pressure**:
  : **agg**: caust chel cortico hell ol-j plb ran-b spig
    : **cutting** pain: cortico
    : **sore**: caust chel hell
    : **tearing** pain: plb spig
    : **amel**: acon-c ars bung-fa mez plb
    : **pressing** pain: mez

All author references are available on the CD

1503

Extremities

Pain – Knees

- **pressure – amel**: ...
  : **tearing** pain: plb
- **pulsating** pain: calad calc tarent
- **putting** foot upon the floor: aur
  : **drawing** pain: aur
- **raising** limb while sitting, on: phos
  : **sore**: phos
- **rheumatic**: *Acon Agar* aml-ns ammc apoc arg-met *Ars* ars-h asar asc-t aur bapt *Benz-ac Berb* bol-la brom **Bry** cact **Calc** *Calc-p Caust* chel *Chin Cimic Cinnb Clem Cocc* con cop daph dios *Dulc* elaps ferr-p form gels graph *Guaj* hydr hyper iod iris jac-c *Jac-g* jug-r *Kali-bi* **Kali-c** *Kali-i Kalm* lac-ac *Lac-c Lach Led Lyc Mang-act Med* meli *Merc* merc-i-r mez nat-m nat-p nicc *Nux-v* ol-j *Petr Phos Phyt* plb ptel *Puls* puls-n rad-br ran-b *Rhod* **Rhus-t** sabin sal-ac sanic sep *Stict* stry syc *Thuj* trom *Verat-v* visc zinc
  : **right**: cinnb gels grin jac-g kali-bi led lob nicc phos *Phyt*
  . **hang** down agg; letting legs: *Psor*
  : **left**: bapt *Berb Glon* helia *Phyt*
  : **coldness** | **amel**: led
  : **drawing** pain: iod mez *Rhus-t Zinc*
  : **stitching** pain: acon asar chel **Kali-c** *Lach*
  : **tearing** pain: ars-h asar hyper *Lach* **Rhus-t**
- **riding** a bicycle: cortico
  : **cutting** pain: cortico
- **rising**:
  : **after**:
    : **agg**: coloc
    . **drawing** pain: coloc
    : **amel**: aur graph
    . **sore**: aur graph
  : **agg**: ars kali-c
  : **sprained**; as if: ars kali-c
  : **kneeling**; from: *Spig*
  : **sitting**; from:
    : **after**:
      . **agg**: *Verat*
      sore | **paralytic**: *Verat*
    : **agg**: agar ars asc-t berb bov calc carb-v caust chin cocc fago kali-c mez mur-ac *Nux-v* **Rhus-t** rumx sep **Sulph** *Verat*
      . **drawing** pain: chin cocc sep
      . **long** time; sitting for a: kali-bi
      sprained; as if: kali-bi
      . **sore**: ars *Berb* sulph verat
      . **stitching**: agar bov rhus-t
      . **tearing** pain: calc caust mur-ac
      : **amel**: phos sil
      . **sore**: phos
      tearing pain: sil
- **rubbing**:
  : **amel**: canth castm cedr ol-an *Phos* plb sul-ac tarent *Zinc*
  : **tearing** pain: canth castm ol-an *Phos* plb sul-ac *Zinc*

Pain – Knees

- **scraping** pain: samb
- **scratching**: (non: kali-c)
- **shooting** pain: *Acon* agar ant-c apis ars *Bar-c* brach bufo *Coloc Ferr-p Iod Kali-bi* led lyss **Nit-ac** podo rhus-t sulph tep trom
  : **side** to side, from: rhus-t
- **sitting**:
  : **after**: bell berb con dig nit-ac nux-v **Rhus-t** sep zinc
  : **agg**: *Agar* alum am-c *Am-m Anac* ang *Arg-met* ars asaf asc-t aur aur-m-n bar-act bar-c bell bry calc camph carb-v castor-eq chin cist coloc con crot-h cycl dig euph gins graph grat indg jatr-c kali-c lach led mag-m merc merl meli *Merc Mur-ac Nat-m* nat-s nit-s-d phys plect puls ran-a *Rat* **Rhus-t** sabad sep *Sil* stann staph stroph-s thuj verat verb
  : **aching**: agar bar-c led **Rhus-t**
  : **boring** pain: agar *Aur-m-n* coloc grat indg mez
  : **drawing** pain: *Agar* anac chin coloc cycl dig lach led mez *Nat-m* plect **Rhus-t** staph verat
  : **pressing** pain: *Anac* arg-met asaf *Aur-m-n* bar-act camph coloc gins led mez nat-s nit-s-d ran-a verb
  : **sore**: ang arg-met ars asaf bry coloc jatr-c sabad sep
  : **sprained**; as if: am-c calc
  : **stitching** pain: alum *Am-m* asaf aur-m-n *Calc* euph indg merc *Rhus-t* stann staph
  . **shifting**: asaf
  : **tearing** pain: *Agar Arg-met* bar-c con dulc kali-c led mag-m merl *Mur-ac* puls *Rat* sep *Sil* stann thuj
  : **amel**: chin kali-c mur-ac rat sil zinc
  : **drawing** pain: chin kali-c
  : **sore**: zinc
  : **stitching** pain: mur-ac rat sil
  : **tearing** pain: zinc
- **sleep**; preventing: caust lyc
  : **tearing** pain: caust lyc
- **sneezing** agg: *Kali-c*
  : **sore**: *Kali-c*
- **sore**: acon aesc ambr ang *Arg-met* **Ars** ars-h asaf asar *Aur* bar-c berb brach *Bry* bufo calc calc-p camph canth carb-ac carb-an caust chel *Chin* chinin-s cic cist coloc *Con* cupr cycl elaps **Graph** ham hell *Hep* hura hyos jatr-c *Kali-ar* kali-bi *Kali-c* kali-p lac-ac lac-c lach **Led** lyc m-ambo mag-c *Meph* mez mur-ac myric nat-c nat-m nat-p nat-s *Nux-v* ol-an *Ol-j* petr phos *Plat* plb *Puls* rhod rhus-t rumx ruta sabad *Salol* sarr sep spig *Stann* staph sulph tarent tax tell thuj urt-u verat zinc
  : **paroxysmal**: plb
- **sprained**; as if: agar am-c arg-met ars calc *Calc-p* carbn-s caust chin cod con elaps gent-l graph hipp *Ign* kali-bi kreos *Lach Lyc* meny nat-m nit-ac phos prun rhod **Rhus-t** rob sars spig sulph
- **squatting**, when: calc

1504   ▽ extensions | ○ localizations | ● Künzli dot

Pain – Knees — Extremities — Pain – Knees

- **standing**:
  : **agg**: aeth *Agar* alumn ang arg-met berb calc carb-an carb-v chin cupr cycl hell iod lach mag-c malar nit-ac nux-v plb podo rat rhus-t rumx sars stann stront-c *Sulph* valer verat verb
  : **aching**: stront-c
  : **drawing** pain: ang *Calc* carb-v chin cupr cycl stann verat
  : **pressing** pain: verb
  : **shooting** pain: nit-ac sulph
  : **stitching** pain: aeth hell nit-ac plb rat rhus-t rumx sulph
  : **tearing** pain: *Agar* berb mag-c sars sulph
  : **air** agg; in open: con
  : **sore**: con
  : **amel**: chin sil
  : **drawing** pain: chin
  : **tearing** pain: sil
  : **sitting** agg; after: rhus-t
  : **stitching** pain: rhus-t
- **starting** on falling asleep, from stitches: merc
  : **stitching** pain: merc
- **stepping**:
  : **agg**: aur caust con plat sulph verb
  : **drawing** pain: aur
  : **sprained**; as if: plat sulph
  : **stitching** pain: verb
  : **tearing** pain: caust
  : **hard**:
  : **agg**: calc
- **stitching** pain: acon aeth *Agar* agn aloe **Alum** alum-p alum-sil am-m ammc anac ang ant-c ant-t *Apis* apoc *Arg-met* arn ars ars-i arund asaf asar asc-t aur aur-ar aur-m aur-m-n bapt *Bar-c* bar-i bar-m bar-s **Bell** berb bov brach *Bry* bufo *Calc* calc-i *Calc-s* calc-sil camph canth *Carb-an* carbn-s caust cedr cham chel chin chinin-ar cina cinnb clem coc-c cocc *Coloc* con *Elaps* euph euphr ferr-ma ferr-p gran graph grat *Guaj* gymno ham *Hell* hep hura hydr hyper ign indg *Iod* iris *Kali-c* **Kali-c** kali-chl kali-m kali-n kali-p *Kali-s* kali-sil *Kalm* lac-ac lac-c lach laur **Led** lith-c lyc lyss m-aust mag-c mag-m manc mang med meny *Merc* merc-c mez mur-ac myric nat-ar nat-c *Nat-m* nat-p nat-s **Nit-ac** nux-v ol-an olnd par *Petr* ph-ac *Phos* phys phyt pip-m plb podo ptel *Puls* rat rheum rhod *Rhus-t* sabad sal-ac sanic *Sars Sep Sil* spig spong *Stann Staph* stict stront-an stry sul-ac sul-i **Sulph** tab tarax tep *Thuj* trom valer verat verb viol-t vip zinc
  : **boring** pain: hell
  : **burning**: apis *Arg-met* lith-c mur-ac *Staph* sul-ac
  : **drawing**; after: guaj *Staph*
  : **itching**: viol-t
  : **outward**: cham
  : **paroxysmal**: phos
  : **shifting**: cham lyc
  : **shooting** pain: berb
  : **smarting**: sep
  : **sore**: bry

- **stitching** pain: ...
  : **sprained**; as if: *Arn* petr
  : **tearing** pain: berb bry *Calc* lyc merc
  : **transversely**: rhus-t
  : **twitching**: euphr
- **stool** agg; after: dios
- **stooping** agg; after: anac croc graph plan
- **stretching**:
  : **agg** (↗*amel.*; *extending limb; desire*): ant-c   bov calc-p caust laur med
  : **boring** pain: calc-p
  : **drawing** pain: caust
  : **stitching** pain: bov laur med
  : **amel** (↗*agg.*; *extending limb; desire*): anac   dros mur-ac
  : **drawing** pain: anac
  : **stitching** pain: mur-ac
  : **desire** to stretch (↗*agg.; amel.; extending limb*): meli
- **stretching** out: petr
  : **tearing** pain: petr
- **sudden**: lyc nat-s op
  : **pressing** pain: nat-s
  : **sprained**; as if: lyc
  : **stitching** pain (See appearing - stitching)
  : **tearing** pain: lyc op
- **supper** agg; after: sep
  : **tearing** pain: sep
- **supporting** body with knee: ph-ac
  : **drawing** pain: ph-ac
- **swelling**: lach
  : **drawing** pain: lach
- **tearing** pain: *Acon Agar* **Alum** alum-p *Alum-sil* am-c am-m ambr ammc arg-met *Arg-n Arn* ars ars-h asar asc-t aur-m **Bar-c** bar-i *Bell Berb Brom* bry *Calc* calc-i calc-sil camph cann-i cann-xyz canth carb-an carb-v carbn-s *Caust* cham chel *Chin Cist Clem* coc-c cocc *Colch* coloc con crot-t dios dulc euph fl-ac gran grat guaj hep hyper ign *Indg* iod iris jatr-c kali-bi *Kali-c* kali-i kali-m *Kali-n* kali-p kali-sil kreos *Lach* lach lact laur **Led Lyc** lyss m-arct m-aust mag-c *Mag-m* mag-s mang *Merc* merl mez mill *Mur-ac Nat-c* nat-m nat-p *Nat-s* nicc nit-ac nux-v op par petr *Phos Plb* psor **Puls** ran-b rat *Rhod* **Rhus-t** sabad *Sars Sep Sil Spig Stann* stict *Stront-c* sul-ac sul-i *Sulph* tarax teucr thuj til tong *Valer* verat-v vip **Zinc** zinc-p
  : **alternating** with | **stiffness**: *Ars*
  : **boring** pain: agar canth
  : **downward**: **Alum** *Bar-c* bry canth chin indg *Lyc* merl nat-c nat-s op phos thuj
  : **drawing** pain: arg-n caust cham stann *Sulph* thuj
  : **jerking** pain: puls
  : **paralyzed**; as if: *Chin*
  : **paroxysmal**: castm
  : **stitch**-like: alum calc sil
  : **torn** off; as if: phos
  : **torn** open; as if: calad mag-c

1505

Extremities

- **tearing** pain: ...
  : **twitching**: brom kali-i kreos plb
  : **upward**: caust *Chin* dulc fago fl-ac mez mur-ac nat-c nicc nit-ac phos puls spig stann stront-c sulph zinc
  : **wandering** pain: lact
- **thinking** of it agg: ox-ac
- **thunderstorm**; during: med
  : **stitching** pain: med
- **touch** agg: acon ant-c *Arn* ars *Chin* cot hyper spig staph tab
  : **pressing** pain: staph
  : **sore**: ars spig
  : **stitching** pain: ant-c *Arn* cot tab
  : **tearing** pain: *Chin*
- **turning**:
  : **leg** agg: am-c
  : **sprained**; as if: am-c
  : **limb** agg: am-c calc verat-v
- **waking**; on: agar zinc
  : **drawing** pain: agar
- **walking**:
  : **after**:
    : agg: acon alum berb clem cycl hydr kali-n mosch nit-ac phys *Rhus-t* tell valer
    . **pressing** pain: acon
    . **sore**: *Berb* tell
    . **sprained**; as if: tell
    . **tearing** pain: clem nit-ac
    . **amel**: grat plect
    . **drawing** pain: grat plect
  : **agg**: agar aloe *Am-m* ammc anac ang ant-t *Arg-met* arg-n asaf asc-t *Aur* aur-m-n bar-act *Berb Bry* bufo bung-fa *Calc* calc-caust *Calc-p* camph caps carb-an caust *Chel* chin *Cinnb* cist clem cocc *Coloc* cop cortico crot-h *Cupr* cycl dig dios dros euph euphr form gels graph grat *Guaj* hydr ip iris jac-g jatr-c kali-bi *Kali-c Lac-ac Lach* lachn **Led** lil-t lyc *Mag-c Med* merc merc-sul mez mur-ac *Mygal* nat-c nat-m nat-s nit-ac petr ph-ac phos phys plan rheum rhus-t sep *Spig* staph stram stront-c *Sulph* thuj *Valer* verat verb vip zinc
  : **aching**: *Hydr* nat-m stront-c
  : **boring** pain: mez
  : **broken**; as if: dros
  : **burning**: stram
  : **cutting** pain: *Calc-p* cortico
  : **drawing** pain: anac ang aur *Calc* chin clem coloc *Cupr* kali-c *Led* ph-ac phos sep spig staph verat
  : **pressing** pain: anac arg-n asaf cop cycl *Led* nat-s
  : **shooting** pain: *Coloc* rhus-t sulph
  : **sore**: *Arg-met Bry Calc-p* carb-an cycl dios mag-c mur-ac nat-s thuj zinc
  : **sprained**; as if: agar *Calc-p* graph ip lyc nat-c nat-m petr spig *Sulph*
  : **stitching** pain: agar aloe am-m aur-m-n *Bry* bufo *Calc* calc-caust caust cinnb cocc coloc

- **walking – agg – stitching** pain: ...
  euphr lach *Led* lyc merc mur-ac petr rheum spig sulph thuj *Valer*
  : **tearing** pain: *Am-m* asc-t bar-act berb calc camph grat lachn **Led** merc nit-ac *Spig* stront-c *Sulph* zinc
  : **air**; in open:
    : agg: con dulc hell merc sulph
    . **shooting** pain: sulph
    . **sore**: con
    . **stitching** pain: hell merc sulph
    . **tearing** pain: dulc
    : **amel**: *Alum*
    . **stitching** pain: *Alum*
    : **amel**: *Agar* alum ars bac bar-c bell chin coloc grat *Indg Kali-c* kali-n *Kali-s* **Lyc** mur-ac nat-c nat-m nat-s phos *Puls Pyrog Rhod* **Rhus-t** sulph *Valer Verat*
    : **boring** pain: indg
    : **burning**: phos
    : **drawing** pain: *Agar* chin *Lyc* **Puls Rhod Rhus-t**
    : **sore**: ars *Puls*
    : **stitching** pain: alum *Kali-c* nat-c nat-m phos *Rhus-t*
    : **tearing** pain: *Agar* alum bar-c bell coloc grat *Indg* kali-n mur-ac **Puls Rhus-t** sulph
  : **cold** air; in:
    : **amel**: sumb
    : **aching**: sumb
  : **continued**:
    : **air**; in open | **amel**: sumb
    : **amel**: bac calc dios
  : **level** ground; on:
    : **amel**: nit-ac
    . **sprained**; as if: nit-ac
- **wandering**, shifting pain: clem dios iris kali-bi *Kalm* lil-t lycps-v nat-s osm psil *Puls* ran-a tarent
  : **from** one to the other: dios *Lac-c*
- **warm** bed agg: **Caust** dios **Led Lyc Merc** mosch *Petr* plb *Puls Sulph*
  : **drawing** pain: **Caust** *Lyc*
  : **tearing** pain: *Led* **Merc** plb
- **warm** covering, from: bry *Elaps*
  : **stitching** pain: bry *Elaps*
- **warmth**:
  : agg: *Guaj* kali-i **Led**
  : **amel**: canth **Caust**
  : **tearing** pain: **Caust**
- **weather**:
  : **change** of weather: vip
  : **stitching** pain: vip
  : **tearing** pain: vip
  : **wet** | agg: *Calc Phyt Rhus-t*
- **wine** agg: benz-ac zinc
  : **drawing** pain: benz-ac zinc
- **wrapping** warm amel: nat-c
  : **tearing** pain: nat-c
- **yawning** agg: sars

1506 ▽ extensions | O localizations | ● Künzli dot

- **yawning** agg: ...
  - **tearing** pain: sars
- ▽ **extending** to:
  - **Ankle**: bry caust cham indg rhus-t
  - **drawing** pain: rhus-t
  - **tearing** pain: bry caust cham indg rhus-t
  - **Crest** of ilium: sulph
  - **tearing** pain: sulph
  - **Downward**: kali-p *Phos* rhus-t
  - **Feet**: *Phos Tarent*
  - **Fibula**: bapt
  - **Foot**: kali-n lyc nat-c phos sil sulph
  - **drawing** pain: kali-n nat-c phos
  - **tearing** pain: lyc sil sulph
  - **Groin**: rhus-t
  - **Hip**: caust lach *Led* lyc mur-ac nit-ac puls sol-ni tarent
  - **stitching** pain: *Lach* lyc
  - **tearing** pain: caust mur-ac nit-ac puls
  - **Instep**: elat
  - **Leg**: arg-n ferr-p mez
  - **stitching** pain: ferr-p mez
  - **tearing** pain: arg-n
  - **Leg**, up the: dios rhus-t
  - **Lumbar** region: fago stront-c
  - **tearing** pain: fago stront-c
  - **Soles**: mag-c plb
  - **drawing** pain: mag-c
  - **Thigh**: chin kali-n mag-c nicc
  - **sprained**; as if: kali-n
  - **tearing** pain: chin mag-c nicc
  - **Tibia**: indg
  - **Toes**: *Alum* caust sulph valer
  - **tearing** pain: *Alum* caust sulph
- ○ **Above**: ambr
  - **right**: visc
  - **stitching** pain: visc
  - **sprained**; as if: ambr
- **Around**: ars-s-f
- **Below**: verat
- **Front**:
  - **ascending** stairs agg: cortico
  - **cutting** pain: cortico
  - **bending** agg: cortico
  - **cutting** pain: cortico
  - **pressure** agg: cortico
  - **cutting** pain: cortico
  - **riding** a bicycle: cortico
  - **cutting** pain: cortico
  - **walking** agg: cortico
  - **cutting** pain: cortico
- **Hollow** of knees (= popliteus): agar agn *Alum* am-c ambr anag ang arg-met ars ars-h *Bar-c* bell berb brom *Bry* calc calc-caust calc-p cann-s cann-xyz canth carb-an carbn-s card-m castor-eq caust chel chin coc-c colch coloc con cortiso cupr cupr-ar *Cycl* dios dros fago fl-ac gels graph grat gymno hep indg *Iod* ip jatr-c kali-bi kali-c kali-chl

- **Hollow** of knees: ...
  kali-n kalm lac-c *Led* lith-c lyc mag-c manc mang meny merc-i-f merl mez mill mosch *Mur-ac* nat-ar *Nat-m* nat-m nat-s *Nit-ac* nit-s-d *Nux-v* ol-an olnd op ox-ac par petr ph-ac phel phos phys *Phyt* plat *Plb* prun rad-br rad-met rat rauw rheum rhod rhus-t rhus-v rumx sars sep stann staph sul-ac *Sulph* tab *Tarax* thuj *Valer* verat *Zinc*
  - **right**: berb plb
  - **walking** | **amel**: psil
  - **left**: ars-h nat-p
  - **accompanied** by | **dysuria**: *Agar*
  - **morning**: zinc
  - **sore**: zinc
  - **tearing** pain: zinc
  - **afternoon**:
  - **walking** agg: bry
  - **stitching** pain: bry
  - **evening**: cortico lyc
  - **bed** agg; in: asar cortiso
  - **drawing** pain: asar cortiso
  - **drawing** pain: cortico
  - **tearing** pain: lyc
  - **night**: alum lyc mur-ac nit-ac phos
  - **bed** agg; in: bell chin *Sep*
  - **burning**: bell chin *Sep*
  - **stitching** pain: lyc nit-ac
  - **tearing** pain: mur-ac phos
  - **aching**: arg-met berb brom hep ip mez plb rumx
  - **ascending** agg: alum
  - **drawing** pain: alum
  - **bending** knee agg: calc-p castor-eq chin rhus-t
  - **drawing** pain: *Rhus-t*
  - **pressing** pain: spong
  - **burning**: am-c ars-h *Bar-c* berb castor-eq *Chel* grat indg *Iod* lith-c petr sul-ac sulph thuj
  - **sore**: bar-c
  - **chill**; during: *Lyc*
  - **stitching** pain: *Lyc*
  - **cold** agg; hands becoming: am-c
  - **burning**: am-c
  - **cutting** pain: sep thuj
  - **drawing** pain: agn alum ang *Arg-met Bry* calc-p cann-s cann-xyz canth carb-an carbn-s *Caust* chin cortiso *Cycl* graph *Led* lyc mag-c meny mosch mur-ac *Nat-m* nat-s nit-s-d *Nux-v* ol-an ph-ac phel *Phyt* rhod *Rhus-t* stann staph thuj verat zinc
  - **downward**: agar mosch phel stann
  - **jerking** pain: chin
  - **tearing** pain: nat-m
  - **trembling**: staph
  - **hot**: sulph
  - **stitching** pain: sulph
  - **lying** down agg: cortiso staph
  - **drawing** pain: cortiso staph
  - **motion**:
  - **agg**: agn coloc hep *Nat-c Plb*
  - **pressing** pain: hep

Extremities

Pain – Knees

- **Hollow** of knees – **motion** – **agg**: ...
  - **stitching** pain: agn coloc
  - **amel**: nat-s staph
  - **drawing** pain: nat-s staph
  - **paralyzed**; as if: con
  - **pinching** pain: bell prun
  - **pressing** pain: alum arg-met bell brom chin plat *Sulph*
  - **alternating** with | **Axilla**; pressing in: spong
  - **cramping**: sulph
  - **downward**: rheum *Sulph*
  - **drawing** pain: spong
  - **jerking** pain: spong
  - **pressure**:
    - **amel**: arg-met
    - **drawing** pain: arg-met
  - **pulsating** pain: coloc olnd
  - **rising** from sitting agg: ars-h chin mur-ac *Nux-v* rat *Rhus-t*
  - **burning**: chin
  - **drawing** pain: *Nux-v Rhus-t*
  - **stitching** pain: rat
  - **tearing** pain: mur-ac
  - **shooting** pain: agn bell cupr-ar sulph
  - **sitting**:
    - **agg**: bar-c berb grat mang meny mur-ac nat-s plat stann sulph tarax
    - **burning**: bar-c grat
    - **drawing** pain: meny mur-ac nat-s
    - **pressing** pain: plat sulph
    - **shooting** pain: sulph
    - **stitching** pain: mang stann sulph
    - **tearing** pain: mur-ac tarax
    - **amel**: *Valer Zinc*
    - **tearing** pain: *Valer Zinc*
  - **crossed** legs; with:
    - **agg**: *Lyc*
    - **drawing** pain: *Lyc*
  - **sore**: ambr kali-n manc mez plb stann zinc
  - **standing** agg: agn berb cortiso cycl graph meny par rumx stroph-s par
  - **aching**: rumx stroph-s
  - **drawing** pain: cortiso cycl graph meny verat
  - **shooting** pain: agn
  - **short**; as if tendons were too: graph
  - **stitching** pain: agn berb
  - **stitching** pain: agar agn ammc bell berb *Bry* carb-an carbn-s chel coc-c cupr-ar mang merc-i-f mill nat-m ol-an plb rat sep stann sul-ac sulph tab thuj
  - **synchronous** with pulse: chin
  - **drawing** pain: chin
  - **tearing** pain: ars berb calc calc-caust iod kali-c kali-n lyc mag-c merl mez *Mur-ac* nat-m ph-ac phos plb sars *Tarax Valer Zinc*
  - **drawing** pain: ars

- **Hollow** of knees: ...
  - **walking**:
    - **agg**: alum ars berb *Bry* carb-an card-m *Caust* chel colch fago gels graph kali-n mag-c mang nat-ar nat-c nat-m *Nux-v Phyt* rhod *Rhus-t Zinc*
    - **drawing** pain: *Caust* graph mag-c nat-m *Nux-v Phyt* rhod zinc
    - **pressing** pain: alum spong
    - **sore**: zinc
    - **stitching** pain: berb *Bry* carb-an mang
    - **tearing** pain: berb kali-n *Zinc*
  - **amel**: grat
    - **burning**: grat
  - **beginning** to walk: *Nit-ac*
  - **warm**; when: chin
  - **burning**: chin
  - **extending** to:
    - **Calf**: mosch stann zinc
    - **drawing** pain: mosch stann
    - **tearing** pain: zinc
    - **Downward**: *Alum* mang merl
    - **Heel**: *Alum*
    - **Hip**: mur-ac
    - **tearing** pain: mur-ac
    - **Leg**: (non: carb-an) (non: rhus-t)
    - **Leg**; down back of: *Bar-c*
    - **burning**: *Bar-c*
    - **Tendo** Achillis: kali-bi
    - **Thigh**: cortiso mag-c mez ph-ac verat
    - **drawing** pain: cortiso verat
    - **tearing** pain: mag-c mez ph-ac
    - **Toes**: *Cycl*
    - **drawing** pain: *Cycl*
  - **Outer** side: staph tarax
    - **drawing** pain: tarax
    - **pressing** pain: staph tarax
  - **Tendons**: asar chin
    - **drawing** pain: asar chin
  - **Outer**: spong
    - **pressing** pain: spong
- **Inner** side | **walking** agg: cortico
- **Joints**: bufo nat-m
- **Patella**: acon alum am-c aml-ns *Arg-met* arn ars-h asaf bar-c *Bar-m* bell berb bry cact calc *Camph Cann-s Carb-␣* carb-v caust cham chel chin cina clem coc-c cocc *Colch* con crot-h cupr-ar cycl ery-a gels goss graph hell kali-n kalm kreos lac-ac lachn led manc merl nat-c nat-m nicc *Nit-ac* petr ph-ac phos plect psor rhus-t samb sarr sil spig staph stram stront-c *Sulph* tarax tep thlas thuj valer zinc
  - **right**: bapt lachn nicc
  - **stitching** pain: nicc
  - **tearing** pain: lachn
  - **forenoon**: nat-c
  - **boring** pain: nat-c
  - **afternoon**: nicc
  - **stitching** pain: nicc
  - **evening**: coc-c zinc

1508   ▽ extensions | O localizations | ● Künzli dot

Extremities

Pain – Knees

- **Patella**: ...
  - **night**: caust zinc
  - **tearing** pain: caust
  - **aching**: acon calc coc-c tep
  - **ascending** stairs agg: thuj
    - **stitching** pain: thuj
  - **bending** knee agg: hell nit-ac pyrog
    - **sore**: hell nit-ac
  - **boring** pain: am-c kreos led nat-c
  - **broken**; as if: bry con
  - **burning**: bar-c lachn tarax thuj
  - **descending** stairs agg: nit-ac
    - **sore**: nit-ac
  - **dinner**; after: phos
    - **tearing** pain: phos
  - **dislocated**; as if: arn calc *Cann-s* gels kali-n nit-ac *Rhus-t*
  - **drawing** pain: berb calc caust crot-h cycl goss plect
  - **gouty**: crot-h
    - **drawing** pain: crot-h
  - **jerking** pain: alum
  - **kneeling** agg: *Bar-m*
    - **stitching** pain: *Bar-m*
  - **motion**:
    - **agg**: aml-ns berb coc-c ery-a ph-ac staph
    - **stitching** pain: ph-ac staph
    - **tearing** pain: berb
    - **amel**: psor viol-t
    - **stitching** pain: viol-t
    - **tearing** pain: psor
  - **paralyzed**; as if: kali-n
  - **pressing** pain: acon alum bell calc coc-c led *Sulph*
  - **pressure** agg: coc-c
  - **rheumatic**: clem
  - **rising**:
    - **sitting**; from:
      - **after**:
        - **agg**: carb-v
        - **stitching** pain: carb-v
        - **agg**: calc
  - **rubbing**:
    - **amel**: manc phos
    - **stitching** pain: manc
    - **tearing** pain: phos
  - **scraping** pain: samb
  - **shooting** pain: bell carb-v cupr-ar
  - **sitting**:
    - **agg**: bell calc camph con merl spig
    - **stitching** pain: camph merl spig
    - **tearing** pain: con merl
    - **amel**: arg-met
    - **sore**: arg-met
  - **sore**: acon alum *Arg-met* bry *Carb-ac* chin ery-a hell *Led* nit-ac petr sil
  - **sprained**; as if: calc cycl kali-n nit-ac
  - **stinging**: lachn

- **Patella**: ...
  - **stitching** pain: *Bar-m* bell *Camph* carb-v cham cina coc-c cupr-ar graph kreos lac-ac lachn nat-m nicc ph-ac staph thuj
  - **burning**: asaf lachn
  - **drawing** pain: calc
  - **electric** sparks, like: coc-c
  - **tearing** pain: arg-met
  - **tensive**: spig
  - **tearing** pain: **Alum** arg-met berb carb-v caust clem cocc *Colch* con kreos lachn merl phos psor staph stront-c *Sulph* zinc
  - **drawing** pain: cocc merl
  - **jerking** pain: chin
  - **ulcerative** pain: asaf
  - **waking**; on: clem
  - **tearing** pain: clem
  - **walking**:
    - **agg**: acon arg-met berb calc coc-c coloc crot-h led *Nit-ac*
    - **drawing** pain: crot-h
    - **sore**: arg-met *Led* nit-ac
    - **stitching** pain: calc coloc
    - **amel**: sulph
    - **tearing** pain: sulph
  - **continued**:
    - **amel**: coloc
    - **stitching** pain: coloc
  - **level** ground; on:
    - **amel**: nit-ac
    - **sore**: nit-ac
  - **wandering** pain: psor
  - **extending** to:
    - **Back**: tarent
    - **Hip**: calc
    - **stitching** pain: calc
    - **Leg**; into: berb
    - **drawing** pain: berb
  - **Below**: arg-n calc-act zinc
    - **boring** pain: arg-n
    - **sore**: calc-act zinc
  - **Tendon**: *Chel Zinc*
    - **walking** agg: *Zinc*
- **Side**; lateral | **cutting** pain (See sides - outer - cutting)
- **Sides**: puls
  - **sore**: puls
  - **Inner**: alum bar-c berb bry calc canth cham cinnb euph laur meny nat-m ol-an ran-b sars stann staph zinc
    - **morning**: ammc
    - **stitching** pain: ammc
    - **dinner**; after: grat
    - **stitching** pain: grat
    - **motion**:
      - **amel**: zinc
      - **stitching** pain: zinc
    - **sitting** agg: euph plb

Pain – Knees   **Extremities**   **Pain – Legs**

- **Sides – Inner – sitting** agg: ...
  - **stitching** pain: euph plb
  - **standing** agg: thuj
  - **stitching** pain: thuj
  - **stepping**:
    - **every** step; at: phos
    - **stitching** pain: phos
  - **stitching** pain: bar-c berb bry canth cham cinnb euph laur meny sars staph zinc
  - **nails**; as from: nat-m
  - **tearing** pain: alum bar-c calc ol-an ran-b stann
  - **walking**:
    - **agg**: ran-b rhus-t
    - **stitching** pain: rhus-t
    - **tearing** pain: ran-b
  - **amel**: bar-c
    - **tearing** pain: bar-c
  - **extending** to:
  - **Toes**:
    First: carbn-s
    - **stitching** pain: carbn-s
  - **Outer**: ant-c canth caust cham cortico hep hyper iod kali-i kali-n merl nicc sabad spig stann staph tarax thuj
    - **ascending** stairs agg: cortico
    - **cutting** pain: cortico
    - **extension**; extreme: cortico
    - **cutting** pain: cortico
    - **flexion**; extreme: cortico
    - **cutting** pain: cortico
    - **pressure** agg: cortico
    - **cutting** pain: cortico
    - **riding** a bicycle: cortico
    - **cutting** pain: cortico
    - **sitting** agg: kali-i sabad
    - **stitching** pain: sabad
    - **tearing** pain: kali-i
    - **standing** agg: nicc stann
    - **stitching** pain: nicc stann
    - **stitching** pain: ant-c cham nicc sabad stann staph tarax thuj
    - **burning**: merl staph
    - **tearing** pain: canth caust hep hyper iod kali-i kali-n spig
    - **touch** agg: staph
    - **stitching** pain: staph
    - **walking** agg: cham cocc cortico nit-ac staph
    - **cutting** pain: cortico
    - **stitching** pain: cham cocc nit-ac staph
  - **Tendons**: ant-t berb con euphr merl nat-m ph-ac phos raph *Rhus-t* samb sep
    - **evening**: ant-t
    - **stitching** pain: ant-t
    - **motion** agg: ph-ac *Rhus-t*
    - **stitching** pain: ph-ac *Rhus-t*
    - **rising** from sitting agg: *Rhus-t*
    - **stitching** pain: *Rhus-t*

- **Knees – Tendons**: ...
  - **sore**: sep
  - **standing** agg: berb
  - **stitching** pain: berb
  - **stitching** pain: ant-t berb con euphr merl nat-m ph-ac phos raph *Rhus-t* samb
  - **touch** agg: *Rhus-t*
  - **stitching** pain: *Rhus-t*
  - **walking**:
    - **agg**: ant-t berb euphr
    - **stitching** pain: ant-t berb euphr
  - **air** agg; in open: con
  - **stitching** pain: con
- **Legs**: abrot acet-ac acon *Aesc* aeth **Agar** agn allox *Alum* alum-p alum-sil alumn am-c am-m *Ambr* **Anac** anag *Ang* anis ant-c ant-t ap-g *Apis Apoc* aran arg-met *Arg-n Arn* **Ars** ars-h ars-s-f arund *Asaf* asar asc-t aster atro *Aur* aur-ar aur-m bad bapt bar-act bar-c bar-i bar-s **Bell** bell-p benz-ac berb bism blatta-o bol-la borx bov brach brom *Bry* but-ac cadm-met cadm-s calad calc calc-f calc-p calc-sil camph cann-i cann-s canth *Caps* **Carb-ac Carb-an** carb-v carbn-s carc card-m carl castor-eq caul *Caust* cench cham chel *Chin* chinin-ar chinin-s chlol chlor cic cimic *Cimx* cina cinnb cist clem cob coc-c cocc *Coff* colch coloc com *Con* conv cot croc crot-c crot-h crot-t cupr *Cycl* dig digin dios dirc dros *Dulc* echi eug *Eup-per* euph euphr eys fago ferr ferr-act ferr-i ferr-m ferr-s fl-ac form gamb *Gels* glon *Gnaph* goss *Graph* grat **Guaj** guare guphr hell helo *Hep* hip-ac hipp hura *Hydr* hyos **Hyper** ign ind indg *Iod* **Ip** irid-met jac-c jac-g jug-r kali-ar *Kali-bi* kali-br *Kali-c Kali-i* kali-m *Kali-n* kali-p **Kali-s** kali-sil *Kalm Kreos Lac-ac* lac-c *Lach* lachn lact laur *Led* lil-t *Lob Lyc* lycpr lycps-v lyss m-ambo m-arct m-aust mag-c mag-m mag-p mag-s malar manc *Mang* mang-act mang-o med menis *Meny* meph *Merc* merc-i-f merl *Mez* mill mosch *Mur-ac* murx naja nat-ar nat-c nat-m nat-p nat-s nicc nit-ac nit-s-d *Nux-m Nux-v* ol-an ol-j olnd op osm pall par *Petr* ph-ac *Phos* phys *Phyt* pic-ac plan *Plat Plb* plect pneu podo prun psil psor ptel **Puls** *Pyrog* ran-b ran-s raph rat rauw rheum **Rhod Rhus-t** *Rhus-v* rumx sabad sabin samb *Sang* sarcol-ac sarr *Sars* sec sel senec *Sep* sil sin-n sol-t-ae *Spig* squil *Stann* **Staph** still stram stront-c stroph-s *Stry* sul-ac sul-i *Sulph* sumb *Syph* tab *Tarax* tarent tep ter teucr thuj til tong trif-p *Tub* tub-r ulm-c *Vac* valer *Vario Verat* verat-v verb vib viol-t *Vip* visc x-ray xan *Zinc* zinc-p
  - **right**: abrom-a *Agar* benz-ac bov *Chel* iod nat-c nat-m pert-vc rat stict sulfa visc
    - **burning**: *Agar*
    - **drawing** pain: *Agar Chel* nat-m
    - **shooting** pain: iod
    - **stitching** pain: stict
    - **tearing** pain: rat
  - **left**: dirc nat-c v-a-b
    - **cramping**: v-a-b
    - **extending** to | **Downward**: dirc
  - **daytime**: murx

1510   ▽ extensions | O localizations | ● Künzli dot

Pain – Legs · Extremities · Pain – Legs

- **morning**: aesc agar ambr ang aran ars aur dios *Eup-pur* indg lach led nat-s prun rhod stront-c *Sulph* verat
  - **8 h**: lach
    - **aching**: lach
  - **aching**: agar aur
  - **bed** agg; in: **Caust** ferr psor sulph
    - **sore**: **Caust** ferr
  - **tearing** pain: sulph
  - **boring** pain: aran
  - **burning**: agar nat-s sulph
  - **clawing**: stront-c
  - **cramping**: ars
  - **drawing** pain: ang ars indg *Sulph*
  - **exertion** agg; after: sulph
    - **burning**: sulph
  - **pressing** pain: led
  - **rising** agg; after: plb
    - **sore**: plb
  - **sore**: prun
  - **tearing** pain: ambr dulc sulph
  - **waking**; on: aur kali-n kali-p
    - **aching**: aur
    - **sore**: kali-n
- **forenoon**: mand ptel sil
  - **aching**: ptel
  - **tearing** pain: sil
- **noon**: com sulph
  - **aching**: com
  - **tearing** pain: sulph
- **afternoon**: alumn *Coff* elaps erig indg led lyc lycps-v nicc nux-m nux-v podo ptel rumx sep sulph
  - **14-17 h**: sil
    - **tearing** pain: sil
  - **aching**: erig lycps-v ptel sep
  - **drawing** pain: elaps
  - **sitting** agg: alumn sulph
    - **burning**: sulph
  - **stitching** pain: alumn
  - **stitching** pain: lyc
  - **tearing** pain: alumn indg led nicc nux-v sulph
  - **walking** agg: nicc
    - **tearing** pain: nicc
- **evening**: agar alum ant-c arg-met ars bar-c bry caust cham chel cinnb crot-h cycl erig *Ferr* fl-ac kali-bi kali-i kali-n kalm lac-ac lach led lyc lyss mag-c mag-m merc-c nat-c *Nat-s* nicc *Phos* plan **Puls** rat sang seneg *Sil* staph *Still Sulph* uran-n zinc
  - **18**: elaps ptel
  - **18-19 h**: rauw
  - **19 h**: nat-ar
  - **22 h**: fago
    - **aching**: fago
    - **aching**: erig *Still* (non: uran-met) uran-n
  - **bed** agg; in: alum *Ferr* puls staph
    - **shooting** pain: *Ferr*
    - **sore**: puls
    - **stitching** pain: alum *Ferr*

- **evening**: ...
  - **burning**: agar *Nat-s* sang seneg sulph
  - **drawing** pain: ant-c arg-met bar-c caust cham cycl fl-ac lyc mag-c nat-c phos **Puls** rat *Sil Sulph* zinc
  - **pressing** pain: lach
  - **sitting** agg: nat-s
    - **pressing** pain: nat-s
    - **sore**: alum bry lyss mag-m
  - **stitching** pain: *Ferr* lac-ac lyc
  - **tearing** pain: alum caust kali-bi kali-i kali-n led *Lyc* nicc *Sulph*
- **night**: abrom-a **Agar** *Alum* am-m anac anag aur aur-m *Bar-c* carb-an caust cham *Coff* croc *Ferr* gels kali-bi *Kali-c Kali-i* lyc med **Merc** mez mur-ac *Nit-ac* nux-v *Petr Ph-ac Phos* **Phyt** *Plb Rhus-t* sec sep spong *Sulph* **Syph** thuj *Tub* verat
  - **midnight**: lyc
  - **before**:
    - **22 h**: form
      - **tearing** pain: form
    - **23 h**: com mill
      - **drawing** pain: com mill
  - **after** | **5 h**: kali-p
    - **tearing** pain: lyc
  - **aching**: caust med
    - **amel**: *Puls*
  - **ascending** stairs agg: *Ars* thuj
    - **broken**; as if: *Ars* thuj
  - **bed** agg; in: *Phos* syph
    - **broken**; as if: *Merc Merc-c*
  - **burning**: sep
  - **drawing** pain: anac carb-an cham kali-c *Lyc* ph-ac phos syph thuj *Tub* verat
    - **sore**: gels *Merc Mez* nux-v sulph
  - **tearing** pain: *Alum* am-m anag *Ferr* kali-c *Lyc* **Merc** **Nit-ac** sulph
  - **waking** and turning in bed; on: carb-an
    - **broken**; as if: carb-an
- **aching**: aesc agar allox alum alum-p alum-sil anac arg-n *Arn Ars* aur aur-ar bapt bol-la *Bry* but-ac calc *Carb-ac Carb-an* carc chel chlol cimic cocc *Colch* com conv dios *Eup-per* fago ferr-s fl-ac gamb *Gels* guaj ham **Ip** *Kali-c Kali-i* kali-sil *Lac-ac* **Lach** laur *Led* lil-t lycpr mag-c med **Merc** merc-i-f *Mur-ac* **Ph-ac** phos *Phyt* ptel puls **Pyrog** *Rhus-t* rumx sabin sarcol-ac sep sil sin-n staph still stroph-s sul-i sumb syph **Tub** ulm-c vac *Vario* verat-v x-ray zinc
  - **corns**; as from: asc-t
  - **wandering** pain: chinin-ar
- **air**; in open:
  - **agg**: **Caust** con graph
    - **drawing** pain: *Caust* graph
    - **tearing** pain: **Caust** con
  - **amel**: *Mez*
    - **drawing** pain: *Mez*
- **alternating** with:
  - **Feet**; cold: rhus-t

1511

- **alternating** with: ...
  : **Head**; heaviness of: hell
- **arthritic**: sil
  : **tearing** pain: sil
- **ascending** stairs agg: bad nat-m
  : **sore**: bad nat-m
- **bed** agg; in: ign *Lyc*
  : **drawing** pain: ign *Lyc*
- **bending**:
  : **backward**:
  : **agg**: clem
  . **drawing** pain: clem
  : **knee** | **amel**: cadm-met
- **blowing** the nose agg: graph
  : **stitching** pain: graph
- **boring** pain: aeth *Anac* aran arn ars bov caust hell *Ign* merc merc-i-f mez *Nux-m* phos rhod sil stann staph sulph
- **broken**; as if: ang carb-an graph hep nat-s thuj vac valer *Verat*
  : **would** break; as if it: thuj
- **burning**: *Agar* alum anac ang ant-c *Apis* arg-met *Ars* arund *Asaf* bapt bar-c bell berb borx bov cadm-met calc calc-f cann-s castor-eq caust chel chin coc-c con crot-c crot-h dig dros eys guaj hip-ac hyos jug-r *Kali-bi* kali-br *Kali-c* Led lyc m-ambo m-arct *Mag-c* mang meny merc-c merl mez nat-c *Nat-s* nux-v pall *Petr Ph-ac Pic-ac* prun psil puls ran-s rauw rhus-t sabad sec *Sep* spig staph still stront-c *Sulph* tarax tarent tep thuj verat *Zinc*
  : **sparks**; as from: anac
- **chill**:
  : **before**: *Eup-per* eup-pur *Nux-v Puls*
  : **aching**: *Eup-per* puls
  : **drawing** pain: *Nux-v*
  : **during**: *Ars* calc *Cimx* **Eup-per** *Ferr* kali-n lyc *Nat-m* nux-v *Puls* **Pyrog Rhus-t** sep *Spong Sulph* tub
  : **aching**: **Eup-per** *Nat-m* nux-v **Rhus-t** *Tub*
  : **drawing** pain: *Puls Rhus-t Tub*
  : **stitching** pain: ferr lyc
  : **tearing** pain: *Ars Ferr* kali-n *Rhus-t Sulph Tub*
- **cold**:
  : **air** agg: ars *Kalm Rhus-t* tub
  : **amel**: sec
  : **burning**: sec
  : **applications** | **amel**: Led Puls Syph thuj
- **cold**; after taking a: *Iod*
- **cold** agg; becoming: *Agar Dulc Kalm* ph-ac *Phos Rhus-t Tub*
  : **drawing** pain: *Phos*
- **contracting**: sul-ac
- **cough**:
  : **during** | **agg**: bell caps *Nux-v Sulph*
  : **with**: *Carb-an*
  : **aching**: *Carb-an*
- **cramping**: hep meny nit-ac sul-ac tub tub-r
- **crossing** legs agg: anag kali-n nux-v phos *Rhus-t*

- **crossing** legs agg: ...
  : **bed** agg; in: *Phos*
  : **drawing** pain: *Phos*
  : **drawing** pain: kali-n
  : **stitching** pain: nux-v phos
- **crural** neuralgia (See thighs - crural)
- **cry** out, causes him to: sep
- **cutting** pain: agar *Anac* ars-h bell calc coloc con dros gamb guare ign lyc mur-ac ph-ac *Plat Rhus-t Thuj*
  : **paroxysmal**: thuj
- **diarrhea**: manc
- **dinner**:
  : **after**:
  : **agg**: agar
  . **burning**: agar
  : **agg**: sulph
- **drawing** pain: acon *Agar* agn *Alum* am-c *Am-m Anac* ang ant-c arg-met arg-n arn *Ars* asaf *Bapt Bar-c* bar-s *Bell* bism borx *Bry* calad *Calc* calc-sil camph canth caps carb-an carb-v carbn-s *Caul Caust* cham **Chel** chin cic cina cist clem coloc con croc crot-h *Cycl* dig digin dros dulc euph euphr *Ferr* ferr-m fl-ac *Gels* goss graph *Guaj* ham hell *Hep* hyos ign indg iod jug-r kali-bi *Kali-c* kali-m kali-n kali-p kali-s kali-sil kreos lach lact *Led Lyc* m-ambo m-aust *Mag-c* mang *Meny* meph *Merc* merc-c *Mez* mosch mur-ac nat-c *Nat-m Nat-s* nit-ac nit-s-d nux-m *Nux-v* ol-an olnd par petr ph-ac phos phyt plat *Puls* ran-b ran-s rat *Rhod Rhus-t Rhus-v* sabad sabin sars *Sep Sil* solt-ae spig spong squil stann staph stront-c stry sulph *Tarax* thuj til *Tub* valer viol-t zinc zinc-p
  : **burning**: rat
  : **cramping**: anac caust chin cina dulc graph hep *Meny* mosch nat-c nat-m petr ph-ac rhod
  : **downward**: anac bism calc dulc kali-c lach lyc mag-c mag-m meph rhod sil spig thuj
  : **jerking** pain: cic thuj
  : **paralyzed**; as if: acon agn arg-met bell chel hep hyos kali-c meny nat-m nit-ac *Phos* plect *Rhus-v* ruta
  : **paroxysmal**: merc ph-ac thuj
  : **upward**: carb-an lach lact meny nat-m nit-ac
- **drawing** up limb amel: cinnb
  : **drawing** pain: cinnb
- **eating**:
  : **after** | **agg**: *Kali-c*
  : **amel**: *Nat-c*
  : **stitching** pain: *Nat-c*
  : **while**:
  : **agg**: ph-ac
  . **tearing** pain: ph-ac
- **elevation** of feet amel: bar-c dios
- **ending** in jerking: *Sil*
  : **drawing** pain: *Sil*
- **exertion**:
  : **after** | **agg**: ign (non: ing) *Nat-m* sul-ac
  : **agg**: lycps-v

1512 ▽ extensions | O localizations | ● Künzli dot

Extremities

Pain – Legs

- **fatigue**, after: clem
  : **sore**: clem
- **fever**:
  : **during**:
    : **agg**: puls *Pyrog* **Rhus-t Tub**
    . **aching**: puls *Pyrog* **Rhus-t Tub**
    : **with**: alum-sil **Am-c** calc *Lyc* **Puls** pyrog ran-a ran-s **Rhus-t** sep sil *Spong* staph
- **gnawing** pain: alum ars *Aur* aur-ar bell brom euph *Kali-i* laur nat-c nit-ac phys stront-c tarax zinc
- **gouty**: anan *Apis Bry* psor sars
- **growing** pains● (↗*GENE - Pain - growing*): agar ap-g asaf *Aur* bell *Calc* calc-f calc-p cench cimic dros *Eup-per* ferr-act fl-ac **Guaj** hep hipp kali-p m-aust mag-p mang *Merc* nat-p nit-ac ol-j **Ph-ac Phos** plan sulph *Syph*
- **hang** down agg; letting arms: bar-c graph hep *Puls*
  : **burning**: graph
- **jerking** pain: agar alum am-c anac ars bell bov camph cinnb clem dig dros euphr *Ip* kali-bi kali-c laur led mez nat-m nit-ac phos plat *Puls* rat *Rhus-t* ruta sep spig spong stann staph sul-ac teucr valer *Verat*
- **labor**-like: carb-v
- **lying**:
  : **agg**: *Alum* am-m calc *Kali-i* mand
  : **drawing** pain: am-m
  : **tearing** pain: *Alum*
  : **quietly** | **amel**: sulfonam
  : **side**; **on**:
    : **left**:
      . **agg**: com
      aching: com
- **lying** down agg: alum calc stront-c
  : **clawing**: stront-c
  : **sore**: alum calc
- **menses**:
  : **after**:
    : **agg**: calc-p
    . **aching**: calc-p
  : **during**:
    : **agg**: abrom-a *Ambr Bell* bov carb-an cham con mag-m petr raph spong stram
    . **aching**: ambr
    . **drawing** pain: *Con* spong
    . **pressing** pain: ambr carb-an
    : **sore**: petr
    : **stitching** pain: raph
    . **tearing** pain: cham mag-m spong stram
- **motion**:
  : **agg**: acon alum berb *Bufo Carbn-s Colch* coloc con dig *Gels Guaj* iod kali-br *Kalm* laur merc merc-i-r nux-v op *Puls* sars *Staph Tarax*
    : **aching**: dig laur merc-i-r
    : **cutting** pain: con
    : **drawing** pain: *Gels* iod
    : **rapid** motion: carc

Pain – Legs

- **motion** – **agg**: ...
  : **sore**: *Bufo* dig nux-v *Puls*
  : **stitching** pain: coloc merc sars
  : **amel**: *Agar Alum* arg-met **Bell** coloc dios *Dulc* ferr *Gels* indg *Iod Kali-c Kali-p* **Kali-s** kalm *Lyc Mur-ac* nit-ac ph-ac plan **Puls** *Pyrog* **Rat Rhod Rhus-t** sil *Tarax Tub* visc
    : **aching**: dios *Mur-ac* puls **Rhus-t**
    : **drawing** pain: *Iod* ph-ac **Puls Rhod Rhus-t** *Tarax*
    : **stitching** pain: alum *Kali-c Kali-s Lyc Rhus-t Tub*
    : **tearing** pain: agar *Alum* arg-met **Bell** ferr kalm *Rat Rhod* **Rhus-t** sil *Tarax Tub*
  : **gentle** motion | **amel**: carc
- **neuralgic**: ars dirc kalm nat-ar
- **numbness** in the other; with: sil
  : **tearing** pain: *Sil*
- **paralyzed**; as if: acon *Agar* agn am-c ang bar-c bell carb-v cham chel chin cina cocc cycl eug ign kali-bi kali-c kali-n m-aust mag-m meny mez mosch nat-m *Nit-ac* nux-v petr *Phos* puls ruta staph stront-c sul-ac sulph
- **paroxysmal**: cocc *Gels* plb *Rhod* **Rhus-t** sul-ac thuj
- **pinching** pain: (non: hyos) nux-m ph-ac sabad sil valer
  : **stitching** pain: hyos
- **pregnancy** agg; during: verat
  : **tearing** pain: verat
- **pressing** pain: *Agar* agn *Anac* ang arg-met arn asaf aur *Bell* calc camph carb-an carb-v carl caust chel chin cic clem coloc con cupr cycl euph hell ign indg kali-c kalm lach *Led* lil-t m-arct m-aust *Mang* meny mez mur-ac nat-c nat-s nux-m nux-v olnd *Ph-ac* ran-s rheum rhus-t ruta sabad sabin sars sep *Stann* staph tarax teucr thuj valer verat verb viol-t zinc
  : **drawing** pain: agar anac
- **pressing** with hands amel: puls
  : **sore**: puls
- **pressure**:
  : **amel**: abrom-a rauw sulfonam
- **resting** feet on floor while sitting: *Ars*
  : **drawing** pain: *Ars*
- **rheumatic**: agar am-c ambr aml-ns anac anan ang asaf asc-t *Bell* berb bov *Bry Cact Calc* carb-v *Carbn-s* carc card-m caust chel cimic clem colch com croc daph *Dulc Elaps* franc graph *Guaj* ham hyper iod *Kali-c* kali-n *Kalm* kreos *Lach Led Lith-c Lyc* lycps-v lyss mag-m *Med* meph merc mez nat-m nat-s *Nit-ac* pall petr ph-ac phos *Phyt* puls *Rhod Rhus-t* rumx sang sep stel still stront-c stry teucr ust valer *Verat* zinc
  : **right**: *Kalm* lach ruta viol-t
  : **left**: elaps mag-s zinc
  : **drawing** pain: ang carb-v cimic elaps iod lyc mez *Phos*
  : **extending** feet: meph
- **gonorrhea**, after: **Med** *Sars*

All author references are available on the CD 1513

Extremities

Pain – Legs

- **rheumatic**: ...
  - **pressing** pain: anac
  - **tearing** pain: ambr *Calc* **Caust** colch graph *Kalm Lyc Merc* nit-ac petr rhod **Rhus-t** *Zinc*
- **riding**:
  - **agg**: lyc
  - **drawing** pain: lyc
  - **carriage**; in a:
    - **agg**: nat-m
    - **stitching** pain: nat-m
- **rise** from seat; must: ph-ac
- **drawing** pain: ph-ac
- **rising**:
  - **after**:
    - **agg**: coloc
    - **drawing** pain: coloc
    - **amel**: ferr
    - **sore**: ferr
  - **agg**: agar carb-an plan puls sulph
  - **burning**: sulph
  - **stitching** pain: carb-an
  - **sitting**; from:
    - **agg**: rat
    - **drawing** pain: rat
- **rubbing**:
  - **amel**: phos
  - **tearing** pain: phos
- **rubbing** of trousers: cot
  - **stitching** pain: cot
- **scratching** agg: chel corn iris-foe seneg sulph
  - **burning**: chel corn iris-foe seneg sulph
- **shivering**; during: ars
- **shooting** pain: *Acon* aesc aeth anac bell cann-i *Con Ferr Gels* guaj *Hyper* iod naja *Rhus-t Sil*
  - **paroxysmal**: *Gels*
  - **upward**: *Guaj* xan
- **sitting**:
  - **agg**: abrom-a agar *Alum* am-c am-m anac ant-c arg-met arg-n ars bar-c brom bry carb-v caust chin cina clem coloc crot-h cycl dig digin dios *Dulc* euph *Indg* iod **Kali-s** led lob meny mez mosch nat-m nat-s ph-ac pyrog *Rhod* **Rhus-t** sep sil stann staph **Sulph** *Tarax* valer
    - **aching**: agar brom led **Rhus-t**
    - **drawing** pain: agar am-c am-m anac ant-c arg-n *Ars* bar-c caust chin coloc cycl dig digin iod led meny mez rhus-t stann *Tarax* valer
    - **hang** down agg; letting legs: *Ars*
    - **drawing** pain: *Ars*
    - **pressing** pain: agar anac arg-met nat-s
    - **sore**: bry ruta sep
    - **stitching** pain: euph phos
    - **tearing** pain: agar *Alum* am-c caust cina euph *Indg* ph-ac sil stann staph **Sulph Valer**
    - **amel**: cina *Puls*
    - **drawing** pain: cina
  - **sleep**:
    - **after** | **amel**: plan

Pain – Legs

- **sleep**: ...
  - **falling** asleep:
    - **when**: *Lach*
    - **stitching** pain: *Lach*
  - **going** to, on: kali-c *Kalm Lach*
  - **preventing** sleep: visc
- **sore**: acon agar alum alum-p alum-sil alumn am-m ang apis asar aur-m bad **Bell** *Berb* brach bry *Calc* canth carb-ac carb-an carbn-s card-m castor-eq **Caust** chel chin chlor cic cimic clem coff *Coloc* con cot croc dig **Eup-per** ferr ferr-i gels graph *Guaj* hura hyos iod **Kali-c** kali-n kali-p kali-sil *Led* lyc lyss m-ambo m-aust mag-c mag-m med merc *Mez* nat-ar *Nat-c* nat-m nat-p nat-s *Nit-ac* nux-m osm petr *Ph-ac* phos *Phyt* pic-ac plb prun psor *Puls Rhus-t Ruta Sep* sil stann *Sulph* tarent tep thuj valer zinc
  - **alternating** with | **Arms**; bruised sensation of: cic
  - **numb**: bad
- **spots**:
  - **formerly** ulcerated: petr
  - **pressing** pain: petr
- **sprained**; as if: agar am-c ars
- **standing**:
  - **agg**: *Agar* alumn arg-met berb caust coloc dig *Kali-bi* mez nat-s phos podo sil tarax
  - **boring** pain: coloc
  - **cutting** pain: arg-met
  - **drawing** pain: caust mez nat-s tarax
  - **gnawing** pain: tarax
  - **sore**: alumn dig
  - **stitching** pain: phos sil tarax
  - **Bones**: dros
  - **gnawing** pain: dros
  - **amel**: cina
  - **drawing** pain: cina
- **stitching** pain: acon aesc aeth *Agar* agn *Alum* alum-p alumn am-c am-m *Anac* ang ant-c *Apis* arg-met arn ars *Asaf* aster atro *Bell* berb bov *Bry Calc* cann-i caps *Carb-an* carb-v carbn-s *Caust* cham chel *Chin* cina clem cob coc-c *Cocc Coloc Con* cycl dig dros dulc echi *Euph* euphr *Ferr Gels* glon *Graph* grat *Guaj* hell hyos *Hyper* ign ind jug-r kali-c *Kali-i* kali-m kali-s *Kalm* lac-ac lach led *Lyc* m-ambo m-arct m-aust *Meny Merc* merc-c *Mez* mosch *Mur-ac* naja nat-ar *Nat-c* nat-m nit-ac *Nux-v* pall par petr ph-ac phos pic-ac *Plat Plb* puls ran-s raph rheum *Rhus-t* rhus-v ruta sabin samb sars sec senec *Sep* *Sil Spig* spong staph stram sulph tarax tarent teucr *Thuj Tub* valer verb viol-t vip zinc
  - **downward**: chel *Kalm Sil*
  - **jerking** pain: *Carbn-s*
  - **paroxysmal**: *Gels*
  - **pulsating** pain: coc-c
  - **upward**: *Guaj* xan
- **stool**:
  - **during**:
    - **agg**: rhus-t

1514 ▽ extensions | O localizations | ● Künzli dot

Pain – Legs   Extremities   Pain – Legs

- stool – during – agg: ...
  - stitching pain: rhus-t
- stooping agg: plan
- stretching:
  - leg:
    - agg: berb
    - burning: berb
  - stretching out: ars dros plan ruta
- talking agg: ol-an
  - drawing pain: ol-an
- tearing pain: *Acon* agar agn **Alum** alum-p *Alum-sil* am-c *Am-m* Ambr anac anag ant-c ant-t arg-met *Arg-n* arn *Ars* ars-s-f asaf aur-m bapt bar-act bar-c bar-i **Bell** bell-p berb borx bov brom bry cadm-s *Calc* calc-p calc-sil camph canth caps *Carb-an Carb-v* carbn-s **Caust** *Cham* chel chin chinin-ar chinin-s *Cic* cina *Cinnb* cob colch *Coloc* con croc crot-t cupr cycl *Dios Dulc Euph Ferr Graph Guaj* hell hep *Hyper Ign Indg* iod ip kali-ar kali-bi *Kali-c Kali-i Kali-n* kali-p kali-s kali-sil *Kalm* kreos lach lachn lact laur *Led Lob Lyc* m-arct m-aust mag-c *Mag-m* mang *Merc* merc-c merl *Mez* mill mur-ac nat-ar nat-c nat-m nat-p **Nat-s** nicc *Nit-ac* nux-v ol-an olnd op pall par petr ph-ac phos plb *Puls* rat *Rhod* **Rhus-t** sabad sabin samb *Sars* sel *Sep Sil* spong *Stann Staph* sul-i **Sulph** tab *Tarax* teucr thuj til valer verat verb visc *Zinc* zinc-p
  - burning: bell
  - convulsive: (non: lyc)
  - cramping: stann
  - downward: agar agn ars aur-m *Bar-c* calc-p carb-an caust *Cham* chel *Lyc* nicc nux-v thuj verb *Zinc*
  - jerking pain: lyc
  - paralyzed; as if: agar bell *Cham* til
  - paroxysmal: aur-m
  - pulsating pain: arg-met
  - upward: **Bell** caust con guaj lach sulph
  - wandering pain: lact rhod
- touch:
  - agg: acon borx con med puls
    - burning: borx (non: bov) con
    - sore: con
- ulcerative pain: *Kreos Nux-v* osm puls
- unbearable: dros
- uncovering:
  - amel: *Sulph*
  - tearing pain: *Sulph*
- urinating, during: *Nat-c*
  - sore: *Nat-c*
- vexation; after: sep
- waking; on: abrot aur kali-p
- walking:
  - after:
    - agg: alum guaj **Ruta** sulfonam
    - aching: sulfonam
    - sore: guaj *Ruta*

- walking: ...
  - agg (☞*Claudicatio*): *Aesc* am-c am-m anac ang aur-m bar-c berb bry canth carb-an chel chlor cina coloc con cupr-ar fago ferr **Gels** graph *Guaj* hep hyos ign mag-s nat-p nat-s nux-v petr ph-ac phyt puls sabad *Sil* sol-ni stann stront-c **Sulph** tab tarax
    - aching: bry cupr-ar phyt
    - cramping: cina
    - drawing pain: anac ang coloc *Gels* hep hyos nat-s *Nux-v* stront-c tarax
    - jerking pain: petr
    - pinching pain: sabad
    - pressing pain: anac
    - sore: *Aesc* aur-m berb canth carb-an chlor coloc con ferr graph ph-ac sol-ni
    - sprained; as if: am-c
    - stitching pain: *Sulph*
    - tearing pain: bar-c *Sil* stann **Sulph**
  - air; in open:
    - agg: cina euph *Lyc*
    - drawing pain: cina *Lyc*
    - tearing pain: euph
    - amel: cina
    - tearing pain: cina
  - amel: abrom-a *Agar Alum* am-c am-m arg-met asaf *Bar-c* **Bell** *Dulc Euph Ferr* grat *Indg Kali-c* kali-n **Kali-s** *Lyc* ph-ac *Puls* pyrog **Rhod Rhus-t** sep syph *Tub Valer* **Verat**
    - aching: kali-n pyrog **Rhus-t**
    - drawing pain: agar am-m *Lyc* ph-ac **Puls Rhod Rhus-t** sep syph *Tub* valer
    - pressing pain: sep
    - stitching pain: agar *Kali-c Kali-s* lyc *Rhus-t Tub*
    - tearing pain: agar *Alum* arg-met asaf *Bar-c* **Bell** *Euph Ferr* grat *Indg* kali-n **Lyc Rhus-t** *Tub* Valer
  - bent:
    - amel: am-m
    - drawing pain: am-m
- warm:
  - bed:
    - agg: *Guaj Lyc* **Merc** mez petr plb psor sep sil staph **Sulph Syph Verat**
    - burning: sep
    - drawing pain: *Lyc*
    - tearing pain: **Merc** plb sil *Sulph*
    - amel: agar carc **Caust** *Cham* **Lyc** *Merc* mez pyrog *Tub*
    - tearing pain: *Agar* **Caust** *Cham* **Lyc** *Tub*
  - clothing:
    - amel: agar ars **Lyc**
    - tearing pain: agar ars **Lyc**
  - warmth:
    - amel: agar am-c ars carc **Caust** cist **Nux-v** *Ph-ac Pyrog Tub*
    - drawing pain: **Caust**
- wavelike downwards: cocc

Extremities

Pain – Legs

- **weather**:
  : **cold** agg: allox
  : **wet**:
  :: agg: *Dulc Rhus-t* **Verat**
  :: amel: allox
- **wet**, getting: *Rhus-t*
- ▽ **extending** to:
  : **Ankle**: kali-bi ptel
  : **Downward**: pert-vc
  : **Feet**: bism kalm pic-ac ptel *Rhod* still
  :: drawing pain: bism
  : **Genitals**: staph
  : **Heel**: cic kalm sep
  :: aching: kalm
  :: drawing pain: cic sep
  : **Hips**: nit-ac nux-v
  :: aching: nit-ac
  : **Knee**: nit-ac
  :: drawing pain: nit-ac
  : **Toes**: agar **Alum** calc kali-n nux-v *Rhod* sep zinc
  :: aching: kali-n
  :: drawing pain: agar calc rhod sep
  :: tearing pain: **Alum** nux-v zinc
- ○ **Bones**: **Agar** alum-sil am-c ang **Ars** *Asaf* berb carb-v chin cocc dios *Dulc Guaj* ip *Kali-bi* kali-c *Kali-i* kali-n *Led Lyc Merc Mez* nit-ac nux-m nux-v **Ph-ac** *Phyt* **Rhus-t** sabad sil **Syph** thuj viol-t zinc
  : right: asc-t
  : evening: am-c
  :: scraping pain: am-c
  : drawing pain: kali-c nit-ac zinc
  : pressing pain: ars kali-n merc sabad sil viol-t zinc
  : scraping pain: am-c **Ars** *Asaf* led **Ph-ac Rhus-t**
  : smashed to pieces; as if: nux-m
  : sore: chin
  : tearing pain: carb-v kali-c
  : twitch up the legs; must: am-c
  :: scraping pain: am-c
  : walking:
  :: amel: am-c
  ... scraping pain: am-c
  : **Tibia**: acon **Agar** alum alum-sil am-c am-m ambr anac ang **Ant-c** arag arg-met arg-n arn ars ars-s-f *Asaf Asar* asc-c *Aur Aur-m Aur-m-n* bad bapt bar-c bell berb bov brom *Bry* bufo calc *Calc-p* carb-ac *Carb-an* carb-v card-m *Castor-eq* caust cham chel *Chin* chinin-ar cina *Clem* coff *Colch Coloc* com con crot-h cycl dig *Dulc* euph fago ferr ferr-i fl-ac gamb gels graph grat guaj hyos hyper ign indg *Iod* kali-ar **Kali-bi Kali-c** *Kali-i* kali-n kali-s kalm **Lach** lachn laur *Led* lyc *Mag-c* mag-s mang mang-o meny *Merc* merl *Mez* mill mosch mur-ac muru nat-c nat-m nat-s *Nit-ac* nit-s-d *Nux-m* nux-v petr *Ph-ac Phos* phys *Phyt* pic-ac psor *Puls* pycnop-sa ran-a rat *Rhod* **Rhus-t** sabad sabin samb sarr sars sep sil spig stann staph still stry sul-i **Sulph** syph tarax tarent thuj trom tus-p vac verat visc zinc

Pain – Legs

- **Bones – Tibia**: ...
  : right: agar alum arg-met asc-t castor-eq ferr-i lachn rat staph
  . stitching pain: alum staph
  . tearing pain: agar arg-met *Ars* lachn rat
  : left: asc-c aur aur-m-n bov visc
  . boring pain: asc-c aur-m-n
  . stitching pain: aur bov visc
  : daytime: clem
  . aching: clem
  : morning: *Agar* clem kali-bi kali-n lycps-v phos
  . aching: lycps-v
  . bed agg; in: psor
  . sore: psor
  . boring pain: clem
  . drawing pain: kali-bi
  . tearing pain: dulc kali-n phos
  . waking; while: psor
  : forenoon: agar trom
  . aching: agar
  . boring pain: trom
  : noon: *Agar*
  . drawing pain: *Agar*
  : afternoon:
  . sitting agg: agar
  . aching: agar
  . drawing pain: agar
  : evening: alum ang chin grat kali-i kali-n *Led* nat-c *Sulph* thuj
  . 18 h: arg-met
  . drawing pain: arg-met
  . 19 h: sulph
  . drawing pain: sulph
  . 21 h: thuj
  . drawing pain: thuj
  . bed agg; in: alum con lyc mez
  . stitching pain: alum
  . tearing pain: con lyc mez
  . boring pain: grat nat-c
  . drawing pain: ang chin *Sulph* thuj
  . sore: alum
  . tearing pain: kali-i kali-n led *Sulph*
  : night: agar asaf *Aur* carb-an *Caust* dros hep *Kali-i* kalm **Merc** mez nit-ac nux-m *Ph-ac Phyt* **Rhus-t** *Syph*
  . bed agg; in: *Aur* carb-an *Merc Mez* psor **Rhus-t**
  . sore: *Merc Mez*
  . boring pain: **Aur Merc** *Mez*
  . burning: *Caust* mez *Ph-ac*
  . sore: *Mez* nit-ac nux-v
  . tearing pain: agar carb-an caust hep kalm *Ph-ac*
  : accompanied by:
  . **Occiput**; pain in (See HEAD - Pain - occiput - accompanied - tibia)
  . **Throat**; pain in: lach

1516 ▽ extensions | ○ localizations | ● Künzli dot

Extremities

Pain – Legs

- **Bones – Tibia**: ...
  - **aching**: agar anac berb bufo *Carb-ac* chinin-ar clem com fago fl-ac gamb ign **Lach** mez nat-m nit-ac **Ph-ac** pycnop-sa sep sil stry
  - **bending** knee agg: rhus-t
  - **pressing** pain: rhus-t
  - **boring** pain: anac ars asc-c **Aur** *Aur-m-n* brom chel cina *Clem* coloc grat led mang **Merc** *Mez* nat-c nit-s-d trom
  - **broken**; as if: agar vac
  - **burning**: agar ang arg-met arn bry *Caust Kali-bi* lach *Mag-c* mang mez ph-ac rhus-t sabad tarax verat **Zinc**
  - **burrowing**: spig
  - **bursting**; sensation as if: muru
  - **crossing** legs agg: **Rhus-t**
  - **cutting** pain: calc carb-ac mag-c
  - **descending** a mountain: bar-c
  - **drawing** pain: bar-c
  - **drawing** pain: acon *Agar* **Anac** ang *Ant-c Arg-met* arg-n ars asaf aur-m-n bar-c bell brom bry calc *Calc-p* carb-an carb-v caust chel *Chin* clem *Coloc* crot-h dig graph hyper indg kali-ar kali-bi *Kali-c* kali-n **Led** mag-s *Mang Merc* mez mill mosch nat-s nit-ac nit-s-d nux-v petr **Puls** ran-a *Rhus-t* sabin sars sil *Staph* sulph zinc
  - **burning**: nat-c
  - **cramping**: nat-c petr
  - **downward**: nat-c zinc
  - **jerking** pain: carb-an
  - **paralyzed**; as if: petr
  - **upward**: sars
  - **drawing** up toes: puls
  - **sore**: puls
  - **elevating** leg amel: aur bar-c
  - **extending** the leg; when: aur
  - **gnawing** pain: berb carb-ac *Carb-an Kali-i* laur nit-ac phys
  - **growing** pains: mang
  - **jerking** pain: meny
  - **menses**; during: kali-c *Sep Sil*
  - **tearing** pain: kali-c *Sep Sil*
  - **motion**:
    - **agg**: berb cycl sep
    - **pressing** pain: cycl
    - **sore**: sep
    - **tearing** pain: cycl
  - **amel**: *Agar* arg-met arg-n ars-s-f aur-m-n *Dulc Mang* psor *Rhod Rhus-t* **Valer** verat
  - **drawing** pain: arg-n **Aur-m-n** *Mang* **Valer**
  - **tearing** pain: arg-met *Rhod*
  - **neuralgic**: mez
  - **paralyzed**; as if: card-m
  - **pinching** pain: mez sil
  - **pressing** pain: agar ang asaf aur bell brom calc carb-an caust coloc cycl kali-n kalm led meny *Merc* mez nat-c petr ph-ac puls sep sil stann staph thuj zinc

Pain – Legs

- **Bones – Tibia – pressing** pain: ...
  - **pulsating** pain: stann
  - **pressure** agg: asc-t
  - **pulsating** pain: arg-met
  - **rheumatic**: rumx zinc
  - **drawing** pain: zinc
  - **sitting**:
    - **agg**: *Agar* anac *Aur-m-n* chin coloc con cycl euph grat led mang mez mur-ac nat-c nit-s-d sep staph **Valer**
    - **aching**: agar anac
    - **boring** pain: agar *Aur-m-n* mez nat-c
    - **drawing** pain: *Agar* chin coloc cycl mang nit-s-d staph **Valer**
    - **pressing** pain: chin coloc con cycl staph
    - **sore**: sep
    - **tearing** pain: euph grat led mang mur-ac
  - **amel**: cycl mang mur-ac
  - **drawing** pain: cycl mang
  - **tearing** pain: mur-ac
  - **sleep**; preventing: polyp-p
  - **sore**: agar alum alum-sil asaf *Asar Aur Aur-m Calc* calc-p carb-an caust coff con graph hyos iod *Kali-bi* kali-c *Kali-s* mag-c *Mang Mez* nat-m *Nit-ac* nux-v petr **Phos** psor *Puls Rhus-t* **Ruta** sep *Sil Syph* thuj
  - **standing** agg: agar agn alum aur-m-n mag-c mang rat
  - **aching**: agn
  - **drawing** pain: agar mang
  - **pressing** pain: agn
  - **sore**: alum mag-c mang
  - **stitching** pain: alum am-m *Ant-c* aur berb bov bry cham chel *Chin* guaj hyper kali-c kali-i led mez puls rhus-t samb staph **Sulph** thuj *Zinc*
  - **stretching** leg agg: aur chin con
  - **drawing** pain: chin
  - **pressing** pain: aur chin con
  - **tearing** pain: agar alum am-c ambr *Arg-met* arg-n *Ars* bell berb *Bry* carb-an *Caust Colch* con cycl dulc euph *Ferr* graph grat guaj *Kali-bi* **Kali** *Kali-i* kali-n kalm lachn *Led* lyc merl mur-ac nat-c nat-s **Nit-ac** *Ph-ac Phos Puls* rat *Rhod* sars sep *Sil* spong staph *Sulph* thuj verat *Zinc*
  - **cramping**: con
  - **downward**: guaj kali-n sars verat zinc
  - **paralyzed**; as if: mez
  - **rhythmical**: phos
  - **twitching**: lyc
  - **touch** agg: nit-ac
  - **sore**: nit-ac
  - **walking**:
    - **agg**: alum ang bry calc carb-an clem coc-c con crot-h cycl ign mag-c merc merl mez nat-m nat-s *Nux-m* petr phos rhod stry sulph thuj
    - **aching**: clem ign stry
    - **boring** pain: mez nat-s

All author references are available on the CD

1517

Extremities

- **Bones – Tibia – walking – agg:** ...
  drawing pain: ang crot-h cycl thuj
  pressing pain: calc carb-an cycl
  sore: alum carb-an mag-c
  tearing pain: con sulph thuj
  . **amel: Agar** asaf aur-m-n bar-c chin cycl *Dulc Mang* nat-c *Ph-ac Tub* **Valer** verat
  boring pain: *Aur-m-n* nat-c
  drawing pain: *Agar Aur-m-n* bar-c chin cycl *Mang* **Valer**
  pressing pain: asaf *Ph-ac*
  : **weather** agg; wet: *Dulc* mez *Phyt Verat*
  : **extending** to:
  . **Ankle:** brom
  drawing pain: brom
  . **Feet:** mag-m sulph
  drawing pain: mag-m sulph
  . **Toes:**
  First: nat-c
  tearing pain: nat-c
  : **Spot;** in a: *Mag-c*
  . **burning:** *Mag-c*
  : **Spots;** in: ambr
  : **Upper** part, in front of tibia: psil
- **Calves:** acon *Aesc* agar agn allox aloe alum *Alum-sil* am-c am-m ambr *Anac* ang ant-c ant-t *Arg-met* arg-n *Arn Ars* ars-i arund asaf aster aur aur-m aur-m-n bapt bell bell-p benz-ac berb bism borx *Bry* but-ac *Cact* cain **Calc** calc-f calc-p calc-sil camph cann-i canth caps **Carb-an** carb-v carbn-s castm caul *Caust* cham chel chim chin chlol cic cina cist clem con coc-c coca cocc colch *Coloc* con croc crot-h cupr cycl dig digin dios dros *Elaps* eug **Eup-per** euph *Euphr* eupi fago *Ferr* ferr-i fl-ac gamb *Gels* gins glon graph grat *Guaj* hell hyos hyper ign *Indg* iod jatr-c jug-c *Kali-bi* kali-br *Kali-c* kali-i kali-m kali-n *Kali-p* kali-sil kalm lac-ac lach laur *Led* lipp lith-c lob lyc lycps-v lyss mag-c mag-m manc mang med meny merc merc-c merc-cy *Merc-i-r* mez mosch mur-ac myris nat-ar nat-c nat-m nat-p **Nat-s** nit-ac nit-s-d *Nux-m Nux-v* olnd ox-ac par ph-ac phel phos pic-ac pip-m plat plb prot ptel *Puls* puls-p pyrus quas rad-br ran-b ran-s raph rat *Rhus-t* rhus-v rumx sabad sabin sang sars sec sel sep sil sin-n *Spig* stann staph stroph-s stry sul-ac sul-i sulfonam sulph tab tarax tarent *Ter* teucr thuj tub upa valer verat verat-v verb viol-t visc xan *Zinc*
  : **right:** *Agar Caust* gels rat xan
  . **burning:** *Agar*
  . **drawing** pain: *Agar* caust gels
  . **shooting** pain: gels
  . **tearing** pain: agar *Caust* rat
  : **left:** gels
  . **drawing** pain: gels
  : **morning:** calc-p
  . **descending** stairs agg: rhus-t
  : **waking;** on: gels lycps-v
  . **aching:** lycps-v

- **Calves:** ...
  : **afternoon:** agar castm grat mag-c nat-c rhus-t **Valer**
  : **16 h:** ...
  . **laying** right limb across the left; when: *Valer*
  tearing pain: *Valer*
  . **lying** on back with leg flexed: nat-m
  : **17 h:** castm valer
  . **tearing** pain: castm valer
  : **drawing** pain: agar castm
  : **stitching** pain: grat
  : **tearing** pain: mag-c nat-c **Valer**
  : **evening:** alum am-m calc ferr-i mag-m nat-s nux-v *Puls* ran-b rat stann staph sulph verat
  : **bed** agg; in: anac mag-m sil staph
  . **sore:** mag-m
  . **tearing** pain: anac sil
  : **boring** pain: sulph
  : **burning:** alum sulph
  : **drawing** pain: alum calc *Puls* rat verat
  : **shooting** pain: sulph
  : **sitting** with knees bent: coca
  : **sore:** ferr-i stann
  : **stitching** pain: sulph
  : **tearing** pain: am-m mag-m nat-s ran-b sulph
  : **night:** anac arg-n ars bros-gau cham *Gels* graph lyc mur-ac nux-v pic-ac sabad sulph
  . **drawing** pain: ars graph
  . **sore:** *Gels*
  . **tearing** pain: mur-ac sabad
  : **aching:** allox ang ars berb but-ac chlol eup-per fago *Gels* jatr-c *Kali-bi* led lycps-v lyss merc mur-ac ptel *Puls* sep sin-n stroph-s sulfonam tarax teucr
  : **accompanied** by | **numbness:** lappa
  : **ascending** stairs agg: arg-n rhus-t sulph
  . **drawing** pain: arg-n
  : **bathing;** after: pip-m
  : **bed** agg; in: am-m
  . **tearing** pain: am-m
  : **bending** feet agg: calc
  : **bent;** when legs are: chel
  . **stitching** pain: chel
  : **blow;** pain as from a: nux-m
  : **boring** pain: coloc *Cupr* mez sulph
  : **burning:** agar alum am-c aur dig eupi mang mez plb ran-s rhus-t sars sulph tarax tarent visc zinc
  : **burrowing:** spig
  : **chill:**
  : **during:** *Ars* thuj
  . **drawing** pain: *Ars* thuj
  : **with:** sil
  . **tearing** pain: sil
  : **clawing:** mang
  : **cough** agg; during: *Nux-v*
  : **cramping:** cupr led visc
  : **crossing** legs agg: dig valer
  . **tearing** pain: valer

1518

▽ extensions | O localizations | ● Künzli dot

Pain – Legs — Extremities — Pain – Legs

- **Calves**
  : **cutting** pain: alum *Chel* coloc dros mur-ac ph-ac stry *Thuj*
  : **deep** in: glon
  : **descending** stairs agg: *Arg-met* puls-n
  . **drawing** pain: arg-met
  : **dinner**; after: canth grat
  . **stitching** pain: grat
  : **tearing** pain: canth
  : **drawing** on boots, when: graph
  . **stitching** pain: graph
  : **drawing** pain: acon agar agn *Alum Anac* ang ant-c ant-t *Arg-met Arg-n Ars* asaf aster aur-m-n bapt berb bism bry cain calc *Calc-p* cain-*i* caps Carb-an carbn-s castm caul caust chel *Cic* cist coc-c cocc colch coloc con *Cupr* dios dulc eupi fl-ac gels gins graph *Guaj* hell hyper *Kali-bi* kali-n *Kali-p Led* lipp lyc manc med meny *Mez* nat-ar nat-c nat-s nit-ac nit-s-d nux-m *Nux-v* plat *Puls* pyrus quas rat *Rhus-t* rhus-v rumx sabin sang sec **Sil** spig stann *Sulph* tab thuj upa verat viol-t zinc
  : **alternating** with:
  . **pressure**: gins
  . **Foot**; drawing in sole of: sulph
  : **cramping**: **Anac** ang arg-met *Carb-an* coloc graph manc plat *Sil* sulph
  : **downward**: agar alum bism chel coc-c fl-ac sang thuj zinc
  : **griping** pain: sulph
  : **paralyzed**; as if: *Nux-v*
  : **paroxysmal**: ant-t cist coc-c graph thuj
  : **pressing** pain: bry gins nat-c
  : **tearing** pain: calc kali-n
  : **twitching**: mez
  : **upwards** to back: manc
  : **drawing** up feet amel: cham
  : **eating**; after: bry clem
  . **sore**: clem
  : **tearing** pain: bry
  : **fever**; before: hyos puls
  : **flashes** of: xan
  : **gnawing** pain: euph
  : **griping**: led mang
  : **jerking** pain: cupr
  : **lying**:
  . **agg**: berb puls
  . **pinching** pain: berb
  . **stitching** pain: puls
  . **amel**: stroph-s
  . **aching**: stroph-s
  : **legs**; with crossed:
  . **agg**: *Valer*
  . **tearing** pain: *Valer*
  . **amel**: sulfonam
  . **aching**: sulfonam
  : **lying** down:
  . **amel**: nux-m

- **Calves – lying** down – **amel**: ...
  . **drawing** pain: nux-m
  : **menses**; during: berb mag-m
  . **sore**: mag-m
  : **motion**:
  . **agg**: berb bry calc cocc nat-c *Nux-v* plb rumx
  . **aching**: rumx
  . **drawing** pain: cocc
  . **pinching** pain: nat-c
  . **stitching** pain: berb calc
  . **tearing** pain: berb plb
  : **amel**: agar am-c ars-i cupr dulc indg *Rat Rhus-t* sabad staph stroph-s sulph *Valer* visc
  . **aching**: stroph-s visc
  . **burning**: visc
  . **tearing** pain: dulc indg *Rat* sabad sulph *Valer*
  : **feet** and toes agg; of: caust
  . **tearing** pain: caust
  : **feet**; of | **agg**: cham
  : **pinching** pain: ant-c dig digin hyos mang myris nat-c ph-ac stann thuj
  : **cramping**: ph-ac
  : **pressing** pain: agar *Anac* ars calc cic *Led* mur-ac sep stann staph tarax verat
  . **cramping**: anac verat verb
  : **pressure**:
  . **amel**: eupi plb
  . **stitching** pain: plb
  . **tearing** pain: plb
  : **pulling** on boots agg: graph
  . **shooting** pain: graph
  : **pulsating** pain: allox
  : **rheumatic**: ant-t jal lach lycps-v plb puls sal-ac
  : **rising**:
  . **agg**: graph
  . **drawing** pain: caust graph
  : **bed**; from | **immediately** after: nat-p
  : **room**:
  . **amel**: grat
  . **stitching** pain: grat
  : **rubbing**:
  : **after**:
  . **agg**: thuj
  . **stitching** pain: thuj
  . **amel**: castm nat-s ph-ac
  . **pinching** pain: ph-ac
  . **tearing** pain: castm nat-s
  : **scratching**: (non: dulc)
  : **shooting** pain: alum bell *Calc-p Lyc Plb* sulph tarent
  : **sitting**:
  . **agg**: agar am-m ars asaf berb bros-gau castm cina coloc *Dros* euph jatr-c kali-i mang mur-ac puls rat *Rhus-t* stroph-s sul-ac sulph *Valer*
  . **aching**: stroph-s
  . **burning**: mang
  . **cutting** pain: mur-ac

Extremities

Pain – Legs

- **Calves – sitting – agg**: ...
  . **drawing** pain: castm coloc kali-i mur-ac puls sulph
  . **pinching** pain: asaf berb
  . **sore**: jatr-c
  . **stitching** pain: am-m asaf *Dros* mang *Rhus-t*
  . **tearing** pain: agar am-m ars cina coloc euph indg mur-ac rat sulph **Valer**
  . **twinging**: **Valer**
  : **amel**: tarax
  . **stitching** pain: tarax
  : **walking**; after: plat
  . **drawing** pain: plat
  : **sore**: *Aesc* alum ant-c ant-t arn ars-i berb *Bry* caust *Chel* chim clem coca croc crot-h **Eup-per** fago *Ferr* ferr-i *Gels* jatr-c *Kali-c* lac-ac mag-m merc-cy mez mosch nat-m *Nux-m* nux-v pic-ac plb puls-n rhus-t sep stann staph
  : **paralyzed**; as if: mag-m
  : **spasmodic**: raph
  : **sprained**; as if: graph
  : **standing** agg: arg-n arn arund berb bros-gau coloc euph euphr *Ign* iris kali-i mag-m nat-s nux-m sulph
  . **drawing** pain: arn nat-s nux-m
  . **tearing** pain: berb coloc euph *Ign* kali-i mag-m sulph
  : **stepping**:
  : **agg**: sil
  . **stitching** pain: sil
  . **every step**; at: rhus-t
  : **stitching** pain: *Agar* aloe *Alum* alum-sil am-c am-m ang arg-n asaf bell berb bry calc *Calc-p* calc-sil camph carb-v caust chel clem coc-c coloc con cycl dros dulc euph eupi gamb *Graph* grat *Guaj* hell *Indg* jatr-c kali-n led *Lyc* meny merc nat-p nux-v ph-ac *Plb* puls *Rhus-t* sars sil *Spig* spong *Staph Sulph* tarax *Tarent* thuj upa
  : **downward**: chel eupi ph-ac *Sulph*
  : **outward**: berb
  : **paroxysmal**: caust plb
  . **tearing** pain: calc
  : **upward**: *Guaj* xan
  : **wandering** pain: berb
  : **stretching**:
  : **agg**: graph
  . **drawing** pain: graph
  : **amel**: calc-f
  : **tearing** pain: agar *Alum Alum-sil* am-m ambr anac arn ars aur-m berb bry calc *Calc-p* calc-sil canth carb-v carbn-s castm *Caust* chin cic cina colch *Coloc* croc euph *Ign Indg* kali-bi kali-c kali-i kali-m kali-n kali-sil laur led lob mag-c mag-m mang merc mez mur-ac nat-m **Nat-s** old par phel plb ran-b raph rat sabad sil staph sulph tab teucr *Valer Zinc*
  : **cramping**: ran-b
  : **downward**: arn carb-v caust dulc mag-m phel sulph zinc

- **Calves – tearing** pain: ...
  : **drawing** pain: calc kali-n
  : **lacerating**: plb
  : **paroxysmal**: ambr aur-m plb
  : **pressing** pain: berb
  : **pulsating** pain: **Valer**
  : **sticking** pain: staph
  : **twitching**: am-m zinc
  : **upward**: arn mag-m
  : **tensive**: berb cupr
  : **touch** agg: ant-c *Calc*
  : **sore**: ant-c
  : **ulcerative** pain: agar
  : **uncovering** | **amel**: calc-f
  : **walking**:
  : **after**:
  : **agg**: am-m cinnb *Rhus-t*
  . **stitching** pain: am-m
  : **agg**: alum anac arg-n *Ars* arund **Calc** cann-i canth caps *Carb-an Chel* grat gymno ign iris jatr-c lyc mur-ac myric nat-c nat-p nit-ac *Nux-v* olnd onos petr plb puls ran-b rhus-t *Sil* spig spong staph sulph *Thuj* verat-v viol-t zinc
  . **aching**: myric
  . **cutting** pain: *Thuj*
  . **drawing** pain: alum *Anac* cann-i **Carb-an** caust *Lyc* nat-c *Nux-v Sil* spig verat-v viol-t
  . **sore**: alum *Chel* petr staph
  . **stitching** pain: arg-n (non: chin) grat nat-p spong staph
  . **tearing** pain: canth *Ign* olnd plb ran-b
  : **air** agg; in open: fago merc mez nat-s
  . **aching**: fago
  . **burning**: mez
  . **cutting** pain: nat-c
  . **stitching** pain: merc
  . **amel**: agar arg-met *Dros* kali-i *Rhus-t* sulph **Valer**
  . **drawing** pain: agar arg-met sulph
  . **stitching** pain: *Dros Rhus-t*
  . **tearing** pain: agar kali-i **Valer**
  : **warm**:
  : **applications**:
  . **amel**: ars
  . **tearing** pain: ars
  : **bed**:
  . **agg**: plb
  . **tearing** pain: plb
  . **amel**: caust *Nux-v* plb upa
  . **stitching** pain: plb upa
  : **extending** to:
  : **Heel**: *Coloc* mag-m sang
  . **drawing** pain: sang
  . **tearing** pain: *Coloc* mag-m
  : **Knees**: chel
  . **drawing** pain: chel
  . **Hollow** of knees: nat-s rhus-t
  . **drawing** pain: rhus-t

1520   ▽ extensions | ○ localizations | ● Künzli dot

Extremities

Pain – Legs / Pain – Lower limbs

- **Calves** – extending to – **Knees** – **Hollow**: ...
  - **tearing** pain: nat-s
  - **Tendo** Achillis: fl-ac
  - **drawing** pain: fl-ac
  - **Thighs**: chel
  - **drawing** pain: chel
  - **Tibia**; down: led
  - **Toes**: sulph
  - **tearing** pain: sulph
  - **Above**: sep
  - **tearing** pain: sep
  - **Below**: lyc sep
  - **tearing** pain: lyc sep
  - **Internally**: dulc
  - **cut** with a sharp instrument; as if slightly: dulc
  - **Middle** of calves: nit-ac
  - **drawing** pain: nit-ac
- **Knees**; below: *Chel* cina cupr ph-ac
  - **pressing** pain: *Chel* cupr ph-ac
  - **stitching** pain: cina
  - **tearing** pain: cupr
- **Muscles**:
  - **Tibia**; of: calc
  - **sprained**; as if: calc
- **Near** inner ankle: meny
  - **sprained**; as if: meny
- **Periosteum**: chin hyper
  - **shooting** pain: hyper
  - **sore**: chin
- **Shins** (See bones - tibia)
- **Sides**:
  - **Inner**: sulph
  - **sore**: sulph
- **Spots**; in: sil
  - **sore**: sil
- **Tendo** Achillis: acon aesc *Alum* am-c anac ang arist-m aur aur-m-n bell benz-ac bry calad *Calc* calc-caust camph *Cann-s* carb-ac *Carb-an* caust chel cic cimic *Cinnb* coc-c *Colch* euphr graph hep ign *Kali-bi Kali-c* kreos laur *Led Lyc* mag-c med *Merc* merl mez mill mur-ac myric nat-ar nat-m nat-s osteo-a rat rhod rhus-t ruta sep sil sul-ac *Sulph* tarent ter tet thuj upa valer *Zinc*
  - **morning**: sulph
  - **evening**: *Alum* carb-an
  - **drawing** pain: carb-an
  - **tearing** pain: *Alum*
  - **night**: mur-ac
  - **aching**: *Cimic*
  - **ascending** stairs agg: rhus-t
  - **boring** pain: aur-m-n bell
  - **drawing** pain: acon aesc alum ang benz-ac berb *Calc* cann-s *Carb-an* chel graph *Kali-bi* lyc mag-c mur-ac nat-m nat-s sulph thuj valer *Zinc*
  - **exertion** agg: *Ign*
  - **tearing** pain: *Ign*
  - **hangs** down; when leg: berb
  - **stitching** pain: berb

- **Tendo** Achillis: ...
  - **insertion**, at the: bism colch
  - **tearing** pain: bism colch
  - **lying**:
    - **amel**: *Mur-ac*
    - **bed**; in:
    - **agg**: hep
    - **tearing** pain: hep
  - **motion**:
    - **amel**: alum **Valer**
    - **drawing** pain: alum **Valer**
  - **rest** agg: alum aur
  - **drawing** pain: alum
  - **stitching** pain: aur
  - **rheumatic**: bry cimic
  - **shooting** pain: tarent
  - **sitting** agg: meny *Mur-ac*
  - **sore**: *Aesc Bry* carb-ac *Cimic* coc-c mill
  - **sprained**; as if: kreos
  - **standing** agg: benz-ac berb rat
  - **tearing** pain: rat
  - **stitching** pain: am-c aur berb camph cimic hep mur-ac nat-m rhus-t sil sul-ac *Sulph* tarent thuj
  - **tearing** pain: *Alum* bell berb *Calc Caust* cic *Colch* hep *Ign Kali-c* mez nat-s rat thuj *Zinc*
  - **upward**: rat
  - **walking**:
    - **after** | agg: cinnb coc-c merc
    - **agg**: berb bry cimic *Cinnb* coc-c cocc euphr *Ign* mur-ac rhod
    - **drawing** pain: mur-ac
    - **stepping** on the toes; when: kali-bi
    - **tearing** pain: *Ign*
    - **continued** | amel: *Kali-bi Rhod Rhus-t* valer
    - **rapidly**:
      - **agg**: mag-c thuj
      - **drawing** pain: mag-c thuj
- **Tendons**: nat-s phys pyrus
  - **drawing** pain: nat-s phys pyrus
  - **walking** agg: chinin-s
- **Veins**: cham
  - **tearing** pain: cham
  - **Saphenous**: calc-f
  - **motion** agg: calc-f
- **Lower** limbs: abrot *Acon* act-sp aesc aeth **Agar** *Agn* ail aloe alum alum-p alum-sil alumn am-c *Am-m* ambr *Anac Ang* ant-c ant-t *Apis* aran *Arg-met Arg-n* arn *Ars Ars-h* ars-i ars-s-f asaf asar aster *Aur Aur-m* aur-s bad bapt bar-act bar-c bar-s *Bell* benz-ac berb *Bism Bol-la* borx *Bov Bry* bufo cact cadm-s cain calad *Calc Calc-ar Calc-p Calc-s* calc-sil camph cann-s canth *Caps* carb-ac carb-an *Carb-v* carbn-s carc castor-eq *Caul Caust* cedr *Cham Chel Chin* chinin-ar chinin-s chlor *Cic* cimic *Cina* cinnb cist clem cob *Cocc* coff *Colch Coloc* con cot croc crot-h crot-t cupr cycl dig dios dros dulc echi elaps erio **Eup-per** *Euph Euphr* eupi *Ferr* ferr-ar ferr-i fl-ac form *Gels* graph *Grat Guaj* ham hedy hell helon **Hep** hipp hyos hyper *Ign Indg* inul iod *Ip Iris* kali-ar kali-bi kali-c

1521

Pain – Lower limbs — Extremities — Pain – Lower limbs

- **Lower** limbs: ...
  Kali-i kali-n kali-p kali-sil *Kalm* kreos *Lac-c* lacer lach laur led *Lil-t Lith-c Lyc* m-ambo m-arct *M-aust* mag-c *Mag-m Mag-p* mag-s *Manc* mang *Med* meny *Merc* merc-c merc-i-f merc-i-r *Mez* mit mosch mur-ac myric nat-ar *Nat-c Nat-m Nat-p* **Nat-s** nicc *Nit-ac* nit-s-d nux-m *Nux-v* olnd op ox-ac par *Petr* ph-ac *Phos Phys Phyt* pic-ac pip-m plan *Plat* **Plb** plumbg podo polyg-h prun psil psor ptel *Puls* pycnop-sa rad-br *Ran-b Ran-s* rat rauw rhod **Rhus-t** *Rhus-v* rumx ruta sabad sabin sang sanic sarr sars sec seneg *Sep Sil* sol-ni spig *Squil* **Stann** *Staph* stram stront-c *Sul-ac* sul-i sulfonam *Sulph* syph *Tarax* tarent tell ter teucr thal thuj tub uran-n *Vac Valer* vario *Verat* verb vib vip visc xan *Zinc* zinc-p
  - **alternating** sides: cic
    - **sore**: cic
  - **right**: ang *Chel* nit-ac phos sulph
    - **night**:
      - **extending** to:
        - **Toes**: gins
        - **boring** pain: gins
      - **cramping**: sulph
      - **drawing** pain: *Chel* nit-ac phos
      - **sore**: ang
      - **tearing** pain: sulph
  - **left**: bar-act *Bar-c Carb-v* con lyc nat-m petr phos sil verat-v
    - **drawing** pain: bar-act *Bar-c Carb-v* con nat-m petr
    - **pressing** pain: phos
    - **tearing** pain: con lyc sil
    - **extending** to:
      - **right**: ambr
      - **tearing** pain: ambr
  - **daytime**: phos plumbg
  - **morning**: anac carb-an caust hep *Ph-ac* phos sang sil stann stront-c
    - **amel**: aur colch merc mez nux-v syph
    - **bed** agg; in: ant-t bov bry nit-ac sulph
    - **drawing** pain: *Sulph*
    - **rising**:
      - **after**:
        - **agg**: kali-bi
        - **drawing** pain: kali-bi
      - **agg**: nux-v **Rhus-t** stann
      - **sore**: nux-v stann
    - **sore**: carb-an *Caust Ph-ac*
    - **tearing** pain: hep stront-c
    - **waking**; on: aur
    - **aching**: aur
  - **forenoon**: nat-s ptel
    - **9 h**: phys
    - **sore**: nat-s ptel
  - **noon**: agar
    - **burning**: agar
  - **afternoon**: bell myric sang
    - **16 h**: *Coloc*
    - **sore**: myric

- **evening**: alum ambr *Ars* calc caust ferr-ma kali-c **Kali-s** *Led Lyc* mag-s mez nat-c *Nat-m* nat-s nit-ac plan plumbg puls sel sep sil still stront-c sulph zinc
  - **18-19 h**: rauw
  - **aching**: still
  - **bed** agg; in: carb-an carb-v *Ferr* ferr-ma *Kali-s* phos puls sulph
    - **drawing** pain: carb-v puls *Sulph*
    - **tearing** pain: *Ferr Sulph*
  - **drawing** pain: caust *Nat-m* nit-ac **Puls** sil stront-c sulph zinc
  - **motion**:
    - **amel**: stront-c
    - **drawing** pain: stront-c
  - **pinching** pain: mez
  - **pressing** pain: nit-ac
  - **sore**: sulph
  - **stitching** pain: *Ars* nat-m
  - **tearing** pain: alum mag-s nat-c
  - **walking** agg: sulph
    - **tearing** pain: sulph
- **night**: alum alumn ambr anac arn *Ars* **Bell** *Bry* carb-an carb-v cham *Cic* coloc ery-a fago *Ferr* graph hep iod kali-c kali-n *Lac-c Lyc* mag-c *Mag-p* mag-s mang *Med* **Merc** *Mez* Nat-c *Nat-m* **Nit-ac** *Nux-v Phos* **Phyt** *Rhod* **Rhus-t** sang sep staph *Sulph* ter *Tub Verat* zinc
  - **midnight**:
    - **before**: **Ferr** prun
    - **22 h**: plan
    - **23-7 h**: *Sulph*
    - **after**: *Ars* nux-v
    - **3-5 h**: *Kali-c* sep
    - **4 h**: coloc
      - **tearing** pain: coloc
  - **aching**: med
  - **bed** agg; in: kali-c **Merc** *Mez Sulph Verat*
    - **burning**: kali-c
  - **burning**: fago
  - **drawing** pain: *Nat-c* nat-m phos *Tub* zinc
  - **lying** upon it; when: **Ars**
    - **tearing** pain: **Ars**
  - **pressing** pain: kali-n
  - **putting** feet out of bed amel: sulph
    - **tearing** pain: sulph
  - **sore**: phos
  - **stitching** pain: *Merc*
  - **tearing** pain: alum anac *Ars Cic* kali-c lyc *Merc* **Nit-ac** *Rhod Verat*
- **aching**: aesc agar ars-i aur *Calc-p Cimic* cob **Eup-p Gels** guaj helon lil-t *Med* merc merc-i-f nat-ar nit-ac nit-s-d *Phyt* pic-ac polyg-h ptel pycnop-sa **Rhus-t** rumx sep sul-ac sul-i sulfonam tell *Tub* vac vario
- **air** agg; in open: caust *Cocc* graph *Mag-p*
  - **tearing** pain: **Caust**

Pain – Lower limbs | **Extremities** | Pain – Lower limbs

- **alternating** with:
  - palpitations (See CHES - Palpitation - alternating - lower)
  - Eye; complaints of: kreos
  - Stomach; pain in (See STOM - Pain - alternating - limbs)
  - Upper limbs; pain in (See upper limbs - alternating with - lower)
- **ascending** stairs agg: nat-m stann
  - sore: nat-m stann
- **bathing**: sulph
- **boring** pain: act-sp aeth am-m apis aran ars cadm-s canth cocc coloc dios *Ign* kali-bi *Merc* ran-b ran-s *Rhod*
- **broken**; as if: agar ars bell borx bufo calc kali-bi lyc mag-m mez ph-ac phos pip-m **Ruta** sep sulph thuj vac zinc
- **burning**: agar alum anac *Apis* ars bapt bar-c borx bufo *Calc* carb-v castor-eq caust chin chinin-ar coloc crot-h dulc gels *Kali-c* lach led *Lyc* m-ambo mag-c mag-m mang nat-c nat-s nit-ac ph-ac *Phos* pic-ac plat plb prun ptel puls *Rhus-t* ruta sec *Sil Stann* sulph thuj *Vac Zinc* zinc-p
- **carrying** a weight; while: rauw
- **chill**:
  - before: *Nux-v*
  - during: acon am-c arn **Ars** bar-c bell bry calc canth caps caust cham **Chin** coff coloc *Ferr* guaj hell *Ign* kali-n kreos lach led lyc mez nat-m nat-s **Nux-v** phos **Puls Pyrog** rhod *Rhus-t* sabad *Seneg* sep spig spong sulph tarax tarent thuj *Tub* verat
  - aching: nat-s nux-v **Rhus-t** tarent
  - stitching pain: ferr *Tub*
  - tearing pain: *Ars* **Rhus-t**
- **clawing**: valer
- **cold**:
  - amel: *Apis Coff Guaj Lac-c* **Led Puls Sec** syph
  - burning: sec
  - exposure to:
    - agg: *Calc-p Phos* rhus-t
    - drawing pain: *Calc-p Phos* rhus-t
- **cold** agg; becoming: *Agar Ars* bry calc *Dulc* graph *Kalm* **Nux-v** ph-ac *Phos* **Rhus-t** *Tarent Tub*
  - tearing pain: *Phos Rhus-t*
- **cough** agg; during: *Caps*
  - tearing pain: *Caps*
- **crossing** limbs in bed: aur phos
- **crural** neuralgia (See thighs - crural)
- **cutting** pain: alum bell bufo calc coloc dros dulc *Graph* ign lyc mag-m mur-ac *Nat-c* sep sil stann sul-ac *Vac*
- **dancing** amel: *Sep*
  - sore: sep
- **dislocated**; as if: am-c calc *Carb-v Caust* con iris kali-bi kali-c mag-m merc mez *Nat-m* petr phos sarr stann thuj
- **drawing** pain: *Acon Agar Alum* am-c am-m ambr anac *Ang* ant-c ant-t apis *Arg-met Arg-n Arn* ars ars-i *Bapt* **Bar-c** bar-s bell berb *Bry* calc calc-p caps

- **drawing** pain: ...
  Carb-v carbn-s *Caust Cham* **Chel** chin cina cinnb cist clem cocc colch coloc *Con* dig dros *Dulc Ferr* ferr-i **Gels Graph** grat *Hep* hyos hyper *Iod* kali-ar kali-bi *Kali-c* kali-i kali-n kali-sil kreos lach led *Lyc* m-ambo *M-aust* mag-c mang *Merc* mez *Mur-ac* nat-ar *Nat-c Nat-m Nit-ac Nux-v* par petr ph-ac *Phos* pic-ac plat **Puls** ran-s rat *Rhod* **Rhus-t** rhus-v sars *Sep Sil* stann *Stront-c Sul-ac* sul-i *Sulph* tarent thuj *Tub Valer* verat *Zinc*
- **cramping**: *Arg-n* chin gels graph *Hep* iod merc-i-f nat-m phos *Sulph*
- **downward**: chel gels graph nat-m nit-ac *Puls* sil
- **followed** by | **jerking** pain: *Sil*
- **paralyzed**; as if: carb-ac **Carb-v Chel** mez par
- **paroxysmal**: nat-m
- **upward**: sep
- **eating**:
  - after | agg: *Indg* kali-c
  - while:
    - agg: ph-ac
    - tearing pain: ph-ac
- **electric** shock; as from an: arg-met
- **ending** in jerking: *Sil*
- **excitement**: alum-sil
- **exertion**:
  - agg: alum bar-c **Calc** *Caust* ign phos **Rhus-t** stann
  - amel | **violent** exertion: carc
- **feather** beds: *Asaf*
- **fever**:
  - during:
    - agg: acon agn am-c ant-c arn **Ars** bell *Calc* canth **Caps Carb-v** caust chin colch ferr ign ip kali-n *Lyc* mag-c mag-m nat-m nat-s *Nux-v* phos *Puls* rhod rhus-t samb *Sep* spong *Sulph* thuj verat
    - aching: nat-s *Puls* **Rhus-t**
    - with: kali-n
    - drawing pain: kali-n
- **flatus**; from obstructed: carb-v
  - tearing pain: carb-v
- **flexing** foot; on: bad
- **flexing** limb, on: cocc nux-v plan
  - halfway: rauw
- **gnawing** pain: alum *Ars Bell* berb lyc nit-ac par plat ran-s ruta
- **gouty**: *Bry* led
  - extending to | **Upward**: led
  - grasping pain: ign led stront-c
- **growing** pains (See GENE - Pain - growing)
- **hang** down amel; letting limb: bell **Con** verat
- **hanging** over side of bed amel: verat
  - tearing pain: verat
- **heat**; during: calc-s
- **jerking** pain: anac ant-c ant-t arg-n ars **Bell** bufo calc *Caust* chin cic *Cimic* colch coloc *Cupr Euphr* hep kreos lach lyc mag-c meny merc op petr ph-ac *Phos Phys Sep* sil spig stann stram sul-ac *Sulph Tarent Valer Zinc*
- **kneeling**, after: op

Extremities

Pain – Lower limbs

- **kneeling**, after: ...
- **stitching** pain: op
- **labor** like: aloe
- **lain** on; limb: graph
  - **sore**: graph
- **lying**:
  - **amel**: am-m *Dios* ham
  - **side**; **on**:
    - **painful** side:
      - **agg**: **Ars**
      - **tearing** pain: **Ars**
- **lying** down agg: sulfonam
  - **aching**: sulfonam
- **menses**:
  - **before**:
    - **agg**: berb *Caul* gels lach nit-ac nux-m nux-v phos sep syph vib
    - **aching**: caul
    - **drawing** pain: phos sep
    - **sore**: caul
  - **during**:
    - **agg**: am-c *Am-m* ambr bell *Berb* bry calc-p caul *Cham* cimic con cycl graph ham kali-n mag-m mosch nit-ac nux-m nux-v petr phos *Puls* rhus-t sec sep spong stram sul-ac verat
    - **aching**: calc-p caul cimic
    - **drawing** pain: am-c *Am-m* ambr con nit-ac nux-m petr phos *Puls* rhus-t sep *Spong* stram
    - **sore**: caul mag-m nit-ac sep
    - **tearing** pain: *Bell Berb* bry cham con rhus-t sep sul-ac
- **motion**:
  - **after**:
    - **agg**: calc-p
    - **aching**: calc-p
  - **agg**: acon alum alum-sil *Apis* ars berb **Bry** calc calc-p carbn-s carc cocc *Gels Guaj* kali-p *Kalm* kreos *Lac-c Led* mang *Merc* nat-s *Nux-v Phos Phyt Plb* puls *Ran-b* sulph
    - **drawing** pain: *Gels*
    - **must** move; but: thal
    - **sore**: calc
    - **tearing** pain: alum ars *Bry Kalm Merc*
    - **amel**: *Agar Arg-met Arg-n Ars Aur-m-n Bell Calc* calc-p caps carc *Coloc* cupr euph **Ferr** gels *Indg* iod *Kali-bi Kali-c* kali-p **Kali-s Lyc** *Merc* merc-i-f merc-i-r *Mur-ac Nat-s Ph-ac* **Plan Puls** *Rat* **Rhod Rhus-t** ruta *Sep* stel stront-c sulph *Tarax* **Tub** *Valer Zinc*
      - **aching**: agar *Puls* **Rhus-t**
      - **drawing** pain: *Arg-n* ferr iod lyc merc-i-f **Rhus-t** sep stront-c *Tub Valer*
      - **stitching** pain: arg-met *Kali-c Kali-s* stel
      - **tearing** pain: agar *Arg-met* ars bell euph *Puls Rhod* **Rhus-t** sep *Tarax* valer zinc
- **beginning** of | **agg**: calc carb-v *Caust* **Ferr** gels indg *Kali-p* **Lyc** mag-c nit-ac *Petr Plat Rhod* **Rhus-t** thuj
- **neuralgic**: arg-met cupr ferr nat-ar plb ter thal xan

Pain – Lower limbs

- **paralyzed**; as if: *Acon* aeth agar *Am-m* bar-c carb-v caust *Cham* chel *Chin* cimic cina *Cocc* colch croc dig *Euphr Hep* hyos ign iris kali-bi kreos led *Lyc M-aust* mang mez *Nat-m* nux-v olnd par ph-ac phos podo prun puls rhus-t sabad *Sars Sec Seneg Sep Sil Stann* stront-c sul-ac *Sulph* thuj uran-n *Verat*
- **paroxysmal**: *Ars* **Bell** *Caust* chinin-s *Coff Coloc Gels Ign Kali-i Lyc Mag-p* nat-m **Plb Rhus-t** *Tarent Tub*
- **periodical**: *Ars* lyc lyss rhus-t
- **perspiration**:
  - **amel**: *Gels*
  - **suppressed** perspiration; from: rhus-t
  - **drawing** pain: rhus-t
- **pinching** pain: anac ant-c arn bell *Calc* carb-an carb-v caust chin dros dulc graph hyos iod ip kali-c led mang meny mez mur-ac *Nat-c* nit-ac par ph-ac phos sabad sep sil stann sul-ac sulph thuj zinc
- **pregnancy** agg; during: ham
  - **aching**: ham
- **pressing** pain: ambr anac *Ang Arg-met* arn asaf caust cic cimic cycl dros iod kalm led lyc mez *Nat-m* nat-s nit-s-d *Olnd* ph-ac *Plat* ran-s *Rhod* rhus-t ruta *Sars Stann Staph Sul-ac* sulph *Verat* zinc
  - **cramping**: dros
  - **downward**: nit-ac rhod
  - **drawing** pain: ran-s
  - **grasping** pain: *Stront-c*
- **pressure**:
  - **agg**: ham *Phos* plb
  - **amel**: *Ars* **Mag-p** rauw
- **raising** | **foot**, pain preventing flexion: berb
- **rest**; after: op
  - **stitching** pain: op
- **rheumatic**: ambr anac ang ant-c ant-t *Apis* arg-met *Arn* asaf *Bry* cact cadm-s calc-s *Carb-v Carbn-s Caust* cimic *Clem* colch coloc cycl euph gels graph *Guaj* hydr iod kali-bi *Kali-c* kali-n *Kalm Lac-c* lact *Led Lith-c* mang meph merc-c mez nat-m nit-ac *Ph-ac Phos Phyt* plb *Puls Rhod* rhus-r *Rhus-t* sabad sabin sal-ac sang *Sep* stann stront-c sul-ac *Verat Zinc*
  - **alternating** sides: *Lac-c*
  - **night**: sal-ac
  - **burning**: apis
  - **drawing** pain: iod *Zinc*
  - **leaves** lower and goes to upper limbs: *Led*
  - **perspiration**; from suppressed: sal-ac
  - **extending** to | **Upward**: led
- **riding** agg: rumx
  - **aching**: rumx
- **rising**:
  - **sitting**; from:
    - **agg**: cycl *Eup-per* mag-c **Ruta**
    - **broken**; as if: *Ruta*
    - **sore**: cycl *Eup-per*
    - **stitching** pain: mag-c
    - **amel**: mag-c
    - **tearing** pain: mag-c

1524   ▽ extensions | O localizations | ● Künzli dot

Extremities

Pain – Lower limbs

- **rubbing** of trousers: cot
  - **stitching** pain: cot
- **scratching**, from: prun
  - **stitching** pain: prun
- **shooting** pain: aesc aeth *Alum* **Bell** *Coloc* gels *Lach Mag-p* mag-s nat-c *Nux-v* phos **Plb**
  - **downward**: aesc anac **Plb**
- **sitting**:
  - **agg**: *Agar Alum* am-m ant-c apis **Arg-met** *Arg-n* arn *Aur-m-n* **Bell** calc cham chin cob croc ham *Indg* iod ip led **Lyc** mag-m nit-ac olnd paeon ph-ac plat *Sep* staph sulph *Valer* verat
  - **drawing** pain: *Arg-n* chin iod **Valer**
  - **pressing** pain: *Arg-met*
  - **sore**: apis
  - **sprained**; as if: ip
  - **tearing** pain: agar *Alum* arn **Bell** ph-ac valer
  - **low agg**; sitting: sulph
  - **tearing** pain: sulph
- **sore**: aesc agar alum alum-p alum-sil alumn anac ang ant-t apis *Arn Ars* asaf asar aster aur *Bell Berb* bov bry bufo *Calc* camph canth carb-an *Carb-v* carbn-s caul **Caust** *Chel* chin clem *Cocc* coff *Con* cot croc crot-t cupr cycl dig dulc **Eup-per** ferr-i form gels graph ham hell ign ip kali-bi kali-c kali-sil kreos laur *Led* lyc m-arct mag-c mag-m manc mang merc mez mur-ac myric *Nat-c* nat-m nat-p nat-s *Nit-ac* nux-m *Nux-v* par *Ph-ac Phos* pic-ac plat plb ptel puls ran-b *Rhod* **Rhus-t** *Rhus-v* **Ruta** sabin sang sanic sec *Sep* sil spig spong *Stann* staph *Sulph* thuj valer verat zinc
  - **paralyzed**; as if: calc
  - **paroxysmal**: plb
- **sprained**; as if: *Arn* berb carb-v caust hipp nat-m olnd puls rhus-t thuj
- **standing**:
  - **agg**: aesc *Agar* alum alumn ham phyt ptel rauw stann sulph *Valer*
  - **aching**: aesc
  - **drawing** pain: valer
  - **sore**: alum alumn
  - **tearing** pain: sulph
  - **erect**:
    - **agg**: agar bry graph puls
    - **amel**: bell
- **stepping** hard **agg**: merc
  - **stitching** pain: merc
- **stepping** out: berb
- **stitching** pain: aesc aeth *Agar* ail alum alum-p am-m apis *Arg-met* arg-n ars ars-h asar aur *Bell* bov bry cain calc calc-p caps carb-v carbn-s castor-eq caust chel chin chinin-ar chlor cic cinnb *Cocc* coff colch coloc con *Dig* dros dulc euphr *Ferr* gels *Grat Guaj* kali-ar *Kali-c Kali-n Kali-s* kalm kreos led *Lyc Mag-c Manc* mang *Merc* merc-c mur-ac nat-c nat-m *Nat-p* nit-ac nux-v op ph-ac phos phyt **Plb** prun *Puls Ran-s* **Rhus-t** *Sars Sep Sil Stann* staph *Sulph Tarent Thuj* tub *Vac* zinc zinc-p
  - **burning**: thuj

- **stitching** pain: ...
  - **downward**: aesc anac *Kali-c Kali-i Sil*
  - **ice**-cold needles; as from: agar
  - **paroxysmal**: *Gels*
  - **splinters**; as from: *Nit-ac*
  - **upward**: bar-c med
- **stool**:
  - **after** | **agg**: agar
  - **before**: bapt
  - **during**:
    - **agg**: coloc *Nux-v Rhus-t Tell*
    - **shooting** pain: rhus-t
    - **stitching** pain: *Rhus-t*
    - **tearing** pain: *Rhus-t*
- **storm**; during: caust
  - **drawing** pain: caust
  - **tearing** pain: caust
- **stretching**:
  - **amel**: act-sp
    - **boring** pain: act-sp
  - **must stretch leg**: sulph
    - **tearing** pain: sulph
- **sudden**: acon arg-n ars cimic coff **Coloc** eup-per *Iris* kali-c kali-i mag-p *Nux-v* plb puls rhus-t sil verat
  - **shooting** pain: acon arg-n ars cimic coff **Coloc** eup-per *Iris* kali-c kali-i mag-p *Nux-v* plb puls rhus-t sil verat
- **tearing** pain: *Acon* aeth *Agar* agn **Alum** alum-p alum-sil am-m ambr anac ant-c ant-t *Arg-met* arn **Ars** asar *Aur-m* bar-c *Bell* berb *Bism* **Bry** *Calc Calc-ar* calc-p canth carb-an carb-v carbn-s **Caust** *Cham Chel Chin Chinin-ar Cic* cina cocc *Colch* **Coloc** *Con* dulc *Euph* eupi *Ferr* gels *Graph Guaj* hep *Ign Indg* iod *Ip* **Kali-bi** *Kali-c* kali-n kali-p *Kali-s* **Kalm** kreos lach led **Lyc** m-ambo mag-c *Mag-m* mag-s *Mang* merc mez *Mur-ac* nat-ar *Nat-c* nat-m nat-p *Nat-s* nicc **Nit-ac** nux-m nux-v par ph-ac phos **Plb** *Puls* rhod **Rhus-t** ruta sars sec sep *Sil* Squil stann *Stront-c Sul-ac Sulph Tarax* teucr thuj *Tub Vac* valer *Verat* verb *Zinc* zinc-p
  - **paralyzed**; as if: *Cham*
  - **paroxysmal**: sulph
  - **upward**: *Acon* **Anac** *Arn Ars* **Bell** bov calc carb-v *Caust* chin clem con *Dulc* euphr meny merc nat-c *Nit-ac Nux-v* phos *Puls* rhod rhus-t sars sep spig spong stront-c thuj valer
- **touch**:
  - **agg**: *Bell* berb *Bry Chin* cot guaj merc mez *Nit-ac* nux-v plat puls ruta sulph
  - **stitching** pain: cot merc *Nit-ac*

Extremities

Pain – Lower limbs

- touch – agg: ...
  : tearing pain: *Chin*
- ulcerative pain: benz-ac caust nat-m phos sep zinc
- undressing: nat-s
  : agg: mez
  . burning: mez
- vexation; after: sep
- walking:
  : after:
  : agg: agar anac *Berb* **Ruta**
  . drawing pain: anac
  . pressing pain: anac
  . sore: agar *Berb* **Ruta**
  : agg: aesc am-c am-m ambr anac ant-c arg-n arn asaf berb bry calc-p cann-i *Chel Coloc* gels ham hep hyos led lyc merc nicc nit-ac nux-m *Nux-v* ol-an petr *Phos Phyt* plb *Ran-b* sep *Sil* stann stram stront-c *Sulph* tab tarent thuj viol-t
  : aching: merc nux-m
  : chilliness; during: sep
  . stitching pain: sep
  : drawing pain: asaf coloc *Gels Hep*
  : pressing pain: arg-n asaf
  : sore: aesc *Chel*
  : sprained; as if: am-c
  : tearing pain: nicc sep *Sil* stront-c sulph
  : air; in open:
  : after:
  . agg: phos *Sulph*
  sore: *Sulph*
  : amel: *Agar* am-c *Am-m Arg-met Ars* bar-c *Bell* calc-s chin *Cocc* dig *Dulc* **Ferr** *Indg* **Kali-c** *Kali-i* kali-n *Kali-s* **Lyc** nat-s **Puls Pyrog Rhus-t** *Seneg* sep *Stel* sulph *Tub Valer Verat*
  : aching: nat-s *Tub*
  . drawing pain: *Lyc* **Rhus-t** *Tub* **Valer**
  . gnawing pain: **Bell**
  : pressing pain: kali-n
  : shooting pain: **Bell**
  . stitching pain: arg-met ars **Bell** *Cocc* **Kali-c Kali-s** *Lyc* **Puls Rhus-t** *Stel Tub*
  . tearing pain: bar-c **Bell** *Ferr Lyc* **Rhus-t** sulph *Valer* verat
- wandering pain: aesc ars-h bell *Caul Iris Kali-bi Kalm Lac-c Lach* mag-p psil *Sang* vib
- warm:
  : applications:
  : agg: hell **Lac-c** *Led* **Puls** verat zinc
  : amel: agar *Ars* **Bar-c Caust Cham** graph *Lyc* nat-c ph-ac *Phos* stront-c sulph
  . aching: agar
  . tearing pain: *Caust Cham*
  : bed:
  : agg: coloc **Ferr** *Guaj* led **Merc** plb *Sulph* syph **Verat**
  . tearing pain: *Sulph*
  : amel: *Agar Ars* bell carc caust *Dulc* **Lyc** *Mag-p* **Nux-v** *Ph-ac Phos* **Pyrog Rhus-t**

Pain – Lower limbs

- warm – bed – amel: ...
  . shooting pain: *Mag-p*
- warmth:
  : amel: **Caust** *Coloc* **Lyc** *Rhus-t*
  : tearing pain: **Caust** *Coloc* **Lyc** *Rhus-t*
- waves; in: anac arn asaf cocc mez olnd plat rhod sep
- weakness; with: plb
- weather:
  : change of weather: *Berb Kali-bi* lach *Ran-b Rhod*
  : wet:
  : agg: borx *Calc-p Dulc Ran-b Rhod Rhus-t* ruta *Ter* **Verat**
  . aching: *Calc-p*
  . drawing pain: rhus-t
  . tearing pain: *Dulc Rhod Rhus-t*
  : windy: lach
- ▽ extending to:
  : Downward: aeth aloe am-c am-m *Apis* arg-n ars bar-c bell berb bry *Calc* cann-s caps carb-an *Carb-v* card-m caust cham cocc coloc crot-h dios elat eup-pur ferr gnaph guaj hyper ind iris kali-ar kali-bi kali-c *Kali-i* kali-p **Kalm** lac-c **Lach** lyc mag-p mur-ac nat-m nit-ac nux-m *Nux-v* ph-ac *Phyt Plb* puls *Rhus-t* ruta sep staph still *Sulph* tell ther thuj verat zinc
  : Foot: alum *Apis* caps *Colch* lach lyc merc-i-f phyt puls rhus-t sang zinc
  : Head: thuj
  . drawing pain: thuj
  : Heart; region of: alum-sil benz-ac nat-p
  : Shoulder: bell
  . drawing pain: bell
  : Temple: alum-sil
  : Toes; to tips of: calc
  . drawing pain: calc
  : Upward: acon agar alum-sil caust cimic eup-per eup-pur guaj kali-p lach **Led** *Nux-v Phyt Plb* podo puls rhus-t ruta stront-c verat zinc
○ **Bones**: **Agar** alum am-m anac ang aran arg-met ars asaf aur bar-c *Bell Bism* bond borx bry calc calc-p cann-s canth carb-v caust cham chel chin cocc coloc con cupr dros eup-per euph graph guaj *Hep Iod* **Ip** kali-bi kali-c *Kali-n* lach laur *Led* lil-s lyc mag-c mag-m mag-s *Mang Merc Merc-i* mez mur-ac nat-c nit-ac nux-m olnd petr ph-ac phos puls *Rhod* rumx ruta sabad sabin samb sars sep sil staph still stront-c *Sulph* teucr ther thuj tub valer verat viol-t zinc
  : aching: lyc mag-m *Mez* nit-ac ph-ac phos **Puls** rumx still zinc
  : boring pain: aur *Carb-v* chel coloc kali-bi nat-c rhod
  : burning: euph *Ruta*
  : drawing pain: anac bar-c bry calc cann-s caust *Chin Con* cupr graph *Hep* ip kali-bi *Kali-c* led mag-c merc-c nit-ac olnd ph-ac phos *Puls Rhod* sabad sabin sep staph **Valer** zinc
  : pressing pain: cocc con *Guaj* kali-c kali-n

Extremities

Pain – Lower limbs

- **Bones**: ...
  - **sore**: agar aur calc cann-s chin graph *Hep* kali-bi **Led** mag-c *Mang Mez* **Nit-ac** nux-m petr phos puls *Ruta* sep valer
  - **stitching** pain: ars **Bell** carb-v caust chin *Dros* graph *Iod* lyc *Merc* nit-ac puls samb *Sep* sil stront-c valer viol-t zinc
  - **tearing** pain: **Agar** am-m ang arg-met ars asaf aur bar-c *Bism* borx carb-v chin kali-bi *Kali-c Kali-n* laur lyc mag-c mag-s *Merc Merc-c* mez **Nit-ac** phos *Rhod* ruta sabin staph stront-c teucr thuj verat *Zinc*
  - **walking** agg: mag-m
  - **extending** to:
    - First toes: ars
    - **stitching** pain | **periosteum**; as if in: ars
    - **tearing** pain | **periosteum**; as if in: ars
- **Flexors**: plb
- **Inner** side: petr plb
  - **sore**: petr
  - **stitching** pain: plb
- **Joints**: acon agar allox alum am-c ambr ang *Arg-met* arn *Ars* aur bar-act *Bar-c* **Bell** berb bov bry bufo cadm-s calc calc-f carb-v carc chel chin cimic colch coloc con cortico cycl *Dig* dros dulc euph euphr ferr-i *Guaj* guat ham *Hep* hip-ac hyos *Iod* kali-bi kali-c kali-n *Kalm Led* lil-t *Lyc* mag-c mand *Mang Merc* merc-c mez mosch *Mur-ac* naja nat-c nat-m nat-s nux-v petr ph-ac phos *Phyt* psil **Puls** rad-br rauw rhod *Rhus-t* ruta sabin saroth sarr *Sars* seneg *Sep Sil* spig stront-c stroph-s sul-ac sulfa *Sulph* tarax *Teucr* thuj x-ray *Zinc*
  - **evening**: coloc
  - **boring** pain: coloc
  - **aching**: ferr-i
  - **boring** pain: alum coloc con lil-t mag-c *Zinc*
  - **burning**: bar-c *Merc* nat-c phos stront-c
  - **descending** agg: arg-met
  - **sore**: arg-met
  - **drawing** pain: am-c berb chel cycl hyos kali-bi led lyc *Merc* nat-s petr *Rhod* sep sil stront-c sulph
  - **pressing** pain: naja nat-c nat-m nat-s nux-v petr ph-ac phos rhus-t sep sul-ac sulph
  - **sore**: agar *Arg-met* aur calc chin *Dig* merc-c *Mur-ac* nat-c ph-ac ruta sarr sep
  - **stitching** pain: acon bar-c bell cadm-s calc colch dros dulc euphr *Hep* hyos *Kali-c Kali-n* mag-c *Mang* merc nux-v petr phos rhus-t sep *Sil* spig stront-c *Sul-ac* tarax thuj
  - **tearing** pain: bar-act **Bell** bufo calc hyos *Iod* kali-bi kali-c *Kali-n Led* lyc merc mosch *Sars Stront-c Sulph Teucr* zinc
  - **walking** agg: coloc
  - **boring** pain: coloc
  - **Spots**; in: *Mang*
  - **burning**: *Mang*
- **Muscles**: psil
  - **stitching** pain: psil
- **Periosteum**: ph-ac phyt rhod
  - **night**: rhod

- **Periosteum – night**: ...
  - **drawing** pain: rhod
  - **drawing** pain: rhod
  - **motion**:
  - **amel**: rhod
  - **drawing** pain: rhod
  - **weather** agg; wet: rhod
  - **drawing** pain: rhod
- **Posterior** part: *Helon* **Pic-ac**
  - **aching**: *Helon* **Pic-ac**
  - **burning**: *Helon* **Pic-ac**
- **Sciatic** nerve (↗BACK - Prolapsus - intervertebral): abrot acetan acon **Aesc** agar all-c *Am-m* anac anan ang ant-ar anthraci apis apoc *Arg-n Arn Ars* ars-met ars-s-f ars-s-r asar auran bar-c *Bell* bell-p berb **Bry Bufo** *Cact Calc* calc-f *Calc-p* calc-s calc-sil canth caps carb-ac carbn-o *Carbn-s* carc card-m carl caul *Caust* cerv *Cham* chel chim chin chinin-s cho *Cimic* cinnb cist cit-v coc-c cocc *Coff* colch **Coloc** con corn-f cot cupr cur daph der *Dios* dros *Elaps Elat* eup-pur euph *Ferr Ferr-ar* ferr-p fl-ac flav form-ac gaul *Gels* gins glon *Gnaph Graph Guaj* hep hip-ac hydr hymos hyper *Ign Indg* inul **Iris** *Kali-ar Kali-bi* kali-br kali-c kali-cy **Kali-i** *Kali-p* kali-s kali-sil kalm kreos lac-ac *Lac-c* lac-d lac-h *Lach* lachn *Led* lob-s lol *Lyc* lyss mag-c **Mag-p** mag-s malar mand med *Meny* merc methyl mez morph muru nat-ar *Nat-m Nat-s* nit-ac *Nux-m* **Nux-v** *Nyct* oena *Ol-j* ox-ac pall paraf passi *Petr* ph-ac *Phos Phyt* plan plat *Plb* plb-xyz *Podo* polyg-h polyg-pe prot psor *Puls* puls-n pyrus rad-br *Ran-b* **Rhus-t** *Ruta* sabin sacch-l sal-ac *Sal-mo* sang saroth sel senec *Sep* sil sol-t-ac solid spig *Stann Staph Still* stram stront-c stry succ-ac sul-ac *Sulph* syph **Tell** tep ter thal thala thein thuj trom upa *Valer Verat Verb* visc x-ray xan xanth *Zinc* zinc-p zinc-s zinc-val
  - **alternating** sides: **Lac-c**
  - **right**: bell carbn-s chel chinin-s *Coloc Dios Gnaph* graph *Kali-c* kali-cy kali-i *Kalm* lac-ac *Lach* **Lyc●** mag-p mand morph *Phyt* plan puls ran-b rhus-t *Ruta* sep sul-ac *Tell*
  - **left**: acon *Am-m* arag aran-ix *Ars Bapt-c* caust cedr cham cimic colch coloc elat eup-per eup-pur flav graph *Hyper* ign iris *Kali-bi Kali-c* kali-i lach led lyss mag-c med meny *Mez* morph nat-s nux-v **Phos●** psor puls rhus-t sal-ac sel *Spig* staph still stram sulph sumb tell thuj upa visc
  - **accompanied** by | **dysuria**: *Agar*
  - **burning**: sal-ac
  - **extending** to:
    - Downward: elat iris
    - **shooting** pain: elat iris
  - **daytime**: coloc sep
  - **amel**: ruta
  - **morning**: acon arg-n ars *Bry* chinin-s kali-bi lac-d nux-v staph sulph
  - 9-16 h: verb
  - **early** | **amel**: syph
  - **forenoon**: sep

1527

Extremities

Pain – Lower limbs

- **Sciatic nerve:** ...
  - **noon:** coloc nat-m sulph
  - **afternoon:** am-m bell bry chel coff indg kali-bi nux-v
  - **evening:** am-m bry chel coloc ferr hyper indg iris kali-bi *Kali-i* led meny mez pall *Phos Puls* staph valer
  - **night:** acon arg-n *Ars* bell cham cimic coff *Coloc* ferr *Ferr-ar* gels gnaph hyper ign indg kali-bi kali-c *Kali-i Lach* led *Mag-p* mag-s *Merc Mez* nux-v pall phyt plat plb *Puls Rhus-t* ruta sal-ac sep staph *Syph* tell verat zinc
  - **midnight:** ars bell ferr mez *Nux-m* sulph
  - **before:** ferr led
  - **after:** *Ars* rhus-t
  - **4 h:** coloc
  - **amel:** staph
  - **accompanied** by:
    - **chilliness** in legs: *Nux-v*
    - **coldness:**
      - general; in (See GENE - Heat - lack - accompanied - sciatica)
      - **limb**; of painful: glon *Led* merc sil
    - **congestion** (See GENE - Congestion - blood - accompanied - sciatica)
    - **contraction** of muscles and tendons: am-m *Bell* gels mag-p *Nux-v* plat plb zinc
    - **Legs;** of: *Nux-v*
    - **diabetes** mellitus: kreos
    - **faintness** (See GENE - Faintness - pain - sciatic)
    - **formication:** gnaph
    - **hemorrhoids: Aesc**
    - **lachrymation:** chel mez *Puls* rhus-t
    - **numbness●:** acon agar ars caust cham **Coloc●** glon *Gnaph* graph *Kalm* lac-c led lith-c merc mez nux-v **Phyt●** *Plat* plb **Rhus-t●** sep spig
    - **perspiration:** spig
    - **pollutions;** nightly: **Cob**
    - **salivation:** mez
    - **sensitiveness:** *Bell* coff ign kali-i ter
    - **weakness:** *Ars* chin colch gels grat kalm *Verat*
    - **Arms;** coldness, swelling and paralysis of: verat
    - **Cervical** region; stiffness of: mez
    - **Face:**
      - pale discoloration: spig
      - red discoloration: acon *Bell* cham verb
    - **Foot;** pain in: mag-p
    - **Heart;** anxiety in region of (See CHES - Anxiety - heart - accompanied - sciatica)
    - **Hip;** jerking: *Kali-bi*
    - **Pneumogastric** nerve; complaints of: arn
    - **Skin;** pinching pain in: sul-ac
    - **Spine;**
      - **pain:** petr
      - **sensitive:** lac-c nat-m phos sil sulph tell
    - **Stomach;** complaints of: verat verb
    - **air;** in open | amel: **Kali-i** mez *Puls* thuj

Pain – Lower limbs

- **Sciatic nerve:** ...
  - **alternating** with:
    - **cough:** staph
    - **numbness:** *Gnaph*
    - Other parts; pain in: ign
  - **appearing:**
    - **gradually:**
      - disappearing; and | **gradually:** arg-n plat *Stann* sulph verat
    - **suddenly:**
      - disappearing; and | **suddenly:** *Bell* carb-ac chr-ac coloc kali-bi *Mag-p* ovi-p oxyt
  - **ascending** agg: acon agar *Led* nux-v podo ruta
  - **atrophy,** with: *Calc* caust glon *Ol-j* **Plb●**
  - **bed** agg; in: hyper kali-bi *Kali-i* lyc ruta sep
  - **beginning** at ankle: ars cimic plat
  - **bending:**
    - **backward:**
      - agg: caps
      - amel: dios
    - **forward:**
      - agg: thuj
      - amel: coloc
    - **leg:**
      - amel: *Ars* coloc gnaph graph guaj *Kali-bi Kali-i* puls tell *Valer*
  - **blowing** the nose agg: graph
  - **brown** spots on the skin: *Sep*
  - **burning:** acon all-c anthraci apis *Ars* bufo caps coloc gels lach lyc *Phos* ran-b rhus-t ruta sal-ac spig
  - **chronic:** am-m *Ars* calc gels kali-i lyc nat-m phos plb ran-b *Rhus-t* sulph visc zinc
  - **closing** the eyes | amel: bry
  - **cold:**
    - **agg:** *Ars* asar bell caps caust chin coloc gnaph kali-bi *Mag-p* mez pall *Phos Ran-b* **Rhus-t** ruta sil
    - **amel:** ars puls
    - **applications** | **agg:** *Ars Bry Mag-p Nux-v Phos* **Rhus-t** ruta
    - **water** | **agg:** *Calc* **Rhus-t** sulph
    - **wet** places; from exposure to cold: *Ars Nat-s Rhus-t*
  - **cold;** after taking a: carbn-s
  - **coldness** of painful limb; with (See accompanied - coldness - limb)
  - **cough** agg; during: *Caps* caust gnaph kali-i sep *Tell*
  - **cramping:** am-m *Cact* caul cimic *Coloc* con cupr gnaph iris *Mag-p* nux-v plat plb stann sulph thuj *Verb*
  - **deep** pain: kali-bi ruta
  - **descending** agg: am-m ruta
  - **discharge** from ear, with: visc
  - **drawing** pain: *Cham* chin coloc ph-ac phos *Puls* spig *Stann* sulph verb
  - **eruptions;** after suppressed: mez
  - **extending** from | **Vertebrae:** nat-m sil

▽ extensions | O localizations | ● Künzli dot

| Pain – Lower limbs | Extremities | Pain – Lower limbs |

- **Sciatic** nerve: ...
  - **flexing** leg | **abdomen** amel; on: **Coloc•** glon gnaph
  - **griping**: cact
  - **hang** down agg: valer
  - **hang** over sides of bed, letting leg: *Verat*
  - **increasing** and decreasing suddenly: **Bell** berb Kali-bi *Mag-p* sel sulph
  - **influenza** after: iris
  - **injuries**; after: *Arn Hyper*
  - **intermittent**: *Ars Chin* chinin-s *Coloc* cupr *Ign* mag-p nux-v *Spig* sulph
  - **jar** agg: **Bell** caps *Nux-m Spig Tell*
  - **jerking** muscles, with: kali-c
  - **kneeling** down, pressing head firmly against floor | **amel**: sang
  - **laughing** agg: *Tell*
  - **lifted**; when: nux-v
  - **lying**:
    - **agg**: am-m coloc ferr gnaph kali-bi *Kali-i* meny Nat-m ruta sep tell valer
    - **stretched** out; with limb: cham
    - **amel**: **Am-m** bar-c *Bry Cob Dios* lach *Ruta*
    - **back**; on:
      - **agg**: kali-i rhus-t
      - **amel**: *Phos*
    - **must** lie down: indg
    - **side**; on:
      - **left** | **agg**: kali-c *Phos*
      - **painful** side:
        - **agg•**: coloc dros *Kali-c* **Kali-i Lyc** nux-v *Phos Rhus-t* sep *Tell*
        - **amel**: *Bry Coloc*
      - **right**:
        - **agg**: rhus-t
        - **amel**: *Phos*
  - **maddening** pain: *Acon* arg-n ars *Bell* carb-ac *Cham* chin coff colch *Coloc* kreos *Mag-p* morph nux-v ox-ac *Spig* verat
  - **mechanical** treatment amel: aesc
  - **mental** exertion agg: kalm mag-p
  - **motion** (↗*motion - must*):
    - **agg**: acon ars **Bry** calc card-m chel chin *Cocc Coff* colch *Coloc Dios* eup-pur gels gnaph *Guaj* indg *Iris Kali-c* lac-c lach led mag-p merc mez nux-m nux-v pall *Phos Phyt* plb puls *Ran-b* sep *Spig Staph* syph *Verb*
    - **amel** (↗*must*): acon agar am-m *Arg-met Ars* caps cham coc-c *Dios Dulc Euph* **Ferr** gels *Ign* indg *Kali-bi Kali-i Kali-p* kreos lac-c *Lyc* mag-c mag-s mand meny nat-s ox-ac *Puls* rhod **Rhus-t** *Ruta* sep sil sulph syph ter valer
    - **slow** motion: *Ferr* kali-p *Puls* syph
  - **beginning** of | **agg**: *Gels* lac-c **Rhus-t** ruta thuj
  - **continued** motion:
    - **agg**: coloc
    - **amel**: med

- **Sciatic** nerve – **motion**: ...
  - **must** move (↗*amel.; motion)*: bry caust lyc mag-c *Rhus-t* valer zinc-val
  - **nervousness**; with (See MIND - Excitement - nervous - pain - sciatic)
  - **numbness**; with (See accompanied - numbness)
  - **overheated**, from being: zinc
  - **pain** in spine and all over, with: *Petr*
  - **periodical**: *Aran Ars Cedr Chinin-s* chr-ac kali-bi *Lyc* lyss *Nicc-s* nux-v ox-ac parth *Rhus-t* sal-ac *Spig* sulph toxi *Verb*
    - **every** 4 days: *Lyc*
    - **regular** intervals: carbn-s
  - **plug**; as from a: anac
  - **pregnancy**:
    - **during**:
      - **agg**: lach valer
      - **amel**: sep
  - **pressure**:
    - **agg**: ars *Coloc* dros gels **Kali-bi** kali-c *Kali-i Lyc* phyt plb *Podo Rhus-t* staph verb zinc
    - **amel**: ars bell *Bry* coff coloc **Mag-p** meny *Mez* nux-v phyt plb *Rhus-t* spig
  - **pulsating**: coloc *Ign* lac-ac
  - **rest**:
    - **agg**: *Kali-i* mag-s
    - **amel**: am-m bry dios kreos *Mag-p* nux-v
  - **restlessness**; with (See MIND - Restlessness - pain, from - sciatic)
  - **rheumatic**: acon bry *Cimic* guaj hymos led *Rhus-t*
  - **riding** on a streetcar agg: coc-c
  - **rising** from sitting agg: cham chel coloc ferr kali-p lach *Lyss Nat-s* rhus-t ruta sep staph sulph *Tell* thuj
  - **rubbing** | **amel**: acon
  - **shooting** pain: acon *Coloc* hyper iris mag-c
  - **sitting**:
    - **agg**: **Am-m** apoc ars bell berb *Bry Cob* coloc dios ferr hyper ind indg iris kali-bi kali-i lach lept *Lyc* lyss mag-c *Meny* merc *Rhus-t* ruta sep staph *Valer*
    - **long** time agg; for a: hyper
    - **amel**: bell gnaph guaj kali-i
    - **chair**; in a | **amel**: gnaph
  - **sleep** agg; after: **Lach** led *Tell*
  - **sneezing** agg: ferr kali-i sep *Tell* verb
  - **sore**: apis arn bell-p corn-f phyt ruta
  - **splinter**; as from a: ign rhus-t
  - **spraining** agg: tell
  - **standing**:
    - **agg**: *Aesc* agar bar-c bell ferr gnaph kali-bi kali-i lach nux-v *Sulph Valer*
    - **amel**: bell mag-p meny staph tell
  - **leg** raised on a chair; with:
    - **agg**: valer
    - **amel**: valer
  - **stepping** agg: asar bar-c gnaph nux-m sulph

Extremities

Pain – Lower limbs

- **Sciatic** nerve: ...
  : **stitching** pain: acon *Bell* cact caust cimic coloc daph gels mag-c *Mag-p* Nux-v phyt plb *Stry* sul-ac *Verat Verb* xan zinc-p
  : **stool**:
  : : **agg**: rhus-t
  : **straining** at | **agg**: *Nux-v* plat *Rhus-t Sep Tell*
  : **stooping** agg: agar card-m dros kali-i nat-s spig *Tell*
  : **stretching**:
  : : **leg**:
  : : . **agg**: arn berb calc-s *Caps* cham guaj *Valer*
  : **summer**:
  : : **agg**: xan
  : : **amel**: ign
  : : **winter**; with cough in: staph
  : **syphilitic**: *Kali-i* merc-c phyt
  : **talking** agg: verb
  : **tearing** pain: aesc arg-n *Ars Bell* bry caust *Cham* chin *Coloc* dios gels gnaph ign kalm *Mag-p* mez nux-v paraf phos phyt puls rhus-t ruta sang *Spig* ter
  : **temperature**; change of: verb
  : **tonic** contractions, chronic: *Nat-m* tell
  : **torpor**; with (See MIND - Torpor - pain - sciatic)
  : **touch**:
  : : **agg**: ars bell berb bry caps **Chin Chinin-s** cocc coff *Coloc* ferr gels guaj *Kali-c* **Lach Led** *Mag-p* mez *Nux-v* plb *Spig* sulph tell verat visc
  : : **slight** touch agg: lach
  : **touching** or closing teeth agg: verb
  : **turn** over on the well side before he can rise from bed: *Kali-c*
  : **turning** in bed agg: coloc *Nat-s*
  : **uncovering** limb: *Mag-p* **Sil**
  : **urination** | **amel**: tell
  : **uterine** complaints; from: (non: bell) bell-p ferr gnaph graph merc puls sep sulph
  : **vexation** agg: coloc
  : **walking**:
  : : **agg**: bar-c berb *Chinin-s* coff *Coloc* gnaph ign iris lach *Led* nat-ar nat-s psor staph *Sulph* zinc
  : : **amel**: agar am-m ars caps *Coc-c Dios* **Ferr** *Ign* indg *Kali-bi Kali-i* kali-p **Lyc** mag-c ox-ac ph-ac **Puls Rhus-t** ruta sep sulph syph tell *Valer*
  : : **must** walk: ars kali-i sep sulph
  : **wandering** pain: ant-ar
  : **warm**:
  : : **bed**:
  : : . **agg**: *Coloc* led *Merc*
  : : . **amel**: *Ars* caust kali-bi **Lyc** *Mag-p Nux-v Phos Sil*
  : : **room** | **agg**: **Puls**
  : **warmth**:
  : : **agg**: cham ferr *Guaj* **Led** merc mez plb *Puls* verat visc xan zinc
  : : . **heat** agg: *Led* verat zinc

Pain – Muscles

- **Sciatic** nerve – **warmth**: ...
  : **amel**: **Ars** bell caust *Coloc* gnaph kali-c *Kali-p* **Lyc Mag-p** mand morph nat-m *Nux-v* pall *Phos* **Rhus-t** *Sil* staph thuj
  : **weather**:
  : : **change** of weather: *Kali-bi* lach
  : **cold**:
  : : . **wet** | **agg**: ran-b
  : : **warm** | **agg**: kali-bi xan
  : **wet**:
  : : . **agg**: mez *Phyt* ran-b **Rhus-t** ruta
  : : **amel**: asar
  : **wet**; after getting: *Dulc Rhus-t*
  : **wind**; before a heavy: berb
  : **winter** agg: ign
  : **yawning** agg: zinc
  : **extending** to:
  : : **Chest**: corn-f
  : : **Downward**: carbn-s *Coloc* dios lach *Ruta*
  : : . **shooting** pain: *Coloc* lach *Ruta*
  : : **Extremities**: coloc gnaph graph kalm pall
  : : **Face**: arund
  : : **Knee**: coloc elat ind *Kali-bi Lach* plan
  : : . **Hip** to knee; from: coloc elat *Lach* plan
  : : **Pelvis**: arund
  : : **Shoulder**: arund
  : : . **Outward**: berb
  : : **Thigh** | **Posterior** part: berb
  : : **Upward**: bell dulc hep kalm mag-c phos ran-b
  : : **Foot** sole: ars calc *Kali-c* mag-p merc
  : : **Heel**, becomes localized in●: anan Sep●
  : : **Hip** to knee (See extending to - knee - hip)
  : : **Spots**; in: ign kali-bi lil-t ox-ac
- **Skin**: bell *Mang* nux-v ran-s
- **Skin**; below: am-c anac asaf aur *Bry* calc euph graph hep kali-c kreos led phos puls sulph valer
  : **Spots**; in: chel lyc mag-c ph-ac
  : **burning**: chel lyc mag-c ph-ac
- **Muscles**: convo-s dig tub-m
  : **rheumatic**: bacls-10 bacls-7 calc caul *Cimic* gaert morg-g morg-p osteo-a rhus-t
  : **stitching** pain: dig
  o **Attachment** of muscles: phyt rhod
- **Extensor** muscles: calc-p
  : **aching**: calc-p
- **Flexor** muscles: anac arn carbn-s caust cic dros gels kalm merc mez op *Phos* plan plb rhus-t sep
  : **morning**: caust
  : **forenoon**: caust
  : **boring** pain: plan
  : **exertion** agg: gels
  : **gnawing** pain: merc
  : **motion** agg: nux-v
  : **pressing** pain: arn cic *Dros*
  : **rheumatic**: merc-i-r
  : **waking**; on: sep
- **Joints**; near: hyos
  : **drawing** pain: hyos

1530   ▽ extensions | O localizations | ● Künzli dot

Extremities

Pain – Nails

- **Nails**: alum am-m ant-c apis bell berb *Calc* calc-p *Caust* chin colch con elaps *Fl-ac Graph Hep* kali-c m-ambo *M-aust Merc* mez mosch mur-ac nat-m *Nit-ac Nux-v* par *Petr* plat puls ran-b rhus-t ruta sabad sars sep *Sil Squil* stann sul-ac sulph teucr thuj vinc zinc
- **burning**: alum ant-c apis calc caust con elaps *Graph* hep merc nat-m nit-ac nux-v puls sars *Sep* sulph vinc
- **stitching** pain: alum *Calc* caust *Graph* mosch *Nat-m* nit-ac nux-v *Puls* rhus-t sep sil sulph
- **tearing** pain: colch *Fl-ac* hep *Nit-ac* petr plat ran-b *Sil Sulph*
○ **Roots**: sulph
  : **burning**: sulph
- **Sides**: calc-p
  : **burning**: calc-p
- **Under**: bism calc-p coc-c fl-ac
  : **splinter**; as from a (⊰fingers - nails - under - splinters): calc-p coc-c fl-ac
  : **tearing** pain: bism
- **Nates**: agar aloe *Alum* ambr *Anac* ant-c arg-met *Ars* aur-m *Bar-c* berb bry *Calc* calc-p *Camph* carbn-o card-m caust cham *Chin* cina cist coca colch coloc croc crot-t cupr dig dros eup-per euphr *Guaj Hep* hura iod kali-bi kali-c kali-n kalm lap-la laur lyc mag-m mag-s mang med merc merl mez mill mur-ac nat-c nat-m nit-ac nux-v ol-an par ph-ac *Phos* plb prun *Puls Rhus-t* sanic sars sel sep sil staph stront-c **Sulph** tarent thuj zinc
- **right**: *Rhus-t* sep visc
  : **drawing** pain: *Rhus-t* sep
  : **stitching** pain: visc
- **left**: agar *Cycl* ph-ac psil staph
  : **drawing** pain: agar *Cycl* ph-ac
- **morning**: kali-p mill
  : 6 h until night: tarent
- **forenoon**: alum mill
  : **cutting** pain: alum
  : **pressing** pain: mill
  : **tearing** pain: mill
- **afternoon**:
  : 15.30 h: ol-an
  : **stitching** pain: ol-an
  : 17 h | **air** agg; in open: coca
- **evening**: mill nat-c
  : **bed** agg; in: staph
  : **stitching** pain: staph
  : **lying** down agg; after: sulph
  : **burning**: sulph
  : **tearing** pain: nat-c
- **night**:
  : **riding** in a carriage agg: nit-ac
  : **sitting**; after: staph
- **aching**: bry *Calc* calc-p cupr staph
- **boring** pain: cina coloc merc staph
- **burning**: bar-c bry calc-p coloc lyc mag-m mang **Merc** mez sep stront-c sulph
- **cutting** pain: alum

Pain – Nates

- **Nates**: ...
- **dinner**; during: laur
  : **stitching** pain: laur
- **drawing** pain: agar aloe bar-c berb bry calc *Camph Chin* crot-t cupr dig mang mez nat-m nit-ac ph-ac *Rhus-t* sep sil zinc
  : **cramping**: calc mang ph-ac
- **gnawing** pain:
  : **corrosive** itching: staph
  : **dogs**; as if gnawed by: hura
- **hindering** labor: *Kali-c*
- **lying** on back agg: kali-p
- **menses**; during: cench
  : **sore**: cench
- **motion**:
  : **amel**: kali-n
  : **tearing** pain: kali-n
- **periodically**: *Bar-c*
  : **tearing** pain: *Bar-c*
- **pinching** pain: kali-c sulph
- **pressing** pain: chin cupr iod lyc mill sars sep zinc
- **plug**; as from a: *Anac*
- **pulsating** pain: chin
- **pressure**:
  : **agg**: mill
  : **amel**: mang *Rhus-t*
  : **drawing** pain: mang *Rhus-t*
- **rising**:
  : **agg**: dros
  : **tearing** pain: dros
  : **amel**: agar
  : **tearing** pain: agar
  : **sitting**; from:
  : **agg**: mang
  : **drawing** pain: mang
- **scratching**:
  : **agg**: prun
  : **stitching** pain: prun
  : **amel**: staph
  : **stitching** pain: staph
- **shooting** pain: carbn-o
- **sitting**:
  : **after**: agar puls
  : **sore**: agar puls
  : **agg**: agar alum calc-p caust cench chin cina cycl guaj Hep mang *Phos* puls sel sep stann *Staph* sulph
  : **boring** pain: cina staph
  : **burning**: mang
  : **drawing** pain: *Chin Cycl*
  : **pressing** pain: chin phos stann
  : **sore**: agar caust cench *Hep* phos puls sel sep
  : **stitching** pain: alum calc-p guaj mang
  : **amel**: mag-m mang nat-c
  : **drawing** pain: mang
  : **tearing** pain: mag-m nat-c
- **sore**: agar arg-met *Ars* calc-p card-m caust cist *Hep* lyc mag-m mag-s merc nat-m nit-ac nux-v phos *Puls* sanic sel sulph thuj zinc

All author references are available on the CD 1531

- **standing**:
  - **agg**: berb chin mang nat-c verat
  - **drawing** pain: chin mang verat
  - **stitching** pain: berb
  - **tearing** pain: nat-c
  - **amel**: *Cycl*
  - **drawing** pain: *Cycl*
- **stitching** pain: *Alum* ant-c bar-c berb *Calc* **Calc-p** carbn-o cham dulc euphr *Guaj* laur merc ol-an par plb prun staph sulph
  - **itching**: mur-ac
- **tearing** pain: agar ambr *Bar-c* berb chin cina colch dros kali-c kali-n lyc mag-m merl mez mill nat-c thuj zinc
  - **crawling**: kali-c
  - **downward**: aur-m *Bar-c* thuj
- **touch** agg: sulph
  - **sore**: sulph
- **ulcerative** pain: calc phos *Puls*
- **waking**; on: agar
  - **drawing** pain: agar
  - **tearing** pain: agar
- **walking** agg: agn berb mag-m mag-s *Mez* mill ph-ac
  - **drawing** pain: ph-ac
  - **pressing** pain: mill
  - **sore**: mag-s
  - **tearing** pain: berb mag-m
- **wine** agg: zinc
  - **drawing** pain: zinc
- ▽ **extending** to:
  - **Anus**: colch
  - **tearing** pain: colch
  - **Feet**: nit-ac
  - **drawing** pain: nit-ac
  - **Hip**: staph
  - **Hips** and groins: nat-m
  - **tearing** pain: nat-m
- O **Between**: ambr arg-met caust graph sep sulph thuj
  - **burning**: arg-met sep thuj
  - **riding** a horse; after: *Carb-an Sulph*
  - **sore**: caust graph sulph
  - **tearing** pain: ambr
- **Inner** side: sep
  - **tearing** pain: sep
- **Spots**; in small: **Calc-p**
  - **stitching** pain: **Calc-p**
- **Tubera** ischiadica: aur
  - **pinching** pain: aur
- **Paralyzed** parts●: *Agar* arn *Ars* bell calc *Caust* **Cham** cina *Cocc* crot-t *Kali-n Lat-m* nux-v *Phos Plb* rhus-t sil sulph
  - **drawing** pain: *Cocc*
  - **sore**: plb
  - **stitching** pain: ars nux-v
  - **hot**: Ars
  - **tearing** pain: arn *Ars* bell calc caust **Cham** *Cocc* crot-t *Kali-n* lat-m *Nux-v Phos Plb* rhus-t sil

- **Scapulohumeral** region: syph
- **left**: psor
  - **cramping**: psor
- **evening**: psor
  - **cramping**: psor
- **rest** agg: psor
  - **cramping**: psor
- **Sciatica** (See lower limbs - sciatic)
- **Shoulders**: abrot acon aesc aeth *Agar* agn ail all-c aloe *Alum* alum-p alum-sil alumn am-c am-m am-p *Ambr* aml-ns ammc *Anac* anag ant-t apis *Arg-met Arg-n* arn *Ars* ars-i ars-s-f arum-t asaf asar asc-t aspar astac aster aur aur-ar aur-i aur-m aur-m-n aur-s aza bad bapt bar-c bar-s **Bell** *Berb* bism borx *Bov* brach brom bros-gau *Bry* **Cact Calad Calc** calc-i *Calc-p Calc-s* calc-sil camph *Cann-i* cann-s canth caps carb-ac carb-an carb-v *Carbn-s* carc card-m casc *Caust* cham **Chel** chin chinin-ar chinin-s *Cic Cimic* cimx cina *Cist* clem cob-n coc-c coca cocc *Colch* coloc com con cop cor-r cot *Croc Crot-c Crot-h* crot-t cupr cur cycl daph dig digin dios dirc dros *Dulc Echi* elaps elat *Euon* eup-per eup-pur euph euphr fago *Ferr Ferr-ar Ferr-i* **Ferr-m** *Ferr-p* fl-ac form *Gamb* gels gent-c gins glon *Gran Graph* grat guaj guat *Ham* hell *Hep* hura hydr hyper *Ign* ind indg inul *Iod* iodof *Iris* jatr-c jug-c jug-r kali-ar *Kali-bi* kali-i *Kali-i* kali-m *Kali-n* kali-p kali-sil *Kalm* kreos lac-ac lac-c *Lach* lachn lact laur lec *Led* lil-t lith-c lob lob-s *Lyc* lyss m-ambo *Mag-c Mag-m* mag-s manc mang *Med* menis meny *Merc* merc-c merc-i-f merc-sul *Mez* mill mosch mur-ac *Myric* myrt-c naja *Nat-ar Nat-c* nat-f nat-m nat-p nat-s nicc nit-ac nit-s-d nux-m *Nux-v* ol-an olnd ox-ac pall par pert-vc petr ph-ac phel *Phos* phys *Phyt* pic-ac pip-m plan *Plat Plb* plect *Podo* prun psil psor ptel *Puls Ran-b* ran-s raph *Rat Rhod* **Rhus-t** rumx sabad sabin salol **Sang** sanic sarcol-ac sarr sars sec senec sep *Ser-a-c* sil sin-n spig squil stann **Staph** stram stront-c stry sul-ac sul-i **Sulph** sumb tab tarax tarent tep ter teucr *Thuj* tril-p trom tub tub-r urt-g ust *Valer* verat verat-v verb vesp viol-t vip visc zinc zinc-p
- **alternating** sides: *Lac-c* lyc mag-m
  - **drawing** pain: mag-m
- **right**: abrom-a agar agn am-c am-m ammc apis arg-met arg-n asaf asc-t berb bism bov brom cact **Calc●** carb-ac carb-v carbn-s card-m casc *Caust* **Chel** chen-a cimic cimx *Coc-c Coloc* con *Crot-c Kalm* lach lact lap-la laur *Led Lept* lob **Lyc●** lyss mag-c mag-m mang med merc *Merc-i-f* nat-c *Nat-m* nat-p *Nit-ac* osteo-a pall ph-ac phos *Phyt* plect prun psil psor puls-n pyrog **Ran-b** *Rat* rhod sabin **Sang** sanic sep sil stann staph stront-c *Sulph* thuj urt-u visc xan zinc
  - **accompanied** by:
    - **Knee**; pain in left: asc-t
    - **Leg**; pain in left: asc-t
    - **boring** pain: arg-met arg-n ferr rhod
  - **burning**: am-m *Carb-v* stront-c *Sulph*
  - **cough** agg; during: borx
    - **stitching** pain: borx

Extremities

- **right**: ...
  - **cutting** pain: caust sulph
  - **drawing** pain: agar am-c am-m carb-v caust coc-c con euph ferr-p *Lyc* merc nat-c *Nat-m* rhod sep sulph thuj
  - **followed** by | **left** shoulder; pain in: am-m *Apis* bad *Ferr* ferr-p jatr-c lac-c lob *Lyc* lyss
  - **pressing** pain: apis calc casc kali-c laur ph-ac prun sil
  - **shooting** pain: asc-t gels iris
  - **sore**: coloc ferr ferr-p *Merc-i-f* psor
  - **stitching** pain: *Apis* asaf brom calc carb-v carbn-s caust *Chel* colch ferr iris lap-la merc-i-f pall **Ran-b** stront-c sulph thuj
  - **tearing** pain: agar agn am-c arg-met bism bov cact carb-v *Caust Coc-c* ferr *Ferr-p* kali-c led lyc mag-c mag-m mang nat-m phos *Rat* stann stront-c *Sulph* zinc
  - **extending** to:
    - **Chest**; through: chen-a
- **left**: *Agar* agn alum-p alumn ammc anac arg-met *Arg-n* asaf asc-t aspar aur *Bell* chel cic cinnb crot-h ferr graph guaj ind *Iod* iodof kali-c *Kali-i* kali-m *Kalm* **Led** mag-c mag-m mang-m med merc-c muru nat-c nat-m nat-p nux-m pert-vc *Ph-ac Phos* psor rhodi **Rhus-t● Sang** staph sul-ac **SULPH●** ther tril-p tub verat viol-t
  - **then** right: aeth
  - **drawing** pain: aeth
  - **accompanied** by:
    - **Forearm**; pain in right: asc-t
    - **Hip**; pain in right: **Led** nux-m
  - **boring** pain: aur ph-ac
  - **cough** agg; during: *Ferr* rhus-t sulph
  - **stitching** pain: sulph
  - **drawing** pain: nat-p
  - **lying** on painless side agg: nat-m
  - **motion** agg: asc-t
  - **shooting** pain: asc-t
  - **pressing** pain: anac bell nux-m staph sul-ac
  - **sore**: ind kali-c *Kali-i* mag-c pert-vc sulph
  - **stitching** pain: agn asaf *Bell Graph* iodof med staph verat viol-t
  - **tearing** pain: alumn cic ferr graph nat-c *Phos* psor
  - **wedge**; sensation of a: mag-m
  - **extending** to:
    - **right**: asc-t *Calc-p* lach lyc *Med* naja
- **morning**: arg-met arg-n ars bry carb-an carb-v *Caust* colch coloc dios gels hura hyper kali-c kali-n kalm lyc mag-c naja nat-m ol-an *Phos* phys ran-b rhod *Sep* sil staph sulph sumb trom
  - **6 h**: bry
  - **tearing** pain: bry
  - **bed** agg; in: am-m mez *Nat-m* ol-an rhod staph sulph sumb
  - **aching**: sumb
  - **boring** pain: mez
  - **drawing** pain: *Nat-m* staph
  - **shooting** pain: sulph
- **morning – bed**: ...
  - **stitching** pain: sulph
  - **tearing** pain: am-m rhod sulph
  - **boring** pain: arg-met arg-n
  - **cough** agg; during: carb-an
  - **stitching** pain: carb-an
  - **drawing** pain: carb-v dios hyper kali-c naja rhod *Sep* staph
  - **eating**; after: gels
  - **stitching** pain: gels
  - **motion** of arm agg: puls
  - **stitching** pain: puls
  - **pressing** pain: *Phos* staph
  - **rising** agg: cupr kalm phos ran-b
  - **sore**: cupr
  - **shooting** pain: phys trom
  - **sore**: kali-n
  - **stitching** pain: carb-an carb-v colch gels hura lyc nat-m phys sil trom
  - **tearing** pain: bry coloc lyc mag-c
  - **waking**; on: abrot calc-s *Carb-v* chel coca coloc fl-ac kali-bi kali-c kalm *Nat-m* puls sulph verat
  - **aching**: coca
  - **drawing** pain: coloc kali-c *Nat-m*
  - **sore**: abrot calc-s chel fl-ac
  - **tearing** pain: *Carb-v* puls sulph verat
- **forenoon**: cham dios hyper *Lyc* mag-c sulph
  - **9 h | evening**; until: lyc
  - **10 h**: kalm sil
  - **stitching** pain: sil
  - **11 h**: lac-ac
  - **cutting** pain: sulph
  - **drawing** pain: cham lyc
  - **tearing** pain: mag-c
  - **walking** agg: sulph
  - **cutting** pain: sulph
- **forenoon, 10 h**: kalm
  - **pressing** pain: kalm
- **noon**: phyt
  - **aching**: phyt
  - **eating**; before: senec
  - **stitching** pain: senec
- **afternoon**: canth cham chel coloc cupr dios euphr indg kali-n kreos mag-c mag-s nicc pert-vc psor stront-c
  - **13 h**: dios
  - **aching**: dios
  - **13.30 h**: chel
  - **aching**: chel
  - **14 h**: hyper laur
  - **stitching** pain: hyper laur
  - **14.30 h**: pert-vc
  - **16 h**: arg-n indg *Lyc* ptel
  - **boring** pain: arg-n
  - **stitching** pain: indg ptel
  - **tearing** pain: indg *Lyc*
  - **17 h**: arg-met mag-c sulph
  - **tearing** pain: arg-met mag-c sulph

Extremities

Pain – Shoulders

- **afternoon**: ...
  : **aching**: coloc dios
  : **raising** arm agg: nicc
  : **tearing** pain: nicc
  : **stitching** pain: canth chel euphr indg kreos mag-c nicc stront-c
  : **tearing** pain: chel kali-n mag-s psor
- **evening**: abrom-a alumn am-c *Ambr* calc-s chel cist dios fl-ac kali-n lach led lyc mag-c merc *Mez* mur-ac nat-m nat-s pall psor puls rhod sang sep still stry sulph zinc
  : **18 h | walking** agg: rhus-t
  : **19 h**: dios stry
  : **aching**: mez still
  : **bed** agg; in: nat-m nux-v rhod sil zinc
  : **tearing** pain: nat-m rhod sil zinc
  : **bending** forward agg: carb-ac
  : **aching**: carb-ac
  : **burning**: alumn dios sep sulph
  : **drawing** pain: ambr chel lach lyc nat-m nat-s
  : **lying** down agg; after: sulph
  : **burning**: sulph
  : **pressing** pain: chel fl-ac nat-s
  : **shooting** pain: sulph
  : **sitting** agg: mez *Rhus-t*
  : **pressing** pain: mez *Rhus-t*
  : **sore**: am-c calc-s mag-c
  : **sprained**; as if: *Ambr*
  : **stitching** pain: calc-s fl-ac lyc merc mur-ac puls sulph
  : **tearing** pain: kali-n lyc mez psor rhod zinc
  : **walking** agg: rhus-t
  : **burning**: rhus-t
- **night**: abrot acon alum bell calc castm *Caust* coloc cop *Crot-t* dig ferr graph *Kali-bi* kali-c *Kali-n* lyc mag-c *Merc Phos* phyt puls **Sang** sep sil spira stict sulph tep thuj zing
  : **midnight**: ammc castm
  : **after**:
  . **2-5 h**: kali-n
    tearing pain: kali-n
  . **2-8 h**: *Ph-ac*
  . **4 h**: fago rhus-t
    aching: fago
  . **5-6 h**: fago
  : **tearing** pain: ammc castm
  : **aching**: sil
  : **bed**:
    going to bed:
    . **before**: am-m
      tearing pain: am-m
    : **in** bed:
    . agg: bar-c coloc naja *Phos Sang*
      drawing pain: coloc
      tearing pain: bar-c coloc *Phos*
  : **before** falling asleep: sulph
  : **shooting** pain: sulph
  : **burning**: puls

- **night**: ...
  : **drawing** pain: acon coloc thuj zing
  : **gnawing** pain: sulph
  : **lying** on it, while: sulph
  : **lying** on side agg: acon merc-i-f
  : **sore**: acon merc-i-f
  : **pressing** pain: cop sep spira
  : **sore**: *Sulph*
  : **sprained**; as if: sep
  : **stitching** pain: alum graph phyt *Sulph*
  : **tearing** pain: bell coloc *Crot-t* graph kali-bi kali-n lyc *Merc Sulph* tep
  : **turning** in bed agg: **Sang**
  : **warm** bed agg: caust *Merc* thuj
  : **tearing** pain: caust *Merc* thuj
  : **warm** wrapping amel: sil
- **abducting** arm agg: *Chel*
- **aching**: abrot acon aesc agar ail arg-met asaf borx *Calc* calc-p calc-sil cann-i carb-ac carb-an carc *Caust* chel coca coloc crot-t cur dios ferr-i hura hydr jatr-c jug-c kali-bi kali-p lac-c lach laur led lil-t lob-s lyss merc-i-f mez mosch myric naja *Nat-m Nit-ac* pip-m plan prun sep sil sin-n *Staph* sumb teucr trom ust verat verat-v zinc
- **air**; in open:
  : agg: lact nat-c
  : **drawing** pain: nat-c
  : **tearing** pain: lact
  : **amel**: calc-s
  : **sore**: calc-s
- **alternating** with:
  : **Elbow**; pain in (See elbows - alternating - shoulder)
  : **Face**; pain in (See FACE - Pain - alternating with - shoulder)
  : **Head**; pain in (See HEAD - Pain - alternating - shoulder)
  : **Hip**; pain in: kalm
- **appearing** suddenly: pert-vc
- **disappearing** suddenly: pert-vc
- **bed**:
  : **in** bed:
  . agg: aur-m coloc fago lyc nat-m staph sumb
  . **aching**: fago sumb
  . **drawing** pain: aur-m coloc lyc nat-m staph
- **bending**:
  : **arms**:
  . agg: crot-h laur
  . **aching**: laur
  . **sore**: crot-h
  . **forward** agg: ign
  . **cutting** pain: ign
  : **head | agg**: puls
- **boring** pain: arg-met arg-n aur aur-m-n coloc *Ferr* hell *Mez* nat-s ph-ac phos plb *Rhod*
- **breakfast** agg; after: gels
  : **shooting** pain: gels

1534   ▽ extensions | O localizations | ● Künzli dot

Extremities

Pain – Shoulders

- **breathing**:
  : **agg**: berb bry nit-ac stann sulph
  : **stitching** pain: berb nit-ac stann
  : **deep**:
  : **agg**: *Chel*
  : **aching**: *Chel*
- **broken**; as if: *Chel Cocc* mag-m nat-m
- **burning**: alumn am-m ant-t *Ars* aur-m-n berb *Carb-v* carbn-s clem cocc dios graph grat *Iris* kali-bi kali-c mag-m mang meny merc mur-ac par ph-ac *Phos* plb puls *Rhus-t* sep spong stront-c sulph tab tep urt-g
- **chill**; during: *Hell*
  : **stitching** pain: *Hell*
- **chilliness**; with: lept
- **chilly**, when: nit-ac
  : **stitching** pain: nit-ac
- **cold**:
  : **air**:
  : **amel**: thuj
  : **tearing** pain: thuj
- **cold** agg; becoming: *Calc Calc-p Chel Dulc* **Hep** *Kali-c Lyc Merc* **Nux-v** *Phos Psor Rhod* **Rhus-t Sil** *Sulph*
  : **aching**: sil
  : **tearing** pain: **Hep** *Lyc* **Nux-v** *Phos* **Rhus-t** *Sil Sulph*
  : **uncovering**; when: sil
  : **pressing** pain: sil
- **cough** agg; during: am-c ars borx *Bry* carb-an chin dig *Ferr* hyper *Lach* merc *Phos Puls* pyrog rhus-t rumx sang *Sep* sulph thuj verat xan
  : **pressing** pain: dig
  : **stitching** pain: borx carb-an hyper merc puls *Sep* sulph verat
- **cutting** pain: anac *Bell* caust colch *Coloc Dig* dios eup-per eup-pur kali-bi manc merc-i-f sil sul-ac sulph thuj verat
  : **stabbing** from within out: bell
- **dinner**; after: asc-t calc mez phos phys sep zinc
  : **boring** pain: mez phos
  : **drawing** pain: sep
  : **sprained**; as if: sep
  : **stitching** pain: calc phos zinc
  : **tearing** pain: phos sep
- **dislocated**; as if: agar agn alum ambr anac ant-t *Arn* ars asar *Bov Bry* caps caust cor-r *Croc* dros fl-ac hep *Ign* lyc m-ambo *Mag-c* mag-m merc mez mur-ac myrt-c nat-m nicc nit-ac olnd petr phos psil puls rhod **Rhus-t** ruta sabin *Sep* spig stann *Staph* sulph ter thuj
- **drawing** pain: *Acon* aeth agar am-c am-m ambr anac anag ang apis *Arg-met Arg-n* arn ars asaf aur-m aur-m-n bapt berb borx brom *Bry* camph canth carb-an *Carb-v* carbn-s caust cham chel cimx clem coc-c colch coloc crot-h cupr dios dros dulc elaps euph ferr-m ferr-p gent-c gins glon hell hep ign iod *Iris* jatr-c kali-bi *Kali-c* kali-sil kreos lact led lil-t *Lyc* m-ambo *Mag-m* mang mez mosch naja nat-m

Pain – Shoulders

- **drawing** pain: ...
  Nat-m nat-p nat-s nux-v ol-an pall petr ph-ac *Phos* phys *Plat* plb psor *Puls* ran-s *Rhod* rhus-t sabad sang sanic *Sep* sil stann staph *Sulph* tab teucr thuj tub verat zinc
  : **alternating** with:
  : **Fauces**; scraping in: sulph
  : **Hips**: bry
  : **cramping**: *Plat*
  : **paralyzed**; as if: chel kali-bi *Phos* staph thuj
  : **paroxysmal**: lyc
  : **thread**; as from a: plat
- **dull** pain: urt-g
- **eructations**:
  : **amel**: mag-c sep
  : **sore**: mag-c
  : **tearing** pain: sep
- **exertion** agg: pic-ac
  : **sore**: pic-ac
- **expiration** agg; during: caust
  : **stitching** pain: caust
- **extending** the arm agg: anag
  : **drawing** pain: anag
- **gnawing** pain: am-c cot nicc plect sulph urt-g
- **hang** down; letting arms:
  : **agg**: mez nux-v ruta thuj
  : **tearing** pain: thuj
  : **amel**: mag-m *Phos*
  : **tearing** pain: mag-m
- **holding** anything firmly with hand: bry
- **house**, on going into: bry
  : **tearing** pain: bry
- **inspiration** agg: agn berb hyper kali-c
  : **pressing** pain: kali-c
  : **stitching** pain: berb hyper
  : **tearing** pain: agn
- **jerking** pain: alum arn ars *Bell* chin colch fl-ac mez mosch *Puls* sil tarax
  : **downward**: sulph
- **knitting**, while: kali-c
  : **tearing** pain: kali-c
- **lain** on: dros *Ign Lach*
  : **sore**: dros *Ign Lach*
- **lifting** agg: coloc *Ferr* ind nat-m *Sang* sep stann staph
  : **pressing** pain: coloc ind sep staph
  : **sore**: nat-m
- **lying**:
  : **agg**: coc-c *Lyc* **Rhus-t** stann
  : **drawing** pain: stann
  : **sore**: *Lyc*
  : **sprained**; as if: coc-c
  : **stitching** pain: **Rhus-t**
  : **arm** under head agg; with: staph
  : **drawing** pain: staph
  : **quietly** | **amel**: sang
  : **side**; on:
  : **agg**: rhus-t

All author references are available on the CD 1535

Pain – Shoulders   Extremities   Pain – Shoulders

- **lying** – side; on – **agg**: ...
  - **shooting** pain: rhus-t
  - left:
  - **amel**: nux-v
  - **tearing** pain: nux-v
  - **painful** side:
  - **agg**: ferr *Lach* nat-m nux-v *Ph-ac Rhod* **Sang** sep sulph *Thuj* zinc
  - **aching**: nat-m
  - **boring** pain: ph-ac
  - **drawing** pain: thuj
  - **stitching** pain: sulph
  - **tearing** pain: thuj zinc
  - **amel**: coc-c kali-bi *Lyc* nux-v puls
  - **tearing** pain: lyc puls
- **menses**:
  - during:
  - **agg**: mag-c
  - **dislocated**; as if: mag-c
  - instead of: ars
  - **stitching** pain: ars
- **motion**:
  - **agg**: agn am-m asc-t berb *Bry* calc-sil *Camph* carb-v caust chel echi fago *Ferr Ferr-m* ferr-p *Graph Guaj* ign iris kali-bi kali-i kali-n kalm lac-ac *Led* mag-c *Mag-m* med *Merc* mez mur-ac nat-c nat-m *Phos Ran-b* sang sil stann *Staph* sulph verat
  - **aching**: calc-sil
  - **boring** pain: *Ferr* phos
  - **drawing** pain: caust ferr-p *Iris* mag-m staph
  - **pressing** pain: staph
  - **sprained**; as if: mag-c
  - **stitching** pain: carb-v ign *Iris* staph sulph
  - **tearing** pain: agn am-m berb *Camph* carb-v chel *Ferr-m* ferr-p *Graph Led* mag-m *Merc* mez nat-c sil stann sulph verat
  - **amel**: alumn am-m arg-met aur-m bapt calc carb-an carb-v carc cham *Cocc* colch dios dros euph **Ferr** *Ferr-p* ign iod *Kali-c* kali-p *Lyc* mag-m mag-s med mez mur-ac nat-c nicc *Ph-ac* psor **Rhus-t** *Sep* ser-a-c stann sulph thuj verb
  - **aching**: calc carc kali-p verb
  - **boring** pain: mez
  - **drawing** pain: am-m *Arg-met* aur-m carb-v cocc ign *Rhus-t* sep thuj
  - **pressing** pain: verb
  - **slow motion**: *Ferr Ferr-m Ferr-p Puls*
  - **tearing** pain: *Ferr Ferr-m Ferr-p Puls*
  - **sore**: kali-c
  - **sprained**; as if: arg-met mur-ac nicc stann
  - **stitching** pain: *Cocc* iod *Kali-c* med **Rhus-t**
  - **tearing** pain: arg-met carb-an cocc *Ferr* ferr-p kali-c lyc mag-s nat-c psor **Rhus-t** sulph thuj verb
  - **arm**; of:
  - **agg**: *Arg-met* asar bell calc cann-s caust chel croc dig dros fago *Ferr Ham* ign *Iris Kali-bi* kali-c kali-n kreos lac-ac *Lach Led* mag-c med merc mur-ac nat-ar nat-m olnd petr phyt puls

- **motion** – **arm**; of – **agg**: ...
  Rhod **Rhus-t** ruta *Sang* sanic sars sep spig *Staph* stram sulph vesp
  - **aching**: calc croc nat-ar
  - **drawing** pain: staph
  - **pressing** pain: chel dig kali-bi led
  - **sore**: *Arg-met* cann-s dros fago *Ham* ign kali-c mag-c nat-m sanic sars stram sulph
  - **sprained**; as if: asar mag-c petr ruta sep *Staph* vesp
  - **stitching** pain: *Puls* **Rhus-t** staph
  - **amel**: calc *Lyc* sulph
  - **pressing** pain: calc
  - **sore**: *Lyc* sulph
  - **backward** agg: berb dros *Ign Kali-bi* laur puls sep zinc
- **beginning** of:
  - **agg**: ind
  - **aching**: ind
- **head**; of:
  - **side** to side; from: cupr
  - **stitching** pain: cupr
- **shoulders**; of | **amel**: ph-ac
- **out** than natural; as if the shoulder were standing farther: kali-n
- **dislocated**; as if: kali-n
- **paralyzed**; as if: ambr asaf asar *Berb* brom carb-v *Caust Chel* chin euph *Ferr* ind kali-bi kali-i kali-n laur lyc lyss mag-c mang mez mur-ac *Nat-m Nux-v* ph-ac phos prun puls *Rhod* rhus-t sep stann staph stront-c valer verat
- **paroxysmal**: ind lyc *Puls* sarr
- **perspiration**:
  - **amel**: thuj
- **pinching** pain: cina colch kali-c mez ph-ac puls rhod sep sulph
- **placing** arm behind back impossible (See putting)
- **placing** arm over head: thuj
  - **tearing** pain: thuj
- **pressing** arm down: mag-m
  - **tearing** pain: mag-m
- **pressing** pain: acon aloe am-c am-m ammc *Anac* ang *Arg-met* arg-n arn arum-t asar astac aur-m-n *Bell* bism borx bov brom *Bry* calc camph cann-s carb-an card-m casc **Caust** chel clem colch coloc cop cor-r crot-t dig digin fl-ac *Hell* hep hydr hyper ind kali-bi kali-c kali-m kali-n kali-p kalm kreos lach *Laur* **Led** *Lyc* mag-c mag-m mez mur-ac *Nat-c* nat-m nat-p *Nat-s Nit-ac* nit-s-d nux-m olnd petr ph-ac phos plat prun puls *Ran-b* **Rhus-t** sabad sabin **Sep** sil stann *Staph* stront-c sul-ac **Sulph** teucr thuj valer verat verb zinc
- **intermittent**: sul-ac
  - **tearing** pain: *Led* zinc
- **tremulous**: sul-ac
- **pressure**:
  - **agg**: crot-h
  - **drawing** pain: crot-h

1536   ▽ extensions | O localizations | ● Künzli dot

Extremities

Pain – Shoulders

- **pressure**: ...
  - amel: coc-c nat-c
  - **pressing** pain: nat-c
- **pulsating** pain: *Led* mur-ac ph-ac thuj
- **putting** the arm behind him agg: **Ferr** *Rhus-t* **Sanic**
  - **sore**: *Ferr*
- **raising**:
  - **arm**:
    - **agg**: agar *Alum* alumn *Bar-c Bry* calc carb-ac card-m chel cic cocc coloc dros *Ferr* gran hep *Ign Iris Kali-bi* kali-n kreos lac-c *Led* lyc mag-c mag-m nat-c nat-m *Nit-ac* petr *Phos* phyt prun puls *Rhus-t* **Sang** *Sanic* sars sep sul-ac *Sulph* syph thuj tub visc zinc
    - **aching**: coloc
    - **pressing** pain: kali-bi sep
    - **sore**: dros gran nat-m
    - **sprained**; as if: **Alum** alumn mag-c petr phos *Sulph*
    - **stitching** pain: agar cic *Iris Led* mag-m sars sul-ac tub
    - **amel**: ph-ac ruta
    - **sprained**; as if: ruta
    - **impossible**: **Ferr** *Ferr-m* mag-m
    - **tearing** pain: **Ferr** *Ferr-m* mag-m
  - **arms**:
    - **agg**: anag bry calc coc-c cocc *Iris* mag-m sanic zinc
    - **drawing** pain: anag bry calc coc-c cocc *Iris* mag-m sanic zinc
    - **eating**; after: cocc
    - **drawing** pain: cocc
- **rest** agg: abrom-a
- **resting** arm on table: sep
  - **sprained**; as if: sep
- **rheumatic**: acon agar alumn am-caust am-m ammc ant-t apis ars aur aur-ar bacls-7 bapt *Berb* brom *Bry Cact Calc Calc-p* carb-ac carb-v carbn-s card-m *Caust* cham *Chel Chim Chin* chinin-s *Cimic* **Colch** coloc crot-c dig *Dulc* dys ery-a fago *Ferr Ferr-i Ferr-m Ferr-p Fl-ac* form gaert graph grat *Guaj Ham* ign ind *Iod Iris* jatr-c jug-c *Kali-bi Kali-i Kali-i* kali-m *Kali-n Kalm Lac-ac Lac-c* lach *Led* lith-c *Lith-lac Lyc* lyss mag-c *Mag-m* mang **Med Merc** merc-i-f morg-g morg-p naja *Nat-ar Nat-m Nat-m* nat-p nit-ac nux-m nux-v an-al an old pall ph-ac *Phos* phys *Phyt* plan prim-o ptel *Puls* rad-br ran-b **Rhod** rhodi *Rhus-t* sabin *Sang Sanic Staph* stel stict stram stront-c stry **Sulph** syc syph *Thuj* trom urt-u ust viol-o wildb zinc
  - **right**: sang
  - **left**: *Aspar* rhodi
  - **aching**: *Caust* nat-ar plan
  - **drawing** pain: agar carb-v chel lyc naja phys
  - **tearing** pain: *Bry Ferr Ferr-m* ferr-p grat kali-bi nat-m nux-m puls **Rhus-t**
  - **extending** to:
    - **Downward**: rhodi

Pain – Shoulders

- **rheumatic – extending** to: ...
  - **Fingers**: mang
  - **Neck**: lac-ac
  - **Muscular** and tendinous tissue: arn
- **riding** agg: cund *Rhus-t*
- **rising**:
  - **after**:
    - **agg**: cocc coloc thuj
    - **drawing** pain: cocc coloc thuj
  - **bed**; from:
    - **amel**: kali-n
    - **tearing** pain: kali-n
- **rubbing**:
  - **amel**: carb-an laur
  - **tearing** pain: carb-an laur
- **scratching**: (non: meny)
  - **after**: kali-c
  - **burning**: kali-c
- **shooting** pain: ail alum alumn asc-t bell *Calc* calc-p crot-t elat *Ferr* form iris lith-c phys ptel *Rhus-t* sulph trom
  - **alternating** with | **Elbow**; shooting in: tep
  - **downward**: *Ferr*
- **sitting**:
  - **agg**: aur coloc led merc ox-ac
  - **boring** pain: aur
  - **burning**: merc
  - **drawing** pain: coloc led
  - **sore**: coloc
  - **stitching** pain: ox-ac
  - **long** time agg; for a | **after**: all-c aur coloc led rhod
- **sleep**:
  - **after**: acon
  - **sore**: acon
  - **before**: sulph
  - **stitching** pain: sulph
- **sore**: abrot acon aesc alum am-c aml-ns arg-met arn aur bapt berb brach brom calc-p calc-s camph cann-s chel *Chin Cic* cina coca coloc *Con* cop crot-c crot-h cupr *Dros* elaps fago *Ferr* fl-ac gels *Gran* ham hep *Ign* ind iod *Kali-c* kali-i kali-n laur *Led Lyc* lyss m-ambo mag-c merc-i-f mez mur-ac nat-c nat-m nit-ac **Nux-v** pert-vc phos pic-ac plat *Podo* psor ruta sanic sarr sep spig staph stram stry sul-i sulph thuj verat
  - **paralyzed**; as if: *Led* mag-c
  - **paroxysmal**: crot-h
- **sprained**; as if: agar **Alum** *Ambr* arg-met arn asar berb bry caust coc-c croc cycl hep *Ign* lyc mag-c mang merc mur-ac Nicc pall petr phos puls rhod *Rhus-t* ruta *Sabin* sep spig stann *Staph Sulph* ter thuj
  - **paralyzed**; as if: stann
- **standing** erect agg: arn
- **drawing** pain: arn
- **stitching** pain: acon aesc *Agar* agn ail **Alum** alum-sil alumn am-c am-m ambr ammc anac ang ars ars-i asaf asar asc-t aur aur-ar auri-i aur-s **Bell** berb

Extremities

- **stitching** pain: ...
  borx brom *Bry* **Calc** calc-i calc-p calc-s calc-sil camph canth carb-an *Carb-v* **Carbn-s** caust cham *Chel Chin* chinin-ar *Cic* cina clem *Cocc* colch crot-h crot-t cupr dig dulc elat euphr **Ferr** ferr-ar *Ferr-i* ferr-p form glon *Graph* grat *Guaj* hell hura hydr hyper indg inul iod iodof *Iris Kali-c* kali-n kali-p kali-sil kreos lach *Laur Led* lith-c lob *Lyc* mag-c mag-m med *Merc* mez mill mosch mur-ac nat-c nat-m nat-p nat-s nicc nit-ac nux-m *Nux-v* ox-ac pall petr *Phos* phys phyt plat plb ptel puls **Ran-b** ran-s raph *Rhus-t* ruta sabad sarcol-ac sars senec *Sil* squil stann *Staph* stront-c stry sul-ac sulph tab tep *Thuj* trom *Valer* verat verb viol-t zinc zinc-p
  : **accompanied** by | **Mammae**; cancer of (See CHES - Cancer - mammae - accompanied - uterus)
  : **burning**: graph plb stann
  : **downward**: *Aesc* carbn-s caust *Ferr Kreos Rhus-t* sabad sil squil sulph
  : **tearing** pain: asar caust mosch petr
- **stool** agg; during: acon
- **stooping** agg: borx
  : **drawing** pain: borx
  : **tearing** pain: borx
- **swallowing** food agg: *Rhus-t*
- **tearing** pain: acon aesc agar agn *Alum* alum-p alum-sil alumn am-c *Am-m Ambr* apis arg-met *Ars* ars-s-f asar aur-m bar-c **Bell Berb** bism borx *Bov Bry* cact calc calc-p calc-sil cann-s canth carb-an *Carb-v* carbn-s caust cham chel *Chin* chinin-ar cic cist coc-c cocc colch coloc crot-t cupr dulc *Euon* **Ferr** ferr-ar *Ferr-m Ferr-p Gamb Graph* grat hell hep *Hyper* inul iod kali-ar kali-bi **Kali-c** kali-m *Kali-n* kali-p kali-sil kalm kreos lach lachn *Laur Led* **Lyc** *Lyss Mag-c Mag-m* mag-s *Mang Merc* merc-c *Mez* mosch mur-ac nat-c *Nat-m* nat-p *Nat-s* nicc nux-m nux-v par ph-ac phel *Phos* plb psor *Puls Rat Rhod Rhus-t* sabin sang sars sec sep sil stann *Staph Stront-c* sul-ac **Sulph** tep *Thuj* verat verb **Zinc** zinc-p
  : **alternating** with:
    : **pulsation**: bar-c
    : **Elbow**; tearing pain in: tep
  : **drawing** pain: alum borx coc-c dulc
  : **jerking** pain: am-c *Chin* sulph
  : **paralyzed**; as if: agar carb-v chin *Ferr Ferr-m* kali-n rhod stann
  : **pulsating** pain: sil
- **thinking** of it agg: bapt
- **thunderstorm**; before: *Rhod*
- **touch** agg: acon bry *Chin* ferr-p kali-c mang mur-ac *Staph*
  : **sore**: ferr-p kali-c
  : **tearing** pain: *Chin* ferr-p mur-ac
- **turning**:
  : **bed**; in:
    : **agg**: *Sang*
    : **amel**: nux-v

- **ulcerative** pain: berb thuj
- **uncovering** the part: nat-m
  : **drawing** pain: nat-m
- **vexation**; after: *Coloc*
- **waiting**: merc-i-f
  : **sore**: merc-i-f
- **waking**; on: abrot acon chel fl-ac nux-v rumx zinc
  : **pressing** pain: zinc
  : **sore**: acon chel fl-ac nux-v
- **walking**:
  : **agg**: arg-met aur-m-n brom carb-ac dig hydr lac-ac lac-ac *Led* mez nat-s pall phos staph sulph
  : **aching**: arg-met brom
  : **boring** pain: mez
  : **pressing** pain: aur-m-n hydr *Led* nat-s staph sulph
  : **shooting** pain: lac-ac
  : **sitting**; after: ran-b
  . **pressing** pain: ran-b
  : **sore**: arg-met carb-ac
  : **stitching** pain: dig lac-ac
- **air**; in open:
  : **after**:
    : **agg**: pall
    . **drawing** pain: pall
    : **agg**: brom
    . **drawing** pain: brom
    : **amel**: euph
    . **drawing** pain: euph
  : **amel**: arg-met calc-s euph *Rhod* **Rhus-t** thuj
  : **sprained**; as if: arg-met
  : **stitching** pain: **Rhus-t** thuj
  : **slowly**:
    : **amel**: *Ferr Ferr-m*
    . **tearing** pain: *Ferr Ferr-m*
- **wandering** pain: cact hyper *Kali-s Phyt* senec
- **warm**:
  : **applications**:
    : **agg**: *Guaj*
    : **amel**: echi *Ferr Hep Lyc Rhus-t Sil* spig *Thuj*
  : **bed**:
    : **agg**: aur-m caust *Ferr Sulph* thuj
    . **drawing** pain: aur-m
    . **stitching** pain: *Sulph*
    . **tearing** pain: caust *Ferr Thuj*
- **warmth**:
  : **agg**:
    . **heat** agg: rhus-t
    . **shooting** pain: rhus-t
  : **amel**: carc graph
    : **aching**: carc
    . **heat** amel: ferr
    . **boring** pain: ferr
    . **tearing** pain: graph
- **weather**:
  : **change** of weather: chel

Extremities

Pain – Shoulders

- **weather:** ...
  - **cold:**
  - **wet:**
    - **agg:** carbn-s **Rhus-t**
    - **stitching** pain: carbn-s
    - **tearing** pain: **Rhus-t**
  - **wet | agg: Dulc** *Phyt Ran-b* **Rhus-t** verat
- **weight** of bed clothes: *Ferr*
  - **boring** pain: *Ferr*
- **wind** agg: carb-v
  - **drawing** pain: carb-v
- **wine** agg: *Ph-ac*
- **writing** agg: fl-ac *Merc-i-f* sep *Valer*
  - **sprained**; as if: sep
- **yawning** agg: mag-c
  - **sore:** mag-c
- ▽ **extending** to:
  - **Arm:** ars bapt brom bry calc-p chel cimx coc-c ferr glon ind lach *Lyss* mag-m mang nat-c nat-m ol-an psil puls rat rhodi stront-c sulph
    - **aching:** brom
    - **burning:** mag-m nat-m puls sulph
    - **drawing** pain: bry chel cimx mang
    - **tearing** pain: ars calc-p coc-c ferr lach *Lyss* mag-m mang nat-c ol-an rat stront-c sulph
  - **Back:** ars dios verat
    - **stitching** pain: verat
  - **Cervical** muscles: cham chel
    - **stitching** pain: cham chel
  - **Chest:** am-c camph kali-bi mag-c pall sars sulph
    - **stitching** pain: *Camph* pall *Sulph*
    - **tearing** pain: am-c mag-c
  - **Clavicle:** arg-met mag-c par sars
    - **tearing** pain: arg-met mag-c par sars
  - **Deltoid** muscle: bol-la chel ferr-p
  - **Deltoid** region: zinc
    - **drawing** pain: zinc
  - **Elbow:** abrot ars carb-ac *Crot-c* cupr-ar cupre-au ferr *Ferr-m* fl-ac ind *Kalm* mag-c nat-c petr phos plb sars sil
    - **aching:** abrot plb
    - **boring** pain: ferr
    - **drawing** pain: carb-ac petr
    - **pressing** pain: sil
    - **tearing** pain: ars *Crot-c Crot-t Ferr-m* mag-c nat-c sars
  - **Fingers:** apis *Calc-p* chin *Cocc* elat fago ferr fl-ac kali-n kalm *Kreos Lachn* lat-m lyss mag-m med naja nat-c nux-v par rhus-t thuj zinc
    - **aching:** elat
    - **stitching** pain: *Kreos Rhus-t*
    - **tearing** pain: chin kali-n *Lach Lachn* lyss mag-m nat-c par thuj zinc
  - **Fourth:** nat-c
    - **tearing** pain: nat-c
  - **Joints** of: mag-c
    - **tearing** pain: mag-c
  - **Tips:** apis chel elaps ferr *Nux-v Rhus-t*

Pain – Shoulders

- **extending** to – **Fingers – Tips:** ...
  - **boring** pain: ferr
  - **drawing** pain: apis chel elaps *Nux-v Rhus-t*
  - **Hand:** *Arn* caust chinin-s glon jatr-c *Kalm* lat-m lyc *Mag-m* plat sang sarr sil tril-p
    - **drawing** pain: lyc plat
    - **pressing** pain: sil
    - **sore:** sarr
    - **stitching** pain: caust
    - **Back** of: *Crot-t*
    - **tearing** pain: *Crot-t*
    - **Palms:** mag-m
    - **tearing** pain: mag-m
  - **Head:** ind kali-n nat-m sang verat
    - **drawing** pain: nat-m
    - **tearing** pain: kali-n
  - **Hip:** mag-m
    - **burning:** mag-m
  - **Lung;** back of: dios
    - **drawing** pain: dios
  - **Neck:** anag apis arg-met berb lac-ac sang
    - **drawing** pain: anag
    - **tearing** pain: arg-met berb
  - **Nape** of: anag apis
    - **drawing** pain: anag apis
  - **Occiput:** berb
    - **tearing** pain: berb
  - **Scapula:** mag-c mag-m
    - **tearing** pain: mag-c mag-m
  - **Side,** down: fago
  - **Spine:** gels
    - **shooting** pain: gels
  - **Thighs:** nux-v
    - **drawing** pain: nux-v
  - **Upper** arm:
    - **Bone:** sulph
    - **tearing** pain: sulph
    - **Middle** of: mag-c
    - **tearing** pain: mag-c
  - **Wrist:** *Aesc* brach chel *Cimic Guaj* kali-n *Kalm* lyc mag-c *Puls* rat verat
    - **drawing** pain: chel *Puls*
    - **sore:** brach verat
    - **sprained**; as if: puls
    - **stitching** pain: *Aesc*
    - **tearing** pain: kali-n mag-c rat
- ○ **Acromion:** berb cham mez
  - **burning:** mez
  - **stitching** pain | **burning:** berb
- • **Beneath: Ail** lyc sulph
  - **burning: Ail** lyc sulph
- • **Between:** beryl
  - **burning:** beryl
  - **warm** applications agg: beryl
  - **burning:** beryl
- • **Deltoid:**
  - **right:** *Ferr*
  - **pinching** pain: *Ferr*

Pain – Shoulders   **Extremities**   Pain – Thighs

- **Joints**: acon agar agn am-c am-m *Ambr* ant-t arg-met arn asaf bism bov **Bry** calc canth carb-v *Caust* cham chel *Cic* cocc *Coloc* croc crot-h cupr dig dros euph *Ferr* graph hell hep ign iod kali-c *Kreos* lach laur led lyc m-arct mag-m mang **Merc** mez nat-c nat-m *Nit-ac* nux-m nux-v ox-ac petr ph-ac phos prun puls ran-b rhod rhus-t sabin *Sars* sep sil spig stann **Staph** stront-c sul-ac sulph tep thuj valer *Verat* verb viol-t *Zinc*
  - **right**: sep sil
  - **shooting pain**: am-c ferr ox-ac tep
  - **sore**: cic *Coloc* crot-h cupr dros ferr ign kali-c lyc m-arct nat-c nat-m *Nux-v* spig sulph *Verat*
  - **extending** to:
    - **Arm**: calc-p ferr
    - **shooting pain**: calc-p ferr
- **Ligaments**: nux-v
- **Posterior** part: nat-m
  - **tearing** pain: nat-m
- **Side** lain on: rhod zinc
  - **tearing** pain: zinc
- **Side** not lain on: kali-bi
  - **tearing** pain: kali-bi
- **Spots**; in: agar kali-bi mang *Phos* ran-b *Sulph*
  - **burning**: agar kali-bi mang *Phos* ran-b *Sulph*
- **Top** of shoulders: Carb-v
  - **burning**: *Carb-v*
- **Under**:
  - **right**: kali-c
    - **sore**: kali-c
  - **left**: kali-i
    - **sore**: kali-i
- **Spots**; in: agar **Kali-bi** plan rhus-t
  - **burning**: agar plan
  - **sore**: **Kali-bi**
  - **stitching** pain: rhus-t
- **Spots**; in small | **touch** agg: ign
- **Tendons**: anac ant-c bry calc-p cham **Kali-c** *Rhod Rhus-t Ruta*
  - **drawing** pain: cham
  - **expansion** of: agar thuj
  - **sore**: bry *Calc-p Ruta*
  - **stitching** pain: **Kali-c**
  - **tearing** pain: cham
- ○ **Attachments** of tendons: *Phyt Rhod Rhus-t*
- **Thighs**: abrot **Acon** act-sp aesc aeth *Agar* agn all-c aloe *Alum* alum-p alum-sil alumn am-c *Am-m* ambr ammc *Anac* ang anis ant-c ant-t apis aran arg-met *Arg-n* arn *Ars* ars-h ars-i ars-s-f arum-d arum-t arund asaf asar asc-t aspar aster aur aur-ar *Aur-m* aur-m-n aur-s *Bapt* bar-act bar-c bar-i bar-m bar-s *Bell* bell-p benz-ac *Berb* beryl bism bol-la borx *Bov* brach bros-gau *Bry Cact* calc calc-i calc-p calc-s calc-sil calo camph cann-i cann-s canth *Caps* carb-ac carb-an *Carb-v Carbn-s* carc carl cass *Castm Caul* **Caust** cham chel chim *Chin Chinin-ar Chinin-s* cic *Cimic Cimx Cina* cinnb *Cist Clem* cob coc-c cocc coff colch *Coloc* com con cot croc crot-c crot-h crot-t cupr cupr-ar *Cycl* daph dig dios dros *Dulc* echi *Elat* eug euon *Eup-per* euph euphr eupi eys ferr

- **Thighs**
ferr-ar ferr-i ferr-ma ferr-p fl-ac form *Gels Gnaph Graph* grat *Guaj Ham* hell helo *Hep* hura hydr hyos *Hyper Ign Ind Indg* inul iod *Ip* irid-met iris jal jug-c kali-ar *Kali-bi Kali-c* kali-chl *Kali-i* kali-m kali-p kali-sil *Kalm* kreos lac-ac lach lachn lact laur lec *Led* lil-t lith-c *Lyc* lycpr lyss m-arct m-aust mag-c mag-m mag-s *Manc Mang* mang-act mang-m mang-o *Med* menis meny meph *Merc* merc-c merc-i-f *Merl Mez* mosch mur-ac muru *Murx* myric naja *Nat-ar Nat-c Nat-m* nat-p nat-s nicc *Nit-ac* nuph nux-m *Nux-v Ol-an Olnd* op ox-ac *Pall* par *Petr Ph-ac* phel phos phys *Phyt* pic-ac *Plat* **Plb** podo prun psor *Ptel* puls **Pyrog** *Ran-b* ran-s *Rat Rheum Rhod Rhus-t* rhus-v sabad sabin *Samb* sang sanic sarcol-ac sarr *Sars* sec sel seneg *Sep* sil *Spig* spong squil stann **Staph** stict still stram stront-c stry sul-ac sul-i sulfonam *Sulph* syph tab *Tarax* tarent tax tep ter teucr *Thuj* til tong trif-p trom *Tub* ulm-c valer *Vario* verat verat-v *Verb* vib viol-t *Vip* visc x-ray xan zinc zinc-p zing
  - **right**: abrom-a agar *Am-m* ars-s-f asc-t bros-gau calc *Camph* cass *Chel* cist clem *Coloc* kali-c kalm lith-c nat-m *Phyt* psil samb sang sep stram visc
    - **drawing** pain: *Camph Chel* nat-m samb
    - **sitting** agg: aeth
    - **sore**: calc *Camph*
    - **stitching** pain: visc
    - **tearing** pain: *Am-m* clem *Phyt* sep
  - **left**: *Am-m* asc-t bry gels hura iris kali-i mag-m *Rhus-t* sep xan
    - **accompanied** by:
      - **Elbow | right**: asc-t
      - **Shoulder | right**: asc-t
    - **clawing**: bry
    - **cutting** pain: gels
    - **sitting** agg: ang
    - **tearing** pain: *Am-m* kali-i mag-m sep
  - **9 h**: trom
  - **wandering**, shifting pain: trom
  - **daytime**: kali-c mag-c
  - **morning**: am-c aur caust con dios graph kali-n lyc nat-c ran-b rhod sulph sumb viol-t
    - **bed** agg; in: **Caust** sumb
      - **aching**: sumb
      - **sore**: **Caust**
    - **drawing** pain: kali-n *Sulph*
    - **pressing** pain: con
    - **rising**:
      - **after**:
        - **agg**: bar-c valer
        - **sore**: valer
        - **tearing** pain: bar-c
      - **agg**: ars *Lac-d* nat-m
        - **stitching** pain: nat-m
    - **sitting** agg: nat-c
      - **stitching** pain: nat-c
    - **sore**: lyc nat-c *Sulph* viol-t
    - **tearing** pain: graph ran-b rhod sulph
    - **waking**; on: kali-n sulph

▽ extensions | ○ localizations | ● Künzli dot

Pain – Thighs

- **morning – waking**; on: ...
  : **sore**: kali-n *Sulph*
- **forenoon**: bry jug-c
  : **9 h**: trom
  : **stitching** pain: bry
- **noon**: form stry
  : **shooting** pain: form
  : **stitching** pain: form
  : **walking** agg; after: phys
- **afternoon**: agar coff graph lyc lycps-v nat-c *Ran-b* sep sulph
  : **aching**: lycps-v
  : **drawing** pain: agar lyc *Ran-b* sep sulph
  : **menses**; during: nux-v
  : **tearing** pain: nux-v
  : **sleep** agg; after: nux-v
  : **tearing** pain: nux-v
  : **tearing** pain: *Coff* graph nat-c
  : **walking** agg: hyper nat-c nat-s valer
  : **sore**: hyper nat-s valer
  : **stitching** pain: nat-c
- **evening**: agar am-c am-m asc-t aur colch dios ferr graph hyper kali-c lyc mag-m meny murx nat-c nit-ac **Puls** ran-b rat stront-c stry sulph thuj zinc zinc-p
  : **16-20.30 h**: rhus-t
  : **19 h**: gels
  : **aching**: gels
  : **bed** agg; in: carb-v colch kali-c mag-c mag-m *Sulph*
  : **drawing** pain: carb-v colch kali-c *Sulph*
  : **sore**: mag-c mag-m
  : **tearing** pain: mag-m
  : **drawing** pain: colch kali-c meny nit-ac **Puls** rat *Sulph* thuj *Zinc* zinc-p
  : **lying** down agg; after: sep
  : **scraping** pain: am-c
  : **sitting** agg: meny stront-c
  : **sore**: meny
  : **sleep** agg; after: cycl
  : **aching**: cycl
  : **drawing** pain: cycl
  : **sore**: kali-c mag-m
  : **tearing** pain: am-m colch graph kali-c lyc nat-c ran-b stront-c
  : **walking** agg: *Sulph*
  : **drawing** pain: *Sulph*
- **night**: ars aur calc cham cinnb coff dros euph ferr kali-bi kali-c lach mag-s *Merc Mez* nat-m nit-ac nux-v **Puls** ruta sep stry sulph syph
  : **midnight**:
  : **after**: merc
  . **drawing** pain: merc
  : **aching**: cinnb *Kali-bi* sulph
  : **bed**:
  : **in** bed:
  . **agg**: *Alum* carb-an carb-v coff colch *Euph Ferr* graph kali-c puls sulph *Syph* zinc

Pain – Thighs

- **night – bed – in** bed – **agg**: ...
  burning: carb-v *Euph* graph
  stitching pain: *Ferr* graph zinc
  tearing pain: *Alum* carb-an coff colch kali-c puls sulph *Syph*
  . **amel**: *Kali-c Staph* tax
  stitching pain: *Kali-c Staph*
  tearing pain: tax
  : **drawing** pain: ars kali-c nat-m **Puls**
  : **falling** asleep, before: sulph
  : **shooting** pain: sulph
  : **pressing** pain: ruta sulph
  : **shooting** pain: kali-bi
  : **sleep** agg; during: sep
  : **sore**: aur sep sulph
  : **stitching** pain: ars calc *Cinnb* coff kali-bi nat-m nit-ac *Staph*
  : **Side** lain on: *Caust*
  : **sore**: *Caust*
- **abducting** agg: caps
  : **dislocated**; as if: caps
  : **sprained**; as if: caps
- **accompanied** by | **Abdomen**; cramping pain in (See ABDO - Pain - cramping - accompanied - thighs)
- **aching**: agar anac arg-n *Arn* Bapt bol-la calc calc-p carc caust chim cimic cinnb cob cocc *Colch* cot daph dios *Eup-per Gels* guaj ham hep *Ip* kali-i *Lach* laur lil-t lycpr mag-c med merc-i-f mur-ac nat-ar nat-p *Ph-ac* phyt *Pyrog* **Rhus-t** sabad sabin sarcol-ac sep spig staph still stry sulfonam *Thuj Tub* ulm-c *Vario* verat-v x-ray
  : **accompanied** by | **Back**; aching pain in: cot
  : **downward**: caps nat-ar phys
  : **paralyzed**, as if: verat
- **air** agg; in open: ant-t *Caust*
  : **drawing** pain: *Caust*
  : **tearing** pain: *Caust*
- **alternately** right then left: sulph
  : **drawing** pain: sulph
- **alternating** with:
  : **Arms**; convulsive pain in: sil
  : **Chest**, pressure in: sang
  : **Lumbar** region; pain in (See BACK - Pain - lumbar - alternating - thighs)
- **amputation** of thigh; after: asaf
  : **neuralgic**: asaf
- **arthritic**: asc-t
- **ascending**:
  : **agg**: *Bar-c* hyos kali-bi kali-c lyc
  : **drawing** pain: *Bar-c* hyos kali-bi kali-c lyc
  : **stairs**:
  : **agg**: aspar bar-c calc kali-c *Ph-ac* sep
  . **aching**: sep
  . **sore**: calc *Ph-ac*
- **bed** agg; in: iodof lach zinc
  : **stitching** pain: lach zinc

All author references are available on the CD 1541

Extremities

- **bending**:
  - **knee**:
    - agg: *Puls*
    - sore: *Puls*
    - amel: ars
- **bent**; when knees are: lyc
  - tearing pain: lyc
- **blow**; pain as from a: am-c *Ars* bov caust cina euph hep kali-c lach nat-m phos sep sulph
- **boring** pain: act-sp agar ang *Apis* arn carb-an hell ign led merc merc-i-f mez nat-p ran-b rhus-t sabad spig spong staph tarax
- **break**; as if it would: thuj
- **broken**; as if: am-c anis borx calc cocc coloc cupr dros hyos kali-c nat-c nit-ac nux-v plat plb puls pyrog ruta *Sulph* tep *Tub* valer verat
- **burning**: agar alum am-c *Apis* arg-met *Ars* arund asaf ar-m-n bar-c *Berb* borx bov carb-an carb-v carbn-s caust *Chin* clem cocc coloc con crot-c crot-t dulc eup-per *Euph* eys graph grat kali-c kali-i lachn laur led *Lyc Manc* meny merc merc-c *Mez* mur-ac nat-c nux-v olnd ph-ac *Phos* plb psor rhod rhus-t ruta sabin spig staph still sul-ac *Sulph* tab thuj til viol-t *Zinc* zinc-p
  - **band** around: borx
  - **cold**, yet they are: ph-ac
- **chill**:
  - before: *Nux-v*
  - **during**: ars **Borx** chin *Cimx Dulc* eup-per euph ferr guaj lach nat-m puls **Pyrog** sep
    - drawing pain: ferr *Puls* sep
    - sore: *Ars* eup-per
- **clawing**: bry
- **coition**; after: nit-ac
  - drawing pain: nit-ac
- **cold** air agg: *Kalm Rhus-t*
  - tearing pain: *Kalm Rhus-t*
- **contracting**: sul-ac
- **coryza**; during: sep
  - drawing pain: sep
- **cough** agg; during: borx *Caps*
  - burning: borx
  - pressing pain: caps
  - extending to | **Knee**: *Caps*
- **cramping**: cycl ph-ac sul-ac
- **crossing** legs agg: *Agar* aur beryl dig *Rhus-t*
  - cutting pain: dig
  - drawing pain: agar *Rhus-t*
  - tearing pain: agar
- **cutting** pain: ant-t asar *Aur-m Bell* bov *Bry Calc* dig dros gels graph *Ign* plb stann *Stry Sul-ac* sulph
- **descending**, on: **Sabin**
- **dinner**:
  - after:
    - agg: carbn-s sep sulph
    - drawing pain: sulph
    - tearing pain: sep sulph

- **dinner**: ...
  - **during**:
    - agg: sulph
    - drawing pain: sulph
- **dislocated**; as if: ambr aspar caps euph led mez nat-m rhus-t stann staph
- **drawing** pain: acon *Agar* agn *Alum* alum-p alum-sil am-c ambr *Anac* ang ant-c ant-t apis arg-met *Arg-n Arn* ars ars-i asaf asar aur bar-c bar-m bar-s *Bell* berb bry calc-p *Camph* cann-s canth caps carb-ac carb-an *Carb-v Carbn-s Caul Caust* cham **Chel** *Chin Chinin-ar* cic cina cinnb *Clem* coc-c cocc colch *Coloc* con cupr *Cycl* dig *Dulc* euon euphr eupi *Ferr* ferr-ar ferr-i *Gels* graph grat *Guaj Hep* hyos ind iod ip kali-bi **Kali-c** kali-chl kali-m kali-n kali-p kali-sil kreos lach led *Lyc* m-arct m-aust mag-c mang mang-m meny *Merc* merc-c *Mez* mosch mur-ac nat-ar nat-c *Nat-m* nat-s *Nit-ac Nux-m Nux-v Ol-an* olnd par phos *Plat* plb **Puls** *Ran-b* rat *Rhod* **Rhus-t** rhus-v ruta sabad sabin samb sars *Sep Sil* spig spong squil *Stann* staph *Stram* sul-i **Sulph** tab ter *Thuj* tub valer verat verb viol-t *Zinc* zinc-p zing
  - backward: sulph
  - and forth: phos
  - burning: rat
  - cramping: anac arg-n ars aur carb-v chin *Cycl* dig *Gels* iod kali-n lyc *Meny* mur-ac plat rhus-v ruta samb *Sep Sulph* thuj valer verat *Verb*
  - downward: *Agar* anac apis asaf bar-c bell bry *Calc-p* carb-v coc-c coloc kreos merc mez mur-ac nux-v *Ran-b* sil
  - menses would come on; as if: bry
  - outward: bell
  - paralyzed; as if: agar bell chel cocc colch dulc *Hep* hyos **Kali-c** *Nux-v* staph ter
  - paroxysmal: arg-n ars grat nat-m *Rhod* sep squil
  - sprained: carb-v
  - sticking pain: am-c hyos
  - tearing pain: *Acon Anac Chin* clem *Coloc Dulc Guaj* merc nux-v **Rhus-t** spig stann tep thuj
  - upward: graph
  - wandering pain: dulc mez nux-m rhus-v
  - wavelike: mez
- **drawing** up legs:
  - amel: *Caust* cinnb guaj mag-m rhus-t
  - drawing pain: *Caust* cinnb guaj *Rhus-t*
  - pressing pain: guaj
  - stitching pain: mag-m
- **drawn** up, when: sabin
  - sore: sabin
- **driving**: asc-t
- **eating**; after: dros
  - tearing pain: dros
- **emissions** agg; after: *Agar*
- **exertion**:
  - agg: am-c anac *Caust* kali-c *Nat-c* ol-an
  - sore: ol-an
  - violent exertion: carc

Pain – Thighs   Extremities   Pain – Thighs

- **exertion** – **agg** – **violent** exertion: ...
  - **aching**: carc
  - **amel**:
    - **violent** exertion: carc
    - **aching**: carc
- **extending** limb amel: agar
  - **drawing** pain: agar
- **fever**; during: arn *Ars* carb-v chin *Ip* merc **Nat-m** nux-v pyrog sep staph *Thuj* **Tub**
  - **aching**: *Ip* pyrog **Tub**
- **flying**: trom
- **gnawing** pain: ars benz-ac berb *Elat* kali-bi kali-i kreos nux-v par ran-s stront-c stry
- **grasping** it, on: merc
  - **sore**: merc
- **jar** agg: valer
  - **sore**: valer
- **jerking** pain: ang caps chin cinnb *Gels* led mag-m mang mez nat-c nux-v petr phos plat puls rat *Rhus-t* sabad *Sep* sil valer
- **lying**:
  - **agg**: *Alum* am-c clem puls sil staph
    - **sore**: sil staph
    - **stitching** pain: puls
    - **tearing** pain: *Alum* clem
  - **amel**: *Phyt*
    - **tearing** pain: *Phyt*
- **thigh**; on:
  - **agg**: *Caust* kali-bi
    - **sore**: *Caust* kali-bi
  - **amel**: carb-v
    - **drawing** pain: carb-v
- **menses**:
  - **after**:
    - **agg**: *Con*
  - **before**:
    - **agg**: *Bry* cham crot-h hyos mag-m spong staph vib
    - **drawing** pain: cham spong *Vib*
    - **stitching** pain: staph
  - **during**:
    - **agg**: am-c *Berb* bov *Carb-an* carl castm caul *Cham* cimic con *Crot-h* kali-c *Kali-i* kali-n *Kalm* lac-c lyc *Mag-m Nit-ac* nux-v *Petr Puls Sars* spong stram *Xan*
    - **cutting** pain: stram
    - **drawing** pain: caul *Cham* con *Puls* spong *Stram*
    - **pressing** pain: *Carb-an* kali-i lyc nux-v
    - **sore**: *Am-c* bov *Nit-ac*
    - **tearing** pain: carb-an kali-c nux-v *Petr*
- **motion**:
  - **agg**: abrom-a arg-met aur *Berb* bry calc cocc coff colch *Coloc* dig gels *Guaj* iod iris *Kalm* kreos lyc merc nat-ar nat-m nux-v petr ph-ac phos plb sanic sec sep sil spig *Staph*
    - **aching**: dig
    - **cutting** pain: calc

- **motion** – **agg**: ...
  - **drawing** pain: iod nat-m
  - **sore**: arg-met cocc dig lyc nux-v phos
  - **stitching** pain: coff *Coloc* iris kreos merc nat-ar ph-ac plb staph
  - **tearing** pain: aur berb bry calc coff *Coloc Kalm Merc Plb* sec
  - **amel**: aeth *Agar Alum* arg-met arg-n caps cham coc-c con *Dulc Euph* eupi **Ferr** hyos iod *Indg* iod *Kali-c Kali-s* kreos *Lyc* merc-i-f mosch mur-ac **Puls** *Rat Rhod* **Rhus-t** sabin sep spig *Sulph* tub valer zinc zinc-p
    - **aching**: mur-ac **Rhus-t** tub
    - **drawing** pain: arg-n con *Dulc Ferr* hyos iod **Puls Rhod Rhus-t** zinc-p
    - **pressing** pain: eupi ind spig
    - **sore**: caps
    - **stitching** pain: alum arg-met *Kali-c Kali-s Rhus-t*
    - **tearing** pain: *Alum* coc-c *Dulc Euph* merc-i-f mur-ac *Rat Rhod* **Rhus-t** sep *Sulph Valer* zinc
- **neuralgic**: carbn-s *Phyt* plb
- **numbness**; with: agar hep rhod
  - **tearing** pain: agar hep rhod
- **paralyzed**; as if: aeth agar am-m ang arg-met ars asaf asar bell bry *Carb-v* cham chel chin *Cina* cocc colch dios dros dulc *Ferr* ferr-ar *Guaj Kali-c* kali-i laur led m-aust merc mez mosch nit-ac nux-v plb puls rhus-t sabin sep sil stann staph stront-c sul-ac tep verat verb zinc
- **paroxysmal**: *Anac Aur-m* bell *Kali-i* nit-ac *Plb Rhod* sul-ac
- **perspiration**:
  - **amel**: *Gels*
  - **sore**: *Gels*
- **pinching** pain: anac arn asaf berb colch dros dulc *Led* mag-m mang meny mosch ol-an ph-ac prun sul-ac zinc
- **pressing** pain: acon *Agar* all-c *Aloe* alum *Anac* ang arn asar bell bism camph cann-s caps caust chel chin cocc coloc con crot-t cupr cycl dig dros eupi *Guaj* hell ign ind kali-c *Kali-i* kali-p kali-sil *Led* m-aust merc mez mosch *Mur-ac* nat-s nit-ac nux-v *Olnd Ph-ac* phyt prun puls rhus-t *Ruta* sabin *Sars* sil spig spong *Stann* sul-ac tarax tarent teucr thuj valer verat verb
  - **bandaged**; as if: tarent
  - **cramping**: anac rhus-t verat
  - **deep**-seated: ign merc
  - **dragging** down: con merc
  - **outward**: aloe
  - **paroxysmal**: **Acon Anac**
  - **plug**; as with a: *Agar* **Anac**
  - **pulsating** pain: stann
  - **rhythmical**: **Anac**
  - **shooting** pain: mur-ac sabin
  - **sticking** pain: olnd sul-ac
- **pressure**:
  - **agg**: beryl spig

Extremities

Pain – Thighs

- **pressure – agg**: ...
  : **pressing** pain: spig
  : **amel**: coff dulc nuph plb
  : **stitching** pain: dulc nuph plb
  : **tearing** pain: coff
- **pulsating** pain: bry caust com ol-an tarent
- **raising**:
  : **leg**: carb-v cocc
  : **thigh**:
  : **sitting**; while: cocc
  . **sore**: cocc
- **rest**:
  : **amel**: sulfonam
  : **aching**: sulfonam
- **rheumatic**: agar ang ant-t *Arg-n* **Ars** asc-t bapt bell berb *Bry* **Carb-v** carbn-s cass chel colch daph dulc *Guaj* hydr iod kali-bi *Kali-c* lach led lyc mag-s meph merc mez naja ph-ac *Phyt* plb **Rhod** *Rhus-t* sabin salol sang sanic sep *Stann* stel stry valer verat *Zinc*
  : **drawing** pain: agar ang carb-v iod meph **Rhod** *Rhus-t* sep verat *Zinc*
  : **stitching** pain: bapt
- **riding**; after: nat-m
  : **tearing** pain: nat-m
- **rising**:
  : **agg**: arn carbn-s cham chin *Ferr* lycps-v *Rhus-t*
  : **aching**: lycps-v
  : **amel**: carb-an caust kali-c mag-c sil
  : **tearing** pain: carb-an caust kali-c mag-c sil
  : **bed**; from:
    : **agg**: gins nat-c
    . **sore**: gins
    : **stitching** pain: nat-c
  : **sitting**; from:
    : **agg**: ang cham chel chin cic *Ferr* graph nit-ac ph-ac rat rhus-t thuj
    . **burning**: chin
    . **drawing** pain: ang chin graph rat rhus-t thuj
    . **pressing** pain: ang
    . **tearing** pain: cic thuj
    . **amel**: aur
    . **drawing** pain: aur
- **rubbing**:
  : **agg**: sulph
  : **burning**: sulph
  : **amel**: aeth am-c anac mosch phos sul-ac tarent
  : **burning**: phos
  : **sore**: am-c
  : **stitching** pain: anac mosch
  : **tearing** pain: sul-ac
- **rubbing** of trousers: cot
  : **stitching** pain: cot
- **scar**, in an old: lach
- **scraping** pain: am-c caust *Chin* grat
- **scratched**; as if: staph
- **scratching**; (non: staph)
  : **after**: euphr grat mag-m mang plan (non: symph)

Pain – Thighs

- **scratching** – after: ...
  : **burning**: grat mag-m plan
  : **sore**: mang
  : **agg**: caust
  : **tearing** pain: caust
  : **amel**: alum
  : **burning**: alum
- **shaking** limb: merc-i-f
- **shivering**; during: borx
- **shooting** pain: acon aesc *Alum* anac *Apis* **Ars** ars-i arum-d aur-m **Bell** *Calc-p* cinnb form iris kali-bi *Kali-c* lec myric naja sep sil stram sulph tarent trom
  : **downward**: aesc apis aur-m calc-p form kali-bi *Kali-c* lec sep
- **sitting**:
  : **agg**: *Agar Alum* am-c **Am-m** anac anis arg-n arn asaf aur **Bell** calc carb-an chin cist clem coloc *Con* dig dulc euph *Ferr* grat *Guaj* **Hep** ign ind iod ip kali-bi kali-c kali-t *Kali-s* kreos *Lach* led lil-t **Lyc** mag-c mag-m mang mang-m meny mill mur-ac nat-c ph-ac phos *Phyt* plat **Pyrog** ran-b *Rat Rhod* **Rhus-t** ruta sars sep sil *Spig* squil stann stront-c *Sulph* thuj valer verat verb zinc zinc-p
  : **boring** pain: agar
  : **broken**; as if: anis verat
  : **burning**: asaf grat phos
  : **cutting** pain: bell
  : **dislocated**; as if: ip
  : **drawing** pain: am-c anac arg-n aur chin dig dulc iod led mang-m meny mur-ac plat ran-b **Rhod** *Rhus-t* spig squil *Sulph Thuj* valer verb zinc-p
  : **pressing** pain: coloc *Guaj* ind led mang mur-ac rhus-t sars spig verb
  : **shooting** pain: bell
  : **sore**: chin ign kali-c kreos meny sil sulph
  : **stitching** pain: **Bell** *Con Dulc* kali-c *Kali-i* mur-ac nat-c ph-ac *Spig*
  : **tearing** pain: agar *Alum* **Am-m** asaf bell calc carb-an clem coloc *Dulc* euph hep kali-c **Lyc** mag-c mur-ac ph-ac *Phyt Rat Spig* stann zinc
  : **amel**: aur kali-bi nit-ac rhus-t sulfonam sulph
  : **aching**: sulfonam
  : **drawing** pain: aur kali-bi nit-ac rhus-t sulph
  : **pressing** pain: aur
  : **tearing** pain: aur nit-ac
  : **walking**; after: hydr
- **sitting** down agg: bov nit-ac
  : **drawing** pain: nit-ac
  : **stitching** pain: bov
  : **tearing** pain: nit-ac
- **sleep**:
  : **after**:
    : **agg**: acon *Lach* ph-ac
    . **sore**: ph-ac
    . **stitching** pain: **Lach**
    : **amel**: sep
  : **before**: *Sulph*
    : **stitching** pain: *Sulph*

1544 ▽ extensions | ○ localizations | ● Künzli dot

Pain – Thighs   **Extremities**   **Pain – Thighs**

- **sleep**: ...
  : **during**:
  : **agg**: bar-c sep
  . **sore**: sep
  : **short** sleep:
  : **amel**: carc
  . **aching**: carc
  : **siesta**:
  : **during**: phos
  . **drawing** pain: phos
- **smarting**: lyc
- **sore**: *Acon* all-c *Am-c* am-m anac ang arg-met *Arn* ars asar aur bapt bar-c **Bell** berb bry *Calc Calc-p* calo *Camph* caps carb-an carbn-s **Caust** cham *Chel* chin clem *Cocc Coff* crot-h dig dulc ferr-i fl-ac gels graph grat *Guaj Ham Hep* hyper ign iod kali-bi kali-c kali-n lach lact laur *Led Lyc* lyss m-arct mag-c *Mag-m* mand mang *Meny Merc* merc-i-f mez mosch murx nat-ar *Nat-c* nat-m nat-s nicc *Nit-ac Nux-v* ol-an olnd *Ph-ac* phos *Plat* plb **Puls Rhus-t Ruta** sabad sabin sang sanic seneg *Sep Sil* spig squil staph sul-i *Sulph* tab tarax *Thuj* valer viol-t zinc
  : **paroxysmal**: sul-ac
  : **skating** too long; as from: crot-h
- **sprained**; as if: am-c caps laur led stann staph
- **standing**:
  : **agg**: aur berb calc carb-an euph euphr grat kali-c mag-s mez nat-c ph-ac *Phyt* ran-b rhus-t stann sulfonam syph valer verat viol-t *Zinc*
  : **broken**; as if: valer
  : **burning**: ph-ac
  : **drawing** pain: kali-c rhus-t verat viol-t
  : **sore**: grat kali-c
  : **stitching** pain: calc carb-an euphr rhus-t stann
  : **tearing** pain: carb-an euph kali-c mez nat-c *Phyt* ran-b
  : **amel**: anis euph
  : **broken**; as if: anis
- **stepping agg**: arg-n asar *Calc* petr plat
  : **drawing** pain: plat
  : **pressing** pain: arg-n
  : **stitching** pain: *Calc*
- **stepping forward agg**: nit-ac
  : **sore**: nit-ac
- **stitching** pain: acon aesc **Agar** agn *Alum* ammc *Anac* ang apis *Arg-met* arn **Ars** ars-i arund asaf asar aster *Aur-m* bar-c **Bell** berb *Bov Bry* calc *Calc-p* cann-s caps *Carb-an* carb-v carbn-s caust cham chel chin chinin-ar chinin-s cinnb cocc coff *Coloc* con dig dros dulc euph eupi *Ferr* ferr-ar ferr-ma form gels graph *Guaj* hell hyos *Ign Ind* inul ip iris kali-bi *Kali-c Kali-i Kali-s* kali-sil *Kalm* kreos lach laur led lith-c lyc m-arct m-aust mag-c mag-m manc *Mang Meny* meph *Merc* merc-c merl *Mur-ac* myric *Nux-v* olnd ox-ac *Pall* par ph-ac *Phos* phyt plb *Ptel* puls rat rhod *Rhus-t Sabad* sabin *Samb Sars Sep Sil Spig* spong squil **Stann** staph stict stram stront-c

- **stitching** pain: ...
  sulph tab *Tarax Tarent* teucr *Thuj* trom viol-t *Zinc* zinc-p
  : **burning**: **Ars** arund berb carb-an graph iris mur-ac olnd sulph
  : **downward**: aesc apis *Ars Aur-m Bry* calc-caust calc-p carb-v cinnb coloc *Kali-c Kali-i Kalm* mur-ac *Nux-v* pall *Sil* staph
  : **drawing** pain: sabad thuj
  : **electric**: agar
  : **itching**: samb *Spig Staph*
  : **outward**: berb rhus-t
  : **tearing** pain: hell kali-c kali-i ph-ac sep zinc
  : **transverse**: **Zinc**
  : **twitching**: ang carbn-s mag-m mang sabad stann stram
  : **upward**: *Lach*
  : **wandering** pain: graph
- **stool**:
  : **after**:
  : **agg | pressing** pain: *Lyc*
  : **during**:
  : **agg**: alum coloc *Rhus-t*
  : **straining** at | **after**: sep
- **stooping agg**: sulph
  : **drawing** pain: sulph
- **stretching**:
  : **agg**: caps **Ruta**
  : **sore**: caps **Ruta**
  : **leg**:
  : **agg**: ang *Ars Caps* cham cimx ruta
  . **pressing** pain: ang
  : **amel**: agar dros *Ferr*
  : **limb** and turning from side to side | **amel**: merc-i-f **Rhod Rhus-t**
  : **limbs**:
  : **agg | sprained**; as if: (non: caps)
  : **amel**: agar
  . **tearing** pain: agar
- **sudden**: chinin-s sep
  : **shooting** pain: sep
  : **stitching** pain: chinin-s sep
- **supper agg**; **after**: sep
  : **tearing** pain: sep
- **synchronous** with pulse: *Anac*
  : **stitching** pain: *Anac*
- **tearing** pain: *Agar* aloe **Alum** alum-p alum-sil *Am-c Am-m* anac ang ant-t arn **Ars** ars-s-f asaf asar aur aur-ar *Aur-m* aur-s bapt bar-act *Bar-c Bell* bell-p benz-ac berb borx bry *Calc* calc-sil *Camph* canth caps *Carb-an* carb-v carbn-s *Caust* cham chel *Chin Chinin-ar Cic* cina cinnb *Clem* cob coc-c cocc coff *Colch Coloc* con cycl *Dios* dros *Dulc* elat *Euph* ferr *Ferr-ar Graph* grat *Guaj* hep hyper *Kali-br* kali-bi *Kali-c Kali-i* kali-m kali-s kali-sil *Kalm* lach laur led **Lyc** lyss m-arct mag-c mag-m mag-s mang *Merc* **Merl Mez** mur-ac nat-ar *Nat-c Nat-m* **Nat-s** nicc nit-ac nux-v ol-an par petr *Ph-ac* phel phos *Phyt* plat **Plb** prun puls ran-b *Rat* rhod *Rhus-t* sabad sabin

1545

Extremities

- **tearing** pain: ...
  Sars sec sel sep *Sil Spig Stann Stront-c* sul-ac *Sulph Syph* tax tep ter teucr thuj trom *Valer* viol-t visc *Zinc* zinc-p
  : **burning**: merl
  : **cramping**: nat-c
  : **downward**: agar am-m ant-t *Aur-m* canth carb-v caust cham *Cic* kali-i *Kalm* lach led lyc mag-c mag-m nat-c ph-ac **Plb** rat *Rhus-t* sec sil tep thuj
  : **drawing** pain: *Acon* agar *Anac Ars* carb-an *Chin* clem *Coloc* dulc merc nux-v **Rhus-t** spig stann tep thuj
  : **intermittent**: nat-c
  : **jerking** pain: chin mag-c *Rhus-t*
  : **paralyzed**; as if: bell caust lyc mez sep
  : **paroxysmal**: alum carb-v carbn-s *Chin* coff *Coloc* **Plb**
  : **pulsating** pain: caust lyc phos sec sil
  : **smarting**: graph lyc
  : **sticking** pain: coloc dulc iod lyc mag-c mur-ac sep
  : **twitching**: asaf bell *Chin* guaj mag-c nicc stront-c
  : **up** and down: borx
  : **upward**: colch nux-v *Valer* zinc
- **touch**:
  : **agg**: abrom-a aur borx *Chin* nux-v phos
  : **burning**: borx phos
  : **tearing** pain: *Chin*
  : **amel**: am-c lyc mang nat-c ruta sep sulph tarax
  : **sore**: am-c lyc mang nat-c ruta sep sulph tarax
- **turning** in bed agg: kali-n
  : **sore**: kali-n
- **twinging**: mang
- **twitching**: *Coloc* phos
- **ulcerative** pain: arg-met kali-c nit-ac puls sep staph zinc
- **urination | pressing** to urinate; when: carb-an pareir
- **walking**:
  : **after**:
  :: **agg**: *Arn* calc *Camph* clem crot-h mag-c meny merc ph-ac *Ruta*
  :: **drawing** pain: camph
  :: **sore**: *Arn* calc *Camph* crot-h mag-c meny merc ph-ac *Ruta*
  :: **tearing** pain: clem
  : **agg**: agar agn am-c *Am-m* ang *Arn Ars* asar aur bar-c *Berb* beryl brach calc calc-p carb-v *Carbn-s* cham chel chin cic cist clem coc-c cocc *Coff Coloc* con dios *Dros* dulc euph gels *Guaj* hyos ind kali-bi kali-c *Kali-i* kreos led lyc mag-c mag-s *Med* meny mur-ac nat-ar nat-c nat-m nat-s *Nit-ac* nux-m *Nux-v* olnd ph-ac plan plat plb *Pyrog* ran-b sabad sabin samb sep *Sil Spig* squil stann *Staph* sulph tarent *Verb Viol-t*
  :: **aching**: calc-p meny staph
  :: **burning**: coloc (non: ph-ac)

- **walking – agg**: ...
  : **drawing** pain: agn ang asar berb carb-v *Carbn-s* clem **Coloc** con gels hyos ind kali-bi kreos nat-m *Nux-v* plan plat samb squil *Sulph Verb Viol-t*
  : **pressing** pain: aur cic *Led* meny
  : **sitting**; after: agar cocc
  . **drawing** pain: agar
  . **sore**: cocc
  : **sore**: am-c arn calc chel *Guaj* mag-c nat-c nat-s olnd ph-ac *Sil* spig staph
  : **sprained**; as if: stann
  : **stitching** pain: berb calc carb-v coc-c cocc con kali-c *Kali-i* lyc mur-ac nat-c plb sabad sep sil *Spig* staph
  : **tearing** pain: agar ars aur bar-c cic *Coff* con dulc lyc mur-ac *Nit-ac* ran-b sep
  : **air**; in open:
  : **after**:
  . **agg**: guaj
  . **sore**: guaj
  : **agg**: verb
  . **cramping**: verb
  : **amel**: *Agar Alum Arg-met* bar-c *Bell* caps coc-c *Dulc* euph *Ferr Indg Kali-c* **Kali-s** lach **Lyc** *Merc* mur-ac ph-ac *Puls* rat **Rhod Rhus-t** *Sulph* syph valer zinc-p
  : **burning**: ph-ac
  : **drawing** pain: bar-c dulc *Lyc* phos **Rhus-t** *Sulph Valer* zinc-p
  : **shooting** pain: sulph
  : **sore**: Bell caps
  : **stitching** pain: *Agar* alum *Arg-met Dulc Ferr Kali-c Kali-s* lach *Rhus-t* sulph
  : **tearing** pain: *Alum* coc-c *Dulc* euph *Lyc* mur-ac rat *Rhod* **Rhus-t** sulph syph *Valer*
  : **beginning** to walk: ferr ph-ac **Rhus-t**
  : **sore**: ph-ac **Rhus-t**
  : **stitching** pain: ferr ph-ac
  : **bent**:
  : **agg**: *Bry*
  : **stitching** pain: *Bry*
  : **rapidly**:
  : **after**: staph
  : **sore**: staph
- **wandering**, shifting pain: fl-ac hydr *Iris Kali-bi* trom
- **warm**:
- **bed**:
  : **agg**: kali-c kali-m *Lyc Merc Nat-m* **Puls**
  . **drawing** pain: kali-c *Lyc Merc Nat-m* **Puls**
  . **tearing** pain: kali-c kali-m merc
  : **amel**: **Caust** *Lyc*
  . **drawing** pain: **Caust** *Lyc*
- **warmth**:
  : **amel**: bar-c *Caust* **Lyc**
  : **tearing** pain: bar-c *Caust* **Lyc**
- **weather**:
  : **change** of weather: berb

1546   ▽ extensions | O localizations | ● Künzli dot

Extremities

Pain – Thighs

- **weather**: ...
  : **cold**:
  : **wet**:
  . **agg**: *Calc-p*
  sore: *Calc-p*
  : **wet** | **agg**: kali-c
- **wind**; before a heavy: berb
▽ **extending** to:
  : **Ankles**: apis ars arund nat-ar
  : **burning**: apis arund
  : **tearing** pain: ars
  : **Calf**: chel valer
  : **sore**: chel valer
  : **Chest**: caust puls
  : **stitching** pain: caust
  : **Down** thigh:
  : **cough** agg; during: caps
  : **stool** agg; during: *Rhus-t*
  : **urinate**; during effort to: pareir
  : **Downward**: *Aur-m Guaj Kali-c Kalm Murx Nit-ac* sars
  : **menses**; during: berb kali-i *Nit-ac* xan
  : **Feet** | **Heels**: bros-gau *Lac-d*
  : **Foot**: anac asaf *Sil*
  : **drawing** pain: asaf *Sil*
  : **shooting** pain: anac
  : **Foot**; sole of: kreos
  : **drawing** pain: kreos
  : **stitching** pain: kreos
  : **Hip**: bry graph ruta valer
  : **drawing** pain: bry ruta
  : **tearing** pain: graph
  : **Knee**: *Agar* ars *Aur-m* coloc grat *Guaj* indg nat-c nat-m sulph
  : **cough** agg; during: caps
  : **aching**: caps
  . **pressing** pain: caps
  . **drawing** pain: *Agar* coloc grat guaj nat-m
  : **tearing** pain: ars dulc guaj nat-c sulph
  : **Lumbar** region: kali-n
  : **sore**: kali-n
  : **Penis**: clem
  . **drawing** pain: clem
  . **twitching**: clem
  : **Sacral** region: ruta
  : **drawing** pain: ruta
  : **Toes**: *Apis Gels* sep
  : **drawing** pain: apis *Gels*
  : **shooting** pain: *Apis* sep
  : **stitching** pain: *Apis*
  : **Upward**: puls sabin
○ **Anterior** part: agar all-c am-m ambr ant-c arg-met arg-n ars *Aur-m* bar-c bell berb bry carl cham chel chin clem *Coff* con cupr cupr-ar dig dulc euph hell *Hep Hyper* kali-bi kalm laur led *Lil-t* lyc lyss mag-c mang med *Meny* mosch mur-ac naja nat-ar nat-c nat-m nat-s nux-v pic-ac *Plb Puls* rat *Rhus-t* **Ruta**

- **Anterior** part: ...
  sabad sabin samb sanic staph stram sulph syph *Thuj Vib* zinc
  : **morning**: ars
  : **evening**: *Sulph*
  : **drawing** pain: sulph
  : **sore**: *Sulph*
  : **aching**: ambr cupr dig hell nat-ar nat-s pic-ac
  : **burning**: chin
  : **drawing** pain: agar ant-c arg-met arg-n bar-c bry dig dulc kali-bi lyc *Meny* rat samb staph stram *Sulph Vib*
  : **cramping**: meny
  . **paralyzed**; as if: dulc
  : **gnawing** pain: berb
  : **menses**; before: *Vib*
  : **drawing** pain: *Vib*
  : **motion**; violent:
  : **amel**: cina
  . **tearing** pain: cina
  : **pressing** pain: bell dig lyc mang
  : **pressure** agg: *Sulph* zinc
  : **sore**: *Sulph* zinc
  : **sitting** agg: bapt
  : **sore**: bapt
  : **sore**: arg-met cham *Hep* laur *Lyss* nat-c nux-v plb *Ruta* sabin *Sulph* zinc
  : **standing** agg: cina
  : **cramping**: cina
  : **tearing** pain: am-m ars bar-c chin *Coff* con euph mag-c mur-ac **Plb**
  : **walking**:
  : **agg**: euph nat-c olnd spig staph
  . **sore**: nat-c olnd spig
  : **air** agg; in open: con
  . **cramping**: con
  : **amel**: bar-c *Sulph*
  . **drawing** pain: bar-c *Sulph*
  : **extending** to:
  : **Ankle**: nat-ar
  . **aching**: nat-ar
  : **Knee**: agar bar-c
  . **drawing** pain: agar bar-c
  : **Inguinal** region; near: euph *Rhus-t*
  . **pressing** pain: rhus-t
  : **Lower** part: agar anac *Calc-p Lyc* mag-c *Thuj Tub*
  : **aching**: lyc *Thuj* tub
  : **Upper** part: tarax
  : **sore**: tarax
- **Back** of thighs: ind *Kali-c* visc
  : **shooting** pain: ind *Kali-c* visc
- **Bends** of thighs: am-c ang ant-c arg-met bar-c berb bov cann-s caust chin dig euph gamb graph grat laur mag-c mang merl nat-m nat-s rhus-t ruta sars sil spong thuj
  : **evening**: nat-s
  : **burning**: nat-s
  : **sore**: nat-s

All author references are available on the CD   1547

Pain – Thighs   Extremities   Pain – Thighs

- **Bends** of thighs: ...
  : **burning**: bar-c mag-m mang nat-c nat-s
  : **drawing** pain: ang arg-met chin gamb graph merl nat-m thuj
  : **menses**:
  : before:
  .   **agg**: sars
      sore: sars
  . **during**:
  .   **agg**: bov
      sore: bov
  : **pressing** pain: am-c ang bar-c dig rhus-t ruta
  : **sitting** agg: bar-c
  : **burning**: bar-c
  : **sore**: berb bov dig laur mang nat-s sars
  : **sprained**; as if: euph
  : **stitching** pain: cann-s caust dig gamb grat sil spong
  : **tearing** pain: ant-t gamb
  : **walking** agg: dig nat-s spong
  : **burning**: nat-s
  : **sore**: nat-s
  : **stitching** pain: dig spong
- **Between**: am-c ambr ars calc **Caust** graph hep kali-c lyc *Nat-c Nit-ac* rhod *Sep* squil sulph
  : **sore**: am-c ambr ars calc **Caust** graph hep kali-c lyc *Nat-c Nit-ac* rhod *Sep* squil sulph
- **Bones**: **Agar** am-c *Am-m* ang aur bell borx bry *Calc* cann-i canth carb-an con dros *Euph* fl-ac graph guaj **Indg** ip kali-bi **Led** lyc mag-c mang meny merc *Merc-i-r Mez* mur-ac naja nat-m nat-s nit-ac phos psil puls ruta sabin sarr sep *Sil* stann stront-c sulph tep thuj verat zinc
  : **forenoon**: verat
  : **evening** | **lying** down agg; after: ip verat
  : **night**: aur dros *Mez*
  : **sleep** agg; during: dros
  : **stretching** leg | **amel**: dros
  : **aching**: bry fl-ac **Ip** *Merc-i-r* phos tep
  : **boring** pain: carb-an kali-bi led mez phos
  : **crossing** legs agg: aur
  : **gnawing** pain: am-m bell canth dros led lyc mang nit-ac phos stront-c
  : **bone** marrow; as if in: stront-c
  : **pressing** pain: con guaj *Led* merc nat-s
  : **sitting** agg: sep
  : **sore**: bry *Calc* graph mag-c meny *Mez* nit-ac phos **Puls Ruta** sabin *Sil* sulph
  : **stitching** pain: psil
  : **tearing** pain: *Am-m* ang borx mur-ac *Nit-ac* stann sulph thuj *Zinc*
- **Crural** nerves: *Apis* ars coff gels **Gnaph** iodof podo *Staph* xan
  : **boring** pain: *Apis*
  : **shooting** pain: apis podo
  : **stitching** pain: *Apis* ars *Coff Staph*
  : **Anterior**: am-m coff *Coloc* gels gnaph *Lim* lycpr nat-ar oena sanic spig *Staph* sulph *Xan*

- **Femur**: alumn asar bar-c berb carb-an *Chin* cob colch coloc graph guaj ip kali-bi meny merc-c mez nat-m sabin sep
  : **drawing** pain: alumn asar bar-c berb carb-an *Chin* cob colch coloc graph guaj ip kali-bi meny merc-c mez nat-m sabin sep
- **Genitalia**; near: **Graph** *Merc* rhod
  : **sore**: **Graph** *Merc* rhod
  : **Female**: borx kreos laur sulph
  : **burning**: borx kreos laur sulph
  : **sore**: kreos
  : **Male**: bar-c caust *Crot-t* ferr-ma nat-m nit-ac rhus-t
  : **burning**: bar-c crot-t ferr-ma rhus-t
  : **sore**: caust *Crot-t* nat-m nit-ac
  : **stitching** pain: nat-m
- **Groin**; near (See inguinal)
- **Hamstrings**: am-m2
- **Inner** side: agar aloe am-c *Am-m* anac ant-c arn ars-h asaf bar-c bell berb bry calc calc-p *Camph* caps carbn-s cass caul chel chin cic cocc *Coloc* dig fl-ac gels kali-bi kali-c lac-ac *Lachn* laur *Lyc* mag-m mang meny merl mez mosch nat-ar nat-m nat-p nat-s nit-ac ol-an par phel plb podo ran-b sabad sabin sang sars sil spig spong stann *Staph* sul-ac sulph tarax thuj verb zinc
  : **left**: caul
  : **drawing** pain: caul
  : **forenoon**: sulph
  : **drawing** pain: sulph
  : **afternoon**: *Coloc* stry sulph
  : **drawing** pain: *Coloc* sulph
  : **stitching** pain: stry
  : **evening**: agar bry kali-bi sulph
  : **burning**: agar bry
  : **drawing** pain: kali-bi
  : **sore**: sulph
  : **alternating** with | **Chest**; heat of (See CHES - Heat - alternating - pain)
  : **ascending** stairs agg: nat-p
  : **sore**: nat-p
  : **burning**: agar bry cocc *Lachn Lyc* mez sars sulph
  : **cramping**: mag-m
  : **drawing** pain: am-c ant-c asaf berb caul chel chin *Coloc* dig gels kali-bi nat-p nit-ac par ran-b sil stann sulph thuj zinc
  : **pressing** pain: stann
  : **tearing** pain: berb
  : **leaning** to left:
  : **amel**: phel
  . **sore**: phel
  : **menses**; during: phel sars
  : **burning**: sars
  : **sore**: phel
  : **pinching** pain: mag-m mang meny sul-ac
  : **pressing** pain: anac calc mosch nit-ac sars spong stann sul-ac tarax
  : **backward**: spong

1548   ▽ extensions | O localizations | ● Künzli dot

Pain – Thighs

Extremities

Pain – Thighs

- **Inner** side: ...
  - **pressure** agg: laur
    - **stitching** pain: laur
  - **riding** a horse; after: spig
    - **sore**: spig
  - **rubbing**:
    - **after**:
      - **agg**: samb
        burning: samb
      - **amel**: sulph
        burning: sulph
  - **sitting** agg: calc dig ran-b tarax
    - **drawing** pain: dig ran-b
    - **pressing** pain: calc
    - **stitching** pain: calc tarax
    - **sore**: bell *Camph* cocc fl-ac mez nat-p phel spig staph thuj
  - **stepping** agg: berb
    - **stitching** pain: berb
  - **stitching** pain: arn bar-c calc carbn-s chel cocc lac-ac laur mang nat-m sabin spong stann *Staph* sulph verb
  - **twitching**: sabad
  - **sudden**: mosch
    - **pressing** pain: mosch
  - **tearing** pain: *Am-m* berb calc caps cic kali-bi kali-c merl plb sulph zinc
  - **touch** agg: cocc *Lyc*
    - **burning**: *Lyc*
    - **stitching** pain: cocc
  - **turning** in a circle to left; on: cocc
    - **sore**: cocc
  - **walking**:
    - **agg**: agar *Lyc*
      burning: agar *Lyc*
    - **rapidly**:
      - **agg**: mez
        sore: mez
  - **extending** to | **Chest**: puls
- **Knees**; above: alumn ammc calc-p cann-i chel cina dig fl-ac kreos lil-t puls stry sul-ac
  - **Upper** part: rhus-t ruta
    - **burning**: ruta
    - **pressing** pain: rhus-t
    - **sprained**; as if: rhus-t
- **Knees**; above: aloe alum am-c arn asaf **Bell** berb carb-an castm caust cham chel colch cupr dulc ferr grat guaj hep indg kali-c kali-i kali-n kreos led lyc mag-c mag-m mang meny mez myric nat-m *Nit-ac* nux-v ol-an olnd *Ph-ac* plat puls *Rhus-t* ruta sars sil spong staph sul-ac teucr thuj tong *Tub* **Zinc**
  - **right**: psil visc
    - **stitching** pain: psil visc
  - **morning**:
    - **bed** agg; in: aphis hep
      tearing pain: aphis hep
    - **evening**: colch *Mang* nux-v sars
    - **bed** agg; in: colch mag-m

- **Knees**; above – **evening** – **bed** agg; in: ...
  - **tearing** pain: colch mag-m
  - **stitching** pain: *Mang* nux-v
  - **tearing** pain: colch (non: mag-m) sars
  - **night**: mag-m sars sil
    - **tearing** pain: mag-m sars sil
  - **cramping**: thuj
  - **drawing** pain: am-c caust chel kali-n led mez myric nat-m plat sars thuj
  - **jerking** pain: plat
  - **jerking** pain: mang
  - **shooting** pain: mang
  - **sitting** agg: **Bell** nat-m phos spong thuj
    - **drawing** pain: nat-m thuj
    - **stitching** pain: **Bell** phos spong
  - **sore**: cupr kali-c lyc nit-ac sul-ac
  - **standing** agg: plb
    - **tearing** pain: plb
  - **stitching** pain: arn asaf **Bell** berb cham ferr grat guaj kreos led mang meny nux-v olnd ruta sars spong staph *Zinc*
  - **paroxysmal**: alum
  - **pulsating** pain: spong
  - **transverse**: **Zinc**
  - **tearing** pain: aloe alum carb-an castm colch hep indg kali-c kali-i kreos led mag-c mag-m mang mez *Nit-ac* ol-an puls *Rhus-t* sars sil teucr tong
  - **back** and forth: sil
  - **drawing** pain: dulc kreos
  - **paroxysmal**: alum
  - **twitching**: *Rhus-t*
  - **walking**:
    - **agg**: mez
      tearing pain: mez
  - **air** agg; in open: sars
    - **stitching** pain: sars
  - **extending** to:
    - **Ankles**: indg
      tearing pain: indg
- **Lower** part: bism hell nit-ac ph-ac sars spig spong thuj *Tub* verb
  - **pressing** pain: bism hell nit-ac ph-ac sars spig spong thuj *Tub* verb
  - **Posterior** part: asar petr sars
    - **pressing** pain: asar petr sars
- **Middle**: aeth ant-c ars asar bar-c bry *Calc* chel chin cocc graph guaj hep ille *Indg* kali-bi kali-i lach laur mag-m mez murx nat-c nat-s nicc ph-ac phos plat plb ruta sabin staph sulph thuj valer verb
  - **afternoon**:
    - **sitting** agg: nicc
      sore: nicc
  - **evening**: *Kali-i* murx
    - **bed** agg; in: mag-m
      sore: mag-m
    - **sitting** agg: kali-i
      gnawing pain: kali-i
  - **aching**: asar chin cocc lach

1549

Extremities

Pain – Thighs

- **Middle**: ...
  : **ascending** stairs agg: *Calc*
  : **sore**: *Calc*
  : **broken**; as if: ille
  : **drawing** pain: guaj kali-bi mez staph sulph thuj verb
  : **menses**:
    : **before** | **agg**: mag-m
    . **during**:
      . **agg**: am-c indg
      : **sore**: am-c indg
  : **pulsating** pain: bry
  : **rest** agg: thuj
  : **drawing** pain: thuj
  : **sitting** agg: kali-i nicc plat
    : **sore**: nicc plat
  : **snap** on stepping; as if tendon would: plb
  : **sore**: ant-c bar-c bry *Calc* chel cocc graph hep kali-bi laur mag-m nat-c nat-s nicc ph-ac phos plat ruta sabin thuj valer
  : **standing** agg: valer
    : **sore**: valer
  : **touch** agg: kali-c
    : **sore**: kali-c
  : **walking**:
    : **agg**: staph
    : **air** agg; in open: thuj
    . **sore**: thuj
    : **beginning** to walk: ph-ac
    . **sore**: ph-ac
  : **Anterior** part of: cob **Sabin** sulph
    : **rest** agg: sulph
    : **walking** agg: **Sabin**
  : **Internal** part of: lil-t ol-an sulph verat
  : **Posterior** part of: am-br dios laur
- **Outer** side: agar am-m anac anag ang arg-mur asaf aster aur bar-c bell berb carb-an carb-v caust cham chinin-s cic cocc coloc com cycl euph fl-ac iris-foe kali-n kreos led lil-t lyc mang meny merc-i-f mez mur-ac nat-ar nat-c olnd op ph-ac *Phyt* ran-b rhod *Rhus-t* sars spig stann still sul-ac sulph ter thuj *Valer* zinc
  : **evening**: cham
    . **stitching** pain: cham
  : **aching**: nat-ar still
  : **burning**: zinc
  : **crossing** legs agg: stann
    . **drawing** pain: stann
  : **drawing** pain: agar anac ang arg-mur aster berb carb-v cic coloc led meny op stann ter thuj valer zinc
    : **pressing** pain: stann
  : **gnawing** pain: kreos
  : **motion**:
    : **amel**: rhod
    . **stitching** pain: rhod
  : **pressing** pain: anac ang olnd ph-ac ruta spig sul-ac

- **Outer** side: ...
  : **sitting**:
    : **agg**: bell cocc kreos mur-ac
    . **gnawing** pain: kreos
    . **stitching** pain: bell cocc mur-ac
    : **amel**: mang
    . **stitching** pain: mang
  : **sore**: anac aur meny sulph zinc
  : **stitching** pain: asaf bar-c bell cham cocc iris-foe mang mur-ac rhod
    : **pulsating** pain: cocc
  : **tearing** pain: *Am-m* anac berb carb-an caust cycl euph kali-n led lyc mez nat-c ph-ac *Phyt* ran-b *Rhus-t* sars spig *Valer* zinc
  : **walking** agg: mang mur-ac
    : **stitching** pain: mang mur-ac
  : **extending** to:
    : **Foot**: still
    . **aching**: still
- **Periosteum**: led spig
  : **pressing** pain: spig
  : **sore**: led
  : **tearing** pain: spig
- **Posterior** part: *Agar Am-m* ang ant-c *Ars* asar bell berb bros-gau bry calc camph canth caps carb-ac cham chin con *Cycl* dig dios dros dulc euphr eupi fl-ac graph *Hep* ign ind *Indg* iris *Kali-bi* Kali-c Kali-i lach *Lam* laur led lyc mag-m mang merc-i-f mez naja *Nat-m* nit-ac nuph nux-m par petr ph-ac phos ptel ran-b rat *Sel* sep sil staph *Sulph* visc zinc
  : **evening**: calc
    . **drawing** pain: calc
  : **lying**:
    . **after**:
      agg: phos
      tearing pain | **rhythmical**: phos
    : **yawning** agg: zinc
    . **stitching** pain: zinc
  : **aching**: carb-ac dros ind led mez naja ptel
  : **burning**: agar mag-m mez ph-ac staph
  : **clawing**: con
  : **cramping**: ang cycl
  : **crossing** limb: rat
    . **tearing** pain: rat
  : **drawing** pain: *Agar Am-m* ant-c asar bry calc *Cycl* dig dulc led lyc *Nat-m* ran-b zinc
  : **gnawing** pain: berb par
  : **lying** agg: asar
    . **drawing** pain: asar
  : **motion**:
    : **amel**: caps
    . **drawing** pain: caps
    . **stitching** pain: caps
  : **pressing** pain: dros ind *Led* petr zinc
  : **relaxing** the muscles amel: *Ars*
  : **sitting** agg: *Am-m* cina con dig ind led
    : **boring** pain: cina
    : **drawing** pain: *Am-m* dig led

▽ extensions | O localizations | ● Künzli dot

Extremities

Pain – Thighs

- **Posterior** part – **sitting** agg: ...
  : **pressing** pain: ind
  : **stitching** pain: con
  : **sore**: chin fl-ac ign *Indg* mang mez phos **Ruta** zinc
  : **standing** agg: euphr
  : **stitching** pain: euphr
  : **stitching** pain: canth caps con dulc euphr iris *Kali-bi Kali-c Kali-i* laur merc-i-f nuph sil staph visc zinc
  : **pulsating** pain: berb
  : **stooping** agg: dros
  : **pressing** pain: dros
  : **tearing** pain: agar bell canth dulc eupi graph hep kali-bi kali-c kali-i *Lam* mag-m phos rat *Sel*
  : **walking**:
    : agg: *Agar* am-m *Ran-b* samb
    . **drawing** pain: *Agar* am-m *Ran-b* samb
    : **air** agg; in open: con
    . **stitching** pain: con
    : **amel**: dig zinc
    . **drawing** pain: dig zinc
    . **pressing** pain: zinc
  : **extending** to:
    : **Leg | right**: hip-ac
- **Spots**; in: mang
- **Upper** part: aeth arg-met arn carb-an carb-v cham colch euph euphr kali-c kali-i lyc mez mosch *Plat* puls samb sil spong thuj
  : **drawing** pain: arg-met carb-an euph mez mosch *Plat* samb thuj
    : **upward**: euphr
  : **stitching** pain: aeth carb-v cham kali-i mez sil spong thuj
    : **upward**: cham
  : **tearing** pain: arn colch kali-c lyc mez puls thuj
- **Thumbs**: acon aeth agar alum am-c am-m ambr anac anag arg-met arg-mur *Arn* ars arum-d arum-t arund asaf asar astac aster aur bapt bar-c berb bov brach brom bry calc calc-p calc-s camph carb-v *Carbn-s Caust* cham chel chin chinin-s cina cinnb clem coc-c colch *Coloc* con conin cupr dios dulc elat ferr ferr-ma fl-ac gran graph grat *Guaj* hell *Hep* hura hyper ign indg iod jac-c kali-bi kali-c kali-i kali-n **Kreos** lach lachn laur led lith-c lob-s lyc lycps-v m-arct m-aust mag-c mag-m *Manc* mang mang-m meny merc merc-i-f mez mosch mur-ac nat-c nat-m nat-s nicc nit-ac nit-s-d nux-v ol-an olnd ox-ac pall par petr ph-ac phel phos plat plb prun puls ran-b rat rheum rhod rhus-v rumx sabad sabin sang sars seneg sep sil spig *Spong* stann *Staph* stram stront-c stry sul-ac sulph tab tarent teucr thuj valer verb vesp vip *Zinc*
  - **alternating** sides: rat
    : **tearing** pain: rat
  - **right**: coloc gels guaj ol-an ox-ac psil *Spong*
    : **drawing** pain: coloc
    : **shooting** pain: gels
    : **stitching** pain: guaj
  - **left**: am-c anag borx bov kali-c **Kreos** lith-c lyc merc-i-f ox-ac plat

Pain – Thumbs

- **Thumbs – left**: ...
  : **cold** agg; becoming: am-c
  : **sore**: am-c
  : **sore**: am-c kreos
  : **sprained**; as if: *Kreos*
  : **stitching** pain: lith-c ox-ac
  : **tearing** pain: borx bov kali-c lyc
- **21 h**: dios
  : **aching**: dios
- **morning**: ars
  : **bed** agg; in: ars stram
  : **stitching** pain: ars stram
  : **rising** agg; after: mag-m
  : **stitching** pain: ars
- **afternoon**: agar calc-s lyc sulph
  : **burning**: agar
  : **drawing** pain: sulph
  : **stitching** pain: lyc
- **evening**: dios hyper mag-c stry tarent thuj
  : **drawing** pain: thuj
  : **tearing** pain: hyper mag-c
- **night**: kali-n sars
  : **burning**: sars
  : **tearing** pain: kali-n
- **aching**: calc-p chel chin laur sang
- **adduction**, on: con conin
- **boring** pain: *Led* mag-c ol-an
- **broken**; as if: cham
- **burning**: agar arum-t arund berb chel gran graph *Hep* lach laur m-arct merc nux-v ol-an olnd sars staph vesp zinc
  : **tearing** pain: agar
- **cramping**: mang
- **cutting** pain: con merc-i-f stry zinc
- **drawing** pain: acon alum ambr anac *Arn* bry chin *Coloc* con indg kali-bi nat-c nat-m nat-s ol-an par puls rhus-v spong stann sulph thuj
  : **alternating** with | **Occiput**; drawing in (See HEAD - Pain - occiput - drawing - alternating - thumb)
  : **cramping**: anac dulc meny
  : **paralyzed**; as if: mosch nit-ac sabad
  : **paroxysmal**: ferr-ma thuj
- **exertion** agg: sulph
  : **drawing** pain: sulph
- **gnawing** pain: kali-bi mag-c olnd
- **grasping** something agg: phos
  : **sprained**; as if: phos
- **griping**: am-c
- **jerking** of arms: cocc
  : **drawing** pain: cocc
- **jerking** pain: am-c sabad
- **lifting** agg: ruta
- **motion**:
  : agg: cham coc-c *Coloc* ferr kali-bi phos
  : **drawing** pain: *Coloc*
  : **sprained**; as if: phos
  : **amel**: jac-c jac-g nat-c thuj

All author references are available on the CD 1551

Extremities

Pain – Thumbs

- **motion – amel**: ...
  : **drawing** pain: nat-c thuj
- **paralyzed**; as if: acon *Caust* laur prun rhod
- **paroxysmal**: agar prun
- **pinching** pain: bry kali-i kali-n mang meny prun
- **pressing** pain: arg-met colch grat hell laur nat-s nit-s-d phos sars verb
- **pressure**:
  : **amel**: mag-c tarent
  : **stitching** pain: mag-c tarent
- **pulsating** pain: fl-ac merc-i-f
- **rheumatic**: bapt jac-c jac-g
- **scratching**, from: olnd
  : **gnawing** pain: olnd
- **shooting** pain: arum-d dulc sang
- **sore**: am-c brach coc-c cupr kreos vip
- **sprained**; as if: calc-p camph cham graph kali-n Kreos lachn nat-m phos prun rhod
- **stitching** pain: agar ambr anac ars asaf asar bapt berb bry carbn-s cham colch dulc elat graph grat *Guaj* hura ign kali-n laur lith-c lob-s lyc lycps-v mag-c mang meny merc mez nat-c nat-m nat-s nux-v pall petr ph-ac ran-b rheum sabad sabin sang sars sil spong *Staph* stram sulph tab tarent thuj verb *Zinc*
  : **alternating** with | **Toe**; stitches in first: sulph
  : **burning**: stram
  : **drawing** pain: bry
  : **intermitting**: berb
  : **itching**: *Staph*
  : **jerking** pain: *Carbn-s*
  : **needles**; as from: staph zinc
  : **twitching**: nat-s
- **sudden**: coc-c ol-an ran-b
  : **drawing** pain: coc-c ol-an
  : **tearing** pain: ran-b
- **tearing** pain: aeth agar alum am-c am-m ambr anac arg-met arg-mur asar astac aur bar-c berb bov brom calc carb-v clem colch coloc graph grat hyper indg iod kali-bi kali-c kali-i kali-n laur led lyc mag-c mag-m mang nat-c nat-m nat-s nicc nit-ac par phel phos plb rat rheum rhod sabad seneg sep sil spig stann *Staph* stront-c sul-ac sulph teucr zinc
  : **burning**: agar
  : **drawing** pain: anac clem mag-m zinc
  : **paroxysmal**: nat-m
  : **torn** out; as if it would be: kali-i
  : **twitching**: brom rat staph sul-ac
- **twitching**: acon
- **using** it: phos
  : **aching**: phos
- **writing**:
  : **agg**: ox-ac prun ran-b sabad thuj
    : **drawing** pain: thuj
  : **sprained**; as if: prun
  : **stitching** pain: ox-ac sabad
    . **tingling**: sabad
  : **tearing** pain: ran-b

▽ **extending** to:
  : **Arm**, up the: ars chin colch spong zinc
  : **drawing** pain: ars chin colch spong zinc
  : **Back** of hand: asaf
  : **stitching** pain: asaf
  : **Chest**: sul-ac
  : **tearing** pain: sul-ac
  : **Elbow**: anac calc-s
  : **tearing** pain: anac
  : **Hand**: xan
  : **Shoulder**: aster psil
  : **Tip**; toward:
  : **sitting** agg: nat-s
    . **tearing** pain: nat-s
  : **Wrist**: nat-c
  : **drawing** pain: nat-c
O **Balls**: aeth agn am-m anac ang arn berb bism bry calc-p carb-an carb-v cina cupr dig dros dulc elat euph gamb graph hura kali-c lach laur lith-c lyc manc meny merl nux-v ox-ac petr ph-ac plb ran-b sang *Sil Spong* staph tarent teucr verat xan
  : **right**: sang
  : **aching**: sang
  : **evening**: chinin-s
  : **writing** agg: ox-ac
    . **stitching** pain: ox-ac
  : **burning**: laur lith-c nux-v
  : **cramping**: dulc spong
  : **drawing** pain: cupr dulc *Spong*
    : **alternating** with | **Occiput**; drawing pain in sides of (See HEAD - Pain - occiput - sides - drawing - alternating - thumb)
  : **motion**:
    : **amel**: staph
    . **tearing** pain: staph
  : **pressing** pain: agn ang euph meny
  : **shooting** pain: tarent
  : **sore**: arn cina hura ran-b
  : **stitching** pain: aeth am-m anac berb carb-an carb-v dig elat gamb graph hura lith-c manc ox-ac petr ph-ac *Sil* tarent verat
    : **stung**; as if: hura
  : **tearing** pain: am-m anac berb bism dros gamb kali-c lyc merl ph-ac ran-b *Sil* staph teucr
  : **writing** agg: mang mur-ac
  : **cramping**: mang mur-ac
  : **extending** to:
    : **Back** of head and neck: plb
    : **Forearm**: spong
- **Between** first finger and thumb: agar rat
  : **tearing** pain: agar rat
- **Bones**: carb-v chel sul-ac
  : **tearing** pain: carb-v chel sul-ac
- **Joints**: acon aloe am-c am-m ambr ang arg-n asaf aur aur-i aur-m aur-m-n benz-ac berb calc calc-p camph castm caust cench cham chel chin clem colch con cupr dios erig *Graph* hed indg iod kali-bi kali-i kali-n laur *Led Lyc M-ambo* m-aust mang

Extremities

Pain – Thumbs

- **Joints:** ...
mang-m merc merc-c mez nat-m nat-s osm petr phos prun puls rhod sil spig sul-ac *Sulph* tell thuj verat zinc
  - **left:** kreos
  - **morning:** mez
    - **pressing** pain: mez
  - **evening:** nat-s
    - **pressing** pain: nat-s
  - **aching:** asaf berb osm
  - **bending** impossible: lyc
    - **tearing** pain: lyc
  - **burning:** mang spig
  - **cramping:** sil
  - **dislocated;** as if: acon calc-p camph cham con cupr *Graph* kali-n laur *M-ambo* m-aust nat-m petr phos prun puls sulph verat
  - **drawing** pain: aloe ang chel nat-s
  - **gouty:** carb-v lyc
  - **motion:**
    - **amel:** led
      - **tearing** pain: led
  - **pressing** pain: asaf aur graph indg *Led* mez nat-s
  - **pulsating** pain: caust nat-m
  - **rest** agg: aur
    - **pressing** pain: aur
  - **rheumatic:** ambr caul *Graph*
  - **splinter;** as from a: colch
  - **sprained;** as if: ang calc-p camph con cupr graph kali-n nat-m petr phos rhod spig sulph verat
  - **stitching** pain: clem thuj
  - **tearing** pain: am-c am-m arg-n aur aur-m aur-m-n benz-ac calc castm chel chin cupr graph iod kali-bi *Led Lyc* merc merc-c nat-m nat-s *Sil* sul-ac sulph tell thuj zinc
    - **paralyzed;** as if: chel
    - **paroxysmal:** lyc
  - **writing** agg: grat
    - **tearing** pain: grat
  - **extending** to | **Shoulder:** aster
  - **Carpometacarpal:** verb
    - **sprained;** as if: verb
  - **Distal:** am-m bar-c chel gran ign laur nat-c spong thuj
    - **drawing** pain: bar-c chel nat-c thuj
    - **sore:** spong
    - **stitching** pain: am-m bar-c gran ign laur nat-c spong thuj
  - **Metacarpophalangeal:** spig
    - **left:** phos
      - **sore:** phos
    - **sore:** spig
  - **Proximal:** agn bar-c bry cham colch coloc grat ign led nat-m nit-ac psil sars spig thuj til zinc
    - **asleep,** falling: nit-ac
    - **drawing** pain: nit-ac
    - **drawing** pain: colch coloc nit-ac spig thuj

- **Joints – Proximal:** ...
  - **stitching** pain: agn bry cham grat ign led nat-m sars thuj til
  - **tearing** pain: bar-c zinc
  - **waking;** on: nit-ac
  - **drawing** pain: nit-ac
- **Nails:** am-m nat-s
  - **ulcerative** pain: am-m nat-s
  - **Roots** of nails: fl-ac nat-c
  - **stitching** pain: fl-ac nat-c
  - **Under:** am-m bapt bar-c berb bism carb-v coc-c fl-ac *Graph* hura kali-c led mez nat-m *Thuj Zinc*
  - **night:**
    - **bed** agg; in: sulph
    - **tearing** pain: sulph
  - **drawing** pain: bar-c nat-m
  - **sore:** mez
  - **splinter;** as from a: hura
  - **stitching** pain: am-m bapt coc-c *Graph* led *Thuj Zinc*
  - **tearing** pain: bar-c carb-v fl-ac kali-c zinc
  - **upward:** berb
- **Phalanges:**
  - **Distal:** aur
    - **tearing** pain: aur
  - **Proximal:** sep
    - **tearing** pain: sep
- **Sides:** mang
  - **tearing** pain: mang
  - **Inner:** asaf kali-i
    - **pressing** pain: asaf
    - **tearing** pain: kali-i
  - **Outer:** mang
    - **tearing** pain: mang
- **Spots;** in: lach
  - **burning:** lach
- **Tips:** agar am-m ambr bar-c berb borx calc-p carb-v con croc graph gymno lach lyc mag-s mez mur-ac nat-m nat-s olnd phel phyt sabad sep sil *Staph* sulph teucr vip zinc
  - **right:** vip-l-f
    - **sore:** vip-l-f
  - **evening:**
    - **sitting** agg: am-m
    - **stitching** pain: am-m
    - **walking** agg: merc-c
    - **stitching** pain: merc-c
  - **burning:** con croc gymno lach mur-ac olnd sil sulph teucr
  - **dinner;** after: mag-s
    - **stitching** pain: mag-s
  - **drawing** pain: zinc
  - **gnawing** pain: nat-m
  - **pulsating** pain: borx
  - **shooting** pain: phyt
  - **sore:** calc-p vip

Pain – Thumbs | **Extremities** | Pain – Toes

- **Tips**: ...
  : **stitching** pain: agar am-m ambr bar-c berb calc-p graph mag-s mez nat-m nat-s phyt sabad sep staph vip *Zinc*
  : **taking** hold of anything agg: mez
  : **stitching** pain: mez
  : **tearing** pain: ambr carb-v lyc phel *Staph* zinc
  : **burning**: carb-v
  : **waking**; on: nat-m
  : **stitching** pain: nat-m
- **Toes**: *Acon Act-sp* aesc *Agar* agn ail *Alum* alum-p alum-sil am-c am-m ambr *Anac* ang ant-c ant-t **Apis** *Arg-met* arg-n *Arn Ars* arum-d arund *Asaf* asar asc-t aster *Aur* aur-ar *Aur-m Aur-m-n* aur-s aza bar-c *Benz-ac* berb bism *Borx* bov brom bry bufo-s cact cadm-met cadm-s calad *Calc* calc-p calc-sil camph cann-i *Canth* caps carb-an *Carb-v Carbn-s* carl *Caul Caust* chel *Chin* cic *Cina* cist clem coc-c cocc coff colch *Coloc Con* croc crot-h crot-t cupr *Cupr-act* cycl daph dig digin *Dios* dros dulc *Elat* euon fago ferr ferr-ma *Ferr-p* fl-ac gels gins *Graph* guare ham hell *Hep* hura hyos *Hyper* ind indg iod jatr-c kali-bi **Kali-c** kali-i kali-n kali-p kali-sil *Kalm* kreos lach lact laur led lil-t *Lith-c Lyc* m-arct m-aust mag-c mag-m mag-s med merc merl mez mosch mur-ac naja nat-ar *Nat-c* nat-m nat-p nat-s nicc **Nit-ac Nit-s-d** nux-v ol-an olnd paeon *Pall* par petr *Ph-ac Phos Phyt* pip-m *Plat* plb polyp-p psor puls puls-n pyrus ran-b *Rans-s Rat* rheum **Rhod** rhus-t rhus-v rumx sabad sabin sang sars sec sel sep *Sil* sphing spig stann *Staph Stict Stront-c* stry sul-ac *Sulph Syph Tarax* tarent tell tep teucr thuj valer *Verat* verb vinc viol-t visc *Zinc* zinc-p
  - **right**: aur carb-v cench daph lyc mez nicc stront-c
  - **left**: *Agn* caul cic jatr-c mag-c mag-s spig
    : **tearing** pain: *Agn* cic jatr-c mag-c mag-s spig
  - **daytime**: ind
    : **burning**: ind
  - **noon**:
    : **bending** body:
      : left agg; to: thuj
      . **stitching** pain: thuj
  - **afternoon**: coloc mez
    : **pressing** pain: coloc
    : **stitching** pain: mez
  - **evening**: **Am-m** cist coloc lyc nat-s
    : **18** h: arg-met
      : **tearing** pain: arg-met
    : **20** h: am-m
      : **tearing** pain: am-m
    : **bed** agg; in: asar con
      : **drawing** pain: asar con
    : **drawing** pain: nat-s
    : **sleep**; when falling asleep: merl
      : **stitching** pain: merl
    : **sprained**; as if: coloc
    : **stitching** pain: cist lyc nat-s
    : **tearing** pain: **Am-m** lyc
  - **night**: *Am-c* coc-c kali-c led merc merc-i-f nat-c *Nux-v* plat sulph *Syph*
    : **amel**: nicc

- **Toes – night – amel**: ...
  : **tearing** pain: nicc
  : **burning**: plat
  : **sleep**; during: led
  : **cutting** pain: led
  : **lying** on back agg: sep
  . **cutting** pain: sep
  : **stitching** pain: *Nux-v*
  : **tearing** pain: plat sulph
- **aching**: arn aza carl coc-c cupr dios euon ham hell led mez mosch phos puls-n pyrus sulph
  : **pulsating** pain: arn
- **annually**: tarent
- **ascending** stairs agg: coloc
  : **sprained**; as if: coloc
- **bed**:
  : **in** bed:
    : agg: agar
    . **stitching** pain: agar
    . **amel**: am-m
    . **tearing** pain: am-m
- **bending**:
  : **body**:
    : left; to:
    . agg: thuj
    . **stitching** pain: thuj
  : **feet**:
    : agg: hipp
    : sore: hipp
- **boring** pain: aesc chin coloc merc mez *Rans-s* sabin
- **broken**; as if: cocc lach
- **burning**: aesc *Agar* alum ant-c **Apis** arn ars arund *Asaf* aur aur-ar *Aur-m Berb Borx* cadm-met calad calc carb-an caust *Con* dulc *Ferr-p* fl-ac *Hep* ind *Kali-c* kali-p kreos lith-c *Lyc* mag-m merc mez mosch mur-ac nat-c nit-ac nux-v olnd paeon par ph-ac phos plat *Puls* ran-s *Ruta* sabin sars sec *Staph Tarax* thuj viol-t zinc
  : **intermittent**: dulc
  : **paroxysmal**: *Tarax*
  : **stitching** pain: dulc
- **chill**; during: lyc merc sulph thuj
  : **stitching** pain: lyc
- **cold**:
  : **amel**: aster
  . **stitching** pain: aster
- **cold** feet, with: apis sec
  : **burning**: apis sec
- **cramping**: calc cupr *Cupr-act* dig *Dios* hyos lyc rhus-t sec sep sulph visc
- **crushed**; as if: hyper
- **cutting** pain: acon alum ant-c aur aur-m calc carb-an cina coloc dios kali-c led paeon ph-ac puls sep *Sil*
- **decreasing** gradually: am-m
  : **stitching** pain: am-m
- **delivery**; during: dios
- **cramping**: dios

1554   ▽ extensions | O localizations | ● Künzli dot

Extremities

Pain – Toes

- **dislocated**; as if: am-c *Arn* aur crot-t *Hep* kali-c mosch petr syph *Zinc*
- **drawing** pain: agar am-c anac ang ant-c arg-n ars asaf asar asc-t aster *Aur Aur-m-n* bar-c berb cact *Camph Caul* caust chel cic clem cocc colch coloc con cycl dig digin gels ham hell indg led lyc m-aust mag-m mez nat-c nat-m nat-s nit-s-d ol-an par plat plb polyp-p rat rhus-t rhus-v ruta sabin sars *Sep* sil stront-c sulph *Thuj* valer vinc zinc
  - **cramping**: *Anac* plat vinc
  - **paralyzed**; as if: aur
  - **shifting**: arg-n
  - **tearing** pain: carb-an clem sulph zinc
  - **upward**: anac caust dig digin *Thuj*
- **fever**; during: elat
  - **shooting** pain: elat
- **frostbitten**, as if: borx
  - **burning**: borx
- **frozen** previously: agar carl phos
  - **aching**: carl
  - **burning**: agar carl phos
  - **pressing** pain: phos
- **gnawing** pain: benz-ac hyper kali-c ran-s
- **gouty**: *Benz-ac Graph*
  - **tearing** pain: *Benz-ac Graph*
- **hot | stitching** pain (See warm - stitching)
- **increasing** gradually: am-m
  - **stitching** pain: am-m
- **jerking** pain: *Am-m* anac cic mez par puls ran-s sabin
- **jumping**: cycl
- **sore**: cycl
- **menses**; during: sulph
- **motion**:
  - **agg**: am-c nux-v plb thuj
    - **stitching** pain: nux-v
    - **tearing** pain: plb
  - **amel**: agar anac cocc coloc lyc psor
    - **drawing** pain: lyc
    - **pressing** pain: coloc
    - **stitching** pain: agar cocc
    - **tearing** pain: anac cocc psor
- **paralyzed**; as if: aur *Chin*
- **pecking**: plat
- **perspiration**; from: bar-c graph iod lyc nit-ac *Petr* sanic sep *Sil* zinc
  - **sore**: bar-c graph iod lyc nit-ac *Petr* sanic sep *Sil* zinc
- **pinching** pain: am-c bar-c kali-bi puls sul-ac
  - **twitching**: sul-ac
- **pressing** pain: ang arg-met asaf bism borx brom camph caust chel clem *Colch* coloc cupr cycl gins graph guare hell led mez mosch nat-n nux-v olnd ph-ac puls rhus-t staph viol-t
  - **alternating** with | **drawing** pain: gins
  - **crushed**; as if: olnd
- **pressure** agg: *Cina*
  - **sore**: *Cina*
- **pulsating** pain: kali-bi mur-ac ph-ac
- **rheumatic**: *Act-sp* apoc-a arg-met asc-t **Aur** *Benz-ac* borx both *Caul* caust *Colch* daph *Gnaph Graph* hyper kali-c *Led Lith-c* nit-ac paeon ph-ac *Puls* sabin *Sil* stict stront-c *Teucr*
  - **tearing** pain: *Graph*
  - **Tip**: am-m *Hyper* kali-c *Sil* syph
- **rising** agg; after: asaf
  - **tearing** pain: asaf
- **rubbing**:
  - **amel**: laur nicc phos
  - **tearing** pain: laur nicc phos
- **shooting** pain: *Acon* agar ambr apis aster calc-p daph dulc *Elat* kali-bi med
- **sitting** agg: *Am-m Aur-m-n* berb calc dig phos
  - **drawing** pain: *Aur-m-n*
  - **stitching** pain: aur-m-n calc
  - **tearing** pain: *Am-m* berb phos
- **sleep** agg; during: led
- **sore**: *Ars* aster aur bar-c berb brom calc *Canth* caust *Cina* coff *Coloc* cycl daph graph lyc mur-ac nat-ar nat-c *Nat-m* **Nit-ac** ph-ac plat ran-b ruta sep sulph thuj zinc
  - **burning**: lyc
  - **ulcerated**; as if: ph-ac
- **sprained**; as if: am-c berb bry coloc zinc
- **standing** agg: *Agar* am-m anac ars calc nat-m stann *Verat*
  - **stitching** pain: *Agar* calc *Verat*
  - **tearing** pain: am-m anac stann
- **stepping** agg: *Borx* (non: bov) bry led thuj
  - **pressing** pain: borx
- **stitching** pain: *Acon Agar* agn ail *Alum* alum-p alum-sil am-c *Am-m* ang ant-t apis arg-n arn arum-d arund *Asaf* aster aur *Aur-m-n* aur-s bar-c *Berb* bov bry bufo-s cadm-s *Calc* calc-p calc-sil cann-i caps *Carb-v Carbn-s Caust* chel cina cist cocc colch *Coloc* crot-t cycl dros dulc elat fago ferr-ma graph *Hell Hep* hyper kali-bi kali-c kali-n kali-sil *Kalm* kreos lach laur led *Lyc* m-arct mag-c mag-s med merc merl mez mosch *Nat-c* nat-m nat-s **Nit-ac Nit-s-d** *Nux-v* olnd *Pall* par petr ph-ac phos plat plb *Puls* ran-b *Ran-s* rheum rhus-t sabad sabin *Sil* spig *Stict* stry sul-ac *Sulph* tarax tarent thuj *Verat* verb zinc
  - **biting** pain: *Hyper*
  - **burning**: arund chel
  - **cramping**: calc cina sil
  - **itching**: ran-s spig
  - **jerking** pain: carbn-s
  - **needles**; as from: calc petr
  - **paroxysmal**: calc
  - **smarting**: nat-m
  - **sprained**; as if: crot-t
  - **stinging**: *Verat*
  - **tearing** pain: tarax
  - **twitching**: berb carbn-s *Cina* merl
  - **upward**: lach *Nux-v* pall

Pain – Toes — Extremities — Pain – Toes

- **stool** agg; during: nux-v
  : **stitching** pain: nux-v
- **stretching** out foot; on: bar-c
  : **pinching** pain: bar-c
- **stubbing**; when: colch
- **tearing** pain: Acon Act-sp agar *Agn* alum am-c *Am-m* ambr *Anac* ant-c *Arg-met* arn asaf aur aur-s bar-c *Benz-ac* berb bism brom bry calc calc-sil camph canth carb-an *Carb-v* carbn-s *Caul Caust Chin* cic cocc *Colch Coloc* con croc crot-t dios *Graph* hell hep indg jatr-c kali-bi **Kali-c** kali-n kali-sil laur *Led* lyc m-arct mag-c mag-m mag-s merl mez mur-ac *Nat-c* nat-m nat-p nat-s nicc ol-an pall par *Ph-ac* phos *Plat* plb psor puls *Rat* ruta sars sep sil spig *Stront-c* sulph syph tarax tarent tep teucr thuj valer zinc zinc-p
  : **cramping**: *Anac*
  : **drawing** pain: carb-an clem sulph zinc
  : **jerking** pain: chin
  : **paroxysmal**: plb
  : **smarting**: merl
  : **sprained**; as if: crot-t
  : **sticking** pain: zinc
  : **twitching**: chin
  : **upward**: anac stann
- **touch** agg: *Chin* ph-ac
  : **tearing** pain: *Chin*
- **twinging**: berb
- **ulcerative** pain: berb carb-an carb-v caust *Kali-i* nat-c nat-m ph-ac phos plat sil valer zinc
- **waking**; on: nat-s
  : **tearing** pain: nat-s
- **walking**:
  : **agg**: agn am-c ant-c arn ars aur-m aur-m-n bry camph carb-v carbn-s caust crot-t cycl dros *Kali-c* lyc mag-c mez nat-m nat-s phos plb ran-b sil thuj zinc
  : **aching**: mez phos
  : **burning**: phos
  : **cutting** pain: aur-m
  : **drawing** pain: aur-m-n
  : **pressing** pain: mez phos sil
  : **sore**: cycl lyc zinc
  : **stitching** pain: arn carbn-s crot-t dros *Lyc* ran-b
  : **tearing** pain: *Agn Camph* carb-v crot-t mag-c nat-s plb
  : **amel**: calc
  : **stitching** pain: calc
- **wandering** pain: clem
- **warm**: *Acon*
  : **bed**:
    . **agg**: nux-v plb
    . **burning**: nux-v
    . **tearing** pain: plb
  : **stitching** pain: *Acon*
- **wet** agg; after getting feet: nit-ac
  : **burning**: nit-ac

▽ **extending** to:
  : **Body**: hyper
  : **Foot**: anac
  : **Hip**: *Nux-v Pall*
    : **shooting** pain: nux-v *Pall*
    : **stitching** pain: *Nux-v* pall
  : **Instep**: anac
    : **cramping**: anac
  : **Root** of foot: iod
    : **cramping**: iod
  : **Sole**; hollow of: psil
    : **stitching** pain: psil
  : **Tips**: caps
    : **stitching** pain: caps
o **All** toes: kali-c petr ran-b *Zinc*
- **Balls**: alum am-c ambr ant-c ant-t *Bry* calc-p cann-s cina coff colch daph dros gels hell hep *Kali-c* lach laur led lyc med mur-ac nat-p par ph-ac plat puls ran-s rhus-t sabin sil spig *Squil* sulph tab valer
  : **left**: cann-i
    : **stitching** pain: cann-i
  : **aching**: sulph
  : **frozen**; formerly: plat
    : **sore**: plat
  : **shooting** pain: alum calc-p daph
  : **sore**: med ph-ac sil
  : **stitching** pain: alum ambr ant-c ant-t *Bry* calc-p cann-s coff colch daph dros hep *Kali-c* lyc mur-ac par puls ran-s rhus-t sabin spig
  : **tearing** pain: colch dros hell plat valer
  : **walking** agg: am-c *Ars* caust ph-ac plat sil
    : **sore**: *Ars* caust ph-ac plat sil
- **Between**: berb carb-an *Fl-ac Graph* lyc merc-i-r mez *Nat-c Nat-m* ph-ac ran-b sil **Zinc**
  : **sore**: berb carb-an *Fl-ac Graph* lyc merc-i-r mez *Nat-c Nat-m* ph-ac ran-b sil **Zinc**
- **Bones**: cycl mez sep
- **Fifth**: agar aloe am-m anag apis arn ars asaf asar asc-t blatta-o bry calc cann-s carb-an caust chel con cycl dios ferr-ma fl-ac graph hep hura kali-bi *Led* lith-c lyc lyss mag-c mag-m meph merc-i-f mez mosch mur-ac nat-s olnd paeon ph-ac rheum rumx sep staph ther thuj til zinc
  : **right**: opun-s psil
  : **left**: asc-t
  : **morning**: anag lyc
    : **stitching** pain: lyc
  : **evening**: zinc
    : **tearing** pain: zinc
  : **aching**: dios
  : **boring** pain: dios
  : **burning**: ars carb-an meph staph til
  : **chilblains**; as from: aloe
  : **drawing** pain: cycl
  : **pinching** pain: mosch ph-ac
  : **pressing** pain: cycl ferr-ma *Led* nat-s olnd paeon ph-ac ther
  : **sore**: agar bry mur-ac staph

1556   ▽ extensions | O localizations | ● Künzli dot

- **Fifth**: ...
  - **standing** agg: am-m
  - **stitching** pain: am-m
  - **stitching** pain: agar am-m apis asaf calc cann-s chel con hep hura lyc ph-ac rheum ruta thuj
  - **cramping**: ruta
  - **frostbitten**; as if: lyc
  - **pulsating** pain: con
  - **tearing** pain: arn caust graph kali-bi lyss mag-c mag-m mez nat-s sep thuj zinc
  - **walking** agg: am-m nat-c ther
  - **afternoon** | **burning**: (non: nat-c)
  - **burning**: nat-c
  - **pressing** pain: ther
  - **stitching** pain: am-m
  - **Balls**: nit-ac puls
    - **burning**: puls
    - **stitching** pain: puls
    - **walking** agg: nit-ac
  - **Joints**: coloc
    - **aching**: coloc
  - **First**: aesc agar agn *All-c* aloe alum alumn *Am-c Am-m* ammc anac anag *Ant-c* arg-met *Arn* ars asaf aster *Aur Aur-m* aur-m-n bapt bar-c *Benz-ac Berb* borx both bov brom bry calc calc-p calc-sil *Cann-i* caps carb-ac carb-an carb-v carbn-s carl castm *Caust* chel chin cic *Cimic Cist* clem coc-c cocc *Colch* coloc com con conv crot-t cycl daph dios *Dulc* elat *Eup-per* euphr ferr-ma form gamb gins gnaph *Graph* hell *Hep* hura hyper ind indg *Iod* jal jatr-c jug-r kali-bi kali-c kali-i kali-n kali-sil *Kalm* lac-ac lach lachn laur *Led Lyc* mag-c mag-m mag-s mang meph merc merc-i-f merc-i-r merl mez mosch mur-ac *Nat-c* nat-m nat-p ph-ac phos phys *Phyt Pip-m* plat *Plb* prim-v puls rad-br *Ran-s* rat *Rhod* rhus-t sabin sang sars sep *Sil* sphing stry sul-ac sulph tarax tarent tep thuj tub verat viol-t *Zinc*
    - **right**: alumn ant-c benz-ac both cic *Cimic Cist* con iris lachn lyc mag-c mag-m mur-ac nit-s-d phos *Ran-s* sil verat *Zinc*
    - **boring** pain: *Ran-s*
    - **burning**: ant-c *Cimic* con *Ran-s* verat
    - **cutting** pain: iris
    - **followed by** | **left**: *Dulc Pip-m Ran-s*
    - **stitching** pain: alumn benz-ac *Cist* lyc nit-s-d phos *Ran-s*
    - **tearing** pain: cic lachn mag-c mag-m mur-ac sil *Zinc*
    - **left**: aesc agn alum *Am-c* apoc-a coc-c colch *Eup-per* kalm lachn led *Mang* phos rat tub visc
    - **burning**: aesc apoc-a lachn
    - **stitching** pain: agn alum coc-c kalm led phos visc
    - **tearing** pain: coc-c rat
    - **morning**: alum anag jug-r *Led* lyc merc-i-r sulph
      - **bed** agg; in: ars jug-r
      - **burning**: ars
      - **sprained**; as if: jug-r

- **First** – **morning** – **bed**: ...
  - **stitching** pain: ars
  - **boring** pain: **Led**
  - **cutting** pain: alum sulph
  - **sprained**; as if: jug-r
  - **walking** agg: *Led*
  - **forenoon**: nat-c
  - **11 h**: sil
  - **tearing** pain: sil
  - **tearing** pain: nat-c
  - **noon**: pip-m
  - **afternoon**: am-m
  - **14 h**: ol-an
  - **tearing** pain: ol-an
  - **tearing** pain: am-m
  - **evening**: alumn *Cist* com euphr ind lyc mag-c nat-m nat-s phos sars sil stry thuj
  - **bed** agg; in: *Am-c* mag-m
  - **tearing** pain: mag-m
  - **boring** pain: ind
  - **drawing** pain: com thuj
  - **lying** down, before: mag-s
  - **tearing** pain: mag-s
  - **motion** agg | **stitching** pain: (non: phos)
  - **stitching** pain: alumn *Cist* euphr lyc mag-c nat-m phos
  - **tearing** pain: sars sil
  - **night**: aloe alum *Benz-ac* form kali-i kali-n *Mang Plb*
  - **bed** agg; in: thuj
  - **stitching** pain: thuj
  - **burning**: form
  - **sprained**; as if: aloe
  - **stitching** pain: alum form kali-n
  - **tearing** pain: kali-i
  - **aching**: calc carb-ac coc-c conv graph *Kali-c* mag-c phys
  - **alternating** with | **Heart**; pain in (↗*CHES - Pain - heart - alternating - toe*): nat-p
  - **bed** agg; in: aloe jug-r
  - **sprained**; as if: aloe jug-r
  - **boring** pain: agar aur-m-n ind **Led** *Nux-m Ran-s Sil*
  - **burning**: aesc am-c ant-c ars benz-ac borx *Cimic Colch* con form lachn ph-ac plat *Ran-s* ruta verat viol-t
  - **frostbitten**; as if: zinc
  - **pressing** pain: viol-t
  - **burnt**; sensation as if: caust
  - **cold** applications | **amel**: sabin
  - **cutting** pain: alum ant-c aster aur-m-n con ph-ac sang sphing stry sulph
  - **jerking** pain: ph-ac
  - **rhythmical**: ant-c
  - **dinner**; after: mag-s
  - **stitching** pain: mag-s

- **First**: ...
  - **drawing** pain: agar *Ant-c* aur bry caust chel colch coloc com con cycl jatr-c kali-bi nat-m plat plb rhus-t sars sep sulph *Thuj*
    - **cramping**: plat
    - **paralyzed**; as if: aur
    - **upward**: bry
  - **frostbitten**; as if: bry phos
  - **gnawing** pain: kali-c *Ran-s*
  - **gouty**: ant-c benz-ac
    - **tearing** pain: ant-c benz-ac
  - **hiccoughs**, from: ph-ac
  - **hot**: thuj
    - **stitching** pain: thuj
  - **increasing** and decreasing gradually: am-m
    - **stitching** pain: am-m
  - **jerking** pain: agar
  - **lightning**-like: daph
  - **lying** | **amel**: puls
  - **lying** down agg; after: *Nux-m*
    - **boring** pain: *Nux-m*
  - **motion**:
    - agg: aster caust chin mosch phos sabin
    - **drawing** pain: caust
    - **sprained**; as if: mosch
    - **stitching** pain: phos
    - **amel**: bapt cocc dros ind plb
    - **drawing** pain: plb
    - **tearing** pain: cocc dros plb
  - **neuralgic**: phyt
  - **pinching** pain: meph
  - **pressing** pain: arg-met borx carb-ac coloc cycl gins graph jatr-c *Led Nat-s Plat* rhus-t sep sulph
    - **bandaged**; as if tightly: *Plat*
  - **pressure** agg: *Hep* nat-s ruta
    - **stitching** pain: *Hep* nat-s
    - **tearing** pain: ruta
  - **pulsative**: asaf
  - **rest** agg: ind
    - **boring** pain: ind
  - **rheumatic**: am-be apoc arn bapt *Benz-ac* borx both cinnb *Colch* conv crot-t gnaph hyper kali-c *Led* ol-an rhod sabin sil
    - **right**: *Benz-ac* bry cist lac-c
    - **left**: agn *Led*
    - **stitching** pain: hyper
    - **tearing** pain: crot-t
  - **rubbing**:
    - **amel**: nat-c
    - **tearing** pain: nat-c
  - **shooting** pain: alum daph pip-m sulph tarent
  - **sitting** agg: agar *Am-m Con* graph mag-m nat-m par sabin sil
    - **drawing** pain: agar
    - **stitching** pain: *Con* graph nat-m sabin sil
    - **tearing** pain: agar *Am-m* con mag-m par
  - **sore**: alum *Arn Bry* clem *Nat-c Sulph*
  - **spinning**; while: mur-ac

- **First – spinning**; while: ...
  - **tearing** pain: mur-ac
  - **sprained**; as if: aloe *Arn* jug-r lyc mez mosch sil
  - **stamping** amel: caps
    - **stitching** pain: caps
  - **standing** agg: *Am-m* con nat-m rhus-t sil
    - **stitching** pain: am-m nat-m rhus-t sil
    - **tearing** pain: *Am-m* con nat-m
  - **stepping** agg: alum asaf *Aur-m* berb borx sil
    - **cutting** pain: alum
    - **pressing** pain: borx
    - **stitching** pain: asaf *Aur-m* berb
    - **ulcerative** pain: sil
  - **stitching** pain: agar agn alum alumn am-c am-m ammc arn ars *Asaf* aster *Aur-m* bar-c *Benz-ac* Berb bov bry calc calc-sil *Cann-i* caps carb-v carl castm *Caust* chel *Cist* coloc crot-t daph euphr ferr-ma form gamb gins graph *Hep* hura hyper jatr-c *Kali-c* kali-n kali-sil *Kalm* lach laur *Led Lyc* mag-c mag-s merl nat-m nat-s nit-ac nit-ac phos pip-m puls *Ran-s* rat rhus-t sabin sang sep *Sil* sphing sul-ac sulph tarax tarent thuj verat zinc
    - **alternating** with | **Thumb**; stitching in (See thumbs - stitching - alternating - toe)
    - **boring** pain: sabin
    - **burning**: alum berb *Caust* mag-c plat tarax
    - **crawling**: berb plat
    - **cutting** pain: sil
    - **drawing** pain: bry
    - **fine**: am-m caust kali-c led mag-s rhus-t sulph
    - **frostbitten**; as if: *Nit-ac* zinc
    - **long** stitch; a: arn caust
    - **paroxysmal**: lyc
    - **prickling** pain: sul-ac zinc
    - **pulsating** pain: berb hep
    - **splinters**; as from: agar coc-c
    - **tearing** pain: am-c
    - **tickling** like electric shocks: sabin
    - **twitching**: berb hell kali-n
    - **upward**: benz-ac *Hep*
  - **sudden**: bry coc-c lyc nat-m nat-s
    - **drawing** pain: coc-c
    - **sprained**; as if: lyc
    - **stitching** pain: lyc nat-m nat-s
  - **tearing** pain: agar am-c *Am-m* anac *Ant-c* arg-met aur-m bar-c *Benz-ac* calc calc-sil carb-an carbn-s caust cic coc-c cocc con crot-t dulc graph hep indg kali-bi *Kali-c* kali-n kali-sil lachn lyc mag-c mag-m mag-s merc merl mez mur-ac nat-c nat-m ol-an par plat plb rat ruta sang sars sep *Sil Sulph* tarent tep thuj *Zinc*
    - **burning**: con rat ruta
    - **drawing** pain: agar kali-bi mez sars
    - **paroxysmal**: merc
    - **pulsating** pain: dulc
    - **sticking** pain: berb zinc
    - **twitching**: am-m brom
    - **ulcerative** pain: ol-an plat

▽ extensions | ○ localizations | ● Künzli dot

Extremities

Pain – Toes
- **First**: ...
  : **touch** agg: arg-met chin lyc *Mang* nux-v ph-ac plb sabin tarent
  : **cutting** pain: ph-ac
  : **tearing** pain: arg-met
  : **ulcerative** pain: am-c caust nat-c ol-an zinc
  : **walking** agg: alum alumn am-m aur aur-m borx brach bry calc-p chin con euphr hep **Led** mag-m nat-m phos pip-m **Sil** tarax
  : **burning**: borx brach
  : **cutting** pain: alum aur-m
  : **stitching** pain: alumn am-m euphr nat-m phos tarax
  : **tearing** pain: con hep mag-m nat-m
  : **ulcerative** pain: aur bry calc-p chin **Led** pip-m **Sil**
  : **warm** bed agg: *Am-c*
  : **weather** agg; wet: am-c
  : **extending** to:
    : **Ankles**: bov
    . **stitching** pain: bov
    : **Chest**: rhus-t
    . **stitching** pain: rhus-t
    : **Heel**: alum nat-c
    . **cutting** pain: alum
    . **tearing** pain: nat-c
    : **Hip**: *Hep*
    . **stitching** pain: *Hep*
    : **Knee**: merc
    . **tearing** pain: merc
  : **Balls**: agar alum am-c ambr ant-c borx *Bry Cann-i Caust Colch* con dros *Kali-c* **Led** lyc mag-m mur-ac petr ph-ac phos pic-ac plb rhus-t tab visc zinc
    : **burning**: ant-c *Caust Kali-c* zinc
    . **drawing** pain: am-c petr
    : **pressing** pain: borx *Caust* lyc petr
    . **sore**: **Led** lyc pic-ac
    : **stitching** pain: alum am-c ambr *Cann-i Caust Kali-c* mag-m mur-ac ph-ac phos rhus-t visc zinc
    : **tearing** pain: agar caust con dros petr ph-ac
    : **walking** agg: lyc
    . **sore**: lyc
  : **Extensor** muscle: nat-c
    : **tearing** pain: nat-c
  : **Joints**: *Apoc Arn* asaf aster aur *Benz-ac* berb bry calc *Cann-i* carb-v *Caust Cimic* coff *Coloc* dulc *Eup-per* ind *Iris* kali-bi **Led** lob-s nat-m nat-s ph-ac phos plb prun rat rhod sabin sang sep sil *Stann Sulph* upa
    : **afternoon**: sulph
    . **drawing** pain: sulph
    : **aching**: *Cann-i* cimic nat-s
    : **boring** pain: ind nat-s
    : **burning**: *Cimic* ph-ac
    . **drawing** pain: led nat-s *Sulph*
    : **gouty**: acon agar am-c ambr ammc apis apoc-a *Arn* ars asaf aster bell *Benz-ac Bry* calc *Calc-p*

- **First – Joints – gouty**: ...
  canth carb-v *Caust Cimic* con *Dulc* elat eup-per *Gnaph* graph guaj hep kalm **Led Lyc** m-ambo mosch *Nux-v* olnd par ph-ac phos plat plb ran-b ran-s *Sabin* sep *Sil* squil staph sul-ac sulph *Tarax* thuj *Verat* zinc
  . **left**: ammc apoc-a
  : **pressing** pain: asaf *Caust Coloc* **Led** nat-s rhod
  : **shooting** pain: *Cann-i* kali-bi *Stann*
  : **sore**: aur bry lob-s nat-m
  : **sprained**; as if: *Arn* prun rat
  : **stitching** pain: *Benz-ac* berb calc *Cann-i* kali-bi **Led** nat-m nat-s sep sil stann
  : **extending** to:
    . **Limbs**; up: cimic
    aching: cimic
  : **Proximal**: con
  . **tearing** pain: con
  : **Nails**: agar coc-c colch *Graph* hep kali-c lyc **Nit-ac** *Sil* sulph teucr *Thuj*
  : **night**:
    . **bed** agg; in: sulph
    shooting pain: sulph
  : **flesh**; as if nail would enter in: colch *Graph* kali-c teucr
  : **inflamed**; as if: lyc *Sil*
  : **shooting** pain: sulph
  : **splinter**; as from a: agar **Nit-ac**
  : **stitching** pain: coc-c *Sil* sulph *Thuj*
  : **tearing** pain: colch hep *Thuj*
  : **torn** out; as if nail would be: thuj
  : **Roots** of nails: calc-p
  . **aching**: calc-p
  : **Under**: *Agar* cain calc caust coc-c iod **Nit-ac** *Sil Sulph* zinc
    . **left**: coloc lachn
    burning: lachn
    . **tearing** pain: coloc
    . **burning**: calc *Nit-ac*
    . **pressing** pain: calc
    . **stitching** pain: cain caust coc-c iod
    . **tearing** pain: iod zinc
  : **Tips**: arn asaf aur-m-n bar-c berb bism bry calc carl caust coc-c colch *Con* **Kali-c Led** mez nat-s olnd par *Ran-s* sars sep stann staph sulph zinc
    : **burning**: calc con mez olnd staph
    . **drawing** pain: bar-c
    : **pressing** pain: bism
    : **shooting** pain: stann
    : **sitting** agg: *Con*
    . **stitching** pain: *Con*
    : **sore**: zinc
    : **stitching** pain: aur-m-n bar-c bry carl coc-c colch *Con* kali-c **Led** mez nat-s olnd par *Ran-s* sep stann staph sulph zinc
      . **burning**: sep
    . **pulsating** pain: mez zinc

Pain – Toes

- **First – Tips**: ...
  : **tearing** pain: arn bar-c bism caust **Kali-c** sars zinc
- **Fourth**: agar asc-t berb brom calc-s carb-v chel colch dios dros fl-ac form gamb mag-c merc-i-f mez mur-ac nat-s ph-ac ran-b rhus-t tarax thuj
  : **left**: asc-t
  : **drawing** pain: colch tarax
  : **pinching** pain: ph-ac
  : **pressing** pain: ph-ac
  : **pulsating** pain: mur-ac
  : **sore**: dios
  : **sprained**; as if: berb
  : **stitching** pain: agar berb chel dros mez nat-s ran-b rhus-t thuj
  : **twinging**, drawing: berb
  : **tearing** pain: carb-v gamb mag-c
- **Joints**: agn all-s ambr arg-met *Arn* asaf *Aur* berb bry *Camph Cann-i Caust Colch* coloc con graph kali-c *Led* nat-s plb puls rhod *Sabin* sang sil stront-c *Sulph* teucr upa verat
  : **left**: cann-i
  : **shooting** pain: cann-i
  : **burning**: berb
  : **drawing** pain: aur berb sabin sil verat
  : **gouty**: ambr arn asaf calc calc-p *Caust Dulc* graph kali-bi lyc *Mang* nat-p plb ran-s *Sabin* staph sulph thuj
  : **right**: *Lyc*
  : **pressing** pain: coloc con led nat-s
  : **shooting** pain: *Cann-i*
  : **sore**: *Camph* kali-c puls
  : **sprained**; as if: all-s bry
  : **stepping** agg: borx
  : **stitching** pain: asaf berb cann-i led
  : **walking** agg: petr
  : **sprained**; as if: petr
  : **weather** agg; cold: calc-p
  : **Small** joints: caul
- **Nails**: ant-c ars-h *Camph Carb-v* caust coc-c *Fl-ac Graph* hep hura m-ambo m-aust merc-sul mosch nit-ac nux-v sars *Sil Sulph Teucr* thuj
  : **pressing** pain: m-ambo sars
  : **splinter**; as from a: ars-h coc-c *Nit-ac Sil Sulph*
  : **tearing** pain: *Camph Carb-v* caust graph hep hura thuj
  : **walking** agg: camph
  : **tearing** pain: *Camph*
  : **Roots** of nails: *Asaf* nat-m
  : **burning**: *Asaf*
  : **stitching** pain: nat-m
  : **Under**: ant-c camph carb-v caust *Eos* eup-per fl-ac *Graph* hep kali-c merc nit-ac *Sep Sil* teucr thuj
  : **burning**: *Eos*
  : **cutting** pain: sil
  : **fever**; during intermittent: eup-per
  : **splinter**; as from a: fl-ac
  : **ulcerative** pain: ant-c graph teucr

- **Second**: berb bry canth carb-v caust cham colch coloc dros fl-ac kali-i kali-n *Led* lyc mur-ac nat-s plb rat spig
  : **right**: zinc
  : **tearing** pain: zinc
  : **drawing** pain: caust colch plb
  : **stitching** pain: canth cham dros kali-n *Led* spig
  : **tearing** pain: canth carb-v dulc kali-i lyc plb rat
  : **pulsating** pain: dulc
  : **Balls**: puls
  : **burning**: puls
  : **stitching** pain: puls
  : **Joints**: berb stront-c
  : **tearing** pain: berb stront-c
- **Spots**; in: ph-ac
  : **sore**: ph-ac
- **Third**: agar aloe ambr asaf berb bry carb-v chel colch dros fl-ac form *Led* lyc mag-m mez mur-ac nat-s rat sep sulph thuj
  : **morning**: mag-m
  : **drawing** pain: colch
  : **pulsating** pain: mur-ac
  : **sore**: mez
  : **stitching** pain: agar asaf chel dros *Led* nat-s sep sulph
  : **tearing** pain: ambr bry carb-v lyc mez rat
  : **ulcerative** pain: berb
  : **Nail**; under: ars-h
  : **splinter**; as from a: ars-h
- **Tips**: am-c *Am-m* aur aur-m-n berb *Camph* caps caust chin con dig fl-ac kali-c led merc merl mez mosch *Mur-ac* nat-s nit-s-d olnd puls ran-b sars stry sulph zinc
  : **evening**: am-m puls ran-b
  : **shooting** pain: am-m
  : **sore**: ran-b
  : **stitching** pain: am-m puls ran-b
  : **aching**: zinc
  : **burning**: *Mur-ac* sars
  : **lying** agg: sulph
  : **stitching** pain: sulph
  : **pressing** pain: led mosch
  : **shooting** pain: *Am-m* aur
  : **sitting** agg: aur-m-n sulph
  : **stitching** pain: aur-m-n sulph
  : **sleep**; when falling asleep: merl
  : **stitching** pain: merl
  : **sore**: con zinc
  : **stitching** pain: am-c am-m aur-m-n berb caps chin dig fl-ac kali-c merc merl mez nat-s nit-s-d olnd puls ran-b stry sulph
  : **boring** pain: chin
  : **outward**: caps
  : **tearing** pain: **Am-m** *Camph*
  : **walking** in open air agg: am-m
  : **stitching** pain: am-m
- **Under**: alum con
  : **burning**: alum con

1560   ▽ extensions | O localizations | ● Künzli dot

Extremities

Pain – Upper arms

- **Upper** arms: abrot acon act-sp aesc agar *Agn* all-c allox aloe *Alum* alum-p alum-sil alumn am-c *Am-m* ambr ammc **Anac** anag ang ant-c ant-t apis aran arg-met arg-n arn **Ars** ars-h ars-i ars-met arum-t asaf asar aspar aster aur aur-ar aur-m aur-m-n aur-s *Bar-c* **Bell** berb bism borx bov brach bry bufo cact calc calc-act calc-p calc-sil camph cann-s canth caps carb-ac carb-an *Carb-v Carbn-s* card-m cass castm caust cedr cham chel chim *Chin* chinin-ar chinin-s cic cimic *Cina* cinnb clem coc-c *Cocc* coff colch coloc com con corn-f cot croc crot-h crot-t cupr *Cycl* dig dros dulc elaps euon **Eup-per** euph euphr eupi *Ferr* ferr-ar ferr-i ferr-ma ferr-p fl-ac form gels gins graph *Grat Guaj* ham hell *Hep* hipp hura hyos hyper ign ind *Indg Iod* iodof ip iris jal jatr-c *Kali-ar* kali-bi *Kali-c Kali-n* kali-p kali-sil *Kalm* kreos lac-c lach lachn lact laur led lil-t lob lyc *Lyss* m-aust mag-c *Mag-m Mag-p* mag-s manc *Mang* meny *Merc* merc-i-f merc-i-r merl mez mosch mur-ac murx myric nat-ar nat-c nat-m nat-p **Nat-s** nicc nit-ac nit-s-d nux-m *Nux-v* ol-an olnd osm ox-ac paeon par petr *Ph-ac* phel phos phyt plan *Plat* plb plumbg psor *Puls Ran-b* ran-s *Rat* rheum *Rhod Rhus-t* rhus-v rumx sabad sabin samb *Sang* sanic sarr *Sars* sec *Sep* sil sin-n spig squil **Stann** *Staph* stram stront-c stry sul-ac sul-i sulph sumb tarax tarent tep ter teucr ther thuj urt-u *Valer Verat* verat-v vesp vinc xan zinc zinc-p
  - **right**: acon arg-met arg-n **Bell** canth *Caust* cinnb coc-c *Cocc* coloc conch crot-h *Cycl* eupi ferr-i ferr-p fl-ac ign merc-i-f petr *Ran-b* sil staph
    : **boring** pain: merc-i-f
    : **drawing** pain: arg-met arg-n **Bell** *Caust* coloc ferr-p staph
    : **gnawing** pain: canth
    : **jerking** pain: sil
    : **pressing** pain: *Cycl*
    : **sore**: cinnb
    : **stitching** pain: caust *Cocc*
    : **tearing** pain: canth coc-c eupi ign petr *Ran-b*
    : **Humerus**: bry gels phyt
      : **aching**: bry gels phyt
  - **left**: *Agar* alum *Am-m Arg-n Asaf* aur bov carbn-s cass caust cina coloc *Ferr* mez nux-m puls **RHUS-T•** sulph tarax xan
    : **cramping**: cina
    : **drawing** pain: *Agar* alum coloc
    : **gnawing** pain: *Ferr*
    : **pressing** pain: *Asaf* carbn-s tarax
    : **sore**: sulph
    : **stitching** pain: *Rhus-t* xan
    : **tearing** pain: agar *Am-m* aur bov caust puls *Ran-b*
    : **extending** to:
      : **First** finger: psil
      : **Forearm**: psil
  - **daytime**: coloc
    : **drawing** pain: coloc
  - **morning**: ambr ars-i bov chel con euph eupi fl-ac ham lyc mag-s mez rhus-t sulph zinc
    : **6 h**: bry
    : **tearing** pain: bry

- **morning**: ...
  : **bed** agg; in: euph
  : **aching**: euph
  : **pressing** pain: euph
  : **boring** pain: mez
  : **drawing** pain: lyc
  : **pressing** pain: con fl-ac mez
  : **rising** agg; after: dulc
  : **sore**: bov ham
  : **stitching** pain: zinc
  : **tearing** pain: ambr eupi mag-s sulph
  : **waking**; on: agar ars-s-r euph kali-c mez
    : **boring** pain: mez
    : **drawing** pain: agar kali-c
    : **pressing** pain: euph mez
- **forenoon**: agar alum bov chel com
  : **11 h**: bry
    : **tearing** pain: bry
  : **aching**: com
  : **drawing** pain: agar com
  : **tearing** pain: agar alum chel
- **noon**: nicc sulph
  : **lying** down agg; after: *Rhus-t*
  : **tearing** pain: nicc
- **afternoon**: abrot bov canth fl-ac form nat-s phos stry thuj
  : **13 h | riding** agg: hydr
  : **14 h**: **Rhus-t**
  : **15 h**: dios phos **Rhus-t** sarr
  : **stitching** pain: form
  : **tearing** pain: bov canth nat-s thuj
- **evening**: agar alum anac calc chin chinin-s clem colch com con elaps kali-bi kali-c lyc ox-ac sars stry sulph zinc zing
  : **aching**: anac ox-ac
  : **amel**: nat-s
    : **stitching** pain: nat-s
    : **tearing** pain: nat-s
  : **bed** agg; in: dulc led lyc staph
    : **drawing** pain: led lyc staph
    : **pressing** pain: staph
  : **drawing** pain: com kali-bi sulph zinc zing
  : **lying** down:
    : **amel**: am-m
    : **tearing** pain: am-m
  : **pressing** pain: anac
  : **shooting** pain: sulph
  : **sitting** agg: anac
    : **aching**: anac
  : **sore**: stry
  : **stitching** pain: calc elaps stry sulph
  : **tearing** pain: agar alum clem con kali-c lyc sars sulph
  : **twinging**: chinin-s
  : **walking** in open air agg: anac
    : **aching**: anac

Extremities

Pain – Upper arms

- **night**: am-m ars *Cact* cass *Castm* caust cham crot-t dros *Ferr* mang *Merc* nat-m nux-v *Phyt* puls *Sang* sep stry sulph
  - **midnight**: sulph
  - **before**:
    - **23 h**: am-m
      - **tearing** pain: am-m
    - **after**: carb-an
    - **3 h**: nat-c
      - **tearing** pain: nat-c
    - **4 h**: rhus-t verat
      - **tearing** pain: carb-an
    - **drawing** pain: sulph
  - **bed** agg; in: arg-n
  - **burning**: arg-n
  - **boring** pain: mang
  - **drawing** pain: *Ars*
  - **gnawing** pain: mang
  - **lying** on upper arm agg: nat-m
  - **sleep** agg; during: sep
  - **sore**: sep
  - **stitching** pain: caust
  - **tearing** pain: am-m caust
  - **warm** bed agg: caust
    - **tearing** pain: caust
  - **Side** not lain on: kali-bi puls
    - **tearing** pain: kali-bi puls
- **aching**: abrot allox anac arg-met arg-n calc cass chinin-ar cinnb com cupr **Eup-per** gels kali-n kali-p led lob merc-i-r mez paeon **Rhus-t** rumx sabad sabin stram tep vesp zinc
- **air** agg; draft of: ant-c
  - **drawing** pain: ant-c
- **air**; in open:
  - **agg**: calc
    - **tearing** pain: calc
  - **amel**: sulph
    - **tearing** pain: sulph
- **ascending** stairs agg: *Calc*
  - **sore**: *Calc*
- **bed** agg; in: caust con dulc led *Lyc* mag-s *Rhus-t* sulph til
  - **tearing** pain: caust con *Lyc* mag-s sulph til
- **bending**:
  - **arms**:
    - **agg**: anac ant-c
    - **cutting** pain: anac
    - **backward** agg: **Rhus-t**
- **bent** agg; while: rat
  - **tearing** pain: rat
- **blow**; pain as from a: *Anac* bar-c cina cycl hell kreos plat
- **boring** pain: act-sp arg-met asaf aur aur-m-n canth *Cina Mang* merc-i-f mez plb rhus-t
- **break**; as if it would: borx cinnb
- **broken**; as if: cocc cupr samb sulph

Pain – Upper arms

- **burning**: *Agar* alum am-c arg-met arg-n arn asar berb borx carb-v carbn-s caust colch coloc dig dulc graph hura kali-bi kali-c mang mur-ac nat-m nat-s nux-v ph-ac rhus-t sep sulph ther thuj zinc
  - **downward**: all-c
- **burrowing**: cocc mang nat-m stann
- **chill**:
  - **after**: ars-h
  - **during**: *Rhus-t*
    - **tearing** pain: *Rhus-t*
- **cold**:
  - **air** agg: *Kalm*
- **cold** agg; becoming: phos
  - **tearing** pain: phos
- **contracting**: bism mez
- **convulsions**; before epileptic: cupr
  - **drawing** pain: cupr
- **cough** agg; during: alum
  - **tearing** pain: alum
- **cramping**: calc-act mez
- **cutting** pain: alum anac bar-c caust *Chel* lac-c manc *Plat* spig
- **dinner**:
  - **after**:
    - **agg**: canth thuj zinc
    - **sore**: thuj
    - **stitching** pain: canth zinc
  - **agg**: canth
    - **drawing** pain: canth
- **dislocated**; as if: alum bry caust euph rhod thuj
- **drawing** pain: acon *Agar* aloe alum alum-p alum-sil am-m anac ang ant-c ant-t apis arg-met arg-n *Ars* ars-h asaf aster atro aur aur-m-n *Bell Berb* bism *Bry* bufo *Calc* calc-sil camph canth carb-ac *Carb-v* carbn-s card-m *Caust* chel cina clem coc-c cocc coloc com con dig *Dulc* ferr-ma ferr-p gins graph grat hep ign indg ip kali-bi kali-c *Kali-n* lach lact led **Lyc** mag-c mag-m mang mez mosch mur-ac nat-m nat-s nit-ac *Nux-v* ol-an olnd par petr *Ph-ac Phos* phyt *Plat* plb puls *Rhod Rhus-t* ruta sabin sanic *Sep Sil* sin-n spig spong *Stann* staph stram sul-ac *Sulph Thuj Valer* verat vinc zinc zinc-p
  - **cramping**: grat mag-c nat-m ruta *Valer*
  - **downward**: *Agar* anac berb carb-ac carb-v kali-bi lach *Lyc* sulph
  - **paralyzed**; as if: aloe arg-met arg-n **Bell** bry *Caust* chel cina cocc con kali-c *Phos* rhus-v sabin sep
  - **paroxysmal**: ant-t mag-c
  - **pulsating** pain: ign
  - **sticking** pain: spong
  - **upward**: ph-ac
- **eating**; after: cina clem ind
  - **tearing** pain: cina
- **electric** shocks; as from: agar tarax valer
- **excitement** agg: coloc
- **exertion** agg: **Rhus-t**
  - **tearing** pain: **Rhus-t**

1562 ▽ extensions | ○ localizations | ● Künzli dot

Pain – Upper arms

- **extending** the arm: anac
  : **agg**: ind phyt plat
  : **sore** (*↗stretching - arm - agg. - sore*): phyt
  : **stitching** pain: ind
  : **cutting** pain: anac
- **glands**, with swollen axillary: vesp
- **gnawing** pain: canth ferr laur mang phos ran-s
- **griping**: mag-c
- **hanging** down amel: rat *Rhus-t*
  : **tearing** pain: rat *Rhus-t*
- **heart** disease; in: cact
- **holding** a book agg: coc-c
  : **stitching** pain: coc-c
  : **tearing** pain: coc-c
- **increasing** and decreasing suddenly: stann
  : **tearing** pain: stann
- **intermittent**: asaf led sars
- **jerking** pain: anac ant-c arn chin cupr hell kali-bi lact olnd puls *Ran-b* rhus-t ruta sil tarax valer
- **leaning** on it: am-m carbn-s
  : **pressing** pain: am-m carbn-s
- **lifting**:
  : **after**: berb
  : **agg**: nat-m
  : **sore**: nat-m
- **lying**:
  : **side**; on:
  : **painful** side:
  . **agg**: *Mang*
  boring pain: mang
  : **painless** side:
  . **amel**: castm
  tearing pain: castm
  : **upper** arm agg; on: carb-an castm *Nat-m*
  : **tearing** pain: carb-an castm
- **lying** down agg; after: ip
  : **drawing** pain: ip
- **menses**; during: berb
  : **pressing** pain: berb
- **motion**:
  : **agg**: agn anag ang berb *Bry* bufo calc carb-v caust *Cocc Colch* coloc crot-t *Cycl Euph Ferr* ferr-p fl-ac grat ham iris *Kalm* lac-c *Led* mag-c *Merc* nat-c nux-v phyt plan plat sabad sabin sep *Sil* staph thuj
  : **aching**: sabad *Sabin*
  : **burning | pricking**: coloc
  : **gnawing** pain: *Ferr*
  : **pressing** pain: agn ang berb *Colch* fl-ac led *Sabin* Staph
  : **sore**: cocc *Cycl* grat ham nat-c plan plat sep
  : **stitching** pain: *Bry* caust
  : **tearing** pain: carb-v ferr ferr-p *Sil* thuj
  : **amel**: am-m *Arg-met* aur aur-m aur-m-n camph chin cina coc-c cocc con cupr *Dulc* kali-bi *Kali-c* kali-p *Lyc* mang meph mur-ac ox-ac paeon psor **Rhus-t** sabad sars staph tarax thuj *Valer*
  : **aching**: kali-p
  : **boring** pain: cina mang

- **motion – amel**: ...
  : **drawing** pain: *Arg-met* aur camph coc-c cocc con *Valer*
  : **pinching** pain: cina
  : **pressing** pain: aur-m aur-m-n
  : **slow** motion: *Ferr*
  : **sore**: cupr kali-c *Lyc* mur-ac
  : **stitching** pain: chin *Cocc Kali-c* **Rhus-t** sabad tarax
  : **tearing** pain: am-m *Arg-met* coc-c con *Lyc* (non: mur-ac) psor *Rhus-t* sars staph thuj valer
  : **arm**; of:
  : **amel**: mur-ac sulph
  . **tearing** pain: mur-ac sulph
  : **backward** and forward agg: *Nat-m*
  . **sore**: *Nat-m*
  : **beginning** of:
  : **agg**: mez
  . **pressing** pain: mez
  : **impossible**: tep
  : **tearing** pain: tep
- **neuralgic**: corn-f hyper kalm ter
- **paralyzed**; as if: agar aloe alum ambr ant-c arg-met arg-n asaf *Bell* bism bry caps caust cham *Chel Chin* cina cocc con cycl dig dulc *Ferr* kali-bi kali-c kali-n led mez mur-ac nit-ac *Nux-v Phos* sabin sep stann *Staph* teucr thuj verat
- **paroxysmal**: gels mur-ac
- **periodical**: grat
  : **tearing** pain: grat
- **perspiration | amel**: thuj
- **pinching** pain: ang arg-met (non: calc) calc-act caust cina form kali-n kreos laur nat-c nux-m olnd osm ph-ac plat sabad sulph
- **pressing** pain: acon *Agn* alum am-m **Anac** ang arg-met arn asaf **Aur** aur-m-n **Bell** berb bism bry *Calc* camph carbn-s *Caust* chel cic clem colch coloc con crot-t cupr *Cycl* euph fl-ac gins hell indg jatr-c kalm laur *Led* **Mez** mosch mur-ac nat-s nit-s-d nux-m petr ph-ac phos puls rhod sabad *Sabin* sars spig **Stann** *Staph* sulph tarax teucr zinc
  : **burrowing**: clem
  : **constricting** pain: coloc
  : **cramping**: anac asaf
  : **intermittent**: anac asaf led
  : **paralyzed**; as if: **Bell** bism chel mez ph-ac staph
  : **tearing** pain: arg-met aur bell camph led stann thuj
  : **twisting**, as if: clem
- **pressure**:
  : **agg**: *Arg-met* berb calc phyt sil spig
  : **drawing** pain: *Arg-met* spig
  : **amel**: ars bov cina indg laur mag-c
  : **drawing** pain: mag-c
  : **gnawing** pain: laur
  : **sore**: bov
  : **tearing** pain: cina indg
- **pulsating** pain: ign **Kali-c** mur-ac nat-m

Pain – Upper arms   Extremities   Pain – Upper arms

- **putting** on coat agg: bry chel rhus-t sang
- **putting** the arm across the back agg: calc
- **raising** arm agg: agar *Bar-c Bry* bufo calc *Calc-p* carb-an caust cocc colch *Ferr* grat kali-c kali-p mag-c nat-c nat-m nit-ac olnd phos plan plb *Rhus-t Sang* syph teucr zinc
  : **broken**; as if: **Cocc**
  : **drawing** pain: *Rhus-t*
  : **sore**: grat kali-c nat-m nit-ac plan
  : **sprained**; as if: *Rhus-t*
  : **stitching** pain: agar bry caust
  : **tearing** pain: *Agar* carb-an *Ferr* mag-c
- **rheumatic**: alumn anac *Ars* aspar bell-p bry calc calc-p carbn-s card-m chel *Chim* coff *Colch* crot-t dulc **Ferr** *Ferr-i* ferr-p *Fl-ac* hyos iod iris *Kalm* merc nat-m phos *Phyt* ptel *Rhod* **Rhus-t Sang** sanic urt-u verat x-ray zinc
  : **left**: rhodi
  : **drawing** pain: anac card-m chel dulc nat-m sanic
  : **tearing** pain: ferr-p nat-m
  : **extending** to | **Downward**: rhodi
- **riding** agg: abrot
  : **aching**: abrot
- **rising**:
  : **after**:
     : **agg**: arg-n
     . **drawing** pain: arg-n
  : **amel**: bry nat-c sulph
     : **tearing** pain: bry nat-c sulph
- **rubbing**:
  : **amel**: canth caust nat-c tarax
  : **pinching** pain: nat-c
  : **stitching** pain: caust tarax
  : **tearing** pain: canth nat-c
- **scratching** agg; after: mosch
  : **burning**: mosch
- **shooting** pain: *Ferr* puls sars sulph tep
- **singing** agg: stann
  : **aching**: stann
- **sitting**:
  : **agg**: *Am-m* anac calc dig mur-ac phos *Staph*
     : **drawing** pain: calc dig
     : **pressing** pain: anac
     : **sore**: phos
     : **stitching** pain: calc
     : **tearing** pain: *Am-m* mur-ac *Staph*
  : **amel**: cycl jal
     : **pressing** pain: cycl jal
- **sleep** agg; during: sep
  : **sore**: sep
- **sleep** agg; on going to: *Kali-c Kalm*
  : **tearing** pain: alum
- **sneezing** agg: alum
  : **tearing** pain: alum
- **sore**: aesc agar *Agn* am-m ammc anac arg-met ars-h arum-t asaf bar-c bell bov *Calc* canth caust cedr cina cinnb cocc coff cot croc crot-h cupr cycl **Eup-per** eupi ferr ferr-i fl-ac graph grat *Guaj* ham hell *Hep* ign indg iod iris kali-c kreos laur led lyc lyss m-aust

- **sore**: ... mag-m mez mur-ac nat-c *Nat-m* nicc *Nit-ac* ox-ac petr *Ph-ac Phos* phyt plan plat plb puls *Ruta* sarr *Sep* **Stann** stry sul-i *Sulph Sumb* tep thuj valer verat zinc
  : **accompanied** by | **Axilla**; swelling of glands of (See CHES - Swelling - axilla - glands - accompanied - upper)
- **spasmodic**: agar lact mosch olnd valer
- **splinter**; as from a: agar *Nit-ac*
- **sprained**; as if: alum caust euph *Rhus-t* ter
- **standing** agg: nat-c
  : **tearing** pain: nat-c
- **stitching** pain: abrot acon agar agn all-c *Alum* alum-p alum-sil anac ant-c arg-met arn ars-met asaf aur-m-n bar-c bell berb *Bry* calc calc-p calc-sil cann-s canth *Carbn-s* caust chel chin chinin-ar cina coc-c *Cocc* coloc con dig dulc elaps euph euphr *Ferr* form graph grat *Guaj* hell ind indg *Kali-c* kali-n kali-sil lact laur *Led* lyc mag-c mag-m mang meny merc-i-f mez nat-s nux-m nux-v olnd ph-ac *Plat* plb puls ran-s rhod *Rhus-t* rumx sabad sabin samb *Sars* sil spong squil stann staph stront-c stry sulph tarax tep teucr ther *Thuj* valer zinc
  : **boring** pain: asaf rhus-t
  : **burning**: asaf berb calc-p dig rhus-t zinc
  : **cramping**: cina
  : **drawing** pain: plb thuj
  : **jerking** pain: *Carbn-s*
  : **paroxysmal**: carbn-s tarax
  : **wandering** pain: lyc
- **stretching**:
  : **arm**:
     : **agg**: plat verat
     . **sore** (⬈*extending the - agg. - sore)*: plat verat
     : **amel**: mur-ac
     . **tearing** pain: mur-ac
- **sudden**: crot-t kali-c meny
  : **tearing** pain: crot-t kali-c meny
- **tearing** pain: aesc *Agar Alum* alum-p alum-sil am-c *Am-m* anac ant-c ant-t arg-met arn **Ars** ars-h aur aur-ar aur-s *Bell Berb* bism bov *Bry* calc calc-sil camph canth carb-an *Carb-v* carbn-s card-m castm caust chel *Chin* cic cimic cina clem coc-c cocc colch coloc con crot-t cupr *Dros* eupi ferr ferr-ar ferr-p *Grat* guaj hep hyos hyper ign **Indg** iod *Kali-ar* kali-bi *Kali-c* kali-m kali-p kali-sil kalm *Lach* lachn laur *Led* lil-t *Lyc Lyss* mag-c *Mag-m* mag-s mang meny *Merc* merl mez *Mur-ac* myric *Nat-c* nat-m nat-p **Nat-s** nux-v ol-an olnd petr ph-ac phel phos **Plb** psor *Puls* ran-b *Rat* rheum *Rhus-t* rhus-v ruta sabin sars sec sep **Sil** spig *Stann* **Staph** stram sul-ac *Sulph* tep *Thuj Valer* **Zinc** zinc-p
  : **alternating** with | **Hip**; tearing pain in (See hips - tearing - alternating - upper)
  : **constricting** pain: merl
  : **cramping**: meny
  : **drawing** pain: bry cina coc-c mur-ac *Thuj*
  : **intermittent**: zinc

1564   ▽ extensions | ○ localizations | ● Künzli dot

Pain – Upper arms   **Extremities**   Pain – Upper arms

- **tearing** pain: ...
  - **jerking** pain: *Chin* mag-c ph-ac sulph
  - **paralyzed**; as if: **Bell** carb-v *Chin* phos
  - **paroxysmal**: carb-v led *Zinc*
  - **pressing** pain: arg-met aur merl stann
  - **twisting** pain: cham
  - **twitching**: camph mag-c merc merl sulph
  - **upward**: **Ars** kali-c lach led
  - **wandering** pain: merl
- **touch**:
  - **agg**: agn arg-met *Chin* cina *Cycl* ferr-p kreos mag-c mez nat-c ph-ac sabin spig *Staph* thuj
  - **aching**: arg-met sabin
  - **pressing** pain: *Agn* arg-met ph-ac sabin spig *Staph*
  - **sore**: *Cycl* kreos mag-c mez nat-c
  - **tearing**: cina spig thuj
  - **amel**: thuj
  - **stitching** pain: thuj
- **turning** in bed agg: *Sang*
- **twinging**: chinin-s hipp sulph
- **uncovering** arm agg: aur
  - **tearing** pain: aur
- **waking**; on: fl-ac
  - **sore**: fl-ac
- **walking**:
  - **agg**: arg-n bry camph dig led merc-c sulph
  - **drawing** pain: camph
  - **shooting** pain: sulph
  - **stitching** pain: dig sulph
  - **tearing** pain: bry dig led sulph
  - **air**; in open:
    - **agg**: anac calc
    - **pinching** pain: calc
    - **pressing** pain: anac
    - **amel**: thuj
    - **pressing** pain: thuj
  - **amel**: cina mur-ac
  - **stitching** pain: cina
  - **tearing** pain: mur-ac
- **wandering** pain: phyt
- **warm** bed agg: caust
  - **tearing** pain: caust
- **warmth**:
  - **amel**: ant-c ferr
  - **drawing** pain: ant-c
- **weather** agg; wet: *Phyt* rhod rhus-t sanic
  - **drawing** pain: rhod sanic
- **writing** agg: anag ars-i chinin-s *Cycl Fl-ac* mur-ac *Valer*
  - **cutting** pain: ars-i
  - **drawing** pain: anag *Valer*
  - **tearing** pain: mur-ac *Valer*
  - **twinging**: chinin-s
- **yawning**; with: mang
  - **burning**: mang
- ▽ **extending** to:
  - **Axilla**: ars

- **extending** to – **Axilla**: ...
  - **tearing** pain: ars
  - **Down** arm: alum am-m canth castm caust ferr guaj *Lach* mag-c merc merl mur-ac ol-an *Rat* til *Zinc*
  - **tearing** pain: alum am-m canth castm caust ferr guaj *Lach* mag-c merc merl mur-ac ol-an *Rat* til *Zinc*
  - **Downward**: agar berb carb-v chin dros ferr kali-bi lach *Lyc* rhus-t sulph
  - **Elbow**: caust fl-ac lyc mez rat
  - **pressing** pain: fl-ac mez
  - **stitching** pain: lyc
  - **tearing** pain: rat
  - **Fingers**: alum am-m arn aur-m chel rhus-t
  - **stitching** pain: *Rhus-t*
  - **tearing** pain: alum am-m aur-m
  - **Forearm**: chel
  - **stitching** pain: chel
  - **Hand** and thumb; into: kali-bi *Puls*
  - **Neck**:
  - **menses**; during: berb
  - **pressing** pain: berb
  - **Scapula**: alum
  - **tearing** pain: alum
  - **Shoulder**: kali-c lachn laur mang ther
  - **sore**: laur
  - **stitching** pain: mang ther
  - **tearing** pain: kali-c lachn
  - **Wrist**: am-m mag-c ol-an sars verat
  - **sore**: verat
  - **tearing** pain: am-m mag-c ol-an sars
- o **Anterior** part: bell sulph zinc
  - **burning**: zinc
  - **pressing** pain: bell
  - **tearing** pain: sulph
- **Biceps**: brach ham hydr iris mang ruta *Valer*
  - **morning**: agar
  - **bed** agg; in: rhus-t
  - **burning**: rhus-t
  - **cutting** pain: hydr iris
  - **drawing** pain: mang ruta *Valer*
  - **lifting**; after: berb chinin-ar **Rhus-t** stict
  - **sore**: brach ham
- **Bones**: acon agar alum alumn *Am-m* anac ang arn ars-s-r arum-d aur bar-c bell berb bov bry calc canth carb-an carb-v caust *Chin Cocc* coloc con croc euon euph eupi ferr *Fl-ac* gamb ham **Hep** hyos ign iod ip kali-bi kali-n led *Lyc* mag-m mag-s mang merc *Mez* murx nat-c *Nat-s* nit-ac osm ox-ac phos phyt plb psor rhod rhus-t ruta sabin sarr *Sil* stann staph sulph tep ter thuj *Valer* verat zinc
  - **morning**: eupi ter
  - **drawing** pain: ter
  - **tearing** pain: eupi
  - **forenoon**: agar alum nat-s
  - **drawing** pain: agar
  - **tearing** pain: agar alum nat-s
  - **noon**: nicc

All author references are available on the CD   1565

Extremities

Pain – Upper arms

- **Bones – noon**: ...
  : **tearing** pain: nicc
  : **afternoon**: fl-ac nat-s
  : **15 h**: sarr
  : **tearing** pain: nat-s
  : **evening**: ox-ac sulph
  : **aching**: ox-ac
  : **tearing** pain: sulph
  : **night**: dros
  : **midnight**:
  . **before**:
    23 h: am-m
    tearing pain: am-m
  . **after**: *Sulph*
    drawing pain: *Sulph*
  : **aching**: hyos iod mag-s ox-ac phyt rhod sulph
  : **boring** pain: *Carb-v* cocc kali-bi *Mang* tep
  : **drawing** pain: agar alum aur bar-c carb-v caust cocc euph ip kali-bi mez nit-ac plb sabin *Sulph* ter verat zinc
  : **gnawing** pain: canth *Mang*
  : **lain** on: *Iod*
  : **lying** down agg; after: ip
  : **drawing** pain: ip
  : **motion**:
  : **agg**: phyt
  . **aching**: phyt
  : **amel**: aur cocc psor
  . **drawing** pain: aur
  . **tearing** pain: cocc psor
  : **paralyzed**, as if: nit-ac
  : **pinching** pain: gamb
  : **pressing** pain: *Anac* ang bry con mez stann
  : **pressure**:
  : **amel**: canth
  . **tearing** pain: canth
  : **rheumatic**: *Ars-i Ferr* fl-ac
  : **shooting** pain: arum-d sulph
  : **sitting** agg: *Am-m* indg
  . **tearing** pain: *Am-m* indg
  : **sore**: ang bov *Cocc* croc ham **Hep** phos sarr *Sil* thuj zinc
  : **stitching** pain: bry calc canth coloc mez sulph
  : **tearing** pain: acon agar alum *Am-m* ang arn bell berb bov canth carb-an caust *Chin* cocc eupi kali-n led mag-m merc nat-c *Nat-s* phos psor rhus-t ruta *Valer* zinc
  : **paralyzed**; as if: phos
  : **touch** agg: staph
  : **ulcerative** pain: bar-c
  : **walking** agg: psor sulph
  . **tearing** pain: psor sulph
  : **extending** to:
  . **Elbow**: caust
  . **tearing** pain: caust
  : **Condyles**: ant-t arg-met brom coc-c glon graph indg laur mang merc phos *Sabin* thuj
  : **night**: coc-c

- **Bones – Condyles – night**: ...
  . **drawing** pain: coc-c
  : **drawing** pain: arg-met coc-c
  : **sore**: glon graph laur phos thuj
  : **stitching** pain: ant-t brom indg mang merc (non: sabad) *Sabin*
  : **tearing** pain: thuj
  : **twinging**: merc
  : **External** epicondylus (= epicondylus lateralis humeri): asaf chinin-s sil stram verat-v
  . **evening**: chinin-s
    stitching pain: chinin-s
  . **aching**: asaf sil verat-v
  . **stitching** pain: chinin-s stram
  : **Elbow**; near: still verat
  : **aching**: still verat
- **Deltoid**: agar arg-met *Asar* aur *Bar-c* bell bufo calc card-m caul caust chel coc-c *Colch* **Ferr** kali-n kali-n *Kalm* lac-c merc-c nat-c nat-m nux-v petr phos phyt rhod *Rhus-t* sal-ac *Sang* sanic spig stann staph stict sulph syph viol-o zinc zinc-o zinc-val
  : **right**: agar card-m caust *Cedr Kalm* lob *Lycpr* psil sal-ac *Urt-u*
  : **rheumatic**: urt-u
  : **left**: nux-m
  : **extending** to | **right**: ox-ac zinc-val
  : **daytime**:
  : **walking** | **amel**: syph
  : **night**: syph
  : **burning**: nux-v
  : **cutting** pain: caust spig
  : **drawing** pain: arg-met asar bell card-m caust kali-n sanic spig stann staph
  : **hand** lies on table, while: asar
  : **motion** agg: sal-ac
  : **pinching** pain: caust
  : **pressing** pain: staph sulph
  : **raising** arm agg: syph zinc
  : **rheumatic**: caust ferr-p glyc lycpr med nux-m ox-ac rhus-t *Sang* stict *Syph* urt-u viol-o zinc-o zing
  : **sore**: petr sal-ac
  : **stitching** pain: agar caust
  : **tearing** pain: kali-n nat-c staph zinc
  : **touch** agg: sal-ac
  : **warmth**:
    : **amel** | **heat** amel: bell-p
- **Externally**: fl-ac
  : **burning**: fl-ac
- **Humerus**: bov *Cocc* puls stann
  : **broken**; as if: bov *Cocc* puls
  : **crushed**; as if: stann
- **Inner** side: asaf bell berb bov bry camph carb-v chel con crot-t laur led *Lyc* mang merl nat-m nux-m phel rhus-t rumx samb sil spig stann tarax tarent zinc
  : **burning**: berb tarent

1566   ▽ extensions | O localizations | ● Künzli dot

Extremities

Pain – Upper arms

- **Inner** side: ...
  - **drawing** pain: bell bry camph carb-v con led *Lyc* mang nat-s rhus-t
  - **pressing** pain: spig stann
  - **stitching** pain: asaf berb chel con led mang nux-m rumx samb tarax
  - **tearing** pain: berb camph laur lyc mang merl nat-s phel spig zinc
  - **extending** to:
    - **Fingers**: chel
    - **Wrist**: lyc
    - **drawing** pain: lyc
- **Joints**: ign
- **Lower** part: agar caust grat led mez sil zinc
  - **burning**: led mez
  - **drawing** pain: agar caust grat sil zinc
- **Muscles**:
  - **Anterior**: bism
  - **cramping**: bism
  - **Extensor** muscles: bufo *Iod* mur-ac plan plb
  - **sore**: mur-ac
  - **Flexor** muscles: asaf bol-la ham
  - **drawing** pain: asaf bol-la ham
  - **stitching** pain: asaf
- **Outer** side: ant-t berb mag-m phos phyt *Sanic* stann thuj
  - **left**: vip-l-f
  - **shooting** pain: vip-l-f
  - **drawing** pain: ant-t berb *Sanic* stann thuj
  - **tearing** pain: mag-m phos
- **Posterior** part: acon agar alum aur camph con hyos jatr-c lyc mur-ac nat-c sil stann *Stict* stry sul-ac zinc
  - **aching**: jatr-c
  - **burning**: mur-ac zinc
  - **drawing** pain: acon con lyc
  - **pressing** pain: acon aur camph stann
  - **shooting** pain: acon
  - **stitching** pain: acon
  - **tearing** pain: agar alum camph hyos nat-c sil sul-ac zinc
- **Side** lain on: castm
  - **tearing** pain: castm
- **Side** not lain on: kali-bi
  - **tearing** pain: kali-bi
- **Skin**: arg-n aur nat-c phos sep sulph
  - **burning**: arg-n aur nat-c phos sep sulph
- **Spots**; in: berb graph sulph
  - **burning**: berb graph sulph
- **Triceps**: *Stict*
- **Upper** limbs (= brachialgia): abrot acon *Aesc* agar all-c allox aloe *Alum* alum-p alum-sil alumn am-c am-m *Ambr* aml-ns ammc *Anac Anag Ang Ant-c Ant-t* apis apoc arn *Arg-met* arg-n **Arn** *Ars* ars-h ars-i ars-s-f arum-t arund asaf asar asc-t aster aur aur-ar aur-i aur-m-n aur-s bad bapt *Bar-c* bar-m bar-s bell bell-p benz-ac berb beryl bism *Bol-la* borx bov brach brom **Bry** bufo but-ac *Cact* caj calad calc calc-i *Calc-p* calc-s calc-sil camph cann-i cann-s cann-xyz canth *Caps*

Pain – Upper limbs

- **Upper** limbs: ...
  Carb-ac carb-an carb-v carbn-h carbn-o carbn-s card-m cass castor-eq caul *Caust Cham* chel chin chinin-ar chinin-s chlor cic cimic cina cinnb cist cit-v *Clem* cob-n coc-c cocc *Coff* **Colch** coloc com *Con* corn corn-f cot *Croc* crot-c crot-h *Crot-t* cupr cupr-ar *Cur Cycl* daph *Dig* dios dirc dol dor dros dulc elaps ery-a **Eup-per** *Euph* euphr eupi fago ferr ferr-ar ferr-i *Ferr-m* ferr-p ferr-pic fl-ac form gamb *Gels* gins *Glon* gran *Graph* grat gua *Guaj* guat gymno ham hedy hell *Hep* hura hydr hyos *Hyper* ign ind indg iod iodof ip jal jug-c jug-r *Kali-ar* kali-bi kali-c kali-n kali-p kali-sil *Kalm* kreos *Lac-c* lach lachn lact lat-m laur *Led* lept lil-t lith-c lith-m lob-s lyc lycpr lyss m-ambo m-arct m-aust mag-c mag-m *Mag-p* mag-s malar *Manc* mang med meny *Meph* merc merc-c merc-i-f merc-i-r merl mez mill morph mosch mur-ac murx myric naja *Nat-ar* **Nat-c** nat-f nat-m *Nat-p* **Nat-s** nicc *Nit-ac* nit-s-d nux-m *Nux-v* ol-an ol-j *Olnd* op ox-ac pall par petr ph-ac phel *Phos* phys *Phyt* pic-ac *Pip-m* plan plat *Plb* plumbg pneu prun psil *Psor* ptel **Puls** puls-n pyrog pyrus ran-b *Ran-s* raph rat rheum rhod **Rhus-t** *Rhus-v* rob rumx ruta sabad sabin sacch samb *Sang* sarr *Sars* scut sec senec seneg sep sil sol-ni sphing *Spig* spong *Squil* stann staph *Stel* stict *Still* stram stront-c stry *Sul-ac* sul-i *Sulph Sumb* syph tab tarax *Tarent* tax tell tep ter *Teucr* ther thuj til trom tub tub-m urt-u valer *Verat* verat-v verb viol-o viol-t vip visc wye xan zinc zinc-p *Zinc-s* zing
- **alternating** sides: **Lac-c** sulph
  - **drawing** pain: sulph
  - **tearing** pain: lac-c sulph
- **right**: *Arg-n* asc-t bar-c bell beryl bism bry calc castor-eq *Caust* chel cic cimic cina coloc *Cycl* eupi *Ferr-m* ferr-pic fl-ac graph ip kalm lil-t *Lyc* lycpr *Merc-i-f* nat-ar nat-c nit-ac pall phos *Phyt* pip-m plb ran-s rhus-v **Sang** sars sec sil *Spig* stroph-h **Sulph** thuj viol-o wye xan
  - **and**:
    - **left** knee: asc-t
    - **left** lower limb (↗*left* - *and*): *Agar* asc-t
  - **burning**: plb
  - **drawing** pain: *Arg-n* bar-c caust phos
  - **heart** complaints; with: lepi *Lil-t*
  - **lying** on left side agg: *Mag-m*
  - **tearing** pain: *Mag-m*
  - **pinching** pain: ip
  - **pressing** pain: *Caust* cic *Cycl* nit-ac
  - **sore**: *Merc-i-f* nit-ac
  - **stitching** pain: *Caust*
  - **tearing** pain: calc chel *Cina* nat-c phos **Sulph**
  - **then** left upper limb: fl-ac
- **left**: acon *Aesc* agar anac arg-n arn arum-t asaf asar asc-t aster aur *Cact* cain *Calc-p* carb-ac carb-v carbn-s cass cic cimic cocc colch croc crot-h cur cycl dios fl-ac flav *Guaj* iber ind iod iodof ip jac-c kali-c kali-m kali-n *Kalm Lach Lat-m* lyc mag-s magn-gr meny merc-i-f merc-i-r nat-ar nat-m nit-ac phos plat puls rhod **Rhus-t** sil *Spig* squil stann stram sulph sumb tab ther *Vac* xan

1567

- **left**: ...
  - **accompanied** by | **Heart** complaints (See CHES - Heart; complaints - accompanied - upper - left - pain)
  - **aching**: carb-ac croc dios fl-ac iber ip nat-ar rhod sumb
  - **and** right lower limb (↗right - and - left lower): agar asc-t
  - **angina** pectoris, in: cimic dig *Lat-m*
  - **broken**; as if: cain
  - **burning**: cocc
  - **convulsions**; before epileptic: calc-ar
  - **drawing** pain: aur carb-v cycl kali-c lyc nat-m plat **Rhus-t**
  - **pinching** pain: kali-c
  - **pressing** pain: **Kalm** sil
  - **sore**: arum-t merc-i-f sumb
  - **sprained**; as if: nit-ac
  - **tearing** pain: asar cic kali-c kali-n phos puls
  - **extending** to | **right**: cham form
- **daytime**: borx plb sulph
  - **gnawing** pain: sulph
  - **sore**: sulph
  - **tearing** pain: *Sulph*
- **morning**: agar aran ars ars-i ars-s-f cham chel crot-h dios dulc fago hyper ign jac-c lyc merc-i-f nux-v *Ph-ac* plb ptel rhus-t staph stict tab thuj zinc
  - **7.30 h**: fago
    - **stitching** pain: fago
  - **aching**: fago
  - **bed** agg; in: carb-v eupi mag-m
    - **tearing** pain: carb-v eupi mag-m
  - **boring** pain: aran plb
  - **burning**: agar
  - **drawing** pain: lyc
  - **motion** agg: ars crot-h
  - **rising** agg: merc-i-f phos staph *Vac*
  - **sore**: ign nux-v *Ph-ac* tab zinc
  - **tearing** pain: cham hyper thuj
  - **waking**; on: *Aur* cact chel
    - **tearing** pain: cact
- **forenoon**: bry carbn-s castm cham fago jac-c jug-c kalm petr sulph tarent verat-v
  - **11 h**: sars
    - **tearing** pain: sars
  - **aching**: jac-c jug-c verat-v
  - **burning**: castm
  - **drawing** pain: sulph
  - **pressing** pain: tarent
  - **sprained**; as if: petr
- **noon**: merc-i-r
  - **menses**; during: nux-v
    - **tearing** pain: nux-v
  - **sore**: merc-i-r
  - **walking** agg; after: pall
- **afternoon**: calc-p chel coloc elaps erig fago kali-n naja rumx sars thuj verat-v zinc zing
  - **17 h**: phys

- **afternoon – 17 h**: ...
  - **stitching** pain: phys
  - **aching**: erig verat-v
  - **boring** pain: coloc
  - **drawing** pain: elaps thuj zinc zing
  - **pressing** pain: thuj
  - **tearing** pain: kali-n sars
- **evening**: alum *Ars* calc cimic crot-t fl-ac gamb hyos hyper kali-n kalm lact led mag-m merc-c merc-i-f nat-ar phos psor *Puls* rhus-t sep stann staph sulph thuj zinc zing
  - **18 h**: arg-n elaps
  - **19 h**: sulph
    - **stitching** pain: sulph
  - **air**; from exposure to: cham
    - **tearing** pain: cham
  - **amel**: merc-i-r
    - **sore**: merc-i-r
  - **bed** agg; in: carb-v kreos mag-m
    - **burning**: *Puls*
    - **drawing** pain: crot-t kali-n phos staph thuj zing
    - **pressing** pain: fl-ac
    - **shooting** pain: sep sulph
    - **sore**: mag-m zinc
    - **stitching** pain: *Ars* fl-ac gamb lact sep sulph
    - **tearing** pain: alum hyper kali-n
- **night**: acon alum am-c am-m ambr anac aran *Ars* asaf bry *Calc* calc-s calc-sil *Carb-v* carbn-s carc cass castor-eq caust cham cimic cit-v coloc croc crot-t dig *Dulc Ferr* gels hyper ign *Iod* kali-n *Lyc* mag-c *Merc* merc-i-f mur-ac nat-c nux-v phos phyt plb puls **Rhus-t Sang** sep *Sil* staph stront-c sulph til
  - **22 h**: fl-ac
    - **stitching** pain: fl-ac
  - **midnight**:
    - **before**:
      - **22 h**: form
        - **tearing** pain: form
    - **after**: nux-v
      - **2 h**: *Ferr*
      - **3 h**: am-c dios
        - **tearing** pain: am-c
      - **3-4 h**: gels
      - **3-6 h**: thuj
      - **4 h**: verat
  - **bed** agg; in: chin stront-c
    - **burning**: chin
    - **tearing** pain: stront-c
  - **burning**: chin til
  - **drawing** pain: acon *Ars* Calc **Carb-v** caust phos puls **Rhus-t**
  - **lying** on it: acon *Ars Carb-v Iod*
    - **drawing** pain: acon *Carb-v*
  - **pressing** pain: *Dulc* merc
  - **sore**: anac merc-i-f plb
  - **stitching** pain: alum calc cham dulc
  - **tearing** pain: alum am-c ars *Calc Ferr* hyper kali-n merc nat-c plb sep stront-c

Extremities

- **aching**: allox alum arg-n *Ars* asaf bapt benz-ac berb *Bry* but-ac *Cact Calc* calc-p cann-i cann-xyz *Carb-ac* carbn-s caust cham chinin-s cocc com croc dios dirc dol *Dulc* **Eup-per** euphr fl-ac gamb gels glon ham ip jal jug-c kalm lac-c lach lil-t lith-c lob-s lyc lyss merc merc-i-f mosch myric naja nat-ar *Nit-ac* ol-j ph-ac phyt pip-m puls-n raph rhod sarr staph *Sumb* tab tarax thuj verat verat-v zing
  : **wandering** pain: plan
- **air** agg; draft of: chin verat
  : **drawing** pain: chin verat
- **air**; in open:
  : **amel**: caust cham merc-i-f
  : **sore**: caust
- **alternating** with:
  : **Eye**; pain in (See EYE - Pain - alternating with - arm)
  : **Forehead**; tearing pain in (See HEAD - Pain - forehead - tearing - alternating - arms)
  : **Lower** limbs: merc-i-r
  : **Stomach**; pain in (See STOM - Pain - alternating - limbs)
- **amputation**; after: all-c arn *Hyper* kalm ph-ac
- **autumn** agg: rhus-t
- **bed**:
  : **in** bed | **agg**: cycl *Ferr* ign iodof *Sulph* verat
  : **weight** of clothing: ferr
- **bending**:
  : **arms**:
    : **agg**: aeth
    : **amel**: ferr
- **blow**; pain as from a: acon am-c am-m anac *Arn* bar-c cic cina con dulc graph iod kali-c lyc m-ambo m-arct mang mez nit-ac nux-m nux-v olnd petr plat *Puls* sars stann sul-ac sulph tarax
- **boring** pain: aran arg-n ars aur bar-c bov carb-an carb-v caust coloc gran mang mez nat-c *Nat-m* nux-m phos plb *Ran-s Rhod* stann *Thuj*
- **breathing** agg: mang
- **broken**; as if: arn borx bov bry cham chel cocc cupr *Ign* nat-m nux-v phos *Puls* ruta samb sphing sulph thuj verat
- **burning**: agar alum alum-p alum-sil apis *Ars* ars-h arum-t arund *Asaf Aur* aur-m aur-m-n *Bell* berb bov bry bufo calc *Carb-v* chin cocc *Com Con* corn crot-t *Cur* dig graph hep jug-c jug-r kali-bi kali-c *Led* lith-m lyc lyss *M-ambo* mag-m med merc mez *Ph-ac* phos plat plb puls *Rhus-t* rhus-v sep sil spong stann stram sulph thuj tub *Urt-u* verat zinc zinc-p
  : **accompanied** by | **nausea**: kali-bi
  : **paralyzed**; as if: calc
  : **paroxysmal**: cocc *Plb*
- **catarrhal** fever, during: sep
  : **drawing** pain: sep
- **chill**:
  : **before**: *Eup-per Phel*
  : **during**: acon am-c apis arn *Ars* ars-h bry canth caps caust chel chin cina cocc coff dros hell ign

- **chill** – **during**: ...
  kali-c *Kreos* lach led lyc meny merc mur-ac nat-m nux-v petr ph-ac phos puls rhus-t sabad sep spong stann stram thuj verat
  : **drawing** pain: ars-h
  : **stitching** pain: ars-h
  : **tearing** pain: *Ars* ars-h *Rhus-t*
- **clawing**: lach
- **cold**:
  : **agg**: merc-i-f
  : **air** agg: *Ars* ign nit-ac *Ran-b Rhod*
  : **tearing** pain: ign
  : **amel**: thuj
  : **water** | **agg**: am-c *Ars*
- **cold** while perspiring; taking: *Dulc*
  : **stitching** pain: *Dulc*
- **convulsions**; before epileptic: *Calc-ar* cupr
  : **drawing** pain: cupr
- **coryza**; during: sep
- **cough** agg; during: dig *Puls*
  : **pressing** pain: dig
  : **shooting** pain: puls
  : **stitching** pain: *Puls*
- **covering** agg: rhus-v
- **burning**: rhus-v
- **cramping**: acon alum anac arg-met arg-n ars bell bism caust cina cocc coloc cupr dig euph kali-bi kali-n mosch *Nux-v* olnd petr *Ph-ac* plat rhod sabin sec seneg spig stann sul-ac verat-v viol-o *Zinc-s*
- **cutting** pain: acon am-c am-m *Anac* ang apis ars-h arund bell bism caust con dig dros hyos *Ign* kali-bi kali-c m-ambo manc mang mosch mur-ac *Nat-c* ox-ac ph-ac samb sars spig stann stry sul-ac teucr verat
- **dinner**; during: kali-n
- **dislocated**; as if: *Ant-t* bov calc caust coloc ign mag-c merc mez nat-m nit-ac petr phos rhod rhus-t sep stann sulph thuj
- **drawing** pain: acon aesc *Agar* aloe am-c ang ant-c ant-t apis *Arg-met Arg-n Ars* ars-h asaf aster aur-ar bapt *Bar-c* bar-s bell bry cact calad *Calc* calc-p camph caps carb-ac carb-an *Carb-v* carbn-s castor-eq *Caust Chel* chin chinin-ar cic cimic *Cina* cinnb cist cit-v *Clem* cocc *Coloc* con crot-h crot-t *Cupr* cycl dig dulc elaps euph euphr ferr ferr-ar form gins gran graph grat *Guaj Hep* ign indg iod kali-bi kali-c *Kali-n* kali-p kali-sil kalm kreos lach laur led *Lyc M-ambo* m-aust *Mag-c* mag-m mang meny meph merc merc-c merl mez *Mur-ac* nat-c nat-m nat-s *Nit-ac* nux-m *Nux-v* ol-an *Olnd* pall par petr ph-ac phos *Phyt Plat* plb *Puls Rhod* **Rhus-t** *Rhus-v* sabin sang sec seneg *Sep Sil* sol-ni stann staph stry sul-ac *Sulph* tab tell *Teucr Thuj* til *Valer* verat zinc zinc-p zing
  : **cramping**: anac elaps kali-n nux-m
  : **downward**: agar apis aur con cycl form kali-c lyc *Nux-v* pall ph-ac puls rhus-t rhus-v seneg *Sep* sil
  : **drawn** forward, when reaching down; sensation as if: phos

Extremities

Pain – Upper limbs

- **drawing** pain: ...
  : **inward**: laur
  : **jerking** pain: nux-m
  : **paralyzed**; as if: am-c arg-n chel chin cina cist mag-m meph *Nux-v* **Rhus-t** *Rhus-v* seneg sep staph sul-ac
  : **sprained**; as if: nit-ac
  : **sticking** pain: am-c
  : **tearing** pain: *Ars* carb-v *Caust* cham *Cina* colch coloc grat hell ol-an puls
  : **tensive**: arg-met
  : **thread**; as from a: bry plat
  : **upward**: *Ars* con mag-c nux-v plat sep
  : **up** and down on motion: con
  : **wandering** pain: rhus-v
- **dull** pain: apis croc hyos
- **eating**:
  : **after**:
    . agg: ars clem cocc *Indg*
    . **aching**: cocc
    . **sore**: clem
  : agg: cocc
- **eruptions**; after suppressed: mez
  : **neuralgic**: mez
- **excitement**: alum-sil
  : **burning**: alum-sil
- **exertion**:
  : after | agg: gels ruta *Sep* sil
  : agg: alum cimic iod *Merc* sulph
- **extending** them (↗*extending them - amel.; stretching - agg.*):: carbn-s hura sulph
  : **amel** (↗*extending them; stretching - agg.*):: merc
- **fever**; during: *Acon Ant-t* apis **Arn** *Ars* **Bell** bov bry **Calc** caps carb-v caust chin cocc *Colch* cycl euphr ferr *Ign* ip kali-c kali-n lyc meny merc **Nux-v** phel phos **Puls** ran-b *Rhod Rhus-t* ruta sabin samb *Sep* **Squil** stann staph stram sulph **Thuj** *Verat* zinc
- **food** and drink:
  : **cold** agg: *Cocc*
  : **tearing** pain: *Cocc*
- **forward**, on attempting to raise arm: plb
  : **drawing** pain: plb
- **gnawing** pain: alum *Ars* bry canth dros dulc graph kali-bi laur mag-c mang phos ran-s sars stront-c sulph
- **grasping** pain: nux-m
- **grasping** something | **amel**: lith-c
- **hang** down; letting arms:
  : agg: alum alum-p am-m ang berb *Bry* canth *Cina* ign kali-n nat-m nux-v ol-an par ph-ac phos plat ruta sabin sep stront-c sul-ac sulph thuj valer
    : **drawing** pain: *Cina* kali-n
- **jerking** pain: alum am-c anac ant-t **Arn** Bell Chin *Cic Coloc* dulc fl-ac ip kali-bi m-ambo m-aust meny mez nat-c nit-ac nux-m nux-v op ph-ac plat *Puls* ran-b rheum rhus-v sabad stann sul-ac sulph *Valer*
- **lain** on; the one: **Carb-v** cina
  : **drawing** pain: **Carb-v** cina

- **laughing** agg: mang
- **leaning** agg: ruta sil thuj
- **lifting**:
  : agg: ruta sep
  : **amel**: sphing spig
  : them (See raising)
- **lying**:
  : agg: iod sabin
  : **pressing** pain: iod
  : **tearing** pain: sabin
  : **arm** under head agg; with: staph
  : **drawing** pain: staph
  : **back**; on:
    . agg: cham
    . **drawing** pain: cham
  : **side**; on:
    . **affected** side:
      : agg: merc-i-f
      : sore: merc-i-f
    . agg: kali-n
    . **tearing** pain: kali-n
  : **left**:
    . agg: *Phos*
    . **tearing** pain: *Phos*
    . **painful** side:
    . agg: *Ars*
    . **tearing** pain: *Ars*
    . **amel**: cham
    . **drawing** pain: cham
  : **still**:
    . agg: rhus-t
    . **tearing** pain: *Rhus-t*
  : **upper** arm agg; on: acon anac **Ars** *Calc Carb-v* cocc dros *Graph Ign Iod* **Kali-c** *Spig* urt-u
    . **sore**: anac cocc
- **manual** labor agg: iod *Rhus-t*
  : **tearing** pain: iod *Rhus-t*
- **menses**:
  : **during**:
    . agg: agar bell bry *Calc* elaps eup-pur kali-n nux-v spong stram verat
    . **drawing** pain: spong *Stram*
    . **tearing** pain: bell kali-n
- **motion**:
  : agg: aml-ns *Ant-t* arg-met berb **Bry** bufo *Calc* calc-sil cann-s *Cham* chel chin cimic cinnb **Colch** *Coloc* con croc crot-t dros ferr *Guaj* hyos iod iris kali-bi kali-c kali-n *Kalm* led mag-c mag-m meph merc-i-f merc-i-r mez nat-ar nit-ac *Nux-v* op *Ox-ac* ph-ac phys *Phyt Plb* **Puls** *Ran-b* sep sil stann staph sul-i sulph syph urt-u zinc
  : **aching**: nat-ar
  : **broken**; as if: *Puls*
  : **burning**: crot-t
  : **drawing** pain: con meph sulph
  : **pressing** pain: led staph sulph
  : **sore**: arg-met *Calc* croc ferr kali-bi plb sulph
  : **sprained**; as if: mez

1570 ▽ extensions | O localizations | ● Künzli dot

Pain – Upper limbs / Extremities / Pain – Upper limbs

- **motion – agg**: ...
  - **stitching** pain: urt-u zinc
  - **tearing** pain: chel dros kali-n nit-ac sep *Sil* stann
  - **amel**: abrot acon agar am-m arg-met *Ars* aur aur-m-n bell camph caust cina coloc cupr cycl *Dulc* kali-p *Lyc* meph phos *Puls Rhod* **Rhus-t** sep sphing spig stel thuj *Valer*
  - **drawing** pain: arg-met aur bell camph coloc lyc *Rhod* **Rhus-t** sep *Valer*
  - **pressing** pain: camph dulc
  - **slow** motion: *Ferr* ferr-p
  - **sore**: caust *Dulc*
  - **stitching** pain: arg-met ars dulc sep
  - **tearing** pain: *Agar* am-m arg-met *Ars* cina *Lyc* **Rhus-t** thuj
- **arm**; of:
  - **agg**: dig
  - **pressing** pain: dig
  - **hindering** motion: nux-v
  - **passive** motion:
    - **agg**: merc-i-f
    - **sore**: merc-i-f
- **neuralgic**: *Acon* aesc all-c alum arn ars *Bry* calc cham coc-c corn-f crot-h *Crot-t* dirc *Ferr* graph hyper ign indg iod kali-c *Kalm* lyc *Merc* merc-i-f mez *Nux-v* par phos pip-m *Puls* ran-b *Rhus-t* scut sep *Staph* sulph ter teucr tub-m verat visc
- **numbness**; with: sep
  - **tearing** pain: sep
- **palpitation**, with (See CHES - Palpitation - accompanied - upper)
- **paralyzed**; as if: *Acon* alum am-c am-m ang ant-c arg-met arg-n asar *Bell* bism bov brom *Calc* carbn-s caust *Cham Chel* chin cimic cina cocc crot-h cur cycl dig dulc ferr guaj *Hep Ign* iod kali-c kalm led lyc m-aust *Mag-m* mang meny meph *Merc* merc-i-f mez mur-ac **Nat-m** nit-ac **Nux-v** op par phos plat puls rhod *Rhus-t* sabin sars seneg sep *Sil* stann staph stront-c sul-ac sulph thuj *Verat Zinc*
- **paralyzed** limb: agar *Ars* bell calc caust *Cocc* crot-t *Kali-n* lat-m plb sil sulph
- **paroxysmal**: arg-met *Caust Cina Kalm* lach lyc *Mag-p* meny *Ran-b* sul-ac
- **periodical**: cinnb cist
  - **year**; every: vip
  - **shooting** pain: cinnb
  - **stitching** pain: cist
- **perspiration**:
  - **amel**: thuj
- **playing** piano: *Gels*
- **pregnancy** agg; during: zing
  - **sore**: zing
- **pressing** pain: ambr *Anac* ang *Ant-c* arg-met arg-n arn asaf asar bell berb bism calc camph carb-v *Caust* cham clem coloc *Cycl* dig dros *Dulc Fl-ac* ign iod kali-c *Kalm* lach led lil-t lyc m-arct mag-c mag-m manc mez mur-ac nat-s nit-ac nit-s-d petr *Ph-ac*

- **pressing** pain: ...
  phos *Plat* puls rhus-t sars sep sil stann staph *Sul-ac* sul-i *Sulph* tarax tarent thuj
  - **cramping**: dros petr
  - **drawing** pain: thuj
  - **inward**: lach
  - **outward**: lil-t thuj
  - **paralyzed**; as if: cham coloc staph
  - **tearing** pain: asar led
- **pressure**:
  - **agg**: berb *Cina* merc-i-f plb *Puls* rhus-v sil *Spig*
  - **broken**; as if: *Puls*
  - **sore**: *Cina Merc-i-f*
  - **tearing** pain: plb
- **pronation**, during: petr
- **putting** on coat: merc-i-r
  - **sore**: merc-i-r
- **raising** arm agg: *Apis* bar-c caj calc cocc eup-pur *Ferr* kali-p lac-c *Nit-ac* olnd phyt *Sang* sulph syph tab verat zinc
  - **drawing** pain: cocc sulph
  - **pressing** pain: sulph
  - **sore**: *Nit-ac* verat zinc
- **rest** agg: sag nat-c sep
  - **shooting** pain: sep
  - **tearing** pain: ang nat-c
- **rheumatic**: abrot *Aesc* agar alumn ambr ammc anac ang *Ant-c Ant-t* arg-n ars ars-i ars-s-f asaf asc-t astac bacls-7 bell berb borx **Bry** *Cact* **Calc-p** carb-v *Chel* chin *Cimic* coff **Colch** *Coloc* com dros *Dulc* elaps euph **Ferr** ferr-ar *Ferr-i* fl-ac gels gran graph grat *Guaj* ham hydr ign iod iodof kali-bi *Kalm* lach *Led Lyc* med meph **Merc** *Merc-i-f* mez *Nat-ar* nat-c nit-ac *Nux-v* ph-ac phel phos *Phyt* podo *Puls Ran-b Rhod* **Rhus-t** rhus-v sabin sal-ac **Sang** squil stel stict stram *Sulph* syc syph teucr thuj ust *Valer* verat viol-o zinc
  - **drawing** pain: chel elaps gran *Phyt* puls
  - **menopause**; during: sal-ac
  - **pressing** pain: dulc
- **rising**:
  - **amel**: nat-c
  - **tearing** pain: nat-c
- **rubbing**:
  - **agg**: berb crot-t kalm merc-i-f
  - **burning**: crot-t
  - **sore**: *Merc-i-f*
- **leaves** upper and goes to lower limbs: *Kalm*
- **scraping** pain: sulph
- **scratching**:
  - **after**: kreos led merc til
  - **burning**: kreos led merc til
  - **agg**: berb lach
  - **amel**: jug-c
  - **burning**: jug-c
- **sewing**, when: eupi

Pain – Upper limbs   Extremities   Pain – Upper limbs

- **shooting** pain: acon aesc brach calc-p cann-s cinnb *Con Crot-t* cupr daph *Ferr Lith-c* mez nat-ar phos pic-ac puls ran-b *Rhus-t* sabin sep sol-ni *Still* sulph valer
  : **downward**: aesc cann-s daph *Ferr Manc* phos pic-ac still
- **singing** agg: stann
  : **aching**: stann
- **sitting** agg: berb bry caust coloc nicc **Valer**
  : **drawing** pain: **Valer**
  : **sore**: berb bry caust coloc
  : **tearing** pain: nicc **Valer**
- **sleep**:
  : **after | agg**: morph
  : **preventing** (See SLEE - Sleeplessness - pain - arms)
  : **siesta | during**: lyc
- **sore**: acon aesc agar all-c alum am-c am-m aml-ns ammc anac ang apis arg-met arg-n *Arn* ars asaf asar aster aur bell berb beryl borx bov *Bry Calc* calc-p calc-s cann-s *Carb-ac* carb-v carbn-s card-m castor-eq **Caust** chinin-s chlor cic cina cist clem cocc coloc com *Con* cot *Croc* crot-h crot-t cupr *Cur* dig dros *Dulc* **Eup-per** *Ferr* ferr-ar graph grat hep hyper ign indg kali-bi kali-c kali-n kali-sil kreos *Lach* laur led lyc lyss m-arct mag-c malar mang meph merc merc-i-f merc-i-r mez nat-m nat-s *Nit-ac* nux-v ol-an olnd *Ph-ac* phos pip-m *Plat* plb plumbg *Puls Rhus-t* rhus-v rob *Ruta* sang sarr sec *Sep* sil spong stann stram stry sul-ac *Sulph* sumb tep thuj *Verat* verat-v vip zinc *Zinc-s*
  : **paralyzed**; as if: alum coloc dulc
- **spots**; in: am-c ambr bry merc nux-m nux-v ph-ac
  : **burning**: am-c bry merc ph-ac
  : **pressing** pain: nux-m nux-v
- **sprained**; as if: *Ambr Arn* aur-m bell beryl borx bov *Ign* jug-c lach lact merc mez nit-ac olnd petr *Phos* prun ter thuj
- **steam** agg; exposure to: kali-bi
  : **burning**: kali-bi
- **stitching** pain: acon aesc all-c alum alum-p alum-sil am-c ang ant-c ant-t *Apis* arg-met arn ars-h asaf asar aur aur-m benz-ac berb bov brach bry bufo calc calc-p cann-s canth carb-v carbn-o *Carbn-s* castor-eq caust cham chel chlor **Cic** *Cina* cinnb cist clem *Cocc* coloc *Con Crot-t Cupr* cycl *Dig* dor dros *Dulc* elaps euphr eupi fago *Ferr* ferr-i ferr-p fl-ac form glon graph guaj hell hyper ind iod kali-bi *Kali-c* kali-i *Kali-n* kreos lac-c lach led lept *Lith-c Lyc* m-ambo m-arct *Mag-m* manc *Merc* mez nat-c nat-m nit-ac nux-v ol-an ox-ac pall petr ph-ac phel *Phos* phys *Phyt* pic-ac plat plb psor puls *Ran-s* raph rat rheum *Rhod* **Rhus-t** rhus-v ruta sabad sabin sacch *Sars* senec *Sep* sil sol-ni spong stann staph *Stict Still* stry sul-ac *Sulph* tarax *Tarent* ther *Thuj* urt-u valer viol-t zinc zinc-p
  : **asleep**; as if: *Sil*
  : **cramping**: *Cina*

- **stitching** pain: ...
  : **downward**: aesc cann-s cupr daph *Ferr* fl-ac *Manc* petr phos pic-ac puls **Rhus-t** still
  : **wandering** pain: arg-met ars-h castor-eq lac-c *Puls* sulph
- **stretching**:
  : **agg** (↗ *extending them; extending them - amel.*): alum caust sulph
  : **arms**:
  : **agg**: hipp sulph
  . **drawing** pain: sulph
  . **pressing** pain: sulph
  . **tearing** pain: hipp
  : **must** stretch: nat-m
  : **drawing** pain: nat-m
- **supinating** forearm: cinnb
- **swollen** axillary glands, with: **Bar-c**
- **taking** hold of anything: am-c arn calc calc-sil carb-v caust cham dros led plat puls **Rhus-t** sil verat
  : **amel**: lith-c
- **taking** hold of them: *Calc*
  : **sore**: *Calc*
- **talking** agg: mang
- **tearing** pain: *Acon* aesc agar *Alum* alum-p alum-sil am-c *Am-m Ambr* anac ang *Ant-c* ant-t apis *Arg-met Arg-n* ars *Ars-h* ars-s-f asaf asar aur aur-m arsaf aur-m aur-s *Bell* benz-ac berb bism borx bov brom bry bufo *Cact Calc* calc-i *Calc-p* camph cann-xyz canth *Caps* carb-an carb-v carbn-s **Caust** cham chel *Chin* chinin-ar cic *Cina* cinnb clem *Cocc* coff *Colch Coloc Con* crot-h crot-t *Cupr* dig dulc *Euph Ferr* ferr-i ferr-m form grat *Guaj* hell hep *Hyper* ign indg iod *Kali-ar Kali-bi Kali-c Kali-n Kali-p* kali-s kalm kreos lach lachn *Led Lyc* lyss m-ambo *Mag-c* **Mag-m** mag-s mang meny meph *Merc* mez mur-ac nat-ar Nat-m *Nat-p* **Nat-s** nicc *Nit-ac* nux-m nux-v ol-an par *Ph-ac* phel *Phos* plat **Plb** *Psor* puls ran-b raph *Rhod* **Rhus-t** ruta sabin *Sars* sep **Sil** *Squil* stann staph stront-c stry sul-ac sul-i **Sulph** tep *Teucr Thuj* **Valer** verb *Zinc* zinc-p
  : **cramping**: aur bell bism nat-c ruta
  : **downward**: acon *Aesc* ant-c asaf bell calc camph canth caps *Carb-v* caust cham *Chin* cina con crot-t ferr ign kali-c kali-n lach lyc m-aust mang *Merc* nat-c nit-ac ph-ac puls rhod rhus-t sabin sars seneg *Sep* squil *Sulph* thuj verat zinc
  : **intermittent**: kali-n
  : **jerking** pain: **Chin** puls sil
  : **paralyzed**; as if: *Cham Chin Cina Ferr-m* mag-m stann
  : **paroxysmal**: **Calc** kali-n sep
  : **twitching**: ph-ac sul-ac
  : **upward**: *Alum* anac ant-c arn *Ars Asaf* aur *Bell* calc colch con m-arct mag-c nat-c nat-m *Nux-v* ph-ac rhod samb sep sulph valer
  : **wandering** pain: *Kali-bi*
- **thinking** about it: *Ox-ac*
- **tired**; as if: beryl *Lach Nux-v* verat

1572   ▽ extensions | O localizations | ● Künzli dot

Pain – Upper limbs   **Extremities**   Pain – Upper limbs

- **touch** agg: agar berb carb-an **Chin** cocc crot-t euph ip lob staph
  - **aching**: ip
  - **burning**: crot-t
  - **drawing** pain: staph
  - **pressing** pain: staph
  - **tearing** pain: *Chin*
- **turning**:
  - **amel**: sphing
  - **bed**; in | **agg**: *Sang*
- **twinging**: pyrus *Rhus-t* teucr
- **ulcerative** pain: am-m ang bell berb bov bry cic graph kali-c mang plat sars sil thuj
- **uncovering**:
  - **agg**: crot-t
  - **burning**: crot-t
  - **amel**: lac-c **Led** lyc **Puls** sulph
- **vexation**; after: nat-m
  - **burning**: nat-m
- **vibrating**: berb
- **waking**; on: abrot chel mag-s rumx sulph
  - **sore**: chel mag-s rumx sulph
- **walking**:
  - **after** | **agg**: pall
  - **agg**: ant-c arg-n dios
  - **sore**: dios
  - **stitching** pain: ant-c
  - **amel**: arg-met daph *Kali-s* merc-i-f *Rhod* **Rhus-t** *Valer* verat
  - **drawing** pain: *Valer*
  - **sore**: verat
  - **tearing** pain: arg-met *Kali-s Rhod* **Rhus-t Valer**
  - **slowly** | **amel**: *Ferr*
- **wandering** pain: ars ars-s-f asaf cact castor-eq *Caul* chel ery-a fl-ac *Lac-c* med *Phyt Pip-m* psil *Puls* sol-ni sulph
- **warm** room agg: zing
  - **drawing** pain: zing
- **warmth**:
  - **agg**: ant-t apis bry calc caust cham dulc *Guaj Lac-ac Lac-c* **Led** lyc merc-i-f nux-v **Puls** sabad *Stel* stront-c *Sulph* thuj zinc
  - **amel**: **Ars** ars-s-f cinnb *Graph Mag-p Sil*
  - **heat** amel: *Ferr*
  - **sore**: *Ferr*
- **washing**:
  - **after**:
    - **agg**: bov
    - **burning**: bov
  - **agg**: am-c *Sulph*
- **weather**:
  - **cold** agg: agar **Calc-p** calc-sil kali-c kalm
  - **stormy**:
    - **agg**: **Rhod Rhus-t**
    - **drawing** pain: *Rhod*
  - **wet**:
    - **agg**: *Dulc Phyt Ran-b Rhod Rhus-t* verat
    - **drawing** pain: *Rhod Rhus-t*

- **winter** agg: petr
- **work** amel: caust
  - **sore**: caust
- **writing**:
  - **after**: thuj
  - **drawing** pain: thuj
  - **agg**: cer-s cere-b cere-s cinnb *Cycl* **Mag-p** *Merc-i-f Pip-m* sul-ac
  - **aching**: merc-i-f
  - **drawing** pain: **Mag-p** sul-ac
  - **sore**: *Merc-i-f*
  - **tearing** pain: cinnb
- **yawning** agg: nux-v
- ▽ **extending** to:
  - **All** parts: chin
  - **tearing** pain: chin
  - **Arms**; down: aesc nat-ar
  - **shooting** pain: aesc nat-ar
  - **Back**: ars caust dios
  - **tearing** pain: caust
  - **Body**; whole: apis malar
  - **burning**: apis
  - **sore**: malar
  - **Chest**: caust lach vip
  - **drawing** pain: lach
  - **Downward**: aran *Arn Aspar* carb-an *Guaj* kalm lach nat-ar **Rhod** sumb
  - **aching**: sumb
  - **Fingers**: aesc agar alum am-m apis bry calc-p camph caps carbn-h cham chel *Chin* cist *Coloc* crot-h crot-t cycl euphr gran kali-n *Lyc* mag-m nat-c ol-an puls *Rhus-t* rhus-v *Sep* sil staph thuj
  - **aching**: calc-p euphr
  - **boring** pain: gran
  - **burning**: mag-m
  - **drawing** pain: aesc bry carbn-h chel crot-h cycl *Lyc Rhus-t Sep* thuj
  - **downward**: agar apis cist cycl lyc ol-an puls rhus-t rhus-v *Sep* sil
  - **face**; from: *Coff*
  - **heart** to fingers; from: *Aur Cocc Cycl Guaj* lat-m
  - **paralyzed**; as if: staph
  - **tearing** pain: alum am-m camph caps cham *Chin Coloc* crot-t kali-n lyc mag-m nat-c
  - **write**; difficult to: cycl
  - **paralyzed**; as if: cycl
  - **First**: aesc
  - **tearing** pain: aesc
  - **Fourth**: aur-m hura nat-ar sil
  - **axilla** to fourth; from: nat-ar
  - **drawing** pain: sil
  - **tearing** pain: aur-m
  - **Third** finger: xan
  - **Tips**: cist puls
  - **stitching** pain: cist puls
  - **Forearm**, into: dios
  - **aching**: dios

All author references are available on the CD   1573

Extremities

Pain – Upper limbs

- **extending** to: ...
  : **Hand**: fl-ac kali-c rhus-v
  : **burning**: fl-ac
  : **drawing** pain: kali-c
  . **downward**: kali-c rhus-v
  : **Lower** limbs: malar
  : **sore**: malar
  : **Thumb**: camph cham lyc sil
  : **tearing** pain: camph cham lyc sil
  : **Ulnar** nerve, along: aesc thuj
  : **tearing** pain: aesc thuj
  : **Upward**: bufo caust nux-v phos
  : **Wrist**: aesc am-c asc-t kali-c kali-n nat-c *Puls*
  : **drawing** pain: am-c *Puls*
  : **shooting** pain: aesc
  : **stitching** pain: asc-t
  : **tearing** pain: kali-c kali-n nat-c
○ **Bones**: acon agar alum am-c am-m anac ang ant-t apis *Arg-met* arn ars asaf aur bar-c bell benz-ac bism bov bry bufo cact calc calc-p canth carb-an carb-v caust cham chin cocc *Coloc* con cupr *Cycl Dros* **Eup-per** euph fl-ac glon graph hell hep ign *Iod* ip kali-bi kali-n *Lach* laur **Lyc** m-arct mag-c mang meph merc *Merc-c* mez nat-c nat-m *Olnd* par petr ph-ac phos plat plb puls rhod rhus-t ruta sabad sabin samb *Sars* sep sil spig spong staph stront-c stroph-h sul-ac **Sulph** teucr thuj *Valer* verat verb *Zinc*
  : **right** arm: asc-t
  : **left** arm: asc-t
  : **aching**: apis **Calc-p Eup-per** glon
  : **boring** pain: ars kali-bi mang sabad
  : **drawing** pain: acon alum ant-t arn asaf bar-c bry canth carb-an carb-v caust cham chin cocc coloc euph ip kali-bi lyc mag-c nat-m nit-ac plb puls *Rhod* sabin samb sep spig staph teucr *Thuj Valer* verat
  : **griping**: nat-c
  : **motion**:
   : **amel**: coloc
   . **pressing** pain: coloc
  : **pressing** pain: *Anac* ang *Arg-met* arn asaf bism bry cham *Coloc* con cupr *Cycl* kali-c *Mez Olnd* phos plat puls sil spong staph thuj valer verat
  : **stitching** pain: acon asaf bufo calc chin cocc dros graph kali-c lach m-arct merc mez nat-m par petr *Sars* valer
  : **tearing** pain: acon am-c am-m ang arg-met arn ars aur bell benz-ac bism cact canth carb-v caust cham *Chin* cocc cupr *Cycl Dros* hell iod *Kali-bi* lach laur Lyc meph *Merc Merc-c* mez nat-c nit-ac phos plb puls *Rhod* ruta sabin spig stront-c sul-ac sulph *Teucr* thuj verb *Zinc*
- **Brachial** plexus: mez
- **Flexors** | **grasping** something; when: *Nat-s*
- **Inner** side: arn benz-ac carbn-o chel lept tarax
  : **pressing** pain: tarax
  : **stitching** pain: arn benz-ac carbn-o chel lept
- **Internally**: euph sulph

Pain – Upper limbs

  : **drawing** pain: euph sulph
- **Joints**: agar alum alumn *Am-c* anac arg-n ars aur aur-m-n bar-c *Bov Brom* bry bufo cact **Calc** carb-an *Carb-v* caul caust cham *Chin* clem coloc con cupr dig *Dros* ferr **Graph** grat hell *Hep* hyos ign *Iod* kali-bi kali-c kali-n kreos lact laur led lyc m-ambo mag-c mag-m mang merc merc-c mez *Mur-ac* nat-c nat-m nit-ac par petr **Ph-ac** phos plb puls *Rheum* rhod rhus-t *Sars* sep sil *Spig* **Stann** staph stram *Stront-c* sul-ac sulph tab teucr thuj verat viol-t *Zinc*
  : **morning**: stront-c
  : **tearing** pain: stront-c
  : **evening**: ign
  : **bending**:
   : **agg**: stann
   : **backward**:
    . **agg**: ign
    sore: ign
  : **burning**: *Carb-v* graph *Nat-c* stront-c
  : **drawing** pain: am-c calc carb-v caul caust cham clem graph hyos kali-bi kali-c kreos lyc m-ambo *Mang* mez nat-m ph-ac rhod sep *Sulph* teucr zinc
   : **twitching**: sulph
  : **gouty**: caust
   : **drawing** pain: caust
  : **motion**:
   : **agg**: caust nat-m
    . **drawing** pain: caust
   : **amel**: aur-m-n
  : **paroxysmal**: mang
  : **pressing** pain: anac calc cham kali-c mez nit-ac sep sulph zinc
  : **rheumatic**: anan asaf bry hep kali-bi lach *Led Lyc Merc Petr Phos* rhod *Rhus-t* sabin sars spig stann
  : **sewing**; when: arist-cl
  : **sitting** agg: stront-c
   : **tearing** pain: stront-c
  : **sore**: agar alum alumn aur aur-m-n bov chin *Dros* m-ambo merc-c *Mur-ac* nat-m nit-ac ph-ac sulph
  : **sprained**; as if: stann
  : **stitching** pain: ars bar-c bov bry *Calc* carb-v dros ferr graph hell *Hep* hyos iod *Kali-c* kali-n laur led lyc *Mang Merc* nit-ac phos puls sars *Sep* sil *Spig Stann* staph *Sul-ac Sulph* tab thuj viol-t zinc
  : **tearing** pain: alum am-c bov caul calc caust carb-v caust cham chin coloc con dig **Graph** grat hyos iod kali-bi **Kali-c** kali-n lact *Led Lyc* m-ambo nat-c nit-ac **Ph-ac** puls *Sars* sep sil spig stram *Stront-c Sulph Teucr Zinc*
  : **wandering** pain: kali-bi
  : **writing** agg: cinnb
  : **Joint** to joint, from: sulph
   : **drawing** pain: sulph
- **Side** lain on: *Ign*
- **Outer** side: mag-m
   : **tearing** pain: mag-m
- **Outer** surface: benz-ac tarax
   : **stitching** pain: benz-ac tarax

1574   ▽ extensions | ○ localizations | ● Künzli dot

Pain – Upper limbs / Extremities / Pain – Wrists

- **Part** lain on: cina
  - **drawing** pain: cina
- **Skin**; below: berb calc-p con par sars sil
- **Veins**: puls
  - **burning**: puls
- **Wrists**: abrot *Acon* act-sp agar agn aloe alum alum-sil alumn am-c am-m *Ambr* aml-ns ammc *Anac* anag ang *Ant-c* ant-t apis *Arg-met Arg-n* **Arn** ars ars-i arum-t arund asaf asar asc-t aster **Aur** aur-ar aur-i aur-m aur-m-n aur-s bapt bar-c bar-p bar-s bell berb bism bol-la borx *Bov* brach *Brom* bry bufo bufo-s *Calc* calc-ar calc-p calc-s calc-sil camph cann-i canth carb-ac carb-an carb-v carbn-s card-m castor-eq *Caul Caust* cham chel chin chinin-ar chinin-s cic cimic cina cist clem cob coc-c cocc colch coloc com con conv cop cor-r corn croc crot-c cub cupr *Cur Cycl* dig digin dios dros dulc *Eup-per* euph euphr ferr ferr-ar ferr-ma ferr-p fl-ac form gels gran *Graph* grat *Guaj* Hell *Hep* hipp hom-xyz hura hyos hyper ign indg inul iod jatr-c jug-c kali-ar *Kali-bi Kali-c* kali-chl kali-i kali-m *Kali-n* kali-sil *Kalm* kreos lac-ac lac-d lach lact laur led lil-t limen-b-c *Lyc* lycps-v lyss m-ambo mag-c *Mag-m* mag-s manc mang mela meny merc merc-c merc-i-f merc-sul merl mez morph mosch mur-ac naja nat-c *Nat-m* nat-p nat-s nit-ac nit-s-d nux-v ol-an op osm *Ox-ac* paeon pall par petr *Ph-ac* phos phys pic-ac pip-m plan plat plb *Plb-act* plect podo polyg-h polyp-p prop prun ptel *Puls* ran-b ran-s *Rat Rhod* **Rhus-t** rhus-v rumx *Ruta* sabad *Sabin* sal-ac salol samb sars seneg sep *Sil* sol-ni *Spig* squil stann staph still **Stront-c** stry sul-ac sulfonam **Sulph** tab tanac tarax tarent tep teucr thuj trom *Tub* ulm-c upa urt-u vac vario verat *Verb Viol-o* xan zinc zinc-p
  - **alternating** sides: arund *Lac-c* lyc
    - **stitching** pain: lyc
  - **right**: abrom-a act-sp ang arund bism bufo-s **Calc** calc-p canth caust chinin-s cimic colch gels lac-ac lac-c led *Lyc* med **Merc** mez nat-p nit-ac *Ox-ac* petr plb *Rat Rhus-t* sulph tarent **Viol-o**
    - **drawing** pain: gels
    - **pressing** pain: ang led nit-ac
    - **shooting** pain: tarent
    - **sprained**; as if: **Calc** gels *Lyc* mez *Ox-ac*
    - **stitching** pain: canth
    - **tearing** pain: bism calc-p caust *Rat*
  - **left**: *Agar* am-m asc-t bism brach camph cann-i cic cop crot-c dios ferr get *Guaj* kalm lycps-v mag-s polyg-h *Rhus-t* rosm sal-ac sep sulph
    - **aching**: lycps-v sulph
    - **and** right ankle: lach
    - **dislocated**; as if: get
    - **pressing** pain: camph cic
    - **sprained**; as if: *Agar Rhus-t*
    - **stitching** pain: rosm
    - **tearing** pain: am-m bism sep
  - **morning**: am-c calc-p carb-v cupr dios dulc hura iod kali-c lyc lyss mag-m merc-i-f nux-v osm plb puls staph stry sulph zinc
    - **8 h**: arg-n
    - **boring** pain: arg-n

- **Wrists – morning**: ...
  - **aching**: stry sulph
  - **bed** agg; in: calc hyper lyc nat-c
  - **drawing** pain: calc hyper lyc
  - **drawing** pain: carb-v
  - **sprained**; as if: lyss
  - **stitching** pain: lyc
  - **stool** agg; after: osm
  - **aching**: osm
  - **tearing** pain: lyc
  - **twisting**, on: merc-i-f
  - **waking**; on: dulc merc-i-f rosm
  - **stitching** pain: rosm
- **forenoon**: lycps-v ox-ac pip-m ran-b sil sulph
  - **aching**: lycps-v pip-m
  - **sprained**; as if: ox-ac
  - **tearing** pain: ran-b sil sulph
- **noon**: alumn
  - **sprained**; as if: alumn
- **afternoon**: am-m aster calc-s canth lyc lycps-v mag-s nux-v ptel sulph
  - **14 h**: sars
  - **tearing** pain: sars
  - **aching**: lycps-v
  - **burning**: sulph
  - **drawing** pain: aster ptel
  - **stitching** pain: canth lyc
  - **tearing** pain: am-m lyc mag-s
- **evening**: ang ars bov com dios euphr lach **Led** lyc nat-s phos phys pip-m rhod rhodi rhus-s sars staph stront-c tarent verat-v
  - **19 h**: lyc
  - **tearing** pain: lyc
  - **20-23 h**: fl-ac
  - **drawing** pain: fl-ac
  - **21 h**: gels
  - **aching**: gels
  - **aching**: led verat-v
  - **burning**: stront-c
  - **cutting** pain: rhus-v
  - **drawing** pain: ang ars com euphr lyc *Rhod* staph
  - **exertion** agg: lach
  - **sprained**; as if: lach
  - **lying** down agg; after: nat-s
  - **pressing** pain: nat-s
  - **pressing** pain: ang led nat-s
  - **shooting** pain: tarent
  - **sitting** agg: **Led**
  - **aching**: **Led**
  - **sprained**; as if: lach
  - **stitching** pain: euphr rhod tarent
  - **tearing** pain: bov lyc phos stront-c
  - **walking** in open air agg: hell
  - **stitching** pain: hell
- **night**: am-c arg-n **Ars** *Aur* calc fl-ac kali-n *Merc* nat-m rosm sep sil tab tarent
  - **23 h**: nat-s
  - **tearing** pain: nat-s

Extremities

Pain – Wrists

- **night**: ...
  - : **bed** agg; in: **Ars** *Merc* nat-m
  - : **tearing** pain: **Ars** *Merc* nat-m
  - : **drawing** pain: *Ars* fl-ac nat-m
  - : **sprained**; as if: arg-n
  - : **stitching** pain: calc rosm
  - : **tearing** pain: am-c **Ars** *Aur* kali-n *Merc* sep
  - : **waking**; on: mez
  - : **aching**: mez
- **aching**: asaf bar-c bol-la bry calc-p carb-ac castor-eq *Caul* cic conv dios ferr-p lach *Led* mang mez naja nit-ac phys pip-m ptel rhus-t rhus-v rumx sil stann still tarent
  - : **cramping**: com
  - : **paralyzed**; as if: nat-p
- **alternating** with | **Forehead**; drawing pain in (See HEAD - Pain - forehead - drawing - alternating - wrist)
- **bed**; when going to: stront-c
  - : **tearing** pain: stront-c
- **bending** agg: arg-n
- **bent**; when: ferr-m ferr-ma
  - : **sprained**; as if: ferr-m ferr-ma
- **boring** pain: cina coloc *Hell* mez nat-s plan ran-s rhod rhus-t sabad sabin
- **bringing** thumb and first finger together: bov
  - : **stitching** pain: bov
- **broken**; as if: borx **Eup-per** *Ruta* sil
- **burning**: agar arg-met arum-t arund asar berb *Bry* bufo calc-p cocc merc mez naja nat-c phos plat plb sabin stront-c sulph thuj *Tub* zinc
- **chill**:
  - : **before**: arn podo
    - : **aching**: arn podo
  - : **during**: ph-ac podo
    - : **tearing** pain: ph-ac
- **clawing**: rhod
- **cold**:
  - : **agg**: rhus-t
  - : **applications** | **agg**: abrom-a
  - : **washing** agg; after: rhus-t
- **cramping**: cycl xan
- **cutting** pain: alum bell bism dros mosch mur-ac ph-ac phos rhus-t rhus-v spig stry teucr
- **dinner**; during: kali-n
  - : **pulsating** pain: kali-n
- **dislocated**; as if: **Am-c** am-m *Ambr* ang **Arn** bar-c bar-p bov bry bufo **Calc** carb-an carb-v *Caust* cina con *Eup-per* ferr gels graph hep ign kali-n lach laur led lyc m-ambo mag-m mez nux-v petr phos pum puls rhod **Rhus-t Ruta** sabin sars seneg sil stann *Sulph* thuj verb zinc
- **drawing** pain: acon aml-ns ammc anac anag ang arg-met *Ars Asaf* asar aster bapt bar-c bov calc calc-p calc-sil carb-v carbn-s *Caul Caust* cham chel cina cist clem com con *Cycl* dig digin dios euph euphr fl-ac guaj ham hell hyos hyper kali-bi kali-c kali-chl kali-m kali-n kali-sil led *Lyc Mang* mez morph mosch nat-m nat-p nat-s nit-ac nit-s-d nux-v

- **drawing** pain: ...
  ph-ac polyp-p ptel *Rhod* **Rhus-t** *Rhus-v* sabin samb sars sep sil spong squil stann staph stront-c sul-ac *Sulph* tarax tep teucr thuj upa verb zinc
  - : **alternating** with | **Forehead**; pain in (See HEAD - Pain - forehead - alternating with - wrist)
  - : **cramping**: calc-p
  - : **gouty**: caust
  - : **intermittent**: ferr-ma stann
  - : **outward**: caust
  - : **paralyzed**; as if: arg-met con *Rhus-v* sabin
  - : **paroxysmal**: borx bov
  - : **sprained**; as if: zinc
  - : **sticking** pain: squil
  - : **tearing** pain: guaj kali-bi mez **Rhus-t**
  - : **twitching**: calc
- **exertion** agg; after: alum berb kali-n ruta sulph
- **exertion** of the hand agg: sulph
  - : **drawing** pain: sulph
- **gnawing** pain: berb canth dros *Graph* phys plat ran-s verat
- **gouty**: abrot
- **grasping** something agg; after: aur-m bov *Carb-v* iod nat-m **Rhus-t**
  - : **sprained**; as if: **Rhus-t**
  - : **stitching** pain: aur-m bov iod nat-m
  - : **tearing** pain: *Carb-v*
- **hang** down agg; letting arms: *Sabin*
  - : **tearing** pain: *Sabin*
- **jerking** pain: anac calc rhus-t spig squil sul-ac
- **knitting**, while: kali-c
  - : **tearing** pain: kali-c
- **lifting** agg: alum iod *Rhus-t*
  - : **stitching** pain: iod
- **lying** down agg; after: nat-s
- **menses**; during: nat-p
  - : **aching**: nat-p
  - : **drawing** pain: nat-p
- **motion**:
  - : **agg**: abrom-a act-sp arn bov *Bry Calc* calc-p calo carb-v caust euph *Guaj* hep hyper indg kali-bi kali-c *Kalm* meny merc merl *Mez* ox-ac plb rhod rhus-t rosm ruta sabad sal-ac *Sil* stann staph stict still sulph tarent tub
    - : **dislocated**; as if: *Arn Bry Mez* rhus-t tub
    - : **drawing** pain: calc-p caust kali-c staph
    - : **pressing** pain: ruta staph
    - : **sprained**; as if: bov *Bry* hyper mez
    - : **stitching** pain: arn calc indg kali-c rosm
    - : **tearing** pain: *Calc* kali-bi meny *Merc* merl *Sil* stann
  - : **amel**: *Arg-met* aur-m-n bar-c bism carb-v con dulc hyos mur-ac nat-s prun *Rhod* **Rhus-t** samb spong sulph zinc
    - : **drawing** pain: *Arg-met* carb-v con *Rhod* **Rhus-t** samb zinc
    - : **pressing** pain: aur-m-n

1576   ▽ extensions | ○ localizations | ● Künzli dot

Extremities

Pain – Wrists

- **motion – amel**: ...
  - **rapid** motion: sulph
  - **sprained**; as if: sulph
  - **sprained**; as if: prun rhod
  - **stitching** pain: bar-c dulc samb spong
  - **tearing** pain: arg-met *Bism* mur-ac rhod **Rhus-t** sulph
  - **violent** motion: sulph
  - **wrists** agg; of: phos sep
  - **tearing** pain: phos sep *Sil*
- **nap**; during: nit-ac
  - **pressing** pain: nit-ac
- **paralyzed**; as if: acon agn arg-met asar bism *Bov Carb-v* cham chin coc-c con *Cur Cycl* dig euph hipp ign *Kali-c Kalm* led meny merc mez nat-p nux-v phos pic-ac plb *Plb-act* rhus-v **Ruta** sil stann verb
- **paroxysmal**: *Anac Aur* bov spig
- **pinching** pain: nat-m nit-ac ph-ac stann
- **pressing** pain: aloe ang arg-met arg-n *Asaf* aur aur-m-n bar-c bell berb *Bism* brom calc-p camph cann-i card-m coloc dig digin *Guaj* hell hep hyos jatr-c kali-c *Led* lil-t meny *Mez* nat-s nit-ac nit-s-d ruta *Sars* sil *Spig* spong stann staph thuj viol-o zinc
  - **asunder**: aloe
  - **cramping**: bar-c meny
  - **drawing** pain: coloc hyos spong staph
  - **outward**: mang
  - **tearing** pain: bism ruta
- **pressure** agg: abrom-a merc
- **pulsating** pain: brach kali-n polyg-h
- **raising** the arm; on: coloc
  - **drawing** pain | **periosteum**; as if in: coloc
- **rest** agg: aur-m-n
  - **sore**: aur-m-n
- **resting** on hand: merl
  - **tearing** pain: merl
- **rheumatic**: abrot *Act-sp* aesc ammc asc-t bacls-7 bapt benz-ac calc *Caul* caust chel clem *Colch* crot-c ery-a euphr ferr-p form gran grat *Guaj* hipp hippoz *Jug-c Kali-bi* kalm lac-ac *Lach* lyc lycpr mag-s med morg-g nat-ar nat-p prop ptel *Puls* rad-br *Rhod* **Rhus-t** rhus-v rosm **Ruta** *Sabin* sep stel stict streptoc syc ulm-c urt-u *Vac* vario *Viol-o* wye zinc
  - **right**: x-ray
  - **night**: rosm
  - **aching**: nat-ar
  - **drawing** pain: chel euphr **Rhus-t** zinc
  - **tearing** pain: gran zinc
  - **writing**; after: chinin-s
- **rising**:
  - **after**:
    - **agg**: coloc
    - **drawing** pain: coloc
- **rubbing**:
  - **agg**: berb
  - **burning**: berb
  - **amel**: laur
  - **stitching** pain: laur

Pain – Wrists

- **scraping** pain: cist
- **scratching** agg; after: calc-p plb
  - **burning**: calc-p plb
- **sewing**, while: kali-c lach
- **shooting** pain: *Acon* bell brach ferr merc-sul sol-ni tarent trom
- **sitting** agg: aur-m-n coloc led mez
  - **boring** pain: mez
  - **pressing** pain: aur-m-n coloc led
- **sore**: alumn ammc arg-met asaf aur-m-n bar-c bism borx bov brach *Calc* camph caust cham con croc cupr *Dros* **Eup-per** hep led lyss mez mur-ac nat-m nat-p nit-ac ph-ac phos pip-m podo puls rhod rhus-t **Ruta** sabin *Salol* sep spong tanac thuj zinc
  - **strained**; as if: ox-ac
- **sprained**; as if: agar alumn *Am-c* ambr arg-n **Arn** *Bov Bry* **Calc** calc-sil **Carb-an** carb-v castor-eq *Caust Cina* cist dios *Eup-per* ferr graph hep hipp jug-c kali-n *Lach* laur lyc mag-c mez nat-m nux-v *Ox-ac* petr phos puls *Rhod* **Rhus-t Ruta** sabin sars seneg sil stann *Stront-c Sulph* tep thuj ulm-c *Verb* zinc
- **stitching** pain: *Acon* agn alum alum-sil am-c anac ang apis arg-met arn ars ars-i aster aur aur-ar aur-i aur-m aur-s bapt bar-c bell berb *Bov* brach *Bry* calc calc-ar calc-sil canth carbn-s caust cham chel chin chinin-s clem cob colch com con corn dulc euphr ferr graph ham *Hell* hura hyper indg inul iod kali-bi kali-c kali-n kali-sil kalm lach laur *Led* lyc lycps-v mang mela meny *Merc* merc-sul mosch *Nat-m* nit-s-d nux-v op ox-ac phos plat plect rhod rhus-t ruta sabin samb sars *Sep Sil* sol-ni spig spong squil staph *Sulph* tarent thuj trom verb zinc
  - **acute**: arn bov phos
  - **needles**; as from: colch
  - **pulsating** pain: canth
  - **tearing** pain: calc rhus-t sabin
  - **twitching**: *Bry* carbn-s
- **stool** agg; after: osm
- **string**; as from a: manc
- **sudden**: bar-c lyc
  - **stitching** pain: lyc
  - **tearing** pain: bar-c
- **synchronous** with pulse: samb
  - **stitching** pain: samb
- **syphilitics**; in: *Asaf*
  - **drawing** pain: *Asaf*
- **tearing** pain: *Acon* agar alum am-c am-m ambr ammc anac *Arg-met* arn ars **Aur** aur-ar bar-c bell berb *Bism* borx bov *Calc Calc-p* calc-sil **Carb-v** carbn-s caust chel chin chinin-ar clem colch con cupr cycl dig euphr gran grat *Guaj* ign inul kali-ar kali-bi kali-c *Kali-n* kali-sil lach lact laur led lyc *Mag-m* mag-s mang meny *Merc* merl mez mur-ac nat-c nat-m **Nat-s** nit-ac ol-an *Ph-ac* phos plb **Puls** ran-b *Rat* rhod **Rhus-t** ruta sabin *Sars* sep *Sil* spig squil **Stann** staph **Stront-c** *Sulph* tarax teucr thuj *Zinc* zinc-p
  - **alternating** with | **Hand**; tearing in: berb

1577

Extremities

Pain – Wrists

- **tearing** pain: …
  : **convulsive**: ph-ac
  : **cramping**: aur
  : **drawing** pain: guaj kali-bi mez **Rhus-t**
  : **dull** pain: lyc
  : **jerking** pain: chin
  : **paralyzed**; as if: bell *Bism* meny stann
  : **pressing** pain: arg-met guaj stann
  : **sticking** pain: *Arn* calc sep staph
  : **transversely**: ph-ac
  : **twitching**: colch laur **Rhus-t**
  : **upward**: sars
- **touch** agg: merc sal-ac
- **turning** hand: agn dros merc-i-f
- **twisting** agg: merc-i-f
- **twitching**, with: arund calc carbn-s kali-n
- **walking**:
  : agg: mez nat-s
  : **boring** pain: mez
  : **pressing** pain: nat-s
  : **air** agg; in open: clem rhod
  : **stitching** pain: clem
  : **tearing** pain: rhod
- **wandering** pain: *Kalm* polyg-h *Puls*
- **warm** bed:
  : **amel**: am-c *Ars* calc-p **Rhus-t** *Sil*
  : **tearing** pain: am-c *Ars* calc-p **Rhus-t** *Sil*
- **warm**, when hands become: *Bry*
  : **stitching** pain: *Bry*
- **warmth**:
  : agg: *Guaj Puls*
- **washing** agg: alum
  : **stitching** pain: alum
- **weather**:
  : **change** of weather: rhus-t
  : **cold**:
    : agg: rhus-t
    : **wet**:
      . agg: ruta
      sore: ruta
  : **rough**:
    : agg: *Rhod*
    . **sprained**; as if: *Rhod*
  : **stormy**:
    : agg: rhod
    . **drawing** pain: rhod
- **wind** agg: carb-v
  : **drawing** pain: carb-v
- **working**; while: caust
  : **sprained**; as if: caust
  : **stitching** pain: caust
- **writing**:
  : agg: arn ferr-p lyc **Mag-p** ox-ac pip-m sil
  : **aching**: pip-m
  : **sprained**; as if: lyc
  : **stitching** pain: lyc ox-ac sil
  : **tearing** pain: arn
- **writing**; as after much rapid: cor-j

▽ **extending** to:
  : **Arm**: arg-met arn bar-c calc com jug-c plb
  : **drawing** pain: arg-met bar-c calc com
  : **Elbow**: kali-n lach rhus-v sulph
  : **aching**: lach
  : **drawing** pain: kali-n rhus-v sulph
  : **Elbow**, along ulnar: acon bell
  : **shooting** pain: acon bell
  : **Fingers**: am-c bar-c caust grat lyc phos plb *Rhus-v* sep squil tarax thuj viol-o zinc
  : **cutting** pain: rhus-v
  : **drawing** pain: caust grat *Rhus-v* squil tarax thuj
  : **stitching** pain: lyc sep
  : **tearing** pain: am-c bar-c caust phos plb tarax zinc
  : **First** finger: arund asaf hell xan
  . **aching**: asaf
  . **burning**: arund
  . **drawing** pain: hell
  . **Thumb**; and: agar asar
  . **burning**: agar asar
  drawing pain: asar
  : **Fourth** finger: am-c **Sulph**
  . **burning**: **Sulph**
  . **tearing** pain: am-c
  : **Third** and fourth fingers:
  . **hanging** down arm; on: castor-eq
  sprained; as if: castor-eq
  : **Third** finger: kali-c
  . **tearing** pain: kali-c
  : **Tips**: thuj
  . **drawing** pain: thuj
  : **Tips** of two smaller fingers: chel
  . **tearing** pain: chel
  : **Forearm**: ferr-p pall stann
  : **writing** agg: ferr-p
  : **Hand**: fago rhod stann viol-o
  : **drawing** pain: stann
  : **Hand**; back of: ran-b
  : **tearing** pain: ran-b
  : **Knuckles**: kali-n
  . **tearing** pain: kali-n
  : **Shoulder**: sep *Sil*
  . **tearing** pain: sep *Sil*
  : **Thumb**: xan
  : **Ulna**: samb
  : **drawing** pain: samb
  : **Upward**: bell bry canth cham sabin staph
  : **stitching** pain: bell bry canth cham sabin staph
  . **Shoulders**: staph
  . **stitching** pain: staph
  ○ **Bones**: *Arg-met Aur* bapt bell bism chin cupr lach lact nat-c sabin spig teucr
  : **tearing** pain: *Arg-met Aur* bapt bell bism chin cupr lach lact nat-c sabin spig teucr
- **Dorsal** side: agar all-c berb caust chinin-s dig led merl
  : **evening**: all-c

1578   ▽ extensions | ○ localizations | ● Künzli dot

Pain – Wrists / Extremities / Paralysis

- **Dorsal** side: ...
  - **pinching** pain: caust dig
  - **stitching** pain: chinin-s led
  - **tearing** pain: berb caust merl
  - **extending** to:
    - **Second** finger: caust
    - **tearing** pain: caust
- **Palmar** side: colch com kali-c kali-n plb tarent
  - **drawing** pain: kali-c kali-n
  - **motion** agg: plb
  - **stitching** pain: colch
  - **sudden**: com
  - **walking** in open air agg; after: com
- **Radial** side: arg-met hydr merc-i-f sabin samb sars stann
  - **drawing** pain: arg-met hydr sabin stann
  - **stitching** pain: arg-met samb sars
- **Skin**: caps
  - **stitching** pain: caps
- **Ulnar** side: bell berb calc calc-s chel cic ferr-p kali-c lach merl phys rumx sabin stann sulph zinc
  - **drawing** pain: sabin stann
  - **pressing** pain: cic zinc
  - **rheumatic**: ferr-p
  - **stitching** pain: bell berb
  - **tearing** pain: kali-c lach merl zinc
  - **writing** agg: ferr-p
  - **extending** to:
    - **Fingers**; tips of both outer: lach
    - **tearing** pain: lach

PANARIS (See Felon)
PANARITIUM (See Felon)
PARALYSIS (↗*Dragging*): abel abrot absin **Acon** Agar All-c aloe **Alum** alum-p alumn am-m ambr *Anac* ang apoc arag arg-met *Arg-n* arn **Ars** ars-s-f *Art-v* asar astra-m *Aur* **Bapt** bar-act *Bar-c* bar-m *Bell* bov Bry Bufo *Calc* calc-s cann-s carb-v carbn-o carbn-s **Caust** cham *Chel Chin* Cic **Cocc** coff *Colch* coloc *Con Crot-c* crot-h *Cupr Cur* cycl dig *Dros* dub *Dulc* elec esch ferr fl-ac *Form Gels* graph grat grin guaj *Guare* hedeo *Hell* helo helo-s hep hydr-ac hyos ign iod ip *Kali-ar Kali-c* **Kali-i** kali-n *Kali-p Kalm Lach* laur led *Lol* lyc m-ambo mang meph merc *Merc-c* mez mill morph mur-ac *Naja* nat-c *Nat-m Nit-ac* nux-m *Nux-v Olnd Op* ox-ac petr ph-ac *Phos* pic-ac *Plat* **Plb** puls rhod **Rhus-t** *Ruta* sabin sars *Sec* sel seneg *Sep* **Sil** spig spong stann staph *Stram* stront-c sul-ac **Sulph** syph tab tarax *Tarent* tax thuj *Verat* verin vip xan *Zinc*
- **right**: ars carbn-s crot-c merc
- **morning** | **bed** agg; in: phos zinc
- **afternoon** | **17-18 h**: *Con*
- **evening**: cur sil stront-c
- **abdominal** symptoms, with: arg-n
- **anger**; after: nat-m *Nux-v* staph
- **apoplexy**; after: *Alum* anac apis *Bar-c* cadm-s *Caust Cocc Crot-c Crot-h Cupr Gels* ip *Lach Laur Nux-v* **Op** *Phos Plb* sec stann staph *Stram* zinc

Paralysis
- **appearing** gradually (↗*GENE - Paralysis - appearing*): Caust
- **ascending** (See GENE - Paralysis - extending - upward)
- **cholera**; after: verat
- **coition**; after: phos
- **cold**; after taking a: dulc rhod rhus-t
- **coldness** of parts, with: caust *Cocc* dulc graph *Nux-v Rhus-t*
- **descending** agg: *Bar-c* merc
- **emotions** agg: *Apis* gels Ign nat-m nux-v stann
- **eruptions**; after suppressed: caust *Dulc* hep *Psor Sulph*
- **exertion** agg; after: *Arn* ars *Caust Gels* nux-v plb *Rhus-t*
- **fright** agg: *Acon* stann
- **hemiplegia** (↗*GENE - Paralysis - one*): acon Alum alum-p *Anac Apis* arg-n *Arn Ars* ars-s-f bapt bar-c bar-m bell *Both Cadm-s* caj carbn-s **Caust** chen-a chin coc-c *Cocc* conin cop dulc elaps *Graph* hell hydr-ac hyos *Kali-c Kali-i* kali-m kali-p **Lach** merc *Mur-ac* nat-c nux-v *Ph-ac Phos* pic-ac plb **Rhus-t** *Sars* sec sep *Stann* staph stram stront-c stry-xyz *Sul-ac* syph tab thuj xan
  - **right**: *Apis* arn bell calc **Caust** colch *Crot-c Crot-h* elaps *Graph* irid-met iris-fl nat-c op phos **Plb** *Rhus-t* sang sil stront-c sulph
  - **left**: acon anac **Apis** arg-n arn ars **Bapt** bar-m bell brom caust *Elaps* hydr-ac **Lach** lyc nit-ac **Nux-v** ox-ac petr phys podo **Rhus-t** santin *Stann* stram sulph
- **anger**; after: staph
- **convulsions**; after: stann
- **masturbation**: stann
- **mental** excitement: stann
- **mental** shock; after: apis
- **numbness** of one side, the other is paralyzed: cocc
- **pain**, caused by: nat-m
- **twitching** of one side, the other is paralyzed: *Apis* art-v *Bell Stram*
- **hysterical**: *Acon* cur **Ign** nux-m plb tarent
- **infantile**: plb rhus-t
- **intermittent**; after suppressed: nat-m rhus-t
- **mental** symptoms, with: arg-n
- **nervous** disease; from: caust
- **nettle** rash, after disappearance of: cop
- **old** people; in: *Bar-c Con Kali-c* op
- **pain**; from: nat-m
- **painless**: abies-c acon aeth alum alum-p ambr *Anac Arg-n* arn *Ars* ars-s-f *Aur* aur-ar aur-s *Bapt* bar-c bar-s bry cadm-s **Cann-i Cocc** colch **Con** crot-h *Cupr* cur *Gels* graph **Hyos** kalm *Laur* **Lyc** *Merc* nat-m *Nux-v Olnd Op Ph-ac Phos* **Plb** *Puls* rhod **Rhus-t** *Sec* sil stram sulph *Verat Zinc*
- **partial**: **Arn** *Ars* atro *Cocc Nux-v*
- **perspiration**; after suppressed: *Colch Rhus-t*
- **post** diphtheritic: ant-t apis arg-met arg-n arn *Ars Bar-c Camph* carb-ac *Caust Cocc* Con *Crot-h* cupr gels

Paralysis – post · Extremities · Paralysis – Hands

- **post** diphtheritic: ...
  helon *Hyos* kali-br kali-p lac-c *Lach Nat-m* nux-v phos phys phyt plb rhus-t sec sulph thuj zinc
- **progressive**: caust con *Lath Plb*
- **rheumatic** (↗*GENE - Paralysis - rheumatic*): ant-t *Arn* bar-c bry calc-p canth caul *Caust* chin *Cocc* colch ferr form gels kali-chl lath lyc rhus-t sulph
- **rising**:
  · **agg**: (non: phos)
  · **amel**: phos
- **river** bath in summer (↗*GENE - Paralysis - bathing - river*): *Caust*
- **sensation** of: *Abrot* acon *Aesc Alum* apis ars bell *Bry* carbn-h *Chel* cinnb *Cocc Con* cupr *Dig* digin dros ferr ferr-i *Gels* **Graph** grat hell hep *Kali-i* lach laur meph merc *Mez Nit-ac Rhus-t* sabad sil thuj zinc
  · **right**: arn phos
  · **morning**: dulc nat-c sil zinc
    : **waking**; on (↗*SLEE - Waking - paralyzed*): acon
  · **night**: *Led*
  · **bandaged**; as if: anac
  · **fever**; after: sil
  · **headache**; during: mez
  · **motion** agg: plb
  · **pressure** agg: nit-ac
  · **walking** agg: **Rhus-t**
  · **writing** agg: aesc
  ○ **Flexors**: colch
  · **Hands**: bung-fa
  · **Joints**: acon arn *Caps* cham croc graph *Led* par plb rhus-t sulph
    : **night**: *Led*
- **sexual** excesses (↗*GENE - Paralysis - sexual*): *Calc Nat-m Nux-v* **Phos Rhus-t**
- **single** parts: anac *Ars Dulc* kara nux-v plb xan
- **spastic**: *Ben-d* gels *Hyper Lach* lath *Nux-v* plect sec *Stry*
- **stiffness**, with: caust con lach lyc nat-m rhus-t sil
- **toxic**: *Apis Ars* bapt crot-h gels lac-c *Lach* mur-ac rhus-t
- **typhoid** fever; in: *Agar Lach Rhus-t*
- **vasomotor**: alumn
- **wet**; after getting: **Caust** *Dulc Gels Nux-v Rhus-t*
- **wind** agg; cold: *Acon*
○ **Ankles**: *Abrot* ang *Calc* nat-m *Plb* ruta seneg
  · **afternoon**: cham
  · **rheumatic**: ruta
  · **sensation** of: *Dros* nat-m
    : **walking** agg: *Dros*
  · **sitting** agg: nat-m
  · **walking** agg: nat-m
○ **Extensors**: *Plb*
- **Elbows**: dulc fago mez petr rhus-t sabin
  · **sensation** of: ambr arg-met dulc mez samb stront-c sulph valer
    : **afternoon**: *Sulph*
    : **night**: stront-c
  · **motion** agg: arg-met

- **Elbows – sensation** of: ...
  : **raising** arm agg: mez
- **Feet**: ang apis arn *Ars* bar-m *Bell* carbn-o caust *Chin Cocc* colch *Con* crot-h hipp hydr-ac laur *Lyc* nux-v *Olnd Phos Plb* rhus-t stram sulph vip *Zinc*
  · **night**: cham
  · **fright** agg: *Stann*
  · **partial**: plb
  · **sensation** of: asaf asar *Cham Chel* eug kali-bi led lipp mur-ac nat-m phos sil tab zinc
    : **morning**:
      : **bed** agg; in: nat-m
      : **rising** agg; after: *Phos*
    : **alternating** with | **tearing** pain (See Pain - feet - tearing - alternating - paralyzed)
    : **stepping** agg: asaf asar
  · **sudden**: *Cham*
  ○ **Flexors**: *Bar-c*
  · **Heels**: graph
- **Fingers**: *Ars* bry *Calc* calc-p carb-v *Caust Cocc* **Cupr** hell kali-c *Mez Phos Plb* rhus-t sabin sil stann
  · **sensation** of: acon ars asaf asar aur aur-ar bry *Carb-v Chin* cycl dig euon gran kreos lact lil-t meny *Mez* phos plb staph
    : **grasping**, when: carb-v *Mez*
    : **extending** over whole side: both
    : **Joints**: *Aur* calc-p par ptel verb
  ○ **Extensors**: alum *Ars Caust Cocc Lach* **Plb**
  · **First**: mag-c
    : **cramps**, with: carbn-s
    : **partially**: mag-c
  · **Flexors**: *Mez*
  · **Fourth**: plb
    · **sensation** of: hell lact nat-m
    : **rest | amel**: hell
  · **Third**: plb
    · **sensation** of: nat-m
- **Forearms**: acon arg-n bar-c bell calc-p caust colch cur dulc ferr-act nat-m nux-v phos plat *Plb* plb-act ruta *Sec Sil* stront-c sulph
  · **right**: *Plb Rhus-t*
  · **left**: bar-c calc calc-p
  · **pressure**, as from: cham
  · **sensation** of: acon aeth all-s ambr apis bism bov chel cocc dulc fl-ac kali-n kreos par plat prun **Rhus-t** seneg staph stront-c sulph
    : **writing** agg: cocc ferr-i
  ○ **Muscles**:
    : **Extensor** muscles: colch merc **Plb**
    : **Flexor** muscles: ars *Gels*
    : **supinated**; when: plb
- **Hands**: acon act-sp agar *Alum* ambr *Apis* arg-met ars bar-c bar-m calc calc-caust calc-p cann-s carbn-o **Caust** *Cocc* colch cupr cyt-l ferr *Gels* guare hipp hydr-ac kali-bi kali-c lach laur merc nat-m nux-v ox-ac phos *Plb* plb-act *Rhus-t* ruta *Sil* stann stront-c tab thyr *Zinc*
  · **right**: *Caust* cupr elaps **Plb** zinc
  · **left**: bar-c calc-p *Cocc*

1580   ▽ extensions | ○ localizations | ● Künzli dot

Paralysis – Hands

- sensation of: acon acon-a am-m ambr bism calc-sil *Carb-an* **Caust** chel *Chin* elaps kali-n *Kalm* lob meny nat-s nit-ac nux-v phos pip-m prun sil staph stront-c sulph *Tab*
  - morning | rising agg; after: phos
  - night:
    - midnight:
    - after | 3 h: plb
  - knitting, while: am-m
  - motion | amel: acon
  - piano playing (↗*Playing - piano*): carb-an cur plb rhus-t zinc
  - pressure agg: nit-ac
  - rubbing | amel: chel
  - sleep agg; during: plat
  - writing agg: acon agar *Caust* chel *Cocc*
- Palms: plb
- Hips: *Bry Coloc* **Led** petr *Rhus-t* verat
  - sensation of: brom con nat-m phos plb *Verat*
  - alternating sides: verat
  - left:
    - extending to:
    - Downward | walking agg: lact
  - evening: phos
  - lying | amel: phos
  - sitting | amel: phos
  - walking:
    - agg: verat
    - amel: ph-ac
- Knees: ambr anac ars aur bar-c bov carb-ac chel colch lath mim-h seneg *Sulph*
  - sensation of: anac aur berb brom *Chel* chr-ac gels jug-r kali-c op phos plb
  - forenoon | walking agg: bry
  - evening | bed agg; in: colch
  - ascending stairs agg: plb
  - rising from sitting agg: berb plb
  - sitting agg: *Chel* kali-c
  - walking:
    - after | agg: aur berb *Carb-v* croc *Hyper* lach
    - agg: berb brom
    - amel: lach
  - sitting agg: chel
- Legs: acon aesc *Agar* alum ars bry *Cann-i* carb-v caust chel *Cocc* con *Crot-h* dulc gels *Gua* kali-i kali-t *Lath* nat-m nux-v olnd *Plb Rhus-t Sec* sulfon tab *Thal* verat zinc
  - beginning in: con
  - sensation of: **Acon Aesc** amyg atro bell both brom camph *Carb-v* carbn-o chel chin con dros lath mag-c manc med morph *Nat-m Nit-ac* olnd plb *Rhus-v* sep tab vip
  - chill; during: ars ign stram
  - rheumatic: chel ph-ac
  - walking:
    - after | agg: croc
    - agg: stront-c

Extremities

Paralysis – Lower limbs

- Lower limbs (↗*GENE - Paralysis - lower; GENE - Paralysis - paraplegia*): *Abrot* acon aesc **Agar** *Alum* alum-p alum-sil anac ang apis apoc **Arg-n** arn **Ars** ars-i ars-s-f bar-c bar-m *Bell* berb bry *Calc* calc-s calc-sil *Camph* **Cann-i** cann-s canth *Caps Carb-ac* carb-v carbn-s caul caust cham *Chin* chinin-s *Cic* cob-n *Cocc* colch coloc *Con Crot-c* crot-t *Cupr* dig diphtox *Dulc* elec ferr form *Gels* graph *Hell* hir hydr-ac hyos *Ign* iod iris kali-ar *Kali-c* kali-sil kali-t kalm *Lach Lath* **Led** lith-c lyc lycps-v mag-c mang merc *Merc-c* morph *Mygal* naja nat-m *Nux-m* **Nux-v** olnd *Op Ox-ac* peti ph-ac *Phos* phys *Pic-ac* pip-m **Plb** *Psor Rhod* rhus-r **Rhus-t** *Ruta* sars *Sec* sep *Sil* stann *Stram Stront-c* sul-i *Sulph* tab *Tarent* ter *Thal Thal-met* thal-s toxo-g *Verat* verat-v vip-a zinc
  - right: abrot *Arn* lac-ac ox-ac plb rhus-t thuj
    - then left: *Ox-ac*
  - left: alum arn *Lach* nat-c ol-an sulph ter
    - then right arm and leg: mag-c
  - night: phos
  - accompanied by:
    - stool; involuntary (↗*RECT - Involuntary; RECT - Involuntary - paralysis*): agar aloe *Alum* apis arg-n ars bell carb-ac *Caust* cocc coloc con gels *Hyos* ind laur mur-ac nux-v *Op* ph-ac phos plb sec stram stry sulph tarent zinc zinc-p
    - urination; involuntary (↗*BLAD - Urination - involuntary*): agar *Alum* arn ars bell carb-ac *Carb-an Caust* cic *Con Gels Hyos* laur mur-ac nux-v *Op* phos plb sec stram stry sulph zinc zinc-p
  - Ankle; clonic convulsions of (↗*GENE - Paralysis - one - involuntary; GENE - Reflexes - increased*): anh bar-c cic cocc *Lath* morph *Nux-v*
  - Uterus; complaints of the: caul
  - anger; after: **Nat-m**
  - apoplexy; after: **Nux-v** *Phos*
  - cold agg; becoming: *Cocc Rhus-t*
  - colic; with: *Plb*
  - convulsions; after: stram
  - Arms, of the: agar
  - delivery; after: *Caust Plb* **Rhus-t**
  - eruptions; suppressed: *Psor*
  - exertion, following: **Nux-v** rhus-t
  - fulgurating pains in abdomen, with: *Thal*
  - grief; from: nat-m
  - hysterical: ign
  - injuries; after (↗*Injuries; GENE - Injuries; GENE - Paralysis - injuries*): arn con hyper nat-s nit-ac
    - Spine; of the (↗*BACK - Injuries - spine*): aesc ben-d plect
  - jerking of eyes, with: alumin arg-n
  - mercury; abuse of: cocc
  - painless: *Alum* alum-sil **Arg-n** *Ars* bar-c bell calc camph cann-i *Carb-ac* carbn-s cic **Cocc Con** *Cupr Gels* kali-i *Lath* lyc *Merc* nat-m nux-m nux-v *Olnd Op Phos* **Plb** *Rhus-t Sec* sil stram sulph zinc zinc-p
  - post diphtheritic: **Ars** *Cocc Con* gels *Lach* nat-m nux-v *Phos Plb Sec Sil*

Paralysis – Lower limbs | Extremities | Paralysis – Upper limbs

- **sensation** of: acon **Aesc** *Alum* am-c ang **Aur** berb *Calc-p* **Chel** cupr-ar *Dig* hyper lach phos rheum *Rhus-v Sil* stront-c *Verat*
  : **right**: phos
  : **then left**: *Verat*
  : **night**: *Calc-p* phos
  : **dinner**; during: tub
  : **sitting** agg: *Calc-p*
  : **walking** agg: aesc
- **sexual excesses**: *Nat-m* **Nux-v** *Phos*
- **sitting**; after: sil
- **standing** agg: sep
- **sudden**: *Nux-v Phos*
  : **unnatural** hunger, with: *Cina*
- **tetanus**, followed by: nux-v
- **thrombosis** in spinal artery; from: ergot sec
- **vaccination**; after: *Thuj*
- **weather**:
  : **cold**:
    : **wet | agg**: lath
    : **wet | agg**: lath
- **wet**, becoming: *Nux-v* **Rhus-t**
- ▽ **extending** to | **Upper** limbs: agar alum *Ars* **Con** hydr-ac *Kali-c* mang
- **Muscles**:
  ○ **Extensor** muscles: alum ang ars calc *Cocc Crot-h* cur **Plb**
  - **Flexor** muscles: caust *Nat-m*
- **Nates | sensation** of: sulph
- **Shoulders**: *Caust Cur* lach
  - **sensation** of: aeth ambr aur-m bry elaps euph *Ferr-i* kreos lact mang mez mur-ac nat-m nux-v puls *Rhus-t* sars sep stann staph sulph tep valer verat
    : **right**: laur merc-c pall psor
    : **left**: aur-m brom *Ign Rhus-t*
    : **morning | rising** agg: lach
    : **evening**: *Ambr*
    : **rising** agg; after: aur-m
    : **walking** agg: arn
- **Thighs**: acon *Agar* alum ang aur bry *Cann-i* caust *Chel* cocc con *Crot-h* dulc gels *Gua* kali-c kali-i kali-t *Lath* manc nux-v *Olnd Plb Rhus-t* sec stram sulfon sulph tab tart-ac *Thal* verat zinc
  - **beginning** in: con
  - **sensation** of: agar aur bar-c berb *Chel* cocc crot-t lach nux-v *Rhus-t* sulph verat zinc
    : **lying** agg: sulph
    : **sitting** agg: caust *Chel*
    : **walking** agg: caust dros
    : **extending** to | **Knees**: ferr-i thuj
  - **sitting** agg: chel
  ○ **Anterior** muscles: ang
  - **Extensors**: *Calc*
  - **Inside**: *Nux-v*
  - **Posterior** muscles: led
- **Thumbs**: kali-c mang-c
  - **evening**: mag-c
  - **knitting**: kali-c

1582

- **Thumbs**: ...
  - **sensation** of: lachn merc-i-f
    : **right**: lachn
    : **extending** and grasping; on: sulph
- **Toes**: ars old
  - **turn** under while walking: *Bad*
  ○ **Extensors** of: crot-h plb
- **Upper arms**: agar am-m ambr arg-met bell calc calc-p chel *Ferr* nux-v olnd *Sil*
  - **morning**: am-m
  - **evening**: am-m
  - **partial**: calc
  - **sensation** of: **Bell** *Chin* ferr-i mez *Plat* sulph zinc
    : **morning | rising** agg; after: sulph
    : **evening**: sulph
    : **raising** the arm in bed; on: mez
    : **alternating** with drawing, tearing: sulph
    : **motion | amel**: dulc
    : **raising** arm agg: mez
    : **sitting** agg: cycl
    : **writing** agg: agar *Caust* dulc
  ○ **Biceps**: plb
  - **Deltoid** muscle: *Caust Cur* plb
- **Upper limbs**: absin *Acon* aesc **Agar** ant-c ant-t *Apis* arg-met arn *Ars* ars-s-f asar *Bar-c* bar-m bar-s *Bell* both *Brom* bry *Calc* calc-p calc-s **Cann-i** cann-xyz carb-ac carb-v carbn-o **Caust** chel chin chinin-s cimic coc-c *Cocc* colch *Con Crot-h* cupr dios *Dulc* elec *Ferr* ferr-i gast *Gels* graph *Hell* hep *Iod* kali-ar *Kali-c* kali-n kali-sil kalm *Lach* led lepi *Lyc* mag-c *Merc Merc-c* mez morph nat-m *Nit-ac Nux-v Op* phos phyt plat **Plb** plect **Rhus-t** *Ruta Sars* sec seg sil *Stann Stront-c* sul-ac *Sulph* tep thyr verat verat-v vip
  - **right**: *Aesc* **Am-c** arn ars-s-f ars-s-r bell bism cann-i *Caust* colch cupr ferr-i kali-bi **Lyc** nit-ac nux-v *Plb* sang sil **Sulph** tep ter *Zinc*
  - **paralysis** of tongue; with: *Caust*
  - **Arm** and left leg: ter
  - **left**: alum brom cact *Calc* **Dig** hipp lac-c lat-m ol-an pall par *Rhus-t*
    : **and** numbness of right: tarent
    : **apoplexy**; after: ars
    : **hysteria**; during: sep
    : **vertigo**; during: *Arg-n*
  - **night**: *Nux-v*
  - **accompanied** by:
    : **sciatica** (See Pain - lower limbs - sciatic - accompanied - arms)
    : **Tongue**; paralysis of: caust
  - **apoplexy**: aesc ars bar-c op *Phos*
  - **coldness**:
    : **icy** during rest: *Dulc*
    : **with**: caust cocc *Dulc* nux-v plb *Rhus-t* zinc
  - **diphtheria**; after: *Caust*
  - **eruptions**; after suppressed: hep
  - **fright** agg: stann
  - **insensibility**, with: plb *Rhus-t* zinc
  - **lead** poisoning; from: alumn plb

▽ extensions | ○ localizations | ● Künzli dot

Paralysis – Upper limbs

- **meningitis**, during: *Acon*
- **mercury**; after abuse of: *Hep Nit-ac*
- **neuralgia** of brachial plexus, after: crot-t
- **pain** in heart, with *(⌐CHES - Pain - heart - region - accompanied - upp - paralysis; CHES - Pain - heart - region - accompanied - upper - paralysis)*: crot-h *Lat-m* pall
- **painless**: olnd
- **partial**: atro cic kali-act kali-ar lac-c *Lat-m* merc *Nux-v* phos plb
- **progressive**: plb
- **sensation** of: *Abrot* acon **Aesc** agar *Alum* am-c **Am-m** ang *Ars* ars-i bell berb brom bufo *Calc* calc-sil camph *Caust* cham chel chen-a chim *Chin* cina **Cocc Colch** coloc croc *Crot-c* crot-t *Cycl* dig dros dulc eupi *Ferr* ferr-i *Gran* graph grat hipp hyper *Ign Iod* kali-c kiss *Lach* lepi lipp *Lith-c* lob malar meny mez nat-m nat-s *Nux-v* ol-an par *Phos Plat* plb psor rhod rhus-v sars sec *Sep Sil* stann sul-ac sulph *Tab* tep thuj til *Verat Zinc* zing
  : **right**: aesc **Am-c Am-m** *Caust* cina ferr-i fl-ac sil
  : **left**: am-c **Calc** nux-v pall *Plat Rhus-t* sep til
  : **Arm** and right foot: hyper stann
  : **morning**: chel gast *Nux-v* sil
  : **bed** agg; in: chel
  : **waking**; on: sulph
  : **afternoon**:
  : **nap**; after: phos
  : **walking** agg: brom
  : **evening**: ferr-i grat
  : **night**: *Nux-v* **Rhus-t** til
  : **22 h**: carbn-s
  : **bed** agg; in: til
  : **eating**; after: cocc
  : **leaning** arm on chair agg: plat
  : **motion**:
  : **agg**: arg-met
  : **amel**: dulc
  : **sleep** agg; during: plat
  : **stretching** arm agg: ang
  : **writing**:
  : **agg**: cocc ferr-i sul-ac
  : **continued**; after: agar *Caust*
- **shaking**, after: nit-ac
- **shocks**, with: **Nux-v**
- **sleep** agg; during: mill
- **sudden**: *Nux-v Rhus-t*
- **writing** agg: agar cocc
- **Wrists**: *Acon Calc* calc-p hipp *Kali-c* merc mez **Plb** ruta sil
  - **right**:
    : **Ankle**; and | **left**: nat-p
  - **morning**: hipp
  - **rheumatic**: ruta
  - **sensation** of: acet-ac agar bism bov carb-v hipp kali-c lipp merc mez petr thuj
    : **right**: euphr laur lyc mez nat-p ox-ac
    : **extending** to | **Elbow**: euphr

Extremities

Paralysis – Wrists – sensation of: ...
  : **left**: hipp
  : **morning**: sil
  : **waking**; on: hipp
  o **Extensors**: carbn-s cur **Plb** rhus-t
  : **piano** playing; from: cur *Plb* rhus-t

PARONYCHIA (See Felon - nail)

PECKING:
  o **Arm**: mez
  - **Hands**: mez

PERSPIRATION; anh aur aur-m *But-ac Carb-v Con* convo-s cortico cupr glon *Lac-ac* mag-s mand ol-j op plb stram x-ray
- **left** arm and left leg: lac-d
- **morning**: *Carb-v* con
- **night**: calc carl con kali-n
- **clammy**: ars *Cact Calc* camph carb-v chinin-s lil-t merc-c nux-m op phos pic-ac plb *Tab*
  - **menses** should appear; when: *Lil-t*
- **cold**: *Ars Asaf* aur (non: aur-fu) aur-i aur-m bell *Cact* calc-sil canth dros glon *Lach* lachn *Merc-c Morph* ox-ac phos *Sec* spong stram *Tab Verat Verat-v*
  - **menses**, during: ars phos sec **Verat**
- **paralyzed** limb: ars caust cocc *Merc Rhus-t* stann
- **sticky**: mand
- **stool**, during: gamb
  o **Ankles**: crot-h naja
  - **Elbow**, flexure of: sep
  - **Fingers**: agn ant-c bar-c carb-v ign lyc m-arct rhod sulph tub-d tub-m
  o **Between**: sulph
  - **Tips**: carb-an carb-v phos rhod sep sulph
  - **Foot**: acon alum am-c am-m anan ang apis apoc-a arn *Ars Ars-i* arund bar-act **Bar-c** bar-i *Bar-m* **Bell** benz-ac brom bry **Calc** calc-i **Calc-s** camph cann-s *Canth* carb-an **Carb-v Carbn-s** carc *Caust* cham chel cimic cob coc-c **Cocc** coff **Coloc** croc *Cupr* cycl dros dubo-h euph fago *Fl-ac* **Graph** hell hep hura hyper ind **Iod** ip jab kali-ar *Kali-bi Kali-c* kali-m kali-p kali-s kalm kreos *Lac-ac* lach lact led lil-t **Lyc** *Mag-m* mang med **Merc** mez mur-ac naja nat-ar nat-c *Nat-m* nat-p *Nit-ac* ol-an ox-ac *Petr* ph-ac *Phos* phyt pic-ac plb podo *Psor* **Puls** ran-b rhus-t sabad sabin sal-ac sanic sec sel **Sep Sil** *Squil* **Staph** sul-i **Sulph** tarent *Tell* **Thuj** tub *Verat* **Zinc** zinc-p
  - **one** foot: bar-c
  - **right**: plect sulph
  - **left**: cham nit-ac
  - **daytime**: pic-ac
  - **morning**: am-m bry coc-c euphr lyc merc *Sulph*
    : **bed**, in: bry lach merc phos *Puls Sabin*
  - **rising**, after: am-m
  - **forenoon**: fago
  - **afternoon**: graph lac-ac plect
  - **evening**: **Calc** coc-c cocc graph *Mur-ac* pic-ac podo
    : **bed**, in: calc clem *Mur-ac*

Perspiration – Foot   **Extremities**   Perspiration – Hand

- **night**: bar-c coloc mang merc *Nit-ac* staph *Sulph* thuj
  : **midnight**:
   : **before** | **23** h: hura
   : **after** | **2** h: *Ars*
  : **waking**, on: mang
- **accompanied** by | **Axillae**; perspiration of: tell
- **alternating** with:
  : **Head**; pain in (See HEAD - Pain - alternating - feet)
  : **Joints**:
     pain (See Pain - joints - alternating - foot)
   : **stiffness** (See Stiffness - joints - alternating - foot)
- **burning**, with: *Calc* iod *Lyc* mur-ac petr sep *Sulph* thuj
- **carrion**, like: sil staph
- **children**; in: **Sil**
- **chill**, during: cann-s
- **clammy**: acon calc cann-i pic-ac sanic sep stry-p sulph
- **cold**: acon *Ang* **Ant-t** apis ars ars-i ars-s-f aur **Bar-c** bell benz-ac but-ac **Calc** calc-p *Calc-s* calc-sil camph cann-xyz *Canth* **Carb-v** **Carbn-s** *Caust* cimic *Cocc* colch convo-s *Cupr* *Dig* *Dros* fago graph *Hep* hura ind *Ip* *Kali-c* kali-m *Kali-p* *Kali-s* lach laur *Lil-t* **Lyc** *Mag-m* med *Merc* mez **Mur-ac** nit-ac ox-ac phos pic-ac plb *Psor* **Puls** pyrog *Sanic* sec *Sep* *Sil* squil **Staph** stram *Sulph* tarent thuj **Verat**
  : **room**: calc
- **constant**: **Sil** *Thuj*
- **diarrhea**, during: sulph
- **except** the feet; general perspiration: **Chin● Phos●**
- **excoriating**: *Bar-c* *Calc* *Carb-v* caust coff **Fl-ac** graph hell *Iod* *Lyc* manc nat-c nat-m *Nit-ac* ran-b *Sanic* *Sec* *Sep* *Sil* squil thuj zinc
  : **shoes**; destroying: graph hep naja sanic sec sil
  : **socks**; destroying: sanic sec **Sil**
- **heat**, during: **Am-m** ars calc ferr-p lyc **Nat-m** nit-ac phos *Puls* *Sep* sil staph sulph thuj
- **injuries** of spine, in: **Nit-ac**
- **leather**; like sole: cob
- **menses**:
  : **after**: *Calc* lil-t *Sep* *Sil*
  : **before** and during: *Calc*
  : **during** | **severity** of pain; from: verat
- **offensive**: alum am-c am-m anan apis arg-n ars ars-i ars-s-f arund aur **Bar-c** bar-s bufo but-ac *Calc* *Calc-s* carb-ac *Carbn-s* carc chlol cob coloc cortico cycl *Fl-ac* **Graph** kali-bi **Kali-c** kali-sil kalm *Lach* **Lyc** med nat-c nat-m **Nit-ac** ol-an *Petr* *Phos* *Plb* *Psor* **Puls** *Rhus-t* sal-ac *Sanic* *Sec* *Sep* **Sil** staph *Sulph* **Tell** **Thuj** *Zinc* zinc-p

- **Foot**: ...
  - **profuse**: ars arund but-ac carb-an carb-v *Carbn-s* carc cench cham coloc cortico fl-ac *Graph* ind *Ip* *Kali-c* kreos *Lac-ac* lach **Lyc** merc naja **Nit-ac** petr phyt *Psor* puls sabad sal-ac *Sanic* sec *Sep* **Sil** staph sulph *Thuj* *Zinc*
  - **rotten** eggs: staph
  - **sitting**, while: bell
  - **sour**: *Calc* calc-sil cob iod nat-m *Nit-ac* sil
    : **evening**: *Sil*
  - **sticky**: am-c calc kali-c lyc manc sanic
  - **stool**, after: sulph
  - **suppressed** (↗*GENE* - Perspiration - suppression - foot): am-c apis ars bad **Bar-c** *Bar-m* bar-s *Carb-v* cham coch colch *Cupr* *Form* graph haem *Kali-c* lyc merc nat-c *Nat-m* nit-ac ol-an ph-ac phos plb psor *Puls* *Rhus-t* sal-ac sanic sel **Sep** **Sil** sulph *Thuj* x-ray **Zinc** zinc-p
  - **swelling** of feet, with: graph iod kali-c kreos *Lyc* petr ph-ac plb sabad
  - **urine**, like: canth coloc
  - **waking**, on: mang
  - **walking**, while: carb-v graph nat-c
  - **warm**: *Led*
  - **winter**; agg during: arg-n *Med*
  ○ **Back** of: iod
  - **Heel**: ol-an phos thuj
  - **Sole**: acon **Am-m** arn ars *Calc* calc-sil chel fago fl-ac hell kali-c *M-arct* maland *Merc* *Nat-m* **Nit-ac** *Nux-m* petr pip-n *Plb* **Puls** sabad **Sil** *Sulph*
    : **cold**: acon convo-s *Sulph*
    : **itching**: **Sil** *Sulph*
    : **making sole raw**: bar-c *Calc* nit-ac sil
    : **offensive**: bar-c *Petr* *Plb* *Sil*
  - **Forearm**: **Arn** *Petr*
  - **Hand**: acon **Agn** am-m ambr aml-ns anac **Ant-t** **Ars** ars-i bar-c bar-i bar-s bell brom bry bufo **Calc** calc-i *Calc-s* camph canth caps carb-v carbn-o carbn-s *Caust* cham chel chin cimic *Cina* *Cit-v* cocc coff *Coloc* *Con* cupr dig dirc dulc *Fago* ferr *Fl-ac* glon graph guare hell *Hep* hura *Ign* iod *Ip* *Kali-bi* kreos lac-ac laur *Led* lil-t lith-c *Lyc* mag-s *Merc* *Merc-c* naja nat-ar nat-c *Nat-m* nat-p **Nit-ac** *Nux-v* oena ol-an op ox-ac *Petr* ph-ac phel **Phos** phys pic-ac pneu prot puls pyrus rheum rhod *Rhus-t* sanic sars **Sep** **Sil** spig stict sul-i **Sulph** syph tab **Thuj** thyr tub verat *Zinc* zinc-p
    - **one** hand: bar-c
    - **daytime**: nit-ac ol-an pic-ac
    - **morning**: lyc phos puls sulph
      : **bed**, in: phos
      : **rising**, after: puls
    - **forenoon**: fago
    - **noon** until evening, daily: lac-ac
    - **afternoon**: lyc
    - **evening**: glon ign sulph
      : **lying** down, before: sulph
    - **night**: coloc
    - **accompanied** by | **Nose**; cold: *Nux-v*
    - **air**, open: agn

▽ extensions | ○ localizations | ● Künzli dot

1584

Extremities

Perspiration – Hand

- **alternately** in one or the other: cocc
- **anxiety**; with:
  : **accompanied** by | **trembling** hand (See MIND - Anxiety - perspiration - during - hands)
- **chill**, during: eup-per *Ip* Puls
- **clammy**: anac *Ars* both-ax calc carb-ac coloc ind lyss merc nat-m nux-v **Phos** pic-ac plan pyrog sanic spig *Stry-p* sulph tarent zinc
- **cold**: acet-ac acon ambr ant-c ant-t *Ars* ars-i ars-s-f *Atro* bell both-ax *Brom* calc *Calc-s* calc-sil **Canth** caps carb-ac cham *Cimic Cina* cocc ferr *Hep* iod *Ip* Kali-bi kali-cy kali-n kali-sil *Lach Lil-t Lyc* merc-c morph **Nit-ac** nux-v olnd *Ox-ac* petr *Ph-ac Phos* phyt pic-ac plb *Psor* rheum *Rhus-t* sanic sars *Sec Sep Spig Sulph Tab* tarent *Thuj* **Tub** *Verat Verat-v* zinc zinc-p
  : **warm** room, in: ambr
- **coldness**, during internal: tab
- **copious**: *But-ac Ip* kali-sil naja nat-c *Nit-ac* **Sil** stict sulph
- **coughing**, on: ant-t naja
- **dysmenorrhea**: tarent
- **exhausting**: nat-c
- **heat**, with: *Am-c* ferr-p nit-ac thuj
- **injuries** of the spine: **Nit-ac**
- **itching**, with: sulph
- **migraine** | **during**: *Calc*
- **offensive**: bapt calc-s coloc hep nit-ac petr phys
- **only**, on: agn verat
- **ophthalmia**: brom cadm-s *Calc Con Dulc* **Fl-ac** gymno ind *Iod Led Petr* **Sulph**
- **prolapsus** uteri: *Lil-t*
- **rising**, on: am-m fago
- **sitting**, while: calc
- **sleep**, on going to: ars
- **sticky**: both-ax
- **stool**, after: *Sulph*
- **sulphur**, odor of: sulph
- **urine**, odor of: coloc
- **walking** in open air: agn
- **writing**, while: coff
○ **Back** of: chion lil-t lith-c zinc-s
  : **cold**: both chion lil-t zinc-s
  : **exercising**, while: thuj
- **Between** the fingers: sulph
- **Palm**: *Acon* agar *All-c* all-s am-m aml-ns anac ant-t arg-n bapt bar-c bar-i bar-s brom bry cadm-s *Calc* calc-i calc-p calc-sil camph cann-i caps carb-v caust cench *Cham* chel cocc coff *Con* crat dig **Dulc** fago ferr *Fl-ac* flav glon gymno hell hep hyos **Ign** ind *Iod* jatr-c kali-bi *Kali-i* kali-s kali-sil kreos laur *Led* lil-t lob lyc *M-arct* manc *Merc* naja nat-m nit-ac **Nux-v** *Pert-vc* petr *Phos* pic-ac pip-n *Psor* rheum rhus-t **Sep Sil** spig *Stry-p* **Sulph** tab tarent *Tub* tub-a viol-o wye
  : **daytime**: dulc
  : **morning**: am-m
  : **afternoon**: bar-c

Perspiration – Leg

- **Hand – Palm**: ...
  : **evening**: tab
  : **night**: *Psor*
  : **midnight** | **after**: merc
  : **clammy**: anac coff spig
  : **cold**: *Acon* calc-sil *Cham Cina* coff con convo-s *Ip M-arct* nux-v rheum spig sul-I **Tub** zinc-i
  : **coldness**:
  : **back**; during coldness on: all-c
  : **back** of hand; with coldness of: hell
  : **during**: gran
  : **cough**; during: naja
  : **exertion**, on: *Calc Psor*
  : **pressed** together, when: rheum sanic
  : **room**, in: caust
  : **soup**, after: phos
  : **walking** in open air: nux-v rhus-t
  : **warm**: ign
- **Joints**: **Am-c** ars bell bry calc dros led *Lyc* mang nux-v ph-ac *Rhus-t* sars stann sulph
  - **morning**: am-c lyc
  - **cold**: rhus-t
  - **painful**: am-c lyc
  ○ **Bends** of: carc sep
    : **morning**: lyc
    : **night**: sars
- **Knee**: am-c ars bry *Calc* clem dros led *Lyc* plb sep spong *Sulph*
  - **night**: ars carb-an
  - **circumscribed**: clem
  - **cold**: ars
  - **fever**, after: plb
  - **swelling**, with: lyc
  ○ **Hollow** of: abrot apis arg-n ars-i bar-m bry bufo carb-an *Carb-an* con dros form ign iod kali-i puls sep *Sulph*
- **Leg**: agar am-c ars bry *Calc Calc-p Caps* coc-c coloc dubo-h **Euph** hyos kali-bi **Mang** merc mez nux-v *Petr Podo Psor* puls rhod *Rhus-t* rumx *Sep Stram Sulph* ter thuj til
  - **morning**: ars euph sulph
  : **waking**, on: coloc
  - **evening** | **bed**; in: agar ter
  - **night**: *Agar* am-c *Calc* coloc kali-bi mang *Merc* rumx *Sulph* thuj
  : **midnight**:
  : **after** | **5 h**: sulph
  - **clammy**: rumx
  - **cold**: calc calc-s camph *Caps* colch euph hep *Merc Phos Psor* pyrog sep thuj verat
  : **afternoon**: calc merc
  - **except** the legs: *Lyc•* petr
  - **fetid**: *Phos*
  - **sticky**: *Calc*
  ○ **Inner** surface: agar

All author references are available on the CD

Extremities

Perspiration – Lower limbs

- **Lower** limbs: ars asaf borx calc coc-c coloc con croc euph euphr hep **Hyos Kali-n** malar mang merc nit-ac nux-v petr *Phos* podo *Rhod* sec *Sep* sil ter thlas *Verat Zinc* zinc-p
  - **morning**: lyc
  - **bed**, in: rhod
  - **waking**, after: con *Sep*
  - **evening | bed**; in: ter
  - **night**: am-c ars calc coloc con kali-n mang *Merc* rumx ter *Zinc*
  - **clammy**: lil-t
  - **cold**: *Ang Cann-s Cocc Dros* ip *M-arct Puls* sec *Squil Staph* ter thuj
  - **except** the lower limbs; general perspiration: Lyc●
  - **fetid**: *Phos*
  - **menses**, during: calc lil-t
  - **menstrual** colic, during: ant-t
  - **paralyzed** limbs: stram
  - **walking**, while: ery-a
- **Nates**: thuj
- **Shoulder**: chin
  - **coition**, after: agar
  - ○ **Under | dinner** amel: phos
- **Thigh**: acon *Ambr* arg-n **Ars** aur *Borx* caps *Carb-an* coloc crot-t dros eup-per eup-pur euph *Hep* hyos *Kali-bi* merc *Nux-v* ran-g rhus-t *Sep* sulph **Thuj**
  - **morning**: euph rhus-t thuj
  - **afternoon**: carb-an
  - **night**: *Carb-an* coloc *Merc Sep*
  - **midnight**:
  - **after**: ars nux-v
  - **cold**: caps crot-t *Merc Sep* spong
  - **afternoon**: calc merc
  - **except** the thigh; general perspiration: **Lyc●**
  - **exertion**: carb-an
  - **sensation** of: caps
  - **sleep**, at beginning of: ars
  - **spots**, in: caps
  - **walking** in open air: caps
  - ○ **Between**: aur *Bar-c* **Carb-v** *Cinnb* cocc hep nux-v *Petr* **Thuj**
    - **morning**: carb-an nux-v
    - **night**: aur carb-an
    - **corrosive**: cinnb
    - **offensive**: *Cinnb*
    - **walking**, while: ambr *Cinnb*
  - **Inner** surface of: acon arg-n kali-bi sulph *Thuj*
  - **Near** genitals: calc thuj
    - **Male** genitals: crot-t
    - **offensive**: *Crot-t*
- **Toes**: acon arn clem *Cycl* ferr hell kali-c lach lyc *Phyt Puls* ran-b sep **Sil** squil tarax tell *Thuj* tub-d tub-m zinc
  - **morning | bed**; in: lach
  - **excoriating**: bar-c graph zinc
  - **offensive**: bar-c graph nit-ac puls thuj
  - **walking**, while: graph

Perspiration – Toes: ...
  - ○ **Between**: acon anac arn *Bar-c* carb-v *Clem* cob cupr cycl ferr *Fl-ac* hell *Kali-c* kali-sil *Lyc Nit-ac* **Puls** ran-b sep **Sil** squil tarax thuj *Zinc*
    - **evening**: clem
    - **offensive**: *Bar-c* cob cycl fl-ac *Kali-c* lyc nit-ac **Puls** *Sep* **Sil** *Thuj Zinc*
    - **rawness**; causing (✒ *Excoriation - toes)*: **Bar-c** *Carb-v* cob fl-ac *Graph Nit-ac Sanic Sep Sil* **Zinc**
  - **Under** toes: phyt tarax
- **Upper** limbs: agar asaf asar bar-c bry caps carb-v guare hyos ign ip jab merc **Petr** ph-ac stann stront-c sulph zinc
  - **right**: formal
  - **night**: ol-j
  - **amel**: thuj
  - **coition**, after: agar
  - **cold | clammy**: **Arn** ph-ac *Zinc*
  - **no** perspiration on right arm for three months: scol
  - **sticky**: anac camph carb-v pic-ac
  - ○ **Inner** side of: arn
- **Wrist**: petr syph

PHLEGMASIA ALBA DOLENS (See Milk)

PICKING fingers (See MIND - Gestures - fingers - picking)

PINCHING fingertips:
- **amel | Upper** limbs: apis

PITHY (See Numbness)

PITTING (See Indented)

PLAYING:
- **organ**, from: lyc
- **piano**, from (✒ *Heaviness - upper limbs - playing; Paralysis - hands - sensation - piano; Weakness - fingers - playing)*: anac calc cur gels kali-c mag-p *Nat-c Sep* sulph zinc
  - **sensation** of heaviness: anac
- **violin**, from: calc *Kali-c* mag-p viol-o

POSITION sense lost: anh

POWERFUL (See Strength)

PRESSURE:
- **amel**:
  - ○ **Feet | Soles**: zinc-ar
  - **Lower** limbs: am-c am-m arg-met ars bell *Bry* calc caust chel chin cina coff con dig dros hell ign kali-c mag-p mang meny *Merc* mez nat-c *Puls* rhus-t verat

PRICKLING; sensation of (See Tingling)

PRONATION:
- **agg | Upper** limbs: cinnb petr
- ○ **Arms**; of: cupr plb

PULLING: bell calc-f cyt-l
- ○ **Forearm** were pulled; as if hair of: thuj
- **Legs | downward**: calc-f
- **Upper** limbs: agar hura plb raph

Pulling

- **Upper** limbs: ...
  - **pregnancy** agg; during: plb
- **PULSATION**: aesc ambr ant-t ars bar-c bar-m berb cact calc-s chinin-ar cyt-l *Ferr* ferr-i glon graph *Ign* iod *Kali-c* kali-p kali-sil kreos *Lach* nat-ar ol-an *Rhus-t* sep sul-i zinc
  - **night**: *Ferr* sep
  - **chill**; during: zinc
  - **music** agg: kreos
  - **rest** agg: *Ferr*
  - **waking**; on: ferr-i
  - **walking** slowly | **amel**: ferr
- ○ **Ankles**: am-m arg-met cench dros kali-c ruta
  - **night**: dros
  - **lying** agg: dros
- **Elbows**: agar crot-h grat hura indg kali-bi *Merc* rhus-t *Still* ter thuj
  - **evening**: still
- ○ **Olecranon**: agar
- **Feet**: am-m ang arg-met asaf bapt bell cact cann-s carbn-s caust eup-per gels kali-i lil-t mygal nat-m nux-m plb ran-b rhus-v
  - **right**: eup-per
  - **evening**: carbn-s
  - **dinner**; after: plb
  - **lying** agg: gels
- ○ **Back** of feet: cann-s rhus-t
  - **Heels**: ars-met *Nat-c* nat-s phos ran-b
    : **evening**: nat-c
    : **night**: phos
  - **Joints**: arg-met
  - **Outer** side of: sulph
  - **Soles**: arund cod kali-n petr puls sars sulph
    : **evening**: sulph
    : **rest** agg: petr
    : **sitting** agg: sars
  - **Hollow**: sulph
- **Fingers**: *Am-m* anac anan apis bar-c borx carbn-o caust crot-h fago ferr-ma fl-ac glon hura kali-bi kali-c lith-c *M-aust* mag-c plat sabad sil *Sulph* teucr xan
  - **left**: xan
  - **evening**: fl-ac
- ○ **First**: gymno hura mag-s sulph til
  : **Tips**: hura nat-m
    : **evening**: nat-m
  - **Fourth**: berb hura zinc
    : **Tip** of: nat-s sep
  - **Joints**: *Berb* bufo caust gels *Hep*
  - **Nail**:
    : **Around**: con
    : **Under**: am-m *Graph* sep sulph
  - **Second**: bar-c dios hura sabad
  - **Third**: crot-h sol-t-ae
  - **Tips**: aml-ns bell berb borx carb-v crot-h gels glon hura iod kreos nat-s phyt sep sil stront-c sulph zinc
    : **noon**: gels
- **Forearms**: bell bufo caust hura kali-bi lyss olnd plat sabad stront-c

Extremities

Pulsation – Forearms: ...
○ **Inner** side, near wrist: olnd
- **Hands**: am-m aur bry cact carb-v cic coc-c dros fago fl-ac glon grat kali-n m-arct mez phys plb rhus-t sabad sumb thuj
  - **left**: gels
  - **morning**: fago
    : **bed** agg; in: thuj
  - **forenoon**: nicc
  - **burning**: phys
  - **dinner**; after: plb
  - **heat**, in: sumb
  - **motion** | **amel**: am-m
  - **sticking**: thuj
  - **stool** agg; straining at: cic
  - **touching** anything: glon
  - **writing** amel: nicc
- ○ **Back** of hands: dros nat-s
  : **motion** | **amel**: nat-s
- **Hips**: am-c ars ars-h *Coloc* crot-h hep *Ign* mag-m merc rhod sil staph til
  - **morning**: ars-met
  - **evening**: am-c
- **Joints**: am-m arg-met brom led *Merc* mill rhod rhus-t *Ruta* sabad thuj
- **Knees**: *Acon* arg-met brach brom calad *Kali-c* kali-n merc merc-i-f olnd spig tarent thuj verat-v zinc
  - **morning** | **waking**; on: verat-v
  - **evening**: calad kali-c merc-i-f
  - **night**: kali-n
  - **lying** agg: calad
  - **motion** | **amel**: kali-c
  - **painless**: merc
  - **sitting** agg: brom thuj zinc
  - **standing** agg: arg-met
  - **walking** agg; after: thuj zinc
- ○ **Hollow** of knees: coloc olnd
  - **Patella**: coloc spig
    : **evening**: coloc
- **Legs**: alum anac ang ant-t arg-met ars-h ars-met asaf brom kreos med merc-i-f nat-m nat-s ph-ac pic-ac plat rhus-t sil stann still stront-c
  - **evening**: still
  - **rest** agg: arg-met ph-ac
  - **spots**, in: plat
  - **walking** agg: nat-s
- ○ **Calves**: allox alum bov cench graph jatr-c nat-m nux-m plat plb rhod
  : **morning**: alum
  : **sitting** agg: nat-m plat
  : **Outer** side of: graph
  - **Tendo** Achillis: prun zinc
- **Lower** limbs: alum am-m ant-t arg-met arn ars-met asaf bell *Brom* bry cann-s dig dulc graph hep *Kali-c* kreos m-aust mag-m merc mur-ac nat-c nat-m nit-ac nux-m nux-v olnd ph-ac phos plat plb rhod rhus-t *Ruta Sars* sep *Sulph* thuj zinc
  - **sitting**; after: sel

Pulsation	Extremities	Reflexes

- **Nates**: cench phos prun ptel rumx sol-t-ae zinc
  - **16 h**: sol-t-ae
- **Shoulders**: am-m arg-met bar-c bar-m berb brach cocc *Coloc* dig hura *Kali-c Led* m-ambo mag-m merc mez mur-ac ph-ac *Rhod* rhus-t *Sarr* sol-t-ae stann sulph tab tarax thuj
  - **right**: am-m *Led* rhod
  - **evening**: dig mez
  - **alternating** with tearing: bar-c
  - **cold** air | **amel**: rhus-t
  - **motion**:
    - agg: mez
    - amel: am-m arg-met
  - **walking**:
    - agg: dig
    - amel: rhus-t
  - **warmth** agg: rhus-t
  - ○ **Acromion**: merc
- **Thighs**: ang arg-met ars asaf berb bry cench cocc com dig murx nit-ac plat ruta sec *Sil* spong stann tarent verat-v
  - **night**: ars
  - ○ **Tendons** of: caust
- **Thumbs**: borx carb-v *Hep* hura mag-c nat-m sars staph stront-c zinc
  - **night**: sars
  - **eating**; after: nat-m
  - **sitting** agg: nat-m
  - ○ **Nails**; under: **Am-m**
  - **Tip** of: borx chinin-s ferr-ma mag-c zinc
- **Toes**: am-m asaf cycl gamb glon iod kali-bi kali-c ph-ac plat prot zinc
  - ○ **Fifth**: agar plat
  - **First**: ars *Asaf* meph ph-ac plat rhus-t
    - Tips: asaf
  - **Fourth**: gamb mur-ac
  - **Second**: gamb mur-ac
  - **Third**: gamb mur-ac
- **Upper** arms: ars-h cocc dig *Kali-c* kali-n rhod sars squil sulph tarax
  - **left**: xan
  - **night**: kali-c
  - **intermittent**: kali-c tarax
  - ○ **Deltoid**: allox nat-m
  - **Near shoulder**: sars
- **Upper** limbs: acon alum anac asc-t aster berb bufo carb-v caust cocc coloc con dig dros hura ign iod *Kali-c* lach lyss m-ambo m-arct m-aust mag-c mag-m manc merc-i-f merc-sul mur-ac nat-m nux-v olnd petr ph-ac phys plat sep sil squil sulph tarax teucr thuj zinc
  - **right**: sil
  - **left**: nux-v xan
  - **burning**: phys
  - **eating**; after: sel sil
  - **raising** arm agg: sil
  - **synchronous** with pulse: graph
- **Wrists**: bov brach grat hura kali-bi *Lach* merc phos
  - **evening**: bov

Pulsation – Wrists: ...
- **motion** agg: phos
- ▽ **extending** to | **Elbow**: kali-n

PURRING: sep
- **sensation** of purring:
  - ○ **Heels**:
    - extending to:
    - : **Toes** | **right**: oxyt
  - ○ **Lower** limbs: sep
- **Upper** limbs: sep

PUSHED forward in sleep; lower limbs: lyc

QUIVERING (See Trembling)

RACHITIS (See Curving)

RAISED:
- ○ **Foot**:
  - **difficult** to raise: tab zinc
  - forenoon: mang
  - breathing deep agg: carb-v
  - **impossible** to raise: ars nux-v
- **Leg** | **difficult** to raise: chel sulph *Vac*
- **Shoulders** (↗*Elevation - shoulders*): *Bell* (non: ferr) hell mag-c merc nat-m nit-ac
  - **dyspnea**, with (See RESP - Difficult - accompanied - shoulders)
  - **impossible** to raise: nat-m
- **Upper** arms: ferr nit-ac *Sang*
  - **impossible** to raise: ferr sang
- **Upper** limbs:
  - **difficult** to raise: alum dig gran mag-c phys
  - **impossible** to raise: alum cann-i ferr glon lyc mag-m merc nat-c nat-m nux-v plb sol-t-ae *Sulph*
  - **sleep** agg; during: sep

RAISING:
- **affected** limb agg (See Hang down - limbs - amel.)
- **upper** limbs:
  - **agg**: *Acon* ant-c apis arg-n bar-c berb bry caps chin cocc *Con* dig ferr graph led mag-c nit-ac plb ran-b rhus-t *Sang* sanic *Spig* sul-ac *Sulph* tell
  - **Deltoid**: zinc
  - **Shoulder**: led phyt rumx sang sanic
  - **amel** | **Shoulder**: ph-ac
  - **laterally** | **agg**: syph

RAT running up; sensation of a (↗*Mouse*):
- ○ **Legs** (↗*Alive - lower; Mouse - lower*): ail *Calc*
- **Upper** limbs (↗*Alive - upper; Mouse - upper*): *Bell* calc sulph

RAYNAUD'S DISEASE (↗*Coldness; Swelling; Discoloration - fingers - white - coldness*): ail *Ars* bac cact cortico ferr-p hep prot sec sep vanad verat

READING agg | **Deltoid**: stann

REFLEXES (↗*GENE - Reflexes*):
- **diminished** | **Plantar**: sulfon
- **increased**:
  - ○ **Knees** | **Patella**: anh ben-d benzol cann-i cocain lath mang-act zinc

1588   ▽ extensions | ○ localizations | ● Künzli dot

Extremities

Reflexes

- **increased**: ...
  - **Legs | Tendo** Achillis: zinc
- **lost**:
  ○ **Knees | Patella**: alum ars carbn-s cur oxyt phos plb sec sulfon
  • **Plantar**: carbn-s
    : **right**: colch

RELAXATION: arn ars asaf bar-c *Carb-v Carbn-h Carbn-o Chin* cic clem con ferr grat hell lyc nit-ac nux-m nux-v **Op** sep tab vip
- **morning**:
  • **air**; from open: *Nux-v* sep
  • **dinner**; after: nit-ac
  • **rising**; after | **amel**: lyc
  • **waking**; on: lyc
- **sensation of | Deltoid**: merc-c
○ **Feet**: ars *Gels* nat-c
  • **lying** agg: ars
- **Hands**: gels nat-c
- **Hips**:
  ○ **Joints**: apis *Calc Thuj*
    : **standing** agg: thuj
- **Joints**: bar-c laur
- **Knees**: lith-c phos plb sulph
  • **walking** | **amel**: phos
- **Legs**: carb-v kali-c
- **Lower** limbs: am-m ambr ang camph canth cic ferr guaj hell lach lyc nat-c nit-ac nux-m op phos plb puls stram verat
- **Upper** limbs: carb-v colch guaj hell nux-m plat
  • **laughing** agg: carb-v

RESTLESSNESS (*MIND - Restlessness*): acon ail all-c *Alum* aml-ns **Ars** ars-s-f aster aur-ar bell bros-gau cadm-s canth carb-v *Carl Caust* chel **Chin** *Chinin-ar* cic *Cimic Cimx* coff colch coloc cortiso *Cupr* cur *Dulc* eupi fago **Ferr** *Ferr-ar Glon* graph hyos *Iod* jal **Kali-br** *Kali-c Kali-p* **Lyc** mag-c med merc merc-i-r nat-ar nat-c *Nat-m* **Nit-ac** **Nux-v** op ox-ac petr phys *Phyt Plat* **Puls** pyrog **Rhus-t** *Ruta* sang sep **Sil** squil *Stann* stict **Stram** stroph-s stry sumb tarax **Tarent** tub **Zinc** zinc-p
- **evening**: calc *Caust Kali-c* mag-c meph merc-i-r nat-c *Nit-ac* tarent
  • **bed** agg; in: **Ars** carb-v con **Kali-c** *Lyc* tarent
  • **sitting**; after: *Mag-c*
- **night**: *Alum* bell bufo **Caust** *Colch* hep *Lyc* nat-s *Nit-ac* phyt **Rhus-t** *Sep* spig **Zinc**
  • **midnight** | **before**: nux-v
  • **bed**; before going to: **Ars Kali-c** *Lyc*
- **convulsions**; before: bufo
- **covering** agg: aster
- **lying** agg: ars merc
- **mental** exertion | **amel**: *Nat-c*
- **motion** | **amel**: fago
- **music** | **amel**: **Tarent**
- **sitting** agg: merc
- **sleep** agg; during: bros-gau **Caust** coloc

Restlessness

Restlessness: ...
- **tossing** from side to side: cina
- **walking** in open air | **amel**: sumb
- **warm** bed agg: aster *Lach*
○ **Elbow**; bend of | **covered**; when: aster
- **Feet** (*Motion - feet - constant)*: agar *Alum* arn *Ars* ars-s-f bar-c calc carb-v carbn-s caust *Cham* chin chinin-ar cimic *Cina* croc ferr-i fl-ac glon ign ip kali-br kali-p lach lil-t mag-m **Med** *Meph* mygal nat-c *Nat-m* nat-s ox-ac phyt plat plb prun *Puls* puls-n **Rhus-t** sil still *Stram* stroph-s *Sulph Tarent* tarent-c thuj tub **Zinc** zinc-p *Zinc-val*
  • **evening**: arn mag-m nat-m
    : **bed** agg; in: sulph **Zinc**
    : **beer**; after: nat-m
  • **night**: *Cham* lyc med nat-c puls sulph thuj *Zinc*
  • **beer**; after: nat-m **Sulph**
  • **heat**; after: **Sulph**
  • **lying** agg: alum **Sulph**
  • **menses**; during: thuj **Zinc**
  • **sitting** agg: alum bar-c *Puls* **Zinc**
  • **spasmodic**: cina
  • **trembling**: plat
  • **waking**; on: ferr-i
  • **walking** | **amel**: *Nat-m*
○ **Soles**: croc
- **Fingers** (*Motion - fingers - constant)*: *Agar* ars **Asar** camph caust cupr hyos kali-br kali-c med *Mosch* nat-m rheum rhus-t sec spig sulph tarent zinc
- **Hands** (*MIND - Gestures - fingers)*: acet-ac *Alum* arg-n *Ars Asar* bell calc calc-ar calc-s camph cimic fago fl-ac glon *Hyos* ip **Kali-br** kali-c lac-c mygal nat-m phos plb psor rhus-t stram sulph **Tarent** ther thyr valer verat-v zinc
  • **daytime**: rhus-t
  • **night**: arg-n kali-c
    : **bed** agg; in: lac-c
    : **sleep** agg; during: rhus-t
  • **delirium**; during: stram sulph verat-v
  • **sleep** agg; during: acet-ac ars calc rhus-t
- **Hip**:
  • **sitting** agg: form
- **Joints**: sil sulph
- **Knees**: alumn *Anac* arg-n asar ferr lach *Lyc* mang nat-m plat puls *Rhus-t* spig staph tarax thuj zinc
  • **night** | **bed** agg; in: lyc
- **Legs**: acon agar alum **Am-c** ambr *Anac* **Arg-n Ars** ars-s-f asaf aster *Bell* cact *Calc Calc-p Camph Carb-v* carbn-s *Caust* chel *Chin Chinin-ar* cimic *Cimx* colch con cortiso crot-h eupi *Ferr* ferr-ar ferr-p *Glon Graph* hep hyos kali-br *Kali-c* kali-n kali-s lac-c *Lach* lil-t *Lyc Mag-c* **Med** *Meny Meph* merc merc-c *Mez Mosch* mygal naja nat-ar nat-c *Nat-m* nat-s *Nit-ac Nux-m* osm ox-ac *Phos Plat* pneu prun *Psor* rhod **Rhus-t** *Ruta* scut *Sep* spong squil stann sulfon *Sulph Tarax* **Tarent Tub** ust **Zinc** zinc-p zinc-val ziz
  • **daytime** | **rest** agg: hep
  • **morning** | **bed** agg; in: **Caust** hep *Psor*

1589

Restlessness   **Extremities**   Roughness

- **Legs**: ...
  - **evening**: alum calc carb-v *Caust* kali-c lyc *Merc* nat-c *Plat Sep* stann **Tarent Zinc**
  - **sleep**:
    : **going to; before**: *Ars Lyc Nat-m Tarent*
    : **preventing** sleep: stann
  - **night**: *Ars* **Caust** *Cham* con eupi mag-c phos *Zinc*
  - **bed**:
    : **in bed** | **agg**: *Bell Carb-v Caust Lyc* med *Puls-n* **Rhus-t** *Ruta* **Tarent** zinc
    : **motion** | **not** amel: cortiso
    : **lying agg**: ruta
    : **pain**; **from**: ph-ac
    : **put it out of bed to cool it; must**: mag-c *Sulph*
  - **exertion agg; after**: bry
  - **heat**; **during**: bell borx **Calc** *Nux-v* **Rhus-t Sabad** sep sulph
  - **insanity, in**: **Tarent**
  - **menses; before**: pneu
  - **rising agg; after**: *Psor*
  - **sitting agg**: alum anac *Plat*
  - **sleep**:
    : **before**: *Ars Lyc Nat-m*
    : **during** | **agg**: **Caust** *Nat-m*
    : **preventing** sleep: zinc
  - **sleeplessness**; **with**: agar graph rhus-t stann
  - **walking agg**: anac
- **Lower** limbs (↗*MIND - Insanity - restlessness - lower*): acon agar ail alum am-c ambr *Anac* ant-t **Ars** asaf aster aur-ar bar-c **Bell** bry bufo calc *Calc-p Cann-s* **Carb-v Caust** cham chin *Chinin-ar* cimic con cop croc ferr graph hep iod kali-ar kali-br **Kali-c** kali-i kali-p kreos lap-la lil-t *Lyc* mag-c mag-m med meph *Merc Mez* mosch mur-ac nat-ar nat-c *Nat-m* nit-ac nux-m *Nux-v* Olnd petr *Phos* phys *Phyt Plat* prun psor puls rat rhod **Rhus-t** ruta sabin *Sep* sil squil stann staph stram sul-ac *Sulph* tab **Tarent** *Thuj* tub *Valer* vanad **Zinc** *Zinc-val*
  - **left**:
    : **night**: nat-c
    : **uncovers**: mag-c
  - **morning** | **bed agg; in**: **Caust**
  - **evening**: alum caust graph kali-c lyc mag-c *Nit-ac* phos sec *Sep* stann *Sulph* tab **Tarent**
    : **bed agg; in**: calc carb-v **Caust** hep *Lyc* mez *Nat-m* **Tarent**
    : **pain; from** | **Calves; in**: staph
  - **night**: *Ars* **Caust** graph hep *Lyc* med nat-c nat-m *Phyt* rhod **Tarent** zinc
    : **midnight** | **before**: nux-v
    : **bed agg; in**: **Caust Rhus-t Tarent**
  - **lying**:
    : **agg**: alum fago hep lyc ruta sulfonam zinc
    : **amel**: ars
  - **menses; during**: lac-c
  - **motion** | **amel**: ars **Rhus-t Tarent**
  - **pain; from**:
    : **Calves; in**: staph
    : **Lower** limbs; **in**: thal

Restlessness – Lower limbs: ...
- **room, close**: aster
- **sitting agg**: alum anac caust *Lyc* mosch nat-m plat **Rhus-t** sulph
- **sleep**:
  : **during** | **agg**: *Caust* coloc ign
  : **going to; before**: **Ars Kali-c** *Lyc Nat-m*
  : **preventing** sleep: nux-v zinc
- **standing agg**: anac plat
- **warm** bed agg: aster **Lach** mez
- **Shoulders**: asc-t
- **Thighs**: *Anac* arist-m ars *Camph* carb-v caust chin cimic con crot-h form graph kali-br kali-c lil-t *Lyc Mag-m Med Meny* merc-c mygal nit-ac ph-ac *Phos Plat* puls *Rhus-t* ruta scut *Sep* squil sulfon *Tarax* tarent *Zinc* zinc-val ziz
  - **evening** | **bed agg; in**: mez
  - **sitting agg**: anac form ph-ac plat
  - **tremulous**: plat
- **Upper** arms: agar
- **Upper** limbs: acon agar ant-t ars aster atro bell brom bry bufo cadm-met calc canth **Caust** cham cimic cina coloc cur dig dirc ferr *Glon* hyos kali-bi *Kali-c* kali-c lac-ac lac-c lyc m-ambo m-arct *Meph* merc *Mur-ac* naja nat-ar nat-c nit-ac nux-v op phos phys psor rhus-t rumx *Samb* sep sil squil stict stram *Tarent* verat-v zinc
  - **right**: merc sil
  - **left**: meph
  - **morning**: alum glon
  - **waking; on**: nit-ac
  - **forenoon**: cham
    : **air; in open** | **amel**: cham
    : **motion** | **amel**: cham
  - **evening**: mur-ac nux-v
  - **night**: caust kali-bi merc nux-v
    : **sleep agg; during**: abrot **Caust** merc
  - **tossing** from side to side | **children; in**: cina
  O **Joints**: calc
- **Wrists**: calc

RHAGADES (See Cracked)

RHEUMATIC ARTHRITIS (See Pain - joints - rheumatic)

RHEUMATIC COMPLAINTS (See Pain - rheumatic)

RIGIDITY (See Stiffness)

RISING:
- **sitting; after rising from**:
  - **agg**:
    : **Legs** | **Calves**: anac

ROLLING; sensation of:
O **Arm, down the**: rhus-t
- **Fingers**: ph-ac
- **Forearms**: ph-ac
- **Hand, in**: op ph-ac

ROPE around; tying (See Bandaging)

ROUGHNESS:
O **Fingers**: laur par **Petr** ph-ac psor zinc

1590   ▽ extensions | O localizations | ● Künzli dot

Extremities

Roughness
- **Fingers**: ...
  o **Nails** (See Nails - roughness - fingernails)
  • **Tips**: Petr
- **Forearms**: rhus-t *Sep* sulph
  • evening: peti
- **Hands** (↱*Chapped*): allox alum bar-c cench cortiso *Graph* **Hep** kali-c laur med nat-c nat-m nit-ac *Petr* ph-ac phos psor *Rhus-t* rhus-v sabad *Sabin* sul-ac *Sulph Zinc*
  • evening: sulph
  • dead skin: mez
  • spots: zinc
  • weather, cold: *Zinc*
  o Back of hands: cortiso *Nat-c*
  • Palms: tab
- **Legs**:
  ▽ extending to | Tibia; over: alum
- **Upper** limbs: *Calc* crot-h hep kali-c *Nit-ac* ph-ac
- **Wrists**: (non: rhus-t) rhus-v

RUBBING:
- amel:
  o **Feet | Soles**: chel

RUNAROUND (See Felon - nail - runaround)

RUSH of blood (See Blood - rush)

SAND on toes; sensation of: lyc

SCIATICA (See Pain - lower limbs - sciatic)

SCRATCHING:
- sensation of | **Knees**: stann

SENSITIVE: camph coff *Cupr* cycl *Ferr-p* lac-c lath *Mang* sul-ac tarax ter verat-v zinc
- cold, to: am-c ars
  o **Feet**: alum am-c zinc
  • **Fingers**: agar *Cist* hep sec
  ∶ Skin at nails: ant-c
  ∶ **Tips**: berb cist lac-c
  • **Hands**: agar
  • **Leg**, to a draft of air: *Zinc*
  • **Upper** arms: nat-m
  • **Upper** limbs: agar calc-p kali-bi
- warmth, to: *Sulph*
  o **Ankles**: ars-h graph sars
- **Arms** (See upper)
- **Feet**: *Acon* agar aloe anac ant-c apis bell calc calc-s Kali-c *Lac-c* lac-f *Lach* led **Lyc** mag-p med *Merc-i-r Mez* op *Petr* puls rumx sars sep *Sil* stann *Staph* sulph thal
  • touch; to: kali-c
  • walking agg: alum alumn ant-c
  o **Heels**: arg-n cycl euph jatr-c kali-bi med *Nux-v* ph-ac sep teucr
  • **Soles**: aloe *Alum* alumn ant-c calc carb-v hep ign Kali-c **Lyc** Med mez nit-ac sabad sars *Staph* sulph thal zinc
- **Fingers**: agar berb *Lac-c* lach **Led** lyc *Sec Sil*
  • separated; must keep fingers: lac-c lach sec
  o **Nails**: berb *Nat-m* nux-v petr *Sil* squil sulph

Shaking

Sensitive – **Fingers**: ...
  • **Tips**: berb calc-p cist lac-c nat-c sars sil *Staph Sulph* tarent
  ∶ rubbing | amel: tarent
- **Forearms**:
  • **left | Spots**; in: hist
- **Hands**:
  o **Back** of hands: con
  • **Palms**: ars merc-c nat-c nat-m
- **Hips**: bapt *Coloc* mag-m zinc
- **Joints**: arn
  • morning: nit-ac
- **Knees**: apis ars bell berb bry canth chin *Lach* lyc ph-ac rhus-t *Sars Sep* spig sulph tab verat
- **Legs**: *Acon* arn berb *Calc* calc-s canth chel kali-bi lach lath *Lyc* mag-m phos
  o **Bones | Tibia**: *Puls* syph
  • **Calves**: *Nat-m* plb sil
- **Lower** limbs: *Agar* am-m ars aur kali-bi *Mag-m Petr* plb sep sil staph zinc
  o **Sciatic** nerve; down the course of the:
  ∶ left:
    ∶ accompanied by | **dysuria**: *Agar*
- **Nates**: *Ars*
- **Shoulders**: *Apis* aspar cina con ferr lach pall pert-vc
- **Side** not paralyzed: plb
- **Thighs**: *Agar Chin Gels* lach lath *Merc* nat-c rhus-t ruta sulph
  • **left | Spots**; in: hist
- **Toes**: *Calc Carb-an* nit-ac *Sabin Sil*
  o **Balls**: sil
  • **First**: ars-h eup-per
  ∶ walking agg: calc colch
- **Upper** limbs: apis cina kali-bi plb

SEPARATED sensation: hyper
  o **Foot**; left | walking agg: arg-met
- **Legs**:
  • **body**; as if separated from his (↱*MIND -
    Delusions - separated - body - extremities*): op *Stram* tab tarent
  • **spasmodic** drawing together; and: lyc op
  • **standing** agg: phos
- **Lower** limbs: nux-v op stram
- **Upper** limbs: cinnb daph *Stram*
  • **riding** a horse agg: daph
  • **writing** agg: cinnb

SHAKING: kali-br mag-p *Op*
- **noon | eating**; after: graph
- **evening**: nux-v
- **night**: stram
- **faintness**; after: arn asaf colch kali-br kreos lyc merc-c sec stry
- **sleep** after dinner; during: nux-v
  o **Feet**: kali-c tab
- **Hands**: atro cann-i helo helo-s kali-c lyc mag-p **Plb**
- **Legs**: con lyc stry tarent
- **Lower** limbs: anac asaf caust *Merc* sil staph tarent
  • **right | then** left: lyc

Extremities

Shaking

- **Shoulders**: agar alum
- **Upper** limbs: *Agar* bell bry bufo merc op **Plb**

SHINING:
○ **Elbows**: ant-c
- **Toes**: sabin

SHIVERING (See Shuddering; Thrilling)

SHOCKS (↗*Electrical*): *Agar* ail alum ars bell *Cic Cocc Lyc* plat verat-v
- **jarring** of the carriage: *Arn*
- **lightning**-like: plb
- **noise** agg: bar-c
- **pulsating**: plat
- **sleep** agg; on going to: *Agar* alum **Arg-met Ars** ip *Nit-ac* tub
- **waking**; on: lyc
○ **Ankles** | **Below**: sul-ac
- **Elbows**: agar m-ambo nat-m phos verat
○ **Head**; to: agar
- **Feet**: agar all-s cadm-s *Phos* spig stann
  · **sleep**:
    ⋮ during | agg: all-s cadm-s
    ⋮ going to; before: *Phos*
○ **Heels**: mag-m
- **Fingers** touch anything; if the: *Alum*
- **Hands**: *Agar* stann sul-ac valer zinc
- **Hips**: agar aloe arg-met arn bell bry cann-s cocc nat-m verat
  · left, then right: *Arg-met*
- **Knees**: agar arg-met *Arn* carl m-ambo puls sul-ac valer verat
  · **sleep**; going on to: *Agar Arg-met*
- **Legs**: agar plat sep
- **Lower** limbs: agar *Ars Cic* der m-ambo nux-v op phos plb sulph thuj *Verat* zinc
  · **right** | **falling** asleep; when: *Arg-met*
  · **painful**: ars
  · **sleep** agg; during: *Agar Ars* zinc
  · **violent**, cause legs to jerk: cic
- **Nates**: cocc
- **Shoulders**: arg-met lyc m-ambo manc
  · **right**: *Alum* stann sul-ac
  · **left**: agar
  · **evening** | **writing** agg: manc
  · **writing** agg: sul-ac
- **Thighs**: *Agar* dios euphr fl-ac sep
▽ **extending** to:
  ⋮ **Downward**: graph
  ⋮ **Upward**: agar euphr
- **Thumb**, proximal joint: con
- **Upper** arms: *Agar* arg-met ruta tarax *Valer*
- **Upper** limbs: *Agar* aloe apis *Arg-met* arn asaf aur-m *Cic* cocc fl-ac hell lyss *M-ambo* manc nat-m *Nux-v* op phos phyt puls tarax verat
  · left: agar arg-met *Cic* manc
  · evening: manc
  · writing agg: manc
▽ **extending** to | **Hands**: fl-ac
○ **Paralyzed** part: *Nux-v*

Shuddering

Shocks: ...
- **Wrists**: calc

SHORT, sensation as if: mez mosch
○ **Bones**: vac
- **Forearms**: cham
- **Legs**:
  ○ **Calves**: arg-met carl sep *Sil*
    ⋮ descending stairs agg: arg-met
  · **Tendo** Achillis: dios
- **Lower** limbs: acon am-m ambr *Berb* carb-an caust coloc guaj kreos lach mag-m *Mez* nat-m *Olnd Phos* sabin *Sep* spong
  · **right**: merc
  · **left**: cinnb
- **Thighs**: guaj kreos sabin
○ **Hamstrings**: am-m bry cimx dios guaj nat-m
  · **Muscles** | **Flexor** muscles: visc
- **Upper** limbs: aeth alum bell sep
- **Wrists**: carb-v

SHORTENED muscles, and tendons (↗*Contraction*; *GENE - Shortened*): am-c **Am-m** ambr anac ars aur *Bar-c* calc carb-an carb-v **Caust** cic cimic **Coloc** con cupr dig dros **Graph** *Guaj* hell hep hyos kali-c kreos lach led *Lyc* mag-c *Merc* mez mosch *Nat-c* **Nat-m** nit-ac *Nux-v* ox-ac petr ph-ac phos plb puls sul-ph rheum *Rhus-t* ruta samb *Sep* sil stann sul-ac sulph
○ **Fingers** | **Flexors**: prot tub-r

SHORTENING (See Contraction)

SHORTER than the other; one leg: bry caust cinnb lycps-v mez nat-m sulph til
- **right**:
  · **sensation** as if shortened: ambr crot-c
  ⋮ **menses**; during: tub

SHRIVELLED (= shrunken): ars helo helo-s phyt *Rhod*
○ **Feet**: ars merc-c verat verat-v
- **Fingers**: ambr ant-c crot-t cupr merc ph-ac *Phos* sec *Verat*
  · **cholera**; during: *Camph* **Verat**
  · **perspiration**; during: ant-c canch canth **Merc** ph-ac pyrog **Verat**
○ **Tips**: ambr sulph
  ⋮ morning | waking; on: ambr
- **Hands**: abies-c ang ant-t *Ars* bism camph hep *Lach Lyc* merc-c *Ph-ac* **Phos Verat** verat-v
○ **Back** of hands: mur-ac
  · **Skin** of: aeth mez
- **Joints**: caust

SHUDDERING (↗*Thrilling*):
○ **Ankles**: lyc
- **Feet**: mez
- **Hands**: chel kali-i laur nicc ran-b
- **Hips**: gran lyc ptel
- **Knees**: chin lyc nat-m samb
  · **walking** | **amel**: nat-m
- **Leg**, shivering: cinnb con dig *Graph* hura kali-c m-aust meny mez plat
- **Nates**: croc

1592   ▽ extensions | ○ localizations | ● Künzli dot

Shuddering — **Extremities** — **Stiffness**

- **Nates**: ...
  · sitting agg: croc
- **Shoulders**: mag-m verat
- **Thighs**: arn cann-s chin cina ign phos puls ran-b
  · **afternoon**: lyc
  · **shivering**: ang arn bry cann-s chin cina ign kali-bi lyc
- **Upper arms**: chin ign mez
- **Upper limbs**: acon arn bar-c *Bell* camph *Cham* chel *Chin* hell ign laur mag-m *Meny* merc mez *Plat* puls ran-b rhus-t spig staph sulph verat
  ▽ extending to | **Feet**: mag-m

SINGING agg:
○ **Shoulders**: stann
- **Upper arms**: stann

SINKING DOWN, arm: acon kali-cy *Nat-m*

SITTING:
- **while**:
  · **agg**:
    ⁞ **Knees** | **Hollow** of knees: berb
    ⁞ **Nates**: staph
    ⁞ **Thighs**: lyc mag-m pyrog

SLIPPING Patella (See Dislocation - knees - patella)

SLOW growth of fingernails (See Nails - growth - slow - fingernails)

SMALL, seems too:
○ **Feet**: kali-c raph
- **Legs**: kali-c

SMOKER's leg (See Berger's)

SMOOTHNESS:
○ **Hands** | **Palms**: x-ray

SMUTTINESS: ars sil

SNAKE crawling up leg; sensation of a: ail

SOFT: am-c
○ **Feet**:
  ○ **Soles**: *Alum* apis ars cann-xyz cocc helon plb *Xan* zinc
    ⁞ **sensation** of (↗*Swelling - feet - soles - sensation)*: *Alum* apis calc sulph
- **Hands**: cact calc
- **Nails** (See Nails - brittle)

SOFTENING of bones:
○ **Legs**:
  ○ **Bones** | **Tibia**: *Guaj*
- **Thighs** | **Femur**: sil

SORENESS (See Excoriation)

SPASM of limbs (See Convulsion)

SPINA VENTOSA (↗*Inflammation - fingers; Nodules - fingers)*: Ph-ac

SPLIT nails (See Nails - split)

SPONGE; as if walking on a: helo

SPOTTED nails (See Discoloration - fingers - nails - white - spots)

SPRAINS (= distortion of joints) (↗*GENE - Injuries - sprains; Weakness - joints; GENE - Injuries - dislocation)*: arn bell-p **Bry** calc graph *Led* petr phyt psor *Rhus-t* ruta stront-c sul-ac
○ **Ankles**: anac carb-an led nat-ar nat-c petr rhus-t ruta stront-c
  · **recurrent**: bov calc med nat-m *Stront-c*
- **Joints** (↗*Weakness - joints)*: carb-an hep led
- **Lower** limbs: *Led*
- **Wrists**: stront-c

SPREAD APART; limbs are (See Abducted - lies)

SPUR CALCANEAL (See Exostosis - feet - heels)

STAGGERING (See Incoordination; VERT - Accompanied - staggering)

STAMPING FEET in sleep (See MIND - Gestures - feet - stamping - sleep)

STANDING:
- **unsteadily** | **unobserved**; when: arg-n
- **while**:
  · **agg**:
    ⁞ **Knees** | **Hollow** of knees: graph par rumx

STARTING (See Jerking)

STASIS of the venous system | **Lower** limbs: influ

STIFFNESS: abrot absin acon adon aeth *Agar* aloe am-c am-m ambr ang ant-c *Apis* apoc *Aran* aran-ix arg-met arg-n *Arn* **Ars** ars-i ars-s-f **Asaf** aur aur-ar bapt bar-s *Bell* benz-ac berb borx bov brom **Bry** *Calc* calc-i calc-p calc-s calc-sil camph cann-i cann-s canth *Caps Carb-ac Carb-an* carb-v carbn-o *Carbn-s* carl **Caust** *Cham* **Chel** *Chin* chinin-ar *Cic Cimic* cina cinnb **Cocc** *Coff Colch Coloc* con *Croc* **Cupr** cycl cyt-l dig dros *Dulc* eucal eup-per euph euphr ferr ferr-ar form graph *Guaj* guat ham hed *Hell* hep hip-ac hydr-ac *Hyos* ign iod *Ip* jatr-c kali-ar kali-bi *Kali-c* kali-cy kali-i kali-n kali-p kali-sil **Kalm** *Lach* lath *Laur Lec* **Led** lil-s lith-c **Lyc** m-ambo m-arct m-aust mag-c mang *Med* meny *Merc* **Merc-c** merc-i-r merc-sul mez morph mosch naja nat-ar nat-c *Nat-m Nat-s* nit-ac nux-m *Nux-v* olnd op ox-ac *Petr* ph-ac *Phos* phys *Phyt* pin-s plan *Plat* plb podo psor *Puls* pyrog ran-b rheum rhod **Rhus-t Ruta** sabad sabin *Sang* sarcol-ac sars *Sec* sel **Sep Sil** spig *Spong* stann staph *Stram* stront-c stroph-s *Stry* sul-ac sul-i **Sulph** syph tab *Thuj* urt-u verat verat-v visc *Zinc*
- **right**: am-m kali-bi
- **left**: nit-ac rhus-t
- **morning**: am-c am-m cact calc-p caps chlor cimic hed *Kali-bi Lach Led Petr Phos* sel sep
  · **bed** agg; in: calc-p *Chin Lach Led* **Rhus-t** staph
  · **cold** bathing amel: led
  · **rising** agg; after: kali-bi mag-c *Petr*
  · **waking**; on: alum am-c ox-ac *Zinc*
  · **forenoon**:
    · **11 h**: brom

1593

Stiffness – forenoon | **Extremities** | Stiffness – Fingers

- **standing**; after: *verat*
- **noon**: am-c bov
- **afternoon**: thuj
- **evening**: calc-s *Puls Sil* thuj
  - **sleep** agg; after: cycl
- **night**: calc hed *Nux-v* plat *Sil* tus-p
- **air** agg; in open: acon
- **alternating** with | **convulsions** (See GENE - Convulsions - alternating - rigidity)
- **chill**:
  - **before**: *Chinin-s* psor *Rhus-t*
  - **during**: acon *Chinin-s* cic coff eup-per *Nat-s* op *Rhus-t*
- **cold** air agg: acon calc-sil kali-c rhus-t
- **convulsions**:
  - **after**: led
  - **before** | **epileptic**: bufo
  - **during**: acon alum am-c arg-met ars *Asaf Bell Camph* canth caust cham chin *Cic Cina Cocc* coloc *Dros* hell hyos *Ign* **Ip** kali-c *Laur* led *Lyc* mag-p *Merc* **Mosch** nit-ac nux-m *Oena Op Petr* phos **Plat** plb sec sep sil stram sulph thuj *Verat Zinc*
- **cough**:
  - **before** (↗*COUG - Whooping - child - stiff*): **Cina**
  - **during** | **agg**: bell caust cina *Cupr* ip led mosch
- **exertion** agg; after: arn calc calc-sil mag-p med **Rhus-t** *Tub*
- **fright**; after: *Bry*
- **grasping** something agg: am-c cham
- **headache** in occiput: *Petr*
- **menses**; during: calc-p *Rhus-t*
- **motion**:
  - **amel**: cortiso rauw
  - **bed** agg; in: calc-p
  - **beginning** of | **agg**: *Agar* calc *Caps* cocc kali-p *Lyc* phos podo *Psor* **Rhus-t** tub
- **painful**: *Ruta*
- **paralytic**: *Cocc* lith-c merc-c nat-m plb
- **perspiration**; after: calc-sil
- **resting**; after: calc-p rauw rhus-t
- **rising** agg: agar calc op plan psor **Rhus-t** *Ruta*
- **sitting**; after: carb-an carb-v
- **sleep** agg; after: *Lach* morph ox-ac **Rhus-t** *Sep*
- **standing** agg: chin tub
- **swoon**, during: bov
- **tetanic**: absin ars dulc hyos *Phyt* sang zinc
- **walking**:
  - **after** | **agg**: med **Rhus-t** verat
  - **agg**: acon ter
  - **amel**: am-c am-m calc carb-v *Lyc Rhus-t*
- **warm** stove; when approaching a: *Laur*
- **weather** agg; cold wet: dulc
- **wet** | **getting**: dulc
- ○ **Ankles**: ars caps carb-an **Caust Chel** cocc *Coloc* con dios dros graph hep *Hyper* ign kali-c lath led *Lyc* m-arct med nat-m *Petr* plb ran-b *Rhus-t* ruta sep **Sil** sul-ac **Sulph** ter verb *Zinc*
  - **morning** | **rising** agg: caps carb-an
  - **evening**: sep

- **Ankles**: ...
  - **exertion** | **amel**: dios sulph
  - **sitting**; after: zinc
  - **walking** agg: led sul-ac sumb
- **Elbows**: acon aeth alum am-c anac ang asaf bell **Bry** *Calc* Carb-an *Caust Chel* **Coloc** ham *Ip Kali-c* lac-ac lach *Led Lyc* m-arct m-aust *Petr* phos pip-m puls *Sep* spig stann sulph thuj verat zinc
  - **morning**: dios
  - **evening**: com sep valer
  - **extending** the arm agg: kali-c
- **Feet**: all-s alum ambr ang ant-t **Apis** ars ars-met asaf *Brom* bry calc-s caps caust cham chel cic *Coloc* dios dros *Ferr* ferr-ar ferr-p graph hipp ign kali-ar kali-bi *Kali-c* kali-s kreos laur *Led Lyc* merc mosch nat-m nux-v *Op Petr* phos plb ruta **Rhus-t** sanic *Sec Sep Stict* stry sul-ac *Sulph* tep thuj *Zinc*
  - **morning**: apis ign *Led*
  - **waking**; on: alum
  - **evening**: calc-s kali-s
  - **sitting** agg: plat
  - **undressing** agg: apis
  - **night**: **Apis** sulph
  - **air** open: nux-v
  - **alternating** with | **tearing** pain (See Pain - feet - tearing - alternating - stiffness)
  - **cold** agg; becoming: cham
  - **eating**; after: graph
  - **pregnancy** agg; during: sanic
  - **rising**:
    - **amel**: alum
    - **sitting**; from | **agg**: bry (non: caps) laur
  - **sitting** agg: bpat
  - **tearing** pain in, after: sulph
  - **waking**; on: alum
  - **walking**:
    - **agg**: ign
    - **amel**: alum laur
- **Fingers**: *Agar* am-c am-m ambr aml-ns ant-t *Apis* **Ars** ars-i aur-m *Bell* berb borx bov brom bry bufo *Calc Calc-s* calc-sil camph cann-i *Carb-an* carb-v *Carbn-s Caul Caust* cham chin chinin-i cocc coloc con *Cupr* dig dios *Dros* dulc eup-per *Ferr* ferr-ar fl-ac graph ham hell hep hydr-ac ign iod *Kali-c* kali-n kreos lac-ac **Led** lil-t **Lyc** lyss m-arct *Manc* med *Merc* merc-i-f mosch nat-c nat-m nat-s nux-v olnd ox-ac *Petr* plb prim-o ptel puls **Rhus-t** rhus-v sang sec *Sep Sil* sol-ni *Spig* spong stann stry sul-i sulph verat vinc
  - **left**: stry
  - **morning**: am-c *Ars Calc* calc-s *Ferr Lach Led Rhus-t* thuj
  - **forenoon**: fl-ac
  - **evening**: ambr petr
  - **chill**; during: eup-per ferr *Rhus-t*
  - **cutting** with scissors: con
  - **exertion** agg; after: mag-p **Rhus-t** *Stann*
  - **extension** of them; with: carbn-s
  - **gouty**: **Agar** *Carb-an Lyc* petr sulph

Extremities

Stiffness – Fingers

- **grasping** something:
  - after: graph
  - agg: am-c *Carb-an Dros*
- **holding** a book agg: lyc
- **lying** agg: hep
- **painful**: manc
- **spinal** affections: apis
- **stretching** arm agg: dulc
- **working**; while: lyc merc
- **writing** agg: aesc cocc stann
- ▽ **extending** to:
  - Arm; up | faintness; with: petr
  - ○ First: acon am-m arg-n *Calc Kali-c* sabad
  - writing agg: *Kali-c*
- **Fourth**: aloe *Calc-s* con hell mur-ac *Sil*
  - morning: calc-s
  - night: mur-ac sil
  - rest | amel: hell
- **Second**: borx calc-s carb-an dros *Phos* **Sil**
  - Distal joint: bell
- **Third**: mur-ac sulph til
  - evening: sulph
  - night: mur-ac
- **Forearms**: aur-m bry calc-s *Caust Cham* coloc hydr-ac plat prun *Rhus-t* stann thuj
  - **cramping**: plat stann
  - **grasping** something agg: *Cham*
  - **painful**: *Rhus-t* thuj
  - **writing** agg: *Caust* prun
- **Hands**: *Agar* alum *Ars* ars-met arum-t arund asaf aster aur aur-m bell bov *Brom* bry bufo *Calc Calc-s* calc-sil carb-ac *Carb-an* carbn-s cham chinin-ar cocc *Coloc* croc *Cupr* cur dios *Ferr* ferr-ar ham hyos ign kali-ar kali-n kreos lil-t *Lyss* merc mosch myris nit-ac *Nux-v* phos plat plb ptel sabad sabin sanic sars sep sil *Stict Stry* thuj vip wye zinc
  - **morning** | **waking**; on: alum *Ars Ferr Lach Led* sanic
  - **forenoon**: calc-s
  - **afternoon**: calc-s
  - **evening**: calc-s
  - **chilliness**: kali-chl
  - **cold** agg; becoming: cham phos
  - **covered**, from being: sep
  - **cramping**: plat stann
  - **grasping** something agg: nit-ac
  - **holding** anything: mosch (non: nit-ac)
  - **paralytic**: cham
  - **playing** piano: *Zinc*
  - **pregnancy** agg; during: sanic
  - **rheumatic**: *Agar Ars* bell chel *Ferr Kali-c Lyc Merc* nat-c ph-ac puls *Rhus-t Ruta* sabin sanic sep staph *Sulph* thuj viol-o
  - **waking**; on: alum lach led
  - **walking** | amel: alum
  - **working**; while: merc
  - **writing** agg: cocc kali-n
- ○ **Bones**: psor

Stiffness – Knees

- **Hands – Bones**: ...
  - **waking**; on: psor
- **Joints**: alum *Calc* merc **Sil**
- **Palm** | writing agg: kali-m
- **Hips**: acon agar ang arg-met ars aur *Bapt* bar-c *Bell* carb-v cham chin chinin-s euphr *Ham* hell led *Lyc* med nat-m *Ph-ac* phys psor rheum *Rhus-t Sel Sep* **Sil** *Staph Stry* sulph *Zinc*
  - **right**: hip-ac
  - **morning**: arg-met ars chinin-s *Staph*
  - **motion** agg; beginning of: *Ph-ac* **Rhus-t** staph
  - **rising** from sitting agg: agar
  - **turning** over, on: *Sulph*
  - **walking** | amel: *Ph-ac*
  - ○ **Joints**: acon ang aur bar-c *Bell* caps coloc *Get* gran hell ign kreos m-aust nux-v rheum rhus-t sep sil staph zinc
    - **morning**: get
    - **motion** agg: *Get*
- **Joints**: abrot aesc *Agar* ang anh ant-s-aur apis apoc-a *Arn* **Ars** ars-s-f asc-t *Aur* aur-ar bapt bar-m bar-s *Bell* bry cact *Calc* calc-sil canth *Caps Carb-an* carb-v *Carbn-s* caul **Caust** chin *Chinin-s* cimic clem *Cocc Colch Coloc* dios ferr-ar *Form Gins* graph *Guaj* iod kali-ar *Kali-bi Kali-c Kali-i* kali-s kali-sil lac-ac *Lac-c* lach **Led Lyc** magn-gr med *Merc* mez *Nat-ar Nat-m* nat-p *Nux-v* ol-j **Petr** *Phos Phyt* pin-s psor *Puls* ran-b rhod **Rhus-t** *Salol Sep* **Sil** *Staph Stel Stict* stry **Sulph** syph thiosin trios tub-r verb *Zinc*
  - **morning**: ant-s-aur caps cimic get *Kali-bi Led* staph
  - **afternoon** | **sleeping**; after: chin
  - **evening** | 21 h: phys
  - **alternating** with | **Foot**; perspiration of: merc sil
  - **bath**; after a too warm: rhus-t
  - **chill**; during: bry *Calc* **Caust** led *Lyc* nux-v *Op* petr rhus-t sep sulph thuj
  - **chronic**: ran-b
  - **cold**:
    - applications | amel: *Led*
    - wet: arn
  - **cold** agg; becoming: phos
  - **edema**, with: kali-ar
  - **gouty**: caps
  - **lying** down agg; after: caps caust
  - **motion** agg: cham
  - **numbness**; with: colch
  - **painful**: *Cocc*
  - **paralytic** on rising from sleep: caps chin
  - **rheumatic**: *Calc* kali-ar *Lyc* **Rhus-t**
  - **rising** agg: agar *Calc Carb-an* **Rhus-t** staph tub-r
  - **sitting** agg: caust
  - **sleep** agg; after: chin
  - **warmth** agg | **heat** agg: *Lac-c*
- **Knees**: aesc alum *Am-m* ambr *Anac* ang ant-c *Apoc Ars* ars-met ars-s-f **Atro** aur aur-ar aur-m aur-s bell *Berb* bov **Bry** bufo calc *Calc-s* calc-sil *Cann-i* caps *Carb-v* carbn-s card-m **Caust** *Chel* clem cocc *Coloc* con dig dios dros elaps euph ferr-ar ferr-ma *Graph* guaj hell

1595

Extremities

Stiffness – Knees

- **Knees**: ...
  hydr hyos *Ign* kali-ar *Kali-bi* kali-c kali-m kali-sil lac-ac lach lath **Led** lob **Lyc** m-aust merc merc-sul mez mim-h mur-ac *Nat-m Nat-s* Nit-ac *Nux-v* ol-an op *Petr Phos* phys phyt pin-s pip-m plan **Plat** plb podo *Psor Puls* rheum **Rhus-t** sang sars *Sep* **Sil** spig *Stann Staph* **Stry Sulph** sumb tarent tep *Ter* vip *Zinc*
  - alternating sides: coloc nat-m
  - morning: ambr calc-s nat-m stry
    : rising agg: *Aesc* caps ign *Lyc* nat-m
  - evening: *Plat*
  - night: *Lyc*
  - alternating with | tearing pain (See Pain - knees - tearing - alternating - stiffness)
  - ascending:
    : stairs:
    : after | agg: hydr ign
  - bandaged, as if (= enveloped): *Anac*
  - descending stairs agg: merc
  - kneeling agg: sep
  - motion:
    : agg: bry
    : beginning of:
    : agg: *Carb-v Caust Euph Lyc* puls **Rhus-t**
  - painful: ant-c **Bry** *Nit-ac* staph
  - paralytic: aur
  - rheumatic: **Bry** *Lyc* merc *Phos* **Rhus-t**
  - rising from sitting agg: aesc mur-ac nat-m **Sulph**
  - sitting:
    : after: *Lach Lyc* **Rhus-t** stict **Sulph**
    : agg: anac coloc stry
  - sore: stry
  - squatting, preventing: *Coloc Graph*
  - standing agg: sil
  - stretching agg: bov *Puls*
  - sudden: stann
  - walking:
    : after | agg: **Rhus-t**
    : agg: bell *Caust* kali-bi *Led* ol-an phyt **Puls** sil sumb
    : air agg; in open: hell hyos
  - ○ **Hollow** of knees: ambr caust dros graph lyc mez nit-ac petr scroph-n stann sulph
    : stooping; while: sulph
  - **Tendons** of: hell
- **Legs**: alum ang arg-n arist-m ars bapt bar-m bell bry calc carb-v *Cic* colch con dios *Eup-per* ferr gamb guaj *Ip Lath* mang merc nat-m nux-v petr phys plat ran-b rhus-t sarcol-ac sars sep stry verat visc xero zinc
  - ○ **Calves**: *Arg-n* cic con mag-m sarcol-ac verat zinc
    : walking agg: caps
  - **Tendo** Achillis: cic cimic sulph
    : walking:
    : agg: ant-t
    : air agg; in open: cimic
- **Lower** limbs: *Acon* agar alum alum-p alum-sil am-m ambr aml-ns anac ang anth apis apoc *Arg-met* arg-n arist-m ars ars-h **Atro** aur aur-ar *Aur-m* bar-c *Bell* **Berb** brom *Bry* bufo *Calc* calc-s calc-sil caps carb-an *Carb-v*

Stiffness – Shoulders

- **Lower** limbs: ...
  carbn-o *Carbn-s Caust* **Cham** chel chin chinin-ar *Cic Cina Coc-c Cocc* con cupr cycl dig dros **Eup-per** *Ferr* ferr-ar ferr-p *Guaj Ham Hydr-ac* ign jatr-c kali-c kali-i *Lac-c* lact *Lath* **Led** *Lyc* m-arct *Mag-p Mang Merc* merc-c mosch *Nat-m Nat-s* nit-ac **Nux-v** ol-an *Olnd* op ox-ac *Petr* phos phys **Plat** plb podo puls ran-b rhod **Rhus-t** sars sec **Sep Sil** *Spong* stram *Stry* sulph tab ter thuj tub *Verat Zinc* zinc-p
  - **right**: *Coc-c* mang
  - **left**: *Arg-n* phos stram
  - **morning**: bar-m bell *Petr* rhod **Rhus-t** staph *Verat*
  - **afternoon**: brom
  - **evening**: arg-met calc-s *Lyc Phos Plat Puls* sil tub
    : nap, after a: *Carb-v*
    : rising | amel: mang
  - **night**: alum *Lyc* nit-ac
  - **bandaged**; as if: anac
  - **bending** agg: phos plan
  - **chill**:
    : before: petr *Phos* psor rhus-t
    : during: *Nat-s Tub*
  - **convulsions**; before epileptic: *Bufo*
  - **descending** stairs agg: *Rhus-t* stry
  - **painful**: cic con sec
  - **paralysis**; with: *Cocc* graph
  - **paroxysms**: stry
  - **rising** agg: agar caps cycl **Eup-per** *Hep* psor
  - **rubbing** | amel: stram
  - **sensation** of: alum arg-met arg-n asaf caust cham chin cocc mang merc-c mosch nit-ac nux-v plat rhod
  - **sitting**:
    : after: bell *Calc* carb-an dig nux-v *Puls* **Rhus-t** *Sep* zinc
    : agg: mang plat
  - **sleep** agg; after: *Sep*
  - **soreness**; from | **Tendo** Achillis; in: cimic
  - **standing** agg: verat
  - **stretching** | amel: stram
  - **walking**:
    : after | agg: berb **Rhus-t**
    : agg: ol-an ran-b thuj
    : air agg; in open: **Berb** mang puls **Rhus-t**
    : amel: *Carb-v* dig
  - **weather** agg; cold wet: *Lath*
  - ▽ **extending** to | **Hip** joint: sep
  - ○ **Sciatic** nerve: cur *Lyc Nux-v*
- **Shoulders**: bapt **Calc-s** caust cocc com *Cupr Dulc* elaps euph *Fl-ac Get* gran graph guaj *Ham Ind* jatr-c kali-bi kali-c kali-sil *Lyc* **Merc-i-f** *Nat-c* nat-s *Petr Phos Phyt* prim-v **Rhus-t** *Sang* senec-j sep sil spig staph stict stroph-s stry tub-r verat
  - **right**: *Merc-i-f*
  - **left**: sep
  - **morning**: calc-s get phos staph verat
  - **evening**: calc-s com staph
  - **night**: calc kali-c
  - **arm** over head; must put: calc

▽ extensions | ○ localizations | ● Künzli dot

Stiffness – Shoulders   **Extremities**   **Stretching out**

- **motion** agg: *Get*
- **walking**:
  : **air** agg; in open: lyc
  : **amel**: calc-s
- **Tendons**: **Ruta**
- **Thighs**: alum am-c am-m ang *Arg-n* ars aur aur-m aur-s bapt bar-m bell bry *Calc* calc-s carb-v cham cic cocc colch *Coloc* **Con** dig dios dirc *Eup-per* gins *Graph* guaj hell hydr-ac ign lac-c *Lath* lil-t merc *Nat-m Olnd* petr phos phys plat puls rhod rhus-t sarcol-ac sars sec sep *Stry* thuj valer xero
  - **morning**: bry *Calc*
    : **rising** agg: carb-v ign
  - **afternoon**: *Calc-s*
  - **evening** | **rising** from a seat; when: rhod
  - **contracted**, as if: sars
  - **cramp**, like a: bry
  - **paralytic**: cham cocc
  - **standing** agg: carb-v
  - **walking**:
    : agg: am-c bell *Calc* cic graph petr *Stry*
    : **beginning** to walk: *Calc*
  ○ **Anterior** muscles: *Calc Stry*
- **Thumbs**: aeth *Calc-s* cann-i ferr *Kali-c* **Kreos** *Led* puls sabad
  - **afternoon**: calc-s
  - **painful**: ferr kreos sabad
  - **sewing**, while: aeth
  - **writing** agg: *Kali-c*
- **Toes**: agar **Apis** ars brom *Carl Caul* cocc *Coloc* dios ferr *Graph Led* nux-v sabin sec *Sil* stry *Sulph*
  - **morning**: dios rat
  - **sitting**; after: carl
  ○ **First**: **Atro** coloc sulph
    : **afternoon**: sulph
  - **Second**: colch
- **Upper** arms: am-m anac *Olnd*
  - **paralytic**: acon
  - **rheumatic**: anac
  ○ **Biceps**: agar
  - **Deltoid**: stroph-s
- **Upper** limbs: agar *Am-c* am-m anac **Ars** ars-h aur-m bell bov calc camph canth caps *Caust Cham* cic coff con croc dulc *Ferr* ferr-ar *Guaj Ham* hyos ip kali-bi kali-c kali-i kali-n lil-t lyc mane meny merc merc-i-r merc-i-r mez mosch nat-c nat-m *Nux-v Op* par petr ph-ac phos plat puls-n *Rhus-t* sars *Sep* sil *Spong* stann thuj verat zinc
  - **right**: **Am-m** arn bell kali-bi kali-c
  - **left**: bry caust meny merc-i-r nat-ar par phos rhus-t thuj vac
  - **morning**: *Petr*
  - **evening**: am-m petr
  - **night**: am-c bell caust kali-c *Nux-v*
  - **chill**; during: eup-per
  - **cold** agg; becoming: am-c kali-c phos *Tub*
  - **convulsions**; before: bufo
    : **epileptic**: *Bufo*

Stiffness – Upper limbs: ...
- **extension** impossible: caps
- **grasping** something agg: am-c cham
- **hang** down agg; letting arms: sep
- **manual** labor; after: **Rhus-t**
- **motion**:
  : **after** | **agg**: kali-c *Rhus-t*
  : **agg**: sars
  : **amel**: kali-n
- **paralytic**: *Caust* cina cocc graph kali-i nit-ac plat
- **raising**:
  : **arm** | **impossible**: nat-c
  : **arm** above head agg: caust
- **writing** agg: *Caust*
- **Wrists**: am-c *Apis* arg-n ars asaf *Bell* bov *Brom Carb-an Caust Chel* **Coloc** cub dios *Get* ham hyos ign kali-c lact laur *Led Lyc* m-arct merc merl mez nat-ar nat-c nat-s petr ph-ac *Phos* plb *Puls* rhod **Rhus-t** rhus-v ruta *Sabin* sel *Sep* staph stroph-s *Sulph* thuj verat wye zinc
  - **right**: **Merc** ran-b
  - **morning**: get plb sel sep *Sulph*
  - **evening**: chel rhus-t sep
    : **amel**: arg-n
  - **holding** a glass: nat-c
  - **motion** agg: *Get* ph-ac
  - **paralytic**: ruta
  - **weather** agg; cold wet: **Rhus-t** ruta

STONES | **sensation** as if stepping on stones: aur berb brom *Cann-xyz* hep lyc nux-m plat rhus-t

STOOL:
- **during**:
  - **agg**:
    : **Lower** limbs: apis nux-v sec tell verat
    : **Thighs**: rhus-t

STRETCHING OUT (↗ *Extension; GENE - Stretching; GENE - Stretching out*):
- **morning**:
  - **8 h** | **11 h**; until: nat-m
- **convulsions**; before: calc
- **desire** for: stroph-s
○ **Fingers** | **spasmodic**: sec
- **Foot**: phos
  - **convulsively**: cina
  - **inclination** to: am-c op puls
    : **morning** | **bed**; in: *Rhus-t*
    : **sitting**, while: *Puls*
  ○ **Sole**, painful: aster
- **Hand**: bell dulc
  - **grasp** something; as if to: dulc phos
- **Leg**: cham cina dig lach led nat-c *Plat Rhus-t* ruta spong stann sul-ac sulph
  - **morning**:
    : **bed**; in: *Rhus-t*
    : **waking**, on: *Plat*
  - **noon**: am-c
  - **evening**: nat-c

1597

Extremities

Stretching out — **Swelling**

- **Leg**: ...
  - **night**: stann
  - **epilepsy**, before: *Bufo*
- **Lower** limbs: *Alum* am-c ambr *Aml-ns* bell cina clem hell helo led m-ambo merc mez nat-c nat-m nux-v *Oena* ph-ac phos puls rhus-t ruta sabad sec spong stry sul-ac
  - **amel**: agar anac asar bell carb-an carb-v cham chel chin dig dros dulc ferr ign med merc-c nat-m nux-m nux-v par *Puls* rhus-t sabad sec sulph
  - **must** stretch: nat-m
  - **constantly**: med
- **Thigh** amel: cham
- **Upper** limbs:
  - **accompanied** by | **Fingers**; clenched: chin
  - **palpitations**; during: cocc

STUBBING agg | **Toes**: colch

STUMBLING (See Awkwardness; Awkwardness - lower - stumbling)

STUNTED nails (See Nails - stunted)

SUBSULTUS (See Twitching)

SUPPURATION:
- o **Ankles**: arn hep
- **Elbows** (↗*Abscess - elbows*): dros tep
- **Feet**: rhus-v *Sec* vip
  - **scurf**: *Sil*
- o **Heels**: berb borx fago
  - **Sole**, sensation of: calc kali-n lyc prun spig
- **Fingers**: borx mang
- o **First** | **Nail**; around: calc (non: nat-s)
  - **Fourth** finger: *Mang*
  - **Nails** (↗*Felon - root*):
    - **vaccination**; after: *Thuj*
    - **Around**: con nat-s ph-ac
    - **Under**: form
  - **Tips** | **sensation** of suppuration: *Sil*
- **Forearms**: lyc plb
- **Hips** (↗*Hip joint*): *Ars* asaf asar *Aur Calc Calc-p* calc-s calc-sil carbn-s cass celt *Chin* graph *Hep Merc Ph-ac Puls* rhus-t *Sep* **Sil** staph *Stram* sulph
- **Knees**: hippoz *Iod*
- **Toes** | **left** great toe; under nail of (See Nails - suppuration - toenails - left)

SWAYING:
- o **Leg**:
  - **to** and fro | **standing** agg: cycl
- **Upper** limbs: cina
  - **to** and fro | **amel**: sang

SWELLING (↗*Fullness; Raynaud's; Varices*): absin acet-ac apis aran-ix *Arist-cl Arn* ars aur-ar *Bar-c* both bros-gau but-ac buth-a cadm-met calc-ar calc-f carb-v cary chin chinin-s cob-n conch cortico cortiso crot-h *Dulc* hip-ac kali-ar kali-p *Kalm* lach lat-m med merc **Merc-sul** nat-ar op *Petr* plb rauw rhus-t *Sec Sil* spig still vip x-ray
- **arthritic**: x-ray

Swelling: ...
- **cardiac** (See heart)
- **cramp**, after: graph
- **doughy**: kali-s vip
- **dropsical** (= edematous) (↗*GENE - Dropsy - external*): acet-ac adon ant-c *Apis* apoc *Ars Ars-i* ars-s-f *Aur* aur-ar aur-i aur-m bell bry *Cact* carbn-s chel *Chin* chinin-ar *Colch* **Coll** *Con Crot-h Dig Dulc* erech *Eup-per Ferr* ferr-p *Fl-ac* Hell *Iod* kali-ar kali-n kali-p *Kalm* led *Lyc* med *Merc Merc-sul* mur-ac *Naja Nat-ar* nit-ac op plb prun puls pyrog sabin samb seneg *Sep* squil sul-i *Sulph Ter* xan
  - **left** side: cact
  - **loss** of fluids; from: ferr
  - **sudden**: kali-n
- o **Synovial** membranes: bry
- **flabby**, livid: both
- **heart** disease; from: saroth
- **periodical**, every year during hot weather, dark red at first: vip
- **sensation** of: ant-c ars ars-met bell chin *Glon* kali-bi *Kali-br* phos
  - **sudden**: tanac
- o **Inflamed** part: *Acon*
- o **Ankles**: agn ambr ant-s-aur *Apis* apoc *Arg-met* arg-n arn *Ars* ars-s-f *Asaf* aur-m bell benz-ac bry *Cact Calc* calc-sil carbn-s cass celt *Cench Cham Chel* cimic *Coloc Cop Dig Eup-per Ferr* ferr-sul *Graph* ham *Hep Hydr* hyos kali-c kali-m *Lac-c* lac-d *Lach* lat-k lat-m *Led* lil-t *Lyc* manc mang **Med** merc merc-sul mim-h nat-m *Ol-j* onos *Phos Phyt* plb plect podo prun *Psor Puls* rhod *Rhus-t* rhus-v *Ruta* sal-ac samb sel seneg sep sil stann stict stront-c sulph verat-v xan zinc ziz
  - **daytime**: ser-a-c
  - **evening**: kali-chl sep stann
  - **walking** agg: merc
  - **accompanied** by | **diabetes** (See GENE - Diabetes mellitus - accompanied - ankle)
  - **cannot** use foot: asaf
  - **chronic**, after sprain: bov
  - **cold**: asaf
  - **diabetes**; in: arg-met
  - **dyspnea**, with: hep
  - **edematous**: acetan apoc kali-m med
  - **hot**: kali-c
  - **menses**:
    - **during** | **agg**: eup-per
  - **painful**: ars *Led* plb
  - **rheumatic**: cact *Chel* hep *Kalm Lach*
  - **sensation** of: kali-c laur ox-ac *Phos* plat
  - **sitting** for a long time agg; after: *Rhus-t*
  - **stitching**: phos
  - **sudden**: stann
- o **Bones**: merc staph
  - **Malleoli**, around: arist-m
  - **Tendons** of: phos
  - **Veins** of: *Lac-c Lyc* sars

▽ extensions | O localizations | ● Künzli dot

Swelling – Elbows · Extremities · Swelling – Feet

- **Elbows**: acon agar agn benz-ac *Bry* **Calc** calc-f chel cic colch *Coloc* con dios dulc *Hep* hydr *Lac-ac* lac-c lach *Led* mang **Merc** petr puls sil spig *Sulph* tep ter verat
  - **evening**: sep
  - **hot and red**: **Merc**
  - **rheumatic**: agar *Bry* chel coloc com lyc
  - **sensation** of, in bend of: verat
  o **Condyles**: **Calc-p** *Mez*
- **Feet**: acet-ac acon aesc alum am-c ambr ant-c **Apis** apoc apoc-a arg-met arist-cl *Arn* **Ars** *Ars-i* ars-s-f arund asaf *Aur* aur-ar aur-i aur-m aur-s bar-c bar-m bart *Bell* berb borx bov **Bry** but-ac *Cact Calc* Calc-ar calc-i calc-s calc-sil cann-s *Canth* **Caps** *Carb-an* carb-v *Carbn-s* **Caust** cedr celt *Cench* cham *Chel Chin* chinin-s *Cocc Colch* coloc con cop corn crot-h *Dig* dor elae *Elaps* eup-per *Ferr* ferr-ar *Ferr-m* ferr-p fl-ac get *Glon Graph Ham* helo hep *Hyos* hyper iod kali-ar *Kali-c* kali-i kali-n kali-p kali-s kali-sil kreos lac-c *Lach* lat-k **Led Lyc** mag-m mang **Med** *Merc* merc-c naja *Nat-ar Nat-c Nat-m* nat-p nat-s *Nit-ac* nux-v op pareir *Petr* ph-ac *Phos Phyt* plb prun psor **Puls** rauw *Rhod Rhus-t* rhus-v ruta sabad sacch *Samb* sars *Sec Sep* **Sil** sol-ni spira stann staph *Stict* stram *Stront-c Stroph-h* sul-ac sulph ter ther thuj urt-u verat vesp vip wies zinc
  - **one** foot only: kali-c psor
  - **right**: ars bov crot-h elaps kali-p lac-c lach lyc ox-ac phos sars sec spig spong stront-c sulph
  - **left**: *Apis* coloc com *Elaps* kali-c kreos lach lyc sang sil tell
    ⁞ **extending** to | **right**: *Kali-c* lach rhus-r
  - **daytime**: dig
  - **morning**: *Apis Aur* just *Manc* phos phyt sabad sil ust
  - **evening**: am-c *Apis* ars bell **Bry** carbn-s caust chinin-s cocc crot-h ferr graph kali-c lach led nat-m petr *Phos* puls *Rhus-t* sang sars sep sil stann sulph thuj zinc
    ⁞ **amel**: dig sil
    ⁞ **bed agg**; in: am-c
    ⁞ **walking** agg: mang
  - **night**: **Apis** aur *Carb-v*
  - **alternating** with | **Eye**; inflammation of (See EYE - Inflammation - alternating - feet)
  - **apyrexia**; during: apis
  - **ascending** stairs agg: *Nat-m*
  - **bed** amel; when foot is out of: sulph
  - **blue** with red spots: elaps *Lach*
  - **burning**: canth con puls
  - **chlorosis**; during: *Ferr*
  - **cold**:
    ⁞ **water** | **amel**: led
  - **cold** swelling: *Apis Calc* kreos petr
  - **cramp**, after: graph
  - **dancing**; after: *Borx* bov
  - **edematous**: acet-ac acetan *Anthraci* **Apis** *Apoc* apoc-a *Arg-met Arg-n* **Ars** ars-i arund asaf *Aur Aur-m* aur-s bov *Bry Cact* cain *Calc Calc-ar* calc-i calc-s *Camph Canth* carb-ac carbn-s card-m *Cench* **Chel** *Chin* chinin-ar *Cocc Colch Dig* dulc *Eup-per*

- **Feet – edematous**: ...
  Ferr Ferr-i Ferr-m **Graph** *Hell Hydr Iod Kali-c* kali-i *Lach* led **Lyc** *Lycps-v* mag-c *Mag-m* **Med** *Merc* **Merc-c** *Nat-ar* nat-c *Nat-m Nat-s Nit-ac Nux-m* petr *Phos Plb* prun psor ptel puls pyrog rhod rhus-t **Samb** sars senec sin-n squil stann *Stront-c* sul-i thuj vesp *Zinc* zinc-p
  ⁞ **one** foot only: *Kali-c* phos puls
  ⁞ **left**: kali-c
  - **exertion**, unusual: rhod
  - **hard**: *Ars* chin graph vip
  - **hot**: *Ars* **Bry** chin led *Lyc* puls rhus-t
  - **hydrothorax**: *Apis* merc-sul
  - **inflamed**: calc carb-an zinc
  - **itching**: ars puls sol-ni
  - **menses**:
    ⁞ **before** | **agg**: apis arist-cl bar-c bov *Bry* graph *Lyc* puls
    ⁞ **during** | **agg**: apis but-ac *Calc Graph Lyc Merc* puls sulph
  - **painful**: apis ars aur chin con **Led** *Merc* ph-ac phos rhus-t sabad sars sil *Sulph* thuj
  - **phthisis**: acet-ac *Stann*
  - **pregnancy**: *Merc-c* sanic *Zinc*
  - **red**: ars bry *Carb-v* chin colch con graph hep kali-c led merc mur-ac nit-ac **Puls** rhus-t sil stann thuj urt-u
  - **reddish** blue: ars
  - **rheumatic**: calc-s *Chel*
  - **sensation** of: **Apis** ars ars-met *Bell* bros-gau bry helo helo-s mang merc nat-m nat-p ox-ac petr phos sars sep til zinc
  - **shining**: alum **Ars** colch led *Sabin Sulph*
  - **sitting** agg: carb-an lach
  - **stinging**: *Carb-v* lyc merc *Phos* **Puls**
  - **sudden**: am-c arn cham verat
  - **tingling**: puls
  - **walking**:
    ⁞ **after** | **agg**: aesc *Lach Phos* sep
    ⁞ **agg**; in open:
    ⁞ **after** | **agg**: mang
    ⁞ **agg**: nit-ac sulph
  - **warm**:
    ⁞ **bed** | **agg**: sulph
    ⁞ **going** from cold to: sulph
  - **washing** agg; after: aesc
  - **yellowish** green: ars
  ▽ **extending** to | **Calf**: am-c puls
  o **Back** of feet: ars **Bry** calc canth carb-an caust lat-k lyc *Merc* nux-v *Plat Puls* rhus-t *Sep Sil* staph sulph *Thuj* vip
    ⁞ **edematous**: puls
  - **Blood** vessels: ambr ant-t *Arn* **Ars** *Aur* bar-c bell calc *Carb-v* caust coloc *Cycl Ferr* graph kreos lach **Lyc** mag-c *Nat-m* nux-v phos **Puls** rhod rhus-t sep sil spig spong stront-c sul-ac *Sulph* **Thuj Zinc**
  - **Bones**: staph

All author references are available on the CD

1599

Swelling – Feet   Extremities   Swelling – Hands

- **Heels**: ant-c berb con hyper kali-i lach merc petr plb raph
  : **red**: con
- **Joints**: ars *Calc* ferr hep lyc mang merc phos *Rhod* stann sulph
- **Soles**: agar alum ambr ars arund bros-gau *Bry Calc* cham *Chin Coloc* ferr kali-c kreos led **Lyc** med *Nat-c Petr* plat *Puls* sep sulph
  : **left**: bros-gau
  : **morning**: nux-v
  : **evening**: petr
  : **sensation** of (↗*Soft - feet - soles - sensation*): *Alum* apis bry *Calc Coloc* zinc
  : **soft**: chin
  : **stepping** agg: kali-c
  : **sudden**: cham
- **Fingers**: act-sp aeth agar alum alum-sil am-c ammc ant-c *Apis* arist-cl *Ars* ars-s-f benz-ac berb borx *Brom Bry* bufo calc calc-s canth carb-an carb-v carbn-s chin cinnm *Cit-v* cupr *Dig* euphr fl-ac get *Graph Hell* hep iod *Kali-bi* kali-c kali-m *Kali-n* lach led *Lith-c Lyc Mag-c Mang* mang-act *Merc* mur-ac nat-c nat-p nat-s *Nit-ac* nux-v olnd *Phos Phyt* plb psor *Puls* ran-b ran-s **Rhus-t** rhus-v sec *Sep* sil spong *Sulph* sumb tab tep *Thuj* triat verat-v vip
- **left | heart** disease; in: lycps-v
- **midnight**: carb-an
- **morning**: *Ars* calc-s nat-c nit-ac ran-s sec sulph
- **forenoon**: calc-s
- **afternoon**: calc-s
- **evening**: stront-c sulph
- **night**: carb-an dig
- **burning**; with: olnd
- **constipated**, while: mag-c
- **cramp**, after: graph
- **dissecting** wound, from: **Ars** *Lach*
- **eruptions**, with: anac psor
- **hang** down agg; letting arms: am-c phos
- **hard**: ars
- **motion** agg: bry
- **nodular** swellings: anac *Lyc* mag-c
- **red**: mag-c
- **sensation** of: kali-i
- **walking** agg; after: act-sp
○ **Bones**: *Carb-an* myris
- **First**: chinin-s *Fl-ac* fuma-ac lac-ac *Lach Lyc* mag-c merc phos staph sulph thuj
- **Fourth**: bry hyos *Mang* rhus-t
  : **Middle** joint: sulph
- **Joints**: act-sp agn am-c ambr anag ang apis *Ars* berb *Brom Bry* bufo *Calc* canth carb-v *Caul* caust *Cham* chin colch euphr graph *Hep* hyos iod kali-bi *Lac-ac Led Lyc* med *Merc Nit-ac Phyt* psor rhod *Rhus-t* spig spong sulph
  : **burning** and pulsating: bufo
  : **gouty**: agn anag *Kali-i* **Lyc** stel *Sulph*
  : **hot**: bry *Hep*

1600

- **Fingers – Joints**: ...
  : **sensation** of:
    : **grasping** something agg: bry
    : **writing** agg: bry
  : **Middle**: lyc
  : **Proximal** joint: eucal merc vinc
- **Nails**; close to: psil
- **Second**: apis borx calc-s iris mag-c phos sulph syph thuj
  : **17 h**: thuj
  : **afternoon**: calc-s
  : **Joints**: berb calc-s graph lyc
    : **Distal**: carb-v
    : **Middle**: ars-h graph
- **Third**: bry calc olnd sulph thuj
  : **Middle** joint: sulph
- **Tips**: calc calc-i fl-ac kreos mur-ac *Rhus-t Spong* tab *Thuj* vinc
- **Forearms**: aeth anac ant-c apis aran arn *Ars* aur aur-ar berb bufo cadm-s calc caust crot-c crot-t dig *Ferr-p Graph Lach* lyc *Merc* nux-v op plb *Rhus-t Samb* sep sulph vesp vip
- **right**: osteo-a
- **dark blue**: samb
- **gangrenous**: **Lach**
- **nodular** swellings: eupi mez mur-ac nat-m zinc
- **red**: lac-d sep **Sil**
  : **line**: *Lach*
- **sensation** of: aran
○ **Bones | Radius**: *Calc*
- **Elbow**; near: lyc
- **Posterior** part: plb
- **Veins** of: puls
- **Hands**: acon aesc aeth *Agar* am-c am-m anac ang ap-g *Apis* apoc-a aran *Arg-n* arn *Ars* ars-i ars-s-f arum-d arum-t arund atro *Aur* aur-ar aur-i bapt bar-m bart *Bell Brom Bry Bufo Cact Calc* calc-ar calc-i calc-sil carb-ac carb-v carbn-s caust *Cham* chel chin chinin-ar chinin-s cit-v clem cob-n *Cocc* **Colch** coli com corn crot-c crot-h crot-t cub cupr *Dig* elaps euphr *Ferr* ferr-ar ferr-p fl-ac get grat guare *Hell Hep* hipp hyos iod kali-ar kali-c kali-n kali-p lac-c *Lach* laur led *Lyc* manc mang med *Merc* mez *Mosch* mur-ac naja nat-c nat-m *Nit-ac* nux-v op ped ph-ac *Phel Phos* plan plb *Psor* ptel rhod *Rhus-t Rhus-v* ruta *Samb* sanic *Sec* sep sil sol-ni spira spong *Stann Stict* stram sul-ac *Sulph* tep thuj vesp vip
- **right**: am-c ars aur *Dig* hep lyc nat-m phos sil spig viol-o
- **left**:
    : **accompanied** by | **Heart** symptoms (See CHES - Heart; complaints - accompanied - hand - left - swelling)
    : **daytime**: nat-m
    : **morning**: coc-c nat-c nat-chl nat-m
    : **waking**; on: sanic
    : **afternoon**: *Nat-c*
    : **evening**: aloe lyc rhus-t *Stann* sulph
    : **night**: aran ars caust dig kali-n
    : **waking** agg; after: samb

▽ extensions | ○ localizations | ● Künzli dot

Swelling – Hands | Extremities | Swelling – Knees

- **chill**; during: lyc
- **dark**: *Bell* **Lach** *Vip*
- **eczema**, with: psor
- **edematous**: **Apis** apoc-a ars-i ars-s-f *Aur Cact Calc-ar Canth* chinin-ar crot-h ferr iod kali-c kali-i *Lyc* nat-c *Phos* psor sul-i
- **endocarditis**: *Aur-m Cact*
- **erysipelatous**: **Rhus-t** *Rhus-v*
- **feeling** as if (See sensation)
- **gangrenous**: **Ars Lach Sec**
- **hard**: graph
- **hot**: *Bell Bry* chel *Cist Rhus-t*
- **inflammatory**: aur cupr
- **intermittent**, in: *Lyc*
- **itching**: sol-ni *Urt-u*
- **menses**; during: *Graph Merc*
- **motion** | **amel**: nat-c
- **nodular** swellings: ars nat-m nit-ac sul-ac
- **painful**: ars crot-c *Cur* dig **Lach** vesp
- **pale**: bell lyc nux-v
- **phlegmonous**: plb
- **phthisis**, in: *Stann*
- **pregnancy** agg; during: sanic
- **red**: agar lyc
- **reddish**: graph
- **room**; when entering a: aeth
- **sensation** of: aesc aeth ang aran bapt bell chel chinin-s clem cocc coll gins hyos kali-n laur lyc manc mang med mez *Op* pen ptel raph rhus-t stront-c ter
  - **night** | **waking**; on: aran
  - **grasping** something agg: **Caust**
  - **walking** in open air agg; after: aeth mang
- **shining**: bell vip
- **walking** in open air agg: mang
- **warm**; going from cold to: sulph
- **washing** agg: aesc
- ▽ **extending** to:
  - **Elbow**: crot-c crot-h kali-c ruta
  - **Pectoral** muscles: crot-h
- ○ **Back** of hands: apis *Bry* calc **Lach** mez mur-ac olnd rhus-t
  - **left** hand: am-m *Calc-ar* chin
  - **sensation** of swelling: iod
- **Behind** the thumb: am-m
- **Bones**: *Aur*
- **Palms**: aesc agar *Apis* arg-n ars arund bry *Cact* calc cham crot-h elaps ferr-p *Lyc* nat-hchls *Rhus-d*
  - **night**: ars
  - **sensation** of: ars
- **Tendons**: plb
- **Veins** (↗ *Fullness - hands - veins):* alum am-c aml-ns *Ant-t Arn* ars-h bar-c bond bry calc *Carb-an* castm cent *Chel Chin Cic* crot-t cycl dig elaps *Fl-ac* gast *Ham Laur Led* m-aust manc med meny merc mosch *Nit-ac* nit-s-d *Nux-v* olnd *Op* ph-ac **Phos** pilo plan plb **PULS** rheum rhod *Rhus-t* ruta samb sars spira

- **Hands – Veins**: ...
  spirae staph stront-c **Sulph** sumb thuj thyr *Verat vip*
  - **forenoon**: indg
  - **afternoon**: alum mez
  - 17 h: chel
  - **cold** washing agg; after: am-c
  - **eating**; after: ruta
  - **hang** down agg; letting arms: phos
- **Hips**: *Apis* arn ars bell borx calc echi ham iod lach lyc merc ph-ac plb puls pyrog rhus-t *Sep Sil Staph* sulph vip
  - **sensation** of: lil-t
  - **Above** hip:
    - **right**: phos
    - **left**: chel
- **Joints**: *Abrot* acon **Act-sp** agn ammc anag *Ant-t Apis* apoc *Arn Ars* ars-s-f asc-c asc-t aur aur-ar *Aur-m* **Bell** benz-ac berb bov **Bry** bufo *Calc* calc-f canth caust chin chinin-s *Cimic* clem *Cocc* **Colch** coli con dig dulc eup-per *Ferr-p Guaj Ham* **Hep** hip-ac hippoz iod kali-ar kali-bi *Kali-chl* kali-i *Kali-m Kalm Lac-ac* lac-c *Lach* **Led** *Lith-c Lyc* mang mang-act med *Merc Nat-m Nux-v Phyt* puls rham-cal *Rhod Rhus-t* sabin *Sal-ac* saroth sil sol-t-ae *Stel* stict **Sulph** tarent *Ter* thuj verat *Verat-v*
  - **afternoon**: chin
  - **bluish**: **Lach**
  - **chronic**: diph mang-act
  - **edematous** (↗ *GENE - Dropsy - internal):* ant-t apis apoc arn ars-s-f bov *Bry* canth *Caust* cedr chin chinin-s iod kali-i kali-m *Led* lyc *Nat-m* nux-v puls *Ran-b* samb *Sulph Thuj*
  - **fractures**; after: bov
  - **exertion** agg; after: act-sp
  - **fatigue**, from slight: act-sp
  - **red** | **dark** red: bry kalm *Rhus-t*
  - **sensation**, of: caj caps *Par* sabin
  - **shining**: *Acon Apis Bell Bry* dig mang-act sabin
  - **white**: *Ant-c Apis Ars* aur bry *Calc* calc-p *Caust* cist clem *Colch* coloc *Con* dig iod kali-s *Kreos Lach* led merc *Merc-c* petr ph-ac phos puls rhod rhus-t sabin *Sil Staph Sulph* symph tub
- **Knees**: acon *Aesc* agn ammc anil ant-c ant-t *Anthraci Apis Arn Ars Ars-i* ars-s-f arund aur-m *Bar-c Bar-m* **Bell** benz-ac **Berb Bry** bufo **Calc** calc-f calc-i *Calc-p* calc-s calc-sil *Caps* caust cedr *Cham Chin Cic Clem* coc-c *Cocc Colch* con *Cop* dulc elat ferr ferr-ar *Fl-ac* **Hep** *Iod* kali-ar *Kali-c Kali-i* kali-s kali-sil kreos lac-ac *Lac-c Lach* **Led Lyc** mag-c *Mang* merc *Mez* mur-ac *Nat-m* nit-ac *Nux-v Petr* phos *Phyt* plb **Puls** *Rhod* **Rhus-t** ruta *Sal-ac Sars Sep* **Sil** *Sulph* tarent ter *Tub*
  - **right**: *Benz-ac* chin *Elat* **Sulph** tarent *Ter Tub*
  - **left**: *Aesc Cic* colch
  - **night**: *Calc*
  - **alternating** with | **Wrist**; swelling of (↗ *wrists - alternating):* kreos
  - **coldness** | **amel**: led
  - **dropsical**: *Ant-t Apis* ars-s-f *Bry Calc Con* dig *Fl-ac* hyper *Iod Merc Rhus-t Sil* sul-i **Sulph**
  - **fatty**: calc gro

Extremities

Swelling – Knees

- **gonorrhea**, after: *Clem* **Med**
- **gouty**○: *Benz-ac*● **CALC**● **Kali-i**● **LED**● **Lyc**● **Plb**●
- **hot**: *Bell Calc Chin Ferr-p Iod* **Puls** *Verat-v*
- **inflammatory** (See Inflammation - knees)
- **painful**: *Apis* aur-m chin *Cic* **Led** *Mag-c Nit-ac Nux-v* **Puls** *Rhus-t* sal-ac sars sep
- **painless**: **Calc** *Lyc* **Puls** sars
- **purple**: aran
- **rheumatic**: *Acon Apis* **Ars** berb **Bry** calc-s clem **Led** *Lyc Rhus-t* sal-ac verat-v
  : **cold** applications | **amel**: *Lac-c* **Led** *Puls*
- **scrofulous**: arn *Ars* **Calc** *Ferr Iod Lyc* **Puls** *Sil* **Sulph**
- **sensation** of: alum ammc canth carb-v dig *Kali-i Lach* merc nit-ac pyrus
  : **afternoon**: alum
  : **night**: *Kali-i*
  : **sitting agg**: ammc
- **spongy**: *Ant-c* ars *Calc* clem con iod *Kali-i* petr phos **Sil** sulph
- **white** swelling (= fungus articulosum): abrot acon *Ant-c* apis arn ars-i bar-c bry *Calc* calc-f calc-i calc-p chin *Cist* form-ac *Hep Iod* kali-c *Kali-i Kreos* led *Lyc* nit-ac nux-v *Ol-j* ph-ac *Phos* psor **Puls** rhod *Rhus-t Sabin Sep Sil* slag *Stict Sulph* tub *Verat-v*
- **women**; in: hip-ac
○ **Bursae**: sil
- **Hollow** of knees: ars *Mag-c Rhus-t*
  : **painful**: *Mag-c Rhus-t*
  : **running**; sensation of gradually swelling during: nit-ac
  : **sensation** of: *Nit-ac*
- **Patella**: coloc *Iod* sep *Spong*
- **Legs**: acet-ac *Acon* agn ambr anil *Apis Arist-cl* arn **Ars** ars-i ars-s-f *Asaf Aur* aur-ar aur-i *Aur-m Bad* borx bov *Bry* bufo but-ac *Cact Calc* calc-i calc-s calc-sil carb-v carbn-s *Caust Cench* chel *Chin* clem *Colch* coli coloc cop cortiso *Crot-c Crot-h Dig* dulc elae eup-per *Ferr* ferr-i fl-ac *Graph* guaj *Hell* hyos iod kali-ar *Kali-bi Lach* lat-m lath **Led Lyc** manc *Med Merc* morph nat-ar *Nat-c* nat-s nux-v phos plb *Puls* rauw *Rhod* rhus-v ruta **Samb** sec seneg *Sep* **Sil** *Stann Staph* stront-br stront-c sulph *Syph* tanac *Ter* thyr toxi vip visc *Zinc*
- **morning**: arist-m *Aur*
- **afternoon**: chel
  : 16 h: sang
- **evening**: agn bufo dulc haem mez nat-m sang stront-c
- **accompanied** by | **diarrhea**: acet-ac
- **bluish**: **Lach** *Led Puls*
- **cold** agg: nux-v
- **edematous**: ars-i aur-s ferr ferr-i kali-m nat-ar ptel
- **exertion** agg: rhod
- **hang** down; letting leg: lath
- **hard**: aur bov graph
- **lymphatic** swelling: berb

Swelling – Lower limbs

- **Legs**: ...
- **menses**:
  : **before** | **agg**: pneu
  : **during** | **agg** (*↗lower - menses*): sulph
- **painful**: dig **Led** med
- **purplish**: petr
- **red**: aur bov
- **riding agg**: guaj
- **sitting agg**: sep
- **standing agg**: merc-cy mez sep
- **walking** | **amel**: *Aur Sep*
○ **Bones** | **Tibia**: aur *Aur-m Calc-p* caust graph *Hep* lach *Merc* **Mez** *Nit-ac Ph-ac Phos* rhus-t *Sil* stann sulph thuj tub
- **Calves**: berb bry *Calc* carb-v chel chin *Dulc* graph hyos kali-n **Led** mez phos puls *Rhus-t* sil sulph
  : **Veins** of: cycl
- **Tendo** Achillis: berb kali-bi *Mur-ac Sep* symph *Zinc*
  : **painful**: kali-bi
- **Lower** limbs: act-sp agav-a am-c apis *Ars* arund aur-ar aur-m *Bar-m Berb* brass bry *Calc* carb-an *Carb-v* carbn-s caust *Chel* chin *Colch* con crot-c *Dulc Graph Hell* iod *Kali-ar* kali-bi *Kali-c Kali-m Kali-n* lac-c lach **Led** *Lyc* merc merc-sul nat-c nat-m nat-p nit-ac nux-v petr *Phos* plb polyg-h puls *Rhus-t* rhus-v sec *Sep* **Sil** sol-t-ae streptoc sul-i **Sulph** verat vip
- **daytime**: dig
- **morning**: nux-v sil
- **evening**: am-c bry caust cocc dulc hyper led merc nat-m phos puls rhus-t stann *Stront-c*
- **accompanied** by:
  : **Heart**; complaints of the (See CHES - Heart; complaints - accompanied - lower - swelling)
- **bluish**: lach
- **china**, after abuse of: **Puls** *Sulph*
- **chronic**: streptoc
- **cold**: asaf led
- **dropsical** (*↗GENE - Dropsy - external*): acet-ac aeth ant-t **Apis** *Apoc* arg-met **Ars** *Ars-i* arund aur *Aur-m* bros-gau *Cact* cain *Calc* calc-ar calc-s *Carb-ac Carbn-s Cench Chel Chim* **Chin** cocc *Colch Dig Dulc* eup-per *Ferr* ferr-i *Fl-ac Graph Hell Hippoz Hydr* iod *Kali-c Lach* **Led Lyc** *Mag-m Med Merc* mur-ac nat-m onos phos *Phyt* plb puls rhod *Rhus-t* ruta **Samb** sanic sars *Senec* sul-i sulph *Ter* xan *Zinc*
  : **albuminuria**, in●: *Apis* **Ars** *Calc-ar Ferr Lach Sars Ter*
  : **scarlet** fever; after: **Apis** bar-m crot-h *Hell*
- **hard**: agav-a ars aur bov chin graph led mag-c mez rhus-t
  : **cellulitis**: bad
- **hot**: acon am-c *Arn* ars *Bry* calc calc carb-an *Chin* coc-c cocc colch graph iod kali-c led lyc petr puls sars sec sep stann
- **inflammatory**: acon calc iod puls rhus-t sil
- **itching**: cocc
- **large**: sulph
- **lymphatic**: bar-c berb

1602   ▽ extensions | ○ localizations | ● Künzli dot

Extremities

Swelling – Lower limbs

- **menses**; during *(↗legs - menses - during - agg.)*: apis apoc ars calc graph lyc
- **painful**: acon agav-a ant-c arn ars carb-an chin con daph lach mag-c merc mur-ac nux-v puls sep sil
  : **burning**: ant-c *Ars* mur-ac petr ph-ac puls
  : **cutting**: ph-ac
  : **drawing**: arn led puls
  : **pressing**: led
  : **pulsating**: ph-ac plat
  : **stitching**: acon am-c arn bry carb-v cocc graph iod led lyc merc petr *Puls* sars
  : **tearing**: colch led merc plat puls
  : **tense**: bry chin led sars thuj
- **phlegmasia** alba dolens (See Milk)
- **red**: acon am-c ant-c arn bry calc carb-v chin hep lach nat-c nux-v petr puls sabin sars sil stann thuj
  : **bright**: iod
  : **spots**: acon chin
  : **blisters**; or bluish black: ars
- **rheumatic**: hep
- **shining**: acon arn ars bell bry merc sabin sulph
- **soft**: chin led
- **stinging**: **Apis** graph **Led** *Puls*
- **transparent**: *Apis* sulph
- **walking**:
  : **agg**: bros-gau phos rhus-t
  : **air** agg; in open: phos
- **waxy**: apis
- **white**: apis ars bell *Calc* chin graph iod kreos lyc merc nux-v rhus-t sulph
- **Nates**: *Coloc* crot-t dulc ph-ac sulph
- **Shoulders**: acon apis bry calc calc-p carbn-o *Coloc* crot-h crot-t ferr-p kali-br kali-c kali-chl kali-i lac-ac lac-c lach merc merc-d thuj vip
- **right**: osteo-a
- **pustules**, after: kali-br kali-c
- **vaccination**; after: apis thuj
- **Thighs**: *Acet-ac* agn *Apis* arn ars aur both *Cact* calad *Calc* calo carbn-o caust chel chin colch con *Dig* eup-per *Ferr* fl-ac graph *Ham* kali-c kali-n *Lach* lath led lyc merc *Petr* phos plb puls *Rhus-t* samb sep *Staph* stront-c sulph ter thyr vip visc
- **evening**: agn
- **sensation** of: prun staph
- ○ **Bends** of thighs: dig
- **Femur**: *Mez* **Sil** *Stront-c*
  : **rachitic** infants; in: calc-f
- **Glands**: *Calc*
- **Inner** side | **red**: stram
- **Thumbs**: ambr berb coc-c cupr hep led naja nux-v phos rhus-t sang spig sulph trach vesp vip
  - **pus**, containing: sulph
  - **sensation** of: berb plb
- ○ **Joints** of: ambr nux-v phos spig sulph
- **Toes**: am-c ammc *Apis* **Arn** *Aur-m* bar-c *Carb-an Carb-v* mur-ac *Coloc* crot-h *Daph* **Graph** hyper *Led* **Merc** mur-ac *Nat-c* *Nit-ac* *Paeon* *Ph-ac* *Phos* plat pyrus **Sabad** *Sabin* **Sulph** syph tarent *Thuj* vip zinc

Swelling – Upper limbs

- **Toes**: ...
  - **right**: daph
  - **evening**: am-c
  - **night**: coc-c
  - **menses**; during: graph
  - **red**: am-c *Aur-m* carb-v thuj
  - **sensation** of: **Apis** pyrus sars zinc
  - **wet** agg; after getting feet: nit-ac
  ○ **Balls**: *Borx* graph led plat
  - **Fifth**: phos
    : **sensation** of: mur-ac
  - **First**: *Am-c Apis* aster bar-c *Benz-ac* bry chin coc-c eup-per *Led Mang* med nat-c plb ruta sabin sulph tep
    : **right**: *Benz-ac*
    : **left**: eup-per
    : **evening** | **bed** agg; in: *Am-c*
    : **night**: chin
    : **gout**-like: aster *Benz-ac* eup-per plb *Rhod* sabin
    : **painful**: am-c bar-c led rhus-t
    : **Balls**: both carb-an led rhus-t
    : **Joints**: apis benz-ac get ph-ac sang
  - **Joints**: *Ph-ac Plat* plb
  - **Third**: crot-c
  - **Tips**: chin mur-ac thuj
- **Upper** arms: acon anac *Ant-c Apis* aran arn berb *Bry* calc-p coloc *Graph* kali-c puls sang sep sulph tep vip
  - **hard**: *Sulph*
  - **hot**: *Sulph*
  - **nodular** swellings: ars nat-m zinc
  - **painful**: *Puls*
  - **vaccination**: **Sil** *Sulph* **Thuj**
  ○ **Bone** of: guare tep
- **Upper** limbs: acon agar alum anac ant-c *Anthraci Apis Aran* aran-ix arist-cl *Ars* ars-s-f *Bell* both bov *Bry Bufo* cadm-s calc *Calc-p Chin* chinin-s chlol cinnb cob-n colch cop *Crot-h* crot-t *Cur* dig dor dulc elaps ferr ferr-ar *Ferr-p* form graph *Hell Hydr* iod kali-bi kali-c kali-i *Lach* led *Lyc* mag-c manc merc merc-c *Mez* naja nat-s nit-ac *Phos* **Rhus-t** rhus-v scol sec sep sil sol-ni stry sul-ac *Sulph* syph vario verat vesp vip
  - **afternoon**: nat-c
  - **evening**: *Cur* rhus-t stann
  - **night**: *Aran* dig kali-n phos
  - **accompanied** by | **sciatica** (See Pain - lower limbs - sciatica - accompanied - arms)
  - **black**: *Carb-v Mur-ac*
  - **blisters**, black, putrid: *Ars*
  - **bluish**: ars bufo elaps **Lach** samb
  - **burning**: mur-ac olnd sulph
  - **cold**: lach *Puls*
  - **cramps**, after: graph
  - **edematous**: *Apis* ars-s-f *Aur* aur-m cact calc-ar crot-h *Ferr Lach Lyc Merc-c Phos* sil
  - **erysipelatous**: scol
  - **hard**: ars carb-an graph lach led sulph
  - **heart** disease; in: lycps-v

1603

Swelling – Upper limbs — **Extremities** — Tension

- **hot**: ant-c *Apis* bry bufo *Cocc* Hep Merc mez *Puls* rhus-t sulph
- **lymphatic**: berb
- **nodular** swellings: *Agar Ars* carb-an *Caust* dulc lyc *Mag-c* mag-m mang *Mez* mur-ac nat-m nit-ac sil stann zinc
- **painful**: amph ant-c chin hep kali-c *Lach Mosch* nux-v sep *Sulph Thuj*
- **painless**: euphr lyc
- **pale**: *Apis* bry nux-v
- **paralysis**, after: sulph
- **red**: alum ant-c **Bell** Bry *Bufo* graph *Hep* lac-d *Lyc* mag-c *Merc* sep spong *Thuj*
- **rigidity**, with: sulph
- **sensation** of: apis *Aran Ars Bell Caust* cocc glon *Kali-n* kreos laur m-aust puls sulph verat
- **shining**: bry sulph
- **stooping** agg: sil
- **uncovering** | **amel**: chim
- **white**: *Apis*
- ○ **Bone**: aur *Bry* calc dig dulc lyc mez phos **Rhus-t** Sep Sil Staph Sulph
- **Joints**: calc
- **Periosteum**: *Aur Merc* mez ph-ac **Rhus-t Sulph**
  : syphilitic: calc-f
- - **Wrists**: *Act-sp* agn am-c am-m *Apis* aur aur-m bry *Bufo Calc* carb-v *Crot-h* cub dulc euphr *Hep Iod* kali-bi kreos *Lac-ac Lach Led* mag-c mang med *Merc* phos plb rhod Rhus-t *Rhus-v* sabin sec sep sil stict stry sul-ac *Sulph* tarent tep vip
  - **right**: osteo-a
  - **morning**: lac-ac
  - **evening**: sep
  - **alternating** with swelling of knee (♂*knees - alternating - wrist*): kreos
  - **bursa**-like: *Aur*
  - **motion** agg: merc phos
  - **nodular** swellings: stann
  - **pain**; after: cub
  - **painful**, soft and watery: *Sec*
  - **red**: mag-c
  - **rheumatic**: act-sp med
  - **spots**, in: kali-bi
  - **sudden**: rhod
- ○ **Palmar** surface of: carb-v rhus-t rhus-v

SWINGING (See Swaying)

TALKING agg:
○ **Shoulders**: pyrog

TENDERNESS (See Pain - sore; Sensitive)

TENSION: alum-sil ang aran-ix arist-cl bov *Bry* calc *Carl Cimx Cupr* gast gent-l hep iod mag-m mang nux-v pin-s *Plat* plb **Puls Rhus-t** sec sulph *Thuj* valer
- **morning**: *Nux-v*
- **afternoon**: calc
- **evening**: *Puls*
- **night**: hep *Puls* rhod sulph

Tension: ...
- **chill**:
- **before**: *Rhus-t*
- **during**: rhus-t
- **hiccough**; after: con
- **increases** gradually and decreases suddenly: **Puls**
- **rising** from sitting agg: *Rhus-t*
- **walking** agg; after: sulph
- ○ **Ankles**: aesc aur bell bry calc carb-an carb-v *Caust* con croc *Lach* lyc mang-m med *Merc* nat-c nat-m *Phos* plat seneg sep sil spig sulph tep thuj vip zinc
- **morning**: con lyc
- **drawing**, pressive: calc
- **motion**:
  : agg: **Bry**
  : amel: calc zinc
- **painful**: seneg
- **rheumatic**: zinc
- **sitting** agg: nat-m sil
- **walking**:
  : agg: phos sep sulph thuj
  : air agg; in open: bell
- ○ **Inner**: calc ph-ac
- **Sides** | **Outer**: euphr
- - **Elbows**: acon all-s alum arg-met berb dros kali-n kreos lach laur manc mang *Mez* Mur-ac puls rhus-t *Sep* stann sul-ac sulph tab ter teucr zinc
  - **evening** | **yawning**; on: zinc
  - **bending** agg; and on: berb dros *Merc*
  - **raising** arm agg: mez
  - **stretching** arm agg: mang
  - ○ **Bends** of elbow: arg-met kali-n nat-m *Puls* rhus-t sep sulph thuj
    : **morning**: sulph
    : **extending** the arm agg: **Caust** Rhus-t
    : **writing** agg: thuj
  - **Olecranon**: arg-met stann
    : **bending** arm agg: arg-met stann
- - **Feet**: aesc agar ail *Alum* alum-sil ambr ant-t asaf bell borx bry cann-s carb-an *Caust* cham clem eupi kali-c led *Lyc* mag-m mez nat-m petr ph-ac phos plat puls rhus-t sabad sars *Seneg Sep* stront-c *Sulph* thuj verat viol-o viol-t zinc
  - **morning**: sars *Sulph*
  - **noon**: ambr
  - **afternoon**: nat-m
  - **evening**: *Bry* plat thuj
  - **night**: agar
  - **breakfast**; after hearty: puls
  - **burning**: alum
  - **dinner**; after: *Sulph*
  - **motion**:
    : agg: thuj
    : amel: mag-m
  - **toes**; of | **agg**: *Sulph*
  - **sitting** agg: **Bry** mag-m plat **Rhus-t**
  - **stepping** agg: **Bry** thuj

Tension – Feet

- **walking**:
  - **agg**: ail ant-t bell clem petr ph-ac thuj
  - **stone** pavement agg; on a: sep
- ○ **Back** of feet: alum ant-t borx *Bry* carb-an caust lyc mag-m nat-c sec sep thuj
- **Heels**: bell berb *Caust* led nicc phos thuj
  - **morning | bed** agg; in: phos
  - **rising**, after long sitting: thuj
  - **standing** agg: berb
  - **sticking**, agg putting foot down after rising from bed: nicc
  - **walking** agg: berb led thuj
- **Sides | Outer**: *Zinc*
- **Soles**: *Alum* bell berb *Caust* hyper lyc plat rhus-t sil spig sulph *Zinc*
  - **forenoon**: alum
  - **noon**: sulph
  - **walking** agg: sulph
  - **afternoon**: lyc
  - **evening**: zinc
  - **pressure | amel**: bell
  - **sitting** agg: lyc
  - **stepping** agg: berb bry *Caust* spig sulph zinc
  - **stooping** agg: plat
  - **Near** the heel: bell
- **Tendons** of foot, after walking: sulph
- **Fingers**: aeth agn alum ambr aml-ns apis arg-met benz-ac calc canth carb-an caust coc-c croc *Ferr* cupr hep hyos iod kali-bi kali-c lach mag-c mag-p mang nat-m nat-s nit-ac nux-v olnd ph-ac *Phos* plb psor *Puls* rhod spong sulph thuj verat
  - **left**: phos
  - **evening**: sulph
  - **bending** agg: caust sep thuj
  - **eruptions**; with: psor
  - **motion**:
    - **agg**: hep ph-ac
    - **hindering** motion: *Coloc*
  - **pressed**, when: phos
  - ○ **First**: nat-m sep
- **Fourth**: canth hyper phos
- **Joints**: carb-an *Caust* croc iod kali-c kali-n mag-c *Nat-m* nit-ac ph-ac phos puls rhod sep spong sulph
- **Third**: mang phos
- **Forearms**: agar ant-c arn cadm-s calc camph *Caust* coloc com *Crot-h* crot-t graph kali-c lach led mag-p mang nat-c prun puls rat sep stront-c sulph teucr thuj zinc
  - **evening**: camph
  - **motion** agg: calc
  - **stretching**:
    - **arm**:
      - **agg**: mang
      - **amel**: nat-c
- ○ **Extensors | writing** agg: **Mag-p** thuj
- **Flexors**: aeth nat-c

Extremities

- **Hands**: aesc alum am-c apis arg-met bar-c bell calen canth carb-v caust chin clem crot-h ferr ferr-ma hyper ign ind kali-c lach laur lyc mang meny merc nat-c nat-p nat-s plb prun psor sep stront-c sul-ac sulph thuj verb zinc
  - **evening**: sulph
  - **convulsive**: lyc *Zinc*
  - **hang** down agg; letting arms: sul-ac
  - **stretching**:
    - **agg**: laur
    - **amel**: nat-c
- ○ **Back** of hands: alum
- **Bones**: mang
- **Joints**: mang
- **Hips**: aeth agar am-m ambr asar *Bell* berb bry calc *Carb-v Caust* cimic coc-c *Coloc* con crot-t euph ferr-ma *Lyc* mez *Nat-m* nit-ac nux-v ph-ac plat *Puls Rhus-t* sep stront-c sulph thuj zinc
  - **right**: nit-ac
  - **left**: *Lyc Rhus-t* sulph
  - **morning | waking**; on: carb-v
  - **afternoon**: aeth
  - **evening | amel**: coc-c
  - **motion** agg: ph-ac
  - **rheumatic**: lyc
  - **sitting** agg: *Rhus-t*
  - **standing** agg: lyc
  - **walking** agg: bell calc carb-v lyc nit-ac sep *Sulph* thuj
  - ▽ **extending** to:
    - **Downward**: berb sulph thuj
    - **Groin**: thuj
- **Joints**: am-c *Am-m* anac apis arg-met *Bov Bry* cact *Caps* carb-an carb-v *Carl Caust* clem croc iod *Iris Kali-c* **Led** *Lyc Mag-c Mag-m* manc *Mang Mez* mur-ac nat-act **Nat-m** *Nit-ac Puls* rhod *Rhus-t Seneg Sep* stann sul-ac *Sulph Teucr* verat zinc
  - **evening**: *Iris*
  - **shifting**: iris
- **Knees**: acon aesc alum am-m ant-t arg-met *Arn* ars *Bar-m* bell berb *Bry* calc canth caps *Carb-an* carb-v *Caust* cham cham coc-c colch coloc con crot-h crot-t cycl dig euph euphr graph hell ign *Iod* kali-bi kali-c kali-sil lach laur *Led* lyc m-arct *Mag-c* merc mez mur-ac **Nat-m** *Nit-ac* nux-v ol-an pall par *Petr Phos* plat puls rheum rhod *Rhus-t Ruta* samb *Seneg Sep* sil spig stann *Sulph* tab thuj verat zinc
  - **right**: sulph zinc
  - **morning | waking**; on: carb-v
  - **evening**: coloc
  - **night**: sulph
  - **ascending** stairs agg: nux-v sep spig *Sulph*
  - **kneeling** agg: sep
  - **motion** agg: berb kreos nit-ac
  - **rheumatic**: mez
  - **rising** from sitting agg: calc petr **Rhus-t** *Sulph* thuj
  - **sitting**:
    - **after**: petr

Tension – Knees · Extremities · Tension – Legs

- **sitting**: ...
  : **agg**: cycl
- **sleep** agg; after: carb-v
- **standing** agg: croc cycl
- **stepping**:
  : **agg**: petr spig
  : **impossible**: lyc
- **stretching**:
  : **agg**: berb *Ign*
  : **impossible**: sulph
- **walking** agg: ammc berb carb-v kali-c *Led* sep sil *Sulph* tab thuj zinc
○ **Hollow** of knees: aesc *Am-m* anag ang ant-c ant-t arg-met ars bell *Berb Bry Calc-p Caps* carb-an carb-v carbn-s **Caust** cham cic *Cimx* coc-c coloc corn cycl dig *Graph* hep kali-ar *Lach* lact *Lyc* lyss *Mag-c* mag-s med meny *Nat-c* **Nat-m** nit-ac *Nux-v* olnd pall petr ph-ac phos *Phyt* plat *Puls* rheum **Rhus-t** *Ruta* samb sang sep stann **Sulph** *Thuj* valer verat vip zinc zinc-p
  : **daytime**: nat-m
  : **morning** | **rising** agg: caust *Lyc*
  : **afternoon**: nit-ac
  : **cramping**: phos
  : **menses**; during: nat-p
  : **motion** agg: ph-ac
  : **rising** from sitting agg: calc-p lact nat-m **Nux-v Rhus-t**
  : **room**; when entering a: mag-c
  : **sitting** agg: ars *Caust*
  : **standing** agg: ars *Bar-c* graph nux-v samb verat
  : **stepping** agg: mag-c
  : **stooping** agg: *Sulph*
  : **touch** agg: ph-ac
  : **walking**:
    : **agg**: carb-an *Caust* cic coloc euphr graph lact mag-c mag-s merc nat-m *Nux-v Phyt* **Sulph** verat
    : **air** agg; in open: plat zinc
    : **beginning** to walk: *Caust*
    : **continued** | **amel**: *Calc-p* carb-an *Caust Rhus-t*
  : **Tendons**: sep
- **Legs**: *Agar Alum* alum-p am-c am-m *Anac* ant-c ant-t arg-met arn *Asaf* bar-c bar-m borx bov *Bry Calc* canth caps carb-an carbn-s caust cham chel chin cimx cocc colch coloc con cupr chel euph euphr graph hep ign kali-bi kali-c kreos laur led *Lyc* m-ambo m-arct mag-m mang meny mez mur-ac nat-c **Nat-m Nit-ac** nux-v ph-ac phos plat psor *Puls* ran-b rheum rhod *Rhus-t* sabad sabin *Sep* sil spig spong stann staph stram stry sulph tab tarax teucr *Thuj* valer *Zinc* zinc-p
  - **right**: *Agar* tarax
  - **left**: borx
  - **morning**: sulph
  - **noon**: thuj
  - **afternoon**: bry sulph
  - **evening**: ant-c dulc kali-bi led **Puls**
  - **night**: agar alum thuj
  - **dinner**; after: sulph

- **Legs**: ...
- **kneeling**, on: (non: calc)
- **lying** agg: *Am-m*
- **menses**; during: spong
- **rheumatic**: mez puls
- **rising** agg; after: agar
- **sitting** agg: *Am-m* anac ant-c carl *Nat-c* rhus-t
- **squatting**, on: calc
- **standing** agg: bar-c
- **walking**:
  : **agg**: graph kali-c mang rhod *Sulph* tarax thuj
  : **amel**: *Am-m* bar-c
○ **Bones**:
  : **Tibia**: zinc
  : **descending** agg: bar-c
- **Calves**: acon *Alum* alum-sil am-c *Anac* ang *Arg-met* ars asaf bar-c bell berb bov *Bry* calc canth caps carb-an card-m castor-eq caust *Cham* chel cic *Cimx* cocc colch con cupr dulc ign *Kali-bi Kali-c* kali-i kali-m kali-n kali-sil kreos laur led lyc mag-m mur-ac nat-c **Nat-m** nat-p nux-v ox-ac pall *Phos* plat *Puls Rhus-t* rhus-v *Sabad* sep *Sil* sol-t-ae staph sulph valer zinc zinc-p
  : **morning**: ferr-ma sulph
  : **walking** agg: sulph
  : **forenoon**: sulph
  : **afternoon**: ox-ac
  : **17 h**: **Valer**
  : **standing** agg: valer
  : **walking** agg: ox-ac
  : **evening**: *Alum* caust chel dulc
  : **ascending** stairs agg: *Arg-met* prun sulph
  : **bent**, when: chel
  : **burning**: asaf
  : **cold** agg; becoming: am-c
  : **cramping**: rhus-v sil
  : **descending** stairs agg: *Arg-met*
  : **dinner**; after: canth
  : **drawing**: puls
  : **motion**:
    : **agg**: berb cocc kali-c nat-c
    : **feet**; of | **agg**: cham
  : **rising** from sitting agg: alum kali-c
  : **sitting** agg: lyc mur-ac **Nat-m** plat **Valer**
  : **standing** agg: alum kali-c kali-i stann
  : **stool** agg; after: ox-ac
  : **stretching**:
    : **agg**: ign
    : **amel**: chel
  : **walking**:
    : **agg**: *Alum Anac* bar-c berb caps *Carb-an* colch ign led nat-c *Nat-m* nit-ac pall phos psor *Rhus-t* sabad *Sil* spig zinc
    : **air** agg; in open: bar-c zinc
    : **amel**: alum kali-i *Rhus-t* stann
  : **Lower** part of: nit-ac
- **Knee**; below | **squatting**; on: calc

1606 ▽ extensions | ○ localizations | ● Künzli dot

Extremities

Tension – Legs

- **Tendo** Achillis: berb *Caust* chin cimic graph mag-c mur-ac phos ran-b *Sep* sulph teucr *Zinc*
  : **walking**:
    : agg: mur-ac
    : **rapidly** | **agg**: mag-c
- **Lower** limbs: *Alum* am-m ambr ang ant-c ant-t ars aur *Bar-c* berb bry calc camph *Carb-an* carb-v caust *Cham* clem *Coloc* con dulc guaj hep iod kali-bi kali-c kreos lach lyc mag-c *Mag-m* mag-p mang med meny meph merc mez mur-ac *Nat-c Nat-m* nit-ac *Nux-v* petr ph-ac phos plat plb *Puls* rhus-t sabin sars *Sep* sil stann staph stram sulph *Zinc*
  - **right**: mang phos
  - **night**: hep merc nat-c *Puls*
  - **alternating** with | **Anus**; complaints of: kali-m
  - **cramping**: stram
  - **paralyzed** limb: *Nux-v*
  - **sitting** agg: nat-c
  - **standing** agg: *Bar-c*
  - **walking**:
    : agg: mang nat-c nat-m
    : amel: bar-c mag-m
  - **warm** bed agg: *Puls*
- **Nates**: ant-c arg-met arn bell berb *Merc* sil
  - **night**: merc
    : sleep agg; during: merc
  - **lying** on back | **amel**: merc
  - **stooping** agg: bell
  o **Gluteal** region: spig
- **Shoulders**: aeth anac *Apis* asar berb *Bov Bry* carb-v casc coc-c coloc crot-h dig *Euph* eupi hyos iris kali-bi *Kali-c* kali-i kali-n lach lact laur led *Lyc* mag-m mang mez nat-c nat-m nat-p nit-ac petr phos *Sep* staph sulph teucr verat *Zinc*
  - **right**: euph lyc sulph zinc
  - **morning**: calc kali-c sulph
    : **air** agg; in open: nat-c
    : **bed** agg; in: nat-m
    : **motion** of arm agg: coloc crot-h euph phos
    : **rising** agg; after: euph
  - **brushing** the teeth, while: phos
  - **burning**: mag-m
  - **closing** the mouth agg: mag-c
  - **menses**; during: berb
  - **motion**:
    : amel: sep
    : **arm**; of | **agg**: dig
  - **paralytic**: euph
  - **raising** arm agg: bry euph hyos *Iris*
  - **rest** agg: euph
  - **rheumatic**: *Lyc* puls zinc
  - **stooping** agg: mag-c
  - **uncovering** agg: nat-m
  - **waking**; on: coloc
  - **walking**:
    : **air**; in open:
      : agg: lyc
      : amel: euph

Extremities

Tension – Thumbs

- **Shoulders**: ...
  - **writing** agg: bov
  ▽ **extending** to: mag-c
    : **Jaw**; angle of lower: mag-c
- **Thighs**: acon *Agar Alum* alum-p **Am-m** ambr ang ant-c ant-t arg-met arn asaf aur aur-s *Bar-c* bar-m bar-s berb bry calc *Camph Carb-v* **Caust** cham chel chin cic *Clem Coloc* crot-t eupi *Guaj* hell hep hyos ind *Kali-bi Kreos Lac-d Lach Lyc Mag-m* mang meny *Merc* mez *Nat-m Nux-v* ol-an olnd op petr *Plat* plb prun **Puls** rat rhod *Rhus-t* ruta *Sabin Sep* spig *Spong* staph sulph tab tarax *Tarent Thuj* zinc-p
  - **morning**: carb-v
    : **rising** agg: caust
  - **forenoon**: sulph
    : **walking** agg: sulph
  - **afternoon**: nat-m
  - **evening**: ant-c lyc **Puls** rat sulph zinc-p
  - **night**: *Alum Lyc* sulph
  - **ascending** stairs agg: hyos nat-m
  - **bearing** the weight upon the leg, with knee bent: cham
  - **bending** knee agg: ang caust
  - **burning**: olnd
  - **drawing** tension: coloc **Puls**
    : **right** thigh: coloc
  - **drawing** up legs | **amel**: zinc-p
  - **lying** | **amel**: bar-c
  - **menses**; during: nat-m spong
  - **motion**:
    : amel: *Bar-c* mag-m **Puls**
    : **legs**; of | **amel**: mag-m
  - **rheumatic**: mez
  - **sitting**:
    : agg: ant-c *Camph* lyc meny merc *Plat* spig *Tarent* zinc-p
    : amel: aur guaj
  - **standing** agg: *Bar-c* nux-v rat
  - **stepping** agg: spong
  - **walking**:
    : agg: ambr aur berb chin cic *Guaj* ind lyc meny nat-m puls *Rhus-t* sep spig staph sulph thuj til
    : amel: zinc-p
  - **warm** bed agg: *Puls*
  ▽ **extending** to | **Downward**: *Alum Nat-m* rhus-t sep sulph
  o **Anterior** part: ang
  - **Bends** of thighs: agar arg-met berb carb-an *Caust* zinc
  - **Bones**: lyc
  - **Hamstrings**: agar *Am-m Ambr* ant-c ant-t asar bar-c *Calc-p* carb-an **Caust** cimx dig graph **Guaj** kali-ar led *Lyc* lyss med nat-c **Nat-m** nat-p *Nit-ac* phos *Phyt* puls *Rhus-t Ruta* samb sulph
    : **crossing** legs agg: rhus-t
  - **Posterior** part: euph petr
- **Thumbs**: *Coloc* nat-c olnd phos plb prun staph sulph thuj

Tension – Thumbs / Extremities / Tingling

- ○ **Balls**: cupr
- **Toes**: mez nat-s olnd ph-ac phos plat prun sars sulph thuj
  - **morning**: sars
  - **motion** agg: sulph thuj
  - **stepping** agg: thuj
  - **walking** agg: ph-ac sulph
- ○ **First**: plat sulph
- **Upper** arms: agar alum **Ant-c** asaf asar berb bry bufo carl crot-t kali-c laur prun puls rhus-t spig sulph zinc
  - **morning** | **bed** agg; in: crot-t
  - **air** agg; in open: rhus-t
  - **motion** agg: agar carl
  - **walking** agg: spig
  - ▽ **extending** to:
    - **Fingers**: crot-t
    - **Forearm**: phos
- ○ **Biceps**: agar
- **Lower** part of: kali-c
- **Upper** limbs: *Alum* alum-sil anac ant-c arg-met asar aur bar-c berb *Caps* carb-v caust chin cic **Cocc** coloc *Con* **Dig** dros dulc graph hyper kali-c kreos lach mag-p mang meny mez mur-ac nat-c nat-m nat-s nit-ac nux-v petr phos *Plat* prun puls rhus-t rhus-v sep sil *Sulph* tab thuj vip zinc
  - **left**: kali-c
  - **cold**, as from: alum
  - **elevation** agg: kali-c
  - **lifting** agg: alum-sil
  - **numbness**; with: sep
  - **stretching** agg: anac cimx
  - **walking** agg: cic
  - **writing** agg: **Mag-p**
  - ▽ **extending** to:
    - **Fingers** | **Tips**: puls
    - **Neck** | **menses**; during: berb
- ○ **Joints**: anac bov caust hep iod kali-c lyc mag-c mang mez mur-ac nat-m nit-ac sep sul-ac zinc
- **Varicose** veins: | **menses**; during: arist-cl
- **Wrists**: am-c am-m aml-ns arg-n aur-m bar-c carb-an carb-v caust kali-c lach lyc mang *Merc* nat-p phos puls spong thuj verb zinc
  - **morning** | **bed** agg; in: lyc
  - **evening** | **amel**: arg-n
  - **bending** agg: arg-n aur-m
  - **motion** agg: am-c carb-an spong

THICK:
- ○ **Fingers**: aur-m
  - ○ **Tips**: *Ant-c* pop-cand
- **Hands**:
  - ○ **Palms** | **Tendons**: *Plb*
- **Legs**:
  - ○ **Bones** | **Tibia**: mez thuj
- **Nails** (See Nails - thick)
- **Skin**:
  - ○ **Feet**:
    - **Edge** of: lac-d
    - **Soles**: ant-c **Ars** lac-d lach maland sang sulph

Thick – Skin: ...
- **Fingers** | **Tips**: am-m pop-cand
- **Hands**: psor sars
- **Palms**: sulph
- **Thighs** and buttocks (See GENE - Obesity - thighs)

THIN:
- ○ **Nails** (See Nails - thin)

THREADS, stretched along arms, legs: lach

THRILLING sensation (↗*Shuddering*): cann-i nit-ac nux-v
- **excitement** agg: nux-v
- ○ **Feet**: bapt
- **Fingers**, tips of: ail
- **Hands**: bapt **Cann-i**
- **Joints**: cinnb
- **Knees**: **Cann-i**
- **Legs**: **Cann-i** lyss phys stry
- **Toes**, first: benz-ac
- **Upper** limbs: **Cann-i**

THROMBOSIS | **Lower** limbs: *Apis* bufo

THROWN back, shoulder: acon

THROWS hands about in sleep: nat-c

THRUSTS feet out of bed (See Uncover, inclination - feet - night)

TICKLING (See Itching)

TIED, sensation as if:
- ○ **Upper** limbs: abrot alum caj nux-m
- **Wrists**: glon

TIGHTNESS (See Constriction)

TINGLING (↗*Numbness*): **Acon** *Alum* alum-sil *Alumn* Ambr anac apoc arg-n *Arn* ars atro bell bros-gau cadm-met calc-f calc-sil camph *Carb-an* *Carb-v* carbn-o *Carbn-s* colch con croc *Cupr* **Gels** **Graph** hell hist hyos *Ign* kali-ar kali-bi *Kali-c* kali-p kreos lach **Led** **Lyc** **Merc** morph nat-f *Nat-m* nux-m op ox-ac **Petr** *Ph-ac* **Phos** pic-ac plb psor **Puls** ran-s rauw *Rhod* **Rhus-t** sarcol-ac *Sec Sep Sil Stram* stry sulfa *Sulph* sumb tanac tep teucr thuj *Verat* verat-v visc zinc
- **left** side: calc-f
- **morning**: kali-bi teucr
  - **lying** agg: kali-c
- **rest** agg: anac carb-an
- **afternoon**: teucr
- **night**: Merc
  - **lying** agg: *Sulph*
- **alternating** with | **numbness**: hist
- **bed**; warm: calc-f
- ○ **Ankles**: staph
  - **night** | **waking**; on: bar-c
- **Elbows** (↗*Numbness - elbows*): meny verat
- **Fingers**: **Acon** ail all-s *Alum* alum-sil am-c am-m ambr ammc arn ars arum-d *Bapt* bar-c berb *Calc* calc-p *Carbn-s* caust chel **Cocc** Coch Colch *Coloc* con croc dig

Extremities

Tingling – Feet | Tingling – Knees

- **Feet**: ...
dulc euph graph ham hell hipp hyos hyper *Kali-c* kali-p lachn lyc mag-m manc merc-i-f mez naja nat-m nat-m *Nit-ac* onos *Ph-ac* *Phos* *Puls* ran-s *Rhod* rhus-t *Sec* *Sep* sil stann stry strych-g sul-ac sulph sumb thuj visc zing
  - **right**: alum carb-an
  - **left**: allox crot-h grat
  - **morning**: calc-p
    : **bed** agg; in: nat-c
  - **evening** | bed agg; in: carb-an
  - **night**: am-m mag-m phos
  - **alternating** with tingling of hands (See hands - alternating)
  - **eating**; after: kali-c
  - **lying** in bed, while: carb-an *Hyper*
  - **painful**: mag-m
  - **rising**:
    : **sitting**; from | **agg**: *Puls*
  - **sitting** agg: euph grat nat-c
  - **standing** agg: naja *Puls Sec*
  - **walking**:
    : **agg**: ant-c berb *Sec*
    : **amel**: am-c *Puls*
  - **warmth** agg | **heat** agg: lachn
  ▽ **extending** to:
    : **Upward**: Acon
  ○ **Back** of feet: am-c chin ran-s
  - **Heels**: alum am-c caust ferr-ma *Nux-m* rhod
    : **evening** | bed agg; in: nit-ac
    : **sitting** agg: alum con
  - **Soles**: alum am-c arg-n ars bell *Berb* bry cain cann-i *Caust* cic *Cocc* colch coloc cub ferr *Hep* lyc nat-c *Nux-m Nux-v* Olnd *Rhus-t* ruta *Sec* sep *Sil* staph stry zing
    : **evening**: rhus-t zing
    : **rising**:
      : **bed**; from | **agg**: lyc
      : **sitting**; from | **agg**: *Puls*
    : **scratching** agg; after: sil
    : **sitting** agg: arg-n cic **Cocc** staph zing
    : **spot**, in one: ol-an
    : **voluptuous**: *Sil*
    : **walking** agg: berb bry *Olnd Rhus-t Sec* zing
- **Fingers**: abrot Acon ail *Alum* alum-p alum-sil *Am-m* ambr apis arg-n *Ars* arum-i *Aza* bapt *Bar-c* bell cact *Calc* calc-s *Carbn-s* colch con croc cupr-ar *Dig* dros ferr form *Glon* hell hyos kali-c lac-c lach lact lil-t lob *Lyc* mag-c *Mag-m* mag-s mang merc nat-c **Nat-m** ol-an ox-ac paeon *Par* ph-ac ptel *Puls Ran-b* rat rhod *Rhus-t Sec* sep *Sil* spig stry sul-ac sulph tab *Thuj Verat*
  - **morning**: dios
    : **waking**; on: ail
  - **night** | **waking**; on: bar-c
  - **grasping** something agg: rhus-t
    : **sitting** agg: alum
  ○ **First**: plat
  - **Fourth**: alum carb-an sec
    : **sitting** agg: alum

- **Fingers**: ...
  - **Joints**: sarcol-ac verat
  - **Nail**: colch
    : **Under**: cann-s colch *Nat-s* nux-m
  - **Second**: apis
  - **Third**: alum sec sil
  - **Tips**: acon acon-c acon-f **Am-m** cact cann-s *Colch* croc fl-ac *Hep* **Kali-c** lach nat-m *Nat-s* rhod *Rhus-t Sec* sep sulph *Thuj*
    : **morning**: *Kali-c*
    : **grasping**, when: *Rhus-t*
    : **hang** down agg; letting arms: sulph
  - **Forearms** (↗*Numbness - forearms*): aesc alum am-m ars both-ax caps *Cham* Cocc coloc con croc *Gels* lac-c *Lyc* mag-m merc nat-m *Nit-ac* nux-v *Ph-ac* phys pip-m psor puls sec sep sulph
    - **right**: am-m coloc
    - **left**: alum
    - **motion** agg: bapt
    ▽ **extending** to | **Fingers**: carb-ac phys pip-m
  - **Hands**: acet-ac **Acon** aesc agar ail *Alum* alum-p alum-sil am-c *Apis* arn ars arum-d aza bapt bar-c bell both-ax bros-gau *Calc* calc-p *Carb-an Carbn-s* **Cocc** colch croc crot-h dros eupi form graph hell hipp hyos *Kali-c Kali-n* lac-c *Lach* lil-t *Lyc Mag-c* meny *Mez* mur-ac nat-c nat-m nat-s *Nit-ac Nux-v Ph-ac Phos* ptel *Rhod* rhus-t ruta *Sel* sep *Sil* stram stry strych-g ust *Verat*
    - **right**: carb-an
    - **left**: cact *Crot-h Lach*
    - **morning**: calc-p form kali-c nit-ac *Phos*
    - **night**: mag-m sep *Sil*
      : **midnight**: rhus-t
    - **accompanied** by tingling of feet: carb-an
    - **alternating** with tingling of feet: carb-an **Cocc**
    - **grasping** something agg: cham rhus-t
    - **lain** on: am-c ambr ars *Chin* kali-c petr
    - **motion**:
      : **agg**: bapt
      : **amel**: am-c carb-an sep
    - **painful**: mag-m
    - **playing** piano: sulph
    - **riding** agg: form
    - **sitting** agg: am-c *Graph* sulph
    - **standing** agg: agar
    - **waking**; on: croc *Phos*
    - **washing** agg; after: aesc ars
    - **writing** agg: agar
    ○ **Back** of hands: apis jatr-c plat
    - **Palms**: *Acon* am-c apis ars *Aza* cadm-met calad con cupr mur-ac *Rhus-t* ruta sec seneg sep staph stry sumb
      : **warm** room agg: cadm-met
  - **Hips**: bar-c rhus-t
    - **night**: bar-c
    ○ **Gluteal muscles**: calc-p
  - **Knees**: alum ant-t aur hyper plat rhus-t
    - **rising** from sitting agg: chin
    - **sitting** agg: alum

All author references are available on the CD   1609

Extremities

Tingling – Legs

- **Legs**: acet-ac agar *Alum* am-c aran arg-met arn asaf bapt bar-c *Calc* calc-f *Calc-p* Carb-an *Carbn-h* carbn-s *Caust* cic *Cocc* coloc con corn *Crot-h* dig euph fl-ac gels *Gnaph* graph hyper ind iod *Kali-c* kali-i kreos lachn lact lil-t mag-m manc merc merc-i-f mez naja nux-m nux-v onos petr *Phos* puls *Rhus-t* sarcol-ac *Sec* sep *Sulph* tarent tela thuj *Trios* verat zinc
  - **daytime**: *Carb-an*
  - **afternoon**: *Gels*
  - **evening**: *Calc* ign manc
  - **excitement** agg: calc-p
  - **rising** after sitting; on: *Puls*
  - **sitting**:
    : agg: am-c bar-c *Calc* camph cic crot-h ign
    : crossed legs; with | agg: agar carb-an *Crot-h* fl-ac laur *Phos* sep
  - **standing** agg: am-c naja
  - **walking** agg: asaf
  ○ **Calves**: ambr bar-c berb caust cham lach onos
- **Lower** limbs: agar *Alum* alum-p alum-sil am-c ant-c ant-t arn aur *Calc-p* cann-s carb-ac carb-an *Carb-v* carbn-s caust chin coc-c com dig **Graph** grat guaj hyper ign **Kali-c** lachn **Lyc** m-ambo mag-m *Merc* merc-c merc-i-f mez mosch nat-m nit-ac nux-v op *Petr* *Ph-ac* plat puls ran-s rumx ruta sanic sec *Sep* *Sil* spig staph sul-ac *Sulph* tab thuj til verat
  - **right**: carb-an kali-c
  - **left**: nat-c
  - **morning** | bed agg; in: *Sulph*
  - **night**: sanic
    : bed agg; in: carb-an helo sanic
  - **kneeling**, after: op
  - **lying**:
    : agg: *Kali-c Sulph*
    : limb agg; on the: carb-an
  - **menses**; during: *Graph Puls* sec
  - **rest**; after: op
  - **rising** from sitting agg: caps
  - **scratching** | **amel**: sil
  - **sitting** agg: *Calc-p* chin *Graph* guaj ign kali-c lyc mosch nux-v *Op Ph-ac* sep *Sil*
  - **warm** room agg: com
  - **warmth** agg | **heat** agg: lachn
- **Nates**: *Alum* calc-p dig guaj staph sulph
  - **sitting** agg: *Alum* calc dig sulph
- **Paralyzed** parts; in: cann-i
- **Shoulders** (↗*Numbness - shoulders*): cham mez verat zinc
- **Thighs**: *Agar Alum* aran arg-met calc *Calc-p* canth carbn-s caust cic coc-c *Cocc* coloc crot-h *Gnaph* graph hep kali-c kali-n lact *Merc* mez nit-ac *Nux-v* onos ox-ac *Phos Rhus-t* sabad sarcol-ac sec sep sil *Sulph* tarent tela thuj *Trios* verat zinc
  - **menses**; during: sec
  - **painful**: caust
  - **rising** from sitting agg: chin
  - **sitting** agg: cic sil
  ▽ **extending** to | **Testes**: sabad
- **Thumbs**: alum ambr fl-ac nat-c

Tingling – Thumbs: ...

○ **Tip** of: am-m ambr
- **Toes**: ail apoc-a ars arum-d aza berb cic *Colch* con hell *Hep Lach* merc merc-i-f *Nux-m* sabad sec stry verat vip
- **right** foot | **daytime**: vip-l-f
○ **First**: berb bufo-s camph carb-ac chin cic nat-c ran-s
  - **Tips**: mez
  - **Fourth**; outer side of: onos
  - **Nails**, under: elaps
  - **Second**: crot-t
  - **Tips**: acon-c **Am-m** *Nat-m*
- **Upper** arms (↗*Numbness - upper arms*): bros-gau sep
- **Upper** limbs (↗*Numbness - upper limbs*): acet-ac *Acon* ail *Alum* alum-p alum-sil am-c am-m *Ambr* apis arn ars *Aur* bapt bell cann-i cann-s caps *Carb-an Carb-v Carbn-s* caust chel *Cocc* colch con corn *Dig* fl-ac **Graph** hyos ign kali-c kali-n m-arct *Mag-m* merc mez mill morph nat-s ol-an paeon *Ph-ac* **Phos** plat plb puls rhod rhus-v ruta sabad *Sec* **Sil** stry sulph thuj tub ust
  - **right** (↗*Numbness - upper limbs - right*): am-c am-m carb-an kali-bi sil
    : **lying** on left side agg: mag-m
    : **Arm** and left leg | **night**: kali-c
  - **left** (↗*Numbness - upper limbs - left*): dig elaps
    : **lying** on back agg: kali-n
  - **morning**: ail *Mag-m*
  - **waking**; on: ail *Mag-m*
  - **forenoon**: mill
  - **night**:
    : **midnight**:
      : **before**: caust
  - **carrying** anything, when: *Ambr*
  - **sitting** agg: *Graph* teucr
  - **writing** agg: spig
  ▽ **extending** to | **Fingers**: carb-ac
  ○ **Side** lain on: ambr arg-met ars *Bar-c* bufo *Calc* carb-an *Carb-v Chin* cop *Croc* glon *Graph* hep *Ign* kali-c *Lach Phos* **Puls** *Rheum Rhus-t* samb sep sil
  - **Side** not lain on: fl-ac mag-m

TIRED (See Heaviness; Weakness)

TOSSING (See Restlessness)

TOTTERING GAIT (↗*Weakness - lower; Incoordination; GENE - Locomotor*): acet-ac acon aesc *Agar* agro ail **Alum** am-c *Am-m* am-p *Ambr* aml-ns *Anac* ang ant-c *Apis* **Arg-met** arg-n arn *Ars Asar* aster astra-m atro *Aur* aur-s **Bar-c** barbit **Bell** bov **Bry** bufo *Calc* calc-p camph cann-s canth *Caps Carb-ac* carb-an *Carb-v Carbn-s* **Caust** cham chel *Chin* chinin-hcy cic **Cocc** *Coff* colch *Coloc* **Con** croc cupr cupr-ar cycl dig dros dub dulc euph ferr *Fl-ac Gels Glon* graph *Hell* helo hydr-ac hydrc hyos ign *Iod* ip kali-br kali-c kali-n lac-ac lach lact *Lath Laur* led lil-t lol lyc m-ambo m-arct m-aust mag-c *Mag-m Mag-p* mag-s mang mang-act *Merc Mez* morph mosch *Mur-ac Mygal* naja *Nat-c Nat-m* nit-ac *Nux-m* **Nux-v** ol-an *Olnd* onos *Op* ox-ac oxyt paeon par petr *Ph-ac* **Phos** phys **Pic-ac** plat **Plb** prun puls rheum rhod **Rhus-t** ruta sabad

---

Tingling – Legs   Tottering gait

1610   ▽ extensions | ○ localizations | ● Künzli dot

Extremities

Tottering gait

Tottering gait: ...
samb *Sars* sec seneg sep *Sil* spig spong stann stram stront-c *Stry* sulfon *Sulph* tab tanac tarax *Tarent* tarent-c teucr *Thuj* trion valer **Verat** *Verat-v* verb viol-o viol-t vip visc zinc
- **dark**; in: *Alum* **Arg-n** carbn-s dub *Gels* iodof *Stram*
- **unobserved**; especially when: arg-n

TOUCH:
- **agg:** *Chel* chin
  o **Elbows** | **Tips:** graph
- **feet** agg: ars calc chin kali-c lac-f sep sulph
  o **Fingers** touch each other; cannot bear to have: lac-c *Lach* sec

TOUGH fingernails (See Nails - tough - fingernails)

TRAUMATISM (See Injuries)

TREMBLING: abel absin *Acon* acon-f aconin aeth *Agar* agar-ph alco *Alum* alum-p alum-sil alumn *Ambr* **Anac** ant-c *Apis* aran **Arg-n** arn **Ars Ars-i** ars-s-f *Asaf* atro aur-s bapt bar-m bar-s bell borx brom bry bufo buth-a *Calc* calc-f calc-p calc-sil camph cann-i *Canth* caps carb-ac carb-an *Carb-v* carbn-o *Carbn-s* carl cass castm **Caust Chel** *Chin* chinin-ar *Chinin-s* Cic Cimic *Cina* cinch cob cob-n **Cocc** coff coff-t coffin colch *Con* cop *Crot-c* crot-h cupr cupr-ar cypr cyt-l dig digin dor dulc euphr eupi ferr-i ferr-ma **Gels** glon graph helo hep hydr-ac *Hyos* hyper iber *Ign* **Iod** jab kali-ar kali-c kali-i kali-n kali-p kali-s kali-sil *Kalm Lach* lact laur lob *Lol* lon-x lyc lyss *Mag-p* mang med meph **Merc** *Merc-c Mez* morph *Mygal* naja nat-m nat-s nicot **Nit-ac Nux-v Op** ox-ac *Petr* ph-ac *Phos* phys pilo *Plat* **Plb** *Puls* ran-b raph rhod **Rhus-t** *Rhus-v* sabad *Sec* sep *Sil* spig spira *Spong* squil **Stram** stront-c *Stry* sul-i sulfon *Sulph* **Tab** *Tarent* thal thuj til tub *Valer* **Verat** verin viol-o vip *Visc* wies x-ray xero zinc zinc-m zinc-p zinc-s
- **right:** ars dor
- **morning:** carb-v euphr kali-act kali-c nat-c nat-m **Nit-ac** *Sil* staph
  · **walking** agg: euphr
- **afternoon:** anac carb-v *Gels*
  · **walking** agg: ran-b
- **evening:** agar chel *Cocc* mez
  · **sleep**; when falling asleep: carb-an
- **night:** calc hep rhod
  · **walking** agg: nat-m
- **accompanied** by:
  · **mental** symptoms (See MIND - Mental symptoms - limbs)
  · **palpitations** (See CHES - Palpitation - accompanied - limbs - trembling)
- **anger**; after: *Nit-ac* **Staph**
- **anxious**: ars merc *Puls*
- **chagrin** (See mortification)
- **chill**; during: agn anac ang ars bry chin chinin-s cina **Cocc** con eup-per ferr *Gels* merc *Par* petr plat sabad sul-ac zinc
- **cigar**, after: op

Trembling

Trembling: ...
- **coition**; after: *Agar*
- **colic**; after: plb
- **contradicted**, when: nit-ac
- **conversation**, from: *Ambr*
- **convulsive**: acon asaf carbn-h crot-h op
- **cough** agg; during: bell *Cupr Phos*
- **crying**, while: tarent
- **dinner**; after: nit-ac
- **drawing**: lyc
- **drunkards**; in: **Ars** *Bar-c* **Merc** *Nux-v*
- **emissions** agg; after: **Nat-p**
- **excitement**: gels **Merc** phos **Staph**
- **exertion** agg; after: *Merc* nat-m *Phos* **Rhus-t** sec
- **fatigue**; from: x-ray
- **fever**; during: chinin-s op *Zinc*
- **fright**; after: **Op**
- **frightened**, as if: **Op** paeon tarent
- **holding** them long in same position: staph
- **invisible**: *Chin*
- **menses**:
  · **before** | **agg**: hyos kali-c lyc *Nat-m*
  · **during** | **agg**: *Hyos* nat-m *Nit-ac* plat stram
- **mental** exertion; after: plat
- **metabolic** causes; from: ant-t crot-h cupr gels hell lach nux-v op plb stram sulph tab zinc zinc-s
- **mortification**: ran-b
- **motion** agg: **Merc** sulph
- **nervous**: thyr
- **one** limb: stram
- **periodical**: *Merc*
- **reflecting** agg: borx
- **resting** against anything amel: plb
- **sexual** excitement; during: graph
- **sleep**; during: ars
- **something** is to be done, when: **Kali-br**
- **standing** agg: dirc *Merc-c Zinc*
- **starting** from sleep: petr sil
- **stool** agg; after: ars carb-v *Con*
- **stretched** out, when: merc-c
- **using** hands: ferr-i
- **vomiting**; after: ars eupi
- **walking**:
  · **after** | **agg**: cupr
  · **agg** (↗ GENE - Trembling - externally - walking - agg.): acon ars cupr ferr-i **Merc** phos sulph
  · **air** agg; in open: *Nux-v Phos*
- **weakness**, with general: arg-n
  o **Feet**: am-c apis arn ars ars-s-f asaf aur *Bar-c* bell borx bov calc camph canth caps carbn-s chinin-s coff coloc crot-t *Cupr* cycl *Gels Hyos* ip kali-c kali-n kali-s lyc m-arct mag-c mag-m **Merc** mur-ac nat-c *Nat-m* nicc nux-m ol-an op ox-ac *Phos Plat Psor* **Puls** sars sec sep *Stram Sulph* sumb *Tab Thuj* verat zinc
  · **left**: puls
  · **morning**: ars nat-m
  : **rising** agg: con crot-t merc-c
  · **forenoon**: nat-m sars
  : **11 h** | **rising** from bed agg: nat-m

1611

Extremities

Trembling – Feet

- evening:
  : bed agg; in: canth nat-m
  : standing agg: nux-v
- night | wakes her: nat-c
- chill; during: canth
- convulsive: hyos kali-cy
- descending stairs agg: thuj
- dinner; after: mag-m
- falling asleep: croc
- fright; as from: coloc
- menses:
  : as from: coloc
  : during | agg: *Hyos* zinc
  : fail to appear; if menses: puls
  : suppressed menses; with: *Puls*
- motion:
  : agg: *Camph* puls
  : amel: mag-m
- music agg: thuj
- raising it: zinc
- sitting:
  : agg: mag-m plat zinc
  : amel: ol-an
- standing agg: *Bar-c* ol-an
- vomiting: sulph
- walking:
  : agg: merc nat-c par puls
  : air; in open | amel: borx
- writing agg: bar-c
- O **Back** of feet: kali-c
- **Soles** | **Balls**: mur-ac
- - **Fingers**: alum am-c ambr ars bry cic cimic cupr-ar flav *Glon* hyper iod kali-br lac-f lol lyss m-ambo m-arct med *Merc* morph mosch nat-c nat-m nit-ac olnd phos plat plb psor rhus-t sep stront-c tub x-ray zinc
  - night: olnd
  - motion agg: plb
  - writing agg: *Cimic*
  - O **First**: *Calc*
  : convulsive: *Calc*
  - **Second**: stann
- - **Forearms**: agar alum bar-c *Calc-p* carbn-s caust cimic colch fl-ac merc nat-c nit-ac *Onos* plb *Rhus-t* sil spong stram zing
  - right: *Dulc Nit-ac*
  - coition; after: nat-p
  - grasped; when anything is: verat
  - writing agg: *Caust* com **Merc**
  - ▽ extending to:
    : **Thumb**: agar
- - **Hands**: Acon **Agar** all-c alum alum-p alum-sil alumn am-c *Aml-ns* Anac Ant-c **Ant-t** Apis aran *Arg-n* arn *Ars Ars-i* ars-s-f atro aur-m bac bapt bar-c *Bell* bism borx bov bry bufo cadm-met cain **Calc** calc-i **Calc-p** *Calc-s* calc-sil camph cann-i cann-s caps carb-ac *Carb-an Carbn-h Carbn-s* **Caust** chel *Chin* chinin-ar *Cic* cimic cist coca *Cocc Coff* colch con conv *Cop Crot-c Crot-h* crot-t cupr cycl dig dios dulc elaps *Ferr Gels Glon* guare

Trembling – Hands

- **Hands**: ...
  helo hep hydr-ac *Hyos Ign* ind *Iod* kali-ar kali-br *Kali-c* kali-i kali-n *Kali-p* kali-s kali-sil *Lac-c* lac-d lac-f *Lach* lact laur led lil-t *Lol* lyc lycps-v lyss m-arct mag-c mag-m *Mag-p* mag-s manc med **Merc** mez morph mosch nat-ar nat-c **Nat-m** nat-p nat-s nicc **Nit-ac** *Nux-m* Nux-v olnd *Onos Op* ox-ac par ped ph-ac **Phos** phys *Phyt* Plat **Plb** *Psor* ptel **Querc** ran-b rheum rhod rhus-t sabad samb sars sel sep *Sil* spig spong **Stann** *Stram* stry **Sulph** syph tab tarent ter thea ther *Thuj* tub valer x-ray yohim **Zinc**
- right: all-c anac caust hydr-ac mez sep sulph
- left: both-ax calc *Glon* lac-c puls stann
- morning: ars aur-m *Kali-c* lyc *Nat-c Nat-m* nat-s phos sulph
  : rising agg: crot-t
- forenoon: sars sulph valer
- noon: cic sulph
- afternoon: *Calc* lyc lycps-v mez nat-c
- evening: *All-c* caust ferr mez plan *Plb*
  : bed agg; in: nat-m
- night: am-c bufo carb-v
  : wakes her: nat-c
- accompanied by:
  : anxiety and perspiration (See MIND - Anxiety - perspiration - during - hands)
  : heat; flushes of: plat
- alcoholic: phos
- anger; after: sep
- anxiety; with: am-c bov calc-f cic *Plat* puls
  : accompanied by | perspiration (See MIND - Anxiety - perspiration - during - hands)
- breakfast; during: *Carb-an*
- Bright's disease: lycps-v
- chill; during: canth chin
- contradiction, after: cop *Nit-ac*
- convulsive: colch *Hyos Plb*
- delirium tremens: *Coff Crot-h Kali-br Lach* **Nux-v** *Querc Stram*
- dinner:
  : after | agg: ant-c mag-m
  : during | agg: grat (non: mag-m) tab
- eating; while: bism **Cocc** merc olnd plb stram
- emotions agg: nat-m plb
- exertion agg; after: ferr-ma hyos
- fine work, at: sulph
- fright; after: op samb
- grasping something:
  : agg: led lyss merc plb
  : amel: stann
- hanging down, while: phos
- headache; during: calc-p carb-v glon
- holding objects:
  : hold of anything; on taking: cann-s cocc *Led* lyss **Merc** *Sil* stram verat
  : holding objects; on: *Agar* bism cann-s com con **Merc Plb** sabad *Sil* spig *Staph* stram
- holding the hand:
  : free: alum cocc **Merc** plat

1612 ▽ extensions | O localizations | ● Künzli dot

Trembling – Hands | **Extremities** | Trembling – Legs

- **holding** the hand: ...
  - still: *Coff*
  - stretched out: caust *Cocc Coff Gels* ign **Merc** *Merc-c Phos* plat **Plb Puls** tab
- **hunger**; with: olnd
- **intermittent**: *Calc*
- **manual** labor: **Merc** plb *Sil*
- **menses**; during: agar *Hyos Zinc*
- **mental** exertion; from: borx
- **motion**:
  - agg:
    - hands agg; of: agar ant-c *Camph* iod *Kali-br Led Plb* puls
    - typhoid fever; in: *Gels*
    - amel: *Crot-h* zinc
- **mouth**; when carrying something to the: kali-br **Merc Plb** sil
- **nervousness**, from: kali-p
- **news**, after unpleasant (➚*MIND - Ailments - bad)*: nat-m
- **pain**; with: **Caust**
- **palpitations**; with: bov
- **paralytic**: ant-c ant-t bell *Cocc* **Merc Plb**
- **raising** them high: **Cocc** dubo-h gels **Merc**
- **resting** them on table, when: stann *Zinc*
- **rising** agg; after: nux-m
- **rubbing** | amel: *Nat-m*
- **sitting** agg: *Led* sil
- **sleep** agg; after: morph
- **threading** needle, while: ran-b *Sil*
- **tobacco**; from: *Nux-v*
- **typesetting**, from: plb
- **typhoid** fever; in: *Arg-n Zinc*
- **using** them, from: *Phos Sil*
- **vertigo**:
  - after: *Zinc*
  - from: gran
- **vomiting**; while: calc calc-p *Nat-s Sulph*
- **waking**; on: ant-c *Nat-s*
- **walking**:
  - after | agg: sulph ust
  - agg: *Led*
- **weakness**: *Led* **Merc** plb *Stann*
- **weather**:
  - cold:
    - wet | agg: dulc
    - wet | agg: *Dulc*
- **worry** agg: plb
- **writing**:
  - after: thuj
  - agg: agar *All-c* alum *Ant-c* bar-c bism camph caps *Carb-ac* **Caust** chel *Chin Cimic Colch* ferr hep hyos *Ign* kali-br *Kali-c* lycps-v *Lyss* **Merc** morph *Nat-m Nat-p Nat-s* olnd *Ph-ac Phos* **Plb** *Puls* sabad samb *Sil* stann **Sulph** tarent thuj valer yohim *Zinc*
    - company; when in: ign
    - flatulence; followed by offensive: ant-c
    - amel | fast; writing: ferr

- **Internal**: carb-an *Chin* gins staph sul-ac
- **Joints**: cycl mang nit-ac
- **Knees**: acon agar *Alum* alum-p alum-sil *Anac* ant-t arg-met *Asaf* bell cadm-s calad calc *Camph* caps cass *Chel* chin chinin-s coff colch con cycl dios dros dulc *Glon* hep iris kali-c lach laur *Led* lil-t lol lyss mang merc mur-ac nat-m nicc nux-v ol-an olnd op phos *Plat* plb psor *Puls* rhus-t *Ruta* sep sil stann staph stry sulph tab tarent verb zinc
  - **afternoon**: nicc
  - **evening**:
    - lying down agg; after: puls
    - standing agg: nux-v
    - walking agg: mang
  - **night**:
    - waking; on: chel
  - **ascending** stairs agg: canth dros nat-m
  - **descending** stairs agg: coff sil
  - **emissions** agg; after: nat-p
  - **exhaustion**; from: calc-f
  - **rising** from sitting agg: chin nat-p
  - **sitting**:
    - agg: bell *Led*
    - amel: laur
  - **standing** agg: calad nux-v ol-an olnd tarent
  - **stepping** up a step: nat-m
  - **walking**:
    - after | agg: zinc
    - agg: dios dros *Ind Led* mang tarent
    - air agg; in open: *Hep* laur
    - amel: chin
  ○ **Patella**: mur-ac
- **Legs**: aesc-g ail am-m arg-met ars bar-c bell bufo cann-i canth carbn-s *Caust* cic cimic *Cob* coca *Cocc* cod coff colch coloc *Con* cur *Cycl* dig dios dor ferr ferr-m fl-ac *Gels* ip kali-c kali-sil lact lol lyc mag-m mag-p manc med meny merc *Mim-p* nat-c *Nat-m* nit-ac ol-an onos ph-ac *Phos* pic-ac *Plat* **Plb** pneu *Puls Ruta Sil Stry* sulph tab tarent viol-t zinc
  - **left**: *Cic* psil
  - **morning**: bufo phys
    - rising agg; after: *Arg-met*
  - **forenoon** | 11 h: arg-n nat-m
  - **evening**: plat puls sil
    - lying down agg; after: plat *Puls*
  - **night**: bufo
  - **ascending** ladder: *Caust*
  - **coition**; after: **Calc**
  - **exertion** agg; slight: **Gels**
  - **menses**; before: kali-c
  - **motion** agg: canth
  - **room** | amel: caust
  - **sitting** agg: *Plat*
  - **sleep**; on going to: *Cham*
  - **standing** agg: kali-c
  - **stool** agg; after: ars
  - **walking**:
    - agg: cimic *Led* puls

Extremities

Trembling – Legs

- **walking**: ...
  : **air** agg; in open: coloc
  ○ **Calves**: meny nat-c nat-m sulph
- **Lower limbs**: acon *Agar* am-c am-m *Ambr* anac apis *Arg-met* **Arg-n** arn *Ars* ars-i ars-s-f bapt bar-c bell borx bufo *Calc* calc-i calc-s calc-sil camph canth caps carb-v carbn-s *Caust* chin chinin-ar chinin-s *Cic Cimic* cist cob cocc coloc *Con* corn *Crot-h* cupr dig fl-ac **Gels** *Glon* graph helo hep hyos iod ip kali-ar kali-bi kali-c kali-s **Lach** lact *Lath* **Led** lyc manc *Med Merc* nat-ar nat-c *Nat-m* **Nit-ac** nux-m **Nux-v** olnd **Op** par petr phos phys *Phyt* pic-ac pip-m plan plat *Plb* ptel *Puls* ran-b raph rhus-t sabad sars sec seneg sep sil sol-ni spig *Stann* stram sulph thal-s thuj *Verat* zinc
- **left**: cic
- **morning**: *Arg-met Nit-ac* puls
- **forenoon** | **10** h: gels ptel
- **evening**: lyc plb puls
- **night**: hep
  : **air** agg; in open: caust
- **alone** amel; being: ambr
- **anxiety**: borx rhus-t sars
- **ascending** stairs agg: calc *Caust* corn nat-m nux-m
- **carrying** a weight: graph
- **chagrin**; from (See mortification)
- **chill**, as from: caust
- **coition**; after: **Calc** nat-p
- **exertion**:
  : **after**:
  : **agg**: iber
  : **slight** exertion: **Gels**
- **fear**; with (See MIND - Fear - sudden - trembling)
- **first** lower, then upper limbs: spig
- **jerking**: lyc
- **lying** agg: plb
- **menses**; during: agar caust graph hyos mag-c nat-c
- **mortification**; from: ran-b
- **motion**:
  : **after** | **agg**: phos
  : **amel**: **Rhus-t**
- **reclining**: fl-ac
- **rhythmical**: *Ign*
- **rising** after sitting; on: *Nat-m* nux-m
- **sitting** agg: plan plb
- **spoken** to, when: merc
- **standing**:
  : **after** | **long** time; for a: *Led* olnd
  : **agg**: caust
- **stool** agg; after: ars
- **vexation**; after: ran-b
- **walking**:
  : **agg**: caust *Con* cupr cur lath led merc nux-m Nux-v phys
  : **amel**: *Nat-m*
  : **difficult**: cimic
- **Paralyzed** parts: **Caust** merc nux-m nux-v plb

Trembling – Upper limbs

- **Shoulders**: aesc ang asaf com dros mang puls spig sul-ac sulph
- **rest**, only at: dros
- **Tendons** | **weakness**; from: *Hyos*
- **Thighs**: act-sp aesc-g agar *Anac* apis arg-met ars-h asaf bar-c caps carbn-s cic *Cob* cocc cod colch *Con* cur dor *Gels* kali-c laur lil-t lol mag-m meny merc *Mez Mim-p* nit-ac nux-v op ph-ac phos *Plat* rat sep sol-ni tab tarax zinc
- **right**: con lac-c rat
- **evening**: rat
- **coition**; after: **Calc**
- **kneeling**, on: cocc
- **raised**, when: act-sp
- **sensation**: caust
- **sitting** agg: plat
- **walking** agg: *Con*
  ○ **Muscles** of: carc
- **Thumbs**: ambr olnd plat
- **evening**: ambr
- **Toes**: *Arn* bar-c con *Mag-c* mez zinc
- **Upper arms**: agar am-c ant-c aran asaf bry carbn-s fl-ac ign kali-c lyc m-arct *Mez* nit-ac spig stann tarax
- **motion** | **amel**: asaf
- **Upper limbs**: acon *Agar* alumn ambr anac apis *Arg-n Ars* ars-s-f bar-c bell bry cadm-met calc calc-i *Calc-p* calc-sil cann-i caps *Carbn-s* caust chel *Cic* cimic *Cocc* cod coff colch com crot-h *Cupr* dor eupi ferr-m *Gels* graph helo helo-s *Hyos* hyper ind iod kali-ar kali-b kali-c kali-s lact lil-t lyc m-ambo m-arct manc med meph **Merc** murx **Nit-ac** ol-an onos **Op** paeon petr ph-ac *Phos* phys plan **Plb** puls rhod *Rhus-t* sabad sabin samb seneg *Sil Spig* spong *Stann Stram* sulph tab thuj verat viol-o zinc
- **right**: caust eupi graph nit-ac sil sulph
- **left**: both-ax com hyper lac-c puls stann sulph vac
  : **convulsions**; before epileptic: sil
- **morning**: *Sil* sulph
- **forenoon**: paeon
  : **11** h: phys plb
- **evening**: *Hyos* phys plan
  : **19** h: phys
- **night** | **waking**; on: verat
- **brandy** amel: plb
- **convulsions**:
  : **before** | **epileptic**: *Sil*
  : **during**: sulph
- **eating**:
  : **after** | **agg**: bism
  : **agg**: plb sec stram
- **exertion** agg | **moderate**, after: *Hyos* **Rhus-t** sil
- **fine** work, with: sulph
- **holding** anything: coff led lyc phos verat
- **abducted** arm, with: caust
- **lain** on: *Camph*
- **leaning** on it, when: astac meph
- **mental** exertion agg: vinc

Extremities

Trembling – Upper limbs

- **motion**:
  - after | agg: hyos
  - agg: bell led plb
  - amel: com Rhus-t
  - slight motion | agg: bell gels iod *Mag-p*
- **paroxysms**; during: *Op*
- **raising** arm agg: dubo-h
- **rising** agg; after: alumn
- **sitting** agg: merc
- **sleep** agg; during: merc
- **standing** agg: merc
- **taking** hold of anything: verat
- **urination | difficult**: dulc
- **work**, fatigue: *Cupr Plb*
- **writing**:
  - after: thuj
  - agg: agar ant-c bar-c caust chin cimic coff colch hep kali-c **Merc** nat-m nat-s olnd ph-ac plb sabad samb sep sulph thuj valer zinc
  o **Internally**: petr
- **Muscles**: carc
- **Wrists**: acon chel glon olnd plb
- **emotion**, from: plb
- **headache**; during: glon
- **motion** agg: acon plb

TUBERCLES (See Eruptions - tubercles)

TUBERCULOSIS | **Hips**: calc calc-p card-m chin coloc dros hep kali-c kali-s led ph-ac puls rhus-t sil stram tub

TUMORS:
o **Ankles**: cupr-ar
- **Elbow**:
  - painful: puls
  o **Point** of | **steatoma**: hep
- **Feet** | **benign**: hecla
- **Fingers** | **enchondroma**: sil
- **Hands**:
  - wen: ph-ac plb sil
  o **Between** metacarpal bones: ph-ac sang tarent
- **Knees**: ant-c
  o **Hollow** of knees: calc-f phos sil
  - fibroid: calc-f
- **Legs**: tarent
  - varicose: arn
  o **Calves**: kali-br *Sulph*
- **Tibia** | **osteosarcoma** (See Cancer - bones - tibia - osteosarcoma)
- **Shoulders**: cund
  - fatty: am-m cund
- **Thighs**: merc phos sil
  o **Between** thigh and vulva: goss
- **Toes** | **enchondroma**: sil
- **Wrists**: *Cupr-ar Led*

TURNING:
- ankles: arn carb-an nat-c nux-v ph-ac phos ruta sil sulph

Turning: ...
- **convulsions**; during | **epileptic** (See GENE - Convulsions - epileptic - during - extremities)
- **inward**:
  - upper limbs: bell
    - Deltoid: urt-u
  - lower limbs | agg: bry calc cocc coloc kali-c sabin seneg
- **outwards**:
  - limbs: graph nux-v ruta
- **upper** limbs:
  - agg: sang
    - Deltoid: sang
  - amel: spig
- **wrist** | agg: merc-i-f

TWISTING sensation: bros-gau
o **Joints**: nat-c nat-m nat-pyru psor
- **Knees**: dios sep zinc
- **Lower** limbs: caust graph zinc
- **Shoulders**: hura
- **Thighs**: carc
- **Upper** arms: carc
- **Upper** limbs: ars **Bell** cit-v dios graph hyos iod nux-v sulph
- **Wrists**: graph plb

TWITCHING (↗*Jerking*; MIND - Gestures - tics; MIND - Tourette's): *Agar* **Alum** alum-p alum-sil alumn ambr ant-c *Apis* arn **Ars** ars-i asaf **Bell** calad calc calc-f cann-i carb-ac carb-v carbn-s carc carl caust *Cham* **Chel** *Chin Chinin-s* chlf Cic cic-m cimic **Cina** *Cocc Coff* coff-t colch coloc croc *Crot-c Cupr* cupr-ar cypr cyt-l dol dros dulc ferr-p graph *Hell* **Hyos** hyosin **Ign** kali-ar kali-c kali-i kali-m kali-n kali-p kali-s kali-sil kreos lach laur lipp lyc lyss mag-p meny *Merc Merc-c* morph mur-ac *Mygal* nat-ar *Nat-c Nat-m* nat-p nat-s nit-ac *Nux-m Nux-v* **Op** paeon petr ph-ac phos plb puls ran-s **Rhus-t** *Rhus-v* sarcol-ac scut sec *Sep Sil* staph *Stry* sul-i sulph *Tarent* **Valer** verat verat-v *Visc Zinc* zinc-p
- **side** twitching, paralysis of the other; one: *Apis* art-v **Bell** *Stram*
- **daytime**: carb-v petr *Sep* sil
- **morning**: phos sulph
  - rising agg; after: alumn
  - sleep agg; during: cham
- **forenoon**: alumn
- **afternoon** | **trying** to sleep; when: alum
- **evening**: caust graph
  - bed agg; in: *Carb-v* kali-n nux-v
  - sitting agg: am-m
- **night**: ambr calc mag-c nat-c phos sep sil staph stront-c
  - bed agg; in: **Ars** merc-ns stry
  - backward and inward: cupr
  - bed agg; in: merc-n merc-ns stry
- **chill**:
  - after: puls
  - during: acon dig jatr-c lyc nux-m *Nux-v* op ox-ac stram tab

Extremities

Twitching – convulsions

- **convulsions:**
  - after: nux-v
  - **during:** *Op*
- **cough** agg; during: *Cina* cupr
- **cramping:** plat
- **electric** shocks, as from: agar *Ars* colch nat-m plat *Ter Verat*
- **heat;** during: all-s op rhus-t
- **lightning**-like: stry
- **manual** labor amel: agar
- **menses;** during: *Coff* oena
- **motion:**
  - amel: *Ars* cop phos valer
  - limbs agg; of: *Lyc* sep
- **numbness;** followed by: **Rhus-t**
- **paralytic:** cina
- **paroxysmal:** stram
- **sitting** agg: **Valer**
- **sleep:**
  - amel: agar
  - before: alum
  - **during | agg:** acon *Alum* ambr *Ars* bell cham cob *Colch* cupr *Hell* hep *Kali-c Lyc* mag-c morph nat-m nat-m petr puls *Sep* sil *Stram* sulph thuj *Zinc*
  - falling asleep | when: *Alum* **Ars** *Cham* kali-c mag-c *Nat-m* puls tub
  - waking; on: nit-ac
- **stupor;** with (See MIND - Stupor - twitching)
- **sudden:** arn
- **synchronous** with respiration: hyos
- **thunderstorm;** during: phos
- **touch** agg; puls
- **vexation;** after: ign petr
- **vomiting;** while: stram
- **waking;** on: op
- **wandering:** am-m castm cocc coloc graph *Merc* nat-s plat
- **write,** on attempting to: nat-m
- ○ **Ankles:** agar asaf carbn-s iod mag-m mez *Puls*
- **Arm** and one leg; one: apis apoc chen-a hell stram tub
- **Elbows:** agn aloe am-c arg-met bar-c bell carbn-s caust cina croc graph lact *Mang Nat-m* nit-ac phos rheum rhus-t ruta sabad sulph verat zinc
  - morning: nat-m
  - noon | lying agg: zinc
  - afternoon: nat-m
    : 15 h: arg-met
  - motion | amel: agn arg-met
  - resting on it: caust
  - stretching arm amel: nat-m
  - ▽ extending to | Wrist: nit-ac
- ○ **Bends** of elbow: arg-met bar-c
- **Feet:** *Alum* alum-sil am-c arg-met arn ars asaf bar-c bar-m canth carb-an carbn-s cedr chel *Chin Cic* cimic cina coff con crot-t cupr dulc *Graph* Hyos ign iod *Ip* laur led mag-c mag-m merc mez mur-ac *Nat-m* nat-s nux-v petr phos puls ruta santin sars *Sep* sil spig **Stram** stry sulph *Thuj* valer verat

Twitching – Fingers

- **Feet:** ...
  - **midnight:** nat-c
    : after, during sleep: nat-s
  - **daytime:** sulph
  - **morning | rising** agg; after: mag-c
  - **afternoon | sleep;** during: ruta sep
  - **evening:** alum arg-met sulph
    : sleep agg; on going to: carb-an
  - **night:** canth lyc mag-c nat-s
  - **bed** agg; in: arg-met cimic nat-c
  - **bending** them: led
  - **crawling:** thuj
  - **lying:**
    : back; on | **agg:** nux-v
    : side; on:
    : painless side | amel: nux-v
  - **sitting** agg: crot-t sulph
  - **sleep:**
    : during | **agg:** hyos *Lyc* nat-s sulph
    : going to, on: carb-an
  - **standing agg:** sulph verat
  - **sticking:** nux-v
  - **stitches** in tibia, from: arg-met
  - **upward:** mag-c thuj
  - ○ **Back** of feet: sars
- **Heels:** all-c am-c eupi kalm lith-c mag-c mag-m nat-c
- **Soles:** crot-t cupr graph mur-ac plat sul-ac sulph thuj
  : motion | amel: sulph
  : sitting agg: jatr-c plat
  : standing agg: plat
  : right foot; on: plat
- **Fingers:** *Acon Agar Alum* am-c am-m *Anac* apis arn ars bism bry cadm-s calc *Caust* cham chel *Chin Cic Cimic Cina Cocc* crot-t **Cupr** dig dulc ign iod kali-bi kali-br kali-c kali-n lach lith-c lyc m-ambo m-arct m-aust mag-c mag-m mang meny *Merc* mez mosch *Nat-c* nux-v olnd op *Osm* ox-ac ph-ac **Phos** plat plb puls ran-s rheum rhod rhus-t sabad sil spig *Stann* staph stront-c *Sul-ac* sulph tab valer zinc
  - **daytime:** phos
  - **morning:** pall
    : rising agg; after: mag-c
  - **evening:** lyc puls sulph
    : lying down agg; after: puls
  - **night:** mag-c nat-c
    : sleep agg; during: nat-c
  - **accompanied** by | **Teeth;** pain in (See TEET - Pain - accompanied - fingers - pain - twitching)
  - **cramping:** anac
  - **grasping** something agg: *Nat-c*
  - **motion** agg: bry
  - **sewing,** when: kali-c
  - **sleep** agg; during: anac cupr lyc nat-c puls rheum sul-ac sulph
  - **synchronous** with pulse: anac
  - **writing** agg: caust

1616   ▽ extensions | ○ localizations | ● Künzli dot

Twitching – Fingers | **Extremities** | Twitching – Legs

- ○ **Bones**: mez
- **First**: am-m dig lyc mang nat-ar pall rhod sil
  - : **evening**: am-m mang
  - : **sitting** agg: pall
- **Fourth**: chin com kali-bi meny nat-c phos
- **Joints**: agar am-m chin nat-c stront-c zinc
- **Second**: arn chin cinch dulc fl-ac kali-n nat-ar sil stann thuj
- **Third**: chin cinch kali-n mang nat-c
  - : **afternoon**: mang
- **Tips**: am-m **Ars** merc phos staph sul-ac thuj
- **Forearms**: acon agar aloe alum ars asaf atro bar-c calc camph caps castm caust cina *Cupr* fl-ac graph ign *Led* merc mez nat-c nat-m nit-ac nux-m nux-v olnd *Op* phos plat plb prun puls ran-b rhod rhus-v sabad sars sil *Spig* staph stram stry *Tarax* teucr thuj verat zing
  - **morning**:
    - : **waking** agg; after: puls
    - : **walking** agg; after: (non: puls)
  - **afternoon** | **16** h: zing
  - **chill**; during: nux-m
  - **cramping**: anac asaf
  - **grasping** something agg: *Nat-c*
  - **rest** agg: asaf *Spig* staph
  - **sneezing** agg: castm
  - **writing** agg: caust ox-ac
- ○ **Extensor** side: agar
- **Hands**: acon agn aloe alumn am-m anac ant-t *Asaf* bar-m *Bell* brom calc canth caps carbn-s caust chin *Cina Cocc Coff* colch con *Cupr* dulc *Graph* grat *Hyos* ign iod kreos *Lach* lact laur lyc lyss mag-s manc mang meph merc mez *Nat-c* nat-m nat-s nit-ac nux-m *Nux-v* oena *Op* ph-ac phyt *Plat* plb ran-b rheum rhod rhus-v sabad santin sec sep *Stann Stram* stry *Sul-ac* sulph thuj valer viol-t visc zinc
  - **midnight**:
    - : **before**: nat-c
    - : **after**: nat-c
    - : **sleep** agg; during: nat-s
  - **daytime**: sulph
  - **morning**: cupr nat-c rheum
    - : **rising** agg; after: cupr
  - **afternoon** | **sitting** agg: lach
  - **night**: canth con nat-c nat-s
    - : **sleep** agg; during: con nat-s
    - : **waking**; on: stann
  - **chill**; during: nux-m nux-v
  - **chorea**-like: stram
  - **convulsive**: brom colch colchin nux-v phyt
  - **cough** agg; during: *Cina*
  - **exertion** agg: *Merc*
  - **fright**; after: op
  - **lying** agg: merc
  - **paroxysmal**: rhod
  - **rising** agg: cupr nat-m
  - **sitting** agg: lach
  - **sleep** agg; during: con cupr lyc nat-s ph-ac viol-t agg
  - **spasm**, at beginning: sulph

- **Hands**: ...
  - **taking** hold of anything: nat-c
  - **tremulous**: sec
- ○ **Back** of hands: nat-c nat-m
- **Between** fingers:
  - : **First** | **Thumb**; and: mag-s stann
- **Hollow** of: caps
- **Palms**: act-sp anac ant-c ant-t *Arg-n* arn aven calc caps chel *Cic Cina Cocc Con Cur Gels* hipp lach lact-v lol *Mag-p Merc Phos Sarcol-ac* sars sep sil *Stann Stram* sulph tab *Zinc*
- **Ulnar** side: fago ox-ac
- **Hips**: ant-c *Ars Calc* cann-s cocc *Coloc* crot-h mag-c *Mag-m* meny mez nux-v ph-ac pic-ac sep sil stann sulph teucr valer
  - **evening** | **bed** agg; in: mag-m sil
  - **motion** | **amel**: sulph
- **Joints**: alum bell bry graph nat-c nat-m nit-ac puls sil spig spong *Sul-ac* sulph *Verat*
- **Knees**: acon *Agar* aloe am-c am-m anac arg-met asaf *Bell* brom calc canth carb-an caust chel chin coloc euphr eupi graph kreos *Laur* lyc m-aust mag-c meny merc mez mur-ac nat-p nit-ac nux-v ox-ac phos prun puls rhod spig staph sul-ac thuj valer verat
  - **afternoon**: caust
  - **evening**: carb-an lyc
  - **convulsive**: lyc
  - **motion** | **amel**: meny
  - **sitting** agg: anac arg-met *Mez* staph
  - **sleep** agg; on going to: carb-an
  - **standing** agg: sul-ac
- ○ **Hollow** of knees: agar am-m bell dig laur nux-v spong
  - : **bending** knee agg: spong
  - : **rhythmical**, with: dig puls
  - : **standing** agg: nux-v
  - : **touch** | **amel**: dig
  - : **walking** in open air agg; after: nux-v
- **Inside** of: agar *Asaf* brom canth sul-ac
- **Patella**: am-c caust mez spig thuj
  - : **evening**: am-c
  - : **itching**: stann
  - : **standing** agg: mez
  - : **Below**: stann
- **Sides**:
  - : **Outer**: arg-met *Asaf* canth
    - : **intermittent**: canth
    - : **sitting** agg: arg-met
- **Legs**: agar agn *Alum* alum-sil am-c am-m **Anac** ant-t arn ars ars-i asaf asar atro bell berb bry calc calc-i calc-sil *Camph* carb-an carb-v carbn-s carl caust cedr *Chel* cina coff con crot-t *Cupr* cycl dig goss *Graph* guaj guare *Hell* hyos ign iod *Ip* kali-n kreos *Lach* lyc lyss *M-aust* mag-c mag-m mang meny merc *Merc-c* mez morph *Mosch* mygal nit-ac olnd *Op* petr phos phyt plan plat plb puls ran-s *Rhus-t* rumx sep sil squil stram stry sulph tarax teucr til valer *Verat* viol-t visc
  - **afternoon** | **sitting** agg: ars lach
  - **evening**: alum am-c dig lyc mez

Extremities

Twitching – Legs

- evening: ...
  : bed agg; in: carb-an carb-v kali-n
  : sitting agg: carb-an
- night: bry con iris-foe mag-c stry
- convulsive: ars bad phyt stram
- exertion agg: mang
- motion | amel: *Valer*
- painful: bell petr *Rhus-t*
- rest agg: calc meny
- sitting agg: anac plat squil
- sleep:
  : during | agg: *Agar* cinnb crot-t lyc sep verat
  : siesta | during: crot-t
- stepping out, when: *Rhus-t*
- sticking, with: calc
- stitches in sole, from: dig
- touch agg: agn ars
- upward: kreos morph
- walking:
  : after | agg: plat
  : agg: agn petr phos
- ▽ extending to:
  : Downward: plat
  : Stomach: lyc
- ○ Bones | Tibia: mez
- Calves: agar ant-t asar bar-c chel coloc dig eupi Graph jatr-c kali-bi laur mag-m merc mez nat-c nit-ac olnd op phos puls ran-s rat rhus-t tarax viol-t zinc
  : morning: eupi
  : bed agg; in: laur puls zinc
  : forenoon | sitting agg: nat-c
  : convulsive: *Op*
  : cramping: *Jatr-c*
  : motion | amel: coloc
  : paroxysmal: nit-ac
  : sitting agg: nat-c
  : stretching out foot: laur
  : synchronous with pulse: dig
  : touch:
    : agg: tarax
    : amel: dig
- Knee; below: cycl
- Tendo Achillis: cedr merc tab
  : visible: merc
- Lower limbs: agar *Alum* alum-sil am-c *Ambr* anac ang arg-met arn ars asaf asar bar-c bell berb bry calc camph carb-an *Carb-v* carbn-s caust *Chel* chin cic *Cina Clem* cocc cod *Coloc Cupr* dig dulc glon graph *Hell* hep *Hyos* ign **Iod** ip jatr-c kali-bi kali-c kreos lach lyc mag-c manc mang meny merc merc-c mez nat-c nat-m nit-ac *Nux-v Op Petr* ph-ac **Phos** phys plat *Puls* rheum *Rhus-t* sec sep *Sil* spong *Squil* stann *Stram Stront-c Sulph* tarent *Teucr* thuj *Verat* viol-t *Zinc*
- right: sep sil
- left: sil
- forenoon | sitting agg: sep
- evening: alum am-c mez

Twitching – Thighs

- Lower limbs – evening: ...
  : bed agg; in: carb-v
  : falling asleep:
    : after: mag-c
    : on: sil
- night: thuj
  : bed agg; in: *Ambr* mag-c nit-ac *Phos* rhus-t stront-c *Verat*
  : sleep; when falling asleep: stront-c
- exertion agg: mang
- lying agg: meny merc
- menses; during: cocc
- motion agg: chel mang
- nap; during: nat-m
- painful limb: rhus-t
- paralyzed limb: *Nux-v*
- rest agg: *Valer*
- sitting agg: sep
  : hang out of bed amel; and letting limbs: *Verat*
- sleep agg; on going to: *Agar Arg-met Ars* carb-an sep
- sleeplessness; during: thuj
- stepping out; when: *Rhus-t*
- stool agg; during: verat
- waking; on: nat-m
- walking:
  : after | agg: cocc plat
  : amel: *Valer Verat*
- warm bed agg: *Rhus-t Verat*
- Muscles: agar caust cimic cina mez tarent
- single set of: croc stram
- undulating: asaf rhus-t
- ○ Flexor: carc cimic op sarcol-ac
- Nates: Agar ant-t calc kali-c mag-c mag-m nat-c ph-ac phos prun sep spong stann tarax
- evening: ant-c
- sitting agg: ant-c calc nat-c
- Paralyzed parts: apis *Arg-n* merc nux-v phos *Sec* stram *Stry*
- Shoulders: agar alum alum-sil arg-met arn ars-h asaf bell calc chel chin cic croc dios *Dros* fl-ac graph hyos ign *Lyc* mag-c mag-m merc mez ox-ac petr phos puls sep sil spig *Spong* stry sul-ac sulph tarax zinc
- right: dros
- rest agg: **Dros**
- sleep agg; during: hyos
- writing agg: sul-ac
- ○ Posterior margin of axilla: arg-met
- Tendons: *Hyos*
- Thighs: *Anac* ang ant-t arg-met arn ars ars-s-f asaf aur bar-c bar-m bell berb calc calc-i calc-sil canth caps carb-an carb-v carbn-s *Caust* chin cimic coloc dig Graph guaj iod *Kali-ar* kali-bi **Kali-c** kali-m *Kali-s* kali-sil kreos lach lact laur lyc *Lyss* m-aust mag-c *Mang* meny merc *Mez* mosch mur-ac nat-ar nat-c *Nat-m* nux-v ol-an olnd petr ph-ac phos plb puls rat rheum *Rhus-t* sabad *Sep* sil spong squil stann staph stram stront-c sul-i *Sulph* tarax tep valer verat zinc zinc-p zing

▽ extensions | ○ localizations | ● Künzli dot

Extremities

Twitching – Thighs

- **right**: arg-met
- **morning**: rat
- **forenoon**: merc
- **afternoon**: lyc
- **evening**: kali-bi mang puls zinc zing
  - **bed** agg; in: *Berb* carb-v puls
- **chilliness**; during: sep
- **motion** | **amel**: kreos *Rhus-t* squil
- **pulsating**: ph-ac
- **sitting** agg: squil
- **sleep** agg; during: **Kali-c**
- **standing** agg: mez
- **sudden**: nat-c
- **synchronous** with pulse: verat
- **touch** agg: **Kali-c**
- **walking** agg: sep
○ **Femur**, as if in: sulph
- **Inner** side: anac asaf chel mang mosch plb zinc
  - **afternoon**: plb
  - **intermitting**: asaf
  - **paralytic**: mosch
  - **walking** agg; after: mang
  - **Near** genitals: arn
- **Lower** anterior part: *Berb*
- **Lower** part: mez
- **Outer** side: laur verat
- **Posterior** part: aur canth carb-v lyc ol-an olnd phos rheum
  - **morning** | **bed** agg; in: carb-v
  - **crossing** legs agg: aur
  - **sitting** agg: rheum
  - **walking** in open air agg: phos
- **Upper** part: mosch thuj
- **Thumbs**: aeth agar alum am-c anag apis arg-met ars asaf calc fl-ac hell lach merc mosch nat-c nux-v phos plat plb rhus-t sabad staph sul-ac valer zinc
  - **morning** | **bed** agg; in: ars
  - **afternoon**: arg-met
  - **writing** agg: arg-met
  - **paralytic**: mosch
  - **visible**: am-c
  - **writing** agg: arg-met phos
○ **Between** thumb and first finger (See hands - between - first - thumb)
- **Proximal** joint: zinc
- **Toes**: acon agar *Am-m* anac calc-p *Chin* cic *Cimic Cupr* hell hyper jatr-c *Merc* merl mez nat-c par ph-ac phos ran-s sabin stram
  - **evening**: merc
  - **night**: hyper
  - **sleep** agg; on going to: hyper
  - **drawing**: cic
  - **touching** first toe: ph-ac
  - **visible**: merc
○ **First**: agar am-c anac ars asaf calc calc-p carl ferr-ma hell mez nat-c par phos puls ran-s tep
  - **morning**: ars mez
  - **bed** agg; in: ars mez

Twitching – Upper limbs

- **Toes – First**: ...
  - **afternoon**: nat-c
  - **evening**: calc
  - **bed** agg; in: calc
  - **sitting** agg: par
  - **intermittent**: anac
  - **shooting**: tep
  - **sitting** agg: par phos
  - **sticking**: hell
  - **tearing**: ars puls
  - **walking** agg: carl
  - **Balls**: am-c
- **Second**: iris-foe
- **Third**: sul-ac
- **Tips**: *Am-m* thuj
  - **evening**: *Am-m*
- **Upper arms**: agar am-c ant-c arn asaf bell bry *Calc* camph caust chin *Cina* clem cocc coloc crot-t cupr dig dulc hell ign kali-bi kali-c kali-n *Lyc* m-arct mag-m mang meny merc mez mur-ac nat-m nit-ac olnd petr ph-ac phos phyt plb *Ran-b Sep* sil spig squil stann sulph tarax teucr thuj valer zing
- **right**: am-c
- **left**: kali-c lyc
- **bending** agg: dulc
- **drawing** arm backwards: dulc
- **laying** arm on something: stann
- **motion** | **amel**: ph-ac stann
- **sleep** | **siesta**; during: mez seneg
- **touch** agg: mez
- **warmth** | **amel**: ant-c
○ **Biceps**: mag-m sep teucr
- **Deltoid**: ant-c bapt ign nit-ac *Sulph*
- **Inner** side: caust stann
- **Muscles** | **Extensor** muscles: tarax zing
- **Outer** side: mang tarax
- **Upper limbs**: aesc agar aloe alumn am-c am-m ambr *Ant-t* ars ars-i *Asaf* asar atro bar-c bar-m bell berb brom bry calc calc-i calc-sil camph carb-ac carb-v carbn-s castm *Caust Chel* chin chlf **Cic** *Cina* Clem cod *Coff Coloc* con *Cupr* dulc fl-ac *Graph* hell hep hyos ign iod *Ip Kali-c* kali-n lach lact *Lyc M-ambo M-aust* mag-c mag-m *Meny Merc Merc-c* mez morph mosch mygal nat-ar nat-c nat-m nit-ac *Nux-v* olnd *Op* ox-ac petr *Ph-ac* phos phyt plan plat plb puls ran-b rheum *Rhod* rhus-t rumx sabad santin sep sil spig squil *Stann* stram stry sul-ac sulph tarax tarent teucr *Thuj Valer* verat zinc zinc-p zing
- **right**: am-caust
- **left**: zinc
- **daytime**: nat-c
- **morning**: caust rheum
  - **bed** agg; in: zinc
  - **rising** agg; after: alumn
  - **sleep** agg; during: zinc
- **forenoon**: fl-ac
- **evening**:
  - **bed** agg; in: carb-v graph

1619

Twitching – Upper limbs   Extremities   Ulcers

- **evening**: ...
  : **sleep**; when falling asleep (↗*Jerking - upper limbs - sleep - falling - when*): castm kali-c sil
- **night**: aloe bar-c bar-m calc mag-c
  : **bed** agg; in: hyos
  : **sleep**; when falling asleep: con nat-c stry
- **backward** and inward: cupr
- **bending** agg: dulc
- **grasping** on: nat-c
- **held**, if lower limbs are: sep
- **motion | limbs** agg; of: chel
- **outward**: nat-m
- **painful**: meny
- **sleep** agg; during: con cupr graph kali-c lyc nat-c puls zinc
- **working** hard with hands amel: agar
- **Wrists**: agar am-m anac *Bar-c* calc eupi laur *Mang* nat-c pall rhod rhus-t squil stann sulph valer verat
- **electric** shocks, like: agar
- **motion** agg: *Rhus-t*
- **sudden**: pall
- o **Flexors** tendons: am-m anac
- **Ulnar** side: plat

ULCERS: bros-gau calc-sil merc-c paeon plb
- **chronic**: arist-cl
- **varicose**: agri alst arist-cl calc-i **Card-m** clem-vit graph ham lach merc-c pyrog sulph
- o **Ankles**: ars *Calc-p* carb-ac cist cupr-ar fl-ac *Hydr Lyc* merc-i-f merc-sul nat-m ph-ac puls rhus-t sars sel sep sil sulph Syph
  - **night**: hydr
  - **chronic**: *Carb-ac* hydr
  - **fetid**: *Calc-p Carb-ac Lyc* sulph
  - **fistulous**: *Calc-p* sil
  - **old** and deep: cist kali-bi
  - **painful**: hydr *Lach* rhus-t
  - **painless**: *Calc*
  - **spreading**: *Merc*
- o **Malleolus**: *Calc-p*
- **Elbows**: *Calc* hydr *Iod* lach lyc nat-s
  - **blisters** change into ulcers: *Calc*
- **Feet**: *Anan* **Ars** bar-c canth *Carb-ac* carbn-s caust cham clem *Con* crot-h *Fl-ac Graph* ip *Kali-bi* kali-c *Lach* lyc merc nat-c nit-ac paeon petr *Phos Psor Puls Ruta Sec* sel sep sil sol-ni sul-ac *Sulph* vip *Zinc*
  - **bleeding**: *Ars*
  - **blisters**, from: *Sulph* zinc
  - **rubbing** of the shoe; from: all-c borx paeon
  - o **Back** of feet: *Caust Lyc* nux-v *Psor* sars *Sep Sil Sulph Thuj*
  - **Heels**: all-c am-c am-m anac aran *Ars* arund borx *Caust* kali-bi lach lam laur *Nat-c Sep* **Sil**
    : **left**: aran
    : **pus**, with bloody: ars
    : **rubbing** of the shoe; from: all-c borx
    : **spreading** blister; from a: *Caust Nat-c Sep*
  - **Soles** (↗*GENE - Wounds - penetrating - palms*): anan *Ars* calc caust lach phyt pip-m ruta sec *Sep* sulph

Ulcers – Feet – Soles: ...
  : **blisters**, from: **Ars Sulph** zinc
- **Fingers**: alum *Ars* arund *Borx Bov* bros-gau *Bry Calc* carb-an carb-v caust cupr-ar *Fl-ac* graph **Hep** *Kali-bi* kreos lyc mag-c mang mez nat-m par petr plat puls *Ran-b Sep* sil *Sulph* teucr *Thuj*
  - **painful**: lyc
  - o **First**: *Calc* kali-bi lyc
    : **Nail** of: iod nat-s
  - **Joints**: ars *Borx* merc mez nat-c nux-v *Sep* staph
  - **Nails**: alum *Am-m* bar-c bell *Borx Bov* bufo *Calc* calc-p caust con *Graph Hell Hep* iod kali-bi kali-c lach lyc *M-arct M-aust Merc Nat-m* nat-s **Nit-ac** *Par* ph-ac phos plat puls ran-b ruta sang sep **Sil** sul-ac **Sulph** tet teucr *Thuj*
    : **Around**: alum-sil **Carbn-s** chlol con hell *Nat-s* phos *Rhus-t Sang* **Sil** *Sulph*
    : **Under**: **Ars**
  - **Second**: aloe
  - **Tips**: alum *Am-m* ant-t *Apis* **Ars Asaf** borx *Bry* carb-v caust fl-ac *Hell* kali-bi *Kreos* **Lach** led *M-arct M-aust Nat-c Petr* phos plat psor *Puls* sars *Sec Sep* teucr
    : **burning**: **Ars** *Sep*
    : **offensive**: *Petr*
- **Forearms**: anac kali-bi
- **Hands**: *Anan* **Ars** *Calc* caust dros **Hep** kali-bi lyc naja *Nux-v* ph-ac psor *Rhus-t* rhus-v *Sec* sep sil stront-c sul-ac *Sulph*
  - **cracked**: *Merc*
  - o **Back** of hands: bros-gau *Calc* dros *Hydr* psor *Sil* syph
    : **bleeding**: formal x-ray
    : **blood** without much pain; oozing: cadm-met formal kali-tcy
    : **offensive**: formal x-ray
    : **painful**: formal x-ray
    : **accompanied** by | **weakness**; general: x-ray
  - **Palms** (↗*GENE - Wounds - penetrating - palms*): *Aur Lyc* pip-m psor
- **Joints**: *Sep*
- **Knees**: anac *Calc* carb-v *Con* iod *Nux-v* ph-ac *Phos* rhus-t *Sil*
  - o **Cartilages**: merc-d
- **Legs**: am-c anac anan ant-t anth *Anthraci* apis arn **Ars** ars-s-f *Asaf Aur* bar-c bar-m bar-s bry *Calc* calc-f calc-i calc-p *Calc-s* calc-sil canth **Carb-v Carbn-s** *Card-m* caust chin *Cist* clem *Crot-h* echi *Ferr-m* fl-ac *Graph Grin* ham hep hydr iod ip jac-c *Kali-ar Kali-bi Kali-c Kali-i* kali-m **Kali-s** kali-sil *Lac-c* **Lach** *Lyc* **Merc** *Merc-c Mez Mur-ac* muru murx *Nat-c* nat-m *Nit-ac* nux-m nux-v paeon petr *Ph-ac* phos *Phyt Psor Puls* pyrog ran-b *Rhus-t* ruta sabin sacch sec sel sep **Sil** *Sin-n* staph stil sul-i *Sulph* syph tep trif-p vip
  - **burning**: **Anthraci Ars** *Carb-v* hydr kali-ar kali-bi *Lyc Merc Mur-ac Nit-ac* puls **Sil** syph
  : **Tibia**, on: asaf
  - **carious**: asaf
  - **flat**: staph

1620   ▽ extensions | O localizations | ● Künzli dot

Ulcers   **Extremities**   **Unconscious**

- **Legs**: ...
  - **gangrenous**: Anthraci Ars *Carb-v*
  - **herpetic**: psor
  - **itching**: lyc nat-c psor
  - **painful**: Anthraci Ars hydr nat-c sil staph
  - **night**: *Anthraci Carb-v* caust hydr *Lyc Nit-ac Sil*
  - **rubbing** agg: staph
  - **rupia**: kali-br
  - **spreading**: kali-ar petr
  - **stitching**: ars nat-c
  - **tearing**: lyc
  - **varicose**: oscilloc
  - **warmth** agg: *Carb-v Hydr Merc* mez
  o **Bones**:
    - **Tibia**: arg-n *Asaf Cinnb* cist dulc fl-ac *Graph* lach *Mez* nit-ac *Petr Ph-ac* **Psor** *Sabin* sang sulph *Syph* vip
    - **old** and deep: cist kali-bi
  - **Calves**: dros
- **Lower** limbs: agar am-c anac anan *Anthraci* **Ars** *Asaf* bell *Calc* calc-sil canth **Carb-v** *Carbn-s* card-m caust *Cist Com* con *Crot-h Ferr-m* fl-ac *Graph Grin* ham *Hydr Hydr-ac* ip jac-c kali-ar *Kali-bi Kali-c Kali-i* **Kali-s** *Lac-c* **Lach Lyc** *Merc Mez Mur-ac* murx *Nat-c Nat-m* nux-m paeon pall petr ph-ac phos *Phyt* **Psor** *Puls* ran-b *Rhus-t* rumx-p ruta *Sabin* sang sars **Sec** sel *Sep* **Sil** *Sin-n* still *Sul-ac* sul-i *Sulph* tep thuj
  - **atonic**: pall
  - **black** base: *Anthraci* **Ars** *Asaf* **Carb-v** ip **Lach Lyc Sec** *Sil Sul-ac*
  - **bleeding** easily: carb-v **Merc** ph-ac
  - **bluish** areolae: aesc **Ars Carb-v Lach** *Puls* **Sil**
  - **burning**: anth **Anthraci Ars** carb-ac **Carb-v Carbn-s** *Caust* **Lyc** mag-c **Merc Puls Sil** sulph zinc
  - **touch** agg: *Merc*
  - **callous** edges: kali-chl
  - **deep**: **Ars** *Aur* **Calc Calc-s** com **Merc** *Nit-ac* **Psor Puls Sil Sulph**
  - **dirty** base: lach
  - **eating** vesicles: nat-c sep
  - **elevated** margins: petr
  - **elevating** limb amel: *Bell Calc Carb-v*
  - **fetid**: *Bry* **Carb-v Lach Merc** *Mur-ac* **Psor Puls** sul-ac
  - **dropsical** swelling; after: merc
  - **fistulous**: calc ruta
  - **flat**: lach sel
  - **gangrenous**: *Arn* **Ars** *Carb-v* **Lach Lyc** rhus-t **Sec**
  - **high** edges: hydr
  - **indolent**: *Carb-v Hydr* **Lach** *Sil Still* sulph
  - **irritable**: *Hydr Phyt*
  - **itching**: **Lyc** nat-c *Ph-ac Psor* **Sil**
  - **menopause**; during: polyg-h
  - **mottled**: **Carb-v Lach Puls**
  - **obstinate**: petr sulph
  - **painful | night**: *Lyc*
  - **painless**: ars carb-v graph plat sep sil sulph
  - **phagedenic** blisters: *Lach* nat-c rhus-t sep

Ulcers – Lower limbs: ...
  - **puffy**: *Sabin*
  - **red** base: lac-c petr
  - **running**, oozing: petr
  - **sanious**: *Com* sulph
  - **serpiginous**: paeon
  - **smooth**: sel
  - **stinging**: ars nat-c sabin sil
  - **superficial**: lach petr
  - **tearing**: lyc
  - **varicose**: *Aesc* aq-sil *Carb-v* card-m *Fl-ac Graph Ham* hydr-ac kali-s *Nat-m* paeon psor sars **Sulph** syph
  - **warmth** agg: *Carb-v Sabin*
  o **Joints**: psor
- **Nails**: alum am-m ant-c **Ars** aur aur-ar bar-c bell borx bov calc *Calc-f* caust chin *Cist* con crot-h *Fl-ac* **Graph** *Hell Hep Lach* lyc m-arct m-aust *Merc* mur-ac nat-m **Nat-s** *Nit-ac Par* petr ph-ac *Phos* plat psor *Puls* ran-b rhus-t ruta sabad *Sang* sars sec sep **Sil** squil sul-ac *Sul-i* **Sulph** tet teucr thuj
- **Nates**: borx sabin sulph vinc
  - **burning**: vinc
  o **Upper** part of: sabin
- **Thighs**: *Ars Calc* carb-v caust cist crot-h echi kali-c lyc merc *Mez Nat-s* nit-ac nux-v *Petr* ph-ac psor rhus-t sabin sacch sil syph thuj trif-p *Zinc*
  - **scratching**, from: kali-c
  o **Outer** side: *Nat-s*
- **Thumbs**: caust kali-bi kali-i nat-c
  o **Nails**; under: kali-bi
  - **Tip** of: borx caust kali-i
- **Toes**: *Ars* borx *Bry* carb-v caust cupr-ar *Graph Nit-ac* paeon *Petr* plat *Sep Sil Sulph* thuj
  - **blisters**, originating in: ars *Graph Petr*
  - **boring**: caust
  - **burning**: caust
  - **gangrenous**: *Lach*
  - **leprous**: *Graph*
  o **Fifth**: ant-t
  - **First**: *Paeon Sil*
  - **Border** of: graph
  - **Joint** of: *Ars Borx* nat-c *Sep*
  - **phagedenic**: *Borx*
  - **Nails**: *Bov Caust* graph *Hell* hep *M-aust* merc ph-ac *Sabad* sang *Sep* **Sil Sulph** tet *Teucr*
  - **proud** flesh, with: caust
  - **Around**: *Phos*
  - **Tips**: ant-t *Carb-v Sep*
- **Upper** limbs: *Anan* hydr kali-bi kali-i rhus-t sil stront-c
  - **malignant**: lach
  - **painless**: carb-v plat *Ran-b* sep
  - **phagedenic**: rhus-v
  - **syphilitic**: phyt rhus-v
- **Wrists**: *Ars* dor kali-bi lac-c mez psor **Sil**

UNCONSCIOUS: *Agar* camph cann-s stram
  - **walking** agg: stram

Uncoordinated — Extremities — Varices

UNCOORDINATED motion of limbs (See Incoordination)

UNCOVER, inclination to (↗Cover hands - aversion; Heat - uncovering - must):
O **Feet** (↗Heat - feet - burning - uncovers; Heat - feet - uncovering; Heat - feet - night - uncovering): agar aloe ars calc **Cham** Cur fl-ac glon Lac-c Mag-c **Med** nat-m Petr Plat **Puls** sabin Sang Sanic sec sep spig **Sulph**
- one foot: lyc
- morning; toward: cur
- night: **Cham** Fl-ac lac-c lyc Med puls sang sanic sulph
- Leg:
  - morning | waking; on: Plat
- Lower limbs: crot-c Plat sec zinc
  - night: Plat zinc
- Upper limbs: con zinc
  - sleep agg; during: con

UNCOVERING (↗GENE - Uncovering - single):
- agg (↗GENE - Uncovering - single): aur Bry con **Hep** Nat-m **Rhus-t Sil** squil stront-c **Thuj**
O Lower limbs: aur Con hep Nux-v rhus-t **Sil** stront-c thuj

UNEASINESS (See Restlessness)

UNHEALTHY SKIN | Fingers: petr

UNSTEADINESS, joints: ambr bry cann-s hell mang mez nux-v rhus-t
O Feet: agar camph mag-m merc sumb
- Forearms: caust
- Hands: bell caust chlor elaps lyc
  - writing agg: agar hep morph
- Hips: bry chin nat-m rhus-t
- Knees: Acon ars Cann-s carb-v chin cycl laur mang merc phys puls stry
- Legs: agar bry merc ptel Sulph
  - afternoon: sulph
O Calves: nat-m
- Lower limbs (↗Incoordination - lower; Tottering): acon Agar ambr **Arg-n** arn bapt **Bar-c** caust cic cocc kali-br lil-t lycps-v nat-c nat-m Nux-v phos rhod sec stann stram sulph Verb
  - chill; during: Rhus-t
  - walking agg: nat-c phos
- Thighs: calc ruta
- Upper limbs: cocc phos

URINATION agg | Thighs: berb

VARICES (↗Swelling; GENE - Varicose): tub-r
- bleeding: ham
- jar agg: ham
- painful: bell-p vit-b-x
- pregnancy; of: bell-p
- purple areola: aesc
- stretching limbs | amel: allox
O Ankles: sulph
  - left: ferr

Varices: ...
- Feet: ant-t Ferr Ferr-act ham lac-c lach **Puls** sul-ac sulph Thuj
O Heels: berb
- Knees: thuj
- Legs: aesc allox bell-p Calc **Carb-v Carbn-v Caust** coloc ferr Fl-ac graph **Ham** hed Lach **Lyc** mand Mill Nat-m **Puls** sil Sulph **Zinc**
  - left: fl-ac
  : menses; during: ambr
  - bleeding: calc Ham mill Puls sulph
  - inflamed: arn Ars Calc Ham kreos lyc lycps-v Puls sil spig sulph zinc
  - itching: Graph
  - oozing: calc
  - painful: brom Caust coloc Ham Lyc Mill **Puls Zinc**
    : burning: calc
    : menses; during: ambr graph
    : pregnancy agg; during: mill
  - painless: calc
  - pregnancy agg; during: **Ferr** Ham Lyc Lycps-v Mill **Puls Zinc**
  - pulsating: ruta
  - sensitive: Fl-ac graph Ham lach puls
  - sore (= bruised): arn
  - stinging: Apis graph Ham **Puls**
  - stripping the veins; after: lach
  - tearing: sul-ac
  - tension: graph
  - ulceration● (↗GENE - Varicose - ulceration; SKIN - Ulcers - varicose): ars fl-ac **Lach** lyc mill puls sil sulph
  - walking | amel: ruta
O Calves: clem Plb
- Lower limbs: Ambr Ant-t arg-n **Arn** Ars aur-m bufo **Calc** calc-f calc-p calc-s calc-sil **Carb-v Carbn-s** carc card-m Caust cench clem coloc con Crot-h Ferr ferr-ar **Fl-ac** Graph **Ham Hep** Kali-ar kali-bi Kreos lac-c **Lach Lyc Lycps-v M-aust** mill Nat-m paeon Plb psor **Puls** sabin sars scir Sec sep sil spig staph stront-c sul-ac Sulph Thuj vip **Zinc**
  - cold | amel: puls sec
  - cramping: graph
  - distended | menses; during: ambr con lach puls
  - drawing: graph
  - inflammation; after: calc-ar
  - menses; during: ham
  - painful: calc Fl-ac
    : standing agg: calc
    : walking agg: calc
    : warmth agg: **Fl-ac** sec Sulph
  - portal congestion; from: card-m
  - pregnancy; during (↗GENE - Varicose - pregnancy): acon apis **Arn Ars Carb-v** Caust **Ferr** Fl-ac Graph **Ham** kali-bi lach Lyc Mill Nux-v psor **Puls** Zinc
- Thighs: aesc Calc Ferr **Ham** lac-c **Puls** sep Zinc
- Upper limbs: **Ferr-p** Nux-v Plb psor **Puls** stront-c

Varicosities   **Extremities**   Warts

VARICOSITIES (See Varices)
VEXATION:
- **agg** | **Lower** limbs: bry caust cham *Coloc Nux-v* ran-b *Sep* staph

VIBRATION; sensation of:
o **Elbows**: dig
- **Feet**: ambr ars cic graph *Olnd*
  o **Heels**: iod
  • **Soles**: cic olnd
- **Fingers**: agn nux-m
- **Forearms**: caps sabin
- **Hands**: berb caps carbn-s
- **Legs**: ambr ars berb caust croc m-arct olnd
  o **Calves**: ambr phel
- **Lower** limbs: ambr ars bell caust con kreos mosch olnd *Ph-ac* puls rhus-t spig sulph
- **Thighs**: arg-met bell caust graph sabad sep
- **Upper** limbs: agn am-c bism caps dig m-arct mosch nit-ac olnd sep vib
  o **Muscles**: nit-ac

WALKING (= includes ways of walking) (↗*GENE - Walking):*
- **awkward** (See Awkwardness)
- **backwards**: ars bell canth cocc lach mang mang-act oxyt ph-ac sep sil stram sulph
  • **metacarpal**-phalangeal joint; on: mang-act
- **bare** feet:
  • **cannot**: mag-m
  • **easier** on bare feet: psor
  • **likes** to walk on: sil
- **circles**, cannot walk in: oxyt
- **difficult** (↗*Claudicatio; Limping; Ang* aur cact chin iod kali-i olnd phys sec sil ter
  • **concentrate** the mind; must: arag
  • **pregnancy**; during: bell-p
- **dragging** one's feet (See Dragging - legs - walking)
- **gressus** gallinaceous (↗*Abducted - lower - walking):* *Aur* helo helo-s *Ign* **Lach** mag-p nux-v *Sil*
- **gressus** vaccinus: calc *Cic Iod* **Phos** *Sec*
- **heel**:
  • **ground**; doesn't touch: lath
  • **on**: thal
- **impossible**:
  • **eyes** closed; with (↗*VERT - Closed):* alum arg-n carbn-s dub *Gels* iodof *Stram* zinc
  • **fall**; after a: arg-met
  • **jump** with both legs; must (See Jumping - gait)
  • **raise** one foot without lifting the other; cannot (See Jumping - gait)
- **infirm** (↗*Incoordination - lower):* caust kali-c mag-c *Mag-p* nat-c ol-an phos sulph
- **involuntary** quick steps during vertigo; with: coca
- **inward**; with feet turned: cic
  • **left** foot: psor
- **knees**; on: med
  • **cut** off; feels legs: bar-c

Walking: ...
- **late** learning to walk● (See GENE - Walk - learning)
- **lift** feet higher than usual | **down** hard; and brings them: helo
- **lifting** legs too high: agar ars bell carb-v euph merc nat-m onos rhus-t sep
- **must** walk (See MIND - Restlessness - driving)
- **outward**; with feet turned: mag-c
- **rough** ground, on: hyos lil-t
- **shooting** out foot: acon
- **shuffling** gait (↗*MIND - Gestures - feet - shuffling):* arn chin colch gels lath led nux-v ol-an op *Psor* **Rhus-t** sec sil staph tab vip *Zinc*
- **side** of foot; on:
  o **Outer** side: all-c cic
- **side**; to one: aml-ns verat-v
- **sideways**; unconsciously walking: absin cann-i
- **slow** (See MIND - Walking - slowly)
- **stooped** gait: am-m arg-n arn *Carb-v* cocc coloc con gels lath mang mang-act nat-m phos sulph ter tub verat
- **toes**; walking on: *All-c* crot-h lath nit-ac sec
  • **must** walk on toes (↗*HEAD - Pain - jar agg. - walking):* calc lath nit-ac sec
- **unsteadily** (See Tottering)
- **while**:
  • **agg**:
    ⁞ **Ankles**: lith-c med nit-ac
    ⁞ **Leg** | **Tendo** Achillis: am-m ant-t cinnb colch
  • **amel**:
    ⁞ **Ankles**: caust
- **wide** base; on a (See Incoordination)

WARM:
- **bed**; warmth of:
  • **agg** | **Lower** limbs: merc syph verat

WARMTH; sensation of (See Heat)

WARTS:
o **Ankles**: pall
- **Elbow**, bend of: calc calc-f
- **Feet**: ant-ar ars sulph thuj tub
  o **Soles**: ant-ar ant-c ars calc carc con lyc nat-m nat-s phos sep sil sulph thuj tub
    ⁞ **horny**: ant-c
    ⁞ **painful**: sil thuj
- **Fingers**: ambr *Bar-c* berb *Calc* carb-an *Caust Dulc Ferr Fl-ac* **Lac-c** lach lyc med *Nat-m Nit-ac* petr psor ran-b *Rhus-t* sang sars *Sep* sil sulph *Thuj*
  o **First**: *Caust* thuj
    ⁞ **horny** (↗*SKIN - Excrescences - horny): Caust*
  • **Fourth**: lac-c rosm
    ⁞ **left**: rosm
  • **Joints**: sars
  • **Nails**, close to: **CAUST●** dulc fl-ac graph **Lyc●** med sep
  • **Second**: berb lach
  • **Third**: *Nat-s*
  • **Tips**: **Caust** dulc nit-ac thuj
- **Forearms**: **Calc** *Sil*

All author references are available on the CD   1623

Extremities

Warts / **Weakness**

- **Hands**: anac *Anil Ant-c* **Bar-c** berb borx bov bufo **Calc** calc-sil carb-an carc **Caust** *Diph* **Dulc** *Ferr* ferr-ma ferr-pic *Fl-ac* kali-c kali-chl kali-m *Lach Lyc* mag-s *Nat-c Nat-m* nat-s **Nit-ac** *Ph-ac* phos *Psor Rhus-t* ruta *Sel Sep* sil **Sulph Thuj** verr
  - **flat**: berb **Dulc** lach ruta *Sep*
  - **horny** (↗*SKIN - Excrescences - horny*): *Ant-c Caust Sep Thuj*
  - **itching**: *Sep*
  - **large**: calc-sil dulc
  - **sensitive**: nat-c
  - **small**: ferr-ma
  - **soft**: ant-c
  - **sore**: ambr fl-ac ruta
  - ○ **Back** of hands: anac berb *Nat-c* nat-m nat-s nit-ac sep
  - **Knuckles**: pall *Sel*
  - **Palms**: *Anac* ant-c berb borx calc carc *Dulc* ferr-ma *Ferr-pic* nat-c *Nat-m* ruta sulph
    : **flat**: dulc nat-m ruta
    : **painful** on pressure: nat-m
- **Lower** limbs: bar-c kali-br thuj
- **Nates**: con
- **Thighs**: med
- **Thumbs**: berb calc-sil lach mur-ac ran-b thuj
- **Toes**: calc spig sulph tub
- **Upper** limbs: ars bar-c borx bov **Calc** carb-an *Caust Diph* dulc kali-c lyc merc **Nat-c** nat-m *Nat-s Nit-ac* petr phos rhus-t **Sep** *Sil* **Sulph** thuj
  - **soft**: ant-c
- **Wrists**: ferr ferr-ma
  - **inflamed**: allox

WASHES:
- **always** washing her hands (See MIND - Washing - desire - hands)
- **dry** hot hands frequently: *Phos*

WASHING:
- **agg**:
  ○ **Hands** | **Palms**: rhus-t
- **cold** washing:
  - **amel** | **Lower** limbs: aur *Led* syph

WASTING (See Emaciation)

WATER:
- **downward**; running:
  - **cold** water | **clavicle** down to toes along a narrow line; from: caust
- **putting** hands in cold water agg: lac-d phos
- **warm** water were running through marrow of bones; as if: hydre
○ **Elbow**:
  - **cold** water were dripping from; as if: stry
  - **water** running through: graph
- **Feet**:
  - **cold** water:
    : **dipped** into cold water; as if: carb-v
    : **poured** on them; as if cold water were: verat
  - **hot** water; as if cold feet had been put in: raph

Water – Feet: ...
○ **Sole**: merc
- **Hips**:
  - **cold** water running down to toes: bell
  - **warm** water; seems bathed in: coc-c
- **Legs**:
  - **oozing** from the legs: graph **Lyc** sacch tarent-c
  ○ **Calf** | **runs** along; as if water: dulc sulph
- **Thighs**:
  - **cold** water trickled down front of; drops of: acon
  - **warm** water were running down: *Borx*
- **Upper** limbs:
  - **warm** water:
    : **through** upper limbs; as if warm water were running: rhus-t

WEAKNESS: abrot acet-ac acon acon-f aeth *Agar* agar-ph agn alco all-c allox *Alum* alum-p alum-sil alumn am-c *Am-caust* am-m aml-ns ammc *Anac* ang *Ant-c Ant-t* anthraci *Apis* apoc apom arag **Arg-met** **Arg-n** Ars *Ars-h Ars-i* ars-s-f asar aster astra-m atro aur aur-m aur-s bar-c *Bar-m* bell bell-p berb beryl bism borx bov brach brom bros-gau **Bry** but-ac cadm-met cain *Calc* calc-f *Calc-p* calc-s calc-sil cann-i cann-s *Canth* caps *Carb-v* carbn-h carbn-o carbn-s carc carl casc **Caust** *Cham* chel chin chinin-ar *Chinin-s* chlf *Cic* cimic cimx cinch cinnb cit-v clem cob *Coc-c* cocc coff colch **Con** convo-s cortico cortiso cot croc *Crot-t Cupr* cupr-ar cur cycl cypr cyt-l dig digin digox *Dulc* elaps eucal eup-pur euphr **Ferr** ferr-ar *Ferr-i* **Ferr-m** ferr-p gast **Gels** gent-l gins glon *Graph* grat guaj ham hell helon *Hep* hipp hist hura hydr hydr-ac hyos hyper ign ind indg iod iris jac-c jatr-c *Kali-ar Kali-bi Kali-br* **Kali-c** kali-m *Kali-n Kali-p Kali-s Kalm* keroso kreos *Lach* lact lec lil-s lim lipp lob **Lyc** mag-c mag-p manc med meny **Merc** *Merc-c* merc-i-f merl mez morph mur-ac myric *Naja* nat-ar *Nat-c Nat-m* nat-p nat-s nicc-s *Nit-ac Nux-v* oena olnd *Onos* op osm ox-ac pall pert-vc *Petr* *Ph-ac* **Phos** phys pic-ac pin-s plat **Plb** prim-v psor ptel *Puls Pycnop-sa Ran-b* puls **Rhus-t** rumx ruta *Sabad* sabin sapin sarcol-ac sars scut *Sec* sel sep *Sil* sin-n sol-t-ae spig spira spong squil *Stann* **Staph** stroph-s stry stry-p sul-i sulfon *Sulph* sumb tab *Tarent* tep ter *Thal Thuj* til upa valer **Verat** verat-v visc wies xan *Zinc* zinc-p zing
- **midnight**: pic-ac
- **daytime**: sulph
- **morning**: alum brach cham cinnb colch dulc *Nit-ac* ox-ac pall pert-vc peti phos sulph til
  - **bed** agg; in: canth nat-m phos
  - **rising** agg: bov coc-c hep nat-ar *Nat-m* phos puls
  - **waking**; on: arg-met bar-c crot-t euphr *Lyc* nat-c pic-ac sep *Zinc*
  : **forenoon**: ant-t cham grat lach
- **noon**: gels zinc
- **afternoon**: acon bar-c brach mag-m til
  - **16 h**: pic-ac **Rhus-t**
  - **sitting** agg: thuj

1624 ▽ extensions | ○ localizations | ● Künzli dot

Extremities

Weakness – afternoon

- **walking**:
  : **after** | **short** walk; after a: ol-an
  : **agg**: gins
- **evening**: *Agar* am-c bar-c *Calc* dulc euphr kali-bi lyc mez naja *Nuph* paeon phos *Rhus-t* sabad
  - **amel**: pert-vc
  - **lying** down agg: naja
  - **walk**, after short: nat-m
- **night**: *Cham Merc* til
  - **toothache**; during: clem
- **accompanied** by:
  - **palpitations** (See CHES - Palpitation - accompanied - legs)
  o **Teeth**; pain in (See TEET - Pain - accompanied - limbs)
- **alternating** with:
  ,• **agility**: nat-m
  • **vision**; dim: bell
- **ascending** stairs agg: bapt calc-sil sarcol-ac
- **back**; after dislocation of the: ruta
- **bathing**; after | **river**; in a: ant-c
- **children**; in: irid-met nat-c
- **chill**; during: ant-t cann-i rhus-t sep thuj verat
- **dinner**; after: nit-ac tub
- **eating**:
  • **after**:
  : **agg**: *Bar-c* cann-s *Clem*
  : **amel**: paeon
- **emissions** agg; after: nat-p *Ph-ac*
- **exertion**; after slight: *Anac* **Ars** bry *Calc* **Carb-v** cic guaj *Kali-c* nux-m *Phos*
- **fever**; during: **Ars** bell *Calc* rhod sulph
- **gout**, after: bell-p
- **lying**:
  • **bed**; in | **agg**: carl sulph
  • **side**; on:
  : **left** | **agg**: merc-i-f
- **menses**; during: calc-p mag-m
- **mental** exertion; from: ph-ac phos
- **motion**:
  • **agg**: rumx
  • **amel**: caps cham *Lyc* phos pimp **Rhus-t**
- **overheated**; from being: phos
- **paralytic**: agar alum am-m ambr *Anac* ars bar-c bell cann-i carb-v **Caust** *Cham* cimic cocc *Con* ferr ferr-ar gels graph *Kali-bi* **Kali-br** Kali-c merc-s *Nat-c* nux-m nux-v phos psor rhus-t ruta sabad sarcol-ac **Verat**
  • **spasmodic** jerks, after: cic
- **periodical**: ars *Calc* kreos
- **pregnancy** agg; during: calc-p
- **pressure** agg: nit-ac
- **rheumatic**: *Ars* bov calc-p *Chin* chinin-s *Colch* ferr-c sulph
- **rising**:
  • **after** | **agg**: chel
  • **amel**: arg-met lyc nat-m
  • **bed**; from | **agg**: phos *Puls*
  • **sitting**; from | **agg**: caust dig *Ruta*
- **sexual** excesses; after: phos

Weakness – Ankles

- **sitting**:
  • **agg**: arg-met chel merc nux-v ruta thuj
  • **long** time agg; for a | **after**: sars
- **sleep**:
  • **after** | **agg**: merc-c
  • **insufficient** sleep | **after**: am-c
- **standing** agg: anac berb cortiso dirc hell stann zinc
- **stiffness**, with: caust con lach lyc nat-m rhus-t sil
- **stool** agg; after: *Ars* colch
- **sudden**: alum arg-n bell **Cham** lyc naja nat-p thuj
  • **hunger**; with: *Zinc*
  • **walking** agg: nat-p
- **sunstroke**; from: phos
- **surprise**; from: gels
- **urination**; after | **amel**: spira
- **using** hands; from: ferr-i
- **waking**; on: chin kali-n sol-t-ae tep
- **walking**:
  • **agg**: *Anac* **Arg-met** berb *Bry* cob colch ferr-i ham lyc naja nat-p petr
  • **air**; in open:
  : **agg**: am-c colch *Dig* euph ferr mag-m merl nux-v pic-ac raph sang *Zinc*
  : **amel**: am-c cham clem
  • **amel**: gins hipp phos sulph
- **warmth** agg | **heat** agg: coloc
- **weeping**; after: con
  ▽ **extending** to
  o **Back**; through | **chill**; during: thuj
  o **Ankles**: abrot *Acon* agn aloe *Alum* arg-n arn ars ars-s-f arund bry calc *Calc-p* calc-s calc-sil **Carb-an** carbn-s carc *Caust* **Cham** chlf cic com cori-r dios *Ferr* ferr-ar glon graph *Ham* hipp kali-c kali-sil *Lac-d* laur led lyc mag-m mang mang-act mang-m med merc mez **Nat-ar** Nat-c *Nat-m* **Nat-p** Nat-s **Nit-ac** nux-v ph-ac phos phys pin-s plb polyp-p psor puls *Rhus-t Rhus-v* ruta *Sec Sep Sil* sphing stront-c *Sul-ac* **Sulph** valer
  • **morning**: agn coca
  : **walking** agg: agn com valer
  • **afternoon**: cham
  • **night**: sulph
  • **children**; in: sil
  : **learning** to walk: **Carb-an** mang nat-c nat-p nat-s
  • **motion** agg: laur nux-v
  • **running** agg: mez
  • **sitting**:
  : **agg**: paeon
  : **walking**; after: caust
  • **standing** agg: calc
  • **stepping** agg: phos
  • **sudden**: com
  • **walking**:
  : **agg**: agn aloe *Calc-p* carb-an com med *Nat-c* **Nit-ac** nux-v plb sulph
  : **air** agg; in open: mez
  : **amel**: caust
  : **beginning** to walk: mez
  • **warm** bathing; after: calc
  o **Sides** | **Outer**: petr

1625

Weakness – Elbows / Extremities / Weakness – Hands

- **Elbows**: adeps-s ang aur bros-gau caj chinin-s coloc dios fago glon hyper kali-m led nat-s op phos plb raph sarr sars staph *Sulph* thuj valer
  - 17 h: valer
  - dinner; after: nit-ac
  - o Bend, of: cann-i
- **Feet**: acon *Aesc* agar am-c ambr ant-c ant-t arg-met **Ars** ars-s-f aspar bar-c bell borx *Bov* bry *Calc* calc-sil camph cann-s canth caps carb-ac carbn-o carbn-s caust *Cham Chin* chinin-s chlf cinch clem coca coff colch croc crot-t cycl eup-per eup-pur ferr ferr-ar franz gamb gels gins glon grap grat *Hell* hipp hyos ign indg ip *Lach* lath laur lipp *Lyc* mag-c mag-s merc *Mez* narz nat-ar nat-c *Nat-m* nicc nit-ac nux-v *Ol-an Olnd* ox-ac petr phel *Phos* phys *Plat* plb plect polyp-p *Puls* rad-br ran-r ran-s *Rhus-t* ruta sabad sars sec seneg *Sil* stann stram stront-c *Sulph* sumb *Tab* tep thuj verat verb xan zinc
  - **morning**: caust lyc mag-m sapin
    - bed agg; in: zinc
    - rising agg: nat-m
    - walking agg: lyc mag-c mag-m
  - **forenoon**: seneg
  - **noon**: kali-bi
  - **afternoon**: alum bov hydr-ac lith-c lyc nux-v
    - 16 h: Lyc
    - 17 h: cham
    - walking agg: lyc
  - **evening**: agar ign merc-c pic-ac puls
    - 19 h: ant-c
    - walking:
      - after | agg: coc-c
      - agg: mag-m
  - **night**: *Carb-an* cham mag-s mang nit-ac
    - midnight:
      - after | 4 h: plb
    - menses; before: mang
  - **ascending** stairs agg: acon borx bry lyc mag-c nux-v
  - **bending** agg: led
  - **chilliness**; during: hell
  - **coition**; after: calc-p
  - **dinner**; after: mag-m
  - **eating**; after: cain ferr nat-c
  - **fever**; after: nat-s
  - **headache**; during: ol-an
  - **lying** | amel: mag-c *Nat-m*
  - **menses**; during: ant-t castm *Graph* mang ol-an zinc
  - **paralytic**: cham nat-m olnd tab
  - **raise**, trying to: merc
  - **riding** amel; while: *Nat-m*
  - **sitting**:
    - agg: anac card-b card-m coc-c *Led* plat *Rhus-t* thuj
    - amel: *Nat-m*
  - **standing** agg: kali-n *Nat-m* sars
  - **trembling**: caps
  - **waking**; on: nat-m

- **Feet**: ...
  - **walking**:
    - agg: camph chin clem croc *Graph* grat ham kali-n par **Rhus-t** thuj
    - air; in open:
      - after | agg: borx
    - agg: agar arn olnd thuj
    - amel: laur nat-m zinc
    - beginning to walk: mag-m
  - o **Muscles** | **Extensor** muscles: *Kali-br*
  - **Soles**: bism cain calc-f carbn-s croc hipp kreos led nux-v olnd plb sumb tep thuj
    - dinner; after: carbn-s
    - sitting agg: plb thuj
    - walking agg: nux-v olnd thuj
  - **Fingers**: acon ambr **Ars** *Bov Calc* carb-an *Carb-v* cic crot-h cur fago *Gels* hell hipp hura kali-bi kali-c kali-m *Kali-n* lact led lyc *Nat-m* par phos **Rhus-t** sep sil zinc
    - **daytime**: nit-s-d phos
    - **night**: ambr
    - **drops** things: *Ars* bov carb-an *Nat-m Sil Stann*
    - **grasping**, when: **Ars** carb-an carb-v kali-br *Sil*
    - **paralytic**: **Ars** carb-v
    - **playing** piano (↗*Playing - piano*): agar bov *Calc Caust Cham* cimic cocc *Cur Cycl Dros* gels **Kali-c** mag-p **Nat-m** phos pic-ac plat sep *Sil Stann Valer Zinc*
    - **writing** agg: fago kali-c
    - o **First**: alco kali-c nat-m
      - writing agg: kali-c
    - **Second**: nat-m
    - **Third**: plb
    - **Tips**: *Mez*
- **Forearms**: acon aeth agar ang arg-met arg-n **Ars** aur aur-m-n *Bell* beryl bufo camph cham chel chinin-ar coloc con cycl *Dig* dros dulc indg kali-n merc mez nat-m nit-ac nux-v op osm phos plb rhod **Rhus-t** sabin stront-c sumb thuj verat
  - **right**: arg-met *Sil*
  - **morning** | **waking**; on: arg-met
  - **evening**: *Dig*
  - **night**: kali-n
  - **heart** disease; in: dig
  - **knitting**, while: aeth
  - **paralytic**: kali-n
    - accompanied by | **Fingers**; contraction of: arg-met
  - **writing** agg: agar arg-met coloc
- **Hands**: acon acon-a act-sp alum alumn ang arg-met arn ars aven bell bism *Bov* bry bufo calc canth caps carb-v caust cham chin chinin-s cimic *Cina* colch com croc cupr cur dios euph *Fl-ac* gels get glon hell hep hipp jug-r *Kali-bi* kali-c *Kali-n* kreos lach lyc mag-p med menth-pu *Merc Merc-c* merc-n-f merc-n **Mez** nat-ar nat-c nat-m nat-p *Nat-s Nit-ac* nit-s-d nux-v nux-v ol-an ox-ac phos phys plb rhod rhus-t *Ruta* sabin sec sep sil *Stann* sulph sumb tab verat zinc
  - **left**: cact
    - **morning**: calc caust dios lyc nat-m sapin

1626   ▽ extensions | ○ localizations | ● Künzli dot

Weakness – Hands

- **bed** agg; in: nat-m
- **rising** agg: nat-m plb sulph
- **waking**; on: caust mag-c mag-m
- **afternoon**: bov
  - 17 h: cham
  - **sleep** agg; after: nux-v
- **evening**: dios
- **night**: kali-n
  - **fever**; after: nat-s
  - **waking**; on: mez
- **chill**; during: laur sabin
- **cramping**: caust
- **dinner**; after: mag-m
- **eating**; after: bar-c nat-c
- **grasping** objects, on: get nat-m *Nat-s*
- **headache**; during: ol-an
- **laughing** agg: carb-v
- **lying**:
  - **agg** | **hard**; on something: nat-m
  - **amel**: mag-c
- **hand** on table agg; lying: stann
- **menses**: alumn ol-an zinc
- **motion** agg: plb thuj
- **numb** as from electric shocks: fl-ac
- **paralytic**: act-sp **Alumn** ang **Ars** bism *Bov* crot-h gels nat-m *Sil* **Stann**
- **playing** piano: **Cur**
- **pressure** agg: mez nit-ac
- **rising** agg; after: nux-m plb
- **sprained**, as if: indg
- **supper** agg; after: nat-m
- **trembling**: bism lycps-v *Stann*
- **waking**; on: mez
- **walking** agg: grat plb
- **warm** room agg: *Caust*
- **writing**:
  - **after**: plb
  - **agg**: *Aesc* aml-ns ant-c bism brach caps carb-v chel Lol **Mez** plect sabin sil *Stann Zinc*
- **Hips**: adeps-s agar *All-c* apis arg-met brach calc-p carb-v chin cina cinnb der ham ign *Kali-c* kreos mang murx *Ox-ac Pic-ac* podo prun ruta sars sep syph tarent thuj tril-p *Verat* zing
  - **right**: *Arg-met*
  - **then** left: *Verat*
- **left**: podo
- **morning**: chin mang
  - **waking**; on: arg-met
- **evening**: ammc tarent
  - **bed**; before going to: chinin-s
- **ascending** stairs agg: podo
- **coition**, preventing finishing: all-c
- **motion** | **amel**: chin
- **paralytic**: arg-met *Kali-c* mang
- **rising** from seat agg: sep
- **standing** agg: zing
- **vertigo**; with: acon arg-met con olnd

Extremities

- Hips: ...
  - **walking**:
    - agg: chinin-s cob coca *Verat*
    - continued | amel: sep
- **Joints** (*Sprains; Sprains - joints*): Acon aesc agn *Aloe Arg-met* **Arn** ars ars-s-f aur aur-ar aur-s bar-c bar-m bell-p borx bov *Bry* **Calc** calc-sil caps *Carb-an* carb-v carbn-s *Caust* cent cham chel *Chin* chinin-ar cimic clem coloc *Con* cypr dig dios euph *Ferr* ferr-ar ferr-p graph hipp **Kali-c** *Kali-s* kali-sil *Lach* **Led Lyc** mang **Merc** merc-c mez morph murx **Nat-m** *Nit-ac Nux-v Petr Phos* plb podo **Psor** *Puls* raph rhod **Rhus-t Sep** *Sil Staph* **Sulph** tab *Verat* zing
  - **morning**:
    - **bed** agg; in: carb-v
    - **motion** agg: cimic
  - **forenoon**: ars
  - **chill**; during: raph
  - **diarrhea** agg; after: borx
  - **motion**:
    - agg: chlf chlor con
    - **beginning** of | **agg**: *Euph*
  - **pregnancy** agg; during: murx
  - **rising** | **amel**: carb-v
  - **sitting** agg: ars graph phos
  - **sprain**; after: phos rhus-t
  - **stooping** agg: graph
  - **walking**:
    - **after** | **agg**: borx zing
    - **amel**: borx
- **Knees**: abrot acon act-sp *Agar* agn alco all-s *Alum* alum-p am-c *Ambr* anac am-t *Arg-met Arg-n* arn *Ars* ars-h ars-i ars-s-f arund asar aur aur-ar aur-i aur-s bapt *Bar-c* bar-i bart bell *Bol-la* borx *Bov* bros-gau *Bry* cain caj calad *Calc* calc-ar calc-i calc-s calc-sil *Camph Cann-i* cann-s *Canth* carb-v carbn-s carl *Caust* cham chel *Chin Chinin-ar Chinin-s* cimic cinnb clem cob **Cocc** colch *Coloc* **Con** conin cor-r cot croc *Cupr* cycl *Dig Dios Dulc* euphr fago *Ferr* ferr-ar *Ferr-p Gels* gins *Glon* graph *Hell* hep hipp hura *Hydr* hyos *Ign* indg iod iodof *Ip Iris* jac-c jatr-c kali-bi kali-br *Kali-c Kali-n* kali-s kali-sil kreos lac-ac *Lach* lact *Lec Led* lil-t lim lith-c lol *Lyc* mag-c mag-m mang med *Merc* merc-i-r merc-sul mez mosch mur-ac murx **Nat-m** nat-p **Nat-s** *Nit-ac Nux-m Nux-v* ol-an olnd op osm ox-ac petr *Ph-ac Phos* pic-ac *Plat* **Plb** podo *Psor* puls ran-b rheum *Rhus-v Ruta* sabad sarr *Sars* sep *Sil* sphing spirae spong **Stann Staph** stront-c stry sul-ac sul-i sulph syph tab tax tell thea *Thuj* valer verat zinc
  - **alternating** sides: cic
  - **right**: ars
  - **left**: chel
  - **morning**: chin *Dios Nat-m*
    - **bed** agg; in: sulph
  - **rising** agg; after: petr phos staph
  - **forenoon**: sulph valer
  - **afternoon**: caust chinin-s ham ped
  - **walking** agg: caust
  - **evening**: anac bry dios nat-m sang sarr

Weakness – Knees   **Extremities**   **Weakness – Legs**

- **night**: calc
- **ascending** stairs agg: *Bry Canth* cass caust **Con** dig dios hura hyos iod iodof *Kali-c* merc ox-ac *Plat* plb *Ruta Stann Sulph Thuj*
- **coition**; after: agar **Calc** con dios kali-c lyc petr *Sep* sil
- **descending** stairs agg: bell dios gels hura *Kali-c* lac-ac merc ruta stroph-s
- **dinner**; after: nit-ac phel til
- **eating**; after: anac *Lach*
- **exertion** agg: cob equis-h
- **extending** and flexing amel: ferr
- **fright**; after: cinnb merc
- **kneeling** agg: *Tarent*
- **knock** together, as if they would: *Agar* arg-met berb cinnb *Cocc Colch* **Nux-v**
- **mental** exertion; from: borx
- **motion**:
  : **agg**: cycl phos
  : **amel**: chin phos
- **paralytic**: mosch stann
- **pollutions** in sleep, from: dios
- **raising** leg: colch
- **rest** | **amel**: **Bry**
- **rising** agg; after: ferr-ma
  : **seat**; from a: berb laur puls
- **shifting** from side to side (See alternating)
- **sitting**:
  : **agg**: camph cic coloc mag-c mosch phos
  : **amel**: staph
- **standing** agg: acon *Anac* calad carb-v chin *Cic Cupr* dios hipp iod iodof merc *Mosch* olnd plat prun sul-ac
- **stool** agg; after: trom
- **sudden**: cham
- **touch** agg: chin
- **vexation**; after: caust
- **walk**, as after a long: cocc cor-r dulc euph euphr
- **walking**:
  : after | **agg**: aur calc-s caust clem ind phyt *Rhus-t* ruta
  : **agg**: acon agar anac bell *Bry* calc carb-v caul chel *Chin* **Cocc Coloc** con *Cupr* cycl dig dios hyos kali-c kali-n *Lec Led* lil-t mag-c nat-n *Nat-s* petr plat puls spong stann staph zinc
  : **air** agg; in open: calad hyos *Zinc*
  : **amel**: cham dios petr phos ruta
- **warm** bathing; after: calc
- ▽ **extending** to | **Downward**: chlf
- ○ **Hollow** of knees: adeps-s aur blatta-o bov ferr ham laur led plat rad-br rheum staph valer zinc
  : **morning**: valer
  : **rising** from sitting agg: ferr staph
  : **sitting** agg: plat
  : **standing** agg: rheum
  : **walking**:
  :: **agg**: zinc
  . **standing**; after: ferr

- **Hollow** of knees – **walking**: ...
  : **impossible**: adeps-s
- **Legs**: acet-ac acon act-sp *Aesc Agar* all-c allox aloe *Alum* alum-sil alumn *Am-c* am-m ambr amyg anan ang ant-t apis *Arg-met Arg-n* arn *Ars* arund asaf asar aspar atro *Bar-c* bar-m bell benz-ac berb beryl borx *Bov* brom bry bufo *Cact Calc Calc-p Calc-s* calc-sil camph *Cann-i Canth* carb-v carbn-o carbn-s *Caust* cent cerv cham chin chinin-ar chinin-s chlor *Cic* cimic clem cob **Cocc** coff colch coloc **Con** conin cop corn croc *Cupr* cur cycl dig digin dios dub dulc elaps eup-per euph *Ferr* ferr-ar *Ferr-m* ferr-p fl-ac form gels gins *Glon* grat guaj ham *Ham* hell hep hura *Hydr* hyos ind indg iris jab jatr-c *Kali-bi Kali-c Kali-cy Kali-n* kalm kreos *Lach* lat-m *Lec* led lepi lil-t *Lyc* m-arct *Mag-c* mag-s mang med *Merc* merc-c mez murx *Nat-ar Nat-c* nat-m nat-p **Nat-s** nit-ac nuph **Nux-m Nux-v** ol-an *Olnd* onos *Op* ox-ac paeon paull peti *Petr* **Ph-ac** phel *Phos* phys phyt *Pic-ac Plat* **Plb** psor puls *Rhod* **Rhus-t** rumx ruta sabad sabin *Sarcol-ac* sarr sars seneg *Sep Sil Stann* staph stront-c stry sulfonam *Sulph* sumb tanac tarax tarent *Thuj* tub vac valer verat verb vib vip xan *Zinc* zinc-p
- **right**: bov con tarax
- **left**: cortico
- **morning**: acon ambr *Arg-met* ars bar-c brach chlor dios nux-v stach sulph
  : **bed** agg; in: ran-a sulph
  : **rising** agg: *Arg-met* hura ran-a rat rhod
  : **waking**; on: *Arg-met* caust sumb
- **forenoon**: coloc ptel ran-b rhus-t sars
- **noon**: *Rhus-t*
- **afternoon**: am-m erio hura nat-c peti rat
  : **walking** agg: *Rhus-t*
- **evening**: abrot brach coc-c kali-n merc onos phys stach
  : **ascending** stairs agg: rhus-t rumx
  : **walking** agg: onos
  : **night**: am-m sulph
- **accompanied** by:
  : **faintness**: beryl
  : **palpitations** (See CHES - Palpitation - accompanied - legs)
  : **Spinal** meningitis (See BACK - Inflammation - membranes - accompanied - lower)
- **ascending**;
  : **agg**: lyss *Ruta*
  : **stairs** | **agg**: acon alum-sil *Bry* corn *Hura* hyos ruta tarax
- **crossing** legs agg: verb
- **delivery**; after: *Caust Rhus-t*
- **diarrhea** agg; after: borx (non: bov)
- **dinner**; after: agar
- **eating** agg: hyos
- **exertion**; after slight: cic vac ziz
- **journey**, after: pic-ac
- **menses**; during: bov sars sulph zinc
- **motion**:
  : **agg**: clem nat-s pic-ac
  : **amel**: aur-m-n cham dios nat-s stront-c

1628   ▽ extensions | ○ localizations | ● Künzli dot

Extremities

Weakness – Legs

- **painful**: calc cann-i crot-h plat
- **paralytic**: bell cod *Con* kali-n pic-ac
- **rising**:
  : **after | amel**: caust
  : **agg**: bry
  : **sitting**; from | **agg**: atro puls
- **room | amel**: grat
- **seminal** emissions, after: *Kali-br*
- **sexual** excesses; after: aur calc calc-p *Chin Cob* con cupr dam dig *Dios* ery-a form gels *Kali-c* lyc med nat-p *Nux-v Ph-ac Pic-ac* sars sel staph *Sulph* zinc
- **sitting**:
  : **agg**: acon alum alumn aur-m-n bry camph cic indg plat **Rhus-t** sulph *Thuj*
  : **amel**: valer
- **sleep | amel**: tell
- **standing** agg: aster chin cinch nat-p ol-an samb stroph-s valer
- **stepping** agg: plat
- **stool** agg; after: con
- **studying**; from: pic-ac
- **temperature**; change of: act-sp
- **waking**; on: arg-met
- **walking**:
  : **after | agg**: kali-n rhus-t
  : **agg**: agar am-c *Caust* chel chin *Con* ery-m *Gran* ind indg lyc mez nat-p nat-s nit-ac **Nux-m** onos ph-ac plat plb *Rhus-t* stram *Sulph* tarax tarent zinc
  : **air** agg; in open: grat
  : **beginning** to walk: *Bry*
- o **Calves**: aesc aloe *Arg-n* borx but-ac calc calc-i *Calc-p* calc-s calc-sil carb-v castm cham chinin-s coc-c croc dulc ferr ferr-i hipp kali-c kali-n *Kalm* kreos *Nat-m* nicc nux-v osm plb sil stront-c sulfonam sulph thuj valer zinc
  : **afternoon**: castm valer
  : **evening**: dulc eupi
  : **night**: *Sulph*
  : **accompanied** by | **palpitations**: calc-p
  : **ascending** agg: bell
  : **chill**; during: thuj
  : **kneeling** agg: ars-i
  : **motion** agg: castm
  : **rising** from sitting agg: zinc
  : **sitting**:
    : **agg**: stront-c
    : **amel**: nicc
  : **walking**:
    : **after | amel**: calc-s
    : **agg**: aloe croc gran nicc osm
    : **amel**: plb
- **Muscles | Extensor** muscles: *Kali-br*
- **Tendo** Achillis: lyc valer
  : **morning**: lyc
  : **sitting** agg: valer

Weakness – Lower limbs

- Lower limbs (↗*Tottering*): acet-ac acon **Aesc** aeth *Agar* ail all-s aloe **Alum** alum-p *Alum-sil* alumn am-c *Am-m* ambr *Anac Ang* ant-c ant-t *Apis* **Arg-met Arg-n** arn **Ars** ars-s-f asar **Aur** aur-ar aur-i aur-s *Bapt* bar-c bar-s bell benz-ac berb beryl borx bov brach bros-gau *Bry Bufo* but-ac cadm-met calad **Calc** calc-ar calc-f calc-i calc-s camph cann-i cann-s canth **Carb-ac** carb-an *Carb-v Carbn-s* carc castm **Caust** cham chel *Chin Chinin-ar Cic Cina* cist clem coc-c **Cocc** colch **Con** *Corn* cortico croc *Crot-t Crot-t Cupr* cycl dig diosm dros dulc ery-a eup-per *Euph* euphr ferr *Ferr-i* **Gels Glon** *Graph* grat guaj ham *Hell* hep hipp *Hydr Hyos* ign ind iod ip *Kali-ar* kali-bi *Kali-br Kali-c Kali-n* kali-ox *Kali-p Kreos* lapa *Lath* laur led lil-t lob-c *Lyc* m-arct m-aust mag-c *Mag-m* mang *Med* merc *Merc-c Mez* mosch **Mur-ac** murx *Nat-ar* **Nat-c** *Nat-n* nat-p nat-s nicc *Nit-ac Nux-m* **Nux-v** olnd onos *Op* ox-ac par *Petr Ph-ac* **Phos Pic-ac Plat Plb** podo psil ptel puls *Ran-b Rat* rhod **Rhus-t** *Ruta* sabin samb sang sarcol-ac *Sars Sec* sel seneg *Sep* **Sil** spig spong **Stann** stram *Stront-c* stroph-s stry *Sul-ac* sulfonam *Sulph* tab tarent thal *Thuj* til verat verb vip wies xan **Zinc** zinc-p
- **one** side | **epileptic** convulsion; after: cadm-s phos
- **right**: nat-m stann sulph
- **left**: petr
- **morning**: ambr ant-t *Arg-met* bar-c bar-m carb-an iod mur-ac *Nat-m* **Nux-v** *Phos* plect *Rhus-t* sep *Sil* solin sulph
  : **bed**; in: nat-m plb sulph *Zinc*
  : **waking**; on: *Arg-met* nat-m sep
- **forenoon**: arg-n nat-m ptel *Ran-b*
  : **11 h**: arg-n nat-m zinc
- **noon**: *Calc* kali-c
- **afternoon**: *Arg-n* carb-v mag-m nat-c nux-v pip-m plb rumx zinc
  : **13 h**: ham
- **evening**: hydr-ac indg nit-ac plect rhus-g sulph zinc
  : **menses**; during: kali-n mag-m
  : **walking** agg: sang thuj verat
- **night**:
  : **22 h**: plan
- **accompanied** by:
  : **Knees**; pain in: xan
  : **Meninges** of spine; inflammation of (See BACK - Inflammation - membranes - accompanied - lower)
  : **Teeth**; pain in (See TEET - Pain - accompanied - limbs)
- **ascending** stairs agg: agar *Ars* asar bell **Calc** lyc nicc nux-v phos pic-ac rhus-t *Ruta* sars thuj
- **catarrhal** fever; during: sep
- **child** late learning to walk: **Calc**
- **coition**; after: *Calc*
- **delivery**; after: caust *Rhus-t*
- **descending** stairs agg: arg-met nux-m *Ruta* sep sil stann sulph
- **diarrhea**; during: borx
- **dinner**; after: am-c

All author references are available on the CD   1629

Extremities

Weakness – Lower limbs

- **eating**; after: mur-ac
- **exertion** agg; after: *Anac* **Calc Gels Rhus-t**
- **false** step, from: ph-ac
- **fear**; with (See MIND - Fear - sudden - trembling)
- **hunger**; during: *Zinc*
- **menses**; during: arg-n *Cocc* kali-n mag-m *Nit-ac* nux-m sulph *Zinc*
- **painful**: aloe nux-m plan stann *Staph*
- **paralytic**: agar ambr anac arg-n **Cocc** dig rhus-t ruta sars thuj
- **pregnancy** agg; during: agar bell-p plb
- **progressive**: *Con Lath*
- **rising**:
  : **kneeling**; from: **Con**
  : **sitting**; from | agg: *Glon* mag-c nat-m ruta zinc
- **sitting** agg: ars led mag-c plat stann
- **sitting** down agg: diosm
- **smoking** agg: *Clem*
- **standing** agg: agar *Anac* bar-act berb *Bry* dirc hell nat-m **Nux-m** plat stann tarent zinc
- **stool** agg; after: plect
- **sun** agg; walking in the: bros-gau
- **temperature**; change of: act-sp
- **tremulous**: caps dig
- **vexation**; after: caust lyc nat-m *Nux-v*
- **walking**:
  : after | agg: **Aesc Arg-met** bapt berb *Bry* **Calc** *Calc-s* carl **Con Gels** glon hell kali-n led **Mag-m** mosch *Mur-ac* nux-v phos *Plb Ran-b* **Rhus-t** *Ruta Sil* stann sulph zinc
  : agg: botul calc kali-c mang-act *Nux-m* sang
  : air agg; in open: grat mag-m sang seneg verat
  : amel: borx cann-s cic dros nat-m zinc
  : continued:
  : air; in open | amel: zinc
  : wet agg; after getting feet: phos *Rhus-t*
- o **Bones**, sitting: sulph
- **Joints**: cinnb nit-ac plumbg rhus-t *Seneg* stront-c
- - **Nates**: cortico
- **left**: cortico
- - **Shoulders**: acon aloe alumn arg-met bapt borx bov brom carb-an carb-v cedr chinin-ar cic clem *Com* cupr-ar gins kali-n laur mag-c nat-m nit-s-d nux-v phos pic-ac plat plect ran-s sep sil stry thlas thuj zing
- **right**: carb-v
- **left**: alumn
- **morning** | **waking**; on: arg-met
- **bending** forward agg: alumn
- **painful**: cedr chinin-ar *Lach*
- **paralytic**: arg-met carb-v ferr
- **walking** agg; after: bapt
- - **Thighs**: acon aesc agar all-c aloe *Alum* alum-p alum-sil *Alumn* am-c am-m ammc anac ang arg-met arg-n *Arn Ars* arund asar aur bar-m berb borx bov brach bry *Calc Calc-p* calc-sil *Cann-i* caps carb-an carbn-s *Carc* caust cham chel *Chin* chinin-ar chinin-s cimic cina clem cob coc-c **Cocc** colch coloc **Con** croc crot-h cupr cur cycl

Weakness – Toes

- **Thighs**: ...
dig dulc eup-per euph ferr *Form Gels* gins *Glon* graph *Guaj* ham hell hep hipp hura ip kali-bi *Kali-c* kali-i kali-m kali-n kali-sil kalm lac-ac lach lappa lil-t lyc mag-s mang med *Merc Merc-c* mez mosch **Mur-ac** nat-ar nat-c nat-m nat-p **Nat-s** nit-ac *Nux-v Olnd* onos op paeon ph-ac phel *Phos Pic-ac* pip-m *Plat Plb* puls raph rat *Rheum* rhod rhus-t *Ruta Sarcol-ac* sarr sars *Seneg* sep sil sol-ni spig squil *Stann* staph stront-c sulph tarent thuj urt-u verat verb vib
- **right**: *Con Kali-c*
- **left**: brach chel cic glon ham hura nit-ac sulph tarent
- **midnight** | **after**: merc
- **morning**: brach *Calc* nat-c
  : **chill**; during: verat
  : **rising** agg; after: phos rhod squil
  : **walking**; beginning to: *Calc*
- **afternoon**: fago kali-c
- **evening**: *Agn* chin cinch fago mag-c stront-c tarent
- **night**: ham
  : **sleep** agg; during: sep
- **ascending** steps, during: ars *Bry* calc coloc mez sep
- **coition**; after: agar *Calc*
- **emissions** agg; after: *Agar* calc
- **exertion**; violent | amel: carc
- **menses**:
  : **during** | agg: am-c am-m bov carb-an castm nicc sars
  : **painful**: stann
  : **paralytic**: arg-met *Con* ferr puls
  : **pregnancy**: *Ip*
  : **rising**:
  : agg: cic thuj
  : **sitting**; from | agg: ruta
- **sitting**; after: acon anac arg-met croc mag-c mag-s mang-m ph-ac plat
- **sleep**; short | amel: carc
- **standing** agg: mag-m plat stann
- **stool**:
  : after | agg: lyc *Ph-ac Phos*
  : during | agg: *Ph-ac Phos*
- **sudden**: cic hep
- **waking** | amel: sep
- **walking**:
  : after | agg: ind nit-ac sol-t-ae
  : agg: anac arg-met aur bufo *Calc* caust chel chin con euph-a hep *Kali-i* lycps-v mag-m mag-s merc mez *Olnd* puls *Ruta* stach
  : air in open: ang arg-met spig
  : amel: mag-m rat
- o **Anterior**: arn ars lappa
- **Bones**: stann
- - **Thumbs**: alco kali-c nat-m plb sil sulph
- **writing** agg: kali-c
- **Toes**: ars crot-h glon

1630   ▽ extensions | O localizations | ● Künzli dot

Extremities

Weakness – Upper arms

- **Upper** arms: acon *Arg-met* arg-n bell brach bry calc carl cham cic clem colch crot-t cycl gins grat guaj jatr-c kali-n lact mang merc-c nat-m *Phos* phyt sep sil stann *Sulph Thuj*
  - **morning** | **waking**; on: arg-met
  - **night** | **sleep**; during: sep
  - **exertion** agg; after: *Arg-met*
  - **flexion** agg: phyt
  - **motion**:
    : **agg**: grat phyt
    : **amel**: arg-met
  - **paralytic**: *Arg-met* bell ferr kali-n
  - **raised**, when: grat
  - **rising** agg: thuj
  - **sudden**: mang
  - **waking** agg; after: arg-met
  - **writing** agg: carl cic con
  - ▽ **extending** to | **Hand**: crot-t
  - ○ **Deltoid**: stann
- **Upper** limbs: abrot *Acon* **Aesc** agar *All-c* aloe *Alum* alum-p alum-sil alumn *Am-c* aml-ns ammc *Anac Ang* ant-c *Apis* arg-met arn *Ars* ars-i ars-s-f arund asar aur aur-ar aur-i aur-s bapt **Bell** berb beryl *Bism* borx bov brach brom bry bufo cact *Calc* calc-i calc-p *Calc-s* camph carb-v *Carbn-s Caust* cere-b cham *Chel Chin* chinin-ar chinin-s **Cic** cod coff coloc com **Con** corn *Crot-c Crot-t Cupr Cur* **Dig** dios dros dulc elaps euph eupi ferr ferr-m *Gels* gins *Glon Gran* graph grat *Guaj* ham hell hep hipp hura hyper ign *Iod* kali-ar kali-bi **Kali-c** kali-i kali-n kali-s *Kalm Lach* lact laur led lil-t *Lyc* lyss m-aust macro mag-c mag-p malar mang med merc *Merc-c* merc-i-f merc-sul mez nat-ar nat-c *Nat-m* nat-p nat-s nit-ac nit-s-d *Nux-v* ol-an op par peti *Petr Ph-ac Phos* phyt plat plb psil psor *Rhod Rhus-t* ruta sabad sabin sarcol-ac sars sec seneg *Sep Sil* spig spong **Stann** *Staph* stict stram stront-c sul-ac *Sulph* sumb tab tarent ter *Thuj* til tub valer verat zinc
  - **one** side:
    : **accompanied** by:
    : **Lower** limbs; weakness:
      . **one** side | **epileptic** convulsions; after: cadm-s phos
    : **apoplexy**; after: cadm-s phos
  - **right**: am-c anac *Bism* carb-v *Caust* chel colch eup-per ferr-i gels gins ham lyc merc-i-f plat rhod zinc
  - **left**: agar alumn arn brom *Calc Dig* nat-s *Nux-v* sars *Sumb Tab*
    : **accompanied** by | **Heart** disease (See CHES - Heart; complaints - accompanied - upper - left - weakness)
  - **morning**: carbn-s dulc *Kali-c* lyc *Nux-v* peti sil sulph valer
    : **bed** agg; in: kali-c sil
    : **rising** agg: caj card-m
    : **waking**; on: arg-met nit-ac sep
  - **forenoon**: indg ph-ac plect
  - **noon**: colch con
  - **afternoon**: chinin-s nux-v

Weakness – Wrists

- **Upper** limbs – **afternoon**: ...
  : **14 h**: sarr
  - **evening**: brach ferr-i nat-m plect
    : **bed** agg; in: phos
    : **vomiting**; after: sulph
  - **night**: ambr lyc
  - **accompanied** by:
    : **Elbow**; pain in: bapt
    : **Teeth**; pain in (See TEET - Pain - accompanied; TEET - Pain - accompanied - limbs)
  - **anger**, after a fit of: nat-m
  - **ascending** stairs agg: nux-v
  - **chilliness**; during: gins *Ph-ac*
  - **clenching** hands, on: chin
  - **cold**, from exposure to: *Rhod*
  - **convulsions**; after: **Cic**
  - **dinner**; after: grat plect
  - **eating**; after: bar-c
  - **ejaculations**; after: staph
  - **exertion**; after slight: *Cic Lach Stann* sumb
  - **hanging** down amel: asar
  - **laughing** agg: carb-v
  - **motion**:
    : **agg**: carb-v *Stann*
    : **pain** in chest; from extreme: stict
    : **amel**: acon *Lyc* plat *Rhod* stront-c
  - **paralytic**: anan ph-ac stann
  - **motion** agg: (non: ph-ac) *Stann*
  - **playing** piano: gels
  - **sudden**: calc
  - **taking** hold of something: arn **Ars** bov carb-v cina colch nat-m sil
  - **walking** agg; after: bapt
  - **weather** agg; stormy: *Rhod*
  - **writing** agg: acon agar brach carb-v *Caust* cocc kali-c lyss merc-i-f mez sabin
  - ▽ **extending** to:
    : **Body**; whole: malar
    : **Lower** limbs: malar
- **Wrists**: aloe arn ars bov brach *Carb-v Caust* cot *Cur* dig dor *Glon* hura kali-bi kali-c kalm lil-t lyc *Merc* mez nat-m nat-p phos phys *Plb* podo rhod sep *Sil* spong sul-ac sulph valer
  - **right**: *Sil*
    : **Ankle**; and | **left**: nat-p
  - **morning**: lil-t
  - **evening**: phos
  - **menses**; after: nat-p
  - **motion**:
    : **agg**: dig
    : **amel**: rhod
  - **paralytic**: *Carb-v* phos
  - **sprained**, as if: kali-c
  - **using** hand: sep
  - **writing** agg: calad *Kali-br* sarcol-ac

1631

Weather · **Extremities** · Elbow

WEATHER:
- change of:
  - **agg**:
    - **Lower** limbs: *Bry* nat-s phyt *Rhus-t* sil
    - **Thighs**: phyt
WEIGHT; sensation of a (See Heaviness)
WENS on hands: ph-ac plb sil
WETTING a part:
  ○ **Feet** agg: all-c cham cupr *Dulc* merc *Nat-c Nat-m Phos Puls* rhus-t *Sep* **Sil** xan
WHIRLING: glon
WHITLOW (See Felon)
WHIZZING, thigh: bell
WIND; sensation of:
  ○ **Hands**: plat
  - **Legs**: samb
  ○ **Calves** | **cool** wind streaming up calves; sensation of: helon
  - **Lower** limbs | **sensation** as from cool wind: bar-c calc chin-b helon lil-t m-aust mosch rhus-t samb
  - **Shoulder**, sensation of:
    - passing over and extending to fingers: fl-ac
    - wind blowing on: lyc
  - **Toes**: cupr
  - **Upper** Arm, extensor muscles | **coldness**; as if: phos
  - **Upper** limbs | **cold** wind was blowing on it; as if: aster
WITHERED (↗*Emaciation*): phyt
  ○ **Feet** | **Soles**: ant-c
  - **Skin** of hands: bar-c bell graph **Lyc** nat-c nat-m petr ph-ac sabad sulph
  ○ **Palms**: diph sang
WOODEN sensation (↗*MIND - Delusions - tongue - wood; MIND - Delusions - wood - he)*: kali-n thuj
  ○ **Feet**: carl plb rhus-t
  ○ **Soles**: ars plb
  - **Hands**: **Kali-n**
  - **Legs**: thuj
  - **Lower** limbs: *Arg-n Ars* chinin-s lyc nux-v phos plb rhus-t sec thuj
    - walking agg: **Kali-n** plb rhus-t sec thuj
  - **Thighs**:
    ○ **Muscles** | **Extensor** muscles: stry
WOUNDS (See Injuries)
WRINKLED: ars *Sec*
  ○ **Feet**: ars
  - **Fingers**: ambr cupr fl-ac *Ph-ac* psil sol-ni sulph
  - **Hands**: both-ax
  ○ **Back** of hands: mur-ac *Ph-ac*
    - **Hands** | **Palms**: sang
  - **Legs**: rhod

WRIST-DROP (See Paralysis - wrists)
WRITER'S cramp (See Cramps - fingers - writing; Cramps - hands - writing; Pain - fingers - writing; Pain - hands - writing - agg.)
WRITING:
- **agg**:
  ○ **Forearms**: merc-i-r ran-b
    - **Upper** limbs: acon agar aloe alum am-m ant-c arn bar-c bry cann-s **Carb-v** caust chin cic cocc coff colch euph grat hep **Kali-c** meny merc merc-i-f mez mur-ac nat-c nat-m nux-v olnd ph-ac phos prun puls rhus-t ruta sabad sabin samb sil spig stann staph sul-ac sulph tarax teucr thuj *Valer* viol-t zinc
    - **Wrists**: lyc *Mag-p*
- amel | **Upper** limbs: zinc-ar
- **difficult** and slow | **breakfast**; after: carb-v

ANKLES; complaints of: acon agar agn alum am-c am-m ambr anac ang ant-c arg-met arn ars asaf asar aur bar-c bell bism borx bov bry calc camph caps carb-an carb-v **Caust** chel chin cic cocc colch coloc con croc cycl dig dros dulc euph euphr ferr graph guaj hell hep hyos ign iod kali-c kali-n kreos lach led **Lyc** m-ambo m-arct m-aust mag-m mang merc mez mosch mur-ac nat-c **Nat-m** nit-ac nux-v olnd par petr ph-ac phos plat plb puls ran-b ran-s rheum rhod **Rhus-t** rumx ruta samb sars sec sel seneg **Sep** sil spig spong stann staph stront-c sul-ac **Sulph** tarax teucr thuj valer verat viol-t zinc
- **extending** to:
  ○ **Calves**: meny
    - **Toes**: nat-c
    - **Upward**: guaj
  - **nervous**: mag-m
ARMS; complaints of (See Upper limbs)
BLOOD CIRCULATION; complaints of: tub-a
ELBOW; complaints of: acon agar agn alum am-c am-m *Ambr* anac ang *Ant-c* ant-t *Arg-met* arn ars asaf aur bar-c bell bov bry calad calc camph canth caps carb-an carb-v **Caust** cham chel chin cic cina clem cocc colch coloc con croc cupr dig dros dulc euphr graph hell *Hep* hyos ign iod **Kali-c** *Kali-n* kreos laur led *Lyc* m-ambo m-arct m-aust mag-c mag-m mang meny *Merc* mez mosch mur-ac nat-c nat-m nux-m nux-v olnd par petr ph-ac phos plat plb puls ran-b ran-s rheum rhod **Rhus-t** ruta sabad sabin samb sars sec seneg **Sep** spig spong stann staph stront-c sul-ac **Sulph** tarax teucr thuj valer verat verb viol-o viol-t zinc
▽ **extending** to
  ○ **Axilla**: ars
    - **Hand**: cinnb
    - **Shoulder**: ther
  ○ **Bend** of: agn alum am-m *Anac* ant-c *Arn* bar-c bell calc canth carb-an *Caust* cic cina clem colch coloc con cupr dros dulc graph hell hep hyos iod **Kali-c** kali-n *Laur* lyc meny mur-ac petr ph-ac *Phos Puls Sep* spig staph *Sulph* teucr thuj valer verat zinc

1632 ▽ extensions | ○ localizations | ● Künzli dot

Extremities

Elbow

- **Tip**: agar alum arg-met asaf bar-c bry carb-an carb-v caust dulc graph **Hep** hyos kreos lyc merc mur-ac nat-m olnd ph-ac puls rhus-t sabin sars sep spig spong *Stann* sul-ac valer

FEET; complaints of: acon agar agn alum am-c am-m ambr anac ang ant-c ant-t arg-met **Arn Ars** asaf asar aur bar-c **Bell** bism borx bov bry calad calc camph cann-s canth caps carb-an carb-v caust cham chel chin cic cina clem cocc coff colch coloc con croc cupr cycl dig dros dulc euph ferr graph guaj hell hep hyos ign iod ip kali-c kali-n kreos lach laur led **Lyc** m-arct m-aust mag-c mag-m mang meny merc mez mur-ac nat-c nat-m nit-ac nux-m nux-v olnd op par petr ph-ac phos plat plb **Puls** ran-b ran-s rheum rhod rhus-t ruta sabad sabin samb sars sec sel **Sep Sil** spig spong squil stann staph stram stront-c sul-ac sulph tarax thuj valer verat verb viol-t zinc zinc-chl
- ○ **Back** of: agar anac ang ant-t arg-met ars asaf aur bell bism bry calc **Camph** cann-s canth carb-an **Caust** chel chin cocc colch coloc con cupr cycl dig graph guaj **Hep** ign kali-c lach led lyc mag-m mang merc mez mosch mur-ac nat-c nat-m nit-ac nux-v olnd op par petr phos plat plb puls ran-b ran-s rheum rhus-t ruta sabin sars sep sil **Spig** spong stann staph stram sulph **Tarax** thuj viol-t zinc
- **Heels**: *Agar* agn alum am-c am-m ambr anac ang ant-c ant-t *Aran* arg-met arn ars aur bar-c bell berb bism borx bry calc cann-s canth caps **Caust** cham chin cic cina clem cocc colch coloc con cycl dros euph ferr **Graph** hell hep **Ign** iod kali-c kali-n kreos lach laur **Led** lyc *M-ambo M-arct* mag-c mag-m mang meny merc mez mur-ac **Nat-c** *Nat-m* nit-ac nux-v olnd op par petr phos phyt plat plb **Puls** ran-b ran-s rheum rhod rhus-t ruta **Sabin** sars sel **Sep** sil spong stann staph stront-c sul-ac sulph thuj valer verat viol-t *Zinc*
- **Side**: ang arn calc chin coloc graph kali-bi led lith-c ol-an sabin sep sulph tarax thuj zinc
- **Sole** of: acon agar agn alum am-c am-m ambr anac ang *Ant-c* arg-met arn ars asaf asar aur bar-c bell *Berb* bism borx bov bry calad **Calc** canth carb-an carb-v caust cham chel chin cic cina clem coff colch coloc con croc **Cupr** dig dros dulc euph ferr gels graph hell hep hyos ign kali-c kali-p kreos lach laur **Led** *Lyc* m-ambo m-arct m-aust mag-m mang **Med** meny merc mez mur-ac **Nat-c** nat-m nit-ac nux-m nux-v olnd par petr **Ph-ac** phos plat plb **Puls** ran-b rheum rhod rhus-t ruta sabad sabin samb sars sec sel sep **Sil** spig squil stann staph stront-c sul-ac **Sulph Tarax** thuj valer verat verb viol-t zinc
- ▽ extending to | **Knees**: lith-c

FINGERS; complaints of: *Acon* agar agn alum *Am-c* **Am-m** *Ambr* anac ang ant-c ant-t arg-met arn ars asaf asar aur bar-c **bell** bism borx bov bry *Calc* camph cann-s canth caps carb-an carb-v *Caul Caust* cham *Chel* chin cic cina clem cocc coff colch coloc con cupr *Cycl* dig dros dulc euph euphr ferr *Graph* guaj hell hep hyos ign iod *Kali-c* kali-c kreos lach laur led **Lyc** m-ambo M-arct m-aust *Mag-c* mag-m mang meny *Merc* mez mosch mur-ac nat-c *Nat-m* nat-s *Nit-ac*

Hands

Fingers; complaints of: ... nux-m nux-v *Olnd* op par petr *Ph-ac Phos* plat plb *Puls Ran-b Ran-s* rheum *Rhod* **Rhus-t** ruta *Sabad* sabin sars *Sec* sel *Sep* **Sil** *Spig* spong squil *Stann Staph* stront-c *Sul-ac* **Sulph** tarax *Teucr* **Thuj** valer verat verb viol-t zinc

- ○ **Between**: am-m ambr aur camph caust cycl ferr **Graph** *Hell* kreos lach *Laur* nit-ac plb *Puls* ran-s rhod rhus-t **Sel** sep sul-ac zinc
- **Joints**: acon agar agn alum am-c am-m ambr anac ang ant-c ant-t arg-met arn ars asar aur bar-c bell bism borx bov bry **Calc** calc-f camph cann-s caps carb-an carb-v *Caul Caust Cham* chel chin cina clem cocc coff colch coloc con croc cupr cycl dig dros dulc euph euphr ferr *Graph Hell* hep ign iod *Kali-c Kali-n* kreos lach *Led Lith-c Lyc* m-ambo m-arct m-aust mag-c mang meny merc mosch nat-c *Nat-m* nit-ac nux-m nux-v olnd par petr ph-ac phos plat plb *Puls* ran-s rheum rhod *Rhus-t* ruta sabad sabin samb sars sec seneg **Sep** *Sil* **Spig** spong stann staph stront-c sul-ac **Sulph** teucr verat verb zinc
- **Tips**: acon agar **Am-m** ambr ang ant-t *Ant-t* ars asaf bar-c bell bism borx calc *Calc-p* cann-s canth caps cham *Chel* chin coff colch con *Croc* cupr dros ferr hell hep kali-c *Kreos* lach laur m-ambo m-arct *M-aust* merc mez mur-ac nux-m olnd ph-ac *Phos* puls ran-s rhus-t sabad sabin sars *Sec* sel sep *Sil Spig* spong stann *Staph* stront-c sul-ac *Sulph* tarax **Teucr Thuj** valer verat verb viol-o zinc

FOREARM; complaints of: acon agar agn alum am-c am-m ambr *Anac* ang ant-c ant-t arg-met arn asaf aur bar-c **bell** *Bism* bov bry calad **Calc** camph canth caps carb-an *Carb-v* **Caust** cham chel *Chin* cic cina clem cocc colch coloc con croc cupr cycl dig dros *Dulc* euph euphr ferr graph guaj hell hep hyos ign *Kali-c* kali-n kreos laur led *Lyc* m-ambo m-arct m-aust mag-c mag-m mang meny **Merc** *Mez* mosch mur-ac nat-c *Nit-ac* nux-m nux-v olnd op par petr ph-ac phos phyt plat plb prun puls ran-b ran-s rheum rhod **Rhus-t** ruta sabad sabin samb *Sars* sec *Sel* seneg **Sep** *Sil* spig spong stann **Staph** stram stront-c sul-ac **Sulph** tarax teucr thuj valer verat verb viol-t zinc

- **accompanied** by:
  - ○ **Hip**; complaints of | **left**: merc-i-f
  - ○ **Ulnar** nerve; along: aran hyper kalm podo rhus-t tub

HANDS; complaints of: *Acon* agar agn alum am-c am-m ambr *Anac* ang ant-c ant-t arg-met arn ars asaf asar aur bar-c **Bell** bism borx bry **Calc** camph cann-s canth caps carb-an carb-v *Caul* caust cham chel chin cic cina clem cocc coff colch coloc con croc cupr cycl dig dros dulc euph euphr ferr graph guaj hell hep hyos ign iod ip kali-c kali-n *Kreos* lach laur led **Lyc** m-ambo m-arct m-aust mag-c mag-m mang meny merc mez mosch mur-ac nat-c nat-m nit-ac nux-m **Nux-v** olnd op par petr *Ph-ac* phos plat plb puls ran-b ran-s rheum rhod *Rhus-t* ruta sabad sabin samb sars sec *Sel* seneg **Sep** sil spig spong squil *Stann* staph stram stront-c sul-ac **Sulph** tarax teucr thuj valer verat verb viol-o viol-t *Zinc*

Hands — Extremities — Legs

O **Back** of hand: alum ang ars borx bov bry *Calc* camph caust cina cycl dig euph *Kreos* lyc merc mur-ac **Nat-c** nux-v petr ph-ac puls rheum **Rhus-t** *Samb* **Sep** sil spig stann *Sulph*
- **Palm**: *Acon* agar alum am-m ambr **Anac** asar bar-c bism *Borx Bry* camph canth caps carb-v caust cham chel chin coff con dig *Dulc* graph hell hep ign ip kali-c *Kreos* lach laur led *Lyc* m-ambo m-arct mag-c mang *Merc* mez mur-ac nat-c nat-m *Nux-v* petr phos puls **Ran-b** *Ran-s* rheum rhus-t ruta *Samb* **Sel** sep **Spig** spong *Stann* staph *Sulph*

HIP; complaints of: acon **Agar** agn alum am-c am-m ambr anac ang ant-c ant-t arg-met arn ars asaf asar *Aur* bar-c bell bov *Bry* calc camph cann-s canth carb-an carb-v *Caust* cham chel chin cic **Cina** clem cocc coff colch coloc con crot-h cycl dig dros *Dulc* **Euph** ferr graph hell hep hyos ign iod kali-bi kali-c kali-n *Kreos* lach laur led *Lyc* m-arct m-aust mag-c mag-m mang meny merc mez mosch mur-ac nat-m **Nux-v** olnd par petr ph-ac phos phyt plat plb **Puls** ran-b ran-s rheum rhod rhus-t *Ruta* sabad sabin samb sars sec sel seneg **Sep** sil spig spong *Stann* staph stram stront-c *Sulph* tarax teucr thuj valer verat verb viol-o viol-t zinc
- alternating sides: cimic cocc euon lil-t
- right: chel
- left:
  · accompanied by | **Forearms**; complaints of (See Forearm - accompanied - hip - left)
- accompanied by | pneumonia: chel
O **Joints**: acon agn alum am-c am-m ang ant-c ant-t arg-met arn asaf asar aur bar-c bell **Bry Calc** camph canth caps carb-an *Caust* cham chel chin cic cocc colch coloc con croc dros dulc euph euphr ferr graph hell hep hyos ign iod kali-c kali-n kreos **Led** lyc m-ambo m-arct m-aust mag-c mag-m meny merc mez nat-m nit-ac nux-v par petr ph-ac phos plat plb puls **Rhus-t** ruta sabin samb seneg sep sil stann staph still stram stront-c sulph thuj verat zinc

KNEES; complaints of: acon agar agn alum am-c am-m ambr anac ang ant-c ant-t **Apis** arg-met arn ars asaf asar aur bar-c bell benz-ac borx bry calad **calc** camph cann-s canth caps carb-an carb-v *Caust* cham chel **Chin** cic cina clem cocc coff colch coloc con croc cupr cycl dig dros dulc euph euphr ferr *Gels* graph guaj hell hep hyos ign iod ip kali-c kali-n kreos lach laur **Led** lyc m-ambo m-arct m-aust mag-c mag-m meny merc mez mosch mur-ac nat-c **Nat-m** nit-ac nux-v par **Petr** ph-ac phos plat plb **Puls** ran-b ran-s rheum rhod **Rhus-t** ruta sabad sabin samb sars sel seneg **Sep** sil spig spong squil stann staph stront-c sul-ac *Sulph* tarax teucr thuj valer verat verb viol-t zinc
O **Bend** of: alum am-c am-m ambr ang ant-t ars asaf asar **Bell** borx bry calc cann-s carb-an caust chel chin cocc coloc con dig dros euph euphr ferr graph guaj hell hep kali-c kreos lach laur led lyc m-aust mag-c mang meny merc mez mur-ac nat-c **Nat-m** nit-ac nux-v olnd onos par petr ph-ac phos plat puls ran-b ran-s rheum rhus-t

- **Knees**; complaints of – **Bend** of: ... ruta samb sars sep spong squil stann staph sul-ac sulph tarax thuj valer verat zinc
  ▽ **extending** to:
  : **Heel**: alum
- **Patella**: alum am-c anac ang arg-met arn asaf **Bell** bry calc **Camph** cann-s carb-v caust chel chin cocc con graph guaj hell kreos led lyc *M-aust* meny mez mur-ac nit-ac nux-v par ph-ac phos ran-b rhus-t samb sars sep spig stann staph stront-c sulph tarax teucr thuj verb viol-t zinc

KNEES; position of:
- inward (= genu valgum): bar-c lach maland nux-v sep staph
- outward (= genu varum): calc nux-v *Ph-ac Staph* sulph

LEGS; complaints of: acon agar agn alum am-c am-m ambr anac ang ant-c ant-t arg-met arn ars asaf asar aur bar-c bell bism borx bov bry calad **Calc** camph cann-s canth caps carb-an carb-v caust cham chel chin cic cina clem cocc coff colch coloc con croc cupr cycl dig dros dulc euph euphr ferr graph guaj hell hep hyos ign iod ip kali-c kali-n kreos lach laur led **Lyc** m-ambo m-arct m-aust mag-c mag-m mang meny merc mez mosch mur-ac nat-c nat-m nit-ac nux-m nux-v olnd op par petr ph-ac phos phyt plat plb **Puls** ran-b ran-s rheum rhod rhus-t ruta sabad sabin samb sars sec sel seneg **Sep Sil** spig spong squil stann **Staph** stram stront-c sul-ac sul-i sulph tarax teucr thuj valer verat verb viol-t zinc
O **Bones**:
O **Tibia**: Agar agn alum am-c am-m ambr anac ang arn ars **Asaf** asar aur bar-c bell bism bry **Calc** cann-s carb-an **Carb-v** caust cham chel chin cina cinnb clem cocc coff colch coloc con cycl dig dros dulc euph euphr guaj hyos ign kali-c kreos lach laur lyc m-ambo m-arct m-aust mag-c mag-m mang meny **Merc Mez** mosch mur-ac nat-c nit-ac nux-v par petr ph-ac **Phos** phyt plat plb **Puls** rhod rhus-t sabad sabin samb sars sec sel sep sil spig spong squil staph still sul-ac sulph tarax thuj valer verat viol-t zinc
: **syphilitic**: merc phyt still sul-i
: **Periosteum**: mang
- **Calves**: agar agn **Alum** am-c am-m ambr anac ang ant-c ant-t arg-met *Arg-n* arn **Ars** asaf asar bar-c bell bism borx bov bry **Calc** camph cann-s canth caps carb-an carb-v caust cham chel chin cina cocc coff colch coloc con croc cupr cycl dig dulc euph euphr ferr **Graph** guaj hep hyos ign ip kali-c kali-n kreos lach laur led lyc m-ambo m-arct *M-aust* mag-c mag-m mang meny merc mur-ac **Nit-ac** nux-v olnd par petr ph-ac phos plat plb **Puls** rheum **Rhus-t** ruta sabad sabin samb sars sec sel **Sep** sil spig **Stann Staph** stram stront-c **Sulph** tarax teucr thuj valer verat viol-t zinc
  ▽ **extending** to | **Sacrum**: merc-i-r
- **Tendo Achillis**: acon alum **Anac** ant-c arg-met arn aur bell benz-ac bism bry camph cann-xyz carb-an *Caust* chel chin dulc euphr graph *Hep* kali-bi kali-c kreos laur mag-c meny *Merc* mez **Mur-ac** nat-c nat-m plat *Prun*

Extremities

Legs

- **Tendo Achillis:** ...
  puls ran-b rheum rhod rhus-t **Sabin** sel *Sep* stann staph sul-ac sulph teucr thuj valer **Zinc**

LOWER LIMBS; complaints of: alum *Ars* bell *Calc* **Caust** graph *Kali-c* lach led **Lyc** *Mang* merc nit-ac nux-v **Puls Rhus-t** sep **Sil Sulph** valer zinc
- **alternating** sides: acon aloe ars **Bry** calc-p cham cic cina coloc cupr dios graph *Kali-bi* kali-c kali-n lach lil-t mag-p *Nat-m* nat-s *Puls Rhus-t* sep sil *Sulph*
- **right:** *Acon* agar agn *Alum* am-c am-m ambr anac *Ang* ant-c ant-t apis aran *Arg-met* **Arn Ars** asaf asar *Aur* bar-c **Bell** bism borx bov brom **Bry** calad *Calc Camph* cann-s *Canth* caps *Carb-an Carb-v Caust* cham chel *Chin* cic cina clem *Cocc Coff* colch **Coloc** *Con* croc **Cupr** cycl dig *Dros* dulc euph euphr ferr fl-ac **Graph** *Guaj* hell *Hep* hyos *Ign* iod ip kali-c *Kali-n* kreos **Lach** *Laur Led Lyc* m-ambo m-arct m-aust *Mag-c* mag-m mang *Meny Merc Mez* mill mosch mur-ac *Nat-c Nat-m Nit-ac Nux-m* **Nux-v** *Olnd* op *Par Petr Ph-ac* **Phos** plat plb **Psor Puls** ran-b *Ran-s* rheum **Rhod** *Rhus-t* ruta *Sabad Sabin Samb* **Sars Sec** sel seneg **Sep** *Sil* spig *Spong* squil stann *Staph Stram* stront-c sul-ac *Sulph Tarax* teucr *Thuj* valer *Verat Verb* viol-o *Viol-t* Zinc
- **left:** *Acon Agar Agn* alum am-c *Am-m* **Ambr** *Anac* ang ant-c *Ant-t* apis *Arg-met* arn *Ars* **Asaf** *Asar* aur *Bar-c* **Bell** bism *Borx Bov* brom *Bry Calad* **Calc** camph cann-s canth caps carb-an *Carb-v Caust* cham *Chel* chin *Cic* **Cina** *Clem Cocc* coff colch *Coloc Con* **Croc** cupr cycl *Dig* dros *Dulc Euph Euphr* **Ferr** fl-ac *Graph Guaj* Hell *Hep Hyos Ign Iod* ip iris *Kali-bi* kali-c kali-n *Kreos* **Lach** laur *Led* **Lyc** *M-ambo* m-arct *M-aust Mag-c* mag-m mang meny *Merc Mez* mill *Mosch* mur-ac nat-m *Nat-s* **Nit-ac** nux-m *Nux-v* olnd op par *Petr* ph-ac *Phos Plat* plb psor *Puls Ran-b* ran-s *Rheum* rhod **Rhus-t** *Ruta* sabad *Sabin* samb sars sec *Sel Seneg Sep* **Sil** *Spig* spong squil *Stann* staph stram *Stront-C Sul-ac* **Sulph** tarax *Teucr* thuj *Valer* verat verb viol-o viol-t zinc
  ▽ **extending** to | **right**: coloc mag-c
- **alternating** with | **Upper** limbs; complaints of (See Upper limbs - alternating with - lower)
  ○ **Bones:** agar alum am-c am-m anac ang *Aran* arg-met ars asaf aur bar-c bell bism borx bry calc cann-s canth caps carb-an carb-v caust chin cocc coloc con cupr cycl dros dulc euph graph guaj hep iod ip kali-c kali-n kreos lach laur led lyc mag-c mag-m mang **Merc** mez mosch mur-ac nat-c nit-ac nux-v olnd op petr ph-ac **Phos Puls** rhod rhus-t **Ruta** sabad sabin samb sars sep *Sil* spig **Staph** stront-c sulph teucr thuj valer verat viol-t zinc

NAILS; complaints of: *Alum* am-m ambr ant-c arg-n ars aur bar-c bell bism borx bov calc carb-v castor-eq *Caust* chel chin cocc colch **Con Crot-h** dig dros ferr **Graph** hell **Hep** hyper iod **Kali-c** kali-n **Lach** lyc m-ambo m-arct *M-aust Merc* mez mosch mur-ac *Nat-m Nit-ac* nux-m nux-v olnd petr ph-ac phos plat puls ran-b rhod rhus-t ruta *Sabad* sec **Sep Sil Squil** staph sul-ac **Sulph** teucr thuj upa ust x-ray
- **adhesion** of the fold of skin to growing nail (See growth - fold)
- **almond** shaped nails: tub

Nails

- **Nails;** complaints of: ...
- **atrophy** of nails: sil
- **biting** nails (See MIND - Biting - nails)
- **blood:**
  • **oozing** from fingernails (See Blood - oozing)
  • **rush** of blood to fingernails (See Blood - rush - fingers - nails)
- **breaking** easily (See brittle)
- **brittle** nails (↗*exfoliation*): alum anan *Ant-c* ars **Calc** *Calc-f* calc-sil caust clem dios fl-ac **Graph** lept mag-m med merc nat-m plb psor sabad sec senec sep *Sil* spig squil *Sulph* syph thuj x-ray
  ○ **Fingernails:** *Alum* alum-sil *Ambr* ant-c ars but-ac calc calc-f calc-p calc-sil castor-eq chin *Cupr Dios Fl-ac* **Graph** hep *Lyc* med merc *Nat-m Nit-ac Phos Psor* sabad *Senec* sep *Sil* squil staph *Sulph Thuj* tub
  • **crumbling:** but-ac
  • **Toenails:** *Alum* castor-eq *Graph* senec *Sil Thuj*
  • **crumbling:** ars sep *Sil Thuj*
- **burning;** as if (See Pain - fingers - nails - under - burning)
- **coldness** under fingernails (See Coldness - fingers - nails)
- **constriction:**
  ○ **Fingers** | **cramping** under fingernails (See Constriction - fingers - nails)
- **corrugated** nails: ars calc fl-ac sabad **Sil** *Thuj*
  ○ **Fingernails:** calc-f *Sabad* thuj
  • **Transversely:** ars med
- **cracked** nails (See split)
- **crippled** nails (See stunted)
- **curved** fingernails: *Calc Nit-ac*
- **consumption;** in: med tub
- **cut** short; as if: sulph
- **deformed** (See distorted)
- **discoloration:** graph nit-ac thuj
  • **blue:** *Aur Chel* chin cocc *Dig* dros *Ip* lyc manc *Nat-m* nit-ac *Nux-v* ox-ac petr plb *Sil Verat* verat-v
  • **gray:** merc-c
  • **spots:** nit-ac sil
  • **yellow:** con
  ○ **Fingernails** (See Discoloration - fingers - nails)
  • **Toenails** (See Discoloration - toes - nails)
- **distorted** nails: aloe alum anan ant-c ars-br calc calc-f *Fl-ac* **Graph** hydrc med merc nat-m nit-ac sabad *Sep* **Sil** sulph syph *Thuj*
  • **accompanied** by:
  : **breaking** easily: thuj
  : **Skin;** hard (See SKIN - Hard - accompanied - nails)
  ○ **Toenails:** anan ant-c *Graph* merc sep sil sulph thuj
- **dryness:** senec
  ○ **Fingernails;** about (See Dryness - fingers - nails)
  • **Toenails** (See Dryness - toes - nails)
- **excrescences** | **horny** excrescences under nails (See Excrescences - horny - nails)
- **exfoliation** of nails (↗*brittle*): alum ant-c apis ars **Calc** castor-eq chlor crot-h ferr form **Graph** *Hell* hep *Merc* pyrog rhus-t sabin *Sec* sep *Sil* squil sulph thuj *Ust*

All author references are available on the CD 1635

Extremities

- **falling** out of nails: *Ant-c Ars* borx brass but-ac canth chlol croc form *Graph Hell* hell-f merc oena pyrog sec *Sil* **Squil** sulph thuj *Ust*
  - **accompanied** by:
    : **eczema**:
      : **Fingers** (See Eruptions - fingers - eczema - accompanied - falling)
      : **Toes** (See Eruptions - toes - eczema - accompanied - falling)
    : **granulating** surface; leaving an unhealthy and: sec
  - **sensation** as if: apis med pyrog ust
  o **Fingernails**: apis *Ars* bell hell merc *Thuj* x-ray
- **felon**:
  - **beginning** in nail (See Felon - nail)
  - **hangnails**; from (See Felon - hangnails)
  - **onychia** (See Felon - root)
  - **panaritium** (See Felon)
  - **paronychia** (See Felon - nail)
  - **prick** with a needle under the nail; from (See Felon - prick)
  - **whitlow** (See Felon)
  o **Root** of nail; at (See Felon - root)
  - **Under** nail (See Felon - under)
- **fold** of skin remains attached to the growing nail (See growth - fold)
- **fragile** (See brittle)
- **fungus**: sil
- **furrowed** (See roughness - ribbed)
- **growth** of nails:
  - **arrested**: *Ant-c* rad-br staph
  - **fold** of skin remains attached to the growing nail: carc osm
  - **interrupted**: kali-s
  - **rapid**: calc fl-ac graph wies
  - **slow** | **Fingernails**: *Ant-c*
- **hangnails**: *Calc* carc kali-chl lyc *Merc* **Nat-m** nat-s pycnop-sa *Rhus-t* sabad sanic sep *Sil Stann* **Sulph** *Thuj* upa
  - **inflamed**: kali-chl lyc nat-m upa
  - **painful**: lyc nat-m sel stann upa
  o **Fingers**:
    : **Third** | **right**: wye
    - **Thumbs** | **Root** of nail: bros-gau
- **hardness**: graph
  o **Fingernails**: ars calc-sil *Graph* hep sec
- **heat** | **Fingernails** (See Heat - fingers - nails)
- **horny** (⚹*Callosities - horny)*: sabad
  o **Fingernails**: ant-c
  - **Toenails**: graph sulph
- **inflammation**:
  o **Fingernails** (See Inflammation - fingers - nails)
  - **Pulp** of nail (See Felon - root)
  - **Toenails**; under (See Inflammation - toes - nails)
- **ingrowing** toenails: alum alum-p *Ant-c* bufo calc *Caust* colch fl-ac **Graph** hep kali-c kali-chl kali-m *Lach* lyc **M-aust** mag-p *Nat-m Nit-ac Ph-ac* phos plb sang **Sil** staph *Sul-i Sulph* tet **Teucr** *Thuj* tub
  - **paralysis**: alum alumn

- **ingrowing** toenails: ...
  - **sensation** of: x-ray
  - **ulceration**, with: *Nit-ac* sang **Sil** *Teucr*
  - **unhealthy** granulation, with: **Lach●** sang
- **injuries** | **Fingernails**; of (See Injuries - fingers - nails)
- **itching**:
  o **Fingernails** (See Itching - fingers - nails)
  - **Thumb**; under nail of the (See Itching - thumbs - nails)
  - **Toes**; under nail of the (See Itching - toes - nails - under)
- **looseness** of nails (See falling)
- **loss** of nails (See falling)
- **lunula** of nails absent: sulph
- **mycoses**: graph
- **numbness** (See Tingling - fingers - nail; Tingling - toes - nails)
- **nutritional** changes; from: rad-br
- **prickling** (See Tingling - fingers - nail)
- **pulsation**:
  o **Fingernails** (See Pulsation - fingers - nail)
  - **Thumb**; under nail of the (See Pulsation - thumbs - nails)
- **recedes**; skin (See skin)
- **ribbed** (See roughness - ribbed)
- **ridged** (See roughness - ribbed)
- **roughness**:
  - **ribbed**: ars *Fl-ac* psor sabad sil sulph thuj
    : **Transversely**: ars
  o **Fingernails**: *Graph* **Sil**
    : **ribbed**: psor thuj
    : **ridges**, longitudinal: fl-ac
  - **sensitive** | **Fingernails** (See Sensitive - fingers - nails)
- **skin** recedes from the nails with formation of pus: eug sec
- **soft** nails (See brittle)
- **split** nails: **Ant-c** ars *Fl-ac* graph lept nat-m ruta sabad **Sil** *Squil* stann sulph thuj
  o **Centre**; down the: aur-m
  - **Fingernails**: but-ac *Squil*
- **spotted** nails (See discoloration - spots; Discoloration - fingers - nails - white - spots)
- **stunted** nails: alum *Ant-c* ars calc calc-f *Caust* ferr **Graph** merc nit-ac *Sabad* sep sil sulph thuj
  o **Fingernails**: alum but-ac calc *Caust* fl-ac **Graph** *Nit-ac Sabad Sep* **Sil** sulph *Thuj*
  - **Toenails**: ars *Caust* fl-ac **Graph** merc *Nat-ar Nit-ac* sabad sep **Sil** *Thuj*
- **suppuration**:
  o **Fingernails** (See Felon - nail)
  - **Toenails** | **left** great toe; under nail of: caust
- **thick** nails: alum *Ant-c* ars calc calc-f *Caust* ferr fl-ac **Graph** laur merc sabad sep **Sil** sulph thuj *Ust*
  o **Fingernails**: alum **Graph** sabad *Sil Thuj* ust
  - **Toenails**: ant-c *Graph Sabad* sec sil sulph
- **thin** nails: ars calc-f fl-ac lept op
- **tingling**: colch

▽ extensions | O localizations | ● Künzli dot

Extremities

Nails – tingling ... **Toes**

○ **Fingernails**; under (See Tingling - fingers - nail)
• **Toenails**; under (See Tingling - toes - nails)
- **tough | Fingernails**: chinin-s
- **trophic** (See nutritional)
- **ulcers** (See Ulcers - nails)
- **warts | Fingernails**; close to (See Warts - fingers - nails)
○ **Around** nails: *Calc-p* psor
- **Base**: calc-p caps
- **Corner**: lach
- **Edges**: calc-p rad-br
- **Under**: alum berb bism sars sep

NATES; complaints of: alum am-c ambr ang ant-c asaf bar-c bell borx calc camph cann-s canth carb-v caust chin cina cocc coff con croc cycl dig dros dulc **Graph** guaj hep hyos ign iod kali-c laur lyc mag-c mang meny merc mez mur-ac nat-c nat-m nit-ac nux-v olnd **Ph-ac** phos plat puls rhus-t samb sars sel sep sil spig stann **Staph** stront-c sulph tarax thuj verat viol-t zinc
- **extending** to | **Upward** to lumbar region: staph

SHOULDERS; complaints of *(↗Shoulders - joints):*
Acon aesc agar agn *Alum* am-c **Am-m** *Ambr* anac ang ant-c ant-t arg-met arn ars asaf asar bar-c **Bell** borx bov **Bry** calc camph cann-s canth carb-an carb-v caust *Chin* cic cina cocc colch croc cupr dig dros euph **Ferr** ferr-p graph guaj ham hep hyos ign **Kali-bi Kali-c** kali-n kalm kreos lach laur **Led** *Lyc* m-ambo **Mag-c** *Mag-m* mang meny merc mez mosch mur-ac **Nat-c** nat-m *Nit-ac* nux-m nux-v olnd op par petr ph-ac *Phos* phyt plat plb **Puls** ran-b ran-s rhod **Rhus-t** sabad sabin sang sars sel sep sil spig spong squil stann staph stram stront-c sul-ac **Sulph** tarax teucr thuj valer verat verat-v verb zinc
- **alternating** sides: lyc
- **right**: chel ferr kali-n kalm phyt sang stict stront-c
- **left**: *Ferr* ferr-p kalm led mag-c nux-m *Phos* rumx sulph verat
▽ **extending** to:
  right: lyc
  Neck: spig
▽ **extending** to
○ **Chest**: ferr-p
• **Wrist**: ferr-p
○ **Joints** *(↗Shoulders):* acon agn am-c am-m *Ambr* ant-t arg-met arn *Asaf* asar bism *Bov* **Bry Calc** canth caps carb-an *Carb-v* caust cham chel chin cic cocc coloc *Croc* dig dros euph **Ferr** ferr-p graph hell hep hyos **Ign** iod kali-bi **Kali-c** kali-i kreos lach laur led lyc m-ambo m-arct mag-c nat-c **Merc** mez mosch mur-ac nat-c **Nat-m** nit-ac nux-m nux-v olnd op *Petr* ph-ac phos **Puls** ran-b rhod **Rhus-t** ruta sabad sabin *Sang* sars **Sep** sil spig stann **Staph** *Stront-c* sul-ac **Sulph** teucr thuj valer verat

THIGHS; complaints of: acon agar agn alum am-c am-m ambr anac ang ant-c ant-t arg-met arn ars asaf asar aur bar-c bell bism borx bov bry calad calc camph cann-s canth caps carb-an carb-v caust cham chel **Chin** cic cina clem cocc coff colch coloc con croc cupr cycl dig dros dulc euph euphr ferr graph

Thighs: ...
Guaj hell hep hyos ign iod ip kali-c kali-n kreos lach laur led lyc m-ambo m-arct m-aust mag-c mag-m mang meny **Merc** mez mosch mur-ac nat-c nat-m nat-n nit-ac nux-m nux-v olnd par petr ph-ac phos **Phyt** plat plb puls pyrog ran-b ran-s rheum rhod rhus-t ruta sabad sabin samb sars sel seneg sep sil spig spong squil stann staph stram stront-c sul-ac sulph tarax teucr thuj valer verat verb viol-t zinc
▽ **extending** to | **Knee**; middle of: ind
○ **Anterior** part: agar ambr **Anac** ang ant-c aran arg-met arn asaf aur bar-c bell bell-p bov bry calc cann-s chel chin cimic cina coff coloc con dig dros dulc euph graph hep ign kali-bi kali-c laur **Lil-t** lyc mag-c mang meny merc mosch mur-ac nat-c nat-m nit-ac nux-v olnd ph-ac phyt plat podo puls rhus-t ruta sabad sabin samb sars sil spig **Spong** stann staph sulph tarax thuj valer viol-t xan xanth zinc
- **Femur**: *Stront-c*
- **Inner** Side: agn alum anac ant-c arg-met arn ars asaf bar-c bell calc camph caps carb-an carb-v caust chin cocc coff dig graph hep ign iod kali-c kreos laur **Lil-t** lyc m-arct m-aust mag-m mang meny merc mez mosch mur-ac nat-c nat-m nit-ac nux-m nux-v olnd par **Petr** plat plb podo ran-b **Rhod** rhus-t ruta sabad sabin samb sars sel sep spong **Stann** staph sul-ac **Sulph** tarax thuj verb viol-t zinc
- **Outer** Side: agar agn alum anac ang ant-c arn asaf aur bar-c bell bism canth carb-an carb-v caust chin coc-c cocc coff euph gels helon laur mag-c mang meny merc mez mosch mur-ac nat-c nat-m nit-ac nux-v olnd **Ph-ac** phyt rhus-t ruta sars spig stann staph sulph tarax valer zinc
- **Posterior** part: agar alum ambr anac ang ant-c arg-n asaf aur bar-c bell borx calc camph cann-s canth caps carb-v caust chin cina cocc coff coloc con croc cycl dig dros dulc euph euphr gnaph graph guaj hep hyos ign iod kali-bi kali-c laur led lyc mag-c mag-m mang meny merc mez mosch mur-ac nat-c nat-m nit-ac nux-v olnd par ph-ac phos plat puls ran-b rheum rhus-t samb sars sel seneg sep sil spig stann staph stront-c sul-ac **Sulph** tarax thuj valer verat viol-t **Zinc**

THUMBS; complaints of:
▽ **extending** to | **Upward**, arms and shoulder: cedr naja

TOES; complaints of: acon agar agn alum am-c am-m ambr anac ant-c ant-t arg-met **Arn** ars asaf asar aur bar-c bell bism borx bov bry calad calc camph cann-s canth caps carb-an carb-v **Caust** cham chel chin cic cina clem cocc colch con cupr cycl dig dros dulc euph **Ferr** ferr-p graph guaj hell hep hyos ign kali-bi kali-n kreos lach laur led lyc m-ambo m-arct m-aust mag-c mag-m merc mez mosch mur-ac nat-c nat-m nat-s nit-ac nux-m nux-v olnd par petr ph-ac phos **Plat** plb **Puls** ran-b **Ran-s** rheum rhod rhus-t ruta sabad **Sabin** sars sec sep sil spig spong squil staph stront-c sul-ac **Sulph** tarax teucr **Thuj** valer verat verb viol-t zinc
▽ **extending** to
○ **Hip**: pall
• **Instep**: anac

Toes — Extremities — Wrist

- **extending** to: ...
  - **Thighs**: nux-v thal
  - ○ **Back** of: cann-s
- **Balls**: agar am-c am-m ambr ant-c ant-t ars asaf bar-c berb bry cann-s carb-an caust cina coff colch con cupr dros graph hell kali-c laur **Led** lyc mez mur-ac nit-ac Petr ph-ac plat plb **Puls** ran-s rhus-t sabad sabin *Spig* squil tarax viol-t
  - **First** toe: agar alum am-c am-m ambr anac ant-c **Arn** ars **Asaf** aur bar-c bism calc cann-s caps carb-an **Caust** chin clem cocc colch con cupr cycl dulc graph hell hep iod **Kali-c** laur led *M-arct* mag-c merc mez mur-ac nat-c nat-m nat-s nit-ac nux-v olnd petr ph-ac phos **Plat** plb puls rad-br ran-b ran-s rhus-t ruta sabin sars sep **Sil** staph sul-ac sulph tarax teucr thuj verat viol-t **Zinc**
- **Joints**: agn am-c ambr ant-c ant-t arg-met arn **Aur** bell bism bry calc caps carb-an carb-v **Caust** cham chel chin cina cocc con cupr cycl dros ferr graph hell hep hyos **Kali-c Led** lyc mag-c merc mez mur-ac nat-m nit-ac nux-v petr ph-ac phos plat plb puls ran-b ran-s rhus-t ruta **Sabin** sec **Sep** sil spig staph stront-c **Sulph** tarax **Teucr** verat **Zinc**
- **Nails**: alum ant-c ars borx bov calc caust colch con dig **Graph** hell hep m-ambo m-aust merc mosch mur-ac nat-c nat-m nit-ac nux-v par ph-ac puls ran-b ran-s **Sabad** sep sil squil sulph teucr thuj
  - ○ **Under**: ant-c fl-ac graph teucr
- **Tip** of: alum am-c am-m ambr arn ars asaf bism calc camph canth caps chin cocc hep **Kali-c** lach m-ambo m-aust mosch mur-ac olnd phos puls ran-b **Sep** sil spig thuj zinc

UPPER ARMS; complaints of: acon agar agn alum am-c am-m ambr anac ang *Ant-c* ant-t *Arg-met* arn ars asaf asar aur *Bar-c* bell bism borx bov **Bry** calc camph cann-s *Canth* carb-an carb-v caust chel chin cina clem **Cocc** coff colch coloc con croc crot-h cupr cycl dig dros dulc euph euphr **Ferr** graph guaj hell hep ign iod ip *Kali-c* kali-n kreos *Lach* laur led lyc m-arct m-aust mag-c mag-m mang meny merc mez mosch *Mur-ac* nat-c nat-m nit-ac nux-m nux-v *Olnd* par petr ph-ac phos plat *Plb* puls ran-b ran-s rheum rhod rhus-t ruta sabad sabin samb sars **Sep** sil spig spong squil stann staph stront-c sul-ac *Sulph* tarax teucr thuj valer verat zinc
  - ○ **Deltoid**: bar-c ferr ferr-p syph urt-u viol-o
  - · **right**: coloc kalm lycpr mag-c mag-m phyt *Sang* staph
  - · **left**: ferr nux-m

UPPER LIMBS; complaints of: *Acon* agar agn *Alum* am-c am-m ambr **Anac** ang ant-c ant-t *Apis* arg-met **Arn** *Ars* **Asaf** asar aur *Bar-c* bell bism borx bov brom bry **Cact** calad calc calc-p camph cann-xyz canth *Caps* carb-an carb-v caust *Cham* chel chin cic cina clem cocc coff colch coloc con croc cupr cycl dig dros dulc euph euphr ferr *Fl-ac* graph guaj hell *Hep* hyos *Ign* iod ip **Kali-c** kali-n kalm *Kreos* **Lach** laur led **Lyc** mag-c *Mag-m* mang meny merc mez mosch **Nit-ac** nux-m nux-v *Olnd* op par *Petr Ph-ac Phos* plat plb psor *Puls* ran-b ran-s rheum rhod

Upper limbs; complaints of: ...
  - **Rhus-t** ruta sabad **Sabin** samb sars sec sel *Seneg* sep sil *Spig* spong **Squil Stann** staph **Stram** stront-c sul-ac **Sulph** *Tarax Teucr* thuj *Valer* verat *Verb* viol-o *Viol-t* zinc
  - **alternating** sides: acon alum *Calc* caust cham chin *Cocc* colch echi *Lac-c* lyc mag-m mang plat sep *Zinc*
  - **right**: *Acon* agar *Agn* alum am-c *Am-m Ambr* anac *Ang* ant-c ant-t apis arg-met arn *Ars* asaf asar *Aur* bar-c **Bell** *Bism Borx Bov* brom **Bry** calad **Calc** camph **Cann-s** *Canth* caps carb-an **Carb-v** *Caust* **Cham** *Chel* chin cic cina clem *Cocc* coff *Colch* **Coloc** *Con* croc *Cupr* cycl *Dig Dros Dulc* euph euphr *Ferr* fl-ac **Graph** guaj hell hep hyos *Ign* iod *Ip* kali-c kali-n *Kreos Lach* laur led **Lyc** *M-ambo* m-arct m-aust *Mag-c* mag-m *Mang* meny merc mez mill mosch mur-ac **Nat-c** *Nat-m* nit-ac nux-m *Nux-v* olnd *Op* par *Petr* ph-ac *Phos* plat *Plb* psor *Puls* ran-a *Ran-b* **Ran-s** rheum rhod *Rhus-t* ruta sabin samb sang **Sars Sec** sel seneg sep *Sil* spig spong squil stann *Staph* stict stram **Stront-c** *Sul-ac* sulph tarax teucr thuj valer *Verat* verb viol-o viol-t zinc
  - **left**: *Acon* agar agn *Alum* am-c am-m ambr **Anac** ang ant-c *Ant-t Apis* arg-met **Arn Ars Asaf** asar *Aur Bar-c* **Bell** bism borx bov brom *Bry* cact *Calad Calc Camph* cann-s canth *Caps* carb-an *Canth-v* caust *Cham* chel *Chin Cic* cimic *Cina Clem Cocc Coff* colch coloc *Con Croc* cupr *Cycl Dig* dros dulc euph euphr *Ferr Fl-ac* graph guaj hell *Hep Hyos Ign Iod* ip **Kali-c** kali-n kali-ula *Kreos Lach* laur led *Lyc* m-ambo *M-arct* **M-aust** *Mag-c Mag-m* mang *Meny Merc* mez mill *Mosch Mur-ac* nat-c *Nat-m* **Nit-ac** *Nux-m Nux-v* Olnd *Op* par *Petr Ph-ac Phos* plat plb psor *Puls* ran-s rheum rhod **Rhus-t** ruta sabad **Sabin** samb sars sec *Sel Seneg Sep Sil Spig* spong **Squil Stann** *Staph* **Stram Stront-c** sul-ac **Sulph** *Tarax Teucr Thuj Valer Verat Verb* viol-o *Viol-t* Zinc
  - **accompanied** by:
    - ○ **Heart**; complaints of (See CHES - Heart; complaints - accompanied - upper - right - complaints)
  - **alternating** with | **Lower** limbs; complaints of: cocc fago kali-bi kali-m kalm nat-c *Sil Valer* visc
  - ○ **Bones**; complaints of: acon alum am-c am-m anac ang ant-t arg-met arn **Asaf** *Aur* bar-c bell bism bov *Bry* calc canth caps carb-an *Carb-v* caust *Cham Chel Chin* **Cocc** coloc con cupr cycl dig *Dros* dulc euph euphr hell hep ign iod ip kali-c kali-n *Lach* laur led *Lyc* m-arct mag-c mag-m **Mang Merc** mez *Nat-c* nat-m nit-ac olnd par petr *Ph-ac* phos plat plb **Puls** ran-s rhod **Rhus-t** *Ruta* sabad *Sabin* samb sars sep *Sil* spig spong *Stann Staph* stront-c sul-ac sulph teucr *Thuj* valer verat verb zinc
  - **Veins**: nux-v plb *Puls* thyr

WRIST; complaints of: *Acon* agn alum **Am-c** am-m ambr *Anac* ant-c ant-t arg-met arn ars *Asaf* asar aur bar-c bell bism **Bov** *Bry* **Calc** *Calc-p* camph caps carb-an carb-v **Caust** cham chel chin cic cina clem colch coloc con croc cycl dig dros dulc euph euphr **Graph** guaj hell hep hyos ign iod **Kali-c Kali-n** kreos *Lach* laur led lyc m-ambo m-arct mag-c mag-m mang meny merc mez nat-c nat-m nit-ac nux-m nux-v petr ph-ac

Wrist — Extremities

Wrist; complaints of: ...
phos plb puls ran-b ran-s rheum *Rhod* **Rhus-t Ruta** sabad **Sabin** samb *Sars* sec sel seneg **Sep** sil spig spong squil stann staph stront-c sul-ac **Sulph** tarax teucr thuj valer verb viol-o viol-t zinc
- **right**: ox-ac viol-o

Extremities

Affected   **Sleep**   **Confused**

AFFECTED (See Disturbed)

ANXIOUS (↗ *DREA - Anxious; DREA - Nightmares*):
Acon **Ars** *Bell* bry cham *Cocc* dor dulc ferr *Hep* ip *Kali-c* kali-n lat-m mag-c merc *Nat-c* nit-ac op petr rhus-t samb sil verat
- **morning**; towards: inul

ASLEEP, falling (See Falling)

AWAKE during sleep; sensation as if he was (See Conscious)

AWARE of one's surroundings during sleep (See Conscious)

BAD (↗ *Restless; Unrefreshing; Interrupted*): acet-ac *Agar* aloe ange-s arist-cl asar bell bell-p caj canth chin des-ac dirc ferr-i gran gymno ham inul iod lach lyc lycps-v mag-c mec meli merc merc-c mill mit morph naja nat-ar nit-ac nux-v rib-ac tab trif-p tub
- **midnight**:
  - **before**: naja
  - **after**: arum-d merc **Rhus-t**
- **morning** | **amel**: lyc
- **menses**; before: arist-cl
- **sleepiness** in evening, after: aloe

CATNAPS (See Short - catnaps)

CHILL; sleeps during (See Falling - chill)

CLAIRVOYANT STATE, like a: com stann

COMA VIGIL (↗ *Comatose; MIND - Coma*): **Acon** *Agar* alum *Anac* ang ant-c ars bell *Bry* camph *Cham* chin *Cocc* croc cur cycl hell hydr-ac hyos ign lach laur lon-x lyc m-ambo *M-arct* merc-c mosch mur-ac nat-m nux-m nux-v olnd **Op** petr *Phos* plat ran-s rheum rob ruta sep sil spig *Spong* stann staph stram *Sulph* teucr verat zinc-s

COMATOSE (↗ *Deep; MIND - Coma; Prolonged*): acon aeth *Agar* *Agn* **Ail** alco anac ang **Ant-c** **Ant-t** *Apis* **Arg-n** *Arn* **Ars** ars-s-f *Art-v* *Asaf* atro aur aur-ar aur-m aur-s **Bapt** *Bar-c* **Bell** benzol *Borx* *Bry* *Bufo* *Calad* *Calc* *Camph* canth **Caps** carb-ac carb-v casc *Caust* *Cench* cerv cham *Chin* chlf *Chlol* *Chlor* *Cic* *Cimic* clem cocc *Colch* coloc *Con* **Croc** *Crot-c* *Crot-h* cub *Cupr* cupr-c cycl cyt-l *Dig* *Dor* dulc euph euphr ferr ferr-p *Gels* *Graph* *Grat* *Hell* *Hep* hydr-ac hyos *Ign* kali-br kali-c kali-chl *Kali-i* kali-n kreos *Lach* *Lact* *Laur* *Led* lup *Lyc* m-ambo m-arct merc merc-c *Merc-cy* mosch *Mur-ac* naja *Nat-m* nit-ac **Nux-m** nux-v *Oena* olnd **Op** petr *Ph-ac* *Phos* *Phys* plat *Plb* *Puls* pycnop-sa ran-s *Rhus-t* ruta sabad *Sec* *Seneg* sep spig spong stann *Stram* *Sulph* tab *Tarent* ter ther urt-u valer **Verat** vip *Zinc* zinc-p zing
- **day** and night: anac bar-c sep
- **daytime**: aeth dig hep lup plb sabad
- **morning**: **Calc-p** euphr *Nux-v* phos
- **forenoon**: ant-c ant-t verat
  - **all** forenoon: sel
- **noon**: ther
- **afternoon**: euph kali-c zing
- **evening**: ant-t ars asaf veratl:

- **Comatose** – **evening**: ...
  - **to** evening; from evening: lup
- **night**: **Puls**
- **accompanied** by:
  - **bronchitis** (See CHES - Inflammation - bronchial - accompanied - sleep; comatose)
  - **cough** (See COUG - Accompanied - sleep; comatose)
- **alternating** with:
  - **delirium** (See MIND - Delirium - alternating - sleep - comatose)
  - **sleeplessness**: *Camph*
- **apoplexy**, in: *Crot-h* *Op*
- **children**; in: sep
- **continued** (↗ *Prolonged*): anac lach op
  - **three** days: *Verat*
  - **two** days: hyos
  - **week**, a whole: *Hell*
- **convulsions** (↗ *Falling - convulsions*):
  - **after**: *Atro* *Caust* *Cic* cupr *Ign* *Kali-br* *Oena* plb
  - **before**: *Sulph*
  - **between**: agar aur *Bufo* *Ign* **Oena** **Op** plb
  - **during**: op *Plat* *Sulph* vip-a
- **delirium**; with: acon ant-c **Ant-t** arn **Bapt** *Bry* camph coloc puls sec *Verat*
- **delivery**; during: lach
- **dinner**; after: dig ign
- **eruptions**; after suppressed: *Zinc*
- **eyes**:
  - **one** eye open: verat
  - **open**, with: caps coloc samb
  - **opening** difficult: aeth cham cocc m-arct
- **heat**; with: *Acon* *Agar* anac **Ant-t** *Apis* bell bry calc *Camph* cham cic coloc con croc gels hep hyos ign led *Nux-m* **Op** *Ph-ac* *Phos* *Puls* rhus-t sec spong stram *Tarent* valer *Verat*
- **hunger**; with: bell
- **pain**; after: lach
- **periodical** | **day**; every third: sep
- **perspiration** during the night; with: chin op *Puls* rhus-t
- **respiration**, with ailments of: acon cham op stram vip
- **sitting** agg: aur
- **snoring**, with: bell carb-v laur *Op* rhus-t *Stram*
- **sudden**: m-arct
- **sunstroke**, from: *Op*
- **thirst**; with: anac bell cham op verat
- **uremia**, in: carb-v lach plb
- **vomiting**:
  - **after**: aeth *Cupr*
  - **with**: dig vip-a
- **yawning**; with (↗ *Yawning - coma*): cimic laur

CONFUSED (↗ *Bad*): dios kali-bi lyc op

All author references are available on the CD   1641

Sleep

Confused — **Deep**

- alternating with:
  - delusions | morning, before 6 h (See MIND - Delusions - night - towards - alternating - sleep)
- **CONSCIOUS** sleep (*MIND - Awareness*): m-aust morph
- **CONVULSIONS**; sleeps during (See Falling - convulsions)
- **DEEP** (*Comatose; Waking - difficult; Heavy*): acon aesc aeth aether agar agar-cit agn ail alco all-c *Alum* alum-p am-c ambr ampe-qu amyg anac ant-c ant-s-aur **Ant-t** *Apis* apoc aran **Arg-n** *Arn Ars* ars-s-f atha atro aur aur-ar **Bapt** *Bar-c* bar-s **Bell** ben-n benz-ac berb borx bov brom brucin *Bry* cact *Calad Calc Camph* cann-i canth carb-ac **Carb-v Carbn-h Carbn-o Carbn-s** carc *Carl Caust* cedr *Cench* cere-b cham *Chel Chin* chin-b chinin-ar chinin-s chlf chlol *Chlor Cic Cina Cinch* cinnm cob-m coca cocc coch coff *Colch* **Con** corn **Croc** crot-c *Crot-h* crot-t cund *Cupr* cupr-act *Cycl* dat-m dig digin dios elaps erig eug euph ferr-ma *Fl-ac* **Gels** gins glon **Graph** grat guan *Hell Hep* hydr-ac *Hyos Ign* jab jac-c jal kali-bi kali-br kali-i *Kali-n* kali-p **Kreos** *Lach Lact* lact-v *Laur* **Led** lepi linu-c lob lol lon-x lup *Lyc M-ambo M-arct* mag-c **Merc** *Merc-c* mez morph *Mosch Naja* nat-ar nat-c **Nat-m** nat-p nep **Nux-m Nux-v Op** ox-ac peti petr *Ph-ac Phos Phys* pip-m pisc plat *Plb Podo* psor ptel **Puls** *Rhod Rhus-t* ruta sabad *Sec* sel *Seneg Sep* sol-mm sol-ni spig spong stann *Stram* sul-ac *Sulph* tab tarent tax ther thuj *Valer* vario **Verat** verat-v xan *Zinc*
- **daytime**: ant-t borx dig erig eug ign *Lact* led manc *Merc Ph-ac* phos pycnop-sa sel tab
- **morning●**: alum bell brom bry calc calc-ar **Calc-p** carbn-s con cortiso gels gins *Graph* hep led lyc m-arct nat-c **Nux-v●** op ph-ac phos **Sulph●** thuj
  - 6 h: calad euphr
- **forenoon** | **10 h**: peti
- **noon**: eug eup-per
  - and afternoon: borx eug ign sel tab
- **afternoon**: borx euph (non: euphr) ign merc-i-r osteo-a sel sil
  - catalepsy; after: grat
  - heat; after: cina
- **evening**: arg-n *Ars* astac *Lyc*
  - first sleep, in the: ambr aur bell cycl mang puls thuj
- **night**: asc-c osteo-a tab
  - **midnight**:
    : before: rhod
    : after: nat-m stram
    : 3 h; until: bapt
    : 5 h | after: phys
    : morning toward | amel: op
  - sleeplessness; after: *Nep*

Deep: ...
- accompanied by:
  - diphtheria (See THRO - Diphtheria - accompanied - sleep)
  - o **Brain**; inflammation of (See HEAD - Inflammation - brain - accompanied - sleep)
  - **Lungs**; inflammation of (See CHES - Inflammation - lungs - accompanied - sleep)
- alternating with:
  - delirium (See MIND - Delirium - alternating - sleep - deep)
  - excitement (See MIND - Excitement - alternating - sleep; deep)
  - headache and dyspnea: plb
  - respiration; difficult (See RESP - Difficult - alternating - sleep)
  - sleeplessness, periods of: benz-ac
- beer; after: sulph
- children; in: (non: cupr) cupr-act
- chill:
  - after: *Ars*
  - during: bell *Hep* laur *Nat-m Nux-m* **Op**
  - coma vigil, after: hell
- convulsions:
  - after: aeth *Bufo* canth *Caust* cupr cupr-act dat-s *Hell Hyos Ign Lach* **Nux-v** *Oena* **Op** plb sec *Sulph* tarent zinc
  : epileptic: aeth hyos kali-br lach *Op*
  - between: agar *Bufo Ign* **Oena Op** plb
- delirium:
  - after (*reflexes - delirium*): agar bry phos stram
  - during: cocc plb stram vip
- dinner; after: agar chel til
- disturbed, yet: kali-br
- drunken, as if: kali-n *Led Nux-m*
- excitement or exertion, from: *Podo*
- fear of death, after: vario
- heat:
  - after: *Cina*
  - during: *All-c* **Apis** aran *Arn* ars cact *Calad* chinin-ar con gels ign *Lach* laur *Mez Nux-m Nux-v* **Op** *Phos* **Rob** sec sep spong syph
- interrupted by dreams, with chilliness: *Lyc*
- menses; during: **Nux-m** *Phos* sulph
- old people; in: op
- palpitations; with: *Podo*
- rage, after: secl:
- reflexes; with diminished | delirium; after (*delirium - after*): agar
- sitting agg: ox-ac
- spells of deep sleep with snoring and stertorous breathing: laur
- sudden: chin-b
- unrefreshing: pic-ac *Zinc*
- uremia, in: agar anac ars bell lach lact op
- vomiting:
  - after: crot-t
  - between: cic-m
- writing agg: ph-ac

1642   ∇ extensions | O localizations | ● Künzli dot

Delirious   **Sleep**   Disturbed

DELIRIOUS: ail morph

DISTURBED (↗*Restless; Waking - frequent; Interrupted)*: acon acon-c ail alco alum alum-sil amn-l amph ange-s anis *Apis* arist-m arn *Ars* asaf *Asar* aster bar-act (non: bar-c) bell bell-p borx cact calad calc *Calc-p* carc cit-v *Clem* cob coca corn-a cortiso cupr-ar del dig dirc dulc equis-h fago form gels **Graph** ham hyos iber ind jab jac-c jal (non: kali-bi) kali-br kali-i *Laur* lycps-v m-arct macro mag-m merc morph myris naja nat-ar nat-m op perh phys pip-m plan plb plect polyp-p (non: puls) puls-n ran-b rhus-g santin sarcol-ac sep sol-t-ae staph stram **Sulph** tab thea vesp
- **morning**: rhod sabin
- **night**:
  - **midnight**:
    - **before**: calc-p phyt
    - **after**: med sapin stront-c
    - 2 h: bung-fa
    - 3 h | 3-5 h: cimic
    - 4 h: borx med
    - 5 h: ham
- **anxiety**, from (↗*Sleeplessness - anxiety): Acon* alum am-c ambr ant-c arg-met *Ars* bar-c *Bell* bov *Bry* calc calc-f cann-s carb-an *Carb-v Castm Caust* cham *Chin Cocc* coff con cycl dig dulc *Ferr Graph Hep Hyos Ign Kali-c* kreos lach lact lyc *Mag-c* mag-m mang *Merc* merc-c nat-c *Nat-m* nicc *Nit-ac* nux-v petr ph-ac phel *Phos* plat puls ran-s rat sabin *Sep Sil* spong squil stront-c *Sulph* tab verat zinc
  - **moon**; full: sulph
- **childbed**, in (See delivery)
- **children**; in | **newborns**: *Cham*
- **chill**; during: alum *Am-c* calc caust daph graph grat hep mag-c nat-c *Phos* rhus-t sep sil *Sulph* verat
- **ciphers** before the eyes; by: ph-ac sulph
- **coldness**; during: ars borx cor-r euphr ferr-ma kali-c kreos mang nit-ac sabad sars sulph tab tart-ac
- **congestion**, by: alumn am-c asar borx bruc *Bry* calc carb-an dulc graph hep ign mag-m *Merc* mur-ac *Nat-m* phos rhus-t sabin samb senn *Sil* sulph
- **convulsions**, by: cocc hyos kali-c mag-c *Puls Rhus-t Sil*
- **cough**, by (↗*COUG - Sleep - disturbing): Acon*   agar alum am-m apis arn ars calc caust cham *Cina* con hep *Hyos* kali-c kali-n *Lach* lact lyc m-ambo m-aust mag-s mur-ac nat-m *Nit-ac* rhod *Sep Sil* sul-ac *Sulph*
- **delirium**; during: *Acon* arn *Bry* coloc kali-c *Nux-v* op *Puls* sec sulph
- **delivery**; after: lyc
- **delusions**; by: bell canth carb-v cham colch dulc merc par *Plb* sulph
- **dreams**, by: abrom-a absin acon agar alco allox *Alumn* am-c am-m ambr amme **Ant-t** *Apis* aran-ix arg-met *Arg-n* ars *Ars* ars-s-r atro bell benz-ac berb bol-la bond bov brach bruc bry cact *Calc* calc-ar calc-f calc-p calc-s calen camph cann-i *Caps* carb-an *Carb-v* carbn-s *Card-m* carl caust cham *Chel Chin* chinin-n cimic cit-v *Clem* cob coc-c cocc coff coloc com *Con* cor-r *Corn* croc crot-t (non: cupr) cupr-act *Cycl* cyt-l daph dig digin

Disturbed – dreams, by: ... digox dios dulc euphr *Ferr* ferr-i gamb gast glon *Gran Graph* guare ham hell *Hep* hir iber ign ind iod iodof jab kali-ar kali-c kali-chl kreos kres *Lach Laur Lob* lyc lyss m-arct mag-c mag-m mag-s mand *Menis* merc merc-sul mez mosch mur-ac *Murx* myric nat-c nat-m *Nat-s* nicc nit-ac nux-m nux-v op v paeon par peti petr ph-ac *Phos* pip-m plan plat plb prun psil psor ptel *Puls Pycnop-sa Raph* rauw rhod rhus-g *Rhus-t* rhus-v sabad sabin sec sel seneg *Sep Sil* sin-n sol-ni solin spig *Spong* staph stront-c sulph tab tarax *Tarent Ter* teucr *Thuj* tril-p v-ab-b valer vario verat verb visc wies *Zinc* zinc-o zinc-ox
- **morning**: aur cham *Cycl Fl-ac* jab *Kali-chl*
- **noon**: ther
- **sleep** | **siesta**; during: **Nat-m**
- **night**:
  - **midnight**:
    - **before**: *Chel*
    - **after**: ph-ac stront-c
    - 5 h: ham
- **amorous**: lith-c *Sil*
- **exciting**: carc
- **frightful**: alumn aran-ix calc-f kres lach petros sec
- **menses**; during: *Kali-c*
- **driven** out of bed; sensation of being: rhus-t
- **easily**: coff cortico cortiso *Lach Lyc* merc nicc *Op* puls saroth sel *Sulph*
- **erections**; during (↗*Restless - sexual)*: alum ambr ant-c aur carb-v *Caust* chin coloc dig hep kali-c lach led merc merc-act *Nat-c* nat-m *Nit-ac* ol-an op par ph-ac pic-ac plat plb ran-s sep *Sil Stann* thuj
- **painful**: cupr
- **fainting**, by: ars bar-c calc carb-v *Sep* sil *Ther*
- **fear**; by: am-c bell *Con* ip lyc merc nat-c nat-m ph-ac phos rat *Sil* stann *Sulph* zinc
- **apoplexy**, of: arn carb-v nat-c
- **future**, of the: dulc
- **ghosts**; of: cocc sulph
- **mice**, of: colch
- **robbers**, of: merc nat-m sep
- **flatulence**; from (↗*Sleeplessness - flatulence; ABDO - Flatulence - sleep - preventing)*: nux-m
- **heat**; by: alum am-c anac arn *Ars Bar-c Bell* borx *Bry Calc* cann-s carb-an carb-v caust *Chin* cina clem coff *Con* cor-r cycl dulc ferr-ma *Graph* grat hep ign kali-c kreos lach lact laur led m-arct *Mag-c Mag-m* mang merc merc-c mosch mur-ac nat-c *Nat-m Nicc Nit-ac* paeon petr ph-ac phos *Puls* ran-s ran-s rheum *Rhus-t* sabad sabin sec sep *Sil* sol-t-ae staph sul-ac *Sulph* teucr *Thuj Verat* viol-t wies
  - **sunrise**; toward: ars
- **hunger**; by: abies-n chin ign lyc ph-ac phos teucr
- **menses**:
  - **before** | **agg**: agar *Alum* calc-p cycl kali-c sars sep sul-ac
- **moon**; full: nat-c sulph

1643

Disturbed   Sleep   Dreaming

- **nausea**; by: am-c ambr bar-c bry carb-v cham con cycl *Graph* hell hep kali-c *Lach* lyc mang mez *Mur-ac* nicc nit-ac phel phos rat rhus-t ruta seneg *Sep* sil squil *Sulph* ther thuj vip
- **nightmare**; by a: acon alum calc castm cinnb con cycl daph guaj kali-n *Lyc* meph merc mez *Nat-c Nat-m Nit-ac* op puls sec *Sil* sulph ter
  - **moon**; full: nat-c
- **noise**; by the slightest (↗*Waking - noise - slight)*: a c o n alum alumn am-c ang apis ars *Asar Bell Calad* calc-br carb-v cham chin cocc *Coff* grat *Ign* kali-n lach *Merc* narcot nat-p nux-v ol-an op phos pycnop-sa ruta saroth sel sep sul-ac *Sulph* tarent valer zinc-val
- **oppression** of chest; by: alum am-c carb-v kali-c lach lact mag-m nat-c nat-m nit-ac phos seneg stront-c sulph
- **pain**; by: alum aur bell coc-c kali-n lach *Lyc Merc* merc-i-f mosch mur-ac *Nit-ac* vip
  - **abdomen**: am-m bry calc caust cina cycl dor kali-c lach mag-m mag-s merc mur-ac nat-c phos *Rhus-t* sep zinc
  - **headache**: alum chinin-s con eug grat lact *Lyc* mag-m mur-ac nat-m nat-s nicc *Nit-ac* phos rhus-t stram *Sulph*
  - **legs**: cyn-d
  - **stomach**: *Nit-ac Sil* valer
- **palpitations**; by (↗*Sleeplessness - palpitations)*: am-c Aur-m calc calc-ar ign lact *Lyc* lycps-v merc nat-c *Nat-m Nit-ac Ph-ac* phos rhus-t sep *Sil Sulph* zinc
  - **lying** on side, when: ign lyc nat-c
  - **left**: lyc nat-c
- **perspiration**, by: alum am-c bar-c cann-s carb-v *Caust* chel *Chin Chinin-s Cic* con croc daph *Dros Dulc* ferr-ma graph *Hyos* ign kali-c kali-n kreos lach led mang merc *Mur-ac Nat-m* nat-s nicc *Nit-ac* ph-ac puls pycnop-sa ran-b *Raph* rat rhus-t sabad sabin sars sep *Sil Sulph* thuj verat vip zinc-o zinc-ox
  - **anxiety**, from: graph *Nat-m* nicc sil
  - **cold**: am-c graph mang *Nat-m* nicc sabad sil ther
- **pollutions**, by: arn camph cann-s carb-an chel coloc con crot-t cycl dig ferr kali-chl lach lact m-ambo nat-c nat-m *Nux-v* par petr *Ph-ac* phos plat plb *Puls* ran-b samb sars *Sep Sil* spig stann staph stram *Sulph Thuj*
- **pulsations**, by: nat-m nit-ac rhus-t sabad sep sil sulph
- **shuddering**; by: ant-c berb bry carb-v carc caust kali-c raph sabin sulph
- **sliding** in bed, by: mur-ac
- **suffocation**, by: agar *Am-caust Hep* lach op phos samb spong
- **thoughts**; by: agar borx *Bry Calc* caust *Chin* cocc *Coff* coloc con *Graph* hep *Hyos* kali-c kali-n lyc *M-arct Nux-v* ph-ac plat *Puls* rhus-t sabad *Sep* sil spong staph sulph viol-t
  - **business**; of: bell ham hyos sulph
  - **scientific**: spong
- **twitching**, by: alum ant-c *Ars Bell* calc carb-v castm crot-h *Cupr* dulc *Graph* hyos *Kali-c Lyc* mag-c nat-c *Nat-m Nit-ac Op Puls* rhus-t sel *Sep Sil* sul-ac *Sulph* viol-t zinc

Disturbed: ...
- **uneasiness**, by: agar cina clem cocc gast lach merc nat-c nicc petr puls sabad
  - **4 h.** | **agg**: plan
- **vertigo**; with: am-c calc caust chin cor-r lach lyc merc nat-c nicc op *Phos* sep *Sil* stront-c *Sulph Ther*
- **visions**; by: acon alum alum-sil apis *Arg-n Arn* bell *Calc* camph *Carb-an* carb-v *Cham* chin coff dulc *Graph* hell ign lach led lyc m-arct merc nat-c nat-m nit-ac nux-v *Op* ph-ac phos plat puls rhus-t *Sep* sil spong stram sulph thuj
  - **anxious**: calc phos sep
  - **closing** eyes; on: apis bell *Calc* camph *Graph* lach led lyc spong *Sulph Thuj*
  - **erotic**: ambr calc sil
  - **frightful**: bell calc *Carb-an* carb-v chin lyc merc *Nux-v Op* sil spong sulph
  - **vivacity**; by: *Ang* ant-c arn aur borx *Calc* caps *Coff Lach* lam lyc m-aust *Merc Nat-m Nit-ac Nux-v* phos *Prun Puls* ran-b ran-s rhus-t sel sep sil *Spig* staph sul-ac *Sulph* zinc
- **vomiting**; by: chrys-ac hep kali-c *Lach* mur-ac nit-ac rat *Sil Ther* thuj verat vip
- **walking** in bed; child is: rheum

DOZING (↗*Light; Semi-conscious):* acon alum ambr anac ant-c ant-t arn *Ars* aur bell borx bry calc *Camph* canth *Cham* chel chin cic clem cob coc-c *Cocc* coff coloc dig dulc euph ferr gala graph *Hell Hep* hyos ign juni-v (non: kali-bi) kali-br kali-c *Kali-n Lach* merc naja narcot nat-c nat-m nit-ac *Nux-v* op *Par Petr* phos plat *Puls* ran-b ran-s raph rhus-t sabad samb sel sil sol-mm spong stann staph stram sul-ac sulph teucr *Verat*
- **daytime**: anac coloc euph *Hep* ign *Nux-v* raph
- **morning**: aloe ambr **Apis** coff **Nux-v** pic-ac puls ran-b
- **noon**: aloe
- **afternoon**: chinin-s euph
  - **alternating** with waking: cann-i
- **night**:
  - **midnight**:
    - **after**: coff ran-s
    - 3 h | **after**: *Coff*
    - **morning**; towards: aloe ambr coff nux-v ran-s
- **closed**; as soon as eyes are: adon
- **constantly**: merc
- **convulsions**; with: aeth
- **menses**; during: *Goss*
- **sitting** agg: narcot
  - **reading** or studying: coca
- **stool** agg; after: aeth
- **vomiting**; after: *Aeth*
- **waking** agg; after: aloe clem

DREAMING (↗*DREA - Many):* acon borx caps crot-h ign
- **daytime**, during sleep: aur bism carb-v eug ign lach lyc nux-m *Nux-v* par petr plat sel stann tarax ther

1644   ▽ extensions | O localizations | ● Künzli dot

Sleep

Dreaming
- **morning**: ambr ang atro aur calc chel chr-ac chr-o con *Cycl Fl-ac* glon goss hell *Kali-chl* lact led lyc m-arct m-aust methys mez nat-m nit-ac *Nux-v* ph-ac phos puls ran-b rhod rhus-t sabin spig thuj zinc
- **forenoon**: bism lact
  - **sleep**; when falling asleep: nat-m
- **noon**: ther
  - **afternoon**, and: nux-v sel ther
  - **sleep** | **siesta**; during: aur eug ign lach lyc *Nux-v* par petr pip-m plat sel *Ther*
- **evening**:
  - **bed**:
    : going to bed | **before**: ign nat-m nux-v plat sulph
    : **in bed** | **agg**: arn aur calc chin ferr-ma hell kali-i merc nat-c nux-v puls *Sep*
- **night**:
  - **midnight**: m-arct sep
    : **before**: am-m ambr ant-c arn aur bell calc chin ferr-ma fl-ac hell hep hyos ign kali-c kali-i kali-n kreos lyc m-arct mag-m merc nat-c nux-v puls sep *Sil* spong staph stront-c *Sulph* tarax teucr thuj
    : **after**: am-m ang cinnb con fl-ac hell kali-n lyc mang merc merc-act ph-ac plat plb puls rhus-t sil spig stront-c *Sulph* teucr
    : 3 h: eupi *Rhus-t*
    : 5 h: ham lycps-v
    : **sleep**; on going to: bell hep sil staph stram thuj
- **awake**, while *(➚MIND - Absorbed)*: Acon all-s am-c anac ang ant-t arn ars *Bell* berb bry calc camph carbn-chl cedr cham chin cinnb graph ham hell hep hyos *Ign* lach led lil-t m-ambo m-arct merc narcot nux-m *Nux-v* olnd *Op* petr *Ph-ac Phos* puls ran-r ran-s rheum samb sang sel sep *Sil* spig spong stram *Sulph* thuj ust verat
- **bed**; driving out of: sep
- **chill**; with: acon **Ars** bry chin *Nux-v* ph-ac **Phos** *Puls* rhus-t sabad **Sep** sil *Spig* spong staph sulph thuj
- **closing** the eyes agg: graph led lyc plat *Sep Spong* stann sulph
- **coition**; after: rhod
- **followed** by:
  - **vomiting**: verat
  O **Head**; pain in *(➚DREA - Headache - before; DREA - Unpleasant - followed)*: celt murx
- **headache**; before (See followed - head)
- **heat**; during: *Acon* bry chin ferr-ma ign lact *Nat-m* **Nux-v** *Ph-ac* phos **Puls** *Rhus-t* sabad sep sil **Spig** staph sulph thuj
- **lying**:
  - **back**; on | **agg**: *Arn* kali-chl m-arct mag-c mang
  - **side**; on:
    : **agg**: ign mag-c thuj
    : **left** | **agg**: lyc phos puls sep sulph thuj
- **menses**:
  - **before**:
    : **agg**: alum calc canth caust con curare *Merc* spong sul-ac
    : **falling** asleep, after: ferr-ma glon

Dreaming – menses: ...
- **during** | **agg**: agar alet alum am-c bell cact calc cann-s cann-xyz carb-an castm caust con ham helo ign kali-c laur lyc mag-c mag-m merc nat-m *Nat-m* **Nux-m** *Phos* plat puls rhus-t senec sep spong sulph thuj uran-n
- **nausea**, followed by: sulph
- **nightmare** (See DREA - Nightmares)
- **palpitations**; with: ign merc rhus-t *Sil* zinc
- **perspiration**:
  - **cold** | **with**: nat-m nicc
  - **with**: bar-c dulc ferr-ma ign kali-n kreos *Led* mag-s mur-ac *Nat-m* nat-s nicc nit-ac petr *Puls* rat sabad *Sep Sil Sulph* zinc-o zinc-ox
  : **cold** perspiration; when waking: sabad sil
- **prolonged**: ign
- **sensation** of dreaming: buth-a
- **sexual** gratification: arg-n
- **sleep**:
  - **going** to sleep; on | **agg**: ambr ant-c aur bell calc chin cocc cor-r ferr-ma hep hyos *Kali-c* kreos m-arct mag-m mang mur-ac *Nat-m* phos rhus-t *Sil Spong Staph* tarax *Thuj* verat zinc
- **thirst**, followed by: mag-c rat sulph

DREAMLESS (See DREA - Unremembered)
DREAMS (See DREA)
DROWSINESS (See Sleepiness)
DULL *(➚Heavy; Oppressive)*: aesc anac ant-t bell bry calad calc chin *Con* cupr-act dig eug *Graph* grat *Hep* kali-n lach led lyc merc nux-v op petr *Phos Puls* zinc
- **daytime**: *Hep*
- **morning**: alum euphr graph phos
- **eating**; after: carb-v

ENOUGH (See Waking - slept)
EXCESSIVE (See Prolonged)
EXHAUSTING *(➚Unrefreshing)*: aeth cann-s colch phos sec zinc

FALLING ASLEEP:
- **daytime** *(➚Sleepiness - overpowering)*: erig meph merc thuj
- **morning**: *Atro* coca hep kali-c lyc spig
  - **reading**, in chair; after: coca
- **forenoon**: ant-t *Calc*
  - 9 h: coca
  - **reading** agg: agar nat-s
- **noon**: aloe op
  - **eating** agg: puls
- **afternoon**: aur bar-c cina dios fago hyos mag-c mag-m nat-m phys pip-m sabad scroph-n sep sin-a
  - 13.30-14.30 h: pip-m
  - 16 h: cass
  - 16.30 h: ferr-p
  - 17 h | **sitting** agg: nat-m
  - 17 h; after: nat-m
  - **sitting** agg: aur kali-s
  - **studying**: gels

Falling asleep – afternoon   Sleep   Falling asleep – sewing

- **working**; while: zinc
- **evening**: am-c graph mez plat plb sol-mm
  - **eating**; after: am-c gels
  - **reading** agg: mez
  - **sitting** agg: apis hep **NUX-V**● plat tell
  - **twilight**; in the: borx
- **answering**, when (See MIND - Answering - stupor)
- **beer**; after: thea
- **breakfast** agg; after: sumb
- **chill**:
  - **during** (↗*heat - during*): ambr ant-c ant-t **Apis** borx calad camph caps cimx *Cina* gels *Kali-i* lyc merc *Mez* Nat-m **Nux-m** nux-v **Op** *Phos* podo psor rhus-t sabad sil
- **coition**:
  - **during**: bar-c *Lyc*
- **company** agg: caust meph
- **conversation**, during a: caust tarax
- **convulsions** (↗*Comatose - convulsions*):
  - **during**: rheum
- **difficult** (↗*Sleeplessness*): carbn-s carc *Carl* cham clem cortiso cupr des-ac dig digin ferr hep lach lyc mag-c mag-m mag-s merc mez mur-ac nat-ar *Nat-c* nat-m nit-ac onop *Phos* plan ptel ruta saroth sel sil *Sulph* thyr upa ust
  - **children**; in: arge-och
  - **coition**; after: bov
  - **perspiration**; with: *Sulph*
  - **sleepiness**; with: nat-c
  - **thoughts**; from a rush of (See Sleeplessness - thoughts - activity)
  - **waking** agg; after (↗*Sleeplessness; Sleeplessness - waking*): mag-s nat-c *Nat-m* ph-ac *Phos* thal
  - 3 h (↗*Sleeplessness - thoughts - activity*): pic-ac
- **dinner**; after: ant-t aur calc caust coca cur **Kali-c** *Mag-c* ph-ac tab
- **early** (↗*Need - great; Prolonged*): alum am-m ant-c borx graph grat lach lact mez nat-m ph-ac pycnop-sa sep spong stann sulfonam sulph
  - **supper** agg; after: gels
  - **weakness**, as from: ph-ac
- **easy**: keroso lyc mag-c mit plat
  - **11-15 h**: nat-c
- **daytime**: sapin
  - **evening**: form
  - **disturbed**, after being: form
  - **knitting** and talking: plb
  - **light** is on; when: stram
- **eating**; after: arum-t bov calc-p der gamb graph *Hed* lyc mur-ac nat-m ruta
- **exertion**; from the least mental (↗*reading*): **Ars** chlor ferr *Hyos* ign kali-br *Kali-c* nat-s *Nux-v* tarax
- **heat**:
  - **during** (↗*chill - during*): Acon **Ant-t** *Apis* **Calad** caps cedr chel *Chin* chinin-ar **Eup-per** gels *Ign* **Lach** lachn laur lyc **Mez** Nat-m *Nux-m* **Op Podo** rhus-t **Rob Samb** stram

- **late** (↗*Sleeplessness; Sleeplessness - evening*): acon agar agn alum alum-p *Am-c Am-m Ambr* ammc anac anag *Ang Anh* ant-c ant-t apis aran-ix arge-och arn **Ars** ars-s-f asar asc-t aur bapt bar-c bar-s bart *Bell* berb bism *Borx* **Bry** *Calad* **Calc** camph cann-s canth caps *Carb-an* **Carb-v** carbn-s carc *Carl* cass castm caust cench cham chel *Chin* chinin-ar chr-ac cimic clem cob cob-n *Cocc Coff* coloc *Con* cor-r *Crot-h* cupr *Cur* cycl des-ac dig dirc dulc euph euphr *Ferr Ferr-act Ferr-p* fl-ac gels *Gent-l Graph* grat guaj *Hep* hipp hyos hyper *Ign* indg ip *Kali-ar Kali-c* kali-n kreos *Lach Lam Laur Led Lyc* lycpr m-ambo m-arct *M-aust Mag-c Mag-m Mag-s* mang meph **Merc** *Mez* mosch *Mur-ac* nat-ar *Nat-c Nat-m* nat-s nat-sil *Nit-ac* nux-m **Nux-v** *Ol-an Op* opl par perh pert-vc *Petr Petros Ph-ac* phel **Phos** *Plat Plb Prun* psor **Puls** *Ran-b* ran-s rat rheum rhod **Rhus-t** sabad sabin samb sarcol-ac saroth *Sars Sel* seneg **Sep** *Sil Spig* spira spong *Stann Staph* stront-c *Sul-ac Sulph* tab tarax ter *Teucr* thea ther *Thuj* tub-m *Valer* verat verb viol-t visc *Zinc* zinc-p
  - **excitement**; after: chlor
  - **four** hours, after: phos ran-b
  - **going** to bed late, after: am-c sep
  - **lascivious** thoughts; from (↗*sexual*): calc dros
  - **one** hour, after: sulph
  - **one** hour and a half, after: sil
  - **rising** late, and: aster
  - **sexual** excitement agg (↗*lascivious*): ph-ac
  - **sleepiness**; with:
    - **daytime**; in the: ammc carb-v
    - **evening**; and in the: ang borx clem nat-n *Nux-v* sel
  - **three** hours, after: ferr
  - **two** hours, after: ferr graph *Merc* phos ran-b ter thuj
  - **waking**:
    - **dreams**, from: bell lach sil sulph
    - **early**, with: borx cycl guaj ol-an pert-vc prun puls ran-b sel sep staph sulph visc zinc
  - **warmth** agg | **heat** agg: caust
- **laughing**, after: phos
- **listening** to conversation, when: cinnb tarax
- **lying** on back, with right arm clamped between legs; when (↗*Position - back - arms - right*): plb
- **menses**; during: phos
- **pain**:
  - **after**: phyt
  - **during** | **noon**, at: kali-i
  - **palpitations**; with: calc nat-m sil **Sulph**
- **perspiration**:
  - **during**: arn **Ars** bell carb-an chel chin cic cina cupr cycl euphr ferr hyos ign kali-c lob mez mur-ac nit-ac nux-v **Op** ph-ac phos plat **Podo** psor **Puls** **Rhus-t** sabad
  - **with**: **Ars** tarax *Thuj* verat
- **reading** agg (↗*exertion*): ang aur cimic *Colch* ign iris lyc malar mez *Nat-m* nat-s phos plat prun ruta sep sil
- **sewing**: ferr

1646   ▽ extensions | ○ localizations | ● Künzli dot

Falling – shocks   Sleep   Light

- **shocks**; with | **electric**-like (See GENE - Shock - electric-like - sleep - going)
- **sitting** agg: acon ang ant-t apis ars arum-t aur calc-p chin cimx *Cina* fago ferr ferr-ma form hep ign *Kali-br* kali-c lyc merc mur-ac nat-c *Nat-hchls Nat-m* nat-p **Nux-v** petr phos puls *Sep* staph sulph tarent tell thuj verat
  - **floor**, on: tarent
  - **heat**; during: chel
  - **soup** agg: form
  - **working**; while: nat-c
- **sleepiness**; without: cob-n
- **standing** agg: acon cor-r mag-c morph nit-ac
  - **dinner**; after: *Mag-c*
- **stool** agg; after: *Aeth* elaps sabad *Sulph*
- **studying**; while (See exertion)
- **suffocation**, with: *Am-c* bad bell carb-an cina *Dig* **Grin Lach** *Op Spong* valer
- **talk** of others agg: arn bapt hyos
- **talking**:
  - **after | excitedly**: thea
  - **agg**: caust *Chel* mag-c morph ph-ac plat
    dinner; after: *Mag-c* ph-ac
- **thinking**, after: nat-s
  - **intense**: thea
- **vertigo**; with: tell
- **vomiting** (↗*Sleepiness - vomiting)*:
  - **after**: aeth bell ip sanic
  - **while**: *Aeth*
- **walking** agg: acon nit-ac
- **weakness**; from: crot-t petr phos pilo psil
- **wine** agg: thea
- **working**; while: bism lact mur-ac ol-an phel ran-b sulph zinc
- **writing** agg: ph-ac thuj

FEIGNED: *Sep*

HALF ASLEEP (See Dozing)

HEAT:
- **sleepiness** during heat (See Sleepiness - heat - during)
- **sleeps** during heat (See Falling - heat - during)

HEAVY (↗*Deep; Comatose; Waking - difficult)*:   acon aesc agar ail all-c (non: ant-c) ant-t asc-c bell berb bufo carb-ac carbn-s coloc crot-t cyn-d ferr gast gink-b glon hoit hydr-ac hydrc iodof jab kali-c kali-n lach lact lepi lob lol lyc manc morph nat-c nit-ac nux-v op penic phys pic-ac pip-m plan *Podo* ptel rhus-t spig stann sulph tab thuj til verat xan
- **morning**: ferr glon hydr-ac iber kali-i *Lach* meny nat-hchls thuj
- **afternoon | 14** h: pip-m
- **children**; in: lach sulph
- **delirium**; after: sec

INSUFFICIENT (See Short)

INTERRUPTED (↗*Restless; Waking - frequent; Disturbed):* acet-ac acon agar *Alum* alum-sil am-c *Am-m* ambr *Anac* ang ant-s-aur ant-t aran ars asaf

Interrupted: ...
Bar-c berb bov cact *Calc* calen *Camph* cann-i *Cann-s* canth caps carb-ac carb-an *Carb-v* carc caust *Chin* chinin-ar chlol cob-n coc-c coca cocc *Coff* colch con croc cund cycl dig digin *Dros* dulc equis-h *Euph* euphr ferr form *Graph* grat hell-v hura hydr-ac *Hyos* ign indg ip kali-c kali-chl kali-cy kali-i kali-n kreos kres lach lact led lyc m-arct mag-c mag-m mag-s mang merc merc-c mez morph mosch *Mur-ac* myric nabal naja nat-c nat-m nat-s nicc nit-ac *Nux-v Ol-an* op par petr ph-ac phel phos psil ptel *Puls Ran-b* ran-g ran-s raph *Rat Rhod* rhus-t rumx ruta sabin samb sars *Sec* sel *Seneg Sep* sil sol-ni sol-t *Spig* spong squil stann *Staph Stram Stront-c* sul-ac sulph sumb tab tarax *Ter* teucr thuj verat viol-t zinc
- **morning**: ambr arist-cl ars coff euph merc-c mez stront-c teucr
- **night**:
  - **midnight**:
    before: *Rhod* tab
    after: ars euph graph lyc mez nat-m pip-m ran-s sulph teucr
    2-4 h: arist-cl
- **breakfast** agg; after: peti
- **burning** in veins, from: verat
- **children**; in: borx
- **cramps**, by:
  - **jaw**: carbn-h
  - **toes**: carbn-h
- **heat**, by sensation of: *Bar-c*
  - **hands** and head: verat-v
- **jerking**; by | **Limbs**; in: merc sumb
- **menses**:
  - **after | agg**: agar
  - **during | agg**: am-c
- **oppression** of chest; by: seneg
- **pain**; from: stann
- **pollutions**, from: petr
- **restlessness** agg: agar
- **starting**; from: caps carbn-s merc op
- **thirst**; by: nat-m
- **toothache**; by: castm
- **urinate**; with desire to: bros-gau nat-m petr
- **weather**; during hot: sel

INVERTED sleep pattern (See Sleeplessness - night - sleeps)

LIGHT (↗*Disturbed; Semi-conscious; Dozing):*   Acon agar *Alum* alumn am-c anac ant-t *Ars* bell bond brom bruc **Bry** buni-o calad *Calc Cann-s* canth carb-an carl caust cerv *Cham Chin Coff* com cortiso crot-t des-ac dig *Ferr* ferr-act *Gels Graph* grat **Hell** hyos *Ign* itu kali-n **Lach** *Lyc Merc* merc-c mur-ac nabal narcot nat-m nep nicc nux-m *Nux-v* ol-an onop *Op* penic phos puls pycnop-sa *Ran-s* raph *Rhus-t* ruta sarcol-ac saroth sec *Sel* senec sep *Sil* sol-t-ae *Stram* sul-ac *Sulph* sumb tab tarent thal vip-a *Zinc*
- **morning**: clem kali-n lycps-v mag-s
- **noon**: ang

Light   **Sleep**   Position

- night:
  - midnight:
    - before: canth
    - after: ant-s-aur carl coc-c grat
    - 5 h | until: pip-m
- breakfast agg; after: peti
- hears every sound: acon alum alumn am-c ang ars *Asar Calad* carb-v chin cocc *Coff* grat *Ign* kali-n lach *Merc* narcot nat-p nux-v ol-an op phos ruta saroth sel sep sul-ac *Sulph*
- rising to urinate, after: sapin
- tossing around; much (↗*Position - changed; MIND - Restlessness - bed - tossing)*: am-c hipp petr

LIGHT ON; wants the: gaert psor

LONG sleep (See Prolonged)

MUCH (See Need - great)

NARCOLEPSY (See Sleepiness - overpowering)

NEED OF SLEEP:
- great (↗*Falling - early; Prolonged; Waking - late)*: *Caust* chin nux-v saroth *Staph Sulph*
- little (↗*GENE - Sleep - short - amel.)*: cob-n pulm-a
  - children; in: rheum
  - no: cinnb iod sin-n

NEURALGIA (See Sleepiness - pain - after - neuralgia)

NOT REFRESHED by sleep (See Unrefreshing)

OPPRESSIVE (↗*Deep; Comatose; Heavy)*: am-c cham mur-ac
- night:
  - midnight | after: des-ac
- working; while: mur-ac

OVERPOWERING (See Sleepiness - overpowering)

PAIN:
- sleepiness during pain (See Sleepiness - pain - during)
- sleeps during pain (See Falling - pain - during)

PATTERN | reversed (See Sleeplessness - night - sleeps)

PERSPIRATION:
- during sleep; perspiration (See PERS - Sleep - during)
- sleeps during perspiration (See Falling - perspiration - during)

POSITION:
- abdomen, on: abrot acet-ac *Aloe* am-c ars *Bell Bell-p* bry cadm-s calc *Calc-p* carc caust cina cocc *Coloc* crot-t cupr halo ign *Lac-c* lach *Lyc* **Med** Nat-m *Phos* phyt *Plb* podo psil *Puls* **Sep** stann *Stram Sulph Tub*
  - arm over the head; with one: ars cimic dig lac-c nux-v *Puls*
  - arm under the head; with one: ars bell cocc plat
  - hands above head: carc
  - pelvis; spasmodically throwing up the: *Cupr*
  - pregnancy; during: podo

Position − abdomen, on: ...
- sleep; when falling asleep: lac-c
- arms:
  - abdomen; on: bell calc cocc coloc ign m-ambo *Puls* stram
  - apart: *Cham* plat psor
- head:
  - above; stretched: castor-eq verat
    - fingers while asleep; cracks: castor-eq
  - over: aloe *Arg-met* ars aur bry calc camph castor-eq chin cimic coloc euph ferr-ma *Lac-c* med nit-ac **Nux-v●** *Plat* plb **PULS●** rheum ruta **Sulph●** thuj verat viol-o
    - one or both arms: nux-v
    - under the: acon aloe ambr ant-t ars bell caj cedr chin cocc coloc ign m-ambo m-aust meny *Nux-v* plat *Puls* rhus-t sabad sanic spig viol-o
    - one or both arms: nux-v
- back; on: acet-ac acon aloe am-c ambr ant-t ant-t *Apis* arn ars aur bism *Bry Calc* carbn-h carc cham chin chlor *Cic* cina *Coca Colch* coloc crot-t cupr cupr-act cupr-ar dig digin dros *Ferr* guaj *Hell* hep hyos hyper *Ign* iris-foe kali-chl kali-p kreos *Lac-c Lyc* m-ambo m-arct m-aust mang med **Merc-c** mez morph mur-ac nat-ar nat-m nit-ac **Nux-v●** op ox-ac par *Phos Plat* **PULS●** rhod **RHUS-T●** ruta sabad sars sol-ni spig stann *Stram* **Sulph●** verat viol-o zinc
- evening | impossible: mag-m
- night:
  - midnight | after: mez
- alternating with sudden sitting up, then lying again: hyos
- arms:
  - head; lying over: carc
    - left arm lying over head: dig ign
    - right arm clamped between legs, on falling asleep (↗*Falling - lying)*: plb
- feet drawn up: *Puls*
- foot rests on opposite knee with one leg drawn upward: *Lac-c*
- hands:
  - crossed over abdomen: **Puls**
  - flat under occiput: aloe ambr ars coloc ign *Nux-v* phos
    - left hand only: acon
    - other arm over the head: coloc
  - head:
    - above: carc *Lac-c* med plat **Puls** viol-o
    - on the: carc
    - over: aloe carc *Lac-c* med plat **Puls** viol-o
    - thighs drawn up upon abdomen, lower limbs uncovered: *Plat*
- head:
  - low: cench *Dig* nux-v
  - upright: m-aust
- impossible: acet-ac acon lact mag-m phos *Sulph*
- knees bent: aloe bry hell lach **Merc-c** stram
  - spread apart; and: plat
- only on back: dig *Ferr* rhus-t sulph

1648   ▽ extensions | O localizations | ● Künzli dot

Position – changed | **Sleep** | Position – sitting

- **changed** frequently *(⟶Light - tossing; Restless):* acon arn **Ars** aur *Bad* bell *Cact* calen caste *Eup-per* Ferr form gels *Hep* hipp *Ign* kali-c lach lyc lycpr m-aust malar merc mosch mur-ac *Nat-s* nux-v phos plat puls *Pyrog* rhus-t *Ruta* sabin sulph zinc
  - **morning**: aur malar
  - **evening**: kali-c lach
  - **night**:
    : **midnight**:
    : **after** midnight; and: dulc plat
    . 3 h: tub
  - **palpitations**, because of: cact
- **curled** up: med
  - **dog**; like a: ars bapt bry psor sep
- **diagonally**: con
- **face**; on the: cina *Lac-c* med stram
- **fingers** spread apart: lac-c *Lach Sec*
- **genupectoral** (See knees - chest)
- **hands**:
  - **and** knees; on hands: cina med
  - **head**:
    : **on**: cham
    : **over**: ars camph nit-ac nux-v plat puls sulph verat viol-o
    : **left** hand: dig
    : **both** hands: castor-eq nit-ac plat rheum viol-o
    : **one** hand | **one** hand under the head: coloc ign
    : **under**: acon ambr ant-t ars bell cadm-s chin coloc ign iris-foe m-ambo m-aust nux-v phos plat puls viol-o
    : **morning**: cocc ph-ac
  - **nape** of neck; on: *Nux-v*
  - **pit** of stomach; one hand on: plat
    : **right** hand: acon plat
    : **left** hand: ant-t m-aust phos viol-o
- **hard**; every position seems: laur mag-c phos
- **head**:
  - **backwards**; bent: alum *Bell* chin cic *Cina* cupr dig dros *Hep* hyos hyper ign m-ambo *Nux-v* rheum sep *Spong* stann viol-t
  - **bored** into pillow: *Apis* arn bell *Hell Hep* hyper lach *Spong* stram verat *Zinc*
    : **occiput**: *Zinc*
  - **covered** with sheet: aloe calc *Cor-r* rumx *Sil*
  - **forwards**; bent: acon cic crot-h cupr phos puls staph viol-o
  - **low**; with: absin arn cadm-s cedr *Dig* hep *Nux-v* sil *Spong* sulph zinc
    : **dislikes**: m-aust
    : **impossible** | **midnight**; after: m-aust
  - **occiput** impossible; lying on: dulc
  - **side**, to one: cina spong tarax
    : **right**: cina
  - **table**, on the: *Ars*
  - **upright**: ant-t led
- **impossible**; lying: *Cham* glon lap-la lyc sulph tarent
- **kneeling**: *Med* stram
- **knees**:
  - **bent**: aloe ambr m-ambo **Merc-c** *Plat* viol-o

- **knees**: ...
  - **chest** position; knee: *Calc-p Carc* cina con euph lac-c lob *Lyc* **Med** *Phos* sep stram *Tub*
    : **children**; in: carc
  - **elbows** bent; knees and: ambr carc cupr lyc m-ambo med stram viol-o
    : **infants**; in: carc
  - **face** forced into pillow; and: *Calc-p Carc* cina eup-per *Lyc* **Med** *Phos Sep Tub* zinc
  - **spread** apart: *Cham* m-ambo *Plat* puls viol-o
- **limbs**, lower:
  - **crossed**: rhod thuj
    : **ankles**; at: rhod
  - **drawn** up: abies-c anac *Carb-v Cham* chin *Hell Lac-c* mang meny **Merc-c** nat-m op ox-ac *Plat* plb *Puls* rhod *Stram* viol-o
    : **left**: stann
  - **spread** apart: bell *Cham* mag-c nux-v plat *Puls* rhod rhus-t viol-o
  - **stretched** out: agar bell cham chin dulc plat *Puls* rhus-t *Stann*
    : **one** stretched out:
    : **right** one: stann
    : **other** drawn up; the: lac-c stann
  - **uncovered**; inclined to have lower limbs: con plat
- **motionless**: lyc
- **naked**: fl-ac med merc puls sabin **Sulph** thuj
- **restless** (See changed)
- **reverse**: coff
- **side**; on: acon alum **Bar-c** borx *Calc-s* caust *Colch* ferr kali-c m-arct merc mosch nat-c *Nat-s* nux-v *Phos* ran-b sabad sabin spig sulph
  - **curled** up: bapt
  - **impossible**: acon aur ferr *Lach Merc* mosch nat-c **Phos** puls ran-b rhus-t sabad sulph
  - **left** side; on: acon am-c atro bar-c borx bry bufo calc carc cench chel chin elaps gels iris *Mag-m* nat-c nat-m *Nat-s* pert-vc *Phos* psor sabin sep *Sulph Thuj*
    : **feet** drawn up: phos
    : **hand** on chest as if protecting the heart: kali-ar
    : **head** on left arm: cob
    : **impossible●** *(⟶Sleeplessness - lying - side - left - inability):* Ars cean cimic *Cocc* colch coloc elaps kali-c *Kali-s* *Lach* lyc naja nat-c op *Phos* puls sep tab thea
    : **only** sleep on; can: carc
  - **painful** side; on: bry coloc *Cupr-act*
  - **right** side; on: ail *Ars* carc cham chin ign iris-foe kali-c *Kali-s* lach *Lyc* merc *Nat-s* pert-vc *Phel* **Phos** sep *Sulph* sumb
    : **abdomen** on waking; but on: pert-vc
    : **back** on waking; on: *Lyc*
    : **impossible**: *Acet-ac* arg-n aur *Borx* bry chin merc prun psor puls ran-b sulph
  - **sitting●**; on: acon *Ars* bar-c bell borx cann-s caps carb-v chin cic *Cina* dig hep *Kali-c* kali-n **Lyc●** nat-m nux-v **Phos● Puls● Rhus-t●** sabin spig *Stram* **Sulph●**

All author references are available on the CD 1649

Position – sitting | Sleep | Restless

- **head:**
  - **backward**; sitting erect and head held a little: *Cina* **Phos**
  - **bent:**
    - **forward:** acon
    - **or to the side:** puls
    - **side | right; to:** *Cina*
    - **table; on the:** *Ars*
- **only** when sitting; sleep possible: acon puls sulph
- **up** suddenly, then lying on back again: hyos
- **stiff:** *Cham* mag-s plat
- **straight:** abrot
- **strange:** berb calc-p plb
- **turning** 180 degrees (See reverse)

PROFOUND (See Deep)

PROLONGED (↗ *Comatose; Waking - late; Falling - early):* acon-l aeth agar alum anac anan *Ant-c Apis* arn atha *Bar-c* bell berb *Borx* brom calc camph cann-i carb-an carb-v carbn-h carbn-o carbn-s carl *Caust* chinin-s chlol *Cob* cocc con daph dig ferr fl-ac gels gins goss ham *Hep* hura hydr-ac *Hyos* hypoth ign indg *Kali-c* kreos *Lach* lact lact-v laur led linu-c *M-arct* m-aust mag-m mag-s **Merc** merl mez mill morph nat-c nat-hchls nat-m *Nux-m* nux-v ol-an op ox-ac peti petr ph-ac phel phos plat *Puls Sec* sel senec sep sil sol-o *Stann* stram *Sulph* sumb tarent ther verat vichy-g vip-a zinc
- **day** and **night:** mag-c
- **daytime:** calc eug *Hep Hyos Lact* meph merc saroth scroph-n ther verat
- **morning:** *Cycl* ol-an phos plat sumb zinc
- **noon:** calc spig
  - **afternoon;** and: calc eug *Hyos* scroph-n ther
  - **sleep | siesta;** during: eug
- **children;** in: *Borx*
- **continuous:** anac lach merc petr
- **days;** for several: *Verat*
- **dinner;** after: agar til
- **sensation** as after a: bapt

REFRESHING | short sleep is (See GENE - Sleep - short)

RESTLESS (↗ *Waking - frequent; Interrupted; Disturbed):* abrot acet-ac **Acon** acon-c adlu adon aeth agar agn *Ail* alco *All-c* all-s aloe *Alum* alum-p alum-sil alumn *Am-c* am-caust am-m *Ambr* aml-ns ammc amn-l anac anag ang ant-c *Ant-t Apis* apoc aran aran-sc *Arg-met Arg-n* arge-och arist-cl arist-m *Arn* **Ars** ars-h *Ars-i* ars-s-f arum-t *Asaf* asar asc-t aspar astac aster atro *Aur* aur-ar aur-i aur-s *Bac* bad *Bapt* bar-act **Bar-c** *Bar-m* bar-s bart **Bell** berb *Bism* borx bov brach brom *Bry* buni-o but-ac *Cact* cadm-met cain calad *Calc* **Calc-ar** calc-i calc-p calc-s calc-sil calen camph *Cann-i* cann-s canth caps carb-ac carb-an *Carb-v Carbn-s* carc *Card-m Carl* casc caste castm castor-eq caul *Caust* cedr cench cerv *Cham* **Chel** **Chin** *Chinin-ar* chinin-s chlol chr-ac cic *Cimic* cimx *Cina* cinch *Cinnb* cit-v clem *Cob* cob-n coc-c coca cocain

Restless: ...
Cocc cod coff coff-t colch *Coloc* colocin con convo-s *Cop* cor-r cortiso croc crot-t culx cund **Cupr** cupr-act cupr-ar *Cur Cycl* cypr daph del delphin des-ac dicha *Dig* digin dios dirc dor dros *Dulc* elaps *Erig* erio esp-g eup-per *Eup-pur* euph euphr *Ferr* ferr-ar ferr-i ferr-m ferr-p fil flor-p form gamb gast *Gels* gent-c gent-l *Glon* gran **Graph** *Guaj* ham hell hell-f *Hep* hipp hir hura *Hydr* hydroph *Hyos* hyper iber *Ign Indg* inul *Iod* iodof ip iris iris-foe jac-c *Jal* jug-c jug-m **Kali-ar** *Kali-bi* kali-br *Kali-c* kali-chl kali-i kali-m *Kali-n* kali-p *Kali-s* kali-sil *Kalm Kreos* kres lac-ac *Lac-c* lac-d *Lach* lachn lact lam lat-m *Laur* led lil-t *Lob* lob-s **Lyc** lycpr lyss m-ambo m-arct m-aust *Mag-c Mag-m Mag-p* mag-s malar mand mang med mentho meny meph merc merc-c *Merc-cy* merc-sul merl mez morph mosch *Mur-ac* muru *Murx Mygal* myris naja *Nat-ar Nat-c Nat-m* nat-p *Nat-s* nat-sil nep nicc *Nit-ac Nuph* nux-m *Nux-v* ol-an olnd onop **Op** osm ox-ac oxyt paeon par passi paull ped penic *Petr* ph-ac phos phys phyt *Pic-ac* pimp plan plat *Plb* plect *Podo* polyg-h polyp-p prun psil psor ptel **Puls** *Pycnop-sa* pyrog rad-br ran-b *Ran-s Raph* rat *Rheum* rhod rhus-g **Rhus-t** rhus-v rob *Rumx* ruta *Sabad Sabin* samb sang sanic santin sarcol-ac sars *Scut* sec sel senec seneg *Senn Sep* **Sil** sol-t-ae solin *Spig* spong *Squil Stann* staph *Stram* streptoc *Stront-c* sul-ac sul-i sulfon **Sulph** *Syph* tab *Tarax* tarent tax ter teucr thea *Ther* thiop *Thuj* til tril-p trom tub tus-p upa uran-n ust v-a-b vac valer ven-m verat verat-v verb vesp vib vinc viol-t wildb zinc zinc-m zinc-o zinc-ox
- **morning:** aur calc dulc ham hell inul kali-bi kreos mag-s mygal nit-ac ran-b ran-s rhod sulph teucr zinc
- **afternoon:** colch glon mez tarent
- **evening:** caust mur-ac pin-s thuj
- **23 h;** until: pic-ac
- **night:**
  - **midnight:**
    - **before:** aeth alum asc-t **Bell Chel** coloc cor-r euph mur-ac nux-v op pic-ac teucr thuj
    - **2 h;** until: puls
    - **at:** malar zinc
    - **after:** alum am-m aster bry **Caps** coc-c **Coff** coloc dor dulc gast *Kali-c* kreos lyc mag-c mag-s **Nux-v** pic-ac pip-m ran-b ran-s **Rhus-t** sabin sep **Sil** sulph teucr verat zinc
    - **1-4 h:** mag-c
    - **2 h:**
      - **after:** bapt
      - **until:** puls
    - **3 h:**
      - **3-5 h:** cimic
      - **after: Ars** *Bapt* sulph
      - **until:** verat
    - **4 h | after:** aur dulc plan
    - **morning;** towards: syph
  - **paroxysms;** before: *Chin*
- **anxiety;** with: cham
- **apoplexy,** in: *Arn*

▽ extensions | ○ localizations | ● Künzli dot

Restless

- **bed**:
  - **driving** out of bed | **heat**; from: clem
  - **early**; when going to bed: am-c
- **bodily** restlessness, from: alum am-c anac ars asaf *Bar-c* bell bov bros-gau bry calc *Cann-s* caust chin cina croc graph hell ign kali-n laur mag-c merc mur-ac nat-c nat-m petr ph-ac phos rhus-t ruta seneg *Sep* sulph thuj
- **children**; in: arge-och bac bell bry carc *Cina* coff hyos ign ip *Jal* kali-c lach rheum senn sil staph valer
- **chill**:
  - **after**: *Eup-pur* spong
  - **before**: anthraci arn *Chin*
- **chorea**, in: *Chlol Mygal*
- **coldness** of body, from: ambr mur-ac
- **convulsions**; during epileptic: *Cic*
- **cool** place, tries to find a: *Sulph*
- **digestive** complaints, from: but-ac
- **dreams**; from (↗*Disturbed*): acon agar *Alum* ambr ang ant-c arn ars *Asaf* aster *Aur* bac berb *Bry* calad caps carb-v chel *Chin* clem *Coloc* dig dulc euph ferr *Ferr-p Fl-ac* gran guaj ign ip *Kali-c Kreos Lach* led lyc *M-ambo* m-arct mag-c mang meph merc-sul mez mosch nat-c nat-m nit-ac *Nux-v Olnd* op par petr phos plb *Puls* pyrog ran-s rhod rhus-t ruta *Sabad* sabin samb sars sec sel seneg *Sep* sil *Spig* spong *Stann* staph stram streptoc stront-c sulph teucr thiop thuj valer verb zinc
  - **frightful**: castm
  - **voluptuous**: bism
- **eating**:
  - **after** | **agg**: carb-v
  - **satiety** agg; after eating to: phos
- **erections**; with: ol-an
- **heat**:
  - **before**: *Chin*
  - **during**: *Ars Calc Carb-v Cimx Dig* mag-c ph-ac rhod sabin sep spong
  - **from** | **body**; of: bar-c mag-m
- **heaviness**; from | **Abdomen**; in: mag-m
- **liver** complaints; in: *Podo Sep*
- **lying** on left side agg: lyc
- **menses**:
  - **after** | **agg**: nat-p
  - **before** | **agg**: alum arist-cl calc caust con *Kali-c* sep
  - **during** | **agg**: am-c calc goss kali-c mag-c nat-p
- **mental** derangement, in: *Con*
- **metrorrhagia**:
  - **after**: *Sep*
  - **in**: *Sabin*
- **mortification**; from: *Ign*
- **over**-fatigue, from: arn
- **pain**; with: aur bell glon kali-c kali-n mur-ac nit-ac petr phos sulph
  - o **Limbs**, of: sil
- **periodically**:
  - **night** | **every** other: asar
- **pollution**, after: aloe
  - **amel**: phos
- **position** is right; no: caust

Sleep

Restless: ...
- **sexual** causes, from (↗*Disturbed - erections; MALE - Sexual desire - increased - sleep - disturbing*): astac aur canth kali-br raph
- **shocks**; from: mag-m
- **summer** complaints, in: *Ferr-p*
- **toothache**; from: alum
- **tossing** about in bed (See Light - tossing; MIND - Restlessness - bed - tossing)
- **twitching**; with | **Limbs**; of: ambr
- **uncovering**, with: alum calad hep mosch op *Rhus-t* sanic *Sulph*
- **vaccination**; after: *Thuj*
- **vexation**; after: petr
- **visions**, with: *Stram*
- **worms**; from: *Nat-p* santin

REVERSED sleep pattern (See Sleeplessness - night - sleeps)

RISE:
- **aversion** to (↗*Unrefreshing*): ambr ars bry canth cob-n crot-h cycl dros ferr-ma graph lach lyc *Nat-m Nux-v* saroth *Sep Sulph Thuj* verat
  - **waking**; after: bry nux-v puls
  - **must** rise: acon *Ars* bry carb-an *Carb-v* cham con *Graph Lyc Mag-c* mag-m nat-c nat-m nicc nit-ac puls *Rhus-t* sep sil ther
  - **evening** | **before** falling asleep: *Carb-v* puls
  - **night**:
    - midnight | after: mag-m
  - **sleeplessness**; during: con *Nux-v* phos *Rhus-t*
  - **thunderstorm**; during: nat-m
  - **waking**; on: anac
- **remain** in bed; desire to (See MIND - Bed - remain)

RUNNING in his sleep (See MIND - Runs - sleep)

Semi-conscious

SEMI-CONSCIOUS (↗*Dozing; Light*): *Acon* agar alum ambr anac ant-c ars aur bapt **Bell** berb bry calc canth carb-v casc **Cham** chel chin chinin-s cocc *Coff* coloc con dig ferr *Gels Graph* grat hipp hydr-ac hyos ign kali-br *Kali-c Kali-n* lach led *M-arct* manc merc merc-i-r morph nat-c nat-m *Nit-ac* olnd *Op Par* paro-i *Petr* phos plat prun *Puls* ran-s raph rhus-t ruta sabad sec *Sel* sil spig spong staph stront-c *Sulph* sumb *Verat*
- **daytime**: verat
- **evening**: rhus-t sabad verat
  - **first** sleep; and in the: bell
- **night**:
  - **midnight**: mang
    - **before**: rhus-t sabad verat
    - **after**: coff pip-m ran-s
  - **sleepy** by day: bry
- **hears** everything (↗*HEAR - Acute - sleep agg.*): am-c ang ars *Asar Calad* carb-v chin cocc *Coff Ign* kali-l lach *Merc* narcot nat-p nux-v ol-an op phos ruta saroth sel sep sul-ac *Sulph*
  - **conversation** around; semi-conscious of: dios
- **sitting**; but sleepy while: ign

1651

Sleep

SHORT (*✗Sleeplessness*): acon agar anag ange-s ant-c ant-t aran-sc *Arg-n* arn ars ars-i *Bar-c Borx* bov *Bry* **Calc Camph** carb-ac *Caust* cerv chin *Croc* cund cupr *Fl-ac* kali-c *Lach Laur* lyc lyss mag-c mag-m med meph merc morph myric nat-ar nat-c nit-ac nux-v *Ol-an* ox-ac par ped *Petr Ph-ac* phos plat plb *Prun Rhus-t Rumx* ruta *Sal-ac Sec* sep sin-n spong staph sul-ac ther thuj tus-fr verat-v verb *Zinc*
- **afternoon**: teucr
- **evening**: castm
- **night**:
  - **midnight**:
    - **before**:
      - 22-4 h: sep
      - 23-4 h: staph
    - **at | morning**; until: merc
    - **after**:
      - 4.30-6.30 h: ham
      - 5 h | **after**: phys
- **amel** (See GENE - Sleep - short)
- **catnaps**, in: *Camph* carb-ac phos *Rhus-t* rumx *Sec Sel* sulph
- **dinner**; after: aloe
- **fatigue**, does not: ap-g
- **pain**; from: plb
- **refreshing**; short sleep is (See GENE - Sleep - short)
- **repeated**, while sitting: narcot
- **sensation** of short sleep: dig dros glon mosch myric ost
  - **morning**: *Ars* carb-an con grat kali-bi kali-c phos til
  - **forenoon**: viol-t
  - **evening**: grat
  - **sitting** and reading, while: euphr
  - **waking**; on: myric trif-p

SLEEPINESS (*✗MIND* - Prostration): abel abies-c abies-n abrot *Acon* acon-a acon-c acon-f acon-l aconin adlu adox aesc *Aeth Agar* agar-cpn agar-cps agar-pa agar-ph agar-pr agn ail alet alf all-c allox *Aloe* **Alum** alum-p am-br *Am-c* am-caust am-m ambr aml-ns *Ammc* amyg *Anac Anag* anan ancis-p ang anh anil *Ant-ar* **Ant-c** ant-m **Ant-t** antip ap-g *Apis Apoc* apoc-a apom arg-met arg-n *Arn* **Ars** *Ars-h* ars-i ars-met ars-s-r arum-m arum-t arund *Asaf* asar asc-c asc-t aspar astro aur aur-ar aur-i aur-m **Bapt** bar-act *Bar-c* **Bar-m** bart **Bell** ben-n benz-ac *Berb* beryl bism bomb-p bond borx both both-ax *Bov* brach *Brom* bruc *Bry* bufo bufo-s bung-fa buth-a cact cadm-met cain calad *Calc* calc-ar calc-f *Calc-p* calc-s calen *Camph* **Cann-i** cann-s *Canth* caps carb-ac carb-an **Carb-v** carbn-chl carbn-o **Carbn-s** *Carl* casc cass castm catal **Caust** cedr cench cent cere-b cerv *Cham* **Chel** chim **Chin** *Chinin-s* chinin-s chlf chlol chlor chr-ac cic cic-m ich cimic *Cimx* cina cinch cinnb cinnm cist *Clem* **Cloth** cob-n coc-c coca *Cocc* cod coff *Colch* colchin coli coll *Coloc* Con convo-d convo-s *Cop Cor-r* corn corn-f cot **Croc** *Crot-c Crot-h* crot-t cryp cupr cupr-act cupr-ar *Cycl* cyt-l

Sleepiness

Sleepiness: ... dat-f dat-m dendr-pol *Dig* digin diosm dirc dros dub dubo-h dubo-m *Dulc* echi elae elaps emetin equis-h ery-a esch eucal eug *Eup-pur* **Euph** euph-hy euphr eupi eys **Ferr** ferr-ar ferr-i ferr-ma *Ferr-p* ferul fil *Fl-ac* form *Gamb* gast **Gels** gent-l gins *Glon* gran **Graph** *Grat* guaj guare guat *Haem* halo ham hecla hell *Helon Hep* hip-ac hipp hura hydr hydr-ac hydrc hydroph *Hyos* hyosin hyper iber ign *Ind* indg *Indol* iod iodof ip iris iris-fl jab jac-c jatr-c jug-c jug-r **Kali-ar** *Kali-bi Kali-br Kali-c* kali-chl kali-cy kali-i *Kali-n* kali-p kali-s kali-tel kalm kiss *Kreos* lac-c lac-d **Lach** lachn lact lath *Laur* **Led** lepi levo lil-s lil-t lim lina linu-c lip lipp lob lob-c lob-p lob-s lobin lol lon-x lup *Lyc* lyss *M-ambo M-arct* m-aust *Mag-c Mag-m* mag-p mag-s *Manc* mand **Mang** mangi mec med mela meph *Merc* **Merc-c** merc-cy merc-d merc-i-f merc-pr-a merc-sul *Merl* methys mez mill mit morph *Mosch Mur-ac* muru murx myric naja narc-ps narcin narcot narz nat-ar nat-br *Nat-c* **Nat-hchls** nat-lac *Nat-m Nat-n* nat-p nat-s nat-sal nicc nicot nid *Nit-ac* nit-s-d nitro-o **Nux-m Nux-v** oci-sa oena *Ol-an* olnd **Op** osm osteo-a ox-ac pall pana *Par* paro-i paull ped pert pert-vc peti petr **Ph-ac** phal *Phel* **Phos** phys phyt **Pic-ac** picro pin-s pip-m pip-n plan plat *Plb* plect plumbg **Podo** psil psor ptel **Puls** puls-n *Pyrog* rad-br ran-b ran-s raph rat rauw reser rham-f rheum *Rhod Rhus-t* rib-ac ric rob rosm rumx *Ruta* sabad sabin *Samb* sang santin sapin sarcol-ac saroth sarr sars scor *Scroph-n* scroph-xyz *Sec* sel *Senec* seneg *Sep* serp sieg *Sil* sol-mm sol-ni sol-ps solin sphing spig spig-m spira spirae spong squil *Stann* **Staph** still *Stram* stront-c stry *Sul-ac* sul-i sulfon **Sulph** sumb tab tanac tarax tarent tax tep ter teucr thea ther thev thiop **Thuj** thymol til tong toxo-g trinit trios trom tub tub-r uran-n valer *Verat* verat-v verb vesp vichy-g viol-o viol-t vip vip-a visc voes wies x-ray xan zinc zinc-act zinc-s zing ziz

- **daytime**: aeth *Agar* alum am-c anac ant-c ant-t apis ars *Asar* **Bapt** cadm-met calc calc-p cann-s carb-v *Caust Chel* chin cinnb clem *Colch* Croc euphr *Ferr-p* **Gels** graph indol kali-c lach lept lup *Lyc* mag-m mag-s malar merc merc-p mosch muru *Nat-c* nat-m **Nux-m** nux-v *Op* petr *Ph-ac* phos pic-ac podo psor puls rhus-t *Sep* sil spong staph **Sulph** *Ter* thuj *Tub*
  - **evening** awake, night sleepless: *Abies-n* cinnb colch graph lach *Lyc* merc ph-ac puls sil staph thea
- **asleep** late; and falling: ammc carb-v
- **debility**, with vertigo; from: **Nit-ac**
- **lying** down | **impossible**: cham
- **moon**; at new: sep
- **restless** sleep | **night**: *Bac* hyos mag-m
- **sleeplessness**; with: cham
  - **night** (See Sleeplessness - sleepiness - with - daytime)
- **morning** (*✗Unrefreshing*): aesc *Agar* ail *All-c* alum alum-p alum-sil am-c ambr ammc anac ang ant-c *Ant-t Apis* aq-pet arn ars arum-i asaf asar *Asc-t* aspar aur bart bell berb bism borx bry cact cain calad **Calc** calc-act calc-ar **Calc-p** calc-sil camph canth carb-v **Carbn-s**

Sleepiness – morning

- **morning**: ...
  Carl castm castor-eq *Caust* chin chlorpr cinnb cinnm *Clem* cob-n coc-c coca cocc *Con* corn cortico croc crot-c cur cycl dig dros dulc *Echi* equis-h *Euphr* ferr-i fl-ac form gamb **Graph** grat guare hell hep hyos ign ind indg kali-c kali-n kreos lach laur led lith-c lyc lyss *M-ambo M-arct* m-aust mag-c *Mag-m* menis *Meph Merc* merc-d mur-ac myric *Nat-c* nat-m *Nat-n Nat-s* nit-ac nux-m **Nux-v** op ox-ac petr *Ph-ac Phos* phys plat *Podo Puls* ran-b rat rhod rhus-t sabad scroph-n sel **Sep** *Sil* sin-n *Spig* staph stram sul-ac sul-i **Sulph** sumb tarent *Teucr* ther thuj **Tub** upa verat verb wies xan zinc zing
- **6 h**: hyos
  : waking; on: sep
- **7 h**: calad wies
- **8 h**: op sulph
- **bed** agg; in: con hell hep petr
- **diarrhea** agg; after: *Nux-v*
- **eating**; after: lach1:
- **heat**; after: nit-ac sep
- **nausea**; with: calad
- **restless** night: zinc
- **riding** agg: phys
- **rising**:
  : after:
  : agg: agar all-c ant-c ars ars-met bell *Bism* calad cocc con kali-n mag-c mur-ac nat-m nit-ac plat sil spig sulph verb zinc
  : amel: kali-c nat-m
  : agg: aesc ammc cact cob-n con merc-sul nit-ac nux-v ph-ac rhod
- **sitting** agg: cimx phos
- **sleepless** night: *Teucr*
- **turning** in bed | **amel**: meph
- **waking**:
  : after | agg: sul-ac
  : on (↗*Unrefreshing*): bry carb-v clem con grat hura nat-m sep
- **forenoon**: agar ail alum alum-p alum-sil am-c anac ang **Ant-c** ant-t arn ars bar-c bart bell *Bism* bov cadm-s *Calc Calc-p* calc-sil *Cann-s Carb-an Carb-v* chel chinin-s con crot-h cycl dros dulc fl-ac gels graph hell hydr kali-c kali-n lach lipp lyc mag-c mag-m merc *Mosch* myric narcot *Nat-c* nat-m *Nat-p Nat-s* nicc *Nux-v* petr *Phos* phys pin-s plat *Podo* puls rhus-t ruta **Sabad** sars scor scroph-n sel sep sil sol-ni spig spong staph sul-ac tab thuj til zinc
- **9 h**: cench phys pip-m sep
  : sitting agg: indg
- **10 h**: ant-t chel hydr merc merc-d nat-p
- **10-12 h**: calc-s
- **10.30 h**: equis-h
- **11 h**: arum-t cench hydr nux-v rhus-t thuj
  : **11-12 h**: kali-n
  : **listening** to a lecture, while: cinnb
  : **until**: phos
- **11.30 h**: crot-h phys stry
- **motion** agg: *Carb-v*
- **reading** agg: agar carb-v nat-s

Sleep

- **forenoon**: ...
  - **rumbling** in bowels, with: *Podo*
  - **sitting** agg: carb-v indg nicc
  - **smoking** agg; after: bufo
  - **standing** agg: chinin-s
  - **walking** agg: rhus-t
  - **writing** agg: nat-s
- **noon**: acon agar aloe asc-t aur borx bry (non: bufo) bufo-s calc calc-ar camph *Chin* clem coloc crot-h crot-t dros eupi ferr-i graph gymno hura hydr-ac kali-bi kali-c kali-n lach lyc ol-an op pana petr phos phys sep sulph tab verat
- **12-15 h**: hyos
- **chilliness**; during: ferr-i
- **eating**; after: cycl euph *Graph Puls*
- **walking** agg; after: puls
- **afternoon**: *Acon* adlu aeth *Agar* alum am-c amyg *Anac* ant-c ant-t apoc *Arg-n Ars* ars-s-f *Arum-t* asaf asar asc-t aur aur-ar aur-s bar-act (non: bar-c) bar-m bar-s bart bell borx bov brom *Bruc* bry buth-a cadm-met cain calc calc-s cann-i canth caps carb-ac carb-an carb-v carbn-s caust chel **Chin** chinin-ar chinin-s chloram cic cimic cina clem coc-c coff colch con *Croc* crot-t cur cycl dios dulc ery-a euph euphr eys fago *Ferr* ferr-ar fl-ac form gels graph *Grat* guaj ham hep hyos ign ind indg kali-ar kali-bi kali-c kali-chl kali-i kali-m kali-n kali-s kali-sil *Lach* laur lec lyc lyss mag-c meli merc merc-c merc-sul mez mosch mur-ac *Nabal* nat-ar nat-c nat-m nat-p nat-s nicc nit-ac nux-m **Nux-v** ol-an osteo-a paeon pall par petr ph-ac *Phos* phys pip-m plat plumbg psil ptel *Puls* puls-n ran-b raph rheum rhod **Rhus-t** *Rosm Ruta* sabad sapin sep sil sin-a spig *Spong* squil *Staph* stront-c sul-ac **Sulph** sumb teucr thuj verat verb viol-o viol-t zinc zinc-p zing
- **13 h**: corn hura mag-c phys
- **13-14 h**: ail
- **14 h**: *Chel* elaps equis-h glon hura ign kali-cy lyc sulph zinc
- **14-15 h**: sulph
- **14-16 h**: ign staph
- **14-17 h**: clem sil
  : after: gels kali-i
  : air; in open | **amel**: castm
  : **house**; in: lyc
  : **streetcar**, in: chinin-s
  : **until**: clem
- **14.30 h**: carb-v grat
- **15 h**: arum-t bry carbn-s kalm murx nit-m-ac pall phys pip-m pneu ptel (non: tell)
  : **15-16 h**: pall
  : **15-19 h**: carbn-s nat-m
  : **evening | until**: nat-p
  : after: carbn-s
- **16 h**: coca ol-an
  : **16-18 h**: ind
- **16.30 h**: arum-t ery-a ferr-p sep
- **17 h**: arg-n bov chloram clem dios equis-h hyper jab lach nat-m thuj
  : **17-23 h**: bell

All author references are available on the CD

1653

Sleepiness – afternoon / Sleep / Sleepiness – anxiety

- **17 h**: ...
  - **18 h**; or: coca
  - **after**: nat-m
- **17**.30 h: coca
- **23 h**; until: nit-m-ac
- **evening**; until: asc-c
- **air**; in open | **amel**: myric zing
- **carriage**, in a: chinin-s lyc
- **church**, in: chinin-s
- **eating**; after: hyper rumx sep
- **lecture**, during: myric
- **reading** agg: anac
- **sitting** agg: anac ant-c nicc staph
- **sleepless**; but | **night** and evening; at: **Sulph**
- **studying**: gels
- **sunset**; and after | **wakeful** at night; and: **Sulph**
- **walking** agg: ars-met
- **working**; while: nat-ar
- **evening**: *Agar* aloe *Alum* alum-p alum-sil am-c **Am-m Ambr** anac ang **Ant-c Ant-t** *Apis* arg-n *Arn Ars* ars-i ars-met arum-t asaf bapt bar-c bar-m bar-s bell benz-ac berb borx *Bov* brom bruc bry cain calad **Calc** calc-act *Calc-ar* calc-caust calc-i *Calc-p* **Calc-s** *Calc-sil* camph cann-i canth carb-an *Carb-v Carbn-s* caust cench chel chin chinin-ar chinin-s chlol chr-ac *Cic* cimic cimx cina *Clem* cob coca cocc coff colch *Con* convo-d *Croc* crot-h cub cycl dig dros dulc euphr eys fago ferr ferr-ar ferr-i ferr-p *Fl-ac* form glon gran *Graph* grat hecla hell *Hep* hipp hura ictod ign ind indg iod kali-ar kali-bi **Kali-c** kali-chl kali-m kali-p *Kali-s Kali-sil* lac-c *Lach* lact *Laur* lil-t lith-c lyc m-arct m-aust mag-c mag-m mag-s mang merc merc-c merc-i-r merl mez mim-h mosch mur-ac murx *Nabal* naja *Nat-c* nat-m nat-n nat-s nit-ac nux-m **Nux-v** pall par *Petr Ph-ac Phos* phys pic-ac pip-m plat plb podo polyp-p psor **Puls** ran-b ran-s rhod rhus-t ruta sapin sars sel seneg *Sep Sil* sol-mm spig squil **Stann** staph still stram sul-i *Sulph* tab tarent ter thuj valer vichy-g wildb xan yuc zinc zing
- **18 h**: ant-c hyper laur myric *Nat-m* sumb
- **18**.30 h: pip-m
- **19 h**: *Ant-c* sil
- 19-21 h: chel narcot
- **19**.30 h: sol-t-ae
- **20 h**: agar kali-cy lyc mang sep sol-t-ae tarax trom
- **21 h**: cench coca nat-m nat-s pic-ac plumbg
- until: ang sil
- **23 h**; until: nit-m-ac
- **air**; in open | **amel**: myric pic-ac
- **anger**; after: puls
- **asleep** late and difficult; falling: ang borx clem nat-c nat-n *Nux-v* sel
- **conversation**, amel: fago
- **early**: adlu am-m ant-t *Arn* ars-i berb bov calad calc *Carb-v* caust chel cimx cinnb crot-h dig euphr fago fl-ac glon hipp *Kali-c* kali-cy lil-t lyc mag-m mang mang-act mez nat-m *Nux-v* par ph-ac phos plb podo puls sel *Sep* sil squil still *Sulph* tell
- **eating**; after: am-c **Calc** chin-b gels hep nat-m nid *Nit-c* rumx tell

- **evening**: ...
  - **heat**; after: nit-ac
  - **light** amel; by: am-m
  - **reading** agg: ang brom
  - **riding** in a carriage agg: pall
  - **sitting** agg: ang arg-n petr
  - **reading**; and: nux-v
  - **sleepless** in bed: des-ac
  - **sunset**:
    - at sunset: anis dros
  - **thirst**; with: benz-ac ferr
  - **twilight**; at: **Am-m** borx
  - **walking** agg; after: nat-m sumb
  - **warm** room agg: ant-t merl
  - **wine** agg: carbn-s fl-ac
  - **writing** agg: brom
- **night**: muru
- **accompanied** by:
  - **bronchitis** (See CHES - Inflammation - bronchial - accompanied - sleepiness)
  - **complaints**; other: acon agar ambr ant-t arg-met *Ars* asaf asar bell *Borx* calad caps *Cham* chel chin cic cina cocc *Con* croc crot-h cycl dig euphr ferr hell hep *Ign Kali-c* kreos lach *Laur* led m-ambo m-arct m-aust mag-c merc *Mez Nat-m* nat-m nux-m nux-v op petr *Ph-ac* phos *Plat* plb **Puls** *Ran-b Rhod* rhus-t *Sabad* sabin sep stann *Staph* stram stront-c sul-ac tarax thuj verat verb viol-o viol-t
  - **cough** (See COUG - Accompanied - sleepiness)
  - **intestinal** complaints (See ABDO - Complaints - intestines - accompanied - sleepiness)
  - **neurological** complaints (See GENE - Neurological - accompanied - sleepiness)
  - **sleeplessness** (See Sleeplessness - accompanied - sleepiness - daytime)
  - **Stomach**; complaints of (See STOM - Complaints - accompanied - sleepiness)
- **air**; in open:
  - **agg**: acon ant-t bufo chel guare kali-bi mosch nux-v plat
  - **walking** | **amel**: asar
  - **amel**: aeth agar alum castm chel clem *Ol-an* plb tab zinc
- **albuminuria**, in: *Helon*
- **alone** agg: *Bry Hell*
- **alternating** with:
  - **excitement** (See MIND - Excitement - alternating - sleepiness)
  - **restlessness** (See MIND - Restlessness - alternating - sleepiness)
  - **sleeplessness**: asim benz-ac caust *Hyos* lach sep
  - **vertigo**: ant-t
- O **Head**:
  - **pain** (See HEAD - Pain - alternating - sleepiness; HEAD - Pain - alternating - stomach)
- **anemia**, in: hyper
- **anxiety**; with: ars asaf bell borx bov led merc nux-v rhus-t

1654 ∇ extensions | O localizations | ● Künzli dot

Sleep

- **apoplexy**:
  - **as** before an apoplexy: coff
  - **in**: apis *Bar-c* hell *Hyos* kali-i *Nux-v* Op
- **bathing** | **sea**; in the: *Lim*
- **bed**:
  - **going** to bed | **amel**: euphr
  - **in** bed:
    - **agg**: eupi
    - **hard**; too: psor
- **beer**; after: sulph thea
- **breakfast**:
  - **after** | **agg**: bapt calad clem lach manc nat-s peti still sumb ther verat
  - **before** | **agg**: *Calc*
- **brooding**, with: carb-an
- **caused** by other complaints (See accompanied - complaints)
- **cheerfulness**; after: bell calc
- **children**; in: all-s borx podo
- **chill**:
  - **after**: gels hipp nux-v rhus-t
  - **before**: ars nicc puls sabad ther
  - **between**: *Nux-m*
  - **during**: acon aeth am-c ambr ant-t *Ant-t* apis ars aster bell borx *Calad* calc camph caps cham chel cimic cimx cina croc cycl *Gels* hell hyos hyper ign iris kali-bi *Kali-i* kali-n led lept lyc merc mez *Nat-m* nit-ac *Nux-m* nux-v Op ph-ac phos plat puls *Rhus-t Sabad Sabin* sars sep staph tarax ter *Verat*
- **chilliness**: am-m ang ars aspar calad calc chlf croc crot-h cycl hell kali-c led lyc nat-m sumb thuj
  - **after**: nux-v sabin
  - **during**: ang ars aspar calad croc hell led mez nat-m phos plat sumb thuj uran-n
- **cholera** infantum:
  - **after**: *Chin*
  - **in**: *Arn*
- **coffee** | **after**: bart
- **coition**:
  - **after**: agar bar-c lyc sep
  - **during**: bar-c *Lyc*
- **coldness**; with: crot-h
- **company** agg: caust meph
- **complaints**; during (See accompanied - complaints)
- **confusion**, with (See MIND - Confusion - sleepiness)
- **consciousness**; as if loosing: phys
- **constant**: *Bell Bruc* caust chin clem croc ferr fl-ac hipp hydr-ac hyper kali-br kali-c kreos m-arct nux-m puls rhus-t spig thuj zinc
- **conversation**, during: caust cench chinin-s lach tarax
- **convulsions**:
  - **after**: aeth calc cic cur *Dros Hyos Op Stram*
  - **before**: *Nux-v*
  - **and** after: glon *Nux-m*
  - **during**: bell *Hydr-ac Op* **Tarent** vip
- **coryza**; during: *Ant-t Cham* **Gels** nux-v petr
- **cough**:
  - **after**: *Anac Ign*
  - **between** attacks: euph-l
  - **with**: ant-c **Ant-t** *Ip Kreos* nux-m op
- **dark**, at: cench
- **delirium**; during: acon ant-c arn *Bell Bry* camph coloc *Crot-h* lach **Op** *Puls* sec
- **delivery**; after: phel
- **diarrhea**:
  - **after** | **agg**: aeth *Nux-v*
  - **during** | **children**; in: chin sulph
  - **tenesmus**, after: *Colch* **Sulph**
- **diet**; errors in: nux-m
- **dinner**:
  - **after**:
    - **agg**: acon adlu **Agar** alum alum-p alum-sil *Am-c Anac* ant-c ant-t *Apis* arn ars arum-m *Aur* aur-s bapt bar-c bar-m bar-s bell berb borx *Bov* bruc bry cadm-met calc *Calc-p* calc-sil cann-s canth caps carb-an *Carb-v* carbn-s caust cham chel *Chin Cic* cimic cinnb clem coca croc crot-h crot-t cur cycl dios eug euph euph-a euphr ferr graph grat ham hura hydr-ac ign kali-bi kali-c kali-chl kali-m kali-n kali-sil *Lach* laur levo linu-c lipp **Lyc** mag-c mag-m mez *Mur-ac* nat-c *Nat-m* nat-p nat-s nep nit-ac *Nux-m* **Nux-v** ol-an ox-ac par peti ph-ac *Phos* phys plat plb prun *Puls* ran-b *Rat* reser *Rhus-t Ruta* scroph-n seneg sep sil sphing squil staph stict sulph tab tarax thuj til tong **Tub** verb vib zinc
    - 16 h | **until**: coca
    - **air**; in open | **amel**: kali-c ol-an rat
    - **reading**, when: prun
    - **showers** amel; cold: cadm-met
    - **writing** agg: coca
  - **before**: calad calc-p lach nux-v phos scroph-n sil thuj
  - **during** | **agg**: ang borx bov *Calc-p* cham hyper *Kali-c* kali-n puls rat sarr
- **drinking**:
  - **after**:
    - **agg**: nux-m ph-ac
    - **milk**: agar
- **dropsy**, in: apoc *Hell*
- **dullness**, with: arn bell cact calad calc-p carb-an caust coff *Cupr* dig ferr *Gels Hyos* kreos lac-ac *Merc* nat-m nux-m *Phos* plb *Rhod* sep staph zinc
- **dyspnea** agg: ran-b
- **eating**:
  - **after**:
    - **agg**: acon **Agar** all-s aloe am-c *Anac* ant-c ant-t *Apis* arn ars arum-m *Arum-t* asaf aur bar-act bar-c berb beryl bism *Bov* bry bufo **Calc** calc-p *Calc-sil* canth caps *Carb-v Carbn-s Carl* caust chel *Chin* cic cinnb clem coc-c coff con cortiso croc cub cycl dig *Echi* epiph *Fel* ferr fruc-m-s gamb graph grat hyos ign *Kali-c Kali-chl Kali-m* kali-p kali-s lach laur *Lyc* lyss meph *Mur-ac Nat-hchls Nat-m* nit-ac *Nux-m* **Nux-v** *Op* par paull petr ph-ac *Phos* pip-n plat psil psor puls ran-b rheum *Rhus-t Rosm*

| Sleepiness – eating | Sleep | Sleepiness – overestimation |

- **after** – **agg**: ...
  rumx *Ruta* scroph-n sep *Sil* sin-a *Squil Staph* still *Sulph* tarax *Tell Thuj Verb* vib wildb zinc zinc-p
  : **and drinking**: ph-ac
  : **motion** | **amel**: *Caps*
  - **before** | **agg**: calad lach nat-m
  - **while** | **agg**: agar bov calc *Calc-p* caps cham chin **Kali-c** *Nux-v Phos* ptel puls rhus-t sarr *Sulph*
- **excitement**; after: *Nux-m Podo* stram ziz
- **exertion**:
  - **after**; as: anac
  - **agg**: ars bar-c nux-m sel
  : **slightest** exertion: nux-m
  - **amel**: phys
- **eyes**:
  - **heat**, with sensation of: kreos plat
  - **opening** difficult: am-m ant-c ant-t bar-c canth castm chin cic cocc coff *Con* grat hell ign m-arct merc mosch mur-ac nux-m ph-ac *Phel* prun *Sabad* spig stann *Staph* tarax thuj verb
- **faintness**:
  - **after**: kali-n merc
  - **with**: stram
- **fever**:
  - **after** | **paroxysms**: podo
  - **during** | **agg** (⚹*heat - during*): acon ant-t apis bapt cham corn-f gels nux-m nux-v op puls
  - **septic**: stram
- **fright**:
  - **after**: op
  - **with**: merc
- **fullness**, with sensation of: scroph-n
- **grief**; from: ign *Op*
- **groaning**, with: *Cham*
- **hallucinations**, with: lachn
- **headache**:
  - **before**: sulph
  - **during**: acon aesc agar ail aml-ns ant-t ars asar bran *Brom Bruc* calc camph cham chel chinin-s con *Corn* dub equis-h gels gins glon grat hipp hydr ign ind ip jug-r kali-n kreos *Lach* laur lept lob merc-i-r mur-ac myric nat-s *Nux-m Op* phos plb psil puls rhus-t sep *Stann* stel stront-c sul-ac tanac ter vip vip-a xan zinc
- **heat**:
  - **after**: caps
  - **before**: ant-t *Puls* rhus-t sabad
  - **during** (⚹*fever - during - agg.*): Acon ail *Ant-c Ant-t Apis* Arn *Ars* asaf aspar bell borx bry *Calad* calc camph caps cedr *Cham* chel chin croc crot-h cycl *Eup-per Gels Hell* hep ign kali-n *Lach* lachn laur *Lyc* **Mez** mosch nat-c **Nat-m** nit-ac *Nux-m* nux-v *Op* petr *Ph-ac Phos* **Plb** *Podo* *Puls* ran-b rhus-t *Rob* ruta sabad *Samb Sep* stram sulph syph thuj verat verat-v viol-t
- **heaviness**, with: aesc apoc-a atro carb-ac caust coli *Kreos* morph *Puls* sil staph tarent
  - **head**, of: hydr
- **house**, in the: plat tab

- **hypochondriasis**, in: *Arg-n*
- **hysteria**; during: **Nux-m**
- **impatience**, with: nit-ac
- **indifference**, with: corn
- **indolence**, with: acon alum am-m ammc *Ant-t* ars carb-an carb-v chel cinnb colch croc dig dulc grat ip laur lyc mag-c mag-m nat-c nat-m nat-s rat sars tong verb *Zinc*
- **influenza**; during: bapt *Gels Sabad*
- **injuries**; after | **head**; of the: op
- **intermittent**: ars cann-i carbn-s guare
  - **afternoon**: fl-ac
- **intoxicated**; as if: agar *Led* **Nux-m**
- **irresolution**; with: hyos
- **irritability**; with: ind
- **labor** pain; during: gels *Op Puls*
  - **contraction**; after each: gels
- **laughing**; after: phos
- **laughter**, with inclination to: *Nux-m*
- **lids**, with contraction of: acon agar *Ant-t* chel chin cic cocc *Con* croc euphr ferr ham kali-c m-arct m-aust merc plat sabad staph tarax thuj verb viol-o viol-t
- **looking** long at one place, on: cic
- **lying**:
  - **agg**: ferr-ma lyc plat sel
  - **inclination** to lying down: *Alum* am-c berb bism calad **Caust** cina clem *Cocc* coff coloc con crot-t cycl *Graph Hell* hep *Ign* kali-c lact led *Mur-ac* nat-m ol-an olnd petr rhus-t staph
  - **quietly** | **amel**: phos
  - **side**; on:
    : **left** | **agg**: thuj
- **meal**; after (See eating - after - agg.)
- **meeting**, in interesting: pip-m
- **menses**:
  - **before** | **agg**: calc-p puls sulph
  - **during** | **agg**: eupi *Kali-c* mag-c **Nux-m** ph-ac *Phos Sulph* uran-n
  - **suppressed** menses; from: nux-m senec
- **mental** exertion:
  - **agg**: **Ars** ferr *Gels Hyos* kali-c nat-m nux-v *Op* ph-ac *Podo* sabad sel tarax
  - **amel**: croc
- **metrorrhagia**; during: *Sec*
- **moon**; at new: sep
- **moroseness**, with: calc calen carb-an carb-v cycl hyos kali-c ol-an ph-ac sabad sep
- **motion**:
  - **agg**: sil
  - **amel**: caps carb-v *Cycl Mur-ac* nicc phos tarax
- **music** agg: stann
- **narcolepsy**; from (See overpowering)
- **nausea**:
  - **after**: aeth ant-t chinin-ar ip
  - **with**: am-c ant-t apoc calad ind ip *Nux-m* plan ran-b rhus-t seneg
- **news**, after sad (See sad news)
- **old** people: ant-c
- **overestimation** of time and distance; with: nux-m

1656   ▽ extensions | O localizations | ● Künzli dot

Sleepiness – overpowering

Sleep

Sleepiness – soreness

- **overpowering** (*✱Falling - daytime):* aeth agar agar-pa agn alco all-c alum *Am-c* ang *Ant-c* **Ant-t** *Ars* arum-i arum-m *Atox Aur* bar-act bar-c bell brom *Bry* buth-a calc camph cann-s canth carb-v carbn-s *Caust Chin Chlol Cimx* cina clem cocc coff colch coloc colocin *Con* conin *Cor-r* **Croc** *Crot-h* crot-t cycl cyn-d echi euph euphr ferr ferr-p fl-ac gels grat *Haem* hep *Hydr-ac* hyos hypoth kali-bi *Kali-br* kali-c *Kali-n* Lach lact laur lina lyc *M-ambo* m-arct mag-s *Merc* merl *Mez* naja nat-ar nat-c nat-m nat-n nit-ac **Nux-m** *Nux-v* **Op** osm pall petr ph-ac phos *Phys* pimp pip-m pisc plb podo psil psor *Puls* rauw rhod *Rhus-t Sabad* scroph-n sel *Sep Sil* sol-t-ae spig stann sulph tab *Tarax* tarent tub verb viol-t voes *Zinc*
- **morning**: arum-i clem mag-s nux-v
- **forenoon**: cann-s lyc sil spig
- **noon**: kali-n lyc verat
- **afternoon**: colch kali-c nat-c **Puls**
  : 13 h: lyc
  : 15 h: pall
  : 17 h: hyos
- **evening**: carb-v cina hep kali-bi kali-c lyc mag-s spig
- **accompanied** by:
  : **bronchitis** (See CHES - Inflammation - bronchial - accompanied - sleepiness)
  : **cough** (See COUG - Accompanied - sleepiness)
  : **tetanus** (See GENE - Tetanus - accompanied - narcolepsy)
- **air** agg; in open: merl
- **concentrating**; when: *Op*
- **dinner**; after: aur carb-v kali-bi laur lyc mez phos
- **eating**; after: calc carb-v lyc nit-ac *Nux-v*
- **periodical**:
  : **hour** | **returns** at the same: tarent
- **reading** by lamplight; on: mang
- **waking**; on: ferr
- **working**: bism lact mur-ac phel ran-b sulph tarent zinc
- **pain**:
  - **after**: lach phyt
  : **neuralgia**; after an attack of: *Cocc-s*
- **during**; ant-t *Ars* aur bell carb-an cham graph lyc *Merc Nit-ac* nux-m *Op* phos psil sul-ac sulph til
  : **Abdomen**: ant-t *Nux-m*
  : **Hypochondrium**: sep
- **palpitations**; with: aur chin crot-h merc nux-v tab
- **periodical**: fl-ac *Sep*
  - **day**:
  : every third day: sep
  - **morning** | **every** two hours: fl-ac
  - **afternoon**: fl-ac
  : day; every other: **Lach**
  - **evening** | **day**; every other: lach
- **perspiration**; with: *Acon* ant-c **Ant-t** *Apis* arn ars ˙˙˙af **Bell** borx **Calad** caps **Cham** *Cina* croc cycl *Hep* ˙ ˙ lach lyc **Mez** mosch nat-c nat-m *Nit-ac Nux-m* ˙˙ *Ph-ac Phos Plb* podo **Puls** rhus-t **Sabad** ˙erat viol-t

- **perspiration**; with: ...
  - **work**; after | **amel**: phys
- **pneumonia**; in: *Ant-t* chel *Op* phos
- **pollutions**, after: aq-mar
- **pregnancy** agg; during: gels *Helon* mag-c *Nux-m*
- **prostration**, with: acon ant-c calc-p cann-s canth chel con croc crot-t kali-bi lach mur-ac
- **pulse**, with slow: tela
- **purpura**, after: *Hell*
- **reading**:
  - **agg**: alum anac ang aster aur bism brom *Carb-v Carbn-s* cimic *Colch* coloc *Con Ferr Gels* ign iris lyc mang mez mosch nat-m nat-s pimp plat prun *Puls* ruta *Sabad* sang sel sep sil *Sulph* tab tarax urt-u verat
  - **amel**: croc
- **rest** agg: caust kali-n
- **restlessness**; with: ars coloc *Con* crot-h *Hep* lact *Merc Petr* rhus-t *Sep Stram* tab
- **rheumatism**; during: *Lyc Puls*
- **riding**:
  - **agg**: bapt brom carb-ac carc card-m chinin-s lyc op pall phys sulph tet
  - **air**; in open | **agg**: ant-t
  - **horse**; a | **agg**: lyc
  - **streetcar**; on a | **agg**: chinin-s
- **rising**:
  - **agg**: merc
  - **amel**: nat-m nicc
- **room**, in the: asar plb
  - **warm**: ant-t chinin-s cinnb colch conv hip-ac ind merl sil thlas
- **sad news**; after (*✱MIND - Ailments - bad):* ign
- **sadness**; with (See MIND - Sadness - sleepiness)
- **scarlatina**:
  - **after**: *Ter*
  - **in**: *Nat-m*
- **sewing**: ferr
- **shock**, after mental: *Pic-ac*
- **sitting** agg: acon aesc agar am-c anac ang ant-c ant-t apis aran-sc arg-met arg-n ars arum-t aur bapt bruc cadm-s calc calc-p carb-v caust *Cham* chin chinin-s cimx cina clem cocca coff cycl fago ferr ferr-ma fern gels *Hep* ign indg kali-br kali-c lyc merc mez mur-ac narcot nat-c *Nat-hchls Nat-m* nat-p nicc *Nux-m* **Nux-v** par petr phel plat plb psor puls ran-b rat rhus-t *Sabad Sep* spig staph *Sulph* tarax tarent tell thuj verat
  - **conversation**; during: chinin-s
  - **room**; in a warm: bung-fa ind
  - **sleepless** while lying, and: cham
  - **waking** agg; after: rhus-t
  - **working**; while: *Sulph*
- **sleeplessness**, during (See Sleeplessness - accompanied - sleepiness)
- **smallpox**, in: *Nat-m*
- **smoking** agg: bufo
- **sopor**: anh cyt-l
- **soporific**; as after a: *Mand*
- **soreness**, with: eug m-arct

Sleep

Sleepiness – speaking | Sleeplessness

- **speaking** difficult: arn
- **standing** agg: acon alum cor-r mag-c merc merl morph nit-ac phel
  - **working**; while: phel
- **starting**, with: am-m ang ant-t bell *Cham* chel kali-i mag-c merc plat *Puls* sars seneg *Tarent* verat
- **stool**:
  - **after** | **agg**: aeth bry colch coloc elaps ferr-p lact *Nux-m* nux-v *Sulph*
  - **amel**: grat
  - **during** | **agg**: ant-t bry elaps lact *Manc* nux-m puls
- **storm** (See weather - stormy - agg.)
- **stretching**; with: am-c ant-t bar-c bell chel chin hell lach laur mag-c meph nit-ac ol-an ph-ac phos sabad
- **students**, in: ferr *Gels* mag-p
- **stupefaction**; with (See MIND - Stupefaction - sleepiness)
- **stupor**, with: cyt-l gels nat-m
- **sudden**: *Fl-ac* grat m-arct merc rumx
  - **evening**: fl-ac
    - **18 h**: rhus-t
  - **wine** agg: fl-ac
- **supper** agg; after: am-c arum-t Calc carb-v chim-m chin clem colch lach mag-c mez nit-ac
- **syphilis**; during: *Syph*
- **talking** agg: ars caust *Chel Mag-c* morph ph-ac plat plb
- **thoughts**, with activity of: arge-och teucr
- **thunderstorm**; during (↗*weather - stormy - agg.)*: sil
- **uneasiness**, with: am-c nat-m nicc phos
- **vertigo**, with (See VERT - Sleepiness)
- **vomiting** (↗*Falling - vomiting)*:
  - **after**: *Aeth* ant-c ant-t apom ars bell cupr dig **Ip** kali-bi sanic
  - **during**: *Aeth Ant-t* dig ip mag-c vip-a
  - **weakness** and slow pulse, with: apoc
- **waking**:
  - **after** | **agg** (↗*Unrefreshing)*: bell sul-ac
  - **on**: bell bry calc calc-f caust chel laur lyc *Nux-m* stram
- **walking**:
  - **about** | **amel**: mosch
  - **after**; as: rhus-t
    - **air**; in open: arn carb-an con lach lyc nat-m phos phys stann *Sulph* sumb
    - **long** walk; a: anac
  - **agg**: acon arg-met caust chinin-s kali-n lyc nat-c nit-ac rhus-t verat
  - **air**; in open:
    - **agg**: acon ant-t (non: ars) ars-met *Chel* con eug *Euphr* kali-c m-aust mosch nux-v rhus-t sil stann
    - **amel**: asar
  - **amel**: merc nat-m ph-ac
  - **cold** air; in | **agg**: nux-m
- **watching** TV (See mental)
- **weakness**:
  - **as** from: anac
  - **vertigo**; with: **Nit-ac**

Sleepiness – weakness: ...
- **with**: aeth am-c anac ang ant-t arg-met aur bar-c bism brom bruc canth chin cic clem *Croc* cupr *Cycl* echi eucal grat hell kali-bi kali-n lach lact lyc mag-c merc-sul merl *Mez* mur-ac nat-m nat-m *Nit-ac* pall petr ph-ac phel plat puls ran-b scroph-n sil squil *Sulph* thuj uran-n valer verat vip-a
- **weariness**; with: am-c anac ant-c ars bar-c berb borx calad calc camph caust chel chen-v *Cic* clem colch con croc cycl dig ferr *Gels* graph grat hell hep ign ip kali-c *Kreos* lact laur led lyc m-aust mang merl murx nat-c nat-m nat-s nit-ac *Nux-v* pall petr ph-ac phel sang sel sep sil sin-n sol-mm spig spong staph still *Sulph* ther uran-n ziz
- **eating**; while: kali-c
- **weather**:
  - **hot**: *Gels* sel
    - **first** hot weather; at: vip
  - **stormy**:
    - **agg** (↗*thunderstorm)*: sil
    - **before**: form gels sil
- **weep**, with inclination to: cham
- **wine** agg: ail carbn-s fl-ac phos
- **work**:
  - **aversion** to work, with: am-m clem colch coloc mag-m ther
  - **during**: am-c aur-m bism caust euphr ign lact lyc mez mur-ac nat-c phel ran-b sulph tarent til zinc
    - **amel**: am-c bar-c nat-c
  - **not** at work; when: am-c mosch
  - **scientific** work, during: tarax
    - **amel**: croc
- **writing**:
  - **agg**: bapt brom nat-s ph-ac thuj
  - **amel**: croc
- **yawning**:
  - **with** (See Yawning - sleepiness - during)
  - **without**: chel

SLEEPLESSNESS (↗*Falling - late; Falling - difficult; Short)*: abrot absin acetan *Acon* acon-c acon-f adon aeth aether *Agar* agav-t *Agn* alco alet alf all-s alco *Aloe* alum alum-p alumn am-br am-c am-caust am-m am-pic ambr *Ammc* anac ang anh anil ant-c ant-o **Ant-t** anthraci aphis *Apis* apoc apoc-c apoc-a apom aqui aran aran-ix arg-cy arg-met **Arg-n** arist-cl *Arn* **Ars** ars-h *Ars-i* **Ars-s-f** *Arum-t* arund asaf asar asc-t asim *Aster Atro Aur* aur-m aur-s *Aven* aza *Bapt* bar-c bar-m bar-s **Bell** bell-p ben *Benz-ac* benzo bism bond *Borx* bov brach bros-gau brucin **Bry** bufo-s but-ac buth-a **Cact** cadm-met cadm-s cain calad **Calc** calc-ar calc-br calc-caust calc-hp calc-i *Calc-p* calc-s calc-sil calo *Camph Camph-mbr* canch cann-i cann-s *Canth* caps carb-an *Carb-v Carbn-s Carc Carl* castm caul *Caust* cean cedr cench cere-b cerv **Cham** chel **Chin** *Chinin-ar Chinin-s* chlf chlol chol chrysan *Cic* cimic *Cina* cinnb **Cit-v** clem cob cob-n coc-c coca c... *Cocc Cocc-s* coch cod **Coff** coff-t coffin c... *Coloc Con* conch convo-s cop cor... cortiso cot croc crot-c *Crot-h* c...

1658   ▽ extensions | ○ localizations | ● Künzli dot

Sleeplessness — Sleep — Sleeplessness – night

Sleeplessness: ...
cupr-ar **Cycl Cypr** cyt-l daph *Dig* digin dios diosm dip dirc *Dros Dulc* eaux elaps ergot ery-a eucal eug eup-per eup-pur euph euph-pe euphr fago *Ferr Ferr-ar* ferr-i ferr-p ferul fil *Fl-ac* form gad gamb gast *Gels* get *Glon* gran *Graph* grin *Guaj* guar guat haem halo hedy *Hell* helo helon **Hep** hipp hippoz hist hura hydr hydr-ac **Hyos** *Hyosin* hyosin-hbr iber *Ign* inul *Iod* iodof *Ip* iris iris-t jab jac-c *Jal* jatr-c jug-c jug-r **Kali-ar** *Kali-bi Kali-br* **Kali-c** kali-chl kali-cy *Kali-i* kali-m kali-n kali-p kali-perm *Kali-s* kalm kiss *Kreos* lac-ac *Lac-c Lac-d* **Lach** *Lachn* lact lam lat-m laur lec *Led* lepi lept lil-t linu-c lipp lob-s *Lup Lyc* lyss m-arct m-aust *Mag-c Mag-m* mag-p *Mag-s* malar manc mand mang mate *Med* meningoc menis meph **Merc Merc-c** merc-cy merc-i-f merc-i-r merc-n merc-ns merc-sul merl mez morph mosch mur-ac myric myris naja nat-ar *Nat-c* nat-hchls *Nat-m Nat-p Nat-s* nep nicc nicot *Nit-ac* nitro-o *Nux-m* **Nux-v** ol-an ol-j olnd **Op** osm ost ox-ac parathyr *Passi* paull peti petr *Ph-ac* phel **Phos** phys phyt pic-ac pin-s pip-m plan *Plat* **Plb** plb-chr plect *Podo* prun psor ptel **Puls** puls-n ran-b ran-g ran-s raph rauw rheum rhod **Rhus-t** rhus-v rosm *Rumx* rumx-act ruta sabad sabin sacch samb sang sapin sarcol-ac saroth sarr sars scopin-hbr scopla *Scut Sec Sel Senec* senn **Sep Sil** sin-n sol-t-ae spig spira spong squil **Stann Staph** stict stram strept-ent stront-c stry-n sul-ac sulfon **Sulph** sumb **Syph Tab** tarax *Tarent* tax tela tell teucr thal thea *Ther* thiop **Thuj** thyreotr til trach tril-c (non: tril-p) trinit trion *Tub* tub-m uran-n *Ust Valer* verat verb verbe-o vesp vinc viol-o *Viol-t* vip wies x-ray xan yohim zinc zinc-m zinc-o zinc-ox zinc-p zinc-val zing ziz
- **daytime**: bros-gau
  - **children**; in (✱*total*): chel
  - **and** night: psor
- **morning**: bros-gau cinnb coli cycl dulc kali-i merc-i-r *Nat-m* ol-an sol-t-ae
  - **images**; from: acon
  - **until**: aur
- **afternoon**: *Ars-s-f* bros-gau pip-m sol-t-ae
  - **13 h | 13-14 h**: pip-m
  - **14.30 h**: pall
  - **16 h | until**: nat-p
- **evening** (✱*Falling - late)*: aloe *Arn Ars-s-f* borx brom bry cact calc calc-p calc-s canth carb-an clem cob coca *Coff* dios dor *Ferr* fl-ac grat guaj *Lach* lyc lycps-v *Mag-c* merc mez nat-ol-an petr *Phos* psor **Puls** *Rhus-t* sang spirae staph stront-c **Sulph** tab tub-m *Valer* zing
  - **21 h**: kali-cy
  - **bed**; after going to: **Ambr** bell borx carb-v carc cham cob-n cortiso mag-c *Mag Ph-ac Phos*
  - **closing** eyes; and: *Mag-m*
  - **congestion**, from: rhus-t
  - **cough** agg: phos
  - **joyful** news, from: aloe
  - **menses**; during: mag-m
  - **pulsation** in vessels, from: rhus-t

- **evening**: ...
  - **restlessness**; with: phos
  - **sleepiness**; with | **morning**: *Teucr*
  - **starting**, from: *Puls*
  - **thoughts**, from activity of: bar-c fl-ac rhus-t sabad sil
  - **toothache**; from: rat
  - **walking** agg; after: fl-ac
  - **warmth** agg | **heat** agg: calc **Puls** rhus-t
  - **wine** agg: fl-ac
- **night**: am-c ambr am-m aphis *Ars* aur borx bry camph caps carb-v *Caust* cham *Chin Cina* cinnb clem cocc *Coff* coloc *Con* dros dulc *Ferr Graph* hep hydr-ac *Hyos* ign jal *Kali-c* kali-chl kali-i kali-s kreos lach lact laur m-aust *Mag-c* merc *Mosch Nat-m Nit-ac Nux-v Olnd Op* petr *Phos* **Plb** prun rat *Rhus-t* ruta sabin sec sel sep *Sil Spig Squil* stram stront-c sul-ac *Sulph* thea *Thuj* valer vinc vip-a zinc
- **midnight**:
  - **before**: acon *Agar Aloe Alum Alum-p* alum-sil am-c am-m **Ambr** anac *Ang* ant-c ant-t *Arg-n* arn *Ars* ars-s-f asar aur aur-ar aur-s bar-c bar-m bar-s *Bell* bism *Borx* both-ax **Bry** bufo cact *Calad* **Calc Calc-p** calc-s *Calc-sil* camph cann-s canth caps *Carb-an* **Carb-v** *Carbn-s* caust cench *Cham* chel *Chin* chinin-ar cinnb clem coc-c coca cocc **Coff** coloc *Con* cor-r cortico cupr cycl dig dor dulc euph euphr *Ferr* ferr-ar ferr-p form frax *Gels* gent-l *Graph Guaj* guar ham *Hep* hyos *Ign* ip kali-ar **Kali-c** kali-n kali-s kali-sil kreos *Lac-c* lach laur *Led* lil-t **Lyc** lycps-v m-ambo m-arct *M-aust* mag-c **Mag-m** mag-s mang *Med* **Merc** merc-i-f *Mez* mosch *Mux-ar* **Nat-c** *Nat-m Nat-p* nat-sil nit-ac nux-m *Nux-v* par petr *Ph-ac* **Phos** phys **Pic-ac** pip-m plat plb **Puls** *Ran-b* ran-s rheum rhod **Rhus-t** sabad sabin samb sars *Sel* seneg **Sep Sil** sin-n *Spig* spong *Stann* **Staph** *Stront-c Sul-ac* **Sulph** tab tarax tarent ter *Teucr* ther *Thuj* usn *Valer* verat verb viol-t zinc zinc-p
  - **0 h**:
    - **until**: aloe alum *Am-m* ambr *Ang* ant-c ant-t ars *Bry* caust chin coc-c coca coff con cor-r dor euph euphr graph guare kali-c kali-n kreos lach led *Lyc M-aust* mag-c mag-s merc mur-ac *Nux-v* phos phys plat puls *Rhus-t* sars sep sil sin-n spig spong *Staph* **Sulph** teucr thuj verat
    - **activity** of thoughts; from: calc
    - **fixed** thoughts; from: puls
    - **heat** and anxiety; from: graph
    - **sleepiness**; with: bar-s
  - **1 h**:
    - **until**: am-c atra-r atro bry calad *Carb-v* caust cench con cortico gels kali-c kreos laur mag-c merc merc-i-f nat-p nit-ac phos plan thuj
    - **restlessness**; from: phos
    - **sensation** of heat; from: still
  - **1 or 2 h | until**: bry kreos *Sulph*

Sleeplessness – night — Sleep — Sleeplessness – night

- **midnight – before**: ...
  : **2 h**:
  . **until**: all-c allox anac arn berb borx bry calc calc-p carb-an *Cham* coca com (non: cupr) cupr-ar dulc euphr graph hist kali-c kreos lyss macro *Merc* morph nat-m pall phel phos *Puls* raph sil
  thoughts; from activity of: *Sil*
  : **2 or 3 h** | **until**: *Arn* calc calc-p hist
  : **3 h**:
  . **3-5 h** | **except**: chin
  . **until**: am-m arn ars *Bell-p* bry calc calc-p cench chin chinin-ar cob-n com euphr eupi hist mag-c mand *Merc* mez mill nat-p psil ran-s rhus-t
  rising agg; **after**: aloe
  thoughts; from activity of: nat-p
  : **3 or 4 h** | **until**: cupr-s nit-ac
  : **4 h** | **until**: acon-c aloe *Am-c Borx* bry calc cupr-s kreos nit-ac psil syph tarent thuj wildb
  : **4 or 5 h** | **until**: aloe
  : **5 h**:
  . **until**: arn carb-an tarent
  except two hours in evening: arn
  : **22 h**:
  . **22-1 h**; **except for**: nux-v
  . **22-2 h**: thea
  . **22-4 h**; **except for**: sep
  . **after**: pip-m
  : **23 h**:
  . **23-1 h**: am-c carb-v kali-c kreos laur merc nit-ac
  except: nux-v
  . **23-2 h**: coca
  . **after**: chel
  . **until**: chel *Kali-c* laur mag-m *Nux-v* staph
  : **morning**; **until**: **Ant-t** *Arn* **Aur** bar-c buni-o *Cact* cain chin chinin-s cimic *Coff* crot-h cycl *Fl-ac* hyos kali-i *Kreos Lyss* m-aust meph merc *Nat-c* nat-m nit-ac *Prun Psor Puls* sil spirae *Staph* sul-ac sulph thuj *Valer* zinc zing
  : **midnight**; **until after**: lyc plat
  . **heat** and anxiety; **from**: graph
  : **sunrise**; **until**: hyos *Nux-v*
  : **thoughts**; from activity of: cact calc
  : **weakness**:
  . **with**: *Lach* mosch
  . **without** | **morning**: cinnb
  : **after**: abies-c *Acon* adlu alum am-c am-m ambr anan ang ant-c ant-t apis arn **Ars** ars-i ars-s-f *Asaf Asar Aur* aur-ar aur-s bapt bar-c bell *Benz-ac* borx both-ax bry calad calc camph *Cann-s* canth **Caps** carb-v caust cham chin cocc **Coff** colch con croc cycl cypr dros *Dulc* esp-g euph euphr ferr fl-ac graph guaj hell **Hep** *Hipp* ign *Iod* **Kali-ar Kali-c** kali-n kali-p kali-sil kreos lach laur lyc m-arct m-aust *Mag-c* mang merc merc-c merc-sul mez mosch mur-ac *Nat-ar Nat-c* nat-m nat-p *Nat-sil* nit-ac **Nux-v** olnd **Ph-ac** phos plat plb *Psor* puls

- **midnight – after**: ...
  Ran-b Ran-s rat *Rhod Rhus-t* sabad sabin samb sars sel *Sep* **Sil** spong squil staph *Sul-ac* sul-i sulph *Syph* thuj tub v-a-b verat verb viol-t
  : **1 h**: bell-p mag-c nux-v sep spig
  . **1-2 h**: *Sulph*
  except for: calc
  . **1-3 h**: am-m chlorpr
  except for: calc
  . **1-4 h**: borx phos
  . **1-5 h**: mag-c
  . **after**: ambr cocc kali-n mag-c nat-c nit-ac nux-v sep
  . **until**: ambr cench *Cocc* cortico kali-n merc-i-f nat-c sep
  : **1.30-2.30 h**: agar perh
  : **1 or 2 h**:
  . **after**: **Kali-c**
  . **until**: sulph
  : **2 h**:
  . **2-3 h**: ap-g bapt bell-p bry *Calc* chin *Coff* gels gink-b kali-c kalm mag-m merc nat-c nat-m nit-ac *Nux-v Sel* sep
  . **2-4 h**: am-m arist-cl mag-m merc ph-ac
  . **2-5 h**: arist-cl *Bell* borx chloram sulph
  . **after**: all-c bapt benz-ac caust coff dios graph kali-bi **Kali-c** kali-sil *Lec Mag-c* mag-m mez nat-m **Nit-ac** nux-v pall *Ptel* puls sars *Sil* thuj *Verat*
  . **until**: allox borx calc cham cupr hist lyss mag-c pall *Puls*
  : **2 or 3 h**:
  . **after**: ars-s-f mag-c
  . **until**: *Calc*
  : **2.30 h**:
  . **after**: carb-an
  . **until**: lyc pip-m
  : **3 h**: bry tub
  . **3-4 h**: arist-cl chel mag-c nux-v rib-ac
  . **3-5 h**: arist-cl bell-p calc-f cob-n kali-c mand sulph
  except for: chin
  warmth agg | **heat agg**: **Borx**
  . **after**: am-m ammc **Ars** ars-s-f *Bapt Bell-p Borx* bry *Calc* calc-ar *Calc-s Chin* clem coff euphr graph jug-c kreos **Mag-c** mag-m mag-s mez nat-m nicc **Nux-v**● ol-an op plat *Psor* ran-s raph *Rhus-t*● *Sel* **SEP**● staph **SULPH**● **Thuj Tub** zinc-p
  . **until**: ap-g ars cench cob-n hist mand merc nat-p sulph
  : **3.30 h**:
  . **after**: arg-met
  : **4 h**: carc puls-n
  . **4-6.30 h**: cycl
  . **after**: aur bar-c borx bufo carc caust cycl hyper lyc *Mur-ac* **Nux-v** *Petr* ph-ac phos plan ruta sapin **Sep**● staph **SULPH**● tab thuj trom verb zinc

1660   ▽ extensions | O localizations | ● Künzli dot

Sleep

Sleeplessness – night

- **midnight** – **after** – **4 h**: ...
  . pollution, after: pip-m
  . **until**: am-c ap-g calc hep *Nicc* op thuj
  : **4.30 h** | **after**: sep
  : **5 h**:
  . **after**: aur-s chin fago **Nat-m**● *Ph-ac* **SULPH**●
  . **until**: aloe ran-b
  : **5.30 h**:
  . **after**: sapin
  : **morning**:
  . **towards**: calc-ar lina pip-m
  . **until**: **Ant-t** *Atro* bar-c both-ax *Cact* chinin-s cycl *Fl-ac Hyos* merc nat-c *Psor* puls *Sil* spirae syph valer zing
  6 h: syph
- **part** of the night:
  : **first** (See midnight - before)
  : **large** part: carc
  : **latter** (See midnight - after - morning - towards)
  : **middle**: sel
  : **reading** | **amel**: sel
- **all** night; not sleeping (See total)
- **bed**; after going to: form gent-l ham lycps-v ran-b wies
- **every** other night (See periodical - night - alternate)
- **first** part of the (See midnight - before)
- **heat**; during: nat-sil
- **later** part of night (See midnight - after)
- **middle** of the night (See part - middle)
- **several** nights running: anac hedy
- **sleepiness**; with (See sleepiness - with - daytime)
- **sleeps** by day: anh guat lach sil staph
- **abdominal** complaints; from: ant-t bar-c caust coff cupr cycl *Dulc* gent-l *Lach Mag-c* mag-s nat-m ox-ac *Plb* sulph verat
- **accident**, after an: *Stict*
- **accompanied** by:
  - **appetite**; loss of: parathyr
  - **complaints**; other (= complaints causing sleeplessness): acon agar agn alum am-c am-m ambr anac ant-c arn **Ars** asar aur bar-c *Bell* bism borx **Bry Calad Calc** camph canth caps **Carb-an Carb-v** caust cham chel *Chin* clem cocc coff coloc con cycl dig dulc euph euphr *Graph* guaj *Hep Ign* ip *Kali-c* kali-n *Kreos* lach laur led *Lyc* m-ambo m-arct m-aust mag-c mag-m mang **Merc** mez mosch mur-ac nat-m nat-m nit-ac nux-m nux-v par petr ph-ac **Phos** plat plb **Puls** ran-b rheum rhod **Rhus-t** sabad sabin samb *Sars* sel seneg **Sep** sil spig spong stann staph stront-c sul-ac *Sulph* tarax teucr thuj verat verb viol-t zinc
  - **nausea**: chinin-s parathyr
  - **sleepiness**: ambr *Apis Bell* cann-i caust *Cham* coca coff cupr ferr *Gels* lach morph *Op* sil stram

Sleeplessness – blood rushed...

- **accompanied** by – **sleepiness**: ...
  : **daytime** (↗ *weariness*): *Acon Agar* am-c am-m ambr anh ant-c apis apoc *Arg-n* arn ars ars-met aur-s bar-act bar-c bar-s **Bell** borx *Bry* calad *Calc* calc-sil camph cann-i canth carb-an carb-v carbn-s caul *Caust* **Cham Chel** chin chr-ac cic cina cinnb clem cob-n cocc cod *Coff Con* corn *Crot-h* crot-t *Cupr* daph dirc epil euphr eupi *Ferr* ferr-ar ferr-p fl-ac *Gels* gent-l *Graph* guat *Hep* hura hyos kali-ar *Kali-c* kali-p kali-sil *Kreos* lac-d *Lach* lact laur lil-s lyc m-aust mag-c mag-m med *Merc* mosch mur-ac nat-ar *Nat-c* nat-hchls *Nat-m* op sul sel *Nux-m Nux-v* **Op** *Ph-ac* **Phos** pic-ac plan plb psor **Puls** ran-b rhod *Rhus-t* sabad sabin *Samb* sapin sel *Senec* **Sep** *Sil* sol-mm solin spig **Staph** *Stram* sul-ac sul-i **Sulph** syph *Tarent* ter teucr thuj verat viol-o vip-a zinc
- **vertigo** (See VERT - Accompanied - sleeplessness)
- **Heart**; complaints of: **Borx** crat *Dig* merc merc-c naja spig *Tab* verat
- **Nerves**; inflammation of (See GENE - Inflammation - nerves - accompanied - sleeplessness)
- **Occiput**; pain in (See HEAD - Pain - occiput - accompanied - sleeplessness)
- **Skin**; complaints of: **Chlol**
- **alcohol** | **agg**: agav-t
- **alone** agg: kali-br kali-c
- **alternate** night, on (See periodical - night - alternate)
- **alternating** with:
  - **coma**: *Camph*
  - **delirium** (See MIND - Delirium - alternating - sleeplessness)
  - **dreams**: coff-t
  - **sleep**: crot-h
  - **sleepiness**: asim *Hyos*
- **anger**; after: *Acon Cham* coff **Coloc** *Nux-v* op
- **anticipation**; from: gels
- **anxiety**, from (↗ *Disturbed* - *anxiety*; MIND - Anxiety): abrot *Acon* agar alum am-c apis arg-n arn **Ars** atro bar-c bell bry *Calad* calc calc-br carb-an carb-v *Caust* cench *Cham* **Cocc** coff coloc con *Crot-h* cupr cupr-ar *Dig Ferr* graph hep *Hyos* ign *Kali-br* kali-c kali-i *Lach* laur lyss m-arct mag-c mag-m mang merc merc-c nat-c nat-m nux-v phos puls ran-b ran-s rhus-t sabad sabin samb *Sep Sil* stram sulph thuj verat vip wies
- **menses**; after: agar
- **aortic** disease, in: crat
- **apoplexy**, before: *Aster*
- **apyrexia**; during: ars
- **bed**:
  - **hard**; feels too: arn bry hep mag-c *Pyrog*
  - **hot**; feels too: op
  - **late**, when going to bed: am-c
- **beer** | **amel**: thea
- **blood**; after loss of: phos
- **blood** rushed through the body; from sensation as if: alumn puls

1661

Sleep

Sleeplessness – Bright's disease

- **Bright's** disease; from: kali-br
- **burning**; from:
  - **Stomach**; in: am-c
    - **Veins**; in the: *Ars*
- **calamity**, after domestic: *Lach*
- **cares**; from (✱*MIND - Ailments - cares; MIND - Anxiety; MIND - Cares full*): ambr calc cerv *Cocc* graph ign kali-br kali-p nux-v puls
  - **business**, of (✱*thoughts - business*): *Ambr* **Calc** *Hyos* ign nux-v
  - **daily**: *Ambr Calc* graph ign kali-p
  - **imaginary**: *Hyos*
- **caressed**, unless: *Kreos*
- **carried**, unless: cham
- **causeless**: ambr aur *Calc* kali-c mag-c merc mur-ac spig *Squil* sulph
- **childbed**, in (See delivery)
- **children**; in: *Absin* acon *Ars* arund bac *Bell* borx calc-br **Carc** *Cham Cina* **Coff** *Cypr* hyos kali-br *Mag-m Op Passi* phos podo puls rheum *Stict* sulph syph tub-m zinc-val
  - **evening**: lyc
  - **carried**, child must be: cham
  - **fretful** from bedtime to morning; next day lively: *Psor*
  - **held**; child must be: stram
  - **infants**: carc psor
  - **laughing**; with: cypr
  - **newborns**: *Bell* cham
  - **play** and laugh; child wants to: cypr
  - **rocked**, child must be (✱*MIND - Rocking - amel.*): *Carc* cina *Stict*
  - **weaning**; after: bell
  - **weeping**; with: carc
- **chill**; with: acon am-c ambr anac ant-c ars bell borx bry calc *Cham* chin coff euphr graph *Hep* ip kreos lyc mang merc *Mur-ac* nat-m nit-ac nux-v phos plat **Puls** rhod rhus-t sabin sep sil sulph thuj
- **chilliness**; with: graph *Lac-c Lyc*
- **chronic**: *Ars-h* aur coli *Crot-h* cupr-ar hydr-ac *Hyos Lach* **Plat** sulfag syph thuj *Verat*
- **coffee**:
  - **abuse** of coffee agg: cham nux-v
  - **unless** he drinks: merc
- **coition**; after: calc cop kali-c nit-ac sep sil
- **coldness**, from: *Acon* aloe alum am-c ambr arg-n ars borx bov calc camph carb-v cist daph euph euphr ferr graph kreos lac-c mag-s merc mur-ac nat-m nat-s nux-v phos plect puls staph sulph thuj *Verat*
  - **Feet**, of: aloe am-m aran *Carb-v* chel mag-m nit-ac petr *Phos* raph rhod sil verat zinc
  - **Hands**, of: verat-v
  - **Knees**, of: apis *Carb-v* verat
- **complaints**:
  - **before** other complaints develop; sleeplessness: chin
  - **causing** sleeplessness: acon agar alum am-c am-m ambr anac ang ant-c ant-t arn **Ars** asaf aur bar-c *Bell* bism borx **Bry** *Calad* **Calc** camph cann-s canth caps

Sleeplessness – disorder

- **causing** sleeplessness: ...
  carb-an *Carb-v* caust **Cham** chel **Chin** cic cina clem cocc **Coff** colch *Con* cupr cycl dig dros dulc euphr ferr **Graph** guaj hell *Hep Hyos* **Ign** iod ip *Kali-c* kali-n *Kreos* lach laur led *Lyc* m-arct m-aust *Mag-m Mag-m* mang **Merc** mez mosch mur-ac nat-c *Nat-m* nit-ac nux-m nux-v olnd op petr ph-ac **Phos** plat plb **Puls** ran-b *Ran-s* rheum *Rhod* **Rhus-t** ruta sabad *Sabin* samb *Sars Sel* **Sep** *Sil* spig spong squil stann staph stram stront-c sul-ac *Sulph* tarax teucr thuj valer verat viol-t zinc
- **complete** (See total)
- **congestion**, from: alumn am-c ambr asar bry *Calc* calc-br *Carb-v* eucal graph hep ign mag-c *Merc* mosch mur-ac nit-ac *Phos* **Puls** ran-b rhus-t sabin senn *Sep* **Sil** *Sulph* wies
  - **head**, to: am-m *Carb-v* cycl *Puls*
- **convalescence**, during: alf aven castm coff cypr *Hyos* kali-br scut stann *Tub* tub-a
- **conversation**:
  - **after** a: **Ambr** hep
  - **amel**: thea
- **convulsions**; with: art-v bry *Cic* cypr hyos ign ip **Kali-br** mosch puls rheum rhus-t
- **coryza**, from: *Ars* mag-m *Puls*
- **cough**, from: am-m *Apis* bism calad *Caps Caust Chin Chlol Daph* dig eup-per *Gels Hep Hyos Kali-bi Kali-cy Kali-n* lyc m-arct **Nit-ac** *Nux-v Ol-j Phel Phos* puls *Rhus-t* sabad sep *Stict Stront-c Sulph Syph* teucr *Tub*
  - **midnight**, after: *Kali-c*
  - **children**, in: *Stict*
  - **lying** down, on: *Ol-j*
  - **whooping** cough, in: *Caust* kali-br
- **country**; in the: prot
- **cramps**, from: arg-met coloc cupr
  - **hands** and feet, in: valer
    - **Calves**, in (✱*Waking - cramps - calves*): cham coff *Cupr-act* ferr nux-v *Verat*
- **crawling**; from | *Calves* and feet; in: sulph
- **dark** room agg; in a (✱*MIND - Fear - death - alone - evening - bed*): calc grin **Puls** staph **Stram** *Sulph*
  - **children**; in: stram
- **delirium**:
  - **with** (See MIND - Delirium - sleeplessness - with)
- **delirium** tremens; in: aven *Cimic* **Gels** hyos kali-p *Nux-v Sumb*
- **delivery**:
  - **after**: *Acon* bell cham *Coff* hyos ign mosch *Nat-s* nux-v op puls
  - **before**: *Con*
- **dentition**; during: acon bell borx calc-br *Cham* coff *Cypr* ferr-p *Gels* kali-br kali-c kreos mag-c passi phos scut ter
- **despair**; from: psor
- **diarrhea**; during: borx cuph gast
- **diphtheria**; in: *Kali-chl*
- **discharges**; from suppressed: *Lach*
- **disorder**, when room is in: ars

1662   ▽ extensions | ○ localizations | ● Künzli dot

Sleep

Sleeplessness – dispute / **Sleeplessness – intermittent**

- **dispute**, after: staph
- **drawing**; from | **Legs**; in: carb-v *Sep*
- **dreams**; from *(✱nightmares)*: adon ambr ars bell carb-an chin laur nat-m rhus-t sep
- **drugs**; after *(✱narcotics)*: ars aven cann-i *Cimic* Gels *Hyos Nux-v* op sec stram *Sumb*
  • **mercury**: *Kali-br*
  • **opium**: *Bell Nux-v*
- **drunkards**; in *(✱drunkenness)*: Apom ars aven cann-i *Cimic* Gels *Hyos* lach nux-v op passi sec stram *Sumb*
- **drunkenness**; during *(✱drunkards)*: hyos kali-p
- **eating**:
  • **after**:
    ┊ **agg** *(✱supper)*: acon agar am-c anac arn ars aur bar-c bell borx bov bry *Calc* canth carb-an *Carb-v* caust cham chel **Chin** cic clem croc crot-h cycl dig euph (non: fel) ferr graph grat kali-c *Lach* laur lyc mag-c mag-m nat-c *Nat-m Nit-ac* nux-m **Nux-v** ph-ac **Phos** plb prun *Puls* ran-b *Rhus-t* ruta seneg sep *Sil* squil staph verb zinc
    ┊ **amel**: hed *Phos* tub
- **erections** agg: ant-c *Calc* dig sep *Thuj*
- **eructations** agg: bar-c carb-v
- **erysipelas**, during: *Verat-v*
- **excitement** agg: abrot absin *Acon* agar *Alf* am-val *Ambr* anac *Apis Arg-n* aur *Aur-m* bry *Calc* camph *Cann-i* canth caps carb-an cham chin chinin-ar chlol cimic coca *Coff Colch* coloc croc cupr-ar cypr ferr gels *Hep* **Hyos** hyosin-hbr *Ign Kali-br* kali-p *Lach* laur *Lyc* lyss mag-c meph *Merc* mez mosch nat-m nit-ac **Nux-v** *Op* passi *Ph-ac Phos* plat *Puls* ran-b senec *Sep* spong staph *Stram* sul-ac sulph tarent teucr thea valer zinc-val
- **exertion** agg; after: arn **Ars** aven *Calc* cann-i chin chinin-s *Chlol* cimic coca *Cocc* coff *Colch Dig* dip *Gels* helon hyos kali-br *Nux-v* passi *Phos* pisc *Sil*
- **exhaustion**: aven cact chlol coca cocc *Coff* cypr gels
- **eyes**:
  • **close**; from sensation as if eyes will not: phos
  • **closed** eyes; with: dulc staph
  • **open**; with inability to: carb-v
- **faintness**; with: ars calc graph
- **fancies**, from (= fantasies, phantasies, illusions): *Acon* alum ambr anh ant-t arg-n *Bell Calc Carb-an Carb-v Cham* chin coff ign led merc nat-c *Op* petr ph-ac phos rhus-t *Sil* spong thuj
  • **heroic**: Chin
- **fear**; from: **Acon** alum am-c arn ars bell *Bry* calc *Cann-s* carb-an carb-v caust cham *Chin Cocc* coff *Con* dig graph hyos *Ign* kali-c *Lach Laur* lyc mag-c mag-m merc merc-c nat-m nit-ac nux-v phos *Plat* plb *Puls* ran-s *Rhus-t Sabin Samb* sep sil sulph syph thuj *Verat* vip zinc
  • **die**; that she must: cench
- **fetus**; from painful motion of: arn
- **fever**:
  • **asthenic** fever; during: *Cact Stram*
  • **during** | **agg**: acon ant-t
- **flatulence**; from *(✱Disturbed - flatulence; ABDO - Flatulence - sleep - preventing)*: ambr borx m-aust *Nux-m* nux-v *Op Valer*
- **flushes** of heat; from: puls ran-b

- **formication**, from: bar-c bufo carb-v guare lyc osm
  ○ **Feet**; of: sulph
  • **Legs**, of: *Sulph* zinc
- **fracture**, after reposition of: *Stict*
- **fright**; after: **Acon** *Ign* op
- **girls**; in: puls
- **going** to bed, after (See evening - bed)
- **gout**, in: *Mang*
- **grief**; from● *(✱MIND - Ailments - grief)*: *Gels* graph *Ign Kali-br* lach **Nat-m** *Sulph*
- **hair**; bristling of (= standing on end): carb-v
- **head**, from wild feeling in: lil-t
- **headache**; from: acon alum ammc *Arg-n* ars-i **Aur** bac brach bufo calc-caust canth carbn-o carc *Chel* **Chin** *Chlol* chloram *Coff Croc* epil nd kreos *Lach* lyc m-arct mag-s manc *Merc Merl* mosch mur-ac nicc nit-ac osm pall *Phos Phys Puls* sars *Sil Spig* spong *Sulph Syph* verat zinc-val
- **heart**; with disease of (See accompanied - heart)
- **heat**:
  • **after**: *Hell*
  • **during**: acon ail alum alumn am-c am-m **Anac** ang ant-t **Apis** *Aran* arg-met arn **Ars Ars-h** *Bapt Bar-c* bell **Borx** *Bry Cact Calc* cann-s *Carb-v* carbn-s *Caust Cham* chin chinin-s cit-v clem coc-c cocc *Coff* colch *Coloc* con eucal *Ferr* graph hep *Hyos* ign iod kali-br kali-n kreos *Lachn* laur led m-arct *Mag-m* mang meph merc merc-c mosch nat-m nat-p nat-s *Nit-ac* nux-m nux-v ol-an *Ol-j Op Petr Ph-ac Phos* plect puls ran-b ran-s **Rhod** *Rhus-t* sabad *Sabin Sanic* sars sec sep *Sil* spong *Staph Stram* stront-o **Sulph** thuj verat wies
    ┊ **anxious**: bry ign *Puls*
    ┊ **dry**: *Caust* clem graph nit-ac sulph *Thuj* wies
    ┊ **Head**; in: am-m **Borx** *Sil* verat
  • **sensation** of; from: bry iod kreos op puls ran-b
- **heavy** blow, after a: *Ambr Con*
- **heavy** feeling; from:
  ○ **Arms**; in: alum
  • **Limbs**; in: *Caust* gran mag-c
    ┊ **Lower**: caust
  • **Stomach**; in: all-s
- **hemorrhages**; from: *Chin* phos
- **hemorrhoids**; from: abrot
- **hiccough**; with: *Nux-v*
- **homesickness**, from (See MIND - Homesickness - sleeplessness)
- **hunger**; from: abies-n ap-g *Chin Cina Ign* **Lyc●** nat-c **Phos●** psor sanic sulph teucr tub
- **hydrophobia**, in: *Lyss*
- **hypochondriasis**, in: *Arg-n Bar-c* graph valer
- **hysterical**: *Croc* mosch *Senec Stict*
- **indigestion**, from: mag-p
- **influenza**; after: *Aven*
- **injuries**; after: *Arn Rhus-t Stict*
- **insane** people, in: bell **Cimic** *Hyos Kali-br Lach Manc Meli* op *Tarent*
- **intermittent** *(✱periodical)*: carbn-s

Sleeplessness – irritability — Sleep — Sleeplessness – pain

- **irritability**; from: *Acon Arg-n Bapt Chlol Coff Gels* **Hyos** *Kali-p Lach* lyss mosch *Nat-m* plat *Stict*
- **itching**; from: acon *Agar* alum am-c anac ant-c *Apis Arn* bar-c bell *Bov* calad carb-v caust chlol *Cit-v* cocc con cop dol dulc elae euphr *Gels* kali-c kreos lach lyss *Merc Mez* **Psor** *Puls* ran-b raph sars staph *Sulph* teucr valer zinc
  - **pregnancy** agg; during: *Dol*
  - **senilis**, pruritus: med *Mez*
  - O **Anus**; of: *Aloe* alum coff ferr ign *Indg*
  - **Arms**; of: ign
  - **Head**: gels
  - **Scrotum**: urt-u
- **jerks**; from: arg-met *Ars* **Bell** *Bry* calc carb-v cham cimic colch dulc hyos ign *Ip* m-arct puls *Rhus-t* sel *Sep* sulph zinc
- **joy**, from excessive *(↗MIND - Ailments - joy - excessive; MIND - Ailments - surprises - pleasant)*: **Coff**
- **legs** crossed, unless: *Rhod*
- **light**; from | **room** agg; in an illuminated: lach nux-v **Staph**
- **liver** complaints; in: acet-ac *Dol*
- **locomotor** ataxia; in: camph-br
- **loss of sleep**:
  - **after**: cocc
  - **sensation** as from loss of sleep: euph guaj op ost puls
    : **morning**: graph naja sol-ni
    : **rising** agg; after: merc
- **lying**:
  - **agg**: *Bell Cham* chin lyss puls
  - **side**; on:
    : **agg**: card-m ferr
    : **left**:
      : **agg**: card-m ter thuj x-ray
      : **inability** to lie on the left side; because of *(↗Position - side - left - impossible)*: card-m *Colch* thuj
    : **right** | **agg**: merc
- **mania**, in: **Cimic** *Cocc Meli*
- **masturbation**; with: staph
- **measles**; during: calc coff *Ferr-p*
- **menopause**; during *(↗GENE - Heat - flushes - night; GENE - Orgasm - night)*: *Acon Arn* **Bell** *Cimic* cocc *Coff* dig *Gels Kali-br Senec Sulph* valer
- **menses**:
  - **after** | **agg**: cimic kali-br thuj
  - **before** | **agg**: agar cycl goss kreos senec tub
  - **beginning**, at: agar
  - **during**:
    : **agg**: agar am-c cimic eupi gent-c ign mag-m nat-m senec sep
    : **menorrhagia**, in: cann-i
- **mental** exertion; after: agar ambr arn **Ars** *Aur-m* aven cact calc *Chlol* cocc *Coff* ferr **Hyos** ign kali-br *Kali-c Kali-p Lach Lyc* **Nux-v** *Ph-ac Pic-ac Sil*
- **miscarriage**:
  - **after**: *Cypr*
  - **during**: *Helon*

- **moon**:
  - **full**: nux-v *Sil*
  - **new**; at: *Sep*
- **mortification**; from *(↗MIND - Ailments - mortification)*: *Calc Coloc Ign* staph
- **motion**:
  - **desire** for motion; from (See restlessness)
  - **fetus**, of (See fetus)
- **mountain** climbing; from: coca
- **muttering**, with: **Hyos**
- **narcotics** *(↗drugs)*:
  - **after**: stram
  - **in spite of**: lyss
- **nausea**; from: am-c ambr cham cocc cycl *Graph* hell rhus-t
- **nervous**: acon calc chin coff diosm elec gels hyos lach lyc mosch *Nux-v Plat* scut stict teucr thea
- **night** watching; from: cocc colch
- **nightmares**; after *(↗dreams)*: ambr
- **noise**, from slight: am-c ang ars *Asar Calad* carb-v chin cocc *Coff* grat ign kali-n lach *Merc* narcot nat-p *Nux-v* ol-an **Op** phos ruta saroth *Sel* sep sul-ac *Sulph Ther*
- **numbness**; from: cimic cina
- **nursing** the child, after: *Cimic*
- **nursing** the sick, from: cimic **Cocc** *Coff* zinc-act
- **old** people; in: *Acon* ars *Bar-c* carc op passi phos sulph **Syph**
- **operation**; after: *Stict*
- **oppression**; from:
  - O **Chest**; of: acon *Calc Hep Ip* kali-c nux-m nux-v physal-al ran-b ran-s *Samb*
  - **Hypogastrium**; of: mag-c
- **over-fatigue**; from mental and physical (See exertion; mental)
- **overheated**; after being: borx
- **pain**; from: acon ars arum-t cann-i *Cham* cimic coloc *Dol* eup-per eupi *Ferr-p* kreos *Lach* mag-c mag-m mag-s *Merc* passi phyt plb ptel puls *Rhus-t* sin-n *Staph* stram *Sulph* syph vip-a
  - **not** from pain: coff
  - **parts** lain on: *Thuj*
- **rheumatic** pains: bell calc coff ign
- **sleep**; when falling asleep: lil-t
  - O **Abdomen**: alum ars bar-c calc canth cham cina coff ferr kali-c kreos *Mag-c* mag-m mag-s mang nat-m nit-ac nux-m phos plb *Rhus-t* sars sep sulph verat
  - **Arms**: calc caust mag-s mosch thea
  - **Back**: *Calc* con *Dulc* lac-ac *Lac-c* mag-s *Nat-m* ptel sin-n *Syph* thuj
  - **Body** sore, whole: caust
    : **sleepiness** all day; with: am-c ant-c arg-n lac-d mag-c mosch pic-ac **Staph** sulph
  - **Bones**: anac daph *Kalm Merc* plb
  - **Calf**: staph
  - **Chest**: all-s alum am-m anac ars calc cupr *Graph* lyc mag-m merc-c nux-m nux-v sabad
  - **Face**: caps plan verb
  - **Feet**: lach phos

1664   ▽ extensions | O localizations | ● Künzli dot

Sleeplessness – pain / Sleep / Sleeplessness – scruples

- **Gums**: *Dol* stann
- **Head**: acon am-c ammc bufo calc-caust carbn-o caust **Chin** chloram lyc mag-s merc mosch mur-ac nat-m nicc nit-ac osm sars sol-ni spong staph stram tarax verat
- **Heart**: mand
- **Hips**: sin-n
- **Joints**: sol-t-ae
- **Knee**: spig
  : sitting up in bed | **amel**: acon
- **Legs**: agar *Kali-bi* med *Mez Rhus-t* staph *Syph* visc
  : right: visc
- **Limbs**: aeth *Ars* bar-c bell calc caust cham chin con guaj hep kali-c kreos mag-c merc merc-c mosch nat-c nat-m nit-ac phos plb *Puls* ran-s *Rhod* rhus-t spig sulph syph zinc
  : sore: cham
  : **Lower**: agar
- **Lumbar** region: am-m kreos mag-m *Rhus-t*
- **Mouth**: merc-pr-r
- **Muscles**: arge helon
- **Rectum**: am-c
- **Skin**: petr
- **Stomach**: ars calc carbn-o cocc graph *Ign* ox-ac phos rhus-t seneg valer
- **Teeth** (See TEET - Pain - accompanied - sleeplessness)
- palpitations; from (↗*Disturbed - palpitations*): acon adon agar alum am-c ars *Aur-m* bar-c bell *Benz-ac Cact Calc* cimic coca *Coff* crot-t dig digin dulc *Ign Iod* jatr-c kali-bi *Kali-p* lact lil-t lyc lycps-v merc mur-ac nat-m *Nat-m* psor puls *Rhus-t* saroth sars sep sil spig
- periodical (↗*intermittent*):
- **night** | **alternate** nights, on: anac chin lach
- **alternating** with | **deep** sleep (See Deep - alternating - sleeplessness)
- **hours**:
  : four hours; for: sulfonam
  : half hours; for: anac
  : three hours:
    : every: puls
    : for: sulfonam
- **perspiration**:
- **from**: anac *Ars* bry cham chel *Chin* chinin-s cic *Clem Coff* **Con** *Dros* dulc ferr graph *Merc* mosch *Nux-v* petr ph-ac ran-b *Rhus-t* sabad sabin *Sel* sulph tarax verat
- **with**: alum am-c am-m **Anac** *Apis* arn *Ars* bar-c bell borx *Bry Calc* cann-xyz carb-v caust *Cham Chel* **Chin** cic *Clem* cocc **Coff** con dros graph hep ign kali-n kreos laur led mag-c mag-m mang *Merc* merc-c mosch mur-ac nat-m *Nit-ac* nux-m nux-v petr **Ph-ac** *Phos* **Puls** *Ran-b* ran-s *Rhod* **Rhus-t** *Sabad Sabin* sars *Sel* sep sil staph stront-c *Sulph* syph *Tarax Thuj Verat*
- planning for the next day (See anticipation)
- **playing** and laughing, child is: coff cypr
- **pleasant**: cortico cortiso

- pneumonia:
  - **after**: *Kali-c*
  - **in**: *Ant-t Bell Chel Merc*
- position is right, no: kali-c lach laur lycpr nat-c plat ran-b staph
- **pregnancy** agg; during: *Acon* ambr *Bell* cact cham chin *Cimic Coff* cypr gels hyos ign kali-bi *Kali-br* lyc mag-p mosch nux-v *Op Puls* rhus-t staph stram sulph tarent
  - **cramps** in calves, from: cham coff *Cupr-act* ferr
  - **sleepiness**; with: *Nux-m*
- protracted: cadm-s
- pulsation, from: acon ammc *Bell Cact Glon* pall rhus-t sec *Sel* sulph thea
  o **Body**: kali-c
    : **abdomen**; particularly in the: *Sel*
  - **Different** parts of body; in: cact
  - **Ear**, in the: sil
  - **Head**, in: ars cycl kreos sil
  - **Lower** limbs, in: agar
- reading; after: sel
- remaining up later than usual, on: grat
- renal affections, in: *Hyos Plb*
- respiration:
  - **difficult**: *Arg-n* ars *Calc* carb-an *Cham Chlol Kali-br Kali-c Kali-i* lact *Morph Ran-b Stann Syph*
    : children; in: *Kali-br*
  - **restlessness**, from (↗*Restless*): abies-n abrot **Acon** agar *Alum* am-c anac anthraco **Apis** aran-ix arn **Ars** arum-t asar aur bell borx *Bry Calc* carb-an *Carb-v* caust cham *Chin Cina* clem cocc *Coff* coloc *Con* cor-r *Cupr Cypr* dicha dig dulc euph eupi ferr gels peml-l graph guaj hep *Ign* ind iod jal kali-c kali-n *Kreos Lach* lam laur *Led Lyc* lycpr m-aust mag-c mag-m mag-s mang *Meph Merc* **Merc-c** mosch mur-ac nat-m nat-s *Nit-ac* olnd *Op* par *Petr* ph-ac *Phos* plat *Psor Puls* ran-b *Rhod Rhus-t* ruta sabin sars sec senn *Sep Sil Spig* spong stann sulph tarent ter *Teucr* thal *Thuj* vinc zinc zinc-val
  o **Legs**, in: agar graph lyc *Mag-c* perh *Rhod* rhus-t saroth stann
    : twitching in abdomen; and: caust
- retiring, after (See evening - bed)
- riding:
  - **carriage**; in a:
    : **agg**: *Alum Calc* sel
    : **amel**: tarent
- rocked, child must be: *Carc* cina *Stict*
- sad events; from: ign *Nat-m*
- sadness:
  - **from**: cimic kali-c rhus-t sulph *Thuj*
  - **with** (See MIND - Sadness - sleeplessness - with)
- saliva:
  - **running** down throat, from saliva: epil kali-c
- scarlatina; during: *Ail* am-c *Merc-i-r Phyt Verat-v*
- screaming; with: cina hyos jal senn
  - **children**; in: passi
- scruples, from: ferr

All author references are available on the CD   1665

Sleep

Sleeplessness – secretion

- **secretion**; from suppressed (See discharges)
- **senses**; from acuteness of: asar *Bell* calad calc-br cham cocc *Coff* ign nux-v *Op* tarent valer zinc-val
- **sexual** desire; from: anan calc
- **sexual** excitement agg: anan ant-c aur cann-i canth kali-br raph
- **sexual** thoughts agg: calad calc staph
- **shivering**; from: bry kali-c
- **shocks**, from: agar alum **Arg-met** *Ars* **Bell** hyper ip nat-ar *Nat-m Nit-ac Phos*
- **skin** disorders; from (See accompanied - skin)
- **sleepiness** (↗ *weariness - in*):
  - **with**: *Acon Agar* am-c am-m ambr *Ant-t Apis* apoc arg-n arn ars bar-c **Bell** borx *Bry* calad *Calc Calc-sil* camph cann-i canth carb-v *Caust* **Cham Chel** chin chr-ac cic cina clem cob-n cocc cod *Coff Con* corn corn-f *Crot-h* crot-t *Cupr* daph dirc epil euphr eupi **Ferr** ferr-ar ferr-p gels gent-l graph *Hep* hyos kali-ar *Kali-c* kali-p kali-sil *Lach* lact laur *Lec* lil-s lyc m-arct m-aust mag-m med *Merc* mosch *Nat-c Nat-m* nat-p nat-sil nit-ac *Nux-m Nux-v* **Op** *Petr Ph-ac Phos Phys* plb **Puls** ran-b rhod *Rhus-t* sabad sabin *Samb* sapin sel *Senec* **Sep Sil** solin spig staph *Stram* sul-ac sul-i **Sulph** syph *Tarent* ter teucr thuj verat viol-o vip-a zinc
  - **daytime**: am-c anh arg-n arn bar-act bell bry guat kali-c mag-c mosch nat-m nit-ac ph-ac sil staph sulph
  - **body** aches all over (See pain - body - sleepiness)
  - **mental** exertion; after: pic-ac
  - **morning**: cycl
  - **and** after sunset: **Sulph**
  - **afternoon**: abrot
  - **and** evening: **Sulph**
  - **night**:
  - **midnight**:
  - after | **5** h: myric
  - **heat**; during: **Puls**
  - **measles**; after: *Caust*
  - **moon**; at new: sep
  - **pregnancy** agg; during: *Nux-m*
  - **restlessness**; with: *Graph Petr*
  - **thoughts**; from: agar
  - **without**: ars-s-r aur chin-b *Fl-ac*
- **smallpox**, in: *Sarr*
- **soreness**, with: carb-v mag-s
- ○ **Mouth** and throat, in: arum-t merc
- **sounds** in the heart, from: x-ray
- **starting**; from: alum am-m ambr arn *Ars* bell bism borx bry calc canth caust chel *Chin* coff *Dig* dulc euph guaj hep hyos ign kali-bi kali-c *Kali-n* led lyc mag-c merc *Merc-i* nat-c nat-m nit-ac nux-v phos plb psor *Rhus-t* sars sel sep stront-c sulph verat
- **stubborn** (See chronic)
- **students**: tub-m v-a-b
- **stupefaction**, with: calc *Nux-v*
- **sudden**: scut
- **supper**; after late (↗ *eating - after - agg.*): *Puls*

Sleeplessness – uneasiness

- **talk**; with desire to: *Cypr*
- **tea**; after abuse of: camph-mbr chin *Nux-v* puls thea
- **teething**; during (See dentition)
- **tension**; from:
  - **muscles**; from tension in the (See pain - muscles)
- **thinking** amel: thea
- **thirst**; from: all-s borx *Bry* calad **Calc Cham** gamb ign nit-ac *Ran-s*
  - **menses**; during: *Sep*
- **thoughts**:
  - **morning**, towards: ars
  - **activity** of thoughts; from (↗ *Falling - difficult - waking - 3; MIND - Thoughts - rush - sleeplessness*): acon adon *Aesc* agar aloe alum *Ambr* anh ant-c ap-g apis aran-ix *Arg-n* **Ars** bar-c bell borx bros-gau *Bry* cact calad **Calc** *Calc-s* calc-sil canth *Carbn-s Carc* caust *Chin* cinnb *Cocc* **Coff** coloc con cortico cortiso cupr-act *Cypr* dig dios fago *Ferr Fl-ac Gels Graph* grat ham hell **Hep** hist *Hyos* hyper hypoth ign jatr-c kali-ar *Kali-c* kali-n kali-sil *Lach Lyc* meph *Nat-m* nat-p nux-m **Nux-v** *Op Pic-ac* plat plb podo *Psor* **Puls** *Pyrog Rhus-t* sabad sabin saroth *Sep Sil* spig **Staph Sulph** teucr thea thuj *Tub* verat viol-o viol-t yohim *Zinc*
  - **business**, of (↗ *cares; from - business*): bell *Cocc* **Nux-v** phos
  - **disagreeable** things; of: **Nat-m**
  - **dreams** from previous night, of: cench
  - **erotic** (See sexual thoughts)
  - **lascivious** (See sexual thoughts)
  - **melody**; thinking of the same: puls
  - **same** thought, always the: bar-c *Calc Coff Graph* petr plat **Puls** thuj
- **thunderstorm**; before: agar sil
- **tiredness** (See weariness)
- **tobacco**; after abuse of: gels nux-v plan
- **toothache**; from: alum *Aur Bar-c Cham Cocc-s* hell mag-m merc-c rat **Sep** *Sil Spig* staph trom
- **tossing** about | **not** from tossing about: ars coff hyos
- **total** (↗ *daytime - children*): am-c ambr ars aur *Calc Canth* chin cic clem coloc *Daph* dulc *Graph* hep iod ip *Kreos* mag-c merc mosch nat-c *Nit-ac Nux-v* phel prun rhus-t sars sep sil spong staph *Sul-ac* **Sulph** syph tax vip
- **trembling**; from: calc euph lyc nat-m
- **tuberculosis**, in: all-s *Coff* dig *Iod Sang* sil
- **twitching**; from:
  - ○ **Limbs**; of: agar *Alum* ambr arg-n **Ars** bell calc canth carb-v *Carc* hep ign *Kali-c* lyc m-ambo *Merc* merc-c nat-m op *Phos* **Puls** rhus-t sel sep stront-c sulph tab
- **unaccountable** (See causeless)
- **uneasiness**; from: agar alum am-c *Bry Carb-v Cina Merc* nat-c orni petr phos
  - **anxiety** with heat, must uncover which causes chilliness; and: *Mag-c*
  - **not** from discomfort: coff

1666   ▽ extensions | ○ localizations | ● Künzli dot

Sleeplessness – urination **Sleep** **Unrefreshing**

- **urination** | **urging** to urinate; with: graph nat-c ran-b ruta
- **uterine** colic; caused by: cann-i
- **vaccination**; after: *Mez Thuj*
- **vertigo**; from: am-c arg-n calad calc lac-ac malar *Merc-c* nat-c nat-m phos rhus-t spong sulph tell ther
- **vexation**; after: acon ars calc cham *Coloc* kali-p nux-v petr *Staph*
- **visions**; from: ambr *Arg-n* bry calc carb-an *Cham Ign* lyc merc *Op* sulph
  • **anxious**: *Carb-an*
- **vivacity**; from (✓*MIND - Vivacious)*: ambr *Ang* ant-c arn aur borx *Calc* canth caps caust chin *Coff* cypr graph hyos kali-c lach lam lyc m-aust merc mez *Nat-m Nit-ac* nux-v phos *Prun Puls Ran-b Ran-s* rhus-t ruta sel sep sil spig staph sul-ac *Sulph* verat
- **waking** agg; after (✓*Falling - difficult - waking)*: aeth agar am-c am-m anan **Ars** ars-s-f *Aur* aur-ar bar-c *Bell* bell-p berb borx brach calc calc-f calc-sil caps carb-v carbn-s carc caust chr-ac clem cocc con cycl *Dulc Ferr* ferr-m ferr-ma ferr-p graph jug-c kali-ar kali-c kali-n kali-sil *Lach* laur led lyc **Mag-c** mag-m mang *Merc* mez mur-ac *Nat-c* **Nat-m** *Nit-ac* nux-m *Nux-v* ol-an ox-ac petr ph-ac *Phos* phyt pip-n prun psor puls *Ran-b* ran-s rat rhod rhus-t ruta sabin *Sars* sel *Sep* **Sil** spong stront-c sul-ac *Sulph* zinc zinc-p
  • **midnight**, before: *Mur-ac*
  • **noise**, by a: ox-ac
- **walking** in open air agg; after: kali-c
- **warm** coverings, though limbs are cold; with: **Camph Led** *Med* **Sec**
- **warmth**, from: carb-an kali-n mag-c mur-ac
- **weakness**; from (✓*weakness; weariness - from):* ammc cypr *Gels* gran helon *Kali-br Kreos Mag-p* meph merc *Ph-ac* phos *Pic-ac* ran-s stann *Tub*
- **weaning** child, on: bell
- **weariness** (✓*accompanied - sleepiness - daytime):*
  • **from** (✓*weakness):* **Ars** cact *Chlol* helon *Ign* kali-br
  • **in** spite of weariness (✓*sleepiness):* ambr apis apoc *Bell* calc *Cham* dulc helon hep kali-c kreos lach meph mur-ac nat-m nux-v op ph-ac phos pic-ac puls ran-s *Senec Sep* sil stann sulph *Tarent* ter **Ther**
  ○ **Lower** limbs; from tiredness of: agar
- **wine**, after abuse of (✓*MIND - Libertinism):* coff fl-ac **Nux-v**
- **women**; especially in: ergot
  • **excited**: senec
  • **exhausted**: castm
- **worms**; from: *Ferr* teucr *Valer*
- **worry**; from (See cares; from)
- **yawning**, with spasmodic: cimic croc kali-bi plat

SLEEPS (See Falling)
SLUMBER (See Dozing)
SOMNOLENCE (See Sleepiness)
SOPOR (See Deep)
STUPOR, drowsy: arg-n cyt-l **Op**
- **children**; in:
  • **nurslings** | **vomiting**; after: aeth ip sanic

SUDDEN: pisc
- **daytime**: *Chin*
- **evening**: fl-ac
  • **19**-21 h: calc
- **sitting** agg: chin

SUPERFICIAL (See Light)

TOSSING; much (See Position - changed)

UNREFRESHING (✓*Sleepiness - morning; Bad; Rise - aversion):* abrom-a abrot acon aesc agar ail alco *Alum* alum-p alum-sil *Am-c* am-m ambr ammc anac anag *Anan* ant-c ant-o ant-s-aur ant-t ap-g apis apoc-a *Arg-met Arg-n* arn *Ars* ars-h ars-s-f asaf asim aster aur aur-ar aur-m bar-act *Bar-c Bell* berb bism borx bov brom bros-gau bry calad **Calc** calc-f calc-s calc-sil camph cann-s *Caps* carb-ac *Carb-an* carb-v carbn-s carc *Carl* **Caust** cham *Chel Chin* chinin-ar chinin-s chlol chlorpr cic cina cinch cinnb *Clem Cob* cob-n *Cocc* cod coff colch coloc con corn cortiso croc culx cupr cupr-act cupr-ar *Cycl* daph des-ac *Dig* dros dulc *Echi* equis-h *Erig* euph euphr ferr ferr-ma *Fl-ac* form gast glon gnaph graph *Guaj* halo ham **Hell** hell-v *Helon* hep hipp hyos hyper ign ind ip jac-c jug-c kali-bi kali-c kali-i kali-n kiss kreos **Lach** lact laur *Lec* led lil-t **Lyc** m-ambo m-arct *M-aust* **Mag-c Mag-m** malar mand med meny *Meph* merc merc-c *Nat-m* nat-n nat-p nat-sil nicc **Nit-ac** nux-m *Nux-v* olnd *Op* paeon pert-vc *Petr Ph-ac* **Phos Phys** pic-ac plan plat *Podo* polyg-h prun psil psor ptel *Puls* puls-n ran-b rheum rhod rhus-t rib-ac rumx ruta sabad *Sal-ac* samb sang santin sarcol-ac saroth sarr sars sec sel *Sep Sil* skat *Spig* spong squil stann staph *Stram* stront-c sul-ac sul-i *Sulph* syph tarax teucr thuj thymol **Tub** upa vac valer verat vib viol-t visc wies x-ray xan *Zinc* zinc-p zing
- **daytime**: caust ign
- **morning**: ang brom bry *Clem Cocc Cod* con cortiso *Gnaph Graph* hep lyc **Mag-c Mag-m** mill *Nat-m Nux-v* op pert-vc *Podo Sep* **Sulph** zinc-p
  • **tired** in morning than in evening; more: **Mag-c** malar
  • **waking**; on (See morning)
  • **noon**: digin ign
  • **and** afternoon: ign
- **afternoon**: bar-c colch glon ign nat-m
  • **3-4** h: ruta
  • **3-5** h: cimic
- **deep** sleep (See Deep - unrefreshing)
- **dreams**; from: calc-f celt *Chel Cod*
- **fever**; during: *Ars Dig Ip Phos*
- **menses**; during: *Nux-m*
- **rising**, indisposed to: ambr ars bry canth cob-n crot-h cycl dros ferr-ma graph lach malar *Nat-m Nux-v* saroth *Sep Sulph Thuj* verat
- **sleep** | **siesta** agg; after(✓*GENE - Sleep - after - afternoon - agg.)*: calc-s cob-n pert-vc **Staph**

Sleep

Unrefreshing
- **tired** on rising than on retiring; more (See morning - tired)

VOMITING; sleeps after (See Falling - vomiting - after)

WAKING:
- **morning**:
  - **6 h | dream**, from: rhus-t
  - **7 h**: cadm-met
  - **dreams**, from: lyc
  - **heat** of face, coldness of hands and soles; with: con
  - **sleep**; immediately on going to: nat-m
  - **sunrise**, at: **Lyc●** lycps-v
- **afternoon**:
  - **alternating** with | **dozing** (See Dozing - afternoon - alternating)
- **evening | falling** asleep, soon after: ambr bry ferr hydr-ac kali-c phos *Prun* puls sul-ac
- **night**: alum astac cann-i *Kali-c* merc-c mim-h *Mur-ac Puls*
  - **midnight**:
    - **before**: borx chel chin merc mez mur-ac nat-m nicc phel phos plb puls sil tab
    - 23 h: chel cimic nat-m sil
      - **stool**; with urging to: mag-c
    - **vertigo**, with: ther
    - **at**: agar am-m amph anan ant-t bar-c bry *Calc* camph chel cimic con crot-t gent-l graph laur m-arct *Mag-c* malar mang merc-c nat-c nat-m nat-p phos plat plect rat rhus-t sep sil spong sul-ac sulph thuj
    - **dream**; after: fl-ac zinc
    - **after**: alum *Am-c* calc canth caps carb-an chin *Euphr* grat kreos laur *Lyc* m-ambo m-arct mag-c *Mez* nat-m nux-v phel phos ran-b *Ran-s* sabin sars sel *Sep Sil* spig **Spong** squil staph sul-ac sulph
    - 0-1 h: adlu *Ars*
    - 1 h: ant-t borx **Kali-c** kali-n lach *Mag-c* mang nat-c nat-m nit-ac nux-v ph-ac phos rat *Sep* spig squil stann stront-c
    - 1-1.30 h: flav
    - 1-3 h: *Ph-ac*
    - 1-5 h: rauw
    - 1.30-2.30 h: sel
    - 1 or 2 h: lach
    - 2 h: *Am-m* ant-c arist-cl *Bapt Benz-ac Berb* calc carb-an *Caust* ferr flor-p graph **Kali-c** kreos lach lyc *M-arct* mag-m merc mez nat-c nat-s **Nit-ac** nux-v phys **Ptel** *Rat* rumx sars sil staph stront-c sulph ven-m
    - 2-3 h: arist-cl bapt kali-bi mag-c nat-c sep
    - 2-4 h: berb **Kali-c** merc syph
    - 2-6 h: arist-cl visc
    - **before**: ferr
    - **causeless**: staph
    - **cough**, from: sulph
    - **dream**, from: mez
    - **heat**, from: benz-ac

Waking

- **Waking – night – midnight – after – 2 h**: ...
  - **pain**; from:
    - **Teeth**; in: nat-s
  - 2.30 h | 2.30-4.30 h: hydroph
  - 3 h: am-c am-m arist-cl ars bell-p benz-ac *Borx* bry calc calc-f carb-v carl *Chin Coff* euphr ferr-ma glon graph *Hed* jug-c kali-bi *Kali-c* lil-t *Lyc Mag-c* mag-m mag-s methys mez nat-c nat-m nicc nit-ac **Nux-v** phos *Pic-ac* plat ran-s *Raph Rat* rauw rhus-t saroth sarr sel seneg sep sil **Sulph** thuj zinc-p zing
  - 3-4 h: bad bufo fago ind nat-m *Nux-v* rauw *Sulph*
  - **constriction** of heart, with: saroth
  - 3-5 h: mand saroth
  - **thoughts**, from activity of: calc-f
  - **cough**, from: cain op
  - **stool**; with urging to: mag-c
  - 3.30 h: ind nat-m
  - 3 or 4 h: bufo fago ind
  - 4 h: aur borx carb-v carc caust chel con cortico cortiso cycl kali-c *Lyc Mag-c* mang merc mur-ac nat-m nit-ac **Nux-v** penic perh pert-vc peti petr phos plb ptel ruta sars sep sil stann staph *Sulph* tab thuj trom *Verb* zinc
  - 4-5 h: cortico sulph
  - **aggravation**, with: cycl
  - **fresh**; feeling: pert-vc
  - **headache**, from: stram
  - **stool**; with urging to: rumx
  - **toothache**, with: nat-m
  - 4.30 h: cortico
  - 5 h: aloe aur-s con fago helon lyc lycps-v mez nat-m nat-p *Sulph* tub
  - **stool**; with urging to: *Aloe* op **Sulph**
  - **morning**, toward: bell-p phel phos staph stront-c
  - **menses**, after: kali-c
  - **toothache**, with: nat-m
- **abdominal** complaints; from: kali-c rhus-t
- **alarmed**: *Agn* cact
- **anger**, with (See MIND - Anger - morning - waking)
- **anxiety**, as from (↗MIND - Anxiety - waking): acon agar alum am-c ant-c arn *Ars* bar-c bell borx calc carb-v caust chin cocc con dig ferr graph hep ign ip kali-c lyc mag-c nat-m nic-ac nux-v petr ph-ac phos plat *Puls Samb* sep sil squil stram sulph zinc
- **bed** were in motion, as if: *Lac-c*
- **breath**, to get (↗RESP - Difficult - sleep - during - agg.; RESP - Difficult - waking): acon aeth ant-t grin **Lach** naja
- **call**, as from a: dulc keos rhod *Sep*
- **causeless**: ang caust *Cina* ign mag-c merc nat-c *Sep* sul-ac sulph thyr viol-t
- **children**; in:
  - **pushes** everything away and wants everybody to go away; child: staph
  - **put** down in bed; when being: stram

1668   ▽ extensions | O localizations | ● Künzli dot

Sleep

- **chill**, with: alum am-c ambr ars aur carb-an carb-v caust hep lyc mag-m *Mur-ac* nat-m nit-ac phos plat sabad sars sep sil staph sulph verat zinc
- **coldness**, from: all-s ambr arn clem con ferr-ma malar mang sabad sars sulph thuj
  - Leg; left: agar
  - Limbs, of: **Carb-v**
- **complaint**; as from some: calc-act
- **confusion**, with (See MIND - Confusion - waking)
- **congestion**, with: *Nat-m*
- **cough**, from: **Acon** alum alum-sil am-m *Anac Arg-n* ars *Bell* bism brom calc card-m caust *Chel* chin coc-c cocc con *Dios* graph *Hep* **Hyos** *Kali-c Lach* mag-m (non: mang) mang-o nit-ac *Nux-v Op Phos* psor **Puls** rhus-t samb *Sang Sel* sep sil spong stront-c **Sulph** syph tab tell thuj
  - **menses**, during: zinc
  - **whooping** cough:
    : morning | 6-7 h: coc-c
- **cramps**; from | **Calves**; in (↗*Sleeplessness - cramps - calves*; EXTR - Cramps - legs - calves - waking): lach staph
- **difficult** (↗*Comatose; Deep; Heavy*): agar aloe *Alum* amyg *Ant-t* arge bell berb bry *Calc* calc-f *Calc-p Camph Carb-v* carbn-s *Cench* cham *Cic* clem *Con* cupr-act ferr gels gins *Glon* graph hydr hyos iodof *Kali-br* kali-c kreos lact led lob lyc mag-m mur-ac nat-c nat-m nit-ac *Nux-v Op* ph-ac phos phys podo ruta *Sep* (non: stram) sulph sumb *Tab* teucr thiop viol-t visc
  - **morning**; *Alum Calc* **Calc-p** caust cham clem cortiso ferr lyc nit-ac **Nux-v●** *Ph-ac* psil stram thuj
  - **afternoon**: ferr
  : siesta, after: eug
  - **dreams**; from: pert-vc
- **dreams**, by (↗*DREA - Frightful - waking; DREA - Rousing*): *Acon* agar am-c *Am-m* ant-c *Ant-t* arg-met arg-n *Arn Ars* atro aur bad bar-c *Bell Bov* bry *Calc* calc-f calc-p cann-s carb-v carc casc cench *Cham* chel *Chin Cic Cina* cinnb clem coca coff colch coloc con corn cupr cycl dicha *Dig* dros dulc *Erig* euphr *Ferr-ma* gran graph *Hep* hyper *Ign* indg ip kali-bi *Kali-c Kali-chl Kali-i* kali-n kreos *Lach* lam laur led lyc lycpr lyss *M-arct* m-aust mag-c *Mag-s* Mang *Meph Merc Mez* mur-ac murx *Nat-c* nat-m *Nat-s Nicc* nit-ac *Nux-v* olnd *Op* par *Petr Ph-ac* phos plan plat puls pycnop-sa rat rheum rhus-t ruta sabad *Sabin* sars *Sep* sil **Spig** spong stann staph *Stront-c* **Sulph** tab *Teucr Thuj* verat verb *Zinc*
  - **anxious** (See MIND - Fear - waking - dream)
  - **falling**; of: thuj
  - **sad**: calc-f
- **dryness** of mouth; from (↗*MOUT - Dryness - morning - waking*; MOUT - Dryness - night - waking): bung-fa
- **early**; too: acon agar aloe alum alum-sil am-m am-m ambr anag ang ant-c ant-t arist-cl arn *Ars* ars-i ars-s-f asaf astac *Aur* aur-ar auri-i bar-c batt bell bell-p berb *Borx* brom bry bufo cadm-met calad *Calc* calc-f calc-i calc-p calc-sil cann-s canth caps carb-an carb-v carbn-s carc *Caust* cham chel chin chinin-ar chinin-s chr-ac cob coca *Cocc Coff* con cop corn cortico cortiso croc cycl

- **early**; too: ...
dios dros *Dulc* ery-a euphr ferr ferr-ar ferr-i fl-ac *Form* gast gels glon *Graph* grat guaj hell hep hura hydr hyos hyper ign ind iod junc-e *Kali-ar* kali-bi **Kali-c** kali-m kali-n kali-p kali-s kali-sil kreos *Lach Lyc* lycps-v m-arct m-aust *Mag-c* mag-s mang menth-pu *Meph Merc* merc-c merc-i-f mez morph *Mur-ac* **Nat-ar Nat-c** *Nat-m Nat-p* nat-sil nep **Nit-ac Nux-v** ol-an olnd ped penic *Ph-ac* phel phos **Pic-ac** plat plb prun puls pycnop-sa **Ran-b** ran-s rauw rhod rhus-t sabad sabin samb sang saroth sars *Sel* seneg *Sep Sil* sphing spong squil staph *Sul-ac* sul-i **Sulph** thiop *Thuj* tub verat verb viol-t *Zinc* zinc-p zing
  - 3 or 4 hours after falling asleep: *Kali-c* **Sulph**
  - **asleep** late; and falling: borx cycl guaj ol-an prun puls ran-b sel sep staph sulph visc zinc
  - **down** early in evening; if she does not lie: sep
  - **easy** (↗*noise; Light*): ars-s-f aur-s brom euph fl-ac merc merc-cy *Petr* sul-ac
  - **night**:
    : midnight | before: puls
  - **enough**; as if he slept (See slept)
  - **erections**, by: ambr arn borx calc carb-v *Card-m* gnaph *Hep* kali-c lach nat-c nat-m ox-ac petr *Ph-ac* puls sel sil stann thuj
  - **falling**; with sensation of (↗*DREA - Falling*): bell dig *Guaj*
  - **fear** of ghosts; from (↗*MIND - Fear - ghosts - waking*): cocc
  - **flatulence**; from painful: nat-s
  - **frequent** (↗*Disturbed; Interrupted; Restless*): Acon aeth agar agn all-s allox **Alum** Alum-p *Alum-sil* am-c am-m *Ambr* aml-ns ammc anac ang *Ant-c* ant-t anth apis aran *Arg-n* ars *Ars* ars-s-f asaf atro aur aur-ar aza bac bapt bar-act **Bar-c** *Bar-m* bart *Bell* benz-ac berb bism bomb-pr *Borx Bov Bry* bufo buni-o calad **Calc** *Calc-ar* calc-p calc-sil calen cann-s canth caps *Carb-ac Carb-an Carb-v Carbn-s* carc *Card-m Carl* caste castm *Caust* cedr cerv cham chel *Chin* chinin-ar chinin-s *Cic* cimic *Cimx* cina cinch cinnb clem cob-n coca cocc cod *Coff* colch coloc con cop croc culx cupr cycl daph des-ac *Dig* digin *Dros* dulc esp-g *Euph Euphr* ferr ferr-i fl-ac franz gins *Graph* grat guaj guare ham hed **Hep** hura hydr-ac hi hyos ign indg ip kali-ar *Kali-c* kali-chl **Kali-i** kali-n kali-s kali-sil kreos *Lach* lact lam laur led lipp *Lyc* lycpr lyss m-ambo m-arct m-aust *Mag-c* mag-m mag-s mang meny **Merc** merc-c merl methys mez mosch **Mur-ac** myric naja nat-ar nat-c *Nat-m* nat-p nat-s nat-sil nicc *Nit-ac* nux-m *Nux-v Ol-an* olnd op orig ox-ac par ped petr pert-vc phel **Phos** phys plan *Plat* plect **Puls** pycnop-sa **Ran-b** ran-s raph rat rheum rhod *Rhus-t* ruta sabad sabin sal-p samb sang sarcol-ac sars sel seneg seneg **Sep Sil** *Spig* spong squil *Stann Staph* stram *Stront-c* sul-ac **Sulph** syph *Tab* tarax ter teucr thal thea thuj til upa valer verat verb viol-o viol-t wies wildb *Zinc* zinc-p
  - **afternoon**: cann-i
  - **night**:
    : midnight |
    : before: alum chel

Sleep

- **night** – midnight: ...
  - about: bell
  - after: am-m caps grat lyc mag-s mez sep sil spig staph **Sulph**
  - 3 h: euphr
  - 4 h | after: aur
  - morning | towards: chinin-s coff myric rhod
- **anxiety**, with: *Dig* lyc
- **causeless**: caust
- **children**; in: borx phos sep staph
- **dreams**, from: *Alum* bry cedr cina euphr lyc nat-m nat-s stront-c tab
- **falling**, as if: guaj
- **fright**, as from: *Agn Bism* cocc coff graph guaj merc nat-c
- **heat**:
  - bed; of: culx
  - from: cocc
- **hour**; same (See periodical - hour - same)
- **menses**, during: mag-c
- **oppression** of chest, with: stann
- **pain**, from | midnight, before: *Ars*
- **restlessness**, with: *Lach*
- **sufficient** sleep; as from (↗*slept*): calc-act **Merc** tarax
- **thinking** of business, with: ham
- **fright**, as from: abrot achy acon aesc agn alum **Am-c Am-m** Ambr anac Ant-t arn *Ars* aur bar-c *Bell Bism* **Borx** bov *Bry* bufo cact calad **Calc** calc-s cann-s canth *Caps* carb-ac *Carb-an Carb-v* castm *Caust Cham* chel *Chin* chinin-ar chlol cimic cina *Cocc* coff colch *Con* croc crot-h daph *Dig Dros Dulc Euphr* ferr-ma gins graph guaj *Hep* **Hyos** *Ign Indg Ip* kali-bi kali-br *Kali-c* kali-i kali-n kali-p *Lach* laur led **Lyc** *M-arct M-aust Mag-c Mag-m Mag-s Med* meny merc mez *Murx* nat-ar *Nat-m* nat-p nat-s nicc *Nit-ac Nux-v* op paeon *Petr Ph-ac Phos Phys* plat *Puls* rat rheum ruta *Sabad* sabin *Samb* sang sars sec *Sep Sil Spong* stann staph *Stram Stront-c* sul-ac **Sulph** tell ter teucr *Thuj* **Tub** *Verat* visc xan **Zinc**
- **night**:
  - midnight:
    - before | 23 h: cimic
    - after | 2-3 h: calc
- **dreams**; frightened from: bell bung-fa corn dicha *Erig Meph* mez op psor *Stram Sulph*
- **menses**; before: sul-ac
- **falling** asleep; when just: bell
- **lump** which lodges in her throat; imagines she has swallowed a: *Sep*
- **noise**, from slightest: *Nux-v* sars
- **trembling**, with: abrot
- **trifling**, about something: *Lach*
- **glottis**; from spasm of: chlor
- **grinding** of teeth; with: ant-c hyos kali-c phos
- **heart** symptoms, with: both-ax chr-ac *Kali-i Lach Merc Phyt Stict*

- **heat**:
  - **night**:
    - midnight:
      - after:
        - 2 h: *Benz-ac*
  - from and with: alum anac arn ars **Bar-c** *Bell Benz-ac* borx calc carb-an carb-v caust chinin-s cina cocc con dulc ferr graph *Hep* kali-c kali-n kreos *M-arct Mag-c* mag-m merc mosch nat-m nicc **Nit-ac** petr ph-ac **Phos** puls ran-s rhod sabad sep sil stront-c sul-ac sulph tarax teucr thuj
  - **head**, from heat in: arn
  - **passes off**; which: calad
- **hepatic** symptoms, with: bry *Carb-v* ptel
- **hunger**, from: *Aeth* alum am-c *Aran* chin **Lyc** nat-m *Petr Ph-ac Phos* psil *Psor*
- **ideas**; from disagreeable: calc
- **impossible**: acon bell chlf chlol coff con *Crot-h* op tab
  - **morning**: bell *Ph-ac* tab
- **impression** of having slept for hours, although it was only thirty minutes (See slept - short)
- **itching**; from: agar ant-c dulc gamb *Jug-c Led Merc* sabad *Stram*
- O **Scalp**, of: merc-c
- **jerks**, by: **Bell** cann-i hep m-arct merc mez *Nat-c Sulph* zinc
- **just** awakened, sensation as if: cycl
  - **dream**, from a: atro
- **late**; too (↗*Need - great; Prolonged; MIND - Bed - remain - morning)*: agar alum ambr *Anac* ang ant-c ant-t *Apis* arn asaf aster atha bell berb bism borx brom bry bufo **Calc Calc-p** canth carb-v carbn-s *Caust* cham clem *Coca* cocc coloc *Con* corn croc cur *Cycl* dig dulc *Euphr* ferr fl-ac glon **Graph** hep hyos hyper ign indg kali-c kali-n kreos *Lach* laur led lyc *M-ambo* m-arct mag-c *Mag-m* mag-s manc menis *Merc* mez morph nabal *Nat-m* nat-m *Nat-p* nit-ac **Nux-v** ol-an peti petr *Ph-ac* phel *Phos* plat puls ran-b rhod rhus-t sang scut **Sep** *Sil* spig stann stram sul-ac **Sulph** sumb verat verb zinc
- **menses**:
  - **before**: sars sul-ac
  - **during**: mag-c
    - **gushing** flow; from: coca
    - **pain**, from: sell:
- **move**, unable to: erig lyc sil
- **movements** of child in pregnancy, from: *Thuj*
- **nausea**, from: alum am-c *Ambr* ars arund aspar bry calad calc caust *Con* cupr-ar *Dig* euphr ferr-p *Goss* graph *Ham Hyper* lach lyc mag-c merc mez nicc olnd op phel phos *Rat* rhus-t ruta seneg sep sil squil *Sulph Ther* thuj
- **noise** (↗*easy*):
  - **from** a; as: merc nat-c nat-m sars
  - **rattling** of paper, by: calad
  - **slight** noise, from (↗*Disturbed - noise)*: alumn am-c ang ars *Asar Calad* carb-v *Caust* chin cocc *Coff* grat *Ign* kali-n lach *Merc* narcot nat-p nux-v ol-an *Op* phos pitu-a ruta saroth sel sep sul-ac sulph
  - **numbness**, with: ambr bry *Erig* lyc mez phel puls

Waking – pain   Sleep   Yawning

- **pain**, with: am-m ant-c **Ars** ars-h bapt both-ax cham *Chin* chr-ac *Eup-per Kali-c* kali-n **Lach** merc-c mur-ac myric *Nat-m* ph-ac ran-a raph sel staph tell
  o **Ear**; in: acon ferr-p
  • **Heart**; in | **burning** pain: benz-ac
- **palpitations**, with● (↗*CHES - Palpitation - waking):* agar alum am-c *Asar* **Aur-m** benz-ac bufo *Calc Camph Carb-an* chin coc-c hyos iris kali-bi *Lyc* macro mag-s *Merc Merc-c* mur-ac *Nat-c* nat-m nit-ac ox-ac petr *Phos* rad-br rhus-t sars *Sep Sil* stram sulph thuj zinc
- **paralyzed** feeling, with (↗*EXTR - Paralysis - sensation - morning - waking):* acon kreos nat-c phos
- **periodical**:
  • **hour**:
  : **same**; at the: rhod *Sel*
  : **every**; allox arn carb-v ferr nat-m staph *Sulph*
  : **half** hour; every: agar am-c mosch *Nat-m Sulph*
  : **quarter** of an hour; every: cic lact merc mur-ac
  : **two** hours; every: nat-m
  : **three** hours; every: nat-m puls
- **perspiration**, from: alum am-m anac ant-c ant-t ars astac bar-c *Bell* berb calc calc-p *Caust Chel* chin *Cic* clem **Con** croc daph **Dros** euphr *Ferr* ferr-ma form gamb *Hep* kreos *Lac-c Lac-d Lach* laur *Led Lyc* mang merc *Nat-m* nat-s nicc nit-ac *Ptel* **Puls** ran-b *Rat* sabad *Samb* sep *Sil* sulph tarax ther tub
- **pollutions**; from: aloe arn cain crot-t cycl dig petr phos sil *Thuj*
  • **sensation** as before a pollution; with a: mur-ac
- **pulled** at the nose; as if: nat-c
- **salivation**; from (↗*MOUT - Salivation - sleep; MOUT - Salivation - sleep - during - agg.):* merc
- **same** hour; at the (See periodical - hour - same)
- **scratching**; from | **Larynx**; in: bov hep
- **sensation** as if waking:
  • **deep** sleep; after a: phys
- **sexual** excitement, from: carb-ac lyc
- **shocks**, from: *Arg-met* dig *Mag-m* manc merc
  • **electric**-like shocks in head: aster
  o **Brain**; in: coca
- **singing** in sleep, by: m-arct sulph
- **slept** one's fill; as having (↗*frequent - sufficient):* agar calc-act caps cycl dig dros *Ferr Form* ip kreos *Lyc* **Merc** prun **Puls Ran-b** ran-r ran-s *Ruta* samb *Sel* spig stann sul-ac tarax
  • **night**:
  : **midnight**:
  : **after**;
  . **3** h: form
  . **4** h: borx
- **sneezing**, from: am-m dig hep
- **soreness**, with: aesc *Arn Rhus-t*
- **stool**; from urging to (↗*RECT - Urging - night - waking):* aloe *Aur* ferr-i
- **sudden**: ars bry carb-ac cinnb crot-t ferr-ma kali-i *Kali-i* kreos m-arct nat-c phys sec spira spirae sulph til
  • **night**:
  : **midnight**:
  : **after**: ant-s-aur

Waking – sudden – night – midnight – after: ...
. **2** h; or: benz-ac kreos
. **3** h; or: bry
  • **called**, as if: kreos rhod sep
  • **dream**, as from a: cinnb
  • **dropping** from posterior nares; by: hydr
  • **nightmare**, from: thea
  • **pollution**, after a: crot-t
- **suffocation**, from: ant-t bry *Calc* carb-an dig graph *Grin Hep* hyos *Ip* kali-i lach *Op* phos puls samb spong sulph valer xanth
  • **sleep**; on going to: **Lach** naja
- **talking**, with: arn bry *Sulph*
- **thirst**, by: aloe ant-t berb borx bung-fa *Calad* calc carb-v chinin-s **Coff** dros eug gamb kali-n *Lil-t* mag-c mag-m *Nat-s* nit-ac ph-ac plat ran-s *Rat* rhus-t *Sel* sep *Stram* sul-ac sulph thuj
- **thoughts** with:
  • **business**; of: hyos
  • **careful**: *Ambr Calc*
- **toothache**, from: by: am-m ars bell *Calc Carb-an* castm cham *Glon* lach mez nat-c nat-m phos sabin sep spig
- **touch**, from slightest: ruta
- **twitching**; from: carc
- **urinate**; with desire to: allox ant-c bros-gau
- **vertigo**, from: ant-t chin *Dulc* euphr *Hyper Kali-c* kali-i lach lyc malar *Med* merc nicc **Nux-v** op *Phos* sil stram *Sulph* ther
  • **warmth**, from: cocc kreos sep
  • **bed**; of: culx
- **weeping**; on: cic
- **worms**, from: calc-f
- **yawning**; by (See Yawning - waking)

WALKING in bed; child is (See MIND - Walking - bed)

YAWNING: abies-c abrot *Acon* acon-c *Aesc* agar all-c alum alum-sil *Am-c* am-m ambr *Aml-ns* ammc amyg anac ang ant-c *Ant-t Apis* apom *Aran* arg-met *Arg-n Arn* **Ars** ars-h ars-i arum-t arund asaf asar aspar astac atro aur aur-m bar-c bart bell *Bol-la* bond borx bov brach *Brom Bry* bufo cadm-met cain caj calad *Calc Calc-ar* calc-caust *Calc-p* calc-sil camph cann-s canth caps carb-ac carb-an carb-v carbn-s card-b card-m *Carl* castm **Caust** cedr cere-b cerv *Cham* **Chel** chen-v chin chinin-ar chinin-s chlf cic cimic cimx *Cina* cinch *Cit-v Clem* cob cob-n coc-c coca *Cocc* coff colch coloc con cor-r **Croc** crot-c crot-h crot-t cryp *Cupr* cupr-act cycl daph dig digin dros dulc elat eup-pur euph euphr eupi eys fago ferr ferr-ma fl-ac form gamb gast gels gent-l gins glon gran **Graph** grat guaj *Haem* hecla hell hep hipp hura hydr hydr-ac hydrc hyos hyosin hyper **Ign** ind *Indg* iod ip jab jatr-c jug-c jug-r **Kali-ar** kali-bi kali-br *Kali-c* kali-cy kali-i kali-n kali-p kiss **Kreos** lach lachn lact lact-v **Lath** *Laur* led lepi levo lil-s *Lil-t* lim lina lipp lob lol *Lyc* lycps-v lyss m-ambo *M-arct* m-aust *Mag-c* mag-m mag-p malar *Mang* med *Menis* meny meph merc *Merc-c* merc-sul merl mez mill mim-h morph mosch *Mur-ac* naja nat-ar nat-c nat-lac *Nat-m* nat-s nep nicc nit-ac

All author references are available on the CD   1671

Sleep

Yawning: ...
nux-m **Nux-v** *Ol-an Olnd* **Op** ost ox-ac *Par* peti petr ph-ac phel *Phos* phys phyt pimp plat plb podo polyp-p psor ptel *Puls* puls-n quas ran-b raph rat rheum rhod **Rhus-t** rosm rumx ruta *Sabad* sabin *Sal-ac* sang sarr *Sars* sec sedi sel senec seneg *Sep* sieg *Sil* sphing spig spira spong *Squil Stann Staph* stram stront-c sul-ac sulph tab tarax tarent tart-ac tax tell ter teucr thea thuj til tong trom valer *Verat* verb vinc *Viol-o Viol-t* vip xan zinc zinc-val
- **daytime:** agar aspar brach **Castm** cob-n croc kreos lyc mag-m *Nat-c* **Nux-v** ph-ac phys phyt *Sulph* zinc
- **morning:** agar alum am-m ang ant-t apis aspar bar-c brom bry carl cedr *Cocc* croc crot-t cycl ferr hyper ign kreos lach m-arct mag-c mag-m mang mur-ac nat-m nat-m nicc *Nux-v* rat rhus-t sep tab tarent verat viol-o zinc zing
  - 7 h: cedr
  - 8 h: nicc
  - 9 h; until: mag-c
  - noon, till: hep
  - air, in open: croc
  - bed, in: m-arct mag-m sep
  - incessantly: *Cocc*
  - rising:
    - after: apis mag-c *Nux-v*
    - on: acon alum ign m-arct mag-m plat rhus-t senec
  - room in: croc
  - waking, on: agar alum bar-c cocc mag-m nux-v verat
  - walking in open air: agar
- **forenoon:** agar aloe ant-t bart *Calc-p Carb-an* caust cham coca crot-t graph hell hep hyos indg kali-c kali-n lyc mag-c mag-m mez nat-c rhus-t sars senec spig zinc
  - 9 h: carl lyc
  - 10 h: arg-n
  - 11 h: arum-t caust mit rhus-t
- **noon:** bry ign menis merc psor sep verat
  - **and** afternoon: ars asar bell bov bry canth caust *Ign* lact laur mag-c mag-m merc nat-c nicc nit-ac par phel phos plat plb rat sep sul-ac tab tong
  - **riding**, while: mill
  - siesta, after: bar-c ign verat
  - walking, after: sep
- **afternoon:** *Arg-n* arum-t *Asar* bell bov canth caust erig ign *Ip* jug-r kali-c kali-chl laur mag-c nat-ar nat-c nicc nux-v par plat ran-s sang sep spirae *Spong* stry tong trom
  - 13 h: form
  - 14 h: chel grat
  - 15 h: com
  - 15-20 h: ped
  - 16 h: plan
  - 16-18 h: ph-ac
  - walking in open air | amel: plan
  - 17 h: arg-n euphr
  - 17-18 h: fago
  - amel: phel
  - sitting, while: nicc

Yawning – complaints

- afternoon: ...
  - walking, after: sep
- evening: abrom-a aloe am-c am-m *Arn* bell bov *Calc* cann-s carl castm caust *Cedr* chel chinin-s coc-c cocc cupr cycl erig euphr graph hecla *Hep* hura ign ip lach lyc mag-c merc mez nat-c nit-ac nux-v ox-ac ph-ac phos psor *Puls* rat rhus-t sulph sumb thuj verat zinc
  - 19 h: mag-c
    - after | amel: nat-m
  - 20 h: aloe
  - 21 h:
    - 21.30 h: lyc
    - 21-22 h: ph-ac
  - agg: mill ph-ac
  - bed, in: cocc nat-m
  - reading, after: lyc
  - twilight, in the: bell
- night: bell *Caust* nit-ac
  - eating; after: ruta
- abdominal symptoms, with: bov *Castm* haem hep m-arct
- abortion, in threatening: *Cham*
- accompanied by:
  - coryza (See NOSE - Coryza - yawning)
  - neurological complaints (See GENE - Neurological - accompanied - yawning)
  - ○ Chest; sensation of a band about (See CHES - Constriction - band - accompanied - yawning)
- air, in open: eug *Euph* euphr stann
  - amel: clem ol-an
  - walking; after (See walking - after - air)
- alternating with:
  - cough: *Ant-t*
  - eructations: berb
- anxiety, during: *Plb*
- appetite, with wanting: kreos
- breakfast | agg: carl
- bulimia, with: *Lyc*
- children, in: *Cham* ign
- chill:
  - before: aesc ant-t *Aran* arn ars chin elat *Eup-per* ign ip nat-m nicc nux-v rhus-t
  - mouth remains open for a long time: ant-t
  - during: acon agar am-c ant-t apis arn ars ars-h bol-la **Brom** bry calad calc caps carb-an caust chin cimx cina cob croc cycl dig **Elat Eup-per** eupi gamb graph ign ip kali-c *Kreos* laur lyc m-arct m-aust mag-m *Meny* merc mez *Mur-ac* murx **Nat-m** nat-s **Nux-v** *Olnd* par phos plat puls *Rhus-t* ruta sabad *Sars Sep* sil staph teucr thuj zinc
  - chilliness, with: acon am-c ant-t ars bar-act *Bry Calc* caps *Caust* chin chinin-s croc dig *Kreos* lyc m-arct m-aust mag-m *Mur-ac Nat-m* olnd par phos rhus-t ruta sep sil teucr
- menses, before: **Puls**
- church, in: pic-ac
- coldness, with: caust nat-c
- coma; during (✱*Comatose - yawning*): aml-ns kali-c
- complaints, during other: agar castm cina kreos sars

1672 ▽ extensions | ○ localizations | ● Künzli dot

Yawning – conference

- **conference**, during a: caust
- **constant**: aesc am-m asar *Bry* calc calc-p caps carb-ac card-b carl castm chin chinin-s *Cocc* crot-c eug hep lath mag-c malar nat-c nux-v op par phos plat sars spig staph sulph trom zinc
  - **lying** down, after: *Cocc*
- **constriction** of throat, from: nat-m
- **conversation**, listening to a: *Caust Lyss*
- **convulsions**:
  - **before**: agar *Tarent*
  - **in**: agar cic *Graph* hep *Ign* kali-bi *Op*
- **coughing**:
  - **after**: all-c *Anac* ant-c **Ant-t** arn *Ip* **Kreos** *Nux-v* op sang
  - **causes** cough (See COUG - Yawning)
  - **when** (See COUG - Accompanied - yawning; COUG - Yawning)
- **cramps** in stomach, with: calc
- **delirium**, before: agar
- **diarrhea**:
  - **after**: nux-v
- **dinner**:
  - **after**: ant-t ars bry canth cob colch dig *Ign* kali-bi laur *Lyc* mag-c mag-m nat-c nat-m nit-ac phel phos plat plb rat *Squil* sul-ac tab zinc
  - **before**: alum *Bry* Calc-p lyc merc
  - **during**: *Calc-p* ign lact zinc
- **drinking**:
  - **agg**: carl
  - **cold** water, when drinking: thuj
- **dyspnea**:
  - **after**: sulph
  - **with**: *Brom* sulph
- **eating**, after: ambr ars aur-m caps chin chinin-s con ign ip *Kali-c Nat-c* nat-s nit-ac plat squil *Sulph*
- **emptiness** of stomach, from: ammc
- **eructations**:
  - **with** yawning: berb lol nat-m phos tell
- **frequent**: *Acon* agar alum am-c am-m aml-ns ang ant-c ant-t *Arn Ars* asar bar-act bar-c *Bell* blatta-a bov *Brom* bry calc camph cann-s canth *Caps Carb-v* caust *Cham* **Chel** chin chinin-ar chinin-s cic chinin cina *Cit-v* clem cob *Cocc* coff colch con cor-r croc crot-h *Crot-t Cupr* cycl dig dros dulc elat euph euphr *Gran* **Graph** grat *Guaj* haem *Hep* hera *Hydr-ac Ign* ip kali-c kali-i kali-sil kreos lach *Lact* laur *Lyc* lyss *M-arct* m-aust mag-c mag-m *Mang* meny meph merc *Merc-c* merc-sul mosch myric nat-ar nat-c nat-m nat-s nit-ac nux-v ol-an *Olnd* onis par ph-ac phel *Phos* phyt plat *Plb Puls* rheum rhod rhus-t ruta sabad sars *Sep Sil* solin spig squil stann staph stront-c sul-ac **Sulph** tab tarax tart-ac tax *Verat* verb vinc xan zinc zinc-act
  - **morning**: *Cocc* lycps-v rhus-t verat
  - **forenoon**: caust indg lyc nat-c nat-m ph-ac sars
  - **afternoon**: caust erig hera mag-c
  - **menses**, during: nat-m
  - **evening**: bell erig hep lyc mag-c nat-c ph-ac
  - **18** h, after: mag-c
  - **reading**, after: lyc

Sleep

- **frequent – evening**: ...
  - **riding** in a carriage: nat-m
  - **dinner**, after: *Lyc*
  - **menses**, during: mag-m
  - **sleep**, after: ign
  - **sleeping** off the intoxication, after: alco
  - **supper**, after: *Lyc*
  - **wine** | **amel**: nat-m
- **headache**:
  - **before**: agar nux-v
  - **with**: *All-c* am-c bar-c cycl form *Glon* ign kreos mag-c mur-ac nux-m nux-v *Phos* rhus-t staph zinc
- **heat**:
  - **before**: ars bry caps *Elat* ign *Ip* lyc *Nux-v* puls *Rhus-t* sil sulph
  - **during**: aesc arn *Ars* bry calc calc-p carl *Caust* chinin-s cina croc *Elat* eup-per *Ign* kali-c kreos *Nat-m* **Nit-ac** nux-v *Op Phos* plat *Rhus-t* ruta sabad sep thuj
- **hiccough**, with: aml-ns carl caust cocc crot-t mag-c nat-m
- **honor**, from wounded: *Nux-v*
- **hysteria**, in: *Kali-p* tarent
- **incomplete** (See ineffectual)
- **indoors**: ruta
- **ineffectual**: acon ambr aml-ns ant-t cham cocc croc ign lach **Lyc•** manc phos ruta spira stann
  - **efforts** to yawn: lach **Lyc•**
  - **oppression** of chest, from: *Phos*
- **injuries**, from: *Lach*
- **interrupted**: acon ars cham cocc ign lyc ruta
- **intoxication**, as from: bell
- **irresistible**: cit-v
- **lachrymation**, with: ant-t bell calc-p ferr hell ign kreos mag-p meph *Nux-v* ph-ac rhus-t *Sabad* sars staph viol-o
- **laughter**, followed by involuntary: agar
- **leaning** towards left | **amel**: phel
- **listening** to conversation, when: *Caust Lyss*
- **loud**: ferr-ma
  - **siesta**, after: aloe
- **lying** down, after: *Cocc* plan
- **menses**:
  - **after**: carb-an
  - **before**: am-c carl phel **Puls**
  - **during**: *Am-c* bell *Bry Carb-an Dig* kali-i mag-m nat-m *Phos* puls
- **nausea**, with: euphr gran *Kali-bi Kali-c* lach lol nat-m
- **neuralgia**, before the attack of: *Chel*
- **oppression** of chest, with: *Brom* croc ign stann
- **pain**:
  - **during** the: nux-v phos puls *Sulph*
  - **Elbow**; in: mang
  - **paroxysms** of pain:
  - **before**: agar
  - **with**: agar aran ph-ac phos
- **paroxysmal**: agar ang ferr til
- **parturition**, after: *Plat*
- **periodical**: arum-t

Sleep

- **perspiration**, during: am *Ars* bry calad caust cina croc ign *Kali-c* kreos *Nit-ac* **Nux-v** op phos plat *Rhus-t* Sabad **Sep**
- **reading**, while: euphr nat-c thuj
  - **aloud**: hyos thuj
- **respiration**:
  - **after**: sulph
  - **difficult**; with: *Brom* sulph
- **restlessness**, with: *Lach* plb
- **retching**; after: tell
- **rheumatism**, in: *Bry*
- **sadness**, in: merc-sul
- **shuddering**, during: am calad *Cina* cycl hydr-ac ip kali-c laur mag-m meny mez nux-v *Olnd* par phos plat sars sep
- **sighing**; with: ars atro carb-ac carbn-o eup-pur hura hyosin ign kali-cy kali-p lach lycps-v nux-v phys tarent
- **sitting**, while: atro borx carl clem coca nat-c nicc tarax
- **sleep**, during: *All-c* all-s castm
- **sleepiness**:
  - during: *All-c* alum am-c ars aspar bar-c bell bov calc carb-an carb-v cham chel *Chin* cic cina clem coff con croc *Cupr* dulc euphr *Graph* grat haem hell indg kali-bi *Kali-c Kali-n* Kreos lact *Laur* lyc *M-arct M-aust Mag-c Mag-m* mag-s mang merc mez mill mosch mur-ac *Nat-c* nat-m nicc *Nux-v Ol-an Par* ph-ac phel phos plb rat *Rhus-t* ruta senec spig *Spong Squil* stann *Sulph* verb zinc
  - **without**: acon alum am-m ang ant-t arn bry canth caust cham chin *Croc* cupr cycl grat hep *Ign* kali-i lach lact laur lyss m-arct *M-aust* mag-c mang mosch nat-m ol-an phel phos **Plat** rat rhod *Rhus-t* Sep spig squil staph sulph tax viol-o zinc
- **soreness**, with: bar-c
- **spasmodic**: acon agar am-c ang ant-t arn ars bov bry calc carl chinin-ar *Cina* cocc coloc *Cor-r* croc cupr euphr gran *Hep* hipp *Ign Kali-c* lach laur *M-arct* m-aust *Mag-p* med mosch *Nat-m* nux-v pana **Plat Rhus-t** sep squil *Staph* sulph tarent til
  - **morning**: ign
  - **evening**: am-c ign sulph
  - **heat**, during: ars nux-v rhus-t
  - **sleep**, after deep: nat-m
  - **sleeplessness**, during: croc plat
  - **wine | amel**: nat-m
- **spasms**, before: agar merc tarent
- **stool**:
  - **after**: anac nux-v op
  - **before**: form lyc *Sulph Verat*
- **stretching**, with: acon aesc *Agar* all-c *Alum Am-c* ambr aml-ns ang ant-t am **Ars** asar bar-c *Bell* borx bov *Bry Calc* calc-p camph cann-s canth caps *Carb-v* carl castm *Caust* **Cham** *Chel Chin* chinin-s *Cina* coca cocc crot-h cupr-act cur daph dig dros elat euphr ferr *Form Gels* gran *Graph Guaj* hell hep hydr-ac *Ign Ip* kali-c kreos *Lach* lact laur led lyc mag-c malar mang meph merc merc-c mez morph mur-ac nat-m nit-ac **Nux-v** *Olnd* onis petr ph-ac phos plat plb *Puls* ran-b rhod **Rhus-t** ruta *Sabad* sec sel senec seneg *Sep* sil *Spong*
- **stretching**, with: ...
Squil stann Staph Sulph tab tart-ac tong valer verat verb viol-o zinc
  - **forenoon**: ant-t
  - **wretched** feeling; with: form
- **stupefaction**, with: meph
- **suffocating**, as from: *Cit-v*
- **summer** complaints, in: *Ars*
- **supper**:
  - **after**: coca croc *Lyc* ruta
  - **before**: merc
- **thirst**, with: bry
- **trembling**, with: *Cina* olnd
  - **internal**: nux-v
- **uneasiness**, with: am-c ang nicc
- **vertigo**, with: agar petr
- **violent**, vehement: agar am-c aml-ns ant-t ars caust cham cina *Cocc* coff *Cor-r* croc dulc euphr ferr-ma gran hep hyos *Ign* indg lach *M-arct* mag-c mag-p mez mosch nat-m nit-ac nux-v *Plat* rat *Rhus-t* sil staph sulph til verat
  - **siesta**, after: aloe
  - **wine | amel**: nat-m
- **vomiting**, between acts of: apom
- **wakefulness**; with: cham kali-bi
- **waking**, on: alum bar-c cocc dig mag-m nux-v verat
- **walking**:
  - **after | air**; in open: alum euph nat-m sep
  - **while**: bart camph chlf
  - : **air**; in open: eug euphr nux-v lycps-v stann
  - : **amel**: ox-ac plan
- **warm**:
  - **bed**, in: chinin-s
  - **room**, in: mez
- **weakness**, with: alum camph
- **weariness**, with: *Am-c* ars bar-c *Calc* crot-t dulc eug graph grat kali-n kreos laur mag-c mag-m nit-ac nux-v *Olnd Plan* rat *Rhus-t* sulph zinc
- **wine | amel**: nat-m
- **work**:
  - **aversion** to work; with: ang mag-m tong
  - **not** at work, when: mosch

Abdomen — Dreams — Amorous

ABDOMEN (↗Body; parts):
- **constricted**; as if the abdomen was: nat-m
- **pain** in (↗Disease): apis
- **someone** is lying across his abdomen and chest | **respiration**; impeding (↗Chest - figure - respiration; RESP - Impeded - dreams): kali-bi
- **ulcers**; covered with (↗Disease): junc-e
- **warts**; covered with (See Warts - abdomen)

ABORTION: ign

ABSURD (↗Strange; MIND - Foolish): apis chin cina colch coloc ferr-ma Glon mag-m mygal pip-m plan psil rumx Sulph thuj
- **midnight**, after: Chin

ABUSED; being (↗Insults; Quarrels):
- **defend** himself | **weak** to; too: ambr

ABUSED SEXUALLY; being (↗Insults; Quarrels): bung-fa

ABUSING:
- **pinched** her breast; the lady who: bung-fa

ABYSS (↗Falling - abyss; Falling - height):
- **descending** perpendicularly into: chin
- **steep**: anac

ACCIDENTS (↗Disaster; Explosion; Misfortune): allox am-m ant-c arg-met arn **Ars** bell bros-gau calc cham chin cinnb con **Dig Graph** ind iod iodof jab kali-c kali-s kreos lyc mag-m mand mez nat-s nit-ac Nux-v puls rumx sars sil sul-ac sulph thuj verat viol-o
- **airplane**; crash of an (See Airplanes - crash)
- **annoying**: ind
- **boat** foundering (See Boat - foundering)
- **car**; with a: viol-o
  - **run** over by car; nearly: bung-fa
- **drowning** (See Drowning)
- **explosion** (See Explosion)
- **fatal** accident (↗MIND - Fatalistic): cham **Graph** kali-m Nux-v puls sars sul-ac
- **struck** by lightning, being (See Lightning - struck)

ACCOMPANIED BY | Head; pain in: menis

ACCUSATIONS (↗Defamation; Theft - accused): clem lach nat-m thuj
- **crime**, wrongful of (↗Defamation; Murder; Wrong): chr-ac clem sil

ACQUAINTANCES:
- **distant**: fl-ac plat plb sel
- **walking** on water: ped

ACTIVE: bell

ACTORS; about: bung-fa
- **green**, yellow and black; turning: sol-t-ae

ADVENTUROUS: bar-c senec sulph
- **day**; adventures of the: bry cic rhus-t

AERIALS (See Air attacks)

AFFECTING the mind (↗Exciting): bry chin Ign Lach nat-m Nux-v olnd ph-ac phos sabad sabin sulph thuj viol-t

AFFECTIONATE: coc-c

AGREEABLE (See Pleasant)

AIR (↗Battles; Fights; War):
- **sleeping** in (See Sleeping - air)

AIR ATTACKS (↗Battles; Fights; War): visc

AIRPLANES:
- **crash** of an airplane: graph mand sulph

ALARMS: hipp

ALONE; being (See Forsaken)

ALTERNATING | Head, pain in (See HEAD - Pain - alternating - dreams)

AMOROUS (↗MIND - Amorous; Coition; Lascivious): acon aesc aether agn Alum alum-sil am-c **Am-m** ambr ang **Ant-c** aphis Arg-n arist-m arn ars ars-i ars-s-f astac aster Aur aur-ar aur-i aur-s bar-c bar-i Bar-m bell Bism borx bov bros-gau cact cain caj Calc calc-ar calc-i calc-p calc-sil Camph Cann-i cann-s cann-xyz **Canth** Carb-ac carb-an carb-v carbn-s carl castm caust Cench cent chel Chin chinin-s Cic cinnb clem Cob cob-n coc-c coca cocc coloc **Con** cop Cycl des-ac **Dig** Dios dros ery-a euph form gal-ac gast Gels gins goss **Graph** ham hipp hura hydr **Hyos** hyper Ign in inul iod Iris kali-ar Kali-br Kali-c kali-chl kali-fcy kali-m kali-n kali-p Kalm kreos lac-ac **Lach** lact Led Lil-t linu-c lith-c Lyc m-ambo m-arct mag-c mag-m mag-s meny Merc merc-c merc-i-f merc-sul mez mur-ac myric nat-ar **Nat-c** Nat-m nat-p nicc nit-ac nitro-o nux-m **Nux-v Olnd Op** Orig (non: orig-v) ox-ac paeon par ped pen pert-vc Petr **Ph-ac** Phos phys pic-ac pip-m plan **Plat** plb psil Psor **Puls** ran-b raph rauw Rhod rhus-v **Sabad Samb** sanic sapin Sars sel senec Sep serp **Sil** sin-n sol-t-ae Spig spira spirae squil Stann **Staph Stram** sul-ac sul-i **Sulph** sumb Tarax **Thuj** thymol trom ust v-a-b valer verat vinc viol-o **Viol-t** visc x-ray yuc zinc Zinc-pic
- **morning**: aloe colch grat lil-t plb sabad sil sumb
- **afternoon**: par
- **evening**: coloc puls sil
- **night**:
  - **midnight**:
    - **before**: coloc
    - **after**: des-ac paeon
    - 3 h: pip-m
    - 5 h: merc-i-r
- **coition**:
  - **after**: kali-c
- **debility**; with (See weakness)
- **erections**:
  - **with**: aur cact camph cann-i clem coloc kreos lac-ac led merc mur-ac Nat-c nat-m par ph-ac pic-ac plat plb ran-b rhod Sars sep sil sin-n Spig stann thuj
  - **without**: sars
- **leukorrhea**, with: Petr

1675

Amorous — Dreams — Anxious

- **lying:**
  - **back**; on: coloc
  - **side**; on right: sars
- **menses:**
  - **before**: *Calc Kali-c*
  - **during**: calc goss
  - **orgasm**; with: nux-v
  - **perverse**: ind
- **pollutions**, with (↗*MALE - Pollutions - dreams - with*): *Alum* ambr ang *Ant-c* aphis arist-m arn ars ars-s-f aur bar-c bism borx bov bros-gau cain *Calad Calc* calc-act calc-p *Camph* cann-i cann-s canth carb-ac carb-an caust chin *Cob* coloc con cycl *Dig* dios euph ferr form *Graph* grat ham hura hydr ind iod *Iris Kali-br Kali-c* kali-chl *Kali-m* kali-s lach lact *Lil-t* lipp lyc lyss merc-i-f merc-sul myric *Nat-c* nat-m nat-p **Nux-v** *Olnd* op paeon par *Ph-ac Phos Pic-ac* plat plb *Puls* rhod *Rosm* sabad samb *Sars* sel senec *Sep Sil* sin-n *Spig* spira stann staph stram sulph thuj thymol ust *Viol-t*
- **sleep:**
  - **interrupting** sleep (See SLEE - Disturbed - dreams - amorous)
- **weakness**, with: plat

AMPUTATION:
- **leg**; of: atro

ANGER (↗*Quarrels; Vexatious; MIND - Anger*):
agar all-c alum am-c ambr ant-c apis *Arn* ars asar aster aur bell-p borx bov brom *Bry* bung-fa (non: calc) calc-act calc-sil canth carl castm caust cham *Chin* con convo-d crot-c crot-h dros hep kali-chl kali-n lach lipp m-arct m-aust *Mag-c* mag-m mag-s mang merc-i-r mosch mur-ac myris nat-ar nat-c nat-m nicc *Nit-ac* **Nux-v** op paeon peti petr ph-ac phel *Phos* puls rat rheum rob rumx ruta sabin sars sel sep sil sol-a spong stann *Staph* sul-ac tarax verat zinc
- **man** who becomes nearly beside himself; about a: apis

ANIMALS (↗*Snakes; Dogs; Horses*): aloe alum am-c *Am-m* arg-n **Arn** bell bov bros-gau cench cham chlorpr cimic daph cina fl-ac hura hydr hyos hyoscin lac-c lyc m-aust mag-m *Merc* merl nicc *Nux-v* op *Phos* phys *Puls* ran-s sedi sil staph sul-ac sulph tarent verat zinc
- **biting** (See Bitten - animals)
- **black**: am *Puls*
- **changed** into; women are (See Women - changed)
- **copulating**: cench
- **dead**: ptel
- **devouring** meat in market: hura
- **fighting** | **with** animals: staph
- **monstrous** animals: sedi
- **poisonous** (↗*Poison, of; Poison; of - taken; Poisoned*): tarent
- **wild**: guan hura hyos lyc nux-v sil sulph tarent
  - **playing** with: guan
  - **pursuing** him (See Pursued - animals - wild)

ANNOYING: absin

ANOTHER PERSON lying in bed with him (See People - bed)

ANXIOUS (↗*MIND - Anxiety; Frightful; Nightmares*): abies-n abrot **Acon** adlu aesc aeth agar agn all-c all-s **Alum** alum-p alum-sil **Am-c Am-m** *Ambr* aml-ns ammc *Anac* anag anan ang ant-c ant-o ant-s-aur ant-t apis *Arg-met Arg-n* **Arn Ars** *Ars-i* ars-s-f asar asc-t *Aur* aur-ar aur-i aur-m aur-s *Bapt* **Bar-c** bar-i *Bar-m* bar-s bart *Bell* benz-ac berb bism *Borx* bov bruc *Bry* bufo cact calad **Calc** calc-caust calc-i calc-p calc-s *Calc-sil Camph* cann-i cann-s *Canth* caps carb-ac carb-an *Carb-v* **Carbn-s** carl caste *Caust Cham* chel *Chin* chinin-s chr-ac cic *Cimic* cina cinnb *Cist* clem coc-c coca **Cocc** coff colch coloc com *Con* cor-r cortico *Croc* crot-h crot-t cupr cupr-act cycl cyt-l dig digox dios *Dros* dulc elaps erio ery-a euph euph-l euphr eupi *Ferr Ferr-ar* ferr-i *Ferr-p Gamb* glon **Graph** guaj guare *Hell Hep* hipp hydr hydr-ac *Hyos* **Hyper Ign** indg *Iod* ip iris jal jug-c *Kali-ar* **Kali-c** kali-chl kali-i *Kali-m* kali-n kali-p kali-s *Kali-sil Kreos* kres *Lach* lachn lact lam *Laur Led* levo lil-t linu-c lipp lob **Lyc** lycps-v m-ambo m-arct m-aust **Mag-c** *Mag-m Mag-s* mand *Mang* menth-pu *Merc* merc-c merc-i-r mez mosch *Mur-ac* murx *Nat-ac* **Nat-c Nat-m** nat-p *Nat-s* **Nat-sil** nicc **Nit-ac Nux-v** *Ol-an Op* orig oxyt paeon palo par *Petr* petros *Ph-ac* **Phos** plan **Plat** plb *Psor* **Puls** pycnop-sa *Pyrog Ran-b Ran-s* raph rat rauw *Rheum* rhod **Rhus-t** rumx sabad sabin sang *Sars* sec sel *Sep* **Sil** spig **Spong** squil stann staph *Stram* stront-c *Sul-ac* sul-i **Sulph** tab tarax ter teucr **Thuj** thyreotr til tub ust valer *Verat* verat-p verb wildb *Zinc* zinc-p zing
- **morning**: alum calc lyc nit-ac phos puls zinc
  - **waking**; on:
    - amel; anxiety is: am-c arg-met bov calc cann-s caust *Chin Graph* lach led nat-m nit-ac *Phos Sil Sulph*
- **afternoon**: adlu
  - **siesta**; during: nat-m
- **night**:
  - **midnight**: all-s
    - **before**: mez sulph
    - **after**: merc *Sulph*
    - 3.30 h: *Nat-m*
- **accompanied** by impeded respiration (See RESP - Impeded - dreams)
- **business**; about: bry
- **children**, in: bung-fa
- **cried** out, so that he: nat-m
- **falling** asleep, on: ars cori-n dig fl-ac mez *Nat-c* nat-m nit-ac phos staph thuj
- **fire**; of (See Fire - danger)
- **lying** on left side, when: lyc phos **Puls** sep *Thuj*
- **menses:**
  - **before**: canth *Caust* con
  - **after** menses; and: sul-ac
  - **during**: alum calc caust con kali-c mag-c nat-c nat-m thuj
- **mortification**, after: *Puls*

1676   ▽ extensions | ○ localizations | ● Künzli dot

Anxious — Dreams — Boils

- **perspiration**; with: nat-m nicc
- **repeating**: ign
- **restlessness**, with: ars led
- **waking** from anxious dreams (See MIND - Fear - waking - dream)

APE (See Monkey)

APPLAUDED; being: ars-h

ARM (↗*Body; parts*):
- **amputation** (See Amputation - arm)
- **blisters**; arms covered with (See Blisters - arms)
- **cauterizing** of: bomb-pr
- **hurt**, mother's arm: chin
- **pain** in (↗*Disease*): nicc
- **paralyzed**: nicc

ARMIES: ptel
- **rising** from their graves (↗*Graves*): ptel

ARMOR | **men** in armor: sarr

ARRESTED; being (↗*MIND - Delusions - arrested*): clem mag-c
- **imprisonment** (See Imprisonment; Prisoner - being)
- **innocently**: clem
- **murder**; for: sil

ARROWS | **piercing** muscles: bomb-pr

ASCENDING: brom hyper mur-ac rhus-t

ASPIRING: zing

ASSEMBLIES, large: cere-b

ASTRAY, going (↗*Lost - mountains*): am-m mag-c mag-m nat-c sep

ATTACKED, of being:
- **knife**; with a | **abdomen**; in: coli

AUTOPSIES (↗*Dissecting - dead*): rumx
- **dissecting** dead bodies (See Dissecting - dead)

AWAY | **go** away; she wants to: bell

BACK (↗*Body; parts*):
- **burnt**: mag-c
- **pinched**, back and breast are: phos
- **warts**; covered with (See Warts - back)

BACKWARDS IN TIME; going: sil

BAFFLED, being: verat-v

BALLS (↗*Dancing; Entertainment*): mag-c mag-s

BANQUET (↗*Carousing; Eating; Feasting*): mag-c mag-s nit-ac ph-ac

BASEBALL; playing: atro

BATHING (↗*Water*):
- **boiling** water; child is bathing in: mag-c
- **people** are bathing (See People - bathing)

BATS (↗*Animals*):
- **flying** in the room; there was a bat: ham

BATTLES (↗*Fights; War; Enemies*): All-c bell bry crot-c ferr guaj hyos *Meny* nat-m nat-s phos plat ran-s rat sil sol-t-ae stann thuj verb

BEATEN, being (↗*Mouth - blow*): kali-c kali-n nat-m puls
- **children** (See Children - beaten)
- **father** was about to beat him: kali-c

BED:
- **another** person lying in bed with him (See People - bed)
- **small**; too (↗*Lying*): ferr-i

BEES (↗*Animals; Insects*): apis puls

BEETLES (↗*Animals; Insects; Bugs*): coca kres ran-s

BEGGARS: mag-c

BETRAYED, having been: sil

BICYCLE; riding a:
- **difficult**; is: visc

BIRDS (↗*Animals*): com
- **geese**: zinc
  · **biting** him: zinc

BITTEN; being:
- **animals**; by: am-m bov calc cench daph lyss m-aust merc nicc *Phos* puls sulph verat zinc
- **arms**, into the: am-m m-aust nicc
- **dogs**, by (See Dogs - bitten)
- **goose**; by (See Birds - geese - biting)
- **horse**, by a (See Horses - bitten)
- **snakes**, by (See Snakes - biting)

BLIND; being (↗*Disease*): phys

BLISTERS (↗*Disease*):
- **arms** covered with: castm
- **burning**: castm

BLOOD (↗*Disease*): *Phos* rad-br rhus-t sol-t-ae
- **bloodshed** (↗*Battles; War*): plat thuj verb
- **pools** of: sol-t-ae
- **spitting** blood (See Hemoptysis)
- **strains**: bros-gau

BOARS, WILD: (non: merc) merl

BOASTING: asc-t m-ambo

BOAT:
- **foundering**: alum asim lyc sil

BODY:
- **deformed**: sep
- **emaciated**; becoming (↗*Emaciated*): kali-n kreos
- **embalmed**: carb-ac
- **mutilated** (↗*Mutilation*): arn bros-gau
- **pieces**; of being in: bros-gau dict
- **swollen** (↗*Disease*): carbn-s squil

BODY; PARTS OF (↗*Eyes; Face*): (non: mag-c)
- **diseased** parts of body: kali-c

BOILS (↗*Disease*): prun

Bound   Dreams   Children

BOUND; being:
- **mouth;** across (See Mouth - chain)
- **ropes;** with: coca

BRIDGE:
- **collapse;** that might: allox
- **river;** crossing over flooded: bros-gau

BRUISING himself: nicc

BUGS (⌨*Animals; Insects; Beetles*): kres myric oxyt
- **attacking** his head; enormous bugs: myric

BUILDINGS (⌨*House*): hura myris pall
- **big;** seeing: nat-m
- **demolition** of public building: hura
- **ruined** (See Ruins)

BULL:
- **pursuing** him (See Pursued - bulls)

BULLYING (⌨*Ill-treatment*): peti

BURIED; being (⌨*Funerals*):
- **alive;** being buried: Arn chel ign

BURNED; being: xan

BURNING tinder or sulphur; dreams of smelling (= spunk - amadou): anac

BURNS: mag-c mag-m

BUSINESS (⌨*Striving; Work*): aether anac apis arist-m asaf bell **Bry** bufo calc calc-act calc-sil camph canth carb-v carc carl celt Chel cic cina cinnb croc Cur elaps gels hep hura hyper kali-c Lach Lyc merc myris Nux-v phos psor **Puls** pyrog **Rhus-t** sang sars sel Sil staph Sulph tarent
- **absorbing:** nux-v
- **day,** of the (⌨*Events - previous - day*): abrom-a   acon alum anac anan apis arg-met asaf asc-t bapt Bell **Bry** calc calc-f camph canth carb-v chel Cic Cina croc cur euph fl-ac gels graph hep kali-c kali-chl **Lach** Lyc **Mag-c** mag-m Merc naja nit-ac **Nux-v** ph-ac Phos plat psor **Puls** pyrog **Rhus-t** sabin sars sel sep Sil sol-t-ae stann staph sulph visc
- **morning:** nit-ac
- **difficulties;** in (See Difficulties - work)
- **falling** asleep, on: rhus-t staph
- **foreign** to his daily life: myris
- **forgot** during the day; about business he: sel
- **neglected:** hyper myris sil stann
- **operations** on a large scale: hura
- **pressure** of business: hyper
- **projects,** of: camph
- **succeed;** does not (⌨*Unsuccessful*): mag-m   Phos sabad
- **unable** to finish: Phos

BUSY, being (⌨*Busy; Hurry; MIND - Busy*): ambr anac apis bapt bell **Bry** camph canth carb-ac care Carl coca hydr hyos hyper ign kalm lach led lil-t lyc mosch osm phos pip-m polyg-h rad-br sabad sabin sang sep spig

CALCULATING: sel sep

CALLING OUT (⌨*Voice*): kali-c thuj

Calling out: ...
- **help;** for (⌨*Shrieking - help*): kali-c lil-s plat
- **mother;** for his: chin
- **someone** is calling●: ant-c merc sep

CANCER (⌨*Disease*): halo

CANNONADING (⌨*Battles; Fights; War*): menis

CARES, FULL OF (⌨*Grief; Harassing; Sad*): alum apis Ars carl castm crot-t hydr mur-ac nux-v sabad stront-c thuj

CAROUSING (⌨*Eating; Feasting; Banquet*): ars   calc carb-an carb-v cham chin con graph kali-c kali-n led lyc mur-ac nat-c nat-m nit-ac nux-v petr sep sil spong sulph zinc

CASUALTIES, of (See Accidents)

CATS (⌨*Animals*): arn ars calc-p Daph graph hyos lac-c lac-f mez nux-v puls thuj
- **angry:** hyos
- **army** of: calc-p
- **black:** arn daph
- **grabbing** his hand; evil black cat: daph
- **frightened** by: puls
- **pursued** by cats; being (See Pursued - cats)
- **running:** pert-vc

CAUTERIZING of arm (See Arm - cauterizing)

CELLAR; being in a (⌨*Crushed*):
- **walls** are falling; and (⌨*Crushed*): bov

CEMETERY (See Churchyard)

CHANGING:
- **places** often (⌨*Places - public - changing*): all-s led lyc
- **subjects;** rapid changing of (⌨*Things - changing*): mang

CHASED; of being (See Pursued)

CHASING (See Pursued)

CHEEK (⌨*Body; parts*):
- **burnt:** mag-c
- **swollen** (⌨*Disease*): kali-n

CHEERFUL (See Happy)

CHEST (⌨*Body; parts*):
- **figure** sitting on chest: paeon
  - **respiration;** impeding (⌨*Abdomen - someone - respiration*): paeon
- **ghost** sitting on chest (See Ghosts - chest)
- **open** the chest and to look into it; wished to: paull
- **pain** in chest: sacch-l
- **pressed;** being: am-m
- **someone** is lying across his chest | **respiration**; impeding (See Abdomen - someone - respiration)

CHILDREN; about: am-m cass hura kali-br kali-n lipp mag-c (non: merc) merl oci sil
- **beaten,** being: kali-c kali-n nat-m
- **daughter** (See Daughter)
- **dead** (See Dead; of - children)
- **got** a three year old child; she: mag-c

1678   ▽ extensions | ○ localizations | ● Künzli dot

Children

- **happened** to; something has: kali-n kreos
- **murdered**, being: thea
- **newborns**:
  - **snow** with baby; walking in: kreos
- **rescuing**; of: cass
- **something** has happened to (See happened)

CHOKED; being (➚*Suffocation; Throat - grasped*): phos sil zinc zinc-m

CHOLERA (➚*Disease*): linu-c

CHURCHES (➚*Religious; Praying; Preaching*): asc-t bros-gau coc-c lyss zing

CHURCHYARD (➚*Funerals; Graves*): bros-gau crot-h hura
- **dead** child in a churchyard; finding a (See Dead bodies - churchyard)

CITIES: nat-m
- **destroyed**:
  - **fire**; by (See Fire - city)

CLAIRVOYANT (➚*MIND - Fear - happen; MIND - Clairvoyance; Visionary*): **Acon** asaf bov *Cann-i* carc com cortico m-arct mang nat-p ph-ac phos ptel rad-br (non: rad-met) *Sulph* ther

CLIMBING (➚*Declivities*): brom hyper mur-ac rhus-t verat
- **exerting**: rhus-t
- **tree** to escape flood; into a: am-m

CLOSET (➚*Excrements*):
- **being** on (➚*Excrements*): psor

CLOTHES:
- **blue**; dark: bros-gau
- **make** up; did not wish to: mag-c

COFFINS (➚*Funerals; Graves*): brom crot-c form lipp merc-i-f
- **unknown** corpse; with an (➚*Dead bodies*): lac-v-f

COITION (➚*Amorous; Sexual*): am-m am-m borx bros-gau corn-a ind iod lac-ac lyc nat-m nat-p plat polym sil sul-ac sumb thuj *Zinc-pic*
- **desire** for, of: sel
- **erections** without emission: pert-vc
- **pollution**; without: pert-vc
- **stranger** preventing the act; entrance of: nat-p
- **unsuccessful**: ind iod
- **urinating** during coition: kreos puls
- **waking** up; without: pert-vc

COLORED (➚*Fantastic*): bros-gau cyt-l nat-m psil saroth sulph

COMEDY: sol-t-ae

COMICAL (➚*Joyous; Ludicrous; Laughing*): *Glon* lach *Sulph*
- **heads** with comical expression; seeing multitudes of: glon
- **laughter**; with loud: sulph

Dreams

COMPANIES, of (See People - companies)

COMPLICATED and containing its explanation; dream is (➚*Lucid - revealing*): asc-t

CONFERENCE: bros-gau

CONFLAGRATION (See Fire - conflagration)

CONFUSED (➚*Disconnected*): *Acon* (non: agar) agar-ph aloe *Alum* alum-sil am-c ammc anag ang ant-t apis arg-n bar-act bar-c bart bism brach bruc *Bry* calad *Calc* calc-act calc-f calc-sil camph *Cann-s* canth carb-an carl caust cedr cench *Chel Chin* chinin-s *Cic* cina clem (non: coff) coff-t coloc con *Croc* cycl cyt-l dig digin digox *Dulc* equis-h erig ery-a eug euph euphr eupi *Ferr* ferr-i ferr-ma ferr-p gast *Glon* grat *Hell* hydr hydr-ac hyper *Ign* iod *Kali-br* kali-cy kiss laur led lina *Lyc* m-arct m-aust mag-c mag-s mang *Menis* mez nat-ar *Nat-c Nat-m* nat-p nicc nit-ac *Nux-v* pert-vc petr phos pip-m plat plb podo **Puls** puls-n rumx ruta *Sabad* sabin sel senec *Sep Sil* sin-a sol-t-ae spig spirae *Stann* stram sul-i *Sulph* thuj til valer verat wildb
- **morning**: chinin-s mag-c
- **afternoon**:
  - **14 h**: sulph
  - **siesta**; during: plat
- **night**:
  - **midnight** | **after**: chin
- **awake**; half: nicc
- **falling** asleep, on: nat-c
- **sexual** identity; about (See Sexual identity)

CONNECTED: acon am-c ammc ars calc carl coloc *Ign* lyc nat-m petr plan staph

CONSCIOUS (See SLEE - Dreaming - awake)

CONSPIRACIES: bros-gau mosch ped

CONSTRICTED, as if the abdomen was (See Abdomen - constricted)

CONTEMPT: tarent

CONTINUATION (➚*Persistent*):
- **dreams**, of:
  - **sleep**; former dream is continued on going to: ars bac calad carl lam nat-c nat-m nit-ac petr
  - **waking**, after: acon all-s am-c anac ant-c arg-met arn bry calad calc carl caust *Chin* euph graph ign lach led *Lyc* merc nat-c *Nat-m* nit-ac phos *Psor* puls sep sil sulph zinc
- **ideas**; of former: ant-t asaf ign m-aust puls rhus-t

CONTINUOUS (➚*Persistent*): anac bapt bar-c bros-gau echi indol mosch nat-s *Phos* plat sabin xan

CONTRABAND (See Smuggled)

Conversations

CONVERSATIONS (➚*Entertainment; Talking*):
- **carries** on; he: cham
- **dead** people; with (See Dead; of - talking)
- **happy** conversation; quarrel changing into (See Quarrels - happy)
- **previous** day; of: jatr-c nat-m
- **women**; with: cedr

All author references are available on the CD   1679

Convulsions   Dreams   Dead

CONVULSIONS (*↗Disease*): calc-s
COOKING (*↗Eating; Food*): bros-gau canth
- **not** getting the cooking ready: am-m

CORONATION: upa
CORPSES (See Dead bodies)
COUGH (*↗Disease*): eupi
COUNTRY: asc-t
- **beautiful** (*↗Regions*): ol-an rumx
- **far** off: sil
- **foreign** (*↗Journeys*): bros-gau plat sil sin-a
- **native** country: ant-c lach mur-ac

CRASH (See Accidents)
CRAZY; being (See Insane)
CRIME (*↗Defamation; Guilt; Wrong*): carbn-s   cocc hura nat-m nat-s nit-ac petr rumx
- **accused** wrongfully of crime, being (See Accusations - crime; Murder)
- **acquits** him of a crime; conscience: thuj
- **answer**; for which he is held to: nat-m
- **committing** a crime (*↗Wrong - he*):
  · **he** had committed a crime: bros-gau cocc nat-s nit-ac petr

CROCODILES: sedi
- **sneezing**; he drives the crocodiles away by: sedi

CROWDS (See People - crowds)
CRUELTY (*↗Ill-treatment; Mutilation; Violence*): cub Ign lil-t nat-m nux-v rob sel sil stann
- **anger**; without: lil-t

CRUSHED, being (*↗Cellar; Cellar - walls*) (*↗Trap - being*): Sulph
CURIOUS dream (*↗Strange*): lach paeon pip-m
CURSING: caj
CUT, being (*↗Knives*): frax guaj nat-s
- **pieces**; to: lil-s

CUTTING (*↗Head - cut*): calc-f chin hura mag-m nat-c nicc op
- **others**; cutting or mutilating: ant-c
- **parts** of body (See Body; parts)
- **person** cut up: merc-sul
- **trying** to cut off finger: nicc
- **woman** for salting, cutting up: calc-f

DANCING (*↗Balls; Entertainment; MIND - Dancing*): gamb mag-c mag-m mag-s pert-vc zing
- **tango**; a: rosm
  · **gypsies**; with two: rosm
  : **fear** of being robbed by them; with: rosm

DANGER (*↗MIND - Fear - danger*): aloe am-c anac Ars ars-met bell calc-f calc-p Cann-i carbn-s chin con graph Hep indg iod kali-bi kali-c kali-i kali-n Lach linu-c lyc macro mag-c mag-s mang nat-c nat-s nux-v

Danger: ...
phos psor puls *Pycnop-sa* ran-b rumx sin-a *Staph* sul-ac sulph tarent thuj
- **death**, of: bell mag-m mang merc-c ran-b sul-ac sulph thuj
- **drowning**, of (See Drowning - danger)
- **escaping** from a danger: hep
  · **fruitless** efforts to escape: ind
- **falling**, of (See Falling - danger)
- **fire**, from (See Fire - danger)
- **impending** danger: calc-f nat-c
- **lying** on left side: thuj
- **personal** danger: til
- **threatened** by gang of teenage drug abusers (See Threatened)
- **water** (*↗Flood; Water*):
  · **in** water; from danger (See Water - danger - in)
  · **on** the water: ran-b

DARKNESS (*↗MIND - Darkness - agg.; MIND - Light - desire*): ars aur

DAUGHTER (*↗Family*):
- **apoplectic** fit; daughter has an (*↗Disease*): nat-s
- **struck** with paralysis: nat-s

DEAD BODIES (*↗Coffins - unknown; Skeletons*): alum alumn am-c **Anac** arn aur bar-c brom bros-gau bry Calc Calc-sil cann-i cann-s carb-ac caust *Chel* cocc con *Crot-c* crot-h dirc elaps fl-ac gink-b graph grat hura hydr-ac iod iris jac-c kali-c lac-v laur mag-c mag-m mag-s merc nat-c nat-p nit-ac ped peti ph-ac phos plat ran-s rumx sars sil sol-t-ae sul-ac sulph tarent *Thuj* verb zinc
- **alive** after funeral; coming: allox
- **arms** cut off; with: hura
- **churchyard**; finding dead child in a: mag-s
- **dissecting** dead bodies (See Dissecting - dead)
- **embracing**: elaps
- **jumped** from dissecting table: chel
- **knife** into wounds of; digging: elaps
- **mutilated** bodies: hura
- **returning** to life: rumx
- **shroud**; putting dead body in: elaps
- **skin** taken from: mag-s
- **smell** of dead bodies: calc crot-h

DEAD; of the: alum am-c *Anac* ange-s ant-c *Arg-n* Arn Ars ars-i ars-s-f aur aur-ar aur-s bar-act bar-c *Brom* bry calad *Calc* calc-act calc-ar calc-f calc-i *Calc-si* cann-i cann-xyz carbn-s caust cench *Chel* chin-b coca cocc cod con convo-d croc *Crot-h* culx elaps ferr ferr-i goss *Graph* iod iris kali-ar *Kali-c* kali-s kali-sil laur lepi lil-t lipp *Lyc* m-arct **Mag-c** mag-m mag-s *Med* merc-c mur-ac nat-c nat-p nat-s nicc nit-ac nux-v ol-an paull ph-ac *Phos* plat plumbg ran-b ran-s rat rauw rheum saroth sars sil sin-a sin-n spong sul-i *Sulph* **Thuj** verb vip-a zinc
- **children**:
  · **infants**: cench
- **friends**: arg-n cedr coca con ferr nat-c
  · **hanging** by his legs; a dead friend: coca

1680   ▽ extensions | O localizations | ● Künzli dot

Dead **Dreams** **Disgusting**

- **friends**: ...
  • **long** deceased: *Arg-n* cedr coca con ferr nat-c
  • **talking** with deceased friends *(↗talking):* lepi sep thuj
- **menses**, during: goss
- **relatives**: bros-gau caust echi ferr fl-ac kali-c mag-c mag-s rheum sars
- **sleeping** on back, while: arn
  • **left** side, on the: *Thuj*
- **talking** with dead people *(↗friends - talking):* lepi
- **wife**: aran-ix

DEATH: allox alum alum-p alum-sil alumn am-c anac arn ars ars-s-f aur aur-ar aur-br aur-s brom *Calc* calc-f calc-sil camph cann-i carbn-s carc castm chel chin chin-b (non: chinin-ar) cocc (non: coff) coff-t con cortico crot-c crot-h elaps ferr-i fl-ac grat hura hydr-ac kali-ar kali-c kali-chl kali-m kali-n kali-s kali-sil *Lach* luna lyc mag-m mag-s merc-c nat-m nat-s nicc nit-ac paeon plan plat ran-s raph rat rauw rheum rhus-v saroth sil sin-a sol-mm spong *Sulph* tarent thuj ven-m
- **morning**: calc
- **acquaintance**; of: nicc
- **approaching**: coli kali-c kali-chl sil *Sulph* tab
- **brother**, of (See relatives - brother)
- **dying**: am-c cortico
  • **he** has to die: lach nit-ac sil
  • **he** is *(↗Funerals):* am-c arn bov brom camph chel cocc cortico dulc fl-ac gels kali-chl rauw sulph *Thuj*
  : **removal** of the corpse from the house; and orders the rapid: fl-ac rauw
  : **shots** in abdomen; with two: coli
- **family**, in (See relatives)
- **father**; of (See relatives - father)
- **friend**, of a: allox (non: coff) coff-t coli con cortico fl-ac kali-n lach nicc
- **husband**, of her (See relatives - husband)
- **lying** on the left side, while: thuj
- **mother**; of (See relatives - mother)
- **parents** (See relatives - parents)
- **preachers**; of religious: bung-fa
- **relatives**; of: alumn aran-ix *Calc-f* castm chin elaps fl-ac grat levo mag-s mur-ac nicc paeon pitu-a plan plat
  • **brother**; of his: plan
  • **daughter**; of his little: calc-f
  • **father**; of his: alumn mag-s
  : **distant**; being: mag-s
  • **husband**; of her: bung-fa
  • **mother**; of his: chin mag-c mur-ac
  • **parents**; of: castm coli
  • **sister**; of distant: plat
- **teacher**; of her: bung-fa
- **waking**; lasting after: alum

DECLIVITIES *(↗Climbing):* anac

DEFAMATION *(↗Accusations; Accusations - crime; Crime):* mosch

DEPARTURE (See Away - go)

DESERT: sil

DESERTED; of being (See Forsaken)

DESTINATION:
- **reaching** | **unable** *(↗Unsuccessful):* cadm-met

DEVILS: apis arg-met kali-c lac-c nat-c nicc sin-a sin-n

DIARRHEA *(↗Disease):* allox apis psil

DIED; someone (See Death)

DIFFICULTIES *(↗Embarrassment; Failures; Unsuccessful):* **Am-m** anac ant-t **Ars** cann-s caps croc *Graph Mag-c* mag-m mur-ac nat-ar *Phos* plat raph rhus-t
- **bicycle**; while riding a (See Bicycle - difficult)
- **journeys**, on *(↗Missing - train):* am-m bros-gau calc-p mag-s merc mez nat-c
- **work**; in his daily: am-m ars *Bry* nux-v puls *Rhus-t*

DIRT *(↗Disgusting - dirt):* bros-gau kreos prun
- **wading** in dirt: iod

DIRTY:
- **linen**: kali-n *Kreos*
- **roads**: apis
- **table** *(↗Writing - dirty):* prun

DISAGREEABLE (See Unpleasant)

DISAPPOINTMENTS *(↗Exasperation; MIND - Ailments - love):* cann-s echi ign rumx ust

DISASTER *(↗Accidents; Misfortune):* bros-gau sars

DISCONNECTED *(↗Confused):* agar *Arn* cadm-s chel chin cina cinnb coca crot-t equis-h grat guare hir lyc myris phos plan plat *Puls* sil sol-t-ae sulph
- **4 h**, after: plan
- **evening**, while napping: plat
- **closing** eyes; on: lyc
- **drowsiness**; during: guare

DISEASE *(↗Injuries; Sick people; Poisoned):* am-c am-m anac anan apis ars asar bar-c borx both-ax bros-gau bry cadm-met *Calc* calc-act calc-sil castor-eq caust cocc con dros eupi fago graph hep kali-c kali-n kali-s *Kreos* lac-c *Lyc* m-arct mag-c meph nat-m nat-s **Nux-v** peti phos prun rat sarr sil squil sulph sumb syph upa ven-m zinc
- **contagious**: anan sarr
- **family**; in the: peti
- **loathsome** disease: anac
- **own** disease, his: sumb

DISGUSTED; being (See Disgusting)

DISGUSTING *(↗Unpleasant; MIND - Disgust; MIND - Thoughts - disgusting):* alet aloe alumn am-c anac arg-met arist-m borx castn-v chel (non: chin) con eupi inul kali-n *Kreos* lach mag-m mag-s merc mur-ac nat-m (non: nux-m) *Nux-v* phos plan *Puls* rheum sil sulph zinc
- **morning**: inul

Disgusting

- **dirt** (↗*Dirt*): kreos prun
- **dirty** linen (See Dirty - linen)
- **smeared** with excrements (See Excrements - smeared)
- **soiling** himself with excrements: aloe castn-v iod zinc
- **wading** in dirt: iod

DISPUTE:
- **money**; about (See Money - disputing)

DISSECTING:
- **dead** bodies (↗*Autopsies*): cench chel iris ped sang
- **people**: cench

DISTANT THINGS: plb
- **people**: sel
- **things**; strange and distant: fl-ac plat

DISTORTED:
- **everything** is: carl
- **images**: *Graph*

DISTURBING (See Unpleasant)

DOCTORS (= physicians) (↗*Disease; Sick people*): canna mang
- **conversation** with his doctor: mang

DOGS (↗*Animals*): abrot am-c *Arn* calc cere-b cina graph hyos lac-c lyc lyss merc nux-v paull pitu-a puls rumx *Sil Sulph* verat zinc
- **bitten** by dogs; being: calc lyss med merc *Sulph* verat
- **black**: *Arn* puls tub
- **clung** to him; as if many young: lyc
- **frightened** by a black dog: puls
- **mad** dog: abrot rumx
- **killing** a mad dog (See Killing - dog)
- **pursued** by dogs, being (See Pursued - dogs)

DRAGONS: op

DREAMS in general: am-m arn ars bry calc *Chin Graph* lach lyc *Mag-c Nat-m* **Nux-v Phos Puls** *Rhus-t Sil Sulph* thuj

DRINKING (↗*Carousing*): ars dros med nat-m phos
- **impossible**: arist-m

DRIVING:
- **mule**; a (See Mule)

DROWNED, BEING (↗*MIND - Fear - drowned*): ign rumx

DROWNING (↗*Water*): aether alum *Ars-met* bov ign kali-c lyc mag-s merc merc-act merc-i-f nat-s nicc ran-b rauw rumx samb sil tarent verat verat-v zinc
- **boat**, on a foundering (See Boat - foundering)
- **danger** of: bov
- **man** is drowning: sil sol-t-ae
- **mother** is drowning: nicc rauw
- **people** are drowning: lyc mag-s verat
- **someone** trying to open her mouth, and: aether

DRUNKEN people (See People - drunken)

DUELS (↗*Enemies; Fights*): asc-t

Dreams

DYING (See Death - dying)

EARS (↗*Body; parts*):
- **cut** off; having ears: nat-c
- **lump** in right ear; having a (↗*Disease*): cinnb
  • **throat**; and in: cinnb

EARTHQUAKE: lac-f rat sil sil-mar

EATING (↗*Carousing; Food; Banquet*): bros-gau *Iod*
- **canine** flesh: alum
- **human** flesh: sol-t-ae

ECCENTRIC: jac-c

ECSTASY; of: cann-i

EJACULATION (See Amorous - pollutions)

ELEVATOR (See Lift)

EMACIATED; becoming (↗*Body - emaciated; Disease; MIND - Delusions - emaciation*): kreos

EMBARRASSMENT (↗*Difficulties; Unsuccessful; MIND - Ailments - embarrassment*): allox alum *Am-m* anac ant-t *Ars* bell cann-s caps croc graph lyc mag-c mag-m merc-c mur-ac phos plat rhus-t sep
- **dark** spot on her dress from menses: bung-fa
- **slipping** on the floor; after: bung-fa

EMISSION which did not take place: thuj

ENCIRCLED tightly, being: ruta

ENDLESS: sep

ENEMIES (↗*Fights; War; Battles*): arg-met con ptel

ENTERTAINMENT (↗*Balls; Conversations; Dancing*): nat-c

EPIDEMIC; of an (↗*Disease*): anan sarr

EPILEPSY (↗*Disease*): iris-foe mag-c sil

ERECTIONS: kreos

ERRORS (See Mistakes)

ERUPTIONS (↗*Disease*): am-c am-m anac bros-gau castm

EUPHORIC (See Pleasant)

Events

EVENTS: aster crot-t plan
- **contorted**: graph
- **daily**: pert-vc
- **during** weeks and months; as if events transpired in dreams were: sang
- **forgotten**; long: acon am-c anac bov calad cere-b chin ferr-i nat-c sel senec *Sil* spig sulph sumb
- **future**, of (↗*Clairvoyant; MIND - Clairvoyance; MIND - Fear - happen*): **Acon** asaf bov *Cann-i* cortico m-arct mang ph-ac phos (non: rad-met) *Sulph*
- **important**: osm

1682 ▽ extensions | O localizations | ● Künzli dot

Friends

- **dead** (See Dead; of - friends)
- **death** of (See Death - friend)
- **meeting** friends: calc-p
  · **old** friends; meeting (↗*Seeing*): bros-gau
- **old** (↗*Seeing*): ant-c bros-gau ferr rumx
  · **meeting** old friends (See meeting - old)
- **seeing** friends (↗*Seeing*): rumx

FRIGHTFUL (↗*Anxious; Grimaces*): abrot acon adon aeth aether agar agn alco alet all-c all-s alum alumn am-c **Am-m** ammc *Anac* ang **Ant-c** apis *Aran* aran-ix *Arg-met* **Arg-n Arn Ars** ars-i ars-s-f atro **Aur** aur-ar aur-i aur-m aur-s bad *Bapt* bar-c bar-m bar-s *Bell Bism* bol-la **Borx** bov bruc *Bry* bufo cact **Calc** calc-act **Calc-ar** *Calc-f Calc-p Calc-s Calc-sil Camph* cann-i *Cann-s* carb-an **Carb-v** carbn-s *Carl* casc castm caust *Cench Cham Chel Chin* chinin-ar chinin-s *Chlol* cimic **Cina** clem **Cocc** cod coff *Colch* coloc **Con** cop corn *Croc* **Crot-c** crot-h *Cycl* dig digin digox dios dor dros dulc elaps *Erig Eup-pur* euphr fl-ac **Graph** grat guaj ham hep hyd hydr *Hyos* hyper iber ign indg ip iris jac-c jug-c jug-r **Kali-ar** kali-bi **Kali-br Kali-c** kali-cy *Kali-i* kali-m kali-n kali-p *Kali-s Kali-sil* kalm kiss kreos lach *Laur* led lil-s lil-t **Lyc** lyss *Mag-c Mag-m* mag-s manc mand mang *Med* **Merc** merc-c merc-i-f merc-i-r merc-sul mez mit morph mosch mur-ac myric naja *Nat-ar Nat-c* **Nat-m** nat-p *Nat-s* nat-sil **Nicc** *Nit-ac* nux-m *Nux-v* op ox-ac paeon petr ph-ac phel *Phos* phys pitu-a plan plat plb psil *Psor* ptel **Puls** *Pyrog Ran-b Ran-s* rat rhus-t sabad sang sarr sars scroph-n scut sec sep serp **Sil** sin-n sol-ni spig *Spong* stann staph stram stront-c sul-ac *Sulph* tab thea thuj til ust verat verat-v verb wildb *Zinc* zinc-p zing
- **morning**: *Con* ign
- **afternoon**: ign
- **night**:
  · **midnight**: all-s
  : **after**: dor ph-ac plan stront-c
- **alone**, when: kali-c
- **alternating** with | **Head**; pain in (See HEAD - Pain - alternating - frightful)
- **closing** eyes, on: chin
- **falling** asleep, on: chin
- **true** | **waking**; seeming true after: cina nat-m
- **waking** him (↗*SLEE - Waking - dreams*): bell corn dicha *Erig Meph Sulph*

FROG: allox
- **bed**; in: allox

FRUITS: castor-eq jac-c mag-s

FUNERALS (↗*Death - dying - he is; Graves; Coffins*): allox alum ange-s bart brom *Chel* form hura lach mag-c nat-c nicc rat
- **corpse** coming alive:
  · **after** a funeral: allox
  · **before** funeral: allox
- **own** funeral; his: lach
  · **alive**; being buried (See Buried - alive)
  · **knell**; his own funeral: aether

Dreams

GARDENS: com nat-s phel

GARMENT, made the previous day: aeth

GHOSTS: aesc alum am-c *Arg-n* asc-t atro bell bov *Camph Carb-v* carbn-s cham cina convo-d *Crot-c* eupi *Graph* ign *Kali-c* kali-s kali-sil lach mag-s manc *Med* nat-c nat-m nat-sil op paeon puls sars sep *Sil* spig *Sulph*
- **black**: ars cerv
- **chest**; sitting on: paeon
- **fighting** with ghosts: sars sep sil
- **miserable** phantoms: bell
- **pursued** by ghosts; being (See Pursued - ghosts)
- **white**: sars

GIANTS: bell lyc
- **pursued** by giants, being: bell

GIRL:
- **beautiful** girls; of (↗*Beautiful*): caust
- **being** a: apis

GLOOMY: plan

GLORIFICATION OF ONESELF: saroth

GOD; of (↗*Religious*):
- **repudiating** him: hyper

GOOSE (See Birds - geese)

GRAVES (↗*Funerals; Coffins; Churchyard*): anac *Arn* hura iris mag-c ptel
- **falling** into a grave: iris
- **living** in tombs: hura
- **putting** tapers on tombs: hura
- **rising** from their graves; armies (See Armies - rising)
- **thrown** into a grave, being: mag-c

GREAT LEAPS (See Jumping - leaps)

GREATNESS: bufo

GRIEF (↗*Cares*): arn *Ars* carl lyc mag-s stront-c

GRIMACES, horrible (↗*Frightful*): op

GROTESQUE (↗*Comical*): lil-t

GROWING things: kreos

GUILT (↗*Crime; Mortification*): asar bros-gau

GUNNING (See Hunting)

GYMNASTIC exercises; he is performing: bell

Hands

HAIR (↗*Body; parts*):
- **cut**; having hair:
  · **occiput**: cob
- **dress** the hair of the company; obliged to: mag-c
- **falling** out (↗*Disease*): mag-c

HANDICAPPED people (See Disabled)

HANDS (↗*Body; parts*):
- **burning** hands by washing (↗*Disease*): mag-m
- **cut** to pieces, being: sol-t-ae

Hands — Dreams — Insects

- **losing** control over her hands: bung-fa
- **HAPPEN** to him, everything is going to: arg-n
- **HAPPY**: mang sphing sulph
- **HARASSING** (↗ *Cares; Exhausting)*: thuj
- **HEAD** (↗ *Body; parts)*:
  - **comical** heads; seeing: glon
  - **cut** off (↗ *Cutting)*: hura nicc
  - **picking** up small heads: jac-c
  - **upper** part of his head is torn away: lil-t
- **HEADACHE**; about (↗ *Disease)*: pip-m   polyg-h polyg-pe
  - **before** the headache appears (↗ *SLEE - Dreaming - followed - head)*: celt
  - ○**Temples**; in: lyc
- **HEARING** talking: stram
- **HEAVY**: acon arn ars bell calc chin dig dulc elaps lach laur m-ambo mag-c mang nat-m *Nux-v Ph-ac Phos* pic-ac plb polyg-h sars sec sil sul-ac tab *Thuj*
- **HELD**:
  - **finger**; held by (See Seized)
  - **hand**; tightly held by: am-m
- **HELPING**:
  - **friends**; his: bung-fa
  - **people**: sabad
  - **shrieking** for help (See Shrieking - help)
- **HELPLESS** feeling: allox *Pycnop-sa*
- **HEMOPTYSIS**: hep meph phos
- **HEMORRHAGE** (↗ *Disease)*: phos sol-t-ae
- **HICCOUGH**; constant: pert-vc
  - **relieve** it; not able to: pert-vc
- **HIGH** places: all-c anac brom bros-gau chin cortico laur lyss macro
  - **falling** from (See Falling - height)
- **HISTORIC** (↗ *Events - past)*: acon am-c ant-t brom caust *Cham* cic croc graph hell hyos *M-ambo* m-arct *Mag-c* merc *Phos* sel *Sil* stram
- **HOLES**:
  - **legs**; in: lac-lup
- **HOME** (↗ *House; Household)*: lach mur-ac
- **HOMELESS**:
  - **being** homeless: bros-gau
- **HOMESICKNESS**: *Glon*
- **HORRIBLE**: adon ant-c *Arg-n Aur* bapt *Bell Cact* calc cann-i castm *Cham Chin* chlol *Colch* eupi graph *Hyos* kali-br kali-c *Lil-t* lyc *Merc-c* nux-v op phos psor puls ran-s *Rhus-t* sec sep sil stram *Sulph* thea *Zinc-m*
- **HORSES** (↗ *Animals)*: alum am-c am-m asc-t atro crot-c hyper indg m-aust mag-m mag-s merc merl phos senec sul-ac tarent ther zinc
  - **bitten** by a horse; being:
    • **arm**; in the: am-m

- **Horses** – **bitten** by a horse; being: ...
  • **ferocious** black horse; by: phos
  - **changing** into dogs: zinc
  - **drowning**: crot-c (non: crot-h)
  - **falling** from horse: tarent
  - **kicking**: *Mag-s*
  - **pursuing** him: allox alum
  - **riding**: nat-c ther
  - **running**: atro indg lipp
  - **theft** of a horse: aether rumx
  - **ugly**: (non: merc) merl phos
  - **wounded** by: mag-s
- **HOUSE** (↗ *Buildings; Home)*:
  - **built**; houses being: hura myris
  - **upper** stories first: myris
  - **old**: bung-fa
- **HOUSEHOLD** (↗ *Home; Shopping)*: bell *Bry*
- **HUMILIATION** (↗ *Mortification; Shameful)*: alum am-c arn *Asar* bros-gau con ign led mag-m mosch mur-ac *Sil* staph
- **HUNG**; being:
  - **genitals**; by: bros-gau
  - **himself**: am-m bros-gau
  - **persons**: bros-gau merc-sul
- **HUNGER** (↗ *Famine)*: *Arg-n* bry calc ign
- **HUNTING**: hura hyper junc-e merc-i-r verat
- **HURRY** (↗ *Busy)*: coca merc-c nux-v
  - **perform** some labor; to: rhus-t
- **HYDROPHOBIA** (See Fear - water; Rabies)
- **ILL-TREATMENT** (↗ *Violence; Cruelty; Mutilation)*: ambr dros
- **ILLUMINATIONS**: crot-c
- **IMPRESSIVE**: acon arn camph carb-an graph ign lach nux-v puls sabin thuj
- **IMPRISONMENT** (↗ *Prisoner - being)*: bov cerv
- **INDECENT BEHAVIOR** of men and women: cench
- **INDIANS**, being among: jug-c
- **INDUSTRIOUS**: apis arn bry echi puls rhus-t
- **INJURIES** (↗ *Disease; Wounded)*: allox am-m ant-c cench chel chin cortico *Mag-s* nat-s nicc phos sumb
  - **machinery**, by: cortico
  - **self-inflicted**: nicc
- **INSANE** (↗ *MIND - Insanity)*:
  - **becoming** insane (↗ *Disease)*: aloe ferr-p
    • **man** becomes insane: (non: apis)
  - **being** insane: aloe apis
    • **man**; a: (non: apis)
- **INSECTS** (↗ *Animals; Vermin; Lice)*: arg-n hist phos sarr (non: sphing) spig
  - **crawling**: bros-gau
  - **cut** out of his heel; had to be: arg-n
  - **heel**; burrowing in his: arg-n

1686   ▽ extensions | ○ localizations | ● Künzli dot

Insects

- **stinging** (See Stung)

INSULTS (↗*Abused sexually; Abused; being; Quarrels*): asar mosch nat-s tarent

INSURRECTIONS (↗*Revolution; Riot*): ped

INTELLECTUAL (↗*Scientific*): all-s anac ars bufo-s carb-ac carb-an cham cinnb coloc ferr fl-ac guaj ign ind kali-n lyc m-arct nat-p phos sabin *Senec* sil thuj ust
- **morning**: ign
- **night** | **midnight**, after: mag-c

INTIMIDATING; of: con

INTRIGUES: bros-gau lach

INTRUDERS (See Robbers)

INVADERS; of (See Robbers)

INVENTION, full of: apis kali-n lach sabin

JAWS (↗*Body; parts*):
- **broken** (↗*Disease*): rauw
- **piece** of the jaw becoming loose and easily coming out; a: coca

JET AIRPLANE (See Airplanes)

JOB (See Work)

JOKE, relating a: coca

JOURNEYS (↗*Country - foreign*): am-c am-m anan *Apis* bart brom bros-gau bufo calc-f *Calc-p* Carb-ac carc chel (non: chin) chin-b cortico *Crot-h* elaps hura hydr hyper ind indg **Kali-n** lac-c lac-d *Lach* linu-c *Mag-c* mag-m mag-s merc merc-c merc-i-r mez *Nat-c* nat-m *Op* pip-m psor rauw *Rhus-t* sang sel *Sil* sin-a ther *Tub*
- **car**; by (See Driving)
- **difficulties**; with (See Difficulties - journeys)
- **horseback**, on: nat-c ther
- **long**: nat-m
- **preparing**: cortico
- **railroad**, by (See train)
- **train** (↗*Train*): apis cortico
- **water**, by (↗*Sailing; Water*): alum chin-b nat-s sang valer

JOYOUS (↗*Comical; Ludicrous; Pleasant*): ant-t ars asaf caust coff croc dig dros grat lach laur m-ambo mag-c mag-m mez mur-ac *Op* palo ph-ac phos squil sulph

JUMPING: verat
- **leaps**; great: apis
- **air**; like a bird through the: apis
- **water** (↗*Water*):
  - **he** is jumping into: tarent
  - **men** jumping into: mag-s

KILLED; being (See Murdered - being)

KILLING (↗*Murder; Murdering*): castm
- **dog**; a mad: rumx
- **father**, her (↗*MIND - Ailments - quarrelling - father*): castm

Dreams

Killing: ...
- **friend**, a: allox
  - **knife**; with a: allox

KNEE (↗*Disease*):
- **pain** in: zinc
- **swollen**: *Cocc*

KNELL (See Funerals - own - knell)

KNIVES (↗*Cut being; Stabbed*): am-m coff guaj lach nat-c

LABORIOUS (See Industrious)

LARYNX (↗*Body; parts*):
- **constricted**; being gradually: kali-c

LASCIVIOUS (↗*Amorous*): arg-n ars *Cann-i* canth *Cob Dios* grat ham *Hyos* ign nat-m nit-ac op orig ph-ac *Phos* sal-n sil *Staph* thuj ust verat-v

LATIN; SPEAKING: lyss

LAUGHED AT; being: bung-fa

LAUGHING (↗*Comical; Ludicrous*): alum caust coca croc hyos kreos lyc

LAWSUITS: sep

LECTURE: bros-gau

LEG (↗*Body; parts*):
- **amputation** (See Amputation - leg)

LEPER; being a (↗*Disease*): paull

LETHARGY (↗*Disease*): graph op

LICE (↗*Insects; Vermin*): am-c chel gamb mur-ac *Nux-v* ped phos

LIGHTNING (↗*Thunderstorm*): *Arn* euphr phel spig
- **struck** by lightning, being: *Arn*
  - **shoulder** is; his: spig

LIMBS (↗*Body; parts*):
- **broken** (↗*Disease*): cimic

LIONS (↗*Animals*):
- **being** a lion: phys
- **bite**; which do not: crot-c

LONG: *Acon* bry calc chin *Coff* euph *Ign* naja nat-c puls spig tarent thuj
- **object**, the same (↗*Persistent*): petr spig
- **weeks** and months duration; events in her dreams were not for hours, but forsang

LOOKING:
- **someone**; for (See Searching - someone)

LOOTING (See Plundering)

LOSS (↗*Misfortune*):
- **disheartening** (↗*Misfortune*): Meph

Lost

LOST; being: sep
- **forest**; in a: am-m ind mag-c mag-m mag-s sep

All author references are available on the CD   1687

| Lost | Dreams | Mortification |

- **home**, at: mag-c
- **mountains**, in the (↗*Astray*): ind

LOTTERY: mag-c nat-s

LUCID: acon fl-ac
- **revealing** a perplexed situation when waking (↗*Complicated*): acon

LUDICROUS (↗*Comical; Joyous; Laughing*): bell cod glon grat iber jug-c lach merc-c merc-i-r mez mygal phos sedi sol-t-ae *Sulph*
- **lying** while:
  · **back**; on: *Arn*
  · **left** side, on: sep

LYING (↗*Bed - small*):
- **bed** with another person; in (See People - bed)
- **under** him; someone is lying: nit-ac

MAGIC: sol-t-ae

MAN (See Men)

MANY (↗*SLEE - Dreaming*): abrot acon aconin agar agn alco all-c **Alum** Am-c Am-m ambr aml-ns ammc anac ang ant-c ant-s-aur ant-t *Apis* arg-met arg-n arist-m *Arn* Ars asaf asar asc-t astac atro aur bals-p bapt bar-c bart **Bell** benz-ac berb bism bol-la bond borx both-a bov brach brom **Bry** bufo-s cact caj calad **Calc** calc-caust calc-f calc-p camph cann-i cann-s canth caps carb-ac carb-an *Carb-v* carbn-s card-m carl casc castor-eq *Caust* celt *Cham* chel **Chin** chinin-s chr-ac cic cimic cina cinnb clem cob coc-c coca cocc cod coff coff-t colch *Coloc* com **Con** cor-r cori-r cortico cortiso croc crot-t culx cund cupr cupr-act *Cycl* dig digin digox dios dirc dros dulc equis-h euph euphr eupi fago *Ferr* ferr-i ferr-p fl-ac form franz gal-ac gamb gast gels gins glon *Gran* **Graph** grat guaj hall ham *Hell* **Hep** hipp hydr hyos hyosin hypo *Ign* ind iod ip jab jal jug-r kali-bi kali-br **Kali-c** kali-cy kali-n kali-s kiss **Kreos** lac-ac *Lach* lact laur led lil-t lob lob-c **Lyc** lycps-v *M-ambo* **M-arct** m-aust *Mag-c* mag-m mag-s *Mang* menis meny meph *Merc* merc-i-r merc-sul merl *Mez* mosch mur-ac myric naja nat-ar nat-c *Nat-m* nat-p *Nat-s* nicc **Nit-ac** nux-m **Nux-v** olnd op ox-ac paeon *Par* peti petr **Ph-ac Phos** phys pic-ac pimp pip-m plan plat plb polyg-h prun psor ptel **Puls** puls-n ran-b ran-s rheum *Rhod* rhus-g *Rhus-t* rhus-v ruta sabad sabin samb sars sec sel senec seneg *Sep* **Sil** sin-n sol-ni solin spig *Spong* squil *Stann* **Staph** stram stront-c sul-ac **Sulph** sumb tab tarax tarent *Ter* teucr ther thuj tril-c (non: tril-p) **Tub** tus-p valer verat verat-v verb viol-t visc wies wildb *Zinc* zing
- **alternating** with | **Head**; pain in (See HEAD - Pain - alternating - dreams)
- **children**, in: valer
- **crowding** one upon another: kali-c sep *Sil* thuj

MARRIAGES (See Wedding)

MASKS: kali-c mag-c ran-r

MEADOW: murx

MEAT:
- **mouth**; thrust into: alum

MEMORY:
- **weakness** of memory | **person** with whom she is talking on the phone; does not recollect knowing thebung-fa

MEN: frax nicc *Puls*
- **following** to violate her: *Cench* kali-n kreos
- **green**: sol-t-ae
- **huge** and strong man; a: bung-fa
  · **controlling** her; was: bung-fa
- **naked**: cench eupi *Puls*
- **running** after men; he is (See Running - men)

MENSES:
- **having** her menses: bung-fa
- **reappearing**: lam laur

MENTAL EXERTION (↗*Excelling - mental; Reflecting; Work*): *Acon* alum ambr *Anac* **Arn** Ars aur bell berb *Bry* calc-p camph carb-an cham *Chin* cic clem coff coloc dulc *Graph* **Ign** iod kali-n *Lach* laur led m-ambo m-arct m-aust mosch mur-ac *Nat-m* nux-v *Olnd* op par *Ph-ac Phos* plb **Puls●** *Rhus-t Sabad* sabin sars sec spong staph *Sulph* teucr *Thuj Viol-t* zinc zinc-p

MERRY: asaf op

MICE: colch mag-s sep
- **yellow**: mag-s

MISCARRIAGE (↗*Disease*): m-arct

MISFORTUNE (↗*Accidents; Disaster; Events - unfortunate*): alum *Am-m* anac ant-c *Arn Ars* ars-s-f aur-m bar-c bar-m bar-s *Bell* cann-s carb-an *Cham Chin* chinin-ar clem cocc croc *Graph* guaj ign iod *Kali-ar* kali-bi *Kali-c* kali-m kali-n kali-p kali-s kreos laur led **Lyc** mag-c mag-m mang *Merc* mur-ac nat-s nicc **Nux-v** op petr ph-ac *Phos* **Puls** ran-b rhus-t rhus-v sars sel spong stann staph *Sul-ac Sulph* tarent **Thuj** tub verat verb zinc-p

MISSING | **train**; the(↗*Difficulties - journeys; Unsuccessful*): lac-c lac-d

MISTAKES; of making (↗*Failures*): am-m

MONEY: alum bros-gau *Cycl* mag-c mag-m phos puls zinc zinc-o
- **counterfeit**: zinc-o
- **disputing** about money: (non: chin) chin-b
- **gold**, of: *Cycl* puls
- **receiving**: mag-c

MONKEY: bung-fa
- **cross** a lake; wants to: bros-gau

MONSTERS: aloe hydr

MONSTROUS: arg-n

MORTIFICATION (↗*Guilt; Humiliation*): asar bac ign mosch rheum sil staph tub

Mother

MOTHER (↗Family):
- **dead** mother appearing: mag-s
- **ill**; being (↗Disease): castor-eq

MOTION; of: lyc

MOUTH (↗Body; parts):
- **blow** on the mouth; receiving a (↗Beaten): menth-pu
- **chain** across mouth; being bound with a: bapt

MOWING people (See People - mowing)

MUDDY water (See Water - muddy)

MULE, driving a: (non: chin-b) (non: cinch)

MURDER (↗Accusations - crime; Killing): am-m Arn aur-s bell Brom calad calc calc-sil carb-an carc castm chel crot-h guaj hura ign kali-i kali-s kalm kiss Kreos lach lact led lyc M-arct Mag-m Mand Merc Merc-c Naja Nat-ar Nat-c Nat-m nat-sil nicc ol-an Petr puls rhus-t rhus-v rumx sanic saroth sedi sel sep Sil sol-a spong Staph sulph thuj ven-m verb zinc
- **arrested** for murder (See Arrested - murder)

MURDERED:
- **being** (↗Poisoned): am-m chel guaj ign kali-i Lach lact lyc mag-m merc merc-act merc-c phos rauw sil xan zinc
- **men**, murdered: rumx

MURDERING (↗Killing):
- **boys** and girls: thea
- **father**, her (↗MIND - Ailments - quarrelling - father): castm

MUSCLES (↗Body; parts):
- **pierced** with arrows (See Arrows - piercing)

MUSHROOMS | **colorful**: psil

MUSIC: mag-s sarr

MUTILATION (↗Cruelty; Ill-treatment; Body - mutilated): ant-c arn con hura m-arct mag-c mag-m merc Nux-v
- **dead** bodies; mutilated (See Dead bodies - mutilated)
- **others**; of (See Cutting - others)

NAKED people: cench
- **husband**; her: bung-fa
- **caressed** at the genitals by a lady doctor; being: bung-fa

NAKEDNESS: cench erech kali-p rumx

NATIVE COUNTRY (See Country - native)

NAUSEA (↗Disease): Arg-met

NEGLECTED being: bung-fa

NIGHTMARES (↗Anxious; SLEE - Anxious; MIND - Fear - terror - night): achy Acon aether aloe Alum Alum-sil alumn Am-c am-m ambr ammc ange-s ant-t arg-n arn ars ars-i ars-s-f arum-t asar aur Aur-br aur-s aur-s Bapt bar-c bell berb Borx Bry bufo cadm-s Calc calc- calc-sil Camph Cann-i canth carb-an carb-v carc Carl castm cench Cham chel Chin chinin-s chlol chlorpr cina Cinnb clem colch Con cot Crot-t Cycl cypr daph (non: dig) digin dulc elaps Ferr ferr-i ferr-p

Dreams

Nightmares: ... gels gink-b Guaj heli-n hep hir hydr-ac hydroph hyos ign ind Iod iris kali-ar kali-bi Kali-br kali-c kali-chl Kali-i kali-n kali-p kali-s kali-sil kres lach lact laur Led lob lyc m-ambo mag-c mag-m mag-s mang meph merc Merc-c merc-i-f mez murx naja nat-ar Nat-c nat-m nat-p nat-s nat-sil Nit-ac nitro-o Nux-v op osm Paeon pariet ph-ac phos pic-ac plb ptel puls Pycnop-sa rhod rhus-t ruta sars scut sec sep Sil sol-ni stram streptoc sul-ac sul-i **Sulph** tab tell ter thea thiop thuj tub valer Zinc
- **morning**: phos
- **afternoon**: mez
- **night**:
  · **midnight**: merc-act mez
  : **before**: cycl kali-c
  : **after**: cinnb Mez
  : **4 h**: kali-bi
- **amorous** dreams, during: nit-ac
- **children**, in: achy borx calc kali-p Stram
  · **behavior** problems; with (See MIND - Behavior - children - nightmares)
- **falling** asleep, on: am-c Cann-i cycl digin gels nit-ac ter
- **lying** on the back: card-m guaj ind ptel **Sulph**
- **menses**:
  · **after**: sul-ac thuj
  · **before**: sul-ac
  · **end** of; at: sul-ac
- **moon**; at full: nat-c
- **periodical**:
  · **night** | **sleep**; on going to: cann-i
- **waking**, on: ptel

NO DREAMS (See Unremembered)

NOISE: atro cere-b lyc stann

NONE (See Unremembered)

NOSE:
- **discharge** from nose:
  · **watery**: ped
- **pulling** him by his nose; somebody: nat-c

NOSTALGIC: bros-gau

OBJECTS (See Things)

OBSCENE: bros-gau cob-n x-ray

OCCURRENCES in the next room (See Events - room)

ODORS (See Smelling)

ORGASM; with (See Amorous - orgasm)

OXEN:
- **pursuing** him; are (See Pursued - ox)
- **putrid**: hura

Pain

PAIN (↗Disease; Suffering): asar bry carbn-h cocc lyc Med

Pain

- **abdomen** (See Abdomen - pain)
- **arm** (See Arm - pain)
- **knees** (See Knee - pain)
- **maxillary** joint (See Maxillary - pain)
- **temples** (See Headache - temples)

PALPITATION of the heart: merc

PARTIES (↗ *Picnics; MIND - Amusement - desire*): bros-gau crot-c hura nat-c pert-vc phel pip-m
- **forgot** to offer drink to his best friend; where he: pert-vc
- **pleasure**; of: bros-gau

PASSION, outburst of: mag-c

PAST (See Events - past)

PEACEFUL (↗ *Pleasant*): nux-m spig

PEEVISH: mang nat-m

PENIS (↗ *Body; parts*):
- **breaking** off: kali-n
- **glans** penis breaking off: kreos
- **prepuce** sloughed off: linu-c

PEOPLE: apis ars-h aster bell bros-gau calc-ar coc-c Equis-h gels merc nat-m Puls pycnop-sa
- **another** person lying in bed with him (See bed)
- **assembled** (See crowd)
- **bathing**, are (↗ *Swimming*): chin-b
- **bed** with him; another person is lying in: petr
- **companies**: canth phel
- **crowds** of: apis ars-h canth cere-b **Equis-h** phel
- **dear** to him, vivid dreams, two nights in succession: nat-m
- **deformed** people: m-arct
- **drunken**: cench
- **loved** by him: bros-gau
- **many** people; she is occupied with: bell
- **mowing**: glon
- **parties** (See Parties)
- **picnics** (See Picnics)
- **same** people; with the: bros-gau
- **seen** for years; people not: calc-ar
- **window**; people are before the (See Window - people)

PERSISTENT (↗ *Continuation; Continuous; Long - object*): *Acon* agav-t anac ant-t arn asaf bar-c *Bry* Calc Chin coff euph graph **Ign** lach m-aust merc mosch Nat-c nat-m nat-s Phos plat Puls sabin sep sil spig staph zinc
- **fixed** ideas in dreams: acon ign puls stann

PERSONS (See People)

PHYSICIAN (See Doctors)

PICNICS (↗ *Eating; Parties*): nat-s

PINCHED at back and breast, being (See Back - pinched)

PINS, swallowing: merc

Dreams

PLACES:
- **high** places (See High)
- **public**: equis-h lyc merc-i-r
  - **changing** often (↗ *Changing - places*): all-s led lyc
  - **new** (See New)

PLAYING:
- **baseball** (See Baseball)

PLEASANT (↗ *Joyous; Peaceful; Wonderful*): acon aether agar agn all-c alum alum-sil am-c am-m ambr Ant-c ant-t *Arn* ars asaf atro *Aur* aur-s bar-c bar-m bell bism borx bov bry **Calc** cann-i cann-s canth *Carb-an* carb-v caust cench cham chel chin cic cinnb clem cocc cod *Coff* coloc com *Con* Croc cycl dig dros erig eug euph fago gins *Graph* grat hell hura hyos ign *Kali-c* kali-cy kali-i kali-m kali-n kali-p kreos *Lach* laur led lyc *M-ambo* m-arct *Mag-c* mag-m mag-s manc mang menis meny merc mez morph mur-ac nat-ar **Nat-c** Nat-m Nat-p nat-s nat-sil nicc nit-ac nitro-o nux-m Nux-v ol-an olnd **Op** ox-ac par ped petr *Ph-ac* phel Phos phys Plat plb **Puls** ran-b rhod *Sabad* samb saroth sars senec **Sep** *Sil* spig spong squil stann **Staph** stram stront-c *Sulph* sumb tarax tarent tep *Teucr* thuj valer verat **Viol-t** zinc zing
- **afternoon**: mez
- **evening**: zing
- **night**:
  - **midnight**:
    - after | 2 h; after: tarent
    - before midnight pleasant, after midnight frightful: ph-ac
- **laughter**; provoking: bell

POETIC: bufo-s lach nat-m til

POISON; of (↗ *Animals - poisonous*): kreos
- **taken** poison; having (↗ *Animals - poisonous*): Kreos

POISONED, being (↗ *Animals - poisonous; Disease; Murdered - being*): chr-ac kali-bi kali-n *Kreos* nat-m oci
- **herself**; by: kali-n

POLICE: frax
- **pursued** by (See Pursued - police)

POLITICAL: asc-t

PRAYING (↗ *Churches; Religious*): ars-h bung-fa pip-m

PREACHING (↗ *Churches; Religious*): allox anac ant-t

PRECIPICE (See Abyss)

PREGNANT:
- **being**: lyc pic-ac

PRISONER:
- **being** taken a (↗ *Imprisonment*): allox nat-m
- **release** of prisoners: hura

PROFOUND: saroth

Projects

PROJECTS: anac bufo camph rhus-t
- **coming** true in the dreams: rhus-t
- **mixed** up with the projects he had made: anac

1690   ▽ extensions | ○ localizations | ● Künzli dot

PROPHETIC (*Clairvoyant; MIND - Clairvoyance; MIND - Fear - happen)*: **Acon** asaf bov *Cann-i* cortico m-arct mang ph-ac phos ptel pycnop-sa rad-br *Sulph*
- **death**; prophesying: kali-c kali-chl

PROTECTED; being | **not** being protected from harm: bung-fa

PROVING a remedy: merc-i-f pip-m

PROVOKED, being (*Quarrels)*: verat-v

PRUDE, being: **Tub**

PUNISHMENT | **dismissed** from work: bros-gau

PURCHASE, making (See Shopping)

PURSUED, being (*Fleeing; Running)*: allox anac arg-met atro bell hir hydr kreos lyc mag-m mag-s nux-m nux-v ped ph-ac pycnop-sa sep *Sil Sulph* verat *Zinc*
- **animals**; by: allox alum cench eupi hipp ind nux-v sil *Sulph* tarent tet verat
  • **wild**: allox alum cench eupi hipp hydr ind led nux-v sil *Sulph* tarent tet verat
- **bulls**, by: ind tarent
  • **mad**: ind
- **cats**; by: *Nux-v* sil verat
- **crocodiles**, by: sedi
- **dogs**; by: *Nux-v* sil verat
- **enemies**, by (*Enemies)*: con
- **ghosts**, by: sil
- **giants**, by: bell
- **horses**, by: allox alum
- **man**; by a:
  • **violate** her; to: *Cench* kali-n kreos
- **ox**; by an: eupi hipp (non: manc) tet
- **police**; by: bros-gau mag-m
- **robbers**, by: mag-m
- **run** backwards, must: sep
- **soldiers**, by: mag-s

PYTHON (See Snakes - python)

QUARRELS (*Vexatious; Anger; Fights)*: alum alum-sil am-c am-m anan ant-c apis aran-ix *Arn* ars aur aza *Bapt* bar-c *Bell* brom *Bry* calc calc-act canth carl castm *Caust* cham chin con *Crot-h* culx echi ferr-p guaj guare hep hydr indg kali-c *Kali-n* lyc m-aust *Mag-c* mag-s *Merc* mosch nat-c nat-m nat-s nicc nit-ac **Nux-v** op oxyg oxyt paeon ph-ac *Phos* plat *Puls* raph rat rheum sabin *Sel* sep sil spig *Stann* staph *Stram* tarax verat zinc
- **dead** persons; with: cedr kali-c
- **father**; with his (*MIND - Ailments - quarrelling - father)*: crot-h
- **happy** conversation with another person; quarrel changing into: ferr-p
- **money**, about (See Money - disputing)

RABIES (*Disease)*: anan

RAINBOWS: coff-t

RAPE: *Cench* kreos petr sep

Rape: ...
- **pursued** for rape; being (See Pursued - man - violate)
- **threats** of rape: cench sep

RASH; body covered with (*Disease)*: am-m

RATS (*Animals)*: allox sep
- **bed**; in: allox
- **creeping** under the clothes: menis

READ previous day; of what he had: bry

READING:
- **about**: pert-vc
- **walking** up and down in his room and reading (See Walking - reading)

READY; he is not (See Failures)

RECALLING things (See Events - forgotten)

RECONCILIATION (*Quarrels)*: mang

REFLECTING during dreams (*Mental)*: acon anac arn bry camph carb-an graph *Ign* lach m-arct m-aust *Nux-v* puls rhus-t sabad sabin thuj

REGIONS, beautiful (*Country - beautiful)*: ol-an rumx

RELATIVES (*Family)*: bros-gau merc-i-r oci
- **dead** relatives (See Dead; of - relatives)
- **death** of relatives (See Death - relatives)

RELIGIOUS (*Churches; Remorse; Praying)*: sol-t-ae

REMEMBERED: ammc bell brom bry cann-s carb-v carl casc caust cham clem cob-n con fl-ac franz gins glon graph indg lyc mag-c mag-s mang mez *Nat-m Nuph* nux-v pall phos plat sin-a *Sulph* tarent
- **morning**, which was very unusual to him; in the: nat-m
- **cannot** be remembered (See Unremembered)

REMORSE (*Religious; Reproaches)*: aether arn ars bros-gau elaps fl-ac hyper lach led nat-c nat-m sanic

REMOVING; anxious dreams about: merc-i-r

REPEATING: *Arn* cere-b eupi ign nat-m petr

REPENTANCE (See Remorse)

REPROACHES himself (*Remorse)*: nat-m

RESCUING; he is | **children**; he is rescuing (See Children - rescuing)

RESPIRATORY complaints; with: cinnb ign kali-chl thuj

RESPONSIBILITY (*Children - responsibility)*:
- **children**; for (See Children - responsibility)

RESTLESS: agav-t ambr anac ange-s arg-n *Ars* brom bry calad calc calc-caust carb-v carbn-s carl caste cham cic *Clem* colch coli esp-g euph graph indg *Iod* jug-r *Kali-c* kali-n *Led* lith-c lyc mez mosch mur-ac nat-c nat-m nid nux-v *Olnd* op par ph-ac phos psor ptel sabad *Sil* stann staph *Sulph* tab teucr thuj *Viol-t* visc zinc

RESURRECTION: allox
REVEALING a perplexed situation when waking: acon
REVENGE: lach
REVOLUTION (↗*Insurrections; Riots*): hura merc
RIDICULOUS (See Humiliation; Ludicrous)
RIDING: nat-c ther
- **carriage**; in a: bell indg nat-s
RIOTS (↗*Insurrections; Revolution*): bry con guaj indg kali-c lyc merc nat-c nat-m phos puls stann
RISEN AND DRESSED, having: sumb
ROAMING over fields (↗*Walking; Wandering*): **Rhus-t**
ROBBERS: allox **Alum** alum-p *Arn Aur* aur-s bell bros-gau calc-p camph carb-v castm cench ferr-i jac-c *Kali-c* kali-s lil-s **Mag-c** mag-m mag-s *Merc* merc-c nat-c **Nat-m** petr phel phos plb psil psor ptel rumx *Sanic* sel *Sil* sin-n verat *Zinc*
- **detecting** robbers: merc-i-r
- **father's** house; in his: mag-s
- **fighting** with robbers (↗*Fights - robbers*): allox ferr-i jac-c mag-c nat-c psil sil
- **menses**, during: *Nat-m*
- **pursuing** her (See Pursued - robbers)
- **sleep**, until the house is searched; and cannot: Nat-m sanic
ROMANTIC: am-c bung-fa
ROOMS:
- **many**: pall
ROUSING the patient (↗*SLEE - Waking - dreams*): *Acon* agar am-c *Am-m* aml-ns ant-c *Ant-t* arg-met *Arn Ars* atro aur bad bar-c *Bell Bov* bry calad *Calc* calc-f cann-s carb-v carc casc *Cham Chin Cina* cinnb clem cob coca colch coloc con corn cupr cycl dicha *Dig* dros dulc *Erig* euph *Ferr-ma* gran graph grat *Hep* hyos hyper *Ign* indg ip *Kali-c Kali-chl Kali-i* kali-n kreos *Lach* lam laur led lyc lycpr lyss *M-arct* m-aust mag-c *Mag-s Mang Meph Merc Mez* mosch mur-ac murx *Nat-c* nat-m *Nat-s Nicc* nit-ac *Nux-v* olnd *Op* par *Petr Ph-ac* phos plan plat puls rat rhus-t ruta sabad *Sabin* sars *Sep* sil *Spig* spong stann staph *Stront-c* **Sulph** tab *Teucr Thuj* verat verb *Zinc*
- **daytime**, while sitting: acon
- **morning**: lyc
- **6 h**: rhus-t
- **forenoon** | **sitting**; while: ant-t
- **evening**: sulph
- **night**:
  - **midnight**: fl-ac zinc
  - **after**: mez
- **lying** down; after: acon
- **ejaculation**; dream of coition, after awaking sensation as after an: am-c
- **frequently**: cina euphr lyc nat-m stront-c tab
- **sensation** of waking from a dream, during a dream: glon

ROWDY, feeling disposed to act like a: caj
ROWING (↗*Water*): rhus-t
RUBBISH | **falling** on her; is: mag-m
RUINS:
- **walking** among ruins (See Walking - ruins)
RUNNING (↗*Pursued*): bell sep
- **home**: bros-gau
- **men**; after (↗*someone*):
  - **he** is running after men: *Nicc*
- **snow**; in (See Snow - running)
- **someone**; after (↗*men*): cadm-met
- **up** and down: ambr pall
- **vainly** (↗*Unsuccessful - run*): croc ind
SAD (↗*Cares; Weeping*): am-m *Ars* asc-t (non: aur) aur-m cann-i caps carb-an carbn-s castm caust crot-t graph guare ign junc-e laur lepi lyc mag-c manc mur-ac nat-c *Nat-m* nit-ac *Nux-v* op paeon paull peti phos plan *Puls* rat *Rheum* spong stront-c tarent ust zinc
SAILING (↗*Journeys - water; Water*): alum chin hura nat-s sang senec valer verat-v
SCENES, new | **vulgar**: chin-b
SCIENTIFIC (↗*Intellectual*): carb-an guaj *Ign* m-arct spong
SEA (↗*Storms - sea; Water*): all-c bros-gau (non: chin) chin-b murx
SEARCHING:
- **someone**; for: carc
SEDUCING | **exposing** thighs and breasts; by: bung-fa
SEEING AGAIN an old schoolmate (↗*Friends - meeting - old; Friends - old; Friends - seeing*): ant-c ferr
SEIZED by the finger; being: sil
SENSIBLE: aur
SERIOUS NATURE OF: but-ac
SHAMEFUL (↗*Humiliation*): acon alum arn bros-gau con erech led mag-m mur-ac tub
SHED, being under a: merc-i-r
SHOCKING: ph-ac
SHOOTING; about (↗*Shot*): allox *Am-m* hep lact-v mag-s *Merc* merc-i-r spong
SHOPPING (↗*Household*): hura
SHOT; being (↗*Shooting*): asim mag-s
- **going** to be shot: chel
- **soldier** is shot, a: am-m
- **wounded** by a shot; being: bell coli lact lob mag-s mang
SHOTS; hearing: cerv hep hura spong
SHRIEKING:
- **help**; for (↗*Calling - help*): kali-c

1692 ▽ extensions | O localizations | ● Künzli dot

Shrieking

- **unable** to shriek (See Unsuccessful - shriek)

SHUDDERING: calc-act

SICK PEOPLE (*Disease; Doctors)*: both-ax (non: calc) calc-act calc-sil castor-eq ign mosch nat-s peti rat rheum staph

SICKNESS; of (See Disease)

SINGING: asc-t
- **political** songs: asc-t

SKATING | **water**; in the: ped

SKELETONS (*Dead bodies)*: op

SLEEPING:
- **air**; in: acon

SLEIGH-RIDES: sars tril-c (non: tril-p)

SLIPPING | **staircase**; down a: bros-gau

SMALLPOX (*Disease; Face - smallpox)*: anac

SMEARED with excrements, being (See Excrements - smeared)

SMELLING something:
- **sulphur**; burning: anac
- **tinder**; burning: anac

SMOKING: tell

SMUGGLED GOODS: mag-c

SNAKES (*Animals; Water - wading - snakes)*: alum arg-met *Arg-n* bell bov carc cench colch daph grat hyos indol iris kali-c kalm *Lac-c* lach med merl op pitu-a ptel pycnop-sa *Ran-b Ran-s* rat sep sil sol-ni sphing spig tab teucr teucr-s tub
- **biting** him: bov cench med pert-vc
- **horrifying**: *Arg-n*
- **python**: rosm
- **throwing** her into a pool full of caimans: rosm

SNOW: art-v bapt kali-n *Kreos*
- **open** air while it snows; being in: kreos
- **running** through deep: rhus-t
- **smothered** in the snow; being: bapt
- **snow** storms: *Kreos*
- **wading** through deep: rhus-t
- **working** in snow: bapt

SOAKED with rain, being: mag-c

SOILING himself (See Excrements - soiling)

SOLDIER: bry chel nat-c
- **being** a: chel
- **pursuing** him: mag-s
- **shot**, is: am-m

SOLEMNITIES: ant-c

SOLES are tickled (See Foot - soles)

SOMERSAULTS: zing

SOMNAMBULISTIC: sil

SOMNOLENCE: graph op

Dreams

SPEECH; making a:
- **Latin**; in (See Latin)
- **long** speech; a: arn bros-gau cham

SPIDERS (*Animals)*: carc cinnb crot-c lac-c oxyt sars ven-m
- **enormous**, hairy spiders: *Crot-c*
- **ox**; as large as a: cinnb

SPINNING: (non: lach) lachn (non: sars)

SPIRITS (See Ghosts)

SPLENDOR: stann

STAB:
- **antagonist**, his: nat-c
- **friend**, his: allox
- **others**, will: lach

STABBED, being (*Fights; Knives)*: chin guaj lil-s nat-c op
- **fear** of being stabbed: lach

STAGS: canth

STAIRS: pall
- **wide**: pall

STARS:
- **falling** stars: alum

STEALING (*Theft - committed)*:
- **fruit**: plb
- **horse**; a: rumx
- **someone** is stealing his: aether
- **screen** out of a backpack; a computer: rosm
- **young** man; from a: rosm

STONES:
- **lying** on him; stone: kali-c

STOOL: aloe bros-gau castn-v psor sars zinc

STORMS: all-s *Ars* jac-c mag-c *Sil*
- **sea**, at (*Sea; Water)*: all-c sil
- **snow** storms (See Snow - snow)
- **thunderstorm** (See Lightning; Thunderstorm)

STOVE, hot: apis

STRANGE (*Absurd; Curious)*: acon ant-t bar-act chinin-s *Lach* lact nit-ac ph-ac sarr stram

STRANGE THINGS: fl-ac plat

STRANGLED; being (See Choked; Suffocation)

STREAM (*Water)*: com
- **crossing** a stream on horseback: chr-ac

STRIVING (*Vexatious; Business; Exertion)*: cina croc graph nux-v **Rhus-t•** sabin

STRUCK by lightning, being (See Lightning - struck)

STUNG by an insect, being (*Wasps)*: phos

SUBORDINATION like a servant: lyss

SUFFERING (*Disease; Pain)*: cimic

Suffocation

SUFFOCATION (*Disease; Choked; Throat - closing)*: arn bapt iris kali-bi kali-c led xan

All author references are available on the CD

1693

| Suggestions | Dreams | Uncovering |

SUGGESTIONS; giving | **passenger**; to the other: bung-fa
SUICIDE: cisplat lact naja
SUPERNATURAL things: asc-t
SWALLOWING pins: merc
SWEAR, disposed to: caj
SWIMMING (▼*People - bathing; Water): Bell* chin-b hura iod lyc merc-i-r ran-b rhus-t sol-t-ae
SWINGING: sang
TALKING with someone (▼*Conversations; MIND - Talking - sleep)*: plb
- **dead** people; with (See Dead; of - talking)
- **doctor**; with his (See Doctors - conversation)
- **school** friends; two: pert-vc
TALL, being very: ferr-i
TEETH (▼*Body; parts)*:
- **becoming** loose: coca
  • **one** tooth and a piece of the jaw easily coming out; and: coca
- **breaking** off (▼*Disease)*: kali-n rauw sul-ac ther thuj
- **falling** out (▼*Disease)*: coca cocc convo-d nicc nux-v sul-ac tab
- **filling** is falling out: nux-v
- **pulled** out; being: cench nat-m
TEMPLES | **pain** in (See Headache - temples)
TERRAPIN: cench
TEST; taking a (See Examinations)
THEATER:
- **going** to the | **dressed**; but could not get (See Unsuccessful - dress - theater)
THEFT:
- **accused** of; being (▼*Accusations; MIND - Admonition - agg.)*: lach
- **committed** a theft, having (▼*Stealing)*: alum plb
THINGS (▼*Forms)*:
- **black**: nat-ar
- **changing** quickly (▼*Changing - subjects)*: Mang
- **desired**: sil
- **fixed** upon the same things, dreams: acon ign petr puls spig stann
- **growing**: kali-n kreos
- **important** things; of very: lach
  • **forgotten** waking: lach
- **small**, seem: ferr-i
- **varied**: am-c cann-i carl coloc equis-h *Gran* iber iris-foe lachn mang mez Nat-c Nat-m op pip-m plan stram zing
THIRSTY, being: dros mag-c **Nat-m**
THREATS: anac ars sep
- **rape**, of (See Rape - threats)
THROAT (▼*Body; parts; Disease)*:
- **closing**; that the throat is (▼*Suffocation)*: xan

Throat: ...
- **grasped** by the throat; being (▼*Choked)*: phos sul-ac
- **lump** in the throat; having a: cinnb
  • **right** ear; and in: cinnb
- **sore** throat: bar-c borx pip-m
- **stoppage** of the throat: kreos
- **swollen**; is (▼*Suffocation)*: led
THROWING:
- **everything** away: (non: rhus-t)
- **someone** out of the window: bry
- **things** | **anger**; from: bung-fa
THROWN; being:
- **carriage**; from a: nat-s
- **downwards**: calc
- **grave**, into a (See Graves - thrown)
THUNDERSTORM (▼*Lightning)*: *Arn Ars* euphr nat-c phel spig
TICKLED on the soles, being (See Foot - soles)
TIME:
- **exaggeration** of time (= passes too slowly): sang
TIRING (See Exhausting)
TOAD: allox
- **bed**; in: allox
TOE (▼*Body; parts)*:
- **cut** off; toe: nat-s
TOILETS (See Closet)
TONGUE (▼*Body; parts)*:
- **large**; too: tab
TOSSING someone out of the window (See Window - tossing)
TRAIN (▼*Journeys - train)*:
- **missing** (See Missing - train)
- **sitting** in train with sister: pert-vc
TRAVELLING (See Journeys)
TREATMENT, medical: canna
TRIUMPH: bapt
TROUBLE: linu-c rumx
- **being** in: allox cimic rumx
- **causing** some trouble: x-ray
TRUE; dreams are coming (See Clairvoyant)
TRUE ON WAKING; dreams seem: am-m anac *Arg-met* arn cina hyos nat-c nat-m rad-br verat
TURN:
- **around**; turning: lact
- **central** point, about which everything must turn; he is the: thuj
UNCLE; maternal: pert-vc
UNCONSCIOUSNESS; about (▼*Disease)*: graph
UNCOVERING; with: kreos nat-m

1694   ▽ extensions | O localizations | ● Künzli dot

Unimportant   Dreams   Vivid

UNIMPORTANT: alum anac arg-met ars bell *Bry* canth cham chel *Chin* cic cina clem cocc coff con euph ferr-i hep ign kali-c kali-n lach lyc lycps-v *Mag-c* merc nat-m *Nux-v* peti *Ph-ac* phos plat *Puls* rhod *Rhus-t* sabin sars sel *Sep* sil stann staph stront-c *Sulph* viol-t

UNPLEASANT (➚*Anxious; Disgusting; Vexatious)*: abies -n agar allox alum ang ant-c ant-t apis aran-ix arg-met arg-n ars asar bry calc calc-caust calc-f cann-i *Cann-s* carbn-s caust cham chin chr-ac cic *Cimic* cina cit-v cob-n coca (non: coff) coff-t con *Corn* cycl cyt-l dig fago ferr ferr-i fl-ac *Gels* glon hall ham iber ign iod iris kali-bi kalm lach laur levo lil-t lyc m-arct mag-s mand merc merc-c merc-d mosch myric nat-m nux-m nux-v op ox-ac peti plan polyg-h psil ptel pycnop-sa rauw rheum rhus-t rumx ruta sang sep sil staph stry **Sulph** tarent tell tep ti ust wildb ziz
- **fear**; from: calc-f
- **followed** by headache (➚*SLEE - Dreaming - followed - head)*: murx

UNREMEMBERED: agar agn aloe arg-met *Arn* ars *Aur* bapt *Bell* bov *Bry* bufo-s cact calc calc-act (non: calc-ar) calc-caust canth *Carb-ac* carb-an carb-v *Carl Chel* chr-ac *Cic* cinnb cob coca cocc con croc eupi fl-ac franz goss gran *Hell* hipp hydr hyper ign iod ip kali-i lach lact laur lipp *Lyc M-arct* mag-c mag-m mang meny merc mez mur-ac myric naja nat-c *Nat-m* nat-s nicc nux-m ol-an ox-ac paeon pert-vc peti petr ph-ac phel phos pip-m plan plect rhus-t *Sabad* samb sars *Sel* seneg sin-a *Spig* spirae stann staph stram sul-ac *Sulph Tarax* tarent til *Verat*

UNSUCCESSFUL EFFORTS (➚*Embarrassment; Failures; Difficulties)*: am-m cadm-m calc calc-f cann-s carl cham croc dig ign mag-c mag-s mosch mur-ac nat-m op ph-ac phos plat stann staph tab
- **business**, in: mag-m *Phos* sabin
- **coition**, in: ind iod
- **dress**; to:
  · **ball**; for a: mag-c mag-s
  · **theater**, for going to: mag-s
- **escape** from danger; to (See Danger - escaping - fruitless)
- **finding**; in:
  · **toilet**; the: ign lac-c mag-c mag-m mag-p mag-s phos
  · **way** in his own house: mag-c
- **go** away; to: bell
- **reach** a distant place, to: croc plat
- **run**; to (➚*Running - vainly)*: croc ind
- **shriek**; to (➚*Nightmares)*: am-m ars castm mag-m sil tab
- **talk**; to: mag-c

URINATING: am-br bell *Kreos* lac-c lyc merc-i-f pycnop-sa sapin *Seneg Sep* sulph
- **chamber** pot; into the: sep sulph
- **desire** for: kali-n kreos merc-i-f
- **strangury**; he had an attack of (➚*Disease)*: chr-ac

URINE | **soiled** with; being: zinc

VAMPIRES: psil
VEHICLES:
- **airplane** (See Airplanes)
- **cars** (See Car)
VENGEANCE (See Revenge)
VERMIN (➚*Insects; Lice)*: alum am-c bell bov chel colch gamb kali-c lac-c mag-s mur-ac *Nux-v* ped phos ran-s sep sil sphing
VERSES, he composes (➚*MIND - Verses - making)*: nat-m
VERTIGO (➚*Disease)*: Sil
VEXATIOUS (➚*Unpleasant; Anger; Quarrels)*: acon *Aeth* agar *Alum* alum-p alum-sil am-c am-m *Ambr* anac ang ant-c ant-t apis arn *Ars* ars-s-f *Asar* asc-t aur aur-m aur-s bapt bell-p bov *Bry* calc calc-f *Cann-i* cann-s carbn-s *Caust* cham chel chin chinin-ar *Cimic* cina cinnb coca cocc coloc *Con* dig dros elaps erio *Gamb Gels Graph* grat hep hydr *Ign* iris jug-c junc-e kali-chl kali-n kali-s kali-sil kiss kreos lach led lil-t linu-c lyc lycps-v m-ambo *M-arct* m-aust macro mag-c mag-m mag-s mang menth-pu merc-i-r mit *Mosch* mur-ac murx nat-ar nat-c *Nat-m* nat-p nat-s *Nit-ac Nux-v* op petr ph-ac phel phos plan plat plb ptel puls rat rheum rhus-g *Rhus-t* rumx ruta sabad sabin sang sars scut sep sil sol-t-ae spong *Staph* stront-c sul-ac **Sulph** tarent thuj ust zinc
VIOLENCE (➚*Cruelty; Ill-treatment)*: apoc-a aran-ix arg-n aur bell cact led pycnop-sa streptoc ven-m
VISIONARY (➚*MIND - Fear - happen; Fantastic; MIND - Clairvoyance)*: aloe am-c *Anh* arn ars bell *Calc* calc-sil camph carb-an *Carb-v* cham chin coloc *Con* graph *Kali-c Kali-n* kali-sil *Lach* lachn led *Lyc* mur-ac nat-m *Nat-m* nicc nit-ac *Nux-v Op Petr* plan prun ptel sep *Sil Spong* sulph zinc zinc-o
- **frightful**: bell
VISITS:
- **brother**; from: nicc
- **making** visits: mag-s

VIVID (➚*Wild)*: Acon agar alco am-c ambr **Anac** ang **Ant-t** aran-ix arg-met *Arg-n Arn* ars ars-i ars-s-f asaf aster **Aur** aur-ar aur-i aur-s bar-act bar-c bar-i bar-m bar-s *Bell* bism brom bruc *Bry* calad *Calc* calc-act calc-f calc-i *Calc-p* calc-sil cann-i cann-s canth caps *Carb-an* **Carb-v** *Carb-s* carl *Cench* **Cham Chel** chin chinin-ar chr-o *Cic* cinnb clem cob cob-n coc-c coca *Cocc Coff* colch coloc *Con* croc *Cycl* daph dig dios dros euph *Ferr Ferr-i* ferr-p fl-ac form franz gast gins **Graph** guaj ham hydr-ac *Hyos* hyper ign ind indol *Iod* ip jug-c kali-ar kali-bi kali-c kali-cy kali-m kali-n kali-p kali-s kali-sil lac-c lach lact *Lam* laur led lipp **Lyc** *M-ambo M-arct* m-aus mag-c mag-m mag-s *Mang* mang-act meny meph *Merc* merc-c merc-sul mez mosch mur-ac naja nat-ar *Nat-c* **Nat-m** *Nat-p* **Nat-sil** nit-ac nux-m *Nux-v* ol-j op orig ox-ac paeon *Petr Ph-ac* **Phos** phys pin-s plan plat psil psor ptel *Puls* pycnop-sa pyrog rad-br ran-b ran-s raph *Rheum*

Vivid

Vivid: ...
rhod **Rhus-t** rhus-v rumx *Ruta Sabad* samb senec *Sep Sil* sin-n spig spirae squil *Stann Staph* stram *Stront-c* sul-i **Sulph** sumb tab tarax *Teucr* thuj til tub valer verat verat-v viol-o viol-t visc zinc zinc-p zing
- **morning**: chinin-s kali-bi mag-c sulph sumb
  • **towards**: mez staph
- **afternoon**: ang sin-a
- **night**:
  • **midnight**: zinc
  : **before**: mez
  : **after**: coloc mez nat-m *Puls* zinc
- **erections**, with: sulph
- **lying** with head down: plat
- **remember**; could not: cic

VOICE (➚*Calling*): rhus-t
- **absent** persons; of: cham

VOMITING:
- **worms** (See Worms - vomited)

VULGAR SCENES: chin-b

WADING:
- **snow**; in (See Snow - wading)
- **water**; in (See Water - wading)

WAGONS: senec

WALKING (➚*Roaming; Wandering*): bell bros-gau canth cench elaps med nat-c nat-s pall rhus-t
- **apartments**, through: pall
- **floor**, on hot: apis
- **mud**, in: iod
- **reading**; walking up and down in his room and: agar
- **roads**, over dirty: apis
- **ruins**, among: hura iod
- **staircase**; in: bros-gau pall
- **water** (➚*Water*):
  • **in** the water (See Water - wading)
  • **on** the water (See Water - walking)
- **woods**, in (➚*Forest*): canth

WANDERING (➚*Roaming; Walking*): cench stram zing

WANT: am-c

WAR (➚*Fights; Battles; Enemies*): ferr *Meny* pitu-a plat stann *Thuj* verb visc

WARTS (➚*Disease*): mez
- **abdomen** covered with warts: junc-e
- **back** covered with warts: mez

WASPS (➚*Insects; Stung*): rauw

WATER (➚*Drowning; Sea; Swimming*): *All-c All-s* aloe alum **Am-m** arg-n arn *Ars Bell* bol-la bov carb-v chin chin-b chr-ac com *Dig* eupi *Ferr Graph* hura ign iod *Kali-c* kali-n kali-sil kalm *Lyc* mag-c mag-m mag-s *Meph Merc* merc-i-r murx nat-c nat-m nat-s nicc ox-ac ran-b rhus-t sang *Sil* sol-t-ae sulph tarent valer verat *Verat-v* zinc
- **noon**: nat-m

Dreams

Water: ...
- **black**: *Ars*
- **boat**; foundering (See Boat; Boat - foundering)
- **danger** | **in** water; from danger: ars ars-met *Graph* kali-n *Mag-c* mag-m (non: merc) merc-act nat-c Nat-s sulph
- **daughter** is in water and crying for help: nat-s
- **flood**; of a (See Flood)
- **flooding** (See Flood)
- **lake**:
  • **crossing** a: bros-gau
- **muddy**; of: ars
- **poured** upon him, is: ox-ac
- **putrid**: *Arg-n*
- **running**: nat-s
- **sailing** (See Sailing)
- **sea** (See Sea)
- **wading**; in: ant-t merc-i-r
  • **snakes**; with (➚*Snakes*): alum
- **walking** on the water | **acquaintances** walking on the water; sees: ped
- **waves** (See Waves)
- **yellow**; hura

WAVES:
- **coming** over him: ign

WEAKNESS: ambr

WEDDING: alum bros-gau chel mag-c mag-m mag-s nat-c nat-s sil
- **cousin** is getting married: bung-fa
  • **person** she is divorcing from; to the: bung-fa
- **two** women; with: nat-c

WEEPING; about (➚*Sad; MIND - Weeping - dreaming*): ang calc-f elaps fl-ac *Glon* kali-c *Kreos* mag-c nat-m nux-v plan *Sil* sol-mm spong stram

WELLS: *All-c* merc-c

WHIPPED, getting: ptel

WILD (➚*Vivid*): aloe apis bell cann-i dor glon hyos kalm op pip-m tab

WIND COLIC (➚*Disease*): fago

WINDOW:
- **broken**: hep
- **jumping** from window: mag-m
- **people** are before the: merc
- **smashing** the window: am-c
- **tossing** someone out of the: bry

WITCHES: sol-t-ae

WOMEN: *Dios*
- **changed** into animals: sol-t-ae

WONDERFUL (➚*Pleasant*): chinin-s op paeon ph-ac

Work

WORK (➚*Business; Mental; Exertion*): ambr carc gels rhus-t sel
- **snow**; working in: bapt

1696   ▽ extensions | ○ localizations | ● Künzli dot

WORLD:
- **fire**; on (See Fire - world)

WORMS:
- **creeping**: alum am-c bov esp-g kali-c mur-ac nux-v phos ran-s sil
- **vomited**; are (➚*Disease*): Chin Chin-b

WORRIES; full of: apis ars bros-gau graph mur-ac phos rhus-t

WOUNDED, being (➚*Disease; Fights; Injuries*):   ant-c chel *Mag-s*
- **shot**; by a (See Shot - wounded)

WOUNDS (➚*Disease*): ant-c chel *Mag-s*

WRITING: senec
- **dirty** table; on (➚*Dirty - table*): prun

WRONG; DOING (➚*Accusations - crime; Crime*):
- **he** has done wrong (➚*Crime - committing*): cocc
- **others**; the wrong doing of: dros

YOUTH, TIME OF: sil

Dreams

CHILL in general (= coldness): acon acon-f *Aesc* aeth *Agar* agn ail allox alst *Alum* alum-p am-c am-m *Ambr Anac* ang anh *Ant-c* **Ant-t** *Anthraci* **Apis Aran** arg-met *Arist-cl* **Arn Ars** ars-i arum-t asaf asar aur aur-m bapt bar-c bar-m *Bell* bell-p berb bism bol-la borx bov brom *Bry* bufo buth-a cact cadm-met cadm-s calad *Calc* **Calc-ar** calc-i *Calc-p* **Camph** cann-i **Cann-s Canth Caps Carb-an Carb-v Carbn-s** castm caust **Cedr Cham Chel Chin Chinin-s** *Cic* cimic *Cimx* cina clem cloth cob-n coca cocc coff *Colch* coli coloc con cop corn croc crot-h crot-t cupr cupr-ar *Cycl* cyt-l daph *Dig* dios *Diphtox* dros dulc *Elaps* elat euon **Eup-per** *Eup-pur* **Euph** euphr eupi *Ferr* ferr-ar fl-ac fram gamb **Gels Graph** grat guaj hell *Helo Hep Hyos* **Ign** influ *Iod* **Ip** kali-bi *Kali-c Kali-i Kali-n* kreos lac-c lac-d *Lach Lachn* lat-m laur **Led** lil-t lith-c lob **Lyc** lyss m-ambo m-arct m-aust mag-c mag-m mag-s malar mang **Meny** merc merc-c **Mez** *Mosch Mur-ac* naja *Nat-ar* nat-c **Nat-m** nat-p nicc **Nit-ac Nux-m Nux-v** *Olnd* **Op** oscilloc par *Petr Ph-ac* phel *Phos* phyt pime plan plat plb *Podo Psor* **Puls** pyrog pyrus rat-n ran-b ran-s rauw rheum *Rhod* **Rhus-t** *Rob Ruta* **Sabad** sabin *Samb* sang sarr sars **Sec** sel senec seneg **Sep** *Sil* spig spong squil stann **Staph** *Stram* stront-c *Sul-ac* sulph *Sumb* symph *Tarax Tarent* teucr ther **Thuj** thyr tub-a vac valer vario **Verat Verat-v** verb viol-o viol-t vip *Zinc*

ONE SIDE: acon alum alum-p alum-sil ambr anac ant-t *Arn* ars *Bar-c* bar-s bell **Bry Carb-v Caust** *Cham Chel* chin cocc con croc dig dros elat ferr ign ip kali-c kali-p kali-sil *Lach* **Lyc Mosch** nat-c nat-m nat-p **Nux-v** *Par* petr ph-ac *Phos* plat **Puls** ran-b rheum **Rhus-t** ruta sabad sabin sars *Sep* **Sil** spig stann stram sul-ac *Sulph Thuj* verat *Verb*
- **coldness** of right side and heat of left: *Rhus-t*
  - **numbness**: *Puls*

RIGHT: apis arn **Bry** caust **Chel** eupi *Lyc Nat-m* nux-v *Par* petr ph-ac *Phos* plat puls ran-b **Rhus-t** sabin thuj

LEFT: ant-c arn ars *Bar-c* bar-s **Carb-v Caust** chin **Dros** elaps ferr *Lach* **Lyc** nat-m par phos *Rhus-t* ruta *Sil* spig *Stann* sulph **Thuj**
- **convulsions**; before epileptic: *Sil*

DAY:
- **cold** day; on a (See Cold - agg. - day)
- **periodically** returning every seventh day (See Periodical - week)

DAYTIME: alum ant-c ant-t ars arund asar bapt camph carb-an **Chin** dros gels graph **Hell** hep kali-ar kali-c kali-p lyc mag-s merc mosch nat-c *Nat-m* nat-s nit-ac plan *Rhod* sabin sars *Sil* spig *Sul-ac* tarent verat viol-o
- **fever**; with | **night**: alum bapt
- **perspiration**; with | **night**: ars

MORNING (= 6-9 h): abrom-a acon agar alum am-c am-m ambr anac **Ang** ant-c ant-t *Apis Arn Ars* bar-c bar-m bar-s bell berb **Bov Bry** calad *Calc* calc-sil calen canth carb-an carb-v carbn-s (non: caust) cedr chin chinin-ar chinin-s cimx cina cocc coff coloc **Con** *Cycl* dios dros **Eup-per** euph euphr *Ferr* Ferr-ar

Morning: ...
Gels Graph Hell Hep hydr kali-ar kali-c kali-m kali- kali-p kali-sil kreos *Led Lyc* m-arct mag-c mag-m mag-s mang meny *Merc* mez *Mur-ac* nat-ar nat-c **Nat-m** nat-s **Nit-ac** nux-m **Nux-v** petr ph-ac *Phos* phyt plb **Podo** puls rheum *Rhod* rhus-t *Rhus-t* ruta sars **Sep** sil *Spig* **Staph** sul-ac *Sulph Sumb* ther thuj **Verat**
- **6 h**: *Arn Bov* dros eup-per *Ferr* graph *Hep* hura *Lyc* nat-m *Nux-v* ph-ac rhus-t sil stram **Verat**
- **6-7 h**: podo
- **6-9 h**: bov chinin-s eup-per nux-v
- **6.30 h**: hura
- **7 h**: am-m bov dios dros **Eup-per** ferr graph *Hep* hura nat-m nux-v **Podo** sil stram
- **7-9 h**: dros **Eup-per** nat-m *Podo*
  ; **violent** chill one day, and a light chill the next day at noon: **Eup-per**
- **7.30 h**: ferr
- **8 h**: ail bov chinin-s cocc dios dros **Eup-per** lyc mez nat-m phos podo puls sil sulph
- **8-9 h**: ars asaf dros eup-per hura
- **8.30 h**: chinin-ar sanic
- **bed** agg; in: *Ang* apis *Arn Bov* carb-an carbn-s caust chin chinin-ar *Chinin-s* con *Graph* hep kali-c kali-n *Led* lyc mag-s **Merc** *Mur-ac* **Nat-m** *Nit-ac* **Nux-v** rhod sars staph sulph **Verat**
- **continuing**:
  - **forenoon**; through the: *Arn* ars eup-per *Nat-m* petr plb
  - **evening**; until: bapt hell mag-c nat-m plb
- **menses**; after faintness during: **Nux-v**
- **perspiration**, after: mag-s op
- **pollutions**, after: merc
- **rising**:
  - **after | agg**: acon aloe *Am-m* borx bry **Calc** calc-p canth carb-v *Cham* coloc euphr graph *Hell* hep *Lach* laur mag-m mang meny merc mez nat-m nat-s nux-v *Phos* puls ran-b *Rhus-t Spig* staph sulph **Verat**
  - **agg**: puls
- **room** agg: sul-ac
- **sleep**; during: caust nat-m
- **uncovered**, if: clem **Nux-v**
- **violent** chill morning of one day, light in afternoon of next: *Eup-per*
- **waking**; on: ant-t arn ars ars-s-f bell bry canth *Chel* cimic con *Lyc* mag-s *Merc* nat-c nat-s nit-ac rhus-t sep sulph tarent thuj trom zinc
- **warm** stove, by a: *Ferr-i* lyc meg-c

FORENOON (= 9-12 h): aeth agar alst alum alum-p alum-sil am-c *Ambr* **Ang** *Ant-c* ant-t arg-n *Arn* **Ars** ars-s-f *Asar* asc-t bapt bar-c bar-s bell berb bov bry **Cact Calc** calc-sil calen cann-xyz carb-an *Carb-v* cham *Chin Chinin-ar* chinin-s cimic cocc con cop **Cycl Dros** **Eup-per** eup-pur euphr formal gamb graph grat guaj kali-ar kali-c kali-n kali-p kali-sil laur *Led* lyc mag-c mag-m merc merc-i-r merl mez mur-ac *Nat-ar* Nat-c

Chill

Forenoon

Forenoon: ...
Nat-m nit-ac **Nux-v** op par petr *Ph-ac* phos plat plb podo puls ran-b rhod rhus-t *Sabad* sars senec *Sep* sil stann staph stram *Stront-c Sul-ac* **Sulph** thuj *Viol-t* zinc
- 9 h: alst ang ant-t asaf carb-ac cham dros **Eup-per** hydr ip kali-c *Lyc* mag-c merc-sul mez *Nat-m* ph-ac rhus-t sep staph sulph
  - 9-10 h: bov eup-per ferr-i nat-m rhus-t
  - 9-11 h: *Alst* bapt bol-la cench mag-s **Nat-m** *Stann* wye
- 10 h: alst *Ars* ars-s-f bapt berb bol-la cact carb-v chin chinin-s cimic colch eup-per fago ferr-i gels led mag-s merc **Nat-m** petr ph-ac phos puls rhus-t sep sil **Stann** sulph thuj
  - 10-11 h: agar *Ars* carb-v lob **Nat-m** *Nux-v* sulph
  - 10-14 h: merc-sul
  - 10-15 h: sil sulph
  - 10-17 h: *Sulph*
- 10.30 h: cact *Caps* hura lob nat-m
- 11 h: *Bapt* berb bol-la **Cact** calc canth carb-v castm cench cham *Chinin-s Cocc* epil hyos *Ip* lob nat-c **Nat-m Nux-v** op podo puls *Sep* sil sulph
  - 11-12 h: cob ip kali-c sulph
  - 11-13 h: nat-m
  - 11-16 h: *Cact* gels
  - 23 h; and: **Cact**
  - **alternating** with 16 h the next day: *Calc*
  - **disgust** at even the smell of food; with: *Cocc*
- 17 h; until: sulph
- **sleep** agg; during: phos
- **stool** agg; after: dios
- **sudden** chill, with goose flesh and hair standing on end: bar-c
- **waking**; on: canth
- **warm**:
  - **room** | **agg**: sil
  - **stove**; by a: bapt ferr-i lyc

NOON (= 12-13 h): agar alum alum-p alum-sil anac ant-c apis arg-met *Arg-n Arn Ars* ars-s-f asar bapt bar-c bar-s *Borx* bry calc chel chinin-ar chinin-s cic cina cocc colch croc dig *Elaps Elat Eup-per* ferr ferr-ar ferr-i gels graph kali-bi kali-c kali-p kali-sil lac-ac lach **Lob Lyc** mag-c malar merc merl **Nat-m** nit-ac nux-v op petr ph-ac phos **Puls** ran-b rob sabad samb sarr sars senec sil spira staph stram *Sulph* thuj tub zinc zing
- 12 h: agar *Ant-c* apis *Chin* colch *Elaps* elat eup-per ferr ferr-i gels graph *Kali-c* Lach lob merc nat-m nux-v petr phos senec *Sil Sulph* thuj zing
  - 12-14 h: **Ars** ars-s-f bol-la *Lach* sulph
- **bathing**; after: sulph
- **dinner**; after: alum grat mag-s puls
- **heat**, followed by: colch
- **menses**; during: phos
- **sleep** agg; after: bry

Afternoon

AFTERNOON (= 13-18 h): acon alum alum-p alum-sil am-c am-m anac *Ang* ant-c ant-t **Apis** *Arg-met* arg-n *Arn* **Ars** ars-s-f arum-t *Asaf* asar bapt bar-c bar-s bell berb *Borx Bry* calc camph canth caps **Carb-an** carb-v carbn-s castm *Caust* cedr cham *Chel* **Chin Chinin-s** cic cimic *Cina Cocc* coff colch *Con* cop croc cur dig digin *Dros* elaps eup-per euphr **Ferr** ferr-p **Gels** *Graph* hyos ign ip *Kali-ar* kali-bi kali-c kali-i kali-n kali-p kali-sil kreos *Lach* laur **Lyc** m-aust mag-c mag-m mand merc merl mez nat-c nat-m *Nit-ac* **Nux-v** op ox-ac petr *Ph-ac* phos plan plb podo *Psor* **Puls** *Ran-b Rhus-t Sabad* samb sarr sars sep *Sil Spig Spong* stann *Staph Stram* sul-ac *Sulph* teucr *Thuj* tub verat zinc zinc-p
- 13 h: *Ars* ars-s-f *Cact* canth chel cina coff colch elat eup-per ferr-p gels kali-ar *Lach* merc nat-ar nux-m phos **Puls** sabad sars sil sulph
  - 13-14 h: arg-met **Ars** eup-per ferr merc nat-m *Puls*
  - 14 h: **Ars** ars-s-f *Calc* canth caust chel cic cur *Eup-per Ferr* gels hell *Lach* laur lob nat-m *Nit-ac* plan *Puls* sang sarr sil sulph
  - 14-15 h: cur *Lach*
  - 14-16 h: gels
  - 14-18 h: borx
- 14.30 h: led
- 15 h: **Ang Ant-t Apis Ars** ars-h asaf *Bell* bol-la calc canth **Cedr** cench *Chel* **Chinin-s** cic coff con cur ferr kali-ar kali-c kali-n lyc nux-v petr puls sabad *Samb* sil **Staph Thuj**
  - 15-3 h: **Canth**
  - 15-16 h: *Apis* asaf canth *Lach* lyc med puls thuj
  - 15-17 h: **Apis** *Con* ferr
  - 15-18 h: *Ars* eup-per ferr
  - 15-21 h: cedr
- **bed** time; until: puls
- 16 h: aesc anac **Apis** ars asaf bol-la bov canth caust **Cedr** cham chel chinin-s con eupi gamb gels graph hell *Hep* ip kali-ar kali-c kali-i lec **Lyc** mag-m nat-m *Nat-s Nux-v* petr ph-ac phel **Puls** samb sep sil sulph
  - 16-17 h: **Apis** cob gels graph mag-m
  - 16-18 h: nat-m sulph
  - 16-19 h: kali-c kali-i nat-m
  - 16-20 h: *Bov* graph hell hep kali-i **Lyc** mag-m *Nat-s* sabad zinc
    : **coldness** and goose flesh; with icy: nat-s
    : **numb** hands and feet icy cold; with | 19 h: *Lyc*
  - 16-22 h: phel
  - **alternating** with 11 h the next day: *Calc*
- 17 h: alum am-m apis ars ars-s-f bov canth caps carb-an castm *Cocc* chel chin cimic coloc con dig elaps eup-per gamb gels graph hell *Hep* hura ip **Kali-c** kali-i kali-s **Lyc** mag-c *Nat-m* nux-m nux-v phos *Rhus-t* sabad samb sanic sarr sep sil sulph *Tarent* **Thuj** *Tub*
  - 17-18 h: am-m caps *Cedr* chel hell *Kali-c* phos puls sulph *Thuj*
  - 17-19 h: canth *Hep*
  - 17-20 h: alum *Carb-an* gamb *Hep Nat-m* nat-s sulph
- 17.30 h: *Nat-m*

Afternoon   Chill   Evening

- **morning**; until: canth kali-i sars
- **air** agg; in open: caust
- **constantly** increasing chilliness without subsequent heat or perspiration: lyc
- **diarrhea** agg; after: ox-ac
- **dinner**; after: **Anac** borx *Carb-an* caust coc-c colch cycl mag-m merc merl nit-ac nux-v puls spig *Sulph* thuj
- **heat**:
  - **following**: nux-v **Puls** stram
  - **perspiration**; with heat and | 17 h: nux-v
- **lasting** four hours: nux-v
- **long** lasting (See Predominating - afternoon)
- **menses** –
  - **during** | **agg**: nat-c nat-m *Nat-s* phos
  - **first** day of: nat-m
- **perspiration**:
  - **cold**: gels sarr
  - **with**: dig nat-m
- **sleep**:
  - **after** | **agg**: acon anac *Bry* con cycl merc sabad
  - **until** going to sleep in the evening: graph
- **violent** chill with thirst and red face: **Ferr**
- **walking** agg; after: graph
- **warm** room, even in a: acon mag-m nat-m rat rhus-t

EVENING (= 18-22 h): acon aesc agar *Agn* **Alum** alum-sil **Am-c** *Am-m* ambr ant-c ant-t **Apis** aran arg-met ar **Arn** ars asar ar bapt bar-c bar-m bar-s **Bell** berb bol-la *Borx* *Bov* **Bry** bufo *Calad* **Calc** calc-s calc-sil camph *Canth* **Caps** carb-ac *Carb-an* *Carb-v* *Carbn-s* castm caust *Cedr* cham *Chel* **Chin** chinin-s *Chinin-s* cimx **Cina** cob-n *Cocc* colch coloc con croc **Cycl** dios dulc elaps *Ferr* ferr-ar ferr-i *Gamb* **Gels** *Graph* grat guaj hell **Hep** hydr hyos *Ign Ip* kali-ar kali-bi *Kali-c* kali-m kali-n *Kali-p* **Kali-s** kali-sil *Lach* lachn laur led **Lyc** mag-c *Mag-m* mag-s mang meph **Merc** *Merc-c* merl mez *Mur-ac* naja nat-ar nat-c nat-m nat-p nat-s nicc *Nit-ac* nux-m nux-v op ox-ac *Par Petr Ph-ac* phel **Phos** plat plb podo psor **Puls Pyrog** *Ran-b* ran-s rat *Rhod* **Rhus-t** sabad sabin samb sarr sars sel **Sep** sil spig *Spong Squil* stann **Staph** stram stront-c sul-ac **Sulph** *Tarent* teucr thuj tub verat **Zinc** zinc-p zing
  - 18 h: am-m ant-t arg-n ars ars-s-f bell bov canth caps carb-an *Cedr* cham chel gamb graph hell **Hep Kali-c** kali-i kali-n kali-p kali-s lyc mag-m *Nat-m* nat-s nux-m *Nux-v Petr* ph-ac phel phos puls rhus-m samb sep *Sil* sulph tarent thuj
  - **18-4 h**: gamb
  - **18-5 h**: gamb **Hep** nicc
  - **18-19 h**: hep mur-ac nicc stram *Tub*
  - **18-19.30 h**: thuj
  - **18-20 h**: ars *Hep* kali-i mag-m naja sulph
  - **18-21 h**: nat-s
  - **18-22 h**: kali-i phel
  - **18-0 h**: lachn
  - 19 h: alum am-m ars ars-s-f *Bov* calc canth carb-an carbn-s castm caust *Cedr* chel *Chinin-s* colch elaps *Ferr Gamb* graph hell **Hep** kali-i kali-n *Lyc* mag-c mag-m

- Evening – 19 h: ...
  mang nat-m **Nat-s** nux-v petr ph-ac phel phos *Puls* **Pyrog Rhus-t** sil *Sulph Tarent* thuj *Tub*
  - **19-19.30 h**: calc-caust
  - **19-21 h**: chel mag-c
  - **19-22 h**: bov phos
  - **dashed** with ice-cold water; as if:
    - **cold** blood were running through the blood vessels; or as if:
    - **moving**; cold when | **eating** and drinking agg: **Rhus-t**
  - **19**.30 h: calc castm caust *Ferr* mag-s thuj
  - 20 h: alum ars ars-s-f bar-c *Bov* canth carb-an carbn-s castm chel *Coff Elaps* form gamb graph hell *Hep* kali-ar kali-c lyc mag-c mag-m mag-s mur-ac naja nux-v ph-ac phel phys pip-m rat *Rhus-t* sil sulph tarax
  - 21 h: *Ars* bol-la *Bov* **Bry** canth carb-an cedr croc cycl gamb gels hydr kali-n laur mag-c mag-m mag-s merc merl nux-m nux-v ph-ac phel rat sabad sulph
  - **21-10 h**: *Mag-s*
  - **21-22 h**: elaps mag-c mag-m sarr
  - **21-0 h**: am-c
  - **21**.30 h | **21**.30-0.30 h: sulfonam
- **abdomen**, with burning in the: nat-c *Phos*
- **bed**:
  - **in** bed:
    - **agg**: *Acon* agar **Alum** alum-p alum-sil am-c ars ars-s-f aur bell bov bry *Calc* calc-ar carb-an castm *Chel Chin* chinin-s coc-c colch *Dros* ferr guare hep kali-c kali-n lyc mag-c mag-s *Merc* mur-ac nat-c nat-m nat-p *Nat-s* nicc *Nit-ac* nux-v op petr *Phos* raph rhus-t sang *Sil* spig *Sulph* tarent thuj *Tub*
    - **amel**: chinin-s mag-c mag-m *Nat-s Rat*
- **cold**, from external: nux-m
- **colic**; with: led
- **continuing**:
  - **all** night: bov cina gamb hyos ip lyc nux-v puls rhus-t sarr
  - **midnight**; until: calad *Merc* phos *Tub*
- **drinking** agg; after: nat-m
- **eating**:
  - **after** | **agg**: *Calc* con *Kali-c* nux-v
  - **while** | **agg**: bov (non: con)
- **falling** asleep:
  - **before**: carb-v lyc nux-v *Phos* samb staph
  - **on**: calc graph lyc sil
- **flushes** of heat; with: petr thuj
- **followed** by:
  - **convulsions** and heat lasting all night: cina
  - **fever** all night: *Cina*
  - **perspiration**: carb-an cedr sabad
  - **heat** | **without** subsequent: calc lyc sabad sulph
- **lying** down:
  - **agg**: acon am-m *Aur* bov bry camph caps *Cham* grat hell lac-c lyc merc nat-c nat-m nicc nit-ac *Nux-v* par ph-ac phos *Podo* **Puls** sabad sars spig
  - **amel**: sulph
- **menses**; during: nat-c

All author references are available on the CD 1701

Evening

- **mingled** with heat, then heat no perspiration: *Kali-s*
- **motion** agg: apis brom bry calad colch nux-v
- **pains**, with the: cycl ign **Puls**
- **rising** agg: borx canth
- **sleep**, with stupefying: lyc
- **stool** agg; during: alum sulph
- **sunset**, at: *Ars* carb-ac *Ign* **Puls** thuj
- **tea** agg: ox-ac
- **undressing**: acon bell calc cocc fago mag-c *Merc* nat-ar nit-ac op plat *Rhus-t* spig tarent *Tub*
- **waking**; on: nat-c nux-m ph-ac
- **walking** agg: petr
- **warm** room, in a: arg-n chlor laur nat-m puls
- **warmth**; external:
  - during: *Mur-ac*
  - not amel by: calc canth chin cina laur **Nux-v** rhus-t
- **writing** agg: sulph

NIGHT (= 22-6 h): acon agar *Alum* am-c *Am-m* ambr ang ant-t apis arg-met arist-cl *Ars Ars-i* ars-s-f arum-t **Aur** bar-c bar-s *Bell* berb borx bov bry cact calad calc canth caps **Carb-an** carb-v carbn-s *Caust* cench cham chel chin chinin-ar coff coli con dios dros **Eup-per** euphr **Ferr Ferr-ar Ferr-i** ferr-p gamb graph **Hep Hyos** iod ip kali-ar kali-c kali-i kali-n kali-s kali-sil kreos *Lach* lap-la laur lyc mag-c mag-m mag-s mang meny **Merc** *Merc-c* merl mur-ac nat-m *Nit-ac* **Nux-v** op **Par** petr ph-ac **Phos** *Phyt* puls pyrog ran-s rhus-t sabad sarr sars sep sil spig *Spong* squil staph stram **Sulph** thuj *Tub* verat zinc
- **midnight**: ars ars-s-f cact canth **Caust** *Chin* chinin-ar grat lyc mez mur-ac nat-m nux-v raph sep *Sulph*
  - **before**: alum am-c *Arg-met* arund aur cact calad carb-an caust chin *Mur-ac* nit-ac *Phos* **Puls** rhod sabad sulph verat
    : 22 h: *Ars* ars-h *Bov* cact canth carb-an cench *Chinin-s* elaps euph hydr *Kali-i* lach mag-c *Petr* ph-ac phel sabad
    : 22.30 h: chel
    : 23 h: *Ars* **Cact** canth *Carb-an* euph lec naja sulph tub
  - **at**: *Ars* cact canth **Caust** *Chin* chinin-ar grat hep mez mur-ac nat-m nit-ac raph sep sil stram *Sulph*
  - **after**: am-m **Ars** *Borx* **Calad** canth caust cham cocc coff dros ferr *Hep* kali-c kali-n laur mag-s mang merc merc-c mez *Nux-v Op* petr phos ran-s rhus-t sil squil sulph *Thuj*
    : 1 h: **Ars** ars-s-f canth kali-ar nat-m puls sil
    : 1-2 h: aloe ars dios
    : 2 h: ars canth caust hep lach nat-ar puls rhus-t sarr sil tax
    : 2-4 h: borx
    : 3 h: aloe am-m canth *Cedr* cimic cina eup-per **Ferr** led lyss nat-m rhus-t sil *Thuj*
    : **waking**; on: cimic **Ferr**
    : 4 h: *Alum* am-m **Arn Cedr** con ferr nat-m ph-ac sil
    : 4-5 h: bry *Nux-v Sulph*
    : 16 h; and: ars-s-f cedr
    : **followed** by perspiration: **Cedr**

Chill

Night – midnight – after: ...
: 5 h: ant-t *Apis* bol-la *Bov Chin* coff con dios dros nat-m rhus-t sep sil
: **fever**; after thirty-six hours of: apis
: **frequent** chills | 1-7 h: *Sil*
- **menses**; before: lyc
- **bed**:
  - **in** bed:
    : agg: ars-i canch canth **Carb-an** dros euphr *Ferr-i* ferr-p mag-c mag-m mag-s meny nat-ar sars sul-i *Sulph*
    : amel: phos
- **hot** head, with: colch
- **menses**; during: arist-cl
- **nausea**; after: phyt
- **never** at night: chin
- **perspiration**; during: eup-per
- **putting** hand out of bed, on: *Canth Hep Sil*
- **rising**:
  - agg: ant-t
  - amel: sul-i
- **waking**; on: aloe am-m carb-an chel graph phos sars sil
- **warm** room agg: rat

ABSENT (See FEVE - Chill absent)

ACCOMPANIED BY:
- **abortion** (See FEMA - Abortion - accompanied - chills)
- **air**; desire for open (See GENE - Air; open - desire - accompanied - coldness)
- **beer**; desire for (See GENE - Food and - beer - desire - chill)
- **cold** drinks; desire for (See GENE - Food and - cold drink - desire - chill)
- **complaints**; other: *Acon* agar agn alum am-c am-m ambr anac ant-c ant-t arn **Ars** asar bar-c bell *Borx* bov **Bry** calad *Calc* camph cann-s canth *Caps* carb-an carb-v caust *Cham* chel *Chin* cic cina cocc coff coloc con croc cupr cycl dig dros dulc euph ferr graph *Hell Hep* hyos *Ign* iod ip kali-c kali-n *Kreos* lach laur led *Lyc* m-arct m-aust mag-m mang meny merc mez mur-ac nat-*Nat-m* nit-ac nux-m **Nux-v** olnd op par petr ph-ac phos plat plb **Puls** ran-b rhod **Rhus-t** *ruta Sabad* sabin samb sars sec sel seneg sep sil spig spong squil stann staph stram stront-c sul-ac sulph tarax teucr thuj valer *Verat* viol-t zinc
- **hot** breath (See RESP - Hot - chill)
- **influenza** (See GENE - Influenza - accompanied - chill)
- **warm** drinks; desire for (See GENE - Food and - warm drinks - desire - chill)

ACIDS agg: lach

AFFECTED parts: *Ang* ars bry caust cocc colch dulc graph lach *Led* m-arct merc mez nux-v petr plat plb pyrog rhod *Rhus-t* sec *Sil* thuj

Air

AIR:
- **walking** (See Walking - air - agg.)
- **warm** (See Warm - room)

AIR; DRAFT OF | **slightest**: *Acon* agar agra am-p arg-n *Ars* ars-i astac *Bar-c* bar-s bell bry **Calc** *Calc-p* calen canch canth **Caps** carb-an *Cham* **Chin** dulc hep kali-c kali-sil mag-c *Merc* merc-c mez **Nux-v** *Psor* pyrus rhod rhus-t sel sep sil sulph tub *Zinc*

AIR; IN OPEN:
- **agg**: **Agar** *Alum* alum-sil *Am-c* **Anac Ant-t Ars** ars-s-f **Asar Bapt** *Bar-c* bar-s bell bol-la borx bov brom *Bry* bufo calad **Calc** calc-p calc-sil calen *Camph* cann-s canth **Caps** carb-ac carb-an carb-v caust *Cham* **Chel Chin** *Chinin-ar* cocc **Coff** colch *Con* **Cycl** dulc *Euph* guaj **Hep Ign** *Kali-ar* kali-c *Kali-chl* kali-m kali-n kali-p kali-sil kreos *Laur* m-aust mag-m mag-s mang **Merc** *Merc-c Mosch* nat-m *Nit-ac* **Nux-m Nux-v Petr** ph-ac phos **Plat Plb** *Puls Ran-b* rhod *Rhus-t* sars sel *Seneg* **Sep** *Sil* spig stram stront-c sul-ac sulph tab *Tarax* thuj viol-t *Zinc* zing
- **amel**: acon alum *Ang* ant-t **Apis** arg-met **Asar** bar-c **Bry Caps** cic cocc croc *Graph* hell **Ip** lil-t lyc *Mag-c Mag-m* meny *Mez* nat-m phos pip-n **Puls** ran-s *Sabin* spong stann **Staph Sul-ac** sulph

ALCOHOL; from abuse of *(➚MIND - Libertinism):* led *Nux-v*

ALTERNATING WITH:
- **flushes** of heat (See GENE - Heat - flushes - alternating - chills)
- **heat** (See FEVE - Alternating - chills)
- **perspiration**: ant-c ars ars-s-f calc chin euph glon led lyc mez nux-v *Phos* sabad sang spig sulph thuj verat
- **Face**; flushes of heat in (See FACE - Heat - flushes - alternating - chills)
- **Head**; heat in (See HEAD - Heat - alternating - chilliness)

ANGER; after *(➚MIND - Anger):* acon ars aur **Bry** *Cham* **Nux-v** teucr

ANNUAL chill: *Ars* **Carb-v Lach** *Nat-m Psor Rhus-r* **Rhus-v** *Sulph Thuj* tub *Urt-u*
- **semi-**annual: lach *Sep*

ANTERIOR part of body: stram

ANTICIPATING: ant-c apis **Ars** bell **Bry** cham chin chinin-ar **Chinin-s** eup-per gamb ign **Nat-m Nux-v** sep
- **about** 2 hours each attack: *Chinin-s*
- **every**:
  - **day** 2 hours: cham
  - **other** day: nat-m nux-v
  - **one** hour: ars chin ign nat-m nux-v
  - **tertian**, several hours: ant-c
  - **two** hours: nux-m
- **postponing**; or: *Bry* chin gamb *Ign*

ANXIETY, caused by *(➚MIND - Anxiety):* acon ars gels *Tub*

ARSENIC; from abuse of: ip

Chill

ASCENDING agg *(➚BACK - Coldness - extending - up the):* Acon am-m ammc ang ars ars-s-f bar-c ben-n bufo calc *Calc-p* canth carb-an caust chel cimx *Cina* coff croc *Dig* dulc eup-per eup-pur *Gels Hyos* kali-bi kali-c kali-p *Lach* mag-c mag-s meny merl nat-s nux-m *Nux-v* ox-ac *Phos Puls* rhus-t ruta **Sabad** *Sars Sep* spig staph **Sulph** thuj verat vesp

ASCENDING to head: glon

AUTUMN and spring: apis ars **Lach** *Psor* sep

AUTUMNAL: Aesc ars bapt **Bry** chin **Colch Nat-m** *Nux-v* rhus-t **Sep** verat

BATHING *(➚Water):* bell calc calc-s caps eupi sulph *Tub*

BED:
- **coldness** out of bed; heat in bed and: mez
- **in** bed:
  - **agg**: acon **Agn Alum** am-c am-m ambr *Ang* ant-t arg-met arn *Ars* ars-i **Aur** aur-i aur-s bar-c bar-m bar-s *Bell* berb borx bov *Bry* calad calc calc-sil canth caps **Carb-an** carb-v caust cench **Chel Chin** chinin-ar clem colch coloc dios **Dros Ferr** ferr-ar graph guaj hell **Hep Hyos** iod ip *Kali-c* kali-m kali-n *Kali-p* kreos laur *Lec* **Led Lyc** mag-c mag-m mang meny **Merc** *Merc-c Mur-ac* nat-m nat-c nat-m *Nat-s* **Nit-ac** *Nux-v* op *Par* petr *Ph-ac* **Phos** plat **Puls** *Rhod* rhus-t sabad sabin samb sang sars sel sep *Sil* spig spong squil stann stront-c sul-ac **Sulph** thuj verat **Zinc** zinc-p
  - **amel**: am-c borx bry canth **Caust Cham** cimx cocc con hell **Kali-c** *Kali-c* kali-n *Lachn* mag-c **Mag-m** mag-s mez mosch nat-c nit-ac **Nux-v** *Podo* puls **Pyrog** *Rhus-t* sars *Squil* stram sulph
- **putting** hand out of bed: **Bar-c** *Canth* **Hep Nux-v** phos **Rhus-t** *Sil* tarent **Tub**
- **rising** from:
  - **agg**: acon *Am-m* bar-c bism borx bry **Calc** *Canth* carb-v cham coloc euphr ferr-i graph *Hell Lach* laur mag-c mang meny **Merc** mez nat-m nat-m **Nux-v** *Phos* puls ran-p *Rhus-t Sil Spig* staph sulph verat
  - **amel**: am-c ambr ant-t arg-met ars aur bell dros euph ferr ferr-i ign **Iod** led *Lyc* mag-c merc merc-c *Nat-c* plat *Puls* rhod rhus-t sel *Sep* stront-c sulph *Verat*
- **turning** over in: acon agar alum-sil *Bry* caps hep lyc nat-m **Nux-v Puls** sec sil staph *Stram* sulph

BEGINNING in (= extending from):
- ○ **Abdomen**: ambr **Apis** *Ars Bell* calad calc *Camph* cann-s coloc cur **Ign** merc par phos sep teucr verat
- ▽ **extending** to | **Fingers** and toes: calad
- **Ankles**: chin lach puls
- **Anus** running down legs: syph
- **Arms**: **Bell** dig *Hell Ign* lyc mez plat sulph
  - **right**, and right side: *Merl*
  - **left**, and lower limbs: *Nux-m*
  - **and**:
    : **Hand**: *Carb-v*
    : **Thighs**: psor

1703

Beginning

- o Both at once: *Bell* hell mez
- Back: ant-t *Arg-met* ars-s-f bapt bell *Bol-la* bov **Bry** cact canth **Caps** caust cedr cocc conv croc **Dulc** *Eup-per Eup-pur Gamb* gels hipp *Hyos* kali-i **Lach** led lept *Lyc* merc nat-m nit-ac *Nux-v* puls *Pyrog Rhus-t* sarr sec sep spig spong staph stront-c sulph verat
- o Between the scapulae (See dorsal - between)
  - Cervical region: psil
  - Dorsal region: *Eup-per* gels **Lach** nat-m
  - Between the scapulae: bol-la **Caps** led *Pyrog* rhus-t sarr *Sep*
  - followed by:
  - Bones; coldness of: pyrog
  - Extremities; coldness of: pyrog
  - extending down the back: *Caps*
  - Lumbar region: bell eup-per *Eup-pur* gels hydrc *Hyos* lach **Nat-m** rhod stront-c sulph tarent
- Bladder: sars
- o Neck of bladder after urinating: sars
- Body:
  - right side of: bry nat-m rhus-t
  - left side of: *Carb-v* caust
- Buttocks: puls
- Calves: *Lach* lyc ox-ac
- Chest: **Apis** ars *Carb-an Cic* cina kreos lith-c merl nux-v rhus-t *Sep* spig sulph
  - right side: *Merl*
  - left side: visc
- Face: acon arn bar-c berb borx calc carb-ac *Caust Cham* ign kreos laur merc petr phos puls *Rhod* ruta staph stram
- Feet: acon alum apis arn bar-c borx calc calc-s *Chel* cimx dig ferr **Gels** *Hyos* kali-bi lyc mag-c **Nat-m** nux-m *Nux-v* puls *Rhus-t* sabad sarr *Sep* spig *Sulph*
  - right foot: chel lyc sabin
- o Soles and palms (See hands - palms)
  - Toes (See toes)
- Fingers: *Bry* coff dig **Nat-m** nux-v *Sep Sulph*
- o Tips of: **Bry** nat-m puls
  - Toes; and: **Bry** cycl dig meny nat-m **Sep** stann *Sulph*
- Hands: bry *Chel* dig eup-per **Gels** ip merc nat-m *Nux-v* puls rhus-t sabad *Sep Sulph*
  - right hand: merl
  - left hand: *Carb-v* nux-m
  - feet; and: apis bry carb-v chel dig *Ferr Gels* **Nat-m** nux-m op puls rhus-t sabin samb sulph
- o Palms and soles: dig
- Head: bar-c mosch nat-m stann valer
- o Vertex: arum-t kalm
- Knees: apis benz-ac puls thuj
- Legs: cedr *Chin* cocc kali-bi *Nux-m* ox-ac puls rhus-t sep thuj
- Lips: **Bry**
- Neck: arg-n lyc puls staph thuj valer
- Nose: nat-c sabad sulph tarax tub zinc
- Palms and soles (See hands - palms)
- Sacrum: bell puls
- Scalp: mosch

Chill

Beginning in: ...
- **Scrobiculus** cordis (See stomach - pit)
- Spine:
  - ▽ extending to | Arms: lept
- Stomach | Pit of: *Arn* bar-c *Bell* cadm-s **Calc** caust cur *Helon* merl mez spig
- Thighs: cedr *Cham Rhus-t* ther **Thuj**
- Throat: sep
- Toes: *Bry* coff ferr **Nat-m** *Sep* sulph
- Umbilicus: puls
- Wrist | left: *Nux-m*

BREAKFAST:
- after | agg: calc-s carb-an eupi gels graph puls verat
- during: carb-an eupi gels graph kiss verat

CHANGING type (↗MIND - Capriciousness; MIND - Mood - changeable): Elat *Eup-per* **Ign** meny **Puls** sep

CHILLINESS (↗GENE - Cold - feeling; GENE - Heat - lack): abies-c abrot acon *Aesc* aeth *Agar* **Agn** *Alum* am-c am-m ambr **Anac** ang ant-c ant-t *Apis Aran Arg-n* **Arn** *Ars Ars-i Asaf* asar asc-t astac aur aur-m aur-s *Bapt* **Bar-c Bar-m Bell** berb bism bol-la bov bov brom **Bry** *Cact Cadm-s* calad **Calc** *Calc-ar* calc-p *Calc-sil* calen **Camph** cann-s canth caps *Carb-an* **Carb-v Carbn-s** castm **Caust** cedr cench *Cham* **Chel Chin Chinin-s** *Cic* cimx cina cist *Clem* cocain cocc coff **Colch** con corn corn-f crat croc crot-t cupr dig *Dros* dulc *Echi* eup-per eup-pur euph **Euphr Ferr** ferr-p gamb *Gels* **Graph** guaj hell helo **Hep** hom-xyz hydr *Hyos* **Ign** *Ip* jatr-c kali-ar kali-bi kali-br kali-c kali-n kali-p *Kali-s* kalm kreos lac-ac lac-cp lac-d lach lachn lact *Laur Led* lept lob-p **Lyc** *M-arct* m-aust mag-m *Mag-p* meny *Merc Merc-c* **Mez** mill morph mosch mur-ac nat-ar nat-c *Nat-m* nat-p *Nat-s* **Nit-ac Nux-m Nux-v** *Olnd* op ox-ac par pert-vc *Petr* ph-ac *Phos* pimp *Plat* **Plb** podo *Psor* **Puls** pyrus rad-br ran-b ran-s rhod *Rhus-t* ruta *Sabad* **Sabin** samb sanic sars *Sec* seneg **Sep Sil** sphing spig spong squil *Stann* staph stram stront-c sul-ac **Sulph** sumb syph *Tab* **Tarax** *Tarent Tela* ter **Teucr** ther thuj tub *V-a-b* vac valer verat viol-t visc zinc
- morning: am-c anac ang arg-met *Arn* asaf bov calc carb-an cench chin chinin-ar con eup-per euph ferr gels hep kali-ar mag-s mang mur-ac nat-m nit-ac rhod
  - lasting:
    - day; all: ferr kali-p mag-c mang mez nat-m sabin **Sil**
    - forenoon; all: *Arn*
  - rising agg; after: acon arg-n mag-m mang mur-ac nat-c nux-v sep
  - waking; on: ac *Arn* chel mag-s rhod rhus-t zinc
- forenoon: aeth agar ambr arg-n asar bar-c chinin-s cycl gamb guaj kali-c laur led mag-c mag-m mur-ac nat-c **Nat-m** plat
- dinner, eating amel; before: ambr
- hair standing on end: mag-m
- noon: apis lac-ac lob
- sleep agg; after: bry

1704 ▽ extensions | O localizations | ● Künzli dot

Chilliness – afternoon

- **afternoon**: *Acon* am-c arg-met *Bar-c* carb-an caust chinin-s cina con *Croc* cycl dulc ferr graph kali-chl kali-n *Lyc* mag-m meny nat-c nit-ac petr phos ran-b sil stram sulph
  - **16 h**: mag-c mag-m mag-p sep
  - **dinner**; after: anac ars bell carb-an mag-p
  - **menses**; during: nat-m
  - **not** relieved by heat of stove, but relieved by covering up warmly in bed: *Podo*
  - **sleep** | **siesta** agg; after: anac *Bry* cycl merc
  - **subsequent** heat, without: nit-ac ph-ac
- **evening**: *Acon* agar agn all-c alum am-c *Am-m* ambr apis arg-met arg-n arn ars aur-ar bell bov brom bry calad *Calc* canth caps carb-an carb-v carbn-s cedr cham cimx cocc colch cycl dulc *Ferr* ferr-i graph guaj hep ign kali-c kali-i kali-m kali-n kali-s kali-sil kreos lyc mag-c mag-m mag-p mag-s mang mentho meny merc *Merc-c Mur-ac* nat-c nat-m *Nat-p Nat-s* nit-ac ol-j petr phos podo *Psor* **Puls** ran-b *Rhus-t* sep **Sil** squil sulph *Tarent* thuj tub verat zinc
  - **eating**; after: croc *Kali-c*
  - **flushes** of heat in the face; with: nit-ac petr
  - **hair** standing on end, sensation of: am-c *Bar-c* calc *Dulc* nit-ac
  - **headache**; during: *Acon* bry
  - **lasting** all night, with cold legs: aur
  - **lying**:
    - **bed**; in:
      - **agg**: am-m aur bov bry caps cench colch kali-sil lyc *Merc* merc-c *Mur-ac* podo *Zinc*
      - **amel**: kali-i kali-n mag-m mag-s tub
  - **nausea** and cold limbs, with: apis
  - **sleep**; when falling asleep: lyc phos
  - **sleepiness**; with: lycps-v nat-m op
  - **wakes**, as often as she: **Am-m**
  - **walking** agg: puls
  - **warm** stove agg: merc
- **night**: acon agar aloe alum am-c ambr ars aur-ar bov caps carb-v *Card-m* caust cedr croc dulc ferr graph hep iris kali-c mag-c mag-p mentho *Merc* mur-ac ol-j *Phos* **Puls** sep staph verat
  - **21.30 h** has to go to bed, followed by shaking chill: *Sabad*
  - **lying** down, and as often as she wakes without thirst; after: **Am-m**
  - **menses**:
    - **before** | **agg**: aloe
    - **during** | **agg**: *Lach*
  - **sleep** agg; during: am-c grat nat-c *Sil*
  - **undressing**: acon *Merc-c* op
- **accompanied** by:
  - **hot** breath (See RESP - Hot - chill)
  - **illness**; recurrent acute (See GENE - Complaints - acute - recurrent - accompanied - heat)
- **air**:
  - **chest** is chilly in the air; the well-covered: ran-b
  - **cold** air were blowing on uncovered parts; as if: mosch
  - **air** agg; draft of: caust nux-v

- **air** agg; in open: anac cycl
  - **evening**: bapt
  - **and** heat in the room: *Chin*
  - **whole** body, but not in cold air; over the: caust
- **apyrexia**, during the: anac *Ars* bry caps cocc daph dig *Hep* led nat-m puls ran-s sabad sil verat
- **bad** news; after: sulph
- **bed**, but heat in bed; outside of: mez
- **children**; in | **newborns**: coli
- **coffee** agg; abuse of: *Cham Nux-v*
- **coition**; after: nat-m
- **drinking**:
  - **after** | **agg**: caps tarax
  - **agg**: ars kali-ar verat
- **eating**:
  - **after** | **agg**: alum-p *Ars* asar calc carb-an caust cycl kali-c kali-sil nux-v rhus-t sil sulph tarax teucr zinc
  - **while** | **agg**: carb-an euph ran-s staph
- **exciting** news: gels sulph
- **fever**, during (See FEVE - Chilliness)
- **frequent** attacks of: camph diphtox
  - **intermediate** sleep; with: **Nux-m**
  - **short** attacks of: ferr
- **hair** standing on end, sensation of: am-c bar-c calc caust dulc grat mag-m mur-ac nit-ac
- **headache**:
  - **during**: anthraci arg-n cadm-s coca con cycl eupi ign lac-ac lach rhus-t *Sang* verat
- **influenza**; after: chin
- **itching**; with: petr puls
  ○ **Abdomen**: mag-c
- **labor** pains:
  - **after**; *Kali-c Kali-i*
  - **first**; from: gels
  - **with**: gels
- **lasting** all night (See night)
- **lifting** the bed clothes: agar
- **menses** (↗menses - before - agg.; Menses):
  - **before** | **agg●** (↗menses; Menses): acon aloe am-c ant-c ant-t apis *Calc Caul* cham cimic coloc gels glyc graph ign ip *Kali-c* kali-i *Kreos* **Lyc** *Mag-c* mang nat-c nat-m nux-v phos plat **Puls** ruta sec *Sep Sil Sulph* thuj verat zinc
  - **during** | **agg**: am-c apis bell berb *Bry* bufo calc *Carb-an* carbn-s castm *Caul* cham cimic *Cocc* cycl eupi glyc *Graph* ip kali-i kreos led mag-c nat-m nat-p *Nux-v Phos* plat **Puls** *Sec* **Sep Sil Sulph Tab** verat zinc zing
- **motion**; from slightest: ars nux-v spig
- **movement** of the bedclothes; slightest●: acon *Calc* **NUX-V●** rhus-t stram sulph
- **nausea**; during: cadm-s
- **nervous**: gels
- **pain**; with: alum-sil *Ars* caps *Caust* mez *Puls* sep syph tub
  - **abdomen**; in: merc
  - **burning**: caps mag-c
- **part** touched: spig

Chilliness – perspiration

- **perspiration**; with: acon ail am-c aml-ns ant-c arg-n ars bry *Calc* calc-i *Caps* chin cocc dig **Eup-per** eup-pur euph led mur-ac *Nat-m* **Nux-v** petr phos psor puls *Pyrog* sabad sang sulph thuj **Tub**
  - **warm** in bed; as soon as he gets: arg-n
- **sneezing**:
  - **with**: ox-ac
- **stool**:
  - **after** | **agg**: ambr bufo grat mag-m *Plat*
  - **before**: *Ars* bapt bar-c benz-ac calad camph dig elat ip mang *Merc Mez* nat-c phos puls verat
  - **during** | **agg**: aesc alum *Ars* bell calc-s castm *Colch* con dig hyos ip *Jatr-c* kali-c *Mag-m Mag-p* merc mez podo ptel *Puls* rheum ric *Sec Sil* spig stann sulph trom **Verat**
  - **urging** to | **during**: mag-m
- **subsequent** heat, without: agn lyc nat-c
- **sun** amel: anac
- **uncovering** agg: nux-v
- **urination**:
  - **after**:
    : **agg**: arn **Plat** puls sep sulph thuj
    : **amel**: med
  - **before**: *Med* nit-ac
  - **during** | **agg**: gels *Lyc Nit-ac* **Plat** sep *Stram* thuj
  - **urging** to urinate:
    : **after**: caust
    : **followed** by: senec
    : **on**: hyper *Med*
- **vertigo**; after: nat-c
- **vomiting**:
  - **after**: aeth
  - **while**: ars dulc puls tab
- **waking**; on: card-m staph
- **walking**:
  - **after** | **agg**: gins kali-ar
  - **air** agg; in open: acon cham chin dig euph led merc-c plb
- **warm**:
  - **breath**; with hot (See RESP - Hot - chill)
  - **room**:
    : **agg**: ant-c arg-n carb-c cinnb grat iod kali-br lact *Puls* **Sil**
    : **more** in a warm room than in the open air: bry grat *Puls*
    : **entering** a warm room; when | **air**; from open: am-c ars bar-c bry
  - **touch**; yet warm to: corn-f
- **washing** agg: bry zinc

CHOLERA; during (See RECT - Cholera - accompanied - coldness)

COLD:
- **agg** | **day** in the summer; on a: acon aran cham dulc rhus-t
- **air**:
  - **entering** cold air:
    : **agg**: aesc **Agar** *Ars* ars-s-f berb bry *Calc* calc-sil **Camph Caps** caust cham **Coff Cycl** dig ferr-i hell

Chill

Cold – air – entering – agg: ...
hep kali-ar kali-c kali-sil **Mez** mosch nat-ar nat-c nat-p nux-m **Nux-v** petr phos *Rhod Rhus-t* sabad sep sil spig verat *Zinc* zinc-p
  : **amel**: meph
- **entering** cold air from a warm room agg: *Puls*
- **bathing** | **agg**: aran cedr
- **drinks** | **agg**: rhus-t

COLDNESS (= objective): acon agar agn alum alum-p am-c *Am-m* ambr anac ang ant-c *Ant-t* apis aran *Arn Ars* asaf asar *Aur* bar-c bar-m bell *Bism* borx bov brom *Bry Calad* calc calc-i **Camph** *Cann-s Canth* caps carb-an *Carb-v Caust Cham Chel* chin cic cina cocc coff colch *Coloc Con Croc* crot-h **Cupr** cycl dig dros *Dulc Euph* euphr *Ferr* ferr-ar graph *Hell* hep *Hyos* ign iod ip kali-c *Kali-n* kreos *Lach Laur Led Lyc* m-ambo m-arct m-aust *Mag-c* mag-m mang meny merc merc-c **Mez** *Mosch* mur-ac *Nat-c Nat-m* nit-ac nux-m *Nux-v* olnd **Op** par petr ph-ac phos plat *Plb* **Puls** *Ran-b* rhod *Rhus-t* ruta sabad sabin samb *Sars* sec sel seneg *Sep* sil spig spong squil stann **Staph** *Stram* stront-c sul-ac sulph tab tarax teucr thuj valer **Verat** verb zinc
- **chilliness**; without external: led
- **general**; in (See Chill in)
○ **Blood** vessels, in (See Internal - coldness - blood)
- **Body**; of (See Chill in; Icy; SKIN - Coldness)
- **Bones**, in (See Internal - coldness - bones)
- **Hands**; with cold: buth-a

COMA; with (See MIND - Coma - chills)

CONGESTIVE (See Pernicious)

CONVULSIONS; after epileptic: ars calc camph carb-v caust cocc **Cupr** sil sulph verat

CORYZA:
- **with** (See NOSE - Coryza - chilliness)

COUGH agg: apis *Ars* bry calc carb-v *Con* cupr eup-per hyos lyc *Mez* nat-c nux-v phos **Puls** *Rhus-t Sabad* sep sulph thuj tub verat

COVERED (See External; Uncovering)

CREEPING (↗*SKIN - Goose*): acon all-c aloe am-m aml-ns anac *Ang* ant-t apis ars ars-h asaf berb bol-la *Bry* calad calc calc-p camph cham chlor cimx clem crot-h crot-t dig dros equis-h ferr frax gast grat kali-i lac-c lyc meny merc merc-sul mez *Nat-m* ph-ac *Psor* rhus-t ruta samb sec *Spig* stram sul-ac **Sulph** *Thuj* til *Tub* valer verat zinc zing
- **morning**: cina lyc spig viol-t
  - **rising** from bed, creeping coldness of abdomen; on: meny
- **forenoon**: chlor
  - **warm** room; when entering a: aloe
- **afternoon**: alum arg-n calc calen carb-an caust psor
  - **16-18 h**: alum arg-n
- **dinner**; after: thuj
- **sleep** | **siesta** agg; after: bry

Creeping Chill Exposure

- **evening**: am-m arg-n *Ars* ars-h ars-s-f bell calc chlor gins kali-i lyc nat-m psor *Puls* rhus-t sul-ac thuj *Tub* zing
- **night**: hep merc-c puls tub
- **alternating** with heat: anthraci
- **cold** air agg: anac bufo
- **cold**; before taking a: merc
- **menses**; before: ant-t
- **motion** agg: acon sin-a
- **rising** from sitting, when: coff
- **standing** agg: coloc ham
- **stool**:
  · after | **agg**: ambr grat
  · before: *Mez*
  · during | **agg**: nat-m
- **urination** agg; after: eug plat sars sep
- **warm** room, in a: aloe *Puls* ran-b

DESCENDING (↗*BACK - Coldness - extending - down)*:
- **agg** (↗*BACK - Coldness - extending - down)*: acon **Agar** am-m aml-ns apis ars ars-h arum-t bar-c *Bell* borx brom calad canth carb-ac caust cedr chel *Cic* cocc *Coff* colch croc *Eup-per* eup-pur *Gels* kalm kreos lach lil-t lob lyc mag-c merc *Mez* **Mosch** nat-m *Phos* plat *Psor* ruta *Sabad* **Staph** **Stram** stront-c *Sul-ac* sulph thuj *Valer* **Verat** zinc
- **head** to toes: verat

DIARRHEA:
- **during**: aloe ambr apis cop kali-n sulph
  · **mucous** colitis: cop

DISORDERED stomach: ant-c *Ip Puls*

DRINKING:
- **agg**: alum ant-t arn **Ars** ars-s-f asaf *Asar* bry cadm-s Calc cann-s cann-xyz **Caps** *Chel* **Chin** *Chinin-ar* cimx cocc *Con* croc cupr *Elaps* **Eup-per** hep kali-ar lach *Lob* lyc merc mez nat-m nit-ac **Nux-v** puls *Rhus-t* sep sil sulph *Tarax Tarent* thuj **Verat**
- **amel**: bry carb-an **Caust Cupr** *Graph Ip* manc mosch nux-v oci-sa olnd *Phos* rhus-t sil spig tarax
- **cold** water is felt as if pouring over outside of thorax: *Verat*
- **cough**, causes: cimx *Psor*
- **hastens** and increases the chill and causes nausea: *Eup-per*
- **ice** water were rising and falling; as if | **lung**; through a cylindrical opening in left: elaps
- **increases** the chill and causes vomiting: **Ars** cadm-s nux-v
- **unbearable**; makes headache and all the other symptoms: **Cimx**

EATING:
- **after**:
  · **agg**: acon agar alum alum-sil am-c am-m anac ant-t *Arg-n* **Ars** ars-s-f *Asar* aster **Bell** borx *Bry Calc* calc-sil camph cann-i **Carb-an** *Carb-v* carbn-s *Caust* cham chin cist coc-c coli coloc con cor-r croc cycl dig *Graph* ign *Ip* iris kali-ar kali-bi **Kali-c** kali-p lach *Lyc* nat-c nat-m nat-p nit-ac *Nux-v* par

Eating – after – agg: ...
  Petr ph-ac phos puls **Ran-b** *Rhus-t* sel sep sil staph *Sulph* **Tarax** teucr ther verat zinc zinc-p
  · **amel**: acon **Ambr** *Ars* bov cann-s cann-xyz chel cop cupr *Cur Ferr* ign **Iod** kali-c laur mez *Nat-c* petr *Phos* rhus-t sabad squil stront-c thlas
  · **immediately** after: coli
- **before** | **agg**: ambr bov calc *Carb-an* carb-v chin euph graph iod laur lyc *Nat-c* phos puls rhus-t sep sulph
- **overeating** agg; after: ant-c cycl **Ip** *Nux-m* **Puls**
- **while** | **agg**: apis bov carb-an carb-v cocc con *Euph* kali-c lyc nit-ac *Ran-s* raph *Rhus-t* sep sil staph sulph

EXCITEMENT; after (= cold shivers/emotional): asar calc cic crat **Gels** goss ign rhus-v teucr valer zinc-val

EXERTION:
- **after** | **agg**: arn *Ars* bar-c bry crat eup-per kali-s merc nux-v rhus-t sil sulph zinc-val
- **amel** | **air**; in open: alum **Caps** mag-c mag-m **Puls** spong staph sul-ac

EXPOSURE, after: *Acon* ang ant-c *Aran* arn *Ars* bar-c bol-la *Bry* cact **Calc** canth carb-v **Cedr** *Chin Chinin-s* cimx dros *Dulc* eucal eup-per *Hep* kali-c lach led nat-m *Nat-s* **Rhus-t** sep spig *Tarent* zinc
- **cold** bathing, too frequent: ant-c *Calc Rhus-t Tarent*
- **draft**; to a: *Acon* bar-c *Calc* canth *Ferr Hep* Merc *Tarent* tub
  · **heated**; when: acon carb-v ran-b rhus-t sil tub
- **malarial** influences: **Arn** carb-ac **Cedr** **Chin** chinin-ar *Chinin-s* corn corn-f *Eucal* eup-per *Ferr* ip *Nat-m Nat-s Nux-v Psor Sulph*
  · **chronic**: corn corn-f
- **rains**; during: *Aran* bell *Calc* cedr cur *Dulc Ferr* **Nat-s** *Rhus-t* zinc
- **seaside**, residing at: *Nat-m Nat-s*
- **soil** freshly turned up: *Nat-m*
- **sun**; to the heat of: bell *Cact* glon lach nat-m
- **swamps**: *Ang Cedr* chin *Chinin-s* corn corn-f eucal *Nat-m* **Nat-s** nux-v
  · **chronic**: corn corn-f
- **tropical** countries: *Ang Bry* **Cedr** chin corn corn-f *Nat-m* **Nat-s** podo ter
  · **chronic**: corn corn-f
- **water**:
  · **standing** in water: arn *Calc* led *Rhus-t*
  · **water** courses; from living at: *Calc Nat-m Nat-s Nux-v*
- **weather** | **warm** (See Summer; Weather - hot)
- **wet** (↗*Weather - cold; GENE - Wet - getting)*:
  · **becoming**; from: acon *Aran* bar-c bell *Bry Calc Cedr Dulc Nat-s* **Rhus-t** sep *Tarent*
  · **overheated**; when: acon *Calc* **Clem** colch **Rhus-t** sep sil
- **rooms**; sleeping in wet: aran *Ars Calc* carb-v chinin-ar lach *Nat-s Rhus-t*
- **wind**, to violent: nit-ac

All author references are available on the CD 1707

Exposure — Chill — Internal

- working:
  • clay; in: **Calc**
  • water; in: **Calc** *Rhus-t*

EXTENDING:
- downward (See Descending - agg.)
- from (See Beginning)
- upward (See Ascending agg.)

EXTERNAL: **Acon** *Aeth* agar *Alum* alum-sil am-c am-caust **Am-m** *Ant-t* **Apis** aran arn **Ars** *Ars-i* ars-s-f bar-c *Bar-m* bar-s bell bry calc calc-i calc-sil **Camph** *Cann-s* canth caps *Caust* cham chel chin cimic cimx cina colch con crat cupr cupr-ar *Dig* dulc euph *Euphr* ferr-m gamb gels hyos **Ign** iod *Ip* kali-ar kali-bi kali-c kali-chl kali-m kali-n kali-p kali-sil lach laur led mag-c meny *Merc* *Merc-c* *Mez* mosch mur-ac naja nat-m nat-s **Nit-ac** *Nux-m* nux-v **Olnd** *Op* petr *Phos* plb ran-b rhus-t *Sabad* *Sec* sil squil sul-ac *Sulph* til **Verat** *Verat-v* **Verb** **Zinc** zinc-p
- morning: acon aeth
- afternoon: chel ol-an puls
  • sweat; during: gels
- evening: am-c calc dulc *Gamb* nux-m ran-b rhus-t
  • bed agg; in: nat-m
  • lasting until 4 h: gamb
- night: nit-ac phos
  • sleep agg; during: crot-h
  • waking agg; after: bov bry
- cholera, as in: **Camph** colch *Sec* **Verat**
- excitement agg: crat
- exertion agg: crat
- hair were standing on end; with sensation as if the: am-c *Bar-c* calc cina dulc meny nit-ac puls *Sil*
- spots, in: *Ambr* ars bell bry **Caust** *Cham* hep **Ign** *Led* lyc merc *Mez* mosch nux-v *Par* petr plat **Puls** rhus-t *Sep* *Sil* *Spig* thuj
- stool | urging to; during: ant-c
- stupor; during: hep
- thirty six hours; during:
  • with thirst | without desire for warmth nor dread of open air, nor without subsequent heat *Mez*
- uncovering agg: arg-met cor-r

FEVER; without: cadm-met

FLOWERS; from smell of: lac-c

FOLLOWED BY | Head; pain in (See HEAD - Pain - forehead - chill - before)

FREEZING; bad effects of: arist-cl

FREQUENT (= several a day): *Bac* bell

FRIGHT agg (↗ *MIND - Ailments - fright)*: acon bell **Gels** ign lyc *Merc* nux-v op plat *Puls* sep sil **Verat**

GOOSE FLESH (See SKIN - Goose)

GRIEF; from (↗ *MIND - Ailments - grief)*: **Gels** *Ign*

HEADACHE in forehead, with: mang

HEAT:
- external: ars mur-ac

Heat: ...
- overheated; when: acon *Ant-c* ant-t bell *Bry* camph **Carb-v** dig glon *Kali-c* nat-m *Nat-s Nux-v* op phos **Puls** rhus-t samb sep **Sil** *Thuj* verat zinc
- with (See FEVE - Chill; with)
- without subsequent (↗ *FEVE - Succession - chill - followed - perspiration - intervening)*: acon agar *Aran* bov calc camph chin ferr *Hep* led lyc mez *Mur-ac* nit-ac ph-ac ran-b sabad sep staph sulph

HELD down, desire to be: *Gels Lach*

HEPATIC | night: mag-s

HOLDING cold things in hand: bell nat-m sil *Zinc*

ICY COLDNESS of the body (↗ *Internal - icy)*: acon-f ant-t aran **Ars** bism *Bry* cadm-s *Calc* **Camph Carb-v** carbn-s cic con cory **Cupr** cupr-ar hell helo hydr-ac lachn laur *Merc-c* nat-m nat-s nux-v *Sec Sep* **Sil** stram tab *Tarent* verat zinc
- accompanied by:
  ○ Head and redness of face; heat of (See HEAD - Heat - accompanied - face - redness - coldness)
  • Head; pain in (See HEAD - Pain - accompanied - coldness)
- covered, with clammy sweat and blueness; cannot bear to be: *Sec*
- headache; with (See HEAD - Pain - accompanied - coldness)
- lying on ice; as if: lyc
- menses; during: *Sil*
- single; in:
  • places: ars calad camph *Meny*
  • spots: arg-met par petr verat
- skin; of:
  • blue, yet wants to be uncovered; skin dry and: camph
  • perspiration and also livid hands and feet; covered with a cold: *Stram* verat
  • whole body; the: cory
  : cold breath; with: camph **Carb-v** verat
- uncover, with desire to: *Camph* carb-v *Sec*
- waking; on: malar

INTERNAL: *Acon* aeth agar *Agn* all-c *Alum* alum-p alum-sil am-c ambr **Anac** ang ant-c ant-t anth **ANTIP Apis** aran *Arn* **Ars** ars-i ars-s-f asaf asar bar-c *Bell Berb* bov *Bry* **Calc** calc-i calc-sil camph *Canth Caps* carb-an carb-v **Caust** *Cham Chel* **Chin** *Chinin-s* cic cimic cinnb **Cocc** *Coff* colch coloc *Con* cor-r croc *Dig Dros* elaps *Euphr* eupi graph guaj hell **Hep** ign iod *Ip* kali-ar kali-bi kali-c kali-p kali-sil kreos lac-c *Lach* laur lyc m-aust mag-c mang meny **Merc** merc-c mez mosch mur-ac nat-ar nat-c *Nat-m* nat-p *Nat-s* nit-ac **Nux-v** olnd paeon par petr ph-ac **Phos** plat plb *Psor* **Puls** ran-b rheum *Rhus-t* ruta sabad sars sec *Sep Sil* spig spong squil stront-c sul-ac sul-i **Sulph** *Tarent* ther thuj valer verat *Verb* zinc
- morning: arg-n *Con Lyc* merc sulph
  • bed agg; in: lyc merc
- forenoon: euph euphr lyc *Merc* sulph

1708   ▽ extensions | ○ localizations | ● Künzli dot

Chill

Internal

- **noon**: kali-c psor
- **afternoon**: *Ars* cocc guaj phos psor
  - **15 h**: staph
  - **following** heat: guaj
  - **without** subsequent heat: ang
- **evening**: atro caust cocc eupi *Gamb* guaj lyc mang nit-ac par petr phos plb psor
  - **lying** down agg: **Hell** squil
  - **sleep**; when falling asleep: phos
- **night**: ambr *Dros* nux-v petr *Sil* squil
  - **midnight**: caust
  - **air** agg; in open: anac
  - **cold** air were streaming through the bones; as if: verat
  - **sleep**; during first: dig
  - **waking**; on: arn
  - **warm** room, in a: *Anac* cist kreos puls
- **breakfast**; during: ther
- **coldness** (↗GENE - Cold - feeling; GENE - Cold - feeling - inner):
  - **warm** to touch, yet: corn-f
  o **Blood** vessels; in (↗GENE - Cold - feeling - blood): abies-c **Acon** ant-c ant-t **Ars** bry caust lyc op par **Rhus-t** sapin **Verat**
  - **Bones**; as if in the (↗GENE - Cold - feeling - bones): aran berb elaps merc pyrog *Sulph* verat zinc
- **external** heat agg: *Ip*
- **icy** coldness (↗Icy): antip

IRREGULAR (See Periodicity - irregular)

LONG LASTING (See Shaking - long)

LYING:
- **after** | **amel**: kali-i merl nit-ac rhus-t sulph
- **agg**: acon am-m berb cham *Cimx* graph nat-c nux-v phel podo puls sabin sars ther thuj
- **amel**: arn asar bar-c bell *Bry* calc canth cocc colch kali-n nat-m *Nux-v* phos sil squil zinc
- **back**; on | **agg**: tell
- **desire** to lie down; with | **chilliness**; from: dros

LYING DOWN:
- **agg**: am-c ars aur *Bry* calc caps *Chin* graph hell lyc Mag-c Merc Nit-ac nux-v par puls sabin samb sars *Sel* spig spong squil thuj

MENSES (↗Chilliness - menses; Chilliness - menses - before - agg):
- **after** | **agg**: borx chinin-s *Graph* jug-r kali-c kreos lyc nat-m *Nux-v* phos *Puls*
- **before** | **agg**: acon aloe am-c ant-t bar-c berb *Calc* carb-v cham coloc con *Kali-c Kreos* **Lyc** mag-c mang merc nux-v phos **Puls** ruta sep *Sil* sulph thuj verat
- **during**:
  - **agg**: acon agar aloe *Am-c* am-m *Bell* berb bry bufo cact *Calc* carb-an castm caul caust *Cham* cimic cocc coff cupr *Cycl* eupi gels *Graph* ign ip kali-c kali-i kali-n *Kreos* lach *Led* lyc mag-c nat-c nat-m nat-p *Nat-s Nux-v Phos* **Puls** rhus-t *Sec* **Sep Sil Sulph** tab thuj verat *Vib* zinc

Menses – during – agg: ...
  : intermission, on: eupi
  : uncovered, when: mag-c
  : walking agg: mag-c
- **beginning** of menses | **agg**: berb jab sil verat
- **constant**: castm cycl *Kreos* rhus-t

MENTAL EXERTION; after: aur colch nat-m *Nux-v* tub zinc-val

MONTHLY (See Periodical - month - every)

MOTION:
- **after**:
  - **agg**: agar **Ars** cadm-s cann-xyz kali-c nux-v phos **Puls** rat **Rhus-t** sep *Spig* stann valer zinc
  : hand; of: caust
- **agg**: *Acon Agar* aloe alum ant-t *Ant-t* **Apis** arn ars ars-i ars-s-f asaf asar bapt bar-c **Bell** brom **Bry Camph** cann-s *Canth* **Caps** casc caust cedr cench cham chel chin cocc **Coff** colch coloc con crot-t *Cur* cycl eup-per gels hell *Hep* iod kali-ar *Kali-c* kali-n kali-sil led merc **Merc-c** mez *Nat-m Nit-ac* **Nux-v** petr plan **Plb** podo psor ran-b **Rhus-t** rumx sang sel **Sep Sil** *Spig* **Squil** staph sul-ac sulph *Thuj*
- **amel**: *Acon* apis arn asar bell **Caps** cycl *Dros Kreos* mag-m merc mez nit-ac nux-v podo **Puls** rhus-t sabin sep sil spig staph sul-ac *Tarent*
- **arms**; of | **agg**: rhus-t

NAUSEA; with: arg-n

NERVOUS (See Excitement)

NOISE agg: ther

OVERHEATED (See Heat - overheated)

PAIN:
- **after**: kali-c
- **with**: *Agar* alum-sil ang *Aran* **Ars** asaf aur bar-c borx **Bov** bry calc-p *Camph* caps caust cocc **Coloc** cupr cycl **Dulc** *Euph Graph* hep *Ign Kali-bi* kali-c **Kali-n** kali-sil lach *Led* lyc *M-arct Mez* mosch nat-c nat-m nat-s petr phyt plat plb **Puls** ran-b **Rhus-t** sars **Sep** sil *Squil* sulph syph tell
  o **Abdomen**; in (See ABDO - Pain - accompanied - chill)
  - **Back**; in (See BACK - Pain - chill - during)
  - **Neck**; in (See BACK - Pain - cervical - chill)
  - **Teeth**; in (See TEET - Pain - accompanied - coldness)

PARTIAL (See Single)

PERIODICAL: lyc rhus-t
- **day**:
  - **second** day; every: **Brom** *Carb-an* lach lyc malar
  - **afternoon** | **every** other: bapt
- **week**:
  - **three**; every: chinin-s mag-c psor sulph *Tub*
  - **two**; every: am-m **Ars Calc Chin Chinin-s Lach** plan psor *Puls*
  : night; never at: chin
  - **every**: am-m canth *Chin* lyc plan
  : night; never at: chin

Chill

- month | every: nux-m **Nux-v** puls **Sep** tub

PERIODICITY:
- **irregular**: **Ars** *Eup-per* ign *Ip* kali-ar *Meny* mill **Nux-v Psor Puls** samb **Sep** ter
- **marked**, not: acon am-m ambr bell camph canth carb-an carb-v caust chel cic coloc mag-c **Psor Sep**
- **regular** and distinct: aesc ang apis **Aran Ars** ars-i bol-la *Bov* **Cact Caps Cedr** chin **Chinin-s** cina *Eucal Ferr Gels Hell* ip lyc *Nat-s* podo *Pyrog Sabad Spig* stann staph *Tarent* thuj
  · **clock**-like: *Aran* cact *Cedr* chinin-s gels

PERNICIOUS: acon apis **Arn Ars** ars-s-f *Bell Cact Camph Caps* chinin-s cur elat **Gels** *Hyos* ip *Lyc Nat-s* **Nux-v Op Psor Puls Stram** sul-ac sulph tarent **Verat** verat-v
- **congestion**, violent:
  · head, cold body with thirst; of | stomach, body feels bruised; chill most severely in pit of: **Arn**
  · **warm** room, and chill beginning in chest; with suffocation in: *Apis*
- **red** face when sitting up, delirium and bursting headache; with | pale face when lying down: *Bell*

PERSPIRATION:
- **after** chill; perspiration: ant-c ars ars-s-f bell bry calad **Caps** *Carb-v* carbn-s **Caust** cham dig eup-per kali-c lach **Lyc** mag-s mez nat-m op petr ph-ac phos puls rhus-t sabad sarr *Sep* sulph *Thuj* verat
- **followed** by perspiration | **heat**; without intervening (See FEVE - Succession - chill - followed - perspiration)
- **more** he sweats the colder he becomes; the: *Cinnb* cist
- **with** perspiration; chill: alum am-c *Ars* ars-s-f calc calc-i cedr **Cham** cinnb cocc cupr dig *Eup-per* euph ferr gels jab kali-ar lach lap-la led lyc nat-m nux-v **Puls** pyrog *Rhus-t* sabad sang sars sulph tab thuj tub verat

POSTPONING: alst bry canth chin cina *Gamb* ign *Ip* kali-bi phos
- **two hours**: sanic

PREDOMINATING: alum am-m **Ant-c** *Ant-t Apis* **Aran Arn** ars aur bol-la borx *Bov* **Bry Camph Canth Caps** carb-v *Caust* **Cedr Chin Chinin-s** cimic cimx cina *Cocc* cycl dig dros elat eup-per euphr *Gamb* graph hep kali-c *Kali-i* kali-n laur led *Lyc* **Meny** meph merc merl **Mez** mur-ac nat-m **Nat-m** nicc **Nux-v** *Petr* ph-ac phos plat plb podo **Puls** rhus-t *Rob* **Sabad** sarr Sec sep **Staph** sulph thuj **Verat**
- **morning**: bry **Eup-per** hep *Nat-m* **Nux-v** *Podo* sep **Verat**
- **noon**: *Ant-c* elat **Sulph**
- **afternoon**: apis arn **Ars Caps** plb **Puls** *Rhus-t* thuj
- **evening**: alum arn *Cina* cycl *Hep Kali-s* mur-ac ph-ac *Phos* **Puls Rhus-t** *Sulph*
- **night**: apis gamb **Merc** phos
- **long** lasting chill:
  · **heat**, no thirst; little: *Lyc* puls
  · **without** heat, sweat or thirst: **Aran** bov

Predominating: ...
- **only** of chill; the paroxysm consists: aran bov camph canth hep led *Lyc* mez mur-ac ran-b sabad
- **without** heat or thirst: mur-ac sep staph sulph

PRESSURE:
- **amel**: *Bry* phos

QUARTAN (= Every 72 hours): acon anac ant-c apis *Arn* **Ars Ars-i** ars-s-f baj bapt bell brom bry bufo carb-v chin chinin-ar chinin-s **Cimx** cina clem coff cor-r *Elat* hell **Hyos** *Ign* **Iod** ip kali-ar lach **Lyc** *Meny* mill *Nat-m* nux-m *Nux-v* oci-sa plan podo **Puls** rhus-t **Sabad** sep sul-i sulph thuj **Verat**
- **double**: *Ars* chin **Dulc** eup-per *Eup-pur* gamb lyc nux-m puls rhus-t
  · **diarrhea**; on the days free from fever with constant: **Iod**
  ○ **Tongue**; with discoloration of | white: *Ip*

QUOTIDIAN (= Every day) (↗FEVE - Periodical - day - every): acon aesc agar alum alum-p anac *Ang* ant-c ant-t apis **Aran** *Arn* **Ars** ars-s-f arund asaf bapt bar-c bell bol-la bry **Cact Calc** camph **Caps** carb-v *Cedr* cham chel chin chinin-ar *Chinin-s* cic *Cina* con *Cur* cycl *Dros* elaps elat *Eup-per* eup-pur *Ferr* ferr-ar gamb **Gels** graph hep ign **Ip** *Kali-ar* kali-bi *Kali-br* kali-c kali-n kali-s lach led lob *Lyc* mag-c meny **Nat-m** *Nat-s* nit-ac **Nux-v** op petr *Phos* plan plb *Podo* **Puls** *Pyrog* **Rhus-t** sabad *Samb* sarr sep *Spig* stann staph stram sulph *Tarent* thuj verat
- **double**: ant-c apis ars bapt *Bell Chin* dulc **Elat Graph** led nux-m **Puls** rhus-t *Stram Sulph*
- **violent** chill; morning of one day, light chill but in the afternoon of next dayeup-per

RIDING on horseback: kali-c

RIGOR (See Shaking)

RISING:
- **agg**: acon arn ars *Bell Bry* cham merc **Merc-c** mur-ac nux-v phos puls *Rhus-t* squil sulph verat
- **amel**: *Rhus-t*
- **bed**; from:
  · **after**:
    : **agg**: euphr

ROOM; in a | **amel** (See Warm - room - amel.)

SAD NEWS, from (↗MIND - Ailments - bad; MIND - Sadness): calc cic ign teucr

SCRATCHING agg; after: agar mez petr staph

SEWER gas: bapt phyt *Pyrog Tub*

SHAKING (= shivering, rigors): abrom-a acon *Aesc* agar aloe alum alum-p alum-sil *Am-c* am-m anac ang ant-c *Ant-t Apis* **Aran** arg-met arg-n arn **Ars Ars-i** asaf asar *Astac* aster aur-ar-i aur-s bapt bar-c bar-m bar-s **Bell** berb beryl bol-la borx bov *Brom Bry* bufo **Cact** calad **Calc Calc-i** calc-p calc-s calc-sil **Camph Cann-s Canth Caps Carb-an Carb-v Caust** cedr cench cham **Chel Chin** *Chinin-ar* **Chinin-s** cic *Cina* **Clem Cocc Coff Colch Coloc** con croc cupr cycl dig

Chill

Shaking: ...
Dros dulc *Elaps Eup-per Eup-pur Euph Euphr* eupi **Ferr Ferr-i** ferr-p form-ac *Gamb Gels* graph guaj hell **Hep** hyos **Ign** *Iod Ip* kali-ar kali-bi *Kali-br* **Kali-c** kali-chl *Kali-i* kali-m kali-n kali-p kali-s kalm kreos *Lach Laur* **Led** *Lob* **Lyc** lyss m-ambo m-arct *M-aust Mag-c* mag-m mag-s mang *Meny Merc* merc-c *Mez Mosch Mur-ac Nat-ar Nat-c* **Nat-m** nat-p *Nat-s* nit-ac nux-m **Nux-v** olnd *Op* ox-ac par *Petr Ph-ac* **Phos** plan *Plat* plb *Podo* **Psor** ptel **Puls** pycnop-sa *Pyrog* ran-b rheum rhod **Rhus-t Ruta** *Sabad* sabin *Samb* sang sarr sars *Sec* seneg **Sep** *Sil* spig spong squil stann *Staph* stram stront-c sul-ac sul-i **Sulph** *Tab Tarax Tarent* ter ther **Thuj** tub valer verat verat-v *Verb* viol-o visc yohim zinc zinc-p
- **one** side: alum ambr anac ant-t arn bar-c **Bell** bry *Caust* cham chin *Cocc* croc dig ign kali-c lyc nat-c **Nux-v** par ph-ac phos plat *Puls Rhus-t* ruta sabad sars spig stann stram sul-ac sulph thuj verb
- **morning**: ant-c ars calc caps carb-v chin cocc coff coloc con cor-r cycl *Hell* kali-c kali-n mag-m *Mang Merc* nat-ar nat-c *Nat-m* nux-m nux-v *Podo* rat rhus-t sarr sep spong staph *Verat*
  - **8** h: sulph
  - **bed** agg; in: chin coff mag-s nat-c nat-s
  - **heat**, without subsequent: cocc
  - **rising** agg: acon kreos mag-m mag-s nux-v rhus-t
  - **waking** agg; after: sep
  - **walking** agg: sep
- **forenoon**: ang arg-n *Ars* carb-an chin chinin-s eup-per hep kali-c kali-n mag-m nat-c **Nat-m** nit-ac *Nux-v* op ph-ac **Phos** podo puls sars *Stann* staph stront-c
  - **11-16** h: sep
  - **flying** heat, with: bov
  - **heat**, without subsequent: kali-n nat-c
- **noon**: ant-c sars *Sep*
- **dinner**:
  - after | **agg**: mag-m
  - during | **agg**: grat
- **afternoon**: aeth alum alum-sil *Ang* apis **Ars** ars-s-f *Asaf* bell bov **Calc** canth *Caps Carb-v* caust cench cham **Chel** *Chin Cocc* croc cycl dulc *Elaps Ferr* gamb graph grat *Hep* hyos **Ign** kali-i kali-n **Kali-s** kali-sil *Lach* **Lyc** mag-c mag-m mag-s mang *Merc* nat-c nat-m nat-s nit-ac nux-m nux-v ox-ac *Petr* ph-ac *Phos Puls-n*
  - **16-20** h: zinc
  - **17** h: nat-c
  - **air**; slightest contact with open: nux-v
  - **coldness** and blue nails for four hours; with | followed by heat without subsequent sweat: *Nux-v*
  - **dashed** with cold water; as if: sabad
  - **lasting** until next morning: kali-i
- **evening**: abrom-a acon agar alum **Am-c Ars** ars-s-f asar *Aur* bell bov **Calc** canth *Caps Carb-v* caust cench cham **Chel** *Chin Cocc* croc cycl dulc *Elaps Ferr* gamb graph grat *Hep* hyos **Ign** kali-i kali-n **Kali-s** kali-sil *Lach* **Lyc** mag-c mag-m mag-s mang *Merc* nat-c nat-m nat-s nit-ac nux-m nux-v ox-ac *Petr* ph-ac *Phos Puls-n*
- **evening**: ...
  Pyrog rat rhus-t *Sabad* sabin sars *Sep Sil* spig staph stront-c sulph tab *Tarent* thuj verat *Zinc*
  - **19** h: petr
  - **19-4** h: gamb
  - **20** h | **commencing** in the feet with hair standing on end: bar-c
  - **21-10** h: mag-s
  - **air** agg; in open: abrom-a mang
  - **bed**:
    - in bed:
      - **agg**: agar am-c cench **Chel** chin inul mag-c mag-m *Merc Mez* nat-m rhus-t sabad *Sil* sulph tab thuj
      - **amel**: mag-m mag-s sars
  - **heat**, without subsequent: *Led*
  - **house**, in the: mang
  - **sleep** agg; on going to: am-c phos staph
  - **undressing**:
    - after: spong
    - while: agar mag-c
  - **walking** in open air agg: **Ars** *Chin*
- **night**: acon arg-met bar-c beryl borx bry *Calc* caust cench dros gamb hep kali-c kali-i m-arct merc nat-m nat-s petr *Phos* rhus-t sars staph sulph
  - **air** agg; in open: **Ars** calc calc-p caust *Cham* chel chin coff lach mag-m nux-v plat rhus-t tab
  - **bed**: beryl
    - going to bed | **before**: cocc laur nat-m *Samb*
  - **lying** down agg: *Acon*
  - **waking**; on: caust phos sulph
- **accompanied** by:
  - **other** complaints (See GENE - Complaints - accompanied - shivering)
  - ○ **Head**; pain in (See HEAD - Pain - accompanied - chill)
- **air** agg; draft of: acon bar-c bry *Caps* **Chin** mosch phys verat
- **air** agg; in open: abrom-a coff coff-t
- **alternating** with heat (See FEVE - Alternating - shivering)
- **apyrexia**; during: ign
- **bed**, on putting hand out of: **Hep** phos **Rhus-t**
- **beginning** in:
  - ○ **Feet**: vesp
- **chill**; before: ip
- **cold**, taking hold of anything: *Zinc*
- **convulsions**; rigors during: *Hell*
- **delivery**; during: caul
- **drinking**:
  - after | **agg**: verat
  - **agg**: alum am ars calc calc-s cann-s **Caps** chel *Chin* elaps eup-per lyc **Nux-v**
- **dyspnea**; during: oxyt
- **eating**:
  - after | **agg**: rhus-t
  - while | **agg**: caps graph lyc mag-m

1711

Chill

Shaking – entering

- **entering** the house from the open air; on: aeth arg-n caust chin
- **face**, livid: *Rhus-t*
- **fright** agg: **Gels** merc
- **hair** standing on end; with: *Am-c* bar-c calc caust cina dulc meny nit-ac puls sil
- **heat**:
  - with: **Arn** *Ars* **Bell** bry cann-i cham *Chel Chin* cocc *Hell* hep hyos ign *Lach* merc mosch puls *Rhus-t* sep tab
  - face; of: staph *Thuj*
  - head; of: **Arn Bell** bry *Cact* mang ptel
  - forehead: ant-c
  - **without** subsequent heat: **Aran** bov camph canth cocc graph hep kali-c kali-n led lyc mez mur-ac **Staph** sulph verat
  - menses; during: nat-c
  - perspiration; or: **Aran** bov canth castm
  - thirst; or: Sep *Staph Sulph*
- **held**, so he would not shake so hard; wants to be (➚Violent): **Gels** Lach
- **inspiration** agg: **Brom**
- **long** lasting (➚FEVE - Succession): ant-t **Aran** *Ars* bapt bol-la bov cact calad camph canch canth caps *Chinin-s* cina eup-pur *Gamb* hell hyos ip kali-i kalm kreos **Led** *Lyc* meny *Mez* nat-c nat-m *Nux-v* plb podo puls *Pyrog Rhus-t Sabad* sec *Sep Verat* verat-v
  - heat, no thirst; little: puls
  - relieved by anything; not: **Aran** *Nux-v*
  - thirty-six hours, with subsequent heat: mez
  - twelve hours: canth
  - twenty-four hours, with heat, perspiration or thirst: *Aran*
  - whole day | drawing pains in throat and back; with: verat
  - **without**:
    - heat or perspiration: **Aran** bov canth *Lyc*
    - subsequent heat: **Aran** bov camph hep led lyc mez verat
- **maniacal** delirium, with: cimx tarent
- **menses**:
  - during | agg: nat-c phos
- **motion** agg: alum ant-t beryl *Caps* cedr eup-per sang sil sul-i sulph thuj
- **pain**; during: *Ars* sulph
- **partial**: *Ars Bry* caps caust *Chin* cocc graph hell hep ign ptel *Puls* rhus-t sabin samb spig spong staph thuj *Verat*
- **perspiration**; with: alum cedr cupr *Eup-per* **Nux-v** *Rhus-r Rhus-t* verat
- **pulsating** pain in occiput, with: borx
- **skin** cold and blue, with: *Camph* carb-v chin nux-m nux-v *Rhus-t Sec*
- **sleep** | siesta; during: sep
- **sleep** and snoring; with deep: *Op*
- **stool**:
  - after:
    - agg: ang canth carb-an *Kali-c* mag-m *Merc* mez *Plat Rheum*

Shaking – stool – after – agg: ...
  - frequent: verat
  - before: carb-an caust chinin-s mag-m mang merc mez
  - during | agg: *Bell Coloc* mag-m nit-ac ptel rheum stann *Sulph* verat vip
- **swallowing**; during and after: merc-c
- **urination**:
  - during | agg: stram thuj
- **vomiting**; after: thuj zinc
- **walking** in open air agg: chel mang tarax
- **warm**:
  - applications | agg: beryl
  - room; on going into a: colch plat rhus-t
- **wind** agg: psor zinc
- **yawning** agg: arn cina plat thuj
- ▽ extending to
  - ○ Downward: agar *Bell* calc-p caust *Chel* coff colch *Croc* mosch phys *Sabad* staph sul-ac *Valer* vario *Zinc*

SHIVERING (See Shaking)

SITTING:
- amel: *Bry* colch cupr dros ign merc nux-v **Squil**

SITTING UP in bed agg: nit-ac

SLEEP:
- after:
  - agg: acon *Agar* **Alum Am-m** *Ambr* arn ars bry cadm-s calc caust con crot-t cycl *Lyc* merc nit-ac nux-v phos puls rhus-t sabad samb sars sep sil staph sulph tarent thuj verat zinc zinc-p
  - amel: arn ars bry calad calc caps chin colch cupr ferr fl-ac kreos *Nux-v* **Phos** psil rhus-t samb sep
- alternating with attacks of coldness: *Nux-m*
- beginning to: tub
- during | agg: acon aeth alum *Am-c* ambr *Ars* aur bell **Borx** bov bry cadm-s calad calc carb-an carb-v carbn-s caust cham chin grat hep hyos *Ign* indg lyc merc mur-ac *Nat-m Op Ph-ac* **Puls** sabad samb sars sep sil staph sulph verat x-ray zinc

SLIGHT chill: *Ars* aza carb-v chin cina eup-per eup-pur *Ip*

SPRING agg: Ant-t *Ars* canth *Carb-v* cham *Gels* **Lach** nux-m **Psor** sep sulph

STAGES; succession of (See FEVE - Succession)

STARTING from slightest noise with chill through and through: ang

STOOL:
- after | agg: aloe ambr ang ars bov bufo calc camph *Canth* caps carb-an carb-v caust coloc dios form graph grat ip *Kali-c* lach lyc mag-m mag-p med *Merc* merc-c mez nit-ac nux-v ox-ac paeon petr phel phos *Plat* **Puls** rheum *Sec* sel staph stram stront-c sulph tab verat

1712   ▽ extensions | ○ localizations | ● Künzli dot

Chill

- **before**: aloe ang ant-c ant-t *Ars* bapt *Bar-c* benz-ac bry calad caps carb-an carb-v caust cham chinin-s colch dig graph ip m-arct *M-aust* mag-m mang *Merc Mez* nat-c nat-m nux-m nux-v *Phos* puls rheum spig *Verat*
- **during** | **agg**: aloe alum alum-sil ang ars bell bry cact calad calc calc-sil calen caps castm cham chin coloc con dig *Ferr-m* grat hyos ind ip jatr-c lac-c lyc mag-m *Merc* merc-c nat-c nat-m nit-ac phos plat *Podo* ptel *Puls* rheum *Rhus-t* sec sep sil spig stann staph *Sulph* trom *Verat* vib
- **urging** to: dulc

STREAKS, in: acon

SUDDEN: acon camph croc graph rhus-t

SUMMER agg: caps casc cedr lach nat-m *Psor*
- **weather**; in hot (See Weather - hot)

SUNSHINE:
- **agg**: nat-m
- **amel**: anac con plat stront-c

SWALLOWING agg: *Merc-c* sulph

TALKING agg: ars ph-ac *Teucr*

TERTIAN: aesc alum anac ant-c ant-t *Apis* **Aran** arn **Ars** ars-i ars-s-f bar-c *Bar-m* bell bol-la borx *Brom* **Bry** *Calc* calc-i *Canth* **Caps** carb-an carb-v *Cedr Cham* **Chin** *Chinin-ar Chinin-s* cic *Cimx* cina cor-r dros dulc elat **Eup-per Eup-pur** *Ferr* ferr-ar gamb gels hyos ign iod **Ip** kali-ar *Lach* **Lyc** *Mez* mill *Nat-m* nux-m **Nux-v** petr plan *Podo* **Puls** *Rhus-t* sabad sarr sep staph sul-i sulph *Thuj* verat
- **double**: aesc apis **Ars** chin dulc elat eup-pur gamb lyc nux-m puls **Rhus-t** thuj verat

THINKING of the chill agg: chinin-ar

TOUCH:
- **agg** (↗*MIND - Touched - aversion)*: **Acon** ang apis bell cham **Chin** colch hep hyos *Kali-c* kali-i *Lyc* **Nux-v** phos plb puls ran-b sabin sep *Sil* spig staph sulph
- **bedclothes** agg; of: aran

TOUCHING anything: zinc

TREMBLING and shivering: acon *Agar Agn* **Anac** anag anan **Ant-t** apis arn ars ars-s-f asaf bell berb borx bov brom bry bufo calc calc-sil camph cann-s canth caps carb-an cham chin chinin-s cic cimic cina cob-n cocc con *Croc* dig *Eup-per* ferr ferr-ar gels graph hyos kali-bi kali-n *Led* mag-s merc merc-i-f mygal nat-c nat-m nux-v olnd op par petr ph-ac phos pip-n **Plat** psor *Puls* pycnop-sa rhus-t sabad *Sil* stram sulph *Tarent* teucr ther tub vac *Valer* verat zinc
- **morning**: anac
- **noon**: gels
- **afternoon**: asaf carb-an
- **evening**: cench nat-m ph-ac plat teucr
- **night**: borx
- **internal**: par
  - **forenoon**: lyc par
  - **evening**: par

TURNING over in bed (See Bed - turning)

UNCOVERED; desire to be:
- **abdomen**: tab
- **cold**, dry skin; with | **covered** during heat and perspiration; but desire to be: *Camph*

UNCOVERING, undressing: *Acon* **Agar** am-c *Am-m Apis Arg-met Arg-n* **Arn** *Ars* ars-h asar aur aur-ar *Bell Borx* bry *Calc* calc-s calc-sil camph canth *Caps* carb-an card-m **Cham Chin** chinin-ar *Clem* cocc colch con cor-r **Cycl** dig dros *Eup-per Ferr* **Hep** *Ip* kali-n lach led *Mag-c Merc* merl mez *Mosch* nat-m nit-ac *Nux-m* **Nux-v** *Phos* plat *Puls* rhod **Rhus-t** samb *Sec Sep* **Sil** spong *Squil* **Stram** stront-c *Tarent Thuj* tub
- **amel**: *Apis* calc-s **Camph** carb-v hep ign *Ip* led med puls sanic *Sec Sep* sulph
- **aversion** to: **Camph** *Cycl Nux-v* stram
- **hot** when covered; yet too: cor-r
- **smothered** if wrapped up; yet feels: arg-n
○ **Hands**: mag-c

UPPER part of body: agar arg-met bar-c **Cina** euph *Ip* mag-m meny plat rhus-t

URINATION:
- **after**:
  • **agg**: ang *Arn* calc caust eug hep iod *Med* nat-m petr **Plat** puls rhod sars sep stram sulph thuj
    begins in neck of bladder and spreads upwards: sars
- **before**: arn borx bry coloc hyper med **Nit-ac** nux-v puls rhus-t sulph thuj
- **during**:
  • **agg**: *Acon* all-c arn bell eug *Gels Lyc* merc *Nit-ac* nux-v petr phos **Plat** puls *Sars* senec sep squil *Stram* sulph *Thuj* verat
    shivering, during painful: petros
  - **urging** to urinate: dulc hyper *Med*

VERTIGO:
- **after**: corn-f
- **with** (See VERT - Chill - during)

VEXATION; after: acon ars bry gels merc *Nux-v Rhus-t Tarent*

VIOLENT chill (↗*Shaking - held)*: acon
- **bluish**, cold face and hands, mottled skin; with: **Nux-v** *Rhus-t*
- **delirium**; with: *Arn Ars Bell* bry cham **Chin** ip **Nat-m** nux-v puls *Sep* stram sulph *Verat*
- **heat**; without subsequent: **Aran** bov camph hep *Led Mez*
- **red** face and thirst; with: **Ferr** *Ign*
- **unconsciousness**; with: *Ars Bell* camph *Hep* lach **Nat-m** nux-v op puls stram valer

VOMITING:
- **after** (See STOM - Vomiting - chill - before)
- **before** (See STOM - Vomiting - chill - after)

WAKING; on: **Alum** *Ambr* **Arn** ars *Bry* calc card-m caust hep *Lyc* mag-c merc nit-ac *Nux-v* phos puls

1713

Waking — Chill — Waves

Waking; on: ...
rhus-t sabad samb sars *Sep* sil staph sulph tarent thuj verat zinc
- **as** often as he awakes: **Am-m** arn

WALKING:
- after | **agg**: calc mag-c
- **agg**: arn asaf cham *Chin* cocc hell meny *Squil*
- air; in open:
  - after | **agg**: agar am-c anac *Ars Bry* cann-s cann-xyz carb-v kali-c laur nit-ac nux-v *Puls Rhus-t Sep* spong staph zinc
  - **agg**: acon anac Ant-t **Ars** ars-s-f bell borx bry carb-an carb-v cham **Chel Chin** chinin-ar cocc colch con dig **Euph** hep mag-m mang *Merc Merc-c* nux-m **Nux-v** petr ph-ac sel *Sil Spig* sul-ac *Sulph* tarax
  - **amel**: *Alum* aur *Caps* dulc lyc mag-c mag-m **Puls** rhus-t sabin sep spong **Staph Sul-ac**
- rapidly | **amel**: mang

WARM:
- applications | **agg**: apis canch chin chinin-s nux-v
- bed:
  - not amel: lachn sul-i
- desire for warmth which does not relieve: acon alum alum-p **Aran** asar bell bov Cadm-s calc calc-i calc-sil camph caust cench *Chin* chinin-s cic *Cina* cocc colch con dros ferr *Hep* kali-i **Lach** laur lyc mag-p meny *Merc Nat-m* **Nux-v** *Phos* podo puls pulx *Pyrog* sil *Tarent* verat
- drinks:
  - **agg**: *Alum* bell cham *Puls*
  - **amel**: alum-sil bry eupi
  - **tolerated**; are: *Ars* casc *Cedr Eup-per Lyc Nux-v Rhus-t* sulph
- fire; from heat of: ip pulx
- food | **agg**: *Alum* aster *Bell* bry **Puls**
- irons:
  - **amel**:
    - hot irons: *Caps* **Lachn**
    - covering; but not by external: lachn
- room:
  - **agg**: *Acon Alum* **Anac Ant-c Apis** *Arg-n Arn* asar bar-c bar-s *Bov* bry canth caust chin *Cina* cinnb *Clem* **Cocc** colch croc *Dulc* graph grat *Guaj* hell **Iod Ip** kali-c lach *Laur* lyc m-aust *Mag-m* meny merc *Mez* mur-ac nat-m nux-v ol-an ph-ac *Phos* plat puls ran-b rhus-t *Ruta* sabin *Sars Sec Sep* sil *Spong* staph *Sul-ac* sulph teucr thuj
    - smothering in: Apis
  - **amel**: *Aesc* agar am-c **Ars** *Bar-c* bell brom calad camph canth carb-an carb-v *Caust* cham **Chel** *Chin* chinin-ar *Cic* coff con gels guaj hell *Hep* **Ign Kali-ar Kali-bi Kali-c** kali-sil kreos *Lach* mag-c mang **Meny** merc merc-c mez nat-ar **Nux-m Nux-v** petr **Plat** ran-b rat rhod *Rhus-t* **Sabad** sel *Sep* sil spig *Sul-ac* sulph *Tarent Ther* valer zinc
  - entering a warm room; when | air; from open: am-c *Arg-n* ars bar-c chin plat rhus-t
  - feels cold: thuj

Warm – room: ...
- not amel in warm room nor by a warm stove: *Acon Alum* alum-p **Anac Ant-c Apis** aran arg-n ars ars-i ars-s-f asar *Bapt* bell **Bov Bry** cact calc canth carb-ac *Chin* cic *Cina* cinnb clem **Cocc** colch dios dros *Dulc* euphr *Ferr-i* graph guaj hell hep iod **Ip** kali-i *Kreos* lach *Laur* lyc *Mag-m* meny *Merc* **Mez** *Nat-m* nit-ac nux-m **Nux-v** ph-ac *Phos Podo* **Puls** *Ruta* sabin sars *Sep Sil Spong* **Staph** stry *Sul-ac* sulph teucr thuj til **Verat** visc
- stove:
  - desire to be near: *Gels* mosch *Rhus-t*
  - cold, and gets sick near; he feels: *Laur* pulx
  - increases the chill; but it: chin
  - not amel: kali-i kreos podo *Tarent*
  - sitting near a warm stove; when: *Alum Anac* ant-c **Apis Ars** asar bar-c *Bov* bry canth caust chin *Cina* **Cocc** colch croc *Dios Dulc* graph *Guaj* hell iod **Ip** kali-c lach *Laur* lyc *Mag-m* meny *Merc* **Mez** mur-ac nat-m *Nux-v* ph-ac *Phos* plat **Puls** ran-b rhus-t *Ruta* sabin *Sars* sep sil *Spong* **Staph** sul-ac sulph teucr thuj
- sun; desire for: anac con

WARMTH:
- **agg** | unbearable: **Apis Camph Ip** *Mez* **Puls Sec Sep** staph
- external:
  - **amel**: *Aesc* arg-met arn **Ars** aur *Bar-c* **Bell** camph canth **Caps** carb-an *Caust* chel *Chin Chinin-ar* cic cimx clem cocc colch con cor-r *Eup-per* ferr *Gels Hell Hep* hyos **Ign Kali-c** kali-i kali-sil *Lach Lachn* laur **Meny** merl *Mez* mosch nat-m **Nux-m** *Nux-v* **Plat** *Podo* pyrog rhod **Rhus-t** *Sabad* samb sep sil *Squil Stram* stront-c sulph *Tarent Ther* tub
  - not amel: aran
- wrapping up, followed by severe fever and sweat; amel by: cench sil

WATER (↗ *Bathing*):
- dashed over him; as if cold water were: *Agar* ail alum *Anac* ant-t apis **Arn** ars *Bry Chel Chin* croc *Led* lil-t lyc mag-c merc mez nat-m nux-v phel *Phos* **Puls Rhus-t** *Sabad* spig thuj valer vario *Verat* verb
- getting wet; from: acon *Aran* bar-c *Bell Bry Calc* cedr *Dulc Nat-s* **Rhus-t** *Sep* sil
  - overheated; when: acon *Calc Clem* colch *Rhus-t* sep sil
- poured over him; as if: *Anac Ant-t Arn* ars *Bar-c* canth *Chin* cimx *Led Mag-c* **Merc** mez *Puls Rhus-t* stram *Thuj Verat* **Verb**
- running down the back; as if: agar alumn ars
  - clavicles across the chest down to the toes, along the narrow space; from the caust
- spurted upon the back; as if: caust lyc
- trickled down the back; as if: ars caps caust
- working in, from: **Calc** *Rhus-t*

WAVES; in: carb-an

1714 ▽ extensions | O localizations | ● Künzli dot

Weather — Chill

WEATHER:
- **cold** damp *(✱Exposure - wet)*: am-c *Aran Calc Dulc* lyc mang merc **Nux-m** *Rhus-t* sulph verat
- **hot**, in summer: ang bapt bell bry chin
- **stormy**:
  - **agg**: *Bry* cham chin nux-m nux-v phos puls rhod *Rhus-t* **Zinc**
- **warm** | **agg**: ant-c *Ars* bapt *Bell Bry* calc **Caps** carb-v *Cedr* chin cina *Ip* **Lach** nat-m psor puls **Sulph** *Thuj*

WET | **agg**: aran lappa led *Rhus-t* thuj

WIND:
- **agg**: lyc sanic zinc
- **cold** | **agg**: agra
- **sensation** of:
  - **blowing** cold upon the body; it were: acon agar asaf asar bar-c calc camph canth caps caust chel *Chin* cimic cimx coloc *Cor-r* croc cupr hep lac-d *Laur* m-arct *M-aust* mez mosch nat-m nux-v ol-an olnd petr ph-ac phos plat puls ran-b rhus-t samb sulph valer verat
  - **blowing** upon soles while body was sweating; as if wind were: acon
  - **cold** air were extending from the spine over the body; as if | **epileptic** aura; like an: agar
  - **shoulder** blades; between the: *Caust*
  - **walking** agg: chin

WRITING agg: agar zinc

YAWNING | **with** (See SLEE - Yawning - chill - during)

SIDE lain on: arn calc mur-ac

SIDE not lain on: ant-c ferr-ma phos

SINGLE parts: abies-c *Acon* agar agn alum am-c am-m **Ambr** anac ant-t anth apis arg-met arn ars *Asar* aur bar-c bell borx bov brom bry calad *Calc* camph cann-xyz canth caps carb-an carb-v *Caust* cham chel chin cic cocc coff colch coloc con croc cupr dig dros dulc euph euphr graph guaj hell hep hyos **Ign** iod ip kali-bi kali-c kali-n *Kreos* lach laur *Led* lyc m-arct m-aust mag-c mang meny *Merc* merc-c **Mez** *Mosch* mur-ac nat-c nat-m nit-ac nux-m nux-v olnd op *Par* petr *Ph-ac* phos **Plat** plb **Puls** *Ran-b* rhod rhus-t ruta sabad sabin samb sars sec seneg **Sep** sil spig spong squil stann staph stram stront-c sulph thuj valer verat verb viol-t zinc

Chill

Fever

FEVER, heat in general: abrom-a acet-ac **Acon** aesc aeth agar agn agrosti-vg alet all-s alst alum am-act am-c am-m *Ambr* anac *Ang* ant-c **Ant-t** anthraci *Apis* aran arg-met *Arist-cl* **Arn Ars** ars-h arum-i *Arum-t* asaf asim astac aur aur-m aur-s *Bapt Bar-c* **Bell** bell-p ben benz-ac benzo berb bol-la brom **Bry Cact** cadm-s cain calad *Calc* calen calo camph *Canch Canth Caps* carb-an carb-v *Carbn-s* card-b card-m casc caul caust cedr cent *Cham* **Chel** chim **Chin Chinin-s** cic cimic cimx *Cina* cinch cloth coca *Cocc Coff Colch* colchin coloc **Con** convo-s cop corn-a corn-f croc crot-h cupr *Cur Cycl* daph *Dig* diph diph-t-tpt dor dros *Dulc* eberth echi *Elaps* elat epil ery-m eucal eup-a *Eup-per* eup-pur euph euphr eys *Ferr* ferr-ar **Ferr-p** *Fl-ac* galv **Gels** gent-l *Graph* guaj gymno hedy *Hell* **Hep** *Hyos* hyosin *Ign Iod* **Ip** iris-t kali-bi kali-c kali-chl **Kali-i** kali-s *Kreos* **Lac-c** lacer *Lach* lachn *Laur* **Led** leptos-ih lim lob **Lyc** lyss *Mag-c* mag-m mag-s malar mang med meny *Merc Merc-c Merc-cy Merl* **Mez** micr mill mosch *Mur-ac* muru nat-m *Nat-m* nat-p nat-s nat-sal *Nit-ac Nux-m* **Nux-v** oci-sa ol-j *Op* onyx oxyt *Parathyr* parth pert pert-vc per *Ph-ac* phenac **Phos** pic-ac pimp pisc plb plect plumbg *Podo* prim-v prin *Psor* ptel **Puls** pyre-p pyrog queb ran-a raph rhod **Rhus-t** *Rhus-t* ruta sabad *Sabin* sal-n sal-p salol *Samb Sang* sapin saroth sarr sars scarl **Sec** seneg *Sep* ser-a-c **Sil** spig **Spong Squil** *Stann* **Staph Stram** *Sul-ac* **Sulph Sumb Tarax** *Tarent* ter teucr thuj toxo-g trios tub-a tub-m urt-u *Valer* vario **Verat** *Verat-v Viol-t* wye yohim zinc

SIDE:
- one side *(Body)*: acon agar *Agn* **Alum** am-m ambr anac ang ant-c ant-t arn ars asaf asar bar-c *Bell* borx bov brom **Bry** calc cann-xyz caps carb-an carb-v *Caust* **Cham** chel chin cina *Clem* cocc coff colch coloc croc cycl **Dig** dros dulc euph *Graph* hell hyos ign *Kali-c* laur **Lyc** mag-c mag-m mang meny merc mez **Mosch** mur-ac nat-c nat-m nit-ac **Nux-v** olnd *Par Ph-ac Phos* plat plb **Puls** ran-b rheum *Rhus-t* ruta sabad sars seneg sep spig squil stann staph stram *Stront-c* sul-ac *Sulph Tarax* teucr thuj verat verb viol-o zinc
  - **right**: **Alum** am-m ambr ant-c ant-t ars asaf asar bar-c *Bell* borx bov brom *Bry* cann-xyz carb-v caust *Cham* chin clem cocc colch coloc dros dulc fl-ac ign kali-c laur lyc *Mag-c* mag-m mosch mur-ac nat-c **Nux-v** olnd **Phos** plb *Puls Ran-b* rhus-t sabad sabin sep spig squil staph stront-c thuj tub verb
  - **left**: acon agar agn ambr anac ant-c arn bar-c bell calc caps carb-v caust cham chel *Chin* cina cocc coff cycl dig euph graph hell hyos ign **Lyc** meny merc *Mez* nat-m nit-ac nux-v *Par* ph-ac *Plat* puls *Ran-b* rheum **Rhus-t** ruta sars seneg sep spig **Stann** sul-ac *Sulph* tarax teucr thuj verb viol-o zinc
  - **coldness** of right; with: par **Rhus-t**
- **cheek** red and hot, the other pale and cold; one: **Acon**
- **hand** and foot are red and cold; one side of body | **other** side, hand and foot are hot in the evening and at night; and the: *Puls*

Fever

DAY:
- **febrile** heat only during the: ail am-t bell berb carb-v *Eup-per* ox-ac sep sulph thuj
- **periodically** during the: sil

MORNING (= 6-9 h): aeth ail am-c am-m anac *Ang Apis Arn* ars ars-s-f bell **Bism** borx bry *Calc* carb-an *Caust Cham* chel chin cimic cina coff con cycl dros dulc eup-per euph ferr fl-ac glon graph hell *Hep* ign ip kali-bi kali-c *Kali-i* lach laur lyc m-ambo mag-c malar meph mez *Nat-m* nicc nit-ac nux-m nux-v op ox-ac petr ph-ac phos phyt podo puls *Rhus-t* sabad sang sarr *Sep* sil spong staph stram *Sulph* teucr thuj verat vip
- **8-14 h**: dor
- **bed** agg; in: ars ign kali-c nicc nux-v petr **Puls** *Sep* sulph
- **5 h** (See Night - midnight - after - 5 - bed)
- **chill**, without (See Chill absent - morning)
- **chilliness**; with: **Apis** arn **Ars** caust cham coff kali-bi kali-c kali-i sulph thuj
- **coffee** agg: cham
- **ejaculation**; after: petr
- **rising** agg; after: am-m *Antip* calc carb-an coloc lach mag-c rhus-t sabad
- **and** walking about: aeth camph chel petr sep sulph
- **sleep** agg; during: sulph
- **waking**; on: acon-c aeth alum anac antip arn ars bapt bell **Borx** calad calc camph caust chel cina cocc con eup-per *Ferr* hep ip kali-i kreos lac-c lyc m-arct mag-c mag-m merc *Mosch* nit-ac petr *Phos* ptel puls ran-s *Samb* sel sep sil stront-c sulph **Tarax** thuj
- **amel**: sulph
- **rising** amel, shortly after: antip
- **walking** in open air agg; after: nux-v

FORENOON (= 9-12 h): alum *Am-c* am-m ant-c arg-met arg-n ars *Bapt* bell berb bry cact calc calc-sil cann-xyz caps cedr **Cham Chin** dros *Eup-per* euphr gels ham ign kali-c lyc *Mag-c* nat-c **Nat-m** nux-v **Nux-v** op petr *Phos Rhus-t* sabad sars sep sil sol-ni spig stann staph stram sulph thuj valer verat zinc
- **9 h**: am-c *Cham* corh lac-d
- **midnight**, until: corh
- **9 and 17 h**: *Kali-c*
- **10 h**: *Rhus-t*
- **10-20 h**: sil
- **midnight**, until: corh
- **hot** water, or hot water running through the blood vessels; as if dashed with**Rhus-t**
- **11 h**: caps
- **11-12 h**: calc
- **11-13 h**: arg-met
- **11-17 h**: ph-ac
- **thirst** and chilliness; with: sil
- **alternating** with chill: calc cham thuj
- **chilliness**; with: ars *Bapt* **Cham** kali-c sil sulph thuj
- **heat** of the whole body except the head: arg-met
- **menses**; before: am-c

NOON (= 12-13 h): ars ars-h bell ferr-i mag-c merc spig *Stram* sulph

| Noon | Fever | Night |

- **14 h**; until: ars
- **15 h**; until: ars

AFTERNOON (= 13-18 h): acon agar alum alum-p alum-sil am-m ambr *Anac Ang* ant-c ant-t **Apis** arg-n *Arn Ars* ars-i ars-s-f *Asaf* asar aster aza bapt **Bell** berb bov *Bry* cain calad calc calc-ar calc-i calc-s calc-sil calen *Canth* caps caust cench *Chel Chin* cina coff *Colch* con croc cur dig dros epil eup-per euphr eupi ferr *Ferr-ar* ferr-i **Gels** graph hep hyos **Ign** iod ip iris *Kali-ar Kali-c Kali-n* kali-p kali-sil lac-ac *Lach* laur lil-t *Lyc* lyss m-arct m-aust mag-c mag-m mag-s mez *Nat-m* nicc *Nit-ac* nux-v par ph-ac **Phos** phyt plb podo psor **Puls** ran-b rhod rhus-t *Ruta* sabad sabin samb *Sang* sarr sars senec *Sep Sil* spig spong *Squil* **Stann** *Staph* stram sul-ac sul-i sulph thuj trom verat zinc
- **13 h**: ars cact hura lyc still
- **13-16 h** | **headache**; with severe: lac-ac
- **14 h**: chlor mag-c mag-s **Puls** rhus-t sang sol-ni
- **14-15 h**: phos
- **followed** by chill at 16 h: **Puls**
- **15 h**: acon apis cench coff ferr lyc nicc *Sang*
- **15-16 h**: clem lyc
- **midnight**; until: cench
- **16 h**: anac chel *Hep* ip *Lyc*
- **16-17 h**: stann
- **16-20 h**: *Hell Lyc*
- **midnight**; until: phos *Stram*
- **periodical** every day, eating amel: *Anac*
- **17 h**: con kali-c kali-n nat-c nit-ac phos rhus-t sulph thuj
- **alternating** with chill: **Calc** kali-n sul-i sulph
- **chilliness**:
  - **followed** by: kali-n
  - **air** agg; in open: kali-c
  - **with**: anac **Apis** *Ars* caust coff *Colch* cur hyos kali-c *Podo Rhus-t* sil sulph
- **coldness**; with external: sulph
- **dinner**:
  - **after** | **agg**: alum bar-c dig *Lach* nit-ac phos plan ptel raph sabin sul-ac til
  - **during** | **agg**: *Mag-m* sul-ac thuj valer
- **lying** down agg; after: bry carb-an chel coff mag-m nicc **Puls** sul-ac sulph zinc
- **sleep** agg; after: borx *Calad* ferr nat-m
- **tuberculosis**; in beginning: ars-i
- **walking**:
  - **agg**: bry thuj
  - **air**; in open:
  - **after** | **agg**: meny

EVENING (= 18-22 h): **Acon** aesc *Agar* **Agn** alum alum-p alum-sil am-c am-m ambr anac ang ant-c ant-t anthraci apis aran arg-met arn *Ars* ars-br ars-h ars-s-f *Asar* aster bapt bar-c bar-m bar-s **Bell** *Berb* bov bry bufo calad *Calc Calc-s* calc-sil calen caps carb-an *Carb-v* carbn-s caust cench *Cham Chel* **Chin** chinin-s *Cina* chen coc-c cocc coff coloc con croc cycl diphtox dros elaps epil euphr ferr ferr-ar ferr-i graph **Guaj** hell *Hep* hipp *Hyos* ign iod ip kali-ar *Kali-c* kali-n

Evening: ...
kali-n kali-p kali-s kali-sil *Lach* **Laur** lec led **Lyc** m-arct mag-c mag-m meny *Merc Mez* mosch mur-ac nat-c nat-m nicc nit-ac nux-m nux-v op par pert-vc petr *Ph-ac* **Phos** plat plb *Psor* **Puls** ran-b **Ran-s** rhod **Rhus-t** ruta sabad sabin samb *Sars* sel *Sep* **Sil** spig spong squil stann staph stram stront-c sul-ac *Sulph* *Teucr Thuj* tub *Valer* verat vip zinc zinc-p
- **18 h**: ant-t arg-n berb borx carb-v caust chin cocc hep kali-c lac-ac malar nux-v rhod *Rhus-t*
- **18-19 h**: calc phos
- **18-20 h**: calc caust *Lyc Sulph*
- **18-0 h**: lachn
- **19 h**: ambr bov elaps *Lyc* mag-s petr puls rhus-t
- **20 h**: alum-p ant-t coff ferr hep lachn mur-ac naja nicc *Phos* sol-ni sulph
- **20-21 h**: ars sulph
- **21 h**: **Bry** lac-d lyc mag-s nit-ac
- **21-0 h**: bry
- **morning**; and: *Hep*
- **bed** agg; in: *Acon* agn anac arg-met borx calc calen coc-c coff hep kali-c kali-i kali-n mosch sars sulph thuj
  - **lying** down agg; after: *Acon* asar bar-c **Bry** carb-ac chel coff hell mag-m samb sul-ac sulph zinc
  - **perspiration**; with: borx bov calc verat
- **chill**; after: acon apis ars berb graph guaj petr sulph
- **chilliness**; with: *Acon* anac apis am ars ars-s-f bapt borx carb-v caust *Cham* coff *Elaps* ferr-i hep kali-i kali-i mur-ac nat-m pert-vc sabin *Sil* sulph thuj
- **delirium**; with: *Psor*
- **eating**; after: anac ang raph
- **lasting**:
  - **from** 19-0 h, following 16 h chill: *Aesc*
  - **all** night: acon bol-la cocc graph hep lach lyc puls *Rhus-t* sarr sil tarent
  - **followed** by shuddering: cocc
- **room**, on entering the: ang nicc **Puls** sul-ac sulph zinc

NIGHT (↗ *Bed - in*): *Acon* aesc *Agar Alum* alum-sil am-c am-m anac ang ant-c ant-t *Apis* arn *Ars* ars-h *Ars-i* arum-t arund aur-ar **Bapt** *Bar-c Bar-m* bar-s **Bell** berb bol-la borx **Bry** bufo cact cadm-s calad *Calc* calc-s calc-sil camph *Cann-s Canth* caps carb-an *Carb-v* **Carbn-s** caust cedr *Cham* chin chinin-ar cic *Cimic* **Cina** *Cinnb* **Clem** coca cocc coff *Colch* con cur cycl dig *Dros* dulc elaps epil ferr *Ferr-ar* ferr-p fl-ac *Gels* glon **Graph** *Hep* hura hydr hyos ign *Iod Kali-bi* kali-c kali-i kali-n kali-p kali-s kali-sil lac-d **Lach** laur led lil-t *Lyc M-ambo* m-arct mag-c mag-m mag-s malar **Merc** *Merc-cy* **Morph** *Mur-ac Nat-ar* nat-m *Nat-s* nicc *Nit-ac* nux-m *Nux-v* ol-j *Op* paeon *Petr Ph-ac* **Phos** plb psor **Puls** ran-b **Ran-s** raph rheum rhod **Rhus-t** *Sabad* sabin sarr sec *Sep* **Sil Spig** spong *Squil* stann staph *Stram* **Stront-c** sul-ac *Sulph* **Tarax** *Tarent* thuj *Tub* urt-u ust verat **Viol-t** vip zinc zinc-p
- **midnight**: **Ars** coc-c elaps lyc mag-m mag-s nux-m petr *Rhus-t* sep *Stram* sulph verat

1718

Fever

Night
- **midnight**: ...
  • **before**: acon agar alum am-m ant-c ars bapt **Bry** cadm-s **Calad** *Carb-v* cham *Chin Chinin-s* elaps eug ferr *Graph* hydr lach *Laur* lyc *Mag-m* mag-s nit-ac nux-v petr ph-ac phos puls rhus-t sabad sep sulph verat
  : 22 h: alum-sil ars elaps hydr lach petr
  : 23 h: cench mag-m
  • **after**: ang ant-c **Ars** ars-s-f borx bry calc caust chin cic cimic coff dros elaps ferr *Ferr-ar* gamb ign *Kali-c* kreos *Lyc* m-ambo mag-c mag-m merc nat-m nit-ac **Petr** ph-ac phos puls ran-b *Ran-s Rhod* rhus-t sabad *Samb* sars spong **Staph** sul-ac sulph thuj
  : 0-2 h: *Ars*
  : 2 h: *Ars* borx tax
  : 3 h: ang thuj
  : 3-5 h: kali-c
  : until: *Ars*
  : 4-5 h: sep
  : 5 h:
  : bed agg; in: cench
  : followed by shaking chill: *Apis*
  • 8 h; until: sil
  • **and** noon: ars *Elaps* spig stram sulph
  • **menses**; before: lyc
  • **perspiration**, when lying on the back; with: *Cham*
  • **sleep**, passing away on waking; during: *Calad*
- **anxiety** and perspiration; with: alum calc
- **chilliness**; with: acon *Agar* apis *Ars* as-s-f bapt carb-v carbn-s caust cham coca coff *Colch* cur *Elaps Graph Kali-bi Rhus-t Sil* **Sulph** thuj tub
- **chilly** during day, heat at night: dros
- **dry** burning heat: **Acon** alum-p anac arn **Ars** *Bar-c* **Bell Bry** calc carb-v caust cedr chel chinin-s *Cina* coc-c coff *Colch* coloc *Con* dulc *Graph* hep kali-n *Lach* lyc *Nit-ac* nux-m *Nux-v* **Phos Puls** ran-s rhod **Rhus-t** rhus-v spig thuj *Tub*
  • **anxiety**; with: acon *Apis* **Ars** bar-c bry rhus-t
  • **sleeplessness**; with: bar-c *Cham* graph hyos *Phos*
  • **thirst**; without: *Apis* **Ars**
- **high** temperature; very: bry hyos rhus-t stram
- **hunger**; with: kali-p
- **perspiration**; with: agar alum am-m *Ant-c* **Bell** borx bry calc caps carb-an cedr cina *Colch Con* ferr glon ign mag-c mag-m **Merc** nat-m nit-ac nux-v op **Phos** *Psor* **Puls Rhus-t** sabad *Sep* sil spig staph stram **Sulph** thuj verat
  • **clammy** perspiration and quick pulse: cimic
- **waking**:
  • **amel**: *Calad*
- **on**: *Bar-c* benz-ac carb-v coloc gamb mag-m sil **Sulph** tarax zinc
- **water** were poured over one; as if hot water: ars

ABORTION; after (↗*FEMA - Abortion*): bell puls

ACCOMPANIED BY:
- **asthmatic** respiration (See RESP - Asthmatic - accompanied - fever)
- **beer**; desire for (See GENE - Food and - beer - desire - fever - during)
- **blood** poisoning: ail
- **cold** drinks; desire for (See GENE - Food and - cold drink - desire - fever)
- **diphtheria** (See THRO - Diphtheria - accompanied - fever)
- **drinks**; aversion to (See GENE - Food and - drinks - aversion - heat)
- **flushes** of heat: bac glon
- **migraine**: tub-d
- **pneumonia** (See CHES - Inflammation - lungs - accompanied - fever)
- **suppuration**: acon bell merc *Rhus-t*
- **thirst** (See STOM - Thirst - fever - during)
- **thirstlessness** (See STOM - Thirstless - fever)
- **warm** drinks; desire for (See GENE - Food and - warm drinks - desire - fever)

ADYNAMIC FEVER (See GENE - Weakness - fever - during - agg.)

AFFECTED parts: acon arn bell bry guaj sulph

AIR | **intolerance** of both cold and warm: cocc

AIR; IN OPEN:
- **agg**: ang chin cur **Nux-v** staph
- **amel**: canth mosch *Nat-m* phos

ALTERNATING with:
- **chilliness**, dry, burning heat: *Bell* sang
- **chills**: abies-n acon agar *Agn* all-c all-s alum alum-p am-c **Am-m** *Ant-t Apis* arn **Ars** *Ars-i* ars-s-f asar aster aur *Bapt Bar-c* bar-s **Bell** bol-la borx bov brom **Bry** bufo **Calc** calc-i calc-sil carb-ac caust cench *Cham* chel **Chin** chinin-ar cimic **Cocc** colch cupr cycl *Dig* dros *Dulc Elaps* eup-per **Gels** graph *Hell* helon **Hep** hydr *Hyos Ign Iod Ip* kali-bi kali-c kali-i kali-n kali-p *Kalm Kreos* lach lachn laur lob *Lyc Mag-m* mag-s med meny **Merc** merc-c mosch nat-c nat-m nat-s nux-m **Nux-v** ol-an *Ph-ac Phos* phyt plat *Psor* puls pycnop-sa rheum rhod **Rhus-t** sabad samb *Sang Sec Sel Sep Sil* sol-ni solid spig stram sul-ac sulph *Tarent* thuj *Verat Zinc* zinc-m zinc-p
  • **forenoon**: *Calc* chin (non: colch) elaps thuj
  • **noon**: kali-n
  • **afternoon**: calc *Chin* chinin-s kali-n lob myric rhus-t sep sulph
  : 18 h: buth-a
  : air agg; in open: *Chin*
  : eating; after: sep
  • **evening**: all-c all-s alum am-c ant-s-aur *Bar-c* cench cocc kali-c kali-n lyc merc nat-m ph-ac puls sep sulph
  : 20 h: elaps
  : bed agg; in: am-c
  • **night**: Acon ang *Bar-c* hura ip mag-s *Merc* phos sabad sep sol-t-ae sulph

Alternating with

- **chills – night**: ...
  - with perspiration: *Ip*
  - **fright**: lyc
  - **menses**; during: am-c thuj wies
  - **motion** agg: ant-t
  - **twitches**, with hot: *Nat-m*
- **insanity** (See MIND - Insanity - alternating - fever)
- **perspiration**: apis ars ars-s-f bell calad calc *Euph* kali-bi kali-c kali-i Led lyc nux-v phos puls sabad sacch sulph thuj *Verat*
- **shivering**: acon agar ars bell bov *Bry* calc caust chin *Cocc* cycl *Dros Elaps* hep *Ip* kali-bi lach lob merc mez mosch nicc *Nux-v* ph-ac *Plat* podo sabad sang spig wies
- **shuddering**: ars mag-s mosch

ANGER; after (↗*MIND - Anger; MIND - Anger - heat - with*): acon bry **Cham** *Cocc* coloc ign nat-m nux-v Petr **Sep Staph**
- **paroxysms** brought on by anger (See Anger)

ANTICIPATING: acon ars chin chinin-s ign nat-m **Nux-v** sep

ANXIOUS heat (See MIND - Anxiety - fever - during)

APYREXIA: apis cimx ign puls

ASCENDING agg: *Acon* agar alum alum-p am-m ang ant-t arg-met arund bell calad canth carb-an *Cina* colch crot-h dig eberth glon *Hyos* kali-c *Lach* led lyc mag-c mang *Nat-m* **Phos** plb puls sabad sars **Sep** spig stann staph stront-c **Sulph** sumb *Verat*

AUTUMNAL: aesc *Ars* bapt **Bry Calc Carb-ac** carb-v chin **Colch** *Eup-per* lach **Nat-m** *Nux-v* puls *Rhus-t* **Sep** *Verat*

BED:
- in bed (↗*Night; Warmth; Warmth - agg.*): *Acon* agar agn alum am-c am-m ant-c ant-t **Apis** arg-met *Arn* asar bapt borx *Bry Calc* calen canth carb-an *Carb-v* caust cench cham chel chinin-s clem coc-c **Coff** con eug graph hell hep ign *Kali-c* kali-chl kali-m kali-p Led lyc m-ambo mag-c **Mag-m** mag-s **Merc** *Mez* mosch nicc nit-ac nux-v **Petr** ph-ac phos **Puls** *Rhus-t* samb sars sil spong squil staph **Sul-ac** *Sulph* teucr thuj verat *Viol-t*
  - **amel**: agar bell brom canth *Caust* cic cocc con hyos lach *Laur Nux-v* sil squil staph stram
  - **driving** him out of bed at night: graph *Merc*
  - **feeling** of heat in bed, yet aversion to uncovering: *Coff* merc
- **putting** hand out of; from (See Chilliness - putting)

BEER; drinking: *Bell Ferr* rhus-t sulph

BILIOUS: *Acon* alum ant-c ant-t arn *Ars* asaf asar aur bapt **Bell Bry** calc card-m **Cham** chin cocc *Coff* Coloc croc *Crot-h* cupr *Dig* euon *Eup-per* gels *Graph* hyos **Ign** *ip Lach* lept *Lyc* mag-c mag-m *Merc* merc-c merc-d mez *Mur-ac* nat-m nat-s nux-m **Nux-v** nyct oci-ac *Op* petr ph-ac *Phos* **Plat** podo polyp-t

Fever

Bilious: ...
Puls ran-b rhus-t samb sec sel seneg sep sil spong stann **Staph** stram stront-c sulph tarax verat verb zinc

BLACKWATER fever (= febris hemoglobinurica): *Ars* crot-h lyc *Phos*

BLOOD is hot at night; sensation as if: nit-ac

BODY (↗*Side - one*):
○**Anterior** part: am-m canth caps *Cham* cic cina croc **Ign** iod led mez mosch ran-b *Rhus-t* sec sel
- **Lower** part: caust hep kali-c lyc nat-c nat-m *Op* ph-ac puls stann
- **Posterior** part: am-c calc carb-an carb-v caust **Cham** lyc meny mur-ac nat-c nat-m rhus-t sep sil stann sulph thuj
- **Upper** part: acon **Agar** *Aml-ns Anac Arn* bism bry carb-an cina croc dros euph iris meny nux-v *Par* plat *Puls* pycnop-sa rhus-t sabad sel
  - **head**; but less of the: *Arg-met*
  - **ice-cold** feet; with: lact

BREAKFAST agg; after: agar bar-c borx calc cham croc ign iod laur mag-m phos plb sabad sars staph sulph

BUBONIC-plague (See GENE - Pest - bubonic)

BURNING heat: **Acon** agar *Agn* ant-t **Apis** arg-n arn **Ars** *Asar* aur-ar bapt bar-c bar-s **Bell** bism brom *Bry* bufo cact *Cann-s* canth caps carb-an *Carb-v* carbn-s *Cham* chel chin chinin-ar *Chlor Cina* cocc coloc *Con* crot-h cur dig *Dulc Elaps* eup-per euph formal **Gels** glon guaj hell *Hep* **Hyos** ign ip *Kali-ar* kreos lach laur **Led** *Lyc* mag-c manc *Med* merc *Merc-c* mosch mur-ac nat-m nit-ac **Nux-v Op** petr **Phos** phyt plat plb podo **Puls** rhod *Rhus-t* sabad sabin *Samb* sarr *Sec* sel sep sil spig **Spong Squil** stann staph stram sulph *Tarent* thuj **Tub** verat
- **morning**: ars *Bry Cham* ign nat-m nux-v rhus-t sep sulph thuj
- **forenoon**: bry lyc **Nat-m** *Nux-v Phos* rhus-t sulph thuj verat
  - 9-12 h: **Cham**
- **afternoon**: **Apis** *Ars* ars-s-f **Bell** berb *Bry Hep* hyos ign lyc nat-m nit-ac nux-v *Phos* **Puls** rhus-t stram sulph
  - 16 h:
    - **lasting** all night: *Hep*
    - **lasting** several hours: **Lyc**
  - **transient** chill; with: cur
- **evening**: *Acon* agar apis *Ars* ars-s-f **Bell** berb *Bry Carb-v Cham* cina hell hep *Hyos* ign ip **Lyc** *Merc-c* mosch nat-m nit-ac nux-v **Phos Puls Rhus-t** staph sulph thuj verat
- **night**: *Acon* agar apis **Ars** ars-s-f arund **Bapt Bell** Berb *Bry Cact* cann-s canth *Carb-v* carbn-s *Cham* cina con *Hep* ign lyc merc nat-m nit-ac nux-v *Op* petr **Phos Puls** *Rhus-t* staph *Stram* sulph thuj verat
  - **midnight**: **Ars** lyc *Rhus-t* stram sulph verat
    - **before**: agar ars **Bry** *Cham* laur puls sep verat
    - 21-0 h: *Bry*
    - **after**: **Ars** ign lyc merc nat-m *Phos* sulph thuj

1720   ▽ extensions | ○ localizations | ● Künzli dot

Burning   **Fever**   **Chill**

- **night** – **midnight** – **after**: ...
  : 3 h: *Thuj*
  - **bed**, intolerable burning heat; in: **Puls**
- **agg**: rat zinc-val
- **alternating** with:
  - **chill**: *Laur*
  - **chilliness**: **Bell**
- **amel**: alum *Ars* caps carb-v lyc sec
- **distended** blood vessels, with: aloe   **Bell**   **Chin** chinin-s cycl dig ferr *Hyos Led* **Merl** *Puls* sars
- **dry**, burning heat:
  - **agg** all symptoms: bry
  - **extending** from head and face:
    : **accompanied** by | **thirst** for cold drinks: *Acon*
- **except** head and face, which are covered with sweat: stram
- **feel**, which he does not: canth
- **furious** delirium, with: **Bell** canth **Stram** verat
- **heat** outside, cold inside: **Ars**
- **internal**:
  - **blood** seems to burn mostly in the veins: **Ars** *Bry Med* **Rhus-t**
  - **parts**: euph merc-c mez
- **interrupted** by shaking chills, then internal burning heat with great thirst: sec
- **lasting** all day: chin thuj
- **parts** lain on: lyss manc
- **perspiration**:
  - **red** face; heat, even when bathed in perspiration, with a: op
  - **with** (See PERS - Hot)
- **pricking** over the whole body, with: **Chin** gels
- **sleep** agg; during: gins **Samb** thuj
- **sparks** (⭠*BACK - Pain - burning - sparks)*: alum   am-c ant-c bar-c calad cina **Clem** graph kali-c led lyc mag-m mez nat-m nit-ac ol-an rheum sec *Sel Sulph* viol-o
- **spot**, which is cold to the touch; in one: *Arn*
- **spots**, in single: agar apis sel zinc
- **spreading** from the hands over the whole body: **Chel**
- **stinging** sensations, with: *Apis* merc-c
- **thirst**:
  - **covered**; and desire to be: manc
  - **drinks**; for cold: *Acon* **Phos**
  - **unquenchable**, with *(*⭠*STOM - Thirst - unquenchable - fever)*: **Ars** bell colch hep **Phos**
- **walking** in open air agg: chin
- **within** and without, body turning hot: **Bell**
○**Abdomen** | **croup**; in: cub

CATARRHAL fever: **Acon** arn *Ars* asc-c bapt bar-m *Bell* **Bry** camph carb-v caust **Cham** chin cocc coff con *Dulc* eug euphr *Ferr-p* **Hep** ign ip kali-chl *Kali-i* lach mang **Merc** merc-k-i myrt-c **Nux-v** ph-ac phos pimp plect pop-cand *Puls Rhus-t Sabad* sep sil spig squil stann *Sulph* verat
- **menses**; during: *Graph*

CATHETER fever: acon camph-ac petros
- **prophylaxis** (= to prevent this condition): camph-ac

CEREBROSPINAL fever *(*⭠*HEAD - Inflammation - meninges; BACK - Inflammation - membranes; GENE - Convulsions - meningitis)*: acon aeth agar am-c ant-t **Apis** *Arg-n* arn ars bapt **Bell** bry cact *Calc* camph canth *Carb-v* Cic Cimic cocc crot-h cupr cupr-act dig **Gels** glon hell hydr-ac hyos *Ign* lyc *Nat-m* **Nat-s** *Nux-v* **Op** *Phos* phys plb psor pyrog **Rhus-r** *Rhus-t* sal-ac *Sil* sol-ni stram *Sulph* tarent verat **Verat-v** *Zinc*

CHANGING, paroxysms *(*⭠*MIND - Capriciousness; MIND - Mood - changeable)*: *Elat* eupi *Ign* meny *Psor* **Puls** sep staphycoc
- **abuse** of; after:
  - **homeopathic** potencies: **Sep**
  - **quinine**: arn ars calc *Elat Eup-per* ferr ign *Ip* nux-v **Puls**
- **frequently**: *Elat* ign *Psor Puls* verat-v
- **no** two paroxysms alike: **Puls**

CHILL absent (= fever without chill): acet-ac   acon aesc alum ambr *Anac Ang* ant-c **Apis** *Arn* **Ars** *Bapt* **Bell** benz-ac bov **Bry** cact *Calc* carb-v carbn-s caust **Cham** *Chin* chinin-ar *Cina* clem coff con corh chr elaps eup-per *Ferr Ferr-ar Ferr-p* **Gels** graph hep *Ip* kali-ar kali-bi kali-c kali-s lach *Lyc* lyss mang merl nat-m nicc nux-m *Nux-v* petr podo puls **Rhus-t** spig stann *Stram* sulph *Thuj*
- **morning**: arn ars bry calc caust eup-per hep kali-bi kali-c nat-m petr podo rhus-t sulph thuj
  - **6-10** h: rhus-t
  - **7** h: podo
- **forenoon**: ars bapt cact calc *Cham* eup-per eup-pur **Gels** lyc nat-m nux-m nux-v rhus-t spig sulph thuj
  - **9** h: kali-c
  - **9-12** h: **Cham**
  - **10** h: **Gels Nat-m** *Rhus-t* thuj
  : **10-11** h: gels **Nat-m** thuj
  - **11** h: *Bapt* cact *Calc* med **Nat-m** thuj
- **noon**: ars spig stram sulph
  - **12-13** h: sil
- **afternoon**: aesc anac ang apis **Ars** *Bell* **Bry** calc caust chin chinin-ar clem coff con cur eup-per ferr-ar *Gels* graph ip kali-ar kali-bi kali-c lyc nat-m nux-v puls rhus-t *Sang Sil* sulph
  - **13** h | **13-14** h: **Ars**
  - **14** h: **Puls**
  : **14-15** h: cur kali-c
  - **15** h: ars coff cur ferr lyc nicc
  : **15-16** h: **Apis** clem lyc *Sang*
  - **16** h: **Anac** *Apis* ars graph hep *Ip* kali-bi **Lyc**
  : **16-20** h: *Lyc*
  : **lasting** all night: ars *Hep* puls stann
  - **17** h: con kali-bi kali-c petr sabin stann
  - **17-18** h: petr
    : **ill** humored; very: con
  - **17.30** h | **pricking** in tongue; with: cedr
- **evening**: acon aesc alum ambr anac ang ant-c apis arn ars *Bapt* **Bell** borx **Bry** calc carb-v caust *Cham* chin chinin-ar *Cina* coff coloc eup-per ferr ferr-ar ferr-p hep

All author references are available on the CD   1721

Chill absent — **Fever** — **Continued**

- **evening**: ...
  ip kali-ar kali-bi kali-c kali-s lach lyc nat-m nicc nux-m nux-v *Petr* plat podo **Puls Rhus-t** stann sulph thuj
  - **18** h: calc carb-v caust kali-c **Nux-v** petr
    : 18-19 h: *Calc* nux-v
    : 18-20 h: ant-t caust
    : 18-0 h: lachn
    : **lasting** all night: cham lyc *Nux-v Rhus-t*
  - **19** h: aesc bov *Calc* lyc *Nux-v* petr rhus-t
    : 19-20 h: ambr
    : 19-0 h: aesc
  - **20** h: coff ferr hep sulph
  - **periodical**, at same hour, daily fever, with short breath: cina
  - **night**: acon ang ant-t apis **Ars** ars-s-f **Bapt Bell Bry** *Calc Carb-v* caust cham *Cina* coff ferr *Ferr-ar* gels hep ip *Kali-bi* lachn lyc nat-m nicc nux-v petr *Phos* podo **Puls Rhus-t** stram sulph thuj
  - **midnight**:
    : **before**: acon ant-c ars **Bry** *Carb-v* cham elaps lyc mag-m mag-s nat-m petr puls sabad
    : 22 h: ars elaps *Hydr* lach petr sabad
    : 23 h: cact *Calc* mag-m
    : **at**: **Ars** nux-v stram sulph
    : 0-2 h: **Ars**
    : 0-3 h: **Ars** kali-c med
    : **after**: **Ars** borx ferr kali-c lyc nat-m sulph tax thuj
    : 1 h | 1-2 h: **Ars**
    : 2 h: **Ars** benz-ac
    : 2-4 h: kali-c
    : 3 h: ang thuj
    : 4 h: arn

CHILL; with: **Acon** ambr anac ant-c ant-t apis apoc arg-n **Ars** ars-i ars-s-f asar bapt bar-m **Bell** benz-ac bros-gau *Bry* bufo **Calc caps** carb-v **Cham** *Chel* *Chinin-s* cina *Cocc* coff coloc cycl *Dig Dros Ferr* ferr-ar **Gels Graph Hell Ign** iod ip kali-ar kreos lat-m *Led* lyc *Merc Mez* nat-c nat-m *Nat-s* nicc **Nit-ac Nux-v** *Olnd* petr phos *Plb Podo Puls Pyrog* ran-b **Rhus-t** sabad sabin *Samb Sang Sep* ser-a-c sil spig staph staphycoc *Stram* sulfonam **Sulph** *Tarent* **Thuj** tub *Verat Zinc*
- **heat** and perspiration: *Jab Mez Nux-v*
- **intermittent**: tub
- **long** time, for a: podo pyrog
- **perspiration**; without subsequent: *Graph*
- **shaking**: *Sec*
- **uncovering** agg: tub
- **warmly** covered in bed: hipp

CHILLINESS; with: acon agar *Anac* **Apis** *Arn* **Ars** bapt bar-m *Bell* borx **Calc** camph carb-v carbn-s *Caust Cham Coch* **Coff** *Colch* cur dros *Elaps* hep kali-ar **Kali-bi** *Kali-c* kali-i *Kali-s* lach lachn led lyss *Merc* nat-m phos *Podo* **Puls** pycnop-sa *Pyrog* sabin sec *Sep* sil *Spig* Squil **Sulph** *Tarent* **Thuj** *Tub* **Verat** *Zinc*
- 21.30 h has to go to bed, followed by shaking chill: *Sabad*

Chilliness; with: ...
- **alternating** with heat not perceptible to the touch: merc
- **fire**; with desire to be near a: cic
- **lifting** the covering; when (See Uncovering - chilliness)
- **long** into the heat; continues: *Podo Pyrog*
- **motion**; on the least (See Motion - chilliness)
- **putting** the hands out of bed, from (↗*GENE - Cold*; becoming - agg. - part - hand; GENE - Cold; becoming - agg. - part - hand - bed): arn *Bar-c* borx *Hep* **Nux-v** pyrog stram *Tarent* **Tub**
- **sleep**; during: borx
▽**extending** to | **Extremities**: cic

CHOLERA (See RECT - Cholera)

CHRONIC: cact chinin-ar chinin-s fl-ac kali-p mastoid nat-sal

COFFEE; drinking: canth cham rhus-t
- **amel**: ars

COITION; after: calc graph kali-c kreos lach mag-m nux-v sep

COLDNESS:
- **external**, with: arn *Ars* bell bry calc canth carb-v chin euph hell iod merc mez mosch ph-ac phos plat puls rhus-t sabad spong stann sulph verat
- **icy**: cadm-s
- **internal**; with: helo
- **predominates**: bry cact canth caps ip puls ran-b sabad staph verat
○**Arms**; in the | **eyes**; with staring of: cic
- **Thighs**; in the | **eyes**; with staring of: cic

COLORS:
- **black** | **agg**: med
- **yellow** | **agg**: aur sep syph

COMA; with (See MIND - Coma - fever - during)

CONSTANTLY HIGH TEMPERATURE (See Intense - constant)

CONTINUED fever (↗*Typhoid; Septic; Typhus*): ail am-c ant-c anthraci apis apoc arg-n **Arn Ars** ars-s-f **Arum-t Bapt Bry** cadm-s calad calc camph *Canth* **Caps** carb-ac *Carb-an* **Carb-v** carc cham chel **Chin** *Chinin-ar Chinin-s* chlol **Chlor** cic *Cocc* **Colch** *Crot-h* **Echi Gels** *Hell* hydr-ac **Hyos** iod ip *Kali-p* **Kalm Lach** lachn *Lyc* lycps-v mang merc **Mill** *Mosch Mur-ac Nit-ac* nux-m *Op* pest petr **Ph-ac Phos** plb *Psor* puls *Pyrog* **Rhus-t** *Rhus-v* sang sars *Sec Sil* **Stram** sulph *Ter* tub verat verat-v zinc
- **afternoon**: agar apis *Ars Bry Cann* chin colch dig *Gels Hyos* ip **Lach** lyc **Nit-ac** nux-v ph-ac **Phos** puls rhus-t stram sul-ac sulph
  - **16** h until midnight: *Stram*
  - **16-20** h: *Lyc*
  - **17** h: kali-n rhus-t sulph
- **evening**: arn *Ars* **Bry** *Carb-v* **Cham** chin hell ign ip *Lach* **Lyc** *Mur-ac* nit-ac nux-v **Ph-ac Phos Puls Rhus-t** sul-ac *Sulph*

1722   ▽ extensions | ○ localizations | ● Künzli dot

Continued   **Fever**   **Dry**

- **evening**: ...
  - 19 h: *Lyc Rhus-t*
  - 20 h: hep mur-ac phos sulph
  - 21-0 h: *Bry*
- **night**: am-c apis **Ars** ars-s-f arum-t **Bapt Bry** calad **Carb-v** cham **Chin Chinin-ar** cocc *Colch Kali-bi* **Lach** lyc **Merc** *Mur-ac Nux-v Op Ph-ac Phos Puls* **Rhus-t** *Stram* sul-ac **Sulph**
  - **midnight**: *Ars* lyc *Rhus-t Stram Sulph Verat*
  - **before**: ars *Bapt* **Bry** calad **Carb-v** lach lyc nux-v *Stram*
  - 22 h: lach
  - **after**: **Ars** bry chin chinin-ar lyc nux-v **Phos Rhus-t** *Sulph*
  - **temperature** running very high: **Bell** *Bry* **Hyos** rhus-t *Stram*
- **abdominal** (See Typhoid)
- **accompanied** by | **tympanites**: kalm
- **cerebral**: *Apis* arn *Bapt Bry* canth cic *Gels* **Hyos** *Lach Lyc* nux-m *Op Ph-ac Phos Rhus-t* **Stram** verat-v
- **congestive**: arn *Bry* **Gels** glon *Lach* sang verat
  - **cerebral** paralysis; with threatened: hell *Lach Lyc Op Ph-ac Phos* tarent zinc
  - **collapse**, with: carb-v
  - **paralysis** of lungs; with: *Ant-t* ars carb-v *Lyc* mosch *Phos* sulph
- **eruptive**: *Acon Ail* **Apis** arn ars arum-t *Bapt* **Bell** bry calc camph carb-v chlor *Euphr Ferr-p* gels ip kalm lach merc mur-ac nux-m nux-v ph-ac phos puls **Rhus-t** sec stann sulph
  - **cold**, viscous perspiration; with: chlor
- **exanthematous** (See eruptive)
- **hemorrhagic** (See Typhoid - hemorrhagic)
- **pectoral**: am-c *Ant-t* **Bry** *Carb-v* chel chin *Hyos* kali-bi *Lyc* nit-ac **Phos** *Rhus-t Sulph* tub
- **petechial** (See Typhus - petechial)
- **stupid** form: apis *Arn Ars* arum-t **Bapt** *Bry* **Carb-v** *Chin* chinin-s cic cocc *Crot-h* **Gels** **Hell Hyos** *Lach* lyc **Mur-ac** nux-v **Op** *Ph-ac* **Phos** *Rhus-t* sec *Stram* verat **Zinc**
- **stupor**, complete: **Hell Hyos** lyc **Op** *Ph-ac* plb stram
- **typhus** fever with swelled parotid gland and sensitive bones (See Typhus - accompanied - bones; Typhus - accompanied - parotid)

CONVERSATION, from: sep

CONVULSIONS; after (↗*Intense - convulsions)*: arn ars calc chin hyos ign rhus-t

COUGHING increases the heat: am-c ambr ant-t *Arn Ars* bell carb-v chin *Coc-c* hep hyos ign iod ip kali-n kreos lach led lyc m-arct mag-m mur-ac nat-c nat-m nux-v phos puls sabad sep squil sulph thuj

COVERING | **slightest**; can bear only: corh

DENGUE fever: acon ars bell bry canth chin *Eup-per Gels* ip nux-v *Rhus-t* rhus-v

DENTITION; during: *Acon* agar *Ars Bell* borx bry **Calc** *Cham* cic coff cupr ferr-p *Gels* hep hyos ign ip lach merc merc-c nit-ac *Nux-v* phyt puls *Rheum* rhus-t sec *Sil* stann stram *Sulph* thuj

DESCENDING agg: acon agar *Alum* bar-c *Bell* calc-p canth *Caust* chel cic coff colch croc euphr laur mag-c mez mosch nat-c op par ruta sabad sabin staph stront-c sul-ac thuj valer verat zinc

DIARRHEA:
- **after** | **agg**: ars
- **during**: coli

DINNER:
- **after** | **agg**: bar-c bell *Dig* nit-ac phos plan ptel sabin sep sul-ac til
- **during** | **agg**: mag-m sul-ac thuj valer

DISCORDANT with temperature (See GENE - Pulse - discordant)

DRINKING:
- **agg**: bar-c calc cham cocc malar
- **cold** water:
  - **agg** | **shivering** from it: *Bell* calen **Caps** eup-per *Nux-v*
  - **amel**: bism *Caust* cupr fl-ac lob op *Phos* sep

DRY heat: acet-ac **Acon** aesc aeth ail alum am-c am-m ambr aml-ns anac ant-c ant-t *Apis* arg-met *Arn* **Ars** ars-i ars-s-f arum-t bapt bar-c bar-m **Bell** bism bol-la **Bry** cact *Calc* calc-p camph cann-s canth caps carb-an carb-v carbn-s caust *Cedr Cham* chel *Chin* chinin-ar chlor cimx cina clem cocc coff *Colch* coloc con cor-r corh croc crot-h cupr cycl **Dulc** elaps *Ferr Ferr-ar* ferr-i *Ferr-p* gels *Graph* hell hep hyos hyper ign *Iod* ip *Kali-ar Kali-c* kali-cy kali-n kali-p kali-s kali-sil kreos lach lact laur led lil-t *Lyc* m-ambo m-arct m-aust mag-s mang meny *Merc Merc-c* mosch *Mur-ac* nat-ar nat-c nat-m nat-s nit-ac nux-m **Nux-v** *Op* par *Petr Ph-ac* **Phos** phys plb ptel *Puls* pycnop-sa pyrog ran-b ran-s rheum rhod *Rhus-t* ruta sabad sabin *Samb Sec* sel sep sil spig *Spong* squil stann staph *Stram* stront-c sul-ac *Sulph Sumb* tarax *Tarent* thuj tub tub-m valer verat *Viol-t* zinc
- **daytime**: bar-m
- **morning**: ail *Arn Bry* calc cocc nit-ac petr sulph
  - **waking**; on: *Arn*
- **afternoon**: alum *Ars* elaps ferr gels nat-s
  - 14 h:
    - **alternating** with | **chill**, as if dashed with cold water: chel
  - **chilliness**; with: arg-n
  - **sleep** agg; during: alum
- **evening**: aesc apis ars bapt bell *Calc-p* carb-v **Chin** coff coloc elaps graph *Kali-c* **Plb Puls** sul-ac
  - 19-21 h:
    - **followed** by chill | 22 h; until: elaps
  - **bed**, with chilliness in back; in: coff
  - **distended** veins and burning hands that seek out cool places: **Puls**
  - **sleep** agg; on going to: ph-ac

1723

Dry | Fever | External

- **night**: Acon anac ant-t arn **Ars** bapt *Bar-c Bar-m* **Bell Bry** calc calc-sil carb-an carb-v *Carbn-s Caust Cedr* chel chinin-ar chinin-s cina *Clem Cocc* coff *Colch* coloc con dulc *Ferr* graph hep kali-n *Lach* lyc mur-ac *Nit-ac* nux-m *Nux-v* ph-ac **Phos** *Puls* ran-s raph **Rhus-t** *Rhus-v* samb spig *Sumb Tarent* thea thuj
- **bed**; driving out of: ant-t
- **delirium**; with: **Ars Bell** *Bry Chinin-s Coff Lach Lyc Phos* **Rhus-t**
- **gagging**, with spasmodic: **Cimx**
- **hot** vapors rise up to the brain, as if: ant-t   sarr sulph
- **menses**; before: con
- **motion** agg: *Bry*
- **noise** agg: bry
- **pricking** as from needles, with: bol-la   chin   gels nit-ac
- **rising** heat and glowing redness of cheeks, without thirst, after sleep: cina
- **sleep**:
  : **during** | agg: bov bry gins ph-ac *Samb* thuj viol-t
  : **going to sleep**; on | agg: *Samb*
- **sweaty** hands when put out of bed, with: *Hep*
- **swollen** veins of arms and hands without thirst: **Chin** sumb
- **alternating** with | **perspiration**: apis
- **coition**; after: *Nux-v*
- **walking** in open air agg: arg-met nat-m *Sumb*
- O **Covered** parts, of (↗covered; Covered): *Thuj*
- **Skin**; with dry: convo-s

DYSENTERIC (See RECT - Dysentery - accompanied - fever)

EATING:
- **after**:
  - agg: acon alum *Ang* arg-met arg-n asaf bar-c bell borx **Bry** calc *Caust* cham chlor con cycl fl-ac graph ign ind *Lach* lachn lact *Lyc* mag-c mag-m nat-m *Nit-ac Nux-v* par petr **Phos** psor pyrog ran-b raph *Sep* sil staph sul-ac sulph tub valer viol-t zinc
  - **amel**: *Anac* ars cann-xyz **Chin** cupr cur ferr ign iod lach mez nat-c phos rhus-t stront-c zinc
- **while**:
  - agg: am-c *Bar-c* cham chlor mag-m nux-v psor sil spig staph sul-ac tab thuj valer viol-t
  - **amel**: *Anac* ign lach mez zinc

ELEVATED TEMPERATURE (See Intense)

ERUPTIVE fevers:
- **measles**: Acon ail *Am-c Ant-c* ant-t **Apis** ars *Ars-i Bell* **Bry** camph *Carb-v* cham *Chel* chin *Chlor Coff* con cop *Crot-h Dros* dulc eup-per **Euphr** ferr-p *Gels* hep hyos ign ip *Kali-bi* kali-c kali-m kali-n lach mag-c merc merc-c merc-pr-r nux-v op *Phos* **Puls** *Rhus-t* spong *Squil* stict *Stram* **Sulph** tart-h tub verat viol-o zinc
- **scarlatina**: *Acon* Ail *Am-c* **Apis** *Arg-n* arn **Ars** *Arum-t Asim* bapt **Bell** *Bry* **Calc** canth *Carb-ac Carb-v Cham* chim chinin-ar com *Crot-c Crot-h Cupr* cupr-act dub **Echi** eucal *Gels* hep hyos ip kali-chl kali-p kali-s lac-c **Lach** Lyc **Merc** merc-i-r mur-ac **Nit-ac** nux-m op

Eruptive fevers − **scarlatina**: ...
Ph-ac Phos phyt **Rhus-t** sang sec sil sol-ni spig *Stram* **Sulph** Ter **Zinc**
- **smallpox**; after: *Acon* ant-t *Bapt* **Bell** gels vario *Verat-v*

EXANTHEMATOUS fever (See Eruptive)

EXCITEMENT agg: aloe **Aml-ns** calc caps carc cob-n cocc coff phos psor puls zinc

EXERTION:
- **after**:
  - agg: am-m brom fl-ac pyrog rhus-t sep
  - **amel**: ign *Sep* stann
- **agg**: acon alum *Ant-c* ant-t arg-met ars calc *Camph* caust *Chin* ferr merc nat-m nit-ac nux-v olnd ox-ac phos *Rhus-t* samb *Sep* sil spig spong stann stram *Sumb* valer

EXTERNAL heat: **Acon** aeth agar **Agn** ail alum alum-sil am-c am-m ambr *Anac* ang ant-c *Ant-t* apis arg-met **Arn Ars** *Ars-i* asaf asar bapt bar-c **Bell** bism borx bov **Bry** calad *Calc* camph cann-s **Canth** *Caps* carb-an *Carb-v* carbn-s caust cedr **Cham** chel **Chin** *Chinin-s* chlor cic cimic cina coc-c *Cocc* coff colch coloc con cor-r croc crot-h cupr cycl dig dros dulc *Euph* ferr graph guaj hell hep *Hyos* **Ign** iod ip jatr-c kali-ar kali-bi kali-c kali-chl kali-i kali-m kali-n kali-sil kreos *Lach* laur led *Lyc* m-ambo m-arct m-aust mag-m mang meny *Merc Merc-c* mez mosch mur-ac nat-c nat-m nit-ac nux-m *Nux-v* olnd *Op* par petr ph-ac *Phos* phyt plat plb **Puls** ran-b ran-s *Rheum* **Rhus-t** ruta sabad sabin samb sars sec sel seneg sep **Sil** spig spong **Squil** stann staph **Stram** stront-c sul-ac sul-i *Sulph* tarax *Tarent* teucr *Thuj* valer verat viol-t zinc
- **morning**: bell
- **forenoon** | 10-15 h: canth
- **afternoon**:
  - 16 h: coff ptel
  - **chilliness**; with: ars
    : and redness without internal heat: **Ign**
- **evening**: anac iod plb rhus-t sulph
  - 20 h: coff nat-ar
  - 21 h: elaps
  - 22 h: ars
  - **lying** down agg; after: coff squil
- **night**: *Bry Colch* kali-bi phos rhus-t
  - 23 h: nat-m
- **midnight**; after:
  : 2 h | **waking**; on: hep
- **chilliness**; with: *Acon* agn alum alum-sil *Anac* Arn **Ars** ars-s-f asar atro *Bell* berb *Bry* **Calc** Calc-ar calc-sil canni-i *Cocc Coff* coloc dig dros camb *Hell* hep sep *Kali-n* lac-c *Lach Laur Lyc Meny* merc mur-ac nat-m **Nux-v** par *Phos* plb **Pyrog** ran-b raph rat rheum *Sep Sil* Squil sul-i *Sulph* tab **Thuj** *Verat*
- **coldness** of the whole body; with sensation of: bar-c
- **dinner**; after: ptel
- **fanned** in place of thirst during the heat; desire to be: **Carb-v**

1724   ▽ extensions | O localizations | ● Künzli dot

External   **Fever**   **Insidious**

- **sensation** of external heat | **without** heat: **Cham** ign
- **yellow** skin, with: merc-c

FLUSHES (See Heat - flushes)

FRIGHT; after: chen-a

GANGRENE; during: ran-b

GASTRIC FEVER: *Acon* **Ant-c Ant-t Ars** asaf *Asar* aur bapt *Bell* **Bry** calc canth carb-v card-m *Cham Chel* chin *Cocc* coff colch coloc cupr cycl *Dig* eup-per ferr-p *Gels* hydr ign **Ip** iris kali-sula lyc mag-m mag-s *Merc* mez mur-ac nat-c nat-s *Nux-v* ph-ac *Phos* plb *Podo* **Puls** rheum *Rhus-t* santin *Sec* squil staph *Sulph* tarax trios *Verat*

GLANDULAR (See GENE - Mononucleosis)

HAT, putting on: agar

HEAD, except: ang sulph

HEAT: abies-n acet-ac **Acon** aesc aeth agar agn *Agro* ail all-s alst alum am-c am-m *Ambr* anac *Ang* ant-c **Ant-t** apis aran arg-met **Arn Ars** ars-h *Arum-t* asaf asar aur aur-m aur-s *Bapt Bar-c* **Bell** benz-ac bism borx bov brom **Bry Cact** calad *Calc* calo camph cann-s *Canth* **Caps** carb-an carb-v casc caul caust cedr *Cham Chel* Chin chinin-ar cic cimic cimx clem **Cocc Coff Colch** coloc **Con** cop corn-f croc crot-h cupr *Cur Cycl Dig* dros *Dulc* elat eucal *Eup-per* eup-pur euph euphr *Ferr* ferr-ar **Ferr-p** *Fl-ac* **Gels** glon *Graph* guaj *Hell Hep Hyos Iod* **Ip** kali-bi kali-c kali-chl **Kali-i** kali-n *Kreos Lac-c Lach* lachn *Laur Led* lob **Lyc** m-ambo m-arct m-aust *Mag-c* mag-m mag-s mang meny *Merc Merc-c Merc-cy* **Merl Mez** mill morph mosch *Mur-ac* nat-c **Nat-m** nat-p nat-s *Nit-ac Nux-m* **Nux-v** olnd *Op* par petr *Ph-ac* **Phos** phyt plat plb *Podo Psor* **Puls** pulx ran-b **Ran-s Rheum** rhod **Rhus-t** *Rhus-v* ruta sabad *Sabin Samb Sang* sarr sars **Sec** sel seneg *Sep* **Sil** spig spira *Spirae* **Spong Squil** *Stann* **Staph Stram** stront-c *Sul-ac Sulph* **Sumb Tarax** *Tarent* ter teucr thuj vac *Valer* **Verat** *Verat-v* verb viol-o *Viol-t* zinc
- **absent:** agar am-m **Aran** ben *Bov* camph canth *Caps Caust Cimx* cocc gamb graph *Hep* kali-c kali-n led *Lyc* mag-c *Mez* mur-ac nat-c ph-ac ran-b rhus-t *Sabad* **Staph** sul-ac **Sulph** *Thuj Verat*
- **accompanied** by:
  · **perspiration** (See Perspiration - heat)
- **continued:** ars bol-la ign
- **decreasing:**
  · **night:**
    : **midnight** | **after:** gels
- **descending** agg: alum
- **flushes;** in: acet-ac *Aml-ns* antip *Ars* ars-i bell-p bol-la calc *Carl* chim *Dig* erech ferr-r frax hep ign indg iod jab *Kali-c* lach lyc med merc *Nicc* petr *Phos* puls *Sang Sep Sul-ac* **Sulph** urt-u valer visc yohim
- **internally;** only (See Internal)
- **mild:**
  · **accompanied** by | **insanity:** hyos
- **radiating:** vario

Heat: ...
○ **Single** parts: *Acon* agar agn alum am-c am-m ambr **Aml-ns** anac ang ant-c ant-t *Apis* arg-met *Arn* **Ars** asaf asar aur bapt bar-c **Bell** bism borx bov **Bry** calad *Calc* camph cann-s *Canth* caps carb-an *Carb-v* caust *Cham* chel chin cic cina clem cocc coff colch coloc con croc cupr cycl dig dros dulc euph euphr ferr *Graph* guaj hell hep hyos ign iod ip kali-c kali-n kreos lach *Laur* led *Lyc* m-ambo m-arct m-aust mag-c mag-m mang meny **Merc Mez** mosch mur-ac nat-c nat-m nit-ac nux-m *Nux-v* olnd op par petr **Ph-ac Phos** plat plb *Puls* ran-b ran-s rheum rhod rhus-t ruta *Sabad* sabin samb sars sec sel seneg *Sep* sil spig spong squil *Stann* staph stram stront-c sul-ac **Sulph** tarax teucr thuj valer verat verat-v verb viol-o viol-t zinc
- **Stomach;** pit of: cub

HECTIC FEVER: abrot *Acet-ac* acon am-c ambro ant-t arg-met arn **Ars Ars-i** ars-s-f asar aur-m aur-m-n bals-p bapt bar-c bell bol-la bry *Calc* calc-hp calc-i *Calc-p Calc-s* calc-sil calen **Caps** carb-an *Carb-v* card-m chim *Chin Chinin-ar* chinin-s *Chlor* cocc con corh *Crot-h* **Cupr** dig dros dulc echit erio eucal eup-per eup-pur ferr ferr-act ferr-p fl-ac gels get graph guaj hell hep hippoz hydr hyos hyper ign **Iod** ip **Kali-ar Kali-c** kali-i *Kali-p* **Kali-s** kreos lac-d *Lach* led lob-e **Lyc** med *Merc* merc-c mez mill nat-ar nat-c nat-m nit-ac nux-v ol-j petr *Ph-ac* phel **Phos** plb ptel **Puls Pyrog** rhus-g rob **Sang** *Senec* **Sep Sil** *Stann* staph stront-c sul-ac sul-i **Sulph** *Tarent* thuj tril-p **Tub** verat zinc
- **forenoon:**
  · **9-10 h** | **midnight;** until: corh
- **hemoptysis**, with: mill
- **nostalgia**, from: **Caps**
- **periodical:**
  · **day;** every:
    : **forenoon** | **11-12** or **13 h:** arg-met
    : **afternoon** | **17 h:** med

HEMORRHAGE | **amel:** bell

HIGH FEVER (See Intense)

ICE-WATER; after abuse of: carb-v

IDIOPATHIC: pyrog

INFLAMMATORY fever: acet-ac **Acon** apis arn ars bapt bar-c **Bell Bry** *Cact* calad calc camph cann-s canth caust *Cham* chin cocc coff *Colch* coloc con dig dros dulc *Gels* hep hyos ign ip kali-c **Kali-n** *Lach* laur lyc **Merc** mez nat-c nat-m nit-ac nux-v op ph-ac **Phos Puls Rhus-t** sabad sabin sec seneg sep sil spig spong squil staph stram sul-ac *Sulph* tub verat
- **alternating** with insanity (See MIND - Insanity - alternating - fever)
- **face;** with red: acon
  · **pale** face; or alternating red and: acon
- **skin;** with dry: acon
- **thirst;** with violent: acon

INSIDIOUS fever: acet-ac *Ars* bell carc *Chin* cocc colch con iod merc-c *Sec* sep stann *Sulph* **Tub**

Intense — Fever — Internal

INTENSE heat: abrot **Acon** ant-t anthraci *Apis* **Arn Ars** *Arum-t Aur* aur-ar bapt **Bell** *Bry* buth-a cact canth caps carbn-s carc chel chin chinin-ar *Chinin-s* cina coff *Colch* **Con** convo-s croc crot-h cuph cupr cyt-l dig dulc eberth epil *Eup-per* ferr-ar *Ferr-p* **Gels** hep hyos influ iod ip *Kali-ar* kali-i *Lach Lyc* mag-c meny merc-c **Mez** morb mur-ac naja **Nat-m** nat-s nit-ac nux-m *Nux-v* **Op** oscilloc ourl ph-ac *Phos* psor **Puls Pyrog Rhus-t** sabad sal-ac samb sang **Sec** *Sil* staph *Stram* sulph thuj toxo-g *Tub* tub-a vac valer vario verat verat-v yers yohim
- **morning**: malar
- **night**: malar
- **accompanied** by:
  · **diphtheria** (See THRO - Diphtheria - accompanied - fever - intense)
  ○ **Lungs**; hepatization of | **rapid** (See CHES - Hepatization - rapid - accompanied - fever)
- **children**; in: buth-a iod
- **coma**; with (See MIND - Coma - fever - during)
- **constant** (↗*Continued; Typhoid):*
  · **accompanied** by:
    ⁞ **diarrhea** | **children**; in tuberculous: lob-e
- **convulsions**; with *(↗Convulsions; GENE - Convulsions - heat):* **Bell Cic Hyos** op **Stram**
- **delirium**; with: ant-t anthraci *Apis* **Ars** *Bapt* **Bell** *Bry* carb-v chin *Chinin-s* **Chlor** *Clem* coff hep hyos iod lachn **Nat-m** nux-m **Op Puls** sarr sec **Stram**
  · **night**:
    ⁞ **midnight**:
      · **after** | 1-2 h: lachn
- **dyspnea**; with *(↗RESP - Difficult - fever):* diph
- **followed** by | **prostration** *(↗MIND - Prostration - fever - after):* camph
- **head** and face, body cold; of: **Arn Bell Op Stram**
- **meningitis**; during: apis
- **sleep**:
  · **after** | **agg**: cina op
  · **during** | **agg**: *Ant-t* apis caps chin **gels** *Lach* lyc **Mez** *Nat-m Nux-m* **Op** rhus-t stram
- **stupefaction** and unconsciousness, with: *Bell Cact* **Nat-m Op** *Phos*

INTERMITTENT *(↗Remittent):* abies-n acon aesc agar *Alst* alum am-c am-m *Am-poi Aml-ns* anac ang ant-c ant-t apis aran arg-met arist-cl arn **Ars** ars-br *Ars-i* ars-s-f arum-t asaf asar astac aur aza baj bapt bar-c **Calc** calc-ar *Calc-p* calc-s camph *Camph-mbr* canch cann-xyz canth *Caps* **Carb-ac** carb-an *Carb-v* card-m casc caust *Cean Cedr* cent cham chel chelo chim *Chin Chinin-ar* chinin-s *Chinin-s* chion cic cimx cina cist clem cocc coff colch coloc corn corn-a corn-f croc crot-h cupr cycl dros *Echi* elat eucal eup-per *Eup-pur* euphr **Ferr** ferr-ar *Ferr-i* ferr-p fl-ac gels gent-q graph guare *Helia* hell *Hep* hydr hyos ign ilx-a *Iod Ip* iris iris-t kali-ar kali-bi kali-c kali-i kali-n **Kali-s** lach laur lept lil-t **Lyc** mag-c mag-m mag-p maland malar meny merc methyl mez mosch mur-ac naja nat-c **Nat-m** nat-p **Nat-s** nicc **Nit-ac** nux-m nux-v ol-j op ost

Intermittent: ...
pambt par parth *Petr* petros ph-ac phel *Phlor Phos* plb plb-xyz plect podo *Polym* polyp-p **Psor** ptel **Puls Pyrog** quas querc-r ran-b ran-s rheum rhod rhus-t rob sabad sabin sal-al samb sang sanic sars sec sel senec *Sep Sil* sin-n *Spig* spong stann *Staph* stram sul-ac **Sulph** tarax **Tarent** tarent-c *Tela* tell teucr ther *Thuj* **Tub** urt-u valer *Verat* verat-v verb verbe-o vichy-g vip zinc
- **accompanied** by:
  · **anemia** (See GENE - Anemia - accompanied - fever - intermittent)
  · **weariness**: cimx
- **chronic**: eup-per helia
- **congestive**: camph *Op Verat*
- **gout**; with: ferr led
- **incomplete**: aran *Ars* cact *Carb-v* eup-per eup-pur *Ip* nat-m nux-v puls
- **liver**; with enlarged (= liver-cake): caps chinin-ar eup-per ferr ferr-ar ferr-i *Lyc* nat-m **Nit-ac** nux-m nyct
- **long** lasting heat; with: **Ant-t** cact canth colch *Ferr* hep ip sec sil *Tarent*
- **masked** (= dumb ague): *Ars* bol-la cedr chelo chinin-pur chinin-s gels ip maland malar nux-m *Sep* spig stry *Tarent Tub*
- **old** people, with coma: alum nux-m *Op*
- **periosteum**; with pain in: mur-ac
- **pernicious**: ars camph chinin-brh *Chinin-s* crot-h *Tarent*
- **prophylaxis** (= to prevent this condition): ars chinin-s
- **pulmonary** hemorrhage, with: *Arg-n*
- **recent** cases: acon aran ars chin chinin-s ip tarent
- **rheumatism**; with: chinin-s cortiso hed led
- **spleen**; with enlarged *(↗GENE - Malaria - accompanied - spleen):* aran ars berb bol-la caps *Carb-ac* cean chin ferr-ar (non: ferr-i) hell ign ilx-a lyc morph nit-ac nux-m nyct parth polym querc-r rhus-t sul-ac urt-u
- **spoiled**: abies-n am-m aran ars ars-br *Calc* calc-ar canch carb-v corn corn-f *Ferr Helia* ign *Ip* nat-m nux-v *Puls* pyrog querc **Sep** sulph *Tarent* tela
- **tuberculosis**, in: acon all-s ars ars-i bapt calc-i chin *Chinin-ar Ferr-p* iod lyc nit-ac phos sang sil stann
- **typhoid** fever; that tends toward: *Ars* gels
- **vertigo**; with: corn-f
- **weather** agg; warm: canch

INTERNAL heat: **Acon** aloe alum am-c am-m ambr anac ang ant-c ant-t apis arg-met **Arn Ars** ars-i asaf asar bar-c **Bell** berb bism borx bov *Brom* **Bry** calad *Calc* camph cann-s *Canth* caps carb-an *Carb-v Caust* **Cham** chel chin **Cic** cina clem cocc **Coff** colch coloc **Con** croc **Cupr Cycl** dig dros dulc *Euph* **Ferr** ferr-ar ferr-i *Ferr-p Fl-ac* graph guaj *Hell* hep hyos ign *Iod* ip *Kali-ar Kali-c* kali-n kali-p kreos lach **Laur** Led *Lyc* m-ambo m-arct m-aust **Mag-c** mag-m mang *Med Meny* **Merc** merc-c *Mez Mosch Mur-ac* nat-m nat-m *Nit-ac* nux-m **Nux-v** olnd op par petr **Ph-ac Phos** plat *Plb* **Puls** ran-b ran-s rheum *Rhod* **Rhus-t** ruta *Sabad*

Internal   **Fever**   Periodical

Internal heat: ...
sabin samb sars *Sec* seneg *Sep Sil Spig* spong squil *Stann Staph* stram stront-c sul-ac **Sulph** tarax teucr thuj valer *Verat* viol-t *Zinc*
- **morning**: alum carb-v petr
  - **8 h**: caust
- **afternoon**: graph
- **evening**: anac calc *Puls* spig zinc
- **night**: calc clem mag-m petr spig
- **uncover**, which causes chilliness; must: **Mag-c**
- **burning**: *Ars* bell brom caps hyos mez *Mosch Sec*
  - **forenoon** | **9 h**: brom
  o **Blood** vessels; in: agar **Ars** *Aur Bry Calc Hyos Med* nat-m nit-ac op **Rhus-t** sulph *Syph* verat
- **chilliness**; with: graph
- **cold** to the touch; while body feels: acon   *Carb-v Ferr* sars sec
- **coldness** of single parts; with: chin ign *Nux-v Rhus-t*
- **external** chill; with: **Acon** ant-t apis *Arn* **Ars** ars-i *Bell* bry **Calc Camph** caps carb-v *Cham Chel* cic cina dig dros *Ferr* ferr-ar *Ferr-i* hyos *Ign Iod Ip Kali-ar Kali-c* kali-n *Mez* **Mosch** nat-m nit-ac nux-v *Ph-ac Phos* plat *Puls Rhus-t* sabad sang *Sec Sil* squil sul-ac sul-i sulph **Verat** *Zinc*
- **menses**; during: nat-m
- **perspiration**; with cold: anac

IRREGULAR stages: **Ars Bry** *Ip* **Nux-v** op pyrog *Sep*

IRRITATIVE fever *(↗MIND - Irritability)*: acon arn **Ars** bapt bell *Bry* **Camph** canth *Carb-v* cham *Chin Cina Cocc* crot-h cupr dig *Gels Graph* hell hyos ign ip **Lach** *Lyc* merc *Mur-ac Nat-m Nux-v* op *Ph-ac* podo *Puls Rhus-t* rhus-v sang *Sec* sulph verat *Verat-v*
- **slow** *(↗Continued): Acet-ac* **Ars** *Bry* calc-s *Camph* canth *Chin* cocc hell lach *Lyc Mur-ac Ph-ac Phos* plb rhus-t *Sec* sil sulph thuj

LONG lasting heat: acon *Ant-t* apis *Arn* **Ars** aster bar-m *Bell* bol-la *Cact* calc-f *Caps* **Cham** chin colch elaps eup-per *Ferr* **Gels** graph *Hep* hyos lach laur lyc nat-m *Nux-v Parathyr Sec* sil *Sulph Tarent*
- **followed** by chill: apis
- **sleep**, with: *Chin*

LOW FEVER (See GENE - Weakness - fever - during - agg.)

MALARIA (See GENE - Malaria)

MENSES:
- **before** | **agg**: alum am-c apis bufo calc carb-an cham con cupr graph iod kali-c lac-c lyc *Merc* nat-m nit-ac puls sep sulph thuj tub-sp
- **during** | **agg**: *Acon* aesc am-c *Bell* bry *Calc* carb-an carb-v cham *Coc-c* ferr gels *Graph* helo helon *Hyos* ign kali-bi kali-c kali-i kreos lach lob lyc mag-c mag-m mag-s merc nat-m nat-c nux-v petr *Phos* puls *Pyrog* rhod **Sep** *Sulph* thuj verat-v

MENTAL EXERTION:
- **after**: ambr bell caps cocc nux-v olnd phos sep sil spong
- **amel**: ferr nat-c nat-m

MOTION:
- **agg**: agar alum am-m ant-c ant-t ars bell bry *Camph* canth **Chin** chinin-s con cur *Fl-ac* led merc *Nux-v* olnd phos samb *Sep* spig spong squil stann staph stram sul-ac valer
- **amel**: agar ambr apis asaf aur bism **Caps** con cycl dulc euph ferr kali-n *Lyc* merc-c phos puls rhus-t sabad samb sel tarax valer
- **chilliness**, brings on: ant-t *Apis Arn* Chinin-s *Merc Nux-v Podo* **Rhus-t** *Stram*
- **quiet** in any stage; wants to be: **Bry** gels

NERVOUS (See Excitement)

NOISE agg: bry caust coff sep

OPERATION; after | **mastoid**: caps

PAIN:
- **from** pain; fever: *Acon* arn ars bell bry carb-v cham hell ign puls *Rhus-t Sil* staph sulph
  o **Abdomen**; in: sec
  - **Stomach**, in *(↗STOM - Pain - fever)*: sec

PAROXYSMAL fever: acon am-m arund *Bry Calc* camph cham cocc cupr-act hep kali-sula lyc *Merc* nit-ac op tub-d zinc
- **morning**: eup-per kali-bi
- **forenoon** | **11 h**: cact calc
- **afternoon**: agar aza calc sil
  - **15 h**: lyc
- **evening**: calc lyc
  - **19 h**: lyc
- **night**: kali-bi **Merc**
- **convulsions**; during: ign
- **short** attacks: agn am-c *Am-m* Ambr ant-t **Arn** asar aur *Bar-c* bell borx **Calc** canth-v chin **Cocc** *Cupr* dig *Euphr* **Hell Hep** hyos *Ign* iod ip kali-c kreos lach laur led **Lyc Nux-v** olnd petr ph-ac **Phos** *Rhus-t* ruta *Sep Sil Stann* sul-ac **Sulph** *Teucr* **Thuj** *Verat* zinc

PAROXYSMS increasing in severity: ars *Bry* eup-per *Nat-m* nux-v *Psor* **Puls**
- **irregular**: **Ars** carb-v *Eup-per* ign *Ip Meny* **Nux-v** *Psor* **Puls** samb *Sep*
- **long** chill, little heat, no thirst: **Puls**
- **short** chill, long heat, no thirst: **Ip**
- **stage** wanting; one: *Apis* aran **Ars** bov camph dros led lyc meny mez verat
- **regular**: *Chin* **Chinin-s** cina

PERIODICAL: agar *Alum* am-c am-m anac ant-c ant-t *Apis* aran arg-met arn **Ars** arum-t asaf asar aur bar-c *Bell* benz-ac bov *Bry* bufo cact calad *Calc* camph cann-xyz canth **Caps** carb-an carb-v carc caust *Cedr* cham chel **Chin** chinin-s cic *Cina* cist clem cocc coff colch coloc croc crot-h cupr cycl dros eucal eup-per euphr *Ferr* fl-ac gels graph hell hep hydr hyos *Ign* iod **Ip** iris kali-bi kali-c kali-i kali-n *Lach* lept lil-t lyc mag-c mag-m mag-p meny merc mez mosch mur-ac naja nat-c nat-m nat-p **Nat-s** nicc nit-ac nux-m **Nux-v** op par *Petr* ph-ac phos plb podo **Puls** ran-b ran-s rheum rhod rhus-t *Sabad* sabin samb sang sec sel senec *Sep* sil *Spig* spong stann **Staph** stram sul-ac

Periodical — Fever — Riding

Periodical: ...
Sulph tarax tarent tell teucr ther *Thuj* urt-u valer *Verat* vip zinc
- **day**:
  - **every** (= quotidian) (*✶CHIL - Quotidian*): *Acon* alum apis **Aran** *Arn* **Ars** bell bol-la *Bry* calc camph **Caps** carb-v cham *Chin* cic cina con *Cycl* dros ferr graph hyos *Ign* **Ip** kali-c kali-n *Lach* lyc meny *Nat-m* nit-ac **Nux-v** op petr **Puls** rhus-t sabad *Samb* sep spig stann staph *Stram Sulph* thuj verat
  - **13-18 h**: cedr
- **afternoon** | **every** other: bapt
- **hour** | **same** hour; at the: ant-c cact cedr *Cina* coc-c ign ip *Sabad* sel *Sil* spig *Stann*

PERSPIRATION:
- **absent**: acon alum am-c anac *Apis Aran* arg-n arn **Ars** ars-i ars-s-f **Bell** bism *Bov* **Bry Cact** calc caps carb-v carbn-s *Cham* chin coff colch cor-r corh corn crot-h dulc *Eup-per* **Gels** *Graph Hyos* ign iod *Ip* kali-ar kali-bi *Kali-c* kali-p *Kali-s* kali-sil kali led *Lyc* mag-c merl nat-ar nat-c nat-m nit-ac **Nux-m** nux-v olnd op *Ph-ac* phel *Phos Plat Plb Psor* puls pycnop-sa ran-b *Rhus-t* sabad sang sec sil spong squil staph sul-i *Sulph* tub verb
- **amel**: ars lyc rhus-t
- **cold** perspiration; with: convo-s
- **coldness**; with: plb
- **heat**; with: acon agar **Alum** am-m anac *Ant-c* ant-t apis aran ars ars-i ars-s-f asc-t aza bac *Bell* berb *Bol-la* borx bry *Calc* calc-sil camph canth **Caps** carb-an carb-v cedr *Cham* chel chin *Chinin-s* cimx cina cob colch **Con** conv convo-s cor-r *Dig* eup-per euph *Ferr* gamb glon guare **Hell** hep hydr-ac ign *Ip* kali-bi *Kali-i* kali-n lac-c laur lyc mag-c mag-m *Merc* **Mez Nat-c** nat-m nat-p *Nat-s* nit-ac *Nux-v* **Op** ox-ac *Par* ph-ac **Phos** *Podo Psor* **Puls** pycnop-sa **Pyrog** raph *Rhus-t Sabad* samb *Sep* sol-t-ae spig **Stann** *Staph* **Stram** stront-c **Sul-ac Sulph** *Sumb* thuj **Tub** valer *Verat* wye
  - **pain** | **amel**: nat-m
- **suppressed** perspiration; from: rhus-t

PUERPERAL FEVER (*✶Septic; Zymotic; ABDO - Inflammation - peritoneum - delivery*): *Acon* ail ant-c *Apis* **Arg-n** arn ars *Bapt* bell borx *Bry Calc* camph canth *Cal-c* carb-an carb-v **Carbn-s** cham chin chinin-ar *Chinin-s* chlol cimic cocc coff *Colch* coloc con croc **Crot-h** dulc *Echi Ferr* gels *Hydr-ac Hyos* ign ip kali-br kali-c kali-chl kali-m kali-p kreos **Lach Lyc** med merc *Merc-c* mill *Mur-ac* nux-v op petr *Ph-ac* phos *Phyt* plat **Puls Pyrog** raja-s **Rhus-r Rhus-t** sabad sabin sal-ac sec **Sep** sil squil staph stram **Sulph** ter thyr verat verat-v zinc
- **lochia**; from suppressed (*✶FEMA - Lochia - suppressed - fever*): *Lyc* mill puls **Sulph**
- **malignant**: ail
- **prophylaxis** (= to prevent this condition): arn calen verat-v
- **subacute**: coli

PULSE | **temperature**; discordant with (See GENE - Pulse - discordant)

PUTRID (See Zymotic)

QUARTAN FEVER:
○ **Tongue** | **white** discoloration of the tongue; with: *Ip*

RECURRENT (See Relapsing)

RELAPSING: *Acon* arn ars ars-i *Bapt Bry* **Calc** carc cedr chinin-s cimic *Eucal* **Eup-per Ferr** (non: granit-m) ip nat-m **Psor** *Rhus-t* stann **Sulph** *Tub*
- **children**; in: carc
- **diet**; from errors in: ip

REMITTENT (*✶Intermittent*): **Acon** ant-c *Ant-t* **Ars** ars-s-f bapt **Bell** bol-la **Bry Cham** chin *Chinin-s* cina *Cocc* coff coloc *Crot-h* eup-per ferr ferr-p **Gels** hyos ign *Ip* Lach lept *Lyc* mag-c mag-s **Merc** mur-ac *Nat-s* nit-ac *Nux-v Nyct* ph-ac phos *Podo* polyp-p puls rhus-t sep stram *Sulph* tarax tub verat
- **morning**: *Arn* bry mag-c podo *Rhus-t* sulph
- **afternoon**: **Ars** ars-s-f **Bell** *Bry* chin **Gels** ign **Lach** *Lyc* nux-v tub
- **evening**: *Acon* arn ars-s-f **Bell** *Bry* chin lach **Lyc** mag-c merc mur-ac nux-v ph-ac *Phos* puls **Rhus-t** *Sulph* verat
  - **syphilis**; in: kali-i
- **night**: acon ant-t **Ars** ars-s-f bapt cham coff lyc mag-c mag-s **Merc** nux-v ph-ac *Phos* **Puls Rhus-t** *Sulph* tub
- **accompanied** by:
  ○ Liver; enlarged: merc nyct
  - Spleen; enlarged: nyct
  - Tongue:
    : brown discoloration | yellowish brown: crot-h
- **amel**: chinin-s
- **autumn**; every: carb-ac
- **bilious**: merc-d nyct
- **chronic**: nyct
- **infantile**: **Acon** ant-c ars **Bell** *Bry* **Cham** cina **Gels** *Ip* lept nux-v puls santin sulph
- **redness** of one cheek, paleness of the other; with: *Acon* **Cham**
- **typhoid** fever; prone to become: ant-t **Ars** *Bapt* **Bry** carb-ac colch *Gels Mur-ac* ph-ac phos **Psor Rhus-t** sec ter tub
  - **abuse** of quinine; from: arn **Ars** *Ip* puls **Rhus-t**

RHEUMATIC: **Acon** ant-c ant-t apis *Arn* **Ars** bell benz-ac **Bry** calc camph cann-s carb-v caul caust **Cham** *Chin* coff *Colch* cupr dulc euphr *Ferr-p* ign ip lac-c lach *Merc* mez *Nux-v* phos *Puls* ran-b rhod rhus-t sabad sil squil stann staph *Sulph* thuj valer verat

RIDING:
- **amel**: kali-n *Nit-ac*
- **carriage**; in a | **agg**: graph *Psor* sel sep
- **wind**; in the | **after**: nit-ac

1728 ▽ extensions | ○ localizations | ● Künzli dot

RISING:
- bed; from:
  - after:
    - agg: acon agn am-c ambr ant-t ars asar bell *Bism* calc carb-an carb-v chel chin coloc dros *Hell* ign iod kali-c kali-n mang *Merc* mez petr plat sel sep spig stront-c sul-ac sulph valer *Verat*
  - agg: *Thuj*
    - walking about; and: nicc

ROOM:
- warm room; in a (See Warm - room - agg.)

SADNESS; with (See MIND - Sadness - fever)

SCARLET FEVER (⟶*SKIN - Eruptions - scarlatina):* ail Am-c apis arum-t bapt bell carb-ac croc crot-h cupr dubo-m euph hep hyos *Iod* lach merc phos rhus-t sulph thuj
- accompanied by:
  - blood poisoning: mur-ac
  - cellulitis: ail am-c *Apis* lach *Rhus-t*
  - convulsions (See GENE - Convulsions - accompanied - scarlatina)
  - diarrhea: ail ars asim phos rhus-t
  - pain | alternating sides: lac-c
  - restlessness (See MIND - Restlessness - feverish - scarlet)
  - salivation: Arum-t caps *Lach Merc Sulph*
  - vomiting (See STOM - Vomiting - accompanied - scarlatina)
- o Larynx; inflammation of: brom spong
- Skin:
  - dry: ferr-p
  - hot: ferr-p
- Tongue:
  - black discoloration: *Kali-c*
  - red discoloration of the tongue | bright red: *Apis* **Bell** sulph
- chronic: calc hep rhus-t
- coarse dark rash: ail phyt rhus-t sulph
- followed by cough (See COUG - Scarlatina)
- malignant: *Ail* am-c *Apis* ars arum-t bapt Carb-ac carb-v *Crot-h* cupr-act echi hydr-ac *Lach* merc-cy *Mur-ac* phos *Rhus-t* tab zinc
  - accompanied by | salivation: Am-c
- miliary: *Acon* ail am-c apis ars bry *Coff* kali-ar lach rhus-t
- prophylaxis (= to prevent this condition): ail bell eucal phyt rhus-t sulph
- smooth rash: bell
- stupor; with (See MIND - Stupor - scarlatina)

SEASONS:
- summer; in (See Summer)
- winter; in (See Winter)

SEPTIC FEVER (⟶*Continued; Puerperal; Zymotic):* acet -ac ail am-c **Anthraci** *Apis* **Arg-n Arn Ars Bapt** *Bell* berb **Bry** bufo **Cadm-s** calc carb-ac **Carb-v** carbn-s *Chin* chinin-ar colch **Crot-h Crot-h** *Cur* **Echi** elaps ferr ferr-p gels hyos kali-bi kali-p **Kali-p** kreos *Lach* **Lyc** *Merc* merc-cy **Mur-ac** naja *Nat-m* nit-ac nux-v

Septic fever: ...
op *Ph-ac* **Phos Puls Pyrog** *Rhus-t Rhus-v* sec stram sul-ac **Sulph** tarent **Tarent-c** ter vario verat verat-v vip zinc

SHIVERING; with: acon anac ant-t *Apis* **Arn** ars asar *Bell* borx bov bry *Calc* carb-v carbn-s **Caust** *Cham* chin chinin-s cina cocc coff coloc *Cur* cycl *Dros* Elaps Eup-per ferr **Gels** graph **Hell** *Hep* ign kali-i kali-n *Lach* lap-a m-aust mag-m *Mag-p* meny merc mur-ac **Nux-v** petr ph-ac *Podo* psor puls pycnop-sa *Rhus-t* sabad sec sep spig **Sulph** *Tarent* verat *Zinc*
- alternating with heat (See Alternating - shivering)
- and perspiration with heat: **Nux-v** podo *Rhus-t Sulph*
- drinking agg: *Ars* bell cann-s **Caps** *Chin Eup-per* m-aust **Nux-v** verat
- motion agg: alum apis arn caps chin con merc **Nux-v** podo sil stram
  - slightest motion: beryl
- uncovering agg: apis arg-met **Arn** bar-c borx *Calc Cham* chin *Chinin-s* clem lach **Nux-v** *Psor Puls Rhus-t* stram *Tarent* thuj **Tub**

SHUDDERING: borx
- alternating with heat: bov
- with the heat: acon aeth *Bell* caps **Cham** *Hell* ign *Kali-i* nat-m *Nux-v* rheum *Rhus-t* zinc
  - constant, with one cheek hot and red: coff
- o **Toes** and fingers; especially: stict

SITTING:
- agg: alum anac calc graph lyc mang phos rhus-t sep valer
- amel: acon ant-t bry colch cupr iod merc nat-m nux-v squil

SLEEP, heat comes on:
- after: agar anac arn ars *Bell* Borx calad calc caust cic cina cocc coloc con *Ferr* ferr-ar ferr-p hep ip kreos lyc mag-m merc mez *Mosch* nat-m nit-ac *Op* petr ph-ac *Phos* ptel puls *Samb Sep Sil* **Sulph Tarax** thuj zinc
  - amel: **Calad** chin colch hell nux-v *Phos Sep*
- during: *Acon Alum* anac ant-t apis *Arn Ars* astac *Bar-c* bell *Borx* bov **Bry Calad** *Calc* caps cham chin chinin-ar cic *Cina* cocc cycl *Dulc* gels gins *Hep* ign Lach led lil-t *Lyc* m-arct merc merc-c **Mez** *Nat-m Nat-m* nat-p *Nit-ac Nux-m* **Op** *Petr* ph-ac *Phos Puls* ran-b *Rheum Rhus-t* sabad **Samb** sep *Sil* stram **Sulph** tarax thuj *Ust Valer* vario *Verat* viol-t
  - cold feet and sweat on waking: **Samb**
  - dry heat: samb thuj

STAGES:
- first stages: *Ferr-p*
- irregular stages (See Irregular)
- succession of stages (See Succession)

STANDING:
- agg: arg-met con *Mang* puls rhus-t
- amel: bell cann-s cann-xyz iod ip phos sel

STOOL:
- after:
  - agg: ars bry caust **Iris** nux-v rhus-t sel

Stool

- **before**: calc caust crot-t cupr *Mag-c* **Merc** *Phos* samb verat
- **during** | **agg**: **Aloe** ars bell **Caps** cham **Iris** merc merc-c nat-c puls rhus-t sulph

STOOPING:
- **agg**: bry *Gamb Kali-c* **Merc-c** sep
- **coldness** when rising from: *Merc-c*

STORM:
- **before**: sil
- **during**: sil

SUCCESSION of stages (*↗CHIL - Shaking - long*):
- **chill**:
  - alternating with:
    : **thirst**, then perspiration: sabad
  - followed by:
    : **heat**: **Acon** *Alum* am-c am-m ambr ang ant-c *Ant-t* apis aran *Arn* ars asar bapt bar-c *Bell* berb borx bry cact calc camph canth **Caps** carb-an *Carb-v* caust cham *Chin* chinin-ar *Cina* clem coff *Colch* con conv *Corn* croc **Cycl** dig *Dros* dulc elaps *Eup-per* ferr-ar *Graph* guaj hell *Hep* **Hyos Ign Iod Ip** kali-bi kali-c kali-n kreos lach laur **Lyc** m-aust *Mag-c* mag-m malar mang meny merc *Merc-c* mez mur-ac *Nat-c* **Nat-m** *Nat-s* nit-ac nux-m **Nux-v Op** *Petr* ph-ac *Phos* plat psor **Puls Rhus-t** sabad *Sang Sec* seneg sep sil *Spig Spong* squil staph *Stram* sul-i **Sulph** thuj *Valer* vario *Verat* visc
    : **then chill**: sulph thuj
    : **then perspiration**: am-c am-m apis **Ars** bell borx bov *Bry* cact caps carb-an carb-v caust cedr cham **Chin** chinin-ar cina cocc conv corn dig dros *Eup-per Eup-pur* gels *Graph* hep *Ign* **Ip** kali-c kali-n *Lach* lyc lyss m-arct mag-m nat-c *Nat-m Nat-s* nit-ac **Nux-v** op ox-ac plb podo **Puls Rhus-t** *Sabad* sabin samb sep *Spong* staph **Sulph** thuj *Verat*
    . **internal** chill; with: phos
    . **little**: conv
    . **sour**: lyc
    . **without** thirst: am-m nit-ac
    : **with perspiration**: *Acon* agn alum anac ant-t **Bell** bry *Caps* carb-v **Cham** *Chin* cina con dig eup-per *Ferr* ferr-i graph hell *Hep* ign ip kali-c kali-sula m-aust merc mez nat-m nit-ac *Nux-v* **Op** phos **Puls Rhus-t** *Sabad* sars spig stann staph stram sulph tub valer verat
    . **face**; of the: alum
    . **without perspiration**: *Caps* graph nat-m tarent
    : **perspiration**:
    : **cold** perspiration | **intervening** heat; without: ars verat
    : **followed** by:
    . **heat**: Bell
    : **intervening** heat; without (*↗CHIL - Heat - without)*: alum am-m arg-met ars *Bry* cact **Caps** *Carb-an* carb-v carbn-n **Caust** cedr cham chel cimx *Clem Dig* graph hell hep hyos kali-c kali-n

Fever

Succession of stages – **chill** – followed by – perspiration – intervening heat; without: ...
  Lyc *M-aust* mag-c mag-m merc merc-c **Mez** mur-ac nat-m nat-s nux-v op **Petr** ph-ac phos *Rhus-t* sabad sep spig sulph **Thuj** *Verat*
  . **and without thirst**: am-m bry caust *Staph*
  : **without** heat or thirst (See intervening - and)
  : **thirst**:
  : **then** heat without thirst: *Hep* kali-n nat-m
  : **then** perspiration: kali-c thuj
- **general**; in (= compound fevers): *Acon* agn alum am-c am-m ambr anac ang ant-c ant-t arn **Ars** asar aur bar-c **Bell** borx bov **Bry** calad *Calc* camph canth *Caps* carb-an carb-v caust *Cham* chel **Chin** cina clem cocc coff coloc con croc cycl dig dros dulc euph *Graph* guaj *Hell* **Hep** hyos **Ign** iod ip kali-c kali-n kreos lach laur led lyc m-ambo m-arct *M-aust* meny *Merc* mez mosch nat-c nat-m nit-ac nux-m **Nux-v** olnd op petr ph-ac *Phos* plat plb *Puls* ran-s rheum rhod **Rhus-t** *Sabad* sabin samb sec sel *Sep* sil spig spong squil stann staph stram stront-c *Sulph* tarax thuj valer *Verat* zinc
- **heat**:
  . alternating with:
    : **chill**: yohim
    : **followed** by perspiration: kali-c meny verat
    : **then** heat: verat
    . **finally** perspiration: bry kali-c spig
  . **followed** by:
    : **chill**: ail alum am-m ang apis ars asar **Bell Bry** calad **Calc** caps *Caust* chin coloc dros dulc elaps eup-pur *Hell* ign kali-c lyc meny merc nat-m nicc nit-ac **Nux-v** petr *Phos* **Puls Pyrog Sep Stann** *Staph* sac-*Sulph* thuj *Tub* verat
    : **then** heat: am-m stram
    . **then** perspiration: *Rhus-t*
    : **perspiration**: agar alum *Am-m* ant-c ant-t **Ars** bar-c bell borx bry calc carb-an *Carb-v* **Cham Chin** cina **Coff** corn dros graph hell hep *Ign Ip* kali-c kali-n kreos lach lob lyc **Mang** nit-ac *Nux-v* op ox-ac petr puls *Ran-s* rhod **Rhus-t** sep *Sil* spong staph stront-c sulph **Verat**
    : **perspiration**; cold: aml-ns caps *Verat*
    : **then** chill: calad kali-bi tab
  . **with**:
    : **external** coldness:
    : **then** chill, then heat with external coldness: *Phos*
    : **then** heat: aloe am-m ant-c ant-t calad calc carb-v hell ign ran-s sil
- **perspiration**:
  . alternating with:
    : **chilliness**: ant-c calc nux-v sacch
  . followed by:
    : **chill**: caps *Carb-v* euphr *Hep* **Nux-v**
    : **then** perspiration: ars chin mez *Nux-m* nux-v spig
    : **with** heat: nux-v

Succession   **Fever**   **Typhoid**

- **perspiration**: ...
  - **following** chill:
    - **alternating** with heat: carb-ac corn kali-c meny verat
      - **then** heat: bry
    - **with** heat: calc caps sulph
  - **long** after the heat has subsided, with renewal of the earlier symptoms; appearsars
  - **with**:
    - **heat**:
      - **and** coldness, irregular intermingle: cedr
      - **followed** by dry heat: ant-c
      - **following chill**: acon agn alum am-m anac ant-c ant-t bell bry calc canth caps carb-an *Caust Cham* chin cina clem cocc dros graph hell hep ign ip kali-c kreos lach *Lyc* merc mosch nat-m nicc nit-ac nux-v op phos puls rheum rhus-t sabad samb sel sep spig stram sulph verat
- **regular**: chin *Chinin-s*

SUDDEN (See Paroxysmal)

SUMMER, hot season: ant-c *Arn Ars Bell Bry Calc Caps* carb-v cedr chin cina eup-per *Gels Ip Lach* nat-m puls *Sulph* thuj verat

SUN:
- **heat** of; in the: *Ant-c Bell Cact Glon* lyss nat-c puls sep
- **walking** in: ant-c

SUPPRESSION | **discharges**: cham merc

SYMPTOMS; without other: chinin-s **Ferr-p** mur-ac nat-m

TEETH, with pains in: ant-c nat-c

THIRSTLESS (See STOM - Thirstless - fever)

TOBACCO smoking: cic ign sep

TRAUMATIC fever: acon apis *Arn Ars* bry cact *Calen* carb-v *Chin Coff* croc euphr hep *Iod Lach Lyss* merc nat-c *Nit-ac* ph-ac phos *Puls Rhus-t Staph Sul-ac Sulph*

TROPICAL: **Cedr** corn corn-f *Gels* nat-s *Psor Ter*
- **chronic**: corn corn-f

TYPHOID FEVER *(↗Continued; Typhus; GENE - Food poisoning)*: absin acon *Agar* agarin ail am-m ant-t apis arg-met arg-n arn *Ars* arum-t *Bapt* bapt-c bell ben berb-a **Bry** but-ac calad calc calc-ar camph canth caps carb-ac carb-v cham chin cina cocc **Colch** coli crot-h cupr cupr-ar dor dulc eberth echi eucal ferr-m *Gels* glon hell hydr hyos hyosin-hbr iod iod ip kali-c kali-p *Lach* laur lob-p *Lyc* manc *Merc* merc-c merc-cy *Methyl* mez morb mosch *Mur-ac* naphtin nat-m *Nit-ac* nit-s-d nuph nux-m *Nux-v Op* parathyr *Ph-ac* phenac **Phos** puls pyrog **Rhus-t** *Sec* sel septi sol-ni *Stram* stry sul-ac sul-h *Sulph* sumb tarax *Ter* trios vacc-m valer vario verat verat-v xero zinc zinc-m
- **accompanied** by:
  - **abscesses**: ars hep sil
  - **chilliness**; great: psor

Typhoid fever – **accompanied** by: ...
- **constipation**: *Bry* hydr nux-v op
- **decubitus**: arn *Ars* bapt carb-v *Lach* mur-ac pyrog *Sec*
- **fever**: ars *Bapt* bell gels methyl rhus-t stram
- **gastrointestinal** complaints: cupr-ar
- **perspiration**; cold: psor
- **saliva** | **frothy**: *Bry*
- **sleeplessness**: bell *Coff* gels *Hyos Hyosin-hbr* op rhus-t
- **urination** | **profuse**: gels mur-ac *Ph-ac*
- **yawning**: ign
- **Abdomen** | **distention**; tympanitic: *Ars Asaf* bapt *Carb-v* chin cocc coch lyc methyl mill mur-ac *Nux-m Ph-ac* rhus-t *Ter*
- **Larynx**; complaints of: apis merc-c
- **Liver**; enlarged: absin lyc merc-i-f phos
- **Spleen**; enlarged: absin merc-i-f phos querc-r
- **Tongue**:
  - **biting** | **sleep**; during: **Ph-ac**
  - **black** discoloration: nux-v
  - **brown** discoloration: *Bapt Iris Phos Zinc*
    - **centre**: *Apis*
    - **reddish** brown discoloration: zinc
    - **yellowish** brown: *Lachn*
  - **clean** tongue: *Cocc Dulc Gels*
  - **cracked**: phos **Rhus-t** *Zinc*
    - **edges**: nux-v
  - **dirty** discoloration: merc
  - **dryness** of tongue: *Lachn*
  - **mucus**:
    - **brown**: **Rhus-t**
    - **white**: *Apis* phos
  - **paralysis** of tongue: *Cocc Hyos Mur-ac*
  - **red** discoloration of the tongue | **Sides** of the tongue: *Iris* nux-v phos
  - **smooth**: phos
  - **white** discoloration: *Glon* phos
    - **Sides** of tongue; at: **Mur-ac**
  - **yellow** discoloration of the tongue: *Gels*
- **collapse**; in stage of: xan
- **delirium**; with (See MIND - Delirium - typhoid)
- **early** stage: xero
- **followed** by | **hair**; falling out of (See HEAD - Hair - falling - typhoid)
- **hemorrhagic**: alum *Alumn* ars *Bapt* carb-v chin *Crot-h* elaps *Ham* hydrin-ip kreos *Lach Mill Mur-ac Nit-ac* nux-m ph-ac **Phos** sec *Sul-ac Ter*
- **oozing** of dark thin blood from capillaries: *Arn Ars* carb-v crot-h mur-ac *Sul-ac*
- **icteric** skin, with: cham chin *Crot-h* lyc merc *Nat-s* sulph
- **rainy** season; during: oci-sa
- **resistant**: streptom
- **scarlet** fever; after: ail arum-t *Hyos* lach *Rhus-t* stram
- **septic** conditions; with: bapt
- **spasmodic**: prot
- **symptoms** closely related to: arn oci-sa

Typhoid — Fever — Washing

o **Abdominal** (See Typhoid)

TYPHUS FEVER (↗ *Continued; Typhoid):* acet-ac *Agar* ail alum apis arn *Ars* arum-t asar bapt bell bry calad calc *Camph* caps carb-v castm chin *Chinin-s* chlf chlor crot-h dig hell hydr hyos hyosin ign kreos *Lach Merc* merc-c merc-i-r mur-ac nit-ac nux-m nux-v op pest ph-ac *Phos* puls pyrog *Rhus-t* stram sul-ac *Sulph* ter verat
- **accompanied** by:
  - **cellulitis**: bell chinin-s *Merc-i-r*
  - **salivation**: agar
  - **septicemia**: *Ars Mur-ac* pyrog rhus-t
- o **Bones**; sensitive: *Mang*
  - **Glands**; inflammation of salivary: bell chinin-s *Merc-i-r*
  - **Parotid** gland; swollen: *Mang*
  - **Tongue**:
    : **aphthae** on tongue: moni *Mur-ac Sulph*
    : **black** discoloration: arg-n arn *Ars Hyos*
    : **brown** discoloration: ars *Chlor* nux-v
    : **yellowish** brown: bapt
    : **cracked**: *Apis Ars Atro Bapt*
    : **dirty** discoloration: *Camph Carb-v*
    : **induration** of tongue: *Arg-n Atro-s*
    : **trembling**: *Agar Apis Ars* aur *Gels Lach*
    : **ulcers**: *Apis Bapt*
    : **white** discoloration: *Bapt* **Bry** *Carb-v Gels Rhus-t*
    : **heavily** coated: *Bapt*
    : **yellowish** white: *Bapt*
- **petechial**: anthraci *Arn Ars Bapt* camph caps *Carb-v Chin Chlor Lach* **Mur-ac** nit-ac *Phos Rhus-t Sec* sulph
  - **fetid** stool, intestinal hemorrhage, sopor | **weak** that he settles down in bed into a heap; so: **Mur-ac**
  - **foul** breath, says there is nothing the matter with him: **Arn**
  - **putrid**, foul, cadaverous smell of stool | **tongue** and extreme prostration; brown, leathery-looking: **Ars**

UNCOVERING:
- **agg**: *Merc Nux-v* samb stront-c
- **pain** from uncovering: *Aur* carb-an con *Merc Sil* stram stront-c
- **yet** too cold when uncovered: camph cor-r
- **amel**: acon *Ars Bov* calc *Cham* chin chinin-ar coloc ferr ign *Lach* lyc mur-ac nux-v nat-m *Puls Staph* verat
- **aversion** to: acon agar am-c ant-c arg-met *Arg-n* arn ars asar aur aur-ar **Bell** borx bry *Calc Camph* canth caps carb-an carb-v cham chin *Chinin-s* cic clem cocc coff *Colch* **Gels** *Graph Hell Hep* ign kali-c kreos led led m-aust **Mag-c** *Mag-m* manc meny *Merc* mur-ac nat-c nat-m nat-s nux-m **Nux-v** *Petr* ph-ac phos **Psor Puls Pyrog** *Squil* stann staph **Stram** *Stront-c* sul-ac *Tarent* thuj **Tub**

Uncovering: ...
- **chilliness** from: acon agar *Apis* **Arn** bar-c *Bell Calc* carb-an cham **Chin** *Chinin-s* **Nux-v** *Psor* pyrog **Rhus-t** sarr *Sep* squil *Tarent* **Tub**
- **and** pain: squil
- **any** stage of paroxysm; in: arn ars aur carb-an *Chin Gels* graph hell *Hep* **Nux-v** *Pyrog* **Rhus-t Samb** squil stram *Tarent*
- **desire** for: **Acon Apis** *Arn Ars Ars-i* ars-s-f asar aur *Bar-c Borx Bov* bry calad calc carb-v cham **Chin** *Chinin-ar Coff* cor-r **Euph Ferr** ferr-i fl-ac *Hep* hyos **Ign** iod ip kali-i *Lach* led lyc *M-ambo* **M-arct** *Mag-c* med merc **Mosch Mur-ac Nat-m** *Nit-ac* nux-v **Op Petr** ph-ac *Phos Plat* **Puls** rhus-t *Sec* seneg sep spig **Staph** sul-i *Sulph* thuj *Verat*

UNDULANT (See GENE - Brucellosis)
VACCINATION | after: carc
VERTIGO; with (↗ *VERT - Fever - during; VERT - Fever - during - agg.):* corn-f urt-u
VEXATION; heat from: acon *Cham* nux-v *Petr* ph-ac phos *Sep* staph
VIOLENT (See Intense)
VOMITING:
- **amel**: acon dig puls sec
- **during**: ant-c ant-t *Arn* ars bapt cham eup-per lach nat-m nux-v op phos stram verat

WAKING:
- **on**: laur

WALKING:
- **air**; in open:
  - **after** | **agg**: ars calc caust meny ol-an *Petr* **Ran-s** *Rhus-t* sabin *Sep* tub-m
  - **agg**: am-c am-m arg-met bell borx bry **Camph** caust chin con cur guaj hep hyos led m-aust meny mur-ac *Nux-v* ph-ac rhus-t sabad *Sep* spig staph tarax thuj
  - **amel**: alum asar caps cic lyc mag-c mosch *Phos Puls* sabin tarax

WARM:
- **covering** agg: acon *Apis* borx calc *Cham* chin coff ferr **Ign** *Led* lyc mur-ac nat-m nux-v op *Petr* plat **Puls** rhus-t staph sulph verat
- **drinks** | **agg**: sumb
- **intolerance** of both cold and warm air: cocc
- **room**:
  - **agg**: *Am-m* ang **Apis** aster *Bry* caust croc fl-ac *Ip* kali-c kali-n *Lyc* mag-m nat-m nicc nit-ac phos plan **Puls Ran-s** rhod rhus-t sul-ac *Sulph* valer zinc
  - **intolerable**; heat of the room is: **Apis**

WARMTH (↗ *Bed - in):*
- **agg** (↗ *Bed - in):* **Apis** bry ign op **Puls** staph

WASHING:
- **agg**: am-c anac calc rhus-t sep sil sulph
- **amel**: am-m **Apis** asar bapt caust **Fl-ac Puls** spig

WATER:
- **dashed** with hot water; as if (See GENE - Heat - flushes - warm water - dashed)
- **drinking** agg: calc canth ign m-arct *Rhus-t* sep

WEATHER:
- **warm** | **agg**: nit-ac

WET ROOMS | **living** in: chinin-ar

WHOOPING COUGH; with: dros

WINE:
- **agg**: ars *Carb-v* fl-ac gins iod nat-m nux-v sil

WINTER: calc carb-v chin nux-m puls *Rhus-t* sulph verat

WORMS; from: **Acon** ambr anac ars asar bell *Calc Chin* cic **Cina** dig *Ferr Graph* hyos ign kali-c lach *Merc* nat-m nux-m passi petr phos *Plat* puls ruta **Sabad** sabin santin **Sil** *Spig* spong stann stram **Sulph** teucr thuj valer

YELLOW fever: acon all-c am-c ant-t *Apis* arg-met arg-n *Arn* **Ars** *Ars-h* bell *Bry Cadm-s* calc camph **Canth** caps carb-ac **Carb-v** cham *Chin* chinin-s coff coloc crot-c **Crot-h** cupr daph dig gels gua hell hep *Hyos* ip lach lept lob **Merc** mur-ac *Nat-s* nit-ac **Nux-v** op *Phos* plb *Psor* puls rhus-t sabad sabin *Sep Sul-ac* sulph *Ter* verat
- **accompanied** by:
  o **Tongue**:
    : **black** discoloration: *Ars Cadm-s* **Carb-v**
    : **brown** discoloration: *Sulph Verat*
    : **cracked**: *Verat*
- **perspiration** is checked from exposure to a draft of air; when: *Cadm-s*
- **prophylaxis**, of (= to prevent this condition): ars crot-h
- **third** stage:
  • **hemorrhages**:
    : **paleness** of face and violent headache; with great | **heaviness** of limbs and trembling of the body; with great: **Carb-v**

ZYMOTIC FEVERS (↗*Puerperal; Septic):* acet-ac ail anthraci apis **Arn Ars** ars-s-f arum-t **Bapt** *Bell* berb **Bry** *Cadm-s* canth carb-v **Carbn-s** *Chin* **Crot-h** *Cur* dig **Echi** echi-p hippoz hyos ip kali-bi **Kali-p Lach Lyc** merc merc-c **Mur-ac** nux-m nux-v op ph-ac *Phos* **Puls** *Pyrog* **Rhus-t** rhus-v **Sulph** tarent

COVERED PARTS (↗*Dry - covered):* arg-met (non: arg-n) borx cham *Thuj*

SIDE LAIN ON: arn mag-m

SINGLE PARTS: cham cycl *Ign Rhus-t* stann tub zinc

Fever

Perspiration

PERSPIRATION in general: absin *Acet-ac Acon* aesc aeth *Agar* agar-ph agn ail alco all-c alst alum am-act am-c am-caust am-m ambr aml-ns ammc ampe-qu anac ang *Ant-c* **Ant-t** anthraci anthraco apis apoc arg-met arg-n arn *Ars* ars-h ars-i *Ars-s-f* arund asaf asar asc-c asc-t astac atro aur bapt *Bar-c Bell* ben benz-ac berb bism bol-la bond borx bov brom *Bry* bufo cact cain calad **Calc** calc-hp calc-i calc-p calo camph canch cann-i cann-s (non: canth) *Caps* carb-ac *Carb-an Carb-v* caust *Cedr* cham chel **Chin** *Chinin-s* cic cimx cina cinnb cist clem *Cocc* coch coff colch coli coloc con corn croc crot-c crot-h crot-t cupr cur cycl daph *Dig* dios dros dubo-h *Dulc* **Elaps** *Elat* eup-per eup-pur euph euphr eupi **Ferr** ferr-ar ferr-i fl-ac form gamb *Gels* glon *Graph* grat *Guaj* hell **Hep** hydr hydr-ac *Hyos* ign *Iod* **Ip** iris jab jatr-c kali-ar kali-bi kali-c kali-i kali-n kali-s kali-sula kalm kreos lac-ac lach lachn laur led lil-t lith-c lob **Lyc** m-ambo m-arct m-aust *Mag-c* mag-m mag-s malar mang med meny *Merc* merc-c merc-cy merl *Mez* morph mosch mur-ac myric naja *Nat-ar* nat-c **Nat-m** nicc nit-ac nux-m **Nux-v Op** *Ox-ac* par parathyr pert *Petr* **Ph-ac Phos** phys plan plat plb plect *Podo* **Psor** puls ran-b *Ran-s* rheum rhod *Rhus-t* rob ruta sabad sabin sal-ac **Samb** sang sarr sars *Sec* sel senec seneg **Sep Sil** spig spong squil stann staph stram stront-c stry sul-ac *Sulph* sumb tab tarax tarent tax teucr ther thuj thyr trios *Valer* **Verat** *Verat-v* viol-o viol-t vip visc wye zinc *Zing* ziz
- amel (See GENE - Perspiration - during - amel.)

ONE SIDE: acon alum *Ambr* anac ant-t arn aur-m-n *Bar-c* bell *Bry* carb-v *Caust* cham *Chin Cocc* croc dig fl-ac ign jab kali-c lyc merc merl nat-c nux-m **Nux-v** par **Petr** ph-ac *Phos* plat psor **PULS●** ran-b rheum rhus-t ruta *Sabad* sabin sars *Spig* stann stram sul-ac *Sulph* **Thuj** verb

ALTERNATING SIDES: agar

RIGHT side: aur-m-n bell bry fl-ac merl nux-v *Phos* psor *Puls* ran-b sabin

LEFT side: ambr anac **Bar-c** *Chin* fl-ac kali-c phos **Puls** rhus-t spig stann sulph

SIDE:
○Side; lain on (See Single - side lain)

DAY AND NIGHT | relief; without: **Hep** samb sep

DAYTIME: agar am-c am-m ambr anac *Ant-t* bell bry **Calc** *Carb-an* carb-v carbn-s caust *Chin Con Dulc* **Ferr** ferr-ar *Ferr-p Graph* guaj *Hep* kali-bi **Kali-s** kali-sil lach laur led **Lyc** mag-c *Merc* **Nat-c Nat-m** *Nat-p Nit-ac* nux-v **Ph-ac** *Phos* puls *Rheum* rhus-t *Sel* **Sep** sil *Staph Stram* sul-ac **Sulph** verat zinc
- awake, while: **Samb** sep
- closing the eyes agg: chin **Con**
- nausea and languor, with: **Merc**
- sleep agg; during: bell caust con lyc sel

MORNING (= 6-9 h): acon *Alum* alum-p alum-sil **Am-c** am-m ambr ang *Ant-t* ant-t apis arg-met *Arg-n* arn *Ars* ars-i *Ars-s-f* aur aur-i aur-s-h bell borx bov *Bry*

Perspiration

Morning: ...
bufo **Calc** calc-i calc-sil canth caps carb-an **Carb-v** *Carbn-s Caust* cham *Chel Chin Chinin-ar* chinin-s cic cimic cimx clem cocc *Coff* coloc con dig dros dulc elaps eug *Euph* euphr eupi **Ferr** *Ferr-ar* ferr-i ferr-p gamb graph grat guaj *Hell* **Hep** hyper ign iod kali-ar kali-c kali-m kali-n kali-p kali-s kali-sil kalm kreos lach lachn laur led *Lyc* m-ambo m-arct m-aust *Mag-c* mag-m mag-s *Merc* Merc-c merl mez *Mosch* mur-ac nat-ar nat-c nat-m nat-p nat-s nicc **Nit-ac** nux-v op ox-ac par petr *Ph-ac* **Phos** *Puls* ran-b *Ran-s* rhod *Rhus-t Ruta Sabad* **Samb** sang *Sel* senec *Sep* **Sil** spig spong *Stann Stront-c* sul-ac sul-i *Sulph* tarax thuj til **Verat** zinc
- 6 h: alum sil
- 6-7 h: sulph
- 7-12 h: phos
- noon; until: *Ferr*
- early morning: stann
- bed agg; in: alum am-m ant-c benz-ac bov bufo **Calc** caps chin con euph **Ferr** graph kali-c kali-n lyc nat-c nicc ol-an phos *Sep*
- coffee agg: cham
- heat; after: ars graph nit-ac **Puls**
- menses; before: nat-s
- periodical (See Periodical - morning)
- restless night, after a: arg-n lyc
- side; perspiration every morning, agg on the affected: ambr
- sleep agg; during: **Ant-c** bell borx *Bov* bufo *Chel Chin Chinin-s* con **Ferr** ign lachn nat-m ph-ac **Puls** *Sulph* zinc
- waking:
  · after | agg: acon- alum-sil *Ant-c* ant-t ars bry carb-an carb-v chel chin con dig ferr gamb hyper mag-s *Nux-v* ph-ac phos phys ran-b **Samb Sep Sulph**
  · amel: chel
  · on: am-m ant-c carb-v con dig dros euphr iod par ptel *Samb* sep spong sulph

FORENOON (= 9-12 h): acon **Agar** ars carb-v cic **Ferr Hep** ign merc *Nat-ar* nat-m phos sabad *Sel* sep sil staph stront-c sul-ac sulph *Valer*
- 9 h | stool agg; after: sumb
- exertion agg: gels sulph valer
- menses; during: agar ars sep sulph
- sleep agg; during: nux-m

NOON (= 12-13 h): acon *Arn* cham cinnb clem valer

Afternoon

AFTERNOON (= 13-18 h): agar all-s alum am-m ars *Bell Berb* calad calc-s canth caps **Chel** cina ferr-i fl-ac **Hep** kali-i kali-n laur lyc mag-m mag-s nat-ar *Nat-m* nat-p nicc nit-ac *Nux-v* op *Ph-ac* phos ptel puls rhus-t *Sel* sil stann staph sulph thuj zinc
- 13 h:
  · 13-15 h: kali-i

Afternoon	Perspiration	Night

- **13 h**: ...
  - 13-16 h: phos
- 15 h: ferr mag-s
  - 15-17 h: sil
- 16 h, until midnight: bell
- 17 h: psil puls sarr
- **coldness**; during: gels
- **heat**; during: ferr gamb nit-ac
- **sleep** agg; during: ant-t calad carb-an nat-m nit-ac

EVENING (= 18-22 h): acon *Agar* am-m anac ant-t anthraco apis *Arg-n* ars asar bar-c bell berb borx bov bry cain calad *Calc* calc-s canth caps carb-v carbn-s caust **Cham** chel **Chin** chinin-s cocc coloc con *Fl-ac* graph *Hell Hep* hyos ip kali-c kali-n lach lyc mag-c mag-m *Meny* merc merc-c *Mur-ac* nat-m nat-p op ph-ac *Phos* psor puls rat rhus-t samb *Sarr Sars Sel* senec sep sil spig *Spong* stram sul-ac *Sulph* sumb *Tarax* thuj verat zinc
- 18 h: dig plb *Psor*
- 19 h: elaps mag-s
  - 19-1 h: **Samb**
- 20 h: ferr mag-s sumb
  - **nausea** and heat; with: ferr
- **bed** agg; in: *Agar* ars asar calc eug ferr kali-n *Meny* **Merc** rat **Sulph** ter verat
- **heat**, with the: carb-v ferr
- **lasting** all night: bol-la chel cocc **Hep** *Kali-c* led *Meny* **Puls**
- **rest**, even when at: cain *Sarr*

NIGHT (= 22-6 h): abies-c *Acet-ac* acon *Agar* agn aloe *Alum* alum-p alum-sil am-c *Am-m Ambr* ang ant-c ant-t anthraci anthraco apis arg-met *Arg-n* arist-cl *Arn* **Ars** ars-h *Ars-i* ars-met ars-s-f arum-i asar asc-t astac aur aur-i aur-s bar-c bar-m bell benz-ac berb beryl bol-la borx bov bry *Calc* calc-i *Calc-p* calc-s calc-sil camph-ac *Canth* caps carb-ac **Carb-an** **Carb-v** *Carbn-s* carl casc **Caust** cham *Chel Chin Chinin-ar* chlor *Cic* cimx cina cist *Clem* cob-n cocc *Cocc* coff colch coloc **Con** croc cupr cur cycl dig dios diosm dros *Dulc Eup-per* euph euphr eupi fago *Ferr Ferr-ar Ferr-i Ferr-p* form *Gal-ac* gamb *Graph* guaj hell **Hep** hura hyos ign *Iod Ip* jab **Kali-ar** kali-bi kali-br **Kali-c** kali-i kali-m kali-n *Kali-p* **Kali-s** kali-sil *Kalm* kreos **Lach** laur lec *Led* lob *Lyc* m-ambo m-arct m-aust mag-c mag-m mag-s manc mang mel meny **Merc** merc-c *Mez Mur-ac* myos-a *Nat-ar Nat-c Nat-m* nat-p nat-s *Nit-ac* nux-v ol-j op ox-ac petr ph-ac phel phos phyt plat plb *Pop Pon* psor ptel **Puls** pyrog ran-g raph rat rheum rhod *Rhus-t* sabad sabin **Samb** sang sars *Sel* senec **Sep Sil** spig spong stach stann *Staph* stram *Stront-c* sul-ac sul-i **Sulph** sumb syph tab **Tarax** tarent tax thal-met ther **Thuj** til tub *Ust Valer Verat* viol-o viol-t zinc zinc-f
- **midnight**: acon alum am-m arg-met arn *Ars* bar-c bar-m bell berb canth clem con dig dros *Ferr Fl-ac* hep ip kali-ar kali-c kali-m lach lyc mag-m mag-s merl *Mur-ac* nat-m nux-v op par ph-ac *Phos* plat rhus-t sabad *Samb* sil staph

Night – midnight: ...
- **before**: am-m ant-t *Ars* asar bell bry *Calc* canth *Carb-an* carb-v cham chin **Con** eug hep kali-n *Lach* laur led *Lyc* mag-c *Meny Merc Mur-ac* nat-c nat-m op ph-ac phos ran-b rhus-t sabad samb sars *Sep* staph *Sulph* **Tarax** thuj valer *Verat*
- 22 h: borx
  - 22-10 h: *Bry*
  - **until** morning: laur
  - **chilliness**; during: *Bry*
- 23 h: sil
  - 23-2 h: carb-an
- **after**: acon *Agar* alum am-m *Ambr* arg-met ars ars-h *Aur Bar-c* bar-s bell bol-la borx *Bry Calc* calc-sil caps carb-an *Chel Chin* clem coloc con *Dros Ferr* graph hell hep hyos kali-c kali-s *Lach* lachn laur lyc m-ambo m-arct mag-c *Mag-m* merc merl nat-m nat-s nicc nux-v ph-ac phos plb puls ran-s *Rhus-t* sabad samb *Sil* **Stann** staph sulph *Tarax* thuj **Tub**
- 1 h: ars mag-c
  - 1-2 h: ars
- 2 h:
  - 2-3 h: merc
  - 2-5 h: puls
- 3 h: am-c bry *Calc* calc-ar carb-an clem ferr-m merl nat-c nux-v par **Psor** stann sulph
  - 3-16 h: eupi rhus-t
  - **sleep** agg; during: *Merl* nat-c
- 4 h: *Caust Chel Ferr* gamb sep *Stann* tell
  - **sleep** agg; during: *Carb-an* **Chel**
- 5-6 h: bov
  - **morning**; towards: med
  - **waking**; on: bell
- **morning**; until: mag-c mag-m *Phos*
- **lying** on back agg: cham
- **waking**; on: bell bol-la colch con phos sulph
- **accompanied by | phthisis** pulmonalis (See CHES
- Phthisis - accompanied - perspiration - night)
- **alternating** with dryness of skin: *Apis* **Nat-c**
- **apyrexia**, during: cimx
- **covering**, when: nit-ac
  - **little**; ever so: *Chin*
- **effort**; on slight: calc-f
- **heat**; during: *Acet-ac* carb-v hep stront-c sulph
- **lasting** all night:
  - **loquacity**, with: **Puls**
  - **without** relief: **Hep** kali-c meny **Merc**
- **long** lasting musty night perspiration: *Cimx*
- **lying** down agg; after: ang ham *Hep* meny rhus-t sabad sil
- **menopause**; during: stront-c
- **menses**:
  - **before | agg**: bell graph sulph **Verat**
  - **during | agg**: arist-cl asar bell borx kali-c kreos sulph
- **miliary** itching eruption, with: *Rhus-t*

1736   ▽ extensions | ○ localizations | ● Künzli dot

Night

- **sleep** agg; during: agar anac ant-t *Bell* calc carb-an chel *Chin* chinin-s chlor con cycl dig eup-per euphr hyos kali-n merc mur-ac nat-c nit-ac phos **Puls** stach thuj
- **stupid** slumber, during: **Puls**
- **stupor**, with: puls
- **syphilis**; in: kali-i
- **wakefulness**, with: calc cham hep
- **waking**; on: alum anac bell canth *Chin Cycl* dros (non: hep) led *Mang* merc-c nat-m nit-ac nux-v par **Samb** sep sil staph sulph thuj

ABSENT: *Bell* bry calc **Cham Chin** colch coloc *Dulc Lach* nux-m psor **Rhus-t** *Sil* squil *Stram Sulph*
- **fever**; during (See FEVE - Perspiration - absent)
- **inability** to perspire (See SKIN - Dry - perspire)
o **Affected** parts; on: scol

ACCOMPANIED BY:
- **anxiety** and trembling of hands (See MIND - Anxiety - perspiration - during - hands)
- **emaciation** (See GENE - Emaciation - accompanied - perspiration)
- **falling** hair (See SKIN - Hair - falling - perspiration)
- **pneumonia** (See CHES - Inflammation - lungs - right - lower - accompanied - perspiration)
- **pulse**; violent (See GENE - Pulse - violent - accompanied - perspiration)
- **respiration**:
  • **complaints** of (See RESP - Complaints - accompanied - perspiration)
  • **difficult** (See RESP - Difficult - accompanied - perspiration)
- **vertigo** (See VERT - Accompanied - perspiration)
- **weakness** (See GENE - Weakness - perspiration - from)
o **Head**; pain in (See HEAD - Pain - perspiration - with)
- **Skin**; red (See SKIN - Discoloration - red - accompanied - perspiration)

ACRID: all-s *Caps* **Cham** *Con* fl-ac graph iod ip *Lac-ac* lyc merc *Nit-ac* par rhus-t tarax tarent

ACUTE DISEASES; after: psor

AFFECTED parts, on: acon **Ambr Ant-t** anthraco ars *Asaf* asar both-ax bry calc *Caust* chin *Cocc Coff* fl-ac guaj hell kali-c lyc **Merc** nat-c nit-ac nux-v petr puls **Rhus-t** *Sep* sil *Stann* stram stront-c tarent-c thuj
- **morning**: *Ambr*

AGGRAVATES the symptoms (See GENE - Perspiration - during - agg.)

AIR; IN OPEN:
- **agg**: agar anac bell *Bry* **Calc** caps *Carb-an* carb-v *Caust* cham *Chin* ferr guaj hep ip kali-c lach lyc nux-v petr ph-ac **Psor** rhod ruta sel sep *Sil* stram sul-ac thuj valer
- **amel**: alum *Ars* graph

Perspiration

ALTERNATING with heat (See FEVE - Alternating - perspiration)

AMELIORATES the symptoms (See GENE - Perspiration - during - amel.)

ANGER; after (↗*Vexation*; *MIND - Anger*): acon bry *Cham* cupr ferr-p lyc nux-v *Petr* **Sep** staph

ANXIETY, during (↗*MIND - Anxiety*): acon alum alum-p am-c *Ambr* anac ant-c arn **Ars** ars-s-f bar-c bell benz-ac berb bov bry **Calc** calc-p calc-sil cann-s canth *Carb-v* carbn-s *Caust* **Cham Chin** chinin-ar cic cimx clem cocc *Coff* croc **Ferr** *Ferr-ar* **Fl-ac** graph hep ign kali-bi kali-n kreos lyc *Mag-c* **Mang** *Merc Merc-c* mez mur-ac *Nat-ar Nat-c* nat-m *Nat-p* nit-ac *Nux-v* **Ph-ac** *Phos* plb **Puls** rheum *Rhus-t* sabad samb sel **Sep** sil spong stann staph stram sul-ac *Sulph* tab tarent *Thuj* verat
- **evening**: ambr sulph
- **night**: **Ars** carb-an *Carb-v* nat-m
- **dinner**; after: calc

ASCENDING agg: arn *Bell*

AWAKE, only while: ars bell bry carb-an chin con *Hell* hep *Merc Nux-v* ph-ac *Phos* **Puls Samb** sep thuj

BED:
- **getting** out of amel: ars bell *Calc Camph Hell* hep lach lyc *Merc* **Puls Rhus-t** *Sep* sulph **Verat**
- **in** bed:
  • **agg**: *Alum* am-m ambr ang ant-c ant-t aphis ars ars-i ars-s-f asar bell beryl bry bufo **Calc** calc-i *Camph* caps carb-an carb-v caust *Cham* chin cop dirc dulc eug **Euph Ferr** ferr-ar ferr-i *Hell* hep iod kali-ar kali-c kali-n lyc mag-c **Meny Merc Mur-ac** nat-ar nat-c *Nit-ac* nux-v op ph-ac phos plb *Puls* ran-b *Rhus-t Ruta* sabad *Samb* sars *Sel* sep sil sol-ni staph sul-i *Sulph* tarax thuj valer verat

BLOODY: arn ars calc cann-i cann-xyz canth *Carb-v* cham chin clem cocc **Crot-h** *Cur* dulc graph hell *Lach Lyc Nux-m Nux-v* petr phos sulph
- **night**: *Cur*

BREAKFAST agg; after: *Carb-v* grat

BURNING: merc *Mez* **Nat-c** verat

Clammy

CLAMMY: abies-c absin acet-ac acon act-sp aeth agar aloe am-c aml-ns anac *Ant-t* apis apoc arn **Ars** ars-s-f ben-n brom *Bry* **Calc Camph** canth carb-ac carb-an carb-v carbn-h caust *Cench* **Cham** chin chin-b chlor cimic cocc coff coff-t colch coloc *Corn* corn-f *Crot-c* crot-h crot-t cub cupr *Cupr-ar* daph dig elat fago **Ferr Ferr-ar** *Ferr-i* ferr-m **Ferr-p** *Fl-ac* gast glon guat *Hell Hep* hydr hydr-ac hyos iod jatr-c kali-bi kali-br kali-cy kali-n kali-ox lach lachn lil-t lob lup **Lyc** lyss med **Merc** *Merc-c* merc-pr-r merc-sul mez morph *Mosch* mur-ac *Naja* napht nat-m nat-sil *Nux-v* op ox-ac **Ph-ac** phal **Phos** phys pic-ac *Plb Psor* pyrog rauw sabin *Sec* sil sol-t *Spig Spong* stann stram stry *Sul-ac* sul-i sulph sumb **Tab** tanac ter trach *Tub* **Verat** *Verat-v* vip wies zinc zinc-m zinc-s
- **morning**: mosch

Clammy — Perspiration — Convulsions

- **evening**: clem sumb
- **night**: cupr fago hep ox-ac
- **menopause**; during: *Crot-h Lach Lyc Sul-ac Ter*
- **starting** from sleep, with: daph

CLOSING THE EYES; on: bell *Bry* calc carb-an caust chin **Con** graph *Lach* mag-m puls sanic sep sulph thuj

COITION; after: *Agar Calc* chin *Eug* **Graph** nat-c sel **Sep**

COLD: abies-c acet-ac *Acon* act-sp aeth *Agar* agar-ph ail alco aloe alumn **Am-c** am-caust ambr *Aml-ns Anac* ang anh ant-ar **Ant-c Ant-t** *Anthraci* apis apoc aran arg-n *Arn* **Ars** ars-i ars-s-f asaf aur *Aur-m* bar-c bar-m bar-s bell benz-ac bol-lu both bros-gau *Bry Bufo* buth-a cact cadm-s caj calad *Calc* calc-i calc-p calc-s calc-sil **Camph** *Cann-i* cann-s canth caps *Carb-ac* **Carb-v** *Carbn-s* castm *Cench* cent cham **Chin Chinin-ar** chlol *Chlor* cimic *Cina Cist* **Cocc** coff coff-t colch coloc con convo-s corn corn-f croc *Crot-c* crot-h cupr *Cupr-act Cupr-ar* cupr-s *Cur* cyt-l dig digin *Dios Dros* dulc *Elaps* esp-g *Euph* euph-l euphr **Ferr** *Ferr-ar Ferr-i* ferr-p formal frag gels *Glon* **Graph Ham Hell Hep** hura *Hydr-ac Hyos Ign* iod **Ip** jatr-c kali-ar kali-bi *Kali-c* kali-cy kali-n kali-p kalm (non: lac-ac) lac-c *Lach* lachn laur lil-t *Lob* lol lon-x lup **Lyc** lyss m-ambo *M-arct* mag-m manc mang med *Merc* **Merc-c** *Merc-cy* merc-pr-r *Mez* morph mur-ac *Naja* narc-ps narcot *Nat-ar Nat-c* nat-f nat-m nat-p nit-ac *Nux-v* op ox-ac paeon pareir penic *Petr Ph-ac* phase-vg *Phos* pic-ac plan plb podo *Psor Puls* pyrog ran-s *Rheum* rhus-t *Rob Ruta* sabad sang sanic **Sec** seneg **Sep** sil *Spig Spong* squil stann **Staph Stram** sul-ac sul-i sulo-ac *Sulph* sumb *Tab* tela ter tere-ch thea *Ther Thuj Tub* **Verat Verat-v** vip vip-a wye zinc zinc-p

- **morning**: *Ant-c* canth chin esp-g euph ruta
  - **rising** from bed: bry
- **afternoon**: **Gels** phos verat-v
- **evening**: anac hura phos seneg
  - **18 h**: psor
- **night**: am-c bros-gau buth-a chin coloc croc cupr cur *Dig* fago iod lob mang op rhus-t **Sep** thuj
- **accompanied** by:
  - **palpitation** (See CHES - Palpitation - accompanied - perspiration)
  - **vomiting** (See STOM - Vomiting - accompanied - perspiration - cold)
- **air**; perspiration in cold: ars **Bry Calc** carb-an caust chin guaj hep kali-c *Lyc* nux-v rhus-t sep verat
- **amel**: nux-v
- **anguish**; with great: cact
- **cigar**; after: op
- **clammy** sweats with: verat-v
  - **accompanied** by | **Lumbar** region; pain in (See BACK - Pain - lumbar - accompanied - perspiration)
  - **chill**: corn cupr
  - **hemorrhage**: **Chin**
- **coffee**; after: digin

- **Cold**: ...
- **convulsions**, during: camph *Cupr Ferr* stram *Verat*
- **cough**:
  - **after**: dros
  - **during** (See COUG - Accompanied - perspiration)
- **delirium** | **after** loquacious delirium: cupr
- **diarrhea**; in: aloe graph
- **eating**: Merc
  - **after**: digin sang sul-ac
- **exertion** of body or mind; after the slightest: act-sp *Calc* **Hep** kali-c nat-sil **Sep**
- **fear**; with (See MIND - Fear - perspiration - cold)
- **fever**; during: ip verat
- **headache**:
  - **after**: gels
  - **with**: Gels graph
- **heat**; with sensation of internal: anac bros-gau
- **lying**: thea
- **mania**; during (See MIND - Mania - perspiration)
- **menses**:
  - **during**: ars coff phos *Sars Sec* **Verat**
- **motion**, on: ant-c sep
- **nausea**; with: ant-t lob **Petr** *Verat*
  - **and** vertigo: ail
- **over** the body, warm perspiration on the palms: *Dig*
- **perspiration** increases the coldness of the body (See CHIL - Perspiration - more)
- **stool**, during: *Ars Dulc* merc plb sulph thuj verat
- **sudden** attacks of perspiration: *Crot-h* tab
- **terminal** patients; in: ant-t
- **urination**, after: bell
- **vertigo**; with: ign thuj verat
- **vomiting**; with (See STOM - Vomiting - accompanied - perspiration - cold)
- **waking**; on: carb-v
- **walking**: rhus-t
  - **air**; in cold open: rhus-t

COLDNESS:
- **after**: aml-ns carbn-s corn kali-cy mela mur-ac ol-j petr senec sil sulph thuj
- **during**: *Arg-n* gels lachn psor **Puls** raph **Verat** verat-v
○ **Hands**; with coldness of: nit-ac
- **Legs**; with coldness of: calc

COLIC, during: mez nux-v plan plb sulph

COLLIQUATIVE: acet-ac agar **Ant-t** *Ars* asc-t camph *Carb-v* **Chin** crat *Eupi* ferr *Jab Lach Lyc* mill *Nit-ac* op *Psor Sec* verat-v

COMA; with (See MIND - Coma - perspiration)

COMPANY agg: thuj

CONVERSATION, from: *Ambr*

CONVULSIONS:
- **after**: acon ars art-v calc cedr cupr *Ferr* ign mag-c *Olnd* plb sec *Sil* stram stry

---

1738   ▽ extensions | ○ localizations | ● Künzli dot

Convulsions	Perspiration	Followed by

- **during**: ars art-v atro *Bell* **Bufo** camph carb-an *Merc* nux-v op plb sep stram verat

COPIOUS (See Profuse)

COUGH:
- **agg**: acon agar ant-c ant-t apis arg-n **Ars** ars-h ars-s-f bell brom bry *Calc* calc-s calc-sil caps carb-an *Carb-v* carbn-s *Caust Cham* chin chinin-ar cimx dig *Dros* eug eupi *Ferr* ferr-ar guare **Hep** *Ip* kali-bi kali-c *Kali-n* lach lyc *Merc* nat-ar nat-c nat-m nat-p nit-ac *Nux-v* ph-ac **Phos** psor puls *Rhus-t Sabad* **Samb** sel seneg **Sep** sil *Spong* squil sulph tab *Thuj* tub *Verat*
- **night**: chin dig eug kali-bi lyc *Merc* nat-c nit-ac psor sulph
- **during**:
  • **agg** | **paroxysms** of cough end with perspiration: ars brom *Ign*

COVERED | **wants** to be; yet: aeth chin hep

CRITICAL: *Acon* bapt bell bry *Canth* chlor pneu *Pyrog* rhus-t

DEBILITATING (↗ *Profuse - debilitating; GENE - Weakness; GENE - Weakness - perspiration - from*): bry calc-p camph carb-an chin chinin-s ferr **Iod** merc nit-ac phos psor **Samb** sep tub
- **delivery**; after: samb
- **fever**; after: castm
- **foul**: croc
- **injuries** of spine; from: nit-ac

DELIVERY | after: **Acon Bry** calc cham *Chin* kali-c samb stram sulph verat

DESCENDING agg: sep

DIARRHEA:
- **after** (See RECT - Diarrhea - followed - perspiration)
- **during**: *Acon* aloe asc-t bac bry con sulph tub **Verat**

DINNER; after: *Carb-an* dig mag-m phos ptel sep thuj

DRINKING:
- **after** | **agg**: aloe ars carb-v castm cham chin *Cocc* con ferr hep kali-c kali-p malar *Merc* phos *Puls* rhod rhus-t *Sel* sil stram sulph sumb tarax *Verat*
- **amel**: *Caust Chinin-s* cupr nux-v *Phos* sil thuj
- **cold** drinks | **agg** (See GENE - Food and - cold drink - agg. - perspiring)
- **warm** drinks | **agg**: bry kali-c mag-c *Merc* phos *Rhus-t* sil sul-ac sumb

DYSPNEA, with (↗ *RESP - Difficult - perspiration*): anac *Ant-t* antip apis **Ars** arund brom **Carb-v** ip kali-s *Lach* lyc mang samb sil sulph thuj verat

EASILY; perspires (See Exertion - agg. - slight)

EATING:
- **after**:
  • **agg**: alum am-c arg-met ars bar-c benz-ac borx **Bry** **Calc** calc-sil **Carb-an Carb-v Carb-s** castm *Caust Cham* chin con *Crot-c* crot-h ferr ferr-ar graph guare *Kali-c* kali-sil *Laur Lyc* nat-c nat-m

Eating – **after** – **agg**: ...
Nit-ac *Nux-v* par petr ph-ac **Phos** psor rhus-t sel **Sep** *Sil* sul-ac **Sulph** thuj verat *Viol-t*
- **amel**: alum *Anac Chin* cupr cur *Ferr* fl-ac ign kali-c *Lach Nat-ac* nit-ac petr *Phos Rhus-t* sep verat
- **amel**: lach
- **while**:
  • **agg**: am-c ant-t arg-met ars ars-s-f *Bar-c* bar-s *Benz-ac* borx bry *Calc* calc-sil **Carb-an Carb-v Carbn-s** caust cham cocc *Con* eupi graph guare hep ign kali-ar kali-bi **Kali-c** *Kali-p* kali-sil laur lyc mag-m **Merc** nat-c *Nat-m* **Nit-ac** nux-v ol-an phos psor *Puls* sars **Sep** sil spig sul-ac teucr valer viol-t
  : **anxiety** and cold perspiration: **Merc**
  • **amel**: anac *Ign* lach mez **Phos** zinc

EMISSIONS agg; after: *Calc* nat-m phys puls rhus-t *Sep* sulph

EXCITEMENT; after: ars-s-f bar-c graph lach *Tarent*

EXERTION:
- **after**:
  • **agg**: *Brom* calc calc-f *Sep* sul-ac tub
  : **Front** part of body; often only in: agar
  • **amel**: agar bry *Ign* polyg-h polyg-pe sep stann
- **agg**:
  • **air**; in open: *Bry* calc carb-an caust *Chin*
  • **slight** exertion (↗ *Profuse - exertion - slight; Walking - agg.*): acon aeth **Agar** alum-p am-c am-m ambr aml-ns anac ant-c *Ant-t* **Ars** **Ars-i** ars-s-f asar bapt bell benz-ac berb borx *Brom* **Bry** bufo but-ac **Calc** *Calc-i* calc-p **Calc-s** calc-sil camph canth caps carb-an carb-v *Carbn-s* caust cham *Chel* **Chin** *Chinin-ar* chinin-s cinnb *Cist Cocc* coloc con corn *Cupr* dulc eup-per *Eupi* **Ferr** ferr-ar **Ferr-i** *Ferr-m* ferr-p fl-ac *Gels* **Graph** guaj *Hep Hyos* ign **Iod** *Ip Jab* kali-ar **Kali-c** kali-n **Kali-p** *Kali-s* kali-sil kreos lach led **Lyc** mag-c mag-m malar med meph *Merc* merc-c merc-cy *Nat-ar* **Nat-c** *Nat-m* nat-p **Nat-s Nit-ac** nux-v op ox-ac petr **Ph-ac Phos** phyt **Psor Puls** rheum *Rhod* **Rhus-t** sabad samb sars sel seneg *Sep Sil* spig spong stann **Staph** *Stram* sul-ac sul-i **Sulph** tab thuj **Tub** valer verat yohim *Zinc*

FACE, of the whole body except the (See FACE - Perspiration - except)

FEET, except (See EXTR - Perspiration - foot - except)

FEVER:
- **after**: ant-t **Ars Bell** bov bry *Calad* calc *Caps* carb-v *Chin Chinin-ar Chinin-s* coloc *Cupr Ferr* ferr-p *Gels* glon graph hell *Hep* kali-n *Lach Lyc* merc nat-ar nat-c nat-m *Nat-s Nux-v* ol-j op ph-ac *Phos* pyrog *Rhus-t Sil* spig spong stram sulph tab thuj tub verat-v *Zinc*
- **during** (See FEVE - Perspiration - heat)

FLATUS, when passing (↗ *FACE - Perspiration - flatus*): kali-bi

FLIES, attracting the: bry *Calad* puls sep sumb thuj

FOLLOWED BY | **vomiting**: sulph

Food · Perspiration · Odor

FOOD | **warm** agg (See Warm - food - after)
FRIGHT agg (✱MIND - Ailments - fright): acon Anac Bell gels lyc **Op** psor sil sulph
HEAD; general perspiration except (See HEAD - Perspiration of - except)
HEADACHE:
- after: asc-c
- during (See HEAD - Pain - perspiration - with)

HOT: **Acon** Aesc am-m aml-ns anac ant-c aphis asar asc-t aur Bell bism bry calc calc-sil camph canth *Caps* Carb-v **Cham** chel chin cina cocc *Coff* **Con** corn dig dros *Hell* hep **Ign Ip** kreos lach led lyc **Merc** merc-i-r nat-c **Nux-v Op** par penic **Ph-ac** phos pip-n plb **Psor** puls pycnop-sa *Pyrog* rauw *Rhus-t* sabad sang **Sep** sil spig spong *Stann* staph *Stram* **Sulph** tarax thuj til valer verat verat-v viol-t
- **accompanied** by | **Mammae**; tumors of the (See CHES - Tumors - mammae - accompanied - perspiration)
- **exertion**; from (See Warm - hot - exertion)
- **fever**; during: glon tub
- **lower** limbs, except: op

INCREASING AND DECREASING SUDDENLY (See Intermittent)
INTERMITTENT: ant-c bell chin coloc cupr-ar ferr kali-n nux-v *Sep* sil
LONG-LASTING: am-c am-m anthraco **Ars Caust** cimx con cupr dulc **Ferr** Ferr-ar **Gels Hep** lach **Led** merc **Samb** *Verat*
- **apyrexia**; continuing through: *Verat*
LOWER LIMBS, except (See EXTR - Perspiration - lower - except)
LUMINOUS: phos
LYING:
- **agg**: ars bry *Caps* cham chel **Ferr** ferr-ar ham hep hyos lyc *Mag-s* **Meny** merc nat-c op ph-ac podo puls rhod **Rhus-t Samb** *Sep* sil tarax tarent valer
- **side**; on:
  · **right** | **agg**: *Lach*
MENOPAUSE; during: bell *Calc* hep jab lach nux-v sep **Sul-ac** til valer
MENSES:
- after | **agg**: med ph-ac *Sep*
- before | **agg**: bar-c bell borx bov calc *Graph Hyos* lyc mang nat-s phos sep *Sulph Thuj* **Verat**
- during:
  · **agg**: agar ars asar bell *Borx* bry calc *Caust* cham chin coc-c coff *Graph Hyos* kali-c kreos lyc mag-c *Mag-m* murx nat-s nux-v phos sec *Sep* sil sulph **Verat** wies
MENTAL EXERTION:
- **agg**: act-sp aur bell borx **Calc** calc-sil graph **Hep** hyos Kali-c **Lach** lyc nat-m nux-v phos pip-n *Psor* **Sep** sil **Staph Sulph** tub
- **amel**: ferr nat-c

MENTAL SHOCK; after: anac sep
MOTION:
- **agg**: acon agar alum alum-sil am-m *Ambr* anac ant-c ant-t *Ars* ars-i ars-s-f arund asar bar-c bell beryl **Brom Bry Calc** calc-i calc-sil camph canth *Carb-an* carb-v **Carbn-s** *Caust* cham **Chin** chinin-ar *Chinin-s* clem *Cocc* cur dulc **Ferr** ferr-ar ferr-i *Fl-ac* gels gran **Graph** guaj **Hep** iod ip kali-ar *Kali-bi* **Kali-c** *Kali-n* kali-sil lach **Led** lil-s **Lyc** mag-c mag-m **Merc** merc-c nat-ar *Nat-m* Nat-m Nit-ac **Nux-v** op petr ph-ac phos **Psor** puls *Rheum* rhod rhus-t sabad samb *Sel* **Sep** sil spig **Stann** staph *Stram* sul-ac sul-i **Sulph** thuj *Valer* **Verat** Zinc
- **amel**: anac *Ars* asar bell calc **Caps** con cycl dulc ferr lyc **Merc** ph-ac *Puls* **Rhus-t** sabad **Samb** sel sep sil spong *Sul-ac* sulph tarax thuj *Valer* verat
  · **disappears** and heat comes on; on making any motion, perspiration: *Lyc*
- **brings** on chilliness: eup-per eup-pur hep **Nux-v** psor *Tub*
MUSIC agg: tarent
NAUSEA; with (See STOM - Nausea - accompanied - perspiration)
NERVOUS: jab rhus-t sep
NEVER perspiring (See Absent)
NEWS, from unpleasant (✱MIND - Ailments - bad): calc-p
NO PERSPIRATION (See Absent)
OCCUPATION, during: berb
ODOR:
- **aromatic**: all-c benz-ac guare petr rhod sep urt-u
- **bitter**: dig *Verat*
  · **morning**: verat
- **blood**: *Lyc*
- **bread**; white: ign
- **burnt**: **Bell** *Bry* m-ambo mag-c sulph thuj
- **cadaverous** like carrion: *Ars* art-v lach *Psor* pyrog thuj
- **camphor**: camph
- **cheesy**: con *Hep* phos plb sanic sep sulph
- **drugs**, like corresponding: asaf ben camph carbn-h chen-a chinin-ar iod ol-an phos sulph tab ter valer
- **eggs**; spoiled: plb staph sulph
- **elder-blossoms**: *Sep*
- **fecal** before stool: sacch-l
- **fetid**: aesc am-c am-m anac aq-mar arn *Ars* art-v Bapt **Bar-c** bell bov **But-ac** calc **Canth Carb-ac** carb-an *Carb-v* cass cimx coloc con crot-h *Cycl Daph* dios *Dulc Euphr* ferr fl-ac **Graph** *Guaj* **Hep** Kali-c kali-i Kali-p lac-c lach led lyc m-arct *Mag-c* mag-m med *Merc* merc-c **Nit-ac Nux-v** ol-an osm *Petr* **Phos** plb *Psor* **Puls** pyrog *Rhod* Rhus-t rob samb **Sel** *Sep* **Sil** sol-t spig stann **Staph** stram sulph *Tax* tell thuj *Tub* vario *Verat* zinc
  · **coughing**, after: *Hep*
  · **eruptions**, with: *Dulc* med
- **fishy**: calc graph med ol-an sanic sep tell thuj

Odor

- **garlic**: *Art-v* asaf bov kalag kali-p lach lyc phos sulph thuj
- **herring**; pickled: vario
- **honey**: thuj
- **leek**: thuj
- **lilac**: sep
- **mice**: sil tub
- **musk**: *Apis* bism mosch puls *Sulph* sumb
- **musty**: arn *Cimx* m-arct merc merc-c nux-v ol-an *Psor Puls Rhus-t Stann* sulph syph thuj thyr
- **offensive**: acon all-s aloe am-c ambr apis **Arn** *Ars* ars-s-f art-v asar aur-m *Bapt* bar-c **Bar-m** bar-s bell bov bry calc-sil camph *Canth* caps carb-ac **Carb-an** *Carb-v* **Carbn-s** carc caust cham chin cimic cimx cocc coloc con croc cycl daph *Dulc* euphr *Ferr* ferr-ar *Fl-ac* **Graph** guaj **Hep** hyos ign iod ip kali-act kali-ar kali-p kali-sil *Lach* led **Lyc** m-ambo m-arct *Mag-c* mand med **Merc** merc-c *Merl* mosch murx nat-m **Nit-ac Nux-v** oci-sa oena osm **Petr** *Phos* plb podo *Psor* **Puls** pulx *Pyrog* rheum rhod *Rhus-t* rob sacch-l sanic sec *Sel* **Sep Sil** sol-t-ae spig stann *Staph* stram **Sulph** syph tann-ac tarax tax **Tell Thuj** vario *Verat* wies zinc
  - **one** side: **Bar-c**
  - **morning**: carb-v con dulc merc-c nux-v
  - **afternoon**: *Fl-ac*
  - **night**: ars **Carb-an** carb-v con cycl dulc euphr *Ferr* graph mag-c **Merc** nit-ac nux-v puls rhus-t spig *Staph Tell* thuj
    - **midnight**: mag-c merl
    - **after**: ambr
    - **sleep**; during: cycl
  - **cough**, after: hep merl
  - **exertion**, on: nit-ac
  - **menses**, during: stram
  - **motion**, on: eupi mag-c
  - **parts** | **lain** on: sanic
- **onions**: art-v bov *Calc* kali-i kali-p lach *Lyc* osm petr phos sin-n tell thuj
  - **convulsions**; after: art-v
- **peaches**: psor
- **penetrating**: bapt
- **pungent**: fl-ac gast rhus-t *Sep* sulph thuj
- **putrid**: *Ars Bapt* both-ax **Carb-v** con kali-p led *Mag-c* med nux-v **Psor** pulx pyrog rhus-t sil *Spig* **Staph** stram verat
- **rancid** | **night**: thuj
- **rank**: art-v *Bov* cop ferr goss *Lach Lyc Sep Tell*
  - **menses**; during: *Stram Tell*
- **rhubarb**: rheum
- **sickly**: *Chin* chinin-s thuj
- **smoky**: bell
- **sour**: *Acon* alco all-s *Arn* **Ars** ars-s-f *Asar* bapt *Bell* **Bry** bufo calc calc-s calc-sil *Carb-v* **Carbn-s** *Caust Cham* chel chin *Cimx* cina clem **Colch** ferr ferr-ar *Fl-ac* gast *Graph* **Hep** hyos ign **Iod** *Ip Iris* kali-c kalm kreos lac-ac lac-d *Lach* led **Lyc** *Mag-c* **Merc** nat-m *Nat-p* **Nit-ac** *Nux-v* pilo **Psor** puls pyrog *Rheum Rhus-t* rob *Samb* sanic **Sep Sil** spig staph sul-ac sul-i **Sulph** sumb tarent tep *Thuj* **Verat** zinc

Perspiration

- **Odor – sour**: ...
  - **morning**: *Bry Carb-v Iod* lyc nat-m rhus-t sep sul-ac **Sulph**
  - **forenoon**: sulph
  - **afternoon**: *Fl-ac*
  - **night**: *Arn* ars bry carbn-s *Caust* cop *Graph* **Hep** iod *Kali-c* lyc mag-c nat-m nit-ac plect *Sep* sil *Sulph Thuj Zinc*
    - **sleep**, during: bros-gau bry
  - **spicy**: rhod
  - **sulphur**: phos *Sulph*
  - **sweetish**: apis *Ars Calad* merc puls thuj
  - **sweetish**-sour: bry **Puls**
  - **urine**: benz-ac berb bov **Canth** card-m caust coloc ery-a graph lyc nat-m **Nit-ac** plb rhus-t sec thyr urt-u
    - **evening**: ery-a
  - **horses**: **Nit-ac**
  - **vinegar**: iris rhus-t

OILY: agar arg-met arn *Ars* aur **Bry** bufo calc carb-v **Chin** *Fl-ac* lup lyc **Mag-c** med **Merc** *Nat-m* nux-v ol-j petr phos plb *Psor* pycnop-sa rhus-t *Rob Sel* **Stram** sumb **Thuj** thyr
- **daytime**: bry
- **morning**: bry chin
- **night**: bry croc mag-c **Merc**

PAINFUL parts: both-ax kali-c

PAINS:
- **after** disappearance of: chel
- **from**: acon *Ant-t Ars* bell *Bry* calc caust *Cham Chel* chin cocc *Coloc* dios dulc form gels *Hep* hyos iris kali-bi **Lach** lyc **Merc Nat-c** nit-ac phos *Podo* psor puls *Rhus-t* sel **Sep** spig still stram sul-ac *Sulph* sumb *Tab* thuj til verat
  ○ **Sciatic** nerve; in (See EXTR - Pain - lower limbs - sciatic - accompanied - perspiration)

PALPITATION; with: agar ars calc caust con *Lach*

PARTIAL (See Single)

PERIODICAL: alum *Ant-c Ars* **Bar-c** *Bov* calc caps carb-v **Chin** *Ferr Ip* kali-c kali-n lach lyc mur-ac **Nat-m** *Nit-ac* rhus-t *Sep* sil staph stry sulph verat
- **morning** | **alternate** morning; every: *Ant-c Ferr*
- **evening**:
  - **alternate** evening: *Bar-c*
  - **every** evening, lasting all night: anthraco meny
- **night**; alternate: bar-c kali-c kali-n **Nit-ac** sep
- **hour**; at the same: ant-c *Bov* cina ign **Sabad** spig

PERSPIRATION agg (See Symptoms - agg. - during)

PROFUSE: abrot absin acet-ac *Acon* aesc aeth agar *Agaric* agn alco *All-c* alum am-act am-c am-caust am-m ambr aml-ns anh ant-c **Ant-t** anthraco *Antip* apis apoc arg-n arist-cl **Ars** ars-i arund asar asc-c *Asc-t* astac atro aur aur-i *Aur-m* **Aur-m-n** aur-s bapt **Bar-c Bell** ben benz-ac bol-la bond both-ax *Brom* bros-gau **Bry** bufo buth-a cact caj **Calc** calc-ar calc-hp calc-i calc-p calc-s calc-sil *Camph* cann-i canth *Caps* carb-ac **Carb-an Carb-v Carbn-s** carc

Perspiration

Profuse

Profuse: ...
casc cass castm *Caust* **Cedr** cham chel **Chin**
Chinin-ar Chinin-s chlor *Cist* clem coc-c coca cocc
Colch Coloc con cop corn crat croc *Crot-c* **Cupr**
cupr-s *Dig* dulc elaps elat esin eup-per eup-pur fago
Ferr Ferr-ar *Ferr-i* **Ferr-p** *Fl-ac* **Gels** glon graph
guaj **Ham** hed **Hep** *Hydrc* hyos hyper iod *Ip* **Jab**
Kali-ar Kali-bi Kali-c kali-i kali-n **Kali-p** kali-s
Lac-ac lac-c *Lach* lact lat-m lith-c lob lob-e lup **Lyc**
Mag-c malar mang **Merc** merc-c merc-cy *Mez* morph
Nat-ar Nat-c nat-f **Nat-m** *Nat-p Nit-ac Nux-v* oci-sa
Op par petr **Ph-ac** phase-vg phel *Phos* phys *Pilo* pisc
pitu-p plb podo polyp-p **Psor Puls** pyre-p pyrog
rham-cal *Rhod* **Rhus-t** rob *Sabad* sal-ac **Samb** sang
sanic sarr sars *Sec Sel* **Sep Sil** *Spong* stann staph stram
sul-ac *Sulph* tab *Tarax* tarent ter *Thuj* thyr til **Tub** ust
valer vario **Verat** verat-v zinc zinc-p zing
- **day** and night: **Hep** *Merc* phos *Samb*
- **daytime**, during sleep: *Caust*
- **morning**; acon am-c am-m ars bry **Calc** carb-v caust
chin **Chinin-s** dulc **Ferr** *Ferr-ar* **Mag-c** *Merc* nat-c
nat-m nat-p *Nit-ac* **Op** petr *Ph-ac* **Phos** *Puls Rhus-t* sep
Sil
 - **bed** agg; in: am-m **Ferr** kali-i
 - **hot**: *Cham* chin **Op** phos
 - **lasting** all day: ferr
 - **sleep** agg; during: *Chinin-s Puls Sulph*
 - **waking** agg; after: *Ferr Sep* **Sulph**
- **afternoon**: chel *Fl-ac*
 - **heat**; with: staph
- **evening**: bar-c chel con fl-ac samb sarr sulph
 - **19-1 h** | **dry** heat returns on going to sleep: **Samb**
 - **fever**, with high: con
 - **lasting** all night: bol-la sep
 - **periodical** | **alternate** evening; every: bar-c
- **night**: acet-ac am-m ambr ant-c *Ant-t* anthraco arg-n
Ars ars-i ars-s-f asar bac bar-c ben benz-ac berb bol-la
Bry buth-a cact *Calc-p* canth caps carb-ac *Carb-an*
Carb-v Carbn-s casc caust cham chel *Chin* chinin-s *Cic*
Clem coloc cupr dig elaps fago *Ferr-p* gal-ac graph **Hep**
iod jab **Kali-ar Kali-c** *Kali-p* kali-sil *Lob* **Lyc** mag-c
med **Merc** merc-i-r merc-sul nat-ar *Nat-c* nat-m nat-p
Nit-ac op petr *Ph-ac* **Phos** plb *Psor* pycnop-sa pyre-p
pyrog sabad *Samb* sarr sars *Sep* **Sil** *Spong* staph stram
sul-ac sul-i **Sulph** *Tarax* tell **Thuj** til **Tub** valer *Verat*
xan
 - **midnight**:
  - **before**: *Carb-v*
  - **after**: acon alum am-m ambr ars bol-la clem coloc
  graph **Kali-c** mag-c mag-m phos sil sulph
  - **3 h**: bry clem nat-c par
  - **4 h**: *Stann*
 - **morning**; until: graph mag-c *Phos*
 - **sleep** agg; during: *Acon* carb-an *Chin* chinin-s
 nat-c *Phos Thuj*
 - **sleeplessness**; with: bar-c *Cham* cic corn iod
 Sulph
 - **waking** and returns again on falling asleep;
 ceases on: cham

- **accompanied** by:
 - **anemia** (See GENE - Anemia - accompanied -
 perspiration)
 - **asthma** (See RESP - Asthmatic - accompanied -
 perspiration)
 - **cholera** (See RECT - Cholera - accompanied -
 perspiration)
 - **circulation** of blood; weak (See GENE -
 Circulation - weak - accompanied - perspiration)
 o **Bones**; caries of (See GENE - Caries - bone -
 accompanied - perspiration)
- **awake**, only while: *Samb* sep
- **chill**; after congestive: hed nux-v
- **coition**; after: *Agar*
- **debilitating** (▹*Debilitating*; GENE - Weakness -
perspiration - from): *Acet-ac* bry camph carb-an *Carb-v*
castm *Chin* chinin-s chrysan eup-per ferr gels kali-n
Merc nit-ac **Op** *Ph-ac* phel *Phos* pyrog rhod rhus-g *Salv*
samb stann sul-ac
 - **fetid**, and: carb-an merc
 - **not**: casc rhus-t **Samb**
- **delirium**; during: carb-ac stram
- **delivery**; after: samb
- **diarrhea**; with: sulph
 - **and** copious urination: *Acon*
 - **and** frequent, copious urination: acon
 - **chronic**: tub
- **dyspnea**, with: mang
- **exertion** agg | **slight**; from (▹*Exertion - agg. - slight*): *Eupi* kali-c malar phos psor rheum
- **fever**; after: hed
- **heart** complaints; with relief of: dig
- **influenza**; after: aml-ns
- **menopause**; during: aml-ns bell crot-h hep *Jab* lach
nux-v *Sep* til valer
- **menses**:
 - **before** | **agg**: hyos thuj
 - **during**:
  - **agg**: *Graph Hyos Murx Verat*
- **music** agg: *Tarent*
- **periodical** | **night**; alternate: bar-c kali-n *Nit-ac*
- **relief**; without: cham form **Hep** *Merc* phos rhus-t
Samb
- **sitting** quietly, while: **Kali-bi**
- **sleep**:
 - **during** | **agg**: aral camph carb-an casc *Chin*
 chinin-s con dulc merc mur-ac nat-c **Op** *Phos* podo
 samb sanic *Thuj*
 - **siesta** | **during**: *Caust* sel
- **uncovered** parts, except the head; on: *Thuj*
- **urination** and diarrhea; copious: *Acon*
- **waking**; on: am-m canth chin dros *Ferr* lac-d **Samb**
Sep **Sulph**
 - **deep** sleep; from: rumx
- **walking**:
 - **agg**: bry canth chinin-s kali-c *Merc* **Psor** sel *Sep*
 Sulph
 - **air** agg; in open: **Caust** *Chin* lyc ph-ac rhod sel
 Zinc

1742   ▽ extensions | O localizations | ● Künzli dot

Profuse – weather   Perspiration   Sticky

- **weather** agg; warm: lyc
- **winter**; during: carc
- o **Affected** parts, on: ambr **Ant-t** con merc rhus-t
- **Covered** parts, on: bell **Cham Chin** *Ferr Nit-ac* nux-v sec *Thuj*

PURULENT: sulph

RAGE; during: acon ant-t ars *Bell* hyos lyc merc nat-c nat-m nit-ac nux-v *Op* ph-ac phos puls *Stram* verat

ROOM, in the: acon agn *Apis Bell* bry calc caps carb-an carb-v caust *Cham* chin cist *Con* ferr *Fl-ac* **Ip** lach *Merc Nux-v* petr *Phos* **Puls** rhod rhus-t *Sel* sep **Sil** spig stram sulph thuj valer

SADNESS; from: calc-p jab

SALTY deposits after perspiration: nat-m sel

SCANTY SWEAT: alum ant-c apis apoc bol-la calad casc chinin-s cimx *Cina* conv croc cycl dulc elaps *Eup-per* eup-pur gamb graph ign *Ip* kali-c kali-i lach led nux-m nux-v phel ran-b sang sep sil verat
- **chill**; after a severe: eup-per

SCRATCH, must (See SKIN - Itching - perspiration - agg.)

SENSATION as if about to perspire, but no moisture appears: alum *Am-c* ars-i asar bapt berb borx bov calc camph caps cimx coff croc *Ferr* glon **Ign** iod lyc nicc phos podo pop-cand puls ran-b *Raph* sars senec **Stann** sul-ac sulph thuj verat verat-v x-ray

SEXUAL excitement | **with**: lil-t

SHIVERING | **with**: aml-ns ant-t arg-n cedr coff eup-per hell led lyc *Merc* **Nux-v** puls pyrog raph *Rhus-t* sep sulph tab verat

SHUDDERING, after: dig rhus-v stry thuj

SITTING agg: am-c *Anac* **Ars** *Asar Calc* caps caust chin *Con Ferr Kali-bi* lyc mang nat-m nit-s-d ph-ac phos rhod *Rhus-t* sep spong *Staph* sul-ac sulph tarax tell valer

SLEEP:
- **beginning** to, on: aeth am-c ant-c **Ars** *Bell* bry *Calc* carb-an carb-v chin *Con* cupr graph hep lyc *Mag-c* **Merc** lach **Mur-ac** op *Phos* puls rhus-t *Sanic* sars *Sep* sil **Sulph** tab **Tarax Thuj** verat
- during:
  - **agg**: *Acet-ac* acon aeth agar *Agarin* am-c anac *Ant-c Ant-t Apis* aral arn *Ars Ars-i* ars-s-f bar-c bar-s **Bell** bol-la borx *Bov* bros-gau bry bufo *Calad* calc calc-sil camph **Caps** *Carb-an* carb-v carbn-s carc *Caust* **Cham Chel Chin** *Chinin-ar Chinin-s* chrysan cic cina clem **Con** corn-f croc cycl dig dros dulc eup-per euphr *Ferr Ferr-ar Ferr-p* hep *Hyos* ign *Iod* ip *Jab* kali-ar kali-c kali-i *Lac-c* lach lachn led lyc m-ambo m-arct m-aust *Merc* merc-c **Mez** mur-ac myos-s nat-c *Nat-m* nat-tel nit-ac nux-m nux-v *Op* petr *Ph-ac Phos* phyt picro *Pilo* **Plat** plb **Podo** *Pop* prun psor **Puls** rhod **Rhus-t** *Sabad Salv* sang sanic sec **Sel Sep Sil** spong stann

- **Sleep – during – agg**: ... staph stram stront-c *Sulph* tarax thal **Thuj** til tub valer verat zinc zinc-p
  - **closing** the eyes; even when: carb-an **Con**
  - **deep** sleep: puls
  - **dry** heat, perspiration on waking: **Samb**
  - **amel**: ars bell bry carb-an chin *Hell* hep *Merc Nux-v* ph-ac *Phos* puls **Samb** sep thuj
- **falling asleep** | **amel**: bry *Merc* nux-m nux-v ph-ac phos **Samb** *Sep*
- **nightmares**; from: carc
- **waking** agg; after: alum am-m ambr anac *Ant-c* ant-o arn *Ars* ars-s-f bar-c bell borx bov bry *Calad Calc* calc-sil canth caps carb-ac carb-an carb-v carbn-s caust cedr cham *Chel Chin Chinin-ar* cic *Clem* colch coloc con corn croc cycl dig *Dros* dulc euphr eupi *Ferr* ferr-ar glon graph hep hyper ign ip jug-c kali-c kreos lac-c laur led lyc mag-c mag-s mang *Merc* merc-c mez nat-c nat-m nicc nit-ac *Nux-v* **Par** ph-ac *Phos* pip-m ptel puls ran-b rat rumx sabad **Samb Sep** sil spong stann staph **Sulph** *Tarax* thuj til
  - **amel**: ant-c apis *Ars* bell *Cham* **Chel** chin cycl *Euphr* ferr *Hell* hyos m-arct **Nux-v** op *Phos* **Plat Puls** rhus-t sel *Sep* sil stram *Sulph* **Thuj**

SMELL (See Odor)

SMOKING agg: ars ign ip lach nat-m sel spig staph tarax thuj

SPOTS, in: merc petr tell

STAGES; succession of (See FEVE - Succession)

STAINING the linen: agar *Arn* ars bar-c bar-m **Bell** benz-ac *Calc* carb-an carl cham chin clem dulc *Graph Lac-c* **Lach** *Lyc* mag-c med *Merc* nux-m *Nux-v* rheum *Sel* thuj
- **bloody**: anag *Arn* ars calc cann-i *Cham* chin *Clem* cocc crot-h *Cur* dulc hell **Lach** *Lyc* merc **Nux-m** *Nux-v* phos *Sel*
  - **night**: cur
- **blue**: *Indg* iod kali-i
- **brown**: iod nit-ac sep wies
- **brownish** yellow: ars *Bell* carb-an graph lac-c *Lach* mag-c sel thuj
- **dark**: bell
- **difficult** to wash out: *Lac-d Mag-c Merc* sep
- **green**: agar cupr sulph
- **red**: *Arn Calc Carb-v* cham chin clem *Crot-h Dulc* ferr gast *Lach Lyc* **Nux-m** *Nux-v* thuj
- **white**: agar *Sal*
- **yellow**: ars *Bell* ben-n bry cadm-s **Carb-an** carl *Chin* chinin-ar *Crot-c* elat *Ferr* ferr-ar *Graph* guat hep *Ip* lac-c lac-d **Lach** lyc *Mag-c* **Merc** *Rheum* samb **Sel** *Thuj* tub *Verat*

STEAMING: psor

STICKY: abies-c agar ant-t anthraci anthraco ars both brom cann-i canth caust chlor crot-h ferr fl-ac gels guat hep iod kali-bi kali-br lachn lyc *Merc* op phal phos plb psor pycnop-sa tab tax
- **evening**: anthraco fl-ac

1743

Stiffening   Perspiration   Warm

STIFFENING:
- **hair**: sel
- **linen**: **Merc** nat-m sel

STOOL:
- **after**:
  · **agg**: acet-ac **Acon** aloe ant-t ars bros-gau calc camph carb-v **Caust** chin com con crot-t kali-c lach *Merc* merc-c nat-c ph-ac phos plb rhus-t *Samb Sel* sep sulph sumb tab tub **Verat**
  · **amel**: borx **Bry** puls **Rhus-t** *Spig* sulph thuj verat
- **before**: *Acon* ant-t *Bell* bry calc caps caust dulc kali-c **Merc** op phos rhus-t **Trom** *Verat*
- **during**:
  · **agg**: acon agar alum ars atro bac bell calc carb-v cham chin *Cocc* crot-t *Dulc* ferr ferr-ar gamb hep ip kali-bi lipp **Merc** nat-c nat-m ptel rat rhus-t seneg sep *Stram Sulph* tab trom **Verat**
  : **cold** perspiration (See Cold - stool)

STRANGERS; in the presence of (↗MIND - Stranger - presence - agg.): ambr **Bar-c** lyc *Sep* stram thuj

SUDDEN: aml-ns apis ars bell carb-v **Carbn-s** clem *Crot-h* hyos *Ip* merc-cy phos *Tab* valer
- **afternoon**: clem
- **chill**; with: tab
- **disappearing** suddenly; and: **Bell** colch
- **walking** in the open air, with chilliness; while: led

SUPPRESSED (See GENE - Perspiration - suppression)

SYMPTOMS:
- **agg**:
  · **after** perspiration: *Acon* ant-t calc cham **Chin** *Con* ip *Merc* **Ph-ac** phos **Puls** *Sep* sil *Staph Sulph*
  · **during** perspiration: *Acon* ant-t arn **Ars** calc calc-i **Caust Cham** *Chin* chinin-ar cimx cinnb cist croc eup-per euphr *Ferr* ferr-ar **Form** ign *Ip* kali-ar lyc med **Merc** mur-ac nat-ar nat-c *Nux-v* **Op** phos *Psor* puls rhod **Rhus-t** samb **Sep** spong **Stram Sulph Verat** wye
- **amel** during perspiration (↗GENE - Perspiration - during - amel.): *Acon* aesc aeth apis **Ars Bapt** bell *Bov* **Bry** *Calad* camph canth **Cham** *Chinin-s* cimx **Cupr** elat eup-per fl-ac **Gels** *Graph Hep Lach* lyc **Nat-m** psor **Rhus-t** samb sec *Stront-c Thuj Verat*
  · **headache**, except the: *Nat-m*
  : **which** is agg: ars chinin-s **Eup-per**

TALKING:
- **agg**: alum ambr anac bry *Calc* carb-an carb-v cham chin *Fl-ac* graph hep *Iod Merc* nat-c nat-m nux-v *Ph-ac* **Rhus-t Sel** sep sil sul-ac *Sulph* verat

TASTE | salty: *Sel*

THIGHS, except (See EXTR - Perspiration - thigh - except)

UNCOVERING:
- **agg**: staph
- **amel**: acon *Bell* calc *Camph* **Cham** *Chin* ferr *Ign* led **Lyc** *Nit-ac* nux-v *Puls* sec spig **Staph** sulph *Thuj* verat

Uncovering: ...
- **aversion to**: acon aeth agar am-c ant-c arg-met arn ars asar aur bar-c bell borx bry *Calc* camph canth caps carb-an carb-v cham chin cic *Clem* cocc coff colch con *Eup-per* gels **Graph** *Hell* hep ign jab kali-c kreos lach led m-aust *Mag-c* mag-m meny merc mur-ac nat-ar *Nat-c* nat-m nux-m **Nux-v** *Petr* ph-ac phos puls rheum rhod **Rhus-t** sabad **Samb** sec *Sep* sil squil staph **Stram** *Stront-c* thuj tub viol-t
- **desire** for: *Acon* apis ars asar aur borx *Bov* bros-gau bry calc *Camph* carb-v cham coff *Euph* ferr *Fl-ac* ign iod lach **Led** *Lyc M-ambo* **M-arct** med merc *Mosch Mur-ac Nat-m Nit-ac* nux-v *Op* ph-ac phos plat *Puls* rhus-t **Sec** seneg sep spig staph *Sulph* thuj tub verat *Zinc*

URINATION:
- **after** | **agg**: bell coloc *Hep* merc merc-c nat-m sel staph sulph *Thuj*
- **during** | **agg**: acon bell *Hep* ip lyc **Merc** merc-c ph-ac sep sulph *Thuj*

VEXATION; after (↗Anger): acon bry *Cham* lyc *Petr* **Sep** staph verat

VISCOUS: *Plb* pyrog

VOMITING:
- **before** vomiting; perspiration: apom
- **during** the stage of perspiration; vomiting (See STOM - Vomiting - perspiration - during)
- **when** vomiting; perspiration (See STOM - Vomiting - accompanied - perspiration)

WALKING:
- **agg** (↗Exertion - agg. - slight): *Agar* am-m ambr anac ant-t asar bar-c bar-s *Bell* benz-ac brom *Bry* calad **Calc** calc-sil canth carb-an carb-v caust chin chinin-s *Coc-c* **Cocc** coloc dulc eug ferr ferr-m fl-ac *Graph Guaj Hep* hydr-ac **Iod** ip *Kali-c* kali-n kali-sil lach led lyc mag-c **Merc** nat-c nat-m nit-ac **Nux-v** op petr ph-ac phos *Psor* **Puls Rheum Rhod** rhus-t sel seneg **Sep** sil spig *Stann* staph stram sul-ac **Sulph** sumb ther thuj til valer verat zinc
- **air**; in open:
  · **after** | **agg**: alum ant-c bry canth ferr led meny *Petr* phos *Rhod* rhus-t *Ruta* **Sep**
  · **agg**: **Agn** am-m ant-c bell **Bry** *Calc Carb-an* carb-v **Caust** cham **Chin** coloc ferr *Guaj* hep kali-c led lyc **Merc** nit-ac **Nux-v** ph-ac *Phos* rhod rhus-t ruta *Sel* sep spig stram *Sulph* sumb thuj zinc
  · **amel**: alum **Ars** bry *Caps* con dulc graph lyc nux-v phos puls rhod rhus-t sep sulph tarax thuj viol-t zinc
- **amel**: cham chel *Puls Thuj*

WARM: acon ant-c ant-t anth ars-h asar ben both-ax camph canth carb-an cham cocc dig dros ign ip kali-c kreos lach led nat-m nux-v op phos puls sep sil staph stram thuj verat
- **evening**: anac puls
- **night**: staph thuj
- **amel**: acon
- **applications** | **agg**: beryl

1744   ▽ extensions | O localizations | ● Künzli dot

Warm

- **convulsions**:
  - after | **epileptic**: sil
  - **with**: sil
- **food** | **after**: bell *Bry* carb-an *Carb-v* cham euph *Ferr* kali-bi *Kali-c* lach mag-c ph-ac **Phos** puls sep *Sul-ac Thuj*
- **moist**; and: visc
- **periodical**: carb-v
  - **morning**; alternate: ant-c
- **room**:
  - **agg**: carb-v cist
  - **cannot** bear heat of the room: plan
- **sitting** agg: asar
- **somnolence**; with: op
- **stool**; becomes cold and sticky after: **Merc**
- **uneasiness**; causing: **Calc** cham nux-v *Puls* **Sep** *Sulph*
- **waking** | **amel**: thuj

WARM IN BED agg; becoming | **chilliness** and perspiration as soon as he gets warm: arg-n

WASH OFF; difficult to (See Staining - difficult)

WASHING:
- **agg**: calc graph
- **amel**: apis *Asar Calc* caust *Euphr* **Fl-ac Nux-v** *Puls* rhod sabad spig thuj

WIND agg, cold: ars **Bell** cham chin cur lyc phos

WINE amel; drinking: acon apis con lach *Op* sul-ac thuj

WRITING agg: borx *Hep Kali-c Psor* **Sep** *Sulph* tell *Tub*

COVERED parts: **Acon Bell** both-ax *Cham* **Chin** *Ferr* led lyc *Nit-ac* nux-v *Puls* sanic sec sil spig *Thuj*

SINGLE parts: *Acon* agar agn am-c am-m *Ambr* anac ang ant-t apis arg-met arn ars ars-s-f asaf asar aur bar-c bar-s bell borx bov *Bry* calad **Calc** *Calc-p* calc-sil camph cann-s canth caps carb-an carb-v **Caust** *Cham* chel chin cic cina clem cocc coff coloc con croc cupr cycl dig dros dulc euph euphr ferr *Graph* guaj hell hep hyos **Ign** iod ip kali-c kali-n kreos laur *Led Lyc* m-ambo m-arct m-aust mag-m mang merc merc-c *Mez* mosch nat-c nat-m nit-ac nux-v op osm par *Petr* ph-ac *Phos* plat plb plect *Psor* **Puls** *Pyrog* ran-s *Rheum* rhod rhus-t ruta sabad sabin samb sars sec *Sel* **Sep** *Sil Spig* spong squil *Stann* staph stram stront-c sul-ac *Sulph* tarax *Thuj Tub* valer verat viol-t zinc

○ **Front** of body: agar ambr anac **Arg-met** arn *Asar* bell *Bov Calc* canth cina **Cocc** dros *Euphr Graph* ip kali-n laur m-arct m-aust merc merc-c nat-m nux-v **Phos** plb rheum *Rhus-t* ruta sabad sec **Sel** *Sep* staph

- **Lower** part of body: am-c am-m apis ars asaf aur bry calc chel cinnb *Cocc* coloc con **Croc** cycl dros euph ferr *Hyos Iod* kali-n mang merc nit-ac nux-v *Phos* ran-a sabin sanic sep sil tarax thuj *Zinc*

- **Side**:
  - **one** side of the body: bar-c

Perspiration

Single parts – Side: ...
  - **right**: phos
- **Side** lain on: *Acon Ars Bell* benzol bry **Chin** fl-ac nat-c *Nit-ac* nux-v puls *Sanic* sep vesp
- **Side** not lain on: acon *Ben* benz-ac benzol calc nux-v thuj
- **Touching** each other; parts: nicc-s
- **Upper** part of body: acon agar agn *Anac Ant-t* arg-met arn **Asar** aza bar-c bell berb *Bov* calc camph canth *Caps Carb-v* caust *Cham* chin cic cina coc-c dig dulc eup-per euphr fl-ac graph *Guaj Ign* ip **Kali-c** laur m-ambo m-aust mag-c mag-m mags-s merc-c mosch mur-ac nat-c *Nit-ac* nux-v **Op Par** petr ph-ac phos plat plb psor puls *Ran-s Rheum* rhus-t *Ruta* sabad *Samb Sars Sec* sel sep sil spig spong *Stann* stram stront-c sul-ac thuj tub valer verat viol-t
  - **sleep**; before: berb

UNCOVERED parts; on: bell *Puls Thuj*

Perspiration

▽ extensions | O localizations | ● Künzli dot

ABSCESSES (See GENE - Abscesses)
ACANTHOSIS nigricans: ars con nux-v thuj
ACRID | **Under** cuticle; as if something acrid had been secreted: cupr-ar
ACTINOMYCOSIS: bry hecla hippoz kali-i nit-ac
ADHERENT: *Arn Ars* par
○**Bone**; to (= hidebound): arn *Asaf* aur chin *Crot-t* hell merc *Ph-ac* puls ruta sabin *Sil* staph
• **sensation** as if skin were: kali-i phos
AIR | **draft** of air; sensitive to (See Sensitiveness - air agg.; draft)
ALIVE:
○**In** skin; as if insects or something were alive: brom
- **Under** skin; as if something alive were creeping: sec
○ **Abdomen**, of: spong
ALLERGY (↗*GENE - Allergic)*:
- milk; to (↗*GENE - Food and - milk - agg.): Tub
ALOPECIA (See Hair - falling)
ANESTHESIA: acon *All-s Alum* alum-p alum-sil ambr *Anac* ang ant-t *Arg-n* arn *Ars* ars-i bell bry cadm-s calc *Camph* cann-i *Caps Carb-ac Carbn-s* carl caul caust cham **Chin** chinin-ar chinin-s chlol *Cic* cocain **Cocc** con cupr-ar cycl hell hyos hyper iod *Kali-br Kali-i* kreos lach laur lyc m-ambo meph *Merc* mosch naja nat-m **Nux-v** oena **Olnd** *Op Petr* ph-ac *Phos* plat *Plb* pop-cand psil **Puls Rhus-t** *Sec* sep stram sul-i sulph tarent ter verat-v vinc *Zinc* zinc-p
- **morning** | **waking**; on: *Ambr*
- **eruptions**; after suppressed: *Zinc*
- **patches**: bufo
- **spots**; in small: bufo
○**Mucous** membranes: carbn-s
ANHIDROSIS (See Dry - perspire; Inactivity)
ANTS:
- **biting**; as if an ant were (See Biting - ants)
- **bitten** by an ant; as if (See Bitten - ant)
- **covered** with ants; as if: m-arct zinc
- **crawling**; as if an ant were:
○ **In** the skin: sabad
• **Over** the skin: anan ign ph-ac pic-ac
• **Waist**; around the: tab
ASLEEP | **touched**; as if skin were asleep in places when: nux-v
ATROPHY: ars cocc graph sabad sulph thal
BATH; as if he were in a vapor: acon
BEDSORES (See Decubitus)
BEES stinging; as if (See Pain - stinging)
BITES of insects (See Stings; GENE - Wounds - bites)
BITING: *Agar* agn aloe alum alum-p alum-sil am-c *Am-m* ant-c arn bar-m bell berb borx bov *Bry* bufo *Calad Calc* camph canth caps carb-an *arb-v*

Biting: ...
Caust cham chel chin coc-c cocc *Colch* coloc **Con** dros **Euph** *Euphr Gamb* hell *Ip* kreos *Lach* **Led** *Lyc* lyss m-arct m-aust mag-c mang merc merc-c *Mez* mur-ac nat-c nat-m nat-p nicc *Nux-v Olnd* op pall petr ph-ac phel phos plat **Puls** ran-b ran-s rhod rhus-t ruta sel sep sil spig *Spong* stront-c *Sulph* syph tarent thuj verat viol-t zinc
- **night**:
  • **bed** agg; in: coc-c mag-c sulph
  : **sleep**; before: coc-c
- **ants** were biting; as if: gamb lach
- **chill**; during: gamb
- **fleas** were biting; as if: arg-met bell cact dulc graph merc mez nat-c nuph nux-v phos pulx sec sil staph syph tab tell teucr visc
○ **Abdomen**, arms and legs; on: thuj
• **Knee**; the: pall
: **Above** the knee: pall
- **insects** were biting; as if: cop
• **touched**; on the spot: antho
- **leeches** were biting; as if: carbn-s
- **nettles** were biting; as if: paeon
- **perspiration**; from: cham tarax thuj
- **scratching** agg; after: am-c *Am-m* bry calc canth carb-an carb-v carbn-s *Caust* chin con dros *Euph* hell ip kreos *Lach* **Led** *Lyc* m-arct mang merc *Mez* nat-c nat-m nux-v **Olnd** petr ph-ac **Puls** ran-b ruta sel sep sil *Spong Sulph* zinc zinc-p
• **changing** place on scratching: sulph
- **spots**, in: nat-m
- **vermin** were biting; as if: atro
BITTEN; as if:
- **ant**; by an: tarent
- **bug**; by a: kali-bi syph tell
- **insect**; by an: cop lycps-v
○**Abdomen**; on the: carb-ac
BLADDER rose under skin and burst; as if a: sil
BLOOD would start through skin; as if: aml-ns
BLOTCHES (See Eruptions - blotches)
BODY were under the skin; as if a foreign: bomb-pr
- **small** foreign bodies (See Foreign)
BRAN-LIKE, furfuraceous covering of skin (See Eruptions - scaly - bran-like)
BRUISED Pain (See Pain - bruised)
BUBBLING sensation: berb calc
BUGS; sensation of: *Cocain*
BURNING (= smarting): acet-ac **Acon** agar all-c alum alum-p alum-sil am-c am-m *Ambr* anac anan ant-c *Anthraci* **Apis** *Arg-met* **Arn Ars** ars-i asaf asar aur aur-ar aur-i aur-s bapt bar-c bar-m bar-s **Bell** bell-p berb beryl bism bov *Brom* **Bry** *Bufo* buth-a calad *Calc* calc-i *Calc-s* camph cann-s canth *Caps Carb-an Carb-v Caust* cham chel chin chinin-ar **Cic** clem **Cocc** coff colch coloc

Burning — Skin — Cicatrices

Burning: ...
con cop *Crot-t* cupr cycl dig dros *Dulc* elat eup-per *Euph* euph-l *Ferr* ferr-ar ferr-i ferr-p fl-ac *Form* graph grin guaj hell *Hep* hip-ac hist *Hyos Ign* iod kali-ar **Kali-bi** *Kali-c* kali-i kali-m *Kali-p Kali-s* kali-sula kreos **Lach** laur led *Lyc* m-ambo m-arct m-aust mag-c mag-m mang medus meny *Merc* merc-c *Mez* mosch mur-ac nat-ar nat-c *Nat-m* nat-p nit-ac *Nux-v* ol-an olnd *Op* par petr ph-ac **Phos** plat plb *Puls* rad-br *Ran-b* rhod **Rhus-t** ruta sabad sabin samb sang sars sec sel seneg *Sep* **Sil** *Spig* spong *Squil* stann *Staph* stram stront-c sul-ac sul-i sulfa **Sulph** tarent *Tarent-c* teucr thuj tril-p tub *Urt-u* vac valer verat verat-v vesp viol-o viol-t x-ray zinc
- **morning** | **bed** agg; in: carb-v
- **evening** | **rising** agg: mang
- **night:** *Ars Carb-v* cinnb clem *Con Dol Merc* nux-v *Olnd* rhus-t
- **coal** | **rash**; as if a glowing coal lay on: mez
- **coition**; after: agar
- **cold** water; after working in: thuj
- **fever**; during: petr
- **fire** were falling on body; as if sparks of: sec
- **flames**; as from: viol-o
- **fleabites**; burning as if from: merc
- **hand** has lain on; where: hyos
- **heated**; when getting: bry
- **itching** (See Itching - burning)
- **lying** | **amel:** mang
- **mental** excitement; from: *Bry*
- **mustard** plaster; as from: kali-c
- **nettles**; as from: calc-p cocc dulc **Urt-u**
- **parts** lain on: lyss manc *Sulph*
- **perspiration**:
  · **from**: acon **Ars** bell bry caps lach lyc merc **Mez Nat-c** petr phos puls *Rhus-t* **Sep** sil stann verat
- **scratching**; after: agar alum *Am-c* am-m ambr anac ant-c arn *Ars* ars-s-f bar-c *Bell* bov *Bry* calad calc calc-sil cann-s canth caps carb-an carb-v carbn-s **Caust** chel cic cocc coff con crot-t cycl dros *Dulc* euph graph *Hep* kali-ar kali-c kali-p *Kali-s* kali-sit *Kreos Lac-c* lac-d **Lach** laur *Led Lyc* m-ambo m-arct mag-c mag-m mang **Merc** mez mosch murx nat-c nat-m nat-s nit-ac nux-v *Olnd* par *Petr* ph-ac *Phos* pix plb psor puls ran-b rhod **Rhus-t** sabad sabin samb sars sel seneg **Sep Sil** spig spong *Squil* **Staph** stront-c **Sulph** thuj *Til* tril-p verat viol-t zinc zinc-p
  · **amel:** *Kali-n*
- **sleep** agg; after: *Urt-u*
- **sparks**; as from: agar arg-met calc *Calc-p* nat-m **Sec** sel
- **spots:** agar am-c *Am-m* apis *Ars* ars-s-f bell canth *Carb-v* caust chel croc cupr cycl eos ferr *Fl-ac* iod kali-ar *Kali-c* lach lyc mag-c mag-m *Merc Mez* nat-s **Ph-ac** plat *Rhus-t* sang sel *Sul-ac* **Sulph** tab thuj viol-o zinc
  · **wandering**: puls
- **sun**; as if burned from heat of: lach
- **touch**; on: *Canth* caust *Ferr* sabin
  · **cold** to touch; burning sensation, but really: sec

Burning: ...
- **vapor** were emitted from the pores of the body; as if burning: fl-ac
- **walking** agg: petr

BURNS (See GENE - Burns)
BURNT EASILY (See GENE - Sun - sunburn)
BURST; as if skin would: tarent
CALLOUS skin (See Hard - callosities)
CANCER: cund kali-ar kali-s rad-br x-ray
- **cicatrices**: graph
  · **operation**; from: graph
- **epithelioma**: acet-ac ars cund hydr kali-s kreos lap-a merc ran-b sep sil thuj

CHAPPING (↗ *Cracks*): Aesc alum alum-sil ant-c arn aur bry **Calc** calc-sil carbn-s cham *Cycl* **Graph Hep** *Kali-c* kreos *Lach* lyc mag-c mang merc nat-c nat-m nit-ac petr **Puls Rhus-t** ruta **Sars Sep** sil **Sulph** viol-t zinc

CHILBLAINS (See EXTR - Chilblains)

CICATRICES (↗ *Keloid*; GENE - Wounds - granulations; CHES - Abscess - mammae - threatening): bell-p calc-f carb-v caust crot-h dros *Fl-ac* gast glon graph hyper iod kali-bi kali-c kali-lach *Merc* mez naja nat-m nit-ac petr phos *Phyt* pyrog sabin *Sil* sul-ac syph thiosin vip
- **black**: asaf graph
- **bleeding**: *Lach* phos sep
- **blisters** form on cicatrices; (↗*Cicatrices*): mag-c
- **blue**: ant-c asaf *Bad* cench ferr lach lyss rhus-t sep sul-ac thuj
- **break** open: asaf *Borx* calc-p *Carb-an* carb-v *Caust* con croc *Crot-h* fl-ac glon *Graph Iod Lach* m-ambo nat-m *Nat-m* nit-ac **Phos Sil** sulph vip
  · **accompanied** by | **suppuration**: croc
  · **black**; become: asaf
  · **painful** | **burning**: sars
  · **sensation** as if: junc-c
- **brown**: crot-h lach
- **cracked**: kali-c
- **depressed**: carb-an *Kali-bi* kali-i sil syph
- **elevated**: *Bad* fl-ac
- **eruptions**; after: kali-br
- **green**: led
- **hard**: calc-f dros fl-ac *Graph* kali-bi sil
- **itching**: alum *Fl-ac* gast *Iod* led naja *Phos* sil
- **keloid** (See Keloid)
- **nodules**: fl-ac sil
- **operation**; after: arist-cl
- **painful**: all-c asaf aster both-ax calc *Carb-an* carb-v con crot-h eug graph *Hyper* kali-c kali-sil *Lach* lyss *Mag-m Nat-m* Nit-ac nux-v phos **Sil** staph sul-ac
  · **air** agg; in open: graph
  · **become** (See painful)
  · **burning**: ars *Carb-an* carb-v caust *Graph* hyper lach tell
  · **drawing**: graph phyt sep
  · **pressing**: carb-v kali-c petr sulph

1748   ▽ extensions | O localizations | ● Künzli dot

Cicatrices / Skin / Coldness

- **painful**: ...
  - **shooting** upwards: hyper
  - **sore**; become: caust *Fl-ac* graph nux-v **Sil**
  - **stinging**: *Carb-an* hyper *Sil Sul-ac*
  - **stitching**: calc chin mez petr *Sil* sul-ac thuj
  - **tearing**: carb-v graph petr sep
  - **touch** agg: calc hep puls
  - **weather**; change of: carb-an *Nit-ac*
- o **Bones**: mag-m
- **pimply**: fl-ac iod
- **purple**: asaf
  - **accompanied** by | **ulceration**: asaf
- **red**; become: ant-c bad cench *Fl-ac* **Lach** *Merc* nat-m sil stram *Sul-ac*
- o **Edges** around: *Fl-ac*
- **scaly**: fl-ac
- **sensitive**: staph
- **shining**: sil
- **tension**; in: kali-c lach
- **unsightly**: carb-an
- **veins**; studded with: asaf cench
- **vesicles**; surrounded by: *Fl-ac*
- **white**: kali-bi rad-br syph
  - **brown** scars turned white; old: berb

CLAMMY (See PERS - Clammy)

CLOTHING | agg: coc-c

COAL (See Burning - coal - rash)

COBWEB; sensation of a: arg-n

COLD:
- **agg**: agar *Hep* lac-d petr *Psor Rhus-t*
- **air** agg: psor
- **bathing** agg: *Ant-c* thuj

COLDNESS: abies-c acet-ac acon aeth agar agn ail alum alum-p alum-sil am-c am-caust am-m ambr amyg anac *Anan* ant-c ant-m *Ant-t* apis apoc arn **Ars** *Ars-i* ars-s-f asaf asar asc-c aur aur-ar aur-i aur-s bar-c bar-m bar-s *Bell* benz-ac bism borx both bov brach bry *Cact* calad **Calc** calc-i *Calc-p* calc-sil **Camph** cann-i cann-s canth *Caps* carb-ac carb-an *Carb-v* **Carbn-s** *Caust Cham Chel Chin Chinin-ar Cic* cimic cina cinnb cit-l cocc *Coff* coff-t *Colch* coloc con cory crat croc *Crot-h Cupr* cupr-ar cupr-n cupr-s cycl cyt-l **Dig** *Dios* dros dulc eup-pur euph euphr *Ferr* ferr-ar *Ferr-i* ferr-p gal-ac *Gamb* gels *Graph* guare *Hell* **Helo** hep hip-ac **Hydr-ac** hyos *Ign* inul *Iod* **Ip** *Jatr-c Kali-ar Kali-br Kali-c* kali-chl kali-m kali-n kali-p *Kali-s* kali-sil kali-sula **Kalm** kreos lac-d *Lach* lachn lat-m **Laur** *Led Lyc* lyss m-ambo m-arct **M-aust** mag-c mag-m mang med meny *Merc Merc-c Merc-cy* merc-sul *Mez* mosch mur-ac nat-ar nat-c nat-f nat-m nat-p nat-s *Nit-ac* **Nux-m** *Nux-v* oena ol-an olnd *Op* **Ox-ac** par petr ph-ac *Phos* phys *Phyt* pitu-p *Plat Plb Podo* puls pyrog ran-b ran-s rhod **Rhus-t** ruta sabad sabin *Samb* sang sars **Sec** sel seneg **Sep** *Sil* spig spong squil stann staph stram stront-c sul-ac sul-i **Sulph** *Sumb Tab* tarax teucr *Ther* thuj thymol valer **Verat** verat-v verb viol-t zinc zinc-p zinc-s zing

Coldness: ...
- **one** side | **convulsions**, during: *Sil*
- **left**: caust dros *Lach Sil*
  - **epilepsy**, before: *Sil*
- **evening**: dulc
- **night**: all-s *Ars Camph Carb-v* eup-per *Hyos Mosch* nit-ac phos
- **accompanied** by:
  - **dryness** of skin (See Dry - accompanied - coldness)
  - **hemorrhages**; passive (See GENE - Hemorrhage - passive - accompanied - skin)
- o **Heart**; complaints of the (See CHES - Heart; complaints - accompanied - skin - coldness)
- **alternating** with | **heat**: stram
- **coma**; with (See MIND - Coma - skin - coldness)
- **convulsions**; during: anan *Camph* caust cic *Hell* hyos mosch **Oena** op stram *Verat*
  - **side** of body; one (See one - convulsions)
- **diarrhea**; during: aeth *Camph Jatr-c Laur* tab *Verat*
- **eating**; after: camph ran-b
- **exercise**; during: plb *Sil* valer
- **fever**; during: *Camph Iod* kali-sula
- **icy** (↗GENE - Cold - feeling - icy): agar ant-t *Apis Ars* cact cadm-s *Calc* **Camph Carb-v** chinin-ar chlol cupr elaps hell *Helo* hydr-ac lachn *Lyc* med meny *Nat-m* nit-ac ol-an phos *Sec Sil* tarent valer *Verat*
  - **chill**; during: verat
  - **spots**; in: *Agar* arg-met *Par* petr **Verat**
- **injured** parts: **Led**
- **labor**; during: coff
- **marble**; as: lat-m
- **menses**:
  - **after**: graph
  - **before**: *Sil*
  - **during**: arg-n coff dig *Led Tab* thuj *Verat*
- **nausea**; with (See STOM - Nausea - accompanied - skin; STOM - Nausea - accompanied - skin - cold)
- **pain**; during: ars
- **pregnancy**; during: *Nux-m*
- **scratching**; after: agar mez petr
- **sensation** of: arn *Calc* caust chel kali-br lac-d malar *Merc Mosch* nat-m *Plat* puls *Rhus-t* sec *Verat-v*
- o **Under** skin: ip
- **sleep** | **during**: ambr
  - **spots**: *Agar* arg-met berb caust mez mosch *Par* petr plat tarent **Verat**
  - **scratching**; after: mez
- **stool**:
  - **after**: crot-t
- **suffering** parts: caps caust *Led* merc mez *Sil*
- **trembling**; with: mosch op
- **uncover**; must: *Camph* med *Sec*
- **vomiting** | **after**: asc-c
- o **Nerves**; along painful: *Led* merc sil
- **Upper** part of body: ip

COMEDONES (See FACE - Eruptions - comedones)

COMPLAINTS of skin: aethi-a aln ambr anac anag *Anan* ant-c anthraco *Apis* **Ars** asaf astac *Bell* berb-a bov bry bufo **Calc** caust chlol chrysar cic clem *Com Cop Crot-t* daph *Dol Dulc Euph* fuli *Graph* hep hera hydrc ichth lach *Lappa* lev lyc mag-s *Manc* menth **Merc** *Mez* nat-m nit-ac oena *Olnd* ov pall petr phos pip-m *Pix Prim-o Psor* puls rad-br *Ran-b* ran-s *Rhus-t* rhus-v sabad sars scroph-n sep sil staph stram sul-s *Sulph* tell thuj thyr titan tub ust verbe-o vesp vinc viol-o viol-t
- accompanied by:
  · **arthritis** (See GENE - Inflammation - joints - accompanied - skin)
  · **respiration**; asthmatic (See RESP - Asthmatic - accompanied - skin)
  · **sleeplessness** (See SLEE - Sleeplessness - accompanied - skin)
  ○ **Bladder**; complaints of the (See BLAD - Complaints of bladder - accompanied - skin)
  · **Kidneys**; complaints of (See KIDN - Complaints - accompanied - skin)
  · **Testes**; inflammation of (See MALE - Inflammation - testes - accompanied - skin)
- **alternating** with:
  · **gastrointestinal** complaints: graph
  · **internal** affections (See GENE - Complaints - internal - alternating - eruptions)
  · **other** symptoms: ant-c ars calad graph hep staph sulph
  ○ **Joints**; pain in (See EXTR - Pain - joints - alternating with - skin)
- **chronic**: eryth gali kali-ar
- **dirty** filthy people: sulph
- **eruptions**; after suppressed: psor
- **rheumatism**; after: dulc
- **syphilitic**: aln phos
○ **Folds** of skin: ars calc carb-v graph hep lyc merc morg-p *Nat-m* ol-an petr psor puls sel sep sil sulph
- **Mucocutaneous** borders: graph hep nat-p nit-ac petr psor *Sulph*
- **Sebaceous** glands: lyc psor raph sil sulph
- **Under** the skin: acon aesc agar alum arg-met bell brom cic coca cocain euph ip lach mag-m phos sec thuj zinc

CONDYLOMATA (See Excrescences - condylomata)

CONGESTION | **spots**; in: antip

CONTRACTION: alum am-m anac asar bell bism bry carb-v *Chin* cocc cupr ferr *Graph* kali-c kreos lyc merc nat-m nit-ac *Nux-v* olnd op par petr phos *Plat* plb puls ran-s rhod **Rhus-t** ruta sabad sec *Sel* sep sil spig stann stront-c sul-ac sulph zinc

CORD lay under the skin; as if a thin: euph

CRACKLING | **Under** skin: carb-v

CRACKS (↗*Chapping*): *Aesc* aloe alum alum-sil am-c *Ant-c* ant-t anthraci anthracin *Arn* ars ars-s-f *Aur Bad* bals-p bar-c bar-s benz-ac bov bry bufo cadm-s **Calc**

Cracks: ... calc-f calc-s *Carb-an* carb-v **Carbn-s** *Caust Cham* cist com corn-a *Cund Cycl* eug *Ferr* fl-ac **Graph** *Hep* hydr *Ign* iris kali-ar kali-bi kali-c *Kali-s* kali-sil *Kreos Lach* led *Lyc* mag-c mag-p maland *Mang* mang-act *Merc* merc-c merc-i-r merc-pr-r mez mur-ac *Nat-c Nat-m Nit-ac* olnd osm *Paeon* **Petr** phos pix *Psor* ptel **Puls** ran-b rat *Rhus-t* rhus-v ruta sanic **Sars** *Sed-ac Sep Sil* **Sulph** teucr viol-t x-ray xero *Zinc* zinc-p
- **burning**: petr sars zinc
- **deep**, bloody: alum graph *Merc* moni **Nit-ac Petr** psor puls rhus-v *Sars* sil *Sulph*
- **fetid**: *Merc*
- **humid**: aloe
- **itching**: merc *Petr*
- **linear**: moni
- **mercurial**: *Hep Nit-ac Sulph*
- **new** skin cracks and burns: *Sars*
- **painful**: *Graph* mang moni merc nat-ac petr rhus-v sars x-ray zinc
- **patterned**; geometrically: mez
- **skin** and mucous membranes meet; where (See mucocutaneous)
- **small**: merc-i-r
- **ulcerated**: bry merc
- **washing**; after: alum *Ant-c* bry **Calc** *Calc-s* cham hep kali-c lyc merc nit-ac psor *Puls* rhus-t sars **Sep Sulph** zinc
- **winter** agg: alum **Calc** *Calc-s* **Carbn-s** cist *Graph* merc **Petr** *Psor* sanic **Sep Sulph**
- **yellow**: merc
○ **Folds** of skin: mang
- **Mucocutaneous** borders: graph nit-ac paeon
- **Orifices** cracked: ant-c graph **Nit-ac** sulph

CRAWLING (See Formication)

CREEPING (See Formication)

CUTTING (See Pain - cutting)

CYSTS (See GENE - Tumors - cystic)

DECUBITUS (= becomes sore): *Agar* all-c am-c am-m ambr ang ant-c apis *Arg-n* **Arn** ars bapt bar-c bell bov bry bufo *Calc* calc-p camph canth carb-ac carb-an *Carb-v* caust cham **Chin** chinin-s chlol coff colch crot-h dros echi euph euphr fl-ac **Graph** *Hep* hippoz hydr *Ign* kali-ar kali-c kreos **Lach** lap-a *Lyc* m-arct mag-m mang *Merc* merc-c mez mur-ac *Nat-c* nat-m nit-ac nux-m nux-v olnd op paeon **Petr** ph-ac phos plb podo *Puls* pulx pyrog rhus-t ruta sanic sars sel **Sep Sil** spig squil *Sul-ac* **Sulph** ter *Tub* valer vinc vip zinc
- **children**; in: ant-c bar-c bell *Calc* carb-v **Cham** *Chin* ign kreos *Lyc* **Med** merc puls **Rhus-t** ruta *Sep* sil squil **Sulph**
- **gangrenous**: caust
○ **Folds**; in: graph lyc sulph

DENTITION agg; during: borx cham merc sulph

1750   ▽ extensions | ○ localizations | ● Künzli dot

Skin

Depigmentation

DEPIGMENTATION (See Discoloration - white - spots)
DERMATITIS (See Inflammation)
DERMATOGRAPHISM (See Discoloration - red - scratching - streaks)
DESQUAMATION (See Eruptions - desquamating)
DIRTY: allox *Apis* **Ars** bry *Caps* ferr ferr-pic guat iod merc nat-m petr phos **Psor** *Sanic* sec **Sulph** thuj
- **oily** oozing: *Psor*
- **odor**: *Psor*
 : **flesh**; of rotten: psor
 : **nauseating**: psor
 : **unhealthy**: *Psor*

DISCOLORATION:
- **blackish**: acon ant-c ant-t *Apis* *Arg-n* arn **Ars** asaf aur bapt carb-ac **Carb-v** chel *Chin* **Crot-h** cycl elaps ferr gels hell kreos *Lach* mag-m *Merc* merc-c nit-ac nux-v op ph-ac phos phyt **Plb** *Sec* sol-t-ae spig staph stram sul-ac verat
 - **pores**: sabin
 - **spots**: aeth anac arn *Ars* both cic *Crot-h* ferr *Lach* phos rhus-t sars sec *Vip*
- **bluish**: acon *Aeth* ail am-c ang *Ant-t Apis Arg-n* arn *Ars* aur aur-ar *Bapt* **Bell** bism *Brom* bry bufo cadm-s calc calc-sil *Camph* **Carb-an** **Carb-v** *Carbn-s* chin chinin-ar coca cocc con cop **Crot-c** *Crot-h* **Cupr** cur *Dig* elaps *Ferr-p* gels glon *Hydr-ac* kali-bi **Kali-br** kreos *Lach* lat-m *Laur* led mang merc *Merc-cy* mur-ac naja nat-m *Nux-m* **Nux-v** *Op* *Ox-ac* petr ph-ac phos *Phyt* plb puls rhus-t samb *Sec* sil spong *Stram* sulph syph *Tarent* tarent-c thuj thymol **Verat** *Verat-v* vip
 - accompanied by:
  : **pain | burning**: anthraci ars lach
 - **deep blue**: anthraci
 - **gray**: *Acetan*
 - **indurated**: *Sars*
 - **periodical | year**; every: *Crot-h*
 - **spots**: aeth *Agar* anan ant-c anthraci apis arg-n **Arn** *Ars* ars-s-f bad *Bapt* bar-c bar-m berb borx *Bry* calc **Carb-an** *Carb-v* chlol **Con** crot-c **Crot-h** dulc euphr *Ferr* hell *Hep* kreos *Lac-c* **Lach** laur *Led* **Lyc** *Mag-m* merc mosch nit-ac *Nux-m* *Nux-v* *Op* **Ph-ac** **Phos** *Plat* plb *Puls* rhus-t ruta *Sars* **Sec** *Sep* sil **Sul-ac** *Sulph* tarent tarent-c ter verat *Vip*
 : **eruptions**; after: abrot ant-t
 o **Affected** part: ars asaf aur carb-an con hep lach merc sec sil verat
- **bronzed**: tub
- **brown**: ant-c arg-n *Ars* aur bapt berb borx *Bry* calc-p cann-xyz carb-v carc chel crot-h hyos iod kreos *Lach* lyc lycps-v manc nat-m nit-ac op petr phos plb *Rhus-t* sec **Sep** staph *Sulph* thuj verat
 - **coffee** with milk: carc
 - **dark** brown: ars-h
 - **elevated**: caust
 - **inflamed**: ferr
 - **itching**: caust lyc sulph

Discoloration

Discoloration – brown: ...
- **liver** spots: am-c *Ant-c* ant-t *Arg-n* arn *Ars* ars-i ars-s-f *Aur* aur-ar bad borx bry cadm-s calc calc-p calc-s calc-sil canth *Carb-v Carbn-s* carc caul caust chel *Con* cop cor-r crot-h **Cur** dros *Dulc* ferr ferr-ar ferr-i graph *Hyos Iod* kali-ar kali-bi kali-c kali-p kali-s kali-sil **Lach** *Laur* led **Lyc Merc** *Merc-c* merc-i-r *Mez* nat-ar *Nat-c* nat-hsulo nat-m nat-p **Nit-ac** *Nux-v* petr *Phos Plb* psor puls ruta sabad **Sep** sil stann sul-ac sul-i **Sulph** tarent *Thuj Tub*
- **pigmentation** following eczematous inflammation: berb lach *Lyc* med merc merc-d *Nit-ac* sil sulph ust
- **spots**: bac card-m con crot-h iod lach lyc merc petr phos sanic sep sulph thuj
 : **coffee** with milk: carc
 : **eruptions**; after: berb
- **suppurating**: ferr
- **chloasma** (↗*FACE - Chloasma*): *Arg-n* aur cadm-s card-m **Caul•** cob cur guar laur **Lyc•** *Nat-hp* nux-v paull petr plb rob **Sep•** sulph thuj
- **coppery**: carb-an cor-r merc mez nit-ac *Rhus-t* syph
 - **spots**: benz-ac lach med nit-ac
 : **eruptions**; after: med
- **dark | spots** in old people (See spots - dark - old)
- **darkening**: pitu-p
- **dirty**: ars borx bry bufo caust *Ferr Ferr-i* ferr-pic *Iod* kali-ar merc *Nat-m Nit-ac* petr phos *Plb* **Psor** sec stram **Sulph** tarent *Thuj* tub
 - **gray** (↗*white - dirty*): *Iod*
 - **spots**: berb sabin *Sec*
- **dusky**: ail *Ant-t* arg-n ars ars-i *Bapt Calc-p* camph carb-v carb-v gels *Hell* kali-p lach merc *Nit-ac Nux-v Op* sec verat
- **silver** salts over a long period; from taking (= argyria): arg-n
- **gray**: *Acetan* arg-met dig kreos lach laur merc phos plb scarl sec tab tub-m tub-r zinc
 - **spots**: iod nit-ac
- **green**: bufo con cupr nat-s
 - **spots**: *Arn* ars *Bufo* carb-v **Con** crot-h kali-n *Lach* med nit-ac sep sul-ac verat vip
- **injuries**; remains long after: led
- **liver** spots (See brown - liver)
- **livid**: agar *Ail Ant-t* arn *Ars* cadm-s camph *Carb-an Carb-v* chin crat crot-h *Cupr Dig* hell ip kali-i lach *Laur Morph* mur-ac *Pyrog Sec* sul-ac *Tarent-c Verat* vip
 - **spots**: agav-a *Ail* bapt both *Morph* ox-ac sec *Sul-ac*
- **mottled**: ail am-c arn bapt bell bond *Carb-v* chlol cic con cop *Crot-h* glon kali-bi kali-m **Lach** led lil-t manc nat-m nux-m *Nux-v* ox-ac phos puls rhus-t sars sulph syph thuj *Verat-v*
- **chill**; during: arn crot-h kali-br *Nux-v* rhus-t
- **washing**; after: kali-c
- **orange**: elat
- **pale** (↗*Waxy*): *Acet-* am-c *Anan Apis Ars* ars-s-f bar-c bar-s **Bell** benz-ac borx **Calc** calc-p *Calc-s* calc-sil *Carb-ac* carb-an *Carb-v* carc caust *Chin Chinin-ar* **Cocc** *Con* crat *Cupr Dig* diph diphtox **Ferr** *Ferr-ar* Ferr-p

1751

Skin

Discoloration – pale

- **pale**: ...
  Fl-ac graph *Hell Helon* ign kali-ar kali-br *Kali-c Kreos* **Lyc** mang *Merc* **Merc-c** Nat-c Nat-m Nat-s **Nit-ac** *Nux-v* olnd op ph-ac *Phos* **Plat Plb Podo Puls** pyrog sabin sang **Sec** *Sep Sil Spig* staph *Sul-ac* **Sulph** sumb syph tab thuj tub valer **Verat** zinc zinc-s
  - **children**; in: calc
  - **spots**: lach
- **pink**: apis
  - **children**; in: cina
  : **nurslings**: acon
  - **spots**: apis bell cann-s carb-an carb-v cocc colch cop *Nat-c* rhod sars sep *Sil* tep teucr vip
- **purple**: acon *Ail Arn Ars* bapt camph carb-an *Carb-v Crot-h* **Cupr Dig** elaps *Ferr-p* ham kreos **Lach** laur led mang merc-cy mur-ac *Nux-v* **Op** ox-ac rhus-t sec sep sil sulph tarent tarent-c thuj toxo-g *Verat* **Verat-v**
  - **spots**: sec
  : **eruptions**; after: abrot
  - **suppression** of eruption; after: abrot
- **red**: *Acon* **Agar** agn ail *Am-c* anh ant-c **Apis** *Arn* **Bell** bell-p bov *Bry* bufo buth-a calc calc-p calc-sil camph canth caps carb-v celt chin chinin-s cinnb cob-n coc-c cocc coll *Com* con cop *Crot-c Crot-h Crot-t* cub cur cycl cypr dig *Dulc* euph euph-l euphr ferr-p **Graph** hist hyos ign kreos lach led *Lyc* m-ambo *Manc* **Merc** mez nat-f *Nat-m* nit-ac *Nux-v* olnd *Op* paeon petr *Ph-ac Phos* phyt pitu-p plb psor **Puls** rauw **Rhus-t** *Ruta Sabad* sec sep sil spong squil stann **Stram** sul-ac sulfa *Sulph Tarax* tell ter teucr til toxo-g tub vesp x-ray zinc zing
  - **accompanied** by:
    : **dropsy** (See GENE - Dropsy - general - accompanied - skin)
    : **perspiration**: rauw
  - **bee** stings; from: **Sep●**
  - **dark** red: tarent
  - **flush** over whole body; with: cub
  - **heat** | **with**: ars bell
  - **parts** on which he had been lying: petr
  - **scarlet**: am-c am-m bell chinin-s chlol *Croc Stram*
  - **scratching**; after: agar ail am-c ant-c arn ars *Bell* bov canth chin dulc gamb *Graph* ip kreos lyc mag-c mang *Merc* mez *Nat-m* nux-v *Olnd* op petr ph-ac *Phos* psor puls **Rhus-t** rumx ruta spong sulph tarax teucr urt-u
    : **streaks**: calc carb-v euph mez par ph-ac **Phos●** *Sabad* thal
  - **spots** (↗*FACE - Discoloration - red - spots):* acon aeth agar agn ail *Alum* alum-p **Am-c** am-caust am-m *Ambr* **Ant-c** ant-t *Apis Arn* **Ars** ars-i ars-s-f aur bar-c bar-s barbit **Bell** benz-ac *Berb* brom *Bry* buth-a calad **Calc** calc-i calc-sil canth caps *Carb-an Carb-v* carbn-s caust cham chel chin *Chlol* cinnb cist clem *Coc-c* **Cocc** coff *Con* cor-r croc crot-c *Crot-t* cupr *Cycl Dros Dulc* elaps ferr ferr-ar ferr-i *Graph* hep hyos iod *Ip Jug-c* kali-ar kali-c kali-i kali-n kali-s kali-sil **Lach** led *Lyc* m-ambo m-arct *Mag-c* mag-m mang **Merc** mez nat-ar nat-c nat-m nat-p **Nit-ac** nux-v oena ol-j op par *Petr Ph-ac* **Phos** phyt

Discoloration – spots

- **red – spots**: ...
  Pic-ac Plb ptel puls rhod *Rhus-t* **Sabad** *Samb* sars scol sec **Sep** *Sil* spong squil *Stann Stram* **Sul-ac** sul-i **Sulph** sumb *Tab Teucr* thuj verat vip zinc zinc-p
  : **air**; cold: sabad
  : **bathing**; after: *Am-c*
  : **soap**; with: **Sulph●**
  : **bluish** red: *Anthraci* apis *Ars Bell* calc *Cor-r* crot-h elaps *Lach* **Phos** phyt plb *Sul-ac*
  : **nodules** (↗*Eruptions - erythema nodosum):* lyss
  : **brownish** red: calc cann-s *Carb-v* **Nit-ac** *Phos* **Sep** thuj
  : **burning**: lyc sulph
  : **coppery**: alum *Ars* bad calc cann-s **Carb-an** carb-v *Cor-r* crot-t *Kreos* **Lach** led lyc merc *Mez Nit-ac* phos phyt *Rhus-t* ruta syph ust *Verat*
  : **desquamation**; after: *Carb-an* chol
  : **syphilitic**: *Carb-an* carb-v *Cor-r* kali-i lyc merc nit-ac sulph
  : **coral-colored**: cor-r
  : **dark** red: bell cor-r
  : **desquamation**; after: *Carb-an Fl-ac*
  : **eruptions**; after: arum-t
  : **fiery** red: acon bell ferr-ma stram
  : **flesh** is thin over bones; where: ph-ac
  : **itching**: cocc con dulc graph lyc
  : **moist**: crot-t
  : **pale** red: *Apis Arn* nat-c phos *Sil* teucr
  : **red** wine; like: *Cocc* **Sep**
  : **rose-colored** (See pink - spots)
  : **scarlet**: acon **Am-c** am-m antip arn *Ars* bar-c **Bell** *Bry* **Carb-an** carb-v caust cham coff *Croc* dulc euph hep *Hyos* iod ip lach **Merc** ph-ac phos rhus-t *Stram* **Sulph**
  : **smooth**, indurated: *Carb-an*
  : **violet**: con ferr nit-ac phos verat
  : **warmth** agg: fl-ac
  - **swelling**; with: celt tarent
  ○ **Orifices**: aloe nit-ac pyrog *Sulph*
- **spots**: agar crot-h morb thuj
  - **burnt**; as if: ant-c *Ars* carb-v caust *Cycl* euph hyos kreos rhus-t sec stram
  - **dark** spots:
    : **eruptions**; after: sulph
    : **old** people; in●: ars aur bar-c *Carb-an Con Lach Lyc* op *Sec*
  - **fleabites**; like: *Acon* ant-t bell dulc graph *Jug-c* mez pall sec stram
  - **glistening**: *Calc* phos
  - **lenticular**: calc rhus-t vip
  - **moist**: ant-c ars carb-v *Crot-t Hell* kali-c lach sel *Sil Sulph* tarax
  - **periodical** | **year**; every: *Crot-h*
  - **scratching**; after: *Am-c* ant-c bell calc cocc cycl graph mag-c mang merc nit-ac ph-ac *Phos Rhus-t* sabad sep sil sul-ac **Sulph** tell verat

1752 ∇ extensions | ○ localizations | ● Künzli dot

Discoloration – spots / Skin / Discoloration – yellow

- **small**: ant-t bry lach led lyc merc op rat squil *Sul-ac* vip
- **smarting**: bry *Ferr* fl-ac hep *Led* nat-m ph-ac *Puls* sil verat
- **smooth**: carb-an carb-v cor-r lach mag-c petr sumb
- **star** shaped: stram
- **stinging**: canth chel lach lyc merc *Nit-ac Puls* **Sil**
- **streaks**: all-c apis *Bell* bufo carb-v euph *Hep* merc mygal ph-ac *Phos* sabin sil sulph
- **violet**: bell *Verat*
  - **gray**: *Acetan*
- **white**: **Apis Ars** ars-s-f calc carb-v cob-n *Fl-ac* **Kali-c** lac-c mica *Nat-c* nat-f nat-m nit-ac pitu-p sil sumb zinc-p
- **dirty** (↗ *dirty* - *gray*): *Caust*
- **milky**: nat-c
- **spots** (↗ *Eruptions* - *herpetic* - *circinate; Vitiligo; Eruptions* - *pityriasis versicolor*): *Alum* am-c ant-t **Ars** ars-s-f *Aur Berb Calc* calc-f calc-sil carb-an coca graph ign *Merc* **Mica** *Nat-c* nat-m nit-ac *Phos* sel **Sep Sil** *Sulph* zinc
  - **bluish**; becoming: *Calc*
  - **borders**; with dark: *Calc*
  - **children**; in: merc sep
- **wine** colored (See red - spots - red)
- **yellow** (= jaundice, etc.): acal acetan **Acon** aesc agar agar-ph agn *Aloe* alum alum-p alumn *Am-m Ambr* anders *Ant-c* anti-t *Ant-t* arg-n *Arn Ars* ars-i asaf astac *Aur* aur-m-n aur-s barbit *Bell Berb* blatta-a bov brom *Bry* bufo cadm-s **Calc** calc-ar *Calc-p* calc-s calc-sil calen cann-s *Canth* **Carb-v** carbn-s **Card-m** cas-s *Caust* cean cedr *Cham* **Chel** chelo chen-a chim **Chin** *Chinin-ar* **Chion** chol cina coca cocc **Con** convo-s *Corn* corn-f croc **Crot-h** cupr *Dig* diph-t-tpt *Dol* dulc elaps elat eup-per euph fab fel *Ferr* ferr-ar *Ferr-i* ferr-pic fl-ac gels graph *Guat* hed hell *Hep* hier-p hip-ac *Hydr Ign* ilx-a ins **Iod** iris *Jug-c* kali-ar kali-bi kali-c kali-i kali-m kali-p *Kali-pic* kali-s kali-sil **Lach** lact laur *Lept* leptos-ih lina lipp **Lyc** mag-m mag-s malar mang mang-act med **Merc** *Merc-c* merc-d mur-ac myric nat-ar nat-c nat-ch nat-f *Nat-m* nat-p **Nat-s Nit-ac Nux-v** olnd *Op* oscilloc ost petr ph-ac **Phos** pic-ac **Plb** plb-xyz *Podo* psor **Ptel Puls** quas ran-b rheum rhus-t ric rumx ruta sabad *Sang* saroth *Sec* **Sep** *Sil Spig* still sul-ac sul-i sulfa **Sulph** tab tarax tarent ter thuj tinas toxo-g trinit verat vip yers *Yuc*
- **accompanied** by:
  - **apyrexia**: ars bol-la card-m nux-v podo
  - **catarrh**: mag-s
  - **constipation**: chion
  - **dropsy**; external (See GENE - Dropsy - external - accompanied - skin - discoloration)
  - **dryness**: sang
  - **flatulence**: carb-v cham chin ign lyc nit-ac nux-v plb sep
  - **hemorrhages** (See GENE - Hemorrhage - accompanied - skin)
  - **itching**: *Dol Hep*
  - **stones**; obstruction with: chel

- **yellow** – **accompanied** by: ...
  - **stool**; alternately black and white: aur-m-n
  - **vomiting** (See STOM - Vomiting - accompanied - skin)
  - **Abdomen**; itching of: cham
  - **Brain**; complaints of the (See HEAD - Brain; complaints of - accompanied - skin)
  - **Heart**; complaints of the (See CHES - Heart; complaints - accompanied - skin - discoloration)
  - **Liver**:
    - **congestion** of (See ABDO - Congestion - liver - accompanied - skin)
    - **enlargement** of (See ABDO - Enlarged - liver - accompanied - skin - discoloration)
    - **inactivity** of (See ABDO - Inactivity - liver - accompanied - skin)
    - **induration** of (See ABDO - Hard - liver - accompanied - skin - discoloration)
    - **pain** (See ABDO - Pain - liver - region - accompanied - skin)
  - **Lungs**; inflammation of (See CHES - Inflammation - lungs - accompanied - skin)
  - **Portal** congestion (See ABDO - Portal - accompanied - skin)
  - **Tongue**:
    - **mucus**; white: *Dig*
    - **white** discoloration of the tongue: *Iod* **Merc** *Myric Nux-v*
- **anger**; after: acon *Bry* cham *Nat-s* **Nux-v**
- **bile**; from deficiency of: iris
- **brain** disease, with: phos
- **catarrhal**: am-m *Chel Chin* chion dig *Hydr Lob Merc* nux-v podo
- **children**, new born●: *Acon Bov* cham chel *Chin* elat *Lup Merc* merc-d myric *Nat-s Podo* sep toxo-g
  - **anger**, with: nat-s
- **chronic**: aur chel chol con corn iod phos
- **cider**, from: chion
- **convulsions**:
  - **with**: agar
- **dark** yellow: iod
- **diarrhea**:
  - **after** | **agg**: chin
  - **during**: dig
- **emotions**; from: acon bry *Cham* lach nux-v vip
- **fright**; after: acon
- **fruit**; from unripe: rheum
- **heat**; during: card-m chel *Ferr* lach *Nux-v* vip
- **hemolytic**: hir
- **intermittent** fever; after: am-c *Ars Chinin-s Con* ferr nat-c *Nat-m Nux-v Sang* **Sep** *Tub*
- **loss** of vital fluids; from: chin
- **malignant**: acon *Ars* crot-h lach merc *Phos*
- **masturbation**; after: chin
- **menses**, from suppressed: chion *Phos*
- **mortification**; after: bry *Lyc*
- **nervous** excitement; from: phos
- **pregnancy** agg; during: acon aur phos
- **rich** food agg: carb-v

All author references are available on the CD 1753

Discoloration – yellow

- **rings**: *Nat-c* nat-m
- **sallow** (= grayish greenish): cadm-s
- **sexual** excess; after: chin
- **spots**: alum-sil ambr ant-t **Arn** ars aur-ar calc-i canth **Con** crot-c cur dol elaps **Ferr** hydrc iod kali-ar kali-c *Lach Lyc Nat-c* nat-p nux-v **Petr Phos** plb *Psor* ptel *Rhus-t Ruta* sabad **Sep** stann sul-i **Sulph** *Thuj* vip
  - **brownish**: sep
  - **green**; turning: con
  - **old** people; in: lyc
- **sudden** attacks: crot-h
- **summer**; every: chinin-ar *Chion*
- **toxic**: crot-h
- **vexation** agg: *Cham* kali-c *Nat-c Nat-s*

DRAWING:

- **cobweb**, or dried albuminous substance, withered and dried up; as from aarg-n
- **inward**; as if skin were drawn: rat

DRIED ALBUMINOUS SUBSTANCE | sensation; of
(See Drawing - cobweb)

DRY (⟶*FACE - Dryness*): *Acon* acon-f aeth agar *Alum* alum-p alum-sil *Am-c* ambr ant-c *Ant-t Anthraci Apis* arg-met arg-n *Arn* **Ars** *Ars-i* asaf bapt bar-c bar-m **Bell** *Bism* borx bov **Bry** bufo cain *Calad* **Calc** calc-i calc-s calc-sil *Camph Cann-s* canth carb-an *Carb-v Carbn-s* caust **Cham Chel Chin** *Chinin-ar* cina clem cocc *Coff* **Colch** coloc con convo-s cortico cortiso *Crot-h* diph **Dulc** *Eup-per* **Ferr** ferr-ar ferr-i ferr-p fl-ac gels *Graph* guat hell hep *Hydr-ac* hydrc *Hyos* ign *Iod Ip* jab **Kali-ar** **Kali-c** kali-i kali-m kali-n kali-p kali-s kali-sil kreos *Lach* laur **Led** *Lith-c* **Lyc** m-ambo m-aust *Mag-c* mag-m maland malar mang meli menis *Merc* merc-c mez mosch mur-ac *Nat-ar Nat-c Nat-m* nat-p nat-s *Nit-ac* nit-s-d **Nux-m** nux-v **Olnd Op** par *Petr* **Ph-ac** *Phos Phyt* pilo pitu-p *Plat* **Plb** polyg-h *Psor* ptel **Puls** ran-b ran-s rauw rhod *Rhus-t* rumx ruta *Sabad* samb sang sanic sars **Sec** *Seneg Sep* **Sil** Skook spig *Spong* **Squil** *Staph* **Stram** stront-c sul-ac sul-i **Sulph** *Sumb* tab **Teucr** thuj thyr tril-p tub tub-m tub-r uran-n ust v-a-b vac valer vario *Verat* **Verb** *Viol-o* viol-t visc vit-b-x zinc
- **morning** | **bed** agg; in: mag-c
- **night**: nat-c
- **accompanied** by:
  - **coldness** of skin: camph nux-m
  - **dropsy** (See ABDO - Dropsy - ascites - accompanied - skin; GENE - Dropsy - external - accompanied - skin - dry)
  - **fever**; dry (See FEVE - Dry - skin)
  - **inflammatory** fever (See FEVE - Inflammatory - skin)
- ○ **Mucous** membranes | **discharges**; increased (See GENE - Mucous secretions - increased - accompanied - skin)
- **burning**: acet-ac **Acon** alum am-m ambr anac ant-c ant-t *Apis* arg-met *Arn* **Ars** ars-s-f bar-c bar-m bar-s **Bell** bism **Bry** *Calc* camph cann-s canth caps carb-v carbn-s

Skin

Dry – burning: ...
caust cham *Chel* chin clem *Cocc Coff* colch coloc con croc cupr cycl *Dulc* ferr glon graph *Hell* hep hyos ign ip *Kali-ar Kali-c* kali-n kali-s kreos **Lach** laur **Led Lyc** m-ambo m-arct m-aust mag-c mang *Merc* mosch mur-ac nat-c nat-m nat-p *Nit-ac* nux-m **Nux-v Op** par *Ph-ac* **Phos** phyt **Puls** ran-b rheum rhod *Rhus-t* ruta sabad sabin *Samb Sec* sel *Sep Sil* spig spong *Squil* **Stann Staph Stram** stront-c sul-ac *Sulph* tarax thuj *Valer* verat viol-t visc zinc zinc-p
- **cracking**; as if: murx
- **fever**; during: acon bell *Ip Op* pyrog
  - **alternating** with | **perspiration** (See FEVE - Dry - alternating - perspiration)
- **hot**: cic iod tell tril-p ust
- **parchment**; like: *Ars* sabad
- **perspire**; inability to (⟶*Inactivity*): acet-ac acon *Aeth Alum* am-c ambr *Anac* apis apoc arg-met arg-n arn **Ars** *Ars-i* **Bell** *Berb-a* bism bry calc calc-sil cann-s *Cham Chin* coff **Colch Con** crot-t cupr *Dulc Eup-pur* **Graph** hyos iod ip kali-ar **Kali-c** kali-i kali-s kali-sil lach laur **Led Lyc** mag-c *Maland* merc merc-c nat-c nat-m nit-ac **Nux-m** nux-v olnd op *Petr Ph-ac* phos plat **Plb** plb-m *Psor* puls *Rhus-t* sabad *Samb Sec* sel seneg sep **Sil** spong **Squil** *Staph* sulph teucr thuj thyr verb viol-o
- **exertion** agg: arg-met *Calc Nat-m* **Plb**
- **pollution**; after: bar-c
- **rough**: hep iod *Lith-c* merc nat-c sil sulph
- **sensation** as if skin had dried: tub
- **sensation** of dryness: *Alumn* camph
- **sleep**; during: thea
- ○ **Single** parts: acon alum *Bell* bry graph kali-bi *Lyc Nat-m* **Nux-m** petr *Phos* **Puls** rhus-t stram **Sulph** verat

ECCHYMOSES (⟶*Purpura; GENE - Hematoma*): aeth ancis-p anth arg-n **Arn** ars bad bar-c bar-m bell bell-p both both-ax *Bry* calc canth *Carb-v* carc cench cham chin chlol chlor cic cloth coca *Con* crot-c *Crot-h* dulc erig euphr *Ferr* flav ham *Hep Hyper* iod kreos *Lach* laur **Led** *Mag-m* mill mur-ac nat-m *Nux-v* par petr **Ph-ac Phos** plb **Puls** pyrog rhus-t ruta **Sec** solid stront-c **Sul-ac** *Sulph* suprar *Tarent Ter Thlas* verbe-o vip
- **blow**; from the slightest: agar arn flav
- **periodical** | **year**; every: crot-h
- **spots**: morb tarent

ELASTICITY; want of (See Inelasticity)

ELECTRIC | sparks; sensation as from electric
(⟶*Sticking - electric*): agar *Arg-met* calc *Calc-p* nat-m **Sec** Sel

ERUPTIONS

ERUPTIONS (⟶*FACE - Eruptions*): acet-ac *Acon* acon-c aeth agar agn agri alum alum-sil alumn *Am-c* am-m ambr anac ang *Ant-c* ant-t anthraci *Apis* aq-mar aran arg-met arn **Ars Ars-i** ars-s-f arund asaf asar aster aur aur-s **Bar-c** bar-m bell bism borx bov brom *Bry* calad **Calc** calc-i **Calc-s** camph cann-s canth caps *Carb-an Carb-v Carbn-s* **Caust** cham chel chin chinin-ar chinin-s chlor *Cic* cimic cina *Cist* clem cob cocc coff **Colch** coloc **Con** cop cor-r crat croc

Eruptions

▽ extensions | ○ localizations | ● Künzli dot

| Eruptions | Skin | Eruptions – blotches |

Eruptions: ...
Crot-t cub cupr cupr-act cupr-ar *Cycl* dig dros *Dulc* elaps ery-m euph euph-a euphr fago ferr fl-ac *Graph* guaj guare *Hell* hep hyos ign iod *Ip* **Jug-c Jug-r** *Kali-ar* kali-bi *Kali-br* **Kali-c** kali-i kali-m kali-n kali-p **Kali-s** *Kreos* lac-ac lacer lach lact lappa laur led **Lyc** m-ambo m-arct m-aust mag-c mag-m mag-s **Manc** mang meny **Merc Mez** morb morph mosch mur-ac *Nat-ar* nat-c **Nat-m** nat-p nat-s *Nit-ac* nux-m nux-v *Olnd* op ox-ac par **Petr** ph-ac phos phys pix plat plb **Psor Puls** ran-b ran-s rheum rhod **Rhus-t** *Rhus-v* ric *Rumx* ruta sabad sabin samb sarr sars sec sel seneg **Sep Sil** solid spig spong squil stann *Staph* stram stront-c sul-ac *Sul-i* **Sulph** syph tarax tax tell tep teucr *Thuj* thymol tub valer verat verb *Viol-t* wies zinc zinc-p
- left side; worse on the: nat-f
- **afternoon** | 16 h; starting up: lyc
- accompanied by:
  · diarrhea in summer (See RECT - Diarrhea - summer - accompanied - eruptions)
- acne (➚*FACE - Eruptions - acne)*: aster bar-c bell carb-v cycl graph **Hep Kali-br** *Merc* nux-v sel sep sul-i sulph
  · accompanied by | emaciation (See GENE - Emaciation - accompanied - acne)
  · black: ars aster
  · chronic: lappa
  · hard: ars-i
  · painful | sore: arn
  · pustular: calc-hp
  : menses; during: kali-br
  · seasons | summer: bov
  · women; in young: cycl
- air amel; if covered from the: carc
- alternating with:
  · asthma (See RESP - Asthmatic - alternating - eruptions)
  · complaints; other: ant-c ars *Calad* graph hep *Rhus-t* staph sulph
  · cough (See COUG - Alternating - eruptions)
  · diarrhea (See RECT - Diarrhea - alternating - eruptions)
  · digestive complaints: graph
  · dysentery (See RECT - Dysentery - alternating - eruptions)
  · internal affections (See GENE - Complaints - internal - alternating - eruptions)
  · respiratory symptoms (See RESP - Complaints - alternating - eruptions)
  o Chest; tightness of (See CHES - Oppression - alternating - eruptions)
  · Limbs; pain in (See EXTR - Pain - alternating with - eruptions)
- angioedema (➚*urticaria; FACE - Eruptions - angioedema; FACE - Swelling - lips - angioedema)*: agar *Anac* antip apis bacls-7 bol-lu hell hep kali-i pitu-p prot santin vesp
- angioma (➚*Spider*): lyc sulph

- anthrax (See carbuncle)
- antibiotics; from (➚*GENE - History - antibiotics)*: rhus-v
- appear (See break - sensation)
- bathing | agg: ant-c
- biting: *Agar* agn alum alum-p am-c *Am-m* ant-c arn ars bell borx bov *Bry Calc* calc-sil camph canth caps carb-an carb-v carbn-s *Caust* cham chel chin cocc *Colch* coloc con dros **Euph** hell *Ip Lach* **Led** *Lyc* m-arct m-aust mag-c mang merc *Mez* mur-ac nat-c nat-m nux-v *Olnd* op petr ph-ac phos plat **Puls** ran-b ran-s rhod *Rhus-t* sel sil spig *Spong* still stront-c *Sulph* thuj til verat viol-t
  · night: ars
- blackish: ant-c **Ars** asaf *Bell Bry* chin con crot-h hyos *Lach* mur-ac nit-ac ran-b *Rhus-t Sec* sep *Sil* spig *Still* vip
- bleeding: aeth alum alum-m ant-t apis ars bry calc dulc euph hep kali-ar kali-c kali-n *Lach* lyc mang med **Merc** merc-c *Nit-ac* olnd *Par Petr Psor Sep* **Sulph**
  · scratching; after: alum *Ars* ars-s-f arum-t *Bov Calc* chin cocc cupr-ar *Dulc Lach Lyc* mez nux-v petr *Psor* **Sulph** *Til*
- touch agg: nit-ac
- blisters: ail all-c alum alum-sil am-c *Anac* **Ant-c** apis *Ars* ars-s-f aur aur-ar aur-s borx bry *Bufo* canth carb-an carbn-s **Caust** *Cham Clem* crot-h *Dulc Graph* hep *Kali-bi Kali-c* kali-s kali-sil lach *Mag-c* med **Merc** nat-ar *Nat-c* nat-m nat-s nit-ac *Petr* prim-o *Ran-b Ran-s* **Rhus-t** rhus-v sec *Sep Sil Sulph* urt-u verat vip zinc
  · blood filled: lach sec
  · burn; as from a: ambr aur bell *Canth* carb-an clem lyc nat-c phos sep sulph urt-u
  · burning: ran-b rhus-t
  · itching: crot-t kali-i kreos mag-c *Nat-m* ran-b rhus-t rhus-v
  · syphilitic: kali-i syph
- blotches: aloe anac *Ant-c* arn *Ars* ars-s-f *Asaf* bar-c *Bell* berb *Bry* calc caps chel chlol cocc coff con croc *Crot-h* crot-t dulc fl-ac hell *Hep Hyos* ign kali-ar kali-bi kali-c kali-sil kreos *Lach* **Led** lyc *Mag-c Mang Merc* nat-c nat-m *Nit-ac Nux-v* op *Petr* ph-ac *Phos Puls Rhus-t Rhus-v* ruta sabin samb-c *Sars Sec* sel sep *Sil* spig *Squil* staph stram sul-ac sulph *Urin* valer verat vip
  · indurated: am-m phos sars
  · inflamed: hep mang *Merc Phos Sil*
  · irregular: arg-n
  · itching, oozing: **Graph** sul-ac
  · red: arg-n carb-v crot-t fl-ac merc mur-ac op phos sul-ac urt-u
  : desquamating: fl-ac
  : elevated: fl-ac *Rhus-t*
  : scratching; after: kali-c lach lyc mang merc nat-c nit-ac op rhus-t spig verat zinc
  · stinging: *Petr* sars stram zinc
  · syphilitic: calo
  · watery: graph mag-c
  · yellow: ant-c sulph

All author references are available on the CD   1755

Eruptions – bluish · Skin · Eruptions – carbuncle

- **bluish**: ail ant-t carb-an carb-v cupr dig hydr-ac nux-v op ox-ac verat vip
  - **black**: *Arg-n* ars bell con kali-chl *Lach Ran-b* rhus-t
  - **dark**: *Ail* arg-n *Crot-h Lach Ran-b* sars *Sulph*
- **boils** (⬈*carbuncle*): abrot achy-a aeth agar aloe alum alum-p alum-sil alumn am-c am-m ambro *Anac* anan *Ant-c* ant-t anth *Antho* anthraci *Apis* **Arn** *Ars Ars-i* ars-s-f ars-s-r aur aur-ar aur-s *Bar-c* **Bell** bell-p brom bry bufo cadm-s *Calc* calc-chln calc-hp calc-i *Calc-m* calc-p *Calc-pic Calc-s* calc-sil carb-an carb-v carbn-s carc caust chin chinin-ar cist coc-c cocc colch *Con Crot-h* dulc echi elaps elat *Euph Ferr-i* gels glon *Graph* **Hep** hippoz *Hyos Ichth* ign ins *Iod* iris jug-r kali-bi *Kali-i* kali-n kreos **Lach** lappa laur *Led* **Lyc** m-ambo mag-c mag-m maland mand mang-coll med **Merc** mez mur-ac nat-ar nat-c *Nat-m* nat-p nat-sal *Nit-ac* nux-m *Nux-v* ol-myr op oper osteo-a *Petr Ph-ac Phos Phyt* pic-ac *Psor* puls pyrog rhus-r **Rhus-t** rhus-v sabin sapin sars *Sec Sep Sil* sol-a spong stann *Staph* staphycoc stram strept-ent strych-g *Sul-ac* sul-i **Sulph** tarent *Tarent-c Thuj* tub *Urin* vesp viol-t zinc zinc-o zinc-p
  - **right** side: osteo-a
  - **accompanied** by:
    - **diabetes** (See GENE - Diabetes mellitus - accompanied - boils)
    - **impotence**: pic-ac
  - **another**, as soon as the first boil is healed; succeeded by: nat-p sil sulph
  - **beginning stage**: bell
  - **blood** boils: alum alum-p anthraci arn ars *Bell* bry *Calc* crot-h euph hyos *Iod* iris kali-bi lach *Led* Lyc mag-c *Mag-m* Mur-ac *Nat-m* nit-ac ph-ac **Phos** pyrog sep sep *Sil* sul-ac sul-i sulph thuj visc zinc
  - **blue**: *Anthraci* bufo crot-h lach tarent
  - **burning**: *Antho* **Anthraci** ars carb-v lach sil tarent tarent-c
  - **children**; in: mag-c
  - **chronic**: stram
  - **crops** (⬈*small - crops*): anthraci echi ferr-i lappa *Sil* sulph syph
  - **edema** around: crot-h
    - **blood**; with black, non coagulable: crot-h
  - **foul** smelling: lach
  - **injured** places: *Dulc*
  - **itching**: *Kali-br*
  - **large**: ant-t *Apis* bufo *Hep* hyos *Lach Lyc* merc nat-c *Nit-ac* nux-v phos sil viol-t
  - **menses**; during: merc
  - **painful**: arn Hep
  - **periodical**: anthraci **Ars** hyos *Iod* **Lyc**● *Merc* nit-ac phos phyt sil staph **Sulph**●
  - **purple**: lach
  - **pus**:
    - **greenish**: *Sec*
  - **receding**: lyc
  - **recurrent** (See GENE - History - boils)
  - **slowly**:
    - **maturing**: hep sanic sil sulph

- **boils**: ...
  - **small**: abrot **Arn** bar-c bell-p dulc *Fl-ac* **Kali-i** lappa *Lyc* m-ambo mag-c mag-m nat-m nux-v pic-ac sec sulph tarent tub viol-t zinc
    - **crops** (⬈*crops*): anthraci arn bell-p *Kali-br* sulph tarent-c
  - **smallpox**; after: *Hep* phos sulph
  - **spring**; in: bell *Crot-h Lach*
  - **stinging**:
    - **touch** agg: mur-ac sars sil
  - **vaccinations**; from: sil thuj
  - **warm** bed agg: merc-sul
- **break** out:
  - **fails** to break out; when an eruption (⬈*rash - slow; slow; suppressed*): *Ail* am-c ant-t apis ars asaf *Bry* cupr dulc ip petr ph-ac psor *Stram Sulph Zinc*
  - **sensation** as if an eruption would break out: lachn pop samb
- **brownish**: anag dulc nit-ac ph-ac phos puls syph
- **burning**: acon agar alum alum-p alum-sil *Am-c* am-m *Ambr* anac ant-c ant-t anthraci **Apis** arg-met arn **Ars** ars-s-f aur aur-s bar-c bar-s *Bell* berb bov *Bry* bufo calad *Calc* calc-p *Calc-s* calc-sil cann-s canth caps **Carb-ac** *Carb-an Carb-v Carbn-s* **Caust** chin chinin-ar **Cic** *Clem* cocc coff colch com *Con* corn crot-t cub dig dulc euph gast **Graph** guaj hell *Hep* ign jug-c kali-ar *Kali-bi* **Kali-c** kali-i kali-n kali-s kali-sil kreos *Lach* laur led *Lyc* m-ambo m-arct m-aust mang medus *Merc Mez* mosch nat-ar nat-c nat-m nat-p nit-ac *Nux-v* olnd par petr ph-ac *Phos* plat plb *Psor Puls* rad-br *Ran-b* **Rhus-t** sabad sars seneg sep *Sil* spig spong squil stann *Staph* stram stront-c *Sulph* tarent-c teucr thuj urt-u verat viol-o *Viol-t* zinc zinc-p
  - **night**: ars caust *Merc* **Rhus-t** staph til
  - **air** agg; in open: led
  - **cold** washing agg; after: clem thuj
  - **rubbing**; after: sars
  - **scratching**; after (See Burning - scratching)
  - **touch** agg: cann-s canth *Merc*
  - **washing**; when: *Merc*
- **carbuncle** (⬈*boils*): acon agar ant-t **Antho** *Anthraci* **Apis Arn Ars** ars-s-f asim **Bell** both bov bry *Bufo Calc-chln* calc-s calen caps carb-ac carb-an *Carb-v Chin* coloc *Crot-c Crot-h* cupr-ar *Echi* euph *Hep* hippoz *Hyos* ins iod jug-r kali-p kreos *Lach* **Lappa** led **Lyc** merc mur-ac myris nit-ac op ph-ac phyt pic-ac pyrog *Rhus-t* sang *Scol Sec* ser-febr-s *Sil* staphycoc stram strych-g sul-ac *Sulph* tarent *Tarent-c*
  - **accompanied** by:
    - **diabetes** (See GENE - Diabetes mellitus - accompanied - carbuncles)
    - **pain**; bursting: vip
  - **burning**: *Anthraci Apis Ars* coloc *Crot-c* crot-h hep **Tarent-c**
  - **chronic**: stram
  - **first** stage: echi rhus-t
  - **foul** smelling: anthraci lach
  - **purple** | **vesicles** around; with small: *Crot-c* **Lach**

| Eruptions – carbuncle | Skin | Eruptions – desquamating |

- **red**:
  : bluish red: lach
  : scarlet red: apis bell
- **stinging**: **Apis** carb-an *Nit-ac*
- chancres *(➚GENE - Chancre)*: merc-i-r
- **chemicals**; from | **tar** and petroleum chemicals: *Petr*
- **chickenpox**: acon **Ant-c** *Ant-t* apis ars asaf *Bell* bry canth *Carb-v* caust coff con cycl *Dulc* hyos ip kali-m *Led Merc* merc-c nat-c nat-m **Puls** rhus-d *Rhus-t* sec *Sep* sil **Sulph** syc *Thuj* tub urt-u vac vario
- **painful** on pressure: ant-c
- **children**; in | **newborns**; in: dulc tub
- **chronic**: mang sul-i syph vac
- **clustered**: *Agar* alum *Calc* crot-t nat-m ph-ac ran-b rhus-t staph tell verat
- **coalescent** (See confluent)
- **cold**:
  - **air**:
  : **agg**: *Apis* caust dulc kali-c mang *Nit-ac* **Rhus-t** rhus-v *Rumx Sars* sep
  : **amel**: calc hep
  - **applications** | **amel**: led
  - **bathing**:
  : **agg**: thuj
  : **amel**: ant-c
- **washing agg**: **Clem** *Dulc* sulph
- cold agg; becoming: **Ars** dulc sars
- **confluent**: agar *Ant-t* antip bell *Caps Chlol Cic* cop hyos kali-bi morb *Ph-ac* phos rhus-t rhus-v sarr valer
- **coppery**: alum alum-p *Ars Ars-i Aur Calc* calc-i cann-s **Carb-an** carb-v coc-r cor-r hydrc *Kali-i Kreos* led *Lyc Merc* merc-d *Mez Nit-ac* phos *Psor Rhus-t* ruta sars syph *Verat*
  - **dense**: agar calc
  - **spots**: cor-r med *Merc Merc-d Mez Nit-ac* syph ust
- **cosmetics**; from: bov
- **crusty**: aethi-m *Agar Alum* alum-p alumn am-c am-m ambr *Anac* anag *Anan* **Ant-c** ant-t *Anthraci* apis **Ars Ars-i** *Aur* aur-ar *Aur-m* aur-s *Bar-c* bar-m bar-s *Bell* bov *Bry* **Calc** calc-i **Calc-s** calc-sil caps *Carb-an* carb-v **Carbn-s** *Caust* cham *Chel* chrysar *Cic Cist Clem* con **Con Dulc** elaps *Fl-ac* **Graph** hell *Hep Jug-c Kali-ar Kali-bi Kali-c* kali-chl *Kali-i* kali-m kali-p *Kali-s* kreos *Lach Lappa* Led *Lith-c* **Lyc** mag-c mag-m manc med **Merc** *Merc-i-r* **Mez** mur-ac **Nat-m** nat-p **Nit-ac** nux-v **Olnd** paeon par **Petr** ph-ac *Phos Phyt* plb *Psor Puls* rad-br **Ran-b Rhus-t** *Rhus-v Sabad* sabin sang *Sars Sep* Sil *Spong* squil *Staph* sul-ac **Sulph** tarent tell thuj vac verat vinc *Viol-t* zinc zinc-p
  - **black**: *Ars* bell chin graph vip
  - **bleeding**: merc *Mez Sulph*
  - **body**; over whole: ars **Dulc** *Psor*
  - **brown**: am-c ant-c berb dulc manc olnd
  : **yellow**: dulc
  - **burning**: am-c *Ant-c* calc cic puls sars
  - **conical**: sil syph
  - **cracked**: viol-t
  - **dirty**: psor

- **crusty**: ...
  - **dry**: *Ars Ars-i Aur Aur-m Bar-c Calc* chinin-s graph lach led merc *Ran-b* sulph thuj *Viol-t*
  - **elevated**: mez
  - **falling**: nit-ac
  - **fetid**: graph lyc med *Merc* plb *Psor* staph **Sulph**
  - **gray**: ars merc *Sulph*
  - **greenish**: ant-c calc petr sulph
  - **gummy**: viol-t
  - **hard**: **Ran-b**
  - **hay**; allergic to *(➚GENE - Allergic)*: **Graph**
  - **honey** colored: ant-c carb-v cic kreos
  - **horny** *(➚Excrescences - horny)*: ant-c graph **Ran-b**
  - **inflamed**: **Calc** *Lyc*
  - **irritating**: aethi-m
  - **mercury**; after abuse of: **Kali-i**
  - **moist**: alum anac *Anthraci* **Ars** *Bar-c* **Calc Carbn-s** *Cic* clem dulc **Graph** *Hell Kali-s* **Lyc Merc Mez** nit-ac *Olnd* petr phos plb ran-b **Rhus-t** ruta sep *Sil* **Staph Sulph** vinc viol-t
  - **offensive**: med mez
  - **oozing**:
  : **greenish**, bloody: ant-c
  - **painful** *(➚smarting)*: aethi-m
  - **patches**: hydr hydrc kali-c *Merc* **Nit-ac** sabin sil thuj zinc
  - **pus** underneath; with: bov lyc mez nit-ac thuj
  - **renewed** daily: crot-t
  - **scratching**; after: alum am-c am-m ant-c ars ars-s-f *Bar-c* bell bov bry *Calc* caps carb-an carb-v carbn-s cic *Con Dulc Graph Hep* kali-ar kali-c kali-s kali-sil kreos led **Lyc** *Merc* mez nat-m petr phos psor puls ran-b **Rhus-t** sabad sabin sars sep sil *Staph* **Sulph** thuj verat viol-t zinc zinc-p
  - **serpiginous**: *Clem Psor* sulph
  - **shiny**: olnd
  - **smarting** *(➚painful)*: puls
  - **sticky**: arg-n lyc
  - **suppurating**: *Ars* plb sil *Sulph*
  - **thick**: bov *Calc* clem dulc kali-bi mez petr staph
  : **offensive**: vinc
  - **weather**; warm: bov
  - **white**: *Alum* ars *Calc Mez* **Nat-m** tell thuj zinc
  - **yellow**: *Ant-c* aur aur-m *Bar-m Calc Calc-s* carb-v *Cic* cupr dulc graph hyper iod *Kali-bi Kali-s* kreos med *Merc Mez* nat-p nit-ac *Petr* ph-ac *Spong Staph* sulph *Viol-t*
  : **yellow**-white: *Mez*
- **desquamating**: acet-ac *Acon* agar **Am-c** *Am-m* anac ant-t apis *Ars Ars-i* ars-s-f *Arum-t Aur* bar-c **Bell** borx *Bov* bufo calc calc-s calc-sil canth caps carb-an caust cham *Clem Coloc* com con crot-h crot-t cupr dig *Dulc* elaps euph ferr ferr-p fl-ac *Graph Hell* hell-f hep ign iod *Kali-ar Kali-c* kali-m **Kali-s** kali-sil kreos lach *Laur Led Mag-c* manc medus *Merc* merc-c **Mez** morb mosch *Nat-ar* nat-c nat-m nat-p nit-ac **Olnd** op par petr *Ph-ac Phos* pip-n pix plat plb **Psor** ptel *Puls* ran-b ran-s retin-ac *Rhus-t Rhus-v* sabad samb sars *Sec* sel **Sep** *Sil*

Eruptions – desquamating | Skin | Eruptions – eczema

- **desquamating**: ...
  spig *Staph* sul-ac sul-i *Sulph* tarax teucr thuj thyr urt-u verat vip
  - **scarlet** fever; after: arum-t
  - **sensation** of desquamation: *Agar* alum am-c *Bar-c* bufo calc *Lach* merc *Ph-ac Phos* phyt rhus-t sep sulph
- **dirty**: merc *Psor Sulph* syph
- **discharging** (= moist): aethi-a *Aethi-m* alum alum-p alum-sil *Anac* anag *Ant-c* ant-t *Ars Ars-i* ars-s-f *Bar-c* bell beryl *Bov* bry bufo cact cadm-s *Calc Calc-s* canth caps carb-an **Carb-v Carbn-s** *Caust* cham chrysar *Cic* cist *Clem Con* crot-h *Crot-t* cupr *Dulc Graph Hell Hep* hydr iod *Jug-c Kali-ar Kali-br Kali-c* kali-m kali-p *Kali-s* kali-sil *Kreos* lacer *Lach* led **Lyc** *Manc* med *Merc* **Mez** mur-ac narc-ps nat-ar nat-c **Nat-m** nat-p *Nat-s* nit-ac olnd *Petr Ph-ac Phos* phyt *Psor* ran-b *Rhus-t* rhus-v ruta sabin *Sars* sec *Sel* **Sep Sil Sol-ni** squil *Staph* still stront-c sul-ac *Sul-i Sulph* tarax *Tell Thuj* tub-d vario vinc viol-t zinc zinc-p
  - **amel**: psor sulfa
  - **bloody**: ant-c calc carc crot-h lach merc nux-v sulph
  - **corrosive**: *Ars* ars-s-f *Calc* caps carbn-s *Clem* con *Graph* kali-bi merc merc-i-f merc-i-r *Nat-m* ran-s *Rhus-t Squil* staph **Sulph** *Thuj*
  - **destroying** hair: ars lyc merc mez *Nat-m Rhus-t* staph
  - **gluey** (See glutinous)
  - **glutinous**: bufo *Calc Carbn-s* **Graph** lappa manc mez *Nat-m* sulph
  - **golden** crystals; dries into: **Graph**
  - **greenish**: *Acon* ant-c apis **Ars** *Carb-v* cham con ip kali-bi *Kali-chl* kali-i lyc mag-c med **Merc** *Nat-s* par phos **Puls** rhus-t sec *Sep* stann sul-ac *Sulph Verat*
  - **honey**; like: ant-c graph nat-p
  - **ichorous**: ant-t anthraci clem nat-s ran-s *Rhus-t* staph
  - **offensive**: anthraci carc chrysar graph kali-p med psor *Staph*
  - **cadaverous** like carrion: psor
  - **pus**: clem dulc graph *Hep* lyc med mez nat-c nat-m *Nit-ac* psor sec *Sulph*
  - **scratching**; after: alum alum-p alum-sil ars bar-c bell bov bry calc carb-an *Carb-v* caust cic con dulc **Graph** hell hep *Kali-c Kreos* **Lach** led **Lyc** m-ambo merc mez nat-c nat-m nit-ac *Olnd Petr* rad-br **Rhus-t** ruta sabin sars sel *Sep* sil squil *Staph* sul-ac sulph tarax thuj viol-t
  - **sticky** (See glutinous)
  - **thick**: **Graph** nat-c psor
  - **thin**: cupr *Dulc* hell **Nat-m** petr psor *Rhus-t* rhus-v sol-ni sulph
  - **viscid**: graph
  - **white**: borx **Calc** calc-sil *Carb-v* caust *Dulc* graph lyc merc mez **Nat-m** *Phos* psor **Puls** sep **Sil**

- **discharging**: ...
  - **yellow**: *Alum* alum-p *Anac* **Ant-c** ars ars-s-f bar-c bar-s *Calc* canth carb-an **Carb-v Carbn-s** caust *Clem* cupr *Dulc Graph Hep* iod *Kali-c Kali-s* lach *Lyc* med merc mez nat-c *Nat-m* nat-p **Nat-s Nit-ac Phos** psor **Puls** *Rhus-t* **Sep Sil** sol-ni staph **Sulph** *Thuj Viol-t*
  - **dry**: *Alum* alum-p *Alum-sil* alumn anac anag ant-c **Ars Ars-i** ars-s-f **Aur Aur-m Bar-c** bar-s *Berb-a* (non: borx) *Bov Bry* bufo cact cadm-s calad **Calc Calc-s** canth *Carb-v Carbn-s* caust chrysar clem cocc corn cory *Cupr Dulc* euph-l *Fl-ac Graph* guare *Hep* hydr-ac *Hydrc* hyos *Iod Kali-ar Kali-c Kali-chl* kali-i kali-m kali-n kali-sil **Kreos Led** lith-c *Lyc Mag-c Maland Merc* **Mez** nat-c nat-m nat-p nit-ac par *Petr Ph-ac* **Phos** phyt pip-m pix *Psor* rad-br rhus-t *Sars* sel **Sep Sil** stann *Staph Sulph* teucr thuj tub valer **Verat** *Viol-t* xero *Zinc*
  - **bleeding** | **scratching**; after: alum *Ars Calc Lyc Petr Sulph*
  - **itching**: sulph
- **eating** (See phagedenic)
- **ecthyma**: ant-c ant-t anthraco arg-n ars bell borx cham cic cist *Crot-c Crot-t* euph-pe hydr *Jug-c* jug-r kali-ar *Kali-bi* kali-br kali-i kreos *Lach* lyc merc nit-ac petr pop-cand rhus-t sec *Sil* staph staphycoc sulph thuj
- **eczema**: acon aeth aethi-a *Aethi-m* aln alum alum-p alum-sil *Alumn* am-c am-m anac ant-c ant-t **Anthraci** anthraco arb arg-n arn **Ars Ars-i** ars-s-f ars-s-r arum-t astac aur aur-ar *Aur-m* aur-s **Bar-c Bar-m** bell *Berb* berb-a *Bov* brom bry bufo *Calad* **Calc** *Calc-p* **Calc-s** calc-sil canth caps carb-ac *Carb-v* carbn-s carc castor-eq *Caust* cere-b *Chel* chin chrysar **Cic** *Cist* clem cod colch com *Con*-ma *Crot-t* cund cur cycl **Dulc** euph fago ferr-i ferr-s fl-ac frax fuli fum **GRAPH●** **Hep** hippoz hydr *Hydrc* ins iodof *Iris* **Jug-c Jug-r** *Kali-ar* kali-bi kali-br kali-c *Kali-chl* kali-i kali-m *Kali-s* kali-sil *Kreos* lach **Lappa** led *Lith-c* **Lyc●** *Mang-act* **Med** *Merc Merc-c* merc-d merc-i-r merc-pr-r **Mez** morg-p *Mur-ac* naphtin nat-ar *Nat-c* nat-hp **Nat-m●** np *Nat-s* nit-ac nux-v **Olnd** osm ox-ac penic **Petr** ph-ac **Phos●** *Phyt* pilo pip-m pix *Plb* podo polyg-xyz prim-p prim-v *Psor* puls pyrog rad-br *Ran-b* rhus-d **RHUS-T●** rhus-v sanic *Sars* scroph-n **Sep● Sil** skook solid spira *Staph* streptoc strych-g sul-ac **Sul-i SULPH●** sumb *Syph* tarent tarent-c tell ter *Thuj* thyr thyroiod titan **Tub** tub-d urt-u ust vac *Vinc Viol-t* visc x-ray xero zinc
  - **night**: psor
  - **accompanied** by:
    : **acid** symptoms: nat-p
    : **gout** (See EXTR - Pain - joints - gouty - accompanied - eczema)
    : **herpes**: petr
    : **motion** sickness: petr
    : **redness**; intense: crot-t
    : **respiration**; asthmatic (See RESP - Asthmatic - accompanied - eczema)
    : **rheumatism** (See EXTR - Pain - rheumatic - accompanied - eczema)
    : **swelling** of skin: apis

▽ extensions | O localizations | ● Künzli dot

Eruptions – eczema / Skin / Eruptions – exertion

- accompanied by: ...
  : urine | complaints of: lyc
  : Liver; complaints of: lyc
  : Stomach; complaints of (See STOM - Complaints - accompanied - eczema)
  : Urinary organs; complaints of (See URINARY - Complaints - accompanied - eczema)
- acute: acon anac bell canth *Chinin-s Crot-t* mez *Rhus-t* sep vac
- air; in open:
  : agg: tub
  : amel: pert-vc psor
- allergic: nat-pyru
- alternating with:
  : asthmatic respiration (See RESP - Asthmatic - alternating - eczema)
  : internal affections (See GENE - Complaints - internal - alternating - eczema)
- atopic (See eczema)
- bathing in the sea: *Mang*
- burning; with: **Anthraci** *Ars* pert-vc rhus-t
- childhood; since: carc med tub
- children; in: calc calc-m calc-s carc dulc psor sep staph viol-t
  : infants: frax med strept-ent
- chronic: am-c bar-c calc-f com cupr cur guaj ichth lev mang-c merc *Nat-c* psor sec sep sul-ac sul-i *Sulph* tub viol-t
  : accompanied by | anxiety: asthm-r
- cold applications | amel: apis
- desquamating: ars bac streptoc
- discharging (↗ *FACE - Eruptions - eczema - moist*): alumn cic con dulc graph hep kali-m kreos lappa maland merc-c merc-pr-r mez sep staph sul-i tub vinc viol-t
  : accompanied by | scrofulous skin conditions: lap-a lyc
  : copious: mez rhus-t
  : offensive: lappa
  : salt rheum: **Ambr Ars** calc calc-s chin *Graph* hep lach lyc merc nat-c petr phos puls rhus-t sep *Sil* **Staph** sulph zinc
  : vaccination; after (↗ *vaccination*): maland
  : yellow moisture under crusts: staph
- dry: sep streptoc tarent
  : children; in: calc-s dulc frax sep tarent viol-t
- excoriating: bac rhus-t
- fissures; with: *Tub*
  : dry: tub
  : oozing: tub
  : painful: tub
  : red look; deep: tub
- gastric complaints; with (See STOM - Complaints - accompanied - eczema)
- herpetiform: tub
- itching: ars ins led mez rhus-t staph *Tub*
  : night: psor
  : not itching: cic

- eczema: ...
- menses agg: mang mang-act
- moist (See discharging)
- neurasthenic persons; in: *Anac* ars phos *Stry-ar* stry-p viol-t zinc-p
- neurotic persons; in: anac zinc
- offensive: lappa vinc
- psoriasiform: tub
- scales; with hard horny: ant-c ran-b *Tub*
- scrofulous persons; in: *Aethi-m Ars-i* calc *Calc-i* calc-p caust cist crot-t *Hep* merc merc-c rumx sep sil tub
- seaside; at the: *Nat-m*
- summer | amel: *Petr*
- sun, from: *Mur-ac*
- syphilitic: *Ars Graph* kreos merc petr phyt *Sars*
- urine agg; suppression of: solid
- vaccination; from (↗ *discharging - vaccination*): mez skook *Thuj* vac
- warm applications agg: psor
- water | agg: ars-i tub
- weeping (See discharging)
- winter agg: petr
O Folds of the Skin: moni tub
- elevated: anac ars asaf *Bry* calc carb-v caust cic cop crot-h cupr-ar dulc graph lach merc mez op phos sulph tab tarax valer
- erysipelas (See Erysipelas)
- erythema (↗ *erythema; FACE - Discoloration - red - erythema; MALE - Eruptions - penis - erythematous*): acon antip apis *Arn* ars ars-i *Bell* bor-ac bufo *Canth Chlol* diph-t-tpt eberth echi euph-l gaul grin ins kali-c lac-ac *Leptos-ih* merc *Mez* narc-ps nux-v pic-ac plan plb-chr psor ran-b *Rhus-t* rob scarl sulph ter toxo-g tub urt-u ust verat-v xero
- acute: zinc-s
- followed by | gangrene: ran-b
- itching: fago
- lenticular: syph
- multiforme: antip bor-ac cop vesp
  : acute: antip
- purpuric: toxo-g
- toxic treatment; after: zinc-s
- weather agg; wet: narc-ps
- erythema nodosum (↗ *Discoloration - red - spots - bluish - nodules*): Acon ant-c apis *Arn* ars chin chinin-ar *Chinin-s* diph-t-tpt ferr jug-c kali-br kali-i led nat-c phyt ptel rhus-t rhus-v streptoc sul-ac toxo-g tub v-a-b yers
- accompanied by | Joints; inflammation of (See EXTR - Inflammation - joints - accompanied - erythema; EXTR - Inflammation - joints - evening)
- indurated: tub
- patches; with bronze: tub
- punctiforms: tub
- subcutaneous: tub
- excoriated (See Excoriation)
- exertion agg: *Con* merc nat-m

All author references are available on the CD

1759

Skin

Eruptions – fails

- **fails** to break out (See break - fails)
- **favus**-like: aethi-a ars sulph
- **fetid**: *Ars* ars-s-f *Graph Hep* kali-p *Lach Lyc Merc* mez *Nit-ac* **Psor** rhus-t *Sep Sil* staph **Sulph** tell vinc zinc
- **fine**: carb-v nat-m rhus-t
- **fish**; after: ars sep
- **flat**: *Am-c* ang ant-c ant-t *Ars Asaf* **Bell** carb-an euph **Lach** *Lyc* merc *Nat-c* nit-ac petr *Ph-ac* phos puls *Ran-b Sel Sep Sil* staph sulph thuj
- **fleabites** | **like** fleabites: graph
- **fright**; from: aethi-a
- **furuncles** (See boils)
- **gastric** symptoms; with: ant-c
- **German** measles (See rubella)
- **granular** (⟶*rash*): *Acon Agar* alum am-c ars *Bell Bry* bufo *Carb-v* clem cocc con dulc graph hep iod *Ip* kreos led manc merc merc-c mez nat-m nux-v op par ph-ac phos psor puls *Rhus-t* sars stram sulph valer (non: vinc) zinc
  - **honey** colored: ant-c
- **grape** shaped: agar **Calc** rhus-t staph verat
- **gritty**: am-c graph *Hep* nat-m phos zinc
- **hard**: *Ant-c* aur bov carb-an caust fl-ac graph kali-bi mez nit-ac *Ran-b* rhus-t spig valer
- **heat** rash (See miliaria rubra)
- **herpes** zoster (= zona): acon aethi-m agar aln anac anan anthraco apis arg-n arn *Ars* aster bar-c borx bry bufo calc canth *Carb-ac* carbn-o carbn-s caust cedr cham chrysar cist **Clem** com crot-h crot-t diph-t-tpt dol dulc eucal euph *Graph* grin *Hep* hyper iod **Iris** kali-ar *Kali-bi Kali-chl* kali-i kali-m kalm *Lach* lith-c luf-op maland **Merc Mez** morph nat-c *Nat-m Nit-ac Petr* ph-ac phyt pip-m prot *Prun* psor puls **Ran-b** ran-s **Rhus-t** sal-ac *Sars* sel semp *Sep Sil* staph staphycoc stry-ar **Sulph** syc tell thal *Thuj* vac *Vario* xero zinc zinc-p zinc-val
  - **accompanied** by:
    - **neuralgic** pain: ars dol *Kalm Mez* ran-b still zinc
    - **Stomach**; complaints of: iris
  - **chronic**: ars semp
  - **cold** applications | **amel**: apis
  - **followed** by:
    - **eruptions**: kali-m
    - **pain**: dol vario zinc
  - **warm** applications | **amel**: ars
- **herpetic**: acet-ac acon aeth aethi-m agar all-s aln *Alum* alum-p alum-sil am-c ambr anac *Anan* anthraco *Apis* **Ars** ars-br *Ars-i* ars-s-f aster aur aur-ar aur-i aur-s bac *Bar-c Bar-m* bar-s bell berb berb-a borx **Bov Bry** bufo cadm-s calad **Calc** calc-f calc-i **Calc-s** calc-sil caps *Carb-an Carb-v* **Carbn-s** *Caust* chel chrys-ac chrysar *Cic Cist* **Clem** cocc coloc com **Con** cortico crot-h *Crot-t* cupr cycl dol **Dulc** equis-a ery-m eucal eup-per **Graph** grat hell *Hep* hyos ictod iod iris jug-c jug-r *Kali-ar* kali-bi *Kali-c Kali-chl Kali-i* kali-m kali-n kali-s kalm *Kreos Lac-c* lac-d *Lach Led* **Lyc** mag-c *Mag-m* manc mang med **Merc** mez mosch mur-ac *Nat-ar Nat-c* **Nat-m** nat-p *Nat-s* nit-ac nux-v oci-sa ol-j *Olnd* par *Petr* ph-ac *Phos* phyt plat plb prot *Psor* puls *Ran-b* ran-s rhod **Rhus-t** rhus-v rob rumx ruta sabad sarr *Sars* semp

Eruptions – herpetic

- **herpetic**: ...
  - Sep Sil sol-o spig spong squil stann *Staph* sul-ac sul-i **Sulph** syph tarax **Tell** teucr thuj ulm-c vac valer vario verat viol-t zinc zinc-p
  - **right** side: iris
  - **accompanied** by:
    - eczema (See eczema - accompanied - herpes)
    - **pemphigus**: ran-b
    - **Glands**; swelling of: dulc
    - **Head** pain (See HEAD - Pain - accompanied - herpes)
  - **alternating** with | **Chest** complaints and dysenteric stools: rhus-t
  - **bleeding**: anac dulc lyc
  - **burning**: agar alum alum-p am-c ambr anac **Ars** aur aur-i bar-c bell bov bry calad *Calc* caps carb-an carb-v **Caust** cic clem cocc *Con* dulc hell hep *Kali-c* kali-n kali-sil kreos lach led *Lyc Mang* **Merc** mez mosch nat-c nat-m nux-v olnd par petr ph-ac phos plb *Psor* puls ran-b **Rhus-t** sabad sars sep *Sil* spig spong squil staph stram *Sulph* teucr thuj verat viol-t zinc
  - **chapping**: alum aur bry cadm-s *Calc* cycl graph hep kali-c kreos lach lyc mag-c mang merc nat-c nat-m nit-ac petr *Puls Rhus-t* ruta sars **Sep** sil **Sulph** viol-t zinc
  - **chronic**: aln anthraco
  - **circinate** (⟶*pityriasis versicolor; ringworm; Discoloration - white - spots*): anac anag ars-s-f *Bar-c* bar-s *Brom Calc* calc-act carc chrysar clem dulc equis-a *Eup-per Graph* hell hep iod *Lith-c* mag-c *Nat-c* **NAT-M●** phos **Phyt** psor rad-br semp *SEP●* spong sulph **TELL●** ter **Thuj TUB●**
    - **rings**, in intersecting: tell
    - **spots**, in isolated: sep
  - **spring**; every: **Sep**
  - **clusters**; in: dulc
  - **cold** water agg: clem *Dulc Sulph*
  - **corrosive**: alum alum-p am-c bar-c *Calc* carb-c caust chel *Clem Con* **Graph** hell hep kali-c kali-sil lach lyc mag-c mang merc mur-ac nat-v nit-ac nux-v olnd par *Petr* ph-ac phos plb *Rhus-t Sep* **Sil** squil staph *Sulph* tarax viol-t
  - **crusty**: alum alum-p am-c ambr anac *Ars Aur Aur-m* bar-c bell bov bry **Calc** calc-sil caps carb-an carb-v cic *Clem Con* cupr *Dulc* **Graph** hell hep kali-c kali-sil kreos lach *Led* **Lyc** mag-c **Merc** *Mez* mur-ac nat-m nat-v nux-v olnd par petr ph-ac phos plb puls ran-b **Rhus-t** sars *Sep Sil* squil staph **Sulph** thuj sulf *Viol-t* zinc
  - **dry**: alum alum-sil ars *Bar-c Bov* bry cact *Calc* calc-sil carb-v caust clem cocc cupr dol *Dulc* fl-ac graph *Hep* hyos hyper kali-i kreos **Led** lyc mag-c mang-act med *Merc* nat-c nat-m nit-ac par petr ph-ac **Phos** psor rhus-t sars **Sep Sil** stann *Staph* sulph teucr thuj valer verat viol-t *Zinc*
  - **fevers**; in: carb-v **Nat-m** rhus-t
  - **gastric** complaints; with: iris
  - **glands**; covered with: dulc graph

1760 ▽ extensions | O localizations | ● Künzli dot

Skin

Eruptions – herpetic

- **gray**: ars
- **indolent**: lyc mag-c psor
- **itching**: aeth agar alum alum-p alum-sil am-c ambr anac *Ant-t* **Ars** aur-i bar-c bell *Bov* bry calad calc calc-sil caps carb-an carb-v *Caust* chel cic **Clem** cocc con cupr dulc *Graph* guaj hep *Jug-c* jug-r kali-ar *Kali-c Kali-i* kali-sil kreos *Lac-d* lach *Led* lyc mag-c mag-m mang med *Merc* mez nat-c nat-m *Nit-ac* nux-v olnd par petr ph-ac phos plb *Psor* puls ran-b ran-s **Rhus-t** sabad sars **Sep** *Sil* spig spong squil stann **Staph** *Sulph* tarax thuj valer verat viol-t zinc
- menses; before: carb-v
- **jerking** pain; with: calc caust cupr lyc puls **Rhus-t** sep sil *Staph*
- **mealy**: am-c **Ars** aur bov bry **Calc** cic *Dulc* graph kreos led *Lyc* merc mur-ac **Phos** *Sep* **Sil** sulph thuj verat
- **mercurial**: aur mosch *Nit-ac*
- **moist**: alum am-c anac anan ars bar-c bell *Bov* bry cact cadm-s **Calc** caps carb-an *Carb-v* **Caust** cic cist *Clem* con **Dulc Graph** grat hell hep kali-c **Kreos** lach led **Lyc Merc** mez nat-c nat-m nit-ac *Olnd* petr **Ph-ac** phos *Psor* ran-b **Rhus-t** ruta *Sep Sil* squil staph sul-ac **Sulph** tarax *Tell* thuj viol-t
- **neuralgia**; post herpetic (*GENE - Pain - eruptions - herpetic - neuralgic*): kalm mez ran-b still vario
- **noise**; with sensitivity to (See MIND - Sensitive - noise - herpes)
- **patches**: *Ant-c* caust con crot-h *Graph* hyos **Lyc Merc** mur-ac *Nat-c* nat-m nit-ac petr phos sabad sars **Sep** sil **Sulph** zinc
- brown: **Sep**
- **pimples** or pustules; surrounded by | **confluent**: hep
- **pregnancy** agg; during: sep
- **recurrent**: hed rib-ac
- **red**: am-c ars *Bry* cic *Clem Dulc* kreos *Lach* led *Lyc Mag-c* mag-s *Merc* olnd petr ph-ac staph tax tell
- **scaly**: agar anac anan ars aur bell bov cact cadm-s **Calc** carbn-s cic *Clem* **Con** cupr *Dulc Graph* hep hyos kali-ar kali-c kreos lach led *Lyc* mag-c **Merc** nat-m olnd ph-ac **Phos** plb *Psor* ran-b rhus-t *Sep* sil staph *Sulph* teucr thuj
- white: ananc ars graph lyc thuj zinc
- **dry**, mealy: ars calc dulc lyc sep sil thuj
- **simplex**: vac
- **spreading**: alum caps carbn-s clem dulc **Merc** nat-c
- **spring**, every: *Sep*
- **stinging**: alum alum-p alum-sil anac **Ars** bar-c bell bov bry calc calc-sil caps carb-v caust **Clem** cocc con cycl graph hell hep kali-c kali-sil kreos led lyc mag *Merc* mez mur-ac nat-m *Nit-ac* nux-v petr phos *Puls* ran-b ran-s **Rhus-t** sabad **Sep** *Sil* spong squil staph **Sulph** thuj verat viol-t zinc
- **suppressed**: alum ambr ars *Calc Lach Lyc* nat-c sep *Sulph*

Eruptions – itching

- **herpetic**: ...
  - **suppurating**: ars bell cadm-s cic clem cocc con cycl *Dulc* hep jug-c led *Lyc* mag-c **Merc** *Nat-c* nat-m *Petr* plb puls **Rhus-t** sars **Sep** sil spig staph sulph tarax thuj verat viol-t zinc
  - **tearing**: ars bell bry *Calc* carb-v carbn-s caust clem cocc dulc graph kali-c **Lyc** merc *Mez* nat-c nit-ac nux-v phos puls rhus-t *Sep Sil* staph *Sulph Zinc*
  - **whitish**: anac thuj zinc
  - **yellowish**: agar ars carbn-s cic cocc cupr *Dulc* hell kreos led *Lyc Merc* nat-c nit-ac par sep *Sulph*
  - brown: carbn-s cupr dulc lyc *Nat-c*
  - o **Body**; all over: dulc *Psor Ran-b*
- **hives** (See urticaria)
- **hormonal** change; during any: sulph
- **horny** (*Excrescences - horny*): *Ant-c* ars borx graph *Ran-b* sil sulph
- **humid** (See discharging)
- **impetigo**: aln alum am-c ang **ANT-C** ant-s-aur *Ant-t* anthraco apis arg-n *Ars* ars-i **Arum-t** bac bar-c bor-ac calc *Calc-m Calc-p* calc-s carb-ac carbn-s caust cic *Cinnb* clem con crot-t *Dulc* euph ferr-i graph *Hep* hydrc *Iris Jug-c Kali-bi Kali-i* kali-n kreos lact lyc maland med merc *Mez* nat-c nat-m *Nit-ac* olnd *Ph-ac* phos psor *Rhus-t* rhus-v sars sep sil staph staphycoc sulph tarent thuj tub tub-m vario viol-t
- **indented**: bov thuj sulph
- **inflamed**: am-c ars calc led *Lyc*
  - **bad** smelling: psor
  - **herpetiform**: sulfa
  - **itching**: psor
  - **oozing**: psor
  - **scratching**; from: psor
- **injured** parts: arn calc-p
- **itching** (*tetters*): acon aeth *Agar* agn allox *Alum* alum-p alum-sil *Am-c* am-m ambr *Anac* anag *Ant-c Ant-t* anthraci *Apis* arg-met *Arn* **Ars** *Ars-i* ars-s-f asaf aur-m-n bar-c bar-s bell borx bov *Bry* bufo *Calad* **Calc** *Calc-p Calc-s* calc-sil *Canth* caps carb-an carb-v carbn-s carl **Caust** *Cham* chel chinin-s cic cimic cina **Clem** cocc cod colch *Com* con *Cop* cortiso *Crot-t* cupr dig dros dulc fago ferr fl-ac fuli gast goss **Graph** guaj guare *Hep Ign* iod ip iris *Jug-c Jug-r Kali-ar* kali-bi kali-br *Kali-c Kali-i* kali-n kali-p *Kali-s* kali-sil kalm *Kreos* lac-d *Lach* lat-m laur *Led Lyc* M-ambo m-arct m-aust mag-c mag-m mang *Merc* **Mez** nat-ar nat-c nat-f **Nat-m Nit-ac Nux-v** *Olnd* ox-ac *Par Petr* ph-ac *Phos Phyt* pic-ac pix plb *Psor Puls Ran-b* **Rhus-t** ruta sabad sabin sacch-a *Sars Sel* **Sep** *Sil* spig spong *Squil* stann **Staph** stram stront-c sul-ac **Sulph** tarax tarent teucr thuj til tub-m *Vac* valer verat vinc *Viol-t* zinc zinc-p
  - **evening**: aeth *Alum* borx graph kreos mag-m mez staph
  - **night**: ant-c ant-t *Ars* ars-i asc-t **Clem** crot-t graph *Iris* kali-bi kreos **Merc** *Merc-i-f Mez* olnd *Psor* puls **Rhus-t** staph thyr ust verat viol-t
  - **air** agg; in open: led *Nit-ac*

Eruptions – itching

- **cold:**
  - **air:**
    - **agg:** *Kali-ar Psor Rumx*
    - **amel:** kali-bi *Kali-i*
    - **washing agg:** *Clem*
- **dentition;** during: calc
- **heat:**
  - **stove;** of:
    - **agg: Kali-i**
    - **amel:** *Rumx Tub*
  - **heat** of bed | **agg** (See Itching - warm; becoming - bed - agg.)
- **menses:**
  - **before** | **agg:** carb-v
  - **during** | **agg:** agar am-c apis bell calc carb-v cham chin con crot-h dulc **Graph** hep *Kali-c* kali-n lac-c lyc mag-c med merc nat-s nux-m nux-v petr *Phos* puls sang sep sil sulph zinc
- **overheated;** when: *Kali-i*
- **patches:**
  - **bleeding** after scratching: **Sulph**
  - **circumscribed:**
    - **lenticular:** cop
    - **mottled:** cop
  - **dry** and red (See patches - dry - itching)
- **rubbing** | **amel:** cortiso
- **scratching agg:** sacch-a
- **storm;** before: graph
- **touch agg:** mez
- **undressing;** when: *Ars-i Kali-ar* nat-s **Rumx**
- **warm:**
  - **bed** | **agg:** aeth *Alum* anac ant-c caust *Clem* cocc *Kali-act* kreos mag-m merc mur-ac **Psor** *Puls Rhus-t* sars staph **Sulph** *Til* verat
  - **room** | **agg:** alum-p *Sep* sulfonam
- **warmth:**
  - **agg:** *Alum* alum-sil bov *Caust Clem Kali-i Led Lyc* Med Merc *Mez* nat-ar *Psor Puls Sulph* verat
  - **fire,** of: *Mez*
- **washing** | **agg:** mez sulph
- **without:** cic cupr-act
- **jerking** pain; with: asaf asar calc *Caust* cham chin cupr lyc *Puls* **Rhus-t** sep sil *Staph*
- **knotty,** tuberculous (See tubercles)
- **lactation;** during: *Sep*
- **leprosy:** alum am-c ambr anac ant-t *Ars Bad* bar-c bix *Calc* calo canch *Carb-ac Carb-an Carb-v Carbn-s Caust* chaul coloc com con crot-h cupr cupr-act cur daph elae form *Graph* guan *Gymno* hell hura hydrc iod *Iris* jatr-g kali-ar kali-c *Kali-i Lach* mag-c mang *Meph* merc merc-sul *Nat-c* nat-m nit-ac *Nuph* oena petr *Phos* pip-m *Psor* psoral *Sec Sep Sil* still strych-g **Sulph** syph *Thyr* tinas *Tub Vac* zinc
  - **borderline:** alum anac tub
  - **chronic:** cupr-act
  - **lepromatous:** hura
  - **tuberculoid:** elae strych-g

1762

Skin

- **lichen** (↗*papular):* acon agar alum am-m *Anan Ant-c* anthraco *Apis Ars-i Bell* bov bry *Calad* castn-v *Cic* cocc dulc jug-c kali-ar *Kreos Led Lyc* mang merc mur-ac nabal nat-c nat-m phyt *Plan Rumx* sep sul-i *Sulph* til
- **lichen** planus: agar anac *Ant-c* apis *Ars Ars-i* chinin-ar iod *Jug-c Kali-bi* kali-i led merc sars staph sul-i sulph syph
- **liver** spots: bell-p
- **mealy:** am-c **Ars** aur bov bry bufo **Calc** cic *Dulc* graph kali-ar kreos led *Lyc* merc mur-ac nit-ac petr **Phos** *Sep Sil* sulph thuj verat
  - **white:** *Ars Calc* dulc **Kali-chl** lyc sep sil thuj

Eruptions – measles

- **measles** (↗*GENE - Measles - ailments):* **Acon** ail *All-c Am-c* am-m *Anan Ant-c* ant-t antip **Apis Arn Ars Ars-i Bell** borx **Bry** caj camph caps *Carb-v Carbn-s* cham *Chel* chin *Chlor Coff* con *Cop* cor-r *Crot-h* cub cupr *Cupr-act Dros* dulc elat eup-per **Euphr** *Ferr-p Gels* hell hep *Hydr* hyos ign influ *Ip* kali-ar *Kali-bi Kali-chl* kali-m kali-s lach mag-c maland *Merc Merc-c* morb mur-ac *Murx* nux-v *Op Phos* phyt pix psor **Puls** puls-n *Rhus-t* rhus-v *Sabad* sep *Spong Squil Stict Stram* streptoc sulfon **Sulph** ter toxo-g tub tub-a verat verat-v viol-o xan zinc
- **accompanied** by:
  - **catarrh** (See GENE - Catarrh - accompanied - measles)
  - **convulsions** (See GENE - Convulsions - measles)
  - **cornea;** pustules on: kali-bi
  - **coryza** and profuse lachrymation: kali-bi puls
  - **cough;** croupy: acon coff dros euphr gels *Hep* kali-bi *Spong* stict
  - **fever;** low: *Ail Ars* bapt carb-v crot-h *Lach Mur-ac Rhus-t* sulph
  - **meningeal** complications (See HEAD - Complaints - meninges - accompanied - measles)
  - **pulmonary** complications (See CHES - Lungs; complaints of the - accompanied - measles)
  - **rheumatism** (See GENE - Pain - rheumatic - measles)
  - **salivation:** nat-m
  - **secretions;** watery yellowish green: kali-bi puls
  - **Ear;** pain in: puls
  - **Eyes:**
    - **complaints:** ars *Euphr* kali-bi puls
    - **swelling,** almost closed: gels
  - **Larynx;** inflammation of: dros gels *Kali-bi* viol-o
  - **Tongue;** root of | **brown** discoloration; dark: *Lach*
- **German** measles (See rubella)
- **hemorrhagic:** *Crot-h* ferr-p
- **livid:** ail
- **malignant:** ail *Ars* crot-h lach
- **prophylaxis** (= to prevent this condition): *Acon* ars puls
- **receding;** suddenly: ail *Bry* phos puls rhus-t

▽ extensions | O localizations | ● Künzli dot

Eruptions – measles   Skin   Eruptions – pimples

- **suppressed**: ail ant-t apis *Bry* camph *Cupr-act Ip Lach Stram*
- **tardy** development: ant-t apis bry cupr dulc gels ip *Stram* sulph tub verat-v *Zinc*
- **measles**-like: *Acon Bell* benzol *Coff* sulfa vario
- **menses**:
  - **after** | **agg**: kreos
  - **before** | **agg**: all-s apis *Bell* bell-p bufo calc carb-v *Cimic* clem con dulc eug graph *Kali-ar* kali-c *Mag-m* mang-act *Med Nat-m* phos psor sang sars sil *Sulph* thuj verat
  - **during** | **agg**: all-s apis *Bell* bell-p calc *Cimic* con *Dulc* eug *Graph* hyos *Kali-ar* kali-c kali-n kreos mag-m mang-act *Med* nux-m petr psor sang *Sars* sil thuj verat
- **miliaria** alba (See vesicular - sudamina)
- **miliaria** crystallina (See vesicular - sudamina)
- **miliaria** rubra: acon am-m ars bell bov *Bry* cact carb-v cent *Coff* con hura *Jab* led morb nat-m psor puls raph *Rhus-t* sulph syzyg tub-m urt-u
- **miliary**: acon ars bry coff *Dulc Ip* merc phyt *Sulph*
- **milium**: *Calc-i* staph tab
- **milk** agg: calc sep
- **moist** (See discharging)
- **molluscum**: *Brom* bry calc *Calc-ar* kali-i lyc merc nat-m phos sep sil sulph teucr *Thuj* vac
  - **contagiosum**; molluscum: calc carc kali-i lyc *Merc* phos sep sil sulfa thuj
  - **fibrosum**; molluscum: sil
- **moon**; with full:
  - **decrease**; eruptions: antho
  - **increase**; eruptions: clem
- **morbilliform** (See measles-like)
- **nettle** rash (See urticaria)
- **newborns** (See children - newborns)
- **offensive**: *Graph Petr* **Staph** sulph *Vinc*
- **oozing** (See discharging)
- **overheated**; from being: *Bov Carb-v Con* **Nat-m** *Psor Puls*
- **painful**: agar alum alum-sil ambr ant-c *Ant-t* apis arg-met **Arn** *Ars* ars-s-f *Asaf* aur aur-ar bar-c bar-s **Bell** berb bov calc calc-sil cann-s canth caps *Chin* cic *Clem Con* **Cupr** cycl dros *Dulc* guaj hell *Hep* kali-c kali-s kali-sil *Lach* led *Lyc* m-arct m-aust *Mag-c Mag-m* merc nat-ar nat-c nat-p **Nux-v** par petr **Ph-ac** phos *Puls* ran-b ran-s rhus-t ruta samb sel seneg *Sep* **Sil** *Spig Spong* squil staph **Sulph** thuj valer *Verat* verb
  - **brushing** hair | **sore**: sulfa
  - **splinters**; as from | **touch** agg: *Hep Nit-ac*
- **painless**: *Ambr* anac ant-c ant-t bell cham *Cocc Con* cycl dros *Hell Hyos* lach laur *Lyc Olnd* ph-ac phos puls rhus-t samb *Sec* spig staph *Stram Sulph*
- **papular** (↗*lichen*): *Acon* allox anthraco aur bac beryl *Bry Calc* caps *Caust* cham cycl *Dulc* gels *Grin* hippoz *Hydrc Iod Kali-bi Kali-c* **Kali-i** kali-s kerose lyc *Merc* morb narc-ps nat-f *Petr* phos pic-ac psor *Sep* sil sulfa *Sulph Syph* thiop toxo-g x-ray zinc
  - **healing** quickly: allox
  - **heat**: beryl

- **papular**: ...
  - **itching**: acon allox aln *Ambr* anthraco *Ars Ars-i* ars-s-f bac beryl carb-ac *Chlol* dios *Dol* kali-bi *Lyc Merc Mez Nit-ac Olnd* ov ped psor *Rhus-t Rhus-v Rumx* sil *Sulph* ter
  - **bathing**: allox
  - **scratching** agg: beryl
  - **warm** applications agg: beryl
  - **without** fever or itching: cub
- **syphilitic**: *Calo* kali-i lach merc merc-c *Merc-i-r*
- **patches**: agar ail apis ars berb *Calc Carb-v Graph Iris* jug-c *Kali-bi Kali-c Lith-c* mang petr phos *Puls Sars* sec *Sep* thuj *Viol-t*
- **circumscribed**, lenticular | **mottled** appearance; with itching and (See itching - patches - circumscribed - lenticular - mottled)
- **dry** red patches | **itching** violent: sulfonam
- **peas**-size: vac
- **pemphigus** (↗*EXTR - Eruptions - upper limbs - pemphigus; EXTR - Eruptions - fingers - pemphigus; EXTR - Eruptions - hand - back - pemphigus)*: acon ail *Anac* antip *Ars Arum-t* bell bry bufo calc calth canth carbn-o caust chin chlol cop cortiso *Crot-h* cur *Dulc* gamb hep hydre jug-c *Lach* lipp *Lyc* manc *Merc Merc-c* merc-pr-r *Nat-m Nat-s* nat-sal *Nit-ac* ph-ac phos *Psor Ran-a* ran-b ran-s raph *Rhus-t Sars* scroph-xyz *Sep Sil* sul-ac sulfa *Sulph* syph *Viol-t*
- **petechiae**: ail apoc *Arn* **Ars** ars-s-f aur-m *Bapt* bell berb borx **Bry** calc *Camph* canth *Chel* chin chlf chlol *Con* cop *Crot-h* cub *Cupr* cur dulc eup-per ferr hep hir *Hyos* iod iodof kali-chl *Kreos Lach* led leptos-ih merc mur-ac nat-m nux-v *Ph-ac* phel **Phos** plb *Pyrog* **Rhus-t** ruta *Sec* sil squil stram sul-ac tab ter vario
  - **moist** after scratching: ars
- **old** people; in: *Con*
- **painful** | **evening**; in: ars
- **purple**: arn crot-h led phos
- **tendency** to: sec
- **phagedenic**: alum alum-sil am-c **Ars** *Arum-t Bar-c* bar-s *Borx* **Calc** calc-sil carb-an carb-v carbn-s caust **Cham** chel *Clem Con* croc **Graph** hell *Hep* hydr kali-ar kali-c kali-chl lach lyc mag-c mang merc mur-ac *Nat-c* nat-m nat-p *Nit-ac* nux-v olnd par **Petr** ph-ac phos plb psor *Rhus-t* sars *Sep* **Sil** *Squil* **Staph** sulph tarax *Viol-t*
- **pimples**: acetan *Acon Agar* aloe alum alum-p am-c am-m ambr anac **Ant-c** *Ant-t* aran arg-met arg-n arn **Ars** ars-h ars-i arum-d arum-t aster *Aur* aur-ar aur-m aur-s *Bar-m* bar-s *Bell* benz-ac berb borx bov brom *Bry* bufo *Calad* calc *Calc-p Calc-s* calc-sil *Canth* caps carb-ac *Carb-an* carb-v *Carbn-s* **Caust** *Cham* chel chin chinin-ar chlf chlol cimic cina *Cist* clem coc-c *Cocc Con* cop croh-h crot-t cub cund cupr cycl dig dros *Dulc* eug euph-l euphr *Fl-ac Gamb* gels *Graph* guaj hell *Hep* hydr hydr-ac hyos hyper indg iod iodof jab *Kali-ar* kali-bi kali-br *Kali-c* kali-chl kali-m kali-n kali-p kali-s *Kreos Lach* lachn *Led Lyc* m-ambo mag-c mag-m mang meny meph **Merc** *Merc-c Mez* mosch *Mur-ac* myric nat-ar *Nat-c* **Nat-m** *Nat-p Nat-s Nit-ac Nux-v* op pall par petr **Ph-ac Phos** pip-n pix plb psor **Puls** rat **Rhus-t** ruta sabad sabin *Sars* sel *Seneg Sep Sil* spig *Spong Squil*

Eruptions – phagedenic / Skin / Eruptions – psoriasis

- **phagedenic**: ...
  stann *Staph* stram stront-c sul-ac sul-i sulfon **Sulph** tab tarax tarent tell *Thuj Til* trom *Urin* vac valer verat viol-t **Zinc**
  - **night**; only at: anthraco
  - **appear** on body; as if pimples were about to: cinnb
  - **black**: carb-v spig
  - Tips: carb-v
  - **bleeding**: *Cist* par rhus-t stront-c thuj
  - **burning**: agar **Ars** berb bov canth caust cocc cub graph kali-c mag-m merc nat-s ph-ac *Rhus-t* squil staph stront-c sulph til
    - **scratching**; after: caust graph mag-m sulph
  - **close** together: cham staph thuj verat
  - **confluent**: cic mur-ac ph-ac tarent valer
  - **copper**-colored: kali-i
  - **crusts**; with: calc merc squil
    - green: *Calc*
  - **drunkards**; in: kreos lach led nux-v
  - **gnawing**, itching: ant-c ant-t *Caust* mang nit-ac
  - **groups**; in: berb
  - **hard**: agar arum-t *Bov* calc-s nit-ac rhus-t sabin ther valer verat
  - **inflamed**: agar berb bry *Chel* nit-ac petr stann sulph
  - **itching**: acal acon ambr ammc anan *Ant-c* anthraco *Apis* Ars asc-t bar-c bov *Bry* calc carb-an carbn-s *Caust* cham cina coc-c cocc *Con* dulc **Graph** Hep kali-c kali-sil laur led lyc mag-c mag-m merc mur-ac nat-c nat-m *Nit-ac* ph-ac *Psor* puls *Sep Sil* squil staph stront-c *Sulph Syzyg* **Tell** til zinc ziz
    - warm; when: caust **Kali-i** sars *Tell* til
  - **lenticular**: cic
  - **moist**: *Calc* graph kali-c nat-s ol-an puls sil sulph thuj zinc
  - **painful**: ant-c apis arg-met arn ars-s-f *Cist* cocc con dulc eug graph *Hep* ind kali-c kali-chl kali-i lach mur-ac nat-c nit-ac nux-v phos plb puls seneg spong squil staph sulph verat
  - **perspiring** parts; on: con
  - **red**: syzyg
    - menses; during: con
  - **scratching** agg; after: agar am-c am-m *Ant-c* bar-c bry *Caust* chin cocc con cycl dros dulc graph hep kali-c laur merc nat-c nat-m *Nit-ac* petr ph-ac phos *Puls Rhus-t* sabad sabin sars sel **Sep** sil spong squil staph stront-c *Sulph* verat **Zinc**
    - white after scratching; pimples become: agar *Ars* bov bry ip sulph
  - **small**: arn mag-s muru syzyg
  - **smarting**: agar bell calc cham coloc dig *Hep* kali-n lyc merc teucr verat
  - **sore**, as if excoriated: alum arg-met bell bov calc clem cob **Eug** guaj *Hep* hyos ind lac-c mez ph-ac *Rhus-t* sabin sel spig stann teucr verat zinc
  - **splinter**, pain like a: arn hep *Nit-ac*

- **phagedenic**: ...
  - **stinging**: alum *Anan* ant-c apoc arn *Bell* calc-p *Canth* caps caust cocc hell kali-c kali-n kreos mez nat-c petr squil staph
  - **tearing**: dulc
  - **tensive**: arn bov con mang nat-s
  - **tingling**: canth
  - **titillating**: bell caust mag-m verat
  - **touch**, sensitive to: berb calad **Hep**
  - **ulcerated**: kali-c *Merc* nit-ac ph-ac sabin sep
  - **watery**: lachn
  - **whitish**: borx
    - red areola; with: borx
  - ○ **Folds**; on: cupr
- **pityriasis** (See scaly)
- **pityriasis** versicolor (↗*herpetic - circinate*); Discoloration - white - spots): bac carb-ac caul chrys-ac Chrysar dulc lyc mez *Nat-ar* psor *Sep* Sulo-ac sulph **Tell**
  - **pocks**: Ant-c Ant-t *Arn* Ars bell bry caust clem cocc euon hyos *Kali-bi Kreos* Merc mill psor puls *Rhus-t* sil sulph thuj
    - **black** (↗*smallpox - black*): *Ars* bell hyos lach mur-ac *Rhus-t* sec
    - **burning**: **Ars** lach merc
    - **suppurating**: bell *Merc* sulph
    - **whitish**: iod lyc
  - **pointed**: ant-c ant-t *Ars* hydr puls *Sil*
- **psoriasis** (↗*EXTR - Inflammation - joints - psoriatic*): agar alum am-c ambr *Ant-t* arn *Ars* **Ars-i** ars-s-f ars-s-r aster aur aur-ar aur-m-n bell bell-p berb-a borx bry bufo **Calc** *Calc-s Canth* carb-ac carb-v *Chin Chrys-ac* chrysar cic **Clem** cor-r cortiso cupr cupr-act dros dulc *Fl-ac* gali *Graph* hep hydrc hyos ichth iod *Iris Kali-ar* kali-br *Kali-c* kali-m kali-p *Kali-s* led *Lob* **Lyc** mag-c manc *Mang Mang-act Merc* merc-aur merc-c merc-i-r merc-k-i merc-sul *Mez* mur-ac naphtin nat-ar nat-m *Nit-ac* nit-m-ac nuph iod nupr pall *Petr* ph-ac *Phos* **Phyt** pix plat plb *Psor Puls* rad-br ran-b *Rhus-t Sarr Sars* **Sep** *Sil* staph stel still stry-ar stry-p sul-i *Sulph* syph tell ter teucr thuj thyr tub ust verat x-ray
  - **accompanied** by:
    - **diabetes** (See GENE - Diabetes mellitus - accompanied - psoriasis)
    - **Bones**; pain in (See GENE - Pain - bones - accompanied - psoriasis)
    - **Head**; pain in (See HEAD - Pain - accompanied - psoriasis)
  - **children**; in: calc cupr sep **Staph** tub
  - **chronic**: cupr cupr-act
  - **desquamating**: ars
  - **diffusa**: ars ars-i calc cic clem dulc *Graph* lyc merc-i-r *Mez* mur-ac rhus-t sulph thuj
  - **fright**; after: manc
  - **grief** or suppressed emotions; after: **Staph**
  - **inveterata**: calc carb-ac clem *Kali-ar Mang* merc petr puls rhus-t *Sep Sil* sulph
  - **itching**; without: cupr-act
  - **purplish**: phyt

1764 ▽ extensions | ○ localizations | ● Künzli dot

Eruptions – psoriasis   **Skin**   Eruptions – rash

- swollen persons: scarl
- **syphilitic**: ars **Ars-i** asaf aur aur-m-n *Cor-r Graph Kali-bi Kali-br* **Merc** *Nit-ac* phos **Phyt** *Sars* thuj
- **pustules**: agar aln am-c am-m anac *Ant-c Ant-s-aur* **Ant-t** arn **Ars** ars-br ars-i ars-s-f *Aur* aur-m aur-s *Bell Berb* brom bry bufo calad *Calc* calc-p *Calc-s* calc-sil *Carb-ac Carb-v Carbn-s Caust* cham *Chel Cic* cina cinnb *Clem* cocc *Con* cop *Crot-h Crot-t* cund cupr-ar cycl *Dulc* echi euph fl-ac gnaph graph *Hep* hippoz *Hydrc Hyos* iod *Iris* jug-c jug-r kali-ar *Kali-bi Kali-br* kali-c *Kali-chl* **Kali-i** kali-s kali-sil *Kreos* lach lyc *Mag-m Merc* merc-c merc-i-f merc-i-r *Mez* narc-ps nat-c *Nat-m Nit-ac* nux-v op *Petr* ph-ac phos phyt podo *Psor Puls* ran-b **Rhus-t** rhus-v *Sars* sec *Sep Sil* sol-o squil **Staph** staphycoc still streptoc strych-g sul-i sulfa **Sulph** syph tab tarent tarent-c tax tell thap-g thuj thyr vario viol-t zinc
  - **bathing** agg: *Dulc*
  - **black**: ant-c ant-t **Anthraci** bry hyos kali-bi **Lach** *Mur-ac* nat-c rhus-t sec thuj
    - **Tips**: anthraci kali-bi lach
  - **bleeding**: ant-t
  - **bloody** | **Tips**: carb-ac
  - **blue** spots, leaving: rheum
  - **bluish**: rheum
  - **brown**: ant-t syph
    - **Tips**: verat
  - **burning**: am-c bar-c berb ind jug-r *Lach* petr
    - **touch** agg: canth
    - **uncovering**; when: mez
  - **confluent**: ant-t **Cic** *Crot-t Lach Merc*
  - **cracked**: rhus-t
  - **dry**: *Merc*
  - **fetid**: anthraci ars bufo thuj viol-t
  - **greasy**: kreos
  - **green**: jug-r *Sec* viol-t
  - **hair** in center; with a: kali-bi petr
  - **hard**: anac ant-c crot-h nit-ac
  - **humid**: bell
  - **indolent**: *Kali-br Kreos Psor*
  - **inflamed**: anac crot-t *Kali-bi* rhus-t sep stram merc merc-i-r nux-v petr *Rhus-t* sars *Sil* spig *Sulph* zinc zinc-s
    - **evening**: maland
    - **night**: *Kali-bi*
  - **itch**-like: clem grat
  - **lumpy**: anthraci anthraco cham
  - **malignant**: **Anthraci** apis **Ars** **Bell** *Bufo* canth *Carb-v* cench *Crot-h* **Lach** maland *Ran-b Rhus-t* scol *Sec Sil Tarent-c*
  - **offensive**: vario
  - **painful**: ant-t ars berb *Kali-br* stram viol-t
  - **purpura**: staphycoc
  - **red**: anac ant-t ars berb caust *Cic* cimic cinnb crot-h crot-t graph hydr-ac hydrc kali-c mez *Nit-ac* syph vac

- **pustules – red**: ...
  - **fever**; during: vac
  - **Areola**: anac ant-t borx calad lach nit-ac par thuj
  - **rose**-colored: ars aur dulc *Kali-br*
  - **scaly**: merc
  - **scratching**; after: am-m ant-c ars bell bry cycl hyos merc puls **Rhus-t** sil staph *Sulph*
  - **scurfy**: anac ant-c ant-t bov crot-t dulc *Kali-chl* merc
  - **small**: ant-t ars *Hep* hydrc *Kali-bi* kali-i kali-n merc-i-r puls sep zinc
  - **sore**: calad merc
  - **spots** covered with: jug-r lyc
  - **spring**; in: sul-ac
  - **stinging**: am-c berb dros ind *Lach* rhus-t *Sep*
  - **sunken** | **Tips**: thuj
  - **syphilitic**: *Ant-t* asaf *Calo* fl-ac *Hep* ign *Kali-bi* kali-i lach *Merc-n* mez *Nit-ac*
  - **tensive**: ant-t crot-h kali-n mag-s
  - **tetters**; on the: kreos
  - **thin** pustules:
    - **breaking** and discharging ichorous pus |
    - **corroding** the skin and spreading about: ant-t
  - **titillating**: mez
  - **ulcerated**: ant-t *Ars* crot-t cupr-ar *Dulc* mag-m *Merc* nat-c ol-myr *Sars* sil
  - **vesicles**; mixed with: ant-t
  - **water**; containing: kali-i rhus-t stram
  - **white**: calad cimic cop cycl
    - **tips**: *Ant-c* ant-t puls
  - **yellow**: anac calc-s carb-v clem hyos *Merc* staph viol-t
    - **yellow-green** pus: vac
- **pyoderma**: hep
- **rash** (*granular*): **Acon** aeth *Agar Ail* alum alum-p **Am-c** am-m anac *Anan Ant-c Ant-t* antip *Apis* aq-mar *Arn* **Ars** ars-i ars-s-f arund asaf bar-c bar-m bar-s **Bell** bov **Bry** bufo *Calad Calc* calc-i *Calc-s* calc-sil camph *Canth Carb-v* carbn-s **Caust Cham** chel chin chinin-s *Chlol Clem* cocc *Coff Com* con cop corn crot-t cupr dig dros *Dulc* elaps euph euphr *Graph* hell *Hep Hyos* iod *Ip Jug-c Kali-ar Kali-bi Kali-br Kali-s* kreos *Lach Led* lyc manc **Merc** merc-c **Mez** *Nat-m* nit-ac nux-v op par petr **Ph-ac** phos phyt *Psor* **Puls** rheum **Rhus-t** ruta sars *Sec Sel Sep Sil* spong *Staph* **Stram** sul-i **Sulph** syph tab teucr tub urt-u valer verat viol-t zinc zinc-p
  - **night**: chlol
  - **accompanied** by | **diarrhea** (See RECT - Diarrhea - accompanied - rash)
  - **allergic**: galph
  - **alternating** with:
    - **asthma** (See RESP - Asthmatic - alternating - rash)
    - **Chest**; oppression of: *Calad*
  - **bee** stings; from: sep
  - **belladonna**, after abuse of: hyos
  - **black**: *Lach*
  - **blotches**: *Agar* lyc

All author references are available on the CD   1765

Eruptions – rash

- **bluish**: **Acon** *Ail* am-c bell *Coff* hydr-ac **Lach** *Phos* phyt sep stram *Sulph*
- **brownish**: mez
- **burning**: *Ars* bov ph-ac
  : **itching**, and: agar clem teucr
- **children**; in: acon *Bry* **Cham** ip sulph
  : **infants**: cham
- **chronic**: am-c clem mez *Staph*
- **close**, white, with burning: agar bry nux-v
  : **itching**; and: agar bry calad sulph
- **cold** air agg: apis dulc sars sep
- **delivery**; during: *Bry* cupr *Ip*
- **dentition**; during: apis *Borx* calc *Cham* cic led rhus-t *Spira* sumb
- **excoriated** skin, with: *Sulph*
- **itching**: ant-c bov *Calc* grin *Hep Mez* sep zinc
- **menses**:
  : **before** | **agg**: *Dulc*
  : **during** | **agg**: *Con*
- **moist**: carb-v
- **overheated**; when: apis lyc
- **patches**: *Ail*
- **periodical** | year; every: ail
- **receding** in eruptive fevers (↗slow): **Bry**
- **red**: eryth
  : **dark**: mez
  : **fiery**: **Acon Bell** stram sulph
- **scarlet**: **Acon Am-c** ars arum-t **Bell Bry** calc carb-v caust *Chlol Coff* com con dulc hyos iod *Ip Kali-bi* lach *Merc* ph-ac phos phyt rhus-t sulph zinc
- **scratching** agg; after: am-c am-m ant-c bov bry calc carbn-s caust dulc graph ip *Lach* led *Merc* mez ph-ac phos puls *Rhus-t* sars sel sil spong staph *Sulph* verat viol-t zinc
- **shiny** and smooth: bell
- **slow** evolution of rash in eruptive fevers (↗receding; break - fails): apis ars **Bry** lach rhus-t stram zinc
- **stinging**, biting; nat-m viol-t
- **sunlight** agg; from (↗sun): **Camph**
- **suppressed**: hell ip rhus-t
- **tightness** of chest (See alternating - chest)
- **warm** room; when entering a | **air**; from open: apis ars
- **weather**; change of: *Apis*
- **white**: agar *Apis* **Ars** bov *Bry* calad ip nux-v *Phos* rhus-v *Sulph* **Valer**
  : **air** agg; in open: sars
  : **room** agg: calc
- **receding**: ant-t ars bry camph caust cupr lyc op sulph *Zinc*
- **red**: acon *Agar* **Am-c** anac *Anan* ant-c ant-t apis *Arn Ars* asim aur aur-ar bell berb bry calad *Calc* caust cham chel chinin-s *Chlol* cic cina *Clem* cocc *Com* con cop crot-c cycl *Dulc* fl-ac goss *Graph* Kali-bi **Kali-s** lach *Led* lipp lyc m-ambo *Mag-c* **Merc** *Mez Nit-ac* op ox-ac petr ph-ac **Phos** plb psor ran-b *Rhus-t* sabad sars

Eruptions – scabies

- **red**: ...
  sep sil spig squil staph *Stram* **Sul-ac Sulph** tab thuj til tub valer verat verb vip
- **insect** stings; like: bell
- **scarlet**: anac *Anan* cop dulc phyt
- **spotted**: ail dulc merc tub-m verat
- **striped**: rhus-t
o **Areola**: anac ant-c ant-t borx cocc dulc tab
- **retarded**: arist-cl
- **rhus** poisoning (= poison oak poisoning): agar am-c **Anac** anac-oc anag (non: anan) ang apis arn ars-i astac *Bry* cimic clem **Crot-t** cupr cypr echi *Erech* euph-l *Graph Grin* hedeo hydro-v kali-s led lob mez *Nuph* plan prim-o ran-b **Rhus-d** rhus-t *Sang Sep* sulph tanac urt-u vanil verb verbe-o verbe-u xero
- **ringworm** (↗herpetic - circinate): anac-oc anag ant-c ant-t *Apis Ars Bac* bapt bar-m *Calc* calc-i chim chrys-ac chrysar cupr dulc eup-per *Graph* hep jug-c jug-r kali-i kali-s lappa lyc mez nat-m oci-sa ol-j phyt psor rad-br ran-b rhus-t semp *Sep* sil **Sulph** *Tela* tell thuj tub viol-t
- **intersecting** rings: tell
- **spots**; in | **Upper** parts of body: sep
- **roseola**: **Acon** ail bad **Bell Bry** carb-v *Coff* cop *Corn* cub *Hyos* ip kali-i *Merc* nux-v phos **Puls** rhus-t sars sulph
- **syphilitic**: iod **Kali-i** merc merc-c merc-i-r nit-ac *Phos* phyt sars
- **rough**: ail alum phyt rhus-t sulph
- **rubella**: **Acon** antip *Apis* ars **Bell Bry** carb-v *Coff* *Euphr* ip mag-c merc phos **Puls** rhus-t sulph
- **rubeola** (See measles)
- **rupia**: aethi-m alum ant-t **Ars** *Berb-a* borx calc caust cham clem *Fl-ac Graph Hep* hydr kali-c *Kali-i* lach lyc *Maland* merc merc-i-r *Mez* (non: nat-act) nat-c *Nat-m Nat-s* nit-ac petr *Phyt* rhus-t sec sep sil staph sulph *Syph* thuj thyr
- **scabby** (See crusty)
- **scabies**: aloe ambr **Ant-c** ant-t anthraco **Ars** *Aster Bar-m* bry *Calc* canth carb-ac carb-an **Carb-v Carbn-s Caust** chrysar *Cic Clem* coloc con cop crot-t *Cupr Dulc Graph* guaj *Hep* **Kali-s** *Kreos* **Lach** led *Lyc* m-ambo *Mang Merc* merc-i-f mez mur-ac *Nat-c* nat-m nat-s nux-v ol-lav olnd petr *Ph-ac* **Psor** puls rhus-v sabad **Sel Sep** *Sil* squil staph *Sul-ac* **Sulph** tarax ter valer *Verat* vinc viol-t *Zinc*
- **bleeding**: calc dulc *Merc* sulph
- **dry**: *Ars* calc carb-v caust clem cupr dulc graph *Hep* kreos *Led* lyc **Merc** merc-i-f nat-c petr ph-ac *Psor* **Sep** *Sil* staph *Sulph* valer *Verat* zinc
- **fatty**: ant-c *Caust* clem cupr *Kreos* **Merc** *Merc-c sel Sep* squil **Staph** sulph
- **moist**: calc *Carb-v* carbn-s caust clem con dulc *Graph* kreos *Lyc* merc petr sep sil squil staph sulph
- **prairie**: *Apis* led rhus-t rumx sulph
- **recurrent**: psor
- **suppressed**: alum ambr ant-c ant-t *Ars Carb-v Caust Dulc* graph kreos lach nat-c nat-m ph-ac psor *Sel Sep* sil **Sulph** verat zinc

1766   ▽ extensions | O localizations | ● Künzli dot

Skin

Eruptions – scabies

- **suppressed**: ...
  : **mercury** and **sulphur**; by: agn ars bell calc carb-v **Caust** *Chin* dulc hep iod nit-ac **Psor** *Puls* rhus-t sars *Sel* **Sep** sil *Staph* thuj valer
- **scaly**: agar alumn *Am-m* anac ant-c **Ars** *Ars-i Aur* aur-ar bac *Bar-m Bell* berb-a borx bry bufo cact cadm-s *Calad* **Calc** calc-s calc-sil canth carb-ac caul chaul chrysar cic cist **Clem** *Colch* com cupr cycl dulc *Fl-ac* gali *Graph* guat hep *Hydrc* hyos iod kali-ar *Kali-bi Kali-br* kali-c kali-i kali-m kali-p *Kali-s* kali-sil **Kreos** lach *Led* lyc *Mag-c* maland manc mang mang-act med *Merc* merc-pr-r mez *Nat-ar* nat-c *Nat-m Nit-ac* nuph *Olnd* petr **Phos Phyt** pip-m pix *Plb Psor* ptel quill *Rhus-t* samb sang *Sars* **Sep** *Sil* staph *Sul-ac* sul-i *Sulph* tell ter teucr thuj thyr
- **bran**-like: agar alum am-c anac arg-met **Ars** ars-i ars-s-f aur aur-ar borx bry bufo **Calc** calc-p canth carb-ac carb-an carb-v chlor *Cic* clem *Dulc* graph iod *Kali-ar* **Kali-chl** kali-i kali-m **Kreos** lach led *Lyc* mag-c mang merc mez *Nat-ar* nat-m *Nit-ac* olnd petr phos **Phyt** rad-br ran-b rhus-t sanic *Sep* **Sil** staph sulph *Thuj* thyr tub
- **brown**: am-m
- **fine**: morb
- **ichthyosis**: anag *Ars Ars-i* aur calc chin clem coloc graph hep *Hydrc* iod kali-c lac-c lac-d lyc merc mez *Nat-c* oena ol-j petr **Phos** pip-m platan platan-oc platan-or plb *Plb-xyz* sep sil sulph syph thuj thyr v-a-b
  : **offensive** odor; with: psor
- **rosy**: toxo-g tub tub-m
- **shining**: *Euphr* iris rhus-t
- **silvery**: *Nuph*
- **spots**: hydrc kali-c *Merc* **Nit-ac** *Puls* sabin sil thuj zinc
- **syphilitic** (↗*syphilitic*): *Ars* ars-i ars-s-f borx *Cinnb* fl-ac kali-i merc merc-c merc-i-f merc-n *Merc-pr-r* merc-tn *Nit-ac Phos* phyt *Sars* sulph
- **white**: anac *Ars* graph **Kali-chl** kali-m lyc nat-ar thuj tub zinc
- **yellow**: bar-m *Cic* **Kali-c Kali-s** nat-p
- scarlatina (↗*FEVE - Scarlet*): acon **Ail Am-c** am-m antip **Apis** arg-n arn *Ars* **Arum-t** asim bar-c **Bell** *Bry Calc* calc-s *Canth* **Carb-ac** *Carb-v* canth *Cham* chin chinin-ar chinin-s cina coc-c coff *Croc Crot-h Cupr Cupr-act* dulc *Echi* euph *Gels* hell hell-f hep *Hyos* iod ip jug-c *Lach* **Lyc Merc** morb *Mur-ac* **Nit-ac** *Ph-ac Phos* phyt **Rhus-t** sol-ni *Spig Stram Sulph Ter* tub verat *Zinc*
  - **accompanied** by:
    : **convulsions** (See GENE - Convulsions - accompanied - scarlatina)
    : **rheumatic** pain: bry *Rhus-t* spig
    : **saliva** | **viscid**: hippoz *Lach*
    : **salivation**: **Arum-t** *Caps* **Lach** *Merc Sulph*

Eruptions – smallpox

- scarlatina – accompanied by: ...
  : **Kidneys**; inflammation of (See KIDN - Inflammation - accompanied - scarlatina)
  : **Throat**:
    : **dark red** discoloration (See THRO - Discoloration - redness - dark; THRO - Discoloration - redness - dark - accompanied - scarlatina)
    : **pain** | **sore** (See THRO - Pain - sore - accompanied - scarlatina)
  : **Tongue**:
    : **black** discoloration: *Carb-ac*
    : **brown** discoloration: phyt
    . **Tip**: *Merc*
    : **cracked**: *Apis Nit-ac*
    : **dryness** of tongue: *Merc Nit-ac*
    : **pale**: *Ail*
    : **paralysis** of tongue: *Stram*
    : **swelling**: am-m
    : **white** discoloration of the tongue | **dirty** tongue: *Dig*
- **bleeding**: arum-t crot-h *Lach* mur-ac phos
- **gangrenous**: *Ail* **Am-c** *Ars* **Carb-ac** *Lach Phos*
- **itching**: arum-t
- **like**: com vario
- **livid**: *Ail Lach* mur-ac sol-ni
- **malignant**: ail am-c carb-ac crot-h
- **patches**; in: *Ail*
- **raw**: arum-t
- **receding**: *Am-c Apis Ars Bry* calc *Camph* crot-h cupr *Cupr-act Gels Op* ph-ac *Phos Stram Sulph* verat **Zinc**
- **smooth**: *Am-c* **Bell** euph euphr hyos merc
- scars with unsightly: carb-an cop kali-br
- **scorbutic**, spots: anan merc merc-c
- **scratching** agg; after: agar alum **Am-c** am-m ant-c arn *Ars* **Bar-c** bar-s bell bov bry *Calc* canth carb-an carb-v carbn-s **Caust** chin cic con *Cycl Dulc* euph graph hell *Hep* ip *Kali-c* kali-s **Kreos** lach laur **Lyc** *Merc* mez nat-c nat-m nit-ac nux-v *Olnd Petr* ph-ac phos plb *Puls* rhod **Rhus-t** sabin *Sars Sep Sil* spong squil *Staph* stront-c sul-ac **Sulph** thuj verat viol-t zinc
- **scrofulous** (↗*Scrofuloderma*): aethi-a psor
- **scurfy** (See scaly)
- **sensitive**: am-c arg-met bell **Hep** lach led nit-ac par sabad spig stann *Urt-u* valer
- **serpiginous**: ars ars-i *Calc Clem Hep Psor Sars Sulph*
- **symmetrical**: thyr
- **shingles** (See herpes)
- **shining** through: merc
- **slow** evolution in eruptive diseases (↗*break - fails*): ail
- **small**: vac
  - **fever**; during: vac
- **smallpox**: *Acon* agar am-c am-m anac anac-oc *Ant-c* **Ant-t** anthraci *Apis* arg-n arn *Ars* bapt *Bell Bry* canth *Carb-ac* carb-v caust cham *Chinin-s* cimic clem cocc *Crot-h* cund cupr cupr-act gels *Ham Hep Hydr* hyos *Iod* kali-bi kali-c kali-m kreos lach maland **Merc**

Eruptions – smallpox   Skin   Eruptions – tubercles

- **smallpox**: ...
  mill *Nat-m* nit-ac op phos *Puls* **Rhus-t** *Salol* sarr sep sil sin-n sol-ni stram *Sulph Thuj* vac vario verat-v *Zinc*
  - **accompanied** by:
    Epigastrium; pain in: mill
  - **black** (↗*pocks - black*): ant-c **Ars** *Bell* bry hyos *Lach Mur-ac* **Rhus-t** *Sec* sep sil spig
  - **bleeding**: ars *Crot-h Ham Lach* nat-n *Phos Sec* sulph
  - **confluent**: ars hippoz *Merc* phos sulph vario
  - **discrete**: *Ant-t* bapt bell gels sulph
  - **hemorrhagic**: nat-n
  - **malignant**: am-c ant-t *Ars* bapt *Carb-ac Crot-h Lach Mur-ac* ph-ac phos *Rhus-t* sec sulph vario
  - **prophylaxis** to (= to prevent this condition): ant-t hydr kali-cy *Maland* thuj vac vario
  - **receding**: ars *Camph* cupr sulph zinc
  - **similar** to smallpox: *Acon* ant-t *Bell* **Puls** rhus-t vario
- **smarting**: acon agar *Alum* alum-p ambr ant-c apis *Arg-met* ars *Aur* aur-ar bar-c bar-s *Bry* bufo *Calc* cann-s canth caps carb-an carbn-s chel chin *Cic* coff *Colch* dol *Dros* ferr **Graph** hell **Hep** ign kali-ar kali-c *Kali-s* kali-sil lach led lyc m-ambo m-aust mag-c *Mang* merc mez nat-c nat-hchls *Nat-m* **Nit-ac** nux-v olnd *Par Petr Ph-ac* phos phyt plat *Puls* ran-b *Rhus-t* ruta sabin sars sel **Sep** sil *Spig* spong *Squil* staph *Sulph* teucr valer *Verat Zinc* zinc-p
- **soap**; application of | **agg**: nat-c
- **spring**; in: ars-br graph *Nat-s* **Psor** rhus-t sang *Sars Sep*
- **stinging**: acon alum alum-p alum-sil am-m *Anac* ant-c **Apis** arn *Ars* ars-s-f asaf *Bar-c* bar-m bar-s *Bell* borx bov *Bry* calc calc-sil camph canth caps carb-v caust cham chin **Clem** cocc *Con Cycl* dig *Dros* graph guaj hell *Hep* ign kali-ar kali-c kali-s kali-sil kreos *Led* lyc m-ambo m-arct mag-c *Merc* mez mur-ac nat-ar nat-c *Nat-m* **Nit-ac** nux-v petr phos *Plat* **Puls** *Ran-b Rhus-t* sabad *Sabin* sars sel **Sep Sil** spong squil **Staph** stram stront-c **Sulph** tell thuj *Urt-u* verb *Viol-t* zinc
- **stings** of insects; like red (See red - insect)
- **strawberries**: bry
- **sudamina** (See vesicular - sudamina)
- **summer** (↗*GENE - Allergic*): calc *Kali-bi* led mur-ac sars
  - **amel**: *Petr*
- **sun**; from (↗*rash - sunlight*): apis bell camph cortiso fago graph kali-i mur-ac nat-c nat-m psor sol staph sulfa urt-u
- **suppressed** (↗*break - fails; GENE - History - eruptions - suppressed; GENE - Reaction - lack - suppression - eruptions*): abrot acon agar ail alum am-c ambr anac ant-c ant-t apis *Ars Ars-i* ars-s-f asaf bad bar-c *Bell* **Bry** calad calc *Camph* caps carb-an *Carb-v* carc *Caust Cham* chin *Cic* clem con *Cupr* cupr-act cupr-ar **Dulc** fl-ac *Gels Graph Hell Hep* hyos iod **Ip Kali-bi** kali-c *Kali-s* kalm *Kreos* lach laur *Lyc* mag-c mag-s merc *Mez* mill *Nat-m* nit-ac *Nux-m* **Nux-v** op **Petr Ph-ac** phos plb **Psor** ptel *Puls* ran-b *Rhus-t* sars sel senec *Sep* sil *Staph* **Stram**

- **suppressed**: ...
  sul-ac sul-i **Sulph** thuj *Tub Tub-k Urt-u* verat verat-v *Viol-t* x-ray **Zinc**
- **suppurating**: alum am-c **Ant-c** ant-t apis *Ars* ars-s-f *Bar-c* bar-s bell *Borx* bufo cadm-s *Calc* calc-s calc-sil carb-v *Carbn-s* caust **Cham** chel chinin-s *Cic Clem* cocc *Con* croc cycl *Dulc* euphr **Graph** hell *Hep* jug-c kali-c *Kali-s* lach led **Lyc** m-ambo mag-c mang **Merc** mur-ac *Nat-ar Nat-c* nat-m nat-p **Nit-ac** nux-v olnd par *Petr* ph-ac phos phys plb *Psor* puls **Rhus-t** *Samb Sars* sec **Sep Sil** spig *Squil* **Staph Sulph** tarax thuj verat viol-o *Viol-t Zinc* zinc-p
- **swelling**; with: acon arn ars *Bell* bry calc canth carb-v caust chin cic con euph hep *Kali-c* lyc mag-c **Merc** *Nat-c* nat-m nit-ac petr ph-ac phos *Puls* **Rhus-t** ruta *Samb* sars *Sep* sil *Sulph Thuj*
- **symmetrical**: arn crot-t lac-d nat-m sep sil thyr
- **syphilitic** (↗*scaly - syphilitic*): *Arg-n* ars ars-br **Ars-i** *Aur* aur-ar bad *Calc-i* chopn *Cist* cund dulc *Fl-ac Guaj Hep Kali-bi* kali-chl **Kali-i** kreos *Lach Lyc* **Merc Merc-c** *Merc-d* **Merc-i-f Merc-i-r** morb **Nit-ac** petr *Phyt* plat rhus-t rumx sang sars sep *Sil* staph still sulph **Syph** *Thuj*
  - **rosy**: morb
- **tearing** pain; with: acon arn ars bell *Bry* **Calc** canth carb-v caust clem cocc dulc graph kali-c **Lyc** merc *Mez* nat-c nit-ac nux-v phos puls *Rhus-t* **Sep** *Sil* **Staph Sulph** zinc
- **tense**: alum ant-t *Arn* bar-c bell bry canth carb-an **Caust** cocc con hep kali-c mez olnd *Phos* puls **Rhus-t** sabin sep spong staph *Stront-c* sulph thuj
- **tetters** (↗*itching*): agar alum am-c ambr anac **Ars** bar-c bell borx **Bov** *Bry* bufo calad **Calc** caps calc-ac carb-an carb-v *Caust* cham chel cic **Clem** cocc **Con** cupr cycl **Dulc** *Fl-ac* **Graph** hell hep hyos kali-c kali-n *Kreos* lach *Led* **Lyc** m-arct mag-c mag-m mang **Merc** mez mosch mur-ac *Nat-c* nat-m nit-ac nux-v olnd op par *Petr* ph-ac *Phos* plb puls ran-b ran-s **Rhus-t** ruta sabad sars *Sep* sil spig spong squil stann *Staph* sul-ac sulph tarax *Tell* teucr thuj valer verat vib viol-t zinc
  - **crusty** (= scurfy): alum ambr ars bar-c bell bov bry bufo **Calc** caps carb-an carb-v cic clem **Con** *Dulc* **Graph** hell hep kali-c kreos led **Lyc** mag-c *Merc* mez mur-ac nat-m nit-ac nux-v olnd par *Petr* phos plb puls ran-b **Rhus-t** sars *Sep Sil* squil staph **Sulph** thuj verat viol-t zinc
  - **oozing** (= discharging moisture): alum ars bell *Bov* bry bufo calc carb-an *Carb-v* caust cic clem con dulc **Graph** hell hep kali-c kreos lach led **Lyc** merc *Merc-c* mez nat-c nat-m nit-ac olnd petr ph-ac phos **Rhus-t** ruta *Sep* sil squil staph sul-ac sulph tarax thuj viol-t
  - **touch** agg: apis chin coc-c coff hep lach mang plb thuj
  - **transient**: diph-t-tpt
  - **transparent**: cina *Merc* **Ran-b**
- **tubercles**: agar alum am-c *Am-m* anac ang *Ant-c* apis aran *Ars* aur *Bar-c* bar-m bar-s *Bell* **Bry Calc** calc-p calc-s *Carb-an Carb-v* carbn-s **Caust** *Cic* cocc *Con* crot-h *Dulc Fl-ac* Graph hell *Hep* hydre kali-ar *Kali-bi* **Kali-br** kali-c **Kali-i** kali-n kali-s *Lach* **Led** *Lyc* mag-c

Skin

Eruptions – tubercles

- **tuberckes**: ...
  mag-m mag-s mang *Merc* merc-c *Mez Mur-ac* nat-ar *Nat-c Nat-m Nit-ac* nux-v *Olnd Petr* ph-ac *Phos Rhus-t* sec sel sep *Sil* stann *Staph* sul-ac *Sulph* syph tarax *Thuj* tub valer verat *Zinc*
  - **burning**: am-c am-m calc *Carb-an* cocc dulc kali-i mag-m mag-s mang *Merc* mur-ac nicc *Nit-ac* phos *Staph*
  - **drawing**, painful: cham
  - **erysipelatous**: *Nat-c Phos* sil
  - **gnawing**: rhus-t
  - **hard**: am-c am-m ant-c bar-c bov *Bry* con *Lach Mag-c Mag-s* nat-m phos rhus-t valer
  - **humid**: kali-n sel thuj
  - **inflamed**: am-m rhus-t
  - **itching**: am-m aur canth carb-an cham cocc dulc graph kali-c kali-n lach lyc mag-c mag-s mur-ac nat-m nit-ac op rhus-t staph stram stront-c tub zinc
  - **leprous**: *Nat-c* phos *Sil*
  - **malignant**: ars
  - **miliary**: nat-m
  - **mucous**: *Fl-ac Nit-ac Thuj*
  - **painful**: am-c ars bell bov lach lyc ph-ac zinc
  - **painless**: arn bell graph ign led olnd squil verat
  - **purple**: tub
  - **raised**: olnd rhus-v valer
  - **red**: *Am-c* berb bov carb-an carb-v dig *Hep* kali-chl kali-i *Lach Led* mag-c mag-m *Merc* mur-ac nat-m nit-ac op ph-ac puls sep spig sulph *Thuj* verat
    : **Areola**: cocc dulc ph-ac
  - **scratching** agg; after: mang zinc
  - **scurfy**: sulph
  - **smooth**: ph-ac
  - **soft**: bell crot-h lach
  - **sore**: *Nit-ac* sep
    : **painful**; as if: ant-c caust ph-ac
  - **stab** wound; after: sep
  - **stinging**: calc caust dulc kali-i led mag-c phos rhus-t squil stram
  - **summer**: *Kali-bi*
  - **suppurating**: am-c bov *Caust Fl-ac Kali-bi* nat-ar nat-c nit-ac *Sil*
  - **syphilitic**: ars *Ars-i* aur *Carb-an* dulc fl-ac hep hydrc kali-bi *Kali-i Merc* merc-i-r *Nit-ac* phyt sil still thuj
  - **tearing**: cham con
  - **tensive**: caust mur-ac
  - **tuberous**: *Kali-bi Nat-c* phos sil *Tub*
  - **ulcerating**: am-c bov *Caust Fl-ac Kali-i Nat-c* sec
  - **umbilicated**: *Kali-bi Kali-br*
  - **wart**-shaped: lyc *Thuj*
  - **watery**: graph mag-c
  - **white**: ant-c dulc sep sulph valer
  - **winter**: *Kali-br*
  - **yellow**: *Ant-c* rhus-t
- **ulcerative** pain; with: am-c *Am-m* ant-c ars bar-c caps caust con graph kali-c laur *Mang* merc *Phos Puls Rhus-t Sep* **Sil** *Staph* sulph tarax zinc

Eruptions – urticaria

- **urticaria** (↗*angioedema;* GENE - *Allergic)*: Acon agar all-c alum-p alum-sil am-c am-m amyg anac anan *Ant-c* ant-t anthraco antip ap-g **Apis** arn **Ars** *Ars-i* ars-s-f arum-d arum-dru asim **Astac** aur aur-ar aur-s bapt bar-c bar-m bar-s bell bell-p benz-ac berb bomb-pr bond *Bov Bry* bufo *Calad* **Calc** *Calc-ln* **Calc-s** camph carb-ac carb-an *Carb-v* **Carbn-s** card-b **Caust** cham chin chinin-ar *Chinin-s* **Chlol** chlor cic cimic cina clem cob-n coca cocc *Con* **Cop** *Corn* cortico crot-c *Crot-h* crot-t cub cund *Cupr* diph diph-t-tpt *Dol* **Dulc** dys *Elat* fago ferr-i ferr-s form frag gaert gal-ac *Graph* guar gymno helia **Hep** hist hom-xyz hydr *Ichth* ign iod ip *Kali-ar Kali-br Kali-c* kali-chl kali-i kali-m kali-p kali-s *Kreos* lach lat-k **Led** lepr linu-u lipp *Lyc* lycps-v mag-c med medus merc *Mez* myric nat-ar nat-c nat-f **Nat-m** *Nat-p* nat-s nit-ac *Nux-v* op pall *Petr* ph-ac *Phos* physala-p pic-ac pin-s pip-n pitu-p podo polyg-h *Psor* **Puls Rhus-t** rhus-v rob rumx ruta sabin *Sal-ac* sanic sarr sars sec sel *Sep* sil skook sol-a sol-o stann staph stram *Stroph-h* stry-p *Sul-ac Sul-i* sulfa sulfonam **Sulph** ter tet thiosin thuj thyr *Til* trios tub *Urin* **Urt-u** ust uva valer vario *Verat* vesp voes zinc zinc-p
  - **morning**: *Bell*
    : **waking**; on: bov
  - **forenoon**: bov
  - **afternoon**: chlol
    : **16 h**: sulfonam
  - **evening**: *Bell* hyper *Kreos Nux-v*
  - **night**: ant-c **Apis** ars *Bov Chlol Cop* hydr *Nux-v Puls*
  - **accompanied** by:
    : **edema**: *Apis* vesp
    : **erysipelas** (See Erysipelas - accompanied - urticaria)
    : **indigestion** (See STOM - Indigestion - accompanied - urticaria)
    : **pinworm**: urt-u
    : **rheumatic** complaints (See GENE - Pain - rheumatic - accompanied - urticaria)
    : **shuddering**: ap-g
    : **Bronchial** tubes; complaints of the (See CHES - Complaints - bronchial tubes - accompanied - urticaria)
  - **acute**: adren
  - **air | change** of air agg: *Apis*
  - **air**; in open:
    : **agg**: chlol *Dulc* nit-ac rhus-t sep
    : **amel**: calc
  - **alternating** with:
    : **asthma** (See RESP - Asthmatic - alternating - urticaria)
    : **respiration**; difficult (See RESP - Difficult - alternating - urticaria)
    : **rheumatism**: *Urt-u*
    : **Chest**; oppression of (See CHES - Oppression - alternating - urticaria)
    : **Stomach**, pain in: ap-g
  - **apyrexia**; during: apis
  - **ascarides**; with: urt-u

Eruptions – urticaria

- **asthmatic** troubles; in: *Apis*
- **bathing**; after: bov phos *Urt-u*
- **bluish**-white margins; with: cob-n
- **buckwheat**; from: puls
- **burning**: apis *Chlol* **Crot-c** rhus-t urt-u
- **children**; in: cop
- **chill**:
  : after: **Apis** chlol *Elat Hep*
  : before: *Hep*
  : during: apis *Ars* ign **Nat-m Rhus-t**
- **chronic**: *Anac Ant-c* antip *Ars Astac Bov* calc *Chlol Cop* cund *Dulc* hep *Ichth Lyc* nat-m *Rhus-t* sep stroph-h *Sulph* urt-u
  : children; in: cop
- **clothes**; from pressure of: med
- **cold**:
  : air:
  : agg●: ars caust dulc kali-br nat-s *Nit-ac* **RHUS-T●** rumx **Sep●** sulph
  : amel: *Calc Dulc*
  : applications | amel: apis calc-s sulph
  : bathing:
  : after: *Calc-p*
  : amel: apis dulc
- **cold**; after taking a: *Dulc*
- **cold agg**; becoming: **Dulc** sulph
- **constipation**; with: cop
- **crops**; in: **Crot-c**
- **diarrhea**, with: apis bov puls
- **drinking** cold water agg: bell
- **excitement**; after: anac bov ign kali-br
- **exertion**; after violent●: apis calc *Con* hep *Nat-m Psor* sanic *Urt-u*
- **fever**:
  : during:
  : agg: **Apis Carb-v** chlor *Cop* cub **Ign Rhus-t** *Rhus-v Sulph*
  : children; in: **Apis Carb-v** chlor cop cub ign **Rhus-t** *Rhus-v Sulph*
  : prodrome of; during: *Hep*
  : suppressed: elat
- **fish** agg: ars
- **flat**: form lob
- **fruit**; from: puls
- **gigantea** (See angioedema)
- **hot** drinks | **amel**: chlol
- **increasing** and decreasing suddenly: antip
- **indigestion**; after: ant-c ars carb-v cop dulc nux-v puls rob trios
- **itching** | **without** itching: uva
- **liver** symptoms, with: astac myric ptel
- **livid**: *Apis*
- **lying** | **amel**: urt-u
- **malaria**; from suppressed: elat
- **meat** agg: **Ant-c**
- **menopause**; during: morph ust
- **menses**:
  : after | agg: kreos

Eruptions – urticaria

- **menses**: ...
  : before | **agg**: *Dulc Kali-c*
  : delayed, with: puls
  : during:
  : agg: bell *Cimic* dulc *Kali-c* mag-c puls sec ust
  : profuse menses: bov
- **nausea**:
  : after: sang
  : before: sang
- **nervous**: hist-m
- **nodular**: *Agar* ail *Alum* alum-p alum-sil am-c am-m anac *Ant-c* ant-t antho **Apis** arn ars ars-s-f aur bar-c bar-m bar-s bell berb beryl borx bov brom *Bry* **Calc** calc-sil cann-s canth caps *Carb-an Carb-v* carbn-s *Caul* **Caust** *Chel* chin *Chlol* chlor cic clem cocc con *Cop* crot-h crot-t dig dros **Dulc** euph graph hell *Hep* hydr ign *Iod* ip iris *Jug-c* kali-ar *Kali-bi Kali-br* kali-c kali-i kali-n kali-s kali-sil kreos **Lach Led** *Lyc* m-ambo m-arct *Mag-c* mag-m *Mang* merc merc-i-f merc-i-r *Mez* mur-ac nat-ar nat-c *Nat-m* nat-p nat-s nit-ac nux-v olnd op pall *Petr* ph-ac phos phyt **Puls Rhod Rhus-t** rhus-v *Ruta* sabin *Sars Sec* sel *Sep Sil* spig spong squil stann **Staph** stram sul-ac *Sulph* tarax thuj *Urt-u* valer *Verat* verb viol-t zinc zinc-s
  : **rosy** (= erythema): antip *Bell Bry Chlol Chlor* coca cop crot-t gels jug-c kali-br kali-i merc *Nat-c* nat-m petr phos phyt **Rhus-t** sil **Stram** ter
- **oxyuris**; with: urt-u
- **periodical** | **year**; every: urt-u
- **perspiration**; during: **Apis Rhus-t**
- **pigmentary**: tub
  : **syphilitic**: calc-s nit-ac
- **pork**; from: puls
- **purple**: chinin-s
- **recurrent** (See GENE - History - urticaria)
- **rheumatism**; during: *Bov* dulc **Rhus-t Urt-u**
- **rubbing** | **amel**: elat
- **scratching**; after: agar alum am-c am-m ant-c ars ars-s-f bar-c bry **Calc** calc-sil carb-an carb-v carbn-s *Caust* chin chinin-ar cic cocc con **Dulc** *Graph* **Hep** ip **Lach** led *Lyc* mag-c mag-m mang merc **Mez** nat-c nat-m nit-ac nux-v olnd op *Petr* puls **Rhus-t** ruta sel sep sil spig *Staph* sulph thuj verat zinc zinc-p
- **seaside**; at: ars mag-m
- **shellfish** (↗GENE - Food and - shellfish - agg.): apis camph ter urt-u
- **spirituous** liquors; after: chlol
- **spring**; every: rhus-t
- **strawberries**; from: bry frag
- **sudden** violent attack: camph
- **sun**; exposure to: ign
- **suppressed**: urt-u
- **tuberosa**; urticaria (See angioedema)
- **undressing** agg: puls
- **walking**:
  : agg: bov
  : cold air; in | **agg**: *Sep*

Skin

Eruptions – urticaria

- **warm** drinks:
  : **amel** | **hot** drinks: chlol
- **warmth** and exercise●: *Apis Bov Con Dulc* kali-c *Kali-i Led Lyc* **Nat-m** nit-ac *Psor Puls Sulph* **Urt-u**
  : amel: ars chlol *Hep* lyc *Sep*
- **weather**; change of: *Apis*
- **wet**; from becoming: **RHUS-T**●
- **white**: nat-m
  : Apex: *Ant-c* puls
- **wine**; from: *Chlol*
- **vaccination**; after: mez sars thuj
- **varicella** (See chickenpox)
- **variola** (See smallpox)
- **vesication** (See blisters)
- **vesicular**: agar alum alum-p alum-sil am-c *Am-m Anac* ancis-p *Ant-c Ant-t* anthraci anthraco aq-mar arb arg-met arist-cl arn **Ars** ars-s-f arum-m arum-t aur aur-ar aur-s *Bar-c* bar-s *Bell* bell-p *Benz-ac* both both-ax *Bov Bry Bufo* calad *Calc* calc-p *Calc-s* calc-sil calen *Cann-s* **Canth** caps **Carb-ac** *Carb-an* carb-v carbn-s **Caust** cench cham chel *Chin* chinin-ar chinin-s chrysar *Cic* cist **Clem** cloth cocc coch com con cop *Corn* crot-h **Crot-t** cupr-ar cycl dig **Dulc Euph** euph-cy euphr *Fl-ac Graph* grin *Hell Hep* hyos ign *Iris Jug-r* kali-ar *Kali-bi Kali-c Kali-chl Kali-i* kali-m *Kali-n* kali-p *Kali-s* kali-sil *Kreos* lac-c **Lach** *Lact* laur *Lyc* m-ambo m-arct *Mag-c* **Manc** mand mang med *Merc Merc-c Mez* narc-ps nat-ar **Nat-c Nat-m** *Nat-p* nat-s **Nit-ac** olnd op osm *Petr* ph-ac **Phos** plat plb *Psor* ptel *Puls* **Ran-b** *Ran-s* rheum rhod **Rhus-t** *Rhus-v Rumx* ruta sabad *Sabin* sal-ac sars *Sec Sel* seneg *Sep Sil* spig spong *Squil* staph staphycoc still stram streptoc succ-ac sul-ac **Sulph** syph tarax *Tell* ter thuj toxo-g tub-d urt-u valer vario verat verat-v vip x-ray zinc zinc-p
- **abscess**; over: rhus-t
- **accompanied** by:
  : **aphthae** (See MOUT - Aphthae - accompanied - eruptions)
  : **infectious** disorders: fl-ac
  : **Liver**; complaints of (See ABDO - Liver - accompanied - vesicular)
- **air**; in: asaf
- **black**: *Anthraci* arg-n **Ars Lach** nat-c petr *Sec* vip
- **blood**; filled with: *Ail* **Ars** aur bry camph canth carb-ac fl-ac graph kali-p **Lach** nat-c *Nat-m Phos Sec* sep sulph
- **bluish**: *Anthraci* **Ars** bell con crot-h **Lach Ran-b** rhus-t vip
- **brown**: anag ant-c carb-v lyc mez nit-ac phos sep thuj
- **burning**: agar am-c am-m *Anac* anag ars aur *Bar-c* bov calc canth carb-ac carb-v caust clem com *Crot-t* dulc graph guare hep kali-n lach mag-c mag-m mang merc *Mez Mur-ac* nat-c nat-m nit-ac phos plat *Ran-b* rhus-t seneg sep sil *Spig* spong staph sulph vip
- **close** to each other: ran-b rhus-t verat
- **cold** air agg: *Dulc*

Eruptions – vesicular

- **vesicular**: ...
- **confluent**: alum *Bell Cic* crot-t *Mez* phel rhus-t *Sulph*
- **cracked**, breaking: anag *Bry Crot-h Lach* mang phos *Vip*
- **crusty**: bov chrysar mez ran-b
- **cutting**: graph
- **dark**: ail anthraci
- **denuded** surface, forming on: anag rhus-t staph
- **desquamating**: anag *Bry* puls rhus-t
- **discharges**, from: tell
- **drawing**, painful: clem
- **dry**: rhus-t
- **erysipelatous** (See Erysipelas)
- **gangrenous**: acon *Ars* bell *Bufo Camph* **Canth** carb-v *Lach* mur-ac phos *Ran-b Sabin Sec* sil
- **grape** shaped: bufo rhus-t
- **grouped**: anag rhus-v sulph
- **hard**: *Kali-s* lach hep-ac phos sil
- **heat** of sun; as from: clem
- **humid**: con hell hep lach mang *Merc* phos ran-b ran-s **Rhus-t** sulph vip
- **inflamed**: am-m anac bar-c bell *Crot-t* dulc kali-n med rhus-t rhus-v
- **itching**: aeth am-c am-m *Anac* ant-c ant-t apis ars-h bry **Calc** *Canth Carb-ac* caust clem con crot-t daph dulc *Fl-ac Graph Jug-r Lach* mag-c med *Mez Nat-c* phos plb psil psor *Rhus-t* rumx sel *Sep* sil sulph tab tell
  : **evening**: kali-c
  : **night**: *Graph*
  : **cold** air agg: *Rumx*
  : **scars**; around old: *Fl-ac*
  : **uncovered**; where: *Rumx*
  : **warm**:
    : **bed** agg; in: aeth
    : **room** | **agg**: apis
- **large**: bufo manc
- **miliary**: acon carb-ac
- **mucous** membrane: am-c apis bar-c berb borx canth caps carb-v caust mez nat-m nit-ac staph thuj
- **painful**: bell canth clem kali-c phos psil **Rhus-t** *Tarent*
  : **shooting** pains: **Nat-c**
  : **touch** agg: nat-c
  : **ulcerated**; as if: mez mur-ac
- **painless**: stront-c sulph
- **peeling** off (See desquamating)
- **periodical**: anag
- **phagedenic** (*✔ulcerated)*: am-c ars borx *Calc* caust cham clem graph hep kali-c *Mag-c* mang merc nat-c *Nit-ac Petr* sep *Sil Sulph*
- **purpura**: staphycoc toxo-g
- **red**: *Ant-c* calc-p cic crot-h cycl fl-ac lach mang merc nat-c *Nat-m* ol-an rhus-v sil valer
  : **Areola** (See areola - red)

1771

Skin

Eruptions – vesicular

- **scratching**; after: *Am-c Am-m* ant-c ars ars-s-f bar-c bar-s bell bry calc caust chin *Cycl* dulc graph grat *Hep* kali-ar kali-c kreos **Lach** laur m-ambo mag-c mang merc nat-c nat-m nicc ol-an *Phos* psor *Ran-b* **Rhus-t** sabin sars sel sep spong *Sulph*
- **scurfy**: am-m anac bell hell kali-bi merc nat-c nat-m nit-ac ran-b sil sulph
- **small**: ail am-m anac cann-s crot-t fl-ac graph hell indg *Kali-chl* lach mang merc *Merc-c* nat-m nicc nit-ac psor rhus-t sel *Sil* stram *Sulph* thuj
- **smarting**: con graph hell mag-c mang nat-c ph-ac phel plat rhod rhus-t rhus-v sil staph thuj
- **spots**:
  : **covered** with: dulc iod lach merc rhus-t spong
  : **leaving**: caust
- **stab** wound; after a: sep
- **stinging**: am-c calc cham clem crot-t nat-m **Nit-ac** psil *Rhus-t* sil spong *Staph Tell*
- **sudamina**: agar am-c am-m apis ars bell *Bry* canth chinin-s crot-t graph *Hep* lac-c lach **Nat-m** ph-ac phos **Rhus-t** spong sul-ac sulph urt-u valer
- **sun**; from exposure to: acon camph *Kali-i Staph*
- **suppurating**: *Am-m* arum-t aur bov calc carb-v graph mag-c med *Nat-c* nit-ac petr phos puls ran-b ran-s rhus-t sars sulph vip zinc
- **syphilitic**: *Cinnb* merc-c *Merc-i-r* thuj
- **tensive**: am-m hura kali-n mag-c mag-m mur-ac nat-c
- **transparent**: con kali-c lach *Mag-c* mag-m mang merc nat-s *Ran-b* rhus-t urt-u
- **ulcerated** (▸*phagedenic):* **Calc** caust *Clem* cupr-ar graph *Merc* nat-c petr **Sulph** *Zinc*
- **ulcers**; around (See Ulcers - vesicles)
- **violet**: anthraci
- **watery**: ars *Bell* bov canth clem cupr graph kali-c kali-n m-ambo merc nat-c nat-s ol-an plat plb *Rhus-t* rhus-v sec *Sulph* tab vip zinc
- **white**: am-c berb cann-s caust clem con graph hell hep *Kali-chl Lach* Merc mez *Nat-c* phos rhus-t sabad sulph *Thuj* valer
- **wound**; around a: *Lach* rhus-t
- **yellow**: *Agar* am-m anac anag ant-c anthraci ars ars-s-f bufo calc-p carbn-s chel cic clem com crot-h crot-t **Dulc** euph *Euphr Hydr Kali-n Kreos* lach *Manc Merc* mur-ac nat-c nat-s ph-ac psor ran-b ran-s raph **Rhus-t** *Rhus-v* sep sulph tab vip
  : **spots**: cur lyc nux-v sep sulph
  ○ **Areola | red**: anac *Calc* cann-s crot-h crot-t kali-c kali-chl lach *Nat-c* psil sil sulph tab vip
- **warm** bed agg: alum sulph
- **warmth** agg: cortiso
  - **radiant** heat: **Ant-c**
- **washing** agg●: canth **Clem** *Dulc* hydr mez phos *Psor* sars **Sulph** urt-u
- **weaning**; after: dulc
- **weather** agg; wet: narc-ps
- **weeping** (See discharging)
- **wet** agg; getting: arist-cl

Erysipelas

- **Eruptions**: ...
- **whitish**: agar anan ant-c ant-t apis **Ars** *Ars-i* borx bov bry com con hep ip merc *Mez* op phos plb *Puls* sec sulph thuj *Valer* zinc
  - **chalk**; like: calc
  ○ **Areola**; with red: borx
- **winter**:
  - **agg**: *Aloe* alum ars *Calc Dulc Hep* kali-br kali-c *Mang Merc Mez Petr Psor* **Rhus-t** sabad *Sep Stront-c* sulph tub
  - **amel**: kali-bi sars
- **yellow**: *Agar* anac *Ant-c* ars aur *Bar-c* bar-m bufo cadm-s calc-s chel *Cic* cocc cupr *Dulc Euph* hell iod kali-c *Kali-chl* kreos lach led lyc **Merc** *Nat-c* nat-s *Nit-ac* par ph-ac ran-s raph *Rhus-t* sep *Spong* tab valer
  ○ **Bend** of joints: cupr graph kreos nat-m psor sep
- **Covered** parts; on: *Led Thuj*
- **Folds** of skin; in: *Ars* calc carb-v graph hep lyc merc *Nat-m Petr* **Psor** puls sel sep sil sulph
- **Hairy** parts; on: agar calc kali-c kali-i lach *Lith-c* lyc Merc *Nat-m* nit-ac ph-ac **Rhus-t** sil
- **Uncovered** parts: sep thuj
- **Under** skin; sensation as if eruptions are: hyper

ERYSIPELAS: Acon *Am-c* am-m *Anac* anac-oc anan ant-c *Anthraci* **Apis** arg-n arist-cl *Arn* **Ars** *Ars-i* ars-s-f arund atro *Aur* aur-ar aur-s bar-c bar-m **Bell** bell-p *Borx Bry* bufo cadm-s *Calc Calc-f* calc-i calc-sil calen *Camph Canth* carb-ac *Carb-an* carb-v *Carbn-s* caust *Cham* chel *Chin* chlol cinnm cist *Clem* colch com con cop *Crot-c Crot-h* crot-t cund cupr *Cupr-act* diph-t-tpt dor dulc *Echi* elat **Euph** euph-cy euph-l euph-pe ferr-m *Ferr-p* frag gast *Gels* **Graph** gymno *Hep* hippoz *Hydr* hyos inul *Iod Ip* jab *Jug-c* jug-r kali-ar kali-bi *Kali-c Kali-chl* kali-i kali-m *Kali-p* kali-s kali-sil kalm lac-c **Lach** led *Lyc* mag-c mag-s manc mang meph **Merc** mur-ac nat-ar nat-c nat-m nat-p nat-s *Nit-ac* nux-v passi petr *Ph-ac Phos* plan plat plb podo prim-o psor ptel *Puls* pyrog ran-a ran-b ran-s rhod rhus-d **Rhus-t** *Rhus-v Ruta* sabad samb sars sec semp sep *Sil* spong stann staph stram strept-ent streptoc sul-i *Sulph Tarent-c* tax tep *Ter Thuj* tub vac verat *Verat-v* vesp vip *Xero* zinc zinc-act

- **alternating** sides: lac-c
- **right**:
  ▽ **extending** to | **left**: *Apis* arund *Graph Kali-c Lyc Rhus-t* sulph
- **left**:
  ▽ **extending** to | **right**: lach *Rhus-t*
- **accompanied** by:
  - **urticaria**: astac frag
  ○ **Tongue**:
  : **trembling**: lach
  : **white** discoloration of the tongue: **Apis**
- **acute**: gali
- **brain** complaints; with: am-c verat-v
- **children**; in: *Lach* psor
  - **newborns**: bell camph carb-an
- **chronic**: *Graph* lappa *Ter*
- **dark** red spots: rhus-t

Erysipelas — Skin — Excrescences

- **discharge**; with slimy: *Rhus-t*
- **erratic**: apis arn *Ars* bell chin *Graph* hep hydr mang *Mur-ac Puls* rhus-t sabin sulph
- **fever**; without: *Graph* hep lyc
- **gangrenous**: acon *Anthraci Apis* **Ars** *Bell Camph* **Carb-v** chin com **Crot-c** *Hippoz* hyos **Lach** mur-ac *Rhus-t Sabin* **Sec** *Sil* ter
- **inflamed**: bell-p
- **injuries**; after: calen led psor
- **malignant**: both
  · **accompanied** by | **Lymphatic** glands; swollen: both
- **menses**; during: *Graph*
- **newborns** (See children - newborns)
- **old** people; in: am-c carb-an *Lach*
- **phlegmonosum**: ferr-m
- **prophylaxis** (= to prevent this condition): graph
- **putrid** odor: kali-p
- **receding**: lyc
- **recurrent** (See GENE - History - erysipelas)
- **scratching**; after | **agg**: *Am-c* ant-c arn ars *Bell* borx bry calc calc-sil canth carb-an carb-v *Graph Hep* hyos *Lach* Lyc mag-c **Merc** nat-ar nat-c nit-ac petr phos puls ran-b **Rhus-t** samb sil spong *Sulph* thuj
- **smooth**: *Acon Apis* **Bell** colch kali-p nat-s *Puls*
- **streaks**; running in: *Graph*
- **swelling**; with: *Acon* am-c **Apis** *Arn Ars* aur *Bar-c* **Bell** borx bry *Calc* calc-sil canth *Carb-an* carb-v carbn-s caust chin **Clem Crot-c** euph *Graph Hep* kali-c *Lach* led lyc mag-c mang **Merc** mur-ac nat-ar nat-c nat-m nit-ac petr ph-ac phos puls rhod **Rhus-t** rhus-v ruta samb sars sep sil stann *Sulph Thuj Verat-v* zinc
- **traumatic**: apis calen psor
- **vesicular**: am-c *Anac* anac-oc arn *Ars* astac bar-c *Bell* bry *Canth Carb-ac* carb-an *Carbn-s* caust chin cist com crot-t euph *Graph Hep Kali-c Kali-chl* kali-s *Lach* mez petr phos puls ran-b **Rhus-t** *Rhus-v* sabad *Sep* staph stram *Sulph* ter urt-u vac verat-v verb verbe-o
  · **dark**; becoming: canth ran-b
- **wandering**: *Graph* hydr rhus-t sulph syph
- **wounds**; of: apis

EXCORIATION (↗*Intertrigo*): *Aeth* alum *Arg-met* arn *Ars Ars-i* ars-s-f **Arum-t** aur **Bar-c** bar-s bell bry **Calc Calc-s** canth *Carb-v* **Carbn-s** *Caust Cham Chin* chrysar clem colch dros **Graph** *Hep* hydr **Ign** iod kali-ar kali-c *Kali-chl* kali-m kali-s kreos laur **Lyc Merc** *Merc-c* **Nat-m** nat-p **Nit-ac** *Olnd* par **Petr** ph-ac phos per puls **Rhus-t** ruta sabin sanic sars **Sep** sul-i **Sulph** viol-t
- **acrid** discharges; from: sulph
- **mechanical**: arist-cl
- **scratching**; after: agar am-c anac ang ant-c arn bar-c calc caust chin dros **Graph** hep kali-c kreos *Lach Lyc* mang merc *Olnd* **Petr** phos plb **Psor** puls rhus-t ruta sabin sel *Sep* sil squil sul-ac sulph
  · **must** scratch it raw (↗*Itching - scratching - agg.* - *raw*): agar *Alum* am-c ant-c arg-met arn *Bar-c* bov calc calc-sil *Carbn-s* caust chin dros **Graph** hep kali-c kali-sil kreos *Lach Lyc* mang merc *Olnd Petr*

Excoriation – scratching; after – **must** scratch it raw: ...
phos plb psor puls rhus-t ruta sabin *Sep* sil squil sul-ac *Sulph* tarax *Til*
- **sensation** as if excoriated: canth
  · **touch** agg: ferr
- **urine**; from (See URIN - Acrid)
○ **Folds** of skin: carb-v merc sulph

EXCRESCENCES (↗*Warts*): Ant-c ant-t *Arg-n* ars aur aur-s bell **Calc** calc-sil *Carb-an Carb-v Carbn-s* carc **Caust** clem cocc *Fl-ac* **Graph** *Hep* iod lach **Lyc** med merc-n nat-m **Nit-ac** nux-v petr ph-ac phos plb puls ran-b rhus-t sabin *Sil* **Staph** sul-ac sul-i *Sulph* **Thuj**
- **benign**: med
- **condylomata** (↗*Warts*): acet-ac alumn anac ant-c ant-t *Apis* arg-n ars *Aur Aur-m* aur-m-n bar-c bell benz-ac bry *Calc Carb-an* caust cham *Cinnb* clem **Dulc** euph *Euphr* graph *Hep* iod *Kali-chl Kali-i* lac-c **Lach** *Lyc* m-aust Med *Merc* **Merc-c** merc-d merc-n mez nat-s **Nat-s Nit-ac** nux-v petr **Ph-ac** *Phos* phyt pic-ac plat-m psor ran-b rhus-t *Sabin* sang sanic *Sars* sec sel *Sep* sil *Staph Sulph Teucr* **Thuj**
  · **bleeding**: *Cinnb Med* **Nit-ac** phos sulph **Thuj**
  · **broad**: nit-ac *Thuj*
  · **burning**: apis *Cinnb Nit-ac* ph-ac sabin *Thuj*
  · **dry**: lyc merc merc-c nit-ac sars *Staph* sulph thuj
  · **fan-shaped**: *Cinnb* sulph *Thuj*
  · **flat**: acet-ac
  · **horny** (↗*horny*): thuj
  · **itching**: lyc med psor *Sabin* sep staph thuj
  · **moist**: *Apis* caust euphr med merc merc-c **Nit-ac** psor sabin staph sulph **Thuj**
  · **offensive**: calc hep med *Nit-ac* thuj
  · **pediculated**: caust lyc med nit-ac sabin *Staph* thuj
  · **rapid** growing: *Thuj*
  · **sensitive**: staph
  · **sticking** pain: **Nit-ac**
  · **stubborn**: merc
  · **suppressed**: med merc nit-ac staph *Thuj*
  · **suppurating**: *Thuj*
  · **syphilitic**: aur aur-m aur-m-n *Cinnb* cory kali-i *Merc* **Nit-ac** staph *Thuj*
- **conical** (↗*Warts - conical*): ant-c ant-t *Ars* hydr puls *Sil* syph
- **epithelioma**: abr ferr-pic mag-s scroph-n
- **fibromatous**: calc-ar calc-s *Con Iod* kali-br lyc sec thuj
  · **bleeding**: vario
- **fleshy**: ars calc merc nat-s nit-ac *Staph Thuj*
- **fungus** (= cauliflower): alum **Ant-c** aur *Ars* aur bell calc *Carb-an* caust cham *Con* dulc graph hep iod *Kreos* lac-c **Lach** lyc manc merc mez *Nit-ac* nux-v petr ph-ac phos rhus-t sabin sang *Sep* **Sil** *Staph* sulph *Thuj*
  · **medullary**: bell *Carb-an Phos* sil sulph *Thuj*
  · **syphilitic**: *Ars* **Ars-i** aur aur-m aur-m-n cory *Iod* **Lach Manc Merc Merc-c Nit-ac Sil** staph thuj

Excrescences — **Skin** — **Ganglia**

- **fungus** haematodes *(↗CHES - Cancer - clavicles - fungus; EXTR - Fungus; GENE - Tumors - angioma)*: abrot ant-c ant-t **Ars** aur bar-c bell calc **Carb-an** Carb-v Caust clem *Dulc* hydr *Kreos Lach* **Lyc●** manc med *Merc* merc-c nat-c *Nat-m Nat-s* Nit-ac nux-v petr **Ph-ac** Phos phyt plan ran-b *Rhus-t Sabin* sang sep **Sil** staph Sul-ac *Sulph* **Thuj**
- **hard**: ant-c ran-b
- **horny** *(↗Warts - horny; Eruptions - horny; EXTR - Corns - feet - soles - horny)*: **Ant-c** mez *Ran-b* sep sil sulph thuj
- **humid**: merc-c *Nit-ac* psor *Sabin* staph sulph **Thuj**
- **malignant**: nat-cac
- **painful**: staph
- **pedunculated**: lyc *Nit-ac Sabin* staph thuj
- **red**: *Nat-s* thuj
- **sensitive**: staph
- **smooth**: nat-s sars sulph *Thuj*
- **swelling**, inflamed, puffy bunches: ars carb-an graph hep *Nat-c Phos Sil* sulph
- **syphilitic**: ars-br

EXPULSION | splinters; of *(↗GENE - Abscesses - foreign)*: anac anag hep sil

FATTY DEGENERATION of the muscles: lac-d

FECES passed through skin; itching as if: graph

FESTERING; as if something was: bufo

FILTHY skin (See Dirty)

FISSURES (See Cracks)

FLABBINESS: abrot agar ang ant-t *Apis* ars aster bar-c borx **Calc** *Camph* **Caps** cham chel *Chin Cist* **Clem** *Cocc* con cory croc *Cupr* dig euph *Ferr* graph hell *Hep Hyos* iod ip *Lach Lyc* mag-c merc morph nat-c nat-m op puls rheum sabad salv sanic sars sec seneg sil *Spong* sul-ac sulph thyr *Verat*

FOREIGN BODIES or grains of sand were under the skin; sensation as if smallcoca **Cocain**

FORMICATION *(↗FACE - Formication)*: Acon acon-f aesc *Agar* agn all-s *Alum* alum-p alum-sil am-c ambr anac anh ap-g apis *Aran* arg-met **Ars** *Ars-i* ars-s-f arund asaf aur aur-ar aur-s *Bar-c* bar-m bar-s bell borx bov bry bufo buth-a cadm-s calad calc calc-p calc-s calc-sil calen cann-i cann-s canth caps carb-v Carbn-s caust cham chel chin *Chinin-ar* cina cist **Coca** *Cocain Cocc* cod colch con cory *Crot-c* dulc *Ferr* ferr-p fl-ac hip-ac hist *Hyper* ign *Iod* kali-c kali-m kali-s *Kalm* lach lat-m *Laur* led **Lyc** m-ambo m-arct m-aust mag-c *Mag-m* mang *Med* medus mentho merc merc-c *Mez Morph* mur-ac nat-ar *Nat-c Nat-m* nat-p nit-ac *Nux-v Olnd* onos op osm pall *Par* **Ph-ac** *Phos Pic-ac* **Plat** plb psor *Puls* pycnop-sa ran-b ran-s **Rhod Rhus-t** rumx *Sabad* **Sec** sel *Sil* spig spong *Staph* stram *Sul-ac* sul-i **Sulph** tab tarax **Tarent** thuj tub *Urt-u* valer *Viol-t Visc Zinc* zinc-p
- **morning**: ferr mag-c staph
- **forenoon**: mag-c sars
- **evening**: gent-c mag-c **Sulph**
  · **lying** agg: *Cist* ph-ac

- **Formication – evening**: ...
  · **undressing**; when: sil
- **night**: bar-c *Cist* dulc mag-m sulph
  · **chill**; during: gamb
  · **lying** down agg; after: *Cist* ph-ac
  · **waking**; on: bar-c carb-v
- **bad** news; after: calc-p
- **chill**; during: gamb samb
- **emission**; after: ph-ac
- **erection**; during: tarent
- **fleas**; as if from: gent-c nat-c nicc pall ptel pulx spong
  · **bag** full of fleas; he were in a: ars
- **flies**; as if from: calad cench cod gymno laur
- **grains**; as from (See Foreign)
- **house**; on entering: phos
- **insects**; as if from: arund calad carb-an dulc helo lac-c led mez myric nat-c oena osm ph-ac pic-ac sec stram tab tarent
  · **rapidly**; crawling: dulc
  ○ **Shoulders**, neck and hands; on: lac-c
- **itching**; with: buth-a cina **Colch** pall
- **lice**; as if from: led
- **mouse** were crawling under the skin; as if a: ign sec
- **mucous** membranes: anh
- **nervous**; astac
- **numbness**; with: euphr
- **perspiration**; during: apis arn **Ars** *Cocc* colch *Croc Nux-v* plat **Puls** rhod **Rhus-t** sel *Sep* spig sulph *Tarax* thuj
- **rubbing | amel**: sec zinc
- **sand**; as from (See Foreign)
- **scratching**:
  · **agg**: dulc
  · **amel**: cina croc zinc
- **sexual** excitement; during: mez tarent
- **spider**; as if from a: dulc visc
- **warmth | amel**: acon
- **worms** boring and crawling on body; as if (See Worms - boring)
▽**extending** upwards; beginning at feet andnat-m
○**Hair**: ph-ac
- **Paralyzed** parts; in: cadm-s *Phos* plb
- **Under** the skin: cadm-s calc cocain phos **Sec** tub zinc

FRECKLES: adren *Am-c Ant-c* ant-t bad bry *Calc* carb-v con dros *Dulc Ferr Graph* hyos iod iris-g kali-c lach laur **LYC●** merc mez *Mur-ac Nat-c* nat-p *Nit-ac* nux-m petr **PHOS●** plb psor *Puls* sec **Sep●** sil sol stann sul-i **Sulph●** tab thuj
- **burning**: am-c
- **dark**: nit-ac
- **itching**: am-c
- **sun** agg; in: mur-ac

FUNGUS HAEMATODES (See Excrescences - fungus haematodes)

GANGLIA *(↗EXTR - Ganglion; GENE - Tumors - ganglion)*: am-c apis arn aur-m benz-ac **Carb-v** *Nat-m* ph-ac *Phos* plb rhus-t *Ruta* sil *Stict* sulph zinc

Skin

GANGRENE (↗*GENE - Circulation; GENE - Inflammation - gangrenous):* acet-ac aesc *Agar* ail alco alum am-c ant-c *Anthraci* apis **Ars** *Asaf* bell bism both both-a brass brom calc calen *Canth* carb-ac carb-an *Carb-v* **Caust** chin chlor chr-o cist crot-h crot-t cupr-ar cycl echi euph euph-l euph-re ferr-p kali-chl kali-p *Kreos* lach mag-c merc mur-ac ph-ac plb *Polyg-pe* ran-b *Rhus-t* ruta sal-ac sars **Sec** sil solid *Stram* sul-ac tarent-c vip
- **accompanied** by | **diabetes** (See GENE - Diabetes mellitus - accompanied - gangrene)
- **cold**: ant-t apis **Ars** *Asaf* bell brom *Canth* caps *Carb-v* con crot-h *Euph* iod kreos *Lach* merc *Merc-c* **Plb** ran-b **Sec** *Sil* Squil sul-ac sulph tarent-c
- **dry**: ant-c sec
- **hot**: acon ant-t ars bell mur-ac op *Sabin Sec*
- **injuries**; after: arn ars lach sec sul-ac
- **moist**: *Bell* brom *Carb-v* **Chin** *Hell* ph-ac phos *Squil* tarent *Vip*
- **old** people; in: all-c am-c ars *Carb-v* euph euph-re ph-ac sars **Sec** sul-ac
- **red** streaks following course of lymphatics: pyrog
- **spots**: crot-h cycl *Hyos* sec

GNAWING (See Pain - gnawing)

GOOSE FLESH (↗*CHIL - Creeping; EXTR - Goose):*
Acon aesc aeth agar *Ang* ant-t anth arg-n *Ars* asar aur bar-c bar-m *Bell* berb borx bov *Bry* bufo *Cadm-s Calc* calc-sil *Camph Cann-s* canth carb-an *Caust* chel *Chin* chinin-ar chlor *Croc* crot-t gels **Hell** ign kali-i *Lach* lachn laur *Led Lyc* mag-m mang merc merl mez mur-ac nat-c *Nat-m Nat-s* nit-ac **Nux-v** *Par Phos* plat ran-b rhod ruta *Sabad* sabin sars *Sil* sphing spig stann staph sul-ac tab tarent *Thuj* **Verat**
- **morning**: chinin-a mang sep
- **evening**: mang
- **accompanied** by:
  · **epistaxis** (See NOSE - Epistaxis - accompanied - goose)
  · **weakness** | **Cervical** region (See BACK - Weakness - cervical - accompanied - goose)
- **air** agg; in open: *Acon* aeth agar caust chin sars staph sulph
- **chill**; during: asar canth hell nux-v sabad sec
- **drinking** agg; after: cadm-s *Chin* verat
- **eating**; while: mag-m
- **fever**; during | **sensation** of goose flesh: crot-t
- **house**; in: calc
- **stool** agg; after: grat
- **sudden** chill with hair standing on end: bar-c dulc
- **swallowing** agg: opun-s
- **walking** agg: lyc
- **warm** room; in: mez

GREASY: agar aur bar-c *Bry* bufo calc *Chin* mag-c *Merc Nat-m* plb psor sel stram sulph thuj

Heat

HAIR (↗*GENE - Hair):*
- **falling** out (↗*HEAD - Hair - falling; FEMA - Hair; MALE - Hair):* *Alum* ars bac *Calc* carb-an *Carb-v Graph* hell hist kali-c lach lat-m *Nat-m* op ph-ac phos pitu-p prot sabin *Sec Sel* streptoc sulph syph thal thuj tub
  · **perspiration**; during: lat-m
- **gray**; becomes: phos sep
  · **early**: syph
- **growth** of hair; excessive: carb-v carc cortiso med nat-m puls rauw **Sep** sulph thuj thyr
  · **children**; in: carb-v carc nat-m puls **Sep** sulph *Thuj*
  · **fine** hairs: tub
- **hairy** skin (See growth)
- **tearing** out her/his hair (See MIND - Pulling - hair)
○ **Unusual** parts; on: lyc med thuj thyr

HARD: am-c anag *Ant-c Ant-t* arg-n ars bov calc-f chin cic cist clem cortiso dulc graph kali-c lach led lyc par petr phos *Ran-b Rhus-t* sars *Sep* sil squil *Sulph* syph thuj tub verat
- **accompanied** by | **nails**; distorted: med
- **callosities**, like: am-c *Ant-c* bar-c borx *Dulc* elae *Ferr-pic* fl-ac **Graph** hydr lach led lyc *Nit-ac* petr rad-br *Ran-b Rhus-t* sal-ac sars sec **Sep** *Sil* sulph thuj
  · **cracks**; with deep: cist graph
  · **hang** down agg; letting limbs: ran-s
  · **pressure**; from slight: ant-c
  · **soft**: *Sil*
- **desquamating**: am-c ant-c borx dulc *Graph Lach* ran-b *Rhus-t Sep Sil* sulph
- **parchment**; like: acon aeth anac **Ars Bar-c** calc-f camph *Chin* cop crot-h dig dulc kali-c led *Lith-c Lyc* mag-c op petr phos rhus-t *Sars Sep Sil* squil sulph
- **thickening**; with (See Thick)

HEAT:
- **accompanied** by | **coldness** (See GENE - Heat - lack - accompanied - skin)
- **coma**; with (See MIND - Coma - skin - heat)
- **fever**; with: acon cub
- **fever**; without: acon aeth all-c aloe apis apoc arn ars bell borx bry caust chin cocc coloc dig dulc fl-ac gels glon *Graph* hep hyos iod kali-bi *Lach* lyc mag-c malar medus mez mur-ac nit-ac nux-v petr phos pop ptel puls *Rad-br* rhus-t sang sec sep sil stram sulph *Ter* tril-p tub *Ust* vac vario
  · **night**: fl-ac **Graph** nat-m
  · **coition**; after: *Graph*
  · **dinner**; during nausea, after: ptel
  · **exertion** agg: calc nat-m
  · **moist**; and: visc
  · **scratching**; after: spong sulph
  · **waking**; on: fl-ac nat-m puls *Sil*
- **sensation** of: hyos
- **tingling** over whole body; feverish: cub
○ **Small** areas; in: cadm-met
- **Under** skin: ter

1775

Hidebound   Skin   Itching

HIDEBOUND; sensation as if (See Adherent - bone)
HOT (See Heat - fever; without)
HYPERESTHESIA (See Decubitus; Sensitiveness)
ICE:
- ice-cold needles; or sensation of: *Agar Ars*

ICHTHYOSIS (See Eruptions - scaly; Eruptions - scaly - ichthyosis)
IMPRESSIONS | **deep**; instruments leave *(➚Indented)*: apis ars **Bov** phos verat
INACTIVITY *(➚Dry - perspire)*: alum ambr **Anac** ang ant-c ant-t *Ars* ars-i ars-s-f bell *Bry Calc* camph carb-an carb-v caust cham chin cocc **Con** cycl dig *Dulc* graph hell hep iod *Ip* **Kali-c Kali-p** kali-s lach *Laur* led **Lyc** merc mur-ac *Nat-c* nat-m *Nat-p* **Nit-ac** nux-v *Olnd* op petr **Ph-ac** phos plat plb *Psor* puls rhod rhus-t ruta sabin sars *Sec* sep *Sil* spong squil staph stram sul-i *Sulph* thuj verat zinc
INDENTED easily from pressure *(➚Impressions - deep)*: apis ars **Bov Bry** caps phos verat
INDURATIONS, nodules, etc.: aeth *Agar* ail alum alumn am-c am-m anac **Ant-c** *Ant-t* antho *Apis* arg-n ars *Ars-i* ars-s-f aur *Bar-c* bell berb borx bov brom *Bry* bufo **Calc** calc-sil cann-s canth caps *Carb-an* carb-v carbn-s *Caul* caust *Chel* chin chlol cic cinnb *Clem* cocc **Con** crot-h crot-t dig dros *Dulc* euph *Graph* guaj hep hydr ign *Iod* ip iris *Kali-bi* kali-br *Kali-c* kali-i kali-n kali-s kali-sil kreos lach **Led Lyc** mag-c mag-m maland *Mang Merc* merc-i-f merc-i-r mez *Mur-ac* nat-m *Nat-m* nat-s nit-ac nux-v olnd op par petr ph-ac **Phos** phyt psor **Puls** *Ran-b* **Rhod Rhus-t** *Ruta* sabin sars *Sec* sel **Sep Sil** spig spong squil stann *Staph* stram sul-ac *Sulph* tarax ther *Thuj* tub urt-u valer verat verb viol-t zinc zinc-s
- **bathing**; after: cortiso
- **bluish**: *Mang* mur-ac
- **spots**: *Phos Sars*
- **burning**: *Hep*
- **scratching** agg; after: staph
- **chagrin**; after (See mortification)
- **children**; in | **newborn**: camph
- **hard**: kali-i mag-c nat-s sil
- **horny** *(➚Excrescences - horny)*: **Ant-c** aur graph x-ray
- **itching**: staph
- **moist** after scratching: staph
- **mortification**; after: *Coloc*
- **painful**: phyt
- **purple**: lach sep
- **red**: med sabad toxo-g
- **hard** and tender: petr
- **scratching**; after: cortiso kali-c
- **sensitive**: staph
- **stitching**: caust
- **warm** applications agg: cortiso
○ **Under** skin: alum kali-ar mag-c

INELASTICITY: am-caust ant-c apis ars *Bov* bufo caps *Cupr* dulc kalm lach morph phos ran-b *Rhus-t* sep verat
INFLAMMATION (= dermatitis): *Acon* agn alum *Anac* ant-c *Apis* arist-cl *Arn Ars* ars-s-f ars-s-r *Asaf Aur* bad bar-c *Bar-m* bell bell-p beryl borx bov bry bufo *Calc* camph cann-s canth caust **Cham** chin chlol cina cocc colch com con cortico croc crot-h crot-t *Dulc* euph *Gels* graph **Hep** hyos *Kali-s* kreos lach lyc m-arct manc mand mang **Merc** mez moni myris nat-c nat-m **Nit-ac** ped petr ph-ac phos *Plb* plb-i psor **Puls** ran-b *Rhus-t* ruta *Sec* sedi sep *Sil* **Staph** *Sulph* tarent-c verat x-ray zinc
- **antibiotics**; after: moni
- **chronic**: sil
- **desquamation**; with: cortico
  • **newborn**; in: viol-t
- **exfoliative** (See desquamation)
- **fibrinous**: streptoc
- **inclination** to: alum ars *Asaf* **Bar-c** bell **Borx Brom** calc camph canth **Cham** chel con croc euph graph *Hep* hyos lach mang **Merc** merc-c nat-c nat-m *Nit-ac Petr* plb **Puls** ran-b **Sil** staph *Sulph*
- **malignant**: com
○ **Epidermis**: morb
INJURIES agg; slight: alum
INTERTRIGO *(➚Excoriation)*: acon *Aeth* agn *Am-c Ambr* ant-t arist-cl arn ars *Bar-c* bell *Borx* calc *Calc-s* calc-sil *Carb-v* **Caust** *Cham Chin* fago **Graph** *Hep Hydr Ign* jug-r kali-ar kali-br *Kali-c* kali-chi kali-s kali-sil **Kreos** *Lyc* **Mang Merc** mez **Nat-m** nat-p nat-s *Nit-ac* nux-v ol-an olnd ox-ac *Petr* ph-ac phos *Phyt* plb psor puls rhus-t ruta sabin *Sep Sil* squil *Sul-ac* **Sulph** syph tub zinc-o
- **dentition**; during: caust lyc
- **infants**; in: acon *Borx* **Carb-v** caust cham graph ign lyc **Merc** puls sep sil sulph
IRRITATION: rad-br
ITCHING *(➚FACE - Itching)*: abrot acon aesc **Agar** *Agn* ail aloe *Alum* alumn am-c am-m *Ambr* anac anac-oc anag *Anan* ang *Ant-c* ant-t *Anthraci* anthraco *Antip* **Apis** apoc *Arg-met* arist-cl arn **Ars** *Ars-i* ars-s-f arum-d asaf *Astac* aur aur-m aur-m-n aur-s *Bar-c* bar-m bell bell-p benzol beryl bism borx **Bov** *Bry* bufo buth-a cadm-met cadm-s *Calad* **Calc** calc-f *Calc-p* calc-s calc-sil camph cann-i cann-s canth caps *Carb-an* carb-an *Carb-v* **Carbn-s** carl **Caust** cench cham **Chel** chin *Chinin-ar* chion **Chlol** chrysar *Cic* cina cinnb *Cist* **Clem** cob-n coc-c *Cocc* cod coff coff-t colch coll coloc com *Con* cop cortico cortiso croc *Crot-h Crot-t Cupr* cupr-ar *Cycl* cyt-l *Dig* dios *Dol* dros *Dulc* elae elat euph euph-l euphr eupi *Fago Fl-ac* form gal-ac *Gamb Gels* glon gran **Graph** grin guaj guan guat hell hep hist hom-xyz *Hydrc* hyos hyper ichth ign indg iod *Ip* jug-c *Jug-r Kali-ar Kali-bi* kali-br *Kali-c* kali-n kali-p *Kali-s* kali-sil *Kreos* lac-d *Lach* lap-a laur *Led* **Lyc** m-ambo m-arct m-aust **Mag-c** mag-m mag-s maland mang mang-act *Med*

▽ extensions | ○ localizations | ● Künzli dot

Skin

Itching

Itching: ...
menis menth mentho meny **Merc** merc-c merc-i-f **Mez** morph mosch mur-ac naphtin *Nat-ar Nat-c* **Nat-m** nat-p *Nat-s* nicc *Nit-ac Nux-v* **Ol-an** *Olnd Op* pall par *Petr Ph-ac Phos* pic-ac *Pix Plat* plb podo prim-o *Psor* ptel **Puls** pulx **Pycnop-sa** rad-br ran-b ran-s rheum rhod **Rhus-t** *Rhus-v* rumx *Ruta Sabad* sabin sal-ac samb *Sars* sec sel seneg **Sep Sil** sphing spig **Spong** *Squil* stann **Staph** stram stront-c strych-g sul-ac sul-i **Sulph** syzyg *Tab* tarax **Tarent** *Tarent-c* tell teucr ther *Thuj Til* tril-p **Tub Urt-u** valer verat *Vesp* viol-o *Viol-t* visc x-ray xero zinc zinc-p
- **right**: con
- **morning**: am-c am-m ant-c bov bry coloc cycl guat hell *Hep* kali-c kali-n lach m-arct mang nux-v petr puls *Rhus-t* ruta sars sep spong staph stram sulph
  - **bed** agg; in: *Calc* coloc petr *Rhus-t* spong sulph
  - **rising**:
    - after | **agg**: cimic coloc *Hep* mag-m ruta sars
    - **agg**: coloc hep *Rumx* ruta *Sars*
  - **waking**; on: coloc led m-arct spong stram sulph
- **evening**: *Agn* alum am-m anac ang apis ars bar-c bov bry cadm-met calad calc camph *Carb-an* carb-v *Caust* chin cocc coloc *Con* cycl fl-ac hell *Ign* ip kali-c kali-n **Kreos** laur led lyc m-arct *M-aust* mag-m *Merc* mez mur-ac *Nux-v* olnd op ph-ac plat plb *Puls Ran-b Ran-s Rhod* **Rhus-t** sabad sars sel seneg sep sil stann **Staph** tarax teucr thuj zinc
  - **amel**: cact
  - **bed**:
    - **in bed**:
      - **agg**: *Alum* anan ang bar-c bell calad calc calc-s camph *Carb-an* carb-v chin coloc con cycl kali-m kali-n lyc merc mez mur-ac nat-c nux-v ph-ac plat *Puls* sars sil sulph tell thuj til tub zinc
      - **amel**: kali-c sars
- **night**: ail alum-p am-c am-m ant-c ap-g arg-n ars bar-c bar-s berb bov bry cadm-s calad cann-s carb-v **Carbn-s** card-m *Caust Cham* chin **Chlol** cina *Cist Clem* cocc con croc cycl dig *Dol* dulc euphr gamb gels *Graph* ign iris kali-ar *Kali-bi* kali-c kali-m kreos *Lach* lachn *Led* lyss mag-c mag-m manc med merc merc-i-f *Mez* nux-v olnd petr phos plan plat *Psor* puls *Rhus-t Sabad* sabin sars *Sil* spong *Staph* stram **Sulph** tarent tell thuj tub **Urt-u** verat *Viol-t* zinc
  - **midnight**: cob-n
  - **after**:
    - 0-3 h: dulc
  - **hot**: syph
- **accompanied** by:
  - **constipation** (See RECT - Constipation - accompanied - skin - itching)
  - **diabetes** (See GENE - Diabetes mellitus - accompanied - skin)
  - **heat** of skin; sensation of *(➚ GENE - Pain - internally - burning - accompanied - itching)*: cod
  - **hemorrhoids** (See RECT - Hemorrhoids - accompanied - skin)
  - **numbness** of skin: cod

Itching - cold

- **bathing**:
  - **agg**: bov calc clem *Mag-c Sulph*
  - **amel**: clem
- **bed** agg; in: alum anac ang ant-c *Bov* calc camph *Carb-an* **Carb-v** *Caust Cham* chin cic clem *Cocc Coloc* con *Cycl* kali-ar kreos led lyc m-arct *M-aust Merc* mez mur-ac **Nux-v** ph-ac pic-ac plat *Psor Puls Rhus-t* sars seneg sil staph *Sulph* thuj verat *Zinc*
- **biting**: *Agar Agn* alum alum-p am-m ant-c ant-t arn bar-m bell berb borx *Bov Bry Calc* calc-p calc-sil camph canth caps carb-an *Carb-v Caust* cham chel chin cimic coc-c cocc colch coloc *Con* dros *Dulc Euph* hell ip kali-n *Lach* **Led** *Lyc* m-arct m-aust mag-c mang *Merc Mez* mur-ac *Nat-c* nat-m nat-p nicc *Nux-v* **Ol-an Olnd** op *Paeon Petr Ph-ac* phos plat *Psor* ptel **Puls** pycnop-sa ran-b ran-s rhod rhus-t *Rumx* ruta sel sep *Sil* spig *Spong* **Staph** stront-c *Sulph Tarent Tell Thuj* **Urt-u** verat viol-t wies zinc zinc-p
  - **perspiration**; after: cocc mang
- **bleeding** | **scratching**; after: alum arg-met calc chin cocc coff cycl *Dulc* euph hep hyos kali-c kali-n *Lach* lyc m-ambo **Merc** nit-ac *Par* petr psor sphing spig sulph
- **burning**: *Acon Agar Agn* alum alum-p am-c ambr anac ant-c *Apis* arg-met arn **Ars** ars-i ars-s-f asaf asar aur aur-s *Bar-c* bar-s *Bell* berb bism *Bov* **Bry** *Calad Calc Calc-p* calc-s calc-sil camph cann-s canth caps carb-an carb-v cardios-h cassia-s *Caust* cham chin chinin-ar **Chlol** *Cic* cinnb clem cocc coff colch coloc *Com Con* crot-t cupr dig dros dulc euph **Graph** guaj hell *Hep* hyos ign iod *Jug-c Kali-ar Kali-bi* kali-c kali-m kali-n *Kali*-sil kreos **Lach** lachn laur led **Lyc** m-ambo m-arct m-aust mag-c mang meny *Merc Merc-c Mez* mur-ac nat-ar nat-c nat-m nat-p nit-ac nux-v olnd op pall petr ph-ac phel *Phos* plat plb psil **Puls** rad-br ran-b rhod **Rhus-t** ruta sabad samb sars sec sel seneg *Sep Sil* **Spig** spong *Squil* stann staph stram streptom-s stront-c sul-ac sul-i sulfonam **Sulph** teucr thuj tyl-i *Urt-u* valer verat viol-o viol-t zinc zinc-p
  - **night**: *Bov* lachn *Mez Til*
  - **nettles**; as from: bry calc-p **Chlol** cocc **Urt-u**
  - **changing** place: am-c
  - **rapidly**: sulfonam
- **chill**:
  - **after**: graph
  - **during**: alum *Am-c* ars bry graph *Hep Led* lyc m-aust *Mang* merc mez nat-m nux-v *Petr* rhus-t sars sulph
- **chronic**: hip-ac
- **coition**; after: *Agar*
- **cold**:
  - **air**:
    - **agg**: apis cadm-met cadm-s calad dulc *Hep* kali-ar lac-ac ars nat-s nit-ac *Olnd* petr rhus-t *Rumx* sep spong *Staph* sulph tell *Tub*
    - **amel**: *Kali-bi* kali-i mez pycnop-sa
  - **amel**: berb fago graph mez
- **bathing**:
  - **agg**: clem *Fago*
  - **amel**: berb dol fago graph kali-i mez

1777

Skin

Itching – cold

- **water**:
  - agg: clem tub
  - amel: berb calad canth **Fago** graph led mez
- **cold** agg; becoming: *Ars* **Caust** clem sars *Sil* **Spong** thuj tub
- **contact** | **agg**: ran-b
- **corrosive**: agar **Agn** alum ambr anac ant-c arg-met ars *Bar-c* bell bism bry canth caps cham clem cocc con cycl dig dros euph graph guaj hell hyos kali-c *Led* **Lyc** m-ambo m-aust meny merc mez nat-c nux-v **Olnd** par ph-ac phos **Plat** puls ran-s rhod rhus-t ruta sep spig *Spong* squil stann **Staph** sulph tarax thuj verat vinc
- **crawling**: *Acon* **Agar** agn aloe *Alum* alum-p am-c ambr ant-c *Arg-met* **Arn** ars ars-s-f asaf aur aur-s *Bar-c* bar-s bell borx bov bry calad **calc** calc-s calc-sil camph cann-s canth caps carb-v *Carbn-s* *Caust* chel chin cina cist cocc **Colch** *Con* croc *Dig* euphr graph guaj hep ign kali-ar *Kali-c* kali-m kali-p kali-s kali-sil lach laur led **Lyc** m-ambo m-arct m-aust mag-c mag-m mang *Merc* mur-ac nat-ar *Nat-c* nat-m nat-p nit-ac *Nux-v* ol-an *Olnd* pall par *Ph-ac* phos **Plat** **Plb** **Puls** *Ran-b* ran-s *Rhod* Rhus-t *Sabad* sabin *Sec* sel **Sep** *Sil* **Spig** spong squil **Staph** sul-ac **Sulph** tab **Tarent** tell teucr thuj verat viol-t zinc zinc-p
- **despair** from itching: *Dol* **Psor**
- **drunkards**: carb-v lach nux-v sulph
- **dryness**; from: cortico hep sil sulph
- **eating**:
  - after | agg: calc-p dulc
  - amel: chel
  - small quantities | amel: guat
- **eruptions**:
  - **suppressed** eruptions; after: *Ars*
  - where eruptions have been: calc-act
  - without: agar **Alum** alum-sil **Ars** bar-act bar-c calc-sil cist clem cupr *Dol* fago gal-ac *Gels* graph hist lach med *Merc* **Mez** nat-m *Petr* **Psor** pycnop-sa rosm sil spong *Sulph* thyr
- **excitement**; on: bry
- **exertion**; after:
  - agg: *Nat-m*
  - amel: agar
- **fever**; during: **Am-c** **Ant-c** ars bry *Cham* ign kali-br lyc **Mang** merc nux-v *Puls* rhus-t sil **Spong** staph sulph
- **fleabites**; like: inul myric nicc olnd pall ptel puls pycnop-sa *Staph* tab visc
- **hairy** parts: dol fago rhus-t
- **heat**:
  - flushes of heat; after: sep
  - stove; of | amel: calc-sil clem *Rumx* **Tub**
- **insect**; after bite of: calad
- **intense** (See violent)
- **intolerable**: kali-ar podo
- **jaundice**; during: *Dol* **Hep** myric pic-ac ran-b thyr
- **jerking**: calc *Carbn-s* caust *Lyc* nat-m puls rhus-t
- **keloid**: carc
- **lying**:
  - agg: guat
  - amel: urt-u

Itching – scratching

- **March**; month of: fl-ac
- **meat** agg: rumx ruta
- **menopause**; during: calad
- **menses**:
  - amel: cycl
  - before | agg: calc *Graph* hep inul kali-c *Sil* sulph
  - during | agg: calc *Graph* hep inul *Kali-c* mag-c phos *Sil* sulph
- **mental** exertion agg: *Agar*
- **motion** agg: apis cortiso guat
- **nausea**:
  - before: lob sang
  - scratch until he vomits; must (↗STOM - Nausea - itching): Ip
- **nervous**: arg-met
- **old** people; in: alum arg-n ars bar-act bar-c con dol dulc fago fl-ac kreos mag-p merc *Mez* nat-sil olnd op sul-ac sulph urt-u
- **overheated**; when: ign *Lyc*
- **pain** ceases; when: ign lyc stront-c
  - scratching; after: ars bar-c sulph
- **painful** parts: alum bar-c carbn-s ign thuj
- **parts**:
  - lain on (↗side lain): carb-v
  - not lain on: chin
  - suffering: dig
- **perspiration**:
  - agg: *Apis* cham coloc lyc (non: mang) **Mang-m** *Merc* mur-ac nat-m rhod rhus-t rumx
  - during: *Am-c* ant-c benz-ac bry **Calc** cann-s caust cham *Coloc* *Fl-ac* ip *Led* **Lyc** **Mang** merc op par puls **Rhod** **Rhus-t** *Sabad* sil **Spong** staph *Sulph* thuj viol-t
  - waking; on: led
- **perspiring parts●** (↗spots - perspire): all-s   am-c benz-ac bry calc cann-s cann-xyz cedr *Cham* coloc fl-ac ip led *Lyc* **Mang** mur-ac nat-m op par rhod rhus-t sabad spong sulph vesp
- **pregnancy** agg; during: *Calad* chlol cocc coll dol ichth sabin sep tab
  - insupportable over whole body: *Tab*
- **respiration**; with:
  - complaints: sabad
- **rubbing** | amel: cortiso crot-t dios med
- **scratching**:
  - agg: *Agar* **Alum** alum-p alum-sil am-m **Anac** anag **Apis** *Arg-met* arg-n **Arn** **Ars** ars-s-f bar-c berb *Bism* *Bov* **Calad** calc calc-sil cann-s canth **Caps** carb-an carb-v *Caust* cham chel cinnb coff *Con* crot-t cupr *Dol* dros guaj ip kali-ar kali-sil kreos lach lachn *Led* lyss m-ambo mag-c mang merc *Mez* mur-ac nat-c nat-c onos par ph-ac phos phyt **Puls** **Rhus-t** rhus-v sars seneg sep *Sil* spig spong squil stann **Staph** stram *Stront-c* **Sulph** *Til* tril-p tub
  - bleeds; must scratch until it: *Agar* **Alum** *Arg-met* **Ars** *Bar-c* bell *Bism* *Bov* carb-v *Chlol* coff *Crot-t* dol *Graph* kali-n led *Med* mez murx nit-ac phos pix *Psor* **Puls** *Rumx* sep *Sulph* tarent til

1778   ▽ extensions | O localizations | ● Künzli dot

| Itching – scratching | **Skin** | Itching – warm; becoming |

- **agg**: ...
  - **changing** place on scratching: *Agar* alum anac apoc arn asaf calc *Canth* carb-an chel con cycl *Ign* m-arct mag-c mag-m *Mez* nit-ac pall ruta sars *Spong* Staph Sul-ac tarent tub zinc
  - **raw**; must scratch until it is *(↗Excoriation - scratching - must)*: *Agar Alum* am-c ant-c arg-met arn ars bar-c bov calc *Carbn-s* caust chin cist dros dulc **Graph** hep kali-c kali-sil kreos *Lach Lyc* mang merc mez *Olnd* **Petr** phos plb *Psor* puls rhus-t ruta sabin *Sep* sil squil sul-ac *Sulph Til*
- **amel**: agar *Agn* alum alum-sil am-c am-m ambr anac ang ant-c ant-t apis arn ars **Asaf** bar-c bell borx bov *Brom* bros-gau *Bry* cadm-s **Calc** calc-s camph *Cann-s Canth* caps carb-an caust chel chin cic *Cina* clem coloc com con *Crot-t* **Cycl** dig *Dros Fl-ac* form *Guaj* hep hydr *Ign Jug-c* kali-ar *Kali-c* kali-n kali-s *Kreos* laur led m-arct m-aust *Mag-c* mag-m *Mang* mang-act meny merc mez mosch **Mur-ac Nat-c** nat-p nit-ac nux-v olnd ph-ac **Phos** plat *Plb* prun pycnop-sa ran-b rhus-t *Ruta* sabad sabin sal-ac samb *Sars* sec sel seneg *Sep* spig spong squil stann staph sul-ac *Sulph* tarax *Thuj* urt-u valer viol-t *Zinc*
- **must** scratch: agar alum arg-met coff cycl psor rumx staph tarent
- **unchanged** by scratching: acon agar agn *Alum* am-c am-m ambr *Ang* ant-c ant-t *Arg-met* arn asaf aur bar-c bar-s bell bism borx *Bov Calad* camph carb-an carb-v caust cham chel cina clem cocc coff colch coloc croc cupr dig euph euphr *Hell* hyos iod *Ip* laur *M-ambo* m-arct m-aust *Mag-m Med* mur-ac nat-c nux-v op *Plat* prun **Puls** *Ran-s* rheum rhus-t ruta samb sars sec seneg sil *Spig* **Spong** stann stram sul-ac tarax teucr valer visc
- **sleep**:
  - **during** | **agg**: agn am-c ars *Bar-c* carb-v caust con dulc mag-m *Phos* sars sulph zinc
  - **going** to sleep; on | **agg**: *Osm*
- **smarting**: alum am-m ambr apis *Arg-met* arg-n aur berb bry bufo calc cann-s cic colch dros *Graph* hep kali-c kali-sil led lyc m-ambo m-arct mag-c mang merc mez mur-ac nat-c nat-m nit-ac nux-v olnd par petr **Plat** puls *Rhus-t* ruta sabin sars *Sep* sil squil staph *Sulph* valer verat *Zinc*
- **spots**: agn alum am-m arn aster *Berb* caps *Con* dros euph *Fl-ac Graph Iod* jug-c *Kali-c Lach Led Lyc* m-ambo merc mez *Nat-m Nit-ac* op par petr sel sep *Sil* spong Sul-ac **Sulph** *Zinc*
  - **liver** spots: *Caust*
- **perspire**; which *(↗perspiring)*: *Tell*
- **spring**; in: fl-ac lach
- **stinging**: acon *Agar* agn alum alum-p am-c am-m anac ang ant-c **Apis** arg-met *Arn* ars ars-i ars-s-f asaf asar aur aur-s *Bar-c* bar-s bell bov *Bry* calad calc calc-sil camph cann-s canth caps carb-an carb-v carbn-s *Caust* cham chel chin **Chlol** clem coc-c **Cocc** coff colch *Con Cop* crot-h *Cycl* dig *Dros* dulc euph euphr **Graph** guaj hell hep hyos ign iod kali-ar *Kali-c* kali-m kali-n kali-p kali-s kali-sil kreos lach laur led lyc m-ambo m-arct m-aust

- **stinging**: ...
mag-c mag-m mang meny *Merc* mez mosch *Mur-ac* nat-c *Nat-m* nat-p nit-ac nux-v olnd op par petr ph-ac phos plat plb **Puls** pulx ran-b ran-s rheum rhod **Rhus-t** ruta *Sabad* sabin samb sars sel *Sep Sil Spig* **Spong** squil *Stann Staph* stram stront-c sul-ac *Sulph* tarax tell teucr *Thuj Til* **Urt-u** verat *Viol-t* zinc zinc-p
  - **morning** | **rising** agg: sars
  - **evening**: petr sars
    - **bed** agg; in: nat-m
  - **scratching**; after: sulph
- **tearing**: *Bell* bry *Lyc* sil *Staph* sulph zinc
  - **scratching**; after: bell
- **thinking** of it agg: med
- **tickling**: acon agar alum am-m *Ambr* apis *Arg-met* bry bufo calc canth caps caust *Cham* chel chin cist coc-c cocc *Colch Con* dig dros euph euphr ferr hyos ign **Iod** ip kali-bi kali-c *Lach* lob mang *Merc* mur-ac nat-m **Nux-v** phos *Plat* prun **Puls** ran-b *Rhus-t Rumx* ruta *Sabad* sang sec sel *Sep* **Sil** *Spig* spong squil stann staph *Sulph* sumb tarax teucr
  - **scratching**; after: agar ambr caps chin cocc merc *Sabad Sil* spig teucr
- **touch** agg: cadm-s caps cocc mez nat-m rhus-t tub
- **ulcers**; leading to: kali-bi
- **undressing** agg. *(↗GENE - Uncovering - agg.; GENE - Undressing)*: *Alum* am-m anac ant-c *Ap-g* apoc ars asim bell-p bov cact carb-v carc card-m cist *Cocc* dios *Dros* dulc gamb hep hyper *Jug-c* kali-ar kali-bi kali-br kreos led lyc mag-c mag-m *Menis Merc* merc-i-f mez mur-ac nat-c nat-m *Nat-s* nit-ac nux-v *Olnd* osm pall ph-ac *Psor* puls rhod rhus-t **Rumx** sang sep sil stann *Staph* sulph tell *Tub*
- **violent**: agar cem cub dros dulc graph ip kreos lach lyc merc mez op pall prot psor pycnop-sa rad-br sulph ther
- **voluptuous**: ambr anac ang arg-met m-arct meny *Merc* mur-ac plat puls rumx sabad sep *Sil* spig spong **Sulph**
- **vomiting** | **amel**: *Ip*
- **walking**:
  - **agg**: kali-ar
  - **air** agg; in open: cinnb *Sulph*
- **wandering** *(↗FACE - Itching - wandering)*: *Agar Bar-c* berb calc-i camph *Canth* caust cench cham *Con Colch* graph jug-c kali-c mag-m mang *Merc* mez olnd *Puls* pycnop-sa rat rhus-v sil spong staph *Sulph* tub zinc
- **night**: cina
- **warm**:
  - **applications** | **amel**: *Anac* ars clem kali-bi *Kali-s Rhus-v* rumx thuj
  - **bathing**:
    - **agg** | **hot** bath: calc mez
    - **amel**: anac ars petr rhus-v rumx
    - **hot** bath: anac kali-s rhus-t rhus-v sil syph
  - **warm**; becoming:
    - **agg**: *Aeth Alum* arg-n bov clem cob cocc com *Dol* gels ign *Kali-ar* kali-i *Led Lyc* mang **Merc** mez mur-ac *Nat-ar* phos **Psor** *Puls* rumx sars *Sil Staph* **Sulph Urt-u** verat
    - **amel**: tub

Itching – warm; becoming — **Skin** — **Numbness**

- **bed**; in | **agg**: *Aeth* **Alum** alum-p alum-sil *Anac Ant-c Apis* arg-n bar-c bar-s *Bov* cadm-s calad *Calc* calc-s cann-s carb-an *Carb-v Carbn-s* card-m caust chin cinnb *Clem* cob coc-c *Cocc* coloc cortiso cupr-ar *Cycl* dulc *Gels Graph Kali-ar Kali-bi* kali-br kali-c kali-chl *Kali-s Led Lyc* lyss m-ambo mag-c *Merc Mez* mur-ac *Nat-m Nat-p* nux-v petr ph-ac *Phos* pic-ac **Psor** *Puls Rhus-t Rumx* sabad sars *Sep* sil spong **Sulph** *Tell* thuj *Til Urt-u* verat zinc zinc-p
- **warmth**:
  - **amel**: ars petr rumx
- **washing** with cold water (See cold - water - agg.)
- **wiping** with hand | **amel**: dros
- **wool** agg● (↗*GENE - Clothing - intolerance - woolen*): fl-ac *Hep* nat-m phos psor puls sulph
- ○**Affected** parts: *Acon* agar dig
- **Folds**; of: sel
- **Orifices**: ambr caust fl-ac petr sulph
- **Paralyzed** parts; in: phos
- **Side** lain on (↗*parts - lain*): carb-v chin con vesp

JAUNDICE (See Discoloration - yellow)

KELOID (↗*Cicatrices; GENE - Wounds - granulations*): alum ars bell-p calc calc-f carb-v carc caust crot-h cupre-l diphtox dros *Fl-ac* gast **Graph** hyper *Iod* junc-e kali-bi kali-c kali lyss maland merc **Nit-ac** nux-v phos phyt psor rhus-t sabin *Sil* sul-ac *Sulph* thiosin thuj tub vac *Vip* x-ray

KERATOSES (See Indurations - horny)

LEECHES were drawing at spots on skin; as if (See Sticking - leeches)

LOOSE; as if the skin were hanging: ant-c bell bufo carb-an kreos lach **Phos** plb sabad

LOUSINESS (↗*HEAD - Lice; MALE - Crab*): am-c ars bac bros-gau canth cocc lach *Lyc* m-ambo *Merc Nat-m* nit-ac olnd *Psor Sabad* staph *Sulph* vinc
- **itching**: led

LUPUS (↗*FACE - Cancer - lupus; GENE - Cancerous - lupus*): abr agar alum alum-sil alumn ant-c apis arg-n **Ars** ars-i aur-ar aur-i aur-m *Bar-c* bell calc calc-i calc-s calc-sil calo *Carb-ac Carb-v Caust* chr-o cic *Cist* cund ferr-pic form form-ac graph guar guare hep *Hydr Hydrc* irid-met kali-ar *Kali-bi* kali-c *Kali-chl Kali-i Kali-s* kali-sil *Kreos* lach **Lyc** m-arct merc merc-i-r nat-m **Nit-ac** nux-v ol-j *Phyt Psor* puls ran-b rhus-t sabin sep *Sil* sol spong staph sulph thiosin **Thuj** titan tub urea x-ray
- **discoid**: tub
- **erythematosus**: apis cist cortiso guar *Hydr Iod Kali-bi* morb *Phos* sep sulfa *Thyr* tub-m
- **hypertrophicus**: ars-i aur calo carb-an carb-v cic con graph kali-bi kali-c lyc nit-ac phos sep sil sulph *Thuj*
- **red** | **ochre**: guare

LUSTERLESS: psor

MARBLED (See Discoloration - mottled)

MELANOSIS; chlorpr

MENSES:
- **before** | **agg**: borx calc-p carb-v clem *Dulc Graph* kali-c kali-m mag-m *Nat-m* psor sang sars sep stram sulph thuj verat
- **scanty** agg: con

MOISTURE: alum ant-t ars ars-i bar-c bell *Bov* bry bufo calc canth caps carb-an *Carb-v* caust chion cic *Clem* con cub cupr-n dulc **Graph** hell hep kali-br *Kali-c Kreos Lach Led* **Lyc** m-ambo merc mez nat-m nat-m nit-ac olnd *Petr* ph-ac phos psor *Rhus-t* ruta sabin *Sel Sep* sil squil *Staph* sul-ac sulph tarax thuj viol-t
- **accompanied** by | **nausea** (See STOM - Nausea - accompanied - skin - moist)
- **scratching** agg; after: *Alum* ars ars-s-f bar-c bar-s bell bov bry calc calc-sil carb-an *Carb-v* caust cic cocc con dulc **Graph** hell hep kali-act kali-ar *Kali-c* kali-s kali-sil *Kreos* **Lach** led **Lyc** m-ambo merc *Mez* nat-c nat-m nit-ac *Olnd Petr* **Rhus-t** ruta sabin sars sel *Sep* sil squil *Staph* sul-ac sulph tarax thuj viol-t
- **spots**; in: ant-c carb-v *Hell* kali-c lach led petr sabin sel *Sil Sulph* tarax vinc
- **warm**; and: visc

MOLES (↗*BACK - Moles*): *Calc* carb-v carc graph nit-ac petr ph-ac pitu-p **Puls** rad-br sil sul-ac *Sulph* tarent *Thuj*
- **dark**: **Carc**
- **itching** and stinging: thuj

MOON AGG.; FULL AND NEW: *Alum*

MOTTLED (See Discoloration - mottled)

NAKED; as if one were: sulph

NETWORK of blood vessels: ant-t *Ars* bell berb *Calc* carb-an *Carb-v Caust* clem *Crot-h* ferr-p graph hydr kreos lach lyc merc nat-m nit-ac nux-v ox-ac petr *Phos* plat puls rhus-t sabad sec *Sep* sil staph sul-ac sulph thuj

NEURODERMATITIS (See Eruptions - eczema)

NEVI (↗*FACE - Veins - spider*): abrot **Acet-ac** arn ars bell-p *Calc* calc-f carb-an *Carb-v* carc cund *Ferr-p* **Fl-ac** *Graph Ham* lach *Lyc* med nit-ac *Nux-v Petr Ph-ac Phos* plat rad-br *Rumx Sep Sil* sul-ac *Sulph Thuj* ust vac
- **flat**: mur-ac
- **mottled**: con phos sep thuj

NODOSITIES (See Indurations)

NUMBNESS: acon *Ambr* **Anac** ang anh ant-t arg-n calc-f cann-i cham cic con *Crot-c* cycl cyt-l euphr *Hyos Hyper* lach *Lyc* m-ambo medus mentho *Nux-v Olnd Ph-ac* phos plat plb *Puls* **Sec** sep stram sulph
- **morning** | **waking**; on: *Ambr*
- **night** | **waking**; on: ambr
- **accompanied** by | **itching** (See Itching - accompanied - numbness)
- **cold**; exposure to: acon
- **itching**; after: cycl

Numbness

- **scratching** agg; after: alum ambr *Anac* ang cham con cycl *Lach* lyc **Olnd** ph-ac phos plb sep *Sulph*
- **spots**: bufo calc-f gels

ODOR, offensive (See PERS - Odor - offensive)

OILY (See FACE - Greasy; FACE - Shiny - oily)

PAIN: *Acon Agar* **Agn** *Alum* am-c **Am-m** ambr anac ang *Ant-c* **Apis** arg-met arg-n *Arn Ars* ars-i ars-s-f **Asaf** aur aur-ar aur-s *Bad* **Bar-c** bar-s **Bell** bell-p berb bism borx bov *Bry* calad *Calc* calc-sil calen *Camph* cann-s canth caps carb-an carb-v carbn-s caust cham chel *Chin* chinin-ar chinin-s chlor *Cic* **Cimic** cina clem *Cocc* coff colch coloc con cot crot-h crot-t *Cycl* **Dig** *Dol Dros* dulc **Eup-per** euph euphr fago ferr ferr-ar ferr-p *Glon* **Graph** guaj **Ham** hell **Hep** hyos *Ign* iod kali-ar *Kali-bi Kali-c Kali-i* kali-n kali-s kali-sil *Kreos* lach laur led **Lyc** m-ambo m-arct m-aust mag-c mag-m *Mang Meny* **Merc** *Merc-c Mez* mosch mur-ac *Nat-c Nat-m Nat-p* **Nit-ac** nux-m *Nux-v* **Olnd** osm paeon par *Petr* ph-ac *Phos* plan **Plat** plb *Psor* **Puls** ran-b *Ran-s* rhod rhus-d **Rhus-t** rumx *Ruta* sabad sabin samb saroth sars sel semp **Sep** *Sil* spig *Spong* squil stann **Staph** *Still* stront-c *Sul-ac Sulph* symph *Tarax* tarent tarent-c teucr *Ther* **Thuj** tub *Urt-u* vac valer *Verat Vinc Viol-t* xero **Zinc**
- **evening**:
  - **warm** in bed agg; becoming: sep sulph
  - **stinging**: sep sulph
- **biting** pain: bell-p
- **bruised**; as if: arg-met *Arn* bell-p calen cic dros dulc olnd plat rhus-t saroth sul-ac symph
- **brushing** hair: v-a-b
- **burning** (See Burning)
- **cold**:
  - **agg**: agar aur plb rhus-t
  - **air** agg: rhus-t
- **cutting** pain: **Bell** calc dros graph ign lyc mur-ac *Nat-c* ph-ac rhus-t sep sul sul-ac *Viol-t*
  - **knife**; as if cut or sliced with a: bell
- **excitement** agg: *Bry*
  - **stinging**: *Bry*
- **fever**; during: *Chin*
- **gnawing** pain (= eating): *Agar* **Agn** alum ambr anac ant-c arg-met ars *Bar-c* bell bism bry canth caps cham clem cocc con *Cycl Dig Dros* euph graph guaj hell hyos kali-c led **Lyc** m-ambo m-aust *Meny* merc mez nat-c nat-p nux-v **Olnd** par ph-ac phos **Plat** puls *Ran-s* rhod rhus-t *Ruta* sep spig *Spong* squil stann **Staph** sulph tarax thuj *Verat*
- **heat**; during: apis bry chin **Merc-c** nit-ac **Olnd** puls *Rhus-t Sabad Spong* viol-t
  - **stinging**: apis bry chin **Merc-c** nit-ac **Olnd** puls *Rhus-t Sabad Spong* viol-t
- **herpes** zoster; before: staph
- **jumping** out; sensation as if: thuj
  - **stinging**: thuj
- **perspiration**; during: **Cham** *Con Ip Par* puls tarax

Skin

Pain: ...
- **pinching**:
  - **accompanied** by | **sciatica** (See EXTR - Pain - lower limbs - sciatic - accompanied - skin)
- **pressure** | **amel**: ign
- **prickling** pain: tub
- **rubbing** of trousers: cot
  - **stinging**: cot
- **scratching**; after: agar agn *Alum* alum-p am-c **Am-m** ambr ant-c arg-met arn *Ars* ars-s-f asaf **Bar-c** bar-s bell bry calc cann-s canth caps carb-an carb-v caust chin cic cocc con cycl dros euphr *Graph Hep* ign kali-c kreos led *Lyc* m-ambo m-aust mag-c mag-m mang merc *Mez* nat-c nat-m nit-ac nux-v **Olnd** par *Petr* ph-ac *Phos* phyt plat plb psor puls ran-b rhus-t ruta sabin sars sel sep *Sil* spig spong squil staph sul-ac **Sulph** tarax thuj verat zinc
  - **gnawing** pain: agar agn alum ant-c bar-c canth caps cycl dros kali-c led *Lyc* **Olnd** par ph-ac phos plat puls rhus-t ruta spong staph tarax verat
  - **tearing** pain: ars bell bry calc cycl *Lyc* m-ambo puls rhus-t sep sil staph **Sulph**
  - **ulcerative** pain: am-c **Am-m** arn asaf bar-c bell bry calc carb-v caust chin cic con cycl *Graph* hep kali-c led mag-m mang merc nat-m petr *Phos Puls* ran-b **Rhus-t** sep *Sil* spig staph sul-ac *Sulph* thuj verat zinc
- **sore**: acon agar *Alum* ambr *Ant-c* apis arg-met *Arn Ars* aur aur-ar aur-s *Bad* bar-c bell bell-p borx bov *Bry Calc* calc-sil cann-s canth caps carb-an carb-v caust chel chin chinin-ar chinin-s *Cic* **Cimic** coff colch con crot-h crot-t *Dol Dros* **Eup-per** euph fago ferr ferr-ar ferr-p *Glon Graph* ham hell **Hep** *Ign* kali-c kali-s kali-sil *Lach* led lyc m-ambo m-arct m-aust mag-c mang *Merc* mez mosch nat-c *Nat Nat-p Nit-ac* nux-v *Nux-v* olnd osm paeon par *Petr* ph-ac phos *Plat Psor Puls* ran-b ran-s rhus-d *Rhus-t* rumx ruta sabin sars sel semp **Sep** sil spig spong squil staph *Still* sul-ac *Sulph* tarent-c teucr *Ther* **Thuj** valer verat *Vinc* xero **Zinc**
- **splinter**; as from a: calad **Hep Nit-ac**
- **sticking** (See Sticking)
- **stinging**: *Acon* agar agn alum am-m anac ant-c **Apis** arg-met arn ars-i ars-s-f **Asaf** bar-c bar-s bell *Bry* calc calc-sil cann-s canth caps carb-v caust chel *Chin* cina clem *Cocc* colch con cot *Cycl* dig dros dulc euphr **Graph** guaj **Ham** hell hep hyos ign iod *Kali-bi* kali-c *Kali-i* kali-n kreos lach *Lyc* m-ambo m-arct mag-c meny *Merc Mez* mur-ac nat-c nat-m *Nit-ac Nux-v* olnd par ph-ac phos puls plat plb *Puls* ran-b ran-s rhod *Rhus-t* ruta sabad sabin samb sars sel sep *Sil* spig spong squil stann **Staph** stront-c *Sul-ac Sulph Tarax* teucr ther **Thuj** *Urt-u* vac verat viol-t zinc
  - **needles** and pins; as from: tarent
- **tearing** pain: ambr anac arg-n bar-c bell berb *Camph* cann-s chlor coloc *Graph Kreos Nit-ac Phos* plan
- **touch** agg: *Canth*
  - **ulcerative** pain: *Canth*
- **ulcerative** pain: alum am-c **Am-m** ambr anac ang ars bell bov *Bry* canth caps carbn-s caust cham *Chin Cic* cocc dros ferr **Graph** hep ign kali-ar *Kali-c Kali-i* kali-n kali-s kali-sil kreos lach laur mag-c mag-m *Mang* merc

Pain / Skin / Sensitiveness

- **ulcerative** pain: ...
  mur-ac nat-c *Nat-m* nat-p nit-ac nux-v petr ph-ac *Phos* **Puls Rhus-t** ruta sars *Sep* sil spig spong stann staph *Sul-ac* sulph tarax *Thuj* verat zinc
  o **Below** skin:
  • **scratching**; after: arn asaf bar-c bry calc carb-v con cycl *Graph* hep kali-c led nat-m petr *Phos Puls* ran-b *Rhus-t* **Sil** staph *Sulph* zinc
  - **Folds**; on: caust
  • **sore**: caust
- **Mucocutaneous** borders: *Nit-ac*
  • **splinter**; as from a: *Nit-ac*
- **Spots**; in: aloe arn **Sulph**
  • **sore**: arn
- **PARCHMENT** (See Hard - parchment)
- **PERSPIRATION**; no (See Dry - perspire; Inactivity)
- **PETECHIAE** (See Eruptions - petechiae)
- **PHOTODERMATOSIS** (See Sensitiveness - light - ultraviolet)
- **PITYRIASIS** (See Eruptions - scaly)
- **PRESSURE** agg; slight: sulph
- **PRICKLING**: *Acon* aesc aeth agar *Anag* ant-t **Apis** arg-met ars bar-c bell berb calc-p cann-i cann-s carb-ac carbn-s celt cham cimic cist clem cod *Colch* croc dig dros **Ham** kali-ar kali-c kalm **Lob Lyc** mag-m med merc-c mez mosch nat-m nit-ac nux-v ph-ac **Plat** psor pycnop-sa ran-b *Ran-s* rhod **Rhus-t** sabad sang sel sep **Staph** sul-ac **Sulph** sumb *Urt-u* zinc
  - **feverish** tingling: cub
  - **fleas**; as if from: merc
  - **needles**; as from: celt
  - **spots**, in (= circumscribed parts): sel
  - **walking** in open air agg: *Sulph*
  - **warm**; when: ant-c gels kali-ar sumb urt-u
    • **bed** agg; in: **Sulph**
- **PRURITUS** (See Itching)
- **PSORIASIS** (See Eruptions - psoriasis)
- **PURPURA** (⚔ *Ecchymoses;* GENE - *Thrombocytopenia)*:
  Acon Arn Ars bapt bell bry carb-v cary chinin-s chlol cor-r *Crot-h* **Ham** jug-r kali-chl kali-i *Lach* led **Merc Ph-ac Phos** rhust-r *Rhus-v* sal-ac sec staphytox sul-ac sulfon tax ter verat-v
  - **colic**; with: bov coloc cupr merc-c thuj
  - **formication**; with: phos
  - **hemorrhagica**: aln *Arn* ars ars-i ars-s-f bell berb both bov bry *Carb-v* chinin-s chlol *Cimic* cor-r *Crot-h Cupr* ferr-pic *Ham* hir hyos iod ip *Kali-i* **Lach Led** merc merc-c mill naja nat-n nux-v *Ph-ac* **Phos** *Rhus-v* rhus-v ruta Sec sil stram **Sul-ac** sulph **Ter** thlas
  - **idiopathica** (⚔ *GENE - Thrombocytopenia): Nat-m*
  - **itching**: phos
  - **miliaris**: acon am-c am-m arn bell bry *Cact* coff dulc euph-cy *Jab* sul-ac sulph
  - **rheumatica**: acon ars *Bry* merc *Rhus-t* rhus-v
  - **senilis**: ars bar-c bry con *Lach* op rhus-t sars **Sec** sul-ac

Purpura: ...
- **weakness**; with: arn *Ars* carb-v lach merc *Sul-ac*
- **RAWNESS** (See Excoriation)
- **RELAXED**:
  - **accompanied** by | **nausea** (See STOM - Nausea - accompanied - skin - relaxed)
- **RHAGADES** (See Cracks)
- **RINGWORM** (See Eruptions - herpetic - circinate)
- **ROUGH**: alum *Alumn Am-c* anag *Apis* apoc ars *Ars-i* bar-c bell bry **Calc** calen crot-t dig fl-ac *Graph* hep *Hyos* hyper *Iod* kali-c kali-i laur *Lith-c* mang merc merc-c mez *Nat-c Nat-m* nit-ac olnd op *Petr* ph-ac phos phyt *Plb* psor *Rhus-t* ruta sabad sars *Sec* seneg **Sep** sil stram **Sulph** tub zinc
  - **knots**; as from small: hyper
  - **winter** agg: alumn
  o **Folds**; on: mang
- **RUBBING**:
  - **clothes**; of | agg: bad olnd
  - **constant** | agg: sep
  - **slight** | agg: sulph vinc
- **RUPIA** (See Eruptions - rupia)
- **SCALY** | **eruptions**; with (See Eruptions - scaly)
- **SCARS** (See Cicatrices)
- **SCLEROSIS**: x-ray
- **SCROFULODERMA** (⚔*Eruptions - scrofulous)*: calc-i *Calc-s* petr scroph-n ther
- **SEASONS**:
  - **winter** agg: alum graph petr psor
- **SEBORRHEA** (See FACE - Greasy)
- **SENSITIVENESS**: *Acon Agar* alum alum-sil am-c am-m ambr ant-c ant-t **Apis** *Arg-n* arist-cl arn ars ars-s-f asaf aur aur-ar aur-s bar-c bar-s **Bell** bov *Bry* bufo cadm-s calad *Calc* calc-f calc-p *Calc-s* calc-sil camph cann-s canth caps carb-an carb-v caust cham **Chin** *Chinin-ar Chlor* cimic cina *Coc-c Coff* colch Con cot *Crot-c* cupr cupr-ar cycl cyt-l *Ferr* ferr-ar *Ferr-p* fl-ac foll gels **Hep** *Hyos* ign *Ip* kali-ar kali-c *Kali-p Kali-s Kreos* lac-c lac-d **Lach** lat-m *Led* lyc **Lyss** m-arct m-aust *Mag-c* mag-p mand mang meny **Merc** mez *Mosch* nat-c *Nat-m* nat-p *Nit-ac Nux-m Nux-v* olnd op ox-ac par **Petr Ph-ac** phos plan **Plb** puls *Pycnop-c* ran-b ran-s rhus-d *Rhus-t* ruta sabad *Sang* sars *Sec Sel Sep* **Sil** *Spig* spong squil stann staph sul-ac **Sulph** tarent tell *Thuj* tub *Urt-u* v-a-b verat Zinc zinc-p
  - **right** side: *Crot-h*
  - **left** side: ign *Lach* pycnop-sa
  - **accompanied** by | **paralysis** (See GENE - Paralysis - accompanied - skin - sensitiveness)
  - **air** agg; draft of: *Acon* ambr *Anac* bell *Calc Caps Caust* cham *Chin* graph hep ign kali-c lach *Nat-c Nux-v* phos puls *Sel* sep sil spig sulph valer verb
  - **chill**; during: camph ign nux-v

1782 ▽ extensions | O localizations | ● Künzli dot

Ulcers – black

- **black**: ant-t **Anthraci Ars** *Asaf* bell bism **Carb-v** *Carbn-s Con* euph grin ham ip kali-ar kali-bi **Lach Lyc** *Mur-ac* **Plb** rhus-t sars **Sec** *Sil* squil *Sul-ac Sulph*
  - spots | **Centre**; on: *Kali-bi*
  - ○ **Base**: **Ars** calc-f carb-an ip lach mur-ac plb sil sulph tarent-c thuj
  - **Margins**: *Ars* con **Lach** sil sulph
- **bleeding**: acet-ac ant-t arg-met *Arg-n* arn **Ars** *Ars-i* ars-s-f *Asaf* bar-m bell cadm-met *Calc* calc-s calen carb-an *Carb-v* carbn-s caust *Con* croc *Crot-h* dros dulc formal *Graph* ham **Hep** hydr hyos *Iod* kali-ar *Kali-c* kali-s kali-sil kalm kreos **Lach Lyc** m-ambo **Merc** *Mez* mill nat-m **Nit-ac Ph-ac Phos** *Puls* pyrog *Ran-b* rhus-t ruta sabin *Sec* sep *Sil Sul-ac* sul-i *Sulph* thlas thuj x-ray zinc zinc-p
  - **night**: *Kali-c*
  - black blood: ham lach
  - **clotted**: ars puls
  - menses:
  - during | agg: **Phos**
  - touch agg: ars *Carb-v* dulc ham **Hep** *Hydr* kreos *Lach* merc merc-c *Mez* **Nit-ac** *Petr Phos*
  - ○ **Edges**: **Ars** asaf caust hep lach *Lyc Merc* ph-ac phos puls sep *Sil* sulph thuj
- **bluish**: aesc arn **Ars** *Asaf Aur* aur-ar bell bism bry calc calc-sil carb-an *Carb-v Con* crot-h *Hep* hippoz *Kali-i* **Lach** *Lyc Mang Merc* mur-ac ph-ac sec seneg **Sil** staph tarent-c thuj verat vip
  - ○ **Edges**: *Asaf* kali-s *Mang* nit-ac
- **boils** | **from**: *Calc-p*
- **burning**: alumn ambr anth **Anthraci** apis **Ars** ars-s-f asaf aur aur-ar aurs-b bar-c bar-m bell bov *Brom* bry *Bufo* calc calc-s calc-sil canth *Carb-v* carb-an **Carb-v Carbn-s Caust** *Cham* chin chinin-ar cinnb *Clem* coloc *Con Dros* ferr-ar graph ham *Hep Hydr* ign kali-ar kali-bi *Kali-c* kali-m kali-p kali-s kali-sil *Kreos* lach **Lyc** mang **Merc** *Mez* mur-ac *Nat-ar Nat-c* nat-m nat-p *Nit-ac* nux-v petr ph-ac *Phos* **Plb** **Puls** *Ran-b* **Rhus-t** ruta sars sec sel sep **Sil** squil *Staph* stront-c sul-ac **Sulph** syph tarent tarent-c *Thuj* zinc zinc-p
  - **night**: *Anthraci* bell *Carb-v* cham *Hep Lach Merc* rhus-t sep *Staph*
  - menses; during: *Carb-v*
  - touch agg: ars bell canth carb-v *Lach Lyc* merc mez puls rhus-t sil sulph
  - ○ **Around** about: *Ars Asaf* bell *Caust* cham hep *Lach Lyc Merc* mez mur-ac nat-c nux-v petr phos **Puls** *Rhus-t* sep *Sil* staph
  - **Margins**; in: **Ars** asaf carb-an *Caust* clem *Hep Lach* **Lyc Merc** mur-ac petr ph-ac phos puls ran-b sep **Sil** staph sulph thuj
- **burrowing** (See undermined)
- **cancerous**: *Ambr* ant-c *Anthraci* apis **Aran Ars** *Ars-i* **Ars-s-f** *Aster* aur-ar aurs-b bell **Brom Bufo** calc *Calc-s* calc-sil *Carb-ac Carb-an Carb-v Carbn-s* caust chel chim chinin-s clem coenz-q *Con Crot-c* cund dor dulc *Ferr* fl-ac fuli *Gali Graph* **Hep** *Hippoz* hydr *Jug-c* kali-ar kali-bi *Kali-c Kreos Lach* **Lyc** *Lyss* mang *Merc Mill* mur-ac *Nit-ac Petr Ph-ac Phos Phyt*

Ulcers – discharges

- **cancerous**: ... *Rhus-t* rumx sabin sars *Sep* **Sil** spong squil *Staph* stram sul-i **Sulph** tarent-c *Thuj Zinc*
- **chancres** (*↗ GENE - Chancre*): cinnb protg
- **chronic**: cadm-met formal fuli grat kali-tcy maland petr pyrog strych-g syzyg x-ray
- **cicatrices**; in (*↗ Cicatrices*): asaf calc-p paeon
- **coalescing** (See confluent)
- **coition** agg: kreos
- **cold**:
  - air | amel: *Dros* **Led Puls** sec
  - **application** amel the pain; cold: *Cham Fl-ac* **Led** *Lyc* **Puls**
  - **feeling** in them; with a cold: ang *Ars* **Bry** *Dig* merc petr plb *Rhus-t Sil* thuj
- **confluent**: ant-t merc
- **copper** colored | **Edges**: kali-bi
- **crawling**; with: acon ant-t **Arn** bell caust *Cham Clem* colch *Con* croc graph hep kali-c *Lach* merc nat-c nat-m nat-p nux-v ph-ac phos plb puls ran-b **Rhus-t** sabin sec **Sep** spong staph sul-ac sulph thuj
- **crusty**: anac ant-c ars ars-s-f bar-c *Bell* bov bry **Calc** *Calc-s* calc-sil carb-an chr-met cic clem **Con** *Graph* hell *Hep Kali-bi* kali-i *Kali-s* led **Lyc Merc Mez** mur-ac nux-v olnd par petr *Ph-ac* plb puls ran-b **Rhus-t** sabin sars *Sep* **Sil** spong staph **Sulph** viol-t
  - black scab: bell **Kali-bi**
- **deep**: *Agar* Ant-c *Anthraci* **Ars** ars-s-f *Asaf Aur* aur-ar *Aur-m* aurs-b *Bell Bov* **Calc Calc-s** calc-sil carbn-s caust chel clem *Com Con Hep Hippoz Hydr* **Kali-bi** kali-c *Kali-i* kreos **Lach** led *Lyc* m-ambo **Merc** *Merc-c* mez *Mur-ac* nat-ar nat-c nat-m nat-p **Nit-ac** *Petr* ph-ac phos *Psor* **Puls** rad-br ran-b rat rhus-t ruta sabin *Sars* sel *Sep* **Sil** staph stram **Sulph** *Syph* tarent tarent-c thuj
- **diabetic** (See GENE - Diabetes mellitus - accompanied - ulcers)
- **dirty**: *Arn Ars* calc **Lach** *Lyc* **Merc** mosch **Nit-ac** sabin *Sulph Thuj*
- **discharges**: hep kali-ar kali-s nat-s *Rhus-t* zinc-s
  - **albuminous**: *Calc Puls*
  - **blackish**: *Anthraci* bry chin ham lyc sec *Sulph*
  - **bloody**: ant-t *Anthraci Apis* arg-met arn **Ars** *Ars-i* **Asaf** bell calc-s canth carb-an *Carb-v* carbn-s *Caust* com *Con* croc *Dros* graph ham **Hep** hyos iod kali-ar *Kali-c* kali-s kali-sil kreos lach *Lyc* m-ambo **Merc** mez nat-m *Nit-ac Petr* ph-ac phos **Puls** pyrog rhus-t ruta sabin *Sars* sec sep *Sil* sul-ac sul-i sulph thuj zinc zinc-p
  - **black**: carb-v elaps
  - **brownish**: anac *Anthraci* ars *Bry* calc carb-v con nit-ac puls rhus-t *Sil*
  - **cheesy**: merc *Sil*
  - **copious**: acon ap-g arg-met arg-n *Ars Asaf Bell* bry *Calc* calen canth carbn-s *Chin* cic cist *Fl-ac* graph hep **Iod** *Kali-c* kali-s kali-sil kreos lach lyc mang *Merc* mez nat-c ph-ac *Phos* plb **Puls** *Rhus-t* ruta sabin **Sep** *Sil* squil **Staph** *Sul-ac* sul-i sulph thuj

Skin

Ulcers – discharges

- **corrosive**: agar am-c anac **Ars Ars-i** ars-s-f bell calc carb-an *Carb-v* **Caust** cham chel cist clem con crot-c cupr *Fl-ac Graph Hep* hippoz ign *Iod* **Kali-bi** *Kali-i* kreos lach *Lyc* **Merc** mez nat-c nat-m *Nit-ac* nux-v *Petr Phos* plb puls *Ran-b Ran-s* **Rhus-t** ruta sep **Sil** spig *Squil Staph* sul-ac sul-i sulph zinc
- **gelatinous**: arg-met arn bar-c cham ferr merc sep *Sil*
- **gray**: ambr ars carb-ac carb-an **Caust** chin *Kali-chl* lyc merc sep *Sil* thuj
- **green**: *Ars* ars-i *Asaf* aur aur-ar calc-sil *Carb-v Caust* clem com kali-chl *Kali-i* kreos *Lyc* merc naja nat-c *Nat-s Nux-v* par *Phos Puls* rhus-t sec sep *Sil* staph *Sulph*
- **hot**: puls
- **ichorous**: am-c am-t *Anthraci* **Ars** *Asaf* aster aur aur-ar bov calc *Carb-ac Carb-an* **Carb-v** *Carbn-s Caust Chin* cic clem *Con* cor-r cund *Dros* graph ham *Hep Kali-ar Kali-c* kali-i *Kali-p* kali-sil kreos *Lach* **Lyc** mang *Merc Mez* mur-ac *Nit-ac* nux-v ph-ac *Phos* plb *Psor Ran-b Ran-s* **Rhus-t** *Sang* sec sep **Sil** squil *Staph Sul-ac* sulph viol-t
- **maggots**; with: ars calc merc *Sabad Sil* sulph
- **offensive**: alum alum-p *Am-c Anan Anthraci Apis* **Ars** ars-i ars-s-f *Asaf* aur aur-ar ars-s **Bapt** bell bov *Bry Calc* calc-f calc-s calc-sil *Calen Carb-ac* **Carb-an Carb-v Carbn-s** caust *Chel Chin* chr-met chrysar cic clem com *Con* crot-h crot-t cycl *Echi* eucal *Ferr* fl-ac gels *Ger Graph* grin *Guaj* **Hep** *Hyper Kali-p* kreos **Lach Lyc** mang *Merc* merc-c *Mez Mur-ac* nat-c *Nat-p* **Nit-ac** nux-m nux-v *Paeon Petr* **Ph-ac** *Phos* plb *Psor Puls* pyrog rhus-t ruta sabin *Sars Sec Sep* **Sil Staph** sul-ac **Sulph** thuj vinc
  - **cheese**; like old: calc *Con Hep* sulph
  - **eggs**; like rotten: *Brom* calc
  - **herring** brine; like: *Graph Lach Tell*
  - **putrid**: *Am-c Anthraci* **Ars Asaf** bapt bell borx *Brom Calc Calc-s* **Chel** chin cycl graph **Hep** kali-p lach lyc **Mur-ac** *Nit-ac Ph-ac Phos* **Psor Puls** pyrog rhus-t *Sars Sep* **Sil** sulph
- **purulent**: sulph
- **scanty**: acon *Ars* bar-c *Bell* bov bry **Calc** carb-v caust chin cina clem *Coff Cupr* dros *Dulc Graph Hep Hydr* hyos ign ip kali-bi kreos **Lach** led lyc *Mag-c* **Merc** nux-v *Petr Phos Plat* plb puls rhus-t sars *Sep* **Sil** spong *Staph* sulph *Verat*
- **sour** smelling: calc graph *Hep* lyc *Merc* nat-c sep *Sulph*
- **tallow**; like: *Merc Merc-c*
- **tenacious**: ars asaf *Bov* cham *Con Graph Hydr* **Kali-bi** merc mez ph-ac phos sep sil staph viol-t
- **thick**: ars-i calc-s caps merc sep **Sil**
- **thin**: ant-t *Ars* ars-s-f **Asaf** calc-sil *Carb-v* **Caust** dros fl-ac *Iod Kali-i* kali-sil *Lyc* **Merc** nit-ac *Phos* plb puls *Pyrog* ran-b ran-s rhus-t ruta sec *Sil* staph sul-ac sul-i *Sulph* thuj

- discharges: ...
  - **watery**: ant-t *Ars* ars-i ars-s-f *Asaf* calc carb-v **Caust** clem con *Dros* fl-ac *Graph* hell *Iod Kali-c* lyc **Merc** nit-ac nux-v *Petr* ph-ac plb psor puls *Ran-b Ran-s Rhus-t* ruta *Sil* squil staph sul-i sulph thuj
  - **bloody**: carb-ac kali-ar rhus-t
  - **whitish**: *Am-c Apis* ars *Calc* carb-v hell lach *Lyc Mez Puls* sep sil sulph thuj
  - **yellow**: acon alum alum-p am-c ambr anac ang arg-met ars ars-i ars-s-f aur aur-ar aur-i aur-s bov bry *Calc* calc-s calc-sil *Calen* canth caps *Carb-v* carbn-s *Caust* cic *Clem* con croc dulc graph hep *Hydr* iod **Kali-bi** kali-n *Kali-p* kali-s *Kreos* lyc mang *Merc* **Mez** nat-ar nat-c nat-m nat-p *Nit-ac* nux-v *Phos* **Puls** ran-b rhus-t ruta sec sel *Sep Sil* spig *Staph* sul-ac sul-i sulph thuj viol-t
- **drunkards**: sul-ac
- **dry**: **Kali-bi** mag-c mang sec
  ○ **Edges**: *Sang*
- **eczematous** | **Edges**: kali-bi
- **egg**-shaped: eberth
- **elevated** and indurated margins; with: *Apis* **Ars** asaf bry carb-an caust cic cina cinnb clem *Hep* hydr *Kali-ar Kali-bi* lach **Lyc** *Merc* mur-ac *Nit-ac Petr* ph-ac *Phos Puls* ran-b sep **Sil** staph *Sulph* thuj
- **elevated** margins; with: ars calen nit-ac ph-ac *Sil*
- **fistulous**: *Agar* ant-c ars *Asaf* aur aur-ar aur-s bar-c *Bell Berb* **Bry Calc** *Calc-f Calc-p* calc-s calc-sil calen carb-ac *Carb-v* carbn-s **Caust** chel *Chinb* clem *Con* eucal *Fl-ac Hep Hippoz* kali-i kreos *Lach* led **Lyc** *Mill* nat-c *Nat-m* nat-p *Nit-ac Petr* ph-ac *Phos* phyt **Puls** pyrog rhus-t ruta sabin sel sep **Sil** stann *Staph* stram *Sulph* syph *Ter Thuj* tub-k
- **flat** (↗ *superficial)*: *Am-c* ang ant-c ant-t *Ars Asaf* bell carb-an carb-v *Chin* cor-r **Lach Lyc Merc** nat-c **Nit-ac** petr *Ph-ac* phos **Puls Ran-b** sel *Sep Sil* staph sulph *Thuj*
- **flesh**; like raw | **Base**: ars merc nit-ac
- **foul**: ail *Am-c Anthraci* **Ars** *Asaf* aur aur-ar bapt bell borx bov bry *Calc Calc-s* calc-sil carb-ac *Carb-v* caust chel *Chin* cic con crot-h cycl ech ger *Graph* **Hep** kali-ar kreos *Lach* lyc mang merc mez **Mur-ac** nat-c nit-ac nux-m nux-v *Ph-ac* phos plb puls *Rhus-t* ruta sabin sec sep *Sil* staph sul-ac sulph *Sulph* thuj
- **asa** foetida; like: carb-v
- **fungous**: alum alumn ant-c *Arg-n* **Ars** bell *Calc Carb-an Carb-v Carbn-s* caust *Cham* cinnb clem *Crot-c* graph *Hydr* kreos *Lach Merc* mur-ac *Nit-ac Petr* phos sabin **Sep Sil** staph *Sulph Thuj*
- **gangrenous**: am-c am-m ant-t antho *Anthraci* **Ars** *Asaf* aur **Bapt** bell bism caps *Carb-v Chin Cinnb* cist com *Con Crot-c Crot-h* euph kali-bi kali-p *Kreos* **Lach Lyc** merc mill *Mur-ac* nat-pyru petr ph-ac plb ran-b rhus-t sabin *Sars Sec Sep Sil* squil sul-ac sulph vip
  - **hot** (= inflammatory): acon **Ars Bell** mur-ac *Sabin Sec*
  ○ **Edges**: anthraci *Ars Carb-v* kreos lach nit-ac sec *Sul-ac* tarent-c
- **glistening** (See shining)
- **healing** slowly (See indolent)
- **herpetic**: *Sars*

▽ extensions | ○ localizations | ● Künzli dot

1786

Ulcers – honeycomb   **Skin**   Ulcers – painful

- **honeycomb**; like: cinnb
- **indolent** (*GENE - Diabetes mellitus - accompanied - ulcers)*: *Agar* agn alum alum-p *Alumn* anac *Anag* **Ars** *Ars-i* ars-s-f *Asaf* aster bals-p bar-c *Calc* calc-f *Calc-i Calc-p* calc-s calc-sil *Calen* camph carb-an *Carb-v* carbn-s chel com **Con** crot-h cupr *Dulc* eucal *Euph* fl-ac fuli *Ger Graph Hippoz Hydr Iod* ip kali-ar **Kali-bi** kali-c *Kali-i* kali-s kali-sil **Lach** *Laur* **Lyc** m-ambo mang merc mill *Mur-ac Nit-ac* olnd *Op* paeon petr **Ph-ac** phos phyt plb *Psor Puls* pyrog rad-br rhus-t sal-ac *Sang Sars Sec Sep* **Sil** *Stel Still* stram sul-ac sul-i **Sulph** syph syzyg xan zinc zinc-p
- **indurated**: agn alum *Alumn Arg-met* arn *Ars* ars-i ars-s-f *Asaf Aur* aur-ar bar-c **Bell** brom *Bry* **Calc** calc-s calc-sil *Carb-an Carb-v Carbn-s* caust cham chel *Chin* cic cina *Clem Con* cupr cycl *Dulc Fl-ac* graph *Hep Hydr* hyos iod *Kali-bi Lach* led **Lyc** *Mang Merc Merc-i-f Merc-i-r* mez nat-m nux-v petr phos plb **Puls** ran-b ran-s sel sep **Sil** staph sul-i sulph syph thuj verat
  - **shining**: fl-ac phos *Puls* sil
  ○ **Areola** (See areola - indurated)
  - **Base**: alumn calc *Calc-f* com con
  - **Margins**: alum alumn **Ars** *Asaf* bry **Calc** calc-f *Carb-an Carb-v Caust* cic cina clem *Com Fl-ac* graph *Hep Lach* **Lyc Merc** mur-ac *Nit-ac* paeon petr ph-ac *Phos Puls* ran-b *Sang* sep **Sil** staph **Sulph** thuj
- **inflamed**: Acon agn ant-c arn **Ars** ars-s-f asaf bar-c **Bell** borx bov *Bry Calc* calen carb-an caust **Cham** cina cinnb cocc colch con croc cupr dig *Ferr-p* graph hed **Hep** hyos ign kreos *Lac-c Lach* led *Lyc* m-arct mang **Merc** mez *Nat-c Nat-m* nat-p *Nit-ac* nux-v petr **Phos** phyt plb *Puls Rhus-t* ruta sal-ac sars sep **Sil Staph** sul-ac *Sulph* thuj verat zinc
- **injury**; after slight: arn com mang
- **insensibility** in: *Iod*
- **irregular** margins; with: ars kali-bi merc nit-ac phyt sars sil
- **itching**: alum alum-p *Alum-sil* am-c ambr anac ant-c ant-t arn *Ars* bar-c bell bov bry calc canth carb-v *Caust* cham chel *Chin* clem con dros *Graph* **Hep** ip kali-ar kali-n kreos lach led **Lyc Merc Mez** nat-c nat-m *Nit-ac* nux-v petr *Ph-ac* phos *Psor Puls Ran-b Rhus-t* ruta sabad sars sel *Sep* **Sil** squil *Staph Sulph Thuj* verat viol-t zinc zinc-p
  - **night**: *Lyc Staph*
  ○ **Around** about: agn ang ant-t ars bell caust clem **Hep** *Lach Lyc* merc mez nat-c nux-v petr ph-ac phos **Puls** *Ran-b* rhus-t sabin sep **Sil staph**
- **jagged** margins; with: *Ars Carb-v* hep lach **Merc** *Nit-ac Petr* **Ph-ac Sil** staph sulph *Thuj*
  - **zigzag**: *Merc Nit-ac Ph-ac*
- **lardaceous**: ant-c *Ars* cupr *Hep* kali-bi kreos **Merc** *Nit-ac Phyt* sabin sil sulph thuj
  ○ **Bases**: ars hep *Merc* nit-ac phyt
- **malignant**: *Anthraci* arg-n ars *Brom* calc carb-an carb-v caust chel cist con hippoz hydr kreos lach lyc mang merc *Merc-c* **Nit-ac** petr ran-b ran-s sil thuj
- **mercurial**: *Asaf Aur* bell *Carb-v Cist* **Hep** *Kali-bi* **Kali-i** *Lach Lyc Mez* mur-ac **Nit-ac Ph-ac Phyt Sars** sep **Sil** *Staph Sulph Thuj*

- **mottled** areola (See areola - mottled)
- **multiple**: *Bar-m*
- **mustard** poultice; from: calc-p
- **necrosis** | **radiation** therapy; from: cadm-i
- **old** people; in: tarent-c
- **oozing** blood (See bleeding)
- **painful**: alum-sil ang arn **Ars** ars-i ars-s-f *Asaf* aur **Bell** calc-s calen *Carb-an Carb-v* carbn-s *Caust* cham chin cic *Cocc* coff con cor-r croc cupr dig rhus-t *Fl-ac* **Hep** hyos iod *Kali-bi Kreos* **Lach** *Led Lyc* **Merc** mez *Mur-ac* nat-c nat-m *Nit-ac Nux-v Ph-ac* phos *Phyt Puls* ran-b rhus-t sabin *Sep Sil Staph* sulph zinc
  - **morning**: ars
  - **night**: *Asaf* cham *Cinnb Con Merc Mez*
  - **aching**: bell camph carb-v chin *Graph* par sil
  - **biting**: ars bell bry calc carb-an caust cham chin colch coloc dig *Euph* graph kali-bi *Lach Led Lyc* mang merc mez nat-c nat-p petr ph-ac **Puls** rhus-t ruta sel sil staph sul-ac *Sulph* thuj zinc
    : **night**: cham rhus-t
    : **walking** in open air agg: rhus-t
  - **boring**; with: arg-met aur bell calc caust chin hep *Kali-* nat-c nat-m puls ran-s sep *Sil Sulph* thuj
  - **bruised** pain; with: ang *Arn* cham chin cocc *Con* **Hep** hyos nat-m nux-v rhus-t ruta *Sulph*
    : **motion**; from: hyos
  - **burnt**; as if: alum ant-c **Ars** bar-c bell bry calc *Carb-v* caust *Cycl* hyos ign kreos lach *Nux-v* puls sabad *Sec* sep stram
  - **cold** applications | **amel**: *Led* lyc
  - **cough** agg; during: con
  - **cutting**; with: *Arn* **Bell** *Calc* cic *Clem* dros graph ign kali-ar *Lyc* mag-m **Merc** mur-ac *Nat-c* ph-ac plat rhus-t *Ruta* sep *Sil* sul-ac
  - **drawing** pain; with: *Calc* clem graph mez nit-ac staph
  - **eating**; before: puls
  - **gnawing** pain; with: agar *Agn Apis* **Ars** bar-c bell bufo calc carb-v *Cham Chel Con* cupr cycl **Dros Hep** hyos *Kali-c Kreos* lach led lyc manc mang *Merc* mez nat-c nat-m ph-ac *Phos Plat Puls* ran-b *Ran-s* rhus-t *Ruta* sep *Sil* **Staph** sul-ac *Sulph* thuj zinc
  - **jerking** pain; with: arn *Asaf* aur bell bry *Calc* **Caust** cham chin clem cupr graph lyc merc nat-c *Nat-m* nit-ac nux-v petr phyt **Puls** *Rhus-t* ruta sep **Sil Staph** sulph
    : **Around** about: staph
  - **menses**; during: *Cham*
  - **pressing**: camph carb-v chin *Graph* mez *Paeon* par *Phyt* **Sil**
  - **shooting**: **Ars** *Asaf* clem *Hep* **Lyc** *Phyt Puls Staph*
  - **smarting**: alum alum-p ambr ant-c arn ars bell bry calc canth caust *Cham* cic *Graph* **Hep** hyos ign kali-c kali-sil *Lyc* m-ambo m-aust *Merc* mez *Nat-m* nux-v *Ph-ac Phos* **Puls** *Rhus-t Sep* sil *Staph* sul-ac *Sulph Thuj* zinc zinc-p
    : **night**: *Hep* lyc *Merc* rhus-t

All author references are available on the CD   1787

Ulcers – painful

- **stinging**, stitching: acon alum alum-p alum-sil ant-c *Apis* arn **Ars** ars-s-f *Asaf* bar-c *Bell* bov *Bry* bufo calc calc-sil camph canth *Carb-an* carb-v carbn-s *Caust* cham chin chinin-ar *Cinnb* clem cocc con cycl *Graph Hep Hydr* kali-n led *Lyc* m-arct mag-c mang **Merc** mez mur-ac nat-ar *Nat-c* nat-m nat-p **Nit-ac** nux-v *Petr* ph-ac phos **Puls** ran-b *Rhus-t* sabad sabin sars sel *Sep* **Sil** spong squil *Staph* sul-ac **Sulph** *Thuj*
  - evening: mez
  - night: mang rhus-t sep
  - laughing agg: hep
  - splinters; as from: ham hep **Nit-ac**
  - **Areola**; in: acon *Ars* **Asaf** bell cham cocc hep lyc *Merc* mez mur-ac nat-c nit-ac nux-v petr phos **Puls** rhus-t sabin sep *Sil* staph *Sulph*
  - **Margins**: **Ars** ars-s-f *Asaf* bry clem *Hep Lyc* **Merc** mez mur-ac petr phos **Puls** ran-b sep *Sil* staph *Sulph* thuj
    - touch agg: clem
- **suppurative** pain; with: am-c anac arn ars *Asaf* aur bar-c *Bry Calc Carb-v* chin colch *Con* cycl dros euph *Graph* hep hyos iod kali-c kreos led nat-m nit-ac nux-v par petr **Phos Puls** *Ran-b Rhus-t* ruta sars sec **Sil** staph *Sulph* valer verat zinc
- **tearing**; with: *Ars* bell bry *Calc* canth carb-v caust clem cocc *Cycl Graph* kali-c kali-sil **Lyc** m-ambo merc *Mez* nat-c nit-ac *Nux-v* phos puls rhus-t *Sep* sil *Staph* **Sulph** zinc
  - motion agg: bell
  - Around about: calc staph
- touch agg: nat-c
- **warmth** of bed; from: cinnb dros fl-ac *Merc Puls*
- **weather** agg; cold: *Kali-bi*
- ○ **Around** about: *Ars* asaf hep *Lach* **Puls**
  - touch agg: mez
- **Margins**: *Ars* asaf caust clem hep lach lyc *Merc* mur-ac petr ph-ac phos puls ran-b sep *Sil* sulph thuj
- **painless**: ambr anac ant-t arn *Ars* aur *Bapt* bar-c *Bell* bov *Bry* cadm-met *Calc* camph carb-an *Carb-v* cham chel chin cic *Cocc Con* croc *Dulc* eberth fl-ac formal graph *Hell* hep hydr *Hyos* ign ip *Lach* laur led **Lyc** m-ambo merc nit-ac nux-m nux-v *Olnd* **Op Ph-ac** *Phos* phyt plat *Puls* rhus-t *Sec Sep Sil* staph *Stram* sulph verat x-ray zinc zinc-p
- **phagedenic**: agar *Anthraci* **Ars** ars-s-f aur-m-n *Bapt* borx brom *Calc* calc-sil *Carb-v* carbn-s **Caust** cham **Chel** cic cinnb cist clem con *Crot-c Crot-h* dulc *Graph Hep* hydr hydrc *Hyper Kali-ar Kali-c Kali-p* kali-sil *Lach* led **Lyc Merc** merc-c merc-cy merc-d *Merc-i-r Mez* nat-ar *Nat-c Nat-m* **Nit-ac Petr** phos *Puls* **Ran-b Ran-s** *Rhus-t* sars *Sep* **Sil** squil staph *Sul-ac Sulph* zinc
- **pimples**; surrounded by: acon *Ars* bell **Carb-v** *Caust* cham fl-ac grin *Hep* **Lach** lyc m-ambo merc *Mez* mur-ac nat-c *Petr* phos **Puls** ran-s *Rhus-t Sep* sil staph *Sulph*
- **proud** flesh: alum ant-c ap-g ars aur bar-c bell *Calc* carb-an carb-v caust *Cham* clem *Dulc* fl-ac graph kreos *Lach Lyc* med merc merc-c nat-c *Nat-s* **Nit-ac** *Petr*

Skin

Ulcers – small ulcers; surrounded by

- **proud** flesh: ...
  Ph-ac phos phyt ran-b rhus-t sabin sang **Sep Sil** staph *Sulph* thuj
- **pulsating**: acon *Apis* arn ars ars-s-f *Asaf* bar-c bell bov *Bry Calc* calc-s caust cham chin clem con *Hep* hyos ign *Kali-c* kali-n *Kali-s* kali-sil kalm *Lach Lyc* m-ambo **Merc** mez mur-ac *Nat-c* nat-m nit-ac petr ph-ac phos puls rhus-t ruta sabad sars sep *Sil* staph **Sulph** thuj
  - night: *Asaf Hep* **Merc**
  - walking agg: mur-ac
- **punched** out: anan kali-bi merc phos phyt
- **pustules** around: calc caust clem *Hep Mez Mur-ac* ph-ac rhus-t *Sil* sulph
- **red**: cor-r lac-c
  - ○ **Areola** (See areola - red)
- **regular** margins; with: kali-bi
- **reopening** of old: *Ars Carb-v* caust con croc crot-h glon *Kreos Lach* nat-c *Nat-m* **Phos** *Sep* sil sulph vip
  - **healed**; when partly: **Kreos**
  - **spring** agg: cench *Lach*
- **rubbing**; from: ang
- **salt** rheum; like (See Eruptions - eczema - discharging - salt)
- **sarcomatous**: ant-c *Apis* **Ars Hep** kreos **Merc Nit-ac** *Phos* sabin sulph thuj
- **scooped** out: vario
- **scratching**; after: ang ant-c *Ars Asaf Asar* bar-c bell bry calc carb-an carb-v *Caust* chin con graph *Hep Iod* kreos **Lach** *Lyc* mang **Merc** mez nat-c *Nit-ac Petr* phos puls ran-b *Rhus-t* sabin **Sep Sil** staph **Sulph** thuj
- **scrofulous**: aethi-m ars-i bar-i *Cal-ren Calc Calc-act Calc-ar Calc-br Calc-caust Calc-cn Calc-f Calc-hp Calc-i Calc-lac Calc-lp Calc-m Calc-ox Calc-p Calc-pic Calc-s Calc-sil Calc-st-s* chin hep *Kali-br Lap-a* merc merc-act merc-aur merc-br merc-cy merc-d merc-i-f merc-i-r merc-ns merc-p merc-pr-r merc-tn nit-ac *Sil* sulph
- **sensitive**: alum alum-p am-c anac ang arg-n **Arn** *Ars* ars-i **Asaf** aur aur-ar aur-i aur-s *Bell Calen* carb-an carb-v carbn-s *Caust* cham *Chin* chinin-ar cic *Clem Cocc* coff con *Cor-r* croc cupr dig *Dulc Ferr Graph* **Guaj Hep** *Hydr* hyos *Iod Kali-bi* kreos **Lach** led **Lyc Merc Mez** mur-ac nat-c nat-m nat-p nit-ac *Nux-v Paeon Petr Ph-ac* phos **Puls** ran-b ars rhus-t sabin *Sec* sel *Sep Sil* squil *Staph* sul-ac sul-i sulph tarent-c thuj verat
  - ○ **Around** about: *Ars Asaf* bell caust cocc *Hep* **Lach** lyc merc mez mur-ac nat-c nux-v petr phos **Puls** rhus-t sep sil
  - **Margins**: **Ars Asaf** caust clem **Hep** *Lach Lyc* **Merc** mur-ac petr ph-ac phos puls ran-b sep *Sil* sulph *Thuj*
- **serpiginous**: *Ars* borx calc chel kali-bi **Merc** merc-c merc-i-f ph-ac *Phyt* sabad *Sars Sil* staph
- **shaggy** (See jagged)
- **shining**: *Lac-c* mag-c *Phos* puls sec staph syph
  - ○ **Margins**: fl-ac phos puls sil
- **small**: arg-n ars kali-bi med
- **small** ulcers; surrounded by: phos sil

1788   ▽ extensions | ○ localizations | ● Künzli dot

Ulcers – spongy **Skin** Vaccination

- **spongy**: alum *Ant-c* ant-t **Ars** bell calc **Carb-an** *Carb-v Carbn-s* caust cham *Clem* con *Ferr* graph *Hep Iod Kreos* **Lach** *Lyc* **Merc** nit-ac nux-v *Petr* **Ph-ac** *Phos* rhus-t sabin *Sep* **Sil** *Staph* sul-ac sul-i *Sulph Thuj*
  o **Margins**; at: **Ars** *Carb-an* caust clem *Lach* lyc merc petr ph-ac phos sep **Sil** staph sulph thuj
- **spring**; in: *Calc Cench Lach*
- **stupor**; with (See MIND - Stupor - ulcers)
- **superficial** (⚹*flat)*: am-c ant-c ant-t *Ars Asaf* bell carb-an carb-v *Chin* eberth hydr **Lach Lyc** *Merc Mez* nat-c *Nat-m Nit-c* petr *Ph-ac* phos puls ran-b *Sel Sep Sil* staph sulph thuj
  • **menopause**; during: polyg-h
- **suppressed**: ars bry clem cupr dulc *Lach* **Sulph**
- **suppurating**: acon am-c ambr anac ang ant-c ant-t arg-met arn **Ars** ars-i ars-s-f *Asaf* aur aur-ar aur-s bar-c *Bell* borx bov bry calc *Canth* caps carb-an *Carb-v* carbn-s **Caust** cham chel chin cic clem cocc coloc con croc dros dulc graph hell **Hep** hyos ign **Iod** ip kali-ar kali-c kali-m kali-n *Kali-s* kali-sil kreos lach led *Lyc* m-ambo mang **Merc** mez mur-ac *Nat-c* nat-m nat-p *Nit-ac* nux-v petr *Ph-ac Phos* phyt plb **Puls** ran-b ran-s *Rhus-t* ruta sabad sabin sars sec sel *Sep* **Sil** spig spong squil *Staph* sul-ac sul-i **Sulph** thuj viol-t zinc
- **swollen**: acon agn arn *Ars* aur bar-c *Bell Bry Calc* carb-an carb-v caust cham cic cocc *Con* dulc graph hell *Hep* iod *Kali-c* led **Lyc** mang **Merc** *Nat-c Nat-m* nat-p *Nit-ac* nux-v *Petr* ph-ac *Phos* plb **Puls Rhus-t** sabin samb *Sep* **Sil** squil staph **Sulph** *Vip*
  o **Areola**: acon ars *Bell* caust cham graph *Hep* lyc *Merc* nat-c nux-v petr phos **Puls** *Rhus-t Sep* sil staph
  • **Margins**: *Ars* bry *Calc* carb-an caust *cic* **Hep** lyc **Merc** petr ph-ac phos **Puls** *Rhus-t Sep* **Sil** *Sulph*
- **syphilitic**: anan **Ars** ars-i asaf *Aur* aur-ar *Aur-m Aur-m-n* aur-s *Bapt* calo *Carb-v Cinnb Cist Cor-r Crot-c Cund Fl-ac* graph *Hep* **Iod** *Kali-bi Kali-chl Kali-i* lac-c *Lach* lyc **Merc Merc-c** merc-cy merc-d *Merc-i-r Merc-pr-r* mez **Nit-ac** *Petr* **Phyt** rumx sang *Sars* sil *Staph Still* stram sulph *Syph* **Thuj**
- **tense**: arn *Asaf* aur *Bar-c* bell bry calc carb-an carb-v *Caust* cham chin clem cocc **Con** graph hep *Iod* kali-c kreos *Lach* lyc **Merc** mez mur-ac nat-c nit-ac nux-v petr ph-ac *Phos Phyt* **Puls** *Rhus-t* sabin sep sil *Spong* staph **Stront-c Sulph** thuj zinc
  o **Areola**: *Asaf* bell caust cham cocc hep *Lach* lyc merc mez mur-ac nat-c nux-v petr ph-ac phos **Puls** rhus-t sabin sep sil staph *Stront-c Sulph*
- **tingling**: acon arn bell caust cham clem con hep lach phos rhus-t sep sulph
  • **night**: rhus-t
- **tumor**; after removal: hydr
- **undermined**: *Asaf* bell bry calc carb-v chin lyc nat-c phos ruta sep staph sulph
- **unhealthy**: alum alum-p am-c *Apis* bar-c borx *Calc* calc-sil caps carb-v caust *Cham* **Chel** clem *Con* croc *Graph* hell **Hep** *Hippoz* kali-c *Lach* lyc mag-c merc *Merc* mur-ac nat-c nat-p **Nit-ac** nux-v op *Petr* ph-ac phos plb *Rhus-t Sep* **Sil** squil *Staph* sulph viol-t

Ulcers: ...
- **varicose** (⚹*EXTR - Varices - leg - ulceration; GENE - Varicose - ulceration)*: aesc alco anac ant-t *Arn* **Ars** *Calc* calc-f calen *Carb-v* **Card-m Caust** cinnb clem-vit coll crot-h crot-t cund cur eucal *Fl-ac* gast graph grin ham hydr kreos *Lach* **Lyc** merc mez phyt psor **Puls** pyrog *Rhus-t* sars sec *Sil* sul-ac *Sulph* thuj *Zinc*
- **vesicles**; surrounded by: *Ars* bell caust *Fl-ac Hep* **Lach** m-ambo merc **Mez** nat-ac *Nat-m* petr phos puls *Rhus-t* sep *Thuj*
- **warmth**:
  • **agg**: *Cham* dros euph *Fl-ac* hydr led *Lyc Merc* puls *Sabin Sec*
  • **amel**: *Ars* clem con hep **Lach** rhus-t **Sil** *Syph*
- **wart** shaped: ars calc *Nat-c* phos thuj
- **washing** agg: *Hydr*
- **white** spots; with: *Ars* calc con **Lach Merc** phos sep **Sil** sulph thuj
- **winter** agg: petr
- **yellow**: calc cor-r kali-bi nit-ac plb staph sulph zinc
  o **Areola**:
  • **boils**: hep
  • **dark**: aesc *Lach*
  • **elevated**: ars asaf **Merc** *Sil*
  • **indurated**; and: ars lyc sil
  • **eruptions**: carb-v *Hep* lach
  • **fungoid**: lach
  • **hanging** over: kali-bi
  • **indurated**: arn *Ars* **Asaf** *Bell* caust cham cina fl-ac graph hep **Lach** *Lyc* merc mez nat-c nux-v petr phos **Puls** sep sil staph sulph
  • **red**: puls
  • **mottled**: arn *Ars* **Carb-v Con** *Crot-h* ip **Lach** *Led* **Puls** *Sul-ac*
  • **red**: *Acon* ant-c arn **Ars** ars-s-f *Asaf* bar-c bell borx bry *Calc* caust *Cham* cocc cupr fl-ac graph **Hep** hyos ign *Kali-bi* kreos *Lach* led *Lyc Merc Mez* nat-c nat-p nit-ac nux-v *Petr* ph-ac phos plb **Puls** ran-b *Rhus-t* sars sep **Sil Staph Sulph** thuj verat zinc
  • **sensitive**: asaf
  • **shiny**: puls
  • **small**: calc hep mez phos rhus-t
  • **with**: ars asaf hep lach lyc merc **Puls** *Sil*
- **Folds**; in: carb-v
- **Mucocutaneous** borders: nit-ac paeon
- **Mucosal** margins: lach

UNHEALTHY: alum **ALUM-P** alum-sil am-c anag ant-c *Apis* *Arn* ars *Bar-c Bar-m* **Borx** *Bufo* **Calc** calc-s calen caps *Carb-v* **Carbn-s Caust Cham** chel clem con croc crot-h *Fl-ac* graph ham hell **Hep** hydr kali-bi kali-c kreos **Lach** liat *Lyc* mag-c maland *Mang* merc mez mur-ac nat-c nat-m nat-p nit-ac nux-v olnd op par **Petr** ph-ac *Phos* pip-m plb **Psor** puls *Pyrog Rhus-t Sars* sec sel *Sep* **Sil** squil *Staph* still sul-ac **Sulph** tab tarax *Tarent* thuj tub-r *Viol-t*
o **Joints**; around: mang

VACCINATION; after: thuj

Vitiligo / Skin / Weight

VITILIGO (↗*Discoloration - white - spots*): alum ant-t ars ars-s-f calc cob-n ign kres merc nat-c nat-caust nat-m phos pitu-a pitu-gl pitu-p sep sil thuj

WARM:
- **applications** | **agg**: mez
- **bed** | **agg**: mez psor *Sulph*

WARMTH | **sensation** of (See Heat - sensation)

WARTS (↗*Excrescences; Excrescences - condylomata*): acet-ac alum am-c ambr anac anac-oc anag anan *Ant-c* ant-t arg-n *Ars* ars-br ars-i *Aur* aur-ar aur-m aur-m-n **Bar-c Bell** bell-p *Benz-ac* berb borx *Bov* bufo **Calc** calc-cn calc-o-t **Calc-s** carb-an carb-v carc castm castor-eq **Caust** chel chr-o cina cinnb clem colch cupr cupre-l **Dulc** euph euphr ferr ferr-ma ferr-p ferr-pic fic-c *Fl-ac* graph *Hep* kali-ar kali-bi kali-br kali-c *Kali-chl* kali-m kali-perm kiss *Lac-c Lach* limx lyc m-aust *Mag-c* mag-s *Med Merc* **Merc-c** merc-i-f mill *Nat-c* nat-m nat-p **Nat-s Nit-ac** nit-s-d *Ox-ac* pall penic petr *Ph-ac* phase-xyz phos phyt pic-ac *Psor* puls ran-b *Rhus-t* ruta sabin sang sars semp *Sep* sil spig staph sul-ac **Sulph** syph **Thuj** x-ray
- **bathing** agg: psor
- **black**: calc *Diph* hecla
- **bleeding**: ambr **Caust** cinnb cupre-l hep lyc nat-c *Nit-ac* ph-ac *Rhus-t* staph **Thuj**
  · **touch** agg: nit-ac
  · **washing**; from: *Nit-ac*
- **brown**: *Diph Sep Thuj*
  · **children**; in | **young** girls: thuj
- **burning**: am-c ars hep lyc *Petr* phos *Rhus-t* sabin sep sulph thuj
- **cold** washing agg: dulc
- **conical** (↗*Excrescences - conical*): ant-t nat-m
- **cracked**: lyc
- **discharging**: nit-ac
- **drawing**: con
- **dry**: dulc fl-ac sars *Staph Sulph*
- **filiform**: med staph thuj
- **flat**: acet-ac berb calc *Caust* con **Dulc** fl-ac lach med merc-i-f nat-m ruta *Sep Thuj*
- **fleshy**: *Calc Caust* cupre-l *Dulc* nat-m sil
- **girls**; young•: sep thuj
- **granular**: arg-n
- **growing**: kali-c
- **hard**: *Ant-c* borx *Calc* calc-sil *Caust* dulc fl-ac lach ran-b *Sep Sil Sulph* thuj
- **hollow**; become: *Calc*
- **horny** (↗*Excrescences - horny*): **Ant-c** *Calc Caust* dulc graph nat-c *Nit-ac* ran-b rhus-t *Sep Sil Sulph* thuj
- **indented**: calc euphr lyc nit-ac *Ph-ac* rhus-t sabin sep staph *Thuj*
- **inflamed**: am-c bell bov *Calc* calc-sil *Caust Hep* lyc nat-c *Nit-ac* rhus-t sars sep *Sil* staph sulph thuj
- **isolated**: *Lyc Thuj*
- **itching**: carb-an con euphr graph *Kali-c* kali-n *Nit-ac* phos psor sabin *Sep* sulph thuj
- **jagged**: calc **Caust** euphr *Lyc* **Nit-ac** ph-ac rhus-t sabin *Sep* staph **Thuj**

Warts: ...
- **large**: *Caust* **Dulc** ferr-pic kali-c lyc mag-s nat-c **Nit-ac** ph-ac *Rhus-t Sep Sil* staph **Thuj**
- **lupoid**: ferr-pic
- **mercury**; after abuse of: *Aur Nit-ac Staph*
- **moist**: *Caust* lyc **Nit-ac** ph-ac psor *Rhus-t* staph **Thuj**
- **old**: *Calc Caust Kali-c Nit-ac* rhod rhus-t sars sulph *Thuj*
- **painful**: am-c ambr *Bov Calc* calc-sil *Caust* ferr-pic hep kali-c kali-s lach lyc nat-c nat-m *Nit-ac* petr phos rhus-t ruta sabin sep sil sulph *Thuj*
- **pedunculated**: **Caust** *Dulc Lyc Med* nat-s **Nit-ac** ph-ac *Rhus-t* sabin sil *Staph Thuj*
- **pointed**: med *Thuj*
- **pulsating**: *Calc* kali-c lyc *Petr* sep *Sil* sulph
- **red**: *Calc* nat-s *Thuj*
- **rough**: caust
- **round**: *Calc*
- **sensitive** to touch: *Caust Cupr* hep *Nat-c* nat-m **Nit-ac** *Staph Thuj*
- **shining**: sil
- **small**: bar-c bar-s berb *Calc Caust* con *Diph* dulc ferr ferr-p hep lach med *Nit-ac* psor rhus-t *Sars Sep Sulph Thuj*
- **smelling** like old cheese: *Calc Graph Hep* **Thuj**
- **smooth**: **Ant-c** calc **Dulc** lach nat-m nat-s nit-ac psor ruta thuj
- **soft**: *Ant-c Calc* calen dulc mag-s med nat-s **Nit-ac** sil *Thuj*
- **stinging**: am-c ant-c bar-c bar-s *Calc* calc-sil caust graph *Hep* kali-sil lyc **Nit-ac** rhus-t sep sil staph sulph *Thuj*
- **stitching** in warts: ant-c bar-c *Bov Calc* caust *Hep* lyc **Nit-ac** rhus-t sep sil staph sulph
- **suppressed**: mang meny merc nit-ac staph *Thuj*
- **suppurating**: ars *Bov Calc* calc-sil *Caust Hep* kali-sil *Nat-c Sil Thuj*
- **syphilitic**: *Aur* aur-ar aur-m aur-m-n aur-s *Hep Merc* **Nit-ac** staph *Thuj*
- **tearing**: am-c
- **thin** epidermis; with: *Nit-ac*
- **ulcers**:
  · **become** ulcers; warts: *Ars* calc caust hell
  · **surrounded** by a circle of ulcers; warts: ant-c *Ars Calc* caust *Nat-c* phos
- **venereal**: med nit-ac thuj
- **warm** bed agg: psor

WASHING agg: ars *Sulph*

WAXY (↗*Discoloration - pale*): **Acet-ac Apis Ars** calc calc-p chin colch *Cupr* **Ferr** *Ip* lyc **Lycps-v** nat-m *Phos Sil* tub

WEATHER:
- **cold** | **agg**: dulc
- **wet** | **agg**: dulc

WEIGHT were drawing downward under skin; as if a: spong

1790   ▽ extensions | O localizations | ● Künzli dot

WENS: *Agar* am-c anac ant-c ars **Bar-c** benz-ac brom **Calc** calc-f calc-sil clem coloc *Con* daph **Graph** hell *Hep* kali-bi kali-br kali-c kali-i lach lob lyc merc mez *Nit-ac* nux-v petr ph-ac *Phos Phyt* plb psor puls rhus-t ruta *Sabin* sep *Sil* spong staph sulph thuj zinc

WIND:
- **agg**: psor
- **cold** wind were blowing out from skin; as if a: cupr

WINTER (See Seasons - winter)

WITHERED: *Ars* calc calc-sil camph caps cham **Chin** clem cocc croc cupr *Ferr Ferr-ar Ferr-p* hyos *Iod* kali-c kali-sil lyc merc nat-m *Ph-ac* phos plb rheum rhod *Sars* **Sec** seneg sil spong sulph *Verat*

WOOL:
- **agg** (↗*GENE - Clothing - intolerance - woolen)*: com
- **drawn** over skin; as if woolen cloth were: staph

WORMS; sensation of: ars coca merc nat-c nit-ac sel sil sulph
- **boring** and crawling on body; as if worms were: tarent
○ **Under** the skin: coca **Cocain**

WORN-OUT (See Wrinkled)

WOUNDS (See GENE - Wounds)

WRINKLED, shrivelled: abrot am-c ambr *Ant-c* apis arg-n *Ars* bar-c berb *Borx* bry bufo calc camph caps cham **Chin** chlor clem cocc *Con* croc *Cupr Dulc Ferr* graph hell hep hyos iod *Kali-ar* kali-br kali-c *Kreos* laur *Lyc* manc merc merc-c *Mez* morph mur-ac nat-m nux-v op ph-ac phos phyt plb psor rheum rhod rhus-t rumx sabad *Sars* **Sec** seneg *Sep Sil* spig spong stram *Sulph* urt-u *Verat* verat-v viol-o zinc
- **emaciation**; from: abrot *Arg-n* fl-ac kreos op sanic sars sil *Sulph*
- **folds**; hanging in: sulph
  • **emaciation**; after: sars
- **old** people; in: sec

Skin

Side

SIDE:
- one side; symptoms on: *Aesc Agar* agn **Alum** am-c am-m *Ambr* **Anac** ang ant-c ant-t aphis *Arg-met* **Arg-n** arn ars **Asaf** asar aur *Bar-c* bar-m bell bism borx *Bov* brom **Bry** *Calc* calc-act camph cann-s *Canth* caps carb-ac carb-an carb-v caust cham chel chin *Chinin-s* cic *Cina* clem cocc coff colch coloc con croc cupr *Cycl* dig dros *Dulc* euph euphr ferr ferr-s graph *Guaj* hell hep hura hyos ign iod iris **Kali-c** kali-m kali-n **Kali-p** *Kreos* **Lach** laur led **Lyc Lyss** m-arct m-aust mag-c mag-m mang meny merc merc-c *Mez* mosch *Mur-ac* nat-c nat-m nit-ac nux-m nux-v oena *Olnd* orig *Par* petr **Ph-ac** *Phos* **Plat** *Plb* puls ran-b ran-s rheum rhod rhus-t ruta *Sabad* *Sabin* samb **Sars** sel seneg sep sil *Spig* spong squil stann *Staph* **Stront-c** **Sul-ac** sul-i sulph tarax tell teucr thala thuj valer verat **Verb** viol-o viol-t vip xan *Zinc* zinc-p
- alternating sides (➚*MIND - Capriciousness; MIND - Mood - changeable*): agar ant-c apis arg-n asaf bry calc carc chel cimic cina **Cocc** coloc iris kali-bi **Lac-c** mang merc nat-m onos phos plat puls ran-s sep sulph
- right: abies-c abrom-a *Acon* adlu *Aesc* Agar *Agn* **Alum** *Am-c* **Am-m** ambr anac **Ang** ant-c ant-t **Apis Arg-met** arist-m *Arn* **Ars** ars-i ars-s-f art-v arum-t asaf asar aster atro *Aur* aur-ar *Aur-i* aur-s aza **Bapt** bar-c *Bar-s* **Bell** benzol *Berb* **Borx** *Both* *Bov* brach brom **Bry** calad **Calc** calc-i calc-p camph cann-i cann-s **Canth** caps carb-ac *Carb-an* carb-v card-m **Caust** cedr cer-s cere-s cham **Chel** chin chloram cic cimic cina cinnb clem *Cocc Coff* *Colch* coli **Coloc** con corn croc **Crot-c Crot-h** culx cupr cur cycl cyn-d dicha **Dig** dol *Dros* dulc *Elaps* Elat equis-h euph euphr ferr ferr-g fl-ac form *Gels* gink-b gins glon graph guaj guat harp hell *Hep* hip-ac hyos hypoth *Ign Indg* iod *Ip Iris Kali-bi* kali-br *Kali-c* kali-m *Kali-n* kalm kreos **Lach** laur led lil-t *Lith-c* **Lyc** lycpr **Lyss** m-ambo m-arct m-aust mag-c mag-m *Mag-p* mand *Mang* meny *Merc Merc-i-f* methys *Mez* mill mim-p moly-met *Mosch* mur-ac murx naja nat-ar *Nat-c* nat-m nat-s nit-ac *Nux-m* **Nux-v** oci-sa oena olnd op osteo-a *Pall* par penic *Petr Ph-ac* phel phos phyt pic-ac plat *Plb* **Podo** prim-o *Prun* psil psor ptel **Puls Ran-b Ran-s Rat** rheum *Rhod Rhus-t* rumx *Ruta Sabad Sabin* samb *Sang* **Sars Sec** sel *Seneg* sep ser-a-c bel *Sil* spig spong *Squil* stann **Staph** stram *Stront-c* **Sul-ac** *Sul-i* sulfonam *Sulph* syph tarax *Tarent* tell *Teucr* thiop thuj thyr tub *Valer* vanad vario ven-m verat verb viol-o viol-t wye yuc *Zinc*
  - coldness of (See Coldness - right)
  - heat of (See Heat - affected - right)
  - then left side: acet-ac acon am-c ambr anac *Apis* ars ars-met aspar bar-c bell benz-ac bros-gau bry calc-p canth *Caust* chel cupr form lac-c lach lil-t **Lyc** merc-i-f mez ox-ac *Phos* ptel rad-br rheum rumx **Sabad** sang saroth *Sil* spong sul-ac sulph syph thiop *Verat*
- left: achy acon adon agar agn *All-c* aloe alum alum-sil alumn *Am-br* am-c am-m *Ambr* Anac ang ange-s *Ant-c* **Ant-t Apis Arg-met Arg-n Arn Ars** ars-i *Art-v* arum-t **Asaf Asar** *Asc-t Aster* atra-r *Aur-m-n* bapt bar-ac bar-c bar-m bell *Bell-p* benz-ac *Berb* bism borx bov **Brom** bros-gau *Bry* buni-o cact calad *Calc* calc-ar calc-f

Generals

- left: ...
Camph cann-s canth **Caps** carb-an carb-v caust cean *Cedr Cham Chel* chim **Chin** chinin-s *Cic Cimic* **Cina** cinnb **Clem** cocc coff coff-t *Colch Coloc Con* cortiso **Croc** crot-c crot-h *Cupr Cycl* cyt-l daph dig dros *Dulc* elat erig euon eup-pur **Euph** *Euphr* **Ferr** ferr-p ferr-s fl-ac flav flor-p gels **Graph** grat *Guaj* halo hecla hed hell hep hipp hir hist hydroph hyos ign ind *Iod* ip iris kali-bi kali-c *Kali-chl Kali-m* kali-n kalm **Kreos** lac-ac **Lach** lat-m laur led lepi *Lil-t Lith-c Lyc* lycps-v m-ambo m-arct m-aust mag-c mag-m mang meny meph *Merc* **Merc-c** merc-i-f *Merc-i-r* **Mez** mill mosch *Mur-ac* naja nat-ar nat-c nat-f nat-m nat-s nid *Nit-ac* nux-m *Nux-v* oena olnd *Olnd* onop *Onos* op *Osm* ox-ac *Par* paro-i perh *Petr* ph-ac **Phos** phys pic-ac plan plat plb *Podo* psil psor puls puls-n pulx ran-b *Ran-s Rheum Rhod Rhus-t* rumx *Ruta* sabad *Sabin* sal-ac samb sapo sars sec **Sel** seneg **Sep** sieg *Sil Spig* spong **Squil Stann** staph *Stram* stront-c stroph-s sul-ac sulfa sulfonam **Sulph** tab *Tarax* tell teucr thala ther thuj ti sul t-v-a-b vac valer *Verat Verb* vesp *Viol-o Viol-t* vip-a xan *Zinc*
  - coldness of (See Coldness - left)
  - heat of (See Heat - affected - left)
  - then right side: acon all-c aloe arg-n ars benz-ac brom bros-gau calc calc-p *Colch* cupr dulc elaps ferr *Form* form-ac hed ign *Iod* ip kali-c kreos lac-ac **Lach** merc-i-r naja nat-m nit-m-ac nux-m nux-v phyt psil puls rad-br rhus-t sabad stann tarax
- crosswise: agar *Alum* ambr ant-c apis *Bell* berb borx both calc carc *Chel Chin* ferr fl-ac glon hell kali-bi kali-i kali-m *Kalm* lac-c lach lyc *Mang* murx nat-c nit-ac nux-v *Phos* **Rhus-t** sep sil stict sul-ac *Sulph* tarax valer verat zinc
- right upper and left lower: acon *Agar* agn am-c am-m **Ambr** ang *Ant-c* ant-t arg-met ars ars-i asar asc-t bism *Borx Both Bov Brom* bry calad *Calc* cann-s carb-v *Caust* chel cic cina colch coloc croc cupr dig dulc euph euphr *Ferr* graph hell hyos ign iod ip kali-n *Lyc* m-ambo mag-c mang med *Merc-i-f* mez mur-ac *Nat-c* nux-v perh petr ph-ac *Phos* plat *Plb* ran-b rheum rhod rhus-t ruta sel *Sil* sig **Sul-ac** viol-o
- left upper and right lower: **Agar** *Alum* *Anac* ant-t *Arn* ars ars-t asc-t bell *Both* brom camph caps *Carb-an* cham chel chin coff con cupr cycl euphr *Fl-ac* hep hyper *Kali-c* kali-n lach laur **Led** m-arct m-aust mag-m meny merc mill mur-ac nat-m nit-ac nux-m nux-v olnd op par ph-ac **Puls** ran-s rhod *Rhus-t* sabad sabin samb sars sec seneg sep spong *Squil Stann* staph stram sulph **Tarax** teucr *Thuj* valer *Verat Verb Viol-t* zinc
- ○ **Lain** on; pain goes to side: ars *Bry* calc hep *Kali-c* merc mosch nux-m *Ph-ac* **Puls** ruta sep sil symph teucr
- **Not** lain on; pain goes to side: bry cupr fl-ac graph *Ign* kali-bi kali-c puls *Rhus-t* teucr

1793

Generals

Daytime — **Afternoon**

DAYTIME: *Agar* **Alum** am-c am-m arg-met arg-n calc calc-sil caust cimic euph *Euphr* **Ferr** guaj lac-d lach *Med Nat-ar* nat-c *Nat-m* **Nit-ac** nux-v phos *Puls Rhus-t Sang* **Sep Stann Sulph**
- **amel**: acon *Agar* alum arn bry cham cob-n *Cycl* helo helon *Jal* kali-c *Mag-p* merc nat-p nat-s *Petr* sep syph

MORNING (= 6-9 h): *Abies-n* abrot absin *Acal Acon* aesc *Agar* agn all-c *Aloe Alum* **Alum-p** alumn am-c **Am-m** *Ambr Anac* ang *Ant-c* ant-s-aur *Ant-t Apis* aran aran-ix **Arg-met** *Arg-n* arist-cl *Arn* **Ars Ars-i** ars-s-f asaf asar asc-t *Aur* aur-ar aur-i **Aur-s** bac *Bapt Bar-c* bar-i *Bar-m Bar-s* bell benz-ac *Berb* bism *Borx Bov* **Bry** bufo cadm-met calad **Calc** calc-i **Calc-p** *Calc-sil* cann-i cann-s cann-xyz *Canth* **Caps Carb-an Carb-v Carbn-s** castm *Caust* **Cham Chel** chin *Chr-ac* cic cimic **Cina** *Cinnb Cist* clem cob cob-n coc-c *Coca Cocc* cod *Coff* colch coloc *Con* convo-s corn cortico cortiso **Croc** crot-h crot-t cupr cycl daph *Dig Dios Dros Dulc* echi elaps erig *Eup-per* euph *Euphr Ferr Ferr-a* ferr-i *Ferr-p Fl-ac* form *Gamb* **Gels** glon gran *Graph* grat *Guaj* harp hed hell *Hep* **Hydr** hydroph hyos *Ign* iod ip iris *Kali-ar* **Kali-bi** *Kali-c* kali-chl *Kali-i* kali-m *Kali-n* **Kali-p** kali-sil *Kalm Kreos* lac-c **Lach** laur led lept lil-t lith-c lob lyc m-ambo *M-arct M-aust* **Mag-c** mag-f *Mag-m* mag-s magn-gr mang med meny meph *Merc* merc-c *Merc-i-f* mez mosch mur-ac mygal naja **Nat-ar** *Nat-m* nat-n *Nat-p* **Nat-s** nat-sil nicc nicc-s **Nit-ac** nuph *Nux-m* **Nux-v** oci-sa olnd **Onos** *Op* ox-ac par pareir perh **Petr Ph-ac Phos** *Phyt* pic-ac *Plan Plat* plb **Podo** prot *Psor* ptel **Puls Ran-b** ran-s *Rheum* **Rhod Rhus-t Rumx** ruta sabad sabal *Sabin Sal-ac* samb *Sang Sars* sec *Sel Senec Seneg* **Sep** *Sil* **Spig** spong *Squil Stann Staph* stel *Stram* stront-c stry stry-p **Sul-ac** sul-i **Sulph** tab *Tarax Tarent* tell teucr *Thuj* **Tub** vac **Valer** ven-m *Verat Verat-v* verb viol-o viol-t visc *Zinc* **Zinc-p**
- 6 h: aloe *Alum* arn bov calc-p coloc ferr *Hep* lyc *Nux-v* ox-ac sep sil sulph verat
- 7 h: eup-per hep nat-m *Nux-v* podo sep
- 7-9 h: eup-per
- 8 h: *Eup-per* nux-v
- 8-12 h: cact *Chinin-s Eup-per Gels* nat-c **Nat-m** nux-v phos sabad sep stann sulph
- evening; and: alum bov *Calc* caust coc-c graph guaj kali-c lach **Lyc** phos psor *Rhus-t* sang **Sep** *Stram Stront-c Thuj* verat zinc
- **amel**: acon am-m ambr apis carc cench chel jug-c merc phos psor puls sang still xero zinc
- **bed** agg; in: aloe *Am-m Ambr* bry con *Kali-c Lyc · Nux-v* phos sep *Sulph*
- **daytime** begins (See sunrise)
- **one** day and the afternoon of the next; morning of: eup-per lac-c
- **rising** agg: *Rhus-t*
- **sunrise**:
  - **after**: cham m-ambo m-aust *Nux-v* puls syph
  - **amel**: colch syph
  - **sunset**; until: arg-n bry echi gels glon *Med* nat-m stann stront-c

Morning: ...
- **waking**; on (↗ *Sleep - after - morning; Sleep - after - morning - waking; Waking - after - agg.*): *Alum* apoc bell-p cadm-met cob-n ferr-ar flav *Graph Lyc* mag-c *Mag-m* prot

FORENOON (= 9-12 h): aloe alum alum-p alum-sil am-c am-m ambr anac ang ant-c ant-t aran *Arg-met* arg-n ars ars-s-f asaf aur aur-ar aur-s bar-c bar-i bar-m **Bar-s** bell borx bov *Bry* cact calc calc-sil **Cann-s Cann-xyz** canth carb-an *Carb-v* carbn-s caust cedr cham chel chin cocc coloc con cupr cycl dros dulc euph euphr ferr *Fl-ac* graph *Guaj* halo hell *Hep* ign ip kali-ar kali-c kali-chl kali-m kali-n kali-p kali-sil kreos lach *Laur* lyc m-arct m-aust mag-c mag-m *Mang* merc mez mosch mur-ac *Nat-ar* **Nat-c Nat-m** nat-p *Nat-sil* nit-ac *Nux-m* nux-v par petr ph-ac phos plat plb **Podo** puls *Ran-b* rhod *Rhus-t* rumx **Sabad** *Sars Sec* sel seneg **Sep** *Sil* **Spig** spong **Stann** *Staph Stram* stront-c **Sul-ac Sulph** *Tarax Teucr* valer verat verb *Viol-t* zinc zinc-p
- 9 h: bry *Cedr Cham Eup-per* kali-bi kali-c lac-c nat-m nat-s nux-v podo sep sul-ac sumb *Verb*
- 9-11 h: stann
- 9-14 h: nat-m
- 9-16 h: verb
- 10 h: *Ars* borx carc cench chin chinin-s cimic *Eup-per* gels med **NAT-M●** nux-v petr *Phos Rhus-t* sep sil *Stann Sulph* thuj
- 10-11 h: gels *Nat-m Sep* sulph
- 10-13 h: both-a
- 10-15 h: chinin-s nat-m tub
- 11 h: arg-met arg-n arum-t asaf asar bapt bell berb cact *Chinin-s* cimic cob cocc *Gels* hydr hyos ind ip lach mag-p nat-c **Nat-m** nat-p *Nux-v Phos* phyt **Puls** *Rhus-t Sep Stann* **SULPH●** viol-t *Zinc*
- **amel**: *Alum* fl-ac lil-t **Lyc** nat-sil

NOON (= 12-13 h): alum ant-c apis **Arg-met** arg-n arge ars bruc cact carb-v cham chel chin cic coloc elaps *Eup-per* gels kali-bi kali-c lach mag-c nat-m *Nux-v* nux-v paeon phos sang *Sel* sep *Sil* spig *Stram Sulph Valer* verb *Zinc*
- 12-16 h: alum ars bell lach lyc puls sil thuj zinc
- 12-0 h: lach
- **eating**:
  - **after**:
    : **agg**: grat halo *Mag-m Nat-c* nux-m valer
    : **amel**: **Chel** nat-s
- **increasing** till noon, then decreasing; symptoms: *Arg-n* echi gels glon kalm *Sang* sanic spig stann stront-c

AFTERNOON (= 13-18 h): acon aesc aeth *Agar* all-c *Aloe Alum* **Alum-p** alum-sil **Alumn** *Am-c Am-m Ambr* anac ang *Ant-c* ant-t *Apis Arg-met Arg-n* arn *Ars* ars-i ars-s-f *Asaf Asar* aur aur-ar aur-i aur-s aza bar-c bar-i *Bar-m* bar-s **Bell** *Bism* borx *Bov Bry* buth-a cact calad calc calc-i *Calc-p* calc-sil camph cann-s *Canth* caps carb-an carb-v carbn-s carc caust cedr *Cench* cham *Chel* chin *Cic Cimic* cina coc-c cocc coff colch *Coloc* con croc cycl cyn-d cyt-l *Dig* dios dros *Dulc* euphr

1794 ▽ extensions | O localizations | ● Künzli dot

Afternoon   Generals   Evening

Afternoon: ...
eys fago ferr ferr-ar ferr-i ferr-m ferr-p *Fl-ac* gels graph grat guaj hell hep hip-ac hyos *Ign* iod ip kali-ar *Kali-bi* kali-c kali-chl kali-cy kali-m **Kali-n** kali-p kali-sil kreos lach *Laur Led* lil-t lob **Lyc** m-arct m-aust mag-c mag-m *Mang* meli meny *Merc* merc-sul mez *Mosch Mur-ac* naja nat-ar nat-c *Nat-m* nicc *Nit-ac* nux-m *Nux-v Ol-an* op par petr *Ph-ac Phos* phyt plan plat plb psil *Ptel* **Puls** *Ran-b* ran-s rheum rhod **Rhus-t** *Rumx* ruta sabad sabin sal-ac *Sang Sars Sel Seneg* **Sep Sil Sin-n** spig spong squil stann *Staph Still* stront-c sul-ac sul-i *Sulph* tarax *Teucr* thea thiop **Thuj** *Valer Ven-m* verat verb *Viol-t* wye x-ray xero **Zinc** Zinc-p

- **13** h: arg-met *Ars* cact calc chel cina grat kali-c *Lach* mag-c phos *Puls* thuj
- **13-14** h: ars
- **13-18** h: both-ax carc
- **13-21** h: chel
- **14** h: ars bros-gau calc chel cur *Eup-per* ferr gels lach lob mag-p nit-ac ol-an puls sang **Sulph**
- **14, 15 or 16** h until morning: syph
- **14-15** h: **Sulph**
- **14-16** h: **Sep**
- **14.30** h: hell
- **15** h: *Ang* ant-t *Apis* ars asaf asar **Bell** bry calc cedr cench chel *Chinin-s* clem con nat-m samb sang sil staph sulph *Thuj*
- **15-3** h: bell
- **15-17** h: sep
- **15-18** h: apis
- **15-19** h: **Lyc**
- **16** h: *Aesc* alum anac *Apis* ars arum-t berb bry cact calc-p carb-v *Caust Cedr* cench chel chinin-s cob *Coloc* gels *Hell* ign ip kali-c lachn **Lyc** mag-m mang meli merc-sul mur-ac nat-s nit-ac nux-m *Nux-v* puls rhus-t stront-c sulph verb
- **16-4** h: thuj
- **16-17** h: allox coloc merc-sul
- **16-18** h: alum both-ax eys gels **Sep**● stann
- **16-19** h: coloc *Lyc*
- **16-20** h: alum *Apis* bov buth-a *Caust* chinin-s coloc *Hell* hyos **LYC**● mag-m nit-ac nux-m phos plat *Puls Rhus-t* sabad sulph **Thuj** tub valer
- **16-22** h: alum chel plat
- **17** h: alum bov caust cedr *Chin* cimic *Coloc* con *Gels Hep* hyper kali-c *Lyc* nat-m *Nux-v* psil **Puls** *Rhus-t* staph sulph *Thuj* tub valer
- **17-5** h: plb thal
- **17-18** h: ange-s carc methys scir
- **17-20** h: *Lil-t*
- **daylight**; until: syph
- **amel**: anac cinnb cob-n cortico gels hecla hed kali-c med *Nat-s* phyt rhus-t *Sep*
- **16** h | **bed**; until going to: alum
- **late**: *Apis* aran carb-v colch *Coloc Hell Lyc* mag-p med meli ol-an *Puls* sabad zinc

EVENING (= 18-22 h): abrot *Acon* aeth agar agn alf *All-c* aloe **Alum** alum-sil am-br **Am-c** *Am-m* **Ambr** *Anac Ang* **Ant-c Ant-t** apis *Arg-met Arg-n* **Arn** *Ars Ars-i* ars-s-f *Asaf Asar* aur aur-ar aur-i *Aur-s Bapt Bar-c* bar-i bar-m bar-s **Bell** berb berb-a bism *Borx Bov Brom* **Bry** bufo buth-a caj *Calad* **Calc** calc-ar *Calc-i* calc-p *Calc-s* **Calc-sil** camph cann-s canth **Caps Carb-an Carb-v Carbn-s** carc **Caust** cedr *Cench* **Cham** chel chin chlorpr cic *Cimic* cina cem *Cocc* coff **Colch** *Coloc* com **Con** *Croc* crot-h crot-t cupr *Cupr-s* **Cycl** cyn-d cyt-l daph dig dios diphtox dirc dros *Dulc* euon **Euphr** eys *Ferr Ferr-ar Ferr-i Ferr-p Ferr-t Fl-ac* .flor-p form *Gamb Graph Guaj* hecla **Hell** *Hep* hipp **Hyos** *Ign Iod Ip* iris jatr-c *Kali-ar Kali-bi Kali-c* kali-chl *Kali-i* kali-m **Kali-n** *Kali-p Kali-s* kali-sil *Kalm* kreos **Lach** *Laur Led Lil-t* **Lyc** m-ambo *M-arct M-aust* **Mag-c** *Mag-m Mang* **Meny** meph **Merc** merc-c *Merc-i-r* **Mez** mosch mur-ac *Nat-ar Nat-c Nat-m* **Nat-p** nat-s *Nat-sil* nep nicc **Nit-ac** *Nux-m Nux-v* olnd op osm *Ox-ac* palo *Par* penic *Petr* **Ph-ac Phos** phyt pic-ac pitu plan **Plat Plb** *Psor Ptel* **Puls** *Ran-b* **Ran-s** rheum *Rhod Rhus-t* **Rumx Ruta** sabad *Sabin* sal-ac *Samb Sang Sars* sel *Seneg* **Sep Sil Sin-n** spig *Spong* squil **Stann** staph stict **Stront-c Sul-ac** *Sul-i* sulfonam **Sulph** *Sumb Syph Tab* tarax tarent teucr thiop *Thuj* trios tub v-a-b **Valer** verat verb vib viol-o viol-t x-ray **Zinc** zinc-p
- **2** h; until: asaf
- **18** h: ampe-up ant-t bapt calc calc-p caust *Cedr* dig hep hyper *Kali-c* kali-i lachn nat-m **Nux-v** penic petr *Puls Rhus-t Sep Sil Sumb*
- **18-4** h: guaj
- **18-6** h: kreos lil-t *Syph*
- **18-19** h: carc culx *Hep*
- **18-20** h: rauw
- **18-21** h: carc pall
- **18-22** h: kali-c
- **19** h: alum ant-c bov bry *Cedr* chinin-s culx elaps ferr gamb gels *Hep Ip Lyc* nat-m *Nat-s Nux-v* petr puls pyrog rhus-t sep sulph tarent
- **20** h: alum *Bov* caust coff elaps hep mag-c merc merc-i-r phos *Rhus-t* **Sulph** tarax
- **20-0** h: arg-n *Bov* **Bry** carb-v gels lyc mur-ac phos puls rumx stann sulph
- **20-3** h: syph
- **21** h: ars *Bov* **Bry** calc cham *Gels* merc mur-ac sanic sulph
- **21-5** h: ammc
- **21-22** h: cham
- **21-0** h: sanic
- **amel**: *Med*
- **night**; amel: cench lil-t mag-c
- **midnight**; until: anac
- **air** agg; in open: *Am-c* carb-an carb-v *Merc* **Merc-c** nit-ac sulph
- **amel**: *Agar Alum* am-m ang aran-ix arg-met arn asaf **Aur** borx bruc calc-caust carc castm chel chin cob-n cortiso halo hed *Ign* kali-n lob *Lyc* mag-c mag-m *Med* nat-m nat-s nicc nux-m podo *Puls* rat *Sep* stel tarent thyr visc zinc

All author references are available on the CD   1795

Evening	Generals	Night

- eating:
  • after:
    ⋮ agg: indg petr
    ⋮ amel: *Sep*
- every other evening: *Puls*
- lying down:
  • after:
    ⋮ agg: ars graph hep *Ign Led Merc Phos* puls sel stront-c *Sulph* thuj
    ⋮ amel: kali-n
- sleep; before going to: *Plat*
- sunset:
  • after: ang aur bry ign kreos lycps-v *Merc* phyt *Puls* rhus-t *Syph*
    ⋮ amel: alum coca lil-t med sel
  • sunrise; until: *Aur* cimic colch merc phyt **Syph**
- twilight; in the:
  • agg (↗*Twilight - agg.*): *Acon Am-m* ang arg-n **Ars** ars-s-f borx **Calc** *Caust* cham dig graph (non: mang) nat-m **Phos** plat plb **Puls Rhus-t** staph sul-ac valer
  • amel (↗*Twilight - amel.*): alum bry meny *Phos* tab

NIGHT (= 22-6 h): abel abrot acet-ac **Acon** agar agn aloe alum **Alum-p** alum-sil *Am-br* am-c *Am-m* ambr *Ammc* anac ang **Ant-c Ant-t** apis apoc *Aral* aran arg-met **Arg-n** arge-och arist-cl **Arn Ars Ars-i Ars-s-f** *Asaf* asar aster *Aur* aur-ar aur-i aur-m **Aur-s** bac *Bar-c* bar-i *Bar-m Bar-s* **Bell** benz-ac benzol berb-a bism borx *Bov* **Brom Bry** bufo buni-o but-ac cact caj calad **Calc** calc-ar **Calc-i Calc-p Calc-s Calc-sil** *Camph* **Cann-i Cann-s Canth Caps** carb-ac **Carb-n Carb-v Carbn-s** carc *Caust* cedr *Cench* **Cham Chel Chin** chinin-ar chion cic cimic *Cina* **Cinnb** clem coc-c **Cocc Cod Coff Colch** *Coloc* com **Con** convo-s cor-r cory *Croc* crot-c *Crot-h* crot-t *Cupr* **Cycl** cyt-l daph *Dig* dios dol *Dros* **Dulc** elaps *Equis-h* erig eucal *Euphr* **Ferr Ferr-ar Ferr-i** *Ferr-p Fl-ac* flav *Gamb* **Graph** grat guaj hed *Hell* **Hep** hip-ac **Hyos Ign Iod Ip** iris jal just **Kali-ar Kali-bi Kali-br Kali-c** *Kali-chl* **Kali-i** *Kali-n Kali-sil* kalm kreos **Lach** laur *Led* **Lil-t** lob *Lyc* m-ambo m-arct m-aust **Mag-c Mag-m** mag-p mand **Mang** meny meph **Merc** *Merc-c Merc-i-f* **Merc-k-i** *Mez* moly-met mosch *Mur-ac* naja *Nat-ar Nat-c* **Nat-m Nat-p Nat-s** *Nat-sil* nep **Nit-ac** *Nux-m Nux-v Olnd Op* orni osteo-a *Ox-ac* par pareir *Petr Ph-ac* phenob **Phos** *Phyt Pic-ac* plat **Plb** pneu prot **Psor Puls** pyrog rad-br ran-b ran-s rat *Rheum* rhod **Rhus-t Rumx** ruta *Sabad* sabin sal-ac *Samb* sang sarcol-ac **Sars** scir *Sec Sel* senec seneg **Sep** sieg **Sil** sin-n *Spig* **Spong** squil **Stann Staph** stict still stram **Stront-c Sul-ac Sul-i Sulph Syph** tarax tarent **Tell** ter teucr thal thea ther *Thuj* trios valer verat verb vib *Viol-t* vip visc x-ray yohim **Zinc Zinc-p**

- midnight: **Acon** aran arg-n *Ars* ars-i brom calad calc canth *Caust* chin cocc dig dros ferr hed kali-ar kali-c lach lyc mag-m mez mur-ac nat-ar nat-m nux-m nux-v op phos puls *Rhus-t* samb spong stram sulph verat

Night – midnight: ...
  • before: acon alum alum-p am-m ambr anac ang *Ant-t* apis **Arg-n** arn **Ars** ars-s-f asar *Bell* brom *Bry* calad cann-s caps **Carb-v** *Carbn-s Caust* **Cham** chel chin **Coff** colch *Cupr* cycl dulc ferr ferr-ar *Fl-ac Graph Hep* ign **Kali-ar** kali-c kali-chl kali-m *Lach* **Led Lyc** m-arct m-aust mag-c *Mang Merc Mez* mosch *Mur-ac* nat-m nat-p nat-s *Nit-ac* nux-v osm petr **Phos** phyt plat *Psor* **Puls** *Ran-b* **Ran-s** rhod *Rhus-t* **Rumx** *Ruta* **Sabad** samb *Sep Spig Spong* **Stann Staph** *Stront-c* sulph teucr thuj *Valer* verat viol-t
    ⋮ 22 h: *Ars Bov* cham **Chinin-s** *Graph* ign lach petr podo puls
    ⋮ 22-4 h: acon
    ⋮ 23 h: aral ars bell *Cact* calc carb-an lach rumx sil sulph
    ⋮ 23-5 h: aral
    ⋮ amel: borx
  • at | amel: *Lyc*
  • after: acon alum alum-p alum-sil alumn am-c am-m ambr ang ant-c ant-t apis arist-cl **Ars** *Ars-i* ars-s-f asaf aur aur-ar bar-c bar-i bar-m bar-s bell borx *Bry* calad *Calc Calc-i Calc-sil Cann-s* canth caps carb-an carb-v caust cham *Chel* chin coc-c cocc coff con croc *Cupr* **Dros** dulc euphr *Ferr Ferr-ar* ferr-i ferr-p *Gels* graph hed hell hep *Ign* iod **Kali-c** kali-chl **Kali-n** kali-p *Kali-sil* lyc m-ambo m-arct m-aust **Mag-c** mand *Mang Merc* **Merc-c** *Mez* mur-ac **Nat-ar** nat-c nat-m nat-p nat-s nat-sil nit-ac **Nux-v** par *Ph-ac* **Phos** phyt plat **Podo** *Puls* ran-b *Ran-s* rhod **Rhus-t** rumx sabad sabin *Samb* sars seneg sep **Sil** spig *Spong* squil staph stram sul-ac sul-i *Sulph* tarax tarent **Thuj** viol-o
    ⋮ until noon: *Ars* cist
    ⋮ 0-1 h: **Ars**
    ⋮ 0-2 h: **Ars**
    ⋮ 0-4 h: am-c *Ars* caust cedr dros kali-bi lach *Nat-m* nux-v *Podo* rumx *Sulph* thuj verat
    ⋮ 1 h: **Ars** carb-v caul cocc kali-bi lachn mag-m mur-ac psor *Puls*
    ⋮ 1-2 h: *Ars*
    ⋮ 1-3 h: *Kali-ar*
    ⋮ 2 h: all-c (non: ars) aur-m benz-ac canth *Caust* com cur dros ferr graph *Hep* iris (non: kali-ar) *Kali-bi Kali-br* **Kali-c** kali-p lach lachn lyc mag-c med mez nat-m nat-s *Nit-ac* ptel *Puls* rumx sars *Sil* spig sulph
    ⋮ 2-3 h: gink-b kali-bi nat-s
    ⋮ 2-4 h: arist-cl kali-bi **Kali-c** syph
    ⋮ 2-5 h: bell-p hed kali-i nat-m tub
    ⋮ 2-11 h: aesc aeth *Aloe* am-c bac bell chel cina coc-c cur *Kali-bi Kali-c* kali-cy kali-p nat-s *Nux-v* ox-ac *Podo* rumx *Rhus-t Sulph* thuj tub
    ⋮ 3 h: adlu aeth am-br *Am-c Am-m* ant-c ant-t *Ars* bapt borx *Bry* calc canth *Cedr* chin con dulc euphr ferr hed iris *Kali-ar* kali-bi **Kali-c** kali-n kali-p kali-s mag-c mag-f mag-m nat-m nux-v podo *Psor Rhus-t* sec *Sel* sep sil staph *Sulph Thuj* zinc

1796   ▽ extensions | O localizations | ● Künzli dot

Night

- **after** – 3 h: ...
  - after: tub
  - 3-4 h: aeth am-m arist-cl caust kali-bi kali-c mag-c med nux-v
  - 3-5 h: borx calc-f kali-bi mag-c mand syph
  - **4 h**: *Alum* alumn am-m anac apis *Arn Borx Caust Cedr* chel coloc **Con** cycl ferr *Ign* kali-c *Lyc* mag-c *Mur-ac* nat-act *Nat-c* nit-ac **Nux-v** penic podo *Puls* rad-br sep sil stann *Sulph* tanac verat xan
  - 4-6 h: both-a ferr-p
  - 4-8 h: alum arn aur bry chel eup-per hep kali-bi lach *Nat-m* nux-v **Podo** rumx sulph verat
  - 4-16 h: kali-c kali-cy **Med** nux-v
  - 5 h: aloe apis bov **Chin** cob dros helon kali-c kali-s nat-c *Nat-m* nat-p ph-ac *Podo* rumx sep sil *Sulph*
  - 5-9 h: both-ax
  - amel: anac form **Lyc** mand nat-p nat-s ran-s
  - until noon: puls
  - sunrise; until | agg: both-a
- **air** agg; night: acon am-c **Carb-v** lach lyc **Merc** *Nat-s Nit-ac* nux-m *Sulph*
  - amel: alum ang arg-met caust cupr-act laur mand med *Petr*
- **bed**:
  - in bed:
    - agg: pneu
    - amel: mand
- **periodical** | **alternate** nights; on: *Puls*

ABSCESSES (↗Fistulae; Reaction - lack - suppuration; Wounds - suppurating):
acon am-c *Anan* ant-c ant-t **Anthraci Apis Arn** ars *Ars-i* ars-s-f *Asaf Bar-c* bar-m **Bell Bell-p** borx both *Bry* bufo calc calc-f *Calc-hp* **Calc-i Calc-s** calc-sil **Calen** caps carb-an *Carb-v* carc cench *Cham Chin* chinin-ar chinin-s cic *Cist* clem cocc con conch *Croc* crot-h cupr digox *Dulc Echi* elaps elat eucal *Fl-ac* graph *Guaj Gunp* **Hep** *Hippoz* kali-bi kali-c kali-chl kali-i kali-s *Kreos* **Lach** led *Lyc* mag-c *Mang* mang-act matth med **Merc** merc-d methyl mez *Myris* nat-c nat-m nat-sal nat-sil *Nit-ac* nux-v *Ol-j* (non: olnd) paeon petr ph-ac **Phos** *Phyt* pic-ac plb psil psor ptel puls *Pyrog* raja-s *Rhus-t Sec* sep sieg **Sil** sil-mar staph *Stram Sul-ac* sul-i *Sulph* symph syph tarent *Tarent-c* thuj thyr tub vesp *Vip* wies
- **abort**; remedies to: apis arn bell bry calc *Hep Merc*
- **accompanied** by:
  - **bleeding**:
    - dark: crot-h lach
    - uncoagulable: crot-h lach
  - **diabetes** (See Diabetes mellitus - accompanied - abscesses)
  - **fever** (See FEVE - Accompanied - suppuration)
  - **swelling**: hyper
  - ○ **Tongue** | **red** discoloration of the tongue: *Apis*
- **acute**: acon *Anan* anthraci apis *Arn* ars *Bell* calc-hp *Calc-s* calen *Carb-ac* chin chinin-ar crot-h fl-ac *Hep* hippoz *Lach* lap-a lyc *Merc Myris* **Nit-ac** ph-ac phos *Rhus-t Sil* sil-mar *Sulph* syph *Tarent-c* vesp
- **blind** (↗hasten): lyc

Generals

Abscesses:

Abscesses: ...
- **bluish**: tarent-c
  - **mottled**: tarent tarent-c
- **burning**: **Anthraci Ars** lach merc *Pyrog* sil tarent **Tarent-c**
- **chronic**: *Anthraci* arg-met arn *Asaf* aur calc calc-f calc-i calc-p calc-s *Carb-v* cham chin con fl-ac graph **Hep Iod** iodof kali-bi kali-i laur lyc mag-f mang *Merc* merc-c merc-i-r *Nit-ac* ol-j phos sars sep **Sil** stram *Sulph* syph
- **cold** applications | **amel**: led lyc
- **coldness**; sensation of: merc ol-j
- **deep**: calc caps tarent
- **discharge**; causing abscesses to (See hasten)
- **effects** from: abrot *Chin* chinin-ar ferr kali-c nat-m ph-ac *Phos*
- **exertion**; from physical: *Carb-ac*
- **fever**:
  - **after** | **recurrent** fever: ph-ac
  - **continued**: ph-ac
  - **during** | agg: ars hep sil
- **fistulous** opening; with a (See Fistulae - abscess)
- **foreign** bodies; elimination of (↗SKIN - Expulsion - splinters): arn cortiso *Hep Lob* **Sil**
- **gangrenous**: anthraci *Ars Asaf Carb-v Chin Hep Kreos* **Lach** *Merc Nit-ac* phos *Sil Sul-ac*
- **hasten** suppuration; remedies to (↗blind): arn ars bell calc cham echi guaj *Hep* kreos lach lyc manc *Merc* myris nat-sil oper phos phyt puls *Sil* sulph tarent
- **incipient**: apis *Arn* ars *Bar-c Bell Carb-an* euph guaj *Hep Lach Merc* rhus-t sil-mar
- **insect** stings; from: tarent
- **malignant**: *Tarent-c*
- **maturing**; not (See hasten)
- **menses**, at: merc
- **painful**: anthraci ars hep *Pyrog* tarent tarent-c
- **purple**: tarent-c
- **pus**:
  - **acrid**: ail **Ars** *Asaf Bell-p* brom *Carb-v* **Caust** *Cham Clem* echi euphr fl-ac gels *Hep Ign* iod *Kali-i* lach *Lyc Merc Nat-c* nat-m **Nit-ac** nux-v *Petr* phos plb puls *Ran-b* ran-s *Rhus-t* ruta sabad sanic sars *Sep Sil* spig squil *Staph Sul-ac Sulph* zinc
  - **air** bubbles; full of: sulph
  - **black**: bry chin lyc *Sulph*
  - **bland**: bell *Calc Hep Lach* mang *Merc* phos **Puls** rhus-t *Sil* staph *Sulph*
  - **bloody**: arg-n arn *Ars* **Asaf** bell calc-s *Carb-v Caust* croc crot croc-h dros graph **Hep** iod kali-bi kali-c kreos lach *Lyc* **Merc** mez nat-m *Nit-ac* ph-ac phos *Phyt* **Puls** *Rhus-t* ruta sabin sec *Sep Sil* sul-ac sulph zinc
    - **streaked**: merc
  - **brown**: anac *Ars* bry calc *Carb-v* con puls *Rhus-t Sil*
  - **destroying** hair: bell-p lyc merc rhus-t
  - **excoriating**: am-c anac *Asaf* bell calc chel con cupr graph ign iod kreos lyc puls sep sulph zinc

Abscesses — Generals — Activity

- **fetid**: am-c ant-t arn *Ars* **Asaf** aur bapt bar-m *Bell* bov bry *Calc* calc-f *Carb-an* **Carb-v** *Caust* chel *Chin* chinin-s cic clem con cycl dros fl-ac *Graph* **Hep** *Hydr* kali-c *Kali-p* **Kreos** *Lach* led *Lyc* mag-m mang *Merc* mez mur-ac nat-c *Nit-ac* nux-m *Nux-v* paeon petr *Ph-ac* phos *Phyt* plb *Psor* **Puls** *Pyrog* ran-b *Ran-s* *Rhus-t* ruta sabin sec *Sep* **Sil** squil stann Staph sul-ac **Sulph** syph thuj vip vip-a
  : asa foetida; as from: carb-v
- **gelatinous**: arg-met arn bar-c cham ferr merc sep *Sil*
- **gray**: *Ambr* *Ars* carb-an *Caust* chin lyc merc sep *Sil* thuj
- **greenish**: ars *Asaf Aur* carb-v *Caust* kreos **Merc** nat-c nux-v phos *Puls* rhus-t sec sep sil staph sulph syph tub
- **hot**: puls
- **lumpy**: calc-s
- **oozing**: carb-v
- **sour**, smelling: calc graph *Hep* kalm lyc *Merc* nat-c sep sulph
- **suppressed**: ars bell *Bry* *Calc* dulc **Hep** kreos *Lach* lyc *Merc* puls *Sil* stram *Sulph*
- **tenacious**: ars asaf borx bov cham coc-c *Con* hydr kali-bi merc mez ph-ac sep sil sulph
- **thick**: arg-n calc-s *Calc-sil* euphr hep *Kali-bi* kali-s puls sanic
- **thin**: agar-cps ars *Asaf* carb-v *Caust* dros fl-ac iod kali-c *Lyc* mag-m *Merc* nit-ac phos plb puls ran-b ran-s rhus-t ruta *Sil* staph *Sulph* thuj
- **watery**: agar-cps *Ars* *Asaf* calc *Carb-v* *Caust* cench cham calen con dros *Graph* *Iod* kali-c lach *Lyc* *Merc* *Nit-ac* nux-v *Phyt* plb puls ran-b *Ran-s* rhus-t *Sil* sulph
- **whitish**: am-c ars *Calc* carb-v hell *Lyc* nat-m puls sep sil sulph
- **yellow**: acon am-c ambr anac ang arg-met arg-n ars aur bov *Bry* *Calc* calc-s caps *Carb-v Caust* cench *Cic Clem* con croc dulc euphr graph **Hep** iod kali-n kreos lyc mag-m mag-m mang *Merc Mez Nat-c* nat-m *Nit-ac Nux-v Phos* **Puls** *Rhus-t* ruta sanic sec sel *Sep Sil* spig *Staph* sul-ac *Sulph* thuj viol-t
- **yellow**-green: ars-i *Calc-sil* kali-bi kali-s merc *Puls*
- recurrent (See History - abscesses)
- spring; in: crot-h
- stabbing pain; with: tarent-c
- stinging: tarent-c
- suppressed: ars bell calc *Hep* kreos lach lyc merc sil
- threatening: bell *Calc-f* carb-an *Hep* lach merc
- warm applications | **amel**:
o **Bones**, of: ang aran arg-met arg-n arn *Ars* arund-d asaf aur bell bry *Calc* calc-f *Calc-hp* calc-i calc-p caps carb-an chin cist clem *Con* cupr dulc euph fl-ac *Graph* guaj hecla *Hep* iod kali-bi *Kali-c* kali-i kreos lach *Lyc* mang **Merc** merc-aur *Mez* nat-m *Nit-ac* op petr *Ph-ac* phos *Plat* psor puls rhus-t ruta sabin sec *Sep* sil spong staph stront-b *Sulph* symph ther thuj tub tub-m vitr-ac
  - **chronic**: calc-ar calc-i
- **Cartilages**: stram

Abscesses: ...
- **Connective** tissue: calc-s mez phos
- **Glands** (↗ *Glands*): anthraci ars *Aur* bad *Bar-c* bar-m *Bell* brom **Calc** calc-f *Calc-hp* calc-i calc-p **Calc-s** canth carb-an carb-v cinnb cist clem coloc crot-h *Dulc* echi fl-ac *Form Guaj* **Hep** hyos ign jug-r **Kali-i** kreos *Lach* lap-a *Lyc* **Merc** myris *Nit-ac* petr *Phos Phyt Pyrog Rhus-t Sars* sec *Sep* **Sil** sil-mar spig squil *Stram* sul-ac **Sulph** *Syph* teucr-s toxo-g *Tub* v-a-b zinc
  - **children**; in: med
  - **slow** and slow to heal: sil
  - **sudden** and rapid: hep
- **Internal** organs, of: anthraci *Canth* **Lach** paro-i pyrog
- **Joints** (↗ *EXTR - Abscess - joints*): ars-i bac calc calc-f *Calc-hp Calc-p* calc-s conch fl-ac guaj kali-c kali-i *Merc* myris nit-ac ol-j ph-ac *Phos Psor* puls *Sil* stram ter *Teucr* thuj tub
  - **chronic**: stram
  o **About** the joints: calc-hp mang merc phos psor sil
- **Muscles**, of (↗ *Muscles*): calc
  o **Deep** muscles: *Calc*
- **Thorax**: hep
- **Vesicles**; on: rhus-t

ABSENCES (See MIND - Unconsciousness - frequent)

ABSORPTION of exudates; to facilitate the: *Arn* ars kali-i merc-d sul-i *Sulph*

ACCUMULATION:
- **fluid** | **Serous** membranes (See Dropsy - internal - serous)

ACETONEMIA: carb-ac carc *Senn*
- **children**; in: phenob senn

ACIDOSIS (↗ *Sourness*): carc nat-m nat-p phos
- **lactic**: nat-p
- **respiratory** | **coma**; with (See MIND - Coma - acidosis)

ACONITE; after abuse of: sulph

ACRIDITY, excoriations, etc. (↗ *Mucous secretions - acrid*): all-c **Ars** ars-i arum-d arum-i arum-m arum-t *Brom* *Caust* cham *Graph* hep *Iod* *Kreos* lyc **Merc** merc-c *Nit-ac* phos *Rhus-t* *Sep* *Sil* **Sulph**

ACROMEGALY: *Pitu* pitu-gl thyr

ACTIVITY: calc-p chlol coff form lach mang nux-v op rhus-t stram tarent valer
- **amel** (↗ *MIND - Exertion - physical - amel.; MIND - Mental exertion - amel.; MIND - Occupation - amel.*): cortico cycl helo iod kali-bi lil-t mur-ac sep
- **desire** for: *Acon* ars aur eucal hyper led nat-s
- **increased** (↗ *Energy - excess*): *Acon Agar* ant-c ant-t boerh-d camph cic *Coff* eucal *Hyos* lyss nep *Op Ox-ac* plat *Stram*
  - **nervous**: coff viol-o
  - **vascular**: coff
  o **Organs**; of: coff
- **outer** activity ceases: anh

1798   ▽ extensions | ○ localizations | ● Künzli dot

Activity

- **physical** (*↗Energy - excess; Exertion*): ars coca fl-ac lycps-v nat-s nep *Op* phos
  - **afternoon**: rhus-t
  - **evening**: lycps-v
  - **midnight**, until: **Coff**
  - **aversion** (See Exertion - aversion)

ADENITIS (See Inflammation - glands)

ADENOIDS (See NOSE - Adenoids)

ADENOPATHY (See Abscesses - glands; Cancerous - glands; Indurations - glands; Inflammation - glands; Swelling - glands)

ADHESIONS: calc-f   calc-s   fl-ac   graph   sil suis-chord-umb thiosin
- **sensation** of adhesion | **Inner** parts; of: arn   berb *Bov* bry calc coloc *Dig* euph hep ign kali-bi kali-c kali-i kali-n m-ambo merc merc-c *Mez* nux-v ol-an osm par petr phos *Plb* puls *Ran-b* **Rhus-t** rumx seneg *Sep Sulph* thuj ust verb

ADIPOSOGENITAL DYSTROPHY: cortiso suis-chord-umb

AGGLUTINATION for blood: bapt

AGILITY (*↗MIND - Agility*): agar apis asar bell bond calc-p chlol clem coca coff form gamb lach luna m-aust mang nux-v op rhus-t stram tarent valer
- **alternating** with | **weakness** (See EXTR - Weakness - alternating - agility)

AGRANULOCYTOSIS: chloram cortico lach sulfa

AGUE (See Malaria)

AIDS (*↗Autoimmune; Collagen*): acet-ac am-caust anan arg-met carb-v crot-h med phos tub tub-r uncar-tom urin
- **accompanied** by | **diarrhea**: sulph

AILMENTS from:
- **disease**; never recovered | **children**; in: *Ars*   calc-p **Carb-v** *Carc Caust Chin Ph-ac* **Psor** *Tub*
- **fright**: acon
- **weaning** milk: arg-n **Bell** bry *Calc* carb-an chin con cycl frag lac-c lac-d puls urt-u

AIR:
- **agg** | **thick** and heavy; as if: agn
- **cold** | **agg** (See Cold - air - agg.)
- **indoor** air (= in the room or house)
  - **agg**: all-c   alum *Apis* arg-n ars ars-i *Aur* bry cann-xyz carb-v **Croc** ferr glon graph *Iod* Kali-i **Lach** lil-t *Lyc* **Mag-c** *Mag-m* med nat-s *Op* prun **Puls** rad-br rhus-t *Sabad* **Sabin** *Seneg Sulph* tab tarent til tub
  - **amel**: *Agar* cycl *Ign* oci-sa
  - **open** air; and | **agg**: ars aur iod mez
- **night** air (See Night - air)
- **passing**; sensation of air:
  o **Glands**; through: spong
  - **unclean** | **sensation** of: trif-p

Generals

Air: ...
- **warm** agg (See Warm - air - agg.)

AIR; DRAFT OF:
- **agg**: acon alum am-p ambr anac ant-c aral *Ars* ars-s-f aur *Bapt* **Bell** benz-ac bov brom *Bry* cadm-s **Calc** calc-p *Calc-s* calc-sil camph *Canth Caps* carb-an *Carbn-s Caust* cench *Cham Chin* chr-met cic cimic *Cist* cocc coff colch coloc crot-h dulc echi elaps *Ferr* gels *Graph Hep Hyos Ign* kali-ar *Kali-bi* **Kali-c** kali-chl kali-fcy kali-m kali-n kali-p kali-s kali-sil lac-c lac-d *Lach* led lob **Lyc** *Lyss* m-aust *Mag-c Mag-p Med Merc* mim-p mur-ac naja *Nat-m* nat-p nat-sil *Nit-ac Nux-m Nux-v Ol-i* onop *Petr Ph-ac Phos* psil *Psor* **Puls** *Ran-b* rhod **Rhus-t** *Rumx* sabad sang *Sanic* sars **Sel** senec *Sep* **Sil** *Spig* squil *Stann Stram* stront-c **Sulph** *Sumb* tep tub valer verat verb vichy-g x-ray *Zinc* zinc-p
- **amel**: aesc ferr iod lycps-v sec tub
- **cold** draft of air:
  • **agg** | **perspiration**; during: brom   dulc   merc-i-f rhus-t
- **sensation** of a draft (*↗Fanned; Wind - sensation*):   aur camph canth caust *Chel* coloc cor-r croc fl-ac graph *Lac-d Laur Mez Mosch Nux-v* olnd puls rhus-t sabin samb spig squil stram *Thuj Zinc*
  • **fanned**; as if: aur *Camph Chel Chin Cor-r* croc *Culx* **Fl-ac** helo **Hep** lac-d laur lil-t med mosch naja nat-m nux-v petr sel sep sulph syph ther thuj thyr zinc
- **slight** draft of air agg: caps
- **motion** of person; caused by: streptoc
- **warm** draft of air:
  • **agg**: caps sel
  • **amel**: thuj

AIR HUNGER (See Fanned - desire)

AIR; IN OPEN:
- **agg**: *Acon Agar* agn alco all-c all-s alum *Am-c* am-m ambr anac ang ant-c *Ant-t* apoc aran arg-met arge-och arn *Ars Ars-s-f* asar aur aur-ar aur-s aza *Bar-c* bar-m *Bell* benz-ac bell-p bov brom bruc *Bry* bufo cact cadm-s calad *Calc* calc-i *Calc-p Camph* cann-s canth *Caps Carb-an Carb-v* carbn-o carbn-s *Caust* cedr *Cham Chel* **Chin** chinin-ar cic cimic cina cist *Clem* **Cocc** *Coff* coff-t colch *Coloc Con* cor-r crot-h crot-t cycl dig dros *Dulc* epiph euph euphr *Ferr* ferr-ar ferr-p fl-ac form *Graph* **Guaj** *Ham* hell *Helon* **Hep** hyos ign iod ip *Kali-ar Kali-bi* **Kali-c** kali-m *Kali-n Kali-p* kali-sil kalm *Kreos Lach* laur led lina *Lyc* lycpr *Lyss* m-ambo m-arct m-aust mag-c mag-m mag-p *Mang* meny **Merc** *Merc-c* mez mosch *Mur-ac* nat-ar *Nat-c* nat-m nat-p nat-sil **Nit-ac** *Nux-m* **Nux-v** olnd op par *Petr Ph-ac Phos* phyt plat plb psil *Psor* puls ran-p rheum rhod *Rhus-t* **Rumx** ruta sabad sabin sang sars *Sel* senec *Seneg Sep* **Sil** *Spig* spong *Stann* staph *Stront-c Sul-ac* **Sulph** tarax *Teucr* thea thuj urt-u *Valer* verat verb viol-o viol-t vues v x-ray *Zinc*
- **amel**: abrom-a abrot *Acon* aesc aeth agar *Agn All-c* aloe *Alum* alum-p alum-sil am-c *Am-m* ambr *Aml-ns Anac* ang ange-s *Ant-c* ant-t ap-g *Apis* aran aran-ix aran-sc *Arg-met* **Arg-n** arist-cl arn **Ars** ars-i ars-s-f *Asaf Asar*

Generals

Air; in open
- **amel**: ...
  Atro Aur aur-i aur-m bapt bar-c bar-i bars-s bell borx *Bov* brom *Bry* bufo buni-o *Cact* caj *Calad* calc calc-i *Calc-s* calc-sil *Camph* **Cann-i** cann-s canth *Caps* carb-ac carb-an *Carb-v Carbn-s* carc caust *Chel Chin Chlor* cic *Cimic* cina *Cinnb* clem coc-c coca *Coff* colch coloc com *Con* conv crat **Croc** *Crot-c* culx dicha dig *Dios* dor dros *Dulc* erig euon euphr ferr-i *Fl-ac* flor-p *Gamb* gels glon *Graph* grat hed *Hell* hep hip-ac *Hydr-ac* hyos *Iber* ign ind **Iod** *Ip Kali-bi* kali-cy **Kali-i** *Kali-n Kali-s Lac-c Lach* lact laur *Lil-t* lob *Lyc* m-arct m-aust **Mag-c Mag-m** mag-p mag-s malar mang *Med Meli* meny merc merc-i-f merc-i-r *Mez Mosch* mur-ac myrt-c naja naphtin nat-c *Nat-m* **Nat-s** nep nicc nit-ac nux-v ol-an olnd op *Osm* pall ph-ac *Phos Phyt* pic-ac pip-m pitu *Plat* plb pneu psil psor *Ptel* **Puls** pycnop-sa rad-br ran-b *Ran-s* rat rauw *Rhod* **Rhus-t** ruta **Sabad Sabin** sal-ac sang *Sanic* saroth sars *Sec* sel *Seneg Sep* spig *Spong* squil stann staph stel stront-c stry stry-p sul-ac sul-i *Sulph Tab* tarax *Tarent Tell* teucr thiop *Thlas* thuj tril-p **TUB●** tub-r valer verat verb *Vib* viol-t visc *Zinc* zinc-p
- **pine**-forest amel: tub
- **exertion** in open air amel: rauw

AIR; OPEN:
- **aversion** to open air: agar alum **Am-c** *Am-m* ambr anac ang apis aran arn *Ars* ars-s-f aur **Bapt** *Bell* **Bry Calc** calc-ar **Calc-p** calc-sil camph cann-s canth *Caps* **Cocc Coff** coloc *Con Cycl* dig dros *Ferr Ferr-ar* graph *Guaj Helon Hep* **Ign** ip kali-ar **Kali-c** kali-m kali-p kali-sil kreos *Lach* laur led *Lyc Lyss* m-ambo *M-aust* mag-m mang meny *Merc* merc-c *Mosch* mur-ac **Nat-c** *Nat-m Nat-p* **Nat-sil** nit-ac *Nux-m* **Nux-v** op *Petr* ph-ac phos plat *Plb Psor* puls rhod *Rhus-t* **Rumx** ruta sabin sars sel seneg *Sep* **Sil** *Spig* staph stram stront-c *Sul-ac* **Sulph** teucr thuj tub valer verat verb *Viol-t* zinc
- **alternating** with desire for: ars-s-f
- **desire** for open air *(✱Cold - air - desire)*: acon *Agn* aloe *Alum* alum-p alum-sil am-c am-m ambr aml-ns anac ang ange-s *Ant-c* ant-t *Apis* aran-ix arg-met **Arg-n** *Arn Ars Ars-i Asaf Asar* aster *Aur* aur-ar aur-i **Aur-m Aur-s** *Bapt Bar-c* bar-i bar-m bar-s bell *Borx* bov **Brom** *Bry* bufo calc **Calc-i** *Calc-s* cann-s caps carb-an **Carb-v** carbn-h *Carbn-s* caust chel cic cimic cina cit-v coca crat *Croc* dig *Elaps Fl-ac* gels *Graph Hell* hep hyos **Iod** *Ip* kali-bi kali-c **Kali-i** kali-n **Kali-s** *Lach* lact laur *Lec Lil-t* **Lyc** *M-arct* **Mag-c Mag-m** mang med meli meny *Mez* mosch mur-ac nat-c *Nat-m Nat-s* op ph-ac phos *Plat* plb *Ptel* **Puls** rad-br rhod rhus-t ruta sabin *Sanic* sars *Sec* sel seneg sep *Spig* spong stann staph *Stram* stront-c sul-ac sul-i **Sulph** *Tab Tarax Tarent Tell Teucr* thuj *Tub* tub-r verat viol-t zinc zinc-p
- **abortion**; during: puls
- **accompanied** by:
  : **coldness** of body: ars
  : **flatulence**: kali-i zinc
- **alternating** with aversion (See aversion - alternating)

Alopecia

Air; open – **desire** for open air: ...
- **but** draft agg: acon anac *Ars* borx *Bry Calc-s* carb-an *Carbn-s Caust Graph* kali-bi **Kali-c Kali-s** *Lach* **Lyc** *Mag-c* med mur-ac *Nat-c Nat-m* **Ph-ac** *Phos* **Puls Rhus-t** sanic sars *Sep Spig Stram* **Sulph** tub *Zinc*
- **diarrhea**; during: arg-n
- **menses**:
  : during | agg: mag-c

AIRPLANE sickness (See STOM - Nausea - airplane)

AKINESIA (See Motion - aversion; Paralysis; Weakness - paralytic)

ALBUMINURIA (See URIN - Albuminous)

ALCOHOLIC stimulants (See Food and - alcoholic)

ALCOHOLISM (See MIND - Alcoholism)

ALIVE sensation, internally: anac arund asar bell berb calc calc-p cann-s *Cann-xyz Caust* chel cocc **Croc** cycl hyos **Ign** kali-i lach led m-ambo mag-m meny merc nat-m op pall petr phos plb puls rhod sabad *Sabin* sang sec sil spong sulph tarax tarent ther **Thuj** viol-t

ALLERGIC constitution *(✱SKIN - Eruptions - urticaria; NOSE - Hay; RESP - Asthmatic - allergic)*: all-c am-c **Apis** ars ars-i arum-t arund blatta-o borx bov calc-s carc caust clem cortico cycl diph-t-tpt *Dulc* enteroc euphr fl-ac flav fuma-ac galph hep *Iod* kali-ar kali-bi kali-c kali-i kali-n kali-s lac-c lyc med naja nat-ar **Nat-c** nat-m nat-p nat-pyru nat-s nux-m nux-v petr phos petr psor puls ran-b sabad samb sang sanguis-s sanic sin-n stict suis-cu sul-ac sulph ther thuj tub
- **accompanied** by | **sour** food; desire for (See Food and - sour food - desire - accompanied - allergy)
- **antibiotics**; to: coli med oxyte-chl penic succ-ac sulph
- **aspirin**; to *(✱Aspirin)*: **Calc**
- **cats**; to: ars dulc kali-c puls sulph **Tub**
- **chemical** hypersensitivity *(✱Lead; Smoke - inspiration - agg.; Coal gas)*: nat-m nux-m phos sul-ac verat
- **detergents**; to: syc
- **dust**; to (See Dust - agg.)
- **flour**; to (See Food and - farinaceous - agg.)
- **food** allergy (See Convulsions - errors; Food and - diet - agg. - errors; RECT - Diarrhea - indiscretion)
- **lactose** (See Food and - milk - agg.)
- **lemons**: med
- **milk**; to (See Food and - milk - agg.)
- **molds**; to: blatta-o
- **multiple**: carc
- **oranges** (See Food and - oranges - agg.)
- **petrochemical** fumes; to *(✱Coal gas; Smoke - inspiration - agg.)*: nux-v petr phos sep sul-ac
- **pollen**; airborne (See NOSE - Hay)
- **shellfish**; to (See Food and - shellfish - agg.; SKIN - Eruptions - urticaria - shellfish)
- **sugar** (See Food and - sugar - agg.)

ALOPECIA (See HEAD - Hair - falling; SKIN - Hair - falling)

1800   ▽ extensions | O localizations | ● Künzli dot

Alternating states — Generals — Anemia

ALTERNATING states (↗Pain - wandering; Metastasis; Contradictory): **Abrot** acon agar **Aloe** *Ars* asaf bell bry cact calc carc caust cimic cocc con croc crot-h crot-t dig diph-t-tpt dulc glon graph grat ham ign ip **Kali-bi** kali-c kalm **Lac-c** lach lil-t lith-c *Lyc* mez nat-m nux-v onop phos plat podo prot *Puls* rhus-t sabad sec senec sep sil sulph tril-p ust zinc
- **accompanied** by | **reaction**; lack of: *Valer*
- **food** and drinks; alternating desires and aversions of: carc
- **rapid** alternation: croc

ALTITUDE agg (See Ascending high - agg.)

ALUMINIUM poisoning (↗Allergic - chemical; ABDO - Cancer - aluminium; STOM - Cancer - aluminium): alum bar-c **Bry** cadm-met *Cadm-o* calc-ox camph cham ip plb puls
- **dialysis**; from: alum bar-c gels kali-p ph-ac pic-ac plb zinc-p

ALZHEIMER'S DISEASE: alum hell nux-m zinc

AMEBIASIS:
- **accompanied** by | **Tongue**; ulcers on: tub

AMYOTROPHIC LATERAL SCLEROSIS (↗Neurological): ang arg-n calc cupr *Cur* diph dub hyper lath medul-spi ms nux-v pic-ac plb polio rhus-t sulph zinc

ANALGESIA (↗Anesthesia [=insensibility]; Irritability - lack; Painlessness): anh ant-c bapt bell cann-i chel *Cic* **Cocc** con hell *Hyos* ign kali-br laur **Lyc** mand merc mosch **Olnd Op Ph-ac** phos phys pic-ac **Plb** puls rhus-t sec **Stram** *Sulph* tub
- **alternating** with painfulness: asaf
○ **Affected** parts: anac asaf bapt *Cocc* con *Lyc Olnd* op **Plat** puls rhus-t
- **Inner** parts: ars bell bov hyos **Op Plat** spig

ANALGESICS; from (↗Medicine - allopathic - abuse; KIDN - Analgesics): am-c bell carb-v lach op

ANAPHYLAXIS (See Shock; anaphylactic)

ANASARCA (See Dropsy - external)

ANEMIA (↗Faintness - anemia; Weakness - anemia): abel *Acet-ac* acetan acon agar agn *Alet* aloe alst-s alum alum-p alum-sil am-c ambr anil ant-c *Ant-t* apoc aq-mar *Arg-met* **Arg-n** *Arg-o* **Arn Ars** ars-h *Ars-i* **Ars-s-f** aur-ar *Bell* ben-d berb beryl bism **Borx** both both-ax bov *Bry* cadm-met **Calc** calc-ar calc-i calc-lac **Calc-p** calc-sil calen calo carb-an *Carb-v Carbn-s* carc casc *Caust* cedr cham **Chin** chinin-ar chinin-fcit *Chinin-s* chlol chloram chlorpr cic cina coch-in cocc coff colch coloc *Con* cortico cortiso crat *Crot-h* cund cupr cupr-ar cupr-s *Cycl* dig eucal **Ferr** ferr-act **Ferr-ar** ferr-c *Ferr-i Ferr-m* ferr-ox *Ferr-p* ferr-pic ferr-prox *Ferr-r* ferr-val goss **Graph Ham Hell** *Helon* hep *Hydr* **Ign** iod ip *Irid-met* **Kali-ar** *Kali-bi Kali-br* **Kali-c** kali-chl **Kali-fcy** kali-n **Kali-p** kalm kres lac-ac lac-d *Lach* lec lyc lyss m-ambo m-aust mag-c mag-m malar **Mang** *Mang-act* **Med Merc** *Merc-c* merc-k-i mez **Mosch** *Mucor* nat-ar *Nat-c* **Nat-m** nat-n *Nat-p Nat-s* **Nit-ac** nux-m *Nux-v* ol-j *Olnd* osteo-mye-scl oxyg petr *Ph-ac* **Phos** phyt *Pic-ac* **Plat Plb** *Plb-act* plb-xyz psor **Puls** rhod *Rhus-t* ric rub-t ruta sabin sacch sal-ac sang *Sec Senec Sep* sil spig **Squil** *Stann* **Staph** *Strept-ent* stroph-h *Stry-af-cit* succ-ac **Sul-ac** sulfa sulfag sulfonam **Sulph** tab ter tetrac ther *Thyr* trinit tub tub-sp urt-u *Ust* valer vanad verat *Verat-v X-ray Yohim* **Zinc** zinc-ar zinc-m zinc-s
- **accompanied** by:
  • **abortion**: alet carb-v ferr ferr-act kali-c kali-n kali-perm sec *Sep* sulph
  • **anemic** look: calc-p
  • **bone** marrow failure: chloram cortiso x-ray
  • **constipation**: alum alum-sil alumn chin cycl ferr graph hydr kali-c mang nat-m nux-v plb puls sulph
  • **dropsy** (See Dropsy - external - accompanied - anemia)
  • **emaciation**: plb
  • **faintness** (See Faintness - anemia)
  • **fever | intermittent**: nit-ac
  • **fever** and dizziness; asthenic: ferr
  • **gastrointestinal** complaints: cycl
  • **genital** complaints: cycl
  • **malaria** (See Malaria - accompanied - anemia)
  • **nervousness**: ferr
  • **palpitations** (See CHES - Palpitation - accompanied - anemia)
  • **perspiration**; profuse: acet-ac
  • **pulsation** all over the body: kali-c
  • **respiration**; difficult: acet-ac calc stroph-h
  • **urinary** complaints: cycl
  • **urine**; copious: acet-ac
  • **vomiting**: acet-ac
  • **weakness** (See Weakness - anemia)
  ○ **Face**; red discoloration of: ferr graph
  • **Head**; pain in: ars calc-p *Chin* cycl ferr *Ferr-p* *Ferr-r* kalm nat-m *Ph-ac* zinc
  • **Heart**; weak: acet-ac
  • **Liver**; complaints of the (See ABDO - Liver - accompanied - anemia)
  • **Mucous** membrane; pale: ferr graph
  • **Spleen**; complaints of the (See ABDO - Spleen - accompanied - anemia)
  • **Stomach**; pain in: *Ferr* glon graph
- **aplastic**: cortico x-ray
- **children**; in: *Calc-p* med
  • **nurslings**: borx lap-a
- **corpuscles**; from reduced red: plb
- **dialysis**; from: ferr-act ferr-cit rub-t
- **disease**; from exhausting: acet-ac alst *Calc-p Chin* chinin-s *Ferr* helon kali-c *Nat-m Ph-ac Phos*
- **erythrocytic**: pic-ac x-ray
- **followed** by:
  • **blood**; loss of: *Chin*
  • **dropsy**: *Chin*
- **girls**; in young: alum tub
- **grief**; from: nat-m ph-ac
- **heart** disease; from: ars crat stroph-h

Anemia

- **hemorrhage**; after: *Arg-o Ars Calc Carb-v* **Chin** crot-h **Ferr** *Helon* hydr ign *Lach* nat-br *Nat-m Nux-v Ph-ac Phos* sabin staph *Sulph*
- **hypochromic**: beryl
- **lead** in water; from: alum
- **macrocytic**: beryl
- **malaria**; from: alst *Ars Nat-m Ost* rob
- **menorrhagia**, from (↗*FEMA - Metrorrhagia - anemia)*: arg-o ars *Calc* calc-p *Cann-i* crat *Cycl Ferr Graph* helon *Hydr Kali-c* kali-fcy lyss mang-act *Nat-m Phos Puls* sec sep
- **menses**:
  · **suppressed**; from: sabal
- **nursing** mothers: acet-ac
- **nutritional** imbalance; from: alet alum *Calc-p* ferr helon nux-v
- **pernicious**: *Ars* calc carc *Crot-h* ferr-pic mang med nat-m *Phos* pic-ac *Thyr*
- **progressive**: pic-ac
- **radium** treatments; after: phos
- **sickle**-cell: cob-n
- **syphilitic**: *Ars Aur Calo* carb-an carb-v ferr-i ferr-lac *Iod* merc sars
- **young** people; in: ferr

ANESTHESIA [=insensibility] (↗*Analgesia; Irritability - lack; Neurological): abrot absin *Acon* aethyl-n alco ambr *Anac* ant-t arg-n *Ars* ars-i atro bar-m bell benzol berb cadm-s *Camph* cann-i canth *Caps* carb-ac carbn-chl carbn-h carbn-o carbn-s caul *Caust* cham chel chlf chlol *Cic* cocain cocc *Croc* crot-chlol cupr cupr-act cycl cyt-l *Eucal* Hell **Hydr-ac** hyos *Hyper* ign kali-br *Kali-i* keroso laur lyc m-ambo m-arct mand merc meth-ae-ae methyl mosch nit-s-d nitro-o *Nux-m* nux-v *Olnd Op* ox-ac ph-ac *Plat* **Plb** psil puls ran-a rhod *Sec* spig stram stront-c tab ter verat *Verat-v* vip zinc
- **right** side, of: plb
- **hysterical**: ign
- **warm** applications; to: kara
- ○**Affected** parts, of: plb
- **Mucous** membranes: carbn-s kali-br

ANESTHESIA [=narcosis] | **ailments**; from (↗*Chloroform; Medicine - allopathic - abuse - morphine; RECT - Constipation - drugs)*: acet-ac adren am-caust aml-ns crot-chlol hep keroso phos plb

ANEURYSM (↗*CHES - Aneurysm)*: Ars-i aur *Bar-c* bar-m cact calc-f carb-an carb-v eucal guaj ign *Kali-i* lach lith-c *Lyc* lycps-v magn-gr plb-xyz puls ran-b ran-s sec spong sulph syph thuj
- **anastomosis**; from (= connection of blood vessels): thuj
- **small** aneurysms all over the body: plb
- **tendency** to: aur bar-c carb-v conv lach *Lyc* puls sulph thuj
○**Capillary**: *Calc-f* fl-ac tub

ANTIBIOTICS; from (See History - antibiotics)

ANTIPYRETICS; from: am-c carb-v lach op

Generals

ANXIETY, general physical (↗*MIND - Anxiety)*: acon agar alum am-m ambr *Aml-ns Ant-t* **Arg-n** arn **Ars** ars-i **Ars-s-f** bar-c bar-m bar-s bell borx *Brom Bry Calc* calc-ar calc-i **Camph** cann-s *Canth* carb-v caust cench **Cham** *Chel Chin* chlor cic cocc *Coff Colch* con *Cupr* **Dig** euph *Ferr Ferr-ar Ferr-i* ferr-p guaj ign *Iod* **Ip** kreos laur lob *Lyc* m-ambo mag-c meph merc mez mosch mur-ac nat-c nat-m nat-s nux-m **Nux-v** op petr **Ph-ac Phos** plat plb prun **Puls** ran-b rhod rhus-t ruta sabad sabin sars *Sec* seneg *Sep* sil spig squil *Stann* **Staph** stram sul-ac sul-i **Sulph** tarent *Teucr* ther thuj *Verat* **Zinc** zinc-p

APHTHAE (↗*MOUT - Aphthae; THRO - Aphthae; FEMA - Aphthae)*: Ant-t *Ars* asim *Borx* bov bry chin chin-b chlor corn cub eup-a ferr-s ferul hell *Kali-chl* kali-m merc *Merc-c* moni *Mur-ac Nat-m* ric sul-ac sulph
- **fetid**, sour smelling: mur-ac
- **inflamed**: aeth merc

Apoplexy

APOPLEXY (↗*Paralysis - one - apoplexy; HEAD - Apoplexy; Circulation)*: Acon agar *Alco* aloe **Anac** ant-c ant-t apis *Arn* ars-s-f asar *Aster Aur* bapt bar-c **Bell** both brom *Bry* bufo cact cadm-br cadm-s calc *Camph* carb-v carbn-h carbn-s caust chen-a *Chin* chlol *Cocc Coff* con croc *Crot-h Cupr* cupr-act dig erig *Ferr* fl-ac *Form* gast **Gels Glon** guare hell hep *Hydr-ac Hyos* ign iod **Ip** juni-v kali-br kali-cy kali-i kali-n kreos *Lach* laur lim lith-br lol *Lyc* merc *Mill* morph nat-m nat-n nat-ns nux-m *Nux-m Nux-v Oena* olnd **Op** ox-ac pap-r *Phos* plb *Puls* ran-g rhus-t sabad samb sang sars sec sep *Sil* sin-n sol-a staph *Stram* stront-c sulph tab verat *Verat-v* viol-o vip
- **accompanied** by:
  · **hypertension**: glon op
  · **pulse**:
    : **irritable**: acon
    : **slow** and full: op
    : **small**: lach
    : **weak**: lach
  · **salivation**: *Anac* Nux-v
  · **speech** disorder: laur
  · **uremia**: kali-br
  ○ **Face**:
    : **bluish**, pale discoloration of: lach
    : **congestion** of: arn lach op sulph
    : **red** discoloration of: arn op
  · **Head**:
    : **burning** pain in (See HEAD - Pain - burning - accompanied - apoplexy)
    : **congestion** in waves (See HEAD - Congestion - waves - accompanied - apoplexy)
    : **pulsating** (See HEAD - Pulsating - accompanied - apoplexy)
  · **Pupils** | **contracted**: op
- **coma**; with (See MIND - Coma - apoplectic)
- **holding** head with hands (See HEAD - Hands - holds - apoplexy)
- **later** stages: methyl
- **sensation** of impending: ran-g

Apoplexy — **Generals** — Bandaging

- **threatened**: *Aster Bell* bry cact calc-f **Coff** *Fl-ac Glon* ign kali-n lach *Laur* prim-v *Stront-c*
  • beer drinkers; in: gua
APPEARANCE (See Complexion)
APPEARING SUDDENLY | disappearing suddenly; and (See Complaints - appearing - suddenly - disappearing - suddenly)
ARMS AWAY FROM THE BODY amel; holding the (See CHES - Oppression - arms; RESP - Asthmatic - arms; RESP - Difficult - arms)
ARSENICAL poisoning: camph *Carb-v* chin chinin-s dig euph *Ferr* graph **Hep** iod *Ip* lach *Merc* nux-m nux-v *Phos* plb samb sulph tab thuj *Verat*
ARTERIOSCLEROSIS (↗*Circulation; CHES - Arteriosclerosis; Diabetes mellitus - accompanied - arteriosclerosis*): adren *Am-i* am-van aml-ns ant-ar arg-n *Arn* ars *Ars-i* asar aster *Aur* aur-br *Aur-i* am-ar aur-m *Bar-i* bar-m bell-p benz-ac cact cal-ren *Calc* calc-ar calc-f chinin-s chlol con crat *Cupr* ergot fl-ac form form-ac fuc *Glon* hed hyper iod kali-bi *Kali-i* kali-sal kres lach lith-c mag-f mand naja *Nat-i* nit-ac phos *Plb Plb-i Polyg-a* rad-br rauw *Sec* sil solid spartin-s *Stront-c Stront-i* stroph-h sulph sumb syph *Tab* thlas thyroiod *Vanad Visc* zinc-p
- **accompanied** by | **diabetes** (See Diabetes mellitus - accompanied - arteriosclerosis)
- **memory**; with weakness of (See MIND - Memory - weakness - arteriosclerotic)
- **old** people; in: bar-c stroph-h
ARTHRALGIA (See Pain - joints)
ARTHRITIS (See Inflammation - joints)
ASCENDING:
- **agg**: acet-ac acon agar aloe alum alum-sil *Am-c* anac *Ang* ant-ac arg-met arg-n arn **Ars** ars-s-f asar aur aur-ar aur-i aur-s *Bar-c* bar-m *Bar-s* bell blatta-o *Borx* **Bry** but-ac *Cact* cadm-s **Calc** calc-ar *Calc-p* calc-sil cann-s canth *Carb-v Carbn-s* caust chin **Coca** coff *Con* conv *Cupr* dig dios dros euph *Ferr* gels gins *Glon* graph hell hep hyos ign iod kali-ar kali-c *Kali-i Kali-m* kali-p *Kalm* kreos lach led lyc m-ambo m-arct m-aust mag-c mag-m meny *Merc* mosch mur-ac nat-ar nat-c *Nat-m* nat-n nat-p nit-ac nux-m *Nux-v* olnd *Ox-ac* par petr ph-ac *Phos* plat plb plb prot *Puls* ran-b rhod rhus-t *Ruta* sabad *Sabin Seneg Sep* sil *Spig* **Spong** squil *Stann* staph sul-ac *Sulph Tab Tarax* thuj (non: tub) *Valer* verb vip-a *Zinc* zinc-p
- **amel**: allox am-m arg-met bar-c bell bry canth coff *Con* *Ferr* lyc meny nit-ac plb ran-b *Rhod* rhus-t ruta sabin stann sulph tub *Valer* verb
- **stairs** | **agg**: *Acon Alum Am-c* anac *Ang* ant-c arn *Ars* asar *Bar-c* bell *Borx Bry Calc Cann-s* carb-v caust chin coff cupr dig dros hell hyos ign kali-c *Kali-n* led lyc m-arct m-aust mag-c *Meny Merc* mur-ac *Nat-c* nat-m nat-n nit-ac nux-m *Nux-v* par petr ph-ac phos plat *Plb Rhus-t Ruta* sabad *Seneg Sep* spig *Spong Stann Staph Sulph* tarax *Thuj* verb

ASCENDING high:
- **agg** (↗*Mountain - sickness; MIND - High places - agg.*): acon *Ars* bry **Calc** calc-p carb-v **Coca** *Conv* **Med** *Olnd Spig* sulph *Tub* verat
  • **children**; in: *Acon Ars* bry calc calc-p carb-v **Coca** **Med** sulph *Tub* verat
- **amel**: prot syph tub
ASPHYXIA (See RESP - Asphyxia)
ASPIRIN; from (↗*Allergic - aspirin*): arn carb-v lach mag-p
ASSIMILATION of nutrition defective (See Caries - bone; Children; Development; Emaciation; Growth; Softening bones; STOM - Indigestion)
ATHEROMA (See Tumors - atheroma)
ATROPHY (↗*Paralysis - atrophy; Shrinkage; Shrinkage - lymphatic*): alf ars bar-c calc-sil cetr chin cupr hep *Iod* kali-c kali-p mez *Nat-m* nux-v phos plb plb-i plb-xyz sabal sec stann
- **wounds**; from: form
  o **Glands** (↗*Emaciation - glands*): anan ars *Aur* bar-c carb-an *Cham* chin **Con** **Iod** kali-ar *Kali-i* kali-p kreos lac-d *Nit-ac* nux-m ph-ac plb sars *Sec* sil *Staph* sul-i verat
- **Muscles**; of (↗*Muscles; EXTR - Emaciation; Dystrophy - muscles*): arg-n ars ars-i calc carbn-s *Caust* cupr kali-i lach led nux-m phos phys pic-ac plb plb-i plb-xyz sec sep stry sulph syph thal thal-met thuj zinc
  • **progressive**: crot-h kali-p mang phos phys *Plb* verat-v
  • **spinal** sclerosis; from: plb
- **Single** parts: sel
AUTOIMMUNE diseases (↗*Aids; Collagen*): acet-ac carc cortiso crot-h cyclop cyclosp med mur-ac phos stann sulph syph tub uncar-tom urin
AUTUMN (See Seasons - autumn - agg.)
AVIATOR'S DISEASE (↗*Jet; MIND - Fear - flying - airplane; STOM - Nausea - airplane*): Acon *Arg-n* arn ars bell borx cham *Coca* cocc gels kali-m petr phos psor
BALL internally; sensation of (↗*Knotted; Plug; Shot*): acon *Arg-n* arn asaf atri *Bell* brom bry calc *Cann-i* caust cham chin cob coc-c coloc con crot-t cupr gels graph **Hep** **Ign** kali-ar kali-c kali-m lac-c *Lach Lil-t* lyc mag-m merc-d merc-i-r mosch nat-m nat-s nit-ac nux-m *Nux-v* par phos phyt plan plat *Plb Puls* raph rhus-t ruta sabad senec **Sep** sil spig staph stram sulph tab teucr ust valer zinc
- **hard**: nux-m
- **hot**: carb-ac lyc phyt raph
BAND; sensation of (See Constriction - internally - band)
BANDAGING | amel: *Arg-n* bry lac-d *Mag-m* pic-ac tril-p

BASEDOW'S disease (See EXTE - Goitre - exophthalmic)

BATHING:
- **agg**: *Aesc* aeth **Am-c** am-m **Ant-c** ant-t *Apis Aran* ars *Ars-i* ars-s-f *Bar-c* bar-s *Bell* bell-p borx bov bry **Calc Calc-s** calc-sil *Canth* caps *Carb-v Carbn-s Caust Cham* cist **Clem** coloc con *Crot-c Dulc* ferr *Form Graph Hep Ign Kali-c* kali-chl kali-m *Kali-n* kali-s kali-sil kreos *Lac-d* laur lil-t *Lyc* lyss mag-c *Mag-p Mang Merc* merc-c *Mez* mur-ac nat-c nat-m nat-p *Nat-s Nit-ac* nux-m nux-v ol-an *Op Petr Phos* phys phyt psor puls rad-br **Rhus-t** *Rumx Sars Sep* sil *Spig* stann staph stram *Stront-c* sul-ac **Sulph** thuj urt-u zinc zinc-p
- amel (✱*MIND - Washing - desire - hands*): acon agar all-c *Alum Alumn Am-m* ant-t *Apis* arg-n ars **Asar** aur *Bism Borx* bros-gau bry bufo calc calc-s cann-i *Caust* cham *Chel Euphr Fl-ac* form hell hyper kali-chl *Lac-c* laur **Led** mag-c mez mur-ac nat-m nux-v phos phyt *Pic-ac Psor* **Puls** rhod sabad sep *Spig* staph *Stram* thlas thuj zinc
- aversion to bathing (= dread of bathing) (✱*MIND - Dirty; MIND - Hydrophobia*): aloe **Am-c** am-m **Ant-c** aq-mar bar-c bar-m *Bell* bell-p *Borx* bry *Calc* calc-s calc-sil *Canth Carb-v Cham* **Clem Con** dulc glon *Hep* kali-c kali-chl kali-m *Kali-n* kali-sil *Laur* lyc lyss mag-c merc *Mez* mur-ac nat-c nat-p nit-ac nux-m nux-v phos phys psil *Psor Puls* rad-br **Rhus-t** *Sars Sep* sil *Spig* stann *Staph Stront-c* sul-ac **Sulph** syph *Zinc*
- **desire** for: tarent zea-i
- **dread** of (See aversion)
- **ice**-cold bathing | **desire** for: meph
- **lukewarm** bathing | **agg**: acon *Ang* phos
- **sea**; bathing in the:
  - **agg** (✱*Weakness - sea-bath*): aq-mar *Ars* brom carc kali-i lim *Mag-m* med *Mur-ac* nat-m *Rhus-t* sep *Zinc*
  - **amel**: ambr aq-mar *Med*
- **vinegar** | **amel**: vesp
- ○**Affected** part; bathing the:
  - **amel**: alum *Am-m* ant-t ars **Asar** borx bry *Caust* cham *Chel* clem cycl *Euphr* laur mag-c mez mur-ac nux-v **Puls** rhod sabad sep *Spig* staph zinc
- **Face**; bathing:
  - **agg**: fl-ac plan
  - **amel**: *Asar Calc-s* fl-ac *Lac-d* mez *Phos* sabad
- **Feet**; bathing:
  - **cold** water; in | **amel**: led puls sec
  - **hot** water; in | **amel**: bufo
  - **warm** water; in | **amel**: bufo pneu
- **Head**; bathing:
  - **warm** | **amel**: *Phos*

BEARING DOWN (See ABDO - Pain - dragging; FEMA - Pain - bearing)

BELLADONNA; after abuse of: hyos op

BENDING, turning:
- **affected** part:
  - **agg** (✱*Bent - agg.; Drawing up*): acon am-c *Am-m* anac ang *Ant-c* ant-t arg-met *Arn* asaf aur bar-c *Bell* borx bov **Bry Calc** camph caps carb-an carb-v calc

Bending, turning – affected part – agg: ... cham *Chel Chin Cic* cina cocc *Coff* con croc cupr cycl dig dros dulc graph hep hyos **Ign** iod ip *Kali-c* lach laur led *Lyc* m-ambo m-arct m-aust *Mag-c* merc mez *Nat-m* nit-ac *Nux-v* olnd par petr ph-ac plat plb **Puls** ran-b rhod *Rhus-t* ruta sabad sabin samb *Sel* seneg *Sep Spig Spong* stann staph sulph tarax teucr thuj valer verat zinc
- **amel** (✱*Bent - amel.; Lying*): acon am-m anac ant-t arg-met arg-n *Bell* bov bry calc cann-s caust *Cham Chin* cocc colch *Coloc* guaj hep kali-c lach m-aust mag-c mag-p mang meny *Merc Merc-c* mur-ac nux-v petr *Plb* **Puls** rheum rhus-t *Ruta* sabad sabin *Squil* teucr *Thuj* verat
- **agg**: *Am-m* anac ang ant-t arn *Bell* bov **Bry** calc camph caps carb-an carb-v cham *Chin Cic* cocc coloc con cycl dros dulc euph guaj *Hep Ign* iod ip lach laur m-arct plat plb puls ran-b rhod *Rhus-t* sabad sabin samb *Sel* spig *Spong Stann* staph thuj verat visc zinc
- **backward**:
  - **agg** (✱*Stretching - agg.*): am-c **Anac** ant-c aran-ix asaf atra-r aur *Bar-c* bov *Calc* caps carb-v caust *Chel* cina coff *Con* cupr dig dros dulc *Ign Kali-c* kali-i kreos lac-c lach lith-c m-arct m-aust mag-c mang nat-m nat-s *Nit-ac* nux-v ph-ac *Plat* plb **Puls** rhod rhus-t ruta samb *Sep* stann *Sulph* teucr thuj tong valer zinc
  - and forward agg: asaf *Chel* coff nux-v thuj
  - **amel** (✱*Stretching - amel.*): acon am-c *Bell* bism bry calen cann-s *Cham* chin cimic dios **Dros** fl-ac hep iod kali-c kreos lac-c *Lach* m-aust mag-m mand merc nux-v puls rhus-t sabad sabin sep spong squil *Thuj* verat zinc zinc-o
  - and forward amel: tril-p
- **stretching** limbs; and:
  - **agg**: acon *Calc* **Cham** chel cinnb **Colch** iod kalm merc-c **Plat Puls** rad-br **Ran-b Rheum Rhus-t** *Sep* **Staph** *Sulph Thuj*
  - **amel**: *Alum* **Ant-t** arn bell *Calc* cham chel cocc *Dios* fl-ac *Guaj* hep hyper **Ign** lach lyss *Nux-v* plb *Puls* rhus-t sabin sec seneg
- **double**:
  - **agg**: dios
  - **amel** (✱*Bent - amel.; Doubling*): aloe arg-n bov caust chin colch *Coloc* mag-c *Mag-p* mand plb
- **forward**:
  - **agg**: aesc asaf *Bell* chel *Coff* kalm lyss mag-m mang nux-v thiop thuj
  - **amel**: acon all-s apis *Aur Calc* caps caust cham chin cimic coloc gels graph *Kali-c* lil-t lyc *Mag-p* merc-c pareir plat puls *Rheum Rhus-t* sec *Sep Sulph Teucr* thuj tril-p
- **head**:
  - **backward**:
    - **amel**: bell *Cham Hep* hyper m-aust rhus-t seneg thuj verat
  - **forwards**:
    - **lying** | **amel**: coloc

1804   ▽ extensions | ○ localizations | ● Künzli dot

Generals

Bending
- **right**; to:
  • **walking** agg: helo
- **sideways**:
  • **agg**: *Bell* borx *Calc* canth chel chin cocc *Kali-c* lyc *Nat-m* plb stann staph

BENT; holding the part:
- **agg** (↗*Bending - affected - agg.*): hyos lyc *Spong* teucr valer
- **amel** (↗*Bending - affected - amel.; Bending - double - amel.*): bov bry *Coloc* nat-m puls rhus-t *Squil* sulph verat

BERIBERI: ars *Elat* lath rhus-t

BESNIER-BOECK-SCHAUMANN, morbus(↗*CHES - Fibrosis; CHES - Sarcoidosis*): aq-mar aran-ix asar beryl hip-ac hist kres lyc mand parathyr puls thiop tub-m v-a-b apis *Arg-n* bry chin gels hep kali-c *Mag-m* meny mim-p pic-ac puls rhod sep sil tril-p

BINDING UP, bandaging amel (↗*EXTR - Bandaging - amel.*): apis *Arg-n* bry chin gels hep kali-c *Mag-m* meny mim-p pic-ac puls rhod sep sil tril-p

BITES (See Wounds - bites)

BITING:
- **teeth** together; biting (= clenching teeth)
  • **agg**: alum **Am-c** anac bell bry carb-an caust chin coff colch dig graph *Guaj* hell *Hep Hyos Ip* lach mang merc petr puls *Rhus-t* sars *Sep* sil spong staph *Sul-ac* sulph *Verb*
  • **amel**: ars caust chin cocc coff euph mag-m mur-ac ol-an *Phyt Podo Staph*

BLACKNESS of external parts (↗*Inflammation - internally - gangrenous*): *Acon* agar all-c alum am-c ang *Ant-c* ant-t *Anthraci* apis *Arg-n* arn **Ars** ars-i asaf asar aur bar-c bell bism both brass bry calc *Calc-ar* camph canth *Caps* carb-ac **Carb-an Carb-v** carbn-o caust cham chin chinin-ar chr-ac chr-o cic cina cocc com *Con Crot-h* **Cupr** cycl *Dig* dros *Echi* ergot euph euph-c *Ham* hell hyos ign iod ip jasm *Kali-p Kreos* kres *Lach Lyc* mag-c **Merc** *Merc-cy* mur-ac nat-m nit-ac *Nux-v* **Op** *Ph-ac Phos* phyt *Plb* ran-b ran-s rhus-t ric ruta sabad *Sabin Samb* sars **Sec** sep sil spig spong squil stann staph stram sul-ac sulph *Tarent* ter thuj **Verat** *Vip Vip-a*
- **cold**: ant-t **Ars** *Asaf* bell *Canth* caps *Carb-v* con crot-h *Euph Lach* merc **Plb** ran-b **Sec** sil squil sul-ac sulph tarent-c
- **diabetic**: *Ars Kreos* kres *Sec*
- **hot**: acon ars bell mur-ac *Sabin Sec*
- **moist**: *Carb-v Chin Hell* lach ph-ac tarent *Vip*
- **old** people; in: adren all-c *Ars Carb-v* crot-h cupr echi ergot *Kreos* **Lach** *Plb* **Sec** vip

BLEEDING (See Hemorrhage)

BLOND complexion (See Complexion - fair)

BLOOD CIRCULATION (See Circulation)

BLOOD PRESSURE (See Hypertension; Hypotension)

BLOOD VESSELS:
- **complaints** of (↗*Circulation*): acon aml-ns apis arn *Bell* bell-p **Carb-v** card-m ferr *Fl-ac* gels glon *Ham Hyos* influ ins *Lach* lyc nat-m *Phos* **Puls** sacch sang sec sep sul-ac sulph *Thuj* tril-p vip zinc
  ○ **Arteries**; of (↗*Arteriosclerosis; Inflammation - blood - arteries; Ossification - arteries*): Cact
- **constriction**: iod
- **degeneration** of (↗*Arteriosclerosis*): bar-c bar-m vanad
  • **fatty** degeneration (See Fatty - blood)
- **spasms** of: act-sp aran-ix
- **swelling** (See Swelling - blood)

BLOWING THE NOSE:
- **agg**: acon agn alum am-c ambr ang ant-t arg-met *Arn* **Aur** bar-c *Bell* bry *Calc* cann-s *Canth* caps carb-an carb-v *Caust* cham chel chin cina coff *Colch* con dig euph euphr graph *Hep* hyos iod kali-bi *Kali-c* kali-n kreos lach led lyc mag-c mag-m mang meny **Merc** mez nat-m nit-ac *Nux-v* par *Ph-ac* phos **Puls** *Ran-b* sabin sars sel *Sep* sil **Spig** spong stann staph *Staph* stram stront-c **Sulph** tarax teucr thuj verat zinc
- **amel**: *Mang* merc *Sil* stann

BLOWS (See Injuries)

BOILING sensation: am-m led ust
○ Side lain on: mag-m

BORING with fingers in ear and nose (↗*EAR - Boring; NOSE - Boring*):
- **amel** (↗*EAR - Boring; NOSE - Boring*): arum-t bell *Chel* lach *Nat-c* par *Phos* rheum rhus-t *Spig* sulph *Thuj* zinc

BORRELIOSIS (See Lyme)

BREAKFAST:
- **after**:
  • **agg**: *Agar Am-m* ambr anac ars bell borx *Bry Calc* calc-sil carb-an carb-v carbn-s *Caust* **Cham** chin *Con* cycl *Dig* euph ferr form *Graph* grat *Guaj* hell ign iris *Kali-c Kali-n* laur lyc mag-c mang *Nat-m Nat-s* nit-ac nux-m **Nux-v** par petr ph-ac **Phos** plb puls rhod rhus-t sars *Sep* sil stront-c *Sulph Thuj* valer verat **Zinc** zinc-p
  • **amel**: acon alum *Am-m Ambr* anac ars *Bar-c Bov* bry *Calc Cann-s* canth **Carb-an** carb-v caust *Chel* chin cina *Croc* ferr graph hell *Hep Ign Iod* kali-c *Lach Laur Lyc* mag-c mag-m merc *Mez* myric nat-c nat-m nat-p nat-s nit-ac *Nux-v Petr* phos *Plat Plb* puls *Ran-b* ran-s rhod *Rhus-t Sabad Sep Spig Squil Staph Stront-c Sulph Tarax* teucr valer verat *Verb* zinc-p
- **before** | **agg**: croc

BREATHING:
- **Cheyne**-Stokes respiration (See Cheyne-stokes)
- **deep**:
  • **agg**: **Acon Agn** am-m arg-met *Arn* asaf asc-t *Bell Borx* both-a brom **Bry** calad calc *Canth* caps carb-an caust cina dros dulc fl-ac *Graph Hell* hep hist hyos ign ip *Kali-c Kali-n* kreos lach *Lyc* mag-m mang **Merc** merc-c mosch nat-c nat-m nux-m nux-v *Olnd Phos* plb puls ran-b *Ran-s* rheum **Rhus-t** rumx

1805

Breathing ... Generals ... Cancerous

- **deep – agg**: ...
  Sabad **Sabin** sang seneg sep *Sil* spig spong *Squil* stram *Sulph* thuj valer verb
  - **amel** (✱*MIND - Delusions - complaints*): acon agar asaf bar-c *Cann-i* cann-xyz chin *Colch Cupr* dig dros ign iod *Lach* meny mygal nat-m olnd osm ox-ac puls *Seneg* sep *Spig* **Stann** staph sulph ter thuj verb viol-t
  - **desire** to breath deeply: acet-ac achy acon alum alumn am-br aml-ns ant-c *Aur* bapt *Borx* brom **Bry Cact Calc** *Calc-p* camph cann-i *Caps* **Carb-ac** *Carb-v* **Card-m** *Caust* cedr *Chin* cimx coca croc **Crot-t** *Cupr Dig* euon eup-per *Glon* hydr ictod **Ign Ind Ip Kali-c Kali-n Kreos Lach Lact** lil-t *Lob Lyc Merc* mez mosch **Nat-s** nux-m *Op Par Phos* podo prun ran-b samb *Sang Sel Seneg* sep sil stann stram **Sulph** ter tub verb xan
- **holding** the breath (✱*not*): dros *Kali-n* led meny merc *Spig*
  - **agg** (✱*not*): cact dros *Kali-n* led meny merc *Spig*
  - **amel**: **Bell**
- **irregular** breathing agg: cact rumx
- **not** breathing; when (✱*holding; holding - agg.*): asaf cina *Ign Merc* spig tarax

BRIGHT colors | **amel**: *Stram* tarent

BRIGHT'S DISEASE (See KIDN - Inflammation)

BRITTLE BONES (✱*Caries - bone; Softening bones; Injuries - bones*): Asaf bufo *Calc* calc-f calc-p carc chel cupr fl-ac *Lac-ac* **Lyc Merc** par *Ph-ac* phos rad-br ruta *Sil* **Sulph** *Symph* syph thuj thyr

BROMIDES, abuse of (✱*Convulsions - bromides*): camph cham helon kali-br lach nux-v phos zinc zinc-p

BROWN-SÉGUARD syndrome (✱*Paralysis - one; BACK - Injuries - spine; Paralysis - accompanied - skin - sensitiveness*): am-br atro-s *Bell* cocc ergot kali-br nux-v *Sec* stry

BRUCELLOSIS: bapt brucel bry *Colch* malar merc merc-k-i rhus-t tub
- **chronic**: botul

BRUISED (See Pain - sore)

BRUISES (See Injuries)

BRUNET (See Complexion - dark)

BRUNETTE (See Complexion - dark)

BRUSHING TEETH (= cleaning teeth):
- **agg**: carb-v coc-c lyc ruta *Staph*

BUBBLING (✱*Welling*): Acon agar **Aloe** alum am-c ambr anac ang ant-c ant-t arn ars asaf asar bar-c bell berb bov bry calc caps carb-an carb-v cham chel chin cina cocc colch croc *Crot-t* dig *Gamb* graph hell ip *Jatr-c* junc-e kali-c kreos lyc m-arct m-aust mag-c mag-m mang meny merc nat-m *Nat-s* nux-m olnd par petr ph-ac phos pip-n plat plb **Puls Rheum** rhus-t ruta sabin sars sep sil spig spong squil stann staph stront-c sul-ac sulph tarax teucr valer verb viol-t zinc

BUBONIC plague (See Pest - bubonic)

BULBAR paralysis (See HEAD - Paralysis - medulla)

BURNING (See Heat; Pain - burning)

BURNS (✱*MOUT - Burns*): acet-ac *Acon* agar aloe alum alumn ant-c arist-cl arn **Ars** *Bar-c Bell Bry* calc calc-p calc-s *Calen* camph **Canth** caps carb-ac *Carb-v Carbn-s Caust* chin cic clem cortiso crot-h cycl des-ac echi euph ferr gaul grin *Ham* hed *Hep* hoit hyos *Hyper Ign* iris jab *Kali-bi* kali-c kali-chl kali-m *Kreos* lach mag-c *Mag-m Merc* mez mom-b *Nat-c Nux-v* op par passi petr phos pic-ac *Plan* plat plb *Puls* rad-br ran-b *Rhus-t* ruta sabad *Sec* sep *Sil* spira *Stram Sul-ac Ter* thuj *Urt-u* verat zinc-o
- **ailments** from burns (See Convalescence - burns)
- **cicatrices**: caust
- **gangrenous**: anthraci ars caust sec
- **granulations**; unhealthy: petr plan
- **healing** slowly: carb-ac *Caust* x-ray
- **painless**: pic-ac
- **radium**, from (✱*Radium*): phos rad-br
- **superficial** burns: urt-u
- **suppurating**: calc-s
- **vapor**; from hot: kali-bi
- **warm** applications | **amel**: ars led
- **x-ray**; from (✱*Radiation - x-rays*): *Cadm-i* calc-f fl-ac phos rad-br sil x-ray

BURROWING, DIGGING (See Pain - digging)

BURSAE (See Inflammation - bursae)

CACHEXIA (✱*Cancerous - cachectic; Emaciation*): acet-ac arg-met arg-n arn **Ars** ars-i bad bond calc caps carb-ac chim chin clem *Coc-c* cund fl-ac *Form* hippoz hydr *Iod* irid-met kali lath mang merc merc-ns morph mur-ac nat-m **Nit-ac** phos phyt pic-ac plb sacch sec seneg suis-chord-umb thal thuj uran-met vanad vip x-ray
- **cancer**; from: alum ars bar-c calc carb-v carc caust con cory cund graph hydr iod kali-chl kali-m *Kreos* lyc nit-ac phyt rad-br sil sulph thuj
- **dentition**; during: *Kreos* nux-v op
- **fever** | **intermittent**: am-m arn aran *Ars* ars-i *Calc-ar* carb-v cean chelo *Chinin-ar* eucal eup-per ferr *Hydr Ip Lach* maland malar *Nat-m* nit-ac *Polyr* puls sulph verat
- **malaria**; from: ars
- **radium** treatments; after: phos
- **syphilis**; from: *Ars Aur* calo carb-an carb-v ferr-i ferr-lac *Iod* merc nit-ac sars
- **tuberculosis**; from: all-s ars *Ars-i* calc-p erio ferr-p hippoz *Iod* kreos lec myos-s nit-ac phos sil silpho *Tub*

CAGED in wires, twisted tighter and tighter (See Constriction - external - caged)

CAMPHOR; from: canth carb-v coff *Kali-n* op
- **odor** of camphor agg: kali-n

CANCEROUS affections (✱*Tumors; Leukemia; Hodgkin's*): **Abrot** acet-ac alum alumn *Ambr* anan anil **Ant-m Apis** apoc arg-met arg-n **Ars** ars-br *Ars-i Aster Aur* aur-ar aur-i *Aur-m* aur-m-n aur-s **Bapt** bar-c bar-i bell bell-p bism **Brom** *Bry* **Bufo** cadm-ar **Cadm-s Calc** *Calc-i* calc-ox **Calc-p** *Calc-s Calen* calth *Carb-ac*

1806   ∇ extensions | O localizations | ● Künzli dot

Generals

Cancerous

Cancerous affections: ...
- **Carb-an** *Carb-v Carbn-s* carc caust *Cham* chel cholin *Cic* cinnm *Cist Cit-ac* cit-l clem **Con** cory crot-h *Cund* cupr cupr-act cur dulc elaps eos epiph eucal euph euph-he ferr-i ferr-p ferr-pic form form-ac formal fuli *Gaert Gali* gent-l *Graph* gua guaj *Ham* hell hep *Hippoz Hydr* hydrin-m *Iod Jug-c Kali-ar Kali-bi Kali-cy Kali-i Kali-p Kali-s Kreos* kres *Lach Lap-a* lob-e **Lyc** maland matth med *Merc* merc-c *Merc-i-f* merc-k-i methyl *Mill Morph* morph-act myric nat-cac nat-m nat-s nectrin **Nit-ac** nux-m *Ol-an Op* orni oxyg parathyr petr ph-ac **Phos Phyt** pic-ac plat pneu psor rad-br ran-b rumx-act *Sang* sarcol-ac *Scir Sec* sed-r *Semp* sep sieg **Sil** silphu sol squil *Strych-g* sul-ac *Sulph* symph syph tarax tax *Ter* thiosin *Thuj* toxo-g trif-p tub viol-o visc *X-ray* zinc
- **accompanied** by:
  o **Mouth**; offensive odor of (See MOUT - Odor - offensive - accompanied - cancer)
- **advanced** stage: alum-sil anan ant-ar ant-i arg-met bell-p benzq cadm-act cadm-ar cadm-br cadm-chl cadm-chr cadm-f cadm-gl cadm-m cadm-met cadm-n cadm-o cadm-s cadm-sel calc-f con hydr kali-tcy lap-a oxyg phos phyt scir scroph-n symph
- **angioma** (See Tumors - angioma)
- **beginning** stage: parathyr toxo-g
- **cachectic** emaciation; with *(↗Cachexia; Emaciation - cancerous):* acon carb-an carc *Card-m Hydr* pic-ac thuj
  • **pronounced**: cory
- **cicatrices**, in old *(↗SKIN - Cicatrices):* graph sil
- **colloid** cancer *(↗Tumors - colloid):* (non: carb-ac) carb-an hydr *Lach Phos*
- **contusions**, after: arn bell-p *Con* ruta
- **encephaloma** (See Tumors - encephaloma)
- **endotheliosarcoma** (See Sarcoma - kaposi)
- **epithelioma** *(↗Tumors - papillomata):* abr acet-ac alum alumn ant-m arg-met arg-n *Ars* **Ars-i** ars-s-f ars-s-r aur aur-ar *Bell* brom bufo cadm-met calc calc-p calc-sil carb-ac carb-an cic clem **Con** *Cund* epiph euph ferr-pic formal fuli hippoz *Hydr Hydrc* kali-ar kali-bi kali-chl kali *Kali-s* kali-tcy *Kreos* lach *Lap-a* lob **Lyc** mag-m mag-s merc merc-c methyl nat-cac nat-m nectrin nit-ac phos *Phyt* puls rad-br rad-met raja-s *Ran-b* ran-s scroph-n sep *Sil* sol *Strych-g* sulph thuj x-ray
  • **accompanied** by:
    Tongue:
    : **indented** tongue: *Kali-m*
    : **purple** discoloration of the tongue: *Kali-m*
  • **flat**: cund
- **fungus** haematodes (See SKIN - Excrescences - fungus haematodes)
- **hemangioma** (See Tumors - angioma)
- **Hodgkin's** disease (See Hodgkin's)
- **irritability**: alum
- **lupus**; carcinomatous *(↗FACE - Cancer - lupus; SKIN - Lupus):* agar alum alumn ant-c arg-n **Ars** *Ars-i* ars-s-f aur-ar aur-m *Bar-c* calc calc-sil *Carb-ac Carb-v Carbn-s* caust *Cist* con graph hep hippoz *Hydrc* kali-ar *Kali-bi* kali-c *Kali-chl* kali-s *Kreos* lach **Lyc** merc nat-m *Nit-ac*

Cancerous – Glands

- **lupus**; carcinomatous: ...
  Phyt Psor rhus-t sep *Sil* sol spong staph sulph thiosin **Thuj** titan
  • **rings**; in: *Sep*
- **lymphoma** *(↗Hodgkin's):* ars ars-i aur-m *Bar-c* bar-i calc *Calc-f* carb-an carc cist con *Iod* kali-m mur-ac nat-m ph-ac phos phyt rad-br saroth scroph-n sec sil syph *Thuj* tub
- **melanoma**: *Arg-n* brom bry *Calc* card-m hydr hyos *Lach* merc-c ph-ac plb sil
- **myeloma | multiple**: aur calc-f lach nit-ac phos syph
- **offensive** smell (See Odor of - offensive - cancerous)
- **osteosarcoma** (See EXTR - Cancer - bones - osteosarcoma)
- **pains** of; to relief (See Pain - cancerous)
- **sadness**; with (See MIND - Sadness - cancer)
- **sarcoma** *(↗Tumors - fibrosarcoma; Tumors - rhabdomyosarcoma):* agar ars *Aur* bar-c cadm-met calc calc-f carb-ac carb-an carc *Crot-h* cupr-s *Euph* graph *Hecla* hydr *Kali-chl Lach Lap-a* nat-ac nat-cac nat-m *Nit-ac* ph-ac *Phos* rad-br sil *Symph* **Thuj** visc x-ray
  • **accompanied** by | **pain**; burning: bar-c
  • **inoperable**: cupr-s
  • **Kaposi** sarcoma (= Ewing's sarcoma/Ewing's tumor): aur calc-f fl-ac med nit-ac syph thuj
  • **spindle**-cell: carc syph
  o **Bones** (See EXTR - Cancer - bones - osteosarcoma)
  • **Tibia** (See EXTR - Cancer - bones - tibia - osteosarcoma)
- **scirrhus**: alumn *Anac* apis arg-met arn *Ars* ars-s-f *Aster Bell* bell-p borx *Calc-s* calen **Carb-an** *Carb-v Carbn-s* clem **Con** cund ferr-i *Graph Hydr Lap-a* nux-v petr *Phos Phyt* sep **Sil** squil staph *Sulph*
  • **painful**: apis con
  • **smell**; offensive (See Odor of - offensive - cancerous)
- **smoking**; from: con
- **stage**; advanced (See advanced)
- **syphilitic**: kali-i
- **tubercular** base; on: kali-i
- **ulceration**; before: hydr lap-a
- **ulcers**: aur trif-p
  • **painful**: raja-s
  o **Glands**: arn **Ars** ars-i aur **Bell Bufo** calc carb-an carb-v caust clem **Con** cupr dulc *Hep* kali-ar kali-c *Kreos* lyc merc merc-i-f nit-ac ph-ac phos rhus-t *Sep Sil* squil sul-ac **Sulph** zinc
- **Skin**, of (See SKIN - Ulcers - cancerous)
- o **Blood** vessels: bell-p
- **Bones**, of: asaf aur aur-ar aur-i aur-m-n *Bry* cadm-calc-f cadm-met calc-f calc-p calc-sil carc con euph euph-re **Hecla** hippoz lap-a merc-k-i methyl *Phos Rhus-t* ruta sil stront-c **Symph** syph toxi
- **Glands**: am-m arg-met ars ars-br aur-ar *Aur-m* aur-m-n brom buni-o **Carb-an** cean cist **Con** ferr-i hippoz iod lap-a merc-k-i myris nat-sil-f phos sars scroph-n sec semp sieg sil strych-g sul-i syph thiosin toxo-g v-a-b

Cancerous – Glands   **Generals**   Change

· **children**; in: med
CANTHARIS | **agg**: apis *Camph*
CAPILLARIES (See CHES - Capillary)
CAR EXHAUST (See Smoke)
CARIES:
○ **Bone**, of (↗*Necrosis - bone; Softening bones; Bones)*:
Ang Arg-met Arn Ars Asaf *Aur* aur-ar auri-i *Aur-m*
Aur-m-n bell both bry *Calc Calc-f Calc-p* calc-s calc-sil
caps carb-ac caust chin cinnm *Cist* clem colch con *Cupr*
dulc euph ferr **Fl-ac** graph *Guaj Guare* hecla *Hep Iod*
kali-bi *Kali-c* **Kali-i** kreos lach **Lyc** mang **Merc** *Mez*
nat-c nat-m nat-sil *Nit-ac Ol-j* op petr *Ph-ac Phos Psor*
Puls rad-br rhod rhus-t ruta sabin sal-ac sec *Sep* **Sil**
spong *Staph* stront-c *Sulph* syph tarent tell ter **Ther** thuj
tub tub-k
· **accompanied** by | **perspiration**; profuse: chin
· **heat** in affected parts; with: calc-f
· **insidious**: *Arg-met*
· **painful** (See Pain - bones - caries; Pain - bones - caries - boring)
○ **Long** bones: ang
- **Periosteum**, of: ant-c *Asaf* aur bell calc calc-f *Chin*
cycl hell kali-i *Merc* mez **Ph-ac** puls rhod rhus-t ruta
sabin *Sil* staph
CARRIED; being | amel *(↗MIND - Carried - desire):*
ant-c ant-t ars bell *Cham* coloc ip kali-c merc
CARRYING:
- **agg**: ambr both-a carb-ac caust ruta
· **burdens**; carrying: cadm-s ruta
- **back** agg; on the: alum
- **head** agg; on the: calc ruta tarent
CARSICKNESS (See Riding - streetcar; on - agg.;
STOM - Nausea - riding; STOM - Vomiting - riding)
CARTILAGES, affection of *(↗Inflammation - cartilages; Swelling - cartilages; Tumors - enchondroma)*: **Arg-met** calc-p cimic guaj led merc
nat-m olnd plb ruta *Sil* sulph symph
- **syphilitic**: arg-met *Asaf Aur* aur-m calc-f carb-v *Fl-ac*
hep *Kali-bi Kali-i* lach *Merc Mez Nit-ac* ph-ac *Phos*
phyt sars *Sil* staph still sulph
- **ulcers** of: merc-c merc-d
CATALEPSY *(↗MIND - Gestures; MIND - Unconsciousness - conduct; MIND - Gestures - hands - brushing):* abies-c *Acon* acon-c aether *Agar* aran art-v
asaf bell camph-mbr *Cann-i* **Cann-s** canth caust cham
chlol cic *Cocc Coff Con Crot-c* crot-h *Cupr* cur *Ferr*
gels graph hipp hydr-ac hyos ign indg iod *Ip* lach laur
mag-c *Mag-m* merc *Morph Mosch Nat-m* nux-m ol-an
Op Petr Ph-ac pip-m *Plat* plb *Puls* raph reser sabad
sep spong staph stram stry sulph tab tanac thuj *Valer*
verat *Zinc*
- **afternoon**: grat
- **evening** | **bed** agg; in: cur
- **anger**; after: bry
- **extremities** can be moved by others: stram

Catalepsy: ...
- **fright**; after *(↗MIND - Ailments - fright): Acon* bell *Gels*
ign **Op**
- **grief**; from *(↗MIND - Ailments - grief): Ign Ph-ac* puls
staph
- **jealousy**; from *(↗MIND - Ailments - jealousy):*   Hyos
Lach
- **joy** agg *(↗MIND - Ailments - joy - excessive):* **Coff**
- **love**; from disappointed: hyos *Ign* lach *Ph-ac*
- **menses**:
 · **before** | **agg**: mosch
 · **during** | **agg**: mosch *Plat*
- **religious** excitement, from: *(↗MIND - Religious - too):* stram sulph verat
- **sexual** | **excitement** agg: *Con Plat* stram
- **worm** complaints; in: sabad
CATARRH: arund calen grat *Hydr Kali-bi Kali-m*
lem-m lyc nicc-met petr seneg *Skook* thuj *Verb*
- **accompanied** by:
 · **measles**: all-c ars dulc *Euphr* gels kali-bi merc *Puls*
sabad *Stict*
 ○ **Face**; pain in: verb
- **acute**: iod sangin-n
- **chronic**: berb-a beta kali-bi sangin-n
· **children**; in: med
- **suppressed** (See NOSE - Discharge - suppressed)
- **weather** | **cold**, wet: asc-t
CATHETERISM, ailments from *(↗BLAD - Inflammation - catheterization; BLAD - Urination - involuntary - catheterization):* acon arn kali-c mag-p
nux-v petros
CAUTERY with argentum nitricum; antidote to: nat-m
CELIBACY (See Sexual desire - suppression - agg.)
CELLARS (See Wet - getting - rooms)
CELLULITIS (See Inflammation - cellulitis)
CEREBRAL accident (See Apoplexy)
CHANCRE *(↗Syphilis; MALE - Ulcers - penis - chancres; Chancre):* acet-ac ail anan *Apis* arg-n ars
asaf asc-t aur-m carb-an cinnb cor-r crot-h *Hep* iodof
jac-c jug-r kali-bi kali-i lac-c lach lyc merc merc-act
Merc-c merc-i-f merc-i-r *Nit-ac* ph-ac phos plat
plat-m sil sulph
- **agg**: *Ars* hecla *Hep* lach *Sil* sulph thuj
- **induration** remaining long: merc-i-f
- **soft**: cor-r merc nit-ac thuj
- **soften** and cause formation of pus; to: acet-ac
CHANGE: ruta
- **impressions**; change of | **agg**: *Ign*
- **organ** to another organ; from one (See Metastasis)
- **position**:
 · **agg**: *Bry* **Caps** *Carb-v* caust *Chel Con* **Euph**
Ferr Lach Lyc petr ph-ac *Phos* plat plb **Puls** ran-b
rhod rhus-t sabad *Samb* sil thuj

1808   ▽ extensions | ○ localizations | ● Künzli dot

Generals

Change
- **position**: ...
  - **amel**: agar apis arn ars buni-o calc-f caust cench *Cham Dulc* **Ferr Ign** *Meli Nat-s Ph-ac* phos **Plb** puls pyrog **Rhus-t** sep staph syph tab teucr valer zinc
  - desire for change of: *Acon* alum *Arn* **Ars** bapt bell **Bry** caust cham *Eup-per* **Ferr** ign lyc nat-s **Rhus-t** sil tarax zinc *Zinc-val*
- **symptoms**; change of:
  - **constant** (↗*Alternating; Contradictory; Metastasis*): apis bell benz-ac berb carc cimic **Croc** crot-t *Dios Ign Kali-bi* kali-c *Kali-s Lac-c* lil-s lil-t mag-p magn-gr *Mang-act* merl paraf phyt podo *Puls* sabin sang sanic syph *Tub* valer
  - **rapid**: ambr ant-c arn asaf bac benz-ac **Berb** caul caust cimic croc dios ign kalm led meph plat plb puls rhod sal-ac sep sul-ac tab tarent tub valer
- **temperature**; of (See Temperature - change)
- **weather**; of (See Weather - change)

CHEMICAL hypersensitivity (See Allergic - chemical)

CHEMOTHERAPY agg (See Convalescence - chemotherapy)

CHEWING:
- **agg**: acon aloe *Alum* **Am-c Am-m** anac arg-met arg-n arn ars aur bell borx bov **Bry** calc cann-s carb-an carb-v caust *Chin* cocc coff colch dig euph *Euphr* graph *Guaj* **Hep** *Hyos Ign* ip kali-c lach m-ambo mag-c mang **Meny** merc *Mez* nat-c *Nat-m* nit-ac nux-v *Olnd* petr *Ph-ac Phos* podo *Puls* ran-b **Rhus-t** *Sabin* sars seneg *Sep* sil spig spong squil *Staph* sul-ac sulph tarax teucr *Thuj* verat *Verb Zinc*
- **amel**: bry cocc cupr-act olnd seneg *Staph*

CHEYNE-STOKES respiration (↗*RESP - Intermittent; RESP - Irregular*): acon *Acon-f* am-c ang antip atro *Bell Camph* cann-i carb-v carbn-o chlol coca cocain crot-h *Cupr* cupr-act cupr-ar *Dig* **Grin** *Hydr-ac Ign* iod ip kali-cy lach *Laur* led lob *Morph* nat-taur nux-v olnd *Op* parth *Saroth* spartin-s spong sul-ac *Sulph* vanad verat
- accompanied by | **coma** (See MIND - Unconsciousness - cheyne-stokes)

CHILDBED; ailments from (See FEMA - Delivery - after)

CHILDREN; complaints in (↗*Emaciation - children; Development - arrested; Growth - length*): abrot acet-ac acon *Aeth* agar *All-c* alum *Ambr Ang* ant-c **Ant-t** apis arg-n arn ars asaf *Aur Bar-c* **Bell** beta **Borx** brom *Bry* bufo **Calc** *Calc-f* calc-s calc-sil camph canth **Caps** carb-v carc caust **Cham** chin chlorpr *Cic* cic-m *Cina* clem coc-c *Cocc Coff* con *Croc* cupr dig dros euph ferr ferr-p *Gels* graph hell hep **Hyos** *Ign Iod* **Ip** *Kali-br* kali-c *Kali-s* kali-sil *Kreos* lac-c *Lach* laur **Lyc** mag-c mag-m med meph **Merc Merc-c** mur-ac naja nat-c *Nat-m* nat-s nat-sil nit-ac *Nux-m Nux-v* **Op** ped phos phyt plat plb *Podo Psor* **Puls** *Rheum* rhus-t rib-ac ruta sabad sabin *Samb* sanic sec seneg senn sep

Children; complaints in: ...
- **Sil** spig *Spong Squil* stann staph stram sul-ac **Sulph** syph tarent *Teucr* thuj thyr tub verat viol-o viol-t zinc
- **biting** nails (See MIND - Biting - nails)
- **born** too late: borx
- **delicate**, puny, sickly (↗*Emaciation - children - boys*): alum aur brom calc-p *Caust* irid-met *Lyc* mag-c mag-m phos psor sanic *Sil* tub
  - **artificial** baby foods; from: alum
  - o **Liver**; with complaints of (See ABDO - Liver - children - puny)
- **fingers** in the mouth; put (See MIND - Gestures - fingers - mouth)
- **growing** too fast (See Growth)
- **newborns** (↗*Nurslings*): acon
- **nurslings**: arn borx *Bry* calc calc-p **Cham** *Cina* ign **Ip** kali-bi mag-c *Nux-v* ph-ac puls *Rheum* rhus-t sulph
  - **dying** soon after birth: arg-n
- **scrofulous**: bar-c
- **teenagers**: tub-m

CHILL, feels better before: psor

CHILLY persons (See Heat - lack)

CHINA; abuse of (See Quinine)

CHLORAL agg: cann-i

CHLORATE OF POTASH agg: hydr

CHLOROFORM; ailments from (↗*Anesthesia [=narcosis] - ailments*): acet-am caust-am caust phos

CHLOROSIS: *Abrot Absin Acet-ac* adren *Alet Alum* alum-p alumn *Am-c Ambr* **Ant-c Ant-t** aq-mar *Arg-met* arg-n **Ars** ars-i ars-s-f aur-ar bar-c **Bell** bry cadm-met **Calc** calc-ar calc-i **Calc-p** carb-an **Carb-v Carbn-s** caust cham *Chin Chinin-ar* chlor cimic cob-n **Cocc** coch *Con* **Cupr** cupr-ar *Cycl* dig **Ferr Ferr-ar** *Ferr-i* **Ferr-m** ferr-p *Ferr-s* franz **Graph** *Guar* **Hell** *Helon Hep* ign *Ip Kali-ar* kali-bi *Kali-fcy Kali-p* kali-perm kali-s lac-c lach **Lyc** *Lyss* **Mang** mang-act *Med* merc **Mill** *Nat-c* nat-hchls **Nat-m** nat-p **Nit-ac** *Nux-v* olnd *Petr* ph-ac **Phos** phyt pic-ac **Plat Plb Puls** sabin sacch sarr **Senec Sep** *Sin-n Spig* staph sul-ac **Sulph** thuj ust valer vanad verat *Xan* zinc zinc-p
- **accompanied** by:
  - **apyrexia**: chin puls
  - **asthma** (See RESP - Asthmatic - accompanied - chlorosis)
  - **charcoal**; desire for (See Food and - charcoal - desire - accompanied - chlorosis)
  - **leukorrhea**: calc
  - o **Tongue** | **pale**: *Ferr*
- **alternate** days; symptoms agg on: alum
- **hysteria**; with (See MIND - Hysteria - chlorosis)
- **winter** agg: *Ferr*

Generals

CHOLERINE (See RECT - Cholera - beginning)
CHOLESTEROL; increased (See Hyperlipidemia)
CHORDEE (See URET - Chordee)
CHOREA (↗*Neurological; EXTR - Athetosis; MIND - Tourette's*): *Abrot* absin acon **Agar** agar-ph agarin Ambr Aml-ns ant-c *Ant-t* apis *Arg-n* arge-och arn *Ars* ars-i ars-s-f **Art-v** *Asaf* aster *Atro* aven *Bell Bufo Cact* Calc calc-i *Calc-p* caste *Castm* caul **Caust** cedr *Cham Chel* chin chlol **Cic Cimic Cina** cocain *Cocc* coch *Cod* coff con *Croc* crot-c crot-h **Cupr** *Cupr-act Cupr-ar* cypr *Dios* diph-t-tpt dulc dys elec eup-a *Ferr* ferr-ar ferr-cit ferr-cy *Ferr-i Ferr-r Ferr-s* form *Gels Guar Hipp* hippoz *Hyos* **Ign** *Iod* ip kali-ar *Kali-br* kali-c kali-i kali-p *Kali-s Lach* lat-k lat-m laur levo *Lil-t* lyc lyss *Mag-p Mand Mang* merc methyl mez *Mill Morph* mur-ac **Mygal** narc-ps *Nat-m Nit-ac Nux-m Nux-v* ol-an *Op* passi petr ph-ac *Phos* phys phyt picro plat plb psor *Puls Rhus-t* russ sabin *Samb Santin Scut Sec Sep Sil Sin-n* sol-ni *Spig* stann staph stict **Stram** streptoc *Stry* stry-p sul-ter sulfon *Sulph Sumb* tanac **Tarent** tarent-c *Ter* thal thiop thuj toxo-g *Tub* valer verat verat-v vib visc *Zinc* zinc-ar Zinc-br zinc-cy zinc-p zinc-val ziz
- **one**-sided: *Calc Cocc Cupr* nat-s *phys tarent*
- **right**: *Ars Caust Nat-s* phys *Tarent* zinc
- **left**: *Cimic Cupr* rhod
- **daytime**: *art-v tarent*
- **morning**: arg-n mygal
- **noon**: arg-n
- **afternoon**: *Nat-s*
- **evening**: *Zinc*
- **night**: *Arg-n* **Caust** cupr zinc
 · **amel**: *Art-v Tarent*
- **accompanied** by:
 · **chronic** diseases: sulph
 · **drops** things: agar
 · **gasping**: laur
 · **palpitations** (See CHES - Palpitation - tumultuous - accompanied - chorea)
 · **paroxysms**; convulsive: ter
 · **spasms**: hyos mag-p
 · **trembling**: calc visc
 · **weakness**; paralytic: cocc
○ **Muscles**; twitching of: agar hyos ign mygal stram
 · **Tongue**:
   : **brown** discoloration: cupr
   : **complaints**: caust
   : **motion** of the tongue; constant: verat-v
   : **protruding** tongue: sumb
   : **difficulty**; with: ars-i
   : **roughness**: cupr
   : **swelling**: asaf *Morph* sulph
   : **trembling**: cupr
   : **white** discoloration of the tongue: *Asaf* cupr *Nat-m*
- **alternating** with rheumatism: cimic
- **anemia**; from: ars chin *Ferr-r* hyos
- **anxiety**, from: stram

Chorea: ...
- **beginning** in:
 · **face** | **body**; and spreads over: *Sec*
- **children** who have grown too fast (↗*puberty*): phos
- **chronic**: chlol
- **coition** in a woman; after: *Agar Cedr*
- **cold**:
 · **agg**: ign
 · **bathing** | **after**: *Rhus-t*
 · **colors**; sight of bright | **amel**: tarent
- **cordis**: cimic tarent
- **corybantism**; from: bell hyos stram
- **dancing** | **excessive**; after: bell hyos stram
- **dentition**; during second: bell *Calc*
- **dinner**; after: zinc ziz
- **ear**; from piercing the: lach
- **eating**; after: ign
- **emissions**; with seminal: dios
- **eruptions**; after suppressed: *Caust* cupr **Sulph** zinc
- **excitement** agg: agar arg-n *Asaf* bell cimic *Cocc* croc gels hyos *Ign* kali-br *Laur* mag-p nat-m *Op Phos* stict stram
- **exertion** | **amel**: *Zinc*
- **falling**; with: *Calc*
- **fear**; from: calc
- **fright** agg: acon agar arg-n *Calc* **Caust** cimic cupr cupr-ar *Gels Ign* Kali-br *Laur Nat-m Op* phos *Stram* tarent visc *Zinc*
- **grief**; from: caust ign nat-m staph
- **hands** in pockets amel, putting: aster
- **hemorrhages** | **after**: stict
- **holding** | **amel**: asaf
- **hysterical**: croc tarent
- **imitation**, from: *Caust Cupr* mygal *Tarent*
- **jerks** constant cannot keep still: hyos laur
- **light**; from: ign ziz
- **loss** of animal fluids, from: *Chin*
- **lying** on back | **amel**: (non: cupr) cupr-act *Ign*
- **masturbation**; from: agar *Calc* chin
- **menopause**; during: cimic
- **menses**:
 · **absent** or difficult, with: cimic puls
 · **after** | **amel**: sep
 · **before** | **agg**: caul cimic
 · **delayed**: caul
 · **during** | **agg**: caul caust cimic **Zinc**
- **misses** getting hold of anything: asaf
- **moon**:
 · **full** moon: nat-m
 · **new** moon (↗*Moon - new - agg.*): cupr
- **motion**:
 · **agg**: anh
 · **gyratory**, with: stram
 · **rhythmical**, with: agar caust cham cimic lyc *Tarent*
- **music** | **amel**: tarent
- **noise** agg: ign ziz
- **numbness** of affected part, with: nux-v
- **nymphomania**; with: *Tarent*

Chorea

- **old** people; in: aeth aven
- **periodical**: *Cupr* nat-s
  - **hour**; at the same: ign
  - **week**; every: croc
- **perspiration**; from suppressed | **foot**, at: form
- **pocket**; keeping hand in | **amel** (See hands in)
- **pregnancy** agg; during: bell *Caust Chlol Cupr* gels *Hyos*
- **pressure** agg: cimic
- **puberty**, in (⌐*children*): agar asaf caul *Cimic* ign puls zinc
- **punishment**, from: caust *Ign* nat-m staph
- **rest** agg: Zinc
- **rheumatic**: Caust *Cimic* kali-i *Rhus-t* spig stict
- **run** or jump, cannot walk must: bufo kali-br **Nat-m**•
  - **better** than walking: tarent
- **scrofulous**: calc *Calc-p* caust *Iod* phos psor
- **sleep**:
  - **during**:
    - agg: **Caust** *Cupr-ar* tarent verat-v zinc *Ziz*
    - amel: **Agar** cupr hell mag-p mygal ziz
- **stool** agg; during: mag-p
- **strabismus**, with: *Stram*
- **swallow**; cannot: art-v
- **Sydenham's** chorea: agar agarin art-v cupr streptoc zinc zinc-cy ziz
- **sympathetic**: caust
- **thinking** of it, when: *Caust*
- **thunderstorm**:
  - agg: *Phos*
  - before: *Agar Rhod* sep
- **touch** agg: ziz
- **waking**; on: *Chlol*
- **weather** agg; dry: *Caust*
- **wet**; after getting: *Rhus-t*
- **wild** delirium; from: bell hyos stram
- **wine** agg: *Zinc*
- **worms**; from: asaf *Calc Cina* santin *Spig* tanac
- ▽**extending** to | **Tongue**: cina
- ○**Crosswise**:
  - **left** arm and right leg: agar *Cimic*
  - **right** arm and left leg: tarent
- **Face**:
  - **begins** in face (See beginning - face)
- **Feet** | **cold** clammy feet up to knee; with: laur
- **Hands**, of (See EXTR - Chorea - hands)
- **Muscles**; of local: hyos
- **Side** lain on: cimic
- **Single** muscles: hyos
- **Single** parts | **wandering**: stram
- **Spinal**: asaf cic cocc cupr mygal nux-v
- **Tongue**; with protrusion of: sumb
- **Uterine**: *Caul* **Cimic** croc *Ign Lil-t Nat-m Puls* sec *Sep*

CHRONIC DISEASES, to begin treatment: calc calc-p morb *Nux-v* psor puls *Sulph* tub
- **parasitic** micro organisms; caused by: thuj
- **scarlet** fever; after: psor

Generals

CHRONIC FATIGUE Syndrome (⌐*Weakness*; *Weariness; Weakness - exertion - agg. - slight)*: am-c ant-c arg-met arg-n atro aur bapt berb brom calc calc-p camph cann-i carb-v carc chin cocc coff ferr gels ign kali-p lyc mag-c mag-m *Mur-ac* nat-m nux-v onos op ph-ac phos *Pic-ac* scut sel sep sil *Stann* sulph thuj

CHRONICITY (See Complaints - chronic)

CICATRICES (⌐*SKIN - Cicatrices*):
○**Glands**; of: dros

CLEANING TEETH (See Brushing)

CLEAR (See Weather - clear)

CLENCHING | teeth together (See Biting - teeth)

CLOSING:
○**Eyes**:
  - **agg**: agar alum arn ars *Bell Bry* calad *Calc* camph carb-an caust chel *Chin Clem* con croc dig ferr *Graph Hell* hep ign kali-c *Lach* led m-aust *Mag-m* mang nux-v op ph-ac phos *Puls* sars sec sep spong staph stram *Stront-c* sulph *Ther* thuj

CLOTHES:
- **cold**; as if: ars-i
- **fire**; as if on: ars-i
- **fit** him; would not: verat-v
- **heavy**; too: con euph *Lac-c* merc
- **large**; too: psor thuj
- **tight**; too: apis arg-met caust chel chin glon nux-v rumx thuj
- **wet**; as if: calc guaj lac-d lyc phos ran-b sanic sep tub verat-v

CLOTHING:
- **intolerance** of (⌐*Covers - agg.; Warm - desire*): Am-c ant-t *Apis* **Arg-n** arn asaf *Bov Bry* **Calc** *Caps Carb-a/Carbn-s Caust* cench chel chin clem *Coc-c* coff con **Crot-c** *Crot-h* dios euph *Glon Graph Hep* ign kali-bi kali-c kali-chl kali-i kali-n kreos *Lac-c* **Lach** *Lept* lil-t **Lyc** manc merc Nat-m *Nat-s* **Nux-v** olnd **Onos** op *Phos* plb polyg-h *Puls Ran-b Sanic Sars Sep Spig* **Spong** *Stann* sulph *Tarent* verat-v vip
  - **woolen** (⌐*SKIN - Itching - wool; SKIN - Wool - agg.*): com hep merc phos psor puls rhus-t *Sulph*
    - **working** with undressed wool, ailments from: **Anthraci**
- **loosening** of clothing amel: am-c arn asar *Bry* **Calc** *Cann-i Caps Carb-v Caust* cench chel chin coff *Hep* **Lach** Lyc mag-m nat-s **Nit-ac Nux-v** olnd op orni *Puls* ran-b sabin *Sanic Sars Sep Spig Spong Stann* **Sulph**
- **pressure** of clothing: am-c aml-ns apis *Arg-n* arn *Asar* bov *Bry* **Calc** *Caps Carb-v Caust* cench chin coc-c *Coff* con glon *Hep* kali-bi kali-i **Lach** lil-t **Lyc** merc *Nat-m* nat-s nit-ac nux-m **Nux-v** olnd onos op ovi-p phos puls *Ran-b* sabin *Sars* sec *Sep* **Spong** *Sulph* tub vip
  - **amel**: fl-ac nat-m psor sabad

CLUCKING | Muscles: mang

Clutching | Generals | Cold

CLUTCHING (See Pain - cramping; Pain - grasping)

COAL GAS, from (↗*Allergic - petrochemical; Allergic - chemical; Sewer-gas)*: acet-ac am-c arn bell borx bov carb-v *Carbn-s* coff ip lach *Op* phos sec

COAL TAR drugs: am-c bov carb-v lach mag-p op

COBWEB, sensation of a (↗*Formication)*: alum *Bar-c Borx* brom calad *Calc* carl chin con *Graph* laur mag-c mez morph ph-ac phos plb *Ran-s* rat sul-ac sulph sumb wies

COD-LIVER OIL agg (↗*Medicine - allopathic - abuse - cod-liver)*: hep

COITION (↗*MALE AND - Coition; MALE - Coition)*:
- **after**: agar agn alum am-c ambr anac anan arg-n asaf bar-c berb borx *Bov Calad* **Calc** calc-i canth carb-an carb-v *Cedr Chin Con* daph dig eug *Graph* kali-bi **Kali-c Kali-p** *Kreos* led lyc mag-m merc mez mosch *Nat-c* nat-m nat-p nat-sil nit-ac *Nux-v Petr Ph-ac Phos* plb puls rhod *Sel* **Sep Sil** *Staph* sul-ac sulph tab tarent ther ziz
  - **agg: Agar** agn alum am-c ambr anac anan *Apis* arg-n asaf bar-c berb borx both-a both-ax *Bov Calad* **Calc** calc-i calc-s calc-sil canth carb-an *Cedr Chin Con* daph dig eug *Graph* **Kali-c** kali-i **Kali-p** *Kali-sil kreos* lac-c led lil-t lyc mag-m merc mez mosch *Nat-c* nat-m *Nat-p* nat-sil *Nit-ac Nux-v Petr Ph-ac Phos* plb rhod *Sel* **Sep Sil** *Staph* sul-ac tab tarent ther
    - **amel: Con** merc *Staph*
- **during**:
  - **agg: Agar** alum anac asaf bar-c berb borx *Bufo* calad calc *Canth Carb-v* caust chin clem ferr **Graph** *Kali-c* kali-p kreos lyc *Nat-m* nat-p nit-ac *Nux-v* petr ph-ac plat plb *Sel* sep *Sil* spig stann staph sulph tax thuj
    - **amel: Con** merc *Staph*
- **fright** (See MIND - Fear - coition - during)
- **interrupted** coition agg: bell bell-p

COLCHICUM agg: led

COLD:
- **agg**: abrot acet-ac *Acetan* achy *Acon Act-sp* adon aesc *Agar Agn* all-s allox *Alum* alum-p *Alum-sil* alumn *Am-c* am-m ambr ammc anac *Ant-c* ant-t anth *Apoc* aran aran-ix *Arg-met* arg-n arist-cl arn **Ars** ars-i ars-s-f *Asar Aur* aur-ar aur-s bac *Bad* **Bar-c** *Bar-m* bar-s *Bell* bell-p benz-ac berb *Borx Bov Brom* bros-gau *Bry* cadm-s **Calc Calc-ar Calc-f Calc-p** calc-s **Calc-sil** calen **Camph** *Canth* **Caps Carb-an Carb-v** *Carbn-s* carc card-m *Carl* castm *Caul* **Caust** cench *Cham* chel *Chin Chinin-ar Cic Cimic* cinnb *Cist* clem coc-c *Cocc* coch *Coff Colch* coli coll *Coloc Con* cop crot-c cupr *Cycl* cyt-l *Dig* diphtox *Dulc* elaps *Eup-per Euphr* **Ferr** *Ferr-ar* ferr-p flav *Form* franz gels gins **Graph** *Guaj* gymno ham *Hell Helon* **Hep** hydr *Hyos* **Hyper** hypoth *Ign* iod *Ip Iris* **Kali-ar Kali-bi Kali-c** kali-i kali-m **Kali-p** *Kali-sil Kalm Kreos* lac-ac *Lac-d* lach lact laur *Led* lob **Lyc** lycps-v m-ambo m-aust **Mag-c** *Mag-m* **Mag-p** mand *Mang* med meny *Merc Mez* mit moly-met **Mosch**

Mur-ac Naja **Nat-ar** *Nat-c Nat-m Nat-p* nat-s nat-sil **Nit-ac** nit-s-d *Nux-m* **Nux-v** oci-sa onop oscilloc *Ox-ac Petr Ph-ac* **Phos** phys *Phyt* pimp plat *Plb Podo* polyg-h polyg-pe prot psil **Psor** ptel *Puls Pycnop-sa* pyre-p *Pyrog* raja-s **Ran-p** rheum *Rhod* **Rhus-t** rib-ac **Rumx** *Ruta* **Sabad** sacch-a samb sanic saroth *Sars* sec sel senec seneg **Sep** sieg **Sil** sol-ni sol-t-ae **Spig** spong squil *Stann* staph stram **Stront-c** stry *Sul-ac Sulph Sumb* tab *Tarent* teucr thala *Ther Thuj* thyr *Tub* tub-sp valer verat verb vichy-g *Viol-t* x-ray xero *Zinc*
- **air**:
  - **agg**: *Abrot Acon Aesc Agar* agn **All-c** *Alum* alum-p alum-sil *Alumn* am-br *Am-c* ammc anac ant-c ant-t anth apis apoc aral *Aran* arn **Ars** ars-s-f asar astac *Aur* aur-ar aur-m aur-s bac *Bad Bapt* **Bar-m** bar-s *Bell* borx bov brom *Bry* bufo cadm-s **Calc Calc-p** calc-sil calen **Camph** canth caps *Carb-ac Carb-an Carb-v Carbn-s Carl* caul **Caust** cham chin chinin-ar cic **Cimic** cina *Cist* clem *Coc-c Coca Cocc* coff *Colch Coloc Con* cor-r cupr cur *Cycl Dig Dulc* elaps eup-per euph-l *Ferr* ferr-ac ferr-p fl-ac *Graph* ham **Hell Hep** *Hyos* **Hyper** *Ign* ind *Ip* **Kali-ar** *Kali-bi* **Kali-c** kali-chl kali-m kali-p kali-s *Kreos* lac-ac lac-c *Lac-d* lach laur lob **Lyc** lycps-v lyss m-ambo m-arct m-aust *Mag-c* mag-m **Mag-p** *Mang* med meny *Merc Merc-i-r* mez **Mosch** mur-ac *Nat-ar* nat-c nat-m *Nat-p Nat-s* nat-sil nit-ac nit-s-d **Nux-m Nux-v** *Osm* ox-ac pur *Petr Ph-ac Phos Phyt Plan* plb psil **Psor** ptel *Puls* pyrog **Ran-b Rhod Rhus-t Rumx** ruta *Sabad* samb sang sars sel senec seneg **Sep Sil** sol-ni spig spong squil staph stram **Stront-c** *Sul-ac Sulph Sumb Tarent Thuj* tub urt-u *Verat Verat-v* verb viol-o viol-t visc *Zinc* zinc-p *Zing*
  - **overheated**; when: carbn-s ran-b
  - **amel**: *Acon* aesc agn *All-c* aloe *Alum* am-m ambr anac anan ang *Ant-c* ant-t *Apis* aran aran-ix *Arg-n* arist-cl asaf *Asar* aur aur-i bapt bar-i bell-p beryl *Bry Bufo* calad calc calc-f camph cann-i cann-s *Carb-v* carc cham *Chin* cimic cina cit-v *Coc-c* cocc *Colch* croc *Dros* dulc euph flor *Glon* hed iber ign **Iod** ip kali-bi *Kali-i Kali-s Lac-c Lach Led Lil-t* luf-op **Lyc** m-arct mag-m mag-p med meph merc mosch *Nat-m* nep *Nit-ac* nux-m nux-v *Op* phos *Pic-ac* pitu plat psil **Puls** rauw rhus-t sabin *Sec Sel* seneg *Sep* stront-c *Sulph* syph *Tab* tere-ch teucr thala thuj tub tub-r visc
  - **windows** open; must have (↗*RESP - Difficult - open; RESP - Difficult - open - doors; RESP - Difficult - open - window)*: *Aml-ns* apis *Arg-n* bapt bry (non: calc) camph carb-v *Carbn-s* con glon graph iod *Ip Lach* lyc med *Puls* sabin sec *Sulph* tub
- **aversion** to: am-c *Aran Ars* bart bell bry *Calc* caps caust *Cham* chin graph grat *Hep Kali-c* nat-c nat-m nux-m *Nux-v Petr* sel *Sil* sulph tub
- **desire** for (↗*Air; open - desire)*: achy *Apis* arg-n asaf asar *Aur* camph carb-v cic *Croc* gran *Iod* kali-s lil-t *Puls* sabin *Sec* sul-i sulph tub

1812 ▽ extensions | O localizations | ● Künzli dot

Cold – air   **Generals**   Cold – room

- **inspiration**:
  - **agg**: aesc *Am-c* ars **Caust** *Cimic* cist hep hydr *Hyos Ign* Merc *Nux-v Psor Rumx Sabad* sel seneg sep syph
  - **amel**: sel
- **sensation** of cold air: benz-ac chin lac-d laur *Lyss M-aust* menth mez mosch thyr
- **amel**: acon aesc agn all-c aloe alum am-m *Ambr Anac Ant-c Ant-t Apis* arg-n arn *Asar* aur aur-i bapt bar-c bell bell-p beryl borx *Bry Calad* calc calc-f calc-i camph cann-s canth carb-v carc caust *Cham* chin cimic *Cina* coc-c cocc *Colch* coloc *Croc Dros* dulc *Euph* fago ferr **Fl-ac** graph guaj hell hep hist iber ign **Iod** *Ip* kali-c kali-i *Kali-s Lac-c* lach laur *Led* lil-t *Lyc* lyss m-ambo m-arct mag-m mag-s med merc mez moly-met mur-ac nat-c *Nat-m* nit-ac nux-m nux-v onos *Op* ph-ac *Phos Plat* psor **Puls** rhus-t sabad *Sabin Sec Sel Seneg* sep sil spig spong staph *Sulph* syph tab *Teucr Thuj* trios verat
- **applications**:
  - **agg**: ars graph hep lach nit-ac petr ph-ac ruta sil
  - **amel**: acon aloe alum **Apis Arg-n** ars asar bell bry canth ferr-p iod kali-m led lyc merc nux-v phos puls sabin sec sep sil zinc
- **bathing**:
  - **agg**: acon **Am-c Ant-c Ant-t** apoc ars-i *Bar-c Bell* bell-p calc-sil *Caps* carbn-s *Caust* chim cimic **Clem Colch Dulc** elaps *Form* **Ign** kali-m *Kali-n Kreos Lac-d* lach lob *Lyc* **Mag-p** *Merc Mez* mosch mur-ac *Nit-ac Nux-m* nux-v phos *Phys* psil psor **Rhus-t** ruta sars *Sep Sil* **Sulph** thyr *Tub* urt-u *Zinc*
  - **amel**: alum ant-t *Apis Arg-n Arn Asar* aster aur *Aur-m* bell bell-p berb-a bism *Bry* bufo calc-f *Calc-s* camph cann-xyz caust coc-c cycl **Fl-ac** hed hyper ind iod kali-cy kali-i lac-c *Led* mag-s meph *Nat-m* phyt pic-ac *Psor Puls* pyrog rat sabad sec sep spig sulph syph
  - **at first amel then agg**: vesp
  - **face** and hand; of: vesp
- **desire** for cold bathing (✱*FACE - Wash*): aloe *Apis* arg-n asar aster bell caust chel euphr fl-ac *Hyper* iod *Led* meph nat-m phyt puls sep
- **bed**; lying in: *Ign* phos sil
- **night**: **CARB-AN**
- **dry** weather (See Weather - cold - dry)
- **faintness** (See Faintness - cold)
- **feeling** (✱*Heat - lack;* CHIL - *Chilliness;* CHIL - *Internal - coldness*):
  - **one** side cold, the other warm: apis chin *Ign* par pime *Rhus-t*
  - **right** side: bar-c bry chel rhus-t sabad
  - **heat** of left side; with: par
  - **left** side: carb-v caust dros lyc sulph thuj
- **air**:
  - **draft** of | **from**: am-p
  - **inspired** air feels cold: lith-c
- **frozen**; as if: mez
- **icy** cold (✱*SKIN - Coldness - icy*): acon agar bar-c calc jatr-c

- **feeling – icy** cold: ...
  - **accompanied** by | **nausea** and vomiting (See STOM - Nausea - accompanied - coldness; STOM - Vomiting - accompanied - coldness)
  - **menses**; during: sil
  - **pain**; during: dulc
- **spots**; in: agar am-m arn ars calc-p canth mang par petr rhus-t sep stront-c tarent *Verat*
  - **Affected** parts; in (✱*Coldness*): *Ang* ars bry caust cocc crot-h dulc graph lach **Led** merc mez petr plat plb rhod **Rhus-t** sil *Spig* thuj
  - **Blood** vessels; in (✱*CHIL - Internal - coldness - blood*): abies-c **Acon** ant-c ant-t **Ars** bell kali-chl lyc op plb pyrog **Rhus-t** sul-ac sulph *Verat*
  - **Bones** (✱*CHIL - Internal - coldness - bones*): *Aran Ars Berb Calc* dulc elaps *Eup-per* graph hep kali-i lyc merc mez pyrog sep sulph *Verat* zinc
  - **External**: am-m ars camph *Ign* kali-n nit-ac *Nux-v* olnd verat *Zinc*
  - **accompanied** by:
    - **pain**; burning | **Internal**: sec
  - **Inner** parts (✱*internal;* CHIL - *Internal - coldness*): acon alum ambr anac anh ant-c asaf *Antip Apis* aran arn ars asaf bar-c bell bov bry *Calc* camph caps carb-an carb-v caust chel chin cocc colch con cory croc dig dros elaps graph hell hep *Hura* ign ip kali-c kali-n kreos lach *Laur* lyc m-aust mag-c mang meny merc mez mosch nat-c nat-m nit-ac nux-v olnd par petr ph-ac phos plat plb puls rhus-t ruta sabad sars sec sep spong sul-ac sulph ther valer *Verat* zinc
  - **Lower** part of body:
    - **accompanied** by:
      - **heat**; sensation of | **Upper** part of body (See Heat - sensation - upper - accompanied - coldness)
  - **Nerves**: acon agar ferr-t ferul kali-c ter
- **Parts** lain on: arn mur-ac
- **Single** parts: agar aran aran-ix *Ars* asar berb buth-a calad calc *Carb-v* chel chin *Cist Dulc* elaps helo *Ign* kali-c kali-chl lyc meny mosch nat-m ph-ac *Plat* **Puls** *Rhus-t* sec *Sep* sil *Spig* sulph **Verat**
- **Upper** part of body: *Ip*
- **heat** and cold: allox *Alum* alum-p ang *Ant-c* ant-t arn *Ars-i* asar aur-s bar-c bar-s bell brom cadm-i *Calc* calc-s caps carb-v *Carbn-s* carc *Caust* celt cimic cina cinnb *Cocc Cor-r* ferr **Fl-ac** flav *Glon Graph* hell *Ip* kali-c *Lach* **Lyc●** mag-m *Merc* merc-k-i nat-c **Nat-m●** nux-v *Ph-ac Phys* plan *Psor* puls *Ran-b* rob sanic *Sep Sil* sul-ac *Sulph Syph* tab thala thuj *Tub*
- **hot** days with cold nights: acon dulc merc-c rumx
- **internal** coldness with external heat (✱*feeling - inner*): lap-la laur
- **painful** coldness: arn camph cist med mez mosch syph
- **paralysis** (See Paralysis - cold - agg.)
- **room**:
  - **amel**: puls *Sulph*
  - **entering** a cold room; after: **Ars** bell calc-p *Camph* carb-v caust con cor-r *Dulc Ferr Ferr-ar Graph Hep* ip **Kali-ar** kali-c kali-p kali-sil mosch

1813

Generals

Cold – room

- **entering** a cold room; after: ...
  nux-m *Nux-v Petr* phos *Psor* **Puls Ran-b** *Rhus-t Sabad* **Sep** *Sil* spong stront-c *Tub* Verb
  : **from** a warm room: cor-r
  - **spots**: agar calc-p camph caps *Helo Helo-s* mez petr sep tarent *Verat*
  - **painful**: ran-b
  - **water**:
    - **sensation** of:
      : **being** in cold water: led
      : **Body**; on: ran-b
  - **weather** (See Weather - cold)
  - **wet** agg: ant-c ant-t *Aran* arn ars ars-i bry calc calc-sil colch coli dulc *Nat-s* nux-m *Phyt Rhus-t* ter

COLD; BECOMING:
- **after** | **agg** (➚ *Uncovering - agg*.; *Uncovering - single*):
  acetan *Acon* agar *Alum* alum-p alum-sil *Alumn* **Am-c** anac *Ant-c Ant-t Arg-n* arn **Ars** ars-s-f asar **aur** aur-s **Bar-c** bar-s **Bell** borx **Bry Calc Calc-p** calc-s calc-sil camph *Carb-v Carbn-s Caust* **Cham Chin** cimic cocc *Coff* colch *Coloc* con croc cupr *Cycl* dig dros **Dulc** eup-per ferr ferr-ar **Fl-ac Graph** guaj **Hep** hydr **Hyos** hyper ign *Ip* kali-ar *Kali-bi Kali-c* kali-m kali-p *Kali-sil* kalm led *Lyc* m-ambo mag-c **Mang Med Merc** *Mosch* nat-c *Nat-m* nat-p nat-sil **Nit-ac** *Nux-m* **Nux-v** op *Petr* **Ph-ac Phos** phyt plat polyg-h *Psor* **Puls Pyrog Ran-b Rhus-t** ruta sabin *Samb* sang sars sel **Sep Sil Spig** spong *Stann* staph stront-c **Sul-ac** sul-i *Sulph Tarent Thuj* tub valer *Verat* zinc-p
- **agg**: *Acetan* acon aesc *Agar* allox alum-p *Alumn Am-c* ant-c *Anth* arg-n **Ars** ars-s-f asar **Aur** aur-s **Bad Bar-c** bar-m bar-s bell borx both-ax bov *Bry* **Calc Calc-p** calc-sil *Camph* canth *Caps Carb-an Carb-v Carbn-s Caust Cham* chin chinin-ar cic *Cimic* clem **Cocc Con Dig** diphtox *Dulc* elaps *Ferr* ferr-ar ferr-p *Graph* hell **Hep Hyos Hyper** ign **Kali-ar Kali-bi Kali-c** kali-m kali-p kali-s kali-sil kalm *Kreos* lach **Lyc** m-ambo m-aust *Mag-c* mag-m *Mag-p* mang **Med** meny merc merc-i-r mez **Mosch** mur-ac *Nat-ar* nat-c nat-m *Nat-p* nicc nit-ac nux-m **Nux-v** *Petr* **Ph-ac Phos** phyt *Psor* pycnop-sa **Pyrog Ran-b** rhod **Rhus-t** ruta **Sabad** samb sars **Sep Sil** spig spong squil staph stram *Stront-c* **Sul-ac** sul-i *Sulph Sumb Tarent Thuj* tub *Verat* verb violt-t *Zinc* zinc-p
  - **overheating**; after: acon **Bell-p** bry caps (non: carb-v) cycl dulc kali-ar kali-c kali-s puls ran-b rhus-t sil
  - **pain**; from: calc-p
  - **perspiration**; during: **Acon** *Ars-s-f* calc calc-sil dulc med merc-i-f nit-ac rhus-t sang sars sil sul-i
  - **sitting** on cold steps: ars calc caust dulc *Nux-v* rhod sil
  ○ **Part** of body agg (➚ *Uncovering - single*): agar am-c **Bar-c Bell Calc** cham *Hell* **Hep** led *Nux-v* ph-ac *Phos* psor puls **Rhus-t Sep Sil** tarent thuj zinc
    : **Back**: pilo
    : **Extremities**: aur *Bry* con **Hep** *Nat-m* **Rhus-t Sil** squil stront-c **Thuj**

Cold; taking a

Cold; becoming – **agg** – **Part** of body agg: ...
  : **Feet**: alum am-c ars *Bar-c* bufo cham clem **Con●** cupr dulc kali-ar kali-c *Lach* **Lyc●** mag-p nit-ac nux-m **NUX-V●** phos phys **Puls●** sep **Sil** stann sulph tub zinc
  : **Hand** (➚*FEVE - Chilliness - putting*): acon   merc phos
  : **bed**; out of (➚*FEVE - Chilliness - putting*): **Bar-c** borx canth **Con Hep** phos **Rhus-t** *Sil*
  : **Head**: am-c arg-n **BELL●** *Hep* hyos led nux-v **Puls●** rhus-t **SEP●** **Sil**
- **amel**: acon aesc agn all-c aloe alum am-c am-m ambr anac ang ant-c ant-t *Apis Arg-n* arn asaf asar aur bapt bar-c bell bov brom *Bry* calad calc calc-i cann-s carb-v caust *Cham* chin cina clem coc-c cocc coff colch coloc croc *Dros* dulc euph *Fl-ac Glon Graph* guaj hell ign **Iod** ip kali-c kali-i kali-s kalm *Lac-c Lach* **Led** lil-t **Lyc** m-ambo m-arct mang *Merc* mez mur-ac nat-c *Nat-m* nit-ac *Nux-m* nux-v old op *Petr* ph-ac phos plat psil **Puls** rhus-t sabad *Sabin* sars *Sec* sel seneg sep sil spig spong staph *Sulph* teucr thuj verat

COLD; TAKING A:
- **tendency** (➚*Complaints - acute - recurrent*; *History - coryza*; *NOSE - Coryza - periodical*): **Acon** aesc agar agra all-c **Alum** alum-p alum-sil alumn am-c am-m anac *Ant-c* ant-t aral aran *Arg-n* arn ars ars-i ars-s-f *Bac* **BAR-C** bar-m bar-s *Bell* benz-ac borx bov **Bry** calad *Calc* calc-i **Calc-p** *Calc-s* calc-sil *Calen* camph caps carb-an *Carb-v Carbn-s* carc carl caust **Cham** chin chinin-ar cimic cinnb *Cist* clem coc-c cocc coff colch coloc *Con* croc crot-h cupr cycl dig dios dros **Dulc** elaps eup-per euphr *Ferr* ferr-ar ferr-i ferr-p flav *Form* gast *Gels* goss *Graph* ham hed **Hep** hydr *Hyos* hyper ign iod ip **Kali-ar** *Kali-bi* **Kali-i** kali-m kali-p kali-s kali-sil *Lac-d* lach led **Lyc** m-ambo m-arct m-aust mag-c mag-m **Med Merc** mez naja **Nat-ar** *Nat-c* **Nat-m** nat-p nat-sil **Nit-ac** *Nux-m* **Nux-v** ol-j op osm *Petr Ph-ac Phos* plat **Psor Puls** pycnop-sa rhod *Rhus-t* **Rumx** ruta sabad sabin samb sang sars sel senec **Sep Sil** solid spig stach stann staph *Sul-ac* sul-i *Sulph Thuj* **TUB** tub-m v-a-b valer verat verb zinc
  - **accompanied** by:
    : **sneezing**; violent and frequent: all-c cist
    : **vomiting**: cocc
  - **ailments** from: coloc dulc kali-c puls rhod
    : **spring** agg: all-c
  - **air** agg; in open: all-c
  - **air** on chest agg; draft of: ph-ac
  - **beginning** stage: all-c ferr-p
  - **children**; in: bar-c calc-i carc sep
  - **cold** agg; after becoming: acon
  - **cold** air agg: *Kali-c*
  - **eyes**; acrid discharge from: all-c
  - **indoors**: all-c
  - **lean**, dry people; in: alum
  - **menses**:
    : **during**:
      :: **agg | first** menses: calc-p
  - **overheated**; after being: kali-c

1814   ▽ extensions | ○ localizations | ● Künzli dot

Cold; taking a   **Generals**   Complaints

- tendency: ...
  • **perspiration**, after: *Ip* nit-ac *Rhus-t*
  • **weather**:
    : **stormy** | **agg**: nit-s-d
    : **warm**:
      : **wet** | **agg**: *Ip*
      : **wet** | **agg**: Calen
  • **winds**; after damp cold: all-c
  • **women**; in | **obese**: am-c

COLDBLOODED persons (See Heat - lack)

COLDNESS of affected parts (⚔*Cold - feeling - affected; Heat - lack):* acon agar alum-sil **Arn** ars asar bar-c bell bov bry bufo *Calc* camph cann-xyz canth caps *Caust* chel *Chin Cocc* coff colch croc dig dros dulc euph graph hell ign kali-i kreos lach **Laur** led *Lyc* mag-c meny *Merc* mez **Mosch Mur-ac** par ph-ac phos *Plat* plb **Puls** pyrog rhod **Rhus-t** ruta *Sec* Sep sil *Spig* spong stann staph **Sulph** thal *Verat* **Verb** zinc
- **one** side of the body in septic fever: meny *Puls* rhus-t
- **right** side: ars par rhus-t
- **left** side: bry caust lyc sapin
- **pain**; during: agar ars euph
- **wounds** become cold (See Wounds - cold)
○ **Blood** vessels; in (See Cold - feeling - blood; CHIL - Internal - coldness - blood)
- **Body**; of the whole (See Heat - lack; SKIN - Coldness)
- **Bones**; of the (See Cold - feeling - bones; CHIL - Internal - coldness - bones)
- **Paralyzed** parts: *Cocc* dulc *Plb Rhus-t*
- **Side** lain on:
  • **morning** | **bed** agg; in: arn

COLLAGEN DISEASES (⚔*Aids; Autoimmune):* ars ars-i calen carc cortiso des-ac graph kali-ar lach med merc nit-ac penic psor rhus-t saroth suis-chord-umb syph thuj tub-r

COLLAPSE (⚔*Faintness; Weakness; MIND - Prostration):* acet-ac acetan acon aconin adren aeth agar-ph **Am-c** ampe-qu amyg *Ant-ar Ant-t* anthraci apis aran-ix arn **Ars** *Ars-h Bapt* bar-c beryl borx calc **Camph** cann-i canth *Carb-ac* carb-an **Carb-v Carbn-s** carc caust cench **Chin** cina cit-l *Colch* colchin coli con crat *Crot-h* crot-t *Cupr* cupr-act *Cupr-ar* cupr-s cyt-l *Dig* diph dor euon *Gels* hell home *Hydr-ac Hyos* iod ip jab kali-br kali-c kali-chl kali-chr kali-cy kali-n kou *Lach* lat-m *Laur* lith-c lob lob-p lol lyc *Med* merc merc-c merc-cy merc-ns merc-pr-a morph *Mosch* mur-ac naja nicot nit-s-d *Nux-v* olnd op ox-ac *Ph-ac Phos* phys pitu pitu-p plb rhus-t sabad santin scam *Sec* sel *Seneg* sep *Sil* stram *Stront-c* succ sul-ac sulph tab tarent tarent-c tax *Verat Verat-v* vip Zinc
- **accompanied** by:
  • **cholera** (⚔*diarrhea):* Ars **Camph** carb-v op *Sulph* Verat

Collapse – **accompanied** by: ...
  • **palpitations** (See CHES - Palpitation - accompanied - collapse)
  • **vertigo** | **nausea**; and: cocc
  ○ **Abdomen**; cramping pain in: aeth camph cupr *Verat*
  • **Heart**; complaints of (See CHES - Heart; complaints - accompanied - collapse)
  • **Lungs**; complaints of the: hydr-ac
- **coldness**; with: camph carb-v *Verat*
- **convulsions**; after: nicot
- **delivery**; during: ip
- **diarrhea** agg; after (⚔*accompanied - cholera; Faintness - diarrhea - after - agg.; Weakness - diarrhea - from):* anthraci **Ars Camph Carb-v** *Ph-ac* ric sec **Verat**
- **injuries** from: acet-ac sul-ac
- **menses**; at start of: merc
- **motion**; from: dig
- **needle**; from prick of a: calc
- **nervous**: am-c laur
- **overwork**; from: *Nux-v*
- **paralysis**, at beginning of general: con
- **perspiration**:
  • **with**: colch
  • **without**: am-c camph phys
- **smallpox**; after: **Ars** carb-v lach *Mur-ac* ph-ac
- **sudden** (⚔*Weakness - rapid; Weakness - sudden):* **Ars Camph** *Colch* crot-h graph hydr-ac phos sep
- **tendency** to: colch coli pyrog ser-a-sc
- **typhoid** fever; of: *Ars Camph* carb-v chin crat hyosin-hbr *Laur* mur-ac sec verat
- **vision**; after illusions of: sep
- **vomiting**:
  • **after**: **Ars** lob phys ric *Verat*
  • **during**: aeth Ant-t **Ars** cadm-s crot-h euph-c *Lob* ric *Tab Verat* verat-v

COMBING hair:
- **agg**: *Asar* bell *Bry* carb-ac chin form glon ign kreos mez nat-s **Puls Sel** sil tub
- **amel**: carb-ac form glon tarent

COMFORTABLE feeling: acon agar ars aur chlor coca dat-a gast kali-br lach mec nat-p op phos pic-ac
COMMON COLD (See NOSE - Coryza)
COMPLAINTS:
- **morning** | **sun**; increasing and decreasing with the: kalm *Nat-m Sang* sel spig
- **accompanied** by:
  • **mental** symptoms (= mental symptoms are concomitants): **Acon** agar *Alum Am-c* am-m ambr anac *Ant-c Ant-t* arg-met arg-n arn ars asaf aur *Bar-c* **Bell** bov *Bry* calad **Calc** camph *Canth Carb-an* carb-v caust cham chel *Chin* cic cina *Cocc* coff coloc con *Croc Cupr* dig dulc *Ferr* graph hell *Hep Hyos Ign* iod *Ip* kali-c kali-n lach laur led *Lyc Mag-c Mag-m* merc mez mosch *Nat-m Nit-ac Nux-m* **Nux-v** olnd op par *Petr* ph-ac **Phos** plat plb **Puls** ran-s rhod *Rhus-t* ruta *Sabad Sabin* sars sec sel

Generals

- **accompanied** by – **mental** symptoms: ...
  seneg *Sep* sil *Spig* spong squil stann staph **Stram Stront-c** *Sulph* verat verb zinc
  - **shivering**: sabad
  - **sleepiness** (See SLEE - Sleepiness - accompanied - complaints)
- **acute** (⟶*Sudden*): *Acon*
  - **children**; in (⟶*Children*): cham
  - **recurrent** (⟶*Cold; taking* - tendency; *Convalescence*): bar-c calc carc merc *Psor Sil* sulph tub
    : **accompanied** by | **heat**; lack of vital: psor
- **alternating** with | **diarrhea** (See RECT - Diarrhea - alternating - other)
- **appearing**:
  - **atypical**: mosch
  - **gradually** (⟶*Pain - appear gradually*): bry
    : **disappearing**; and:
    : **gradually**: arg-n ars gels *Glon* kali-bi kalm lach *Nat-m* phos **Plat** puls *Sang Spig* **Stann Stront-c** sulph syph
    : **suddenly**: *Arg-met* caust *Ign* Puls *Sul-ac*
  - **suddenly** (⟶*Pain - appear suddenly; Sudden*):
    : **disappearing**; and:
    : **gradually**: puls sabin
    : **suddenly** (= rapidly): arg-n **Bell Chr-ac** *Kali-bi Nit-ac* spig sulph tub
- **body** weight; regulation of: thyr
- **chronic**: *Alum* arg-met arg-n *Ars* calc carb-v *Caust Con* iod kali-bi kali-i lyc mang med nat-s nit-ac phos plb psor *Sep* sil sulph syph thuj tub vac
  - **accompanied** by | **relaxation**; physical (See Relaxation - physical - chronic)
  - **indefinite**: kali-i thuj
  - **sadness**; with (See MIND - Sadness - chronic)
- **internal** complaints:
  - **alternating** with:
    : **eczema**: *Graph*
    : **eruptions**: ars crot-t graph rhus-t sulph
  - **radiating**: agar arg-n ars bapt *Berb* caust cham cimic *Coloc Cupr Dios* kali-bi kali-i kalm mag-p *Merc* mez nux-v phyt plat plb sec sil spig xanth
  - **recurrent** (See History - complaints)
  - **spitting**; with (See MIND - Spitting - complaints)
  - **spots**; in (See Spots - symptom)
  - **subacute**: kali-bi
  - **superficial**: *Ign*
  - **symmetrical**: arn bac cali-i lac-d nat-m syph thyr
  - **viral** infections: syph
  - **wandering**: acon agar *Am-c* bar-c calc chel chin cimic cina **Cocc** graph **Ign** lyc mag-c mag-p op ph-ac phos rat rhus-t sec stann staph *Sulph Thuj Valer* verat-v *Zinc*
  ▽**extending** to
    o **Backward**: bar-c *Bell Bry Chel* con crot-t cupr gels *Kali-bi* kali-c kali-i lil-t merc nat-m par phos phyt prun puls *Sep* spig **Sulph**
  - **Distant** parts: berb cupr dios mag-p plb tell valer xan

Complaints – extending to: ...
- **Downward** (⟶*Pain - extending - downward*): aloe arn aur bar-c *Berb Borx* bry cact caps cic coff hyper **Kalm** lach lyc puls rhod rhus-t *Sanic* sel zinc
- **Forward**: berb bry carb-v *Gels* lac-c *Sabin Sang* sep sil *Spig*
- **Heart**: aur kalm lach lyc lycps-v
- **Outward**: *Asaf* bell berb bry chin kali-bi kali-c kali-m kalm lith-c prun sep sil *Sulph Valer* zinc
- **Stomach**: bism colch dulc kali-bi lappa
- **Upward** (⟶*Pain - extending - upward*): acon **Asaf** *Bell* ben calc cimic con croc cupr dulc eup-per gels glon **Ign** kali-bi kalm kreos **Lach Led** *Naja* op **Phos** *Puls* sabad *Sang* sep **Sil** stroph-h *Sulph* thuj zinc
o **Axis**; Craniospinal: cocc
- **Blood** circulation; of (See Circulation)
- **Blood** vessels (See Blood vessels)
- **Bones** (See Bones)
- **Cartilage** (See Cartilages)
- **Connective** tissue (See Connective)
- **Fibrous** tissues: *Guaj* kali-i *Phyt* rhod *Rhus-t* sabin
- **Glands** (See Glands)
- **Joints** (See Joints)
- **Ligaments**: *Arg-met*
- **Lower** half of body: bac-t
- **Lymphatic** system: am-c bar-i calc merc
- **Mucous** membranes (See Mucous membranes)
- **Muscles**; of (See Muscles)
- **Nervous** system (See Neurological)
- **Organs**; of: merc
- **Orifices**: *Aesc* aloe *Bell Caust* graph ign kali-c lach lyc *Merc* mur-ac nat-m **Nit-ac Nux-v** phos podo rat *Sep Sil* **Sulph**
- **Parts** lain on: cimic graph mosch nat-m phys tell
- **Peripheral**: plb
- **Pituitary** gland (= hypophysis): calc
  - **accompanied** by | **Adrenal** cortex: cortico
- **Serous** tissues (See Mucous membranes - serous)
- **Single** parts: agar alum bar-c caust con dulc kali-c ol-an plb rhod sec sul-i valer
- **Tendons**: *Rhus-t*

COMPLEXION (= color of eyes, face, hair):
- **brown** hair: **Carc** iod nux-v prot
  - **women**; in: euon-a sep
- **café** au lait (See brown)
- **dark** (⟶*HEAD - Hair - dark*): acon alum anac arn ars aur brom *Bry* **Calc** calc-i calc-p caps carc **Caust** cham *Chin* cina coff con ferr ferr-pic graph hep **Ign** iod **Kali-c** kreos lach lyc lycpr mag-p mur-ac nat-m **Nit-ac** *Nux-v Petr* ph-ac phos pic-ac **Plat** puls **Rhus-t** sang sec sep staph sulph thuj viol-o
- **blue** eyes and dark hair: lach lyc nat-m sep
- **rigid** fibre, with: *Bry Caust* **Nux-v**
o **Eyes**: aur calc-p graph iod lach lycpr mur-ac nit-ac sep
- **fair**, blond, light (⟶*HEAD - Hair - fair*): agar *Apis* aur bell borx *Brom* bry **Calc** *Camph Caps* cham chel clem cocc coloc con cupr cycl dig *Graph Hep* hyos ip *Kali-c* kreos lachn lob lycps-v merc mez nat-c oena op *Petr*

Generals

Complexion
- **fair**, blond, light: ...
  Phos Puls Rhus-t sabad sel seneg sep *Sil* spig **Spong** stann-i *Stram* sul-ac *Sulph* tarent thuj *Tub* vanad vario viol-o
  - **lax** fibre, with *(⇒Relaxation - connective):* agar *Bell* **Brom Calc Caps Cham** clem cocc con dig **Graph** hep hyos *Kali-bi* lach *Lyc Merc* nux-v op *Rhus-t* sil spong **Sulph** thuj tub
  - **women:** *Cocc*
  o **Eyes:** bell brom caps lob puls spong
- **florid** *(⇒FACE - Discoloration - rosy):* ferr-p op tub tub-d
- **gray** (See FACE - Discoloration - grayish)
- **red** hair: calc-p cina ferr-p kali-p lach nit-ac nux-v phos **Puls Rhus-t** sabad sep sil spig sulph
- **rosy** (See florid)
- **yellow:** blatta-a

CONDITION after a given complaint; impaired (See Convalescence)

CONDYLOMATA (See SKIN - Excrescences - condylomata)

CONGESTION:
- **blood**; of *(⇒Heat - flushes; Orgasm; Plethora):* **Acon** adren **Aesc** agar agn *Aloe Alum* alum-p alum-sil am-c am-m ambr aml-ns ang ant-c ant-t *Apis* aq-mar arist-cl *Arn* ars asaf aster *Aur* aur-ar aur-i aur-s bar-c bar-i **Bell** Borx bov brom *Bry* **Cact** calad *Calc* calc-hp calc-sil camph cann-s canth carb-an *Carb-v* Carbn-s caust cent cham chel **Chin** chinin-s cinnb cimic cocc *Coff* colch coll coloc con conv croc cupr cycl dig dulc erig eucal euphr **Ferr** *Ferr-i* ferr-p *Ferr-s* fl-ac gad gels **Glon Graph** guaj *Ham* Hell hep hir hydr hydr-ac *Hyos* hypoth ign iod ip jab kali-c kali-i kali-n kreos *Lach* laur led lil-t lon-c *Lyc* m-arct m-aust mag-c mag-m mand mang **Meli** meli-xyz merc merc-c mez *Mill* mosch nat-c *Nat-m* nat-s *Nit-ac* nux-m **Nux-v** op petr ph-ac **Phos** plat plb podo *Psor* ptel **Puls** ran-b *Ran-b* rhod *Rhus-t* sabin samb *Sang* sars sec sel *Seneg Sep Sil* spig spira *Spong* squil staph stel *Stram Stront-c Stront-i* sul-ac **Sulph** tarax ter thuj ust valer verat verat-v **Viol-o** vip zinc
  - **accompanied** by:
    : **hemorrhage** (See Hemorrhage - accompanied - congestion)
    : **nausea:** verat-v
    : **sciatica:** acon bell gels
    : **vomiting:** verat-v
    : **Lungs;** hemorrhage of (See CHES - Hemorrhage - accompanied - congestion)
    : **Ovaries;** complaints of: vib
    : **Uterus;** complaints of: vib
  - **coldness** of legs, with: *Bell Nat-m Stram*
  - **hemorrhage;** after: mill
  - **menopause;** during *(⇒Heat - flushes - menopause):* ust
  - **night:** senn
  - **passive:** verbe-o
  - **sudden:** acon bell cact glon verat-v
  - **superficial:** aml-ns iod

Congestion – blood; of: ...
- **violent:** glon
- ▽ **extending** to:
  : **Downward:** aur meph thyr
  : **Upward:** acon arn bell bry ferr glon kali-i meli naja phos sang stront-c
  o **Internally:** *Aloe Apis* ars aur-i bar-i **Cact** calc-sil *Camph* canth *Colch* conv cupr *Glon Hell* **Meli** *Phos* sars sep *Verat* verat-v
  o **Glands;** of: aur-i con dig ferr-i
- **Nerve** centres; of:
  - **accompanied** by | **paralysis** (See Paralysis - accompanied - congestion - nerve)
- **Portal** (See ABDO - Portal)
- **Single** parts: con ferr-p ust

CONNECTIVE TISSUE; affections of
(⇒Dermatomyositis; Sjögren's): **Acon** apis arg-met arg-n aur bry calc calc-f camph *Caust* colch dulc **Fl-ac** graph **Guaj** *Iod* kali-bi kali-c kali-l *Kali-m* kalm lac-c lach lap-a lyc merc nat-m nat-s nux-v phos *Phyt* psor puls rad-br *Ran-b* rhod *Rhus-t* ruta sabin *Sec* sep sil staph sulph thuj tub
- **induration:** alum calc-f *Carb-an* clem **Con** fl-ac hydre kali-i *Lap-a* sil
  o **Glands;** about: *Lap-a*

CONSTIPATION:
- **agg:** alet aloe arg-n chin fl-ac kali-bi nat-m nux-v phos sul-i
- **amel:** *Calc* carb-v merc nit-ac *Psor* ust

CONSTITUTION:
- **hydrogenoid:** aran dulc kali-n nat-m nat-p nat-s nit-ac thuj

CONSTRICTION; acon alum-sil *Anac* arg-n arn asar **Cact** caps *Carb-ac* chin coloc iod lach mag-p naja nat-m *Nit-ac* plb puls sec sep **Sulph** ther zinc
- **accompanied** by | **paralysis** (See Paralysis - accompanied - constriction)
- **pain;** during: coloc ign lyc
  o **Arteries;** of: *Cact*
- **Blood** vessels; of (See Blood vessels - constriction)
- **Bones;** of: am-m anac aur chin cocc *Coloc Con* gels *Graph* kreos lyc merc nat-m **Nit-ac** nux-v petr phos **Puls** rhod *Rhus-t Ruta* sabad sep sul-ac stront-c **Sulph** valer zinc
  - **band;** sensation of a: anac aur chin **Con** graph kreos lyc merc nat-m **Nit-ac** petr phos **Puls** sabad sil **Sulph**
- **External** *(⇒Pain - externally - constricting):* abrot *Acon Aesc* aeth agar *Agar All-c* all-s alum alum-sil am-c am-m *Aml-ns Ammc Anac* ang ant-c *Ant-t Apis* aral arg-met arg-n arn *Ars Ars-i Arum-t* asaf *Asar* atro aur *Bar-c* bar-s berb *Bism* borx bov brom *Bry Cact* cadm-s calc *Calc-p* cann-i cann-s canth *Caps* carb-ac carb-an carb-v carbn-o *Carbn-s* carc caust cham *Chel Chin* **Cimic** cina coc-c **Cocc** coff colch *Coloc* con crot-h *Cupr* dig dios *Dros* dulc euphr *Ferr* gels *Glon* **Graph** guaj haem *Hell* hep hist hydr-ac **Hyos Ign** *Iod Ip* kali-c

Constriction

- **External**: ...
  kali-n kreos *Lach Lact-v* laur led lil-t *Lob Lyc* m-arct m-aust mag-c mag-m *Mag-p* manc mang meny **Merc** *Merc-c Merc-i-r Mez* mosch mur-ac naja nat-c nat-m **Nit-ac** nitro-o nux-m **Nux-v** oena olnd *Op Ox-ac Par* petr *Phos* phys pic-ac *Plat* **Plb** *Puls* rad-br ran-b ran-s rat rheum rhod **Rhus-t** ric russ ruta sabad sabin sars sec sel *Sep* sil sin-n spig *Spong* squil **Stann** staph **Stram** *Stront-c Sul-ac Sulph Tab Tarent* thuj *Verat* verat-v verb viol-o viol-t visc zinc
  - **band**; sensation of a: anac
    ▽ **iron**: *Cact Coloc*
  - **belt**: visc
  - **caged** with wires twisted tighter and tighter; as if: *Cact* med
  - **sensation** of: *Alumn* coll
  - **small** areas, of: hist
- **Glands**; in: calc ign iod plat puls
- **Hollow** organs; of: tab
- **Internally** (↗*Pain - externally - constricting*): *Acon Aesc* agar agn *Alum* alum-sil am-c ambr aml-ns anac ang ant-c ant-t *Apis* arg-met *Arn* ars ars-i asaf *Asar* aur *Bapt* bar-c bar-s **Bell** benz-ac bism borx bov *Brom Bry* bufo **Cact** *Calad Calc* calc-sil *Camph* cann-i cann-s *Canth* caps carb-an carb-v carbn-s caust *Cham Chel* **Chin** *Chlol* cic cina *Clem Cocc* coff colch *Coloc Con* croc crot-h crot-t cub *Cupr Dig* dios *Dros* dulc euph ferr glon graph guaj haem hell hep hyos **Ign** *Iod Ip* kali-c kali-n kreos *Lach* lact *Lact-v Laur Led* lyc m-ambo m-arct m-aust mag-c mag-m **Mag-p** mang meny merc merc-c mez *Mosch* mur-ac *Naja* nat-ar nat-c **Nat-m Nit-ac** *Nux-m* **Nux-v** olnd op ox-ac par petr *Ph-ac Phos* **Plat Plb Puls** ran-s rheum rhod rhus-t ruta sabad *Sabin* samb *Sars* sec sel seneg *Sep* sil *Spig* spong *Squil* stann staph still **Stram** stront-c *Sul-ac* **Sulph Sumb** tab tarax *Tarent* teucr *Thuj* valer *Verat Verat-v* verb viol-t zinc
  - **band**, sensation of a: acon *Alum* alum-p alumn am-br *Ambr* **Anac** ant-c ant-t *Arg-n* arn ars ars-i ars-s-f asaf *Asar* aur aur-ar aur-i aur-s *Bell* benz-ac brom bry **Cact** calc cann-i **Carb-ac** carb-v *Carbn-s* caust *Chel Chin* coc-c *Cocc* colch coloc **Con** croc dig dios gels *Graph* hell hyos iod kreos lach laur lyc m-ambo mag-m *Mag-p* manc mang *Merc Merc-i-r* mosch *Nat-m Nat-n* **Nit-ac** nux-m nux-v olnd op petr *Phos* pic-ac **Plat Puls** rhus-t sabad sabin sang sars *Sec* sep **Sil** *Spig* stann *Stram* sul-ac sul-i **Sulph** tarent til tril-p zinc zinc-p
    ▽ **iron**: *Cact Coloc*
  - **belt**, sensation of a: *Cact* chin phos rhus-t visc
  - **sensation** of: *Alumn* coll
  - **spasm** of sphincter of orifices (↗*orifices*): *Acon* alum alum-sil ars ars-i bar-c **Bell** *Brom* **Cact** calc calc-sil carb-v *Chel* cic cocc colch con crot-h dig dulc ferr form graph hep *Hyos* ign iod ip *Lach Lyc* **Merc** *Merc-c* mez *Nat-m* **Nit-ac** *Nux-v* op phos plat *Plb* rat rhod **Rhus-t** sabad sars sep **Sil** *Staph* **Stram** sulph sumb tarax *Thuj Verat Verat-v*
    O **Organs**; of: plb

Generals

Constriction: ...
- **Joints**; of: acon am-m **Anac** apis **Aur** calc carb-an chin coloc ferr **Graph** kreos lyc meny **Nat-m Nit-ac** nux-m nux-v *Petr* ruta sil spig squil stann *Stront-c Sulph* zinc
- **Orifices**; of (↗*internally - spasm*): alum ars bar-c *Bell* calc carb-v chel cocc colch con dig dulc ferr graph hep hyos ign iod ip lyc m-ambo m-aust mez nat-m nux-v phos plat plb rhod sabad sars sep staph stram sulph tarax thuj verat

CONSUMPTION, PHTHISIS in general:
- **accompanied** by | weakness: ars-i chinin-ar
- **fever**; during: bapt chinin-ar ferr-p
- **neglected**: kreos

CONTRACTIONS (= strictures/stenosis): *Am-m* anac calc caust chim coloc graph guaj *Ign* lyc med nat-c nat-m *Plb* plb-xyz prun rhus-t ruta sec *Sep* syph tann-ac ter thiosin
- **inflammation**; after: acon *Agar* alum am-m ant-c arg-met *Arn* **Ars** asaf *Bell Bry* cact calc *Camph* canth caust chel *Chin* **Cic** *Clem Cocc* coloc con dig dros dulc euph graph hyos *Ign* lach led lyc m-ambo m-arct m-aust meny **Merc** *Mez* nat-m nit-ac **Nux-v** op petr *Phos* plb *Psor Puls* ran-b **Rhus-t** ruta sabad sec sep *Spong* squil staph stram sulph teucr thuj *Verat* zinc
- **pain**; after: abrot
- **sensation** of: am-m asar cact coloc guaj kali-m nux-v phos
- **spasmodic** | **Thorax**: asaf
  O **Aponeurosis**: tub tub-r
- **Ligaments**: tub tub-r
- **Muscles**: cimx plb tub
  O **Flexor** muscles: psor syph
  - **Hollow** organs; muscles of: tab

CONTRADICTORY and alternating states (↗*MIND - Mood - changeable; MIND - Capriciousness; Metastasis*): *Abrot* agar *Aloe* alum alumn anac apoc arn ars aur bell bry camph *Carc* chin cimic croc crot-t graph **IGN●** kali-bi kali-c lac-c med mosch **Nat-m●** op *Plat* podo psor **PULS●** rhus-t sanic *Sep●* *Staph Thuj* **Tub●**

Convalescence

CONVALESCENCE; ailments during (↗*Complaints - acute - recurrent; Weakness - fever - following; Reaction - lack - convalescence*): ail *Alet* am-c apoc arg-n *Ars* aur *Aven* bac borx cadm-met calad **Calc** *Calc-p* caps **Carb-v** *Carc Castm Caust Chin Chinin-ar* coca cocc cupr *Cur* cypr *Ferr* ferr-act guar iris *Kali-c* kali-chl kali-m kali-p lac-c laur lec lob mang med meph *Nat-m* nat-p nux-v okou op ourl ph-ac phos podo prot psor puls *Scut Sel* sep *Sil* sul-ac sul-i *Sulph* syph **Tub** tub-a zinc
- **abortion**; after (↗*History - abortion; FEMA - Abortion*): aur *Helon Kali-c Kali-s Lil-t* murx pyrog ruta sabin sec *Sep Sulph*
  - **never** well since: sec
- **anesthesia**; from (See Anesthesia [=narcosis] - ailments)
- **apoplexy**; after: caust

1818   ▽ extensions | O localizations | ● Künzli dot

Generals

Convalescence
- **bones**; fracture of: osteo-mye
- **burns**; after: agar alum *Ars* calc carb-ac *Carb-v Caust* sulph
  - never well since: caust suprar
- **chemotherapy**; after *(↗ Weakness - chemotherapy; STOM - Nausea - medicine - allopathic - chemotherapy)*: kali-p sep
- **chest** complaints; after | **never** well since: sulph
- **croup**; after: arn bell *Calc Carb-v* dros *Hep Phos*
- **delivery**; after: arn
- **diphtheria**; after: *Alet Cocain* cocc fl-ac pyrog
  - never well since: lac-c phyt pyrog
- **dysentery**; after: aloe colch
- **ear**; after discharges from: *Aur* bar-m *Cact Calc Carb-v Colch* crot-h *Hep* lach *Lyc* merc *Nit-ac* **Psor Puls** *Sulph*
- **eczema**; after suppressed: mez
- **encephalitis**: coxs
- **erysipelas**: cupr-act
- **exhausting** diseases; after: aven carb-an carb-v lath ph-ac sel
- **fever**; after: lyc
- **gonorrhea**; after: agn arg-met caust clem colch cop guaj ham hydr iod kali-bi kali-i kalm med merc mez nat-s nit-ac nux-v petr ph-ac phyt podo rhod sabad sabin sars sel sep spong staph sulph ter thuj
  - never well since: med
- **hemorrhages**: stront-c
- **infectious** diseases; after: form-ac gels psor puls pyrog sulph thuj tub vario
- **influenza**; after *(↗ Weakness - influenza - after; HEAD - Pain - influenza - after - neuralgic)*: abrot cadm-met con gels influ lath merc-k-i nat-sal okou phyt scut sul-ac sulfonam tub
  - never well since: gels
- **injuries**; after *(↗ Injuries)*: *Arn* carb-v cic *Con* glon ham hyper led *Nat-s Stront-c*
  - never well since (See Injuries - ailments)
- **loss** of fluids; after (See History - loss)
- **lungs**; after inflammation of the: calc carb-v kali-c lyc phos sang sil sulph tub
  - never well since: *Kali-c*
- **malaria**; after *(↗ History - malaria): Chinin-ar*
  - never well since or recurrent malaria: malar
- **measles**; after (See Measles - ailments)
- **medicine**; after abuse of allopathic (See Medicine - allopathic - abuse)
- **meningitis**; after: calc sil
- **menopause**; after: kreos lach
- **mumps**; after: coxs ourl
- **nicotine**; after abuse of: nux-v
- **ovaries**; after inflammation of: coxs
- **oxygen** in blood; after decreased | **never** well since: carb-v
- **pancreatitis**; after: coxs
- **puberty**; after *(↗ Puberty)*: puls
- **puerperal** fever; after | **never** well since: pyrog

- **Convalescence**; ailments during: ...
- **rheumatism** after tonsillitis (See THRO - Inflammation - tonsils - followed - rheumatism)
- **septic** fever; after: pyrog
  - never well since: pyrog
- **strain**; after | **never** well since: carb-v
- **sunstroke**; after: glon meli sang
- **typhoid** fever; after *(↗ History - typhoid)*: ars-i carb-v *Chin* cocc hydr kali-p nux-v parathyr *Psor* pyrog sulph tarax
  - never well since: carb-v mang *Psor Pyrog* tub
- **urticaria**:
  - suppressed: apis urt-u
- **vaccination**; after (See Vaccination)
- **whooping** cough; after *(↗ History - whooping): Sang*

CONVERSATION | amel: aeth

CONVULSIONS *(↗ Neurological):* abrot absin acet-ac acetan *Acon* aconin aesc aesc-g aeth aether *Agar* agar-pa agar-se alco *Alet* alum alum-p alum-sil am-c am-caust am-m ambr ambro *Aml-ns* amyg anac ang anis *Ant-c Ant-t* anth antip *Apis Aran Arg-met Arg-n* arge-och arist-cl *Arn Ars Ars-s-f* **Art-v** arum-m *Asaf* asar aster **Atro** aur aur-ar aur-fu bar-c bar-i *Bar-m* bar-s bart **Bell** ben-n bism borx both brom bruc *Bry* **Bufo** bung-fa buth-a cact **Calc** calc-ar *Calc-i Calc-p* calc-sil *Camph* cann-i cann-s *Canth Carb-ac* carb-an carb-v carbn carbn-h carbn-o *Carbn-s* castm **Caust Cham** chen-a chin *Chinin-s Chlf* chlor **Cic** cic-m cimic **Cina** cit-ac clem coc-c coca *Cocc* cod coff colch colchin coloc *Con* convo-s cop cortico cortiso croc *Crot-c Crot-h* cryp cub **Cupr** *Cupr-act Cupr-ar* cupr-s cur *Cypr* cyt-l dat-m dat-s *Dig Dios* diosm dor dulc echit euon *Eupi* fagu ferr ferr-ar ferr-m ferr-s form frag *Gels Glon* gran *Graph* grat guaj guare *Hell* hep *Hydr-ac* **Hyos** hyper *Ign* indg iod *Ip* iris-fl jasm jatr-c juni-v kali-ar kali-bi *Kali-br Kali-c Kali-chl* kali-cy kali-i kali-m kali-ox kali-p kalm kara keroso kreos lach lact lat-m laur linu-c linu-u **Lob** lol lon-x *Lyc Lyss* m-ambo m-arct *Mag-c* mag-m *Mag-p* mag-s manc mand mang med meli meny meph *Merc Merc-c* merc-d merc-n merc-ns merc-pr-r methyl *Mez* morb morph *Mosch Mur-ac* mygal naja nat-c nat-f *Nat-m* nat-s *Nicot* nit-ac nitro-o **Nux-v** *Oena* ol-an ol-j olnd **Op** ox-ac passi pert petr ph-ac *Phos* phys *Phyt* pic-ac pitu pitu-p plat **Plb** plb-chr *Podo* prot *Psor Puls* pyre-p ran-b ran-s *Rat* rauw rheum rhod rhus-t ric rob rumx-act russ ruta sabad sal-ac samb *Santin* sars scol *Sec* sel seneg sep *Sil* sin-n sium *Sol-crl Sol-ni* spig spirae spong squil stann staph staphytox **Stram** stront-c **Stry** *Stry-s* sul-ac sul-h sul-i *Sulph* tab tanac tarax tarent tax *Ter* teucr thal thea thuj thymol toxo-g *Tub Upa* upa-a valer *Vario Verat* verat-v verb verbe-o vesp vib vib vinc zinc zinc-cy zinc-m zinc-p *Zinc-s* zinc-val zing ziz
- **one** side: apoc *Art-v* bell brom *Calc-p* caust chinin-s dulc elaps gels graph hell *Ip Plb* sabad
  - accompanied by | speech; wanting: dulc
  - paralysis of the other: apis *Art-v* bell hell lach phos *Stram*

Convulsions – one side

○ **Paralyzed** side: *Phos* sec
- **right** side of body: art-v *Bell* caust chen-a **Lyc** *Nux-v* sep tarent
  • **left** paralyzed: *Art-v*
  ▽ **left**; to: visc
- **left** side of body: bell *Calc-p* chinin-s colch cupr elaps graph *Ip Lach* nat-m nit-ac plb sabad stram *Sulph*
  • **right**; to: *Sulph*
- **daytime**: *Art-v Kali-br*
- **morning**: arg-n art-v *Calc Caust* cocc crot-h kalm *Lyc Mag-p* nux-v plat sec sep sulph tab
- **forenoon** | 9-10 h: plb
- **noon**: acon
- **afternoon**: arg-met aster bell stann stram
- **evening**: alum *Alumn* **Calc** *Caust Croc* gels graph kali-c laur merc-n merc-ns nit-ac *Op* plb-chr stann stram sulph
  • **20 h**: ars
  • **21 h**: *Lyss*
  • **air** agg; in open: caust
- **night**: *Arg-n* ars *Art-v* aur bufo *Calc* calc-ar *Caust Cic Cina Cupr* dig *Hyos* kali-c kalm lach lyc *Merc Nit-ac* nux-v oena **Op Plb** ruta *Sec* **Sil** *Stram* sulph zinc
  • **midnight**: bufo cina *Cocc* santin zinc
  : **after**: nit-ac
  : **2 h**: *Kali-br*
  : **3 h**: bell
  : **4 h**: *Kali-br*
  : **4-16 h**: *Calc*
  : **5 h**: plb
  • **accompanied** by:
    : **vertigo** | **daytime**: nit-ac
  • **sleep** agg: bufo
- **accompanied** by:
  • **asthmatic**; respiration (See RESP - Asthmatic - accompanied - convulsions)
  • **cholera** (See RECT - Cholera - accompanied - convulsions)
  • **chorea** (See Chorea - accompanied - spasms)
  • **gasping**: caust laur
  • **gastrointestinal** complaints: nux-v
  • **saliva** | **bloody**: *Bufo*
  • **scarlatina**: aeth ail am-c apis ars *Bell* camph cupr *Cupr-act Hyos* rhus-t *Stram* sulph zinc
  : **irritation** of | **dentition**; during(↗*dentition*): Colch
  • **Brain**; complaints of (↗*brain*): plb
  • **Limb**; flexing and extending: cupr
  • **Ovaries**; complaints of the: vib
  • **Spinal cord**; inflammation of (See BACK - Inflammation - spinal cord - accompanied - convulsions)
  • **Uterus**; complaints of the: cimic vib
- **Addison's** disease, in: *Calc Iod*
- **air** agg; draft of: ars cic *Lyss* **Nux-v** phys **Stry**
- **alcoholic** drinks; after: ran-b
- **alternating** with:
  • **diarrhea**: mag-p

Generals

- **alternating** with: ...
  • **dyspnea** (See RESP - Difficult - alternating - convulsions)
  • **excitement** of mind (See MIND - Excitement - alternating - convulsions)
  • **lachrymation**: alum
  • **rage** (See MIND - Rage - alternating - convulsions)
  • **relaxation** of muscular system: acet-ac
  • **respiration**; difficult (See RESP - Difficult - alternating - convulsions)
  • **rigidity**: stry
  • **stupefaction** (See MIND - Stupefaction - alternating - convulsions)
  • **stupor** (See MIND - Stupor - alternating - convulsions)
  • **tonic** cramps: bell *Cimic* con *Ign Mosch* nux-m nux-v plat sep stram *Tab* verat-v
  • **trembling**; external (See Trembling - externally - alternating - convulsions)
  • **unconsciousness** (See MIND - Unconsciousness - alternating - convulsions)
  • **vomiting** (See STOM - Vomiting - alternating - convulsions)
- **anger**; after (↗*vexation; MIND - Anger*): *Bufo* **Cham** cina **Kali-br** lyss **Nux-v** *Op* plat sulph
  • **mother**; in nursling after anger of the (See children - nursing)
  • **nurslings**; in: acon am-c ant-c ars aur carb-v caust **Cham** coff con *Cupr* hell hep *Ign* lach laur *Lyc Mosch* nux-m *Nux-v* op ph-ac *Phos* **Puls** sec sep *Staph Sulph* verat
- **anxiety**, from: nux-v stram
- **apoplectic** (↗*Apoplexy*): *Bell Crot-h Cupr Lach* nux-v plb stram
- **aroused** from a trance; when forcibly: *Nux-m*
- **aura** (See epileptic - aura)
- **begin** in:
  ○ **Abdomen**: aran *Bufo* calc
  • **Arm**: *Bell* calc cic *Lach* sil sulph
    : **left**: sil
  • **Back**: ars sulph
  • **Below**:
    : **extending** to | **Upward**: cupr
  • **Calf**; muscles of: lyc
  • **Center**:
    : **extending** to | **Circumference**: cic
  • **Eye**: cic
  • **Face**: absin *Bufo* cic cina dulc *Hyos Ign* kali-br *Lach* santin *Sec* stram
    : **left** side: *Lach*
  • **Fingers**: cina *Cupr*
    : **Toes**, and: (non: cupr) *Cupr-act*
  • **Hands** (↗*epileptic - aura - hands*): sec verat
  • **Head**: cic
    : **extending** to | **Downward**: cic
  • **Lower** part: *Cupr*
  • **Spine**: acon *Cic* cimic hydr-ac *Hyper* ign nux-v oena *Phys*

1820   ▽ extensions | ○ localizations | ● Künzli dot

Convulsions – begin in

| Convulsions – begin in | Generals | Convulsions – delirium |

- **Throat**: cic
- **Toes**: *Cupr-act Hydr-ac* sil
- **bending**:
  - **elbow** | **amel**: nux-v
  - **head**:
    : backward | **agg**: (non: nux-v)
- **biting**, with: croc *Cupr* lyss *Tarent*
- **bone** in the throat; from: *Cic*
- **brain** (➚*accompanied - brain*):
- **commotion** of the; from (➚*injuries - head*): art-v
- **congestion** of:
  : with: bell
  : without: ign
- **softening** of: *Caust*
- **bright** light, from (➚*brilliant; light; shining*): bell *Canth* lyss nux-v op **Stram** ter
- **brilliant** objects; from (➚*bright*): stram
- **bromides**; suppressed by (➚*Bromides*): zinc-p
- **changing** | **character**; in: *Bell* ign *Puls* **Stram**
- **children**; in: absin *Acon Aeth* agar am-c *Ambr* ant-c ant-t *Apis* arge-och arn **Art-v** asaf aur **Bell** borx bry *Calc Calc-p Camph Camph-br Camph-mbr* canth carb-v caust *Cham Chlol Cic* **Cina** cocc *Coff* con *Crot-c Cupr Cypr* dol *Gels* glon **Hell** *Hep Hydr-ac Hyos Ign Ip Kali-br* kali-c kali-p kreos *Lach* laur *Lyc Mag-p* med meli merc mosch nat-m nit-ac nux-m *Nux-v Oena* **Op** passi ph-ac phos plat **Puls** *Santin* scut sec sep *Sil Stann* **Staph Stram** *Sulph Toxo-g* **Verat Zinc** *Zinc-cy* zinc-s *Zinc-val*
  - **attention** directed to them; when: ant-t
  - **diarrhea**, with: nux-m
  - **holding** them amel; when: nicc
- **infants**, in: absin acon *Aeth Art-v Bell* calc *Camph-mbr* caust *Cham* chlol *Cic Cina* cocc *Coff Cupr* cypr glon **Hell** *Hydr-ac Hyos* **Ign** *Ip Kali-br* kreos lach laur *Mag-p Meli Merc* mosch nux-v *Oena Op Santin* scut stann *Stram* sulph *Zinc* zinc-s
- **newborns**: bell nux-v
- **nursing**; while the angered or frightened mother is: bufo cham nux-v op
- **playing** or laughing excessively; from: coff
- **strangers**, from approach of: lyss op tarent
- **worms**; from: cic
- **chill**:
  - **after**: *Cina*
  - **during**: *Ars Camph* hyos *Lach* merc nux-v
- **chorea**-like (See Chorea)
- **clonic**: acon *Agar* alum alum-p am-c am-m ambr ambro anac ang ant-c ant-t anth antip apis *Arg-met* arg-n arn *Ars Art-v* (non: asaf) asar aster aur aur-ar *Bar-c* bar-m bar-s **Bell** borx bov brom *Bry* **Bufo** *Calc* calc-f *Calc-p* camph cann-s canth carb-ac carb-v carbn-o *Carbn-s* caul *Caust* **Cham** chin *Chinin-s* **Cic** cimic *Cina* clem cocc coff coloc *Con* croc **Cupr** dig dol dulc gels graph guaj hell hep **Hyos** *Ign* indg iod *Ip* kali-ar kali-bi *Kali-c* kali-m *Kalm* kreos lach lat-m lath laur *Lyc* **Lyss** m-ambo m-arct m-aust mag-c mag-m *Mag-p* mang med meny *Merc Mez* mosch mur-ac mygal nat-c nat-f *Nat-m Nicot* nit-ac *Nux-m* nux-v *Oena* ol-an olnd **Op** petr

- **clonic**: ...
  ph-ac phos phys *Pic-ac Plat* **Plb** podo puls ran-b ran-s rheum rhod rhus-t russ ruta sabad samb sars *Sec* sel seneg **Sep** *Sil* spig spong squil *Stann* staph **Stram** *Stront-c* stry *Stry-s* sul-ac *Sulph* tab tarax tarent teucr thuj thymol tub upa-a valer verat verat-v visc *Zinc* zinc-p zinc-val
  - **alternating** with tonic: bell *Cimic* con *Ign Mosch* nux-m nux-v plat sep stram *Tab* verat-v
  - **closing** a door, on (➚*noise*): stry
- **coition**:
  - **after**: *Agar*
  - **during**: agar *Bufo*
- **cold**:
  - **air**:
    : agg: agar *Ars* bell *Cic* merc *Nux-v*
    : amel: glon op
  - **drinks** | **agg**: caust cupr lyc
  - **water** | **amel**: *Caust* cupr lyc
  - **cold** agg; becoming: art-v bell *Caust* cic *Mosch Nux-v*
  - **exertion** agg; after: art-v
- **coldness**; with:
  - **side** of body; of one: *Sil*
  ○ **Body**; of: anan *Camph* caust cic *Hell* hydr-ac hyos mosch **Oena** op stram *Verat*
  - **Feet**; of | **head** hot; and: bell
- **colic**, during: bell **Cic** *Cupr* plb sec
- **coma**; with (See MIND - Coma - convulsions)
- **compression** | **Spinal** column; on: *Tarent*
- **congenital**: hell *Kali-br* verat
- **consciousness**:
  - **diminished**; with: absin
  - **with**: ang ars aur-ar bar-m bell calc camph *Canth* caust **Cina** *Cupr* grat *Hell* hyos ign *Ip* kali-ar *Kali-c* lyc m-ambo *Mag-c* merc mur-ac *Nat-m* nit-ac *Nux-m Nux-v Phos Plat* plb sec *Sep* sil **Stram** stry sulph
  - **without** (➚*Faintness*): absin acet-ac acon *Aeth* agar ant-t **Arg-n** arge-och *Ars* **Art-v** *Aster* aur *Bell* **Bufo** **Calc** *Calc-ar Calc-p Calc-s Camph* **Canth** carb-ac *Caust* cham chin chlorpr *Cic* cina *Cocc* crot-h *Cupr* cupr-act cupr-ar cur dig euph ferr gels glon hydr-ac **Hyos** hypoth ign *Ip* juni-v *Kali-c* lach laur led lyc merc *Mosch* nat-m nit-ac nux-m nux-v **Oena** op phos *Plat* **Plb** sec *Sep Sil Stann* staph *Stram Sulph* tanac *Tarent* thuj verat vesp **Visc** *Zinc*
- **contortions**; with (See distortions)
- **contradiction**, from: *Aster*
- **cough**:
  - **after**: cina *Cupr* ign *Ip* just nicc *Verat*
  - **during** | **agg**: bell *Calc* cina *Cupr Cupr-act* hydr-ac *Hyos* ign meph oena *Sol-crl* stram *Sulph*
  - **whooping** cough; in: *Brom Calc Cupr Hydr-ac Ip Kali-br* narc-ps
- **croup**; in: *Lach*
- **cyanosis**, with: *Cupr* cupr-act *Hydr-ac Verat*
- **dead**; appearing to be: cupr
- **delirium** tremens; in: *Hyos*

Convulsions – delivery   Generals   Convulsions – epileptic

- **delivery** (↗*Paralysis - one - convulsions - after*):
  - **after**: *Art-v* bell cic cupr glon hyos lach *Mill* sec stram
    : **immediately** after: aml-ns ant-t
  - **during**: *Acon* aeth aml-ns arn ars *Bell* canth *Cham Chin* chinin-s *Chlol* **Cic** cimic coff *Cupr Cupr-ar* gels glon *Hydr-ac* **Hyos Ign** ip *Kali-br* merc-c merc-d *Oena Op* pilo *Plat Sec* sol-ni spira stram *Verat-v Zinc*
  - **labor** pains; convulsions from ceasing of: op
- **dentition**; during (↗*accompanied - abdomen - irritation - dentition; TEET - Dentition - difficult*): absin *Acon Aeth* art-v arum-t *Bell* **Calc** *Calc-p Camph-mbr Caust* **Cham** chlol chlor *Cic Cina* cocc coff *Colch Cupr Cypr* gels glon hell hydr-ac hyos *Ign Ip* **Kali-br** *Kreos Lach* laur *Mag-p Mand Meli* merc mill mosch nux-m nux-v *Oena* op passi *Podo* rheum *Santin* scut sin-n sol-ni *Stann Stram* strept-ent sulph ter thyr *Verat-v Zinc Zinc-br* zinc-s
  - **newborns**; in: strept-ent
- **diarrhea**:
  - **after** | agg: mag-p zinc
  - **amel**: lob
  - **children**; in: nux-m
  - **during**: nux-m
- **discharges**; from suppressed: *Asaf* cupr mill *Stram*
- **distortions**; with bizarre: *Cic*
- **downwards**, spread: *Cic* sec
- **drawing**-up of legs, alternately: cyt-l
- **drinking**:
  - **after**:
    : agg: ars bell *Hyos Stram*
    : **water** | agg: calc canth
- **drugs**; after: acon **Arn Bell** cham coff *Cupr Hyos* ign *Nux-v* **Op**
- **drunkards**; in: *Absin* glon *Hyos Nux-v Op Ran-b*
- **eating**:
  - **after** | agg: *Arg-n* aster *Calc-p* cina grat hyos nux-v
  - **while** | agg: bufo plb
- **emission** of semen, during: art-v grat *Nat-p*
- **epileptic** (↗*MIND - Unconsciousness - frequent*): abrot *Absin* acet-ac acon *Aeth Agar* agarin alco alet all-c *Alum* alum-p alum-sil alumn *Am-br* am-c *Ambr* ambro *Aml-ns* amyg *Anac Anag* anan ang anil anis ant-c ant-t antip apis aran-ix **Arg-met** arg-mur **Arg-n** arge-och arn *Ars Art-v* asaf *Aster Atro* atro-s aur aur-br aven *Bar-c* **Bar-m** bar-s *Bell* ben-n bism borx bry **Bufo** caj *Calc* **Calc-ar** *Calc-p Calc-s* calc-sil camph cann-i *Canth Carb-an* carb-v carbn-s caste *Castor-eq* caul **Caust** *Cedr Cham* chen-a *Chin Chinin-ar* chinin-s *Chlol* chlorpr *Cic* cic-m *Cimic Cina* cinnm *Cocc* colo*c*h *Con* convo-s cori-r cot *Crot-c Crot-h* **Cupr** *Cupr-act Cupr-ar Cur Cypr* dat-m des-ac dig diph-t-tpt dros dulc fago fagu ferr *Ferr-cy* ferr-i ferr-p *Form* galv *Gels Glon* graph *Hell* hell-v hep hydr-ac **Hyos** *Hyper Ign Indg* iod *Ip* irid-met kali-ar kali-bi *Kali-br* kali-c *Kali-chl Kali-cy* kali-i kali-m *Kali-p* kali-s kres *Lach Laur* led levo lith-br lol luna *Lyc Lyss* m-ambo *Mag-c Mag-p* mand *Med* meli meli-xyz merc merc-i-r methyl mill mosch mur-ac naja narc-ps *Nat-m* nat-s nicot nit-ac nitro-o nux-m *Nux-v* **Oena** oest onis onon *Op* paeon parathyr parth passi perh pert petr *Ph-ac Phos* phys *Picro Plat* **Plb** plb-xyz polyg-pe polyg-xyz prot *Psor Puls* ran-b ran-s rauw rhus-t rib-ac ruta *Salam* santin *Sec* sep serot-cs **Sil** sin-n *Sol-crl* sol-ni spirae *Stann* staph *Stram Stry* sulfon **Sulph** sumb *Syph* tab tanac tarax *Tarent Ter* teucr thea thiop thuj toxo-g tub valer verat verat-v verb verbe-h *Verbe-o* verbe-u vip **Visc** *Zinc* zinc-cy zinc-o zinc-ox zinc-p *Zinc-val* zing *Ziz*
  - **right** side: caust
  - **night**: calc caust cic cupr kali-br *Kali-c Sep* sil
  - **accompanied** by (See during)
  - **after** epileptic convulsions; complaints:
    : **blind**: sec
    : **headache**: *Caust* cina cupr kali-br
    : **hiccough** (↗*EXTR - Convulsion - hiccough*): cic
    : **injuries** of tongue: *Art-v*
    : **nausea**: *Bell Cic* kali-c
    : **paralysis**: *Caust* cur *Hyos* plb sec
    : **prostration** (See Weakness - convulsions - epileptic)
    : **ravenous** appetite: calc
    : **restlessness** (See MIND - Restlessness - convulsions - after - epileptic)
    : **tumors**: arg-n cic
    : **unconsciousness** (See MIND - Unconsciousness - convulsions - after - epileptic)
    : **urine**, copious: caust *Cupr* lach
    : **vertigo**: calc visc
    : **vomiting**: acon *Ars* bell colch *Cupr* glon *Lach*
    : **Ear** noises: *Ars Caust*
  - **aura** (= before epileptic convulsions): *Cic*   oena op stram
    : **absent**: art-v hydr-ac lach oena zinc zinc-val
    : **auditory** complaints: *Bell* calc cic hyos sulph
    : **bellowing**: **Cupr**
    : **blindness**: *Cupr*
    : **cold** | air over spine and body: agar
    : **coldness**; with: sep sil
    : **running** down spine: ars
    . **left** side; on: *Sil*
    : **Feet**; of: cina
    : **Scapulae**; between: sep
    : **confusion**: *Lach*
    : **congestion** of blood to head: calc-ar op sulph
    : **creeping** down spine: *Lach*
    : **descending** agg: calc
    : **dizziness**, with: indg
    : **drawing** pain in left side of chest: nit-ac
    : **drawing** pain in limbs: ars
    : **eructations**: *Lach*
    : **expansion** of body, sensation of: *Arg-n*
    : **fear**: cupr
    : **flatulence**: *Arg-n* nux-v psor sulph
    : **general** nervous feeling: arg-n *Nat-m*
    : **headache**: caust cina *Lach*

Generals

- **aura**: ...
  - **heart**, from: *Calc-ar* lach naja
  - **heat**, flushes of: calc-ar
  - **jerk** in nape: bufo
  - **malaise**: cic
  - **memory**; confusion of (See MIND - Memory - confused - epileptic)
  - **morose**: zinc zinc-val
  - **mouse** running; sensation of a (↗*Formication - mouse*): ars aur **Bell Calc** ign nit-ac sep *Sil* stram **Sulph**
    - **left** side: nit-ac
    - **Arm**; up: calc sulph
    - **Back** and arms; up: sulph
    - **Leg**; up: calc
    - **right** leg: sulph
  - **nausea**: cupr hydr-ac
  - **numbness** of brain: bufo
  - **palpitation** (↗*CHES - Palpitation - convulsions - before - epileptic*): absin ars *Calc* Calc-ar cupr ferr *Lach* nat-m
  - **perspiration** scalp: *Caust* hell-v
  - **quivering** of muscles: *Absin*
  - **ravenous** appetite: *Calc* **Hyos**
  - **restlessness**: arg-n caust
  - **sadness**: zinc zinc-val
  - **sexual** organs; starting in: bufo plat
  - **shocks**: ars *Laur*
  - **shrieking**: Cic *Cupr* hydr-ac stram
  - **speech**, unintelligible: bufo
  - **trembling**: absin arg-n aster
    - **nervous**: absin
  - **urging** stool: calc-ar
  - **vertigo** (↗*VERT - Convulsions*): ars *Calc-ar Caust* Hyos indg *Lach Plb* sil *Sulph Tarent* visc
  - **vesicular** eruption: cic
  - **visual** complaints: *Bell* calc hyos sulph
  - **voice**, loss of: calc-ar
  - **vomiting** (↗*STOM - Vomiting - convulsions - before*): *Cupr* op
  - **warm** air streaming up spine: *Ars*
  - **waving** sensation in brain: cimic
  - **without**: art-v zinc-val
  - **Abdomen**: bufo
    - **Head**; to: ind *Indg*
    - **flushes**: indg
  - **Arms**, in: bell calc *Calc-ar Lach* Sulph
    - **left** arm, in: *Calc-ar* cupr *Sil* sulph
    - **Forearms**, in: bell calc sulph
  - **Back**, in: ars sulph
    - and **left** arm: *Calc-ar* sulph
  - **Chest**; in | **pain**: calc-ar
  - **Ear** noises: hyos
  - **Epigastrium** to uterus, legs: **Calc**
  - **Extremities**; in (See limbs)
  - **Eyes**:
    - **dilated** pupils not reacting to light: *Arg-n* bufo
    - **sparks** before the eyes: *Hyos*

- **aura – Eyes**: ...
  - **turned** upwards to left: bufo
  - **Face**:
    - **chewing** motion: *Calc*
    - **formication** in: nux-v
  - **Fingers** and toes, in: cupr
  - **Hands**; in (↗*begin - hands*): cupr
    - **right**: cupr
    - **pain**: calc-ar
    - extending to:
      - **Body**: cupr
  - **Head**, from | **trembling** sensation: *Caust*
  - **Heel** to occiput, right: *Stram*
  - **Knees**, in: cupr cupr-act
    - **ascending** agg: cupr
    - **Hypogastrium**; to: cupr cupr-act
  - **Legs**:
    - **right** leg to abdomen, from: lyc
    - **In**: lyc plb
  - **Limbs**, in: bell calc cupr lyc
    - **left**: cupr
  - **Mouth** wide open: *Bufo*
  - **Pupils** dilated (↗*EYE - Pupils - dilated - convulsions - before - epileptic*): **Arg-n** *Bufo*
  - **Shoulders**; between | **pain**: indg
  - **Solar** plexus, from: am-br art-v bell *Bufo Calc Caust* Cic cupr *Indg* Nux-v *Sil* **Sulph**
    - extending to:
      - **Both** sides, chest, and throat: am-br
      - **Genitals**: bufo cic *Nux-v Sulph*
    - **Head**; to: calc
    - **flush** of heat to head: indg
  - **Stomach**, in (↗*STOM - Epileptic*): art-v bell bism bufo *Calc Caust* **Cic** cupr **Hyos** *Indg* **Nux-v Sil Sulph**
    - **heat**: *Bell* calc sulph
    - **Genitals**; or: lyc
    - **Head**; to: *Calc*
  - **Throat**, narrow sensation: lach
  - **Tongue** swelling: plb
  - **Uterus**, in: bufo cimic
    - **Stomach**; to: bufo
    - **Throat**; to: *Lach*
- **brain**; from complaints of: plb
- **children**; in: aeth art-v *Bell* bufo calc cham cupr ign sil sulph
- **chronic**: chlorpr
  - **aura**; with marked: plb
- **cold**; after taking a: caust
- **dullness**; with (See MIND - Dullness - epilepsy - with)
- **during** epileptic convulsions; complaints (↗*MIND - Laughing - spasmodic; MIND - Shrieking - convulsions - epileptic; MIND - Weeping - convulsions - during - epileptic*):
  - **biting** tongue (See tongue - biting)
  - **constipation**: verbe-o
  - **enuresis**: hyos

Generals

- **during** epileptic convulsions; complaints: ...
  - **erections**; painful: oena
  - **flatulence**: hera
  - **froth**, foam from mouth (↗MOUT - Froth - convulsions - during): aeth agar anan ars Art-v bell Bufo camph canth Caust Cham Cic Cina cocc colch Cupr gels Glon hydr-ac Hyos laur lyss Oena Op Sil staph Stry sulph tax vip
  - **involuntary** discharges | **urination**: anan
  - **laughter**; sardonic: stram
  - **lockjaw**: aeth cic
  - **mouse** running up a limb; sensation of: bell calc sil
  - **palpitation**; irregular: calc-ar
  - **pupils**:
    - **dilated** (↗EYE - Staring - convulsions): aeth
  - **shrieking** (See MIND - Shrieking - convulsions - epileptic)
  - **vertigo** (↗VERT - Epileptic): Apis arg-n ars art-v bell bufo calc Calc-ar calc-s Caust cocc crot-h cupr Cur hydr-ac Hyos ign Nat-m nit-ac Nux-m op plb Sil stram tarent thuj Visc
  - **Extremities**; distorted: cic
  - **Eyes**:
    - **downwards**; turned (↗EYE - Turned - downward - convulsions): aeth
    - **protruding**: dros hyos
    - **winking** of eyes: kali-bi
  - **Face**:
    - **bluish**: Cic cina **Cupr** Hyos ign Ip Oena phys stry
    - **expression** | **stupid**, friendly: stram
    - **pale**: ars cic lach mosch stann
    - **purple**: hyos
    - **red** (↗FACE - Discoloration - red - convulsions): aeth Bell bufo camph **Cic** cit-ac cocc **Glon** ign ip lyc Oena **Op** stram
    - **yellow**: cic
  - **Fingers** and toes; spasms in: cupr
  - **Heart**; complaints of the: calc-ar
  - **Larynx**; spasms in: bell
  - **Lids** | **twitching** of: kali-bi
  - **Pharynx**; spasms in: calc
  - **Stomach**; swelling of: cic
  - **Teeth**, grinding of: art-v Bufo **Hyos** sulph tarent
  - **Tongue**:
    - **biting** of: absin anis Art-v Bufo camph Caust cocc Cupr ign Oena Op plb sec sil stram tarent valer
    - **swelling** of: Plb
- **eruptions**; after suppressed: agar calc cupr psor Sulph
- **excitement** agg: art-v
- **fright**; from: arg-n art-v bufo calc caust cham hyos ign sil stram sulph
- **hysterical**: asaf cocc cupr hyos Ign mosch oena Sol-crl sumb tarent visc Zinc-val
- **injuries**; after: con cupr meli nat-s

- **epileptic** – **injuries**; after: ...
  - **head**; of: meli
  - **jealousy**; from: lach
  - **loss** of vital fluids; from: lach
  - **masturbation**; after: art-v lach
  - **menses**:
    - **absent**: puls
    - **agg**: arg-n bufo caul caust cedr cimic cupr kali-br Mill oena puls sol-crl
  - **moon**:
    - **full**: calc
    - **new**: caust cupr kali-br sil
  - **old** people; in: aven
  - **periodical**: ars cupr vip
  - **pregnancy** agg; during: oena
  - **psychomotor** seizures: Hyos
  - **quinine** poisoning; from: nat-m
  - **rapid** succession; attacks in: absin art-v
  - **recent** cases: bell caust cupr Hydr-ac Ign op plb stram
  - **recurrent**: art-v cic
  - **sadness**; with (See MIND - Sadness - epilepsy - with)
  - **sexual** disturbance; from: art-v Bufo calc plat stann sulph
  - **sleep**; during: bufo cupr lach Op Sil viol-t
  - **starting**; after (See fright)
  - **status** epilepticus: Acon aeth Bell cocc oena plb zinc
  - **stool** agg; during: nux-v
  - **syphilitic**: kali-br
  - **touch**; slightest: bell cic nux-v strych-g
  - **traumatic**: naphthoq
  - **tubercular**: kali-br
  - **valvular** disease; from: calc-ar
  - **vexation**; from (↗MIND - Irritability - convulsions - before - epileptic): ign
  - **violent**: aesc hyos
  - **wet**; from exposure to: cupr
  - **worms**; from: cic cina indg santin sil stann sulph teucr
- **epileptiform** (↗MIND - Unconsciousness - frequent): Absin acon aeth **Agar** alum alum-sil am-c aml-ns Anac ant-c ant-t arg-met **Arg-n** arn Ars art-v asaf aur aur-ar Bell benzol bism bry Bufo **Calc** calc-i calc-p calc-s Camph canth carbn-s caul **Caust** Cedr Cham chin chlorpr **Cic Cina** cit-v Cocc coloc con Convo-s cortico **Cupr** Cur dig diosm diph-t-tpt dros dulc epil ferr ferr-ar gal-ac **Gels Glon** graph hell Hydr-ac **Hyos** Hyper hypoth ign iod Ip kali-br Kali-c kali-ch kali-i kali-m kali-s Lach laur led lob lol Lyc mag-c Med merc mosch mur-ac Nat-m Nat-s Nit-ac Nux-m Nux-v oena op passi petr ph-ac phos Phys Picro Plat **Plb** prot Psor Puls Ran-b ran-s rauw rhus-t ruta salam Sec Sep Sil stann staph **Stram** streptoc Stry sul-i **Sulph** tarax Tarent teucr thuj valer verat verat-v verbe-h vip **Visc** zinc zinc-cy zinc-p Zinc-val
  - **children**; in: merc
  - **infants**: toxo-g

1824 ▽ extensions | ○ localizations | ● Künzli dot

Generals

- **errors** in diet: *Cic*
- **eructations** | **amel**: *Kali-c*
- **eruptions**: acon *Bell* glon thea verat-v
  - **suppressed** eruptions; after: *Agar* ant-t apis ars *Bry* **Calc** *Caust* **Cupr** *Cupr-act* op *Stram* **Sulph** *Zinc* zinc-s
  - **break** out; or when they fail to: *Ant-t* apis *Bry* **Camph Cupr** *Cupr-act Gels Ip Stram Sulph* **Zinc**
- **exanthemas** (See eruptions)
- **excitement** agg (↗*nervousness*): acon *Agar* art-v *Aster* **Bell** bufo cann-i *Cham* cic cimic *Coff Cupr Gels* **Hyos** *Ign Kali-br Nux-v* **Op** plat *Puls* sec sil tarent *Zinc*
  - **religious**: *Verat*
- **exertion** agg; after: alum art-v *Calc* cupr *Glon* kalm *Lach Lyss* nat-m petr sulph
- **extension** of body amel; forcible: nux-v stry
- **falling**; with: *Agar* alum alum-p am-c *Ars* *Aster* **Bell** bufo *Calc* calc-i *Calc-p* camph canth *Caust Cedr* **Cham** cic cina cocc *Con* **Cupr** dig dol dulc hydr-ac **Hyos** ign *Iod* ip lach laur lyc lyss mag-c merc nit-ac **Oena** op petr ph-ac phos plb sec sep sil *Stann* staph *Stram* sulph verat zinc
  - **right** side: bell
  - **left** side: bell caust lach sabad sulph
  - **backward**: ang *Bell* camph canth chin cic cic-m *Ign Ip* kalm nux-v *Oena* **Op** rhus-t spig *Stram*
  - **circle** to the right; first runs in a: *Caust*
  - **forward**: arn *Aster* calc-p canth cic cupr ferr rhus-t sil sulph sumb
  - **sideways**: bell *Calc* con nux-v sulph
- **fear**:
  - **from**: acon arg-n art-v *Calc Caust* cupr glon hyos ign ind kali-p *Op* sil
  - **with** (See MIND - Fear - convulsions - with)
- **fever**:
  - **with** (See heat)
  - **without**: ign *Mag-p Zinc*
- **fingers**, spread: glon sec
- **flexion** and extension: colch
- **fright** agg (↗*Neurological - fright*): *Acon* agar apis arg-n art-v bell *Bufo* **Calc** *Caust* cic cina *Cupr Gels* glon **Hyos Ign Indg Kali-br** *Kali-p* laur lyss nat-m **Op** *Plat Sec* sil *Stram* sulph tarent verat *Zinc*
  - **mother** (infant); of the: **Op**
- **gastrointestinal** disturbances, preceded by: aeth anth cupr-ar
- **glistening** objects; from (See brilliant)
- **goitre** | **suppressed**; from: iod
- **grasping** tight | **amel**: mez nux-v
- **grief**; from: *Ars* art-v *Hyos* ign indg nat-m *Op*
- **headache**; during: bar-m ign
- **heart** disease; from: calc-ar
- **heart** valve disease; with: calc-ar
- **heat**; during● (↗*FEVE - Intense - convulsions*): acetan acon agar ant-c apis arn ars *Bell* calc camph carb-v *Caust* chin *Cic* *Cina* cocc cupr cur *Ferr-p Hyos* ign lach *Nat-m* **Nux-v** op pert rhus-t sep stann **Stram** sulph tub verat verat-v
  - **children**; in | **newborns**; in: camph
- **hemoptysis**; ending in: dros
- **hemorrhage**:
  - **after**: ars bell bry calc cina con ign lyc nux-v puls sulph verat
  - **suppression** of: mill
  - **with**: *Chin* ferr hyos ip phos *Plat* plb *Sec*
- **hiccough**; after: cupr
- **hydrocephalus**; with: *Arg-n Art-v* bell *Calc* hell *Kali-i Merc Nat-m Stram Sulph Zinc*
- **hydrophobia** with: *Bell Canth Cur* gels lyss *Stram*
- **hypochondriasis** with: mosch stann
- **hysterical** (↗*MIND - Excitement - hysterical - convulsions*): absin acet-ac acon *Alum* alum-p ambr *Apis* ars **Asaf** asar *Aur* aur-ar aur-s *Bell Bry Calc* calc-s cann-i cann-s castm caul *Caust Cedr* cham chlf *Cic Cimic Cocc* coff *Coll* **Con** croc *Gels* graph hydr-ac hyos **Ign** *Iod Ip* kali-ar kali-p kali-s lact *Lil-t* lyc m-ambo *Mag-c Mag-m* meph merc *Mill* **Mosch** narc-ps *Nat-m* nit-ac *Nux-m* nux-v oena op petr phos *Plat* plb puls ruta sec *Sep* stann staph *Stram* sul-i sulph sumb tarent thyr valer *Verat Verat-v* vib zinc zinc-p *Zinc-val*
  - **menses**; before: hyos ign lach
- **idiocy**; with (See MIND - Idiocy - convulsions)
- **indigestion**; from: *Ip*
- **indignation**; from: *Staph*
- **injuries**; after: *Ang* arn art-v bufo *Cic* con cupr cupr-act hep **Hyper** *Nat-s* oena *Op* puls *Rhus-t* sil sulph *Valer*
  - **slight** injuries: valer
  - **spinal**: zinc
- **Head**, of the (↗*brain - commotion; Neurological - injuries - head*): **Arn** art-v **Cic Hyper** meli *Nat-s* oena
- **intermittent**: absin
- **interrupted** by painful shocks: stry
- **jealousy**; from: *Lach*
- **knocking** body, from: hyper
- **labor**; during: acon bell cic cupr gels glon hyos ign kali-br oena op *Sec* stram verat-v
- **laughing**:
  - **agg**: chin *Coff Cupr* graph
  - **with**: coff graph
- **lids**, while touching: coc-c
- **light**; from (↗*bright*): art-v *Bell* **Lyss** nux-v *Op Psor* puls *Pyrog* rhus-t sabad *Sep* **Stram**
- **limbs**, on attempting to use: cocc **Pic-ac**
- **liquids** agg: *Bell* canth hyos **Lyss Stram**
- **lochia** | **suppressed**; from: mill stram zinc
- **love**; from disappointed: hyos ign
- **lying**:
  - **abdomen** with spasmodic jerking of pelvis upward; on: cupr
  - **back**; convulsively turned on the: *Cic*
  - **side**; on | **agg**: puls
- **mania**; with (See MIND - Mania - convulsions)
- **masturbation**; from: art-v *Bufo* calad *Calc* dig elaps kali-br *Lach* naja nux-v **Plat** plb sep sil stram *Sulph*
- **measles**; during: aeth apis *Bell* camph coff *Cupr-act* stram verat-v viol-o zinc

- **meningitis**; during cerebrospinal (⚹*Neurological - meningitis; FEVE - Cerebrospinal*): ail *Ant-t Arg-n* cic *Crot-h* cupr ferr-p *Glon Hell* ip nat-s *Tarent Verat* verat-v zinc
- **menopause**; during: glon *Lach*
- **menses**:
  - **after** | **agg**: chin kali-br syph verat-v
  - **before** | **agg**: apis art-v bell brom *Bufo* calc-s cann-xyz carb-v caul *Caust* cimic *Cocc* coff *Cupr* ferr gels *Hyos Ign* Kali-br Kali-c lach mag-c mag-m merc *Mosch* oena ph-ac plat *Puls* sep sulph tarent verat-v
  - **during**:
    : **agg**: apis *Arg-n Art-v* **Bell** bufo calc-s cann-s *Caul* caust *Cedr* cham chin *Cimic Cocc Coff Coll Cupr* gels glon *Hyos Ign* **Kali-br** kali-chl kali-m *Lach* mag-m mosch *Nat-m* nux-m *Nux-v* **Oena** phos phys *Plat* plb puls *Sec* stram *Sulph* tarent verat *Zinc*
  - **instead** of: cic oena puls
  - **suppressed** menses; from: *Bufo Calc-p Cocc* cupr *Gels* glon *Mill* oena *Puls*
- **mental** exertion; after: agar bell cann-i *Glon* kali-br op
- **mercurial** vapors, from: stram
- **metastasis**: apis *Cupr* zinc
- **milk** of mother; from suppression of: *Agar* mill
- **mirror** (See shining)
- **miscarriage**, after: ruta
- **moon**:
  - **full** moon (⚹*Moon - full - agg.*): bell **Calc** caust *Nat-m* sil
  - **new** moon (⚹*Moon - new - agg.*): *Bufo* calc *Caust Cupr Kali-br Sil*
- **mortification**; from (⚹*unjustly*): *Calc* cham
- **motion** agg: ars bell cic *Cocc* graph ign lyss *Nux-v* stram *Stry*
- **nervousness**, from (⚹*excitement*): *Arg-n* kali-br
- **noise** (⚹*closing*):
  - **agg**: ang ant-c arn *Cic* ign *Lyss Mag-p* nux-v stram stry
  - **arrests** the paroxysm: *Hell*
- **nursing** children when mother is angry or frightened (See children - nursing)
- **odors** agg; strong: bruc *Lyss* sil stram stry sulph
- **old** people; in: plb
- **opisthotonos**; with: aeth ang apis arg-n bell camph *Caust* cham *Cic* cina cupr-act *Hydr-ac* ign ip mag-p mosch nicot nux-m nux-v *Op* phys phyt plat plb rhus-t sol-crl sol-ni stann stram *Stry* ter *Upa* verat-v
- **pain**:
  - **abdominal** pain; with: cic
  - **after**: chin plat
    : **Uterus**; in region of: coll
  - **during**: ars *Bell* coloc ign kali-c lyc nux-v plb-chr
  - **menses** (= dysmenorrhea): caul nat-m
- **palpitations**; after: glon

- **paralysis**:
  - **followed** by (See Paralysis - one - convulsions - after)
  - **with**: arg-n bell **Caust** cic cocc cupr *Hyos* lach laur *Nux-m Nux-v Phos* plat *Plb Rhus-t* sec *Stann Tab* vib zinc
- **paresis**, followed by: acon *Elaps* lon-x plb
- **parturition** (See delivery)
- **periodical**: agar ars bar-m bufo calc *Cedr* chinin-s cupr ign indg lyc nat-m sec stram
  - **hour**; at the same | **children**; in: ign
  - **week**:
    : **every**: *Agar* bufo chinin-s *Indg* nat-m
    : **two** weeks; every: cupr oena
    : **three** weeks; every: camph
- **perspiration**:
  - **after** | **agg**: acon ars cedr cupr sec stry
  - **during**: ars *Bell* **Bufo** camph nux-v op sep
    : **cold**: camph *Ferr* stram
  - **suppressed** perspiration; from: *Sil*
    : **foot**-sweat; after: form **Sil**
- **pregnancy** agg; during (= eclampsia): agar aml-ns anan apoc ars *Bell* bry calc camph castm caust *Cedr Cham* chin *Chlol Cic Cina* cocc coff *Con Cupr* ferr *Gels* glon hell *Hyos* **Ign** *Ip* kreos lach lyc lyss mag-c mag-m mill mosch nat-m nux-m *Nux-v Oena* op passi phos pitu plat plb puls *Rhus-t* sec sep sol-crl spirae *Stann* staph stram *Stry* sul-ac sulph tanac thyr valer verat *Verat-v* zinc
- **prepuce** being removed; from adherent: raph
- **pressure**; from:
  - **part**, on a: cic
  - **spine**; on: *Tarent*
  - **stomach**; on: canth cupr cupr-act nux-v
- **priapism**; with: oena
- **prodrome**, as a: acon bell cham ip op verat-v
- **prolonged** for months: plb
- **puberty**, at: art-v caul caust cupr hypoth lach puls zinc zinc-val
  - **girls**; in: art-v caul caust
- **puerperal**: *Acon* ambr *Ant-c* ant-t apis *Arg-n* arn ars art-v *Atro* **Bell** benz-ac canth *Carb-v* caul caust *Cham Chinin-s* chlf chlol **Cic** cimic cinnm *Cocc Coff* croc crot-c *Crot-h Cupr* cupr-ar *Cycl Gels Glon Hell Helon* hep hydr-ac **Hyos** *Ign Ip Jab* **Kali-br Kali-c** kali-p *Lach Laur Lyc* lyss mag-p *Merc-c Mill* mosch *Nat-m Nux-v Nux-v* oena *Op* passi ph-ac *Phos Pilo Plat* puls *Sec* sol-ni **Stram** stry tarent *Ter* thyr *Verat* verat-v zinc ziz
  - **accompanied** by:
    : **Tongue** | **brown** discoloration: crot-t nux-v
  - **blindness**, with: aur-m cocc cupr
  - **hemorrhage**; with: *Chin* hyos *Plat Sec*
  - **perspiration** and fear, with: stram
  - **shrieking**, with: *Hyos Iod*
- **punishment**, after: agar *Cham* cina *Cupr* **Ign**
- **rage**, then: arg-met
- **religious** excitement, from: verat
- **reproaches**; from: agar ign
- **riding** in a carriage | **amel**: *Nit-ac*

1826   ▽ extensions | O localizations | ● Künzli dot

Generals

Convulsions – rubbing

- **rubbing** | amel: *Phos Sec* stry
- **running**; after: sulph
- **runs** in a circle before convulsions: caust
- **scolded**, after being: agar **Cina**
- **secretions** and excretions; from suppressed (See discharges)
- **sexual**:
  - **excesses**, from: *Kali-br Phos*
  - **excitement**: bar-m *Bufo* calc **Kali-br** *Lach Plat* stann visc
- **shining** objects, from (↗*bright; Shining):* bell **Lyss Stram** ter
  - **mirror**; reflected light from water: lyss
- **shock**; after: aesc agar cic *Op*
- **shrieking**, with: acon ant-t *Art-v* bell calc *Camph* canth *Caust* cedr *Cic Cina Crot-h Cupr* **Hyos** *Ign Ip Lach* lyc *Merc* nit-ac *Nux-v* oena *Op* stann *Stram* sulph verat-v vip *Zinc*
- **shuddering**; with: mosch
- **sleep**:
  - **between** convulsions; sleeps: agar *Bufo Ign* **Oena Op** plb
  - **deep** sleep after convulsions: aeth bell bufo canth *Caust* dat-s *Hell Hyos Ign Lach* **Nux-v** *Oena Op* plb sec *Sulph* tarent
  - **during**:
    : **agg**: acon *Arg-n* ars **Bell** bufo calc *Caust* cham *Cic* cina cocc *Cupr* cupr-ar *Gels Hyos Ign Kali-c Lach* mag-c merc naja oena *Op* puls *Rheum Rhus-t* sec sep *Sil Stram Sulph* tarent
  - **going** to sleep; on | **agg**: aeth arg-met sulph
  - **loss** of; from: Cocc
  - **sleeplessness**; with or after: alum bell bry calc carb-an carb-v cupr hep hyos ign ip kali-c merc mosch nux-v passi ph-ac phos puls rheum rhus-t sel sep sil stront-c thuj verbe-h zinc zinc-val
- **smallpox** fail to break out; when: **Ant-t**
- **speak**, on attempting to: *Lyss*
- **splinters**: bell cic
- **stomach**; from disordered: cic
- **stool**:
  - **during** | **agg**: **Colch** *Cupr* hyos ip nux-v *Sec* sulph tab
- **strange** person, sight of: lyss nux-v **Op** tarent
- **stretching** out:
  - **bending**; or | **elbow** amel: nux-v
  - **elbow** amel: nux-v
  - **limbs**; of:
    : **before** convulsions: *Calc*
    : **during** convulsions: bell
  - **parts** amel: sec
- **sudden**: ars art-v atro *Bell* bufo camph canth cham cic cupr cupr-ar dios hydr-ac mez nat-s oena plb podo stry tarent valer *Verat-v* zinc
- **suppressions**, from: absin agar caust mill
- **suppuration**, during: *Ars Bufo* canth lach *Tarent*
- **swallow**, during attempt to: **Lyss** *Mur-ac* nux-m nux-v *Stram*
- **swing** excites convulsions; letting legs: calc

- **syphilitic**: aur iod *Kali-br* **Kali-i** merc-c mez *Nit-ac*
- **terminal** stage: op plb zinc
- **tetanic** rigidity: abel absin acet-ac **Acon** aconin aesc agar-ph alum alum-p *Am-c* am-m ambr amyg *Anac* ang *Ant-t* aran-ix arg-met arge-och *Arn Ars* art-v asaf *Atro Bell* ben-n both bruc bry *Calc* calc-f calc-p *Calen* camph cann-i cann-s canth carbn carbn-h carbn-o carbn-s *Castm* caust *Cham* chin *Chinin-s* chlf *Chlol* **Cic** cic-m cimic cina *Cocc Coloc* Con cori-m cortico crot-h *Cupr* cupr-act cupr-ar *Cur* dig diph-t-tpt dros dulc galv *Gels* graph grat *Hell* hep *Hydr-ac* Hyos **Hyper** *Ign Ip* jasm juni-v kali-bi *Kali-br* kali-c kali-cy kali-n kreos kres *Lach* lath *Laur* **Led** linu-c *Lob Lyc Lyss* m-arct mag-c mag-m *Mag-p* meph **Merc** methys *Mill* morph *Mosch* mur-ac nat-f nicot nit-ac nux-m **Nux-v** *Oena* ol-an *Olnd* **Op** ox-ac passi *Petr* phos *Phys Phyt* **Plat Plb** plb-xyz *Puls* pyre-p rhod *Rhus-t* santin scor *Sec* seneg **Sep** sil sium sol-crl *Sol-ni* solin stann *Stram Stry* stry-p *Stry-s* stry-xyz sul-ac sul-h sulph tab tanac *Ter* teucr *Ther* thuj thyr upa valer verat verat-v verin vib-p zinc
  - **accompanied** by | **opisthotonos**: bell clem stann stry
  - **alternating** with | **delirium** (See MIND - Delirium - alternating - convulsions)
  - **cold** applications agg: thyr
  - **dashing** cold water on face amel: ben-n
  - **injured** parts become cold as ice and spasms begin in the wound: **Led**
  - **splinters**, from: bell cic
  - **traumatic**: acon *Arn Chlol Cic Cur Hell Hydr-ac* **Hyper Led** *Nux-v* stram tetox teucr
  - **trismus**, with: amyg *Ant-t Bell* ign *Oena Stram* ther *Verat-v*
  - **wiping** perspiration from face agg: nux-v
  - **wounds** in the soles, finger or palm; from: *Bell* **Hyper** *Led*
- **throat** irritation, from: cic
- **thunderstorm**: agar *Gels*
- **tight** grasp amel (See grasping - amel.)
- **tightly** binding the body amel: merc mez
- **tobacco** swallowing, from: ip
- **tonic**: acon agar alum alum-p alum-sil am-c am-m ambr anac *Ang* ant-t apis arg-met arn ars asaf asar **Bell** borx bry **Bufo** *Calc* camph cann-s canth caps carbn-o *Caust Cham* chin chlf **Cic** cina clem cocc coloc con croc cupr cur cycl dig dulc euph *Ferr* ferr-ar graph guaj hell hep hydr-ac hyos hyper *Ign Ip* kali-c lath laur led *Lyc* m-ambo m-arct mag-p mang med meny *Merc* mez *Mosch* nat-m nat-m nit-ac *Nux-m* nux-v oena olnd op *Petr* ph-ac *Phos* phys phyt pic-ac **Plat Plb** puls rhod rhus-t sabad sars *Sec* seneg **Sep** sil spig spong squil stann **Staph** *Stram* stry *Stry-s Sulph* sumb tab thuj *Upa Verat* verat-v visc zinc zinc-p
  - **accompanied** by | **diarrhea**: ter
  - **alternating** with clonic (See clonic - alternating)
  - ○ **Single** parts: ign
- **tooth** extraction, after: bufo
- **touch** agg: acon agar ang *Bell* bufo *Carbn-o* **Cic** cina cocc cupr ign *Lyss Mag-p Nux-v Stram Stry*
  - **slight** touch: cic nux-v *Stry*

- **turned** in bed; from being gently: chen-a
- **turning** the head backwards during convulsions (See HEAD - Drawn - backward - convulsions)
- **unconsciousness**; with (See consciousness - without)
- **uncovering** | **amel**: op
- **unjustly** accused, after being (*mortification; MIND - Admonition - agg.; MIND - Ailments - reproaches*): Staph
- **uremic**: apis apoc ars bell Carb-ac chlf chlol cic crot-h Cupr cupr-act cupr-ar Dig glon hell hydr-ac **Kali-br** Kali-s lon-x merc-c Mosch oena Op pilo Plb stram Ter urt-u Verat-v
- **urination**:
  - attempting to: ter
  - painful | **agg**: elat
- **vaccination**; after: caust cic **Sil** thuj vario
- **vermifuges**; from use of: cina
- **vertigo**; after: hyos tarent
- **vexation**; after (*anger*): agar ars bell **Calc** camph cham **Cupr** Ign Ip nux-v plat Staph sulph verat zinc
- **violent**: bell Bufo Camph **Cic** cocc Cupr glon ign kara oena plb stram
  - accompanied by | **Brain**; congestion of: glon
- **vomiting**:
  - **amel**: agar
  - during: aeth Ant-c bar-m cic **Cupr** guar guare hyos Ip merc oena op upa
- **waking**; on: bell Ign lyss
- **walking agg**: lach
- **wander**; with desire to (See MIND - Wandering - desire - convulsions)
- **warm**:
  - **agg**: cic
  - bathing | **agg**: Apis glon nat-m op
  - room | **agg**: bufo glon op
- **water**:
  - hearing of: lyss
  - sight of; at the: Bell canth **Lyss Stram**
- **waving** of arms: cyt-l
- **weakness**; during (*Weakness - convulsions*): arn calc-p hura kali-c
  - nervous: sep
- **wet agg**; getting: calc **Cupr** rhus-t
- **worms**; from: Anth ars art-v asaf bar-m Bell Cham Cic Cina cupr cupr-o Hyos Ign Indg kali-br kali-c Nux-v petr plat sabad Santin sil spig **Stann** stram sulph tanac Ter
- **yawning agg**: agar cic graph oena
- ○**Extensor** muscles: Cina
- **Internally**: acon agar alum am-c ambr anac ang ant-c ant-t arg-met arn ars Asaf asar bar-c Bell bism borx bov Bry calad Calc camph canth caps carb-an **Caust** Cham chel chin cina **Cocc** coff colch coloc con Cupr dig dulc euph **Ferr** graph hep **Hyos** Ign iod Ip Kali-c kali-chl kali-m kali-n kreos lach laur led Lyc m-ambo m-arct mag-c **Mag-m** merc Mosch mur-ac nat-c nat-m nit-ac nux-m **Nux-v** op petr ph-ac Phos Plat plb **Puls** rhus-t sabad sars Sec seneg Sep sil spong **Stann Staph** stram stront-c sul-ac sulph teucr thuj valer verat Zinc zinc-p

Generals

Convulsions: ...
- Isolated groups of muscles, of: acon Cic cina cupr ign lyss nux-v Stram Stry
- Muscles; striated: bell

CONVULSIVE movements: acon aeth Agar alco Alum alum-p ant-t apis Arg-n arn ars ars-i Asaf bar-c bar-i **Bell** bry Bufo cact Calc calc-i Camph cann-s Canth Caust Cham Chinin-s Chlor Cic Cina Cocc coff Con cori-m croc Cupr cupr-act cupr-ar dig dulc ferr-m Gels Hell hydr-ac Hyos Ign Iod Ip kali-ar kali-bi lach laur lyc Mag-p meny merc morph mosch Mygal nat-c nux-m Nux-v olnd Op petr ph-ac phos plat Plb ran-s Rheum rhus-t Ruta sabad samb Sec spig spong Squil Stann staph Stram sulph Tarent Verat Verat-v Zinc

COPPER:
- fumes agg: camph Ip lyc Merc nux-v op Puls
- vessels of copper agg: hep

CORPSE REVIVER (See Death)

CORYZA:
- amel: Thuj
- suppressed coryza; from: am-c Am-m ambr ars Bry calad Calc carb-v caust cham Chin cina con Dulc Fl-ac graph hep Ip Kali-bi kali-c kreos Lach laur lyc m-arct m-aust mag-c mag-m mang merc mill nat-c nat-m Nit-ac nux-m Nux-v par petr phos Puls rhod sabad samb sars Sep Sil spig spong stann stram sul-ac sulph teucr thuj verat zinc

COSMETICS; after abuse of: bov

COTTON; sensation of: onos

COUGH:
- after:
  - amel: apis Guaj Kali-n m-ambo Phos Sep stann
- during:
  - agg: abies-n Acon alum am-c am-m ambr anac ang ant-c Ant-t arg-met Arn Ars asaf asar aur bar-c **Bell** bism borx Bry calad Calc camph cann-s canth Caps carb-an carb-v caust cham chel Chin Cina cocc coff Colch coloc con croc cupr dig **Dros** dulc euph euphr ferr graph guaj hell Hep hyos ign iod Ip kali-c kali-n kreos lach laur led lyc m-ambo m-arct m-aust mag-c mag-m mang meny merc mez mosch mur-ac nat-c Nat-m nit-ac nux-m Nux-v olnd op par petr ph-ac Phos plb Puls Rhus-t ruta sabad sabin samb sars sec sel seneg Sep sil spig spong Squil stann staph stront-c sul-ac Sulph tell teucr thuj valer Verat verb zinc
  - amel: apis stann

COVERING:
- mouth | amel: rumx

COVERS:
- agg (*Clothing - intolerance; Warm - wraps*): acon aloe Apis asar calc Camph Cham chin corh ferr ign iod kali-i kali-s Lach led lil-t **Lyc** med merc mur-ac op phos puls rhus-t sanic sec spig sulph tab verat
- amel | desire for; and: Ars aur bell clem colch hep nux-v psor Puls rhus-t samb sil squil stront-c tub

Covers – aversion to

- **aversion** to: acon camph iod puls sec sulph
- **kicks** off: **Bry** camph *Cham* iod
  • **coldest** weather; in the (See Uncovering - kicks - coldest)

CRACKING; sensation of:
○ **Synovial** membranes: nat-p
- **Tendons**: kali-m

CRACKLINGS, like tinsel: acon calc cean coff hep rheum sep

CRAMPED | sensation of lying in a cramp: ferr-i

CRAMPS of muscles (See Pain - muscles - cramping)

CRAWLING (See Formication)

CROSSING A BRIDGE agg (↗EXTR - Crossing - legs):
- **narrow** bridge; a: ang *Bar-c* ferr sulph

CROSSING OF LIMBS (↗EXTR - Crossing - legs):
- **agg**: agar alum ang arn *Asaf* aur bell bry *Dig* kali-n laur lyc mur-ac nux-v phos plat rad-br rheum rhod *Rhus-t* squil valer verb
- **amel**: abrot ant-t lil-t murx rhod *Sep* thuj

CROWDED ROOM (See Room - full)

CRUSTS, scabs (See SKIN - Eruptions - crusty)

CURVATURE of bones: am-c **Asaf Calc** calc-i **Calc-p** hep iod *Lyc Merc* ph-ac **Phos** puls sep *Sil Sulph*

CUSHING's syndrome: cortico cortiso

CYANOSIS (↗Laboratory - blood - oxygen - decreased; CHES - Cyanosis; FACE - Discoloration - cyanotic):
absin acetan acon agar alum *Am-m* amyg ang anil *Ant-ar* ant-c *Ant-t* antip apoc *Arg-n* arn *Ars* asaf asar aur bar-c *Bell* ben-n bism both bry cact calc calc-p **Camph** canth carb-an **Carb-v** carbn-o caust cedr cham chel chin chinin-ar cic cina cocc cod *Con Crot-h* **Cupr** cupr-ar **Dig** diph-t-tpt dros ferr glon hep *Hydr-ac* hyos ign iod *Ip* kali-c *Kali-chl* kali-n **Lach Laur** led *Lob* lyc lycps-v mang merc merc-c merc-cy meth-ae-ae mez mosch mur-ac *Naja* nat-m nat-n nat-ns nit-ac nux-m nux-v **Op** ox-ac pert petr ph-ac phenac phos phyt pilo plb psor puls ran-b *Rhus-t* ruta sabad *Samb* santin sars *Sec* seneg sil sin-n spong staph stram stroph-h stry sul-ac sulfon sulph tab thuj trinit tub uva **Verat Verat-v** vip xan zinc
- **accompanied** by:
  • **respiration**; complaints of the (See RESP - Complaints - accompanied - face)
  ○ **Tongue** | blue discoloration: *Dig Podo*
- **children**; in:
  • **birth**; from: borx cact dig lach laur
  • **infants**: ant-t arn ars *Borx Cact* calc *Camph Carb-v* chin **Dig Lach Laur** *Naja* op *Phos* psor rhus-t sec sulph
- **fever**; during: arund crot-h

Generals

CYSTS (See Tumors - cystic)

DA COSTA'S SYNDROME (See CHES - Palpitation - irritable)

DAMP (See Wet)

DANCING (↗MIND - Dancing):
- **agg** (↗MIND - Dancing - agg.): borx spong
- **amel** (↗MIND - Dancing - amel.): cann-xyz caust *Ign* nat-m **Sep** sil stann *Tarent*

DARK complexion (See Complexion - dark)

DARKNESS:
- **agg** (↗MIND - Darkness - agg.): acon alum *Am-m* anac ang *Arg-n Ars* bar-c **Calc** camph cann-xyz *Carb-an* carb-v caust con *Gels Lyc* nat-m *Phos* **Plat Plb Puls** *Rhus-t* staph **Stram** stront-c sul-ac valer zinc
- **amel**: *Acon* agar agn am-c *Am-m Anac* anh *Ant-c* arg-n arn *Ars Asar* **Bell** *Borx* bry **Calc** camph carb-an *Caust Cham Chin* cic *Cina Clem* coc-c cona cocc *Coff Colch* **Con** *Croc Dig Dros* **Euphr Graph** *Hell Hep Hyos Ign* kali-c kali-n lach *Laur Lyc* m-arct mag-c *Mag-m Mang Merc* mez mur-ac *Nat-c* nat-m *Nit-ac* nux-m *Nux-v* petr *Ph-ac* **Phos** *Puls* rhod rhus-t ruta *Sang Sars* sel *Seneg Sep Sil Spig* staph *Stram Sulph* tarax tarent thuj valer verat zinc

DEATH APPARENT: *Acet-ac* acon ant-t arn *Ars* bell *Carb-v* chin *Coff* coloc crot-h hydr-ac laur merc nit-ac *Op* petr ph-ac phos plat stram sul-h
- **accompanied** by | **Head**; heat of the: carb-v
- **asphyxia** (See RESP - Asphyxia)
- **carbon** monoxide, poisoning from (↗Coal gas; Sewer-gas): acon bell op
- **drowned** persons, of: lach
- **frozen** persons; of: acon ars bry carb-v
- **hanged**, strangled persons; of: op
- **hemorrhage**; after: chin
- **injuries**; after: arn
- **lightning**-stroke; after: lach nux-v

DEBAUCH (↗Reveling; MIND - Ailments - debauchery):
- **after** a debauch, agg (↗MIND - Ailments - debauchery): *Agn Ant-c* arg-n ars *Bry* **Carb-v** *Coff* dig ip nat-c **Nux-v** *Puls* sars sel staph sulph
- **during**, agg: acon bell *Op*
- **sensation** as after (↗MIND - Delusions - debauch): caj conin kreos lyc op ox-ac

DEBILITY (See Weakness)

DEFENSE MECHANISM | **poor** (See Cold; taking - tendency; Complaints - acute - recurrent; Reaction - lack)

DEGENERATION OF TISSUES, tendency to (↗Fatty): arn ars med vanad
- **old** people; in | **men**; old: bar-c

Degeneration / Generals / Diabetes mellitus

○ **Blood** vessels; of (See Blood vessels - degeneration)
DEHYDRATION (See Loss - fluids; STOM - Thirst - large)
DELICATE CONSTITUTION(↗*MIND - Elegance; MIND - Sensitive)*: ars calc calc-p caust cimic cocc colch con croc cupr *Ign* kali-p *Lyc* nat-c nux-m phos pic-ac psor sep *Sil* stront-c sulph tab teucr verat xan zinc
- **children**; in (See Children - delicate)
- **nervous** persons; in: cocc *Xan*
DELIRIUM (See MIND - Delirium)
DELIVERY (See FEMA - Delivery)
DELUSIONS (See MIND - Delusions)
DENTITION (See TEET - Dentition)
DENUDED:
○ **Bones**: ars asaf aur calc chin con hep lach lyc merc mez nit-ac ph-ac puls ruta sabin sep sil staph sulph
DERMATOMYOSITIS (↗*Connective; Sjögren's)*: sulph
DESCENDING:
- **agg** (↗*Motion - downward; MIND - Fear - falling)*: acon alum am-m *Arg-met* bar-c bell berb **Borx** bry canth coff *Con Ferr* gels *Lyc* meny nit-ac phys plb *Rhod* rhus-t *Ruta* sabin sanic *Stann* stram sulph *Verat* verb
- **altitude** to the lowlands; from: borx
- **amel**: *Acon Alum Am-c* anac *Arg* ant-c arg-met arn **Ars** asar *Aur Bar-c* bell *Borx* **Bry** calc *Cann-s* canth carb-v caust chin coff *Cupr* dig dros *Euph Graph Hell* hep *Hyos Ign* kali-c *Kali-n* kreos *Lach* led *Lyc* m-ambo m-arct m-aust mag-c mag-m *Meny Merc* mosch mur-ac *Nat-c* nat-m *Nit-ac* nux-m *Nux-v Par Petr* ph-ac phos plat plb ran-b *Rhus-t* ruta sabad *Seneg Sep* sil *Spig* **Spong** *Squil Stann Staph* sul-ac *Sulph Tarax Thuj* verb *Zinc*
- **stairs**:
  • **agg**: am-m *Arg-met* bar-c bell borx bry canth coff *Con Ferr* lyc meny nit-ac plb *Rhod* rhus-t *Ruta* sabin stann sulph verat verb
  • **high** steps; from: phyt
DEVELOPMENT (↗*Children; Dwarfishness; MIND - Development - arrested)*:
- **arrested** (↗*Children; Dwarfishness; MIND - Development - arrested)*: *Agar* aloe ant-c bac *Bar-c* borx bufo *Calc* **Calc-p** *Carc* cupr des-ac hypoth kreos lyc nat-m nep ol-an *Phos* rad-br *Sil* sulfa syph thym-gl thyr toxo-g tub vip
  • **vaccinations**; from: thuj
  ○ **Muscles**: lyc
- **rapid**; too: ferr iod ph-ac phos
- **slow**: bac bar-c bufo *Calc* calc-p caust cupr kreos lac-d mag-m med nat-m pin-s sil sulph thyr toxo-g
  ○ **Bones** (↗*Walking - learning - late - development)*: agar *Calc* calc-f *Calc-p* ferr ph-ac puls sil succ-ac
DIABETES INSIPIDUS: abrom-a acet-ac acon al all-c am-act ambr apoc arg-met arg-mur ars ars-br *Aur-m* bell bry cain *Cann-i* canth caust chinin-s chion

Diabetes insipidus: ...
chlorpr cina *Cod* conv cortico crat dulc *Equis-h* eup-per eup-pur *Ferr-m* ferr-n gels *Glon* glyc gnaph gua hell helon ign indol jab kali-c kali-n kreos lac-ac led lil-t *Lith-c* lyc mag-p merc-c mosch murx *Nat-m* nicc-s *Nit-ac* nux-v ol-an *Oxyt* ph-ac phos phys pic-ac plat-m-n podo puls quas rhus-a samb sang santin saroth sars sec sel *Sin-n* squil staph stroph-h *Sulph* tarax ter thymol thyr uran-m uran-m verat-v verb
- **accompanied** by:
  • **appetite** increased: lyc
  • **emaciation**: rhus-a
- **injury** of the head; after: arg-met
DIABETES MELLITUS (↗*URIN - Sugar; Kimmelstiel-wilson; Family - diabetes)*: abrom-a adren aether all-s allox aloe ant-act anthraco apoc arg-met arist-m ars *Ars-br* asc-c aspar aur aur-m-n *Bor-ac* bov calc calc-p calc-sil canth carb-ac carb-v carc card-m *Carl* caust cephd-i chel chim *Chion* chlol chlorpr cod coff coloc con cop cortico cortiso cub cupr cupr-ar cur eup-pur ferr-i ferr-m ferr-p fl-ac flor-p gal-ac galeg glyc *Gymne* hed helon hydrang hygroph-s indgf-a ins *Inul* iod iris kali-act kali-br kali-chl kali-p kiss kreos *Lac-ac* lac-d lach lyc lycps-v mag-act mag-o mag-p mag-s mang-act med meny merc merc-d moni morph mosch murx nat-ch nat-m nat-m nat-p *Nat-s* nep nit-ac nux-v *Op* orthos-s oxyg pancr peps perh ph-ac *Phase* phlor phos pilo plan plb podo rad-br naf-met ran-b rat *Rhus-a* rhus-t sacch-l sal-ac sanic sarcol-ac saroth sep *Ser-ang* sil spong *Squil* stict stront-c stry-ar sul-ac sulfonam sulph syph *Syzyg* tarent *Ter Terebe* term-a thuj thyr uran-m *Uran-n Urea* vanad vichy-g vince
- **accompanied** by:
  • **abscesses**: ars
  • **acne**: ars-br
  • **albuminuria**: helon
  • **alcoholism** (See MIND - Alcoholism - diabetes)
  • **appetite**; ravenous: kali-p lac-ac rat sec uran-n
  • **arteriosclerosis** (↗*Arteriosclerosis)*: aur chlorpr plb syzyg
  • **boils**: *Anthraci Anthraco* arn ars chlorpr ins nat-p ph-ac
  • **carbuncles**: ars *Crot-h* gymne ins kreos *Lach*
  • **constipation**: carl lac-d nat-s
  • **diarrhea**: ars gal-ac kali-act pancr
  • **dropsy**: acet-ac kali-act
  • **eczema**: ins
  • **emaciation**: ars ars-br cupr cur helon kali-br lac-ac merc nat-s pancr ph-ac rat tarent uran-met
  • **gallstones**: but-ac
  • **gangrene** (↗*Inflammation - gangrenous - diabetics; EXTR - Gangrene - diabetic)*: *Ars* con cupr-ar kreos lach *Sec* solid
  • **gastric** disorder: uran-n
  • **glycosuria**; true: ph-ac
  • **gout**: *Lac-ac Nat-s* phos
  • **heat**; flushes of | **menopause**; during: bor-ac

1830   ▽ extensions | ○ localizations | ● Künzli dot

Diabetes mellitus — Generals — Discharges

- **accompanied** by: ...
  - **hypertension** (↗*Hypertension*): sec
  - **impotency** (See MALE - Erections - wanting - diabetes)
  - **indigestion**: uran-n
  - **paralysis**: cur
  - **psoriasis**: mang-act
  - **raw** food; constant desire for: tarent
  - **respiration**; asthmatic (↗*CHES - Lungs; complaints of the - accompanied - diabetes; CHES - Phthisis - accompanied - diabetes*): nat-s
  - **rheumatic** pains: helon lac-ac syph
  - **sexual** desire | **decreased**: cupr mosch ph-ac
  - **sleeplessness**: chlol ph-ac uran-n
  - **thirst**: helon
  - **tuberculosis** (See CHES - Phthisis - accompanied - diabetes)
  - **ulcers** (↗*SKIN - Ulcers - indolent*): sec syzyg
  - **urea**; high (See Uremia)
  - **urination**; frequent and copious: vince
  - **urine**; constant urging of: nat-p
  - **weakness** (See Weakness - diabetes)
- O **Abdomen**:
  - **distention** of; tympanitic: uran-n
  - **Ankles**; swelling of the: arg-met
  - **Kidneys**; complaints of (See KIDN - Complaints - accompanied - diabetes)
  - **Liver**; complaints of: chion kali-br nat-p
  - **Lung** complications (See CHES - Lungs; complaints of the - accompanied - diabetes)
  - **Nervous** system; complaints of the (See Neurological - accompanied - diabetes)
  - **Parotid** gland; swelling of | **left**: con
  - **Pituitary** gland; complaints of: flor-p
  - **Retina**; inflammation of (See EYE - Inflammation - retina - diabetic)
  - **Skin**; itching of the: sul-ac
  - **Stomach** | **sinking** sensation in stomach: apoc lac-ac
  - **Tongue**:
    - **cracked**: bor-ac
    - **dry**: bor-ac
    - **red** discoloration of the tongue: bor-ac
    - **bright**: *Nat-s*
    - **white** discoloration of the tongue: helon uran-n
  - **Urinary** tract; inflammation of: helon rhus-a
  - **Vagina**; coldness of: bor-ac
  - **Vulva**; itching of the: pic-ac sep
- **alcoholism**; with (See MIND - Alcoholism - diabetes)
- **anxiety**; with (See MIND - Anxiety - diabetes)
- **bronze** diabetes: adren
- **children**; in: calc-p crat
- **coma**; with (See MIND - Coma - diabetes)
- **dullness**; with (See MIND - Dullness - diabetes)
- **fright** or shock; after (See Shock - followed - diabetes; MIND - Fear - sudden - followed - diabetes)
- **grief**; with (See MIND - Grief - diabetes)

Diabetes mellitus: ...
- **hepatic** form: ars *Ars-i* bry calc cham chel kreos *Lac-ac* lept lyc nat-p *Nux-v Uran-n*
- **incipient**: staph
- **inflammation** of central nervous system; after: lycps-v
- **insulin** dependent: ins nat-p sulph
- **irritability**; with (See MIND - Irritability - diabetes)
- **memory**; with weakness of (See MIND - Memory - weakness - diabetes)
- **nervous** origin: ars aur-m calc *Ign Ph-ac* stry-ar
- **pregnancy** agg; during: allox murx podo zinc
- **rapidly**; developing: cur morph
- **sadness**; with (See MIND - Sadness - diabetes)
- O **Pancreas**; from complaints of: iris pancr phos

DIARRHEA:
- **amel**: abrot *Acon* aur bry merc-sul nat-s ph-ac podo sulph *Zinc*
  - **yellow** amel: saroth

DIGITALIS | abuse of; after: chin laur nit-ac

DINNER:
- after:
  - **agg**: *Agar Aloe* alum ars *Bry* grat ign mag-m merc-i-r nat-c nux-m *Nux-v* phos sul-ac zinc
  - **amel**: chel cinnb lol nat-s

DIRTY APPEARANCE (See MIND - Indifference - appearance; SKIN - Dirty; SKIN - Discoloration - dirty; SKIN - Discoloration - white - dirty)

DISABLED:
- **children**; in: *Agar* arn aur bar-c *Bufo* cact *Calc-p* Carb-v carc *Caust* cic hell *Ign* **Med Merc** naja op stram zinc
- **congenital**: syph

DISCHARGES (↗*Mucous secretions*):
- **amel** (↗*Mucous secretions - amel.; Mucous secretions - suppressed*): abrot acon agar *Anthraci* arist-cl ars asaf bell borx *Bry* calad *Calc* camph cham chin cimic colch con cupr dig *Dulc* ferr graph ham hell hyper *Ip* kali-bi kali-chl **Lach** lyc med merc mill mosch nat-m nux-v *Op* petr *Ph-ac* **Phos** *Psor* **Puls** *Rhus-t* sec senec *Sep Sil* stann stict stram **Sulph** tab thuj verat *Zinc*
- **black**: elaps
- **bland**: euphr *Hep* kali-m *Merc Puls* sil sulph
- **bloody**:
  - **frothy**: op
  - **streaked**: ars asaf bry chin crot-h *Ferr* hep ip lach *Merc* nit-ac *Phos* rhus-t sang senec seneg sil *Sulph* tub zinc
- **burning**: all-c ars calc kali-i kreos *Merc* merc-c puls sin-n sulph
- **continuous**: merc
- **curdled**: borx helon merc til
- **destroying** hair: bell-p lyc merc nat-m nit-ac rhus-t sil
- **dirty**: arg-met *Ars* berb calc caust *Chel* cupr dig diph ferr-p **Kali-c** kali-m lach *Lyc Merc* merc-cy nit-ac ox-ac ph-ac **Phos** sil sulph

1831

Discharges

- **excoriating**: all-c *Am-c* **Ars** ars-i arum-t brom carb-an carb-v caust cham cist colch eucal euphr fl-ac *Graph* hep hydr *Iod* iris kali-i *Kreos* lil-t lyc *Med* **Merc** merc-c mez mur-ac nit-ac phos prun ran-s *Rhus-t* sabin sang *Sep Sil* sul-ac sul-i **Sulph** tell thuj tub
- **fetid** (See offensive)
- **fibrinous**: iod kali-chl *Kali-m* merc-d
- **foul** (See offensive)
- **frothy**: apis arn asc-t chel cob elat grat *Ip Kali-bi* kali-c kali-i kreos laur led *Mag-c* merc nat-s oena *Podo* rheum rhus-t rumx sabad sep **Verat**
- **green** | **grass**; turning green like: calc-f
- **gushing**: ars bell berb bry **Crot-t** elat *Gamb* grat *Jatr-c* kali-bi mag-m *Nat-c* nat-m *Nat-s* phos podo sabin stann *Thuj* tril-p verat
- **hardened** (= dried): agar bry con **Kali-bi** kali-m *Mosch* nat-c nit-ac *Phos Sep Sil Sulph Thuj*
- **hot**: acon *Am-c Bell* borx cham euphr iod kreos op *Puls* sabin sulph
- **itching**; causing: *Calc* fl-ac led mang *Med* par rhod *Rhus-t* sulph tell
- **lumpy**: aeth aloe **Ant-c** calc-s *Cham Chin* coc-c croc *Graph* **Kali-bi** kali-m kreos **Lyc** mang *Merc* Merc-i-f **Plat** rhus-t sep sil stann
- **meat** like; like: ars calc ferr-p kali-i kreos mang merc-c nit-ac rhus-t stront-c
  - **acrid**: canth
- **milky**: calc kali-m kali-p nat-s **Ph-ac** *Puls* sep
- **molasses**; like: croc ip mag-c phos
- **musty**: *Borx* carb-v *Coloc* crot-h *Merc* nux-v *Phos Puls Rhus-t* sanic **Stann** staph teucr thuj thyr
- **odor**:
  - **almonds**; bitter: benz-ac
  - **ammoniacal**: am-c asaf aur benz-ac iod lac-c lach mosch *Nit-ac* phos stront-c
  - **fish-brine**: astac bell calc graph iod med ol-an sanic sel **Tell** thuj
  - **urine**; like: benz-ac canth *Coloc* nat-m nit-ac ol-an sec urt-u
- **offensive**, fetid: *Arn* cist eucal *Kreos* meph *Psor* **Pyrog** rhus-g *Sulph* tell
  - **accompanied** by | **Mammae**; cancer of the (See CHES - Cancer - mammae - accompanied - discharge - offensive)
- **persistent**: iod
- **profuse**: *All-c* **Ars** *Nat-m* podo **Rhus-t** verat
- **putrid** (See offensive)
- **rancid**: alum carb-v *Puls* tell thuj valer
- **red**: ars-i kreos merc rhus-t
- **scanty** | **amel**: apis arg-met lach squil
- **serous**: anemps
- **slimy**: borx calc chin *Kali-bi* lyc mag-c merc-d nat-m par ph-ac thuj *Puls*
- **staining**: carb-ac lach *Mag-c* mag-p med merc pulx sil *Thlas* thuj vib
  - **yellow**: bell carb-an graph kreos lach merc sel

Generals

Discharges: ...
- **sticky**: ant-t arg-n ars-i borx bov bry caust coc-c croc graph hydr **Kali-bi** kali-c kali-m *Lach* lappa lyc *Merc* mez myric nat-m osm *Phos* phyt plat *Puls* rumx **Stann** sul-ac thuj ust verat viol-t
- **suppressed**: camph hydr-ac stram thlas verat
- **tar**; like: lept mag-c mag-m nux-m plat
- **thick**: arg-met **Ars** ars-i borx *Calc* calc-s canth carb-v con croc dulc graph *Hydr Kali-bi* kali-s kali-m merc merc-cy nat-m psor **Puls** sil sulph
- **thin**: ars *Asaf* canth *Caust* cham crot-h cupr fl-ac gamb *Graph* grat iod iris kali-m kali-p *Merc* mur-ac nat-s nit-ac phos *Podo* rhus-t sabin sec sil *Sulph* verat
- **vicarious**: *Bry* con dig ferr ham *Lach* lycps-v mill nux-v *Phos Puls* sec senec *Sep* sulph
- **yellow**:
  - **serous**: kali-s
  - **sticky**: hydr kali-bi sumb
  - **tenacious**: sumb

DISCOLORATION (See SKIN - Discoloration)

DISTENSION blood vessels (↗ *Relaxation - blood*): acon aesc agar alum alum-p alum-sil *Am-c* ambr amyloc-m ant-t apoc arg-n *Arn* ars aur aur-i *Aur-m* aur-s *Bar-c Bar-m* bar-s **Bell** bov bry cact calc calc-f calc-p calc-sil *Camph* carb-an **Carb-v** *Carbn-s* caust celt *Chel* **Chin** chinin-ar *Chinin-s* cic clem cocc coloc con *Croc* cycl dig **Ferr** ferr-ar ferr-i ferr-p fl-ac *Graph Ham* hep **Hyos** kreos *Lac-d* lach laur *Led* Lil-t lyc m-arct m-aust mag-c meny merl mosch nat-c nat-m nat-s *Nux-v* olnd op ph-ac *Phos* pilo *Plb Podo* **Puls** rheum rhod rhus-t ruta sabin sars sec sel sep sil spig *Spong* staph stront-c sul-ac sul-i *Sulph* **Thuj** thymu vip zinc
- **evening**: mill **Puls**
- **atony**, from: mill
- **fever**; during: *Agar* am-c arn *Bell Camph* **Chin** *Chinin-s Cocc* **Croc Cycl** *Ferr* **Hyos Led** mosch **Ph-ac Puls Ran-s** *Rhus-t* staph thuj
- **menses**:
  - **during** | **agg**: ambr ferr *Hyos*
- **motion** agg: spong
- **standing** agg: sulph
- **warm** room from cold air; when entering a: sulph
○ **Arterioles**; of: thyr

DISTENSION; sensation of: acon alum am-m ambr anac ant-c ant-t arg-met arn ars asaf asar aur bar-c *Bell Bism* bov *Bry* calc canth *Caps* carb-v caust cham chin cina cocc colch con cycl dig dulc euph *Glon Guaj* hell hep hyos ign ip kali-c kali-n kreos lach *Laur* led lyc m-ambo m-aust mag-c mang merc mez mosch nit-ac nux-m nux-v olnd op **Par** petr ph-ac phos plat plb **Puls** ran-b ran-s rhod **Rhus-t** ruta sabad sabin samb sars seneg sep sil **Spig** spong stann staph stram sul-ac sulph tarax thuj valer verat zinc
- **pain**; during: puls

DISTORTION: agar bell caust cic guaj hyos plat ruta sec sil stram tarent

1832   ▽ extensions | ○ localizations | ● Künzli dot

Dizziness
Generals
Dropsy

DIZZINESS (See VERT - Vertigo)

DOUBLING UP of the body *(⤴Bending - double - amel.):* aloe ant-t *Ars* caust chin cimic *Cocc Coloc* cycl dios dros lil-t mag-m mag-p plat plb rhus-t sabin sec sin-n sulph

DOWN's syndrome: carc morg-p pert toxo-g

DRAGGING (See Pain - tearing)

DRAWING IN:
- **soft** parts; of *(⤴Retraction - soft):* acon agar am-c arn ars bar-c bell *Calad* carb-v caust chel chin con cupr *Dros* dulc euph euphr hell kali-c lach laur *Mosch* nat-c nux-v **Plb** rhus-t ruta sil staph sulph valer zinc

DRAWING UP the limb, flexing *(⤴Bending - affected - agg.):*
- **agg:** arn *Bry* carb-v *Caust* cimic kali-bi lach lyc puls rhus-t sec sep sulph valer
- **amel:** *Alum* am-c am-m anac ang *Ant-c* arg-met arn aur bar-c bell bov *Bry* **Calc** cann-s cann-xyz caps carb-v caust cham *Chin* cina clem *Coloc* con croc crot-h dig dros dulc ferr graph guaj *Hep* ign kali-c lach laur lyc *Mang Meny* merc merc-c mur-ac nat-m nux-v petr phos plat plb puls ran-b rheum rhus-t *Ruta* sabin sel **Sep** sil spig spong stann staph **Sulph Thuj** valer verat

DRAWN TOGETHER; sensation as if: carb-v *Chin* merc naja nat-m *Nux-v* par puls *Rhus-t Sel Sulph*

DRINKING:
- after:
  • **agg:** acon ambr anac ang ant-t arn **Ars** asaf asar aur *Bell Bry* cann-s *Canth* caps **Carb-v** caust cham *Chin* cic cina *Cocc* colch coloc con *Croc* cupr dros *Ferr* graph hell *Hep* hyos *Ign* ip kali-c lach laur lyc **Merc** mez mosch mur-ac **Nat-c** *Nat-m* nit-ac **Nux-v** op petr ph-ac phos plb **Puls** rhod *Rhus-t* ruta sabad sabin sec sel sep **Sil** spig squil staph stram **Sul-ac Sulph** *Tarax* teucr thuj *Verat*
  • **amel:** acon alum bapt bar-c brom *Bry* carb-an *Caust* cist clem coc-c crot-h **Cupr** ferr graph ip lac-c lob lyc mosch nat-m nit-ac nux-v olnd *Phos* psil psor puls rhus-t sep *Sil* spig *Spong* sulph tarax verat
- **agg:** acon *Aeth* anac apis *Apoc Arg-n Ars* aur *Bell Bry* **Calc Canth** caps cham *Chin* chinin-ar *Cina Cocc* colch coloc con *Crot-t* cupr dig *Digox Eup-per* ferr gink-b grat hedeo hell *Hyos* ign **Iod** kali-c *Lach* laur med *Merc* merc-c mez nat-m nux-v *Phos* phyt plect *Podo* pop-cand *Puls* rhus-g rhus-t rhus-t sabad sabin *Sel* sep sil squil *Stann Stram* sul-ac *Trom* verat
  • **rapidly:** *Ars* cina *Hell* hep ip nat-m **Nit-ac** *Nux-v* **Sil** sulph verat
- **amel:** bism bry *Caust* cist coc-c cupr lob nux-v *Phos* sep *Spong*
- **aversion** to drink in spite of thirst: cann-i canth stram
- **sips;** in:
  • **agg:** merc
  • **amel:** bell cist kali-n lob squil

DROPS; sensation of (See Trickling)

DROPSY: *Acet-ac* acetan acon *Adon* aegle-f am-be ampe-tr *Apis* apoc arg-p *Ars* ars-i asc-c benz-ac *Blatta-a* brass bry cact *Cain* calc calc-ar card-m *Chin* coch coffin colch *Conv* cop cortiso *Crat* dig dulc elat eup-pur euph ferr *Fl-ac* gali hell hep hippoz iod iris iris-g jatr-u *Juni-c* kali-act kali-ar kali-c *Kali-i Kali-n* lac-d *Lach* lact-v *Liat* lyc med merc-d nast nit-s-d onis *Oxyd Phase* phos *Pilo* prun psor querc rhus-t samb *Samb-c* sol-ni solid *Squil Stroph-h* stry-ar *Ter* teucr-s thlas toxi ur-ac urin vince
- **acute:** apis
- **external** dropsy (= anasarca/edema) *(⤴EXTR - Swelling - dropsical; EXTR - Swelling - lower - dropsical; SKIN - Swelling - dropsical):* abel acet-ac acetan acon adon adren aeth agar alco am-be am-c ambr ampe-qu *Anag* ancis-p *Ant-c* **Apis** *Apoc* apoc-c *Arg-n* **Ars** ars-i *Asaf Asc-c Aspar* aur aur-ar aur-i *Aur-m* aur-s *Bar-m Bell Bism* blatta-a bor-ac bov brass-n-o *Bry* bufo *Cact* cain *Caj* calad *Calc Calc-ar Calc-s* calc-sil calth camph cann-xyz *Canth* caps carb-v *Carbn-s Card-m* casc cedr cham chel *Chen-a Chim* **Chin** *Chinin-ar* chinin-s **Chlol** cinnb cit-l coc-c coca coff **Colch** *Coll* coloc *Con Conv* convo-a cop cortiso crat *Crot-h* **Dig** *Dulc Elat* equis-h ery-a euonin eup-pur euph *Ferr* ferr-ar ferr-i ferr-p *Fl-ac Form* frag **Graph** *Grat* guaj **Hell** *Hep Hippoz* hom-xyz hyos iber *Ictod* **Iod** iris-g jal jatr-u junc-e juni-c kali-act kali-ar *Kali-c* kali-chl *Kali-i Kali-m* kali-n kali-p kali-s *Kalm* kreos *Lac-d Lach* lat-k *Laur Led Liat* lith-c luna *Lyc* lycps-v mag-m mang **Med Merc** *Merc-c* merc-sul mez mur-ac myric nat-m nat-c *Nat-m* nat-s nat-sal *Nit-ac Nux-m* **Olnd Op** oxyd ped phase-xyz phos phyt pic-ac plat *Plb* polytr prim-vl *Prun Puls* pyrog ran-b rauw reser rhod rhus-t rumx *Ruta Sabin* sacch *Sal-ac Samb* sanic sars sec senec *Seneg Sep* sil solid **Squil** staph stram *Stront-c* stroph-h *Sulph* **Ter** *Teucr* thlas *Thyr* toxi uran-n urea urin *Urt-u* ust *Verat Verb* vesi vesp vesp-xyz vip zinc *Zing* ziz
  • **morning:** chin *Nat-c*
  • **accompanied** by:
    : **anemia:** acet-ac crat
    : **diarrhea** (See RECT - Diarrhea - accompanied - anasarca)
    : **menses | suppressed** menses; from: apis apoc asc-c *Kali-c*
    : **renal failure:** oxyd
    : **urine:**
      : **copious:** squil
      : **pale:** colch
      : **red sand in urine:** lyc
      : **suppressed:** apoc aral-h
    : **Heart** disease (See heart)
    : **Skin:**
      : **discoloration;** yellow: merc-d
      : **dry:** cain
    : **Tongue:**
      : **pale:** *Ars*

All author references are available on the CD

1833

Generals

Dropsy – external

- **accompanied** by – **Tongue**: ...
  : **red** discoloration of the tongue | **bright** red: *Ars*
  : **Uterus**; pain in: conv
- **albuminuria**; with (↗*kidney; KIDN - Nephrotic; URIN - Albuminous)*: apis apoc **Aur-m**
- **body**; over whole (See external)
- **cardiac** (See heart)
- **fever**:
  : **intermittent** fever; from: *Ars* hell
  : **suppressed** intermittent fever; from: carb-v chin ferr hell lac-d
- **heart** disease; from (↗*CHES - Weakness - heart - accompanied - dropsy)*: Adon Apis Apoc arn **Ars** ars-i asc-c asc-t aur **Aur-m** *Cact Coffin Colch* **Coll** conv *Crat Dig Digin* iod kali-c kalm **Lac-d Lach** liat *Lyc* lycps-v merc-d *Prun* rauw scop ser-ang spartin *Squil Stroph-h* vip
- **hemorrhage**; after: apoc chin
- **hepatic** (See liver)
- **injuries**; after: bell-p
- **kidney** disease, from (↗*albuminuria; KIDN - Nephrotic; KIDN - Renal - chronic)*: acon ampe-qu ampe-tr ant-t *Apis* apoc *Arg-n* ars *Asc-c* aspar aur *Chim* **Colch** cortiso *Dig* digin eup-pur *Hell* helon juni-c lac-d lach liat *Merc Merc-c* merc-d nit-ac phos plb rauw senec *Solid* squil ter ur-ac urea vac
- **liver** disease, from: *Apoc* ars ars-s-f asc-c aur **Aur-m** *Card-m* cean chel *Chim Fl-ac* kali-ar lac-d **Lach** liat **Lyc** mur-ac polym tarax
- **menstrual** disorder during puberty or menopause: puls
- **old** people; in: **Kali-c**
- **painful**: dulc
- **pregnancy** agg; during: merc sanic
- **renal** (See kidney)
- **scarlatina**; after: acon **Apis** apoc **Ars** *Asc-c* **Aur-m** *Bar-m* Colch dig *Dulc* **Hell** *Hep* juni-c **Lach** *Merc Phos* pilo squil *Stram* **Ter**
- **serum** oozing, with: ars hep lyc *Rhus-t*
- **spleen** disease, from: cean **Lach** liat querc querc-r squil
- **sudden**: *Kali-n*
○ **Nervous** system: pitu-p
- **general**; in: anag *Apoc* asc-c *Blatta-a* **Cain** calad calc-ar cortiso cyna elat gali juni-c kali-act kali-c mom-b nat-m nit-s-d onis puls solid spartin-s *Uran-n*
- **morning**:
  : **agg**: apis aur kali-chl phos sep sil
  : **amel**: bry
- **accompanied** by:
  : **asthma**; bronchial (See RESP - Asthmatic - accompanied - edema)
  : **discharge** of serum: ars lyc rhus-t
  : **jaundice**: merc-d
  : **numbness**: fl-ac
  : **paralysis** (See Paralysis - accompanied - dropsy)
  : **respiration**; difficult: eup-pur

Dropsy – internal

- **general**; in – **accompanied** by: ...
  : **thirst**: apoc
  : **ulcers**: ars graph hell lyc merc rhus-t squil sulph
  : **urination** | **profuse**: squil
  : **urine**; pale: colch
  : **Heart**; complaints of (See external - heart)
  : **Heart**; weakness of (See CHES - Weakness - heart - accompanied - dropsy)
  : **Kidneys**; complaints of: apoc ars *Dig* helon *Merc-c* ter
  : **Heart**; and complaints of: *Merc-d*
  : **Liver** complaints: *Apoc* asc-c card-m fl-ac lac-d lach lyc mur-ac
  : **Pelvis**; congestion of (See ABDO - Congestion - pelvis - accompanied - dropsy)
  : **Skin**; red discoloration of: com
  : **Spleen**; complaints of: lach
  : **Stomach** | **irritation** of: apoc
- **alcoholism**, from: apoc ars fl-ac sulph
- **alternating** with:
  : **diarrhea** (See RECT - Diarrhea - alternating - dropsy)
  : **discharges**: apoc
- **baglike**: apis ars kali-c
- **children**; in | **newborns**: apis carb-v coffin dig lach sec
- **eruptions**:
  : **after**: ars hell rhus-t sulph
  : **suppressed** eruptions; after: **Apis** *Ars* canth dulc *Hell* zinc
- **exanthema** (See eruptions)
- **glands**; from pressure of: kali-i
- **hemorrhage**; after: acet-ac apoc chin ferr helon senec
- **menses**; before: foll
- **motion** | **amel**: nat-c
- **ovulation**; during: foll
- **puberty** or menopause; during: puls
- **quinine**; from abuse of: apoc
- **scarlet** fever; after: asc-c colch
- **sprains**; from: bov
- **sudden**: kali-n
- **thirst**;
  : **with**: *Acet-ac Apoc* ars
  : **without**: apis ars hell puls
- **inflammatory**: apis
- **internal** dropsy (↗*CHES - Dropsy; FEMA - Swollen - ovaries - dropsical; FEMA - Swollen - uterus - dropsical)*: *Acet-ac Acon Adon* agn alco am-be am-c ambr ampe-qu anag ancis-p ant-ar ant-c *Ant-t* anthraco **Apis** apisin *Apoc* apoc-a arg-met arg-n arn **Ars** ars-i asc-c aspar aur aur-ar aur-i *Aur-m* aur-s *Bar-m* **Bell** benz-ac *Blatta-a* blatta-o brass *Bry* bufo *Cact* Cain caj *Calc* **Calc-ar** calc-s calc-sil camph cann-s canth caps carb-v **Card-m** casc chel chen-a chim *Chin Chinin-ar* chinin-s chlol cina cit-l coca **Colch** coloc *Con Conv Crat* crot-h **Dig** *Dulc* elat equis-h ery-a euonin eup-pur euph *Ferr* ferr-ar ferr-i ferr-p *Fl-ac* form graph grat guaj **Hell** hep hyos iber ictod ign iod *Ip* iris-g junc-e *Juni-c Kali-act Kali-ar*

1834 ▽ extensions | ○ localizations | ● Künzli dot

Generals

- **internal** dropsy: ...
  kali-bi kali-bit *Kali-c Kali-i* kali-m *Kali-n* kali-p kali-s *Kalm* lac-d lach lact laur *Led Liat* lith-c lyc lycps-v med *Merc* merc-c merc-d merc-sul mez mur-ac nat-ar nat-m nat-s nit-ac *Nit-s-d* nux-m nux-v olnd *Op Oxyd* ph-ac *Phase* phos *Plb* prim-v prun puls ran-b *Rhod Rhus-t Ruta* sabad *Sabin* sacch samb sanic sars sec senec *Seneg Sep* sil **Solid** spig spong *Squil* stann stigm stram *Stroph-h* sul-i **Sulph** tarent *Ter* teucr thlas thyr urea urea-n urt-u verat vesi vince viol-t zinc zing ziz
- o **Serous** membranes: apis bry *Chel* colch med ran-b sulph
- o **Joints**, of (See EXTR - Swelling - joints - edematous)

DRUGS:
- **allopathic** drugs (See Medicine)
- **homeopathic** drugs (See Remedies)
- **psychotropic** drugs (See Psychotropic - ailments)

DRUNK; as if: visc

DRY sensation: apis cortico cortiso hist
o **External** (See SKIN - Dry)
- **Internal** parts; in: *Acon* **Alum** *Alumn* am-m arg-met arn ars *Asaf Asar* bar-c *Bell Bry Calad* camph cann-i cann-s canth caps carb-v caust cha cic cina cinnb cocc coff con croc dros euph ferr ign ip kali-c m-ambo m-arct m-aust meny merc mez mosch nat-m **Nux-m** nux-v olnd par petr *Ph-ac* phos plb **Puls** rheum **Rhus-t** ruta sabad sec seneg sil spig squil stann staph *Stram* sul-ac sulph tarax teucr thuj valer *Verat* viol-o viol-t *Zinc*
- **Joints**: *Canth* croc gnaph lil-t *Lyc* m-arct **Nux-v** ph-ac **Puls**
- **Mucous** membranes (See Mucous membranes - dryness)

DRY weather (See Weather - dry)

DRYNESS of usually moist internal parts
(*Sjögren's): Acon* aesc agar agn alum am-c am-m ambr anac ang ant-c ant-t apis arg-n arn *Ars* asaf asar atro aur *Bar-c* **Bell** borx bov **BRY Calad Calc** camph *Cann-i* **Cann-s** canth caps carb-ac carb-an carb-v carbn-o caust *Cham* chel chin cic cina clem cocc coff colch con cor-r croc cupr cycl dig dros dulc euph euphr ferr gels *Graph* guaj hell hep hist *Hyos* ign iod ip *Kali-bi* kali-c kali-i kali-n kreos lach laur led *Lyc* m-ambo m-arct m-aust mag-c mag-m *Mang* menis meny *Merc Mez* mosch mur-ac nat-c **Nat-m** *Nit-ac* **Nux-m** nux-v olnd op *Par Petr* ph-ac **Phos** plat plb *Puls* ran-b ran-s rheum *Rhod Rhus-t* rumx ruta sabad sabin samb sang sars sec sel *Seneg* **Sep Sil** spig spong squil stann staph *Stram Stront-c* sul-ac sul-i **Sulph** tarax *Thuj Verat* verat-v *Zinc*

DUCHENNE-FRIEDRICH SYNDROME (See Dystrophy - muscles)

DUST:
- **agg** (*Allergic; Stone-cutters; RESP - Asthmatic - dust):
  am-c ars bell *Brom* calc chel chin **Dros** hep ign just lyc *Lyss* nat-ar ph-ac puls rumx sil sul-ac sulph
  - **fine** dust in air: bell

Dust: ...
- **sensation** of dust:
  o **Internal** parts; sensation of dust in: *Am-c* ars *Bell* **Calc** chel chin cina cocc crot-c dros hep *Ign* ip *Lyc* op *Ph-ac* plat puls rheum rumx sulph teucr zinc

DWARFISHNESS (*Development; Development - arrested):* ambr aster bac **Bar-c** bar-i *Bar-m* borx *Calc* **Calc-p** *Carbn-s* carc *Con* iod lyc mag-m *Med* merc merc-pr-a nat-m nep nux-m *Ol-j* ph-ac sec *Sil* sulfa **Sulph Syph** thyr *Tub* zinc
- **children**; in: med
- **emaciated** babies: ol-j

DYSTONIA; autonomic: adren agar med mucor rauw syph tetrac

DYSTROPHY | Muscles; of (*Atrophy - muscles; Muscles):* calc calc-p cur dub *Hydroph Karw-h Parot* perh phos plb verat-v

EATING:
- **after**:
  • **agg**: abies-n acon aesc **Aeth** *Agar* agn all-c **Aloe** alum alum-p alum-sil am-c *Am-m* ambr **Anac** ang ant-c ant-t *Apis* apoc arg-met *Arg-n* arn **Ars Ars-s-f** arum-t *Asaf* asar aur aur-ar aur-s bar-act *Bar-c* bar-i bar-s **Bell Bism Borx** both-ax bov **Bry** bufo cain calad **Calc** calc-f **Calc-p** *Calc-sil* camph cann-s canth caps *Carb-an Carb-v Carbn-s* **Caust Cham Chel Chin** chion chloram cic cina cinnb clem *Coc-c Cocc Coff* colch **Coloc Con** cor-r *Crot-t* cupr-ar *Cycl* dig dros dulc echi eup-per euph euphr *Ferr* ferr-ar *Ferr-i* ferr-p *Gran Graph* grat guat hell hep *Hyos* ign *Indg* iod ip *Jug-r* kali-ar **Kali-bi Kali-c** kali-chl kali-m kali-n kali-p kali-s kali-sil kreos **Lach** laur led **Lyc** m-ambo m-arct m-aust mag-c mag-m manc mang meny meph merc *Mez* mosch mur-ac nat-ar *Nat-c* **Nat-m** nat-s nat-sil *Nit-ac Nuph* nux-m **Nux-v** ol-an olnd op *Ox-ac* oxyt par *Petr Ph-ac* **Phos** phyt plat plb *Podo Psor Ptel* **Puls** *Ran-b* ran-s raph rauw *Rheum* rhod *Rhus-t* **Rumx** ruta sabad sabin samb sang sars sec *Sel Seneg* **Sep Sil** sphing spig spong squil stann staph stront-c stry sul-ac sul-i **Sulph** *Tarax* ter teucr thea *Thuj* tril-p trom valer verat verb vesp vol-f *Zinc* zinc-p
  • **long** time after; a: aeth anac carb-v ferr grat *Kali-bi* kali-i kreos murx nat-m *Phos* puls sulph zinc
  • **only** after eating: iod mez
- **amel**: acon adon agar alet aloe alum alumn am-c am-m ambr amor-r *Anac* ang arn ars ars-i *Aster* bar-c bar-i bell-p *Bov* brom *Bry* buth-a cadm-met calc calc-f calc-i *Calc-s* cann-i **Cann-s** carb-an carbn-s *Caust* cham **Chel** chin cist con *Cupr* dicha dios euphr *Ferr* fl-ac gamb goss *Graph* guat hed hell *Hep Ign* **Iod** kali-bi kali-br kali-c *Kali-s* kalm kreos *Lac-ac* lach *Laur* lith-c lob lol lyss m-aust mag-c mag-m mand mang med meny merc mez mosch **Nat-c** nat-m *Nat-p* nicc nux-v *Onos* ox-ac paeon petr **Phos** plan plat prot *Psor Puls* rad-br ran-b rhod rhus-t rob *Sabad* sars **Sep** sil spig **Spong**

Generals

Eating

- **after – amel:** ...
  squil stann *Stront-c* sul-i sulph tarent valer verat zinc zinc-p
- **agg:** guat
- **before | agg:** acon alum am-c am-m *Ambr* anac ang arn ars *Ars-i* ars-s-f aur-ar bar-c bar-i bell *Bov* bry *Calc* calc-i *Cann-s* carb-an carb-v carbn-s caust cham *Chel Chin* colch *Croc* dulc euphr *Ferr* **Fl-ac** *Graph* hell hep *Ign* **Iod** kali-c *Lach* **Laur** m-aust mag-c mang meny merc mez mosch **Nat-c** *Nat-p* nit-ac nux-v olnd petr **Phos** *Plb* **Puls** ran-b *Rhus-t Sabad* sabin sars seneg sep sil spig squil stann staph *Stront-c Sulph Tarax* valer verat verb
- **fast agg:** ars *Ip* led *Nux-v* sil sulph
- **food** in the stomach | **amel:** anac fl-ac
- **frequently:**
  - **agg:** aeth
  - **amel:** fl-ac sulph
- **large** quantity; desire of (See STOM - Appetite - ravenous)
- **lunch** (See Dinner)
- **overeating agg;** after: acon aeth all-s alum **Ant-c** ant-t arg-n *Arn* ars asaf bry calc carb-v caust chin *Coff* dios hep ign **Ip** *Lyc* mag-c nat-c nat-p nux-m *Nux-v* **Puls** staph *Sulph* tub
  - **children;** in: aeth nat-p
- **satiety;** after eating to:
  - **agg:** bar-c bar-s *Calc* carb-v **LYC●** nat-c nat-m nux-v **Phos● PULS●** sep sil *Sulph* zinc
  - **amel:** ars *Iod* phos
- **small** quantities:
  - **agg:** alet am-m arg-n bar-c bell **Bry** canth carb-an *Carb-v Chin Con* crot-t cuc-p cycl ferr hep *Ign* kali-bi *Kali-c* kali-s led lil-t **Lyc** merc nat-m nat-p **Nux-v** petr **Phos** puls rhod rhus-t sars *Sep* sulph thuj verat zinc
  - **amel:** abel alum-sil guat lob spong
- **while:**
  - **agg:** abies-n aesc aeth agar aloe alum **Am-c** am-m ambr anac ang ant-c ant-t arg-met *Arg-n* arn ars aur aur-ar aur-s *Bar-c* bar-s bell bism *Borx* both-ax bov *Bry Calc* calc-f calc-sil cann-s canth *Carb-ac* **Carb-an Carb-v** *Carbn-s Caust Cham* chin chion *Cic* cina clem *Cocc* coff colch *Coloc* **Con** *Crot-t* cycl dig dros dulc euph *Ferr* **Graph** hell *Hep* hyos ign iod *Ip* kali-bi **Kali-c** kali-n kali-p kreos lach laur led *Lyc* m-ambo m-arct m-aust mag-c *Mag-m* mang merc mur-ac *Nat-c Nat-m* **Nit-ac** nux-m nux-v ol-an *Olnd* petr ph-ac *Phos* plat plb *Puls* ran-b ran-s rauw rheum rhod rhus-t *Rumx* ruta sabad sabin samb sars sec *Sep* sil spig spong squil staph stram stry sul-ac **Sulph** tarax teucr thea thuj *Trom* valer verat verb zinc
  - **amel:** acet-ac aloe *Alum* am-m *Ambr* **Anac** ap-g aq-mar am aur aur bar-c bell brom buth-a cadm-met cadm-s calc-p cann-i *Caps* carb-an carb-v cham *Chel* chin cimic cist *Cit-v* cocc con *Croc* cur cyn-d dig dros ferr ferr-act fl-ac graph guat hed *Hep* hom-xyz **Ign** iod *Kali-p* **Lach** laur led *Lith-c* lyc m-arct m-aust mag-c mang merc methys *Mez* nat-c

Eating – while – amel: ...
nat-m nit-ac nux-v onop onos par perh *Petr* ph-ac phos phyt pip-n plat prot psor puls rheum rhod rhus-t sabad sabin sanic *Sep* sil *Spig* spong squil stann staph sul-ac sulph tarax *Thlas* thymol v-a-b **Zinc**
: **evening:** hed
: **only** while eating: *Iod*

EBULLITION of blood (See Orgasm)

ECLAMPSIA (See Convulsions - pregnancy)

EDEMA (See Swelling - puffy)

EFFICIENCY (↗ *Vigor*):
- **increased:** agar alco ars bell bov bry calc-f clem cob coca coff corn cot elae erech ferr fl-ac gast gels gins helon kola lach lil-t meny nat-p ol-j op ped phos pic-ac pip-m plat sars stram vanad wies

EFFUSION: calc carb-an graph iod kali-i kali-m rhus-t sul-i sulph
- **threatening:** *Apis Bry Chin* cic *Hell* iodof op tub *Zinc*

ELECTRICITY of the atmosphere; ailments from (↗ *Shock - electric-like - touching):* nat-c phos

ELECTROSHOCK; ailments from: morph phos

ELEPHANTIASIS: *Anac* ars calo card-m *Elae* graph ham hell hippoz *Hydrc* hydrochl-ac iod kreos **Led** lyc *Myris* sil still **Sulph**
- **arabum:** ars elae *Hydrc* myris *Sil*

EMACIATION (↗ *Lean people; Fasting - amel.; Cachexia):* **Abrot** acal *Acet-ac* adren *Agar* alco *Alet* alf all-s *Alum* alum-p alum-sil alumn am-c am-caust am-m *Ambr* ambro anac ang ant-c ant-t anthraci *Apis* apoc aq-mar *Arg-met Arg-n* arn **Ars Ars-i** ars-met ars-s-f arum-i asc-t astra-e astra-m *Aur* aur-ar aur-m bac bapt bar-act **Bar-c** bar-i *Bar-m* bar-s *Bell* ben-n benz-ac beryl bism borx both brach *Brom Bry* **Bufo** buni-o *Cact* **Calc** calc-ar calc-f calc-hp **Calc-i** calc-m calc-ox *Calc-p Calc-sil Camph* cann-s *Canth Caps Carb-an Carb-v* carbn-o *Carbn-s* carl *Caust* cench cere-b *Cetr Cham Chel Chin* chinin-ar chinin-s *Chion* chlol *Chlor* cic cimic cina *Cist Clem* cob-n coca *Cocc* coff *Colch Coloc* con cor-r cory *Crot-c* crot-t cub cund *Cupr* dig digin diphtox dros dulc echi echit euphr eupi *Ferr Ferr-ar Ferr-i Ferr-m* ferr-p *Fl-ac* fuc *Gamb* gels gran **Graph** *Guaj* hed **Hell** helo helo-s *Helon Hep Hippoz* hura *Hydr Ign* **Iod** *Ip* jal jug-c kali-ar kali-bi *Kali-br* **Kali-c** *Kali-i* kali-m kali-s *Kali-sil* kali-t *Kreos* kres *Lac-ac* lac-c *Lac-d Lach* lat-k *Laur* lec led lil-t luf-op **Lyc** lyss mag-c mag-m mag-p mang mang-act med *Merc* **Merc-c** merc-k-i mez moly-met morph *Mucor Mur-ac* myos-a *Myos-s* naja *Nat-ar Nat-c* **Nat-hchls Nat-m** *Nat-n Nat-p Nat-s* nat-sil *Nicc* **Nit-ac** nit-s-d nuph nux-m **Nux-v** *Ol-j Op* ox-ac parathyr pers *Petr Ph-ac* phel **Phos** *Phyt* pic-ac pilo pin-s pip-m *Plan* **Plb** plb-xyz **Podo** *Psor* **Puls** pyrog raph rhus-g *Rhus-t* rhus-v ruta sacch samb *Sanic* saroth *Sars Sec* **Sel** *Senec* sep **Sil** spig spong **Stann** *Stann-i* staph still *Stram* **Strept-ent**

Emaciation

Emaciation: ...
Stront-c Sul-ac sul-h sul-i sulfa **Sulph** sumb *Syph* syzyg tab *Tarent* Ter *Teucr* thal ther *Thuj* thuj-l thyr **Tub** tub-a tub-m tub-r (non: uran-met) uran-n v-a-b vanad *Verat Verat-v* vesp vip voes x-ray *Zinc* zinc-m zinc-val
- **accompanied** by:
  - **acne**: abrot
  - **cough**: *Acet-ac* ambr *Chin* ferr lyc *Nit-ac Nux-v Puls*
  : **dry**: lyc
  - **diabetes** (See Diabetes mellitus - accompanied - emaciation)
  - **hands**; heat of the: ol-j
  - **perspiration | cold**: ars *Tub Verat*
  - **phthisis** pulmonalis (See Cachexia - tuberculosis)
  - **plethora**; false: ferr
  - **weakness**: *Acet-ac* ars iod kreos tub *Verat*
  ○ **Abdomen**:
  : **enlarged** (See ABDO - Enlarged - children - marasmus)
  - **Glands**; enlargement of: iod
  - **Head**:
  : **heat** of the: ol-j
  : **perspiration** of the: calc
- **acute** diseases; with: verat
- **anemia**; from (See Anemia - accompanied - emaciation)
- **appetite** with emaciation; ravenous: *Abrot* acet-ac ars ars-i bac bar-c bar-i brom **Calc** calc-f chin cina con elaps *Verat* ip *Kali-i* luf-op *Lyc* mag-c *Nat-m* **Petr** *Phos* psor sanic sec sel sil sul-i *Sulph* thyr *Tub* tub-r (non: uran-met) uran-n
  - **children**; in: *Abrot* ars-i bar-c **Calc** *Calc-p Caust Chin* **Cina Iod** *Lyc Mag-c* **Nat-m** *Nux-v* petr sanic *Sil* sul-i *Sulph* tub
  : **infants**; in● (*children - infants*): *Abrot* ars-i *Bar-c* bar-i **Calc** *Calc-p Caust* **Cina Iod** *Kali-i Lyc Mag-c* **Nat-m** *Nux-v* petr sanic *Sil* sul-i *Sulph*
  : **malarial** regions; born in: nat-m
  : **newborns**: sanic
- **beginning | Legs**; in (See extending - upward)
- **cancerous** affections; in (*Cancerous - cachectic*): brom cory
- **cares**; from: caust
- **causeless**: x-ray
- **children**; in (*Children*): *Abrot* **Acet-ac** alum ant-c *Arg-n* arn **Ars Ars-i** ars-s-f bac bar-c bell borx brom **Calc Calc-p** *Calc-sil Carb-v* caust cham chin cina coca con **Ferr** hecla hep *Hydr* **Iod** ip kali-i kali-i *Kreos* lac-d *Lyc Mag-c* med merc **Nat-m** *Nux-m Nux-v Ol-j Op* **Phos Plb Podo Psor Puls Sanic** sars *Sep* **Sil** sul-i *Sulph* syph tarent thyr *Tub*
  - **boys**; pining (*Children - delicate*): **Aur Lyc** *Nat-m Ph-ac* **Tub**
  - **infants**; in (*appetite - children - infants*): abr abrot *Acet-ac* ant-i arg-met *Arg-n* ars ars-i aur bar-c borx *Calc* calc-hp calc-i calc-p *Calc-sil* caps carb-an

- **children**; in – **infants**; in: ...
carb-v caust cetr chin clem ferr **Ferr-p** fl-ac glyc helon *Hep Hydr* iod kali-i kali-p kreos led lyc mag-c mang-act merc *Merc-c* nat-c nat-m nux-m *Ol-j* op *Ph-ac* phos phyt plb *Plb-act* plb-i *Plb-m* psor rhus-t ric *Samb* sanic sars sec sel sep *Sil* stann staph *Sulph* syph ter *Thuj* thyr tub uran-n vanad *Verat* zinc
  - **newborns**; in (= marasmus): abrot borx
  : **accompanied** by:
  : **Umbilicus**:
  . **discharge** from umbilicus: **Abrot**
  . **eruption** on umbilicus: **Abrot**
  : **birth** trauma; after (*History - birth*): borx
  : **bottle** fed: nat-p
- **chronic**: caust parathyr
- **diarrhea**; during: *Borx* calc chin *Lach Mag-c* med *Merc Nat-m* nat-s *Ol-j Petr Ph-ac* phel plan podo prot *Rheum* sep sul-i sulph teucr tub
- **downwards**; spread (See extending - downward)
- **eating** well; though (See appetite)
- **except** the abdomen; general emaciation (See ABDO - Fat - accompanied - emaciation)
- **excitement** agg: iod
- **fright**; from: caust
- **grief**; after: calc-p *Caust* petr ph-ac
- **infantile** marasmus (See children - infants)
- **insanity**; with: arn ars calc chin graph lach lyc nat-m nit-ac nux-v phos puls sil sulph verat
- **long**-lasting disease; from: caust
- **loss** of animal fluids; from: **Chin Lyc Sel**
- **neuralgia**; after: plb
- **nutrition**; gradual emaciation from impaired (*Malnutrition*): ars
- **old** people; in: *Ambr* anac **Bar-c** carb-v chin chinin-s *Fl-ac* **Iod LYC●** nit-ac op rhus-t *Sec Sel Sil*
- **painful**: caps plb
- **partial** (See single)
- **pining** boys (See children - boys)
- **progressive**: acal arg-n ars carbn-s hyper kali-hp *Phos* phys *Plb* sanic sec sil
  - **acute** disease; in: arn guaj verat
  - **loss** of appetite; with: bac calc
- **rapid**: ars calc-hp chlor ferr iod kreos nat-sil plb samb tarent *Thuj* thyr tub
- **seaside | amel**: med
- **sensation** of: acon agar berb naja nat-m psor
- **suddenly**: bar-c graph samb
- **typhoid** fever; after: parathyr
- **upwards**, spreads (See extending - upward)
- **vomiting**; from continued: kali-bi
▽**extending** to
  ○ **Downward** (*Obesity - thighs*): calc cench **Lyc●** **Nat-m●** psor sanic sars
  - **Upward**: abrot arg-n pin-s
  ○**Affected** parts: **Ars** bry calc *Carb-v Caust* cupr dulc **Graph Led** *Lyc Mez* nat-m *Nit-ac* nux-v ph-ac *Phos Plb* **Puls Sec** sel sep sil sulph
  - **Glands**; of (*Atrophy - glands*): con iod kali-p
  - **great**: nat-m petr ph-ac phos

Emaciation – Painful **Generals** Exertion

- **Painful** parts, of: plb
- **Single** parts, of: all-s bar-c bry calc caps carb-v *Caust* con dulc graph *Iod* led *Mez* nat-m nit-ac ph-ac phos *Plb Sel* sil
- **Upper** part of body: calc lyc plb
  · **accompanied** by | **Lower** limbs; well nourished: lyc nat-m

EMBOLISM (↗*EYE - Embolism):* kali-m
- **prophylaxis** (= to prevent this condition): fuma-ac

EMISSIONS SEMINAL (↗*Loss - fluids):*
- **agg**: abrot agar *Alum* ars aven *Bar-c* borx bov bufo *Calc* cann-i cann-s carb-ac carb-an carb-v *Caust Chin* cob con dig ferr-br *Iod* kali-br **Kali-c** led *Lyc* merc mez nat-c **Nat-p Nux-v** petr *Ph-ac Phos Pic-ac* plat plb *Psor* puls ran-b rhod sabad **Sel Sep** *Sil* stann *Staph* stram *Sulph* thuj
- **amel**: calc-p *Lach Zinc*

EMPTINESS, sensation of (↗*MIND - Delusions - emptiness):* alum am-c am-m ant-c ant-t arg-met arn astra-m aur **Bar-c** bry calad calc caps carb-an carb-v caust cham *Chin* cina **Cocc** coff coloc croc cupr dig dulc euph glon graph guaj hep hydr **Ign** iod ip **Kali-c** kali-n lach laur **Lyc** mag-c manc mang med meny merc mez *Mur-ac* murx nat-c nat-m nux-v *Olnd* op oxyt par petr **Phos** plat plb podo **Puls** rhus-t ruta sabad **Sars** seneg **Sep** spig squil **Stann** staph stram sul-ac *Sulph* tab tell teucr verat verb vib vinc zinc *Zing*
- **eating**; after: grat
- **faintness**; with sensation of: **Sep**
- **general**: ail apoc aur cob-n hydr-ac kali-c merc **Sep** zing
o **Internally**: aur
- **Organs**; in: tab
- **Whole** body is hollow; as if: aur cob-n kali-c pall

ENCAGED (See Constriction - external - caged)

END STAGE OF A DISEASE (See Euthanasia)

ENDARTERITIS OBLITERANS (= arteritis obliterans): x-ray

ENDOMETRIOSIS (See FEMA - Endometriosis)

ENERGY:
- **excess** of energy (↗*Activity - increased; Activity - physical; Strength):* agar *Coff* iod lach med nat-p op phos sep stram tarent zinc
  · **alternating** with:
    : **sadness** (See MIND - Sadness - alternating - energy)
  · **children**; in (↗*MIND - Restlessness - children):* *Agar* anac ant-c *Arn* ars-i *Aur* chin hyos iod **Lach** lyc *Lyss* **Med** nux-v op phos rhus-t sep stram sulph *Tarent Tub Verat* zinc
o **Muscles**: fl-ac

Energy: ...
- **lack** of energy (See Weakness)

ENERVATION (See Weakness)

ENLARGED (See Hypertrophy; Swelling)

EOSINOPHILIA: abrom-a allox ars aza bamb-a carc crat loxo-parr loxo-recl lyc musa nat-m nat-s phos rad-br saroth thal thyroiod toxo-g v-a-b

EPILEPSY (See Convulsions - epileptic)

ERGOT agg: chin lach nux-v sec sol-ni

ERUCTATIONS:
- **amel**: acet-ac *Acon* aesc agar all-c aloe alum alum-p alum-sil am-c am-m **Ant-t Arg-n** ars *Aur* aur-i aur-s *Bar-c* bar-i berb borx *Bry* camph cann-s *Canth* **Carb-v Carbn-s** cench *Chel* cob-n coc-c cocc colch coloc cop cortico *Dig Dios Fl-ac* **Graph** *Hydr* **Ign** iod **Kali-bi Kali-c** *Kali-i* kali-n *Kali-s* kali-sil *Lac-ac Lach* laur **Lyc** mag-c mag-m meph mosch *Nat-c* nat-m *Nit-ac Nux-v* ol-an olnd op par petr ph-ac phos *Pic-ac Plat* puls rhod rumx sabad sabin **Sang** sars *Seneg Sep Sil* stront-c sul-ac sul-i *Sulph Tarent* ter thuj zinc zinc-p

ERUCTATIONS and **FLATUS** both amel: arg-n carbn-s hep

EUTHANASIA; to induce: acon aml-ns ant-t apis ars carb-v chin coloc crot-h lach lachn lyc mur-ac phos puls rhus-t rumx sec spig tarent tarent-c verat
- **respiratory** complaints; in: *Ant-t*

EXCORIATION (See Mucous membranes - excoriation; SKIN - Excoriation)

EXERTION; physical (↗*Activity - physical; MIND - Exertion - physical):*
- **agg**: acon *Act-sp* aesc *Agar* agn allox **Aloe Alum** *Alum-p* alum-sil *Alumn* am-c am-m *Ambr* ammc *Anac* ant-c *Ant-t* apis apoc *Arg-met* arg-n arist-cl **Arn Ars Ars-i** ars-s-f asaf asar aur aur-ar aur-i aur-m aur-s bar-c bar-i *Bar-s* bell-p *Benz-ac* berb beryl blatta-o *Bol-la* borx both-a both-ax bov brom **Bry** buni-o buth-a *Cact* **Calc** *Calc-ar* calc-f calc-i *Calc-p* **Calc-s** calc-sil *Cann-s* carb-an *Carb-v Caust Chel Chin* chinin-ar chinin-s cic cimic cina cist coca *Cocc* coff *Colch* **Con** crat croc *Crot-h* cupr cur cycl *Dig* dulc epiph erig euphr *Ferr* *Ferr-ar* **Ferr-i** *Ferr-p* fl-ac flor-p *Gels* glon graph *Guaj Ham* hell *Helon Hep* ign **Iod** ip *Kali-ar Kali-bi Kali-c* kali-m kali-n *Kali-p* kali-s kali-sil *Kalm Kreos Lac-d Lach* lact **Laur** led lil-t *Lob Lyc Lycps-v* m-arct mag-c mag-p malar meny *Merc Merc-c* mill *Mur-ac* murx naja **Nat-ar Nat-c Nat-m** *Nat-p Nat-s* nat-sil nit-ac nux-m *Nux-v* olnd ovi-p *Ox-ac* pall paro-i pert petr *Ph-ac Phos* **Pic-ac** plat *Plb Podo* prot *Psor Puls Rheum* rhod **Rhus-t** *Ruta* sabad *Sabin* sacch-l *Sang* sanic sarcol-ac sars scut sec **Sel Sep** *Sil* sol-ni **Spig Spong** squil **Stann Staph** stront-c stroph-h stroph-s sul-ac sul-i **Sulph** *Tarent* tax tell ter ther thuj *Tub* tub-d tub-m tub-r v-a-b *Valer* verat *Zinc* zinc-p
  · **prolonged** exertion: tub-m
  · **slight** exertion: malar nux-m sul-i thyr tub-d
  · **violent** exertion: lappa mill symph

1838 ∇ extensions | O localizations | ● Künzli dot

Generals

Exertion

- **amel** (↗*Idleness - agg.; MIND - Exertion - physical - amel.*): adon aesc agar aloe alumn *Apis* brom canth carc *Cycl* ferr fl-ac helon *Hep Ign Iod* kali-bi kali-br kali-c **Lil-t** *Mag-m* nat-m *Orig* phys plb rad-br rauw **RHUS-T● SEP●** sil stann *Tarent* thlas tril-p tub-r zinc
  • **air**; in open: aloe rauw
- **aversion** for: calc caps *Chel* nat-n pall
- **desire** for (↗*MIND - Activity - desires*): bufo nux-v phos
- **impossible**: calc-i pert-vc

EXHAUSTION (See Weakness)

EXOSTOSIS (↗*EXTR - Exostosis*): am-c ang *Arg-met* **Aur Aur-m** calc *Calc-f Calc-p* colch crot-c daph *Dulc* **Ferr-i Fl-ac** graph hecla hep *Kali-bi Kali-i* lap-a *Maland* **Merc** *Merc-c Merc-p Mez Nit-ac* ph-ac **Phos Plb** *Plb-act* plb-xyz *Puls* rhus-t *Ruta Sars* **Sil** staph still sulph syph *Zinc* zinc-m
- **eruptions**; after suppressed: sulph
- **injuries**; after: calc-f
- **painful**: aur daph kali-i merc syph
- **syphilitic**: fl-ac hep merc

EXPANSION; sensation of: *Arg-met Arg-n* par

EXPECTORATION:
- **agg**: coc-c dig *Led Nux-v*
- **amel**: ant-t apis aral arg-met asaf coc-c grin hep hyper kali-bi kali-n lach psor sep stann sul-i zinc

EXPIRATION:
- **agg**: agn ambr anac ang ant-c ant-t *Arg-met* ars asaf aur bry cann-s carb-v caust cham chel chin *Chlor* cic cimic cina clem coff **Colch** *Dig Dros* dulc euphr *Fl-ac Ign Iod Ip* kreos laur led mang med meph mur-ac nat-c nux-v *Olnd* ph-ac **Puls** rhus-t ruta sabad samb *Sep* **Spig** spong squil stann **Staph** tarax verat *Viol-o Viol-t* zinc
- **amel**: *Acon* agar am-m anac ang arg-met arn asaf asar bar-c **Borx Bry** calc camph canth caps carb-an caust cham chel chin cina clem croc cycl euphr guaj hell hep ip kali-c kali-n kreos lyc m-arct *Meny* merc mosch nux-m olnd op plat plb ran-b ran-s **Rhus-t** sabad **Sabin** sars sel seneg sep spig spong *Squil* stann sul-ac sulph tarax valer verat

EXUDATES; to facilitate the absorption of (See Absorption)

FAILURE to thrive (See Children - delicate)

FAINTNESS (↗*MIND - Unconsciousness; Collapse; Convulsions - consciousness - without*): abies-c acet-ac acetan **Acon** *Aesc* aeth aether agar agar-em alco alet all-c aloe **Alum** alum-p alum-sil alumn am-br am-c *Am-caust* am-m ambr *Aml-ns* amyg anac ant-c *Ant-t* apis *Apoc* apom *Arg-n Arn* **Ars** ars-h *Ars-i* ars-s-f ars-s-r asaf atro bapt bar-c *Bar-m* bar-s bell ben-n benz-ac berb beryl bism bol-la bol-s borx *Both* bov brom **Bry** bufo cact calad calc calc-ar calc-i calc-m calc-p calc-sil calo *Camph* cann-i *Cann-s Canth* carb-ac *Carb-v Carbn-o Carbn-s* carl cass castor-eq **Caust** cedr cench cere-s **Cham** *Chel* chim **Chin** *Chinin-ar* chinin-s chlol chlor cic *Cimic* cina cit-v **Cocc** coff colch *Coll Coloc Con* conin conv convo-d cot croc *Crot-t* **Crot-h** crot-t culx cupr

Faintness

Faintness: ...
cupr-act *Cupr-ar* cupr-s cur cycl cyt-l **Dig** digin digox dios dros dubo-h dubo-m dulc elaps ery-a eucal eup-per eup-pur *Euph* euph-c **Ferr Ferr-ar Ferr-i** ferr-p *Form* gala gamb gels gent-c **Glon** gran *Graph* grin hedeo hell hell-f **Hep** hippoz hura *Hydr* hydr-ac *Hyos* **Ign Iod Ip** iris jab jal jasm jug-c kali-ar kali-bi kali-br kali-c kali-cy kali-m kali-n kali-ox kali-p kali-sil kalm *Kreos* lac-ac *Lac-d* **Lach** lat-k *Laur Led* lept *Lil-t Lina* lob luf-act lup *Lyc* lyss m-ambo m-arct m-aust mag-c *Mag-m* magn-gl magn-gr manc mang med merc *Merc-c* merc-cy merc-d merc-ns merc-pr-r mez mom-b **Mosch** mur-ac *Naja* narc-po narc-ps nat-chl *Nat-hchls Nat-m* nat-ns nat-p nit-ac nitro-o **Nux-m Nux-v** oena ol-an olnd *Op* oscilloc ox-ac pana parth *Petr Ph-ac* phase *Phos* phys *Phyt* picro pip-m plan plat **Plb Podo** *Psor* ptel **Puls** puls-n ran-a ran-b ran-s raph rhodi rhus-t rob ruta sabad sacch *Sang* sapin *Sars* sec senec *Seneg* senn **Sep** sieg *Sil* sin-n sol-t sol-t-ae *Spig* spong stann staph **Stram** stroph-h stry sul-ac sul-i **Sulph Sumb** *Tab* tanac tarent tax *Ter* thea ther thuj thyr til *Tril-p* trinit tub ust valer **Verat** *Verat-v* verin vesp vesp-xyz *Vib* viol-o vip wies zinc zinc-m zinc-p zing
- **morning**: alumn **Ars** borx *Carb-v Cocc Con* culx dios kali-c kali-n *Kreos* lach mag-m med nat-m nit-ac **Nux-v** petr plb puls *Sang* sep staph stram stry **Sulph**
  • **7 h**: dios
  • **8 h**: dios ped
  • **8-9 h**: phos
  • **air agg**; in open: mosch nux-v
  • **bed agg**; in: carb-v *Con*
  • **eating**:
    amel: nux-v
    before | **agg**: *Calc*
    while | **agg**: lach
  • **house**, on entering: petr
  • **rising**, on: **Bry** calc **Carb-v Cocc** *Iod Kreos Lac-d Lach* nat-m petr sep
    quickly from stooping or turning head: *Sang*
  • **stepping** on the floor: lac-d
  • **stool agg**; during: phys
  • **waking**; on: graph
- **forenoon**: kali-n phos sep staph stram
  • **9 h**: ped
  • **10 h**: ven-m
    phthisis; in: *Kali-c*
  • **11 h**: ind *Lach* **Sulph**
  • **standing** erect agg: dios
  • **walking** in open air agg: lycps-v
- **noon**: bov cic dios ign vib
- **afternoon**: anac *Asar* borx dios phys seneg sulph thuj
  • **13 h**: lycps-v
  • **14 h** after chill: gels
  • **16 h** after mental exertion: rhodi
  • **17.30 h**: nux-m
- **evening**: *Aesc-g* alet am-c asaf *Calc* coff glon *Hep* kali-n *Lac-d* lach lyc lycps-v mosch *Nat-m* nux-v phos rhus-t *Sep*

Faintness – evening   **Generals**   **Faintness – easy**

- **18 h**: glon
- **19 h**: lycps-v seneg
- **20-21 h**: *Nux-v*
- **21 h**: mag-m meli rhus-t
- **cardiac** depression, from: lycps-v
- **exertion** agg: nat-m nat-n
- **stiffness** of fingers and arms, with: petr
- **stool** agg; during: sars
- **undressing**, on: chel
- **night**: am-c ars bar-c calc carb-v dios graph *Mosch* nit-ac nux-m *Nux-v* sep *Sil* ther vip
  - **midnight**: sep
  - after | **3 h**: dios
- **abortion**:
  - **after**: rosm
  - **during**: puls
- **accompanied** by:
  - **constipation**: verat
  - **nausea**: ail alum ang ant-t *Arg-n* **Ars** bar-c borx *Bry* calad calc carb-an carbn-s caust cham chel **Cocc** coff cofft colch crot-t fago *Glon* graph hep **Ip** kali-bi *Kali-c* **Lach** lob lyc mag-m nat-m **Nux-v** op petr picro plan plat *Puls* pulx sep sul-ac sulph *Tab* ther valer verat verat-v vesp
  - **palpitations** (See palpitations - during)
- o **Heart** failure (See CHES - Heart failure - accompanied - faintness)
  - **Heart**; complaints of (See heart - disease)
  - **Legs**; weakness of (See EXTR - Weakness - leg - accompanied - faintness)
  - **Teeth**; pain in (See TEET - Pain - accompanied - faintness)
- **Addison's** disease, in: *Calc*
- **afterpains**; at every attack of: hep *Nux-v*
- **air**; in open:
  - **agg**: *Mosch* nit-ac *Nux-v*
  - **amel**: borx crot-c dios tab trif-p
- **anemia**, in (↗*Anemia*): acet-ac ferr-i
- **anger**; after (↗*MIND - Anger*): *Cham* **Gels** mosch *Nux-v* vesp
- **angina** pectoris, in (↗*heart - disease; heart - pressure; pain - heart*): *Arn* Hep *Spong*
  - **precordial** anguish; with: *Aml-ns Merc-i-f* plb tab
- **anxiety**, after: cench
- **ascending**:
  - **hills** | **agg**: agar
  - **mountains** | **agg**: *Coca*
  - **stairs** | **agg**: aether *Anac* iod lycps-v plb
- **asthma**, from: *Ars Atro* berb kreos lach morph
- **bed** agg; in: caust dios
- **bending**:
  - **head**:
    - backward | **amel**: ol-an
- **blood**; after loss of (↗*Loss - blood*): am-caust chin ferr **Ip** op tril-p
- **blood**, at sight of (↗*wounds; MIND - Blood; MIND - Unconsciousness - blood*): aloe **Alum** nux-m *Verat*
- **blowing** an instrument, when: kali-n

- **breakfast**:
  - **after** | **agg**: bufo naja
  - **before** | **agg**: *Calc* cimic dios *Kali-c*
- **breathing** deep | **amel**: asaf
- **cardiopathy**; in (See heart - disease)
- **chest**; with constriction of: acon ars
- **chill**:
  - **before**: *Ars*
  - **during**: acon alumn ars asar bry *Calc* calen cham chin **Coff** coloc kali-c morph **Nux-v** op phos **Puls** sapin Sep stram valer verat
- **church**, in (↗*crowded - room; kneeling*): *Ign* merc-i-f
- **closed** room; in: *Acon Asaf* ip *Lach Lil-t* plb **Puls** *Tab* trif-p vesp
- **coition**:
  - **after**: **Agar Asaf** *Dig Nat-p* plat *Sep*
  - **during**: murx orig *Plat*
  - **women**; in: murx orig *Plat*
- **cold**; after taking a: petr *Sil*
- **cold** water | **amel**: glon vip
- **coldness** of skin, with: *Camph* carb-v *Chin Laur* mosch *Tab Verat*
- **colic**, during intestinal: *Coll* hydr
- **convulsions**; after: ars-s-f nux-v *Verat*
- **cough**:
  - **after**: sil
  - **between** spells: *Ant-t*
  - **during** | **agg**: *Ars* cadm-s cina coff *Cupr* ip *Phos* sep
- **crowded**; in:
  - **room**● (↗*church; MIND - Fear - crowd; MIND - Fear - narrow*): Am-c ambr ars asaf bar-c con elaps *Ign* Lyc nat-c *Nat-m Nux-m Nux-v Phos Plb* **Puls** sulph
  - **street** (↗*MIND - Fear - crowd; MIND - Fear - narrow; MIND - Fear - open*): asaf
- **dark** places, in (↗*MIND - Darkness - agg.; MIND - Light - desire*): *Stram*
- **descending** stairs agg: ery-a stann
- **diarrhea** (↗*Weakness - diarrhea - from*):
  - **after** | **agg** (↗*Collapse - diarrhea; Weakness - diarrhea - from*): aloe ars colch con crot-t *Merc Nux-m* **Nux-v** paeon **Podo** sars *Ter* verat
  - **before**: ars sulph sumb
  - **during**: aloe ars crot-h *Merc Nux-m* paeon podo sulph verat
- **dinner**:
  - **after**:
    - **agg**: mag-m nux-v
    - **exertion** in open air agg: am-m *Kali-c Nux-v*
  - **during** | **agg**: asaf lyc *Mag-m Nux-v*
- **diphtheria**; in: *Brom Canth* kali-chl kali-m *Lach Sulph*
- **discouraged**, when: ars
- **drowsiness**; with: ars
- **drug**, on thinking of: asaf
- **dying**; sensation as if: dig vinc
- **easy**: ign mosch olnd

1840   ▽ extensions | O localizations | ● Künzli dot

Generals

Faintness – eating

- **eating**:
  - **after | agg**: bar-c bufo *Caust* dios *Kali-bi* kali-c *Mag-m* mosch *Nux-v* Ph-ac phos plan sang sil sul-ac
  - **before | agg** (*↗hunger*): asaf bufo crot-c *Culx* ind lach phos ran-b sulph
  - **must eat**: phos
  - **while | agg**: mosch
- **egg**; on smelling freshly beaten: colch
- **emissions** agg; after: **Asaf** ph-ac
- **emotions**; from (See MIND - Excitement - faintness)
- **endocarditis**, with: ars
- **epistaxis** (*↗hemorrhages*):
  - **before**: *Carb-v*
  - **from**: *Acon Cann-s* croc crot-h *Ip Lach*
  - **with**: *Calc* cann-s carb-v croc lach
- **eructations**:
  - **after**:
    : **agg**: *Arg-n Nux-v*
    : **amel**: mag-m
  - **agg**: *Arg-n* **Carb-v** nux-v
- **excitement** agg: *Acon* am-c *Asaf* aster camph *Caust Cham* cocc **Coff** croc glon *Ign* kali-c **Lach** mag-m mosch *Nat-c Nux-m* **Op** *Ph-ac* puls samb **Sumb** *Verat* vesp
- **exertion** agg: *Arn Ars* calc *Calc-ar Carb-v Caust Cocc* ferr glon hyper *Iod Lach Lob* mosch nat-m nux-v plan plb *Rhus-t Senec* **Sep** sulph *Ther Verat*
- **face**, with:
  - **blue**: morph
  - **pale**: acon berb *Cimic Ip* **Lach** *Lob* nat-m nux-v puls *Stram Tab*
  - **red**: acon *Ptel*
- **falling**; with: *Ars Camph Stram*
  - **backward**: *Lac-d*
  - **left** side; to: mez
- **fasting** amel: alum-sil
- **fever**:
  - **after**: sal-ac
  - **before**: ars hep sep sulph
  - **during**:
    : **agg**: *Acon Arn* ars bell *Dig Eup-per Ign* lil-t *Nat-m Nux-v* op *Petr Phos Puls* **Sep** sul-ac sulph thuj verat
    : **intermittent**: *Phos*
    : **puerperal**: cimic *Coloc*
- **flatulence**; from: **Carb-v** lyc
- **fluids**; after loss of (*↗weakness*): ars bar-c *Carb-v Chin Ip* kreos merc nux-m nux-v **Ph-ac Tril-p** *Verat*
- **flushes** of heat; with: *Sep* **Sulph**
- **frequent**: acet-ac alum-p **Ars** *Bapt Both Camph* carbn-s *Hyos Merc Merc-cy Mosch Murx Op Phos* **Sulph**
- **fright**; after (*↗MIND - Ailments - fright*): **Acon** *Gels Ign Lach* **Op** *Verat*
- **fruit** amel; acid: naja

Faintness – menses

- **gastric** affections, in (*↗pain - stomach*): *Alumn* **Arg-n** carb-v dios *Dor Kali-bi Mag-m Mez Nat-s* ol-an sang sin-n **Sulph**
- **grief**; from: *Ign Staph*
- **headache**; during: ang ars *Calc* carb-v *Gels* glon graph hep lil-t lyc mez mosch nat-m nux-v sang *Sil* stram *Sulph* verat zing
- **heat**:
  - **from**: ant-c berb nux-v petr sumb
  - **then** coldness: **Sep**
- **heated**; when: ip tab
- **hematemesis**, from: **Ars**
- **hemoptysis**, after: sil
- **hemorrhages**; from (*↗epistaxis*): chin ferr ip phos *Tril-p* verat
  - **delivery**; after: *Cann-s Croc* **Ip Tril-p**
  ○ **Rectum**: *Ign Nux-v*
  - **Uterine**: *Apis Chin Coc-c Kreos* merc *Phys* tril-p
- **hemorrhoids**; after: chin
- **hunger**; from (*↗eating - before - agg.*): cocc crot-c culx *Lyc* merc *Phos* psor *Sulph* tarent
- **hysterical** (*↗MIND - Hysteria - fainting*): *Acon* agar am-c apisin arn ars asaf cench *Cham* cimic **Cocc** cupr *Dig* **Ign** kali-ar lac-d lach *Mosch Nat-m Nux-m Nux-v* puls sumb tarent ter
- **indigestion**; from: **Carb-v**
- **injury**:
  - **concussion** of brain, from: *Hyos*
  - **shock** in; from (*↗wounds; Shock - injuries*): arn
- **kneeling** in church, while (*↗church*): **Sep**
- **labor**:
  - **after**: *Cann-s Croc*
  - **during**: *Cimic* cinnm coff **Nux-v Puls Sec** *Verat*
- **lights**, from being in a room with many: nux-v
- **listening** to reading, from: agar-em
- **looking**:
  - **steadily** at any object directly before eye: sumb
  - **upward**: tab
- **lying**:
  - **after | agg**: calad mag-c
  - **agg**: berb calad *Calc* **Carb-v** caust iod lyc merc peti sulph sumb
  - **amel**: alumn dios hedeo *Merc-i-f Nux-v* verat-v
  - **side**; on | **agg**: lyc sil
- **meningitis**; during: *Ant-t Dig Glon*
- **menopause**; during: **Acon** chin cimic cocc *Coff* crot-h ferr *Glon* hydrc *Kali-c* **Lach** *Mosch Nit-ac* nux-m nux-v sep *Sulph* tab tril-p valer *Verat* viol-t
- **menses**:
  - **after | agg**: *Chin Lach Lyc*
  - **before**:
    : **agg**: am-c ars chin cimic cocc ign lach *Lyc* mosch *Mur-ac Murx Nat-m Nux-m* nux-v *Sep Thuj* verat visc
    : **pain**; from: arg-n
  - **during**:
    : **agg**: *Acon* apis *Arg-n* ars berb *Calc* cham chin cimic *Cocc* glon hyos *Ign Ip* kali-c **Lach** laur lyc mag-c mag-m med *Mosch* murx nat-m nux-m

Faintness – menses   **Generals**   **Faintness – sitting up**

- **during – agg**: ...
  Nux-v plb puls raph *Sars* Sep sulph thuj tril-p uran-n verat *Vib* wies
  : **pain**; from: *Cocc* kali-s *Lap-a* lyc nux-m *Nux-v Sars Sep*
  : **beginning** of menses | **agg**: merc nux-v sulph
  - **suppressed** menses; from: cocc kali-c *Nux-m* op Stram
- **mental** exertion; from: calad coff *Nux-v*
- **metrorrhagia** with: *Chin*
- **motion**:
  - **agg**: **Ars Bry Cocc** *Croc* (non: cupr) cupr-act *Hyos* kali-c *Lob* nat-hchls *Nit-ac* nux-v phys spig **Spong** *Verat*
  : **rapid** motion: samb sumb
  - **amel**: jug-c
- **music**, on hearing: cann-i sumb
- **mydriasis**, with: morph
- **nausea**:
  - **after**: *Kali-bi*
  - **before**: dig glon *Verat*
  - **during** (See accompanied - nausea)
- **nervous**: abies-c ant-t aqui *Arg-n* arn ars asar *Caul Caust* cench cham *Chin Cimic* cocc coff croc *Gels Hyos* kali-c lach lat-m mag-m *Med* mosch murx *Nux-v* ph-ac puls raph samb sep stry *Sul-ac* sulph tarent valer *Zinc*
- **noise** agg: ant-c asaf borx lyc merc nat-m
- **numbness**, tingling; with: borx nat-m nux-v
- **odors**; from (See smell; MIND - Sensitive - odors)
- **operation**:
  - **after**: stront-c
  - **talking** about an operation: alum
- **pain**; from (↗*MIND - Sensitive - pain*): Acon ant-t apis ars asaf bism bol-la **Cham**● *Cocc* coff coloc *Gels* **Hep** iod lach mosch *Nux-m Nux-v* oper phos phyt ran-s sil stront-c *Valer Verat* vib vip
  - **prick** of a needle, from: calc
  - **stool** agg; during: *Cocc*
  ○ **Abdomen**, in: *Cocc Coll* hydr plb stram
  - **Anus**, in: sulph
  - **Ear**, in: *Cur Hep Merc*
  - **Head**, in: mez verat-v
  - **Heart**, in (↗*angina; heart - disease; heart - pressure)*: arn *Cact* **Lach**
  - **Occiput**: gels
  - **Sacrum**, in: dios hura
  - **Sciatic** nerve: cham hep morph
  - **Spermatic** cords, in: calc-ar
  - **Stomach**, in (↗*gastric)*: Ars *Bism* **Coll** laur *Nux-v* puls ran-b ran-s
  - **Teeth**, in: chin *Puls* verat
  - **Testes**; in: ham *Laur* plb ust
- **palpitations** (↗*heart - disease)*:
  - **after**: am-c
  - **during**: **Acon** *Am-c* arg-n beryl cact *Cham* cimic *Cocc* crot-h *Hydr* hydr-ac *Iod* **Lach** laur lil-t naja nat-m **Nux-m**, petr puls sul-i tab ther *Verat* verat-v
- **paroxysmal**: *Mosch*
- **periodical**: cact *Coll* fl-ac lyc nit-ac staph

- **periodical**: ...
  - **day**; every: *Hydr*
- **perspiration**:
  - **after** | **agg**: *Apis* arn *Chin* sal-ac
  - **amel**: *Olnd*
  - **cold**, with: *Bry Camph* caps carb-v *Chin* **Dig** *Hydr* lach *Tab* ther *Verat*
  - **during**: agar ant-t apis arn *Ars Bry Calc* carb-v dig hydr hydr-ac hyos *Ign Lob* morph *Nux-v Petr Sel Sep* sulph ther *Thuj*
  - **feet**; from suppressed perspiration of: *Sil*
- **pregnancy** agg; during●: *Bell Kali-c Nux-m Nux-v Puls* sec *Sep*
  - **motion** of fetus; from slightest: *Lach*
- **pressure**; from:
  - **waist**; in: *Lac-c Lac-d Merc*
- **pressure** of tight clothes agg: kali-n
- **prolonged**: *Hydr-ac Laur*
- **puerperal**: cimic *Coloc*
- **pulse**:
  - **imperceptible**; with: *Chin Crot-h* morph
  - **irregular**: **Dig** morph
  - **slow**: **Dig**
- **raising**:
  - **arms** above head agg: *Lac-d* lach spong
  - **head** | **agg**: apoc *Bry* ip
- **reading**:
  - **after**: asaf cycl merc-i-f tarax
  - **standing** agg; while: glon
- **restlessness**; after: calc
- **riding**:
  - **after**: berb sep
  - **agg**: *Berb* cocc grat *Sep* sil
- **rising**:
  - **after** | **agg**: **Carb-v** *Iod* op phyt
  - **agg** (↗*sitting - erect - agg.; sitting up)*: acon   ambr apoc *Bapt Bry* **Cadm-s** calad *Calc* carb-v cere-b chel cina cocc crot-h cupr ind *Iod Lach Merc-i-f* olnd op *Phyt* plb ran-a rhus-t vac vario *Verat* verat-v vib vip
  - **bed**; from | **agg**●: acon apoc berb *Bry* calad *Carb-v Cina* colch *Iod* nat-m op *Phyt* rhus-t rob sep trom
  - **sitting**; from | **agg**: carb-v staph sumb trom
  - **stooping**; from | **agg**: sang
- **running** upstairs: sumb
- **sauna**; entering a (↗*Warm - bathing - agg.; Warm - room)*: *Apis*
- **scolding**, from: *Mosch*
- **sexual** excesses; after: *Dig* ol-an
- **shock**; after: *Atro*
- **sitting**:
  - **agg**: iod kali-n nat-s nux-v
  - **erect** | **agg** (↗*rising - agg.)*: acon calad chin phyt sep
- **sitting** down agg: bov kali-n
- **sitting up** in bed agg (↗*rising - agg.)*: **Acon** arn **Bry** calad carb-v chin *Dig* dios *Ip Nux-v* **Phyt** *Ran-b Sep* sulph verat-v *Vib* vip
  - **suddenly**: ery-a *Verat-v*

1842   ▽ extensions | ○ localizations | ● Künzli dot

Faintness – sleep   **Generals**   Faintness – writing

- **sleep**:
  - **after** | **agg**: **Carb-v** thuj
  - **followed** by sleep; faintness: *Nux-m*
  - **loss** of sleep; from: cocc nux-v phos syph
  - **side**; sleeping on left: asaf dig
- **smell**; from *(↗MIND - Sensitive - odors)*: **Colch** ign **Nux-v Phos** sang
  - **cooking** food; of *(↗food)*: **Colch** ip
  - **eau** de Cologne amel: sang
  - **fish**, of: colch
  - **flowers**; of: **Phos** sang
  - **food**; of *(↗cooking)*: colch
  - **perfume** or vinegar, of: agar
  - **stool**; from smell of: dios
- **smoking**:
  - **after** | **agg**: *Caust Lob*
  - **agg**: *Ign Ip* sil
- **snoring**, with: stram
- **standing**:
  - **agg**: acon **Alum** am-br apis berb *Bry* cur *Dig* dios glon kali-n lil-t lyc *Nux-m* nux-m phyt rhus-r sil *Sulph Zinc*
  - **church** during menses; in: *Lyc Nux-m Puls*
  - **prolapse** of uterus, from: *Lil-t*
  - **urination** agg; during: acon
- **starting** at something falling to the floor, from: merc
- **steam** bath; entering a *(↗Warm - bathing - agg.; Warm - room)*: **Apis** kali-bi
- **stomach**; sensation of something rising from: am-br ars **Calc** chin mosch nux-m nux-v ph-ac
- **stool**:
  - **after**:
    - **agg**: aloe apis *Ars Ars-s-f Bism Bol-la Calc* carb-v *Cocc* colch **Con** crot-t cur dig dios gal-ac hydr kiss *Lyc* morph nat-s *Nux-m Phos* phyt plan **Podo** sarr sars sulph *Ter Verat*
    - **amel**: rhodi
  - **before**: *Ars* dig glon merc puls samb sars *Sulph* sumb verat
  - **during** | **agg**: aloe ars borx colch coll con crot-t dios *Dulc* hydr *Merc Nux-m* nux-v ox-ac petr plan podo *Puls Sars* spig stann stront-c *Sulph* tab *Verat* verat-v
  - **urging** to | **agg**: *Cocc*
- **stooping** agg: elaps sumb
- **storm**; before: petr *Rhod*
- **stove**, near a: vesp
- **sudden**: acon ant-c camph cham cimic cycl hydr-ac ip kali-cy mosch op petr *Phos* podo ran-b rhus-t *Sep* syph thuj valer
- **summer** heat, from *(↗sunstroke)*: *Ant-c Ip*
- **sunstroke**; from *(↗summer)*: carb-v
- **surprise**; from a: gels
- **talking** agg: *Ars*
- **temples** with both hands, on rubbing: merc

- **tendency** to: aether arg-n ars-h asaf carbn-o carbn-s colch cupr-s dig elaps euph *Hyos* iod kali-ox *Magn-gl* mosch nux-m ol-an *Sep* sol-t-ae sulph *Sumb* tab thea verat
- **tetanic** spasm:
  - **after**: nux-v
  - **before**: sul-h
- **thunderstorm**; before: petr sil
- **transient**: *Carb-v* lach merc *Mur-ac* nux-m nux-v petr
- **trembling**; with: asaf caust *Lach* nux-v petr
- **trifles**; from: *Sep* sumb
- **turning** head agg: ery-a ptel sang
- **urination**:
  - **after** | **agg**: **Acon** all-c med
  - **during** | **agg**: acon *Med* stann
- **uterine** complaints; in: *Cimic*
- **vertigo**; with *(↗MIND - Unconsciousness - vertigo; VERT - Unconsciousness)*: acon alet alum apis arg-n ars bar-c berb *Bry* camph canth *Carb-v Cham* chin cina cocc coff con *Croc* eup-per eup-pur glon *Hep* hipp ign kali-br lach laur mag-c mez mosch nat-c nat-m nux-m *Nux-v* ol-an olnd *Op* paeon *Phos* phyt plat rhus-t sabad sel sep sil sulph tab ther thuj verat zinc
- **vomiting**:
  - **after**: **Ars** bism *Cocc* dig elaps *Gamb* kali-c **Nux-v** *Stict* verat
  - **before**: **Ars** crot-h **Ip**
  - **with**: agar ant-t apom arg-n bar-c borx *Calc* cham cocc coff crot-t graph **Ip** kali-bi *Kali-c* lach lyc mag-m nit-ac nux-v *Phyt* sulph **Tab** ther **Verat**
- **waking**; on: **Carb-v** dios graph lach ptel ther
- **walking**:
  - **after** | **agg**: berb *Con* nux-v paeon
  - **agg**: acon aether arn *Ars* berb bov *Con* cur dor ferr get nat-s *Verat-v*
  - **air**; in open:
    - **after** | **agg**: *Nux-v*
    - **agg**: berb borx caust lycps-v mosch seneg sep
    - **amel**: am-c
    - **rapidly**; walking: petr
  - **continued** | **amel**: *Anac*
  - **upstairs**, from going (See ascending - stairs - agg.)
- **warm**:
  - **bathing** | **agg**: *Lach*
  - **room** | **agg**: **Acon** ant-c **Apis** calc-i *Ip* kreos *Lach* Lil-t lyc *Nat-m* nux-v **Puls Sep** spig tab trif-p vesp
- **water** on him amel; by dashing cold: glon
- **weakness**; from *(↗fluids)*: ant-t bism *Carb-v* caust chin *Coca Ferr* murx nux-m nux-v *Sang* sep *Sulph Verat* zinc *Zing*
- **weather**; from cold: sep
- **well**, feels especially before the attack: psor
- **wet**; after getting: *Sep*
- **wine** agg: sumb
- **wounds**, from slight *(↗blood at; injury - shock)*: *Verat*
- **writing**; after: calad *Calc* mosch op

Faintness – Heart / Generals / Feel

○**Heart**:
- **disease**; in (*pressure; pain - heart; angina*): *Arn Ars* **Cact** *Chel Dig Kali-p* lach *Lina* lycps-v naja *Spig*
- **pressure** about; with (*disease; angina; pain - heart*): cimic petr plb
- **weakness** of heart, from: am-c ars conv crat dig hydr-ac lach laur verat

FAIR complexion (See Complexion - fair)

FALL; tendency to (*EXTR - Fall liability; VERT - Fall tendency*): anac ang ars asar **Bell** *Bism* bov *Brom* calc camph caps *Caust* cic cina *Cocc* colch coll con dros *Gels* hell hydr-ac *Hyos* **Ign** iod ip kreos laur m-ambo *Mag-c* mang merc nat-c nat-m nit-ac nux-m *Nux-v* **Ph-ac** *Phos* plat plb puls rat sabad sec *Sil* spig spong *Stann Stram* sulph *Verat*
- **cough** agg; during (*MIND - Unconsciousness - cough - during*): nux-v phos
- **unconsciousness**; with: ars-i *Aur* **Bell Calc** *Camph* caust cic *Cina* cocc cupr glon hydr-ac *Hyos Ip* lach laur plb sec

FALLING; sensation of: bell crot-t guaj mosch thuj
- **out**: *Bell* cocc laur *Lil-t* nux-v podo sep

FALLS (See Injuries)

FAMILY HISTORY of (*History*):
- **alcoholism** (*MIND - Ailments - alcoholism; MIND - Alcoholism*): absin asar med psor ran-b sars staph sul-ac sulph *Syph* tub
  - **children**; in | **infants**; in: absin aethyl syph
- **anemia**: carc
- **aortic** complaints: aur bar-c merc syph
- **apoplexy**: *Acon* arn ars aur bar-c *Bell* calc-f *Gels Glon* gua hyos *Lach* laur merc *Nux-v Op Phos* stront-c syph verat-v
- **asthma**: carc lyc med nat-s psor tub
- **cancer**: brom calc-ar carb-an *Carc* cund *Trif-p*
- **chest** complaints: bac
- **diabetes** mellitus (*Diabetes mellitus*): carc
- **eczema**: lyc psor sulph thuj
  - **accompanied** by | **urination** at night; involuntary (See BLAD - Urination - involuntary - night - accompanied by eczema)
- **goitre**: dros tub
- **gonorrhea**: *Med*
- **gout**: calc lyc
- **heart** disease; early: *Med*
- **hemiplegia**: verat-v
- **hepatitis**: toxo-g
- **insanity**: carc syph
- **lung** complaints: lob
- **malaria**: *Chin Nat-m*
- **medicine**; abuse of allopathic: bar-c graph med sil thuj
- **paraplegia**: verat-v
- **respiratory** complaints: bac tub
- **rheumatism**: sep
- **skin**; complaints of: *Sulph* zinc
- **suicidal** deaths: carc syph

Family history: ...
- **sycosis** (*Sycosis*): bar-c graph *Med* sil *Thuj*
- **syphilis** (*History - syphilis; Syphilis*): aethi-a merc nat-s nit-ac phyt *Syph* thuj   *Fl-ac*
- **tuberculosis**: agar *Bac* carc dros kali-c lob pert phos senec seneg sep spong stann ther *Tub Tub-m Tub-ro*
  - **accompanied** by | **diarrhea** (See RECT - Diarrhea - tuberculosis - family)
- **typhoid** fever: parathyr
- **ulcers** of stomach: carc
- **vaccination**; repeated: bar-c graph med sil thuj

FANNED; being (*Air; draft - sensation*):
- **agg**: lyss mez
- **amel**: ant-t apis *Arg-met* arg-n bapt *Carb-v Chin* chlol crot-h ferr hist kali-n lach med sec xanth
- **desire** to be: ant-t apis ars bapt **Carb-v** caust chin chlol chlor ferr glon kali-n lach lyc med nux-m puls *Sec* sulph tab zinc
  - **rapidly**: carb-v
  - **slowly**: chin lach

FASTING:
- **agg**: acon aloe alum am-c *Am-m Ambr* anac ars *Bar-c* bar-i bov bry cact **Calc** calc-i cann-s canth *Carb-ac Carb-an* carb-v castm caust *Chel* chin cina *Coc-c* **Croc** dios ferr ferr-p *Fl-ac* gran *Graph* hell *Hep Ign* **Iod** *Kali-c* kreos *Lach* laur lyc mag-c mag-m merc *Mez* nat-c nat-p nit-ac *Nux-v* petr *Phos* **Plat Plb** *Psor* Plb *Ran-b* ran-s rhod rhus-t *Rumx Sabad* **Sep** *Spig* **Staph** stront-c *Sulph* **Tab** *Tarax* teucr *Valer* verat *Verb*
- **amel** (*Emaciation*): agar alum alum-sil am-m ambr anac ant-c arn ars asaf bar-c bell borx *Bry* calc calc-sil caps carb-an carb-v *Caust* **Cham** *Chin* cocc **Con** cycl *Dig* euph ferr graph hell hep hyos ign iod *Kali-c* kali-n kali-p kali-s lach laur lyc mag-c mang nat-c **Nat-m** nit-ac *Nux-m* nux-v par petr *Ph-ac* phos plb puls rhod rhus-t sabin sars sel sep *Sil* stann stront-c sul-ac sulph thuj valer verat Zinc

FAT PEOPLE (See Obesity)

FATIGUE (See Weariness)

FATTY DEGENERATION (*Degeneration*): *Ars*   aur *Cupr* kali-c *Phos* vanad
○**Blood** vessels; of: phos
- **Glands**: kali-s
- **Joints**: pic-ac
- **Organs**: *Ars* **Aur** cupr kali-c *Lyc* mang merc **Phos** vanad
- **Tissues**; of: *Phos*

FEASTING (See Reveling)

FEATHER BED agg: *Asaf* cocc *Coloc* led lyc **Mang** *Merc Psor Sulph*

FEATHERS (See Dust)

FEEL every muscle and fibre; as if she could: sep

Generals

Feel
- **right** side; of her (See MIND - Delusions - body - fibre)

FEVER:
- **after**: ant-c ant-t arn **Ars** *Bell* bry carb-v **Chin** cina dig *Hell Hep* kali-c nat-m *Nux-v* phos puls sep sil staph verat
- **before**: acon ant-c ant-t *Arn* **Ars** bar-c bell bry *Calc* caps *Carb-v* caust **Chin** *Cina* cocc ferr graph hep hyos ign *Ip* kali-c kali-n lach lyc mag-c merc nat-c nat-m nit-ac nux-m phos **Puls** rhod *Rhus-t* ruta sabad sabin samb sep sil spig spong *Sulph Verat*
- **during**:
  • **agg**: acon agar alum am-c am-m ambr anac ang *Ant-c* ant-t arn **Ars** aur bar-c bell borx bov *Bry* calad *Calc* canth caps carb-v caust *Cham* **Chin** cina cocc coff con croc dig dros dulc euph *Ferr* graph hell hep hyos ign iod *Ip Kali-c* kali-n kreos lach laur led *Lyc* mang meny merc mez mosch mur-ac nat-c *Nat-m* nit-ac nux-m **Nux-v** *Op* petr ph-ac *Phos* plat *Puls* ran-b rheum rhod *Rhus-t* ruta sabad samb sars sec *Sel* **Sep** sil spig staph stram stront-c sul-ac *Sulph* tarax teucr thuj valer verat zinc
  • **amel**: chinin-s

FIBROSITIS (See Connective; Pain - rheumatic; EXTR - Pain - rheumatic)

FINAL STAGE OF A DISEASE (See Euthanasia)

FISTULAE *(↗Abscesses)*: alum aur-m bac bar-m berb both bry cact *Calc Calc-f* calc-hp *Calc-p* calc-s *Calen* carb-v *Caust* con cop cund eucal *Fl-ac Hep* hydr iris kali-bi kali-c kreos lach **Lyc** maland mez myris nat-c *Nat-s Nit-ac* ol-j petr *Phos* puls pyrog querc querc-r **Sil** stram stront-c *Sulph* syph thuj *Tub* tub-k
- **abscess**; fistulous: **Calc-s** *Nat-s*
- **chronic**: stram
- **operation**; after *(↗Injuries - operation - ailments)*: berb calc calc-p caust graph sil sulph thuj
○ **Bones**, of: ang *Asaf* aur calc-f calc-hp calc-p calc-sil fl-ac *Hep* lyc merc mez *Nat-s* phos **Sil** stront-c succ-ac tub tub-m
- **Glands**: cist lyc merc nit-ac *Phos* phyt *Sil Sulph*
- **Joints**: *Calc* hep ol-j *Phos* **Sil** *Sulph*
- **Skin**; with ulcers of: *Agar* ant-c ars *Asaf* aur bar-c *Bell* **Bry Calc** calc-m *Calc-p* calc-s carb-ac *Carb-v* carbn-s *Caust* chel *Cinnb* clem *Con* elaps *Fl-ac Hep Hippoz Kali-bi* kreos *Lach* led **Lyc** *Merc* mez nat-c *Nat-m* nat-p *Nit-ac Petr* ph-ac *Phos* **Puls** rhus-t ruta sabin sel sep **Sil** stann *Staph* stram *Sulph Thuj*

FLABBY feeling *(↗Relaxation - physical; Weakness; Weariness)*: *Acon* agar agn am-m ambr ant-t arg-met arn **Ars** asaf asar aur-m-n *Bar-c* bar-s bell bov bry **Calc** *Calc-p* calc-s calc-sil canth **Caps** carb-an carb-v *Caust Cham* Chel chin chinin-ar cic cina clem coff cory **Croc** *Cycl Dig* euph euphr *Ferr Fl-ac* graph hep **Ign** iod *Ip Kali-ar Kali-c* kali-n kali-p kali-s laur **Lyc** m-ambo m-arct mag-c mag-m merc merc-d *Mosch* mur-ac **Nat-c** nat-m nat-p nit-ac nux-m *Nux-v* olnd par petr **Phos** *Plat Psor* puls rhod rhus-t *Sabad*

Flabby feeling: ... sabin seneg *Sep* sil spong *Staph* stront-c **Sulph** *Tarax* teucr *Thuj* tril-p **Verat** Zinc
○ **Hard** parts, in: bar-s caust *Merc* mez *Nit-ac* nux-m
- **Internally** *(↗Faintness)*: *Calc* kreos *Sep*
- **Muscles**: *Aeth* ant-t calc caps carb-ac *Chin* cocc colch *Gels Lyc* mur-ac ph-ac phos stram sulph

FLATULENCE agg (See Flatus - amel.)

FLATUS; PASSING:
- **agg**: am-br chin cocc *Fl-ac*
- **amel**: acon all-c aloe ambr anac ant-t arg-met *Arg-n* arn ars asaf asar aur aur-s bell bism borx bov bry but-ac *Calc* calc-p canth caps carb-an **Carb-v** *Carbn-s* caust *Cham* chel *Chin* cic cob-n *Cocc* coff *Colch Coloc* con corn crot-t eup-per euphr *Fl-ac* gels *Graph* grat guaj hell hep hyos *Ign* iris kali-bi kali-c kali-chl kali-n kali-p kali-sil lach laur **Lyc** m-ambo m-arct m-aust mang meny *Merc-c* mez nat-m nat-n **Nat-s** nit-ac nux-m **Nux-v** ox-ac *Ph-ac Phos* plat *Plb* psor **Puls** rheum *Rhod* rhus-t rumx ruta sabin *Sang* scop sel sep sil *Spig* spong squil **Staph** stram **Sulph** teucr thuj *Verat* verb viol-t zinc zinc-p
- **not** amel: arg-n *Camph* **Cham Chin** cocc graph mang

FLOATING; as if: abrot acon agar am-c arg-n asar *Bell* bism bov bufo calc-ar calc-s cann-xyz caps caust chin cimic clem coff dig *Euon Glon* hura hyos hyper iod kali-bi kali-c kali-n *Lac-c* lach lact-v lyc mag-c mez nat-m nit-ac **Nux-m** nux-v op petr *Ph-ac* phos phys rheum sars sep sil spig stann stict stram *Sulph* tell ter thuj valer verb visc xanth zinc-i

FLORID complexion (See Complexion - florid)

FLOWING (See Trickling)

FLU (See Influenza)

FLUID RETENTION (See Dropsy - general)

FLUIDS (See Loss - fluids)

FLUSHES (See Heat - flushes)

FLUTTERING (See Vibration)

FLYING in an airplane agg (See Aviator's)

FOOD and DRINKS *(↗Allergic; STOM - Disordered; STOM - Indigestion)*:
- **acids** (See sour drinks)
- **alcoholic** drinks:
  • **agg**: absin acet-ac acon aesc-g aeth *Agar* agav-t ail alco aloe alum alum-p alum-sil alumn *Am-c* am-m ambr anac ang *Ant-c* anth anthraci apis apoc apom aran-ix arg-met *Arg-n* arn **Ars** arum-i *Asar* astac aur **AUR-M** aven bamb-a **Bar-c** *Bell* ben-d berb bism borx bov byb bufo cadm-s calad *Calc Calc-ar* calc-f calc-s calc-sil *Cann-i* caps *Carb-ac* carb-an *Carb-v Carbn-s* card-m caust cerev-lg *Chel* chim-m *Chin* chinin-m chlol chlor cic cimic cina coc-c *Coca* cocc *Coff Coloc Con* cor-r cortiso crat *Crot-h* cupr cupr-ar daph *Dig* eup-per ferr-i fl-ac gaul gels *Glon*

Generals

Food and drinks – alcoholic

- **agg**: ...
gran grat guar hed *Hell* hep hippoz hyos *Ign* kali-bi kali-m kali-n **Lach** laur *Led Lob Lyc* mand *Merc* mez naja *Nat-c Nat-m* nat-p nit-m-ac *Nux-m* **Nux-v Op** osm paull *Petr* phel *Phos* phyt pic-ac psil *Puls* querc **Ran-b** rauw *Rhod Rhus-t* rumx *Ruta* sabad *Sang* sars *Sec* **Sel** sep *Sil Spig* stann staph *Stram* stront-c stroph-h **Sul-ac Sulph** sumb *Syph* tab ter thea thuj trinit verat zinc zing
  : **hangover**; excessive: acet-ac aesc-g *Agar* anis ant-t apom *Ars* asar astac aur calc-ar carb-v carbn-s card-m coca cocc nux-v plat-m querc *Ran-b* stry sul-ac sulph *Verat*
  : **intoxicated**; easily (↗*beer - agg. - intoxicated; Intoxication)*: alum bov chinin-m **Con** naja nux-v sil Zinc
- **ailments** from: *Agar* alumn ant-c apom **Ars** asar aur calc calc-ar *Carb-v Carbn-s* card-m coca cocc coff colch eup-per ferr-i guar hydr ip *Kali-bi* lach led *Lob* lyc **Nux-v** querc querc-r-g-s *Ran-b* sep stry **Sul-ac** *Sulph Verat*
- **amel** (↗*MIND - Timidity - alcohol)*: acon agar androc arg-n bufo canth castm *Con* dicha **Gels** hell ign kreos lach naja nat-m op phos sel sep sul-ac thea
- **aversion**: ail alco ang ant-t arn ars ars-met ars-n bell bry calc calc-ar carb-v cham chin cocc con hipp *Hyos* ign lec lyc manc mand merc nux-v ph-ac phos phyt psor puls ran-b *Rhus-t* sil spig spong stram stroph-h *Sul-ac* sulph zinc
- **desire** (↗*MIND - Alcoholism)*: acon agav-t ail alco aloe alumn am-c am-m anan ant-t apis apom arg-met arg-n arn *Ars Ars-i* ars-s-f *Asar* astac aster *Aur* aur-ar aur-i aur-s aven bac bar-c bism bov bry bufo cadm-s calc *Calc-ar* calc-i calc-s cann-i canth *Caps Carb-ac* carb-an *Carb-v* carbn-s carc card-m caust chim chin chinin-m cic *Cimic* coc-c *Coca* colch con *Crot-h* cub cupr cupr-ar eup-per ferr-p fl-ac gels gins glon graph hell *Hep* hydr *Hyos* ichth ign *Iod Kali-bi* kali-br kali-i *Kreos* lac-ac lac-c *Lach* lec *Led Lob* lup *Lyc Med* meph merc mez mosch *Mur-ac* naja nat-m nat-p nat-s nux-m **Nux-v** olnd onos *Op* passi *Phos* plat plb *Psor Puls* quas querc *Ran-b* raph rhod rhus-t ruta sabad *Sel Sep* sil sol-t-ae *Spig* stann *Staph* stram stront-c stroph-h stry-n *Sul-ac* sul-i **Sulph** sumb *Syph* tab tarax ter ther thiop *Tub* zing ziz
  : **disgust** for; but: thiop
  : **disliked**; which she: med
  : **menses**; before: **Sel**
  : **remove** the habit of drinking; to (See MIND - Alcoholism - remove):
- **ale**:
  - **aversion**: ferr **Nux-v**
  - **desire**: ferr-p *Med Sulph*
- **almonds** | **desire**: cub
- **anchovies** | **desire** (↗*herring - desire; sardines - desire)*: atro atro-pur mag-m verat
- **animal** food:
  - **agg**: helon phos
  - **aversion**: graph ptel sil

Food and drinks – beer

- **appetizing** food (See delicacies)
- **apples**:
  - **agg**: alum ant-t arg-met arg-n ars ars-i bell bell-p borx chin chinin-s fago kali-c lyc mang ox-ac phos puls rumx sep sulph thuj
    : **sour**: merc-c
  - **amel**: guaj tab ust
    : **sour**: merc-c tab
    : **sweet**: merc-c
  - **aversion**: ant-t guaj *Hell* lyss
  - **desire**: aloe *Ant-t* ap-g bros-gau fel *Guaj* lyss malar menth sep sulph tell ust
    : **acid** (See sour)
    : **sour**: carc
- **aromatic** drinks:
  - **agg** | **smell** of: ign puls
  - **desire**: anan
- **artichokes**:
  - **aversion**: abel abies-c acon *Mag-c* merc sulph
  - **desire**: abies-c
- **artificial** food | **agg**: alum calc mag-c nux-v op sulph
- **ashes** | **desire** (↗*indigestible - desire)*: tarent
- **aubergines**:
  - **aversion**: *Med*
  - **desire**: med
- **bacon**:
  - **agg**: polym sanic
  - **amel**: ran-b ran-s
  - **aversion**: rad-br
  - **desire** (↗*fat - desire; ham - desire - fat)*: Ars calc *Calc-p* carc *Caust* cench elaps *Mez* rad-br *Sanic* sulph tell *Tub*
    : **well**-fried: puls
- **bananas**:
  - **agg**: rumx
  - **aversion**: bar-c elaps sulph
  - **desire**: kali-c nit-ac puls sulph ther tub
- **beans**:
  - **agg** (↗*flatulent - agg.)*: aloe ars **Bry Calc** carb-v chin *Coloc* cupr erig hell kali-c *Lyc* nat-m *Petr* phos puls sep sil sulph verat
  - **amel**: *Coloc*
  - **aversion**: anac ars bell *Kali-act Lyc* med nat-m
  - **desire**: acon *Acon-l Alum* calc
- **beef**:
  - **agg**: kali-n staph
    : **beefsteak**: kali-n
  - **aversion**: crot-c graph merc polym ptel
    : **beefsteak**: sulph
    : **smell**; to: ptel
  - **desire**: elaps lach malar
    : **beefsteak**: mag-c med *Phos* staph tub
    : **raw**; fresh: malar
    : **sour** sauce; with: elaps
- **beer**:
  - **agg**: acon act-sp alco all-c *Aloe* alum ant-t ars ars-s-f asaf bamb-a bapt bell *Bry* cadm-s calc-caust caps carbn-s card-m caust chel chim-m chin chinin-m chlol chlor coc-c coloc con cor-r crot-t

1846 ▽ extensions | ○ localizations | ● Künzli dot

Generals

Food and drinks – beer

- **agg**: ...
cupr euph *Ferr* fl-ac gamb ign ind ip *Kali-bi* kali-n lach *Led Lyc Merc* merc-c mez mur-ac *Nat-m* nux-m **Nux-v** phos *Puls Rhus-t Sang* sec sep *Sil* stann staph stram *Sulph* sumb teucr thea *Thuj* trinit *Verat* vinc zinc zinc-p
  : **bad**: nux-m
  : **intoxicated**; easily (↗*alcoholic - agg. - intoxicated)*: *Chim Chin* coloc ign kali-m
  : **malt**: kali-bi
  : **new**: *Chin* chinin-m *Lyc Puls* teucr
  : **smell**: cham phos
- **amel**: aloe camph **Lob** mur-ac nat-p pull-g *Thea Verat*
- **aversion**: *Alum* alum-p asaf atro bell bry calc carbn-s cham **Chin** *Clem Cocc* crot-t *Cycl Ferr Kali-bi* lyc med merc mez mur-ac nat-m *Nat-s* **Nux-v** pall ph-ac *Phos* puls *Rhus-t* sang sep spig spong *Stann Sulph*
  : **morning**: *Nux-v*
  : **evening**: bry nat-m sulph
  : **smell of**: *Cham*
- **desire**: **Acon** agar aloe am-c ant-c ant-t arn ars asar bac bapt *Bell Bry* calad calc camph caps carbn-s carc card-m *Caust* chel chin cic coc-c *Cocc* cod *Coloc* cupr dig digin ferr-p *Graph* hyos iod *Kali-bi* kali-i *Lach* m-ambo mang *Med Merc* mosch nat-ar *Nat-m* nat-p *Nat-s* **Nux-v** op pall *Petr* ph-ac *Phel* phos psor *Puls Rhus-t Sabad Sang* sep sil *Spig* spong staph stram *Stront-c* stroph-h **Sulph** sumb tell verat *Zinc* zinc-p
  : **morning**: *Nux-v* phel *Puls*
  : **forenoon**: agar phos
  : **afternoon**: psor sulph
  : **evening**: coc-c *Kali-bi* mang *Med* nux-v sulph *Zinc*
  : **chill**, during: ant-c *Nux-v* psor puls
  : **cold** beer: *Cocc*
  : **colic**, after: ph-ac
  : **disliked**; which she: med
  : **fever**:
    : **after**: puls
    : **during**: acon bac nux-v puls
  : **mastitis**, in: phel
  : **thirst**: cocc
    : **with**: *Calad*
    : **without**: *Calad*
- **berries**:
  - **agg**: ip
  - **aversion**: mag-m prot
- **biscuits**:
  - **agg**: plan plb
  - **amel**: gels
  - **desire**: calc nat-m plb tub
- **bitter** drinks:
  - **agg**: acon aloe cod dig *Nat-m* nat-p ter ther
  - **desire**: acon aloe cocc *Cod* dig graph *Nat-m* nux-v sep ter

- **bitter** food:
  - **agg**: nat-p
  - **desire**: acon cod dig graph ign *Nat-m* nux-v sep
- **bland** food | **desire**: graph nat-m pert-vc ph-ac
- **brandy**:
  - **agg**: agar *Ars* arum-i bell calc carb-ac carb-v chel chin cocc fl-ac hep hyos ign lach laur *Led* med **Nux-v Op** puls *Ran-b* rhod *Rhus-t* ruta spig *Stram* sul-ac **Sulph** verat zinc
  : **and** wine amel: *Sul-ac*
  : **bad**; from: carb-v
- **amel**: ars crot-h glon olnd plb prot sel
- **aversion**: ant-t *Carb-ac* ign lob lob-e *Merc* ph-ac rhus-t stram zinc
  : **brandy** drinkers; in: *Arn*
- **desire**: acon *Agar* ail alum am-m anac ant-c arg-met arg-n *Arn* ars ars-met asar aster *Bell* borx bov bry bufo calc carb-v carbn-s caust *Chel* chin cic coc-c coca *Cocc Coff* con crot-h cub ferr-p glon *Hep* hyos *Ign* lach laur led lyss *Med* merc mosch mur-ac *Nat-c Nat-m Nux-m* **Nux-v** olnd **Op** *Petr Phos* puls *Rhod Rhus-t Ruta* sabad *Sel Sep Spig Staph* stram stront-c *Sul-ac Sulph* ther
- **bread**:
  - **agg**: acon *Ant-c* arg-n *Ars* asaf *Bar-c* bell **Bry** carb-an *Caust* chin chinin-ar cina clem coff *Coloc* crot-h crot-t cupr euph *Ferr Hydr* ign kali-bi kali-c *Lach Lec* lith-c *Lyc* manc merc *Merc-i* mez mur-ac nat-c *Nat-m Nit-ac Nux-v* olnd ph-ac phos plat **Puls** ran-s *Rhus-t* rob ruta *Sars* sec *Sep* sil stann staph stram sul-ac *Sulph* teucr *Verat Zinc* zinc-p zing
  : **black**, agg: bry ign *Kali-c Lyc* nat-m nit-ac nux-v *Ph-ac* phos *Puls* sep sulph
  : **butter** agg; and (↗*butter - agg.; MIND - Confusion - bread)*: acet-ac carb-an caust *Chin* crot-t cycl meny nat-m nat-s *Nit-ac* nux-v phos **Puls** *Sep* sulph
  : **rye** bread: merc-c *Nit-ac* nux-v psor
- **amel**: *Caust* lact laur *Nat-c* phos sabal
- **aversion**: agar ant-c aphis *Calc* chen-a **Chin** *Con* corn cortiso cur *Cycl* elaps ferr-ar hipp hydr ign *Kali-act Kali-c Kali-p* kali-s *Lach* lact lec lil-t *Lyc Mag-c* manc mang meny **Nat-m** *Nat-p Nat-s Nit-ac* nux-m *Nux-v* ol-an *Ph-ac Phos Puls Rhus-t* sanic *Sep Sulph* tarent
  : **black**: *Kali-c Lyc* merc *Nat-m Nux-v* ph-ac puls sulph
  : **brown**: *Kali-c Lyc* nux-v puls sulph
  : **butter**, and: *Cycl Mag-c* meny nat-p sang
  : **pregnancy**, during: ant-t nat-m *Sep*
  : **rye** bread: kali-c *Lyc* nat-m *Nux-v Ph-ac* puls *Sulph*
- **desire**: abrot aloe am-c *Ars Aur* aur-ar bar-m *Bell* bov calc cann-i carc castor-eq *Cham* chen-a *Cina Cocc Coloc* con cub *Ferr* ferr-ar ferr-m grat hell hydr ign lyc *Mag-c Merc* nat-ar *Nat-c Nat-m* nat-s nit-ac ol-an op *Plb Puls Sabad* sabal sec sep sil staph *Stront-c* sumb tell
  : **evening**: castm tell
  : **boiled** in milk: abrot

1847

Generals

Food and drinks – bread

- **desire**: ...
  : **butter, and**: agar arg-n *Bar-m* bell *Ferr* grat hell hydr ign *Mag-c* **Merc** nat-m puls sep stront-c
  : **dry**: aur *Bar-m*
  : **only**: bov grat ol-an stront-c
  : **rye bread**: anis *Ars* carl *Ign* plb
  : **toasted**: aur aur-m-n calc-p mag-s staph
  : **white**: aur bar-m
- **breakfast | aversion**: cench con lyc mag-s pic-ac sel thuj *Verat*
- **broccoli**:
  - **aversion**: caust
  - **desire**: mag-c mag-m
- **broth**:
  - **agg**: acon colch mag-c mez mur-ac rob
  : **smell of; sensitive to the** (See NOSE - Smell - acute - broth)
  - **aversion**: *Arn Ars* bell *Cham* graph kali-i rhus-t sil
  - **desire**: camph mag-c
- **buckwheat**:
  - **agg**: fago ip *Phos* **Puls** *Sep* verat
  - **aversion**: puls
- **burned** food | **desire**: nat-m
- **butter** (↗*dairy*):
  - **agg** (↗*bread - agg. - butter; dairy - agg.*): acon ant-c ant-t *Ars* asaf bell carb-an **Carb-v** caust chin colch *Cycl* dros euph *Ferr* ferr-ar hell hep ip mag-m meny merc-c nat-ar nat-c nat-m nat-p nit-ac nux-v *Phos Ptel* **Puls** *Sep* spong sulph *Tarax Tarent* thuj
  - **amel**: arum-m
  - **aversion**: ars carb-an carb-v carc **Chin** *Cycl* ferr hep mag-c mang meny *Merc* nat-m nat-p petr *Phos* prot *Ptel* **Puls** sang
  - **desire** (↗*dairy - desire*): all-s arg-n *Bung-fa* carc chin ferr ign mag-c mand merc *Morg* nit-ac prot puls tub
- **buttermilk**:
  - **agg**: bry calc-p podo puls
  - **amel**: arum-t
  - **aversion**: ant-c *Cina*
  - **desire** (↗*milk - desire - sour*): ant-t chinin-s *Chion* con elaps mag-c mag-m *Puls* raph *Sabad* sabal spong stram *Thlas*
  : **sweetened**: elaps
- **cabbage**:
  - **agg** (↗*flatulent - agg.*): ars **Bry** calc carb-v *Chin* colch cupr erig hell kali-c **Lyc** *Mag-c* nat-m *Nat-s* **Petr** phos podo *Puls* rob sep sil sulph verat
  - **aversion**: bry carb-v cocc kali-c lyc petr ptel
  - **desire**: acon *Acon-l* alum **Cic** con
- **cakes** (See pastry)
- **canned** fruit | **agg**: podo
- **carbonated** drinks (↗*coca; soda pop; soda water*):
  - **aversion**: phos
  - **desire**: colch *Med* nat-c *Ph-ac* phos sulph
- **carrots**:
  - **agg**: calc *Lyc*
- **cauliflower**:
  - **desire**: mag-c mag-m mag-s

Food and drinks – chocolate

- **caviar** (↗*fish*):
  - **agg**: chinin-ar lyc
  - **desire**: phos
- **celery | aversion**: nux-v
- **cereals**:
  - **amel**: nat-c
  - **aversion**: ars phos
  - **desire**: carc thuj
- **chalk | desire** (↗*lime slate - desire*): **Alum** ant-c calc cic con ferr hep hyos ign *Nat-m* nit-ac *Nux-v* oci psor **Puls** *Sep* sil sulph tarent
- **chamomile**:
  - **agg**: acon bell *Cham Chin* cocc coff ign nux-v puls valer vip
- **champagne**:
  - **agg**: *Calc* digox
- **charcoal**:
  - **desire** (↗*indigestible - desire*): alum *Calc Cic* con ign nit-ac nux-v *Psor*
  : **accompanied by | chlorosis**: alum
- **cheese** (↗*dairy*):
  - **agg** (↗*dairy - agg.*): ars *Bry* carb-v coloc dios kali-c nit-s-d nux-v ph-ac ptel *Rhus-t* sep tub
  : **old** cheese: *Ars Bry* coloc dios nit-s-d ph-ac *Ptel Rhus-t*
  : **spoiled** cheese: ars bry ph-ac rhus-t
  - **aversion**: *Arg-n Chel* chin *Cocc* coll ferr hep ign lyc merc nat-m **Nit-ac** *Olnd* ptel *Sil* **Staph** sulph tub
  : **gruyère**: *Merc* sulph
  : **Roquefort**: *Hep*
  : **smell** of cheese: lyc
  : **strong**: *Hep Merc Nit-ac Sulph*
  - **desire**: aeth aran-ix arg-n aster bung-fa calc *Calc-n* calc-p caust *Chel Cist* coll gaert hyos ign kali-c lyc mag-m mand med mosch nat-m *Nit-ac Phos* puls rhus-t sep sulph tarent tub
  : **feta**: arg-n aster calc-p lyc mag-m med nit-ac nux-v phos sulph
  : **khaloumi**: carb-v caust nat-m nat-p phos
  : **sauce**: calc-p
  : **strong**: arg-n aster ign
- **cherries**:
  - **agg**: chin mag-m merc merc-c
  - **desire**: chin
- **chicken**:
  - **agg**: bac bry
  - **aversion**: **Bac Nat-m** *Sulph*
  - **desire**: calc-p *Ferr-i Graph* lap-la nat-m *Phos* rat sulph tub
  : **tandoori** (↗*smoked - desire*): abies-c aster carc caust kali-p kreos nat-m nat-p nux-v phos puls sacch sulph tub
- **chili** (See red pepper)
- **chocolate**:
  - **agg**: *Borx* bry calad caust coca kali-bi lap-la lil-t *Lith-c* **Lyc** ox-ac prot ptel *Puls Raph* sang
  : **bitter**: brom nat-m
  - **amel**: calc-s vichy-g
  - **aversion**: calc-sil osm prot tarent

1848   ▽ extensions | O localizations | ● Künzli dot

Food and drinks – chocolate / **Generals** / **Food and drinks – cold drink**

- **desire**: aloe anthraci arg-n *Ars* bros-gau bry calc *Carc* caust chin coch-o elaps kali-c kali-p lach lepi *Lyc* lyss *Mag-m* med nat-c nat-m nat-p *Phos* pitu-a puls pycnop-sa pyrog *Sep* sil *Staph Sulph* tarent thuj tub
  - **bitter** chocolate: nat-m phos sep
  - **menses**; before: sulph
- **chocolate** milk:
  - **aversion**: *Osm*
  - **desire**:
    - **cold** chocolate milk: phos
    - **warm** chocolate milk: lyc med puls
- **cider**:
  - **agg**: ant-c aster calc-p chion phos podo
  - **amel**: bell
  - **desire**: anan ben benz-ac benzol puls sulph
- **citric** acid | **desire** (↗ *lemons - desire*): puls verat
- **citrus** | **agg** (See lemons - agg.; oranges - agg.)
- **cloves**:
  - **desire**: *Alum Chlor* stront-n
- **coal** | **desire** (↗ *indigestible - desire*): *Alum Calc Cic* ign psor
- **coarse** food:
  - **agg**: chinin-ar
  - **desire**: abies-c alum ant-c calc calc-p ign pip-n psor sil sulph tarent
- **Coca Cola** (↗ *carbonated*):
  - **desire**: *Arg-n Carc* chin fl-ac *Lyc Med* merc nat-m nat-s ph-ac *Phos* sil stram sulph *Tarent Tub Verat*
- **cocoa** (See chocolate milk)
- **coffee**:
  - **agg**: acet-ac acon act-sp *Aeth* agar alet all-c ambr anac ang antip arg-n arn ars arum-i arum-t aster aur-m bart bell bov bry *Cact* cain calc *Calc-p* calo camph cann-i cann-s **Canth** *Caps* carb-v caul **Caust Cham** chin chinin-s chlor cist clem cob coca *Cocc* coff colch coloc cycl *Dig* erech ferr-p *Fl-ac* form glon grat guar *Hep* hyper **Ign** *Ip Kali-ar* kali-bi kali-c kali-n lac-ac lil-t *Lyc* lyss m-ambo mag-c mand mang *Merc* merc-sul mill morph mosch nat-m *Nat-s* nit-ac **Nux-v** olnd ox-ac pall paull *Ph-ac* plat psor *Puls* rhus-t rumx sep spig *Stann* stram sul-ac sulph *Thuj* tub verat vinc wies xan
    - **hot**: caps
  - **overuse**: acet-ac antip arg-n bell cham *Coff* grat guar guare *Ign* nux-v ox-ac pall paull puls thuj
  - **smell** of coffee (↗ *NOSE - Smell - acute - coffee*): fl-ac lach nat-m osm sul-ac tub
    - **sensitive** to the (See NOSE - Smell - acute - coffee)
  - **amel**: acon acon-f act-sp adel agar alet anag anth aran-ix arg-met arn *Ars* brom calo cann-i canth carl **Cham** chel coca *Coloc* colocin conin-br corn crot-h crot-t cyt-l dicha eucal eug *Euph* euphr fago fil fl-ac glon hell-o hipp hydr-ac hyos **Ign** lach lact *Lec* levo mag-c morph mosch *Nux-v* ol-an op phos phyt ran-g tab til verin

- **coffee**: ...
  - **aversion**: *Acon* aeth alum-sil *Bell Bry* **Calc** calc-s carb-v *Caust Cham* chel *Chin* cinnb coc-c *Coff* con *Dulc* ferr-p fl-ac ign kali-bi kali-br kali-i kali-n lec lil-t lol *Lyc* mag-p mand *Merc* nat-c *Nat-m* **Nux-v** osm ox-ac ph-ac *Phos* phys puls rheum rhus-t sabad senec *Spig Sul-ac Sulph*
    - **morning**: lyc nat-n
    - **noon**: ox-ac
    - **smell**: *Puls* sul-ac
    - **sweetened**: aur-m
    - **unsweetened**: rheum
  - **desire**: abrom-a *Alum* alum-p **Ang** arg-met arg-n *Ars* ars-s-f aster *Aur* aur-ar aur-s bell bros-gau *Bry* calc calc-p *Caps Carb-v* carc cham chel *Chin* chinin-s *Coff* colch *Con* dulc *Fl-ac* gran grat guar kali-i lach lec lepi lob *Mez* mosch nat-m *Nux-m* nux-v paull ph-ac puls sabin *Sel* senec *Sep* sol-t-ae staph stroph-h sulph *Xan Xanth*
    - **accompanied** by | **dysmenorrhea**: *Lach*
    - **beans** of: alum *Chin* nux-v sabin
    - **black**: mez mosch
    - **burnt**: alum chin
    - **grounds** of: *Alum* con med
    - **nauseates**; which: *Caps*
    - **strong**: *Bry* mosch
- **cold** drink, cold water:
  - **agg**: acet-ac *Acon* aeth *Agar* agra *All-s* allox *Alum* alum-p alum-sil *Alumn* anac *Ant-c* apis *Apoc* aq-mar aran-sc arg-n *Ars* ars-s-f aur-ar bad bar-c *Bell* bell-p borx bry bufo cadm-s calad calc calc-f calc-p calc-s calc-sil camph **Canth Caps** carb-an *Carb-v* cham *Chel Chin* chr-ac cimic *Cina* clem *Cocc* coff-t colch coloc *Con Croc* crot-c crot-t *Cupr* cycl *Dig* dros dulc elae elaps **Eup-per Ferr** ferr-ar ferr-m ferr-p *Graph* grat guare gymno *Hep* hyos **Ign** ip jatr-c kali-ar kali-c kali-i kali-m kali-p *Kali-sil Kreos* lac-c lach lept lim lob *Lyc M-ambo* m-arct *Mag-p* manc mang *Meph* merc merc-i-r mez mur-ac nat-ac *Nat-m* nat-m nat-p nat-sil nit-ac **Nux-m** *Nux-v* oci-sa ol-an op *Par Ph-ac* phys plb psil puls pycnop-sa raph rauw *Rhod* **Rhus-t** sabad samb sars seneg **Sep** *Sil* sol-t-ae *Spig* spong squil staph stram *Sul-ac Sulph Syph Tarent Teucr* thea thuj trios trom tus-p verat ziz
    - **accompanied** by | **pneumonia** (See CHES - Inflammation - lungs - right - lower - accompanied - thirst)
    - **heated**, when: *Acon* ars bell-p *Bry Coloc* crot-t *Kali-ar Kali-c Nat-c Rhus-t* samb
    - **hot** weather, in: *Bry* carb-v *Kali-c Nat-c* nat-s *Nux-m* verat
    - **ice** water: carb-v dig elaps ip kali-c kali-i meph nat-c rhus-t *Verat-v*
    - **perspiring**; when: bell-p
  - **amel**: acon acon-f agar *Agar-em* all-c allox aloe *Alumn Ambr* aml-ns anac ang *Ant-t* ap-g apis aq-mar arg-n ars *Asar* aster bamb-a bar-m *Bell* **Bism** borx brom **Bry** calc camph cann-i cann-s cann-xyz canth

Food and drinks – cold drink / Generals / Food and drinks – cucumbers

- **amel**: ...
  carc **Caust** cham chim *Clem* coc-c coff coff-t cortico *Cupr* dros euphr fago *Fl-ac* hyper ign *Jatr-c* kali-c kali-m lac-c **Lach** laur *Led* lob-c lob-s meph merc-i-f moly-met *Onos* op **Phos** phyt pic-ac *Puls* rad-br rauw sang sanic sel **Sep** sil stann sumb tab tep thuj trios verat xan zinc zinc-p
  : **ice** water: xan
- **aversion**: *Acet-ac* acon alum-p ant-t arg-n arn **Ars** bell brom bry *Calad Calc-ar* canth carb-an caust chel chin *Chinin-ar* cycl dig elaps kali-i **Lyc** lyss mag-c *Med* nat-m *Nat-p* nat-s nux-v onos *Phel* phos phys puls pycnop-sa rhus-t **Sabad** *Stram* sul-ac sulfonam sulph tab thyr *Verat*
- **desire**: abel abrom-a achy **Acon** agar agar-em ail allox aloe *Alum Alumn* am-c am-m anan *Ang* ant-t *Ant-t* apis apoc *Arg-n* arn **Ars** asaf asim aster aur aur-ar aur-s aza *Bell Bism* borx *Bov* **Bry** cadm-s *Calc Calc-ar* calc-f *Calc-s* camph cann-i cann-s cann-xyz *Caps* carb-ac carb-an carb-v carbn-s carc *Caust* cedr *Cench* **Cham** chel **Chin** *Chinin-ar* cimic **Cina** cinnb clem coc-c *Cocc* colch *Coloc* cop *Croc* cub *Cupr* dig diph *Dulc Echi* **Eup-per** euph ferr-p fl-ac *Glon Graph* guaj *Hell Ign* ip kali-bi kali-br *Kali-m* kali-n *Kali-p Kali-s* lap-a *Led* lept lob-c *Lyc Lycps-v* mag-c mag-p malar manc *Med* **Merc Merc-c** mez nat-ar *Nat-c* nat-m *Nat-p* **Nat-s** nux-v oci-sa oena *Olnd* onos op paro-i *Ph-ac* **Phos** pic-ac plat *Plb Podo* polyg-h psor puls puls-n pyrog rad-br rauw *Rhus-t* ruta *Sabad* sabin sacch-l sang sanic santin sars sec sel *Sep* sil spig spong squil stann sulfonam sulph tanac *Tarent* tell *Thuj Thyr* tril-p tub ven-m **Verat** vip vip-a vip-t wye x-ray zinc *Zinc-o* zinc-p ziz
  : **afternoon**: bov caust *Croc* ruta sars
  : **15 h**: caust
  : **evening**: bism bov mag-c oena
  : **night**: *Calc* eup-per mag-c rhus-t sulfonam
  : **chill**, during: bry carb-v *Eup-per* nat-s sulfonam tub wye
  : **everything** else; with an aversion to: acet-ac sanic tril-p
  : **fever**, during: **Acon** ang *Ars* bell bism *Bry* calc caps *Cham* **Chin** cupr *Ign* **Merc** *Nat-m* nat-s nux-v oci-sa olnd phos plb puls rhus-t sabad squil sulfonam thuj tub verat
  : **ice** water: acon *Agar-em* ars benzol caps lept nat-s nux-m onos phos sil tril-p *Verat* wye
  : **ice-cold** water: mag-p nat-m nat-s phos ruta verat
  : **small** quantities (↗*STOM - Thirst - small*): bung-fa
  : **thirst**; without: ars calad camph cocc coloc graph nux-v phos
- **cold** food:
  - **agg** (↗*frozen - agg.*): acet-ac acon agar alum alum-p alum-sil *Alumn Am-c Arg-n* **Ars** ars-s-f bar-c *Bell* bell-p *Bov* brom *Bry* calad calc calc-f *Calc-p* calc-sil canth *Carb-v Carbn-s* caust cham chel *Cocc* coff-t coloc *Con* crot-t cupr dig dros **Dulc** elaps ferr fl-ac *Graph* hell *Hep Hyos* ign ip kali-ar **Kali-bi** *Kali-i* kali-m *Kali-n* kali-sil *Kreos* **Lach** lept **Lyc**
  - **cold** food – **agg**: ...
    mag-c mag-m mag-p *Mang Merc* mez mur-ac nat-ar nat-c nat-m nat-p *Nat-s* nat-sil *Nit-ac Nux-m* **Nux-v** par *Ph-ac* plb *Puls Rhod* **Rhus-t** rumx sabad *Sep Sil Spig* squil *Staph* stram sul-ac *Sulph Syph* thuj *Verat*
    : **overheated**; when: bell-p kali-ar
  - **amel**: acon adlu agn alum alumn am-c *Ambr Anac* ang ant-t apis arg-n ars *Asar Bar-c Bell* bism borx brom **Bry** *Calc* cann-s canth *Carb-v Caust Cham* clem coc-c *Cupr* dros *Euph* **Ferr** graph hell *Kali-c Lach Laur* lyc m-arct *M-aust* mag-c mag-m *Merc Mez Nat-m Nux-m* nux-v op par *Ph-ac* **Phos** phyt **Puls** pyrog rhod rhus-t sars *Sep* sil spig squil stann *Sul-ac* sulph tab thuj verat *Zinc*
  - **aversion**: acet-ac alum-p arg-n chel cycl kali-i lyc *Med* phos sabad
  - **desire**: abel acon am-c ang *Ant-t* **Apis** arg-n *Ars* asaf bell bism *Bov Bry* cadm-s calc caust *Cham* chin cina cocc croc cupr cupr-ar diph dulc *Elaps Eup-per* euph ferr-p fl-ac *Ign* kali-p *Kali-s* lach lept *Lyc* manc merc merc-c nat-ar nat-m nat-p *Nat-s Nux-v* olnd onos ph-ac **Phos** pic-ac pip-n plb **Puls** rhus-t ruta sabad sanic sars sec *Sil* sulph *Thuj* tub ven-m *Verat* zinc
    : **afternoon**: nat-m
    : **accompanied** by | **menses**: am-c
    : **milk** (See milk - desire - cold)
    : **thirst**; without: *Camph Coloc*
- **commercial** food (See dry commercial; silage)
- **condiments** (See spices)
- **cooked** food:
  - **agg** (↗*warm food - agg.*): ars podo
    : **smell** of; sensitive to the (See NOSE - Smell - acute - cooking)
  - **aversion** (↗*warm food - aversion*): am-c anac ars asar bell bov calc chel cupr *Graph* guare ign *Kreos* lach *Lyc* mag-c merc petr phos psor sars *Sil* sulph verat zinc zinc-p
  - **desire**: cycl ferr lyc mag-c nit-ac
- **corn**:
  - **agg**: calc-ar
    : **meal**: calc-ar
- **crab**:
  - **agg**: tet
- **cranberries**:
  - **agg**: ox-ac
  - **aversion**: mag-m prot
  - **desire**: ign
- **cream** (↗*whipped*):
  - **aversion**: puls
  - **desire**: elaps **Puls**
    : **whipped** cream (See whipped)
- **creamy** food | **desire**: puls
- **crispy** food | **desire**: calc calc-p lach nat-m nux-v phos puls sulph
- **crunchy** food | **desire**: sep
- **cucumbers** (↗*gherkins*):
  - **agg**: *All-c* apis ars *Ign* lap-la *Nat-m* puls *Rhus-t* sul-ac verat

1850   ▽ extensions | O localizations | ● Künzli dot

Generals

- **aversion**: *All-c* prot
- **desire**: abies-n *Ant-c* Phos Sulph Verat
- **dainties** (See delicacies)
- **dairy** products *(➚butter; cheese; milk)*:
  - **agg** *(➚butter - agg.; cheese - agg.; milk - agg.)*: agar lac-c lac-d
  - **desire** *(➚butter - desire; milk - desire)*: lac-c lac-d
- **delicacies**:
  - **agg**: puls
  - **aversion**: caust petr sang
  - **desire** *(➚sweets - desire)*: *Acon-l* aeth anan arg-n *Aur* bufo calc carc **Chin** cub cupr cupr-ar elaps **Ip** kali-c lil-t mag-c mag-m nat-c paull petr plb plb-act psor rauw *Rhus-t Sabad Sacch* sacch-l sang *Spong* **Tub**
    - **and** salt: **Arg-n** *Calc* carb-v carc caste *Med Plb*
    - **and** sour: *Bry Calc Carb-v Kali-c Med Sabad Sec Sep* **Sulph**
    - **sexual** desire; with: chin
- **diet**:
  - **agg** | **errors** in diet *(➚RECT - Diarrhea - indiscretion; STOM - Slow)*: all-c all-s ant-c bry calc-ar carb-v cham chin *Cic* coff dios fl-ac graph guar ip iris kali-p lyc mag-c nat-c nux-m nux-v olnd paull puls sal-ac sul-ac sulph xan xanth
  - **aversion** | **ordinary** diet: ign
- **digest**; food he cannot | **desire** *(➚indigestible - desire)*: bry *Chin* phos *Puls* rheum
- **dinner** | **aversion**: carb-an coc-c malar mygal verat
- **dirt** *(➚indigestible)*:
  - **desire**: calc cic
- **drinks** *(➚liquids)*:
  - **agg**: absin art-v *Bell* bry canth *Cimx Cocc* con *Hyos Lyss* plect podo pop-cand rhus-g *Stram* trom *Verat*
  - **aversion** *(➚liquid food - aversion)*: acet-ac agar *Agn* aloe ang *Apis* arn *Bell* berb borx bov bry bufo calad calc calen camph *Canth* carb-an caust cham chin chinin-s chlor coc-c cocc coff colch coloc con corn cupr cupr-act cycl dros **Ferr** graph ham hell **Hyos** ign kali-bi kali-m *Lac-c* lach lyc *Lyss* m-aust merc nat-m *Nit-ac* **Nux-v** op phys plb plb-chr *Puls* rat sabin samb sec staph *Stram* verat
    - **accompanied** by:
      - **thirst**: agn ang arn ars *Bell* cann-xyz canth caust cocc *Hell* **Hyos** lach lyc merc merc-c mez nat-m *Nux-v* rhus-t samb **Stram**
      - **Head**; pain in: **Ferr** sep
      - **alternating** with | **thirst**: berb hell *Lac-c* sel stram
      - **heat**, during: agn arn ars *Bell Canth* caust *Cocc* con **Hell** *Hyos* ign lach lyc merc naja nat-m *Nux-v* rhus-t samb *Stram* sulph *Verat*
  - **desire**: bell camph cob-n coloc ferr lyc plect staph wies
    - **accompanied** by:
      - **thirstlessness**: aeth *Ars* bell *Calad Camph Cimx* cocc coloc graph nux-m ph-ac phos wies
      - **capricious**, but refuses when offered: bell

- **dry** food:
  - **agg**: agar bov bry calad **Calc** chin ip *Lyc Nat-c* nit-ac nux-v ox-ac petr ph-ac *Puls* raph sars sil sulph
  - **aversion**: merc phos
  - **desire**: *Alum* lach lap-la
- **duck** | **desire**: med phos
- **earth** | **desire** *(➚indigestible - desire; lime slate - desire)*: alum calc cic con ferr hep hyos ign *Nat-m Nit-ac Nux-v* oci puls *Sep* sil sulph tarent
- **eaten**; just | **aversion**: nux-v
- **eel** | **desire**: *Med*
- **eggplants** (See aubergines)
- **eggs**:
  - **agg**: androc anthraci *Calc* calc-f carb-v carc *Chinin-ar Cocc* colch con *Ferr* ferr-m ign led lyc lyss merc-c nat-m nux-v oscilloc pitu-a plb psor ptel **Puls** *Sulph* syc tub
    - **bad** eggs: carb-v
    - **smell** of *(➚NOSE - Smell - acute - eggs)*: anthraci *Colch* sulph upa
  - **amel**: calc
  - **aversion**: agar *Anthraci* bell bry calc calc-f carc colch con *Ferr* kali-n kali-s nat-m *Nit-ac* ol-an phos prot *Puls* saroth *Sulph* tub upa
    - **boiled**:
      - **aluminium** pans; in: alum
      - **hard** boiled: bry prot
      - **soft** boiled: sulph
    - **egg** white: nat-m
    - **smell** of: anthraci *Colch* upa
  - **desire**: agar bac bar-c *Calc* calc-p carb-an *Carc* caust hydr morg-p nat-p ol-an olnd phos prot *Puls* sanic seneg sil sulph tub
    - **boiled**:
      - **hard** boiled: **Calc** puls
      - **soft** boiled: *Calc* nat-p nit-ac ol-an phos *Puls* sanic
    - **fried** eggs: calc-p nat-p sil tub
- **everything**:
  - **aversion** to: acon-l alum alumn am-m bov caps cupr grat hyos ip kali-c lyc merc mez mur-ac nit-ac nux-v plat plb *Puls* rheum rhod rhus-t *Sabad* sars senec sep sulph syph thea ther thuj
    - **daytime**: sep
    - **morning**: lyc plb
    - **forenoon**: sars
    - **afternoon** | **13** h: grat
    - **except** to cold water (See cold drink - desire - everything)
  - **desire**: plat santin sulph
- **farinaceous** *(➚wheat)*:
  - **agg**: *Bry Carb-v Caust Chin* coloc *Iris* kali-bi kali-c *Lyc* mag-c *Nat-c* **Nat-m Nat-s** nux-v ox-ac psor **Puls** rob sulph tub verat
  - **amel** in children: nat-c
  - **aversion** *(➚flour - aversion)*: ars chin *Kali-act* lyc *Nat-c* nat-m nat-s nux-m ph-ac phos plan ptel puls *Sulph*

Food and drinks – farinaceous   **Generals**   **Food and drinks – food**

- **desire** (✴*pasta - desire*): aeth aloe *Alum* atri aur *Calc* calc-p carc cic *Ferr-act* kali-sil lach lyc *Nat-m* nit-ac nux-v phos psor puls sabad *Sulph* sumb tub
- **farsan**:
  : **agg**: lach
  : **amel**: nux-v
  : **aversion**: chin
  : **desire**: aur aur-s calc calc-p med nat-c nat-m nit-ac nux-v puls sulph
- **fat**:
  - **agg** (✴*rich - agg.; pork - agg.; oil - agg.*): acon agn alet ant-c ant-t aran-ix arg-n *Ars* ars-s-f *Asaf* bell bell-p bros-gau bry buni-o but-ac calc calc-f carb-an **Carb-v** carbn-s *Carc Caust* chin *Colch* conv convo-s cortiso cupr **Cycl** *Dros* erig euph **Ferr** *Ferr-ar* Ferr-m **Graph** ham *Hell* hep hir *Ip* jug-r kali-ar kali-c *Kali-chl Kali-m* kali-n kali-s kali-sil *Lept Lyc* lyss mag-c *Mag-m* mag-s mand meny merc merc-c merc-cy *Nat-ar* nat-c nat-m *Nat-p* nat-sil *Nit-ac* nux-m nux-v phos pitu-a podo psor *Ptel* **Puls** rob ruta sang sanic *Sep* sil sin-n *Spig Spong* staph *Sulph* syc **Tarax Tarent** *Thuj* tub *Tub-a* verat
  : **infants, in**: but-ac
  : **rancid**: ars carb-v
  - **amel**: nux-v
  - **aversion** (✴*meat - aversion - fat*): acon-l aeth ambr ang arg-n *Ars* ars-s-f asar bell *Bry* calc *Calc-f Carb-an Carb-v* carbn-s *Carc* **Chin** chinin-ar *Colch* convo-s croc *Cycl* dros erig ferr ferul-ga grat guare hell *Hep Ip* ipom-p kali-bi kali-c kali-m kali-s *Lac-c* lyc lyss mag-m mag-s mand *Mang* med meny *Merc* nat-ar nat-c *Nat-m* nat-n nit-ac nux-v **Petr** phos **Ptel Puls** rheum rhus-t rib-ac sang sanic sec *Sep Sil* sil-mar staph *Sulph* syph tarent thyr ulm-c
  - **desire** (✴*bacon - desire; fried - desire; ham - desire - fat*): arg-n ars calc *Calc-p Carc* cench chel crot-h dys elaps hep ign *Kali-n* lob mag-s *Med* merc mez nat-c nat-m nat-s *Nit-ac Nux-v* phos plb prot puls pycnop-sa rad-br ran-b rat rhus-t sanic *Sil* sul-ac *Sulph* tub
- **fish** (✴*caviar*):
  - **agg** (✴*oysters - agg.*): androc arg-n ars astac calad carb-an carb-v carbn-s caust chin chinin-ar ferr-p *Fl-ac* kali-c *Kali-s* lach lyc mag-m *Medus* nat-s phenob phos *Plb* pull-g *Puls* sanic *Sep* thuj urt-u
  : **fried**: kali-c
  : **pickled**: arg-n calad
  : **smell of; sensitive to** (See NOSE - Smell - acute - fish)
  : **spoiled**: *All-c* ars bell **Berb** *Carb-an Carb-v* chin **Cop** *Lach Plb* psor *Puls Pyrog* rhus-t ter ther
  - **amel**: lac-c
  - **aversion**: acon ars-i asar bell carb-v carbn-s caust *Colch* gal-ac **Graph** grat guare kali-i kali-s med nat-m *Phos* ptel puls stram sulph *Zinc*
  : **salty**: *Phos*
  : **soup**: phos

- **fish**: ...
  - **desire**: abrom-a acon ambr atro calc-p carc caust cycl ferr-i *Kali-i* lac-c lach lyc mag-m mand *Med Meny Nat-m* nat-p nat-s nit-ac pert-vc phos prot sep sul-ac tub *Verat*
  : **fried**: bacls-10 nat-p
  : **salty**: ferr-i *Nat-m Nat-s* nit-ac
  : **smoked**: atro
- **flatulent** food | **agg** (✴*beans - agg.; cabbage - agg.; peas - agg.*): ars *Bry* calc carb-v *Chin* cupr hell kali-c **Lyc** nat-m nat-p *Nat-s* **Petr** psor puls rob sep sil sulph verat
- **flour**:
  - **agg**: pot-a
  - **aversion** (✴*farinaceous - aversion*): ars ph-ac *Phos*
  - **desire**: *Calc* lach sabad
- **food**:
  - **agg**: acon agar alet alum am-c *Ambr* amyg-p *Ant-c* arn ars asaf bism *Bry* calc *Canth Caps* carb-an carb-v caust *Cham Chel* **Chin** chion cic *Cocc* con *Ferr* graph hedeo hyos *Ign* kali-c lach lyc m-arct m-aust meny merc mosch nat-m nat-m nit-ac nux-m **Nux-v** petr ph-ac *Phos* plect podo pop-cand *Puls* ran-b rhus-g *Rhus-t Ruta* scroph-n sep sil staph sul-ac sulph sym-r *Tarax* trom valer *Verat* verb wye zinc zinc-m
  : **smell** of (✴*NOSE - Smell - acute - food*): *Ars* bell caust chin *Cocc* **Colch** *Dig* dros eup-per gamb *Ip* lach merc-i-f nat-m nux-m nux-v osm ph-ac phos podo psor ptel sang sanic *Sep Sil* stann sul-ac sulph syc sym-r *Thuj* upa *Vac* xan xanth
  : **sensitive** to the (See NOSE - Smell - acute - food)
  - **aversion**: absin acet-ac **Acon** acon-l act-sp aesc-g aeth agar alco alet all-c *Alum* alum-p alum-sil alumn amyg-p anac *Ang Ant-c* ant-i ant-s-aur ant-t apis arg-met *Arg-n Arn* **Ars** *Ars-i* ars-s-f *Asaf* asar aur-ar aur-i aur-s bapt bar-act *Bar-c Bar-i Bar-m* bar-s *Bell* benz-ac berb-a beryl bism borx *Bry* bufo *Cact* calc calc-i calc-sil *Canth* caps *Carb-an Carb-v* carbn-s castm castor-eq cench cham chel **Chin** *Chinin-ar Chinin-s* chion cimic cina cinnb coc-c **Cocc** coff coff-t **Colch** *Coloc* con corn crot-c crot-h cupr cupr-act cupre-au *Cycl Dig* digox dios *Dulc* elaps erio eup-per euph **Ferr** *Ferr-ar* ferr-i ferr-p gamb *Glon* graph *Grat Guaj* guare *Hell* hep hera *Hydr* hydrc hyper *Ign Iod* **Ip** kali-ar kali-bi *Kali-c* kali-i kali-m kali-n kali-p kali-s kali-sil *Kreos* lac-c lach lact *Laur* lepi *Lil-t* lob lyc m-aust **Mag-c** (non: mag-m) *Mag-s* malar manc mang *Merc* merc-c merc-cy *Merc-i-f* merc-meth mez mosch mur-ac mygal narz nat-ar nat-c nat-m nat-p nat-s nat-sil nicc nit-ac **Nux-v** ol-an olnd *Op* paull petr petros ph-ac phos phys phyt *Pic-ac Plat* **Podo** prun ptel *Puls* raph rat rham-f rheum *Rhus-t Ruta Sabad* sacch sang sapin sars sec senec *Sep* sil *Squil Staph* stram stront-c stroph-h sul-ac sul-i sulph sym-r syph *Tarent* thea thuj til trios *Tub* upa vac valer verat vib wies zinc zinc-p
  : **daytime**: mag-s

Food and drinks – food   Generals   Food and drinks – grapes

- **aversion**: ...
  - **morning**: cench con guare lyc mag-s manc phyt
  - **noon**: borx lact pic-ac verat
  - **evening**: ars mag-c sil
  - **accompanied** by:
  - **diarrhea**; chronic: nux-m
  - **hunger**: act-sp *Agar* all-s *Alum* ang ant-c *Ars* asar aur bar-act *Bar-c* bry caps carb-v *Carbn-s Chin* chinin-ar *Chinin-s* **Cocc** *Dulc Grat Hell Hydr Kali-n Lach* **Nat-m** nicc **Nux-v** olnd op *Phos* plat psor *Rhus-t* ruta sabad sang seneg *Sil* stann *Sul-ac Sulph* tax *Tub* verb
  - **Head**; pain in: cench ferr sep
  - **Stomach**; feeling of emptiness in: *Bar-c* carb-v carbn-s *Chin Cocc* coff dulc *Grat Hell Hydr* mur-ac *Nat-m Nux-v* podo *Rhus-t Sil* stann *Sulph* verb
  - **children**; in: syph
  - **convalescence**; during: kreos
  - **dinner**; during: carb-an coc-c malar mygal ol-an verat
  - **eating**:
    - **attempting** to eat; on *(↗STOM - Appetite - wanting - eating - attempting)*: ant-t chion petros rheum *Sil*
    - **honey**; after: *Nat-m*
    - **little**; after eating a *(↗STOM - Fullness - eating - after - agg. - ever)*: am-c *Bar-c Bry* caust *Cham Cina Cycl* hura *Ign Lyc Nux-v* prun *Rheum Rhus-t Ruta* sil sul-ac *Sulph*
    - **sudden**; while eating: *Bar-c* puls *Ruta*
    - **while**: am-c nux-m
  - **pregnancy**; during: ant-t *Laur Sep*
  - **seen**; if food is *(↗sight - aversion)*: ail ant-c arn *Ars* caust cocc colch dig mang merc-i-f mosch nux-v phos ptel **Sep** *Sil* squil stann sym-r tub vac
  - **smell** of *(↗NOSE - Smell - acute - food)*: ant-c *Ars* bell caust **Cocc Colch** dig gamb **Ip** lyc nux-v phos *Podo* sang *Sep* sil stann sym-r tub vac
  - **supper**; during: am-c lyc m-arct sulph
  - **tastes** it, then he is ravenous; until he: **Lyc**
  - **thinking** of eating; when: ant-t arg-met *Ars* carb-v caust **Chin** cocc colch mag-s malar mosch nux-m sang sars *Sep* sym-r tanac upa *Zinc* zinc-chr
  - **pregnancy**; during: ars caust cocc *Sep*
- **desire**: *Maland* vichy-g
- **smell** of: *Lycps-v*
- **worse**; which makes him: ars calc hep morg-p nat-c nit-ac puls sulph tub
- **French** fried potatoes *(↗fried):*
  - **desire** *(↗potatoes - desire - fried):* calc-p carc med puls tub
- **fried** food *(↗french):*
  - **aversion**: adel mag-s plb
  - **desire** *(↗fat - desire):* plb
- **frozen**:
  - **agg** *(↗cold food - agg.):* arg-n *Ars* bry *Calc-p Carb-v* coloc dulc elaps hep *Ip* kali-bi psor **Puls** rhus-t rob rumx

- **frozen**: ...
  - **amel**: phos xan
  - **desire**: arg-met eup-per nat-s phos
- **fruit**:
  - **agg**: acon act-sp *Aloe* alum-sil *Ant-c* ant-t arg-met **Ars** ars-s-f aster *Borx* **Bry** calc *Calc-p Carb-v Caust* **Chin** *Chinin-ar Cist* colch **Coloc** *Crot-t* cub elaps *Ferr* glon ign *Ip Iris* kali-bi kreos lach lith-c *Lyc* mag-c *Mag-m* merc merc-c *Mur-ac Nat-ar Nat-c* nat-p **Nat-s** *Olnd* ox-ac *Ph-ac* phos pitu-a *Podo* prun *Psor* **Puls** rheum *Rhod Rumx* ruta samb *Sel Sep* sul-ac sulph tarax tarent trom tub **Verat**
  - **juicy** fruits: ant-c calc iod puls sulph
  - **raw** fruit: *Puls Verat*
  - **sour**: *Ant-c* ant-t cist ferr *Ip* kali-m lac-c lach mag-c nat-p **Olnd** ox-ac *Ph-ac* podo *Psor Sul-ac* ther
  - **spoiled**: act-sp
  - **stone** fruits: colch kali-bi
  - **unripe**: aloe chinin-ar ip rheum rob sul-ac
  - **watery**: *Ars*
- **amel**: lach ptel
  - **sour**: lach naja **Ptel**
- **aversion**: aeth aloe *Ant-t Ars Bar-c* bell bry carb-v *Carc Caust* **Chin** ferr-m *Hell* hyos **Ign** kali-bi kali-br *Mag-c* nat-m *Phos* **Puls** *Rumx Sul-ac Sulph*
  - **green**: ferr *Mag-c*
  - **sour**: ferr
- **desire**: *Acon-l* adel aloe *Alum* alum-p alumn *Ant-t* ap-g ars ars-s-f asar calc calc-s *Carb-v* carc caust chin cist cub gran guaj guar hep ign kali-act kali-c lach lepi lyc *Mag-c* mag-m mag-s med nat-m ozone paull **Ph-ac** phos pitu-a ptel puls pycnop-sa sars sep staph *Sul-ac* sulph ther tub-a **Verat**
  - **green**: calc calc-s lepi lept *Med*
  - **juicy** fruits: aloe ant-m nux-m ph-ac sars staph sul-ac verat
  - **sour**: adel ant-t *Ars* ars-s-f calc calc-s chin *Cist* cub ferr hep ign lach lyc mag-c *Med* ptel ther thuj **Verat**
  - **unripe**: **Med**
- **garlic**:
  - **agg**: hydrog lyc nat-m **Phos**
  - **smell** of garlic; from the *(↗NOSE - Smell - acute - garlic):* asar hydrog sabad
  - **aversion**: asar *Phos* prot *Sabad Thuj*
  - **desire**: agar all-c all-s anan carc cub nat-m phos sabad sulph *Thuj*
- **gherkins** *(↗cucumbers; pickles):*
  - **aversion**: abies-c arund
  - **desire**: abies-c naja sul-i verat
  - **sour**: carc verat
- **ginger**:
  - **agg**: nux-v
- **grapefruit**:
  - **aversion**: bar-c
  - **desire**: hep lyc
- **grapes**:
  - **agg**: ox-ac ruta

Food and drinks – gravy

- **gravy** (See broth)
- **green** food:
  • aversion: ars *Hell* mag-c
  • desire: calc-s med
- **grilled** food (*↗smoked*):
  • agg: calc calc-sil puls
  • desire: kreos
- **gruel** (See porridge)
- **ham**:
  • aversion: puls
  • desire: calc *Calc-p* carc card-b caust mez *Sanic Tub Uran-n*
  : **fat** (*↗bacon - desire; fat - desire*): calc-p   *Carc Card-b Mez Sanic Tub*
  : **raw** (*↗raw - desire*): (non: uran-met) *Uran-n*
- **hamburger** | desire: calc-p phos tub
- **hard** things | agg: sin-a sin-n
- **haricots**; green | aversion: prot
- **hearty** food | desire: rhus-t ust
- **heavy** food (*↗rich*):
  • agg (*↗fat - agg.; rich - agg.*): ars-s-f bry calc *Caust* cupr **Iod** lyc mag-c nat-c *Puls* sang sulph
  • aversion: ang ars-s-f chinin-ar
- **herring**:
  • agg (*↗sardines - agg.*): ferr-p fl-ac lyc nat-m
  • aversion: ferr gal-ac phos
  • desire (*↗anchovies - desire; sardines - desire*): atro cist med nat-m **Nit-ac** *Puls* syph tub *Verat*
- **highly** seasoned food (See spices)
- **honey**:
  • agg: apis ars calc-p caust nat-c *Nat-m Nit-ac* phos psor puls *Sil* sulph
  • amel: colch
  • aversion: nat-c nat-m
  • desire: sabad verat
- **hot dogs** | desire: calc-p tub
- **hot** drinks (See warm drinks)
- **hot** food (See warm food - agg. - hot)
- **ice**:
  • agg: agra arg-n **Ars** bell bell-p **Bry** calc-p **Carb-v** dulc hep ip kali-bi kali-c kali-i *Nux-v Puls* rhus-t rob
  • amel: cench ozone phos xan
  : holding ice in mouth amel: coff
  • desire: acon arg-met arg-n ars bry *Calc* clem *Elaps* eup-per lept *Med* merc-c merc-i-f *Nat-s* onos paro-i phos puls ruta sil tub *Verat*
  : **pain**; during: med
- **ice** cream:
  • agg: am-c arg-n ars ars-h bell-p calc-p **Carb-v** chinin-s dig dulc *Ip* kali-ar kali-i nat-s puls pyrog rob sep
  • aversion: carc puls rad-br
  • desire: arg-n *Bung-fa Calc* calc-p carc elaps *Eup-per Med* nat-m nat-p nat-s **Phos** puls rad-br *Sil* staph *Sulph* tub verat
- **idli**-it | desire (*↗rice - desire - dry*): calc sil
- **incredible** things | desire: cycl

Generals

- **indigestible** things (*↗dirt*):
  • agg: ant-c ars bell bry calc *Caust* cham cupr ferr-i **Iod** ip lyc nat-c nux-v *Puls* rhus-t ruta sulph
  • amel: ign
  • desire (*↗lime slate - desire; earth - desire; lime [=-desire*): abies-c *Alum* alumn *Aur* bell bry *Calc Calc-p* cic con *Cycl* ferr ign lac-c **Lach** nat-m *Nit-ac* nux-v psor **Sil** sulph
- **indistinct** desire (See STOM - Appetite - capricious)
- **intoxicating** drinks | desire: bufo
- **juicy** things:
  • aversion: aloe
  • desire (*↗refreshing - desire*): abrom-a aloe *Ant-t* ars chin gran graph mag-c med nat-ar nux-v **Ph-ac** phos puls sabad *Sabin* sangin-n sars staph sul-ac verat
- **kiwi**:
  • agg: lyc
- **lard** | desire (*↗fat - desire*): ars calc-p
- **lemonade**:
  • agg: ant-c calc cit-ac phyt *Sel* stram
  • amel: *Bell* cycl phyt **Ptel** puls
  • desire: *Am-m* ars **Bell** calc cycl eup-per eup-pur fl-ac *Jatr-c* lach malar nat-m *Nit-ac* puls sabad *Sabin* sec sul-ac *Sul-i* xan xanth
  : hot: calc
- **lemons**:
  • agg: *Olnd* puls
  • amel: bell cann-i ptel stram
  • aversion: nux-v
  • desire (*↗citric - desire*): ars *Bell* ben benz-ac benzol chel cor-r ferr hep ign med *Merc* nabal nat-m ptel puls *Sabad* sabin sul-ac tarent thea verat
- **lentils**:
  • agg: *Ars Calc* carb-v kali-c *Lyc Nat-m* sil
  • aversion: *Chel*
  • desire: lyc nat-s sulph
- **licorice** | desire (*↗sweets - desire*): *Lyc*
- **light** food:
  • amel: nat-s
  • desire: *Mag-m* rumx
- **lime** [= derived from limestone] | desire (*↗indigestible - desire*): **Alum** calc cic con ferr hep hyos ign *Nat-m Nit-ac Nux-v* oci *Sep* sil sulph tarent
- **lime**, slate pencils, earth, chalk, clay; | desire (*↗chalk - desire; earth - desire; indigestible - desire*): *Alum Alumn* ant-c *Calc* calc-p chel cic ferr ign lac-f nat-m **Nit-ac** *Nux-v* oci psor *Sil* sulph tarent tub
- **limes** [=citrus fruit]:
  • desire | **lime** juice: hydrc
- **liquid** food:
  • aversion (*↗drinks - aversion*): *Bell* graph
  • desire (*↗soup - desire*): *Ang* bell bry *Calc-ar* caps cob-n *Ferr* kali-i *Merc* nat-m ph-ac *Staph Sulph* verat
- **liquids** (*↗drinks*):
  • aversion: bell graph hyos nat-m nux-v stram
  • desire: cob-n staph sulph

Food and drinks – liquids

1854   ▽ extensions | O localizations | ● Künzli dot

Food and drinks – liquor / **Generals** / Food and drinks – milk

- **liquor:**
  - **agg:** *Agar* ant-c ars bell bov *Cann-i* **Carb-v** cimic coff guar *Lach* led *Nux-v* paull *Ran-b* rhod rhus-t sel stram *Sul-ac* sulph verat *Zinc*
  - **aversion:** ang
  - **desire:** anan iod kola kreos lach med mez sanic
- **liver:**
  - **aversion:** sulph
  - **desire:** kali-c
- **mango | desire:** chin cina mag-m puls
- **many things | desire** (↗*STOM - Appetite - capricious*)**:** bry cham *Chin* cic **Cina** fl-ac kreos phos rheum sang staph
- **marinade | desire:** ars aster *Cist* Fl-ac *Hep* Lac-c nat-p ph-ac *Sang*
- **marrow | desire:** aur
- **marshmallows | desire:** tub
- **mayonnaise:**
  - **agg:** puls
  - **aversion:** sep
  - **desire:** bar-c calc hep lyc phos sul-ac
- **meat:**
  - **agg:** act-sp agar all-s ant-c arg-n ars bamb-a bell borx *Bry* *Calc* camph carb-an carb-v caust *Chin* *Colch* cupr *Ferr* ferr-ar ferr-i ferr-p graph *Kali-bi* kali-n kreos *Lec* *Lyss* mag-c mag-m med merc nat-m nit-m-ac nux-v psor *Ptel* *Puls* rob *Rumx* ruta sabal sanic sel sep sil staph sulph tarent ter ther thuj tub vac verat zinc
    - **bad** meat (See spoiled)
    - **fat** (↗*fat - agg.*)**:** *Ptel* thuj
    - **fresh**, agg: ars *Caust* *Chin* kali-c
    - **much** meat; **too:** all-s
    - **pickled:** act-sp carb-v
    - **smell** of meat: ars colch sep upa
    - **cooking** meat; of: ars colch psor sanic
    - **smoked**, agg: *Calc* *Sil*
    - **spoiled** meat (↗*sausages - agg. - spoiled*)**: Ars** bell bry camph carb-an *Carb-v* chin *Crot-h* *Lach* ph-ac *Puls* *Pyrog* rhus-t urt-u *Verat* vip
  - **amel:** lat-h *Verat*
  - **aversion:** abies-c adel agar all-s aloe *Alum* alum-p alum-sil alumn am-c am-m *Ang* anthraci aphis *Arg-n* *Arn* *Ars* ars-s-f asar aster atro *Aur* aur-ar aur-s bell borx bros-gau *Bry* **Cact** **Calc** calc-f **Calc-s** calc-sil *Cann-s* carb-an *Carb-v* **Carbn-s** carc card-m cary caust cham chel chen-a **Chin** chin-b *Chinin-ar* *Coc-c* colch convo-s crot-c crot-h *Cycl* der dros *Elaps* *Ferr* ferr-ar ferr-i *Ferr-m* ferr-p **Graph** hell hep hipp hydr *Ign* ipom-p *Kali-ar* *Kali-bi* *Kali-c* kali-m kali-n kali-p kali-s kali-sil kreos lachn *Lap-a* lec lepi *Lyc* mag-c mag-m mag-s manc meny *Merc* *Mez* morph **Mur-ac** nat-ar nat-c *Nat-m* nat-p nat-s nat-sil nicc *Nit-ac* **Nux-v** ol-an olnd op ov *Petr* *Phos* plan *Plat* pop-cand psor *Ptel* **Puls** rad-br *Rhus-T* ruta *Sabad* saroth sec sel *Sep* **Sil** stront-c **Sulph** sumb syc *Syph* *Tarent* tep ter ther thuj til tip tril-c (non: tril-p) *Tub* upa uran-met uran-n verat x-ray *Zinc* zinc-p

- **meat – aversion:** …
  - **noon:** ol-an olnd sulph
  - **evening:** sulph
  - **and salt: Graph**
  - **and sweets: Graph**
  - **boiled:** ars calc chel nit-ac
  - **dinner**, during: nat-c
  - **fat** (↗*fat - aversion*)**:** anthraci ars carb-an *Carb-v* carc hell phos sec
  - **fresh:** *Thuj* tub
  - **men, in:** x-ray
  - **menses:**
    - **during:** plat
  - **pickled:** carb-v
  - **roasted:** agar *Ptel* tarent
  - **salted:** carb-v card-m
  - **scrap** meat: mag-c
  - **smell** of: ars upa
  - **smoked:** mag-m
  - **spicy:** mag-c
  - **thinking** of it, while: **Graph** mur-ac nit-ac upa
  - **desire:** abies-c all-s aloe am-br anth arum-t atro aur aur-m-n bell-p borx bros-gau bry *Calc* *Calc-p* canth carc caust choc coca cocc cori-r cycl dulc elaps erig ferr *Ferr-m* graph hell hydr iod *Kreos* lach *Lil-t* lyc *Mag-c* mand *Mang* med *Meny* merc morph nat-m nit-ac nux-m *Nux-v* oena phos puls rad-br sabad sanic sep *Staph* *Sulph* thiop tub tub-m verat viol-o
    - **boiled:** caust
    - **children, in:** arum-t borx calc caust iod mag-c sanic staph sulph
    - **cold:** *Phos* sil
    - **fat:** apis carc *Med*
    - **hacked** (See minced)
    - **minced** meat: staph sulph tub
    - **must** have: *Calc* *Nux-v* *Staph* *Sulph*
    - **pickled:** abies-c ant-c calc-p cori-r hyper *Mag-c* tub-m
    - **raw** (↗*raw - desire*)**:** *Phos* tub
    - **salted** meat: abies-c ant-c arg-n calc-p cor-r mag-c sanic tub-m
    - **smoked:** atro *Calc-p* carc **Caust** kreos **Tub** tub-m
    - **supper**, at: graph
- **melons:**
  - **agg:** ars bry fl-ac petr puls zing
  - **aversion:** *Ars* *Chin* verat zing
  - **desire:** puls
    - **watermelon:** staph
- **milk** (↗*dairy*)**:**
  - **agg** (↗*dairy - agg.*; *RECT - Diarrhea - milk - agg.*; *SKIN - Allergy - milk*)**:** a-dnitroph acon **Aeth** aloe *Alum* alum-p alum-sil alumn *Ambr* *Ang* **Ant-c** ant-t *Arg-met* arist-cl *Ars* ars-s-f asim atro bar-c bell brom *Bry* bufo but-ac **Calc** **Calc-s** calc-sil carb-an *Carb-v* carbn-s carc card-m *Cham* **Chel** **Chin** *Cic* cocc coch coli **Con** cortico cortiso crot-t cuph *Cupr* cur hell **Hom-xyz** hyper ign iod ip *Iris* kali-ar kali-bi *Kali-c* kali-cy *Kali-i* kali-n kali-p kali-sil lac-c **Lac-d** lac-v

Food and drinks – milk / Generals / Food and drinks – onions

- **agg**: ...
  lach lact-v *Lec* levo luna *Lyc Mag-c* mag-f **Mag-m** mag-p *Mag-s* med merc merc-d morph mur-ac *Nat-ar Nat-c Nat-m Nat-p Nat-s* nat-sil *Nicc* **Nit-ac** nux-m *Nux-v Ol-j* oscilloc past petr ph-ac *Phos* phys phyt pitu-a podo *Psor* ptel **Puls** raph rheum rhus-t rob ruta sabin samb sanic **Sep** sil spong **Staph** stram sul-ac **Sulph Tub** *Vac* valer vip *Zinc* zinc-p
  : **boiled**: nux-m sep
  : **cold**: calc-sil kali-i spong
  : **curds**: med nat-s thuj tub
  : **hot**: bry
  : **mother's**: acet-ac *Ant-c Arg-n* calc chel *Cina* coch crot-t ip nat-c *Ph-ac Sanic* **Sil** *Vac Valer*
  : **warm**: *Ambr Ang*
- **amel**: acon ambr ant-c *Apis* aran arist-cl *Ars* arum-m asar bry calc-hp *Chel* cina diph ferr graph hydr iod kali-cy lact merc merc-cy mez *Nux-v* op ph-ac rhus-t ruta sabal scor squil staph verat
  : **cold**: ant-c iod
  : **hot**: ars-h asar chel croc crot-t
  : **sips** of milk: diph
  : **warm**: ars *Chel* coloc crot-t graph op plb-chr scor
- **aversion**: acet-ac acon-l *Aeth* alum-p am-c ammc *Ant-t Arn* ars arum-t bell borx bov *Bry Cact* calad *Calc* calc-p *Calc-s* calc-sil *Carb-v* carbn-s carc chin cimic *Cina* con convo-s elaps esp-g ferr ferr-p *Guaj* guare *Ign* iod ipom-p iris kali-c kali-i *Lac-d* lach *Lec* lyc m-arct m-aust mag-c *Mag-m* merc *Mez* **Nat-c** *Nat-m* nat-p *Nat-s* nicc nicot nit-ac nux-m nux-v ol-j past pers ph-ac *Phos* podo *Puls* rheum rhus-t sabal *Sep Sil* stann **Staph** sul-ac *Sulph* tub
  : **morning**: m-aust puls
  : **boiled**: *Phos*
  : **curds**: lyc phos
  : **desire** appears when drinking a little; but: bry
  : **mother's** milk: acet-ac aeth ant-c ant-t *Borx* bry calc-p *Cina* lach mag-c merc nat-c nat-m *Ph-ac* rheum sabal **Sil** stann stram sulph
  : **child** refuses: *Acet-ac* ant-c ant-t apis *Borx* bry *Calc* **Calc-p** cina kali-c lach lyc *Mag-c Merc* nat-c nat-m *Ph-ac* rheum sabal sec **Sil●** stann stram sulph
  . **night**: apis
  : **smell** of: bell
  : **warm**: chel crot-t graph
- **desire** (↗*dairy - desire)*: abrot adlu aloe anac *Apis* aran *Ars* ars-i asar *Aur* aur-ar aur-s bac bapt borx bov *Bry* bufo *Cact Calc* calc-p calc-sil *Carc Chel* chelin cist cur *Elaps* graph hyper kali-i *Lac-c* lach lact lap-la *Lycps-v* m-ambo mag-c mang *Merc* mercs-n mez moni nat-c *Nat-m* nat-s *Nux-v Ph-ac* phel *Phos* raph **Rhus-t** *Sabad* sabal sabin sanic sep *Sil Staph Stront-c* sulph *Tub Verat Vip*
  : **boiled**: abrot nat-s raph
  : **cold**: adlu *Apis* carc med ph-ac phel *Phos Rhus-t* sabad sanic staph *Tub*
  : **ice**: sanic

- **milk – desire**: ...
  : **curds**: bac bry calc elaps mag-c mag-m mag-s morg-p nat-c nat-s nux-v ph-ac sep sil
  : **hot**: calc chel graph hyper sulph
  : **sour** (↗*buttermilk - desire)*: ant-t mand mang nat-s
  : **warm**: ars *Bry* calc chel ign lyss
- **milkshake | desire**: med phos tub
- **mixtures | agg**: ant-c coff ip *Puls*
- **mother's** milk (See milk - agg. - mother's; milk - aversion - mother's)
- **mushrooms**:
  • **agg | poisonous**: camph
  • **aversion**: calc-p nat-s
  • **desire**: lyc mag-m
- **mussels**:
  • **agg** (↗*oysters - agg.)*: **Lyc** staph
  : **poisoning**: camph
- **mustard**:
  • **desire**: ars bac cic *Cocc* colch hep *Lac-c* mez mill nicc rhus-t sulph
- **mutton**:
  • **agg**: arg-n *Ars* borx carb-v caust chin *Colch Ferr* kali-bi lept lyss merc ov ptel *Puls*
  • **amel**: verat
  • **aversion**: calc mag-c ov
  • **desire**: nit-ac plb
- **noodles** (See pasta)
- **nuts**:
  • **agg**: bamb-a
  • **desire**: asar calc cub sep
- **oatmeal** (↗*porridge)*:
  • **agg**: tanac
  • **desire**: ap-g
- **oil**:
  • **agg** (↗*fat - agg.)*: ant-c ars bry calc *Canth* **Carb-v** *Chin* **Cycl** *Ferr Graph* kali-m lyc nat-p **Puls** rob sep sulph tarax
  : **olive**: *Nat-m* puls *Sulph*
  • **aversion**: ars *Meny Nat-m Puls*
  : **olive**: **Ars** *Meny Nat-m Puls*
  • **desire**: ars
  : **olive**: **Ars**
- **okra**:
  • **agg**: nat-m
  • **amel**: nat-s
  • **aversion**: calc caust cob med nat-m puls zinc
  • **desire**: lyc nat-s staph sulph tub
- **olive**:
  • **aversion**: **Sulph**
  • **desire**: ars calc **Lyc** sulph
- **onions**:
  • **agg**: acon-l alum asar brom *Bry* carb-v *Ign* **Lyc** murx nat-m nux-v orni phos polym *Puls* sep *Sulph* syc thuj
  • **amel**: all-c
  • **aversion**: alum asar brom lyc med op *Phos* prot *Sabad* sep *Thuj*
  • **desire**: all-c bell-p carc cop cub sabad *Thuj*

1856   ▽ extensions | O localizations | ● Künzli dot

Generals

- **desire**: ...
  - **raw** (➚*raw - desire*): *All-c* all-s bell-p carc cub med *Sabad* staph *Thuj*
- **oranges**:
  - **agg**: arg-n med **Olnd** ph-ac scor syc
  - **juice**: med scor
  - **aversion**: elaps
  - **desire**: ap-g cub elaps *Lyc* med olnd sol-t-ae ther
  - **orange** juice: lyc
- **oysters**:
  - **agg** (➚*fish - agg.; mussels - agg.; shellfish - agg.*): *Aloe* bell *Brom* bry calc carb-v *Coloc* cop ip **Lyc** *Podo* **Puls** sapin *Sul-ac*
  - **amel**: lach
  - **aversion**: acon calc lyc med *Nat-m Phos* sep
  - **desire**: apis brom *Bry Calc* **Lach** *Lyc* **Lycps-v** *Nat-m* phos *Rhus-t* sil sulph
- **pancakes** | **agg**: *Bry* ip *Kali-c* mag-s **Puls** verat
- **papadam**:
  - **agg**: *Nux-v*
  - **aversion**: lyc
  - **desire**: ars chin mag-p med merc nux-v
  - **fried**: nux-v
  - **roasted**: ars
- **paper** | **desire** (➚*indigestible - desire*): lac-c lac-f
  - **desire** (➚*farinaceous - desire*): calc-p lach nat-m tub
- **pastry**:
  - **agg** (➚*sweets - agg.*): **Ant-c** arg-n ars bamb-a *Bry Calc* cann-i carb-v cean cycl dios ferr-p ip *Kali-c Kali-chl* kali-m lob *Lyc* nat-s *Phos* psor ptel **Puls** sanic sarr sulph sumb *Verat*
  - **warm**: ant-c cycl ip kali-c lyc nat-s puls verat
  - **aversion**: ferr-p lyc morph *Puls* sumb
  - **desire**: ap-g aur bufo *Calc* carc chin corn corn-f mag-m merc-i-f naja pitu-a plb puls sabad sulph x-ray
- **peaches**:
  - **agg**: all-c *Fl-ac* glon psor
  - **smell** of; to the (➚*NOSE - Smell - acute - peaches*): all-c
- **peanut** butter | **desire**: *Puls* tub
- **pears**:
  - **agg**: borx bry merc-c naja nat-c psor puls puls-n tub *Verat*
- **peas**:
  - **agg** (➚*flatulent - agg.*): ars **Bry** *Calc* carb-v chin *Coloc* cupr erig hell kali-c **Lyc** nat-m *Petr* phos puls sep sil verat
  - **amel**: *Coloc*
  - **aversion**: ars *Kali-act Lyc* med nat-m
  - **desire**: acon *Acon-l Alum*
- **pepper** (➚*red pepper; sweet peppers*):
  - **agg**: alum ars caps *Chin Cina* nat-c *Nux-v* sep sil
  - **aversion**: alum
  - **desire**: caps *Lac-c* merc-c nat-m nux-v
  - **black**; for: caps *Lac-c Nat-m* nux-m
- **pickles** (➚*gherkins*):
  - **agg**: ant-c carb-v nat-m
  - **aversion**: abies-c arund

- **pickles**: ...
  - **desire**: abies-c alum am-m *Ant-c* arn ars bac calc-f carb-an carc chel cod ham hep hyper ign kali-bi *Lach* lact mag-c *Myric* nat-ar nat-m rib-ac sec *Sep* staph *Sul-i Sulph* verat
  - **spicy** Indian pickles: abies-c *Ars* carc chin cist fl-ac *Hep* lac-c nat-m nat-p *Nux-v* sep stry-p sulph *Tub Verat*
- **pineapple**:
  - **aversion**: tub
  - **desire**: graph
- **pizza**:
  - **agg**: bamb-a
  - **desire**: calc-p ferr gaert med *Nat-m* nit-ac phos puls staph stront-c sulph *Tub*
- **plants** growing near water | **agg**: nat-s
- **plums**:
  - **agg**: agar *Ars* ham mag-c *Merc-c* rheum
  - **aversion**: bar-c sul-ac
  - **desire**: sul-ac
  - **sauce**: arg-n
- **poppy** seeds | **desire**: nux-v
- **pork**:
  - **agg** (➚*fat - agg.*): acon acon-l *Ant-c* ant-t ars asaf bamb-a bell **Carb-v** caust clem *Colch* **Cycl** dros **Graph** ham *Ip Nat-ar Nat-c Nat-m* nux-m psor **Puls** rhus-v *Sep* tarax tarent thuj tub
  - **smell** of pork agg: *Colch*
  - **amel**: mag-c nat-m ran-b ran-s
  - **aversion**: *Ang* arg-n calc-caust carb-v *Colch* cycl *Dros* prot *Psor Puls* sep
  - **desire**: ant-c *Calc-p* caust *Crot-h Mez* nit-ac nux-v rad-br rad-met *Tub*
- **porridge** (➚*oatmeal*):
  - **amel**: crot-t
  - **aversion**: ars *Calc*
- **potato** chips | **desire**: calc-p med nat-m stram *Tub*
- **potatoes**:
  - **agg**: *Alum* alum-p *Alumn* am-c am-m *Bry* calc *Coloc* gran kali-bi mag-c mag-s merc merc-c merc-cy *Nat-s* psor *Puls Sep Sil Sulph* tub *Verat*
  - **amel**: acet-ac
  - **aversion**: alum alum-p camph carc lec nat-s *Phos* sep thuj
  - **desire**: alum calc calc-p carc cic cob-n hep malar med nat-c nat-m ol-an olnd pitu-a puls staph sulph tub
  - **fried** (➚*french - desire*): alum cob-n nat-m pitu-a
  - **raw**: *Calc* carc cic med
- **poultry**:
  - **agg**: carb-v
  - **desire**: bac
- **puddings**:
  - **agg** (➚*sweets - agg.*): ptel sabal
  - **aversion**: ars calc *Phos Ptel*
  - **desire**: sabad x-ray
- **pungent** things:
  - **agg**: apis dros kreos verat

Food and drinks – pungent | Generals | Food and drinks – seeds

- **aversion** (*spices - aversion*): Fl-ac Hep sang Sulph
- **desire** (*salsa - desire; spices - desire*): abies-c acon alum am-c ant-c arg-n ars aster aur bac calc-f calc-p caps carc caust chel chin cic Cist cocc crot-h *Fl-ac* Hep Lac-c lach med nat-m nat-p nit-ac nux-v ph-ac phos puls sacch *Sang* sep staph stry-p sulph tub verat
- **rabbit** | **desire**: asar kali-ar
- **radishes**:
  - **agg**: mand
  - **aversion**: abel abies-c
  - **desire**: abies-c sabad sep
- **rags, clean** | **desire**: alum alumn
- **raisins** | **agg**: ip
- **raw food**:
  - **agg**●: ars bry cham chin chinin-ar lyc psor *Puls* rhus-v **Ruta** *Verat*
  - **aversion**: prot
  - **desire** (*ham - desire - raw; meat - desire - raw; onions - desire - raw*): Abies-c ail all-c alum ant-c calc calc-p carb-an ign *Lycps-v* psor sil **Sulph** tarent
- **red pepper** (*pepper; sweet peppers*):
  - **agg**: phos
  - **amel** | **cayenne pepper**: coff-t
  - **desire**: merc-c
  : **cayenne pepper**: merc-c
- **refreshing things**:
  - **agg**: sang
  - **aversion**: *Fl-ac* phos rheum sang
  - **desire** (*juicy - desire*): allox aloe ant-t *Ars Calc* calc-f *Calc-p* calc-s carb-an *Caust Chin Cist Cocc* ferr-p *Fl-ac* hep iod m-ambo mag-s med nat-ar **Ph-ac** *Phos Puls* rheum *Sabin* sang sars sec sel sul-ac thuj til *Tub* valer **Verat** wies
- **rhubarb** | **agg**: cham coloc merc nux-v ox-ac puls
- **rice**:
  - **agg**: *Ign* kali-n tell
  - **desire**: mand *Phos Staph* ter
  : **dry** (*idli - desire*): *Alum* mand *Phos Staph* ter ther
- **rice puddings** | **aversion**: ptel
- **rich food** (*heavy*):
  - **agg** (*fat - agg.; heavy - agg.*): aeth alum-sil ant-c arg-n ars asaf *Bry* buni-o calc carb-an **Carb-v** caust cupr cycl dros ferr ferr-m iod *Ip* kali-chl kali-m nat-c nat-m *Nat-s Nit-ac* ozone ph-ac phos pitu-a *Ptel* **Puls** samb *Sep* spong staph sulph tarax thuj
  - **aversion**: ars *Carb-v* carc merc *Nat-m* ptel
  : **eating; while**: kali-m
  - **desire**: act-sp nux-v *Sulph*
- **rolls**:
  - **desire**: aur
  : **stale rolls; for**: *Aur*
- **salad**:
  - **agg**: ars bry *Calc* caps carb-v carbn-s ip lach lyc nux-v psor *Puls* sanic sulph til
  - **aversion**: *Mag-c* prot

- **salad**: ...
  - **desire**: apis *Elaps* lepi lept lycps-v mag-m mag-s med verat
- **salami** | **desire**: calc-p tub
- **salmon**:
  - **agg**: fl-ac
  - **desire**: phos
- **salsa** | **desire** (*pungent - desire*): med nux-v tub
- **salt**:
  - **agg**: *Alum* ars bell calc caps **Carb-v Coca** coch *Dros* halo lyc *Mag-m* med **Nat-m** nit-ac nit-s-d *Nux-v* **Phos** puls sabad *Sel* sep sil
  - **amel**: halo mag-c nat-m
  - **aversion**: acet-ac allox alum arund bufo *Carb-v Carc* card-m chin cimic *Con* **Cor-r** cortico elaps *Fl-ac* **Graph** lyc lyss merc *Nat-m* nit-ac nux-v phos puls *Sel Sep* sil
  : **meat; and**: **Graph**
  : **sweets; and**: **Graph**
  - **desire**: abrom-a acet-ac aeth agar *Aloe Ambr* anac *Aq-mar* **Arg-n** atro aur-m-n bac bros-gau *Calc* calc-f *Calc-p* calc-s **Carb-v** *Carc* caste *Caust Chin* chinin-m cocc coch *Con* **Cor-r** dys galin halo **Lac-c** *Lycps-v Lyss Manc Med* meph merc merc-i-f merc-i-r morg-g nat-ar nat-c **NAT-M** nat-p nat-s *Nit-ac* nit-s-d pers **PHOS** *Plb* prot rat sabin *Sanic* scarl sel sep sil sul-ac sulfonam sulph *Tarent* tell teucr *Thuj Tub* uva **VERAT**
  : **and**:
  : **dainties** (See delicacies - desire - and salt)
  : **sweets**: **Arg-n** aur-m-n calc calc-f calc-p calc-s **Carb-v** carc caste **Chin** meph merc moni morg-g morg-p nat-m **Nit-ac** *Phos Plb* staph sulph tarent tub
- **sand** | **desire** (*indigestible - desire*): sil **Tarent**
- **sardines**:
  - **agg** (*herring - agg.*): eupi fl-ac *Lyc*
  - **desire** (*anchovies - desire; herring - desire*): *Cycl Ferr-i Verat*
- **sauces** with food | **desire**: arg-n nux-v
- **sauerkraut**:
  - **agg** (*flatulent - agg.*): arist-cl ars **Bry** *Calc* carb-v *Chin* cupr hell *Lyc* nat-m **Petr** *Phos Puls* sep verat
  - **aversion**: hell sulph
  - **desire**: carb-an cham hep *Lycps-v Nat-m*
- **sausages**:
  - **agg**: acet-ac *Ars* bell bry psor puls sanic
  : **spoiled** (*meat - agg. - spoiled*): acet-ac **Ars Bell** *Bry* ph-ac rhus-t verat
  - **aversion**: *Ars* mag-s puls
  - **desire**: abrot acet-ac calc-p puls sil tub
- **seafood**:
  - **desire**: ambr
- **seasoned** food (See spices)
- **seeds** | **desire**: calc

1858   ▽ extensions | ○ localizations | ● Künzli dot

Food and drinks – shellfish   **Generals**   **Food and drinks – spices**

- **shellfish**:
  - **agg** (✱*oysters - agg.; SKIN - Eruptions - urticaria - shellfish*): apis astac bell carb-v *Coloc* cop euph ferr-s ind levo *Lyc* nux-v phenob rhus-t staph ter tet *Urt-u*
  - **desire**: calc-p lac-h lach mag-p nat-m nat-p phos sep
- **sight** of food:
  - **agg**: aeth alum-sil ant-c ant-t **Colch** crot-c *Kali-bi* kali-c *Lyc* merc-i-f mosch ph-ac sabad sil spig squil **Sulph** sym-r *Vac* xan
  - **aversion** (✱*food - aversion - seen*): ail *Arn* **Ars** bell caust chin cocc *Colch* dig lyc mang *Merc-i-f* nux-v ptel *Sil* squil stann *Tub* vac
- **slimy** food | **aversion**: *Calc* med *Nat-m* puls
- **smell** of food:
  - **agg** (See food - agg. - smell)
  - **aversion** (See food - aversion - smell)
- **smoked** food (✱*grilled*):
  - **agg**: *Calc* psor *Sil* tub
  - **desire** (✱*chicken - desire - tandoori*): atro calc-p carc **Caust** gal-ac *Kreos* meph puls *Tub* tub-m
- **snow** | **desire**: crot-c
- **soap** | **desire**: calc
- **soda** pop drinks (✱*carbonated; soda water*):
  - **desire**: nux-v phos
- **soda** water (✱*carbonated; soda pop*):
  - **desire**: colch nux-v
- **soft** food:
  - **agg**: nit-ac tanac
  - **desire**: *Alum* alumn pyrus sacch sulph
- **solid** food:
  - **agg**: bapt bar-m morph olnd *Ph-ac* podo staph
  - **aversion**: aether ang bell bry coca cocain coff *Ferr* lyc merc *Puls* sacch *Staph Sulph*
  - **desire**: pitu-a
- **soup**:
  - **agg**: acon alum alumn ambr anac *Aran* carb-v castm chin indg kali-c laur *Mag-c* nat-s ol-an phos prun puls sars sep *Stann* staph *Stram* zinc
  - **amel**: acon castm gent-c *Kali-bi* kali-c mag-c nat-c ox-ac ph-ac
  - **aversion**: *Arn* ars bell carb-v carc cham chin *Graph* kali-c kali-chl kali-i lyc merc-cy ol-an puls *Rhus-t* staph
  - **desire** (✱*liquid food - desire; warm drinks - desire; warm food - desire*): ang bry *Calc-ar* carc **Ferr** hep kali-chl mag-m nat-m ol-an phel staph
    - **warm** (✱*warm drinks - desire*): bry *Calc-ar* ferr nat-m phel
- **sour** drinks:
  - **agg**: *Ant-c* ant-t arg-n ars carb-v dros fl-ac lach merc-c nat-m nat-p ph-ac podo *Puls* sep sulph
  - **amel**: arg-n ign lach ptel puls sang
  - **aversion**: arund
  - **desire**: *Acon* aloe am-c anan ant-c ant-t arn ars arund bell borx *Bry* calc cham con cor-r corn corn-f dig *Hep Hipp Kali-bi Mag-c* malar mang med merc-i-f myric phel plb podo *Puls* rad-br sec sep squil *Stram Sulph* ther **Verat**
- **sour** food, acids:
  - **agg**: *Acon* aloe **Ant-c** ant-t apis *Arg-n* **Ars** ars-s-f asaf aster *Bell* borx brom calad calc **Carb-v** castm caust chin cimic cist cub dros dulc *Ferr* ferr-ar ferr-m ferr-p fl-ac guare **Hep** ip kali-m kreos lach mand merc-c merc-cy *Merc-d* morph mur-ac nat-c nat-m *Nat-p* nux-v **Olnd** ph-ac phos podo *Psor Puls* ran-b *Rhus-t* sabad sanic sel *Sep* staph stram sul-ac *Sulph* thuj
  - **smell** of; sensitive to (See NOSE - Smell - acute - sour)
  - **amel**: arg-met arg-n ign lach *Merc* **Ptel** puls sang stram
  - **aversion**: abies-c arg-n arund *Bell* chin clem *Cocc Con* dros elaps *Ferr* ferr-m *Fl-ac* ign kali-bi kreos lyc mand nat-m nat-p nux-v ph-ac *Sabad Sulph* tub
  - **desire**: *Abies-c* abrom-a **Acon** adel alum alum-p alumn am-c am-m *Ant-c Ant-t* **Apis** arg-n *Arn Ars* ars-s-f arund aur-m-n bell bism bol-la *Borx Brom Bry Calc* calc-f calc-s calc-sil carb-an *Carb-v* carbn carbn-s caust cean *Cham* chel chin chinin-a chinin-m *Cist Cocc* cod *Con* conv **Cor-r** corn cory-c cub cupr cupr-act cur der dig dor elaps erig *Ferr* ferr-ar *Ferr-m* ferr-p *Fl-ac* gran guaj *Hep* hipp *Ign* joan *Kali-ar* **Kali-bi** kali-c kali-chl kali-i kali-p kali-s kreos *Lach* lact lact-v lil-t lyc lyss *Mag-c* malar mang *Med* merc-i-f *Myric* nabal *Nat-m* nat-s *Ph-ac* phos plb *Podo* psor *Ptel* **Puls** rad-br rauw rhus-t *Sabad* Sabin sacch sacch-l samb *Sec Sep* spira spirae *Squil* staph *Stram* stry-p sul-ac *Sul-i Sulph* thea ther thuj tub ust uva **Verat** ziz
    - **morning**: phel ptel
    - **accompanied** by:
      - **allergy**: *Cor-r*
      - **coryza**: *Cor-r*
      - **coryza**; during: *Cor-r*
      - **headache**, after: nat-s
    - **salt**; and: *Arg-n Calc Calc-s* **Carb-v** *Con* **Cor-r** *Med Merc-i-f* **Nat-m** *Phos Plb* sanic *Sulph Thuj* **Verat**
    - **sweets**; and: *Bry Calc Carb-v Kali-c* kali-p kali-s *Med Sabad Sec Sep* **Sulph**
- **spices** (= condiments, highly seasoned food)
  - **agg**: aloe alum ars bism chin cina guat ign kali-m naja nat-c **Nux-v** phos rob sel sep sil zinc
  - **amel**: hep nux-m
  - **aversion** (✱*pungent - aversion*): *Fl-ac* mag-s nux-v phos puls *Sang* tarent
  - **desire** (✱*pungent - desire*): abies-c acon alum am-c ant-c arg-n ars aster aur calc-f calc-p caps *Carc* caust *Chel* chelin **Chin** choc cic cist crot-h *Fl-ac Hep* hyper *Lac-c* lyc mag-s mand med merc-c nat-m nat-p nit-ac nux-m *Nux-v* ph-ac **Phos** *Puls Sang* sep staph stry-p *Sul-ac* sulfonam **Sulph** *Tarent* tub verat *Zing*

Food and drinks – spinach   **Generals**   **Food and drinks – tea**

- **spinach**:
  - **aversion**: *Chel* hep
  - **desire**: calc-p stram
- **sprouts**:
  - **agg**: mag-c phos
- **squash** | **aversion**: sulph
- **stale** rolls (See rolls - desire - stale)
- **starchy** (See farinaceous)
- **stimulants**:
  - **agg** (➚*tonics - agg.*): agar ant-c ars-s-f cadm-s **Caps** chion chlol coloc con fl-ac *Glon* ign lach led naja nat-sil *Nux-v* op osm *Spig* thuj *Zinc*
  - **amel**: arg-n ars cyt-l **Gels** glon
  - **aversion**: bapt
  - **desire**: alco aloe ant-t ars-i ars-s-f aster aur aur-s calc-i caps carb-ac caust chin crot-h ferr-p *Fl-ac* gins hep iber iod kali-i med mosch mur-ac naja nat-p nux-v *Puls* sel sep sol-t-ae staph *Sul-ac* sul-i sulph sumb tab *Valer* ziz
- **stodgy** food (See indigestible)
- **stout** | **desire**: sumb
- **strange** things:
  - **desire** (➚*indigestible - desire*): alum atri *Bry Calc Calc-p* carb-v *Chel* cic *Cycl Hep Lyss* mag-c *Manc* sep
  - **pregnancy**, during: *Alum* calc carb-v *Chel* **Lyss** *Mag-c* sep
- **strawberries**:
  - **agg**: ant-c ars frag ox-ac sep sulph thlas
  - **amel**: frag
  - **aversion**: chin ox-ac *Sulph*
  - **desire**: ox-ac
- **sugar**:
  - **agg**: *Arg-n* bell *Calc* crot-t gamb ign lyc med *Merc* nat-p ox-ac psor sacch sang *Sel* **Sulph** tarent-c thuj trom tub zinc
  - **amel**: bell colch op sacch sulph
  - **aversion**: ars caust chloram graph merc nit-ac phos rauw sin-n *Zinc*
  - **desire**: am-c am-m **Arg-n** *Calc* carb-v carc caust chin coca crot-h dys ip *Kali-c Lyc* nat-m nit-ac nux-v op *Phos* prot rhus-t sabad *Sacch Sec* staph sulph tub
    - **evening**: *Arg-n*
    - **digest** it; but does not: arg-n
    - **digest** only if he eats large amounts of sugar; can: nux-v **Staph**
    - **water**; sugared: bufo sulph
- **sushi** | **desire**: phos tub
- **sweet** drinks | **desire**: bufo sulph
- **sweet** peppers (➚*pepper; red pepper*):
  - **aversion**: hep
  - **desire**: hep
- **sweets**:
  - **agg** (➚*pastry - agg.; puddings - agg.*): acon am-c Ant-c **Arg-n** ars aster bad bamb-a bell calc calc-f calc-s carb-v *Cham* cina cycl ferr fil fl-ac gaert *Graph* guat **Ign** ip iris lach *Lyc* mand med *Merc* merc-i-f mur-ac nat-c *Nat-p* nux-v ox-ac ozone phos

- **sweets – agg**: ...
  Puls raph sang *Sel* spig spong *Sulph* tanac tarent-c thuj trom zinc zinc-p
  - **smell** of; sensitive to the (See NOSE - Smell - acute - sweets)
  - **sour** things; with desire for (See sour food - desire - sweets; and)
  - **amel**: am-c *Arg-n* bell *Lyc* psil sacch seneg spong sulph
  - **aversion**: abrot *Arg-n Ars* bar-c beryl cadm-s calc calc-p carc card-m *Caust* chloram erig **Graph** hipp hippoz hyos ign iod *Kali-c* lac-c lol *Lyc* mag-m med *Merc* nat-m nit-ac nux-v petr ph-ac *Phos* puls rad-br rad-met rauw rheum senec sil *Sin-n Sul-ac Sulph* tub verat-v *Zinc* zinc-p
  - **meat**; and: **Graph**
  - **salt**; and (See salt - aversion - sweets)
  - **desire** (➚*delicacies - desire; licorice - desire*): abrom-a acon-l aeth agar *Alf* aloe *Am-c* anac anan anthraci aran-ix **Arg-met Arg-n** ars ars-s-f aur *Aur-m-n* aza bar-c bar-s bell *Bry* bufo cael *Calc Calc-f* calc-p *Calc-s* **Cann-i** *Carb-v* carc caste caust cere-b **Chin** chinin-ar **Chinin-s** *Cina* coca *Cocain* crot-h cub dys *Elaps Euphr* ferr *Graph* ign *Ip* joan kali-ar *Kali-bi Kali-c* kali-p *Kali-s* lac-c lach lil-t lob **Lyc** *Mag-m* mand *Med Meny* meph *Merc* merc-i-f morg-g morg-p naja nat-ar *Nat-c* nat-m nat-s *Nit-ac* nux-m nux-v oena onop op paull petr *Phos* pitu-a plat *Plb* prot psor pull-g *Puls* pycnop-sa rad-br rat *Rheum Rhus-t* rib-ac *Sabad* sacch-a *Sacch-l* sanic *Sec Sep* sil spong *Staph Stram Sul-ac* **Sulph** thuj thyr *Tub* vanad x-ray
    - **evening**: *Arg-met*
    - **accompanied** by | **weakness** (See Weakness - accompanied - sweets)
    - **aggravates**; but: *Am-c* **Arg-n** *Calc* lyc mag-c *Nat-c* **Sulph**
    - **eating**; after: *Arg-n Med* nux-v sulph
    - **headache**; during: **Calc**
    - **menses**; before: *Arg-n* pitu-a **Sulph**
    - **only** sweets: kali-p
- **syrup**:
  - **aversion** | **smell** of: sang
- **tamarind**:
  - **agg**: nux-v sep sulph
  - **water**: sel
- **tea**:
  - **agg**: abies-c *Abies-n* Aesc agar ambr arg-n ars aur-m brach calad cham *Chin* chr-ac cocc coff dios *Ferr* ferr-p fl-ac guar hep hydrog hyper kali-hp kali-i lach lob luna *Nat-m Nux-v* ox-ac par paull ph-ac puls *Rhus-t* rumx **Sel Sep** sphing *Spig* stroph-h **Thea Thuj** verat
    - **overuse**: abies-n camph-br *Chin Dios* ferr guar lob nux-v paull puls *Sel* thea thuj
  - **amel**: aloe carb-ac cimic cot dig ferr ferr-p glon iris-t kali-bi luna pyrus zinc
  - **aversion**: carb-ac carb-an chin dios ferr-m kali-hp *Phos Sel* thea thuj trinit

1860   ▽ extensions | O localizations | ● Künzli dot

- **desire**: abrom-a acet-ac alum aq-mar aster bung-fa calc-s chen-a *Chin* hep hydr lepi lyss nat-m nux-v *Puls* pyrus sel sep staph thuj uran-n
  - grounds (↗indigestible - desire): *Alum* con
  - **hot**: pyrus
- thought of food:
  - **agg**: alum-sil ant-c *Ant-t* arg-n borx cann-s cann-xyz carb-v colch dros graph lach lil-t merc-cy nat-m *Puls* sang sars *Sep* thuj
- **tobacco** (See Tobacco)
- **tomatoes**:
  - **agg**: ferr lith-c lycpr *Olnd* ox-ac phos sep
  - **aversion**: ferr hyos lyc *Phos Psor*
  - **desire**: bell *Ferr* ign med phos psor sulph
  - ketchup; tomato: carc nux-v stram sulph tub
  - raw: ferr ign
- **tonics**:
  - **agg** (↗stimulants - agg.): carb-ac
  - **aversion**: sul-ac
  - **desire**: aloe caps carb-ac carb-an caust *Cocc* gels med nux-v *Ph-ac* phos *Puls* rheum *Rhus-t* sul-ac *Valer*
- **tuna** fish | **desire**: phos
- **turnips**:
  - **agg**: *Bry* calc-ar *Lyc Puls* rob
  - **aversion**: bry puls sulph
  - **desire**: abies-c
- **variety** of tastes (See many)
- **veal**:
  - **agg**: ars *Calc Caust* chin **Ip Kali-n** lyc nux-v *Sep* sulph verat *Zinc*
  - **aversion**: phel *Zinc*
- **vegetables**:
  - **agg**: Acet-ac *Alum* ambr anan ars asc-t *Bry* calc caps *Carb-v* cist cund cupr cypr *Hell* hydr lept lyc *Mag-c* mag-m mag-s nat-ar *Nat-c* nat-m **Nat-s** petr phos pitu-a psor *Puls* sabal sep sil *Sulph* verat
  - decayed: *Carb-an* **Carb-v**
  - green: *Ars Bry* carb-v *Cupr* lach psor *Verat*
  - watery: nat-s
  - **aversion**: anac ars asar bell calc carc caust chel **Hell** hydr *Ign* kali-act lyc lyss *Mag-c Mag-m* med *Nat-m* nicc *Phos* prot psor ruta sabad sulph thuj tub
  - raw: lap-la nat-n sep
  - **desire**: abies-c abies-n adel *Alum* alumn androc ant-c ars asar bell calc-s carb-an cham elaps **Kali-i** lepi *Lycps-v Mag-c Mag-m* mag-s med onos ophs sabad *Sulph* verat
  - green: abies-n androc ant-c apis elaps lepi lycps-v mag-s phos sulph verat
- **vinegar**:
  - **agg**: *Acon* aloe alum **Ant-c** ant-t *Ars Bell* borx calad *Carb-v* caust dros *Ferr* ferr-ar *Graph* hep kreos lach merc-c morph nat-ar nat-c nat-m *Nat-p* nux-v ph-ac phos *Puls* ran-b *Sep* staph sul-ac *Sulph* teucr
  - smell of; sensitive to the (See NOSE - Smell - acute - vinegar)
  - **amel**: agar-em *Asar* bry carb-an euon-a hell ign lacer meny op *Puls* sang stram tab tong vesp

Generals

- vinegar: ...
  - **aversion**: alum ant-t
  - **desire**: ant-c apis arn ars asar bac bell-p carc chel *Cor-r Hep Kali-m* kali-p lepi *Nat-m* puls rib-ac *Sep* stram sulph
- **wafers** | **desire**: calc-p med nat-m stram tub
- **waffles** | **desire**: calc-p nat-m puls
- **warm** drinks:
  - **agg**: agn allox ambr ant-c apis arum-t atro bell beryl *Bism* brom bry **Carbn-s** carc *Cham* chel chin *Dros* elaps fl-ac gels graph hell ign iod *Lach* m-arct *M-aust* merc *Merc-i-f Mez* nat-ar nux-m *Nux-v Par Phos* phyt *Puls* pyrog rhus-r **Rhus-t** rhus-v sars sec sep sil squil stann *Sulph* verat voes zinc-p ziz
    - **hot**: ambr anac anis ant-t apis *Bell Bry* calc *Carb-v Cham* chion chlol graph ign *Lach Mez* oena ol-an *Ph-ac Phos Phyt Puls* pyrog sanic sep sil stann ter
  - **amel**: ail allox *Alum* alum-p am-br apoc arg-n **Ars** bac beryl *Bry* calc-f canth **Carbn-s** carc casc castm *Cedr* cench *Chel* chinin-ar coc-c coloc cortiso crot-t cupr eupi *Graph* guare hep hydrog lac-c lach *Lyc Mang Nux-m* **Nux-v** pyrog (non: pyrus) **Rhus-t** sabad sec spong sul-ac *Sulph* verat visc
    - **hot**: ail antip ars chel lyc mag-p morph nux-v pyrog sul-ac
  - **aversion**: *Apis* bell bry caust *Cham Cupr* graph kali-s lach med merc-cy nat-m **Phos Puls** pyrog rib-ac sanic *Verat* zinc-p
    - **hot**: caust cham chin ferr graph *Kali-s Lyc* mang merc-cy oena ptel *Puls* sil
      - cold; hot drinks seem (↗THRO - Coldness - warm): camph
  - **desire** (↗soup - desire; soup - desire - warm): abrom-a alum ang **Ars** ars-s-f bell **Bry** *Calad* calc carb-v casc castm castn-v castor-eq cedr *Chel* chinin-ar cocc cupr eup-per eup-pur ferr ferr-p graph hep *Hyper* kali-ar kali-c kali-i kreos **Lac-c** *Lyc* med merc-c phos phyt pyrus *Sabad* spig *Sulph* tub
    - **accompanied** by:
      - **angina** pectoris: spig
      - **Lungs**; inflammation of: chel
    - chill, during: **Ars** *Cedr* Eup-per *Kali-ar*
    - fever, during: *Casc* cedr chel *Eup-per Lyc* sabad
      - **hot**: alum **Bry** calad *Castn-v* cedr chel kali-i med **Phos** spig
    - **small** quantities: ars
    - **short** intervals: abrom-a
- **warm** food:
  - **agg** (↗cooked - agg.): acon acon-f agn all-c alum *Alum-p* alum-sil am-c *Ambr Anac* ang ant-t apis ars arum-t asar *Bar-c Bell* bism borx brom **Bry** calc canth *Carb-v* carbn-s caust *Cham* clem *Coc-c Cupr* dros *Euph* ferr gels gran guat hell *Kali-c* **Lach** laur *Lob* m-arct m-aust *Mag-c* mag-m merc *Mez* nat-ar nat-m *Nit-ac* nux-m nux-v par *Ph-ac* **Phos** phyt **Puls** rhod *Rhus-t* sanic sars *Sel* sep sil spig squil stann sul-ac sul-i sulph thiop thuj verat voes zinc

1861

Food and drinks – warm food | Generals | Food and drinks – wood

- **agg**: ...
  : **hot**: acon alum-sil alumn *Am-c* *Ambr* *Anac* ang *Ant-t* apis ars arum-t *Bar-c* borx *Bry* *Calc* canth caps carb-v *Caust* *Cham* chin chlol clem coff ferr graph kali-c mag-c mill *Nat-s* nux-v par *Ph-ac* **Phos** phyt *Puls* rhod rhus-t sars *Sep* squil *Sul-ac* sulph thuj tub verat zinc
- **amel**: *Ars* asar chel chinin-ar kreos *Laur* lyc *Nux-v* pull-g rhus-t sabad *Spong*
  : **hot**: agar alum ant-c **Ars** bar-c bell bov bry calc canth carb-v caust cham chel *Con* *Graph* hell *Ign* kali-c *Kali-n* *Kreos* **Lyc** mag-c mag-m *Mang* merc *Mez* *Mur-ac* nat-c *Nat-m* nit-ac *Nux-m* **Nux-v** par ph-ac *Plb* puls **Rhus-t** sep *Sil* *Spig* sul-ac *Sulph* thuj *Verat*
- **aversion** (↗*cooked - aversion*): *Alum-p* *Apis* **Bell** bov bung-fa *Calc* cham chel *Chin* cupr ferr **Graph** guare *Ign* kali-s *Lach* **Lyc** mag-c mag-s merc *Merc-c* merc-cy nat-m *Nux-v* petr **Phos** psor **Puls** *Sil* *Verat* zinc
  : **hot**: calc **Chin** ferr kali-s *Merc-c* petr pyrog sil verat
- **desire** (↗*soup - desire*): ang **Ars** ars-s-f *Bry* calc caps castm cedr *Chel* chinin-ar *Cocc* cupr cycl elaps *Ferr* kali-i *Lyc* med *Ph-ac* *Sabad* sil tub
  : **hot**: cupr kali-c phos *Sabad*
- water:
  - **agg**: *Acon* alum anac apoc arg-n ars ars-h borx bry calc canth carl cean cench chinin-ar *Cocc* *Croc* *Crot-t* dros ferr-m hyos lach *Lec* lob lyc m-arct nat-c nux-m *Oena* phel puls *Rhod* sabad sep sin-a spig spong stann stram sul-ac sulph teucr *Verat*
    : **bad**: all-s alst alst-b anthraci *Ars* camph carb-v chin crot-h merc-c podo zing
    : **too** much: grat
  - **amel**: *Agar-em* anac ars **Bry** caust *Cupr* lacer op paeon *Phos* *Puls* verat
    : **sips**: kali-n
  - **aversion**: aloe am-c *Apis* ars bac *Bell* berb brom *Bry* *Calad* cann-i *Canth* carl caust cedr chel *Chin* chinin-ar coc-c coloc crot-c elaps ham hell **Hyos** *Kali-bi* lac-c lach lyc *Lyss* maland manc merc merc-c merc-cy *Nat-m* *Nux-m* **Nux-v** onos ox-ac phel *Phys* *Puls* **Staph** **Stram** sul-ac *Tab* thea wies zinc zing
    : accompanied by | **thirst**: hell
    : **cold** (See cold drink)
    : **liquor** or brandy is added; unless: *Sul-ac*
    : **pregnancy**; during: phos
    : **thinking** of it; when: ham
  - **desire**: acet-ac bapt caps castm cean cench hell lac-d lina mag-c *Nux-v* ptel ruta *Sanic* sars tub
    : **aerated** water (See soda water - desire)
    : **chalybeate** waters of health springs: ferr
    : **children**; in: sanic
    : **cold** water (See cold drink)
    : **only** water: apoc

- **water** – **desire**: ...
  : **warm** water (See warm drinks)
- **wheat** (↗*farinaceous*):
  - **agg**: calc
- **whipped** cream (↗*cream*):
  - **desire**: elaps puls
- whiskey:
  - **agg**: alum caps led merc puls sars trinit
  - **amel**: phyt prot sel
  - **aversion**: arn
  - **desire**: acon *Agar* ail alum am-m anac ant-c *Arn* **Ars** calc caps carb-ac *Carb-an* carb-v carbn-s chin cocc *Coff* cub fl-ac hep **Lac-c** *Lach* led merc nux-v op *Phos* puls *Ran-b* *Sel* *Spig* staph **Sulph** ther
- wine:
  - **agg**: acon acon-l aeth agar ail all-c *Alum* am-m ambr amyg-p *Ant-c* ant-t aran-ix *Arn* **Ars** arum-i aur aur-m bell benz-ac *Borx* bov bry cact *Calc* calc-ar calc-caust calc-sil camph caps carb-an carb-v carbn-s **Chin** chlol chlor cob-n coc-c cocc *Coff* coloc *Con* cor-r des-ac eup-per ferr ferr-i ferr-p ferr-s *Fl-ac* flav *Gels* gins *Glon* hyos iber ign iod kali-chl kali-m kali-n *Lach* **Led** **Lyc** mag-m meph *Merc* mez mill *Naja* *Nat-ar* *Nat-c* *Nat-m* nat-s nat-sil *Nit-ac* *Nux-m* **Nux-v** **Op** ox-ac ozone perh petr **Ph-ac** phos plb prot ptel puls **Ran-b** *Rhod* rhus-t ruta *Sabad* sars *Sel* **Sil** stann staph stront-c *Sulph* sumb thea thuj verat **Zinc** *Zinc-p* zinc-val
    : **bad**: carb-v
    : **overuse**: nux-v
    : **red**: fl-ac ozone
    : **smell** of; sensitive to the (See NOSE - Smell - acute - wine)
    : **sour**: **Ant-c** ant-t *Ars* chin ferr nat-m sep sulph
    : **sulfurated**: *Ars* chin *Merc* **Puls** *Sep*
  - **amel**: *Acon* acon-l agar apis arg-n ars bell brom bry *Canth* *Carb-ac* chel chen-v coc-c coca cocc *Con* dios ferr gels glon graph kalm lach mez nat-m nit-ac nux-v onos *Op* osm phos ran-b sel sul-ac sulph tab thea *Thuj* visc zea-i
    : **sour**: (non: ferr)
    : **sour**; if not: ferr
  - **aversion**: Acon agar alum ars-met carb-v carbn-s coff crot-c fl-ac glon hipp hyper *Ign* jatr-c jug-r lach lact m-aust manc mand *Merc* nat-m nux-v ph-ac puls *Rhus-t* **Sabad** sil *Sulph* tub *Zinc* zinc-p
    : **white**: *M-aust*
  - **desire**: *Acon* *Aeth* ant-c arg-met arg-mur *Ars* asaf bov *Bry* *Calc* calc-ar calc-s **Canth** chel chin chinin-ar chlor *Cic* colch cub eup-per *Ferr* fl-ac *Hep* hyper iod kali-bi kali-br kali-i *Lach* *Lec* **Lyeps-v** merc *Mez* nat-m nux-m op *Phos* puls sec sel *Sep* sil *Spig* staph sul-i **Sulph** *Sumb* ther thiop verat vichy-g visc
    : accompanied by | **appetite**; ravenous: asar
    : **claret**: calc-s staph *Sulph* ther
- **wine** grapes (See grapes)
- **wood** | **desire** (↗*indigestible - desire*): nat-m *Nux-v* *Puls* sep

Food and drinks – yoghurt

- **yoghurt:**
  - **agg:** nat-p *Podo* rhus-t
  - **aversion:** *Nat-s*
  - **desire:** ant-t (non: caust) daph elaps nat-c nat-m nat-s rhus-t

FOOD POISONING (✗ *Wounds - dissecting; FEVE - Typhoid; RECT - Cholera - morbus*): absn acet-ac all-c Ars camph carb-an carb-v crot-h *Cupr-ar* gamb gunp kreos lach puls pyrog urt-u *Verat*

FORCED through a narrow opening, as if: bar-c bell bufo carb-ac carb-an card-m coc-c cocc dig glon *Lach* op plb puls sul-ac sulph tab thuj *Tub* valer

FOREIGN BODIES (✗ *Ball*):
- expulsion of foreign bodies; excessive (See Abscesses - foreign)
- sensation of foreign bodies: acon anac calc-f hep lob sil
o Skin; under the (See SKIN - Foreign)

FORESTS | pine forests amel; in: *Tub*

FORMICATION (✗ *Cobweb*): Acon ail am-m ambr ant-c aran arg-met *Arn* cann-s caps carb-v caust cham chin cic cina cist cocc *Colch* Croc dig *Euphr* hyos Ign Ip kali-c lach laur m-ambo m-arct m-aust mag-m med merc mez nat-c nux-v op par *Ph-ac* Phos Plat Plb puls Ran-s **Rhod** *Rhus-t* sabad samb Sec Sep Spig staph Stram sulph teucr *Verat* verb zinc-p
- accompanied by:
  - paralysis (See Paralysis - accompanied - formication)
- delivery; during: sec
- emissions agg; after: mez
- mouse creeping or running in muscles; sensation of a (✗ *Convulsions - epileptic - aura - mouse*): bell Calc cimic lyc nit-ac phos rhod sep *Sil* staph *Sulph*
- pain; from: calc-p hyper
- painful sensation of crawling through whole body if he knocks against any partspig
- suffering parts, of: con
o **Affected** parts: *Arn* coloc con rhus-t
- Bones: acon arn cham colch ign kali-bi merc mez nat-c nat-m nux-v ph-ac plat *Plb* puls rhod *Rhus-t* sabad sec Sep spig sulph zinc
- External parts: abrot **Acon** acon-c acon-f aconin aesc aether agar agarin agn alco all-s aloe *Alum* alum-p alum-sil am-c am-m ambr anac ang ant-c ant-t apis *Aran* arg-met **Arg-n Arn** ars ars-i ars-s-f arum-t arund asaf asar aur aur-ar aur-s **Bar-c** bar-i bar-m bar-s bell borx bov bruc bry bufo cadm-met cadm-s calad calc calc-p camph cann-i cann-s canth caps carb-an carb-v carbn-s card-b *Carl* Castm *Caust* cedr cham *Chel* chin cic cina cist clem coc-c *Cocc* **Colch** coloc con conin *Croc* cupr-ar cupr-s cur dros dulc euon euphr fago ferr ferr-ma fl-ac gamb gels gent-c *Gran* graph guaj guare halo ham hep hist hydr-ac hyos *Hyper* ign iod ip kali-ar Kali-br Kali-c kali-chl kali-m kali-n kali-sil *Kalm* kreos kres lach litt laur led *Lyc* m-ambo *M-arct* m-aust mag-c Mag-m mang Med Merc merc-c merc-i-r *Mez* morph mosch mur-ac nat-ar *Nat-c Nat-m* nat-p nat-sil nit-ac

Generals

Formication – External parts: ...
nit-s-d nux-m **Nux-v** oena ol-an ol-j olnd onos op osm pall par petr *Ph-ac Phos* phys *Pic-ac* **Plat** plb *Puls Ran-b* ran-s rheum **Rhus-t** rumx *Sabad* sabin samb sang sars Sec sel seneg **Sep** sil **Spig** spong *Squil* stann staph stram stront-c sul-ac sul-i *Sulph* tab tarax *Tarent* tell teucr thuj tub urt-u valer vario verat verb viol-t *Visc* Zinc zinc-p
- one side: prim-v
- accompanied by:
  - cold feeling: agar
  - neuralgia; complaints of: acon
- Glands: acon *Arn* bell calc cann-s canth chin **Con** ign laur m-aust merc nat-c ph-ac *Plat* puls rhod *Rhus-t* sabin *Sep Spong* sulph zinc
- Internally: *Acon* acon-f agar agn aloe alum alum-sil am-c am-m ambr ant-t apis arg-met *Arn* ars asaf bar-c bar-s bell borx bov brom *Bry* cadm-s calc *Calc-p Canth* caps carb-an carb-v caust *Cham* chel *Chin* cic cina cocc **Colch** coloc con cupr dig dros dulc euphr ferr graph guaj hep hyos ign iod *Ip* kali-ar kali-c kali-m kali-n kres *Lach* laur led **M-aust** mag-c mag-m med meny merc mez mur-ac nat-ar *Nat-m* nat-p nat-sil nux-m nux-v olnd ph-ac phos **Plat** plb prun *Puls* rheum rhod **Rhus-t** *Rumx Sabad* sabin **Sang** Sec sel seneg sep sil spig spong stann staph sul-i **Sulph** tarax teucr thuj *Verat* viol-o *Zinc* zinc-p
- ants running through the body; as if: cist
  - air; fresh | amel: cist
  - lying down agg: cist
- Nerves; along course of: alum-sil

FRACTURES | **Bones**; fractures of (See Injuries - bones)

FRAGILE people (See Delicate)

FRAIL; as if body were (See MIND - Delusions - body - brittle)

FRESH AIR (See Air; open)

FROSTBITE, ailments from: *Abrot* **Agar** *Ars* bell *Borx* bry camph *Canth Carb-v Colch Ferr-p* hep kali-c m-aust mur-ac nit-ac nux-m nux-v *Petr* ph-ac *Phos* **Puls** *Rhus-t* sul-ac sulph zinc

FROSTY air (See Weather - frosty)

FULLNESS; feeling of:
- painful | right side of body: lim
o **Externally:** *Aesc* aloe ars aur aur-m bar-i caust kali-i laur nux-m par phos sul-i verat
- Internally: **Acon Aesc** agar aloe alum alum-sil am-c am-m ambr aml-ns anac ant-c ant-t *Ant-t Apis* arg-n *Arn* ars *Asaf Asar* aur aur-m aur-s *Bar-c* bar-i bar-m bar-s *Bell* borx bov *Bry* cact calc calc-i calc-s calc-sil camph cann-i cann-s *Caps Carb-an Carb-v Carbn-s* caust cench *Cham* chel **Chin** cic *Cimic* clem coc-c cocc coff *Colch* coloc com *Con* conv croc *Crot-t* Cycl *Dig* dirc *Ferr* ferr-ar gels **Glon** *Graph* guaj halo *Ham* Hell hyos ign iod *Iris Kali-c* kali-m *Kali-n* kreos lach laur led *Lil-t* lol *Lyc* m-ambo m-arct m-aust mag-c mag-m mang *Meli* meny merc mez **Mosch** mur-ac naja *Nat-ar* nat-c

Fullness   **Generals**   **Hang down**

- **Internally**: ...
nat-m nat-s *Nit-ac Nux-m Nux-v* olnd op par petr ph-ac **Phos** phys *Phyt* plat plb *Psor Puls Ran-s* rheum rhod **Rhus-t** ruta sabad *Sabin* sars *Sep* sil spig spong stann staph stict stront-c sul-ac sul-i **Sulph** thuj ust *Valer* verat verat-v verb vip zinc
  · **playing** piano, after: anac

FUMES (See Smoke)

FUNGOID diseases: kali-i

FUNGOID GROWTH (See SKIN - Excrescences - fungus)

FUR in inner parts; sensation as if covered with: *Alum* ars caust chin *Cina* cocc colch *Dig* dros *Hep Iris* kali-c merc nux-m nux-v *Ph-ac Phos Pip-n Puls* rhod *Sulph* verat

GAIT REELING, staggering, tottering and wavering (See EXTR - Tottering)

GALLSTONES (See ABDO - Gallstones)

GARGLING | **agg**: carb-v

GASSES (= vapors):
- sensation of | **Internally** (↗Smoke - sensation): apis ars brom bry camph carb-v chin ferr ign ip lyc merc mosch nux-v par puls rhus-t sabad thuj verat-v zinc

GATHERED TOGETHER (See Constriction)

GLAIRY (See Mucous secretions - albuminoid)

GLANDERS: acon *Ars* calc chinin-s *Crot-h* hep hippoz *Kali-bi* kreos *Lach Merc* ph-ac phos sep sil sulph thuj

GLASS; sensation as if made of | **Bones**: thuj

GLYCOGEN STORAGE DISEASES(↗Pompe's): calc

GONORRHEA, suppressed (↗URET - Discharge - gonorrheal): Acon agn ant-t arg-n aur aur-m benz-ac brom *Calc Cann-s Canth Clem* con crot-h daph gels graph kali-i kalm *Med* merc mez *Nat-m Nat-s Nit-ac* psor *Puls Sars Sel* sep sil *Staph* **Sulph Thuj** verat viol-t x-ray zinc
- **asthma**; in patients with: med nat-m puls sil thuj

GOOD HEALTH before paroxysms (See Well - unusually)

GRAND MAL (See Convulsions - epileptic)

GRASPING OBJECTS:
- **agg**: acon *Am-c* am-m arg-met arn bell bov bry *Calc Cann-s Carb-v* **Caust Cham** chin dros ferr-p graph kali-c kali-n laur led *Lyc* merc nat-c nat-m nat-s nux-m nux-v op phos plat *Puls* rhus-t sabad sec *Sil* spig verat
- **amel**: anac cimic lith-c med spig stann sulph

GRAVES' DISEASE (See EXTE - Goitre - exophthalmic)

GREASY, oily, fatty: *Bry* **Caust** *Iod* iris **Mag-c** maland *Merc Nat-m* phos psor puls sel *Thuj*
- **application** | **amel**: euph euph-l

GRINDING (See Pain - boring)

GRIPPE (See Influenza)

GROWLING in body (= roaring, humming, buzzing): agn ambr ars aur bar-c bell calc cann-s carb-v *Caust* cic cocc coff con croc ferr graph hyos *Kreos* lach m-ambo **M-arct** meny mosch mur-ac **Nux-m** *Nux-v* Olnd op ph-ac phos plat **Puls** *Rhus-t* sabad sars *Sep* **Spig** squil stann staph **Sulph** teucr thuj verat viol-t zinc

GROWTH (↗Children; Pain - growing; Tall):
- **complaints** of growth process: bar-c   calc   calc-p ph-ac phos sil *Thyr*
- **length** too fast; in (↗Children; Pain - growing; Tall): bar-c cadm-met *Calc Calc-p* ferr-act guaj hipp (non: hippoz) iod irid-met kreos nat-m **Ph-ac Phos** sil sulph
  · **young** people, in (See length)

GUILLAIN-BARRÉ SYNDROME(↗Paralysis - extending - upward): aconin alum aran-ix calc cimic con lyss mand meph plb psil

HAIR (↗SKIN - Hair):
- **brushing** back agg: carbn-s puls rhus-t
- **cutting** | **agg** (↗Shaving - agg.; HEAD - Hair - cutting): acon **Bell Glon** kali-i lappa led *Phos* psor puls *Sep* tub
- **distribution** in women; masculine (= hirsutism) (↗FACE - Hair - growth - women; FEMA - Virilism; MIND - Mannish - women): bar-c cimic cortico ign lyc puls *Sep* thuj
- **falling**: alum ph-ac prot *Sel* syph thuj
  · **rapidly**: thal
- **sensation** of a: all-c arg-met *Arg-n Ars* bell bry caps carbn-s caust coc-c croc *Ign Kali-bi* lac-c lach laur lyc m-aust mosch nat-m nat-p nux-v par *Plat* ptel *Puls* ran-b rhus-t *Sabad Sil* **Sulph** tab ther thuj *Valer*
- **thick**: ant-c graph lyc ust viol-t
- **touch** agg: ambr **Apis Ars** *Bell Carb-v* chin *Ferr Ferr-p* hep ign lach mez nit-ac *Nux-v* ph-ac phos *Puls* rhus-t *Sel* sep stann tub verat *Zinc*

HAMMERING sensation: acon am-c am-m calc chin cic clem coff dros ferr hep lach m-ambo mez nat-m *Phos* sil sulph thuj verb

HAND on the part; laying one's (↗Magnetism):
- **agg**: kali-n
- **amel** (↗Magnetism): Bell calc canth carb-an *Croc Cupr* dros *Mang* meny mur-ac nat-c olnd par **Phos•** **Rhus-t•** sabad **Sep•** sil spig sulph thuj
  · **hand** near part amel: sul-ac

HANDICAPPED physically (See Disabled)

HANG DOWN; letting limbs:
- **agg**: alum *Am-c* ang bar-c **Bell** berb **Calc** *Carb-v* **Caust** cina con dig hep ign lyc m-aust nat-m nux-v ox-ac par ph-ac phos phyt plat plb *Puls* ran-s ruta *Sabin* sil stann stront-c sul-ac sulph thuj valer *Vip* vip-a
- **amel**: acon am-m anac ant-c arg-met arg-n *Arn* asar *Bar-c* **Bell** berb borx *Bry* calc camph caps caust chin cic cina *Cocc* coff colch coloc **Con** cupr dros euph ferr

1864   ▽ extensions | ○ localizations | ● Künzli dot

Generals

Hang down
- **amel**: ...
  graph hep ign *Iris* Kali-c kreos *Lach* Led lyc m-aust *Mag-c Mag-m* mang merc *Mez* nat-c nat-m nit-ac nux-v olnd *Petr* phos plb puls ran-b rat *Rhus-t* ruta *Sil* stann sul-ac sulph teucr thuj verat verb

HANGOVER:
- **alcohol**; from excessive use of (See Food and - alcoholic - agg. - hangover)
- **amel**: mand

HARD BED, sensation of:
acon agar alum **Arn** *Ars* **Bapt** bar-c *Bell* bry (non: canth) caust cham con dros eup-per euphr fago *Ferr Ferr-p* gels get graph hep ip kali-c lach lyc m-ambo m-aust mag-c mag-m manc merc *Morph* nat-m *Nat-s* nux-m nux-v *Op* petr phos plat podo *Psor* puls **Pyrog** *Rhus-t* **Ruta** sabad sanic **Sil** spong stann sulph tarax thuj til verat
- **everything** on which he lies seems too hard: arn bapt lyc petr *Pyrog* rhus-t

HARDNESS, induration *(➚Indurations):* alum ant-c *Ars* bad bar-c **Bell** brom *Bry Calc Calc-f Carb-ac* **Carb-an** carb-v chin cist **Clem Con** fl-ac *Graph Iod Kali-m* lach *Lyc* mag-m merc merc-i-r **Phos** *Phyt Plb* **Rhus-t** sel **Sep Sil** spong staph *Sulph* tarent tarent-c

HAT; from pressure of a:
agar alum ang arg-met carb-an *Carb-v* hep kali-n lach laur led lyc **Nit-ac Sil** stront-c sulph *Valer*

HEAT:
- **accompanied** by:
  - **Teeth**; pain in (See TEET - Pain - accompanied - heat)
- **amel** (See Warm - amel.)
- **flushes** of *(➚Congestion - blood; Orgasm; MIND - Anxiety - flushes - during):* acet-ac *Acon* aesc aeth agar agn ail *All-c Aloe* alum alum-p alum-sil *Alumn* am-c am-m ambr **Aml-ns** ang ant-c ant-t apis apoc aran-ix *Arg-n* arist-cl *Arn* ars *Ars-i* ars-s-f arum-t asaf asar aur bapt bar-ac bar-c bar-s *Bell* berb bism bol-la bor-ac borx bov brom bruc bry bufo buth-a *Cact* **Calc** calc-f calc-i *Calc-s* calc-sil camph cann-s canth carb-an *Carb-v Carbn-s Carl* **Caust** cedr cench *Cham* chel chim *Chin* chinin-s cic *Cimic* cimx *Cina* clem **Cocc** coff *Colch* coll coloc con corn croc *Crot-h Crot-t* cupr cupr-am-s cyt-l dig dros dulc *Elaps* erech ery-a eucal eup-per euphr fago *Ferr* ferr-ac ferr-i ferr-p fl-ac flav flor-p frax galin *Gamb* **Gels Glon** *Graph* guaj hell-o helon hep hura hydr-ac hyos **Ign** *Iod* ip *Jab* jug-c kali-ar *Kali-bi* kali-br **Kali-c** *Kali-i* kali-n *Kali-p Kali-s* kali-sil kiss *Kreos* kres lac-ac **Lach** lachn lat-m laur lil-s lipp lob **Lyc** lyss m-arct m-aust mag-c mag-m manc **Mang** med meny meph *Merc* merc-i-r methys mit morph mosch mur-ac murx nat-ar nat-m nat-p **Nat-s** nep nid **Nit-ac** nit-s-d *Nux-v* ol-an ol-j olnd op *Ov Ox-ac Petr* ph-ac **Phos** pip-m **Plat** plb podo psil **Psor** ptel **Puls** ran-b raph rauw *Rhus-t* rumx ruta sabad sabin sal-ac samb *Sang* saroth sec sel seneg **Sep** *Sil* sol-a spig *Spong* squil stann staph *Stram Stront-c* **Sul-ac Sul-i Sulph Sumb** tab tanac *Ter* teucr thala **Thuj**

Heat
thyr til trom **Tub** uran-n *Ust* valer vesp-xyz vinc viol-t vip visc voes *Xan* yohim zinc zinc-p zinc-val
- **daytime**: *Bar-c* bism borx bry *Lach* nit-ac *Petr Senec*
- **morning**: bism borx carb-v ox-ac
  : **eating**; after: thuj
- **forenoon**: sabad
- **afternoon**: ambr bell colch con fago laur meny *Nat-p* plb samb *Sep*
  : **14 h**: ptel
  : **16-21 h**: arum-t
- **evening**: acon all-c arum-t borx carb-an carb-v *Elaps Lyc* merc-c nat-p *Nat-s* nit-ac phos *Psor* **Sep** *Stann Sulph*
  : **19 h**: gins
  : **20 h | nausea**; with: ferr
  : **20.30 h**: arum-t cimic cina sep
  : **eating**; after: carb-v upa
  : **falling** asleep, before: carb-v
- **night** *(➚Orgasm - night; SLEE - Sleeplessness - menopause):* arum-t bar-c flav *Kali-i* petr psil *Rhod Sep* spig *Sulph*
  : **midnight**:
    : **after | 3 h**: bapt fago
    : **sensation** as if perspiration would break out: bapt
- **accompanied** by:
  : **metrorrhagia** (See FEMA - Metrorrhagia - accompanied - heat)
  : **palpitations** (See palpitations)
  : **Hands**; trembling of (See EXTR - Trembling - hand - accompanied - heat)
  : **air**; in open | **amel**: malar mosch
- **alternating** with:
  : **anxiety** (See MIND - Anxiety - alternating - heat)
  : **chills**: acon ang ars asar *Calc* calc-f *Chinin-s* corn gels iod jug-c *Kali-bi* kalm med morph pin-s *Sep* spig tub
  : **coldness**; arctic: helo helo-s
  : **Chest**; pain in: lachn
  : **Head**; pain in (See HEAD - Pain - alternating - heat)
- **anger**; after *(➚MIND - Anger):* Phos
- **back** or stomach, from: phos
- **bed** agg; in: (non: eupi)
- **chill**:
  : **after**: ail cimx
  : **before**: **Caust** sang
- **chilliness**:
  : **after**: corn gast gels nat-p nit-ac *Puls* rhus-t sang
  : **with**: agar am-br apis *Ars* aur *Carb-v Colch* corn erech eup-per kali-bi lach lob malar mang *Merc Petr* plat puls sang sep sulph ter thuj
- **coition**; after: *Dig*
- **dinner**:
  : **after | agg**: par sumb
  : **during | agg**: calc-s nux-v

All author references are available on the CD   1865

Heat – flushes — **Generals** — Heat – lack

- **eating:**
  - **after:**
    - **agg:** alum arg-n carb-v card-b cinnb *Lach* par sumb tub upa
    - **amel:** chin
  - **agg:** *Calc-s* nux-v psor
- **emotions** agg: *Calc* lach *Phos*
  - Upper part: *Aml-ns*
- **exertion,** from least: alum ferr *Merc Olnd* ox-ac *Sep* sul-i *Sumb*
- **faintness**; with: *Crot-t* sep **Sulph**
- **headache**; during: agar sang
- **intolerance** of: (non: arg-n)
- **lying** down:
  - **amel:** nux-v thuj
- **menopause**; during (↗*Congestion - blood - menopause):* acon *Aml-ns* aur *Bell* bor-ac calc calc-p carc cham *Cimic Croc Crot-h Dig* dros ferr *Glon Ign* jab *Kali-bi Kali-br* kali-c **Lach Mang** *Mang-act* nat-m nicc-s nux-v ol-an ov ph-ac phos pilo psor puls *Sang* sed-ac sel *Sep* staph stront-c **Sul-ac Sulph** sumb tub *Ust* valer verat-v vesp vinc zinc-val
- **menses:**
  - **after | agg:** med
  - **before | agg:** alum ferr glon iod kali-c *Lach* ph-ac *Sang* sulph
  - **during | agg:** ferr glon *Lach* nat-m nat-p ph-ac *Sang* sulph
- **mental** exertion agg: olnd
- **motion** agg: *Helon* nux-v *Sep*
- **nausea**; with: *Merc Nux-v* sang
- **palpitations**; with: aml-ns ant-c arg-n *Calc* calc-ar calc-f coloc glon iod **Kali-c** lach mosch petr puls sep sul-ac sul-i valer
- **perspiration:**
  - **anxiety**; and: ang kali-bi
  - **with:** acet-ac am-m ant-c aran-ix aur bell camph *Carb-v* caust *Chin* cimic cob **CON•** *Fl-ac* **Hep** hipp *Ign* jab kali-bi *Kali-i* kres **Lach•** lyss nat-m nux-v op *Ox-ac* petr psil **PSOR• Sep•** spig **Sul-ac Sulph• Ter TUB•** valer *Xan*
  - **night:** sep
  - **0-1 h:** *Fl-ac*
  - **Face** and hands: calc
  - **without:** **Lach**
- **pregnancy** agg; during: glon *Sulph Verat*
- **rest** agg: ferr
- **room** agg: helon
- **running** agg: sul-i
- **sadness**; with (See MIND - Sadness - heat - flushes - during)
- **sexual** excesses; after: *Dig*
- **sitting** agg: sep
- **sleep:**
  - **before:** *Carb-v*
  - **during | agg:** alum-sil carb-an cham kali-p nat-m *Phos* ran-b sil zinc
  - **preventing** sleep: *Psor Puls*
- **stool**; after | **amel:** agar

- **flushes** of: ...
  - **tired**; when: helon
  - **trembling**; with: sep sul-ac
  - **vomiting**; after: tab
  - **walking:**
    - **air**; in open:
      - **after | agg:** petr
      - **agg:** caust tarax
    - **amel:** fago
  - **warm** water; as if:
    - **dashed** over one (↗*Water - dashing):* **Ars** bry calc cann-s nat-m ph-ac phos *Puls Rhus-t* sep
      - **idea** occurs vividly; when: *Phos*
    - **poured** over one; were: **Ars** bry ph-ac phos **Psor** *Puls Rhus-t* **Sep**
  - **weakness**; with: sep
    - **after** flushes of heat: dig **Sep** *Xan*
  - **wine** agg: carb-v flav
  - ▽ **extending** to:
    - **Downward** (↗*HEAD - Heat - flushes - extending - stomach):* aesc glon sang
    - **Down** back: *Nat-c Sumb*
    - **Face** to body: cench
    - **Upward:** alum alum-sil alumn ars asaf *Calc* calc-sil carb-an carb-v chin cinnb *Ferr* ferr-ar **Glon** *Graph* indg iris kali-bi *Kali-c* lach laur *Lyc* mag-m mang naja nat-s nit-ac ox-ac *Phos* plb *Psor* **Sep** *Spong Sulph Sumb* tarent *Valer*
    - **Back**; from: *Sumb*
    - **Hips**; from the: alumn
- **intolerance** of heat (See Warm - agg.)
- **lack** of vital heat (↗*Cold - feeling; Coldness; CHIL - Chilliness):* acetan **Acon** *Aesc Aeth Agar* agn allox *Alum Alum-p* **Alumn** am-br *Am-c* am-m am-n ambr anac ang anh *Ant-c* ant-t *Anth Apis* apoc aral **Aran** aran-ix *Arg-met Arg-n* arist-cl **Arn** *Ars* ars-h *Ars-i* ars-s-f *Asar* atha *Aur* aur-s **Bar-c Bar-m** bar-s bell *Bor-ac* borx bov *Brom Bry* bufo buth-a cact cadm-s calad **Calc Calc-ar** *Calc-f* **Calc-p** *Calc-s* calc-sil calen **Camph** camph-mbr cann-xyz **Caps Carb-an** *Carb-v* cara-o *Carbn-s Caul* **Caust** cham *Chel Chin* chloram chlorpr *Chol* cic *Cimic Cinnb* **Cist** cob-n coc-c *Cocc* Colch Con cory croc *Crot-c* cupr cycl cyt-l dicha *Dig Dros* **Dulc** *Elaps* erech esp-g eucol *Eup-per* euph euphr **Ferr** *Ferr-ar* ferr-p gamb *Gels* **Graph** *Guaj* hed hell **Helo** helo-s **Hep** hir hydr-ac *Hyos* hyper ign *Ip Jatr-c* **Kali-ar Kali-br** **Kali-c** kali-chl kali-cy kali-m kali-n **Kali-p** kali-perm kali-sil *Kalm Kreos* lac-ac *Lac-c Lac-d Lach* lachn lat-m *Laur* **Led** lina luf-op *Lyc* **Mag-c** mag-m **Mag-p** mag-s malar *Mang Med* meli meny *Merc Merc-c* merc-cy *Mez Mosch* mur-ac *Naja Nat-ar* nat-c *Nat-m Nat-p* **Nat-s** *Nat-sil* nep **Nit-ac** *Nux-m* **Nux-v** *Ol-j* **Olnd** op ox-ac par penic perh *Petr* **Ph-ac Phos** *Plat Plb* **Psor** *Puls* **Pyrog** *Ran-b Rhod Rhus-t Rumx Sabad* **Sabin** sanic sapin sarcol-ac saroth sars sec *Senec Sep* **Sil** *Spig* **Squil** *Stann* **Staph** stram *Stront-c* **Sul-ac Sulph** *Sumb* symph *Tab* **Tarax** *Tarent* **Teucr** thal *Ther Thuj* thyr *Tub* tub-sp v-a-b vac valer verat *Viol-t* vip-a x-ray zinc zinc-p
  - **morning | early:** mur-ac

▽ extensions | O localizations | • Künzli dot

Generals

Heat – lack

- afternoon | siesta; after: con
- night: meny phos
- accompanied by:
  - air; desire for open (See Air; open - desire - accompanied - coldness)
  - diarrhea (See RECT - Diarrhea - accompanied - heat)
  - hemorrhage (See Hemorrhage - accompanied - coldness)
  - illness; recurrent acute (See Complaints - acute - recurrent - accompanied - heat)
  - numbness (See Numbness - accompanied - coldness)
  - paralysis (See Paralysis - accompanied - body)
  - phthisis pulmonalis (See CHES - Phthisis - accompanied - coldness)
  - sciatica: agar ars *Meny* mez nat-m nux-v plat puls *Rhus-t* sep spig verat
  - Face and heat of head; with redness of (See HEAD - Heat - accompanied - face - redness - coldness)
  - Skin; hot: verat-v
- alternating with:
  - heat; sensation of (See sensation - alternating)
  - Face; heat of (See FACE - Heat - alternating - chilliness)
- cough agg; during: lyc
- covered; but aversion of being: **Camph** **Carb-v** cor-r sanic *Sec*
  - Abdomen uncovered; wants: *Tab*
- covers | agg: *Apis* calc-s cann-xyz *Ip* led *Puls* sec sep
- exertion agg: plb *Sil* zinc-val
- fanned; wants to be: *Carb-v*
- frozen; as if (See Cold - feeling - frozen)
- menopause; during: *Chin*
- menses:
  - during:
    - agg: *Cham Coff* led sil
    - beginning of menses | agg: jab
- nausea; with: arist-cl
- old people; in: alum ambr
- operation; from: stront-c
- pain; during: agar alum-sil ars caust dulc led mosch sil
- rising from stooping agg: merc-c
- terminal patients; in: ant-t
- walking agg; after: gins
- warm covering does not amel: *Asar* laur
- warmth agg; and (*↗Warm - agg.*): *Agar* **Alum** ant-c *Apis* *Arg-n* *Ars-i* aur *Bar-c* borx **Bry** *Calc-sil* **Camph** **Carb-an** carb-v, **Carbn-s** caust cimic cocc dig *Dros* *Dulc* ferr **Graph** guaj *Ip* *Kali-s* lach laur **LED** **Lyc** **Merc** **Mez** nat-c *Nat-m* *Nat-s* *Ph-ac* *Phos* **PULS** sabad spig staph *Sulph* *Thuj* zinc
  - terminal patients; in: ant-t
- menses; before: tub-sp

Heat – sensation

- sensation of (*↗affected*): acet-ac achy **Acon** agar agn allox aloe *Alum* *Alumn* am-c am-m ambr anac ang anh *Ant-c* ant-t **Apis** aran-ix *Arg-n* arn ars ars-i ars-s-f asaf *Asar* *Aur* *Aur-i* *Aur-m* *Bar-c* bell bell-p bism bov *Brom* bry **Calad** *Calc* *Calc-f* *Calc-i* **Calc-s** *Camph* **Cann-s** canth caps carb-v carc caust *Cham* chel chin cic cina clem cob-n **Coc-c** cocc **Coff** colch coloc com **Con** *Croc* *Cupr* cycl cyt-l dig *Dros* dulc euph *Ferr-i* **Fl-ac** flor-p franc graph guaj hed hell hep hip-ac hist *Hyos* hypoth ign **Iod** *Ip* jab kali-ar kali-c *Kali-i* kali-n **Kali-s** kreos *Lach* *Laur* *Led* **Lil-t** **Lyc** lyss m-arct m-aust mag-c *Mag-m* manc mand *Mang* meli *Meny* meph *Merc* merc-c *Mez* Mosch mur-ac nat-c **Nat-m** **Nat-s** *Nit-ac* *Nux-m* *Nux-v* oci-sa olnd *Op* par petr ph-ac *Phos* **Plat** **Plb** podo psil *Psor* **Ptel** **Puls** rad-br ran-b ran-s rauw rheum *rhod* rhus-t *Sabad* *Sabin* samb sars *Sec* *Seneg* **Sil** spig *Spong* squil **Stann** staph stram **Sul-ac** **Sul-i** **Sulph** tab tarax teucr thuj *Tub* valer *Verat* viol-t *Zinc*
- one side warm, the other cold (See Cold - feeling - one)
- evening | bed agg; in: *Bry* fl-ac
- night: bar-c bros-gau cench cham con fl-ac mag-c nat-m *Phos* puls rhus-t sil **Sulph** zinc
  - midnight:
    - before:
      - waking | amel: calad
    - waking; on | amel: calad
- accompanied by:
  - Abdomen:
    - pain in (See ABDO - Pain - accompanied - heat)
- alternating with sensation of coldness: hist solid
- ascending agg: cob-n
- beer; after: bell
- cough agg; during: bry sep squil
- eating:
  - after | agg: calc con cycl mag-c nit-ac par petr phos sep spig viol-t
- exertion agg: alum squil
- fever:
  - without: cham graph ign lach
- hand has lain, where: hyos
- menses:
  - before | agg: am-c
- motion, at least: squil
- nausea; with: chel fl-ac
- perspiration; during: *Cham* mag-c *Op* *Stram*
- rest agg: achy
- restlessness; with (See MIND - Restlessness - heat - sensation - during)
- talking agg: squil
- urination; during | night: visc
- waking; on: **Bar-c** fl-ac *Graph* nat-m *Sil* zinc
- walking agg: samb
- warm:
  - drinks | agg: mag-c
  - food | after: *Carb-v Ferr Kali-c* lach *Mag-c* **Phos** **Puls** sep *Sul-ac*

Heat – sensation / Generals / Hemorrhage

- **Blood** vessels: agar am-m **Ars** *Aur* aur-ar benz-ac *Bry Calc Hyos* med nat-m nit-ac op **Rhus-t** sec *Sulph* syph *Verat*
  - **Veins**: xan
  - **Nerves**, along: acon
  - **Single** parts, in: pime spirae
  - **Upper** part of body: *Syzyg*
  - **accompanied** by | **coldness** of lower half of body: arn
- **Affected** parts(↗*sensation*): colch
  - **right** side: op
  - **left** side: bell lac-ac rhus-t
  - **intense** heat as if scalding examiner's hand: **Bell**

HEAT STROKE (See HEAD - Sunstroke)

HEATED, BECOMING: acon am-c **Ant-c** ant-t *Arg-n Arn Bell Brom* **Bry** calc calc-s calc-sil *Camph* caps carb-an **Carb-v** cham coff *Cycl Dig* dros dulc *Ferr* fl-ac gels *Glon Graph* hep ign **Iod** *Ip* kali-ar **Kali-c** *Kali-n* **Kali-s** lach lyc merc mez *Nat-m Nit-ac* nux-m nux-v olnd *Op Phos* **Puls** *Ran-b Sep* **Sil** staph *Thuj Zinc*
- **old** drunkards: **Bar-c**

HEAVINESS (↗*Weakness; Weariness*; MIND - *Dullness*): aesc alet aloe alum apis arg-n ars-i bell bism *Bry Calc* chel cob-n **Con** cortico **Gels** helon ip lach lap-la lappa lil-t lith-c lyc meny *Nat-m* **Nux-v** par petr ph-ac **Phos** pic-ac **Puls** ran-b *Rhus-t* scop *Sep* sil spig *Spong* **Stann** stict **Sulph**
- **night**: hell-o
- **exertion** agg; after | **slight** exertion: *Spong*
- **rising** agg: spig
- **Bones**, of: sulph
- **Externally** (↗*MIND - Dullness; MIND - Prostration*): acon **Aesc** agar agn aloe *Alum* alum-p alum-sil am-c ambr ammc anac ang ant-c ant-t apis arg-n arn *Ars Ars-i* asaf asar aur aur-ar *Bar-c* bar-m bar-s **Bell** berb borx bov **Bry** cact calc camph cann-i cann-s canth caps carb-ac carb-an *Carb-v Carbn-s* caust cham chel *Chin* cic cimic cina clem cocc coff colch coloc **Con** croc crot-h crot-t cupr cur dig dulc euph euphr *Ferr* **Gels** graph grat hell hep ign iod *Ip* kali-ar kali-m kali-n kali-s *Kreos* lach laur *Led* lyc m-ambo m-arct m-aust mag-c mag-m *Meli* meny *Merc Mez Mosch* mur-ac *Nat-c Nat-m* nat-sil nit-ac nux-m **Nux-v** ol-an *Onos* op par *Petr* ph-ac **Phos** pic-ac plat plb *Psor* **Puls** ran-b rheum *Rhod* **Rhus-t** *Ruta Sabad* sabin samb sars sec *Sep* **Sil** **Spig** *Spong* squil **Stann** **Staph** stram stront-c sul-ac sul-i **Sulph** teucr ther *Thuj* valer *Verat* verb viol-o *Zinc Zinc-p*
- **Internally**: Acon *Agar* agn ail *Alet* **Aloe** alum alum-p alum-sil *Am-c Am-m* ambr anac ang ant-c apoc-a aran arg-n arn ars ars-s-f arund asaf asar atro aur aur-ar *Bar-c* bar-m bar-s *Bell* **Bism** *Borx Bov* brach *Bry* calad **Calc** calc-sil camph **Cann-i** cann-s canth carb-ac **Carb-an** **Carb-v** carbn-s caust cham **Chel** chen-v **Chin** chr-ac cic cich cinnb cinnm clem coc-c *Cocc* cod coff colch *Coloc* **Con** *Croc* **Cupr** cycl *Dig* dor dros dulc euph euphr ferr ferr-ar ferr-ma **Gels** gins glon *Graph Hell* helon hep

Heaviness – Internally: ... hydrc hyos hyosin hyper ign iod ip *Iris* kali-bi *Kali-c* kali-chl kali-m kali-n kreos *Lach Laur Led* lepi *Lob Lyc* m-arct m-aust *Mag-c Mag-m* manc mang *Meny Merc Merc-i-f* mez morph mosch *Mur-ac* nabal nat-c **Nat-m** nat-p nat-sal nat-sil nit-ac *Nux-m* **Nux-v** ol-an *Olnd Onos Op* par **Petr** ph-ac **Phos** pic-ac plat **Plb** *Prun* psor **Puls** ran-b ran-s raph rheum rhod **Rhus-t** ruta *Sabad Sabin* salin samb *Sang* sars sec sel *Senec Seneg* **Sep** **Sil** *Spig* spirae spong squil **Stann** *Staph* stram stront-c sul-ac sul-i **Sulph** tarax ter thuj til trif-p valer verat verb viol-o viol-t zinc *Zinc-p* zinc-s
- **morning**: agar kali-c lyc nat-c zinc
- **night**: mag-c
- **alternating** with | **lightness**: nux-v
- **menses**; during: kali-c
- **sleep** agg; after: rheum
- **storm**, before and during: sil
- **walking** in open air agg: nit-ac
- **Muscles**, of: bapt mand
- **Single** parts; in: *Aran* cur nit-ac rhod ruta

HEMATOMA (↗*SKIN - Ecchymoses*): calc-f con merc sil x-ray

HEMIPLEGIA (See Paralysis - one - apoplexy)

HEMOPHILIA (See Hemorrhage - blood - non-coagulable)

HEMORRHAGE (↗*Thrombocytopenia*): abies-n acal acet-ac *Acon Adren Agar* alet aln aloe *Alum* alumn am-c am-caust am-m ambr *Ammc* anac ancis-p *Ant-c* ant-t anthraci *Apis* apoc *Aran* arg-met *Arg-n* **Arn** Ars ars-h ars-i arum-t asaf assr aur aur-m bapt *Bar-c* bar-i bar-m **Bell** bell-p bism blum-o borx **Both** both-a both-ax *Bov* brom *Bry Cact* **Calc** calc-f calc-i *Calc-ln* **Calc-s** calc-sil cann-s **Canth** **Caps** carb-an **Carb-v** *Carbn-s* carc card-m casc caust cench *Cham* **Chin** chinin-ar chinin-s cina cinnb *Cinnm* cit-l clem cloth cob coc-c cocc *Coff* coff-t colch coll *Coloc* con cop *Croc* crot-c **Crot-h** *Cupr* des-ac dig dor *Dros Dulc Elaps* equis-h erech ergot **Erig** erod eucal euphr eupi **Ferr** *Ferr-ar Ferr-i Ferr-m Ferr-p* ferr-s fic-r fic-v gal-ac gelin gels *Ger* glon *Graph* **Ham Hell** hep hir hydr *Hydrin-s Hyos* ign *Iod* **Ip** jug-c juni-c kali-c *Kali-chl* kali-m kali-n *Kali-p* Kreos *Lac-c* **Lach** lachn lat-m *Led* leon lept *Lyc Lycps-v* m-ambo m-arct m-aust mag-c mag-m mang *Meli* **Merc** **Merc-c** merc-cy *Mez* **Mill** mit mosch mur-ac **Murx** *Nat-m* **Nat-m** *Nat-n Nat-s* nat-sal nat-sil **Nit-ac** nux-m **Nux-v** op par petr *Ph-ac* **Phos** **Plat** plb *Psor* **Puls** pyrog rat rhod rhus-a rhus-g *Rhus-t* ruta sabad **Sabin** sal-ac sang *Sanguiso* sars scir **Sec** sel *Senec* **Sep** **Sil** solid squil stann staph stict *Stram* stront-c **Sul-ac** sul-i sulfa **Sulph** syph tann-ac tarax **Ter** thlas thuj til tril-p urt-u ust valer verat vib vinc vip vip-a wies x-ray xan zinc
- **morning**: *Acal*
- **accompanied** by:
  - **coldness**: *Chin* ferr phos
  - **congestion**: erech

1868 ▽ extensions | ○ localizations | ● Künzli dot

Generals

- cough | whooping cough (See COUG - Whooping - accompanied - hemorrhage)
- faintness (See Faintness - hemorrhages)
- gasping: ip
- myoma; uterine (See FEMA - Metrorrhagia - fibroids)
- nausea: Ip
- ringing in ears: chin
- sight; loss of: chin
- twitches (See Twitching - accompanied - hemorrhage)
- urination:
  : copious: calc gels ign lach mosch sars stram sulph vib
  : frequent: vib
- vertigo: *Tril-p*
- vomiting: ip
- weakness; severe: crot-h kreos
○ Ear; noises in: *Chin* ferr phos
- Heart; complaints of the (See CHES - Heart; complaints - accompanied - hemorrhage)
- Liver; complaints of (See ABDO - Liver - accompanied - hemorrhage)
- Skin; yellow: crot-h phos
- Tongue | cancer (See MOUT - Cancer - tongue - accompanied - hemorrhage)
- acute: *Acon Bell* croc ferr hyos mill puls
- agg: *Chin* ferr ip nat-m ph-ac stict sul-ac
- amel: ars bov brom bufo calad card-m coloc ferr ferr-p *Ham* kali-n *Lach* mag-c meli pyrog sars sel tarent thiop
- atonic (See passive)
- beginning; at the: ferr-p
- blood (↗Blood):
  - acrid: am-c ars bar-c bov canth carb-v graph hep *Kali-c Kali-n* rhus-t sars *Sil* sul-ac sulph zinc
  - black: am-c anthraci arn ars asar bapt ben-n bism both canth carb-v *Chin Croc* crot-h elaps *Ferr* fl-ac ham kali-bi *Kali-chl* kali-n *Kali-p* kreos lach led *Mag-c* mag-m mag-s nat-c *Nat-m* nat-s nit-ac ol-an op *Puls Rhus-t* sec stram **Sul-ac** sulph ust
  - bright red: abrot **Acon** am-c ant-t *Arn Ars* bar-c *Bell* borx bov bry calc canth carb-an carb-v chin cinnm *Crot-h* dig dros *Dulc* erech *Erig Ferr Ferr-p Graph Ham Hyos* **Ip** kali-n *Kali-p* kreos laur led *M-aust* mag-m meli **Mill** nat-c *Nat-m* nit-ac nux-m ph-ac *Phos* plb *Puls Rhus-t* sabad *Sabin Sec Sep* sil stram stront-c *Sulph Tril-p* ust zinc
  : dark clots; with: ferr sabin sang ust
  : frothy: led
  : gelatinous clots; with: laur
  - brownish: ben-n bry calc *Carb-v Con* ferr puls rhus-t sul-h
  - charred straw; like: lach
  - clots: am-m arn ars *Bell* bry *Cact* calc canth carb-an caust cean **Cham** *Chin* con *Croc Ferr* ferr-p *Hyos Ign Ip Kali-chl Kali-m* kali-n *Kali-p* lac-c lach mag-m *Merc Nat-m* nat-s nit-ac nux-v ph-ac phos **Plat** *Puls* **Rhus-t** rhus-v *Sabin* sec sep *Stram* stront-c sul-ac sulph *Thlas* zinc
  - blood – clots: ...
    : dark: alum anthraci chin *Croc* crot-h *Elaps* kali-m merc merc-cy mur-ac plat *Puls Sec Sul-ac* ter *Thlas* tril-p
  - clotting:
    : quickly: cham chin croc ip kali-m merc nit-ac puls rhus-t sul-ac
  - dark: acon agar *Am-c Ant-c* anthraci arn *Asar* bell *Bism* bov bry canth *Carb-v* carbn-h carbn-o card-m caust *Cham Chin* cocc con croc crot-c *Crot-h* cupr cycl dig dros *Elaps Ferr* graph *Ham* helon ign kali-chl kali-m kali-n *Kreos Lach* led lyc mag-c mang-i merc merc-cy *Nat-m* nit-ac *Nux-m* **Nux-v** *Ph-ac* phos plat *Puls Sec* sel *Sep Stram* sul-ac sulph ter *Thlas* ust verat
    : thin; and: am-c carb-v crot-h ham lach nit-ac sec sul-ac ust
  - decomposed: acet-ac am-c anthraci cic *Crot-h Lach* puls sec ter *Vip*
  - frothy: led
  - hot: acon anac *Bell* dulc sabin
  - non-coagulable (= hemophilia): *Adren* ail am-c ancis-p anthraci *Apis Arn* ars **Both** both-ax bov calc calc-lac calc-p carb-an *Carb-v* cench chin chlol chloram cloth cortico croc **Crot-c** *Crot-h* dig dor *Elaps Erig* **Ferr** ferr-m gal-ac *Ham* **Hir** ip *Kali-p* kreos lac-c **Lach Lat-m** led merc mill nat-m nat-s *Nat-s Nat-sil* **Nit-ac** op ph-ac **Phos** puls rad-br *Sec* sil staphytox stront-c *Sul-ac* sulph ter vip visc x-ray
  - offensive: ars bapt *Bell Bry Carb-an* carb-v caust *Cham* chin *Croc* ign kali-c *Kali-p* merc mur-ac phos plat rheum sabin sec sil sulph ter
  - pale: apis carb-ac carb-an carb-v ferr graph kreos *Phos* sabad sulph tarent til
  - ropy, tenacious: *Croc* crot-h *Cupr* kali-chl kreos lach mag-c *Merc* naja sec ust verat
  - stringy (See ropy)
  - thick: agar anthraci bov carb-v cham chin *Croc* cupr *Ferr-m* kali-n kreos lach laur mag-c mag-s *Nux-m* plat *Puls* rhus-t sep sulph
  - thin: agar ant-t ben-n both carb-v chin crot-h elaps ferr graph lach laur merc-cy *Mill* nit-ac phos rhus-t sabin *Sec* sul-ac tab til ust
  - watery: alum am-c ant-t *Berb* borx bov carb-v crot-h dulc *Ferr Graph* hir kali-c kreos lat-m laur mang nat-m nat-s nit-ac phos prun *Puls* rhus-t sabin sec stram sulph
    : mixed with clots: arn bell caust *Erig* ferr plat puls rat sabin ust
- cancer; in: mill *Phos* strych-g
- cough agg; during: vanad
- easy: dys kali-chl phos
- accompanied by | death; fear of: acon ars
- exertion agg; after: bell-p *Mill* **Nit-ac** petr
- fever; during paroxysmal: cact
- gushing: acon bell cham erig ham ip lac-c ox-ac puls sabin sec vip
  - intermittently: psor sulph
- hepatic disorders; from: card-m

Generals

- **hysteria**; with (See MIND - Hysteria - hemorrhage - with)
- **injuries**; from: aran *Arn* bov euph-pi ham *Mill* tril-p
- **lifting** agg: petr
- **local** application: mati
- **mechanical** damage; from: arn
- **menopause**; in: calc ham lach *Phos* puls zinc
- **menses**:
  · during | agg: ham
  · suppressed; from: ham
- **motion**; from slightest: **Erig**
- **offensive**: bapt bell bry carb-v helon sabin
- **oozing** (See passive)
- **orifices** of the body, from: acet-ac *Adren* am-caust anthraci aran ars **Both** carb-v carc *Chin* **Crot-h** elaps erech erig ferr ferr-p ham *Ip Lach* merc-cy mill **Phos** sil *Sul-ac* ter vip zinc
- **painful**: xan
- **painless**: mill
- **pale** anemic people: ferr-p
- **passive**, oozing: adren ars-h bov bufo carb-v *Chin* Crot-c crot-h ferr-p gal-ac ham kreos lycps-v *Mangi* menis ph-ac sec stront-c tarent ter til ust
  · accompanied by:
    : pulse; weak: gal-ac
    : Skin; cold: gal-ac
- **pathological**: acal
- **pregnancy** agg; during: thlas
- **profuse**: *Ger Ip* mur-ac
- **prolonged** hemorrhage | agg: plat
- **putrid**: kali-p
- **riding** in a carriage agg: petr
- **scratching** agg: psor
- **septic**: crot-h kali-p *Lach*
- **slight** hemorrhage: sep
  · agg: bufo *Carb-an Chin* ham **Hydr** sec
- **suppression** of hemorrhage agg: thlas
- **tendency** to: ail arn both chin cinnm *Crot-h* ferr ham ip kali-i *Lach* merc-cy mill nat-n *Phos* senec
- **vicarious**: abrot acet-ac bry ham ip kali-c *Lach* phos Sec
- **wounds** bleed much (See Wounds - bleeding)
o**Arterial**:
  · accompanied by | **phthisis**; incipient (See CHES - Phthisis - incipient - accompanied - arteries)
- **Internally**: acon *Arn Bell* bry *Calc* cham *Chin* cic con dulc eucal euph ferr ferr-p ham hep hyper iod lach laur mill nux-v par petr phos plb puls rhus-t ruta sabin sec sul-i sulph thlas
- **Mucous** membranes, from: ail aloe alum am-c am-caust arg-n arn ars ars-i ars-s-f brom bry calc-sil carb-v ferr-p ham kreos lach merc mur-ac nat-n nit-ac nux-v phos puls sal-ac sul-ac *Ter* thuj

HEMORRHOIDS agg: coll
HEPATITIS (See ABDO - Inflammation - liver)

HICCOUGH agg: acon **Am-m** bell borx *Bry* cic cocc cupr *Cycl Hyos Ign* lyc mag-m merc nat-c nux-m *Nux-v* par puls ran-b ruta sars spong staph stram stront-c sulph *Teucr* verat verb zinc-val

HIDRADENITIS (See Inflammation - perspiratory)
HIGH (See Ascending high - agg.)
HILL (See Mountain)
HIRSUTISM (See Hair - distribution)
HISTORY; personal (▹*Convalescence; Family*):
- **abortion**; of (▹*Convalescence - abortion; FEMA - Abortion*): sec *Syph*
  · never well since (See Convalescence - abortion - never)
- **abscesses**; of recurrent (▹*boils; Wounds - reopening*): anthraci arn ars berb calc calc-f calc-m calc-p calc-s crot-h echi hep med nat-sil psor *Pyrog* sil sulph *Syph* tub
  o **Teeth**; of roots of: sulph
- **antibiotics**; of use of (▹*medicine; Weakness - antibiotics; SKIN - Eruptions - antibiotics*): carb-v mag-p op
- **birth** trauma; of (▹*Emaciation - children - newborns - birth; MIND - Eating - refuses - children - birth*): borx nat-m
- **bite** of animal: *Lyss*
  · **immunized** animal: lyss
- **boils**; of recurrent (▹*abscesses*): anthraci arn ars berb calc *Calc-m* calc-p *Calc-pic* echi hep hydr kali-p lyc nat-m nat-s penic rhus-t sec sul-i sulph syph tub
- **bronchitis**; of recurrent: carc diph dys *Phos Tub* tub-d v-a-b
- **cancer**; of: carc *Con* med morb *Trif-p*
  · **mammae**; of: **Con**
- **chest** complaints; of: bac
  · never well since (See Convalescence - chest - never)
- **childhood** diseases; of:
  · absent: carc
  · appearing late in life: carc
  · severe: carc
- **colds**; of frequently recurrent (See Cold; taking - tendency)
- **complaints**; of recurrent (▹*Paroxysmal*): bar-c bar-m carb-v coloc hep kali-bi kali-i lyc merc merc-d mez plb psor puls rhus-t seneg sep sil staph sul-i sulph tub
- **cornea**; of recurrent inflammation of the: graph syph
- **coryza**; of recurrent (▹*Cold; taking - tendency*): abrot calc cinnb coloc dulc graph kali-bi lach nat-c nux-v puls **Sil** *Sulph* syph
- **croup**; of recurrent: *Calc* **Calc-s HEP**• *Lyc Phos*
- **cystitis**; of recurrent: gonotox hep lyc med puls sep tub
  · children; in: apis asaf borx canth caps lach lyc **Med** nux-v sars *Sep* **Staph** tub
- **diarrhea**; of recurrent (▹*RECT - Diarrhea - periodical*): tub

Generals

- **diphtheria**; of: anthraci diph lac-c lach
- **discharges**; of | **suppressed** (*EAR - Discharges - suppressed*; NOSE - Discharge - suppressed): alum psor
- **dislocations** (= luxations): tub
- **domination** by others; of | **children**; in (See MIND - Ailments - domination - children)
- **ear**:
  - **discharges** from: viol-o
  - **inflammation**: flav
    - **Internal**; of recurrent: calc flav *Merc* psor sil thymul tub
- **eczema**: com streptoc
- **epididymis**; recurrent inflammation: coli
- **epistaxis**; of recurrent: ars carb-v chin croc ferr-p ip kali-c meli mill **Phos** puls
  - **young** people; in: card-m
- **eruptions**; of: mez
  - **suppressed** (*SKIN - Eruptions - suppressed*): kali-c psor
- **erysipelas**; of recurrent: Apis *Crot-h* ferr-p graph hydr lappa nat-m *Rhus-t* strept-ent *Sulph*
- **external** throat; of recurrent fibroids on: *Sil*
- **eyes**:
  - **recurrent** inflammation of the; of: ars bry **Calc** *Sulph*
  - **recurrent** styes on the; of: alum anthraci apis calc-f carbn-s *Con* ferr-py *Graph* med *Psor* puls *Sil* staph **Sulph** tub
- **gastrointestinal** complaints; of: Bac calc calc-p *Chel* kali-s nat-s *Nux-v* Phos
- **gonorrhea**; of: agn med *Nat-s*
  - **never** well since (See Convalescence - gonorrhea - never)
  - **suppressed** gonorrhea in patients with asthma; of (See Gonorrhea - asthma)
- **gravel** in urine; of: berb epig sars
- **head** injury; of (See HEAD - Injuries)
- **hydrocephalic** children; of delivering: calc-p
- **inflammations**; of frequent: carc
- **influenza**; of | **never** well since (See Convalescence - influenza - never)
- **laryngitis**; of recurrent: *Brom Calc* diphtox
- **lids**; of recurrent tarsal tumors on the: **Calc-f** *Puls Staph*
- **liver**; inflammation of: chin
- **loss** of fluids; of (*Loss - fluids*): *Chin*
- **lungs**:
  - **complaints** of the: lob
  - **inflammation** of the: carc **Kali-i** lob *Phos Tub*
    - **never** well since (See Convalescence - lungs - never)
- **malaria**; of (*Convalescence - malaria*): chinin-s nat-m
  - **suppressed**: chinin-s elat
- **mammae**; of recurrent inflammation of the: phyt

- **History**; personal: ...
- **mastitis** (See mammae)
- **measles**; of | **never** well since (See Measles - ailments - never)
- **medicine**; of abuse of allopathic (*antibiotics*): *Lach Nux-v* Sulph
- **mononucleosis**; of: bar-c bar-m **Carc** hep lyc mag-m nat-s
- **penis**; of recurrent ulcers on: *Sep*
- **pharynx**; inflammation of: alumn *Bar-c* graph lach *Sil* sulph
- **pleuritis** (= pleurisy): lob
- **pneumonia**; of (See lungs - inflammation)
- **puerperal** fever; of | **never** well since (See Convalescence - puerperal - never)
- **septic** fever; of | **never** well since (See Convalescence - septic - never)
- **sexual** abuse; of (See MIND - Ailments - abused - sexually)
- **sinusitis**; of recurrent: carc *Kali-i* sil
- **stomach**; of pain in | **cramping** pain: graph iris
- **strain** or injury; of: nat-c nat-m psor *Sil*
  - **never** well since (See Convalescence - strain - never)
- **syphilis**, of (*Family - syphilis; Syphilis*): Kali-bi
- **throat**; recurrent inflammation of: diphtox psor *Sil*
- **tonsillitis**; of recurrent: Alumn **Bar-c** *Bar-m* calc-p carc guaj *Hep* ign lach lyc nat-m nit-ac penic phyt *Psor Sang* sep *Sil* sulph syph thuj thymul **Tub**
  - **autumn** agg: merc
- **tuberculosis**; of: agar bac bov calc dros kali-c nat-m nit-ac phos sep sil *Spong* stann ther tub tub-m v-a-b
- **typhoid** fever; of (*Convalescence - typhoid*): parathyr *Pyrog* tub
  - **never** well since (See Convalescence - typhoid - never)
- **urethra**; of discharge from: thuj
- **urticaria**; of recurrent: hep stroph-h
- **vaccination** or repeated vaccination; of (*Vaccination*): carc maland *Thuj*
  - **never** well since (See Vaccination - never)
- **vomiting**; of: iris
- **whooping** cough; of (*Convalescence - whooping*): carc

HOARFROST (See Weather - frosty)

HODGKIN'S disease (*Cancerous; Cancerous - lymphoma; Leukemia*): Acon acon-l Ars ars-br ars-i bar-c bar-i bufo buni-o calc *Calc-f* Cean cist con ferr-pic iod kali-bi *Kali-chl Kali-m* lap-a *Nat-m* phos saroth scroph-n syph tub

HOLDING something tight:
- **agg**: coff *Rhus-t* spig
- **amel**: anac

Hollow — Generals — Indolence

HOLLOW (See Emptiness)
HORSEBACK (See Riding - horse - agg.)
HOUSE (See Air - indoor)
HUNGER | **agg** (*Sick - hunger): Alum* Anac ars-i *Aur* bar-c bung-fa *Cact* calc-f canth *Caust* chel cina **Crot-h** *Crot-t* ferr **Graph** hell **Iod Kali-c** lyc merc nat-m olnd ph-ac *Phos* plat *Psor Rhus-t* sang **Sil** *Spig* stann staph **Sulph** valer verat *Zinc*

HYPERLIPIDEMIA (*KIDN - Nephrotic): aur calc calc-f *Chel* chin *Chion* colch cortiso ferr-i *Hydr* med nux-v perh-mal thuj *Thyreotr*
- **dialysis**; from: calc-f lyc mag-m nux-v stront-c sulph

HYPERTENSION (*Diabetes mellitus - accompanied - hypertension): acon adon *Adren* agar ail all-s *Am-m* *Ambr* aml-ns anh ant-ar aran aran-ix arg-n arn ars asar aster *Aur* aur-br aur-i aur-m aur-m-n *Bar-c* bar-m bell benz-ac cactin-m cal-ren calc calc-f calc-p caust chinin-s chlor chloram chlorpr coff **Con** convo-s cortico cortiso crat crot-c cupr cupr-act cupr-ar cyna cyt-l dig diph diph-t-tpt dulc ergot esp-g ferr-i fl-ac gels glon *Grat* grin ign iod iris kali-c kali-chl kali-m kali-p kali-sal kres lac-c lach lat-m lyc lycps-v mag-c mand med meli methys morg-p naja nat-m nit-ac nux-v onop ph-ac phos phys pic-ac pitu pitu-gl pitu-p *Plb* plb-i psor pulm-a puls rad-br *Rauw* reser rhus-t sang scop *Sec* sep *Ser-ang* sil spartin spartin-s squil Stront-c *Stront-i* sulph **Sumb** syph tab thal thlas thuj tub tub-d tub-m uran-n valer vanad **Verat** verat-v *Visc*
- **accompanied** by:
  • **apoplexy** (See Apoplexy - accompanied - hypertension)
  • **diabetes** (See Diabetes mellitus - accompanied - hypertension)
  • **nephrosis** (See KIDN - Nephrosis - accompanied - hypertension)
  • **urine**; albuminous: visc
  ○ **Face**; red discoloration of: acon *Arn Astac Bell Bry* chin coff *Ferr Glon* hyos *Lach* lyc *Meli* nux-v *Op* phos stram stront-c *Sulph* verat-v
  • **Head**; pain in | **morning**: fuma-ac
  • **Heart** | **hypertrophy** (See CHES - Hypertrophy - heart - accompanied - hypertension)
  • **Kidney**; complaints (See KIDN - Complaints - accompanied - hypertension)
- **dialysis**; from: acon-f adren ser-ang
- **excessive**: toxo-g
- **lung** complaints; after: nat-ox-act
- **nervous** mechanism; due to disturbed: aur-m-n
- **sudden**: adren coff

HYPERTHYROIDISM (*EXTE - Thyroid): bell coli con dys ferr-i *Iod* kali-i lach lycps-v nat-m penic spig spong thyr thyreotr v-a-b

Hyperthyroidism: ...
- **accompanied** by:
  ○ **Heart**:
    : **complaints** of (See CHES - Heart; complaints - accompanied - hyperthyroidism)
    : **failure** (See CHES - Heart failure - accompanied - hyperthyroidism)

HYPERTROPHY: *Ant-c* ars calc *Clem Dulc Graph* ran-b rhus-t sep *Sil* sulph
- **one sided** | **menopause**; during: lyc
○ **Connective** tissue: hydrc

HYPNOTICS; from: am-c carb-v lach op
HYPOGAMMAGLOBULINEMIA: calc carc thuj tub
HYPOGLYCEMIA (See Laboratory - blood - glucose - decreased)

HYPOTENSION: acetan acon adlu adren agar ancis-p aran bacls-7 both both-ax bung-fa *Cac* cact cench chlorpr cloth coli coll cortico crat crot-c crot-h cur dendr-pol *Diph-t-tpt* diphtox elaps enteroc gels guips halo hist influ lach lat-m levo lyc lycps-v meph naja nat-f oscilloc psor rad-br rauw reser rib-ac ser-a-c spartin-s staph sulfa ther thiop thymol thyr toxo-g tub-d v-a-b vario verat verat-v vip visc
- **accompanied** by:
  • **slow pulse** (See Pulse - slow - accompanied - hypotension)
  ○ **Heart failure** (See CHES - Heart failure - accompanied - hypotension)
  • **Kidney** complaints (See KIDN - Complaints - accompanied - hypotension)
- **chronic**: v-a-b
- **dialysis**; from: cac carb-v guips naja verat visc
- **sudden**: *Diph-t-tpt*

HYPOTHERMIA: acetan ant-t *Antip* arg-n *Ars* ars-h cact chlor eucal kali-br kali-p *Pyrog*
- **persistent** subnormal temperature: cact

HYPOTHYREOSIS (See Hypothyroidism)

HYPOTHYROIDISM (*EXTE - Goitre; EXTE - Thyroid; EXTE - Swelling - thyroid gland): alum ange-s arg-n bacls-7 calc calc-i con cortico cortiso gels graph hist hypoth *Iod* kali-c kali-i levo lyc merc **Nat-m** nux-v penic psor rib-ac sep thala thiop *Thyr*
- **acute** diseases; after: thyr

HYPOTONY (*Relaxation - physical): gels *Psor* ser-a-c

IDLENESS | **agg** (*Exertion - amel.): alum bar-c **Con** croc ferr *Ign* lyc mag-m *Nat-c* nat-m nux-v petr plb **Sep** sil tarax verat

ILL FEELING (See Sick)
ILLNESSES (See Complaints)
IMMATURITY; endocrine: pitu-gl
IMPRESSIONS; deep (See SKIN - Impressions - deep)

INDOLENCE and luxury, ailments from (*Sedentary): all-s carb-v clem dig helon nux-v

1872 ▽ extensions | ○ localizations | ● Künzli dot

Generals

INDURATIONS (↗Hardness): Agn alum alum-sil *Alumn* ambr *Anthraci Apis Arg-met Arg-n* arn *Ars* ars-i ars-s-f asaf *Aur* aur-ar aur-i *Aur-m* **Aur-m-n** aur-s **Bad** *Bar-c* bar-i bar-m **Bell** bov *Bry Calc* **Calc-f** calc-i camph cann-i cann-s caps **Carb-an Carb-v** carbn-s caust cham chel **Chin** cina cist **Clem** cocc coloc **Con** cupr cycl dulc ferr ferr-ar fl-ac *Graph Hep Hydrc* hyos ign *Iod* kali-c *Kali-chl Kali-i Kali-m* **Lach** lap-a led *Lyc* mag-c **Mag-m** mang *Merc* merc-i-r mez nat-c nux-v op *Petr* **Phos** *Phyt Plb Psor* **Puls** ran-b ran-s rhod **Rhus-t** ruta sec **Sel Sep Sil** spig spong squil **Staph** stram sul-i *Sulph* syph thuj valer verat
- **cancerous**: aur-ar
- **painful**: bell
- **pressure** agg: cic sep *Sulph*
- **sensation** of: vesp
○ **Cartilages**: arg-met aur
- **Cellular** tissue: anthraci carb-an graph kali-i kreos merc merc-i-r plb-i rhus-t sil
- **Connective** tissue (See Connective - induration)
- **Fibrous** tissue: kali-i
- **Glands** (↗Glands; Swelling - glands - hard): acon aethi-a agar agn *Alum* alumn am-c *Am-m* ambr ant-c *Anthraci* arn ars ars-br ars-i *Asaf Aster Aur* aur-ar aur-i *Aur-m* aur-s **Bad** *Bar-c Bar-i* **Bar-m** bar-s **Bell** berb-a bov **Brom** *Bry* bufo **Calc** calc-chln **Calc-f** *Calc-i Calc-s* calc-sil camph cann-s canth caps **Carb-an** *Carb-v* carbn-s caust cham **Chin** cist **Clem** *Cocc Coloc* **Con** cupr cycl *Dig Dulc* ferr *Ferr-i Graph Hecla* hep hydr hyos ign **Iod** kali-c *Kali-chl Kali-i Kali-m* kali-sil *Lap-a Lyc* **Mag-m** mang *Merc Merc-aur* merc-d *Merc-i-f* merc-i-r nat-c *Nat-c* nat-m nat-sil nit-ac nux-v oper petr phos **Phyt** plb *Psor* **Puls** raph rhod *Rhus-t Sars* sel sep *Sil* spig **Spong** squil staph **Sul-i Sulph** syph thuj thyr toxo-g trif-r tub v-a-b verat
  - **accompanied** by | **itching** in gland: con
  - **children**; in: med
  - **cords**; like knotted (See knotty)
  - **foreign** bodies; sensation of small: cocain
  - **injuries**; after: **Con**
  - **knotty** like ropes (↗Swelling - glands - knotted): **Bar-m** *Calc Cist* con *Dulc* hep *Iod* lyc rhus-t *Sil* sul-i *Tub*
  - **nodes** under the skin, like: bry *Calc* caust mag-c nit-ac *Still*
  - **suppurating**; but seldom: brom
- **Joints**: acet-ac
- **Muscles**, of (↗Muscles): alum *Anthraci Bad* bar-c *Bry* **Calc-f** calo carb-an carb-v *Caust* con dulc hep hyos iod kali-c kali-chl kali-m kali-sil lach *Lyc* nat-c nux-v ph-ac puls ran-b rhod rhus-t sars sep sil spig spong sul-i sulph thuj
  - **neuralgia**; after: bry
- **Periosteum**: aur ruta
- **Veins**: ham nux-v
  - **whipcord**; like a: calc-hp

INFECTIOUS disease: acon bell cortiso echi leptos-ih morb nat-ox-act pyrog ser-ang

Infectious disease: ...
- **accompanied** by | **development**; difficult: mal-ac
- **acute** | **anaerobic**: pyrog
- **chronic**: med
- **streptococcus** (↗Laboratory - bacteria - streptococcus): ail arn sul-ac

INFILTRATION (See Effusion)

INFIRMITY (See Weakness)

INFLAMMATION: abrot *Acon Agrosti-a* ant-c apis *Arn Ars* aur **Bell** bell-p bry calc cann-xyz *Canth* cham chel chin cortiso echi ferr-p **Gels** hep *Hyos Iod* ip kali-bi kali-c kali-i kali-m kali-s *Lach* merc *Nat-m Phos* plb *Puls* **Rhus-t** sec sep **Sil** spig *Spira Staph* sulph ter *Verat-v* vib-od
- **acute**: merc-cy
  - **chronic** inflammation; acute manifestation of: *Iod*
- **cellulitis**: apis arn ars bapt bry canth crot-h lach led mang-act merc *Merc-i-r* myris pyrog *Rhus-t Sil* sulph tarent-c vesp
  - **delivery**; after: hep *Rhus-t* verat-v
  - **patches**: streptoc
  - **phlegmonous**: vac
  - **subacute**: mang sil
- **chronic**: kali-p sil
- **destructive**: merc
- **fever**; at the beginning of: ferr-p
- **first** stage before exudation: *Ferr-p*
- **followed** by:
  - **convulsions**: cupr
  - **delirium**: cupr
- **gangrenous** (↗SKIN - Gangrene): abrot agar all-c anthraci apis **Ars** bapt *Bell* bism both brass-n-o bufo camph **Canth** *Carb-an Carb-v Chin* chr-o *Colch Crot-h Echi* ergot euph hep *Iod* kali-n *Kali-p* kreos **Lach** merc nat-pyru *Phos* **Plb** ran-a *Rhus-t* ric sacch **Sec Sil** sul-ac
  - **accompanied** by:
    : **blood** circulation; complaints of: aesc nat-pyru
    : **sepsis**: crot-h
  - **diabetics**; in (↗Diabetes mellitus - accompanied - gangrene): ars nat-pyru sec
  - **dry**: lepr psor
  - **moist**: vip-t
  - **old** people; in: adren ergot sec vip-t
  - **painful**: ars stram
  - **Raynaud's** gangrene: sec
  - **tendency** to: am-c canth
  - **warm** application:
    : **agg**: ars sec
    : **amel**: ars
  - **wet**: anthraci
- **intense**: ars bell canth merc-c *Tarent-c*
- **later** stages: kali-s
- **operation**; after: acon *Anthraci* arn ars ars-i *Bell* bell-p calc-s calen echi gunp *Hep* hyper iod merc-c merc-i-r myris *Pyrog* rhus-t *Sil*
- **passive**: *Dig Gels* puls sulph

Generals

Inflammation – subacute

- **subacute**: *Kali-m*
- **sudden**: bell
- **suppurative**: hep
- **tendency** to: camph ferr-p
  - **hemorrhagic**: canth
- **wounds**, of (▼*Wounds - suppurating): Acon Apis* arist-cl arn bell calen canch *Cham* eucal formal graph hyper kali-bi lach led med mez *Myris* myrt-c nat-m nit-ac plb *Puls Rhus-t* sacch sil staph *Sul-ac Sulph* tarent vip
- ○ **Aponeurosis**: bry
- **Blood** vessels: acon **Ant-t** apis **Arn Ars** ars-i aur **Bar-c Bell** bufo calc canth carb-v cham chin *Cupr Ham* hell *Kali-c* kreos lach lyc nux-v *Puls* rhus-t sep sil spig **Sulph** thuj **Verat** *Verat-v* **Vip** zinc
  - **injuries**; after: rhus-t
  - **thrombophlebitis**: hir
- ○ **Arteries** (▼*Blood vessels - complaints - arteries): ars* carb-v eberth echi hist *Kali-i* lach *Nat-i* sec sulfa
  - **Veins** (▼*Thrombosis; Varicose; EXTR - Milk):* acon agar *All-c* anac **Ant-t** apis arist-cl **Arn Ars Bapt Bell** both *Bry Bufo* **Calc** calc-ar *Calc-f* carb-v carbn-s *Cham Chin* chlorpr *Crot-h* eberth *Ferr-p* graph *Ham* hecla hep *Hippoz* hir *Iod Kali-c* kali-chl kali-m kreos *Lach* **Led** *Lyc Lycps-v* mag-c mag-f merc merc-cy merc-i-r *Mur-ac Nat-s* nux-v parathyr phos prot *Puls* rhod **Rhus-t** *Sep Sil* spig streptoc stront-br stront-c sulfa *Sulph* thiop thuj verat **Vip** vip-a zinc
  - **accompanied** by | **swelling**: *Vip*
  - **chronic**: arn merc *Puls* ruta
  - **delivery**; after forceps: all-c
  - **thrombophlebitis**: ham
- **Bones**; of (= osteitis): *Acon Ang* ars ars-i *Asaf* aur aur-ar aur-i *Aur-m* aur-s *Bell* bry *Calc* calc-f calc-sil chin clem coloc con conch cupr dig euph **Fl-ac** guaj hecla hep iod *Kali-i* kreos *Lac-ac* lach *Lyc* mag-m *Mang* mang-act **Merc** merc-c merc-k-i merc-sul **Mez** nat-c nat-sil *Nit-ac* **Ph-ac** *Phos* plb *Psor* **Puls** rhus-t sep **Sil** spig **Staph** staphycoc still stront-c *Sulph* thuj tub tub-m verat
  - **children**; in: syph
  - **tubercular**: tub-m
- ○ **Bone** marrow; of (= osteomyelitis): achy acon arg-met arn bell calc cham chinin-s conch des-ac eberth fl-ac gunp kali-i merc ph-ac phos puls *Sil* staphycoc syph tub
  - **Periosteum** (= periostitis): *Acon* agar ant-c *Apis* aran *Ars Asaf* aur aur-ar *Aur-m Bell* calc calc-f calc-p calc-sil chin clem colch con conch dros *Ferr-i Ferr-p* **Fl-ac** graph *Guaj Hecla* hep *Iod Kali-bi Kali-i* lach led *Mang* mang-act mang-s *Merc Merc-c* **Mez** myris nat-sal *Nit-ac* **Ph-ac** phos *Phyt* plat-m *Psor* puls rhod rhus-t. *Ruta Sabin* sars sep *Sil Staph Still* sulph *Symph* tell
  - **accompanied** by | **sensitivity** to touch: mez
  - **rheumatic**: asaf dros lach mez phyt ruta

Inflammation – Internally

- **Bursae**; of (= bursitis) (▼*EXTR - Bursae; EXTR - Inflammation - fingers - joints - bursitis; EXTR - Inflammation - knee - bursae):* **Bell-p** bry chel ferr ferr-p kalm *Lycpr Phyt* rhod *Rhus-t Ruta Sang* succ-ac *Sulph*
- **Cartilages**; of (▼*Cartilages):* **Arg-met** asaf *Bell* cham *Cimic* lob-s *Nat-m* olnd *Plb Ruta* sil stram
  - **children**; in: syph
- **Connective** tissue: anthraci *Apis* ars bell graph *Hep Med* myric rhus-t sil sul-i sulph
- **Externally**: *Acon* agar agn alum alumn am-c ambr ant-c *Apis* arn **Ars** ars-i asaf asar aur aur-ar bar-c **Bell** borx bov *Bry Cact Calc* calc-i calc-sil camph cann-s canth caps carb-an carb-v caust *Cham* chel chin chinin-s cina clem cocc coff colch coloc *Con* cortiso croc crot-h crot-t cupr cupr-act dig dulc **Echi** euph *Euphr Ferr* ferr-ar **Ferr-p** *Fl-ac* **Gels** gran graph *Gunp* hell *Hep* hyos **Ign** iod ip *Kali-ar* kali-c kali-m kali-n kreos *Lach* lact led *Lyc* m-ambo *M-arct* m-aust mag-c mag-m mang *Merc Merc-d* mez mur-ac nat-ar nat-c nat-m *Nat-n* nat-sil *Nit-ac* nux-v op *Petr* ph-ac *Phos* plb *Puls* ran-b *Rhus-t* sabad sabin samb sars sep *Sil Spig* spira spong squil stann **Staph** stram sul-ac *Sulph* tarax teucr *Thuj Valer* verat **Verat-v** zinc
- **Fibrous** tissue: calc
- **Glands**; of (▼*Glands):* abrot *Acon* ail *Alumn Anan Apis* arn ars ars-i ars-s-f *Aur* aur-ar aur-i *Aur-m* aur-s *Bad Bar-c* bar-i **Bar-m** bar-s **Bell** berb *Brom Bry* bufo **Calc** calc-f calc-hp calc-i *Calc-sil Camph* canth caps *Carb-an* carb-v *Cham Cist* clem *Con* cor-r crot-h dros dulc echi ferr-ar fl-ac *Graph Hep* hippoz iod *Iodof* kali-ar *Kali-c Kali-i* kali-p lach laur *Lyc* m-aust mag-m **Merc** merc-c *Merc-i-r* nat-s *Nit-ac Nux-v* oper petr ph-ac **Phos** *Phyt* plb *Psor Puls* pyrog raph rhus-t samb sanic sars scroph-n sieg *Sil Sil-mar* spig spong squil staph still sul-ac sul-i **Sulph** tarent-c thuj toxo-g tub v-a-b verat zinc
  - **accompanied** by | **measles**: kali-bi merc-i-r
  - **children**; in: med
  - **dentition**; during: *Mucor*
  - **gonorrheal**: acon apis *Bell* hep *Merc*
  - **scarlet** fever; after: brom hep lach *Merc-i-r* phyt
  - **slow**: *Fil*
  - **smallpox**; after: *Merc-i-r* rhus-t
  - **tubercular**: merc-k-i tub
- **Internally**: *Acon* agar aloe alum ang ant-c ant-t *Apis* arg-met *Arg-n* arn **Ars** ars-i ars-s-f *Arum-t* asaf *Aur* aur-ar aur-i aur-s bar-c bar-i **Bell** bell-p *Berb* bism *Bry Cact* calad calc calc-i calc-sil camph *Cann-s* **Canth** caps carb-ac carb-v *Cham* chin cic cina clem coc-c cocc coff colch coloc *Con* cortiso crot-h *Cub* cupr dig dros dulc **Echi** equis-h euph *Ferr* ferr-ar **Ferr-p Gels** graph guaj ham hell hep hydr-ac *Hyos* ign **Iod** ip *Kali-ar Kali-c Kali-chl Kali-i* kali-m *Kali-n* **Lach** laur lil-t *Lyc* mag-m mang **Merc Merc-c** mez nat-ar nat-c nat-m nat-s nit-ac nux-m **Nux-v** op par pareir petr ph-ac **Phos** phyt **Plb** podo **Puls** ran-b ran-s rheum rhus-t ruta sabad sabin samb sang sangin-m **Sec** senec seneg sep sil spig spira spong *Squil* stann stram stront-c sul-ac sul-i *Sulph* tab tarent **Ter Teucr** thuj uva *Verat Verat-v* vip

1874 ▽ extensions | ○ localizations | ● Künzli dot

Inflammation – Internally / Generals / Inflammation – Sinuses

- **gangrenous** (↗Blackness): **Ars** Bell **Canth** Carb-an Carb-v Chin Colch Crot-h hep Iod Kali-p Lach merc Phos Plb Rhus-t **Sec** Sil
- Joints; of (↗EXTR - Pain - joints; EXTR - Pain - rheumatic; EXTR - Pain - joints - rheumatic): abrot **Acon** Agn am-be am-c am-caust am-m am-p ambr Ang ant-c Ant-t **Apis** aran aran-ix arb arg-met arist-cl Arn ars asar Aur bar-c **Bell** Benz-ac berb botul **Bry Calc** calc-hp calc-p carb-ac caul Caust cham chin chinin-s cimic clem cocc Colch coloc conch cortico cortiso crot-h cycl Dulc eos eup-per euphr ferr Ferr-p fl-ac form Form-ac gamb Gaul gins graph Guaj hed hep hyper ichth ign Iod junc-e kali-ar Kali-c Kali-i kali-m kali-p kali-s Kalm Kreos Lac-ac lac-ac lach Led Lith-be lith-c lith-sal Lyc lyss mand Mang mang-act meny Merc mez moni Nat-m Nat-s nit-ac nux-v ph-ac phos Phyt podo Psor Puls pyrog rad-br ran-b Rhod Rhus-t Ruta sabad sabin sal-ac sang Sars Sep **Sil** spong Stel stict streptoc stront-c sul-i Sulph syph tarax thuj toxo-g tub tub-r urt-u valer ven-m verat verat-v visc
- **night**: cimic
- **accompanied** by:
  : sensitivity; excessive: colch
  : **Skin**; complaints of (↗EXTR - Pain - joints - accompanied - rash; EXTR - Pain - joints - gouty - accompanied - eczema; EXTR - Pain - rheumatic - accompanied - eczema): rad-br
- **chronic**: Caust mang-act rad-br scarl
- **deformans**; arthritis: abrot **Am-p** ant-c apat aran aran-ix arb Arn Ars aur bacls-7 Benz-ac Brom Calc calc-caust calc-f calc-p caps caul **Caust Cimic** clem Colch colchin cupr Dulc euphr ferr-i ferr-pic fl-ac form-ac graph Guaj hecla hed hep ichth Iod kali-i Kali-i kalm lac-ac **Led** lith-be lith-c lith-sal lyc mand mang mang-act **Med** merc Merc-c methyl nat-p nat-s nit-ac onop Pip-m Puls rad-br rhod Ruta Sabin sal-ac sars sep Sil staph sul-i sul-ter **Sulph** syc symph Thuj thym-gl thyr tub-d urt-u visc
- **fails**; when all else: morg-p
- **infectious**: coli influ osteo-a syph
- **injuries**; after: arn
- **rheumatic**: gaul lil-t rad-br Rham-cal thyr
  : **acute**: Chinin-s guaj
  : **Large** joints: asc-c
  : **infective**: influ
  : **monoarticular**: acon apis Bry caust chin cop Merc
  : **polyarticular**: arn Bry guaj Puls
- **subacute**: dulc Led merc Puls rhus-t
- **wet** damp weather: nat-s
○ **Bones**; long: caust
- **Large** joints: Arb
- **Periosteum**: bell cham colch cycl guaj Kali-bi kali-m kali-c merc Mez phos phyt sars sil
- **Small** joints: act-sp aloe benz-ac carb-an **Caul** colch kali-bi led lith-c nat-c rhod streptoc
- Liver; of (See ABDO - Inflammation - liver)

- **Lymphatic** vessels (= lymphangitis): aethi-a all-c Anthraci Apis arn Ars ars-i Bell both **Bufo** Buth-a carb-v Chinin-ar crot-h cupr Echi euph graph Gunp hep hippoz **Hyper** iod Lach lat-k led Merc merc-i-r mygal Myris nat-s Pyrog Rhus-t sil sulph Tarent-c toxo-g tub
  • **gonorrheal**: acon apis Bell hep Merc
  • **septic**: bufo
○ **Nodes**: streptoc toxo-g
  • **chronic**: streptoc
- **Mucous** membranes: **Acon** Agar agn **All-c** alum am-c am-m ambr anac ant-c **Ant-t** apis arg-met **Arg-n** arn **Ars** arum-d arum-i arum-m arum-t asaf asar aur aur-ar bar-c **Bell** bism Borx bov Bry calad Calc Calc-act cann-s **Canth** caps carb-an carb-v caust **Cham** chin cic cina clem cocc coff colch coloc con crot-t cupr cycl dig Dros Dulc euph euphr **Ferr-p** graph guaj hell hep hyos Ign Iod ip kali-c kali-n kreos kali-p kali-s lach laur lyc m-ambo m-arct m-aust mag-c mag-m mang meny **Merc** mez mosch mur-ac nat-c **Nat-m Nit-ac** nux-m Nux-v op Par petr ph-ac **Phos** plat plb **Puls** ran-b ran-s rhod rhus-t ruta sabad samb sars sec sel seneg Sep Sil spig spong Squil stann staph stront-c sul-ac **Sulph** teucr thuj verat zinc
  • **discharging**: Calc-ac
  • **slow** and intense: kali-bi
- **Muscles**; of (= myositis) (↗Muscles; Myopathia): Arn bell Bry cimic ham hep kali-i merc Mez Rhus-t streptoc thuj toxo-g
- **Nerves** (= neuritis): **Acon** adren aesc All-c **Alum-sil** anan Ant-c aran-ix arg-n Arn Ars atro **Bell** bell-p ben-d berb bry bufo buni-o Cact Carbn-s caust Cedr Cic cimic Coca Coff con diph diphtox ferr-p ferr-i Gels Hep Hyper iod Ip kali-i **Kalm** lac-c **Lec** Led malar Merc Nat-m nit-ac **Nux-v** pareir pert ph-ac **Phos** plb plb-p **Puls** Rhus-t sang Sil Stann stram Stront-c sulph **Thal** thal-met thiop tub-m Urt-u vip zinc zinc-p
  • **accompanied** by | **sleeplessness**: con
  • **alcohol**; from: nux-v stry
  • **chronic** | **injuries**; after: all-c hyper stram
  • **cold** agg: stront-c
  • **diphtheritic**: gels
  • **injuries**; from: All-c arn calen Hyper
  • **multiple**: ars bov con morph stront-c thal vip
  • **touch** | **amel**: sang
○ **Peripheral**: carbn-s lepr rhus-t
- **Organs**: ars-s-f
- **Ovaries**; of (See FEMA - Inflammation - ovaries)
- **Parenchymatous** tissues: Apis
- **Perspiratory** gland (= hidradenitis): **Calc-s**
- **Prostate** gland; of (See PROS - Inflammation)
- **Serous** membranes, of: abrot Acon am-c ant-t **Apis** Apoc arg-met **Ars** ars-i asaf Asc-t Aur aur-ar aur-i aur-s bell **Bry Calc** calc-p canth Carb-v colch ferr fl-ac **Hell** indg Iod Kali-c lac-ac lach Led **Lyc** mag-m Merc Nat-m Ph-ac Phos plat Psor Puls rhus-t samb seneg **Sil** Squil Stram sul-i **Sulph** Ter zinc
  • **effusion**; with: apis
- **Sinuses**; of (= sinusitis) (↗EAR - Catarrh - eustachian; FACE - Pain - inflammatory; NOSE - Sinuses): am-c ant-c arg-n ars ars-i aur aur-m bell berb **Calc** calc-f calc-s

Inflammation – Sinuses   **Generals**   **Injuries**

- **Sinuses**; of: ...
  carb-ac carc caust cinnb cupre-l distemp-vc dulc elaps euph fl-ac flav hecla *Hep Hydr* ign influ *Kali-bi* kali-c kali-i kali-n kali-s lac-c lob luf-op lyc mag-c mag-f mag-m med *Merc* mucoc mucot nat-m nat-ox-act nat-s nit-ac nux-v oscilloc penic *Phos* pneu prun-v puls pyrog scut sep **Sil** spig stann *Stict* streptoc *Sulph* teucr thuj tub-a
  - **accompanied** by:
    : **vertigo** (See VERT - Accompanied - sinuses)
    : **Head**; pain in: streptoc
  - **acute**: penic
  - **children**; in: calc carc
    : **infants**; in: med
  - **chill**; after: dulc
  - **chronic**: calc carc *Cist* hed *Kali-bi* kali-n *Med* merc-k-i mucor oscilloc penic psor *Sil* strept-ent thuj
  - **discharges**; after suppressed: thuj
  - **menses**; during: am-c *Mucor*
  - **purulent**: hep luf-op
  - **recurrent** (See History - sinusitis)
  - **suppressed**: scut
  - **weather**:
    : **change** of weather: kali-i
    : **cold**:
    :   **wet** | **agg**: dulc
  ○ **Polysinusitis**: sil
    : **chronic**: influ
- **Synovial** membranes; of (See EXTR - Inflammation - joints - synovitis)
- **Tendons**; of (= tendinitis) *(⟶EXTR - Inflammation - tendons)*: anac ant-c bry caust **Phyt** *Rhod* Rhus-t *Ruta* sil
- **Tonsils**; of (See THRO - Inflammation - tonsils)

INFLUENZA: *Acon* aesc all-c ant-ar ant-i ant-t apis arn ars ars-i ars-s-r arum-d asc-c asc-t aven bapt *Bell Brom* bry calc camph camph-br canch capp-crc carb-ac carb-v card-m caust cent cham chel chin *Chinin-s* cimic *Cinnb* cupr cupr-ar cycl diphtox dros dulc erio ery-a *Eucal* eug *Eup-per* euph euphr ferr-p *Gels* glon glyc *Graph* gymno haff influ iod ip kali-bi kali-c kali-i kali-s *Kreos* lach lob-c lob-p lob-s lyc *Lycpr* menth **Merc** merc-c merc-k-i *Nat-n* nat-s *Nat-sal Nux-v* oci-sa oscilloc oxyg phel phos phyt podo *Psor* puls pyrog rad-br rhus-r *Rhus-t* rumx sabad sal-ac salin salol *Sang* sangin-n sanic sarcol-ac sarr seneg *Sil* silphu spig spong squil stict still stram stry-xyz sul-i sulo-ac *Sulph Thymul* trios *Tub* tub-a vario *Verat* verat-v wye yers ziz
  - **accompanied** by:
    - **ailments**; at the beginning of other: gels
    - **chill**: leptos-ih
    - **pain**:
      : **bruised**: *Bapt*
      : **radiating**: leptos-ih

Influenza – accompanied by: ...
- **palpitations** (See CHES - Palpitation - accompanied - influenza)
- **retching** (See STOM - Retching - accompanied - influenza)
- **typhoid** conditions: bapt
- **vomiting** | **violent** (See STOM - Vomiting - violent - accompanied - influenza)
○ **Bones**; pain in: **Eup-per**
- **Head**; pain in: leptos-ih
- **Liver**; complaints of (See ABDO - Liver - accompanied - influenza)
- **Lungs**:
  : **inflammation** of | **catarrhal** (See CHES - Inflammation - lungs - catarrhal - accompanied - influenza)
- **Occiput**; pain in (See HEAD - Pain - occiput - influenza)
- **Pleura**; pain in (See CHES - Pain - pleura - accompanied - influenza)
- **Tongue**:
  : **brown** discoloration: chel
  : **cracked**: chel
  : **white** discoloration of the tongue: *Merc-i-r*
- **beginning**:
  - **rapidly**: bapt camph
  - **slowly**: gels
- **catarrhal**: silphu
- **children**; in: calc ph-ac
- **complaints** after (See Convalescence - influenza)
- **epidemic**: *Sarcol-ac*
- **prophylactic** (= to prevent this condition): eucal *Gels*
- **sensation** as if: cadm-met leptos-ih

INHERITANCE (See Family)

INJURIES *(⟶Injuries - contusion; Shock; Convalescence - injuries)*: acet-ac *Acon* all-c aloe alum *Am-c* anemps ang apis *Arg-met* arg-n **Arn** *Bad* bell *Bell-p* borx both-ax bry bufo calc calc-p calc-s **Calen Camph Cann-i Cann-xyz** canth *Carb-v Caust* cham chin chinin-s *Cic* **Con** croc crot-t cupr dig *Dulc* echi erig eug euph euph-pi euphr ferr-p *Form* gamb *Glon Ham* hell *Hep* hyos **Hyper** *Iod* ip kali-c kali-i kali-m kali-p kali-s kreos lac-c lac-d *Lach* laur *Led* Lith-c lyc m-ambo mag-c merc mez *Mill Naja* nat-c nat-m *Nat-s Nit-ac* nux-m nux-v oena paeon par *Petr* ph-ac *Phos* phys *Plan* plat plb psor **Puls** ran-b **Rhus-t** *Ruta* sal-ac samb sec seneg *Sep Sil* spig *Staph* stict stront-c **Sul-ac** sul-i *Sulph* **Symph** tab tarent tell ter teucr urt-u valer vario verat *Verb* verbe-o zinc
- **ailments** from; chronic: acon **Arn** carb-v cic *Con* glon ham hyper led *Nat-s* ruta stram *Stront-c*
- **blunt** instruments; from: arn *Symph*
- **concussion**: acon *Anac* **Arn** *Aur Bad Bell* berb bry *Calc* calen camph cann-s caust chin *Cic* cina *Cocc* con cupr euphr *Glon Hell Hyos* **Hyper** *Iod* kreos *Lach* laur *Led* lil-t lyc m-ambo m-arct mag-m *Mang* mez *Nat-m* **Nat-s** nux-m *Nux-v* onos ph-ac *Puls Rhus-t* seneg *Sep Sil Spig* staph stry sul-ac valer *Verat* viol-t

1876   ▽ extensions | ○ localizations | ● Künzli dot

Injuries | **Generals** | **Inspiration**

- **concussion**: ...
  - **agg**: am-c **Arn** cic *Hyper* petr valer
  - **brain**; ailments from commotion of the (*Shock - electric-like - concussion*): sul-ac teucr
- **contusion** (*Injuries*): acet-ac acon ant-c cham *Arg-met* arn **Bell-p** calen canth carb-an carb-v caust cham *Cic Con Dros* echi euphr ham hep hyper iod kali-c lach led nux-m *Olnd* par petr phos plat puls rhod rhus-t **Ruta** sep staph stict *Sul-ac* sulph symph tell teucr verat verb
  - **bruises**; and: con
- **deadness** in the bruised part; sensation of: arn
- **dislocation** (= luxation) (*EXTR - Dislocation; EXTR - Sprains*): **Agn** Am-c *Ambr* ang **Arn** bar-c *Bell* bov *Bry* **Calc** calc-p cann-s caps *Carb-an Carb-v Carl Caust Coloc* con *Croc Form Graph* hep **Ign Kali-n** kreos lach led **Lyc** m-ambo m-arct m-aust mag-c *Merc* mez mosch **Nat-c Nat-m** *Nit-ac Nux-v* par **Petr Phos** psor **Puls** rheum *Rhod* **Rhus-t** *Ruta* sabin sep sil *Spig* stann staph **Sul-ac** sul-i *Sulph* symph tub zinc
- **distortion** of joints (See sprains)
- **extravasations**, with: agar arist-m **Arn** *Bad* bell-p both bry calen cham chin cic *Con* crot-h dulc euphr ferr *Ham Hep* hyper iod *Lach* laur *Led* nux-v par plb **Puls** rhus-t *Ruta* sec staph stront-c **Sul-ac** sul-i *Sulph* symph
- **mechanical** lesions: aesc
- **operation**:
  - **ailments** from (*Fistulae - operation; Pain - operation; Weakness - operation*): acet-ac *Acon* all-c apis **Arn Bell-p** berb calc-f calc-p *Calen* camph carb-v chin croc echi ferr-p ham *Hyper* kali-s led merc mill naja nit-ac nux-v op ph-ac pop raph rhus-t ruta **Staph** *Stront-c* stroph-h sul-ac verat zinc
  - **deeper** tissues and after major surgical work; to (*ABDO - Injury - deep*): *Bell-p*
  - **fistulae**; for (See Fistulae - operation)
  - **Bladder**; on stones in (See BLAD - Stones - operation)
  - **Ovaries**; excision of the: ars *Bell Bry* chin coff *Coloc* hyper ip lyc naja nux-v orch ov *Staph*
  - **prophylaxis** (= to prevent this condition)
  - **rectal** operations: coll
  - **stretching**; with: staph
- **overexertion**, strain, from: *Agn* **Arn Ars Bell-p Calc** calc-f carb-an carb-v cocc *Con* graph *Ham* helon kali-m lach lyc **Mill** nat-c nux-v onos ovi-p petr *Rhus-t Ruta* sanic sil ter
  - **Flexor** muscles; of: *Ruta*
- **prone** to (See MIND - Accident-prone)
- **rupture**:
  - **Blood** vessel; of: bar-c
  - **Tendons**, of: rhus-t
- **sharp** instruments: staph
- **sprains** (*Lifting straining; Lifting straining of muscles and tendons - from; EXTR - Sprains*): acet-ac acon **Agn** all-s *Am-c* am-m am-p amyg-p anemps ang arist-cl **Arn** ars *Asaf* asar bell **Bell-p** benz-ac bov *Bry* **Calc** calc-f calc-p calc-sil calen camph canth *Carb-an* carb-v carl caust *Cham* chin *Cic* cocc con cupr ferr-p form graph guaj hell hyos *Hyper* **Ign** kali-i kali-m kreos lach laur *Led* lith-c **Lyc** *M-aust* mag-c maland med merc mez

Injuries – sprains: ...
Mill Nat-c Nat-m *Nit-ac Nux-v* onos *Op* **Petr Phos** phyt **Plat** plb polyg-h polyg-pe *Prun* psor *Puls* rad-br ran-b rheum *Rhod* **Rhus-t** rhus-v **Ruta** *Sec* seneg sep sil sol-ni spig stann staph **Stram** stront-c sul-ac *Sulph* sumb *Symph* tarent thuj verat
- **chronic**: am-m nat-m stront-c
- **easy**: carb-an phos rhus-t
- **swelling** of the joints; with a soft: samb
○ **Muscles** | **riding** agg: arist-cl
- **Parts** lain on: mosch
- **strains** (See overexertion)
- **stretching** of tissues: staph
- **stump** neuralgia (See Pain - amputation)
- **tennis** elbow (= epicondylitis) (*EXTR - Injuries - elbow - tennis*): agar ambr *Rhus-t* spirae
- **traumatic** fever: *Acon Apis* **Arn Ars** cact *Calen Chin Coff Iod Lach Lyss* merc *Sulph*
- **wrenching** of joints (See sprains)
○ **Bones**; fractures of (*Brittle; Shock - injuries; EXTR - Fractures*): acon ang **Arn** asar bell-p bry calc *Calc-f* calc-p *Calen* con cortico cortiso croc *Eup-per* hecla hep *Hyper* iod kali-i led *Petr Ph-ac* phos **Puls** ran-b rhus-t rob **Ruta Sil Spig** staph stront-c *Sul-ac* sulph *Symph* valer
- **compound** fracture: **Arn** *Calen* hyper
- **slow** repair of broken bones (*EXTR - Cancer - bones - tibia; HEAD - Fractures - skull - slow*): anthraci asaf **Calc** calc-ar calc-f calc-i **Calc-p** calen des-ac **Ferr** fl-ac iod lyc mang mang-act merc *Mez* nit-ac *Ph-ac* phos puls *Ruta* sep *Sil* staph succ-ac sulph **Symph** *Thyr*
- **children**; in: *Calc Calc-f Calc-p* sil
- **Connective** tissue; to (See Connective)
- **Glands**: **Arn** aster bell-p cic **Con** *Dulc* hep *Iod* kali-c kalm merc *Petr Phos* puls rhus-t *Sil Sul-ac Sulph*
- **Joints**: calen
- **Muscles**, of (*Muscles*): arn calc calen nat-c nat-m phos **Rhus-t**
- **Nerves** (*EXTR - Injuries - nerves*): all-c arn bell-p helon hyper led meny ph-ac phos xan
  - **cold** bathing agg: bell-p
  - **pain**; with great: bell-p glon **Hyper** led meny *Phos*
- **Periosteum**, of: calc *Ruta* symph
- **Soft** parts, of: **Arn** bell-p cham **Con** dulc euphr ham hyper lach *Nat-c* nat-m phos **Puls Rhus-t** samb *Sul-ac* sulph *Symph*
- **Tendons**, of (= tendinitis): acon am-c *Anac* apis arn ars ars-i bell benz-ac bry calc-p calen canth ferr guaj hep iod kali-i osteo-a rhod rhus-t ruta sil sulph symph thuj vac

INSENSIBILITY (See Anesthesia [=insensibility])
INSPIRATION:
- **agg**: *Acon Agar* agn alum am-c am-m *Anac* ang *Arg-met* arg-n **Arn** ars asaf *Asar* aur bar-c *Borx* both-a bov brom **Bry** *Calc* camph cann-s canth **Caps** carb-an carb-v caust *Cham Chel* chin cic cina clem cocc colch

Inspiration — Generals — Jar

- **agg**: ...
coloc con croc *Crot-h* cupr cycl dulc euphr *Guaj* hell hist hyos ign iod *Ip Kali-c Kali-n Kreos* laur led lob *Lyc* m-arct mag-c mag-m *Meny Merc Mez* mosch mur-ac nat-c nat-m nit-ac nux-m nux-v olnd op par ph-ac phos plat plb puls *Ran-b* ran-s rhod **Rhus-t** rumx ruta *Sabad Sabin* sars *Sel Seneg* sep sil spig *Spong* **Squil** stann stront-c sul-ac sulph sumb tarax teucr *Valer* verat verb viol-o viol-t zinc
- **amel**: ant-t asaf bar-c bry cann-s caust *Chin* cina **Colch** *Cupr Dig* dros dulc **Ign** iod *Lach* mang meny nux-v *Olnd* ph-ac *Puls* ruta sabad sep **Spig** squil *Stann* staph tarax verat verb viol-o viol-t
- hot air; ailments from inspiration of: carb-v

INSTABILITY OF BODY (↗ *Relaxation - physical*): acon agar agn alum ant-t *Arn* ars *Asar* aur *Bell* bism bry camph caust cham chel chin *Cic* cina **Cocc** coff colch cupr cycl dig dulc euph ferr hep hyos ign ip *Kali-c* kali-n lach lyc m-arct m-aust meny merc nat-c *Nat-m* nit-ac nux-m *Nux-v* olnd op par petr ph-ac phos plat plb ran-s rhod rhus-t ruta sabad sabin sel sep *Sil* spig spong stann **Staph** stram sulph *Tarax* **Verat** viol-o viol-t zinc

INSULIN SECRETION | decreasing: cortiso

INTOXICATION, after (↗ MIND - *Alcoholism*; MIND - *Libertinism; Food and - alcoholic - agg. - intoxicated*): abies-c absin acet-ac acon aether agar agn *Am-m* aml-ns amyg ang **Ant-c** arg-met ars asar atro bart bell bov *Bry* calc camph cann-s **Caps** carb-an *Carb-v* carbn-s chel chin chinin-s cic cinch coca *Cocc Coff* con conin cori-r dat-m dulc eucal fagu ferr *Gels* grat hyos ign ip kali-bi kali-i kali-n kiss kreos lact *Laur* led lol merc mez mill morph nabal naja nat-c nat-m nit-ac nux-m **Nux-v Op** ph-ac phel phos pip-m *Puls* rheum rhod rhus-t sabad samb sec *Spong* squil staphytox *Stram* sul-ac sulph tab tax ter teucr thea til tus-fr *valer* verat vip zinc
- as from (See HEAD - *Intoxication*)

IODINE, after abuse of: ant-c ant-t *Ars* bell camph chin coff *Conv Hep* hydr lycps-v merc *Op* phos *Sec* spong sulph

IODINE deficiency symptoms: calc-i fuc sil spong thyr

IRON, after abuse of (↗ *Allergic - chemical*): ars calc-p *Chin* chinin-ar cupr *Hep* iod ip merc nat-m *Puls Sulph Zinc*
- children; in: chin

IRRITABILITY, physical:
- **excessive** (↗ MIND - *Irritability*): absin acon agar agn alum *Ambr* anac ant-c ant-t **Apis Arn** *Ars Asaf* **Asar Aur** aur-ar bar-c **Bell** *Berb* borx bov bry *Calad* calc camph cann-i **Canth** carb-ac *Carb-v* carbn-s caust *Cham* **Chin** *Chinin-ar* cina *Coc-c Cocc* **Coff Coll** con croc cupr dig *Dulc Ferr* ferr-ar ferr-i *Gels* graph hell hep hyos *Ign* kali-c kreos *Lach* laur *Lil-t Lyc* **M-arct** m-aust mag-c mag-m mang **Med** meny **Merc** mez *Morph Mosch* nat-ar nat-c *Nat-m* nat-p nat-sil **Nit-ac** nux-m **Nux-v** par ped petr *Ph-ac Phos* plat **Puls** rhus-t *Rhus-v Rumx* sabin sars sec sel sep **Sil** spig spong squil **Staph** stram sulph *Tarent* **Teucr** tub tub-d *Valer Verat*
- lack of (↗ *Reaction - lack; Anesthesia* [= *insensibility*]; *Analgesia*): acon agn anac *Alum* alum-p *Am-c* am-m *Ambr Anac* ang ant-c ant-t arn *Ars* asaf asar bar-c bell bism borx brom bry **Calc Calc-i** *Camph* cann-s canth **Caps** *Carb-an* **Carb-v** carbn-s caust cham chel chin cic clem *Cocc* colch coloc **Con** cory croc cupr dig *Dulc* euph ferr ferr-i *Gels* graph *Guaj* **Hell** hep hyos ign *Iod Ip* Kali-br kali-c kali-s lach **Laur** led *Lyc* m-ambo m-aust mag-c mag-m merc mez *Mosch* mur-ac nat-c nat-m *Nit-ac* nux-m nux-v *Olnd* **Op** petr *Ph-ac* phos plb **Psor** puls *Rhod* rhus-t sec seneg *Sep* sil spong stann staph *Stram* stront-c *Sulph* **Teucr** thuj valer verat verb *Zinc*
- **chronic** disease; in: cory
- **remedies**; after too much (See *Remedies - fail - oversensitive*)

IRRITABLE HEART (See CHES - *Palpitation - irritable*)

ITCHING:
o **Affected** parts: agar dig
- **Bones**, of: caust cocc *Cycl* kali-m kali-n phos verat
- **Glands**: alum am-c *Anac* ant-c canth carb-an carb-v *Caust* cocc **Con** Kali-c mag-c merc nit-ac *Phos* plat ran-s rheum rhus-t sabin sep *Sil Spong* sulph
- **Internally**: acon agar alum am-c am-m **Ambr** amph anac ang ant-c apis arn asar bar-c bell borx bov brom bry calc caps carb-v caust cham chin cic cina cocc colch *Con* croc cupr dig euph *Ferr* fl-ac graph hep hyos ign *Iod* ip *Kali-bi* kali-c lach *Laur* led mag-c mag-m meny merc mosch nat-c nat-m nit-ac nux-m **Nux-v** olnd petr ph-ac phos plb puls rhod rhus-t *Rumx* ruta sabad sabin sang seneg sep sil spig spong stann *Stann* sulph tarax teucr thuj valer verat zinc
  - **evening** | **amel**: amph
  - **accompanied** by | **burning** pain internally (See *Pain - internally - burning - accompanied - itching*)
- **Mucous** membranes; of (See *Mucous membranes - itching*)
- **Skin**; of the (See SKIN - *Itching*)

JAR, stepping:
- **agg** (↗ MIND - *Fear - tread*): Acon aloe alum alum-p alum-sil am-c ambr *Anac Ang Ant-c* apis arg-met *Arg-n* **Arn** ars *Asar* bapt bar-c **Bell** berb borx **Bry Cact** calad *Calc* calc-p calc-sil camph canth carb-ac carbn-s *Caust* cham chel *Chin* **Cic** cina **Cocc** coff **Con** crot-h dros dulc eup-per euphr *Ferr* ferr-ar ferr-p form glon *Graph Ham* **Hell Hep** ign kali-c *Kali-i* kali-n kali-sil *Lac-c* **Lach Led** *Lil-t* Lyc m-ambo mag-c *Mag-m* mang meny merc nat-ar *Nat-c Nat-m* nat-p nat-s nat-sil **Nit-ac** nux-m *Nux-v Onos* pall par petr *Ph-ac Phos* plat plb podo *Puls* rhod **Rhus-t** ruta *Sabad* sabin sang *Sanic* sec seneg *Sep* **Sil Spig** spong stann staph stry *Sulph* tab **Ther** *Thuj* tor valer verb viol-t zinc
- **amel**: ars caps gels hell *Nit-ac*

1878 ▽ extensions | O localizations | ● Künzli dot

Generals

- **sudden** agg: vib

JERKING: *Bell* borx calc caust cic colch hyos hyper lyc meny merc nux-v plat *Puls* rat sep spig stann sul-ac sulph tab tarent *Valer* **Zinc** zinc-i
- **night**: dig zinc
- **convulsions**, as in: acon agar *Alum* am-c am-m **Ambr** ant-c ant-t arg-met arn *Ars* asaf bar-c bar-m bell bry bufo *Calc* camph cann-s canth caps carb-v **Caust** *Cham* chin chinin-s chlol *Cic* cina cocc coff colch coloc crot-h *Cupr* cupr-act cupr-c dig dros dulc graph hep *Hyos Ign* ip kali-c kali-chl kreos lach lact laur led *Lil-t* lob lyc m-arct mag-c mag-m mang *Meny Merc* mez mosch mur-ac *Mygal* nat-c **Nat-m** nat-s nit-ac nux-v op *Petr* ph-ac phel *Phos* plat **Plb** puls *Ran-b* ran-s rat rhod rhus-t sabad *Sec* sep sil sol-ni squil staph *Stram* stront-c sul-ac *Sulph* tarent teucr thuj valer verat viol-t vip *Zinc*
  - **night**: staph
- **pain**; during: coloc ign lyc meny sul-ac
- **painful**: rhod
- **sudden strong jerks**: cic stront-c
- O**Bones**: asaf chin phos rhod sil sulph
- **Internally** (↗*Shock - electric-like; Twitching - internally*): Acon agar ambr anac ang aran-ix arg-met arn ars asaf *Bell* bov bry calad **Calc Cann-i** *Cann-s* caust *Chin* cic clem coca cocc colch *Con Croc* cupr dig dulc **Glon** ign kali-c kreos *Lyc* m-ambo m-arct m-aust mag-c mag-m mang meny mez mur-ac nat-c nat-m *Nux-m Nux-v* op per phos **Plat** podo **Puls** ran-b ran-s rhod rhus-t ruta samb sep *Sil* **Spig Spong Stann** stront-c sul-ac tarax teucr thuj *Valer Verat* zinc zinc-chr
- **pain**; from: arg-n cina lyc plat podo sul-ac
- **painful**: zinc-chr
- **sudden**: cic ign
- **violent**: stront-c
  - **pain**; as from: plat
- **Joints**: alum bell bry bufo *Coloc* graph m-aust nat-m puls sil spig spong *Sul-ac* sulph *Verat*
- **Muscles**, of (↗*Muscles*): acon aesc *Agar* alum alum-p alum-sil am-c ambr *Anac* ang ant-c **Ant-t Apis** aran-ix *Arg-met Arg-n* arn ars *Asaf Bar-c* bar-s *Bell* **Bry** bufo cadm-s calc calc-f **Calc-p** *Cann-i* caps carbn-s card-m caust cham chin *Chion* **Cic** *Cimic* cina clem cocc *Colch* coloc *Con Croc Cupr* cyt-l dulc eucal euph euphr *Ferr* ferr-ar *Gels Glon Graph* hist **Hyos** hyper ign iod ip kali-c kali-i kali-n kali-p kali-s *Lach* laur *Lil-t* lyc lyss *M-ambo M-arct* m-aust mag-c mag-m *Meny Merc* merc-c merc-cy **Mez** mosch *Nat-c* nat-f nat-m nit-ac *Nux-m Nux-v* olnd *Op* pert petr ph-ac *Phos* phyt *Plat* **Plb** psor *Puls* ran-b *Rhus-t* ruta sabad sabin sal-ac sec **Sep** sil *Spig* spong *Stann* **Stram** *Stront-c Stry* **Sul-ac** sul-i **Sulph** tarax *Tarent* ter teucr *Valer* verat viol-t *Visc* **Zinc Zinc-p**
  - **lying** down; while: tub
  - **sleep**:
    - **amel**: agar
    - **during** | **agg** (↗*Shock - electric-like - sleep - during - agg.*): aeth agar aloe *Alum* ambr anac ant-t arg-met *Ars Bell* bry calc castm cham cimic cina cob *Cocc* colch *Con* cor-r *Cupr* cupr-ar daph dulc

Laboratory

Jerking – Muscles, of – **sleep** – during – agg: ... hep ign ip *Kali-c* lyc *M-arct* merc mez nat-c *Nat-m* nat-s nit-ac nux-v op phos puls ran-s rheum rhus-t sang sel sep sil stann staph stront-c sul-ac *Sulph* thuj tub viol-t zinc
  - **going to sleep**; on | **agg** (↗*Shock - electric-like - sleep - going - agg.; Twitching - sleep - going - agg.*): acon *Agar Alum* arg-met **Ars** carb-v cob *Colch* cupr hyper *Ign* **Kali-c** kali-cy nux-v phys puls ran-b *Sel* sil **Stront-c** *Stry Sul-ac Sulph* tub *Zinc*
- O **Paralyzed parts**: *Arg-n* merc *Nux-v* phos sec stram *Stry*
  - **Side** lain on: *Cimic*
- **Side** lain on: cimic
- **Side** not lain on: onos
- **Tendons**: sul-ac

JET LAG (↗*Aviator's; Sleep - loss*): arn cocc gels sulph

JUMPING:
  O**Muscles**: colch dios hydr puls

KIMMELSTIEL-WILSON syndrome(↗*Diabetes mellitus; KIDN - Renal - chronic; KIDN - Sclerosis - glomerulosclerosis*): apoc eup-pur jab kiss lyc lycps-v med morph phase phos pic-ac rhus-a sal-ac saroth sulph

KNEELING, on:
- **agg**: calc *Cocc* mag-c puls sep spig tarent
- **amel**: aesc aloe euph

KNEES; position of (See EXTR - Knees)

KNOTTED sensation internally (↗*Ball*): Abies-n ambr ant-t arg-n arn *Ars* asaf bell *Bov* bry calc carb-an carb-v cham cic cina con cupr gels graph hydr hydr-ac ign kali-c kali-p kreos **Lach** lob mag-m mag-p *Merc-i-r* naja nux-v petr *Phyt* puls *Rhus-t Sabad* sec sep **Spig** staph stict **Sulph** tub valer zinc

LABORATORY findings:
- **adrenaline** | **decreased**: cur
- **agranulocytosis**: sulfa
- **albumin**-globulin ratio inverted: beryl
- **alkalosis**: cortiso
- **bacteria**:
  - **actinomycosis**: sulfa thymol
  - **coccidioidomycosis**: thymol
  - **colon** bacillus: sulfa
  - **Ducrey's** bacillus: sulfa
  - **dysenteriae**: sulfa
  - **Friedländer's** bacillus: sulfa
  - **gonococci**: guat sulfa
  - **gram**-negative: sulfa
  - **haemophilus** influenzae: sulfa
  - **meningococcus**: sulfa
  - **pneumococcus**: sulfa
  - **staphylococcus**: sulfa
  - **streptococcus** (↗*Infectious - streptococcus*): sulfa
- **basal** metabolism rate:
  - **decreased**: pitu-p

Laboratory — Generals — Lassitude

- **basal** metabolism rate: ...
  · **increased**: allox
- **blood**:
  · **acidosis**: sulfa
  · **alpha** globulin increased: x-ray
  · **calcium**:
    : **decreased** (= hypocalcemia/milk fever): nat-f
    : **increased** (= hypercalcemia): beryl
  · **cholesterol**:
    : **decreased** (= hypocholesterolemia): cortico
    : **increased** (See Hyperlipidemia)
  · **glucose** (↗ *Diabetes mellitus*):
    : **decreased**: gluca
    : **increased** | **suddenly**: allox
  · **oxygen**:
    : **decreased** (↗ *Cyanosis*): aspidin carb-v graph trinit
    : **increased**: vanad
- **chlorides** decreased: cortiso
- **CO2** combining power decreased: sulfa
- **corpuscles**; red (See erythrocytes)
- **creatinine** | **increased**: cortiso lyc morph op phos pic-ac ser-ang
- **electrocardiograph** | P-R interval prolonged: stroph-s
- **enzyme**, sulfhydryl, inactivated: x-ray
- **eosinophiles** temporarily increased: cortico
- **erythrocytes**:
  · **decreased**: acetan benzol calc-ar irid-met lec mang-act nat-n plb trinit zinc
  · **increased** (↗ *Polycythemia*): cortico
- **gastric** secretion increased: hist
- **hemoglobin**:
  · **decreased**: calc-ar ferr-p lec x-ray
  · **increased**: cob-n vanad
- **histiocytes**:
  · **increased** | **chronic**: med
- **leukocytes**:
  · **decreased**: ars chin des-ac influ rad-br rad-met rib-ac streptoc sulfa x-ray
  · **increased**: antip *Bar-i* bar-m benzol cortico ergot hist lat-m nat-m tub vanad x-ray
    : **heterophil**: x-ray
    : **neutrophil**: cortico
- **lymphocytes** | **decreased**: cortico
- **methemoglobinemia**: sulfa
- **nitro** balance negative: cortiso
- **plasma** cells increased: beryl
- **platelets** | **decreased** (↗ *Thrombocytopenia*): bell-p colch crot-h iod kreos lat-m lyc penic x-ray
- **potassium** level | **reduced**: cortico cortiso
- **protein**; total | **increased**: beryl
- **sedimentation** rate:
  · **decreased**: allox
  · **increased**: beryl cob-n cortico v-a-b
- **sperm** count | **low**: aur carb-an *Con Iod* med pitu staph *Syph* testis tocoph x-ray
- **spinal** fluid pressure | **increased**: lat-m x-ray

Laboratory findings: ...
- **sulfhemoglobinemia**:
  · **urea**:
    : **decreased**: allox sulfa
    : **increased**: carc
  ○ **Vessels** constricted: pitu-p
- **x-ray**:
  ○ **Bones**:
    : **absorption**: cadm-met cortico cortiso
    : **hardening**: nat-f
  · **Trabeculation**: nat-f

LACK of sleep; agg from (See Sleep - loss)

LACTATIO FALSA (See CHES - Milk - pregnancy)

LACTATION; complaints of (↗ *CHES - Milk; CHES - Milk - complaints*): Acon bell cham Chin galeg lact-v merc nit-ac Puls ric sep Sil urt-u

LAME feeling (↗ *Pain - bones - paralyzed*): aesc alum anac ang arg-n arn ars asar bar-c bell-p berb berg calc calc-p cann-s cann-xyz carb-ac carb-an carb-v caust cham chin cimic coc-c cocc con dios dros dulc echi ferr fl-ac graph grat helo hydr iod kali-bi kali-br kali-c kreos lob lol lyc mang meph merc mez mur-ac nat-m nit-ac nux-m nux-v op phos phyt pic-ac pyrog rhus-t ruta sars sel sep sil stann staph stram sulph tab thuj uran-m valer verat zinc
- **sprains**; after: rheum ruta
○ Single parts: chel

LASSITUDE (↗ *Weakness; MIND - Dullness; MIND - Prostration*): abies-n absin Acetan **Acon** act-sp *Aesc* aeth *Agar* ail *All-c* all-s **Alum Alum-p** alum-sil alumn **Am-c** *Ambr* ammc anac ang anh ant-c **Ant-t Apis** apoc *Aran* aran-ix arg-met *Arn Ars* ars-h *Ars-i* ars-s-f arum-m arum-t asaf asar asc-t astac aster *Aur* aur-m-n *Bapt* bar-c bar-i bar-m bar-s **Bell** bell-p *Benz-ac Berb* berb-a *Bism* borx *Both* bov brach brom bros-gau bry cact cadm-met cain **Calad Calc** calc-ar calc-f calc-i calc-s calc-sil calen *Camph* cann-i cann-s canth *Caps Carb-ac Carb-v* **Carbn-s** carc *Card-m Casc Caust* cham *Chen-v* **Chin** *Chinin-s* chlf chlol chr-ac *Cic* cimic cina cinnb cist clem cob-n coc-c *Cocc* cod coff coff-t *Colch* coll *Coloc* **Con** conv cop corn corn-a croc **Crot-c Cupr** *Cupr-ar* cupr-s *Cycl* cyn-d daph dicha *Dig* dirc dor *Dulc* eryt-j eucal eup-per eup-pur euph euphr eupi fago **Ferr** ferr-ar ferr-p *Fl-ac Form Gamb* gast **Gels** gins glon goss **Graph** grat guaj halo *Ham* harp *Helon Hep* hippoz *Hydr* hydr-ac *Hydrc* hyos iber *Ign* ind iod ip jac-c jug-c kali-ar *Kali-bi Kali-br Kali-c Kali-chl* kali-cy *Kali-m* kali-n *Kali-p* kali-sil kalm *Kreos* lac-ac *Lac-c Lac-d* **Lach** *Laur* led levo lil *Lob* lob-s lol luf-op *Lyc* lyss m-arct mag-c mag-m manc *Mang Med* meny *Merc Merc-c* merc-i-f methys *Mez* mit morph mosch mur-ac murx myric naja narc-ar *Nat-ar Nat-m Nat-p Nat-s* nat-ns nat-sal *Nat-sil* nep nit-ac *Nux-m* **Nux-v** ol-an ol-j olnd onop *Op* osm *Ox-ac* oxyt pall paull petr **Ph-ac** *Phos* phys phyt **Pic-ac** plat *Plb* plect polyp-p *Psor Ptel* puls *Pycnop-sa Ran-b Raph* rham-cal rhod rhus-g *Rhus-t Rhus-v* rib-ac **Ruta** sabad sabin **Sang** sapin sarr sars

1880 ▽ extensions | ○ localizations | ● Künzli dot

Generals

Lassitude: ...
sec sel *Senec Seneg Sep* **Sil** spig *Spong Stann* staph stel *Stram* stront-c stry **Sul-ac** sul-i sulfa sulfonam *Sulph Sumb Tab* tanac *Tarax* **Tarent** tart-ac tell *Ter Teucr* ther thiop thuj til *Tub* vac *Valer* verat verat-v vesp viol-t x-ray **Zinc** Zinc-p zing ziz
- **daytime**: am-m asc-t calc-f cob-n *Kali-bi Senec Sulph*
- **morning**: am-m ant-c bar-m calc-sil cham *Kali-chl* lyc *Mag-m* nat-s nat-p nux-v pall petr sang *Sep* stry *Sulph* sumb vib
  - **bed** agg; in: acon alum *Ambr Aur Bell* borx *Bry Carb-v Caust* clem con crot-t dros hell iod kali-c *Lach* mag-c mag-s mang nat-m *Op Petr* phos plb *Puls* ran-s sep sil spig *Squil* thuj verat zinc
  - **rising**:
    : **agg**: dig kreos petr ph-ac plb sil stann
    : **amel**: acon mag-c
- **forenoon**: alum am-c calad kali-cy phys ran-b sabad sars
- **noon**: *Cic* fago
- **afternoon**: aq-pet arg-n aur coloc fago ferr gels hydr-ac hyos ign lil-t lyc petr phyt ptel sang thuj zing
  - **16 h**: trios
- **fever**; with: lil-t
- **sleep** | **siesta** agg; after: kali-c
- **evening**: am-c ars asaf bar-c calc-sil carb-v **Caust** coloc dirc *Graph* hep hydr-ac *Ign* lyc *Myrt-c* naja nat-m pall petr phyt sang senec spig sulfonam *Sulph* thuj
  - **20 h**: mang
- **night**: calc-sil nat-s sulph
  - **midnight**:
    : **after** | **2 h**: trios
- **alternating** with:
  - **activity** (See MIND - Activity - desires - alternating - lassitude)
  - **memory**; active (See MIND - Memory - active - alternating - lassitude)
- **children**; in: *All-s*
- **chilliness**; with: cimic corn
- **coition**; after: *Agar Calc* con graph led lyc nat-m *Phos* plb sep staph tax *Ziz*
- **conversation**, from: ambr sil
- **eating**; after: act-sp ant-c bar-c bov *Carb-an Card-m* chin grat *Lach Lyc* lyss mur-ac *Nux-m* ol-an **Ph-ac** *Rhus-t* sang *Sel* sep
- **emissions** agg: bar-c *Ery-a* ham nat-c *Nat-m* ran-b sabad *Sep*
- **horse** riding; from too long: cain
- **lying**:
  - **must** lie down: cassia-f
  : **dinner**; before: *Mez*
- **menses**:
  - **after** | **agg**: berb nux-v thuj
  - **before** | **agg**: alum *Bell* calc *Chin* kreos lyc *Nat-m* nux-m

Lassitude – menses: ...
- **during**:
  : **agg**: alum *Am-c* bell borx bov calc-p carb-an castm *Caust Graph* ign iod *Kali-c* kali-n lyc *Mag-c* mag-m *Nit-ac Nux-m* nux-v *Petr* phel phos sep thuj zinc
- **mental** exertion:
  - **agg** (*MIND - Mental exertion - agg. - fatigues*): **Aur** podo *Puls*
  - **amel**: croc
- **motion**:
  - **agg**: cain *Phos*
  - **amel**: kali-n nat-c
- **pregnancy** agg; during: *Calc-p*
- **restlessness**; with: dios tell
- **sexual** excesses; after: agn
- **sitting** agg: aur kali-n mang phos
- **sleep** agg; after: ant-t *Ars* kali-c **Puls** sil
- **spring** agg: *Bry Gels*
- **stool**:
  - **after** | **agg**: ip *Lyc* mag-m *Sulph*
  - **before**: *Mez Rhus-t*
  - **during** | **agg**: ip
- **talking**; after: *Alum*
- **vomiting**; before: apom
- **waking**; on: acon alum ambr aur *Bell* borx *Bry* Carb-v card-m *Caust* chin clem crot-t dios dros hell hyper *Kali-br* kreos lac-ac *Lach* mang *Op* par petr *Ph-ac Phos* plb *Podo Ptel* puls ran-s sep sil spig *Squil* stann thuj verat xan zinc
- **walking**:
  - **after** | **agg**: petr
  - **air**; in open | **amel**: *Alum Am-c* graph
  - **amel**: ambr
- **warm** room agg: iod
- **weather**:
  - **stormy** | **agg**: psor *Sang Tub*
  - **warm** | **agg**: nat-p

LAUGHING agg (*MIND - Laughing - agg.*): *Acon* ang *Arg-met* arg-n **Ars** *Aur* **Bell Borx** cann-xyz **Carb-v** carc **Chin** *Coff* coloc con cupr dros hyos *Kali-c* laur **Mang** mang-act mez mur-ac nat-m nux-v pert **Phos Plb Stann** sulph syph tell zinc
- **excessive** laughing: coff
- **loudly**; laughing: calc-f

LAXATIVES | **abuse** of (See Purgatives)

LEAD poisoning; from (*Allergic - chemical; Paralysis - toxic - lead*): *Alum* alum-sil *Alumn* ars *Bell* carbn-s **Caust** chin cocc *Coloc* crot-t cupr gels hep iod kali-br *Kali-i* mang merc *Nat-s* nux-v *Op* petr pipe *Plat* plb sul-ac *Sulph*

LEAF, valve, skin; sensation of a: alum ant-t *Bar-c* ferr iod kali-c kali-i lach mang *Phos* sabad *Spong* thuj

LEAN people (*Emaciation; Tall*): acet-ac alum **Ambr** *Arg-met* **Arg-n** ars ars-i bapt bar-c beryl bry cadm-met calc-f **Calc-p** calc-sil carc caust chin coff cupr ferr fl-ac flor-p graph *Hep* ign *Iod* ip *Kreos* lac-ac lach *Lyc* mag-c mag-p mang merc murx nat-c nat-m *Nit-ac*

Generals

Lean people: ...
nux-m *Nux-v* perh petr ph-ac *Phos* plb prot *Psor* puls rat sanic saroth sars **Sec** sep *Sil* spig stann staph **Sulph** tarent tub *Tub-m* ust v-a-b verat vib yohim
- **children**; in: calc-sil phos sulph
- **tuberculinic** state: v-a-b
- **women**: ambr

LEANING:
- **against** something:
  • **agg**: agar arg-met arn bell cann-s canth *Cimic* coloc con cycl graph *Hell* hep mag-m *Nit-ac* phos plat samb sil stann staph sulph *Ther* thuj
  • **amel**: bell *Carb-v* dros **Ferr** gymno *Kali-c* kali-p mang merc nat-c *Nat-m* nux-v ph-ac rhod rhus-t sabad sabin seneg sep spig staph
- **backward** | **agg**: nit-ac staph
- **desire** for leaning: bar-c gymne gymno op tub
- **hard**; against something | **amel** (⌐*Pressure - hard - amel.*): bell *Rhus-t*
- **sharp** edge; against a:
  • **agg**: agar caust chinin-s lyc ran-b ruta *Samb* stann valer

LEECHES agg; application of: sec

LEISHMANIASIS:
- **children**; in | **infants**: ars

LEPRA:
- **accompanied** by | **clean** tongue: agar

LEUKEMIA (⌐*Cancerous; Hodgkin's*): acet-ac acon *Aran* ars ars-i bar-i bar-m ben benzo benzol bry *Calc* calc-ar *Calc-p* carb-v *Carbn-s* cean *Chin* chinin-s con cortiso crot-h *Ferr-pic* hell ip *Kali-p* med merc **Nat-ar** *Nat-m Nat-p* **Nat-s** *Nit-ac* nux-v op phos *Pic-ac* rib-ac succ-ac sulfa sulph thuj tub *X-ray*
- **children**; in: med
- **pseudoleukemia**: ferr-pic
- **splenic**: Cean *Nat-s* querc succ

LEUKOCYTOSIS: tub v-a-b

LEUKORRHEA:
- **agg**: *Alum* am-c am-m ambr anac ant-c ars bell borx bov **Calc** cann-s canth carb-an carb-v caust cham chin cocc *Con* dros ferr graph hep ign iod *Kali-c* kali-n kalm **Kreos** *Lyc* mag-m mag-p **Merc** mez nat-c **Nat-m** nit-ac ph-ac phos plat psor *Puls* ran-b ruta sabad sabin sec **Sep** *Sil* sul-ac sulph thuj valer zinc
- **amel** (⌐*Mucous secretions - amel.*): arist-cl carb-v cimic lach murx phyt puls

LICKING:
- **amel**: mang
- **lips** | **agg**: valer

LIE DOWN (⌐*Weariness*):
- **desire** to (⌐*MIND - Dullness; MIND - Prostration; MIND - Ennui*): abies-c abrot absin **Acon** adlu aether alet **Alum** alum-p alum-sil alumn *Am-c Ambr* amor-r *Anac* **Ant-c** ant-t *Apis* **Aran** *Arg-met* arn **Ars** ars-s-f asar *Aur* aur-ar aur-s *Bapt Bar-c* bar-i bar-m bar-s bell bism borx bry buni-o caj *Calad* **Calc** calc-sil cann-s cann-xyz canth

Lie down – desire to: ...
Caps Carb-an Carb-v carbn-o **Carbn-s** *Casc* cassia-n *Caust* cench **Cham** *Chel* chin chinin-ar *Chlol* chlor cic cina clem *Cocc* coff colch coloc **Con** croc crot-h crot-t cupr *Cycl* daph dig dor dros dulc euonin **Ferr** ferr-ar ferr-m ferr-p form gels gran *Graph* grat *Guaj* ham hell hep hipp hydr hyos iber *Ign* ip **Kali-ar** *Kali-bi Kali-br* **KALI-C** kali-m kali-n kali-s *Kali-sil Lach* laur led lil-t *Lyc* m-arct m-aust mag-c mag-m manc mang merc merc-c merc-i-f mez mur-ac naja nat-ar nat-c *Nat-m* nat-p nat-s *Nat-sil* nit-ac nux-m **Nux-v** olnd op ox-ac par paull *Petr Ph-ac Phos Phyt Pic-ac Plan* plb polyp-p psor *Puls* ran-b raph *Rhus-t* ruta sabad sabin sal-n sang **Sel** senec *Sep Sil Spong Stann* staph *Stram* stront-c sulfonam *Sulph Sumb* tab tarax *Tarent* teucr thea ther thuj tub verat vip visc wildb zinc zinc-p *Zing*
  • **abdomen** in pregnancy, on: acet-ac *Podo*
  • **agg** thereby; but: alum murx
  • **darkness** agg: tarent
  • **eating**; after: ant-c caust chel *Chin* clem *Lach* nat-m nit-ac *Sel*
  • **stool**; after every: arn
- **must** lie down (See desire)
- **will** not lie down, sits up in bed (⌐*MIND - Sitting - inclination - lie*): kali-br

LIFTING, of being lifted; sensation of: **Acon** caps hyper m-ambo phos stroph-h

LIFTING, straining of muscles and tendons (⌐*Injuries - sprains*): acet-ac *Acon Agn* alum *Ambr* arist-cl **Arn** ars bar-c bell *Bell-p Bry* **Calc** calc-f calc-p *Calc-s* calen **Carb-an** *Carb-v Caust* chin *Cocc* coloc **Con** croc cur **Ferr** ferr-p *Form* get **Graph** *Hyper Ign* iod *Kali-c* lach led *Lyc Mag-c* merc *Mill* mur-ac *Nat-m* nat-m nit-ac olnd *Ph-ac* phos plat podo prun psor *Puls* rhod **Rhus-t** ruta *Sec* **Sil** spig stann staph sul-ac thuj
- **from** (⌐*Injuries - sprains*): acet-ac *Acon Agn* alum alum-sil *Ambr* arist-cl **Arn** ars bar-c bell *Bell-p* Borx *Bry* **Calc** calc-f calc-p *Calc-s* calc-sil calen **Carb-an** *Carb-v Carbn-s Caust* chin *Cocc* coloc **Con** croc cur *Dulc Ferr* ferr-p *Form* **Graph** *Hyper Ign* iod *Kali-c* kali-m kali-sil lach led *Lyc Mag-c* merc *Mill* mur-ac *Nat-c* nat-m nit-ac olnd onos *Ph-ac* phos plat podo prun psor puls rhod *Rhus-t* **Ruta** *Sec* sep *Sil* spig stann staph stront-c sul-ac sulph thuj valer
  • **amel**: spig
  • **arms**, of: rhus-t sul-ac
  • **reaching** high: sulph
- **tendency** to strain oneself in lifting: arn bry *Calc* carb-v con graph lyc *Nat-c* nat-m nit-ac psor *Rhus-t Sil Symph*
o**Flexor** muscles: ruta

LIGHT; from:
- **agg** (⌐*MIND - Sensitive - light*): achy *Acon* aesc agar agn alum am-c am-m anac anh *Ant-c* apis arg-n arn ars asar *Bar-c* **Bell** borx bry buth-a **Calc** camph carb-an caust cham *Chin* cic cina clem coca cocc coff *Colch* **Con** *Croc* culx cupr dig *Dros* **Euphr** glon **Graph** hell *Hep* hyos *Ign* kali-bi kali-n lac-d lach lap-la laur levo *Lyc* **Lyss** m-arct mag-c mag-m mag-p mang *Merc* merc-c mez

1882 ▽ extensions | O localizations | ● Künzli dot

Generals

- **agg**: ...
  mim-p mur-ac *Nat-c* nat-m *Nat-s* nit-ac nux-m *Nux-v* op petr *Ph-ac* **Phos** plat *Puls* rhod rhus-t ruta samb sang sars sec sel seneg *Sep* *Sil* **Spig** stann staph *Stram* sul-ac *Sulph* tarax ther thuj valer verat zinc
  - **artificial** light: agn am-m anac *Apis* *Bar-c* **Bell** borx **Calc** carb-an caust cina **Con** *Croc* **Dros** **Glon** *Graph* *Hep* *Ign* kali-c laur **Lyc** manc mang **Merc** mez nat-c nat-m *Nat-s* nit-ac nux-m petr *Ph-ac* **Phos** plat **Puls** ruta sars seneg *Sep* **Sil** staph stram sulph
  - **blue** light: tab
  - **bright** light (*↗ Snow ailments*): *Bell* bufo canth chinin-s glon lyss stram thuj
  - **daylight**: acon am-m *Ant-c* bell **Calc** **Con** *Dros* dulc **Euphr** **Graph** hell **Hep** hyos mag-c mang *Merc* nit-ac **Nux-v** petr ph-ac **Phos** rhod samb sang sars *Sep* **Sil** *Stram* sulph thuj
  - **fire**; light of (*↗ Warm - stove - agg.*): *Ant-c* bell bry calc caust con dros *Euph* **Euphr** *Glon* lyc mag-m merc nat-m phos puls ruta sep stram *Zinc*
  - **gas**; light of: caust glon *Merc* nat-c nat-p
  - **moonlight** (*↗ MIND - Moonlight*): *Ant-c* bell calc ovi-p *Sep* **Sulph** thuj
  - **reflected** light: sep
  - **snow**; light from: acon ant-c **Ars** cic *Glon*
  - **sunlight** (*↗ Sun - exposure*): acon agar anh *Ant-c* ars asar bar-c bell bry **Calc** *Chin* Con **Euphr** **Glon** **Graph** *Ign* kali-bi lach lith-c m-arct mag-m merc-c *Nat-c* nat-m nux-v *Ph-ac* phos plat prun *Puls* sang sel seneg sil stann stram *Sulph* valer verat zinc
  - **amel**: *Am-m* anac ars bar-c **Bell** *Calc* cann-xyz *Carb-an* *Carb-v* coff con *Gels* lyc *Plat* Staph *Stram* **Stront-c** *Valer*
    - **moonlight**: aur
    - **sunlight**: anac con crot-h iod kali-m *Plat* rhod *Stram* **Stront-c** thuj

LIGHTNESS; sensation of (See MIND - Delusions - light [= low])

LIGHTNING, ailments from (See Weather - thunderstorm - lightning)

LIVID (See SKIN - Discoloration - livid)

LOCOMOTOR ATAXIA (*↗ EXTR - Incoordination; EXTR - Incoordination - lower; EXTR - Tottering*): agar alum alumin-m *Alumn* am-m ang arag *Arg-n* *Ars* ars-br astra-e atro *Aur* *Aur-m* bar-c bell calc cann-i carb-v carbn-s caust chlorpr chrs cocc colch con crot-h cund cupr cur der dub dubo-m *Ferr-pic* *Fl-ac* gels helo-s hyos *Ign* iodof kali-br *Kali-i* kalm lach lath lol *Lyc* *Mag-p* merc merc-c merc-i nat-c nat-i nat-s nit-ac nux-m *Nux-v* onos ox-ac oxyt ped ph-ac *Phos* phos-h phys *Pic-ac* picro plb *Plb-p* plb-xyz psor puls rhus-t ruta sabad sec sil stram *Stry* stry-xyz sulfon sulph syph tab tarent thal thiosin verat-v zinc *Zinc-p* zinc-s
- **accompanied** by:
  - **diphtheria**: ars bell lach mosch phos
  - **pain** | **lightning**-like (See Pain - lightning-like - accompanied - locomotor)
  - **sexual** excitement: kali-br phos pic-ac

- Locomotor ataxia – **accompanied** by: ...
  - ○ **Bladder**; complaints of: alum fl-ac ign nux-v stry tarent thiosin
  - **Eyes**; complaints of: bell con ferr-pic phos
  - **Heel**; ulcers on: sil
  - **Muscles**; weakness of: cann-i
  - **Rectum**; complaints of: alum fl-ac ign nux-v stry tarent thiosin
  - **Stomach**; complaints of: *Arg-n* bell carb-v ign lyc *Nux-v* thiosin
- **alcoholism**; from: nux-v
- **eating** | **amel**: nat-c
- **incipient**: ang atro *Bell* con ign nux-v sec stry tarent zinc zinc-s
- **painful**: thal-met
- **syphilitic**: aur-m-n *Kali-i* merc-c nit-ac sec

LONGER | **sensation** as if: alum hyper kali-c lac-c *Phos* stram tab

LOOKING:
- **around** agg: calc *Cic* **Con** ip
- **bright** objects agg; at: *Bell* canth hyos *Lyss* mur-ac stram
- **concentrated**, focused:
  - **agg**: agar agn alum am-c am-m anac ang arg-met *Arg-n* arn *Asaf* asar *Aur* bar-c bell borx bry **Calc** canth carb-an *Carb-v* *Caust* cham chel chin *Cic* **Cina** cocc coff **Con** *Croc* cupr dros dulc ferr gels *Graph* hep ign **Kali-c** kreos laur led **Lyc** m-arct mag-c mag-m mang meny merc mez mosch mur-ac *Nat-c* **Nat-m** nit-ac nux-m nux-v *Olnd* *Onos* par petr ph-ac *Phos* plat puls ran-b rheum **Rhod** rhus-t **Ruta** sabad *Sars* sel **Seneg** *Sep* **Sil** **Spig** *Spong* staph stram stront-c sul-ac sulph thuj valer verb viol-o zinc
  - **amel**: agn ferr *Nat-c* petr ph-ac
- **distance**; into the:
  - **agg**: dig euphr *Ruta*
  - **amel**: bell
- **distress** agg; others in: tarent
- **downward**:
  - **agg**: acon alum arg-n borx *Calc* ferr kali-c kalm nat-m *Olnd* *Phos* phyt *Spig* sulph
  - **amel**: *Sabad*
- **eclipse** agg; at: hep
- **long** time; at something for a:
  - **agg**: acon aur cic kreos nat-m rheum *Ruta* sep *Spig*
  - **amel**: dig *Nat-c* sabad
- **mirror** agg; into: hep
- **moving** things; at | **agg**: agar **Bell** brom canth *Con* *Ferr* hyos jab lyss stram sulph
- **one** point agg; at: agn
- **plane**; over a large | **agg**: *Sep*
- **red** objects agg; at: lyc
- **sideways**:
  - **agg**: *Bell* calc *Cic* **Con** gels ip kali-c merc-c olnd op seneg spig thuj
  - **amel**: chinin-s *Olnd* sulph
- **snow** agg; at: apis

Looking / Generals / Lying

- **straight** ahead:
  - *agg:* Olnd
  - *amel:* **Bell** olnd spig
- **turning**; at something | *agg:* lyc
- **upward**:
  - *agg:* alum ars benzo **Calc** carb-v caust chel cupr graph petr *Phos* plat plb **Puls** Sabad sabin sang *Sel* sep sil spig sulph *Thuj* zinc
    - **high** buildings; at: arg-n
    - **walking** in open air agg: arg-n sep
- **white**; at something | *agg:* apis ars cham graph kali-c lyc nat-m stram tab
- **window**; out the | *agg:* camph carb-v **Nat-m** ox-ac

LOSS:
- **blood**; of (↗Nursing; Weakness - epistaxis; Faintness - blood; after): abrot arn calc *Calc-p* carb-an carb-v caul *Chin* chinin-ar con *Ferr* ferr-pic ham helon hydr ip *Kali-c Kali-p* **Nat-m** nux-v *Ph-ac* phos puls *Sel* senec sep staph stict *Stront-c* (non: stront-met) stroph-h *Sulph* zinc
- **fluids**, of (↗Nursing; Weakness - loss; History - loss): abrot acon agar alet alum anac ant-c ant-t arg-met arn *Ars* ars-i *Aven* bell bism borx bov brom bry bufo *Calad* **Calc Calc-p** cann-s canth caps carb-an **Carb-v** *Carbn-s* caust cham **Chin** *Chinin-ar* **Chinin-s** cimic cina coff coli *Con Crot-h Cupr* dig dulc *Ferr* ferr-ar **Graph** ham helo helon hep ign *Iod* ip *Kali-c Kali-p* lach led lyc m-ambo m-aust mag-m med *Merc* mez mosch nat-c nat-m *Nat-p* nit-ac nux-m *Nux-v* parathyr petr **Ph-ac** *Phos* plat plb psor **Puls** ran-b rhod rhus-t ruta sabad samb sec **Sel Sep Sil** spig *Squil* stann **Staph** sul-ac *Sulph* thuj valer verat zinc
  - **children**; in: psor
  - **nurslings**: psor
  - **exhaustion**; after: phos

LOW-FEVER STATES: arn

LYING (↗Bending - affected - amel.):
- **abdomen**; on:
  - *agg:* ambr kali-p puls
  - *amel:* Acet-ac adlu aloe am-c ambr ant-t ars bar-c **Bell** bell-p bry calc calc-p *Chel* chion *Cina* Coloc crot-t cupr *Elaps Eup-per* ind lach lept mag-c *Med Nit-ac* par *Phos* phyt plb *Podo* psil *Psor* rhus-t rib-ac sel sep *Stann Tab* thyr
    - **nates** in the air: med
    - **pregnancy** agg; during: podo
- **after**:
  - *agg:* acon agar agn alum *Am-c* am-m **Ambr** ant-c ant-t *Arg-met* arn **Ars** ars-s-f *Asaf* asar **Aur** bar-c bell bism borx bov bry calad calc canth **Caps** carb-an carb-v caust *Cham* chel chin *Clem* cocc coff colch coloc *Con* croc cupr *Cycl* dros **Dulc** *Euph* *Euphr Ferr* graph guaj hell hep *Hyos* ign ip *Kali-c* kali-chl kali-m kali-n lach laur led **Lyc** *Mag-c Mag-m* mang **Meny** merc mez mosch mur-ac nat-ar nat-c nit-ac nux-m nux-v olnd op par petr ph-ac phos **Plat** *Plb* **Puls** ran-b ran-s rhod **Rhus-t** ruta *Sabad* sabin **Samb** sars sel seneg *Sep* sil spig stann

Lying – after – agg: ...
staph **Stront-c** sul-ac *Sulph Tarax* teucr thuj valer verat verb viol-o viol-t zinc
  - **immediately** after lying: cench ferr-i
  - *amel:* acon agar agn am-m ambr anac ant-c ant-t arg-met arn **Ars** asaf aur bar-c *Bell* bov **Bry** caj calad **Calc** calc-f camph cann-s *Canth* caps carb-an *Carb-v* carbn-s caust chel chin cic *Cina* cocc coff colch coloc con *Croc* crot-h cupr dig dios dros dulc euphr *Fl-ac* Graph guaj hell *Hep* hyos ign *Iod* ip kali-c kali-n kreos *Lach* laur led lyc mag-c mag-m meli *Merc* nat-c **Nat-m Nit-ac** nux-v **Nux-v** Olnd pall par petr ph-ac phos **Puls** ran-b rheum rhod rhus-t sabin samb sars sec sel *Sep* sil sin-n *Spig* spong **Squil** stann *Staph Stram* sul-ac sul-i *Sulph* tarax thuj valer verat verb
- *agg:* abies-n *Acon* adon aesc *Agar* agn alum alum-p *Alumn* am-c *Am-m Ambr* anac ang ant-c *Ant-t* **Apis** *Apoc* aral aran *Arg-met* arn **Ars** ars-i ars-s-f arum-t *Asaf* asar *Aur* aur-ar *Aur-i* aur-s *Bapt* bar-c *Bell* bism borx bov brom *Bry* cact calad calc calc-p camph cann-i cann-s canth **Caps** carb-an carb-v carbn-s caust cench **Cham** chel chin cic cina clem cocc coff colch coloc **Con** croc crot-h crot-t cupr *Cycl* dig dios **Dros** *Dulc* eup-per **Euph** *Euphr* **Ferr** ferr-ar ferr-i ferr-p fl-ac gels *Glon* gnaph grapn grin guaj *Hell* hep **Hyos** iber ign iod ip kali-bi *Kali-br* **Kali-c** kali-chl kali-i kali-m *Kali-n* kali-s *Kalm* kreos *Lach* lact laur led *Lil-t* **Lyc** lycps-v *M-ambo* m-arct m-aust mag-c *Mag-m* mang **Meny** meph merc mez *Mosch Mur-ac* murx naja nat-ar *Nat-c* nat-m **Nat-s** nit-ac nux-m *Nux-v* olnd *Op* ox-ac par petr *Ph-ac* phel **Phos Plat** plb prot **Ptel Puls** *Ran-b* raph rheum *Rhod* **Rhus-t Rumx** *Ruta Sabad* sabin sal-ac **Samb Sang** sars sec sel seneg *Sep Sil* sphing spig spong squil stann staph stict stram *Stront-c* sul-ac sul-i *Sulph Tarax* teucr thuj *Trif-p Valer* verat *Verb* viol-o *Viol-t* visc x-ray zinc *Zinc*
  - *amel:* acon agar agn alum alum-sil alumn am-c **Am-m** ambr anac ang anh ant-c ant-t arg-met *Arn* ars *Asar Bar-c* bar-i **Bell** bell-p borx brom **Bry** calad **Calc** calc-i *Calc-p* calc-sil camph cann-s *Canth* caps carb-ac *Carb-an Carb-v* carbn-s *Caust* cham chel chin cic cimic cina clem cocc coff *Colch* coloc con conv croc cupr cycl dicha dig dios dros dulc equis-h euph **Ferr** fl-ac form gels *Glon Graph* guaj hell hep hyos *Ign* iod ip kali-c kali-n kalm kreos lach laur **Led** lyc m-arct m-aust mag-c mag-m mag-s mand **Mang** *Mang-act* meny merc merc-c methys mez mur-ac nat-c **Nat-m** nat-sil *Nit-ac* nux-m **Nux-v** olnd onos op par petr ph-ac phos **Pic-ac** plat plb *Psor* puls pulx rad-br ran-b rheum rhus-t ruta sabad sabin sang sars sec sel seneg sep sieg *Sil Spig Spong* **Squil** *Stann* Staph Stram stroph-h stry sul-ac sulfonam *Sulph* symph teucr thuj tub-r *Verat* zinc
- **back**; on:
  - *agg:* acet-ac acon agar aloe alum alum-p alum-sil alumn am-c **Am-m** ang *Arg-met* arg-n arn *Ars* ars-s-f aur-m bar-c bar-i bell borx bry bufo cact calc canth carb-v *Caust* **Cham** chin cimic cina clem **Colch** *Coloc Cupr Cycl* dulc eup-per euph ferr-p hyper **Ign** *Iod* kali-c *Kali-n* kreos lach lob m-ambo mag-m

Generals

Lying – back

- **agg**: ...
  mag-p merc merc-i-f nat-c nat-m *Nat-s* **Nux-v** *Op* par **Phos** plat *Plb* **Puls** ran-b *Rhus-t* rib-ac sang *Sep Sil* **Spig** spong stront-c sul-i **Sulph** thuj zinc-chr
- **amel**: *Acon* aeth am-c **Am-m** *Anac* ang *Apis* arn bar-c bell borx **Bry** cact calad **Calc** calc-sil *Camph Canth Carb-an* caust chin cimic cina clem *Colch* con conv crot-h cycl *Dig* ferr grat hell *Ign* ip *Kali-c Kalm* kreos lach *Lyc* m-ambo mag-m *Mang* merc **Merc-c** mosch nat-c *Nat-m Nat-s* nux-v ox-ac par *Phos* plat **Puls** ran-b *Rhus-t Ruta* sabad sabin *Sang* senec *Seneg* sep sil spig *Spong Stann* sulph sym-r tell *Thuj* verat viol-t
- **shoulders** elevated; with: acon ars
- **turn**; cannot: *Cic* elaps
- **bed**; in:
  - **agg**: acon *Agar* agn aloe alum alum-sil *Am-c* am-m **Ambr** anac ang ant-t *Ant-t Arg-met* arn **Ars** ars-i asaf asar *Aur* aur-i aur-s bar-c bar-i bell bism *Borx* bov *Bry* bufo calad calc calc-i camph cann-s canth caps carb-an carb-v caust cham chel chin cic cina *Clem* cocc coff colch *Coloc* con croc cycl dig dios *Dros* dulc *Euph* euphr **Ferr Ferr-i** ferr-p fl-ac graph guaj hell hep hyos ign **Iod** *Kali-c* kali-i kali-m kali-n kali-p kali-s *Kalm* kreos **Lach** laur *Led Lil-t Lith-c* **Lyc** *M-ambo M-arct* m-aust *Mag-c* mag-m *Mang Mec* meny **Merc** merc-*i-f Mez* mosch mur-ac nat-c *Nat-m* nit-ac nux-m *Nux-v* olnd op *Ox-ac* par petr *Ph-ac* **Phos** phyt *Plat Plb* **Puls** ran-b rheum *Rhod Rhus-t Rumx* ruta sabad sabin samb *Sang Sars* sec *Sel* seneg **Sep Sil** *Spig* spong squil stann staph stict stram *Stront-c* sul-ac sul-i **Sulph** tarax *Tell* teucr thuj valer *Verat* verb viol-o viol-t x-ray *Zinc* zinc-p
  - **amel**: *Acon* agar alum alum-sil am-c *Am-m* ambr anac ang ant-c ant-t arg-met arn **Ars** ars-s-f asaf asar aur aur-ar *Bar-c* bell bism bov **Bry** calad calc calc-sil camph cann-s *Canth* caps carb-an carb-v *Caust* cham chel chin **Cic** cina clem *Coc-c* **Cocc** coff colch coloc *Con* croc cupr cycl dig diphtox dros dulc euph ferr **Gels** graph guaj hell **Hep** hipp hyos ign iod ip kali-c kali-n kreos *Lach* laur led *Lyc* m-ambo m-arct m-aust mag-c mag-m *Mang* meny merc mez mosch mur-ac nat-m *Nat-m Nit-ac* nux-m **Nux-v** olnd op par petr *ph-ac* phos phyt plat plb puls pyrog ran-b rheum rhod *Rhus-t* sabad sabin samb sars sec sel seneg sep *Sil* spig spong **Squil Stann Staph Stram** stront-c sul-ac sulfonam sulph tarax teucr thuj valer verat verb viol-t zinc
- **desire** to (See Lie - desire)
- **hard** bed, on a | **sensation** as if (See Hard bed)
- **double**; bent:
  - **amel**: bell cham cocc *Colch* **Coloc** mag-m mag-p merc-c plat **Puls** *Rheum* rhus-t staph stram *Sulph* verat
- **down**; desire to lie (See Lie - desire)
- **face**; on the | **amel**: hyper led *Psor*
- **half** reclining posture; in a | **amel**: acon gels kalm led sang thyr

Lying – side

- **hands** and knees; on | **amel**: con eup-per euph *Lach* med pareir sep tarent
- **hard** bed; on a:
  - **agg**: *Arn* bapt bar-c graph kali-c lach puls *Rhus-t* sil
  - **amel**: bell
- **hard**; on something | **amel**: acon bell kali-c mag-m nat-m *Rhus-t* sanic *Sep* stann
- **head** high; with the | **amel**: *Ant-t* apis aral *Arg-met* **Ars** bell cact cann-s caps *Chin* clem *Colch Con* gels glon *Hep* kali-c *Kali-n* lach m-aust nux-v petr phos puls samb sang *Spig* spong *Squil* stront-c sulph
- **head** low; with the:
  - **agg**: *Ant-t* apis aral *Arg-met* arn **Ars** bell cact *Cann-s Caps* carb-v *Chin Clem Colch* con gels glon *Hep* **Kali-n** *Lach* m-aust *Nux-v Petr* phos **Puls** sang *Spig* spong stront-c *Sulph*
  - **amel**: apis *Arn* bell calc caust lach nat-m psor sang *Spong* tab *Verat Verat-v* zinc
- **horizontal** position; in a:
  - **amel**: apis arn bell both-ax con cycl laur psor spong tab ther *Verat-v*
- **knee** elbow position | **amel**: *Con* eup-per euph *Lach Lyc* med pareir petr sep
- **knees** and chest; on | **amel**: sep
- **knees**, body bent backward; on: nux-v
- **legs** drawn up; with | **amel**: *Abies-c* bell cocc coloc *Mag-p* stram verat
- **must** (See Lie - desire)
- **quietly** | **amel**: bry psor
- **side**; on:
  - **agg**: **Acon** am-c am-m *Anac Ang Arg-n* arn ars aur bar-c bell borx **Bry** *Calad* **Calc** canth **Carb-an** caust chin **Cina** clem colch *Con Ferr Ign Ip* **Kali-c** kali-n *Kreos* lach *Lil-t* **Lyc** m-ambo mag-m *Merc Merc-c* mosch *Nat-m* nat-m *Nat-s* nux-v *Par Ph-ac* **Phos** plat *Puls* ran-b **Rhus-t** sabad *Seneg* sep *Sil* spig spong **Stann** *Sulph Thuj* verat viol-t
  - **amel**: acon alum am-c am-m anac ang arn ars bar-c bell borx bry calc-p canth caust cham chin cina clem **Cocc** colch *Coloc* cupr dulc euph ign iod kali-c **Kali-n** lach lept m-ambo mag-m merc nat-c nat-m **Nux-v** par *Phos* plat puls rhus-t *Sep Sil* spig spong stront-c sulph thuj
- **left**:
  - **agg**: *Acon* ail *Am-c* anac ang ant-t apis *Arg-n* arn *Bar-c Bar-m* bell brom bry *Cact* calad calc canth carb-an cean chin coc-c *Colch* con crot-h cycl dig elaps eup-per glon hydroph *Iber* ind ip kali-ar kali-bi kali-c kalm kreos **Lach** lil-t lyc mag-m magn-gr merc mez *Naja Nat-c Nat-m* nat-p *Nat-s* op *Par* petr **Phos** plat *Ptel* **Puls** rhus-t rumx seneg *Sep* sil *Spig* **Stann** *Sulph* tab *Thuj* tub vib visc zinc-i
  - **amel**: acon *Am-m* anac ang arg-n *Borx* bry calc carb-an *Caust* cina clem con ign ip kali-c kreos lach lil-t lyc m-ambo m-arct *Mag-m Merc* mur-ac nat-c nat-m *Nux-v* phyt puls ran-b sang *Sec* seneg spig *Spong* stann sulph thuj
- **pain** goes to side *(↗Pain - parts lain)*:
  - **Lain** on: aral bapt

All author references are available on the CD

1885

Lying – side | **Generals** | Masturbation

- **painful** side:
  : **agg**: *Acon* agar am-c am-m ambr anac ang *Ant-c* arg-met arn *Ars* ars-i *Bapt* **Bar-c** *Bell* bry *Calad* calc calc-f cann-s caps carb-an carb-v caust *Chin* cina clem croc cupr **Cycl** dios *Dros Graph* guaj **Hep** hyos ign **Iod** *Kali-c Kali-i* kali-m kali-n **Lach** *Laur* led *Lyc Mag-c* **Mag-m** mang *Merc* mez *Mosch* mur-ac nat-m *Nit-ac* **Nux-m** *Nux-v* olnd *Par* petr *Ph-ac Phos* plat puls pyrog ran-b ran-s *Rheum* rhod *Rhus-t Rumx* **Ruta** *Sabad* sabin samb sars sel sep **Sil** *Spong* staph stram sulph tarax tell teucr thiop thuj tub valer verat verb vib
  : **amel**: am-c ambr arn bell borx **Bry** *Calc* cann-s carb-an carb-v caust *Cham* chel *Coloc* cupr-act esp-g fl-ac ign kali-c lyc m-ambo m-aust mag-p nux-v plb ptel *Puls* pyrog rhus-t *Sec Sep Stann* stram sul-ac sulph viol-o viol-t
- **painless** side:
  : **agg**: *Ambr Arg-met* arn bell **Bry** *Calc* cann-s carb-an carb-v *Caust* **Cham** chel chin *Coloc* con cupr **Fl-ac** hyper *Ign Kali-c* lyc *M-ambo M-aust* merc-i-r naja *Nat-c Nat-m* nat-s nux-v phos plan ptel **Puls** *Rhus-t Sec Sep* stann sul-ac ter viol-o viol-t
  : **amel**: acon agar am-c am-m ambr anac ang ant-c arg-met arn ars *Bapt Bar-c Bell* bry *Calad* calc calc-f cann-s caps carb-an carb-v caust chin cina clem croc cupr dios dros graph guaj *Hep* hyos ign *Iod Kali-c* kali-m kali-n lach led lyc m-aust mag-c *Mag-m* mang merc mez mosch mur-ac naja nat-m nit-ac *Nux-m Nux-v* olnd par petr ph-ac *Phos* plat puls ran-b ran-s rheum rhod rhus-t *Ruta* sabad sabin samb sars sel sep *Sil Spong* staph stram sulph tarax teucr thuj valer verat verb
- **right**:
  : **agg**: acon *Alum Am-c Am-m* anac arg-n bad bell *Benz-ac Borx* bry bufo calc canni-i carb-an caust cimic cina clem con hydr ip iris *Kali-c* kali-i kali-m kalm kreos lach lil-t lyc lycps-v m-ambo mag-c *Mag-m* mag-p **Merc** mur-ac nat-c *Nux-v Phos* prun psor puls ran-b rhus-t rumx sang scroph-n sec seneg spig *Spong Stann* sul-ac sul-i sulph thuj
  : **amel**: *Acon Ail Am-c* anac ang ant-t arn *Bar-c* bar-m bell brom *Bry* cact calc canth *Carb-an* cin colch con crot-h ip *Kali-c* kreos *Lyc* mang merc naja *Nat-c Nat-m Par* **Phos** plat ptel **Puls** seneg *Sep Sil* spig *Stann Sulph* tab *Thuj* tub
  : **head high**; with: ars cact spig spong
- **sliding** down in bed (See Weakness - paralytic - sliding)
- **still**:
  - **long** time; for a | **agg**: nat-s
- **wet** floor agg; on a: *Ars Calc* calc-p caust *Dulc Hep Nit-ac Nux-v Phos* rhod *Rhus-t Sars Sep Sil Sulph*

LYME DISEASE: chin-su gaul

LYMPHANGITIS (See Inflammation - lymphatic)

LYMPHATIC constitution (See Sluggishness; Weakness)

LYMPHATIC GLANDS (See Abscesses - glands; Indurations - glands; Inflammation - glands; Pain - glands; Swelling - glands)

LYMPHOMA (See Cancerous - lymphoma)

MAGNESIA agg: nux-v rheum

MAGNETISM amel (↗*Hand on - amel.*; MIND - Magnetized - amel.): acon bar-c *Bell Calc* calc-p chin con **Cupr** graph ign iod lach m-ambo m-arct nat-c *Nux-v* **Phos** sabin sep *Sil* sulph teucr viol-o

MALAISE (See Sick)

MALARIA: alst-s am-pic anemps aran arn ars bapt canch caps cean cedr chin chinin-s *Eucal* eup-a *Eup-per* eup-pur ip lept malar methyl nat-m nat-s oci-sa parth plan *Pop* pyrog sulph tarax urt-u verbe-h
- **accompanied** by:
  - **anemia**: alst-s
  - **cachexia** (See Cachexia - malaria)
  - **diarrhea**: alst-s
  - **dysentery**: alst-s
  - **indigestion**: alst-s
  O **Head**; pain in: *Ars* caps cedr chin chinin-s cupr-act *Eup-per* gels *Nat-m*
  - **Spleen**; enlargement of (↗*FEVE - Intermittent - spleen*): cean
  - **Tongue | green** discoloration of the tongue: *Nat-s*
- **chronic**: anders bol-la calc-ar carb-v corn corn-f gent-q grin nat-m pyrog querc-r-g-s stigm ter tub verbe-h
- **erratic** course of symptoms: sep
- **old**: helia
- **prophylaxis** (= to prevent this condition)
  - **getting** into infected territory:
    : **before**: nat-m
    : **on**: ars
- **suppressed** (See History - malaria - suppressed)

MALFORMATION of anatomy (See Disabled)

MALIGNANT disease processes (↗*Cancerous*): ail am-c ars *Cadm-s* carb-ac crot-h diph echi hell kali-ar lach nit-ac *Tarent-c*

MALNUTRITION (↗*Emaciation; Emaciation - nutrition*): abrot alf aln bac **Bar-c** berb-a borx *Calc Calc-hp* **Calc-p** caust crot-h glyc *Graph Ichth* iod kreos *Lac-c* lac-d lec *Lyc* med **Nat-m** ol-j pin-s sabal sacch sanic sil thyr

MANUAL labor: *Am-m Bov* ferr kali-c *Lach* mag-c merc **Nat-m** nit-ac phos *Sil Verat*

MANY SYMPTOMS (↗*Contradictory*): agar kali-i merc syph tub

MAPPED skin (See SKIN - Discoloration - mottled)

MARASMUS (See Emaciation - children - infants)

MASTURBATION; ailments from (↗*MIND - Ailments - masturbation; MIND - Ailments - sexual excesses; MIND - Nymphomania*): abrot agar agn aloe alum *Ambr* anac anan ant-c apis *Arg-met* arg-n ars aur aven bar-c bell bell-p bov *Bufo* calad **Calc** *Calc-p* calc-s calc-sil

1886   ▽ extensions | O localizations | ● Künzli dot

Masturbation

Masturbation; ailments from: ...
cann-i cann-xyz *Carb-v* carc *Caust* **Chin** cina cob **Cocc** *Coff* **Con** **Dig** *Dios* dulc ferr **Gels** graph grat *Hyos* ign *Iod* **Kali-br** kali-c *Kali-p* *Lach* **Lyc** *Mag-p* med *Merc* **Merc-c** mosch nat-c *Nat-m* **Nat-p** nux-m *Nux-v* op **Orig** petr **Ph-ac** *Phos* **Pic-ac** plat plb *Puls Sal-n* sars **Sel** **Sep** sil *Spig* squil stann **Staph** stict still stram **Sulph** tab *Tarent Thuj* trib ust zinc zinc-o

MEASLES:
- **ailments** after (☛*SKIN - Eruptions - measles):* acon am-c ant-t **Ant-t** *Apis* **Ars** bar-c **Bell** bry **Camph** **Carb-v** *Carbn-s* cham chin cina coff cupr-act *Dros Dulc* ferr-p *Hell Hyos* ign iod **Ip** *Kali-bi* **Kali-c** *Kali-m* lob mag-c merc merc-c **Morb** mosch nux-v op oxyd *Phos* **Puls** *Rhus-t* sang **Sep** **Stict** stram *Sulph* **Tub** zinc
- never well since: carb-v *Morb*
- **eruption** is suppressed; when the: jatr-c *Phos* **Puls** rhus-t

MEDICINE (☛*Remedies; Remedies - fail - oversensitive):*
- **allopathic:**
  - **abuse** of (☛*Paralysis - toxic; Analgesics; Purgatives):* agar agn *Aloe* ars bapt bry camph carb-v cham chin coff coloc hep *Hydr* kali-i lach laur *Lob* mag-s nat-m nit-ac **Nux-v** op *Ph-ac* **Puls** sec *Sulph* teucr thuj tub
  - **antibiotics** (See History - antibiotics)
  - **castor** oil: bry *Nux-v*
  - **cod**-liver oil (☛*Cod-liver):* hep
  - **heart** medicine: lycps-v
  - **morphine** (☛*Anesthesia [=narcosis] - ailments):* aven ham hyper op
  - **opium**: cham mur-ac nat-m *Puls* verat
  - **syphilis**; nonspecific gross medication against: hep
  - **vegetable** medicine: camph *Nux-v*
- **addiction** to (☛*Narcotics - desire; MIND - Morphinism):* buth-a op tab
- **oversensitive** to: acon arn carc cham coff cupr lyc nit-ac **Nux-V** **Puls** sep sil **Sulph** teucr
- **influenza**; medicine against: am-c carb-v lach op
- **quick** reaction: **Bell** **Cupr** **Nux-v** **Zinc**
- **schistosomiasis**; injections for (= bilharziasis): ant-t
- **thinking** of it agg: asaf
- **homeopathic** (See Remedies)

MEMBRANES, MUCOUS (See Mucous membranes)

MENOPAUSE (☛*FEMA - Menopause; MIND - Menopause):* Aml-ns aqui arist-cl bell con cyt-l helon **Lach** mag-c manc nicc-s nit-ac nux-m *Ov* phys sal-ac sang sars semp **Sep** ther til trip-p tub vip vip x-ray
- **ailments** from: aur calc caps caul cimic con croc crot-h ferr-p glon graph kali-bi **Lach** lyc nat-m nit-ac nux-v ol-an phos plat plb puls rhus-t sabin *Sang* sep stront-c sul-ac **Sulph** ther ust zinc
- **premature**: absin

MENSES: calc *Plat* verat

Generals

Menses: ...
- **after**:
  - **agg**: *All-s* alum alum-p am-c arist-cl ars **Bell** berb **Borx** *Bov* bry *Calc* calc-sil canth carb-an carb-v *Carbn-s* chel chin *Cocc* **Con** cupr *Ferr* ferr-i **Graph** iod *Kali-c* **Kreos** lac-c **Lach** *Lil-t* lith-c *Lyc* merc **Nat-m** nat-p **Nit-ac** **Nux-v** **Ph-ac** *Phos* plat puls rhus-t ruta sabin **Sep** sil *Stram* sul-ac sulph tarent verat *Zinc Zinc-p*
  - **days** after; few: borx bov
  - **amel**: aran arist-cl calc cimic kreos lycps-v pitu-a thyr *Zinc-p*
- **before**:
  - **agg**: alum alum-p *Am-c* am-m arg-n arist-cl asaf asar *Bar-c* bar-i bar-m bar-s bell berb borx **Bov** brom bry **Calc** **Calc-p** calc-sil canth carb-an *Carb-v* carbn-s carc caul *Caust* cham chin cina cocc coff *Coloc* **Con** croc **Cupr** dig dulc elaps ferr ferr-i foll gels graph hep *Hyos* ign iod ip *Kali-c* kali-chl kali-m kali-n **Kreos** **Lach** *Lil-t* **Lyc** *Mag-c* mag-f mag-m mag-s *Mang* **Merc** mez mosch mur-ac nat-m **Nat-m** *Nat-p* **Nit-ac** nux-m nux-v ol-an petr **Ph-ac** *Phos Plat* pneu *Puls* rhus-t rob ruta sabad sars *Sec* **Sep** sil spig spong stann staph sul-ac **Sulph** thuj tub-m tub-sp valer **Verat** **Vib** vip-a **Zinc** zinc-p
  - **accompanied** by:
    - **chocolate**; desire for (See Food and - chocolate - desire - menses)
    - **sweets**; desire for (See Food and - sweets - desire - menses)
  - **amel**: murx
- **between | amel**: bell bov elaps ham magn-gr
- **delayed** menses agg: fl-ac
- **during**:
  - **agg**: acon agar aloe alum alum-p **Am-c** *Am-m* ambr *Ant-c* **Arg-n** ars ars-i ars-s-f asar aur bar-c bar-i bar-m bar-s bell berb borx **Bov** bry *Bufo* but-ac *Calc* calc-p calc-sil cann-s canth caps carb-an cann-s *Carbn-s* castm *Cham* **Cham** chel chin chinin-s *Cimic* **Cocc** *Coff* con croc crot-h crot-t cupr ferr ferr-i ferr-p gels gran **Graph** ham hep **Hyos** *Ign* iod **Kali-c** *Kali-chl* kali-i *Kali-m* kali-n *Kreos* lac-ch laur *Lyc* **Mag-c** *Mag-m Mag-s* merc mosch *Mur-ac* nat-c *Nat-m* nat-p nicc nit-ac **Nux-m** **Nux-v** oena ol-an op petr ph-ac phel *Phos Plat* prun psor **Puls** rat rhod rhus-t sabin sars sec sel **Sep** *Sil* spong stann staph stram stront-c sul-ac **Sulph** thea thuj thyr *Tub Verat Vib* vinc **Zinc** **Zinc-p**
  - **beginning** of; at: *Acon* **Arg-n** asar bell bry *Cact* **Calc-p** *Caust Cham* cimic cocc coff graph **Hyos** ign iod ip **Kali-c** lac-c **Lach** lyc mag-c mag-m mag-p merc mosch nat-m nit-ac *Phos Plat* plb **Puls** ruta sars *Sep Sil* staph tub zinc
  - **close** of; at: lach
  - **amel**: all-s alum am-c apis aran arg-n arist-cl bell calc calc-f cimic cortiso cycl dicha ferr-p foll gels ign iod kali-bi *Kali-c* kali-p lac-c **Lach** mag-p mand *Mosch* murx phenob phos plb puls rhus-t senec sep *Stann* sulph tub-sp ust verat vip-a *Zinc*

Menses — **Generals** — **Motion**

- **during**: ...
  - **beginning** of menses:
    - **agg**: *Acon Aq-mar* asar bell bry calc-p *Caust Cham* cocc coff cupr graph **Hyos** ign iod ip jab kali-c lac-c lach *Lyc* mag-c mag-c mag-p merc mosch nat-m nit-ac *Phos Plat* plb *Puls* ruta sars *Sep* sil staph zinc
    - **amel**: anthraci aster cer-ox *Cycl* eupi *Lach Mag-p* plb *Senec Zinc*
- **retarded** (See FEMA - Menses - late)
- **suppressed**; menses are (See FEMA - Menses - suppressed)

MENTAGRA (See FACE - Eruptions - beard - folliculitis)

MENTAL EXERTION | **agg** (See MIND - Mental exertion - agg.)

MENTHOL; from: carb-v

MERCURY (↗ *Paralysis - toxic - mercurial*):
- **abuse** of (↗ *Paralysis - toxic - mercurial*): acon agn alumn anan ang *Ant-c* ant-t *Arg-met* arn ars *Asaf* **Aur** aur-m aur-s *Bell Borx* bry calad *Calc* camph *Carb-v* caust *Chel Chin* cic cina *Clem* cocc coff *Colch* con *Cupr* dig dulc *Euph* euphr ferr fl-ac graph *Guaj Hep Hydr Iod* iris kali-bi *Kali-chl* **Kali-i** *Lach* laur *Led Lyc* merc merc-i-r *Mez Mur-ac Nat-m* **Nat-s Nit-ac** nux-v op *Ph-ac* **Phyt** plat plat-m podo *Puls* rheum rhod rhus-g rhus-t sabad sal-ac *Sars* sel sep *Sil* spong **Staph** still stram stront-c sul-i **Sulph** syph thuj valer verat viol-t zinc

METASTASIS (↗ *Alternating; Change - symptoms - constant; Contradictory*): **Abrot** agar aloe *Ambr* anag *Ant-c* apis arn *Ars* asaf bell benz-ac *Berb* bry cact *Calc Cann-xyz Carb-v Caul Cimic Cocc* colch coll conv croc crot-h *Crot-t Cupr* dig *Dulc* elat erig ferr-p glon graph grat *Ham* hep *Ign* ip iris kali-bi kali-c *Kalm* kreos lac-c *Lach* lil-t lith-c lyc mag-c mer mez *Nat-m* nat-p *Nux-v* phos *Plat* podo psor *Puls* rham-cal rhus-t sabad sang sec *Senec Sep* sil stram sul-ac sulph tril-p tub ust valer verat-v xan zinc

MICTURITION (See Urination; BLAD - Urination)

MILK:
- **weaning** | **complaints** after (See Ailments - weaning)

MINERALS in blood; imbalance of (See Laboratory)

MINING; ailments from (↗ *Stone-cutters*): carbn-s card-m nat-ar sulph

MOBILITY; excessive (= flexibility etc.): alum arn *Bell* camph caust cocc *Coff* con croc cupr hyos m-arct ph-ac rhus-t *Stram*

MONONUCLEOSIS: calen carc influ mur-ac ph-ac
- **children**; in: carc toxo-g

MOON:
- **decreasing** moon (See waning)
- **first quarter** | **agg**: ars bry nat-m

- **Moon**: ...
- **full moon**:
  - **agg** (↗ *Convulsions - moon - full*): **Alum** *Apis* aral arn **Ars** ars-i bar-c *Bell* bov brom bry **Calc** calc-p canth *Caust Cina Croc* cupr *Cycl Fl-ac* gels *Graph* hep hyos ign kali-bi kali-n *Lach* led *Lyc Merc* nat-m *Nat-m* nit-ac nux-v ovi-p ph-ac **Phos Psor Puls** *Rhus-t Sabad* sang *Sep Sil* sol-mm sol-t-ae *Spong* sul-i **Sulph** syph teucr thuj tub verat-v
    - **amel**; and: clem phel tarent
    - **periodical** | **alternate** full moon; every: syph
- **increasing** and decreasing with the moon; complaints are: clem phel
- **increasing** moon (See waxing)
- **last quarter** | **agg**: lyc sep
- **new moon**:
  - **agg** (↗ *Chorea - moon - new; Convulsions - moon - new*): *Agar Alum Am-c* **Apis** aral arg-n arn **Ars** ars-i bell *Bry* bufo **Calc** *Calc-p* canth carc **Caust** *Chin Cina Clem* croc **Cupr** daph graph hep hyos kali-bi kali-br *Lach Lyc* merc merc-c merc-i-f nat-m nit-ac **Nux-v Phos** phyt **Puls** *Rhus-t* sabad **Sep Sil** staph stram **Sulph** syph teucr *Thuj* tub zinc
- **waning** moon:
  - **agg**: alum *Apis* **Ars** bry **Calc** clem *Daph Dulc* gels kali-bi kali-c *Lach Lyc Merc* merc-i-r *Nat-m Nux-v* ph-ac phel **Phos** phyt plat **Puls Rhus-t Sep** sil sul-i **Sulph** tab thuj tub verat
    - **crescent** moon; waning: *Apis Ars* bry **Calc** kali-bi lach merc merc-i-r nat-n *Nux-v* phos phyt **Puls Rhus-t** sil staph **Sulph** syph thuj tub zinc
    - **gibbous** moon; waning: hyos sil
- **waxing** moon:
  - **agg**: *Alum* apis arn **Ars** arum-t bell *Bry* **Calc** calc-p caust chin cimic **Clem Cupr** graph ign kali-bi kali-c *Lach Lyc Med* merc-i-f *Nat-m* nit-ac *Nux-v* phel **Phos Puls** *Rhus-t* sang **Sep Sil** staph sul-i **Sulph Thuj**
    - **crescent** moon; waxing: bell **Calc** cupr graph ign kali-bi kali-c *Lyc* med nux-v **Phos Puls Rhus-t** sang **Sep Sil** staph *Sulph* thuj tub
    - **gibbous** moon; waxing: aral ars-i hyos lach nux-v sil staph syph tub

MOONLIGHT:
- **agg** (See Light; from - agg. - moonlight)
- **amel** (See Light; from - amel. - moonlight)

MORPHINE (See Medicine - allopathic - abuse - morphine)

MOTHER'S MILK; LACK OF (See CHES - Milk - absent)

MOTION:
- **affected** part; of:
  - **agg**: *Acon* **Aesc** agar am-c anac ang *Ant-t* **Arn Ars** asaf asar bar-c *Bell* **Bry** bufo camph *Cann-s* **Caps** caust **Cham** chel *Chin* cic cimic clem *Cocc* coff **Colch** *Coloc Com* con cocc cupr dig ferr-ar form *Gels Glon* guaj hep ign iod kali-bi kali-c *Kalm Lach* **Led** m-ambo mag-c mang meny *Merc Mez* nat-c

1888 ▽ extensions | O localizations | ● Künzli dot

Generals

- **affected** part; of – **agg**: ...
  nat-m nux-m nux-v olnd petr *Phos* phyt plan (non: plat) *Puls Ran-b Rheum Rhod* **Rhus-t** rumx ruta sabad *Sabin* samb *Sang Sars* sel sep *Sil* **Spig** *Stann* staph *Sulph* thuj zinc
  - **amel**: abrot acon *Agar* agn *Am-m* ang apis arn *Ars* ars-i asaf asar *Aur* bell calc **Caps** cham *Chin* cina *Con* croc **Dulc** *Euph* **Ferr** hyos *Kali-bi* kali-c lith-c *Lyc* mag-c *Mag-m* meny *Mosch* mur-ac nat-c *Ph-ac* **Puls** *Rhod* **Rhus-t** *Sabad Samb Sep* squil stann stront-c **Sulph** *Tarax* thuj valer verb viol-t
- **after**:
  - **agg**: **Agar** am-c anac arn **Ars** aspar calad camph **Cann-s** *Carb-v* caust cocc coff *Croc* dros *Hyos* iod *Kali-c* laur m-aust merc *Nit-ac* nux-v olnd phos plb **Puls Rhus-t** *Ruta* sabin sep spig **Spong Stann** staph *Stram* sul-ac **Valer** zinc
  - **agg**: abrot *Achy Acon* act-sp adlu adon aesc *Agar* agav-t *Agn Ail* aloe alum alum-p alum-sil am-c am-m ambr aml-ns anac *Anan Ang* ange-s anh ant-c ant-t *Apis* apoc aq-mar arg-met arg-n *Arn Ars* ars-h *Ars-i* ars-s-f *Asaf Asar Aspar* aster *Aur* aur-ar aur-i aur-m aur-s *Bac* bapt *Bar-c* bar-i bar-m bar-s **Bell Berb** beryl **Bism** borx both-a both-ax bov **Bry** bufo *But-ac* **Cact** cadm-met cadm-s *Calad* calc calc-ar *Calc-p Calc-s* calc-sil *Camph* cann-i *Canth* **Canth Caps** *Carb-an Carb-v Carbn-s* card-m caust cean cham **Chel Chin** chinin-ar *Chion* cic *Cimic Cimx* cina *Cinnb* clem coc-c **Cocc** *Coff* coff-t **Colch Coloc Con** cortico *Croc Crot-h* crot-t cupr cupr-ar cur *Cycl* des-ac *Dig* diphtox dros dulc equis-h *Erig Eup-per* euph euphr *Ferr* ferr-i ferr-p *Fl-ac* foll form *Gels* get *Glon Graph* **Guaj** guat hed *Hell* helon *Hep* hip-ac hist hot hyos *Iber* ign *Iod Ip Iris* jac-g jug-c jug-r *Kali-bi Kali-c* kali-chl kali-i kali-m *Kali-n* kali-sil *Kalm Kreos* lac-ac lac-c *Lac-d Lach* lap-la lat-m laur **Led** lil-t lina lob lyc lycpr lycps-v m-ambo m-arct *M-aust* mag-c mag-m *Mag-p Mang* med *Meli* meny meph **Merc** merc-c mez mim-p mosch mur-ac naja *Nat-ar* nat-c *Nat-m Nat-p Nat-s* nit-sil nit-ac nux-m **Nux-v** ol-an olnd onop *Onos* op osm ovi-p *Ox-ac* pall par paro-t *i parot* penic *Petr* ph-ac *Phos Phyt* pic-ac plan plat *Plb* psil *Psor* ptel puls puls-n pulx pyrog rad-br *Ran-b* rat *Rheum* rhod rhus-t rumx ruta sabad *Sabin* sal-ac samb *Sang Sanic* sarcol-s *Sars Sec Sel* senec seneg *Sep* sieg *Sil Spig* spong *Squil Stann Staph* stel still stram stront-c stroph-s stry stry-p sul-ac sul-i **Sulph** sumb syph tab tarax *Tarent Ther* thuj thymol tril-p trios tub tub-d tub-r valer vario *Verat* verat-v verb vesp viol-o viol-t *Visc* x-ray *Zinc* zinc-p
  - **rapid** motion: *Ars Bry* but-ac ferr sil sulph symph
  - **sudden** motion: cocc ferr kali-c
  - **violent** motion: acon arn ars bry calc camph lyc mag-c nux-v rhus-t ruta sep sil sul-ac sulph
- **air**; in open:
  - **amel**: *Iod Lil-t* mag-m **Puls** streptoc
  - **amel**: abrot *Acon* aesc *Agar* agn all-c *Aloe Alum Am-c Am-m* ambr *Anac Ang* ant-c ant-t apis apoc aran-ix *Arg-met Arg-n* arist-cl arn **Ars** ars-s-f asaf asar *Atro* **Aur Aur-m** *Aur-m-n* bar-c bar-m bell bell-p benz-ac *Bism* borx bov *Brom* bry cact calc calc-f calc-p cann-s canth

Motion – continued

- **amel**: ...
  Caps carb-ac carb-an carb-v *Caust* cham chel chin *Chinin-ar* cic cimic *Cina* coc-c coca *Cocc Coloc Com* **Con** croc cupr **Cycl** *Dios Dros* **Dulc** erig *Euph* euphr **Ferr** ferr-ar ferr-p *Fl-ac* **Gamb Gels** guaj hed *Helon* hep hom-xyz hyos ign *Indg* **Iod** iris kali-br *Kali-c Kali-i Kali-n Kali-p* **Kali-s** *Kreos* lach laur *Lil-t* lith-c lith-lac lob **Lyc** *M-ambo* m-arct m-aust *Mag-c Mag-m* magn-gr manc mand mang *Med Meny* meph **Merc** *Merc-i-f* mez *Mosch Mur-ac Nat-c* nat-m *Nat-s* nit-ac nux-m olnd op par panth petr *Ph-ac* phel phos pip-m *Plat* plb pneu **Puls Pyrog** rad-met raja-s *Rat* **Rhod Rhus-t** *Ruta Sabad* sabin **Samb** sars et seneg *Sep* sil spig spong *Stann* staph stel **Stront-c** sul-ac **Sulph** syph **Tarax Tarent** teucr thala thiop thuj *Tub* tub-r vac **Valer** ven-m verat *Verb Vib Viol-t* visc xero *Zinc* zinc-p zinc-val
  - **rapid** motion: am-m ars aur-m brom *Ferr* fl-ac graph ign nit-ac scop sep stann sul-ac tarent thlas *Tub*
  - **slow** motion: agar alum ambr *Anac* asaf *Aur* bell calc caust cimic coloc **Ferr** ferr-act ferr-ar ferr-p glon kali-bi kali-p *Mag-m* plat **Puls** stann *Sulph* sumb **Syph** tarent zinc
  - **sudden** motion: rhod sabad
  - **violent** motion: aesc **Ars Brom** dulc phys *Sep* sil *Sul-ac*
- **angular**: agar
- **arms**; of:
  - **backward** agg: sanic
  - **aversion** to: abrot **Acon** agar alco *Aloe* alum alum-p alum-sil am-c ambr anac ant-t arn **Ars** ars-s-f asar atro bapt *Bar-c* bar-s **Bell** bol-la borx **Bry** cadm-s **Calad Calc Calc-s** cann-i canth **Caps** *Carb-an Carb-v Carbn-s* caust cham **Chel Chin** chinin-ar cina coc-c **Cocc** coff colch *Con* croc cupr *Cycl Dig* dios dros dulc eryt-j ferr ferr-i *Gels* gins *Graph* **Guaj** ham hell hydr-ac hyos hyper *Ign* iod ip kali-ar *Kali-bi Kali-c* kali-p kali-sil *Lach* led lob *Lyc Lyss* m-aust mag-c mag-m malar merc *Mez* mur-ac myric *Nat-ar* nat-c *Nat-m* nit-ac nux-m **Nux-v** oena ol-eucal op peti petr *Ph-ac* phos phys *Pic-ac* psor ptel puls **Ruta** *Sang* sapin sep *Sil* stann stront-c sul-i sulfonam **Sulph** tab tarax *Tarent* teucr *Thuj* zinc zinc-p
  - **downward** motion: borx
  - **sitting**; when: kali-p
- **beginning** of | **agg** (✒ *Walking - beginning*): *Agar* am-c ant-t asar berb bry cact calc calc-f **Caps Carb-v Caust** chin cina cocc **Con** cupr dig dros **Euph Ferr** fl-ac graph hecla hed iris kali-bi *Kali-p* lach led **Lyc** m-ambo mag-c mand med nit-ac osteo-a petr *Ph-ac Phos* plat plb *Psor* **Puls** rhod **Rhus-t** ruta *Sabad* sabin *Samb* sanic sars sep *Sil* stront-c *Ther* thuj tub tub-r valer verat *Zinc* zinc-p
- **continued** motion:
  - **agg**: rhus-t
  - **amel**: aesc agar *Am-m Ambr* anac aran-ix bac bell-p bry *Cact* calc-f **Caps** carb-v caust chin cimic *Cina* cob com **Con Cycl** *Dros* **Euph Ferr Fl-ac** gels graph hecla hed ign ind iod iris kali-bi kali-i

Motion – continued   **Generals**   Mucous secretions

- **amel**: ...
  kalm *Lyc* m-ambo mag-c mand med osteo-a phos plat plb *Ptel* **Puls** pyrog rad-br rauw *Rhod* **Rhus-t** ruta *Sabad* sabin **Samb** sep *Sil* stel streptoc **Syph** tarax thuj *Valer Verat* zinc
- **desire** for: acon agar alum am-c *Ambr* arg-met arg-n *Arn* ars *Ars-i* asar aur aur-ar *Bell* bell-p bism borx bry calc cann-s canth cench **Cham Chin** coff coloc con *Cupr* euphr **Ferr** ferr-ar ferr-i hyos ign iod ip kali-i kreos lyc m-ambo *M-arct* m-aust macro mag-c mag-m mang merc mosch mur-ac nat-c nit-ac nux-m nux-v op petr ph-ac phos puls pyrog ran-b rhod **Rhus-t** ruta samb sec sep sil squil stann staph stront-c sul-i sulph *Teucr* tub valer verat
- **difficult**: acon agar alum am-c am-m ambr anac *Ang* ant-c ant-t arg-met arn *Ars* asar aur bar-c **Bell** borx bov *Bry* **Calc** camph cann-xyz canth caps *Carb-an* carb-v **Caust** *Cham* chel chin *Cic* cina *Cocc* coff colch *Coloc* con croc *Cupr* cycl dig dros dulc euph euphr ferr *Gels Graph* guaj hell hep hyos *Ign* ip **Kali-c** kali-n kreos lach laur led **Lyc** m-ambo mag-c mag-m mang meny *Merc* mez mosch mur-ac nat-c *Nat-m* nit-ac nux-m *Nux-v* olnd op par **Petr** ph-ac phos plat plb *Puls* ran-b rheum rhod **Rhus-t** ruta sabad sars sec sel seneg **Sep** *Sil Spig* spong squil stann *Staph* stram stront-c sul-ac *Sulph* tarax *Thuj* valer *Verat* zinc
- **downward** motion agg (↗*Descending - agg.*):   **Borx** carb-v **Gels** sanic sep sulph
- **eyes**; of | **agg**: acon agn alum arn ars **Bell Bry** camph *Caps* carb-v *Cham* chin clem cocc coloc con cupr dig dros *Hep* ign kalm *M-arct* m-aust mang merc mosch mur-ac nat-m *Nux-v* olnd *Op* pic-ac plb puls ran-s rhus-t sabad sabin seneg sep *Sil Spig* spong stann stront-c *Sulph Valer* zinc
- **foot**; of:
  - **amel**: ars rhus-t *Zinc*
- **head**; of | **agg**: acon am-c *Arn* bar-c **Bell Bry** *Calc* cann-s canth *Caps* carb-v chin cocc coloc *Cupr* euph fl-ac graph ip kali-c *Lyc* mang mez *Mosch* nat-c nat-m ph-ac plat puls rhod samb *Sep* sil *Spig* stann staph sul-ac sulph tub verat viol-o
- **involuntary**: acon agar alum aur bell calc camph canth caust cham chin cimic *Cocc* colch con *Cupr* **Hyos** *Ign* kali-c *Lach* lyc m-ambo m-arct meny mosch nux-m *Op Phos* plb rhus-t samb sep spig staph **Stram** verat
  - **waking**; while: agar
  - **sleep** amel; during: agar
- **oscillatory**: agar elaps stram
  - **must** have: elaps
- **rhythmical**: agar cupr elaps lyc phos stram
- **stumbling**: visc
- **wrong**:
  - **agg**: bry lyc
  - **amel**: am-m

MOTION sickness (See Riding - streetcar; on - agg.)

MOTIONLESSNESS (= immobility): cic lycps-v mang stront-c
- **one** side: stront-c

MOUNTAIN:
- **agg** in mountains: med
- **amel** in mountains: merc prot *Syph* tub
- **climbing**; ailments from mountain: *Arn* ars *Coca*
- **sickness** (↗*Ascending high - agg.*): Ars aur bell **Calc** *Carb-v* caust **Coca** con conv cup cupr gels guaj kola *Lach* lyc nat-m olnd puls spig verat

MUCOUS SECRETIONS (↗*Discharges*):
- **acrid** (↗*Acridity*): aesc *Alum Am-c Am-m* anac ant-c *Ars* arum-t *Borx* bov calc calen cann-s canth carb-an *Carb-v* carc *Caust Cham* chin Con euph *Ferr* fl-ac hep *Ign Iod* kali-c kali-i *Kreos Lach Lyc* m-arct mag-c *Mag-m* mang *Merc Mez* mur-ac *Nat-m Nit-ac Nux-v* ph-ac *Phos* prun *Puls Ran-b* ruta sang *Sep Sil Spig Squil Sul-ac Sulph* thuj zinc
- **albuminoid**: alum am-m berb borx bov calc-p coc-c enteroc graph grat jatr-c mez *Nat-m* pall petr phyt plat seneg sep stann tarent
- **altered**: *Ant-t* arg-met arg-n *Ars* **Calc** calc-s caust *Cham* graph hep hydr **Kali-bi** *Lyc* Merc *Nat-m* *Nit-ac* nux-v *Phos* **Puls** **Sep** sil *Stann* Sulph
- **amel** (↗*Discharges - amel.; Leukorrhea - amel.*): arist-cl *Bry* cimic cupr dulc graph kali-bi *Lach* merc mosch nux-v *Puls* senec sep **Sulph** thuj *Zinc*
- **bland**: alumn arg-n cycl kali-s *Merc* **Puls**
- **bloody**: acon ail aloe alum alum-sil am-c am-m aphis arg-n arn ars ars-h *Ars-s-f Asar Bar-c* bar-m *Bell* borx brom bry bufo *Calc-s* calc-sil *Canth* caps carb-an *Carb-v* caust *Chin* cocc cop *Crot-h* daph diphtox dros euon ferr form graph ham hep iod kali-ar kali-c kali-chl kali-n kreos *Lach* led lyc mag-c mag-m mang *Merc* mez mur-ac murx nat-m *Nit-ac* nux-m *Nux-v* op par petr *Phos Puls* sabin *Sep Sil* sul-ac sul-i sulph *Ter* thuj verat vip zinc zinc-p
  - **streaked**: acon ail aloe alum am-c arg-n arn ars bar-c bell brom bry canth carb-v *Chin* cocc crot-h dros ferr iod kreos lach lyc merc mur-ac nat-m nit-ac *Nux-v* phos puls sabin sep **Sil** sul-ac sulph thuj zinc
- **bluish**: ambr ars cupr cupr-act lach
- **brownish**: am-m ambr ars bapt *Bell* berb bism borx *Bry* carb-v chel grat hyos iod kreos lyc lycps-v manc nit-ac op petr phos *Rhus-t* sec **Sep** staph sulph thuj verat
- **burning**: acon aesc *Ail* all-c alum alum-p am-c am-m *Ars* ars-i ars-s-f arum-t bad brom calad *Calc* canth caps carb-ac *Carb-an* carb-v castm chin chlor cina *Con* crot-h fl-ac *Gels* graph guaj hep hydr iod kali-c *Kali-i* kreos lach lyc mag-s *Merc* merc-c mez mur-ac nat-m *Nit-ac* petr phos phyt puls ran-s *Sabad* sang sep sil sul-ac *Sulph* ter
- **cold**: verat
- **corrosive**: **Alum** am-c *Am-m* ant-c **Ars** ars-i *Ars-s-f* arum-t borx *Bov* brom carb-v **Caust** *Cham* **Con** ferr **Hydr** ign *Iod* ip kali-ar *Kali-bi Kali-i Kreos Lach* lyc **Merc** merc-c mez nat-m *Nit-ac* **Nux-v** *Phos* **Puls** rhus-t ruta sep **Sil** staph sul-ac *Sulph* ter *Thuj* zinc
- **egg** white; like: *Am-m* nat-m
- **frothy**: *Aphis* ars ferr **Nat-m** op sec sul-ac

1890   ▽ extensions | ○ localizations | ● Künzli dot

Generals

Mucous secretions – gelatinous

- **gelatinous**: *Aloe* arg-met *Arg-n* bell berb caust chinin-s cocc **Colch** coloc dig *Hell Kali-bi* laur podo *Rhus-t* sabin sel sep
- **gray**: *Ambr* anac *Arg-met* ars carb-an caust chin cop kali-chl kali-m kreos lach *Lyc* mag-m merc sep *Sil* thuj
- **greenish**: *Ars* asaf aur borx *Carb-v* caust colch *Dros* ferr hyos *Kali-bi* kali-c *Kali-i* kali-s kreos lach led *Lyc* m-aust *Mag-c* mang med *Merc* murx nat-c nat-m nat-s nit-ac nux-v *Par Phos* **Puls** rhus-t sabad *Sep* sil *Stann Sulph* thuj
- **hard**: stict
- **honey**-like: ars-i graph
- **hot**: *Ars Bell* borx *Iod Puls Sulph*
- **increased**: acet-ac acon agar agn **All-c** *Alum* alum-p alum-sil alumn am-c *Am-m* ambr *Ammc* anemps ang *Ant-c* ant-t aphis apoc *Arg-met Arg-n* arn *Ars* ars-i ars-s-f arum-d asaf asar aur aur-ar aur-m aur-s *Bar-c Bar-m* **Bell** bell-p *Benz-ac* bism bond *Borx* bov brom bry **Calc** calc-i calc-s calc-sil calen camph *Canns-s* canth *Caps* carb-an **Carb-v** *Carbn-s Caust Cham* chel *Chin* chlor chr-ac cimic cina cinnb cist *Coc-c* cocc coff colch coloc *Con* **Cop** croc crot-t cupr dig dros *Dulc Eup-per* euph *Euphr Ferr* ferr-ar ferr-i gels *Graph* grat guaj hell *Hep* **Hydr** *Hyos* ign **Iod** *Ip Iris* jab kali-ar **Kali-bi** *Kali-c* kali-chl *Kali-i* kali-m kali-n kali-s kali-sil kreos lac-d **Lach** lact laur *Lyc* m-ambo m-arct m-aust mag-c mag-m mang mec med **Merc** mez mur-ac myric myrt-c nat-ar *Nat-c Nat-m Nat-s* nicc *Nit-ac* nux-m **Nux-v** olnd op *Par* **Petr** ph-ac *Phel* **Phos** plat plb podo *Puls* pyrog ran-b raph rat rheum rhod *Rhus-t Rumx* ruta sabad sabin sacch *Samb* sang sars sec sel senec *Seneg Sep Sil* sin-n spig spong *Squil* **Stann** staph sul-ac sul-i **Sulph Tab** tann-ac tart-ac tax teucr thal thuj tong urt-u valer verat zinc
  - accompanied by | Skin; dry: dulc
  - serous: anemps apoc kali-s
  - vomiting; before: apom
- **intermittent**: kali-s
- **lumpy**: *Calc-s Hep* kali-c kreos phos sabad sabin sin-n stann
- **membranes**; formation of: brom
- **metallic** taste: calc cupr ip nux-v rhus-t
- **milky**: *Calc* carb-v con ferr *Kali-m* lyc phos **Puls** sabin sep *Sil* sul-ac
- **musty** smell: borx *Carb-v*
- **offensive**, fetid: ail alum anthraci arg-n arn *Ars* ars-i *Ars-s-f Asaf Aur-s* bals-p **Bapt** bell *Calc* calc-f calc-sil caps carb-ac carb-an *Carb-v Chel* chin chlor cist con cop crot-h cupr cur *Diph* echi euph-c fago ferr fl-ac *Graph Guaj* helon hep ign kali-ar kali-bi kali-br kali-c kali-i kali-p kali-perm kali-s **Kreos Lach** lyc mag-c *Merc* mur-ac **Nat-c Nit-ac** *Nux-v* petr phos pix *Psor Puls Pyrog* rhus-t *Rob Sabin* sang **Sanic** sec *Sep* sil stann *Sulph* ter ther thuj vip
  - cadaverous like carrion: psor
  - cheese; like rotten: hep *Sanic*
  - fishy odor: calc graph med ol-an **Sanic** sep tell thuj
- **purulent**: *Aur* blatta-o **Calc** calc-s carb-v **Con** cop *Graph* ign lyc *Merc* nat-c *Psor Puls* sep *Sil Sulph*

Mucous secretions – yellow

- **ropy**, tenacious: acon agn *Alum* alum-p am-m anac *Ant-c* ant-s-aur ant-t arg-met arg-n *Ars* asaf bar-act bar-c bar-m *Bell Borx Bov* bry calc cann-s canth carb-an carb-v carbn-s caust *Cham* chin *Chinin-s Cist Coc-c* cocc colch con culx dulc euphr form graph hep *Hydr* iod **Kali-bi** kali-c *Kali-chl Kali-m* kali-s lach lact laur lob m-arct m-aust *Mag-c* mag-m *Merc Mez* nat-c nux-v ol-an *Par Ph-ac Phos* phyt plat plb puls *Ran-b* raph rhus-t sabad sabin *Samb* scroph-n *Seneg* sep sin-n spig spong squil **Stann** staph *Sulph* sumb *Tab* thuj tong verat zinc
- **salty** taste: alum *Ambr Ars Bar-c* calc chin dros fl-ac *Graph Iod Kali-i Lyc* mag-c mag-m *Merc Nat-c* nat-m nux-v *Petr Phos* puls samb *Sep Sil* stann staph sulph zinc
- **sour** taste: calc graph *Hep* kali-c kali-n lam lyc mag-c mag-m merc nat-c nat-p nit-ac nux-v *Plb Rheum* sep sul-ac sulph tarax
- **suppressed** (↗*Discharges – amel.*): abrot agar *Ant-c* arist-cl ars asaf **Asar** aur-m *Bar-c* bell *Bry* bufo calc carb-v chin cinnb coloc cupr *Dulc* glon *Graph* ip kali-bi *Lach* led *Lob* med merc mill *Mosch Nux-v* op plb *Psor Puls* rumx sanic senec sep *Sil* **Stram** *Sulph* thuj verat verat-v viol-o zinc
- **sweetish** taste: asar *Calc* cham lach mag-c merc-c phos stann
- **thick**, slimy: acon agar *Alum* alum-sil am-m ant-c arg-met *Arg-n Ars* ars-i ars-s-f *Aur-s* bals-p *Bar-c* berb *Borx* calc calc-s carb-an carb-v carbn-s carc castm caust cist coc-c con cop cycl *Ery-a* graph *Hep Hydr* iod ip kali-bi kali-br *Kali-c Kali-m Kali-s* kali-sil kreos lac-ac lam lith-c lyc m-arct *Mag-m Mag-s* mang merc mur-ac murx *Nat-c Nat-m* nat-s nat-sil nicc nit-ac ol-an op par **Puls** ruta sabad samb sars scroph-n sec sel seneg *Sil* staph *Sulph* tong tub zinc zing
- **thin**: ambr ant-t *Ars Ars-s-f Asaf* asar *Bell* borx bov *Calc* canth caps *Carb-v* caust colch *Con Fl-ac* gels *Graph* iod *Kali-i* kali-n *Kali-s* laur lyc *Mag-c* merc mez mur-ac nat-m *Nit-ac* nux-v *Puls* rhus-t seneg *Sil* stann staph sul-ac sulph ter thuj
- **transparent**: aesc acon castm crot-h ferr-m fl-ac graph kali-i mag-s mang **Nat-m** phos puls sabad *Sep Sil Stann* sul-ac
- **watery**: acon aesc *Agar* alum *Am-c Am-m* ambr ant-c arg-met *Ars* ars-i *Asaf* asar bell *Bov* brom calc cann-s *Carb-an Carb-v* castm *Cham Chin* chlor clem coff con elat fl-ac *Gels Graph Guaj* ign iod kali-i kali-n *Kali-s* kreos *Lach* lyc *M-arct Mag-c Mag-m* meny *Merc Mez Mur-ac* murx **Nat-m** nicc *Nux-v* par phos *Plb Puls* ran-b rhus-t seneg *Sep Sil Squil* stann staph sul-ac *Sulph* thuj verat
- **white**: bell ferr graph grat hell *Kali-chl Kali-m* kali-n kreos lyc m-arct *Merc* **Nat-m** nat-s nux-v ol-an *Phos* prun *Puls* raph rat sabin *Sep Sil* sul-ac tab
- **yellow**: *Acon* agar agn *Alum* alum-p alum-sil alumn am-c am-m ambr anac ang *Ant-c* arg-met *Arg-n Ars* ars-i *Ars-s-f* aur aur-ar *Aur-i Aur-s* bar-c bar-i bar-s *Bell Berb* bov *Bry Calc* calc-i calc-s calc-sil *Cann-s Canth* caps *Carb-an Carb-v* castm caust cench *Cham Cic* cist clem con cor-r croc cycl *Daph Dros* dulc *Ery-a Eug* form

Mucous — Generals — Neurological

- **yellow**: ...
  gran *Graph Hep Hydr Iod* kali-ar kali-bi *Kali-c Kali-chl Kali-m* kali-n *Kali-s* kali-sil *Kreos* lac-ac lach *Lyc* mag-c mag-m mag-s mang merc mez mur-ac nat-ar *Nat-c Nat-m Nat-p* nat-s *Nat-sil Nit-ac Nux-v* ph-ac *Phos* prun *Puls* rhus-t ruta sabad sabin sec *Sel* seneg *Sep Sil Spig Stann* staph sul-ac *Sul-i Sulph* sumb *Thuj* verat viol-t zinc-p
- **yellowish** green: ars-i *Calc-sil* kali-bi mang *Merc* nat-s **Nit-ac Puls** sulph

MUCOVISCIDOSIS: abrom-a bar-m calc-p op sel tub

MULTIPLE SCLEROSIS (▸*Neurological)*: acet-ac *Agar* alum arg-met arg-n ars asar atro *Aur* aur-m bar-c bar-m bufo calc carbn-s caust chel chlorpr cocc *Con* crot-h *Cur* des-ac diphtox form-ac gels halo hyosin *Hyosin-hbr* kali-p *Lath* lyc mand nat-c nat-m nux-v ox-ac p-benzq *Phos Phys Pic-ac Plb* polio psil sel sep sil staph *Stry* sulph tarent tetox thala thuj toxo-g wildb
- **progressive**: coenz-q

MUMPS (See FACE - Inflammation - parotid - mumps)

MUSCULAR ATROPHY (See Atrophy - muscles)

MUSCULAR DYSTROPHY (See Dystrophy - muscles)

MUSHROOM POISONING: *Absin* agar ars atro *Bell* camph pyrog

MUSIC:
- agg (▸*MIND - Sensitive - music; MIND - Music - agg.;* MIND - Ailments - music): *Acon* sal-ac ambr anac bry bufo calc carb-an *Cham Coff* croc *Dig* **Graph** ign kali-c kreos *Lyc* med nat-c nat-m nat-s *Nux-v* pall *Ph-ac* phos phys puls *Sabin* **Sep** stann staph sulph sumb tarent thuj tub *Viol-o* zinc
  · menses; during: nat-c
- **amel**: aur bufo cann-xyz croc sul-ac sumb tarent *Thuj* tub
- **loud**, wild music | **amel**: *Tarent*

MYALGIA (See Pain - muscles)

MYASTHENIA GRAVIS: *Alum Caust* con cur cytin diph dub gels nat-m pic-ac sep stann stroph-h sulph thuj

MYATROPHY, progressive spinal (▸*Atrophy - muscles)*: carbn-s **Phos** phys *Plb*

MYCOSIS FUNGOIDES: carb-an

MYOPATHIA (▸*Inflammation - muscles; Pain - muscles)*: alum *Caust*

MYXEDEMA (▸*Hypothyroidism; MIND - Cretinism)*: Ars cortico dor penic prim-o sulfa *Thyr*

NARCOSIS (See Anesthesia [=narcosis] - ailments)

NARCOTICS (▸*Medicine - allopathic - abuse; MIND - Delusions - opiate - influence; MIND - Morphinism)*:
- agg (▸*MIND - Libertinism)*: acet-ac acon agar am-c apom ars aur *Aven Bell* bry calc *Camph* cann-i camth carb-v caust **Cham** chin cic cimic **Coff** colch croc cupr *Dig* dulc euph *Ferr Graph* hep *Hyos* ign *Ip* kali-perm

Narcotics – agg: ...
  Lach lob *Lyc* macro mag-s merc mosch mur-ac nat-c nat-m nat-p nit-ac nux-m **Nux-v** *Op* ox-ac oxyg passi ph-ac phenob phos plat plb *Puls* rhus-t seneg *Sep* staph sulph thuj *Valer* verat zinc
- **ailments** from (▸*Psychotropic - ailments)*: am-c bell carb-v cham *Coff* ip *Lach* merc *Nux-v* op oxyg puls verat
- **desire** for (▸*Medicine - allopathic - addiction; MIND - Morphinism)*: buth-a op tab
- **opium**, as if had taken (▸*MIND - Delusions - opiate)*: tela

NECROSIS (▸*EXTR - Necrosis)*: ancis-p bac both both-ax calc-i cench cloth crot-h naja phos rad-br sal-ac sil ther
- ○ **Bone** (▸*Caries - bone; Softening bones; Bones)*: *Ang* aran *Arg-met* **Ars** asaf *Aur* aur-i *Aur-m* bac bell both *Calc Calc-f* calc-hp calc-i calc-p calc-sil caps carb-ac carb-an chin *Cist* con euph **Fl-ac** graph hecla *Hep Iod* kali-bi kali-c kali-i kreos lach lap-a lyc mang med *Merc Merc-c* mez *Nat-sil-f Nit-ac* ph-ac *Phos* plat plat-m plb psor puls *Sabin* sal-ac sec sil staph stront-c sul-ac sulph symph syph teucr thea ther thuj *Tub* vitr-an vitr-cor
  · **avascular** (▸*EXTR - Necrosis - hip - joint - avascular)*: syph
  ○ **Long** bones: ang asaf *Fl-ac* mez stront-c
- **Cartilages**: arg-met

NEPHRITIS (See KIDN - Inflammation)

NETTED CAPILLARIES (See SKIN - Nevi)

NEURALGIA (See Pain - neuralgic)

NEUROCIRCULATORY ASTHENIA (See CHES - Palpitation - irritable)

NEUROLOGICAL complaints (▸*Convulsions; Chorea; Paralysis)*: agar *Alum-sil* anac ant-t arag aran *Arg-n* asar asc-c aven bell *Bry* bufo caj calc *Cann-i* caps *Caust* cham *Chin* cic cimic cina coca *Cocc* coff *Con* cupr *Cur* dubo-m *Gels* glon gua *Hyos* ign indg kali-p lach lath laur lyss *M-arct* m-aust **Mag-p** med mygal nat-c nat-m nat-pyru *Nux-v* olnd op orig oxyt phos *Plb Puls* rhus-t serot-cs spartin-s spig stann stram syph tarent *Teucr* valer vanil *Verat Verbe-o Viol-o* xan zinc
- **accompanied** by:
  · **diabetes**: helon
  · **sleepiness**: lath
  · **worms**; complaints of: art-v
  · **yawning**: lath
  ○ **Spine**; complaints of (See BACK - Spine - accompanied - neurological)
  · **Tongue**:
    : **white** discoloration of the tongue | **Sides**: kali-ar
  - **alternating** with | **physical** complaints: sabad
- **children**:
  · **accompanied** by | **Teeth**; complaints of: calc-br
- **cigar-makers**; of: gels
- **discharges**; from suppression of: asaf merc
- **eruptions**; after suppressed: caust cic **Cupr** zinc
- **fright**, from (▸*Convulsions - fright)*: stram

Generals

Neurological — **Numbness**

- **injuries**; after | Head; of the (*Convulsions - injuries - head):* stram
- **irritation** of nervous system: verb verbe-o
  · **children**; in: scut
- **masturbation**; from: *Gels* kali-p
- **meningitis**; from (*Convulsions - meningitis):* stram
- **tobacco**; from: gels
  · **sedentary** habits; in persons with: sep
- **vaccination**; after (See Vaccination - never)
- **worms**; from: *Cina* psor sabad
○ **Central** nervous system: carb-ac yohim
- **Sympathetic** nervous system: kali-p

NEUROPATHY (See Neurological)

NEVER WELL SINCE a complaint (See Convalescence)

NICOTINISM (See Tobacco - agg. - nicotinism)

NITRATE OF SILVER | **agg**: nat-m

NODOSITIES:
○ **Bones**: asaf *Aur-m* bufo *Cinnb* fl-ac kali-bi *Kali-i* merc mez nux-v phyt *Sil Still*

NOISES:
- **agg**: **Acon** aloe alum am-c anac *Ang* ant-c *Arn* ars asar aur bar-c **Bell** borx *Bry* calad *Calc* cann-s caps carb-an **Caust** *Cham* chin chinin-ar cimic cocc **Coff** *Colch Con* ferr glon *Ign* iod ip kali-c kali-p *Lyc* lycpr m-ambo m-arct mag-c mag-m mang med merc *Nat-c* nit-ac nux-m *Nux-v* onos op *Ph-ac* phos *Plat* puls sabad sang seneg *Sep Sil* **Spig** stann stram sulph syph tarent *Ther* tub v-a-b *Valer* zinc
- **amel** *(*MIND - Sensitive - noise):* apoc aur-ar calad calc carb-an graph hell kali-ar kali-c mag-p med puls pyrog sec tarent

NUMBNESS: **Acon** agar alum-sil *Ambr* **Anac** ant-t apis *Aran* ars bar-c berb bov cadm-s *Calc Calc-p* carb-v caust *Cedr* cham *Chel* cic cimic *Cocain* **Cocc** cod con crot-h diph gels glon **Gnaph Graph** helo hipp hyos ign irid-met kali-p *Kali-c* **Kalm** lappa lyc mag-c med nat-m nux-m nux-v *Olnd* onos *Op* Ox-ac *Ph-ac* phos pic-ac *Plat Plb* **Puls** rad-br raph **Rhus-t** *Sec* stann *Stram* sul-i tarent tell thal *Thuj* xan zinc
- **one** side: ign
- **left** side of body: sumb
- **morning**: ambr
- **accompanied** by:
  · **coldness**: plat sumb
  · **dropsy** (See Dropsy - general - accompanied - numbness)
- **bad** news; after: calc-p
- **cold** agg; becoming: *Sumb*
- **cold**; exposure to: acon
- **fever**; during: cedr
- **hysteria**; in: ign
- **lying** agg: zinc
- **music** agg: sabin
- **old** people; in: *Ambr*
- **pain**:
  · **after**: acon agar asaf graph mez plat

Numbness – pain: ...
  · **during** (*during; painful; Pain - neuralgic - accompanied - numbness):* Acon agar asaf calc-p cann-i cham *Cimic* cocc *Coloc* gnaph hyper kalm mez nat-m plat puls rhus-t stann staph
- **paroxysmal**: *Kali-br*
- **sedation**; as if under: convo-s
- **sleep**:
  · **after** | **agg**: asaf
- **spots**, in: ambr bufo cadm-s caust ign *Lyc Plat* sul-i
○ **Affected** parts: *Acon Agar* alum alum-sil ambr *Anac* ang ant-t aran arn *Ars* ars-i *Asaf* aur aur-ar aur-i bell borx bov bry calc calc-sil cann-s carb-an carb-v caust **Cham** chel chin cic cina *Cocc* coff colch coloc **Con** croc cupr cycl dig dulc elaps euphr ferr ferr-ar ferr-p *Gnaph Graph* hell hep hyos hyper ign iod kali-c *Kali-n* **Kalm** kreos led *Lyc* m-arct m-aust mag-m mang merc mez mur-ac nat-m nux-m nux-v *Olnd* petr ph-ac phos **Plat Plb Puls** rheum rhod *Rhus-t* ruta samb sec sep sil spong stann staph stram stront-c sul-ac sul-i sulph thuj verat verb viol-o zinc
○ **Bruised** parts: *Arn*
- **Body**; of whole: acet-ac asc-t bar-m cedr chel cimic *Kali-br* ox-ac
  · **accompanied** by | Head; pain in (See HEAD - Pain - accompanied - numbness - body)
- **Externally**: abrot absin acet-ac *Acon* acon-f aesc agar ail aloe alum alum-p alum-sil alumn am-c am-m *Ambr* **Anac** ancis-p ang anh ant-c *Ant-t Apis* aran aran-ix *Arg-met Arg-n* arn *Ars* ars-i asaf asar asc-t xan *Bapt Bar-c* bar-m *Bell* **Berb** bism both both-ax bov brom bry bufo bung-fa cact cadm-s caj calad calc *Calc-p* calc-sil camph cann-i cann-s canth caps carb-ac *Carb-an Carb-v* **Carbn-s** *Caust* cedr cench *Cham Chel* chin chlor *Cic* cimic cinnb cob-n coca **Cocc** cod colch coloc *Con* conin croc *Crot-c Crot-h* crot-t cupr cur cycl dendr-pol dig dios dulc elaps euphr euphr-o fl-ac form gast *Gels Glon Gnaph* **Graph** *Guaj Hell Helo* helo-s hep hydr-ac **Hyos** *Hyper Ign* iod ip irid-met iris kali-ar kali-bi kali-br **Kali-c** *Kali-fcy* kali-i *Kali-n* kali-p kalm keroso kreos lacer lach lath laur *Led* lepi *Lyc M-ambo* m-aust mag-c mag-m mag-s mand mang *Merc Mez Mosch Nat-m* nit-ac nitro-o *Nux-m Nux-v* olnd onos *Op* Ox-ac oxyt par petr **Ph-ac** *Phos* phys phyt *Pic-ac Plat* **Plb** *Plb-xyz* **Puls** raph rheum rhod *Rhus-t* samb sang *Sec Sep Sil* sphing spig spong *Stann* staph **Stram** stront-c sul-ac sulph tab tanac tang tarent teucr thea thuj thymol *Urt-u* valer verat verat-v verb vesp vip xan *Zinc* zinc-p zing
  · **one** side: ars caust chel nat-m phos *Puls*
  · **right** half of body: ars caust elaps lyc naja
  · **left** half of body: acon ars caust *Lach* mez sumb xan
  · **morning**: ambr
  · **night**: sil
  · **waking**; on: mez
  · **bruised** part, in the: arn
  · **convulsions**; before epileptic: bufo
  · **feels** neither heat nor cold: berb
  · **menopause**; during: *Cimic*

Numbness

- **Externally**: ...
  - ○ Whole body: acon ambr apis **Arg-n** asc-t bar-m bell caj caps cedr chel crot-c gels glon gymno kali-bi **Kali-br** kreos lyss merc nitro-o nux-v **Olnd** *Ox-ac* pic-ac tab tarent
  - pain; during: asc-t
- **Fibrous** tissue: cot
- **Glands**: anac asaf bell cocc con lyc *Plat* puls rhus-t sep sil spong
- **Internally**: acon alum alum-sil am-c ambr *Ars* asaf aur-i bar-c *Bell Bov* calc *Calc-p* carb-an carbn-s caust cham chin cina coff colch con crot-t cupr dig ferr **Gels** graph *Hyos* ign *Kali-br* kali-c laur lyc m-arct *M-aust* mag-c mag-m merc mur-ac nat-m nit-ac nux-m olnd *Op* petr phos **Plat** plb puls ran-b rheum sars sec seneg sil *Spig* stann stram stront-c thuj valer verat vesp xan
- **Lower** half of body, of: *Spong*
- **Muscles**: cot
- **Painful** parts (⚔*pain - during; Pain - neuralgic - accompanied - numbness*): alum-sil cham
- **Parts**, lain on: am-c *Ambr* arn ars *Bar-c* bufo *Calc* calc-sil carb-an *Carb-v Carbn-s Chin* cimic cop *Graph* ign kali-c *Lach* lyc mag-c *Nat-m* pall *Phos* **PULS●** **Rhus-t** sep sil staph sumb zinc
- **Side** lain on | **Not** lain on: fl-ac
- **Single** parts, in: *Acon* agar alum alum-p alum-sil am-c am-m *Ambr Anac* ang anh ant-c *Ant-t* aran aran-ix *Arg-met Arg-n* arn ars ars-i asaf asar aur aur-ar aur-i aur-s *Bar-c* bar-s bell borx bov bry bufo cadm-s *Calc* calc-i *Calc-p* calc-sil camph cann-s canth caps **Carb-an** *Carb-v* **Carbn-s** caust *Cham* chel *Chin* cic cina **Cocc** coff colch *Coloc* con **Croc** cupr cycl dig dros dulc euph euphr *Ferr* ferr-ar ferr-p **Graph** *Guaj* hep hyos *Ign* iod ip kali-ar **Kali-c** kali-chl *Kali-fcy* kali-m *Kali-n* kali-p kali-s kreos laur led **Lyc** m-ambo *M-arct M-aust* mag-c *Mag-m* mang **Merc** mez mosch *Mur-ac* naja nat-c *Nat-m* nat-p nit-ac *Nux-v* olnd op *Par Petr* ph-ac *Phos* plat plb **Puls** *Rheum Rhod* **Rhus-t** sabad sabin samb *Sars Sec Sep* **Sil** spig spong squil stann staph *Stram* sul-ac sul-i *Sulph* teucr thuj valer *Verat Zinc* **Zinc-p**
  - ○ **Peripheral**: anh
- **Upper** half of body, of: *Bar-c*

NURSING, suckling agg (⚔*Loss - fluids; Loss - blood; Weakness - nursing women)*: abrot *Acet-ac* acon agn ant-t ars *Bell Borx* **Bry Calc** *Calc-p* carb-an carb-v castor-eq caust *Cham* chel *Chin* chinin-ar chion cina con crot-t *Dulc* ferr graph ign iod ip kali-bi *Kali-c* lac-c lach lyc *Merc* mill nat-c nat-m *Nit-ac* nux-v olnd *Ph-ac* phel phos **Phyt Puls** rheum *Rhus-t* samb sec sel **Sep Sil** spig squil stann staph stram *Sulph* zinc

NURSLINGS (⚔*Children - newborns)*: abrot *Acon* aeth ant-c ant-t *Arn Ars* aur bar-c *Bell* **Borx Bry** bufo **Calc** *Calc-p* calc-s *Camph* carb-v carc **Cham** chin cina coloc crot-h dulc ferr graph hep ign iod *Ip* kali-c lach **Lyc Mag-c** med *Merc* nat-c nat-m **Nat-p** nat-s nit-ac nux-v **Op** ph-ac phos plb podo psor **Puls** rheum *Rhus-t* samb sanic sec sep sil stann staph stram *Sulph* syph tarent verat zinc

Generals

OBESITY (⚔*ABDO - Obesity):* **Acon** adon agar ail alco all-s *Am-br Am-c Am-m* ambr **Anac** *Ang Ant-c* ant-t apis aran-ix arist-cl arn *Ars Asaf Aur* bac bar-c *Bell* berb blatta-o borx brom bry bufo calad **Calc** calc-act *Calc-ar* calc-caust calc-o *Calc-p* calc-s *Calo* camph canth **Caps** carb-v carc *Carl* caust cham chin chlorpr cic cimic clem *Coc-c* coca cocc coloc con cortiso *Croc* crot-h *Cupr* cyna dig dulc *Elaps* euph euphr **Ferr** ferr-i *Fuc* **Graph** guaj hell *Hura Hyos* ign iod ip *Kali-bi* kali-br *Kali-c* lac-c *Lac-d* lach laur lith-c lob lob-e *Lyc* lycpr mag-c mag-p mang-act med merc merc-d mur-ac nat-ar nat-c **Nat-m●** nux-m olnd op pert-vc *Phos* **Phyt** pitu-a plat plb *Puls* rauw rheum rhus-t rumx sabad sabal sacch sars sel seneg sep sil spig spong staph stram stront-c stroph-h *Sulph* thuj *Thyr Thyroiod* tus-fr valer verat viol-o
- **accompanied** by:
  - **goitre** (See EXTE - Goitre - accompanied - obesity)
  - **indigestion** (See STOM - Indigestion - accompanied - obesity)
  - **respiration**;
    - **asthmatic** (See RESP - Asthmatic - accompanied - obesity)
    - **difficult** (See RESP - Difficult - accompanied - obesity)
    - **wheezing** (See RESP - Wheezing - accompanied - obesity)
  - **sexual** organs; underdevelopment of: hydroq
  - **weakness** (See Weakness - accompanied - obesity)
  - ○ **Heart**; weak (See CHES - Weakness - heart - accompanied - obesity)
- **children**; in (⚔*ABDO - Distension - children - potbellied):* Ant-c *Bad* bar-c bell *Brom* **Calc** *Caps* cina *Coloc Ferr* graph guaj *Ip Kali-bi* kali-c puls sacch sars seneg sulph
  - **nurslings**: acon lap-a
  - **thyroid** gland; from dysfunction of: influ
- **endocrine**: cimic hypoth pitu-gl
- **flabby**: lac-d
- **menopause**; during: calc-ar **Graph** sep
- **nutrition**; from improper: calc *Carc* graph
- **old** people; in: am-c **Aur** bar-c fl-ac **Kali-c** op sec
- **women**; in: am-c calc-ar cer-ox
  - **accompanied** by | **menses**; painful (See FEMA - Menses - painful - accompanied - obesity)
- **young** people; in: *Ant-c* calc calc-act lach
○ **Abdomen**: pip-n
- **Legs** thin; body fat but: am-c *Am-m* ant-c plb
- **Thighs** and buttocks (⚔*Emaciation - extending - downward):* lyc nat-m

OBSTINATE complaints (See Remedies - fail)
OBSTRUCTION:
- **sensation** of: anac coc-c med *Sangin-n* spong

ODOR OF THE BODY (⚔*EXTR - Odor):*
- **cheese**; like old: bry calc *Con Hep* sanic sulph

- **offensive** (↗CHES - Perspiration - axilla - offensive; EXTR - Odor): ail Aq-mar arn Ars asaf Bapt bism brom bry cadm-s carb-ac carb-v **Carb-v** chin con crot-h graph Guaj hep kali-chl kali-i kali-p kreos lach med Merc mur-ac Nit-ac osm phos podo **Psor** pyrog Rhus-t sabin sacch-l sec sep Sil sol-t-ae stann stram sul-ac sulph Syph tell thuj tril-p ust wies
  - **cancerous** affections; in: bufo cinnm strych-g
  - **eggs**; spoiled: arn asc-t cham psor staph sulph
  - **inflamed** parts: Kreos
  - **menses**; during: psor stann
  - **suicidal** thoughts; with (See MIND - Suicidal - thoughts - offensive)
- **sour** (↗Sourness): calc cham colos graph hep kreos lac-d Mag-c Rheum sul-ac sulph urt-u
  - **children**; in: med
  - **dentition**; during: kreos
- **urinous**: ust

ODORS:
- **acute** smell (See NOSE - Smell - acute)
- **dirty** clothes; of | agg: carb-an
- **sensitive** to (See MIND - Sensitive - odors)

OEDEMA (See Dropsy - external; Swelling - puffy)

OFFENSIVENESS, fetor (See Odor of - offensive)

OLD AGE (↗Weakness - old):
- **old** people; in: Abies-n acet-ac Acon Agar Agn All-s Aloe Alum alumn Am-c am-m **Ambr** Ammc Anac Ant-c ant-t apis Arg-n Arn Ars ars-s-f **Aur** bapt **Bar-c** Bar-m bism Bry calc Calc-p camph cann-i caps Carb-an Carb-v carc Caust Cham chin chinin-s cic cit-v **Coca** cocc coff Colch Con crot-h cupr dig Fl-ac gali gamb gins Graph Hydr hyos Iod Irid-met Iris juni-c kali-ar kali-bi **Kali-c** kreos **Lach** Lyc mag-f merc **Mill** nat-c Nat-m nat-s Nit-ac nux-m nux-v **Op** orch Ov perh ph-ac Phos puls rhus-t ruta sabad sabal sanic sarcol-ac sars Sec Sel Seneg sep Sil squil stann sul-ac **Sulph** sumb syph ter **Teucr** thiosin thuj tub Verat zinc
  - **bachelors**; old: con
  - **beer** drinkers; old: aloe
  - **maids**; old: bov cocc con lil-t mag-m plat
  - **men**; old: bar-c sabal Sel
  - **women**; old | **thin**, scrawny: sec
- **premature** (↗FACE - Expression - old; HEAD - Hair - gray - prematurely): Agn alco alum Ambr ant-c anthraci arg-met arg-n ars **Aur** Bar-c berb bufo carb-ac carb-v chinin-s coca Con cortico Cupr des-ac esp-g Fl-ac gins hydr Kali-c kres **Lach** lyc mag-f nit-ac nux-v op phos prot psor reser sars sec **Sel** sep staph sulph sumb verat Vip
  - **men**; in: med
  - **sexual** excess; from: agn
- **sadness**; with (See MIND - Sadness - old)
- **senile** decay: Agn Arg-n ars Bar-c cann-i Con fl-ac iod Lyc med orch Ov phos psor thiosin

ONANISM (See Masturbation)

OPENING THE EYES:
- **agg**: acon arn aur bell borx Bry Calc canth chin cic Clem coff con Croc euph Ign Lyc m-ambo mag-m Nux-v phos plat Spig tab zinc

OPENING THE MOUTH:
- **agg**: am-m Ang arum-t bry caust cham cocc dros hep Lach **Merc** merc-c nux-v petr Phos puls rhus-t Sabad sabin sil spig spong sul-ac thuj verat
- **amel**: mez nat-c

OPERATION; ailments from (See Injuries - operation - ailments)

ORGASM of BLOOD (↗Congestion - blood; Heat - flushes; MIND - Anxiety - flushes): acet-ac **Acon** aloe alum alum-p alum-sil alumn Am-c Am-m Ambr Aml-ns ant-c ant-t arg-met **Arg-n** Arn ars Ars-i Asar astac Aur aur-ar Aur-i aur-s bar-c bar-s **Bell** berb borx Bov Bry Calc Calc-ar calc-i calc-s calc-sil cann-i cann-s carb-an **Carb-v Carbn-s** Caust cench Cham chel chin cina cocc coff Con corn Croc Cupr dig digin dulc erig Ferr ferr-ar Ferr-i ferr-p fl-ac Gels Glon Graph guaj Hep hyos ign imp Iod jab kali-bi kali-br Kali-c kali-p kali-s kali-sil kiss **Kreos Lach** laur lil-t lipp **Lyc** m-aust mag-c mag-m mang Meli Merc merl Mill mosch nat-c **Nat-m** nat-p nit-ac Nux-m Nux-v Op ox-ac Petr **Ph-ac Phos** plb **Puls** rhod Rhus-t sabad sabin Samb sang Sars Sel Seneg Sep Sil **Spong** Stann staph **Stram** Stront-c stroph-h Sul-ac sul-i **Sulph** tab tell ter Thuj til ust valer verat voes
- **morning**:
  - **rising** | amel: nux-v
  - **sleep**:
    - **after** restless: calc
    - **during** | agg: ang
  - **waking**; on: calc graph kali-c lyc nux-v
- **evening**: arn Asar Caust dig digin kali-c lyc Merc petr phos rhus-t sars thuj
  - **lying** down agg; after: ign samb sars sil
  - **sexual** excitement; during: clem
  - **sitting** | amel: thuj
- **night** (↗Heat - flushes - night; SLEE - Sleeplessness - menopause): Am-c arg-n Calc Carb-an Carb-v hep ign mag-c Merc mur-ac Nat-c nat-m Phos Puls ran-b raph senn Sep Sil Sulph
  - **anxiety**; with (See MIND - Anxiety - night - orgasm)
  - **bed**, drives him out of: iod
  - **beer**; after: sulph
- **anxiety** with (↗MIND - Anxiety - flushes - during): Acon am-m Bar-c chel
- **ascending** stairs agg: thuj
- **coition**; after: am-c Sep
- **disagreeable** news, from (↗MIND - Ailments - bad): lach
- **eating**:
  - **amel**: alum chin
  - **warm** food agg: mag-c

Orgasm

- **emotions**; after (↗FACE - Discoloration - red - excitement; MIND - Blushing; MIND - Timidity - bashful): *Acon* apis *Aur Bell* bry calc **Cham** coff colch *Coloc Con* cupr **Hyos Ign** kali-c *Kali-p Lach* lyc mag-c nat-m *Nat-p Nit-ac Nux-v* op *Petr Ph-ac Phos* plat **Puls** *Sep Staph* stram teucr thuj verat
- **faintness**; with: petr
- **lying** on left side agg: *Bar-c*
- **menses**:
  • before | agg: *Alum Cupr* merc
  • during | agg: *Calc* ign merc *Merl*
- **motion** agg: iod nat-c nat-m thuj
- **moving** in body; as if everything were: croc
- **nervousness**, from: ambr *Bell* calc ferr kali-n *Merc Nit-ac Ph-ac Phos* sep
- **palpitations**; with: kali-c petr phos sabad sul-i
- **sensual** impressions, from: *Phos*
- **sitting** agg: *Mag-m*
- **sleep**, when falling asleep agg: petr sep
- **smoking** tobacco, on: phos
- **talking** agg: iod nat-c thuj
- **vertigo**; during: *Acon* nat-c
- **vexation**; after: *Acon Cham* coloc ign merc *Petr* **Sep** staph
- **vomiting**; after: verat
- **walking**:
  • after | agg: arg-n berb sul-i
  • **air**; in open:
   : after | agg: ambr
   • **amel**: mag-m
  • **continued**:
   : after | agg: *Arg-n*
- **wine** agg: sil

OSSIFICATION:
- slow (See Development - slow - bones)
○ **Arteries**, of (↗Arteriosclerosis; Blood vessels - complaints - arteries): aur *Bar-c* lith-c vario

OSTEOCHONDROSIS: abrot cortiso fl-ac p-benzq syph

OSTEOGENESIS IMPERFECTA TARDA: p-benzq

OSTEOMALACIA: *Iod* merc-c ph-ac

OSTEOMYELITIS (See Inflammation - bones - bone)

OSTEOPOROSIS (↗Brittle; EXTR - Osteoporosis):
arg-met calc-f cortico cortiso fl-ac palo

OVARITIS (See FEMA - Inflammation - ovaries)

OVERUSE of organs (See Lifting, straining of muscles and tendons - from)

PAIN: *Abies-n* abrot acetan **Acon** acon-c acon-f aconin *Act-sp* adon adren *Aesc* aeth **Agar** agav-t *Agn* agro ail *All-c* **Aloe Alum** *Alum-p Alum-sil* **Alumn** *Am-be Am-c* **Am-m** am-pic am-val *Ambr* aml-ns ammc ampe-qu amyg-p **Anac Anag** ancis-p **Ang** anh *Ant-c Ant-t* anthraci ap-g aphis apiol **Apis** apoc apoc-c aral aran aran-ix **Arg-met Arg-n** arist-cl arist-m **Arn** ars ars-i *Ars-s-f* ars-s-r arum-dru *Arum-t* arund **Asaf Asar** *Asc-t* astac aster *Atro* **Aur** aur-ar aur-i aur-m *Aur-s Bad* **Bapt** bar-act *Bar-c* bar-i bar-m bar-s bart

Generals

Pain: ...
bell bell-p benz-ac **Berb** berb-a beto **Bism** borx both both-ax *Bov* **Brom Bry** bufo bung-fa buni-o *Cact* cadm-met caj *Calad* **Calc** calc-caust calc-f calc-i *Calc-p* calc-s *Calc-sil* calen *Camph* canch *Cann-i Cann-s* cann-xyz **Canth Caps** carb-ac *Carb-an* **Carb-v** carbn-o *Carbn-s* carc card-m *Caul* **Caust** *Cedr* cench cent cere-b cerv **Cham Chel Chin** *Chinin-ar* chinin-m *Chinin-s* chion chlor **Cic** *Cimic* **Cina** cinnb cist cit-v *Clem* cloth cob cob-n *Coc-c* **Cocc** cocc-s **Coff Colch** coll **Coloc** colocin *Com* **Con** conch *Cor-r* corn corn-f cot *Croc* crot-c crot-chlol crot-h *Crot-t* culx cund cur **Cycl** cypr daph dendr-pol der dig digin *Dios* diosm diph-t-tpt dirc *Dol Dor* **Dros Dulc** echi elaps elat eos epil erig ery-a esp-g eucal eug euon **Eup-per** eup-pur *Euph* **Euphr** eupi fago **Ferr** *Ferr-act* ferr-ar ferr-m ferr-p ferul *Fl-ac* form form-ac franc *Gamb* gast gaul **Gels** *Get Glon* **Gnaph** goss **Graph** grat *Guaj* guare **Ham** hecla hed hedeo *Hell* helo helon **Hep** hip-ac hipp hist hom-xyz *Hydr* hydr-ac **Hydrc** hydroph **Hyos Hyper** ichth ictod **Ign** ind iod iodof **Ip** irid-met **Iris** jac-c juni-v kali-ar **Kali-bi Kali-c** *Kali-chl* kali-cy *Kali-fcy Kali-i* kali-m *Kali-n* **Kali-s** kali-sil *Kalm* **Kreos Lac-c** lac-cp **Lach** lact lam lap-la lappa *Laur* **Lec Led** lepi lept **Lil-t** *Lith-c Lob* lup **Lyc** *Lycpr* lycps-v lyss **M-ambo** *M-arct M-aust* **Mag-c Mag-m Mag-p** magn-gr malar **Manc** mand *Mang* mang-act *Med Meli* mentho **Meny** meph **Merc Merc-c Merc-i-f** merc-i-r methyl *Mez* mill mit morph **Mosch** *Mur-ac* **Myric** naja narcin *Nat-ar Nat-c* **Nat-m** nat-n nat-s *Nat-sil* nicc nicc-s **Nit-ac** nit-s-d *Nux-m* **Nux-v** oci-sa *Ol-an* **Olnd** *Onos Op Osm* **Ox-ac** paeon pall **Par** paraf passi pauli pert-vc petr **Petros Ph-ac Phel Phos** phys **Phyt** pic-ac pime pip-m pip-n *Plan* **Plat Plb** plb-i plect pneu podo polyg-h polyg-xyz pop-cand prim-v prot *Prun* psil *Psor* ptel **Puls** puls-n pulx **Pyrog** pyrus *Rad-br* ran-a **Ran-b Ran-s** raph rat rauw *Rheum* **Rhod Rhus-t** rhus-v rob **Rumx Ruta Sabad** sabal **Sabin** sacch sacch-l *Sal-ac* salin salol *Samb* **Sang** sanic *Sars* scop scut *Sec* sel senec *Seneg* **Sep** sieg **Sil** sin-n sol-ni sol-t-ae **Sphing Spig Spong Squil Stann Staph** stel **Stict** still stram *Stront-c* stroph-h stroph-s *Stry* **Sul-ac** sul-i sulfonam **Sulph** sumb syph *Tab* **Tarax** tarent *Tarent-c* tart-ac tax tell ter *Teucr Thal-met* thea ther thlas **Thuj** thyr til tong trach-xyz tril-p *Tub* tub-m ulm-c uran-n urt-c urt-u *Usn* ust vac **Valer** vario **Verat** *Verat-v* **Verb** verin vesp *Vib Viol-o Viol-t* vip vip-a-c vip-d *Visc* vitamin-d voes wies wye x-ray xan **Zinc** zinc-chr zinc-i zinc-o zinc-ox **Zinc-p** *Zinc-val* zing

- **one** side: cocc cupr stann
  • **stitching** pain | **crawling**: stann
- **right**: arist-m ars bad brach bry carb-an cedr chel con cupr hura hyos kali-bi merc-i-f mosch oena phos pic-ac plect sep sil sin-n sol-t-ae sulph tarent wye yuc
  • **benumbing**: ars
  • **drawing** pain: sep
  • **jerking**: cupr
  • **neuralgic**: merc-i-f

▽ extensions | ○ localizations | ● Künzli dot

- **pinching** pain: sep
- **stitching** pain: bad carb-an chel con hura hyos kali-bi mosch phos plect sil sin-n sol-t-ae
- **left**: aesc all-c ant-s-aur asaf benz-ac brom chel cinnb coc-c crot-c crot-h daph **Ign** ind kalm lach lepi lil-t lycps-v merc merc-i-f nicc oena ol-j op ox-ac phys pic-ac plan puls-n *Sil* sphing **Squil** stann *Sulph* sumb tax zinc
  - **night**: lyc
    - **midnight** | **after**: asaf
    - **drawing** pain: lyc
  - **stitching** pain: aesc all-c ant-s-aur coc-c crot-h **Ign** lach lepi merc nicc *Sil* sphing **Squil** stann *Sulph* sumb tax zinc
- **daytime**: ham
- **morning**: aesc bry carb-an chin cob euphr form lyc lyss mag-m nat-ac ox-ac *Phyt* polyp-p sarr sil tab thuj xan
  - **bed** agg; in: anac grat nat-m petr rhod stann viol-o
    - **sore**: anac grat nat-m petr rhod viol-o
    - **stitching** pain: stann
  - **ceases** toward evening: pert-vc
  - **rising**:
    - **after**:
      - **agg**: am-m *Graph* mag-c phos sulph
      - **drawing** pain: *Graph*
      - **sore**: am-m mag-c phos sulph
    - **agg**: nat-ar sulph
      - **sore**: nat-ar sulph
    - **amel**: anac crot-h grat viol-o
      - **sore**: anac crot-h grat viol-o
  - **sleep**; after insufficient: mag-m
    - **sore**: mag-m
  - **sore**: aesc bry carb-an chin cob euphr form lyc lyss mag-m nat-ac ox-ac *Phyt* polyp-p sarr tab thuj
  - **sun**; increasing and decreasing with the: acon glon kali-bi kalm nat-m nux-v sang spig stann stram sulph tab
  - **waking**:
    - **after**:
      - **agg**: *Bry* carb-ac coloc crot-h sep sulph
      - **drawing** pain: coloc
      - **sore**: *Bry* carb-ac crot-h sep sulph
    - **on**: aesc bar-c calc crot-h thuj til zinc
      - **sore**: aesc bar-c calc crot-h thuj til zinc
- **forenoon**: mag-m mag-s sars
  - **sore**: mag-m mag-s sars
- **afternoon**: sang
  - **sleep**:
    - **siesta**:
      - **after**:
        - **agg**: bar-c eug
        - **sore**: bar-c eug
      - **during**: graph
        - **sore**: graph
  - **sore**: sang
- **evening**: agar all-c am-c ars caust coc-c colch lyc par puls raph
  - **20 h**: rhus-t
- **evening** – 20 h: ...
  - **drawing** pain: rhus-t
- **drawing** pain: coc-c raph
- **lying** down agg; after: mag-m mag-s petr
  - **sore**: mag-m mag-s petr
- **sitting** agg: brom
  - **sore**: brom
- **sore**: agar am-c caust lyc par
- **sunset | sunrise**; until: syph
- **tearing** pain: colch
- **thread**; like a: all-c
- **night**: *Asaf Aur* carb-an caust coc-c colch con cory euphr ferr-i kali-c mez phyt *Sil*
- **22 h**: bry
  - **drawing** pain: bry
- **midnight**:
  - **before**:
    - **23 h**: fago
      - **sore**: fago
    - **after**: caust
      - **sore**: caust
- **drawing** pain: coc-c
- **sleep**; in: alum aur bell kali-n lach lyc *Merc* mosch *Nit-ac* vip
- **sore**: carb-an caust ferr-i mez phyt *Sil*
- **stitching** pain: euphr
- **tearing** pain: colch
- **accompanied** by:
  - **apyrexia**: led
  - **salivation**: *Epiph Kali-bi* phos
  o **Head**; pain in (See HEAD - Pain - accompanied - pains)
- **aching**: agar arn *Bapt* bell-p bry cadm-met carb-v *Chin* cimic dulc echi erig *Eup-per* franc *Gels* hyos ign kalm lach lappa lept mand mang-act merc-i-f nat-f nux-v *Onos* phyt pyrog *Rad-br* rauw rhus-t ruta sulfonam ter vario verat-v
- **agonizing**: lat-m x-ray
- **ailments** from (↗*Sensitiveness - pain; MIND - Sensitive - pain)*: cham scut
- **air** agg; draft of: calc-p
- **air**; in open:
  - **amel**: caust
    - **sore**: caust
- **alternating** with:
  - **cheerfulness** (See MIND - Cheerful - alternating - pain)
  - **itching**: stront-c
- **amputation**; after (↗*amputation - neuralgic; EXTR - Injuries - fingers - amputated; EXTR - Pain - amputations)*: acon *All-c* am-m arn *Asaf* asar bell cupr cupr-ar hell *Hyper* ign kalm *Ph-ac* phos rauw spig *Staph* symph verat
  - **breathing** deep:
    - **amel**: ph-ac
    - **neuralgic**: ph-ac
  - **neuralgic** (↗*amputation)*: all-c am-m arn asar hyper kalm ph-ac staph symph
- **anemia**; from: *Ars* chin *Ferr* kali-fcy puls

Generals

- **neuralgic**: *Ars* chin *Ferr* kali-fcy puls
- **anger**; after: *Cham* coloc
- **neuralgic**: coloc
- **appear** gradually *(↗Complaints - appearing - gradually)*: acon bry calc-sil carbn-o caust chin con ign lact lob psil rad-br sars sul-ac tell
  - **disappear**; and:
    : **gradually**: acon arg-n arn ars bar-c bufo cact chel coloc crot-h epiph euphr form gels glon ign jab kali-bi **Kalm** lach lob lol mez *Nat-m* op *Phos* pic-ac **Plat** psor *Puls* sabin sang sars sel *Sep Spig* **Stann** staph stront-c *Sul-ac* sulph **Syph** verb xan
    : **suddenly**: *Arg-met* bell caust ign psil **Puls** rad-br rhus-t *Sul-ac*
- **appear** suddenly *(↗Complaints - appearing - suddenly)*: *Acon* agar am-c anh *Arg-met* **Ars** aster atro bar-act **Bell** berb both-ax camph *Canth* carb-ac caust cimic cob-n *Coloc* croc *Crot-h* **Cupr** cupr-ar daph *Dios* eup-per ferr form **Glon** kali-bi lyc mag-c mag-p med mez morph *Nat-s* **Nit-ac** *Nux-v* ovi-p ox-ac phos phys plb *Podo* **Puls** ran-b rhus-t *Sabin* sep sil *Spig* stann *Stry* stry-p sul-ac *Tab* *Tarent* thala thuj *Valer Verb* vip zinc zinc-val
  - **disappear**; and:
    : **gradually**: asaf bell buni-o calc coloc fl-ac *Hyper* ign lach med *Puls* rad-br ran-s sabin sep sul-ac
    : **suddenly**: *Arg-n* arum-t asaf aster **Bell** borx cact canth *Carb-ac* carbn-s caust cham chr-met coff colch cob-n cupr dios eup-per eup-pur fl-ac ictod ign **Kali-bi** kali-s kalm lyc mag-p merc-c *Mez* nat-f **Nit-ac** nux-m ovi-p oxyt pert-vc petr *Phyt* puls *Rhus-t* sabin spig stry sul-ac sulph thal thuj tub valer
  - **neuralgic**: *Med*
- **ascending** agg: spig
  - **stitching** pain: spig
- **bathing** agg: rhus-t sulph
  - **burning**: rhus-t sulph
- **beaten**; as if: ang anh arn bell-p
- **bee** stings; like: apis gels
- **benumbing**: *Acon* agar agn am-c anac ant-c ant-t arg-met arn asaf asar aur bov bry *Calc* cann-s carb-an carb-v **Cham** chin cic *Cina* cocc con croc cupr cycl dros dulc euph euphr *Gnaph Graph* hell hep hyos ign *Iris* kali-n laur led m-ambo mag-c mag-m mang meny *Mez* mosch mur-ac nat-c nat-m nux-m nux-v **Olnd** op par ph-ac phos **Plat** *Puls Rheum* rhus-t ruta **Sabad** sabin *Samb* seneg sep stann staph sul-ac sulph tarax valer *Verat* **Verb** zinc
  - **numb** aching: cot
- **biting** pain: acon agar agn aloe alum am-c am-m *Ambr* ang ant-c ant-t arg-met arn ars arum-t asar aur bell *Berb Bov* bry calad calc camph cann-s **Canth Caps** carb-an **Carb-v** caust cench cham chel *Chin* cist *Clem* cocc colch coloc con croc *Dros* dulc euon *Euph Euphr* fl-ac graph grat *Hell* hep hydr hyos *Ign* iod *Ip Kali-c* kali-chl kali-m kali-n *Kreos* lach lact lam laur led lyc m-ambo m-arct m-aust mag-c mang meli *Merc Mez* mosch mur-ac nat-c nat-m nicc *Nit-ac* nux-m **Nux-v** ol-an olnd op paeon par petr **Petros** ph-ac phos plat polyg-h *Prun* puls *Ran-b* **Ran-s** rheum rhod *Rhus-t Ruta*

- **biting** pain: ...
sabad sabin sang sars sel seneg *Sep* sil spig *Spong* squil stann *Staph* stram stront-c sul-ac **Sulph** *Teucr* thuj valer verat viol-t voes **Zinc** *Zinc-p*
- **boring** pain: acon *Agar* aloe alum alum-p alum-sil am-c am-m anac ang ant-c ant-t apis *Arg-met* **Arg-n** arn ars *Asaf* **Aur** aur-ar *Aur-s* bar-c bar-s **Bell** *Bism* borx bov *Calc* calc-sil cann-i canth caps carb-an carb-v carbn-s *Caust* chin cimic *Cina* clem coc-c cocc colch coloc con cupr cycl dig dios dros *Dulc* euph euphr *Hell Hep* ign ip *Kali-c* kali-n kreos *Lach* laur led lyc m-ambo m-arct mag-c mag-m mag-n mag-p mang med meny *Merc* merc-i-f *Mez* mur-ac *Nat-c Nat-m* nat-sil nit-ac nux-m nux-v olnd par petr *Ph-ac* phos plan plat *Plb* psil **Puls** ran-b **Ran-s** *Rhod* rhus-t sabad sabin sel *Seneg Sep Sil* **Spig** spong stann staph stram stront-c *Sulph Tarax Thuj* valer xan **Zinc** zinc-chr *Zinc-p*
  - **inward**: alum bell calc cocc *Kali-c* mang zinc
  - **outward**: ant-c asaf bell *Bism* bov calc dros *Dulc* ip puls sep *Spig* spong **Staph**
- **broken**; as if: *Ang* arn bell borx bov calc calc-p carb-an caust *Cham Chel* cina **Cocc** cupr *Dros* **Eup-per** graph guaj hep hyos **Ign** kreos lyc m-arct mag-m merc mez mosch nat-m nux-v par ph-ac **Phos** puls ran-b rhus-t *Ruta* samb sep sil staph sulph *Thuj* valer **Verat** zinc
- **bruised** (See sore)
- **burning**: *Acon Agar* agro **All-c** anthraci **Apis Ars** bell *Calad Canth* **Caps** carb-an *Caust* cham *Dor* eos ign kreos ol-an ph-ac *Phos* pip-m pop-cand rhus-t *Sang* **Sulph** tarent
  - **accompanied** by | **septicemia** (See Septicemia - accompanied - pain)
  - **glowing coals**; as from (See hot coals)
  - **hot coals**; as from: *Apis* ars *Bell* carb-an carb-v guaj kali-c kreos mez phos rad-br sabad spig *Tarent-c Tub* vesp
  - **hot water**; as from: *Sang*
  - **intense** and intolerable: anthraci
  - **pepper**; like: coc-c lach mez nat-s xan
  - **steam**; as from: pulx
  - **stinging**: ant-c **Apis** *Ars Berb* caps *Con Dulc Glon* iris lyc mez nux-v ph-ac *Phos* rhus-t sil urt-u verat-v
- **burnt**; as if: *Agar* aloe alum ambr anac *Apis* ars *Arum-t Bapt Bar-c* bell *Berb* bov bry cann-s canth carb-ac *Caust* chin *Coloc* cycl ferr hist *Hydr* hyos *Ign Iris* kali-c lach lat-m *Lil-t* lyc *Mag-m* merc mez mur-ac nat-c **Nux-v** op osm par phos *Phyt Plat* Puls *Ran-s* rauw rhus-t ruta *Sabad Sang Sec Sep* still stram sul-ac tarent thuj verat *Verat-v* zinc
- **bursting** pain: acon act-sp am-c am-m anac ant-c ant-t arg-n arn ars asaf *Asar* bar-c **Bell** bism borx bov **Bry Calc** camph cann-s **Caps** carb-ac carb-an carb-v **Caust** cham chel chin cina coc-c cocc coff colch coloc **Con** croc dig dulc eup-per *Euph* euphr ferr *Gels Glon Graph* guaj ham hell hep hyos **Ign** iod ip iris *Kali-c* kali-m kali-n kreos lac-c lach laur lept lil-t *Lyc* m-ambo m-arct m-aust mag-c mang merc mez mosch mur-ac nat-c *Nat-m* nit-ac nux-m nux-v olnd op *Par* petr ph-ac phos plat plb puls **Ran-b** ran-s rat rhod rhus-t sabad *Sabin* samb sanic sars

1898   ▽ extensions | O localizations | ● Künzli dot

Generals

- **bursting** pain: ...
  seneg **Sep** *Sil* **Spig** spong squil stann staph stram *Stront-c* sul-ac sulph tarax thuj thyr *Usn Valer* verat verb viol-t *Vip* zinc
- **cancerous** affections, in: acon alco anthraci *Apis* arn *Ars* aster bell bism-o bry bufo cadm-ar cadm-o *Calc Calc-act* calc-ox carb-an carc cedr cham chel cinnm *Cit-ac* cod-p con crot-h cund echi *Euph* euph-he ferr-p *Hydr* kali-p kreos lupin mag-p merc morph naja nit-ac op ovi-p ox-ac ph-ac phyt rham-cal ruta sil tarent-c
  - **burning**: calc-ar euph-he
- **chill**; during: arn ars bapt *Bell* chin coff dulc hom-xyz lyc nat-m nux-v petr puls rhod *Rhus-t* sabad sil sulph tarent verat
  - **drawing** pain: lyc
  - **sore**: arn bapt *Bell* chin hom-xyz nat-m nux-v rhod rhus-t sulph tarent verat
- **chronic**: *Arn* kreos *Phos* sulph thlas thuj vib
  - **neuralgic**: *Arn* kreos *Phos* sulph thlas thuj vib
- **coffee**; from abuse of: grat
  - **neuralgic**: grat
- **coition**:
  - **after**: *Sil*
  - **male**; in: cedr
    - **neuralgic**: cedr
  - **sore**: *Sil*
  - **agg**: coloc cupr graph
  - **cramping**: coloc cupr graph
- **cold**:
  - **agg**: kali-c mag-p ruta
  - **air agg**: bell-p ran-b
  - **sore**: bell-p ran-b
  - **amel**: chir-fl led phos sal-ac
- **cold** parts, in: sec verat
  - **burning**: sec verat
- **colic** (See cramping)
- **company**; agg after being in: pall
- **convulsions**; developing into: plat
  - **cramping**: plat
- **corrosive** (= as if from an acid): calc-p con *Lach* phos ruta sabad teucr
- **cough** agg; during: alum am-m ambr arg-met arn ars bar-c *Bell* **Bry** calc calc-p carb-am **Carb-v** *Caust* chin cina ferr hep kali-c kreos lach *Lyc* mag-m mang meph merc nat-c nat-m nat-s nit-ac nux-m **Nux-v** *Phos* puls rhus-t sep sil spig squil **Stann Sulph** zinc
  - **stitching** pain: caps
- **cramp**, after: plat
  - **sore**: plat
- **cramping**: agar *Bell* *Berb* **Cact Calc** caul caust cench *Cham Cimic* cocc **Coloc Cupr** *Dios* dulc *Graph* hyos *Ign* lach lat-m *Lyc* mag-m mag-p *Nit-ac* **Nux-v** *Plat* plb rauw rheum scop sec sil stann staph **Sulph** *Thal-met* tril-p valer verat verat-v *Vib*
  - **followed** by:
    - **paralysis**: tab
    - **stiffness**: sec sel
  - **nervous**: *Cimic*
- **crushed**; as if: anh apis asaf *Canth* lap-la ran-b verb

- **cutting** pain: acon ambr ang arg-met bell bry *Calc* calc-p calc-s *Canth* carc **Coloc** *Con* dios hyos *Ign* kali-c kali-m lyc merc *Nat-m* nit-ac *Nux-v* petr plan polyg-h puls rat sabal sil *Sulph* tell verat xan zinc
  - **knife**; as with a: paraf
- **darting** (See stitching)
- **deep**: bar-c eup-per gels mang
  - **sore**: mang
- **digging** pain (= burrowing, rooting sensation): *Acon Agar* alum alum-p alum-sil am-c *Am-m* ambr anac ang ant-c ant-t arg-met arg-n *Arn* ars *Asaf* asar aur bar-c bar-m *Bell* bism borx *Bov Bry Calc* cann-s canth caps carb-an carb-v *Caust* cham chel *Cina* clem cocc colch *Coloc* con croc dig dros **Dulc** euph ferr graph guare hell hep ign *Kali-bi Kali-c* kali-n kreos laur led lyc m-ambo m-arct m-aust mag-c mag-m mang merc mez mur-ac *Nat-c* nat-m nux-m nux-v olnd petr ph-ac *Phos Plat* psil puls rheum **Rhod** *Rhus-t Ruta* sabad sabin samb seneg *Sep* sil **Spig** spong squil *Stann* staph stront-c sul-ac sulph thuj valer zinc
- **disappear** suddenly: arum-t **Bell** carb-ac cimic *Dios* mag-p stry-p thuj
- **dragging** (= hard pulling, tugging): acon cann-s canth caust coloc lil-t m-ambo merc mez nux-v petr podo puls sep staph verat
  - **load**; as from a: aloe
- **drawing** pain: acon adon agar aloe alum am-c ambr anac ang ant-t aphis apoc-a aran-ix arg-met arn ars *Asaf* aur-m bar-act bar-c bell berb borx *Bry* calc calc-p calen *Camph* cann-s canth caps carb-ac carb-an **Carb-v** card-m *Caul* caust *Cham* **Chel** chin chinin-ar chinin-s cic cimic cist clem coc-c cocc colch **Coloc** *Crot-t* cycl dig digin *Dulc* esp-p euon eupi ferr-ar *Gamb* goss **Graph** guaj guare hell hep hist hydrc hyos ip kali-bi kali-c kreos lach lact lam led lil-t lup lyc m-arct mag-c mag-m **Mang** med merc merc-c mez *Mosch* mur-ac nat-c **Nit-ac** nux-m *Nux-v Ol-an* olnd petr ph-ac phos phyt plat **Plb Puls** ran-s raph rhod **Rhus-t** sabad sabin samb sars sec sep *Sil* stann staph stram sul-ac sulph tab ter thuj tub *Valer* verat viol-o *Zinc* zinc-o zinc-ox
  - **alternating** with | **Heart** symptoms (See CHES - Heart; complaints - alternating - drawing)
  - **backward** as by a cord: crot-t par plb
  - **cold**; as from taking a: plat
  - **cramping**: am-c *Calc* **Coloc** con *Graph* kali-c kali-n *Lyc* nit-ac petr phos plat *Sil* sul-ac zinc
  - **paralyzed**; as if: coc-c staph
  - **string**; as if with a (See backward)
  - **upward**: *Arn* cann-s colch *M-arct* nux-v *Ol-an* puls spong
- **dull** pain: **Agar** agn alum anac *Ant-c* ant-t asar bism borx bov bry calc camph canth carb-v caust chel *Chin* cic cina clem cocc coff coloc con cycl dros *Dulc* euph ferr *Hell* hep *Hyos Ign Kreos Laur* led *Lyc* m-aust mang meny merc mez mosch nat-c nat-m nit-ac nux-v olnd ph-ac phos plat plb puls ran-s rheum rhod rhus-t sabad samb sars sec seneg sep sil spig spong squil stront-c sul-ac teucr thuj verat verb viol-o viol-t zinc

1899

Pain – during | Generals | Pain – line

- **during** | **agg**: *Acon Ant-t Ars* bov *Bry Carb-v* caust *Cham* cimic *Coff* coloc dulc euph graph *Hep* ign *Ip Kali-n* lyc *Mag-c* mang mez *Nat-c Nat-m* nux-v onos plat *Puls Ran-s* rhus-t ruta sabad *Sars* sep sil sulph thuj *Verat*
- **eating**:
  - **after**:
    - **agg**: camph lach
    - **drawing** pain: camph
- **electric** shock; as from an: cimic cina phyt zinc-chr
- **eructations** | **amel**: jal
- **eruptions**:
  - **herpetic**; after: caust dol kali-chl kalm mez plan prun ran-b vario zinc
    - **neuralgic** (↗*SKIN - Eruptions - herpetic - neuralgia*): caust dol kali-chl kalm mez plan prun ran-b vario zinc
    - **touch**:
      - **agg**: petr
      - **neuralgic**: petr
      - **amel**: zinc
      - **neuralgic**: zinc
  - **suppressed** eruptions; after: mez
    - **neuralgic**: mez
- **everywhere**: hydr-ac olnd
  - **cramping**: hydr-ac olnd
- **excitement**: canth coff
  - **agg**: alum-sil
- **exertion** agg: *Berb*
  - **long** time; for a: mag-p
    - **cramping**: mag-p
  - **radiating**: *Berb*
- **fever**; during: *Arn Ars* bapt *Cham Coff* franc mosch nux-v phyt *Rhus-t* spig
  - **sore**: *Arn* bapt franc mosch phyt *Rhus-t* spig
- **flu**-like pain (See sore)
- **followed** by:
  - **soreness**: sang
  - **thirst** | **burning**; and (See STOM - Thirst - pain - after)
- **gnawing** pain: agn alum alum-sil am-m arg-met arg-n *Ars* bar-c bar-s *Bell* berb bry calad *Calc* cann-xyz canth carb-an carb-v caust cham chel cocc coloc *Con Cupr* dros dulc glon graph guaj hep ign iod kali-bi kali-c kali-i kali-s *Kreos* lach laur *Lyc* mag-m meny **Merc** mez nat-m kali-n nux-v olnd ox-ac par ph-ac phos *Plat* psor puls ran-b *Ran-s* rhod rhus-t *Ruta* sec seneg sep sil spong stann staph sul-ac sulph tarax thuj verat zinc-chr
  - **itching** pain: *Agn*
- **gouty**:
  - O **Nerves**: Colch coloc sulph
- **gradually** increasing (See appear gradually)
- **grasping**, griping, clutching pain: acon alum *Am-c* arn bar-c *Bell* borx cact *Calc Carb-an* carb-v caust cham chin cocc *Coloc* con dros *Euph* gels graph hep hyos *Ign* ip kali-c kali-i kali-n kreos *Led* lil-t *Lyc* m-arct m-aust mag-c mag-m meny *Merc* mosch nat-c nat-m *Nux-v* petr phos *Puls* samb sep **Sil Stann** *Stront-c* sul-ac sulph thyr verat zinc

- **growing** pains (↗*Growth; Growth - length; EXTR - Pain - leg - growing*): acon agar ap-g apiol asaf aur bell calc calc-f calc-p cimic conch eup-per **Ferr-act** *Guaj* hipp m-aust mang mang-act ol-an **Ph-ac** phos plan sil syph vitamin-d
- **hacking** pain (= as with a hatchet): am-c ars aur calc clem kali-n lyc ph-ac ruta staph thuj
- **headache**; during: seneg
  - **sore**: seneg
- **heat**; during: agar mang
  - **sore**: agar *Bapt* mang
- **heated** walk and rapid cooling, after: *Bry* **Rhus-t Tub**
  - **sore**: *Bry* **Rhus-t Tub**
- **herpes**; before: staph
- **herpes** zoster; after: ars caust cimic dol hep kalm merc mez morg-p morph petr plan prun ran-b sil stict still sul-ac syph thal thuj vac vario zinc
  - **neuralgic**: ars caust cimic dol hep kalm merc mez morg-p morph petr plan prun ran-b sil stict still sul-ac syph thal thuj vac vario zinc
- **idiopathic**: acon ars
  - **neuralgic**: acon ars
- **increase** (See appear gradually; appear suddenly)
- **increasing** and decreasing suddenly: *Med* nit-ac
  - **drawing** pain: nit-ac
  - **neuralgic**: *Med*
- **influenza**:
  - **after**: *Lycpr* lycps-v
  - **agg**: ars
    - **neuralgic**: ars
  - **during**: bapt
    - **sore**: bapt
- **injuries**; after:
  - O **Nerves**: all-c
    - **neuralgic**: all-c
- **intermittent**: *Asaf Cupr* lat-m *Stry Valer*
- **intolerable** (↗*Sensitiveness - pain - unendurable; MIND - Sensitive - pain*): acon ars *Cham* cimic *Coff* colch med nux-v sars syph
  - **burning**: sabin
- **jabbing**: rauw
- **jerking** pain | **lightening**; sudden: daph
- **labor** like pain:
  - **accompanied** by | **leukorrhea**: *Bell* dros ign kali-c
- **lancinating**: *Asaf* aster
- **lightning**-like: **Acon** agar *Alum* am-m anac apis *Arg-met* arg-n arn ars *Bell* carbn-s *Cimic* **Coloc** *Dios* fl-ac gels *Graph* hydr-ac *Kalm* kreos lyc nat-m nux-m *Plb* sulph *Valer* zinc
  - **accompanied** by | **locomotor** ataxia: *Acetan Aesc* agar alum *Am-m* ang arg-n *Ars* ars-i *Atro* bar-m *Bell* berb dig *Fl-ac* guaj hyos ign *Kalm* lyc merc-c nit-ac nux-m *Nux-v* ol-sant *Phos Phys* pilo plb plb-i sabad santa *Sec* sil *Stront-c* stry thal thiosin zinc *Zinc-p* zinc-s
- **line**; in a: all-c bell bufo caps caust fago ox-ac pyrog syph tell

1900 ▽ extensions | O localizations | ● Künzli dot

Generals

- **lying**:
  - **agg**: ruta
  - **back**; on | **amel**: pert-vc
  - **side**; on:
    - **affected** side:
      - **agg**: kali-c
      - **amel**: bry
  - **malarial**: aran *Ars Cedr* chin chinin-ar *Chinin-s* meny nat-m nicc-s stann sulph
  - **neuralgic**: aran *Ars Cedr* chin chinin-ar *Chinin-s* meny nat-m nicc-s stann sulph
- **menopause**; during: lach
  - **neuralgic**: lach
- **menses**:
  - **after**:
    - **agg**: berb *Bry* chin cimic cupr ham iod kreos puls *Sep*
    - **cramping**: chin cupr puls
    - **inflammatory**: cimic
    - **neuralgic**: cimic
  - **before**:
    - **agg**: alum caust coff con cupr iod lach mag-c merc nit-ac phos
  - **during**:
    - **agg**: alum am-c ambr aml-ns aran ars bar-c *Bell* berb bry cact canth carb-v caul *Cham* chel cimic *Cocc Coff* con croc cupr gels graph *Hyos Ign* iod kalm **Lach** mag-c mag-m nat-c nit-ac nux-m nux-v petr phos **Puls** sabin *Sel* sep spong stram tarent verat zinc
    - **cramping**: *Cham Cocc Coff Croc* cupr *Hyos Ign* **Lach** mag-m **Puls** *Sel*
    - **drawing** pain: phos
    - **neuralgic**: aml-ns aran berb gels kalm verat
    - **sore**: ambr carb-v cimic con nat-c nit-ac petr sep spong stram
  - **suppressed**; from: kalm
    - **neuralgic**: kalm
- **motion**:
  - **agg**: acon act-sp *Aesc* alum-sil bapt bov *Bry* calc chel colch cupr cycl lach merc-c ox-ac phyt plb sil *Spig* staph ther zinc-chr
    - **drawing** pain: calc cycl
    - **sore**: acon *Aesc* bapt bov *Bry* chel colch lach merc-c phyt plb staph
    - **stabbing** pain: *Bry Spig*
    - **stitching** pain: *Bry Spig* zinc-chr
    - **tearing** pain: *Bry*
  - **amel**: caust kali-c *Pyrog* rad-br *Rhus-t Tub*
    - **aching**: rad-br
    - **sore**: caust *Pyrog Rhus-t Tub*
  - **bed** agg; in: sol-t-ae
    - **sore**: sol-t-ae
  - **must** move: mag-c
- **nail**; as from a: hist
- **neuralgic**: acetan *Acon* acon-c acon-f aconin adren agar all-c am-pic am-val aml-ns anag apoc aran arg-met arg-n *Arn Ars* ars-s-r asaf astac aster atro *Bell* berb *Bry* cact caj calc calc-caust *Cann-i* canth caps carb-ac

- **neuralgic**: ... card-m caust *Cedr* cere-b *Cham Chel Chin Chinin-ar* chinin-m *Chinin-s* cimic cina cit-v *Clem* cocc-s coff *Coloc* colocin com con corn-f crot-chlol crot-t cupr cur cypr dios dirc dol dulc elat eupi ferr ferr-m ferr-p form-ac gaul gels *Glon Gnaph* grat guaj hecla helo helo-s hyos hyper ichth **Ign** ip irid-met iris kali-ar *Kali-bi* kali-chl kali-cy kali-fcy *Kali-i Kalm* kreos lac-c lach lob *Lyc* lyss mag-c mag-m *Mag-p* mag-s malar *Med* mentho meny merc methyl *Mez* morph nat-m nicc-s *Nux-v* onos ox-ac par passi paull *Phos Phyt* pime pip-m pip-n *Plan Plat* plb plect polyg-xyz prim-v prot prun *Psor Puls* ran-a *Ran-b* ran-s *Rhod* rhus-t rob rumx ruta sabad sacch-l sal-ac salol sang sanic sec sep sil *Spig Stann Staph* stict sul-ac *Sulph* sumb syph tarax ter *Thal-met* thea ther thuj til tong trach-xyz tub vac *Valer* vario *Verat Verb* verin visc xan zinc *Zinc-p Zinc-val*
  - **accompanied** by:
    - **colic**: alumn ant-t ars *Atro Bell* cham *Cocc* coloc cupr cupr-ar *Dios* euph hydr-ac hyos kali-c mag-p *Nux-v* op *Plb* plb-act santin tab verat zinc
    - **constipation**: alum alum-sil alumn plb
    - **formication**: acon
    - **numbness** (↗*Numbness - pain - during; Numbness - painful*): *Kalm*
    - **tearing** pains; severe: coloc ruta
    - **Brain**; congestion of (See HEAD - Congestion - brain - accompanied - pain)
  - **agonizing**: kali-c
  - **excruciating**: mag-p
  - **followed** by | **mania** (See MIND - Mania - neuralgia)
  - **gouty**: cimic *Colch* coloc kalm phyt ran-b *Rhod* rhus-t sulph
  - **hot** needles touched the parts; as if: agar ars
  - **ice** touched the part; as if: agar
- **noise** agg the pains: ars canth coff *Ther*
- **nursing** agg: cham
  - **cramping**: cham
- **operation**; after (↗*Injuries - operation - ailments*): cupr hyper
  - **neuralgic**: cupr
- **oppressive** (= causing a sensation of oppression): agar ant-c ars *Bell* bov bry calc cann-s caust cham chin cic cina cocc coff colch *Con* euphr hyos ign kreos *Mag-c* mag-m **Mosch** nat-m nux-v plat plb puls rhus-t ruta sabad sec seneg sep spig staph teucr viol-t
- **paralyzed**; as if: acon agar agn alum alum-sil am-c am-m ambr ang ant-c arg-met arg-n *Arn* ars ars-i asaf asar *Aur* bar-c *Bell Bism* bov *Bry* calc cann-s canth caps carb-v caust *Cham* chel *Chin* **Cina Cocc** coff **Colch** coloc con croc croth-h **Cycl** dig dros *Dulc* eug euph euphr *Ferr* ferr-ar ferr-m gels graph grat hell hep hyos ign iod kali-c kali-n kali-p kreos lach *Laur* led lyc m-arct m-aust mag-c mag-m mang meny meph merc *Mez* mosch mur-ac nat-c *Nat-m* **Nux-v** olnd par petr ph-ac phos plat plb puls ran-s raph rheum rhod *Rhus-t* ruta sabad **Sabin** sars sel seneg sep *Sil* spig stann *Staph* stram stront-c sul-ac sulph teucr thuj valer *Verat* verb zinc

Generals

- **paroxysmal**: rauw
- **periodical**: cact nicc-s parth toxi
  - **daily** at the same hour: kali-bi sulph
    - **neuralgic**: kali-bi sulph
  - **neuralgic**: cact nicc-s parth toxi
- **perspiration**:
  - **amel**: clem
    - **neuralgic**: clem
- **pierced**; as if: apis caps mill nat-s
- **pinching** pain: acon agar alum alum-sil *Am-c* **Am-m** ambr anac ang ant-c arg-met **Arn** *Ars* ars-i asar aur bar-c **Bell** berb bov bry *Calc* calc-i cann-s canth *Caps* carb-an carb-v caust *Cham Chel Chin* cina clem cocc *Colch* coloc con croc daph dig dros dulc *Euph* euphr *Gamb Graph* guaj hell hep *Hyos* ign iod *Ip* kali-c kali-chl kali-i kali-m kali-n kreos *Laur* led lyc m-arct m-aust mag-c mag-m mang meny *Merc Mez* **Mosch** mur-ac *Nat-c* nat-m nit-ac nux-m **Nux-v** olnd op par petr ph-ac *Phos* **Plat Plb Puls** ran-b ran-s *Rheum* rhod *Rhus-t* ruta *Sabad* sabin samb sars seneg sep sil spig *Spong* stann staph stront-c sul-ac *Sulph* teucr thuj tub valer verat verb viol-t zinc
  - **sensation** of sudden pinch: arg-n
- **pneumogastric** complaints; arising from: arn
  - **neuralgic**: arn
- **pressing** pain: hist
  - **blunt** instrument; as from a: *Anac* carb-v cina hyos lith-c mur-ac nat-m rheum valer
  - **inward**: acon agar alum **Anac** ant-c ant-t asaf asar aur bar-c bell bism borx bov bry **Calc** cann-s carb-an caust *Chel* chin *Cocc* coff croc cycl *Dulc Hell* hep ign kali-c *Kreos* laur m-ambo m-arct mez mosch *Nit-ac* nux-m nux-v *Olnd* ph-ac **Plat** prun ran-s rheum rhod rhus-t ruta sabad sabin sars sep sil *Spig* **Stann Staph** sul-ac *Sulph* tarax teucr thuj valer verb viol-t *Zinc*
    - **deep** inward as if with instruments: *Bov* ign verat
  - **load**; as from a: *Abies-n* **Acon** *Aesc* agar aloe alum am-c *Am-m Ambr Ant-t* aral aran arg-met *Arg-n* arn *Ars* asaf asar aur *Bar-c* **Bell** bism borx bov **Brom Bry** *Cact* calad calc camph cann-s carb-an carb-v caust cham *Chel* chin cina cinnb cocc colch coloc **Com Con** corn croc crot-t *Cupr* dig ferr gels glon graph hell hep hyos ign iod **Ip** kali-c kali-chl kali-n *Kreos* laur led **Lil-t** lyc m-ambo *M-arct* mag-c mag-m mang *Meli* **Meny** merc mosch *Nat-c* nat-m nit-ac nux-m **Nux-v** olnd *Op* **Par** petr *Ph-ac* phel **Phos** plat plb *Psor* **Puls Ran-b** rheum rhod **Rhus-t** sabad sabin *Samb* sars *Sec* seneg **Sep** *Sil Spig* spong squil stann staph **Stict** stront-c sul-ac **Sulph** thuj valer *Verb* viol-o zinc zing
  - **outward**: asaf bry cimic puls sulph
  - **plug**; as from a: anac
  - **together**: acon aeth agar **Alum** am-m ambr *Anac* ang ant-c ant-t arg-met arg-n **Arn Ars** asaf **Asar** aur bar-c *Bell Bov* bry cact calc camph *Cann-s Canth* caps carb-an carb-v caust cham chel chin cic cimic cina **Cocc** coff coloc con cupr dig *Dros* dulc euph ferr graph guaj *Hell* helo hydr-ac hyos ign iod *Ip*

- **pressing** pain – **together**: ...
  kali-c kali-i kali-n laur led lil-t lyc m-arct mag-c mag-m meny merc mez *Mosch Nat-m* nit-ac nux-m **Nux-v** olnd op petr ph-ac phos **Plat** plb puls ran-s rhod rhus-t ruta sabad sabin *Sars* seneg sep sil spig *Spong* squil *Stann* staph stram stront-c *Sul-ac* **Sulph** tarax teucr thuj valer verat verb viol-o viol-t zinc
  - **within** outward, from: *Acon Aloe* alum am-c am-m anac ang ant-c arg-met arn **Asaf** asar *Aur* bar-c *Bell* berb bism borx **Bry** calc camph cann-s canth caps carb-v caust chel chin **Cimic** cina clem cocc coff colch coloc con *Cor-r* croc cupr dig *Dros* dulc euph *Ferr* graph guaj hell hep *Ign* ip kali-c *Kali-i* kali-n kreos lach laur led *Lil-t Lith-c* lyc *M-arct* m-aust mag-m mang meli meny *Merc Merc-c Mez Mur-ac* nat-c *Nat-m* nit-ac nux-m *Nux-v Olnd* op *Par* petr ph-ac *Phos* plat *Prun* psil **Puls** ran-b ran-s rheum rhod *Rhus-t* ruta sabad *Sabin* samb seneg *Sep Sil Spig Spong Squil Stann* staph stront-c sul-ac **Sulph** tarax *Teucr Thuj* **Valer** *Verb* viol-t zinc
- **pressure**:
  - **agg**: alum-sil bry kali-c **Plat** plb sulph
    - **cramping**: plat
    - **sore**: alum-sil bry kali-c **Plat** plb sulph
    - **stitching** pain: bry
  - **amel**: bry *Coloc* mag-p
    - **neuralgic**: *Coloc* mag-p
    - **sore**: bry mag-p
- **pulsating** (See Pulsation - externally; Pulsation - internally)
- **radiating**: *Agar* apis *Arg-n* ars bapt *Berb* caust cimic coloc cupr *Dios* hyper influ kali-bi kali-c kali-n kalm lil-t mag-m *Mag-p* merc mez pls sil spig *Tell* xan
- **raw**; as if: am-c arum-t berb *Canth* caps carb-v *Caust* erig *Get* hydr lyc manc meli meny ran-s sin-n sul-i sulph
- **red** hard nodules: petr
  - **sore**: petr
- **rest**:
  - **agg**: kali-c kreos magn-gr thuj tub
    - **drawing** pain: tub
    - **neuralgic**: kreos
    - **sore**: kali-c magn-gr
    - **tearing** pain: thuj tub
  - **amel**: *Bry*
    - **sore**: bry
    - **tearing** pain: *Bry*
- **restlessness**; with | **aching** (See MIND - Restlessness - pain, from)
- **rheumatic** (↗*EXTR - Pain - rheumatic*): abrot acon act-sp adren aesc agar alf am-c *Ambr* ang **Ant-c Ant-t** anthraco apoc-a arb arn asaf aspar aur aza bell bell-p *Berb* bry **Bufo** calc-f camph cann-s carb-v carc caust cham chel chin cimic clem *Cocc* coff colch coloc cor cupr cycl *Dulc* elaps euphr ferr ferr-p form franc gels get *Gins* gnaph *Guaj* hipp hyos *Ign* irid-met jac-c kali-s kalm lac-ac lac-c *Led* lyc *Lycpr* m-ambo mag-s magn-gr *Med* nat-m nat-p **Nux-v** nyct ol-j phyt pin-s plb prim-v psor puls rad-br ran-s *Rham-cal Rhod Rhus-t* sabad

1902 ▽ extensions | ○ localizations | ● Künzli dot

Generals

Pain – rheumatic
- **rheumatic**: ...
sabin sal-ac sang sec sil *Spig* spira squil *Stel Stict* stront-c sul-ac syph teucr tub tub-m *Valer* verat verat-v visc xan
  - **alternating sides**: lac-c
  - **left** side: *Ox-ac*
  - **accompanied** by:
    : **dysentery** (See RECT - Dysentery - accompanied - rheumatic)
    : **dyspepsia**: nat-c
    : **eczema** (See EXTR - Pain - rheumatic - accompanied - eczema)
    : **hemorrhoids**: *Berb*
    : **menses**; painful (See FEMA - Menses - painful - accompanied - rheumatic)
    : **paraplegia** (See Paralysis - paraplegia - accompanied - rheumatism)
    : **perspiration**: asc-t
    : **pollutions**: gins
    : **stiffness** | **chronic**: ol-j
    : **urticaria**: pin-s *Urt-u*
    : **Bronchial** tubes; complaints of the (See CHES - Complaints - bronchial tubes - accompanied - rheumatic)
    : **Extremities**; heaviness of: *Cimic*
    : **Heart**:
      : **complaints** of the (See CHES - Heart; complaints - accompanied - rheumatic)
      : **inflammation** | **Pericardium** (See CHES - Inflammation - heart - pericardium - accompanied - rheumatism)
    : **Kidneys**; inflammation of (See KIDN - Inflammation - accompanied - rheumatism)
    : **Ovaries**; irritation of: *Cimic*
    : **Uterus**; cramping pain in: *Cimic*
  - **air**; in open | **amel**: kali-m puls
  - **alternating** with:
    : **chorea** (See Chorea - alternating)
    : **respiration**; asthmatic (See RESP - Asthmatic - alternating - pain)
    : **Urinary** organs; complaints of (See URINARY - Complaints - alternating - rheumatic)
  - **chill**; during: bapt hom-xyz rhus-t
  - **chronic**: anthraco bell carbn-s *Caust* coli euon-a get ichth led lith-c *Med* petr phyt rhod *Stel* syph tax tub-d vanad
  - **colchicum**; in abuse of: led
  - **cold** agg: led *Merc*
  - **degenerative**: coli
  - **diarrhea**; from suppressed: abrot
  - **discharges**; from suppressed: abrot
  - **drawing** pain: am-c carb-v chel sul-ac
  - **gonorrheal**: franc methyl thuj
  - **loquacity**; with (See MIND - Loquacity - rheumatic)
  - **measles**; during: puls
- **motion**:
  : **agg**: abrot act-sp apis *Arn Bry Calc Chin* cimic clem colch form get guaj iod *Kali-m* kalm lac-c led *Merc* nux-v phyt ran-b sal-ac *Stel*
  : **amel**: cham chin dulc ferr lyc *Med Puls* rhod *Rhus-t* verat
  : **slight** motion | **agg**: ferr-p *Med*
- **nervous** persons; in (See MIND - Excitement - nervous - rheumatic)
- **periodical** | **day**; every other: chin
- **pregnancy** agg; during: acon alet *Cimic* op rhus-t
- **pressure** | **amel**: bry form
- **recurrent**: nat-s senec
- **rest**:
  : **agg**: euph-l rhus-t
  : **amel**: bry get visc
- **seasons**:
  : **spring** | **amel**: calc-p
  : **snow** agg; melting: calc-p
  : **swelling** begins; before: abrot
- **touch** agg: acon act-sp apis *Arn Bry Chin Colch* iod lac-c ran-b rhus-t sal-ac
- **touching** cold things agg: sal-ac
- **tubercular**: tub-r
- **warm**:
  : **applications** | **amel**: *Ars* bry caust kali-bi nux-m rhus-t *Sil*
  : **bed** | **agg**: led merc
- **weather**:
  : **cold**:
    : **agg**: *Camph* influ rhus-t
    : **dry** | **agg**: *Acon* bry caust nux-m *Rhod*
    : **wet** | **agg**: dulc
  : **warm**:
    : **agg**: *Colch* kali-bi kali-s rhod
    : **wet** | **amel**: *Caust*
  : **wet**:
    : **agg**: influ rhod
    : **amel**: caust
  : **windy** and stormy: *Rhod*
  : **before**: puls *Rhod* rhus-t
- ○ **Fibrous** tissue: arn form-ac get phyt rhod *Rhus-t* syph
- **Joints** (↗EXTR - Pain - joints - rheumatic; EXTR - Pain - rheumatic): am-p bell-p form gonotox mag-s med merc streptoc *Tub*
  : **acute**: *Tub*
  : **Small** joints: Act-sp
- **Muscles**: *Acon* am-p ang ant-t apis arn bell-p *Bry* calc calc-f *Casc* caust chin chinin-s *Cimic* colch dulc *Ferr* form gels glyc gnaph ham hyper jac-c leptos-ih lyc *Macro* med merc nux-m osteo-a phos phyt ran-b rhod rhus-t sang sil streptoc sulph syph verat-v
- **Nerves**: bell-p
- **Periosteum** | **chronic**: still
- **Tendons**: arn
- **Upper** part of body | **right**: viol-o

Generals

- **rising**:
  - **after**:
    - ○ **agg**: coloc
    - ○ **drawing pain**: coloc
  - **agg**: pic-ac ptel
    - ○ **sore**: pic-ac ptel
  - **amel**: grat mag-c
    - ○ **sore**: grat mag-c
- **sawing** pain: aesc brom hyper phos spig spong sulph syph tarent
- **scraped**; as if: *Acon* aesc alum alumn *Arg-n* arn asaf *Asar Bell* **Brom** bry carb-v carbn-s cham *Chin Coc-c* coloc *Con* crot-t dig **Dros** *Kali-bi Kali-chl Lach* led lepi *Lyc Mez* **Nux-v** *Osm Par* ph-ac *Phos* phyt **Puls** *Rhus-t Rumx Sabad* sel seneg spig *Stann* **Sulph** tell *Verat*
- **screaming**; from: lat-m
- **screwed** together; as if: aeth alum ambr bov *Coloc* elaps naja nux-m *Onos* ox-ac sars *Stront-c* zinc
- **sharp** (See cutting)
- **shattered**; as if: aeth ars *Bell* bry carb-an *Coff* dig glon *Mur-ac Nit-ac Nux-v* **Puls** *Rhus-t* sil *Stann* staph sulph verat
- **shifts** to part lain on: arn bry *Graph* kali-c merc mosch *Ph-ac* sil
- **shooting** pain: acon agar alum apis arg-n ars bell berb cham cimic coff coloc cupr dios ferr hell hydr-ac hyos hyper iris kali-bi kali-c kali-i kali-m kalm mag-c mag-m mag-p mez nit-ac nux-v ox-ac paeon phos plb prun puls rad-br ran-b rauw rhus-t rumx sabin sang sep sil spig **Sulph** tab tell *Thal-met* xan zinc
- **simultaneous** with headache (See HEAD - Pain - accompanied - pains)
- **sitting**:
  - **agg**: agar am-m caust samb spig **Valer**
    - ○ **drawing pain**: samb *Valer*
    - ○ **sore**: agar am-m caust spig
  - **chair**; in a | **agg**: pert-vc
- **sleep**:
  - **after** | **agg**: phyt
  - **during**:
    - ○ **agg**: *Ars* aur bell carb-an carb-v cham con graph lyc merc *Nit-ac* nux-m plat rhus-t sul-ac sulph til
    - ○ **waking** | **amel**: sul-ac
  - **half** sleep, during: nit-ac
- **somnambulism**, after: sulph
  - **sore**: sulph
- **sore** (= bruised): abrot *Acon* adon *Aesc* agar agn aloe *Alum Alum-p* alum-sil alumn *Am-c* am-m ammc ampe-qu anac *Ang* ant-c ant-t apis **Arg-met** arg-n **Arn** *Ars* ars-i arum-t asaf *Asar Aur* aur-ar *Bad Bapt* bar-act bar-c bar-i bar-m bell bell-p berb borx bov *Brom Bry* calc calc-sil calen *Camph* canch cann-s *Canth* caps (non: carb-ac) carb-an carb-v carbn-o *Carbn-s Caust* cedr cent cerv cham chel **Chin** chion chlor *Cic Cimic* **Cina** cinnb clem cob cob-n **Cocc** coff colch coloc con cot *Croc* crot-h crot-t culx cund cupr cycl dig *Dros* dulc echi elaps eucal **Eup-per** euph eupi fago **Ferr** ferr-ar ferr-p form gamb **Gels** goss graph grat guare **Ham** hedeo *Hell* helo helon hep hip-ac hipp hist *Hydrc* hyos

- **sore**: ...
  Hyper iber ictod ign ind iod ip juni-v kali-bi kali-chl kali-i kali-m kali-n kalm kreos lach lappa laur *Lec Led* lil-t *Lith-c* lyc lycpr lyss **M-ambo** *M-arct M-aust Mag-c* mag-m mag-p mag-s magn-gr *Mang* mang-act *Med* meli merc *Merc-i-f* merc-i-r mez mill mit morph mosch *Mur-ac Myric* narcin *Nat-ar* nat-c nat-m nat-n nat-p nat-s nat-sil nicc nit-ac *Nux-m* nux-v oci-sa ol-an *Olnd* onos ox-ac pall par paull petr *Ph-ac Phos* phys *Phyt* pic-ac plan **Plat** plb plect prun psil psor ptel *Puls* puls-n **Pyrog** *Rad-br Ran-b* raph rat *Rhod* **Rhus-t** rhus-v rumx **Ruta** sabad sabin samb sars sec seneg sep **Sil** sin-n sol-ni sol-t-ae spig spong squil *Stann* staph stict still stry *Sul-ac* sul-i sulph tarax tarent tart-ac tell ter teucr thuj til *Tub Valer* verat verb viol-o viol-t wies wye x-ray zinc zinc-p
  - **accompanied** by:
    - ○ **metrorrhagia** (See FEMA - Metrorrhagia - accompanied - pain - sore)
  - **exertion**, as after great: bell-p chel clem
  - **march**, as after a long: chel
- **splinters**; as from (↗*stitching*): Aesc **Agar** *Alum* **Anag** *Arg-n* asaf *Bar-c Carb-v* cic colch coll *Dol Fl-ac* **Hep** kali-c **Nit-ac** petr plat ran-b *Sil* stann sulph
- **sprained**; as if: arn asaf bell-p calc cham *Chel* graph *Ign* nat-m petr *Phos Puls Rhus-t Sulph* thuj
- **squeezed**; as if: acon alum ambr *Anac* **Ang** ant-c *Ant-t* arg-met arn asar bar-c *Bell* bell-p berb bry *Cact* calad *Calc* camph cann-xyz *Carb-v* caust cham chel cic cimic *Cina* cocc colch coloc croc *Cupr* cycl dig dros dulc euphr graph hyos ign iod ip kali-c kali-i *Kali-n* kalm kreos lap-la led lyc m-ambo mang meny merc mez mosch nat-c nat-m nat-s nit-ac nux-m nux-v olnd par petr ph-ac phos **Plat** puls ran-b rhod rhus-t ruta sabad sep sil spig squil staph stront-c sulph teucr thuj valer verat verb viol-t zinc
- **stabbing** pain: apis *Bry* cob-n *Kali-c* rauw *Spig*
- **standing** agg: *Berb*
  - **radiating**: *Berb*
- **stinging**: acon **Apis** arn **Ars** berb bry caps cina *Coloc* kali-c lyc merc nit-ac *Phos* plat puls ruta sabal *Sep* **Sil** sul-ac *Sulph* tarent ther thuj zinc
- **stitching** pain (↗*splinters*): **Acon** aconin aesc ail alum-p *Alum-sil* **Alumn** *Am-m* amyg-p anac apis arg-n arist-cl arist-m *Arn* ars *Ars-s-f* arum-dru *Asaf Asc-t* astac aur-ar aur-i aur-m amyg bapt bar-c bar-i bar-s bart **Bell** benz-ac berb borx *Bov* **Bry** bufo buni-o **Calc** calc-f calc-i *Calc-sil* cann-i **Canth** *Caust* cham *Chel* **Chin** *Cimic* cina *Cocc* coff *Colch Coloc* **Con** culx cupr dig *Dros* esp-g eucal ferr-ac ferul *Gamb* gast *Graph Hell Hep* hist hydr hydroph hyos hyper **Ign** jac-c kali-ar kali-br kali-c **Kali-c** kali-chl kali-i kali-m kali-n kali-s kali-sil *Kreos* lac-ac lac-c lach *Laur* led lyc *Mag-c Mag-m* mag-p *Manc Meny* **Merc** merc-c merc-i-f mez mosch *Mur-ac* naja *Nat-c Nat-m* nat-s *Nat-sil* **Nit-ac** nux-v pall *Par Ph-ac Phos* **Phos** plat *Plb* plb-i pneu Puls ran-b *Ran-s* rauw *Rhus-t* rumx *Sabad Sabin* sang *Sars* scut *Sep Sil* **Spig** *Spong* squil **Stann Staph** stel stict stroph-h stroph-s sul-ac sul-i **Sulph** symph *Tarax* tarent **Thuj** tub urt-c verat **Verb** verin *Viol-t* vip visc *Zinc* zinc-chr **Zinc-p**

Generals

Pain – stitching

- **burning**: am-m bell *Berb* dig gamb ign m-aust nat-s rat rhod
- **crawling**: am-m anac arg-met **Arn** bar-c caust chin kali-c lyc m-arct meny mez plat *Sabad Sep* sil spig staph thuj zinc
- **downward**: ant-c arn *Asc-t* bell borx canth caps **Carb-v** *Caust* chel cimic cina coloc dios dros **Ferr** gels graph kalm kreos lyc m-arct mang mez nat-ar nit-ac nux-v pall petr ph-ac *Phyt Puls Ran-s* **Rhus-t** sabin sars sep squil still *Sulph* tarax ust *Valer* zinc
- **drawing** pain: mang
- **dull** pain: mang
- **inward**: acon alum am-m ang arg-met **Arn** *Asaf* bar-c bell bov *Bry Calc* cann-s **Canth** caps carb-v caust cina clem cocc coloc croc dros guaj hyos *Ign* ip *Laur* m-arct mang meny mez nux-v olnd par petr ph-ac phos *Phyt Plb* **Ran-b** rhus-t *Sabin* samb sel sil squil staph sul-ac tarax thuj verb
- **itching**: carb-v euphr stann
- **jerking** pain: ang arn *Bry Calc* carbn-s caust **Cina** cocc coff *Coloc* euph guaj *Lyc* mang *Meny* mez mur-ac **Nux-v** ph-ac plb sep sil spong **Squil** stann zinc
- **needles**; as from: aeth agar all-c alum am-c anac apis **Arg-n** *Ars* asaf aur bar-c bell borx bry buth-a calc calc-p camph caps carb-v chel chin cimic coloc con crot-h dig **Hep** kali-bi *Kali-c* lach lith-c lyc mag-c manc mang nat-m nicc **Nit-ac** ol-an paeon phos plat prun rhod rhus-t sabad **Sil** spig staph sulph syph tarent tell tet valer verat vesp
  - **cold** needles: *Agar* ars
  - **hot** needles: acon aeth apis ars aur bar-c borx buth-a calc-p caps carb-v chel con crot-h dig lach lith-c mag-c nat-m nicc ol-an phos plat prun rhod rhus-t spig staph tell tet vesp
- **outward**: *Alum* am-m ant-c **Arg-met** arn *Asaf* asar *Bell Bry Calc* cann-s canth carb-v *Caust* cham **Chel Chin** clem cocc coff colch *Con* dros *Dulc* hell hyos kali-c kali-chl kali-m *Lach Laur Lith-c Lob Lyc* m-arct mang meny **Merc** *Mez* mur-ac *Nat-c* nat-m nit-ac *Ol-an* olnd ph-ac **Phel** phos phyt **Prun** puls rhod *Rhus-t Sabad Sabin* sars *Sil* **Spig Spong Stann** *Staph* stront-c **Sulph** *Tarax* ther thuj **Valer** verat *Viol-o* viol-t
- **paralyzed**; as if: sep
- **tearing** pain | **wandering** pain: euphr
- **tensive**: *Asaf Calc* cina cocc dig kali-c mang nat-m olnd ph-ac ruta *Spig* **Staph** sulph tarax viol-t
- **transversely**: acon ambr anac arg-met *Asc-t Atro* **Bell** bov bry calc canth caust cham *Chin* cimic cocc cupr dig *Kali-bi* kali-c kali-chl kali-m laur lyc merc mur-ac phos *Plb Ran-b* rhod rhus-t seneg *Sep Spig Stict* stront-c sul-ac *Sulph* tarax
- **upward**: acon alum ars ars bar-c **Bell** bry calc canth carb-v *Caust Cham* chin cimic cina coloc dios *Dros* euphr gels *Glon Guaj* hyper kali-c *Lach Lith-c* m-arct mang *Meny* merc nat-ar nat-s petr *Phyt Plb* puls rhus-t rumx ruta **Sep** *Spong* **Stann** *Sulph Tarax Thuj*

Pain – touch

- **stitching** pain: ...
  - **wandering** pain: *Cina* sul-ac zinc
- **stool**:
  - **after**:
    - **agg**: *Calc* grat nat-m nit-ac phos
    - **sore**: calc grat nit-ac phos
  - **during**:
    - **agg**: aesc nit-ac
    - **sore**: aesc nit-ac
- **stooping** agg; after: berb
  - **sore**: berb
- **subcutaneous** injections; from: anh
  - **intractable**: anh
- **sudden** (See appear suddenly)
- **syphilis**; from: *Kali-i* mez phyt
  - **neuralgic**: *Kali-i* mez phyt
- **talking** agg: all-c
- **tearing** pain: bell *Bry* calc-f cham colch rauw *Visc*
  - **asunder**: agar alum am-m anac arn ars asar calc carb-an carb-v caust **Coff** colch con dig ferr graph ign am-ambo m-aust *Mez* mur-ac nat-m **Nit-ac Nux-v** op puls raph rhus-t sabin sep spig *Staph* sul-ac sulph *Teucr* thuj zinc
  - **away**: act-sp ars bell berb bry calc coloc dig dros hep ign **Kali-bi** kreos led m-ambo mosch nat-m nux-v ol-an paeon petr phos *Plb* psor puls **Rhus-t** *Ruta* sep sil stann sulph thlas thuj uran-n urt-u
  - **downward**: *Acon Agar Agn* alum anac ant-c ant-t arg-n ars ars-s-f asaf aur aur-s *Bar-c* bar-i bar-m bar-s **Bell** bism *Bry* calc canth *Caps Carb-v Carbn-s* caust chel *Chin* cina colch *Coloc* con croc dulc euphr *Ferr* ferr-p *Graph* ign *Kali-c* kali-chl kali-n kali-p *Kali-s* **Kali-s** kalm laur *Lyc M-aust* mag-c *Meny Merc* mez mur-ac nat-ar *Nat-c* nat-m nit-ac *Nux-v* ph-ac phos *Puls* rhod **Rhus-t** sabin sars seneg *Sep* sil *Spig* squil stann staph **Sulph** thuj valer *Verat* verb zinc
  - **outward**: all-c am-c bell bov *Bry Calc* cann-s caust *Cocc* cycl elaps euph ip mang mez mur-ac nat-c par ph-ac **Prun** puls *Rhus-t Sil Spig* spong stram verb zinc
  - **upward**: acon alum *Anac* ant-c arn *Ars* asaf asar aur **Bell** bism borx bov calc carb-v caust chin clem colch *Con Dulc* euphr m-arct mag-c meny merc *Nat-ar Nat-c* nat-m *Nit-ac Nux-v* ph-ac phos puls rhod rhus-t samb sars **Sep Sil Spig** spong *Stront-c* sulph thuj valer
- **thinking** of the pain agg: *Ox-ac*
- **thread**; like a (☛*bones - drawing - thread*): *All-c*
- **thrusting** pain: ars-s-f
- **tingling** pain: *Act-sp* arum-dru con hed
- **touch**:
  - **agg**: acon act-sp alum-sil ars-s-f bov brach *Bry* calc-p calc-sil *Caust* clem *Colch* cupr graph kali-c mang mang-act nat-m nicc nux-v **Plb** *Rhus-t Ruta* sil spig staph stram stry thuj
  - **sore**: acon alum-sil ars-s-f bov brach *Bry* calc-p calc-sil *Caust* clem *Colch* mang mang-act nat-m nicc nux-v **Plb** *Rhus-t Ruta* sil spig stram stry thuj
  - **tearing** pain: colch

All author references are available on the CD

1905

Generals

- **agg**: ...
  : **wandering** pain | **suddenly**: graph
- **twinging**: acon *Agar* aloe alum **Am-m** ant-c apis arg-n *Ars* **Asaf** aur bell berb *Bov* canth carb-an caust *Cham Chel Cimic* cocc coff coloc *Crot-t Dios* dros *Ferr* iod iris *Kali-bi* kali-c *Kali-i* kali-m *Kalm* lact **Laur** lyc m-aust *Mag-c* mag-m *Mag-p* merc *Mez* **Mosch** mur-ac nat-p nux-v ph-ac phos phys plan **Plb** plb-i *Prun* puls *Rhus-t* sabin sang sars seneg *Sep* sieg sil *Spig* staph stel stront-c sul-ac *Tab Valer*
- **twisting** pain: *Agar* alum am-m anac ant-c ant-t *Arg-n* arn ars asaf bar-c *Bell* berb borx *Bry* calad calc canth *Caps* cham *Cina* clem *Coloc* con dig *Dios* dros dulc elaps *Ign* ip kali-c kali-n led *Merc* mez nat-c nat-m nux-m *Nux-v* olnd ox-ac ph-ac phos *Plat* plb podo puls ran-b ran-s *Rhus-t* ruta *Sabad* sabin sars seneg sep **Sil** staph sul-ac sulph thlas thuj valer **Verat**
- **twitching**: agar asaf asar bell calc chin cina cocc colch ign kali-c kreos meny mosch puls sep sil sulph thuj valer
- **ulcerative** pain (= as from subcutaneous ulceration): agn *Alum-sil* am-c **Am-m** anac arn ars asaf aur bar-c *Bry* bufo calc *Cann-s* carb-v *Caust* chin *Cic* colch con *Cycl* dros euph *Graph Hep* hyos *Ign* iod iodof *Kali-bi* kali-chl kali-m **Kali-s** kreos **Lach** led *Mang Merc Mur-ac Nat-m* nit-ac *Nux-v* par petr **Phos Puls Ran-b** rhod **Rhus-t** ruta sars sec sil stann staph sulph tarax valer verat zinc
- **undulating** (See waves)
- **urination**:
  • **amel**: gels
    : **neuralgic**: gels
  • **during**:
    : **agg**: canth psor sep
      : **cutting** pain: canth psor sep
- **vaccination**; after: thuj
  • **neuralgic**: thuj
- **violent**: aeth carb-ac *Cupr* mag-p mez *Ox-ac* syph *Tarent-c* verat
  • **tearing** pain: acon anac *Arn* ars bell bry *Calc* caps *Carb-v Caust* cham *Chin* colch con kali-c *Lyc Merc* nat-c *Nit-ac Nux-v Plat Puls Rhod* **Rhus-t** sep sil staph stront-c sulph vip xan zinc
- **waking**:
  • **after**:
    : **agg**: grat mag-s sep sulph
      : **sore**: grat mag-s sep sulph
  • **on**: *Aesc* hydr hydrc ptel spong sulph thuj
    : **sore**: *Aesc* (non: carb-ac) hydr hydrc ptel spong sulph thuj
- **walking**:
  • **agg**: calc coca *Staph*
    : **drawing** pain: calc coca
    : **sore**: *Staph*
  • **amel**: coloc rhus-t tub
    : **drawing** pain: rhus-t tub
    : **sore**: coloc
- **wandering** pain (↗ *Alternating*; EXTR - *Pain - wandering*): acon adon aesc agar agav-t alum-sil *Am-be* am-c **Am-m** ambr aml-ns ant-t *Apis* apoc apoc-a arg-met

- **wandering** pain: ...
  Arn ars ars-s-f arund asaf *Aur* aur-ar bapt bar-c *Bell* benz-ac *Berb* berb-a bry buni-o calc calc-caust *Calc-p* camph caps *Carb-v Carbn-s Caul Caust* cedr *Cham* chel *Chin Cimic* clem *Colch* coloc com con croc *Cupr* daph der dig *Dios* diosm elat ery-a eup-per eup-pur fago ferr ferr-p fl-ac form gels goss graph *Hydr Hyper* ign iod *Iris* **Kali-bi** kali-c *Kali-fcy* kali-n **Kali-s** *Kalm* **Lac-c** lac-cp *Lach* lact **Led** lil-t lyc lycps-v mag-c mag-m *Mag-p* magn-gr *Manc Mang* meny meph merc merc-i-r mez myric naja nat-m nat-s nit-s-d *Nux-m* nux-v ox-ac pall phos *Phyt* plan plat *Plb* polyg-h prun psil **Puls** puls-n pyrog pyrus *Rad-br Ran-b* rhod *Rhus-t* rhus-v *Rumx* sabad *Sabin* sacch *Sal-ac* salin sang sars sec senec sep sil *Sphing Spig* spong stel (non: still) *Sulph* syph tab tarent tax tell thuj *Tub* tub-m valer *Verat* verat-v zinc zinc-chr
  • **suddenly**: ambr arn benz-ac colch form kalm rad-br rhod
- **warm**:
  • **applications**:
    : **amel**: ars kali-c *Mag-p*
      : **burning**: ars kali-c
      : **neuralgic**: *Mag-p*
  • **food**:
    : **agg**: mag-c
      : **neuralgic**: mag-c
  • **room** | **agg**: puls
- **warmth**:
  • **agg**: bry
  • **amel**: alum-sil *Coloc* mag-p
- **waves**; in: acon anac ant-t arn asaf bell chin cocc coff coloc dulc fl-ac glon hyos lach mez nux-v olnd par plat rhod senec sep spig stict sul-ac teucr viol-t zinc-i
- **weather**:
  • **bad** weather **agg**: rhod
    : **drawing** pain: rhod
    : **neuralgic**: rhod
  • **dry**:
    : **amel**: thuj
      : **tearing** pain: thuj
  • **stormy**:
    : **agg**: cham
      : **sore**: cham
    : **before**: *Med*
      : **neuralgic**: *Med*
  • **wet**:
    : **agg**: *Med* thuj
      : **neuralgic**: *Med*
      : **tearing** pain: thuj
- **working** amel: caust
  • **sore**: caust
- **writhing**: lat-m
- **wrong** position, from: staph
  • **drawing** pain: staph
- **young** people; in: *Acon Bell* coloc *Gels* kalm spig
  • **neuralgic**: *Acon Bell* coloc *Gels* kalm spig

Generals

Pain – extending to

▽ **extending** to
- **radiating** (See radiating)
○ **Crosswise**, across, etc.: acon agar alum ambr anac apis arg-met asc-t *Bell* berb borx bov bry calc canth caust cham chel chin cocc ferr hell kali-bi kali-c kalm *Lac-c* lach laur lyc mang merc mur-ac murx nat-c nit-ac nux-v phos *Rhus-t* seneg *Sep* sil spig stict stront-c sul-ac sulph tarax valer verat
- **Downward** (↗ *Complaints - extending - downward)*: acon agar agn alum ant-t apis arn asaf aur bar-c bell benz-ac berb bry canth *Caps Carb-v* caust chel chin cina coff **Ferr** goss graph hyper kali-c **Kalm** lach led **Lyc** merc mez nat-ar nat-c nat-m nux-v ph-ac *Puls* rheum rhus-t sars sel seneg sep sil sulph *Valer* verat verb zinc
- **Ears**: *Mang*
- **Eyes**: staph
- **Fingers**: apis
  - drawing pain: apis
- **Fingers**; tips of: *Lob*
  - stitching pain | **outward**: *Lob*
- **Inward**: alum arg-n **Arn** bell bov *Calc* cann-xyz **Canth** carb-v caust chin cina con hyos *Ign Laur* meny merc mez *Olnd* petr phel phyt **Plb** ran-b rhus-t *Sabin* sep spig spong squil stann staph sul-ac sulph valer verb
- **Outward**: alum am-m anh *Arg-met* arg-n arn **Asaf** bell berb bry calc canth carb-v chel *Chin* cimic cocc **Con** dros dulc hyos kali-c kali-m led lith-c lyc mang merc mez mur-ac nat-c nit-ac phel phos phyt plat plb prun ran-b rhod rhus-t sabad sabin *Sep* sil spig spong stann stann-i staph **Sulph** tarax *Valer* viol-t zinc
- **Thighs**: cham *Staph* xan
- **Toes**: apis
  - drawing pain: apis
- **Upward** (↗ *Complaints - extending - upward)*: acon aloe alum-sil anac arn ars *Asaf* aur **Bell** calc canth caust cham chin cocc con cupr dulc eup-per eup-pur euphr gels *Glon* hyper *Ign* kalm *Lach* **Led** mag-c mang meny mez naja nat-ar nat-c nat-m nit-ac nux-v **Phos** puls rhus-t sabad samb **Sang Sep Sil** spong stront-c sulph valer zinc
○ **Affected** parts: arn *Bry* camph *Canth* carb-v cham chin cocc coloc con dig *Ham* hyper m-arct merc **Nit-ac** nux-v par **Puls** ran-b rhus-t sabin spong squil staph zinc
- **burning**: *Canth* carb-v hyper
- **cough** agg; during: alum *Am-c* am-m ambr anac *Ars* aur **Bell** Borx **Bry** calc caps carb-v caust chin con crot-h dig dros ferr *hep* iod kali-c kali-m kreos lach lyc nit-ac nux-v *Petr* phos puls rhus-t *Sabad* sep sil spong squil stront-c **Sulph** *Verat* zinc
- **raw**; as if: merc
- **sore**: *Ham* merc
- **Blood** vessels: agar **Ars** *Aur* brom *Bry* calc carb-v chel chin com fago *Ham Hyos* kali-bi lil-t med merc nat-m nit-ac *Op* phos plb *Puls* **Rhus-t** sec sep *Sulph* syph thuj verat *Vip* xanth zinc
- **night**: Ars

Pain – Bones

- **Blood** vessels: ...
  - burning: Ars
- **burning**: agar **Ars** *Aur* brom *Bry Calc* carb-v chin com *Hyos* med nat-m nit-ac *Op* phos plb **Rhus-t** sec *Sulph* syph verat xanth
- **fever**; during: *Ars* bry hyos op rhus-t verat
- **perspiration**; during: *Ars* bry hyos rhus-t
- **sleep**; during: *Ars*
- **sore**: ham puls
- **Body**; all over: acon ambr anac ant-t arn *Bry* cann-s canth cina cocc coff colch gamb hell mag-c med sep spig *Staph Tarax* usn
  - **sore**: gamb med usn
  - **touch** agg: mang
  - **sore**: mang
- **Bones** (↗ *Sensitiveness - bones):* abies-n abrot acon aesc aeth *Agar* agn all-c alum am-c am-m *Ambr* anac ang anis ant-c ant-t *Apis Arg-met Arg-n* arn ars ars-i **Asaf** asc-t atha *Aur* aur-ar aur-i aur-m aur-s bar-c bar-i bar-s bell *Berb* bism borx bov brom bry bufo *Calc* calc-f *Calc-p* calc-s calc-sil camph cann-i cann-s canth *Caps* carb-ac carb-an carb-v carbn-s castor-eq caust cedr celt *Cham* chel *Chin* chinin-m chinin-s cic *Cina Cinnb* cinnm clem cob cob-n *Cocc* colch coloc *Con* conch *Cor-r* crot-c *Crot-h* crot-t *Cupr* cycl *Daph* dig dios dros dulc **Eup-per** euph euphr ferr ferr-ar *Fl-ac* form gamb *Gels* glon graph guaj halo hell *Hep* hom-xyz hyper ictod ign indg iod **Ip** kali-bi kali-c *Kali-i* kali-n kali-s *Kalm* kreos lac-c lac-d lach lact laur led *Lith-c* **Lyc** *Lyss* m-arct m-aust mag-c mag-m malar mang mang-act mang-m mang-o meny meph **Merc** merc-c merc-i-f merc-i-r merc-k-i *Mez Mur-ac* mos nat-sil nicc **Nit-ac** nit-s-d nux-m nux-v oci-sa ol-an olnd op osm *Par* petr **Ph-ac** phel *Phos Phyt* plat plb prun **Puls** pyrog ran-s raph *Rhod Rhus-t* **Ruta** sabad *Sabin* sacch samb sarr *Sars* sec *Sel* seneg *Sep Sil* sol-t-ae spig spong stann **Staph** still stront-c sul-ac sul-i *Sulph Symph* syph *Tab* tarax *Tarent* tax ter teucr ther thuj toxo-g tub *Vac* valer verat vert-v **Verb** viol-t *Vip* vitr-an wildb zinc zinc-o
  - **morning**: sil
  - **night**: *Asaf* **Aur** aur-m calc-s caust *Cham* cinnb *Fl-ac* guare hep iod kali-bi **Kali-i** kalm lach *Lyc Mang* mang-act **Merc** *Merc-i-f* merc-k-i *Mez* **Nit-ac** *Ph-ac* phos *Phyt* rhod *Sars* sil staph still syph thuj verat
  - **burning**: ph-ac phos
  - **digging** pain: mang mang-act
  - **lancinating**: syph
  - **scraped**; as if: ph-ac
  - **tearing** pain: caust
- **accompanied** by:
  - **influenza** (See Influenza - accompanied - bones)
  - **psoriasis**: phyt
  - **weakness**: calc
- **beaten**; as if: *Tub*
- **boring** pain: agar anac ang aran *Asaf* **Aur** *Bar-c* **Bell** brom *Calc* carb-an clem dulc hell hep kali-i kali-i lach led *Lyc* mang **Merc** *Mez* nat-c nat-m

1907

Generals

Pain – Bones

- **boring** pain: ...
  nit-s-d ph-ac phos plb *Puls* ran-s rhod rhus-t sabad sabin *Sep Sil Spig* staph sulph *Thuj*
- **broken**; as if: agar am-c arg-met *Arn* ars *Aur Bry* caust **Cocc** cupr *Eup-per* hep *Merc Nat-m* nit-ac nux-v puls *Pyrog* rhus-t *Ruta* sep *Sil Tarent* ther *Thuj Vac* valer *Verat Vip*
- **burning**: ang ant-t arn ars *Asaf Aur* bell bry *Carb-v* caust chel coloc con dros *Euph* fl-ac form *Hep* ign kali-i *Lach* lyc mang merc **Mez** nat-c nit-ac par *Ph-ac* phos puls *Rhus-t Ruta* sabin *Sep* sil staph *Sulph* thuj **Zinc**
- **caries**: calc-f
  : **night**: asaf
  : **boring** pain: calc-f
- **chill**; during: ars bar-c bell borx caust chin kali-c lyc merc nat-m nux-m phos rhod staph verat
- **cold** agg: kali-bi
  : **sore**: kali-bi
- **constricting**: alum *Apis* carb-ac hep nit-ac sulph
- **cutting** pain: anac aur aur-m dig kali-bi kali-m lach osm sabad
- **digging** pain: aran arg-met asaf bufo calc *Carb-an Cocc* dulc *Mang* rhod ruta sep spig thuj
- **drawing** pain: acon agar agn anac ang ant-t *Arg-met Arn* asaf atha aur *Bar-c* bry calc-f cann-s canth *Carb-v* caust cham *Chin Cocc* colch crot-h cupr cycl gels graph hell ign indg ip kali-bi kali-c kreos led *Lyc* m-arct m-aust malar mang meny merc nat-m nit-ac nux-m olnd par petr ph-ac plb puls rhod rhus-t ruta sabad **Sabin** samb seneg sil spig stann *Staph* sulph ter teucr thuj valer verat zinc zinc-o
  : **thread**; as from a (↗thread; Threads): bry
- **ends** of his bones; as if walking on the (See EXTR - Pain - feet - walking - agg. - bones)
- **fever**:
  : **before**: *Arn* calc *Carb-v* chin ip puls rhod rhus-t sabad sabin verat-v
  : **during**:
    : **agg**: arg-met *Arn Bell* calc caust chin con cycl *Eup-per Hell* ign kali-c merc nat-m *Puls* rhod sabin sars sep staph
- **flesh** is thin over bones; where: cycl merc sang
- **fracture**; point of: mag-m symph
- **gnawing** pain: am-m arg-met *Aur* **Bell** brom canth carb-ac colch *Con Dros* graph kali-bi kali-i lyc *Mang* mang-act merc nat-s *Ph-ac* phos plb puls rhod *Ruta* samb *Staph* stront-c sulph symph
- **increasing** and decreasing gradually: syph
- **injuries**; from: ign
  : **tearing** pain | **loose**; as if flesh were: ign
- **jerking**: anac **Asaf** aur bell *Calc* caust *Chin* clem colch lyc mang merc *Nat-m* nux-v ol-an petr phos *Puls* rhod rhus-t sep sil sul-ac **Sulph** *Valer*
- **lancinating**: *Syph*
- **menses**; during:
  : **burning**: *Carb-v*
  : **sore**: carb-v

- **paralyzed**; as if (↗Lame): **Aur** bell chin *Cocc Crot-h* cycl dig *Lach* led mez nat-m nux-v petr phos puls rhus-t sabin *Sil* staph verat zinc
- **perspiration**; during: arg-met *Arn* **Bell** *Calc* caust chin con cycl *Hell* ign kali-c merc nat-m *Puls* rhod sabin sars sep staph
- **pinching** pain: bell calc cina ign mez nux-m osm petr *Ph-ac* plat **Verb**
- **pressing**: *Alum* am-m anac ang anis *Arg-met* arn ars asaf aur *Bell Bism* bry cann-i cann-s canth carb-v carbn-s cham chel cocc colch *Coloc* con *Cupr Cycl Daph* dros graph *Guaj* hell hep ign kali-bi *Kali-c* kali-n *Led* m-arct m-aust mang-o merc mez nux-m nux-v *Olnd* petr phos plat puls rhod *Rhus-t Ruta Sabin* sil spong stann *Staph* teucr *Thuj* valer verat viol-t zinc
  : **sticking** pain: anac mez ruta staph
  : **tearing** pain: arg-met bell cham coloc thuj
- **pressure** agg: kali-bi
- **sawing** pain: aesc hyper phos spig sulph syph tarent
- **scraped**; as if: *Asaf* **Chin** coloc *Ip* par **Ph-ac** puls *Rhus-t Sabad* spig thuj
- **sleep** agg; on going to: graph
  : **pressing** pain: graph
- **sore**: acon *Agar* am-m ang **Arg-met** *Asaf* aur bar-c bov *Bry* bufo *Calc* calc-sil cann-s canth carb-v chin *Cocc Con* coloch *Cor-r Cupr* dros **Eup-per** graph *Hep Ign Ip Kali-bi* lac-d *Led Lith-c* lyss m-aust mag-c *Mang* meph merc *Mez* nat-m nux-m nux-v *Par* petr ph-ac *Phos* phyt *Puls Rhus-t* **Ruta** sabad sabin sep *Sil Spig* staph syph teucr ther tub valer *Verat* zinc
  : **wandering** pain: kali-bi
- **squeezed**; as if: alum ang bell calc ign mez olnd petr *Ph-ac* plat
- **stitching** pain: abrot acon aeth agar agn am-c anac ant-c arg-met arn ars *Asaf* aur **Bell** berb **Bry Calc** canth carb-v **Caust** cedr chel *Chin* cocc colch *Con* daph *Dros* dulc euph euphr graph **Hell** iod kali-c kali-n *Kalm Lach* laur lyc m-arct mag-c mag-m mang **Merc** mez mur-ac nat-c nat-s nit-ac nit-s-d nux-v ol-an par petr ph-ac phel phos *Phyt* puls *Puls Ran-s* raph *Ruta* sabin samb *Sars Sep* sil spig staph stront-c **Sulph Symph** tarax tax *Thuj* valer verb viol-t zinc
  : **ice-cold needles**; as from: aran
  : **tearing**: acon *Ars* calc camph chel merc phos sabin thuj
- **syphilitic**: nit-ac phyt
- **tearing** pain: acon *Agar* alum *Am-m* anac ang *Arg-met* arn ars asaf **Aur** *Aur-m* aur-s *Bar-c Bell Berb* bism borx bov bry calc-p cann-s canth *Caps Carb-v* Caust cham chel *Chin Cina Cocc* colch coloc con crot-h *Cupr Cycl* dig *Dros* dulc *Ferr* fl-ac gamb graph hell hep ign iod kali-bi **Kali-c** *Kali-n* **Lach** lact laur *Lyc Mag-c* mag-m mang meph **Merc** *Merc-c Mez* mur-ac nat-c nat-m nicc *Nit-ac* nit-s-d nux-v *Ph-ac Phos* plb puls **Rhod** rhus-t *Ruta* sabad

1908   ▽ extensions | O localizations | ● Künzli dot

Generals

Pain – Bones

- **tearing** pain: ...
  Sabin samb sars sep **Spig** spong stann *Staph Stront-c* sul-ac sulph *Tab Teucr Thuj* valer verat verb *Zinc*
  : **burning**: sabin
  : **cramping**: aur olnd *Valer*
  : **jerking** pain: agn ang *Bry* **Chin** cupr mang
  : **loose**; as if flesh were: apis bell bry dios dros ign lach nat-c nat-m ol-an ph-ac rhus-t *Ruta* sulph thuj
  : **paralyzed**; as if: bell *Bism* chel chin *Cocc* dig nat-m ol-an
  : **pressing** pain: **Arg-met** arn asaf bism bry coloc Cycl staph teucr
  : **sticking** pain: bell cina mur-ac sabin
- **touch** agg: kali-bi mez
- **ulcerative** pain: am-c am-m *Bry* bufo caust cic graph ign mang nat-m *Puls* rhus-t
- **wandering** pain: kali-bi
- **weather**:
  : **change** of weather: rhod
  : **stormy**:
  :: **before**: tub
  :: **beaten**; as if: tub
  : **wet** | **agg**: merc mez nit-ac phyt rhus-t still syph
- ○ **Epiphyses**: arg-met calc-p
  : **tearing** pain: arg-met calc-p
- **Long** bones: anac asaf bry calc cinnb dig dros eup-per lach mez osm ph-ac *Sabad* staph stront-c syph
  : **night**: syph
  : **cutting** pain: anac calc dig osm sabad
  : **scraped**; as if: bry ph-ac *Sabad*
- **Marrow**: am-c bar-c chin crot-h mag-m naja ol-an op
- **Parts** lain on: mosch
- **broken**; as if: mosch
- **Skin** is thin over bones; where (See flesh)
- **Sutures**; along: calc-p
- **Cartilages** (↗*Sensitiveness - cartilages*): arg-met lob-s *Rhod Rhus-t* ruta stram
  - **sore**: **Arg-met** *Rhod Rhus-t* ruta
- **Distant** parts; in: ars ign
- **Distant** parts; to: dios
- **External** parts: acon agar agn alum am-c am-m *Ambr* anac ang ant-c ant-t **Arn** ars *Asar* aur bar-c bell bell-p bov *Bry* bufo calad **Calc** calc-p camph canth caps carb-an **Carb-v** *Caust* cham chel chin cina cocc coloc con croc cupr cycl dig dros dulc euph graph hell hep *Ign* ip kali-c kali-n kreos **Led** lyc *M-ambo* m-arct m-aust mag-c mag-m meny merc *Mez* mosch mur-ac nat-c **Nat-m** nit-ac nux-m nux-v ol-an op par **Petr** ph-ac *Phos* plat plb *Puls* ran-b *Rhod* **Rhus-t** *Ruta* sabin sars seneg *Sep* sil *Spig* spong *Stann* staph stront-c **Sulph** thuj valer verat verb zinc
- **Externally**: abrot acet-ac achy **Acon** acon-c acon-f *Act-sp* adon *Aesc* **Agar Agn** all-c *Aloe* **Alum** *Alum-p* **Alum-sil** Alumn **Am-c Am-m** *Ambr* Ammc *Anac* **Ang Ant-c Ant-t** *Antho* **Anthraci** aphis **Apis Apoc Arg-met Arg-n Arn Ars** ars-i **Ars-s-f Arum-t Asaf** *Asar Aspar*

Pain – Externally

- **Externally**: ...
  atha aur aur-ar aur-i *Aur-m Aur-s Bad* **Bapt** bar-act *Bar-c* bar-i *Bar-m* bar-s **Bell** benz-ac **Berb** *Bism Borx* bov brom bruc **Bry** *Bufo* buni-o cact *Calad* **Calc** calc-act calc-ar calc-caust calc-f calc-i *Calc-p* **Calc-sil** calen *Camph* **Cann-i** *Cann-s Canth Caps Carb-ac* carb-an **Carb-v** carbn-o **Carbn-s** castm *Caust Cedr Cham* **Chel** chelo **Chin** chinin-ar **Chinin-s Cic** *Cimic Cina* cinnb cist *Clem* cob coc-c **Cocc** coff **Colch** *Coloc* com **Con** conv convo-d cop *Corn* **Croc** crot-c crot-h *Crot-t* culx cupr *Cycl* cyt-l *Daph Dig Dios* dor **Dros** *Dulc* elaps *Eucal* euon euonin **Eup-per** euph euph-l **Euphr** fago **Ferr** *Ferr-ar* ferr-m ferr-ma ferr-p fl-ac form *Gamb Gels Glon Gran Graph Grat Guaj* guare **Ham** *Hell* helon **Hep** hera hist hydr *Hyos* **Hyper Ign** *Indg* iod *Ip* **Iris** juni-v kali-ar **Kali-bi** kali-br **Kali-c Kali-chl** *Kali-i Kali-m Kali-n* **Kali-p Kali-s** kali-sil kali-sula *Kalm Kreos* lac-ac **Lach** lachn lact lam lap-a lat-m *Laur* **Led** *Lil-t Lith-c Lob* **Lyc** lyss m-ambo m-arct *M-aust Mag-c* mag-m *Mag-p* mag-s *Manc* mand *Mang Med* **Meny Merc** *Merc-c* merc-i-r merc-sul merl *Mez* **Mosch** *Mur-ac* naja *Nat-ar* **Nat-c** *Nat-hchls* **Nat-m** *Nat-p* **Nat-s** *Nat-sil Nicc* nig-s **Nit-ac Nux-m Nux-v** *Ol-an Olnd Op Osm Ox-ac* oxyt paeon *Par* pareir **Petr** *Petros* **Ph-ac** phel **Phos** *Phyt* pic-ac pip-n plan **Plat** *Plb* plb-i pneu *Podo Prun* psil *Psor* **Puls** pycnop-sa **Pyrog Ran-b Ran-s** raph *Rat* rauw *Rheum* **Rhod Rhus-t** rhus-v *Rumx* **Ruta Sabad Sabin** sal-ac *Samb Sang Sars* **Sec Sel Seneg Sep Sil** sol-ni **Spig Spong** *Squil* **Stann Staph** stel *Stict* still stram *Sul-ac Sul-i* **Sulph** sumb tab **Tarax** *Tarent* tarent-c **Ter** teucr **Thuj** til tong trib *Tub* urt-g ust **Valer Verat Verb** vib vinc *Viol-o Viol-t* vip vip-a wies **Zinc** zinc-o zinc-ox **Zinc-p**
- **left** upper part of body: kreos
  : **burning**: kreos
- **burning**: acet-ac achy *Acon* acon-f *Agar* all-c aloe alum *Alum-p* **Alum-sil** am-c *Am-m* ambr anac ang ant-c ant-t *Antho* **Anthraci Apis** arg-met *Arn* **Ars** ars-i **Ars-s-f Arum-t** *Asaf* asar atha atro aur aur-ar *Aur-m* **Bapt** *Bar-c* bar-m bar-s bell **Berb** bism *Borx* bov brom **Bry** *Bufo* buni-o calad calc calc-ar calc-i *Calc-p* camph cann-s *Canth Caps* **Carb-ac** carb-an **Carb-v** carbn-o **Carbn-s Caust** cham *Chel* chin chinin-ar cic *Cimic* cina *Clem* coc-c **Cocc** coff colch *Coloc* com **Con** convo-d cop *Corn* croc crot-c crot-h crot-t cupr *Cycl* dig dor *Dros Dulc Eucal* euonin euph euph-l **Euphr** fago **Ferr** fl-ac **Gels** *Graph Grat* guaj hell helon hep hist *Hyos* **Ign** iod ip **Iris** juni-v kali-ar *Kali-bi* kali-br *Kali-c* kali-chl kali-m kali-n **Kali-p** kali-s kali-sula *Kreos* lac-ac **Lach** lachn lap-a lat-m *Laur* led lil-t lob **Lyc** m-ambo m-arct m-aust mag-c mag-m mag-s **Manc** mand mang *Med* meny **Merc** *Merc-c* merc-sul merl mez mosch *Mur-ac* **Nat-c Nat-m** *Nat-s* nat-sil nicc **Nit-ac** nux-m **Nux-v** ol-an *Olnd* **Op** ox-ac paeon par **Petr** **Ph-ac** phel **Phos** phyt pic-ac pip-n plan plat plb **Puls** *Psor* **Puls** pycnop-sa **Ran-b** ran-s raph **Rat** rauw *Rheum* rhod **Rhus-t** rhus-v *Rumx* **Ruta Sabad** sabin sal-ac samb sang sars **Sec** sel seneg **Sep Sil** sol-ni spig spong squil **Stann Staph** stram stront-c sul-ac sul-i

Generals

Pain – Externally

- **burning**: ...
  Sulph tab *Tarax Tarent* tarent-c *Ter* teucr *Thuj* til trib valer verat *Viol-o* viol-t vip wies *Zinc* zinc-p
- **constricting** (*Constriction - external; Constriction - internally*): acon acon-c agar alum alum-sil *Am-c* ambr *Anac* **Ang** arg-met *Arg-n* arn bar-c *Bell* bry cact calad *Calc* camph cann-s *Canth Carb-v* caust cham chel cic *Cina* cocc colch coloc **Con** croc cycl *Dig* dros dulc euphr *Gamb* graph hist hyos **Ign** iod kali-c *Kali-n* kreos led lyc m-arct mag-m mang meny merc mez mosch nat-c *Nat-m Nit-ac Nux-v* olnd petr ph-ac *Phos* **Plat** pneu **Puls** ran-b rhod rhus-t ruta sabad samb sep sil spig squil stront-c sulph sumb teucr thuj valer verat verb viol-t zinc
- **cutting** pain: acon *Alum* alum-p alum-sil *Alumn* ambr anac ang ant-c arg-met arn ars-s-f asaf asar aur aur-ar aur-s *Bell* berb bism borx brom bry *Calad* **Calc** calc-i *Calc-sil* camph cann-s canth carbn-s castm caust chin chinin-s cimic cina clem colch *Coloc* **Con** conv dig *Dros* dulc euph *Graph* hell hep hyos *Ign* kali-c *Kali-chl Kali-m* kali-s kalm led *Lyc* m-ambo m-arct mag-c mag-m mang meny *Merc* mez mosch *Mur-ac* **Nat-c** nat-m *Nat-sil* nit-ac *Nux-v* olnd osm ox-ac oxyt par *Petr Ph-ac* phos plat puls ran-b rhod *Rhus-t* ruta sabad *Samb* sang sars seneg *Sep Sil* spig stann staph stel stram *Sul-ac* sul-i *Sulph* teucr thuj verat *Viol-t Zinc* **Zinc-p**
- **gnawing** pain: acon agar **Agn** alum am-c ambr arg-met arn aur *Bar-c* bar-m bell bry calad calc calc-p *Canth* caps *Cham Crot-t* cycl dig *Dros* dulc euph ferr gamb *Glon* graph hell hyos ign *Kali-c* kreos laur led lyc m-ambo m-aust mag-c mag-m mang *Meny* merc merc-i-r mez mur-ac nat-c olnd op *Par Ph-ac Phos* **Plat** plb *Puls* **Ran-s** rheum rhod rhus-t *Ruta* samb sep sil spig **Spong** stann Staph stront-c sulph *Tarax* thuj urt-g verat zinc
- **here** and there: **Bar-c** sul-ac zinc
  - stitching pain: **Bar-c** sul-ac zinc
- **jerking**: acon agar agn *Alum* alum-p alum-sil *Alumn* ambr anac ang ant-c ant-t arg-met *Arn* ars *Asaf* asar aur-ac *Bar-m* bar-s *Bell* bism borx bov *Bry* **Calc** calc-act calc-i calc-sil camph *Cann-s* canth caps carb-v **Carbn-s** *Caust* cham *Chin* cic cimic *Cina Clem* cocc coff colch coloc con croc cupr cycl dig dros dulc *Graph* hell hep hyos **Ign** iod kali-bi kali-c kali-chl kali-s kreos lach laur led *Lyc* m-ambo m-arct *M-aust* mag-c *Mag-p* mang **Meny** *Merc* mez mosch mur-ac *Nat-c* **Nat-m** *Nit-ac Nux-m* **Nux-v** olnd op par *Petr Petros* ph-ac phos phyt plat plb **Puls** *Ran-b* ran-s rheum rhod **Rhus-t** ruta sabad sabin sec *Sep Sil* spig spong *Squil Stann* staph stront-c sul-ac sul-i sulph **Tarax** teucr thuj **Valer** verat verb viol-t zinc
- **perspiration**; during: cann-s
  - stitching pain: cann-s
- **pinching** pain: acon anac ang ant-c arg-met arn bell bry *Calc* cann-s caps carb-v caust chel chin cina *Clem* cocc con croc dig dros dulc euph euphr *Hyos Ip* kali-c kreos led m-aust mang **Meny** *Mur-ac* nat-c nit-ac nux-v olnd *Osm* par ph-ac phos *Rhod Rhus-t*

Pain – Externally

- **pinching** pain: ...
  ruta **Sabad** sabin samb sars sil *Spig* **Spong Stann** staph sul-ac *Sulph* thuj verat **Verb** viol-t zinc
- **pressing** pain: abrot *Acon Aesc* **Agar** agn aloe alum *Alum-p Alum-sil Am-m* ambr *Ammc Anac* ang ant-c *Ant-t* **Apoc** arg-met arn ars ars-i **Ars-s-f** asar asar *Aspar Aur* aur-i aur-m *Aur-s Bapt* bar-c bar-i bar-m bar-s *Bell* berb bism borx bov *Bry Calad Calc* calc-i *Calc-p* calc-sil calen *Camph* **Cann-i** *Cann-s* canth caps *Carb-ac* carb-an *Carb-v* carbn-s **Caust** cedr *Cham Chel Chin* **Chinin-s** cic *Cimic* cina cinnb clem cob coc-c *Cocc* coff *Colch Coloc Con* crot-t cupr *Cycl* daph dig dios **Dros** *Dulc* elaps **Eup-per** euph euphr *Ferr* ferr-ar *Gels Glon Graph Guaj Hell* hep *Hyos Ign* iod *Ip* **Kali-bi** kali-c kali-chl kali-m kali-n kali-p *Kalm Kreos* lach *Laur Led Lil-t Lyc* m-ambo m-arct m-aust mag-c mag-m mang meny merc *Mez* **Mosch** mur-ac nat-ar nat-c *Nat-m* nat-sil **Nit-ac** nux-m **Nux-v** *Olnd Ox-ac* par pareir *Petr Ph-ac Phos* phyt pip-n plat plb **Podo** prun psil *Psor* **Puls** ran-b ran-s rheum *Rhod Rhus-t Ruta Sabad* sabin *Samb Sang Sars Sec Seneg* **Sep Sil Spig** spong *Squil* **Stann Staph** Stict stront-c sul-ac *Sul-i* **Sulph** tab *Tarax* teucr thuj ust valer *Verat* verb vib viol-o viol-t *Zinc* zinc-p
- **rest** agg: tub valer
  - stitching pain: tub valer
- **rising** from bed agg: mag-c
  - jerking: mag-c
- **sore**: *Acon Aesc Agar* agn aloe *Alum* am-c am-m ambr anac *Ant-c* ant-t *Apis* **Arg-met Arn** ars asaf *Asar Aur Bad* **Bapt** bar-c **Bell** *Berb* bism borx bov *Bry* calad *Calc* calc-p camph cann-s canth caps carb-an carb-v carbn-s *Caust* cedr *Cham* chel *Chin* cic *Cimic Cina Clem* **Cocc** coff *Colch Coloc* con *Croc* cupr cycl *Daph* dig dros *Dulc* **Eup-per** euph euphr *Ferr* fl-ac form *Gran* graph guaj **Ham** hell **Hep** hyos *Ign* iod ip kali-bi kali-c *Kalm Kreos* lach laur *Led Lith-c Lyc* m-ambo m-arct *M-aust Mag-c* mag-m *Mang* med meny *Merc* mez mosch mur-ac *Nat-c* **Nat-m** nig-s nit-ac *Nux-m* **Nux-v** olnd *Ox-ac* par petr *Ph-ac Phos Phyt* plat plb podo psil **Puls Pyrog Ran-b** ran-s rheum *Rhod* **Rhus-t** rhus-v *Ruta Sabad* **Sabin** samb sars sec sel seneg *Sep* **Sil** *Spig* **Spong** squil *Stann* staph stict stram stront-c sul-ac **Sulph** tab tarax teucr thuj *Valer* **Verat** viol-t *Zinc*
  - skin were off; as if: chelo
- **stitching** pain: abrot *Acon* aesc *Agar* agn *Aloe Alum* alum-p am-c *Am-m* ambr anac ang ant-c ant-t apis arg-met arg-n *Arn* ars ars-i *Asaf* asar aur *Bar-c* bar-m **Bell** benz-ac *Berb* bism borx bov *Bry* bufo calad **Calc** calc-f *Calc-p* camph *Cann-i* cann-s canth *Caps* carb-ac carb-an carb-v **Carbn-s** *Caust* cedr cham *Chel Chin* chinin-ar chinin-s *Cic Cimic* cina cinnb cist *Clem Cocc* coff colch *Coloc* **Con** croc crot-h crot-t cupr cycl *Daph* dig *Dios Dros* dulc euon euonin euph euphr *Ferr* ferr-ar ferr-ma ferr-p fl-ac form *Gels Graph Guaj Hell* hep hydr hyos *Ign Indg* iod ip kali-ar *Kali-bi* **Kali-c** kali-i *Kali-*

Pain – Externally | **Generals** | **Pain – Glands**

- **stitching** pain: ...
  Kali-p Kali-s kreos lach lact laur **Led** *Lith-c Lob Lyc* m-ambo m-arct m-aust mag-c mag-m mag-p *Manc* mang *Med Meny* **Merc** merc-c *Mez* mosch *Mur-ac* naja nat-ar *Nat-c Nat-hchls Nat-m Nat-p Nat-s* nicc **Nit-ac** nux-m *Nux-v Ol-an* olnd op *Ox-ac Par* petr *Ph-ac* phel *Phos Phyt* plat *Plb* plb-i prun psil psor **Puls Ran-b** *Ran-s Rat* rheum rhod **Rhus-t** ruta *Sabad Sabin* samb sang sars sel seneg *Sep Sil* **Spig** *Spong* squil *Stann* **Staph** stict still stram stront-c sul-ac **Sulph** tab **Tarax** teucr **Thuj** tub *Valer* verat verb viol-o *Violat* vip vip-a **Zinc**
- **burning**: *Acon* alum *Anac* arg-met arn ars *Asaf* aur *Bar-c* bell berb *Bry* cann-s caps caust cina *Cocc* con *Dig Hep Hyos* ign *Lach Lyc* m-arct m-aust mag-c meny *Merc Mez* mur-ac nat-s nicc *Nux-v Ph-ac* phel phos plat **Puls** *Ran-b Ran-s Rhus-t* sabad sel *Sep Sil* spig *Spong* squil *Stann* **Staph** *Sul-ac* **Sulph** *Thuj Viol-t*
- **tearing** pain: **Acon** *Act-sp* adon aesc *Agar* agn *Alum* alum-p **Alum-sil** *Am-c Am-m Ambr Anac* ang ant-c ant-t aphis apis arg-met **Arn** *Ars* ars-s-f *Asaf* asar aur aur-ar aur-i aur-m aur-s bar-ct bar-c bar-i bar-m bar-s **Bell Berb** *Bism* borx bov brom bruc **Bry** bact calad *Calc* calc-caust calc-i calc-p *Calc-sil* camph cann-s canth *Caps* carb-an *Carb-v* **Carbn-s** *Caust Cedr Cham Chel* **Chin** chinin-ar chinin-s cic *Cimic* cina cist clem coc-c *cocc* coff **Colch** *Coloc* con *croc Crot-t* cupr cycl cyt-l dig dros *Dulc* eucal euph euphr **Ferr** *Ferr-ar* ferr-m ferr-p *Gamb Gels* graph *Guaj* guare hell hep hera hist hyos **Hyper** ign **Indg** iod ip kali-ar *Kali-bi* **Kali-i** *Kali-i* **Kali-p Kali-s** kali-sil *Kalm Kreos* lach lact lam laur **Led Lyc** lyss m-ambo m-arct m-aust *Mag-c* mag-m mag-p mang med meny **Merc** merc-c *Mez* mosch mur-ac nat-ar *Nat-c* **Nat-m** nat-p *Nat-s Nat-sil Nicc* **Nit-ac** nux-m *Nux-v* olnd op ox-ac par petr ph-ac *Phos* phyt plan plat plb **Puls** *Ran-b* ran-s *Rat* rheum *Rhod Rhus-t* ruta sabad sabin samb sang sars sec *Sel* seneg **Sep Sil** *Spig* spong squil stann **Staph** stram *Stront-c* sul-ac sul-i **Sulph** tarax teucr thuj til tong *Tub Valer* verat verb vinc viol-o violet-t wies **Zinc** zinc-o zinc-ox
- **ulcerative** pain: acon agar alum am-c **Am-m** ambr anac ang ant-c arg-met arn ars aur bar-c bell bov **Bry** calc camph cann-s **Canth** caps carb-an carb-v *Caust* cedr cham chin *Cic* cocc colch cycl dros dulc ferr *Graph* hep *Ign Kali-i* kali-n **Kali-s** kreos lach laur m-arct mag-c mag-m *Mang* merc **Mur-ac** nat-c *Nat-m* nit-ac *Nux-v* petr ph-ac phos plat **Puls Rhus-t** ruta sars *Sep Sil* spig spong staph sul-ac sulph teucr thuj verat **Zinc**
- **vexation**; after: rhus-t
  : stitching pain: rhus-t
- **warmth**:
  : amel:
    : heat amel: alum **Ars** *Caps* carb-v lyc
    : burning: alum **Ars** *Caps* carb-v lyc
○ **Affected** parts: arn *Merc*
  : **jerking**: arn *Merc*

- **Fibrous** tissue: *Caust* cot
  - **benumbing | numb** aching: cot
  - **drawing** pain: *Caust*
  - **tearing** pain: *Caust*
- **Glands** (↗ *Sensitiveness - glands)*: acon agn all-s *Alum Am-c Am-m* ambr anac *Ang* ant-c ant-t apis arg-met **Arn** ars *Ars-i* arund asaf asar *Aur* aur-ar aur-i aur-s *Bar-c* bar-i bar-m bar-s **Bell** berb borx bov brom *Bry* bung-fa calc calen *Cann-s* canth *Caps Carb-an Carb-v* **Carbn-s** *Caust* cham chin cic cina clem *Cocc Coloc* con cor-r cupr cycl dendr-pol dulc elaps *euph euphr* ferr graph grat guaj ham hell hep hyos ign *Iod* kali-c kali-m kali-s kreos lach laur **Lyc** m-ambo m-arct m-aust mag-c mag-m *Mang* meny **Merc** *Mez* mur-ac murx naja *Nat-c Nat-m* nicc **Nit-ac** nux-v ol-an osm par petr *Ph-ac* phel **Phos** phyt *Plat Plb* prun *Psor Puls Ran-s* raph rheum *Rhod* rhus-t *Ruta* sabad sabin sang sil *Seneg* sep sil *Spig* spong squil stann staph stram *Sul-ac* sul-i **Sulph** ter teucr **Thuj** verat *Zinc*
  - **boring** pain: *Bell* lyc puls sabad sabin
  - **burning**: alum ant-c arn **Ars Bell** brom bry calc *Cann-s* carb-v caust cic clem cocc *Con* graph *Hep Ign* kali-c laur merc mez nat-m nux-s *Phos* phyt rhus **Puls** rheum rhus-t *Sep Sil* staph sul-ac sulph ter teucr *Zinc*
  - **constricting**: *Acon* alum am-c anac arn bell *Borx Calc* carb-v caust chin cocc con iod kali-c lyc *Mang* nat-c **Nit-ac** nux-v ph-ac phos *Plat Plb Puls Rhus-t* sabad sep sil spong sul-ac *Sulph*
  - **cutting** pain: arg-met *Bell* calc con graph ign *Lyc* nat-c ph-ac *Sep* sil staph sulph
  - **digging** pain: acon am-m arn asaf bell bov bry calc *Dulc* kali-c nat-c phos plat *Rhod* rhus-t ruta sep spig stann
  - **drawing** pain: agn alum *Bell* bov calc cann-s cham *Chin* cycl dulc guaj *Ign Merc* mez nit-ac phos **Puls** *Seneg Sil* sulph thuj
  - **gnawing** pain: bar-c cham mez nat-m ph-ac *Plat* ran-s *Spong* staph
  - **jerking**: arn asaf aur bell bry *Calc* caps caust chin *Clem* graph lyc meny merc nat-c *Nat-m* nit-ac nux-v petr *Puls* rhus-t sep sil sulph
  - **motion** agg: bry
    : stitching pain: bry
  - **pinching** pain: bry *Calc* m-arct meny mur-ac prun *Rhod* rhus-t sabad stann sulph teucr
  - **pressing** pain: alum arg-met ars asar aur *Bell Calc* carb-v caust chin cina cocc con cycl hyos ign kali-c *Lyc* m-arct mag-m mang meny **Merc** mur-ac nat-m nit-ac osm par ph-ac puls rheum rhus-t sabin *Spong* stann **Staph** stram *Sulph* teucr verat zinc
    : **inward**: aur *Calc* cocc cycl rheum *Staph* zinc
    : **outward**: arg-met cina ign lyc m-arct mang meny *Merc* par puls rhus-t *Spong* sulph teucr
  - **sore**: alum ant-c arg-met **Arn** ars bry calc *Carb-an* caust *Cic* clem **Con** cupr graph *Hep Ign* iod kali-c m-arct merc mez nat-m nicc nux-v *Petr* phos plat *Psor* puls rhod rhus-t *Ruta Sep* staph sul-ac sulph teucr zinc

Generals

Pain – Glands

- **stitching** pain: acon agn alum *Am-m* ang apis arg-met arn *Asaf* bar-c bar-m **Bell** berb borx *Bry Calc* carb-an carb-v caust chin *Cocc Con* cupr cycl euph euphr graph grat hell hep *Ign Iod* kali-c kali-m kreos lach laur lyc m-ambo m-arct **Merc** *Mez* mur-ac murx *Nat-c Nat-m* **Nit-ac** nux-v ol-an ph-ac *Phos* plb **Puls** *Ran-s* raph rheum *Rhus-t* sabad sang *Sep* sil spig *Spong* stann staph sul-ac *Sulph* thuj verat zinc
- **tearing** pain: agn am-c *Ambr Arn* bar-c bar-s *Bell* bov *Bry Calc* cann-s *Caps Carb-an Carb-v* caust *Cham* **Chin** cocc con cycl *Dulc* ferr graph grat ign *Kali-c* kali-s kreos *Lyc* **Merc** mez nat-c nit-ac nux-v ol-an phel phos **Puls** *Rhod Rhus-t* sel seneg sep *Sil* staph *Sulph* thuj *Zinc*
- **ulcerative** pain: am-c *Am-m* aur bell bry calc canth caust cham chin cic cocc graph hep ign kali-c merc mur-ac nat-c nat-m nit-ac petr **Phos** *Puls Rhus-t* ruta *Sil* staph sul-ac teucr *Zinc*
- ○ Around: con
- cutting pain: con
- stitching pain: con
- **Internal** parts: agar alum am-m ambr **Ang** ant-t apis arg-n brom calad calc carb-v caust cina croc dulc euph ign kali-bi kali-c *Lyc* mur-ac nux-m *Nux-v Petr* ph-ac phos **Plat** podo puls ran-b ran-s rhod samb sang spig staph sulph tarax thuj valer verat verb zinc
- **raw**; as if: arg-n brom carb-v nux-m *Nux-v* phos sang
- **Internally**: abies-c abies-n abrot acet-ac achy **Acon** acon-f aconin *Act-sp Aesc* aeth *Agar* agn *Ail* all-c *Aloe Alum Alum-sil* alumn *Am-br Am-c Am-m* **Ambr** ammc amor-r *Anac Ang* ant-c **Ant-t** *Apis Arg-met* **Arg-n Ars** *Ars-i* **Ars-s-f Arum-t** *Asaf Asar Aspar Aur* aur-ar aur-i aur-m aur-s **Bapt** *Bar-c* bar-i bar-m bar-s **Bell** bell-p **Berb** *Bism* **Borx** *Bov* **Brom Bry Bufo** *Cact* cadm-s *Calad* **Calc** calc-ar calc-i *Calc-p* calc-sil **Camph Cann-i** *Cann-s* cann-xyz **Canth Caps** carb-ac *Carb-an* **Carb-v Carbn-s** carc card-m *Carl* **Caust** *Cedr Cham* **Chel** chin-s *Chin* chinin-ar *Cic* **Cimic** *Cina* cist *Clem Coc-c* **Cocc Cod** coff *Colch* **Coll Coloc Com Con** conv cor-r *Croc* crot-h crot-t cub cund **Cupr** cycl delphin *Dig* **Dios** *Dol* dor *Dros Dulc* elaps *Elat Equis-h* eucal eug *Eup-per* eup-pur *Euph* euphr *Ferr Fl-ac* form *Gamb* **Gels Glon** goss *Gran* **Graph** *Guaj* **Ham** *Hell* hep hist hydr *Hydr-ac* **Hyos** hyper **Ign** iod *Ip Iris* kali-ar **Kali-bi Kali-c** kali-chl *Kali-i* kali-m *Kali-n* **Kali-s** kali-sil **Kalm** *Kreos* lac-ac **Lach Laur Led** lepi *Lept* **Lil-t** *Lith-c Lob* **Lyc** m-ambo m-arct *M-aust Mag-c Mag-m* manc **Mang Med Meny Merc Merc-c** *Merc-i-f* merc-i-r merc-n merc-ns **Mez** mosch *Mur-ac* murx *Naja* narc-ps *Nat-ar* **Nat-c Nat-m** *Nat-s* **Nit-ac** nux-m **Nux-v** oena *Ol-an* ol-j olnd onos **Op** *Osm Ox-ac Par* **Petr Ph-ac** phel *Phos Phys Phyt Pic-ac* pip-n plan **Plat Plb** *Podo Prun* psil *Psor* **Puls Pyrog Ran-b** *Ran-s* rat *Rheum Rhod* **Rhus-t** rhus-v rob *Rumx* **Ruta** *Sabad Sabin* samb *Sang* **Sangin-n** *Sars* **Sec** sel **Seneg Sep Sil** sin-n **Spig Spong Squil Stann** *Staph* stel stict stram *Stront-c* stry sul-ac sul-i **Sulph** tab *Tarax* tarent *Tell Ter* **Teucr** *Thal Ther*

Pain – Internally

- **Internally**: ... **Thuj** uran-n ust uva **Valer Verat** *Verat-v* **Verb** vesp *Vib* viol-o *Viol-t* vip wye xan **Zinc Zinc-p** zing *Ziz*
- **left**: *Ran-b*
- **night**: euphr
- stitching pain: euphr
- **burning**: abies-c acet-ac achy **Acon** acon-f aconin aesc *Agar* aloe *Alum* alum-sil alumn *Am-br* am-c *Am-m* ambr amor-r anac ang ant-c ant-t *Apis* arg-met *Arg-n Arn* **Ars** ars-i **Ars-s-f Arum-t** *Asaf* asar *Aur* aur-ar aur-i aur-m *Bapt Bar-c* bar-m bar-s **Bell Berb** *Bism* borx bov brom **Bry Bufo** cadm-s calad *Calc* calc-ar calc-i *Calc-p* calc-sil camph **Cann-i** cann-s **Canth** caps carb-ac carb-an *Carb-v* **Carbn-s** carc *Carl Caust* cedr cham *Chel Chin Cic* cina *Clem* cocc coff *Colch Coloc Com Con* crot-t cund *Cupr* olnd onos **Op** *Osm Ox-ac* par *Petr Ph-ac* **Phos** phyt pic-ac pip-n plat plb *Prun* **Puls** pyrog *Ran-b* ran-s rat *Rhod* **Rhus-t** rhus-v rob *Rumx* ruta *Sabad Sabin* **Sang** sangin-n **Sars Sec Seneg Sep Sil** sin-n **Spig Spong Stann** staph stram stront-c stry sul-ac sul-i **Sulph** tab tarax tarent *Tell Ter* **Thuj** (non: uran-met) uran-n ust uva *Verat* verat-v viol-o viol-t wye **Zinc Zinc-p**
- accompanied by:
  - itching (*SKIN - Itching - accompanied - heat*): mez
  - shivering: acon ars *Bry* chin ip samb verat-v
- **chill**; during: *Mez* nat-c
- **constricting**: *Acon* agn alum-sil am-m **Ambr** anac **Ang** ant-t arg-met arn **ars** asaf asar aur bar-c bell bism borx bry cact *Calc* camph canth caps carb-an *Carb-v* cham chel chin cina *Cocc Colch Coloc* con croc cyst dig dros dulc ferr graph hyos **Ign** iod *Kali-c* lach led lyc mag-c meny merc *Mez* mur-ac nat-m *Nux-v* olnd petr **Ph-ac** phos **Plat** puls ran-s rheum rhod rhus-t sabin sars sel seneg sep sil spong squil stann *Staph* stram stront-c sul-ac *Sulph Teucr* thuj valer verat *Zinc*
- **cough** agg; during: arg-met **Calc** hep *Kali-bi* kali-c *Kali-n* lach mag-m nat-m phos **Sil** staph *Sulph* verat
- **cutting** pain: abies-n acon aesc aeth agar agn all-c alum alum-sil am-c am-m ambr *Ang* ant-c ant-t arg-met arg-n *Arn* ars ars-i ars-s-f asaf asar aur aur-ar aur-s bar-c bar-m **Bell** *Berb* bism borx bov bry *Calad* **Calc** calc-i calc-p calc-sil camph cann-i cann-s **Canth** caps carb-an carb-v caust cham *Chel Chin* cic cina clem coc-c cocc coff colch **Coll Coloc Con** conv croc crot-h crot-t cub cupr cycl dig **Dios** dros *Dulc Elat Equis-h* ferr *Gamb* gels graph guaj hell hep hydr **Hyos** ign iod *Ip* iris **Kali-c** kali-chl kali-m *Kali-n Kali-s* kalm laur led lepi **Lyc**

Generals

Pain – Internally

- **cutting** pain: ...
  m-ambo m-arct m-aust mag-c mag-m mang meny **Merc** merc-c mez mosch *Mur-ac* nat-c **Nat-m** nit-ac nux-m **Nux-v** *Op* ox-ac *Par Petr* ph-ac *Phos* plat plb **Puls** ran-b ran-s *Rheum* rhod rhus-t ruta sabad sabin samb sars sec sel seneg *Sep* **Sil** *Spig* spong squil *Stann* Staph stel *Stront-c* sul-ac sul-i **Sulph** teucr thuj valer **Verat** verb *Vib* viol-t **Zinc** zinc-p zing
- **external** coldness; with: carb-v
- **burning**: carb-v
- **gnawing** pain: agar alum am-m arg-met *Ars* bar-c *Bell* calad *Calc* cann-s canth *Carb-v* **Caust** chel cocc *Coloc* Con *Cupr* dig dros dulc *Gamb* hep iod kali-bi kali-c kali-i *Kreos* lach *Lyc* merc mez nat-m nux-v olnd ph-ac phos *Plat* **Puls** ran-b *Ran-s* rhod **Ruta** seneg *Sep* sil stann staph stront-c sulph teucr verat
- **jerking**: acon agar aloe am-m ambr anac ang arn ars **Bell** born bry *Calc* cann-s carb-v caust cham **Chin** *Cina* clem cocc colch con croc cupr graph **Ign Kali-c** lyc *M-aust* mang meny *Merc* mez nat-m **Nit-ac** nux-v petr ph-ac plat plb podo **Puls** ran-b ran-s rhus-t *Sep* **Sil Spig Stann** stront-c sul-ac **Sulph** teucr **Thuj** *Valer*
- **pinching** pain: acon *Agar* agn alum *Am-c* am-m anac ang ant-c ant-t arg-met arn ars-i asaf asar aur bar-c *Bell Bism* borx bov *Bry* **Calc** camph *Cann-s Canth* caps carb-an *Carb-v* caust cham **Chel Chin** cic **Cina** coc-c **Cocc** coff **Colch Coloc** com con croc cupr cycl dig dros *Dulc* eug euph euphr *Gamb* **Graph** guaj *Hell* hep hyos **Ign** iod *Ip Kali-c* kreos **Lyc** m-ambo m-arct m-aust mag-c mag-m mang *Meny Merc* mez mosch *Mur-ac Nat-c Nat-m* nit-ac nux-m nux-v olnd *Par Petr* ph-ac *Phos* plat *Plb* **Puls** *Ran-b* ran-s rheum *Rhod* **Rhus-t** *Ruta Sabad* sabin samb sars seneg *Sep* **Sil** *Spig Spong* squil *Stann Staph* stront-c sul-ac *Sulph* tarax teucr **Thuj** valer verat **Verb** viol-t *Zinc*
- **pressing** pain: *Acon* aesc agar agn *Ail Aloe Alum* alum-sil am-c am-m *Ambr Anac* ang ant-c ant-t arg-met **Arg-n Arn Ars** *Ars-i* ars-s-f *Arum-t* **Asaf** asar *Aur* aur-ar aur-i aur-m aur-s bar-c bar-i bar-s **Bell** berb *Bism Borx* bov **Brom** *Bry* cact calad **Calc** calc-i calc-p calc-sil *Camph Cann-i* cann-s **Canth** caps *Carb-an* **Carb-v** carbn-s *Caust Cedr* cham chel chen-a **Chin** cic *Cimic* cina clem *Coc-c Cocc Cod* coff *Colch* **Coloc** *Con* cor-r croc crot-t *Cupr* cycl *Dig* dios dros dulc elaps euph euphr *Ferr Gamb* **Gels** *Glon* goss *Graph* guaj **Ham** *Hell* hep hydr *Hydr-ac* hyos hyper *Ign* iod ip iris kali-bi *Kali-c Kali-i* kali-m kali-n *Kalm* **Lach** *Laur* led *Lept* **Lil-t** *Lith-c* **Lyc** m-ambo m-arct m-aust mag-c mag-m mang **Meny** *Merc Merc-c* merc-i-f *Mez* mosch mur-ac murx naja nat-ar nat-c **Nat-m** *Nit-ac* nux-m **Nux-v** olnd onos **Op** osm *Ox-ac* par **Petr Ph-ac Phos** *Phys Phyt Pic-ac* pip-n *Plat Plb Podo Prun* psor **Puls Ran-b** ran-s *Rheum Rhod* **Rhus-t** *Rumx* **Ruta** sabad *Sabin* samb **Sang Sangin-n** sars **Sec Seneg Sep Sil Spig Spong** *Squil* **Stann** staph

- **pressing** pain: ...
  stict stram stront-c sul-ac sul-i **Sulph** tab *Tarax* tarent *Ter* teucr thuj ust **Valer Verat** *Verat-v* verb vesp vib viol-o viol-t vip xan **Zinc Zinc-p**
- **sore**: acon *Aesc* agar alum am-c am-m ambr anac ang ant-c ant-t *Apis Arg-met* arn **Ars** ars-i asaf asar *Aur* aur-i **Bapt** bar-c bar-m bell bell-p bism borx bov bry *Calc* calc-sil **Camph** cann-i cann-s cann-xyz canth caps carb-ac carb-an carb-v carbn-s caust cham **Chin** cic cina clem *Cocc* coff colch *Coloc* con croc *Cupr* dig *Dros Eup-per* euph euphr ferr **Gels** glon graph *Hell* hep ign iod *Ip* kali-bi kali-n kreos lach *Laur* led lyc m-ambo m-arct m-aust mag-c mag-m *Mang* meny merc **Merc-c** *Mez* mosch mur-ac nat-c *Nat-m* nit-ac nux-m *Nux-v* olnd *Op* petr ph-ac phos phyt plat plb **Puls Pyrog Ran-b** ran-s rhod rhus-t rumx ruta sabad sabin samb *Sang* sars seneg sep *Sil* spig spong **Stann** staph stram stront-c sul-ac sul-i *Sulph* tab teucr thuj valer *Verat* viol-o viol-t *Zinc*
- **stitching** pain: abrot *Acon Aesc Agar* agn all-c aloe *Alum* alum-sil am-c am-m ambr ammc anac ang ant-c ant-t apis arg-met arg-n arn *Ars* ars-i ars-s-f **Asaf** *Asar Aspar Aur* aur-ar aur-i aur-m aur-s bar-c bar-i bar-m bar-s *Bell* **Berb** bism *Borx Bov Bry Cact* calad *Calc* calc-i calc-p calc-sil camph **Cann-i Canth** caps carb-an carb-v **Carbn-s** card-m *Caust* cham **Chel Chin** chinin-ar cic cimic *Cina* cist clem *Coc-c* cocc coff *Colch* coll *Coloc Con* croc crot-t cupr cycl dig dios *Dol* dros *Dulc* euph euphr *Ferr Gamb* gels *Glon* graph *Guaj* hell hep hydr hyos hyper **Ign** iod ip kali-ar *Kali-bi Kali-c* kali-i *Kali-n* **Kali-s** kali-sil *Kalm Kreos* **Lach** *Laur* **Led** *Lyc* m-ambo m-arct m-aust *Mag-c Mag-m* mang meny **Merc Merc-c** merc-i-r merc-n merc-ns mez mosch mur-ac *Naja* nat-ar *Nat-m Nat-s* **Nit-ac** nux-m *Nux-v Ol-an* olnd *Op* ox-ac *Par* petr *Ph-ac* phel **Phos** phyt plan plat **Plb** prun psil psor **Puls Ran-b** *Ran-s* rheum rhod *Rhus-t Rumx* ruta *Sabad* sabin samb spig *Sars* **Sec** sel *Seneg* **Sep Sil Spig** spong **Squil** stann *Staph* stram stront-c sul-ac sul-i *Sulph* tab *Tarax* tarent teucr *Thal Ther Thuj* valer verat verb *Viol-t Zinc* zinc-p *Ziz*
- **burning**: **Ars** aur *Mez Ol-an* spig
- **needles**; as from:
  - **cold** needles: **Agar** ars
  - **hot** needles: acon agar ars lith-c ol-an vesp
- **tearing** pain: acon *Act-sp* aesc *Agar* agn aloe alum *Alum-sil* am-c am-m *Ambr* anac ang ant-c **Ant-t** apis *Arg-met* arn ars-i ars-s-f asaf asar *Aur* aur-ar aur-i aur-m aur-s bar-c bar-i bar-s **Bell Berb** bism borx bov *Bry* cact calad calc calc-i calc-p calc-sil camph cann-s canth *Caps* carb-an **Carb-v** *Carbn-s* carc caust *Cham* **Chel** chin chinin-ar cic cimic cina cist clem cocc coff colch *Coloc* **Con** croc crot-h cupr cycl dig dios dros dulc euph euphr ferr *Gran* graph guaj hell hep hyos *Ign* iod ip kali-bi kali-c *Kali-n* **Kali-s** kali-sil *Kalm* kreos *Lach* laur **Led Lyc** m-ambo m-arct m-aust *Mag-c* mag-m mang *Meny* **Merc** mez mosch mur-ac nat-ar nat-m

Pain – Internally | **Generals** | **Pain – Joints**

- **tearing** pain: ...
  Nat-m nit-ac nux-m **Nux-v** olnd op ox-ac par petr ph-ac *Phos* plat plb **Puls** ran-b ran-s *Rhod* rhus-t ruta sabad sabin samb sang sars sec sel seneg **Sep Sil Spig** spong squil *Stann* staph stram stront-c sul-ac sul-i **Sulph** *Tarax* teucr thuj uva valer verat *Verat-v* verb viol-o viol-t *Zinc*
- **ulcerative** pain: acon alum-sil *Am-c Arg-n* ars bell borx bov *Bry* Cann-s canth *Caps* carb-an carb-v carbn-s *Caust* cham chel cocc *Coloc* cupr dig *Gamb* hell hep kali-c kali-m kreos **Lach** laur mag-c mag-m mang *Merc* mur-ac nit-ac *Nux-v* ph-ac phos *Psor* **Puls Ran-b** *Rhus-t* ruta sabad sep **Sil** spig stann staph stront-c *Sulph* valer verat
- ▽ **extending** to | **Skin**: anh
- **Joints** (↗*EXTR - Pain - joints*): abrot acon *Acon-c Act-sp* aesc agar agar-ph *Agn* all-c aloe *Alum* am-c am-m *Ambr Anac* **Ang** anh *Ant-c* ant-s-aur *Ant-t Apis Apoc Apoc-a* aran arb *Arg-met* arg-n arist-cl **Arn** *Ars Ars-i* asaf *Asar* asc-t aster aur aur-m bar-c *Bell* bell-p benz-ac berb bism *Bol-la Bov* **Bry** bufo cact cadm-s caj calad *Calc Calc-f* **Calc-p** calc-s camph cann-i cann-s cann-xyz canth *Caps* carb-ac carb-an **Carb-v** *Carbn-s Carl* caul *Caust* cedr *Cham* chel *Chin* chinin-ar chlf cic cimic *Cimx* cina *Cinnb* cist clem *Cocc* coff *Colch Coloc* com con cop croc crot-t cupr cycl daph dig dios diph diph-t-tpt *Dros Dulc* **Euph** euphr *Ferr Ferr-ar* ferr-i *Ferr-p* flav *Form* gast gels *Graph* grat *Guaj* guare *Ham* harp hell *Hep* hera hip-ac hist hydr hydrc hyos *Hyper* ign indg *Iod* ip iris jac-c jatr-c *Kali-bi Kali-c* kali-i kali-m kali-p *Kalm* **Kreos** *Lac-ac Lac-c* lach laur **Led** *Leptos-ih Lith-c Lyc* lyss m-ambo m-arct *M-aust* mag-c mag-f *Mag-m* mand *Mang* meli *Meny Merc* merc-c mez morph mosch *Mur-ac Nat-ar* nat-c nat-f nat-m *Nat-p Nat-s* nit-ac nit-s-d nux-m **Nux-v** ol-an **Olnd** op par penic *Petr Ph-ac Phos* phys *Phyt* **Plat Plb** plect podo *Prun* **Puls** pyrus ran-a ran-b ran-s raph rham-cal *Rheum Rhod* **Rhus-t** *Ruta* sabad *Sabin* samb *Sang* sarcol-ac *Sars* scarl *Sec* sel senec *Seneg Sep Sil* sol-ni sol-t-ae **Spig** *Spong* squil *Stann* Staph stict *Stram* strept-ent streptoc **Stront-c** stroph-s sul-ac *Sulph* symph syph tab *Tarax* ter *Teucr* thala thuj toxo-g tub tub-m tub-r v-a-b *Valer Verat* verat-v *Verb* vesp viol-o viol-t vip **Zinc**
  - **morning** | 7 h: mand
  - **afternoon**: kali-i mang-act *Merc*
  - : **digging** pain: kali-i mang-act *Merc*
  - **night**: caust mang-act
  - : **digging** pain: mang-act
  - **tearing** pain: caust
  - **accompanied** by:
    - **menses**:
      - : **absent** (See FEMA - Menses - absent - accompanied - joint)
      - : **painful** (See FEMA - Menses - painful - accompanied - joint)
  - **alternating** places: bell colch kali-bi
  - **broken**; as if: bov calc carb-an caust dros hep merc mez par sep

- **Joints**: ...
  - **burning**: abrot anac ant-t arg-n berb carb-v caust cimic guare hist ign kali-n lyc nit-ac plat rhus-t sabin sulph thuj zinc
  - **catarrh**; from: ran-b
  - **chill**; during: bell bry calc caust chin *Hell* kali-c led lyc mang merc nux-v ph-ac **Rhus-t** sep sil stront-c sulph zinc
  - **cold** applications | **amel**: **Guaj** lac-c **Led** puls rad-br sulph
  - **constricting**: ang ph-ac *Plat* pyrus
  - **cramping**: acon am-m *Anac* **Ang** arn ars aur bar-c *Bell* bov *Bry* **Calc** camph cann-s canth carb-an caust cham chel chin cic cocc colch coloc con cupr dulc euph hep hist hyos ign kali-c kali-n kreos lach laur led lyc m-arct meny merc mez nux-v olnd op par petr phos **Plat** plb rhus-t sarcol-ac *Sec* sel spig spong staph stram *Sulph* tab verat verb
  - **cutting** pain: cadm-s guare hyos *Sabad* vesp
  - **deep** in: rad-br
  - **digging** pain: bell colch *Mang* rhod
  - **drawing** pain: acon agn am-c ang *Ant-c* ant-s-aur *Ant-t Arg-met* asaf asar bar-c bell *Bry* calc cann-s canth caps *Carl Caul* cham chel chin cina cist clem cocc colch cupr cycl graph hep hyos ign kali-c kreos led lyc m-ambo m-arct *M-aust* meny merc mez nat-m nat-s nit-ac nit-s-d nux-v olnd par petr phos plat plb puls rheum *Rhod* rhus-t sabad sabin *Sars* sec seneg sep spig spong **Staph** *Stram Sulph* tarax teucr tub valer verat verb viol-o
  - **fever**:
    - **before**: calc caust kali-c kali-n nat-m sep sulph
    - : **during**:
      - : **agg**: agn bar-c *Calc Caust* hell kali-c *Lyc* merc nux-v ph-ac phos **Rhus-t** sil spig stront-c *Sulph* tarax thuj zinc
  - **gnawing** pain: am-c aur-m canth colch *Dros* dulc graph mag-c mang phos **Ran-s** stront-c zinc
  - **hysterical**: *Arg-n* cham cot hyper *Ign* zinc
  - **menses**:
    - **before** | **agg**: caul sabin
    - : **during** | **agg**: caul sabin
  - **neuralgic**: arg-met *Cedr* coloc plb zinc
  - **paralyzed**; as if: acon agn am-c ambr anac arg-met *Arn* ars *Asar* **Aur** bell bism *Bov* calc **Caps Carb-v** caust cham *Chin* cina cocc colch coloc con *Croc* dig *Dros* **Euph** ferr graph hell ign kali-c kali-n laur *Led* lyc m-ambo m-aust mag-m meny merc *Mez* nat-m nat-ac nux-v *Par* petr ph-ac phos *Plb Puls* rhus-t ruta sabad *Sabin* samb sars *Seneg* sep stann **Staph** stram stront-c sulph **Valer** verat verb zinc
  - **perspiration**; during: agn bar-c *Calc Caust* **Hell** kali-c lyc merc nux-v ph-ac phos **Rhus-t** sil spig stront-c *Sulph* tarax thuj zinc
  - **pressing** pain: *Agn Alum* anac arg-met asaf asar bar-c bell calc camph carb-an caust cham chel chin clem colch coloc dulc graph hep hyos ign iod *Kali-c Led* lyc meny merc mez mosch nat-s nit-ac nit-s-d

1914   ▽ extensions | ○ localizations | ● Künzli dot

Generals

Pain – Joints

- **pressing** pain: ... nux-v petr rhus-t sabad sabin sep sil spong stann staph stront-c sulph tarax thuj viol-o viol-t zinc
  - **tearing** pain: anac ang arn asaf bell bism carb-v caust cham hyos led lyc ruta spong stann
- **rising** after a long rest agg: tub-r
- **sore**: abrot acon agar am-m anac ang ant-c apis apoc **Arg-met Arn** ars **Aur** bell bell-p berb *Bov* bry calc camph carb-an carb-v *Caust Cham* **Chin** chlf cic clem coff *Colch* coloc *Con* croc *Cupr* cycl *Dig Dros* dulc *Ferr* graph guaj *Ham* hep hip-ac hyos *Hyper* ign kali-c kali-i kalm led *Lith-c M-ambo* m-aust mag-c mang meli merc-c *Mez Mur-ac* nat-c *Nat-m Nat-p Nit-ac Nux-v* par petr ph-ac phos phys phyt plat prun **Puls** ran-a **Rhus-t** *Ruta* sabad sabin *Sep Spig* stann staph stict sul-ac sulph thuj tub valer *Verat Verb* viol-o zinc
- **standing** agg: *Tub*
- **stitching** pain: acon august **Agn** aloe alum am-c am-m anac ang ant-c ant-t apis arg-met arg-n arist-cl *Arn* ars *Asaf* asar **Bar-c Bell** benz-ac berb *Bov* **Bry** bufo **Calc** calc-f camph cann-xyz canth caps carb-an carb-v carl *Caust* cham chel chin cic cina clem *Cocc Colch* coloc *Con* crot-t *Dros* dulc euph euphr ferr gast *Graph* guaj *Hell Hep* hydr hyos *Ign* indg iod **Kali-c** kali-n *Kreos* lac-ac laur led lyc m-aust mag-c *Mag-m* **Mang Meny Merc** merc-c mez mosch mur-ac nat-c *Nat-m* nat-p nit-ac nit-s-d nux-m nux-v olnd par petr ph-ac *Phos* plat plb plect *Puls* ran-b ran-s rheum *Rhod* **Rhus-t** ruta sabad *Sabin* samb sang *Sars Sep* **Sil** spig *Spong* squil *Stann* **Staph** stict *Stront-c* stroph-s sul-ac sulph **Tarax Thuj** valer verat verb viol-t vip *Zinc*
  - **burning**: ign mez plat plb sul-ac thuj
  - **tearing**: ang ars asaf *Asar* calc camph carb-v caust clem dulc ferr merc mur-ac *Puls Sabin* stann **Staph** sul-ac sulph tarax *Thuj* verb zinc
- **tearing** pain: acon *Act-sp* agar *Agn* alum am-c am-m *Ambr* anac ang ant-s-aur ant-t **Arg-met** arist-cl arn ars ars-i asaf asar *Aur* bar-c bell bism *Bov Bry* cact **Calc** camph canth carb-an carb-v *Carl Caust* cham chel **Chin** cic cina cist clem cocc *Colch* con cupr cycl dig dros dulc euph euphr ferr graph grat guaj hell hep hera hyos ign iod **Kali-c** *Kali-n* kreos lach laur *Led* **Lyc** m-ambo m-aust mag-c mag-m mang meny **Merc** mez mosch mur-ac nat-c nat-m nat-s nit-ac nit-s-d nux-m *Nux-v* olnd par petr *Ph-ac Phos* plb puls ran-b rheum rhod **Rhus-t** ruta sabad sabin samb *Sars* sec *Sep* sil spig spong stann staph **Stront-c Sulph** tarax *Teucr* thuj valer verat verb viol-o *Zinc*
  - **sticking** pain: agn bar-c chin colch dulc graph hyos **Led** mag-c merc mur-ac nat-c nat-m puls sabin sep staph *Zinc*
- **wandering** pain: arb colch *Form* kali-bi led puls rhod tub
- Legs; in | **growing** pains (See EXTR - Pain - leg - growing)
- **Ligaments**: get
  - **rest** | **amel**: get

Pain – Muscles

- **Mucous** membranes: am-m ambr bar-m benz-ac camph canth caps caust hep nux-v sul-ac sul-i
  - **burning**: canth caps
- **Muscles** (= myalgia) (*Muscles; Myopathia*): abrot achy *Acon* adon aesc agar agav-t agn alet *Alum* am-c am-caust *Am-m Ambr* **Anac Ang Ant-c** *Ant-t* apis *Arg-met* arge *Arn* ars *Ars-i* ars-s-f **Asaf Asar** aster *Aur* aur-s bad *Bapt* bar-c bar-i bar-m bell bell-p benz-ac berb *Bism Borx* botul bov brach bros-gau bruc *Bry* bufo calad **Calc** *Camph Cann-s Canth* caps carb-ac **Carb-an Carb-v** carbn-s caul *Caust* **Cham Chel** chin cho cic *Cimic* **Cina** *Clem* **Cocc** coff *Colch* **Coloc** *Con* conin cot croc **Cupr** *Cupr-act* **Cycl** cyt-l *Dig* dros *Dulc* eryt-j *Euph Euphr* ferr ferr-p ferr-s form *Gels Glon Graph* **Guaj** ham harp *Hell Helon Hep* hip-ac hist hydr hyos ign iod ip jab jac-c kali-bi **Kali-c** *Kali-m Kali-n* kali-s kalm kreos lach lat-m *Laur* led *Leptos-ih* lup lyc **M-ambo** *M-arct M-aust Macro Mag-c Mag-m Mag-p* mag-s *Magn-gr* malar mand **Mang** med *Meny* merc merc-c merc-i-r *Mez* morph *Mosch Mur-ac* myric **Nat-c** nat-f nat-m **Nit-ac** nitro-o **Nux-m** nux-v oci-sa ol-an *Olnd* op osteo-a *Par* penic *Petr Ph-ac Phos Phyt* plan **Plat** plb plb-act prun puls pyrog *Ran-b Ran-s* raph rauw rham-cal rheum **Rhod** *Rhus-t Ruta* Sabad Sabin sal-ac samb sang sarcol-ac *Sars Sec* sel seneg **Sep** ser-a-c sil **Spig** *Spong* **Squil Stann** staph stram *Strept-ent* streptoc **Stront-c** stroph-s *Stry* **Sul-ac** sulfa **Sulph** syph tab tarax tetox *Teucr* thal thuj toxo-g trinit tub tub-a tub-m valer *Verat Verat-v* **Verb** vib viol-o viol-t zinc **Zinc-p**
  - **morning**: mag-s
    - **cramping**: mag-s
  - **night** on waking: sulph
    - **cramping**: sulph
  - **aching**: bapt caps mand nat-f rauw
  - **air**; in open:
    - **amel**: mag-s
      - **cramping**: mag-s
  - **bed**; on going in a cold: calc
    - **cramping**: calc
  - **benumbing** | **numb** aching: cot
  - **burning**: mez
  - **chill**; during: **Ars Bell** borx calc carb-v caust chin ip kali-c *Kali-n* lach **Led Lyc** merc mosch nit-ac *Nux-v* ph-ac phos puls rhod **Rhus-t** sep sil stann staph stront-c sulph verat zinc
  - **coition**; during: bufo *Cupr*
    - **cramping**: bufo *Cupr*
  - **cramping**: abrot acon agar alum am-c am-m *Ambr* **Anac Ang** *Ant-t* arg-met *Arn* **Ars Asaf** asar aur bar-c **Bell** bism bov bry bufo **Calc** camph *Cann-s* canth caps carb-an carb-v carbn-s *Caust* cham **Chel** chin cho cic cimic **Cina** clem *Cocc* coff colch **Coloc** *Con* conin croc **Cupr** cyt-l dig dros *Dulc* euph *Euphr* ferr gels *Glon Graph* hell hep hist hyos *Ign* iod ip jab *Kali-c* kali-n kreos lach lat-m laur **Lyc** m-ambo *M-arct* mag-c **Mag-m** *Mag-p* mang meny **Merc** mez morph mosch *Mur-ac* nat-c nat-f *Nit-ac* nux-m **Nux-v** olnd *Op* osteo-a par *Petr* ph-ac phos phyt **Plat** *Plb* plb-act puls ran-b ran-s rhod *Rhus-t*

- **cramping**: ...
  ruta sabad samb sang sarcol-ac *Sec* **Sep Sil** *Spig Spong* squil *Stann* staph stram stront-c **Sul-ac Sulph** syph *Tab* tetox *Thuj* trinit tub-m *Valer* verat *Verb* vib viol-o viol-t zinc
  : **violent**: cupr
- **dialysis**; from: cho eupi
  : **cramping**: cho eupi
- **drawing** pain: *Acon* agn alum ambr anac ang **Ant-c Ant-t** apis arg-met arn asaf asar aur bar-c **Bell** berb bism bov bry calc *Camph* cann-s canth *Caps* carb-ac *Carb-v Caust* **Cham** *Chel Chin* cic *Cina Clem* **Cocc** coff *Colch* croc cupr **Cycl** dig dros dulc euph euphr ferr *Graph* hell hep hydr hyos *Ign* iod ip kali-bi kali-c kali-n kreos led lup *Lyc* **M-ambo** *M-arct M-aust* mag-m malar *Mang Meny* merc mez morph *Mosch Mur-ac* nat-m nit-ac *Nux-m* nux-v olnd par petr ph-ac phos **Plat** *Plb* **Puls** ran-b ran-s raph *Rhod Rhus-t* ruta sabad sabin samb sec sep sil spig spong *Squil* staph stram *Stront-c* sul-ac *Sulph* tarax *Teucr Thuj* tub **Valer** *Verat* verb viol-o viol-t *Zinc*
- **exertion** agg; after: cimic
  : **sore**: cimic
- **fever**; during: *Acon* ant-c **Arn Ars** *Bell* **Bry Calc** caps **Carb-v** caust cham chel **Chin** *Cocc* colch dulc eup-per ferr hep ign kali-c kali-n led *Lyc Merc* nit-ac *Nux-v* phos *Puls Rhod* **Rhus-t Sep** *Sil* spig staph stront-c *Sulph* tarax thuj tub-a *Verat* zinc
- **friction** of clothes; from: bad
  : **sore**: bad
- **hysterical**: ign nux-v plb puls
- **influenza** agg: cimic eup-per
- **motion**:
  : agg: bad bell-p *Sil*
  : **sore**: bad
  : amel: mag-s
  : **cramping**: mag-s
- **nervous**: *Cimic*
- **overexertion**; after: **Arn** helon
- **burning**: helon
- **perspiration**; during: acon ant-c **Arn Ars** *Bell* **Bry Calc** caps **Carb-v** caust *Cham* chel *Chin* colch dulc ferr hep ign kali-c kali-n led *Lyc Merc* merc-c nit-ac *Nux-v* phos puls rhod *Rhus-t* **Sep** sil spig staph stront-c *Sulph* tarax thuj verat zinc
- **pinching** pain: bruc cann-s lyc m-aust sulph
- **pressing** pain: agar agn am-m *Anac* ang arg-met arn *Asaf Asar* aur bell bism bry calc camph cann-s *Caps Carb-an* caust chel chin cina clem cocc con *Cupr* **Cycl** dig dros euph euphr graph hell hep *Ign* kali-n *Led* lyc m-ambo m-arct m-aust mag-c mag-m mang meny merc mez *Mosch* mur-ac nat-m nitro-o **Nux-m** nux-v *Olnd* petr *Ph-ac Phos Plat* plb puls ran-b ran-s rheum rhod rhus-t **Ruta** *Sabad* sabin samb sil spig spong *Stann Staph* stront-c *Sul-ac* sulph *Tarax Teucr* thuj *Valer Verat* **Verb** viol-t zinc

- **pressing** pain: ...
  : **sticking** pain: am-m anac arg-met arn asaf bar-c bell calc chin colch coloc cycl dros euph *Ign* kali-c mez *Mur-ac* olnd phos plat rhus-t ruta sabad sars sep spong stann staph sul-ac tarax thuj verb viol-t *Zinc*
  : **tearing** pain: agar anac *Ang* arg-met arn asaf asar aur *Bell* bism calc *Camph* cann-s carb-v chin colch cupr cycl hyos led meny petr ph-ac ruta sars sep spig spong stann sulph zinc
  : **twitching**: petr
- **sleep** agg: *Cupr*
  : **cramping**: *Cupr*
- **sore**: acon ang arn bad *Bapt* bell bell-p bry caust cic *Cimic* cupr-act *Gels* guaj ham *Helon* hip-ac jac-c kali-c *Magn-gr* merc myric oci-sa *Phyt* pyrog ran-b *Rhus-t* ruta sang verat
  : **accompanied** by:
    : **typhoid** fever: arn bapt bry gels *Rhus-t*
    : **Head**; pain in: gels rhus-t
  : **stitching** pain: *Acon* agar agn *Alum* am-c *Am-m* ambr anac ang ant-c ant-t arg-met *Arn* ars *Ars-i* **Asaf** asar aur bar-c bar-m **Bell** bism borx bov **Bry** calad **Calc** camph cann-s canth caps carb-an carb-v *Caust* cham chel *Chin* cic cina clem *Cocc* colch coloc *Con* croc cupr cycl dig dros dulc euph euphr ferr *Graph Guaj Hell* hep hyos *Ign* iod ip **Kali-c** *Kali-m* kali-n kreos lach *Laur* led lyc m-ambo *M-arct* m-aust mag-c mag-m mang *Meny* **Merc** merc-c merc-i-r mez mosch *Mur-ac Nat-c Nat-m* nux-m nux-v olnd *Par* petr ph-ac *Phos* plan plat plb prun **Puls** ran-b *Ran-s* rheum rhod **Rhus-t** ruta *Sabad Sabin* samb sang *Sars* seneg *Sep Sil* **Spig** *Spong* squil *Stann* **Staph** stront-c stry sul-ac **Sulph Tarax** teucr **Thuj** valer verat verb viol-o viol-t *Zinc*
  : **burning**: *Acon Alum* am-m anac apis *Arg-met* arn **Asaf** aur bar-c bry bufo calc caust cic cina *Cocc* colch *Dig* euph glon ign laur lyc *M-ambo* m-arct m-aust mag-c mang merc **Mez** mur-ac **Nux-v** *Olnd* par phyt plat plb rhod **Rhus-t** *Sabad* samb sep spig stann **Staph Sul-ac** tarax **Thuj** viol-t zinc
    : **needles**; as from | **hot** needles: **Ars**   Kali-c ol-an
  : **tearing** pain: acon agn alum am-c am-m ambr ang arg-met *Ars* asaf asar aur bell bism borx **Calc Camph** cann-s canth caps caust chel *Chin* cina clem coloc con cycl dig dros **Guaj** hell kali-c kreos led m-arct **Mang** merc mez mur-ac nat-m nux-v olnd ph-ac phos **Puls** rheum *Rhus-t* ruta sabin samb *Sars* sep sil spig spong squil staph sul-ac tarax **Thuj** verb zinc
- **stretching** agg: mag-s
- **tearing** pain: acon adon aesc agar agn alum am-c *Am-m Ambr* anac ang ant-c ant-t *Arg-met* arn *Ars* ars-i ars-s-f *Asaf* asar *Aur* aur-s bar-c bar-m *Bell Bism Borx* bov *Bry* **Calc** camph *Cann-s Canth* caps *Carb-an* **Carb-v Carbn-s Caust** cham *Chel Chin* cic cimic *Cina* clem cocc coff *Colch* coloc con croc cupr cycl dig dros *Dulc* euph ferr *Graph* guaj hell *Hep* hyos ign iod ip **Kali-c** kali-m *Kali-n* kali-s

1916   ▽ extensions | ○ localizations | ● Künzli dot

Generals

Pain – Muscles

- **tearing** pain: ...
  kalm kreos lach laur led **Lyc** m-ambo m-aust *Mag-c*
  Mag-m Mang meny **Merc** mez mosch *Mur-ac Nat-c*
  Nat-m **Nit-ac** nux-v olnd par petr ph-ac *Phos* plat
  plb *Puls* ran-b rheum **Rhod** rhus-t *Ruta* sabad *Sabin*
  samb sang sars sec sel seneg **Sep Sil** spig spong
  squil *Stann* **Staph Stront-c** sul-ac **Sulph** tarax
  Teucr thuj valer verat verb viol-o viol-t **Zinc Zinc-p**
  - burning: bell *Carb-v* caust kali-c led lyc m-ambo
    Nit-ac ruta sabin tarax zinc
  - cramping: **Anac** ang ant-c arg-met asaf aur bism
    Calc caust chel *Chin* dulc euph graph iod kali-c
    m-aust mang *Meny* mosch *Mur-ac* **Nat-c** nat-m
    nux-v *Petr* ph-ac phos **Plat** ran-b ruta samb sil
    stann stront-c thuj valer
  - jerking pain: acon agar agn alum bell calc camph
    Chin cina *Cupr* dig dulc guaj lyc mang merc nat-c
    ph-ac phos plat **Puls** rhus-t spig *Staph* stront-c
    sul-ac sulph
  - paralyzed; as if: agn ant-c asaf carb-v *Cham Chin*
    cic *Cina* cocc con dig graph *Hell* **Kali-c** mez mosch
    nat-m nit-ac phos *Sabin Sars* seneg sil stann verb
  - pressing pain: acon ambr anac ang ant-c arg-met
    arn asar bism camph cann-s **Carb-v** caust chin
    colch cupr cycl dig euph guaj *Kali-c* kali-n laur led
    lyc m-arct m-aust nat-c ph-ac ran-b ruta sabin sars
    sep spig **Stann** *Staph* stront-c sulph teucr viol-t
    zinc
  - sticking pain: acon agn ambr ang ant-t arg-met
    arn bar-c bell bry camph cann-s canth caps chin cic
    Colch coloc con dros dulc *Euph* guaj hyos ign iod
    kali-c *Lyc* mag-c mang merc mur-ac nat-m ph-ac
    phos rheum sars spong staph sulph teucr thuj **Zinc**
- **touch** agg: acon arn bry ran-b ruta
  - sore: acon arn bry ran-b ruta
- **warm**:
  - bathing:
    - amel:
    - hot bath: lat-m
  - bed:
    - agg: carb-v
    - stitching pain: carb-v
- **weather** agg; cold wet: phyt
- ○ **Attachment** of muscles: rhus-t
- **Flexor** muscles: scroph-n
- **Parts** lain on: kali-c
  - pressing pain: kali-c
- **Nerves**: acon calc-f coloc gels hyper kali-c mag-p
  nat-m ph-ac spig syph ter visc zinc-p
  - burning: acon
  - cutting pain: spig
  - influenza agg: cimic
  - stitching pain: hyper
  - tearing pain: calc-f gels hyper zinc-p
  - violent: mag-p
- ▽ **extending** to:
  - Body | injuries; after: hyper
- **Neuralgic** nerve; tracks of: gels
  - shooting pain: gels

Pain – Spots; in

- **Paralyzed** parts (✱*Paralysis - painful):* agar arn *Ars*
  bell cact cadm-s calc *Caust* cina *Cocc* crot-t *Kali-n* lat-m
  nux-v phos *Plb* rhus-t sil sulph
- **Parts**:
  - affected with cramping pain: **Plat**
  - sore: **Plat**
  - changing parts: kali-bi
  - grasped with the hand: bry **Caust**
  - burning: bry **Caust**
  - injured long ago: glon
  - uncovered, of: bell kali-c
  - various parts of body; in: acon *Agar* apis arist-m
    Ars Canth caps *Carb-an* ph-ac *Phos* sulph
  - burning: acon *Agar* apis *Ars Canth* caps *Carb-an*
    ph-ac *Phos* sulph
  - stitching pain: arist-m
- ○ **Distant** parts | **spine**; from pressure on: sil tarent
- **Parts** lain on (✱*side lain; Lying - side - pain goes):* **Arn**
  Bapt bry carb-v caust cimic graph hep kali-c *Mosch*
  nat-m nit-ac *Nux-m* phos phys **Pyrus Ruta** sep sil syph
  thuj
  - night; at: *Sulph*
  - burning: *Sulph*
  - recently lain on: ph-ac **Puls**
  - sore: **Arn** *Bapt* bry caust graph *Hep Mosch Nux-m*
    (non: pyrog) **Pyrus Ruta** *Sep* sil thuj
  - sprained; as if: mosch
  - stitching pain: carb-v
- **Periosteum** (✱*Sensitiveness - periosteum):* **Acon Am-c**
  ang ant-c **Arn Asaf** aur **Aur-m** bell bry *Camph* cann-s
  Cham Chin Colch coloc cycl fl-ac graph guare hell ign
  kali-c **Kali-i** kali-n *Kalm* led m-ambo *M-arct* m-aust
  Mang med **Merc Merc-c** *Mez* mur-ac nat-m *Nit-ac*
  Ph-ac phos *Phyt* **Puls** *Rhod* rhus-t **Ruta** sabad sabin
  sars *Sil Sig Staph* sul-ac sulph symph syph thuj tub
  - scraped; as if: *Asaf* bry *Chin* coloc nat-m **Ph-ac**
    puls **Rhus-t** *Sabad* spig thuj
  - sore: mang symph tub
  - stitching pain: *Symph*
  - tearing pain: *Acon* bry **M-arct** *Mez* ph-ac *Rhod*
  - weather agg; wet: mez
- ○ **Lain** on; parts recently: ph-ac
- **Side** lain on (✱*parts lain):* ars *Bry Calc* hep *Kali-c*
  merc *Nux-v Ph-ac* **Puls** sep sil
- **Sides**: abrot acon bry puls ran-b sang sulph
  - stitching pain: abrot acon bry puls ran-b sang
    sulph
- **Single** parts: chel dros form ox-ac
  - drawing pain | paralyzed; as if: chel
- **Skin**; below the: asaf *Bry* led par *Puls* valer
- **Small** spots; in (See spots; in small)
- **Spots**; in: agar aloe ambr apis **Arn** atha bar-act calc-p
  carb-ac carb-v caust chin colch coloc daph glon ign
  Kali-bi lim lith-c lyc mand merc nat-s *Nux-v Ox-ac* petr
  phos plat *Ran-b* raph *Sabad* sang sel sul-ac **Sulph**
  verat-v viol-o
  - burning: agar ambr apis atha carb-v chin coloc
    glon ign lim lyc mand nat-s plat ran-b raph sabad
    sang sel **Sulph** verat-v viol-o

- **pinching** pain: caust daph lyc
- **pressing** pain: bar-act sul-ac
- **sedentary** living; from: ran-b
  : **burning**: ran-b
- **sore**: aloe **Arn** calc-p carb-ac colch glon **Kali-bi** lith-c merc *Nux-v Ox-ac* petr phos plat *Ran-b* **Sabad** sulph
- Spots; in small: *Calc-p Colch* dios fl-ac hist ign **Kali-bi** lil-t lith-c mag-p nux-m ol-an *Onos* ox-ac pert-vc psor ran-b *Rhod* rhus-v spig *Thuj*
  - **left** side: kali-c
  - **boring** pain: fl-ac
- **Tendons**: am-m arn benz-ac berb caust colch coloc harp iod kali-bi kalm mag-f nat-m prun **Rhus-t** *Ruta* sabin syph thuj zinc
  - **drawing** pain: am-m kali-bi nat-m rhus-t thuj
- **Thorax**: tub-m
  - **neuralgic**: tub-m
- **Upper** part of body: *Arn*
- **Veins**: syph
  - **burning** | **hot** water; as from: syph
- **Wounds**; in | **stinging** (See Wounds - painful - stinging)

PAINLESSNESS of complaints usually painful (↗*Analgesia; Irritability - lack)*: aloe am-c ant-c ant-t calc **Cann-s** cic con *Hell Hyos Kreos Laur Lyc* mosch *Olnd* **Op** ph-ac psil sec **Stram Sulph** *Syph*

PARADOXICAL (See Contradictory; MIND - Contradictory)

PARALYSIS (↗*Neurological; Poliomyelitis)*: absin *Acon* aesc-g agar agro alum *Alumn* ambro anac anac-oc ang **Ant-t** arag arg-i *Arg-n* **Arn Ars** ars-i asaf *Aur Bar-act Bar-c* bar-m *Bell* both-a brucin caj calc calc-caust calc-hp calen *Cann-i* caps carb-ac carb-v carbn-o carbn-s castm caust chen-a chin chinin-s cic *Cocc* colch **Con** crot-c *Cupr* cupr-act cur diph-t-tpt dub dulc elec equis-h form galv gast *Gels* glon *Graph* grin gua hell helo helo-s *Hydr-ac* Hyos *Hyper Ign* iodof iris-fl kali-br *Kali-c Kali-i* kali-p kara lach lat-h lat-m lath lol lyc lys mang mang-act meny *Merc-c* naja nat-m nux-v olnd onos *Op Ox-ac* oxyt par pert peti *Phos* phys physal-al *Pic-ac Plat Plb Plb-act* plb-i *Plb-xyz* plect *Rhus-t* rumx-act ruta sang *Sec* sil sol spartin stann stann *Stram* stry-af-cit stry-p strych-g sulph tab tang tarent tep *Thal* thala thea thuj thyr tub verat verb verin vib xan zinc zinc-p zinc-phic
- **one** side (↗*Brown-séguard; EXTR - Paralysis - hemiplegia)*: acon acon-c adren agar *Alum Alum-p* am-m ambr *Anac Apis* arg-met arg-n arn *Ars* ars-s-f asar *Aur-m* bapt bar-c bar-m *Bar-s* **Bell Both** bov bufo cadm-s caj calc calc-f carb-v carbn-o carbn-s **Caust** chel chen-a chin chinin-s cob-n *Coc-c* **Cocc** colch **Con** conin cop cur cycl dig diph-t-tpt dulc *Elaps Graph* guaj hell hep *Hydr-ac* hyos ign irid-met *Kali-c Kali-i* kali-m kali-p *Lach* laur led lyc merc mez *Mur-ac* nat-c nat-m nit-ac nux-v olnd *Op* ox-ac perh petr *Ph-ac Phos* phys pic-ac plb podo rhod *Rhus-t* sabin *Sars Sec* sep spig stann staph *Stram* stront-c stry *Sul-ac* syph tab tarax thuj verat-v vip xan zinc zinc-p

Paralysis - one side: ...
- **accompanied** by:
  : **constipation**: alum alum-sil alumn plb
  : **epistaxis**: ham
- **anger**; after: staph
- **aphasia**, with (↗*MIND - Aphasia)*: both cench
- **apoplexy**; after (↗*Apoplexy; HEAD - Cerebral hemorrhage)*: acon *Alum* anac apis arn ars *Aur-m Bar-c* bell both bufo cadm-s caj calc-f calen *Caust* chen-a *Cocc* con *Crot-c Crot-h* crot-t *Cupr* cur elaps form *Gels* glon *Hyos* kali-br kali-cy lach laur merc nat-ox-act nux-v olnd *Op* **Phos Plb** puls rhus-t sec sep stann stram *Stront-c* sulph toxo-g verat-v *Vip Xan* Zinc
- **coldness** of the paralyzed part, with: *Ars Caust Cocc Dulc* graph led *Nux-v* plb **Rhus-t** *Zinc*
- **convulsions**:
  : **after** (↗*Convulsions - delivery)*: Ars Bell **Caust Cic** *Cocc* con **Cupr** *Hyos Ip* laur *Nux-v Plb Sec Sil Stann* stram sulph *Vib*
  : **Well** side; of the: apis *Art-v* bell hell *Stram*
- **diphtheria**; after: nux-v
- **eruptions**; after suppressed: *Caust Dulc* hep *Lach Psor Sulph*
- **excitement**; after: stann
  : **shock**; after: apis
- **headache**; after: ars
- **heat** in the paralyzed part, with: *Alum* phos
- **hyperesthesia** of the well side: plb
- **involuntary** motion of the paralyzed limb (↗*EXTR - Paralysis - lower - accompanied - ankle)*: arg-n merc phos
- **now** here, now there: bell
- **numbness**:
  : **Paralyzed** side; with numbness of the: cann-i staph
  : **Well** side; with numbness of the: cocc plb
- **pain**; from: nat-m
- **spasms**; after: cocc cupr elaps *Sec* stann
  - **other** side; of the: bell lach phos stram
- **twitching**:
  : **Paralyzed** side; of the: apis *Arg-n* merc nux-v phos *Sec* stram stry
  : **Well** side; of the: *Apis* art-v *Bell Stram*
  ○ **Joints** | **paralyzed** side, of: *Phos* sec
- **right**: acon apis *Arn Bell* both bufo *Calc Canth* carbn-s **Caust** *Chel* chen-a colch **Crot-c** crot-h cur diph-t-tpt *Elaps Graph* irid-met iris-fl iris-foe kali-i merc-i-r *Nat-c* nat-m *Op Phos Plb Rhus-t* sang sil stront-c sulph *Thuj* vip
  - **aphasia**; with (See MIND - Aphasia - paralysis - right)
- **left**: acon ambr *Anac Apis* arg-n *Arn* ars *Bapt Bar-m* bell brom caust cocc cupr-ar elaps gels hydr-ac karw-h lacer **Lach** lyc *Nit-ac* **Nux-v** op ox-ac petr phys *Plb* podo **Rhus-t** santin stann *Stram* stront-c stroph-h sulph verat-v vip xan
- **accompanied** by:
  - **congestion** | **Nerve** centres; of: carbn-s

Generals

Paralysis – accompanied by

- **constriction**: alum
- **dropsy**: hell
- **formication**: cadm-s phos sec
- **hemorrhage**: plb
- **pain**:
  - drawing: cham
  - tearing: cham
- **urine**; sugar in: cur
- o **Body**; icy coldness of: *Bar-m*
- **Skin** | **sensitiveness** of (*➚Brown-séguard*): plb
- **agitans** (See Paralysis agitans)
- **air** | **draft** of air or wind; after: caust
- **alcohol**, after abuse of: ant-t *Ars* calc *Lach* nat-s *Nux-v* **Op** ran-b sep *Sulph*
- **aluminium** poisoning; from: alum
- **anger**; after: nat-m *Nux-v* staph
- **one**-sided (See one - anger)
- **apoplexy**; after: acon arn ars bar-c bell calc-f calen caust cocc crot-t cupr form gels glon kali-br lach merc nux-v op phos plb sep stann stram stront-c sulph verat-v vip zinc
- **appearing** gradually (*➚EXTR - Paralysis - appearing*): alum-sil **Caust** syph
- **ascending** (See extending - upward)
- **atrophy**, with (*➚Atrophy*): ars cupr **Graph** *Kali-p* phys *Plb Sec Sep*
- **sensation** of: cur *Phos* thyr
- **bathing** | **river** bath in summer; from (*➚EXTR - Paralysis - river*): *Caust*
- **children**; in: plb
  - **infants**: *Bell* bung-fa calc caust coloc gels kali-p lath **Merc** plb rhus-t vip
  - **nurslings**: lath
- **coition**; after: phos
- **cold**:
  - **agg**: caust rhus-t sulph
  - **bathing** | **amel**: caust con
- **cold**; after taking a: dulc rhod
- **consciousness**; with (See MIND - Consciousness - paralysis)
- **convulsions**; after: cocc cupr cur elaps hyos *Sec* stann vib
- **cramps**; after: tab
- **delivery**; after: **Phos Rhus-t**
- **dentition**; during: kali-p
- **diphtheria**; after: ant-t apis arg-met *Arg-n* arn *Ars* aven botul camph carb-ac *Caust* **Cocc** *Con Crot-h Diph* diphtox *Gels Hyos* kali-br kali-p *Lac-c Lach* lyc *Nat-m* nux-v *Phos Phys* phyt *Plb* rhod *Rhus-t* sec sil
- **eruptions**; after suppressed: *Caust Dulc* hep *Lach Psor Sulph*
- **excitement**: caust
  - **emotional** excitement; from: gels ign lach nat-m stann stram
- **exertion** agg; after: ars *Caust Gels* nux-v *Rhus-t*
- **fever**:
  - **after** | **intermittent**: arn *Ars* gels *Lach* **Nat-m** *Nux-v* vinc-ma
  - **during** | **agg**: Ars

Paralysis – paraplegia

- **flaccid** paralysis: diphtox plb
- **fright**; as from: nat-m
- **hysterical**: acon arg-n asaf atro aur caust cham cimic cocc con ign mag-m mosch nux-m nux-v phos plb sabin *Tarent* valer
- **injuries**; after (*➚Brown-séguard*; *BACK - Injuries; EXTR - Paralysis - lower - injuries*): arn
- **Landry's** ascending paralysis (See Guillain-barré)
- **lying** on a moist ground; from: rhus-t
- **masturbation**; from: stann
- **mental** emotion, after: *Apis* caust **Ign** nat-m nux-v stann
- **nervous** (See excitement)
- **nettle** rash; after disappearance of: cop
- **neuralgia**, with: abrot
- **nicotinism**, from: nux-v
- **numbness**; with (*➚sensation; impaired*): con helo-s sec
- **old** people; in: *Bar-c* **Con** *Kali-c* **Op**
- **pain**; preceded by: plb
- **painful** (*➚Pain - paralyzed parts*): Agar alum-sil arn *Ars* bell cadm-s calc *Caust* cina *Cocc* crot-t *Kali-n Lat-m* nux-a *Phos Plb* sil sulph thal
- **painless**: abies-c absin acon aeth alum alum-p ambr *Anac* ang *Arg-n* arn *Ars* ars-s-f *Aur* aur-ar aur-s *Bapt Bar-c* bar-s bell bov bry *Bufo* cadm-s calc camph **Cann-i** cann-xyz carb-v *Carbn-s Caust* cham chel chin chinin-s chlor cic **Cocc** colch coloc **Con** crot-h *Cupr* cur ferr **Gels** graph hell hydr-ac *Hyos* ign ip kali-c kalm karw-h lath laur led **Lyc** m-ambo m-arct *Merc* nat-m nux-m nux-v **Olnd** *Op* ph-ac phos **Plb** *Puls* rhod **Rhus-t** *Sec* sil staph stram stront-c sulph *Verat* zinc zinc-p
- **paraplegia** (*➚lower*; *EXTR - Paralysis - lower*): acon agar alum anh *Arg-n* arn ars bapt *Bell* botul caul *Caust Cocc Con Cupr* cur diph dulc form gels *Hyper* kali-i kali-t kalm lach lat-h lath laur lepr mang mang-act merc-c nat-m **Nux-v** *Ox-ac* peti *Phos* phys pic-ac pip-m plb *Plb-act* rhus-t rhus-v ruta sec stry stry-xyz sulph ter thal thal-met thyr toxo-g vip wildb
  - **accompanied** by:
    - **atrophy**: ars
    - **rheumatism**: *Caust* dulc lath phos *Rhus-t* sulph
    - **urine**; retention of: apoc
  - **appetite**; with increased: cina
  - **delivery**; after: caul caust plb *Rhus-t*
  - **diphtheria**; after: *Arg-n* ars aur-m aven botul *Caust Cocc* con *Diph Gels* kali-i *Lach* nat-m nux-v phos phyt plb plb-act rhod *Rhus-t* sec
  - **exertion** agg; after: nux-v rhus-t
  - **fever**; after: rhus-t
  - **hysterical**: cocc con cupr ign nux-v plb tarent
  - **progressive**: mang mang-act
  - **sensation** of: aesc aur
  - **sexual** excesses; after: rhus-t
  - **spastic**: gels hyper *Lath* nux-v plect sec
  - **spinal**: alum bell cann-i *Con* irid-met *Lath Phos* phys *Pic-ac* plb xan
  - **vaccination**; after: ars

Generals

Paralysis – partial

- **partial** (See Paralysis)
- **perspiration**, from suppressed (↗ *Perspiration - suppression*): Colch Gels Lach Rhus-t
- **poliomyelitis** (See Poliomyelitis)
- **postdiphtheric** (See diphtheria)
- **progressive**: alum arg-n ars *Caust* cocc *Cur* gels kali-p karw-h lach merc-c nat-m op perh-mal phos pic-ac *Plb* sulfon tab
- **rheumatic** (↗*EXTR - Paralysis - rheumatic*): acon ang arn bar-c caust cham chin colch dulc ferr kalm puls rhod rhus-t ruta sulph
- **sensation**; impaired (↗*numbness*):
  • without impaired sensation: cur
- **sensation** of: bung-fa phos *Prim-o* sang
- **senses**; of (See Paralysis of)
- **sexual** excesses, from (↗*EXTR - Paralysis - sexual*): *Kali-br Nat-m Nux-v* **Phos** *Rhus-t* sil
- **spastic** paralysis: ben-d cocc gels hyper lath *Nux-v* phos plect sec
- **spastic** spinal (↗*spinal*): alum bar-act ben-d Con gels hyper kres lachn lath led *Nux-v Ox-ac* phos phys pic-ac plb plect sec wildb
- **toxic** (↗*Medicine - allopathic - abuse*): Apis *Ars* bapt gels lac-c *Lach* mur-ac rhus-t
  • **lead** (↗*Lead*): Alumn caust cupr kali-i nux-v *Op* pipe plb Sul-ac
  • **mercurial** (↗*Mercury; Mercury - abuse*): **Hep** *Nit-ac* staph stram *Sulph*
- **typhoid** fever; in: *Agar* caust *Lach* Rhus-t
- **vasomotor**: carb-v gels puls
- **weather**:
  • **change** of weather | **warm** to cold wet; from: *Caust Dulc Rhus-t*
- **wet**; after getting: **Caust Rhus-t**
▽**extending** to
  ○ **Downward**: Bar-c merc zinc
  • **Upward** (↗*Guillain-barré*): agar *Ars* bar-act bar-c Con hydr-ac *Kali-c* karw-h lyss mang ox-ac phos pic-ac plb sarcol-ac sulfon vip
○**Glands**: calc-sil
- **Internally**: absin *Acon* ant-c arg-n *Ars* bar-c bar-s **Bell** calc cann-s canth caps caust chin cic *Cocc* coloc Con cycl dig **Dulc** euphr *Gels* graph helo **Hyos** ip kali-c lach *Laur* lyc m-aust meny merc mur-ac nat-m *Nux-m Nux-v Op* petr phos plb **Puls** ran-b rheum *Rhus-t* sec sel seneg sep sil spig **Stram** sulph tab tarent zinc
  • **mucoviscidosis**: op
- **Lower** half of body, of (↗*paraplegia; EXTR - Paralysis - lower*): alum-p alum-sil arg-n ars graph
- **Muscles** (↗*Muscles*): both both-ax bung-fa cocc crot-c crot-h cupr cur dendr-pol elaps naja visc
  ○ **Extensor** muscles: alum ars calc *Cocc Crot-h* cur **Plb**
  • **Flexor** muscles: caust mez *Nat-m*
- **Organs**, of: absin *Acon* agar agn alum alum-p am-c am-m ambr *Anac* ang ant-c ant-t arn ars asaf asar aur aur-s *Bar-c* bar-s **Bell** bism borx bov *Bry* Calc calc-sil camph cann-s canth *Caps* carb-ac carb-an carb-v carbn-s *Caust* cham chel chin cic *Cocc* colch coloc con croc

Paralysis – Organs, of: ...
cupr cycl dig dros **Dulc** euphr gels graph hell hep hydr-ac **Hyos** ign iod ip kali-br kali-c kali-chl kali-m kreos lach laur led *Lyc* m-ambo m-arct m-aust mag-c mag-m mang meny merc mez mur-ac nat-c nat-m *Nit-ac* nux-m nux-v *Olnd Op* par petr ph-ac *Phos* Plb **Puls** rheum rhod *Rhus-t Ruta* sabad sabin sars *Sec* seneg *Sep* **Sil** spig spong squil stann staph *Stram* stront-c *Sul-ac Sulph* thuj *Verat* verb zinc zinc-p
- **Single** parts; of: anac *Ant-t* **Ars** bar-c bell **Caust** diph-t-tpt *Dulc* gels hyos nux-v *Op* phos *Phys* plb puls sec sil sulph
- **Sphincters**; of: ars *Caust* gels naja nux-v phos phys
- **Spinal** (↗*spastic spinal*): carb-an carb-v graph ign irid-met *Kali-c* lyc nat-c nat-m nux-v petr phos puls *Rhus-t* sep sil sulph
  • **children**; in | **infants**: rhus-t
- **Veins**: alumn

PARALYSIS AGITANS (↗*Neurological*): *Agar* alum ant-t aran aran-ix arg-met *Arg-n* arn *Ars* aur *Aur-s* aven bar-c bar-m bell bufo buth-a *Camph-br Camph-mbr* cann-i *Carb-v* **Caust** chin chinin-s chlorpr cimic cocain *Cocc* colch *Con* cortico dub dulc *Gels* halo hell helo helo-h helo-s *Hyos Hyosin Hyosin-hbr* ign *Kali-br* kres *Lach* lath levo lil-t *Lol* lyc lyss *Mag-p* mang mang-act **Merc** nicot nux-v *Op* perh *Phos Phys Plb* plb-xyz psil *Puls* rauw reser **Rhus-t** scopin-hbr scut sec sil staph stram sulph tab *Tarent* thiop yers **Zinc** zinc-cy *Zinc-pic*
- **accompanied** by | **trembling**: lac-c
- **alcohol**; after abuse of: *Hyosin-hbr*
- **old** people; in: aven

PARALYSIS OF SENSES: *Cocain* cocc cyt-l kali-n phys plat

PARESIS (See Weakness - paralytic)

PARKINSON'S DISEASE (See Paralysis agitans)

PAROXYSMAL or recurrent complaints (↗*History - complaints*): acon *Agar* ars bar-c bar-m bell Calc *Caust* **Cham** chin **Cocc** coff **Coloc** cupr dios ferr gels hep ign kali-i lach lyc mag-p mez nat-m **Nux-v** phos plat plb *Psor* puls *Sep* stann sulph tab tub valer verb zinc

PARTURITION; ailments from (See FEMA - Delivery - after)

PECKING (= picking sensation): ambr aur carb-an **Chin** cocc dros m-ambo m-arct mez nux-v rhus-t ruta verb

PELLAGRA: ars bov gels *Hep* sec

PERIARTERITIS NODOSA: eberth

PERIODICITY: acon *Agar* aloe **Alum** alum-sil am-br am-c am-m ambr amme *Anac* ancis-p *Ant-c* ant-t aran *Arg-met Arg-n Arn* **Ars** ars-h ars-met ars-s-f asaf *Asar* atro *Bar-c* bell benz-ac both-ax bov bry bufo *Cact Calc* calc-sil cann-s *Canth* **Caps** *Carb-v* **Carbn-s** carc carl **Cedr** cent chap chel **Chin Chinin-ar Chinin-s** chr-ac chr-met cina cist clem

Generals

Periodicity: ...
cocc colch coloc croc crot-h cupr dros *Eucal Eup-per* eup-pur ferr ferr-ar *Gels* graph hep *Ign* **Ip** iris *Kali-ar* kali-bi kali-c kali-n lac-d *Lach* lact lept lil-t *Lyc Mag-c* mag-p mag-s meny merc mez naja nat-ar nat-c **Nat-m** nat-n *Nat-s* nicc nicc-s **Nit-ac** *Nux-v* Ox-ac par petr *Phos* Plb prim-o psor *Puls* ran-s *Rhod Rhus-t* rhus-v *Sabad* samb *Sang* sec sel senec **Sep Sil** *Spig Stann* **Staph** *Stry* sul-ac *Sulph* tarent *Tela* teucr thal ther thuj *Tub* tub-r urt-u v-a-b valer *Verat* verb vip visc x-ray zinc
- **day**:
  - **alternate** day: *Alum* anac ars calc canth carb-v cham *Chin* chinin-s clem crot-h dros fl-ac *Ip* kali-n lyc lycps-v nat-c nat-m nit-ac nux-v oxyt psor puls *Rhod* rhus-t sep
  - **evening**: *Puls*
  - **eighth**; every: iris
  - **fourth**; every: ars aur eup-per ign kali-br lyc puls sabad
  - **tenth**; every: kali-p lach phos
  - **every**: ars chinin-s thal
  - **third**; every: anac aur chinin-s eup-pur hydr kali-ar kali-br
  - **pregnancy**; in: *Lyc*
  - **Saturdays**: med
  - **Sundays**: med
  - **twice** a day: verb
- **hour**:
  - **same** hour; complaints return at the: ant-c *Aran* ars *Cact* **Cedr** cench chin *Chinin-s* cina cocc ign ip *Cact* kali-bi kali-br lyc nat-m sabad sel (non: sil) tarent tub verb
  - **15** h: chinin-s
  - **neuralgia** every day: cedr chinin-s **Kali-bi** sabad sulph
- **week**:
  - **every**: am-m ars ars-h aur-m calc-act canth cedr *Chin* croc eup-per gels iris kali-ar lac-d lyc nux-m phos plan rhus-t sabad sang sil **Sulph** tell tub
  - **two** weeks; every: am-m **Ars** ars-met bufo *Calc* canth chel *Chin* chinin-s *Con Ign* iris kali-br **Lach** nicc phyt plan psor *Puls* sang sulph
  - **amel**: mag-m
  - **two** to four weeks: carl ox-ac sulph
  - **two** to three weeks: ars-met
  - **three** weeks; every: ant-c ars ars-met *Aur Chinin-s Mag-c* psor sulph *Tarent Tub*
  - **four** weeks; every: mag-c nux-m **Nux-v** puls **Sep** tub
  - **six** weeks; every: ant-c mag-m
- **month**:
  - **six** months; every: lach sep
  - **three** months; every: chin
- **year** | **every**: am-c ammc ancis-p **Ars** buth-a carb-v carc cench cina crot-h echi elaps gels ign kali-bi *Lach* lyc mez naja nat-m nicc petr psor rhus-r rhus-t rhus-v staph sulph tarent thuj urt-u vip
- **regular** intervals; complaints return at: **Carbn-s**

Perspiration

Periodicity: ...
- **absent**: *Acon*
- **exact**: aran ars cedr chinin-s nat-m tarent

PERSONAL HISTORY (See History)

PERSPIRATION:
- **after**:
  - **agg**: *Acon* ant-t arn ars ars-i ars-s-f bell bry *Calc* canth carb-an carb-v castm cham **Chin** chinin-s cinnb *Con* ferr *Hep* ign iod *Ip* kali-c kali-i lyc *Merc* merc-c mur-ac nat-c nat-m nit-ac nux-v op petr **Ph-ac** *Phos Psor Puls* samb sel **Sep** sil spig *Spong* squil *Stann* **Staph** stram sul-i *Sulph* tub verat
  - **amel**: *Acon* aesc am-m ambr ant-t *Ars* aur bapt bar-c bell bov *Bry Calad Calc Camph Canth* **Cham** chel clem cocc coloc *Cupr* eup-per ferr-p **Fl-ac** franc **Gels** glon *Graph* hell *Hep* hyos *Iod* ip kali-i kali-n *Lach* led lyc lyss m-arct mag-m *Nat-c* **Nat-m** nit-ac nux-v *Olnd* op **Psor** puls ran-b rhod **Rhus-t** sabad sabin samb sel seneg sep spong stram *Stront-c* sul-ac *Sulph* tab tarax *Thuj* urt-u valer *Verat* vip vip-a visc
  - **cold** perspiration: nux-v
- **during**:
  - **agg**: *Acon* ambr anac ant-c ant-t arn **Ars** bar-c bell benz-ac bol-la **Bry** calc camph cann-s carb-v **Caust** **Cham** chel *Chin* chinin-ar chinin-s cimx cina cocc coff coloc con croc dig dros dulc eup-per *Ferr* ferr-ar Form graph hep hyos ign *Ip* kali-n kreos led lyc m-arct m-aust *Mang* **Merc** merc-c mez mosch mur-ac nat-ar nat-c nat-m *Nit-ac Nux-v* **Op** par ph-ac phos plb *Psor* puls *Pyrog* ran-b rhod **Rhus-t** *Sabad* sabin samb sel **Sep** spong stann stram **Stram** stront-c **Sulph** tarax tarent-c thuj til tub valer **Verat**
  - **amel** (*PERS - Symptoms - amel.*): *Acon* aesc aeth anac apis *Ars* bapt bell *Bov* **Bry** *Calad* calc camph canth *Cham Chinin-s* cic cimx *Cupr* elat eup-per fl-ac franc **Gels** *Graph Hep* iod kali-i lacer *Lach* lyc lyss nat-c **Nat-m** psor *Puls* **Rhus-t** samb sec *Sep Stront-c* tarent tere-ch *Thuj Verat*
  - **no** relief; gives: *Acon* anac *Ant-c Ant-t* apis arn **Ars** ars-s-f bar-c bell benz-ac bol-la *Calc* camph cann-s carb-v **Caust Cham** chel *Chin* chinin-ar chinin-s cimx cina cinnb *Cocc* coff *Colch* coloc con croc *Dig* dros dulc eup-per *Ferr* ferr-ar **Form** graph *Hep* hyos *Ign Ip Kali-c* kali-n kreos lach led lyc *Mang* **Merc** mez mosch mur-ac nat-ar *Nat-c* nat-m *Nit-ac* **Nux-v Op** par ph-ac *Phos* plb psor *Puls* pyrog ran-b rhod **Rhus-t** *Sabad* sabin *Sal-ac* samb sel **Sep** spong stann staph **Stram** stront-c sul-ac **Sulph** tarax thuj *Til* valer **Verat** *Verat-v*
  - **hot**: til
- **suppression** of perspiration; complaints from (*Paralysis - perspiration*): *Acon* **Act-sp** am-c anthraci apis apoc arn *Ars* ars-s-f *Asc-c Aspar* atro bar-c **Bell** bell-p **Bry** *Cact* cadm-s *Caj* **Calc Calc-s** calc-sil camph cann-s *Carb-v Carbn-s* cary **Cham Chin Clem** coff **Colch** coloc cupr dubo-m **Dulc** *Eup-per Ferr* ferr-p *Gels Graph Hep* hyos *Ign* iod ip kali-ar **Kali-c** kali-sil *Lach* led *Lyc* mag-c *Merc* mill nat-c *Nat-m Nat-s* nit-ac

Perspiration | **Generals** | Polypus

- **suppression** of perspiration; complaints from: ...
Nux-m *Nux-v* olnd op ph-ac *Phos* plat *Plb* **Psor** puls **Rhus-t** sabad sec sel senec seneg **Sep Sil** spong squil staph **Stram Sulph** ter teucr valer verb viol-o
  o Foot; of (↗*EXTR - Perspiration - foot - suppressed*):
  am-c apis ars bad **Bar-c** *Bar-m* bar-s cham coch colch *Cupr Form* graph haem *Kali-c* lyc merc nat-c *Nat-m* nit-ac ol-an ph-ac phos plb *Puls Rhus-t* sal-ac sel **Sep Sil** sulph *Thuj* **Zinc** zinc-p

PEST (= the plague): arn ars *Bell* bry colch crot-h *Ign Iod* lach *Nux-v* phos pyrog *Rhus-t* sec sil sul-ac tarent-c
- **bubonic** plague: ant-t anthraci *Ars* bapt bell carb-v chin *Crot-h* hippoz *Ign* iod *Lach* naja oper *Phos Pyrog* raja-s rhus-t tarent-c yers
  · **prophylaxis** (= to prevent this condition): tarent-c
- **prophylaxis** (= to prevent this condition): ign

PETIT MAL (See MIND - Unconsciousness - frequent)

PHANTOM pain (See Pain - amputation)

PHEOCHROMOCYTOMA: aran-ix hist

PHOSPHORUS agg: cupr-s kali-perm lach nux-v ter

PHYSICAL SYMPTOMS:
- **alternating** with:
  · **cheerfulness** (See MIND - Cheerful - alternating - physical)
  · **diarrhea** (See RECT - Diarrhea - alternating - physical)
  · **insanity** (See MIND - Insanity - alternating - physical)
  · **mental** symptoms (See MIND - Mental symptoms - alternating - physical)
  o **Head**; pain in (See HEAD - Pain - alternating - physical)
- **predominate** | **mental** symptoms: mur-ac ph-ac

PINCHING:
- **amel** (↗*Pressure - hard - amel.*): apis ars pip-n
- **sensation** of; sudden (See Pain - pinching - sensation)

PINING PEOPLE (See Delicate)

PLAYING PIANO agg (↗*Weariness - playing*): anac calc cham kali-c *Nat-c* phos *Sep* zinc

PLETHORA (↗*Congestion - blood; ABDO - Congestion*): Acon adon *Aesc Aloe* alum *Am-c* ambr arg-n *Arn Ars* asaf **Aur** aur-ar aur-i aur-s *Bar-c* bar-i **Bell** bell-p bov brom **Bry Calc** calc-hp camph canth caps *Carb-an Carb-v Carbn-s* caust cham chel *Chin* chinin-s clem cocc *Coll* coloc con conv *Croc* cupr dig digin dulc *Ferr* ferr-ar ferr-i ferr-p fl-ac glon *Graph* guaj *Ham* hep **Hyos** ign iod ip *Kali-bi* kali-br *Kali-c* kali-n *Lach* led lept lil-t **Lyc** m-aust mag-m *Merc* mosch nat-m Nat-m nit-ac *Nux-v Op* perh petr *Ph-ac* **Phos** plb *Podo* **Puls** rauw rhod *Rhus-t* sabin sacch sars sec sel seneg **Sep Sil** spig spong stann staph stel *Stram*

Plethora: ...
Stront-c sul-i **Sulph** *Thuj* tus-fr valer verat verat-v verb zinc
- **constitution**; plethoric (↗*FEMA - Metrorrhagia - women - plethoric; FEMA - Menses - suppressed - plethoric; NOSE - Epistaxis - plethoric*): arn bry *Cact Ferr* ferr-pic puls sulph *Verat-v*
  · **children**; in | **nurslings**: acon
- **false**: ferr ferr-p
  · **accompanied** by | **emaciation** (See Emaciation - accompanied - plethora)
  · **children**; in: ferr
- **portal** stasis (See ABDO - Congestion - liver)
- **pregnancy** agg; during: acon
- **pyelostasis** (See KIDN - Congestion)
- **young** people; of: chim

PLUG, sensation of (↗*Ball*): agar *Anac* arn asaf *Coff* hep *Ign* lith-c mosch *Plat Ran-s* rat *Ruta* spong *Sul-ac* sulph **Thuj** valer
- **blunt**: ruta sul-ac
- **rough**: ruta
  o**Externally**: agar *Anac* ang arn asaf bufo *Coff* coloc *Crot-t* hell hep hyper *Ign Kali-bi* lach plat prun *Ran-s* ruta spong *Sul-ac* sulph **Thuj**
- **Internally**: acon *Agar* **Aloe** am-br am-c ambr *Anac Ant-c* ant-s-aur apoc arg-met arg-n *Arn Asaf* aur *Bar-c* bell bov bufo calc caust cham chel cimic coc-c cocc coff con croc dros ferr graph hell *Hep Ign* iod *Kali-bi* kali-c kreos lach led lyc *M-ambo* merc mez mosch mur-ac nat-m *Nux-v* olnd par plat plb ran-s rhod *Ruta* sabad sabin sang sep spig *Spong* staph sul-ac *Sulph* **Thuj**

POISON IVY poisoning (See SKIN - Eruptions - rhus)

POISONINGS: mag-s
- **barbiturate**: mag-s
- **barium**: mag-s
- **charcoal**: am-c
- **cyanide**: cob-n hip-ac

POLIOMYELITIS (↗*Neurological; Paralysis; Reflexes - diminished*): Acon aeth alum arg-n arn ars bell bung-cd *Calc* carb-ac **Caust** chinin-ar chr-s cur dulc ferr-i ferr-p **Gels** hydr-ac hydroph hyos kali-i kali-p karw-h kres lach lath merc nux-v phos phys **Plb** plb-i rhus-t sec stry-p sulph verat verat-v vip
- **bulbar** form: ant-t op
- **paralysis** of diaphragm, with: cupr op sil
- **prophylaxis** (= to prevent this condition): cocc cur gels **Lath**

POLYARTHRITIS (See EXTR - Pain - joints)

POLYCYTHEMIA (↗*Laboratory - erythrocytes - increased*): cean cob-n cortico lach phos x-ray
- **accompanied** by | **Spleen**; enlarged and tender: **Cean**

POLYPUS: all-c alum alumn ambr ant-c *Aur* bell berb cadm-s **Calc** calc-i **Calc-p** *Calc-s Carb-an Caust* coc-c **Con** *Form* graph *Hep* iod *Kali-bi* kali-i kali-m kali-n kali-s lem-m lyc *Med Merc* merc-i-r *Mez* nat-m

1922   ▽ extensions | O localizations | ● Künzli dot

Generals

Polypus: ...
nat-s nit-ac petr ph-ac **Phos** *Psor* puls sang *Sangin-n* sep *Sil* **Staph** sul-ac sulph **Teucr** *Thuj*
- **accompanied** by | **metrorrhagia** (See FEMA - Metrorrhagia - accompanied - polyps)
○**Mucous** membrane: bell-p calc

POMPE'S DISEASE (*Glycogen*): ars ars-i glyco

POSITION:
- **chair**; feet on | **amel**: con
- **erect**; half | **amel**: ant-t apis bell
- **hands** and feet | **amel**: eup-per

POUNDING (See Pulsation)

PREGNANCY (See FEMA - Pregnancy)

PRESSURE:
- **agg**: acon **Agar** alum alum-sil am-br am-c am-m ambr anac *Ang* ant-c **Apis** aq-mar *Arg-met Arg-n* arn **Ars** *Ars-i* asaf *Bapt* **Bar-c** bar-i bar-m bar-s bell bism borx bov *Bry* cact *Calad* calc calc-p camph *Cann-s Canth Caps* carb-an *Carb-v* carbn-s carb-act cench *Chel* chin cimic **Cina** coc-c cocc coloc cortiso crot-t culx cupr daph dig dros dulc equis-h fl-ac *Guaj* hecla hell **Hep** hyos ign **Iod** ip *Kali-bi Kali-c Kali-i* kali-p kali-sil **Lach** laur led **Lil-t** *Lob* **Lyc** *Mag-c* mag-m mang meny *Merc* **Merc-c** mez *Mosch* mur-ac nat-ar nat-c *Nat-m Nat-s Nit-ac* nux-m *Old* onos *Op* ovi-p ox-ac ph-ac phos inj *Plat* psor plb **Puls** *Ran-b Ran-s* rhus-t *Ruta* sabad *Sabin* samb sars *Sel* seneg sep **Sil** spig *Spong* **Stann Staph** stram stront-c sul-ac sul-i sulph tarent tell *Teucr* thal ther thuj *Valer* verat *Verb* vib vip-a zinc zinc-chr
 · **dorsal** vertebrae; on: arn
 · **last** dorsal vertebra; on: *Arn*
 · **painless** side agg; on: *Ambr* arn bell **Bry** *Calc* cann-s carb-an carb-v *Caust Cham Coloc Fl-ac* **Ign** *Kali-c* lyc *M-ambo M-aust* nux-v **Puls** *Rhus-t Sep* **Stann** viol-o *Viol-t*
- **amel**: abies-c abrom-a acon adon agar *Agn* alum alum-p alum-sil *Am-c Am-m* ambr anac ant-c **Apis** arg-met *Arg-n* arn ars *Asaf* atra-r *Aur* bar-m bell bell-p bism *Borx* bov **Bry** cact cadm-met calc calc-f camph *Canth* caps carb-ac carb-an **Carbn-s** *Castm* caust cham **Chel Chin** cimic cina cinnb *Clem* **Cocc Coloc Con** *Croc* crot-t cupr cupr-act cupr-ar dig dios **Dros** *Dulc* esp-g euon ferr form gels *Glon Graph* guaj hell hip-ac hist ign indg ip *Kali-bi* kali-c *Kali-i* kali-p kreos *Lac-d* **Lach** laur led **Lil-t** mag-c **Mag-m Mag-p** *Mang* med **Meny** merc mez mosch *Mur-ac* **Nat-m** nat-f *Nat-m* nat-p *Nat-s* nat-sil *Nit-ac Nux-m* nux-v olnd pall *Par Ph-ac* phos pic-ac **Plb Puls** pyrog rad-br rad-met *Rhus-t* ruta sabad sabin sang **Sep Sil Spig** stann staph stict sul-ac sulfonam sulph thuj *Tril-p* verat verb vib vip-a zinc
- **hard**:
 · **amel** (*Leaning - hard - amel.; Pinching - amel.*): achy arn ars *Chin* coloc culx ign lach mag-m malar *Nux-v* plb rauw sep stann
 · **hard** edge; against a:
  · **agg**: ruta

Pressure – hard edge; against a: ...
 · **amel**: bell *Chin* **Coloc** con ign *Lach* mag-m *Meny* nux-v pall psor samb sang sep stann zinc
- **opposite** side; on | **agg**: viol-t
- **shoes** agg; of: borx paeon
- **slight**:
 · **agg** | **hard** pressure amel; but (*Rubbing - amel. - hard; Rubbing - gently - agg. - hard*): aloe bell *Castm* caust **Chin** culx ign kali-c lac-c *Lach Mag-p* nux-v plb psor sulph
- **spine** agg; on: agar arn bell *Chin* kali-c *Phys* sep **Sil** ther
- **steady** pressure | **amel**: nit-ac spig

PRICKLING:
○**Externally**: abrot acon agar *Ail* alum ant-c ant-t *Apis* arg-n arn ars arum-t bar-c bell borx brom bry calc calc-p cann-i cann-s caps carbn-s carl caust chin chlor chr-ac cimic clem coloc con croc *Crot-c* delphin *Dros* elaps ferr-m ferr-ma glon grat ham hep hydr-ac hyos ign ip kali-bi kali-br kali-p laur linu-c *Lob* lyc m-ambo m-arct med *Mez* mosch nat-m nat-p nit-ac *Nux-m* nux-v onos *Phos* **Plat Ran-s** rhod rhus-t ruta sabad *Sec* sep sil spira staph stram sul-ac sulph symph tarent tep thuj urt-u verat *Verat-v* xan zinc
○**Internally**: abrot acon *Ail* arum-t aur bar-s cann-s dios lach malar **Nit-ac** *Osm* ph-ac *Phos* plat *Ran-b Sabad Sang* sec seneg senth viol-o

PROGRESSIVE MUSCULAR ATROPHY (See Atrophy - muscles - progressive)

PROLAPSUS: aloe arg-met arg-n aur *Bell* borx *Calc* gels helon *Ign* kali-cy lach lil-t **Merc** *Mur-ac* nat-m nux-v pall phos plat podo **Puls Rhus-t** sep stann *Sulph*

PROSTRATION:
- **body**; prostration of the (See Weakness)
- **mental** prostration (See MIND - Prostration)

PROTRUSION:
- **sensation** of: *Acon* aur *Bell Cocc* ferr *Glon* hyos iod **Lach** *Lyc* lycps-v **Nux-v** op spig stram sul-ac

PSORA: acon adlu aesc *Agar* alco aln alum alumn am-c am-m ambr amyg anac ang anh *Ant-c* ant-t apis aran arg-met arg-n arn ars ars-br *Ars-i* ars-s-f asaf asar astra-e aur aur-m bac *Bar-c* bell berb berb-a beryl bism borx bov bry bufo buni-o *Calc* calc-act calc-f *Calc-p* calc-s camph cann-s canth caps *Carb-an Carb-v* carc caust cham chel chin cic cina cinnb cist clem coc-c coca cocc coff colch coloc con cortiso croc **Cupr** cycl cyna daph des-ac dig diphtox dros dulc euph *Euph-cy* euph-l euphr ferr ferr-ar ferr-ma ferr-p fl-ac flav galph graph guaj guat halu ham harp hell helon *Hep* hip-ac hir hist hydr hydr-ac hyos hypoth iber ign iod ip kali-ar kali-bi *Kali-c* kali-i kali-n kali-p kres lac-c lac-d lach laur led levo lil-t lob *Lyc* m-arct m-aust *Mag-c Mag-m Mag-p* mag-s mand mang *Merc* merc-c mez mill mim-p moni morph mosch mur-ac murx *Nat-c Nat-m* nicc *Nit-ac* nux-v oci-sa okou *Ol-j* olnd onop op orig palo par paraph ped perh pers *Petr* ph-ac phenob phos plat plb plb-act pneu podo prot **Psor** puls ran-b rauw reser rheum rhod rhus-t rib-ac

Psora / Generals / Pulsation

Psora: ...
rumx ruta sabad sabin samb saroth sarr sars sec sel seneg *Sil* skook spig spong squil stann staph stram stront-c sul-ac **Sulph** tarax tell teucr thala thiop thuj thyr trif-p trios tub tub-r ven-m verat visc zinc

PSYCHOTROPIC drugs:
- **ailments** from (↗*Narcotics - ailments*): chin sep
- **desire** (See MIND - Drugs - desire - psychotropic)

PTOMAINE POISONING, ailments from (See Food poisoning)

PUBERTY (↗*Convalescence - puberty*):
- **ailments** in: *Acon* agar *Ant-c* apoc aur bell *Calc Calc-p* caust cimic croc cupr ferr *Ferr-p* **Gels** *Graph* guaj hell helon hep ign iod jug-c *Jug-r* kali-br *Kali-c* kali-p *Lach* mag-p manc mill *Nat-m* **Ph-ac Phos** plat **Puls** *Senec* sep sil stram ther verat viol-o
  - **girls**; in: *Aur Bar-c Calc-p* hypoth *Phos Puls*
- **complaints** develop at: carc puls
- **delayed** puberty: bar-c
  - **girls**; in: calc-p

PULSATION: acon anh arg-n aster **Bell** *Bell-p* bry *Calc* chin coc-c ferr glon jab kali-bi kali-c kreos lach lil-t meli nat-m *Phos* polyg-h **Puls** *Sep* sil stroph-h sulph
- **general**; in: acon alum ambr *Ant-t Bell* calc calc-hp *Carb-v* ferr **Glon** *Graph* **Kali-c** *Kreos* lach lil-t lyc nat-m **Phos Puls** sang sel *Sep Sil* sulph verat-v zinc
- **violent**: *Sabin*
- **walking**:
  - **air**; in open:
    - **after** | **agg**: ambr
  - **warm** agg: *Com*
- O**Blood** vessels; in:
  - O **Arteries**: bell chin glon
- **Bones**: *Asaf Calc* carb-v lyc *Merc* nit-ac phos rhod ruta sabad sep sil *Sulph* thuj
  - **night**: *Asaf*
- **Externally**: acet-ac *Acon* acon-s *Aesc* agar alum alumn am-c am-m *Ambr* ammc anac ang *Ant-t Arg-met Arg-n* arn **Ars Ars-i** ars-s-f *Asaf* asar *Aur Bar-c* bar-i bar-m bar-s bell benz-ac berb bov brom bry bufo *Cact* calad **Calc** calc-i *Calc-p Calc-s* calc-sil cann-s canth caps carb-an *Carb-v Carbn-s Caust* cham chel chin chinin-ar chlol chlor cina clem coc-c cocc coff *Coloc Con* cop croc cupr dig dros dulc euph euphr **Ferr** ferr-ar **Ferr-i** ferr-p *Fl-ac* gamb gast gels **Glon Graph** guaj hell helo hep hyos *Ign Iod* kali-ar *Kali-bi* **Kali-c** kali-chl kali-m kali-n kali-p **Kali-s** kali-sil kiss **Kreos Lach** laur led *Lil-t* Lyc *Lyss M-ambo M-arct M-aust* macro mag-c mag-m manc mang med **Meli** meny *Merc* mez mosch mur-ac nat-ar *Nat-c* **Nat-m** *Nat-p Nat-s* nat-sil *Nit-ac* nitro-o nux-m *Nux-v* Olnd op par petr ph-ac *Phos* phys phyt Plat plb **Puls** ran-b rheum *Rhod* rhus-t *Rumx Ruta* **Sabad** sabin samb sang sarr sars sec *Sel* seneg *Sep Sil* spig spong squil stann staph *Still Stram Stront-c Sul-ac* sul-i **Sulph** *Tarax* teucr *Thuj* til *Urt-u* verat **Zinc** zinc-p
  - **morning** | **waking**; on: ars-met *Bell*
  - **afternoon** | **14**.30 h: pall
  - **evening**: arn *Carb-an* caust nat-m rumx sep

Pulsation – Externally – evening: ...
  - **rest** agg: nat-m
  - **sleep**; before going to: sil
- **night**: am-m *Bry* cact nat-m *Sil* sulph
  - **midnight**: phys
    - **after**: iris trios
  - **cough** agg; during: *Calc*
  - **half** awake, while: sulph
- **air**; in open | **amel**: *Aur*
- **bed** agg; in: arn carb-an caust nat-m sep upa
- **breath**; when holding his: cact
- **coition**; after: nat-c
- **cough** agg; during: *Calc*
- **dreams**; after: nit-ac
- **eating**; after: arg-n camph *Clem* lyc **Sel**
- **excitement** agg: ferr kreos
- **exertion**:
  - **after** | **agg**: anac
  - **agg**: ferr iod
- **fever**; during: *Bell Lil-t* puls thuj zinc
- **headache**; during: lach pall
- **hemorrhage** from anus, after: kali-c
- **lying**:
  - **agg**: calad clem coloc *Glon* sel
  - **side**; on:
    - **right** | **agg**: arg-n clem
- **menses**; before: cupr thuj
- **motion**:
  - **agg**: ant-t *Graph Iod* sil
  - **amel**: *Kreos Nat-m*
- **music**:
  - **agg** (↗*Music - agg.*): kreos
  - **plaintive**: kreos
- **painful**: acon am-m *Bell* bry *Ferr Ign* polyg-h psil sep
- **pregnancy** agg; during: *Kali-c*
- **rest**, in: kreos
- **sitting** agg: anac eupi phys *Sil*
- **sleep** agg; during: aesc nat-m sulph
- **speaking** in company, while: carb-v
- **standing** agg: alum
- **starting**, on: *Camph*
- **touches** anything; when body: bell glon
- **tremulous**: nat-c
- **waking**; on: *Bell* ferr-i glon *Nat-m* nit-ac sulph
- **walking**:
  - **agg**: *Cact* dig ferr
  - **air**; in open:
    - **after** | **agg**: ambr
- **Glands**: *Am-m* arn asaf bell bov bry *Calc* caust cham clem con *Kali-c* lach lyc m-ambo **Merc** nat-ac nit-ac *Phos* rhod *Sabad* sep *Sil Sulph* thuj
- **Internally**: acet-ac **Acon** act-sp adren *Aesc* aeth agar aloe **Alum** alum-p alum-sil am-c *Am-m* ambr *Aml-ns* anac ang ant-c **Ant-t** antip apis arg-met *Arg-n* arn **Ars** *Ars-i* ars-met *Asaf* asar *Atro Aur* aur-ar aur-i aur-s bar-c bar-i bar-m bar-s *Bell* berb *Borx* bov **Bry** *Cact* calad **Calc** calc-i calc-p calc-s calc-sil *Camph* **Cann-i** *Cann-s*

Generals

Pulsation | **Pulse**

- **Internally**: ...
  canth *Caps* carb-an carb-v carbn-s carc caust cedr cench *Cham* chel chin chinin-ar chinin-s *Cic* clem **Cocc** coff colch *Coloc Con* croc crot-h crot-t cycl *Dig* dros dulc **Ferr** ferr-ar **Ferr-i** ferr-s gels *Glon Graph Ham* hell hep hyos *Ign Iod* ip kali-ar kali-bi kali-c kali-i kali-m kali-n *Kreos* lach *Laur* led *Lil-t* lyc m-aust mag-c mag-m mang **Meli** *Merc Merc-c* mez mosch murx nat-c *Nat-m* nat-p *Nat-s* nat-sil nit-ac nux-m *Nux-v* ol-an *Olnd* op par petr ph-ac **Phos** phys phyt pic-ac *Plan Plat Plb Psor* **Puls** pyrog ran-b rheum rhod *Rhus-t* ruta *Sabad* sabin *Sang* sarr sars sec **Sel** seneg **Sep Sil** *Spig Spong* stann *Stram Stront-c* sul-ac sul-i *Sulph* tab *Thuj* verat verat-v verb *Zinc* zinc-p
  - **sleep**; preventing: sel
  - ○ **Blood vessels**: **Acon Anac Ant-t** apis arg-n **Arn** ars asaf asar aur **Bell** bov bry calad **Calc** *Canth* caps *Carb-an* carb-v chin *Clem Coloc Con* croc cupr ferr *Glon* graph hell **Hep Ign Iod Kali-c** kali-n **Kreos Merc** nat-c *Nat-m* nit-ac *Nux-v* ph-ac *Phos* plat plb **Puls** *Rhus-t* **Sabad** sabin sars *Sel* **Sep Sil** staph **Stront-c** sulph **Thuj** *Zinc*
  - **air**; in open | **amel**: sabin
  - **Joints**: am-m arg-met dros led m-ambo *Merc* mez olnd ph-ac rhod rhus-t *Ruta* sabad spig thuj
  - **Veins**: asaf glon ham
- **Upper** part of body: nit-ac

PULSE:
- **abnormal**: **Acon** adon adon-ae agar agn am-c am-m ambr ang ant-c *Ant-t* arg-met *Arg-n* **Arn Ars Ars-i** asaf asar aur bar-c **Bell** bism borx bov **Cact** calad calc *Camph* cann-s canth caps carb-an *Carb-v Carbn-s* caust cham chel *Chin* chinin-s cic cina **Cocc** colch coloc *Con* croc **Cupr Dig** dulc ferr *Gels Glon* graph guaj hell *Hep* **Hyos** ign *Iod* ip *Kali-c* kali-n kali-m kalm **Kreos Lach** *Laur* led lyc m-ambo m-arct m-aust mang *Meli* meny *Merc* mez mosch mur-ac nat-m nit-ac nux-m nux-v olnd **Op** par petr **Ph-ac Phos** plat plb puls pyrog ran-b ran-s rheum rhod **Rhus-t** sabad sabin samb *Sec* senec seneg **Sep Sil** spig spong squil stann staph **Stram** stront-c sul-ac *Sulph* thuj valer **Verat** viol-o viol-t zinc
- **atrial** fibrillation: lyc toxo-g
- **audible**: ant-t *Camph* con *Dig* hell iod kali-c kreos merc op phos plb pyrog sep **Spig** sulph *Thuj*
- **bounding**: *Acon* aether alco ars atro *Bell* benz-ac calad camph cann-i canth chinin-s chlol chlor colch corn-f dulc eup-per **Eup-pur** fago gels glon iod jatr-c kali-chl lil-t naja paro-i plan raph trif-p tub-a verat-v visc
  - **ascending** stairs agg: petr
  - **walking** agg: petr
- **contracted** (↗ *hard; thready; wiry*): acet-ac acon agar ant-t arn ars *Asaf* aster bell bism borx calc calth cann-i canth chin cina colch crot-t cupr cupr-act hyos iod *Kali-bi Kali-br* kali-s kali-sula kiss lach lact laur merc-cy morph nit-ac op ox-ac paeon petr phos plb russ *Sec* spira squil stann stram stry sul-ac *Tarent* vip zinc zinc-m
- **discordant** with temperature: bapt eberth *Echi* kalm lil-t pic-ac **Pyrog** thyr verat-v

Pulse: ...
- **double**, dicrotism: acon agar aml-ns apis apoc *Arg-n* bapt bell cycl eberth ferr *Gels* glon iber *Kali-c Phos* pilo plb rhod *Stram* zinc zinc-s
  - **sitting** agg: dig
- **empty**: alco camph chin ferr *Lach* petr *Verat*
- **excited**: ant-t anth bar-m cac caru caust cyt-l dig iod *Lach Nux-v* petr plumbg *Ran-b* sol-t-ae *Verat-v*
  - **evening**: caust
  - **night**: all-c *Nat-c*
- **extrasystoles**: bell-p
- **febrile**: *Acon* alum alumn anthraco *Ars Bell* bov croc gins lac-ac merc-c mez morph plb sars sec *Stram Sulph* thuj vip
- **fluttering**: acetan acon *Adon* adren aeth *Agarin* ail am-m ant-ar ant-t apis *Arn Ars Ars-i* asper *Aur* bar-m *Cact Camph* cann-i carb-ac carb-v cench cimic coff *Coffin* colch coll *Conv* crat *Crot-h* dig diph *Ferr* ferr-p gels gins *Hydr-c* hyosin-hbr iod juni-n *Kali-bi Kali-c* kali-chl kali-n kalm *Lach Lat-m Laur* lycps-v merc-cy *Merc-cy* morph *Mur-ac* naja *Nux-v* op ox-ac ph-ac *Phase Phos* phys plb ptel pyrog rhus-t sang *Sapo Saroth* sec ser-ang *Spig* stann stram sul-h sulph tab ter thea *Thyr Verat Verat-v* visc (non: zinc) zinc-m
  - **fever**; during: eberth
  - ○ **Body**; all over: dig
- **frequent** (= accelerated, elevated, exalted, fast, innumerable, rapid): *Abies-n* abrot acal **Acon** act-sp adon adren aesc *Aeth* aether *Agar* agar-pa agar-se *Agn Ail* alco all-c aloe alum alum-p alum-sil am-br am-c am-m am-val ambr *Aml-ns* amyg anac *Ang* ant-ar ant-c *Ant-t* anthraco antip aphis **Apis** apoc apom aq-pet aran-ix arg-met *Arg-n* **Arn Ars Ars-i** ars-s-f arum-d arum-i *Asaf* asar asc-t asim aster *Atro* **Aur** aur-ar aur-i *Aur-m* **Aur-s** aza *Bapt* bar-act bar-c bar-i bar-m **Bell** ben-n *Benz-ac* **Berb** beryl bism borx both bov brom **Bry** bux cac *Cact* cain caj calad calc cale *Camph* cann-i cann-xyz *Canth Carb-ac* **Carb-an** carb-v carbn-h carbn-o carbn-s cary catal caust cedr celt *Cham* chel chin chinin-ar *Chinin-s* chlf chloram chlorpr cic cimic *Cina* cinb chlem coc-c coca cocc cod coff coff-t *Colch* **Coll** coloc *Con Conv* convo-s corn *Crat* **Croc Crot-c** *Crot-h* crot-t cub cund **Cupr** cupr-act cupr-n cur cycl cymin cyna cyt-l dat-m **Dig** digin diph dor dros dubo-h dubo-m dulc *Echi* equis-h erech erio ery-a eucal euph fago fagu **Ferr** ferr-i ferr-m **Ferr-p** fl-ac foll gad gala gamb gast **Gels** gins **Glon** gran grat guaj guat gymno hall halo ham hed *Hell* hell-o hep hipp hist holt hydr-ac hydrc *Hyos* **Hyper** *Iber Ign* **Iod** ip iris jab jatr-c jug-r kali-ar kali-bi kali-c kali-chl kali-i kali-n kali-ox kali-sula kalm keroso kreos lacer *Lach* lapa lat-m *Laur* **Led** levo lil-s *Lil-t* linu-c lipp lob lyc *Lycps-v* m-arct m-aust *Mag-c Mag-m* **Manc** mang *Meny* **Merc** merc-c merc-cy merc-d merc-i-f merc-pr-a meth-ae-ae methys *Mez* mill mom-b *Morph Mosch Mur-ac* muscin myagr myric *Naja* narc-ps narcot nat-ar *Nat-c* nat-f **Nat-m** *Nat-s* nicc *Nit-ac* nit-s-d nitro-o *Nux-m* **Nux-v** oena *Ol-j* olnd onos **Op** osm ox-ac par penic petr **Ph-ac** phase phase-vg phel **Phos** *Phys Phyt* pic-ac pilo *Plat* plat-m *Plb* plect podo prun *Psor Ptel* **Puls** pycnop-sa pyre-p

Generals

- **frequent**: ...
Pyrog ran-b *Ran-s* raph rham-f rheum (non: rhod) rhodi rhodi-o-n **Rhus-t** *Rhus-v* ric rumx-act *Ruta* sabad sabin samb *Sang* santin sapin saroth sarr sars scroph-n scut Sec *Sel* seneg *Sep* ser-ang **Sil** sin-n sol-ni sol-t-ae solin spartin **Spig** spig-m *Spong* **Stann** staph **Stram** *Stront-c* stroph-h stry stry-p sul-ac sul-h sulfa sulo-ac **Sulph** sumb *Tab* tanac tarax **Tarent** tax *Tell* tep ter *Teucr* thal thea ther thiop thuj thymol *Thyr* til tox-th trom tub tub-a urt-u vac *Valer Verat* **Verat-v** vesp **Viol-t** vip vip-a visc wies xan **Zinc** zinc-m **Zinc-p** zinc-s
- **daytime**: nat-ar nat-m
- **morning**: agar ail *Ars* asaf atro *Canth* cedr cench chin chinin-s fago *Graph* ign *Kali-c* merc-c *Mez* mit myric oena onop ox-ac phos phys podo sang sulph sumb ther thuj upa
  - slow during the day and in the evening; but: **Agar** alum **Ars** calc canth chin graph *Ign* **Kali-c** lyc mez nux-v phos sulph
  - waking; on: alumn
- **forenoon**: aphis calc chin com lyc merc-sul mez nat-p oena op plan ptel
- **noon**: ars-h mit oena ox-ac
- **afternoon**: agar bapt chel chinin-s chr-ac ferr-i gels gins kali-chl kali-n lyc merc-sul nat-m oena phos phys phyt podo ptel sumb
  - 14 h: bapt
- **evening**: acon alum-sil am-caust anth *Arg-met Arg-n* ars arum-i aster atha bry *Caps Carb-an* **Caust** cench chinin-s *Cinnb Crot-h Dulc* euph euphr *Ferr* gent-l graph ham hell hyper *Iod* jug-r *Lach Lyc* mez mill *Mur-ac* murx *Nat-c* nat-sil *Nux-v* oena olnd ox-ac *Ph-ac Phos* plan *Puls* ran-b sars sep *Sil* **Sulph** sumb teucr *Thuj Tub* upa *Zinc*
  - bed agg; in: sul-ac
- **night**: alum-sil anthraco *Arn* arum-i aster cinnb con dulc *Nat-c* nat-sil nux-v plect ptel
  - midnight | after: *Benz-ac* hyper
  - slow by day, but: am-c borx *Bry* calc carb-an dulc hep kali-n mag-c *Merc* mur-ac nat-c nat-m phos ran-s sabin **Sep Sil** sulph
- **accompanied** by:
  - heat of body; increasing: hell-o malar *Pyrog*
  - Lungs; inflammation of the (See CHES - Inflammation - lungs - accompanied - pulse)
  - **alternating** with | **slow** pulse (See slow - alternating)
- **and intermittent**: acon *Adren* agar aloe alum am-m amyg ars *Aur* bell benz-ac bism cann-i canth carb-ac chin chinin-s colch cupr *Dig* gels glon grat hyos ign kali-chl lob merc-c merc-cy mez mur-ac nat-ar nit-ac nux-m *Nux-v* olnd op ox-ac phos phys plb quinid sep stram *Sulph* tab verat-v zinc
- **and small**: acet-ac **Acon** aeth *Agar* ail alum amyg apis arn **Ars** ars-i asaf *Aur Aur-m* bar-c bell benz-ac bism bry *Camph* canth chin cocc colch coloc **Con** crot-t cupr *Dig* dulc ferr-m fl-ac gels glon grat *Hell* hyos ign *Iod* kali-bi kali-br kali-chl kali-n *Lach* **Laur** led lob lyc *Lycps-v* merc-c merc-cy *Mur-ac* nat-m nit-ac nux-m **Nux-v** olnd op ox-ac

- **frequent – and small**: ...
petr phos phyt pic-ac puls ran-s raph rhod rhus-t samb **Sil** sol-t-ae staph **Stram** sul-ac tab valer **Verat** visc zinc
  - and irregular: *Fl-ac* visc
  - and strong and small: acon apis arn ars bell chin crot-t gels hyos merc-c merc-cy op raph stram
- **breath**; when holding his: cact
- **chill**; during: chinin-s coloc crot-t gels zinc
- **convulsions**; during: aeth oena op stram stry verat-v
- **drinking** agg; after: nat-m
- **eating**; after: *Arg-n* ars-h graph *Iod* **Lyc** mez nat-m *Nux-v Phos Puls* rhus-t *Sulph*
- **excitement** agg: bell con digox kreos merc
- **exertion** agg; after: arn
- **faster** than the heartbeat: acon arn *Rhus-t Spig*
- **fever**; with: malar pyrog
- **fever**; without: camph
- **headache**; during: naja
- **motion** agg: alum-sil ant-t apoc *Arn* bell *Bry Dig* digin ferr-i fl-ac *Gels* glon *Graph Iod Lycps-v* Nat-m *Nux-v* petr *Phos* sep staph stram
- **noticing** it, when: *Arg-n*
- **pneumonia**; during (See CHES - Inflammation - lungs - accompanied - pulse)
- **rest** agg: *Mag-m*
- **rising** agg: *Bry Dig*
- **sitting** agg: aspar gins indg *Mag-m* nat-m oena
- **standing** agg: nat-m
- **stool** agg; after: *Agar* **Con** glon
- **supper** agg; after: cupr
- **thinking** of past troubles; when: sep
- **urine**, with copious: dig
- **vexation**; after: acon arg-n *Cham* coloc ign *Nat-m Nux-v Petr* **Sep Staph**
- **warm** applications, from: sulph
- **full**: acet-ac **Acon** aesc aeth aether agar agar-pa alco *All-c* aloe **Alum** am-m *Aml-ns Amyg* anan ancis-p **Ant-t** anth antip apis apoc aq-pet *Arn* ars ars-h ars-i ars-met arum-d arum-t asaf asar asc-c asim atro *Aur* bapt bar-c bar-i bar-m **Bell** benz-ac **Berb** bism brom **Bry** cac *Cact* cain caj calad **Calc** camph cann-i *Canth* carb-ac carbn-o cedr celt cent cham **Chel** *Chin* chinin-ar chinin-s chlf chr-ac cic cimic clem coff coff-t coffin colch coloc con cor-r cori-m cori-r crot-c crot-h crot-t cub *Cupr* cupr-act cupr-s cycl cyt-l daph dat-f **Dig** digin dirc dor *Dulc* (non: eup-per) *Eup-pur* fago ferr ferr-p gast **Gels** gins *Glon* **Graph** ham hell *Hep* hydr-ac **Hyos** iber ictod *Ign* iod jab jug-r juni-v kali-bi *Kali-c* kali-chl kali-i kali-m **Kali-n** kali-ox kreos lac-ac *Lach* laur **Led** *Lil-t* linu-c lipp lyc lycps-v m-arct menth *Merc* merc-c merc-cy merc-pr-a merl *Mez* mill morph *Mosch* mur-ac myric *Naja* nat-m *Nat-n* nat-p nit-ac nitro-o *Nux-v* ol-an olnd onos *Op* ox-ac par *Petr Ph-ac* phel *Phos* **Phys** phyt pilo plan plb plect ptel puls ran-b ran-s raph rat rhus-t sabad *Sabin* samb sang sarr sars scroph-n sec *Sel* seneg *Sep Sil* sin-a sin-n sium sol-ni *Spig* spira spirae spong **Stram** stront-c sul-ac *Sulph* sumb *Tab* tanac tarax tarent tell tep

▽ extensions | ○ localizations | ● Künzli dot

Generals

- full: ...
thea thuj til toxi trif-p trom valer *Verat Verat-v* vinc viol-o vip visc yuc zinc zing
- **right**: kali-chl
- **morning**: *Canth* cedr jac-c phos phyt sep zinc
- **forenoon**: nat-ar zing
- **afternoon**: iod nat-ar phyt zinc zing
- **evening**: acon anth hell myric olnd ran-b scut seneg sulph thuj zinc zing
- **night**: com *Merc* sep
- **hard**; and: *Acon* bar-c bell *Bry* canth chel cupr Kali-n **Phos** stram
- **weak**; and: *Ferr-p* gels verat
- **hard** (↗contracted): **Acon** aesc aeth aether agar-cps agar-pa agro alco *All-c* all-s alum am-c am-caust am-m ammc *Amyg* anan anil ant-c *Ant-t* apis *Arn* ars ars-h ars-i ars-s-f arum-d asaf asar aster atro *Bar-c* bar-i bar-m **Bell** Benz-ac **Berb** bism brom **Bry** **Cact** calad *Calc* calth camph *Canth* carb-ac carbn-s cent cham **Chel** *Chin* chlol chlor cimic *Cina* clem cocc coff coffin colch coloc con cor-r corn crot-h cub *Cupr* *Cupr-act* cupr-s cycl cyna daph *Dig* digin dulc *Ferr* gast gels glon gran **Graph** ham hell *Hep* **Hyos** hyper iber *Ign* indg iod jatr-c kali-bi *Kali-c* kali-chl kali-i kali-m *Kali-n* **Kreos** *Lach* laur **Led** lyc m-ambo m-arct *Merc* merc-c merc-cy merc-d *Merc-pr-r* mez morph *Mosch* mur-ac nat-c nat-m *Nit-ac* nit-s-d nitro-o *Nux-v* op ox-ac par petr ph-ac phel *Phos* phyt plb plect plumbg ptel puls pyrog ran-b ran-s rauw rhus-t sabin samb sang sec seneg *Sep* serp *Sil* sin-a sol-mm sol-t-ae spig spira spong squil **Stram** **Stront-c** stroph-s *Stry* sul-h *Sulph* tab tanac tarent tep *Ter* thuj til uva valer verat verat-v vinc viol-o vip wies zinc zinc-m
- **morning**: petr phyt zinc
- **forenoon** | **11 h**: zing
- **noon**: ox-ac
- **evening**: all-c aster *Bapt* dulc plb plumbg ran-b zing
- **climbing**, after: rauw
- **convulsions**; during: aeth
- **excitement**; with: stroph-s
- **exertion**, after sudden: rauw
- **old** people; in: **Ant-t**
- **slow**, and: stroph-s
- **heavy**: abies-n crot-c phos stram *Verat-v* yuc
- **night**: com
- **imperceptible** (↗soft; weak): **Acon** aeth agar agn am-c amyg anil ant-t *Apis* *Arg-n* arn *Ars* ars-h ars-s-f bell benz-ac *Cact* cadm-br **Camph** cann-i cann-s *Canth* Carb-ac **Carb-v** carbn carbn-h chel chin chlol chlor cic cic-m cit-l *Cocc* **Colch** coloc con crot-h cub **Cupr** cupr-ar cyt-l dig digin dulc ferr gels gins guaj hell **Hydr-ac** hyos iod *Ip* kali-cy kalm kreos lach laur *Led* m-aust mand med *Merc* merc-c morph *Mosch* *Naja* nit-s-d nux-v oena *Op* ox-ac petr ph-ac phase-vg phos *Phyt* plat plb *Podo* puls rhus-t *Sec* **Sil** stann stram stry sul-ac sul-h sulph tab tanac tax thuj **Verat** zinc
- **almost**: acetan **Acon** *Adon* adren aeth agar *Agarin* agn ail am-c am-m aml-ns ant-ar ant-t *Apis* apoc arn

- **imperceptible – almost**: ...
Ars *Ars-i* aspar *Aur* bar-m bell *Cact* **Camph** carb-ac carb-v carbn-o chin chlor cic-m cimic coff-t *Coffin* colch coll *Conv* crat crot-h cub cyt-l dig digin diph ferr **Gels** glon ham hell *Hydr-ac* hydrc hyosin-hbr iod *Ip* kali-bi *Kali-c* kali-chl kali-n kalm *Lach* *Lat-m* *Laur* lycps-v mand mang *Merc* merc-c *Merc-cy* morph *Mur-ac* *Naja* nit-s-d olnd op ox-ac ph-ac *Phase* phos phys plb *Podo* *Puls* *Rhus-t* *Ric* sang *Sapo* *Saroth* sec seneg ser-ang sol-ni sol-t *Spig* *Spong* *Stram* sulph *Tab* ter tere-ch thea ther *Thyr* *Verat* *Verat-v* vip visc zinc
: **convulsions**; during: nux-v olnd
: **stupor**; during: hep
- **intermittent**: acet-ac *Acon* acon-c adon *Aeth* *Agar* agar-pa aloe alum alumn am-c am-m amyg ang ant-t apis *Apoc* *Arg-n* arn *Ars* ars-h ars-i ars-s-f asaf *Atro* *Aur* bapt bell ben-n benz-ac bism brom *Bry* *Cact* calc-ar calth *Camph* cann-i *Canth* **Caps** carb-ac carb-an *Carb-v* *Cedr* cere-b **Chin** chinin-s *Chlol* chlor cic-m cimic *Cimx* cinnb cocc-s coff coff-t coffin *Colch* *Con* conv *Crat* *Croc* *Crot-h* cub cupr cupr-act daph dat-m **Dig** digin digox *Dios* dulc fago ferr ferr-m frag gast *Gels* glon grat *Hep* hura hydr-ac hyos *Iber* ign *Iod* jatr-c juni-v kali-bi *Kali-c* *Kali-i* kali-m kali-p *Kalm* keroso *Kreos* *Lach* lapa *Laur* *Lil-t* lipp lob *Lyc* *Lycps-v* lyss mag-p meny **Merc** *Merc-c* merc-cy merc-sul meth-ae-ae mez morph mur-ac murx naja nat-ar **Nat-m** *Nit-ac* nit-s-d nitro-o nux-m nux-v olnd *Op* *Ox-ac* **Ph-ac** phos phys phyt pip-n plan *Plb* prun-v *Ptel* *Ran-s* *Rhus-t* sabin *Samb* scut *Sec* *Sep* *Spig* staph *Stram* *Stroph-h* stry sul-ac *Sulph* *Tab* *Tarent* ter thea thuj trif-p trom vario verat **Verat-v** vip xan *Zinc* *Zinc-p*
- **dinner**; after: nat-m
- **fifth** beat: crot-h nit-ac
- **fourth** beat: *Calc-ar* cimic dig **Nit-ac** tab
: **fifth** beat; or: colch nux-v
: **skips** every: nit-ac
- **menses**; before: *Kali-c*
- **old** people; in: bapt tab
- **seventeenth** beat: *Cina*
- **sixth** beat: acon
- **tenth** beat after exertion or vexation: gels
- **tenth** to thirtieth beat: agar lach
- **third** beat: *Apis* arum-t cimic dig kali-c *Mur-ac* nat-m nit-ac phase
: **fifth** beat; or: crot-h *Nit-ac*
: **fourth** beat; or: apis *Cimic*
: **seventh** beat; to: dig mur-ac
- **irregular** (↗CHES - Palpitation - irregular): abies-n acetan *Acon* acon-c acon-s *Adon* *Adren* aeth *Agar* agar-pa *Agarin* aloe alum alum-p am-c am-caust aml-ns anac ang anh anil **Ant-c** ant-t antip apis apoc arg-met *Arg-n* ars **Ars** ars-h *Ars-i* ars-s-f arum-d asaf asar *Aspar* *Atro* *Aur* aur-ar *Aur-s* bapt bar-act bar-c bar-m bell bell-p ben-n benz-ac bism bol-lu *Bry* bufo *Cact* cael calc calen *Camph* cann-i cann-xyz *Canth* **Caps** carb-an *Carb-v* carbn carbn-o cary caust *Cedr* cere-b cham chel *Chin* chinin-s chlf *Chlol* chlor chlorpr chr-ac

Generals

Pulse – irregular

- **irregular**: ...
  Cimic Cimx cinch clem coff coffin *Colch* Con Conv convo-s cor-r cortico *Crat Crot-h* cub cupr cupr-act cyt-l **Dig** *Digin* digox dirc dulc euph fago fehr ferr-p form gala *Gels* gins glon guare ham hed hell *Hep* hir hist home *Hydr-ac Hyos Iber* ign iod jab jatr-c juni-v *Kali-bi Kali-c* kali-chl kali-cy *Kali-i* kali-m kali-n kali-p kali-s kali-sula *Kalm* kou **Lach** lachn laur *Lil-t* lob lol *Lycps-v* lyss m-ambo mag-p mag-s manc mang meny meph *Merc Merc-c* merc-cy merc-i-f merc-sul mez morph Mosch *Mur-ac* myric *Naja* nat-ar nat-f **Nat-m** nat-n nat-s nicc nit-ac nit-s-d nux-m nux-v oena *Olnd* onop Op ox-ac parathyr penic **Ph-ac** *Phase Phos* phys *Phyt* pic-ac pilo pip-n *Plan Plb* prun-v psor ptel puls pyrog rauw *Rhus-t* sabad sabin sacch *Samb Sang* sangin-t santin *Saroth* **Sec** seneg *Sep* ser-ang *Sil* sol-ni sol-t-ae *Spig* Squil stann *Still* **Stram** stroph-h stroph-s stry stry-ar stry-p sul-ac sul-h sulfa sulo-ac *Sulph Sumb Tab* tanac tarent tax ter thea thiop thuj trach trif-p *Tub* uva valer *Verat* **Verat-v** vib vip vip-a visc wies xan yuc zinc *Zinc-p*
  - **morning**: atro caust fago myric phos still sumb
  - **and slow**: acon arn ars asaf bell camph cann-i chel chin cimic colch **Dig** dulc ham hell hyos iod *Kali-br* **Kalm** laur lob merc-c merc-cy mez *Naja* nit-ac nux-v olnd op ox-ac ph-ac phys phyt plb rhus-t seneg sul-ac tab verat **Verat-v** zinc
  - **and violent**: dig
  - **coma**; with (See MIND - Coma - pulse - irregular)
  - **exertion**, on slight: *Arg-n* dig meny *Nat-m*
  - **lying**:
    - **back**; on | **agg**: arg-n
  - **lying** down agg: lycps-v still
  - **sitting** agg: dig
  - **stool** agg; after: *Agar*
- **irritable**: agar ant-t arg-met ars ars-i bar-m camph chlol colch cop cupr cupr-ar dig hydr-ac iod kali-bi kali-br meny nux-v ox-ac psor puls raph serp stram sulph tab tarent vario
  - **accompanied** by | **apoplexy** (See Apoplexy - accompanied - pulse - irritable)
- **jerking**: acon agar aml-ns *Arn* ars arum-d aur bar-c calad canth con dig digin dulc fago gins glon *Iber* jatr-c nat-m nat-p nux-v plb thuj
- **labored**: *Apoc* crot-h cupr cupr-act dig hydr iris kreos merc merc-c merc-i-f mit morph op stram
  - **motion**; from slightest: dig
- **large**: acon atro *Aur-m* **Bell** *Bry* camph cench *Chel* chinin-s colch **Con** cupr-act ferr *Ferr-p* gels gins **Iod** ip jatr-c kali-cy lycps-v manc op phos plb spira stry sul-ac syph *Tab Verat-v*
- **rapid** (See frequent)
- **slow** (= bradycardia): *Abies-n* acet-ac *Acetan* achy *Acon* acon-c acon-f acon-l adon adren aesc aeth aether *Agar* agar-cps agar-pa agn *All-c* alumn am-caust am-n aml-ns *Amyg Anac-oc* anan anh anil ant-c *Ant-t* apis apoc arn ars ars-s-f asaf asc-c asc-t *Aur* aster atro bapt bar-act bar-i *Bell* ben-n benz-ac benzol **Berb** both brom cact cain *Camph* **Cann-i** *Cann-s* cann-xyz *Canth Caps*

Pulse – slow

- **slow**: ...
  carb-ac carbn-o carbn-s catal caust cench cent *Chel* chin *Chinin-s* chlf chlol chlor chr-ac cic cimic cinch coca cocc coff-t colch coli coloc *Con* croc *Crot-h* cryp cub cund *Cupr* cupr-am-s cupr-cy cur cyt-l daph dat-f delphin **Dig** digin digox dios dirc dub dubo-m dulc enteroc eryt-j esin euph euph-c eupi fago ferr ferr-ma gast *Gels* gins glon grat ham *Hell* hell-o helo hep hippoz home hydr hydr-ac hyos ign iod iris jab jac-c jatr-c juni-v kali-bi *Kali-br* kali-c kali-chl kali-cy kali-m kali-n kali-s kali-sula **Kalm** kou kreos kres lach lachn lact lat-k lat-m *Laur* lept *Lob* lon-x *Lup* lycpr *Lycps-v* mag-c *Mag-m* mag-s *Manc Mang* mec meny meph merc merc-c merc-cy merc-sul meth-ae-ae mez *Morph* mosch mur-ac myric *Naja* naphthoq narc-ps narcot nat-c *Nat-m* nat-n nit-ac nit-s-d nitro-o *Nux-m* nux-v oena ol-an olnd **Op** ox-ac par parathyr pen petr ph-ac phel phos phys phyt pic-ac pip-n pitu pitu-p plb *Podo* prop prun prun-p puls ran-b raph rauw rhod rhus-t ruta samars samb *Sang* sars *Sec* **Sep** sil sol-ni solin spartin-s spig spong squil **Stram** stroph-s stry sulo-ac sumb *Tab* tanac *Tarent* tax *Tela* ter thea thio thiop thuj thymol trif-p trios upa uva valer **Verat Verat-v** verb vip visc wies wye zinc zing
  - **daytime**: graph *Mur-ac* sep
  - **morning**: arg-met chinin-s grat jac-c lycps-v myric olnd petr ran-b sars sep thuj zinc
  - **forenoon**: cinnb myric
  - **afternoon**: chinin-s gins myric ox-ac
  - **evening**: ars cund *Graph* mez myric nat-ar phyt ran-b
  - **night**: phys
  - **accompanied** by:
    - **apoplexy** (See Apoplexy - accompanied - pulse - slow)
    - **hypotension**: nat-pyru
    - **nausea**: kalm
  - **alternating** with frequent pulse: bell chin cic cimic dig *Gels* iod *Morph* rhus-t stroph-h stroph-s
  - **bounding**, full and: visc
  - **chill**; during: brach cann-i gins glon hipp *Hydr* meny mur-ac sep
  - **coma**; with (See MIND - Coma - pulse - slow)
  - **dullness**; with (See MIND - Dullness - pulse)
  - **fever**; with: chinin-s karw-k nat-m op
  - **headache**; during: gels
  - **lying** agg: dig
  - **masturbation**; after: dig
  - **old people**; in: gels
  - **pregnancy**: gels
  - **puberty**; in: dig
  - **rest** agg: arn dig
    - **faster**; and | **exertion** agg; after: arn
  - **sexual** abuse; after: dig
  - **sexual** excess; after: dig
  - **slower** than the beat of heart: agar cann-s *Dig* dulc hell **Kali-i** *Kali-n* kres laur lyc *Nat-m* sec verat
  - **vertigo**; with (See VERT - Pulse - slow)
  - **very**: cub
  - **vomiting**, on: squil

1928 ▽ extensions | ○ localizations | ● Künzli dot

Generals

Pulse – small

- **small**: abrot acal **Acon** acon-c acon-f acon-s *Aeth* aether *Agar* agar-pa agn agro ail alco ald alum am-c am-caust ammc amyg ant-c ant-m **Ant-t** apis apoc *Arg-n* arn **Ars** ars-h *Ars-i* ars-s-f arum-d asaf asc-t aspar aster atro *Aur* aur-ar *Aur-m Aur-s Bapt* bar-c bar-i bar-m *Bell* ben-n benz-ac bism bol-lu *Brom* bry *Cact* caj calad calc calth **Camph** cann-i cann-s canth carb-ac carb-an **Carb-v** carbn-h cary catal caust *Cham* **Chel** *Chin* chlf *Chlor* cic *Cina* cinch clem *Cocc Coch* cod coff coff-t *Colch* coll *Coloc Con* conin cop croc *Crot-h* crot-t cub cund **Cupr** cupr-ar cupr-n cupr-s cyt-l delphin *Dig* digin *Dulc* euph-l ferr ferr-m fl-ac frag gels glon graph grat **Guaj** gymno haem *Hell* helo helon *Hep* hippoz hydr-ac *Hyos* iber ign *Iod* ip juni-v kali-ar kali-bi *Kali-br Kali-c* kali-chl kali-cy kali-fcy kali-i kali-m kali-n *Kali-p* kali-s kali-sula *Kalm* keroso kreos lac-ac lac-c *Lach* **Laur** led lil-t *Lob* lyc lyss m-ambo m-aust *Mag-m* mang meny *Merc* merc-br merc-c merc-cy merc-d merc-n merc-ns *Merc-pr-r* merc-sul meth-ae-ae *Mez* morph mosch *Mur-ac* naja narcot nat-ar nat-m nat-n nat-s nit-ac nit-s-f *Nux-m* nux-v oena *Ol-j* olnd **Op** ox-ac past peti petr *Ph-ac* **Phos** phys phyt pic-ac *Plat* plb plumbg podo prun prun-p ptel pulx pyrog ran-a ran-b ran-s *Raph* rhod rhus-t ric rumx-act russ ruta sabad sal-ac *Samb Sang* sarr *Sec* seneg serp **Sil** sol-ni sol-t sol-t-ae solin spartin-s spig spirae spong squil *Stann* staph **Stram** stroph-h stry *Sul-ac* **Sulph** sumb tab tanac *Tarent* tax *Ter* thea ther thuj til upa uva valer *Verat* **Verat-v** vesp viol-o vip visc wies zinc *Zinc-m Zinc-p* zinc-s
  - **left** side: kali-chl
  - **accompanied** by | **apoplexy** (See Apoplexy - accompanied - pulse - small)
  - **convulsions**; during: aeth
  - **regular**; and: cupr-n
- **soft** (*imperceptible; weak*): acal acet-ac **Acon** aesc aeth aether agar agn ancis-p ant-c ant-s-aur **Ant-t** anth apis apoc arn **Ars** ars-h arum-d aspar aster atro *Aur* bapt bar-c bar-m bell bism brom bry cact calc-ar calc-i camph cann-i cann-s canth *Carb-ac* **Carb-v** carbn-o carbn-s cham chel chin chlf *Chlor* cic cinch cit-l clem cocc *Coffin Colch* con conv crot-h cub **Cupr** cupr-s cyt-l *Dig* digin digox dulc ery-a euph ferr ferr-m *Ferr-p Gels* glon *Guaj* ham hell hep hydr-ac hyos hyper iber iod ip jab jal jatr-c juni-v kali-bi kali-br kali-c kali-chl kali-cy *Kali-m* kali-n *Kalm* kreos lac-ac *Lach* lat-m laur *Lob* lyc m-arct *Manc* mang *Merc* merc-cy mez morph *Mur-ac* myric *Naja* narcot nat-ar nat-m nat-n nitro-o nux-v oena *Ol-j* olnd **Op** *Ox-ac* ph-ac *Phos* phys phyt *Plat* plb polyp-p puls ran-b ran-s rhod rhus-t sabin *Sang* santin sec seneg sep sil sin-n sol-ni solin *Spig* spirae **Stram** stry sul-ac *Sulph Sumb* syph *Tab* tarax **Ter** thuj toxi trios uva valer **Verat** *Verat-v* vip zinc zinc-m
  - **accompanied** by | **heart** failure (See CHES - Heart failure - accompanied - pulse)
- **spasmodic** (*contracted*): *Ang* arn ars bism carbn-s chin **Cocc** colch cupr cupr-act *Dig* indg iod kali-bi merc *Merc-c* nux-m nux-v plb sabad *Sec* sep *Stram* verat zinc zinc-m

Pulse – weak

- **strong**: achy acon aether agar agar-pa alco aloe am-c aml-ns amyg ant-t apis arg-n arn ars ars-h ars-i asaf asar aster aur aza bar-c *Bell* bism bov bry cact caj calc camph cann-i cann-xyz canth *Caps* catal chel chin chlf cic cimic cinnb clem coca coff con crot-h crot-t *Cupr* cycl *Dig* dulc fago ferr-p gast gels gins glon grat hell hoit hydrc hyos iber iod jatr-c kali-bi *Kali-chl* kali-n kali-sula kreos *Lac-c* lach lappa laur lyc lycps-v m-arct *Merc* merc-c merc-cy merc-i-r mill morph mur-ac nat-c nat-s *Nux-v* op par paro-i petr **Ph-ac** phos phys plb *Puls* ran-sp raph rhod rumx sabad **Sabin** sang sarr sec seneg sep serp sison sol-t-ae **Spig** spong stram stront-c stry *Sulph* tanac tarent ter *Thuj* uva valer *Verat* verat-v **Viol-o** zinc
  - **and** slow: dig
- **suppressed**:
  - **almost** suppressed: kali-sula
- **temperature**; discordant with (See discordant)
- **tense** (*wiry*): acon adren agro all-c all-s am-c *Am-m* ammc *Ant-t* aphis ars ars-h atro bar-m bell ben-n bism **Bry** *Cact* camph cann-i canth cham chel chin clem coca *Cocc* coff-t colch con corn-f *Cupr* dig **Dulc** ferr hyos kali-i m-ambo merc-cy kali-m *Mez* morph nat-c nit-ac op ox-ac petr plb rhus-t sabad *Sabin* sang sec sep sol-t-ae spira spirae squil stram til *Valer* verat verat-v zinc
- **thready** (*contracted; wiry*): acon agar-pa *Ail* alum alumn aml-ns amyg *Ant-t Apis* arn ars-s-f ars-s-r *Bapt* bell *Cact Calc* camph canth carb-v carbn-h *Chin* chinin-s chlf chlol colch cop crat *Crot-h* cupr dig digin hell *Hydr-ac* hyos iod jatr-c kali-bi kali-n lach **Lat-m** merc-cy *Merc-cy* merc-n merc-ns morph naja nat-f olnd op ox-ac petr phos phys phyt *Plat* plb ptel *Pyrog* raja-s rhus-t sal-ac santin sec sol-t-ae solin *Spig* stram sul-ac sulph tab stax *Ter* **Verat** verat-v vip *Zinc* zinc-m
  - **coma**; with (See MIND - Coma - pulse)
- **tremulous**: acon agar ambr ang **Ant-t** arg-n *Arn Ars* asaf aur *Bell* bov bufo *Calc* camph cann-i canth carb-ac *Cic* cimic cina cinnb cocc cocc-s coff con crot-h *Cupr* cycl dig fago fl-ac gels gins *Hell* hyos *Iber* iod kali-c kalm *Kreos* lach lil-t lith-c lyc merc merc-c merc-sul mez naja nat-ac nux-m *Olnd* op ox-ac phos ptel plb *Rhus-t* ruta *Sabin Sep* sil **Spig Staph** stram sul-ac tab valer verat zinc
  - **night**: *Calc* narc-po
  - **eating**; after: *Calc*
- **undulating**: agar amyg *Ars* camph carb-ac carbn-o chlf crot-h dig digin gins iber *Lach* op plb *Zinc*
- **violent**: acon aml-ns bar-c dig glon lach lycps-v merc-c nat-m sabin sep spig stront-c
  - **accompanied** by | **perspiration**: coca
- **weak** (*imperceptible; soft*): *Abrot* acet-ac acetan acon acon-c acon-f *Adon* adren aesc aeth aether agar agar-cps agar-em *Agarin* **Agn** *Ail* aloe alum-p am-caust am-m ampe-qu amyg ancis-p **Ant-ar** ant-t **Ant-t** anth anthraci apis apoc apom *Arg-n Arn* **Ars** ars-h *Ars-i* ars-s-f ars-s-r arum-d asaf asc-c *Aspar* aster *Atro* aur aur-ar aur-m *Aur-s* aza bapt **Bar-c** bar-m bar-s bell benz-ac *Berb* bism both both-ax *Brom* bry bung-fa buth-a cact caj calad **Camph** cann-i **Cann-s** *Canth* carb-ac carb-an **Carb-v** carbn-chl carbn-o cary cass catal cedr cench *Cham* chel chen-a *Chin* (non: chinin-ar) chinin-s chion

Generals

- weak: ...
chlf chlol chlor **Cic** cimic *Cimx* cinch cinnb coca *Cocc* cod coff coff-t *Coffin* colch coll *Coloc* con conin *Conv* Crat crot-c **Crot-h** crot-t cub *Cupr* *Cupr-act* cupr-ar cycl cyt-l dendr-pol *Dig* digin digox dios diph dirc dor elaps erio ery-a eryt-j eup-per *Eup-pur* euph fago fagu ferr ferr-m gal-ac gast **Gels** *Glon* guaj ham hell hydr-ac hydrc hyos hyosin-hbr iber *Ign Iod Ip* iris jal jasm jatr-c juni-v kali-ar *Kali-bi* Kali-br *Kali-c* kali-chl kali-n kali-ox kali-t *Kalm* keroso kreos lac-ac *Lac-c* **Lach** lact lat-k **Lat-m Laur** lil-t lob lyc *Lycps-v Lyss Mag-m* manc mang *Merc Merc-c* merc-cy merc-i-f merc-n merc-ns merc-pr-r merc-sul meth-ae-ae mez mom-b morph *Mosch* Mur-ac **Naja** narcot nat-f nat-m *Nat-s* nit-ac nit-s-d *Nux-m* nux-v oena olnd op ox-ac past peti **Ph-ac** *Phase Phos* phys phyt plan **Plat** plb plumbg podo polyp-p prop psor ptel *Puls* pyre-p raja-s ran-b rhod *Rhus-t* rhus-v ric rumx-act sabin sacch sal-ac sal-p samb *Sang* santin sapin *Sapo Saroth Sec* seneg sep ser-ang sil sol-t-ae solin spartin-s *Spig* spira spirae spong stann **Staph** Still **Stram** stront-c stry stry-p sul-ac sul-h sulo-ac *Sulph* sumb *Tab* tanac *Tarent* tart-ac tax ter tere-ch thea *Thuj* thymol thyr trif-p trim tub upa *Ust* uva *Valer Vario* verat *Verat-v* verb vesp vip vip-a visc xan zinc *Zinc-m* zinc-p zinc-s zing
• **morning:** cimic olnd sep thuj
• **accompanied** by:
  ⋮ **apoplexy** (See Apoplexy - accompanied - pulse - weak)
  ⋮ **hemorrhage;** passive (See Hemorrhage - passive - accompanied - pulse)
  ⋮ **weakness** in general (See Weakness - accompanied - pulse)
  ⋮ **Stomach;** uneasiness in: ant-t
• **headache;** during: lach
• **motion** agg: apoc bar-s
- **wiry** (↗*contracted; tense; thready*): acon ammc amyg ars ben-n bol-la cupr cupr-act dig gels *Glon* ham iber *Kali-br* kreos *Lac-c* **Lach** oena ox-ac phos phys *Plb* pyrog sec seneg tax ter verat-v zinc

PULSE and temperature dissociated (See Pulse - discordant)

PURGATIVES, abuse of (↗*Medicine - allopathic - abuse*): hydr lyc *Nux-v* op sulph

PURGING | **amel:** abrot nat-s zinc

PURPURA IDIOPATHIC THROMBOCYTOPENIC: raja-s

PUS (See Abscesses - pus)

PUTRID PHENOMENA (See Discharges - offensive)

PYEMIA (↗*Septicemia*): ars-i chin lach methyl phos pyrog
- **prophylaxis** for pus infections (= to prevent this condition): arn

QUININE, abuse of: am-c am-m *Ant-t Apis* apoc aran **Arn** *Ars* ars-i ars-s-f asaf aza *Bell* bry **Calc** calc-ar caps carb-an **Carb-v** cham cham chelo chin *Chinin-ar Cina* coloc corn-f cupr cycl dig eucal eup-per **Ferr** ferr-ar gels (non: hell) *Hydr* ign **Ip** kali-ar lac-d *Lach*

Quinine, abuse of: ...
maland malar mang meny merc **Nat-m** nat-p nat-s nux-v parth *Ph-ac* phos plb *Polym* **Puls** ran-s samb sel *Sep* stann sul-ac *Sulph Verat*
- **cachexia;** with quinine (See Weakness - quinine)
- **cachexia;** without quinine: ant-t arn *Ars* bell calc carb-v corn-f *Ferr* iod *Ip* lach led meny merc *Nat-m* nux-v ph-ac *Puls Sel* sep sulph verat
- **epilepsy;** causing (See Convulsions - epileptic - quinine)
- **quinine** sulfate: chinin-s

QUIVERING: *Agar* agn alum *Am-c* am-m ambr *Ang* ant-c ars *Asaf* bapt bar-c **Bell** berb bism bov bry *Calc* calc-p camph canth caps carb-v caust chel chin cic *Clem* cocc colch coloc com **Con** croc cupr dig dros gels graph guaj hell hep hyos ign iod ip kali-c kali-n kali-s kreos lyc m-ambo *M-arct* mag-c mag-m med meny merc **Mez** mosch mur-ac **Nat-c** nat-m *Nit-ac* nux-v par petr phos plat plb puls pyrog rhod rhus-t ruta sabin sars sel seneg *Sep* sil *Spig* stann stront-c sul-ac **Sulph** tarax tarent thuj thyr tub valer verb viol-t *Zinc*
- **delivery;** during first stage of: cimic
- **heat;** during: ferr
- **lying** agg: *Clem*
- **motion** agg: nux-v
- **rest** agg: dros
○ **All** over: lyss
  • followed by vertigo: *Calc*
- **Glands;** of: *Ang* bell calc kali-c mez nat-c sil
- **Nerves:** med

RABIES (See MIND - Hydrophobia)

RACHITIS (See Rickets)

RADIANT HEAT (See Warm - stove)

RADIATION THERAPY; from (↗*X-ray*): cadm-i fl-ac phos rad-br stront-c x-ray
- **x-rays** (↗*Burns - x-ray*): caust

RADIUM TREATMENTS; from(↗*Burns - radium*): cadm-met caust rad-br

RAIN (See Weather - rain)

RAISING:
- **affected** limbs:
  • **agg:** acon am-m anac ant-c arg-met *Arn* asar *Bar-c* **Bell** borx both-ax bry calc camph caps caust chin cic cina cocc coff colch coloc **Con** cupr dros euph *Ferr* graph hep ign *Kali-c* kreos lach **Led** lyc m-aust mag-c mag-m merc mez nat-c nat-m nit-ac nux-v olnd petr phos plb puls ran-b *Rhus-t* ruta *Sil* stann sul-ac sulph teucr thuj verat verb
- **head:**
  • **amel:** ars gels

RAPIDLY GROWING children (See Growth)

REABSORBENT action (See Absorption)

REACTION: aloe

▽ extensions | ○ localizations | ● Künzli dot

Generals

Reaction — **Relaxation**

- **lack** of (➚*Sluggishness; Irritability - lack; Weakness - reaction*): abrot aeth agar aloe *Alum* **Am-c Ambr** *Anac* ant-c ant-t apis arn *Ars* **Ars-i** ars-s-f *Asaf Bar-c* bar-s bell bism *Brom Bry* **Calc** calc-f *Calc-i Calc-s Camph* **Caps** *Carb-an* **Carb-v** carbn-s carc *Castm* caust cham *Chin* cic **Cocc** coch coff **Con** cory *Cupr* cypr dig *Dulc* euph *Ferr* ferr-i *Fl-ac Gaert* **Gels** *Graph Guaj* **Hell** hep **Hydr-ac** hyos *Iod Ip* kali-bi *Kali-br Kali-c* kali-chl kali-m *Kali-s* lac-c *Lach* **Laur** luf-op *Lyc* mag-c mag-f mag-m **Med** *Merc* mez *Mosch Mur-ac* nat-ar nat-c nat-m nat-p nat-s nit-ac **Nit-s-d** *Nux-m* **Olnd OP** ped petr **Ph-ac** *Phos Plb* prot *Psor* puls rad-br *Rhod* scut *Sec* seneg *Sep* spong *Stann* **Staph** *Stram* stront-c sul-i **Sulph** *Syph* **Tarent** thal ther *Thuj* **Tub** *Valer* vario *Verat* verb vinc x-ray **Zinc** *Zinc-p*
  - **accompanied** by:
    : **alternating** states (See Alternating - accompanied - reaction)
    : **Chest**; complaints of the: *Laur*
    : **Heart**; complaints of the: *Laur*
  - **acute** danger (See MIND - Danger - lack)
  - **chronic** diseases; in: cory
  - **convalescence**, in (➚*Convalescence*): castm ph-ac
  - **eruptive** diseases, in (See SKIN - Eruptions - break - fails)
  - **nervous** patients, in: ambr laur op **Valer** zinc
  - **pain**; to: alum cocc
  - **remedies**, to (See Remedies - fail)
  - **suppression**, after | **eruptions**, of (➚*SKIN - Eruptions - suppressed*): ars-s-f
  - **suppuration**, in (➚*Abscesses*): calc-f hep merc
  - **women**; in | **obese**: am-c
- **slow** reaction to pain (See lack - pain)
- **violent**: bell *Cupr Nux-v* cocc
  - **allopathic** medicine (See Medicine - allopathic - oversensitive)
  - **homeopathic** remedies, to (See Remedies - violent)

READING:
- **agg**: agar *Agn* alum am-c ang apis arg-met arg-n arn ars *Asaf* asar aur bar-c **Bell** borx bry **Calc** canth carb-ac carb-v caust *Chin Cina Cocc* **Con** croc cupr dros *Dulc Graph Hep* ign *Kali-c* lil-t lith-c lyc m-arct mag-m mang meny merc mez mosch naja nat-c **Nat-m** nit-ac nux-m *Nux-v Olnd* onos par petr ph-ac **Phos** phys plat puls rad-m *Rhod* rhus-t *Ruta* sabad sars sel seneg sep **Sil** staph stram *Sul-ac* **Sulph** tarax thuj valer *Verb* viol-o zinc
- **aloud**:
  - **agg**: ambr **Carb-v** cocc *Mang* nit-ac *Par* **Phos** sel seneg *Verb*
  - **amel**: nat-c

REBELS against poultice (See MIND - Rebels)

RECOVERING slowly (See Convalescence)

RED complexion (See Complexion - red)

REDNESS: Acon *Apis Arg-n* ars **Bell** *Bry Cham* chin equis-h *Ferr* jab lach meli *Merc Nux-v* op phos *Rhus-t* sabin *Sang* sep **Sulph**

Redness: ...
- **spots**; in: merc pic-ac rhus-t stict sulph
- ○ **Affected** parts: bell colch

REFLEXES (➚*EXTR - Reflexes*):
- **absent** (See lost)
- **diminished** (➚*Poliomyelitis*): alum arg-n cur kali-br oena op phys plb
  - **delirium**; after: agar
- **increased** (➚*EXTR - Paralysis - lower - accompanied - ankle*): bar-c cann-i cic cocc lath *Mang-act* morph nux-v op plb sil stry vip
- **lost**: cur morph nat-br op oxyt sulfon

REITER'S SYNDROME: *Med*

RELAXATION:
- **physical** (➚*Weakness; Weariness; Flabby*): acon *Aeth* agar agn agra alet aloe alum ant-c ant-t aran arn ars asar aster aur bar-c bell bism borx bov bry calc camph *Caps* caust cham chel chin cic cina cocc coff colch cory cupr cycl dig dulc euph ferr gels graph hell hep hydr-ac hyos ign ip kali-c kali-n lach lil-t linu-c lob lyc *Mag-c* mangi med meny merc merc-cy micr morph **Mur-ac** nat-c *Nat-chl* nat-m nit-ac nux-m nux-v olnd op par *Passi* petr ph-ac phos plat plb ran-s rhod rhus-t ruta sabad sabin sel seneg sep sil spig spong stann staph stram sulph tarax tub valer verat viol-o viol-t zinc
  - **accompanied** by:
    : **Face** | **discoloration**; red: *Aster*
  - **children**; in: borx calc-i *Calc-p*
  - **chronic** disease; during: cory
  - **coition**; after: *Agar* sep
- ○ **Blood** vessels; of (➚*Distension blood*): arn bar-c fl-ac ham
- **Connective** tissue; of (➚*Complexion - fair - lax*): *Aeth* aloe *Ant-t* ars calc calc-br caps **Caust** chin cocc *Colch* ferr-i **Gels** hell hep *Hyos* kali-c **Lyc** mag-c merc-i-r **Mur-ac** nat-m nat-m nit-ac op **Ph-ac** sec sep spong verat
- **Mucous** membranes: *Hydr*
- **Muscles**; of (➚*Muscles*): acet-ac *Agar* alum ambr ang anh *Ant-c* ant-t arg-met arn *Ars* asaf atro bar-c bar-m bar-s borx bry **Calc** calc-sil camph canth **Caps** carb-an carbn-o carbn-s caust *Cham* chin chinin-ar chlf chlor cic *Clem* coca **Cocc** colch coll **Con** *Croc Crot-c* cupr cur cycl dig *Dios* dros *Dulc* euph *Ferr* ferr-ar ferr-i fl-ac **Gels** *Graph* guare *Hell* helo hep hydr hydr-ac *Hyos Iod Ip* jug-r kali-ar **Kali-c** kali-m kali-n kali-p kali-s lach laur lob *Lyc* **Mag-c** mang mangi meli merc morph mur-ac murx naja nat-c *Nat-m* nat-p nit-ac nux-m nux-v olnd op oscilloc oxyt **Phos** phys pic-ac plat plb psor puls rheum sabad *Sec Seneg Sep* sil sol-ni spig *Spong* stram sul-ac sul-h *Sulph* tab ter thuj tril-p *Verat* (non: verat-v) viol-o zinc
  - **alternating** with | **convulsions** (See Convulsions - alternating - relaxation)
- **Sphincters**; of: apoc oxyt podo sulfon

Remedies — Generals — Riding

REMEDIES (✒*Medicine*):
- **acting**:
  • **deep**: alum-sil ars calc-sil carbn-s cench cist glyc kali-sil med sil
  • **long**: calc-sil glyc
  • **quick**: spartin-s
  • **short**: acon
  • **slow**: sil squil
- **allopathic** medicine (See Medicine)
- **aversion** to homeopathic remedies (See MIND - Remedies - aversion)
- **fail** to act; well selected remedies (✒*EAR - Noises - remedies*): camph *Carc* laur *Mosch* op psor stram sulph teucr ther tub valer
  • **acute** diseases; in: **Sulph**
  • **oversensitive** state; when too much medicine has produced an (✒*Medicine*): cupr ph-ac **Teucr**
- **violent** reaction to homeopathic remedies: ant-c asar cham *Chin* **Ign** M-arct nit-ac nux-v *Puls* teucr *Valer*
  • **high** potencies, to: ars-i lyc **Nit-ac** nux-v

REST:
- **agg**: acon *Adon Aesc Agar* alum am-c *Am-m Ambr* anac ang ant-c *Ant-t* aran-ix *Arg-met* **Arn Ars Asaf** asar **Aur** aur-m bar-c bell bell-p benz-ac *Bism Borx Bov* **Brom** bry calc calc-f **Caps** carb-ac carb-v caust *Cham* chel chin cic cimic *Cina* cocc coli *Coloc* com **Con** cortiso cupr **Cycl** *Dros* **Dulc Euph** *Euphr* **Ferr** ferr-ar ferr-p fl-ac foll gels glon **Graph** guaj hecla hep hyos ign indg *Iod* iris kali-c kali-i **Kali-n** kali-s *Kreos Lach* laur lith-lac **Lyc** *M-ambo* m-arct m-aust *Mag-c* **Mag-m** mang *Meny Merc* merc-c-f mez *Mosch Mur-ac* **Nat-c** nat-f **Nat-m** nat-s nit-ac *Nux-m* olnd *Op* par pert petr *Ph-ac* phenob phos **Plat** plb pneu **Puls** pyrog ran-b *Rhod* **Rhus-t** *Ruta* **Sabad** sabin **Samb** sars sel seneg **Sep** sil spig spong stann staph **Stront-c** sul-ac sulph **Tarax** tarent tell teucr *Thuj* tub tub-r **Valer** *Verat Verb Viol-t* **Zinc** zinc-val
  • **night**: pneu
  • **long rest**: tub-r
  • **motion** agg; rest as well as: am-c bov calc carb-an carb-v caust get mez ph-ac phos sulph
- **amel**: abrom-a achy acon adlu aesc agar *Agn* alum alum-sil *Am-c* am-m ambr *Anac Ang* anh ant-c *Ant-t* aq-mar arg-met *Arn* ars asaf *Asar* aur bar-c bar-m **Bell** bism *Borx* both-ax bov **Bry** buth-a cadm-s *Calad Calc* calc-f calc-p *Camph* cann-i *Cann-s Canth* caps *Carb-an Carb-v* caust cham **Chel** chin *Cic* cina clem coc-c *Cocc Coff* **Colch** *Coloc* con crat *Croc Cupr* cycl des-ac dicha *Dig* dros dulc *Echi* euph ferr fl-ac **Gels** gett gink-b *Graph Guaj* guat gymno *Hell Hep* hydr hyos ign *Iod Ip* kali-bi kali-c kali-n kali-p kalm kreos lac-d lach laur **Led** lyc m-ambo m-arct *M-aust* mag-c mag-m mag-p malar mand *Mang* meny *Merc* merc-c *Mez* mosch mur-ac nat-c *Nat-m Nit-ac* nux-m **Nux-v** olnd onop op oscilloc *Par* penic *Petr* ph-ac phenob *Phos* phyt pic-ac plat *Plb* prot psor pulx *Ran-b Rheum* rhod rhus-t ruta sabad sabin samb sang *Sars Sec Sel* seneg sep ser-a-c sieg sil *Spig Spong Squil* stann *Staph Stram*

Rest - amel: ...
stront-c stroph-s stry-p *Sul-ac* sulph teucr ther thuj trios tub-d tub-m verat verb vib viol-t zinc
- **desire** for: gymno
- **interrupted** rest agg: both-a
- **must** rest: aesc alum alum-sil anac arn brom bry lach lyc nux-v op ph-ac sabad stann

RESTLESSNESS (✒*MIND - Restlessness*): abrot absin **Acon** adon agar alum am-c am-m ambr **Anac** ant-c *Apis* arag arg-met arg-n arn **Ars** asaf asar aur *Bapt* bar-c **Bell** bism borx bov *Bry* bufo *Calc* calc-p camph cann-i *Cann-s* canth carb-an **Carb-v** caul caust cench *Cham* **Chin** cimic cina cocc cod *Coff* colch coloc con *Croc* cupr dulc eup-a eup-per euph euphr *Ferr* gels glon graph hell **Hyos** *Ign* iod ip kali-bi kali-br kali-c kali-i *Kreos* lac-c lach laur led lil-t lol *Lyc* **M-ambo** m-arct m-aust mag-c mag-m mag-p mang med meny meph **Merc Merc-c** mez *Morph* mosch mur-ac mygal nat-c nat-m nit-ac nux-m *Nux-v* ol-an olnd *Op* par pert-vc petr ph-ac phos phyt *Plat* plb psor puls pyrog rad-br ran-b rhod **Rhus-t** ruta sabad sabin *Samb* scor sec *Sep* sil *Spig* spong squil stann **Staph** stict **Stram** stront-c *Sulph* tab tarax **Tarent** teucr ther thuj tub tub-a uran-n urt-u *Valer* verat verat-v vib viol-t vip **Zinc** zinc-val
- **night**: caust ol-j
  • **midnight**:
    : **after**:
    : **2 h**: ambr
    : **3 h**: agar
- **convulsive**: sol-ni
- **influenza**; during: pyrog
- **motion** | **amel**: abrot
- **sun**; after exposure to: pert-vc
- **violent**: sol-ni
○ **Joints**: ign

RETCHING | agg: *Asar* olnd

RETRACTION: aster cic clem crot-t **Cupr** hydr lach *Merc* nat-m nux-v op par *Phyt* **Plb** sars sil thuj *Zinc*
○ **Soft** parts; of (✒*Drawing in - soft*): acon **Ang** ant-c arn ars **Bell** bov calad camph caps carb-v chin cocc coloc dulc euph graph hep hyos ign laur m-ambo **Merc** nat-c nat-m *Nux-v* op ph-ac phos rhus-t sep squil staph stram sulph

REVELING; complaints from night (✒*Debauch; MIND - Libertinism; MIND - Reveling*): agar ambr ant-c *Ars* bry **Carb-v** coff colch ip lac-d *Laur* led nat-c **Nux-v** *Puls* rhus-t sabin staph sulph

RICKETS (✒*Bones; Softening bones*): am-c arg-met *Ars* ars-i *Asaf* **Bell Calc** calc-act calc-hp *Calc-p* calc-sil ferr-m ferr-p fl-ac hecla hed *Hep* iod *Kali-i* **Lyc** mag-c mag-m med **Merc** mez **Nit-ac** op petr *Ph-ac* **Phos** pin-rs rhod sacch sanic *Sep* **Sil** *Sulph* suprar tarent ther thuj thyr tub

RIDING:
- **air**; in open | **amel**: naja

1932   ▽ extensions | ○ localizations | ● Künzli dot

Generals

Riding

- **boat**; in a | **agg**: ang ars bell brom *Cocc Colch* croc euph *Ferr Hyos* kreos m-arct nat-m nux-m op petr sec sil staph *Tab* ther verat
- **cold** wind; in: sangin-n
  - **amel**: *Arg-n Tub*
- **horse**; a:
  - **agg**: arg-n arist-cl ars *Bell* borx bry *Graph Lil-t* mag-m meph *Nat-c* nat-m psor *Ruta* **Sep** sil spig *Sul-ac* ther valer
  - **amel**: brom calc kali-c lyc tarent
- **streetcar**; downhill on a *(↗MIND - Fear - falling):*
  - **agg** *(↗MIND - Fear - falling):* **Borx** *Psor*
- **streetcar**; on a:
  - **after**: graph kali-n nat-c nat-m *Nit-ac* plat **Sil**
  - **agg** *(↗STOM - Nausea - riding - carriage - agg.; Travelling - ailments; MIND - Riding - carriage - agg.):* acon alum-sil *Arg-met Arg-n Arn* ars asaf *Aur* bell *Berb Borx* bry calc calc-p carb-v caust coc-c **Cocc** colch *Con* croc cycl dig ferr fl-ac graph grat **Helon** *Hep* hyos ign iod kali-c lac-d *Lach* lyc *Lyss* mag-c mag-s meph nat-m *Nux-m* nux-v op **Petr** phos plat *Psor* puls rhus-t *Rumx Sanic Sel* **Sep** *Sil* spig staph sul-ac *Sulph* **Tab** *Ther* thuj tril-p valer
    : **accompanied** by | **eczema** (See SKIN - Eruptions - eczema - accompanied - motion)
    : **closed** car: mag-s
  - **amel**: arg-n *Ars* bar-m brom bry des-ac *Gels* glon *Graph* kali-n lyc merc merc-c *Naja* nat-m **NIT-AC●** nux-m phos puls tarent thiop
  - **aversion** to *(↗MIND - Riding - carriage - aversion):* psor
- **train**; in a | **agg**: kali-i

RINSING MOUTH agg: coc-c

RISING:

- **agg**: *Acon* alum alum-sil am-c *Am-m* anac ang ant-c *Ant-t* arg-met arg-n *Arn Ars* asar aur bar-c bar-m bar-s **Bell** berb borx both-a bov **Bry** cact cadm-s calad *Calc* camph *Cann-i Cann-s* canth caps carb-an **Carb-v** caust *Cham Chel* chin *Cic Cina* clem **Cocc** colch coloc *Con* croc **Dig** dros dulc euph *Ferr* fl-ac *Graph Guaj* hell hep hyos *Ign* ip kali-c kali-m kali-n kreos lach laur led *Lyc M-ambo* m-arct m-aust mag-c mag-m mang meny merc *Merc-i-f* mez mosch *Mur-ac Nat-c Nat-m Nit-ac* nux-m **Nux-v** *Olnd* **Op** *Osm* par petr ph-ac *Phos Phyt* plat plb psor *Puls* rad-br ran-b *Rhod* **Rhus-t** ruta sabad *Sabin Samb Sang* sars *Sel* seneg sep **Sil** *Spig* spong *Squil* stann staph stram sul-ac **Sulph** tarax *Thuj* valer verat verat-v verb vib *Viol* zinc
  - **forenoon**: cob-n
- **amel**: acon alum **Am-c** am-m ambr ang *Ant-t* aral **Ars** asaf aur bar-c bell *Borx* bov bry **Calc** cann-s canth **Caps** carb-v caust *Cham* chel chin cic *Cimic* colch coloc con *Cupr Dig* ferr glon hell hep *Hyos Ign Kali-c* kali-n laur *Led* lith-c *Lyc* mag-c mang merc mosch naja nat-c nat-m nux-m nux-v olnd parth petr *Ph-ac* phos **Plat** puls rhus-t sabin *Samb Sep Sil* spig squil stann sul-ac sulph teucr *Valer*
  - **one** hour after: prot

Rising: ...

- **bed**; from:
  - **agg**: *Acon* am-m ang ant-c ant-t *Apis* ars asar aur *Bell* bov **Bry** calad *Calc Caps* carb-an **Carb-v** caust *Cham* chin cic cimic *Cina* clem **Cocc Con** croc dig dulc ferr *Graph* guaj hell *Hep* hyos *Ign* kali-bi kali-c kreos **Lach** led lept *Lyc M-ambo* m-arct m-aust mag-c mag-m meny merc mosch *Nat-m* nit-ac *Nux-m Olnd* op par petr *Ph-ac* **Phos** plat plb puls ran-b *Rhod Rhus-t* ruta *Sabin* samb *Sel* sep *Sil Spig* squil stann **Staph** stram *Sul-ac Sulph Thuj* valer verat
  - **amel**: am-m ang arg-met *Ars* **Aur** *Caps* carb-an caust chin cic con dig **Dulc** *Ferr* hell hyos **Ign** *Iod* kali-n kreos laur *Led Lyc Mag-c* merc mosch nat-c par ph-ac *Plat* plb **Puls** *Rhus-t* sabin *Samb* **Sep** stann sul-ac sulph tarax teucr *Verat* zinc
- **difficult**: aesc agar petr ruta sulph
- **must** rise | **pain**; from: mez
- **sitting**; from:
  - **after**:
    : **agg**: aesc agar alum ant-c berb bry calc *Caps* carb-v *Caust Con* kali-bi laur led *Lyc* m-ambo m-aust *Nat-s* olnd petr **Phos** puls rhus-t ruta sep *Spig* staph **Sulph** verat
    : **amel**: acon *Agar* agn alum ant-c am-c am-m *Ambr* anac *Ang* ant-c ant-t *Arg-met* ars *Asaf* asar aur *Bar-c* bell bism borx bov calc cann-s canth **Caps** carb-v caust cham chel chin cic *Cina* cob cocc *Con* cupr **Cycl** dig *Dros* **Dulc** *Euph* euphr *Ferr* graph guaj hell hep *Hyos* ign iod *Kali-c* kali-n kreos *Lach* laur led *Lyc M-ambo* m-arct m-aust mag-c *Mag-m* mang *Meny* **Merc** mez *Mosch Mur-ac Nat-c* nat-m nit-ac olnd op par petr *Ph-ac* phos **Plat** plb **Puls** *Rhod* **Rhus-t** *Ruta Sabad* sabin samb sars sel *Seneg* **Sep** sil spig spong stann staph stront-c sul-ac sulph *Tarax* teucr thuj *Valer* verat **Verb** viol-o **Viol-t** zinc
  - **agg**: *Acon* ambr anac ang ant-t *Apis* arn ars asar aur *Bar-c* **Bell** both-ax bov **Bry** calc cann-s canth **Caps** carb-an *Carb-v Caust* cham *Chin* cic cocc **Con** croc dig dros *Euph Ferr Fl-ac* graph kali-bi kali-c kali-n lach *Laur* Led **Lyc** m-ambo m-arct m-aust mang meny merc-i-f mur-ac nat-c *Nat-m Nat-s Nit-ac Nux-v Olnd Petr Ph-ac* **Phos** plat **Puls** ran-b rhod **Rhus-t** *Ruta* sabad *Sep* sil spig **Spig Staph** stram stront-c *Sulph Thuj Verat*
- **stooping**; from:
  - **agg**: *Acon* alum *Am-m* anac ang arg-met *Arn Ars* asar aur *Bell* bov **Bry** calad *Cann-s* caps carb-an caust *Cham* chel chin *Cic Cocc* colch coloc *Con* croc dig dros *Ferr* hell hep *Ign* kali-c laur *Lyc* m-aust mag-m mang meny merc *Mur-ac Nat-m Nit-ac* **Nux-v** **Op** ph-ac *Phos* plat plb *Puls* ran-b **Rhus-t** sars seneg sep spong *Squil* **Stann** staph stram sul-ac **Sulph** tarax verat *Viol-t* zinc

RIVET or bullet; sensation of a: lil-t sulph

ROBUST people (See Vigor)

ROCKING (= swinging to and fro):
- **agg**: ars borx carb-v *Cocc* thuj

Rocking / Generals / Scleroderma

- **amel**: carb-an cham cina kali-c *Merc-c* puls pyrog rhus-t sec
- **to and fro** | **amel**: bell hyos

ROLLING; sensation of: acon agn aloe am-c am-m anac ang ars aur bell *Cact* crot-h cupr gels graph ign kali-c kali-n *Lach* lil-t lyc m-aust nat-c nux-v ol-an phos plat plb podo puls *Rhus-t* ruta sabad *Sep* tab tarax tarent

ROMBERG'S sign (See VERT - Standing - eyes)

ROOM:
- **agg**: *Acon* aeth agar *Agn* all-c **Alum** am-c am-m ambr *Anac* ang **Ant-c** ant-t apis *Arg-met* **Arg-n** arn ars *Asaf Asar* aur bapt bar-c bell borx bov brom *Bry* calc camph cann-s canth caps carb-an carb-v caust cham chel chin cic cina coff colch con *Croc* dig dros dulc **Fl-ac** *Graph Hell* hep hyos ign iod *Ip* kali-c kali-i kali-n kali-s laur led lil-t *Lyc* m-arct m-aust **Mag-c** *Mag-m* mang meny merc *Mez* mosch mur-ac nat-c nat-m nit-ac nux-v op petr *Phos* pic-ac pip-n *Plat* plb *Puls* ran-b rhod *Rhus-t* ruta **Sabin** sars sel seneg sep sil spig *Spong* stann staph stram stront-c sul-ac **Sulph** tab tarax thuj *Valer* verat verb viol-t zinc
- **amel**: *Agar* agn alum am-c am-m ambr anac ang ant-c arn ars aur bar-c bell borx bov bry calad calc *Camph* cann-s canth caps **Carb-an Carb-v** caust *Cham Chel Chin* cic cina **Cocc** *Coff* coloc *Con* dig dros dulc euph *Ferr* graph **Guaj** hell hep hyos ign iod ip kali-c kali-n *Kreos Lach* laur led lyc m-ambo m-arct m-aust mag-c mag-m mang meny merc mez mosch mur-ac nat-c nat-m nit-ac **Nux-m Nux-v** olnd op *Petr* ph-ac phos plat plb puls ran-b rheum rhod rhus-t rumx ruta sabad sabin sars *Sel* seneg sep **Sil** *Spig* stann staph *Stram* stront-c sul-ac sulph tarax tarent *Teucr* thuj *Valer* verat verb viol-t zinc
- **close room** (↗*MIND - Fear - narrow*):
  - **agg** (↗*MIND - Fear - narrow*): abrom-a alum aml-ns arg-n arist-cl ars-i bapt bar-s just kali-i lac-d lil-t malar med rauw tub vib
  - **amel**: euph-l
- **full**:
  - **objects** agg; of: phys
  - **people** agg; of● (↗*MIND - Fear - crowd*; *MIND - Fear - narrow*): Ambr ant-c **Ant-t** apis *Arg-n* ars ars-i bar-c carb-an con *Hell* iod kali-i lil-t *Lyc Mag-c* nat-c nat-m nux-m petr *Phos* **Plb** *Puls* sabin *Sep* stann stram *Sulph*

ROUGH sensation: aesc *Alum* am-m ambr arg-n *Berb* kali-bi mang naja nat-m *Nux-v* par phos *Phyt* ruta *Sulph*

RUBBING:
- **abdomen** | **amel**: nat-s pall podo
- **agg**: aloe *Am-m* **Anac** arn ars aur *Bism* borx *Calad* calc cann-s canth *Caps* carb-an *Caust* cham chel cina *Coff Con* cupr dros guaj kreos *Led* m-ambo mag-c mag-p mang merc *Mez* mosch mur-ac nat-c ol-an *Olnd* pall par ph-ac phos **Plb** podo **Puls** rhus-t ruta seneg *Sep Sil* spig spong squil stann staph stram **Stront-c Sulph** tarent tell thuj valer zinc zinc-val

Rubbing: ...
- **amel**: acon aeth agar agn *Alum* am-c *Am-m* ambr anac ang ant-c ant-t *Arn Ars Asaf* bell bell-p benz-ac borx bov bry **Calc** calc-f camph cann-s **Canth** caps **Carb-ac** carb-an castm caust cedr chel chin cic cina cod colch coloc croc *Cycl* dios *Dros* form *Guaj* ham hed hep *Ign* indg iod kali-c kali-chl kali-m kali-n kreos laur lil-t m-arct m-aust mag-c mag-m *Mag-p* mang meny *Merc* mim-p mosch Mur-ac **Nat-c** nit-ac nux-v **Ol-an** olnd osm pall ph-ac **Phos** plat **Plb** *Podo* puls ran-b rhus-t *Ruta* sabad sabin samb sars sec sel seneg sep spig spong stann staph sul-ac *Sulph* tarax *Tarent Thuj* valer verat-v viol-t **Zinc** zinc-p
  - **hard** rubbing (↗*Pressure - slight - agg. - hard*): med rad-br
- **clothes**; of:
  - **agg**: olnd
- **gently**:
  - **agg**: teucr
  - **hard** rubbing amel; but (↗*Pressure - slight - agg. - hard*): rhus-t
  - **amel**: crot-t dios form lil-t lyss med
- **soles** of feet | **amel**: chel
- **together**:
  - **sensation** of: cocc kali-bi sulph
  - **Joints**; in: con
- **warm** hand; with a | **amel**: lil-t

RUNNING:
- **agg** (↗*Walking - rapidly - agg.*): alum *Ang* arg-met *Arn* **Ars** ars-i ars-s-f aur aur-ar aur-i aur-s *Bell* borx **Bry** calc *Cann-s Caust* chel chin cina *Cocc* coff *Con* croc *Cupr* dros *Ferr* ferr-ar hep hyos *Ign* iod ip *Kali-c* laur *Led Lyc Merc* mez nat-c *Nat-m* nit-ac nux-v *Nux-v Olnd* phos plb **Puls** rheum *Rhod Rhus-t* ruta sabin *Seneg* sep *Sil Spig* spong squil staph sul-ac **Sulph** verat zinc
- **amel**: caust *Ign* nat-m *Orig* **Sep** sil stann

SALMONELLOSIS (See FEVE - Typhoid)

SALT abuse (See Food and - salt - desire)

SAND; sensation of: apis ars berb bov cist coll coloc con thuj

SARCOMA (See Cancerous - sarcoma)

SCARLET fever: bell canth crot-h
- **ailments** after: **Am-c Am-m** aur bar-c **Bell** *Bry* **Calc Carb-ac Carb-an Carb-v Cham Con** dulc euph *Hep* hyos *Lach* lyc *Merc* nit-ac petros phos rhus-t **Sulph** verat-v
- **eruptions**; with suppressed: phos
- O**Glands**; with swollen (See Swelling - glands - scarlet - during)

SCHEUERMANN'S disease (See Osteochondrosis)

SCLERODERMA: alum *Ant-c* arg-n ars berb-a *Bry* caust *Crot-t* echi *Elae Hydr* kali-c lyc petr *Phos* rad-br ran-b rhus-r sarcol-ac sars sep sil still sulph syc thiosin thyr x-ray

1934   ▽ extensions | O localizations | ● Künzli dot

Generals

SCLEROSIS; multiple (See Multiple)

SCRATCHING with hands:
- **agg**: am-m **Anac** arn ars asar *Bism* bov *Calad* calc cann-s canth **Caps** carb-an *Caust* cham chel coff *Con* cupr *Dol* dros graph guaj kali-c kreos lach *Led* m-ambo mag-c mang merc *Mez* mur-ac nat-c olnd par ph-ac phos **Puls Rhus-t** seneg sep *Sil* spig spong squil stann staph stram *Stront-c* sulph
- **amel**: agar agn alum am-c am-m ambr anac ang ant-c ant-t *Arn* **Asaf** bar-c bell borx bov *Bry* **Calc** camph cann-s *Canth* caps carb-an caust chel chin cic cina clem coloc com **Cycl** dig *Dros Guaj* hep *Ign Jug-c* kali-c kali-n kreos laur led m-arct m-aust mag-c mag-m *Mang* meny merc mez mosch **Mur-ac Nat-c** nit-ac nux-v olnd ph-ac **Phos** plat *Plb* ran-b rhus-t *Ruta* sabad sabin samb sars sec sel seneg spig spong squil stann staph sul-ac *Sulph* tarax *Thuj* valer viol-t *Zinc*

SCROFULOUS disposition (↗ *Tuberculosis - glandular - lymphatic*):
- **accompanied** by:
  - **syphilis** (See Syphilis - scrofulous)

SCURVY, scorbutus: acet-ac agav-a agn all-s aln alum alumn *Am-c* am-m ambr ant-c aran arg-met *Ars* ars-i arum-m aur bell borx bov brass brass-n-o bry *Calc* canth caps *Carb-an* **Carb-v** cary caust cetr chin chinin-s cic *Cist* cit-ac cit-l cit-v coca coch con *Dulc* elat *Ferr-p* gali graph *Ham* Hep *Iod* jug-r *Kali-c* kali-chl *Kali-m* kali-n kali-p kreos lach lyc mag-m **Merc Mur-ac** nat-hchls *Nat-m Nit-ac* nit-m-ac nux-m **Nux-v** petr ph-ac phos plb psor rat rhus-t ruta sabin sacch sanic sep *Sil* sin-n sol-t-ae stann **Staph** sul-ac *Sulph* tart-ac tep *Urin* zinc

SEA:
- **air** at the seaside (See Seaside)
- **bathing** in the sea (See Bathing - sea)

SEASICKNESS (See STOM - Nausea - seasickness)

SEASIDE; at the:
- **agg**: ambr aml-ns *Apom* aq-mar arn *Ars* aur-m brom bry *Carc* cer-ox chlol *Cocc* coli cuc-p cupr glon iod kali-br kali-i kali-p *Mag-m* mag-s med morph mur-ac **Nat-m**• nat-s nicot *Nux-v* Petr *Rhus-t* **Sep**• sil *Staph* syph *Tab* thea *Ther Tub*
- **beginning**; in the: mucor
- **amel**: ambr aq-mar ars-i aur-m *Borx* brom bros-gau bry *Carc* eucal *Iris* lyc mag-s *Med Nat-m* puls sep sil *Sul-ac Tub* verat
- **prolonged** stay: mucor
- **desire** to be near the sea: ambr

SEASONS:
- **autumn** (↗ *MIND - Seasons - autumn*):
  - **agg**: all-c **Ant-t** *Aur* bapt bar-m brom bry *Calc* calc-p *Chin* cic *Colch Coloc Dulc Graph* hed hep ign iris **Kali-bi Lach** *Merc* merc-c mucor nat-m nux-v rhod **Rhus-t** *Stram Verat*
  - **ailments** since autumn: kali-bi
  - **amel**: flav

- **Seasons**: ...
- **spring**:
  - **agg**: acon all-c **Ambr** *Ant-t Apis* ars-br *Aur* bar-m **Bell** brom *Bry* **Calc** *Calc-p Carb-v Cench Chel* cina *Colch* con crot-h dulc **Gels** ham hed hep *Iris Kali-bi* **Lach Lyc** merc-i-f mucor nat-c *Nat-m Nat-s* nit-s-c nux-v **Puls** *Rhod Rhus-t Sars* sec sel *Sep Sil Sulph* tub urt-u *Verat*
  - **ailments** since spring: con kali-c merc-i-f
  - **amel**: flav
  - **early** spring agg: gels
- **summer**:
  - **agg**: *Acon Aeth* aloe *Alum* alum-sil **Ant-c** apis arg-n **Ars** ars-i bapt bar-c **Bell** borx bov **Bry** calc **Camph Carb-v** *Carbn-s* cham *Chion* cina cinnb coff colch crot-h crot-t cupr dulc **Fl-ac** *Gamb* **Gels** ger **Glon** graph grat *Guaj Iod* ip iris **Kali-bi** kali-br kali-c kali-n **Lach** *Lyc* mur-ac **Nat-c** nat-m nux-v *Ph-ac Phos Podo Psor* **Puls** rad-br rheum rhod *Sel* sep sin-n sul-i syph thuj *Verat* verat-v
  - **children**; in: aeth *Ip* typh
  - **cool** days; after: **Bry**
  - **solstice**; at: apis **Bell** brom *Bry Carb-v* **Gels** iris *Kali-bi* **Lach** *Lyc* nat-m *Nat-m* nux-v **Puls** rhod sep *Verat*
  - **ailments** since summer: podo sin-n
  - **amel**: aesc alum aran ars-i aur aur-ar aur-m calc-sil caust ferr kali-sil *Petr* psor sil stront-c
- **winter**:
  - **agg**: **Acon** *Aesc Agar Alum* **Am-c** ammc aral *Arg-met* **Arn Ars** ars-i *Aur* aur-ar aur-s *Bar-c* **Bell** borx bov **Bry Calc Calc-p** calc-sil **Camph** *Caps* carb-an *Carb-v* carbn-s *Caust Cham* cic cina cist *Coc-c* cocc colch con *Dulc Ferr* ferr-ar **Fl-ac** graph **Hell Hep** *Hyos Ign Ip Kali-bi* **Kali-c** *Kali-p* kali-sil *Kalm* **Lyc** mag-c *Mang* Merc *Mez* **Mosch** nat-ar nat-c nat-m **Nux-m Nux-v** Petr ph-ac *Phos* prot **Psor Puls** *Rhod* **Rhus-t** ruta *Sabad* sangin-n sars sec *Sep Sil* spig spong stann **Stront-c** *Sulph* syph *Verat* viol-t
  - **mid** winter: gels
  - **solstice**; at: *Aur* bry *Calc* calc-p cic colch *Dulc* graph hep ign *Kali-bi* merc nat-m nux-v *Rhod* **Rhus-t** *Sep Verat*
  - **ailments** since winter: sangin-n
  - **amel**: glon ilx-a ilx-c sul-i

SEDENTARY habits (↗ *Indolence*): acon aloe alum am-c anac arg-n ars asar bell *Bry Calc Caps* cocc colch con nat-m **Nux-v** petr *Puls* sep sil sulph ter
- **women**; in: coloc
- **obese**: am-c

SENILE COMPLAINTS (See Old - old)

SENSIBILITY (See Sensitiveness)

SENSITIVENESS (↗ *MIND - Sensitive*):
- **diffused** | **Affected** parts; around: kali-i
- **everything**; to: merc nat-m sul-i

Sensitiveness   **Generals**   **Sexual desire**

- **medicines**, to (See Medicine - allopathic - oversensitive)
- **pain**, to (✔*Pain - ailments; MIND - Sensitive - pain*): Acon Agar all-c *Alum Am-c Ambr* anac ang *Ant-c* ant-t arg-n *Arn Ars* ars-h *Ars-i* ars-s-f asaf *Asar* **Aur** aur-ar aur-m aur-s *Bar-c* bar-i bar-s *Bell* bov *Bry Cact* calad calc calc-p calc-sil *Camph* cann-s *Canth* caps carb-an carb-v *Carbn-s* caust **Cham** *Chin* chinin-ar cimic cina *Cocc* **Coff** *Colch* coloc con crot-h *Cupr* dig *Ferr* ferr-ar ferr-p graph hell **Hep** *Hyos* hyper **Ign** iod ip kali-ar *Kali-c* kali-m kali-p lac-c *Lach* lact lat-m laur led **Lyc** m-ambo m-arct m-aust *Mag-c* mag-m mag-p mang **Med** meli merc mez *Morph* mosch mur-ac *Nat-c* nat-m *Nat-s* **Nit-ac** nux-m **Nux-v** olnd *Petr* ph-ac **Phos** *Phyt* Plat plb **Psor Puls** ran-s *Rhus-t* sabad sabin sars sel seneg **Sep Sil** *Spig* squil stann **Staph** stram sulph thuj *Tub* valer verat vesp viol-o *Zinc* zinc-p zinc-val
  - **unendurable** (✔*Pain - intolerable*): cocc coff colch
- **remedies**, to (See Remedies - violent)
○ **Affected parts**: *Asaf* plb
  - **Body** oversensitive; whole: acon ambr ant-c *Ant-t Apis* arn asaf asar *Aur* **Bell** *Bry* camph *Canth* caps castm *Cham* chin cina *Cocc* **Coff** cupr hell hydr-ac *Ign* kali-p lach m-arct nit-ac *Nux-m* **Nux-v** op par phos plb pyrog rhus-t sang sel sil *Spig* spong squil staph sulph valer verat
  - **Bones**, of (✔*Pain - bones*): asaf *Aur* bell bry calc carb-an chel chin *Chinin-s* cupr **Eup-per** guaj hyper lach lyc mang merc *Merc-c* mez nat-c nat-sil nit-ac **Phos** puls rhus-t *Sil Stram* sulph **Tell** zinc
  - **Cartilages** (✔*Pain - cartilages*): **Arg-met**
  - **Externally**: Acon Aesc agar ail aloe *Alum* alum-p alum-sil am-c am-m ambr ang ant-c ant-t **Apis** arg-met arg-n **Arn** ars asaf *Aur* aur-ar aur-p *Bapt Bar-c* bar-s **Bell** *Borx* bov bry calc calc-p calc-sil camph cann-s *Canth* caps carb-an carb-v carbn-s caust *Cham* chel **Chin Chinin-s** cic cimic cina *Clem* coc-c *Coff Colch* coloc con croc *Crot-c* cupr dig euph-pi *Ferr* ferr-p *Gels* glon graph ham hell *Hep* hist *Hyos* ign ip *Kali-bi Kali-c* kali-n kali-p kali-s kreos lac-c *Lach* led lyc lyss m-ambo *M-arct* mag-c mag-m mag-p mang med menth meny *Merc* merc-c *Mez* mosch mur-ac nat-ar *Nat-c* **Nat-m Nat-p** nat-s nat-sil nit-ac nux-m **Nux-v** olnd *Op* paeon par petr ph-ac **Phos** *Plat* plb psor **Puls Ran-b** *Ran-s Rhus-t* sabad *Sabin* sal-ac sars sec *Sel Seneg Sep* **Sil Spig** spong squil *Stann* **Staph** stront-c sul-ac sul-i *Sulph* tarent tell ter teucr *Ther Thuj Tub* valer verat vip zinc zinc-p
  - **Glands** (✔*Pain - glands*): arn *Aur* aur-s **Bar-c** bar-i bell *Cham* chin cimic clem cocc **Con** crot-h cupr graph hep ign kali-c *Kali-i* laur *Lyc* mag-c nat-c nat-sil nit-ac nux-v petr ph-ac **Phos** puls *Sep Sil* spig squil sul-ac zinc
  - **Internally** (✔*MIND - Senses - acute*): acon agar *Alum* alum-p alum-sil *Am-c* ant-c ant-t apis arn *Ars* ars-i asaf *Asar* aur aur-ar *Bapt* bar-c **Bell** bism *Borx* bov *Bry* calad *Calc* calc-sil cann-s **Canth** *Carb-an* carb-v carbn-s caust *Cham* chin cic cimic clem coc-c *Cocc* coff colch *Coloc* con croc crot-h cub cupr cycl dulc *Equis-h* ferr *Graph* hell helon **Hep** hyos *Iod* ip *Kali-bi Kali-i* kali-p **Lach** laur led *Lil-t* m-arct mag-c *Mag-m* mang meny merc

Sensitiveness – Internally: ... *Merc-c Mez* mosch nat-ar *Nat-c* **Nat-m** *Nit-ac* **Nux-v** olnd *Osm* par **Phos** puls ran-b rhus-t *Ruta* sars *Sec* sel seneg sep **Sil** spong *Squil* stann *Stram* stront-c sul-ac sulph tarax tarent teucr thuj *Tub* valer verat zinc
- **Periosteum** (✔*Pain - periosteum*): Acon ant-c aur bell *Bry Chin* chinin-s eup-per guaj ign **Led** m-ambo m-arct m-aust mang merc merc-c *Mez* nit-ac *Ph-ac* phos **Puls** rhus-t ruta sil spig staph symph tell

SEPSIS (See Septicemia)

SEPTICEMIA, blood poisoning (✔*Pyemia; Wounds - septic*): Achy Acon agar *Ail* am-c ant-t anthraci *Apis* apisin arg-met arg-n *Arn* **Ars** ars-i arum-t atro *Bapt* bell bor-ac both *Bry* bufo calc calc-ar calen camph **Carb-ac Carb-v** *Cench* chin *Chinin-ar Chinin-s* chlorpr colch conch *Crot-h* dor eberth **Echi** elaps eucal *Ferr* ferr-p gels gunp hell hep *Hippoz* hydroph hyos indol *Ip* irid-met kali-bi kali-br kali-c kali-i *Kali-p* kali-perm kreos **Lach** lat-h lob-p *Lyc* mag-c *Merc* merc-cy methyl mur-ac naja nat-s-c **Nit-ac** op paro-i penic ph-ac *Phos* phyt *Puls* **Pyrog** rad-br raja-s *Rhus-t Sal-ac Sec* sieg sil skat staphycoc stram streptoc sul-ac sulfonam *Sulph* tarax tarent tarent-c ter toxo-g trach vac vario *Verat Verat-v* vince *Vip* yers zinc
- **accompanied** by:
  - **heart failure** (See CHES - Heart failure - accompanied - septicemia)
  - **pain**; burning: carb-v
  - **typhus fever** (See FEVE - Typhus - accompanied - septicemia)
  - **weakness**: elaps pyrog
- **ailments** from: agar gunp lob-p pyrog tarent
- **appearing** suddenly: **Bapt**
- **children**; in: bapt
  - **infants**: toxo-g
- **chill**; during: *Pyrog* tarent-c
- **coma**; with (See MIND - Coma - septicemia)
- **gram-negative**: streptom
- **pregnancy** agg; during: kali-chl
- **prophylaxis** for pus infections (= to prevent this condition): arn
- **restlessness**; with (See MIND - Restlessness - septicemia)
- **smallpox** vaccination; after: maland sarr

SEQUELAE after an illness (See Convalescence)

SEWER-GAS poisoning (✔*Coal gas; Death - carbon*): anthraci *Bapt* phyt pyrog *Tub*

SEWING; while | amel: lach *Nat-m*

SEXUAL DESIRE:
- **suppression** of sexual desire:
  - **agg** (✔*FEMA - Sexual desire - suppressed - agg.; MALE - Sexual desire - suppressed - agg.; MIND - Ailments - celibacy*): agn **Apis** bell berb calc **Camph** carb-v *Carbn-o* **Con** fl-ac graph *Hell* hyos kali-br kali-n kali-p *Lach Lil-t* lyc **Lyss** m-ambo orig *Ph-ac* **Phos** pic-ac plat **Puls** staph stram
  - **menopause**; during: *Con*

Sexual desire | **Generals** | Shrinkage

- **suppression** of sexual desire: ...
  - **amel**: calad

SEXUAL DEVELOPMENT (See FEMA - Development)

SEXUAL EXCESSES; ailments after(↗*MIND - Ailments - sexual excesses; MIND - Nymphomania*): acon **Agar** agn alum *Alum-p* ambr anac ant-c arg-n arn *Ars* asaf aur aur-ar aven bar-c bell borx *Bov* bry *Calad* **Calc** calc-p *Calc-s* calc-sil cann-s canth caps carb-an **Carb-v** caust cham *Chin Chinin-ar* cina cob cocc coff **Con** *Dig* digin dulc ferr ferr-pic *Gels* gins graph ign *Iod* ip *Kali-br* **Kali-c** kali-n **Kali-p** led *Lil-t* **Lyc** lyss m-ambo m-aust mag-m *Merc* mez *Mosch Nat-c* **Nat-m Nat-p** *Nit-ac* **Nux-v** ol-an onos op petr **Ph-ac Phos** plat plb *Puls* ran-b rhod rhus-t ruta sabad samb sec **Sel Sep Sil** *Spig* squil stann **Staph Sulph** symph thuj trib upa valer zinc zinc-p

SEXUAL EXCITEMENT agg: agar ant-c arg-n arn *Bufo* chinin-s gins kali-p **Lil-t** plat sars senec sep staph tarent yohim

SHAKING PALSY (See Paralysis agitans)

SHAVING:
- **agg** (↗*Hair - cutting - agg.*): ant-c aur caps *Carb-an* cic hep kalm mang ox-ac ph-ac phos plb **Puls** rad-br stroph-s
- **amel**: brom

SHINING objects; ailments from (↗*Convulsions - shining; MIND - Shining - agg.*): bell canth cocc-s glon hyos *Lyss* mur-ac stram

SHIVERING:
- **accompanied** by | **burning** pain internally (See Pain - internally - burning - accompanied - shivering)

SHOCK (↗*Injuries*): Acon ancis-p ant-t arn both both-ax bung-fa camph carb-ac cench cloth coff crot-c crot-h dendr-pol elaps hyper mag-c naja nux-m ph-ac sil stram vip
- **accompanied** by | **heart** failure (See CHES - Heart failure - accompanied - shock)
- **anesthesia**; during: *Adren*
- **electric**-like (↗*Jerking - internally; MIND - Starting - electric - as; MIND - Starting - electric - shocks - awake*): *Acon Agar* ail alum alum-p am-m *Ambr* anac ang apis aran aran-is **Arg-met** *Arg-n* arn **Ars** ars-s-f *Art-v* bar-c *Bar-m* bar-s bell bufo calad calc *Calc-p Camph* cann-s carb-ac carb-v caust *Cic* cimic *Cina* **Clem** **Cocc** colch **Coloc** con croc cupr *Dig Dios* dulc *Fl-ac* gels graph hell hep *Hydr-ac* kali-c kreos *Laur Lyc* mag-m manc mang meph mez mur-ac nat-ar nat-c *Nat-m* nat-p *Nit-ac* **Nux-m** Nux-v ol-an olnd ox-ac *Phos* plat plb psil puls rad-br *Ran-b Ruta* sang sep spig squil stram *Stry* sul-ac sulph sumb *Tab Thal Valer* **Verat** verat-v vesp xan zinc zinc-p
  - **one** side of body: colch
  - **right** side of body: agar
  - **morning**: mang
  - **evening** | **bed** agg; in: sulph
  - **agg**: phos

Shock – **electric**-like: ...
- **concussion** of brain, from (↗*Injuries - concussion - brain*): cic
- **convulsions**:
  - before: *Bar-m* cic *Laur*
  - epileptic: *Ars*
  - interrupted by painful shocks: stry
- **lying** agg: *Clem*
- **motion**:
  - agg: colch graph
  - beginning of | agg: *Arg-n*
- **rest** agg: graph
- **return** of senses, on: cic
- **sleep**:
  - during | agg (↗*Jerking - muscles - sleep - during - agg.*): ant-t *Arg-met* arg-n *Ars* cupr iod kreos lyc mag-m mez *Nat-m* nat-p *Nux-v* nux-v rad-br zinc
  - going to sleep; on | agg (↗*Jerking - muscles - sleep - going - agg.*): agar alum ant-t **Arg-met Ars Bell** calc **Cupr** ign *Ip* kali-c nat-ar *Nat-m Nit-ac Phos Stry* thuj
- **slow** pulse, with: *Dig*
- **touch** agg: colch
- **touching** anything (↗*Electricity of*): alum
- **waking**, while: alum-p lyc *Mag-m* manc
- **wide** awake, while: mag-m nat-p
- **followed** by | **diabetes** mellitus: op
- **injuries**; after (↗*Faintness - injury - shock; Injuries - bones*): Acon all-c *Am-c* am-m **Arn Ars** bell both-ax calen **Camph** *Caps Carb-v Cham Cic* cocc *Coff Cupr* cupr-ar *Gels* hyos **Hyper** *Ip* kalm **Lach** merc nat-s **Op** petr ph-ac psor puls *Ran-b* sec *Staph* stront-c stry-p sulph symph valer **Verat**
- **fractures**; from: acon arn
- **nervous**: acet-ac *Acon* am-m ambr arn camph carb-v cham cic coff gels hep hyos hyper *Ign* iod merc nat-m op puls sec stront-c sulph verat
- **operation**; after: acon camph carb-v *Stront-c* verat

SHOCK; anaphylactic (↗*Allergic*): ant-t apis **Carb-ac** tetox tor
- **bee** stings; from: **Carb-ac**

SHORTENED muscles and tendons (↗*Muscles; EXTR - Contraction; EXTR - Shortened*): abrot agar alum am-c *Am-caust* **Am-m** ambr anac ars aur *Bar-c* calc carb-an carb-v **Caust** cic *Cimic* coff **Coloc** con cupr dig dios dros ferr form **Graph** *Guaj* hell hep hyos iod kali-c kali-i kreos lach led *Lyc* mag-c *Merc* mez mosch *Nat-c* **Nat-m** nit-ac *Nux-v* ol-j Olnd ox-ac petr ph-ac phos plb puls ran-b rheum *Rhus-t Ruta* samb sec *Sep* sil stann sul-ac sulph syph tell

SHORTENING of:
- **sensation** of shortening (See Tension - general)

SHOT rolling through the arteries; sensation of (↗*Ball*): nat-p

SHRINKAGE (↗*Atrophy*):
○ **Lymphatic** tissue(↗*Atrophy*): cortico

1937

Shrivelling — Generals — Sick

SHRIVELLING: *Abrot* alum am-c am-m ambr ant-c *Arg-n* arn *Bar-c* bism borx bry *Calc* camph cham chin cupr fl-ac graph hell kali-br *Lyc* merc mur-ac nux-v op ph-ac plb psor rheum rhod rhus-t sabad *Sars Sec Sep* spig stram *Sulph* verat viol-o vip zinc
o **Joints**: caust
- **Mucous** membranes: borx

SHUDDERING, nervous (↗*MIND - Anxiety - shuddering; MIND - Restlessness*): absin acon acon-l aether agar aloe *Am-m* anac antip *Arn* ars asar aur *Bell* benz-ac blatta-a bond borx both-ax *Brom* bry caj calc camph cann-s caps caust cham chin cic *Cimic* cina clem *Cocc* cupr cupr-s cycl dig digin dios dros dulc elae elaps eup-per euph gast *Gels* gins glon graph haem hell hura hydr-ac hyos *Hyper* ign ip iris-fl junc-e kali-c kali-chl kali-n kali-p kalm kiss kreos *Lach* laur *Led* linu-c lyc mag-m mag-s mang merc merc-i-r merc-sul *Mez* morph mosch *Nat-m* nit-ac nux-m **Nux-v** op osm ped ph-ac phos phys phyt plat plb podo polyp-p *Puls* ran-b raph rheum *Rhus-t* ruta samb scroph-n seneg sep *Sil* sin-n *Spig* stann staph stram tab tarent thuj til upa valer verat viol-t vip zinc zinc-s
- **morning**: mang
  · **rising** from bed agg: coloc rhus-t
- **air** agg; draft of: phys
- **alternating** with heat: bol-la mang merc puls raph stry tab
- **asleep**, when falling: am-c **Bell** calc ign merc-c mez rhus-t
- **cold** air agg: *Cham* mosch
- **contradiction**; from: elaps
- **convulsions**; before epileptic: cupr
- **dinner**; before: ars cann-i grat sulph
- **drawing** pain in abdomen, with: nit-ac
- **drinking**:
  · **after** | **agg**: caps chin elaps lyc nux-v verat
  · **agg**: ars calen caps carb-ac
- **eating**:
  · **after** | **agg**: digin ign lyc rhus-t sulph tab
  · **while** | **agg**: cham lyc staph
- **emotions**:
  · **agg**: asar
- **emptiness** in stomach, after: phos
- **eructations**; with: dulc ip
- **headache**; from: borx sars
- **lying** down agg: cit-v
- **menses**:
  · **before** | **agg**: *Sep*
  · **during** | **agg**: nux-v sapin
- **motion**:
  · **agg**: caps caust con merc nux-v
  · **amel**: dros
- **nausea**; with: mag-c stann
- **noise** agg: asar
- **odor** of flowers; from: lac-c
- **pain**:
  · **after**: glon
  · **during**: sep sil *Spig*

Shuddering, nervous – **pain** – during: ...
  : **umbilicus**; in: chin ip
  · **from**: ars bar-c caps dios ign mez ran-b sep
- **part** touched: *Spig*
- **rest** agg: dros
- **rising**:
  · **after** | **agg**: lyc
  · **amel**: nat-c
- **seeing** deformed persons: benz-ac
- **sitting** agg: hyper nat-m
- **sleep**; on falling in: tub
- **starting**, with: sulph
- **stool**:
  · **after** | **agg**: acon-l canth grat mag-m mez plat ptel rheum
  · **before**: merc
  · **during** | **agg**: aesc alum bell calad calc-s castm con ind kali-c mag-m mez nat-c nit-ac plat rheum spig stann verat
- **supper**; during: bov
- **thinking** of disagreeable things: benz-ac phos
- **touch**, slight: kali-c
- **twitching** of legs: con
- **urination**:
  · **after** | **agg**: eug iod plat
  · **during** | **agg**: stram
  · **urging** to urinate:
    : **not** attended; when: sep
    : **with**: hyper
- **vomiting**; with: dulc sulph
- **waking**; on: carc ign
- **walking**:
  · **after** | **agg**: meny
  · **agg**: arn
- **water** brash, with: sil
- **wine** agg: cina
- **yawning** agg: castm *Cina* hydr ip laur mag-m nux-v olnd sars
o **Affected** parts: ars

SICK FEELING; vague: **Acon** acon-s agar agn *Alum* am-c ambr ang ant-c *Ant-t* apis arg-met arn *Ars* asaf asar *Bapt* bar-c bell beryl *Bism* borx bov bry bufo calc calc-f camph cann-s canth carb-an carb-v caust cham *Chel* chin cic cimic cina *Cocc* coff *Colch Con* croc cupr euphr ferr fl-ac gels graph guaj hell hep ign influ iod ip kali-bi kali-n kreos lach led lob *Lyc* m-aust mag-c mag-m mang merc *Mez Mosch* mur-ac narc-ps nat-c nat-m nit-ac nux-m **Nux-v** olnd op petr ph-ac phos plat plb *Podo* psor **Puls** ran-b *Rhod* rhus-t ruta sabad sabin sang sec sel seneg sep sil spig *Spong* stann *Staph* stict stront-c *Sulph* tab tarax thuj valer verat zinc
- **night**: orni
- **causeless**: brom
- **hunger**; from *(↗Hunger - agg.)*: **Phos**
- **menses**:
  · **before** | **agg**: apis brom calc con kali-c *Lyc*
- **pain**; from: ip stront-c
- **sudden**: con

Sick | **Generals** | Sleep

- **waking**; on: cadm-met

SILICA; from overuse of: camph **Fl-ac** hep merc sulph

SILICOSIS (See Stone-cutters)

SINKING sensation: alum arg-n ars bapt bell benz-ac Bry camph chin chinin-s crot-t cupr dulc glon hell hydr-ac iod kali-c Lach laur lyc merc merc-c nat-m nux-m ph-ac phos rhus-t sec tab verat verb xan xanth

SINUSITIS (See Inflammation - sinuses)

SITTING:
- agg (⌐MIND - Sitting - inclination): acon Agar agn Aloe alum am-c **Am-m** Ambr anac Ang ant-c ant-t Apis Arg-met arn **Ars** ars-s-f Asaf asar Aur aur-i Aur-m Aur-m-n aur-s Bar-c bar-m bar-s bell bism borx bov Bry cact calad calc camph cann-s canth **Caps** carb-an carb-v caust cham chel Chin cic cimic Cina clem cob Cocc coff colch Coloc **Con** croc cupr **Cycl** dicha dig dios Dros **Dulc** equis-h Euph Euphr Ferr ferr-act ferr-ar fl-ac Gamb graph grat guaj hecla Hell hep hydrc hyos ign indg iod ip Kali-bi kali-c kali-m kali-n kali-p kali-s kreos Lach laur **Led Lyc** M-ambo m-arct m-aust mag-c Mag-m mang Meny meph **Merc** mez Mosch Mur-ac Nat-c nat-m nat-p nit-ac nux-m nux-v olnd op par Petr Ph-ac phel **Phos** phyt pic-ac **Plat** plb pneu Prun psor **Puls** pyrog ran-b ran-s rheum Rhod **Rhus-t** Ruta Sabad sabin samb sars sec sel Seneg **Sep** sil Spig spong squil stann staph stram stront-c sul-ac sul-i **Sulph** Tarax teucr Thuj tong tril-p tub **Valer** verat **Verb** viol-o **Viol-t** vip-a **Zinc** Zinc-p
- amel (⌐MIND - Sitting - inclination): Acon agar agn alum alum-p am-c am-m Anac ang Ant-t Apis arn ars asaf asar aur bar-c bell borx **Bry** cadm-s Calad calc camph cann-s canth caps carb-an carb-v caust cham chel chin chion cic cina clem cob Coff **Colch** Coloc con croc cupr cycl **Dig** ferr ferr-ar gels Glon Gnaph Graph guaj hell hep hyos ign iod ip kali-c kali-n kreos laur led m-arct m-aust mag-c mag-m mang meny meph Merc mez mosch nat-ar nat-c nat-m nit-ac **Nux-v** op par petr ph-ac phos plb **Puls** pulx ran-b ran-s Rheum Rhus-t sabad sabin samb sars sec sel Sep Sil spig spong Squil stann staph stram sul-ac sulph sumb tarax thuj valer verat zinc
- aversion to (See MIND - Sitting - aversion)
- bent forward:
  · agg: Acon Agn alum **Am-m** ang **Ant-t** arg-met Ars asaf bar-c borx bov Bry caps carb-v caust cham chel Chin Cic **Dig** Dulc ferr Hyos ign meny nat-m Nux-v Phos plb **Puls** ran-b Rhod Rhus-t Sabin Samb Sep spig spong Squil stann Sulph Verb viol-t
  · amel: anac Ang ars bar-c Bell bov bry calad Carb-v caust Cham Chel chin cina Colch Coloc Con dig Ign **Kali-c** kreos lach Lyc m-aust mang Merc Mez mosch nux-m nux-v op puls Rheum rhus-t Sabad sars Spig Spong Staph sulph tarax verat verb viol-t
- cold surface agg; on a: chim dulc Nux-v rhod

Sitting – cold surface agg; on a: ...
- erect:
  · **agg**: acon anac Ang ars aur-s bar-c bar-s Bell borx bry calad Carb-v caust Cham Chel chin cina Colch Coloc Con dig Ign Kali-c kreos Lyc m-aust mang Merc Mez mosch nat-m nux-m nux-v op puls rheum rhus-t Sabad sars Spig Spong Staph sulph tarax verat verb viol-t
  · **amel**: Acon Agn alum Am-m ang Ant-t apis aral arg-met Ars asaf bar-c bell borx bov Bry caps carb-v caust cham chel Chin Cic con **Dig** Dulc ferr gels hydr Hyos kali-bi kali-n lyc meny nat-m Nat-s Nux-v Phos plb Puls Rhod Rhus-t Sabin Samb Sep spig spong squil stann Sulph verb viol-t
  · **difficult | sitting** bent forward in bed; when: lath
  · **hands** folded on chest: ox-ac
  · **impossible**: lyc stram
- **impulse** to sit (⌐MIND - Sitting - inclination): acon Agar alum Am-m ambr anac ant-c ant-t arg-met arg-n arn Ars Ars-i asar Aur bar-act bar-c bar-m Bell borx brom bry calc camph Cann-s canth Carb-v caust cham Chel Chin Cocc cod colch Con croc cupr cycl dulc Euphr Ferr **Graph** Guaj hell hep **Hipp** hyos ign Iod ip jac-c kali-ar kali-c kali-p lac-c lach lact laur lyc m-arct m-aust mag-c mag-m merc mez mur-ac nat-ar nat-c Nat-m nat-p nat-s nit-ac **Nux-v** olnd op petr Ph-ac Phos pic-ac plat plb puls ran-b Ran-s rheum rhod rhus-t ruta sabin Sec Sep sil Spong **Squil** Stann staph stront-c sulph Tarax teucr verat verb viol-t Zinc
- **long** time agg; for a: pneu
- **low** chair agg; sitting in a: syph
- **must** sit up in bed with knees drawn up, rests her head and arms upon knees Ars glon
- **wet** ground; on (See Wet - ground)

SITTING DOWN:
- agg: Agn alum am-c **Am-m** Ant-t apis arg-met aur bar-c bov bry caust Chel chin cob Coff croc cycl graph Hell Ip iris kali-c lyc **Mag-c** mag-m mang merc murx nat-s nit-ac nux-v ph-ac phos puls rhus-t ruta sabin Samb sars sep Spig Spong squil sulph thuj Valer verat viol-t zinc
- amel: acon ambr anac ang ant-c ant-t arn ars asar aur Bar-c Bell bov bry calc cann-s canth Caps carb-an Carb-v caust cham chin cic cocc Con croc cycl dig dros Euph Ferr graph kali-c kali-n lach Laur Led lyc m-ambo m-arct m-aust mang merc mur-ac nat-c nat-m nit-ac Nux-v Olnd Petr ph-ac Phos plat puls ran-b rhod Rhus-t ruta sabad Sep sil Spig Staph stram stront-c Sulph thuj Verat

SITTING UP in bed:
- **agg | hands** supporting body; with: berb sulph
- **amel**: acon am-m Ant-t asaf cham ferr hyos Kali-c nux-v puls rhus-t Samb Squil

SJÖGREN'S SYNDROME (⌐Dryness; Connective; Dermatomyositis): nux-m tub tub-m

SLEEP:
- after sleep:
  · morning (⌐Morning - waking):

Sleep   **Generals**   **Sluggishness**

- **morning**: ...
  - waking; on (↗*Morning - waking; Waking - after - agg.; Waking - on)*: **Am-m Ambr Arn Ars** bell-p bufo cadm-met **Calc** *Carb-v* **Caust** *Chel* chin cob-n **Cocc Con Dig Euphr** ferr-ar flav *Graph* **Hep** *Hyos Ign* Kali-ar Kali-c **Lach** *Lyc* mag-c **Nux-v Phos Phyt** prot **Puls Rhus-t** samb **Sep Staph Sulph**
- **afternoon**:
  - agg● (↗*SLEE - Unrefreshing - sleep - siesta)*: anac bar-c bell *Bry* calc-s caust chin con *Graph Lach* mag-c mag-f *Nat-m* phos *Puls Sel* spong **STAPH Sulph**
  - amel: fl-ac kali-bi meph nux-m nux-v ph-ac phos pneu puls senec *Sulph*
- **agg**: *Acon* aesc alum-p am-c am-m *Ambr* anac *Apis* apoc arg-met **Arn Ars** ars-s-f asaf aur-ar bar-m bell borx both-ax bov bry bufo cadm-s calad calc calc-f *Camph* **Carb-v Carbn-s Caust** cham *Chel* chin cina cob-n coc-c *Cocc* coff *Con* crat **Crot-c** *Crot-c Crot-t* dig epiph **Euphr Ferr** ferr-ar graph *Hep* hom-xyz hyos ign kali-ar kali-bi kali-c kali-i kali-n kali-p kreos lac-c **Lach** lob *Lyc* **M-ambo** m-arct mag-c mag-f merc-c morph mur-ac naja nat-ar nat-sil nux-m nux-v olnd *Op* paeon parth *Ph-ac Phos Phyt* pic-ac petr **Puls Rheum** rhus-t *Sabad* samb **Sel** *Sep* sil spig *Spong* squil stann *Staph* **Stram Sulph** syph thuj tub uran-n valer *Verat* vesp ziz
- **amel**: acon agar am-m amyg apis *Ars* bry *Calad* calc cham chin cocc colch con crot-t ferr glon hell ign ip iris kreos lach lob *Med* meph *Merc* mygal nat-c nid *Nux-v* oxyt pall **Ph-ac Phos** pic-ac puls ran-b ruta sabal sabin samb sang sel *Sep* spig *Sulph* thuj yohim
  - short sleep; even after a (See short)
- **before | agg**: acon agar *Agn* alum am-c am-m ambr anac ant-c arn **Ars** ars-s-f asar aur aur-ar bar-c *Bell* bism borx **Bry** *Calad* **Calc** camph canth caps *Carb-an* **Carb-v** *Caust* cham chel *Chin* clem cocc coff coloc con cycl dig dulc euph euphr *Graph* guaj *Hep Ign* ip *Kali-c* kali-n *Kreos* lach laur led *Lyc* m-ambo m-arct m-aust mag-c mag-m mang **Merc** mez mosch mur-ac nat-ar nat-c nat-m nit-ac nux-m nux-v par petr *Ph-ac* **Phos** plat plb **Puls** ran-b rheum rhod **Rhus-t** sabad sabin samb *Sars* sel seneg **Sep Sil** spig spong stann staph stront-c sul-ac **Sulph** tarax teucr thuj verat verb viol-t zinc
- **beginning** of sleep; at | **agg**: agar agn am-c am-m anac ant-c aral *Arg-met Arg-n* **Ars** ars-s-f arum-t aur aur-ar bapt bar-c **Bell** borx **Bry** calad **Calc** camph *Caps* **Carb-an Carb-v** caust cench *Cham* chin cocc coff con **Crot-h** dulc *Graph Grin* guaj hep ign ip Kali-ar **Kali-c** kreos *Lac-c* **Lach** laur *Led Lyc* m-arct mag-m *Merc* mur-ac nat-m nit-ac nux-m nux-v *Op* ph-ac *Phos* **Puls** ran-b *Rhus-t* sabin samb sars sel **Sep** sil *Spong* stann staph stront-c *Sulph* tarax teucr thuj *Valer* verat

Sleep: ...
- **during** sleep:
  - **agg**: Acon Aesc agn alum alumn am-c am-m ambr anac ang ant-c *Ant-t* **Apis Arg-n Arn Ars** ars-s-f aur aur-ar *Bar-c* bar-m **Bell** bism borx brom **Bry** *Calad* calc camph *Cann-i* cann-s canth caps carb-ac carb-an carb-v carbn-s caust **Cham** *Chel Chin* chinin-ar cic cina clem cocc coff colch coloc *Con* croc crot-h cupr cycl dig dros dulc euph *Euphr* ferr ferr-ar *Graph* guaj hell **Hep Hyos** *Ign* ip *Kali-ar* kali-br *Kali-c* kali-n kali-p kreos *Lach* laur led *Lyc M-ambo* m-arct m-aust mag-c mag-m mang meny **Merc** merc-c mez mosch *Mur-ac* nat-ar nat-c *Nat-m Nit-ac* **Nux-m** nux-v **Op** par petr *Ph-ac Phos* plat plb **Puls** ran-b ran-s *Rheum* rhod rhus-t ruta sabin *Samb* sars sel seneg *Sep* **Sil** spig spong squil stann staph **Stram** stront-c sul-ac **Sulph** syph teucr thuj valer verat verb viol-t **Zinc** zinc-p
  - **amel**: am-m calad hell *Merc* phos samb
- **falling** asleep:
  - **amel**: *Merc*
- **half** asleep; when:
  - **agg**: camph nit-ac sabad valer
  - **amel**: *Sel*
- **long**; sensation as if slept too: bapt
- **long** asleep agg: ambr anac arn ars asaf bell borx bry *Calc* camph carb-v *Caust* cham cimic cocc *Con* cur dig *Euphr* ferr *Graph Hep* hyos ign kali-c kreos **Lach** lyc *M-ambo* m-arct mag-c nat-m *Nux-v* ph-ac phos puls rhus-t sabad spig *Stram* **Sulph** verat
- **loss** of sleep; from (↗*Jet; Waking - on - night)*: agn ambr ars bell-p bry calad caps carb-v carbn-o *Caust* chin *Cimic* Coc-c **Cocc** *Coff Colch* cortico crot-h *Cupr* dip *Gels* ign ip kali-p kreos *Lac-c* lach laur med merc mygal nat-m *Nit-ac* **Nux-v** olnd op pall ph-ac **Phos** pic-ac puls ruta sabin sang *Sel* sep *Sulph* zinc zinc-act zinc-o
- **roused** from sleep agg; being: *Cocc* spong
- **short** sleep:
  - **agg**: aral
  - amel (↗*SLEE - Need - little)*: bros-gau calad camph carc cob cob-n *Fl-ac* form kali-bi med meph mez nux-m *Nux-v* ph-ac phos psil ran-r rheum senec sep
  - **eating**; after: pneu

SLIDING DOWN in bed (See Weakness - paralytic - sliding)

SLOW manifestation: bros-gau bry calc-sil *Con* gels *Lyc* rad-br squil tell

SLOW repair of broken bones (See Injuries - bones - slow)

SLUGGISH disease process (See Slow manifestation)

SLUGGISHNESS of the body (↗*Weakness; MIND - Dullness; Lassitude)*: acon aesc agar aloe alum *Alumn* **Am-m** ammc amc *Ant-t* arn ars **Asar** aster bar-c bell borx *Both* bruc bry cact calad calc calc-p camph cann-s canth *Caps* carb-an carb-v *Carl* casc caust *Chel* chin cinnb cocc *Con* croc crot cur cycl dig dirc dulc eup-per ferr-ar *Gels* graph grat guaj hell hep hera hyos ign indg iod ip kali-c kali-chl kali-m kali-p kali-s lach

1940   ▽ extensions | ○ localizations | ● Künzli dot

Sluggishness of the body: ...
laur lil-t lob lyc m-aust mag-c mag-m merc mez mur-ac nat-c nat-m nit-ac nux-v ol-an olnd *Op* petr ph-ac phel phos phys *Plb* puls rheum rhod ruta sabin sars *Sec* sel *Sep* sil stann stel stram stront-c sul-i *Sulph* thea thuj tub verb zinc zinc-p
- **morning**: agar carb-an chel nat-c nat-m verb
- **sitting** agg: chel
- **forenoon**: sars
- **rising** agg: ammc

SMALLER; sensation of being (↗*MIND - Delusions - diminished; MIND - Delusions - small*): acon agar cact *Calc* carb-v croc euphr *Glon* kreos sabad tab tarent

SMOG agg: arund sul-ac sulo-ac

SMOKE:
- **inspiration** of:
  • **agg** (↗*Allergic; Allergic - chemical; Allergic - petrochemical*): ars brom calc caust chin cocc *Euphr* ferr-i ign kali-bi lyc naja **Nat-ar** nat-m nux-v olnd phos puls *Sep* **Spig Sul-ac** sulph
- **sensation** of (↗*Gasses - sensation - internally*): apis ars bar-c berb brom *Chin* croc euph ign lyc nat-ar nit-ac petr *Puls* ran-b sul-ac thuj valer *Verat*

SMOKING | **amel**: aran tarent-c

SMOOTH; sensation of being: alum phos ter

SNEEZING:
- **agg**: acon am-c *Am-m* ant-t arn *Ars* bar-c **Bell Borx Bry** calc canth *Carb-v* caust *Cham* chin cina con *Dros* euph graph hell hep kali-c lach led lol *Lyc* mag-c mag-m *Merc* mez nat-c nat-m nit-ac *Nux-v* phos *Puls* Rhus-t sabad sec seneg *Sep* sil *Spig* squil staph sulph verb
- **amel**: am-c am-m chlol lach mag-m naja thuj

SNOW, ailments from bright (↗*Light; from - agg. - bright; HEAD - Pain - snow - reflection*): ant-c **Ars** glon

SNOW AIR | **agg** (See Light; from - agg. - bright; Weather - snow)

SNOWY WEATHER (↗*Weather - snow*):
- **agg** (↗*Weather - snow*): agar asar bry *Calc Calc-p* caust cic **Con** fl-ac *Form* lach *Lyc* mag-m merc nat-c nux-v *Ph-ac Phos Puls* rhod *Rhus-t Sep Sil Sulph* syph urt-u vib
- **ailments** from: con sep
- **amel**: alum

SOFT:
- **sensation** of softness of hard parts: caust *Merc* mez *Nit-ac* nux-m

SOFTENING bones (↗*Caries - bone; Necrosis - bone; Rickets*): am-c **Asaf** aur bar-c *Bell* bufo **Calc** calc-f *Calc-i* calc-p caust cic con ferr *Ferr-i* ferr-m *Ferr-p* guaj *Hep* iod ip *Kali-i* Lac-c *Lyc* **Merc** mez *Nit-ac* nux-m *Ol-j* parathyr petr ph-ac *Phos* plb *Psor Puls* rhod ruta *Sep* **Sil** staph *Sulph* syph ther thuj
- **x-ray**; from: cadm-met cortico cortiso

SOLDIER'S HEART (See CHES - Palpitation - irritable)

SOURNESS (↗*Acidosis; Odor of - sour*): **Calc** chin cob cuph *Graph* hep iris kali-c lappa lith-c *Lyc* **Mag-c** merc nat-c nat-m nat-p nat-s nux-v ox-ac ph-ac phos puls rheum rob *Sacch* sep sil sul-ac **Sulph** tarax
- **bitter**: iris nux-v
- **children**; in: cina *Rob*

SPARKS; sensation of: agar arg-met calc *Calc-p* lyc nat-m ol-an *Sec* sel

SPASMS (See Convulsions)

SPINAL SCLEROSIS (See Paralysis - spastic spinal; BACK - Sclerosis - spinal)

SPITTING | **agg**: dig led *Nux-v*

SPLASHING (See Swashing)

SPLINTER (See Pain - splinters)

SPONGY:
○ **Bones** (↗*Caries - bone*): guaj
- **Mucous** membranes: caps phyt

SPOTS:
- **symptom** occurring in: agar alum am-c am-m ambr apis arg-met *Arg-n* arn *Ars* asaf bell *Berb* bry bufo calc *Calc-p* cann-xyz canth carb-v caust cham chel *Cist* coff colch *Con* croc cupr dios ferr fl-ac glon graph hep **Ign** iod **Kali-bi Lac-c** lach led *Lil-t* lyc mag-c mag-m mag-p meny merc mosch nat-m nit-ac nux-v ol-an ol-j onos ox-ac petr ph-ac phos plat psor puls ran-b ran-s rhod rhus-t sabin samb sars sel *Sep* sil squil sul-ac **Sulph** thuj verat zinc
- **upward**: morb
▽ **extending** to | **Downward**: morb

SPRAINS (See Injuries - sprains)

SPRING (See Seasons - spring - agg.)

SQUATTING | **agg**: calc coloc graph syph

SQUEEZING (See Constriction)

STAGNATED, sensation as if blood (↗*CHES - Stagnation; CHES - Stagnation - blood; HEAD - Stagnation*): acon ambr bar-c bell bry carb-an *Carb-v* caust croc crot-t dig gels glon graph hep ign lach *Lyc* m-aust nat-m nit-ac nux-m nux-v olnd *Pic-ac* puls rhod *Sabad* seneg sep sulph sumb zinc

STAMINA (See Strength)

STANDING:
- **agg** (↗*Weakness - standing*): acon aesc *Agar* agn aloe *Alum* alum-p alum-sil am-c *Am-m* ambr arg-met arn ars ars-s-f asaf asar atra-r *Aur* aur-s bar-c bar-m bar-s *Bell Berb* bism borx both-a both-ax *Bov* Bry cact *Calc* calc-s calc-sil camph cann-s *Canth Caps* carb-an carb-v *Carbn-s Caust* cham chel *Chin* chinin-ar cic cina **Cocc** coff *Coloc* **Con** cortico croc cupr **Cycl** dicha *Dig* dros dulc *Euph Euphr Ferr* ferr-ar ferr-p *Fl-ac* graph guaj hell hep ign *Kali-bi* kali-c kali-n kali-p lach laur led **Lil-t** *Lyc* m-ambo m-arct m-aust mag-c mag-m mand mang meny merc mez mosch mur-ac *Murx* nat-c nat-m

Standing — **Generals** — **Stool**

- **agg**: ...
  nat-s *Nit-ac* nux-m nux-v olnd op par petr *Ph-ac* phel phos *Plat* plb psor **Puls** *Ran-b* **Rheum** rhod *Rhus-t Ruta Sabad Sabin Samb* sarcol-ac sars sec **Sep** sieg *Sil* spig spong stann staph stram stront-c stroph-s sul-ac **Sulph** *Tarax* teucr thlas thuj *Tub* **Valer** *Verat Verb* viol-t *Zinc Zinc-p*
- **amel**: agar agn am-c anac *Ang* ant-t arn **Ars** *Asar* bar-c **Bell** borx *Bov* bry *Calad* calc camph *Cann-s* canth carb-an carb-v chel chin cic cina cocc coff *Colch* coloc croc cupr dig dios dulc euph graph guaj hell hep ign *Iod* ip kreos *Led* m-aust mang meny merc merc-c mez mur-ac naja nat-m nit-ac nux-m *Nux-v* par petr *Phos* plb *Ran-b* rheum rhus-t ruta sars sec *Sel Spig* spong *Squil* stann staph stram sul-ac sul-i tarax tarent thuj vip-a
- **desire** to stand | **night**: merc
- **erect | amel**: ars bell *Cann-s* cedr *Dios* kali-p
- **eyes** closed agg; with: arg-n calad iod lath
- **impossible**: acon acon-f aeth ant-t calc-p canth chinin-s cocc con cupr cupr-s dulc hep hydrc hyos iod *Kali-br* lach merc merc-n merc-ns nat-m nit-ac nux-v op phys plb sabad sec stann staph stram sul-ac tarent
  · **till afternoon**: bell
  · **fall**; after: arg-n
- **late** learning to stand: calc-p
- **toes** agg; on: cocc
- O**Joints** (See EXTR - Pain - joints - standing)

STARVING (↗*MIND - Avarice*): *Ign*

STASIS of the venous system (↗*Circulation*): aesc arist-cl arn ars bell-p *Berb* both-a calc-f *Camph* canth carb-v card-m conv cupr ham puls sep stel sulph *Verat*
- **accompanied** by | **weakness**: sep
- **mechanical** causes; from: bell-p
- **portal** congestion; from (↗*ABDO - Portal*): card-m sep

STEAM:
- **agg**: kali-bi lyss
- **amel**: ars-s-f lyss

STEIN-LEVENTHAL syndrome: cortico

STEPPING | agg (See Jar)

STIFFENING OUT of body: anh camph cham *Cina Cupr* ferr-p *Ign Ip* just phos stram
- **anger**; with (See MIND - Anger - stiffening)
- **cough**; before: cina led
- **touch** in children; from: apis

STIFFNESS: acon aesc aeth ang apis apoc-a ars-s-f bar-m bell bry *Caust* chel *Cic* cimic cur dros dulc *Guaj* ign influ kalm lach *Lec* led lyc *Magn-gr Med* nux-v olnd onos phys rad-br rat **Rhus-t** *Ruta* sec *Sep* sil sol-ni stict stry-p sul-ac *Sulph* ter
- **morning**: get
- **cramp**-like: cic
- **cramps**; from: sel verat
- **motion**:
  · **agg**: *Get*
  · **impossible**: spong
- **overexertion**; as from: bar-m

Stiffness: ...
- **pain** agg: nit-ac onos
- **painless**: olnd
- **rising** agg: nat-p
O**Joints**: ang anh bar-m form mez rhus-t stel tub-r
  · **rising** after a long rest agg: tub-r
- **Ligaments**: *Get*
- **Muscles** (↗*Muscles*): ang anh *Arn* bad *Bapt* bar-m bell *Bell-p Bry* caps caust cic *Cimic* cupr-act form *Gels* guaj ham *Helon* jac-c *Magn-gr* merc myric phys phyt pyrog rhus-t *Ruta* sang spig ter
  · **accompanied** by | **Meninges**; irritation of (See HEAD - Irritation - meninges - accompanied - muscles)
  · **chronic**: franc
- **Tendons**; of: rhus-t

STONE-CUTTERS; for (↗*Dust - agg.; Mining*): agar-st ars bell **Calc** chin *Hep* ictod ip *Lyc* mag-m mucot nat-c nit-ac nux-v penic ph-ac phos **Puls Sil** sulph

STONES in organs; formation of: *Bell* benz-ac *Berb Bry Calc Chin* coc-c *Coloc* dios dulc hydr lach **Lyc** merc *Nux-v* oci pareir podo puls *Sars* sep
- **deposits**: vario

STOOL:
- **after**:
  · **agg**: acon *Aesc* aeth agar agn aloe **Alum** am-m ambr anac ang ant-t apoc arg-met arn ars asar bar-c bell borx bov bry calc calc-p camph canth caps carb-an carb-v *Caust* cham chin cimic cina cocc con cupr *Caust* cham chin cimic cina cocc con cupr cupr-s *Dulc* dig dros dulc euph ferr fl-ac **Gamb** graph hell hep hir hydr hyos **Ign** iod ip *Iris* kali-bi kali-c kali-n lach laur lept lyc m-ambo m-arct mag-c mag-m merc **Merc-c** mez mur-ac nat-c nat-m nit-ac nux-m **Nux-v** olnd op petr ph-ac **Phos** plat plb podo puls rat rheum rhod rhus-t ruta sabad sabin sars sec **Sel** seneg sep sil spig spong stann staph stram stront-c sul-ac sulph tarax tell teucr thuj valer verat zinc
  · **amel**: acon agar aloe alum *Am-m* ant-c ant-t ars-i asaf aur bar-c bism *Borx* bov bros-gau **Bry** calc-p canth caps caust cham cina coff **Colch** coloc *Con* croc cycl cyt-l dig dulc ferr *Fl-ac* **Gamb** glon guaj hell hep ip kali-bi kreos mag-c mand mang meny *Merc* mur-ac nat-c *Nat-m* **Nat-s Nux-v** op ox-ac oxyt pall par ph-ac plb psor **Puls** rauw rheum **Rhus-t** sabad *Sang* seneg sep **Spig** squil *Sulph* thuj verat
- **before**: acon agar agn alum am-c am-m ambr anac ang *Ant-t* arn ars asaf asar *Bar-c* bell borx bov **Bry** calad calc camph cann-s canth *Caps* carb-an carb-v *Caust Cham* chel chin cina cocc colch con croc cupr cycl dig dros *Dulc* euph ferr graph guaj hell hep ign *Kali-n* kali-n lach laur lyc m-arct m-aust mag-c mang meny **Merc** *Mez* mosch nat-c nat-m nit-ac nux-v olnd *Op* petr ph-ac *Phos* plat *Puls* rheum rhod *Rhus-t* ruta *Sabad* sars sec sel seneg sep sil *Spig* spong stann staph stram stront-c sul-ac sulph thuj valer **Verat** viol-o viol-t zinc
  · **agg**: acon agar aloe alum am-c am-m ang ant-t **Arg-n** arn ars asar aur bar-c bell borx bov bry calad calc camph cann-s canth caps carb-an carb-v

1942

▽ extensions | O localizations | • Künzli dot

Generals

Stool

- **before – agg**: ... caust cham chel chin cina cocc colch coloc con croc cupr cycl dig *Dios* dros dulc euph ferr **Gamb** graph guaj hell hep *Ign* kali-c kali-n lach laur lyc m-aust **Mag-c** mang meny **Merc** merc-c mez nat-c nat-m nat-s nit-ac nux-v op petr ph-ac phos plat psor puls **Rheum** rhod rhus-t ruta sabad sars seneg sep sil spig stann staph stram stront-c sulph **Thuj** valer **Verat** viol-t zinc
- **during** | **agg**: acon agar agn alum am-c am-m ambr anac ang ant-c ant-t apis arg-met arn **Ars** asaf asar aur bar-c bell borx bov bry calad calc camph cann-s canth caps carb-an carb-v caust **Cham** chel chin cocc colch coloc con cupr cycl dig dios dros dulc euph ferr graph guaj hell hep hyos ign iod ip **Iris Kali-bi** kali-c kali-n kreos lach laur lyc m-ambo m-aust mag-c mag-m meny **Merc** merc-c mez mosch mur-ac nat-c nat-m nit-ac nux-m nux-v olnd op paeon par petr ph-ac phos plat plb **Puls** ran-b rheum rhod rhus-t ruta sabin sars sel seneg sep sil spig spong squil stann staph stram stront-c sul-ac **Sulph** tarax thuj verat verb viol-t yohim zinc
- **soft** stool:
  - **after** | **amel**: abrot ant-c **Ars Bry** guaj kali-bi **Lach** lob mag-p mosch nat-s stann *Zinc*
- **urging to** | **agg**: agar bell carb-an ign nux-v puls rat rhus-t sep tell

STOOP shouldered: agar arg-n aur *Bry Calc* calc-p *Carb-v Cocc* coff coloc hydrc kali-p *Lyc* med mez nat-c *Nat-m* nux-v op *Phos* psor puls *Sil* **Sulph** *Ter* thuj *Tub*
- **children**; in: sulph thuj

STOOPING:
- **after**:
  - **agg** | **long** time; stooping for a: alum *Asar Bov* cann-xyz *Caust Hep* hyos meny merc-c nat-m *Plat* viol-t
- **agg**: *Acon* aesc agar *Alum* **Am-c** am-m anac ang ant-c ant-t *Arg-met Arn* ars asaf asar aur *Bar-c* bell *Borx* bov **Bry Calc** camph cann-s canth *Caps* carb-an carb-v caust *Cham* chel chin *Cic* cina *Clem Cocc* coff *Coloc* con *Croc* cupr cycl *Dros* dulc ferr fl-ac glon *Graph* hell *Hep* ign *Ip Kali-c* kali-n kreos *Lach* laur *Led* lyc lyss m-ambo m-arct m-aust *Mag-c* **Mang** *Meny Merc* merc-c mosch mur-ac nat-c nat-m nit-ac nux-m nux-v *Olnd* op par *Petr* ph-ac phos plat **Plb** puls ran-b rheum *Rhod* rhus-t *Ruta* sabin samb sars *Seneg Sep Sil* **Spig** spong stann *Stront-c* sul-ac sulph tarax tell *Teucr* ther *Thuj Valer Verat* verb viol-t zinc
- **amel**: anac ang *Ant-t* arn ars bar-c bell *Bry Cann-s* carb-an caust chin cina **Colch Coloc** con dig hell **Hyos** ign *Iris* lach laur lyc m-aust mang meny mez mosch mur-ac nat-m nit-ac nux-m nux-v nux-vph-ac phos puls *Ran-b* rhus-t sabin sars spong staph sulph tarax valer verat verb viol-t
- **impossible**: borx
  - **fall** on coccyx; from: hyper

STORM (See Weather - thunderstorm; Weather - windy)
STOUT people (See Obesity)
STRAMONIUM agg: acet-ac nux-v tab
STREAMING OF BLOOD; sensation of: alumn *Ox-ac*
STRENGTH, sensation of (↗*Energy - excess; Vigor):* *Agar* alco anh ars bell bov bry *Bufo* bung-fa calc calc-f cann-xyz carbn-o chinin-s clem cob *Coca Coff* corn cot elae erech ferr *Fl-ac* gast gels gins helon kola lach lil-ac m-arct meny *Nat-p* nep ol-j *Op* ped phos pic-ac pip-m plat plb psil psor pycnop-sa sars stram valer vanad wies zinc
- **alternating** with:
  - **sadness** (See MIND - Sadness - alternating - energy)
  - **weakness** (See Weakness - alternating - strength)
- **anger**; after: carbn-s
- **coition**; after: merc-c
- **perspiration**; during: op pilo stach
- **walking** agg: bapt chin
○ **Muscular**: agar alco anh ars camph coca cod *Fl-ac* gels keroso kola *Nat-p* nitro-o phos tab thea zinc

STRETCHING (↗*EXTR - Stretching; MIND - Restlessness - stretching):*
- **agg** (↗*Bending - backward - agg.):* Am-c bry *Calc* **Cham** colch iod med meph merc merc-c **Plat** podo **Puls** rad-br **Ran-b Rheum** *Rhus-t Sep* staph *Sulph Thuj*
- **amel** (↗*Bending - backward - amel.):* aml-ns **Ant-t** bell berb calc carb-v dios dulc graph *Guaj* halo hep mand nat-f perh phos plat plb podo psor **Puls** pyrog rhus-t sabad sabin sec sep teucr tub-r v-a-b vac
- **impossible**: acon phos
  - **pain**; from: bell

STRETCHING OUT (↗*EXTR - Stretching; MIND - Restlessness - stretching):* acon *Aesc* agar *Alum* Am-c ambr aml-ns ang arn **Ars** art-v arum-t bar-act bar-c *Bell Bol-la* borx bov brach *Brom Bry* bufo caj calad *Calc* calc-p calc-s camph cann caps *Carb-ac* carb-an *Carb-v* **Caust Cham** chel chin chinin-s chlf cic cimic cimx cina cit-v clem cocc colch coloc croc cur cycl daph dig dios dros dulc elat eup-per ferr ferr-p form gins glon gran *Graph* guaj haem hell helo helo-s hep hydrc hyos ign ind ip kali-bi kalm kreos lach lact laur led lil-t lim lob lyc lyss m-ambo mag-c mang med *Menis* meph *Merc* Merc-c merc-i-r *Mez* mur-ac nat-c *Nat-m* nat-s nit-ac **Nux-v** *Olnd* onis op ox-ac petr ph-ac phel *Phos* plan *Plat* plb podo polyp-p prun **Puls** quas ran-b raph rhod **Rhus-t** *Rhus-v Ruta Sabad Sabin Sec* sel senec seneg *Sep* sil spong squil stann staph stram stront-c sul-ac sulph tab tarent tart-ac *Teucr* tong tub-r valer verat verb vinc viol-o wildb zinc
- **daytime**: mang
- **morning**: ars *Calc Carb-v* cedr ferr graph hell lyc nux-v phos puls rhod sep sulph tab tarent verat
  - **6 h**: sep

Generals

Stretching out

- **morning**: ...
  - **7 h**: cedr
  - **amel**: sec
  - **arms**; of: petr
  - **bed** agg; in: graph hell meph merc petr phos puls rhod sep sulph
  - **benumbed**; as if: meph
  - **desire** to: aml-ns plb sec
  - **waking**; on: dulc sep
- **forenoon**: aloe ant-t bov mag-c mez mill mur-ac nat-m
  - **11 h**: mit
- **noon**: am-c menis
- **afternoon**: aml-ns arum-t bell cina form jug-r nux-v plat plb rhus-t sec
  - **13 h**: form
  - **16 h**: cina plan
  - **17-21 h**: bell
  - **sleep** agg; after: verat
- **evening**: bell cann-s chin *Graph* nat-c rhus-t sumb tab verat
  - **chill**; during: tab
- **night**: **Caust** cocc nat-c sulph
  - **bed** agg; in: *Cocc*
  - **sleep** agg; during: nat-m
  - **waking**; on: merc
- **air**; in open | **amel**: ol-an
- **always**: puls rhod sabad staph tab
- **anguish**; during | **impending** menses; with: carl
- **anxiety**, from: nat-c
- **arms**; the: spong squil stann tab
- **backward**: glon hydr
  - **amel**: borx
- **breakfast** agg; after: lach
- **chill**:
  - **before**: aesc ant-t aran arn Ars bry *Eup-per* ign ip *Nat-m* nux-v plan rhus-t
  - **during**: alum ars bell bol-la borx **Brom** bry **Calc** caps carb-v *Caust* cham coff daph elat *Eup-per* ferr-p hell hep ip *Kreos* laur led mur-ac *Nat-s* nit-ac nux-v petr puls rhus-t ruta sep sulph tab teucr
- **coldness**, during internal: nat-s
- **colic**, during: haem plb
- **continually** (See always)
- **convulsive**, paroxysmal: ang bell camph carbn-h *Chin* cic cimic hydr-ac ip lach lyc merc nux-v op sabad sec sil stram sulph thuj verat
- **cough**; after: merc sang
- **difficult** | **stooping** easy; but: nat-m
- **dinner**; after: mag-c
- **eating**; after: ip
- **fever**:
  - **during**:
    - **agg**: alum *Ars* bell *Borx* bry **Calc** *Calc-p* caust cham cina eup-per nat-m *Nux-v* **Rhus-t Sabad** sep spong sulph thuj
    - **intermittent** fever: cimx
  - **forcible** | **amel**: sec
- **high** up to reach things: rhus-t
- **hours**; for: aml-ns plb

Stretching out: ...
- **house**, in the: ruta
- **lying** down agg; after: **Cocc**
- **menses**:
  - **after** | **agg**: carb-an
  - **before** | **agg**: am-c **Puls**
  - **during** | **agg**: am-c *Carb-an* puls
- **painful**: sec
- **shuddering**; while: ars *Puls*
- **sitting** agg: alum
  - **and** reading: euphr
- **sleep** agg; during: aml-ns nat-m plb
- **sleepiness** with: ant-t bell chin lach meph podo sabad
- **sleeplessness**:
  - **after**: sulph
  - **during**: dulc
- **slept** enough, as if he had not: am-c mill
- **supper** agg; after: nit-ac
- **tossing** about, with: rhod
- **unsatisfactory**: aml-ns *Graph*
- **urination** agg; before: **Puls**
- **violently** for hours (See always)
- **waking**; on: bell dulc hell *Ign* meph merc nit-ac phos sulph
- **walking** in open air | **amel**: ox-ac plan
- **yawning**; with: acon aesc agar all-c *Alum Alumn Am-c* ambr aml-ns ang ant-t arn **Ars** asar bar-c *Bell* borx bov *Bry* calc cann-s canth caps *Carb-v* castm *Caust* **Cham** *Chin* chinin-s cocc cur dig dros elat ferr *Form* gran graph *Guaj* hell hep *Ign Ip* kreos *Lach* lact laur led mag-c mang meph merc merc-c mez mur-ac nat-m nit-ac **Nux-v** *Olnd* onis petr ph-ac phos plat plb *Puls* ran-b rhod **Rhus-t** ruta *Sabad* sec senec seneg *Sep* sil *Spong Squil* stann *Staph Sulph* tab tart-ac tong vac valer verat verb viol-o zinc
  - **forenoon**: ant-t
  - **amel**: carb-v guaj
  - **chill**; during: ars elat lyc nux-v
  - **sleepiness**; without: vac
○ **Limbs**:
  - **agg**: *Alum* am-c am-m anac ang *Ant-c* arg-met arn aur bar-c bell bov *Bry* **Calc** cann-s caps carb-v caust *Cham Chin* cina clem *Colch Coloc* con croc dig dros dulc ferr fl-ac graph guaj *Hep* ign **Iod** kali-c laur lyc m-aust mag-m *Mang* meny merc *Merc-c* mur-ac nat-m nux-v petr phos *Plat* plb psor *Puls Rheum Rhus-t Ruta* sabin sel *Sep* spig spong stann *Staph* **Sulph Thuj** valer verat
- **Sphincters**; of | **agg**: staph

STRYCHNINE agg: cur *Eucal* kali-br phys

STUPOR: nat-f

SUBSTANCE | **abuse** of controlled (See Medicine - allopathic - abuse)

1944   ▽ extensions | ○ localizations | ● Künzli dot

SUDDEN manifestation (✱Complaints - acute; Complaints - appearing - suddenly): **Acon** aeth am-c apis *Arg-met* ars bar-act **Bell Borx** camph canth carb-ac *Coloc* con croc crot-h *Cupr* form glon hydr-ac ign kali-bi lyc mag-c mag-p mez nat-s ox-ac *Phos* plb podo rad-br ran-b stann *Stry* sul-ac tab tarent tarent-c thuj tub tub-d valer verat vip

SULPHUR, abuse of: acon ars *Calc* camph cham chin iod *Merc* nit-ac phos **Puls** rhus-t sel sep thuj

SUMMER (See Seasons - summer - agg.)

SUN:
- exertion in: **Ant-c**
- exposure to the sun (✱Light; from - agg. - sunlight): abrom-a *Acon* adlu aeth *Agar* aloe aml-ns anh **Ant-c** *Arg-met* arn **Ars Bar-c Bell** brom *Bry* cact cadm-s calc calc-f *Camph Carb-v* carc cina clem cob cocc crot-h elaps *Euphr* fago *Gels* **Glon** graph hipp hyos ign iod ip kali-bi *Kalm* **Lach** lappa *Lyss* mag-c mag-m med merc merc-c mur-ac murx **Nat-c Nat-m** nat-n *Nux-v Op* plb prot prun psil *Psor* **Puls** rhus-t sang *Sel* spig stann stram sul-i sulph syph ther thuj *Uva Valer* verat-v *Zinc*
  • amel: anac aur cinnb con crot-h iod kali-c kali-m *Phos* pic-ac *Plat* rhod rhus-t sep *Stram* **Stront-c** tarent *Thuj*
  • chronic: nat-c
- solstice | agg: **Calc**
- sunburn: acon *Agar* **Ant-c Bell** bov bry bufo *Camph* canth clem cortiso cyt-l euphr hist *Hyos* kali-c lach *Lyc Mur-ac Nat-c Nat-m* op **Puls** rob sel sol *Sulph Valer* verat
- sunlight:
  • agg (See Light; from - agg. - sunlight)
  • amel (See Light; from - amel. - sunlight)
- sunstroke (See HEAD - Sunstroke)

SUNKEN deep in bed when lying down; as if: xan

SUNSET (See Evening - sunset)

SUNSTROKE (See HEAD - Sunstroke)

SUPPORT amel: ferr kali-c lil-t nat-c nat-m ph-ac sep

SUPPRESSED COMPLAINTS; ailments from: abrot acon apis ars asaf bry cact calc camph caust cimic clem cocc con crot-h crot-t cupr dig dulc graph grat ham hydr-ac ign ip kali-bi kali-c kali-m kalm lach lil-t lith-c mez nat-m nux-v phos plat podo psor puls rhus-t sabad sars sec senec sep sil stram sulph thuj tril-p tub ust verat verat-v zinc
- condylomata (See SKIN - Excrescences - condylomata - suppressed)
- diarrhea (See RECT - Diarrhea - suppressed)
- eruptions (See SKIN - Eruptions - suppressed)
- exanthemas (See SKIN - Eruptions - suppressed)
- gonorrhea (See Gonorrhea)
- gout (See EXTR - Pain - joints - gouty - suppressed)
- hemorrhoids (See RECT - Hemorrhoids - suppressed)
- menses (See FEMA - Menses - suppressed)
- mother's milk (See CHES - Milk - suppressed)

Suppressed complaints; ailments from: ...
- sinusitis (See Inflammation - sinuses - suppressed)
- warts (See SKIN - Warts - suppressed)

SUPPURATION (See Abscesses)

SURGERY; post effect of: bell-p

SURGING through body; sensation of something (= kind of ebullition): acon alum ars bell calc carb-v caust cina cocc dig dulc ferr fl-ac *Graph* hyos laur mag-m mang merc *Nux-v* plb *Rheum* rhod sars seneg *Sep* spong *Squil* thuj

SWALLOWING:
- after | agg: cadm-s vinc
- agg: acon alum am-c am-m ambr anac ang ant-t apis arg-met arn ars asaf aur bapt *Bar-c* bell borx bov *Brom* **Bry** calc camph canth caps carb-an carb-v caust cham chel chin cic cina *Cocc* coff colch con *Croc* cupr dig dros euph ferr *Gels* graph hell **Hep** hydr-ac hyos ign iod ip kali-c kali-n kreos lac-c lach laur led lyc lyss m-aust mag-c mag-m mang meny meph *Merc* merc-c merc-i-f merc-i-r mez mur-ac nat-c nat-m *Nit-ac* nux-m *Nux-v* op par *Petr* ph-ac *Phos* phyt plat plb *Puls* ran-b rhod *Rhus-t* ruta sabad sabin sars seneg *Sep* sil spig spong stann staph stram stront-c sul-ac sul-i sulph tarax *Thuj* verat zinc
- amel: alum am-m *Ambr* arg-n *Arn* bell *Caps* carb-v chel chin cic coloc dig dros graph **Ign** iod ip kali-bi *Lach* laur *Led* m-aust mag-c mang merc mez nat-ac nit-ac nux-v olnd par ph-ac phos plat puls rheum rhus-t ruta sabad sabin spig *Spong* squil stann staph sul-ac sulph tarax zinc
- cold drinks | agg: kali-c
- continued swallowing | amel: *Ign*
- drinks:
  • agg: arg-n ars **Bell** brom *Canth* chin cina *Crot-t* cupr hyos ign *Iod* kali-br lach lyss *Merc* merc-c nat-m nux-v **Phos** phyt podo stram verat
  • amel: alum nit-ac nux-v
- empty:
  • agg: acon ambr arg-met bar-c bell borx bov *Bry* bufo calc-p caps chel **Cocc** colch croc ferr ferr-p graph *Hep* hydr ign kali-bi *Kali-C* **Lach** mang *Merc Merc-c* merc-i-r mez nux-v ol-an plat *Puls Rhus-t* ruta sabad sabin spig sulph tell thuj zinc
  • eating and drinking | amel: ol-an tell
  • amel: alum ip nux-v olnd
- fast agg: ars *Nit-ac* nux-v *Sil*
- food:
  • agg: alum am-m ambr ant-t apis ars *Bapt* *Bar-c* bell brom **Bry** carb-v cham chin cocc coff colch crot-h euph **Hep** ign *Iod* kali-c lac-c lach merc merc-i-r *Nit-ac Nux-v Petr* ph-ac *Phos* plb puls ran-b *Rhus-t Sep* sil **Sulph** zinc
  • amel: brom ferr *Hyos* **Ign** kali-bi kali-br *Lach* merc-cy nux-v rhus-t sanic
- warm drinks:
  • agg | hot drinks: phyt
  • amel: alum kali-c nux-v

Generals

Swallowing

- **warm** food:
  - **agg:** gels
  - **amel:** hyos

SWASHING, splashing, etc. as of water: ars bell carb-ac carb-an *Chin* cina crot-t dig ferr glon hell *Hep Hyos* jatr-c kali-c laur m-ac rhus-t *Spig*
- **warm:** chin hep sumb

SWELLING:
- **absent | Affected** parts: ars camph carb-v con laur op ph-ac sulph
- **general;** in: *Acon* aeth agar agn all-s aloe alum am-c am-m ambr anac ancis-p ant-c anthraco **Apis** arg-met arg-n **Ars** ars-i ars-s-f asaf asar aur aur-m aur-s *Bar-c Bar-m* **Bell** bell-p bism bit-ar borx both both-ax bov **Bry** bufo buth-a calad **Calc** calc-i calc-sil camph cann-s *Canth* caps carb-an carb-v *Carbn-s* caust celt cench *Cham* chel *Chin* chinin-s cic cina clem cocc coff colch coloc com con conch cop cortiso croc crot-c crot-h crot-t cupr cycl *Daph* dig dor dros *Dulc* eucal euph euphr *Ferr* frag graph guaj hell *Hep* hip-ac hydr hyos ign iod *Kali-ar* **Kali-bi** *Kali-c* kali-i kali-n kreos lacer lach laur led *Lyc* m-ambo *M-arct* m-aust mag-c mag-m mang **Merc** *Merc-c* mez mosch mur-ac naja narcin *Nat-c* nat-m *Nit-ac* nux-m **Nux-v** olnd op par ped petr *Ph-ac Phos* phyt plat **Plb** **Puls** ran-b ran-s raph rauw rhod **Rhus-t** rhus-v ruta sabad sabin samb sanic sang sars sec seneg *Sep Sil Spig* spong squil stann staph *Stram* stront-c sul-ac *Sulph* tarent ter teucr thal *Thuj* urea urt-u valer verat *Vip* vip-a-c vip-d zinc ziz
  - **right** side: ars sang
  - **baglike:** apis ars kali-c rhus-t
  - **children;** in: sacch
  - **chronic:** *Cist*
  - **cold** swelling: asaf *Cocc* con *Dulc Merc Sulph*
  - **hard:** ars bell chin con hep iod lach merc puls rhus-t sil spong *Tarent-c*
  - **Various** parts; in: phos
  - **pale: Apis** bar-c *Bry* lach lyc rhus-t *Sulph*
  - **red:**
    - **dark:** asaf
    - **shiny:** sabin
- **inflammatory: Acon** agn alum am-c ant-c ant-t *Apis* arn **Ars** ars-i ars-s-f asaf *Aur* bar-c **Bell** *Borx Bry* **Calc** calc-sil cann-s **Canth** carb-an carb-v *Caust* chin cocc colch *Con* crot-h cupr euph gamb gran graph guaj guare hep hyos *Iod Kali-ar* **Kali-bi Kali-c** *Kali-chl Kali-i* kali-n led *Lyc* m-arct mag-c *Mang* **Merc** mez mur-ac nat-c *Nat-m* **Nit-ac** nux-v petr ph-ac *Phos Phyt* plb **Puls** **Rhus-t** sabin samb sars sec seneg *Sep Sil* spong stann stram **Sulph** thuj zinc
  - **bites** and stings; after: **Led**
- **painful:** anan dig
- **puffy,** edematous: *Acet-ac Acon Agar* am-c *Am-m* ancis-p **Ant-c** antip **Apis** *Apoc* arn **Ars** ars-i ars-s-f *Asaf* aur *Aur-m* bar-c **Bell** both both-ax bov **Bry** cain **Calc** calc-sil canth **Caps** *Carbn-s* card-m cedr cench cham chin cina cloth cocc colch coloc *Com* con crat crot-h **Cupr Dig** diph dros *Dulc* **Ferr** ferr-ar **Graph** guaj **Hell** hyos *Iod* ip kali-br kali-c kali-i kreos lach laur led

Swelling

Swelling – puffy, edematous: ...
led *Lyc* mag-c med merc mez mosch naja nat-c *Nat-m Nit-ac* nux-m nux-v **Olnd** op phos *Phyt* plb puls rheum *Rhus-t* sabad sabin samb sars *Seneg Sep* sil *Spig* **Squil** staph stram stront-c *Sulph* ter *Teucr* thyr til verat *Verb* vip vip-a-c vip-d zinc
  - **accompanied** by | **Kidneys;** inflammation of (See KIDN - Inflammation - accompanied - edema)
o **Mucous** membranes: apis kali-bi kali-i
- **receding:** ars calc hep kreos lach lyc merc sep sil
- **rheumatic:** bry
- **sensation** of: acon *Aloe* alum am-c ambr *Aml-ns* anac ant-c ant-t apis apoc-a aran arg-met **Arg-n** arn ars asaf asar aur bapt bar-c *Bell* berb *Bism* bov *Bry Caj* calc cann-xyz canth *Caps* carb-v caust cham chin cic cina cocc colch con cycl dig dulc euph gels *Glon Guaj* hell hep hyos ign ip kali-c kali-n kreos lach laur led lyc mag-c *Mang* merc mez mosch nit-ac nux-m nux-v olnd op **Par** petr ph-ac phos *Plat* plb **Puls** ran-b ran-s rhod *Rhus-t* sabad sabin samb sars seneg sep sil **Spig** spong stann staph stram sul-ac sulph tarax thuj valer verat zinc
o **Body;** whole: bufo
  - **Internal** organs; of all: jug-c
  - **left** side: jug-c
  - **Single** parts; of: *Aran* ars-met
- **wounds** (See Wounds - swelling)
o**Affected** parts, of: **Acon** *Act-sp* agn alum alum-sil ant-c ant-s-aur *Apis* arn *Ars Ars-i* asaf aur aur-s bar-c bar-i **Bell** bov **Bry** calc calc-i calc-sil cann-s **Canth** carb-an carb-v *Caust* cedr cham chin cic clem cocc colch coll con **Crot-h** crot-t cub cupr dig dulc euph *Euphr Ferr* ferr-ar ferr-p *Fl-ac* **Gels** graph guaj *Guare* hell *Hep* hippoz hydr ign *Iod* **Kali-bi Kali-c** kali-chl Kali-i kali-m *Lach* **Led** *Lyc* mag-c mang **Merc** *Merc-c* Mur-ac *Nat-c* Nat-m *Nit-ac* Nux-v ox-ac Petr *ph-ac* **Phos** *Phyt* plb *Psor* **Puls** ran-b *Rhod* **Rhus-t** ruta sabin *Samb* sang sars sec *Sep Sil* spig **Spong** *Stann* staph *Stram* **Sulph** thuj *Valer* zinc
- **Blood** vessels; of: apis celt lyc paeon *Puls* visc
- **Bones;** of: am-c ambr ang ant-c **Arg-met Asaf** *Aur* bell bry bufo **Calc** calc-f *Calc-p* carb-an clem coloc con conch daph dig dulc euph ferr fl-ac guaj hep iod *Kali-i* kreos lac-ac lach led *Lyc* mang **Merc Mez** nat-c nat-m *Nit-ac* petr **Ph-ac Phos** pitu-gl plb **Puls** rhod rhus-t *Ruta* sabin sep **Sil** spig **Staph** stront-c **Sulph** thuj thyr tub verat
  - **sensation** of swelling (See Swollen - bones)
o **Condyles | Epiphyses;** and: conch rhus-t
- **Cartilages;** of (⤤ *Cartilages; Tumors - enchondroma*): **Arg-met**
- **Connective** tissue: kali-i
- **Fibrous** tissue: kali-i
- **Glands;** of (⤤ *Glands)*: abrot acon acon-l *Aesc* aeth agn *Ail Aln* alum alum-sil am-c *Am-m* ambr ancis-p ant-c ant-t *Anthraci* **Apis** aq-mar arg-met arn **Ars Ars-i** ars-s-f *Arum-t* asaf astac aur aur-ar aur-i aur-s *Bad Bapt* **Bar-c Bar-i Bar-m** bar-s **Bell** *Berb* borx both both-ax bov **Brom** *Bry Bufo* calad **Calc** *Calc-ar Calc-f* calc-hp **Calc-i** calc-m calc-p **Calc-s** *Calc-sil* **Calen** camph cann-s

1946

▽ extensions | O localizations | ● Künzli dot

Generals

Swelling

- **Glands**; of: ...
  Canth caps **Carb-an Carb-v** *Carbn-s* caust cench *Cham* chim chin cic cinnb **Cist Clem** cloth coc-c cocc coloc **Con** cor-r cory croc crot-h cupr cycl dig dros **Dulc** *Eucal* euph euphr eupi **Ferr** ferr-ar ferr-i fl-ac fuc **Graph** hall ham hed hell **Hep** hippoz hydrc hyos ign **Iod** *Iris* Kali-ar Kali-c Kali-chl Kali-i kali-m kreos lac-c lach *Lap-a* led *Lith-c* **Lyc** mag-c mag-m mang med **Merc Merc-c** merc-d *Merc-i-f Merc-i-r* merc-k-i mez mur-ac *Nat-c* nat-m *Nat-p* **Nit-ac** *Nux-v* ol-j petr **Ph-ac Phos** *Phyt* plb psor **Puls** pyrog ran-b ran-s raph rhod **Rhus-t** *Rumx* ruta sabad sabin samb sars scir scol scroph-n sec *Sep* **Sil** sil-mar sol-a sol-o spig **Spong** squil *Stann* staph stict stram streptoc stront-c *Sul-ac Sul-i* **Sulph** symph *Syph* tab tarent ter teucr ther thiosin **Thuj** toxo-g *Tub* tub-a tub-m urea v-a-b *Verat* viol-o viol-t vip *Zinc*
  - **accompanied** by:
    : herpes (See SKIN - Eruptions - herpetic - accompanied - glands)
    : **Tongue** | white discoloration of the tongue: *Bar-m*
  - **bead**-like (See knotted)
  - **bluish**: arn ars aur *Carb-an* carb-v con ferr-i hep *Lach* mang merc merc-i-f puls sil sul-ac
  - **children**; in: *Brom* med
  - **chronic**: acon-l *Ail Aln* apis ars ars-br *Ars-i* arum-t astac aur-m *Bad* **Bar-c Bar-i** bar-m *Brom* **Calc** *Calc-f Calc-i* calc-p calen **Carb-an Cist Clem Con** cory crot-h dulc ferr-i fil graph hep *Iod Kali-i* lach *Lap-a* lyc med merc merc-y merc-i-f *Merc-i-r* nit-ac *Phyt* psor rhus-t *Rumx* sal-mar scir *Scroph-n Sil* sil-mar *Spong* **Sulph** tax thiosin thuj tub
  - **cold**: *Ars* asaf bell *Cocc* **Con** cycl dulc lach rhod spig
  - **contusions**, after: bell-p phos
  - **emaciation**; with: iod ther
  - **eruptions**; with: dulc
  - **fever**; during: *Bell Calc Kali-c* lyc merc nit-ac phos *Phyt* rhus-t *Sep* **Sil** sulph
  - **hard** (⤴*Indurations - glands*): agn ail alumn am-c ant-c arn ars ars-i asaf bar-c *Brom Bry* calc calc-f calc-sil *Carb-an* caust chin **Con** dig graph hep **Iod** *Kali-i* lach led merc mez nux-v *Phos Phyt* **Puls Rhus-t** sabin samb *Sil Spong* staph stront-c sul-i *Sulph*
  - **hot**: *Acon* am-c ant-c ant-t arn asaf **Bar-c Bell Brom Bry** *Calc* canth **Carb-an** carb-v chin clem cocc euph *Hep* kali-s led **Merc** nux-v petr **Phos** *Phyt* puls rhus-t sars sil *Sulph*
  - **hypertrophy**: iod
  - **inflammatory**: *Acon* agn am-c ant-c **Arn** ars ars-i *Bad Bar-c* bar-m **Bell** borx *Bry* calc *Carb-an Carb-v* caust cinnb *Clem* cocc **Con** dros *Hep* hyos kali-ar *Kali-i* **Lyc** mang **Merc** mez mur-ac nat-c petr *Phos Phyt* puls rhus-t sars **Sil** spong sulph *Thuj*
  - **injuring**; after: con
  - **knotted** cords, like (⤴*Indurations - glands - knotty)*: aeth aur bar-i **Bar-m** berb *Calc* calc-i *Cist* con *Dulc* hep *Iod* lyc nit-ac rhus-t *Sil* sul-i tub

Swollen

Swelling – **Glands**; of: ...
- **menses**; during: kali-c lac-c
- **nodes**, like: bry iod nit-ac
- **painful**: acon ant-c *Arn* aur aur-i *Bar-c* **Bar-m Bell** calc canth *Carb-an* carc *Chin* clem cocc **Con** cor-r graph *Hep Iod* kali-i-r *Kali-i* lyc merc-i-r mosch *Nit-ac* nux-v phos phyt **Puls** rhus-t *Sil* spig stann *Staph*
- **painless**: ars asaf **Calc** cocc *Con* cycl dulc *Ign* lach merc *Nit-ac Ph-ac* plb *Sep* sil staph sulph thuj *Tub*
- **pregnancy** agg; during: calc-f
- **scarlet** fever:
  : **after**: am-c **Bar-c**
  : **during**: am-c
- **scrofulous**: aur bar-i calc-chln calc-s cham ferr-i
- **Joints**; of: *Abrot* acon **Act-sp** agn anag **Ant-t Apis** apoc *Arn Ars* asc-t *Aur-m* **Bell** berb bov **Bry** bufo *Calc* calc-f canth caust cedr chin chinin-s *Cimic* clem *Cocc* **Colch** con dulc *Ferr-p Guaj Ham* **Hep** hip-ac *Iod* kali-ar kali-bi *Kali-chl* kali-i kali-m *Kalm Lac-ac* lac-c *Lach* **Led** *Lyc* mang med *Merc Nat-m Nux-v Ran-b* rham-cal *Rhod Rhus-t* sabin *Sal-ac* samb sil sol-t-ae spong stict **Sulph** tarent *Ter* thuj *Verat-v*
  - **fractures**; after: bov
  - **red**; but little: ferr-p
- **Mucous** membranes; of: aesc *Am-caust* arg-n ars-i hydr
- **Muscles**: lyc sulph
  - **progressive**: carbn-s plb-i
- **Periosteum**: *Acon* ant-c **Asaf** *Aur* bell bry chin *Kali-i* **Led** mang *Merc* mez *Nit-ac* **Ph-ac** *Puls* rhod rhus-t ruta sabin *Sil* staph sulph
- **Tendons** | hard: calc-f
- **Veins**; of: aesc aml-ns brom *Calc-f* carb-v chel dig glon lach ruta
  - **evening**: carb-v
  - **fever**; during: *Puls* thuj
  - **knotty**: sabin
  - **painful** | chill; during: chin chinin-s

SWIMMING:
- **desires** (See MIND - Swimming - desires)
- **while** | agg: cocc

SWOLLEN sensation (⤴*MIND - Delusions - swollen*): *Acon* aesc agar aloe alum am-c am-m ambr anac ant-c ant-t apis *Aran* arg-met *Arg-n* arn ars asaf asar aur bapt bar-c *Bell* berb *Bism* bov bry caj calad calc *Calc-p* cann-i canth *Caps* carb-ac carb-an carb-v carbn-s caust *Cedr* cench cham chin cimic cina *Coc-c Cocc* colch coll *Coloc Com* con *Cor-r* crot-h crot-t *Cupr* cycl dig dulc euph *Euphr* gels *Glon* graph **Guaj** ham hell hep hyos ign ip kali-br kali-c kali-n kreos **Lach** *Laur* led lyc mag-c mang **Merc Merc-i-f** mez mosch nit-ac nux-m nux-v olnd *Op* **Paeon Par** petr ph-ac phos plat plb **Puls** *Ran-b* ran-s rhod **Rhus-t** sabad sabin samb *Sang* sanic sars *Seneg* sep sil **Spig** spong stann staph stram sul-ac **Sulph** tarax thuj valer verat zinc
- ○**Bones**; of: aloe ant-c ars bell chel guaj mez *Puls* rhus-t spig

Swollen / Generals / Syphilis

- **Glands**; of: ant-c aur aur-i *Bell* bry carb-v chin clem con dulc hep ign kali-n lach m-ambo m-arct m-aust merc nat-m nit-ac nux-m nux-v **Puls** *Rhus-t* sabin spig *Spong* staph sulph zinc

SYCOSIS (⚥ *Family - sycosis; URET - Discharge - gonorrheal*): acet-ac adlu aesc *Agar* agn alum alumn am-c am-m anac *Anan* ang ant-c ant-t *Anthraco Apis* aran **Arg-met Arg-n** arn *Ars* asaf asar asim aspar *Aster* aur *Aur-m* aur-m-n *Bar-c Benz-ac* berb berb-a borx bov bry bufo calad *Calc* cann-i cann-s canth caps carb-ac carb-an carb-v carbn-s castm caul *Caust* cedr cham chim chin cic cimic cinnb clem cob-n coc-c coch colch coloc con cop croc crot-h crot-t cub cupr-act cycl cyna dig diph-t-tpt dor *Dulc* epig erech erig ery-a eup-pur euph euph-pi euphr fago *Ferr Fl-ac* flav gamb gels gnaph *Graph* guaj guat helon hep hydr influ *Iod* kali-bi kali-c kali-chl kali-i kali-m kali-n **Kali-s** kalm kreos kres lac-c *Lach* lil-t lith-c *Lyc* mag-c *Mang* **Med** merc *Merc-c* merc-d *Merc-sul Mez* mill moni mosch murx nat-c *Nat-m Nat-p* **Nat-s Nit-ac** nux-v ol-j orig (non: orig-v) pall parathyr pareir penic petr petros ph-ac phos *Phyt* pic-ac pip-n plat plb pneu prun psor puls rat rauw rhus-t sabad sabin sacch-l sanic sarr *Sars Sec Sel* seneg **Sep** *Sil* spig **Staph** still stram *Sulph* tab tell ter **THUJ** thyr tor uran-n vac ven-m vib zing
- **chronic**: gonotox med thuj vac
- **suppressed**: merc nit-ac staph thuj

SYNALGIA: apis tarent

SYNCHRONICITY:
- pulse; of:
  - ○ **Abdomen**; with cramping pain in the sides of the (See ABDO - Pain - sides - synchronous - cramping)
  - **Calf**; with twitching in (See EXTR - Twitching - legs - calves - synchronous)
  - **Chest**; with drawing pain in (See CHES - Pain - synchronous - drawing)
  - **Chest**; with stitching pain in the sides of the (See CHES - Pain - sides - synchronous - stitching)
  - **Ear**; with crackling noises in (See EAR - Noises - crackling - synchronous)
  - **Ear**; with hissing noises in (See EAR - Noises - hissing - synchronous)
  - **Ear**; with humming noises in (See EAR - Noises - humming - synchronous)
  - **Ear**; with noises in (See EAR - Noises - synchronous)
  - **Ear**; with rushing noises in (See EAR - Noises - rushing - synchronous)
  - **Ear**; with snapping noises in (See EAR - Noises - snapping - synchronous)
  - **Fingers**; with twitching in (See EXTR - Twitching - fingers - synchronous)
  - **Head**; with pain in (See HEAD - Pain - synchronous)
  - **Head**; with pressing pain in (See HEAD - Pain - synchronous - pressing)

Synchronicity – pulse; of: ...
- **Head**; with pulsating in (See HEAD - Pulsating)
- **Head**; with shocks in (See HEAD - Shocks - synchronous)
- **Heart**; with palpitation of (See CHES - Palpitation - synchronous)
- **Heart**; with stitching pain in (See CHES - Pain - heart - synchronous - stitching)
- **Jaw**; with stitching pain in upper (See FACE - Pain - jaws - upper - stitching - synchronous)
- **Knee**; with drawing pain in the hollow of the (See EXTR - Pain - knees - hollow - synchronous - drawing)
- **Teeth**; with pulsating pain in (See TEET - Pain - pulsating - synchronous)
- **Thigh**; with stitching pain in (See EXTR - Pain - thighs - synchronous - stitching)
- **Thigh**; with twitching in (See EXTR - Twitching - thigh - synchronous)
- **Umbilicus**; with stitching pain in (See ABDO - Pain - umbilicus - synchronous - stitching)
- **Upper** limbs; with pulsation in (See EXTR - Pulsation - upper limbs - synchronous)
- **Urethra**; with stitching pain in (See URET - Pain - synchronous - stitching)
- **Wrist**; with stitching pain in (See EXTR - Pain - wrists - synchronous - stitching)

SYNCOPE (See Faintness)

SYPHILIS (⚥ *Chancre; Family - syphilis; History - syphilis*): aethi-a *Aethi-m* ail allox aln am-c anac anag *Anan Ang* ant-c *Ant-t Apis* arg-i arg-met *Arg-n* arn *Ars* ars-br **Ars-i** ars-met *Ars-s-f Asaf* asar *Asc-t* astra-e **Aur** aur-ar aur-i **Aur-m Aur-m-n** aur-s bad bapt bell benz-ac berb berb-a buni-o cadm-met *Calc-f Calc-i Calc-s* calo *Carb-an* carb-v *Caust Cean Chim* chinin-ar chr-o *Cinnb* clem cob-n *Colch Con* convo-s cop cor-r cory crot-h cund cupr cupr-s *Daph* diphtox echi ery-a eryth eucal euph ferr ferr-i *Fl-ac* flav franc gels *Graph Gua* guaj ham hecla *Hep* hip-ac *Hippoz* hir hydr hydrc hypoth iber *Iod* jac-c *Jac-g* jug-r *Kali-ar Kali-bi* kali-c kali-chl **Kali-i** *Kali-m* **Kali-s** *Kalm Kreos Lac-c* lac-d *Lach* **Laur Led** lith-c lon-x *Lyc* maland mang-act **MERC** merc-aur merc-br **Merc-c** *Merc-d* **Merc-i-f Merc-i-r** merc-k-i *Merc-n Merc-pr-r* merc-tn *Mez* mill morb nat-s nep **Nit-ac** nux-v ol-sant oscilloc osm penic perh petr petros *Ph-ac Phos* **Phyt** pilo pitu plat *Plat-m* psor reser rhod rhus-g *Sabad Sang Sars* sec sel *Sep Sil* spong **Staph** stict **Still** strych-g *Sul-i Sulph* **Syph** tarent-c ter thala thiop *Thuj* thymol *Thyr* toxo-g ulm-c vac *Viol-t* xan
- **accompanied** by:
  - **emaciation**: *Ars Aur* calo carb-an carb-v ferr-i ferr-lac *Iod* merc sars
  - **exostosis**: *Calc-f* fl-ac *Hecla* merc-p phos
  - **fever**: *Bapt* chin *Chinin-s* gels *Merc* phyt
  - **pain** | **night**: asaf *Aur* calc-f cinnb *Cory Eup-per* fl-ac hep *Kali-bi Kali-i* lach lyc *Merc Mez* phos *Phyt* sars still
  - **salivation**: *Clem* iod **Merc Nit-ac**

Syphilis

- **accompanied** by: ...
  ○ **Glands**; complaints of: *Bad* carb-an graph *Hep* iod merc *Merc-i-f Merc-i-r* phyt
   • **Hair** falling out: *Ars* aur carb-v cinnb *Fl-ac* graph *Hep* kali-i *Lyc* merc merc-i-f *Nit-ac Phos* sulph
   • **Nails**; felon at root of: *Aethi-m* ars-i ars graph kali-i *Merc Merc-act Merc-aur Merc-br Merc-c Merc-cy Merc-d Merc-i-f Merc-i-r Merc-ns Merc-p Merc-pr-r Merc-tn*
   • **Tongue**:
    : **swelling**: crot-h
    : **white** discoloration of the: phyt
- **congenital**: *Aethi-m* ars-i ars-met *Aur* aur-ar calc-f *Calc-i* carc cor-r kali-i kreos *Merc Merc-d Nit-ac* pilo psor syph
  • **accompanied** by | **keratitis**; interstitial: lob-e
- **first** stage (See Chancre)
- **infants**; in: bad
- **mercury**; from abuse of: ang *Aur* calo carb-an fl-ac *Hep* kali-i *Nit-ac* rhus-g sulph
- **scrofulous** patients; in: aur merc-i-r
- **second** stage: *Aur* berb-a calo *Cinnb* fl-ac *Graph* guaj iod *Kali-bi* kali-i lyc *Merc* merc-br merc-c *Merc-i-f Merc-i-r Nit-ac* osm phos phyt rhus-g sars *Still* thuj
- **serology**; with irreducible: astra-e
- **third** stage: *Aethi-m* ars-i *Aur* aur-m cal-ren calc calc-act calc-ar calc-br calc-caust calc-cn calc-f calc-hp calc-i calc-lac calc-lp calc-m calc-ox calc-p calc-pic calc-s calc-sil calc-st-s carb-v cinnb *Fl-ac* graph guaj iod *Kali-bi* kali-i lap-a lyc *Merc Merc-act Merc-aur Merc-br Merc-c Merc-cy Merc-i-f Merc-i-r* merc-k-i *Merc-ns Merc-p Merc-pr-r Merc-tn Mez Nit-ac* ph-ac phos *Phyt* psor staph strych-g sulph thuj

TAKING OFF something:
- **boots** | **agg**: apis calc graph

TALKING:
- **agg** (↗*Weakness - talking; MIND - Conversation - agg.; MIND - Talking - agg.*): acon agar alum am-c am-m ambr *Anac* arg-met arg-n *Arn* ars arum-t aur bar-c *Bell* borx both-a *Bry* **Calc Cann-s** cann-xyz canth caps *Carb-v* carc caust *Cham* **Chin** chinin-s cic **Cocc** coff colch con croc dig *Dros* **Dulc** euphr ferr ferr-p fl-ac *Graph* hell *Hep* hyos ign *Iod* ip kali-c led lyc mag-c *Mag-m* **Mang** *Mang-act* merc merc-c merc-cy mez mur-ac **Nat-c Nat-m** nux-m nux-v par petr **Ph-ac** *Phos* phyt plat plb puls raja-s ran-b *Rhus-t Sars Sel Sep* sil *Spig* spong squil **Stann** staph stram stront-c sul-ac **Sulph** teucr *Verat* verb
  • **long** time agg; for a: nat-m
- **amel**: ferr rhus-t sel
  • **conversation**: aeth

TALL people (↗*Growth; Growth - length; Lean people*):
calc-p *Coff* goss mag-p phos tub
- **children**; in: phos
- **obese**; and | **children**; in: cina
- **thin**; and | **children**; in: calc-p

Generals

TEARING OUT of something; sensation of: alum ang ars bell bov bry calc cann-s caust cocc cycl elaps euph ip kreos m-arct mang mez mur-ac nat-c nat-m osm par ph-ac phos plat *Prun* rhus-t sep sil spig spong stram

TEETH:
- **biting** teeth together (See Biting - teeth)
- **brushing** teeth (See Brushing)
- **dentition** (See TEET - Dentition)
- **destruction**; ailments from (See TEET - Nerves)

TEMPERATURE:
- **change** of: acon act-sp aesc all-s alum *Ant-t* **Ars** bar-c *Bell* brom bufo calc *Calc-p Carb-v* caust dulc **Fl-ac** graph **Hep** ip kali-i *Lach* lob lyc *Mag-c* merc-c nat-c nat-m nit-ac *Nux-v Pert Phos* phys **Puls Ran-b** ran-s rhod *Rhus-t* rumx sabad *Sabin* sang sep sil *Spong* stict sulph verat **Verb**
- **cold** to warm: brom ferr puls ran-b rhus-t sulph
- **extreme** | **agg**: ant-c carb-v caust ip lach sul-ac syph
- **moderate** | **amel**: prot

TEMPERATURE and pulse dissociated (See Pulse - discordant)

TENDERNESS (See Pain - sore)

TENSION:
- **general**; in: agar alum am-c am-m ambr apis ars asaf bar-c bell *Bry* cact carb-an caust *Coloc* con dig dios graph guaj kali-m lach lyc mag-p merc mez *Nat-m Nux-v* par **Phos** plat **Puls** ran-b rhus-t senec *Sep* stront-c sulph syph verb viol-o visc
  • **fever**; during: op
  ○ **Arteries**; of(↗*Blood vessels - complaints - arteries*): acon chlor *Coff* gels
   • **accompanied** by | **Head**; pain in: acon *Bell Glon* glyc ictod meli usn *Verat-v*
   • **decreased**: coli
- **Bones**; of: agar ang arg-met *Asaf* **Bell** bry *Chin* cimic cocc *Con* crot-h dig dulc kali-bi mang merc nit-ac rhod *Ruta Sulph Valer* zinc
- **Externally**: acon agar agn aloe *Alum* alum-p alum-sil am-c *Am-m* ambr anac ang ant-c ant-t apis arg-met *Arg-n Arn* ars *Asaf* asar *Aur* aur-s **Bar-c** bar-i bar-m bar-s *Bell* berb bism borx bov **Bry** calc camph cann-s canth caps *Carb-an* carb-v **Caust** cham *Chel* chin chinin-s cic clem cocc colch **Coloc Con** croc crot-h crot-t *Cupr* dig dros dulc euph euphr *Ferr* glon graph guaj hell hep hyos ign iod ip kali-n kali-i kreos lach laur *Led* lyc m-ambo *M-arct* m-aust mag-c mag-m mang med meny *Merc Mez Mosch* mur-ac *Nat-c* nat-m nat-p nit-ac nux-m nux-v par *Petr* ph-ac **Phos Plat** plb **Puls** ran-b *Rheum* rhod **Rhus-t** ruta sabad *Sabin* samb sars *Sec* seneg *Sep* sil *Spig Spong* squil stann *Staph* stram **Stront-c** sul-ac sul-i **Sulph** tarax teucr *Thuj* valer verat **Verb** *Viol-o* viol-t x-ray *Zinc*
  • **prevents** motion: apis
  • **tremulous**: petr
- **Glands**; of: alum am-c ambr ang arg-met arn aur *Bar-c* bell bov *Bry* calc carb-an *Caust* clem coloc *Con* dulc graph kali-c lyc m-ambo m-arct merc mur-ac nux-v

Tension / Generals / Tobacco

- **Glands**; of: ...
  Phos *Puls Rhus-t* sabad sabin sep sil *Spong* staph stront-c *Sulph* thuj
- **Internally**: acon aesc agar agn alum alum-sil am-m ambr anac ang ant-c *Ant-t* apis arg-met arn *Ars* **Asaf** asar *Aur* bar-c bar-i bar-s **Bell** *Berb* bov bry *Calc* camph cann-s *Caps* Carb-ac carb-an carb-v *Caust* cham chel chin *Cic* *Clem* coc-c cocc coff colch *Coloc* com con croc crot-h cupr cycl dig dros *Dulc* euph euphr ferr gels *Glon* *Graph* guaj hell hep hydr-ac hyos *Hyper* ign iod ip kali-c *Kali-n* kreos lach lact laur led lob **Lyc** m-ambo m-arct m-aust mag-c mag-m mang med meny *Merc* mez *Mosch* mur-ac naja nat-c nat-m *Nit-ac* nux-m **Nux-v** olnd *Op* osm *Par* petr ph-ac **Phos** plat plb *Puls* Ran-b ran-s rauw *Rheum* rhod *Rhus-t* ruta sabad sabin samb sec seneg **Sep** sil *Spig* spong squil *Stann* **Staph** *Stram* **Stront-c** sul-ac sul-i **Sulph** tab tarax teucr thuj valer *Verat* verb Zinc
- **Joints**; of: am-c *Am-m* anac ant-t **Arg-met** arn ars asaf bell *Bov* **Bry** calc calth caps carb-an carb-v *Carl* **Caust** cham clem colch coloc con *Croc* dig dros euph euphr graph hell hep iod *Kali-c* kali-n kreos lach laur **Led** **Lyc** *Mag-c* manc *Mang* merc *Mez* mur-ac **Nat-m** *Nit-ac* nux-v par petr phos plat **Puls** rheum *Rhod* rhus-t ruta samb *Seneg* **Sep** sil spig spong *Stann* sul-ac **Sulph** *Teucr* verat verb zinc
- **Muscles**; of (▸*Muscles*): **Acon** agar am-c am-m anac ang ant-c arn ars bell berb bufo cann-i cann-s canth caps carb-v caust chin cupr dulc graph *Guaj* kali-ar kali-c kali-m lach led *Mosch* Nat-c *Nat-m* nat-p **Nit-ac** Nux-v olnd ph-ac **Phos** **Phys** phyt *Plat* plb *Puls* Rhus-t **Sep** **Sil** stann staph sulph verb wies zinc zinc-p

TETANUS: *Acon* aconin aml-ns anac ang arn bell calen camph carbn-s chlol cic cocc con cortico cupr *Cur* diph-t-tpt *Gels* hydr-ac hyos hyper ign ip kali-br lach lat-m laur led lyss mag-p morph mosch nicot nux-v oena op ox-ac *Passi* petr *Phys* phyt plat scor stram strept-ent *Stry* tab ter thebin *Upa* verat verat-v zinc
- **accompanied** by:
  · **narcolepsy**: hydr-ac
  ○ **Muscles**; twitching of muscles near wound: led
- **convulsions** (See Convulsions - tetanic)
- **lasting** for days: lat-m
- **prophylaxis** (= to prevent this condition): **Arn** hell **Hyper** lat-m **Led** phys scor tetox thuj
- **tobacco**; from swallowing: ip

THALASSEMIA: cadm-met

THIN people (See Lean people)

THIRST (See STOM - Thirst)

THIRSTLESS (See STOM - Thirstless)

THREADS, sensation of (▸*Pain - bones - drawing - thread*): all-c arg-met *Ars* bell bry caps caust coc-c croc ign *Kali-bi* lac-c lach laur lyc mosch *Nat-m* nat-p nux-v *Osm* par *Plat* ptel puls ran-b rhus-t *Sabad* **Sil** *Sulph* ther **Valer**

THROBBING (See Pulsation)

THROMBOANGITIS obliterans: kres

THROMBOCYTOPENIA; idiopathic(▸*Hemorrhage; SKIN - Purpura; SKIN - Purpura - idiopathica*): both cortico cortiso phos sec
- **chronic**: chlorpr

THROMBOEMBOLISM: cortico

THROMBOSIS (▸*Inflammation - blood - veins*): acetan am-caust Apis arn **Ars** Both calc-ar carb-v cortico *Crot-h* ham *Kali-chl* **Kali-m** kres lach *Nat-s* quinhydr sec *Vip*
- **albuminuria**, in: calc-ar
- **hard**: card-m fl-ac
- **pneumonia**; in: am-c
- **wet** agg: *Nat-s*

THUNDERSTORM (See Weather - thunderstorm)

TICKLING:
- **amel**: sep

TICKLING internal (See Itching - internally)

TICKLISH (See MIND - Touched - aversion - ticklishness)

TICS (See MIND - Gestures - tics)

TIME table; generalized:
- **3 h**: aral ars-s-f
- **7 h**: arg-met
- **15 h**: anth aster caul caust cean cedr
- **17 h**: anth
- **21 h**: ant-c asc-t
- **23 h**: ant-c

TINEA CAPITIS (See HEAD - Eruptions - ringworm)

TINEA VERSICOLOR (See SKIN - Eruptions - pityriasis versicolor)

TINGLING: *Acon* ail bov croc hyper kalm sec thyr
- **pain**:
  · **after**: sec
  · **during**: agar
○ **Nerves**: med

TIRED (See Weakness)

TOBACCO:
- **agg** (▸*MIND - Smoking*): Abies-n acon act-sp agar *Alum* **Alumn** ambr anac ang *Ant-c* aral arg-met arg-n arn **Ars** ars-i asc-t aur-m-n bell borx brom *Bry* cact *Calad* calc calc-caust calc-p camph cann-i carb-an carbn-s caust cham chel chin chinin-ar chinin-m cic *Clem* coc-c coca *Cocc* **Coff** coloc con conv cupr *Cycl* dig dor *Dros* **Euphr** ferr ferr-i *Gels* ham *Hell* hep hydr **Ign** *Ip* kali-bi kali-br kalm lac-ac *Lach* lob *Lyc* **M-ambo** m-arct *Mag-c* mag-m mand *Meny* merc mur-ac naja **Nat-ar** *Nat-m* nicot **Nux-v** okou osm *Par* petr **Phos** **Plan** plb psil **Puls** rad-br ran-s rhus-t *Ruta* sabad sabin sars scut sec *Sel* seneg sep sil sol-mm **Spig** **Spong** stann **Staph** stel strept-ent stront-c stroph-h sul-ac sulph tab *Tarax* **Thuj** verat zinc
  · **boys**; in: arg-n ars verat
  · **nicotinism**: ign nux-v okou tab
  · **accompanied** by | **Tongue**; cracked: nux-v

1950 ▽ extensions | ○ localizations | ● Künzli dot

Tobacco — **Generals** — **Touch**

- **agg**: ...
  - smoke of tobacco; by: acon alum aran brom cic cocc ferr-i ign staph
  - smoking, when breaking of: calad led
- **amel**: aran aran-ix arn borx carb-ac coloc *Hep* levo merc naja nat-c *Nat-s* plat *Sep* spig stront-c tarent
- **aversion** to: abrom-a acon acon-l alum ant-t arg-met arg-n arn ars asar bell borx bov brom bry **Calc** *Camph Canth Carb-an* chin chlol chlor cimic clem coc-c cocc coff con grat hydrc *Ign* ip jug-r kali-bi *Lach* led *Lob Lyc* m-ambo mag-s mand meph mez nat-ar *Nat-c Nat-m* nux-m **Nux-v** olnd *Op* par *Phos* phyt plan plat psor *Puls* rhus-t sars sep sil spig stann staph stry *Sulph* tarax thuj til v-a-b valer zing
  - morning: meph
  - cigarettes: v-a-b
  - smell of tobacco; sensitive to: agar *Bell Casc* chin elaps *Ign Lob* lyss **Nux-v** phos *Puls* sol-ni spig tab
  - smoking his accustomed cigar: alum alum-p alumn arg-met *Arn* asar borx *Brom* bry *Calc* calc-p *Camph* carb-an chen-a clem coc-c coff con euphr ferr ferr-i grat *Ign* jug-r kali-bi kali-n lach led lil-t *Lyc* mag-s nat-ar nat-m nat-s nicc *Nux-v* olnd op ox-ac phos plat psor *Puls* sars sep spig *Sulph* tarax tell v-a-b
  - morning: ox-ac
  - forenoon: kali-bi
  - afternoon: ign
  - breakfast; after: psor
  - in spite of his distaste for tobacco; smokes much: thiop
  - snuff: spig
- **chewing** tobacco; from: **Ars** carb-v ign lyc *Nux-v Plan* sel tab verat
- **desire** for tobacco: aran-ix *Ars* asar bell calad *Calc-p Camph* carb-ac carb-v *Chin* chlor *Coca* coff con daph eug glon ham kreos lyss manc med narz nat-c nicot nux-v ox-ac pall *Phos* plan plat plb rhus-t *Spig Staph* **Tab** ther thuj
  - evening: ox-ac
  - accompanied by | impotence (See accompanied; MALE - Erections - wanting - accompanied - tobacco)
  - dinner; after: nat-c
  - smoking; desire for: androc calad calc-p carb-ac carb-an card-m coff daph eug *Glon* ham lach led lyc m-ambo med nat-c nux-v pycnop-sa sep staph ther tub
  - snuff: *Bell* sil
- **disgust** for tobacco; remedies to increase: arg-n ars calad calc **Carb-an** *Caust* ign lach nep nicot nux-v pall petr plan **Staph** stry sulph tab v-a-b

TOBACCO POISONING (See Tobacco - agg. - nicotinism)

TONSILLITIS (See THRO - Inflammation - tonsils)

TORPOR: acon am-c am-m ang ant-t arg-n ars asaf bell bry camph cann-s cic cina cupr dros hell hyos ign ip kali-c kali-s kreos led lyc *M-arct* mosch nat-m nux-m olnd op petr phos plat plb puls sec sep sil stram sulph verat zinc
- left side of the body; of: acon

TOUCH (↗ *MIND - Touched*):

- **agg** (↗ *MIND - Senses - acute; MIND - Touched - aversion*): Acon Aesc **Agar Agn** aloe am-c ambr anac **Ang** anges-s **Ant-c Ant-t Apis Arg-met** arg-n *Arn Ars* ars-s-f **Asaf** asar agn aur-ar *Aur-s* bar-c bar-i **Bell** borx bov **Bry** bufo *Cact* calad calc calc-f calc-p calc-sil camph *Cann-s Canth Caps* carb-an *Carb-v Castm* caust **Cham** *Chel* **Chin** *Chinin-ar* **Chinin-s** cic cimic *Cina Cinnb* clem **Cocc Coff Colch** *Coloc* com con croc **Crot-c** crot-h **Cupr** cupr-act cycl daph dig dros dulc elaps equis-h eup-per *Euph* euph-l euphr ferr ferr-i ferr-p fl-ac foll graph **Guaj Ham** hell helon **Hep Hyos** hyper ign *Iod* ip **Kali-ar** *Kali-bi* **Kali-c** kali-chl *Kali-i* kali-m *Kali-n Kali-p* kali-s kali-sil kalm *Kreos* lac-d lacer *Lach* laur *Led Lil-t* lob **Lyc** lyss m-ambo m-arct m-aust *Mag-c Mag-m* **Mag-p** mand **Mang** *Med* meny meph *Merc* **Merc-c** *Mez* mosch mur-ac **Murx** nat-m *Nat-m* nat-s **Nit-ac** nux-m **Nux-v** olnd *Op* osm *Ox-ac Par* petr *Ph-ac Phos* plat plb *Puls* pyrog **Ran-b** ran-s **Rhod Rhus-t** ruta sabad *Sabin* sal-ac *Sang* sanic sars *Sec* sel *Seneg* **Sep** sieg *Sil* **Spig Spong** squil stann **Staph** stel *Stram* **Stront-c** *Stry* sul-ac sul-i **Sulph** syph *Tarax Tarent Tell Teucr* thal ther *Thuj* urt-u ust valer **Verat** verb viol-o viol-t vip-a yuc *Zinc* zing ziz
  - children; in: *Ant-c* ant-t *Cina* nat-s
  - limbs touch each other at night; cannot bear: lac-c *Psor* sanic
- **amel**: agar alum am-c am-m anac ant-c arn *Ars* **Asaf** bell bell-p *Bism Bry* **Calc** *Calc-act* canth *Castm* caust chel chin *Coloc* con **Cycl** dros euph euphr graph *Grat* hep kali-c lyc m-arct *Mang Meny* merc-c **Mur-ac** nat-c nat-m olnd pall petr ph-ac *Phos* plb sang sep spig spong staph sulph tarax **Thuj** viol-t zinc
- **vanishes** on touch and appears elsewhere; pain: asaf sang staph
- **clothes** agg; of: arn
- **feet** agg; of: **Kali-c** nux-v
- **illusions** of: acon *Alum* anac ant-t arn ars *Asaf* asar bar-c *Bell* bism borx bov bry *Calc* cann-s canth caps caust chel coc-c cocc coloc con **Croc** dros dulc glon graph guaj hell hep hyos *Ign* indg iod kali-n kreos *Lach* laur lyc mag-c mag-m meny merc mosch nat-m nux-v olnd op *Par* ph-ac phos plat *Plb Puls* ran-b ran-s rheum rhod **Rhus-t** ruta sabad samb seneg sep sil *Spig* spong squil staph *Stram* sul-ac **Sulph** tarax thuj valer verat verb
- **color**; seen as: anh
- **rough**, objects seem: par
- **slight** touch agg: **Acon** ang **Apis** ars *Asaf* **Bell** *Caps* **Chin** coff **Colch** elaps *Ign* kali-c *Lac-c* **Lach** mag-m **Merc** merc-c *Mez* **Nit-ac** **Nux-v** ph-ac *Phos* plb *Spig* **Stann** staph
- **throat** agg; touching: bell **Lach**

Touching | Generals | Trembling

TOUCHING:
- **anything**:
  - **agg**: acon am-c am-m arg-met arn bell borx bov *Bry Calc Cann-s Carb-v Caust* **Cham** chin dros kali-c kali-n led lyc merc nat-c phos plat *Puls* sec *Sil* spig verat
  - **amel**: spig
- **cold** things agg; touching: anth calc cench **Hep** *Lac-d* mang *Merc Nat-m* phos *Pyrog* **Rhus-t Sil** thuj zinc
- **warm** things agg; touching: *Sulph*

TRANSPLANT rejection (See Abscesses - foreign)

TRAVELLING:
- **ailments** from (⚥*Riding - streetcar; on - agg.)*: ars borx cain cann-i coca **Cocc•** coff colch colocin con glon kreos lyss mand petr plat sanic sel *Sep* ther *Tub*
  - **nausea**; without: kali-p
- **amel**: *Ign*

TREMBLING:
○**Externally** (= whole body): abel abrot absin acet-ac *Acon* acon-f adren *Agar* agar-cps agarin agn alco alum alum-p alum-sil alumn am-c am-caust am-m **Ambr** aml-ns *Anac* ang ant-c **Ant-t** *Apis Apoc* apoc-a aq-mar aran aran-ix *Arg-met* **Arg-n** *Arn* **Ars** ars-h ars-i ars-s-f ars-s-r asaf astac atro *Aur* aur-ar aur-i aur-s *Bapt* **Bar-c** bar-i bar-m bar-s *Bell* ben-n benz-ac berb bism borx both bov brom bruc *Bry* bufo buth-a **Cact** cadm-met cadm-s caj *Calad* **Calc** *Calc-caust* calc-f *Calc-i* calc-m *Calc-p Calc-s* calc-sil calth *Camph* canch cann-i cann-s *Canth* caps carb-ac carb-an carb-v carbn-h carbn-o *Carbn-s Caust Cedr* cham *Chel Chin Chinin-ar Chinin-s* chlor chlorpr **Cic** cic-m **Cimic** *Cina* cinch cinnm *Cit-v Clem Cocc Cod Coff* coff-t coffin colch coloc *Con* cop cortico cortiso croc *Crot-c Crot-h* crot-t *Cupr* cupr-act cupr-ar cupr-s cur cycl dig digin dios dros dubo-h *Dulc* echit esp-g euph euphr fagu *Ferr* ferr-ar ferr-ma ferr-p fl-ac **Gels** gins glon gran *Graph* guaj *Hell* helo hep hydr-ac **Hyos** *Hyosin-hbr Hyper* iber *Ign* inul *Iod* ip jab kali-act *Kali-ar* kali-bi *Kali-br* **Kali-i** kali-cy *Kali-fcy* kali-i kali-ma kali-p kali-s kali-sil *Kalm* kiss kreos lac-ac *Lach* lam lat-m lath laur *Lec Led* lil-t lith-chl lob *Lol* lon-x *Lyc* lycps-v *Lyss* m-ambo m-arct m-aust mag-c mag-m mag-p mag-s manc mang *Med* meny meph **Merc** *Merc-c* merc-d merc-i-f merc-n merc-ns merc-pr-r methyl **Mez** morph *Mosch Mur-ac* mygal naja *Nat-ar* **Nat-c** nat-hchls *Nat-m Nat-p Nat-s* nat-sal nat-sil nicc nicot *Nit-ac* nux-m *Nux-v* oena ol-an olnd onos **Op** ox-ac oxyt pall *Par* ped petr *Ph-ac* phel *Phos* phys *Phyt Pic-ac* pip-n plan plat *Plb* polyg-h prun psil psor **Puls** ran-a ran-b ran-s rauw reser rheum rhod *Rhus-t* russ ruta *Sabad* sabin sal-ac samb sang sarcol-ac sars scut *Sec* sel senec seneg *Sep* sieg *Sil* sol-ni spartin *Spig* spig-m spong squil *Stann* staph **Stram** stront-c *Stry Sul-ac* sul-h sul-i **Sulph** sumb *Tab* tanac tarax *Tarent* tax teucr thal thal-met ther *Thuj* thyreotr til tub valer vanad *Verat* verat-v verb verin vesp viol-o viol-t vip *Visc* wies x-ray **Zinc** zinc-cy zinc-o zinc-ox *Zinc-p* zinc-s
- **right** side, of: merc

Trembling – Externally – right side, of: ...
- **morning**: alumn *Arg-met Arg-n* ars bar-c calc carb-v cimic *Con Dulc* gran graph lyc mag-c nat-m nicc *Nit-ac Nux-v* petr phos sil sulph
  - **amel**: mag-c
  - **rising** agg: *Bar-c Dulc* petr
  - **waking**; on: *Arg-met* bar-c calc carb-v carc caust *Dulc* euphr hyper mag-c nit-ac phos tarent
- **forenoon**: ars carb-v carbn-o lyc nat-m ol-an *Plat* sars sulph
  - 9.30 h: phys
  - 10 h: *Borx*
  - **exertion** agg: gels
- **noon**: sulph
  - **sleep** agg; after: nat-m
- **afternoon**: ant-t asaf carb-v *Gels* lyc lyss pic-ac
  - 13 h: verat-v
  - 17 h: ped
- **evening**: bruc caust chel iber *Kali-br* lach lyc mez mygal nat-m nit-ac nux-v pic-ac plb ran-b sil stront-c sulph
  - 19 h: phys
  - **bed** agg; in: anag eupi lyc nux-v samb
  - **sleep** agg; after: carb-v
  - **walking** agg; after: *Sil*
- **night**: *Bell* hyos lyc merc *Op* phos rat
  - **midnight**:
    - after | 3 h: *Rhus-t*
  - **dreaming**, after: calc nicc phos sil
  - **half** awake, while: sulph
  - **sleep** agg; after: *Sil*
- **air**; in open:
  - **agg**: all-c calc kali-c laur *Plat*
  - **amel**: clem
- **alcoholism**; from: ant-t *Ars* cocain cocc **Merc** *Nux-v* sul-ac sulph
- **alone**; when | **amel**: ambr
- **alternating** with:
  - **convulsions**: merc
  - **convulsive** movements of limbs: arn
  - **weakness**: ferr
- **anger** | from: acon alum ambr arg-n *Aur* cham chel cop daph ferr-p gels lyc m-aust merc *Nit-ac* nux-v pall pert-vc petr phos ran-b sep *Staph* yohim *Zinc*
- **anticipation** | from: **Gels**
- **anxiety**:
  - from (⚥*MIND - Anxiety*): abrot acon ambr ant-c **Ars** aur bell borx *Calc* canth carb-v caust *Cham* chel *Cina Coff Con* croc cupr euph ferr gels graph *Lach* lyc mag-c mez mosch nat-c nit-ac nux-m phos *Plat* psor **Puls** *Rhus-t* samb sars sep *Ther* valer verat
  - with: *Abrot* acon agar ant-c aur bell *Cina Croc* gels per puls samb *Ther* verat
- **ascending** agg: merc
- **bed** agg; in: merc merc-n merc-ns

▽ extensions | ○ localizations | ● Künzli dot

Generals

- **breakfast**:
  : **after**:
    : **agg**: arg-n
    : **amel**: *Calc Con* nat-m nux-v staph
    : **before** | **agg**: *Calc Con* nat-m nux-v staph
- **burns**; after: calc
- **caressing**, while: caps
- **chills**; with (See CHIL - Trembling)
- **closing** the eyes agg: merc
- **coffee**, from smell of: sul-ac
- **coition**; after: calc kali-c
- **cold** drinks | **amel**: phos
- **coldness**:
  : **during**: borx
  : **with**: hyos *Merc Mosch Nux-m Op* plat
- **company** agg: *Ambr* lyc
- **conversation**, from: *Ambr* borx
- **convulsions**; before: absin verat-v
- **convulsive** (*spasmodic*): am-c ars atro canth ign kali-cy lol merc tab
- **cough** agg; during: am-c ambr ant-t bell *Cupr* just *Phos* seneg
- **diarrhea**, suppressed: abrot
- **dinner**; during: *Mag-m*
- **dreams**:
  : **after**: ferr-ma nicc
  : **during**: calc m-arct
- **drinking**, after excessive: plb
- **eating**:
  : **after** | **agg**: alum ant-c caust lyc mag-m olnd phel tab zinc
- **excitement** | **emotional** excitement; after: arg-n *Cocc* coff cycl ferr gels hep ign merc nat-c nat-m ph-ac *Plb Psor* **Staph** stram teucr thyreotr *Zinc*
- **exertion** agg: alco am-caust anac ant-t *Arn* ars chinin-s **Cocc Gels** iod merc nat-c *Nat-M* plan polyg-h polyg-pe *Rhus-t* sec *Sil*
  : **slight** exertion: borx *Cocc* ferr gels *Merc* phos *Plat* **Plb** polyg-h *Rhus-t* sec *Stann Zinc*
- **faintness**, during: asaf *Lach* nux-v petr
- **fatigue**, after: plb
- **fear**, from (See MIND - Fear - tremulous)
- **fever**; during: acon *Apis* arn ars bar-c bell *Borx* bry calc camph cann-i caps *Chin* cic cist cocc con dulc eup-per *Hyos* **Ign** kali-c lach lyc mag-c merc mygal *Nat-m Op* plat **Puls** *Rhus-t* ruta *Sabad Samb* sep **Stram** *Sulph* thuj valer verat **Zinc**
- **fingertips**; felt to: sep
- **followed** by | **paralysis**: plb
- **fright** agg (*MIND - Ailments - fright*): abrot *Acon* ambr ant-c arg-n ars *Aur* bell calc carb-v caust *Cham* cina *Coff* croc cupr **Gels** glon graph hura ign lach mag-c merc mosch *Nat-c* nicc *Op* phos *Plat* psor puls ran-b rat rhus-t sars sep *Stram* ther verat zinc
- **hands**, from using the: phos
- **headache**; during: arg-n borx *Gels*
  : **chill**; with: carb-v

- **hungry**, when (*STOM - Appetite - ravenous - accompanied - trembling*): *Alum Crot-h* olnd stann *Sulph Zinc*
- **intention** tremor (See something)
- **joy** agg: acon aur cimic coff cycl merc tarent valer
- **looking** downward agg: kali-c
- **lying**:
  : **agg**: clem
- **meeting** friends: tarent
- **menopause**; during: *Kali-br* sul-ac ther
- **menses**:
  : **after** | **agg**: *Chin*
  : **before** | **agg**: alum hyos kali-c lyc *Nat-m* sep stann
  : **during** | **agg**: agar arg-n calc-p caul caust chin *Graph Hyos* kali-c *Lec* mag-c merl nat-m nicc *Nit-ac* plat puls *Stram* wies
- **mental** exertion agg: aur borx **Calc** *Plb* vinc
- **motion**:
  : **agg**: anac arg-n canth iod kali-ar phyt puls sulph zinc
  : **slow** motion agg: stann
  : **sudden** motion: kali-ar
  : **amel**: merc plat puls
  : **hands** and feet; of | **agg**: cann-i
- **music** agg: *Aloe* **Ambr** thuj
- **nausea**; with: ant-t *Ars* borx *Calc* carb-v chel cimic eup-per nit-ac nux-v plan plat sulph tab vesp
- **nervous**: abies-c acon adox agar ambr ant-t aqui arg-n arn ars asar aur both *Caul Caust Chin* cimic cina cocc coff con gels helo hyos kali-br lach lat-m lath lil-t lol mag-p mang *Med* merc *Mosch* murx nux-m *Nux-v* phos phys plb puls raph sep *Staph* stram stry *Sul-ac* sulph tab tarent teucr valer zinc
  : **old** people; in: aven
- **noise** agg: *Aloe* bar-c caust *Cocc* hura *Kali-ar* mosch tab
- **nursing** infant, after (*Nursing*): Olnd
- **old** people; in: alum ambr aur aven bar-c calc cann-i cocain con kali-c merc op phos plb plb-act sil stront-c sulph zinc
- **pain**:
  : **after**: bry
  : **with**: bism *Cocc* **Nat-c** nit-ac *Plat* puls sul-ac zinc
- **palpitations**; with: acon asaf benz-ac calc-ar lach rhus-t *Sul-ac*
- **paroxysmal**: crot-h ferr lyc *Merc*
- **periodical**: **Arg-n**
- **perspiration**:
  : **cold** | **with**: merc mosch *Puls*
  : **with**: arn ars bell borx both-ax bry *Calc* camph cic cocc con *Ign* jab lyc *Mag-c* merc mosch **Nat-c** *Nat-m* op plat **Puls** rhus-t *Ruta Sep* stram **Sulph** *Thuj* valer verat *Zinc*
- **playing** the piano, while: nat-c
- **rest**:
  : **agg**: eupi
  : **amel**: merc nep
- **rising** agg: ambr nat-m

Generals

Trembling – Externally

- **rising** agg: ...
  : **sitting**; trembling in affected parts when rising from: *Caust*
- **sensation** of: seneg
- **sexual**:
  : **excitement**; trembling during sexual: graph
- **shivering**; during: borx caps *Cina* nat-m olnd
- **sleep**:
  : **before**: carb-an nat-m petr sep
  : **during** | **agg**: *Acon* agn alum am-c anac ang ant-t apis arn *Ars* bar-c **Bell** borx *Bry* calad *Calc* camph caps carb-an *Carb-v* caust *Cham* chel *Chin Chlf Cina Cocc* colch con croc *Dig* dros *Gels Graph Grin* hep hyos ign *Ip* kali-bi kali-c kreos lach laur lyc mag-c mag-m merc merc-c nat-c nat-m nit-ac nux-v *Op* petr ph-ac *Phos* plat plb **Puls** rheum rhus-t ruta samb sars seneg **Sep Sil** spong stann staph *Stram* stront-c sul-ac **Sulph** teucr thuj verat zinc
  : **starting** from: petr sil
- **smoking** agg: *Hep* kali-c nat-m nit-ac *Nux-v* sep sil sulph
- **sneezing** agg: **Borx**
- **something** is to be done, when (= intention tremor): anac arg-n bell cic *Cocc* gels iod **Kali-br** merc phos phyt rhus-t samb *Sec* zinc
- **spasmodic** (↗*convulsive*): ang bar-m bism ign nux-v op plb sabad
- **standing** agg: merc
- **stitching** in ear, from: thuj
- **stool**:
  : **after** | **agg**: *Ars* bov bry carb-v caust *Con* lil-t
  : **before**: hydr merc sumb
  : **during** | **agg**: carbn-s con lac-c merc
- **supper** agg; after: alum caust
- **surprise** agg: merc
- **thunderstorm**; during a: agar *Morph* nat-p *Phos*
- **touch**, unexpected: *Cocc* kali-ar
- **urination**:
  : **after** | **agg**: ars
  : **during** | **agg**: canth gels stram
  : **profuse**: gels
- **vertigo** with: am-c ars bell *Camph* carb-v crot-h *Dig Dulc Glon* nat-m puls
- **vexation** agg: acon *Aur* cham coff lyc nit-ac nux-v petr ran-b
- **voluptuous**: calc
- **vomiting**:
  : **after**: ars
  : **while**: ant-t ars colch eup-per gran nit-ac nux-v sulph
- **waking**; on: abrot bar-c cadm-met calc carb-v caust *Cina Dulc* euphr ferr-ma *Ign* lach m-arct *Merc* nicc nit-ac orig *Petr* phos rat samb sil stront-c sulph tarent verat
- **walking**:
  : **after** | **agg**: cupr ust
  : **agg** (↗*EXTR - Trembling - walking - agg.*): am-c cupr-ar lac-ac merc nux-v stann stry

Trembling – Externally – walking: ...
: **beginning** to walk: cupr-ar
- **weakness**; from (↗*Weakness - tremulous*): agar *Anac* ant-t apoc-a *Bapt* bell berb bry caust *Chin* cocc con kali-c mang *Nat-m* nit-ac phos *Stann* ther verat vip zinc
- **widows**, in: con
- **wine** agg: *Con*
- **worm** complaints; in: sabad
- **writing** agg: lyss *Phos Sil*
○ Affected parts: *Arg-n* caust
- **Feet**, on washing: merc
- **Muscles**; of: naja
- **Side** lain on: cimic clem
- **Internally**: *Abrot* acon ambr ang *Ant-t* apis aran-ix arg-met *Arg-n* asaf astac bell bell-p both-a both-ax *Brach* bry calad **Calc** calc-sil *Camph* caps carb-v carbn-s *Caul Caust* chim chinin-s cina *Clem* cocc colch *Con Crot-h* cycl dicha diph esp-g *Eup-per* gels **Graph** hep hura *Ign* **Iod** *Kali-c Kali-n* kali-sil kreos lach lam *Lec* lil-t *Lyc* m-arct med meph merc mosch nat-ar *Nat-c Nat-m* nat-s nep nit-ac nux-m *Nux-v* par petr *Phos Plat Puls* **Rhus-t** ruta *Sabad* sabin samb *Seneg Sep* sil spartin *Spig Spong* **Stann Staph Stront-c Sul-ac** sul-i *Sulph Teucr* ther valer x-ray zinc
- **night**: nat-m phat
- **abortion**; during: caul
- **excitement** agg: teucr
- **menopause**; during: caul sul-ac
- **sun**; after exposure to: pert-vc
- **weakness**; with: caul
○ Affected parts: *Arg-n*
- **Muscles**: lat-m

TRICKLING sensation, like drops: acon agar alum ambr arg-n arn ars bell berb bufo camph **Cann-s** *Cann-xyz* caust cedr chin cod cot croc dulc *Glon* graph kali-bi lach lap-a lyc mag-m merc nat-m nux-m petros phos pip-n rhus-t sang sep sil spig stann sumb tarent thuj vario verat
- **falling** from and upon different spots: canch
- **hot** drops: hep sep stann sulph sumb
○ Affected parts; on: arg-n
- **Joints**: nat-m

TRIFLES agg: ambr aml-ns carb-an cocc kali-p mag-c nit-ac nux-m phos

TUBE; as if bodily functions pass through a metal (↗*CHES - Coldness - internally - ice*): elaps merc-c

TUBERCULOSIS (↗*CHES - Phthisis*): agar arist-cl ars aven *Bac Bell* beta brom *Calc* calc-f **Calc-p** calo carc chinin-ar coli diphtox dros elaps ferr-i form fern hed *Hep* hippoz *Ichth* iod iodof **Kali-c** kali-s kreos lach *Lachn* lap-a lec led **Lyc** med myrt-c nat-ar nat-m nit-ac ol-j *Oscilloc* ox-ac phel phos pneu psor **Puls** pyrog sang senec *Sep Sil* spong *Stann Sulph* teucr-s *Ther* titan toxo-g tub tub-sp urea v-a-b vac vanad x-ray zinc
- **accompanied** by | **thirst**: nit-ac

Generals

Tuberculosis
- **cachexia** (See Cachexia - tuberculosis)
- **cavitation**: pyrog
  - **Visceral**: tub-sp
- **incipient**: ferr *Iod* malar mang-act ol-j pert toxo-g *Tub* tub-m tub-sp vanad
  - **accompanied** by | **Tongue**; aphthae on (See CHES - Phthisis - incipient - accompanied - tongue)
- **lupus** vulgar: abr agar alum alum-sil alumn ant-c arg-n **Ars** *Ars-i* ars-s-f *Aur-ar* aur-m *Bar-c* bell calc calc-sil calo *Carb-ac Carb-v Carbn-s* caust chr-o cic *Cist* ferr-pic graph guare hep hippoz *Hydr Hydrc* kali-ar *Kali-bi* kali-c *Kali-chl* kali-s *Kreos* lach **Lyc** m-arct merc-i-r *Nit-ac* ol-j *Phyt Psor* ran-b rhus-t sabin sep *Sil* spong staph sulph thiosin **Thuj** *Tub-k* vario
  - **rings**, in: *Sep*
- **prophylaxis** of (= to prevent this condition): bac sulph tub
- **Bones**: ang asaf calc calc-hp dros hep *Phos Puls Stann* tub
- **Fibrous**: tub-r
- **Ganglion**: tub v-a-b
- **Glandular**: dros syc
  - **Lymphatic** glands (↗*Scrofulous*): abrot aethi-a *Aethi-m* aln alum ampe-qu ars *Ars-i* aur *Aur-ar Aur-br Aur-i Aur-m Aur-m-k Aur-m-n Aur-s* bac bad *Bar-act* bar-i *Bar-i Bar-m Bar-s* bell brom *Cal-ren* calc *Calc-act Calc-ar Calc-br Calc-caust Calc-cn Calc-f Calc-hp* calc-i *Calc-lac Calc-lp Calc-m Calc-ox* calc-p *Calc-pic Calc-s Calc-sil Calc-st-s* camph caps *Carb-an Caust* chin cina cinnb cist clem con diph diphtox *Dulc* ferr *Ferr-act Ferr-ar Ferr-br Ferr-cit Ferr-cy* ferr-i *Ferr-m Ferr-ma Ferr-p Ferr-pern Ferr-pic Ferr-prox Ferr-py Ferr-s Ferr-t* fl-ac *Graph* hell *Hep* hippoz hydr ign iod iodof kali-bi kali-c kali-i kreos *Lap-a* lyc mag-c mag-m *Merc Merc-act Merc-aur Merc-br Merc-c Merc-cy Merc-i Merc-i-f* merc-i-r *Merc-ns Merc-pr-r Merc-tn* mez nit-ac nux-v ol-j petr ph-ac phos pin-s plb-i psor puls rheum ruta samb *Scroph-n* sed-ac sep sil sil-mar *Spig* still sulph ther tub viol-t
    - **children**; in: cina
- **Joints**: apis ars-i calc calc-p cist dros form hed kali-c kali-i merc ph-ac phos puls sil sulph tub

TUMORS (↗*Cancerous*): anan *Ant-c* apis arn ars astac aur aur-m-n *Bar-c* bar-i bar-m bell bell-p berb bov brom *Calc Calc-ar* calc-f calc-s carb-an carb-v caust chel chol *Cist* clem coloc con croc cund cupre-l dulc eucal eupi ferr-i ferr-pic form-ac formal gali goss graph hecla hydr *Kali-br* kali-i kreos lach lap-a laur lec *Lob-e Lyc* mag-c maland manc mand med merc-i-r merl nat-cac nat-sil nat-sil-f *Nit-ac* phos phyt *Plb-i* psor *Psor* ran-b sang *Semp* sil sol-t staph sulph tarent thiosin thuj *Thyr Ur-ac* urea vac
- **angioma** (↗*SKIN - Excrescences - fungus haematodes; hemangioma; lymphangioma)*: abrot ant-t anthraci arg-n **Ars** bar-c bell bell-p benz-ac brom cact *Calc* calc-f *Carb-an Carb-v* caust clem con fl-ac kali-br kali-i *Kreos* **Lach** *Lyc* m-arct *Merc* mez *Nat-m Nit-ac* nux-v

Tumors

Tumors – angioma: ...
Phos phyt *Puls Rhus-t* sabal sep **Sil** staph *Sulph* **Thuj** vanad
- **angiocholitis**: guat ser-a-c
- **atheroma**, steatoma: *Agar* ant-c arg-n *Bar-c Bell* benz-ac brom *Calc* caps caust clem *Con* crat **Graph** *Guare Hep* kali-br *Kali-c* kali-i lac-ac lach *Lob* lyc m-arct mez nat-c *Nit-ac Ph-ac Phyt* plb rhus-t *Sabin Sil* spong staph *Sulph* vanad
  - **reappearing** every four weeks: *Calc*
  - **suppurating**: *Calc Carb-v Sulph*
- **benign** (See Polypus)
- **cheloid** (See SKIN - Keloid)
- **colloid** (↗*Cancerous - colloid):* (non: carb-ac) carb-an
- **congestive**: bell-p
- **cystic**: agar ant-c *Apis* apoc ars *Aur* **Bar-c** *Bell-p* benz-ac bov *Brom* **Calc** calc-f calc-p *Calc-s Caust Con* cory form-ac **Graph** *Hep* hydr *Iod Kali-br* kali-c lyc m-arct *Med* merc-d nit-ac **Phos** platan *Sabin* sil spong staph sulph *Thuj*
  - **Bones**, of: mez syph
- **encephaloma** (↗*HEAD - Cancer - brain; HEAD - Tumors - brain):* acet-ac arn *Ars Ars-i* art-v aur-i bell *Calc* carb-ac *Carb-an* caust *Croc* hippoz hydr kali-i *Kreos Lach* nit-ac nux-v **Phos** plb *Sil* sulfa sulph *Thuj*
- **enchondroma** (↗*Cartilages; Swelling - cartilages):* aran brom *Calc* calc-f carb-v conch fl-ac lap-a *Sil* thuj
- **erectile**: *Lyc Nit-ac Phos* staph
- **fatty** (↗*lipoma):* agar calc thuj ur-ac
- **fibroid** (See FEMA - Tumors - uterus - myoma)
- **fibrosarcoma** (↗*Cancerous - sarcoma):* aur cadm-m calc-f sil
- **ganglion** (↗*EXTR - Ganglion; SKIN - Ganglia):* acon am-c ant-c apis arn ars-i aur-m *Bell Benz-ac* bov *Calc* calc-f calc-p *Carb-v* ferr-ma hep iod kali-m mag-p ph-ac *Phos* plb rhus-t *Ruta* seneg sil stict sul-i sulph thuj tub-a zinc
- **gummata**: asaf *Aur* berb-a *Calc-f* carb-an cory cund *Fl-ac* iod *Kali-bi* kali-c merc mez nit-ac *Phyt* sil staph *Still* sulph thuj
- **hard**: *Hecla* lap-a maland ruta sil verb
- **hemangioma** (↗*angioma):* abrot agar ant-c crot-h fl-ac lach vanad vip
- **keloid** (See SKIN - Keloid)
- **lipoma** (↗*fatty):* agar *Am-m* aur bacls-10 **Bar-c** *Bell Calc* calc-ar croc graph *Kali-br Lap-a* med merc phos *Phyt* sil *Spong Sulph Thuj* ur-ac
- **lymphangioma** (↗*angioma):* bar-c rad-br sec vip
- **neurofibroma** (↗*neuroma; schwannoma):* astra-e calc calc-f lepr phos
- **neuroma** (↗*neurofibroma; schwannoma): All-c Calc* calen ruta staph
- **nevi** (See SKIN - Nevi)
- **noma** (See MOUT - Stomatitis - gangrenous)
- **osteoma**: calc-f fl-ac kali-i *Mez*
- **papillomata** (↗*Cancerous - epithelioma):* ant-c arg-n beryl *Calc* nit-ac staph *Thuj*
- **rhabdomyosarcoma** (↗*Cancerous - sarcoma):* con med syph thuj

All author references are available on the CD

Tumors

- sarcoma (See Cancerous - sarcoma)
- schwannoma (*↗neurofibroma; neuroma*): calc
- scrofulous: mand
- spongy: thuj
- steatoma (See atheroma)

TURNING:
- affected part:
  - amel: bell
- around agg; turning: agar aloe anac ars *Borx* bry calc cham cocc coloc con *Hep Ip* kali-c merc nat-m par *Phos* rhod sil
- bed; in:
  - agg: *Acon* agar am-m anac ars asar bell *Borx Brom Bry* cact calad calc *Cann-s Caps Carb-v* caust chin cina cocc *Con* cupr dros *Euph Ferr* graph *Hep* kali-c kreos lac-c lach led *Lyc* m-ambo mag-c merc *Nat-m* nit-ac **Nux-v** petr phos plat plb **Puls** ran-b rhod rhus-t ruta sabad sabin samb sang sars *Sil* **Staph Sulph** thuj valer zinc
  - amel: *Cham* nat-m *Puls*
- head (*↗HEAD - Turned; HEAD - Turning - head - agg.*):
  - agg (*↗HEAD - Turned; HEAD - Turning - head - agg.*): am-m anac ang ant-c *Arn* asar bar-c *Bell* bov *Bry* **Calc** calc-hp camph cann-s canth carb-an carb-v caust cham chin **Cic** cocc coff coloc cupr dros dulc glon **Hep** hyos *Ign* ip kali-c lach *Lyc* mag-c mez *Nat-c Nat-m* nit-ac *Nux-v* par petr ph-ac *Phos* plat *Puls Rhus-t* sabad sabin samb *Sang* sars *Sel Sep* spig **Spong** stann staph sulph thuj verat viol-t zinc
- left; from right to:
  - agg: scop sulph
- rapidly; as if: mosch
- right; from left to:
  - amel: lach phos thuj
- right; to: carb-v spig
  - rising:
    - agg: kali-c
    - before: kali-c
  - walking; while (See Bending - right - walking)
- twisting involuntarily; turning and: lyc

TURPENTINE agg: nux-m

TWILIGHT; in the:
- agg (*↗Evening - twilight - agg.*): **Ars** berb **Calc** caust mang nat-s **Phos** plat **Puls Rhus-t**
- amel (*↗Evening - twilight - amel.*): bry meny *Phos* plat seneg tab

TWITCHING (*↗MIND - Gestures - tics*): abies-c acon acon-c **Agar** agn alum alum-p alum-sil alumn am-c am-m *Ambr* amyg **Anac** Ang ant-c *Ant-t* apis aran *Arg-met Arg-n* arn *Ars Ars-i* ars-s-f ars-s-r arund **Asaf** asc-t aster atro *Bar-c* bar-i bar-m *Bell* bism borx brom bruc *Bry* bufo **Cact** cadm-s *Calc Calc-i* calc-p *Calc-s* calc-sil *Camph* cann-i cann-s *Canth* caps carb-ac carb-v *Carbn-s* carc *Caust Cedr* cerv cham *Chel Chin Chinin-s* chlf chlor *Cic* cic-m *Cimic Cina Clem Cocc Cod Coff* coff-t colch coloc *Con* croc crot-h *Cupr* cupr-s cycl cypr cyt-l dig dol dor dros dulc echit ferr ferr-r form *Gels Glon Graph* guaj hedeo *Hell* hep

Generals

Twitching:...
hydr-ac **Hyos Ign Iod** ip juni-v *Kali-ar* kali-br **Kali-c** kali-chl *Kali-i* kali-m kali-n kali-p kali-s kali-sil kreos *Lach* lact laur led lipp lon-x lup *Lyc Lyss* m-ambo m-arct *M-aust* mag-c mag-m mag-p *Mang* meny *Merc Merc-c* merc-cy **Mez** *Mill* morph *Mosch Mur-ac* mygal *Nat-ar* **Nat-c** nat-f *Nat-m Nat-p* nat-s nat-sil *Nit-ac* nitro-o *Nux-m Nux-v* oena ol-an olnd *Op* ox-ac *Par* petr *Ph-ac Phos* phys phyt pic-ac plat *Plb* plb-act *Podo* psor puls *Ran-b Ran-s* rat *Rheum* rhod *Rhus-t Rhus-v* ruta sabad sabin salin *Santin* sarcol-ac scut *Sec* sel senec-j seneg *Sep Sil* sol-ni *Spig* spong squil *Stann* staph **Stram** stront-c stroph-h *Stry* stry-p sul-ac sul-i *Sulph* syph tab tanac tarax tarent ter teucr thuj valer *Verat Verat-v* viol-t vip *Visc* x-ray **Zinc** zinc-m **Zinc-p** ziz

- one-sided: apis
- right: caust chen-a tarent
- daytime: *Bar-c* lyss
- morning: rheum
  - waking; on: menth-pu
- noon: petr **Zinc**
- evening:
  - bed agg; in: ped petr ran-b sil
- night: ambr cupr-act op staph tab
  - sleep agg; during: graph nat-c petr sel **Zinc**
- accompanied by | hemorrhage: croc
- alcoholism, in: *Crot-h Phos*
- children; in: zinc
- chill; during: ambr ars caust coloc hyos ign lach *Merc* nat-m *Op* phos staph *Stram* sulph
- convulsions:
  - before: aster
  - during: cic hyos verat-v
- delirium; with (See MIND - Delirium - twitching)
- dentition; during: *Cham* ter *Zinc*
- electricity, as from: acon arn clem *Daph* dulc plb sec
  - motion; from: colch
- fever; during: ars *Bell Bry* cham coloc cupr hyos ign meny merc *Nat-m Op Puls* rhus-t *Sec* stram sulph thuj verat *Viol-t*
- fright; after: *Ign Op Stram*
- grief; after: ign
- hemorrhage with (See accompanied - hemorrhage)
- here and there: agar alum ant-c chel *Cocc* colch hyos *Kali-c* kali-n lyc mag-c mez nat-c nat-m ph-ac phos rhod sep *Stry* sulph **Zinc**
- joy, from excessive: coff
- menses:
  - after | agg: chin cupr kreos *Nat-m* puls
  - during | agg: acon bell bry calc calc-s caust cham chin cocc coff cupr form hyos ign ip kali-c lyc mag-m merc nat-m nux-v plat puls sec sulph
- rest agg: valer
- sleep:
  - amel: agar

1956   ▽ extensions | ○ localizations | ● Künzli dot

Twitching

- **sleep**: ...
  - **during** | **agg**: *Acon Aeth Agar Alum* ambr anac ant-c *Ant-t Apis Ars Bar-c* bell borx brom bry calc camph carb-v castm caust *Cham* chin *Chlf* cina cinnb *Colch* con *Cupr Cupr-act* daph dig dulc graph *Hell Hep* **Hyos** hyper ign *Kali-c* kiss kreos lach *Lyc* m-ambo mag-c merc mez morph nat-c nat-m nat-s nat-sil nit-ac nux-v op passi petr ph-ac phos puls rheum rhus-t samb sel seneg *Sep* sil stann staph *Stram Stront-c* sul-ac *Sulph* tarent tep thuj valer viol-t **Zinc** ziz
  - **going** to sleep; on:
    - **agg** (*Jerking - muscles - sleep - going - agg.*): acon *Agar Alum* arg-met arg-n **Ars Bell** borx bry calc carb-v cham cina cob hyper *Ign* **Kali-c** lyc mag-m nit-ac op phys puls *Sel Sep* sil stram *Stront-c Stry Sul-ac Sulph Zinc*
  - **air**; as from lack of: calc-s
- **subsultus** tendinum: acon acon-c *Agar Alco* am-c ambr anac ant-c ant-t *Arg-met* arn *Ars Asaf* asar bar-c bell bism bol-lu borx bov bry *Calc Camph* cann-s *Canth* carb-v caust cham *Chel* chin *Chlor* cic cimic *Clem Cocc Coloc* con croc cupr cupr-s dig *Graph* hell **Hyos** ign indg *Iod* ip kali-c *Kali-i* lach laur *Lyc* mang *Meny* merc merc-n *Mez* mosch *Mur-ac* **Nat-c** nat-m nit-ac nux-v olnd op *Ph-ac Phos Plat* plb puls ran-s rheum rhus-t *Sec Sep* sil spig *Spong* squil stann stram *Stry* sul-ac sulph tarax *Ter* teucr valer verat viol-t vip **Zinc**
- **touch** agg: morph phos *Stry*
- **waking**; on: *Ars Bell Camph* carc cham chel *Cod Hyos Laur* lyc mag-m op sang stront-c
- **weather** | **thunderstorm**; before: agar
- **worm** complaints; in: *Cina* sabad santin
- ○**Internally** (*Jerking - internally*): atro bov *Cann-s* cic seneg
- **Muscles**: agar ambr ant-c ant-t *Arg-met* arn ars *Asaf* asar bar-c *Bell* bism borx both both-ax bov bry bung-fa calc cann-s carb-v caust cham chin cic cimic clem *Cocc* coloc con croc crot-c crot-h *Cupr* dendr-pol dig elaps *Graph* hell hyos ign **Iod** ip kali-c lach laur lup mang *Meny* merc *Mez* mosch naja *Nat-ac* nat-m nit-ac nux-v olnd ph-ac phos *Plat* plb puls ran-s rheum rhus-t *Scut Sec* sep sil spig *Spong* stann stram sul-ac sulph tarax teucr valer verat viol-t vip zinc zinc-val
  - **accompanied** by | **Face**; paralysis of (See FACE - Paralysis - accompanied - muscles)
- **Paralyzed** part, of: *Arg-n Merc* phos *Sec* stram
- **Upper** part of body:
  - **convulsions**; during: stram
  - **delivery**; after: cic
  - **lying** down agg: nat-m

TYMPANITES (See ABDO - Distension - tympanitic)
TYMPANITIS (See EAR - Inflammation - media)
TYPHUS ABDOMINALIS (See FEVE - Typhoid)
ULCERS:
- ○**Bones**: asaf *Merc* ph-ac phos sep sil sulph syph
- **Cartilages**: arg-met merc merc-s

Generals

- **Ulcers**: ...
  - **Glands**: *Ambr* ant-c arn **Ars** asaf aur aur-ar bar-c *Bell* calc *Canth* carb-an carb-v caust clem coloc *Con* cupr dulc *Hep* hyos ign kali-bi kali-c kali-p kreos *Lach* lyc merc nit-ac ph-ac **Phos** *Phyt* **Puls** rhus-t sars sep **Sil** spong squil sul-ac *Sulph* thuj zinc
  - **Joints**: coloc hep ph-ac *Sep* sil
  - **Skin** (See SKIN - Ulcers)

UNCLEANLINESS agg (*MIND - Cleanness - mania; MIND - Dirty; MIND - Washing - desire - hands*): **Caps** *Chin Psor* puls *Sulph*

UNCOVERING:

- **agg** (*Cold; becoming - after - agg.; Undressing; SKIN - Itching - undressing*): Acon acon-f *Agar Am-c* am-c apoc arg-met *Arg-n* arn **Ars** asar astac *Atro Aur* aur-ar *Bell Benz-ac* borx *Bry* calc-sil camph cann-xyz canth *Caps Carb-an* caust *Cham Chin Cic Clem Cocc Coff Colch Con* dios dros *Dulc Graph* hell **Hep** hyos **Kali-ar** *Kali-bi* **Kali-c** kali-i *Kali-sil* kalm kreos *Lach* led **Lyc** *Lycps-v* m-aust *Mag-c Mag-m* **Mag-p** mang meny *Merc* mur-ac *Nat-c Nat-m* **Nux-m Nux-v** *Ph-ac Phos* psor puls rheum **Rhod Rhus-t** *Rumx* sabad **Samb** sangin-n sep **Sil Squil** staph stram **Stront-c** sulph thuj **Zinc** zinc-p
  - **least**: hep nux-v rhus-t *Sil*
  - **ailments** from: kalm sangin-n
  - **amel**: *Acon* alum apis ars asar aur *Borx* bry *Calc* calc-s camph cann-s carb-v cham chin coff *Ferr* ign **Iod** kali-i lach led **Lyc** *M-ambo M-arct* merc mosch mur-ac nit-ac nux-v onos op phos plat **Puls** rhus-t *Sec* seneg sep *Spig* staph sulph *Tab* thuj *Verat*
  - **aversion** to: arg-n *Ars* aur **Bell** calc-s **Camph** carb-an clem coff colch cor-r *Hell* hep mag-c *Merc* nat-m nux-m *Nux-v* ph-ac **Puls** samb sil *Squil Stront-c*
    - **heat**; during sensation of: mag-c
  - **chest** | **amel**: sars
  - **desire** for: *Acon Aloe Apis Ars* ars-i asar *Bry* calc calc-s *Camph* ferr hyos *Ign Iod* iodof kali-i led *Lyc* manc med merc mosch mur-ac *Nit-ac* op *Puls Sec* spig *Staph* stram *Sulph* tab verat
    - **morning**: fl-ac
    - **sleep**:
      - **during**: alum plat
      - **on** going to: *Op*
    - **waking**, on: lyc *Plat*
  - **feet**, of: *Calc* con cupr nux-m *Sil*
  - **head**:
    - **agg**: acon agar ant-m arg-met arn ars *Aur Bell* benz-ac borx brom *Calc-p* camph canth cham chin cic clem cocc coff *Colch Con* graph **Hep** *Hyos* ign *Kali-bi* kali-c kreos *Lach* led m-aust mag-c mag-m merc naja nat-m nat-m **Nux-m** ph-ac phos puls rhod **Rhus-t** sabad *Samb* sep **Sil Squil** staph stram *Stront-c* thuj
  - **kicks** the covers of: **Bry** camph *Cham* iod puls
  - **coldest** weather; in: calc-s camph hep sanic sec sulph
  - **neck** | **amel**: sars

Generals

- **single** part agg (↗ *Cold; becoming - after - agg.; Cold; becoming - agg. - part; EXTR - Uncovering - agg.*): Bry Hep *Ip* **Nat-m Rhus-t** *Sil* squil stront-c *Thuj*

UNDRESSING agg; after (↗ *Uncovering - agg.; SKIN - Itching - undressing*): am-m **Ars** calc carc *Cocc* crot-t *Dros Dulc* hep mag-c merc mez mur-ac nat-s **Nux-v** *Olnd* plat *Puls* **Rhus-t** rumx sep *Sil Spong* stann sul-ac tub
- **air**, in open: phos

UNMARRIED persons; complaints of (↗ *Women - unmarried*): Con

UREMIA (↗ *KIDN - Renal - chronic*): am-c *Apis* apoc ars arum-t asc-c aur *Bapt Bell* benz-ac cann-i *Canth Carb-ac* carb-v cic crot-h *Cupr-act* cupr-ar *Dig* diph-t-tpt glon *Hell* **Hydr-ac** hyos kali-bi kali-br lesp-c lesp-s *Morph Op* phenac phos *Pic-ac* pilo plb queb senec ser-ang *Stram* sulfa ter urea urt-u verat-v
- **accompanied** by:
  - **apoplexy** (See Apoplexy - accompanied - uremia)
  - **respiration**:
    : **asthmatic**: solid
    : **difficult**: aspidin solid
  - **vomiting**: apoc ars iod kreos nux-v samb scop senec
  ○ **Heart**; complaints of the (See CHES - Heart; complaints - accompanied - uremia)
- **chronic**: botul
- **coma**; with (See MIND - Coma - uremia)

URGING, PUSHING (= as if forced): alum am-c am-m ambr anac ang ant-c arn *Asaf* aur bell bism borx calc cann-s *Canth* caps carb-an carb-v caust cham chel chin cina clem **Cocc** colch coloc con croc dig dulc graph hell hyos ign iod ip kali-c kali-n laur led lil-t lyc m-ambo m-arct m-aust mag-c mag-m merc *Merc-c* **Mosch** nat-c nat-m nit-ac **Nux-v** phos plat **Puls** ran-b rhod *Rhus-t Sabin* samb sars seneg sep spig spong stann stram sul-ac sulph teucr thuj

URIC ACID:
- **diathesis**, lithemia: am-be am-p benz-ac berb coc-c coff colch coloc *Epig* fab franc frax-e gins *Ichth* junc-e led lith-be lith-m *Lyc* lysd nat-n nat-s oci physal-al sang sars sep skook sulph ter thlas thuj urt-u
- **lithemia**; tendency to (See diathesis)
- **reduced** excretion: chin

URINATION:
- **after**:
  - **agg**: agn alum ambr *Anac* ang ant-t *Arn* ars asaf asar bar-c *Bell* borx bov bry *Calc* camph cann-i **Cann-s** cann-xyz **Canth Caps** carb-v chel *Chin* clem colch **Coloc** *Con Dig* equis-h graph guaj **Hep** ign kali-c kreos lach laur led lyc lys m-ambo m-arct mag-c med **Merc** merc-c mur-ac *Nat-c* **Nat-m** nit-ac *Nux-v Par* petros ph-ac phos plat plb *Puls* rhod rhus-t *Ruta* sabad sars sel seneg sep sil spig squil stann **Staph** sul-ac *Sulph* teucr **Thuj** verat viol-t *Zinc*

Varicose

Urination – after: ...
- **amel**: ant-t benz-ac borx bry chinin-s cyt-l *Eug* Gels *Ign* lith-c *Lyc* meli *Ph-ac* sang sil solid *Tab* ter verat zinc
- **before | agg**: acon alum ang *Ant-t Arn* asaf aur bell Borx *Bry* calc cann-s canth caust cham chel chin cic cocc coff colch **Coloc** con croc *Dig* dulc graph hep hyos kreos *Lyc* merc merc-c mosch nat-c **Nux-v** op *Ph-ac* plb **Puls** rhod *Rhus-t* sabad sanic sars sul-ac *Sulph* tarax thuj zinc
- **during**:
  - **agg**: *Acon* aesc aloe alum am-c ambr anac ang ant-c ant-t *Apis* arn ars asaf asar bar-c bell berb borx bov bry calad calc camph **Cann-i Cann-s** *Cann-xyz* **Canth** caps carb-an carb-v caust cham chel chin *Clem* coff *Colch* coloc *Con* cupr cycl dulc euph ferr graph guaj hell hyos ign *Ip* kali-c kali-n kreos lach laur lil-t **Lyc** m-aust mag-c mag-m **Merc** merc-c mez mur-ac nat-c nat-m *Nit-ac* nux-m *Nux-v* op par petr **Ph-ac** *Phos* plat plb **Puls** rheum rhod rhus-t ruta sabad sabin *Sars* sec seneg sep sil spig squil stann staph stram stront-c sul-ac sulph **Ter** teucr **Thuj** *Verat* viol-t zinc
  - **beginning** of | **agg**: *Acon* canth caust clem *Merc*
  - **end** of: bry *Canth* equis-h merc-c mez nat-m petr phos sars sulph
- **scanty | agg**: benz-ac oci solid
- **sediment** is increased; general amel when (See URIN - Sediment - amel.)

VACCINATION; ailments after (↗ *History - vaccination*): *Acon* Ant-t *Apis* arn *Ars* Bar-c *Bell* bufo calc carc cean crot-h cupr echi graph hep kali-chl *Kali-m* lac-v **Maland** *Merc* **Mez** *Ped* phos *Psor* rhus-t sabin *Sars* sep **SIL** skook stram **SULPH THUJ** tub **Vac** *Vario* **Zinc**
- **BCG** vaccination: v-a-b
- **children**; in: carc
- **diphtheria**; for: diph merc-cy
- **meningitis**; for: apis
- **neurological** complaints: stram
- **never** well since: thuj
- **prophylaxis** (= to prevent this condition): sulph thuj vario
- **rabies**; for: Lyss
- **respond** to vaccination; failure to: thuj
- **smallpox**; for: maland thuj vac vario
- **tetanus**; for: mag-p
- **tuberculosis**; for: *Abrot* v-a-b
- **typhoid** fever; for: bapt
- **variola**; for: vac
- **yellow** fever; for: ars

VARICOSE veins (↗ *Circulation; Inflammation - blood - veins; EXTR - Varices*): acet-ac *Acon* aesc agar alco aloe alum alum-sil *Alumn Am-c Ambr* ang *Ant-t* apis *Arg-n* arist-cl **Arn** *Ars* ars-s-f asaf aur *Bar-c Bell* bell-p *Berb* bov brom *Bry* bufo **Calc** calc-f *Calc-i* calc-p calc-s calen camph caps *Carb-an* **Carb-v** carbn-s carc card-b card-m *Caust* chel *Chin* chinin-s cic clem **Cocc** coll coloc con *Croc Crot-h* cycl *Ferr*

Generals

Varicose: ...
ferr-ar *Ferr-p* **Fl-ac** form-ac gels *Graph* **Ham** hecla *Hep* hyos kali-ar kali-bi kali-n *Kreos* lac-c lach *Lyc* **Lycps-v** m-aust mag-c mag-f magn-gr mand mangi meli meny merc merc-cy mez mill mosch *Mur-ac* nat-c *Nat-m Nux-v* olnd op *Paeon* petr ph-ac *Phos* plat *Plb* plb-xyz *Polyg-h* psor **Puls** pyrog *Ran-s* rhod *Rhus-t* ruta sabin sang sars scir sec *Sep* sil sol-ni *Spig* spong staph stront-br stront-c sul-ac sul-i *Sulph* thuj tub-r *Vip Zinc*
- **accompanied** by | **epistaxis**: **Ham**
- **alcoholism**, from: crot-h
- **black**: lach
- **bleeding**: alumn **Ham**
  - **easily**: **Ham**
- **blue**: am-c carb-an *Carb-v* fl-ac *Ham Lycps-v Mur-ac* **Puls**
- **break** easily: card-m mill
- **burning**: *Apis* **Ars** *Calc* carb-v sec
  - **night**: **Ars**
- **bursting**, as if: vip
- **cold** | **amel**: puls sec
- **congested**: aesc agar mill
- **constricting** sensation: ang
- **eczema**: allox arist-cl tub
- **inflamed** (See Inflammation - blood - veins)
- **insanity**; with (See MIND - Insanity - varicose - with)
- **itching**: ant-t ars barb berb bruc *Caps* carb-v caust *Graph* lach m-aust nux-v petr plb puls *Sep* sil sul-ac *Sulph Zinc*
- **jar** agg: ham
- **large**: **Ham**
- **network** in skin: berb *Calc Carb-v Caust* clem *Crot-h Lach* lyc nat-m ox-ac plat sabad thuj
- **painful**: ant-t *Brom Calc Caust* coloc *Ham Lyc Mill* petr **Puls** sang vip
- **pimples**, covered with: *Graph*
- **pink**: lach
- **portal** congestion; from: aesc *Aloe* card-m *Coll* lept lyc *Nux-v Sulph*
- **pregnancy** agg; during (✒ EXTR - Varices - lower - pregnancy): acon *Arn* ars bell-p calc *Carb-v Caust* **Ferr** **Fl-ac** *Graph* **Ham** *Lach Lyc Lycps-v Mill Nux-v* **Puls** sulph tril-p *Zinc*
- **pressure**, agg: ham
- **purple**: aesc
- **soreness**: am-c ang bar-c *Caust* ferr graph grat **Ham** hep ign *Kali-c* kali-n m-arct merc merc-cy mur-ac nat-m *Nux-v Phos* puls rhus-t sil sul-ac *Sulph* vip
- **standing** agg: sulph
- **stinging**: *Apis* graph **Ham Puls**
- **stitching**: alum *Ant-t Ars* bar-c *Caust* graph grat kali-c *Kali-n* lyc merc nat-m nux-v phos *Sil* sul-ac sulph
- **swollen**: *Apis Berb* graph *Ham* paeon *Puls* stront-c
- **ulceration** (✒ EXTR - Varices - leg - ulceration; SKIN - Ulcers - varicose): aesc anac ant-t arist-cl arn *Ars Calc* calc-f *Carb-v Card-m* **Caust** cecr *Cham* cinnb clem croth crot-t des-ac eucal fl-ac gast *Graph* grin *Ham* hydr hydr-ac influ ins kali-c kreos **Lach Lyc** merc mez

Varicose – ulceration: ...
Nat-m parat parathyr **Puls** pyrog raja-s *Rhus-t* rib-ac sars sec *Sil* sul-ac *Sulph* syph thuj vip *Zinc*
- **cicatrize**; late to: pyrog
- **fetid**: pyrog
- **old** people; in | **men**; old: pyrog
- **persisting**: pyrog
- **warmth** agg: sec
- **young** people; in: ferr-p

VAULTS, cellars agg (✒ Wet - getting - rooms; MIND - Fear - narrow): ant-t aran **Ars** atro *Bry* calc *Carb-an* carc card-m caust dulc form *Kali-c* lyc merc-i-f **Nat-s Puls Rhus-t** *Sel Sep Stram* ter

VEINS swollen (See Swelling - veins)

VENESECTION, ailments from: *Chin* senec squil verat-v

VENOUS PULSATIONS (See Pulsation - internally - veins)

VENOUS STASIS (See Stasis)

VERATRUM agg: camph coff

VERTIGO; during: **Acon** agar alum am-c am-m ambr anac ant-c ant-t *Arg-met* arn *Ars* asaf aur bar-c *Bell* bov bry calad **Calc** camph canth carb-an carb-v caust *Cham* chel chin cic cina cocc coff coloc con croc cupr cycl dig dulc ferr **Gels** graph hell hep hyos ign iod ip kali-c kali-n *Lach Laur* led lyc mag-c mag-m *Merc* mez *Mosch* nat-c nat-m nit-ac nux-m **Nux-v** olnd op par petr ph-ac *Phos* plat plb **Puls** ran-s rhod rhus-t ruta sabad sulph sars sel seneg sep sil spig spong squil stann staph **Stram** stront-c sulph *Verat* verb zinc

VIBRATION, fluttering, etc.: agn *Am-c* ambr ars aur bar-c **Bell** bism *Brach* brom calad calc cann-xyz caps carb-an carb-v *Caust* cic cimic clem coloc coff con croc dig ferr *Glon* graph hep hyos ign iod kali-c kali-n *Kreos* lach lyc m-ambo **M-arct** mag-c meli meny meph mosch mur-ac nat-m *Nit-ac* **Nux-m** *Nux-v* **Olnd** op petr ph-ac phos plat **Puls** *Rhus-t* sabad *Sang* sars *Sep* sil **Spig** squil stann staph stront-c **Sulph** teucr thuj verat verb viol-t zinc
- **agg**: colch
- **lying** down agg: clem
- **stepping**; when: arn
○ **Blood** vessels; sensation of vibration in: phel

VIGOR (✒ Efficiency; Strength; Vitality): acon asaf bell *Bry* caps coff colch nat-p op phos psor
- **convulsions**; during: agar
- **decreased**: ars-i carb-an carb-v cocc ferr-p laur mag-m op ph-ac phos psor sulph tub vinc
- **lacking** vigor (See Sluggishness)

VINEGAR application | **amel**: meli

VIOLENT COMPLAINTS: **Acon** aeth alum anac *Ars* **Bell** bry canth carb-v **Cham** cic coloc crot-t cupr glon *Hep Hyos* ign iod **Lach** *Lyss* merc merc-c mez nux-v ox-ac spig **Staph** stram sulph *Tarent Verat*
- **children**; in: **Acon** *Agar* **Apis** *Bell* bry cic coloc crot-t hecla *Hep Hyos* **Lach** nux-v **Staph** stram sulph *Verat*

Vitality

VITALITY (↗ *Vigor*):
- **lacking** vitality (See Reaction - lack; Sluggishness)

VOICE; using | **agg**: arg-met arg-n arum-t *Carb-v Dros* mang-act nux-v *Phos* sel *Stann* wye

VOLKMANN'S syndrome: prot tub-r

VOMITING:
- **agg**: acon **Aeth Ant-t** arn **Ars** *Asar* bell *Bry Calc* caps cham chin cina cocc *Colch* coloc con **Cupr** dig *Dros* ferr graph *Hyos* iod **Ip** kali-c lach *Lyc* merc-sul mez mosch nat-m *Nux-v* op *Phos* Plb **Puls** ran-s ruta sabin *Sars* sec *Sep* sil stann **Sulph** *Verat*
- **amel**: acon agar *Ail* anac ant-t ars asar calc carbn-s *Coc-c* colch *Dig Eup-per* ferr helia hell hyos kali-bi lat-m nux-v op plb puls *Sang Sec Tab*
- **bilious** | **amel**: card-m eup-per sang

WAKING:
- **after** | **agg** (↗ *Morning - waking; Sleep - after - morning - waking*): am-m ambr *Apis Ars* bell calc caust *Chin* hep hyos kali-bi *Lach Lyc* lycps-v nat-m nit-ac *Nux-v* onos **Op** *Phos Puls* sel sep *Spong* stram *Sulph* tarent tub valer
- **amel**: acon am-m ambr *Ars* bry *Calad* calc caps cham chin cocc *Colch* crot-t *Cupr* epiph *Fl-ac* hell ign ip iris kali-bi kali-p kreos lach lob m-arct meph merc nat-c *Nux-v Onos* ph-ac **Phos** psor puls rad-br ran-b ruta sabal saban samb sang sel **Sep** spig thuj valer vip
- **on** (↗ *Sleep - after - morning - waking*): acon aesc agar agn alum alum-sil *Am-c* **Am-m** *Ambr* anac **Ant-c** ant-t arg-met arg-n *Arn* **Ars** asaf aur bapt bar-c bell *Benz-ac* bism borx bov bry bufo cact cadm-s calad **Calc** calc-p calc-s cann-s canth *Caps Carb-an Carb-v Caust Cench* cham *Chel* **Chin** cic cina clem coc-c *Cocc* coff colch *Con* corn *Crot-h* crot-t cupr cycl *Dig* dros dulc euph euphr ferr-ar fl-ac form gels *Graph* guaj hell **Hep** *Hydr* **Hyos** *Ign* iod *Ip* **Kali-ar Kali-bi** *Kali-c* kali-i kali-n *Kali-s* kreos **Lach** laur led *Lyc M-ambo M-arct* m-aust mag-c mag-m mang meny **Merc** merc-c *Merc-i-f* mez mosch mur-ac naja nat-c *Nat-m* **Nit-ac** nux-m **Nux-v Onos** op palo par petr ph-ac **Phos** *Phyt* plat plb prot psor **Puls** *Ran-b* ran-s rauw rheum rhod *Rhus-t* ruta sabad sabin *Samb Sang* sars sel seneg **Sep** *Sil* spig spong squil stann *Staph* stram stront-c sul-ac **Sulph** tarax teucr thuj trios **Valer** ven-m verat verat-v verb viol-o viol-t *Zinc*
- **night** (↗ *Sleep - loss*): ambr bry carb-v chin **Cocc** *Colch* ip lach nat-c nat-m **Nux-v** ph-ac *Puls* ruta sabin *Sel* sep

WALKING (= general influence of walking) (↗ *EXTR - Walking*):
- **after** | **agg**: *Agar* alum am-m ambr anac **Ars** calad camph *Cann-s* Cann-xyz carb-an *Carb-v* caust cocc coff croc cycl kali-bi *Kali-c Kali-n* laur lyc m-aust mang mosch *Nat-c* nit-ac nux-v olnd ph-ac plat **Puls** rhod *Rhus-t* ruta sabin **Sep** spig spong stann stram *Sul-ac* sulph valer verat

Generals

Walking: ...
- **agg**: *Acon* **Aesc** *Agar Agn* ail aloe *Alum* alum-p alum-sil am-c am-m *Ambr* anac ang ant-t *Ant-t* apis arg-met arg-n *Arn* **Ars** ars-i asaf *Asar* atra-r *Atro* aur aur-ar aur-m *Bapt* bar-c bar-i bar-s **Bell** *Berb* bism borx both-a both-ax *Bov* **Bry** *Cact* cadm-met cadm-s *Calad* **Calc Calc-s** calc-sil *Camph Cann-s* canth caps *Carb-ac Carb-an* carb-v *Carbn-s* **Caust** cham *Chel* **Chin** *Chion* cic cina clem **Cocc** *Coff* **Colch** *Coloc* **Con** conv cortico *Croc* cupr cycl dicha *Dig* dros dulc euph euphr *Ferr* ferr-ac ferr-i ferr-p **Fl-ac** form gels *Glon Gran Graph* guaj *Hell Hep* hyos ign **Iod Ip** *Kali-c* kali-n kali-p kali-sil kalm kreos *Lach* laur **Led** *Lil-t* lyc m-ambo m-arct *M-aust* mag-c mag-m *Mag-p* mang meny *Merc Merc-c* methys *Mez* mosch mur-ac *Murx* nat-ac *Nat-m Nat-p Nat-s* nat-sil **Nit-ac** nux-m **Nux-v** olnd op paeon par *Petr Ph-ac* **Phos** *Phyt* pic-ac plat plb podo *Psor* ptel puls pyrog rad-br ran-b ran-s *Rheum* **Rhus-t** *Ruta* sabad *Sabin* samb *Sars* sec *Sel* seneg **Sep** *Sil* **Spig** *Spong* Squil **Stann** *Staph* stram stront-c sul-ac sul-i **Sulph** sumb tab *Tarax Tarent* teucr thiop thuj tril-p tub tub-m valer verat *Verat-v* verb vib viol-o viol-t *Zinc* zinc-chr zinc-p zinc-val
- **ailments** from walking: sel
- **air**; in open:
  • **after** | **agg**: *Alum* **Am-c** am-m *Ambr* anac ang arg-met arn ars bell borx bov bry calc carb-v caust chel *Chin* clem cocc coff **Con** *Croc* dros *Ferr* graph hep ip *Kali-c* kali laur *Led* **Lyc** m-aust mag-c merc mez nat-c nat-m nit-ac *Nux-v* op *Petr* ph-ac *Phos* plat *Puls Ran-s Rhod Rhus-t Ruta* sabad sabin sep sil *Spig* spong stann sulph valer verat verb zinc
  • **agg**: acon *Agar* agn alum alum-p *Am-c* am-m ambr anac ang ant-t arg-met arn **Ars** ars-s-f asar aur aur-ar aur-s bar-c *Bell* borx bov *Bry* calad *Calc* calc-sil *Camph* cann-s canth caps *Carb-ac Carb-an Carb-v* carbn-s **Caust** cham *Chel* chin chinin-ar cic *Cina* clem **Cocc** *Coff* **Colch** coloc **Con** croc dig dros dulc euph *Euphr* ferr-ar **Fl-ac** graph *Guaj* hell *Hep* hyos ign iod ip *Kali-c* kali-n *Kali-p* kali-s kreos lach laur **Led** lina lyc m-ambo m-arct m-aust mag-c mag-m **Mag-p** mag-s mang meny *Merc* merc-c mez mosch mur-ac nat-ar nat-c nat-m nit-ac *Nux-m* **Nux-v** olnd op par petr ph-ac *Phos Plan* plat plb *Psor* **Puls** ran-b *Ran-s* rheum rhod *Rhus-t* ruta sabad sabin sars **Sel** *Seneg Sep Sil* **Spig** *Spong Stann* staph *Stram* stront-c sul-ac **Sulph** tarax teucr thuj valer verat *Verb* viol-t zinc
  • **amel**: abrom-a acon adon aesc aeth agar aloe **Alum** am-c am-m ambr anac ang ant-c ant-t apis aran arg-met **Arg-n** arn ars asaf *Asar Aur* bapt bar-c bar-s bell bism borx bov *Brom Bry* calc calc-s caps carb-ac carb-v carbn-s caust chel chin cic cina coloc **Con** croc dios *Dulc Euph* **Fl-ac** gamb *Graph* hed hep hyos ign **Iod** ip kali-c **Kali-i** kali-n **Kali-s** lach laur *Lil-t* **Lyc** m-arct m-aust *Mag-c* mag-f *Mag-m* mag-s mand mang meny merc *Merc-i-r* mez mosch mur-ac *Naja* nat-ar nat-c nat-m nat-s nicc nit-ac nux-v op ox-ac par petr *Ph-ac* phel phos

1960   ▽ extensions | O localizations | ● Künzli dot

Generals

Walking
- air; in open – **amel**: ...
  pic-ac pip-n plat plb **Puls** rauw rhod **Rhus-t** ruta *Sabin Sang* sars sel *Seneg Sep* sphing spig spong *Stann* staph stront-c sul-ac *Sulph Tarax* tarent *Teucr Thuj* verat verb vinc viol-t zinc
- **desire** for (See desire - air)
- **amel**: *Acon* agar agn alum alumn am-c *Am-m* ambr anac ang ant-c ant-t apis apoc aran-ix arg-met arg-n arn *Ars* ars-s-f asaf asar **Aur** aur-m aur-s bar-c bell bism bov *Brom* Bry buni-o calc calen canth *Caps* carb-v caust cham chin cic cina cocc coloc **Con** cortiso crot-h cupr *Cycl Dig Dios Dros* **Dulc Euph** euphr **Ferr** ferr-ar *Fl-ac* gels glon graph guaj halo helon hep hyos ign indg iod kali-bi kali-c **Kali-i** kali-n kali-p *Kali-s* kreos lach laur led lil-t *Lyc* lycps-v *M-ambo* m-arct m-aust *Mag-c Mag-m* mag-p mang *Meli Meny* meph *Merc* merc-c mez *Mosch* mur-ac nat-c *Nat-m* nat-s nid nit-ac nux-m olnd op palo par petr *Ph-ac* phos *Plat* plb **Puls** pyrog *Ran-b* raph rat *Rhod* **Rhus-t** *Ruta Sabad* sabin **Samb** sars sep seneg *Sep* sil spig spong stann staph stront-c sul-ac **Sulph Tarax** tarent tere-ch teucr thal thuj tub **Valer Verat Verb Viol-t** vip-a *Zinc* zinc-p
- **aversion** to: agar aza cham clem fago kali-bi nit-ac
- **backward** agg: mang
- **beginning** to walk (↗*Motion - beginning - agg.*): acon *Agar* am-c ambr anac ang ant-c ant-t arn ars asar bar-c bell bov *Bry* Cact Calc cann-s canth **Caps** carb-an *Carb-v Caust* cham chin cic cina cocc **Con** croc cupr cycl dig dros **Euph Ferr** graph kali-c kali-n lach laur led *Lyc* m-ambo m-arct m-aust mag-c mang merc mur-ac nat-c nat-m nit-ac nux-m olnd petr ph-ac *Phos* phyt plat plb **Puls** ran-b rhod **Rhus-t** *Ruta Sabad* sabin *Samb* sars sep *Sil* spig staph stram stront-c sulph *Thuj* valer verat *Zinc*
- **bent**:
  - **amel**: am-m arn cimic **Con** *Hyos Lyc* nux-v phos rhus-t sabin sulph *Viol-t*
- **circle**, in a (↗*MIND - Walking - circle*): bell thuj
- **dark** agg; in the: zinc
- **desire** for: ail arg-met arg-n *Ars Aur* bism caj calc chlor cod dig *Dios* ferr-p am gins *Iod* kali-cy lepi lyc merc mosch murx naja nit-ac nux-v *Op* paeon paull ruta sep spira spirae *Stront-c* tarent thlas zinc-act
  - **night**: ars *Iod* mag-c merc *Op*
  - **air**, in open: asaf clem crot-t fl-ac lach lact lyc mez phos puls teucr
- **easily**: thuj zinc
- **eyes** closed; with:
  - **agg**: alum arg-n calad iodof zinc
  - **amel**: con
- **learning** to walk:
  - **late**: acon *Agar* all-s arg-n *Ars* ars-s-f *Bar-c* bell **Calc** calc-f **Calc-p** calc-s kali-i lil-t lyc mag-c med merc **Nat-m** *Nit-ac* nux-v *Ph-ac Phos* pin-s *Sanic* sep *Sil* sulph thlas thuj
  - **development** of bones; tardy (↗*Development - slow - bones*): Calc
- **level** ground; on | **agg**: ran-b verat
- **must** walk | **Bones**; during complaints of: ruta

Walking: ...
- **rapidly**:
  - **agg** (↗*Running - agg.*): *Alum* alum-sil *Ang Apis* arg-met *Arn* **Ars** ars-i ars-s-f *Aur* aur-ar aur-i *Aur-m* aur-s **Bell** *Borx* **Bry** but-ac *Cact Calc Calc-s* calc-sil *Cann-s Caust* chel chin cina cocc coff **Con** croc *Cupr* dros *Ferr* ferr-ar hep hyos *Ign Iod* ip *Kali-ar Kali-c* kali-p kali-sil laur *Led Lyc Merc* mez nat-ar nat-c *Nat-m* nit-ac nux-m nux-v *Olnd* **Phos** *Plb* **Puls** rheum *Rhod* **Rhus-t** ruta sabin *Seneg* sep *Sil Spig* spong squil staph sul-ac **Sulph** verat zinc
  - **amel** (↗*MIND - Hurry - walking; MIND - Restlessness - anxious - walking - rapidly; MIND - Anxiety - pursued - walking*): *Ant-t Arg-n* ars aur-m brom canth carb-ac *Ign Mag-c Mag-m* nat-m petr *Rhus-t Sabin Sep* sil *Stann Sul-ac* **Tub**
  - **mental** symptoms: hist
- **sideways** agg: *Caust* kali-c
- **slowly** | **amel**: agar **Aur** *Aur-m* cact calc-s **Ferr** ferr-ar iris *Kali-p* lyc **Puls** sep syph *Tarent*
- **stone** pavement agg; on a: aloe ant-c ars *Con* hep nux-v sep
- **uneven** ground agg; on: clem hyos lil-t phos podo
- **wind**; in the | agg: acon *Agar Ars Asar* aur aur-ar **Bell** *Calc* carb-v *Cham* chin con euphr *Graph* lach *Lyc* mur-ac nat-c nux-m **Nux-v** *Phos* plat *Puls* rhus-t **Sep** spig *Stann* thuj

WARM

- **agg** (↗*Heat - lack - warmth*): acon adlu *Aesc* aeth *Agar* agn *All-o Aloe* **Alum** alum-sil am-c ambr *Anac* anan *Ant-c Ant-t* **Apis** aq-mar **Arg-n** am **Ars-i** *Asaf Asar* aster aur *Aur-i Aur-m* bapt bar-c bar-i bell beryl *Bism Borx* botul brom *Bry Calad Calc* calc-f *Calc-i Calc-s Camph* cann-s canth carb-v *Carbn-s* carc caust cench cham chin cimic cina clem *Coc-c* cocc coff colch coloc *Com* conv cortiso cortiso *Croc Crot-h Cupr* cycl dig *Dros Dulc* euph euphr ferr ferr-i ferr-p **Fl-ac** flav foll gels *Glon Graph Grat Guaj Ham* hed helia hell hep hip-ac hist hydroph *Hyos* iber ign *Ind* **Iod** *Ip* jug-c just kali-ar kali-bi kali-br kali-c **Kali-i** kali-m kali-n *Kali-s* kalm *Lac-c Lach* laur **Led** *Lil-t Lyc* m-ambo m-arct mag-c manc med meli *Merc Mez* mur-ac nat-c **Nat-m** *Nat-s* nit-ac nux-m nux-v *Op* ph-ac phenob *Phos* phyt pic-ac pitu **Plat** podo prot **Puls** rat rauw rhus-t sabad *Sabin Sang* sars **Sec** sel *Seneg* sep sil spig *Spong* staph stel stront-c sul-ac *Sul-i* **Sulph** tab teucr *Thuj* thyr trios *Tub* urt-u *Uva Verat Vesp* visc *Zinc*
- **air**:
  - **agg**: agn *Aloe* alum-sil ambr aml-ns anac *Ant-c Ant-t Arg-n* ars-i *Asar* aur *Aur-m Bry* calad calc calc-i *Calc-s* cann-s *Carb-v* cham cina *Cocc* colch croc dros *Euph Fl-ac* **Glon** ign *Ind* **Iod** *Lyc* kali-bi **Kali-s** *Lach* led *Lyc* m-arct **Merc** merc-c *Mez Nat-m Nat-s Nit-ac* nux-m nux-v *Op Ph-ac* phenob *Phos Pic-ac* plat podo **Puls** rhus-t sabin sars *Sec* sel *Seneg Sep* spig *Sul-i* **Sulph** teucr thuj xan
  - **amel**: *Acon* aesc *Agar* alum *Am-c* anac ant-c arn **Ars** ars-i asar **Aur** *Bar-c* **Bell** borx *Bov Bry Calc* **Camph** canth *Caps Carb-an Carb-v* **Caust** *Cham* chin *Cic Cina Coc-c Cocc* coff *Colch Coloc Con* dig

Warm – air   **Generals**   **Warm – stove**

- **amel**: ...
  Dulc **Ferr** graph **Hell Hep** *Hyos Ign* ip **Kali-c** kreos lach laur led *Lyc* m-ambo m-arct m-aust mag-c mag-m mag-p *Mang* meny **Merc** *Mez* **Mosch** mur-ac nat-ar *Nat-c Nat-m* nat-s *Nit-ac* **Nux-m Nux-v** par *Petr Ph-ac Phos* psor pyrog ran-b *Rhod* **Rhus-t** *Ruta Sabad* samb *Sars Sel* seneg *Sep Sil Spig Spong* squil staph stram **Stront-c** sul-ac *Sulph* thuj tub *Verat* verb viol-t zinc
- **sensation** of: aster bry kali-c puls sulph verat
- **amel**: *Acon Agar* alum alum-sil am-br *Am-c* anac ant-c aral *Arg-met* arist-cl *Arn* **Ars** asar *Aur* aur-m bad *Bar-c* **Bell** bell-p *Borx Bov* **Bry** calc calc-f calc-p calc-s **Camph** *Canth* **Caps** *Carb-an Carb-v* carc castm **Caust** cench cham chel *Chin Cic* cimic cist *Clem Cocc Coff* **Colch** coli *Coll Coloc* Con cor-r cupr-act cycl cyn-d *Dig* diphtox dros **Dulc** *Ferr* flor-p form gink-b *Graph* gymno **Hell Hep** *Hyos Ign* ip kali-ar kali-bi **Kali-c** kali-p *Kreos* lac-d *Lach* laur led levo lob lyc lycpr m-ambo m-aust *Mag-c Mag-m Mag-p* mand *Mang* med *Meny* **Merc** *Mez* moly-met **Mosch** *Mur-ac Nat-c* nat-m nid nit-ac *Nux-m* **Nux-v** oci-sa onop oscilloc *Petr Ph-ac Phos* phyt psor puls pyrog *Ran-b Rheum Rhod* **Rhus-t** *Rumx Ruta* **Sabad** sacch-a *Samb* sanic *Sars* seneg *Sep* ser-a-c *Sil Spig Spong* Squil **Staph** *Stram* **Stront-c** *Sul-ac Sulph* syph thea ther thuj tub verat verb viol-t xero zinc
- **applications**:
  - **agg**: apis **Bell** bry calc *Carb-v* crot-h cupr fl-ac guaj **Iod** kali-i kali-s lach led lil-t lyc *Merc Nat-m* puls sabin sanic sec spig *Sulph*
  - **night**: bros-gau
  - **amel**: *Alum* am-c anac ars aur *Bar-c* bry calc-f canth *Caust Cham Chin* cic coloc hell hep **Ign** kali-c lach laur *Mag-c* mag-m mag-p mang meny **Nux-m** *Nux-v* puls rad-br **Rhus-t** ruta *Sabad Samb Sep* ser-a-c sil squil *Staph* stront-c sulph syph thuj
- **artificial** heat | **amel**: cor-r
- **bathing**:
  - **agg** (↗*Faintness - sauna; Faintness - steam*): aesc ant-c *Apis* ars-i caust iod *Lach Op* pall phos sulph
  - **hot bath**: **Apis** *Arg-n* **Bell** bell-p **Bry** *Carb-v* **Gels Iod** Kali-i *Lach* **Nat-m** op *Puls Sec Sulph*
  - **amel**: am-m ant-c bufo flav lat-m mim-p rad-br *Rhus-t* sec *Stront-c* thea
  - **hot bath**: am-m anac **Ars** chel *Hep* lyss mag-p mez nit-ac pyrog rad-br rat *Rhus-t Sil* spig stront-c *Thuj*
- **bed**:
  - **agg**: aeth agn *Alum* ambr anac **Ant-c Ant-t** **Apis** arg-n arn ars-i *Asaf* asar aur aur-i *Aur-m* aur-s bar-c bell-p botul bov **Brom** *Bry* calad calc calc-f calc-i *Calc-s Camph* cann-s *Carb-v* carbn-s *Caust* cedr **Cham** chin cina cinnb *Clem Coc-c Cocc* colch coloc croc daph **Dros** dulc *Euph Fl-ac Glon* goss *Graph* hell hyos ign *Iod Ip* kali-br *Kali-c Kali-chl* kali-s *Kali-s* kreos *Lac-c Lach* **Led** lil-t *Lyc* m-ambo m-arct *Mag-c* med **Merc** *Mez* mur-ac nat-c *Nat-m* nit-ac *Nux-m Nux-v* **Op** petr *Ph-ac* phenob phos phyt *Plat* psor **Puls** rad-br *Rhod Rhus-t* sabad **Sabin** sang sars **Sec** sel *Seneg* sep sil spig *Spong* staph

- **bed – agg**: ...
  stram stront-c *Sul-i* **Sulph** teucr *Thuj Verat* visc x-ray
  - **cold** extremities, with: **Camph** *Kali-c Mag-c Med Sec*
  - **amel**: agar *Am-c* arn **Ars** ars-s-f *Aur* bapt bar-c bell **Bry** calc-f *Calc-p* camph canth *Caust* cic cocc *Coloc* con *Dulc* **Graph Hep** hyos **Kali-bi Kali-c** kali-p lach **Lyc** *Mag-p* mosch nit-ac **Nux-m Nux-v** petr ph-ac *Phos* **Rhus-t** *Rumx Sabad Sep* **Sil** spong squil *Stann* staph stram stront-c sul-ac sulph *Tarent* thuj **Tub** verat
  - **desire** for: spig
- **cannot** get warm (See Heat - lack - warm covering; CHIL - Warm - bed - not; CHIL - Warm - desire; CHIL - Warm - room - not)
- **clothing**:
  - **desire** (↗*MIND - Fur; wraps*): alum ars *Bar-c* bell calc caul graph hep kali-c nat-c nat-s plb *Psor Sabad* sil
    - **afternoon**: nux-v
    - **in spite** of sensation of heat: achy
    - **summer** agg: hep *Psor*
  - **desire** for warmth (↗*Clothing - intolerance*): alum am-br arg-met **Ars** bar-c calc caps *Caust* Colch con gymno **Hep Kali-c** moly-met ph-ac psor *Sabad Sil* thuj tub
- **fire**; open:
  - **agg**: *Ant-c* bry *Euph* glon mag-m merc puls *Zinc*
  - **children**: in: glon
- **room** (↗*Faintness - sauna; Faintness - steam*):
  - **agg**: acon aeth *Agn All-c* aloe *Alum* alum-p alum-sil am-c am-m ambr aml-ns *Anac Ant-c* ant-t **Apis** aran-ix aran-sc *Arg-n* arn ars *Asaf Asar* aur *Aur-m* aur-s bapt bar-c bar-i bell borx *Brom* **Bry** bufo calad calc calc-i calc-p **Calc-s** cann-s *Caps Carb-ac Carb-v* **Carbn-s** carc caust cina *Coc-c* cocc colch conv crat **Croc** culx *Dros* dulc euphr *Fl-ac* **Glon Graph** grat hell hep hip-ac hyos hyper ign *Ind* **Iod** *Ip* kali-c **Kali-i Kali-s** lach laur *Led Lil-t* luf-op **Lyc** m-arct *Mag-m* med **Merc** *Merc-i-f* mez mur-ac nat-ar *Nat-c* nat-m *Nat-s* nit-ac nux-v *Op* oxyt ph-ac phos *Pic-ac* plat pneu *Ptel* **Puls** ran-b rhus-t **Sabin** *Sanic* **Sec** sel **Seneg** sep sil spig *Spong* squil staph *Sul-i* **Sulph** *Tab Thuj Til Tub Verat Verb* vib viol-t
  - **amel**: aur-ar both-a carb-v *Caust* cham chel chin chinin-ar cocc cycl guaj *Hep* mag-p mang merc nux-m nux-v plat rhus-t *Rumx Sil*
- **stove**:
  - **agg** (↗*Light; from - agg. - fire*): *Ant-c* **Apis** *Arg-n* arn ars *Bry* bufo *Cimic* cina **Cocc Con** cupr *Euph* **Glon Iod Kali-i** Laur mag-m *Merc* nat-m nat-s nux-v op phos psor **Puls** ruta *Sec* spig thiop *Zinc*
  - **amel**: acon agar am-c **Ars** aur bar-c bell borx bov calc-f camph canth **caps** caust cic cocc con conv cor-r *Dulc* eup-per graph hell **Hep** hyos **Ign** kali-c lach mag-c **Mag-p** mang meny mosch *Nux-m* **Nux-v** petr ran-b rhod **Rhus-t** rumx sabad **Sil** *Stront-c* sulph tub

1962   ▽ extensions | ○ localizations | ● Künzli dot

Warm – stove / Generals / Weakness

- **cold** and stiff on approaching; he is: *Laur*
- **desire**: bar-c cic ptel *Sil* tub
- **wraps** (↗ Covers - agg.):
  - **agg**: *Acon* ant-c ant-t **Apis** *Arg-met Arg-n* arn *Ars-i Asar* aur aur-i *Aur-m* aur-s *Borx* brom *Bry Calc* calc-i calc-s *Camph* carb-v carbn-s *Cham* chin *Coc-c* coff *Ferr* ferr-i *Fl-ac* glon ign *Iod* kali-bi **Kali-s** *Lac-c* lach **Led Lyc** *M-ambo M-aust* **Mag-p** merc mosch mur-ac *Nit-ac* nux-v op phos plat **Puls** rhus-t sabin *Sec Seneg* sep *Spig* staph *Sul-i* **Sulph** tab thuj *Verat*
  - **amel**: alum-sil aral *Arg-met Arn* ars *Aur* calc-f *Cham* colch graph *hell* **Hep** ign lach *Mag-m* merc *Mur-ac* nat-c *Nat-m Nux-m* **Nux-v** phos psor rhod rhus-t sabad *Sep Sil Squil* staph stront-c
- **head**; around | **amel**: bell graph *Hep Psor* rhod sanic *Sil*
- **sensation** as if: bar-c cact graph med nux-v sulph

WARM; BECOMING:
- **agg**: *Acon* am-c **Ant-c** ant-t bar-i *Bell* borx brom **Bry Calc-sil Caps Carb-v** coff *Dig Gels Glon Hep Ign* iod *Ip* **Kali-c** kali-s lach lyss merc mez *Nat-c Nat-m Nux-m Nux-v* old *Op Puls* sabad samb *Sel Sep Sil* spig staph ther *Thuj* verat verat-v *Zinc*
- **air** agg; in open: acon agn alum ambr anac *Ant-c* asar aur aur-i *Aur-m* bar-c bar-i *Bell* borx bov **Bry** calad calc cann-s *Carb-v* cham chin cina cocc coff colch coloc croc dros *Dulc* euph *Glon* graph ign **Iod** ip kali-c lach **led Lyc** m-ambo m-arct mang *Merc* mez nat-c nat-m *Nat-s* nit-ac nux-m nux-v old *Op* petr ph-ac *Phos* plat **Puls** rhus-t sabad sabin *Sec* sel *Seneg* sep *Sil Spig* spong staph *Sulph* teucr thuj *Verat*
- **amel**: *Acon Agar* am-c ant-c *Arn* **Ars** asar *Aur* **Bar-c Bell** Borx bov *Bry Calc Camph* canth **Caps** carb-an carb-v *Caust Cham Chin Cic* clem *Coc-c Cocc* colch **Con** dig *Dulc* ferr **Graph** *Hell Hep Hyos Ign* **Kali-c** *Kreos* lach *Lyc* m-ambo m-aust *Mag-c* mag-m *Mang* meny *Merc* mez **Mosch** mur-ac *Nat-c* nat-m *Nit-ac Nux-m* **Nux-v** *Petr Ph-ac Phos* ran-b rhod **Rhus-t** ruta *Sabad* samb *Sars* sel *Sep Sil* spig *Spong* staph stram *Stront-c* sul-ac *Sulph Thuj Verat Verb* viol-t zinc

WARMBLOODED persons (See Heat - sensation)

WARMTH; sensation of (See Heat - sensation)

WASHING clothes, laundry, ailments from: am-c ant-c *Calc* clem nit-ac phos rhus-t sep spig *Sulph* ther

WATER (↗ MIND - Fear - water):
- **agg** (See Bathing - agg.)
- **aversion** to: *Am-c Sulph*
- **dashing** against inner parts, sensation of (↗ Heat - flushes - warm water - dashed): bell cina *Crot-t* dig ferr hell kali-m laur ph-ac *Rhod Spig*
- **hot** water poured on part; sensation as if: verat-v
- **living** near water agg: *Aran Nat-s Thuj*
- **pouring** out of water agg: lyss
- **seeing** or hearing of running water agg (↗ MIND - Hydrophobia): ang apis arg-met bell brom canth *Lys Lyss* nit-ac *Stram* sulph ter

Water – seeing or hearing of running water agg: ...
- **pregnancy** agg; during: phos
- **touching** water | **aversion** to: *Am-c*
- **wading** in, ailments from: ars dulc mag-p
- **working** in water:
  - **agg**: alum *Am-c Ant-c* ant-t **Aran Ars** bry cact *Calc* calc-p card-m caust cham cimic *Clem* colch **Dulc** gels kalm lyc mag-c mag-p med merc *Nat-s* nit-ac nux-m phos phyt **Puls** pyrog *Rhod* **Rhus-t** sabal sabin senec *Sep Sil* sulph ter tub

WAVELIKE sensations: acon am-c aml-ns anac ant-t apis arn asaf *Asar* **Bell** *Bism* calc camph cann-xyz caps caust chin cic clem cocc coff con dig dulc ferr-p glon graph hyos iod kali-c kali-n lach lyc mag-c manc mang mez mosch *Nit-ac* nux-v olnd op per petr plat rhod sars *Sep* sil spig stann stict stram stront-c stroph-h **Sulph** teucr *Valer* verat verb viol-t zinc-i

WEAKNESS (↗ MIND - Dullness; Lassitude; MIND - Prostration): abies-c abies-n abrom-a abrot absin *Acet-ac Acetan* achy *Acon* acon-c acon-f adlu *Adon* adox adren aesc aesc-g *Aeth* aether agar agar-cpn agar-em agar-pa *Agar-ph* agar-pr agar-st agav-l *Agn* ail alco *Alet* alf all-c all-s allox *Aloe* alst alst-s *Alum* alum-p alum-sil alumn am-br **Am-c** am-caust am-m *Ambr Aml-ns* ammc amor-r amph amyg **Anac** ancis-p **Ang** anil *Ant-ar Ant-c* ant-m ant-o **Ant-t** anth anthraci anthraco *Antip* aphis **Apis** apoc apoc-a apom aq-mar aq-pet aral *Aran* aran-sc arg-cy **Arg-met** *Arg-n* arist-cl **Arn** Ars ars-h ars-i *Ars-met* ars-s-f arum-d arum-i arum-m arum-t arum-tri asaf asar asim aspar astac aster atha atra-r atro *Aur* aur-ar aur-fu *Aur-m* aur-m-n aur-s *Aven* bac bacls-7 **Bals-p Bapt** bar-act **Bar-c** bar-i *Bar-m* bart bell bell-p ben ben-n *Benz-ac* berb berbin beryl *Bism* bism-o *Bol-la* bol-s borx *Both* bov brach **Brom** bruc brucin *Bry* bufo bung-fa buni-o buth-a *Cact* cadm-met cadm-s cain caj calad **Calc** calc-ar calc-caust calc-hp **Calc-i** calc-m calc-p calc-s calc-sil *Camph* cann-i cann-s **Canth** canthin caps car **Carb-ac Carb-an** carb-v carbn-chl carbn-h carbn-o *Carbn-s* card-m *Carl* casc cass castm castn-v *Caul Caust* cedr cench cent cere-b cerv *Cham* chap **Chel** chelo *Chim* **Chin** chinin-ar *Chinin-fcit* **Chinin-s** chion chlf chlol chloram chlorpr chr-ac *Cic* cich cimic cimx *Cina* cinnb cinnm cist cit-l cit-v *Clem Cloth* cob cob-n *coc-c* **Coca** *Cocc* coch cod *Coff* **Colch** colchin *Coli* coll coloc colocin com **Con** conin conin-br conv cop cor-r corn corn-a cortico cortiso cot crat croc *Crot-h Crot-t* cub culx **Cupr** cupr-act *Cupr-ar* cupr-s cur *Cycl* cyn-d cypr cyt-l *Daph* dendr-pol der dicha **Dig** *Digin* digox dios dip diph diphtox dirc dor *Dros* dubo-m *Dulc Echi* elaps elat equis-h erig ery-a ery-m eryt-j esch eucal eug eup-per eup-pur euph euph-c euph-hy euph-ip euphr eupi fab fago fagu ferr ferr-ar **Ferr-i Ferr-m** ferr-ma *Ferr-p* ferr-pic fic-r fil *Fl-ac* flor-p *Form* frag franz gad gal-ac galeg galin gast **Gels** gent-l gent-q get gink-b gins glon glyc goss gran **Graph** grat guaj guan guare haem hall *Ham* hed hedeo *Hell* hell-o helo helon **Hep** hera hip-ac *Hipp* hir hist home hura *Hydr Hydr-ac Hydrc* **Hyos** hyosin

Generals

Weakness — **Weakness – noon**

Weakness: ...
Hyper iber *Ign* ind indg **Iod** *Ip Irid*-met iris jab jal jasm jatr-c jug-c jug-r juni-v **Kali-ar** *Kali-bi Kali-br* **Kali-c** kali-chl kali-cy **Kali-fcy** *Kali-i* kali-m kali-n kali-ox **Kali-p** kali-perm kali-s kali-sil kali-sula kali-t **Kalm** kino kiss kola kou kreos kres lac-ac *Lac-c Lac-d* **Lach** lachn lact lam lapa lat-k lat-m **Laur Lec** led lepi lept lev lil-s lil-t lim lina linu-c lipp lith-c lith-chl lob lob-c lob-p lob-s lobin *Lol* luf-op *Lyc* lycps-v lyss m-ambo m-arct m-aust macro mag-c mag-f mag-m *Mag-p* mag-s magn-gr maland malar manc mand mang mang-o **Med** mela meli menis meny meph **Merc** merc-br **Merc-c Merc-cy** merc-d merc-i-f merc-i-r merc-k-i merc-meth merc-ns merc-sul merl methys mez mill mit moly-met *Mom-b* morph mosch **Mur-ac** murx mygal *Myric* nabal naja napht narcin narz nat-ar *Nat-c Nat-chl* nat-f **Nat-hchls** nat-lac **Nat-m** nat-n **Nat-p Nat-s** *Nat-sal* nat-sil nat-sula nep nicc nicc-met nicc-s nicot nid **Nit-ac** nit-m-ac nit-s-d nitro-o nuph *Nux-m Nux-v* oena okou ol-an *Ol-j* **Olnd** onos op opun-v orch orig orni osm ost osteo-a *Ox-ac* oxyg paeon pall palo pana par parathyr parth paull ped penic perh pert *Petr* **Ph-ac** phal phel **Phos** *Phys* physal-al *Phyt* **Pic-ac** pilo pimp pip-m pitu pitu-p pix plan *Plat* **Plb** plb-chr plect plumbg pneu podo polyg-h polyp-p *Prim-o* prun-p psil **Psor** ptel *Puls* puls-n pulx *Pycnop-sa* pyrog pyrus rad-br ran-a **Ran-b** ran-s *Raph* rat rham-f rheum rhod rhodi rhus-g **Rhus-t** *Rhus-v* ric **Rob Rosm Rumx** rumx-act ruta *Sabad* sabal sabin sacch salin samb samb-c *Sang Sanic* santin sapin *Sarcol-ac* saroth sarr *Sars* scarl *Scor* scroph-n scut **Sec Sel** senec *Seneg* senn **Sep** sieg **Sil** silphu sin-n sium sol-mm sol-ni sol-t sol-t-ae solid solin sphing spig spira spirae *Spong* **Squil Stann Staph** staphycoc *Stict* still *Stram* stront-c stroph-h stry stry-p **Sul-ac** sul-h sul-i sulfa *Sulfon* sulfonam **Sulph** sumb syph syzyg **Tab** tanac tang tann-ac tarax **Tarent** tarent-c tart-ac tax *Tell* **Ter** tere-ch teucr thal thea *Ther* thiop *Thuj* thymol thyr tit tox-th toxo-g trach tril-p trom **Tub** tub-d tub-r tub-sp tus-p upa uran-met uran-n urea ust v-a-b vac valer ven-m **Verat** verat-v verb verin vesp vib vichy-g vinc viol-t vip vip-a vip-ac vip-d visc voes wies wildb wye x-ray xan *Zinc Zinc-ar* zinc-m zinc-o zinc-p *Zinc-pic* zinc-s zing ziz

- **right** side; of the: *Chlf*
- **daytime**: agar *Am-c* cench cob-n corn graph indg iod lyc lyss mag-c mosch nat-ar nat-c *Nat-m* nit-ac op ph-ac phos phys pip-m plan *Stann Sulph* tarent ter
  - **heat** of day, during (↗*heat*): sel
  - **walking** | **amel** (↗*walking - amel.*): ph-ac
- **morning**: *Acal* acon-l agar alum alum-p am-c am-m *Ambr* amph ant-c ant-s-aur apoc arag aran *Arg-met* arn **Ars** *Ars-i* ars-s-f asc-t atra-r atro aur aur-ar aur-i bar-m bell bism borx bruc *Bry* bufo caj *Calc* calc-i *Calc-s* calc-sil canth caps carb-an *Carb-v* carbn-s celt cham chel chinin-s cimic cinnb clem coc-c colch *Con* corn *Croc* crot-h cycl dig digin dios dros *Elat* erig euphr eupi fago flor-p form *Gels* graph *Graph* ham hom-xyz hyper *Iod* jal kali-bi kali-chl kali-m kali-n kali-p kali-sil lac-ac lac-c **Lach** lact levo **Lyc** *Mag-c Mag-m* meli

- **morning**: ...
Merc merc-c merl morph mur-ac naja *Nat-ar Nat-m Nat-p Nat-s* nat-sil *Nit-ac Nux-v* op osm ox-ac ped perh *Petr* **Ph-ac** *Phos* pic-ac plat *Plb* prun psor *Puls* ran-b *Rhus-v* rob ruta sabad sang **Sep** *Sil Spig* stach *Stann* Staph *Stront-c* stry sul-ac sul-i *Sulph* sumb syph tab ther thuj til tub valer *Verat* viol-t zinc *Zinc-p*
  - **6** h: pic-ac
  - **6.30** h: ham
  - **7** h: cham elat graph
  - **8** h: dios phys psil
  - **8.30** h: fago
  - **10** h, until: cench nit-ac
  - **day** amel; during: acal
  - **bed** agg; in: *Ambr* arn *Carb-v* caust chin chinin-s cich *Con* ham hell hep hom-xyz lach mag-c *Nat-m* petr phos **Puls** *Sil* Staph stront-c
  - **sitting** up; while: nat-m
  - **fasting** agg: con
  - **ideas** at night; after copious flow of: tab
  - **lying** agg (↗*lying*): **Puls**
  - **rising**:
    - **after** | **agg**: alumn *Arg-met Arg-n* bry carb-an hep kali-n *Lach Nit-ac Nux-v* peti **Ph-ac** rhod tl
    - **agg** (↗*rising - agg.*): alum asc-t aur-m-n bov **Bry** calc-caust carbn caust chin cina colch corn crot-t dig dios *Dulc* eupi *Ferr* ham hep ign iris lac-ac *Lach Lyc* mez nat-m nux-v op petr **Ph-ac** phos plb puls puls-n rhus-v scut *Sep Sil Stann* sulph thuj ust
    - **amel**: acon carb-v caust con kali-c mag-c nat-c nat-m phos *Puls*
  - **waking**; on: acon agar alum alum-p am-c ambr ant-c *Arg-met* arn aur bell berb *Bry* **Calc** calc-sil cann-s carb-an carb-v castn castn-v celt cham chel chin clem coca colch coloc con corn crot-t cycl dros *Dulc* euph fago gels gnaph graph grat hep hyper ign iod jab kali-c kali-sil *Lach Lyc* mag-c mag-s mang nat-m *Nux-m Nux-v* Phos pic-ac plb podo rhus-t sabad *Sang Sep Sil Spig* Staph stram *Syph* tab ter thuj verat xan zinc
    - **dream**; from a: *Calc-s* celt op teucr
  - **forenoon**: abrot acon agn alum am-c ambr ang ant-t bart bruc **Bry** calc carb-an carb-v corn fago fl-ac gels graph grat hell indg kali-cy kali-n lach *Lyc* mag-m mang nat-m nux-m ox-ac *Ph-ac* phel phys *Plat* ptel ran-b sabad sars scroph-n sep tab tarent verat
    - **9** h: chinin-s cocc merl nat-s ox-ac ped perh peti phys ptel sep
    - **9-11** h: tarent
    - **amel**: tarent
    - **10** h: aq-mar borx castm cench equis-h gels lycps-v merc-d phys
    - **10-12** h: calc-s
    - **amel**: *Gels*
    - **11** h: arg-met nat-c phos ptel sep *Sulph* thuj zinc
  - **noon**: bov carb-v caust cic clem con cycl fago helon hyper nat-m nit-ac ox-ac ph-ac phos phys phyt ptel sil sulph teucr thuj zinc
  - **12.30** h: gels sol-t-ae

Weakness – noon / Generals / Weakness – accompanied by

- **15 h**, until: hyos
- **18 h**, until: phyt ptel
- **amel**: hyper
- **sleep** agg; after (➚*afternoon - sleep*): borx con cycl nat-m
- **afternoon**: acon aeth *Alet* am-c amyg anac apis aq-pet arg-n aur bar-c bell borx brom *Bry* carb-an carbn castm chinin-s cinch coc-c coca colch coloc com con digin erig fago ferr *Gels* glon ham helon hydr-ac hyos ign iod iris *Kali-c* kali-n lyc lycps-v mag-c merl mez mur-ac nat-c nat-m nat-p nat-s nit-ac nux-v ol-an osteo-a phys phyt plb psil ptel ran-b rhus-t ruta sang sep *Sil* spirae staph stram stry **Sulph** thuj zinc zing
- **13 h**: astac ferr-p phys pic-ac verat-v
- **13**.30 h: lyc
- **14 h**: chel gels nux-v sulph
  : **14**-15 h: guan plb-chr sulph
  : **14**-16 h: ign
- **15 h**: *Ham* mag-c nat-s nep
  : **15**-16 h: reser
- **16 h**: caust gad hydr iris lyc mang merc-i-f phys psil
- **17 h**: coff colch coloc lyc merc psil staph
  : **17**-23 h: perh
  : **until**: tarent
  : **17**.30 h: stram
- **sleep** agg; after (➚*noon - sleep*): borx chinin-s ferr gels kali-c nat-m
- **walking**:
  : **after | agg**: ery-a euph hyper
  : **agg** (➚*walking - agg.*): caust lyc mag-c pic-ac ran-b
  : **amel**: nat-s
- **evening**: acon aloe alum *Am-c* am-m aphis apis apoc ars ars-h asaf asar bapt bell berb borx bov brom bruc bry calc calc-p *Calc-s* carb-v carl *Caust* chin clem cob coc-c coca coloc colocin con *Croc* cycl dios dirc erig ery-m euphr eupi fago ferr ferr-ar form *Graph* grat haem helon hep hydr hydr-ac *Ign* indg iris itu jac-c jac-g *Kali-bi* kali-c kali-chl kali-m kali-n kali-sil kalm *Lach* laur lim lob lyc lycps-v mag-c merc merl mez mur-ac murx naja **Nat-m** nat-n nicc nit-ac nux-v ox-ac pall *Petr* phos plat plb psor puls-n rat rhus-g rhus-t rumx ruta senec *Sep* sil spig stach stront-c sulfonam *Sulph* sumb tab tarent *Tart-ac* thuj tub upa valer zinc zinc-p
- **18 h**: helon lyc merc
  : **until**: merc
- **19 h**: gins mag-c nat-m phys pic-ac sep verat-v
- **20 h**: astac bar-c mang pana phys sep
- **20**.30 h: pip-m
- **21 h**: dirc mag-s op phys pic-ac
  : **amel**: phos
- **21**.30 h: lyc sep
- **air**; in open | **amel** (➚*air; in open - amel.*): chel **Con** grat naja nat-m pic-ac sabad
  : **amel**: asc-t calc-s colch nit-ac
- **bed** agg; in: lyc
- **eating**; after (➚*supper*): bov *Croc*

- **night**: acon-l am-c ambr ant-c anthraci anthraco calc canth carb-an carb-v chel coca crot-t ferr-i gnaph hell hyper kreos mur-ac naja nat-m nux-v rhus-t sep *Sil* sulph tab thuj
- **midnight**:
  : **before**:
  : **22 h**: elat fago phys
  : **23 h**: nat-m
  : **at**: ambr op *Rhus-t*
  : **after**: nat-m rhus-t
  : **2 h**: sep
  : **3 h**: am-c nat-m zing
  : **4 h**: sulph
  : **5 h**: napht
- **abortion**:
  - **after**: *Kali-c* ruta
  - **weakness**; from: *Sep* sil
- **accompanied** by:
  - **asthma**: ars bry carb-v *Chinin-ar Psor Stann*
  - **emaciation**: cub
  - **enuresis** (See BLAD - Urination - involuntary - accompanied - weakness)
  - **hemorrhagic** tendency: kreos
  - **hemorrhoids** (See RECT - Hemorrhoids - accompanied - weakness)
  - **intellect**; keen (See MIND - Intelligent - weakness)
  - **menses**; painful: **Verat**
  - **nausea**: ars elat
  - **obesity**: berb ip
  - **phthisis** (See Consumption - accompanied - weakness)
  - **pulse**; weak: *Ant-t*
  - **respiration**:
    : **complaints**: *Ant-t*
  - **sensitiveness**: ars chin cocc plb sil ter
  - **sepsis** (See Septicemia - accompanied - weakness)
  - **stasis**; venous (See Stasis - accompanied - weakness)
  - **sweets**; desire for: thyr
  - **ulcers**: bapt
    : **Hand**; on back of | **painful** (See EXTR - Ulcers - hand - back - painful - accompanied - weakness)
  - **vomiting**: *Aeth* **Ant-t** bism cadm-s
  ○ **Abdomen**:
    : **complaints** (See ABDO - Complaints - accompanied - weakness)
    : **sinking** in (See ABDO - Sinking - accompanied - weakness)
  - **Bronchial** tubes; inflammation of (See CHES - Inflammation - bronchial - accompanied - weakness)
  - **Gastrointestinal** inflammation (See ABDO - Inflammation - gastroenteritis - accompanied - weakness)

Generals

Weakness – accompanied by

- **Heart**:
  - **chronic** disease (See CHES - Heart; complaints - chronic - accompanied - weakness)
  - **complaints** of the (See CHES - Heart; complaints - accompanied - weakness)
  - **failure** of (See CHES - Heart failure - accompanied - weakness)
- **Intestines | inflammation** of (See ABDO - Inflammation - small intestine - accompanied - weakness)
- **Kidneys**; inflammation of (See KIDN - Inflammation - accompanied - weakness)
- **Lumbar** region; coldness in: stroph-s
- **Lungs**; inflammation of (See CHES - Inflammation - lungs - accompanied - weakness)
- **Spinal** cord; inflammation of (See BACK - Inflammation - spinal cord - accompanied - weakness)
- **Stomach**:
  - **emptiness** (See STOM - Emptiness - accompanied - weakness)
  - **inflammation** of (See STOM - Inflammation - accompanied - weakness)
- **Teeth**; pain in (See TEET - Pain - accompanied - weakness)
- **Uterus**; complaints of the (See FEMA - Complaints - uterus - accompanied - weakness; FEMA - Prolapsus - uterus - accompanied - weakness)
- **acute** diseases (↗ *sudden*):
  - **after**: alet *Chin Helon* meph psor sel verat
  - **during** (↗ *sudden*): abrot aeth ail alet *Alst Anac* ant-t apis ars aven calc-p carb-an *Carb-v Chin Chinin-ar* coca *Cocc* colch cupr cur dig fl-ac gels guar *Helon* irid-met kali-fcy kali-m *Kali-p* lath lob-p macroz merc-cy mur-ac nat-sal nux-v *Ph-ac Phos* pic-ac psor sel sil staph stroph-h stry-p sul-ac *Tarent-c* thyr verat zinc-ar
  - **proportion**; but out of: ars sul-ac
- **Addison's** disease, in: *Calc Iod*
- **air** agg; want of: meli
- **air**; in open:
  - **agg**: am-c am-m ambr *Atro* bry calc chin clem coff coloc con ferr grat hep kali-c mag-c merc merc-c mur-ac nux-v *Plat* psor sang *Spig* sulph verat
  - **amel** (↗ *evening - air - amel.*): calc carb-v chel colch *Con* croc fl-ac gels grat hed kali-i lach lyc naja nat-m pic-ac sabad sep staph sulph
- **albuminuria**, in: *Ars Calc-ar Dig Iod Nat-c Ter*
- **alcoholic** drinks amel: *Canth* nit-s-d thea
- **alcoholism**, in (See drunkards)
- **alternating** with:
  - **activity** (See MIND - Activity - desires - alternating - weakness)
  - **activity**; mental (See MIND - Mental exertion - desire - alternating - weakness)
  - **cheerfulness** (See MIND - Cheerful - alternating - weakness)
  - **hopefulness** (See MIND - Hopeful - alternating - weakness)

Weakness – coffee

- **alternating** with: ...
  - **restlessness** (See MIND - Restlessness - alternating - weakness)
  - **strength**; sensation of: ars chin colch
  - **trembling**: ferr plb
- **anemia**, in (↗ *Anemia*): acet-ac *Chin Ferr* ferr-p **Kali-c** *Nat-m* zinc
- **anger**; after: arg-n calc-s ferr-p mur-ac zinc
- **antibiotics**; from (↗ *History - antibiotics*): carb-v
- **anxiety**:
  - **after**: cocc
  - **with**: am-c aur calc caust mur-ac rhus-t
- **apoplexy**, from (↗ *Apoplexy*): *Anac Bar-c* nux-v
- **appetite**; with increased: sec sulph
- **apyrexia**; during: nat-m
- **ascending** stairs, from (↗ *menses - during - agg. - going*): alum-sil am-c *Anac* ars ars-i ars-s-f asar bar-m blatta-a **Calc** *Calc-p* calc-sil carbn-s coff colch croc fago *Iod* kali-ar *Lyc* m-arct mag-c nat-m nat-n nux-v ox-ac ph-ac phys pic-ac puls sarcol-ac sep spig *Stann* sul-i sulph zinc-act
- **ascites**, from: *Lyc*
- **bed**:
  - **going** to bed | **when**: arn cinnb lycps-v mur-ac rumx ter
- **beer**; after: coc-c
- **amel**: thea
- **breakfast**:
  - **about** the time of: sep
  - **after**:
    - **agg**: arg-n brom carb-v cham con dig kali-c lach nux-v *Ph-ac* psil sil still thea verat
    - **amel**: *Calc Con* nat-m nux-v *Staph*
- **businessmen**; in worn-out (↗ *MIND - Businessmen - worn-out*): **Calc** clem lyc toxo-g
- **cancer**; in: cadm-i carb-an carb-v nat-c
- **catarrh**, after: kali-m
- **causeless**: psor
- **chemotherapy**; after (↗ *Convalescence - chemotherapy; STOM - Nausea - medicine - allopathic - chemotherapy*): kali-p sep
- **children**; in: aeth bar-c bell brom calc *Camph* carb-v cham cina ferr kali-c lach *Lyc* nux-v phos sil staph *Sulph* zinc
  - **causeless**: sul-ac
  - **newborns**; in: *Aeth*
- **chill**:
  - **after**: chin *Sulph*
  - **before**: *Ars Chin* nat-m thuj
  - **during**: agar alum ambr anac ant-c *Ant-t* apis aran arn ars asar astac bell borx bry *Calc* caps *Carb-v Caust* cham *Chin* coc-c coloc ferr gels hell hep hyos ign ip kali-c kreos lach led *Lyc* meny *Nat-m* nux-m *Nux-v* op petr ph-ac *Phos* psil psor puls rheum rhod rhus-t sabad seneg *Sep* sil spong stann stram sulph *Verat*
- **chilliness**; with: sep
- **coffee**:
  - **amel** (↗ *stimulants*): eug

1966   ▽ extensions | O localizations | ● Künzli dot

Generals

Weakness – coffee ... Weakness – excess

- **odor** of; from: sul-ac
- **coition**; after: acet-ac *Agar* ambr berb **Calc** *Carb-an* chin clem *Con Dig Graph Kali-c Kali-p Kali-sil* lil-t lyc mosch nat-c *Nat-m* nit-ac *Nuph* petr *Ph-ac Phos* plat **Sel** *Sep Sil* staph tarent tax vichy-g *Ziz*
  - **men**; in: *Calc* kali-p *Sel* sil
  - **shuddering**; with: kali-c
  - **women**; in: berb sep
- **cold**; after exposure to: ars
- **coldness**:
  - **during**: aeth apis atha con guare nat-m thuj
  - **from**: *Ars* **Carb-v Verat**
- **company**:
  - **after**: pall
  - **agg**: sep
- **confinement**, after (See delivery - after)
- **convalescence**; during: ferr gels meph phos
- **conversation**, from: sil
- **convulsions**; after (↗*Convulsions - weakness*): acon aeth agar ars art-v carbn *Cupr* elaps *Ip* merc-c *Oena* sec stram stry sulph tab
  - **epileptic**: aeth *Aster* camph *Chinin-ar* Cic hydr-ac *Plb* sec sil *Stry* **Sulph**
  - **hysterical**: ars
- **coryza**; during: ars ars-i bapt calc gels graph quill
- **cough**:
  - **after**: coff cor-r dig iod spong verat
  - **from**: am-c *Ant-t* chin cor-r *Cupr* cur ferr hep iod *Ip* meph nit-ac petr ph-ac prot psor rumx squil *Stict Verat*
- **dampness**, from exposure to: ars
- **death**, as of approaching: *Ars* con dig mag-m nat-c olnd op ph-ac sec spig *Vinc*
- **delivery**:
  - **after**: calc carb-v *Chin* coff **Kali-c** nux-v ph-ac samb *Sulph* verat viol-o
  - **during**: *Caul Gels* **Kali-c**
- **dementia**; with (See MIND - Dementia - weakness)
- **dentition**; during (↗*TEET - Dentition - difficult*): ars *Calc* calc-p *Ip*
- **descending** stairs agg: stann
- **diabetes** mellitus, in: acet-ac *Ars Lac-ac* op phos
- **diarrhea**:
  - **from** (↗*Collapse - diarrhea; Faintness - diarrhea; Faintness - diarrhea - after - agg.*): acet-ac aeth agar *Ail* aloe *Alum* alum-p ambr ango ant-t *Apis Arg-n* arn **Ars** bapt bism *Borx* both bry calc-v *Camph* carb-v *Chin* chinin-ar colch coli coloc con coto crot-t cupr *Cupr-ar* dios *Dulc* elaps elat *Ferr* gamb gast gnaph *Graph* hura hydr hyos influ *Iod Ip* iris jatr-c kali-c kali-chl *Kali-p* lil-t mag-c merc merc-cy **Nat-s Nit-ac** *Nux-v* **Olnd** op ox-ac petr ph-ac phel **Phos** phyt **Pic-ac** *Podo Rhus-t Ric Sec* senec sep serp **Sil** *Sul-ac* sul-i *Tab Tarent Tart-ac Ter* trom tub upa **Verat** *Zinc*
  - **suppressed** diarrhea; from: ph-ac

- **diarrhea**: ...
  - **weaken**; does not (See RECT - Diarrhea - weakness)
- **dinner** (↗*tremulous - dinner*):
  - **after** | **agg**: alum am-c am-m ant-c ars ars-h asar bapt bov cain calc cann-s carb-v castm chel *Chin* cob cycl dig euph-a graph grat ign indg iod lyc mag-c mur-ac nat-m nat-p nit-ac ol-an ox-ac perh *Ph-ac* phel phos plat plect sars sep *Sil* squil **Sulph** *Thuj* zinc
  - **amel**: ambr sars
  - **before** (↗*walking - dinner*): nat-m sabin sapin sil thuj
  - **delayed**, if: sulph
  - **during** | **agg**: am-c bov nat-ar nat-s teucr
- **diphtheria**; in (↗*paralytic - diphtheria*): *Ail* Alum-sil *Apis Ars* bapt *Brom Canth Carb-ac Chinin-ar Crot-h* diph diphtox *Ign Kali-bi Kali-perm* lac-c **Lach Merc-cy** *Merc-i-f Mur-ac Nat-ar Nux-v Phyt Sal-ac Sec Sulph*
- **drawing** and jerking in limbs, after: sulph
- **dream**, after a (↗*waking - on*): *Calc-s* op teucr
- **drinking** agg; after: nat-m
- **dropsy**, in: *Ars Eup-pur Hell* seneg
- **drugs** | psychotropic drugs; from: sep
- **drunkards**; in: *Ars* caps *Carbn-s* eup-per *Kali-br Nat-s Ph-ac Phos Ran-b Sel* sep
- **dyscratic**: abrot eup-per hydr iod nat-m nit-ac *Psor* sul-ac *Sulph* tub *Zinc*
- **easily** tired (See exertion - agg. - slight)
- **eating**:
  - **after** | **agg** (↗*walking - eating*): act-sp alum *Anac* ant-c **Ars** ars-s-f asar bar-act **Bar-c** bar-s brom calc calc-p cann-s carb-an carb-v *Chin* cina clem *Con Croc* crot-c cycl dig ferr ferr-ma graph hep hyper kali-c kali-sil lach lyc mag-c mag-m meph merc-c mur-ac *Nat-c* nat-m **Nit-ac** nux-m nux-v nx-ac **Ph-ac** phos psil rhod rhus-t ruta sang sars sel sep *Sil* **Staph** sul-ac sulph tell teucr thea thuj uran-n zinc
  - **amel**: aster *Hep Iod* nat-c petr sapin sil
  - **before** | **agg**: cinnb
  - **while** | **agg**: am-c bar-c bufo carb-an mag-c ptel stann sulph
- **emaciation**; from (See Emaciation - accompanied - weakness)
- **emissions** agg; after: acet-ac agar anac aur *Bar-c Calad Calc* calc-p canth carb-an carl *Chin* chin-b *Cob Coff Con* cupr *Cypr* dam dig *Dios* ery-a ferr form *Gels* ham *Hydr* iod **Kali-br** *Kali-c* kali-p lach led **Lyc** med naja *Nat-m* nat-p *Nuph* **Nux-v** *Op* **Ph-ac Phos** *Pic-ac* plb puls *Sabad Sars Sel Sep* **Sil Stann Staph** sul-ac *Sulph* ust zinc
- **epistaxis**; from (↗*Loss - blood*): carb-v chin cina diph ferr ham sec verat
- **erections** agg: (non: aur) aur-m carbn-s
- **eruptions**; after suppressed: ars-s-f
- **excess**, after any: agar *Anac Ars Calc-p Carb-v* caust *Chin* chinin-s corn-f cur gins kali-c nat-m *Ph-ac Phos* plb sel stroph-h

Generals

Weakness – excessive

- **excessive**: ant-t ars bapt chin ferr *Ferr-pic Gels* hyos influ iod laur nat-m nit-ac olnd osteo-a ph-ac phos plb tab tub tub-r *Urin* verat
  - **pain**; from: ars
- **excitement**; after: *Con* gels phos stry thea
- **exertion**:
  - **agg**: acon *Alum-p* ambr **Arn Ars** ars-s-f aur-ar aur-m bry calc calc-sil caust chin cocc coff cycl ferr ferr-ar ferr-i helon kali-ar kalm lac-d macro mag-c merc nat-c nit-m-ac nit-s-d nux-m ph-ac pic-ac rhod rhus-d rhus-t ruta sarcol-ac sel sep sil *Stann* sul-i thea verat
  - **slight** exertion (▸*motion - slightest; Chronic fatigue; MIND - Prostration*): acon *Agar* ail alum alum-p *Am-c* anac apis **Ars** *Ars-i* ars-s-f aur-ar aur-m bapt berb **Bry Calc** calc-sil *Carb-v* carbn-s cham clem **Cocc Colch Con Crot-h** dig dor equis-h *Ferr* ferr-ar ferr-i **Gels** ham ign jatr-c kali-c kali-n kalm lac-d **Lach** *Lyc* mag-c *Mag-m* Merc Merc-c *Nat-ar* **Nat-c** *Nat-m Nat-p* nux-m nux-v petr **Ph-ac Phos Pic-ac** plb *Psor* ptel **Rhus-t** ruta **Sel** *Sep* sil sol-ni *Spig* **Spong** *Stann* **Staph** stram sul-i *Sulph* sumb ther thuj thyr **Tub** verat ziz
  - **women**; in: helon
  - **amel**: ferr kali-n
  - **as** from excessive exertion: apis
- **exhilaration**, as after: cinnb
- **faint**-like: ant-t **Ars** bar-c berb *Camph Carb-v* **Caust** cham *Cocc* croc *Crot-h* cupr-c *Dig* digin dulc **Eup-per** ferr *Goss* graph ign kali-c kali-i lyc mez mosch **Nux-v** olnd *Petr* psil sep sil spong sulfon sulph upa *Verat* zinc zing
- **fasting**; as after: brom euphr iod
  - **afternoon**: iod
- **febrile** (See fever - during - agg.)
- **feet**, while washing the: merc
- **fever**:
  - **after**: *Alst-s* Apis *Aran* carc *Chin* gent-l morph sal-ac *Sel* stry-p sulph syph
  - **during**:
    - **agg**: acon ail alum am-m anac ang ant-t *Apis* aran arg-met **Arn Ars** Bapt bar-c bell borx *Bry* cadm-s calc camph canth carb-v caust cham *Chin* chinin-ar cocc coli crot-h **Cupr** dig dros elaps eup-p *Eup-per* eup-pur ferr *Ferr-p* **Gels** helon *Ign* iod ip kali-c kali-i kali-n kreos lach laur lyc *Meny* merc morph *Mur-ac* nat-c *Nat-m* nicc nit-ac nit-s-d nux-m **Nux-v** petr *Ph-ac* **Phos** phyt plb **Puls** pyrog rheum rhod *Rhus-t* Rob sabad sarr *Sel* sep sil spig spong *Stann* sul-ac sulph ter thuj **Tub** tub-m *Urt-u* **Verat** verat-v zinc-i
      - **accompanied** by | **anemia** and dizziness (See Anemia - accompanied - fever)
    - **following** prolonged fever (▸*Convalescence*): ambr *Colch* mur-ac *Psor* **Sel**
    - **without**: ars bapt carb-v chin
- **flushes** of heat; from: cocc dig nat-c *Sep Xan*
- **food**, from sour: aloe
- **fright** agg: coff merc op
- **gout**; after: cypr

Weakness – leukorrhea

- **grief**; from: *Caust Ign Ph-ac Pic-ac*
- **growing** fast, after (▸*Growth; Growth - length*): hipp ph-ac phos
- **headache**:
  - **after**: arg-n
  - **during**: **Ant-c** aran ars-h bism bufo calc-ar carb-v chin cob cycl fago glon lil-s naja *Sil* syph *Thuj* thymol *Verat*
  - **from**: ars ars-h bufo calc cist cob fago gels glon kali-c lac-d lil-s naja pic-ac psil sil
- **heartburn**, from: lyc
- **heat** (▸*daytime - heat; Heat - flushes*):
  - **bed**, of: aster
  - **from**: aster *Carbn-s* coc-c *Lach* Nat-c nat-p pic-ac *Puls Puls-n* rhod **Sel** *Sulph* tab vesp
  - **room**, in hot (▸*warm - room*): cinnb *Puls*
    - **entering**, from bed: aloe
  - **summer**, of: alum *Ant-t* Ars *Carbn-s* **Corn Gels** *Iod Lach* **Nat-c** nat-m **Sel**
  - **sun**; of the | **agg** (▸*sun agg.*): **Gels Nat-c Sel**
  - **walking** (See sun agg.)
- **hemorrhage**; during: alum bry carb-an **Chin** *Ferr* ham hydr ph-ac sec stront-c stroph-h
  - **little** hemorrhage; from a: erig
- **high** altitudes; at: coca
- **humors**; from loss of (See loss)
- **hunger**; from•: *Alum Crot-h* **Iod** nat-c *Phos* spig sul-i **Sulph** ter *Zinc*
- **hysteric**: cham ign mosch nat-m nux-m phos
- **indifference**; with (See Weariness)
- **indigestion**; from: colch
  - **sleep**; from loss of: colch
- **influenza**:
  - **after** (▸*paralytic - influenza; Convalescence - influenza*): abrot chin con cypr kali-p lath **Nat-sal** sal-ac
  - **during**: abrot adon *Ars-i Aven* carb-ac caust *Chin Chinin-ar* chinin-s con eup-per gels *Iber* lac-c lath phos psor sal-ac *Sarcol-ac*
- **injuries**:
  - **from**: *Acet-ac Arn* calen *Camph* carb-an dig hyper *Sul-ac* verat
- **intermittent** (See periodical - intermittent)
- **intoxicated**; as if (▸*MIND - Stupefaction*): psil
- **irritability**; with (See MIND - Irritability - weakness - with)
- **jaundice**; from: ferr-pic pic-ac tarax
- **leaning**:
  - **left**; to:
    - **amel** | **menses**; during: phel
  - **must** lean: bar-c
- **leukorrhea**:
  - **from**: con
  - **with**: *Alet* alum bar-c berb **Calc** carb-an *Caul Caust* **Chin** *Cocc* coll con *Frax* gua helin *Helon* hydr kali-bi *Kali-c* **Kreos** nabal nicc onos phos *Psor* puls *Senec* sep **Stann** tarent *Vinc* visc

▽ extensions | ○ localizations | ● Künzli dot

Weakness – lifting agg **Generals** **Weakness – nervous**

- **lifting** agg: **Carb-an** kali-sil nat-c
- **lifting** one's head from the pillow | **impossible**: colch
- **listlessness**; with (See Weariness)
- **looking** downward agg: kali-c
- **loss** of fluids; from (↗Loss - fluids): agar Anac Calc-p carb-an carb-v caust **Chin** chinin-s corn-f Cur ferr ferr-ar ferr-i gins ham hydr kali-c Nat-m **Ph-ac** Phos Sel Sep stroph-h sulph
  • **blood** (↗Loss - blood): ham
- **love**, from unfortunate (↗MIND - Ailments - love): Ph-ac
- **lying** (↗morning - lying):
  • **agg** (↗rest - agg.): agar alum bar-c bry carb-v carl coca cycl gels nat-c nat-m nit-ac nux-v petr phys pip-m **Puls** rhus-g sabad spig zinc-m
    : **shower**, before: gels
  • **amel**: acon-f ars bry hedeo kali-c lach mag-c nat-m nit-ac ph-ac psil **Psor** sabad Sep **Stann**
  • **back**; on | **amel**: (non: castm) castn-v
  • **must** lie down: bar-c
- **masturbation**; from: arg-met aven bell-p Nat-m Phos ust
- **medicine**; from abuse of allopathic: carb-v helon nux-v
- **meeting** amel; in an interesting: pip-m
- **menopause**; during: **Chin** chinin-ar Cocc Con Crot-h dig helo helon Kali-p Lach magn-gl phos sabin Sep sul-ac tab
- **menses**:
  • **after** | **agg**: agar Alum am-c am-m apoc aran Ars bell benz-ac berb cact calc calc-p carb-ac **Carb-an** carb-v castm Chin Cimic Cocc cub ferr ferr-pic glyc graph helo Helon iod **Ip** kali-c kali-p mag-c nat-m nit-ac nux-v Phos pic-ac plat sapin sec sep stann sulph thlas thuj Tril-p Verat vinc
  • **appearance** of menses amel: cycl mag-m
  • **before** | **agg**: Alum Am-c aur-s Bell brom calc carb-ac carb-an carb-v Chin cimic cinnb Cocc ferr gels glyc graph Haem Helon ign iod kali-p Mag-c merc Nat-m nicc nux-m phel phos puls sec sulph Verat jug ↗
  • **disproportionate** to loss of blood: alum Ip
  • **during**:
    : **agg**: Agar Aloe Alum alum-p Am-c am-m apoc arg-n Ars ars-i ars-s-f bar-c bar-i bar-s bell berb borx bov brom bufo cact calc calc-i calc-p Calc-s cann-xyz **Carb-an** Carb-v Carbn-s caul Caust Chin cimic Cinnb Cocc eupi ferr ferr-i glyc Graph Haem helo Helon ign Iod ip Kali-c kali-n Kali-s Lach Lil-t lyc Mag-c Mag-m mag-s mosch Murx nat-ar nat-c nat-m Nicc Nit-ac nux-m Nux-v ol-an Petr phel Phos pic-ac puls Sabin Sec senec Sep stann sul-i Sulph Tab tarent thuj tril-p Tub (non: uran-met) Uran-n Verat vinc wies zinc zinc-p
    : **breathe**, must lie down; can scarcely: Nit-ac
    : **going** up stairs, when (↗ascending): Iod
    : **lie** down; with desire to: apoc bell ip Nit-ac
    : **painful** menses: bell bufo Verat

- **menses – during – agg**: ...
  : **scanty**: ip
  : **stand**; can scarcely: cocc
  : **stool** agg; after (↗stool - after - agg.): nux-v
  : **talk**, can scarcely: Carb-an Cocc Nit-ac Stann
  : **amel**: cycl Sep
  : **beginning** of menses | **agg**: brom cocc ferr mag-m phel
  • **end** of: bov iod
- **mental** exertion:
  • **agg**: abrot alet Aloe Alst Anac apis arn ars aur aur-ar aven bar-act Bell Calc Calc-p calc-sil carb-an carb-v cham Chin Chinin-ar cist coca cocc colch **Cupr** cur dig **Ferr-pic** fl-ac gels graph Helon ign irid-met Kali-c kali-fcy kali-n kali-p **Lach** lath **Lec** lil-s lob-p Lyc macroz mag-c **Nat-c** nat-m nat-sal Nux-v okou Ph-ac phos Pic-ac **Psor Puls** sabad scut Sel sep sil spong staph stry-p sul-ac sulfonam Sulph thuj zinc-ar
  • **amel**: Croc
- **mental** symptoms; during acute (See MIND - Mental symptoms - acute - weakness)
- **milk**:
  • **agg**: agar sul-ac
  • **loss** of milk in nursing women (↗nursing women): chin
- **mortification**; from: ign
- **motion**:
  • **agg**: agar am-c ammc apoc Arg-met **Ars** asaf bry cann-s cocc hydr-ac kali-bi kali-n lach mang-o merc merl mur-ac narcin nat-m nit-ac nux-v phel Phos plb sep spig **Spong** stann staph sulph tab tub
    : **horizontal** position; when moved from: rob
  • **amel**: cham colch coloc con cycl gels kali-i kreos Lyc mosch Nat-m pip-m **Plat** plb psil Rhod **Rhus-t** stann
  • **arms**; of | **agg**: nat-m
  • **gentle** motion | **amel**: kali-n
  • **slightest** motion agg (↗exertion - agg. - slight): anac cocc lyc nux-m plb spig stann staph verat
  • **music** agg: lyc
- **nausea**; with: aeth Agar alumn ang Ant-t Ars Calc Camph cimic cob Colch con crot-t gran hell hyos **Ip** kali-c phos plat Podo Psil sabad sang sep stront-c sulph Verat Verat-v
- **nervous**: acon aesc Agar Agn Alet Alum alum-p alumn am-c am-m ambr Anac Aran Arg-n arn ars asaf Asar aur aven **Bar-c** bar-i Bell bry Calc calc-p calc-sil calen camph carb-an carb-v carbn-s castm caust cham **Chin** chinin-ar cic Cimic clem **Coca Cocc** Coff colch Con croc **Cupr** cur cycl cypr dam dig dios Fl-ac **Gels** graph grat Guaj hedeo hell Helon hep hydr-ac **Hydrc** hyos **Ign Iod Kali-br** kali-n **Kali-p** kola lac-c lach lact lath laur **Lec** led lob-p lyc M-arct m-aust mag-c meph Merc methyl mez mosch mur-ac **Nat-c** nat-m **Nat-p** nat-s **Nat-sil Nit-ac** nuph nux-m **Nux-v** op ox-ac petr **Ph-ac Phos** phys **Pic-ac** pip-m Plat Plb **Puls** rhus-t sabina sacch sarcol-ac sars scroph-n scut sec **Sel Sep Sil** spig spong squil **Stann Staph** stram stry-n stry-p sul-ac

1969

Generals

Weakness – nervous

- **nervous**: ...
  Sulph sumb tab tarent *Teucr Ther* tub *Valer* verat verbe-o *Viol-o* xan zinc zinc-m **Zinc-p** zinc-pic
  - **afternoon**: cimic
  - **accompanied** by | **Stomach**; complaints of: *Anac* gent-l nux-v stry-p
  - **influenza**; after: *Lob-p* scut
  - **spinal**: sarcol-ac
  - **syphilitic**: *Anac* asaf *Aur* iod *Kali-i* lyc merc-n *Merc-p* mez phos
  - **walking** agg; after: petr
  - **women**; in: alet aloe ambr ars aur bell-p calc chin *Cocc Epiph* ferr *Helon* hyos *Ign* iod kali-p *Lach* lyc *Mag-c* mag-p ph-ac *Pic-ac* puls *Sep* sil sulph zinc-val
- **numbness**; with: con
- **nursing** and staying up with sick person (↗*MIND - Ailments - cares; MIND - Prostration - cares*): carb-v *Cimic* **Cocc** *Nit-ac Nux-v* olnd puls zinc *Zinc-act*
- **nursing** women, in (↗*milk - loss; Nursing*): *Calc Calc-p Carb-an* **Carb-v Chin** chinin-s kali-c lyc olnd **Ph-ac** *Phos Phyt Sil Sulph*
- **nutrition**; from defective: alet *Helon*
- **old** people; in (↗*Old*): alum *Ambr* ant-t aur **Bar-c** carb-v caust *Con Cur* eup-per glyc hydr nit-ac *Nux-m* op *Phos* sec *Sel Sul-ac*
- **operation**, from (↗*Injuries - operation - ailments*): acet-ac carb-v hyper *Stront-c* stroph-h
  - **cancer** surgery: kali-p
- **overwork**; from: ambr arn *Calc* chin helon kali-p *Nux-v*
- **pain**; from: *Arg-met* **Ars** both-ax carb-v cham coloc hep hura kali-p kalm pic-ac plb podo *Rhus-t* ruta spig tarent-c verat
  - **sacrum**; in: *Sep*
  - **sciatic** nerve; in (See EXTR - Pain - lower limbs - sciatic - accompanied - weakness)
  - **stomach**; in: *Podo*
  - **and** back: sep
- **palpitations**:
  - **after**: *Aml-ns* kali-c
  - **with**: am-c aur caust hydr sang sul-i
- **paralytic**: agar *Alum* alum-p *Alumn* am-m ambr anac anan ang *Arg-met* **Ars** *Art-v* bad bapt *Bar-c Bar-m* bell *Bism* bry *Calc* calc-ar camph cann-i canth caps carb-v *Caust Cham* chel *Chin* cimic cina **Cocc** *Colch* con crot-h cupr cur dig diph-t-tpt dros euph *Ferr* ferr-ar ferr-ma **Gels** gins *Gran* **Hell** hyos ign ind kali-bi kali-c kali-n kali-p kalm lach laur lup m-arct mang *Merc* mez mosch **Mur-ac** nat-c nat-m nat-p *Nit-ac* nux-m nux-v *Olnd* pert **Ph-ac Phos** plat plb psor *Puls Rhod Rhus-t* sabad sarcol-ac sars sil *Stann* stront-c *Sulph* thuj valer **Verat** vip zinc
  - **morning** | **rising** agg; after: phos
  - **accompanied** by:
    : **chorea** (See Chorea - accompanied - weakness)
    : **stiffness**: lith-c
  - **diphtheria**; after (↗*diphtheria*): bar-m
  - **exertion** agg: arg-met

- **paralytic**: ...
  - **heat**; with: ferr
  - **influenza**; after (↗*influenza - after*): bar-m
  - **motion** agg: aeth arg-met
  - **old** people; in: kali-c
  - **pain**; with: *Arg-met Verat*
  - **painful** parts, in: cham *Verat*
  - **sensation** of: stront-c
  - **single** parts: rhus-t
  - **sliding** down in bed from a half sitting position●: *Ant-t Apis* arn *Ars* arum-t *Bapt Bell* carb-v *Chin* colch crot-h-*Hell* hyos *Lach Lyc* mosch **Mur-ac** nat-m *Nit-ac* nux-m op **Ph-ac Phos** *Rhus-t* tab zinc
- **parturition** (See delivery)
- **periodical**: **Arg-n** *Hep* ruta
  - **morning**; every other: nit-ac
  - **intermittent**: *Apis* corn-f nat-ar (non: nat-s)
- **perspiration**:
  - **awake**, and dry burning heat while sleeping; perspiration while: **Samb**
  - **from** (↗*PERS - Debilitating; PERS - Profuse - debilitating*): acon agar am-c ambr aml-ns anac ant-c ant-o ant-t anthraci apis arg-met arn *Ars* ars-i ars-s-f bar-c bell ben benz-ac berb borx bov **Bry** bufo caj *Calad Calc* **Camph** canth **Carb-an** carb-v carl castm caust **Chin** *Chinin-ar* **Chinin-s** coca cocc croc *Cupr* dig dros *Ferr Ferr-ar Ferr-i* ferr-p gels graph hep hist hura hyos ign **Iod** *Ip* jatr-c kali-bi kali-c kali-i kali-n kreos lac-c laur lyc m-arct mag-c meny **Merc** morph nat-c *Nat-m Nit-ac* nux-m **Nux-v** op *Ph-ac* **Phos** plb **Psor** puls *Pyrog* ran-s rheum rhod *Rhus-t Sabad* **Samb** *Sec* senec **Sep** *Sil* spig *Stann* sul-ac sul-i *Sulph Tarax* tarent thuj **Tub** *Verat Verat-v*
    : **morning**: carb-v
    : **night**: ars bar-c bry **Carb-an** carb-v *Chin* corn-f eupi ferr hall *Merc* nat-c ph-ac *Samb* stann tarax **Tub**
    : **delivery**; after: *Samb*
  - **with** perspiration; weakness: *Chin* ferr-ar *Rhus-g*
- **playing** piano, from: anac nat-c
- **pleasant**: cann-s morph
- **pleasure**, from: crot-c kalm
- **pollution**; nocturnal: med
- **pregnancy** agg; during: alet alumn calc-p *Helon* murx *Verat*
- **progressive**: acon *Adren* ars caust cupr-ar cur *Dig* kreos *Merc Ol-j Phos Plb* verat
- **quinine**; from abuse of: ars-s-f chelo eucal nat-m
- **rapid** (↗*sudden; Collapse - sudden*): **Ars** aur bapt diphtx kou *Lach* laur lyc merc-cy *Psor Thuj* tub **Verat**
- **reaction**, with lack of (↗*Reaction - lack*): Am-c *Laur* **Op** *Sulph Valer*
- **reading**:
  - **agg**: anac *Aur* ph-ac **Pic-ac** plb *Sumb*
  - **aloud** | **agg**: arg-met stann
  - **light**; by: sulfonam

Generals

Weakness – rest

- **rest**:
  - **agg** (↗*lying - agg.; sitting - agg.*): coloc con kreos lyc rhod
  - **amel**: bry
- **resting** head on something and closing eyes amel: anac
- **restlessness**; with (↗*MIND - Restlessness - weakness; MIND - Restlessness - weakness - during*): **Ars** Bapt Bism Colch gels lyss Ph-ac **Rhus-t** zinc
- **riding**:
  - **agg** (↗*walking - riding*): card-m cere-b cocc petr Psor sep sulph (non: ter) tet
  - **air**; in open | **amel**: cinnb
- **rising**:
  - **after** | **agg**: am-c coc-c hydr mag-c
  - **agg** (↗*morning - rising - agg.*): acon-c ammc arn **Ars** atro **Bry** clem coca fago ham hydr hyper jab lach lyc mag-c nat-ar *Nat-m* olnd osm phyt pic-ac pip-m ptel rhus-g *Rhus-t* sol-t-ae teucr thuj (non: uran-met) uran-n
  - **sitting**; from | **agg**: bry *Chin*
- **room**:
  - **agg**: asar
  - **closed** agg; from: asar
- **sadness**; with (See MIND - Sadness - weakness)
- **sea**-bath, after (↗*Bathing - sea - agg.*): Mag-m
- **sedentary** habits agg: nux-v sulph
  - **women**; in: helon
- **sensation** | **Bones**: bufo indg
- **sensitiveness**; without: ph-ac
- **sexual**:
  - **desire** increased; with (See MALE - Sexual desire - increased - weakness)
  - **excesses**, after: agn aven calad chin con gins graph kali-c lil-t *Lyc Nat-m* nat-p nux-v onos *Ph-ac Phos* sec staph sulph symph Ust
  - **excitement** agg: pic-ac
- **sit** down; desire to: alum ambr anac ars bar-c bry calc caps caust cham chin *Cocc* colch croc dulc kali-n led *Lil-t* **Merc** mur-ac nat-m nat-s nux-v ol-an olnd ph-ac rhus-t sabin *Stann* staph stront-c sulph tarax verat
- **sitting**:
  - **agg** (↗*rest - agg.; sudden - sitting*): agar anac arg-met *Ars* bar-c bell caust chel chin cocc colch fago graph kali-n led *Lyc* m-aust *Mag-c* mang merc merc-i-f mur-ac *Nat-m* nit-ac nux-v phos *Plat* plb psil ptel ran-b **Rhus-t** ruta sabad staph stront-c *Sulph* thuj
  - **amel**: bry euph-a glon nux-v sapin
  - **impossible**: pic-ac
  - **walking**; after: **Ruta**
- **sleep**:
  - **after**:
    - **agg**: agar ambr bor-ac borx camph carl chel chinin-s coca colch con cycl dor ferr gels gent-l *Kali-n Lach* lyc mez nat-n psil sec sep sil sin-n zinc
    - **amel**: alum mez *Ph-ac Phos*
  - **during** | **agg**: bufo

Weakness – sudden

- **sleep**: ...
  - **loss of**; from: chin **Cocc** colch cupr *Nat-m* nux-v osm pic-ac *Puls*
    - **as** from loss of sleep: plat
- **sleepiness**:
  - **agg**: *Chlol Coff* gran hep nit-ac psil rhus-t
    - **morning**: psil verat
    - **afternoon**:
      - **walking** | **amel**: ruta
  - **as** from sleepiness: cimic dig kali-n peti petr phel plat *Rhus-t* thuj
- **sleeplessness** agg: chlol *Cypr Kreos*
- **sliding** down in bed (See paralytic - sliding)
- **smoking** agg (↗*tobacco; walking - agg. - smoking*): asc-t clem *Hep*
- **sneezing** agg: petr sabad
- **somnambulism**, after: sulph
- **spinal** origin; of (↗*BACK - Inflammation - spinal cord - accompanied - weakness*): cocc
- **sporting**: arn ars coca fl-ac rhus-t
- **spring** agg: apis **Bry**
- **standing** agg (↗*Standing - agg.*): acon-c aeth agn asaf berb calc-sil *Cic* cocc crot-h cupr cur ham hep kali-n lach led merc **Merc-cy** mur-ac nat-m nit-ac nux-v ol-an ped plat ran-b spig staph sul-ac *Sulph* ther zinc zing
- **stimulants** amel (↗*coffee - amel.; tea - amel.*): phos
- **stomach**; as from in: anan mag-c mag-m
- **stool**:
  - **after**:
    - **agg** (↗*menses - during - agg. - stool; tremulous - stool*): aeth *Aloe* ambr ant-t apis apoc arg-n arn **Ars Ars-met** ars-s-f bapt bism *Borx* bov bry *Calc* carb-an *Carb-v Carb-n-s* castn-v caust chin *Chinin-s* clem cocc coch colch coloc com **Con** cop crot-h crot-t cupr dios *Dulc* eupi ferr ferr-ma gamb *Graph Hydr* hyos ign *Iod* ip kali-bi kali-n kali-p *Lach* lil-t lipp *Lyc* mag-c mag-m *Med* **Merc** mez nat-m nat-p **Nat-s Nit-ac Nux-m** *Nux-v* olnd *Petr* ph-ac *Phos* phys **Pic-ac** plan **Podo** psil puls pyre-p rham-f rheum sabad sacch *Sec Sep Sil Sulph Ter* thuj trios trom tub **Verat** vinc zinc
    - **mucous** stool: borx
  - **before**: hydr mez nat-hchls *Rhus-t Verat*
  - **during** | **agg**: aesc ant-t apis arg-n *Ars* atro bell *Borx* carbn-s chin cic cob colch crot-h crot-t cupr dulc hep hyos ip kali-c kali-i lact *Nit-ac Nux-v* petr pic-ac plan **Plat** podo *Rheum* sec sulph **Tab** verat
- **stooping** agg: graph
- **storm**:
  - **before** and during a: sil
  - **thunderstorm**; during: acon caust nat-c nat-p nit-ac petr rhod sil
- **sudden** (↗*acute - during; rapid; Collapse - sudden*): Acon act-sp *Aeth* ail *Am-c* am-m ambr *Ant-ar* ant-c *Ant-t* anthraci *Apis* apoc *Arg-met* arg-n arn **Ars** ars-h *Ars-i* **Bapt** bell bry calc calo camph cann-s carb-ac *Carb-v* **Caust** cham colch con **Crot-h** *Cupr* cupr-ar dig dulc fl-ac *Gels* glon **Graph Hell** Hep Hydr-ac ign *Ip* jatr-c kali-br kali-c kali-cy kalm lach laur lith-c lyc mag-c *Merc* merc-c merc-cy merc-i-f naja nit-ac *Nux-v* petr

Generals

Weakness – sudden

- **sudden**: ...
  Phos pycnop-sa ran-b rhus-t sabad sec *Sel* **Sep** sil spong stann stram sul-h *Sulph Tab* tarent tax thuj tub-d *Verat Verat-v* vip zinc
  - **afternoon**: lyc ran-b
  : **13.30 h**: iodof
  : **walking** agg; after: graph
  - **evening**: fl-ac
  - **chilliness**; during: sep
  - **daily**: *Hep*
  - **dressing** after rising, while: *Stann*
  - **eruption** comes out, after the: ars
  : **old** people; in: kali-cy
  - **robust** looking people; in: graph
  - **sitting** agg *(↗sitting - agg.)*: cham lyc ran-b
  - **vanish**, as if senses would: ran-b
  - **walking** agg *(↗walking - agg.)*: carb-v con sabad wildb
- **sun** agg; walking in the *(↗heat - sun - agg.)*: Lach *Nat-c*
- **sunstroke**, from: *Bell* **Carb-v** *Glon Verat-v*
- **supper** agg; after *(↗evening - eating)*: alum bov chin lach mag-c nux-v sil
- **surprise**; from a: gels
  - **pleasant**: *Coff*
- **symptoms**; with very few: syph
- **syphilis**; during: *Kali-i Lyc Staph*
- **talk** of others agg *(↗MIND - Talking - others)*: alum am-c ars verat
- **talking** agg *(↗Talking - agg.)*: act-sp **Alum** am-c am-caust ambr arn *Calc Cocc* dor elaps *Ferr* hydrc *Hyos* iod jac-c *Nat-m Ph-ac Psor* sep sil **Stann Sulph** *Ust* wies zinc-p
  - **menses**; during: **Alum** carb-an cocc
- **tea** | **amel** *(↗stimulants)*: dig
- **tendency** to: coli
- **tobacco**; from *(↗smoking; walking - agg. - smoking)*: calad clem hep nux-v
- **toothache**;
  - **after**: nat-c
  - **with**: clem mang verat
- **transfusion**; after blood: p-benzq
- **tremulous** *(↗Trembling - externally - weakness)*: *Agar Alum Anac* anag ant-t *Apis* apoc-a **Arg-n** arn *Ars Bapt* bell berb borx bry calc-ar calc-s canth caps carb-v caul caust *Chin* chinin-s clem **Cocc Con** *Crot-h* cupr *Gels* graph hep hyos kali-c kali-n *Kalm* **Lach** lyc mang med merc *Nat-m Nit-ac* ol-an olnd ox-ac petr *Phos Plat* plb *Puls* rhus-t *Sep* spig **Stann** *Sul-ac* ther thuj til verat zinc
  - **night** | **waking**; on: brom
  - **dinner**; after *(↗dinner)*: ant-c
  - **smoking**; after: hep
  - **stool** agg; after *(↗stool - after - agg.)*: **Ars** carb-v caust **Con**
- **trifles**; from: am-c ars
- **tuberculosis**; after: acal ars *Ars-i Chinin-ar* elaps phos sil *Stann* tub tub-a

Weakness – walking

- **typhoid** fever; during: agar *Agarin* apis *Ars* bapt *Bell* bry cocc colch gels hell *Hyos Hyosin-hbr Ign* lach lyc *Mur-ac Ph-ac Phos* rhus-t *Stram* sumb valer zinc
- **urination**:
  - **after**:
  : **agg**: ars berb bufo calc-p caust cimic dig eup-per ferr gels lys *Lyss* med nux-v *Phos Pic-ac*
  : **copious**: calc-p caust gels med
- **vertigo**; with: aeth ambr apis *Arg-n Bapt* chin colch con crot-h crot-t cupr dulc echi *Gels* graph hell iod kali-bi kali-n laur nat-c olnd phos sabin sel stront-c strych-g tab verat zinc
- **vexation**; after: *Ars Calc-p* calc-s cocc lyc *Nat-m* nux-v petr sep verat
- **vomiting**:
  - **after**: aeth aloe ant-c ant-t apom ars bar-c cadm-s cinnm *Colch* cycl der gran kali-bi mag-c nat-s op phyt sel *Verat* zinc
  - **with**: aeth **Ant-t** ars bol-s cadm-s *Calc* con crot-t gran guaj hyos **Ip** kali-c phos plat *Podo* **Sang** sulph tab **Verat** *Verat-v*
- **waking**:
  - **morning** (See morning - waking)
  - **after** | **agg**: arg-met calc-s cedr cycl iod wildb
  - **on** *(↗dream)*: aeth alco aloe ambr aq-pet arg-met ars-h aur bell bism bry bufo cadm-met carbn-s card-m cham chel chin clem *Cycl* dig dios *Dulc Echi* equis-h erig erio euphr fago ferr ferr-p form hipp hura hyper ign lac-ac (non: lac-c) lyc mang myric nabal nat-ar nat-m nat-p nux-m nux-v op ph-ac pip-n podo psil ptel **Puls** puls-n rhod rhus-t sang sec sel *Sep* staph sulph sumb syph tab teucr thuj upa xan
- **walking**:
  - **after** | **short** walk; after a: *Nat-c Sulph Ter* tub
  - **agg** *(↗afternoon - walking - agg.; sudden - walking)*: acon acon-f aesc agar **Alum Alum-p** alum-sil am-c ambr *Anac* ang arg-met arn **Ars** *Ars-i* asc-t aur-ar aur-m aur-s bar-c bar-i bar-m bar-s *Berb* bov brom **Bry Calc Cann-i** *Carb-ac* Carb-an Carb-v Carbn-s caust cench cham chel *Chin* chinin-ar clem coca cocc *Coloc* **Con** cupr *Cupr-ar* digin ery-a ery-m euph euph-a fago **Ferr** ferr-ar ferr-i ferr-ma *Fl-ac* franz gins graph ham helon hep hyper ind indg *Iod* kali-ar *Kali-c* kali-m kali-p kali-sil *Lac-d* **Lach** led *Lyc* lyss mag-c mag-m mag-s *Med* meny merc merl mez morph **Mur-ac** narcin *Nat-ar* **Nat-c** nat-hchls *Nat-m* nat-n *Nat-s* nat-sil nicot **Nit-ac** nux-m nux-v pall petr **Ph-ac Phos** phys phyt **Pic-ac** *Plb* polyg-h **Psor Puls** puls-n ran-b rheum rhod **Rhus-t** ruta sabin **Sep Sil Spig Squil** stann **Staph** stram stront-c sul-i **Sulph** sumb tarent tell thea thuj til tril-p tub *Verat* wies wildb *Zinc* zinc-p
  : **menses**; during: *Murx* phel
  : **short** walk; a: bar-c *Calc* cann-i *Con* sil
  : **smoking** agg; after *(↗smoking; tobacco)*: sulph
  - **storm**, before and during a: sil
  - **air**; in open:
  : **after** | **agg**: alum cocc graph rhus-t sil spong

1972   ▽ extensions | O localizations | ● Künzli dot

Generals

- **air**; in open: ...
  - **agg**: act-sp agar **Alum** *Am-c* ambr ang arg-met ars-s-f berb bry *Calc* calc-sil carb-v caust chel chin *Cocc* coff *Coll* coloc *Con* euph ferr graph grat hep hyos kali-bi kali-c lact lyc m-arct m-aust mag-c mag-m merc nat-m *Nux-v* ph-ac puls rhod **Rhus-t** sang sep *Sil Spig* sulph *Zinc*
  - **amel**: agar am-c asar caust chinin-s croc *Fl-ac* grat *Kali-i* ox-ac sapin *Sulph*
- **amel** (⇗ *daytime - walking - amel.*): ambr anac bry calc coloc kali-i merc nat-m **Rhus-t** *Ruta* **Sulph**
- **beginning** to walk: *Carb-v*
- **breakfast**; after | **amel**: coca
- **cough** and expectoration, from: nux-v
- **dinner**, before (⇗ *dinner - before*): hyper
- **eating** agg; after (⇗ *eating - after - agg.*): hep
- **house**, in the: agar ferr-ma sapin sec sumb
- **rapidly**:
  - **agg**: agar coc-c olnd
  - **amel**: *Stann*
- **riding** agg; after (⇗ *riding - agg.*): petr
- **slowly** | **amel**: *Ferr*
- **warm**:
  - **bathing**; after: aesc puls
  - **room** agg (⇗ *heat - room*): aloe ambr croc *Iod* kali-i merl **Puls**
- **warm** from walking and rapidly becoming cold agg; becoming: bry *Rhus-t*
- **weather**:
  - **cloudy**, damp; in: kali-c nat-m sang
  - **cold** agg: apis lach
  - **warm** | **agg**: aesc **Ant-c** camph *Iod* lach *Nat-ar* nat-c nat-m nat-p podo *Sel* **Sulph** vip
- **whooping** cough: verat
- **widows**, in: con
- **wine**:
  - **agg**: ars lyc phos *Thuj*
  - **amel**: ars phos *Thuj* visc
- **women**; in: alet helon mag-c
- **exertion**; from: helon
- **obese**: am-c
- **worms**; with: *Cic Merc*
- **writing** agg: cann-s ran-b sil
- **yawning**; after: eug *Nux-v*
- **young** people; in: ferr

o **Joints**: *Acon* aesc agar agn *Aloe* alum am-c anac ang *Ant-t Arg-met* **Arn** ars asar aur bar-c bell borx bov **Bry Calc** calc-p cann-s canth *Carb-an* carb-v carbn-s *Caust* cham chel *Chin* chinin-ar cimic clem cocc colch coloc **Con** cupr cycl dig dros dulc euph euph-l *Ferr* ferr-p get graph hyos ign **Kali-bi** kali-n *Kali-s* kreos *Lach* **Led** **Lyc** mang med **Merc** merc-c mez morph mosch murx *Nat-c* **Nat-m Nit-ac** nux-m *Nux-v* olnd par *Petr Ph-ac Phos* plat plb podo **Psor** *Puls* ran-b raph rheum rhod **Rhus-t** *Ruta* sabad sars **Sep** *Sil* spong stann **Staph Stront-c** sul-ac **Sulph** tab tarax thuj valer *Verat* viol-o viol-t zinc zing
- **children**; in: abrot
- **exertion** agg: phos

Weakness – Joints: ...
- **paralytic**: euph euph-l
- **spasms**; after: rheum
- **Muscular** (⇗ *Muscles*): acet-ac acon agar *Alet* alum alumn am-c am-caust am-m anac anh ant-c **Ant-t Apis** apoc arg-n arn ars asaf aur **Bar-c** bar-m bell berb borx both both-ax *Bov* bry bung-fa *Calc Camph* cann-xyz canth *Carb-ac Carb-v* caust cham *Chin Chlol* cimic clem cocc colch coll *Con* cortico *Croc* crot-c croth-c *Cupr* dendr-pol *Dig* dros *Dulc* elaps euphr *Ferr* ferr-m ferr-p **Gels** graph guaj *Hell* helon hep hydr hyos ign iod kali-bi kali-br kali-c kali-hp kali-n kali-p kalm laur *Led* lob *Lyc* m-arct macro mag-c mag-m mag-p mang meny merc **Merc-c** mez mur-ac naja *Nat-c* **Nat-m Nit-ac** *Nux-m* nux-v olnd onos *Op* pall petr ph-ac phos phys physal-al **Pic-ac** pip-m *Plat Plb* plb-act puls rad-br rheum *Rhod* **Rhus-t** *Ruta* sabad sarcol-ac sec *Seneg* senn *Sep Sil* sin-n spartin-s spig stann stram stront-c *Stry* stry-p sul-ac **Sulph** tab ter thuj thyr *Verat* verat-v zinc
- **accompanied** by:
  - **Eyes**; complaints of the (See EYE - Complaints - accompanied - weakness)
  - **Head**; complaints of the (See HEAD - Complaints - accompanied - weakness - muscles)
- **fatigue**; from: arn ferr-p
- **fever**; during: gels
- **growing** pains; from: ferr-p
- **paralytic**: *Alum Alumn*
- **progressive**: caust
- **Organs**; of: carl
- **exertion** agg; after: ferr-pic
- **Single** parts; in: valer

WEANING (See Ailments - weaning)

WEARINESS (⇗ *Weakness*; MIND - Dullness; Lassitude): Acetan acon adlu aesc agar alet aloe **Alum** *Alum-p Am-ar* ambr *Anac* ang *Anh Ant-c Ant-t* aphis aran aran-ix arg-met *Arg-n* arist-cl **Arn** ars *Ars-i* asaf asar aur aur-ar aur-m aur-s *Bapt* bar-c bar-m bell bell-p **Benz-ac** berb beryl *Bism Blatta-a* borx bov *Brom* bros-gau bruc *Bry* cadm-met cain calad *Calc* calc-f **Calc-p** *Calc-sil* camph **Cann-s** cann-xyz canth caps *Carb-ac* carb-an *Carb-v* **Carbn-s** carc *Castm Caust* cecr cench cham **Chel** chin *Chinin-ar* cic cimic cimx cina cist clem cob cob-n *Coc-c* cocc coff colch coli coloc *Con* cortico cortiso **Croc** *Crot-c* **Cupr** cycl dam dicha dig diphtox dros dulc enteroc erig esp-g euph euphr **Ferr** ferr-ma ferr-p **Ferr-pic Gels** gran **Graph** grat guaj guat *Ham* harp hecla hed hell helon *Hep* hist *Hyos* ign influ iod *Ip* kali-bi kali-c kali-chl *Kali-i* kali-n **Kali-p** kali-s kali-sil kalm *Kreos* lac-ac **Lach** lact *Laur* **Lec** led luf-op **Lyc** m-ambo m-arct m-aust *Mag-c* mag-f mag-m malar mand mang med meny meph **Merc** mez mosch *Mur-ac* murx naja *Nat-c* **Nat-m** *Nat-s* nat-sil nep nit-ac *Nux-m* **Nux-v** ol-an olnd onos op *Par Parathyr Petr* **Ph-ac** phenob **Phos** phys phyt **Pic-ac** *Plat* plb prun *Psil Psor* **Puls** *Pycnop-sa* pyrog ran-b rauw *Rheum Rhod* Rhus-t rib-ac **Ruta** sabad sabin samb sang saroth sars sec

Generals

Weariness — **walking**

Weariness: ...
senec seneg **Sep** sieg **Sil** spig spong squil *Stann*
Staph *Stram* stront-c *Sul-ac* sulfa **Sulph** sumb *Tab*
teucr ther thiop thuj trinit **Tub** tub-r tub-sp v-a-b valer
vario *Verat* verb viol-o *Viol-t* visc x-ray **Zinc** zinc-p
- **morning**: alum am-c ambr ant-c *Ars* aur bar-c bell bov
  Bry calad caps carb-an *Carb-v* carbn-s carc castm caust
  Cham chel chin clem cob-n con cortiso croc cycl dig
  digin dros erig euphr ferr hep kali-c *Kali-chl* lac-ac
  Lach lact lyc m-aust *Mag-c* mag-m malar meph merc-c
  merl mur-ac *Nat-m* **Nux-v** ox-ac peti petr phos prun puls
  rat rhus-t sabad **Sep** sil spig stann staph stront-c stry
  sul-i *Sulph* teucr ther thuj tub valer zinc
  • **8 h**: carc
  • **bed** agg; in: petr
  • **rising** agg: bov carbn caust colch dig ferr gran hep
    Lyc mez nux-v puls rat stann teucr thuj
  • **sleep**; from poor: cob-n
  • **waking**; on: alum am-c ambr ant-c aur bar-c bell
    bism *Bry Calc* cann-s *Carb-an Caust* chel chin
    cob-n *Con* cycl dros dulc hep kali-c lact *Lyc* m-aust
    Mag-m med *Nat-m Nux-v* phos prun rhus-t sabad
    sep spig staph stront-c teucr ther *Thuj* valer *Zinc*
- **forenoon**: am-c erig esp-g graph hell indg lact mag-m
  nat-s phel sars seneg
- **noon**: calc caust digin esp-g ox-ac
- **afternoon**: adlu am-c *Bry* chel coc-c digin fago iod
  kali-c lyc mag-c mag-m merl mez nat-c nat-s nux-v
  ol-an phos plect ptel rat sang staph stry thuj
  • **16 h**: mang
  • **17 h**: rosm
  • **amel**: kali-c
- **evening**: berb bov carb-v caust coc-c cor-r *Croc* cycl
  euphr graph hydr-ac ign jac-c kali-bi kali-c kali-n kalm
  lach lap-la laur lyc meph *Merc* merc-c merl methys mez
  Mur-ac murx nit-ac ox-ac pall petr psil sabad *Sulph*
  sumb thuj tub visc
  • **20 h**: mang
  • **air** agg; in open: *Carb-v*
- **night**: dulc kreos merc sabad sabin
- **accompanied** by:
  • **fever**; intermittent (See FEVE - Intermittent -
    accompanied - weariness)
- **agg**: act-sp aml-ns apis arg-met arg-n arn ars berb bry
  cann-s chin cocc *Coff* cupr epiph *Ferr* ham helon nat-m
  nux-v ph-ac **Rhus-t** sul-ac thuj verat
- **air**; in open | **amel**: hed
- **ascending** stairs, from: blatta-a calc-p sul-i
- **bed**; when going to: bapt
- **born** tired; as if: onos
- **chronic**: lyc v-a-b
- **coition**; after: *Agar* calc *Con* kali-c lyc mez nit-ac petr
  sel
- **conversation**, from: ambr
- **diarrhea** agg; after: sul-i

- **eating**:
  • **after**:
    : **agg**: ant-c *Ars Bar-c Calc-p* cann-s *Carb-an*
      card-m chin *Croc* cycl hyos indg kali-c *Lach* laur
      Lyc mur-ac *Nat-m Nux-m* ox-ac pycnop-sa *Rhus-t*
      ruta sang staph
  • **while** | **agg**: *Kali-c*
- **exertion**:
  • **agg**: bar-c
  • **amel**: hed
- **leukorrhea**:
  • **after**: con
  • **with**: prun
- **menopause**; during: bell-p calc
- **menses**:
  • **after** | **agg**: alumn bell carb-an cub nat-m nux-v
    phos plat thuj
  • **before** | **agg**: alum *Bell* carb-an *Nat-m*
  • **during**:
    : **agg**: *Am-c* borx calc-p carb-an *Caust* ign iod kali-c
      mag-c *Nit-ac Nux-m Petr* sars sul-i thuj
    : **amel**: hed
- **mental exertion** agg (↗MIND - Mental exertion - agg. -
  fatigues): alum *Aur Lach* **Lec** *Pic-ac Puls Thuj*
- **music** agg: lyc
- **old people**; in: bar-c
- **playing** piano; from (↗Playing): anac
- **reading** agg: *Aur*
- **rest** agg: psil
- **sexual** excitement, from: sars
- **sit** down, desire to: dulc stann sulph
- **sitting** agg: bry chin led mag-c *Merc* ol-an plat plb
  rhus-t
- **standing**:
  • **agg**: led *Mur-ac* nat-m plat
- **stool**:
  • **after** | **agg**: ambr *Calc* carb-v caust mag-m merc
    Nit-ac phos
- **talking**; after: **Alum** *Calc-p* lap-la med *Sulph*
  • **much** talking: calc
- **waking**; on: alum am-c ambr ange-s ant-c aur bar-c
  bell bism bov bros-gau *Bry Calc* cann-s *Carb-an Caust*
  chel *Con* **Cycl** dros dulc ferr hyper lact *Lyc* m-aust
  Mag-m Nat-m prun rib-ac sep sol-t-ae spig sumb tep
  teucr *Thuj* valer *Zinc*
  • **amel**: thiop
- **walking**:
  • **after**:
    : **agg**: agar alum anac calc-s carb-an caust clem coff
      con cupr graph iod kiss *Lac-d* malar *Mur-ac* nux-v
      ph-ac plat psil sabad sabin sol-t-ae stann sul-i valer
    : **pregnancy**; in: *Calen*
  • **agg**: am-c bry chin con ferr lach led mag-c mag-m
    plb stram
  • **air**; in open:
    : **agg**: alum coff ferr m-arct mag-c nat-m rhod sep
      sulph
    : **amel**: caust croc rhus-t ruta sul-ac
  • **amel**: ambr

Generals

- **women**; in | **obese**: am-c
WEATHER:
- **bright** (See clear)
- **change** of weather:
  - **agg**: abrot achy acon agar alum alumn *Am-c* anh ant-c *Ant-t* apis aran ars asar bar-c *Bell* benz-ac borx brom **Bry** *Calc* calc-f *Calc-p* calc-sil carb-an carb-v carbn-s *Caust Cham Chel* chin cimic cinnb colch con crot-c crot-h cupr cur *Dig* **DULC** euph galph *Gels Graph* harp *Hep* hyper *Ip* kali-ar kali-bi *Kali-c* kali-i kali-s *Kalm* lach lept mag-c mand *Mang* mang-act med meli *Merc* merc-i-f merc-i-r *Mez* mosch *Nat-c* nat-m nat-p nat-s nat-sil nit-ac **Nux-m** nux-v olnd oscilloc *Petr Ph-ac* **Phos** phys phyt *Psor* **Puls Ran-b** *Rheum* **Rhod RHUS-T** *Rumx* ruta sabin sang sep *Sil* spig stann stict stront-c sul-i *Sulph* tarent *Teucr* thuj **Tub** *Verat* verb *Vip*
  - **amel**; and: mang
  - **Bones**: am-c
- **amel**: bac onop
- **cold** to warm agg: ant-c brom **Bry** carb-v *Chel* crot-h *Ferr* gels **Kali-s** *Lach Lyc* nat-c *Nat-m Nat-s* nux-v **Psor** *Puls* sep **Sulph Tub**
- **desires** change of weather, which amel: mang sep tub
- **dry** to wet: *Nat-s*
- **rapid** change agg: sep
- **spring** agg: all-c ant-t gels kali-s nat-s
- **warm**:
  - **cold** agg; to: acon *Ars* calc calc-p calc-sil carb-v *Caust* **Dulc** hep *Merc* nat-sil nit-ac **Nux-v** puls *Ran-b Rhus-t* sabad *Sil* stront-c tub **Verat**
  - **wet** agg; to: gels
- **clear** weather agg: acon aloe asar *Bry Caust Hep Nux-v* plb sabad spong
- **cloudy** weather:
  - **agg**: aloe am-c ammc ant-t aran arn ars ars-i aur bar-c *Ben-n* bry calc calen *Cham Chin* dulc gels hyper kali-c lach *Mang* merc naja *Nat-c* nat-m nat-s nitrob **Nux-m** *Physal-al* plb *Puls* rhod **Rhus-t** sabal sabin sang *Sep* stram sulph tub verat viol-o
  - **amel**: *Bry* caust kalm lappa
  - **sun** peeks through the clouds; when the | **agg**: sulph
- **cold** weather:
  - **agg** (See Cold - air - agg.)
  - **amel** (See Cold - air - amel.)
- **dry**:
  - **agg**: **Acon** agar alum am-c apis apoc *Ars* ars-i *Asar* aur bell borx *Bry* calc calc-i calc-p *Camph* caps carb-an carb-v *Caust* cham coc-c cocc coff *Crot-h* daph dulc ferr-ar fl-ac *Hep Ip* kali-ar **Kali-c** *Kali-sil* kreos lach lappa laur lyc mag-c med mez mur-ac nat-s nit-ac nit-s-d nux-m **Nux-v** *Petr* ph-ac phos phys physal-al phyt plat plb *Psor Puls* rhod rhus-t *Sabad* samb sep *Sil* spig *Spong* staph sulph visc zinc
  - **amel**: carc kali-c led *Puls* sil

Weather – cold weather: ...
- **wet**:
  - **agg**: abrot *Acon* aesc *Agar* all-c all-s aloe **Am-c** *Ant-c Ant-t Apis Aran Arg-met Arg-n* arn **Ars** ars-i ars-s-f asc-t *Aster* aur aur-ar *Aur-m-n* **Bad** *Bar-c* bar-i bar-s bell bell-p blatta-o borx bov bry **Calc** calc-i **Calc-p** calc-s calc-sil *Calen* (non: canth) *Caps* carb-an *Carb-v* **Carbn-s** cham chin *Cimic* clem **Colch** coloc con cupr **Dulc** elaps erig eucal *Ferr Fl-ac Form Gels* glon *Graph Guaj* hep *Hyper Iod* ip *Kali-bi* kali-c kali-i kali-m kali-n kali-p kali-sil *Lach Lath* laur lept *Lyc* mag-c mag-p *Mang* mang-act **Med** *Merc* merc-i-f *Mez* mur-ac naja *Nat-ar Nat-c* nat-m **Nat-s** *Nit-ac* **Nux-m** nux-v onop paeon penic *Petr* phos physal-al *Phyt* polyg-h psil psor *Puls* **Pyrog Ran-b** *Rhod* **Rhus-t** rumx *Ruta* sang sars seneg sep ser-a-c *Sil Spig* stann staph *Still Stront-c Sul-ac Sulph Tarent* teucr *Thuj* **Tub** urt-u *Verat* zinc zinc-p *Zing*
  - **old** people; in: ammc
  - **amel**: aur-m
- **dry**:
  - **agg**: *Acon* alum ars *Asar* aur-m *Bell* borx *Bry* carb-an carb-v **Caust** *Cham* coc-c coff *Fl-ac* **Hep** *Ip Kali-c* kali-sil *Laur* mag-c *Mang Med Merc* mez *Mur-ac Nit-ac* nux-m **Nux-v** phos *Plat Rhod* sabad *Sep Sil Spig* spong staph sulph zinc
  - **amel**: agar *Am-c Ant-c Aur* bar-c bell *Borx* bov bry **Calc** canth *Carb-an Carb-v* cham *Chin Clem* con *Cupr* **Dulc** *Ferr* hep ip kali-c *Kali-n Lach Laur Lyc Mag-c* magn-gr *Mang Merc* mez moly-met *Mur-ac Nat-c Nit-ac* **Nux-m** nux-v petr phos *Puls Rhod* **Rhus-t** *Ruta Sars Seneg* sep sil *Spig* stann *Staph* still *Stront-c Sul-ac Sulph* tub *Verat Zinc*
- **foggy** weather | **agg**: abrot aloe *Aran* ars bapt bar-c bry calc calen cham chin dulc *Gels* **Hyper** mang merc mosch naja nat-m *Nat-s* nux-m plb *Rhod* **Rhus-t** sep *Sil Staph* sulph *Thuj* verat
- **frosty** weather (= hoarfrost)
  - **agg**: *Agar* **Calc** carb-v *caust Con* kali-c lyc mag-m merc nat-c nux-m nux-v ph-ac phos *Puls* rhus-t *Sep* sil spong sulph syph
- **hot**:
  - **agg**: *Acon* aeth aloe *Ant-c* ant-t *Apis* bapt *Bell* borx both-ax brom *Bry* **Carb-v** cocc croc *Crot-h* crot-t *Cupr* **Gels** *Glon* kali-bi lach *Nat-c* Nat-m nat-s nit-ac *Op* phos pic-ac *Podo Puls* sabin sel *Sulph* syph thuj
  - **cold** night; and: acon dulc merc rumx
- **humid** (See wet)
- **rainy**:
  - **agg**: aran ars bros-gau dulc elaps erig glon ham lac-c lach lem-m mag-c mang merc nat-s oci-sa phyt plat ran-b *Rhus-t* sabin senn sil *Sulph* tub
  - **heavy** rains; especially: lem-m
  - **amel**: **Caust** ign
  - **before**: phos
- **snow** agg; melting (↗*Snowy; Snowy - agg.*): **Calc-p** kali-bi

Weather — Generals — Wet

- **storm** (See thunderstorm; windy)
- **stormy** weather (See thunderstorm; windy)
- **thunderstorm** (= storm)
  - **after**: asar calc-p carc crot-h gels morph nat-c nat-p nit-s-d phos psor puls rhod rhus-r rhus-t sep syph tub
  - **agg**: agar aran arg-met aur *Bry* calc carb-v caust chinin-ar conv elaps erig *Gels* glon ham hydr-ac *Lach* mag-c mand mang *Med* meli mez morph **Nat-c** nat-m nat-p nat-s nit-ac nit-s-d petr *Phos* phyt prot psor puls ran-b *Rhod* rhus-t sabin *Sep Sil* spig syph thuj tub
  - **amel** (↗*MIND - Cheerful - thunders; MIND - Weather - thunderstorm - during - amel.*): carc psor rhus-t *Sep*
  - **approach** of a: *Agar* arg-met aur *Bell-p* berb bry calc calc-f carc caust *Cedr* con dulc *Gels* hep hyper *Kali-bi Lach Lyc* mag-p mand mang med meli *Nat-c* nat-m nat-p *Nat-s* nit-ac petr *Phos* phyt **Psor** puls *Ran-b* **Rhod** *Rhus-t Sep* sil sul-ac sulph syph thuj *Tub* zinc
  - **enjoying** (See MIND - Weather - thunderstorm - loves)
  - **lightning**; ailments from: crot-h morph phos rad-br
- **warm** weather:
  - **agg** (See Warm - air - agg.)
  - **amel** (See Warm - air - amel.)
  - **dry**:
    : **agg**: ant-c carb-v cocc kali-bi lach
    : **amel**: alum *Calc-p Nat-s* nux-m penic rhus-t *Sulph* tub
  - **wet**:
    : **agg**●: *Aloe* aran-ix aur bapt bell *Brom* bry calc-f **Carb-v** *Carbn-s* caust *Cedr* erig *Gels* ham hep *Iod Ip Kali-bi Lach* lath lyc mand mang merc-i-f nat-m **Nat-s** nit-m-ac onos phos *Sep Sil* sulph **Syph** tub vip-a
    : **amel**: *Aloe* ant-c ars-i bell brom *Carb-v* cham gamb *Gels* ham hep *Ip* kali-bi kali-c mag-p nat-m pyrog sep sil thuj
- **wet** weather:
  - **agg**: abrot achy aesc agar aloe alum-sil **Am-c** amph anac ant-c *Ant-t* **Aran** arg-met *Arg-n* **Ars-i** ars-s-f aster aur aur-ar **Bad** bapt bar-c bar-i bar-m bar-s bell blatta-o borx bov brom bry **Calc** calc-f calc-i *Calc-p Calc-s* calc-sil calen canth carb-an *Carb-v* carbn-s caust *Cedr* cham chim chin chinin-s *Cimic Cist* clem *Colch* con crot-h cupr cur **Dulc** elaps elat erig euphr *Ferr* form *Gels Graph Ham Hep* hyper *Iod* ip kali-bi kali-c *Kali-i* kali-m kali-n kali-sil *Lac-ac* lac-d *Lach* lath laur *Lem-m Lyc* lyss mag-c *Mag-p* magn-gr *Mang* med meli *Merc* mez mur-ac *Naja Nat-act Nat-c* **Nat-hchls** nat-m **Nat-s** *Nit-ac* **Nux-m** nux-v oci-sa olnd onop op oscillco paeon petr phos *Phyt* pic-ac pneu psor **Puls** rad-br *Ran-b* rauw **Rhod Rhus-t** *Ruta* sang sars seneg *Sep Sil* sin-n spig stann staph stict still strept-ent streptoc *Stront-c* sul-ac sul-i *Sulph* sumb symph syph teucr *Thuj Tub* vac *Verat Zinc* zinc-p

Weather – wet weather: ...
  - **amel**: *Acon* alum ars **Asar** aur-m bell borx bov **Bry** carb-an carb-v **Caust** *Cham* **Fl-ac Hep** *Ip* lach laur mag-c mang *Med* mez mur-ac *Nit-c* **Nux-v** oci-sa *Plat Rhod Sabad* sang sep sil *Spig Spong* staph sulph *Zinc*
  - **rains**; especially heavy (See rainy - agg. - heavy)
- **wind** (See windy; Wind)
- **windy** and stormy weather: *Acon All-c Am-c* arg-met ars asar aur aur-ar **Bad** bell bry carb-v carc caust *Cham* chel *Chin* chinin-ar con erig euphr gels graph *Hep* hyper ip **Kalm** *Lach* lyc mag-c *Mag-p* mez *Mur-ac* nat-c nat-m nit-s-d **Nux-m** *Nux-v* petr *Phos* plat prot *Psor* **Puls** ran-b **Rhod** rhus-t ruta *Sep* sil sul-ac sulph syph tab thuj tub
  - **after** | **amel**: rhod
  - **amel**: carc *Tub*
  - **before**: *Elaps* med rhod rhus-t sul-i

WEGENER'S GRANULOMATOSIS: aur

WEIGHT; as of a heavy: acon ars bar-c bell **Bry** *Cact* carb-v coll dios dros elaps lach nux-m **Nux-v** petr ph-ac **Phos Puls** sep zinc
- **cold**: agar

WEIGHT; children who fail to gain (See Emaciation - children)

WEIGHT; increasing (See Obesity)

WEIGHT; puts on easily (See Obesity)

WELL:
- **never** well since (See Convalescence)
- **not** well; one feels (See Sick - causeless)
- **says** he is well (See MIND - Well - says)
- **unusually** well:
  - **strong**; feels so (See Strength)
  - **then** agg: bry carc helon nux-v phos **Psor** sep

WELLING UP; sensation of (↗*Bubbling*): Berb caps coloc laur nux-v puls rheum squil

WET:
- **applications**: **Am-c** am-m **Ant-c** bar-c **Bell** borx bov bry **Calc** canth carb-v **Cham Clem** con crot-h dulc *Kali-c Kali-n Lach* laur *Lyc* mag-c *Merc* mez mur-ac nat-c nit-ac nux-m nux-v phos pneu puls **Rhus-t** sars *Sep* sil *Spig* stann staph strept-ent *Stront-c* sul-ac **Sulph** zinc
  - **amel**: *Alum Alumn Am-m* ant-t *Ars* **Asar** borx bry caust cham *Chel Euphr* laur *Mag-c* mez mur-ac *Nux-v* **Puls** *Rhod Sabad* sep *Spig* staph zinc
  - **cold** wet applications:
    : **agg**: apoc *Ars* cadm-met coli graph *Hep* lach *Nit-ac Petr* ph-ac *Phos* puls ruta *Sil* syph
    : **amel**: aloe aml-ns anac *Apis* arg-n arn aur bry fl-ac glon iod kali-p *Led* nat-hchls nux-v pic-ac *Puls Sec* sep spig sulph
  - **warm** wet applications:
    : **agg**: *Apis* bry *Fl-ac* lach *Led* phyt *Puls Sec*

Wet   **Generals**   **Wounds**

- **applications – warm** wet applications: ...
  : **amel**: alum-sil ant-c *Ars* calc-f coloc fl-ac *Hep* kali-bi *Mag-p* paraph ph-ac phos ruta *Sil* sulfa thiop thuj x-ray
- **getting** (↗*CHIL - Exposure - wet*): *Acon* all-c **Alum** am-c ant-c ant-t *Apis* aran *Arn* ars *Bell* bell-p borx *Bry* **Calc** calc-p *Calc-s* camph carb-v **Caust** cham *Chin* cocc *Colch Dulc Elaps* euph fl-ac *Hep Hyos Ip* kali-bi *Kali-c* lach *Lyc* malar meli *Merc* merc-i-r narc-ps nat-m **Nat-s** nit-ac *Nux-m* nux-v phos phyt pic-ac **Puls** ran-b rhod **Rhus-t** ruta *Sars* sec **Sep** *Sil* strept-ent sulph ter thuj tub urt-u verat verat-v visc xan zinc
  · **feet**: agn *All-c Bar-c* bry *Calc Camph* caps cham *Colch* cupr *Dulc* fl-ac graph guaj *Lach* lem-m lob *Lyc* merc nat-c nat-m nit-ac *Nux-m Nux-v Phos* phyt **Puls** *Rhus-t Sep Sil* stram *Sulph* tub xan
  · **head**: bar-c **Bell** bry hep hyos led phos *Puls* rhus-t *Sep*
  · **heated**; when: bell-p rhus-t
  · **perspiration**; during: *Acon* ant-c ars *Bell-p Bry* calc *Clem Colch* con *Dulc* nat-c nat-m *Nux-m* **Rhus-t** *Sep Verat-v*
  · **rooms**, in wet (↗*Vaults*): ant-t *Aran* **Ars** atro *Bry* **Calc** calc-p *Carb-an* carb-v caust *Dulc* form *Kali-c* lyc nat-m **Nat-s** nit-ac **Puls** rhod *Rhus-t Sel Sep* sil *Stram* ter *Thuj* verat
  · **sheets**, ailments from wet: rhus-t
- **ground**; ailments from sitting on wet: *Ars* calc caust *Dulc* nat-s *Nux-v* rhod *Rhus-t* sil
- **sensation** of being wet:
  · **rain**; as if exposed to soaking: kalm
  · **sheets** are wet; as if: lac-d
- **weather** (See Weather - wet)

WHITENESS; ant-t ars **Calc** carb-v chel *Chin* cina dig *Ferr Graph Kali-m* **Lac-c** **Merc** *Nat-m* ph-ac *Phos Puls* sep sulph *Verat*
- **chalk**; like: ant-c mez
- **milky**: *Kali-m*
○ **Parts** usually red; of: ambr anac ang ant-t *Ars* **Borx** *Calc* canth carb-v caust chel *Chin* cina coloc dig *Ferr Graph Hell Kali-c Kali-m* **Lac-c** lac-d lyc **Merc** *Merc-c* nat-c *Nat-m Nit-ac Nux-v Olnd* op petr ph-ac *Phos Plb* puls sabin *Sec* sep *Staph Sul-ac* sulph valer *Verat* viol-t *Zinc*
  · **accompanied** by | **numbness**: sul-i

WHOOPING COUGH; ailments after: carc **Sang•**

WIND (↗*MIND - Sensitive - wind*): *Acon* anac *Ars* ars-i asar *Aur* aur-ar *Bell* bry bufo calc *Calc-p* canth caps carb-v caust **Cham** *Chin* chinin-ar *Coff* colch coloc con cupr elaps *Euphr* graph *Hep* hyos ip kali-c kalm *Lach* **Lyc** lyss mag-c mag-p med mur-ac nat-c nit-ac *Nux-m* **Nux-v** ph-ac **Phos** plat *Psor* **Puls** rheum **Rhod** *Rhus-t* samb sel sep *Sil* spig **Spong** squil stram stront-c sul-ac sulph tab thuj tub verb zinc *Zinc-p*
- **amel**: arg-n nux-m tub
- **cold**:
  · **agg**: *Acon* agra apis arn *Ars* ars-i *Asar* **Bell** bell-p *Bry* cadm-s calc calc-p carb-an carb-v *Caust* cham chinin-ar *Coff* cupr ferr-ar *Hep* ip *Kali-bi* kalm

Wind – cold – agg: ...
  mag-c mag-p nit-ac **Nux-v** psor *Rhod* **Rhus-t** rumx sabad *Sep Sil* **Spong** thlas tub verat
  : **shelter** amel: agra
  · **dry** | **agg**: *Acon* ars arum-t asaf *Asar* bell bry carb-an *Carb-l* caust cham cupr *Hep* ip kali-c lyc mag-c *Nux-v Phos* puls *Rhod* sabad sep sil spong
  · **wet**: all-c calc kali-bi
- **desire** to be in the wind: *Tub*
- **north** wind agg: ars asar carb-v caust hep nux-v sep spong zinc
- **sensation** of (↗*Air; draft - sensation*): agar calc canth caust *Chel Cist* coloc cor-r graph lach *Laur* **Lyss** m-ambo m-arct *M-aust Mez Mosch Nux-v* olnd phos puls rhus-t sabin samb spig squil stram *Thuj* valer
  · **blowing**:
    : **Covered** parts; on: camph
    : **Single** parts; on: *Hep*
  · **cold**: camph croc *Lac-d Laur* **Lyss** *Mosch* rhus-t samb
- **warm**:
  · **south** wind: *Ars-i* asar bry carb-v euphr *Gels Ip* lach nat-c rhod sil
- **weather** (See Weather - windy)
- **wet** | **agg**: all-c dulc *Euphr* ip *Nux-v* rhod

WINE (See Food and - wine)

WINTER (See Seasons - winter - agg.)

WIPING with the hands: aloe *Graph* lach mur-ac
- **amel**: alum arn *Asaf* bism **Calc** canth *Caps* carb-an *Cina* croc **Cycl** *Dros* euphr guaj hep ign mang meny merc mur-ac **Nat-c** nit-ac *Phos Plb* puls ruta sulph thuj zinc

WOMEN; complaints of: acon agar am-m ambr ang ant-t apis arn asaf *Bell* borx *Bry* **Calc** camph canth **Caps** *Caust* **Cham** *Chin* cic cimic clem **Cocc** **Con** **Croc** cupr dig euph ferr fl-ac graph hell helon *Hyos Ign* iod ip kali-c lach laur led mag-c mag-m mang merc merc-c *Mosch* mur-ac nat-m *Nux-m* nux-v op **Plat** plb **Puls** rheum *Rhus-t* sabad sabal **Sabin** *Sec Sel* seneg **Sep** sil spig spong stram sul-ac sulph thuj *Valer* verat vib viol-o
- **unmarried** (↗*Unmarried*): cocc sil

WOODEN sensation: kali-n petr rhus-t thuj

WOOL:
- **intolerance** (See Clothing - intolerance - woolen; SKIN - Itching - wool)

WOOZY (See MIND - Stupefaction)

WORMS:
- **complaints** of (See RECT - Worms - complaints)
○ **Skin**; sensation as if worms under (See SKIN - Worms - under)

WOUNDS: alum *Am-c* anag ang *Apis* arg-n arist-cl *Arn* ars *Bell* bell-p bor-ac borx bov bry bufo calc calc-p *Calen* canth carb-ac carb-v caust cham chin cic cist con croc *Dulc* echi erig ery-a eup-per euph euphr ferr-p glon ham helia hell hep hyos *Hyper* iod kali-c kali-p kreos *Lach* lappa laur **Led** lyc m-ambo

1977

Wounds — Generals — Wounds – painful

Wounds: ...
mang-act merc mez mill nat-c nat-m nat-s nit-ac nux-m nux-v par petr ph-ac **Phos** phys plan plat plb **Puls** rhus-t ruta samb sec senec seneg sil *Staph* stront-c *Sul-ac* sulph symph verat zinc zinc-m
- **ailments** from wounds (See constitutional)
- **bites** (↗*SKIN - Stings*): acet-ac all-s am-c am-caust anthraci *Apis Arn Ars* bell calad camph *Cedr* cist *Echi* echi euph-po gaul grin gua gymne hydr-ac *Hyper* kali-perm *Lach* **Led** lob-p mosch *Plan* pyrog sela *Seneg* sisy spirae *Strych-g Sul-ac* vespul-vg
  • **cats**; of: *Led*
  • **discoloration** | red: lat-m
  • **dogs**, of: hyper *Lach* led **Lyss** *Ter*
    : **rabid**: arist-cl ars bell canth *Chr-ac* echi hyos *Lyss* spirae
  • **gnat**: arn *Canth*
  • **inflamed** (See Inflammation - wounds)
  • **itching**: lat-m mez
  • **pain**:
    : extending to | **Other** parts: lat-m
  • **poisonous** animals, of: acet-ac *Am-c* anthraci *Apis* arn *Ars* aur bell calad *Caust Cedr* cist *Echi* **Gent-l** gua hep hyper kali-perm *Lach Lat-m* **Led** *Lob-p Lyss* mosch nat-m puls pyrog *Seneg* stram sul-ac *Tarent-c* thuj vip
  • **rabid** animals; of: echi *Lyss*
  • **rattlesnakes**; of: iod
  • **reptiles**; of: lycps-v
  • **scorpions**; of: euph-po gua
  • **snakes**; of: am-c am-caust anag *Apis* arist-cl arn *Ars* aur *Bell* calad *Camph Cedr* cench *Echi* euph-po euph-pr gua guaj gymne hyper indg kali-perm **Lach** Led lob-p lycps-v plan *Sela* seneg sima stram strych-g sul-ac *Thuj* viol-o *Vip*
    : **prophylaxis** to snake bites (= to prevent this condition): euph-po
  • **spider**; of: cedr euph-po indg kali-perm lach lat-m sela *Tarent-c*
    : **swelling**: lat-m
  • **swelling**; with (See swelling)
  • **tarantula**, of: lycps-v
  • **wasps**; of (See SKIN - Stings - wasps)
- **black**: *Chin Lach* trach vip
- **bleeding** freely: *Acon* am-c ancis-p ant-t aran *Arn* ars asaf *Bell* bell-p borx both both-ax calen *Carb-v* caust cench *Chin* clem cloth con *Cop* croc crot-c crot-h *Dor* eug *Euphr* ferr ferr-p ham hep **Hir** *Hydr Kreos* **Lach Lat-m** led *M-ambo* merc mez mill *Nat-c* nat-m **Nit-ac** *Nux-m Nux-v Ph-ac* **Phos** plb puls rhus-th ruta sec sep sil *Staph* sul-ac *Sulph* thlas vip vip-a-c vip-d *Zinc*
  • **black** blood: vip
  • **clots**; favors the formation of: cact
  • **fall**; after a: *Arn* ham mill
  • **small** wounds: am-c carb-v hydr kreos lach ph-ac phos sul-ac *Zinc*
- **bluish**: *Lach* lyss *Vip*
- **burns** (See Burns)
- **cold** agg; becoming: **Led**● *Scor*

- **constitutional** effects of: arn bry calen carb-v con ferr-p glon hep hyper *Iod* kali-p *Lach* **Led** nat-m *Nat-s Nit-ac Phos* plan puls rhus-t senec *Staph Stront-c Sul-ac* zinc
- **corrosive**; gnawing: mez
- **crushing**: arist-cl arn con echi hyper ruta staph
- **cuts**: anemps *Arn Calen Carb-v Cic* con dig *Ham* hep hyper kali-chl kali-m *Lach Led* merc nat-c *Nit-ac* ph-ac *Phos* plan plb puls sil **Staph** *Sul-ac* sulph
  • **green** and odorous: brom
- **decubitus** (See SKIN - Decubitus)
- **discharging** | **viscid** blood-like fluid: naja
- **dissecting** (↗*Food poisoning*): *Anthraci Apis Ars* crot-h *Echi* ham *Lach* led *Pyrog* sil *Ter*
- **foreign** bodies, from (↗*splinters*): arn *Calen Hep Lob Sil*
  • **eye**, in the (See EYE - Injuries - foreign)
- **gangrene** of: acon am-c **Ars** *Bell* calen *Carb-v Chin* euph **Lach** sal-ac *Sil* sul-ac trach vip vip-a
- **granulations**, proud flesh (↗*SKIN - Cicatrices; SKIN - Keloid*): *Alumn Anac-oc Ant-t* **Ars** *Calc Calen* cund hydr *Kali-chl Lach Merc* nit-ac *Sabin* **Sil Sulph**● thuj
- **greenish**: senec
- **gunshot**: am-caust apis **Arn** calen *Euphr Hyper Lach* **Led** *Nit-ac* plan **Plb** puls ruta *Sul-ac* sulph symph urt-u
- **heal**; tendency to:
  • **quickly**: lyss manc
  • **slowly**: *All-c* alum alum-p alum-sil am-c arist-cl *Arn* ars *Bar-c* bar-s bell-p *Borx* both *Calc* calc-s *Calen Carb-v* carbn-s caust *Cham* chel clem con cortiso croc crot-h *Graph* hell **Hep** hyper kali-bi kali-c kali-sil kreos **Lach** lyc lyss mag-c maland mang *Merc Merc-c* mill mur-ac nat-c **Nit-ac** nux-v *Petr* ph-ac phos plb puls *Rhus-t* ruta sacch sars sep *Sil* squil *Staph* **SULPH**● tarent *Tub* visc
    : **cancer**; in: coenz-q
    : **suppuration**; with: coenz-q
- **infected** (See Inflammation - wounds)
- **inflamed** (See Inflammation - wounds)
- **injection**, from painful: *Crot-h Led*
- **lacerations**: arist-cl arn bell-p **Calen Carb-ac** *Ham Hyper* led staph sul-ac symph
  ○ **Sphincters**; of: staph
- **large**: hyper
- **lead** colored: *Lach* vip
- **mottled**: led
- **nail**; stepping on a (See penetrating)
- **oozing**: mill
- **painful** (↗*pulsating*): *All-c* am-c *Apis* arist-cl *Arn* bell calc calc-f calen cham con croc crot-h eug *Ham* helo helo-s *Hep* **Hyper** led nat-c nat-m *Nit-ac* nux-v *Ph-ac* **Staph** sulph
  • **burning**: *Acon* arn *Ars* bry *Carb-v* caust hyper merc mez naja *Nat-c* nat-m nit-ac rhus-t *Sul-ac Sulph* zinc
  • **corrosive**, gnawing: mez
  • **old** wounds: all-c glon kali-i nat-m *Nat-s Nit-ac* nux-v sil symph

Wounds – painful / Generals / Bones

- **stinging** in wounds: acon *Apis* arn bar-c bell bry caust chin clem *Led* merc mez nat-c *Nit-ac* sep sil *Staph* sulph
- ▽ **extending** to | **Nerve**: hyper
- **pale**: led
- **paralyzed**: led
- **penetrating**, punctured (↗*splinters; stab)*: **Apis** aran *Carb-v* cic con hep *Hyper* lach **Led Nit-ac** phase phase-xyz plan plb sil sulph
  - **bleeding**: aran
  - **painful**: led
- ○ **Nerves**; parts rich in (See Injuries - nerves)
  - **Palms** and soles, of (↗*EXTR - Ulcers - feet - soles; EXTR - Ulcers - hands - palms)*: **Hyper LED Plan**
- **poisoned**: cist
- **poisonous** plants, from: echi
- **pulsating** (↗*painful):* **Bell Cham** clem *Hep Merc* mez *Puls* Sulph
- **punctured** (See penetrating)
- **purple** | **dark** purple: naja
- **reaction**; without (= deficient reaction): ars camph carb-v con laur op ph-ac sulph
- **reopening** of old (↗*History - abscesses):* asaf *Carb-v Caust* con *Croc Crot-h* eug fl-ac *Glon Lach* m-ambo nat-c *Nat-m Nit-ac Nux-v Op* **Phos** *Sil Sulph Vip*
  - **cicatrices** (See SKIN - Cicatrices - break)
- **scurfiness**, with: *Calen Carb-ac Hyper*
- **septic** (↗*Septicemia):* ars
- **soft** tissues; with torn: arn calen **Carb-ac** ham *Hyper* led staph sul-ac symph
  - **accompanied** by:
    : **gangrene**; tendency to: calad sul-ac
    : **pain**: *Hyper*
    : **Nail**; tearing of: *Led*
- **splinters**, from (↗*foreign; penetrating):* abrot acon *Apis Arn Carb-v* **Cic** colch *Hep* **Hyper** lach *Led* lob *Nit-ac* petr plat ran-b *Sil Staph* sulph
- **stab** wounds (↗*penetrating):* acet-ac *All-c Apis* arn carb-v cic con eug hep **Hyper** lach **Led** nat-m nit-ac phase plb *Rhus-t* sep sil *Staph* sulph
- **stinging** (See painful - stinging)
- **stings** of mosquitoes (See SKIN - Stings - mosquitoes)
- **suppurating** (↗*Abscesses; Inflammation - wounds):* Anthraci Apis arist-cl arn *Ars* asaf *Bell* borx *Calen* caust *Cham Chin Croc* echi graph *Hep* lach led liat *Merc* petr phos plb *Puls* pyrog *Sil Sulph* vip-a
- **swelling** of: acon *Arn Bell Bry* kali-chl *Led* nux-v *Puls Rhus-t Scor* sul-ac *Sulph* vip
- **warm** applications | **amel**: ars
- ○**Nerves**: hyper led

WRAPS (See Warm - wraps)

WRITHING | **Blood** vessels: bell hydr-ac

X-RAY burn or treatments; after (↗*Radiation):* cadm-met calc-f fl-ac phos rad-br

Generals

YAWNING:
- **agg**: acon agar aloe am-c am-m anac ang ant-t arg-met *Arn* ars aur bar-c bell borx bry calad *calc* canth caps carb-an *Caust Chel* chin **Cina** cocc croc cycl dig ferr *Graph* hep **Ign** ip kali-c **Kreos** *Laur* lyc *M-arct* m-ambo mag-c mag-m mang *Meny* mez *Mur-ac* nat-c nat-m **Nux-v** *Olnd* op par petr ph-ac *Phos* plat puls **Rhus-t** ruta *Sabad* **Sars** sep sil stann *Staph Sul-ac Sulph* teucr thuj verat viol-o zinc
- **amel**: berb chinin-s croc guaj m-ambo plat *Staph*
- **frequent** (See SLEE - Yawning)

YELLOW: acon *Ars Ars-i* bry calc carb-an cham **Chel** *Chin* con crot-h eup-per ferr hep *Hydr* iris kali-bi kali-c kali-s *Lach* **Lyc Merc** merc-i-f nat-s nit-ac nux-v *Phos* **Plb** podo **Puls Sep** *Sulph*
- **golden**, bright or orange: aeth aloe alum card-m **Chel** cina colch kali-p *Merc* **Nux-m** phos sang **Sul-ac**
- **green**: ars-i mang *Merc Puls*
  - **turning** green: con

ZIGZAG sensation or appearance: calc rhod sars sul-i

ADRENAL GLANDS; complaints of: thal-met
- **adrenocortical** damage: cortiso
- **failure**; adrenal: p-benzq
- **function**; deficient: naphthoq

BLOOD (↗*Hemorrhage - blood)*:
- **complaints** of the: ail arn ars-h aur crot-h echi lach merc plb thuj
- **degradation**: lach ser-ang
- **disorganization**: ail am-c *Anthraci* arn *Ars* ars-h *Bapt* carb-ac *Crot-h Echi* kreos *Lach Mur-ac* phos psor *Pyrog Rhus-t* tarent-c
- **quick** circulation of blood; sensation of too: ars
- **thin**, sensation as if: hell
- **turmoil**; bloods seems to be in a constant: am-m

BONES; complaints of (↗*Caries - bone; Necrosis - bone; Rickets):* **Arg-met Asaf** aur *Calc Calc-f Calc-p* castor-eq chin cocc cupr daph eup-per fl-ac hep kali-bi kali-i lyc merc merc-pr-r mez *Nit-ac* **Ph-ac** *Phos Phyt* **Puls** pyrog rhod rhus-t *Ruta* sel sil staph *Sulph* syph
- **night**: merc mez
- **accompanied** by | **Kidney** complaints (See KIDN - Complaints - accompanied - bone)
- **syphilitic**: arg-met *Asaf Aur* aur-m calc-f carb-v *Fl-ac* hep *Kali-bi Kali-i* lach *Merc Mez Nit-ac* ph-ac *Phos* phyt sars *Sil* staph still sulph
- ○**Condyles**: arg-met cycl rhus-t sang verat-v
- **Long** bones | **Deep** in: ruta
- **Marrow**: am-c bit-ga carb-v carc chel chin crot-h **Ferr** ferr-act ferr-cit ferr-i *Ferr-p* kali-c kali-m *Lyc* mag-m *Merc* naja nit-ac ol-an op pip-m pip-n *Plb* stront-c sulph syph tub
  - **decreased** activity: carc syph x-ray
- **Periosteum**: *Colch* ruta
  - **chronic**: colch
- **Symphyses** and sutures: calc *Calc-p*

Circulation / Generals / Sphincters

CIRCULATION; complaints of the blood (↗Heat - flushes; Congestion - blood; Varicose): Acon Benzol bov Cham Glon ham Iod kola lachn lact-v Phos Plb Sang sec stry-p vanil Vip
- **accompanied** by | **gangrenous** inflammation (See Inflammation - gangrenous - accompanied - blood)
- **collapse**: mal-ac
- **diminished**: aeth carb-an esch mangi
- **disturbed**; peripheral: crat hist
- **irregular** circulation: acon am-m Bell Chin Ferr Glon Lach nux-v Puls sep **Sulph**
  · **blood** seems to be in a constant turmoil (See Blood - turmoil)
- **sluggish**, congested: aesc aeth ambr anac arn aster bar-c both-a calc Calc-p carb-an Carb-v cic cimic cinnm coxs ferr-p gels hyper led nat-m quinhydr Rhus-t sec Sil sol-ni suis-chord-umb tab
- **weak**: carb-v cinnm fl-ac lyc
  · **accompanied** by | **perspiration**; profuse: salv
  ○**Veins** : : carb-v puls sulph

GLANDS; complaints of the (↗Swelling - glands; Indurations - glands; Inflammation - glands): apis ars arum-t aur bar-c Bell berb-a brom Bry Calc carb-an chim chin Cist Clem con Dulc fuli hep Iod kali-m Lach lap-a lyc med Merc nit-ac phos Phyt **Puls** rhod rhus-t sil spong staph sulph tab tub
- **activity** increased: Jab
- **cold**; after taking a: con
- **eruptions**; after suppressed: psor
- **paroxysmal**: cact dig glon samb

INTERNAL PARTS; complaints of: Acon aloe alum Am-c ambr ang ant-c Ant-t arg-n ars asaf asar aur bell bism bov Bry bufo calad Calc camph cann-s **Canth** caps carb-an carb-v caust cham chel Chin cic cocc colch coloc con croc cupr dig dulc euph ferr gels glon graph Hell hep hyos ign iod ip kali-c kali-n kreos lach Laur lyc m-ambo m-arct m-aust mag-c mag-m mang meny merc merc-c mez mosch mur-ac nat-c nat-m nit-ac nux-m **Nux-v** olnd par petr ph-ac **Phos** plat plb podo puls ran-b ran-s rheum rhod rhus-t ruta sabad sabin sars sec Seneg sep sil spig spong squil stann staph stram stront-c sul-ac sulph tarax teucr thuj valer verat verb viol-o zinc

JOINTS; complaints of the: Arg-met Arn bell Benz-ac Bry Calc caust Cham cimic **Colch** dros dulc graph guaj kali-bi kalm led lith-c lyc Mang **Merc** nat-m nux-v phyt **Puls** rad-br Rhus-t ruta Sabin sep Sil staph stront-c **Sulph** symph
- **alternating** with | **eruptions**: staph
- **cold** agg; taking a: calc-p rumx
- **lying** down agg: led
- **subacute**: guaj Led puls
- **suppressed**: Caj nat-m ox-ac rhus-t
  ○**Deep** in: cimic rad-br
- **Small** joints: act-sp benz-ac Caul colch kali-bi led lith-c nat-p ran-s rhod sabin sal-ac stel stict thuj
- **Surfaces** of joints: hip-ac
- **Synovial** membranes: Colch

Joints; complaints of the – **Synovial** membranes: ...
  · **chronic**: colch

MUCOUS MEMBRANES; complaints of: abies-c acon all-c anemps Ang ant-t apis arg-n ars bell borx bry canth caps Cham Cop Crot-t cub Dulc eucal Euph euphr fuli hep hip-ac hydr ichth inul ip kali-bi kali-i kreos Merc Mez myric nit-ac Nux-v pen phos phyt pix Puls Rhus-t rumx sabad sal-ac Sang senec seneg skook squil Stann Sulph syph ter thuj tub-op xan
- **bleeding** (See Hemorrhage - mucous)
- **cancer** of: eucal
- **chronic** complaints | **irritability**; with (See MIND - Irritability - mucous)
- **degeneration**: mez phos
- **discoloration** of:
  · **dark**: aesc bapt carb-v ham lach merc-i-r mez phos
  · **pale**: abrot acet-ac alum arn ars calc-p carb-an carb-v chin cupr ferr graph kali-c mang nat-m phos puls senec sulph
  · **red**: acon Ars-i bell canth
- **dryness**: acet-ac acon aesc ail aloe alum bar-c bell borx Bry caps caust cist con euph form gels guaj hist kali-c lith-c mag-c merc mez Nat-m Nux-m nux-v petr phos phyt plb sabad sang seneg stict sul-i teur uran-n Verat zinc
- **excoriation**: Kreos
- **inflammation** (See Inflammation - mucous)
- **irritation**: alum arg-n Ars-i carb-ac crot-t euph phos
- **itching**: ars-i
- **pain** | **burning**: ars-i caps kreos ter
- **pale** (See discoloration - pale)
- **raw**: am-c arum-t borx brom caps carb-v kreos merc mur-ac nit-ac Nux-v phos sul-ac thuj
- **relaxation** of (See Relaxation - mucous)
- **serous**: abrot acon ant-t apis ars Bry canth colch Dulc hell kali-c lac-ac lyc merc ran-b rhus-t sabin seneg sil squil sul-i sulph
  · **irritation**: phos
- **slimy**: merc
- **swelling** of (See Swelling - mucous)
- **ulceration** of: ail aloe alum Am-caust apis arg-met arg-n ars ars-i arum-t asaf aur calc caps carb-ac carb-an cupr hydr iod kali-bi kali-chl kali-i kreos lach merc merc-c mur-ac nit-ac phos phyt sil sul-ac syph

MUSCLES; complaints of (↗Pain - muscles; Weakness - muscular; Relaxation - muscles): agar anac arn ars Bell bell-p Bry Calc camph **Caust** Cimic cocc **Colch** con daph Eup-per gels hell hyos kali-c **Lyc** Mur-ac Nat-m nux-v Plat Ran-b **Rhus-t** sec Sep stroph-h til valer Verat zinc
- **chronic**: colch
○**Attachment** of: Rhus-t
- **Flexor** muscles: cimx

NERVES; complaints of (See Neurological)
SPHINCTERS; complaints of: laur sil staph

1980 ▽ extensions | ○ localizations | ● Künzli dot